医学英和大辞典

改訂12版

元北里学園理事長
元北里大学学長
佐藤登志郎　監修

北里大学名誉教授
西元寺克禮　編集

南山堂

編集協力者

水本清久　北里大学名誉教授

井上松久　元北里大学教授

穐田真澄　埼玉医科大学教授

中村　健　元北里大学准教授

笹原武志　北里大学講師

鈴木庸子　元東京女子医科大学非常勤講師

KATO'S INTEGRATED ENGLISH–JAPANESE MEDICAL DICTIONARY

Supervising Editor

Toshiro Sato, M.D., Ph.D.

Editor

Katsunori Saigenji, M.D., Ph.D.

NANZANDO COMPANY, LIMITED

Tokyo

第12版 改訂の序

南山堂の医学英和大辞典は1960年に初版が上梓されて以来，長年の間医学を学ぶ読者に親しまれ，愛読されてきたが，これはもとより原編者加藤勝治先生の広い知見によるものであった．しかしその後の生命科学分野の革命的な発展や医療技術の進歩に対応した改訂と，和訳や解説の表現の現代化も必要と感ぜられ，第11版では初版以来36年を経てはじめて大幅な改訂を試みた．この前回の改訂作業では全てを刷新することは時間的制約からも困難であったので，原著の特徴を生かした上で可能なかぎり up-to-date にすることに努めた．

第12版では，更に改訂の完結に努力し，医学，薬学，看護学など医療系学問技術を修学中の学生や新進の研究者，実務家を主な読者対象と想定して，既存項目のうち使われる頻度の少なくなったものの思い切った削除，変更，新項目の大幅な追加，解説文の用字用語の平易化を徹底した．項目の選定基準の目安としては前版と同様に，*New England Journal of Medicine* や *Lancet* 等の記事を読む際，用語が理解できる程度とした．結果として項目数は約250,000項にのぼり，この種の辞書としては最大級のものとなった．

改訂の具体的な作業は次のように行った．

1．全項目を各科別に分けて，専門分野ごとに校閲を行った．
2．項目の選択にあたっては，現在ではほとんど使われていない用語は極力排除したが，歴史的意義を認めるものはそのまま残した．
3．医学を中心とした関連諸分野の進歩により生まれた新しい用語の収載に重点を置いた．
4．本辞書に採用された日本薬局方に収載されている医薬品には原則として構造式を付加した．
5．和訳および解説文については，日本医学会や各学会の選定用語に準拠するよう努めた．
6．発音記号には国際音声記号（IPA）を用いた．

この2回の改訂の作業により，伝統ある医学英和大辞典を，時代に即した新しい内容を持ったものにするという当初の目標がかなり達成できたものと自負している．しかし，生命科学分野の辞書作成ではその学問・科学技術進歩の急流を一時堰きとめねばならず，いずれ再び改訂作業が必要になることであろう．

組体裁は前版のように，全ての見出し語は行の初めに出し，引きやすく，読みやすい辞典をこころがけた．したがって本文頁数が2,731頁となり，かなり大部のものとなった．また，A5判のものには和英用語集(約200,000語)，CD-ROMを添付し読者の利便をはかった．

本改訂には，多くの専門分野の先生方のご協力を頂いた．本書の扉にお名前を記し，心より感謝する次第である．なかでも，編集全般にあたられた西元寺克禮 北里大学教授のご努力に，重ねて御礼申し上げる．

終わりに本改訂に際し多大な好意と熱意を示された南山堂 鈴木 肇社長および辞典編集部の諸氏，発音記号を担当された鈴木庸子氏の努力に感謝するとともに，膨大な量のデータを処理し組版された凸版印刷株式会社関係諸氏に対し謝意を表する．

2004年12月

佐藤登志郎

初版の序

本書の表題を Integrated なる形容詞で修飾した理由は，語字を収載するに際し，伝統的純医学の領域にのみ限らず，医学を中心として考えた場合に，それに直接または間接の関係をもつ衛星科学の各分野からも選択したからである．ここにいう衛星科学とは従来基礎医学として取扱われていたものの他に，すべて生物の健康を支配する諸問題を研究する学問の総称であって，人文科学をはじめ，近年長足の進歩を見た形而下学のうち特に核物理学と放射線学，宇宙科学に属する天体学と気象学など多くの分野において新しい医学的意義が発見されつつある．もちろんこれらの諸学問に特有の専門用語を悉く収載することは本書の目的ではないが，医学文献に最も多く用いられている語字を追加したのが Integrated の意のあるところである．その1例としては，plasma なる語は従来の医学では単に血漿あるいは細胞質と解されてきたのであるが，最近の用語としては，高度に電離した気体であるプラズマなる意を加えなければならなくなった．

本書編纂の方針は上述の意図に基づくのであるが，この理想をどの程度まで実現し得たかと反省してみると，不完全な点が甚だ多いので，これを敢て上梓するに際し，一方ならぬ苦悶を感ずるのではあるが，またこれを基礎として将来長足の進歩が期待される医学および衛星科学の新しい用語を増補改訂する一助ともなればと念願するのである．

なお編纂の初期においては成るべく簡約した形態を考えたのであるが，実務の進行につれ，語数が著しく増多し，出来上ったものをみると，約15万の語数を含む大冊となった．これは現在使用されている医学辞書のいずれに比べても語数の点では遥かに多いのであるが，辞典の完全を志したためで，本書を利用する上では便利な点であると確信する．

本書に収載した新しい語字についての意義および定義は多数の研究原著者からの協力を賜わったことを茲に感謝する．英米からは数百名，また本邦の各所からは数千に達する研究者の原著あるいは書翰の寄贈を受け，これに加え国際医学抄録集である Excerpta Medica，および日本学術会議と文部省との共同事業である Medical Science Review に用いられている新語を引用した．

参考書として用いた各分野に亙る多くの専門的成書および辞典等は一々これを枚挙することができない数に上った．なお蒐集語字および化学構造式の確認校訂等については日本大学理工学部薬学科教授 小沢 光 博士，国立放射線医学綜合研究所環境衛生研究部 樫田義彦 博士，および佐々木研究所病理部長 井坂英彦 博士の御指導を仰ぎ，また東京医科大学の諸教授並びに第二生理学教室員も原稿校正の援助を与えられた．茲にこれら諸賢の御協力に対し，謹んで謝意を表する次第である．

終りに本書の刊行に当り多大の好意を示された株式会社南山堂の諸氏の努力に対し深く感謝する．

昭和 34 年 12 月 1 日

加藤勝治

初版の序

[illegible]

凡　例

1．本書は医学および関連諸分野の用語を収録した英和辞典である．収録語は基本的に英語であるが，それ以外の欧語も含まれている．

2．本書の記載

1）見出し語

太字で表し，主見出し語と副見出し語が設けられている．副見出し語は主見出し語を語頭にもつ複合語であり，表記上は1語目を頭文字のみに省略してある．

【例】**a·cute**
a. abdomen
a. adrenal insufficiency
⋮

2）見出し語の配列

アルファベット順に配列した（同じ綴りの語が存在する場合は大文字を優先とする）．原則として語中の記号・数字などは無視し，ギリシャ文字は該当する英語表記に従って配列してある．また，人名は姓により配列した（前に von，van，de などが付された姓は，原則としてそれを含めて配列してある）．

【ギリシャ文字】（小文字，（　）内は大文字）

α (A) alpha	β (B) beta	γ (Γ) gamma	δ (Δ) delta
ε (E) epsilon	ζ (Z) zeta	η (H) eta	θ (Θ) theta
ι (I) iota	κ (K) kappa	λ (Λ) lambda	μ (M) mu
ν (N) nu	ξ (Ξ) xi	o (O) omicron	π (Π) pi
ρ (P) rho	σ (Σ) sigma	τ (T) tau	υ (Υ) upsilon
ϕ (Φ) phi	χ (X) chi	ψ (Ψ) psi	ω (Ω) omega

3）発音

主見出し語中の ・ は音節を表し，主見出し語に続く［　］内には発音記号を記した（国際音声記号（IPA）に従う）．複数の発音が存在する場合は「，」をもって併記した．

4）見出し語中の括弧

① 置換可能を意味する（直前の単語を括弧内の単語に置き換えても，その用語が通用することを表す）.

【例】**cerebellar agenesis（hypoplasia）**

② 省略可能を意味する（括弧内の文字が省略されても，その単語が通用することを表す）.

【例】**ba·so·phil(e)**

5）見出し語末尾の（　）内には略語を記載した.

6）日本語用語（訳語）中の括弧

〔　〕は省略可能を意味し，括弧内の文字が省略されても，その用語が通用することを示す.

（　）は置換可能を意味し，直前の語の代わりに括弧内の語を用いても用語が通用することを表す.

《　》内には主に通称・俗称を記した.

7）日本語用語に続く（　）内は，解説・補注である.

8）動植物・微生物の学名，分類上の公式名は，各分野で国際的に用いられる表記に準じ，主に種より上位の分類についてイタリック体で表記した.

9）動植物名は主としてカタカナを用いたが，一部にはその漢字表記または漢名を併記した.

【例】カ［蚊］

10）人名を冠した用語については，「's」を省略して表記した.

【例】Alzheimer's disease → **Alzheimer disease**

11）各項目末尾の“＝”は同義語，“↔”は対義語，“→”は参照語を表す.

12）公式発行物を表す略号

［医学］　この略号が付された日本語は，「日本医学会医学用語辞典 英和 第2版」（日本医学会医学用語管理委員会，2001）で選定されている用語であることを示す.

［TA］　この略号が付された英語またはラテン語は，「Terminologia Anatomica」（Federative Committee on Anatomical Terminology, 1998）に採用されている解剖学用語であることを示す．なお，その訳語には日本解剖学会に

より選定された表記を用いたが，該当する選定用語がない場合には汎用される訳語を用い，“＊”を付して区別した．

【例】**clav·i·cle** ［klǽvikl］ [TA] 鎖骨，= clavicula [L/TA], collar bone. 形 clavicular.
clavicular facet [TA] 鎖骨関節面*（facies articularis acromii ［PNA］，肩峰関節面），= facies articularis clavicularis [L/TA].

[NA], [PNA] 「Nomina Anatomica」，「Paris Nomina Anatomica」（1955）

13）その他の略号

［L］ラテン語　［G］ドイツ語　［F］フランス語　［S］スペイン語
［I］イタリア語　［J］日本語
名 名詞　動 動詞　形 形容詞　単 単数形　複 複数形
化 化学名

A

α アルファ（alpha．ギリシャ語アルファベットの首字）．→ alpha．
A absorbance 吸光度の記号．
A ① adenine アデニンの略．② adenosine アデノシンの略．③ alveolar gas 肺胞気の略．④ arteria 動脈の略（小文字でも用いる）．複 Aa．
Å Ångström オングストロームの記号（$1Å = 10^{-10}m$）．
A_2 大動脈第2音の符号．
A-avitaminosis ビタミンA欠乏症．
A bands A帯（横紋をなす筋原線維の中で，暗くて複屈折性を示す部分．不等方帯，異方帯ともいう）．
A-battery A電池（真空管の陰極を加熱するために用いるフィラメント加熱用電池）．
A bile A胆汁，胆管胆汁（胆道の胆汁）．
A blood group substance A血液型物質（ABO式血液型でA型活性を示す物質）．
A blood type A血液型（A型ともいう．赤血球膜上にA型抗原を持つ．遺伝子型はAAまたはAOである）．
A cell → alpha cell．
A chain A鎖（インスリンの21個のアミノ酸残基よりなるポリペプチド鎖．B鎖と2ヵ所でジスルフィド結合を行っている）．
A disk A帯，＝anisotropic disk，Q disk．
A exotropia A型外斜視．
A fiber A線維（伝導速度1秒につき20〜100mを示す体神経線維）．
A-hypervitaminosis ビタミンA過剰症．
A-mode Aモード（amplitude mode の略で，超音波受信信号（エコー）の表示法の一種．超音波パルスを発信したあと受信までの時間を測定し，表示用ブラウン管上のX軸上にこの時間 t を，Y軸上にエコー振幅を表示する）．
A1 segment [TA] A1区*，＝segmentum A1 [L/TA]．
A2 segment [TA] A2区*，＝segmentum A2 [L/TA]．
A-strabismus A型斜視．
A substance ① A型物質，＝A blood group substance．② A物質（植物生長ホルモンで，エーテル易溶性）．
A type hemolytic streptococcus A型溶連菌．
A wave アルファ（*α*）波（脳波の），＝alpha wave．
a ① accommodation 調節の略．② acetum 酢の略．③ alcohol アルコールの略．④ ampere アンペアの記号．⑤ anode 陽極の略．⑥ anterior 前方のの略．⑦ aqua 水の略．⑧ axial 軸のの略．⑨ total acidity 総酸度の記号．
a series of bathing 連浴［医学］．
a-, an- [æ, æn]（ギリシャ文字*α*（アルファ）に当たり，否定（無，不，非）の意味を表す．主としてギリシャ語源の字語に接頭語として用いる）．
AA ① achievement age 成就年齢の略．② alcoholics anonymous 匿名禁酒会の略．③ amino acid アミノ酸の略．④ aminoacyl アミノアシルの略．⑤ aplastic anemia 再生不良性貧血の略．⑥ arachidonic acid アラキドン酸の略．⑦ Australia antigen オーストラリア抗原の略．
AA protein precursor AAタンパク前駆物質（アミロイドAの前駆物質）．
āā, AA ana それぞれの略（処方に用いるギリシャ語）．
AAA abdominal aortic aneurysm 腹部大動脈瘤の略．
AAA disease 鉤虫症，十二指腸虫症，＝ancylostomiasis．
aaa amalgam（amalgum）アマルガムの略．
AAAAD advancing age accelerated attention disease「加齢とともに加速される物忘れ」の略．
AAAS American Association for the Advancement of Science アメリカ科学振興協会の略．
a-AD_{CO_2} alveolar-arterial carbon dioxide tension difference 肺胞気-動脈血炭酸ガス分圧較差の略．
a-AD_{O_2} alveolar-arterial oxygen（tension）difference 肺胞気-動脈血酸素分圧較差の略．
AAE ① active-assisted exercise 自動介助運動訓練の略．② annulo-aortic ectasia 大動脈弁輪拡張症の略．
AAF ① 2-acetamidofluorene アセトアミドフルオレンの略．② 2-acetylaminofluorene 2-アセチルアミノフルオレンの略．
Aagenaes, O [á:geni:z] アーゲナエス（ノルウェーの医師）．
  A. syndrome アーゲナエス症候群（両下肢のリンパ浮腫を伴う常染色体劣性遺伝の肝内胆汁うっ滞）．
AAH atypical adenomatous hyperplasia 異型腺様増殖の略．
AAM antiaging medicine 抗加齢医学の略．
AAN acute autonomic neuropathy 急性自律神経ニューロパチーの略．
AAP ① American Academy of Pediatrics アメリカ小児科学会の略．② American Academy of Periodontology アメリカ歯周病学会の略．
AARF atlantoaxial rotatory fixation 環軸関節回旋位固定の略．
Aaron, Charles D. [á:rən] アーロン（1866-1951，アメリカの医師）．
  A. sign アーロン徴候（虫垂炎患者の McBurney 点を圧迫すると上腹部または季肋部に疼痛感を覚える）．
Aaron of Alexandria [á:rən] アーロン，アレキサンドリアの（AD 7世紀前半期にシリア語で医書を著述した医師）．
Aarskog, Dagfinn [á:rskəg] アースコグ（1928生，ノルウェーの小児科医）．
  A.-Scott syndrome アースコグ・スコット症候群．
  A. syndrome アースコグ症候群［医学］．
AAS atlantoaxial subluxation 環軸関節亜脱臼の略．
AASH adrenal androgen-stimulating hormone 副腎アンドロゲン刺激性ホルモンの略．
aas·mus [á:sməs] 喘息，＝asthma．
AAT ① animal assisted therapy 動物介在療法の略．② automatic atrial tachycardia 自動能性心房性頻拍の略．
AAV adeno-associated virus アデノ随伴ウイルスの略．
AB ① Artium Baccalaureus 文学士の略で，BA（Bachelor of Arts）とも表される．② asthmatic bronchitis 喘息性気管支炎の略．
AB blood type AB血液型（AB型ともいう．赤血球膜上にA型とB型抗原の両方を持つ．遺伝子型はABである）．
AB substances AB物質（ABO血液群（型）抗原の特異抗原性物質で決定基はA抗原では *N*-acetylgalactosamine，B抗原では D-galactose である）．
Ab ① antibody 抗体の略．② antiblastic 細菌発育阻止のの略．
ab- [æb] ① ラテン語前置詞 ab（…から離れる）の意味を表す接頭語．② 電磁単位を表すときに用いる接頭語（例：abampere，abvolt，etc.）．

ab externo incision 切りこみ切開.
ab-ou·kine [ǽb ú:kin] アブウーキン(Gaboon で用いられる,フランベシア Frambesia の先住民語).
a·ba·ca [ɑ:bəká:] マニラアサ[麻], = *Musa textilis*.
a·bac·te·ri·al [əbæktí:riəl] 無菌性の,無菌〔性〕[医学],非細菌性の.
a. pyuria 無菌膿尿症(滲出性膀胱炎 exudative cystitis ともいわれる), = Soederland disease.
a·bac·tio [əbǽkʃiou] 人工流産, = induced abortion.
a·bac·tus ven·ter [əbǽktəs véntər] 人工流産.
Abadie, Charles A. [əbɑ:dí:] アバデー(1842-1932,フランスの眼科医). → Stellwag sign.
A. sign アバデー徴候(眼球突出性甲状腺腫における眼瞼挙筋の痙攣).
Abadie, Jean Marie [əbɑ:dí:] アバデー(1873-1946,フランス・ボルドーの神経科医).
A. sign アバデー徴候(脊髄癆におけるアキレス腱の把握痛の消失).
A. sign of tabes dorsalis 脊髄癆のアバデー徴候.
abaisse·ment [abesmɑ́n] [F]水晶体摘出術, = couching.
ab·al·ien·a·tio men·tis [əbèilianéiʃiou méntis] 精神異常,精神病.
ab·al·ien·a·tion [əbèilianéiʃən] 精神錯乱,発狂, = lunacy, mental derangement. 形 abalienated.
abandoned child 捨て子[医学].
a·ban·don·ment [əbǽndənmənt] 保護責任者遺棄.
a. anxiety 見捨てられ不安.
Abano, Pietro di [abɑ́:nou] アバーノ(1250-1316, Petrus Aponus とも呼ばれ,医学天文学者で,イタリアのパドワ大学医学部教授).
ab·ap·i·cal [əbǽpikəl] ① 先端を外れた. ② 頂点と反対側の.
a·bap·tis·ton [əbæptístən] 小円錐穿頭器(脳を貫通するように工夫された器械).
a·bar·og·nos·is [eibæ̀rəgnóusis] 重量覚消失.
a·bar·thro·sis [əbɑ:θróusis] 可動関節(自由に運動し得るもの), = diarthrosis.
ab·ar·tic·u·lar [əbɑ:tíkjulər] 関節に無関係の,脱臼した.
a. gout 非関節性痛風.
ab·ar·tic·u·la·tion [əbɑ:tìkjuléiʃən] ① 全動関節. ② 脱臼.
a·ba·sia [əbéiziə] 歩行不能,失歩[医学]. 形 abatic, abasic.
ab·a·tar·disse·ment [abatɑ:dismɑ́n] [F] 衰退(民族または種族の).
a·bate·ment [əbéitmənt] ① 寛解[医学](疼痛,症状などの),減退,軽減,除去. ② 虚脱,疲労.
a·bat·ic [əbéitik] 歩行不能症の, = abasic.
ab·at·toir [ǽbətwɑ̀:r] 屠殺場[医学],屠場.
ab·ax·i·al [əbǽksiəl] ① 軸外の(非中軸の). ② 一軸の反対点の, = abaxile.
ab·bau [ɑ́:pbou] 分解産物.
Abbe, Ernst [ɑ́:bə] アッベ(1843-1913,ドイツの医師).
A. support アッベ支持器(心拍亢進を抑制するために心臓部に当てる器具).
Abbe, Ernst Karl [ɑ́:bə] アッベ(1840-1905,ドイツの物理学者).
A. apochromatic lenses アッベの高度色消しレンズ.
A. condenser (顕微鏡台下)集光器, = Abbe substage.
A. illuminator アッベの照明装置.
A. numerical aperture アッベの数量的開口.
A. polarization prism アッベの偏光プリズム(二等辺三角形の切口をもつ方解石のプリズム).
A. prism ① アッベの反転プリズム. ② アッベの定偏角プリズム.
A. refractometer アッベの屈折計.
A. sine condition アッベの正弦条件.
A. spherometer アッベの球面計(環球面計).
A. test plate アッベの試験板(接眼鏡の球面および色収差を測定するもの).
A.-Zeiss apparatus アッベ・ツァイス装置(血球計算盤で,血球希釈用混合管と1/10mm の深さをもつ計算室を備え,後者は1/400mm² に分画されているから,1小画は1/4,000mm³ の容積をもつ), = Thomas-Zeiss apparatus.
Abbe, Robert [ɑ:bə, ǽbə] アッベ(1851-1928,アメリカの外科医).
A. operation 腸吻合術.
A. rings アッベ輪(腸の断端を支持するための腸線輪).
A. string method アッベ糸療法(食道狭窄症において,口から糸または腸線を通して胃瘻に到達させ,その糸を上下に動かして,ブジーを挿入する方法).
Abbott, Alexander C. [ǽbət] アボット(1860-1935,アメリカの細菌学者).
A. staining method アボット〔胞子〕染色法(標本にアルカリ性メチレン青液を注ぎ加熱沸騰させ2%硝酸アルコール(80%)で脱色した後,エオジン飽和アルコール液10と水9との混合液で後染色を施す).
Abbott, Edville Gerhardt [ǽbət] アボット(1870-1938,アメリカの外科医).
A. method (for treatment of scoliosis) アボット療法(脊椎彎曲症の治療法.包帯で患部を牽引または反側牽引した後,ギプスで固定させる方法).
Abbott, Maude E. [ǽbət] アボット(1869-1940,カナダの小児科医).
A. classification アボットの分類(1936年,著書『Atlas of Congenital Cardiac Disease』に記した先天性心疾患の臨床分類.Ⅰ群:非チアノーゼ群,Ⅱ群:遅発性チアノーゼ群,Ⅲ群:チアノーゼ群).
Abbott, William Osler [ǽbət] アボット(1902-1943,アメリカの医師).
A. tube アボット管.
A.-Rawson tube アボット・ローソン管(胃腸吻合術に用いる二重管).
Abbotts, William [ǽbəts] アボッツ(1831-1900,イギリスの医師).
A. desensitizing paste アボッツ鎮痛糊剤(亜ヒ酸,モルヒネ,クレオソートを水で泥剤につくった歯髄神経麻痺薬).
abbreviated chemical name 省略化学名[医学].
abbreviated name 略名[医学].
ab·bre·vi·a·tion [əbrì:viéiʃən] 略語[医学].
ABC ① avidin-biotinylated peroxidase complex アビジン・ペルオキシダーゼ標識ビオチン複合体の略. ② axiobuccocervical 軸側頬側歯頸側のの略. ③ aneurysmal bone cyst 動脈瘤様骨嚢腫の略.
ABC process ABC法(ミョウバン alum,血液 blood,炭 charcoal を用いる浄水法), = ABC method.
ABC solution ABC液(アネステシン3%,ベンジルアルコール5%,エーテル10%の滅菌オリーブ油溶液で,瘙痒症の注射液).
ABC syndrome ABC症候群(逆転性C線維興奮症候群), = angry backfiring C-nociceptor syndrome.
ABC-33 test ABC-33試験(抗体量を測定するラジオイムノアッセイ法.放射性同位体で標識した過剰な抗原の33%を沈殿させる抗体量を測定する方法).
ABCC Atomic Bomb Casualty Commission 広島に設

けられた原爆傷害調査委員会の略.

ab·cix·i·mab [əbsíksimæb] アブシキシマブ(抗血栓効果をもつモノクローナル抗体).

Abd-el-Malek アブドエルマレック(AD 740年頃イラクの Basra に生まれたモハメッド教の医師).

Abderhalden, Emil [abdə:háldən] アブデルハルデン(1877-1950, スイス生まれのドイツ生理学者).

A. protective ferment アブデルハルデン防衛酵素(非経口的に投与された異種タンパクに対し生体が血液中に産生するタンパク分解酵素), = Abwehrferment.

A. reaction アブデルハルデン反応(タンパク質呈色反応の一つで, 被験溶液に1/10程度のニンヒドリン試薬を加えて1〜2分煮沸後冷却すると, 青色が発現するが, これは遊離カルボキシル基とアルファアミノ基を少なくとも1つずつもつ化合物に限る), = ninhydrin reaction.

Abdollatif [abdálatif] アブドラチフ(1161-1231, アラビア語-ラテン語のエジプト植物・動物・医学書を著したアラビアの医師).

ab·do·men [ǽbdəmən] [L/TA] 腹(躯幹にある2つの大きい体腔のうち下方のもので, 骨盤上縁から横隔膜に達し, 前壁は腹筋と下部肋骨, 後壁は脊柱, 腰筋および腰方形筋からなる. 上の3部位は左右季肋部と上腹部, 中の3部位は左右腰部と臍部, 下の3部位は左右鼡径部と下腹部とそれぞれ呼ばれている), = abdomen [TA]. 形 abdominal.

a. obstipum 先天性腹直筋短縮症.

ab·dom·i·nal [æbdáminəl] 腹部, 腹(腹の, 腹式の, 腹壁の, 腹腔の, 腹部の).

a. aneurysm 腹大動脈瘤.

a. angina 腹部狭心症, 腹部アンギーナ.

a. angiography 腹部血管造影法.

a. aorta [TA] 腹大動脈, = pars abdominalis aortae [L/TA].

a. aortic aneurysm (AAA) 腹部大動脈瘤.

a. aortic plexus [TA] 腹大動脈神経叢, = plexus aorticus abdominalis [L/TA].

a. aortography 腹部大動脈造影法 〔医学〕.

a. aponeurosis 腹腱膜.

a. apoplexy 腹卒中, 特発性腹腔卒中.

a. appendage 腹肢.

a. arterial insufficiency 腹部動脈不全〔症〕〔医学〕.

a. ascites 腹水.

a. asthenopia 消化不良性視力低下 〔医学〕.

a. aura 腹部前兆.

a. ballottement 腹部浮球感 〔医学〕.

a. bandage 腹帯 〔医学〕.

a. belt 腹帯 〔医学〕.

a. binder 腹帯.

a. brain 腹腔神経叢, = celiac plexus, solar plexus.

a. breathing 腹式呼吸 〔医学〕, = abdominal respiration.

a. breathing rate 呼吸数の異常.

a. canal 鼡径管, = inguinal canal.

a. cavity [TA] 腹腔, = cavitas abdominis [L/TA], cavitas abdominalis [L/TA].

a. center 腹壁反射中枢(脊髄第5〜12胸椎間にある腹壁皮膚反射中枢), = epigastric center.

a. cervical cesarean section 腹式頸部帝王切開術.

a. cesarean section 腹式帝〔王〕切〔開〕〔術〕〔医学〕.

a. circumference 腹囲 〔医学〕.

a. coeliotomy 腹式開腹〔術〕〔医学〕.

a. cramp 腹部痙攣.

a. decompressor 陣痛緩和器 〔医学〕.

a. delivery 腹式分娩 〔医学〕(帝王切開術).

a. distension 腹部膨隆, 腹部膨満 〔医学〕, = abdominal distention.

a. epilepsy 腹部てんかん 〔医学〕(主として側頭葉-嗅脳のてんかん発射によって起こる自律神経発作の一つのタイプで, 発作症状として腹部症状を呈する), = Moore syndrome.

a. esophagectomy 腹部食道切除 〔医学〕.

a. esophagus 腹部食道 〔医学〕.

a. external oblique muscle 外腹斜筋.

a. face 腹膜炎顔〔ぼう(貌)〕〔医学〕.

a. fascia [TA] 腹部の筋膜, = fascia abdominis [L/TA].

a. fissure 腹〔腔〕裂, 腹壁披裂, 腹壁破裂 〔医学〕, = celosoma.

a. flap 腹部皮弁 〔医学〕.

a. fundal cesarean section 腹式底部帝王切開術.

a. gestation 腹腔妊娠.

a. girth 腹囲.

a. heart 腹腔心臓(腹腔内に移動した心臓).

a. hernia 腹部ヘルニア, 腹壁ヘルニア, 腹破, = ventral hernia.

a. Hodgkin disease 腹部ホジキン病 〔医学〕.

a. hysterectomy 腹式子宮摘出 〔医学〕.

a. hysteropexy 子宮腹壁固定術.

a. hysterotomy 腹式子宮切開〔術〕〔医学〕.

a. influenza 腹性インフルエンザ.

a. inguinal ring 腹壁鼡径輪(鼡径管の腹壁開口で, 内側は上下腹動脈, 外側および上側は腹横筋下縁により囲まれている), = deep inguinal ring.

a. injury 腹部損傷 〔医学〕.

a. lymph nodes [TA] 腹部リンパ節*, = nodi lymphoidei abdominis [L/TA].

a. median cesarean section 腹式正中線帝王切開術.

a. migraine 腹部型片頭痛, 腹部片頭痛(小児にみられる悪心, 嘔吐を伴う片頭痛).

a. muscle deficiency syndrome 腹筋欠損症候群.

a. muscle pressure 腹圧, いきみ 〔医学〕.

a. muscle reflex 腹筋反射 〔医学〕.

a. muscle strain いきみ.

a. neoplasm 腹部新生物(腫瘍)〔医学〕.

a. nephrectomy 腹式腎摘出〔術〕〔医学〕, 腹式腎切除術.

a. neurasthenia 胃腸神経衰弱症, 消化不良性神経衰弱.

a. organ 腹部臓器 〔医学〕.

a. ostium [TA] 卵管腹腔口, = ostium abdominale tubae uterinae [L/TA].

a. ostium of uterine tube 卵管腹腔口 〔医学〕.

a. pain 腹痛 〔医学〕.

a. panhysterectomy 腹式子宮全摘〔出〕〔術〕〔医学〕.

a. paracentesis 腹腔穿刺 〔医学〕(腹水の療法).

a. paragonimiasis 腹部肺吸虫症.

a. part [TA] ① 腹部〔の〕自律神経系, = pars abdominalis [L/TA]. ② 腹腔部の(尿管の).

a. part of esophagus 腹部食道 〔医学〕, 食道腹部.

a. part of thoracic duct 胸管腹部.

a. part of ureter 尿管腹部.

a. phthisis 腸結核.

a. plate 側板(中胚葉の腹側部).

a. pool 腹腔血液貯留(ショックに伴う現象で, 血液濃縮の原因をなす).

a. pregnancy 腹腔妊娠〔医学〕(子宮外妊娠の一つ).

a. pressure 腹圧(腹壁が内臓を圧迫して腹腔内圧を亢進させたもので, 排便などの場合にみられる), = strain, bearing down, prelum abdominale.

a. ptosis 内臓下垂, = splanchnoptosis.

a. pulse 腹脈〔医学〕, 腹部脈拍(やせた患者にみられる腹部大動脈の脈拍).

a. puncture 腹腔穿刺, = abdominal paracentesis.

a. purpura 腸紫斑病〔医学〕.

a. reflex 腹壁反射〔医学〕(腹壁の擦過により腹壁筋の収縮が起こる現象で, 片麻痺では病巣側で消失する. 後者を Rosenbach phenomenon という).

a. reflex center 腹壁反射中枢〔医学〕.

a. region 腹部領域, 腹部〔医学〕. → abdomen.

a. regions [TA] 腹の部位, = regiones abdominales [L/TA].

a. respiration 腹式呼吸〔医学〕, 横隔膜呼吸, = abdominal breathing.

a. retractor 開腹器〔医学〕, 開腹鉤〔医学〕, 腹腔牽引子.

a. ribs 腹部肋骨, 浮動肋(浮遊肋ともいう).

a. ring 腹輪〔医学〕, 腹部輪, = deep inguinal ring.

a. sac 腹腔嚢(腹腔に発生する胚の漿膜嚢).

a. scintigraphy using technetium-99m-pertechnetate テクネチウムパーテクネテート ($^{99m}TcO_4^-$) 腹部シンチグラフィ(胃粘膜シンチグラフィ), = gastric mucosal membrance scintigraphy.

a. section 腹腔切開術, 腹部切開.

a. shock 腹部外傷ショック〔医学〕.

a. skin reflex 腹皮反射〔医学〕, 腹壁反射.

a. stalk 臍帯, = belly stalk.

a. surgery 腹部外科〔学〕〔医学〕.

a. swelling 腹部膨満〔医学〕, 腹部膨隆〔医学〕.

a. tenderness 腹部圧痛〔医学〕.

a. testis 腹腔〔内〕精巣.

a. touch 腹部触診.

a. trauma 腹部外傷.

a. tumor 腹部腫瘍, 腹部腫瘤〔医学〕.

a. type 腹式型〔医学〕.

a. typhus 腸チフス〔医学〕, = typhus abdominalis, typhoid fever.

a. version 外回転術〔医学〕, = external version.

a. vocal fremitus 腹壁声振盪音(気腹の診断における).

a. wall 腹壁〔医学〕.

a. wall abscess 腹壁膿瘍〔医学〕.

a. wall lifting method 腹壁吊り上げ法〔医学〕.

a. wall plasty 腹壁形成術〔医学〕.

a. wall reflex 腹壁反射〔医学〕.

a. watersheds 腹部流域(上臥位において腰窩と骨盤によりつくられる窩で, 腰椎の前弯と骨盤縁の突出により深さを増し, 滲出液はこの窩中に集まる).

a. window 腹窓〔医学〕.

a. window method 腹窓法〔医学〕.

a. zones 腹壁帯(腹壁は肋下線および腸骨隆起間の2線により, 肋下部または上腹部, 中腹部, および下腹部の3域に分画される).

ab·dom·i·nal·gia [æbdàminǽlʤiə] 腹痛, = bellyache.

abdomino- [æbdɑminou, -nə] 腹の意味を表す接頭語.

ab·dom·i·no·an·te·ri·or [æbdàminouæntí:riər] 腹前位の(胎児の腹部が母体の腹壁に向かう胎位).

abdominocardiac reflex 腹腔心臓反射(腹腔内臓の疾患により腹部交感神経が刺激されて心悸亢進または脈拍の変化を起こすこと).

abdominocardiac sign 腹心徴候(正中線に沿い腹部表面をこすって交感神経を刺激すると起こる血管収縮), = Livierato sign.

ab·dom·i·no·cen·te·sis [æbdɑminousentí:sis] 腹腔穿刺〔術〕〔医学〕, = paracentesis abdominis.

ab·dom·i·no·cys·tic [æbdàminousístik] 腹嚢の(腹部胆嚢の, 腹部膀胱の).

ab·dom·i·no·gen·i·tal [æbdàminouʤénitəl] 腹部性器の.

ab·dom·i·no·hys·ter·ec·to·my [æbdàminouhìstəréktəmi] 腹式子宮摘出〔術〕〔医学〕.

ab·dom·i·no·hys·ter·ot·o·my [æbdàminouhìstərátəmi] 腹式子宮切開〔医学〕, = caesarean section.

abdominopelvic cavity [TA] 腹・骨盤腔, = cavitas abdominis et pelvis [L/TA].

abdominopelvic splanchnic nerves 腹腔骨盤内臓神経.

ab·dom·i·no·per·i·ne·al [æbdàminoupèriní:əl] 腹会陰の.

a. resection (APR) 腹会陰式直腸切断術.

a. resection of rectum 腹会陰式直腸切除〔医学〕.

ab·dom·i·no·pos·te·ri·or [æbdàminoupɑstí:riər] 腹後位の(子宮内胎児の腹部が母体の腹壁に対し背部に向かう胎位).

ab·dom·i·no·sa·cral [æbdàminəséikrəl] 腹仙〔骨〕の.

a. method 腹仙法〔医学〕.

abdominosacroperineal repair for imperforate anus 腹仙骨会陰式鎖肛修復〔医学〕.

ab·dom·i·nos·co·py [æbdàminɑ́skəpi] 腹腔鏡検査〔法〕〔医学〕.

ab·dom·i·no·scro·tal [æbdàminouskróutəl] 腹陰嚢の.

ab·dom·i·no·tho·rac·ic [æbdàminouθɔ:rǽsik] 腹胸の.

a. arch 胸腹弓(胸部と腹部との境界線となる).

ab·dom·i·no·u·ter·ot·o·my [əbdàminoujù:tərátəmi] 腹式子宮切開術, = abdominohysterotomy.

ab·dom·i·no·vag·i·nal [æbdàminouvǽʤinəl] 腹膣の.

ab·dom·i·no·ves·i·cal [æbdàminouvésikəl] 腹嚢の(膀胱または胆嚢の).

a. pouch 腹膀胱嚢(前腹膜が膀胱の上面に延長して生ずる嚢で, 外側および内側鼡径窩がその中にある).

ab·duce [æbdjú:s] 外転する, = abduct.

ab·du·cens [æbdjú:səns] 外転, = abducent.

a. labiorum 犬歯筋, = abducens oris, musculus caninus.

a. nerve〔VI〕 [TA] 外転神経, = nervus abducens〔VI〕[L/TA].

a. nerve paralysis 外転神経麻痺〔医学〕.

a. nucleus 外転神経核.

a. oculi 外側直筋(眼筋の1つで, 眼球を耳側に動かす. 外転神経によって支配される), = musculus rectus lateralis.

a. paralysis 外転神経麻痺〔医学〕.

ab·du·cent [æbdjú:sənt] 外転の.

a. nerve〔VI〕 [TA] 外転神経, = nervus abducens〔VI〕[L/TA].

ab·duct [æbdʌ́kt] 外転する〔医学〕.

ab·duc·tio [æbdʌ́kʃiou] [L/TA] 外転, = abduction [TA].

ab·duc·tion [æbdʌ́kʃən] [TA] ① 外転(正中線から遠ざかる方向への運動または位置), = abductio [L/TA]. ② 外転運動. 動 abduct. (→ 図)

a. cap 外反帽(三角筋下).

a. gait 外転歩行〔医学〕.

a. in flexion 開排(股関節と膝関節を直角に屈曲した状態で, 下肢全体を外方に開く運動をいう), = frog-leg position.

a. joint 外転継手〔医学〕.

a. splint 外転副子〔医学〕.

a. test 開排試験〔医学〕.

ab·duc·tor [æbdʌ́ktər] 外転筋〔医学〕.

a. digiti minimi [TA] 小指外転筋, = musculus abductor digiti minimi [L/TA].

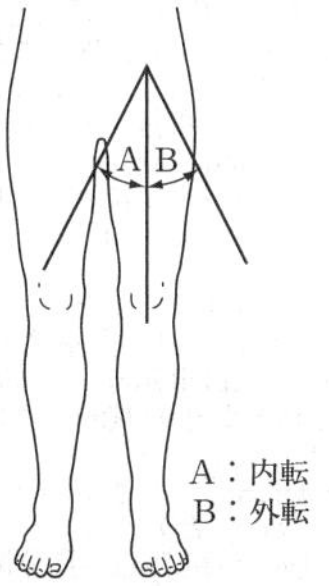

外 転

a. digiti minimi muscle of foot 足の小指外転筋.
a. digiti minimi muscle of hand 手の小指外転筋.
a. hallucis [TA] 母指外転筋，＝musculus abductor hallucis [L/TA].
a. hallucis muscle 足の母指外転筋.
a. muscle [TA] 外転筋，＝musculus abductor [L/TA].
a. muscle of great toe 〔足の〕母指外転筋.
a. muscle of little finger 手の小指外転筋.
a. muscle of little toe 足の小指外転筋.
a. of fifth metatarsal [TA] 小指外転筋*，＝musculus abductor metatarsi quinti [L/TA].
a. paralysis 外転筋麻痺.
a. pollicis brevis [TA] 短母指外転筋，＝musculus abductor pollicis brevis [L/TA].
a. pollicis brevis muscle 手の短母指外転筋.
a. pollicis longus [TA] 長母指外転筋，＝musculus abductor pollicis longus [L/TA].
a. pollicis longus muscle 手の長母指外転筋.
a. spasmodic dysphonia 外転型痙攣性発声障害.

abduence nerve 外転神経.

Abegg, Richard [ɑ́beg] アベッグ(1869–1910，ドイツの化学者).
A. rule アベッグ法則(原子の常原子価 normal valency と逆原子価 contra valency の最高絶対値の和は一定である).

Abel, John Jacob [ǽbəl] エーベル(1857–1938，アメリカの薬理学者. アメリカ薬理学の先人，ジョンス・ホプキンス大学教授，副腎髄質ホルモンの研究を行ったが，その結果は後に日本の薬学者高峰譲吉のアドレナリン抽出において成就された. 1909年に Rowntree とともにフェノールスルホフタレインが腎臓から排泄されることを発見した).

Abel, Niels Henrik [ǽbəl] アーベル(1802–1829，ノルウェーの数学者. 5次以上の方程式には代数学的解法がないことを証明した).

Abel, Rudolf [ǽbəl] アーベル(1868–1942，ドイツの細菌学者).
A. bacillus アーベル菌(臭鼻症菌)，＝*Klebsiella pneumoniae* subsp. *ozaenae*.
A.–Loewenberg bacillus アーベル・レーヴェンベルグ菌(臭鼻症患者から Abel は1893年に *Bacillus mucosus azaenae* を，Loewenberg は1894年に同一の細菌を分離したが，後に *Klebsiella pneumoniae* subsp. *ozaenae* と改められた).

Abelin pro·tec·tive di·et [ǽbəlin prətéktiv dáiət] アベリンの予防(庇護)食(肉類を含まず，主として野菜類，果実類，穀類からなる食事).

Abell–Kendall method アベル・ケンダル法(全血清コレステロールの測定法).

Abel·mos·chus ma·ni·hot [eibəlmɑ́skəs mǽnihɑt] トロロアオイ［黄蜀葵］(中国原産のアオイ科 *Malvaceae* の1年生草木で，黄蜀葵根 Hibisci Radix (hibiscus)の原料および製紙の糊料として栽培する. アルテア althaea の代用物).

Abelson murine leukemia virus (Ab–MLV) エーベルソンマウス白血病ウイルス(レトロウイルス科のウイルス. アベルソンとも表記される).

ab·em·bry·on·ic [æ̀bembriɑ́nik] 胚子から離れた，胎芽と反対側の.

Abenquefit [abénkwefit] アベンクェフィット(997–1070，スペイン・トレドに在住したアラビアの医師).

ab·en·ter·ic [æ̀bentérik] 腸外の，＝apenteric.
a. typhoid 避腸性腸チフス(無熱性，外来性腸チフス)，＝ambulatory typhoid，apyretic t.，afebrile t..

ab·ep·i·thy·mia [æ̀bepiθáimiə] ① 太陽神経叢麻痺. ② 無欲〔症〕(食欲などの喪失または欠如)，＝anepithymia.

Abercrombie, John [ǽbəkrambi] アベアクロンビー(1780–1844，スコットランドの医師).
A. degeneration アベアクロンビー変性(アミロイド変性)，＝amyloid degeneration.

Abernethy, John [ǽbə:neθi] アバーネシー(1764–1831，イギリスの外科医).
A. fascia アバーネシー筋膜(外腸骨動脈の前方にある腹膜下疎性結合組織の層).
A. operation アバーネシー手術(腸骨前上棘に沿う切開孔から外腸骨動脈を結紮する手術，動脈瘤に対して行う).
A. sarcoma アバーネシー肉腫(脂肪肉腫)，＝Abernethy liposarcoma.

ab·er·rans [əbérəns] 盲管，＝vas aberrans.

ab·er·rant [əbérənt] ① 迷走性の(迷管，導管，脈管など正常な経過からはずれる)，異所性の［医学］，迷入性の［医学］. ② 異常の(同種族の動植物についていう). ③ 変行性の(心室内興奮伝導についていう).
a. artery 異所性動脈，迷入動脈［医学］.
a. bile duct 肝迷管，異所性胆管［医学］.
a. bundle 迷走〔行〕束(脳弓回峡にある).
a. complex ＝anomalous complex.
a. conduction 変行伝導［医学］，変形伝導(上室性早期収縮の心室内伝導が正常に伝わらないこと. 心電図上先行するRが短いときに生じ，早期収縮の QRS 群の波形が異常化する)，＝aberrant ventricular conduction.
a. cycle 異常循環(僧帽弁狭窄によるうっ血のため肺血管と気管支血管とが交通すること).
a. duct 迷〔入小〕管(精巣上体内の).
a. ductules [TA] ① 迷小管，＝ductuli aberrantes [L/TA]. ② 迷管.
a. form 異常型.
a. ganglion 迷走性神経節.
a. gastric mucosa 異所性胃粘膜［医学］.
a. gastric mucosa of Meckel diverticulum メッケル憩室内異所性胃粘膜［医学］.
a. goiter 異所性甲状腺腫［医学］，副甲状腺腫(過剰甲状腺腫)，＝accessory goiter.
a. hemoglobin 機能異常な突然変異ヘモグロビン.
a. host 異常宿主.
a. mixed tumor 迷入混合腫瘍［医学］.
a. muscle 異所〔性〕筋，迷入筋.
a. obturator artery 迷入閉鎖動脈.
a. pancreas 異所膵，迷入膵［医学］(副膵ともいう. 消化管の粘膜下に異所性に存在する膵組織)，＝accessory pancreas.
a. parasite 異常寄生虫.
a. regeneration 異所再生［医学］，迷入〔性〕再生

A

〔医学〕.
a. renal arterys 複数腎動脈.
a. salivary gland 異所性唾液腺〔医学〕.
a. tendon 異所〔性〕腱，迷入腱.
a. thyroid 異所性甲状腺〔医学〕，迷入甲状腺〔医学〕(異所に迷入した甲状腺).
a. type 異型〔医学〕.
a. ureter 迷入尿管(膀胱以外に通ずるもの).
a. ventricular conduction 心室内変行伝導.
a. vessel 迷入血管〔医学〕.
a. virus 異常ウイルス〔医学〕.
ab·er·ra·tio [æ̀bəréiʃiou] ①迷入. ②収差(光の). ③異常.
a. lactis 異所性乳腺.
a. loci 部位異常，異所発生，= error loci, heterotopy.
a. temporis 時期迷錯，異時発生，= heterochrony.
a. testis 精巣(睾丸)転位(変位).
ab·er·ra·tion [æ̀bəréiʃən] ①迷入〔医学〕，異所〔医学〕，迷錯(発育，精神，位置の). ②光行差，収差(水晶体を通る光線が，不均等の偏位を起こして生ずる結像の異常). ③心室内興奮伝導の変行. 形 aberrant.
a. of testicle 異所性精巣，精巣転位〔症〕.
ab·er·rom·e·ter [æ̀bərámitər] 収差計，誤差測定器(光収差または誤差を測定する器械).
a·be·ta·lip·o·pro·tein·e·mia [əbèitəlìpoupròuti:ní:miə] β-リポタンパク欠損血症，無ベータ(β)リポタンパク血症.
abetting agent 補助薬.
a·bey·ance [əbéiəns] 機能の一時的休止(消沈).
ABG axiobuccogingival 軸側頬側歯肉側のの略.
ABH antigens ABH抗原(血液型を決定する抗原).
ab·i·a·tro·phy [æbaiǽtrəfi] 早老(勢力の早期または自然に消失すること).
ab·i·ent [ǽbiənt] 刺激を避ける. ↔ adient.
A·bi·es [éibi:z] モミ[樅]属(マツ科 *Pinaceae* 植物).
A. alba モミ(南ヨーロッパ産，ストラスブルグテレピン油の原植物)，= Christmas-tree.
A. balsamea バルサムモミ(テレピンチナの原植物)，= balsam fir.
abies oil (松葉油)，= pine-needle oil.
ab·i·et·ate [ǽbiəteit] アビエチン酸塩.
ab·i·et·ic [æbiétik] ①アビエチンの. ②モミ属の.
a. acid アビエチン酸 $C_{19}H_{29}COOH$，= abietinic acid, sylvic acid.
a. acid anhydride 無水アビエチン酸.
ab·ietolic acid [æ̀biətálik ǽsid] アビエトル酸 $C_{20}H_{28}O_7$ (結晶性酸性樹脂).
abi·ko·vi·ro·my·cin [æ̀bikouvàiroumáisin] アビコバイロマイシン(放線菌 *Streptomyces abikoensis* の培養液から分離された抗生物質で，主として馬脳脊髄炎ウイルスに対して有効).
a·bil·i·ty [əbíliti] 能力，体力，手腕.
a. to cohabitate 性交能〔力〕〔医学〕，交接力〔医学〕.
a. to work 作業能〔力〕〔医学〕.
abio– [æbiou, eibaiou, -iə] 生または生物に関係のないことを表す接頭語.
a·bi·o·gen·e·sis [æbiouʤénisis, èibaiou–] 偶然発生〔医学〕(自然発生 spontaneous generation あるいは突発〔性〕発生のような他の生物に由来しない生物の発生をいう. Huxley が1870年に提唱した術語). 形 abiogenetic, abiogenous.
a·bi·ol·o·gy [əbaiáləʤi] 無機物学，= anorganology. 形 abiological, abiologic.
a·bi·o·narce [əbáiənɑ:s] 病弱による活動不能.
abi·on·er·gy [æbiánə:ʤi] = abiotrophy.
a·bio·phys·i·ol·o·gy [æbioufiziáləʤi] 無機生理学(生体における無機物代謝の研究).
abi·os·is [æbióusis] ①生命力欠如〔医学〕，生命力不全〔医学〕. ②栄養障害，= abiotrophy. 形 abiotic.
abiotic factor 非生物要因〔医学〕.
ab·i·ot·ro·phia [æbioutróufiə] = abiotrophy.
a·bi·o·tro·phic [eibàioutróufik, əb–] 無生活力の.
a. degeneration 無生活力変性，= primary degeneration.
a·bi·ot·ro·phy [eibaiátrəfi, əb–] 無生活力〔医学〕.
ab·ir·ri·tant [æbíritənt] ①刺激除去の. ②鎮静薬.
ab·ir·ri·ta·tion [æbìritéiʃən] 刺激除去(一部分に反射性または他種の興奮の減弱または消失). 形 abirritative.
a·bi·u·ret [əbáijurət] ビウレット反応陰性(ビウレット反応を呈しないこと).
ab·junc·tion [æbʤʌ́ŋkʃən] ①分節，= abstriction. ②隔壁離脱. 形 abjoint.
ABL ①axiobuccolingual の略. ②acute basophilic leukemia 急性好塩基球性白血病の略.
abl gene abl 遺伝子(癌遺伝子).
ab·lac·ta·tion [æblæktéiʃən] 離乳〔医学〕，乳ばなれ，= weaning. 動 ablactate.
a·blas·tem·ic [æblæstémik] ①非生殖質の. ②非原形質の.
a·blas·tin [æblǽstin] アブラスチン(*Trypanosoma lewisi* の感染するネズミに産生される抗体で，寄生虫の繁殖を阻止する).
ab·late [æbléit] 剥離する，切除する.
ab·la·tio [æbléiʃiou] [L] 剥離，摘除，切除.
a. chorioideae 脈絡膜剥離.
a. corporis ciliaris 毛様体剥離.
a. corporis vitrei 硝子体剥離.
a. placentae 胎盤剥離，= abruptio placentae.
a. retinae 網膜剥離.
a. retinae falciformis congenita 先天網膜ヒダ状剥離.
a. testis 精巣(睾丸)摘除術，除睾術，= male castration.
ab·la·tion [æbléiʃən] ①剥離(切断，切除などの手術操作)，切除〔医学〕. ②アブレーション(薬物抵抗性不整脈に対し，カテーテルを用いて不整脈回路を焼灼するものである)，= catheter ablation. ③心筋焼灼術. 動 ablate.
a. of placenta 胎盤早期剥離〔医学〕，= premature separation of placenta，胎盤剥離.
a. of vitreous body 硝子体剥離〔医学〕.
ab·la·tive [ǽblətiv] 奪格(手段などを表すラテン語名詞の第5格 ablative case).
a. operation 剥離手術〔医学〕，切除〔手〕術〔医学〕.
a. surgery 切除手術.
ABLB alternate binaural loudness balance 両耳バランス検査の略，= loudness balance test.
able– [eibl] 能力あることを意味する接頭語.
able–bod·ied [éibl bádid] 身体強力な.
able–mind·ed [éibl máindid] 知能発達の.
a·bleph·a·ria [æblefǽria, eib–] 無瞼〔症〕，無眼瞼症〔医学〕(先天性眼瞼の完全または部分的欠如)，= ablepharon. 形 ablepharous.
a·bleph·a·ron [əbléfərən] 無瞼〔症〕，無眼瞼症〔医学〕，= ablepharia.
a·bleph·a·ry [əbléfəri] 無瞼〔症〕，無眼瞼〔症〕〔医学〕，= ablepharia.
a·blep·sia [əblépsiə] 失明〔医学〕，盲目，= ablepsy, blindness.
ab·lu·ent [ǽblu:ənt] ①洗浄薬，= abluentia. ②洗浄.
ab·lu·tion [əblú:ʃən] ①沐浴. ②摩擦洗浄，= lavation.

ab·lu·to·ma·nia [əblù:touméiniə] ① 洗浄強迫，洗浄癖．② 沐浴狂．
ab·mor·tal [æbmɔ́:təl] (壊死組織から遠ざかることをいう．特に組織内通流についていう)．
ABMT autologous bone marrow transplantation 自家骨髄移植の略．
ab·ner·val [æbnə́:vəl] 神経を避けて(特に神経線維の侵入する点から離れた方向に筋肉線維を通過する電流にいう)．
  a. current 神経から筋へ流れる電流．
ab·neu·ral [æbnjú:rəl] ① 神経を離れた(特に中枢から遠ざかることをいう)．② 神経軸を外れた．
ab·nor·mal [æbnɔ́:məl] 異常の〔医学〕，奇形の〔医学〕，変則の．
  a. animal 異常動物〔医学〕．
  a. arrangement of teeth 歯列不正．
  a. behavior 異常行動〔医学〕．
  a. bleeding 異常出血〔医学〕．
  a. body sensation 異常体感〔医学〕．
  a. breath sound 異常呼吸音．
  a. character 異常性格〔医学〕，異常人格．
  a. child 特殊児〔医学〕，異常児〔医学〕．
  a. chromosome 異常染色体〔医学〕．
  a. cleavage of cardiac valve 心臓弁の異常分割．
  a. coitus 異常性交〔医学〕．
  a. color sense 色覚異常〔医学〕．
  a. delivery 異常出産，異常分娩．
  a. descending 異常下降〔医学〕．
  a. erythrocyte 異常赤血球〔医学〕．
  a. folate serum test 血清葉酸試験異常〔医学〕．
  a. hemoglobin 異常ヘモグロビン(血色素)(グロビン残基の異常に基づきヘモグロビンが異常を呈するもので，遺伝因子が同種接合である場合，先天性溶血性貧血を誘発する．従来知られていた正常ヘモグロビン〔A 型〕と胎児ヘモグロビン〔F 型〕のほかに，現在までに発見された異常ヘモグロビンには C，D，E，G，H，I，J，K 型があり，また鎌状赤血球には S 型ヘモグロビンがある)．
  a. hemoglobin disease 異常血色素症〔医学〕．
  a. hemorrhage 異常出血〔医学〕．
  a. host 変則宿主．
  a. insertion 付着異常(臍帯が胎盤に付着するときの)．
  a. insulin 異常インスリン．
  a. insulin receptor 異常インスリン受容体．
  a. insulinemia 異常インスリン血症．
  a. labor 異常分娩〔医学〕．
  a. liquid 変則液体．
  a. occlusion 不正咬合，= malocclusion．
  a. position 肢位異常〔医学〕．
  a. posture 異常姿勢．
  a. prealbumin 異常プレアルブミン〔医学〕．
  a. pregnancy 異常妊娠〔医学〕．
  a. proinsulinemia 異常プロインスリン血症．
  a. psychology 異常心理学〔医学〕，精神異常心理学．
  a. pulmonary ventilation 肺換気異常〔医学〕．
  a. reflex 異常反射〔医学〕．
  a. retinal correspondence 網膜異常対応〔医学〕，異常網膜対応(共動斜視において，注視する側の網膜上の結像が，斜視のある眼のそれの中心窩外に結ばれるときの状態)，= binocular false projection, retinal incongruity．
  a. salivation 唾液分泌異常症．
  a. secondary growth 異常二次成長．
  a. sense of position 位置覚異常〔医学〕．
  a. setting 異常凝結．
  a. sexual sensation 性感異常〔医学〕．
  a. sweating 異常発汗．
  a. temperature 異常温度，異常体温．
  a. thinking 思考異常〔医学〕．
  a. value 異常値〔医学〕．
abnormalities in defecation 排便異常．
abnormalities of tooth 歯の異常．
ab·nor·mal·i·ty [æ̀bnɔ:mǽliti] 異常〔性〕〔医学〕，奇形，= abnormity, abnormalism．
  a. of muscular tonus 筋トーヌス異常(① 筋痙直．= muscular spasticity．② 筋固縮．= muscular rigidity)．
abnormally long umbilical cord 過長臍帯〔医学〕．
abnormally short umbilical cord 過短臍帯〔医学〕．
abnormity 異常〔性〕．
ABO antigen ABO〔型〕抗原(ABO 式血液型の A，B，O，AB のそれぞれの型を決める赤血球膜表面上の抗原をいう)．
ABO blood group substance ABO 血液型物質(血液型を分類する型物質の一つ．赤血球膜上または体液中に存在する糖タンパク質)．
ABO blood group system ABO 血液型(同種自然抗体である抗 A，抗 B 血清による赤血球凝集反応により決定される血液型系．1900 年 Landsteiner により発見された．A，B，O，AB 型の 4 つの表現型があり，A，B，O の 3 つの対立遺伝子により支配される．表現型頻度には民族差があり，日本人の ABO 表現型頻度は，A 型約 40%，B 型約 20%，O 型約 30%，AB 型約 10% である)．
ABO blood type ABO 式血液型(赤血球膜上に存在する抗原の多型性により A 型，B 型，AB 型，O 型に分類される)．
ABO factors ABO 因子(血液型の)．
ABO hemolytic disease of newborn ABO 型新生児溶血性疾患．
ABO incompatibility ABO 不適合．
ABO incompatible pregnancy ABO 不適合妊娠(父母の ABO 血液型が適合しないため，免疫的に胎児の発育に障害がでるもの)．
ABO system ABO 系，ABO 式．
ab·oc·clu·sion [æ̀bəklú:ʒən] 咬合ずれ，不正咬合(上下顎の歯列が相互に咬み合わないこと)，= malocclusion．
a·bode [əbóud] 居住〔医学〕．
aboi·e·ment [abwamɑ́n] [F] 吠語，吠声ばいせい．
ab·o·li·tion [æ̀bəlíʃən] 脱落，廃止．
  a. of function 機能脱落．
  a. of pain 疼痛除去〔医学〕．
ab·o·ma·si·tis [əbòuməsáitis] 皺胃炎(反芻動物類第四胃の炎症)．
ab·o·ma·sum [æbòuméisəm] 皺胃(反芻動物の真性消化胃で第四胃ともいう)，= fourth stomach．
a·bom·i·na·tion [əbɑ̀minéiʃən] 憎悪，不浄物．形 abominable．
ab·o·rad [æbɔ́:ræd] 口から遠ざかった(口から反対の方向に)．
ab·o·ral [æbɔ́:rəl] 口腔外の，非経口的な．
  a. pole 反口極．
ab·o·rig·i·nese [æ̀bəríʤini:z] 先住民，原地人．形 aboriginal．
a·bort [əbɔ́:t] ① 流産する．② 成長を止める．③ 病気の進行を止める．
aborted ectopic pregnancy 子宮外妊娠流産，流産型子宮外妊娠．
aborted systole 頓挫収縮(橈骨動脈における収縮拍動の欠如)，= premature systole．
a·bor·ti·cide [əbɔ́:tisaid] ① 子宮内胎児死亡．② 流産薬(子宮内で胎児を殺して流産を促す薬品)．
a·bor·tient [əbɔ́:ʃənt] 堕胎薬〔剤〕，= abortifa-

cient, aborticide, abortiva.
a·bor·ti·fa·cient [əbɔ̀:tiféiʃənt] ① 堕胎．② 堕胎薬〔医学〕, = abortient, aborticide.
a. agent 堕胎薬〔医学〕.
a·bor·tin [əbɔ́:tin] アボルチン(*Brucella melitensis* biovar abortus の菌体成分で，ウシのブルセラ病の診断および治療に用いられる).
a. reaction アボルチン反応(ツベルクリン反応と同一の原理，および方法に基づき，*Brucella melitensis* biovar abortus でつくった試薬を用いる診断法)，アボルチン試験，= abortin test, brucellergen test.
a·bor·tion [əbɔ́:ʃən] ① 流産〔医学〕．② 頓挫(疾病などの症候が未然に停止されること)．形 abortive.
a. applicants 妊娠中絶希望者〔医学〕.
a. by one time 一段〔的〕流産〔医学〕.
a. by two time 二段〔的〕流産〔医学〕.
a. forceps 流産鉗子〔医学〕.
a. in medical jurisprudence 流産法医学〔医学〕.
a. in progress 進行流産〔医学〕.
a. on agreement 同意堕胎.
a. on demand 法的強制人工妊娠中絶〔医学〕.
a. on disagreement 不同意堕胎.
a. provoking drug 流産誘発薬〔医学〕.
a. seeker 妊娠中絶追求者〔医学〕.
a·bor·tion·ist [əbɔ́:ʃənist] 堕胎者，〔犯罪的〕流産施行者.
a·bor·tive [əbɔ́:tiv] ① 頓挫性の．② 流産の〔医学〕．③ 不全型の〔医学〕．④ 堕胎薬，= abortivum．⑤不全．⑥ 不発.
a. dose 頓挫量〔医学〕.
a. epilepsy 頓挫性てんかん〔医学〕，= petit mal.
a. form 頓挫型〔医学〕.
a. infection 不顕性感染，不全感染〔医学〕，頓挫感染〔医学〕.
a. measles 頓挫性麻疹〔医学〕.
a. mitosis 頓挫性有糸〔核〕分裂〔医学〕.
a. nystagmus 不完全眼振，= Wilder sign.
a. pneumonia 不全〔性〕肺炎〔医学〕，頓挫性肺炎.
a. SIDS 未然型乳幼児突然死症候群，= near SIDS, apparent life thretning event.
a. tabes 不全脊髄癆，= rudimentary tabes.
a. therapy 頓挫療法(片頭痛の急性期治療を指す．急性期の発作を薬物により軽減する).
a. transconjugant 不発接合体，不全接合体，不稔接合体，不発(不稔)トランスコンジュガント.
a. transduction 不全形質導入〔医学〕，不稔形質導入〔医学〕.
a. transformation 不全形質転換〔医学〕.
a. treatment 頓挫療法〔医学〕.
a. typhoid 頓挫性チフス〔医学〕，頓挫性腸チフス.
a·bor·tus [əbɔ́:təs] [L] ① 流産．② 堕胎児，= abortion.
a. fever うし流産熱〔医学〕，流産熱(ブルセラ症，ヒトの波状熱).
a. gravidatis tubariae 卵管〔妊娠〕流産.
a. habitualis 習慣流産.
a. imminens 切迫流産，= abortus impendens.
a. tubari(c)us 卵管流産.
a·bouche·ment [abu:ʃmán] [F] 注入，混流(血管がさらに大きな血管に終わること).
a·bou·lia [əbú:liə] 無為，無気力，= abulia.
a·bou·lo·ma·nia [əbù:ləméiniə] = abulomania.
above-elbow amputation 上腕切断術〔医学〕，= AE amputation, A/E amputation.
above-elbow prosthesis 上腕義肢(義手)〔医学〕.
above-knee amputation 大腿切断術〔医学〕.
above-knee prosthesis 大腿義肢(義足)〔医学〕.
ABP androgen binding protein アンドロゲン結合タンパクの略.
ABPI ankle brachial pressure index の略(足関節血圧と上腕部血圧の比．下肢動脈閉塞性疾患の重症度指標).
ABR ① absolute bedrest 絶対安静就床の略．② auditory brain stem response 聴性脳幹反応の略.
a·bra·chia [əbréikiə] 無腕症〔医学〕，欠腕症，= abrachiatism.
a·bra·chi·a·tism [əbréikiətizəm] 無腕〔症〕(上肢が完全に欠損する奇形)，無肢症，= abrachia.
a·bra·chi·o·ce·pha·lia [əbrèikiousifǽliə] 無腕無頭〔症〕.
a·bra·chi·o·ceph·a·lus [əbrèikiəséfələs] 無腕無頭体.
a·bra·chi·us [əbréikiəs] 無腕体〔医学〕.
a·bra·dant [əbréidənt] 磨料，磨耗剤，研磨剤，= abrasive.
a·bra·de [əbréid] 研磨する.
abraded wound 擦過傷.
ab·ra·der [əbréidər] 摩耗試験機〔医学〕.
Abrahams, Robert [éibrəhæmz] エーブラハムス(1861-1935，アメリカの医師).
A. sign エーブラハムス徴候(肺炎，肺結核における肺尖部の異常聴診音).
Abrami, Pierre [abramí] アブラミ(1879-1945，フランスの医師).
A. disease アブラミ病(後天性溶血性黄疸で，1907年の記載)，= Widal-Abrami disease, Hayem-Widal disease.
Ab·ra·mis bra·ma [ǽbrəmis bréimə] (コイ〔鯉〕科の淡水魚でトリパノプラズマを保有する)，= common bream.
Abrams, Albert [éibrəmz] アブラムス(1864-1924，アメリカの医師).
A. heart reflex アブラムス心臓反射(心臓部において胸の皮膚を刺激するときに起こる心筋の収縮反応).
A. pulmonary reflex アブラムス肺反射(胸部または腹上部の皮膚を刺激すると，肺が収縮する反応).
A. treatment アブラムス療法(大動脈瘤を治癒させる目的で脊椎を打診する方法).
a·bran·chi·ate [əbrǽŋkiət] ① えら(鰓)のない．② 無鰓類．形 abranchial.
a·bra·sio [əbréiʒiou] ① 擦傷(すりきず)．② 掻は(爬)，= curettage．③ 咬耗症(歯牙の)．④ 剥離.
a. corneae 角膜〔上皮〕擦傷，= erosio corneae.
a. cutis 皮膚剥離.
a. dentium 歯牙脱落，歯牙消耗症，歯磨耗症.
a. mucosae uteri 子宮内膜掻は(爬)〔術〕，= intrauterine curettage.
a. probatoria 診断用掻は(爬)〔術〕.
a·bra·sion [əbréiʒən] ① 掻は(爬)，擦過，擦過傷，剥離〔医学〕．② 研摩，摩耗(歯牙などの).
a. collar of bullet wound 挫傷輪，挫滅輪.
a. loss 摩耗量.
a. mark 摩擦かぶり(写真).
a. of epicardium 心外膜擦過〔医学〕.
a. of tooth 歯牙摩耗(磨耗)〔症〕〔医学〕.
a. resistance 磨耗抵抗.
a·bra·sive [əbréisiv] ① 磨耗の，研磨の．② 擦傷性の．③ 擦傷薬〔剤〕．④ 研磨材.
a. cutting wheel 切断といし(砥石)車.
a. forming 研磨造形.
a·bra·sive·ness [əbréisivnis] 磨損性〔医学〕.
a·bra·sor [əbréizər] ① 磨耗器(ヤスリの類)，削磨器．② 薬剤師のヤスリ，= abrader.
A·brax·as-type [əbrǽksəs táip] アブラクサス型(スグリシロエダシャクトリガ〔蛾〕*Abraxas grossu*

lariata の雄は2個の性染色体をもつが，雌は1個しかもたないので，このような染色体の分布状態を指す），= ZO-type.

ab·re·ac·tion [æbriǽkʃən] 解放反応，解除反応〔医学〕（不快な経験を言語または行動で繰り返し表現することによって無意識的に抑圧された記憶や感情が意識化されて心の緊張が解放されることで，Freud の用語），= psychocatharsis，catharsis. 形 abreactive.

abridged life table 簡易生命表〔医学〕.

Abrikosov, Aleksei Ivanovich [abrikɔ́səf] アブリコソフ（1875–1955，ロシアの病理学者．Abrikossoff とも文献に記録される）.

A. tumor アブリコソフ腫瘍（筋芽細胞腫），= myoblastoma.

ab·rin [ǽbrin] アブリン（豆科植物の豆より抽出される毒性をもつレクチン．赤血球凝集や細胞傷害をおこす）.

ab·rism [ǽbrizəm] トウアズキ中毒症（トウアズキ［相思子］jequirity による中毒症）.

ab·ro·dil [ǽbrədil] アブロジル（mono-iodomethanesulfonic acid のソーダ塩で，静脈注射用腎盂造影剤）.

a·bro·sia [əbróuziə] 断食，絶食.

ab·rupt [æbrʌ́pt] 突然の，急転する.

a. convolution （後頭葉末端にある大脳回）.

a. form 急墜型〔医学〕.

ab·rup·tio [əbrʌ́pʃiou] [L] 剥離.

a. placentae praematurus 常位胎盤早期剥離（子宮胎盤溢血），= ablatio placentae.

abruption of placenta 胎盤早期剥離〔医学〕，胎盤剥離，= premature separation of placenta，premature detachment of placenta.

Ab·rus [ǽbrəs] トウアズキ属（マメ科植物）.

A. precatorius トウアズキ（その種子は毒性タンパク質 abrin を含む．葉は甘味物質 abrusosides を含み，インドネシアで含嗽剤として用いられる），= Indian licorice.

abs– [æbs] 分離の意味を表す接頭語.

abs feb absente febre 無熱，熱はないの略.

ab·scess [ǽbses] 膿瘍〔医学〕（組織の壊死により膿が腔内に蓄積したもの）.

a. formation 膿瘍形成〔医学〕.

a. of breast 乳房膿瘍〔医学〕.

a. tonsillectomy 膿瘍扁桃摘出術〔医学〕.

ab·sces·sus [æbsésəs] 膿瘍.

a. corneae annularis 輪状角膜膿瘍.

a. corporis vitrei 硝子体膿瘍.

a. frigidus 冷膿瘍，寒性膿瘍.

a. orbitae 眼窩膿瘍.

a. sacci lacrimalis 涙嚢膿瘍.

a. siccus corneae 乾性角膜膿瘍.

a. subphrenicus 横隔膜下膿瘍.

ab·scis·sa [æbsísə] 横線，横座標.

ab·scis·sion [æbsíʃən] 切除，切断.

ab·scon·sio [æbskánsiou] 窩，孔，洞.

ab·sco·pal [æbskóupəl] アブスコパル（組織に放射線を照射した後，直接照射されていない組織にも二次的効果の及ぶ現象）.

a. effect アブスコパル効果（放射線照射後，直接照射されていない組織にみられる二次的効果）.

ab·sence [ǽbsəns] ① 放心（意識喪失）．② 欠神〔医学〕，アブサンス（てんかんの一型）．③ 欠如〔症〕，欠損〔症〕.

a. of pulse 脈なし病，脈拍触知不能，無脈，= pulseless. → aortitis syndrome.

a. of vagina 腟欠損〔症〕.

ab·sent–mind·ed·ness [ǽbsənt máindidnis] 注意逸散，放心，欠神．→ distraction.

absent respiration 呼吸音抑制.

absent state 欠神状態.

absent testis 精巣欠損.

ab·sen·tee·ism [æbsəntí:izəm] 欠勤（長期，常習的），欠席症（欠勤者の心理状態）.

a.–proneness 常習欠勤〔医学〕.

ab·sen·tia [æbsénʃiə] 欠神，アブサンス.

a. epileptica てんかん性欠神.

Ab·sid·ia [æbsídiə] アブシジア属（接合菌門に属する真菌で，*Absidia corymbifera* などが含まれる）.

A. corymbifera （ムーコル症の原因となる）.

ab·sinthe [ǽbsinθ] ① ニガヨモギ［苦艾］，= *Artemisia absinthium*. ② アブサン酒（ニガヨモギおよびそのほかの香草のアルコールエキスからなるリキュール）.

ab·sin·thin [æbsínθin] アブシンチン $C_{30}H_{40}O_6$（ニガヨモギの苦味ある主成分），= absinthiin，absynthin.

ab·sinth·ism [ǽbsinθizəm] アブサン中毒.

ab·sin·thi·um [æbsínθiəm] アブサンチウム（ニガヨモギ *Artemisia absinthium* の乾燥葉で，非常に強い臭と刺激性の不快な味をもち，駆虫薬，健胃強壮薬，アルコール飲用の香味料として用いられたことがある），= wormwood.

ab·so·lute [ǽbsəlu:t] 絶対の〔医学〕.

a. accommodation 絶対調節（各眼の別々の調節）.

a. activity 絶対放射能〔医学〕.

a. adjustment 絶対調節（眼の），= absolute accommodation.

a. agraphia 絶対〔的〕失書症.

a. alcohol 無水アルコール〔医学〕（含水量1%以下），= alcohol absolutum，alcohol dehydratum.

a. amenorrhea 絶対〔的〕無月経〔医学〕.

a. anergy 絶対アネルギー.

a. arrhythmia 絶対性不整脈，恒久性不整脈.

a. bedrest (ABR) 絶対安静就床.

a. bioavailability 絶対生体内利用率〔医学〕，絶対生体内利用能.

a. cardiac dullness 絶対的心濁音界〔医学〕.

a. cell increase 絶対的細胞数増加.

a. configuration 絶対配置〔医学〕，絶対構造（化合物分子構成形状）.

a. constant 絶対定数.

a. convergence 絶対輻輳.

a. counting 絶対〔値〕計数〔法〕〔医学〕.

a. curative operation 絶対治癒手術〔医学〕.

a. density 絶対密度.

a. diet 絶対食〔医学〕，断食，絶食，= fasting.

a. dullness 絶対濁音〔医学〕，純濁音界，絶対濁音界，= flatness.

a. error 絶対誤差〔医学〕.

a. erythrocytosis 絶対的赤血球増加症〔医学〕.

a. ether （比重0.71のエーテル）.

a. field 絶対部，絶対領（損傷を受ければ必ず麻痺または痙攣を起こす大脳の領域）.

a. flatness 絶対濁音.

a. glaucoma 絶対緑内障〔医学〕.

a. hearing 絶対音感〔医学〕（一音を聴いてその音の高さ（振動数）が認知できる能力）.

a. hemianopsia 絶対半盲（色覚，光覚，立体などを含む）.

a. humidity 絶対湿度〔医学〕（大気に存する水蒸気量で1mL中のグラム数）.

a. hypermetropia 絶対遠視〔医学〕.

a. hyperopia 絶対遠視〔医学〕.

a. idiocy 絶対性白痴，= profound idiot.

a. immunity 絶対的免疫，絶対免疫〔医学〕（ある病原体に対して生まれながらにして抵抗性をもつこと）.

a. indication 絶対的適応〔医学〕.
a. leukocytosis 絶対的白血球増加〔症〕(白血球の総数が正常値以上に増加すること).
a. liability 無過失責任〔医学〕.
a. limit 絶対限界〔医学〕.
a. linkage 絶対連鎖(両組の形質に強い連鎖がみられるとき，これらの遺伝子が同一染色体に担われていること).
a. lymphocytosis 絶対的リンパ球増加〔症〕.
a. mass 絶対質量.
a. measurement 絶対測定〔医学〕.
a. motion 絶対運動.
a. muscle force 絶対筋力〔医学〕.
a. muscular force 絶対筋力〔医学〕.
a. near point 絶対近点(目の調節を要しない明視点).
a. non-curative operation 絶対的非治癒切除〔医学〕.
a. number 絶対数，無名数.
a. overpopulation 絶対的過剰人口〔医学〕.
a. parallelism 遠隔平行性，絶対平行性.
a. pitch 絶対音感〔医学〕.
a. potential 絶対電位.
a. pressure 絶対圧〔医学〕.
a. refractory period 絶対不適応，絶対不応期〔医学〕(興奮後の期間で次の刺激がその強さにかかわらず，興奮性膜にいかなる反応も起こらない).
a. refractory phase 絶対不応期〔医学〕.
a. rest 絶対安静.
a. rigidity 絶対硬直〔医学〕.
a. scale 絶対温度法(絶対零点 −273.15°C に基づいて摂氏の度盛で温度を表す目盛).
a. scotoma 絶対暗点〔医学〕(すべての色覚を欠き，視標をまったく認めない).
a. sterility 絶対不妊〔医学〕.
a. strength 絶対筋力〔医学〕.
a. temperature 絶対温度(絶対零点 −273.15°C を基礎とした温度単位で単位記号は K).
a. threshold 絶対閾値(感覚を生じうる最小の刺激量).
a. unit 絶対単位.
a. vacuum 絶対真空.
a. value 絶対値，= modulus.
a. viscosity 絶対粘度〔医学〕.
a. zero 絶対零度(気体が圧力を示さない温度で，−273.15°C に相当する).
a. zero point 絶対零度〔医学〕.
absolutely contracted pelvis 絶対性狭骨盤.
ab·sorb [æbsɔ́:b] 吸収する，吸い込む.
ab·sorb·a·bil·i·ty [æbsɔ̀:bəbíliti] 吸収性〔医学〕.
ab·sorb·a·ble [æbsɔ́:bəbl] 被吸収性の，吸収性の.
a. alginate 可吸収性アルギン酸塩(止血作用がある).
a. cellulose 吸収性セルロース，= cellulosic acid.
a. cotton 被吸収性脱脂綿，被吸収性ガーゼ(absorbable gauze は外科用ガーゼまたは脱脂綿を二酸化窒素で酸化してつくる)，= oxidized cellulose.
a. gelatin film 吸収性ゼラチン膜，= gelfilm.
a. gelatin sponge 吸収性ゼラチンスポンジ〔医学〕，被吸収性ゼラチン(海綿ゼラチンを泡沫状にして乾燥したガーゼ様物質).
a. ligature 吸収結紮糸.
a. sponge 吸収性スポンジ.
a. suture 吸収性縫合糸〔医学〕.
ab·sor·bance [æbsɔ́:bəns] 吸光度，吸収度〔医学〕.
absorbancy index 吸収率(指数). → absorption coefficient.
ab·sor·bate [ǽbsɔ:beit] 吸収物.
absorbed dose 吸収〔線〕量〔医学〕.
a. dose index 吸収線量指数〔医学〕.
a. dose rate 吸収線量率〔医学〕.
ab·sor·be·fa·cient [æbsɔ̀:biféiʃənt] 吸収〔促進〕薬.
ab·sor·ben·cy [æbsɔ́:bənsi] ① 吸収能. ② 吸光度，= absorbance, optical density, extinction.
ab·sor·bent [æbsɔ́:bənt] 吸収性の，吸収剤〔医学〕，吸収薬，= absorbentia.
a. cotton 脱脂綿〔医学〕，= gossypium absorbens.
a. gauze ガーゼ，= carbasus absorbens.
a. organ 吸収器官(乳歯のデンチンと永久歯のエナメル上皮との間にある血管に富んだ肉芽組織).
a. paper 吸湿紙，吸取紙.
a. points 吸収性ポイント.
a. system 吸収系〔医学〕，= lymphatic system.
a. vessel 乳び(糜)管，リンパ管.
ab·sorb·er [æbsɔ́:bər] 吸収器〔医学〕，吸収体〔医学〕.
ab·sorp·ti·om·e·try [æbsɔ̀:pʃiámitri] 吸収光度〔定量〕法〔医学〕.
ab·sorp·tion [æbsɔ́:pʃən] 吸収〔医学〕. 形 absorptive. 動 absorb.
a. apparatus 吸収器(ガス分析用).
a. band 吸収帯〔医学〕，= absorption line.
a. cell 吸収セル.
a. chromatography 吸収クロマトグラフィ.
a. coefficient 吸収係数〔医学〕(①〔放射線〕吸収係数：均等照射において放射線の直線変化率と一定点における強度との商. ② 吸収係数：温度 0°C，気圧 760mmHg において液体の単位量が吸収する気体量を表す数)，= Bunsen coefficient.
a. curve 吸収曲線〔医学〕，減弱曲線.
a. edge 吸収端，吸収縁.
a.-elution test 吸収・溶出テスト〔医学〕(衣服に付着した体液の ABO 式血液型の判定方法).
a. factor 吸収因子〔医学〕，吸収率.
a. fever 吸収熱〔医学〕(産褥初期の).
a. fraction 吸収分画〔医学〕.
a. funnel 吸収漏斗〔医学〕.
a. hygrometer 吸収湿度計(塩化カルシウムを U 字管に入れて，水分を吸収させ，その重量から湿度を測定する装置).
a. jaundice 吸収性黄疸(胆道の閉塞による).
a. lacuna 吸収小窩(骨の吸収に関与する破骨細胞が存在する小窩)，= Howship lacuna.
a. lens 吸収レンズ(眼鏡に用いるもので，ある波長をもつ光線が網膜に達することを防ぐために，黄または褐色などの色をつけたもの).
a. line 吸収線〔医学〕，= absorption band.
a. maximum 吸収極大〔医学〕.
a. of drug 薬物吸収〔医学〕.
a. of food 食物吸収〔医学〕.
a. oil 吸収油.
a. ointment 吸水軟膏〔医学〕(油中水(w/o)型の乳剤性軟膏).
a. pipet 吸収ピペット〔医学〕.
a. pipette 吸収ピペット.
a. power 吸収能，吸収力.
a. rate 吸収率〔医学〕.
a. rate dependency 吸収速度依存性〔医学〕.
a. ratio 吸光比〔医学〕.
a. reserve 吸収予備能〔医学〕.
a. spectrum 吸収スペクトル〔医学〕(選択的吸収物質を通過した光のスペクトル).
a. test 吸収試験〔医学〕(特異的凝集素を除去する方法).
a. tower 吸収塔.
a. train 吸収装置.

ab·sorp·tive [æbsɔ́:ptiv] 吸収性の,吸収力のある.
a. action 吸収作用〔医学〕.
a. capacity 吸収能〔医学〕.
a. cell 吸収細胞〔医学〕.
a. cells of intestine 腸の吸収細胞.
a. epithelium 吸収上皮〔医学〕.
a. power 吸収能, 吸収力, 吸収率.
a. tissue 吸収組織.
ab·sorp·tiv·i·ty [æbsɔ:ptíviti] 吸収, 吸収率, 吸光率, 吸光度, 吸光係数.
ab·stain [æbstéin] 禁断する.
ab·stain·er [æbstéinər] ①禁断者. ②禁酒家.
ab·ster·gent [æbstə́:ʤənt] 清浄薬, = abstergentia.
ab·sti·nence [ǽbstinəns] 禁断〔医学〕(薬物, 嗜好品, 食欲, 性欲などの). 形 abstinent.
a. phenomenon 禁断現象(禁断症状).
a. symptom 禁断症状〔医学〕.
a. syndrome 禁断症候群, 禁断症状.
ab·sti·nent [ǽbstinənt] 禁欲の〔医学〕.
ab·stract [æbstrǽkt] ①抄録(要旨抜粋). ②散薬(抽出物)(古来 abstructum として知られた薬局法の製剤, 薬物の主成分を蒸発させて粉末とし, これに乳糖を加えて, その効力が主成分の倍量に相当するようにつくったもので, アコニット, ベラドンナ, コニウム, ジギタリスなど).
a. number 不名数(単位を指示しない数).
ab·strac·tion [æbstrǽkʃən] ①抽象作用(極度の精神集中). ②抽出(特に生薬の揮発性主成分を抽出すること), = extraction. ③瀉血.
a. reaction 引抜き反応〔医学〕.
ab·ter·min·al [æbtə́:minəl] 末端から中心に向かう(筋肉内の電流が末端から中心に向かって流れること).
ab·tor·sion [æbtɔ́:ʒən] (両眼の垂直径線が平行せずに上方に傾斜すること), = disclination.
a·bu·lia [əbjú:liə] 無為〔医学〕, 無意志〔症〕, 無気力, 意欲減退, 意志欠如〔医学〕(意志決断実行力の欠如した状態), = aboulia. 形 aboulic, abulic.
a·bu·lic [əbjú:lik] 無為の〔医学〕, 意志欠乏の〔医学〕.
Abulkasim [à:bulkásim] アブルカシム(AD 11世紀の最も有名なアラビア医師で外科全書 Altrasrif の著者), = Abulkasis, Albucasis.
Abulkasis [à:bulkásis] アブルカシス, = Abulkasim.
abu·lo·ma·nia [əbju(:)louméiniə] 意志欠乏症, 無為性精神病, = aboulomania.
Abū-L-Qāsim [à:bulkásim] アブルカシム, = Abulkasim.
Abumeron [à:buméran] アベンゾアール, = Avenzoar.
abun·dance [əbʌ́ndəns] ①数度. ②豊富, 多量. ③裕福. 形 abundant.
a. ratio 存在比(原子力用語).
Aburel, M. E. [abjú:rel] アブーレル(ルーマニアの産科医).
A. method アブーレル妊娠中絶法(飽和食塩水(35%)約40～150mL を羊膜腔に注入する人工流産法で, 主として妊娠5ヵ月後において行われる).
a·buse [əbjú:s] ①濫用, 乱用, 誤用. ②酷使, 虐待〔医学〕.
a. of right 権利の濫用.
abused child 被虐待児, = battered child.
abused child syndrome 被虐待児症候群.
a·bu·sive [əbjú:siv] ①(肉体的に)虐待する, 虐待的な. ②悪用された, 乱(濫)用された. ③悪口を言う, 毒舌の, 罵倒する.
abut·ment [əbʌ́tmənt] 支台, 維持歯, アバットメント, = abuttal, pier.
a. crown 支台継続歯冠.
a. inlay 支台インレー〔医学〕.
a. tooth 橋脚歯〔医学〕, 支台歯〔医学〕, 鉤歯.
a. tray 個歯トレー, 支台歯トレー.
ABVD (化学療法の一つ. 悪性腫瘍の治療における多剤投与法の一つで, adriamycin, bleomycin, vinblastine および dacarbazine の併用による治療).
ab·zyme [ǽbzaim] アブザイム(酵素活性をもった抗体), = antibody enzyme, catalytic antibody.
AC ① adult children アダルトチルドレンの略. ② air conduction 気導聴力の略. ③ anodal closure 陽極閉鎖の略. ④ alternating current 交流(電流の)の略. ⑤ alcoholic cirrhosis アルコール性肝硬変の略. ⑥ anesthesia circuit 麻酔回路の略. ⑦ anterior chamber 前房の略. ⑧ asymptomatic carriers 無症候性キャリアーの略.
Ac ①actinium アクチニウムの元素記号. ② actinitis 痤瘡疹の略.
ac [L] ante cibum 食前の略.
a-c atriocarotid 心房一頸動脈のの略.
a-c interval (静脈波において前収縮期波(a)開始点と収縮期波(c)開始点との間隔), = atriocarotid interval, auriculocarotid i., intersystolic period.
AC joint AC関節(acromioclavicular joint 肩鎖関節の略).
ACA ① anterior cerebral artery 前大脳動脈の略. ② adenocarcinoma 腺癌の略.
AC/A accommodative convergence-accommodation ratio 一定の調節によって調べる調節性輻湊量の略.
Aca·cia [əkéiʃiə] アカシア属(マメ科の一属).
A. catechu (ペグ阿仙薬の原料. タンニンを含み, 染料, タンニン工業に用いられる).
A. confusa ソウシジュ［相思樹］(樹皮はタンニンの原料).
A. farnesiana キンゴウカン［金合歓］(樹皮は収斂薬, 嫩葉は潰瘍薬, 花は香料).
A. senegal (アラビアゴムの原料. アラビン酸を含み, 糊料として用いられる).
aca·cia [əkéiʃiə] アラビアゴム(アカシアの幹および茎からのゴム状滲出物を乾燥して, 以前は輸液として用いられたが, 現在は薬剤の懸濁剤, 緩和剤, 保護剤, 粘滑剤として用いられている), = gum arabic.
a. gum アカシアゴム, = acacia, gum arabic.
a. syrup アカシアシロップ(アカシア10%, 安息香酸ナトリウム0.1%, バニラチンキ0.5%, ショ糖80%を含む).
academic harassment アカデミックハラスメント(セクシャルハラスメントの一部で, とくに研究職の女性に対する性差別をいう).
a·cad·e·my [əkǽdəmi] 学院, 学園, 学会(アテネ市の北方にある公園を Academus と呼び, Plato が50年間にわたり講義に用いた場所に由来し, 現在は主として学会の意味に用いられている. Academia Secretorum Naturae (Naples, 1560), American Academy of Pediatrics (1933) など).
a·cal·cer·o·sis [əkǽlsiróusis] 無カルシウム症(組織内のカルシウム欠乏).
a·cal·ci·co·sis [əkǽlsikóusis] 無石灰症.
a·cal·cu·lia [əkælkjú:liə, ei-] 計算不能〔症〕〔医学〕, 失算(数学的計算をする能力の欠けていること).
acalculous cholecystitis 無石胆嚢炎〔医学〕.
a·cal·var·i·a [eikælvéəriə, ək-] 無頭蓋〔医学〕.
a·camp·sia [əkǽmpsiə] ①関節不屈〔症〕. ②関節強直症(関節またはその一部分の強直).
acanth- [əkænθ] = acantho-.
a·can·tha [əkǽnθə] ①脊柱. ②脊椎の棘突起.
a·can·tha·me·bi·a·sis [əkænθəmi:báiəsis] アカントアメーバ症(自由生活をしている非病原性のアカントアメーバのある種がヒトに寄生し, 髄膜脳炎や角膜炎を起こすことが知られている).

A·can·tha·moe·ba [əkæ̀nθəmí:bə] アカントアメーバ属(原生動物，根足虫綱，アメーバ目，アメーバ科の一属．淡水中で自由生活をするアメーバで，ある種はヒトに寄生することが知られている).

***A.* keratitis** アカントアメーバ角膜炎(アカントアメーバの角膜への寄生により生じる．コンタクトレンズ使用者にみられることが多く,激しい痛みを生じる).

***A.* medium** アカントアメーバ培地.

***A.* uveitis** アカントアメーバ性ぶどう膜炎.

A

a·can·thes·the·sia [əkæ̀nθesθí:ziə] アカンセスシージア(とがったもので刺されるような異常感覚，チクチク感), = acanthaesthesia.

A·can·thia lec·tu·la·ria [əkǽnθiə lektu:léəriə] ナンキンムシ [南京虫] (旧称), = bedbug, *Cimex lectularius*.

a·can·thi·on [akǽnθiən] 鼻棘点，アカンチオン(前鼻隆起点の先端). 形 acanthial.

acantho– [əkænθou, –θə] 棘との関係を表す接頭語, = acanth–.

A·can·tho·ceph·a·la [əkæ̀nθəséfələ] 鉤頭動物門(原虫．体は円筒形で前端に吻がある．甲殻類などの中間宿主を必要とし，それを摂取するブタ，ネズミなどが終宿主となる．栄養は体表より吸収し，雌雄異体，多くの脊椎動物への寄生が知られ，ヒトの寄生例もある), = thorny–headed worms.

a·can·tho·ceph·a·li·a·sis [əkæ̀nθousèfəláiəsis] 鉤頭虫症〔医学〕.

a·can·tho·ceph·a·lous [əkæ̀nθəséfələs] 鉤頭虫の.

A·can·tho·chei·lo·ne·ma [əkæ̀nθoukàilouní:mə] アカントケイロネマ属(糸状虫の一種).

a·can·tho·chei·lo·ne·mi·a·sis [əkæ̀nθoukàilounimáiəsis] 常在糸状虫症〔医学〕.

a·can·tho·cyte [əkǽnθəsàit] 有棘赤血球〔医学〕.

a·can·tho·cy·to·sis [əkæ̀nθousàitóusis] 有棘赤血球増加〔症〕〔医学〕，有棘赤血球症.

a. with chorea 舞踏病を伴う有棘赤血球増加〔症〕.

a·can·thoid [əkǽnθɔid] 棘状の, = spinous.

a·can·tho·ker·a·to·der·mia [əkæ̀nθoukèrətoudə́:miə] 角質増殖症〔医学〕，棘細胞増殖症〔医学〕(手足の棘細胞性角化症).

ac·an·thol·y·sis [æ̀kænθɑ́lisis] 棘融解，棘細胞離開〔医学〕.

a. bullosa acquisita 後天性表皮水疱症, = epidermolysis bullosa acquisita.

a. bullosa hereditaria 遺伝性水疱性棘融解. → epidermolysis bullosa.

a·can·thol·yt·ic [əkæ̀nθɑ́lətik] 棘細胞離開性の.

a. cell 棘解離細胞〔医学〕，棘融解細胞.

a. disease 棘融解性疾患.

ac·an·tho·ma [æ̀kænθóumə] 棘細胞腫〔医学〕.

a. adenoides cysticum 嚢状腺様上皮腫, = trichoepithelioma papulosum multiplex, epithelioma adenoides cysticum.

a. alveolare 胞状棘細胞腫.

a. inguinale 鼡径棘細胞腫.

a. staphylogenes ブドウ球菌性棘細胞腫, = molluscum contagiosacanthoma.

a. tropicum → acanthoma inguinale.

a. verrucosum seborrhoicum 脂漏性いぼ(疣)状棘細胞腫.

Acanthopeltis japonica ユイキリ(寒天の原料).

a·can·tho·pel·vis [əkæ̀nθəpélvis] 骨盤外骨〔腫〕症, = pelvic exostoses.

A·can·tho·phis [əkǽnθəfis] アカントフィス属(コブラ科の一属).

***A.* antarcticus** (オーストラリア産の小毒ヘビ), = death adder.

A·can·tho·po·di·na [əkæ̀nθoupədáinə] 棘足亜目(肉質鞭毛虫門).

a·can·tho·po·di·um [akæ̀nθoupóudiəm] 棘状仮足.

a·can·thor [əkǽnθər] 鉤.

ac·an·thor·rhex·is [æ̀kænθəréksis] 有棘細胞崩壊.

ac·an·tho·sis [æ̀kænθóusis] 表皮肥厚，棘細胞増殖，アカントーシス〔医学〕，有棘層肥厚〔症〕〔医学〕. 形 acanthotic.

a. bullosa 大疱性棘細胞増殖症.

a. nigricans 黒色表皮腫〔医学〕, = keratosis nigricans.

a. papulosa nigra 黒色丘疹性棘細胞増殖症.

a. verrucosa seborrhoica 脂漏性疣状棘細胞増殖症, = verruca senilis.

ac·an·thot·ic [æ̀kænθɑ́tik] 表皮肥厚性の，有棘層増殖性の.

a·can·thro·cyte [əkǽnθrəsait] 有棘赤血球(赤血球の細胞質に多数の棘状突起を生じたもの), = crenated cell, acanthocyte.

a·can·thro·cy·to·sis [əkæ̀nθrəsaitóusis] 有棘赤血球増加〔症〕, = acanthocytosis.

a·cap·ne·mia [akæ̀pní:miə] 炭酸欠乏血〔症〕〔医学〕.

a·cap·nia [əkǽpniə] 炭酸欠乏〔症〕〔医学〕. 形 acapnial.

acapnial alkalosis 炭酸欠乏性アルカローシス.

a·cap·su·lar [əkǽpsjulər] 無被膜性の.

a·cap·su·late [eikǽpsəleit] 無莢(きょう)膜〔医学〕.

a·cap·to·sis [əkæptóusis] 嚥下不能〔症〕, = aglutition.

A·car·a·pis woo·di [əkǽrəpis, eik– wúdai] (ミツバチの気管に寄生するダニで，ワイト島 Isle of Wight 病の原因).

a·car·bia [əkɑ́:biə] 血中炭酸塩減少症，無炭酸〔症〕〔医学〕，炭酸〔塩〕欠乏〔症〕〔医学〕.

a·car·bose [eikɑ́:rbous] アカルボース.

a·car·dia [əkɑ́:diə] 無心症〔医学〕(先天性心臓欠損の奇形). 形 acardiac.

acardiac monster 無心体, = omphalosite.

a·car·di·a·cus [əkɑdáiəkəs] 無心体〔医学〕, = acardius.

a. amorphus 無形無心体, = acardiacus anceps.

a. ancephalus 無頭無心体.

a. hemisomus 半身無心体.

a. holosomus 全身無心体.

acar·di·us [əkɑ́:diəs] 無心体〔医学〕, = acardiacus.

a. acephalus 無頭無心体(半身無心体の一型．胴と下肢からなる).

a. acormus 無胴無心体(半身無心体の一型．腹部以下は欠損したもの).

a. amorphus 無形無心体.

a. hemisomus 半身無心体.

a. holosomus 全身無心体.

Ac·a·ri [ǽkərai, –ri] ダニ類，ダニ目(節足動物，蛛形綱中最大の目で約5万種を含む．いわゆるダニ類の総称で，小さいものは mites といい，大きいものは ticks という．大部分は自由生活を営んでいるが，人畜を吸血し，皮膚炎を起こすものも多い．ウイルスや原虫まで種々の病原生物を媒介するものが含まれる．また，アレルゲンとしても医学上重要である), = mites and ticks.

ac·a·ri [ǽkərɑi,–ri] コナダニ(acarus の複数).

a·car·i·an [əkǽriən] ダニの.

ac·a·ri·a·sis [æ̀kəráiəsis] ダニ症，疥癬虫症(主として *Acarus* などコナダニ類の寄生により生ずる疾病).

a·car·i·cide [əkǽrisaid] ダニ駆除薬〔医学〕, 殺ダニ剤.
ac·a·rid [ǽkərid] ① ヒゼンダニ. ② コナダニ. 形 acaridan, acarian, acaridian.
A·car·i·dae [əkǽridi:] コナダニ科（節足動物, 無気門目の1科で, 体は小さく, 気門も欠け, 体の後端部に多数の剛毛もある, 大部分自由生活を営み, 植物の根, 穀粉, チーズ, 乾肉などを侵す. 人体を刺咬して激しい瘙痒を起こす), = store product mite.
ac·ar·i·di·a·sis [əkæ̀ridáiəsis] ダニ症, = acariasis.
ac·a·rine [ǽkərain] ダニ類.
a. dermatosis ダニ性皮膚病.
ac·ar·i·no·sis [əkæ̀rinóusis] ダニ症, = acariasis.
ac·ar·i·o·sis [əkæ̀rióusis] ダニ症, = acarinosis.
acaro– [ækərou, –rə] ダニまたは痒みの意味を表す接頭語.
ac·a·ro·der·ma·ti·tis [æ̀kəroudə̀:mətáitis] ダニ〔性〕皮膚炎.
a. urticarioides じんま（蕁麻）疹様ダニ皮膚炎.
ac·a·roid [ǽkərɔid] ダニ様の.
a. gum （オーストラリア産ススキノキ科, *Xanthorrhoea* 属植物の滲出樹脂), = acaroid resin.
a. resin アカロイドレジン（*Acaroides* 属植物から得られたので, この名がある. *Xanthorrhoea* 属植物から得られる黄色レジンで, 強壮刺激薬).
ac·a·rol·o·gy [æ̀kərálədʒi] ダニ学.
ac·a·ro·pho·bia [æ̀kəroufóubiə] ダニ恐怖症.
ac·a·ro·tox·ic [æ̀kərətáksik] ダニに有毒な.
Ac·a·rus [ǽkərəs] ダニ属, コナダニ属（節足動物, 蜘形綱, 無気門目, コナダニ科の一属).
A. siro アシブトコナダニ（貯蔵食品やチーズ, 小鳥の巣などからみつかる. 日本の家屋塵からの出現頻度は25%).
ac·a·rus [ǽkərəs] コナダニ. 複 acari.
a·car·y·ote [əkǽriout] ① 無核の. ② 無核細胞.
a·cat·a·la·se·mia [ækæ̀təlæsí:miə] 無カタラーゼ血〔症〕〔医学〕.
a·cat·a·la·sia [ækæ̀təléisiə] 無カタラーゼ〔症〕〔医学〕.
a·cat·a·lep·sia [əkæ̀təlépsiə] ① 理解不能. ② 予後不明, 診断不能. ③ 知能障害, = acatalepsy. 形 acataleptic.
a·cat·a·ma·the·sia [əkæ̀təməθí:siə] 理解能消失, 感覚性忘失.
a. acoustica 精神〔性〕ろう（聾).
a. optica 精神〔性〕盲.
a·cat·a·pha·sia [əkæ̀təféiziə] 錯語症（中枢性の文章構成障害), 言語不当配列〔医学〕.
a·cat·a·po·sis [əkæ̀təpóusis] 嚥下不能〔症〕〔医学〕, = aglutition.
a·cat·a·sta·sia [əkæ̀təstéisiə] 異常, 失調, = acatastasis. 形 acatastatic.
acathetic jaundice 汎濫性黄疸, 滲出性黄疸.
ac·a·thex·ia [æ̀kəθéksiə] 失禁（分泌排泄物の). 形 acathectic.
ac·a·thex·is [æ̀kəθéksis] 無感動.
ac·a·this·ia [æ̀kəθíziə] アカシジア, 静座不能〔症〕〔医学〕（抗精神病薬の副作用の一つ). → akathisia.
a·cau·dal [əkɔ́:dəl] 無尾の, = acaudate.
a·cau·line [əkɔ́:lin] 無茎の, 無顕茎の.
a·cau·li·no·sis [əkɔ̀:linóusis] アカウリウム症（*Acaulium* による真菌症で, 紅斑性発疹に化膿と痂皮形成とを伴う疾患).
A·cau·li·um [əkɔ́:liəm] アカウリウム属（旧称). → *Scopulariopsis*.
ACC ① acetyl CoA carboxylase アセチル補酵素Aカルボキシラーゼの略. ② alveolar cell carcinoma 肺胞細胞癌の略. ③ ambulatory care center 救急管理センターの略. ④ anodal closure clonus 陽極閉鎖間代の略. ⑤ anodal closure contraction 陽極閉鎖収縮の略.
Acc accommodation 調節, 順応の略.
ac·cel·er·ans [ækséləræns] 促進性の.
a. nerve 促進神経, = nervus accelerans.
a. substance 促進神経素（心臓神経作用の液体伝導において, 促進神経を刺激すると生ずる心拍増加性胃運動抑制性物質, すなわちアドレナリン), = sympathicomimetic substance.
ac·cel·er·ant [ækséləræ nt] ① 促進剤. ② 促進素（触媒素).
ac·cel·er·at·ed [ækséləreitid] 加速された, 加速の〔医学〕, 促進の〔医学〕.
a. aging test 促進老化試験〔医学〕.
a. benefits 生前給付, 余命保険〔医学〕.
a. conduction 伝導促進.
a. death phase 加速死滅期.
a. eruption 萌出促進.
a. fatigue test 加速耐久試験〔医学〕.
a. fractionation 加速分割照射〔医学〕.
a. growth area 加速（促進）増殖野〔医学〕.
a. growth phase 加速増殖期.
a. hyperfractionation 加速過分割照射〔医学〕, 加速多分割照射〔法〕.
a. hypertension 進行性高血圧〔医学〕.
a. idioventricular rhythm 頻拍性固有心室調律（心室固有調律のうち, ふつうより速い40～100拍動/分位のリズムで拍動するもの).
a. phase 促進期〔医学〕.
a. reaction 加速反応〔医学〕, 促進反応〔医学〕.
a. rejection 促進拒絶（否）反応〔医学〕, 加速拒絶反応（移植組織に対する拒絶反応のうち加速的に進行するもの).
a. respiration 加速呼吸〔医学〕, 促迫呼吸.
a. weathering test 促進耐候試験〔医学〕.
accelerating agent 促進薬.
accelerating center 心〔臓〕促進中枢, = cardioaccelerator center.
ac·cel·er·a·tion [ækseləréiʃən] ① 促進（脈拍, 呼吸など). ② 加速度（単位時間（秒）に対する速度または方向の変化の割合を表す量で, 速度qを時間tの関数と考える場合, 加速度は dq/dt で与えられる. 加速度の mks 単位は $1m/1sec^2$), 加速〔現象〕〔医学〕. ③ 一過性頻脈.
a. collapse 加速〔度〕〔性〕虚脱〔医学〕.
a. disease 加速度病（動揺病), = motion sickness.
a. sickness 加速度病〔医学〕, 動揺病〔医学〕.
a. stress 加速度ストレス（侵襲）〔医学〕.
a. tolerance 加速度耐性〔医学〕.
accelerative epilepsy 加速性てんかん, = procursive epilepsy.
ac·cel·er·a·tor [ækséləreitər] ① 促進因子, 加速因子, 促進体. ② 加速器〔医学〕.
a. factor 促進因子（化学反応を時間的に迅速化させるもの).
a. fiber 心拍促進線維, = accelerating fiber.
a. globulin (AcG) アクセラレーターグロブリン, 促進グロブリン（血液凝固第V因子). → proaccelerin.
a. nerve 促進神経（刺激により心拍を促進する交感神経).
a. of coagulation 凝固促進因子〔医学〕.
a. urinae 利尿筋.
ac·cel·er·a·to·ry [ækséləreitəri, –tɔ̀:ri] 促進の〔医学〕, 加速の〔医学〕.
a. stimulation 促進度刺激〔医学〕.
ac·cel·er·in [ækselərin] アクセレリン（プロアクセレリンが活性化された凝血因子で, コンバーチンとの協力の下に, プロトロンビンがトロンビンへ転化する反応を促進する物質)，= serum Ac-globulin，factor Ⅵ．
ac·cel·er·om·e·ter ［æksèlərάmitər］ 加速度地震計，加速度計［医学］．
ac·cel·og·ra·phy ［æ̀ksəlάgrəfi］ 加速度曲線図法［医学］．
ac·cen·tu·a·tion ［æ̀ksentʃuéiʃən］ 亢進［医学］，強勢，抑揚，アクセント．動 accentuate．
ac·cen·tu·a·tor ［ækséntʃueitər］ 染色強化剤（組織染色作用を強化する物質）．
ac·cept·a·ble ［ækséptəbl］ 許容の［医学］，耐容の［医学］．
a. concentration 許容濃度［医学］．
a. daily intake (ADI) 1日摂取許容量［医学］．
a. dose ①許容〔線〕量［医学］，耐〔線〕量［医学］，容認〔できる〕線量．②耐〔薬〕量［医学］，許容〔薬〕量［医学］．
a. limit 許容限界［医学］，耐容限界［医学］．
a. noise level 騒音許容レベル［医学］，許容騒音レベル．
ac·cept·ance ［ækséptəns］ ①受理，受領．②受容（更生においては，負傷者が身体上，社会上または精神上の不便を納得すること）．③受入検査．
a. line 合格線．
a. number 合格判定個数．
Ac·cept·ed Den·tal Rem·e·dies (ADR) ［ækséptid déntəl rémədi:z］ アメリカ歯科薬集．
ac·cep·tor ［ækséptər］ 受容体［医学］，摂受体，受容器［医学］．
a. (splicing) site アクセプター部位［医学］．
ac·cés per·ni·cieux ［akséi pə:nisjú:］［F］悪性発作（熱帯熱マラリアでみられる重篤な発作）．
access time アクセス時間［医学］．
ac·ces·si·bil·i·ty ［æksèsibíliti］ ①接触性．②疎通性（精神分析の）．③接近能［医学］．形 accessible．
a. of health service 医療利用可能性［医学］（医療サービスの利用可能性，医療サービスへのアクセス）．
ac·ces·si·flex·or ［æksèsifléksər］ 補助屈筋．
accession number 受入れ番号［医学］．
ac·ces·sio·nal ［ækséʃənəl］ 付加性の，従属的の．
a. tooth 加生歯［医学］，永久臼歯，= permanent molar．
ac·ces·so·ri·us ［æ̀ksesɔ́:riəs］ ①副神経．②副の．
ac·ces·so·ry ［æksésəri］ ①副の［医学］．②補助的の［医学］，付属の［医学］．
a. adrenal 副副腎，= Marchand adrenals．
a. adrenal gland 副副腎［医学］．
a. anterior cerebral artery 副前大脳動脈［医学］．
a. astragalus 副距骨．
a. auricle ①過剰耳［医学］，副耳［医学］．②軟骨母斑，= accessory tragi．
a. bile duct 副胆管［医学］．
a. body 副小体（精子の原形質内にある不定物）．
a. bone 補骨，副骨（X線で見出される手根骨または足根骨に付随する小骨）．
a. branch ［TA］副硬膜枝，= ramus accessorius ［L/TA］．
a. breast ［TA］副乳〔房〕，= mamma accessoria ［L/TA］．
a. bronchus 副気管支［医学］．
a. calyx 副がく（萼），= accessory calix．
a. canal 副根管．
a. canaliculus 副細管．
a. cartilage 副軟骨（種子軟骨），= sesamoid cartilage．
a. cell 副細胞，アクセサリーセル，補助細胞（免疫応答に関与するT細胞，B細胞の機能を補助するマクロファージ，樹状細胞などの細胞）．
a. cephalic vein ［TA］副橈側皮静脈，= vena cephalica accessoria ［L/TA］．
a. chromosome 異型染色体［医学］（非対性染色体で，娘細胞の片方にのみ入っていくので，性決定に関係があるといわれる）．→ monosome，allosome，sex chromosome，X-chromosome．
a. clinical finding 付随的臨床所見［医学］．
a. cramp 第12脳神経性斜頸．
a. cuneate nucleus ［TA］副楔状束核（Monacowの核ともいう），= nucleus cuneatus accessorius ［L/TA］．
a. cusp ［TA］①副歯冠尖頭*，= cuspis accessoria ［L/TA］．②副咬頭［医学］．
a. ear 副耳［医学］．
a. eyelid 副眼瞼［医学］．
a. factor アクセサリーファクター．
a. fiber 副線維（Zinn小帯から水晶体まで達しない主線維と直角の線維，または毛様体から主線維に至る支持線維），= association fiber，auxiliary f．．
a. fissure 副葉間裂［医学］．
a. flocculus 副片葉（小脳半球下面にある片葉に付属する小葉），= paraflocculus．
a. food factor 栄養補助因子，食物補要素（ビタミンについていう）．
a. food substance 副栄養物（素）［医学］（ビタミンのこと）．
a. ganglion 副神経節（胚子迷走神経後根の）．
a. gland 副腺［医学］．
a. groove 副溝（咬合面の）．
a. growth substance 必須代謝物質，= essential metabolite．
a. hemi-azygos vein ［TA］副半奇静脈，= vena hemiazygos accessoria ［L/TA］．
a. hook 微小鉤．
a. kidney 重複腎［医学］．
a. lacrimal glands ［TA］副涙腺，= glandulae lacrimales accessoriae ［L/TA］．
a. ligament 副靱帯，補助靱帯（関節またはほかの器官を強固にするもの）．
a. liver 副肝［医学］．
a. lobe 副耳下腺小葉，副葉［医学］（耳下腺導管の直上にある小葉），= socia parotidis．
a. lobe of lung 副肺葉［医学］．
a. lung 副肺［医学］（異常肺組織，肺分画症をいう）．
a. lung lobe 副肺葉．
a. mamma 副乳［医学］，副乳房，= mammilla accessorius．
a. mammary gland 副乳腺．
a. maxillary ostium 上顎洞副口［医学］．
a. medullary lamina ［TA］副髄板*，= lamina medullaris accessoria ［L/TA］．
a. meningeal artery 副硬膜枝，= pterygomeningeal artery．
a. meningeal branch 副硬膜枝，= pterygomeningeal artery．
a. middle cerebral artery 副中大脳動脈［医学］．
a. molecule 補助分子（T細胞活性化に必要な情報伝達分子）．
a. murmur 副雑音［医学］．
a. muscle 副筋．
a. nasal cartilages ［TA］副鼻軟骨，= cartilagines nasi accessoriae ［L/TA］．
a. nasal cavity 副鼻腔．
a. nasal sinus 副鼻腔洞，副鼻腔，= paranasal sinus．
a. nephridiopore 副腎管孔．
a. nerve〔XI〕 ［TA］副神経（第11脳神経．1664年Willisが彼の著書 Cerebri anatome, cui accessit nervorum descriptio et usus に記載した），= nervus ac-

cessorius〔XI〕[L/TA].
a. nerve paralysis 副神経麻痺.
a. nipple 副乳頭〔医学〕.
a. nodes [TA] 副神経リンパ節, = nodi accessorii [L/TA].
a. nuclei of oculomotor nerve [TA] 動眼神経副核, = nuclei accessorii nervi oculomotorii [L/TA].
a. nuclei of optic tract [TA] 視索副核*, = nuclei accessorii tractus optici [L/TA].
a. nucleus 副核〔医学〕.
a. obturator artery [TA] 副閉鎖動脈, = arteria obturatoria accessoria [L/TA].
a. obturator nerve [TA] 副閉鎖神経, = nervus obturatorius accessorius [L/TA].
a. olfactory nerve 副嗅神経.
a. olivary nucleus オリーブ副核(下オリーブ核の背側または内側に沿ってある灰白質の帯).
a. olive 副オリーブ(内側および背側の).
a. organ 付属器(眼球などの).
a. organs of eye 副眼器.
a. pancreas [TA] 副膵, = pancreas accessorium [L/TA].
a. pancreatic duct [TA] 副膵管, = ductus pancreaticus accessorius [L/TA].
a. parathyroid glands [TA] 副上皮小体, = glandulae parathyroideae accessoriae [L/TA].
a. parotid gland [TA] 副耳下腺, = glandula parotidea accessoria [L/TA].
a. pathway 副伝導路〔医学〕.
a. pathway syndrome 副伝導路症候群〔医学〕.
a. phrenic nerves [TA] 副横隔神経, = nervi phrenici accessorii [L/TA].
a. placenta 副胎盤〔医学〕.
a. plexus 副神経叢(角膜前界膜の直下にある基質神経叢の部分).
a. point 補助ポイント〔医学〕.
a. portal system 副門脈系(肝硬変症の際, 肝および胆道の周囲に生ずる小脈管系).
a. process [TA] 副突起, = processus accessorius [L/TA].
a. pulmonary lobe 副肺葉〔医学〕.
a. renal arteries 過剰腎動脈.
a. respiratory muscle 補助呼吸筋〔医学〕, 副呼吸筋.
a. rib 副肋骨〔医学〕.
a. ridge 副隆線.
a. root [TA] 副根*, = radix accessoria [L/TA].
a. root canal 副根管〔医学〕.
a. sac 附属嚢.
a. salivary gland 副唾液腺〔医学〕.
a. saphenous vein [TA] 副伏在静脈, = vena saphena accessoria [L/TA].
a. sign 随伴徴候〔医学〕, 従属的徴候(病的意義のない).
a. signal 補助シグナル(T細胞活性のための二次シグナルをいう. TCRが抗原を認識して刺激を受けるものを一次シグナルといい, 一次, 二次シグナルが与えられて初めてT細胞は活性化できる), = costimulatory signal.
a. signal molecule 補助シグナル分子(副刺激分子), = costimulatory molecule.
a. spleen [TA] 副脾, = splen accessorius [L/TA].
a. stylet 附属小針.
a. sucker 副吸盤.
a. suprarenal glands [TA] 副副腎, = glandulae suprarenales accessoriae [L/TA].
a. symptom 随伴症状〔医学〕, 副症状, = assident symptom.
a. tentacle 副触手, 副触糸.
a. thymic lobules [TA] 副胸腺小葉*, = lobuli thymici accessorii [L/TA].
a. thymic nodule 副胸腺小〔結〕節〔医学〕.
a. thymus 副胸腺〔医学〕.
a. thyroid 異所性甲状腺, 副甲状腺(舌の基底部にある甲状腺様組織で, 上皮小体(副甲状腺) parathyroid ではない).
a. thyroid glands [TA] 副甲状腺, = glandulae thyroideae accessoriae [L/TA].
a. tonsil 副扁桃〔医学〕.
a. tooth 副歯.
a. trachea 副気管〔医学〕.
a. tubercle 副隆起.
a. urethra 副尿道〔医学〕.
a. uterus 副子宮〔医学〕.
a. vertebral vein [TA] 副椎骨静脈, = vena vertebralis accessoria [L/TA].
a. visual structures [TA] 副眼器, = structurae oculi accessoriae [L/TA].
a. yolk 栄養卵黄.

ACCI anodal closure clonus intermittens 間欠性陽極閉鎖の略.

ac·ci·dent [ǽksidənt] ① 事故, 災害〔医学〕, 故障. ② 偶発症状, 副症状発作. 形 accidental.
a. at work 労働災害〔医学〕.
a. caused by tooth extraction 抜歯偶発症.
a. control 災害防止(対策)〔医学〕.
a. first aid 事故応急処置〔医学〕(災害手当).
a. in anesthesia 麻酔中の事故〔医学〕.
a. insurance 災害保険〔医学〕, 傷害保険.
a. neurosis 災害神経症〔医学〕.
a. prevention 災害防止(対策)〔医学〕, 事故防止.
a. prone 事故を起こしやすい.
a. prone person 災害頻発者.
a. proneness 災害〔発生〕傾向〔医学〕, 事故頻発性素質.
a. rate 事故率〔医学〕.
a. services 事故対策〔医学〕.
a. surgery 災害外科〔医学〕.
a. ward 救急処置室〔医学〕, 事故負傷者収容室.

ac·ci·den·tal [æksidéntəl] 偶発〔性〕の〔医学〕, 事故の〔医学〕.
a. abortion 外力流産, = traumatic abortion.
a. albuminuria 偶発性タンパク尿〔症〕, 偶発性アルブミン尿〔症〕, = pseudoalbuminuria.
a. amputation 事故性切断, 偶発〔性〕切断.
a. bursa 偶発滑液包(擦傷または圧迫により生ずるもの).
a. cancer 偶発癌.
a. cardiac murmur 偶発〔性〕心雑音〔医学〕, = accidental murmur.
a. crime 偶発犯罪.
a. criminal 偶発犯罪者(G. Aschaffenburg の犯行様式による犯罪者分類の一つで, 過失によって法を侵害した場合で, 犯意の認められないもの).
a. death 偶発死〔医学〕, 事故死〔医学〕, 災害死〔医学〕.
a. drowning and submersion 不慮の溺死・溺水〔医学〕.
a. error 偶然誤差〔医学〕.
a. extubation 偶発的抜管.
a. hemorrhage 偶発出血(胎盤の早期剥離による出血).
a. host 偶然宿主.
a. image 残像.
a. membrane 偽膜.
a. murmur 偶発〔性〕心雑音(機能性雑音. 器質性病変によらない一過性の心雑音), = functional murmur.
a. myiasis 偶発的ハエウジ症, 事故的ハエ症(ハ

A

エの卵や幼虫を飲み込み嘔吐，腹痛などを生じる）．
 a. parasite 偶然寄生虫．
 a. parasitism 偶然寄生．
 a. species 偶然種．
 a. symptom 偶発症状．
 a. tissue 偶発組織．
ac·ci·den·tal·ism ［æksidéntəlizəm］ 偶発説，偶然論（疾病の発現は偶然の結果とする説）．
ac·cip·i·ter ［æksípitər］ アクシピター，顔面多頭包帯（タカの爪のような形をした顔面包帯で鼻の外傷に用いられたが，現在使われていない）．
 a. quinqueceps 5頭包帯．
 a. triceps 3頭包帯．
ac·cli·ma·ta·tion ［əklàimətéiʃən］ 気候順応［医学］，= acclimatization.
ac·cli·mate ［əkláimət, ǽklimeit］ 順化する．
ac·cli·ma·tion ［ækliméiʃən］ 順化，気候順応，= acclimatization.
 a. fever ① 順化熱［医学］（風土，環境の変化による）．② 家畜熱（生活状態の変化による）．
ac·cli·ma·ti·za·tion ［əklàimətaizéiʃən］ ① 気候順応［医学］，環境適応．② 順化，= acclimatation, acclimation. 動 acclimate, acclimatize.
ac·clu·sion ［æklú:ʒən］ 無咬合．
ac·colé ［akɔlé］ （マラリア原虫 *Plasmodium falciparum* が細胞表面に菲薄な原形質のように接着する幼若期）．
accolic uterus 無頸子宮．
ac·com·mo·da·tion ［əkàmədéiʃən］ ① 調節（眼水晶体曲面の変化に基づくことで，外部からの光線を網膜上に結像させる機能），遠近調節［医学］．② 適応，順応．形 accommodative.
 a. coefficient 適応係数［医学］．
 a. constant 順応定数（時定数が大きい場合，電気刺激閾値を基電流で割ったものを縦軸とし，時定数を横軸にとって表した直線の勾配，すなわち直線と横軸との間の角の正切を順応作用の目安としたときの逆数で，λで表す）．
 a. force 遠近調節力［医学］．
 a. iridoplegia 調節性虹彩麻痺（調節時の瞳孔収縮力欠損）．
 a. muscle 調節筋（眼の毛様体筋のこと）．
 a. paralysis 調節麻痺．
 a. paresis 調節不全麻痺［医学］．
 a. phosphene 調節閃光［医学］，調節眼閃（調節直後に暗所で見える閃光）．
 a. reflex 調節反射，遠近調節反射（遠近の物体に対する眼の調節）．
ac·com·mo·da·tive ［ækámədèitiv］ 調節〔性〕の［医学］．
 a. asthenopia 調節（機能）性眼精疲労（毛様筋の疲労によるもの）．
 a. convergence 調節性輻輳．
 a. cyclophoria 調節性回転斜位．
 a. insufficiency 調節不全．
 a. strabismus 調節性斜視［医学］．
ac·com·mo·dom·e·ter ［əkɑmədámitər］ 調節計，近点〔測定〕計．
ac·com·pa·ny ［əkʌ́mpəni］ 随伴する，付属する．
accompanying vein 伴行静脈．
ac·com·plice ［əkámplis］ ［F］ 随伴者（混合感染において二次的に随伴する菌）．
accomplishment quotient 成就指数［医学］，成達率（小児の発育において実力と知識との比を表現する率）．
accordion abdomen アコーディオン様腹，= Alvarez syndrome, pseudoileus.
accordion graft アコーディオン式植皮（皮膚全層の厚みを採り，多数の小孔を穿ち，比較的大きい欠損に移植を行うための皮膚弁），= Dragstedt graft.
accordion heart sign アコーディオン心徴候［医学］．
ac·cou·chée ［aku:ʃéi］ ［F］ 産婦．
ac·couche·ment ［aku:ʃmán］ ［F］分娩，出産［医学］．
 a. forcée 強行分娩，強行遂娩．
 a. post mortem 死後分娩．
 a. prématurée 早産．
 a. rétardée 過期産，= partus serotinus.
ac·cou·cheur ［akuʃə́:r］ ［F］ 産科医（男性）．
 a. hand 助産師手位，産科医の手（テタニー，または筋ジストロフィ患者が示す手の形状．内診を行うときの形に似ている）．
ac·cou·cheuse ［akuʃə́:z］ ［F］ 助産師，産婆．
ACCR amylase creatinine clearance ratio アミラーゼクレアチニンクリアランス比の略．次の式で求める．

$$\mathrm{ACCR}(\%)=\frac{\mathrm{Cam}}{\mathrm{Ccr}}\times 100$$

$$=\frac{\dfrac{\text{尿中アミラーゼ}\times\text{尿量}}{\text{血中アミラーゼ}\times\text{時間}}}{\dfrac{\text{尿中クレアチニン}\times\text{尿量}}{\text{血中クレアチニン}\times\text{時間}}}\times 100$$

$$=\frac{\text{尿中アミラーゼ}\times\text{血中クレアチニン}}{\text{血中アミラーゼ}\times\text{尿中クレアチニン}}\times 100$$

ac·cred·i·ta·tion ［əkreditéiʃən］ 認可［医学］，認定［医学］．
ac·cre·men·ti·tion ［ækrimentíʃən］ ① 成長，増殖．② 芽生生殖，= bud reproduction. 形 accrementitial.
ac·cre·tio cor·dis ［ækrí:ʃiou kɔ́:dis］ 心癒着（癒着性心嚢炎の一つの型）．
ac·cre·tion ［əkrí:ʃən］ ① 癒着［医学］，付着物［医学］．② 追加（生長）．形 accretive.
 a. lines 成長線（歯牙エナメルの成長が顕微鏡で線状にみえること），= Retzius line.
accretionary growth 付着成長（生物以外のものが合着すること）．
ac·cro·charge ［ækrəʧá:ʤ］ アクロチャージ，引っかけ整復法．
ac·cum·bent ［əkʌ́mbənt］ ① 側座する．② 対立の（植物がほかの物体に寄りかかること）．
accumulated dose 蓄積線量［医学］．
accumulated fatigue 蓄積疲労［医学］．
ac·cu·mu·la·tion ［əkjù:mjuléiʃən］ 滞留，蓄積［医学］，集積．
 a. curve 集積曲線［医学］．
 a. disease 蓄積病，= thesaurismosis.
 a. gradient 集積勾配［医学］．
 a. of lochia 悪露滞留，= lochiometra.
 a. point 集積点，= limit point.
ac·cu·mu·la·tor ［əkjú:mjulèitər］ ① 加算器［医学］，累算器，アキュムレータ（コンピュータの演算用レジスタ）．② 凝縮器．③ 蓄電池．
ac·cu·ra·cy ［ǽkjurəsi］ 正確度［医学］，正診率［医学］．
ac·cu·sa·tive ［əkjú:zətiv］ 目的格，対格（ラテン語またはドイツ語の名詞の第4格）．
ac·cus·tom·ing ［əkʌ́stəmiŋ］ 順応［医学］，適応［医学］，調節［医学］．
ACD ① absolute cardiac dullness 絶対的心濁音の略．② acid-citrate-dextrose 酸性クエン酸－デキストロースの略．③ allergic contact dermatitis アレルギー性接触性皮膚炎の略．④ angiocardiography 血管心臓撮影法の略．
ACD solution ACD液（acid-citrate-dextrose solution (pH5.0)の略で，組成は trisodium citrate $2H_2O$

2.0〜2.5g, citric acid 0.5〜0.8g, dextrose 2.2〜2.8g, 蒸留水100mLで希釈し，血液100mLにつき15mLを用いると，21〜30日間血液が保存される).

ACDK acquired cystic disease of kidney 後天性腎嚢胞，後天性嚢胞腎の略.

ACE angiotensin converting enzyme アンギオテンシン変換酵素の略.

acebutolol hydrochloride アセブトロール塩酸塩 $C_{18}H_{28}N_2O_4 \cdot HCl$：372.89 (塩酸アセブトロール．交感神経 β_1 受容体遮断薬，狭心症治療薬，抗不整脈薬，アリルオキシプロパノールアミン系抗高血圧薬(ブチルアニリド)).

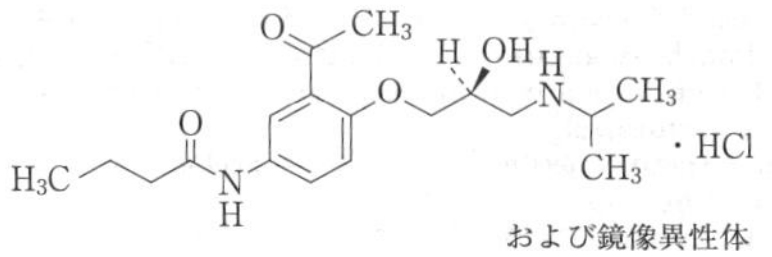

および鏡像異性体

a·ce·dia [əsí:diə] 無感動，無関心，憂うつ症.

ACEI angiotensin converting enzyme inhibitors アンギオテンシン変換酵素阻害薬の略.

a·ce·lia [əsí:liə] 無腹症，= acoelia.

a·cel·lu·lar [əséljulər] 無細胞性の.
 a. cement 無細胞セメント質 [医学].
 a. cementum 無細胞セメント質.

a·ce·lo·mate [əsí:ləmeit] 無腹〔腔〕の，= acoelomate.

AcEm actinium (Ac) emanation アクチニウムエマナチオンの略.

a·ce·naes·the·sia [əsì:nesθí:ziə] 〔自己〕体感覚消失〔症〕，幸福感消失(憂うつ症，ヒポコンドリー症などにみられる).

ac·e·naph·thene [æsi:nǽfθi:n] アセナフテン ㊛ 1,8-ethylene naphthalene (コールタール中に存在する無色結晶体．酸化するとナフタール酸に変化する).
 a.-quinone アセナフテンキノン $C_{10}H_6(CO)_2$ (融点261°C，アルコール可溶の白色結晶).

ac·e·naph·thy·lene [æsi:nǽfθili:n] アセナフチレン $C_{12}H_8$ (黄色板状結晶で，アセナフテン蒸気を赤熱した酸化鉛または石英管などの上に通すと脱水素して得られる).

a·ce·nes·the·sia [əsì:nesθí:ziə] = acenaesthesia.

a·ce·no·cou·ma·rin [əsì:nəkú:mərin] アセノクマリン.

a·ce·no·cou·ma·rol [əsì:nəkú:mərɔ:l] アセノクマロール.

a·cen·tric [əséntrik] ① 非中枢性の(神経中枢に由来しないもの)．② 無動原体の [医学] (動原体 centromere がない染色体片)．名 acentronia.
 a. chromosome 無動原体染色体.
 a. fragment 無動原体断片 [医学].
 a. inversion 無動原体逆位 [医学].

a·ce·pha·lia [əsifǽliə] 無頭症，= acephaly, acephalism．形 acephalous.

acephalo- [əsefəlou, ei-, -lə] 無頭の意味を表す接頭語.

a·ceph·a·lo·bra·chia [əsèfəloubréikiə] 無頭腕症.

a·ceph·a·lo·bra·chi·us [əsèfəloubréikiəs] 無頭腕体，無頭腕症 [医学].

a·ceph·a·lo·car·dia [əsèfəloukά:diə] 無頭心症.

a·ceph·a·lo·car·di·us [əsèfəloukά:diəs] 無頭心体.

a·ceph·a·lo·ch(e)i·rus [əsèfəloukáirəs] 無頭手体.

a·ceph·a·lo·chi·ria [əsèfəloukáiriə] 無頭手症.

a·ceph·a·lo·cyst [əséfələsist] 無頭包虫(エキノコッカスの発育において，繁殖胞をつくらない嚢胞)，= sterile hydatid, sterilecyst.

a·ceph·a·lo·gas·ter [əsèfəlougǽstər] 無頭胃体.

a·ceph·a·lo·gas·ter·ia [əsèfəlougǽstriə] 無頭胃症.

a·ceph·a·lo·po·dia [əsèfəloupóudiə] 無頭足症.

a·ceph·a·lo·po·di·us [əsèfəloupóudiəs] 無頭足体.

a·ceph·a·lo·ra·chus [əsèfəlouréikəs] = acephalorrhachus.

a·ceph·a·lor·rha·chia [əsèfəlouréikiə] 無頭脊椎症.

a·ceph·a·lor·rha·chus [əsèfəlouréikəs] 無頭脊椎体.

a·ceph·al·o·sto·mia [əsèfəloustóumiə] 無頭有口症.

a·ceph·a·los·to·mus [əsèfəlάstəməs] 無頭有口体.

a·ceph·a·lo·tho·ra·cia [əsèfəlouθɔ:réisiə] 無頭胸症.

a·ceph·a·lo·tho·rax [əsèfəlouθɔ́:ræks] 無頭胸体，= acephalothorus.

a·ceph·a·lous [əséfələs] 頭のない.

a·ceph·a·lus [əséfələs] 無頭体 [医学].
 a. dibrachius 二腕無頭体.
 a. dipus 二足無頭体.
 a. monobrachius 一腕無頭体.
 a. monopus 一足無頭体.
 a. paracephalus 頭蓋発育不全無頭体.
 a. sympus 合足(脚)無頭体.

a·ceph·a·ly [əséfəli] 無頭体，無頭症 [医学] = acephalia.

a·cer·a·to·sis [əsèrətóusis] 無角質症，= akeratosis.

Acerbi, Francesco Enrico [asə́:bi] アセルビ (1785-1827，イタリアの細菌学者．近代細菌学の先駆者で，伝染性疾患は繁殖可能の特異性生物体によることを主張した).

a·cer·bi·ty [əsə́:biti] 渋(酢)味(渋味の加わった酢味).

a·cer·bo·pho·bia [əsə:bəfóubiə] 渋(酢)味恐怖症.

a·cer·ic ac·id [əsérik ǽsid] アセル酸(カエデ属植物 *Acer campestre* から得られる酸).

a·cer·ide [əsə́:raid] ① アセル酸塩．② ろう(蝋)を含まない膏薬.

a·cer·i·tol [əsə́:ritɔ:l] アセリトール $C_6H_{12}O_5$ (モミジタンニンの分解により得られる化合物).

a·cer·tan·nin [əsə:tǽnin] モミジタンニン $C_{20}H_{20}O_{13}$.

a·cer·vu·line [əsə́:vjulain] 脳砂の.

a·cer·vu·lo·ma [əsə:vjulóumə] 脳砂腫，= psammoma.

a·cer·vu·lus [əsə́:vjuləs] 脳砂，分生子床(不完全菌の増殖器官).
 a. cerebri 脳砂(松果体にみられる)，= brain sand.

a·ces·cence [əsésəns] 微酸性，酢味．形 acescent.

a·ces·to·ma [əsèstóumə] 瘢痕形成肉芽.

acet- [æsit] 酢酸または acetyl 基との関係を表す接頭語，= aceto-.

ac·e·tab·u·la [æsitǽbjulə] 寛骨臼(acetabulum の複数).

ac·e·tab·u·lar [æsitǽbjulər] 寛骨臼の，股臼の.
 a. branch [TA] 寛骨臼枝，= ramus acetabularis [L/TA].
 a. cup 寛骨臼カップ.
 a. dysplasia 臼蓋形成不全(先天性股関節脱臼で，寛骨臼が浅く臼蓋の発育が悪い状態のこと)，= dysplastic hip.
 a. fossa [TA] 寛骨臼窩，= fossa acetabuli [L/TA].
 a. hook ① 関節窩鉤．② 吸盤鉤.

a. index 寛骨臼指数 [医学], 股臼指数 [医学], 臼蓋指数.

a. labrum [TA] 関節唇, = labrum acetabuli [L/TA].

a. lip 寛骨臼唇 [医学], 寛骨臼関節唇 [医学].

a. margin [TA] 寛骨臼縁, = limbus acetabuli [L/TA], margo acetabuli [L/TA].

a. notch [TA] 寛骨臼切痕, = incisura acetabuli [L/TA].

a. rim 臼縁.

a. roof 〔寛骨〕臼蓋.

a. socket 股臼ソケット.

Ac·e·tab·u·lar·i·a [æ̀sitæ̀bjuléəriə] カサノリ [傘海苔] 属.

ac·e·tab·u·lec·to·my [æ̀sitæ̀bjuléktəmi] 寛骨臼切除術.

acetabulo-genital apparatus 生殖腹吸盤装置.

ac·e·tab·u·lo·plas·ty [æ̀sitǽbjuləplæ̀sti] 寛骨臼形成術 [医学].

ac·e·tab·u·lum [æ̀sitǽbjuləm] [L/TA] ①寛骨臼, = acetabulum [TA]. ②吸盤(吸虫類などの)(acetum と abulum が語源). 形 acetabular.

ac·e·tal [ǽsitəl] アセタール 化 acetaldehyde diethylacetal $CH_3CH(OC_2H_5)_2$ (100°C で生ずるアルコール類とアルデヒドとの化合物. 沸点 103°C, 無色芳香性液体), = ethylidene diethyl ether.

a. value アセタール値 (水酸化脂肪酸の定量法に応用され, 無水酢酸を加えて加熱すると, 水酸基の水素はアセチル基により置換される).

ac·et·al·de·hyd·ase [æ̀sitǽldihaideis] アセトアルデヒド酵素, = acetaldehyde reducase.

ac·et·al·de·hyde [æ̀sitǽldihaid] アセトアルデヒド CH_3CHO (融点 −121°C, 沸点 21°C, 比重 0.8, アルデヒドともいい, 刺激臭のある無色液), = ethanal.

a. ammonia アセトアルデヒドアンモニア $CH_3CH(OH)NH_2$.

a. dehydrogenase アセトアルデヒド脱水素酵素 (酢酸と水とを生ずる).

a. reductase アセトアルデヒド還元酵素 (アセトアルデヒドを還元してアルコールとする酵素で, 補酵素は nicotinamide adenine dinucleotide).

a. sodium bisulfite アセトアルデヒド亜硫酸水素ナトリウム付加物 $CH_3CH(OH)SO_3Na$.

acet·am·ide [æsétəmaid, æsitǽ−] アセトアミド CH_3CONH_2 (無色針状結晶で無臭. 融解アセトアミドは無機および有機化合物のよい溶媒), = acetic acid amide.

ac·et·am·i·dine hy·dro·chlo·ride [æ̀sitǽmidi:n hàidroukló:raid] アセトアミジン塩酸塩 $CH_3C(=NH)NH_2$−HCl (粘膜, 皮膚を刺激する).

ac·et·am·i·do [æ̀sitǽmidou] アセタミド基 (CH_3CONH−).

2-ac·et·am·i·do·flu·o·rene (AAF) [− æ̀sitæ̀midouflú:əri:n] アセトアミドフルオレン $C_6H_4CH_2C_6H_3NHCOCH_3$ (発癌物質, 経口投与による), = 2-acetylaminofluorene.

ac·et·am·i·do·phe·nol [æ̀sitæ̀midoufí:nɔ:l] アセトアミドフェノール (解熱・鎮痛薬).

ac·et·a·min·o·phen [æ̀sitəmínəfen] アセトアミノフェン 化 *N*-(4-hydroxyphenyl)acetamide $C_8H_9NO_2$: 151.16 (パラセタモール. パラアミノフェノール系解熱鎮痛薬).

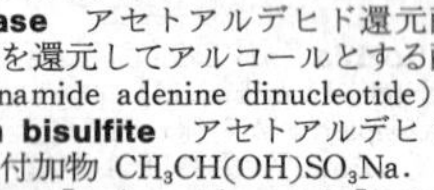

ac·et·an·i·lid(e) [æ̀sitǽnilid] アセトアニリド 化 *N*-phenylacetamide, acetylaminobenzene, acetylaniline $C_6H_5NHCOCH_3$ (Cohn と Hepp が 1886 年につくった白色結晶性の鎮痛・解熱薬), = acetanil, acetanilidum, antifebrin.

a. glycerol アセタニリドグリセリン (グリセリン 40 容に, アセタニリド粉 1 容を加えたもの).

ac·et·an·i·side [æ̀sitǽnisaid] アセタニシド 化 *p*-methoxyacetanilide $CH_3CONHC_6H_4OCH_3$ (解熱薬), = methacetin.

ac·et·ar·sol [æ̀sitá:sɔ:l] アセタルゾール, = acetarsone.

ac·et·ar·sone [æ̀sitá:soun] アセタルソン 化 *N*-acetyl-4-hydroxy-*m*-arsanilic acid, 3-acetamid-4-hydroxybenzene arsonic acid (ヒ素 26.9〜27.6% を含む駆梅薬), = acetarsol, acetarsonum, nirvanol, spirocid, stovarsol.

ac·e·tate [ǽsiteit] 酢酸塩, = acetas.

a. fiber アセテート繊維 [医学].

a. sheet アセチルセルロース・シート.

a. silk 酢酸絹糸 (人絹の一種).

ac·et·a·zol·a·mide [æ̀sitəzáləmaid] アセタゾラミド 化 *N*-(5-sulfamoyl-1,3,4-thiadiazol-2-yl)acetamide $C_4H_6N_4O_3S_2$: 222.25 (アセタゾールアミド. 炭酸脱水酵素阻害薬, 利尿薬, 抗てんかん薬(併用薬), 緑内障治療薬, 抗めまい薬).

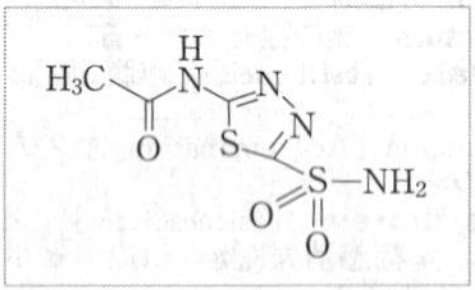

a·cet·e·nyl [əsétinil] アセテニル基 (−C≡CH), = ethynyl.

ac·et·h(a)e·min [æ̀sithí:min] アセトヘミン $C_{34}H_{33}N_4O_4ClFe$ (血色素からの誘導物の一つ).

a·ce·tic [əsí:tik] 酢酸の.

a. acid 酢酸 化 methane carboxylic acid CH_3COOH (局方の酢酸は 36〜37% 水溶液), = ethanoic acid, acidum aceticum.

a. acid amide = acetamide.

a. acid anhydride 無水酢酸 $(CH_3CO)_2O$.

a. acid bacteria 酢酸菌.

a. acid reaction 酢酸反応, = Rivalta reaction (test).

a. aldehyde = acetaldehyde.

a. anhydride 無水酢酸 $(CH_3CO)_2O$ (刺激性臭気のある無色液体).

a. ether 酢酸エーテル $CH_3COOC_2H_5$, = ethyl acetate.

a. fermentation 酢酸発酵 (発酵過程における酢酸生成), = acetic acid fermentation.

a. turpentine liniment 酢酸テルペンチン擦剤, = linimentum terebinthinae, Stokes liniment.

a·ce·ti·co·cep·tor [əsì:tikəséptər] 酢酸受容体 (酢酸基と特異親和性をもつ受容体または側鎖).

a·ce·ti·fi·ca·tion [əsì:tifikéiʃən, əsèt−] 酢化. 動 acetify.

a·ce·ti·fy [əsí:tifai, əsét−] 酢化する, 酢酸にする.

ac·e·tim·e·ter [æ̀sitímitər] 酢酸計 (酢またはほかの溶液中に含まれている酢酸量の測定用具), = acetometer. 形 acetometric.

ac·e·tim·i·do·e·ther [æ̀sitìmidouí:θər] アセトイミドエーテル (アセトニトリルとエタノールの当量をエーテルに溶かし, 塩化水素を通じて生ずる塩酸塩に苛性ソーダ水酸化ナトリウムを作用させて得られる).

ac·e·tim·i·do·yl [æsitímidɔil] アセチミドイル基($CH_3C(=NH)-$).

ac·e·tin [ǽsitin] アセチン(酢酸グリセリン), = monacetin.

aceto– [æsitou, –tə] 酢酸または acetyl 基との関係を表す接頭語, = acet–.

ac·e·to·ac·e·tate [æ̀sitouǽsiteit] アセト酢酸塩.

ace·to·a·ce·tic ac·id [æ̀sitouəsí:tik ǽsid] アセト酢酸 (化)acetylacetic acid CH_3COCH_2COOH (β–ケトン酸で, アセト酢酸エチルのけん化により得られる不安定物質), = diacetic acid, β–ketohydroxybutyric acid.

ace·to·a·ce·tic es·ter [æ̀sitouəsí:tic éstər] アセト酢酸エステル $CH_3COCH_2COOC_2H_5$ (本来はアセト酢酸エステルであるが, 一般にはアセト酢酸エチルを意味する芳香性無色液でケト型 $CH_3COCH_2COOC_2H_5$ とエノール型 $CH_3C(OH)=CHCOOC_2H_5$ との互変異性体からなる), = ethyl diacetate, ethyl acetoacetate.

ac·e·to·ac·e·tyl [æ̀sitouǽsitil] アセトアセチル基(CH_3COCH_2CO-).

a.–CoA アセトアセチル CoA (脂肪酸酸化過程の中間物質として2分子のアセチル CoA が縮合して生成する), = acetoacetylcoenzyme A.

a.–CoA reductase アセトアセチル CoA レダクターゼ.

a.–CoA thiolase アセトアセチル CoA チオラーゼ(アセチル–CoA アセチルトランスフェラーゼ), = acetyl–CoA acetyltransferase.

ac·e·to·ac·e·tyl·co·en·zyme A [æ̀sitouæ̀sitilkouénzaim ei] アセトアセチル CoA. → acetoacetyl–CoA.

ac·e·to·an·i·lide [æ̀sitouǽnilid] アセトアニリド, = antifebrine, acetanilid(e).

ac·e·to·ar·se·nite [æ̀sitouá:sənait] アセト亜ヒ酸塩.

Ac·e·to·bac·ter [æ̀sitəbǽktər] アセトバクター属(アセトバクテリア科の一属で, 菌体は桿状または楕円形, ときには連鎖をつくる. 鞭毛により運動するものもある. グラム陰性, 有機物を酸化し, 酢酸をつくる).

A. aceti アセトバクター・アセチ(リンゴ酸から酢をつくる).

A. peroxydans アセトバクター・ペロキシダンス(ヘミン酵素により呼吸を営む).

Ac·e·to·bac·te·ri·um [æ̀sitoubæktí:riəm] アセトバクテリウム属(ユーバクテリア科の一属. 楕円形から桿状の細菌で, 単数, ペア, またはいろいろな長さの連鎖をつくる. 炭素サイクルの完成や酢酸の生産に重要な役割を演じる).

ac·e·to·brom·an·i·lide [æ̀sitoubroumǽnilid] アセトブロマニリド $CH_3CONHC_6H_4Br$ (催眠薬).

ac·e·to·car·mine [æ̀sitouká:min] アセトカルミン(カルミンの酢酸溶液).

ac·e·to·de·hy·dro·gen·ase [æ̀sitoudiháidrəʤəneiz] 酢酸脱水素酵素.

a·ce·to·form [əsí:təfɔ:m] アセトホルム, = methenamine.

ac·e·to·gly·co·coll [æ̀sitougláikəkɔ:l] アセトグリココール(アミノ酢酸の酢酸誘導体).

ac·e·to·hex·a·mide [æ̀sitəhéksəmaid] アセトヘキサミド (化) 4–acetyl–*N*–(cyclohexylcarbamoyl)benzenesulfonamide $C_{15}H_{20}N_2O_4S$: 324.40 (スルホニル尿素系経口糖尿病治療薬). (→ 構造式)

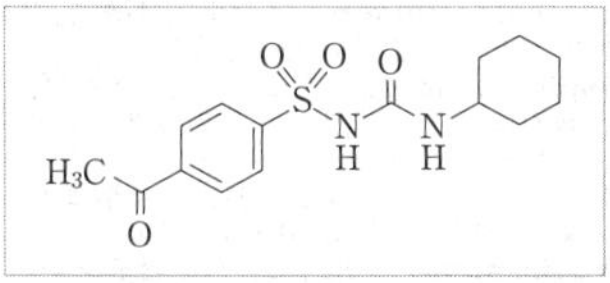

ac·e·to·hy·drox·am·ic ac·id [æ̀sitouhàidrɑksǽmik ǽsid] アセトヒドロキサム酸 (化) *N*–hydroxy–acetamide (ウレアーゼ阻害薬).

a·cet·o·in [əsétɔin] アセトイン (化) acetylmethylcarbinol, 3–hydroxy–2–butanone $CH_3CH(OH)COCH_3$ (食物における細菌性発酵産物), = dimethy ketol.

ac·e·to·ki·nase [æ̀sitoukáineis] アセトキナーゼ.

ac·e·tol [ǽsitɔ:l] アセトール (化) 1–hydroxy–2–propanone, hydroxyacetone $CH_2OH-CO-CH_3$.

a·cet·o·lase [æsétəleiz] 酢酸酵素(アルコールを酢酸に転化する酵素).

ac·e·tol·y·sis [æsitɑ́lisis] 酢解 〔医学〕 (酢化して分解すること). (形) acetolytic.

ac·e·to·me·naph·thone [æ̀sitouminǽfθoun] アセトメナフトン (化) 2–methyl–1,4–naphthohydroquinone diacetate, 1,4–diacetoxy–2–methylphthalene (二酢酸メナジオール menadiol diacetate とも呼ばれ, ほとんど水に不溶の白色結晶. ビタミンK作用をもつ凝血促進薬), = acetomenaphthonum, davitamon K, kapilon, kappaxan, prokayvit, vitavel K.

ac·e·to·me·roc·tol [æ̀sitoumirɑ́ktəl] アセトメロクトル (化) 2–acetoxymercuri–4–(1,1,3,3–tetramethylbutyl)phenol $C_{16}H_{24}HgO_3$ (浅在感染に対する殺菌薬として用いられる有機性水銀薬), = merback.

ac·e·tom·e·ter [æsitɑ́mitər] 酢酸計, = acetimeter.

ac·e·to·mor·phine [æ̀sitoumɔ́:fin] アセトモルフィン, = diacetylmorphine, heroin.

ac·e·ton·ae·mia [æ̀sitouní:miə] アセトン血症, = acetonemia.

ac·e·ton·al [əsétənəl] アセトナール(塩基性酢酸アルミニウムと酢酸ナトリウムの錯塩で, 防腐剤).

ac·e·to·naph·thone [æ̀sitənǽfθoun] アセトナフソーン $C_{10}H_7COCH_3$ (黄色針状結晶でナフタリンのアセチル誘導体), = naphthylmethyl–ketone.

ac·e·to·nasth·ma [æ̀sitənǽzmə] アセトン喘息, = uremic asthma.

ac·e·to·na·tion [æ̀sitounéiʃən] アセトン化合, アセトン添加.

ac·e·tone [ǽsitoun] アセトン (化) pyroacetic ether CH_3COCH_3 (沸点56.5°C, 比重0.792 (20°C), 融点 −94.3°C, 蒸発熱125cal/g (56.5°C). 最も単純で普通のケトンで, 血液や尿中に微量含まれ, 糖代謝異常において増加する), = acetonum, dimethyl–ketone.

a. alcohol アセトンアルコール CH_3COCH_2OH (ケトンアルコールの一種, 沸点145~146°C), = acetyl carbinol, acetol, oxyacetone.

a. body アセトン体(アセトン, アセト酢酸, ベータオキシ酪酸を総称する名称), = ketone body.

a. bromoform アセトン・ブロモホルム (化) tribromo–*tert*–butyl alcohol (白色結晶性の鎮痛・催眠薬), = brometone.

a.–butanol fermentation アセトン・ブタノール発酵 〔医学〕.

a.–carboxylic acid アセトンカルボン酸, = acetoacetic acid.

a. chloroform アセトンクロロフォルム, = chloretone.

a. compounds アセトン化合物, = acetone body.

a. cyanohydrin アセトンシアノヒドリン(シアン基と水酸基とが同一炭素原子に結合したもので, 試薬として, または工業における合成出発物質として用いられる).

a. dicarboxylic acid アセトンジカルボン酸, = ketoglutaric acid.

a. fermentation アセトン発酵.

a.-insoluble antigen アセトン不溶抗原(ウシ心臓抗原でアセトンに不溶性の部分).

a.-insoluble lipoid アセトン不溶性類脂体(乾燥ウシ心臓のエーテル抽出物に過剰のアセトンを加えてつくった沈殿で，主としてレシチンからなり，エーテル1容とメタノール9容との混合液に溶解してワッセルマン反応の抗原として用いるもの).

a.-orcein stain アセトン-オルセイン染色〔法〕.

a. sugar アセトン糖(糖類のアセトン溶液を脱水剤とともに長く振盪させて得られる環状アセタール).

a. test アセトン検査法，アセトン試験，= Legal test, Rothera t..

ac·e·ton·e·mia [æsitouníːmiə] アセトン血〔症〕[医学]，= acetonaemia. 形 acetonemic.

acetonemic vomiting アセトン血性嘔吐〔症〕[医学]（周期〔性〕嘔吐〔症〕).

ac·e·to·ni·trate [æsitounáitreit] アセトン硝酸塩.

ac·e·to·ni·trile [æsitounáitril] アセトニトリル 化 methyl cyanide CH_3CN (比重0.787(15°C)，無色芳香性液体)，= carbamine, cyanomethane.

a. reaction アセトニトリル反応(甲状腺機能亢進症の診断に利用される試験で，患者の血液をシロネズミに注射すると，アセトニトリルに対する抵抗が高まる)，= Hunt reaction, Reid-Hunt test.

ac·e·to·num [æsitóunəm] アセトン，= acetone.

ac·e·to·nu·mer·a·tor [æsitounjúːmərеitər] アセトン計数器.

ac·e·to·nu·ria [æsitounjúːriə] アセトン尿〔症〕[医学]. 形 acetonuric.

ac·e·to·nyl [ǽsitənil, əsét-] アセトニル基 (CH_3COCH_2-. アセトンから水素1分子を除去した1価基).

a.-acetone アセトニルアセトン $CH_3COCH_2CH_2COCH_3$.

a. chloride 塩化アセトニル，= chloroacetone.

a.-urea アセトニル尿素. → dimethylhydantoin.

ac·e·to·nyl·i·dene [æsitəníldiːn] アセトニリデン基 (CH_3COCH=).

ac·e·to·par·a·tol·u·id [æsitəpærətáljuid] アセトパラトルイド(無色結晶性の解熱薬).

ac·e·to·phen·a·zine mal·e·ate [æsitəfénəzin mǽlieit] マレイン酸アセトフェナジン.

ac·e·to·phe·net·i·din [æsitoufinétidin] アセトフェネチジン，= phenacetin.

ac·e·to·phe·none [æsitəfinóun] アセトフェノン 化 phenylmethylketone $C_6H_5COCH_3$ (消毒・催眠作用をもつ)，= hypnone.

a. phenetidin citrate 解熱・鎮痛薬.

ac·e·tor·tho·tol·u·ide [æsitɔːθətáljuid] アセトオルトトルイド(acet-*p*-toluid の異性体で作用も同一).

ac·et·o·sal [əsétəsəl] アセトザール(解熱・鎮痛薬)，= acetosalicylic acid, acetosalin, acetylsalicylic acid, aspirin.

ac·e·to·sol·u·ble [æsitəsáljubl] 酢酸溶解性.

a. albumin 酢酸溶解性アルブミン.

ac·e·to·sul·fam·i·num [æsitəsʌlfǽminəm] アセトスルファミン 化 *p*-amino-benzolsulfonacetamide $H_2NC_6H_4SO_2NHCOCH_3$ (アセトスルファミン注射液)，= acetosulfamidum, sulfacetamide, albucid, sulfacetamide injection.

ac·e·to·sul·fone so·di·um [æsitəsʌ́lfoun sóudiəm] アセトスルホンナトリウム 化 2-*N*-acetylsulfamyl-4,4′-diaminodiphenylsulfone, *N*-(6-sulfanilylmetanilyl) acetamide monosodium (ハンセン病治療薬)，= internal antiseptic No. 307, promacetin.

ac·e·to·tol·u·i·dide [æsitətáljuidaid] アセトトルイジド 化 tolyl-acetamide $CH_3C_6H_4NHCOCH_3$ (*o*-, *m*-, *p*-の3異性体がある)，= acetotoluide.

ac·e·tous [ǽsitəs] 酢の，酢酸の.

ac·e·to·whit·en·ing [æsitəhwáitniŋ, əsìːt-] 酢酸白化.

ac·e·tox·ime [æsitáksim] アセトキシム $(CH_3)_2C$=NOH.

ac·e·tox·y [æsitáksi] アセトキシ基 (CH_3COO-)，= acetoxyl.

ac·e·tox·y·phen·yl [æsitàksifénil] アセトキシフェニール(アクリジン製剤で，腸のランブル鞭毛虫症治療薬).

ac·e·tox·y·preg·ne·no·lone (AOP) [æsitàksiprègníːnəloun] アセトキシプレグネノローン 化 3-hydroxy-21-acetoxy 5-pregnan-20-one (神経痛に用いる)，= acetoxanone, artisone acetate, prebediolone acetate.

ac·et-*p*-phe·net·i·din [ǽsit-finétidin] アセトパラフェネチジン，= acetphenetidin.

ac·et·py·ro·gall [æsitpáirəgəl] アセトピロガル $C_6H_3(CH_3CO_2)_3$ (ピロガルの水酸基を酢酸塩基で置換したもので，徐々にピロガルを放出して緩慢な腐食作用を示す)，= tricetyl pyrogall, lenigallol, pyrogall triacetate.

ac·e·tract [ǽsitrækt] アセトラクト(酢酸を主成分とした抽出薬).

ac·e·tri·zo·ate [æsitráizəeit] アセトリゾエート，アセトリゾ酸塩. → sodium acetrizoate.

ac·e·tri·zo·ic ac·id [æsitraizóuik ǽsid] アセトリゾ酸(ウロコンソーダ sodium acetrizoate の母体).

ace·tum [əsíːtəm] 酢(酢に溶解した薬剤)，= vinegar.

a. acerrimum 濃厚酢酸.

a. aromaticum 芳香酢酸.

a. benzo-ardicum 解毒薬.

a. cantharidis カンタリジン酢.

a. ipecacuanhae イペカク酢.

a. lobeliae ロベリン酢.

a. mylabridis ミラブリス酢.

a. opii アヘン(阿片)酢，= black drop.

a. sanguinariae サンギナリア酢.

a. saturni 酢酸鉛の水溶液，= lead subacetate solution.

a. scillae スクイル酢(squill 10gを希酢酸1,000 mLに溶解したもの)，= vinegar of squill.

a. urgineae ウルギネア酢.

ac·e·tu·rate [əsíːtjureit] アセチュレート(acetamidoacetic acid の塩).

ac·e·tyl [ǽsitil, əsíːtil] アセチル基 (CH_3CO-. 水酸基 -OH と結合して酢酸 CH_3COOH を作り，このカルボキシル酸基の水素が金属に置換されると酢酸塩 acetate となる).

a. activating enzyme アセチル活性化酵素.

a. adalin アセチルアダリン，= acetylcarbromal.

a.-*p*-aminophenol アセチルパラアミノフェノール(解熱・鎮痛薬)，= *p*-hydroxyacetanilid.

a. arsenate ヒ酸アセチル，= arsacetin.

a. benzaconine アセチルベンザコニン，= aconitine.

a. benzene アセチルベンゼン，= acetophenone.

a. bromide 臭化アセチル CH_3COBr (発煙性液体).

a. bromo-diethylacetylcarbamid アセチルカルブロマルの誘導体(鎮痛薬)，= abasin.

a. carbinol アセチルカルビノール 化 hydroxyacetone CH_3COCH_2OH，= pyroracemic alcohol, oxyacetone, methyl ketol, acetol, acetone alcohol.

a. cellulose 酢酸セルロース.

a. chloride 塩化アセチル.

a.-CoA アセチルCoA (アセチル補酵素A. 補酵素Aのアセチル誘導体，アセチル基は補酵素A分子のパントテインのチオエステルとして結合している. 糖質，脂質，タンパク質の中心的な中間代謝産物)，= ace-

tylcoenzyme A.
a.-CoA acetyltransferase アセチル CoA アセチルトランスフェラーゼ（アセトアセチル CoA チオラーゼ．2分子のアセチル CoA が縮合してアセトアセチル CoA を合成する反応を触媒する酵素），＝ acetoacetyl-CoA thiol.
a.-CoA acyltransferase アセチル CoA アシルトランスフェラーゼ（脂肪酸の β 酸化の最終過程を触媒する酵素で，3-ケトアシル CoA を炭素鎖が2個少ないアシル CoA とアセチル CoA に分解する），＝ 3-ketoacyl-CoA thiolase, β-ketothiolase.
a.-CoA carboxylase アセチル CoA カルボキシラーゼ（動物，植物，微生物に存在し，アセチル CoA のアセチル基に CO_2 を結合させマロニル CoA を合成する反応を触媒する酵素）.
a. coenzyme A アセチル CoA（アセチル補酵素 A）. → acetyl-CoA.
a. conjugation アセチル抱合.
a. dioxide 二酸化アセチル $(C_2H_3O)_2O_2$.
a. glucosamine アセチルグルコサミン（chitin の構造単位）.
a. group アセチル基（1価の基 CH_3CO- をいう）.
a. hexosaminidase アセチルヘキソサミニダーゼ（非還元末端のアセチルヘキソサミン残基をエキソ様式で加水分解する酵素）.
a. iodide ヨウ化アセチル CH_3COI.
a. methyl carbinol アセチルメチルカルビノール $CH_3CH(OH)COCH_3$（アルドールのケト異性体で，細菌によりブドウ糖から生成され，VP 反応において検出される），＝ acetylmethylcarbinol.
a.-β-methylcholine アセチル-β-メチルコリン $CH_3COOCHCH_3CH_2N(CH_3)_3$（副交感神経刺激性のコリン誘導体で次の2種類が市販されている．① a. bromide. ＝ methacholine bromide trimethyl-β-acetoxy-propyl-ammonium chloride. ② a. chloride CH_3COCl. ＝ methacholine chloride trimethyl-β-acetoxy-propyl-ammonium chloride）.
a. number アセチル価（アセチル化脂肪 1g をけん化して生ずる酢酸を中和するのに必要な KOH のミリグラム数），＝ acetyl value.
a. peroxide 過酸化アセチル CH_3COOOH（強力酸化剤）.
a. solol アセチルサロル，＝ vesypyrine.
a. strophanthidin アセチルストロファンチジン（ストロファンチジンの合成エステル）.
a. sulfisoxazole アセチルスルフィソキサゾール ㊗ N'-(acetyl-3,4-dimethyl-5-isoxazol) sulfanilamide（スルフィソキサゾールの誘導体）.
a. tannin アセチルタンニン，＝ acetyltannin, tannigen, acetannin, acetyltannic acid, tannyl acetate.
a. thymol アセチルチモール. → acetylthymol.
a. value アセチル価〔数〕〔医学〕（アセチル化された 1g の脂肪をけん化して遊離される酢酸を中和するのに必要な NaOH のミリグラム数），＝ acetyl number.
ac·e·tyl·ac·et·an·i·lide [ǽsitilæsitǽnilid] アセチルアセトアニリド $C_6H_5NHCOCH_2COCH_3$.
ac·e·ty·lac·e·tone [æ̀sitlǽsitoun] アセチルアセトン $CH_3COCH_2COCH_3$.
ac·e·ty·lac·tone [æ̀sitilǽktoun] アセチルラクトン ㊗ 2,4-pentanedione $CH_3COCH_2COCH_3$，＝ diacetylmethane.
2-ac·e·tyl·am·i·no·flu·o·rene (AAF) [– æ̀sitilæ̀minouflúəri:n] 2-アセチルアミノフルオレン $C_6H_4CH_2C_6H_3NH$-CO-OH_3（限局性発癌物質），＝ 2-acetamidofluorene, N-2-fluorenylacetamide.
a·cet·y·lase [əsétileis] アセチラーゼ，＝ acetyltransferase.
a·cet·y·la·tion [əsetiléiʃən] アセチル化（有機化合物の水酸基 OH，アミノ基 NH_2 などの水素原子をアセチル基 CH_3CO で置換すること），＝ acetylization.
a·cet·y·la·tor [əsétileitər] 酢化機.
ac·e·tyl·ben·zo·in [æ̀sitilbénzɔin] アセチルベンゾイン $C_6H_5CH(OCOCH_3)COC_6H_5$.
ac·e·tyl·ben·zo·yl [æ̀sitilbénzɔil] アセチルベンゾイル $CH_3COCOC_6H_5$（黄色油），＝ methyl phenyl diketone.
ac·e·tyl·car·bro·mal [æ̀sitilká:brəməl] アセチルカルブロマル，カルブロマルのアセチル誘導体 ㊗ N-acetyl-N'-bromodiethylacetyl-urea $(C_2H_5)_2CBrCONHCONHCOCH_3$（鎮静薬，解熱薬），＝ abasin, acetyl adalin, sedamyl.
ac·e·tyl·cho·line (ACh) [æ̀sitilkóulin, -kál-] アセチルコリン ㊗ acetylethanol-trimethylammonium $CH_3COOCH_2CH_2N(CH_3)_3$（神経の伝達物質である．末梢では交感神経，副交感神経の節前ニューロンで合成され，その終末に貯留されている．神経興奮により分泌されニコチン受容体を介して節後ニューロンに信号を伝える．また副交感神経の節後ニューロン終末にも貯留され，神経興奮により分泌されムスカリン受容体を介して効果器に信号を伝える．運動神経の終末からも分泌され骨格筋の収縮を起こす．中枢神経系神経細胞の伝達物質でもある）.
a. bromide 臭化アセチルコリン，＝ pragmoline.
a. chloride 塩化アセチルコリン $CH_3COO(CH_2)_2(CH_3)_3NCl$，＝ acecoline.
a. cough test アセチルコリン咳嗽試験（アセチルコリン吸入により発現する咳嗽から気管支機能を検査する）.
a. receptor (AChR) アセチルコリンレセプター，アセチルコリン受容体，＝ cholinergic receptor.
a. receptor antibody アセチルコリンレセプター抗体（神経終末に存在するアセチルコリンレセプターに対する自己抗体．重症筋無力症患者の85%に血中で検出される）.
acetylcholinesterase アセチルコリンエステルエステラーゼ（血中アセチルコリンの過剰がある場合，それを酢酸とコリンとに水解する酵素），＝ cholinesterase.
ac·e·tyl·co·en·zyme A [æ̀sitilkouénzaim ei] アセチル CoA，＝ acetyl-CoA.
ac·e·tyl·cys·te·ine [æ̀sitilsísti:in] アセチルシステイン.
ac·e·tyl·dig·i·tox·in [æ̀sitildìʤitáksin] アセチルジギトキシン（ジギタリス配糖体 α-lanatoside A の酵素的加水分解により得られる）.
a·cet·y·lene [əsétili:n] ① アセチレン基（=CHCH=）. ② アセチレン ㊗ ethyne $CH \equiv CH$（無色エーテル様臭可燃爆発性気体で吸入麻酔薬．1836年に Davy により発見され，1923年，Wieland らが初めて麻酔に用いた），＝ narcylen.
a. series アセチレン族（3連結をもつ炭化水素の一群）.
a. tetrabromide 四臭化アセチレン $CHBr_2$-$CHBr_2$.
a. tetrachloride 四塩化アセチレン $CHCl_2$-$CHCl_2$，＝ sym-ethane-tetrachloride.
a·cet·y·lene·u·rea [əsètili:njú:riə] アセチレン尿素 ㊗ acetylenecarbamide $C_4H_6O_2N_4$，＝ glycoluril.
a·cet·y·len·ic ac·id [əsètilénik ǽsid] アセチレン酸（$C_nH_{2n3}COOH$ の一般式をもつ不飽和脂肪酸）.
ac·e·tyl·es·ter·ase [æ̀sitiléstəreis] アセチルエステラーゼ（$CH_3COOR + H_2O \rightarrow ROH + CH_3COOH$ の反応を触媒する酵素）.
ac·e·tyl·flu·o·rene [æ̀sitiflúəri:n] アセチルフルオレン ㊗ 2-fluorenyl methyl ketone $C_{13}H_{12}O$.
ac·e·tyl·hy·dro·per·ox·ide [æ̀sitilhàidroupèriláksaid] アセチルヒドロペルオキシド（過酸化水素

の水素1原子をアセチル基で置換した化合物).

a·cet·y·lide [əsétilaid] アセチリド(アセチレン結合をなす炭素に結合した水素が金属により置換された化合物).

ac·e·tyl·im·i·no [æsitilíminou] アセチルイミノ基($CH_3CON=$).

a·cet·y·li·za·tion [əsètilaizéiʃən] アセチル化, = acetylation.

a. flask アセチルフラスコ(日本薬局方ではメントールの定量に用いる).

ac·e·tyl·kit·a·sa·my·cin [æsitilkìtəsəmáisin] アセチルキタサマイシン(キタサマイシン酢酸エステル, アセチルロイコマイシン. マクロライド系抗生物質).

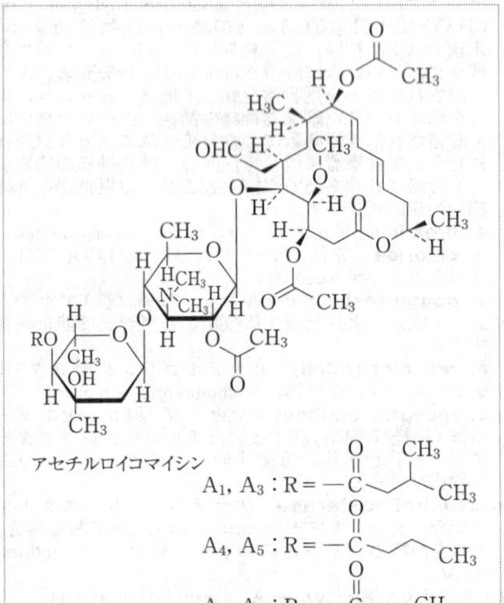

ac·e·tyl·meth·yl·car·bi·nol [æsitilméθilká:binɔ:l] アセチルメチルカルビノール $CH_3CH(OH)COCH_3$, = acetoin.

ac·e·tyl·mor·phine [æ̀sitilmɔ́:fin] アセチルモルフィン ㊗ monoacetyl morphine(モルフィンに比べて4倍の効果があるといわれる鎮痛薬).

ac·e·tyl·phen·yl·hy·dra·zine [æ̀sitilfènilháidrəzi:n] アセチルフェニルヒドラジン ㊗ β-acetylphenylhydrazine $C_8H_{10}N_2O$(赤血球破壊性の解熱薬で, 赤血球増加症の対症薬), = pyrodine.

ac·e·tyl·phos·pha·tase [æ̀sitilfásfəteis] リン酸アセチル分解酵素(リン酸アセチルを分解する筋肉にある酵素).

ac·e·tyl·sal·i·cyl·a·mide [æ̀sitilsæ̀lisíləmaid] アセチルサリシルアミド $CH_3COOC_6H_4CONH_2$(弱い催眠作用を示す).

ac·e·tyl·sal·i·cyl·ic ac·id (ASA) [æ̀sitilsæ̀lisílik ǽsid] アセチルサリチル酸(解熱・鎮痛薬), = aspirin, acetosal, acetosalin, salacetin.

ac·e·tyl·spir·a·mycin [æ̀sitilspìrəmáisin] アセチルスピラマイシン(スピラマイシン酢酸エステル. マクロライド系抗生物質). (→ 構造式)

***N*⁴-ac·e·tyl·sul·fa·nil·a·mide** [– æ̀sitilsʌlfəníləmaid] アセチルスルファニルアミド(体内でアセチル化されて生ずる難溶性物質で, 尿路結石の原因となる).

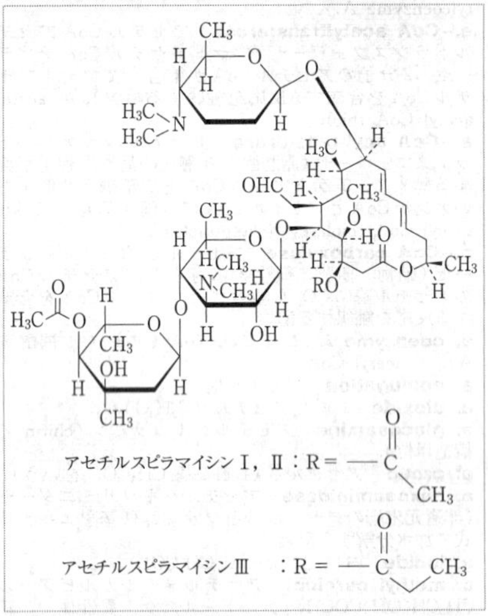

ac·e·tyl·sul·fa·thi·a·zole [æ̀sitilsʌlfəθáiəzoul] アセチルスルファチアゾール(スルファチアゾール服用時尿中に排泄される化合物).

ac·e·tyl·sul·fon·a·mide [æ̀sitilsʌlfánəmaid] アセチルスルフォンアミド(スルフォンアミドのベンゼン環の NH_2 基がアセチルにより置換された化合物で, これは肝臓内で起こり, 難溶性物質として腎細尿管に沈着して排尿機能に障害をきたすことがある).

ac·e·tyl·tan·nic ac·id [æ̀sitiltǽnik ǽsid] アセチルタンニン酸.

ac·e·tyl·tan·nin [æ̀sitiltǽnin] アセチルタンニン〔酸〕㊗ diacetyltannic acid $C_{14}H_8O_9(COCH_3)_2$(タンニン酸の酢酸エステルで, 腸管の終末部で水和してタンニン酸を分離する作用を利用する黄灰色の収斂薬), = acetyltannic acid, tannigen, acetannin, tannylacetate.

ac·e·tyl·thy·mol [æ̀sitilθáimɔ:l] アセチルチモール ㊗ thymol acetate $(CH_3)_2CHC_6H_3(CH_3)OCOCH_3$(淡黄色液体で消毒作用をもつ).

ace·tyl·trans·fer·ase [æ̀sitiltrǽnsfəreis] アセチルトランスフェラーゼ, アセチル基転移酵素(アセチル基を転移する酵素. コリンとアセチルCoA を縮合してアセチルコリンを生成するコリンアセチルトランスフェラーゼ, アセチルCoA 2分子からアセチルCoA を生成するアセチルCoA アセチルトランスフェラーゼなどがある).

ACG apex cardiography 心尖拍動図法の略.

aCGH array CGH アレイ CGH 法の略.

ACGIH American Conference of Governmental Industrial Hygienists 米国産業衛生監督官会議の略.

ACH_{50} (血清(血漿)補体タンパクを活性値で表す単位の一つ).

ACH index ACH 指数(A : arm girth 上腕囲, C : chest depth 胸の厚さ, H : hip width 腰の幅に基づく小児の栄養指数).

ACh acetylcholine アセチルコリンの略.

AChR acetylcholine receptor アセチルコリン受容体(レセプター)の略.

ach·a·la·sia [æ̀kəléiziə] アカラシア〔医学〕, 弛緩不能〔症〕, 噴門痙攣.

a. of cardia 噴門アカラシア，＝esophageal achalasia.

a. of esophagus 食道アカラシア〔医学〕.

a. of upper sphincter 上部括約筋アカラシア，＝cricopharyngeal achalasia.

Achard, Emile Charles [aʃáːr] アシャール(1860–1941，フランスの医師).

A.–Bensaude bacillus アシャール・ベンソード菌，＝*Salmonella* Paratyphi B.

A.–Castaigne method アシャール・カスタイン法(メチレンブルーの一定量を筋注し尿中出現時間を測定して，腎臓透過性を診断する方法)，＝Achard–Tiers test，methylene blue test.

A. syndrome アシャール症候群(クモ指症の一つ).

A.–Thiers syndrome アシャール・チール症候群(閉経後，糖尿病を伴った男性化を示す．副腎生殖器症候群 adrenogenital syndrome ともいう).

AChE acetylcholine esterase アセチルコリンエステラーゼの略.

ache [éik] 痛み(アングロサクソン語原 acan に由来する俗語). 形 achy.

a·chei·lia [əkáiliə] 口唇欠損〔医学〕，無唇〔症〕，＝achilia. 形 acheilous.

a·chei·lus [əkáiləs] 無唇体，＝achilus. 形 acheilous.

a·chei·ria [əkáiriə] 無手症(片側または両側の手の先天的欠如)，〔先天性〕欠手症〔医学〕.

a·chei·ro·po·dia [əkàiroupóudiə] 無手足症〔医学〕.

a·chei·rus [əkáirəs] 無手体. 形 acheirous.

Achenbach, Walter [ǽkenbɑːk] アッヒェンバッハ(ドイツの医師).

A. syndrome アッヒェンバッハ症候群(指の腹の血腫).

a·chene [əkíːn] そう果(種子の1つのタイプ，生薬となるものもある)，＝achenium.

Achenwall, Gottfried [ǽkənwɔːl, áxenvɔːl] アッシェンウォール(1719–1772，ドイツの統計学者．ゲッテンゲン大学教授で Statistik なる術語を初めて用いた統計学開祖).

a·chieve·ment [ətʃíːvmənt] 成績，成達.

a. age 学力年齢，成達年齢(成績試験の結果による)，教育年齢.

a. motive 達成動機.

a. quotient 学力指数，アチーブメント指数，＝accomplishment quotient，educational quotient.

a. task 達成課題.

a. test 学力試験，学力検査〔医学〕，アチーブメントテスト(個人の修得能力度を鑑定する方法で，Indiana 法，Metropolitan 法，進行法，Stanford 法がある).

a·chi·lia [əkáiliə] 無唇症，＝acheilia.

Ach·il·lea [ækilíːə, əkíliə] ノコギリソウ属(キク科植物).

A. millefolium セイヨウノコギリソウ，＝yarrow，milfoil.

ach·il·lea [ækilíːə, əkíliə] セイヨウノコギリソウ(花をつける薬用植物で achilleine，アコニチンなどを含む揮発性油を含む)，＝Milfoil，yarrow，*Achillea millefolium*.

Achilles [əkíliːz] アキレス(Homer の Iliad にある勇士).

A. bursa アキレス腱包，＝bursa tendinis calcanei.

A. bursitis アキレス腱滑液包炎.

A. tendon アキレス腱(踵骨腱)，＝tendo calcaneus.

A. tendon fragmentation アキレス腱断裂〔医学〕.

A. tendon reflex (ATR) アキレス腱反射.

achillo– [əkilou, –lə] アキレス腱との関係を表す接頭語.

a·chil·lo·bur·si·tis [əkìloubəːsáitis] アキレス腱滑液包炎〔医学〕，＝retrocalcaneobursitis，Schwediauer disease.

ach·il·lo·dyn·ia [ækilədíniə] アキレス腱痛〔症〕〔医学〕.

ach·il·lor·rha·phy [ækilɔ́ːrəfi] アキレス腱縫合〔術〕.

a·chil·lo·te·not·o·my [əkìloutiːnɑ́təmi] アキレス腱切り術〔医学〕.

ach·il·lot·o·my [ækilɑ́təmi] アキレス腱切り術，＝achillotenotomy.

a·chi·lus [əkáiləs] 無唇体，＝acheilus.

aching pain うずく痛み〔医学〕.

a·chi·ria [əkáiriə] 無手症，＝acheiria.

a·chi·rus [əkáirəs] 無手体，＝acheirus.

a·chlor·hy·dria [əklɔːháidriə] 無酸症〔医学〕，無塩酸症，塩酸欠如症(胃液中の遊離塩酸が欠如する状態).

achlorhydric anemia 塩酸欠乏〔性〕貧血〔医学〕，無塩酸性貧血〔医学〕，無胃酸性貧血.

achlorhydric apepsia 無胃酸性消化不良.

a·chlor·ide [əklɔ́ːraid] 非塩酸塩(尿中の非塩酸塩のこと).

a·chlor·o·blep·sia [əklɔːrəblépsiə] 第2色盲，緑〔色〕色盲〔医学〕，＝achloropsia.

a·chlor·o·mon·o·cy·to·ma [əklɔ̀ːrəmɑ̀nəsaitóumə] 非緑色腫性単球腫.

a·chlor·op·sia [əklərɑ́psiə] 緑〔色〕色盲(旧称)，＝green blindness，deuteranopia.

ach·lu·o·pho·bia [ækluoufóubiə] 暗所恐怖症，暗黒恐怖〔症〕〔医学〕，夜間恐怖〔症〕〔医学〕，恐暗症.

Ach·lya [ǽkliə] ワタカビ属(卵菌の一属で，魚，昆虫などにカビを生じさせる糸状菌).

ach·lys [ǽklis] 角膜帆.

A·cho·le·plas·ma [əkouliplǽzmə, ei–] アコレプラズマ属(アコレプラズマ科の一属．2～5μm).

A. axanthum アコレプラズマ・アクサンツム(マウスの白血病細胞系で見いだされた菌種).

A. laidlawii アコレプラズマ・レイドラウィイ(マイコプラズマウイルスが発見された菌種).

A·cho·le·plas·ma·ta·ce·ae [əkòuliplæzmətéisiiː] アコレプラズマ科.

a·cho·lia [əkóuliə] 無胆汁〔症〕〔医学〕，胆汁欠乏〔症〕. 形 acholic，acholous.

a·cho·lic [əkóulik] 無胆汁の.

a. stool ① 灰色便(胆管閉鎖症においてみられる). ② 無胆汁便(胆汁の分泌障害のため淡黄色～白色を呈する).

a·chol·u·ria [ækəl(j)úːriə] 無胆汁色素尿〔症〕〔医学〕. 形 acholuric.

acholuric jaundice 無胆汁尿性黄疸〔医学〕.

a·chon·dro·gen·e·sis [əkɑndroudʒénisis] 軟骨無形成症，軟骨無発生〔医学〕.

a·chon·dro·pla·sia [əkɑndroupléiziə] 胎性軟骨異栄養，軟骨発育不全〔症〕，軟骨無形成〔症〕〔医学〕，＝achondroplasia foetalis，fetal rickets. 形 achondroplastic.

a. fetalis 胎児軟骨発育不全〔症〕.

achondroplastic dwarf 軟骨形成不全性小人(こびと)〔医学〕，軟骨無形成性小人症.

achondroplastic dwarfism 軟骨形成不全性小人(こびと)症〔医学〕.

a·chon·dro·plas·ty [əkɑ́ndrəplæsti] 軟骨発育不全症，＝achondroplasia.

a·chor [éikər] ① ひげ(鬚)白癬，＝barber's itch. ② 頭部膿疱疹. ③ 極度の酸味.

a. barbaratus ＝sycosis parasitica.

a. granulatus 肉芽状頭部膿疱疹.

a·chor·date [əkɔ́ːdeit] 無脊索性.

A

a·cho·re·sis [əkɔːríːsis] 縮小〔症〕[医学]（胃，膀胱など空洞性器官容積の永久縮小）.

A·cho·ri·on [əkóuriən] 黄癬菌属.

A. gallinae ニワトリ黄癬菌，= *Microsporum gallinae*.

A. gypseum 石膏状黄癬菌，= *Microsporum gypseum*.

A. quinckeanum クインケ黄癬菌，= *Trichophyton mentagrophytes*.

A. schoenleini シェンライン黄癬菌，= *Trichophyton schoenleini*.

a·chre·o·cy·th(a)e·mia [əkrìːousaiθíːmiə] 無色素血症（ヘモグロビン欠乏のため赤血球が蒼白な貧血）.

a·chres·tic [əkréstik] ① 不応性（特に治療に対する）. ② 利用不能の [医学].

a. anemia 利用不能性貧血 [医学]，抗療性貧血，不応性貧血，非利用性貧血 [医学]（貧血を阻止する因子を利用できない貧血. megalocytic a. の一型で普通の療法に対し効果を示さない）.

a·chro·a·cyte [əkróuəsait] 無色素球（白血球，特にリンパ球を指す），= achroocyte.

a·chro·a·cy·to·sis [əkròuəsaitóusis] 無色素球増多症，= achroocytosis, lymphocytosis.

ach·ro·dex·trin [ækrədékstrin] アクロデキストリン，無色糊精（デキストリンの一種で，70%アルコールに溶け，ヨード反応は陰性，デンプンの分解初期において産生され，ミセル崩壊過程においてもみられる），= achroodextrin.

ach·ro·glo·bin [ækrouglóubin] アクログロビン（無脊髄動物にある無色呼吸タンパク質）.

a·chroi·o·cy·th(a)e·mia [əkrɔiousaiθíːmiə] 無色〔赤血球〕増多症，= achromatocythemia.

ach·ro·ma [əkróumə] 無色〔症〕，白皮症. 形 achromatous.

a. vitiligo 白斑.

a·chro·maf·fine [əkróuməfiːn] 非クローム親和性の，= non-chromaffin.

a. paraganglioma 非クローム親和性副神経節腫，非クローム親和性傍神経節腫.

ach·ro·ma·sia [ækrouméiziə] ① 無色，無色素性 [医学]. ② 悪液質の無色皮膚. ③ 赤血球の蒼白性. 形 achromatic.

ach·ro·mate [ækrəuméit] 色盲者.

ach·ro·mat·ic [ækrəmǽtik] 無色の [医学]，不染性の，色消しの，没色の（分散度の異なるクラウンガラスと，フリントガラスとを組み合わせて，望遠鏡や顕微鏡の像が無色になるようにつくられたレンズやプリズムについていう）.

a. aberration 色収差.

a. apparatus 非染色性装置.

a. color 無彩色 [医学].

a. condition 色消し条件.

a. interference fringes 無色干渉縞.

a. interval 色なし区間 [医学].

a. lens 色消しレンズ [医学]（色収差に対し調節されたもの）.

a. mass 無色質（核分裂像の非可染性部分）.

a. objective 色消し対物鏡，色消し対物レンズ，= achromatic lens.

a. prism 没色プリズム，色消しプリズム（屈折による色収差がないように，クラウンガラスとフリントガラスとを組み合わせたもの）.

a. spindle 紡錘糸，無色核紡錘，= amphiaster.

a. system 無色系.

a. vision 全色盲，= total color blindness.

a·chro·ma·tin [əkróumətin] 非染色体 [医学]，不染色質. 形 achromatinic.

a·chro·ma·tism [əkróumətizəm] ① 無色素症 [医学]. ② 色消し. ③ 無色. 形 achromatic, achromatous.

Ach·ro·ma·ti·um [ækrouméiʃiəm] アクロマチウム属（卵円形または球形，非運動性の水生細菌で，硫化水素を利用してイオウ顆粒を蓄積する）.

achro·ma·tize [əkróumətaiz] 無色にする.

achromatizing lens 色消しレンズ [医学].

achromat(o)- [ækrəmæt, ækroumət(ou), -t(ə)] 無色の意味を表す接頭語.

ach·ro·mat·o·cyte [ækrəmǽtəsait] 無ヘモグロビン〔赤〕血球，無色〔赤血〕球（ヘモグロビンを失った赤血球で，幽霊細胞），= Ponfick shadow, ghost (phantom) corpuscle, Bizzozero blood platelet, Hayem corpuscle, achromocyte.

a·chro·ma·tol·y·sis [əkròumətálisis] 原形質溶解，= plasmolysis.

ach·ro·mat·o·phil [ækrəmǽtəfil] ① 染色親和性の欠如. ② 染色困難な微粒子または細菌，= achromatophilic, achromophilous.

a·chro·mat·o·phil·ia [əkròumətəfíliə] 色素嫌性，非染色性.

a·chro·ma·top·sia [əkròumətápsiə] 1色覚（旧，全色盲），= monochromatism, total color blindness.

a. partialis 部分色盲.

a. totalis 全色盲.

a·chro·ma·to·sis [əkròumətóusis] 皮膚色素欠乏〔症〕[医学]，無色症，= achromasia, albinism.

a·chro·ma·tous [əkróumətəs] 無色の.

a·chro·ma·tu·ria [əkroumətjúːriə] 無色尿〔症〕[医学].

a·chro·mia [əkróumiə] 皮膚色素欠乏〔症〕[医学]，= achroma. 形 achromic.

a. cutis = leukoderm(i)a, vitiligo.

a. parasitica 寄生虫性皮膚色素欠乏症.

a. unguium 白爪症.

achromic erythrocyte 無色素性赤血球（ヘモグロビンを少ししか含まない赤血球）.

a·chro·min [əkróumin] 非染色体，= achromatin.

A·chro·mo·bac·ter [əkròuməbǽktər] アクロモバクター属（*Alcaligenes* 属などの近縁細菌，グラム陰性または不定，色素をつくらず，周毛をもつものは運動性，海水，淡水，土壌に寄生する）.

a·chro·mo·cyte [əkróuməsait] 無血色素〔赤〕血球 [医学]，無ヘモグロビン血球，= achromatocyte.

a·chro·mo·der·ma [əkròumoudə́ːmə] 白斑，白皮斑，白でん（癜）風，皮膚色素欠乏症，= achromodermia, leukoderma.

a·chro·mo·gen·ic [əkròuməʤénik] 色素非産生〔性〕[医学].

a·chro·mo·phil [əkróuməfil] 難染色性.

ach·ro·moph·i·lous [ækroumáfiləs] 難染色性の.

a·chro·mo·trich·ia [əkròumətríkiə] 毛髪色素欠乏症 [医学]，= canities.

a·chro·mo·vi·ro·my·cin [əkròumouvàirəmáisin] アクロモヴィロマイシン（梅沢らにより1953年に *Streptomyces achromogenes* の培養濾液から分離された抗生物質で，日本脳炎ウイルスに対して有効）.

ach·ro·o·am·y·loid [ækrouəǽmilɔid] 無色類デンプン（ヨードにより青色反応を呈しない）.

ach·ro·o·cy·to·sis [ækrouəsaitóusis] = achroacytosis.

ach·ro·o·dex·trin [ækrouədékstrin] = achrodextrin.

ach·ro·pa·chy [ækróupəki, əkrá-] ばち状指，= clubbed finger.

Achúcarro meth·od [aʧúːkaːrou, akjuːk- méθəd] アキュカロ法（組織化学的に鍍銀染色を施すための一方法でタンニン酸銀を使用する）.

a·chy·la·ne·mia [əkàiləníːmiə] ① 無乳び（糜）

性貧血(胃液の塩酸欠乏により発現する貧血), = anemia achylica, achlorhydric anemia. ② 無酸症〔性〕萎黄病〔医学〕.

a·chy·lia [əkáiliə] 無乳び(糜)〔症〕〔医学〕, 乳び(糜)欠乏症〔医学〕, 消化酵素分泌欠乏症, = achylosis. 形 achylous.

a. dolorosa 疼痛性無酸症.

a. gastrica 胃液分泌欠乏症.

a. gastrica haemorrhagica 出血性胃液分泌欠乏症.

a. pancreatica 膵液分泌欠乏症.

achylic anemia 無酸症〔性〕貧血, = achylanemia.

achylic chloranemia 無酸症〔性〕萎黄病〔医学〕.

achylic chlorosis 無酸症性萎黄病(特発性低色素性貧血).

a·chy·lo·sis [əkailóusis] 消化酵素分泌欠乏症, = achylia.

achylous diarrhea 無酸症性下痢.

a·chy·mia [əkáimiə] 乳び(糜)欠乏, 糜汁生成不全〔症〕, = achymosis. 形 achymous.

achyranthes root ゴシツ[牛膝](ヒユ科植物ヒナタイノコズチまたは中国産牛膝の根. 漢方では通経, 利尿, 関節痛などに用いられる).

ACI anticoccidial index 抗コクシジウム指数の略.

aci– [æsi, ə–] 化合物が酸のように作用することを示す接頭語.

a·ci·a·sis [əsáiəsis] 不妊症, = acyesis.

a·cic·u·lar [əsíkjulər] 針(糸)状の.

a. crystal 針晶, 針状結晶.

a·cic·u·li·lig·no·sa [əsikjul(a)ilignóusə] 針葉樹林, = coniferous forest.

ac·id [ǽsid] 酸, 酸性の(① 酢味をもつ物質の総称名. ② 水溶液では水素イオンを発生する化合物で, その強弱は水素イオン濃度に比例する—Arrhenius. ③ 陽子をほかの物質に賦与し得るイオン性または分子性物質—Broensted and Lowry), = acidum.

a. agglutination 酸凝集反応(pH値の低いときに起こるある種の微生物の凝集).

a. albumin 酸性アルブミン(強力な酸に溶解したタンパク質で酸性反応を呈するもの).

a. alcohol 酸性アルコール(70%エチルアルコールに塩酸0.1%を加えた脱色剤).

a. alizarin blue stain 酸性アリザリンブルー染色法(結合織染色法で, A液は酸性アリザリンブルー2B 0.25gと硫酸アルミニウム5gとを水5mLに溶かし, 5分間煮沸, 冷却, 濾過量を戻し, Soerensen クエン酸緩衝液でpH 0.25とする. B液はアニリンブルー W. S. 0.5gとオレンジG 2gとを水100mLに溶かし, 氷酢酸8mLを加え, 煮沸, 冷却, 濾過する. 標本をA液で染色した後, 5%リンタングステン酸を媒染剤として用いる).

a.–alkali cell 酸アルカリ電池(気体電池の一種で, $H_2(Pt)$—酸 H^+—アルカリ OH^-—$H_2(Pt)$ なる組み合わせをもつ).

a.–alkali pile 酸アルカリ電池.

a.–alkaline reflex 酸アルカリ逆流.

a.–amidase = amidase.

a. amide 酸アミド(アンモニアの水素をアシル基で置換した化合物).

a. anhydride 酸無水物(カルボキシル基2個が水1分子を分離して縮合した化合物).

a.–ash diet 酸性食〔医学〕(肉, 魚, 卵などを主とし, 少量の野菜, 果実を含むが, チーズ, ミルクは含まないもの. これら食物を燃焼させ残った灰の水溶液が酸性を示す).

a. aspiration 酸吸入.

a. azide 酸アジド.

a. back diffusion 酸逆拡散〔医学〕.

a.–base balance 酸塩基平衡(生体における緩衝系 buffer system を構成する酸と塩基の関係).

a.–base balance disturbance 酸塩基平衡異常〔医学〕.

a.–base balance disorder 酸塩基平衡異常〔医学〕.

a.–base balance status 酸塩基平衡状態〔医学〕.

a.–base catalysis 酸アルカリ触媒.

a.–base catalyst 酸塩基触媒〔医学〕.

a.–base equilibrium 酸塩基平衡〔医学〕(正常のpH値を示す).

a.–base indicator 酸塩基指示薬〔医学〕.

a.–base loading test 酸塩基負荷試験法.

a.–base metabolism 酸塩基代謝(H^- と OH^- との転換作用).

a.–base regulation 酸塩基調節〔医学〕.

a.–base titration 酸塩基滴定〔医学〕.

a. bath 鉱泉浴(鉱酸類を含有するもの).

a. belching 酸性おくび〔医学〕, 酸性噯気〔医学〕.

a. beta (β)–glucosidase deficiency 酸性ベータグルコシダーゼ欠損症〔医学〕.

a. black → naphthol blue black B.

a. brown 酸性褐(羊毛を酸性浴で黄褐に染める染料).

a. burn 酸傷〔医学〕, 酸熱傷.

a. carbonate 炭酸水素塩 M^IHCO_3, $M^{II}(HCO_3)_2$(酸性炭酸塩ともいうが, 重炭酸塩は不正確).

a. casein 酸カゼイン〔医学〕.

a. catalyst 酸触媒〔医学〕, 酸性触媒.

a. cell 胃酸細胞(胃酸を分泌する細胞).

a. center 酸性中心〔医学〕.

a. chloride 酸塩化物(カルボン酸分子の水酸基のOHが塩素により置換されて生ずる有機化合物).

a. chrome dye 酸性クロム染料〔医学〕.

a.–citrate–dextrose (ACD) 酸性クエン酸–デキストロース.

a.–citrate–dextrose solution 抗凝固性クエン酸デキストロース液(一般にACD液と称する血液保存液).

a. clay 酸性白土〔医学〕.

a. color 酸性色〔医学〕.

a.–containing oil 含酸油.

a. content 酸分〔医学〕, 酸含量.

a. degree 酸度(脂肪油100g中の遊離酸を中和するのに要する N水酸化カリウム液のミリリットル数. 次の式で表される).

$$\text{酸度} = \frac{\text{N/10 KOH水溶液mL数}}{\text{試薬のg数}} \times 10$$

a. developer 酸性現像液〔医学〕.

a. diet 酸性食〔医学〕.

a. digestion method 壊機法(溺死の診断に用いる検査法), = diatom method.

a. dye 酸性染料〔医学〕.

a. dyestuff 酸性染料(ニトロ基, 水酸基, カルボキシル基, またはスルフォン基をもつ染料).

a. dyspepsia 多酸性消化不良〔医学〕.

a. erosion 酸蝕症〔医学〕.

a. erosion of teeth 歯牙酸蝕症.

a. error 酸誤差(水素イオン濃度pHの測定に用いる色素が酸性である場合, 試薬自体のため, その結果に誤差をきたすこと).

a. etch cemented splint 酸食セメント固定装置.

a. etching 酸エッチング〔法〕〔医学〕.

a. excretion 酸排泄〔医学〕.

a.–fast 抗酸性の, 耐酸性の, = acid proof.

a.–fast bacillus 抗酸性菌(代表的な菌種は結核菌, 癩菌など), 耐酸性菌.

a.–fast bacteria 抗酸〔性〕菌(結核菌や癩菌がその代表的菌種).

a.–fast bacterium 抗酸菌〔医学〕.

a.-fast organism 抗酸菌〔医学〕.
a.-fast stain 抗酸性染色〔医学〕.
a.-fast staining 抗酸性染色〔法〕〔医学〕.
a.-fastness 抗酸性〔医学〕.
a. fixing solution 酸性定着液〔医学〕.
a.-forming 酸発生の，酸生成の，= acidogenic.
a.-free diet 無酸〔性〕食〔医学〕.
a. fuchsin 酸性フクシン（塩基性フクシンのスルフォン酸塩で，染色に用いられる）.
a. fuchsin staining solution 酸性フクシン液（酸性フクシン，希塩酸，水）.
a. gland 胃酸分泌腺，= fundic gland.
a. glycoprotein 酸性糖タンパク〔質〕.
a. green アシドグリーン，= light green, SF yellowish.
a. group 酸性団（有機化合物に導入されて酸性化合物をつくる原子団）.
a. heat 硫酸吸収熱.
a. hematin method ヘマチン酸法（全血の血色素量を測定する方法で，塩酸0.1規定液で希釈し，発生する褐色が最高濃度に達したとき標準液に対し比色する．Haden-Houser 法，Wintrobe 法，Sanford らの方法，Sahli 法などの変法がある）.
a. hemolysis test 酸性溶血試験〔医学〕，酸溶血試験，= Ham test.
a. imide 酸イミド（>NH 基に1価のアシル基2個が結合したもの）.
a. indigestion 胃酸過多，= hyperchlorhydria.
a. ingestion 酸摂取.
a. intoxication 酸中毒〔症〕〔医学〕.
a. magenta 酸性マジェンタ，= acid fuchsin.
a. maltase 酸性マルターゼ〔医学〕.
a. maltase deficiency 酸性マルターゼ欠損症〔医学〕.
a. mantle 酸外套.
a. metaprotein 酸性メタプロテイン，= acid albumin.
a. milk 酸〔性〕乳〔医学〕.
a. mist 硫酸ミスト〔医学〕.
a. mordant dye 酸性媒染染料〔医学〕.
a. mucopolysaccharide 酸性ムコ多糖体，= glycosaminoglycan.
a. mucopolysaccharidosis 酸性ムコ多糖体症〔医学〕（酸性ムコ多糖の分解酵素が遺伝的に欠損していることによって生じた，リソソームにおける蓄積症の一つ）.
a. neutralizer 酸中和薬，= antacid.
a. number 酸価（食用油を非食用油から鑑別するために用いられる），= acid value.
a. oxide 酸性酸化物〔医学〕（酸化物中水と化合して酸素酸をつくるもの，塩基と化合して塩を生ずるもの）.
a. perfusion test 酸灌流試験.
a. phosphatase (ACP) 酸性リン酸分解酵素，酸性ホスファターゼ（硫化鉛の黒色沈殿を起こす．最適pH7.0以下）.
a. phosphatase test for semen 精液酸性ホスファターゼ試験.
a. phosphate 酸性リン酸塩（リン酸の水素がすべて金属により置換されていない塩で，その1個が置換されたものは第一リン酸塩，その2個が置換されたものは第二リン酸塩）.
a.-poisoning 酸中毒〔医学〕.
a. plant 酸植物.
a. process 酸法（再生ゴム）.
a.-proof 耐酸〔性〕の〔医学〕，= acid-fast.
a. protein 酸性タンパク.
a. radical 酸基，酸根（酸の分子中から金属原子と置換し得る水素原子を1個以上除いた陰根をいう）.
a. rain 酸性雨（pH5.6以下の雨．SO_x や NO_x が雨水中に溶けて酸性となる．森林の枯死などを引き起こす），= acid precipitation.
a. reaction 酸性反応〔医学〕（pH7以下の溶液反応で，青色リトマス紙を赤変する）.
a. reflux 酸逆流〔医学〕.
a. reflux test 酸逆流試験.
a. refractories 耐酸物〔医学〕，酸性耐火物.
a. regurgitation 胃酸逆流，呑酸〔医学〕.
a. resistance 耐酸性〔医学〕.
a.-resisting alloy 耐酸合金.
a. rigidity 酸硬直.
a. rigo(u)r 酸硬直（筋の）.
a. rubin = acid fuchsin.
a. salt 酸性塩（酸の水素の一部のみが置換された塩で，水素塩ともいう）.
a. sense 胃酸調節感覚（胃液の塩酸についていう）.
a. seromucoid 酸性血清ムコイド〔医学〕.
a. sludge 廃酸スラッジ（汚泥）〔医学〕.
a. smell 酸臭〔医学〕.
a. soap 酸性石ケン.
a. soil 酸性土壌〔医学〕.
a. spring 酸性泉（鉱泉1kgにつき水素イオン1mg以上を含むもの）.
a. stain 酸じみ，酸性染料（陰イオンのみを染めるもの）.
a. strength 酸強度〔医学〕.
a. tartrate 酸性酒石酸塩（酒石酸の酸基水素の1個のみが塩基により置換された化合物），= bitartrate.
a. taste 酸味〔医学〕.
a. tide 酸性期〔医学〕，酸増加期，酸性時期（飢餓に続発する尿中酸性の一時的増加）.
a. treatment 酸処理〔医学〕.
a. value 酸価〔医学〕（脂肪酸中の遊離酸で，脂肪類に含まれた遊離酸価で，1g中の遊離酸を中和するのに必要な水酸化カリウムのミリグラム数．次の式で表される）.

$$酸価 = \frac{N/2\,KOH\,mL数}{検体のg数} \times 28.05$$

a. violet 酸性バイオレット（フクソイミン誘導体で，triphenyl methane 染料の一種．4BN，6BN，7B，6B などの種類がある）.
a. wash color test 硫酸着色試験〔医学〕.
a. waste liquor 酸性廃水〔医学〕，= acid waste water.
a. wave 酸性波.
a. yellow 酸性黄，= fast yellow.
ac·i·da [ǽsidə] 酸剤〔医学〕.
ac·i·dae·mia [æsidí:miə] 酸血症，= acidemia.
Ac·id·am·i·no·coc·cus [æsidæminəkɑ́kəs] アシダミノコッカス属（嫌気性のグラム陰性球菌）.
ac·id·am·in·u·ria [æsidæminjú:riə] アミノ酸尿〔症〕.
ac·i·de·mia [æsidí:miə] 酸血症〔医学〕（血液中の水素イオン濃度が増加して，pH が正常値以下に下がっている状態）.
a·cid·ic [əsídik] 酸性の，酸の.
a. accelerator 酸性促進剤〔医学〕.
a. diet 酸性食〔医学〕.
a. dye 酸性色素〔医学〕.
a. dyspnea 酸呼吸困難（血液中酸塩基平衡推移による）.
a. food 酸性食品〔医学〕.
a. pancreatic trypsin inhibitor 酸性膵トリプシン阻害物質〔医学〕.
a. rock 酸性岩（SiO_2 を多量に含む岩石）.
a. solution with sulfuric acid 硫酸酸性溶液（酸化還元反応などで水素イオン H^+ が必要なときに，希硫酸で提供する条件を指す).
acidifiable base (水と結合して酸をつくるもの).
ac·id·i·fi·ca·tion [əsidəfikéiʃən] 酸性化〔医学〕.
acidified milk 酸添加乳〔医学〕, 酸性乳.
acidified serum test 酸性化血清試験(酸性化新鮮血清中での発作性夜間血色素尿症患者の赤血球溶血をみる試験).
a·cid·i·fy [əsídifai] 酸性化する.
acidifying ability 酸形成能〔医学〕.
acidifying diuretic 酸性化利尿薬, アシドーシス〔性〕利尿薬〔医学〕.
ac·i·dim·et·ry [æ̀sidímitri] 酸滴定〔法〕(中和を利用して酸の量をアルカリの標準液で滴定する方法), = acidometry.
ac·id·ism [ǽsidizəm] 酸中毒(外界より異常に大量の酸が入って起こる状態), = acidismus, acid intoxication.
a·cid·i·ty [əsíditi] ① 酸度(塩基の). ② 酸性度〔医学〕(溶液の酸性の強さを pH で表したもの).
a. function 酸性度関数〔医学〕.
a. gastric 胃液酸度.
a. reduction test 酸度減退試験(空の胃中へ0.4%塩酸液250mLを注入し, 15分ごとに吸引して得た胃液の遊離塩酸を測定する方法).
Ac·i·do·bac·te·ri·um アシドバクテリウム属(好酸性細菌).
ac·i·do·cyte [ǽsidəsait, əsíd–] 好酸球(好エオジン性白血球).
ac·i·do·de·hy·dro·gen·ase [æ̀sidoudihàidrádʒəneis] 酸脱水素酵素(金属原素を含まないもの).
ac·i·do·gen·ic [æ̀sidədʒénik] 酸発生の(特に酸性尿生成性をいう).
a. bacteria 酸産生菌〔医学〕.
ac·i·dol·o·gy [æ̀sidáləʤi] 外科包帯学.
ac·i·do·pe·ni·a [æ̀sidoupí:niə] 好酸球減少〔症〕〔医学〕.
ac·i·do·phile [əsídəfil] 好酸性, = acidophil, acidophilic.
a. bacteria 好酸性菌, = acidophilic bacteria.
a. granule 好酸性顆粒.
a. leukocyte 好酸球, = eosinophil leukocyte.
ac·i·do·phil·ia [æ̀sidəfíliə] 好酸球増加〔症〕〔医学〕.
ac·i·do·phil·ic [æ̀sidəfílik] 好酸性〔の〕, = acidophil(e).
a. adenoma 好酸性細胞腺腫(下垂体の), = eosinophil adenoma.
a. bacterium 好酸菌〔医学〕.
a. body 好酸〔小〕体〔医学〕.
a. cell 好酸性細胞.
a. promyelocyte 前好酸球〔医学〕.
ac·i·doph·il·ism [æ̀sidáfilizəm] 好酸症(〔脳〕下垂体の好酸性細胞の増多).
ac·i·doph·i·lus milk [æ̀sidáfiləs mílk] 乳酸菌牛乳.
ac·i·do·re·sis·tance [æ̀sidərizístəns] 耐酸性, 抗酸性, = acid-fastness, acid resistance.
ac·i·do·re·sis·tant [æ̀sidourizístənt] 抗酸性の, 耐酸〔性〕の〔医学〕.
ac·i·do·sis [æ̀sidóusis] 酸〔性〕血症, アシドーシス〔医学〕. 形 acidotic.
a. index 酸性症指数(酸性症の度合を表すもの).
a. test 酸性症試験, = Sellard test.
ac·i·dos·teo·phyte [æ̀sidástiəfait] 針状贅骨.
ac·i·dot·ic [æ̀sidátik] アシドーシスの.
a·cid·u·lous [əsídjuləs] 弱酸性の, 酸味ある.
a. element 酸形成元素(酸化して酸をつくるもの).
a. spring 炭酸泉〔医学〕.
a. water 炭酸水, = carbonic water.
ac·i·dum [ǽsidəm] 酸, = acid.
a. aceticum 酢酸(acetic acid $C_2H_4O_2$ 29〜31%を含む).
a. aceticum dilutum 希酢酸(1,000mL中, 酢酸158mLを含む), = diluted acetic acid.
a. aceticum glaciale 氷酢酸($C_2H_4O_2$ 99%以上を含む), = glacial acetic acid.
a. arseniosum 亜ヒ酸(三酸化ヒ素, 無水亜ヒ酸 As_2O_3 99.5%以上を含む), = arsenic trioxide, arsenious acid, arsenious anhydride, white arsenic.
a. benzoicum 安息香酸 $C_7H_6O_2$ (防腐剤, 利尿薬, 去痰薬), = benzoic acid.
a. boricum ホウ酸 H_3BO_3 99.5%以上を含む, = boric acid, boracic acid, orthoboric acid.
a. citricum クエン酸 $C_6H_8O_7H_2O$ (Scheele が1784年にレモン汁から初めて分離した三塩基酸で, 多くの果実ことに柑橘類に多量に存在する(6〜7%)), = citric acid.
a. formicum ギ(蟻)酸(formic acid HCOOH 24〜26%の溶液).
a. gallicum 没食子酸 $C_7H_6O_5H_2O$ (五倍子, 没食子, 茶などが共存する成分で, 無臭絹糸様光沢のある白色〜微類黄色の針状結晶で, 収斂性微酸味がある), = gallic acid.
a. hydrochloricum 塩酸(HCl 35〜38%を含む), = hydrochloric acid, muriatic acid.
a. hydrochloricum dilutum 希塩酸(HCl 9.5〜10.5%を含む), = diluted hydrochloric acid.
a. hydrocyanicum dilutum (希青酸 HCN 1.9〜2.1%と, 塩酸0.1%以下とを含む溶液. 猛毒薬), = diluted prussic acid.
a. lacticum 乳酸($CH_3CHOHCOOH$ 85〜90%を含む), = lactic acid.
a. nicotinicum ニコチン酸($C_6H_5O_2N$ 99.5%を含む), = nicotinic acid, niacin, P-P factor.
a. nitrohydrochloricum 硝塩酸(王水 aqua regia. 硝酸20mL, 塩酸80mLよりなる), = nitromuriatic acid, nitrohydrochloric acid.
a. nitrohydrochloricum dilutum 希硝塩酸(硝塩酸22mLに蒸留水100mLまでを加えたもの), = diluted nitromuriatic acid.
a. oleicum オレイン酸 $C_{18}H_{34}O_2$ (ヌカ油またはほかの脂肪油から製した液状の酸で, 主として $CH_3(CH_2)_7CH{=}CH(CH_2)_7COOH$ よりなる), = oleic acid.
a. picricum ピクリン酸 $C_6H_3O_7N_3$ (淡黄色の光沢ある小葉状または針状結晶で, 臭気なく味は苦い, 急速な熱または衝撃を与えると爆発する), = trinitrophenolum, picric acid, trinitrophenol.
a. salicylicum サリチル酸($C_7H_6O_3$ 99.5%以上を含む), = salicylic acid.
a. stearicum ステアリン酸(脂肪からつくった固形酸), = stearic acid.
a. stearylicum ステアリルアルコール(固形アルコールの混合物で, 主としてステアリルアルコール $CH_3(CH_2)_{16}CH_2OH$ を含む), = stearyl alcohol.
a. tannicum タンニン酸(タンニン, 没食子鞣酸. 五倍子または没食子から得たタンニン), = tannium, tannic acid, tannin, gallotannic acid, digallic acid.
a. tartaricum 酒石酸($C_4H_6O_6$ 99.7%以上を含む), = tartaric acid.
a. trichloroaceticum トリクロル酢酸 Cl_3CCOOH, = trichloroacetic acid, trochloroacetic acid.
aciduous wine 酸性ブドウ酒.
ac·id·u·ria [æ̀sidjú:riə] 酸性尿〔症〕〔医学〕(酸性尿を排泄すること). 形 aciduric.
ac·id·u·ric [æ̀sidjú(:)rik] 耐酸性の.
a. bacteria 耐酸菌(アルカリ性培地によく発育するもの).

A

a. bacterium 耐酸菌〔医学〕.

ac·i·dyl [ǽsidil] アシジル(アシジル基 C_nH_{2n+1}– の組成をもつ有機酸基). 形 acidylated.

ac·id·y·la·tion [æ̀sidiléiʃən] アシジル化.

ac·i·es [ǽsii:z] 縁.

a. thalami optici 視丘縁, = stria medullaris.

ac·i·nar [ǽsinər] 腺房の, 細葉〔性〕の〔医学〕.

a. carcinoma 小葉癌.

a. cell 腺房細胞, = acinous cell.

a. cell adenoma 腺房細胞腺腫〔医学〕.

a. cell carcinoma 腺房細胞癌〔医学〕.

a. cell tumor 腺房細胞腫瘍.

a. nodule 細葉結節〔医学〕.

a. shadow 細葉陰影〔医学〕.

Ac·i·ne·to·bac·ter [æ̀sinètəbǽktər, –nì:t–] アシネトバクター属(グラム陰性桿菌で, 日和見感染症の原因となる).

A. baumannii アシネトバクター・バウマンニイ(臨床材料から分離されることも多い).

A. calcoaceticus アシネトバクター・カルコアチティカス(キニン酸塩添加時に見いだされた細菌).

A. haemolyticus アシネトバクター・ヘモリティカス.

ac·i·ni [ǽsinai] (acinus の複数).

a·cin·ic [əsínik] 腺房の, 細葉の, = acinar.

a. cell carcinoma 腺房細胞癌〔医学〕, 小葉癌.

a. cell tumor 腺房細胞腫〔医学〕.

a·cin·i·form [əsínifɔ:m] 腺房状の, 小胞状の, = acinous.

ac·i·ni·tis [æ̀sináitis] 小胞炎, 細葉炎.

aci–ni·tro [ǽsi náitrou] アシニトロ基((HO)ON=).

ac·i·nose [ǽsinous] ① 腺房の. ② 細葉の, = acinous.

ac·i·no·tu·bu·lar [æ̀sinoutjú:bjulər] 管状小胞〔形〕の.

a. gland 腺房性管状腺.

ac·i·nous [ǽsinəs] 房状の〔医学〕, ブドウ(葡萄)状の, 細葉状の〔医学〕, 〔小〕胞状の〔医学〕.

a. adenoma 腺房状腺腫〔医学〕.

a. cancer 小葉癌〔医学〕, 〔小〕胞状癌, 房状癌.

a. carcinoma 小葉癌(脳様癌および硬癌を含む).

a. gland 腺房状腺.

ac·i·nus [ǽsinəs] ① 細葉(肺の). ② 腺房, 胞, 小胞. 形 acinous.

Ac·i·pen·ser [æ̀sipénsər] チョウザメ[鱘魚]属(チョウザメ科 *Acipenseridae* の一属).

Ackermann angle アッケルマン脳底角(脊髄弯曲などにみられる).

ACL anterior cruciate ligament 前十字靱帯の略.

ac·lad·i·o·sis [əklæ̀dióusis] アクラジア菌性皮膚症(糸状菌の一種 *Acladium castellani* の感染による手掌・足底部の潰瘍性皮膚炎). 形 acladiotic.

ac·la·rub·i·cin [æ̀klærúbəsin] アクラルビシン.

a. hydrochloride アクラルビシン塩酸塩 $C_{42}H_{53}NO_{15}$・HCl : 848.33 (塩酸アクラルビシン. アントラサイクリン系抗生物質, 抗悪性腫瘍薬). (→ 構造式)

a·cla·sia [əkléiziə] 病的組織結合(軟骨栄養異常における骨の病的状態), = aclasis. 形 aclastic.

a·cla·sis [əkléisis] 病的組織結合, = aclasia.

a·cleis·to·car·dia [əklaistəká:diə] 心卵円孔開存〔症〕.

ACLS advanced cardiovascular life support 二次循環救命処置, 高次心臓救命処置の略.

a·clu·sion [əklú:ʒən] ① 不全咬合(特に臼歯犬歯の不完全咬合). ② 開咬, = open bite.

ac·mas·tic [əkmǽstik] 極期の(疾病の悪化症状 epacmastic および軽快症状 paracmastic の両相が交

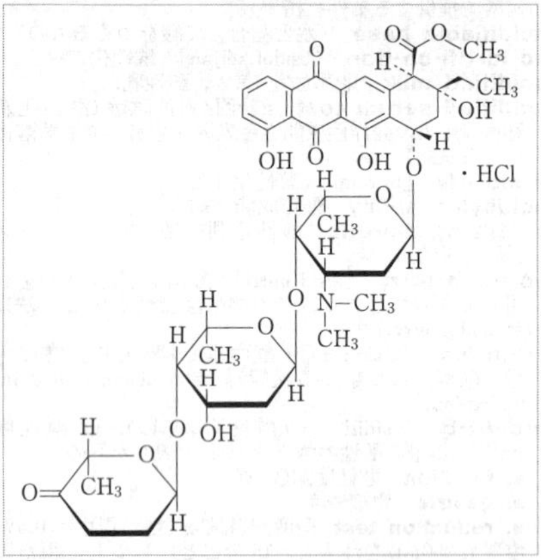

代する時期).

ac·me [ǽkmi:] アクメ〔医学〕, 最盛期〔医学〕, 頂点, 極期(病勢の)〔医学〕.

ac·mes·the·sia [æ̀kməsθí:ziə] (皮膚を針で刺される感覚).

ac·ne [ǽkni:] アクネ〔医学〕, 痤瘡〔医学〕(にきび. 主として顔および体幹上部, 特に胸, 背の毛孔性組織の慢性炎症疾患で, 若年期に現れ, 初期の面皰 blackhead が漸次紅色丘疹ないし膿疱に変化する).

a. aestivalis 夏期痤瘡.

a. aggregata 集合性痤瘡.

a. agminata ① 集簇性痤瘡, = acnitis. ② 丘疹壊疽性結核疹, = tuberculosis papulonecrotica.

a. alba 白色痤瘡.

a. albida = milium.

a. artificialis 人工性痤瘡.

a. atrophica(ns) 萎縮性痤瘡, = acne varioliformis.

a. bacillus 痤瘡桿菌.

a. bromica 臭素痤瘡.

a. cachecticorum 悪液性痤瘡.

a. ciliaris 睫毛痤瘡.

a. coagminata 丘疹性壊疽性結核疹, = acne agminata.

a. concreta 凝塊性痤瘡.

a. confluens 融合性痤瘡.

a. conglobata 集簇性座瘡, = acne coagminata.

a. cornea 角性痤瘡, = acne keratosa.

a. cosmetica 化粧痤瘡(中年女性の化粧品による痤瘡様の発疹).

a. decalvans 脱毛性痤瘡, = Quinquaud disease, folliculitis decalvans.

a. demodecica 毛包虫性痤瘡.

a. disseminata 播種性痤瘡, = acne vulgaris.

a. ephebica 青春期痤瘡.

a. epileptica てんかん痤瘡.

a. erythematosa 紅斑性痤瘡, = acne rosacea.

a. exulcernas serpiginosa nasi 鼻部蛇行状潰瘍性痤瘡.

a. framboesiformis イチゴ腫状痤瘡.

a. frontalis 前頭部痤瘡.

a. fulminans 電撃性痤瘡(思春期に起こる発熱や関節痛など全身症状を伴う痤瘡).

a. generalis 汎発性痤瘡.

a. hordeolaris 麦粒腫状痤瘡, = acne hordeolans.

a. hypertrophica 肥大性痤瘡，= rhynophyma.
a. indurata 硬結性痤瘡，= acne tuberculosa.
a. juvenilis 青春期痤瘡，= acne vulgaris, adolescenta.
a. keloid ケロイド痤瘡〔医学〕，痤瘡ケロイド（蟹足腫性毛包炎），= folliculitis keloidalis.
a. keloidica nuchae 項部ケロイド状痤瘡，= dermatitis paipllaris capillitii, acne framboesiformis.
a. keratosa 角質性痤瘡〔医学〕，= acne cornea.
a. lupoides 類狼瘡状痤瘡，= acne varioliformis.
a. medicamentosa 薬剤〔起因〕性痤瘡.
a. mentagra ひげ（髭）痤瘡，= sycosis vulgaris, folliculitis barbae.
a. miliaris 粟粒性痤瘡，= lichen spinulosus.
a. mollusca 軟疣性痤瘡，= molluscum contagiosum.
a. necrotica miliaris 粟粒性壊疽性痤瘡，= acne varioliformis.
a. necrotica(ns) 壊死（疽）性痤瘡，= acne varioliformis.
a. neonatorum 新生児痤瘡.
a. pancreatica 膵臓痤瘡（膵臓の貯留嚢腫）.
a. papulosa 丘疹性痤瘡.
a. petroleum 石油性痤瘡.
a. piccalis タール痤瘡，= acne picea, tar acne.
a. pilaire 毛髪痤瘡.
a. punctata 点状痤瘡.
a. pustulosa 膿疱性痤瘡.
a. rhynophyma 鼻瘤腫性痤瘡.
a. rodens 侵食性痤瘡.
a. rosacea 赤鼻〔医学〕，紅斑性痤瘡〔医学〕，酒皶性痤瘡.
a. rosacea conjunctivae 結膜酒皶性痤瘡，酒皶性結膜炎.
a. rosacea palpebrae 眼瞼酒皶性痤瘡（酒皶性眼瞼炎ともいう）.
a. scorbutica 壊血病性痤瘡.
a. scrofulosorum 腺病性痤瘡，= acne cachecticorum.
a. sebacea 皮脂性痤瘡，= seborrhea.
a. simplex 単純痤瘡.
a. solaris 日光性痤瘡.
a. sycosiformis 毛瘡性痤瘡.
a. syphilitica 梅毒性痤瘡（痤瘡性梅毒疹ともいう）.
a. tarsi 瞼板痤瘡.
a. telangiectodes 血管拡張性痤瘡，= lupus follicularis disseminatus.
a. tuberculosa 硬結性痤瘡，= acne indurata.
a. ulerythema アクネ状瘢痕性紅斑〔医学〕.
a. urticata じんま（蕁麻）疹様痤瘡.
a. vaccine 痤瘡ワクチン（患者から分離した菌，またはブドウ球菌，または痤瘡菌からつくったもの）.
a. varicosa 静脈瘤様痤瘡.
a. varioliformis 痘瘡状痤瘡，= acne necrotica.
a. vulgaris 尋常性痤瘡，= acne simplex, comone acne.

ac·ne·gen·ic [ӕknidʒénik] 痤瘡形成〔性〕の.

ac·nei·form [ǽknifɔ:m] 痤瘡状の.
a. dermatitis 痤瘡様皮膚炎〔医学〕.
a. eruption 痤瘡様発疹.
a. lesions 痤瘡性疾患〔医学〕，痤瘡様病変.
a. syphilid(e) 痤瘡様梅毒疹，= pastular syphilid(e).

ac·ne·mia [ӕkní:miə] ① 無下腿〔症〕. ② 腓腹筋萎縮〔症〕，= aknemia.

ac·ni·tis [ӕknáitis] 痤瘡疹（病巣が真皮の深層または皮下組織を占居するとされるもので，壊疽性丘疹性結核疹とも呼ばれる），= tuberculosis papulonecrotica, acne agminata.

ACNM American College of Nuclear Medicine 米国核医学専門医会の略.

ACNP American College of Nuclear Physicians 米国核医学物理士会の略.

ac·o·as·ma [ӕkouǽzmə] 要素性幻聴（脳の器質的病変，中毒などによる幻覚症，および統合失調症にみられる幻聴），= acoasm, acousma.

A·coe·la [eisí:lə] 無腸目（無腔類）（扁形動物門，渦虫綱の一目）.

a·coe·lia [əsí:liə] 無腹症，= acelia. 形 acoelous, acoelious, acelomate, acoelomate.

a·coe·lo·mate [əsí:ləmeit] = acelomate.

a·coe·nes·the·sia [əsi:nesθí:ziə] 体感覚喪失，正常感覚欠除（心気症やうつ状態など心因性によるものをいう），= acenesthesia.

ac·og·no·sy [əkágnəsi] 薬剤知識，= acognosia.

Ac·o·kan·the·ra [ӕkoukǽnθərə] （キョウチクトウ〔夾竹桃〕科の一属，アフリカ産植物）.

ac·o·la·sia [ӕkouléiziə] 放縦，淫欲，= lust. 形 acolastic.

ac·o·lite [ǽkəlait] アコライト（歯科鋳造に用いる材料）.

ac·ol·o·gy [əkálədʒi] 治療学.

a·co·lous [ǽkələs] 無肢の.

a·co·mia [əkóumiə] 脱毛，禿頭（はげあたま），= alopecia, baldness. 形 acomous.

a·co·na [əkóunə] 無円錐眼（カ［蚊］の眼で，硝子体を欠くもの）.

a·con·a·tive [əkánətiv] 無意志の，無努力の.

a·con·gru·ent [əkʌ́ngruənt] 不適合の.

ac·o·nine [ǽkənain, ǽkounin] アコニン $C_{25}H_{41}NO_9$（*Aconitum napellus* の球根にあるアルカロイドで，aconitine の分解産物）.

a·con·i·tase [əkániteis] アコニターゼ（クエン酸を分解する酵素で，*cis*–aconitic 酸と *l*–isocitric 酸とを生ずる）.

aconitate hydratase アコニテートヒドラターゼ（アコニターゼ）（動植物界に分布し，主としてミトコンドリア顆粒に局在する．クエン酸回路中のクエン酸からイソクエン酸が生成する反応を触媒する），= aconitase.

ac·o·nite [ǽkənait] アコニット（キンポウゲ［毛莨］科トリカブト *Aconitum napellus* に存在する猛毒で，心臓呼吸循環系を麻痺させる作用を示し，アコニチンが主成分である），= aconit, aconitum, monkshood.
a. alkaloid アコニットアルカロイド（ヤマトリカブトアルカロイド）.
a. poisons トリカブト毒.
a. tincture アコニットチンキ薬（アコニット10，アルコールと水100mL）.

ac·o·nit·ic ac·id [ӕkounítik ǽsid] アコニチン酸 化 1–propene 1,2,3–tricarboxylic acid HOOCCH＝C(COOH)CH_2COOH（トリカブトなどの植物の葉や塊茎に存在するトランス型化合物で，無水物を経て不安定なシス型に変わり得る），= equisetic acid, citridic acid, achilleic acid.

a·con·i·tin(e) [əkóunitin, əkáni–] アコニチン 化 acetylbenzoylaconine $C_{34}H_{49}NO_{11}$（キンポウゲ［毛莨］科植物トリカブト *Aconitum napellus* の球根 tuber aconiti の猛毒性アルカロイドで，jesaconitine $C_{35}H_{49}NO_{16}$，hypaconitine $C_{33}H_{45}NO_{10}$，mesaconitine $C_{33}H_{46}NO_{11}$ の種類がある）.

Ac·o·ni·tum [ӕkənáitəm] ヤマトリカブト属（キンポウゲ［毛莨］科 *Ranunculaceae* の一属で，アコニチンおよびそれに類似のアルカロイドをもつ種が存在する）.

ac·on·ur·e·sis [ӕkənjurí:sis] 尿失禁，= urinary

incontinence.
a·cop·ro·sis [ækəpróusis] 糞便形成不全. 形 acoprous.
a·cor [éikər] 酸味, 胸やけ, = gastric acidity, pyrosis.
a. ventriculi 胃酸.
a·co·rea [əkɔ́:riə] 無瞳孔〔症〕〔医学〕.
a·co·ria [əkɔ́:riə] ① 異常飢渇. ② 貪食不飽, 満腹感欠如〔医学〕(必ずしも暴食ではない).
ac·o·rin [ǽkərin] アコリン $C_{36}H_{60}O_6$ (シロショウブ [白菖蒲] *Acorus calamus* から得られる苦味薬).
a·cor·mus [əkɔ́:məs] 無胴体〔医学〕.
a·corn [éikɔ:n] 殻斗果(ドングリ状果).
a.-cup カクト[殻斗], サラ(カシの実などの総苞の変態).
a.-sugar = quercite.
a.-tipped catheter 先ドングリ型カテーテル.
Ac·o·rus [ǽkərəs] ショウブ [菖蒲] 属(ショウブ科植物).
A. calamus ショウブ [菖蒲], = sweet flag. → calamus.
a·cos·mia [əkázmiə] ① 不快. ② 病気経過不良.
Acosta, Jose de [akɔ́stə] アコスタ (ca. 1539–1600, スペインのイエズス会士).
A. disease アコスタ病(高山病), = mountain sickness, hypobaropathy.
a·cos·tate [əkásteit] 無肋骨.
acou-, acouo- [əku:, əku:ə] 聴覚の意味を表す接頭語.
a·cou·asm [əkú:əzəm] = acousma.
a·cou·es·the·sia [əku:esθí:ziə] 聴覚〔鋭敏〕, = acouaesthesia.
a·cou·me·ter [əkú:mitər] 聴力計〔医学〕, アクメーター(音叉の応用される以前に用いられた古典的聴力検査装置で, 一定の距離から, 一定の力で打槌が綱鉄製の円筒を叩くと, ほぼ C_2 (512 サイクル)の振動が起こり, 15m 以上の距離から聴取できる), = acouometer, acoutometer.
a·cou·met·ry [əkú:mitri] 聴覚測定法.
a·cou·o·phone [əkú:əfoun] ① 聴診器. ② 電気補聴器, = akouophone.
a·cou·o·pho·nia [əku:əfóuniə] 聴打診, = acouphony.
-acousis, -acousia [əku:sis, -siə] 聴覚の意味を表す接尾語.
a·cous·ma [əkú:smə, -zmə] 幻聴(要素性の幻聴で, 錯覚と真性幻覚との中間のもの), = acouasma.
a·cous·ma·tag·no·sis [əkù:smətægnóusis] 音響理解不能症(音響は感覚できるが, 左側, 上側頭蝶形回転(側頭葉)皮質内にある聴覚中枢の障害のため, これを理解することができない), = sensory or psychic deafness.
a·cous·ma·tam·ne·sia [əkù:smətæmní:siə] 音忘症(音響忘却症).
a·cous·ma·tam·ne·sis [əkù:smətæmní:sis] = acousmatamnesia.
a·cous·tic [əkú:stik] 聴覚の〔医学〕, 聴音の, 音響の.
a. absorbability 吸音率.
a. agnosia 聴覚失認〔症〕〔医学〕.
a. agraphia 聴覚性失書〔症〕〔医学〕.
a. analyser 聴〔力〕分析器〔医学〕.
a. apparatus 聴器, = auditory apparatus.
a. area 聴覚野, 聴野, = area acustica.
a. aura 聴覚性前兆.
a. capsule 耳包, = otic capsule.
a. cell 聴〔覚〕細胞.
a. center 聴覚中枢〔医学〕.
a. characteristic impedance 音響特性インピーダンス〔医学〕.
a. enhancement 音響増強.
a. environment 聴覚環境〔医学〕.
a. formula 聴覚公式, = Brenner formula.
a. ganglion 聴神経節, = vestibulocochlear ganglion.
a. hypaesthesia 聴覚減退〔医学〕.
a. hyperesthesia 聴覚過敏〔症〕〔医学〕, = auditory hyperesthesia, hyperacusia.
a. illusion 錯聴〔症〕〔医学〕, 聴覚性錯覚〔医学〕.
a. image 聴像.
a. impedance (Z) 音響インピーダンス.
a. impedance test 音響インピーダンス試験(テスト)〔医学〕.
a. interferometer 音響干渉計.
a. labyrinth 蝸牛, = cochlea.
a. lacuna 聴覚間隙〔医学〕.
a. lemniscus 聴性毛帯(外側毛帯のこと), = lateral lemniscus.
a. lens 音響レンズ〔医学〕.
a. material 吸音材〔医学〕.
a. nerve 内耳神経, 聴神経(第8脳神経), = nervus vestibulocochlearis.
a. nerve tumor 聴神経腫(小脳橋角部に発生する聴神経鞘の腫瘍).
a. neurile(m)moma 内耳神経鞘腫, 聴神経鞘腫.
a. neurinoma 聴神経腫〔瘍〕〔医学〕, 聴神経鞘腫〔医学〕.
a. neuritis 聴神経炎〔医学〕, 内耳神経炎〔医学〕.
a. neuroma 聴神経腫.
a. organ 聴器, = organ of Corti.
a. probe 音響プローブ〔医学〕.
a. radiation [TA] 聴放線, = radiatio acustica [L/TA].
a. reflex 聴覚反射, = cochleostapedial reflex.
a. resistance 音響耐性〔医学〕.
a. sense 聴覚〔医学〕.
a. shadow 音響陰影〔医学〕(心エコー図において, 人工弁あるいは腹部エコーにおける結石など超音波を反射する物体があると, その背後の像が不明瞭になる現象).
a. spectrum 音響(音の)スペクトル〔医学〕.
a. spot 聴〔神経〕斑, = maculae acusticae.
a. stimulation 聴覚刺激〔医学〕.
a. stimulation test 聴覚刺激試験.
a. teeth [TA] 聴歯, = dentes acustici [L/TA].
a. tetanus 聴性強縮性痙攣(感応電気衝撃による実験的強縮で, その速度を音叉により測る).
a. trauma 音響〔性〕外傷〔医学〕.
a. trauma deafness 音響外傷.
a. trauma hearing loss 音響外傷性難聴.
a. treatment 吸音処理〔医学〕.
a. tubercle 聴結節(索状体の前外面にある結節で, 蝸牛核により成されるもの), = tuberculum acousticum.
a. tumor 聴神経腫瘍〔医学〕(第8脳神経の前庭神経より発生する腫瘍), = acoustic neurinoma.
a. vesicle 耳胞, 耳小胞〔医学〕.
a. window 音響窓〔医学〕.
a·cous·ti·cal [əkú:stikəl] 音響の, 聴覚の.
a. vibration 音響的振動.
acousticofacial ganglion 聴覚顔面神経節, = acousticofacial primordium.
a·cous·ti·con [əkú:stikən] アクスチコン(電話式補聴器).
acousticopalpebral reflex 聴覚眼瞼反射, = cochleopalpebral reflex.
a·cous·ti·co·pho·bia [əkù:stikoufóubiə] 音響恐怖〔症〕〔医学〕.
a·cous·ti·co·psy·chol·o·gy [əkù:stikousaikáləʤi]

音響心理学〔医学〕.

a·cous·tics [əkú:stiks] 音響学〔医学〕. 形 acoustic, acoustical.

a·cou·tom·e·ter [əku:támitə] = acoumeter.

ACP ① acid phosphatase 酸ホスファターゼの略. ② acyl carrier protein アシルキャリアータンパク質の略. ③advance care planning アドバンス・ケア・プランニングの略. ④ alternative complement pathway 補体活性化第二（副）経路の略. ⑤ anodal closing picture 陽極閉鎖像（図）の略.

ac·quired [əkwáiərd] 後天〔性〕の, 獲得〔性〕の.

a. anaphylaxis 後天性アナフィラキシー〔医学〕, 獲得性アナフィラキシー〔医学〕.

a. anticoagulant 後天性抗凝血素.

a. aphakia 後天性無水晶体.

a. arteriovenous aneurysm 後天性動静脈瘤〔医学〕.

a. arteriovenous fistula 後天性動静脈瘻〔医学〕.

a. astigmatism 後天性乱視〔医学〕.

a. atelectasis 後天性アテレクターゼ〔医学〕.

a. atransferrinemia 後天性無トランスフェリン血症〔医学〕.

a. blindness 後天盲〔医学〕.

a. blue-yellow color vision defect 後天青黄色覚異常.

a. character 後天形質〔医学〕, 獲得形質〔医学〕.

a. chylothorax 後天性乳び胸.

a. color vision defect 後天色覚異常.

a. cretinism 後天性クレチン病（成人性クレチン病, 粘液水腫）, = myxedema.

a. cyst 後天性嚢胞〔医学〕.

a. cystic disease of kidney (ACDK) 後天性腎嚢胞, 後天性嚢胞腎〔医学〕.

a. cystic kidney disease 後天性嚢胞性腎〔疾患〕〔医学〕.

a. deformity 後天性の形態異常〔医学〕.

a. diaphragmatic hernia 後天性横隔膜ヘルニア〔医学〕.

a. disease 後天性疾病.

a. dislocation 後天性脱臼〔医学〕.

a. dyslexia 後天性失読症〔医学〕, 後天性読字障害〔医学〕.

a. dysmenorrh(o)ea 後天性月経困難症, 二次性月経困難症, = organic dysmenorrh(o)ea, secondary d..

a. epileptic aphasia 後天性てんかん性失語〔医学〕.

a. fused teeth 後天性癒合歯.

a. glomerulocystic kidney 後天性糸球体嚢胞腎.

a. heart disease 後天性心疾患〔医学〕.

a. hemolytic anemia 後天性溶血性貧血〔医学〕.

a. hernia 後天性ヘルニア〔医学〕.

a. immunity 後天免疫, 獲得免疫（感染回復後やワクチン投与後に獲得される免疫）. ↔ innate immunity.

a. immunodeficiency 後天性免疫不全症〔医学〕.

a. immunodeficiency syndrome (AIDS) 後天性免疫不全症候群〔医学〕（エイズ. ヒト免疫不全ウイルスによる免疫不全から, ニューモシスチス・カリニ肺炎などの日和見感染症, カポジ肉腫などを併発する）.

a. infection 後天感染.

a. leucopathy 後天性白皮性, = vitiligo.

a. monochromatism 後天1色覚（旧称, 後天全色盲）.

a. nephrogenic diabetes insipidus 後天性腎性尿崩症〔医学〕（下垂体抗利尿ホルモンの分泌が正常で, 腎障害のために低比重の尿が大量に排出し, 脱水状態になる疾患）.

a. neuromyotonia 後天性ニューロミオトニア, = Isaacs syndrome.

a. nevus 後天性母斑.

a. nose deformity 後天性鼻変形〔医学〕.

a. ophthalmoplegia 後天眼筋麻痺.

a. pellicle 獲得薄膜〔医学〕.

a. reading disability 後天性失読症〔医学〕, 後天性読字障害〔医学〕.

a. red-green color vision defect 後天赤緑色覚異常.

a. reflex 獲得反射（条件反射）, = conditioned reflex.

a. refractory sideroblastic anemia 後天性不応性鉄芽球性貧血（現在 RARS：refractory anemia with ringed sideroblast と呼称されている）.

a. renal cystic disease 後天性腎嚢胞疾患〔医学〕.

a. resistance 後天（獲得）耐性（抵抗性）〔医学〕.

a. stenosis 後天性狭窄.

a. syphilis 後天梅毒〔医学〕.

a. tolerance 後天性耐性, 獲得トレランス, 獲得寛容, = immunological tolerance.

a. toxoplasmosis 後天性トキソプラズマ症.

a. tufted angioma 後天性の房状血管腫.

ac·qui·si·tion [ækwizíʃən] 獲得〔医学〕, 習得〔医学〕.

a. time 収集時間〔医学〕, 撮像時間〔医学〕.

ac·quis·i·tus [əkwízitəs] 後天性, 獲得物（罹患の意）.

ac·ra [ǽkrə] 四肢末端部. 形 acral.

ac·ra·con·i·tine [ækrəkánitin] アクラコニチン $C_{36}H_{51}NO_{12}$（*Aconitum ferox* のアルカロイドでアコニチンに比べて2倍の猛毒性をもつ）, = pseudoaconitine, British aconitine.

ac·rag·no·sis [ækrəgnóusis] = acroagnosis.

ac·ral [ǽkrəl] 〔四肢〕先端の.

a. lentiginous melanoma 末端部黒子黒色腫.

a·cra·ni·a [eikréiniə] 無頭〔蓋〕症〔医学〕.

a·cra·ni·us [əkréiniəs] 無頭〔蓋〕体〔医学〕, 無脳症, 無頭蓋奇形体.

a·cra·sia [əkréiziə] 不養生（飲食の）〔医学〕, 不摂生〔医学〕.

acraspedote tapeworm 片節非重合条虫.

-acratia [əkreiʃiə] ① 失禁, 失調, ② 不節制, を意味する接尾語.

ac·rat·u·re·sis [ækrətjurí:sis] 排尿不能症（膀胱無力による）, = adynamic functional urinary obstruction.

Acrel, Olof [ákrel] アクレル（1717-1807, スウェーデンの外科医）.

A. ganglion アクレルのガングリオン（手首の伸筋腱部の結節腫）.

ac·re·mo·ni·o·sis [ækrəmounióusis] アクレモニウム病（*Acremonium potronii* による皮膚病）.

Ac·re·mo·ni·um [ækrəmóuniəm] アクレモニウム属（皮膚真菌症の原因となる）.

ac·ri·bom·e·ter [ækribámitər] 微粒子計, 微細物測定計.

ac·rid [ǽkrid] 辛辣の, 刺激性の（からい）.

ac·ri·dine [ǽkridi:n] アクリジン $C_{13}H_9N$（アニリン系の蛍光性色素の原料で, *N*-フェニルアントラニル酸からつくる）, = acridinum.

a. derivatives アクリジン誘導体, = flavine.

a. dye アクリジン系染料（acriflavin, proflavin など）.

a. orange 橙色アクリジン, アクリジンオレンジ $CH[N(CH_3)_2C_6H_3]_2N$（蛍光性色素の一つ）.

a. orange supravital staining アクリジンオレンジ超生体染色法.

a. orange technique アクリジンオレンジ蛍光法.

a. yellow 黄色アクリジン 化 2,7-dimethyl-3,6-diamino acridine（黄色塩基性染料）.

ac·ri·din·i·um [ækridíniəm] アクリジニウム（アクリジン環の窒素にハロゲン化アルキルなどが結合したとみられる化合物）.

a. yellow アクリジニウムイエロー $CH(NH_2C_6H_5C$

$H_5)N(CH_3)Cl$ (アクリフラビンのジメチル誘導物).

ac·rid·i·nyl [əkrídinil] アクリジニル基 ($C_{13}H_8N$–), = acridyl.

ac·ri·done [ǽkridoun] アクリドン(フェニルアントラニル酸を濃硫酸と熱して得られる黄色針状結晶).

ac·ri·fla·vin(e) [æ̀krifléivin] アクリフラビン [化] 3,6-diamino-10-methylacridinium chloride $C_{14}H_{14}N_3Cl$ (アクリジン系色素の一つで赤褐色粉末), = euflavine, trypaflavine neutral, neutroflavine.

a. base アクリフラビン塩基.

a. hydrochloride 塩酸アクリフラビン.

ac·ri·lo·yl [ǽkrilɔil] アクリロイル基 (CH_2=CHCO–), = acrilyl.

ac·ri·mo·nia [æ̀krimóuniə] 刺激性体液(液性病理学で病因と考えられる辛い体液).

ac·ri·mo·ny [ǽkriməni] 辛辣性, 峻烈性. [形] acrimonious.

ac·ri·nol [ǽkrinɔ:l] アクリノール [化] 2-ethoxy-6,9-diaminoacridine monolactate monohydrate $C_{15}H_{15}N_3O \cdot C_3H_6O_3 \cdot H_2O$: 361.39 (アクリノール水和物. 乳酸エタクリジン. 殺菌薬. 泌尿器, 産婦人科術中・術後, または各種化膿性疾患における化膿局所の消毒. 軟膏剤およびチンク油剤としても用いる).

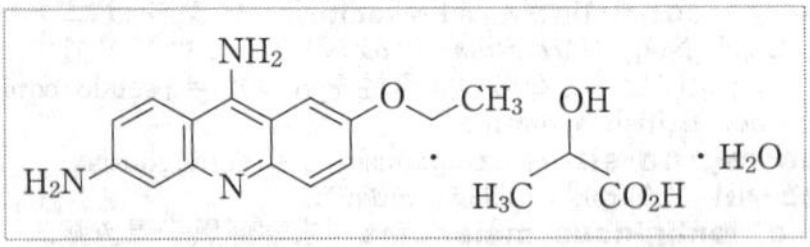

a·cri·sia [əkráisiə] 無分利(病状悪化の場合).

ac·ri·sor·cin [æ̀krisɔ́:sin, –zɔ́:–] アクリソルシン [化] 9-aminoacridinium 4-hyxylresorcinolate (局所性抗真菌薬として白癬症に用いる).

a·crit·i·cal [əkrítikəl] 無分利の, 無判明の.

ac·ri·to·chro·ma·cy [əkrìtoukróuməsi, –təkrǽm–] 色盲〔医学〕, = acritochromasia, achromatopsia, color-blindness.

acr(o)– [ækr(ou), –r(ə)] 四肢先端の意味を表す接頭語.

ac·ro·ag·no·sis [æ̀krouægnóusis] 四肢認知障害, 先端(肢端)認知不能〔症〕〔医学〕, 先端(肢端)失認〔症〕〔医学〕, = acragnosis.

ac·ro·an·es·the·sia [æ̀krouæ̀nisθí:ziə] 肢端感覚消失, 先端(肢端)知覚麻痺〔医学〕.

ac·ro·ar·thri·tis [æ̀krouɑ:θráitis] 四肢関節炎〔医学〕.

ac·ro·as·phyx·ia [æ̀krouæsfíksiə] 先端(肢端)仮死〔医学〕, 先端仮死症(手足の赤白, 寒暖が交代に現れるレイノー病の初期症状). → Raynaud disease.

ac·ro·a·tax·ia [æ̀krouətǽksiə] 先端運動失調〔症〕〔医学〕.

ac·ro·blast [ǽkrəblæst] アクロブラスト, 精子先端形成体〔医学〕, 精子先体形成体(精子細胞から精子ができる際に先体形成にあずかるものでゴルジ装置に由来する).

acroblastic remnant 端胚残遺物.

ac·ro·brachy [æ̀krəbrǽki] 先端短縮〔症〕.

ac·ro·brach·y·ceph·a·ly [æ̀kroubræ̀kiséfəli] 尖短頭〔症〕(冠状縫合が癒合して頭蓋の前後径が異常に短縮された状態).

ac·ro·bys·tio·lith [æ̀krəbístiəliθ] 包皮結石, = preputial stone (calculus).

ac·ro·bys·ti·tis [æ̀kroubistáitis] 包皮炎, = posthitis, postitis.

ac·ro·carp [ǽkrəkɑ:p] 先端胚嚢(ゼニゴケ科 *Marchantiaceae* で苔茎先端に胚嚢をもつもの). [形] acrocarpous.

ac·ro·car·pous [æ̀kroukɑ́:pəs] 頂生果の.

ac·ro·cen·tric [æ̀krouséntrik] 末端動原体の〔医学〕.

a. chromosome 末端着糸染色体〔医学〕, 末端動原体型染色体.

ac·ro·ce·pha·lia [æ̀krousifǽliə] 尖頭〔症〕〔医学〕, 塔状頭〔蓋〕(異常に高い頭蓋で, 頭蓋長高指数 77 以上のもの), = acrocephaly, oxycephaly, pyrgocephaly, hypsicephaly. [形] acrocephalic, acrocephalous.

ac·ro·ce·phal·ic [æ̀krousifǽlik] 尖頭〔症〕の.

ac·ro·ceph·a·lo·pol·y·syn·dac·ty·ly [æ̀krousèfəloupɑ̀lisindǽktili] 尖頭多指癒合〔症〕(Apert syndrome などにみられる尖頭と複数の指趾の癒合との合併奇形), = acrocephalosyndactylia, acrocephalosyndactylism, Apert syndrome.

ac·ro·ceph·a·lo·syn·dac·ty·ly [æ̀krousèfəlousindǽktili] 尖頭合指症〔医学〕.

ac·ro·ceph·a·ly [æ̀krəséfəli] 尖頭症〔医学〕.

ac·ro·chor·don [æ̀kroukɔ́:dən] 糸状線維腫, 有茎性軟腫, = molluscum fibrosum.

ac·ro·ci·ne·sia [æ̀krousiní:siə] 運動過多, 多動, 行為奔放, = acrocinesis. [形] acrocinetic.

ac·ro·con·trac·ture [æ̀kroukəntrǽktʃər] 先端(肢端)拘縮〔医学〕, 四肢拘縮.

ac·ro·cy·a·no·sis [æ̀krousàiənóusis] 肢端チアノーゼ〔医学〕, 先端チアノーゼ, 肢端青色症〔医学〕.

a. chronica anaesthetica 無感覚性慢性先端チアノーゼ.

ac·ro·der·ma·ti·tis [æ̀kroudə̀:mətáitis] 肢端皮膚炎, 先端皮膚炎〔医学〕.

a. atrophicans chronica 慢性萎縮性先(肢)端皮膚炎.

a. continua suppurativa 化膿性稽留性先(肢)端皮膚炎, = dermatitis repens, Hallopeau acrodermatitis.

a. enteropathica 腸性先(肢)端皮膚炎, = syndrome of Dambolt and Cless.

a. hiemalis 冬季先(肢)端皮膚炎.

a. papulosa infantilis 小児丘疹性肢端皮膚炎, = Gianotti disease.

a. perstans 固定性先端皮膚炎.

a. pustulosa hiemalis 冬季膿疱性先(肢)端皮膚炎.

a. urticarioides じんま(蕁麻)疹様先(肢)端皮膚炎.

a. vesiculosa tropica 熱帯小水疱性先(肢)端皮膚炎.

ac·ro·der·ma·to·sis [æ̀kroudə̀:mətóusis] 先(肢)端皮膚症.

ac·ro·dol·i·cho·me·lia [æ̀krədɑ̀likoumí:liə] 長肢〔症〕.

ac·ro·dont [ǽkrədɑnt] 頂生歯, 端生歯〔型, 性〕(歯が顎骨の縁辺に生えることで, 両生類および爬虫類にみられる).

ac·ro·dyn·ia [æ̀krədíniə] 肢端疼痛〔症〕, 先端疼痛〔症〕〔医学〕(Feer 病, 紅斑性浮腫), = aorodyny, epidemic erythema, pedionalgia epidemica, vegetative neurosis.

acrodynic erythema 先端疼痛性紅斑(脊髄の疾患にみられる).

ac·ro·dys·os·to·sis [æ̀kroudisousətóusis] 肢端異骨症, 尖端異骨症.

ac·ro·dys·pla·sia [æ̀kroudispléisiə] 先端形成不全.

ac·ro·e·de·ma [æ̀krouidí:mə] 先端(肢端)浮腫〔医学〕.

ac·ro·er·y·the·ma [æ̀krouèriθí:mə] 先端紅斑症.

a. symmetrica 対称性先端紅斑症, = acroerythematosis.

ac·ro·es·the·sia [æ̀krouèsθí:ziə] 肢端感覚過敏, = acroaesthesia.

acrog·e·nous [ækrɑ́dʒənəs] 先端発育の(植物), 頂生の.

ac·ro·ge·ria [æ̀kroudʒí:riə] 先端老変〔症〕.

ac·rog·no·sis [ækrəgnóusis] 四肢一般感覚, = acragnosis.
ac·ro·hy·per·hi·dro·sis [ækrouhàipə:hìdróusis, –hàid–] 肢端多汗〔症〕.
ac·ro·hy·po·ther·my [ækrouhàipouθə́:mi] 肢端冷却症, 先端冷却症〔医学〕.
ac·ro·hys·ter·o·sal·pin·gec·to·my [ækrəhìsterəsælpinʤéktəmi] 卵管子宮底切除〔術〕(両側の卵管と子宮底の一部を切除する骨盤内炎症の手術療法).
ac·ro·ker·a·to·e·las·toi·do·sis [ækroukèrətouilæstɔidóusis] 尖端角化類弾力線維症.
ac·ro·ker·a·to·sis [ækroukèrətóusis] 肢端角化症, 先端角化症〔医学〕.
a. veruciformis いぼ(疣)状先(肢)端角化症.
ac·ro·ki·ne·sia [ækroukainí:siə] 運動過多, = acrocinesia, acrocinesis.
ac·ro·le·in [əkróuli:in, –lein] アクロレイン CH_2=CHCHO (刺激臭ある無色液体で, グリセリンの検出に用いられる), = allyl aldehyde, acryl aldehyde, propenal.
a. acetal アクロレインアセタール CH_2=CHCH(OC_2H_5)$_2$.
ac·ro·mac·ria [ækrəmǽkriə] クモ様指〔症〕, = arachnodactyly, spider-fingers.
ac·ro·ma·nia [ækrouméiniə] 重症躁病.
ac·ro·mas·ti·tis [ækroumə stáitis] 乳頭炎.
ac·ro·me·ga·lia [ækrouməgéiliə] 先端(肢端)巨大症, = acromegaly.
ac·ro·me·gal·ic [ækroumegǽlik] 先端巨大〔症〕の, 肢端巨大〔症〕の.
a. gigantism 巨端性巨人症, 先端(肢端)巨大性巨人症〔医学〕, 末端肥大性巨人症.
a. joint 先端(肢端)巨大症関節〔医学〕.
ac·ro·meg·a·lo·gi·gan·tism [ækroumègəlouʤáigəntizəm] 先端(肢端)巨大性巨人症, = acromegalic gigantism.
ac·ro·meg·a·loid·ism [ækroumégəlɔidizəm] 類巨端症.
ac·ro·meg·a·ly [ækrəmégəli] 先端巨大〔症〕〔医学〕, 肢端巨大症(〔脳〕下垂体前葉の好酸性細胞増殖による機能亢進に基づく), = Marie syndrome. 形 acromegalic.
ac·ro·mel·al·gia [ækroumilǽlʤiə] 肢端疼痛〔症〕, 先端疼痛〔症〕〔医学〕, = erythromelalgia.
ac·ro·me·lia [ækroumí:liə] 遠位肢・中間肢短縮症, = acromesomelia.
ac·ro·mel·ic [ækrəmélik] 肢端の.
ac·ro·mere [ǽkrəmiər] 外節(視細胞の). 形 acromeric.
ac·ro·meso·me·lia [ækroumèzoumí:liə] 遠位肢・中間肢短縮症(常染色体劣性遺伝による).
acromesomelic dwarfism 遠位中間肢短縮性小人症, = acromesomelia.
acromesomelic dysplasia 遠位中間肢異形成〔症〕.
ac·ro·met·a·gen·e·sis [ækroumètəʤénisis] 先端発育過度〔医学〕, 肢端発育過度〔医学〕.
acro·mi·al [əkróumiəl] 肩峰の〔医学〕.
a. anastomosis [TA] 肩峰動脈網, = rete acromiale [L/TA].
a. angle [TA] 肩峰角, = angulus acromii [L/TA].
a. articular surface of clavicle 〔鎖骨〕肩峰関節面.
a. branch [TA] 肩峰枝, = ramus acromialis [L/TA].
a. end [TA] 肩峰端, = extremitas acromialis [L/TA].
a. extremity of clavicle 〔鎖骨の〕肩峰端, = extremitas acromialis claviculae.
a. facet [TA] 肩峰関節面, = facies articularis acromialis [L/TA].
a. part [TA] 肩峰部, = pars acromialis [L/TA].
a. process 肩峰突起, 肩峰.
a. reflex 肩峰反射(肩峰を叩打すると前腕は屈曲し, 手は軽度に内反する).
ac·ro·mic·ria [ækrəmíkriə] 小先端症〔医学〕, 四肢矮小症.
a. congenita 先天性小先端症, = Down syndrome, mongolism.
a·cro·mi·o·cla·vic·u·lar [əkròumiouklǝvíkjulər] 肩峰鎖骨の.
a. joint (AC joint) [TA] 肩鎖関節, = articulatio acromioclavicularis [L/TA].
a. ligament [TA] 肩鎖靱帯, = ligamentum acromioclaviculare [L/TA].
a·cro·mi·o·cor·a·coid [əkròumioukɔ́:rəkɔid] 肩峰烏口突起の.
acro·mi·o·hu·mer·al [əkròumiouhjú:mərəl] 肩峰上腕骨の.
acro·mi·on [əkróumiən] [L/TA] 肩峰(肩甲骨の外側から出る突起. 肩の先端), = acromion [TA].
ac·ro·mi·o·nec·to·my [ækroumàiənéktəmi] 肩峰切除〔術〕.
ac·ro·mi·o·plas·ty [ækroumàiəplǽsti] 肩峰形成〔術〕.
acro·mi·o·scap·u·lar [ækròumiouskǽpjulər] 肩峰肩甲骨の.
acro·mi·o·tho·rac·ic [ækròumiouθɔ:rǽsik] 胸肩峰〔動脈〕の.
a. artery 胸肩峰動脈.
a·crom·pha·lus [ækrámfələs] ① 臍中心窩(臍帯付着部). ② 出臍(でべそ). ③ 臍切端.
ac·ro·my·a·to·nia [ækroumaiətóuniə] 肢端筋弛緩症, = acromyatonus. 形 acromyatonous.
ac·ro·my·co·sis [ækroumaikóusis] 先(肢)端真菌症, 四肢糸状菌症.
ac·ro·my·o·to·nia [ækroumaioutóuniə] 四肢強直症, 四肢拘縮, = acromyotonus.
ac·ro·my·ot·o·nus [ækroumaiátənəs] 先端(肢端)筋緊張〔症〕, = acromyotonia.
Acron [éikrən] (AD 5世紀, シチリアのアグリゲンタムに住んでいた医師).
ac·ro·nar·cot·ic [ækrounɑ:kátik] ① 辛味麻痺性. ② 全麻酔薬(局所刺激と全身麻酔とを併有した薬物).
ac·ro·neu·rop·a·thy [ækrounju:rápəθi] 先端神経障害〔医学〕, 肢端神経障害, 末端ニューロパチー, 末端末梢神経障害(一般に薬物中毒による末梢神経疾患), = polyneuropathy, polyneuritis.
ac·ro·neu·ro·sis [ækrounju:róusis] 肢端〔血管運動〕神経障害, 先端(肢端)神経症〔医学〕.
ac·ro·nine [ǽkrəni:n] アクロニン ㊗ 3,12-dihydro-6-methyoxy-3,3,12-trimethyl-7-pyrono[2,3-*c*]acridin-7-one, acronycine, Lilly 42339 (抗腫瘍薬).
ac·ron·yx [əkrániks] 陥入爪, = ingrown nail, unguis aduncus.
ac·ro·os·te·ol·y·sis [ækrouɑstiálisis] 先端(肢端)骨溶解症〔医学〕.
ac·ro·pach·y [ǽkrəpæki, əkrápəki] 棍棒状指端肥大〔症〕, = clubbed finger, pachyacria.
ac·ro·pach·y·der·ma [ækrəpækidə́:mə] 先(肢)端肥大性皮膚症(顔面, 頭部の脳回転性皮膚および四肢の末端の皮膚の肥大, 指端のばち状肥大と長管骨の骨膜性骨新生とを特徴とする疾患), = pseudoacromegaly, pactyacria, Brugsch syndrome. → pachydermoperiostosis.
ac·ro·pa·ral·y·sis [ækroupərǽlisis] 肢端麻痺, 先端(肢端)麻痺〔症〕〔医学〕.
ac·ro·par·es·the·sia [ækroupæ̀risθí:ziə] 先(肢)端異常感覚, 先端錯感覚, 先端知覚異常, 先(肢)端

触覚異常〔医学〕(四肢末梢に自覚的な異常感覚を特徴とするもので，特に女性に多くみられる)，= acrodysesthesia.

a. syndrome 先端(肢端)異常感覚症候群，先端(肢端)触覚異常症候群.

ac·ro·pa·thol·o·gy [ækroupəθálədʒi] 先端病理学.

a·crop·a·thy [əkrápəθi] 先端部疾患，先端(肢端)部障害〔医学〕. 形 acropathic.

ac·ro·pep·tide [ækrəpéptaid] アクロペプチド(水溶液以外で140°Cに加熱するときに得られるタンパク成分).

a·crop·e·tal [əkrápitəl] 求頂性〔医学〕(炎症の進行が先端または上方に向かうことについていう).

ac·ro·pho·bia [ækroufóubiə] 高所恐怖〔症〕〔医学〕，断崖恐怖.

ac·ro·pig·men·ta·tio re·tic·u·lar·is [ækroupìgməntéiʃiou rètikjuléəris] 網状肢端色素沈着症.

ac·ro·pig·men·ta·tio sym·met·ri·ca [ækroupìgmentéiʃiou simétrikə] 対称性先端色素沈着症(遺伝性対称性肢端色素異常症)，= leucopathia punctata et reticularis symmetrica (Matsumoto), dyschromatosis symmetrica hereditaria (Toyama).

ac·ro·pig·men·ta·tion [ækroupìgməntéiʃən] 先端(肢端)色素沈着〔症〕〔医学〕.

ac·ro·po·di·um [ækroupóudiəm] 指趾骨.

ac·ro·pos·thi·on [ækrəpásθiən] 包皮，= prepuce.

ac·ro·pos·t(h)i·tis [ækroupɑsθáitis] 包皮炎.

ac·ro·pus·tu·lo·sis [ækroupʌstjulóusis] 先端膿疱症，肢端膿疱症.

ac·ro·scle·ri·a·sis [ækrouskliəráiəsis] = acrosclerosis.

ac·ro·scle·ro·der·ma [ækrouskliədə́:mə] 肢端強皮症.

ac·ro·scle·ro·sis [ækrouskliəróusis] 肢端硬化症，先端硬化〔症〕〔医学〕.

ac·ro·sin [ǽkrəsin] アクロシン(哺乳類精子の先体に存在するプロテイナーゼ).

ac·ro·so·mal [ækrəsóuməl] 先体の.

a. cap 先体〔帽〕.

a. granule 先(尖)体果粒〔医学〕.

a. proteinase アクロソームプロテイナーゼ，先体タンパク質分解酵素.

a. vesicle 先体小胞.

ac·ro·some [ǽkrəsoum] 先体〔医学〕，尖体〔医学〕(精子頭部前端にある小体)，= perforatorium.

a. reaction 先体反応〔医学〕.

ac·ro·sphac·e·lus [ækrousfǽsələs] 肢端壊疽.

ac·ro·sphe·no·syn·dac·tyl·ia [ækrousfì:nousìndæktíliə] 尖頭合指症，= acrocephalosyndactylis.

ac·ros·te·al·gia [ækrɑstiǽldʒiə] 肢端骨痛.

ac·ro·syn·dac·ty·lism [ækrousindǽktilizəm] 先端(肢端)合指(趾)症〔医学〕.

ac·ro·sy·rin·gi·um [ækrousiríndʒiəm] 表皮内汗管〔部〕.

ac·ro·te·ria [ækroutí:riə] 末端部，外端部. 形 acroteric.

a·crot·ic [əkrátik] ①無脈拍の，= pulseless. ②皮〔膚〕腺の.

ac·ro·tism [ǽkrətizəm] 無脈拍(脈なし病). 形 acrotic.

ac·ro·trich·i·um [ækrətríkiəm] 表皮内毛包〔部〕.

ac·ro·troph·o·dyn·ia [ækrətrɑfədíniə] 先端栄養性疼痛症(塹壕足に起因する神経炎と錯感覚症).

ac·ro·troph·o·neu·ro·sis [ækrətrɑ̀founju:róusis] 先端栄養神経症〔医学〕.

ac·ro·xe·ro·sis [ækrouzi:róusis] 先端乾燥症，= keratodermia tylodes palmaris progressiva.

ac·ryl·al·de·hyde [ækrilǽldihaid] アクリルアルデヒド，= acrolein.

ac·ryl·ate [ǽkrileit] アクリル酸塩.

ac·ryl·ic [əkrílik] アクリルの.

a. acid アクリル酸 CH_2=CHCOOH(アクロレインの酸化により生ずる有機酸で，光熱，触媒などの存在では速やかに重合して透明なガラス状重合体をつくる)，= vinylformic acid.

a. aldehyde アクリルアルデヒド ㊗ allyl aldehyde CH_2=CHCHO(グリセリンの分解により生ずる辛烈な臭気を放つ無色液体)，= acrolein.

a. fiber アクリル繊維〔医学〕(アクリロニトリルを主成分単量体とする高分子から作った合成繊維をいう．合成繊維のうち，最も羊毛に似ている).

a. resin アクリル樹脂〔医学〕(アクリル酸，メタクリル酸，およびそれらの誘導物の重合体からなる合成樹脂)，= acrlics.

a. resin tooth 〔アクリル〕レジン歯.

a. splint アクリル副子(歯科では顎骨骨折に用いる合成樹脂製副子．顔面外科では鼻骨または鼻中隔の骨折に用いるもの).

ac·ryl·ics [əkríliks] アクリル樹脂(青酸ソーダ，アセトン，木精，酸類などの反応および重合によりつくられ，ガラスに類似するが，軽く紫外線を透過させ義歯，義眼などに用いる．Lucite, Plexiglas などの製品がある)，= acrylic resin, methylmetacrylates.

acryl(o)- [əkril(ou), -l(ə)] アクリル酸またはその誘導物を意味する接頭語.

ac·ry·lo·ni·trile [ækrilounáitril] アクリロニトリル ㊗ vinylcyanide H_2C=CHCN(合成ゴムをつくる原料で，無色の液，生体内では青酸を発生する毒薬).

a. copolymer アクリロニトリル共重合体〔医学〕.

acrynyl isothiocyanate C_7H_7ONCS(白カラシに存在する化合物).

ACS ① acute coronary syndrome 急性冠動脈症候群の略. ② American Chemical Society アメリカ化学会の略. ③ American College of Surgeons アメリカ外科学会の略. ④ anodal closing sound 陽極閉鎖音の略. ⑤ antireticular cytotoxic serum 抗細網系細胞毒血清の略.

Act for Prevention of Child Abuse 児童虐待防止法.

Act on Health for the Elderly 老人保健法.

act [ǽkt] ①行為. ②法令. ③作用.

a. of volition 意志作用〔医学〕.

a. of vomiting 嘔吐運動〔医学〕.

a. reflex 行為反射(刺激に対する不随意運動).

Ac·tae·a [ækti:ə] ルイヨウショウマ属(キンポウゲ科 *Ranunculaceae* 植物).

A. alba 白ショウマ，= white cohosh.

A. rubra 赤ショウマ(アメリカ東部産)，= red cohosh.

A. spicata ルイヨウショウマ，= baneberry.

ac·tae·a [ækti:ə] 白ショウマ(消化不良，便秘，月経不順などに用いる強壮薬)，= *Actaea alba*, white cohosh.

ACTe anodal closure tetanus 陽極閉鎖性強直性痙攣の略.

ACTH adrenocorticotropic hormone 副腎皮質刺激ホルモンの略(アクス).

ACTH producing pituitary adenoma ACTH産生下垂体腺腫〔医学〕.

ACTH stimulation test ACTH刺激試験.

ac·ti·di·one [æktidáioun] アクチジオン ㊗ cycloheximide (*Streptomyces griseus* から得られる抗カビ〔黴〕物質で，Whiffen らにより1946年に発見された).

ac·tin [ǽktin] アクチン〔医学〕(筋肉の細いフィラメントを構成するタンパク質．多くの真核細胞の細胞骨格の重要な構成成分).

a. binding protein アクチン結合タンパク.

a. dysfunction syndrome アクチン異常症（好中球膜下に存在するアクチンの異常により好中球の機能異常が起こる疾患．生後より細菌感染をくり返し，膿瘍を形成しない）.

a. filament アクチンフィラメント.

ac·ti·nal ［æktáinəl, ǽkti−］ 口の.

a. side 口側.

ac·ting out ［ǽktiŋ áut］ 行動化〔医学〕（精神分析の概念の一つで，心的葛藤の回避や快感の原則の満足のために治療場面の内外で言動によって自己表現を行う現象）.

Ac·tin·ia ［æktíniə］ ウメボシイソギンチャク［梅干菟葵］属（刺胞動物門，花虫綱，スナギンチャク亜綱，イソギンチャク目，ウメボシイソギンチャク科の一属）.

A. equina ウメボシイソギンチャク.

Ac·ti·ni·ar·ia ［æktiniéəriə］ イソギンチャク類［イソギンチャク目］（刺胞動物門，花虫綱，スナギンチャク亜綱の一目）.

ac·tin·ia–ste·rol ［æktíniə stérɔ:l］ アクチニアステロール $C_{27}H_{44}O$（イソギンチャク *Actinia* から得られる動物ステリン）.

ac·tin·ic ［æktínik］ 紫外線の，日射の，化学線の.

a. cheilitis 日射性口唇炎〔医学〕，光線性口唇炎.

a. chemical ray 光線性化学線〔医学〕.

a. conjunctivitis 照射性結膜炎〔医学〕（光線照射によるもの）.

a. dermatitis 光線性皮膚炎.

a. elastosis 光線性弾性線維症.

a. granuloma 日光肉芽腫，= Miescher granuloma, AEGCG.

a. keratitis 紫外線角膜炎〔医学〕.

a. keratosis 日光角化症，光線〔性〕角化症.

a. light 化学線.

a. ray 化学光線，= chemical ray.

a. rays 活性線（化学的変化を及ぼす光線）.

a. reticuloid 光線性類細網症（紫外線による露出部の慢性の皮膚炎で，組織学的に悪性リンパ腫に類似する）.

a. retinitis 紫外線網膜炎〔医学〕，化学線網膜炎.

ac·ti·nic·i·ty ［æktinísiti］ ①化学光線度. ②放線性.

ac·ti·nide met·al ［ǽktinaid métəl］ アクチニド金属〔医学〕.

Ac·ti·nid·ia ［æktinídiə］ マタタビ属（マタタビ科 *Actinidiaceae* 植物．マタタビの果実は Actinidiae Fructus［木天蓼］といい強壮酒として用いられる）.

Ac·ti·ni·di·a·ce·ae ［æ̀ktinìdiéisii:］ マタタビ科.

ac·tin·i·form ［əktínifɔ:m］ 放線状の.

ac·ti·nim·e·ter ［æktinímitər］ 線量計.

ac·ti·nine ［ǽktinin］ アクチニン ㊗ γ–butyrobetaine（ウメボシイソギンチャクに存在する化合物）.

ac·ti·ni·o·he·ma·tin ［æ̀ktiniouhí:mətin］ アクチニオヘマチン（イソギンチャク sea–anemones に存在する赤色呼吸色素）.

ac·ti·nism ［ǽktinizəm］ ①化学線作用. ②化学光線学.

ac·ti·ni·tis (Ac) ［æ̀ktináitis］ 痤瘡疹（結核疹の一種）.

ac·tin·i·um (Ac) ［əktíniəm］ アクチニウム（天然放射性元素で，半減期は20年，原子番号89，元素記号 Ac，原子量227.0278で，A. Debierne が1899年に，ウラン鉱の残渣ピッチブレンドの中から発見したもの）.

a. emanation (AcEm) アクチニウムエマナチオン（アクチニウムXから生ずる放射性アクチニウムで，原子番号86，質量数219，アルファ粒子が放出してアクチニウムとなる），= actinon, radon–219.

a. K アクチニウムK，= francium.

a. series アクチニウム系（放射性元素崩壊系の一つで，AcU に始まり，AcD に終わるもの）.

a. X アクチニウムエックス（アクチニウムの分解産物）.

actin(o)– ［æktin(ou), −n(ə)］ 光線または照射体の意味を表す接頭語.

ac·ti·no·bac·il·lo·sis ［æ̀ktinoubæ̀silóusis］ 類放線菌症〔医学〕，アクチノバシラス症（類放線菌 *Actinobacillus lignieresii* の感染により引き起こされるウシまれにメンヨウの疾患で，舌の病変は木舌として知られている）.

Ac·ti·no·ba·cil·lus ［æ̀ktinoubəsíləs］ アクチノバシラス属（通性嫌気性のグラム陰性桿菌で，日和見感染症の原因となる）.

A. actinomycetemcomitans （歯周病，感染性心内膜炎から検出される）.

A. lignieresi （家畜の wooden tongue（木舌）の起炎菌，この菌によりまれにヒトの創傷感染がある）.

Ac·ti·no·bac·te·ri·um ［æ̀ktinoubæktí:riəm］ → *Actinomyces*.

ac·ti·no·chem·is·try ［æ̀ktinəkémistri］ 放射線化学.

ac·ti·no·cu·ti·tis ［æ̀ktinoukju:táitis］ 放射線皮膚炎.

ac·ti·no·cy·mog·ra·phy ［æ̀ktinousaimágrəfi］ 放射線キモグラフィ.

ac·ti·no·der·ma·ti·tis ［æ̀ktinoudə̀:mətáitis］ 放射線皮膚炎，= dermatitis actinica.

ac·ti·no·di·a·stase ［æ̀ktinoudáiəsteis］ アクチノジアスターゼ（腔腸動物の体内に存在する酵素で，細胞内消化を補助する因子）.

ac·ti·nog·e·lin ［æ̀ktinάʤəlin］ アクチノゲリン（筋肉外の細胞に広く分布するFアクチン結合タンパク質）.

ac·tin·o·gen ［æktínəʤən］ アクチノゲン（chinophenosulfocarbonic acid pyrazol 誘導体で刺激薬）.

ac·ti·no·gen·e·sis ［æ̀ktinəʤénisis］ 放射線発生，= radiogenesis.

ac·ti·no·gen·ic ［æ̀ktinəʤénik］ 放射性の，= radiogenic.

ac·ti·no·gen·ics ［æ̀ktinəʤéniks］ 放射線科学，= radiogenics.

ac·tin·o·gram ［æktínəgræm］ 放射線像，= radiogram.

ac·tin·o·graph ［æktínəgræf］ 放射線像，= actinogram.

ac·ti·nog·ra·phy ［æktinάgrəfi］ 放射線撮影，= radiography.

ac·ti·no·he·ma·tin ［æ̀ktinouhí:mətin］ アクチノヘマチン，= actiniohematin.

ac·ti·noid ［æktənɔ́id］ アクチノイド（周期表上で，アクチニウム Ac からローレンシウム Lr までの15個の元素）.

ac·ti·no·ky·mog·ra·phy ［æ̀ktinoukaimάgrəfi］ 放射線運動撮影〔法〕，放射線キモグラフィ.

ac·tin·o·lith ［əktínəliθ］ 陽起石 $(CaMgFe)_3Si_4O_{12}$，= actinolite.

ac·ti·nol·o·gy ［æktinάləʤi］ 写真化学，放射線学.

ac·tin·o·lyte ［əktínəlait］ アクチノライト（電光の集結または紫外線の発生器．今は用いられない）.

Ac·ti·no·ma·du·ra ［æ̀ktinouməǰú:rə］ アクチノマズラ属（好気性のグラム陽性細菌．放線菌腫の原因となる *A. madurae*，*A. pelletieri* などが含まれる）.

ac·ti·nom·e·ter ［æ̀ktinάmitər］ 感光計〔医学〕，放射線量〔測定〕計（放射線の線量を測定する機械）.

ac·ti·nom·e·try ［æ̀ktinάmitri］ 光量測定法，量光法.

ac·ti·no·my·ce·li·al ［æ̀ktinoumaisí:liəl］ ①放線菌の. ②放線菌系の.

Ac·ti·no·my·ces [æktinoumáisi:z] アクチノマイセス属，放線菌属（嫌気性のグラム陽性細菌．放線菌症の原因となる）．

A. antibioticus アクチノマイセス・アンチバイオティカス（旧称），＝*Streptomyces antibioticus*.

A. asteroides アクチノマイセス・アステロイデス（旧称）．→ *Nocardia asteroides*.

A. bovis ウシ放線菌（菌糸を発生し，気中胞子を形成せず，グラム陽性，非抗酸性，嫌気あるいは微好気性で培養は困難，ヒトおよび動物に対し病原性を示す）．

A. israelii アクチノマイセス・イスラエリイ（放線菌症の原因となる）．

A. muris-ratti （旧称）．→ *Streptobacillus moniliformis*.

A. naeslundii アクチノマイセス・ネスルンディイ（放線菌症の原因となる）．

A. odontolyticus アクチノマイセス・オドントリティカス（放線菌症の原因となる）．

A. viscosus アクチノマイセス・ビスコーサス（放線菌症の原因となる）．

Ac·ti·no·my·ce·ta·ce·ae [æktinoumàisi:téisii:] 放線菌科（放線菌目 *Actinomycetales* の一科で，菌糸体は発育初期には中隔をもたないが，後期には短節に分裂して桿状または球状を呈する．培養地で色素を発生し，また抗酸性を示すものがある．真正菌糸体をつくるのが本科の特徴）．

Ac·ti·no·my·ce·ta·les [æktinoumàisi:téili:z] 放線菌目（菌体は伸長して分枝するのが特徴で，特殊な胞子は胞子嚢をもつ菌糸によりつくられ，分生子 coidia は分枝分生子嚢から生ずる）．

ac·ti·no·my·ce·te [æktinoumaisí:t] 放線菌．

ac·ti·no·my·ce·tic [æktinoumaisí:tik] 放線菌の．

a. granule 放線菌塊．

a. thread 放線菌糸．

ac·ti·no·my·ce·tin [æktinoumaisí:tin] アクチノマイセチン（Welsch により1941年に初めて報告され，糸状菌 *Streptomyces albus* から分離された抗生物質）．

ac·ti·no·my·ce·to·ma [æktinoumàisi:tóumə] 放線菌腫．

ac·ti·no·my·cin [æktinoumáisin] アクチノマイシン $C_{36-41}H_{49-56}N_{7-8}O_{9-11}$（Waksman と Woodruff により 1940 年に *Actinomyces antibioticus* (*Streptomyces antibioticus*) から分離された赤色板状抗生物質）．

a. A アクチノマイシンA（橙色の抗生物質で，グラム陽性菌に対し強い抗菌作用を示す）．

a. B アクチノマイシンB（actinomycin A の物質に構造や性質が類似するが，アルコールには比較的難溶性で，人に対する毒性が強い）．

a. C アクチノマイシンC（Bohne らが *Streptomyces chrysomallus* の培養液に発見した抗生物質で，おそらく C_1，C_2，C_3 などの混合物と考えられ，したがって組成式 C_{60-62} H_{80-89} N_{11-12} O_{16-17} も未だ正確に決定されないが，制癌薬，免疫抑制薬として有効で人に対する毒性も A，B，D，X などに比べて低い），＝actinochrysin, sanamycin, HBF 386, actinomycin J, cactinomycin.

a. D アクチノマイシンD $C_{62}H_{86}N_{12}O_{16}$：1255.42（フェノキサジン-ポリペプチド系抗生物質，抗悪性腫瘍薬（ウィルムス腫瘍，絨毛上皮腫，破壊性胞状奇胎））．（→ 構造式）

a. J アクチノマイシン J，＝actinomycin C.

a. X アクチノマイシンX（Brockmann らが分離したものであるが，X_0，X_1，X_2 の混合物であろう）．

ac·ti·no·my·co·ma [æktinoumaikóumə] 放線菌腫〔医学〕（*Actiomyces* 感染により生ずる腫瘤）．

ac·ti·no·my·co·sis [æktinoumaikóusis] 放線菌症〔医学〕（主にアクチノマイセス属細菌による感染症で，顔頸部，胸腹部に化膿性の病巣を形成する），＝clyers,

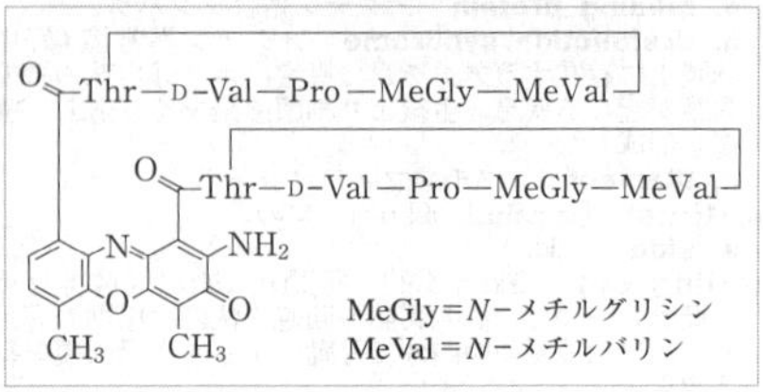

lumpy jaw, wooden tongue.

a. cutis 皮膚放線菌症．

ac·ti·no·my·cot·ic [æktinoumaikátik] 放線菌〔症〕の．

a. abscess 放線菌膿瘍〔医学〕．

a. appendicitis 放線菌性虫垂炎．

a. granule 放線状菌塊．

a. mycetoma 放線菌腫．

a. ulcer 放線菌症性潰瘍〔医学〕．

ac·ti·no·my·co·tin [æktinoumáikətin] アクチノミコチン（ツベルクリンと同様の操作でつくった *Actinomyces* の製剤）．

Ac·tin·o·myx·i·da [æktinəmíksidə] アクチノミクサ目（ミクソゾア門）．

ac·ti·non (An) [ǽktinən] アクチノン（アクチニウム放射物で，ラドンの同位元素，原子番号86，元素記号 An，質量数219，半減期3.92秒の不動（不活）性気体．この名称は現在ほとんど使われていない），＝AcEm, actinide.

ac·ti·no·neu·ri·tis [æktinounju:ráitis] 放射線神経障害．

ac·tin·o·phage [æktínəfeidʒ] アクチノファージ，放線菌ファージ（放線菌を宿主とする細菌性ウイルス）．

ac·tin·o·phor(e) [æktínəfɔ:r] ＝pterygophore.

ac·ti·no·phy·to·sis [æktinoufaitóusis] 放線菌症，＝botryomycosis.

Ac·ti·no·pla·nes [æktinəpléini:z] アクチノプラネス属（放線菌）．

ac·ti·no·rho·dine [æktinouróudin] アクチノロージン $C_{23}H_{20}O_{10}$（*Actinomyces* から得られる抗生物質で Plotho, Brockman and Pini により1947年に分離されたもの）．

ac·ti·no·ru·bin [æktinourú:bin] アクチノルービン（糸状菌 *Actinomyces* の諸株から Kelner らが1946年に分離した抗生物質）．

ac·ti·nos·co·py [æktináskəpi] 放射線透視検査．

Actinosprea 放線胞子虫綱（ミクソゾア門）．

ac·tin·o·stele [æktínəsti:l] 放射中心性．

ac·ti·no·ster·e·os·co·py [æktinoustì:riáskəpi] 放射線像立体視検査〔法〕．

ac·ti·no·ther·a·peu·tics [æktinouθèrəpjú:tiks] 光線療法，＝actinotherapy.

ac·ti·no·ther·a·py [æktinəθérəpi] 光線療法〔医学〕．

ac·ti·no·tox·e·mia [æktinoutaksí:miə] 放射線中毒症．

ac·ti·not·ro·cha [æktinátrəkə] アクチノトロカ（ホウキムシ類の幼生で放輪子ともいう）．

actio libera in causa 原因において自由な行為．

Action Task Force on Japan Healthcare Services 国民医療総合対策本部〔医学〕．

ac·tion [ǽkʃən] ① 活動〔医学〕，機能〔医学〕，作用〔医学〕．② 行為．③ 能（物理）（仕事と時間との積で cgs 単位はエルグ秒，ジュール秒）．

a. at a distance 遠隔作用〔医学〕．

a. current 活動電流〔医学〕（筋または神経が活動するときに起こる電流）．

a. current of heart 心臓活動電流〔医学〕.
a. disorder of heart 心機能障害〔医学〕.
a. level 対策レベル〔医学〕.
a. limit 処置限界.
a. mechanism 作用機構〔医学〕, 作用機序〔医学〕.
a. myoclonia 動作時ミオクローヌス（睡眠時に消失する）.
a. myoclonus 動作時ミオクローヌス〔医学〕, 動作性ミオクローヌス.
a. of arrest 抑制, = inhibition.
a. of summation 加重作用〔医学〕.
a. onset 作用開始〔医学〕.
a. pattern 作用機序, 行動模様（脳の刺激により行動に個性差異が現れること）.
a. potential 活動電位〔医学〕（神経または筋肉の興奮に際してその表面に起こる電位差で, 短時間のスパイク電位とそれに続く後電位からなる）.
a. quantum 作用量子.
a. spectrum 作用スペクトル〔医学〕.
a. system 活動系〔医学〕.
a. target 作用標的〔医学〕.
a. theory 活動説（感覚知覚の根本を動的反応とする説）.
a. tremor 動作時振戦〔医学〕, 運動時振戦.
a. variable 作用変数.
ac·ti·vat·ed [ǽktiveitid] 活性化された, 賦活された.
a. adsorption 活性化吸着（気体が固体表面に吸着するとき, 吸着質と吸着媒との間に起こる様式）.
a. alumina 活性アルミナ.
a. atom 活性原子（イオン化した原子または励起原子. 電子の一部が安定軌道を離れて不安定となり, 再び安定の場所に返るときエネルギーを発生する）.
a. carbon 活性炭〔医学〕.
a. charcoal 活〔性〕炭（有機物を乾留した後に得られる残渣で, 吸着剤として用いられる）, = carbo activatus, carbo medicinalis, decolorizing carbon.
a. clay 活性白土〔医学〕.
a. clotting time 活性凝固時間〔医学〕.
a. coagulation time 活性〔化〕凝固時間.
a. complement 活性化補体〔医学〕.
a. complex 活性錯合体〔医学〕, 活性〔化〕複合体（化学反応速度を調べると, 反応が原系から生成系に移る経路における物質系をいう）.
a. epilepsy 賦活性てんかん.
a. ergosterol 活性〔化〕エルゴステロール（ビタミンD作用を示す）, = irradiated ergosterol, vitamin D_2, calciferol.
a. factor II 活性化II因子〔医学〕, = thrombin.
a. graft 増殖性組織移植, = hyperplastic graft.
a. lymphocytes 活性化リンパ球（抗原やマイトジェンの刺激により幼若化したリンパ球）.
a. macrophage 活性化大食細胞〔医学〕, 活性化マクロファージ〔医学〕（サイトカインや免疫賦活剤で刺激されたマクロファージ. サイトカイン産生や貪食殺菌能が亢進し, 細胞性免疫に関与する）.
a. microglia 活性化小（ミクロ）グリア細胞〔医学〕.
a. molecule 活性分子〔医学〕.
a. partial thromboplastin time (APTT) 活性化部分トロンボプラスチン時間.
a. properdin 活性化プロペルジン〔医学〕.
a. protein C resistance 活性化プロテインC抵抗性（APC不応症ともいう. 1993年 Dehlbak らにより提唱された. 深部静脈血栓, 肺梗塞をきたす）.
a. prothrombin complex concentrate (APCC) 活性型プロトロンビン複合体濃縮製剤.
a. reticular cell 活性化細網細胞〔医学〕.
a. sleep 賦活睡眠〔医学〕, = rhombencephalic sleep.
a. sludge 活性汚泥〔医学〕.
a. sludge method 活性汚泥法〔医学〕（空気または細菌の作用を利用して下水を賦活浄化する方法）.
a. sludge tank ①活性汚泥槽〔医学〕, 活泥槽（汚物が徐々に, または間欠的に流れ, 圧搾空気をこれに通すような槽）. ②曝気槽〔医学〕.
a. state 活性化状態〔医学〕.
a. T cell factor 活性化T細胞因子.
a. T lymphocyte 活性化Tリンパ球.
a. zymosan (AZ) 活性化ザイモサン（チモサン）（ザイモサンを血清と反応させることでC3の分解物C3bがその表面に結合したオプソニン化ザイモサンをいう）.
activating enzyme 活性化酵素〔医学〕.
ac·ti·va·tion [æktivéiʃən] 活性化, 賦活〔医学〕. 動 activate. 形 activated.
a. analysis ①活性化分析. ②放射化分析〔医学〕.
a. energy ①活性化エネルギー〔医学〕. ②賦活エネルギー（Arrhenius の式で表される. ただしTは絶対温度, Rはガス常数, kは反応速度定数）.

$$E_A = RT^2 \frac{d\ln k}{dT}$$

a. heat 活動化熱〔医学〕.
a.-induced cell death 活性化誘導細胞死.
a. of enzyme 酵素賦活（酵素がある物質, 例えばビタミンCの添加により, 可逆性酸化還元反応を促進するよう活性化されること）.
a. syndrome アクチベーション症候群, 賦活症候群（抗うつ薬の副反応の一つ）.
ac·ti·va·tor [ǽktiveitər] ①活性化物質活性剤. ②起動質. ③機能的矯正装置（歯科）. ④賦活体.
a. action 賦活作用.
a. orthodontic appliances アクチベータ歯科矯正装置〔医学〕.
a. reaction 賦活反応.
ac·tive [ǽktiv] 活動性の〔医学〕, 能動性の〔医学〕, 積極的の〔医学〕, 有効の〔医学〕, 活性な, 活動的な, 積極性の.
a. algolagnia 能動性嗜痛愛, = sadism.
a. anaphylaxis 能動アナフィラキシー〔医学〕（感作した個体に同じ抗原を再投与して誘導されるアレルギー反応をいう）.
a. apperception 能動的統覚作用.
a. assisted exercise (AAE) 自動介助運動訓練（リハビリテーションで行う運動に対し治療者が手助けして行う訓練）.
a. assistive exercise 自動介助運動〔医学〕, 積極的介助運動〔医学〕.
a. birth 積極的出産.
a. carbon 活〔性〕炭.
a. carbon dioxide 活性二酸化炭素, = activated carbon dioxide.
a. carrier 活動性保菌者〔医学〕.
a. center 活性中心〔医学〕.
a. charcoal 活〔性〕炭.
a. chronic hepatitis 活動性慢性肝炎.
a. congestion 能動充血（部分的動脈血流量の増大が原因の充血）.
a. constituent 有効成分.
a. cutaneous anaphylaxis 能動〔的, 性〕皮膚アナフィラキシー〔医学〕.
a. delirium 活動性せん妄（躁病様の病型）.
a. deposit 放射性沈積物.
a. earth 活性土.
a. electrode 刺激電極〔医学〕, 探査電極〔医学〕, 関電極〔医学〕, 作用〔電〕導子, = therapeutic electrode.
a. euthanasia 積極的安楽死, = positive euthanasia.

a. exercise 自動運動〔医学〕, 自動訓練.
a. factor 活性因子〔医学〕.
a. fragment 活性断片〔医学〕.
a. group 活性基〔医学〕.
a. hepatitis 活動性肝炎.
a. Heymann nephritis 能動型ハイマン腎炎〔医学〕.
a. hydrogen 活性水素〔医学〕.
a. hyperemia 活動性充血〔医学〕, 能動的充血〔医学〕(血液流入の増加による充血), = arterial hyperemia.
a. immunity 能動免疫(抗原刺激により誘導された抗体やリンパ系細胞による免疫).
a. immunization 能動免疫〔処置〕〔医学〕, 自働免疫〔法〕(免疫反応を惹起する目的で特定の抗原を接種すること).
a. immunotherapy 能動免疫療法〔医学〕.
a. incontinence 活動性失禁〔医学〕, = enuresis.
a. ingredient 活性成分〔医学〕.
a. kinin 活性キニン(血漿中に存在するキニノーゲンにカリクレインが作用して生成され, 血圧降下・平滑筋収縮作用をもつペプチド).
a. leukocytosis 活動性白血球増加症〔医学〕(運動移動などの機能が活発な白血球の増加すること).
a. listening アクティブリスニング, 積極的傾聴(カウンセリングの際の最も基本的姿勢).
a. mass 活動量〔医学〕(液体または気体1L中の分子グラム数).
a. material 活〔性〕物質〔医学〕.
a. metabolite 活性代謝産物〔医学〕.
a. movement 自動運動, 能動運動〔医学〕.
a. negativism 能動性拒絶症(進んで逆のことを行う統合失調症の一症状).
a. neurologic 活動性神経疾患.
a. nitrogen 活性窒素〔医学〕.
a. one-carbon unit 活性 C_1 単位.
a. oxygen 活性酸素〔医学〕(生体内で異物除去や組織障害に関与し, スーパーオキシド($O_2^{\cdot-}$), 過酸化水素(H_2O_2), ヒドロキシラジカル($HO^{\cdot}$), 一重項酸素($^1O_2$)の総称).
a. physical fitness 行動体力〔医学〕.
a. pigment 活性顔料〔医学〕.
a. placebo 活性プラセ(シー)ボ〔医学〕.
a. principle 有効成分.
a. prophylaxis 能動的予防(ワクチンなどの能動的な疾病の予防手段).
a. repressor 活性レプレッサー(オペレータとその構造遺伝子の作用を制御するオペレータ遺伝子と直接結合し, 酵素合成を制御するレプレッサー. 活性レプレッサーがインデューサーにより活性を失うことにより, 酵素合成が活性化される).
a. resistance 自動的(能動的)抵抗〔医学〕.
a. resistive exercise 自動抵抗運動〔医学〕.
a. rest 積極的休養〔医学〕.
a. sensitization 能動感作〔医学〕(抗原の投与により生体に過敏症を誘導すること).
a. serum 活性血清(補体活性を有する血清).
a. site 活性部位〔医学〕(免疫グロブリンの可変部にある抗原結合部位).
a. sleep 賦活睡眠〔医学〕.
a. smoking 直接喫煙〔医学〕, 能動喫煙〔医学〕.
a. splint 動的副子.
a. spot 活性点〔医学〕.
a. standard 〔活性〕基準薬〔医学〕.
a. state 活性状態〔医学〕.
a. substance 作用物質〔医学〕, 活性物質.
a. tension 活動張力〔医学〕.
a. transfer 能動輸送〔医学〕.
a. transport 能動輸送〔医学〕.
a. treatment 直接治療, 積極療法.
a. tuberculosis 活動性結核〔症〕〔医学〕.
a. vitamin compounds 活性ビタミン剤〔医学〕.
a. vitamin D 活性ビタミンD.
ac·ti·vin [ǽktivin] アクチビン.
activities of daily living (**ADL**) 日常生活能〔医学〕, 日常生活活動, 日常生活動作(ADLは1945年アメリカのG. D. Deaverらが使用したのが始まりとされる. 現在では基本的ADL, 手段的ADL, 上級ADLなど階層的に分類して用いられる).
activities of daily living test 日常生活動作試験(テスト)〔医学〕.
ac·tiv·i·ty [æktíviti] ① 活動度. ② 放射能. ③ 活量(作用). ④ 活性(触媒の). ⑤ 工率(工程).
a. coefficient 活性度係数〔医学〕, 活動度係数, 活量係数(物質の熱力学的反応をいうので, 理論的または理想的反応に対立する事実上の反応についていう).
a. cycle 活動性サイクル〔医学〕.
a. hypertrophy 活動性肥大〔医学〕.
a. index ① 活性係数〔医学〕. ② 活動指数(セメントの).
a. intolerance 活動不耐(日常の活動を行うだけの意欲, 体力が不足した状態).
a. of daily living 日常生活活動性(活動度, 活動動作)〔医学〕.
a. parallel to daily living (**APDL**) 生活関連動作.
a. product 活動〔度〕〔総〕量〔医学〕, 作用積(活動〔濃〕度積).
a. staining 活性染色.
a. therapy 作業療法〔医学〕.
ac·to·my·o·sin [æ̀ktoumáiəsin] アクトミオシン(筋線維細胞の基本的収縮物質で, アクチンとミオシンからなるタンパク質複合体でアデノシン三リン酸(ATP)で活性化される. 筋肉の基本的な収縮単位), = myosin-α.
ac·tu·al [ǽktjuəl] ① 活躍性の(化学), 活動の. ② 事実上の, 実際の〔医学〕, 実測の〔医学〕.
a. cautery 真性焼灼器(アイロンのように熱を化学的に利用する焼灼器), 真性焼灼具.
a. count 実測番手.
a. death rate 実〔測〕死亡率〔医学〕.
a. neurosis 現実神経症〔医学〕.
a. population 実際人口〔医学〕.
a. size 実測繊度.
a. stress 真応力.
Actuarius, Johannes [æktjuéiriəs] アクタリウス(1283没のギリシャの医師. 有名な尿検査法の著書がある).
ac·tu·a·tion [æ̀ktʃuéiʃən] 遂行意思〔医学〕.
acu- [ækju, əkju:] 針の意味を表す接頭語.
ac·u·clo·sure [æ̀kjuklóuʒər] 串針止血法.
ac·u·es·the·sia [æ̀kjuèsθí:ziə] 針痛感覚.
ac·u·fi·lo·pres·sure [æ̀kjufailəpréʃər] 串針結索法.
a·cu·i·ty [əkjú:iti] 尖鋭度, 明瞭度, 鋭敏度.
a. of peripheral vision 周辺視野明瞭度〔医学〕.
a·cu·le·ate [əkjú:liət] ① 棘のある. ② 刺棘のある.
ac·u·men·tin [æ̀kjuméntin] アクメンチン(好中球やマクロファージの運動性タンパクでアクチンに連結してアクチンフィラメントの長さを調節する).
a·cu·me·ter [əkjú:mitər] 聴力計, = acusimeter.
a·cu·mi·nat(-us, -a, -um) [əkju:minéit(-əs, -ə, -əm)] 尖圭の, 先のとがった形の, = acuminate, acuminated.
acuminate papular syphilid(e) 尖形丘疹状梅毒疹.
ac·u·pres·sure [ǽkjupréʃər] 鋭圧術(挿針止血法, 串針止血法).
ac·u·punc·ture [ǽkjupʌ́ŋktʃər] 刺鍼術, 針療法

〔医学〕，はり（鍼）〔医学〕.
a. anesthesia はり（鍼）麻酔〔法〕.
a. atlas 刺鍼術図譜〔医学〕.
a. therapy 刺鍼療法，はり（鍼）療法.
a·cus ［éikəs］ 針（外科手術用）.
ac·u·sec·tion ［ækjusékʃən］〔電気〕針切開.
ac·u·sec·tor ［ækjuséktər］ 電気針.
-acusia ［əku:siə］ 聴覚との関係を表す接尾語.
a·cu·sim·e·ter ［əkù:símitər］ 聴力計，＝acusiometer, acumeter.
acusticofacial crest 聴顔面稜（胎児の第7，8脳神経から発する）.
a·cu·sti·cus ［əkú:stikəs］ 聴神経（第8脳神経），＝nervus acusticus.
ac·u·tan·gu·lar ［ækjutǽŋgjulər］ 鋭角の，＝acute angular.
a·cute ［əkjú:t］ ①急性. ②鋭形.
a. abdomen 急性腹症〔医学〕.
a. adrenal insufficiency 急性副腎不全〔医学〕.
a. adrenocortical insufficiency 急性副腎皮質機能不全〔医学〕，急性副腎皮質不全.
a. adult respiratory distress syndrome 急性成人呼吸促迫症候群〔医学〕.
a. African sleeping sickness 急性アフリカ睡眠病.
a. alcohol poisoning 急性アルコール中毒〔医学〕，＝acute alcoholism.
a. alveolar osteitis 急性歯槽骨炎〔医学〕.
a. angle 鋭角（90°より小さい角）.
a. anterior celluloneuritis 急性前〔角〕神経細胞炎（Raymond が急性前角灰白炎 acute anterior poliomyelitis につけた名称）.
a. anterior poliomyelitis 急性脊髄前角炎〔医学〕，急性前角灰白髄炎（主として小児を侵すウイルス性地方病疾患で，発熱，筋痛，胃腸障害を症状とし，突如筋の麻痺と後には萎縮が起こり，反射が消失する），＝infantile paralysis, epidemic paralysis, acute wasting paralysis, Heine-Medin disease.
a. aortic insufficiency 急性大動脈弁閉鎖不全.
a. aortitis 急性大動脈炎.
a. appendicitis 急性虫垂炎〔医学〕.
a. arterial occlusive disease 急性動脈閉塞疾患〔医学〕.
a. arthritis 急性関節炎〔医学〕.
a. articular rheumatism 急性関節リウマチ，＝acute rheumatic fever.
a. ascending myelitis 急性上行性脊髄炎，＝Landry paralysis.
a. ascending paralysis 急性上行性麻痺.
a. ascending spinal paralysis 急性上行性脊髄麻痺（前灰白炎，ワクチン接種，発疹性疾患に後発する麻痺で，初めは下肢，後には上肢および身体の他部位に上行拡張する病型），＝Landry paralysis.
a. ascites 急性腹水.
a. aseptic meningitis 急性無菌性髄膜炎. → lymphocytic choriomeningitis.
a. asphyxia 急性窒息.
a. ataxia 急性運動失調〔医学〕.
a. atrophic paralysis 急性萎縮性麻痺（小児の急性脊髄前角炎）.
a. autonomic and sensory neuropathy 急性自律感覚神経ニューロパチー.
a. autonomic neuropathy (AAN) 急性自律神経ニューロパチー（急性汎自律神経異常症），＝acute pandysautonomia (APD).
a. bacterial conjunctivitis 急性細菌性結膜炎〔医学〕.
a. bacterial endocarditis 急性細菌性心内膜炎〔医学〕.
a. basophilic leukemia (ABL) 急性好塩基球性白血病.
a. benign lymphoblastosis 急性良性リンパ芽球症，＝infectious mononucleasis.
a. brain disorder 急性脳障害〔医学〕.
a. brain injury 急性脳損傷〔医学〕.
a. brain syndrome 急性脳症候群，＝delirium.
a. bronchiolitis 急性細気管支炎（ウイルスやマイコプラズマ感染による）.
a. bronchitis 急性気管支炎〔医学〕.
a. bulbar polioencephalitis 急性延髄灰白脳炎，＝acute bulbar palsy.
a. carcinoma 軟性癌，＝soft cancer.
a. catarrhal appendicitis 急性カタル性虫垂炎，＝simple appendicitis.
a. catarrhal conjunctivitis 急性カタル性結膜炎.
a. catarrhal cystitis 急性カタル性膀胱炎.
a. catarrhal laryngitis 急性喉頭カタル.
a. cerebellar ataxia 急性小脳失調症〔医学〕.
a. cholecystitis 急性胆囊炎〔医学〕.
a. chorea 急性舞踏病〔医学〕.
a. closed-angle glaucoma 急性閉塞隅角緑内障.
a. colitis 急性大腸炎，＝simple colitis.
a. confusional state 急性錯乱状態，＝delirium.
a. conjunctivitis 急性結膜炎〔医学〕.
a. contagious conjunctivitis 急性伝染性結膜炎（Koch-Weeks 菌による流行性結膜炎），＝pink-eye.
a. coronary syndrome (ACS) 急性冠動脈症候群（不安定狭心症，急性心筋梗塞，梗塞後狭心症などを一括した呼称）.
a. cortical necrosis 急性皮質壊死〔医学〕（腎皮質血管の閉塞による虚血性変化で，両側腎皮質が壊死に陥り，急速に腎不全に至る疾患の病理学的概念として使われる）.
a. cystitis 急性膀胱炎〔医学〕.
a. decubitus 急性褥瘡.
a. decubitus ulcer 急性褥瘡性潰瘍.
a. delirium 急性せん（譫）妄〔医学〕.
a. demyelinating disease 急性脱髄性疾患（伝染病後脳炎にみられる）.
a. desensitization 急性脱感作〔医学〕.
a. digitalization 急性ジギタリス飽和〔医学〕.
a. dilatation of stomach 急性胃拡張〔医学〕.
a. disease 急性疾患〔医学〕.
a. disseminated encephalitis 急性播種性脳炎，＝postinfection encephalitis.
a. disseminated encephalomyelitis (ADEM) 急性散在性脳脊髄膜炎〔医学〕，＝postinfectious encephalitis.
a. disseminated myositis 急性播種性筋炎.
a. dissemination type 急性びまん性型，急性播種性型.
a. duodenal ileus 急性十二指腸性イレウス（手術後の続発かまたは外部からの圧迫による），＝arteriomesenteric ileus, gastromesenteric ileus.
a. duodenal mucosal lesion (ADML) 急性十二指腸粘膜病変〔医学〕.
a. dystonic reaction 急性ジストニア様反応〔医学〕.
a. ear 急性中耳炎，＝otitis media acuta.
a. eczema 急性湿疹〔医学〕.
a. effect 急性効果〔医学〕.
a. encephalitis 急性脳炎.
a. encephalopathy 急性脳症〔医学〕.
a. endocarditis 急性心内膜炎〔医学〕.
a. endometritis of uterine body 急性子宮体内膜炎〔医学〕.

A

a. epidemic conjunctivitis 急性流行性結膜炎.
a. epidemic infectious adenitis 急性流行性伝染性腺炎.
a. epidemic leukoencephalitis 急性流行性白〔質〕脳炎（急性原発性出血性脊髄脳炎または Strümpell disease ともいい，1901年ウマにおいて初めて報告されたが，1891年以来世界各国に流行したウイルス性疾患），＝acute primary hemorrhagic meningoencephalitis，Strümpell disease.
a. epididymitis 急性精巣上体（副睾丸）炎〔医学〕.
a. epidural hematoma 急性硬膜外血腫〔医学〕.
a. epiglottitis 急性喉頭蓋炎〔医学〕.
a. episode 急性エピソード.
a. erythremia 急性赤血病（ディググリエルモ病），＝DiGuglielmo disease.
a. exacerbation 急性増悪〔医学〕，急性悪化.
a. exanthema 急性発疹〔医学〕.
a. exogenous reaction type 急性外因反応型.
a. experiment 急性実験〔医学〕，急性試験〔医学〕.
a. exposure 急性被曝〔医学〕.
a. fatigue 急性疲労〔医学〕.
a. fatty liver in pregnancy 急性妊娠脂肪肝.
a. febrile jaundice 急性伝染性黄疸，＝acute infectious jaundice.
a. febrile mucocutaneous lymphnode syndrome (MCLS) 急性熱性皮膚〔粘膜〕リンパ節症候群〔医学〕（川崎病．乳幼児期に好発する急性疾患．発熱，粘膜症状など特徴的症状を示すが原因不明）.
a. febrile neutrophilic dermatosis 急性熱性好中球性皮膚症.
a. febrile polyneuritis 急性伝染性多発神経炎，＝acute infectious polyneuritis.
a. fibrinous enteritis 急性線維素性腸炎.
a. focal bacterial nephritis 急性限局性細菌性腎炎〔医学〕.
a. follicular conjunctivitis 急性濾胞性結膜炎.
a. fulminating meningococcemia 急性電撃性髄膜炎菌菌血症，＝Waterhouse-Friderichsen syndrome.
a. fulminating type 急性劇症型.
a. gastric anisakiasis 急性胃アニサキス症.
a. gastric dilatation 急性胃拡張.
a. gastric mucosal lesion (AGML) 急性胃粘膜病変〔医学〕.
a. gastritis 急性胃炎〔医学〕.
a. gastroenteritis 急性胃腸炎，＝viral gastroenteritis.
a. gingivitis 急性歯肉炎〔医学〕.
a. glomerulonephritic syndrome 急性糸球体腎炎症候群.
a. glomerulonephritis (AGN) 急性糸球体腎炎〔医学〕（先行する腎疾患がなく，上気道などの感染症後に10～20日の潜伏期間を経て，急性に血尿，タンパク尿，浮腫，腎機能低下などを発現する病態をいう）.
a. goiter 急性甲状腺腫.
a. gonorrhea of cervix 急性頸管淋〔医学〕.
a. gonorrheal endotrachelitis 急性淋菌性子宮頸内膜炎〔医学〕.
a. graft-versus-host reaction 急性移植片対宿主病.
a. granulocytic leukemia 急性顆粒球〔性〕白血病〔医学〕.
a. hallucination 急性幻覚.
a. hallucinatory mania 急性幻覚性躁病，＝Ganser syndrome.
a. hallucinatory paranoia 急性幻覚性パラノイア.
a. hemolytic anemia 急性溶血性貧血.
a. hemorrhagic colitis 急性出血性大腸炎〔医学〕.
a. hemorrhagic conjunctivitis (AHC) 急性出血性結膜炎（エンテロウイルス70型による疾患で，結膜下出血をきたす），＝Aporo disease.
a. hemorrhagic leukoencephalitis 急性出血性白質脳炎〔医学〕.
a. hemorrhagic pancreatitis 急性出血性膵炎〔医学〕.
a. hemorrhagic rectal ulcer (AHRU) 急性出血性直腸潰瘍.
a. hepatic insufficiency 急性肝不全〔医学〕.
a. hepatitis 急性肝炎〔医学〕.
a. herpetic gingivostomatitis 急性疱疹性歯肉口内炎（ヘルペスウイルスによる急性疾患で，主として18ヵ月から6歳までの小児にみられる），＝acute infectious gingivostomatitis，aphthous stomatitis，ulcerative stomatitis，Vincent stomatitis.
a. histoplasmosis 急性ヒストプラスマ症.
a. hydramnion 急性羊水過多〔症〕〔医学〕.
a. hydrocephaly 急性水頭症（結核性髄膜炎の）.
a. illness 急性疾患.
a. infantile hemiplegia 急性小児片麻痺，＝acute hemiplegia in childhood.
a. infantile hemiplegia syndrome 急性小児片麻痺症候群〔医学〕.
a. infection 急性感染症〔医学〕.
a. infections lymphocytosis リンパ細胞腫症，＝acute infectious lymphocytosis.
a. infectious disease 急性伝染病〔医学〕.
a. infectious gastroenteritis 急性感染性胃腸炎，＝epidemic viral gastroenteritis.
a. infectious hemorrhagic fever 急性伝染性出血熱（発生地域により病名が異なり極東出血熱，流行性出血熱，韓国出血熱など．いずれもタンパク尿，腎障害を伴う発熱性の同一のウイルス疾患であり1982年に腎症候性出血熱 hemorrhagic fever with renal syndrome (HFRS) と総称するよう改名された），＝epidemic hemorrhagic fever.
a. infectious jaundice 急性感染性黄疸〔医学〕.
a. infectious lymphocytosis 急性伝染性リンパ球増加〔症〕（小児の急性伝染病で，末梢血液にリンパ球が増加する），＝Smith disease.
a. infectious polyneuritis 急性感染性多発性神経炎〔医学〕.
a. infective endocarditis 急性感染性心内膜炎〔医学〕.
a. inflammation 急性炎〔症〕〔医学〕.
a. inflammation of submandibular 急性顎下腺炎.
a. inflammatory demyelinating polyradiculoneuropathy 急性炎症性脱髄性多発ニューロパチー.
a. injury 急性傷害〔医学〕.
a. intermittent porphyria 急性間欠性ポルフィリン症〔医学〕.
a. interstitial nephritis 急性間質性腎炎〔医学〕.
a. interstitial pneumonia (AIP) 急性間質性肺炎，＝atypical pneumonia.
a. interstitial pneumonitis 急性間質性肺〔臓〕炎〔医学〕.
a. intestinal anisakiasis 急性腸アニサキス症.
a. intestinal infarction 急性腸梗塞〔医学〕.
a. intracranial hematoma 急性頭蓋内血腫.
a. intracranial hemorrhage 急性頭蓋内出血（頭蓋内出血は外傷性と非外傷性に区別され，発症3日以内に形成されるものを急性という）.
a. intussusception 急性腸重積症（発作性腹痛嘔吐，下腹腔にソーセージ形腫脹を触診し，血便および粘液便を排泄する）.
a. invasive aspergillosis 急性侵襲性アスペルギルス症.

a. irradiation 急照射［医学］.
a. ischemic syndrome 急性虚血症候群［医学］, = Kawasaki disease.
a. isolated myocarditis 急性孤立性心筋炎.
a. kidney failure 急性腎不全［医学］.
a. kidney injury(AKI) 急性腎障害（軽症を含む疾患概念）.
a. kidney tubular necrosis 急性尿細管壊死［医学］.
a. laryngitis 急性喉頭炎［医学］.
a. laryngotracheobronchitis 急性喉頭気管気管支炎.
a. lepromatization 急性らい（癩）腫化［医学］.
a. lethal catatonia 急性致死緊張病（高度の緊張病性興奮や，昏迷を呈し，意識混濁をしばしば伴う，原因不明の急性精神病．1934年 K. H. Stander の命名による）.
a. leukemia 急性白血病［医学］（骨髄で白血病細胞（芽球）が顕著に増殖し分化成熟した顆粒球がほとんどみられない病型．骨髄性とリンパ性とに大別される）.
a. leukemia in childhood 小児急性白血病.
a. liver failure 急性肝不全［医学］（先行する肝障害がなく急激に出現する場合をいう）.
a. locked back 急性背部閉じこめ状態［医学］.
a. low back pain attack 急性腰痛症.
a. lung injury (ALI) 急性肺損傷［医学］, 急性肺傷害.
a. lymphadenitis 急性リンパ節炎［医学］.
a. lymphadenosis 急性リンパ節症（伝染性単核細胞症）, = infectious mononucleosis.
a. lymphangitis 急性リンパ管炎［医学］.
a. lymphoblastic leukemia (ALL) 急性リンパ性白血病.
a. lymphocytic leukemia 急性リンパ性白血病［医学］.
a. malaria 急性マラリア.
a. malignant decubitus 急性悪性褥瘡.
a. mania 急性躁病, = Bell mania.
a. massive liver necrosis 急性広汎性肝壊死, = acute parenchymatous hepatitis, acute yellow atrophy of liver.
a. mastitis 急性乳腺炎［医学］.
a. mediastinitis 急性縦隔炎［医学］.
a. medicine 救急医学［医学］.
a. megakaryoblastic leukemia 急性巨核芽球性白血病.
a. membranous pharyngitis 急性膜性咽頭炎.
a. metroendometritis 急性子宮内膜筋層炎［医学］.
a. middle otitis 急性中耳炎［医学］.
a. miliary tuberculosis 急性粟粒結核症［医学］（結核菌血症による急性全身性結核症で，器官および組織に多数の粟粒結核を生じ，発熱，脾腫，貧血などをきたす．通常胸部X線上，両側肺野に粟粒陰影を示す）, = disseminated tuberculosis.
a. monocytic leukemia 急性単球性白血病［医学］, = AML-M5.
a. mononucleosis 急性単核症, = infectious mononucleosis.
a. motor axonal neuropathy 急性運動性軸索性神経障害.
a. multifocal placoid pigment epitheliopathy 急性多発性斑状色素上皮症.
a. myelitis 急性脊髄炎［医学］.
a. myeloblastic leukemia 急性骨髄芽球性白血病［医学］, = AML-M1.
a. myeloblastic leukemia with maturation 急性分化型骨髄性白血病, = AML-M2 variant.
a. myelocytic leukemia (AML) 急性骨髄性白血病, 急性骨髄球性白血病［医学］, = acute myeloid leukemia.
a. myelogeneous leukemia (AML) 急性骨髄性白血病.
a. myelogenous leukemia 1 gene 急性骨髄性白血病遺伝子, = AML1 gene.
a. myelomonocytic leukemia 急性骨髄単球性白血病, = AML-M4.
a. myocardial infarction (AMI) 急性心筋梗塞［医学］（冠動脈の急性閉塞により局所性の心筋壊死が生じた状態）.
a. myocarditis 急性心筋炎［医学］.
a. necrosis of pancreas 急性膵壊死［医学］.
a. necrotizing encephalopathy (ANE) 急性壊死性脳症（ウイルス感染により，発熱，意識障害，昏睡に陥る．重症では多臓器不全を合併する．視床，側脳室周囲の白質，内包，被殻，脳幹に左右対称性の多発病変がみられる）.
a. necrotizing hemorrhagic encephalomyelitis 急性壊死性出血性脳脊髄炎.
a. necrotizing myelitis 急性壊死性脊髄炎.
a. necrotizing pyelonephritis 急性壊死性腎盂腎炎［医学］.
a. necrotizing ulcerative gingivitis (ANUG) 急性壊死性潰瘍性歯肉炎［医学］.
a. nephritic syndrome 急性腎炎症候群［医学］.
a. nephritis 急性腎炎［医学］（急性発症の浸出性増殖性病変を特徴とする疾患である）.
a. nephrosis 急性腎症（急性伝染病または中毒症に併発する）.
a. nonspecific idiopathic pericarditis 急性非特異性特発性心膜炎［医学］.
a. obliterating bronchiolitis 急性閉塞性細気管支炎.
a. obstructive suprative cholangitis 急性閉塞性化膿性胆管炎［医学］.
a. organic brain syndrome 急性器質性脳症候群.
a. osteomyelitis 急性骨髄炎［医学］.
a. pancreatitis 急性膵炎［医学］.
a. pandysautonomia (APD) 急性汎自律神経異常症.
a. papillary necrosis 急性乳頭壊死.
a. parenchymatous hepatitis 急性実質性肝炎［医学］. →acute yellow atrophy of liver.
a. parotitis 急性耳下腺炎［医学］.
a. periarteritis 急性動脈周囲炎.
a. pericarditis 急性心膜炎［医学］.
a. peritonitis 急性腹膜炎［医学］.
a. perivascular myelinoclasis 急性血管周囲脱髄, = postinfection encephalitis.
a. pharyngitis 急性咽頭炎［医学］, = catarrhal pharyngitis.
a. phase 急性相.
a. phase protein (APP) 急性期炎症タンパク質（急性炎症時に血中に増加するCRPやハプトグロビンなどのタンパク質で，IL-6 などにより誘導され肝で産生される）, 急性期タンパク.
a. phase reactant 急性期反応物質, 急性期物質（急性炎症期に血清中に急激に増加する一群の血清タンパク．例えばα_1-アンチトリプシン，血清アミロイドAタンパク，C反応性タンパク）, = acute phase protein.
a. phase response 急性期反応［医学］.
a. phase serum 急性期血清［医学］（感染症その他で炎症が急性に起こった初期の血清のこと）.
a. phase substance 急性期反応物質（炎症の急性期に出現するタンパク質，一般に肝で産生される．CRP, 血清アミロイドAなど）, = acute phase protein.
a. pleurisy 急性胸膜炎.

A

a. pneumonia 急性肺炎〔医学〕.
a. poisoning 急性中毒〔医学〕.
a. poisoning from agricultural chemical 急性農薬中毒〔医学〕.
a. poliomyelitis 急性灰白髄炎(ポリオウイルスによる疾患で，脳炎を起こし，四肢の麻痺をきたす場合がある)，= polio.
a. polymyositis 急性多発性筋炎，= epidemic pleurodynia.
a. porphyria 急性ポルフィリン症(肝性病型に属し，優性遺伝で成熟女性に多くみられ，薬剤，ストレス，飢餓，ホルモンが誘因となる).
a. post-streptococcal glomerulonephritis (APS GN) 溶血性レンサ球菌(溶レン菌)感染後急性糸球体腎炎，= acute glomerulonephritis.
a. primary care medicine 救急医学〔医学〕.
a. primary hemorrhagic meningoencephalitis = Strümpell disease.
a. promyelocytic leukemia 急性前骨髄球性白血病〔医学〕，= AML-M3.
a. prostatitis 急性前立腺炎〔医学〕.
a. pseudocyst 急性期仮性嚢胞〔医学〕.
a. pseudomembranous candidiasis 急性偽膜性カンジダ症.
a. psychosis 急性精神病.
a. pulmonary edema 急性肺水腫〔医学〕.
a. pulmonary insufficiency following thoracic surgery 胸部手術後急性呼吸不全〔医学〕.
a. pulpitis 急性歯髄炎〔医学〕.
a. purulent myositis 急性化膿性筋炎〔医学〕.
a. pyelonephritis 急性腎盂腎炎〔医学〕.
a. pyogenic meningitis 急性化膿性髄膜炎.
a. radiation injury 急性放射線病(原子爆弾の爆発初期の核放射に全身が曝露されて発現する疾病，急性放射線障害).
a. radiation sickness 急性放射線症〔医学〕.
a. radiation syndrome 急性放射線障害症候群〔医学〕，急性放射線症候群.
a. recurrent pancreatitis 急性再発性膵炎〔医学〕.
a. recurrent rhabdomyolysis 急性再発性横紋筋融解〔症〕(運動後にミオグロブリン尿がみられる種々の疾患の総称 paroxysmal myoglobinuria の一つで，エネルギー代謝異常によるミオパチー，筋糖原病，脂質代謝異常，ミトコンドリアミオパチーなどが含まれる).
a. reflex bone atrophy 急性反射性骨萎縮，= Sudeck atrophy.
a. rejection 急性拒絶反応〔医学〕(移植組織に対する拒絶反応のうち急速に進行するもの).
a. renal failure (ARF) 急性腎不全〔医学〕.
a. renal insufficiency 急性腎不全〔医学〕.
a. renal transplant rejection 急性移植腎拒絶〔医学〕.
a. respiratory disease (ARD) 急性呼吸器疾患〔医学〕.
a. respiratory disease viruses 急性呼吸器疾患ウイルス〔医学〕.
a. respiratory distress syndrome (ARDS) 急性呼吸促迫症候群，急性呼吸窮迫症候群〔医学〕.
a. respiratory failure 急性呼吸不全〔医学〕，= acute respiratory insufficiency.
a. respiratory insufficiency 急性呼吸不全，= acute respiratory failure.
a. reticulo-endotheliosis 急性〔細〕網内〔皮〕症.
a. retinal necrosis (ARN) 急性網膜壊死.
a. rheumatic arthritis 急性リウマチ性関節炎，= acute rheumatic fever.
a. retroviral infection 急性 HIV 感染症.
a. rheumatic fever 急性リウマチ熱〔医学〕.
a. rheumatic pericarditis 急性リウマチ性心膜炎〔医学〕.
a. rheumatic polyarthritis 急性リウマチ性多発〔性〕関節炎〔医学〕.
a. rheumatism 急性リウマチ，= acute rheumatic fever.
a. rhinitis 急性鼻炎〔医学〕(はなかぜ)，= coryza, head cold.
a. rickets (小児壊血病のことで，Möller の用いた語)，= infantile scurvy.
a. sabdural hematoma 急性硬膜下血腫〔医学〕.
a. salivary adenitis 急性唾液腺炎.
a. scrotum 急性陰嚢〔症〕〔医学〕.
a. sensory motor axonal neuropathy 急性感覚運動性軸索性神経障害.
a. serous coxitis 急性漿液性股関節炎(一過性単純性股関節炎．3〜10 歳の小児に発生する一過性非特異的滑膜炎)，= transitory coxitis, transient synovitis, observation hip syndrome.
a. sialoadenitis 急性唾液腺炎〔医学〕.
a. simple tympanitis 急性単純性中耳炎.
a. splenic tumor 急性脾腫(急性脾炎の結果生ずるもの).
a. stage 急性期〔医学〕.
a. staphylococcal enteritis 急性ブドウ球菌腸炎.
a. stress disorder 急性ストレス障害.
a. stress reaction (ASR) 急性ストレス反応(心的外傷の直後に生じる反応．1〜2 週間，数ヵ月後に生じる遷延反応はとくに PTSD といわれる)．→ PTSD.
a. subendocardial infarction 急性心内膜下梗塞〔医学〕，= acute myocardial infarction.
a. suppurative lingulitis 急性化膿性肺小舌炎.
a. suppurative synovitis 急性化膿性滑膜炎，= pyarthrosis.
a. suppurative tympanitis 急性化膿性中耳炎.
a. supraglottitis 急性声門上喉頭炎〔医学〕.
a. systemic lupus erythematosus 急性全身性エリテマトーデス〔医学〕.
a. thyroiditis 急性甲状腺炎〔医学〕.
a. tolerance 急性耐性〔医学〕.
a. tonsillitis 急性扁桃炎〔医学〕(細菌やウイルスの感染による口蓋扁桃の急性炎症，口峡炎ともいう)，= angina.
a. toxemia of pregnancy 急性妊娠中毒症〔医学〕.
a. toxicity 急性毒性〔医学〕(毒性の発現のしかたで，短期間で急激な中毒症状を呈する).
a. toxicity test 急性毒性試験.
a. toxoplasmosis 急性トキソプラズマ症.
a. transformation 急性転化〔医学〕.
a. transmural myocardial infarction 急性貫壁性心筋梗塞〔医学〕.
a. transverse myelitis 急性横断性脊髄炎.
a. traumatic intracranial hematoma 急性外傷性頭蓋内血腫.
a. tuberculosis 急性粟粒結核〔症〕.
a. tubular necrosis 急性尿細管壊死〔医学〕.
a. tubulo interstitial nephritis 急性尿細管間質性腎炎〔医学〕.
a. ulcer 急性潰瘍〔医学〕.
a. urinary retention 急性尿閉〔医学〕.
a. urticaria 急性じんま疹〔医学〕.
a. vascular purpura 急性血管性紫斑病.
a. viral conjunctivitis 急性ウイルス結膜炎.
a. viral hepatitis 急性ウイルス肝炎〔医学〕.
a. yellow atrophy 急性黄色萎縮(肝の).
a. yellow atrophy of liver 急性黄色肝萎縮〔症〕〔医学〕.
a. yellow liver atrophy 急性黄色肝萎縮.

acuteness of vision 視覚鋭敏〔医学〕.
ac·u·tor·sion [ækjutɔ́:ʒən] 串針捻転法，捻捩止血法.
acu·tu·min [əkjú:təmin] アクツミン（ツヅラフジ〔防己〕科オオツヅラフジ *Sinomenium acutum* のアルカロイド）.
a·cy·a·no·blep·sia [əsaiənəbléspsiə] 第3色盲，青色色盲，青色盲，= acyanoblepsy.
a·cy·a·nop·sia [əsaiənápsiə] 第3色盲，青色色盲，青色盲，= acyanoblepsia.
a·cy·a·not·ic [əsaiənátik] 非青色性の〔医学〕，非チアノーゼの.
a. congenital cardiopathy 非チアノーゼ性先天〔性〕心疾患.
a·cy·clia [əsáikliə] 循環停止.
a·cy·clic [əsíklik, əsái-] 非環式の，非輪性の.
a. compound 非環式化合物〔医学〕，鎖状化合物，= open-chain compound.
a. flower 非輪生花.
a·cy·clo·vir (ACV) [əsáiklouvər] アシクロビル ㊥ 9-[(2-hydroxyethoxy) methyl] guanine $C_8H_{11}N_5O_3$（プリン骨格をもつ抗ウイルス薬で単純ヘルペスウイルス，水痘帯状疱疹ウイルスなどに強い抗ウイルス活性を示す）.
a·cy·e·sis [əsáiəsis, əsaií:s-] 不妊症，正常分娩不能〔症〕，= aciasis. 形 acyetic.
ac·yl [ǽsil] 酸基（有機カルボン酸からカルボキシル基 COOH の OH を除いた残基）.
a.-activating enzyme アシル活性化酵素.
a. carrier protein (ACP) アシルキャリアータンパク質（分子量約10,000で，77個のアミノ酸基からなるペプチド）.
a. chloride 塩化アシル（酸塩化物）.
a.-CoA アシルCoA. → acylcoenzyme A.
a.-CoA dehydrogenase アシルCoA脱水素酵素，= acyl-coenzyme A dehydrogenase.
a. group アシル基.
a. group transfer アシル基転移，= transacylation.
a. peroxide 過酸化アシル.
ac·yl·ase [ǽsileis] アシル酵素（アセタニリドのような薬物を水解する酵素）.
ac·yl·a·tion [æsiléiʃən, əsai-] アシル化.
ac·yl·co·en·zyme A [æ̀silkouénzaim ei] アシルCoA（脂肪酸のカルボキシル基とCoAのSHがチオエステル結合したもの），= acyl-CoA.
acylcoenzyme A dehydrogenase アシルCoAデヒドロゲナーゼ，アシルCoA脱水素酵素.
ac·yl·neu·ra·min·ate cy·ti·dyl·trans·fer·ase [æ̀silnju:rǽmineit sìtidiltrǽnsfəreis] アシルニューラミネート転移酵素（シチジルトランスフェラーゼ）.
ac·yl·trans·fer·ase [æ̀siltrǽnfəreis] アシル基転移酵素〔医学〕.
a·cys·tia [əsístiə] 無膀胱症.
a·cys·ti·ner·via [əsistinə́:viə] = acystineuria.
a·cys·ti·neu·ria [əsistinjú:riə] 膀胱神経失調〔症〕，= acystinervia.
AD ① adult disease 成人病の略. ② aerosol deposition エアロゾル沈着の略. ③ Alzheimer disease アルツハイマー病の略. ④ atopic dermatitis アトピー性皮膚炎の略. ⑤ autosomal dominant inheritance 常染色体優性遺伝の略. ⑥ diphenylchlorarsine ジフェニルクロルアルシンの略.
Ad ① adrenalin アドレナリンの略. ② aldebaranium アルデバラニウムの略.
Ad grat acid ad gratum aciditatem 適宜の酢味にの略.
Ad Hoc Committee classification アドホック委員会分類（アメリカ NIH（National Institute of Health）による頭痛の分類）.
Ad pond om ad pondus omnium 全重量までの略.
Ad 2 vic ad duas vices 2服にの略（2回に，2投与量の）.
ad- [æd, əd] ① 前置詞"の方へ"の意味を表す接頭語. ② "付加"の意味を表す接頭語. ③ "強さを増す"などの意味を表す接頭語.
-ad [æd, əd] ① 集合数を表す接尾語. ② 化学元素などを表す接尾語. ③ 植物の個々種類を表す接尾語. ④ 解剖学・動物学では"の方向へ"を表す接尾語.
ad ① アド（ラテン語 adde（加えよ），または addetur（加えさせよ）の略で処方箋に用いる），= add. ② auris dextra 右耳の略.
ad def an ad defectionem animi 失神する点までの略.
ad deliq ad deliquium 失神までの略.
ad lib adde libitum 適宜にの略.
ad libitum feeding 自由食給餌〔医学〕.
ad substance アド物質（刺激が神経のシナプスを通過することを助長する物質）.
ADA ① adenosine deaminase アデノシンデアミナーゼの略. ② American Dental Association アメリカ歯科医師会の略. ③ American Dietetic Association アメリカ栄養協会の略. ④ anterior descending artery 前下行動脈の略.
ADA-binding protein アデノシンデアミナーゼ結合タンパク質（CD 26抗原）.
a·dac·rya [ədǽkriə] 無涙症.
a·dac·tyl·ia [ədæktíliə] 欠指（趾）〔症〕，無指症〔医学〕，= adactylism, adactyly. 形 adactyl, adactylous.
a·dac·ty·lus [ədǽktiləs] 無指（趾）体〔医学〕.
a·dac·ty·ly [ədǽktili] 無指症〔医学〕，= adactylia.
Adair-Dighton syn·drome [ədéər dáitən síndroum] アデーア・ダイトン症候群（骨薄弱，青色強膜および難聴の症候を呈する家族性疾患），= vander Hoeve syndrome, Eddowes syndrome.
ADAM androgen decline in aging male の略，= PADAM.
Adam's ap·ple [ǽdəmz ǽpl] アダムのリンゴ（甲状軟骨の喉頭隆起．のどぼとけのこと．アダムが禁断の実を飲み込み，喉頭部にひっかかり膨れたところからこの名がある），= laryngeal prominence, pomum Adami.
ad·a·man·tine [æ̀dəmǽntin] エナメル質の，ほうろう（琺瑯）質の.
a. epithelioma エナメル上皮腫，= adamantinoma.
a. layer エナメル層（歯の）.
a. luster 金剛光沢.
a. membrane エナメル小皮.
a. prism エナメル小柱〔医学〕.
ad·a·man·ti·no·car·ci·no·ma [æ̀dəmæ̀ntinoukα:sinóumə] 悪性エナメル上皮腫，= malignant ameloblastoma.
ad·a·man·ti·no·ma [æ̀dəmæ̀ntinóumə] アダマンチノーマ，エナメル上皮腫〔医学〕，ほうろう（琺瑯）腫，= ameloblastoma.
a. cysticum 嚢胞性エナメル上皮腫.
a. polycysticum 多嚢胞性エナメル腫.
a. solidum 充実性エナメル上皮腫.
ad·a·man·to·blast [æ̀dəmǽntəblæst] エナメル芽細胞〔医学〕，= ameloblast.
ad·a·man·to·blas·to·ma [æ̀dəmæ̀ntoublæstóumə] エナメル芽細胞腫〔医学〕.
ad·a·man·to·ma [æ̀dəmæntóumə] エナメル〔質〕腫.
ad·a·mas den·tis [ǽdəmæs déntis] 歯牙エナメ

ル質.

Adami, John George [ǽdəmi] アダミ(1862-1926, カナダの病理学者).

A. theory アダミ学説(Ehrlich の側鎖免疫説に類似の学説).

Adamkiewicz, Albert [adɑ:mkáiəviʧ] アダムキュービッツ(1850-1921, オーストリアの病理学者).

A. artery アダムキュービッツ動脈(大脊髄根動脈, 大前根動脈).

A. protein reaction アダムキュービッツタンパク反応(トリプトファンを含むタンパク質の呈する反応で, 被検液2〜3mLに等量の氷酢酸を加え, 4〜5mLの純濃硫酸を重層すると, 接触面に紫色を呈する. 氷酢酸の代わりにグリオキザル酸試薬を用いても同一反応を呈する), = Hopkins-Cole reaction, glyoxalic acid reaction.

Adams, James Alexander [ǽdəmz] アダムス(1857-1930, スコットランドの外科医).

A. operation アダムス手術(子宮後屈の手術で Alexander 法と同じ術式).

Adams, Robert [ǽdəmz] アダムス(1791-1875, アイルランド・ダブリンの医師).

A.-Stokes disease アダムス・ストークス病(房室不完全ブロックから完全ブロックへの移行時に下位中枢の自動が始まらないときや急に洞房ブロックが起こり下位中枢の活動が起こらないときには, 心臓から血液が拍出されず, 脳の血液循環が止まり失神, チアノーゼ, 痙攣などを起こす), = Stokes-Adams syndrome, Spens syndrome.

A.-Stokes syndrome アダムス・ストークス症候群〔医学〕(心ブロックの結果起こる心停止による意識障害), = Adams-Stokes disease.

Adams, Sir Williams [ǽdəmz] アダムス(1783-1827, イギリスの外科医).

A. arch アダムスアーチ, アダムス弓.

A. operation アダムス手術(股関節強直に対し大腿骨頸部を骨切りする療法).

A. saw アダムスのこぎり(骨切開に用いるのこぎりで, 歯は短く柄は長い).

ad·am·site [ǽdəmsait, -zait] アダムサイト ㊗ diphenylamine chloroarsine(催くしゃみ性戦争用毒ガス).

Adanson, Michel [adɑnsɔ́n] アダンソン(1727-1806, フランスの自然科学者).

Ad·an·so·nia [æ̀dənsóuniə] バオバブ属(パンヤ科 *Bombacaceae* 植物).

A. digitata バオバブ(熱帯アフリカに自生する大喬木で5,000年の寿命があるといわれ有名. 葉の煎剤は解熱作用をもつ).

Adansonian classification アダンソン分類法(数値分類法 numerical classification の基本にあるもので, Adanson(フランスの自然科学者)によりその原理が提出された. 1個または少数の形質で分類する体系を人為分類とし, 自然分類とは多数の形質を考慮したものと考える).

Adansonian principle アダンソン原理〔医学〕.

adapt [ədǽpt] 適応する〔医学〕, 順化する〔医学〕.

a·dapt·a·bil·i·ty [ədæ̀ptəbíliti] 順応性, 適応性, 適合性〔医学〕.

adaptable capacity to environment 環境適応能力〔医学〕.

ad·ap·ta·tion [æ̀dæptéiʃən] ① 順応〔医学〕, 慣れ〔医学〕, 適応〔医学〕. ② 接着, 連接. ㊎ adaptive, adaptable.

a. disease 〔環境〕適応病〔医学〕.

a. level 〔環境〕適応水準〔医学〕.

a. model 適応モデル(適応の概念に基づいて行う看護ケアモデル).

a. of eye 眼の順応.

a. physiology 〔環境〕適応生理学〔医学〕.

a. product 順応産物.

a. stage 適応段階.

a. stitch 接着縫合.

a. syndrome 環境適応症候群〔医学〕, 適応症候群, 調節症候群(生体にストレスが加わると, 下垂体, 副腎皮質系が活動し, 副腎皮質ホルモンの過量分泌により抵抗するが, この活動の程度により種々の疾患が誘発されるとの概念をいう), = general adaptation syndrome.

a. theory 適応説〔医学〕.

a. to environment 環境適応〔医学〕.

a. to high altitude 高地順応〔医学〕.

a·dapt·ed [ədǽptid] 適応した〔医学〕.

a. milk 順応乳(乳児の消化能に応じてつくったもの).

adapt·er [ədǽptər] 連接器, 接合装置, 受管(アダプター), = adaptor.

a. molecule アダプター分子(レセプターと下流のシグナルを橋渡しする).

a. plate 取り付け板〔医学〕.

a·dap·tive [ədǽptiv] 順応性の〔医学〕, 適応する, 適応性の〔医学〕.

a. character 適応形質.

a. coloration 適応色.

a. enzyme 適応酵素〔医学〕.

a. hyperlipogenesis 適合性脂肪合成亢進〔医学〕.

a. hypertrophy 適合性肥大〔医学〕, 順応性肥大.

a. radiation 適応照射〔医学〕.

a. thermogenesis 適応性熱産生〔医学〕.

a. value 適応値〔医学〕.

a·dap·to·gram [ədǽptəgræm] 順応曲線〔医学〕.

ad·ap·tom·e·ter [æ̀dəptámitər] 明暗順応計〔医学〕, 順応計(視紅の再生をみるための網膜順応性をみる器械).

ad·at·om [ǽdətəm] 吸着原子〔医学〕, 表面吸着原子.

ad·ax·i·al [ədǽksiəl] 側軸の.

ADC ① AIDS-dementia complex エイズ認知症症候群の略. ② anodal duration contraction 陽極持続収縮の略.

ADCC antibody-dependent cell-mediated cytotoxicity 抗体依存性細胞傷害の略.

ADD atlantodental distance 環椎歯突起間距離の略.

add アド, = ad.

ad·de [ǽde] [L] 加えよ.

add·end [ǽdend, ədénd] 加数.

ad·de·pha·gia [ədəféiʤiə] 暴食症〔医学〕, = adephagia.

ad·der [ǽdə:] ① クサリヘビ(小毒ヘビ). ② 加算回路〔医学〕.

ad·dict [ǽdikt] 常用者〔医学〕, たんでき(耽溺)者, 嗜癖者.

ad·dic·tion [ədíkʃən] たんでき(耽溺), 嗜癖〔医学〕(渇望, たんでき性). → habit, habituation. ㊎ addicted.

ad·dic·tol·o·gy [æ̀diktáləʤi] 麻薬中毒学. ㊎ addictological.

Addis, Thomas [ǽdis] アディス(1881-1949, アメリカの内科医).

A. count アディス法(24時間の排尿中にある細胞および円柱数を計算して, 腎炎の活動性を推定する方法. 特に, 赤血球数を計算する), = Addis method.

A.-Shevky test アディス・シェブキー濃縮試験(水分断絶後12時間の蓄尿濃縮をみる試験).

A. test アディスの検査.

ad·di·sin [ǽdisin] アジシン(胃液中の造血因子で, 貧血治療に有効な物質), = biermerin.

a. position 隣位.
a. segregation 隣接分離〔医学〕.
ad·jec·tion [ədʒékʃən] 付加(特に体内，既存の細菌に同種細菌を外部から，付加接種して免疫を発現させる原理).
ad·joint [ədʒɔ́int] 随伴の.
a. matrix 随伴行列.
ad·junct [ǽdʒʌŋkt] ① 補助薬，診断補助資料. ② 補助の，副の. ③ 余因数，= algebraic complement.
ad·junc·tion [ədʒʌ́ŋkʃən] 添加(特に薬剤の効力を増強するため).
ad·junc·tive [ədʒʌ́ŋktiv] 付属の，補助的な.
ad·just [ədʒʌ́st] ①(機械や装置などを)調節する. ②(環境などに)適合させる. ③(保険の支払い要求に対して)賠償額を決める.
ad·jus·ta·ble [ədʒʌ́stəbl] 調節式〔医学〕.
a. articulator 適応咬合器.
a. band 調節帯(歯科用).
ad·just·ed death rate [ədʒʌ́stid déθ réit] 標準化死亡率〔医学〕.
adjusting cone 調整円錐(平行した両眼の軸線間の距離を測るための1対の円錐管).
adjusting screw 調整ねじ.
adjustive behavior 適応行動.
ad·just·ment [ədʒʌ́stmənt] 適応，調整〔医学〕. 形 adjustable.
a. disorder 適応障害，職場不適応(maladaptation at work. 就業形態の多様化や技術革新の中で，勤労者は心身にストレスを生じさせ，精神の問題等を引き起こすこと).
a. mechanism 適応機制.
a. process 適応過程.
a. reaction 適応反応.
ad·jus·tor [ədʒʌ́stər] ① 脱臼整復器. ② 調整体(反射弓における中心神経単位).
ad·ju·van·cy [ǽdʒu:vənsi] アジュバント活性〔医学〕，= adjuvanticity.
ad·ju·vant [ǽdʒu:vənt] ① 佐薬，佐剤〔医学〕，補助薬. ② 媒質. ③ 免疫賦活剤，アジュバント(抗原性を増強するために用いる物質. 鉱物油を用いる油性アジュバント(フロイント不完全アジュバント)とアルミニウムを用いる沈降性アジュバントがある)，= adjuvans.
a. arthritis アジュバント関節炎〔医学〕.
a. chemotherapy 補助化学療法.
a. disease アジュバント病〔医学〕(実験動物ではアジュバントの注射により，ヒトでは美容形成術の流動パラフィンや炭鉱夫でシリカがアジュバントとして作用し，関節炎，高ガンマグロブリン血症などの膠原病様症状をきたす).
a. drug アジュバント薬.
a. granuloma アジュバント肉芽腫〔医学〕.
a. induced arthritis アジュバント関節炎(フロイント完全アジュバントをそのままラット足蹠皮内に注射して誘導される関節リウマチに似た関節炎をいう).
a. polyarthritis アジュバント多関節炎(Pearson が，1959年に発見したもので，Freund の完全アジュバントをラットに注射すると2週間後に四肢に多発性の関節炎が生じるもの).
a. radiotherapy アジュバント放射線治療.
a. therapy 補助療法〔医学〕.
a. vaccine アジュバントワクチン.
ad·ju·van·tic·i·ty [æ̀djuvəntísiti] アジュバント活性〔医学〕.
ADL activities of daily living 日常生活動作・活動の略.
Adler, Alfred [ǽdlər] アドラー(1870–1937，ウィーンの精神科医).
A. test アドラー試験.
A. theory アドラー説(代償性神経症は劣等感から発生するとの説).
adlerian psychology アドラー心理学.
ad·lu·mine [ædlú:min] アドルミン $C_{21}H_{21}NO_6$.
ad·max·il·lary [ædmǽksiləri] 上顎隣接の.
a. gland 副耳下腺.
ADMC antibody-dependent macrophage-mediated cytotoxicity 抗体依存性マクロファージ介在性細胞傷害の略.
ad·me·di·al [ædmí:diəl] 正中線隣接の，= admedian.
ad·mi·nic·u·lum [æ̀dminíkjuləm] 補束.
a. lineae albae [L/TA] 白線補束(白線が三角形に広がって上恥骨靱帯に付着している部位)，= posterior attachment of linea alba [TA].
ad·min·is·ter [ədmínistər] ① 投薬する. ② 管理する(総務部で).
ad·min·is·tra·tion [ædmìnistréiʃən] ① 行政，管理. ② 投与(治療薬の)〔医学〕，配剤，施薬. ③ 適用.
a. of medicine 投薬〔医学〕.
a. of medicine by inhalation 吸入投薬〔医学〕.
a. of medicine by mouth 経口投薬〔医学〕.
a. of medicine by rectum 注腸投薬〔医学〕.
a. on feeding (food) service 給食管理〔医学〕.
ad·min·is·tra·tive [ædminəstréitiv] 管理上の，行政上の.
a. autopsy 行政解剖〔医学〕(犯罪に関係ない異状死体につき死因究明のため行う法医解剖).
a. dietitian 管理栄養士〔医学〕.
a. medicine 管理医学〔医学〕.
a. personnel 管理者〔医学〕.
a. physics 管理物理学〔医学〕.
a. psychiatry 行政精神医学〔医学〕.
a. technology 管理工学〔医学〕.
a. work 管理業務〔医学〕.
a. work of hospital 病院管理業務〔医学〕.
admissible decision rule 許容決定法則〔医学〕.
ad·mis·sion [ədmíʃən] ① 入院〔医学〕. ② 承認.
a. by legal control 措置入院〔医学〕.
a. criteria 入院基準.
a. due to administrative law 措置入院.
a. rate 収容率〔医学〕.
ad·mit·tance [ədmítəns] ① 入院. ② アドミッタンス(impedance の逆数).
admitting department [ədmítiŋ dipá:tmənt] 入退院センター〔医学〕.
ad·mix·ture [ædmíkstʃər] 添加物，混合薬.
ADML acute duodenal mucosal lesion 急性十二指腸粘膜病変の略.
ad·mol·e·cule [ædmáləkju:l] 吸着分子〔医学〕.
admov ① admove 貼付せよの略. ② admoveatur 貼付させよの略.
ad·na·ta [ædnéitə] 生来の，先天の(生まれつきの)，= adnate.
ad·ner·val [ædnə́:vəl] ① 神経隣接の. ② 向神経の(神経が筋肉に進入する点への電流)，= adneural.
ad·neu·ral [ədnjú:rəl] = adnerval.
ad·nex·a [ædnéksə] 付属器，= appendages. 形 adnexal.
a. oculi 眼付属器(涙腺，眼瞼，眼筋など副眼器ともいう).
a. uteri 子宮付属器，= uterine appendages.
adnexal carcinoma 付属器癌.
adnexal disease 付属器疾患〔医学〕.
adnexal tumor 付属器腫瘍〔医学〕.
ad·nex·ec·to·my [æ̀dneksέktəmi] 〔子宮〕付属器摘出術〔医学〕.

ad·nex·i·tis [ædneksáitis] 〔子宮〕付属器炎 〔医学〕, = annexitis.
  a. phymica torpida 非活動性結核疹性付属器炎（女性性器の結核症）, = Nubiola disease.
ad·nex·o·gen·e·sis [ædnèksouʤénisis] 付属器発生（胚の）.
ad·nex·o·pexy [ædnéksəpèksi] 子宮付属器固定術, = annexopexy.
ad·nex·ot·o·my [ædneksátəmi] 付属器切除術.
ADO axiodistocclusal 軸側遠心側咬合面側の略.
adobe tick ナガヒメダニ, = *Argas persicus*.
ad·o·les·cence [ædəlésəns] 青年期, 少壮期, 思春期, = youth. 形 adolescent.
  a. psychiatry 青年精神医学 〔医学〕.
  a. psychoanalysis 青年精神分析〔学〕 〔医学〕.
ad·o·les·cent [ædəlésənt] 青年期の, 未成年期の, 思春期の.
  a. acne 壮年期痤瘡, = acne varis.
  a. albuminuria 青年期タンパク尿〔症〕.
  a. cataract 壮年期白内障.
  a. crisis 青年期危機 〔医学〕.
  a. disease 青年期疾患 〔医学〕.
  a. goiter 思春期甲状腺腫 〔医学〕, 青年期甲状腺腫, = juvenile goiter.
  a. insanity 青年期精神病 〔医学〕, 早発性痴呆, = dementia praecox.
  a. psychology 青年心理学 〔医学〕.
  a. setback syndrome 思春期挫折症候群.
  a. turmoil 青年期混乱 〔医学〕.
  a. voice change 声変〔わ〕り 〔医学〕.
adon·i·dine [ədánidi:n] アドニジン $C_{24}H_{40}O_9$（アキザキフクジュソウ *Adonis vernalis* の成分でジギタリス類似作用がある）.
ad·o·nin [ǽdənin] アドニン $C_{20}H_{40}O_9$（フクジュソウ *Adonis amurensis* から得られる無晶性配糖体）.
A·don·is [ədánis] フクジュソウ［福寿草］属（キンポウゲ［毛莨］科 *Ranunculaceae* の一属）.
  A. amurensis フクジュソウ.
  A. vernalis アキザキフクジュソウ.
ad·o·nite [ǽdənait] アドニット（*Adonis vernalis* から得られる無色針晶で, ペンチットの立体異性体）, = adonitol, ribitol.
a·dopt [ədápt] ① 採用する. ② 養子にする.
a·dopt·a·bil·i·ty [ədàptəbíliti] 採用され得る性状, 採用可能性.
adop·tion [ədápʃ(e)n] 養子縁組 〔医学〕.
  a. laws 養子（里親）法規 〔医学〕.
adop·tive [ədáptiv] 養子の 〔医学〕.
  a. immunity 養子免疫 〔医学〕（免疫動物の感作リンパ球を同系動物に移植すること. 広義の受動免疫）, = adopted immunity, passive immunity.
  a. immunization 養子免疫〔法〕 〔医学〕.
  a. immunotherapy 養子免疫療法 〔医学〕（担癌患者由来のリンパ球を IL-2 で培養誘導された LAK 細胞を用いた癌の免疫療法（LAK 療法））.
  a. tolerance 養子〔免疫〕寛容 〔医学〕（免疫寛容となっている個体のリンパ系細胞を正常宿主に移入することにより免疫寛容を導入すること）, 養子トレランス.
  a. transfer 養子移入（感作されたリンパ系細胞を未感作の宿主に移入すること. 免疫応答の主体の解析に用いられる）, 養子免疫細胞移入 〔医学〕.
ad·o·ral [ædɔ́:rəl] 口辺の, 口側の.
  a. zone 周口域, 口辺域.
Ad·ox·a·ce·ae [ædàkséisii:] レンプクソウ［連福草］科.
ADP adenosine-diphosphoric acid アデノシン二リン酸の略.
ADP-ribosyl cyclase ADP リボシルシクラーゼ.
ADP-ribosylation ADP-リボシル化.
ADPKD autosomal dominant polycystic kidney disease 常染色体優性多発嚢胞腎症の略.
ADR ① Accepted Dental Remedies アメリカ歯科薬集の略. ② alternative dispute resolution 裁判所外紛争処理制度の略.
ad·re·nal [ædrí:nəl] 副腎（腎臓の上極に接する小臓器で, 皮質と髄質とに区別され, 皮質は球状帯, 束状帯, 網状帯に 3 分され, 28 種のステロイドホルモンを分泌する. 髄質はエピネフリンを分泌する）, = adrenal gland, suprarenal body.
  a. adenoma 副腎皮質腺腫 〔医学〕, 副腎腺腫（皮質または髄質の）.
  a. androgen-stimulating hormone (AASH) 副腎アンドロゲン刺激性ホルモン.
  a. angiography 副腎血管造影 〔医学〕.
  a. arteriography 副腎動脈造影 〔医学〕.
  a. body 副腎, = suprarenal body.
  a. cancer 副腎癌.
  a. capsule 副腎, 腎上体.
  a. carcinoma 副腎癌 〔医学〕.
  a. cortex 副腎皮質（球状帯 zona glomerulosa は塩類代謝に関係ある mineralo-corticoid, 束状帯 zona fasciculata は glucocorticoid, 網状帯 zona reticularis は副腎性性ホルモンを分泌する）.
  a. cortex disease 副腎皮質疾患 〔医学〕.
  a. cortex extract 副腎皮質エキス（エピネフリンを除く皮質ステロイド）.
  a. cortex function test 副腎皮質機能検査 〔医学〕.
  a. cortex hormone 副腎皮質ホルモン, = 17-hydroxy-11-dehydrocorticosterone（Kendall compound E）.
  a. cortex hyperfunction 副腎皮質機能亢進〔症〕 〔医学〕.
  a. cortex hypofunction 副腎皮質機能低下（不全）〔症〕 〔医学〕.
  a. cortex injection 副腎皮質エキス注射.
  a. cortex neoplasm 副腎皮質新生物（腫瘍） 〔医学〕.
  a. cortex surgery 副腎皮質外科 〔医学〕.
  a. cortical carcinomas 副腎皮質細胞癌.
  a. cortical extract 副腎皮質エキス 〔医学〕.
  a. cortical hormone 副腎皮質ホルモン 〔医学〕.
  a. corticalrest tumor 副腎皮質残遺腫瘍 〔医学〕.
  a. corticosteroid 副腎皮質ホルモン剤.
  a. crisis 副腎〔急性〕発症 〔医学〕, 副腎クリーゼ.
  a. cyst 副腎嚢胞 〔医学〕.
  a. extract 副腎エキス.
  a. gland [TA] 副腎（腎上体）, = glandula suprarenalis [L/TA].
  a. gland disease 副腎疾患 〔医学〕.
  a. gland hyperfunction 副腎機能亢進〔症〕 〔医学〕.
  a. gland hypofunction 副腎機能低下〔症〕 〔医学〕.
  a. gland metabolism 副腎代謝 〔医学〕.
  a. gland neoplasm 副腎新生物（腫瘍） 〔医学〕.
  a. gland physiology 副腎生理学 〔医学〕.
  a. hemorrhage 副腎出血 〔医学〕.
  a. hermaphroditism 副腎性半陰陽.
  a. hyperplasia 副腎過形成 〔医学〕, 副腎皮質過形成.
  a. hypertension 副腎性高血圧症.
  a. incidentaloma 副腎偶発腫瘍 〔医学〕.
  a. insufficiency 副腎〔機能〕不全 〔医学〕.
  a. medulla 副腎髄質.
  a. neurasthenia 副腎性神経衰弱 〔医学〕.
  a. phlebography 副腎静脈造影 〔医学〕.
  a. plexus 副腎神経叢（腹腔神経の分枝が左胃動脈周囲の部分）.

ad·ter·mi·nal [ædtə́:minəl] 末梢方向の(特に筋肉内電流がその停止点に向かって流れることを表す).

ad·te·vac pro·cess [ǽdtivæk próuses] アドテヴァク法(血漿または血清などの生物学的物質を乾燥保存する方法).

ad·tor·sion [ædtɔ́:ʒən] 輻輳性斜視, = convergent squint, conclination.

a·dult [ədʌ́lt] ①成人(おとな)[医学]. ②成虫(昆虫の), 成体. ③成獣[医学].

a. blennorrhea 成人性膿漏[医学].

a. children (**AC**) アダルトチルドレン(アルコール依存症者を親にもった子供で, 家族構成機能不全の子供をいう).

a. cretinism 成人性クレチン病.

a. diaper 成人用おむつ.

a. disease 成人病[医学].

a. dose 成人〔用〕量[医学].

a. education 成人教育[医学].

a. form 成体形, 成長形.

a. foveomacular retinal dystrophy 成人型黄斑窩網膜ジストロフィ.

a.-head sized 〔成〕人頭大の[医学].

a. health 成人保健[医学].

a. health education 成人保健教育[医学].

a. hemoglobin 成人型ヘモグロビン(血色素)[医学].

a. inclusion conjunctivitis 成人型封入体結膜炎.

a. lactase deficiency 成人性乳糖分解酵素欠損症.

a. medicine 成人医学[医学].

a.-onset diabetes 成人発症糖尿病, = non-insulin-dependent diabetes mellitus.

a. onset Still disease 成人発症スチル病[医学].

a. pigmentous urticaria 成人性色素性じんま疹[医学].

a. progeria 成人型早老症, = Werner syndrome.

a. pseudohypertrophic muscular dystrophy 成人偽肥大性筋ジストロフィ.

a. respiratory distress syndrome (**ARDS**) 成人呼吸促迫症候群[医学], 成人呼吸窮迫症候群.

a. rickets 成人性くる病[医学].

a. stem cell 成体幹細胞.

a. Still disease 成人スチル病(アレルギー性亜敗血症).

a. survivor of child abuse 児童虐待の成人生存者.

a. T-cell leukemia 成人T細胞白血病(ヒトTリンパ球向性ウイルス1型による疾患).

a. T-cell leukemia antibody 成人T細胞性白血病抗体[医学].

a. T-cell leukemia derived factor (**ADF**) 成人T細胞白血病由来因子.

a. T-cell leukemia-lymphoma (**ATL-L**) 成人T細胞白血病・リンパ腫.

a. T-cell leukemia virus (**ATLV**) 成人T細胞白血病ウイルス, = Human T-lymphotropic virus 1.

a. T-cell lymphoma (**ATL**) 成人T細胞リンパ腫.

a. tension state 成人緊張症.

a. teratoma 成熟性奇形腫(別個の未熟胚子を封入したとは考えられない自発奇形腫), = autochthonous teratoma.

a.-thymectomized mouse 成熟時胸腺摘出マウス[医学].

a. thymectomy 成体胸腺摘除術.

a. tuberculosis 成人結核.

a. type 成人型[医学].

a. type diabetes 成人型糖尿病[医学].

a. type polycystic kidney (disease) 成人型嚢胞腎〔症〕[医学].

a·dul·ter·ant [ədʌ́ltərənt] 不純物.

adulterated drug 不良医薬品[医学].

adulterated food 不良食品[医学].

a·dul·ter·a·tion [ədʌltəréiʃən] 不純物混和[医学].

a. of drugs 薬の不純物混和[医学].

a. of food 食物の不純物混和[医学].

a·dul·te·ry [ədʌ́ltəri] 姦淫.

a·dult·hood [ədʌ́lthud] 成人期[医学].

adv ①adverb 副詞の略. ②adversum 反対の略.

ad·vance [ædvá:ns, ədvǽns] 進歩, 先端.

a. care planning (**ACP**) アドバンス・ケア・プランニング(患者の意思決定を支援するため, 将来に備え今後の治療についてあらかじめ話し合うプロセス).

a. directive 事前の指示書.

a. in medicine 医学の進歩.

ad·vanced [ædvá:nst, ədvǽnst] 後生的, 前進した, 進行した.

a. auriculo-ventricular block 高度房室ブロック(2:1 房室ブロックより伝導比の悪いもの).

a. block 高度ブロック[医学].

a. cancer 進行癌[医学].

a. cardiovascular life support (**ACLS**) ①二次循環救命処置. ②高次心臓救命処置(心肺停止状態に対して行う心臓循環を中心にした専門的蘇生法).

a. glycation end product (**AGE**) 後期糖化生成物, 進行糖化終末産物(還元糖がタンパクに非酵素的に結合するメイラード反応の前期反応生成物が, さらに酸化, 脱水, 重合などの反応を経て生成される後期反応生成物の総称. 蛍光性黄褐色の物質).

a. life support (**ALS**) 二次救命処置, 高度救命救急(蘇生術の技術のある専門の医師, 看護師, 救命救急士が行う蘇生法).

a. medical care 先進医療, = advanced medicine.

a. medicine 先進医療, 先端医療.

a. sleep phase syndrome (**ASPS**) 睡眠相前進症候群(睡眠時間帯が通常より前進(早寝)するもの. 高齢者に多く, 加齢による生体時計の変化が関与していると考えられる. 健康の面では障害となることは少ない).

a. stage 進行期[医学].

a. technology 先端技術[医学].

a. third-stage larva 延長3期幼虫, 第3後期幼虫.

a. trauma life support (**ATLS**) 二次外傷救命処置(外傷患者に対する初期診断, 治療法の教育プログラム. 1978年アメリカで作成され, ガイドラインとして世界的に用いられている).

ad·vance·ment [ædvǽnsmənt] ①振興, 進歩. ②腱前位縫合(腱切除後前位に再縫合する手術). ③前転法(反対の直筋を前方に縫付ける斜視の手術).

a. flap 伸展皮弁, 前進皮弁(皮弁のなかで, 移動方式による分類の一つ).

ad·van·tage [ædvǽntidʒ] 利点, 長所. 形 advantageous.

ad·vent [ædvént] 出現, 到来.

ad·ven·ti·tia [æ̀ventíʃiə] [TA] 外膜, = tunica adventitia [L/TA].

ad·ven·ti·tial [æ̀dventíʃəl] 外膜の.

a. cell 外膜細胞(特に血管の), 周皮細胞[医学], 血管外膜細胞[医学], = pericyte, perithelium.

a. neuritis 外鞘神経炎.

a. sheath 外膜鞘[医学].

ad·ven·ti·tious [æ̀dventíʃəs] ①他来の. ②不定の, 偶然の. ③非遺伝性の. ④血管外膜の.

a. albuminuria 偶発性アルブミン尿〔症〕, = pseudoalbuminuria.

a. ash 外来灰分[医学].

a. breath sounds 副呼吸音.

a. bursa 偶発滑液包，偶発嚢.
a. cyst 異物嚢胞（異物または滲出物の付加物）.
a. dentin(e) 偶成歯質，= secondary dentin(e).
a. membrane 偶生膜（瘢痕に生ずるような不自然な膜）.
a. sound 副雑音［医学］.
a. tunica 外膜（血管，食道の）.
a. virus 外来（迷入）ウイルス.

A

ad·ven·tive ［ædvéntiv］ 不定の，= adventitious.
a. bud 不定芽.
a. root 不定根.
ad·verse ［ædvə́:rs］ 反対の.
a. drug reaction 有害薬物反応，薬の副作用，薬物有害反応［医学］.
a. drug reaction reporting system 副作用情報収集システム.
a. effect 有害作用，有害反応［医学］，逆効果［医学］，薬害，副作用，= side effect.
a. event 有害事象［医学］.
a. food reaction 異常食物反応［医学］.
a. occlusion 反対咬合，= reversed occlusion.
a. reaction 有害作用，有害反応［医学］，副作用.
a. selection 逆選択［医学］.
ad·ver·sive ［ædvə́:rsiv］ 反対の.
a. epilepsy 向反性てんかん（頭，眼，体幹を一方に回転する発作で，前頭葉の病変による）.
a. field 対側野（刺激により反対側に反応を起こす大脳の部分）.
a. movement 振り向き運動［医学］，逆の運動，反対運動.
a. seizure 向反発作［医学］.
ad·vice ［ædváis］ 忠言，勧告，注意（健康上の）. 動 advise.
ad·vo·ca·cy ［ǽdvəkəsi］ アドボカシー（本来の意味は弁護，主張であるが，小児を対象として子どもたちの生活を社会制度などの欠陥から守り，改革することを意味する語として用いられる. Fry, 1987）.
ad·vo·cate ［ǽdvəkeit］ 提唱する（学説などを），主張する（確信を）.
ad·y·na·mia ［ædinéimia］ 筋無力［医学］，無動力〔症〕，無力症（アジソン病にみられる全身の衰弱），= adynamy. 形 adynamic.
a. episodica hereditaria 遺伝性反復発作性無力症（高カリウム血性周期性四肢麻痺の別名），遺伝性発作性筋脱力症［医学］.
adynamic fever 無力熱［医学］，無力性熱，= asthenic fever.
adynamic ileus 麻痺性イレウス［医学］，= paralytic ileus.
AE amputation 上腕切断術［医学］.
AE prosthesis 上腕義肢（手）［医学］.
ae– ［i:］ ae– で始まる語は e– の項を参照.
Aeby, Christopher Theodor ［éibi:］ アエビー（1835–1885，スイスの解剖学者）.
A. muscle アエビー筋（下唇下制筋（吸引に際し働く口唇の皮下にある筋））.
A. plane アエビー平面（正中矢状面に垂直の平面で，nasion と basion とを通過する頭蓋骨測定基準平面）.
AEC Atomic Energy Commission アメリカ原子力委員会の略.
ae·cid·i·o·spore ［i:sídiəspɔ:r］ さび胞子.
ae·col·o·gy ［i:kɑ́lədʒi］ 生態学，環境衛生学，= ecology.
AED automated external defibrillator 自動体外式除細動器の略.
ae·de·i·tis ［i:diáitis］ 性器炎（陰門炎，亀頭炎），= edeitis.
Ae·des ［eií:di:z］ ヤブカ［藪蚊］属（カ［蚊］科 *Culicidae* の一属）.
A. aegypti ネッタイシマカ（黄熱，デング熱を媒介する），= yellow fever mosquito.
A. albopictus ヒトスジシマカ（デング熱を媒介する），= Asian tiger mosquito.
aedoeo– ［i:diou, –diə］ 陰部，恥部を意味する接頭語，= edeo–.
aed·oe·o·ceph·a·lus ［ì:diəséfələs］ 無口長鼻単眼奇形体，= edeocephalus.
aed·oe·ol·o·gy ［i:diɑ́lədʒi］ 性器学，= edeology.
ae·ga·gro·pi·lus ［ì:gəgróupiləs］ 羚羊球（羚羊の腸中にある結石）.
AEGCG annular elastolytic giant cell granuloma 環状肉芽腫の略.
ae·gi·lops ［í:dʒiləps］ 内眥ないさい小膿瘍，= egilops.
ae·goph·o·ny ［i:gɑ́fəni］ ヤギ声（聴診音の一つ），= egophony.
Ae·gyp·tian ［i:dʒípʃən］ エジプトの.
A. chlorosis エジプト萎黄病（十二指腸虫病貧血），= ankylostomiasis anemia.
A. hematuria エジプト血尿症（ビルハルツ吸虫性血尿症），= bilharziasis, bilharziosis.
A. ophthalmia エジプト眼病. → trachoma.
ae·lu·ro·pho·bia ［i:ljù:roufóubiə］ ネコ恐怖症，恐猫症，= ailurophobia.
ae·o·li·an ［i:óuliən］ 風の影響による（風神 Æolus にちなむ）.
a. sediment 風沈渣.
a. soils 風積土.
a. tone エオルス音.
ae·o·lo·trop·ic ［ì:əloutrápik］ 有方性の，偏等性の，不等方性の.
Ae·o·lus–tone ［i:óuləs tóun］ エオルス音（細い線または棒に風あるいは空気の速い流れが当たるときに発する音），= blow–tone.
AEP auditory evoked potential 聴覚誘発電位の略.
ae·qua·tor ［i:kwéitər］ 赤道，= equator.
a. bulbioculi 眼球赤道部.
a. lentis 水晶体赤道部.
ae·qui·lib·ri·um ［ì:kwilíbriəm］ 平衡〔状態〕，= equilibrium.
aequorin ［æquorìn］ イクオリン，エクオリン（発光クラゲから下村脩（1928生，2008年度ノーベル化学賞受賞）ら（1962）により抽出された189アミノ酸からなるカルシウム依存性発光タンパク質）.
ae·qu·um ［í:kwəm］ 平衡量（個人の正常状態を保持するのに必要な栄養物の分量）.
AER ① acoustic evoked response 聴覚誘発反応の略. ② albumin excretion rate〔尿〕アルブミン排泄率の略. ③ aldosterone excretion rate アルドステロン排泄率の略. ④ average electroencephalic response 均等脳波反応の略.
aer ［éiər, ɛər］ 空気，大気ガス，= atmos.
a. dephlogisticus 酸素.
a. fixus 二酸化炭素.
a. mephiticus 窒素.
a. vitalis 酸素.
aer·ase ［éiəreis］ 好気酵素（仮説）.
aer·as·the·nia ［èəræsθí:niə］ 航空神経症，= aeroasthenia, aeroneurosis.
aer·ate ［éiəreit, ɛ́ə–］ ① 通気する（空気またはほかのガスを液中に通入すること）. ② 炭酸ガスを含む.
aer·at·ed ［éiəreitid］ ① 通気した. ② 炭酸ガスを含んだ.
a. concrete 泡コンクリート［医学］.
a. water 曝気水［医学］，炭酸水，= carbonated water.
aer·a·tion ［ɛəréiʃən］ 含気［医学］，通気，風化，曝気.

a. bath 気泡浴〔医学〕.
a. tank 曝気タンク〔医学〕.
aer·e·mia [ɛərí:miə] 気血症〔医学〕(血中に空気またはほかのガス類の出現すること), = aeroembolism, pneumathemia.
aer·en·chy·ma [ɛəréŋkimə] 通気組織.
aer·en·do·car·dia [ɛərèndouká:diə] 心臓内空気混入, 心気症.
aer·en·ter·ec·ta·sia [ɛərèntərektéiziə] 鼓腸(腹部膨満), = tympanites, peteorism. 形 aerenterasis.
aer·i·al [éiəriəl] ① 空気の, 空中の, 空中生活の, 航空の. ② 空中線(ラジオ, テレビなどの受信装置), = antenna.
a. acid 〔空〕気酸.
a. conduction 気導〔医学〕, 気鼓室〔音響〕伝導〔医学〕, 空気伝導〔医学〕.
a. fistula 気瘻(気道に通ずる瘻).
a. fog 空気かぶり.
a. hypha 気〔中〕菌糸〔医学〕.
a. image 空像(紙または布の表面に結ばれる像).
a. infection 飛沫感染〔医学〕, 空気感染〔医学〕.
a. leaf 気中葉.
a. mycelium 気〔中〕菌糸〔医学〕.
a. perspective 空気性透視.
a. photography 無線写真術, 航空写真術.
a. root 気根〔医学〕.
a. sickness 航空病, 気流病.
aer·if·er·ous [ɛəríf ərəs] 空気を運搬する, 含気の.
aer·i·fi·ca·tion [èərifikéiʃən] 気化. 動 aerify.
aer·i·form [éiərifɔ:m] 気状の, 気体の, = air-like, gaseous.
aer(o)- [ɛər(ou), eiə-, -r(ə)] 空気(ガス)との関係を表す接頭語.
aeroadaptation syndrome 航空順応症候群(Selye の順応症候群を航空病の症状発現に適用した術語).
aer·o·an·aer·o·bic [èərouənɛəróubik] 好気嫌気性の(細菌についていう).
aer·o·as·the·nia [èərouæsθí:niə] = aeroneurosis.
Aer·o·bac·ter [èəroubǽktər] エロバクター. → *Enterobacter*.
aer·obe [éiəroub] 好気性菌〔医学〕, 好気性生物.
aer·o·bic [ɛəróubik] ① 好気性の, 有気性の, = erobian. ② 有酸素性〔医学〕.
a. bacteria 好気性菌(酸素が存在しないと増殖不可能な細菌), = aerobes.
a. contraction 好気性収縮(酸素を必要とする収縮).
a. culture 好気培養, 有気培養.
a. dehydrogenase 好気性脱水素酵素(水素を直接酸素に伝達する).
a. endurance 有酸素性持久力〔医学〕.
a. exercise 有酸素運動〔医学〕, エアロビクス運動.
a. fermentation 好気性発酵.
a. glycolysis 好気的解糖.
a. infection 空気感染.
a. metabolizm 好気性代謝〔医学〕, 好気的代謝.
a. power 有酸素パワー〔医学〕.
a. process 好気的過程〔医学〕.
a. respiration 有気呼吸〔医学〕, 酸素呼吸, 好気性呼吸〔医学〕.
a. sporeformer 好気性〔有〕芽胞菌.
a. treatment 好気性処理〔医学〕.
a. work capacity 有気的作業能力〔医学〕.
aer·o·bics [ɛəróubiks] エアロビクス〔医学〕, 有酸素運動.
aer·o·bi·ol·o·gy [èəroubaiáləʤi] 航空生物学〔医学〕.
aer·o·bi·ont [èəroubáiənt] 好気生物.
aer·o·bi·o·scope [èəroubáiəskoup] 空中細菌集取器.
aer·o·bi·o·sis [èəroubaióusis] 好気生活〔医学〕, 有気生活〔医学〕. 形 aerobiotic.
aer·o·bism [éiərəbizəm] 好気性.
aer·o·cele [éiərəsil] 気瘤(主として気管または喉頭に連結するもの). → tracheocele, laryngocele.
Aer·o·coc·cus [èəroukákəs] エロコッカス属(好気性のグラム陽性球菌).
A. viridans エロコッカス・ビリダンス.
aer·o·co·lia [èəroukóuliə] 気腸〔症〕, = aerocoly.
aer·o·col·pos [èəroukálpəs] 腟気腫.
aer·o·cys·tog·ra·phy [èərousistágrəfi] 気体膀胱撮影法.
aer·o·cys·tos·co·py [èərousistáskəpi] 通気(気体)膀胱鏡検査法.
aer·o·der·mec·ta·sia [èəroudə:mektéiziə] 皮下気腫〔医学〕, 外科的気腫, = subcutaneous emphysema.
aer·o·don·tal·gia [èəroudantǽlʤiə] ① 歯痛. ② 航空性歯痛〔医学〕(気圧の圧迫または低圧室内に密閉されたときに起こる).
aer·o·don·tia [ɛərədánʃiə] 航空歯科学, = aerodontics.
aer·o·dro·mom·e·ter [èəroudrəmámitər] 空気流速計(鼻腔内の空気流通を測る機械).
aer·o·duc·tor [éiərədʌktər] 通気装置(分娩時胎児の後頭位が持続する場合, 窒息を予防するために用いる).
aerodynamic theory 空気力学理論.
aer·o·dy·nam·ics [èəroudainǽmiks] 空気力学, 航空力学, 気動学.
aer·o·em·bo·lism [èərouémbəlizəm] 空気塞栓症〔医学〕. → chokes, decompression sickness.
aer·o·em·phy·se·ma [èərouèmfsí:mə] 気腫(肺胞)の.
aer·o·en·ter·ec·ta·sia [èərouèntərektéiziə] 鼓腸(腹部膨満), = aerenterectasia.
aer·o·foil [éiərəfɔil] 翼.
aer·o·gas·tria [ɛərəgǽstriə] 胃泡, 胃内空気貯留〔医学〕.
aer·o·gen [éiərəʤən] 醸気菌(培養基中にガスを発生する細菌).
aer·o·gen·e·sis [èərəʤénisis] 醸気, ガス発生. 形 aerogenous, aerogenic.
aer·o·gen·ic [èərəʤénik] ガス産生〔性〕の〔医学〕.
a. tuberculosis 吸入性結核症〔医学〕, = inhalation tuberculosis.
aer·o·gram [éiərəgræm] ① 通気描画図. ② 無線電報.
aer·o·ha·ler [èərouhéilər] 噴霧吸入器(たとえばペニシリン紛末などを吸入するために用いる噴霧器).
a. cartridge 噴霧吸入器用薬包.
aer·o·i·on·i·za·tion [èərouàiənizéiʃən] 空気イオン化〔医学〕.
aer·o·i·on·to·ther·a·py [èərouàiəntəθérəpi] 空気イオン導入療法.
aer·o·lith [éiərəliθ] 隕石, = aerolite.
aer·ol·o·gy [ɛərálәʤi] 大気学, 気体学, 高層気象学.
aer·ol·y·sin [ɛərálisin] アエロリジン(エロモナス属細菌が産生する毒素).
aer·o·mam·mog·ra·phy [èəroumәmágrәfi] 通気乳腺撮影法〔医学〕(空気または炭酸ガスを乳房腔に注入して行う放射線撮影法).
aer·o·med·i·cine [èərəmédisin] 航空医学〔医学〕.
aer·om·e·ter [ɛərámitər] 液体比重計, = hydrometer.

aer·o·mi·crobe [èəroumáikroub] 好気性微生物, = aeromicrobion.
Aer·o·mo·nas [èəroumóunəs] エロモナス属(ビブリオ科の一属で, 通性嫌気性のグラム陰性桿菌).
A. hydrophila エロモナス・ヒドロフィラ(食中毒などの原因となる).
A. sobria エロモナス・ソブリア(食中毒などの原因となる).

A

aer·o·neu·ro·sis [èərounju:róusis] 航空神経症 [医学], = erasthenia.
aer·o–o·don·tal·gia [éərou oudɑntǽlʤiə] 航空性歯痛, = aerodontalgia.
aer·o–o·don·to·dyn·ia [éərou oudɑntədíniə] 航空性歯痛, = aerodontalgia.
aer·o–oti·tis me·dia [éərou outáitis mí:diə] 航空〔性〕中耳炎, = aviator's ear, tic barotrauma.
aer·op·a·thy [ɛərápəθi] 航空病, = eropathy, aeropathia.
aer·o·pause [éiərəpɔ:z] エアロポーズ(大気の最上層部のこと).
aer·o·per·i·to·nia [èəroupèritóuniə] 気腹(腹腔内にガスが蓄積する状態), = aeroperitoneum.
aer·o·pha·gia [èəroufeíʤiə] 空気嚥下症(呑気症), = aerophagy.
aer·o·phagy [ɛəráfəʤi] 呑気〔症〕[医学], 空気嚥下 [医学].
aer·o·phil [éiərəfil] 好気性の, = aerophilous.
aer·o·phil·ic [èəroufílik] 好気性の, 有酸素性の.
aer·oph·i·lous [èəráfiləs] 有酸素性の [医学], 有気〔性〕の [医学].
aer·o·pho·bia [èəroufóubiə] 恐気症 [医学], 嫌気症 [医学], 嫌気性. 形 aerophobic.
aer·o·pho·bic [èəroufóubik] 嫌気性 [医学].
aer·o·phore [éiərəfɔ:r] ① 換気器(ガスマスクなどに用いる装置). ② 通風器(肺臓内への空気挿入に用いる).
aer·o·phyte [éiərəfait] 気中植物, 好気微生物.
aer·o·pi·e·so·ther·a·py [èəroupàiəsəθérəpi] 気圧療法 [医学] (希薄または圧縮空気を用いる療法).
aer·o·plank·ton [èərəplǽŋktən] 空中浮遊生物(細菌, 花粉など), 空中プランクトン [医学].
aer·o·ple·thys·mo·graph [èəroupliθízməgræf] 呼吸量計 [医学], 呼吸量測定器.
aer·o·pleu·ra [èərouplú:rə] 気胸, = pneumothorax.
aer·o·po·rot·o·my [èərouparátəmi] 気管穿孔切開, = laryngotomy, tracheotomy.
aer·o·si·a·loph·a·gy [èərousaiəláfəʤi] 空気唾液嚥下, = sialoaerophagy.
aer·o·si·nu·si·tis [èərousainəsáitis] 気圧性副鼻腔炎 [医学], 航空性副鼻腔炎(慢性副鼻腔炎において, 航空時のような急激な外気の変化, 減圧に際して急性症状を起こした状態), = barotrauma.
aer·o·sis [ɛəróusis] ガス形成(組織内).
aer·o·sol [éiərəsɔ:l] ① エアゾール, エーロゾル, 煙霧質(気管, 鼻腔などに吹き込む薬物溶液を煙霧療法で用い得るように調製したもの). ② 気膠質(固体または液体の微粒子を分散相とする一種のゾル).
a. infection エアゾール感染 [医学].
a. inhalation エアゾール吸入法.
a. propellant エアゾール噴射剤 [医学].
a. spray エアゾール・スプレー [医学].
a. therapy エアゾール療法, 噴霧療法 [医学].
aer·o·sol·i·za·tion [èərousàlizéiʃən] エアゾール適用, エアゾール投与, 噴霧注入法.
aer·o·some [éiərəsoum] 空気毒物(気候順化における病的因子).
aerospace life support system 宇宙用生命維持システム [医学].
aerospace medicine 宇宙医学 [医学].
aer·o·stat·ics [èərəstǽtiks] 気体静力学, 気体平衡力学.
aer·o·tax·is [èərətǽksis] 走気性.
aer·o·ther·a·peu·tics [èərouθerəpjú:tiks] 空気療法 [医学], 大気療法〔学〕[医学], = aerotherapy.
aer·o·ther·a·py [èərəθérəpi] 大気療法 [医学].
aer·o·ther·mo·ther·a·py [èərouθə̀:məθérəpi] 大気温熱療法.
aer·o·tho·rax [èərouθɔ́:ræks] 気胸, = pneumothorax.
aerotitis media 航空〔性〕中耳炎 [医学], 耳気圧障害 [医学].
aer·o·tol·er·ant [èərətálərənt] 耐気〔性〕[医学].
a. anaerobe 酸素耐性嫌気性菌.
aer·o·ton·om·e·ter [èəroutənámitər] ① 気圧計. ② 血液ガス圧測定器 [医学].
aer·ot·ro·pism [ɛərátrəpizəm] 走気性, = aerotaxis. 形 aerotropic.
aer·o·tym·pa·nal [èəroutímpənəl] 気鼓室の.
a. conduction 空気伝導 [医学], 気導(聴力の), 気鼓室〔音響〕伝導 [医学], 空気鼓膜伝導.
aer·o·zo·on [èərouzóuən] 好気系動物.
aer·tryc·ko·sis [èətrikóusis] エルツリッケ菌症.
aeru·go [ɛərú:gou] 緑青 $Cu(C_2H_3O_2)_2$–CuO–$6H_2O$, = verdigris.
a. crystallina 〔結晶性〕酢酸銅, 緑青.
a. ferri 次炭酸鉄.
a. nobillis 緑青.
a. plumbi 次炭酸鉛.
AES ① aortic ejection sound 大動脈駆出音の略. ② atrial extrasystole 心房性期外収縮の略. ③ sodium anthracene endosuccinate 発癌物質の略.
aes [éis] 鉱石(特に真鍮または銅).
aes·chro·la·ria [èskrouléiliə] 汚言, = coprolalia.
aes·cor·cin [iskɔ́:sin] イスコーシン, = escorcin.
aes·cu·le·tin [iskjú:lətin] エスクレチン ㊗ 6,7–dihydroxycoumarin $C_9H_6O_4$ (エスクリンの分解により生ずる非糖質で, ホルトソウ *Euphorbia lathyris* の種子(続随子)に存在する発光性化合物), = esculetin, vitamin P_2.
aes·cu·lin [éskjulin] エスクリン $C_{15}H_{16}O_9$ (セイヨウトチノキ *Aesculus hippocastanum* 樹皮に存在する配糖体), = esculin.
Aes·cu·lus [éskjuləs] トチノキ属.
A. hippocastanum セイヨウトチノキ(ムクロジ科植物).
aes·the·sio– [esθi:ziou–, –ziə] 感覚, 知覚との関係を表す接頭語, = esthesio–.
aes·the·si·o·der·mia [esθì:zioudə́:miə] 触覚障害皮膚症.
aes·the·si·om·e·ter [esθì:ziámitər] 角膜知覚計 [医学], 知覚計, = esthesiometer.
aes·the·si·o·neu·ro·sis [esθì:ziounju:róusis] 知覚神経症.
aes·the·si·o·no·sis [esθì:ziounóusis] 触覚障害症.
aes·thet·ic [esθétik] 美の, = esthetic.
a. dentistry 美容(審美)歯科学, = cosmetic dentistry.
aes·ti·val [éstivəl] 夏季の, = estival.
aes·ti·va·tion [èstivéiʃən] ① 夏眠 [医学]. ② 花芽層. 形 aestival, estival.
aes·ti·vo·au·tum·nal [èstivouɔ:tʌ́mnəl] 夏秋の, 晩夏の, = estivoautumnal.
a. fever 夏秋熱(特にイタリアにおいてみられる熱帯マラリア), 晩夏熱.

aes·tus [éstəs] 潮紅, 熱.
a. volaticus あから顔.
aet aetas 年齢の略.
a. legitima 法定年齢.
a·ether [í:θər] ① エーテル $C_2H_5OC_2H_5$ (13世紀 R. Lully が発見した無色特異臭を放つ可燃爆発揮発性液体で, 広く有機溶媒として用いられ, Long は 1842年に初めて麻酔薬として臨床的に応用した). ② イーザー, = diethyl ether, diethyl oxide, ether, ethyl oxide.
ae·thi·ops [í:θiəps] ① 灰, 炭. ② 黄粉. ③ 黒粉 (黒硫化鉛, 黒酸化鉄など).
ae·thri·o·scope [í:θriəskòup] 大気計 [医学].
aeth·yl [éθil] エチル基, = ethyl.
a.-amylketone エチルアミルケトン $C_2H_5COC_5H_{11}$ (ハッカ油の一成分).
aeth·y·le·num [eθilí:nəm] [L] エチレン $CH_2{=}CH_2$, = ethylene.
aeth·yl·hex·ab·i·tal·um [èθilhèksǽbitələm] エチルヘキサビタル, = ethylhexabital.
aeth·yl·hy·dro·cu·pre·i·nae hy·dro·chlo·rid·um [èθilhàidroukju:prí:ini: hàidrouklɔ́:ridəm] 塩酸エチルハイドロクプレイン $C_{21}H_{28}O_2N_2$-HCl, = optochin.
aeth·yl·is [éθilis] エチル, = ethyl.
a. acetas 酢酸エチル $CH_3COOC_2H_5$, = aether aceticus.
a. aminobenzoas アミノ安息香酸エチル $C_9H_{11}O_2N$, = benzycaine, anesthesin.
a. bromidum 臭化エチル, = ethyl bromide, hydrobromic ether.
a. carbamas カルバミン酸エチル, = urethane, ethyl carbamate.
a. chaulmoogras 大風子酸エチル, = ethyl chaulmoograte.
a. iodidum ヨウ化エチル, = hydriodic ether.
a. oxidum 酸化エチル, = ether, solvent ether.
a. paroxybenzoas パラオキシ安息香酸エチル $C_9H_{10}O_3$ (防腐剤, 殺菌薬), = ethyl parasept, tegosept E, nipagin A.
Aëtius of Amida [aí:ʃiəs] アミダのアエティウス (AD 502-575, ビザンチンの医学者. 特に腕動脈瘤の結紮による療法を記載した).
AFA fixative AFA固定液 (アルコール, ホルマリン, 酢酸の混合液).
AFC antibody forming cell 抗体産生細胞の略.
AFD infant appropriate for date infant 相当体重児 (胎内発育の程度を在胎期間と出生体重を加味して評価する場合, 在胎期間に適した出生体重を示した新生児をいう), = appropriate for gestational age (AGA) infant.
afe·brile [əfí:brail, eifébril] 無熱性の [医学], 無熱の, = non-febrile, apyretic.
a. delirium 無熱性せん妄.
a. dementia 無熱性せん(譫)妄 [医学].
a. pneumonia 無熱性肺炎 [医学].
a. scarlatina 無熱〔性〕猩紅熱 [医学].
a. typhoid fever 無熱性〔腸〕チフス [医学].
a·fe·tal [əfí:təl] 無胎の.
a. pregnancy 無胎児妊娠, = false pregnancy.
af·fect [əfékt] ① 情緒 [医学], 情動 [医学]. ② 影響. ③ 罹患. ④ 感動, 感情, = emotion, feeling.
a. epilepsy 情動てんかん (強い情動体験により誘発されるてんかん発作).
a. memory 感情的記憶 (精神外傷の記憶).
a. spasms 感情性痙攣, 情動性痙攣, 痙攣性感情発作.
af·fect·ed [əféktid] 罹患した, 影響を受けた (冒された).
a. sib-pair analysis 罹患同胞対解析.
a. side 患側 [医学].
af·fec·tion [əfékʃən] ① 罹患 (病気のこと). ② 感動. ③ 傷害 (やや悪性の影響をいう). ④ 感染巣.
af·fec·tion·less [əfékʃənles] 愛情のない.
a. psychopath 情性欠如者, 情性脱出者, 無情者, 冷情者 (K. Schneider の記載した精神病質人格の一類型).
af·fec·tive [æféktiv] 感情の [医学], 情緒の [医学], 情動の [医学].
a. ambivalence 情動的二面価値 [医学].
a. contact 情動的接触 [医学].
a. criminal 激情犯罪者 [医学].
a. defensive response 情動防御反応 [医学].
a. desolation 感情荒廃 [医学].
a. disorders 気分障害, 情動障害, 感情障害.
a. disturbance 感情障害 [医学], 情動障害 [医学].
a. domain 情意領域 [医学].
a. epilepsy 情動てんかん (精神衰弱症や強迫状態の際の強い情動性興奮が引き金となって起こる心因性の痙攣. Bratz の命名).
a. incontinence 情動失禁, 感情失禁 (意志による感情の統制力の低下のために感情表現のコントロールが失われて激しい動揺を示す状態).
a. insanity 感情精神病, = affective psychosis.
a. lability 情動不安定〔性〕 [医学].
a. melancholia 感情性うつ病 (躁うつ病のうつ病相).
a. personality 情動的性格.
a. personality disorder 感情性人格障害.
a. projection 感情投射 [医学].
a. psychosis 情動精神病 [医学], 躁うつ病, 循環精神病 (感動精神病, 周期性精神病).
a. rapport 情動疎通 [医学].
a. reaction 情緒反応 (更年期精神病, 躁うつ病などにおいて感情的反応が高度に現れること).
a.-reactive psychosis 情動反応性精神病, = manic-depressive psychosis.
a. repression 情動抑圧 [医学].
a. stupor 情動性昏迷 [医学].
a. syndrome 情動症候群 [医学].
a. tension 情動緊張 [医学].
a. thinking 情動的思考 [医学].
a. tone 情調 [医学].
af·fec·tiv·i·ty [æfektíviti] 情動性, 感動性. 形 affective.
af·fec·to·mo·tor [æ̀fektəmóutər] 感情運動性 (感情緊張と筋運動とを呈すること).
af·fec·tor [əféktər] 作用因子, 影響因子.
af·fer·ent [ǽfərənt] ① 輸入の. ② 求心性の, 上行性の. ③ 導入の, = inferent.
a. anosmia 求心性無嗅覚症 (嗅覚神経の伝導異常).
a. artery 輸入〔糸球体〕細動脈 [医学].
a. fiber 求心性線維 [医学].
a. glomerular arteriole [TA] 輸入〔糸球体〕細動脈, = arteriola glomerularis afferens [L/TA].
a. glomerular artery 輸入〔糸球体〕細動脈 [医学].
a. impulse 求心性衝動 [医学], 求心性インパルス.
a. infectious disease 輸入感染症 [医学].
a. limb 感作誘導経路 (抗原によりT細胞が活性化され, 感作が成立するまでの反応経路).
a. loop syndrome 輸入脚症候群 [医学], = gastrojejunal loop obstruction syndrome.
a. lymphatic 〔リンパ〕輸入管.
a. lymphatic venule 輸入リンパ管, 流入リンパ管 (リンパ節に流入するリンパ管. 皮質, 外側部から流入する).

a. lymphatic vessel 輸入リンパ管〔医学〕.
a. nerve 求心〔性〕神経(感覚神経), = sensory nerve.
a. nerve fibres [TA] 求心性〔神経〕線維, = neurofibrae afferentes [L/TA].
a. neuron 求心性ニューロン, 輸入ニューロン(受容器から中枢へ興奮を伝達するもの).
a. path 求心経路.
a. pathways 求心性経路〔医学〕.
a. peripheral nerve 求心性末梢神経〔医学〕.
a. tract 輸入路(大脳に刺激を送る脊髄路).
a. vessel 輸入管〔医学〕.

af·fer·en·ta·tion [æfərəntéiʃən] 輸入機構, 求心作用(体液または神経刺激などを末梢部から中心に向かって導くこと).
af·fer·en·tia [æfərénʃiə] 求心性血管, = vasa afferentia.
af·fil·i·at·ed [əfílieitid] 関連.
a. hospital 関連病院〔医学〕.
af·fi·na·tion [æfinéiʃən] (硫酸を用いる金の分離法).
af·fine [əfáin] 擬似.
a. geometry 擬似幾何学(射影幾何学の一種).
a. transformation 擬似変換, アフィン変換.
af·fi·nin [ǽfinin] アフィニン(*Heliopsis longipes* から分離したアミドで, 殺虫薬).
af·fin·i·ty [əfíniti] 親和力, 類縁, 親和性〔医学〕.
a. chromatography 親和性クロマトグラフィ〔ー〕〔医学〕, アフィニティクロマトグラフィー.
a. coefficient 親和定数.
a. column アフィニティカラム.
a. constant 親和恒数.
a. label 親和〔性〕標識〔医学〕.
a. labeling 親和性標識.
a. labeling reagent 親和性標識試薬〔医学〕.
a. maturation 親和性亢進〔医学〕, 親和性の成熟(免疫の繰り返しにより, 同一個体が産生する抗体の抗原親和性が平均的に高まること).
af·fir·ma·tion [æfə:méiʃən] ① 確認, 是認. ② 積極反応傾向(自己暗示において積極的に疎通性反応傾向が現れること).
af·flict [əflíkt] 悩ます, 罹患する.
af·flux [ǽflʌks] 集注(血液や体液が一部に集まること), = affluxion. [形] affluent.
af·fri·cate [ǽfrikət] 破擦音〔医学〕.
af·fu·sion [əfjú:ʒən] 潅注〔医学〕(患者の身体に薬液などを注ぐこと).
AFI amnionic fluid index 羊水指数の略.
a·fi·bre·mia [əfaibrí:miə] 無フィブリン血症.
a·fi·brin·o·ge·ne·mi·a [æfàibrinouʤəní:miə] 無フィブリノーゲン血症(フィブリノーゲンが血液中に欠損している状態), 無線維素原血症〔医学〕.
A·fip·i·a [əfípiə] アフィピア属(グラム陰性菌. *A. felis* などを含む).
af·la·tox·i·co·sis [æflətɑ̀ksikóusis] アフラトキシン中毒〔医学〕.
af·la·tox·in (AFT) [æflətɑ́ksin] アフラトキシン(マイコトキシンの一種. 肝細胞癌の発癌物質, B1, B2, G1, G2 などがある).
af·lo·qual·one [æfləkwǽloun] アフロクアロン [化] 6-amino-2-fluoromethyl-3-(2-tolyl)-3*H*-quinazolin-4-one $C_{16}H_{14}FN_3O$: 283.30 (アフロクァロン. キナゾリノン系筋緊張性疾患治療薬, 筋緊張亢進状態の寛解, 筋弛緩作用). (→ 構造式)

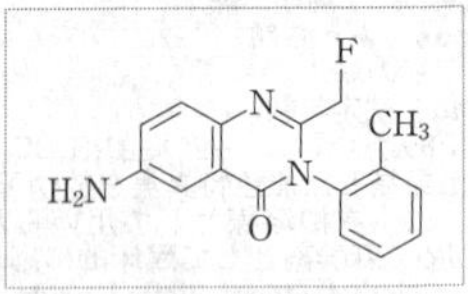

AFM atom force microscope 原子間力顕微鏡の略.
AFO ankle foot orthosis 短下肢装具, 短下腿装具の略.
AFORMED phenomenon alternating failure of response, mechanical, to electrical depolarization AFORMED 現象.
AFP α-fetoprotein α-フェトプロテインの略.
Af·ri·can [ǽfrikən] アフリカの.
A. ammoniac アフリカアンモニアク(線香用).
A. cachexia 黒人悪液質, = Negro cachexia.
A. chillies (トウガラシ capsicum 原料の一種).
A. coast fever アフリカ海岸熱, = Rhodesian fever.
A. eye worm ロア糸状虫.
A. ginger (*Zingiber officinale* の乾燥根茎).
A. glanders アフリカ鼻疽, = lymphangitis epizootica.
A. hemorrhagic fever アフリカ出血熱(ラッサ熱, エボラ出血熱, マールブルグ病をいい, いずれも感染力が強く, 発熱, 出血傾向をきたすウイルス感染症である).
A. horse sickness アフリカウマ疫, アフリカウマ病.
A. horse sickness virus アフリカウマ疫ウイルス(レオウイルス科のウイルス).
A. lethargy アフリカ嗜眠病, = Jamaica giner, African sleeping sickness.
A. lymphoma アフリカ・リンパ腫〔医学〕.
A. nelavan lethargy アフリカ嗜眠病〔医学〕.
A. recurrent fever アフリカ回帰熱.
A. red-water fever アフリカ赤水熱, = Rhodesian red-water fever.
A. sleeping sickness アフリカ睡眠病(ツェツェバエを媒介とするガンビアトリパノソーマ, ローデシアトリパノソーマの原虫感染. 熱帯アフリカの風土病である. 末期には中枢神経症状を呈し嗜眠, 昏睡に陥り多くは合併症を呈して死亡する).
A. swine fever (ASF) アフリカブタコレラ, アフリカブタ熱.
A. *swine fever virus* アフリカブタコレラウイルス.
A. tick-bite fever アフリカダニ熱(リケッチア症).
A. trypanosomiasis アフリカトリパノソーマ症〔医学〕, 睡眠病(*Trypanosoma brucei gambiense* または, *T. b. rhodesiense* の感染による疾病で, ツェツェバエ属 *Glossina* のハエの刺咬により媒介される. 1~2 週間の潜伏期後, 原虫は血中, 次いでリンパ節に入り, 増殖する. ツェツェバエ刺咬部は有痛性の丘疹を生じ, リンパ節腫脹, 発熱, 肝腫, 脾腫を示す. 原虫が中枢神経系に侵入する時期になると, 頭痛, 意識混濁, 嗜眠, 貧血を起こし, 全身衰弱で死亡する), = African sleeping sickness, African lethargy, Negro l., Congo trypanosomiasis, nelavan.
AFS allergic fungal sinusitis アレルギー性真菌副鼻腔炎の略.
af·ter [ǽftər] 後, 後次, 後続.
a.-condensation 後縮合(歯を充填した後の凝縮).
a. dribbling 後滴下(排尿後の尿滴下).
a. meals 食後〔に〕〔医学〕.
a.-milk 後乳(搾乳時最終に得られるもの).
a.-pressure 後圧覚(身体の表面に加えられた圧力が除去された後に感じる圧覚).
a. treatment , = aftertreatment.

af·ter·ac·tion [æftərǽkʃən] 後作用.
af·ter·birth [ǽftə:bə:θ] 後産〔医学〕(あとざん，のちざん)，胎盤娩出〔医学〕.
a. pains 後産期陣痛〔医学〕.
af·ter·bleach·ing [æftə:blí:ʧiŋ] 後漂白，あとざらし.
af·ter·bleed·ing [æftə:blí:diŋ] 後出血〔医学〕.
af·ter·brain [ǽftə:brein] 後脳(橋と小脳からなる)，= hindbrain, metencephalon.
af·ter·care [ǽftə:kεər] アフターケア，後保護〔医学〕.
af·ter·cat·a·ract [æftə:kǽtərækt] 後発白内障(二次性白内障)，= secondary cataract.
aftercoming head 後続児頭〔医学〕(骨盤位分娩において，まず児体が娩出した後に外部に現れる頭部).
af·ter·con·trac·tion [æftə:kəntrǽkʃən] 後収縮.
af·ter·cur·rent [æftə:kʌ́rənt] 後〔刺激〕電流(刺激停止後の神経電流).
af·ter·damp [ǽftə:dæmp] (炭坑内爆発後に残るガス類).
af·ter·de·po·lar·i·za·tion [æftə:di(:)poulərizéiʃən] 後脱分極.
af·ter·dis·charge [æftə:disʧɑ́:dʒi] 後発(反射の)，後発射〔医学〕，後放電.
af·ter·drib·bling [æftə:dríbliŋ]，= after dribbling.
af·ter·ef·fect [ǽftərifèkt] 後効果〔医学〕，残効〔医学〕，後続作用，後作用.
af·ter·ex·ten·sion [æftərikstέnʃən] 後伸展〔医学〕.
af·ter·fer·men·ta·tion [æftə:fə̀:məntéiʃən] 後発酵〔医学〕.
af·ter·gild·ing [æftə:gíldiŋ] 後鍍金(組織切片の).
af·ter·glow [ǽftə:glou] 残光.
af·ter·growth [ǽftə:gròuθ] 復活現象〔医学〕.
af·ter·hear·ing [æftə:híəriŋ] 残聴〔医学〕.
af·ter·hy·per·po·lar·i·za·tion [æftə:hàipə:pòulərizéiʃən] 後過分極〔医学〕.
af·ter·image [ǽftərìmidʒ] 残像〔医学〕.
a. test 残像検査〔法〕〔医学〕，残像試験.
a. transfer test 残像ひきとり試験〔医学〕.
af·ter·im·pres·sion [æftərimprέʃən] 後感，後感覚〔医学〕，残感覚〔医学〕.
af·ter·in·hi·bi·tion [æftərìnhibíʃən] 後抑制〔医学〕.
af·ter·load [ǽftə:loud] 後負荷〔医学〕(筋標本で等張性収縮時にかけた錘の負荷．これを心室に適用すると，収縮時に心室壁に生ずる壁応力で，心室収縮機能と逆相関関係にある).
a. mismatch 後負荷不整合〔医学〕.
a. reduction therapy 後負荷軽減療法.
afterloaded contraction 後負荷収縮〔医学〕.
af·ter·load·ing [æftə:loudiŋ] アフターローディング，後装填〔法〕〔医学〕，後詰，後充填(密封小線源を用いた腔内照射治療).
a. radiation アフターローディング放射線治療.
a. technique 後填法(小線源照射療法の).
af·ter·ma·ture [æftəmətjúər] 後熟〔医学〕.
af·ter·move·ment [æftə:mú:vmənt] 後運動〔医学〕(圧迫失感後手足を無意識にあげること)，= Kohnstamm phenomenon.
af·ter·nys·tag·mus [æftə:nistǽgməs] 後眼振〔医学〕.
af·ter·pains [ǽftə:pèinz] 後陣痛〔医学〕.
af·ter·per·cep·tion [æftə:pə:sépʃən] 後認知，後感覚〔医学〕，残感覚〔医学〕.
af·ter·play [æftəplèi] 後戯〔医学〕.
af·ter·po·ten·tial [æftə:poutέnʃəl] 後電位(活動電流の後期).
af·ter·pre·cip·i·ta·tion [æftə:prisipitéiʃən] 最終沈殿〔医学〕.
af·ter·rip·en·ing [æftə:ráipniŋ] 後熟〔医学〕.
af·ter·sen·sa·tion [æftə:senséiʃən] 残感覚〔医学〕，後感覚〔医学〕，後感.
af·ter·sound [ǽftə:saund] 後響.
af·ter·stain [ǽftə:stein] 後染色.
af·ter·taste [ǽftə:teist] 後味，残味(食後口中に残る味).
af·ter·treat·ment [æftə:trí:tmənt] 後療法〔医学〕，後処置〔医学〕，= aftercare.
af·ter·trou·ble [ǽftə:trʌbl] 後遺症〔医学〕.
af·ter·vi·sion [æftə:víʒən] 残像〔知覚〕〔医学〕.
af·ter·wa·ters [ǽftə:wɔ̀:tərz] 後羊水〔医学〕.
af·ter·yel·low·ing [æftə:jélouiŋ] 〔後〕焼け.
af·to·sa [əftóusə] 口蹄疫.
a·func·tion [əfʌ́ŋkʃən] 無機能〔医学〕. 形 afunctional.
a. occlusion 〔先天性〕不正咬合，咬合欠如.
a·func·tion·al [əfʌ́ŋkʃənəl] 無機能の〔医学〕.
AG ① abdominal girth 腹囲の略. ② angiography 血管造影の略. ③ anion gap アニオンギャップの略. ④ axiogingival 軸面歯肉面のの略.
1,5AG 1,5 anhydroglucitol 1,5 アンヒドログルシトールの略.
A/G albumin-globulin ratio アルブミン・グロブリン比の略.
Ag ① antigen 抗原の略. ② argentum (silver) 銀の元素記号.
AGA appropriate for gestational age infant 相当体重児の略.
against medical advice (AMA) 医学指示拒否.
ag·a·lac·tia [ægəlǽkʃiə] 乳汁分泌欠如，乳汁無分泌〔医学〕，= agalactosis, agalaxia, agalxy. 形 agalactous.
a. contagiosa 接触伝染性無乳症，= agalactia nervosa.
a. nervosa 神経性無乳症(ヒツジ，ヤギにみられる流行性疾患で乳房の炎症に基づく).
a·gal·ac·to·sis [əgæ̀læktóusis] 乳汁分泌欠如，= agalactia.
a·gal·ac·tos·u·ria [əgæ̀læktousjú:riə] 無ガラクトーゼ尿.
ag·al·loch [ǽgəlɑk, əgǽlək] ジンコウ属 *Aquilaria* 植物の一種，香木.
a·gal·or·rh(o)ea [əgæ̀lərí:ə] 乳汁分泌停止.
a·gam·ete [əgǽmi:t] 非配偶体. 形 agamic, agamous.
a·gam·ic [eigǽmik] 非配偶体性の(ヒドラの出芽のように配偶子の生産なくて増殖する状態).
a. reproduction 無生殖子生殖〔医学〕，無性生殖〔医学〕.
a·gam·ma·glob·u·lin·e·mia [əgæ̀məglɑbjuliní:miə] 無γグロブリン血症〔医学〕(血清γグロブリン欠乏症で化膿性感染に罹患しやすい．Bruton型(1952)などの原発性のものと続発性のものとがある).
ag·a·mo·bi·um [ægəmóubiəm] 無性生殖〔体〕(世代交番における).
Ag·a·mo·coc·ci·di·i·da [ægəmoukɑ̀ksidáiidə] アガモコクシジウム目(アピコンプレックス門).
a·gam·o·cy·tog·a·my [əgæmousaitɑ́gəmi] 無配偶子生殖，= agamogamy.
a·gam·o·cy·tog·e·ny [əgæmousaitɑ́ʤəni] 無性生殖，= schizogony.
ag·a·mo·dis·tome [ægəmoudístoum] 幼ジストマ.
ag·a·mog·a·my [ægəmɑ́gəmi] 無配偶子生殖〔医学〕，= agamogenesis.
ag·a·mo·gen·e·sis [ægəməʤénisis] 無配偶子生殖，= agamogamy, asexual reproduction. 形 agamogenetic.

ag·a·mont [ǽgəmənt] 無性生殖体(分裂前体), = schizont.
ag·a·mo·spe·cies [æ̀gəmouspí:ʃi:z] 無配種〔医学〕.
ag·a·mo·spore [ǽgəməspɔ:r] 無性胞子.
ag·a·mous [ǽgəməs] 無性生殖の, 隠花性の(植物), = agamic.
a·gan·gli·on·ic [əgæ̀ŋgliɑ́nik] 神経節細胞欠損の.
a·gan·gli·o·no·sis [əgæ̀ŋgliounóusis] アガングリオノーシス, 神経節細胞欠損〔症〕〔医学〕.
a. of large and small intestine 小腸大腸無神経節症〔医学〕.
a. of rectosigmoid 直腸S状結腸無神経節症〔医学〕.
a·gar [éigər, ǽg–] 寒天, 寒天培地, アガール(テングサ *Gelidium Amansii* Lamouroux (Gelidaceae) そのほか同属またはほかの諸種紅藻類 *Floridae* 植物から得た粘液を凍結脱水乾燥したもの), = agar-agar.
a.-agar 寒天(植物の細胞膜を構成する多糖の一種).
a. bridge 寒天橋.
a. culture 寒天培養〔医学〕.
a. diffusion method 寒天〔内〕拡散法〔医学〕.
a. dilution method 寒天希釈法〔医学〕.
a. filtration method 寒天濾過法〔医学〕.
a. gel diffusion 寒天ゲル〔内〕拡散〔法〕〔医学〕.
a. gel electrophoresis 寒天ゲル電気泳動法〔医学〕.
a. gelatin(e) 寒天ゼラチン培地(ゲラチン5%と寒天0.3%とを含む).
a. hanging block 寒天懸垂塊(寒天培地の一小片を切り, 覆いガラスの上に転倒固定して鏡検する).
a. layer method 寒天重層法〔医学〕.
a. medium 寒天培地〔医学〕.
a. overlay 寒天重層〔医学〕.
a. overlay medium 寒天重層培地〔医学〕.
a. plate 寒天平板〔医学〕.
a. plate dilution method 寒天平板希釈法〔医学〕.
a. slant 寒天斜面〔医学〕.
a. streak method 寒天画線法〔医学〕.
ag·ar·ic [ǽgərik, əgǽr–] ハラタケ類(菌類ハラタケ科).
a. acid アガリン酸, = agaricic acid.
A·gar·i·ca·ce·ae [əgæ̀rikéisii:] ハラタケ科(担子菌門の一科).
ag·ar·ic·ic ac·id [æ̀gərísik ǽsid] アガリシン酸(エブリコに存在する白色結晶成分), = agaric acid, laricic acid, agaricin.
A·gar·i·cus [əgǽrikəs] ハラタケ属(ハラタケ科の一属で, 食用マッシュルームやカワリハラタケなどを含む).
ag·a·rose [ǽgərous] アガロース(寒天水溶液にアンモニウム塩を入れ, アガロペクチンを沈殿除去して得られる多糖).
a. chromatography アガロースクロマトグラフィ〔ー〕〔医学〕.
a. gel アガロースゲル.
a. gel diffusion アガロースゲル拡散法〔医学〕.
a. gel electrophoresis アガロースゲル電気泳動〔法〕.
a. microbead アガロース微粒子〔医学〕.
a·gar·y·thine [əgǽriθin] アガリシン(ベニタケからのエーテル抽出により得られる黄色アルカロイドで苦味毒).
A·gas·ta·che ru·go·sa [əgǽstəki: ru:góusə] カワミドリ〔川緑, 土藿香〕(シソ科植物で, 葉の煎剤は食傷, 感冒, 頭痛に用いられる).
a·gas·tric [əgǽstrik] 無胃の(消化管のない).
a. anemia 無胃性貧血〔医学〕(胃切除後に起こる貧血).
a·gas·tro·neu·ria [əgæ̀strounjú:riə] 胃神経無緊張, 胃神経支配不全症.
ag·ate [ǽgət] メノウ〔瑪瑙〕.
a. mortar メノウ乳鉢.
Agathinus [æ̀gəθáinəs] アガチヌス(AD 1世紀のギリシャの医師で, Athenaeus の門弟).
Ag·a·this [ǽgəθis] ナギモドキ属(ナンヨウスギ科 *Araucariaceae* 植物).
A. australis カウリコーパル, カウリマツ, = kauri-copal.
A. dammara マニラコーパル(樹脂は船底塗料, 線香, 硬膏などの原料), = Manila-copal.
A·ga·ve [əgéiv] リュウゼツラン〔龍舌蘭〕属(リュウゼツラン科の一属).
A. americana アオノリュウゼツラン. = century plant.
AGC automatic gain control 自動利得調節の略.
AGD anogenital distance 肛門性器間距離の略.
AGE ① acute gastroenteritis 急性胃腸炎の略. ② advanced glycation end product 後期糖化生成物の略.
age [éidʒ] ① 年齢. ② 枯らす, 時効の. ③ 材齢(セメントの).
a. adjusted birth rate 年齢調整出生率〔医学〕.
a. adjusted death rate 年齢調整死亡率〔医学〕.
a. adjusted mortality rate 調整死亡率.
a. at death 死亡年齢〔医学〕.
a. cohort 年齢コーホート〔医学〕.
a. composition 年齢構成〔医学〕.
a. dependency 年齢依存性〔医学〕.
a. determination by skeleton 骨格による年齢推定〔医学〕.
a. determination by teeth 歯による年齢推定〔医学〕.
a. distribution 年齢分布〔医学〕.
a. distribution of population 人口年齢構造〔医学〕.
a. factor 年齢因子〔医学〕.
a. group 年齢群〔医学〕.
a. limit 停年.
a. of onset 発病年齢〔医学〕.
a. pigment 加齢色素(lipofuscin の別名で, 高齢者にみられることからこの名がある).
a. related cataract 加齢性白内障(50歳以降, 他に原因がなく発症する白内障. 従来老人性白内障と呼ばれていた), = senile cataract.
a.-related ectropion 加齢性眼瞼外反.
a.-related macular degeneration (ARMD) 加齢性黄斑変性.
a.-related senescent cell antigen 老化関連衰細胞抗原.
a. resister 老化防止薬〔剤〕.
a.-sex-adjusted death rate 男女年齢標準化死亡率〔医学〕.
a.-specific death rate 年齢別死亡率〔医学〕.
a.-specific fertility rate 年齢別〔特殊〕出生率〔医学〕, = age-specific birth rate.
a.-specific manifestation 年齢特異的分布.
a.-specific mortality rate 年齢別死亡率.
a·ged [éidʒid] 老年者〔医学〕, 老人〔医学〕, 老齢の, 成熟した(年数を経た), 年齢, …歳の.
a. health law 老人保健法.
a. medical care 老人医療〔医学〕.
a. population 高齢化人口〔医学〕, 老年化人口〔医学〕.
age·ing [éidʒiŋ] 加齢〔医学〕, 老化〔医学〕, = aging.
ag·ene [éidʒi:n] エイジーン(Agene は商標).

a. process エイジーン工程(小麦粉の漂白に三塩化窒素を用いること).
a·gen·e·sis [əʤénisis] 欠損 [医学], 無形成 [医学], 発育不全, 無発育, 不妊, = agenesia.
a. corticalis 皮質無発育.
a. of corpus callosum 脳梁欠損症(1812年 Reil が最初の報告をしたもので, 完全欠損と部分欠損がある).
agenetic fracture 骨発育不全性骨折.
a·gen·i·o·ce·phal·ia [əʤèniousifǽliə] 耳頭奇形〔体〕(左右両耳が接着して無顎頭を呈するが, 脳, 頭蓋および感覚器は正常な奇形), = ageniocephaly.
a·gen·i·tal·ism [əʤénitəlizəm] 無性器 [医学].
a·gen·o·so·mia [əʤènəsóumiə] 性尿器発育不全奇形(腹壁ヘルニアに性尿器発育不全を伴う奇形).
a·gen·o·so·mus [əʤènəsóuməs] 性尿器発育不全体(腹壁ヘルニアと性尿器発育不全との併存奇形体).
a·gent [éiʤənt] 病因, 傷害原因, 因子, 物質 [医学], 作因, 動因, 薬品, 物質.
a. of disease 病因 [医学].
agents for general anesthesia 全身麻酔薬 [医学].
agents for increasing blood-cell deformity 赤血球変形能改善薬 [医学].
agents for local anesthesia 局所麻酔薬 [医学].
a·ger·a·sia [əʤə:réiziə] 老健, 不老, かくしゃく(矍鑠) [医学].
a·ges [éiʤis] 年齢, 年期(次の分類法がある).

Romans		Sydenham	
Pueritia (childhood)	5歳まで	Embryonic	
Adolescentia (youth)	18歳まで		2歳まで
Juventus (young man)	25歳まで	Infancy	9歳まで
Majores (man)	50歳まで	Chidhood	12歳まで
Senectus (old man)	60歳まで	Adolescence	
Crepita aetas (decrepit old age)			25歳まで
	60歳以後	Maturity	50歳まで
		Decline	50歳以後

a·geu·sia [əgú:siə] 味盲 [医学], 味覚脱失〔症〕[医学], 無味覚〔症〕[医学], 味覚障害, 味覚消失, = ageustia.
ageusic aphasia 味覚性失語〔症〕.
a·geu·sis [əgú:sis] 無味覚〔症〕, 味覚消失〔症〕, 失味〔症〕, 味覚脱失〔症〕.
a·geus·tia [əgú:stiə] 味盲 [医学], 無味覚〔症〕[医学], 味覚脱失〔症〕[医学], 味覚消失, = ageusia.
age·wise [éiʤwaiz] 年齢的.
a. differences 年齢的差異.
ag·ger [ǽʤər] 堤, 隆起(丘), = eminence, projection.
a. auriculi 耳堤, 耳丘.
a. cell 鼻堤細胞.
a. nasi [L/TA] 鼻堤, = agger nasi [TA].
a. nasi cell 鼻堤細胞群.
a. perpendicularis 垂直梁, = eminentia fossae triangularis.
a. valvae venae 静脈弁隆起.
ag·glom·er·ate [əglámərei t] ①集結する, 集落する. ②集合.
a. eye 集眼.
ag·glom·er·a·tion [əglàməréiʃən] ①団塊, 集合. ②凝塊反応(細菌の固有運動を障害せずに凝塊を形成している各個体は活発な運動を呈するが, 時間の経過とともに再び各個体は分散して凝塊が消失する現象), 凝塊形成 [医学].
a. of population 人口の集積 [医学].
ag·glu·ti·na·bi·li·ty [əgl(j)ú:t(ə)nəbiləti] 被凝集性 [医学].
ag·glu·ti·na·ble [əgl(j)ú:t(ə)nəbl] 凝集能のある.
a. substance 凝集性物質(凝集原のこと).
ag·glu·ti·nant [əgl(j)ú:t(ə)nənt] 凝集剤.
ag·glu·ti·nate [əgl(j)ú:t(ə)nèit] 凝集物 [医学].
agglutinating antibody 凝集抗体, = agglutinin.
ag·glu·ti·na·tio [əgl(j)ù:tinéiʃiou] 膠着, 凝集.
a. palpebrarum 眼瞼膠着.
ag·glu·ti·na·tion [əgl(j)ù:tinéiʃən] 凝集反応(細菌, 赤血球, その他の粒子が抗体などを介して互いにくっつき, 大小の塊を作る現象), 凝集.
a. diagnostic reaction 凝集〔作用〕診断的反応 [医学].
a. inhibition test 凝集阻止試験(凝集反応が起こる条件下で抗原や抗体を加えた場合に凝集が阻止される反応. 細胞が抗体で凝集されるとき, 細胞表面の抗原を精製したものを加えると細胞凝集が阻止される), 凝集反応抑制試験 [医学].
a. of blood 血液凝集反応.
a. reaction 凝集反応 [医学].
a. test 凝集試験 [医学] (①赤血球またはほかの粒子が特異的抗体により凝集を呈する反応で, その抗体の種類により抗原の性状が判定される. ②血清中に存する凝集素の種類を検出するために, 細菌抗原を用いて病原菌を判定する方法).
a. titer 凝集素価.
a. unit 凝集価(凝集源に対して抗体を反応させて, 凝集反応が可視的に認められる抗体の最大希釈倍数のこと).
ag·glu·ti·na·tive [əgl(j)ú:tinətiv] 凝集〔性〕の.
a. thrombus 凝集血栓 [医学], = hyaline thrombus.
ag·glu·ti·nin [əgl(j)ú:tinin] 凝集素, アグルチニン(液体中に分散する粒子体の表面を認識結合し, 複数の粒子体を架橋反応によって集合塊とする物質).
a. absorption test 凝集素吸収試験 [医学] (ある抗原とのみ反応して凝集を起こさせる特異的な抗血清または抗体を得る方法).
ag·glu·tin·o·gen [əgl(j)u:tínəʤən] 凝集原(形態を有する比較的大きな粒子で, その表面には凝集反応にあずかる抗原が存在する).
ag·glu·tin·o·gen·ic [əgl(j)ù:tinəʤénik] 凝集素産生の.
ag·glu·ti·noid [əgl(j)ú:tinɔid] 類凝集素 [医学].
a. reaction 類凝集素反応, = prozone.
ag·glu·tin·o·phil·ic [əgl(j)ù:tinəfílik] 易凝集性の(容易に凝集する).
ag·glu·tin·o·scope [əgl(j)ú:tinəskòup] 凝集観察器 [医学].
ag·glu·ti·num [əgl(j)ú:tinəm] 凝集塊(細菌の凝集し得る部分).
ag·glu·to·gen [əgl(j)ú:təʤən] 凝集原, = agglutinogen.
ag·glu·to·gen·ic [əgl(j)u:təʤénik] 凝集素産生の, = agglutinogenic.
ag·gra·vate [ǽgrəveit] 悪化する, 悪化させる, 誇張する. 名 aggravation.
aggravated hyperthyroidism 甲状腺機能亢進悪化(増悪) [医学].
ag·gra·va·tion [æ̀grəvéiʃən] 悪化 [医学].
ag·gre·can [ǽgrikən] アグレカン(骨硬化の原因遺伝子と考えられている).
aggred feb 発熱中 aggrediente febre の略.
ag·gre·gate [ǽgrigeit] ①集合体, 凝集物, 凝集体 [医学], 凝集する, 集合する. ②骨材(セメント).
a. anaphylaxis 集合アナフィラキシー(抗原抗体

A

凝集物が補体(C_4, C_3, C_5)を活性化した結果起こるアナフィラキシー).
a. ecology 群来生態学.
a. gland 集合腺(パイエル板). → Peyer patches.
a. life table 総経験生命表〔医学〕.
a. nodules 集合小結節.
a. table 総合表〔医学〕.
ag·gre·ga·t·ed [ægrigéitid] 凝集の〔医学〕.
a. acne 集簇性痤瘡(アクネ)〔医学〕.
a. albumin 凝集アルブミン〔医学〕.
a. antibody 凝集抗体.
a. follicle 集合リンパ小節(パイエル板), = Peyer patches, Peyer glands, aggregate follicle.
a. γ-globulin 凝集ガンマグロブリン. → aggregated IgG.
a. IgG 凝集型 IgG(加熱処理または尿素処理した IgG で,免疫複合体の代用物として繁用される).
a. lymphoid nodules [TA]集合リンパ小節, = noduli lymphoidei aggregati [L/TA].
a. mice 集団マウス〔医学〕.
ag·gre·ga·tion [ægrigéiʃən] 凝集〔医学〕, 集合, 累積.
a. theory 祖先遺伝の説, = particulate theory.
aggregationes cellularum chemergicarum [L/TA] 化学的に確認された細胞群*, = chemically-defined cell groups [TA].
ag·gre·gom·e·ter [ægrigámitər] 血小板凝集計(血小板凝集の程度を測定する計器. 多血小板血漿 platelet rich plasma と凝集惹起物質を混合し,凝集反応に伴って生ずる透過度変化を記録し,その曲線から解析する方法を吸光度法という).
ag·gres·sin [əgrésin] アグレッシン(攻撃素とも呼ばれ,細菌が産出して,その毒性を増強する因子で,オプソニンと反対,すなわち,拡散因子と類似の作用を示す物質),攻撃素〔医学〕.
ag·gres·sion [əgréʃən] 攻撃,攻撃性〔医学〕,侵襲〔医学〕.
ag·gres·sive [əgrésív] 攻撃的な〔医学〕,侵略的な.
a. angiomyxoma 浸潤性血管粘液腫.
a. attitude 攻撃的態度, = rebellious attitude.
a. instinct 攻撃本能〔医学〕.
a. reflex 攻撃反射〔医学〕.
ag·gres·sive·ness [əgrésivnis] 侵襲〔医学〕,攻撃性〔医学〕.
ag·gres·siv·i·ty [əgresíviti] 攻撃力(細菌などの). 形 aggressive.
AGIF adipogenesis inhibitory factor 脂肪細胞化抑制因子の略.
a·gil·i·ty [əʤíləti] 敏捷性〔医学〕.
ag·ing [éiʤiŋ] ① 加齢,老化,老齢化. ② 熟成,ねかし, = ageing.
a. index 老年化指数〔医学〕.
a. of population 人口の老年化〔医学〕.
a. population 老年人口〔医学〕.
a. process 老化過程〔医学〕.
a. sight 老視, = presbyopia.
a. test 老化試験(テスト)〔医学〕.
Agit vas agitato vase 注射薬を振るの略.
ag·i·tate [æʤiteit] ① 振る(撹拌のこと),かきまぜる. ② 扇動する. 名 agitation.
ag·i·tat·ed [æʤəteitid] 揺れ動いている.
a. melancholia 激越性うつ病〔医学〕(躁うつ病), = melancholia agitata.
a. type of paralysis 激越性進行性麻痺,興奮型進行性麻痺.
a. water bath 渦流〔医学〕.
ag·i·tat·ing [æʤiteitiŋ] 激越な,扇動的な.
a. form 激越型.
ag·i·ta·tion [æʤitéiʃən] ① 激昂,興奮〔医学〕,激越(不安興奮). ② 精神障害. ③ 撹拌(かきまぜ). ④ 扇動.
ag·i·ta·tor [æʤiteitər] ① 撹拌機,かきまぜ機. ② 扇動者.
ag·i·to·graph·ia [æʤitəgræfiə] 速書症(語字を書き落とす程度の速さで文を書くこと).
ag·i·to·la·lia [æʤitouléiliə] 速語症(語字を言い落とす速度で談話すること), = agitophasis, agitophasia.
ag·i·to·pha·sia [əʤitouféisiə] 速語〔症〕, = agitolalia.
Ag·kis·tro·don [ægkístrədɑn] マムシ属(クサリヘビ科の一属).
a·glau·cop·sia [əglɔ:kápsiə] 第2色盲,緑〔色〕色盲, = aglaucopia, aglaukopsia, deuteranopia, green blindness.
aglia [əgláiə] 角膜白斑.
a·glo·bu·lia [əgloubjú:liə] 〔赤〕血球減少, = aglobulism.
a·glo·mer·u·lar [əglouméɾjulər] 無糸球性の(腎臓の).
a. kidney 無糸球体腎〔医学〕.
a·glos·sia [əglásiə] 無舌症〔医学〕.
a.-adactylia syndrome 無舌無指症候群〔医学〕.
a·glos·so·sto·ma [əglàsoustóumə] 無舌体〔医学〕.
a·glos·so·sto·mia [əglàsoustóumiə] 無舌口症(舌を欠如し,口腔閉鎖を伴う奇形).
a·glos·sus [əglásəs] 無舌体.
a·glu·cone [əglú:koun] アグリコン,非糖質(ゲニン体. 配糖体の糖以外の部分の総称で,酵素作用下でまたは希酸性液を加えて煮沸すると分離される非糖質部分), = aglycone.
a·glu·ti·tion [əglu:tíʃən] 嚥下不能〔症〕〔医学〕, = dysphagia.
a·gly·ce·mia [əglaisí:miə] 無糖血〔症〕〔医学〕.
a·gly·con(e) [əgláikən, (-koun)] アグリコン, = aglucone.
a·gly·cos·u·ric [əglàikousjú:rik] 無糖尿性の.
a·gly·pho·don·tia [əglaifədánʃiə] 無毒牙ヘビ類.
ag·ma·tol·o·gy [ægmətáləʤi] 骨折学.
ag·ma·to·ploi·dy [ægmətouplɔ́idi] 断片倍数性〔医学〕.
ag·men [ægmən] 集合.
ag·mi·nate [ægmineit] 集結する, = aggregate, agglomerate.
a. glands 集腺, = Peyer patches.
agminated granule 集合性顆粒(血液中にあるもので,崩壊した赤血球小片と思われる).
agminated nodules 集合小結節, = aggregate nodules.
AGML acute gastric mucosal lesion 急性胃粘膜病変の略.
AGN acute glomerulonephritis 急性糸球体腎炎の略.
ag·nail [ægneil] ① さかむけ(逆剥). ② 爪炎,逆爪〔医学〕. ③ ひょう(瘭)疽.
ag·nate [ægneit] ① 父親系の. ② 同族の,類似の.
ag·na·thia [ægnéiθiə] 無顎症〔医学〕,下顎欠如, = agnathy. 形 agnathous.
ag·na·thus [ægnéiθəs] 無顎体〔医学〕.
ag·nea [ægní:ə] 失認(外界事物を認識する能力の欠如), = agnoea.
Agnew, Cornelius Rea [ægnju:] アグニュー(1830-1888, アメリカの眼科医. 眼瞼裂形成術の考案者).
Agnew, David Hayes [ægnju:] アグニュー(1818-1892, アメリカの外科医. 鼡径ヘルニアや唾液瘻に対する手術法の考案,膝蓋骨用の特殊副木の発明などで知られる).

A. splint アグニュー副子(膝蓋骨骨折に用いる副子).

ag·no·gen·ic [æɡnədʒénik] 原因不明の.

a. myeloid metaplasia 原因不明の骨髄化生(慢性骨髄性白血病に類似した疾患で，脾腫，骨髄細胞の異所形成などが起こる).

ag·no·sia [æɡnóuziə] 失認(聴覚，視覚，味覚，嗅覚，触覚などの障害に基づいて分類されている).

ag·nos·ter·ol [əɡnástərɔ:l] アグノステロール $C_{30}H_{47}OH$ (木脂に存在するテルペンアルコール複合体であるが，ステロールの構造をもたない).

ag·nus-cas·tus [ǽɡnəs kǽstəs] セイヨウニンジンボク(シソ科植物，*Vitex agnus-castus*).

-agog [əɡɑɡ] 促進物または刺激物を示す接尾語，= -agogue.

-agogue [əɡɔ:ɡ] = -agog.

a·gom·phi·a·sis [əɡɑmfáiəsis] ① 無歯〔症〕. ② 歯のゆるんだ状態. 形 agomphious.

a·gom·pho·sis [əɡɑmfóusis] 無歯症.

ag·on [ǽɡoun] 活性族(酵素を構成する非タンパク性の活性部分で，触媒反応においてタンパク質部分 pheron と結合して作用を示す)，= prosthetic group, coferment.

a·go·nad [əɡánæd] 性腺欠損，性腺欠損症，= agonadism.

a·go·nad·ism [əɡóunədìzəm] 性腺欠損 [医学].

ag·o·nal [ǽɡənəl] 死戦期の，瀕死の [医学]，= agonadal.

a. intussusception 瀕死期腸重積〔症〕[医学].

a. leukocytosis 瀕死白血球増加〔症〕(死の直前白血球数が増加すること).

a. respiration 死戦期呼吸 [医学].

a. stage 瀕死期 [医学]，死戦期 [医学] (死の直前の状態).

a. stage intussusception 瀕死期腸重積〔症〕[医学].

a. thrombosis 臨終血栓症，衰弱性血栓症(死の直前に血管内に形成される脂肪様凝血).

a. thrombus 死戦期血栓.

ago·ni·a·din [əɡóuniədin] アゴニアジン $C_{57}H_{72}O_{33}$ (エンジュの樹皮から得られる有効成分)，= plumierin, plumieride.

a·gon·ic [əɡánik] 無偏角の.

a. intussusception 臨終重積嵌頓.

a. line 無偏角線(地球磁場の方位角がゼロになる点を連ねた線).

ag·o·nist [æɡənist] ① 主動筋 [医学]，拮抗筋，作動筋 [医学]. ② 動筋〔群〕(主動筋群)，= protagonist. ③ 拮抗薬，作動薬，アゴニスト.

agonistic behavior 対抗行動 [医学].

ag·o·nize [ǽɡənaiz] 苦しめる.

ag·o·ny [ǽɡəni] ① 苦悶. ② 死戦期. ③ 臨終，= agonia. 形 agonal.

a. clot 死戦期凝血塊，死戦期血栓，= agony thrombus.

ag·o·ra·pho·bia [æɡərəfóubiə] 広場恐怖症 [医学] (広場を恐怖する状態).

agou·ti [əɡú:ti] (① 齧歯類，アグーチ属の動物. = *Dasyprocta*. ② 齧歯類の毛にみられる灰色の横線の模様).

a. related protein (AGRP) アグーチ関連タンパク質.

-agra [ǽɡrə, ɑ:-] 急性疼痛を意味する接尾語.

agraffe [agraféi, əɡrǽf] [F] アグラッフェ(縫線の代用として切創の切端を合わせる器械).

a·gram·mat·i·ca [əɡræmǽtikə, eiɡ-] 失文法〔症〕(電文体のことで，文の意味はわかるが，助詞，助動詞などが略される貧困な文体で運動失語にみられる)，= agrammatism.

a·gram·ma·tism [əɡrǽmətizəm, eiɡ-] 失文法〔症〕，文法錯誤〔症〕，= acataphasia.

agram·ma·to·lo·gia [əɡræmətəlóudʒiə, eiɡ-] 失文法症，= agrammatism.

Agramonte y Simoni, Aristides [əɡrəmɔ́nte] アグラモンテ(1869-1931，キューバの寄生虫学者. アメリカ陸軍黄熱研究班の一員で黄熱はカ *Stegomyia fasciata* (*Aedes aegypti*)により媒介されることを証明した).

a·gra·nu·lar [əɡréinjulə:r] 無顆粒の.

a. leukocyte 無顆粒球，無顆粒性白血球，= lymphoid leukocyte, nongranular l..

a. vesicle (AV) 無顆粒〔分泌〕小胞(副交感神経の).

a. vesicle-containing nerve 顆粒非含有神経 [医学].

a·gran·u·lo·cyte [əɡrǽnjuləsait] 無顆粒〔白血〕球.

agranulocytic angina 顆粒球減少性アンギーナ [医学].

a·gran·u·lo·cy·to·sis [əɡrænjulousaitóusis] 顆粒球減少症，無顆粒球症，無顆粒細胞症(Werner Schultz が無顆粒球性アンギナとして1929年に報告した疾患で，白血球の極度の減少，特に顆粒球がほとんど完全に消失し，感染に対する無抵抗状態に陥る致死的疾病)，= agranulocytic angina, malignant granulocytopenia.

a·gran·u·lo·plas·tic [əɡrænjuləplǽstik] 無顆粒球形成の.

a·gran·u·lo·sis [ərænju:lóusis] 顆粒球減少症，無顆粒症 [医学]，= agranulocytosis.

a·graph·ia [əɡrǽfiə] 失書 [医学]，書字不能〔症〕. 形 agraphic.

a. amnemonica 健忘性書字不能〔症〕(単語は記憶するが，文章を書くことが不能).

a. without alexia (失読を伴わない)失書〔症〕，= pure agraphia.

a·grav·i·ty [əɡrǽviti] 無重力〔状態〕[医学].

a·gre·mia [əɡrí:miə] 痛風素質.

ag·re·tope [æɡrí:toup] アグレトープ(ペプチド抗原上の MHC クラスⅡ分子と結合する部位).

ag·ria [ǽɡriə] 膿疱，水疱疹，= herpes.

ag·ri·cul·tur·al [æɡrikʌ́ltʃurəl] 農業の.

a. accident 農業災害 [医学].

a. chemical 農薬 [医学].

a. chemical effluent 農業廃水 [医学].

a. chemistry 農芸化学.

a. implement trauma 農機具外傷 [医学].

a. medicine 農業医学 [医学].

a. pollution 農薬汚染 [医学].

a. worker's disease 農民病 [医学].

a. wound 農機具外傷 [医学].

Ag·ri·mo·nia eu·pa·to·ria [æɡrimóuniə ju:pətɔ́:riə] キンミズヒキ［龍牙草］(バラ科 *Rosaccae* の一属で，止痢薬).

ag·ri·mony [ǽɡriməni] アグリモニー(キンミズヒキ *Agrimonia eupatoria* で収斂作用がある).

ag·ri·o·thy·mia [æɡriouθáimiə] 狂暴.

a·grip·pa [əɡrípə] 逆産，足位分娩，= footling, agrippina, agrippus.

ag·ri·us [ǽɡriəs] 激烈(赤く怒ったような顔付きのことで，発疹の場合などにいう).

Ag·ro·bac·te·ri·um [æɡroubæktí:riəm] アグロバクテリウム属(*Rhizobiaceae* の一属で，小短桿菌. 遊離窒素を固定する能力はないが，ほかの無機性窒素化合物を利用する土壌菌，最適発育温度は25°C～30°C.

A

基準種は *A. tumefaciens*).

ag·ro·ma·nia [æ̀grouméiniə] 耕作狂，田舎狂.

Ag·ro·stem·ma gith·a·go [æ̀groustémə ʤiθɑ́:-gou] ムギセンノウ(ナデシコ科植物)，= corn cockle.

agro·stem·min [æ̀grəstémin] アグロステンミン $C_{17}H_{26}O_{10}$–H_2O (*Agrostemma githago* の種子の配糖体)，= githagin.

AGRP agouti-related protein アグーチ関連タンパク質の略.

a·gryp·nia [əgrípniə] 不眠症，不眠〔医学〕，= insomnia.

a. excitata 興奮性不眠症.

a. pertaesa 疾病性不眠症.

a. senilis 老年期不眠症.

a·gryp·no·co·ma [əgrìpnoukóumə] 覚醒昏睡，半睡状態〔医学〕.

agrypnodal coma 覚醒昏睡，= coma vigil.

a·gryp·node [ægrípnoud] 中枢神経〔系〕興奮薬〔医学〕，覚せい(醒)薬〔医学〕，= agrypnotic.

a·gryp·not·ic [æ̀gripnɑ́tik] ① 不眠の. ② 覚せい(醒)薬〔医学〕，中枢神経〔系〕興奮薬〔医学〕.

a·gua·mi·el [æ̀gwəmíəl] リュウゼツラン〔龍舌蘭〕の汁(パルク(メキシコの発酵酒)の原料).

ague [éigju:] 間欠熱，おこり(瘧)，悪寒，マラリア.

a. cake マラリア固塊(脾腫).

a. drop 亜ヒ酸カリ水，= liquor potassii arsenitis.

a. tree bark サッサフラス.

AGV aniline gentian violet アニリン・ゲンチアナバイオレットの略.

ag·yi·o·pho·bia [æ̀ʤioufóubiə] 街路恐怖〔症〕，恐街症.

a·gy·ria [əʤáiriə] 無脳回(先天性の)，脳回欠如.

A-H block A-Hブロック(ヒス束心電図においてA波－H波間の伝導障害). → A-H interval.

A-H interval A-H時間(ヒス束心電図においてA波とH波間の時間，心房から房室結節内を経てヒス束上部に達するまでの伝導時間).

a·hap·to·glo·bin·e·mia [əhæ̀ptouglòubiní:miə] ハプトグロビン欠乏血〔症〕〔医学〕.

AHC acute hemorrhagic conjunctivitis 急性出血性結膜炎の略，= Aporo disease.

AHF ① acute heart failure 急性心不全の略. ② antihemophilic factor 抗血友病因子の略. ③ antihemolytic factor 抗溶血性因子の略.

AHG ① antihemophilic globulin 抗血友病性グロブリンの略. → AHF. ② antihuman globulin 抗ヒトグロブリンの略.

AHG-B 血液凝固第Ⅸ因子，= plasma thromboplastin component (PTC).

Ahlfeld, Johann Friedrich [ɑ́:felt] アールフェルド(1843–1929，ドイツの産科医).

A. method アールフェルド法(妊娠中胎児の身長を計算する方法で，身長は骨盤計で求めた胎児軸の長さの2倍であるから，5ヵ月以後は次の式で表される).

$$\text{妊娠月数} = \frac{\text{胎児軸の長さ} \times 2}{5}$$

A. sign アールフェルド徴候(妊娠3ヵ月以後に起こる子宮収縮).

Ahn·fel·tia pli·ca·ta [ɑ:nféltiə plaikɑ́:tə, –kéitə] イタニグサ(寒天の原料でカラフト産).

AHRU acute hemorrhagic rectal ulcer 急性出血性直腸潰瘍の略.

Ahumada-Del Castillo syn·drome [ɑ:u:mɑ́:tə del kɑ:stí:jə síndroum] アウマダ・デルカスティーヨ症候群(妊娠とは無関係の無月経と非生理的乳汁分泌を示す)，= Argonz-Del Castillo syndrome.

a·hyp·nia [əhípniə] 不眠〔症〕，= insomnia, agrypnia, ahypnosis.

AI avian influenza トリインフルエンザの略.

Ai autopsy imaging オートプシーイメージングの略.

AIAO autoimmune aspermatogenic orchitis 自己免疫性精巣炎の略.

AIBL angioimmunoblastic lymphadenopathy 免疫芽球性血管リンパ節炎の略.

AIC ① arterial infusion chemotherapy 動注化学療法の略. ② autoimmune cholangitis 自己免疫性胆管炎の略.

Aicardi, J. Dennis [ekɑ́:di] エカルディ(フランスの神経科医，アイカルディとも表記する).

A. syndrome エカルディ症候群，アイカルディ症候群〔医学〕(脳梁の無形成を伴い，女子にみられる．X染色体の異常により起こり，難治性痙攣を認める).

aich·mo·pho·bia [àikmoufóubiə] 尖鋭恐怖〔症〕〔医学〕.

AID ① artificial insemination with donor's semen 非配偶者間人工授精の略. ② acute infectious disease 急性伝染病の略. ③ autoimmune disease 自己免疫疾患の略. ④ aspiration and infusion device 白内障吸引灌流装置の略.

aid [éid] 扶助，救護，手当て.

a. station 応急診療所(前線における負傷兵を集合させる場所).

a. to blind 盲人扶助〔医学〕.

a. to families with dependent children 児童扶養家庭扶助〔医学〕.

a. to totally disabled 廃疾者扶助〔医学〕.

ai·doi·i·tis [èidɔiáitis] 性器炎(女性の)，= edeitis, vulvitis.

AIDS [éidz] エイズ acquired immunodeficiency syndrome 後天性免疫不全症候群の略(性交や血液を介してHIVに感染すると長期間の無症状態に入るが，無治療では徐々にCD4陽性T細胞が減少し免疫不全となる．AIDS発症時の特徴として，サイトメガロウイルスや非結核性抗酸菌による日和見感染やカポジ肉腫の発症がある).

AIDS associated malignant lymphoma エイズ関連悪性リンパ腫〔医学〕.

AIDS dementia complex (ADC) エイズ認知症複合，エイズ認知症症候群.

AIDS encephalopathy エイズ脳症(症状の主体は痴呆であり，運動障害，感情障害，認知障害を伴うことが多い．HIV脳症もしくはエイズ認知症症候群と呼ばれることも多い).

AIDS nephropathy エイズ腎症〔医学〕.

AIDS panic syndrome エイズパニック症候群〔医学〕.

AIDS related complex (ARC) エイズ関連症候群〔医学〕.

AIDS related virus (ARV) エイズ関連ウイルス.

AIDS surveillance エイズ監視体制〔医学〕.

AIDS virus エイズウイルス(HIVのこと).

aig·i·lop·sin [èiʤilɑ́psin] アイジロプシン(未熟のカラスムギの穂に存在するフルクタン).

AIH ① artificial insemination with husband's semen 配偶者間人工授精の略. ② autoimmune hepatitis 自己免疫性肝炎の略.

AIHA autoimmune hemolytic anemia 自己免疫性溶血性貧血の略.

Ai·lan·thus [eilǽnθəs] ニワウルシ属(ニガキ科の一属で，シンジュの樹皮は駆虫薬).

ai·lan·tic ac·id [eilǽntik ǽsid] アイラント酸(ニワウルシ属植物から得る苦味酸で強壮薬)，= ailanthic acid.

ail·ment [éilmənt] 不快，苦悶. 動 ail.

ai·lu·ro·phil·ia [ail(j)ù:rəfíliə] 愛猫〔症〕.
ai·lu·ro·pho·bia [ail(j)ù:roufóubiə] ネコ恐怖症，恐猫症，= aelurophobia，cat syncope，gatophobia.
ain·hum [áinhʌm] アインフム，インユーン(特発性指趾離断症ともいわれ，アフリカ先住民の足の小指が自然に絞窄される疾病)，= dactyolysis spontanea.
Ainsworth, George C. [áinzwə:θ] アインズワース(アメリカ・ボストンの歯科医).
A. punch (ゴム防衛片の穿孔器).
AIP ① acute interstitial pneumonia 急性間質性肺炎の略. ② acute intermittent porphyria 急性間欠性ポルフィリン症の略. ③ autoimmune pancreatitis 自己免疫性膵炎の略.
Air Pollution Control Act 大気汚染防止法〔医学〕.
air [έər] 空気(大気 atmosphere を充満する気体で，窒素75〜78%，酸素20〜23%，炭酸ガス0.03%，アルゴン0.94%，その他を含み，生物の呼吸に必須の物質). 形 airy.
a. alveologram 肺胞含気〔医学〕，肺胞内気体像.
a. ambulance 傷病者運搬用航空機.
a. analysis 空気分析〔医学〕.
a. bag エアバッグ.
a. barrier effect 空気膜効果〔医学〕.
a. bath 空気浴(普通は加温して蒸気を通したもの).
a. bed エアベッド，空気ベッド.
a. bells ① 空気泡(X線フィルム上にみられる)，= air bubbles. ② 付着泡.
a. bladder うきぶくろ(鰾)，肺胞，= alveolus of lung.
a. block ① 気団(気塊)，= air body. ② 空気遮断(肺呼吸の機能異常).
a. blood barrier 空気血液関門〔医学〕(肺胞にみられる).
a.-bone gap 気導骨導〔聴力〕差，気骨導差.
a.-borne dust 浮遊粉じん(塵).
a.-dust infection 空気〔系〕感染〔医学〕.
a.-dust sound 空気伝播音〔医学〕.
a.-infection 空気感染〔医学〕，飛沫感染〔医学〕.
a.-spread 空気〔系〕伝播〔医学〕.
a. breather 空気呼吸生物.
a. bronchogram 気管支〔含〕気像〔医学〕，気管支透亮像，空気気管支像.
a. bronchogram sign 気管支含気徴候.
a. bubble 気泡〔医学〕.
a. bubble bath 空気泡沫浴〔医学〕，気泡浴.
a. capacity 気容量.
a. cavity 気腔〔医学〕.
a. cell ① 肺胞，= alveolus. ② 含気洞.
a. cells of auditory tube 耳管気胞.
a. cellula 含気蜂巣〔医学〕.
a. chamber 気室.
a. cleaner 空気除塵装置〔医学〕.
a. cock 空気容器の活栓.
a. concussion 爆風病.
a. condenser 空気冷却器〔医学〕.
a. conditioner 空調器〔医学〕.
a. conditioner disease 空調病〔医学〕.
a. conditioner lung 空調肺.
a. conditioning 空調〔医学〕，換気調節法(暖冷房装置).
a. conduction 気導〔医学〕，空気伝導〔医学〕，気鼓室〔音響〕伝導〔医学〕，= aerial conduction.
a. contrast study 気脳室写〔医学〕，〔脳室〕空気〔注入〕検査〔法〕.
a.-cooling 空冷〔医学〕，空冷式.
a. crescent sign 空気三日月徴候〔医学〕.
a. CT cisternography 空気CT脳槽造影〔医学〕.
a. current 気流〔医学〕.
a. cushion sign 空気枕徴候(虫垂炎において，X線像上右側下腹部にみられる鼓腸)，= Klemm sign.
a. cushion test of Klemm クレム空気枕試験(慢性虫垂炎では盲腸および上行結腸がガスで膨張するから，右下腹部を打診すると鼓音を呈する).
a. cyst 空気嚢胞.
a. cystoscopy 空気注入膀胱鏡検査.
a. damper 空気ダンパー.
a. dome sign エアドーム徴候〔医学〕.
a. dose 空中線量〔医学〕.
a. douche 耳管通気法.
a.-dried 風乾の〔医学〕.
a. drill エアドリル.
a. driven artificial heart 空気駆動人工心臓〔医学〕.
a. dryer 空気乾燥器.
a. elutriation 風ひ(簸)，風ふるい.
a. embolism 空気塞栓症〔医学〕.
a. embolus 空気塞栓〔医学〕.
a. encephalogram 気脳図〔医学〕.
a. equivalent wall ionization chamber 空気等価壁電離箱〔医学〕.
a. evacuation 排気.
a. filtration ろ紙集塵法〔医学〕.
a. fluid level 空気液面〔医学〕.
a.-gap technique エアギャップ法.
a. heating furnace 空気加熱炉〔医学〕.
a. hunger 空気飢餓(糖尿病の)，= pneumatorexis，Kussmaul breathing.
a. illness 気圧病〔医学〕.
a. in heart 心気症(心腔内に気体が存在)，= aerendocardia.
a. infection 空気感染.
a. inflation 通気〔法〕〔医学〕.
a. inlet 空気取入口〔医学〕.
a. ion 空気イオン〔医学〕.
a. ionization 空気イオン化〔医学〕.
a. lacuna 気腔(空気で充満した腔).
a. leak 気漏〔医学〕，空気漏洩.
a. leakage 空気漏れ.
a. line 空気線〔医学〕.
a.-liquid interface 気相液相界面〔医学〕.
a. mass 気団〔医学〕.
a. mattress エアマットレス，= air bed.
a. microbiology 空中微生物学〔医学〕.
a. monitor 空気モニタ〔医学〕.
a. monitoring 大気汚染監視〔医学〕.
a. myelography 空気脊髄造影〔法〕〔医学〕.
a. oxidation 空気酸化〔医学〕.
a. passage 気道(鼻，咽頭，口，喉頭，気管，気管支).
a. pilots' disease 航空パイロット病(感情性神経症).
a. pollutant 大気汚染物質〔医学〕.
a. pollution 大気汚染〔医学〕.
a. pollution administration 大気汚染防止行政〔医学〕.
a. pollution effect 大気汚染被害〔医学〕.
a. pollution index 大気汚染指数〔医学〕.
a. pollution legislation 大気汚染法令〔医学〕.
a. pollution ratio 大気汚染率〔医学〕.
a. pollution source 大気汚染源〔医学〕.
a. pollution standard 大気汚染基準〔医学〕.
a. pressure 気圧〔医学〕.
a. pump 空気ポンプ.
a. purification 空気浄化〔医学〕.
a. purifying respirator 浄気式レスピレータ〔医学〕.

a. pyelography 空気注入腎盂撮影法.
a.-radiography 気体撮影法, = pneumoradiography.
a.-raid protection 防空〔医学〕.
a. reservoir 空気だめ(貯め)〔医学〕.
a. sac 肺胞, 気嚢〔医学〕, = pulmonary alveolus.
a. sampler 大気捕集器〔医学〕.
a. sampling measurment 大気捕集法〔医学〕.
a. sanitation 空気衛生〔医学〕.
a. separator 空気分離器.
a.-setting 自然硬化性.
a. sickness 航空病〔医学〕, = aviation sick.
a. sinus 含気洞.
a.-slaked lime 風化石灰.
a. space 空気隙, 気腔〔医学〕(組織中の空気またはほかの気体が充満する空隙).
a. space consolidation 肺野高吸収域.
a. space pattern 気腔性パターン〔医学〕.
a. splint 空気副子(副木)(空気で膨らませる可塑性のある副子), = inflatable splint.
a. syringe 気銃〔医学〕.
a. tamponade 空気タンポナーデ〔医学〕.
a. test 空気試験, = Franken test.
a. thermometer 空気温度計(膨張物に空気を利用したもの).
a. thermostat 空気サーモスタット〔医学〕.
a. tight 気密〔医学〕.
a. tight container 気密容器〔医学〕.
a. tractor 陰圧牽引器(児頭吸引器).
a. trap エア・トラップ〔医学〕.
a. trapping 空気トラッピング〔医学〕, エアートラッピング, 空気とらえ込み〔現象〕.
a. trapping phenomenon 空気とらえこみ現象〔医学〕.
a. tube 気管.
a. turbine エア・タービン〔医学〕.
a. velocity 気流速度〔医学〕.
a. velocity index 気速指数〔医学〕.
a. vesicle 肺胞, = alveolus pulmonum.
a.-wall thimble chamber 気壁指頭形電離箱.

air·borne [éərbɔ̀:n] 空気伝染の.
a. allergen 大気中アレルゲン〔医学〕.

airbrasive technique エアブレイシブテクニック.

air·craft [éərkræft] エアークラフト(航空機などの総称).
a. disease 航空病, = aeroplane disease, balloon d..
a. neurosis 航空神経症.
a. noise 航空〔機〕騒音〔医学〕.
a. rescue boat 航空機救難ボート〔医学〕.

air·flow [éərflòu] 気流〔量〕, 気流速度.
a. limitation 気流制限〔医学〕.

air·ing [éəriŋ] 曝気〔医学〕.

air·less [éərles] 空気のない.
a. abdomen 腹部無気像〔医学〕.

air·pas·sag·es [ɛə:pæsidʒiz] 気道, 呼吸器系.

airplane splint 飛行機副子(肩外転副子. 針金でつくったもので, 腕骨の骨折に際し, 腕を内転し, 前腕を中等度に屈曲して固定するために用いる).

airport malaria 空港マラリア.

airport quarantine service 空港検疫事業〔医学〕.

air·sac·cu·li·tis [èə:sækjuláitis] 気嚢炎.

air·way [éə:wei] ① 通気管(歯科). ② 気道. ③ 航空路.
a. burn 気道熱傷.
a. cleaning 気道洗浄, 喀痰排出法.
a. closure 気道閉塞(閉鎖)〔医学〕.
a. collapse 気道虚脱.
a. conductance 気道コンダクタンス〔医学〕.
a. hyperresponsiveness 気道過敏性〔医学〕.
a. maintenance 気道確保.
a. management 気道確保.
a. mucus 気道粘膜〔医学〕.
a. narrowing 気道狭窄〔症〕〔医学〕.
a. obstruction 気道閉塞〔医学〕.
a. occlusion pressure 気道閉鎖圧〔医学〕.
a. pressure 気道〔内〕圧〔医学〕.
a. pressure release ventilation 気道圧解除換気法.
a. remodeling 気道リモデリング.
a. resistance 気道抵抗〔医学〕.
a. stenosis 気道狭窄〔医学〕.

Aitken, John A. [éitkən] エートケン(1970没, スコットランドの外科医).
A. operation エートケン手術(分娩障害に対する両側骨盤切開術).

Aitken, Sir William [éitkən] エートケン(1825–1892, スコットランドの内科医).
A. tonic pills エートケン強壮錠剤, = pilulae ferri, quininae, strychinae et arseni mites.

AIV avian influenza virus トリインフルエンザウイルスの略.

AJ ankle jerk アキレス腱反射の略.

aj·a·cine [ǽdʒəsin] アジャシン $C_{12}H_{12}NO(OCH_3)_3H_2O$ (ヒエンソウ〔飛燕草〕*Delphinium ajacis* の種子にあるアルカロイド).

ajac·o·nine [ədʒǽkənin] アジャコニン $C_{17}H_{28}ON(OH)$ (ヒエンソウから得られるアルカロイド).

Ajase complex 阿闍世コンプレックス(仏典から古沢平作がつくった阿闍世物語に基づくコンプレックス).

Aj·el·lo·my·ces [æjəloumáisi:z] アジェロミセス属(子嚢菌の一種).
A. capsulatus = *Histoplasma capsulatum*.
A. dermatitidis = *Blastomyces dermatitidis*.

aj·ma·line [ǽdʒməlin] アジマリン ㊗ (17*R*,21*R*)-ajmalan-17,21-diol $C_{20}H_{26}N_2O_2$: 326.43 (抗不整脈薬(クラス Ia), 心房性不整脈に著効, 心室性不整脈にも有効である).

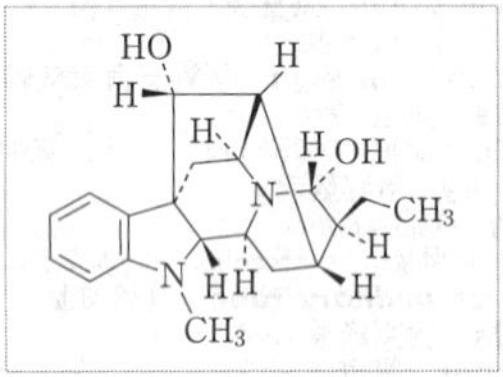

aj·o·wan [ǽjouwən, ǽdʒou-] アジョワン(東インド産 *Trachyspermum ammi* の成熟果実).
a. oil アジョワン油(*Trachyspermum Ammi* の種子から得られ, チモール50%を含有する).

Akabane disease アカバネ病.

A·ka·ba·ne vi·rus **(AKAV)** [àkabáne váiərəs] アカバネウイルス(ブニヤウイルス科, ブニヤウイルス属に属し1959年群馬県下のヤマトヤブカから分離された. ウシ, ヒツジ, ヤギなどに先天性異常, 軟骨形成不全, 流(死)産を起こす).

akamushi disease 赤虫病, = tsutsugamushi disease.

a·kar·y·o·cyte [əkǽriəsait] 無核細胞(赤血球など).

a·kar·y·ote [əkǽriout] 無核細胞, = akaryota.

a·ka·tam·a [ækətǽmə] 流行性末梢神経炎(西アフリカ先住民の).

a·kat·a·ma·the·sia ［əkætəməθí:ziə］ 理解能消失，忘失，＝acatamathesia.
a·kat·a·no·e·sis ［əkætənouí:sis］ 自己理解不能.
Akasaki, Isamu 赤﨑勇（1929生，日本の工学者．青色発光ダイオード（LED）の発明，開発により天野浩，中村修二とともに2014年度ノーベル物理学賞を受賞．2011年文化勲章受章）.
ak·a·thi·sia ［ækəθíziə］ ①アカシジア．②坐位不能〔医学〕，静坐不能症，長時間静坐不能症，＝acathisia.
AKAV Akabane virus アカバネウイルスの略.
A·ke·bia ［əkí:biə］ アケビ属（アケビ科 *Lardizabalaceae* の一属でアケビの木部，木通は利尿・消炎薬）.
A. quintata アケビ.
A. trifoliata ミツバアケビ.
akebia stem モクツウ［木通］（アケビ *Akebia quintata* または同属植物の茎．サポニン類を含み，胃潰瘍予防，抗炎症，胃液分泌抑制などの効果がある．漢方では利尿，通経などを目的に用いる）.
ak·e·big·e·nin ［ækibíʤinin］ アケビゲニン $C_{31}H_{50}O_4$（アケビンの水解により生ずる物質）.
ak·e·bin ［ǽkibin］ アケビン $C_{95}H_{56}O_{20}$（アケビ *Akebia quintata* の木部に含有される結晶性配糖体）.
a·kee ［əkí:］ ムクロジ樹（西インド産の植物で，その果実は中毒を起こす），＝ackee.
a. poisoning ムクロジ中毒.
Akerlund, Ake ［ékə:lu:nd］ アケルルンド（1885–1958，スウェーデンの放射線医）.
A. deformity アケルルンド陥凹（十二指腸潰瘍のX線像においてみられる陥凹と切痕）.
A. diaphragm アケルルンド絞り（X線用ラセン絞り）.
AKI acute kidney injury 急性腎障害の略.
aki·do·gal·va·no·cau·tery ［əkaidəgælvənoukɔ́:təri］ 針電極を用いる焼灼法.
a·ki·ne·sia ［èikainí:siə, –kiní:–］ ①失動，運動不能，（運動機能の消失）〔医学〕．②無動〔症〕，＝acinesis. → hyperkinesia，hypokinesia. 形 akinesic，akinetic.
a. algera 疼痛性無動症，＝Möbius syndrome.
a. amnestica 健忘性無動〔症〕.
a. iridis 瞳孔強直.
a·ki·ne·sis ［èikainí:sis］ 運動不能〔医学〕，＝akinesia.
a·kin·es·the·sia ［eikìnesθí:ziə］ 運動〔感〕覚消失，＝akinesthia.
a·kin·e·tat·ro·phy ［eikìnətǽtrəfi］ 無動萎縮.
ak·i·nete ［ǽkini:t］ アキネート（①厚膜胞子（再生子，不動胞子）．②休眠胞子（藍藻類にみられる長大なもの））.
aki·net·ic ［eikainétik, –kiné–, –ək–］ ①無動〔症〕の．②無動性の.
a. chromosome 無動原体染色体〔医学〕.
a. epilepsy 無動性てんかん（痙攣を伴わない意識消失）.
a. mania 無動性躁病.
a. mutism 無動性無言〔症〕〔医学〕，無動性緘黙症（脳の器質性障害による無動無言状態）.
a. petit mal 無動小発作〔医学〕.
a. seizure 無動発作〔医学〕（倒れて運動能力を失った状態だが脱力がない発作），＝akinetic epilepsy.
a. syndrome 無動症候群〔医学〕.
aki·ya·mi ［akijá:mi］ 秋疫（あきやみ）（七日熱（なぬかやみ）ともいう）.
ak·lo·mide ［ǽkləmaid］ アクロミド（動物に用いる抗コクシジウム薬）.
ak·ne·mia ［ækní:miə］ 腓腹筋萎縮〔症〕，＝acnemia.
ak·ne·phas·co·pia ［æknəfəskóupiə］ 黄昏盲，＝twilight blindness.
ak·o·rin ［ǽkərin］ アコリン（ショウブに存在する配糖体）.
ak·ro·mik·ria ［ækrəmíkriə］ 小端症.
a·ku·am·mine ［əkju:ǽmin］ アクアンミン $C_{20}H_{21}O_2N(OH)(OCH_3)(NCH_3)$（*Picralima klaineana* の種子に存在するアルカロイドで抗マラリア薬）.
Akureyri dis·ease ［əkjú:reiri dizí:z］ アクレーリ病（流行性神経筋無力症），＝epidemic neuromyasthenia.
AL ①acute leukemia 急性白血病の略．②axiolingual 軸面舌面のの略.
AL amyloidosis ALアミロイドーシス（ALタンパク質は多発性骨髄腫患者におけるアミロイド微細線維で，免疫グロブリンL鎖可変部が重合したもの）.
Al aluminum アルミニウムの元素記号.
ALA ①American Library Association アメリカ図書館協会の略．②δ–aminolevulinic acid δ–アミノレブリン酸の略．③antilymphocyte antibody 抗リンパ球抗体の略.
ALA synthase アミノレブリン酸合成酵素.
ALa axiolabial 軸面口唇面の略.
a·la ［éilə］［TA］①仙骨翼，＝ala ossis sacri［L/TA］．②翼．複 alae.
a. alba lateralis 外白翼.
a. alba medialis 内白翼.
a. auris 耳翼.
a. central lobule 中心小葉翼.
a. cerebelli 小脳翼.
a. cinerea 灰白翼（菱形窩の下窩の下の三角部）.
a. cristae galli［L/TA］鶏冠翼，＝ala of crista galli［TA］.
a. lingulae cerebelli 小脳小舌翼.
a. lobuli centralis［L/TA］中心小葉翼，＝wing of central lobule［TA］.
a. magna 大翼（蝶形骨）.
a. major［L/TA］大翼，＝greater wing［TA］.
a. major ossis sphenoidalis 蝶形骨大翼.
a. mesodermica 翼状中胚葉.
a. minor［L/TA］小翼，＝lesser wing［TA］.
a. minor ossis sphenoidalis 蝶形骨小翼.
a. nasi［L/TA］鼻翼，＝ala of nose［TA］.
a. of crista galli［TA］鶏冠翼，＝ala cristae galli［L/TA］.
a. of ilium［TA］腸骨翼，＝ala ossis ilii［L/TA］.
a. of nose［TA］鼻翼，＝ala nasi［L/TA］.
a. of vomer［TA］鋤骨翼，＝ala vomeris［L/TA］.
a. orbitalis 眼窩翼.
a. ossis ilii［L/TA］腸骨翼，＝ala of ilium［TA］，wing of ilium［TA］.
a. ossis ilium 腸骨翼.
a. ossis sacri［L/TA］仙骨翼，＝ala［TA］，wing［TA］.
a. parva 小翼（蝶形骨）.
a. pontis 橋翼，＝ponticulus.
a. sacralis 仙骨翼.
a. temporalis 側頭翼.
a. vespertilionis コウモリ翼（子宮広間膜のことであるがあまり用いない）.
a. vomeris［L/TA］鋤骨翼，＝ala of vomer［TA］.
a. wing 翼弁（側弁）.
ala–azar ［ǽlə əzá:r］（内臓リーシュマニア症），＝kala–azar.
al·a·bam·ine ［æləbǽmin］ アラバミン（アメリカ・アラバマ州でモナズ石 monazite から磁気光学的に Allison が発見した85番元素で，現在 astatine と呼ばれる）.
al·a·bam·ium ［æləbǽmiəm］ ＝astatine（At）.

al·a·ban [ǽləbən] アラバン(ペントサンの一つ).
al·a·ban·dite [æləbǽndait] 硫マンガン鉱 MnS (等軸晶系，粒状塊)，= manganese blende.
al·a·bas·ter [æləbǽstər] アラバスター，雪花石膏 $CaSO_4$ (純白の石).
al·a·bas·trine [æləbǽstrin] ① アラバスターの. ② ナフタリン.
a·lac·e·tan [əlǽsitən] アラセタン $(CH_3COO)_2Al\ CH_3CHOHCOO$ (40%の乳酸を含む防腐薬)，= alucetol.
a·lac·ri·ma [əlǽkrimə] 無涙〔症〕[医学]，無涙液症.
al·a·crim·ia [æləkrímiə] 無涙症.
a. congenita 先天性無涙症.
a·lac·ta [əlǽktə] アラクタ(50%脱脂粉乳で，タンパク質に比べて脂肪含有量の低い小児栄養剤).
a·lac·ta·sia [əlæktéiziə] 乳糖分解酵素欠損〔症〕[医学]，無ラクターゼ症(乳糖分解酵素欠損による乳糖の吸収不全，乳幼児にはきわめてまれで，白人以外の成人に多い).
alactic oxygen debt 非乳酸性酸素負債 [医学].
a·lae [éili:] 翼(ala の複数).
Alagille, Daniel [alaʒí:l] アラジール(1925生，フランスの医師).
A. disease アラジール病(常染色体優性遺伝により肝内胆管消失をきたす).
A. syndrome アラジール症候群 [医学] (常染色体優性遺伝．遺伝性腎炎を合併し，特異的な顔貌がある．肝内胆管欠乏の黄疸で発症).
a·la·lia [əléiliə] 発語不能〔症〕. 形 alalic.
a. organica 器質性発語不能.
a. physiologica 生理的発語不能.
a. syllabaris 連発性どもり症，= stuttering.
al·a·lon·gine [æləlʌ́nʤin] アラロンジン(マグロの一種 *Thunnus alalunga* (germon)にあるプロタミン).
al·a·nate [ǽləneit] アラナート(アルミニウムとそのほかの金属との複水素化合物で $M^I[AlH_4]$ 型の式をもつ).
Åland Island albinism オーラン島白子〔症〕(眼白子症の2型をいう)，= ocular albinism.
A·lan·gi·a·ce·ae [əlænʤiéisii:] ウリノキ科.
alan·gine [əlǽnʤin] アランギン(*Alangium* 属植物から得られるアルカロイドで，副交感神経刺激薬).
A·lan·gi·um [əlǽnʤiəm] ウリノキ属(東インド産ミズキ科の植物で，根は催吐，解熱，利尿作用をもつものがある).
al·a·nine [ǽləni:n] アラニン 化 α-aminopropionic acid $NH_2CH(CH_3)COOH$ (αアミノ酸の一つで，天然にあるものは全部 *l* 系，多くのタンパク質に存在する).
a. aminotransferase (ALT) アラニンアミノトランスフェラーゼ(アラニンのアミノ基を2-オキソグルタル酸に転移させ，グルタミン酸を形成させる酵素)，= (serum) glutamic pyruvic transaminase.
a. mercury アラニン水銀 $[CH_3CH(NH_2)COO]_2Hg$，= hydrargyri amidopropionas.
a. transaminase アラニントランスアミナーゼ.
Alanson, Edward [əlǽnsən] アランソン(1747-1825，イギリスの外科医).
A. amputation アランソン切断法(空円錐形に皮膚と筋肉とを切断する手術).
al·ant-cam·phor [ǽlənt kǽmfər] アラントショウノウ 化 alantolactone $C_{15}H_{20}O_2$ (オオグルマ *Inula helenium* の根から得られる去痰，防腐剤)，= helenin.
a·lan·tic ac·id [əlǽntik ǽsid] アラント酸 $C_{15}H_{23}O_3$ (オオグルマ *Inula helenium* に存在する酸).
a·lan·tin [əlǽntin] アランチン，= inulin.
al·an·tol [ǽləntɔ:l] アラントール $C_{10}H_{16}O$ (オオグルマ *Inula helenium* から得られる黄色芳香性液体)，= inulol，pinguin.
al·an·to·tox·i·con [æləntətáksikən] (腸詰の毒素と考えられるもの).
al·a·nyl [ǽlənil] アラニル基 $(CH_3CH(NH_2)CO-)$.
al·a·nyl·leu·cine [ælənill(j)ú:sin] アラニルロイチン $CH_3CH(NH_2)CONH(COOH)CHCH_2CH(CH_3)_2$ (アラニンとロイチンが結合したジペプチド).
alar [éilər] 翼の(腋窩の)，翼状の.
a. artery of nose 鼻翼動脈.
a. base 鼻翼基部 [医学].
a. cartilage 鼻翼軟骨(大翼状軟骨 major alar cartilage (鼻の下外側)と小翼状軟骨 minor alar cartilage とを含む).
a. chest 結核型胸.
a. folds [TA] 翼状ヒダ，= plicae alares [L/TA].
a. groove 鼻翼溝 [医学].
a. lamina 翼板(神経管の外側壁の背側の部分で感覚性ニューロンが分化する)，= alar plate.
a. lamina of neural tube 〔神経管の〕翼板.
a. ligaments [TA] 翼状靱帯(膝関節靱帯の外側滑液嚢ヒダ)，= ligamenta alaria [L/TA].
a. part [TA] 〔鼻〕翼部，= pars alaris [L/TA].
a. part of nasalis muscle 鼻筋翼部.
a. plate 翼板(神経管の境界溝の背側にある外壁で，感覚神経に連合する)，= alar lamina.
a. plate of neural tube 〔神経管の〕翼板.
a. rim 鼻翼縁 [医学].
a. scapula 翼状肩甲骨〔症〕.
a. spine 蝶形骨棘.
a·larm [əlá:m] 警告.
a. clock headache 目覚まし時計頭痛.
a. monitor 警報モニタ [医学].
a. reaction 警告反応 [医学] (対応が不十分なとき突然刺激を受けて起こる非特異的現象で，Selye の汎適応症候群の第1段階).
alarming coloration 警戒色.
a·la·ry [éiləri] 翼状の.
a. muscle 翼状筋.
alaryngeal speech 無喉頭発声.
alaryngeal voice production 人工喉頭発声法 [医学]，無喉頭発声法.
a·las·trim [əlǽstrim] アラストリム，牛痘 [医学]，小痘瘡 [医学]，乳痘 [医学] (白痘または乳痘とも呼ばれ，痘瘡に類似しているが，膿胞は乳白色，中心臍窩形成を欠き，単房性で痘痕を残さず，前駆期に発熱をみるのみの軽症であるから，ときには軽症性痘瘡 mild small pox とも考えられている)，= amaas，Cuban itch，glass-pox，Kaffir-pox，milk-pox，para-small-pox，white-pox. 形 alastrimic，alastrinic.
a. virus 白痘ウイルス.
a·la·tus [əléitəs] ① 翼状の. ② 翼状肩甲(前鋸筋麻痺により肩甲骨の著明に突出する)，= winged.
Alaymo, Marco Antonio [aláimou] アライモ(1590-1662，イタリア・シシリーの医師で著述家).
al·ba [ǽlbə] 白色の.
a. alloy 白色合金(アマルガム充填用).
al·ba·my·cin [ælbəmáisin] (ペニシリン耐性のブドウ球菌，変形菌に有効)，= streptonivicin，novobiocin.
Albarran y Domingu(a)ez, Joaquin [albará:n] アルバラン(1860-1912，フランスに住んだキューバの泌尿器科医).
A. disease アルバラン病，= colibacilluria.
A. glands アルバラン腺.
A. polyuria test アルバラン多尿症試験(水を大量に飲むと，その量に比例して排尿がみられるが，排泄管の障害があれば，排尿は減少する).

A. test アルバラン試験.

A. tubules アルバラン細管(前立線の細管で, 尿道に開孔する).

al·bas·pi·din [ælbǽspidin] アルバスピジン $C_{25}H_{32}O_8$ (綿馬 aspidium の結晶成分で, 駆虫に用いる).

al·be·do [ælbí:dou] 散光白色.

a. retinae 網膜浮腫.

a. unguis (爪半月部), = albedo unguium, lunula.

Albee, Frederick Houdlett [ǽlbi:] アルビー (1876–1945, アメリカの外科医).

A. method アルビー法(股関節癒着).

A. operation アルビー手術(結核性脊椎炎および先天性脊椎弯曲症の手術法で, 脛骨片を脊椎に癒着させる方法), = spinal fusion.

A. saw (骨移植片を採るために用いる電気のこぎり).

Albers–Schönberg, Heinrich Ernst [álbə:z ʃə́:nbəg] アルベルスシェーンベルグ(1865–1921, ドイツの放射線医).

A.–S. compression diaphragm アルベルスシェーンベルグ圧迫遮光板(絞り).

A.–S. disease アルベルスシェーンベルグ病(全身の長管状骨が, 著明に変化して極度の増殖と硬化が起こり, 骨髄は消失し, X 線図はあたかも大理石骨 marble bone を示し, 貧血, 脾腫, 視神経萎縮を伴う), = osteosclerosis fragilis diffusa, marble bone disease, osteopetrosis.

A.–S. marble bone アルベルスシェーンベルグ大理石骨, = osteopetrosis.

Albert, Eduard [álbə:t, ǽl–] アルベルト(1841–1900, オーストリアの外科医).

A. disease アルベルト病(アキレス腱痛症), = achillodynia, Swediaur disease.

A.–Lambert suture アルベルト・ランバート縫合法.

A. operation 膝関節癒着術(脛骨と大腿骨の膝関節隣接端部を切除して癒着させる方法).

A. suture アルベルト縫合.

Albert, Henry [álbə:t] アルバート(1878–1930, アメリカの医師).

A. stain アルバート染色.

A. staining solution アルバート染色液(ジフテリア菌の染色に用いる液で, トルイジンブルー 0.15g とメチレングリーン 0.2g を水 100mL に溶かし, 氷酢酸 1mL とアルコール 2mL を加え, 24 時間後濾過, 加熱標本を 5 分間染色し, 水洗せずにヨード液で脱色する).

Albertini treatment アルベルチニ療法(完全な静養と食事制限をする大動脈瘤療法).

al·bi·cans [ǽlbikəns] 白色の.

albicant corpus 白体(卵巣の).

al·bi·din [ǽlbidin] アルビジン(Curtis らが1947年に *Penicillium albidum* から得た赤色抗生物質で, 抗カビおよび抗菌作用を示す).

al·bi·du·ria [æ̀lbidjú:riə] 白尿症, = albinuria.

al·bi·dus [ǽlbidəs] 白色の, = whitish.

Albini, Giuseppe [albí:ni] アルビニ(1830–1911, イタリアの生理学者).

A. nodules アルビニ結節(新生児の心臓にまれにみられる房室弁の先端にある小結節).

al·bi·nism [ǽlbinizəm] ① 白色症, 白皮症(先天性) [医学], 白子症 [医学]. → leukoderma, achromoderma, achromatosis. ② 白化, 白子. 形 albinic.

a. circumscripta 限局性白皮症, = piebold spotting.

a. partialis 限局性白皮症, = leukoderma congenitum.

a. universalis 全身白色症, 汎発性白皮症.

al·bi·nis·mus [æ̀lbinízməs] 白皮症.

a. partialis 〔先天性〕限局性白皮症(白斑の一型).

al·bi·no [ælbí:nou, –bái–] 白子(しろこ, しらこ). 形 albinotic.

a. rabbit 白ウサギ.

a. rat 白ネズミ.

albinoid fundus 白子様眼底 [医学].

al·bi·noism [ælbí:nɔizəm] = albinism.

albinotic fundus 白子眼底(色素上皮に色素の欠損するによる).

al·bin·u·ria [æ̀lbinjú:riə] ① 白色尿〔症〕(無色低比重の尿). ② 乳び(糜)尿, = chyluria, albiduria.

Albinus, Bernhard Seigfried [albínu:s] アルビヌス(1697–1770, ドイツの解剖学者, 外科医, ライデン大学教授. 1747年 Tabulaes sceleti et Musculorum corporis humani を著した).

A. muscle アルビヌス筋(① 笑筋. ② 中斜角筋).

al·bite [ǽlbait] ソーダ長石 $Na_2OAl_2O_3$–$6SiO_2$.

Al·biz·zia ju·li·bris·sin [ælbíziə ʤu:librísin] ネムノキ [合歓] (マメ科の一種で, 樹皮は合歓皮〔ごうかんぴ〕Albizziae Cortex と称し駆虫薬).

Albl ring [ǽlbl ríŋ] アルブル輪(頭蓋の X 線像にみられる脳動脈瘤の石灰沈着による暗輪).

al·bo·ci·ne·re·ous [æ̀lbousiní:riəs] 灰白質の(脳脊髄).

al·bo·my·ce·tin [æ̀lboumaisí:tin] アルボマイセチン $C_{32}H_{54}NO_9$ (放射菌 *Streptomyces albus* のつくる抗生物質).

al·bo·pan·nin [æ̀lbəpǽnin] アルボパンニン(綿馬 aspidium の結晶成分).

Albrecht, Karl Martin Paul [albrékt] アルブレヒト(1851–1894, ドイツの解剖学者).

A. bone アルブレヒト骨(蝶形骨底と後頭骨底との間にある胎児の小骨).

Albright, Fuller [ɔ́:lbrait] オルブライト(1900–1969, アメリカの内科医).

A. disease オルブライト病(骨多発性線維性異栄養症で, 骨異常発育, 月経および思春期の早発, 皮膚の暗灰着色などの症候群), = polyostotic fibrous dysplasia, Albright [–McCune–Sternberg] syndrome.

A. syndrome オルブライト症候群(思春期前の女児における思春期早発症. メラニン色素沈着および骨の線維性異形成を示す).

Albucasis [ælbu:kǽsis] アルブーカシス(ca. 936–1013, アラビアの医師で高名な外科書 Altrasrif の著者. 血友病に関する精細な記載で有名), = ALbū-Qāsim, Albukasim, Alsaharavius.

al·bu·gin·ea [æ̀lbjuʤíniə] ① 白膜(白色線維性被膜). ② 卵白. 形 albugineous.

a. oculi 眼球白膜(強膜).

a. of ovary 卵巣白膜 [医学].

a. ovarii 卵巣白膜.

a. penis 陰茎白膜.

a. testis 精巣白膜.

al·bu·gin·e·ot·o·my [æ̀lbjuʤiniɑ́təmi] 白膜切開術.

al·bu·gi·ni·tis [æ̀lbjuʤináitis] 白膜炎(精巣(睾丸)の) [医学].

al·bu·go [ælbjú:gou] ① 眼球強膜. ② 角膜白斑.

al·bu·ka·lin [ælbjú:kəlin] アルブカリン $C_8H_{17}N_2O_6$ (白血病患者血中に存在する物質).

al·bu·men [ælbjú:mən] ① 卵白(タンパク質). ② 胚乳(植物種子の栄養物質).

a. test solution アルブメン試験溶液(新鮮鶏卵 1 個の卵黄を完全に分離した卵白を蒸留水 100mL に溶かして試験に供する).

al·bu·mim·e·ter [æ̀lbjumímitər] アルブミン定量

計，タンパク計，= albuminimeter, albuminometer.

al·bu·min [ælbjúːmin] アルブミン，タンパク素（卵白 albumin を原型とする一群の単純タンパク群で，加熱により凝固し，主として水溶性血漿成分として体液浸透圧を左右する物質）．形 albuminous.

a. A Aアルブミン（癌患者血清中にあるといわれるタンパク質）．

a. agglutinating antibody アルブミン凝集抗体（20～30％ウシ血清アルブミンを含む反応液中で赤血球を凝集させることができる抗体）．

a. agglutinin アルブミン凝集素．

a. density-gradient centrifugation アルブミン密度勾配遠心分離法（細胞をサイズと密度に基づいて分離する方法の一つ）．

a. excretion rate (AER) 〔尿〕アルブミン排泄率．

a. flotation method アルブミン浮遊〔分画〕法（アルブミン溶液を被浮遊物質の比重以上の濃度につくり分画する方法）．

a. gene family アルブミン遺伝子ファミリー．

a. gland アルブミン腺（カタツムリまたは条虫の卵黄巣）．

a.-globulin ratio (A/G) アルブミン・グロブリン比（体液タンパクのアルブミン分画とグロブリン分画の比率をいう），= A/G ratio.

a. method アルブミン法（高タンパク法），= high-protein technique.

a. milk アルブミン乳（タンパク質と脂肪に富み，乳糖と塩類に乏しいもの）．

a. stroma アルブミン基質（結石生成の核）．

a. tannate タンニン酸アルブミン（タンナルビン．止瀉薬．タンニン酸がアルブミンと結合しているため，腸に至って初めて膵液により徐々に分解してタンニン酸を遊離して作用する）．

a. wave アルブミン波［医学］．

a. X エックスアルブミン（凝血機序において，抗トロンビン性抑制因子ヘパリンの協同因子 heparin cofactor と同一のものと思われるもの）．

al·bu·mi·nate [ælbjúːmineit] アルブミネート（天然アルブミンから酸またはアルカリの作用により生ずる変性タンパク質）．

al·bu·min·a·tu·ria [ælbjùːminətjúːriə] アルブミネート尿〔症〕．

al·bu·min·e·mia [ælbjùːmíniːmiə] ①アルブミン血症（血漿タンパク過剰）．②タンパク血〔症〕．

al·bu·min·if·er·ous [ælbjùːminífərəs] アルブミン生成の，= albuminiparous.

al·bu·mi·nim·e·ter [ælbjùːminímitər] タンパク計，= albumimeter, albuminometer.

al·bu·mi·no·cho·lia [ælbjùːminəkóuliə] タンパク胆汁〔症〕．

albuminocytogenic dissociation タンパク細胞解離，アルブミン細胞解離（髄液中の細胞数は正常で，タンパク質のみが増加した状態）．

al·bu·min·og·e·nous [ælbjùːminάʤənəs] アルブミン生成の．

al·bu·mi·noid [ælbjúːminɔid] アルブミノイド，類タンパク質（中性溶媒不溶性で，生体内の amyloid, fibroin, collagen, elastin, keratin などの総称，イギリスのタンパク質分類法による硬タンパク質に同じ），= scleroprotein.

a. degeneration タンパク変性，= albuminous degeneration.

a. liver 類タンパク肝［医学］，= amyloid liver.

a. sputum タンパク様痰．

albuminois expectoration タンパク質様痰．

al·bu·mi·nol·y·sin [ælbjùːminάlisin] アルブミン溶解素．

al·bu·mi·nol·y·sis [ælbjùːminάlisis] アルブミン〔質〕溶解．

al·bu·mi·nom·e·ter [ælbjùːminάmitər] アルブミン定量計，タンパク計，= albuminimeter, albumimeter.

al·bu·mi·nop·ty·sis [ælbjùːminάptisis] アルブミン喀痰〔症〕．→ albuminoreaction.

al·bu·mi·no·re·ac·tion [ælbjùːminouriǽkʃən] アルブミン反応（肺の炎症（特に結核）の存在を示す喀痰検査），= Lesieur-Privey sign.

al·bu·mi·nor·rhea [ælbjùːminəríːə] アルブミン過多排出，= albuminuria.

al·bu·min·ous [ælbjúːminəs] アルブミン様の，タンパク様の．

a. cell 漿液細胞．

a. degeneration アルブミン変性，= cloudy swelling.

a. expectoration アルブミン様〔喀〕痰．

a. gland 漿液腺，= serous gland.

a. granule アルブミン性顆粒（細胞原形質にある顆粒で，酢酸を加えると見えなくなる）．

a. swelling 混濁腫脹，アルブミン状腫脹．

al·bu·min·u·ria [ælbjùːminjúːriə] アルブミン尿，タンパク尿〔症〕［医学］（血清タンパク質，特にアルブミンが尿中に排泄されること），= proteinuria. 形 albuminuric, albuminuretic.

a. acetonica 窒息性アルブミン尿（無酸素血症にみられる），= anoxemic albuminuria.

a. due to pregnancy 妊娠アルブミン尿．

a. gravidarum 妊娠アルブミン尿．

a. neurotica 神経〔疾患〕性アルブミン尿．

a. of adolescence 青年期アルブミン尿（毎日の一定時に現れる），= functional albuminuria.

a. of newborn 新生児アルブミン尿〔症〕．

a. parcellaire 部分的アルブミン尿，= partial albuminuria.

al·bu·min·ur·ic [æ̀lbjuːminjúːrik] アルブミン尿の，タンパク尿の．

a. amaurosis タンパク尿性黒内障［医学］．

a. crisis タンパク尿性発症（梅毒患者にみられる膀胱漿膜炎様の症候）．

a. retinitis タンパク尿〔性〕網膜炎．

a. retinopathia タンパク尿性網膜症．

a. retinopathy タンパク尿性網膜炎，= retinitis albuminuria.

al·bu·mi·nu·ro·pho·bia [ælbjùːminjùːroufóubiə] タンパク尿恐怖症．

al·bu·moid [ǽlbjumɔid] 類タンパク〔質〕，= albuminoid.

al·bu·mone [ǽlbjumoun] アルブモン（血清中に存在する非凝固性タンパク質）．

al·bu·mose [ǽlbjuːmous] アルブモーゼ（硫酸アンモニアにより沈殿するペプシンタンパク分解物），= proteose.

a.-free tuberculin アルブモーゼ除去ツベルクリン（皮下注射試験に用いるもの）．

al·bu·mo·se·ase [ælbjuːmóusieis] アルブモーゼ分解酵素．

al·bu·mo·se·mia [ælbjùːmousíːmiə] アルブモーゼ血症．

al·bu·mo·su·ria [ælbjùːmousjúːriə] アルブモーゼ尿〔症〕，= peptonuria.

al·bu·ter·ol [ælbjúːtərɔːl] アルブテロール（硫酸サルブタモールで気管支拡張薬として錠剤，吸入剤などの剤形で治療に用いられている．その作用機序は交感神経 β_2-受容体に選択的に作用して気管支拡張作用を示す），= salbutamol hemisulfate.

alcadd test アルカッド試験（アルコール中毒 alcohol addiction の試験）．

Al·ca·lig·e·nes [ælkeilíʤiniːz] アルカリゲネス属

(グラム陰性桿菌で，日和見感染症の原因となる．基準種は *A. faecalis*)．

A. faecalis アルカリゲネス・フェカーリス．

al·cap·ton [əlkǽptən] アルカプトン，= alkapton.

al·cap·ton·u·ria [əlkæ̀ptənjú:riə] アルカプトン尿〔医学〕，= alkaptonuria.

al·cap·to·nu·ric [æ̀lkæptounjúərik] アルカプトン尿の．

a. arthritis アルカプトン尿性関節炎．

a. arthropathy アルカプトン尿性関節症．

a. osteoarthropathy アルカプトン尿性骨関節症〔医学〕．

al·car·sin [əlká:sin] アルカルシン $(CH_3)_2AsOAs(CH_3)_2$，= alkarsin，Cadet fuming liquid，cacodyl oxide.

al·che·mist [ǽlkimist] 錬金学者．

al·che·my [ǽlkimi] 錬金術（卑金属 base metal から金をつくる術）．

al·clad [ǽlklæd] 合わせ板（不銹金属の合板）．

al·clo·fe·nac [ælklóufinæk] アルクロフェナック ㊗ 4-allyloxy-3-chlorophenyl-acetic acid $C_{11}H_{11}ClO_3$（抗炎症作用は，動物実験でメフェナム酸とほぼ同程度の，また鎮痛作用はコデインと同程度の効果を示すフェニル酢酸系の抗炎症鎮痛薬）．

Alcmaeon [ælkmí:ən] アルクメオン（BC 550–500，クロトナに住んだギリシャの医師で，視神経と耳管を発見したと伝えられる）．

Alcock, Thomas [ǽlkɑk] アルコック（1784–1833，イギリスの解剖学者）．

A. canal アルコック管（陰部神経管．陰部神経および内陰部動・静脈が通る閉鎖筋膜によってできる管）．

al·co·gel [ǽlkəʤəl] アルコゲル（アルコールとケイ酸との化合物）．

al·co·hol [ǽlkəhɔ:l] アルコール（炭化水素の水素原子を水酸基で置換した化合物（フェノールを除く）① 水酸基1個をもつものは1価アルコール，2個のものは2価，3個のものは3価，3個以上のものは多価アルコールという．② 水酸基が第一炭素原子に結合し $-CH_2OH$ の構造をもつものを第一アルコール primary a.，第二炭素に結合し >CHOH の構造をもつものは第二アルコール secondary a.，第三炭素原子に結合し >COH の構造をもつものは第三アルコール tertiary a.，という．③ 分子構造に二重結合または三重結合があれば不飽和アルコール unsaturated a.，その他は飽和アルコール saturated a.，④ 芳香族炭化水素の側鎖に -OH の置換したものは芳香族アルコール aromatic a.）．

a. abuse アルコール乱用〔医学〕．

a.-acetone antigen アルコールアセトン〔処置〕抗原．

a. acid アルコール酸．

a. aldehyde アルコールアルデヒド，= oxyaldehyde.

a. amnestic syndrome アルコール健忘症候群．

a. antigen アルコール〔処置〕抗原．

a. bath アルコール浴（アルコールで身体表面を濡らして刺激すること）．

a. consumption アルコール消費〔医学〕．

a. dehydrase アルコール脱水酵素．

a. dehydrogenase (ADH) アルコールデヒドロゲナーゼ，アルコール脱水素酵素（アルコールとアルデヒド間の酸化還元を触媒する酵素．利用する補酵素の違いにより4種に分類される．① アルコールデヒドロゲナーゼ＝アルデヒドレダクターゼ．② アルコールデヒドロゲナーゼ．(NADP⁺)．③ アルコールデヒドロゲナーゼ(NAD(P)⁺)．④ アルコールデヒドロゲナーゼ（受容体 acceptor））．

a. dependence アルコール依存〔症〕〔医学〕．

a. deterrent 嫌酒薬〔医学〕．

a. drinking 飲酒〔医学〕．

a. elimination rate アルコール酸化係数．

a. embryopathy アルコール胎児症〔医学〕．

a. fast アルコール耐性．

a.-glycerin fixative アルコール・グリセリン固定液．

a. group アルコール類（第1級 $-CH_2OH$，第2級 =CHOH，第3級 ≡COH などの異なった基を含有するものの総称）．

a.-induced chronic pancreatitis アルコール性慢性膵炎〔医学〕．

a.-induced liver disease アルコール性肝疾患〔医学〕．

a. injection therapy アルコール注射療法（アルコールブロック．痛みの治療のために行われるエチルアルコール，フェノール注射による神経ブロック），= alcohol block.

a. intoxication アルコール中毒．

a. lamp アルコールランプ（アルコールを燃料とするもの）．

a. metabolism アルコール代謝．

a. neuritis アルコール性神経炎．

a. number アルコール数（15°C におけるチンキ剤またはほかのアルコールを含む製剤 10mL を規定法式により蒸留して得たアルコールのミリリットル数で，これに9.406を乗ずると，15°C における検体中のアルコールの v/v %の概数が得られる）．

a. of crystallization 結晶アルコール（アルコール溶液から再結晶した結晶に結合しているアルコール）．

a. poisoning アルコール中毒〔医学〕．

a. potash 苛性カリ（水酸化カリウム）のアルコール溶液．

a. precipitation method アルコール沈殿法．

a. proof 耐アルコール．

a. radical アルコール基（水酸基 -OH を除いた残余のアルコール基）．

a.-related psychic disorder アルコール関連精神障害〔医学〕．

a. resistance アルコール耐性〔医学〕，耐アルコール性．

a.-soluble eosin(e) アルコール溶性エオジン，= ethyle.

a.-soluble protein アルコール易溶性タンパク質（プロラミンのようなもの）．

a.-soluble resin アルコール溶性樹脂．

a. test meal アルコール試験食（7%アルコール 50mL）．

a. thermometer アルコール温度計（膨張物にアルコールを用いたもの）．

a. withdrawal アルコール離脱．

a. withdrawal seizure アルコール離脱発作（アルコールてんかんと呼称されていたもの，アルコール離脱痙攣発作ともいう），= alcohol epilepsy.

a. withdrawal syndrome アルコール離脱症候群（長期にわたり過量の飲酒をしている者が急激な断酒や減量した後に起こる症候群）．

al·co·hol·ase [ǽlkəhɔ:leis] アルコラーゼ（酢酸菌の酵素でアルコールを酸化して酢酸に変化させる），= alcoholdehydrase，alcohol dehydrogenase (ADH).

al·co·hol·ate [ǽlkəhɔ:leit] ① アルコール化合物（アルコールの OH 基の水素を金属で置換した化合物）．② 生薬のアルコール製剤．

al·co·hol·a·ture [æ̀lkəhɔ́:lətʃər, -hál-] アルコール性チンキ薬．

al·co·hol·e·mia [æ̀lkəhɔ:lí:miə] アルコール血症〔医学〕．

al·co·hol·ic [ælkəhɔ́:lik, -hál-] ① アルコール性の．② アルコール中毒者（酒飲み），アルコール嗜癖者〔医学〕.
a. amblyopia アルコール〔性〕弱視〔医学〕, 酩酊〔性〕弱視〔医学〕.
a. ataxia アルコール〔性〕運動失調〔医学〕, アルコール中毒性運動失調.
a. beverage アルコール飲料〔医学〕.
a. body アルコール小体, = Mallory body.
a. cardiomyopathy アルコール性心筋障害〔医学〕, アルコール性心筋症.
a. cirrhosis アルコール肝硬変〔症〕〔医学〕, アルコール性肝硬変. → Laënnec cirrhosis.
a. coma アルコール性昏睡.
a. delirium 飲酒家せん（譫）妄〔医学〕, アルコールせん妄, = delirium tremens.
a. dementia アルコール〔性〕痴呆（アルコール依存徴候を基盤とした精神病）.
a. drink アルコール飲料〔医学〕.
a. drunkenness アルコール酩酊.
a. encephalopathy アルコール性脳症〔医学〕.
a. eosin staining solution アルコール性エオジン液（エチルエオジン1, アルコール100）.
a. epilepsy アルコールてんかん〔医学〕.
a. extract アルコール製エキス, アルコール・エキス〔医学〕.
a. fatty liver アルコール脂肪肝〔医学〕.
a. fermentation アルコール発酵, 酒精発酵（六炭糖が酵母によって分離され, アルコールと炭酸ガスを生ずる過程 $C_6H_{12}O_6 = 2C_2H_5OH + 2CO_2$ で表す）.
a. gastritis アルコール胃炎〔医学〕.
a. hallucinosis アルコール幻覚症〔医学〕（酒精幻覚症）, = acute hallucinosis.
a. hepatitis アルコール性肝炎〔医学〕（毎日, 日本酒換算平均3合の常習飲酒家で急性肝障害の症状を示すもの）.
a. hyaline アルコール硝子体, = Mallory body.
a. hyaline bodies アルコール〔性〕ヒアリン体.
a. intolerance アルコール不耐性〔医学〕（酒に弱い人または性質）.
a. intoxication アルコール中毒〔医学〕.
a. jealousy mania アルコール嫉妬妄想.
a. liquor アルコール〔性〕飲料〔医学〕.
a. liver cirrhosis アルコール性肝硬変〔医学〕.
a. liver injury アルコール性肝障害.
a. mania アルコール躁病〔医学〕.
a. neuritis アルコール神経炎〔医学〕.
a. neuropathy アルコール神経障害〔医学〕, アルコール性ニューロパチー.
a. pancreatitis アルコール性膵炎〔医学〕（慢性膵炎の一つ）.
a. paralysis アルコール性神経麻痺.
a. paraplegia アルコール性対麻痺（アルコール性神経炎による）.
a. pneumonia 飲酒家肺炎〔医学〕, アルコール性肺炎.
a. polyneuritis アルコール性多発〔性〕神経炎〔医学〕.
a. potash アルコールカリウム〔医学〕, アルコール性カリ.
a. pseudoparalysis アルコール性偽麻痺（アルコール性進行麻痺）.
a. pseudotabes アルコール性偽性脊髄癆〔医学〕.
a. psychosis アルコール精神病〔医学〕（慢性アルコール性せん妄）.
a. solution エタノール溶液〔医学〕.
a. steatohepatitis (ASH) アルコール性脂肪性肝炎（アルコール過飲による肝炎）.
a. trance アルコール性トランス〔医学〕.
a. withdrawal tremor アルコール禁断性振せん.

al·co·hol·ism [ǽlkəhɔ:lizəm] アルコール中毒〔症〕〔医学〕.
al·co·hol·i·za·tion [æ̀lkəhɔ̀:laizéiʃən] アルコール化, = alcoholisation. 動 alcoholize.
alcoholized chloroform アルコール化クロロホルム（アルコールとクロロホルムの混合液）.
alcoholized iron 粉状鉄, = pulverized iron.
al·co·hol·me·ter [ǽlkəhɔ:lmì:tər] アルコール計〔医学〕, = alcoholometer.
al·co·hol·o·ma·nia [æ̀lkəhɔ:ləméiniə] アルコール精神病, 飲酒たんでき（耽溺）〔医学〕.
al·co·hol·om·e·ter [æ̀lkəhɔ:lɑ́mitər] アルコール計, アルコール比重計.
al·co·hol·o·phil·ia [æ̀lkəhɔ:ləfíliə] 嗜酒症.
al·co·hol·u·ria [æ̀lkəhɔ:ljú:riə] アルコール尿〔症〕〔医学〕.
al·co·hol·y·sis [æ̀lkəhɔ́:lisis] アルコール分解〔医学〕.
al·co·sol [ǽlkəsɔ:l] アルコゾル（ゾルのアルコール溶液で, アルコールを分散媒とするコロイド溶液）.
Al·cy·o·na·cea [æ̀lsiənéiʃiə] ウミトサカ〔海鶏頭〕目（八放サンゴ亜綱の一目）, = soft corals.
ALD adrenoleukodystrophy 副腎脳白質ジストロフィ症, アドレノロイコジストロフィの略.
al·de·hy·dase [æ̀ldiháideis] アルデヒダーゼ（生体内に広く分布し, アルデヒド2分子のうち, 1分子は酸化され, ほかは還元されて, それぞれ酸とアルコールとを生成する反応を触媒する酵素）, = aldehyde-mutase.
al·de·hyde [ǽldihaid] アルデヒド（第1級アルコールの酸化物でアルデヒド基 -CHO をもつ化合物）, = aldehydum.
a. acid アルデヒド酸（1分子中に -CHO と COOH との両者をもつ有機化合物）.
a. alcohol （アルデヒドアルコール -CHO をもつアルコール）.
a. ammonia アルデヒドアンモニア $(CH_3CHONH_3)_3$.
a. base アルデヒド塩基（アルデヒドのアンモニア化合物 $(CH_3CHONH_3)_3$ から得られる塩基）.
a. collidine アルデヒドコリジン（アルデヒドを蒸留して得られる）.
a. dehydrogenase アルデヒドデヒドロゲナーゼ.
a. formol gel reaction 血清膠化反応.
a. group アルデヒド基（1価の基（ホルミル基）-CHO をいう）.
a. mutase アルデヒドムターゼ, アルデヒド転移酵素（アセトアルデヒドを酢酸とエチルアルコールに転化する作用を触媒するもの）, = aldehydase.
a. reaction アルデヒド反応, = Cannizzaro reaction.
a. resin アルデヒド樹脂〔医学〕.
a. starch アルデヒドデンプン.
a. test エールリッヒのアルデヒド試験（尿および糞便中のウロビリノーゲン検出法で, アルデヒド試薬を加えると赤色を呈する）.
al·de·hy·drase [ældiháidreis] アルデヒド酸化酵素（アルデヒド類をその該当酸に酸化する酵素）.
al·de·pal·mit·ic ac·id [æ̀ldipælmítik ǽsid] アルデパルミチン酸 $C_{16}H_{30}O_2$（牛脂に含まれている酸）.
Alder, Albert von [ɔ́:ldər] アルダー（1888生）.
A. bodies アルダー〔小〕体.
A. granular anomaly アルダー顆粒異常〔症〕, = Alder anomaly.
A.-Reilly anomaly アルダー・レイリー異常〔医学〕.
al·der [ɔ́:ldər, ǽl-] ハンノキ類.
Alderotti, Taddeo [alderóti] アルデロッティ（1223–1303, イタリアの医師. 臨床記録法 Consilia と称

する文献を著述した), = Thaddeus of Florence, Florentinus.

al·di·mine [ǽldəmi:n] アルジミン.

al·di·ox·a [æ̀ldaiάksə] アルジオキサ ㊗ dihydroxo (4,5-dihydro-5-oxo-4-ureido-1*H*-imidazol-2-yl)oxoaluminium $C_4H_7AlN_4O_5$: 218.10 (ジヒドロキシアルミニウムアラントイナート. アラントインアルミニウム系消化性潰瘍治療薬).

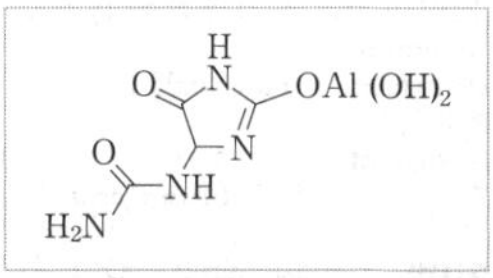

al·do·bi·on·ic ac·id [æ̀ldoubaiάnik ǽsid] アルドビオン酸 ㊗ glucose-4-β-glucuronide (アラビアゴムや肺炎菌Ⅲ型の加水分解により得られ, 含水炭素抗原の決定群と考えられる).

al·do·hex·ose [æ̀ldəhéksous] アルド六炭糖 $CH_2OH(CHOH)_4CHO$ (ペンタオキシアルデヒドに相当する化合物).

al·do·ke·to·mu·tase [æ̀ldoukì:toumjú:teis] アルドケトムターゼ, = glyoxalase.

al·dol [ǽldɔ:l] アルドール ㊗ β-hydroxybutyric aldehyde $CH_3CH(OH)CH_2CHO$ (アセトアルデヒドの縮合物で, 水の離脱を起こさずに, 2分子が縮合して生ずるオキシアルデヒド), = acetaldol.

a. condensation アルドール縮合 (アルデヒドのうち-CH_2CHO 基をもつ2分子の間に起こる反応で, β-ヒドロオキシアルデヒドが生成されること).

a. resin アルドール樹脂.

al·dol·ase [ǽldəleiz] アルドラーゼ (無気性解糖における重要な酵素で, fructose-1,6-diphosphate を分解する), = thymohexase.

al·do·pen·tose [æ̀ldəpéntous] アルド五炭糖 $CH_2OH(CHOH)_3CHO$ (炭素5個とアルデヒド基を含む化合物).

al·dose [ǽldous] アルドース (水酸基の隣にアルデヒド基-CHO をもつ単糖類).

a. 1-epimerase アルドース1-エピメラーゼ (ムタロターゼ)(動物, 高等植物, 細菌に見いだされ, 腎に多い. D-グルコースやD-ガラクトースのようなアルドースでα型とβ型との間の相互変換反応を触媒する酵素), = mutarotase.

a. reductase アルドース還元酵素.

a. reductase inhibitor アルドース還元酵素阻害薬.

al·do·side [ǽldəsid, -said] アルドシド (加水分解により aldose 糖を産生する配糖体).

al·dos·ter·one [ældάstəroun] アルドステロン㊗11, 21-dihydroxy-3,20-diketo-4-pregnene-18-al (DOC の18位のメチル基がアルデヒド基に代わったもの).

a. antagonist アルドステロン拮抗薬, 抗アルドステロン薬 (物質) [医学].

a. inhibition test アルドステロン抑制試験.

a. stimulation test アルドステロン刺激試験.

al·do·ste·ron·ism [ældəstérənizəm] アルドステロン症 [医学] (腫瘍などによる副腎機能の亢進に基づきアルドステロンが過剰に分泌されて尿水排泄濃度が高まり血中にはカリウムが減少し, ナトリウムが増加してアルカリ症が起こり, 腎細尿管の病変も加わって多尿症, 多渇症, 血圧上昇とともにテタニー症状, 衰弱, 筋麻痺, 知覚異常を特徴とする症候群).

al·do·tet·rose [æ̀ldətétrous] アルド四炭糖 $CH_2OH(CHOH)_2CHO$ (テトロースのうちトリオキシアルデヒドに相当する).

al·dox·ime [ældάksi:m] アルドキシム CH_3CHNOH (アルデヒドとヒドロキシルアミン H_2NOH との化合物(例 : $C_4H_{12}O_3N_2$-H_2O)).

Aldrich, Robert Anderson [ɔ́:ldritʃ] オールドリッチ (1917-1998, アメリカの小児科医).

A.-McClure test オールドリッチ・マクルーア試験, = McClure-Aldrich test.

A. syndrome オールドリッチ症候群 (男児に起こるX染色体免疫欠損障害).

Aldrich, Robert Henry [ɔ́:ldritʃ] オールドリッチ (1902生, アメリカの外科医).

A. mixture オールドリッチ合剤 (ゲンチアナバイオレットの1%水溶液で火傷に用いる).

al·drin [ǽldrin] アルドリン ㊗ 1,2,3,4,10,10-hexachloro-1,4,4*a*,5,8,8*a*-hexahydro-14(exo) : 5,8(endo)-dimethanonaphthalene (95%. 塩素系の殺虫薬).

ale [éil] エール (バクガ(麦芽)とホップからつくった酒でアルコール含有量3～7%).

a·lec·i·thal [əlésiθəl] 無黄卵 (deutoplasm を含まない卵), = alecithic, meiolecithal.

a. egg 少卵黄卵 [医学], 無卵黄卵 [医学], 無黄卵.

a. ovum 無黄卵.

Aleen-Cleckley re·flex [əlí:n klékli rí:fleks] アレン・クレックレー反射 (足の母指球に圧を加えながら第2指を上方にはじくと, 母指の背屈が起これば, 錐体路の障害が考えられる).

a·lem·bic [əlémbik] 蒸留器 (精化または純化用のランビキの原語).

a·lem·broth [əlémbrɑθ] アレンブロス $(NH_4Cl)_2HgCl_2$-$2H_2O$ (白降汞), = salt of Alembroth.

a·lem·mal [əléməl] 無鞘の (neurilemma を欠く神経線維).

Aleppo boil アレッポ種病 (皮膚リーシュマニアの病変), = oriental sore.

Aleppo galls 没食子 (もっしょくし)(ブナ科の *Quercus* 属の若枝をいわゆる没食子蜂 (タマバチ [癭蜂]) が刺傷して生じたもの), = nutgall.

Aleppo turpentine アレポテルペンチン (*Pinus halepensis* から得られたもの).

a·lert [əlɔ́:t] はっきり目覚めた, 敏捷な, 油断ない, 注意活発な. 名 alertness.

a. level 警戒基準 [医学].

a. wakefulness はっきり目覚め状態 [医学].

alerter system (アメリカ都市において乳児の死亡率を低下させるため, いろいろの方法を利用して警戒を行う制度).

alerting response 覚醒反応 [医学] (はっきり目覚めた反応).

a·lert·ness [əlɔ́:tnis] 覚せい (醒) [医学].

a·le·thi·a [əlí:θiə] 忘却不能〔症〕.

a·le·to·cyte [əlí:təsait] 遊走細胞.

a·let·rin [əlétrin] アレトリン (ソクシンラン属植物 *Aletris farinosa* 根から得られる苦味粉末).

Al·e·tris [ǽlətris] ソクシンラン [束心蘭] 属 (ユリ科の一属).

A. farinosa (単純苦味剤の原料. 下痢止め, 腹痛), = ague-root, unicorn root, crow-corn, star grass.

a·leu·cia [əljú:siə] 無白症, = aleukia.

a·leu·co·cy·to·sis [æl(j)ù:kousaitóusis] 無白血球症 (白血球形成不全). 形 aleucocytic.

a·leu·ke·mia [æ̀l(j)u:kí:miə, eil-] 非白血病 [医学], 無白血病 (造血組織には白血病の特有変化があるにもかかわらず, 末梢血液には白血病細胞がみられない白血病. 偽白血病 pseudoleukemia の同義語ではない). 形 aleukemic, aleucemic.

a·leu·ke·mic [æ̀l(j)u:kí:mik, eil-] 非 (無) 白血病性の [医学].

a. leukemia 非 (無) 白血病性白血病 [医学].

a. lymphadenosis 非白血病性リンパ節症〔医学〕，無白血性リンパ節症（末梢血液に白血球増多を伴わないリンパ節症）．

a. myelosis 非（無）白血性骨髄症．

a. reticulosis 非（無）白血病性細網症（網内系の増殖と白血球減少を併合した重症性疾患）．

a·leu·kia [əl(j)ú:kiə] 無白症〔医学〕（造血器および末梢血液に白血球が欠如するとともに血小板および赤血球にも変化が起こる），= aleukemic myelosis, aleukemic lymphadenosis, myelophthisis, malignant thrombocytopenia.

a. hemorrhagica 出血性アロイキア，= aplastic anemia.

a. splenica 脾性アロイキア．

aleuk(ocyth)emic leukemia 非（無）白血病性白血病（末梢血液中に白血病細胞が出現しない白血病），= aleukemia.

a·leu·ri·o·co·nid·i·um [əljù:rioukounídiəm] 粉状分生子〔医学〕．

a·leu·ri·o·spore [əljú:rispɔ:r] 粉状胞子（分生子 conidia 形成において，菌糸と密接に結合し，これが乾枯して分離したもの．植物用語ではアレウロ型分生子 aleuric conidium）．

Aleu·rog·ly·phus o·va·tus [əlju:rágliféəs ouvéitəs] ムギコナダニ（コナダニ科に属するダニ，コムギ粉，ふすま，ニワトリの配合飼料などに普通に存在し，ネズミやモグラの巣穴にもいる），= brown legged grain mite.

a·leur·om·e·ter [əljurámitər] デンプン計（食パン用の麦粉中に含まれているデンプンを測定する装置）．

a·leu·ro·nate [əljú:rəneit] アルーロネート（コムギ粉タンパク質で80%タンパク質を含有．糖尿病用のパンづくりに用いる）．

al·eu·rone [ǽlju:roun] アリューロン（製パン用粗製グルテン），= protein-granules.

a. grain 糊粉粒．

a. layer アリューロン層（穀類・種実の胚乳層）．

a·leu·ro·noid [əljú:rənɔid] 類アリューロン性，コムギ粉類似物質．

a. granule アルーロノイド顆粒（色素細胞の基底にある無色膠状顆粒）．

Aleutian mink dis·ease [əlú:ʃən míŋk dizí:z] 〔ミンク〕アリューシャン病〔医学〕，アリューシャン〔ミンク〕病（ミンクの変異種アリューシャンミンクに発症する全身性の形質細胞の増殖を伴う糸球体腎炎，血管炎）．

Aleutian mink disease virus アリューシャンミンク病ウイルス（パルボウイルス科のウイルスで，本症はミンクの遅発性ウイルス感染症の一つ）．

Alexander, Charles L. [æligzǽndər] アレキサンダー（アメリカの歯科医）．

A. crown アレキサンダー冠（橋の支台に用いる金属性カップ）．

A. gold アレキサンダー金（ろう（鑞）様物質を混ぜて撓屈性を増大した歯科の充填に用いる金）．

Alexander, Gustav [æligzǽndər] アレキサンダー（1873–1932，オーストリアの耳鼻咽喉科医）．

A. hearing impairment アレキサンダー難聴．

A. law アレキサンダーの法則．

Alexander, John [æligzǽndər] アレキサンダー（1891生，アメリカの外科医．胸郭形成術の新術式を考案し，3期に分割して肋骨7本を切除する手術を提唱したので有名である）．

Alexander of Tralles アレキサンダー（トラレスの）（AD 525–605，ビザンチンの医師．腸管寄生虫病と治療に関する原著で有名な寄生虫学者といわれる）．

Alexander, W. Stewart [æligzǽndər] アレキサンダー（イギリスの病理学者）．

A. disease アレキサンダー病（年少小児に急速に進行する白質ジストロフィ）．

Alexander, William [æligzǽndər] アレキサンダー（1844–1919，イギリスの外科医）．

A.–Adams operation アレキサンダー・アダムス手術（単にアレキサンダー手術とも呼ばれ，移動性子宮後転症のために行われ，左右外鼡径輪に近く靭帯と平行して切り，円靭帯を求めてこれを引出し，子宮底を腹壁に接触させ，その上端で筋膜に縫合する），= Alquié operation.

al·ex·an·der·ism [æligzǽndərizəm] 優越狂，勝利狂，征服妄想狂．

Alexandria senna アレキサンドリアセンナ（エジプトおよびスーダン産の *Cassia acutifolia* 小葉を乾燥したもの）．

al·ex·an·drite [æligzǽndrait] アレキサンドル石（金緑玉の一種，青緑色透過光線で赤色を呈する宝石）．

al·ex·e·ter·ic [æliksətérik] ① 解毒性の．② 外用解毒薬（毒虫などの）．

a·lex·ia [əléksiə] 失読症〔医学〕，読書不能症，= visual aphasia, word blindness. 形 alexic.

a. with agraphia 失読失書．

a·lex·in [əléksin] アレキシン（血清中に認められた殺菌作用物質に用いられた最初の名称で，その後 Ehrlich により補体と呼ばれるようになった），= alexine. 形 alexinic.

a. fixation アレキシン結合．

alexinic unit アレキシン単位（溶血素の過剰を加えて一定量の赤血球を溶解するのに要するアレキシン量），= complement unit.

a·lex·i·phar·mac [əlèksifá:mæk] 予防薬，解毒薬．

a·lex·i·py·ret·ic [əlèksipairétik] 解熱薬，= antipyretic.

a·lex·i·thy·mia [əlèksiθáimiə] アレキシサイミア，失感情症〔医学〕（心身症発症のメカニズムに対して Sifneos, P. E. が1972年に提唱した概念で，心身症者に知性と情動の解離がみられるのは，新皮質と大脳辺縁系や視床下部の間に機能的解離がみられるためとする）．

a·lex·o·cyte [əléksəsait] アレキシン分泌細胞（以前には好エオジン細胞に用いられた）．

a·lex·o·fix·a·gen [əlèksoufíksəʤən] アレキシン固定〔素〕原（抗原の一種）．

a·ley·dig·ism [əláidiʤizəm] 無ライディヒ細胞症（精巣（睾丸）細胞欠損症，ライディヒ細胞欠損症），= a-Leydigism.

Al·ey·rod·i·dae [æ̀lərádidi:] コナジラミ〔粉蝨〕科（節足動物門，昆虫綱，新翅亜綱，半翅目の一科で，翅は白色，または一面に曇るか，点または帯状となる．植物ウイルスの媒介をする），= whiteflies.

Alezzandrini, Arturo Alberto [æ̀lisɑ:ndrí:ni] アレサンドリニ（1932生，アルゼンチンの眼科医）．

A. syndrome アレサンドリニ症候群（変性性網膜炎，白毛や顔白斑，感音性難聴を特徴とする）．

Alfalfa mosaic virus アルファルファモザイクウイルス．

al·fal·fa [ælfǽlfə] ムラサキウマゴヤシ（ビタミン K_1 を含有する植物），= lucerne.

Alfin catalyst アルフィン触媒〔医学〕．

Alfraise test [ǽlfreis tést] アルフレーズ試験（ヨウ素検出法で，試薬として塩酸1：100水溶液1滴にデンプン1と硝酸カリ1とを加えて煮沸した後，被検物1を加えると，ヨウ素があれば青色を呈する）．

ALG ① antilymphocyte globulin 抗リンパ球グロブリンの略．② axiolinguogingival 軸側舌側歯肉側のの略．

al·gae [ǽlʤi:] 藻類（単細胞で根，茎，葉をもたない隠花植物，葉状体植物の一類で，葉緑素をもち，人体に対し病原性がない)，= seaweeds. 形 algal.
algal bloom 藻類〔の〕爆発的増殖〔医学〕.
alg·an·(a)es·the·sia [ælgænesθíːziə] 痛覚麻痺，痛覚消失〔医学〕，= analgesia.
al·ga·ro·ba [æ̀lgəróubə] アルガロバ(メスキート)，= mesquite.
al·ga·roth [ǽlgərɑθ] アルガロス(イタリアの化学者 V. Algarotti にちなんで名づけた催吐薬)，= oxychloride of antimony.
a. powder アルガロス粉剤 $Sb_4O_5Cl_2(Sb_2O_3\text{-}2SbOCl)$ (アンチモン酸塩化物).
al·ge·don·ic [æ̀lʤidánik] 痛快感の.
al·ge·fa·cient [æ̀lʤiféiʃənt] ① 冷却する. ② 寒剤，清涼剤(冷却作用を有する物質)，冷痛発生薬.
al·ge·os·co·py [æ̀lʤiáskəpi] 疼痛診断法，= algedoscopy.
algesi- [ælʤi(ː)si] 痛みを意味する接頭語，= algio-, algo-.
al·ge·sia [ælʤíːziə] 痛感鋭敏，= algesis. 形 algesic.
al·ge·sic [ælʤíːsik] 発痛の，疼痛の〔医学〕.
a. substance 発痛物質〔医学〕.
al·ge·si·chro·nom·e·ter [ælʤìːsikrənámitər] 痛覚反応計，= algometer.
al·ge·sim·e·ter [æ̀lʤisímitər] 痛覚計，= algesiometer.
al·ge·sim·e·try [æ̀lʤisímitri] 痛覚測定〔医学〕.
al·ge·si·o·gen·ic [ælʤìːsiəʤénik] 痛覚発生の.
al·ge·si·om·e·ter [ælʤìːsiámitər] 圧痛計〔医学〕，痛覚計，疼痛計，= algesimeter.
al·ges·the·sia [æ̀lʤisθíːziə] 痛覚過敏，= hyperesthesia.
al·ges·the·sis [æ̀lʤisθíːsis] 痛覚過敏，= algesthesia.
al·ges·tone ac·e·to·phe·nide [ǽlʤistoun æ̀sitəfíːnaid] アルゲストンアセトフェニド(避妊薬)，= alfason acetophenide, W3395 (acetonide), SQ15101 (acetophenide).
al·get·ic [ælʤétik] 痛覚の，疼痛の〔医学〕，= painful.
-algia [ælʤiə] 痛みのある状態を意味する接尾語.
al·gi·cide [ǽlʤisaid] 殺藻剤〔医学〕，アルジサイド.
al·gid [ǽlʤid] 寒冷の，悪寒の. 名 algidity.
a. cholera 仮死性コレラ〔医学〕.
a. malaria 寒性マラリア，冷型マラリア(血管および胃腸障害により，皮膚が冷却される疾病で，*Plasmodium falciparum* の寄生による，ショック型マラリア).
a. pernicious fever 悪寒悪性熱(虚脱を伴うマラリアの重症型).
a. stage 悪寒期，厥冷期(低体温，脈拍薄弱，神経症状を伴うコレラなどの一期).
al·gin [ǽlʤin] アルギン(アルギン酸ナトリウム)，= sodium alginate.
al·gin·ase [ǽlʤineis] アルギナーゼ，アルギン酸分解酵素(褐藻類を食物とする海産軟体動物に共通に見いだされる).
al·gi·nate [ǽlʤineit] アルギン酸塩(歯科印象採取に用いられる).
a. fiber アルギン酸〔塩〕線維.
a. impression アルギン圧痕〔医学〕.
a. swab アルギン酸塩綿棒〔医学〕.
al·gin·ic ac·id [ælʤínik ǽsid] アルギン酸 ($C_5H_7O_4COOH)_n$ (褐藻 *Fucus* から得られる膠状多糖類で，だいたい *d*-mannuronic acid からなり，ナトリウム塩の透明な溶液は調剤の溶媒として，また血漿増量薬として輸血に利用される)，= algin, norgine.
al·gin·u·re·sis [æ̀lʤinjuríːsis] 疼痛〔性〕排尿.
algio- [ælʤiou, -ʤiə] 疼痛を意味する接頭語，= algesi-, algo-.
al·gi·o·glan·du·lar [æ̀lʤiəglǽndjulər] 腺痛の.
al·gi·o·met·a·bol·ic [æ̀lʤioumetəbálik] 疼痛による代謝異常の.
al·gi·o·mo·tor [æ̀lʤioumóutər] 疼痛運動性(痛覚を伴う筋収縮).
al·gi·o·mus·cu·lar [æ̀lʤiəmʌ́skjulər] 筋痛の.
al·gi·o·vas·cu·lar [æ̀lʤiəvǽskjulər] 疼痛〔性〕脈管異常の.
algo- [ælgou, -gə] 痛みを意味する接頭語，= algesi-, algio-.
al·go·chro·nom·e·ter [æ̀lgoukrənámitər] 痛覚速度計〔医学〕.
algodystrophic syndrome 疼痛性ジストロフィー症候群〔医学〕.
al·go·dys·tro·phy [æ̀lgədístrəfi] 疼痛ジストロフィー.
al·go·ge·ne·sia [æ̀lgouʤəníːziə] 痛覚発生.
al·go·ge·nia [æ̀lgouʤíːniə] 痛覚発生，= algogenesis. 形 algogenic.
al·go·gen·ic [æ̀lgəʤénik] ① 神経痛発生の. ② 体温低下の.
a. substance 発痛物質〔医学〕.
algoid cell 藻状細胞(慢性下痢便中にみられる).
al·go·lag·nia [æ̀lgəlǽgniə] 苦痛嗜愛，嗜痛愛(サディズム，マゾヒズムなど).
al·go·ma·nia [æ̀lgouméiniə] 疼痛性愛〔医学〕.
al·go·men·or·rhea [æ̀lgoumenəríːə] 月経痛〔医学〕，= menalgia, menorrhalgia.
al·gom·e·ter [ælgámitər] 圧痛計〔医学〕，痛覚計〔医学〕.
al·gom·e·try [ælgámitri] 痛覚測定〔法〕(痛みを測定する方法).
al·go·neu·ro·dys·tro·phy [ælgounjuːroudístrəfi] 疼痛性ジストロフィー，= causalgia.
al·go·phil·ia [æ̀lgəfíliə] 痛覚嗜好症，嗜痛愛，= algophily.
al·go·pho·bia [æ̀lgoufóubiə] 疼痛恐怖〔症〕〔医学〕.
al·go·psy·cha·lia [æ̀lgousaikǽliə] 苦悩的精神病，= psychalgalia.
al·gor [ǽlgər] ① 寒冷. ② 悪寒.
a. mortis 死冷.
a. progressivus ① 進行性冷却. ② 新生児皮膚硬化症，= sclerema neonatorum.
al·go·rithm [ǽlgəriðəm] アルゴリズム〔医学〕，算法〔医学〕(問題を解くための計算法あるいは手順のこと. 計算機プログラムと同じ意味で使用されることもある).
al·gos·co·py [ælgáskəpi] ① 痛覚反応検査. ② 氷点測定法，= cryoscopy.
al·go·sis [ælgóusis] 海藻病の一つ.
a. faucium 咽頭海藻病，= pharyngitis keratosa.
a. faucium leptothricia レプトスリクス性咽頭海藻病，= pharungomycosis benigna.
al·go·spasm [ǽlgəspæzəm] 疼痛性痙攣.
al·go·vas·cu·lar [æ̀lgəvǽskjulər] 疼痛性血管直径変化の，= algiovascular.
Alhazen [ælhéizən] アルハザン(AD 965-1039年頃，アラビアの医師および光学者. 光学史上有名な学者で，視覚光線は物体から眼に向かって照射すると主張した)，= ibn al-Haitham.
ALI ① argon laser iridotomy アルゴンレーザー虹彩切開術の略. ② acute lung injury 急性肺障害の略. ③ annual limit of intake 年摂取限度の略.
Ali Abbas [áːli] アリ(10世紀末期のペルシャの医師. 医書 Royal Book (Al-Maliki) の著者)，= Haly Abbas.

A

Ali ben Iza [ɑ́:li] アリ(11世紀初期のアラビアの眼科医．眼科医に対する覚書 Book of Memoranda for Eye-doctors の著者)，= Jesus Haly (Haly, Jesu).

Ali ben Rodhwan [ɑ́:li] アリ(11世紀エジプトに住んだアラビアの医師．ヒポクラテスとガレヌスに関する註釈書の著者)，= Ali ben Rodoam.

a·li·as·ing [éiliəsiŋ] 折り返し現象〔医学〕.

a. artifact 折り返しアーチファクト〔医学〕.

Alibert, Jean Louis Marie [alibɔ́:r] アリベール(1768-1837，フランスの皮膚科医).

A.-Bazin disease アリベール・バザン病(関節炎を伴う鱗屑疹で，点状または円板状の紅斑の上に銀白色の鱗屑が堆積する慢性の皮膚病)．→ Alibert disease.

A. dermatosis アリベール皮膚症，= mycosis fungoides.

A. disease アリベール病(強皮症)，= scleroderma.

A. keloid アリベールケロイド，= Alibert kelis, Hawkin keloid, false keloid.

al·i·bi [ǽlibai] アリバイ(現場不在証明).

al·i·ble [ǽlibl] 栄養の，吸収同化の.

alibour water (硫酸銅と硫酸亜鉛を含有する水).

Alice in Wonderland syndrome 不思議の国のアリス症候群，= lilliputian syndrome.

a·li·ces [əláisis] (痘瘡の膿疱形成前に現れる紅疹).

al·i·cy·clic [ælisíklik] 脂環式の.

a. compound 脂環式化合物〔医学〕.

alien chromosome 外来染色体〔医学〕(正常な一組の染色体に加えて他種からの移入染色体を含むある種の染色体).

alien hand sign 他人の手徴候.

alien hand syndrome エイリアンハンド症候群(左脳，右脳のバランスが崩れ，手が左右バラバラに動く状態).

a·lien·a·tion [eiliənéiʃən] ① 精神錯乱．② 疎隔，棄却.

al·i·e·nia [ælaií:niə] 無脾〔症〕，脾欠損症(最近の文献には asplenia または asplenism がしばしば用いられている)，= asplenia.

al·ien·ism [éiliənizəm] ① 精神障害．② 司法精神医学.

al·ien·ist [éiliənist] 精神科医(現在では一般に psychiatrist と呼ぶ).

al·i·es·ter·ase [æliéstəreiz] アリエステラーゼ(脂肪分解酵素，エステル水解酵素などを総括した一般名).

al·i·form [éilifɔ:m, ǽ-] 翼状の，= pterygoid.

a·lign·ment [əláinmənt] アラインメント〔医学〕(① 一直線化．② 体軸，四肢軸)，= alinement.

a. chart 共線図表〔医学〕，= nomographic chart.

a. curve 配列曲線.

a. mark 線列マーク.

al·i·ma [ǽlimə] ① アリマ幼生(節足動物，口脚目，シャコの幼生)．② 食事.

alimemazine tartrate アリメマジン酒石酸塩 ($(C_{18}H_{22}N_2S)_2 \cdot C_4H_6O_6$：746.98 (酒石酸アリメマジン．フェノチアジン系抗ヒスタミン薬(H_1 受容体遮断薬)．皮膚疾患に伴う瘙痒およびじんま疹や，アレルギー性鼻炎などに用いられる)．(→ 構造式)

al·i·ment [ǽlimənt] 滋養物.

al·i·men·ta·ry [æliméntəri] 食事(餌)性，食物性の〔医学〕，栄養的，= alimental.

a. abstinence 断食(食事性禁断).

a. albuminuria 食事性タンパク尿〔症〕，食事性アルブミン尿，= dietetic albuminuria.

a. allergen 食事性アレルゲン(食物アレルギーの原因となる食物抗原)，= food allergen.

a. allergy 食事〔性〕アレルギー，食物〔性〕アレルギー〔医学〕，= food allergy.

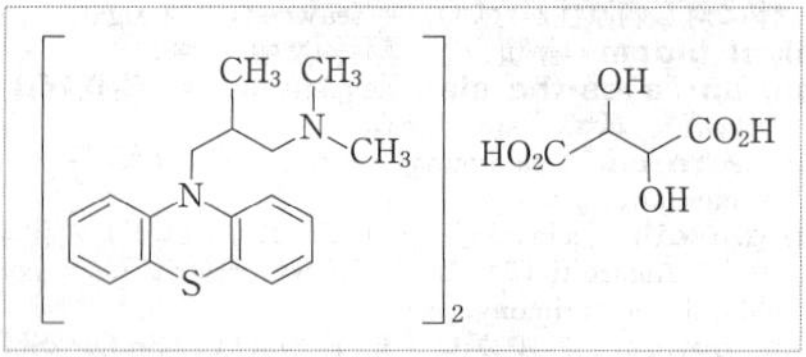

a. anemia 栄養性貧血〔医学〕，食事性貧血.

a. asthma 食事性喘息(食物アレルゲンが原因となる気管支喘息．消化管から血中に入った抗原が気道でアレルギー反応を誘発するもの．穀物の粉などは経気道的に作用を及ぼす場合もある).

a. bolus 食物塊，= bole.

a. canal 消化管.

a. center 食中枢〔医学〕.

a. constipation 食事性便秘〔医学〕.

a. deficiency 栄養欠乏〔医学〕，栄養障害〔医学〕，栄養失調〔医学〕.

a. diabetes 食事性糖尿〔医学〕，= alimentary glycosuria.

a. dietetic antigen 食事性抗原〔医学〕.

a. edema 食事性水腫(浮腫)〔医学〕，栄養性水腫(浮腫)〔医学〕.

a. exanthema 食事(餌)性皮疹.

a. fever 食事熱〔医学〕，食事性熱.

a. glycosuria 食事性糖尿〔医学〕，= digestive glycosuria.

a. hyperglycemia 食事性高血糖〔医学〕.

a. intoxication 食事性中毒症，食事中毒.

a. juice 消化液，= digestive juice.

a. obesity 食事性肥満〔症〕〔医学〕.

a. osteopathy 食餌性骨症，食物性骨症〔医学〕，飢餓〔性〕骨症〔医学〕.

a. phosphaturia 食事性リン酸塩尿〔症〕.

a. reflex 食反射〔医学〕.

a. system 消化器系〔医学〕，= digestive system.

a. therapeutics 食事治療学，= alimento-therapeutics.

a. toxemia 食事性毒血症〔医学〕.

a. toxic aleukia 食事性菌毒性アロイキー(*Fusarium sporotrichoides* の菌毒素の中毒).

a. toxicosis 食事性中毒〔症〕〔医学〕，= sitotoxism.

a. tract 消化管〔医学〕，= alimentary canal, digestive tract.

a. tuberculosis 食事性結核〔症〕〔医学〕.

al·i·men·ta·tion [æliməntéiʃən] 栄養〔法〕〔医学〕，栄養補給〔医学〕，給食〔医学〕，飼育〔医学〕.

al·i·ment·ol·o·gy [æliməntɑ́lədʒi] 栄養学.

al·i·ment·o·ther·a·py [æliməntəθérəpi] 食事療法.

al·i·na·sal [ælinéizəl] 鼻翼の.

a·line·ment [əláinmənt] ① 整列．② 軸線調節，= alignment.

al·in·jec·tion [ælindʒékʃən] アルコール注射(解剖標本として死体にアルコールを注入すること).

al·i·phat·ic [ælifǽtik] 脂肪族の.

a. acids 脂肪族系酸.

a. compound 脂肪族化合物，= open-chain compound.

a. hydrocarbon 脂肪族炭化水素.

a. hypnotic 脂肪族睡眠薬.

a. series 脂肪族(メタン CH_4 を母体とする鎖式化合物).

a. terpene 脂性テルペン，= olefinic terpene.

a·lip·o·ge·net·ic [əlàipədʒənétik] 脂肪無形成

の.
a·li·poi·dic [əlaipɔ́idik] 類脂体欠如の.
a·lip·o·trop·ic [əlàipətrɑ́pik] 脂肪代謝に無関係の.
a·li·quor·rhea [əlìk(w)ərí:ə] 無髄液〔医学〕，髄液欠乏〔症〕〔医学〕.
al·i·quot [ǽlikwɑt] ①部分標本〔医学〕，一部分，アリコート(被検液の一定分量を実測に採用するもの). ②割り切れる数，約数.
a. relation 約数関係.
A·lis·ma [əlízmə] (オモダカ科 *Alismataceae* の一属).
alisma rhizome タクシャ［沢瀉］(サジオモダカ *Alisma plantago-aquatica* の塊茎. 利尿，下痢，頻尿，口渇，めまいなどに用いられる).
A·lis·ma·ta·ce·ae [əlizmətéisii:] オモダカ［沢瀉］科.
al·i·sphe·noid [ælisfí:nɔid] 蝶形骨翼状突起.
a. area 蝶形〔骨〕翼面.
a. cartilage 蝶形骨翼状軟骨，翼蝶形〔骨〕軟骨.
Alivisatos vac·cine [æliviséitous vǽksi:n] アリヴィサトスワクチン(ウイルスをエーテルで処理した抗狂犬病ワクチン).
alivne calculus 腸石，糞石.
a·liz·a·rin [əlízərin] アリザリン ㊗ 1,2-dihydroxy-anthraquinone (セイヨウアカネ *Rubia tinctorum* の根クラップルート krapproot から得られる鮮紅色染料)，アリザリン染料〔医学〕.
a. black WR アリザリンブラック WR，= naphthazarin S.
a. blue アリザリンブルー ㊗ dihydroxy-anthraquinone-quinoline $C_{17}H_9O_4N$，= anthracine blue.
a. Bordeaux アリザリンボルドー $C_{14}H_8O_6$，= quinalizarin.
a. carmine アリザリンカルミン，= alizarin red S (CC).
a. green アリザリングリーン $C_{17}H_9O_4N$ (アリザリンブルーの異性体で，アントラキノン染料の一つ).
a. lake アリザリンレーキ色(紅色顔料で，フッ素イオンにより漂白されるので飲用水中のフッ素含有量の定量分析に利用される)，= madder lake.
a. monosulfonate アリザリンモノスルホン酸 (pH 3.7〜4.2 の指示薬).
a. No.6 アリザリン6号，= purpurin.
a. orange A アリザリンオレンジA ㊗ 3-nitroalizarin $C_{14}H_7O_6N$.
a. red S (CC) アリザリンレッド(骨の染色に用いられる)，= alizarin red water soluble, a. carmine, sodium a. sulfonate.
a. rubinol R アリザリンルビノールR $C_{24}H_{18}O_5N_2S$ (アントラキノン赤色染料).
a. saphirole B アリザリンサフィロールB (青色染料).
a. saphirole SE アリザリンサフィロールSE (青色染料).
a. yellow アリザリンイエロー(pH10.1〜12.1 の範囲に用いる指示薬).
a. yellow C アリザリンイエローC，= gallacetophenone.
a. yellow GG アリザリンイエローGG ㊗ sodium *m*-nitrobenzene azosalicylate $O_2NC_6H_4N{=}NC_6H_3(OH)COONa$ (pH10.1〜12.1 の指示薬)，= salicyl yellow.
a. yellow R アリザリンイエローR ㊗ sodium *p*-nitrobenzene azosalicylate $C_{13}H_8N_3O_5Na$ (pH10.0 では黄，pH12.1 では赤の指示薬).
al·ka·le·mia [ælkəlí:miə] アルカリ血症〔医学〕.
al·ka·les·cence [ælkəlésəns] アルカレッセンス(アルカローシスに傾く性状). 形 alkalescent.
Alkalescens-Dispar group アルカレッセンス・ジスパール群(Andrewes により *Bacillus alkalescens* および *B. dispar* として記載されたものであるが，血清学的には *Escherichia* に属し，O〜K抗原をもつもので，*Shigella* 属から独立して考えられ，ガスを産生しない *Escherichia* 株として取り扱われている).
al·ka·li [ǽlkəli, -lai] アルカリ，塩基(カリ樹 kali はエジプト人がガラス製造のため灰をとった原料). 形 alkaline.
a. albumin アルカリ性アルブミン.
a. albuminate アルカリ性アルブミン，= alkali albumin.
a.-ash diet アルカリ〔性〕食〔医学〕(主として野菜，果実からなり，ミルク，チーズ少量を含むが肉類を最少量に制限したもの. これら食物を燃焼させて残った灰の水溶液がアルカリ性を示す).
a. battery アルカリ蓄電池(ニッケル・カドミウム電池が代表的).
a.-blood mixture (脱線維血液と規定苛性カリ液との等量合液).
a. blue アルカリブルー(染料)，= sodium triphenylrosaniline sulfonate.
a. boiling アルカリ精錬〔医学〕.
a. cellulose アルカリ性セルロース.
a. cleaning アルカリ洗浄〔医学〕.
a. denaturation test アルカリ変性試験.
a. disease アルカリ病〔医学〕(家畜のセレニウム中毒症).
a. earth metal アルカリ土〔類〕金属.
a.-fast 耐アルカリ性，抗アルカリ性.
a. foots アルカリ油滓〔医学〕.
a. fusion アルカリ融解〔医学〕.
a. itch (アルカリ性薬物による皮膚炎).
a. metal アルカリ金属〔医学〕.
a. metal compound アルカリ金属化合物.
a. poisoning アルカリ中毒.
a.-proof 耐アルカリの.
a. reserve 予備アルカリ〔医学〕，アルカリ予備，塩基予備.
a. resistance 耐アルカリ性〔医学〕.
a. salt アルカリ塩.
a. soluble test アルカリ浸出試験〔医学〕.
a. therapy アルカリ療法，= alkalitherapy.
a. tolerance アルカリ許容力(尿の反応をアルカリ性にするまでアルカリを投与し得ることで，酸性症の診断に用いる).
a. tolerance test アルカリ負荷試験(正常人では空腹時，20g の重曹を投与すると2時間以内に尿 pH が8以上に達する).
a. washing アルカリ洗浄〔医学〕.
a. waste アルカリ廃液〔医学〕.
a. waste water アルカリ廃水〔医学〕.
Al·ka·lig·e·nes [ælkəlíʤəni:z] アルカリゲネス，= *Alcaligenes*.
al·ka·lig·e·nous [ælkəlíʤənəs] アルカリ形成の，アルカリ原性の.
al·ka·lim·e·ter [ælkəlímitər] アルカリメーター，炭酸定量計.
al·ka·lim·e·try [ælkəlímitri] アルカリ滴定〔医学〕.
al·ka·line [ǽlkəlain] アルカリ〔性〕の〔医学〕，アルカリ族の.
a. air アルカリ空気(遊離または揮発性アンモニアのこと).
a. aromatic solution アルカリ性芳香水(重曹 20g，ホウ酸ナトリウム 20g，チモール 0.5g，ユーカリ 1mL サリチル酸メチル 0.5mL などを含む粘膜含嗽薬)，= liquor aromaticus alkalinus.
a. bath アルカリ浴(皮膚病に有用).

a. denaturation test アルカリ変性試験〔医学〕.
a. earth アルカリ土類(酸化カルシウム，ストロンチウム，バリウム，マグネシウム).
a.-earth metal compound アルカリ土類金属化合物.
a. earth metals アルカリ土〔類〕金属〔医学〕(2価元素).
a. intoxication アルカリ中毒〔医学〕(重症性アルカリ症).
a. methylen blue アルカリメチレン青〔医学〕.
a. phosphatase (ALP) アルカリ〔性〕ホスファターゼ〔医学〕(硫化コバルトの黒色沈殿を起こす．最適 pH7.0以上 pH10付近).
a. phosphatase staining アルカリ〔性〕ホスファターゼ染色.
a. phosphate アルカリリン酸塩(ナトリウムまたはカリウムのリン酸塩).
a. plant アルカリ植物.
a. reaction アルカリ反応(赤色リトマス紙を青色に変える反応).
a. reserve 予備アルカリ〔医学〕.
a. rigo(u)r アルカリ硬直.
a. solution アルカリ性溶液〔医学〕.
a. springs 重曹泉，アルカリ泉(鉱泉1kg中固形成分1,000mg以上を含み，重炭酸ナトリウムが主成分であるもの).
a. storage battery アルカリ蓄電池〔医学〕.
a. sulfur ointment アルカリ性イオウ軟膏(イオウ華20%をワセリン基剤に混ぜ，炭酸カリウムでアルカリ性としたもの), = unguentum sulfuris alkalinum.
a. taste アルカリ〔の〕味〔医学〕，渋味.
a. tide 一過性アルカリ尿〔医学〕，アルカリ性時期(消化時にみられる一過性の尿アルカリ性の増強時).
a. tuberculin アルカリ性ツベルクリン(苛性ソーダの0.1規定液で結核菌を抽出した旧ツベルクリン), = TA.
a. water アルカリ水.
a. wave アルカリ性波.

al·ka·lin·i·ty [ælkəlíniti] アルカリ度〔医学〕.
al·ka·lin·i·za·tion [æ̀lkəlinaizéiʃən] アルカリ化, = alkalization.
al·ka·lin·ize [ǽlkəlinaiz] アルカリ化する. 名 alkalization, alkalinization.
al·ka·lin·u·ria [æ̀lkəlinjú:riə] アルカリ尿〔症〕(アルカリの供給または酸欠乏により尿がアルカリ性を呈する状態).
al·ka·li·pe·nia [æ̀lkəlipí:niə] アルカリ欠乏〔症〕.
al·ka·li·ther·a·py [æ̀lkəliθérəpi] アルカリ療法.
al·ka·lith·ia [ælkəlíθiə] アルカリ性結石.
al·ka·li·za·tion [æ̀lkəlaizéiʃən] アルカリ化〔医学〕, = alkalinization.
al·ka·lize [ǽlkəlaiz] アルカリ化する, = alkalinize.
al·ka·liz·er [ǽlkəlaizər] アルカリ化剤(体液をアルカリ性に変える薬剤).
al·ka·lo·gen·ic [æ̀lkələʤénik] (体液(特に尿)をアルカリ性にする).
al·ka·loid [ǽlkəlɔid] アルカロイド，類塩基，植物塩基，類塩基体(天然の有機塩基類で窒素を含みアルカリ性の反応を示し，酸と結合して塩類をつくる物質の総称). 形 alkaloidal.
a. error アルカロイド誤差(pH測定においてアルカロイドはタンパク質または酸などと同じように吸着その他の因子により色調を変えてそのために生ずる誤差).
a. reagent アルカロイド試薬〔医学〕.
al·ka·lom·e·try [æ̀lkəlámitri] アルカリ定量.
al·ka·lo·sis [æ̀lkəlóusis] アルカローシス〔医学〕，塩基性症(体液pHを上昇させる病的過程). ↔ acidosis. 形 alkalotic.
al·ka·lo·ther·a·py [æ̀lkələθérəpi] アルカリ療法, = alkalinotherapy, alkalitherapy.
alkalotic agent アルカローシス化薬〔医学〕.
al·kal·u·ret·ic [æ̀lkəlju:rétik] ①アルカリ〔性〕尿の. ②尿反応アルカリ性化剤. 名 alkaluria.
al·ka·lu·ria [æ̀lkəljú:riə] アルカリ尿〔症〕〔医学〕.
al·ka·mine [ǽlkəmin] アルカミン(アミノ基を含むアルコール), = amino-alcohol.
al·kane [ǽlkein] アルカン(メタン系(パラフィン系，飽和鎖式)炭化水素 hydrocarbons of methane series の別称で，一般式は C_nH_{2n+2}), = paraffine.
al·ka·net [ǽlkənet] アルカネット(ウシノタグサ *Alkanna tinctoria* から得られる赤色染料).
al·ka·nin [ǽlkənin] アルカニン(アルカンナ根 Radix alkannae に存在する赤色色素), = alkana-red, shikonin.
a. paper アルカナ赤試験紙, = Boettger test paper, anchusin paper.
al·kan·nin [əlkǽnin] アルカニン, = alkanin.
al·kap·ton [ælkǽptən] アルカプトン(黄色樹脂状の含窒素性物質で，タンパク質同化異常に際し尿中に排泄されるホモゲンチジン酸), = homogentisic acid.
al·kap·ton·u·ria [ælkæ̀ptənjú:riə] アルカプトン尿〔症〕〔医学〕(強膜および耳のびまん(瀰漫)性灰色着色，暗色尿，関節炎などの症状を呈する代謝異状症で，フェニルアラニン，チロシンの分解不十分のため尿中にはその中間産物であるホモゲンチジン酸が排泄される), = alcaptonuria.
al·ka·thene bag [ǽlkəθi:n bǽg] (合成樹脂製の袋で，肺臓充填術に用いた).
al·kat·ri·ene [əlkǽtri:n] (3個の二重結合をもつ脂肪列含水炭素).
al·ka·ver·vir [æ̀lkəvə́:vər] アルカベルバー(バイケイソウ *Veratrum viride* から得られるアルカロイドで，血圧の降下をきたす), = veriloid, vergityl, unitensen.
al·ke·ken·gi [æ̀lkikénʤi] アルケケンギ(ホオズキ *Physalis alkekengi* の葉で，利尿薬).
al·kene [ǽlki:n] アルケン(エチレン系(オレフィン系)炭化水素 hydrocarbons of ethylene series の別名で，一般式は C_nH_{2n}), = olefine.
al·kine [ǽlkain] アルキン(アセチレン系炭化水素 hydrocarbons of acetylene series の別称，一般式は C_nH_{2n-2} で，三重結合1個をもつ不飽和物).
al·kox·y [ælkáksi] アルコキシ基(RO- (R=アルキル基)).
al·kyd res·in [ǽlkid rézin] アルキド樹脂(有機酸とアルコールとからなる高分子性ポリエステル).
al·kyl [ǽlkil] アルキル C_nH_{2n+1}(1価の炭化水素基), = alphyl.
a. group アルキル基〔医学〕(アルカンから水素原子Hが1個取れた原子団).
a. halide ハロゲン化アルキル.
a. isocyanate イソシアン酸アルキル($C_{n2}H_{n+1}$-N=C=O の式をもつ化合物).
a. isocyanide イソシアン化アルキル($C_nH_{2n+1}NC$ の式をもつ化合物).
a. lysophospholipid アルキルリゾリン皮質.
a. radical アルキル基.
a. sulfate 硫酸アルキル(硫酸エステル).
a. sulfide 硫化アルキル.
a. sulfuric acid アルキル硫酸.
a. thiocyanate チオシアン酸アルキル(チオシアン酸 HSC≡N の水素をアルキル基で置換した形の一連の化合物).
al·kyl·a·mine [ælkíləmi:n] アルキルアミン(アンモニア基の水素がアルキルで置換され，その置換数により primary (monalkylamine), secondary (dialkylamine), tertiary (trialkylamine) と呼ばれる).

al·kyl·ar·sine [æ̀lkilá:si:n] アルキルアルシン(アルシン AsH_3 の水素をアルキル基で置換した一連の化合物).

al·kyl·ate [ǽlkileit] アルキレート(アルコールの水酸基水素が金属元素で置換された化合物).

alkylating agent アルキル化剤〔医学〕.

al·kyl·a·tion [æ̀lkiléiʃən] アルキル化(環状化合物の水素をアルキル基で置換すること).

al·kyl·mer·cu·ri·als [ælkilmə:kjú:riəlz] アルキル水銀化合物.

al·kyl·o·gen [ælkíləʤən] アルキロゲン(ハロゲン酸のアルキルエステルの総称で, 塩化エチル C_2H_5Cl はその一例).

al·kyl·res·or·cin·ol [æ̀lkilrezɔ́:sinɔ:l] アルキルレソルシノール(レソルシノールにアルキル基が結合した化合物の総称で, 多数の駆虫薬を含む).

al·kyl·sul·fu·ric ac·id [æ̀lkilsʌlfjú:rik ǽsid] アルキル硫酸.

ALL acute lymphoblastic leukemia 急性リンパ性白血病の略.

all [ɔ́:l] 全, 総.

a. banded dowel crown 全部帯環継続歯.

a.-closing band 閉鎖捻合帯環.

a. collar crown 全部金製帯環継続歯.

a. fresh air system 全新鮮空気システム(方式)〔医学〕.

a. gold dummy 全部金製架工歯.

a. or none 全か無か. → all or none law, Bowditch l.

a. or none law 悉無律しつむりつ〔医学〕, 全か無かの法則〔医学〕(1871年 Bowditch が発見した法則で, 心筋は弱い刺激を受けると, 極度まで収縮するか, またはまったく収縮しないという法則), = all or nothing law.

a. porcelain bridge 全部陶材架工〔橋〕義歯.

a. porcelain dowel crown 全部陶材歯冠継続歯.

a. porcelain dummy 全部陶材架工歯.

a.-purpose computer 汎用コンピュータ〔医学〕.

a.-trans-retinal オールトランスレチナール.

a.-trans-retinoic acid (tRA) 全トランス型レチノイン酸, オールトランス型レチノイン酸.

al·la·ches·the·sia [æ̀ləkesθí:ziə] 知覚転位, 異所感覚〔症〕〔医学〕, 部位錯誤〔症〕(刺激された部位よりも異なった部位にそれを感ずること), = allaesthesia, allesthesia, alloesthesia.

al·laes·the·sia [æ̀lesθí:ziə] 異所感覚〔症〕, = allesthesia, allach(a)esthesia.

al·lan·ic ac·id [əlǽnik ǽsid] アラン酸 ㊗ glyoxalylurea $NH_2CONCHCOOH$ (アラントインに硝酸が作用するとき尿素とともに生成する).

al·la·nite [ǽlənait] 褐簾石 $4R^{II}O3R_2^{III}O_36SiO_2H_2O$ (R^{II}=Ca, Fe; R^{III}=Al,Fe)(希土類元素).

al·lan·ti·a·sis [æləntáiəsis] 腸詰中毒, = botulism, sausage-poisoning.

allant(o)- [ælənt(ou), -t(ə)] 尿膜, ソーセージなどの意味を表す接頭語.

al·lan·to·cho·ri·on [əlæ̀ntoukɔ́:riən] 尿嚢絨毛膜, 尿膜絨毛膜〔医学〕, = chorion allantoideum.

al·lan·to·en·ter·ic [əlæ̀ntouentérik] 尿膜腸管の.

al·lan·to·gen·e·sis [æ̀ləntouʤénisis, əlæn-] 尿膜発生.

al·lan·to·ic [æ̀ləntóuik] 尿膜の〔医学〕.

a. artery 尿膜動脈〔医学〕.

a. bladder 尿膜性膀胱.

a. circulation 尿膜循環〔医学〕, = umbilical circulation.

a. cyst 尿膜管嚢胞〔医学〕.

a. diverticulum 羊膜憩室, = allantoenteric diverticulum.

a. duct 尿膜(嚢)管〔医学〕.

a. fluid 尿膜腔液〔医学〕, 尿膜液(中腎により形成される酸化産物で, 尿嚢中に存在するもの), = liquor amnii spurius.

a. inoculation 尿膜腔接種〔医学〕.

a. membrane 尿膜.

a. pit 尿膜窩〔医学〕.

a. placenta 尿膜胎盤〔医学〕.

a. ridge 尿膜隆起〔医学〕.

a. sac 尿嚢〔医学〕, 尿膜, = allantois.

a. stalk 尿膜茎(尿膜の狭い近位部), = allantoic duct.

a. vein 尿膜静脈〔医学〕.

a. vesicle 尿膜嚢胞, = allantoic sac.

a. vessels 尿膜血管〔医学〕.

al·lan·to·ic·ase [æ̀ləntɔ́ikeis] アラントイカーゼ(アラントインがアラントイナーゼにより分解される過程において必要な酵素様物質).

al·lan·toid [əlǽntɔid] 尿膜の.

a. membrane 尿膜.

allantoidoangiopagous teratism 尿嚢血管結合奇形.

allantoidoangiopagous twins 尿膜血管癒合双生児, 臍帯結合双胎, = omphaloangiopagous twins.

al·lan·toid·o·an·gi·op·a·gus [æ̀ləntɔ̀idouæ̀nʤiápəgəs] 尿膜脈管癒合体, = omphaloangiopagus, adelphosite, omphalosite.

al·lan·to·in [əlǽntɔin] アラントイン(尿膜液, 胎児尿または羊水中の結晶物質で尿酸の酸化物).

al·lan·to·in·ase [æ̀ləntɔ́ineis] アラントイン酵素(酸素ガス中で尿酸をアラントインに転化する過程を触媒する酵素).

al·lan·to·in·u·ria [əlæ̀ntoinjú:riə] アラントイン尿〔症〕〔医学〕(脊椎動物では正常. ヒトでは異常).

al·lan·to·is [əlǽntɔis] 尿膜(後腸から発生する卵膜でヒトの卵黄嚢), 尿嚢〔医学〕. 形 allantoic, allantoid.

a. embryology 尿膜発生学〔医学〕.

a. obstertrics 尿膜産科学〔医学〕.

al·lan·tu·ric ac·id [æ̀lənʧú:rik ǽsid] アランツール酸 ㊗ 5-hydroxy-2,4-imidazoledione.

allasotonic contraction 減負荷収縮.

al·las·so·ther·a·py [əlæ̀səθérəpi] 変質療法.

al·lax·is [əlǽksis] 変態, 変型, = metamorphosis, transformation.

Allbutt, Sir Thomas Clifford [ɔ́:lbʌt] オールバット(1836-1925, イギリスの医師, ケンブリッジ大学教授(1892-1925). A System of Medicine, 8 vols (1896, 1899) および A System of Gynecology (1907) を編纂した).

al·le·go·ri·za·tion [æligəraizéiʃən] 造語症, 言語新作(無意義の新語を用いる分裂病症状). → neologism.

al·lele [əlí:l] 対立形質〔医学〕, 対立遺伝子〔医学〕(相同の染色体の同じ位置を占めている遺伝因子), = allelomorph. 形 allelic.

a. frequency アレル(対立遺伝子)頻度〔医学〕.

a.-specific oligonucleotide (ASO) アレル特異的オリゴヌクレオチド〔医学〕(DNA 多型の分析に probe として用いられる).

allelic character 対立形質〔医学〕.

allelic exclusion 対立遺伝子排除(すべての免疫グロブリン産生細胞において1組の遺伝子だけが発現さ

れる現象).

allelic gene 対立因子(染色体の特定座位にある1対のもの).

allelic heterogeneity アレル異質性〔医学〕.

al·lel·ism [ǽlilizəm, əlí:-] 対立〔形質〕, 対立性〔医学〕, = allelomorphism.

a. test 対立性検定〔医学〕.

allelo- [əli:lou, -lə] 1対またはほかとの関係を表す接頭語.

al·le·lo·ca·tal·y·sis [əlì:loukətǽlisis] ① 相互触媒. ② 相互生殖. 形 allelocatalytic.

al·le·lo·chem·ics [əlì:ləkémiks] 種間相互作用化学物質.

allelomimetic behavior 対立的模倣(競争)行動〔医学〕.

al·le·lo·morph [əlí:ləmɔ:f] 対立形質〔医学〕, 対立遺伝子〔医学〕, 交互遺伝(染色体において相同の場所に位置する遺伝子で形式は遺伝子の場所により規定される), = allele. 形 allelomorphic.

al·le·lo·mor·phism [əlì:loumɔ́:fizəm] 対立形質性, 対立〔性〕〔医学〕(優性と劣性の1対の遺伝形質性), = allelism.

al·le·lop·a·thy [əli:lápəθi] アレロパシー, 他感作用(生物が化学物質を出してほかを抑える作用).

al·le·lo·tax·is [əlì:lətǽksis] (数個の胎生組織から器官または部分が発生すること), = allelotaxy.

al·le·lo·trope [əlí:lətroup] 互変異性体(変化しやすい平衡にある互変異性体), = desmotrope.

Allen, Albert Bromley [ǽlən] アレン(アメリカの歯科医).

A. root pliers アレン歯根鑷子じょうし.

Allen, Alfred Henry [ǽlən] アレン(1846-1904, アメリカの化学者).

A. test for phenol アレンのフェノール試験(被検物2容に塩酸5容と硝酸1容とを加えると, フェノールがあれば紅赤色を生ずる).

Allen, Charles Warrenne [ǽlən] アレン(1854-1906, アメリカの皮膚科医).

A. test アレン試験(アレンヨウ素試験. でん風においてヨードチンキまたはルゴール液を皮膚に塗ると, 病巣部は濃褐色に健康部は黄色に染まる).

Allen, Edgar [ǽlən] アレン(1892-1943, アメリカの解剖学者. Edward Adelbert Doisy (1893-1986, アメリカの生化学者)とともに卵胞ホルモンの研究を行った(1923)).

A.-Doisy test アレン・ドイジー試験(性周期が消失した去勢動物に, 発情物質を注射して, 腟脂膏に発情像が現れることを目標とする生物学的検定法).

A.-Doisy unit アレン・ドイジー単位(妊娠期卵巣の分泌するホルモンの最少量で, その注射により去勢マウスの腟上皮の特徴的落屑を起こし得る発情作用に相当する量).

Allen, Frederick Madison [ǽlən] アレン(1879-1964, アメリカの内科医).

A. paradoxical law of treatment アレンのブドウ糖利用の逆説的法則(Utilization of sugar in diabetes is in inverse proportion to the intake. 糖尿病患者のブドウ糖利用率は摂取量に反比例する).

Allen, John [ǽlən] アレン(1810-1892, アメリカの歯科医).

A. cement アレンセメント(床に陶歯を固定するためのセメント).

Allen-Masters syndrome アレン・マスターズ症候群.

Allen, Willard Myron [ǽlən] アレン(1904生, アメリカの婦人科医. Cornerとともに黄体ホルモン progesterone の発見者).

al·lene [ǽli:n] アレン $H_2C{=}C{=}CH_2$ (ジオレフィンの一つ), = propadiene.

al·len·the·sis [ælənθí:sis] 補てつ(綴)術(異物介在の意味で外界異物を体内に補綴すること), = endoprosthesis.

al·ler·gen [ǽlə:ʤən] アレルゲン〔医学〕, アレルギー抗原(アレルギーあるいは過敏症反応を引き起こす抗原物質の総称で, アトペン atopen はその一種. 家塵, 花粉, 食物, 薬物など多様なものがある). 形 allergenic. 名 allergenicity.

a. contactants アレルギー接触物〔医学〕.

a.-eliminated food アレルゲン除去食品〔医学〕.

a.-free chamber 無アレルゲン室〔医学〕.

a. inhalative provocation test アレルゲン吸入誘発試験(アレルゲン抽出液のエアロゾルを吸収させて, 喘息発作が誘発されるかみる試験. 気管支喘息の診断に用いられる).

a. test アレルゲンテスト〔医学〕.

al·ler·gen·ic [æ̀lə:ʤénik] アレルゲン性の〔医学〕(アレルゲンとしての抗原性を有する), アレルゲン誘発の〔医学〕.

a. extract アレルゲン製エキス.

a. serum アレルゲン性血清〔医学〕.

a. substance アレルゲン性物質〔医学〕.

al·ler·gen·ic·i·ty [ælə:ʤənísiti] アレルゲン性〔医学〕.

al·ler·gia [əlɔ́:ʤiə] アレルギー, = allergy.

al·ler·gic [əlɔ́:ʤik] アレルギー〔性〕の, アレルギー性〔医学〕(アレルゲンによって惹起される生体反応に関連することを示す).

a. alveolitis アレルギー性胞隔炎〔医学〕, アレルギー性肺胞炎.

a. angiitis アレルギー性脈管炎〔医学〕.

a. arthralgia アレルギー性関節痛〔医学〕.

a. arthritis アレルギー性関節炎〔医学〕.

a. aspermatogenic orchitis アレルギー性精巣炎.

a. asthma アレルギー喘息〔医学〕.

a. bronchial asthma アレルギー性気管支喘息(アレルゲン(カビ, 花粉, ダニ)によって引き起こされる気管支喘息. 小児では喘息の90%, 成人では60~70%を占める. 血清 IgE 値が高値を示すことが多い).

a. bronchitis アレルギー〔性〕気管支炎〔医学〕.

a. bronchopulmonary aspergillosis アレルギー性気管支肺アスペルギルス症〔医学〕(アスペルギルスに対するⅠ型およびⅢ型アレルギーを基盤とする疾患. 喘息症状, 反復する胸部X線上の浸潤影, 末梢血好酸球増加が主徴).

a. cold アレルギーかぜ, = hay-fever.

a. conjunctivitis アレルギー〔性〕結膜炎〔医学〕, = anaphylactic conjunctivitis.

a. constitution アレルギー〔性〕体質〔医学〕, 過敏型(アレルギー反応に敏感な遺伝型).

a. contact dermatitis アレルギー性接触皮膚炎〔医学〕.

a. coryza アレルギー性鼻炎, = hay fever.

a. cutaneous vasculitis アレルギー性皮膚血管炎〔医学〕.

a. dermatitis アレルギー〔性〕皮膚炎〔医学〕.

a. diarrhea アレルギー性下痢〔医学〕.

a. diathesis アレルギー体質〔医学〕.

a. disease アレルギー疾患〔医学〕.

a. disorder アレルギー性疾患.

a. drug reaction アレルギー性薬物反応〔医学〕.

a. eczema アレルギー〔性〕湿疹〔医学〕(アレルギー性接触皮膚炎ないしアトピー性皮膚炎のことをいう).

a. encephalomyelitis アレルギー性脳脊髄炎〔医学〕(アレルギー機序による脱髄性脳脊髄炎 demyelin-

S-adenosylmethionine (SAM) S-アデノシルメチオニン，活性メチオニン，メチオニルアデノシン（ATPとメチオニンから合成される．メチオニンとアデノシン部分はメチルスルホニウム結合で結ばれ，メチル化合物の生成や核酸のメチル化のメチル基供与体として作用する），＝AdoMet.

ad·e·no·tome [ǽdinətoum] アデノイド切除刀［医学］，〔咽頭〕扁桃切除器.

ad·e·not·o·my [æ̀dinátəmi] アデノイド切除〔術〕，咽頭扁桃切除〔術〕［医学］.

ad·e·no·ton·sil·lec·to·my [æ̀dinətànsiléktəmi] 扁桃腺アデノイド切除術，アデノイドロ蓋扁桃摘出〔術〕［医学］.

adenotyphus fever 腸間膜リンパ腺性チフス.

ad·e·nous [ǽdinəs] 腺状の，＝adenose.

Ad·e·no·vir·i·dae [æ̀dinəvíridi:] アデノウイルス科（二本鎖DNAウイルスで，*Mastadenovirus*, *Aviadenovirus* 属に分けられる）.

ad·e·no·vi·rus [ǽdinouvàiərəs] アデノウイルス（アデノウイルス科のウイルスを指す．上部気道，結膜などを侵すDNAウイルス）.

a. vector アデノウイルスベクター（動物組織や細胞へ遺伝子を導入するために使用される）.

ad·e·nyl [ǽdinil] アデニル基（$C_5H_4N_5$-．アデニンに含まれている基）.

a. pyrophosphate アデニル焦性リン酸塩，＝adenosine triphosphate.

a. pyrophosphoric acid アデニル焦性リン酸.

a·den·y·late [ədénileit] アデニレート，アデニル酸塩.

a. cyclase アデニレートシクラーゼ（アデニル酸シクラーゼ，アデニリルシクラーゼ，アデニルシクラーゼ．広く生物一般に存在する．ATP ⇄ cAMP + PPi の反応を触媒する酵素．この反応は Mg^{2+} または Mn^{2+} を必要とする），＝adenylyl cyclase.

a. cyclase regulatory protein Gi アデニレートシクラーゼ抑制タンパク.

a. cyclase regulatory protein Gs アデニレートシクラーゼ活性化タンパク.

a. kinase アデニル酸キナーゼ，アデニレートキナーゼ（ほとんどすべての細胞に存在する．Mg^{2+} の存在下で ATP+AMP ⇄ 2ADP の反応を触媒），＝AMP kinase, myokinase.

ad·e·nyl·ic ac·id [æ̀dinílik ǽsid] アデニル酸 $C_{10}H_{14}O_7N_5$-H_2O（モノヌクレオチドの一つで，リン酸化されて高エネルギー化合物を生じ，酵母アデニル酸と筋肉アデニル酸との2種の異性体がある．両者とも水に難溶の針晶）.

adenylic acid deaminase アデニル酸脱アミノ酵素（アデニル酸を inosine 5′-phosphoric acid とアンモニアに分解する）.

ad·e·nyl·o·suc·ci·nase [æ̀diniləsʌ́ksineis] アデニロスクシナーゼ（アデニロコハク酸リアーゼともいう．アデニロコハク酸のアスパラギン酸側鎖を切断してフマル酸とアデニル酸を生成する反応を触媒する酵素，プリンヌクレオチド新生経路で利用される），＝adenylosuccinate lyase.

ad·e·nyl·o·suc·ci·nate ly·ase [æ̀diniləsʌ́ksineit láieis] アデニロスクシネートリアーゼ，＝adenylosuccinase.

ad·e·nyl·py·ro·phos·pha·tase [ǽdinilpairəfásfəteis] アデニルピロホスファターゼ（ホスファターゼの一つで，アデノシン三リン酸酵素ともいい，動物のすべての組織に含まれ，筋肉中ではミオシンに吸着され，カルシウムイオンにより活性化されて筋収縮を起こす），＝apyrase.

ad·e·nyl·yl [ǽdinilil] アデニリル，アデニル基，＝adenylate.

a. cyclase アデニリルシクラーゼ．→adenylate cyclase.

a. pyrophosphate アデニリルピロリン酸，＝adenosine 5′-triphosphate.

ad·e·nyl·y·la·tion [æ̀dinililéiʃən, ədèn-] アデニリル化［医学］.

ad·e·nyl·yl·trans·fer·ase [æ̀dinililtrǽnsfəreis, ədèn-] アデニリル転移酵素［医学］.

ad·e·pha·gia [æ̀diféiʤiə] 大食，暴食，病的飢餓，＝addephagia.

ad·eps [ǽdəps] 脂（第二格 adipis）.

a. anserinus 鵞脂，＝goose grease.

a. benzoinatus 安息香豚脂，＝benzoinated lard.

a. ex fele 猫脂，＝cat's grease.

a. lanae 羊毛脂（羊毛から精製された無水脂肪（脱水ラノリン）で，水加物は軟膏および化粧品の基材として用いる），＝wool fat.

a. lanae hydrosus 加水ラノリン，含水羊毛脂（脱水ラノリン750gと蒸留水250mLとを混ぜたもの．水分 25～30%），＝adeps lanae cum aqua, lanolium, lanolin, hydrous wool fat.

a. ovillus 羊脂，＝mutton suet, tallow.

a. praeparatus 精製豚脂，＝purified hog fat.

a. suillus 豚脂，猪脂（ブタ *Sus scrofa domestica* の新鮮な脂肪組織を洗浄，加熱，溶出後，精製したもの），＝adeps, lard, prepared lard, hog lard.

ad·e·qual [ædí:kwəl] 準平等の［医学］.

a. cleavage 準平等分割［医学］.

a. segmentation 準平等分割.

ad·e·quate [ǽdikwit] 適合した［医学］.

a. diet 完全食［医学］.

a. dose of intake 安全接種量［医学］.

a. protein 完全タンパク質（身体の成長に十分な窒素量を供給し得るもの）.

a. stimulus 適刺激［医学］，適合刺激（奏効刺激）.

a. strafication method 適正層別〔化〕方式［医学］.

a·der·mia [ədə́:miə] 皮膚欠如.

a·der·mine [ədə́:mi:n] アデルミン（ビタミンB_6の一種），＝pyridoxine.

a·der·mo·gen·e·sis [ədə:məʤénisis] 皮膚発育不全［医学］.

ADF adult T-cell leukemia derived factor 成人T細胞白血病由来因子の略.

ADG ① atrial diastolic gallop 心房拡張期駆馬音の略．② axiodistogingival 軸側遠心側歯肉側の略.

ADH ① alcohol dehydrogenase アルコールデヒドロゲナーゼ，アルコール脱水素酵素の略．② antidiuretic hormone 抗利尿ホルモンの略．③ atypical ductal hyperplasia 異型乳管過形成の略.

ADHD attention deficit/hyperactivity disorder 注意欠如・多動症の略.

ad·here [ædhíər] 癒着する.

ad·her·ence [ædhí:rəns] 粘着，接着，付着（細胞間の直接的な情報伝達は細胞と細胞との接着により行われる．また細胞は細胞外マトリックスに接着することにより，機能を発現したり，機能の調節を受けたりしている）.

a. junction アドヘレンスジャンクション（細胞接着を担う接着結合の一つ）.

a. syndrome 癒着症候群.

a. test 密着試験［医学］.

ad·her·ent [ædhí:rənt] ① 被着剤．② 着性の，密着の．③ 癒着性.

a. cataract 癒着性白内障.

a. cell 付着細胞［医学］（ガラスやプラスチック表面に付着する細胞．マクロファージなど）.

a. glaucoma 癒性緑内障.

a. leucoma 癒着性白斑.

a. glandularum sudoriparum 汗腺腫.
a. hidradenoides 汗腺腫.
a. of nipple 乳頭部腺腫〔医学〕.
a. ovarii testiculare 精巣(睾丸)様卵巣腺腫, = adenoma tubulare testiculare ovarii.
a. polyposum ポリープ状腺腫, =polypous adenoma.
a. sebaceum 脂腺腫, 皮脂腺腫〔医学〕(Pringle病の顔面にみられる小結節. 真の脂腺増殖はない).
a. sebaceum symmetrica 対称性皮脂腺腫.
a. serosum 漿液性腺腫.
a. simplex 単純腺腫.
a. sudoriparum 汗腺腫, = adenoma sudoriferum, hidradenoma.
a. tubulare testiculare ovarii 卵巣睾丸様管状腺腫(男性化腺腫の一型).
ad·e·no·ma·la·cia [ædinouməléiʃiə] 腺軟化〔症〕.
ad·e·no·ma·ta se·ba·cea sym·met·ri·ca [ædinóumətə sibéisi: simétrikə] 対称性脂腺腫(母斑症の一型), = Bourneville-Pringle disease.
ad·e·no·ma·toid [ædinóumətɔid] 腺腫様の.
a. odontogenic tumor 腺様歯原性腫瘍〔医学〕.
a. tumor 腺腫様腫瘍, 類腺腫瘍.
ad·e·no·ma·tome [ædinóumətoum] 腺増殖切除器.
ad·e·no·ma·to·sis [ædinoumətóusis] 腺腫症〔医学〕. 形 adenomatous.
ad·e·nom·a·tous [ædinámətəs] 腺腫様の〔医学〕.
a. carcinoma 腺癌〔医学〕.
a. goiter 腺腫様甲状腺腫〔医学〕, 腺腫性甲状腺腫.
a. hyperplasia 腺腫様過形成〔医学〕, 腺腫様増殖.
a. polyp 腺腫様ポリ〔ー〕プ〔医学〕, 腺腫性ポリープ.
a. polyposis coli 大腸腺腫性ポリポーシス, = familial adenomatous polyposis.
ad·e·no·mec·to·my [ædinəméktəmi] 腺腫摘出〔術〕〔医学〕.
ad·e·no·my·o·fi·bro·ma·tous ham·ar·to·ma [ædinoumàioufaibróumətəs hæmɑ:tóumə] 腺筋肉線維性過誤腫.
ad·e·no·my·o·ma [ædinoumaióumə] 腺筋腫〔医学〕(子宮内膜分泌腺を含む筋腫, または子宮腺状構造を示す筋腫).
a. psammopapillare 砂状乳頭〔性〕腺筋腫(広靱帯に生ずる多発性乳頭〔性〕腺筋腫).
ad·e·no·my·o·ma·to·sis [ædinoumàioumətóusis] 腺筋腫症〔医学〕.
ad·e·no·my·o·me·tri·tis [ædinoumàioumitráitis] 腺性子宮筋炎.
ad·e·no·my·o·sal·pin·gi·tis [ædinoumàiousælpindʒáitis] 腺筋卵管炎.
ad·e·no·my·o·sar·co·ma [ædinoumàiousɑ:kóumə] 腺筋肉腫〔医学〕.
ad·e·no·my·o·sis [ædinoumaióusis] アデノミオーシス, 腺筋症〔医学〕(子宮の).
a. of uterus 子宮腺筋症.
ad·e·no·my·o·si·tis [ædinoumàiousáitis] 腺筋炎.
ad·e·no·myx·o·ma [ædinoumiksóumə] 腺粘液腫.
ad·e·no·myx·o·sar·co·ma [ædinoumìksousɑ:kóumə] 腺粘液肉腫〔医学〕.
ad·e·non·cus [ædináŋkəs] 腺肥大体.
ad·e·no·neu·ral [ædinounjú:rəl] 腺神経性の.
ad·e·no·neure [ædinənjúər] (腺に作用する神経単位).
ad·e·nop·a·thy [ædinápəθi] アデノパチー〔医学〕, 腺症(腫大リンパ節).
ad·e·no·phar·yn·gi·tis [ædinoufærindʒáitis] 腺咽頭炎.
ad·e·no·phleg·mon(e) [ædinəflégmən] 蜂巣織炎性腺炎.
Ad·e·noph·o·ra [ædináfərə] ツリガネニンジン〔釣鐘人参〕属(キキョウ〔桔梗〕科 *Campanulaceae* の一属. ツリガネニンジンの根, シャジン〔沙参〕は去痰薬).
ad·e·noph·thal·mia [ædinɑfθælmiə] ① 涙腺炎. ② マイボーム腺炎.
ad·e·nop·ter·in [ædináptərin] アデノプテリン 化 4-amino-N^{10}, 9-dimethylpteroylglutamic acid(抗葉酸物質).
ad·e·no·sar·co·ma [ædinousɑ:kóumə] 腺肉腫〔医学〕(腺腫の間質である紡錘細胞から肉腫の発生するもの, または胎生期腎に原発する胎生性腺肉腫).
adeno-satellite virus アデノ衛星ウイルス, アデノ随伴ウイルス, = adeno-associated virus.
ad·e·no·scle·ro·sis [ædinouskliəróusis] 腺硬化症〔医学〕.
ad·e·nose [ǽdinous] 腺状の.
ad·e·nos·i·nase [ædinásineis] アデノシン〔分解〕酵素(アデノシンに作用してアデニンと *d*-リボースに変える加水分解酵素の一つ).
a·den·o·sine [ədénəsi:n] アデノシン, アデニン糖 $C_{10}H_{13}N_5O_4$-1½H_2O (リン酸と結合して生体反応に重要な作用をもつ物質で, プリンヌクレオシドの一つ).
a. aminohydrolase アデノシン・アミノヒドロラーゼ(加水分解酵素).
a. deaminase アデノシン脱アミノ酵素(アデノシンをヒポキサンチンとアンモニアに分解する).
a. deaminase deficiency アデノシンデアミナーゼ欠損症(本酵素欠損症では, T, B 細胞とも欠損し重症複合免疫不全症となる. 常染色体性劣性遺伝), アデノシン脱アミノ酵素欠損症〔医学〕.
a. desamidase アデノシンデスアミダーゼ(アミダーゼの一種で, アデノシンからアミノ基を離脱し, これをイノシンに変える反応を触媒する), = adenosine-phosphoric acid.
a. 5′-diphosphate (ADP) アデノシン5′-二リン酸.
a.-diphosphoric acid (ADP) アデノシン二リン酸(アデノシン三リン酸(ATP)と同じような高エネルギーリン酸結合物で, 構造はATPの分子から1個のリン酸がとれたもの).
a.-monophosphate (AMP) アデノシン一リン酸, = adenylic acid.
a.-5-phosphoric acid アデノシン-5-リン酸(筋肉アデニル酸).
a. triphosphate (ATP) アデノシン三リン酸, = adenosine triphosphoric acid.
a. triphosphoric acid (ATP) アデノシン三リン酸(動物組織, 特に筋肉に多く含まれるヌクレオチドの一種で, 構造中1分子のアデノシンに対し3分子のリン酸のうち高エネルギーリン酸結合2個をもつ), = adenosine-pyrophosphoric acid, adenyl pyrophosphate.
a. triphosphoric acid cycle アデノシン三リン酸回路.
a·den·o·sine·tri·phos·pha·tase [ədènəsi:ntraifásfəteis] アデノシントリホスファターゼ, = adenylpyrophosphatase.
a. inhibitor アデノシントリホスファターゼ阻害薬.
ad·e·no·sis [ædinóusis] 腺疾患〔医学〕(Schimmelbusch disease, Reclus d. など).
adenosquamous carcinoma 腺扁平上皮癌〔医学〕.
a·den·o·syl·me·thi·o·nine [ədènəsilmeθáiəni:n] アデノシルメチオニン(メチオニンのスルホニウム型).

A

a. pericarditis 癒着性心膜炎．
a. placenta 付着胎盤〔医学〕, = placenta accreta．
a. pleurisy 癒着性胸膜炎．
a. ulcer 癒着性潰瘍．
adhering junctions 接着性結合装置．
ad·he·sin [ædhí:zin] アドヘジン，付着因子，付着素，接着因子〔医学〕（組織や細胞表面に付着する時に関わる物質のこと）．
ad·he·sio [ædhí:ziou] 癒着〔症〕．複 adhesiones．
a. interthalamica [L/TA] 視床間橋，= interthalamic adhesion [TA]，massa intermedia [TA]．
ad·he·si·ol·y·sis [ædhì:ziálisis] 癒着切離，癒着切断．
ad·he·sion [ædhí:ʒən] 癒着〔医学〕，合着，密着，付着．形 adhesive．
a. bridge 接着ブリッジ〔医学〕．
a. culture 懸垂培養〔医学〕．
a. dyspepsia 癒着性消化不良．
a. molecule 接着分子〔医学〕（細胞膜表面上に分布する細胞間結合に必要な分子群．インテグリンファミリー，イムノグロブリンファミリー，セレクチンファミリーがある）．
a. phenomenon 粘着現象．
a. process 癒着過程〔医学〕．
a. reaction 付着反応（特異抗体の存在の下に，原虫が赤血球に付着する現象）．
a. receptors 接着分子と接着する相手分子（細胞同士の接着や細胞遊走，シグナル細胞内伝達に関与する）．
a. test 粘着試験，接着試験〔医学〕．
ad·he·si·ot·o·my [ædhì:ziátəmi] 癒着切除〔術〕，癒着切離〔医学〕．
ad·he·sive [ædhí:siv] ① 癒着性の〔医学〕，粘着性の〔医学〕，密着性の．② 接着剤〔医学〕．名 adhesiveness．
a. apparatus 吸着器官．
a. arachnitis 癒着性クモ膜炎．
a. arachnoiditis 癒着性クモ膜炎．
a. atelectasis 粘着性無気肺〔医学〕（肺胞表面活性物質の減少，活性低下による），癒着性無気肺．
a. bandage ① 接着包帯．② 絆創膏〔医学〕．
a. capsulitis 癒着性関節包炎（いわゆる五十肩），肩関節周囲炎．
a. cell 付着細胞．
a. disc 吸盤，吸着円盤．
a. gold 粘着性金．
a. inflammation 癒着性炎症〔医学〕，癒合性炎症．
a. lens （コンタクトレンズ），= contact lens．
a. libido 粘着的リビドー．
a. organ 吸着器官．
a. pericarditis 癒着性心膜炎〔医学〕．
a. peritonitis 癒着性腹膜炎．
a. phlebitis 癒合性静脈炎，= proliferative phlebitis．
a. placenta 癒着胎盤〔医学〕．
a. plaster 絆創膏，= emplastrum adhesiva，adhesive tape．
a. plaster allergy 絆創膏アレルギー〔医学〕．
a. plaster bandage 絆創膏包帯〔医学〕（絆創膏を使用して関節の安静固定を図る方法）．
a. plaster resin 松脂硬膏（単鉛硬膏800g，松脂140g，黄ろう（蝋）または木ろう 60g からなる）．
a. pleurisy 癒着性胸膜炎〔医学〕．
a. property 癒着性〔医学〕．
a. retrodeviation of uterus 癒着子宮後転〔医学〕．
a. root 付着根．
a. rubber 絆創膏，= adhesive plaster．
a. spinal meningitis 癒着性脊髄膜炎（慢性脊髄クモ膜炎），= chronic spinal arachnoiditis．
a. tape 接着テープ〔医学〕，絆創膏，= adhesive plaster．
a. tape method 粘着テープ法（セロファンテープ法，スコッチテープ法）．
a. tenosynovitis 癒着性腱鞘炎．
a. vaginitis 癒着性腟炎〔医学〕．
adhib [L] adhibendus 投与するの略．
ADHR autosomal dominant hypophosphatemic rickets 常染色体優性低リン酸血症性くる病の略．
ADI ① acceptable daily intake 1日摂取許容量の略．② adequate dose of intake 安全摂取量の略．③ atlantodental interval 環椎歯突起間距離の略．④ axiodistoincisal 軸側遠心側切縁側の略．
ad·i·a·bat·ic [æ̀diəbǽtik, èidaiə-] 断熱式の，断熱．
a. calorimeter 断熱熱量計．
a. change 断熱変化〔医学〕．
a. cooling line 断熱冷却線〔医学〕．
a. demagnetization 断熱消磁．
a. expansion 断熱膨張〔医学〕．
a. invariable 断熱不変性．
a. potential 断熱ポテンシャル〔医学〕．
a. process 断熱過程．
a. reactor 断熱反応器〔医学〕．
a·di·ac·tin·ic [èidaiæktínik] 化学線不透徹の（光化学反応を起こす短波長の線（化学線）を通過させない）．
ad·i·ad·o·cho·ci·ne·sis [eidàiədoukousiní:sis, əd-, ædiæ̀dək-, eidi-] 拮抗運動反復不能，= adiadochokinesia．
ad·i·ad·o·cho·ki·ne·sia [eidàiədoukoukainí:siə, əd-, ædiæ̀dək-, eidi-] 拮抗運動反復不能，= adiadochocinesis，adiadochokinesis．
ad·i·ad·o·cho·ki·ne·sis [eidàiədoukoukainí:sis, əd-, ædiæ̀dək-, eidi-] アジアドコキネシス，拮抗運動反復不能〔医学〕，反復拮抗運動不能〔症〕，変換運動障害（小脳疾患の結果内反と外反とを連続的に行うことが不能な症状），= adiadochokinesia．
a·di·a·em·or·rhy·sis [ədàiəemɔ́:risis, æ̀diə-] 脳血行不全，脳循環停止，血行停止，= adiemorrhysis．
Ad·i·an·tum [ædiǽntəm] アジアンタム属（ホウライシダ科植物）．
A. capillus veneris ホウライシダ，= maidenhair fern．
A. pedatum クジャクシダ．
a·di·a·pho·re·sis [eidàiəfərí:sis, əd-] 無汗症〔医学〕．形 adiaphoretic．
a·di·a·pho·ret·ic [eidàiəfərétik, əd-] 制汗薬，= anhidrotic．
a·di·a·pho·ria [eidàiəfɔ́:riə] 不応性．
a·di·a·pneu·stia [eidaiənjú:stiə] 不応性，= adiaphoria．
a·di·a·spi·r·omy·co·sis [eidàiəspàiromaikóusis] アジアスピロミコーシス〔医学〕．
a·di·as·to·le [ədaiǽstəli:] 心〔臓〕拡張期運動の欠如．
a·di·a·ther·mance [eidàiəθə́:məns] 不透熱性，= adiathermancy．形 adiathermic．
a·di·a·ther·man·cy [eidàiəθə́:mənsi] 断熱性，不透熱性．
Adie, William John [ǽdi:] アディー（1886-1935，イギリスの神経学者）．
A. pupil アディー瞳孔〔医学〕．
A. syndrome アディー症候群〔医学〕（瞳孔緊張症 pupillotonia ともいい，光に対し一見反応しないようであるが徐々に縮瞳し，また暗所で散瞳する場合も徐々に起こる．その後，ほかの特徴として腱反射の欠如が考えられた），= Holmes-Adie syndrome，A. pupil，Weill-Reys s.．

A. tonic pupil アディー瞳孔（緊張性瞳孔でアディー症候群の特徴）.

ad·i·em·or·rhy·sis ［ədàiemɔ́:risis, æ̀die-］ 血液循環停止，＝adiaemorrhysis.

ad·i·ent ［ǽdiənt］ 刺激に向かう．↔ abient.

a·di·et·et·ic ［ədaiətétik］ 非栄養の.

ad·ion ［æ̀dáiən］ 吸着イオン.

ad·i·pec·to·my ［æ̀dipéktəmi］ 脂肪組織切除［医学］.

ad·i·phen·ine hy·dro·chlo·ride ［ædiféni:n hàidroukló:raid］ 塩酸アジフェニン ㊗ α-phenylbenzeneacetic acid 2-(diethylamino) ethyl ester $C_{20}H_{25}NO_2$-HCl（アトロピン様の副作用を示さない向神経性平滑筋弛緩薬），＝trasentine.

a·dip·ic ac·id ［ədípik ǽsid］ アジピン酸 $HOOC(CH_2)_4COOH$（ナイロンの製造に利用される）.

a·dip·ic ke·tone ［ədípik kí:toun］ アジピンケトン $(CH_2)_4CO$（ハッカ様芳香族ケトン）.

adip(o)- ［ædip(ou)］ 脂肪に関する接頭語.

ad·i·po·cele ［ǽdipəsi:l］ 脂肪ヘルニア［医学］，＝lipocele.

ad·i·po·cel·lu·lar ［æ̀dipəséljulər］ 脂肪細胞の.

ad·i·po·cer·a·tion ［æ̀dipousəréiʃən］ 死ろう（蝋）形成．㊞ adipoceratous.

ad·i·po·cere ［ǽdipəsiər］ 死ろう（蝋）［医学］（死体が水中や空気の遮断された土中などに置かれると形成されるろう状の脂肪様物質．死ろうが形成される期間は環境条件によって異なる），＝grave-wax, corpse fat, lipocere. ㊞ adipoceratous.

a. formation 死蝋化.

ad·i·po·cyte ［ǽdipəsait］ 脂肪細胞［医学］，＝fat cell.

ad·i·po·cy·to·kine ［æ̀dipəsáitəkain］ アディポサイトカイン（脂肪由来内分泌因子）.

adipofascial flap 筋膜脂肪弁［医学］.

ad·i·po·fi·bro·ma ［æ̀dipoufaibróumə］ 脂肪線維腫.

ad·i·po·gen·e·sis ［æ̀dipədʒénisis］ 脂肪形成，脂質生成［医学］，脂肪生成［医学］.

a. inhibitory factor (**AGIF**) 脂肪細胞化抑制因子，＝interleukin 11 (IL-11).

ad·i·po·gen·ic ［æ̀dipəʤénik］ 脂肪生成の，＝adipogenous, lipogenic.

adipogenital degeneration 脂肪性器性異栄養症，＝dystrophia adiposogenitalis.

ad·i·po·he·pat·ic ［æ̀dipouhipǽtik］ 脂肪肝の.

ad·i·poid ［ǽdipɔid］ 脂肪性の.

ad·i·po·ki·net·ic ［æ̀dipoukainétik］ 脂肪動員物質の.

a. hormone アジポキニンホルモン，脂肪動員ホルモン.

ad·i·po·ki·nin ［æ̀dipoukáinin］ アジポキニン（脂肪組織からの脂肪の動員を促進する下垂体前葉由来のホルモン）.

ad·i·pol ［ǽdipɔ:l］ 軟膏賦形薬.

ad·i·pol·y·sis ［æ̀dipálisis］ 脂肪分解．㊞ adipolytic.

ad·i·po·ma ［æ̀dipóumə］ 脂肪腫［医学］，＝lipoma.

ad·i·pom·e·ter ［æ̀dipámitər］ 脂肪計（皮膚の厚さを測定する装置）.

ad·i·po·ne·cro·sis ［æ̀dipounikróusis］ 脂肪壊死〔症〕［医学］.

a. subcutanea neonatorum 新生児皮下脂肪壊死〔症〕，＝subcutaneous fat necrosis, pseudosclerema.

ad·i·po·nec·tin ［æ̀dipənáktin］ アディポネクチン（抗糖尿病，抗動脈硬化ホルモン）.

ad·i·po·pex·ia ［æ̀dipəpéksiə］ 脂肪固定（沈着，沈殿），＝lipopexis. ㊞ adipopectic.

ad·i·po·sal·gia ［æ̀dipəsǽlʤiə］ 疼痛性脂肪蓄積〔症〕［医学］．→ Dercum disease.

ad·i·pose ［ǽdipous］ 脂肪性，脂肪の［医学］，＝fatty.

a. ascites 脂肪性腹水［医学］.

a. atrophy 脂肪萎縮.

a. capsule 脂肪被膜（腎臓の）［医学］.

a. cell 脂肪細胞.

a. degeneration 脂肪変性［医学］，＝fatty degeneration.

a. fossae 脂肪窩.

a. gland 脂肪腺.

a. infiltration 脂肪浸潤.

a. ligament 脂肪靱帯（膝関節の滑液嚢の脂肪膜または粘膜のヒダ）.

a. osteoporosis 脂肪性骨孔症.

a. tissue 脂肪組織.

a. tumor 脂肪腫［医学］，＝lipoma.

ad·i·po·sis ［æ̀dipóusis］ 脂肪〔過多〕症［医学］，肥満症［医学］.

a. cerebralis 脳性肥満症（下垂体機能障害による）.

a. dolorosa 疼痛性脂肪蓄積症，＝Dercum disease.

a. hepatica 脂肪肝.

a. orchica 精巣（睾丸）性脂肪症，＝adiposis orchalis, adiposogenital dystrophy.

a. tuberosa simplex 単純性結節性脂肪症，＝Anders disease.

a. universalis 汎発性脂肪症.

ad·i·pos·i·tas ［æ̀dipásitəs］ 脂肪〔過多〕症，脂質〔症〕［医学］，肥満症.

a. cerebralis 脳性肥満症.

a. cordis 脂肪心，＝fatty heart.

a. dolorosa 疼痛性肥満症，＝Dercum disease.

a. ex vacuo 補腔性脂肪沈着症.

a. hepatica 肝脂肪過多症（脂肪肝）.

a. hypogenitalis 性器不全性脂肪過多症.

a. palpebrae 眼瞼脂肪症.

ad·i·po·si·tis ［æ̀dipousáitis］ 脂肪組織炎，＝panniculitis.

ad·i·pos·i·ty ［æ̀dipásiti］ 脂肪過多〔症〕［医学］，肥満〔症〕［医学］，脂肪蓄積，＝adiposis.

adiposogenital dystrophy 脂肪性器性ジストロフィ，脂肪性器性異栄養〔症〕，性器不全〔性〕肥満〔症〕，肥満性性器萎縮症［医学］（肥満，性器発育不全，二次性徴発現障害を示す．下垂体，視床下部の障害による）.

adiposogenital syndrome 脂肪性器症候群，＝lypophysis syndrome.

ad·i·po·su·ria ［æ̀dipousjú:riə］ 脂肪尿［医学］，＝lipuria, lipiduria.

adip·sia ［ədípsiə］ 口渇感欠如，渇感欠如［医学］，無飲症［医学］，＝adipsy.

ad·i·pyl ［ǽdipil］ アジピル基 $-CO(CH_2)_4CO-$.

ad·i·tus ［ǽditəs］ 口，入り口（入口）.

a. ad antrum 乳突洞口，＝aditus ad antrum mastoideum.

a. ad antrum mastoideum ［L/TA］ 乳突洞口，＝aditus to mastoid antrum ［TA］.

a. ad antrum tympanicum 鼓室洞口.

a. ad aquaeductum cerebri 中脳水道口.

a. ad infundibulum 漏斗口.

a. glottidis inferior 下声門口.

a. glottidis superior 上声門口.

a. laryngis ［L/TA］ 喉頭口，＝laryngeal inlet ［TA］.

a. orbitalis ［L/TA］ 眼窩口，＝orbital opening ［TA］.

a. pelvis 骨盤入口.

a. to mastoid antrum ［TA］ 乳突洞口，＝aditus ad antrum mastoideum ［L/TA］.

a·div·i·ty ［ədíviti］ 結合力［医学］.

ad·ja·cent ［əʤéisənt］ 隣接の.

a. angle 隣接角.

a. area 隣接〔区〕域.

a. rest 副腎残屑，副腎遺残物.
a. rest tumor 副腎遺残腫瘍〔医学〕.
a. scintigraphy 副腎シンチグラフィ.
a. syndrome 副腎症候群.
a. system 副腎〔髄質〕系〔医学〕.
a. tuberculosis 副腎結核症，= Addison disease.
a. tumor 副腎腫瘍〔医学〕.
a. venography 副腎静脈造影〔医学〕.
a. virilism 副腎性男性化〔医学〕(成熟女性の体型が男性のように変化する).
a. virilizing syndrome 副腎性男性化症候群.
ad·re·nal·ec·to·my [ædrì:nəléktəmi] 副腎摘除術，副腎切除〔医学〕. 動 adrenalectomize.
ad·ren·a·line [ədrénəlin] アドレナリン $C_9H_{13}O_3N$ (副腎髄質で合成され，交感神経などの興奮により分泌されるホルモン)，= epinephrine.
a. chloride 塩化アドレナリン.
a. inhalant アドレナリン吸入薬.
a. test アドレナリン試験(自律神経の機能を検査する方法)，= epinephrine test.
ad·ren·a·lin·e·mia [ədrè:nəliní:miə, ədrèn–, ədrì:n–] アドレナリン血症.
ad·ren·a·lin·o·gen·e·sis [ədrènəlinouʤénisis, ədrì:n–] アドレナリン生成.
ad·ren·a·lin·o·scope [ədrènəlínəskoup, ədrì:n–] アドレナリン検査器.
ad·ren·a·lin·uria [ədrè:nəlinjú:riə, ədrì:n–] アドレナリン尿症.
ad·re·nal·ism [ədrí:nəlizəm] 副腎機能不全〔症〕，= suprarenalism.
ad·re·nal·i·tis [ədri:nəláitis] 副腎炎〔医学〕，= adrenitis.
ad·ren·a·lone [ədré:nəloun, ədrénəloun, ədrì:n–] アドレナロン(エピネフリン製造過程における前駆物質)，= kephrine hydrochloride.
ad·re·na·lop·a·thy [ədri:nəlápəθi] 副腎疾患.
ad·ren·a·lo·tro·pism [ədrènəloutróupizəm] 副腎親和性.
ad·ren·ar·che [ædriná:ki] 副腎皮質徴候発現.
ad·re·ner·gic [ædrinə́:ʤik] アドレナリン作動性(アドレナリンを産生する).
a. agent アドレナリン作動薬性物質(交感神経興奮薬).
a. alpha (α) receptor アドレナリン作動性アルファ受容体〔医学〕.
a. antagonist アドレナリン拮抗薬〔医学〕.
a. beta (β) receptor アドレナリン作動性ベータ受容体〔医学〕.
a. blockade 交感神経遮断(α–adrenergic blockade α交感神経遮断，β–adrenergic blockade β交感神経遮断)，= adrenergic blocking.
a.–blocking agent アドレナリン遮断薬(物質)〔医学〕，交感神経遮断薬，交感神経抑制薬.
a. blocking drug 交感神経遮断薬，= sympatholytic drug.
a. cells in area postrema and anterior reticular nucleus [TA] 最後野及び前網様体核のアドレナリン作動性細胞*，= cellulae adrenergicae areae postremae et nuclei reticularis anterioris [C1, C2] [L/TA].
a. drug アドレナリン作動薬〔医学〕.
a. false transmitter アドレナリン作動性偽伝達物質〔医学〕.
a. fiber アドレナリン〔作動〕性線維〔医学〕(衝動がシナプスを通過するときにアドレナリン様物質を遊離する神経線維).
a. nerve アドレナリン〔作動性〕神経 (Dale の命名した言葉で，自律神経の解剖学的のものと作動のうえで違いがあることを特に示したもの．一般に交感神経の節後線維はアドレナリン作動性線維に属する).
a. neuron blocker アドレナリン〔作動〕〔性〕ニューロン遮断薬.
a. neuron blocking agent アドレナリン〔作動〕〔性〕ニューロン遮断薬〔医学〕.
a. neuron receptor アドレナリン作動性ニューロン受容体〔医学〕.
a. receptor アドレナリン作動(用)性受容体 (α–adrenergic receptor α交感神経受容体，β–adrenergic receptor β交感神経受容体)，交感神経受容体.
a. stimulating agent アドレナリン作動薬〔医学〕.
a. stimulating drug 交感神経興奮薬，= sympathomimetic drug.
a. transmission アドレナリン性伝達〔医学〕.
ad·ren·ic [ədrénik] 副腎の.
ad·ren·in [ədrénin] アドレニン，= epinephrine.
ad·re·ni·tis [ædrináitis] 副腎炎.
adreno– [ədri:nou, –ren–, –nə] 副腎に関する接頭語，= adren–.
ad·re·no·cep·tive [ədrì:nəséptiv] アドレナリン受容〔体〕の.
ad·re·no·cep·tor [ədrí:nouseptər] アドレナリン〔交感神経〕受容体〔医学〕，アドレノセプター，= adrenergic receptor, adrenoreceptor.
ad·re·no·chrome [ədrí:nəkroum] アドレノクローム 化 *N*–methyl–2,3–dihydro–3–hydroxy–5,6–quinone indole $C_9H_9O_3N$ (アドレナリンの生体内酸化物で血色素をメトヘモグロビンに変化させる作用を呈し，酸化還元反応に関与する赤色物質).
ad·re·no·cor·ti·cal [ədrì:noukɔ́:tikəl] 副腎皮質の.
a. adenoma 副腎皮質腺腫〔医学〕.
a. carcinoma 副腎皮質癌〔医学〕.
a. diffuse hyperplasia 副腎皮質びまん性過形成.
a. hormone 副腎皮質ホルモン(コルチンが有効成分)，副腎皮質刺激ホルモン.
a. insufficiency 副腎皮質機能不全症〔医学〕，副腎皮質不全.
a. nodular hyperplasia 副腎皮質結節性過形成〔医学〕.
a. obesity 副腎皮質性肥満症.
ad·re·no·cor·ti·co·mi·met·ic [ədrì:noukɔ̀:tikoumaimétik] 副腎皮質〔様〕作用の.
ad·re·no·cor·ti·co·ste·roid [ədrì:noukɔ̀:tikəstérɔid] 副腎皮質ステロイド，= corticosteroid.
ad·re·no·cor·ti·co·tro·phin [ədrì:noukɔ̀:tikoutróufin] アドレノコルチコトロフィン(1933年，Collip により初めて〔脳〕下垂体前葉から抽出された副腎皮質刺激ホルモン)，= adrenocorticotropic hormone(ACTH), adrenocorticotropin.
ad·re·no·cor·ti·co·trop·ic [ədrì:noukɔ̀:tikətrápik] 副腎皮質刺激性の.
a. hormone (ACTH) 副腎皮質刺激ホルモン(下垂体と副腎皮質とは協同作用を示し，一方を摘出するとほかは萎縮するので，この関係にあずかる有効成分のこと)，= adrenocorticotrophin.
a. releasing factor ACTH 分泌刺激因子.
ad·re·no·de·med·ul·la·tion [ədrì:noudimèdjuléiʃən] 副腎髄質剥離，副腎髄〔質〕摘〔出〕〔医学〕.
ad·re·no·don·tia [ədrì:nədánʃiə] ① 副腎性〔歯牙〕咬合(副腎機能亢進に基づく歯牙発育型で，犬歯は大きく，歯の咬合面は褐色を呈する). ② 副腎機能亢進性歯牙〔医学〕.
ad·re·no·gen·ic [ədrì:nəʤénik] 副腎由来の.
ad·re·no·gen·i·tal [ədrì:nəʤénitəl] 副腎生殖器の.
a. syndrome 副腎性器症候群〔医学〕(先天性副腎過形成あるいは副腎腫瘍による副腎由来の性ホルモン過剰によって性器の異常をきたす病態の総称．狭義に

A

は副腎由来の男性ホルモン過剰により外陰部の男性化形態異常を伴う女性の場合に用いられる)，＝ syndrome genitosurrenale hyperinterrenalism.

ad·re·nog·e·nous ［ædrinádʒənəs］ アドレナリン生成の，副腎発生の.

ad·re·no·gram ［ədrí:nəgræm, –rén–］ 副腎X線像.

ad·re·no·ki·net·ic ［ədrì:noukainétik］ 副腎刺激性の.

ad·re·no·leu·ko·dys·tro·phy (ALD) ［ədrì:noulјù:kədístrəfi］ 副腎脳白質ジストロフィ症，アドレノロイコジストロフィ.

ad·re·no·lu·tin ［ədrì:noulјú:tin］ アドレノルチン(エピネフリンの酸化物アドレノクロームから得られる蛍光性物質).

ad·re·no·lyt·ic ［ədrì:nəlítik］ 抗アドレナリン性の.

ad·re·no·med·ul·la·ry ［ədrì:noumédulæri］ 副腎髄質の.

a. hormone 副腎髄質ホルモン，＝ epinephrine.

a. insufficiency 副腎髄質機能不全〔医学〕.

a. tumor 副腎髄質腫瘍〔医学〕.

ad·re·no·med·ul·line ［ədrì:nəmédјuli:n］ アドレノメデュリン(1993年，北村，寒川，松尾らにより，血小板のcAMP増加を指標として褐色細胞腫から発見されたペプチドで，血圧を低下させる).

ad·re·no·med·ul·lo·trop·ic ［ədrì:nəmèdјulətrápik］ 向副腎髄質性.

ad·re·no·meg·a·ly ［ədrì:nəmégəli］ 副腎腫大.

ad·re·no·mi·met·ic ［ədrì:noumaimétik］ アドレナリン〔様〕作用(作動)の.

ad·re·no·mi·met·ics ［ədri:noumaimétiks］ アドレナリン作動薬，交感神経作動薬.

ad·re·no·my·e·lo·neu·rop·a·thy ［ədrì:noumàiəlounјu:rápəθi］ 副腎脊髄末梢神経症〔医学〕.

ad·re·nop·a·thy ［ædrinápəθi］ 副腎疾患.

ad·re·no·pause ［ədrí:nəpouz, –rén–］ 副腎機能静止期，副腎機能停止.

ad·re·no·pri·val ［ədri:noupráivəl, –rèn–］ アドレナリン欠乏性.

ad·re·nos·ter·one ［ædrinástəroun］ アドレノステロン ㊥ androst-4-ene-3,11,17-trione.

adrenosympathetic syndrome 副腎交感神経症候群(一過性高血圧，糖尿，心拍急速，顔色の変化，頭痛，嘔気，嘔吐などのアドレナリン中毒を思わせる症候群で，副腎髄質のクロム親和細胞腫においてみられる).

ad·re·no·trop·ic ［ədrì:nətrápik］ ① 副腎刺激性の(特に下垂体前葉のホルモンについて). ② 副腎栄養性，＝ adrenotrophic.

a. hormone 副腎親和ホルモン(下垂体前葉ホルモンのうち，最も小分子のもので，成長ホルモン，甲状腺刺激ホルモンを沈殿させた後の濾液中にある).

ad·re·no·tro·pin ［ədrì:nətróupin］ アドレノトロピン(副腎刺激ホルモン)，＝ adrenotrophin.

ad·re·no·tro·pism ［ədrì:nətróupizəm］ 副腎体質(内分泌物中特に副腎ホルモンが著明な素質).

ad·re·nox·i·dase ［ædrináksideis］ 副腎ホルモン分解酵素(血中に存在する).

ad·re·nox·yl ［ædrináksil］ アドレノキシル(アドレナリンの酸化物)，＝ adrenochromazone.

a·dri·a·my·cin ［ædriəmáisin］ アドリアマイシン.

a. nephropathy アドリアマイシン腎症〔医学〕.

Adrian, Edgar Douglas ［éidriən］ エドリアン(1889–1977，イギリスの生理学者．神経中枢機能に関する研究が多く，1932年神経単位 neurone の機能に関する研究業績に基づき Sir Charles Scott Sherrington とともにノーベル医学・生理学賞を受けた．著書には The Basis of Sensation (1928) および The Mechanism of Nervous Action (1932) がある).

A. law エドリアン法則(感覚の大きさは興奮している受容器の感覚細胞の数とそれらの興奮活動の強さによって決定され，興奮が強くなるほど放電頻度は大きくなり，加えられた刺激を I，そのときの放電頻度を f とすると f＝k log I (k は定数)の関係が成立する).

ADRIS anti-dog-red cell-immune serum イヌ赤血球抗血清の略.

a·dro·mia ［ədróumiə］ 筋肉神経支配不全.

ad·rue ［ǽdru:］ ハマスゲ(香付子の原植物．鎮吐根，*Cyperus articulatus* の根で，駆虫・芳香・健胃薬)，＝ flatsedge, cyperus.

ADS ① anatomical dead space 解剖学的死腔の略. ② antibody deficiency syndrome 抗体欠損症候群の略. ③ antidepressant discontinuation syndrome 抗うつ薬中断症候群の略. ④ antidiuretic substance 抗利尿物質の略.

Adson, Alfred Washington ［ǽdsən］ アドソン(1887–1951，アメリカの神経外科医．特に脳脊髄外科に秀で，頸胸神経節切除法，三叉神経痛の外科的療法として第5脳神経の神経節前感覚根を切除する方法の考案者).

A. syndrome アドソン症候群(前斜角筋症候群)，＝ scalenus anticus syndrome.

A. test アドソン試験(前・中斜角筋を緊張させることによる橈骨動脈の拍動が減弱，消失の確認テスト．胸郭出口症候群の検査).

ad·sorb ［ædsɔ́:b］ 吸着する.

ad·sorb·ate ［ædsɔ́:beit］ 吸着物，吸着質〔医学〕.

adsorbed diphtheria toxoid 沈降ジフテリアトキソイド.

adsorbed tetanus toxoid 沈降破傷風トキソイド.

ad·sorb·ent ［ædsɔ́:bənt］ 吸着剤，吸着媒，＝ adsorbentia.

ad·sorb·en·tia ［æ̀dsɔ:bénʃiə］ 吸着剤，＝ adsorbent.

ad·sor·ber ［ǽdsɔ:bər］ 吸着装置〔医学〕，吸着器〔医学〕.

ad·sorp·tion ［ædsɔ́:pʃən］ 吸着(タンパク質などの可溶性物質が細胞，粒子，固体などの表面に付着すること). 形 adsorptive.

a. band 吸着バンド〔医学〕.

a. capacity 吸着能.

a. chromatography 吸着クロマトグラフィー.

a. cofactor 吸着〔補助〕因子〔医学〕.

a. compound 吸着化合物.

a. current 吸着電流〔医学〕.

a. curve 吸着曲線〔医学〕.

a. elution 吸収(吸着)溶出試験.

a. film 吸着膜〔医学〕.

a. heat 吸着熱.

a. isotherm 吸着等温線〔医学〕.

a. potential 吸着電位.

a. site 吸着点〔医学〕.

a. test 吸着試験(テスト)〔医学〕.

a. theory 吸着説〔医学〕.

a. wave 吸着波〔医学〕.

ad·sorp·tive ［ædsɔ́:ptiv］ 吸着性の〔医学〕.

a. endocytosis 吸着的細胞内取り込み.

a. power 吸着力〔医学〕.

adst feb adstante febre 有熱時の略.

ad·ster·nal ［ædstə́:nəl］ 胸骨付近の.

ad·stric·tion ［ædstríkʃən］ 収斂.

ad·strin·gen·tia ［æ̀dstrindʒénʃiə］ 収斂薬(剤)，＝ astringent.

ADT ① agar-gel diffusion test 寒天ゲル拡散試験の略. ② 姑息薬(気やすめ薬)のレッテルに書く略字で，A (any)，D (desired)，T (thing) の意.

ADTe, AnDTe anodal duration tetanus 陽極持続強直の略.

ating encephalomyelitis のこと).
a. extract アレルギー性抽出物, アレルゲン抽出物.
a. fungal sinusitis (AFS) アレルギー性真菌副鼻腔炎.
a. gastritis アレルギー性胃炎〔医学〕.
a. gastroenteritis アレルギー性胃腸炎.
a. gastroenteropathy アレルギー性胃腸症〔医学〕.
a. granulomatosis アレルギー性肉芽腫症, = Churg-Strauss syndrome.
a. granulomatous angiitis アレルギー性肉芽腫性血管炎〔医学〕(喘息, アレルギー性鼻炎の既往, 末梢血好酸球増多症を伴う全身性血管炎), = Churg-Strauss syndrome.
a. hematuria アレルギー性血尿〔医学〕.
a. inflammation アレルギー性炎〔症〕〔医学〕, 過敏性炎症, = hyperergic inflammation.
a. keratitis アレルギー性角膜炎〔医学〕.
a. lung disease アレルギー性肺疾患.
a. march アレルギーマーチ〔医学〕(アレルギー体質のヒトにアレルギー疾患が次から次に出現してくる現象).
a. neuropathy アレルギー神経障害〔医学〕.
a. ophthalmia アレルギー性眼炎〔医学〕.
a. ophthalmitis アレルギー性眼炎〔医学〕.
a. otitis media アレルギー性中耳炎〔医学〕.
a. pannus アレルギー性パンヌス.
a. pneumonia アレルギー性肺炎.
a. pneumonitis アレルギー性肺〔臓〕炎〔医学〕.
a. predisposition アレルギー素因, アレルギー体質.
a. protein preparation アレルギータンパク質製剤(花粉またはほかの植物性タンパク質のエキスでつくった製剤で, アレルギーにおける診断および治療に用いるもの).
a. purpura アレルギー性紫斑〔病〕〔医学〕.
a. reaction アレルギー反応〔医学〕(生体が以前に曝露したことがある, もしくは感作された特異アレルゲンに接触することによって生じる局所または全身の反応. Ⅰ～Ⅳ型に分類される).
a. response アレルギー〔性〕応答〔医学〕, アレルギー性反応(アレルゲンによって惹起される過敏症反応).
a. rhinitis アレルギー性鼻炎〔医学〕.
a. sepsis アレルギー性敗血症, = Wissler-Fanconi syndrome.
a. state アレルギー状態〔医学〕.
a. stomatitis アレルギー性口内炎〔医学〕.
a. subject アレルギー患者〔医学〕.
a. subsepsis アレルギー性亜敗血症〔医学〕.
a. urticaria アレルギー性じんま疹〔医学〕(接触または摂取による).
a. vascular reaction アレルギー性血管反応〔医学〕.
a. vasculitis アレルギー性血管炎(紅斑, 膨疹, 紫斑, 結節, 血疱, 潰瘍を形成する. 血管に多形核白血球とその核破片を含む細胞浸潤, フィブリンをみる), = cutaneous vasculitis, leukocytoclastic v..
a. vomiting アレルギー性嘔吐〔医学〕.
al·ler·gin [ǽlə:ʤin] アレルギン(アナフィラキシーを起こす抗体).
al·ler·gist [ǽlə:ʤist] アレルギー専門医.
al·ler·gi·za·tion [æ̀lə:ʤizéiʃən] アレルギー化〔医学〕(アレルゲンによる能動感作し, アレルギー状態を形成させること), = sensitization.
al·ler·gize [ǽlə:ʤaiz] アレルギー化する(アレルゲンに感作を受けさせる).
allergized cell アレルギー化細胞〔医学〕.
al·ler·go·der·mia [æ̀lə:goudə́:miə] アレルギー皮膚症, アレルギー皮膚疾患〔医学〕.
al·ler·goid [ǽlə:gɔid] アレルゴイド, 変性アレルゲン〔医学〕(ホルマリン処理によって変性させたアレルゲンで IgE より IgG を産生する能力が強く減感作療法に用いる).
al·ler·go·log·i·cal [æ̀lə:gouláʤikəl] アレルギー学の.
al·ler·gol·o·gist [æ̀lə:gáləʤist] アレルギー学者.
al·ler·gol·o·gy [æ̀lə:gáləʤi] アレルギー学〔医学〕.
al·ler·gom·e·try [æ̀lə:gámitri] アレルギー試験法〔医学〕.
al·ler·go·sis [æ̀lə:góusis] アレルギー症, アレルギー疾患〔医学〕.
al·ler·gy [ǽlə:ʤi] アレルギー(アレルゲンにより惹起される過敏性状態で, 同一アレルゲンの再接触により過度の生体反応を起こす), = allergic reaction, anaphylaxis, hypersensitivity. ㊋ allergic.
a.-like food poisoning アレルギー様食中毒(細菌汚染により生じた腐敗産物を摂取し, アレルギー様症状を示すもの. 腹痛, 吐気, 下痢, 発疹などがみられ 4 時間以内に発症).
a. preparations アレルギー製剤〔医学〕.
a. test アレルギー試験(普通過敏症の原因となる抗原を皮膚に貼付するかまたは皮内注射して起こる反応を検査する診断法をいう).
allerochemics 種間相互作用化学物質.
Al·les·che·ria [æ̀leskí:riə] アレシェリア属(子嚢菌類の一属).
A. boydii アレシェリア・ボイディイ(*Pseudallescheria boydii* の異名). → *Pseudallescheria boydii*.
al·les·the·sia [æ̀lesθí:ziə] 知覚転位, 部位錯誤〔症〕, 異所感覚, アレステジー(一側に対する刺激が他側に対する刺激として感じられる異所感覚, 場ちがい触覚をいう), = alloesthesia.
al·le·thrin [ǽləθrin, əléθ-] アレトリン ㊗ *dl*-2-allyl-4-hydroxy-3-methyl-2-cyclopenten-1-one ester of *cis* and *trans-dl*-chrysanthemum monocarboxylic acid $C_{19}H_{26}O_3$-(殺虫剤).
al·le·vi·a·tion [æ̀liviéiʃən] 軽減, 緩和. ㊍ alleviate.
al·li·a·ceous [æ̀liéiʃəs] ① 葱香の. ② ネギ〔葱〕属の.
a. odor ニンニク臭.
al·li·cin [ǽlisin] アリシン ㊗ allyl-2-propene-1-thiosulfinate $C_3H_5SOSC_3H_5$ (ニンニク〔大蒜〕*Allium sativum* から得られる成分. 約40%イオウを含み, alliin から alliinase の酵素分解によって得られる二次的成分).
al·lied [əláid, ǽlaid] 同類の, 同属の, 類似の.
a. health occupations 医療(保健)関連業務〔医学〕.
a. health personnel 医療補助者〔医学〕.
a. health professionals 関連保健医療専門家(医師や看護師以外で患者のケアサービスを行う教育を受けた人. 放射線技師, 理学療法士など).
a. reflexes 同類反射, 連合反射, 協同反射(2つの刺激が共通の伝導路を伝わるか, または2つの協同筋に作用する反射), = Richet and Netter sign.
al·l(i)·es·the·sia [æ̀lesθí:ziə] 感覚変化〔医学〕, 感覚転位(刺激(例えば痛み)の加えられた部位とは異なる場所に刺激を感ずる現象), = allachesthesia.
al·li·ga·tion [æ̀ligéiʃən] ① 調剤方式(下の式で表される). ② 混合法.

$$:\frac{aA + bB}{a + b}$$ (a, bは分量, A, Bは性状)

al·li·ga·tor [ǽligeitər] ワニ〔鰐〕.
a. apple バンレイシ〔蕃荔枝〕の類.

a. forceps ワニ(鰐)口鉗子(二重緊子を備えた強いもの).

a. pear (アボカド), = avocado.

a. skin ワニ様皮膚, = ichthyosis.

a. turtle スッポン[鼈]の一種.

al·li·in [ǽliin] アリイン, ヒ[菲]油 [化] 3-(*S*-allylsulfinyl) alanine $CH_2CHCH_2S(O)$-$CH_2CH(NH_2)COOH$ (allicin の前駆物質), = garlic oil.

A

Allis, Oscar Huntington [ǽlis] アリス(1836-1921, アメリカの外科医).

A. forceps アリス[有鉤]鉗子.

A. inhaler アリス吸入器(点滴吸入麻酔装置).

A. sign アリス徴候(大腿骨頸部の骨折では, 大転子と腸骨櫛との間の筋膜が弛緩する).

al·lis·to·pho·bia [æ̀listoufóubiə] 弾丸恐怖症.

al·lit·er·a·tion [əlìtəréiʃən] 頭韻(2語以上の頭字に同一の文字または韻字を用いること).

al·li·thi·a·min [æ̀liθáiəmin] アリチアミン [化] 2-[2′-methyl-4′-aminopyrimidyl(5′)]-methylformamino-5-hydroxy-Δ^2-pentenyl(3)allyl disulfide (1950年, 藤原元典によりニンニクがビタミンB_1の化学反応に影響する事実に基づき発見されたもの), = thiamine allyl disulfide.

Al·li·um [ǽliəm] ネギ[葱]属(ネギ科 *Alliaceae* の一属).

A. cepa タマネギ[玉葱], = onion.

A. chinense ラッキョウ[薤, 辣韮].

A. fistulosum ネギ[葱], = Welsh onion.

A. porrum ニラネギ, = leek.

A. sativum ニンニク[葫], = garlic.

A. schoenoprasum アサツキ, = chive.

A. tuberosum ニラ[韮].

all(o)- [æl(ou), -l(ə)] ① 通常とは異なった, 他のを意味する接頭語. ② 異性体を意味する接頭語.

allo antiserum 同種抗血清.

allo-chimera 同種キメラ, アロキメラ(複数の遺伝的に異なる細胞より構成されている状態をいう. キメラ動物など).

al·lo-*p*-ox·o·cam·phor [ǽlou - ɑksəkǽmfər] アロパラオキソカンフル(ビタカンファー).

allo-skin graft 同種植皮(同じ種に属するもののうち, 一卵性双生児を除いた個体間の移植をいう), = homo skin graft.

al·lo·an·ti·body [æ̀louæntibɑ́di, -æ̀ntibɔ́di] 同種[異系]抗体(同種動物間で産生される抗体), アロ抗体 [医学], = isoantibody.

al·lo·an·ti·gen [æ̀louǽntiʤən] 同種[異系]抗原 [医学](ある種の個体群に存在するが, 同種の他の個体群には存在しない抗原), = isoantigen.

al·lo·bar·bi·tal [æ̀loubɑ́:bitəl] アロバルビタール [化] [5,5-] diallylbarbituric acid $(C_3H_5)_2C(CO$-$NH)_2CO$ (催眠・鎮静薬), = allobarbitalum.

al·lo·bi·o·sis [æ̀loubaióusis] アロビオーゼ(アレルギーの一型で, 外界の変化に際し, 個体が変わった反応を現すこと).

Allo.BMT allogeneic bone marrow transplantation 同種骨髄移植の略.

al·lo·ca·tion [æ̀loukéiʃən] 配分, 割り付け.

al·lo·cen·tric [æ̀ləséntrik] 他人中心性. ↔ egocentric.

al·lo·chei·ria [æ̀loukáiriə] 対側知覚[症](知覚刺激を身体の反対側に知覚することで, 錯誤症の一型), 感覚体側逆転 [医学], = allochiria (Obersteiner).

al·lo·ches·the·sia [æ̀loukesθí:ziə] 異所感覚, = allach(a)esthesia.

al·lo·che·zia [æ̀loukí:ziə] 異所排便, = allochetia.

al·lo·chi·ria [æ̀loukáiriə] 対側知覚[症], = allocheiria.

al·lo·cho·lan·ic ac·id [æ̀loukəlǽnik ǽsid] アロコラン酸 $C_{24}H_{40}O_2$ (コラン酸の C^5-トランス異性体), = α-scillanic acid.

al·lo·cho·les·ter·ol [æ̀loukəléstərɔ:l] アロコレステロール(羊脂にあるコレステロール).

al·lo·chro·ism [æ̀loukróizəm] 変色. [形] allochroic.

al·lo·chro·ma·sia [æ̀loukrəméiziə] ① 色彩異常(組織の色が変わること). ② 色盲症. [形] allochromatic.

allochromatic color 仮色.

al·lo·chrome [ǽləkroum] 変色.

a. method 変色法.

al·lo·ci·ne·sis [æ̀lousiní:sis] 反対側運動[症](命ぜられた側とは反対の側を動かし, または一側の手足を意識的に動かすと, 他側の手足が無意識的に運動すること), = allocinesia, allokinesis.

al·lo·col·loid [æ̀ləkələid] アロコロイド, 同素異形膠質[系].

al·lo·cor·tex [æ̀loukɔ́:teks] [L/TA] ① 不等皮質(新皮質に対して不等皮質を旧皮質と呼んでいる. すなわち胎生期に形成される大脳皮質6層以外の部分で, 人間では1/12部を占め, 広義の嗅脳 nose brain の大部分がこれに属する), = anisocortex [TA]. ② 旧皮質.

al·lo·crine [ǽləkri:n] 異分泌の, = heterocrine.

al·lo·cryp·to·pine [æ̀ləkríptəpi:n] アロクリプトピン [化] β-homochelidonine $C_{21}H_{23}NO_5$ (クリプトピンの異性体で, クサノオウ *Chelidonium majus* にあるアルカロイド).

al·lo·cy·cly [æ̀lousáikli] 異なるサイクルの [医学].

Al·lo·der·ma·nys·sus san·gui·ne·us [æ̀loudə:mənísəs sæŋgwíniəs] (ハツカネズミに寄生するダニ[壁蝨]. 中気門類の一種で, ハツカネズミが好適宿主であるが, ラットそのほかのげっ歯類をも吸血し, まれにはヒトを吸血し, リケッチア痘 rickettsial-pox の病原体 *Rickettsia akari* を媒介する).

al·lo·des·mism [æ̀loudésmizəm] アロデスミズム(原子結合状の相異による異性).

al·lo·dip·loid [æ̀lədípləid] アロディプロイド, 異質二倍体 [医学](二倍性のうちで, 例えばABのように異質のゲノムを1組ずつ含んだ状態. 2基二倍性ともいう. ゲノムの異なる二倍体の交雑によるのが一般的).

al·lo·dro·mia [æ̀loudróumiə] 心[臓]調律(律動)障害, = allodromy.

al·lo·dyn·ia [æ̀lədíniə] 異痛症 [医学].

al·lo·e·o·sis [æ̀loui:óusis] 変化, 変転(病気の), = change. [形] alloeotic.

al·lo·e·rot·i·cism [æ̀louirɑ́tisizəm] 対象性愛, 他人愛(自己愛に対立していう), = alloerotism.

al·lo·er·o·tism [æ̀louérətizəm] 他人愛, = alloeroticism.

al·lo·es·the·sia [æ̀louesθí:ziə] 知覚転位, 感覚体側逆転, 異所感覚 [医学], 部位錯誤[症] [医学], = allesthesia.

al·log·a·my [əlɑ́gəmi] 他家生殖 [医学], 両性生殖, 異花受精, = bisexual reproduction. [形] allogamous.

al·lo·ge·ne·ic [æ̀louʤəní:ik] 同種, 同種の, 同種[異系]の [医学](同じ種に属しながら, 遺伝的に異なる. 遺伝的に同一な関係である同種同系の syngeneic, 自己の autologous などと対比して用いられる), = allogenic.

a. antigen 同種抗原, アロ抗原(同種動物の個体間で認められる遺伝子多様性をもつ抗原. 例えば主要組織適合抗原(MHC)系), = alloantigen.

a. bone marrow transplantation (Allo.BMT) 同種骨髄移植 [医学].

a. disease 同種免疫病〔医学〕(同種移植の際に起こる移植片拒絶反応, 移植片対宿主反応により生じる宿主の病態をいう).

a. effect 同種〔異系〕〔細胞〕効果, アロジェニック効果, 同種移植片効果 (移入されたリンパ球による対宿移植片反応). → graft-versus-host reaction.

a. effect factor 同種異系効果因子〔医学〕.

a. graft 同種異系移植片.

a. immune tolerance 同種免疫寛容 (移植免疫寛容ともいう. 同種移植抗原に対して免疫寛容である状態), = transplantation tolerance.

a. immunity 同種免疫 (同一種ながら遺伝的に差異のある個体間での免疫), 同種〔異系〕免疫〔医学〕, = allogenic immunity.

a. inhibition 同種細胞抑制, 同種異系細胞抑制 (同種細胞をレクチンで混合培養後にみられる細胞成長の抑制).

a. reaction 同種異系反応 (移植抗原が異なる同種の動物間で移植を行う際, 移植片中の免疫応答細胞が宿主上の同種移植抗原に対して起こす免疫反応).

a. transplantation 同種移植〔医学〕, 同種異系移植〔医学〕(同一種でありながら抗原的には異なる個体間での移植), = homologous transplantation.

al·lo·ge·ne·i·za·tion [ælouʤənì:izéiʃən] 同種〔異系〕化〔医学〕.

al·lo·gen·ic [æləʤénik] 同種異系の, 異質遺伝子系の, = allogeneic.

al·lo·gen·i·za·tion [æləʤènizéiʃən] 同種〔異系〕化.

al·lo·go·tro·phia [ælougətróufiə] 代償栄養 (一部の組織栄養が抑制されほかの組織が発育すること).

al·lo·graft [ǽləgræft] 同種移植片, 同種移植〔医学〕, 〔同種〕異系移植片 (同種の動物間で, 遺伝的に異なる個体間の移植およびそれに用いた移植片).

a. reaction 同種移植反応〔医学〕.

a. rejection 同種移植〔片〕拒絶〔反応〕〔医学〕(同種間で行われる移植間にみられる移植拒絶反応).

al·lo·group [ǽlougru:p] アログループ (密接に連鎖したアロタイプマーカーより成るハプロタイプを表す).

al·lo·im·mune [ælouimjú:n] 同種免疫, 自己免疫 (同種抗原に対する免疫).

a. reaction 同種免疫反応 (同種 (異系) の遺伝的に異なる個体の抗原に対する免疫応答).

a. response 同種免疫反応 (同種の, 遺伝的に異なる個体の抗原に対する免疫応答).

al·lo·im·mu·ni·za·tion [ælouimjù:nizéiʃən] 同種免疫 (同種抗原を投与して特異的免疫反応を生じさせること), = alloimmune.

al·lo·i·o·gen·e·sis [æləuiəʤénisis] 両性処女世代交番 (配偶生殖と幼生生殖との交番).

al·lo·i·som·er·ism [ælouaisɑ́mərizəm] 立体異性, = stereoisomerism.

al·lo·ker·a·to·plas·ty [æləkérətəplæsti] 異物角膜形成術 (異物, 通常はプラスチックを用いた角膜移植術).

al·lo·ki·ne·sis [æloukiní:sis] 反対側運動症, = allocinesis.

al·lo·lac·tose [ælouléktous] アロラクトース (牛乳に存在する乳糖の異性体).

al·lo·la·lia [ælouléiliə] 錯話症〔医学〕(精神病者の), 錯話〔医学〕.

al·lo·ma·le·ic ac·id [æloumәlí:ik ǽsid] アロマレイン酸, = fumaric acid.

allomeric function アロ異性機能 (脊髄の構成部分の総合作用による機能).

al·lom·er·ism [əlɑ́mərizəm] 異質同形 (化学組成が異なっているのに結晶形が同じであること).

allometric equation 異常進化方程式 (異常進化力関数 $y=bx^k$ で大多数生長相関性の研究観察値が表される. ただしyは生体の一部分, xはほかの部分または全部を表し, bおよびkは定数である).

al·lom·e·tron [əlɑ́mətrən] 異常進化 (身体測定または指数により表現される進化). 形 allometric.

al·lo·me·tro·pia [æloumətróupiə] 間接視性屈折〔異常〕(直接視に対していう).

al·lom·e·try [əlɑ́mitri] 相対成長 (① 生体成長の部分的比率. = heterauxis. ② 同種または類似体の一部がほかの部分または全体に対する量的比率. = allomorphosis).

al·lo·mne·sia [ælou(m)ní:siə] 誤記憶 (実際の経験が異なって追想される記憶錯誤症の一型), 記憶錯誤〔医学〕.

al·lo·morph [ǽləmɔ:f] 他形 (火成岩中の成分鉱物が, その鉱物特有の結晶形を示さないこと), = anhedron, xenomorph.

al·lo·mor·phism [æloumɔ́:fizəm] 変態症 (偽化生 pseudometaplasia の同義語として用いられる), = dysmorphism. 形 allomorphous, allomorphic.

Al·lo·my·ces [ælоumáisi:s] カワリミズカビ〔属〕.

al·longe·ment [alɔ:ŋʒimɑ́n] [F] 延長.

a. oedémateux 浮腫性延長 (妊娠子宮下部が腫脹する状態).

al·lon·ic ac·id [əlɑ́nik ǽsid] アロン酸 $CH_3(CHOH)_4COOH$ (pentahydroxycaproic acid の一異性体で, アロースから誘導されるヘキソン酸).

al·lon·o·mous [əlɑ́nəməs] 外因刺激に左右される.

al·lo·path [ǽləpæθ] 逆症療法医, = allopathist.

al·lop·a·thist [əlɑ́pəθist] 逆症療法医.

al·lop·a·thy [əlɑ́pəθi] 逆症療法, 異症療法 (治療しようとする疾患とまったく反対の病的症状を引き起こす薬剤を用いる医療法), = alloeopathy. 形 allopathic.

al·lo·pat·ric [æləpǽtrik] 異所〔性〕の〔医学〕.

al·lo·phan·a·mide [æləfǽnəmaid] アロファン酸アミド, = biuret.

al·lo·phane [ǽləfein] アロファン (無定形の含水アルミニウムケイ酸塩).

al·lo·phan·ic ac·id [æləfǽnik ǽsid] アロファン酸 $H_2NCONHCOOH$ (純粋型は発見されないが, アミド型は biuret である), = ures carbonic acid.

al·lo·pha·sis [æloufέisis] 言語錯乱.

al·lo·phen·ic [æləfénik] 異形質の (ある表現型がその細胞の突然変異に原因しないことの表現).

a. mouse 異形質間マウス (遺伝形質の異なる2つ以上の受精卵あるいは3つ以上の配偶子が関与して一つの個体に発生したマウス).

al·lo·phore [ǽləfɔ:r] 赤色色素坦体, = erythrophore.

al·loph·thal·mia [ælɑfθǽlmiə] 異色眼, 異軸眼, = heterophthalmia.

al·lo·pla·sia [æloupléiziə] 異形成 (組織奇形を説明するための語), = heteroplasia.

al·lo·plasm [ǽləplæzəm] 異形質 (細胞原形質の一部で, 線毛または線維などを形成する副成分). 形 alloplasmatic.

al·lo·plast [ǽləplæst] 副原形子 (1種以上の組織からなり, 原形子1個以上をもつ原形子).

alloplastic graft 無生物材料移植片〔医学〕.

alloplastic transplantation 無生物材料移植 (合成高分子材料で作製した人工組織や人工臓器の移植).

al·lo·plas·ty [ǽləplæsti] 異物形成術, 異物〔使用〕形成〔術〕〔医学〕(欠損部を補充するため無生物材料または動物材料を用いる方法で, パラフィンを用いる隆鼻術のような方法をいう).

al·lo·ploid [ǽləplɔid] 異質倍数体.

A

al·lo·ploi·dy [æloupl5idi] 異質倍数性.
al·lo·pol·y·ploid [æləpálipləid] 異質〔多〕倍数体〔医学〕. 名 allopolyploidy.
al·lo·preg·nane [æloupréɡnein] アロプレグナン 化 17(β–)-ethyl-androstene (ステロイド系ホルモンの母体).
al·lo·preg·nane·di·ol [æloupreɡneindáiɔ:l] アロプレグナンジオール (progesterone の尿中分解物で, pregnanediol の異性体).
al·lo·psy·che [ælousáiki:] 他人認識, 外界認識 (内界認識に対する語). ↔ autopsyche. 形 allopsychic.
allopsychic encephalitis 定位精神病性脳炎〔医学〕.
al·lo·psy·cho·sis [ælousaikóusis] 定位感覚障害精神病〔医学〕, 外界認識障害精神病.
al·lo·pu·ri·nol [æloupjú:rinɔ:l] アロプリノール 化 1*H*-pyrazolo [3, 4-*d*] pyrimidin-4-ol $C_5H_4N_4O$: 136.11 (ピラゾロピリミジン系痛風治療薬, 尿酸生成阻止作用を有する高尿酸血症治療薬).

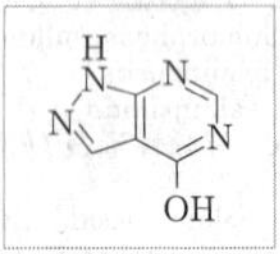

al·lo·re·ac·tiv·i·ty [ælouriæktíviti] 同種抗原反応性〔医学〕.
al·lo·rhyth·mia [ælouríðmiə] 反復調律, 周期性不整脈〔医学〕(二段脈 bigeminy, 三段脈 trigeminy などの総称), = allorrhythmia.
al·lo·rhyth·mic [æləríðmik] 反復調律の, 周期(同期)性不整脈.
  a. pulse 不整脈.
al·lose [ǽlous] アロース $C_6H_{12}O_6$ (アルドヘキソースの一つ).
al·lo·some [ǽləsoum] 異質染色体, 異質染色性〔医学〕, 特殊〔染色〕体 (普通染色体とその大きさまたは形の相異するもの), = heterochromosome.
al·lo·ste·a·to·des [æloustiətóudi:s] 脂肪分泌異常.
al·lo·ster·ic [æləstérik] アロステリック, 別位の〔医学〕, 活性中心外の〔医学〕, 分子変容の〔医学〕.
  a. effect アロステリック効果〔医学〕.
  a. effector アロステリックエフェクター (酵素活性を変化させるもので, 代謝経路の最終産物または中間物質であることが多い).
  a. enzyme アロステリック酵素〔医学〕.
  a. enzyme protein アロステリック酵素タンパク.
  a. regulation アロステリック制御〔医学〕.
  a. site アロステリック結合部位〔医学〕.
al·lo·ster·ism [əlástərizəm] アロステリズム (アロステリックタンパク質の制御機構), = allostery.
al·lo·syn·ap·sis [ælousinǽpsis] 異質接合, 異親対合, 異所接合〔医学〕(雑種におけるシナプスで, 両種の染色体間が対立するもの).
al·lo·syn·de·sis [ælousindí:sis, -síndəsis] 異質接合, 異所対合〔医学〕.
al·lo·tet·ra·ploid [ælətétrəplɔid] 異質4倍体.
al·lo·therm [ǽləθə:m] 不定温度, 不定体温動物 (冷血動物の例). ↔ homotherm.
al·lo·thre·o·nines (aThr) [ælouθrí:əni:z] アロトレオニン.
al·lo·tope [ǽlətoup] アロトープ (アロタイプの定常部領域にある抗原決定基. ほかの抗体の抗原結合部分によって認識される抗体分子中の構造).
al·lo·to·pia [æloutóupiə] 異所〔症〕, 位置異常〔医学〕, 変位〔医学〕.
al·lo·tox·in [ælətáksin] アロトキシン (体内で産生される組織代謝産物で, 細菌, 毒素などを破壊する作用を示す).
al·lo·trans·plan·ta·tion [ælətrænsplæntéiʃən] 同種移植〔術〕〔医学〕, 同種間移植.
allotrio– [əlɑtriou–, –triə] 異所, 異物などの意味を表す接頭語.
al·lot·ri·o·don·tia [əlɑ̀triədánʃiə] ① 異所生歯. ② 歯移植.
al·lot·ri·o·geu·sia [əlɑ̀triougú:siə] 味覚錯誤, 異味覚〔医学〕, 食思異常, = allotriogeustia.
al·lo·tri·o·lith [ælətríəliθ] ① 異所結石 (異常部位に生じた結石). ② 異常結石 (異常成分の結石).
al·lot·ri·oph·a·gy [əlɑ̀triáfəʤi] 異食〔症〕, 異味症〔医学〕, = allotriophagia.
al·lot·ri·os·mia [əlɑ̀triásmiə] 嗅覚錯誤, 異嗅覚〔医学〕, = heterosmia.
al·lot·ri·som·ics [əlɑ̀traisámiks] 異質三染色体〔植物〕(AABB のほかに genom の染色体1つをもつ三染色体植物).
al·lot·ri·u·ria [əlɑ̀trijú:riə] 異所排尿, 異常尿.
al·lot·ro·mor·phism [əlɑ̀troumɔ́:fizəm] 他形性, 異形性.
al·lo·trope [ǽlətroup] 同素〔体〕〔医学〕, 同質異形体. 形 allotropic.
al·lo·troph·ic [ælətráfik] ① 栄養不能となった (消化作用などにより). ② 干渉的の (自分よりは他人のことに熱中する性格についていう).
al·lo·trop·ic [ælətrápik] 同素〔異形〕の.
  a. modification 同素体〔変形〕.
  a. type (他人の思想や行動に支配される性質).
al·lot·ro·pism [əlátrəpizəm] 異性体屈性 (精虫と卵子との間の親和性に似た異物間の親和性), = allopsyche.
al·lot·ro·py [əlátrəpi] 同素体, 同質異形 (同一元素が理学的性質のまったく異なった物体をつくること).
al·lo·tryl·ic [ælətrílik] 異物性, 外来性, = enthetic, exogenous.
al·lo·type [ǽlətaip] アロタイプ, 異型〔医学〕(同一種の個体間で, 遺伝的に異なる免疫グロブリンの抗原性. アロタイプは定常部領域における遺伝的なアミノ酸配列の違いに基づく).
  a. suppression アロタイプ抑制 (妊娠中の母体中に, 父親のアロタイプに対する抗体の存在するとき, 新生児の免疫グロブリンのうち父親のアロタイプをもつものの産生が抑えられること).
al·lo·typ·ic [ælətípik] アロタイプの.
  a. suppression 異型抑制〔医学〕.
al·lo·ty·py [æloutáipi] アロタイプ形質 (あるクラスの免疫グロブリンのように, 同一種の同様な機能をする分子間にある遺伝的に決定されたアロタイプ抗原性を示す用語).
al·low·a·ble [əláuəbl] 許容できる.
  a. background level 許容背景水準〔医学〕.
  a. concentration 許容濃度 (職場における環境空気中の有害物の健康障害を予防するための許容基準).
  a. concentration limit 許容限界〔医学〕, 耐容限界〔医学〕.
  a. daily intake 許容1日摂取量〔医学〕.
  a. error 許容誤差.
  a. limits of error 誤差の許容限界 (Tonks の).
  a. strength 許容強度 (物体の破壊強度を安全率で除した商).
  a. stress 許容応力〔医学〕.
al·low·ance [əláuəns] 許容量〔医学〕.
allowed transition 許容遷移〔医学〕.
allowing to die 死の容認〔医学〕.

al·lox·an [əlάksən] アロキサン ㊗ mesoxalylurea $C_4H_2O_4N_2$-$4H_2O$ (尿酸の酸化物, 1回の注射により, 動物の膵臓のβ細胞が選択的に破壊されて実験的糖尿病モデルをつくることができる).

a. diabetes アロキサン糖尿病 [医学] (体重1kgにつき alloxan 100～200mgの注射により起こる実験的糖尿病状態).

al·lox·an·thin [æ̀ləksǽnθin] アロキサンチン $C_8H_6O_8N_4$-$2H_2O$ (アロキサンとジアルール酸との縮合物で, これをアンモニアで処理するとプルプール酸が生じ, 赤色を呈する反応を利用するムレキシド反応による尿酸の証明法に用いられる. 経口摂取で糖尿病を起こすので工業原料として注意すること), = uroxin, alloxantin.

al·lox·a·zine [əlάksəzi:n] アロキサジン ㊗ pyrimido (4,5-b)-quinoxaline-2,4(1H, 3H)-dione $C_{10}H_6N_4O_2$ (リポクロームの主成分).

a. protein アロキサジンタンパク質 (黄色酵素, アラニン酸化酵素, キサンチン酸化酵素を含むタンパク質群), = alloxazine-proteids.

al·lox·in [əlάksin] アロキシン (xanthine 基に属するもので chromatin から得られる塩基物質. 酸化により尿酸を生ずる xanthine, guanine, adenine など).

al·lox·ur [əlάksju:r] プリン体の.

a. base プリン塩基, = purine base.

al·lox·u·re·mia [əlὰksjurí:miə] プリン体血症.

al·lox·u·ria [əlɑksjú:riə] プリン体尿症.

al·loy [ǽlɔi] 合金.

a. backing 合金裏装.

a. plating 合金めっき [医学].

al·loy·age [əlɔ́ijʤ] 合金法.

al·lo·zy·gote [æ̀louzáigout] アロ接合体 (特定の遺伝子座について, 劣性ホモ個体のこと. 優性ホモ個体をプロト接合体という).

Allport, Gordon Willard [ɔ́:lpɔ:t] オールポート (1897-1967, アメリカの心理学者. 1942年以後ハーバード大学心理学教授, 著書に The Psychology of Radio (1935), Trail Names, A Psycho-lexical Study (1936), Personality, a Psychological Interpretation (1937), Psychology of Rumor (1947) などがある).

all·spice [ɔ́:lspais] オールスパイス, ヒメフトモモ (西インドに産する果実で香料の原料), = Jamaica pepper.

a. oil ジャマイカコショウ油, 蒲桃油, = pimenta oil.

al·lu·ran·ic ac·id [əljù:rǽnik ǽsid] アルラン酸 $C_5H_4N_4O_4$ (アロキサンと尿素からの誘導体).

alluring coloration 誘惑色.

alluring gland 誘惑腺.

alluvial gold 砂金, = placer gold.

allyic position アリル位 [医学].

al·lyl [ǽlil] アリル基 (CH_2=$CHCH_2$-. 1価の不飽和炭化水素基で, ニラ [韮] allium の成分の意味).

a. alcohol アリルアルコール CH_2=$CHCH_2OH$ (沸点 97°C, 刺激臭のある無色の液で, 水と任意の割合で, 混和する).

a. aldehyde アリルアルデヒド, = acrolein.

a. barbituric acid アリルバルビツール酸 ㊗ 5-isobutyl-5-allylbarbituric acid, = sandoptal.

a. bromide 臭化アリル ㊗ 3-bromopropylene CH_2=$CHCH_2Br$, = bromallylene.

a. chloride 塩化アリル CH_2=$CHCH_2Cl$.

a. compound アリル化合物.

a. cyanamide C_3H_5NHCN (黒ケシの粗油から得られるシナミン), = sinamin.

a. group アリル基 [医学].

a. hal(ogen) ide ハロゲン化アリル CH_2=$CHCH_2X$ (X はハロゲン)(固有の臭気を放つ液体で, アリル化剤として用いられる).

a.-isopropylbarbituric acid アリルイソプロピルバルビツール酸, = alurate.

a.-isothiocyanate 揮発性カラシ油 C_3H_5NCS, = allyl mustard oil, a. isosulfocyanate, allylis isothiocyanas.

a.-mercaptan ㊗ 2-propene-1-thiol CH_2=$CHCH_2SH$ (ニラ [韮] に存在する成分で, アリルアルコールの酸素がイオウで置換されたもの).

a. mustard oil アリルマスタード油 ㊗ allyl isothiocyanate C_3H_5NCS.

a. 2-phenylcinchoninate フェニルシンコニン酸アリル, = atoquinol.

a. rearrangement アリル転位 (C_nH_{2n+1}-$CHXCH$=CH_2 (X は OH, ClCN などの置換基) のような化合物が, 二重結合と置換基が移転した形に転位すること), = allyl transformation.

a. sulfide 硫化アリル $(C_3H_5)_2S$ (ネギの芳香性の主成分で, 鎮痙薬).

a. sulfocarbamide アリルスルホカルバミド, = allyl thiourea, a. thiocarbamide.

a. thiouracil アリルチオウラシル, = thiosinaminum.

a. thiourea アリルチオ尿素, = thiosinamine.

a. tribromide 三臭化アリル ㊗ 1,2,3-tribromopropane $CH_2BrCHBrCH_2Br$.

a. trichloride 三塩化アリル ㊗ glyceroltrichlorohydrin $CH_2ClCHClCH_2Cl$.

al·lyl·am·ine [æ̀lilǽmi:n] アリラミン ㊗ 3-amino-1-propylene CH_2=$CHCH_2NH_2$ (アンモニア臭のある腐食液).

al·lyl·ene [ǽlili:n] アリレン $CH_3C{\equiv}CH$ (アセチレン系炭化水素の一つ), = propyne, propine, methylacetylene.

al·lyl·i·dene [əlílidi:n] アリリデン基 (CH_2=$CHCH$).

al·lyl·oxy [æ̀lilάksi] アリルオキシ基 (CH_2=$CHCH_2O$-).

al·man·dite [ǽlməndait] 鉄礬ザクロ石 $Fe_3Al_2(SiO_4)_3$.

Almeida, Floriano Paulo de [ɑ:lméidə] アルマイダ (1898-1968, ブラジルの医師).

A. disease アルマイダ病 (1933年初めて記載された南アメリカブラストミセス症の一型で, 腸管の潰瘍, リンパ腺腫を特徴とする. 今日ではパラコクシジオイデス症が一般名), = paracoccidioidal granuloma, South American blastomycosis.

Almén, August Teodor [almén] アルメン (1833-1903, スウェーデンの医師).

A. test アルメン試験, = Nylander test.

A. test for blood アルメン血液試験.

al·mond [ά:mənd] アーモンド, アーモンドの種子.

a.-eyed モンゴル人種の眼 (狭く外端の上がった眼).

a. nucleus 扁桃核.

a. oil アーモンド油, ヘントウ [扁桃] 油 (ヘントウ *Prunus dulcis* の種子から得られ, 一般に sweet almond oil とも呼ばれる).

al·mon·er [ǽlmənər] ① 義援金支払い者. ② 医療ケースワーカー.

al·ni·co [ǽlnikou] アルニコ (Al 8～12%, Ni 1～28%, Co 5～24%の磁石鉱で残部は Fe).

Al·nus [ǽlnəs] ハンノキ属 (カバノキ [樺木] 科 *Betulaceae* の一属. 樹皮は強壮または収斂薬. ミヤマハンノキの根にはオニク *Boschniakia rossica* が寄生する).

ALO ① axiolinguoocclusal 軸側舌側咬合面側のの略. ② apraxia of lid opening 開眼失行の略.

a·lo·chia [əlóukiə] 無帯下 [症].

Al·oe [ǽləwi:, ǽlou] アロエ属 (アロエ科の一属で, アロエの原料).

A. arborescens var. natalensis キダチアロエ(葉のチンキ剤は，峻下，健胃，通経，火傷，創傷などに用いられる).

A. vera アロエ・ベラ.

aloe [ǽlou] アロエ，ロカイ［蘆薈］.

a.-emodin アロエエモジン ㊗ 1,8-dihydroxy-3-(hydroxymethyl)anthraquinone, 3-hydroxymthylchrysazin $C_{15}H_{10}O_5$ (カスカラサグラダの成分)，= rhabarberone.

alo·et·ic ac·id [æləuétik ǽsid] アロエチン酸 ㊗ 1,3,6,8-tetranitro-4,5-dihydroxy-2 hydroxymethyl anthraquinone $C_{15}H_6O_{13}N_4$ (*Aloe perryi* の葉を熱して得られる橙色粉末で，水溶液は赤，アルコールおよびアルカリ溶液は紫)，= aloe purple, aloetinic acid, polychromic acid.

al·o·e·tin [ǽlouətin] アロエ樹脂，アロエチン，= aloinum, aloin.

a·lo·gia [əlóuʤiə] 寡黙，失調性失語［症］[医学]，寡語症(中枢神経障害による発語障害をいう)，= aphrasia.

al·o·in [ǽlouin] アロイン ㊗ 1,8-dihydroxy-3-hydroxymethyl-10-(6-hydroxymethyl-3,4,5-trihydroxy-2-pyranyl) anthrone, 10-(1′,5′-anhydroglucosyl)-aloe-emodin-9-anthrone $C_{20}H_{18}O_9$ (アロエ *A. perryi*, *A. vera* などの葉から分泌される苦味配糖体で，主として五炭糖化合物 barbaloin, isobarbaloin, socaloin, zanaloin などの混合物)，= aloinum.

alometric growth 相対成長 [医学]，非比例的成長，= relative growth.

al·o·pe·cia [æloupí:siə] 脱毛症 [医学]，禿頭病，= baldness.

a. adnata 先天性脱毛症，= congenital baldness.

a. areata 円形脱毛症，= (area) alopecia Celsi.

a. areolaris 小面脱毛症.

a. atrophicans 萎縮性脱毛症.

a. cicatrisata ① 瘢痕性脱毛症，= pseudopelade. ② 仮性禿髪，= pseudoarea.

a. circumscripta 限局性脱毛症.

a. congenita(lis) 先天性脱毛症，= alopecia adnata.

a. diffusa びまん性脱毛症.

a. follicularis 毛嚢性脱毛症.

a. furfuracea 粃糠性脱毛症.

a. gradus 結髪性脱毛症.

a. leprosa らい(癩)性脱毛症.

a. localis 限局性脱毛症，= alopecia neuritica.

a. maligna 悪性脱毛症.

a. mechanica 機械的脱毛症，外傷性脱毛症.

a. mucinosa ムチン沈着性脱毛症(毛包性ムチン沈着症)，= mucinosis follicularis.

a. neoplastica 腫瘍性脱毛症(内臓悪性腫瘍の被髪頭部皮膚への転移によって生ずる脱毛局面).

a. neuritica 神経炎性脱毛症，= alopecia localis.

a. neurotica 神経性脱毛症(神経分布区域の).

a. parvimaculata 小斑性脱毛症.

a. pityrodes 粃糠性脱毛症.

a. praematura 壮年性脱毛［症］(若禿).

a. praematura symptomatica 症候性壮年性脱毛症.

a. praesenilis 壮年性脱毛症.

a. reflexa 反射性脱毛症，= Jacquet disease.

a. seborrheica 脂漏性脱毛，= alopecia pityrodes, pityriasis simplex, seborrhoea capillitii.

a. senilis 老人性脱毛症.

a. simplex 単純性脱毛症.

a. specifica 特異性脱毛症.

a. syphilitica 梅毒性脱毛症.

a. totalis 全部脱毛症.

a. ungu(al)is 爪甲脱落症，= defluvium unguium, onychoptosis.

a. universalis 汎発性脱毛症.

al·o·pe·cic [æloupí:sik, æləpé-] 脱毛［症］の.

al·o·pec·u·rin [æloupékjurin] アロペキュリン (Schlubach によりオオスズメノテッポウ *Alopecurus pratensis* から抽出されたフルクタン).

Alouette amputation アルエット切断術(半規輪状外側皮膚弁を大転子まで，また大きな内側皮膚弁を内から外へ利用する輪状切断).

al·o·xan·thin [æləuksǽnθin] アロキサンチン $C_{15}H_{10}O_6$ (ロカイに重クローム酸カリを作用させて得られる物質).

alox·i·prin [əlɑ́ksiprin] アロキシプリン ㊗ polymeric condensation product of aluminium oxide and aspirin(アスピリン誘導体，鎮痛薬).

Aloy re·a·gent [ǽlɔi riéiʤənt] アロイ試薬(硝酸ウラニウムからなる試薬で，アルカロイドの検出に用いる).

ALP alkaline phosphatase アルカリホスファターゼの略.

al·pen·stich [ǽlpenstik] [G] アルプス肺炎(アルプス地方の流行性肺炎).

Alpers, Bernard Jacob [ǽlpə:s] アルパース (1900-1981, アメリカの神経科医).

A. disease アルパース病 [医学] (乳児期より原因不明の痙攣発作，運動機能や精神機能の退行，初めは筋緊張低下から次第に進行する筋緊張亢進，小児期に死亡にいたる退行性疾患をいう)，= progressive cerebral poliodystrophy.

Alpha Omega Alpha key アルファオメガアルファ徽章(医学優等卒業生の会員章).

al·pha, α [ǽlfə] アルファ(ギリシャ語アルファベットの最初の字 α. ① 有機化合物の置換基の位置を示す記号. ② 糖類などの立体異性体を区別する記号. ③ ある種の金属または他の変態を示す場合にその相を区別する記号の一つ. ④ 放射性元素からの放射線の一種(α 線)).

a.-acid アルファ酸，= 2-naphthylamine-8-sulfonic acid.

a. activity アルファ活動 [医学].

a. adrenergic agonist アルファアドレナリン作動薬.

a. adrenergic reseptor アルファアドレナリン性受容体.

a.-adrenoceptor antagonist アルファアドレナリン受容体拮抗薬，= alpha-adrenergic blocking agent.

a.-aminopyridine アルファーアミノピリジン(ピリジン誘導体で，カエルの中枢神経を興奮させ，その後，麻痺させる).

a.-amylose アルファ－アミロース(動物界に存在する)，= amylopectin.

a. angle アルファ角(角膜楕円の長軸と視線とのなす角で，近視では小さく，遠視では大きく見える).

a. antitoxin アルファ抗毒素(ウェルシュ菌 *Clostridium perfringens* の産生するアルファ毒素に対する抗毒素).

a.₁ (α_1)-antitrypsin (α_1-AT) α_1-抗トリプシン(血清中に存在するトリプシンインヒビター)，= α_1-protease inhibitor, α_1-trypsin inhibitor (α_1-TI).

a.₁ (α_1)-antitrypsin clearance α_1-アンチトリプシンクリアランス法(腸管からのタンパク喪失を同定するための方法).

a.₁ (α_1)-antitrypsin deficiency α_1-抗トリプシン欠乏症(先天性 α_1-抗トリプシン(α_1-AT)の減少症で，アミノ酸置換による質的異常を伴うもの).

a.₁ (α_1) antitrypsin deficiency panniculitis α_1-アンチトリプシン欠損性脂肪［組］織炎.

Addison, Christopher [ǽdisən] アジソン(1869–1951, イギリスの解剖学者).
A. clinical planes アジソン臨床平面(胸腹部解剖学における目標とされる平面).
A. point アジソン点(上腹部で臍と剣状突起とを結ぶ線の中点).
Addison, Thomas [ǽdisən] アジソン(1793–1860, イギリスの医師).
A.–Biermer anemia アジソン・ビールメル貧血(悪性貧血), = Biermer anemia, pernicious anemia.
A.–Biermer disease アジソン・ビールメル病.
A. disease アジソン病〔医学〕(副腎皮質機能低下症), = adrenal insufficiency.
A. kelis アジソン蟹足腫(ケロイド, 斑紋癩), = Addison keloid, morpha.
A. keloid アジソンケロイド(蟹足腫, 斑紋癩), = Addison kelis, kelis addisoni, morpha.
ad·di·so·ni·an [ædisóuniən] アジソン病の.
a. anemia アジソン貧血(悪性貧血).
a. crisis アジソン病発症(アジソン病の急激な発病時に起こる疲労感, 悪心, 嘔吐, 体重減少).
a. syndrome アジソン症候群.
ad·di·son·ism [ǽdisənizəm] アジソン〔病〕症候群(副腎皮質機能低下症において, 皮膚および口腔粘膜の青銅色様着色, 高度の衰弱, 進行性貧血, 低血圧, 下痢, および消化障害), = Addison syndrome.
ad·di·tion [ədíʃən] ① 添加. ② 付加(化合物についていう). ③ 相加〔医学〕. ④ 累加. ⑤ 加算. ⑥加法. 形 additional.
a. agent 添加剤.
a. color 和色〔医学〕, 加色.
a. complex 付加錯体〔医学〕.
a. compound 付加化合物〔医学〕.
a.–deletion mutation 欠失・挿入〔突然〕変異(塩基の挿入, 欠失により生じる突然変異).
a. diet 添加食(食事アレルギーの試験食).
a. line 付加系統〔医学〕.
a. polymer 付加重合体〔医学〕.
a. polymerization 付加重合〔医学〕.
a. product 付加〔化合〕物, 加成化合物, 付加生成物〔医学〕(2個の物質が, 直接付加されて生ずる化合物).
a. reaction 付加反応(2個以上の異なった分子が直接付加する反応).
a. record 追加記録〔医学〕.
a. table 加算表〔医学〕.
a. theorem 加法定理.
additional [ədíʃ(ə)nəl] 付加的な, 追加の.
a. dose ① 追加薬量〔医学〕. ② 追加線量〔医学〕.
a. root 過剰根〔医学〕.
a. sample 追加資料.
a. tooth 加生歯, = supplementary tooth.
ad·di·tive [ǽditiv] ① 付加の. ② 添加剤, 添加物〔医学〕. 名 additivity.
a. action 相加作用〔医学〕.
a. coding 追加コード付け〔医学〕.
a. colorprocess 加色法〔医学〕.
a. effect 累加効果(薬剤の), 累加作用, 相加効果〔医学〕, 付加作用.
a. gene 相加遺伝子〔医学〕.
a. genetic variance 相加遺伝分散〔医学〕.
a. method 相加法(2つ以上の異色光を混ぜてその色を出す方法).
a. mixing 加法混合〔医学〕.
a. polymery 相加的多同義遺伝子性〔医学〕, 加算的同義因子.
a. property 加成法, 加算性.
a. value 相加値〔医学〕.
ad·di·tiv·i·ty [æditíviti] 加算性〔医学〕. 形 additive.
ad·dres·sin [ədrésin] アドレッシン(リンパ球の選択的ホーミングに関与する血管内皮細胞上の細胞接着分子).
ad·du·cens oc·u·li [ədjú:səns ɑ́kjulai] 眼内転筋(内側直筋, 眼球を鼻側へ動かす(内転)).
ad·du·cent [ədjú:sənt] 内転の.
ad·duct [ædʌ́kt] アダクト, 内転する〔医学〕, 付加物(化学反応において).
ad·duc·ti·o [ədʌ́kʃiou] [L/TA] 内転, = adduction [TA].
ad·duc·tion [ədʌ́kʃən] [TA] ① 内転(身体中心軸へ向かっての手足または眼球の運動), = adductio [L/TA]. ② 内反.
ad·duc·tor [ədʌ́ktər] 内転筋.
a. brevis [TA] 短内転筋, = musculus adductor brevis [L/TA].
a. brevis muscle 短内転筋.
a. canal [TA] 内転筋管(大腿動脈と静脈, 伏在神経が通る), = canalis adductorius [L/TA].
a. compartment of thigh [TA] 大腿の内側区画*(内転筋をいれる), = compartimentum femoris adductorum [L/TA].
a. hallucis [TA] 母指内転筋, = musculus adductor hallucis [L/TA].
a. hallucis muscle 足の母指内転筋.
a. hiatus [TA]〔内転筋〕腱裂孔, = hiatus adductorius [L/TA].
a. longus [TA] 長内転筋, = musculus adductor longus [L/TA].
a. longus muscle 長内転筋.
a. magnus [TA] 大内転筋, = musculus adductor magnus [L/TA].
a. magnus muscle 大内転筋.
a. minimus [TA] 小内転筋, = musculus adductor minimus [L/TA].
a. minimus muscle 小内転筋.
a. muscle [TA] 内転筋, = musculus adductor [L/TA].
a. muscle of great toe 足の母指内転筋.
a. muscle of thumb 手の母指内転筋.
a. pollicis [TA] 母指内転筋, = musculus adductor pollicis [L/TA].
a. pollicis muscle 〔手の〕母指内転筋.
a. reflex 内転筋反射(下肢の内側を軽く打つと大腿の内転筋が攣縮する).
a. space 母指腔, = thenar space.
a. spasmodic dysphonia 内転型痙攣性発声障害.
a. tubercle [TA] 内転筋結節, = tuberculum adductorium [L/TA].
ade– [ædə, -di] = aden–, adeno–.
Ad·e·lei·na [ədəlínə] アデレア亜目(アピコンプレックス門).
a·del·o·mor·phous [ədèloumɔ́:fəs] 無定形状(特に胃粘膜の主細胞についていう).
a. cell 無定形細胞(胃腺の主細胞でペプシノジェンを分泌する). → chief cell.
ADEM acute disseminated encephalomyelitis 急性散在性脳脊髄炎の略.
ad·e·mo·nia [ædimóuniə] 精神障害.
Aden fever アデン熱, = dengue.
Aden ulcer アデン潰瘍(アレポ癤), = tropical ulcer.
aden– [ædin] = adeno–.
ad·e·nal·gia [æ̀dinǽlʤiə] 腺痛.
Ad·e·nan·the·ra pa·vo·nia [æ̀dinǽnθərə pəvóuniə] ナンバンアカアズキ(マメ科の植物).
ad·e·nase [ǽdineis] アデナーゼ(adenine を hypo-

xanthine に転化する酵素), = desamidase.

ad·e·nas·the·nia [ædinæsθíːniə] 〔分泌〕腺衰弱症, 分泌不全性胃病.

ad·en·drit·ic [ædindrítik] 樹状突起のない, = adendric.

ad·e·nec·to·my [ædinéktəmi] 腺切除〔術〕.

ad·en·ec·to·pia [ædinektóupiə] 腺異常位〔症〕.

ad·en·em·phrax·is [ædinemfræksis] 腺閉塞症.

a·de·nia [ədíːniə] リンパ節肥大〔症〕(白血球増加を伴わない). 形 adenic, adenous.

a·den·i·form [ədénifɔːm] 腺形の.

ad·e·nine [ǽdiniːn] アデニン(核酸などに含まれている 6-aminopurine で, 3分子の結晶水をもち尿酸群の最も単純なもの).

a. arabinoside アデニンアラビノシド, = Ara-A.

a.-flavin dinucleotide アデニンフラビンジヌクレオチド(α-アラニン酸化酵素の助酵素).

a. nucleotide アデニンヌクレオチド. → nucleotide.

a. nucleotide translocase アデニンヌクレオチド輸送酵素(トランスロカーゼ).

a. phosphoribosyltransferase アデニンホスホリボシル転移酵素(トランスフェラーゼ).

ad·e·ni·tis [ædináitis] リンパ節炎, 腺炎〔医学〕.

A·de·ni·um [ədíːniəm] アデニア属(東アフリカ産キョウチクトウ[夾竹桃]科 *Apocynacea* 植物. *A. obesum* (desert rose)は強心配糖体を含み, 矢毒, 魚毒として用いられる).

ad·e·ni·za·tion [ædinizéiʃən] 腺化〔医学〕(ほかの組織が腺状を呈すること).

adeno- [ædinou, -nə] 腺の意味を表す接頭語, = ade-, aden-.

ad·e·no·ac·an·tho·ma [ædinouəkænθóumə] 腺棘細胞癌〔医学〕, 腺棘細胞腫, = adenocancroid.

ad·e·no·am·e·lo·blas·to·ma [ædinouəmèloublæstóumə] 腺エナメル上皮腫〔医学〕.

adeno-associated virus (AAV) アデノ関連ウイルス, アデノ随伴ウイルス(パルボウイルス科のデペンドウイルス属の一つ).

ad·e·no·blast [ǽdinəblæst] 腺芽細胞(胎生期腺形成細胞).

ad·e·no·can·croid [ædinəkǽŋkrɔid] 腺表皮癌〔医学〕, 腺カンクロイド(腺棘細胞腫, 腺類癌), = adenoacanthoma.

ad·e·no·car·ci·no·ma [ædinoukɑːsinóumə] 腺癌〔医学〕.

a. in situ 潜在性癌.

a. papilliferum 乳頭状腺癌.

adenocarcinomatous polyp 腺癌性ポリープ.

ad·e·no·cele [ǽdinəsiːl] 腺嚢腫.

ad·e·no·cel·lu·li·tis [ædinousèljuláitis] 腺フレグモーネ(腺炎の一つの型).

ad·e·no·chi·rap·sol·o·gy [ædinoukairæpsálədʒi] (るいれき(瘰癧)を癒す呪いとして王が手を病人に当てること). → royal touch.

ad·e·no·chon·dro·ma [ædinoukɑndróumə] 腺軟骨腫.

ad·e·no·chon·dro·sar·co·ma [ædinoukàndrousɑːkóumə] 腺軟骨肉腫.

adenocortical hormone 副腎皮質ホルモン.

adenocorticotropic hormone 副腎皮質刺激ホルモン.

adenocystic ovary 腺嚢胞性卵巣.

ad·e·no·cys·to·ma [ædinousistóumə] 腺嚢腫〔医学〕(腺腫のうち腺管が嚢状に拡張する腫瘍), = cystoadenoma.

ad·e·no·cyte [ǽdinəsait] 腺細胞(分泌細胞).

ad·e·no·fi·bro·ma [ædinoufaibróumə] 腺線維腫〔医学〕.

a. edematodes 浮腫性腺線維腫.

ad·e·no·fi·bro·sis [ædinoufaibróusis] 腺線維症〔医学〕.

a. retrocervicalis 子宮頸後〔方の〕腺線維症.

ad·e·no·gen·e·sis [ædinədʒénisis] 腺発生.

ad·e·nog·e·nous [ædinάdʒənəs] 腺発生の.

ad·e·no·hy·per·sthe·sia [ædinouhàipəːsθíːziə] 腺分泌機能亢進.

a. gastrica 胃腺分泌亢進.

ad·e·no·hy·po·phy·si·al [ædinouhàipoufíziəl] 腺下垂体の(下垂体を腺下垂体と神経下垂体の2部に区分したそのうちの一方. 下垂体前葉ホルモンを分泌する細胞がある).

ad·e·no·hy·poph·y·sis [ædinouhaipάfisis] [L/TA] 腺下垂体, = adenohypophysis [TA].

ad·e·noid [ǽdinɔid] 腺様増殖症, 扁桃, 腺様の〔医学〕, アデノイド〔の〕.

a. acne 播種性毛嚢性狼瘡.

a. bed 咽頭扁桃切除創〔面〕〔医学〕.

a. cancer 腺様癌〔医学〕.

a. curette アデノイド切除刀〔医学〕.

a. cystic carcinoma 腺様嚢胞癌〔医学〕(丸い腺様の腔あるいは嚢胞の大型塊を特徴とする癌の一型, 円柱腫), = cylindromatous carcinoma.

a. diathesis アデノイド体質〔医学〕, 扁桃肥大体質〔医学〕.

a. face アデノイド顔ぼう(貌)〔医学〕.

a. facial expression アデノイド顔ぼう(貌).

a. habitus アデノイド体質〔医学〕, 扁桃肥大体質〔医学〕.

a. recurrence 再発性咽頭扁桃炎〔医学〕.

a. tissue 腺様組織〔医学〕.

a. tumor 腺腫, = adenoma.

a. vegetation アデノイド増殖症〔医学〕, 腺様増殖症(咽頭円蓋におけるリンパ組織の増殖肥大).

adenoidal hypertrophic gingivitis アデノイド肥大性歯肉炎.

adenoidal-pharyngeal-conjunctival virus アデノイド・咽喉・結膜親性ウイルス, = APC virus, adenovirus.

ad·e·noid·ec·to·my [ædinɔidéktəmi] アデノイド切除術, 咽頭扁桃切除〔術〕〔医学〕.

ad·e·noid·ism [ǽdinɔ̀idizəm] 腺様状態(アデノイド肥大による症候群).

ad·e·noid·i·tis [ædinɔidáitis] アデノイド扁桃炎〔医学〕, 咽頭扁桃炎.

ad·e·noids [ǽdinɔidz] アデノイド(臨床慣用).

ad·e·no·l(e)i·o·my·o·fi·bro·ma [ædinoulàioumàioufaibróumə] 腺平滑筋線維腫, = Recklinghausen tumor.

ad·e·no·li·po·ma [ædinoulipóumə] 腺脂肪腫〔医学〕.

ad·e·no·lip·o·ma·to·sis [ædinoulipòumətóusis] 腺脂肪腫症.

ad·e·no·log·a·di·tis [ædinoulàgədáitis] ① 新生児眼炎. ② 眼瞼結膜炎.

ad·e·nol·o·gy [ædinάlədʒi] 腺学.

ad·e·no·lym·phi·tis [ædinoulimfáitis] = lymphadenitis.

ad·e·no·lym·pho·cele [ædinəlímfəsiːl] リンパ節嚢腫.

ad·e·no·lym·pho·ma [ædinoulimfóumə] 腺様リンパ腫〔医学〕(耳下腺部に発生する乳頭様腺嚢腫).

ad·e·no·ma [ædinóumə] アデノーマ〔医学〕, 腺腫. 複 adenomata. 形 adenomatous.

a. alveolare 胞状腺腫, 蜂巣状腺腫.

a. destruens 破壊性腺腫.

a. fibrosum 線維腺腫, = fibroadenoma.

a. attenuation アルファ波抑制〔医学〕.
a. beam アルファ線, = alpha rays.
a.-biotin アルファービオチン(卵黄から分離される).
a. blocker アルファ〔受容体〕遮断薬, = alpha-adrenergic blocking agent.
a. cell アルファ細胞(① 膵臓ランゲルハンス島にある大顆粒をもつ内分泌細胞. ② 下垂体前葉にある好酸細胞), = A cell.
a. cells of anterior lobe of hypophysis 下垂体前葉のアルファ細胞.
a. cells of pancreas 膵アルファ細胞.
a. chain アルファ鎖〔医学〕.
a. chain disease アルファ鎖病〔医学〕(単クローン性高ガンマグロブリン血症の一種であるH鎖病のうちの一つで, IgAのH鎖に属すMタンパクが認められ, 小腸の悪性リンパ腫の病態をとるまれな疾患).
a. chain immunoglobulin アルファ鎖免疫グロブリン〔医学〕.
a. coma アルファ昏睡〔医学〕.
a.-corticotropin アルファーコルチコトロピン(Liにより抽出された).
a. decay アルファ崩壊(壊変)〔医学〕, = alpha (α) disintergration.
a.-dendritic cell アルファ樹枝状細胞.
a. disintegration アルファ崩壊〔医学〕(放射性原子核の自然崩壊現象で, ある原子核Aがアルファ粒子を放出して, ほかの種類の原子核Bに変わる過程), = alpha (α) decay.
a. emitter アルファ放射体〔医学〕.
a.-estradiol アルファーエストラジオール(最も強力な発情ホルモン).
a. factor アルファ因子(卵巣周期の発情期を誘発するホルモン).
a.-fetoprotein (AFP) アルファ胎児性タンパク(肝細胞癌の腫瘍マーカー).
a. fiber アルファ線維〔医学〕(1秒100mの伝導速度を示す体神経系).
a. galactosidase アルファガラクトシダーゼ(糖脂質や糖タンパク質の非還元末端のアルファガラクシド結合を切断する作用をもつエキソグリコシダーゼ).
a.-galactosidase deficiency アルファガラクトシダーゼ欠損症〔医学〕.
a.-glucose アルファーグルコース(比旋光度 [α] D= +110°).
a.-glucose-1-phosphate アルファーグルコース1リン酸(グリコーゲンやデンプンがホスホリラーゼによって加リン酸分解を受けて生成する糖代謝の中間体), = cori ester.
a.-glucosidase アルファーグルコシダーゼ(非還元末端に存在するα-D-グルコシド結合を加水分解するエキソグリコシダーゼの総称), = maltase.
a. granule アルファ顆粒(エオジン親和性の顆粒で, 白血球および下垂体の細胞にある), = eosinophil granule, oxyphilic g..
a.-heavy-chain disease アルファ鎖病.
a. helix アルファヘリックス, アルファラセン(タンパク質の立体配座の一つ).
a. hemolysis アルファ溶血(血液寒天培地に発育した細菌集落の周囲に生じる緑色を帯びた不完全な溶血をいう).
a. hemolytic streptococcus アルファ型溶血レンサ球菌.
a.-hydroxylase deficiency アルファヒドロキシラーゼ欠損症〔医学〕.
a.-hydroxypropionic acid アルファーヒドロキシプロピオン酸(立体異性体は→lactic acid).
a.-hypophamine アルファーハイポファミン, = oxytocin.
a. index アルファ指数(脳波においてアルファ波が出現する時間との比率).
a. interferon アルファインターフェロン〔医学〕.
a.-iodine アルファーヨウ素, = thyroxine.
a.-leukocyte アルファー白血球(凝血に際し融解するもの).
a. lipoprotein アルファリポタンパク.
a.-lipoprotein deficiency 無アルファーリポタンパク血症(常染色体劣性遺伝形成をとり, リンパ腺腫大, 脾腫などを特徴とし, 反復性の末梢神経炎をきたす原因不明のきわめてまれにみる疾患), = Tangier disease.
a. macrofetoprotein アルファマクロ胎児タンパク.
a.₂ (α_2)-macroglobulin α_2-マクログロブリン(電気泳動上の易動度がα_2位のグロブリンの一種で分子量約800,000, 沈降定数19.5S. 肝でつくられ炎症やリポイドネフローゼに際して血清濃度が高値となり, 血漿中のプロテアーゼ活性の調節や生体防衛反応に関与していると考えられている).
a. marker (Am) アルファマーカー(免疫グロブリンアロタイプ).
a.₁ (α_1)-microglobulin (α_1-MG) α_1-ミクログロブリン(電気泳動上の易動度がα_1位のグロブリンで分子量33,000と小さい).
a.₁ (α_1)-microglycoprotein α_1-マイクログリコプロテイン.
a. motor system アルファ運動系〔医学〕.
a. motorneuron アルファ運動ニューロン.
a.-naphthol orange アルファーナフトールオレンジ, = orange I.
a.-naphthol reaction アルファーナフトール反応, = Molisch test.
a.-naphthol test アルファーナフトール試験, = Molisch test.
a.-naphthylthiourea (ANTU) アルファーナフチルチオ尿素 ㊥ 1-(1-naphthyl)-2-thiourea $C_{10}H_7NHCSNH_2$ (灰白色粉末で, ネズミに対しては LD_{50}=6.9 mg/kg. ヒトにはまったく無害な強力殺鼡薬の一つ).
a. particle アルファ粒子(アルファ線として放射性物質から放出される微粒子で, 陽電気をもち, その電荷量は電子の2倍に等しく, 質量はヘリウム原子と等しい(Rutherford). すなわちヘリウム原子核).
a. phase アルファ相(卵巣周期の発情相).
a.₂ (α_2)-plasmin inhibitor (α_2-PI) α_2プラスミンインヒビター.
a.-progesterone アルファープロゲステロン(プロゲステロンの異性体, 融点128°C).
a.₁ (α_1)-proteinase deficiency α_1-タンパク分解酵素欠損症.
a.-pyrone アルファーピロン, = coumalin.
a. radiation アルファ線.
a. radiator アルファ線放射体.
a. ray アルファ線〔医学〕(アルファ崩壊の際に生ずる陽電気をもつ粒子(α粒子)からなる放射線でイオン化は強度であるが, 透過性は弱い).
a. raytrack アルファ線跡.
a. receptor アルファ受容体.
a.-receptor blocking agent アルファ受容体遮断薬.
a. rhythm アルファ律, アルファ波〔医学〕(脳波において成人皮質から発生する優性リズムで, 周波数8~13Hz. 後頭部から最もよく得られる), = Berger wave, alpha (α) wave.
a. rhythm electroencephalography アルファリズム脳波検査法〔医学〕.
a. rigidity アルファ固縮.

a. stimulant アルファ興奮剤，アルファ刺激剤．
a. substance アルファ物質（致命的傷害を受けたときに現れる赤血球の網状物質），＝reticular substance.
a.-sulfur (α-S) アルファーイオウ（斜方晶系）．
a.-synuclein アルファーシヌクレイン（Lewy 小体の主要構成要素．シナプスの前膜と核に発現する分子量約14kDa，140のアミノ酸からなるタンパク質）．
a.-synucleinopathy アルファーシヌクレイノパチー（アルファーシヌクレイン異常症）．
a.-tocopherol アルファートコフェロール，ビタミンE ㊛ 5,7,8-trimethyltocol.
a.-toluic acid アルファートルイル酸 ㊛ phenyl acetic acid $C_6H_5CH_2COOH$（フェニル酢酸）．
a.-tropeine アルファートロペイン（スコポラミンおよびヒオシンから得られる物質）．
a. toxin アルファ毒素（*Clostridium perfringens* の培養により産生される毒素）．
a. track アルファ線飛跡［医学］．
$a._1$ (α_1)-trypsin inhibitor α_1-トリプシン阻害物質，＝α_1-antitrypsin.
a. unit アルファ単位．
a. wave アルファ波［医学］（脳波において，8～13 Hz の周波数を示す波，覚醒安静時にみられる），＝alpha rhythm, Berger wave.

alphabet keratitis アルファベット角膜炎［医学］，線状角膜炎，＝striate keratitis.

alpha/beta (α/β) ratio アルファベータ比（放射線生物学）．

Al·pha·her·pes·vir·i·nae ［æ̀lfəhə̀:pəsvírini:］アルファヘルペスウイルス亜科（ヘルペスウイルス科の亜科で，*Simplexvirus*，*Varicelovirus* 属などに分けられる）．

alphanaphtol phthalein アルファナフトールフタレイン（pH 9.3～10.5の範囲に用いられる指示薬）．

al·pha·pro·dine ［æ̀lfəpróudi:n］ アルファプロジン ㊛ α-1,3-dimethyl-4-phenyl-4-propionoxypiperidine hydrochloride, prisilidine（GF21，NU1196．麻薬性鎮痛薬）．

Al·pha·ret·ro·vi·rus ［æ̀lfərètrouváiərəs］ アルファレトロウイルス属（レトロウイルス科の一属で，トリ白血病ウイルス，ラウス肉腫ウイルスなどが含まれる）．

Al·pha·vi·rus ［ǽlfəvàiərəs］ アルファウイルス属（トガウイルス科の一属で，チクングニヤウイルス，シンドビスウイルス，東部ウマ脳炎ウイルス，西部ウマ脳炎ウイルス，ベネズエラウマ脳炎ウイルスなどが含まれる）．

al·phe·las·ma ［æ̀lfilǽzmə］ 白斑症，＝leukoplakia.

al·phi·to·mor·phous ［æ̀lfitoumɔ́:fəs］ 白粉状の（革類の外観の形容に用いる）．

al·pho·der·mia ［æ̀lfoudə́:miə］ 皮膚色素欠乏症．

al·phoid ［ǽlfɔid］ 白斑様の．
a. sequence アルフォイド配列［医学］．

al·phon·sin ［ælfánsin］ アルフォンシン（尖頭3個を備えた弾丸摘出用鉗子でイタリアの外科医 Alphonse Ferri (1515-1595) にちなむ）．

al·phos ［ǽlfəs］ 白斑，＝alphus.

al·pho·sis ［ælfóusis］ ① 白斑症，皮膚色素欠乏症，＝leucodermia. ② 乾癬. ③ ハンセン病．

Al·pine ［ǽlpain］ アルプス山の，高山の．
A. climate 高山気候．
A. papilla アルプス乳頭（皮膚病にみられる細長い乳頭）．
A. plants 高山植物．
A. scurvy アルプス壊血病（ペラグラのこと）．
A. zone 高山帯．

Al·pin·ia ［ælpíniə］ ハナミョウガ属（ショウガ［薑］科 *Zingiberaceae* の一属）．
A. intermedia アオノクマタケラン（根茎は芳香性健胃薬）．
A. japonica ハナミョウガ（その種子は伊豆縮砂と称し，芳香健胃薬）．
A. zerumbet ゲットウ［月桃］（根茎，種子は芳香性健胃薬），＝shell-ginger.

Alpino Prospero ［alpí:nou］ アルピーノ（1553-1617，イタリアの医師・植物学者．エジプト医学の著書で発疹チフスの伝播に関する一説を立てた），＝Alpinus.

Alport, Arther Cecil ［ǽlpɔ:t］ アルポート（1880-1959，南アフリカの内科医）．
A. syndrome アルポート症候群［医学］（1927年 Alport の記載によるX染色体性優性遺伝性疾患で，神経性難聴，眼球異常，腎病変を伴う）．

al·praz·o·lam ［ælprǽzoulæm］ アルプラゾラム ㊛ 8-chloro-1-methyl-6-phenyl-4*H*-[1,2,4]triazolo[4,3-*a*][1,4]benzodiazepine $C_{17}H_{13}ClN_4$：308.76（トリアゾロベンゾジアゼピン系抗不安薬．心身症における身体症状，不安，緊張，抑うつ，睡眠障害に用いる）．

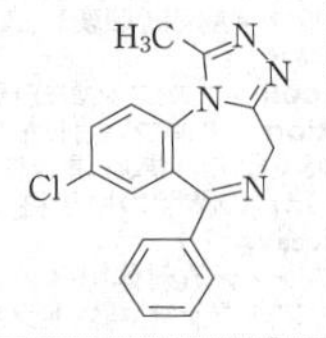

alprenolol hydrochloride アルプレノロール塩酸塩 ㊛ (*RS*)-1-(2-allylphenoxy)-3-(isopropylamino)-2-propanol monohydrochloride $C_{15}H_{23}NO_2 \cdot HCl$：285.81（塩酸アルプレノロール．交感神経β（非選択性）受容体遮断薬，アリルオキシプロパノールアミン系（アリル）狭心症治療薬）．

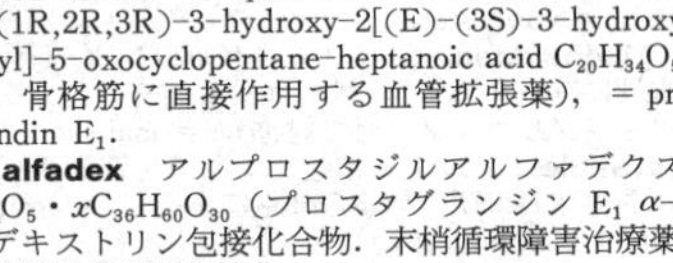

および鏡像異性体

al·pros·ta·dil ［ælprástədil］ アルプロスタジル ㊛ (1R,2R,3R)-3-hydroxy-2[(E)-(3S)-3-hydroxy-octenyl]-5-oxocyclopentane-heptanoic acid $C_{20}H_{34}O_5$（血管，骨格筋に直接作用する血管拡張薬），＝prostaglandin E_1.
a. alfadex アルプロスタジルアルファデクス $C_{20}H_{34}O_5 \cdot xC_{36}H_{60}O_{30}$（プロスタグランジン E_1 α-シクロデキストリン包接化合物．末梢循環障害治療薬，皮膚潰瘍治療薬（軟膏））．

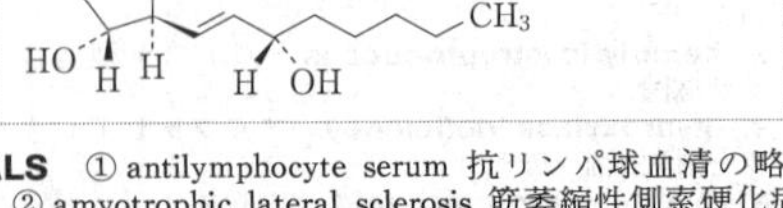

ALS ① antilymphocyte serum 抗リンパ球血清の略．② amyotrophic lateral sclerosis 筋萎縮性側索硬化症の略．③ advanced life support 二次救命処置の略．④ advanced life support 高度救命救急の略．⑤ afferent loop syndrome 輸入脚症候群の略.

Alsberg angle = Alsberg triangle.

Alsberg tri·an·gle [ǽlsbəːg traiǽŋgl] アルスベルグ三角(大腿骨の長軸を通る線と，同骨頸部の長軸を通る線と，その頭部の基底を通る線とにより囲まれた二等辺三角で，その上方の頂点に結ばれる角はアルスベルグ仰角 Alsberg Richtungswinkel と呼ばれている).

al·ser·ox·y·lon [æ̀lsərάksilən] アルセロキシロン(インドジャボク *Rauvolfia serpentina* の分画精製エキス)，= rauwiloid.

a.-alkavervir アルセロロキシンアルカベルバー(アルセロキシロンと *Veratrum viride* との分画精製エキスの合剤).

al·ston·a·mine [ɔːlstάnəmin] アルストナミン(*Alstonia* 属植物の樹皮から得られる結晶性アルカロイド).

al·sto·nine [ɔ́ːlstənin] アルストニン $C_{21}H_{20}N_2O_4$–3½H_2O (*Alstonia* 属植物樹皮のアルカロイド)，= chlorogenine.

Alström, Carl Henry [álstrem] アルストレム(1907生，スウェーデンの医師).

A. syndrome アルストレム症候群(網膜変性，白内障，小児期の肥満，難聴，糖尿病が10歳前後に起こる遺伝性疾患).

ALT alanine aminotransferase アラニンアミノトランスフェラーゼの略，=(serum) glutamic pyruvic transaminase.

alt dieb [L] alternis diebus 隔日の略.

alt hor [L] alternis horis 1時間おきの略.

ALTE apparent life thretning event 乳幼児突発性危急事態の略.

Altemeier, William [æ̀ltəmáiəːr] アルトマイアー(アメリカの外科医).

A. operation アルトマイアー手術(直腸脱に対する手術).

al·ter [ɔ́ːltər] ①去勢する. ②変質する.

al·ter·ant [ɔ́ːltərənt] 変質薬〔剤〕，= alterantia, alterative.

al·ter·a·tion [ɔ̀ːltəréiʃən] ①変調，変質，変化. ②変更，改造，修正. 形 alterative.

a. pseudomorphism 変質仮像.

al·ter·a·tive [ɔ́ːltərətiv] 変質薬〔剤〕，= alterant.

a. inflammation 変質性炎〔症〕〔医学〕(実質の病変を伴う)，= parenchymatous inflammation.

a. theory 変質説(静電流の成因に関する仮説).

al·ter·ed [ɔ́ːltərd] 変調した，変化した.

a. family processes 家族過程の変調.

a. food preferences 食嗜好の変化.

a. oral mucous membrane 口腔粘膜の変調.

a. role performance 役割遂行能力の変調.

a. self hypothesis 変容自己抗原仮説〔医学〕.

a. state of consciousness (ASC) 意識変化状態〔医学〕，意識変容状態.

a. thought processes 思考過程の変調.

a. urinary elimination 排尿の変調.

al·ter·e·go·ism [ɔ̀ːltərégouizəm] 一心同体(他人の災難をわが事のように感ずること).

al·ter·nans [ɔ́ːltəːnəns] 交代〔性〕の，= alternating.

Al·ter·nar·ia [ɔ̀ːltəːnéəriə] アルテルナリア属(真菌の一種).

al·ter·nar·ic ac·id [ɔ̀ːltəːnǽrik ǽsid] アルテルナール酸(*Alternaria solani* および *A. porii* から抽出された抗生物質で，グラム陽性および陰性菌，パラ結核菌に有効. Brian らが1949年に報告したもの)，= alternarin.

al·ter·nar·i·o·sis [ɔ̀ːltəːneərióusis] アルテルナリア症.

al·ter·nate [ɔ́ːltəːnət] ①交代〔医学〕，交互〔医学〕. ②交流(電気の). ③互生の.

a. binaural loudness balance test 両耳音の大きさバランス検査，バランステスト，= ABLB test.

a. case method 交互患者療法(同一の疾患に対するある薬物の効果を検査するため，その薬物の投与法を他の患者に異なった方法で投与して観察する方法)，交番症例収集法.

a. cover test 交代遮へい試験.

a.-day therapy 隔日療法.

a. generation 世代交番，世代交変，= alternation of generation.

a. hemianesthesia 交代性片無感覚症.

a. hemiplegia 交代性片麻痺〔医学〕.

a. host 交代宿主，= intermediate host.

a. hot and cold caloric examination 冷温交互〔温度〕刺激検査〔医学〕.

a. hydrocarbon 交互炭化水素〔医学〕.

a. paired case method 交番対立患者療法(種々の治療効果を調べるため，同一疾患において，その重症軽症に準じ，おのおの1対の患者を選び，異なった方法の効果を観察する方法).

a. pathway 別経路〔医学〕，副経路〔医学〕，代替経路.

a. period case method 交番時期症例収集.

a. segregation 交互分離〔医学〕.

a. tripod gait 交互式三脚歩行〔医学〕.

alternated reflex 交代反射〔医学〕.

al·ter·nat·ing [ɔ́ːltəːneitiŋ] 交代する，交互〔性〕の〔医学〕，交代〔性〕の〔医学〕.

a. axis of symmetry 回映軸〔医学〕.

a. calculus 交層膀胱結石.

a. current (AC) 交流〔医学〕，交番電流.

a. current polarography 交流ポーラログラフィ〔ー〕〔医学〕.

a. douche 交代圧注法〔医学〕.

a. electromotive force 交番起電力.

a. esotropia 交代性内斜視.

a. exotropia 交代性外斜視.

a. expression 交代式.

a. group 交代群.

a. hemiplegia 交代性片麻痺〔医学〕.

a. hemiplegia in infants 小児交代性片麻痺〔医学〕.

a. insanity 交代精神病，= manic-depressive psychosis.

a. light test 交互光試験.

a. matrix 交代行列.

a. mydriasis 交代性散瞳(中枢神経の障害により，左右の瞳孔を交代に散大すること)，= leaping mydriasis, springing m..

a. nystagmus 交代性眼振〔医学〕.

a. paralysis 交代性麻痺(一側の脳神経またはその核の麻痺で，対側の片麻痺を伴う).

a. personality 交代性人格.

a. pulse 交互(交代)脈.

a. scoliosis 交番脊椎弯曲.

a. seizure 交代性痙攣.

a. series 交代級数.

a. strabismus 交代性斜視〔医学〕.

a. tremor 交代振戦.

al·ter·na·tion [ɔ̀ːltənéiʃən] 交互，交代，交番.

a. of generations 世代交代(世代交番).

a. of hosts 宿主転換.

a. of nuclear phase 核相交代〔医学〕.

a. theory 交番説(抗原抗体反応の一説で，抗原は多価性，抗体は2価性で，凝集または沈降のような二次的反応は同一の化学的反応により完成する)，= multivalent theory, framework t., lattice t..

A

al·ter·na·tive [ɔ:ltə́:nətiv] ① 交代〔医学〕，交互〔医学〕．② 対立．③ 二者択一．④ 代案．

a. animal model 代替動物モデル．

a. bath 変温浴（水治療法の一つ），= contrast bath.

a. complement pathway (ACP) 補体活性化第二経路，補体活性化副経路（補体が抗体に依存しないで活性化されるカスケード反応）．

a. dispute resolution (ADR) 裁判所外紛争処理制度（訴訟によらない紛争解決の手段）．

a. host 交替宿主，代替宿主，代用宿主．

a. hypothesis 代替仮説〔医学〕，対立仮説〔医学〕．

a. inheritance 交代遺伝〔医学〕（両親のうち一方からの遺伝）．

a. medicine 代用医療．

a. method 交互検定法〔医学〕．

a. pathway 副経路，別経路，代替経路，第二経路，プロパージン経路，= alternative complement pathway.

a. pathway C3 convertase 補体活性化第二経路C3転換酵素（C3, D, Bの3つの補体成分が段階的に活性化された結果生じる不安定なC3転換酵素のこと）．

a. reaction 交反応，交互反応．

a. splicing 可変スプライシング，選択的スプライシング〔医学〕（異なるスプライシング部位が選択されてひとつの遺伝子から数種類のメッセンジャーRNAが産生される現象）．

a. tremor 交互性振戦，交代性振戦．

a. vision 交代視〔医学〕．

Al·thae·a [ælθí:ə] タチアオイ属（アオイ科 *Malvaceae* の一属）．

A. officialis ウスベニタチアオイ，ビロードアオイ（根はアルテア根と称し，粘滑薬），= marsh mallow.

al·thal [ɔ́:lθəl] アルサール（マッコウクジラから得られる脂肪性物質）．

Althausen test [æltháuzən tést] = galactose tolerance test.

al·ti·tude [ǽltitju:d] 高度〔医学〕，高角，高距，標高（海抜）．

a. acclimatization 高所順応，高所適応．

a. accommodation 高所適応〔医学〕．

a. adaptation 高所順〔適〕応〔医学〕．

a. anoxia 高所無酸素症〔医学〕．

a. chamber 低圧室〔医学〕，高度室．

a. disease 高山病〔医学〕，= mountain sickness.

a. effect 高度の影響〔医学〕．

a. sickness ① 高山病〔医学〕，= mountain sickness. ② 高度病（特に航空の），高空飛行病．

a. stress 高地ストレス〔医学〕．

a. training 高所トレーニング〔医学〕．

altitudinal index 高さ指数（頭蓋の高さとその幅との関係），= height index, length-height i..

Altmann, Richard [á:ltmɑ:n, ǽlt-] アルトマン（1852–1900，ドイツの組織学者）．

A. aniline-acid fuchsin-picric acid stain アルトマンのアニリン酸性フクシンピクリン酸染色液（ミトコンドリアの染色液で，まずアニリン，酸性フクシン液で処置し，ピクリン酸で後染色すると，ミトコンドリアは鮮かな紅色を呈し，淡黄色の原形質を背景として明瞭に観察できる）．

A. fluid アルトマン液（5%重クロム酸カリ，2%オスミウム酸の等量からなる固定液でミトコンドリアの証明に用いられる）．

A.-Gersh method アルトマン・ゲルシュ法（低温で組織を迅速冷凍固定する方法で，真空中−30°Cで乾燥する方法）．

A. granules アルトマン顆粒（フクシン可染性のリンパ球にみられる顆粒で，ミトコンドリアのこと），= Altmann-Schridde granules, fuchsinophil granules.

al·tri·cious [æltríʃəs] 長期看護を要する．

al·tri·gen·der·ism [æltriʤéndərizəm]（性器に無関係の異性交際）．

al·tron·ic ac·id [æltránik ǽsid] アルトロン酸（pentahydroxycaproic acid の異性体で，アルトロースから誘導されたヘキソン酸）．

al·trose [ǽltrous] アルトロース $C_6H_{12}O_6$（アルドヘキソースの一つでブドウ糖の異性体）．

al·tru·ism [ǽltruizəm] 利他主義〔医学〕．

Alu sequence アル配列（ヒトDNA中に存在する約300塩基対の反復配列のこと）．

al·um [ǽləm] ミョウバン［明礬］，アラム $Al_2(SO_4)_3K_2SO_4$–$24H_2O$，または $AlK(SO_4)_2$–$12H_2O$，= aluminum potassium sulfate, alum fiour.

a. adjuvant ミョウバンアジュバンド．

a. bath ミョウバン浴．

a. curd ミョウバン凝乳．

a. curd of Riverius リヴェリアムミョウバン凝乳（ミョウバンと卵白とを加えたもの）．

a. earth 礬土（酸化アルミニウム，アルミナ）．

a. granuloma ミョウバン肉芽腫．

a. hematoxylin ミョウバンヘマトキシリン（カリウムミョウバンを混ぜたヘマトキシリンで，組織染色，特に核染色用の鮮明な紫色の染色液）．

a. plumosum 羽状ミョウバン，= asbest.

a. precipitate ミョウバン沈殿，ミョウバン沈降物．

a. precipitated diphtheria toxoid アラム沈降ジフテリア毒素（純培養ジフテリア菌濾液中の毒素を無毒化し，ミョウバンを加えて不溶性とした免疫接種用のもの）．

a. precipitated toxoid (APT) ミョウバン沈降性トキソイド（アルミニウムゲルとトキソイドとの沈降物，免疫原性が高い）．

a.-precipitated vaccine ミョウバン沈降ワクチン（細菌，ウイルスの抗原溶液にアルミニウム塩を加えて沈降させ，不溶化し免疫力を増強したワクチン）．

a. springs ミョウバン泉（鉱泉1kg中陽イオンとして Al^{3+} を100mg以上，陰イオンとして SO_4^{2-} が主成分であるもの）．

a. stone ミョウバン石．

a. tanning ミョウバン鞣法，= alum tannage.

a. toxoid ミョウバントキソイド（カリミョウバン0.01〜0.1%を加えたもの）．

a. whey ミョウバン乳漿（ミョウバンとともに牛乳を煮沸して得られる）．

a·lu·men [əl(j)ú:mən] アラム，= alum.

a. ustum 焼ミョウバン（$AlK(SO_4)_2$ を96.5%以上含む），= alumen exsiccatum, burnt alum, dried alum.

a·lu·mi·na [əl(j)ú:minə] アルミナ，礬土（酸化アルミニウム Al_2O_3 の通称名），= aluminum oxide.

a. gel アルミナ（礬土）ゲル，= alumina jelly.

a·lu·mi·nate [əl(j)ú:mineit] アルミン酸塩（アルミニウムまたは水酸化アルミニウムをアルカリ水溶液に溶解するときに生ずる）．

a·lu·mi·nat·ed [əlú:mineitid] アルミン酸化した．

a·lu·mi·ni [əl(j)ú:minai] aluminum の第2格．

a. chloridum 塩化アルミニウム（$AlCl_3$–$6H_2O$ を95%以上含む）．

a. hydroxidum 水酸化アルミニウム．

a. silicas naturalis 天然ケイ酸アルミニウム，= natural aluminum silicate.

a. silicas syntheticus 合成ケイ酸アルミニウム，= synthetic aluminum silicate.

al·u·min·i·um [æ̀l(j)u:míniəm] アルミニウム，= aluminum.

a. adjuvant アルミニウムアジュバント〔医学〕．

a. enamel アルミニウムほうろう〔医学〕．

a. hydroxide gel 水酸化アルミニウムゲル［医学］.
a. osteodystrophy アルミニウム骨症.
alu·mi·non [əl(j)úːminən] アルミノン [化] ammonium aurinetricarboxylate（アルミニウムイオン分析試薬に用いる色素）.
alu·mi·no·sil·i·cate [əl(j)ùːminəsílikeit] アルミノケイ酸塩（アルミナ Al_2O_3 とシリカ SiO_2 と塩基からなる錯塩の総称）.
alu·mi·no·sis [əl(j)ùːminóusis] アルミニウム肺症［医学］, アルミニウム〔沈着〕症（塵肺症の一種）.
a. pulmonum 肺アルミニウム症.
alu·mi·num (Al) [əl(j)úːminəm] アルミナム，アルミニウム（周期表第 Ⅲb(13) 族の金属元素で，地球上に多量に存在し，銀白色で軽く軟らかく，展性延性に富み，用途も広い．原子番号13，元素記号 Al，原子量26.9815，質量数27），= aluminium.
a. acetate solution 酢酸アルミニウム液（5%水溶液．収斂，消毒に使う），= aluminum subacetate solution, liquor alumini acetatis.
a. acetoglycerate 酢酸アルミニウムのグリセリン塩.
a. acetotartrate 酢酸アルミニウムと酒石酸との混合物，= alsol.
a. ammonium sulfate = alum.
a. bromide 臭化アルミニウム $AlBr_3$（ジフテリアに含嗽薬として用いる）.
a. bronze アルミ金（Al 15～12%以下の銅合金，アルミ青銅）.
a. calbonate 炭酸アルミニウム $Al_2(CO_3)_3$.
a. chloride 塩化アルミニウム $AlCl_3$-$6H_2O$（親水性収斂薬），= alumini chloridum.
a. chloride solution 塩化アルミニウム溶液（塩化アルミニウムの25%溶液），= liquor alumini chloridi.
a. citrate クエン酸アルミニウム.
a. foil アルミニウム箔.
a. formate ギ酸アルミニウム（腟洗浄剤としては1%溶液を用いる）.
a. gallate 没食子酸アルミニウム.
a. hydroxide 水酸化アルミニウム $Al(OH)_3$（吸着，抗胃酸薬）.
a. hydroxide gel 水酸化アルミニウムゲル（Al_2O_3 3～6%の懸濁液で，ハッカ油を芳香剤として配した薬品で，胃酸過多症に対する強力な制酸薬．膠状水酸化アルミニウム colloidal aluminum hydroxide ともいう），= alkagel, Al-U-creme, amphojel, creamalin, fluagel, hydrogel, lactalumine.
a. iodide ヨウ化アルミニウム AlI_3.
a. lactate 乳酸アルミニウム.
a. lung アルミニウム肺［医学］.
a. naphthol disulfonate $[(C_{10}H_5)(OH)(SO_3)_2]_3Al$（0.5～5.0 %溶液としては収斂殺菌薬），= aluminol.
a. nitrate 硝酸アルミニウム $Al(NO_3)_3$.
a. oleate オイレン酸アルミニウム $Al(C_{18}H_{33}O_2)_3$（皮膚病に用いた軟膏）.
a. oxide 酸化アルミニウム，= alumina.
a. penicillin アルミナムペニシリン.
a. phenolsulfonate フェノルスルホン酸アルミニウム $Al(C_6H_4$-OH-$SO_2O)_3$（消毒収斂薬），= aluminum sulfocarbolate, sozal.
a. phosphate リン酸アルミニウム $AlPO_4$（歯科用セメント，陶材術に利用される）.
a. phosphate gel リン酸アルミニウムゲル（$AlPO_4$ 4.2%を含む制酸薬），= gelatum alumini phosphatis, phosphajel.
a. potassium sulfate 硫酸カリウムアルミニウム，= alum.
a. salicylate サリチル酸アルミニウム（鼻カタルの治療に噴霧吸入として用いる白色粉末），= alumin.
a. silicate ケイ酸アルミニウム Al_2O_3-$3SiO_2$（歯科セメント原料）.
a. slilicofluoride （殺虫またはガラス工業に用いる），= aluminum fluorosilicate.
a. sozoiodolate $(C_6H_2$-OH-$SO_3I_2)_2Al$-$3H_2O$（2～3%溶液として殺菌に用いる）.
a. subacetate 塩基性酢酸アルミニウム $Al(C_2H_3O_2)_2OH$（10%溶液として殺菌に用いる），= basic aluminum acetate.
a. subacetate solution （塩基性酢酸アルミニウムの10%溶液で，含嗽剤として用いる），= liquor alumini subacetatis.
a. sulfate 硫酸アルミニウム $Al_2(SO_4)_3$-$18H_2O$，= alumini sulfas.
a. sulfocarbolate = aluminum phenolsulfonate.
a. tannate タンニン酸アルミニウム $Al(OH)_2(C_{14}H_9O_9)_2$-$5H_2O$（収斂薬），= tannal.
a. tannotartrate タンニン酒石酸アルミニウム $Al_2(C_4H_4O_6)_2(C_{14}H_9O_9)_2$-$3H_2O$（収斂薬）.
a. zinc sulfate 硫酸亜鉛アルミニウム $Al_2Zn(SO_4)_4$-$24H_2O$（腐食剤）.
a·lun·dum [əlʌ́ndəm] アランダム［医学］（酸化アルミニウムを電気炉中で一度溶融すると耐火性が強く，硬度の高い物質ができる．比重3.9～4.0，るつぼ（坩堝），耐火器，研磨剤などに用いる），= alunum.
al·u·nite [ǽl(j)uːnait] ミョウバン石 $KAl_3(SO_4)_2(OH)_6$（三方晶系菱形塊状体），= alum-stone.
al·ur·ate [ǽljureit] アルラート（鎮静・催眠薬），= aprobarbital, numal.
alu·sia [əl(j)úːsiə] 幻覚，= hallucination.
alv adst [L] alvo adstricta 便秘の略.
alv deject [L] alvo dejectiones 便通の略.
al·ve·at·ed [ǽlvieitid] 穿孔の，開通の.
Alvegniat pump [ɑːlvégnjət pʌ́mp] 血中ガス検査用水銀ポンプ装置.
al·vei [ǽlvei] 槽，腔（alveus の複数）.
alveiolo– [ælvi(ː)əlou, -lə] 胞，槽を意味する接頭語，= alveol–.
alveo– [ælvi(ː)ou, -vi(ː)ə] 肺胞，歯槽の意味を表す接頭語.
al·ve·o·bron·chi·ol·i·tis [æ̀lviəbrɑ̀ŋkiouláitis] 気管支肺炎，= bronchopneumonia.
alveocondylean plane 歯槽顆平面.
al·ve·o·graph [ælvíːəgræ̀f] アルベオグラフ［医学］.
alveol– [ælvi(ː)əl, ælvioul] 胞，槽を意味する接頭語，= alveiolo–.
al·ve·o·lal·gia [æ̀lviəlǽldʒiə] 歯槽痛［医学］.
al·ve·o·lar [ælvíːələr] ① 肺胞〔の〕［医学］. ② 歯槽〔の〕［医学］. ③ 胞状の.
a. abscess 歯槽膿瘍［医学］.
a. adenoma 胞状腺腫［医学］.
a. adventitious dentin 蜂巣状偶成象牙（ぞうげ）質［医学］.
a. air 肺胞気［医学］.
a. air equation 肺胞交換式.
a. air sampling 肺胞〔空〕気採取.
a. angle 歯槽角（鼻棘下の点と上顎骨歯槽突起の下縁の最高点とを結ぶ線と頭水平線とが交差してつくる角）.
a. anoxia 肺胞〔性〕無酸素症［医学］.
a. arch [TA] 歯槽弓（上または下顎の歯槽），= arcus alveolaris [L/TA].
a. arch of mandible 〔下顎の〕歯槽弓.
a. arch of maxilla 〔上顎の〕歯槽弓.
a.-arterial difference 肺胞-動脈血分圧較差，肺胞動脈血較差［医学］.
a.-arterial gas tension difference 肺胞〔気〕動

脈血ガス分圧較差〔医学〕.
a.-arterial nitrogen difference 肺胞-動脈血窒素分圧較差.
a.-arterial oxygen (tension) difference (**a-AD$_{O_2}$**) 肺胞気－動脈血酸素分圧較差.
a. asthenopia 肺胞無力症〔医学〕.
a. asthma 肺胞性喘息.
a. atrophy 歯槽萎縮〔医学〕.
a. base 歯槽基底〔医学〕.
a. blennorrhea 歯周炎〔医学〕, 歯槽膿漏〔症〕〔医学〕.
a. bone 歯槽骨(上・下顎骨).
a. bone grafting 顎裂部骨移植(口唇口蓋裂に伴う顎裂の骨移植をいう).
a. border 歯槽縁〔医学〕, = alveolar margin.
a. bronchiole 呼吸細気管支〔医学〕.
a. brush cell 肺胞ブラシ(刷子)細胞〔医学〕.
a. calcification 肺胞石灰沈着〔医学〕.
a. calcinosis 肺胞石灰沈着症〔医学〕.
a. canals [TA] 歯槽管(上歯槽管, 下歯槽管), = canales alveolaris [L/TA].
a. cancer 胞巣状癌〔医学〕.
a.-capillary barrier 肺胞毛細血管関門.
a.-capillary block 肺胞毛細血管遮断, 肺胞毛細血管ブロック〔医学〕, = alveolocapillary block.
a. carcinoma 胞巣状癌.
a. cell 肺胞細胞(Ⅰ型とⅡ型がある).
a. cell carcinoma 肺胞上皮癌〔医学〕, 肺胞上皮細胞癌, = bronchiolar carcinoma.
a. cell tumor 胞状細胞腫, = alveolar sarcoma.
a. cleft 顎裂〔医学〕.
a. collapse 肺胞虚脱.
a. crest 歯槽堤〔医学〕, 歯槽頂.
a. crest fiber 歯槽櫛〔稜〕線維.
a. crest shaping 歯槽堤形成〔術〕〔医学〕, = alveolar ridge shaping.
a. cyst 肺胞性嚢胞〔医学〕.
a. damage 肺胞障害.
a. dead space 肺胞死腔〔医学〕.
a. dilution factor 肺胞希釈率(因子)〔医学〕.
a. duct 肺胞管.
a. echinococcosis 多胞性エキノコックス症〔医学〕.
a. echinococcosis of liver 肝多胞性エキノコックス症〔医学〕.
a. echinococcus 多包虫.
a. ectasia 肺胞拡張〔医学〕, = ectatic emphysema.
a. ectasis 肺胞拡張〔症〕〔医学〕.
a. edema 肺胞水腫(浮腫)〔医学〕.
a. eminence 歯槽隆起, = eminentia alveolaris.
a. emphysema 肺胞拡張〔症〕〔医学〕.
a. epithelial cell 肺胞上皮細胞〔医学〕.
a. epithelium 肺胞上皮.
a. fistula 歯槽瘻孔, = dental fistula.
a. foramen 歯槽孔.
a. foramina [TA] 歯槽孔, = foramina alveolaria [L/TA].
a. forceps 歯槽鉗子〔医学〕.
a. fracture 歯槽骨折.
a. gas equation 肺胞ガス式(肺胞酸素圧と吸入ガス組成, 肺胞二酸化炭素圧, 大気圧, 呼吸交換率との関係を示した式).
a. gas exchange 肺胞ガス交換〔医学〕.
a. gingiva 歯槽部歯肉〔医学〕(歯槽突起を覆う部分).
a. gland 胞状腺.
a. hard line 歯槽硬線, = lamina dura.
a. hemorrhage 肺胞出血〔医学〕.
a. hemorrhage syndrome 肺胞内出血症候群(肺胞腔や肺間質などに出血するもの).
a. hydatid 多包虫.
a. hydatid cyst 多包虫嚢.
a. hydatid disease 多包虫症〔医学〕.
a. hyperostosis 歯槽骨肥大〔症〕〔医学〕, 歯槽骨増殖症.
a. hypoventilation 肺胞低換気〔医学〕.
a. hypoventilation syndrome 肺胞低換気症候群〔医学〕(肺胞の換気絶対量の低下に伴う症候群で動脈血中の炭酸ガス分圧の上昇がみられる. 重症では酸素分圧の低下もみられる).
a. hypoxia 肺胞性低酸素〔症〕〔医学〕.
a. index 歯槽指数, = gnathic index.
a. lavage 肺胞洗浄.
a. lining layer 肺胞被覆層〔医学〕.
a. macrophage 肺胞マクロファージ〔医学〕(肺胞内に入りこんだ粒子を除去する食細胞).
a. margin 歯槽縁〔医学〕.
a. membrane 肺胞膜〔医学〕.
a. metaplasia 肺胞異形成〔医学〕.
a. microlithiasis 肺胞微石症〔医学〕.
a. movement 歯槽性移動〔医学〕.
a. ost(e)itis 歯槽〔骨〕炎〔医学〕.
a. oxygen partial pressure 肺胞酸素分圧〔医学〕.
a. oxygen pressure gradient 肺胞内酸素分圧勾配〔医学〕.
a. part [TA] 歯槽部, = pars alveolaris [L/TA].
a. part of mandible 歯槽部(下顎骨の), = pars alveolaris mandibulae.
a. pattern 肺胞性パターン〔医学〕.
a. periostitis 歯槽骨〔骨〕膜炎〔医学〕.
a. phagocyte 肺胞大〔貪〕食細胞〔医学〕, 肺胞食細胞.
a. plateau 肺胞プラトー〔医学〕.
a. pneumonia 肺胞性肺炎.
a. point 歯槽点〔医学〕(上歯槽弓前面の中央点).
a. pore 肺胞孔〔医学〕(隣接の肺胞と交通する孔).
a. pressure 肺胞〔内〕圧〔医学〕.
a. process [TA] 歯槽突起(上顎骨または下顎骨の), = processus alveolaris [L/TA].
a. prognathia 歯槽部上顎前突〔症〕.
a. prognathism 歯槽部上顎前突〔症〕〔医学〕.
a. proteinosis 肺胞タンパク症.
a. pulmonary edema 肺胞性肺水腫〔医学〕.
a. pyorrhea 歯周炎〔医学〕, 歯槽膿漏〔症〕〔医学〕(歯槽膿漏は1887年頃より使用された用語. 現在は慢性辺縁性歯周炎という).
a. recruitment 肺胞動員〔医学〕.
a. ridge 歯槽堤〔医学〕, 歯槽隆線(無歯顎骨の歯槽突起が吸収された後に残る隆起).
a. sac 肺胞嚢〔医学〕, = air sac.
a. sarcoma 胞状肉腫〔医学〕(蜂巣肉腫).
a. septum 肺胞中隔〔医学〕, 槽間中隔〔医学〕, 歯槽中隔.
a. socket 歯槽窩.
a. soft part sarcoma 胞状軟部肉腫〔医学〕.
a. sound 歯〔茎〕音〔医学〕.
a. space 肺胞腔〔医学〕.
a. structure 胞状構造〔医学〕, 胞巣構造, 蜂窩構造.
a. supporting bone 歯槽支持骨.
a. surfactant 肺胞界面活性物質〔医学〕.
a. ulcer 肺胞潰瘍〔医学〕.
a. ventilation 肺胞換気〔医学〕, 肺胞換気量.
a. ventilation equation 肺胞換気式〔医学〕.
a. ventilation rate 肺胞換気率〔医学〕.
a. ventilation volume 肺胞換気量〔医学〕.
a. vesicular breathing sound 肺胞〔性〕呼吸音.
a. yokes [TA] 歯槽隆起, = juga alveolaria [L/TA].
al·ve·o·late [ælvíːəleit] 胞状の.
al·ve·o·lec·to·my [ælvì(ː)əléktəmi] 歯槽骨切除〔術〕〔医学〕, 歯槽突起切除〔術〕.

al·ve·o·li [ælví:əlai] ① 肺胞．② 歯槽（alveolus の複数）．
a. dentales [L/TA] 歯槽，= dental alveoli [TA].
a. pulmonum 肺胞．
al·ve·o·lin·gual [ælvì(:)əlíŋgjuəl] 歯槽突起と舌の．
al·ve·o·li·tis [ælvì(:)ouláitis] ① 歯槽炎，歯槽骨炎〔医学〕．② 肺胞炎，肺胞隔炎〔医学〕，胞隔炎．
al·ve·o·lo·bron·chog·ra·phy [ælvì:əloubràŋkágrəfi] 肺胞気管支造影〔医学〕．
alveolobuccal groove 歯槽頬溝．
alveolobuccal sulcus 歯槽頬溝，歯槽頬側面溝．
al·ve·o·lo·cla·sia [ælvì:əloukléiziə] 歯槽崩壊．
al·ve·o·lo·con·dyl·ean [ælvì:əloukándili:n] 歯槽〔後頭〕顆の．
al·ve·o·lo·den·tal [ælvì:əloudéntəl] 歯槽の．
a. canal 歯槽管，= dental canals.
a. cyst 歯槽性嚢胞（未生歯に伴う歯槽にみられる）．
a. ligament 歯根膜，= pericementum, periodontal ligament, periodontium, periodontal membrane.
a. membrane = periodontal membrane.
al·ve·o·lo·la·bi·al [ælvì:əlouléibiəl] 歯槽突起と唇との，歯槽突起と舌との，歯槽唇側の，= alveololabialis.
a. groove 歯槽唇溝．
a. sulcus 歯槽唇溝，歯槽唇側面の，= alveololabialis.
al·ve·o·lo·la·bi·a·lis [ælvì:əlouleibáiəlis] 歯槽唇側〔溝〕の．
al·ve·o·lo·lin·gual [ælvì:əloulíŋgwəl] 下顎歯槽突起の，舌側面の．
a. groove 歯槽舌溝．
a. sulcus 歯槽舌溝，歯槽舌側面溝．
al·ve·o·lo·max·il·lary [ælvì:əloumǽksiləri] 歯槽顎の．
al·ve·o·lo·me·rot·o·my [ælvì:əloumirátəmi] 歯槽骨切除〔術〕．
al·ve·o·lon [ælví:ələn] 歯槽点（顎歯槽突起の後面の接線である直線が硬口蓋正中線，すなわち正中口蓋縫合と交差する点）．
alveolonasal line 歯槽鼻線．
al·ve·o·lo·pal·a·tal [ælvì:əloupǽlətəl] 上顎歯槽突起の，口蓋側面の．
al·ve·o·lop·a·thy [ælvì:əlápəθi] 肺胞障害〔医学〕．
al·ve·o·lo·plas·ty [ælví:əlplæsti] 歯槽形成〔手術〕，歯槽堤形成術〔医学〕，歯槽骨形成，= alveoplasty.
al·ve·o·lo·sub·na·sal [ælvì:əlousʌbnéizəl] 歯槽鼻下の．
al·ve·o·lot·o·my [æ̀lvi:əlátəmi] 歯槽切開〔術〕〔医学〕，歯槽突起切開〔術〕．
al·ve·o·lus [ælví:ələs] ① 肺胞〔医学〕．② 歯槽．③ 腺胞．④ 胃壁陥凹．形 alveolar.
a.-capillary block 肺胞毛細血管ブロック〔医学〕．
a. dentalis [L/TA] 歯槽*，= tooth socket [TA].
al·ve·o·plas·ty [ælví(:)əplæsti] 歯槽骨形成〔術〕，= alveoloplasty.
alveosubnasal prognathism 鼻下上顎歯槽前突症．
al·ve·us [ǽlviəs] [TA] 海馬白板，= alveus hippocampi [L/TA].
a. communis 総槽，卵形嚢，= utriculus.
a. hippocampi [L/TA] 海馬白板，= alveus [TA].
a. utriculosus 卵形嚢槽．
al·vine [ǽlvain] 腹の，腸の．
a. concretion 糞石．
a. flux 下痢（単純なもの）．
al·vin·o·lith [ælvínəliθ] 腸〔結〕石．
al·vus [ǽlvəs] 下腹，糞便．形 alvine.
a. adstricta 高度便秘．
a. dura 硬便．
a. obstructa 便秘．
a. renis 腎盂．
a. suppressa 便秘．
ALW arch-loop-whorl 指紋にみられる弓状－蹄状－渦状紋の略．
a·lym·phia [əlímfiə] 無リンパ．
a·lym·pho·cy·to·sis [əlìmfəsaitóusis] 無リンパ球症〔医学〕，リンパ球消失症，= lymphocytophthisis, lymphocytopenia.
a·lym·pho·pla·sia [əlìmfoupléiziə] リンパ無形成〔症〕．
a·lym·pho·po·tent [əlìmfəpóutənt] リンパ球無形成の．
a·lys·mus [əlízməs] 不安興奮状態（患者に起こる），= alysm.
al·y·so·sis [ælisóusis] 倦怠，= boredom.
Alzheimer, Alois [á:ltshaimər] アルツハイマー（1864-1915，ドイツの医師）．
A. cells アルツハイマー細胞（アルツハイマー病などにみられる巨大グリア細胞）．
A. corpuscle アルツハイマー小体（乏突起性細胞にある二重屈折性顆粒小体）．
A. dementia アルツハイマー型認知症．
A. disease (AD) アルツハイマー病〔医学〕（老人性認知症の一種で，神経系線維の病変および皮質硬化を特徴とし，いわゆる初老性斑点が現れ，脳の萎縮・硬化をきたす）．→ dementia praesenilis.
A. sclerosis アルツハイマー硬化〔症〕，= Alzheimer disease.
A. stain アルツハイマー染色（Mann のメチレンブルーエオジン液の変法で，この染色ではネグリ小体が赤色に染まる）．
al·zyme [ǽlzaim] アルジム．
AM ① adrenal medulla 副腎髄質の略．② amperemeter 電流計の略．③ amplitude modulation 振幅変調の略．④ ante meridiem 午前の略，= before noon. ⑤ axiomesial 軸面正中の略．⑥ meter-angle メートル角の略．
Am ① alpha marker アルファマーカーの略．② americium アメリシウムの元素記号．
Am allotypes Am アロタイプ（ヒト免疫グロブリン IgA H 鎖にあるアロタイプ決定基をいう）．
Am antigen ヒト IgA 分子の H 鎖上のアロタイプマーカー．
am ① ametropia 非正視の略．② ante menstruationem 月経前の略．③ meter-angle メートル角の略．④ myopic astigmatism 近視性乱視の略．
AMA ① against medical advice 医学指示拒否の略．② American Medical Association アメリカ医師会の略．③ antimitochondrial antibody 抗ミトコンドリア抗体の略．
am·a [ǽmə] 内耳半規管の膨大部．
a·ma·as [əmǽəs] アマース，= alastrim.
am·a·crat·ic [æ̀məkrǽtik] レンズ集光の，= amasthenic.
am·a·crine [ǽməkrin] アマクリン，無軸索．形 amacrinal.
a. cell 無軸索〔神経〕細胞〔医学〕，アマクリン細胞（網膜神経細胞の変化したものと思われる分岐した細胞で，細胞体は内部核層の基底をなし，樹状突起は，内部叢状層に放散する）．
am·a·din [ǽmədin] アマジン（扁桃に存在するグロブリン）．
Amadori rearrangement アマドリ転位．
am·a·dou [ǽmədu:] （真菌 *Fomes fomentarius* などからつくられたスポンジ様物質で，外科用の止血薬や火口として用いる)，= punk，touchwood.

am·a·ke·be [æmakí:bi] アマキビ(ウガンダにおいてみられる子ウシの伝染病で，マダニ *Rhipicephalus appendicularis* の刺咬によって伝播する寄生虫 *Theileria parva* の感染症).

a·mal·gam [əmǽlgəm] アマルガム(① 水銀の合金. ② 軟性合金(記号 aaa)).

a. alloy アマルガム合金(水銀と融合して充填に用いる).

a. carrier アマルガム輸送器，アマルガムキャリア，合金運搬器，合金輸送器.

a. die アマルガム歯型，合金陽型(歯科用)，合金陽型盤.

a. filling アマルガム充填［医学］.

a. matrix アマルガムマトリックス，アマルガム充填〔隔壁〕，合金鋳型.

a. minipulator 合金充填器.

a. mixer アマルガムミキサー，合金混合器.

a. plugger アマルガム充填器，合金填塞器，= amalgam condenser.

a·mal·ga·ma·ble [əmǽlgəməbl] こう(汞)和し得る(水銀と合金をつくり得る).

a·mal·ga·mate [əmǽlgəmeit] こう(汞)和する，アマルガムをつくる.

a·mal·ga·ma·tion [əmælgəméiʃən] ① アマルガム法，こう(汞)和法. ②(電池の亜鉛を銀で覆うこと). 形 amalgable.

a. process 混こう(汞)法(水銀を用いて，金，銀を鉱石から抽出する方法).

a·mal·ga·ma·tor [əmǽlgəmeitər] アマルガム練和器，アマルガム混汞器，アマルガメーター，= amalgam mixing apparantus.

a·mal·ic ac·id [əmǽlik ǽsid] アマリン酸(ジメチルアロキサンを硫化水素で還元して得られる結晶物).

am·an·din [ǽməndin] アマンジン(ハタンキョウ[巴旦杏]の実および扁桃から得られるグロブリンの一種).

Am·a·ni·ta [æmənáitə] テングタケ属(テングタケ科の一属).

A. muscaria ベニテングダケ，アカハエトリ(ハエ取りに用いたベニタケ)，= fly agaric.

A. pantherina テングタケ，= panther amanita.

A. phalloides タマゴテングダケ(毒キノコの一種)，= death cup.

A. strobiformis イボテングタケ.

A. toxin アマニタ毒素(*Amanita phalloides* の毒素).

am·a·ni·tin(e) [æmənáiti(:)n] アマニチン(① $C_{33}H_{45\sim47}O_{12}N_7S$ タマゴテングダケ *Amanita phalloides* に存在するポリペプチド性毒配糖体で，強力な溶血性を示し，α-およびβ-の2種がある. ② ハエ毒キノコから抽出されたコリン様物質. = isocholine).

aman·i·to·tox·in [æmənitətáksin] キノコ毒素(タマゴテングダケに存在する有毒性分).

Amann coefficient アマン係数(尿中エーテル硫酸と尿素との比).

Amano, Hiroshi 天野浩(1960生，日本の電子工学者. 青色発行ダイオード(LED)の発明，開発により赤﨑勇，中村修二とともに2014年度ノーベル物理学賞を受賞，同年文化勲章受章).

aman·ta·dine [əmǽntədi:n] アマンタジン，= amantadine hydrochloride.

a. hydrochloride アマンタジン塩酸塩 化 tricyclo [3.3.1.1^{3,7}]dec-1-ylamine monohydrochloride $C_{10}H_{17}N \cdot HCl$: 187.71 (塩酸アマンタジン. 三環-アミン系抗パーキンソン病薬). (→ 構造式)

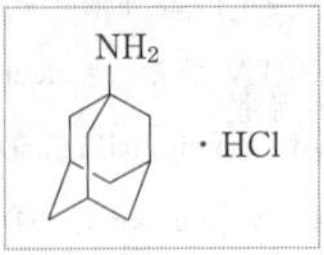

Amantea epilepsy アマンテアてんかん(大脳皮質にストリキニンを塗布して起こる実験的てんかん).

Amapari virus アマパリウイルス(アレナウイルス科のウイルス).

am·a·ra [ǽmərə] 苦味薬，= bitters.

am·a·ranth [ǽmərənθ] アマラント $C_{10}H_6(SO_2ONa)N{=}NC_{10}H_4(SO_2ONa)_2OH$ (赤褐色の食品，薬，化粧品などの着色剤).

a. solution アマラント液(1%水溶液)，= liquor amaranthi.

Am·a·ran·tha·ce·ae [æmərænθéisii:] ヒユ科.

amarillic typhus 黄熱，= yellow fever.

am·a·rin(e) [ǽmərin] アマリン 化 triphenyldihydroglyoxaline (苦扁桃から得られる有毒結晶性塩基).

am·a·roid [ǽmərɔid] 苦味体，苦味質，苦味成分(アルカロイド，および配糖体以外の植物性苦味成分). 形 amaroidal.

am·ar·thri·tis [əma:θráitis] = polyarthritis.

am·a·se·sis [æməsí:sis] そしゃく(咀嚼)不能，= inability to chew.

am·as·then·ic [æməsθénik] (レンズの焦点を結ばせるように調節すること)，= amacratic.

a·mas·tia [əmǽstiə] 無乳房［医学］，= amazia, absence of breasts.

a·mas·ti·gote [əmǽstigout] 無鞭毛型，無鞭毛体.

a. stage 無鞭毛期.

am·a·tho·pho·bia [æməθoufóubiə] 塵埃恐怖〔症〕.

am·a·tive·ness [ǽmətivnis] 性欲，好色. 形 amative, amatory.

am·a·tol [ǽmətɔ:l] アマトル(trinitrotoluene と ammonium uitrate との混合爆発物).

am·au·ro·sis [æmɔ:róusis] 黒内障［医学］. 形 amaurotic.

a. congenita 先天性黒内障.

a. fugax 一過性黒内障［医学］，= blackout.

a. fulminans 電撃性黒内障(急性両側性失神).

a. idiotica familiaris 家族性黒内障性白痴，= Tay disease.

a. intermittens 間欠性黒内障.

a. partialis fugax 一過性限局性黒内障.

am·au·rot·ic [æmɔ:rátik] 黒内障性，黒内障〔性〕の［医学］.

a. cat's eye 黒内障性ネコ眼.

a. family idiocy 家族性黒内障性白痴(テイ・サックス病. Tay (1881)；Sachs (1887))，= Tay-Sachs disease.

a. idiocy 黒内障性白痴［医学］.

a. mydriasis 黒内障〔性〕散瞳.

a·max·o·pho·bia [əmæksoufóubiə] 乗物恐怖〔症〕［医学］，乗車恐怖(臨場苦悶の一型).

a·ma·zia [əméiziə] 無乳房〔症〕，= amastia.

am·a·zon [ǽməzən] ① 無乳房者. ② 女丈夫(ギリシャ神話において Scythia に存在した勇猛な女族を Amazon と呼んだことにちなむ).

a. thorax アマゾン胸(乳房が一側のみのもの).

amb- [æmb] 双，両の意味を表す接頭語，= ambi-.

Ambard, Leon [ɑmbá:r] アンバール(1876-1962，フランス・ストラスブールの生理・薬理学者).

A. coefficient (constant) アンバールの係数(定数)(血中尿素と排尿中尿素との関係を次の方程式で示す尿素排泄定数. この定数の正常値は0.06〜0.08. ただし Ur：血液 1L 中の尿素，C：尿 1L 中の尿素，D：

24時間に排泄された尿素のグラム数，P：患者体重のキログラム数，K：尿素排泄定数).

$$K=\frac{Ur}{\sqrt{D\times\frac{70}{P}\times\frac{\sqrt{C}}{25}}}$$

A. constant アンバール定数(血中尿素と尿中尿素の比率を規定する定数．Ambard の公式(法則)とも呼ばれる).

A. equation アンバール定数，= Ambard constant.

A. formula アンバール公式，= Ambard coefficient.

A. laws アンバールの法則(① 尿中尿素濃度が一定であれば，尿素排泄は血中尿素濃度の2乗に正比例する．② 血中尿素濃度が一定であれば，尿素排泄は尿中濃度の平方根に反比例する).

ambenonium chloride アンベノニウム塩化物 [化] [oxalylbis(iminoethylene)]bis[*N*-(2-chlorobenzyl)-*N,N*-diethylammonium]dichloride $C_{28}H_{42}Cl_4N_4O_2$：608.47 (塩化アンベノニウム．コリンエステラーゼ阻害薬，第四級アンモニウム-シュウ酸アミド系重症筋無力症治療薬).

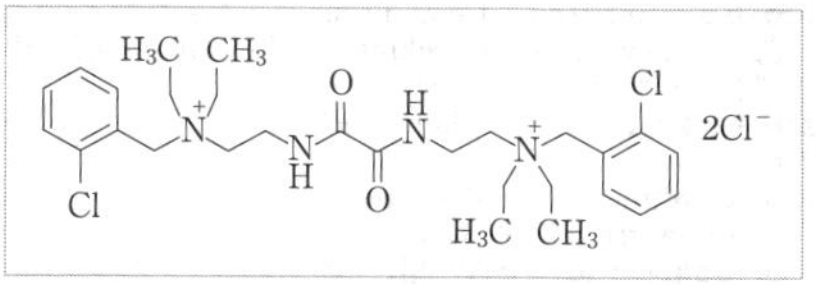

am·ber [ǽmbər] ① 黄色の．② コハク(琥珀).

a. acid コハク酸，= succinic acid.

a. coal コハク炭.

a. mutant アンバー〔突然〕変異体 [医学].

a. mutation アンバー〔突然〕変異(遺伝子中のあるアミノ酸に対応したコドンに変異が生じ，それが翻訳終結コドンの一つであるアンバーコドン UAG に変化すること．ナンセンス突然変異の一つ).

a. oil コハク(琥珀)油(コハクの乾留により得られる)，= oleum succini.

a. petrolatum 黄色ワセリン，= vaselinum flavum, petrolatum, yellow soft paraffin, saxoline, vaseline, paraffin jelly, cosmoline.

a. suppression アンバー〔変異〕抑制 [医学].

Amberg, Emil [ǽmbə:g] アンバーグ(1868-1948, アメリカの耳鼻科医).

A. lateral sinus line アンバーグ外側洞線(乳突前縁と側頭線とがなす角を二分する線で，乳突手術において側洞に最も手近に達し得る点).

am·ber·gris [ǽmbəgri:s] リュウゼンコウ［龍涎香］，ゲイフン［鯨糞］(マッコウクジラ *Physeter catodon* の腸管から得られる香料).

a. musk ジャコウ［麝香］(龍涎香).

ambi- [æmbi] 双，両の意味を表す接頭語.

am·bi·dex·ter [æ̀mbidékstər] 両手利きの [医学]. [形] ambidextrous.

am·bi·dex·ter·i·ty [æ̀mbidekstériti] 両手利き.

am·bi·dex·tral·i·ty [æ̀mbidèkstrǽliti] 両手利き，= ambidexterity, ambidextrism.

am·bi·dex·trism [æ̀mbidékstrizəm] = ambidextrality.

am·bi·dex·trous [æ̀mbidékstrəs] 両手利きの[医学].

am·bi·ent [ǽmbiənt] 環境の，周囲の.

a. air 周囲の空気 [医学].

a. cistern [TA] 迂回槽(クモ膜下槽の一つ，脳脊髄液が流れている)，= cisterna ambiens [L/TA].

a. dose equivalent 周辺線量当量.

a. temperature 環境温度，室温.

a. temperature and pressure, saturated with water vapor (ATPS) 室温，大気圧，水蒸気飽和状態.

am·bi·gu·i·ty [æmbəgjú:əti] 迷走性.

ambiguoaccessorius-hypoglossal paralysis 迷走副舌下神経麻痺，= Jackson syndrome.

ambiguoaccessorius paralysis 迷走副神経麻痺，= Schmidt syndrome.

ambiguohypoglossal syndrome (タピア症候群)，= Tapia syndrome.

ambiguospinothalamic paralysis 迷走脊髄視床路麻痺，= Avellis syndrome.

am·big·u·ous [æmbígjuəs] 不明瞭な.

a. external genitalia 外陰異形成.

a. genitalia 判別不明性器 [医学]，半陰陽 [医学]，外陰異形成，= genital ambiguity.

a. interval 疑休止期 [医学].

a. layer 不明瞭層(外部から数えて脳の第2層のことで，異なる形の細胞からなる).

a. name あいまい名 [医学].

a. nucleus 疑核，= nucleus ambiguus.

am·bi·lat·er·al [æ̀mbilǽtərəl] 両側の，= bilateral.

am·bi·le·vous [æ̀mbilí:vəs] 両手作業が不器用な，= ambisinister.

am·bi·o·cu·lar·i·ty [æ̀mbioukjulǽriti] 両眼利き.

am·bi·o·pia [æ̀mbióupiə] 二重視 [医学]，複視，= diplopia.

am·bi·po·lar [æ̀mbipóulər] 両極性の.

a. diffusion 両極性拡散.

am·bi·sence [ǽmbisəns] アンビセンス(1つの分子中に＋鎖と－鎖をもつウイルス RNA 遺伝子のこと．アレナウイルス科のものはすべてこの独特の遺伝子発現様式をもっている).

am·bi·sex·u·al·i·ty [æ̀mbisekʃuǽliti] 両性〔併存〕. [形] ambisexual.

am·bi·sin·is·ter [æ̀mbisinístər, -síni-] 両手不器用者. [形] ambisinistrous, ambilevous.

am·bi·ten·den·cy [æ̀mbiténdənsi] 二面傾向(本能動作において反対傾向を喚起すること).

am·biv·a·lence [æmbívələns] アンビバレンス，両面感情 [医学]，両価性(相反する感情が並立する精神状態．統合失調症などでみられる)，= ambivalency.

am·biv·a·lent [æmbívələnt] 両価性の.

a. feelings 両価〔性〕感情.

a. mutant アンビバレント〔突然〕変異体 [医学].

am·bi·vert [ǽmbivə:t] 中庸人物(内向性と外向性の中間傾向をもつ人). [名] ambiversion.

am·blo·sis [æmblóusis] 流産.

amblotic remedy 堕胎薬.

ambly- [æmbli] 鈍弱の意味を表す接頭語.

am·bly·a·cou·sis [æ̀mbliəkú:sis] 弱聴，鈍聴.

am·bly·a·phia [æ̀mbliéifiə] 鈍感(触覚鈍麻).

am·bly·chro·ma·sia [æ̀mblikrouméiziə] 弱染性(染質の欠損により染色が不完全な状態).

am·bly·geus·tia [æ̀mbligú:stiə] 味覚鈍感.

am·bly·ku·sis [æmblikú:sis] = amblyacousis.

am·bly·o·gen·ic [æ̀mbliəʤénik] 弱視惹起性.

a. period 弱視惹起期間.

Am·bly·om·ma [æmbiámə] キララマダニ属(マダニ科の一属．ロッキー山紅斑熱など，人獣に病気を伝播する).

am·bly·ope [ǽmblioup] 弱視患者.

am·bly·o·pia [æ̀mblióupiə] 弱視 [医学] (矯正不能で視力の弱い全ての場合をいう). [形] amblyopic.

a. alcoholica アルコール中毒弱視(酩酊弱視).

a. crapulesa 酩酊弱視.

a. ex anopsia 廃用弱視.

a. lactantium 授乳弱視.

am·bly·o·pi·at·rics [æ̀mblioupiǽtriks] 弱視治療

学.
am·bly·o·scope [ǽmbliəskoup] 弱視計.
ambo- [æmbou, -bə] 両を意味する接頭語.
am·bo [ǽmbou] 関節周囲の隆起輪(軟骨, 線維組織を含む labrum glenoidale の旧名), = ambon.
am·bo·cep·tor [ǽmbəseptər] 双受体, 双摂体, アンボセプタ, 両受体(ワッセルマン反応などの補体結合試験の際に用いる抗ヒツジ赤血球抗体).
a. and complement complex 〔赤〕血球アンボセプタ〔一〕補体複合体〔医学〕.
a. unit アンボセプタ単位, 両受体単位(補体を過剰に加えたとき, 赤血球の所定量が溶解される最少量), = hemolysin unit.
am·bo·mal·le·al [æ̀mbəmǽliəl] キヌタ・ツチ骨の.
a. articulation キヌタ・ツチ関節.
am·bos [ǽmbəs] キヌタ骨, = incus.
am·bo·sex·u·al [æ̀mbəsékʃuəl] 両性〔併存〕の, = ambisexual.
am·brac [ǽmbrək] アンブラック(銅, 亜鉛, ニッケルからなる耐酸合金).
am·bran [ǽmbrən] = ambrein, ambrin.
am·bret·tol·ic ac·id [æ̀mbretálik ǽsid] アンブレトトル酸 $CH_2OH(CH_2)_7CH{=}CH(CH_2)_5COOH$ (ジャコウ〔麝香〕に含まれる不飽和脂肪酸).
am·brin [ǽmbrin] アンブリン $C_{30}H_{52}O$ (リュウゼンコウから得られる脂肪性結晶物で, コレステロールの重合体と考えられている), = ambran, ambrein.
Am·bro·sia [æmbróuziə] ブタクサ属(北アメリカ産のサワギク ragweed で, 花粉症の原因植物の一つ).
ambrosial odor ジャコウ.
am·bro·sin [ǽmbrəsin, æmbróuzin] アンブロジン(サワギクの花粉に含まれている成分).
am·bros·te·rol [æmbrástərɔ:l] アンブロステロール $C_{20}H_{34}O$ (サワギク花粉に含まれている植物ステロール).
AMBU bag アンビューバッグ(AMBU は air mask bag unit の略. 患者の気道に陽圧をかけて呼吸させる用手式蘇生器(バッグ・マスク式人工呼吸器)の一種. 商標名).
am·bu·cet·a·mide [æ̀mbju:sétəmaid] アムブセタミド [化] 2-(dibutylamino)-2-(*p*-methoxyphenyl)acetamide (腸の鎮痙薬).
ambulacral canal 足管.
am·bu·lance [ǽmbjuləns] 救急車, 病院船.
a. company 野戦衛生隊.
a. plane = air ambulance.
a. service 救急車業務〔医学〕.
a. stretcher 救急車用ストレッチャ〔医学〕.
am·bu·lance·man [ǽmbjulənsmən] 救急隊員.
am·bu·lant [ǽmbjulənt] 歩行する, 外来通院の.
a. blister 遊走性水疱〔医学〕.
a. erysipelas 移動性丹毒〔医学〕, 遊走性丹毒〔医学〕, 逍遙性丹毒(病巣が種々の部位に発現する型).
am·bu·la·tion [æ̀mbjuléiʃən] 移動, 歩行〔運動〕〔医学〕, 外来通院. [形] ambulatory, ambulant, ambulating.
a. activity 歩行動作.
am·bu·la·to·ri·um [æ̀mbjulətɔ́:riəm] 診療所(主として外来の), 外来診療所〔医学〕.
am·bu·la·to·ry [ǽmbjulətɔ̀:ri, -təri] 通院の〔医学〕, 外来の〔医学〕, 外来通院の, 歩行の.
a. anesthesia 外来麻酔, 日帰り麻酔(日帰り手術に伴い手術後当日に帰宅する患者の麻酔管理).
a. animal 歩行動物〔医学〕.
a. automatism 病的徘徊〔医学〕, 徘徊症, = poriomania.
a. cardiology 外来循環器病学.
a. care 外来診療〔医学〕, 外来〔通院〕治療〔医学〕.
a. clinic 外来診療所〔医学〕.
a. electrocardiography 歩行時心電図記録, 動的心電図記録(小型の記録装置を患者に携帯させて, その中に連続的に心電図を記録する. ホルター心電図とも呼ぶ).
a. exercise 歩行訓練〔医学〕, 歩行運動, 歩行練習.
a. leg 歩脚.
a. patient 外来患者〔医学〕, 通院患者〔医学〕.
a. patient group (APG) 外来患者グループ(医療費の返済額を決定するための外科的処置による患者のカテゴリー分類. 似かよった処置は, 似かよった費用を要するという前提の下に決められる).
a. pneumonia 移動性肺炎〔医学〕, 遊送性肺炎.
a. practice 外来診療〔医学〕.
a. rehabilitation 通所(外来)リハビリテーション.
a. splint (外来牽引法), = ambulatory traction.
a. surgery 外来手術, 通院手術.
a. traction 外来牽引法(患者が歩行中にも骨折の牽引が行われる方法).
a. treatment 外来通院治療〔医学〕.
a. typhoid fever 遊走性〔腸〕チフス〔医学〕.
am·bu·phyl·line [æmbjú:filin] アンブフィリン [化] theophylline aminoisobutanol, bufylline (利尿薬, 気管支拡張薬).
am·bus·tio [æmbʌ́sʃiou] 熱傷, 火傷, = ambustion.
a. conjunctivae 結膜熱傷.
a. corneae 角膜熱傷.
a. palpebrae 眼瞼熱傷.
am·bu·to·ni·um [æ̀mbjutóuniəm] アンブトニウム.
Am·bys·to·ma [æmbístəmə] サンショウウオ属(有尾両生類. メキシコ原産の *A. mexicanum* (axolotl) は実験動物として用いられる).
AMC ① arthrogryposis multiplex congenita 先天性多発性関節拘縮症の略. ② axiomesiocervical 軸側近心側歯頸側の略.
AMD ① amiodarone アミオダロンの略. ② axiomesiodistal 軸側近心側遠心側の略.
AMDA Association of Medical Doctors of Asia アジア医師連盟の略(アムダとも呼称する).
AMDS Association of Military Dental Surgeons アメリカ軍歯科医協会の略.
AME amebic meningoencephalitis アメーバ性髄膜脳炎の略.
a·me·ba [əmí:bə] アメーバ(原虫, 根足虫類), = amoeba. [形] amebic, amoebic.
a·me·ba·cide [əmí:bəsaid] アメーバ撲滅薬, 殺(抗)アメーバ薬, = am(o)ebicide. [形] amebacidal.
a·me·ba·di·a·stase [əmì:bədáiəsteis] アメーバ消化酵素(貪食した細胞を溶解するアメーバの体内酵素).
a·me·ba·ism [əmí:bəizəm] ①アメーバ様運動性. ②アメーバ症.
a·me·ban [əmí:bən] アメーバン(殺アメーバ薬), = carbarsone.
a·me·bar·sone [əmí:bə:soun] アメーバルソン(殺アメーバ薬), = carbarsone.
am·e·bi·a·sis [æ̀mibáiəsis] アメーバ症〔医学〕.
a. cutis アメーバ性皮膚症, 皮膚アメーバ症.
ame·bic [əmí:bik] アメーバ性の.
a. abscess アメーバ性膿瘍(肝,肺などにみられる).
a. appendicitis アメーバ性虫垂炎, = amoebic appendicitis.
a. brain abscess アメーバ性脳膿瘍, = amoebic brain abscess.
a. cerebral granuloma アメーバ性脳肉芽腫, = amoebic cerebral granuloma.

a. colitis アメーバ性大腸炎〔医学〕.
a. corneal ulcer アメーバ性角膜潰瘍, = amoebic corneal ulcer.
a. diarrhea アメーバ性下痢〔医学〕.
a. dysentery アメーバ赤痢〔医学〕(*Entamoeba histolyfica* の感染症), = amebic colitis.
a. gangrene アメーバ性壊疽.
a. granuloma アメーバ性肉芽腫〔医学〕.
a. keratitis アメーバ性角膜炎, = amoebic keratitis.
a. liver abscess アメーバ性肝膿瘍〔医学〕, = amoebic liver abscess.
a. lung abscess アメーバ性肺膿瘍〔医学〕, = amoebic lung abscess.
a. meningoencephalitis (AME) アメーバ性髄膜脳炎, = amoebic meningoencephalitis.
a. subphrenic abscess アメーバ性横隔膜下膿瘍, = amoenbic subphrenic abscess.
a·me·bi·ci·dal [əmì:bisáidəl] 殺アメーバ性の, 抗アメーバ性の.
a·me·bi·cide [əmí:bisaid] 殺アメーバ薬, 抗アメーバ薬, = amebacide.
a·me·bid [əmí:bid] アメーバ疹(アメーバ *Entamoeba histolytica* の感染により発現する発疹).
a·me·bi·form [əmí:bifɔ:m] アメーバ形の.
a·me·bi·o·sis [əmì:bióusis] アメーバ症, = amebiasis.
ame·bism [əmí:bizəm] アメーバ症, = amebiasis.
ame·bo·cyte [əmí:bəsait] アメーバ様細胞, 変形細胞(無脊椎動物組織中の顆粒細胞で, 血液の凝固機序において脊椎動物の血小板と同様の機能を示すといわれる).
ame·bo·cy·tog·e·nous [əmì:bəsaitáʤənəs] アメーバ様細胞発生の, 変形細胞発生の.
ame·bo·di·a·stase [əmì:bədáiəsteis] アメーバ消化酵素, = amebadiastase.
ame·boid [əmí:bɔid] アメーバ状の, アメーバ様の〔医学〕.
a. form アメーバ体, = amoeboid form.
a. glia アメーバ状神経膠(変性を示すもの).
a. glioma アメーバ状神経膠腫(硝子状または脂肪変性を起こしたもの).
a. movement アメーバ様運動〔医学〕.
a. stage アメーバ体期, = amoeboid stage.
ame·boi·did·i·ty [əmì:bɔidíditi] アメーバ様運動性.
ame·boid·ism [əmí:bɔidizəm] アメーバ様運動性(特に神経細胞の).
ame·bo·ma [əmi:bóumə] アメーバ腫〔医学〕, アメーバ〔性〕肉芽腫, = amebic granuloma.
ame·bu·la [əmí:bjulə] 偽足胞子(アメーバ状突起をもつ胞子), = amoebula, amebule, pseudopodiospore.
am·e·bu·ria [æ̀mibjú:riə] アメーバ尿〔症〕, = amoeburia.
a·mei·o·sis [eimaióusis] 不還元分裂〔医学〕.
a·mel·a·not·ic [əmelənátik] 無色素性. → amelanotic melanoma.
a. melanoma メラニン欠乏性黒色腫〔医学〕, 無色素性黒色腫.
a. nevus 無色素性母斑, = nevus depigmentosus.
a·me·lia [əmí:liə, əmé–] 無肢症〔医学〕, 四肢欠損症, = ameleia.
a·mel·i·fi·ca·tion [əmèlifikéiʃən] エナメル質形成, = amelogenensis.
a·me·li·o·ra·tion [əmì:liouréiʃən] 回復, 改善, 軽減.
am·e·lo·blast [əméləblæst] エナメル芽細胞, = adamantoblast, ganoblast, enameloblast.
ameloblastic layer エナメル芽細胞層.
ameloblastic process エナメル芽細胞突起, = Tomes process.
ameloblastic sarcoma エナメル上皮肉腫.
am·e·lo·blas·to·ma [əmèloublæstóumə, æmel–] エナメル芽細胞腫, エナメル上皮腫〔医学〕, = adamantinoma.
am·e·lo·clast [ǽmeləklæst] エナメル質破壊細胞〔医学〕.
am·e·lo·den·ti·nal [æ̀melədéntinəl] エナメル質, 象牙質の.
a. junction エナメル〔質〕象牙(ぞうげ)〔質〕境〔界〕〔医学〕, エナメル象牙境, = dentinoenamel junction.
am·e·lo·gen·e·sis [æ̀meləʤénisis] エナメル質形成〔医学〕.
a. imperfecta エナメル質形成不全〔医学〕.
am·e·lo·gen·ins [æ̀meləʤéninz] アメロジェニン.
am·e·lus [ǽmiləs] 無肢体〔医学〕, = amelia.
a·me·nia [əmí:niə] 無月経, = amenorrhea.
a·men·i·ty [əméniti] 環境快適性〔医学〕.
a. of environment 快適環境〔医学〕.
a. of life (AOL) 生命の快適さ.
a·men·o·ma·nia [əmènouméiniə] 病的快活〔医学〕, = amoenomania. → habromania.
a·men·or·rhea [əmènərí:ə] 無月経〔医学〕, = amenorrhoea, amenia. 形 amenorrheal.
a. due to weight loss 体重減少性無月経, 減食性無月経.
a. first grade 第1度無月経.
a. second grade 第2度無月経.
a·men·or·rhe·ic [əmènərí:ik] 無月経〔性〕の.
a·men·or·rhoea [əmènərí:ə] 無月経, = amenorrhea.
a. galactorrh(o)ea syndrome 乳汁漏出性無月経症候群.
am·ent [éimənt] ① 白痴. ② 尾状花序(ヤナギやハンノキの花のように細長い軸のまわりに小さな花がびっしりついてネコの尾のようになっている).
amen·tia [eiménʃiə] アメンチア〔医学〕(a-mens 無思考力の意味で, 軽度の意識混濁, 思考散乱, 認識および思考障害などに基づく困惑状態), = feeblemindedness. 形 amential.
a. agitata 興奮性アメンチア.
a. atonita 無緊張性アメンチア.
a. nevoid 母斑性アメンチア, = Sturge-Weber disease.
a. occulta 潜在性アメンチア.
a. paranoides 妄想性アメンチア.
a·men·tum [əméntəm] 葇荑花(じゅうていか).
A·mer·i·can [əmérikən] アメリカの, アメリカ産の.
A. aspidium (アメリカ綿馬の原料. 条虫などの駆除に用いる), = marginal fern.
A. Board アメリカ専門医委員会.
A. calumba アメリカコロンボ根(リンドウ科植物 *Frasera carolinensis* の根茎).
A. candle アメリカ燭光(アメリカで用いられる光度の単位. 1アメリカンキャンドル =1ペンタンまたは1.11ヘフネル).
A. College of Nuclear Medicine (ACNM) 米国核医学専門医会.
A. College of Nuclear Physicians (ACNP) 米国核医学物理士会.
A. Drug Manufacturers' Association unit アメリカ製薬業協会単位(ビタミンAの Steenbock 単位の1/10量).
A. false hellebore poisoning アメリカキンポウゲ科植物〔殺虫剤〕中毒症(veratrum(pyrethrum) ア

ルカロイドが主因).

A. foulbrood アメリカ腐蛆病(*Paenibacillus larvae* の感染によるミツバチ幼虫の病気).

A. hellebore リョクリロ[緑藜蘆]〔根〕, = *Veratrum viride*.

A. hookworm アメリカ鉤虫, = *Necator americanus*.

A. jasmin(e) マルバソケイ.

A. leishmaniasis アメリカリーシュマニア症, = American leishmaniosis.

A. Medical Association (AMA) アメリカ医師会(1847年医学知識の普及, 医学教育の成就, 医師相互の親善および医師の職業道徳の向上などを目的として組織され, Transactions を機関雑誌として発刊, 1883年に至り, Journal of American Medical Association と改題, 大衆を対象とした Hygeia は1922年に発行, イリノイ州シカゴ市に本部を置く).

A. mountain fever アメリカ山岳熱, = Colorado tick fever.

A. mucocutaneous leishmaniasis アメリカ皮膚粘膜リーシュマニア症, = American mucocutaneous leishmaniosis.

A. National Standards Institute (ANSI) アメリカ規格協会.

A. oil 精製流動パラフィン(緩下薬として用いる), = mineral oil.

A. saffron アメリカサフラン, = *Carthamus tinctorius*.

A. Sign Language (ASL) アメリカ手話.

A. Standard Code for Information Interchange (ASCII) アスキーコード〔医学〕, 情報交換用米国標準コード〔医学〕.

A. storax (安息香の原料), = sweet gum, *Liquidambar styraciflua*.

A. suture アメリカ式縫合(ハルステッド縫合), = Halsted suture.

A. thus アメリカ乳香, = olibanum.

A. ton 米トン(2,000 ポンド).

A. trypanosomiasis アメリカトリパノソーマ症(*Trypanosoma cruzi* の感染による疾患で, サシガメにより媒介される. サシガメの刺咬部にシャゴマ Chagoma と呼ばれる腫瘤ができる. 急性期は普通小児でみられ, 高熱, 発疹, リンパ節炎, 肝脾腫, 眼瞼浮腫, 心筋炎, 髄膜脳炎などを起こし, 死亡する例もある. 慢性期の主症状は心筋炎や巨大結腸などである), = barbiero fever, Brazilian trypanosomiasis, South American t., Cruz t., Chagas disease.

A. unit of tetanus antitoxin アメリカテタヌス抗毒素単位(1mL 中 400 抗毒単位. 国際単位の約2倍).

A. wormseed アメリカ駆虫薬(シナヨモギなどからつくる), = santonica.

A. wormseed oil (ヘノポジ油. アリタソウから得られる駆虫薬), = chenopodium oil.

am·er·ic·i·um (Am) [æmərísiəm] アメリシウム(原子番号 95, 元素記号 Am, 原子量243, Seaborg, James, Morgan らが1944年に, ウランまたはプルトニウムをヘリウムイオンで照射して得た人工放射性元素).

$$_{92}U^{238} + {_2}He^4 \longrightarrow {_{94}}Pu^{241} + n_0{}^1,\ {_{94}}Pu^{241} \xrightarrow[\sim 10年]{\beta} {_{95}}Am^{241}$$

am·e·ris·ia [æmərísiə] 構語不能(失語症 aphasia の一型で, 有節音の発声または書字が不能な状態).

am·er·ism [ǽmərizəm] 無分割, 無分節. 形 ameristic.

am·er·is·tic [æməristik] 無分割〔性〕の, 分化していない.

Ames, Bruce N. [éimz] エームズ(エイムス. 1928生, アメリカの分子遺伝学者).

A. test エームズ試験(B. N. Ames らによって開発されたバクテリアを用いた突然変異誘発試験法).

a·me·tab·o·lon [æmətǽbələn, èimet–] 不変態動物(孵卵時すでに成熟型を示す種類. 弾尾虫, 銀魚など).

a·me·tab·o·ly [æmətǽbəli, èimet–] 不変態. 形 ametabolic, ametabolous.

a·met·a·chro·mo·phil(e) [əmètəkróuməfil] 無変色の, = orthochromophil.

a·met·a·mor·pho·sis [əmètəmɔːfóusis, –mɔ́ːfəsis] 無変態, 不変態.

a·met·a·neu·tro·phil(e) [əmètənjúːtrəfil] 無変色好中性の, = orthoneutrophil.

a·meth·o·caine hy·dro·chlo·ride [əméθəkein haidroukló:raid] 塩酸アメソカイン(tetracaine hydrochloride のイギリス局方名).

am·e·thop·ter·in [æmiθáptərin] アメトプテリン 化 4-amino-N^{10}-methyl pteroyl glutamic acid (抗葉酸物質, 白血病治療薬), = methotrexate.

am·e·thyst [ǽmiθist] 紫水晶, = amethystine.

a. violet アメジストバイオレット $(C_2H_5)_2NC_6H_3N_2Cl(C_6H_5)C_6H_3N(C_2H_5)_2$.

a·me·tria [əmíːtriə] 無子宮〔症〕. 形 ametrous.

a·me·tro·h(a)e·mia [əmìːtrouhíːmiə] 子宮血行停止, 子宮血行不全.

am·e·trom·e·ter [æmətrámitər] アメトロメーター(非正視眼検査器).

am·e·trope [ǽmətroup] 非正視患者.

am·e·tro·pia [æmətróupiə] 非正視, 屈折異常〔医学〕, 異常視眼(無調節の状態で平行光線が網膜に結像しないもの, すなわち近視, 遠視, 乱視などの総称). 形 ametropic.

ametropic amblyopia 屈折異常弱視.

AMG ① antimacrophage globulin 抗マクロファージグロブリンの略. ② axiomesiogingival 軸側近心側歯肉側の略.

AMHT automated multiphasic health testing 自動化検診の略.

AMI ① acute myocardial infarction 急性心筋硬塞の略. ② acute myocardial insufficiency 急性心筋不全の略. ③ anterior myocardial infarction 前壁心筋硬塞の略. ④ axiomesioincisal 軸側近心側切縁側のの略.

am·i·an·thine [æmiǽnθin] 石綿様の.

a. degeneration 石綿様変性(硝子様退行変性の起こった軟骨にみられる).

am·i·an·thoid [æmiǽnθɔid] 石綿様の.

am·i·an·tho·sis [æmiænθóusis] 石綿症, = asbestosis.

am·ic [ǽmik] アミドの, アンモニアに関係ある.

a. acid アミン酸(二塩基酸のモノアミド).

am·i·cine [ǽməsi(ː)n] アミシン(下垂体後葉中の動植物成長抑制物質).

a·mi·cro·bic [əmaikróubik] 無菌性の, 無菌の〔医学〕.

a. pyuria 無菌性膿尿.

a·mi·cron, ami·crone [əmáikrɑn, –kroun] 超微コロイド粒子(直径10^{-7}cm 程度の大きさで限外顕微鏡でしか見えない最小微粒子).

a·mi·cro·scop·ic [əmàikrəskápik] (顕微鏡でも見えないくらいの).

a·mic·u·lum [əmíkjuləm] アミクラム(小脳の Purkinje 細胞からなる歯状核周囲の線維叢).

a. of olive [TA] オリーブアミクラム*, = amiculum olivare [L/TA].

a. olivare [L/TA] オリーブアミクラム*, = amiculum of olive [TA].

am·i·dase [ǽmideiz] アミダーゼ(アミド基またはその誘導基をもつ化合物を分解してアンモニアを遊

離させる水分解酵素の総称).

am·ide [ǽmaid] アミド(① アミド基($-CO-NH_2$根を含む化合物). ② アンモニアの水素を金属で置換した化合物), = ammono base.

a. plant アミド植物.

am·i·din [ǽmidin] アミジン(デンプンの水可溶性成分), = soluble starch.

am·i·dine [ǽmidi:n] アミジン(① $-C(NH_2)=NH$根を含む化合物. ② R-C ($NH-NH_2$) イミドエーテルの分解物).

amid(o)- [əmi:d(ou), æmi-, -d(ə)] $-CONH_2$ なる1価の基を表す接頭語.

am·i·do·az·o·tol·u·ene [əmì:douæzətáljui:n] アミドアゾトルエン(スカーレット赤から得られる赤褐色アゾ染料で, 発癌作用を示す), = *o*-amidoazotoluol, *o*-aminoazotoluene.

am·i·do·cap·ro·ic ac·id [əmì:doukɑ:próuik ǽsid] アミドカプロイン酸.

am·i·do·ceph·a·lin [əmì:dəséfəlin] (ケファリンの一型).

am·i·do·com·pound [əmì:dəkámpaund] アミド化合物.

am·i·do·gen [əmí:dəʤən] アミドゲン(アミド化合物にある仮定の $-NH_2$ 基).

am·i·do·group [əmí:dəgru:p] アミド群, アミド基.

am·i·do·hex·ose [əmì:dəhéksous] アミド六炭糖.

am·i·do·my·e·lin [əmì:doumáiəlin] アミドミエリン $C_{44}H_{92}N_2PO_{10}$ (脳実質組織にある塩基).

am·i·do·py·rine [əmì:doupáirin] アミドピリン, = aminopyrine.

amidotrizoic acid アミドトリゾ酸 ㊗ 3,5-bis(acetylamino)-2,4,6-triiodobenzoic acid $C_{11}H_9I_3N_2O_4$: 613.91 (有機ヨウ素系X線造影剤).

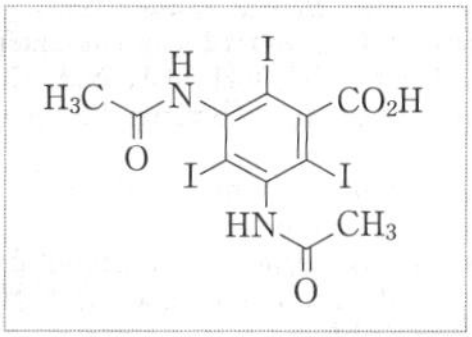

am·i·dox·ime [æmidáksi:m] アミドオキシム($-C(NH_2)=N-OH$ 群を含むアミジンで, イミド群の水素が$-OH$ で置換された化合物), = oxyamidine, oxamidine.

a·mid·u·lin [əmídjulin] アミジュリン(可溶性デンプン).

am·i·gen [ǽmiʤən] アミジェン(カゼインの酵素的分解物で, 必須アミノ酸の全体を含むといわれるブドウ糖付加溶液), = casein hydrolysate.

am·i·ka·cin [æ̀mikéisin] アミカシン.

a. sulfate アミカシン硫酸塩 $C_{22}H_{43}N_5O_{13}\cdot 2H_2SO_4$: 781.76 (硫酸アミカシン. アミノグリコシド系抗生物質. 細菌のタンパク質合成を阻害し, 殺菌的に作用する). (→ 構造式)

a·mil·o·ride [əmíləraid] アミロライド.

a. hydrochloride 塩酸アミロライド(直接尿細管に作用する. カリウム保持性利尿薬).

a·mim·ia [əmímiə] 無表情 [医学].

am·i·nac·rine hy·dro·chlo·ride [æ̀minǽkrin haidrouklɔ́:raid] アミナクリン塩酸塩 ㊗ 9-aminoacridine monohydrochloride $C_{13}H_{10}N_2-HCl$ (殺菌・消毒薬), = acramine, acramidine, aminoacridine hydrochloride.

am·i·nar·sone [æ̀minɑ́:soun] アミナルソン ㊗ *N*-carbamylarsanilic acid (抗スピロヘータ薬), = carbarsonum, carbarsone.

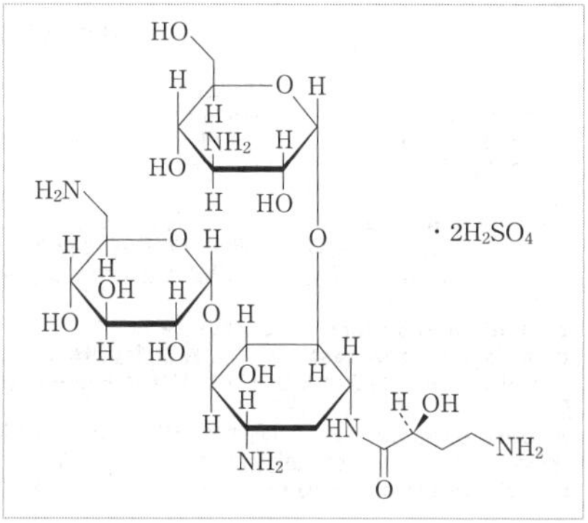

am·i·nase [ǽmineis] アミナーゼ(アミノ化合物からアミノ基を離脱して窒素を遊離させる酵素).

am·i·na·tion [æ̀minéiʃən] アミノ化.

am·in·dan [ǽmindən] アミンダン(サルファニラミドのスルフォサリチル酸塩でほかのサルファ剤に比して副作用が少ない), = sulfanilamide sulfosalicylate.

a·mine [əmí:n, ǽmi:n] アミン(脂肪化合物のアンモニア塩基で, NH_3 の水素原子を炭水基で置換した化合物).

a.-aldehyde resin アミンアルデヒド樹脂 [医学].

a. diabetes アミン〔性〕糖尿病, = nephrotic glycosuric hypophosphatemic dwarf, Debré-de Toni-Fanconi syndrome.

a. hypothesis アミン仮説.

a.-like odor アミン臭 [医学].

a. oxidase アミンオキシダーゼ, アミン酸化酵素(酸化還元酵素の一つ).

a. precursor uptake アミン前駆物質摂取作用.

a. precursor uptake and decarboxylation (APUD) アミン前駆物質摂取と脱炭酸(ペプチドホルモンを分泌する器官内の細胞群の略称).

a. transport アミン輸送 [医学].

am·in·er·gic [əmí:nə:rʤik] アミン作動性の.

a. cells [TA] アミン作動性細胞*, = cellulae aminergicae [L/TA].

a. cells in compact part of substantia nigra 〔A9〕 [TA] 黒質緻密部のアミン作動性細胞*, = cellulae aminergicae partis compactae substantiae nigrae 〔A9〕 [L/TA].

a. cells in reticular formation [TA] 網様体のアミン作動性細胞*, = cellulae aminergicae formationis reticularis [L/TA].

a. cells in ventral tegmental area〔A10〕 [TA] 腹側被蓋のアミン作動性細胞*, = cellulae aminergicae areae tegmentalis ventralis 〔A10〕 [L/TA].

a·mi·no [əmi:nou, æmi-, -nə] アミノ基($-NH_2$群が酸根以外の化合物に含まれていることを示す接頭語で, Temple of Jupiter Ammon にちなんで命名されたもの).

a. acid (AA, aa) アミノ酸(アミノ基$-NH_2$とカルボキシル基$-COOH$とをもつ化合物で, アミノカルボン酸ともいう. アミノ基とカルボキシル基が同じ炭素原子に結合しているものをαアミノ酸と呼び, 順次隣の炭素原子にアミノ基が移るに従い, β, γ, δアミノ酸と称す. 必須 essential または不可欠 indispensable アミノ酸は生命に絶対必要なもので, 10種あるといわれる).

a. acid activating enzyme アミノ酸活性化酵素〔医学〕.

a. acid activation アミノ酸活性化〔医学〕.

a. acid analyzer アミノ酸分析計〔医学〕.

a. acid carboxylase アミノ酸カルボキシル酵素(細菌に存在する酵素で,アミノ酸を分解して CO_2 を除去しアミンを産生する).

a.-acid decarboxylase アミノ酸デカルボキシラーゼ(一般に酸性培養液で培養された細菌に存在し,アミノ酸に作用して炭酸ガスを脱離させてアミンに変えるデスモラーゼの一種).

a. acid metabolism アミノ酸代謝〔医学〕.

a. acid nitrogen test アミノ酸窒素試験(ニンヒドリン試験,トリケトヒドリンデンヒドラート試験).

a. acid oxidase アミノ酸酸化酵素(*d*-アミノ酸酸化酵素と *l*-アミノ酸酸化酵素に大別されている).

a. acid polymer antigen アミノ酸ポリマー抗原〔医学〕.

a. acid score アミノ酸スコア(食品中のタンパク質栄養評価法の一つ.アミノ酸価ともいう).

a. acid sequence アミノ酸配列順序〔医学〕,アミノ酸配列.

a. acyl transfer RNA アミノアシルトランスファーRNA〔医学〕.

a. compound アミノ化合物〔医学〕, = aminocompound.

a. group アミノ基〔医学〕.

a. nitrogen アミノ窒素〔医学〕, = aminonitrogen.

a. plastics アミノプラスチック〔医学〕.

a. resin アミノ樹脂〔医学〕.

a. sugar アミノ糖〔医学〕.

a. terminal アミノ末端〔医学〕.

a·mi·no·ac·e·naph·thene [əmì:nouæ̀sinǽfθi:n] アミノアセナフテン.

a·mi·no·ac·e·tal [əmì:nouǽsitəl] アミノアセタール ㊥2, 2-diethoxyethylamine $NH_2CH_2CH(OC_2H_5)_2$.

a·mi·no·ace·tic acid [əmì:nouəsí:tik ǽsid] アミノ酢酸 H_2NCH_2COOH, = acidum aminoaceticum, glycocoll, glycine.

a. acid and calcium carbonate アミノ酢酸・炭酸カルシウム $H_2NCH_2COOHCaCO_3$(アミノ酢酸30%と炭酸カルシウム70%からなる制酸薬), = titralac.

a·mi·no·ac·e·to·phe·none [əmì:nouæ̀sitəfinóun] アミノアセトフェノン ㊥ *o*-aminoacetylbenzene $H_2NC_6H_4COCH_3$(淡黄色結晶または粉末で特徴的臭気をもつビタミン B_1 定量の試薬).

a·mi·no·ac·i·dase [əmì:nouǽsideis] アミノ酸分解酵素.

a·mi·no·ac·i·de·mia [əmì:nouæ̀sidí:miə] アミノ酸血〔医学〕.

a·mi·noac·i·du·ria [əmì:nouæ̀sidjú:riə] アミノ酸尿〔医学〕.

a·mi·noac·ri·dine [əmì:nouǽkridi:n] アミノアクリジン(アクリジンのアミノ誘導体で,多数の異性体中 9-aminoacridine が最大殺菌性を示す), = monacridine.

5-/9-aminoacridine hydrochloride 塩酸5-アミノアクリジン,塩酸9-アミノアクリジン(防腐薬), = Alvarez syndrome, pseudoileus.

a·mi·no·ac·yl (AA) [əmì:nouǽsil] アミノアシル(アミノ酸のカルボキシル基のOH基を除いた残りの原子団で,一般にR-CHNH₂CO- で表される).

a.-tRNA synthetase アミノアシル-tRNAシンテターゼ(ATP(アデノシン三リン酸)により活性化されたアミノ酸を,tRNA(トランスファーRNA)の3′末端にエステル結合させることによって,アミノアシル-tRNAを合成する酵素).

a·mi·no·ac·yl·ase [əmì:nouǽsileis] アミノアシラーゼ(ヒストザイム,デヒドロペプチダーゼ.主に *N*-アシルアミノ酸を有機酸とアミノ酸に加水分解する酵素であるが,ジペプチド類も加水分解する.基質特異性から3種類のアシラーゼが知られている), = histozyme, dehydropeptidase II.

aminoadipic δ-semialdehyde synthase アミノアジピン酸δ-セミアルデヒドシンターゼ.

1-a·mi·no·an·thra·qui·none [- əmì:nouæ̀nθrəkwínoun] アミノアントラキノン $C_{14}H_9O_2N$(赤褐色または赤色針状結晶).

a·mi·no·benz·al·de·hyde [əmì:noubenzǽldihaid] アミノベンズアルデヒド $NH_2C_6H_4CHO$(*o*-, *m*-, *p*-型の3異性体がある).

ami·no·ben·zene [əmì:nəbénzi:n] アミノベンゼン, = aniline.

a.-sulfonamide アミノベンゼン・スルホンアミド, = sulfanilamide.

a·mi·no·ben·zo·ate [əmì:nəbénzoueit] アミノ安息香酸塩.

a·mi·no·ben·zo·ic ac·id [əmì:noubenzóuik ǽsid] アミノ安息香酸 ㊥ anthranilic acid $C_6H_4(NH_2)COOH$(*o*-, *m*-, *p*-型の異性体がある.このうちパラアミノ安息香酸はビタミンB複合体の一員).

a·mi·no·bu·tyr·ic ac·id [əmì:noubju:tírik ǽsid] アミノ酪酸 $CH_3CH_2CH(NH_2)COOH$(タンパク質に少量存在するα-アミノ酸で,γ-aminobutyric acid (GABA)はグルタミン酸の脱炭酸反応により生じ,脳組織の呼吸に関係ある物質で,昏睡状態の対症薬として用いられる).

a·mi·no·ca·pro·ic ac·id [əmì:noukæprióuik ǽsid] アミノカプロン酸(抗プラスミン物質).

a·mi·no·cap·ryl·ic ac·id [əmì:noukæprílik ǽsid] アミノカプリル酸 $CH_3(CH_2)_5CH(NH_2)COOH$.

a·mi·no·com·pound [əmì:noukámpaund] アミノ化合物.

a·mi·no·eth·a·nol [əmì:nouéθənɔ:l] アミノエタノール, = ethanolamine.

2-a·mi·no·flu·o·rene [- əmì:nouflú:əri:n] アミノフルオレン ㊥ 2-fluorenamine(限局性発癌物質として若干の証拠がある).

a·mi·no·form [əmí:nəfɔ:m] アミノホルム, = methenamine.

a·mi·no·glu·teth·i·mide [əmì:nouglu:téθimaid] アミノグルテチミド(副腎皮質ステロイド産生阻害薬,Cushing 症候群などに用いる.軽度の痙攣性疾患にも用いるが副作用が多い).

a·mi·no·gly·co·side [əmì:nougláikəsaid] アミノグリコシド,アミノ配糖体〔医学〕(タンパク質合成を阻害することから抗生物質として用いる.ストレプトマイシンなどがある).

a. antibiotic アミノ配糖体抗生物質〔医学〕.

a·mi·no·gua·ni·dine [əmì:nəgwá:nidi:n] アミノグアニジン.

a·mi·no·lev·u·li·nate de·hy·dro·gen·ase [əmì:nəlévjulineit di:haidrádʒəneis] アミノレブリンデヒドロゲナーゼ(ポルホビリノーゲンシンターゼ.ポルフィリンの生合成の過程で2分子の5-アミノレブリン酸を脱水縮合して1分子のポルホビリノーゲンを生成する反応を触媒する酵素.肝に存在する), = porphobilinogen synthase.

a·mi·no·lip·in [əmi:nəlípin] アミノリピン(アミノ型窒素を含むアルコールの脂肪酸エステルで,複合脂質の一つ), = aminolipid, aminolipide.

am·i·nol·y·sis [æminálisis] アミノ分解(アミンと反応イミノ基-NH-が付加される).

a·mi·no·meth·op·ter·in ［əmìːnoumiθáptərin］ アミノメトプテリン (化) 4-amino-N^{10}-methyl-pteroyl-glutamic acid（葉酸拮抗物の一つ）.

a·mi·no·met·ra·dine ［əmìːnəmétrədin］ アミノメトラジン (化) 6-amino-3-ethyl-1-(2-propenyl)-2,4(1H,3H)-pyrimidine dione（利尿作用がある），= aminometramide.

a·mi·no·my·e·lin ［əmìːnoumáiəlin］ アミノミエリン $C_{44}H_{82}N_2PO_{10}$（脳質に存在するリン脂体）.

a·mi·no·ni·tro·gen ［əmìːnounáitrədʒən］ アミノ窒素（タンパク質のアンモニア化合物として存在する窒素）.

a·mino·pen·ta·mide ［əmìːnəpéntəmaid］ アミノペンタミド (化) α,α-diphenyl-γ-dimethylaminovaleramide（抗コリン作用），= centrine.

a·mi·no·pep·ti·dase ［əmìːnəpéptideis］ アミノペプチダーゼ（腸粘膜，酵母，細菌などに存在し，アミノ酸を含むペプチドの加水分解を触媒する）.

a·mino·phen·a·zone ［əmìːnəfénəzoun］ アミノフェナゾン（解熱薬），= ampyrone.

am·i·noph·er·ase ［æmináfəreis］ アミノフェラーゼ，= transaminase.

a·mi·no·phyl·line ［əmìːnəfílin, æminάfi-］ アミノフィリン (化) 3,7-dihydro-1,3-dimethyl-1*H*-purine-2,6-dione hemi(ethylenediamine)hydrate $C_{14}H_{16}N_8O_4 \cdot C_2H_8N_2 \cdot xH_2O$（アミノフィリン水和物．気管支拡張薬，強心薬，キサンチン（ジオキソプリン）系利尿薬）.

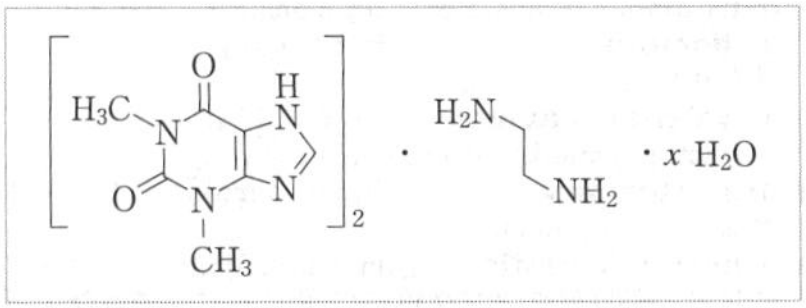

a·mi·no·pol·y·pep·ti·dase ［əmìːnoupɑlipéptideis］ アミノポリペプチダーゼ（カルボキシポリペプチダーゼとともにポリペプチダーゼの一種），= aminopeptidase.

a·mi·no·pro·py·lon ［əmìːnəpróupilən］ アミノプロピロン (化) 4-[2-(dimethylamino) propionamido] antipyrine（ジアルキルアミノアシル誘導体で，鎮痛作用を示す）.

am·i·no·pro·te·ase ［əmìːnouprόutieis］ アミノタンパク分解酵素（タンパク質を分解し，その媒質の遊離アミノ群と化合する酵素）.

am·i·nop·ter·in ［æmináptərin］ アミノプテリン (化) 4-aminopteroylglutamic acid（葉酸拮抗物質の一つで，制癌薬として用いられる）.

am·i·nop·ter·o·yl ［æmináptərɔil］ アミノプテロイル基.

4-aminopteroyl aspartic acid アミノプテロイルアスパラギン酸（抗葉酸物質の一つ），= amino-an-fol.

aminopteroyl-glutamic acid アミノプテロイルグルタミン酸，= aminopterin.

am·i·no·pu·rine ［əmìːnoupjúːriːn］ アミノプリン（プリン核の水素がアミノ基で置換された化合物で，核酸の成分），= nucleopurine.

ami·no·py·rine ［əmìːnoupáiriːn］ アミノピリン (化) 4-(dimethylamino)antipyrine（解熱・鎮痛薬），= aminopyrina, amidopyrine.

a·min·o·rex ［æmínəreks］ アミノレクス (化) 2-amino-5-phenyl-2-oxazoline（食欲抑制薬），= aminoxaphen.

a·mi·no·sac·cha·ride ［əmìːnəsǽkəraid］ アミノ糖類（-OH が-NH_2 により置換された糖類）.

am·i·no·sis ［æminóusis］ アミノ酸症（アミノ酸が体内で異常に産生される状態）.

a·mi·no·suc·cin·ic ac·id ［əmìːnousəksínik ǽsid］ アミノコハク酸，= asparaginic acid.

a·mi·no·sul·fon·ic ac·id ［əmìːnousʌlfάnik ǽsid］ アミノスルホン酸 NH_2SO_3H.

a·mi·no·su·ria ［əmìːnousjúːriə］ アミン尿〔症〕(尿中にアミンの存在する状態)，= aminuria.

a·mi·no·thi·a·zole ［əmìːnouθáiəzoul］ アミノチアゾール（甲状腺機能亢進に用いた対症治療薬）.

a·mi·no·trans·fer·ase ［əmìːnətrǽnsfəreis］ アミノトランスフェラーゼ（ある代謝物質からほかの代謝物質へのアミノ基転移を触媒する酵素），= transaminase.

ami·no·tri·pep·tid·ase ［əmìːnoutraipéptideis］ アミノトリペプチダーゼ（動物の腸粘膜から得られるポリペプチダーゼで，加水分解に金属イオンによる活性化を必要とせず，またジペプチドには作用しない）.

a·mi·no·va·le·ric ac·id ［əmìːnouvəlέːrik ǽsid］ アミノバレリン酸 $CH_3CH_2CH_2(OH)(NH_2)COOH$（タンパク質に存在するアミノ酸）.

am·in·u·ria ［æminjúːriə］ アミン尿〔症〕［医学］，= aminosuria.

a·mi·o·da·rone ［əmíːoudəròun］ アミオダロン（Vaughan Williams 分類Ⅲ群に属する抗不整脈薬）.

am·i·so·met·ra·dine ［æmisəmétrədin］ アミソメトラジン（利尿），= aminoisometradine.

am·i·thi·o·zone ［æmiθáiəzoun］ アミチオゾン（国際公定名 thioacetazone のアメリカ局方名），= myvizone, tibione, conteben.

amitogenic dose 核分裂阻止量［医学］.

am·i·to·sis ［æmitóusis］ 無系〔核〕分裂［医学］，= direct cell division. (形) amitotic.

am·i·trip·ty·line ［æmitríptilin］ アミトリプチリン.
a. hydrochloride アミトリプチリン塩酸塩 $C_{20}H_{23}N \cdot HCl$: 313.86（塩酸アミトリプチリン．三環系（ジベンズサイクロヘプテン）抗うつ薬）.

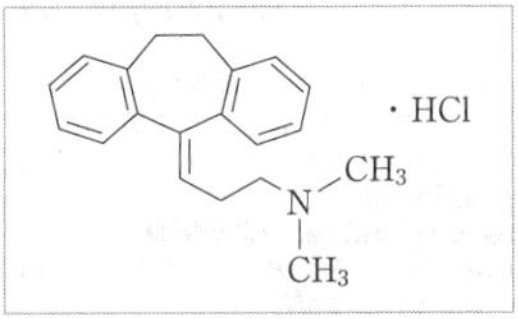

a·mix·ia ［əmíksiə］ 無交配.

AML ① acute myelocytic leukemia 急性骨髄性白血病の略．② anterior mitral leaflet 僧帽弁前尖の略.

AML 1 gene AML1 遺伝子（acute myelogenous leukemia 1 gene. CBFα2 と同一遺伝子．AML の染色体転座の転座切断点 (21q22.3) から単離された遺伝子で造血幹細胞の分化，増殖に重要な役割を果たす），= core-binding factor α2 (CBFα2).

AML-M1 acute myeloblastic leukemia 急性骨髄芽球性白血病の略.

AML-M2 acute myeloblastic leukemia with maturation 分化型骨髄性白血病の略.

AML-M3 acute promyelocytic leukemia 急性前骨髄球性白血病の略.

AML-M4 acute myelomonocytic leukemia 急性骨髄単球性白血病の略.

AML-M5 acute monocytic leukemia 急性単球性白血病の略.

AMLR autologous mixed lymphocyte reaction 自己混合リンパ球反応，リンパ球混合培養反応の略.

am·ma ［ǽmə］ 乳母.

Amman, Jan Coenraad ［άmən］ アマン(1669-

1730, オランダの科学者で盲唖教育の開祖).
am·me·ter [ǽmitər] 電流計, アンメータ (amperemeter の縮小語).
Am·mi vis·na·ga [ǽmi vísnəgə] (地中海沿岸地方産のセリ科植物で, その果実には主成分 khellin を含む), = Khella.
am·mine [ǽmain] アンミン (金属錯塩のうち, 金属または金属イオンがアンモニア NH_3 と結合しているもの, あるいはアミン $-NH_2$ と区別するためにも用いる語), = ammoniate.
a. complex salt アンモニア錯塩 (アンミンを含む錯化合物で, アンミン錯塩ともいう).
ammo– [æmou, ə–, –mə] 砂との関係を表す接頭語.
am·mo·ac·id·u·ria [æ̀mouæsidjú:riə] アンモ酸尿〔症〕(アンモニアおよびアミノ酸を含む尿を排泄する状態).
am·mo·coe·tes [æ̀mousí:ti:s] アンモコエテス幼生 (ヤツメウナギ類の幼生).
am·mo·ket [ǽməkit] アンモケット (マンデル酸アンモニウムを含むエリキシル).
Ammon, Friedrich August von [ǽmən] アンモン (1799–1861, ドイツの眼科・外科医).
A. angular fold アンモン披裂, = Ammon angular fissure.
A. fissure アンモン裂〔溝〕.
A. operation アンモン手術 (① 頬からの移植を利用する眼瞼矯正術. ② 涙管切開術.
A. scleral prominence 胎児眼球突隆.
Ammon horn [TA] アンモン角, = cornu ammonis [L/TA].
Ammon horn sclerosis アンモン角硬化 [医学].
am·mo·ne·mia [əmouní:miə, æ̀mə–] アンモニア血症, = ammoniemia.
am·mo·nia [əmóuniə] アンモニア NH_3 (無色, 鋭烈な臭気のあるガス). 形 ammoniated, ammoniacal.
a. dermatitis アンモニア皮膚炎 (おむつかぶれ).
a. hemate ヘマチン酸アンモニア (アンモニアとヘマチンとの混合物で, 顕微鏡用切片を染色するために用いる).
a. liniment アンモニア擦剤 (希アンモニア水 250 mL, オレイン酸 10mL, ゴマ油 740mL), アンモニア塗剤, = linimentum ammoniae, volatile liniment, Hartshorn liniment.
a. nitrate explosive 硝安爆薬.
a. process アンモニアソーダ法, = Solvay process.
a. rash アンモニア疹.
a. saturator アンモニア飽和器 [医学].
a. soda process アンモニアソーダ法 (炭酸ナトリウムを工業的に作る方法).
a. solution アンモニア水.
a. still アンモニア・スチル [医学].
a. synthesis アンモニア合成 (鉄系の触媒を用いて, 高温・高圧で窒素ガスと水素ガスからアンモニアを合成 (ハーバー・ボッシュ法)), = synthesis of ammonia.
a. test アンモニア試験, = Brown test, Nessler t., Ronchese t..
a. water アンモニア水 (去痰薬).
am·mo·ni·ac [əmóuniæk] アンモニアック (ペルシャ産セリ科植物の悪臭ゴム樹脂. 気管支炎, 喘息などに去痰薬として用いる).
a. emulsion アンモニアック・エマルジョン (4% 乳濁液), = emulsum ammoniaci.
a. mixture (3%水溶液にトルシロップを加えたもの), = mistura ammoniaci.
am·mo·ni·a·cal [æ̀mənáiəkəl] アンモニアの, アンモニア性の.
a. diaper アンモニア臭のあるおむつ (乳児殿部の皮膚炎を起こす).
a. fermentation アンモニア発酵 (空気中に放置された尿がアンモニアを発生する発酵).
a. silver nitrate solution アンモニア性硝酸銀液 [医学].
a. urine アンモニア〔性〕尿.
am·mo·ni·ate [əmóunieit] = ammine complex salt.
am·mo·ni·at·ed [əmóunieitid] アンモニア化された.
a. alcohol アンモニアアルコール, = alcohol ammoniatum.
a. glycyrrhizin アンモニウム化グリシリジン $C_{44}H_{63}NO_{13}$ (グリシリジン酸のアンモニウム塩).
a. guaiac tincture (芳香性アンモニア精にグアヤクを溶解したもの), = tinctura guaiaci ammoniata.
a. iron = ammonium chloride ferrated.
a. mercury 白降汞 NH_2HgCl, = hydrargyri ammoniatum, white precipitate.
a. mercury ointment 白降汞軟膏 (白降汞 5, 脱水ラノリン 5, 白色軟膏 90), = unguentum hydrargyri album, white precipitate ointment.
a. phenylacetamide 鎮痛薬.
a. salicylate サリチル酸アンモノール (頭痛に用いる).
a. silver nitrate solution アンモニア硝酸銀液 (硝酸銀 70.4g, 水 24.5mL, 強アンモニア水約 68mL とで 100mL とする. 歯科用鍍銀剤としては使用後還元剤を塗擦すると銀が沈殿する), = liquor argenti nitratis ammoniacalis, Howe ammoniacal silver nitrate.
a. tincture アンモニアチンキ (芳香性アンモニア精を用いてつくったチンキ剤).
a. valerian tincture アンモニア化吉草チンキ, = tinctura valerianae ammoniata.
am·mo·nie·mia [əmouní:miə, æmə–] アンモニア血症, = ammonemia.
am·mo·ni·fi·ca·tion [əmòunifikéiʃən] アンモニア産生 (細菌がタンパク質に作用してアンモニアを形成すること).
ammonio– [əmouniou, –niə] アンモニウムとの関連を表す接頭語.
ammonioferric alum (ミョウバンを含む強力止血剤).
ammoniomagnesium phosphate リン酸アンモニウムマグネシウム $Mg(NH_4)PO_4$–$6H_2O$, = magnesium ammonium phosphate.
am·mo·nir·rhea [əmòunirí:ə] アンモニア排泄 (尿または汗中のアンモニア排泄).
am·mo·ni·um [əmóuniəm] アンモニウム (NH_4–. アルカリ金属イオンに似た化学的性質を示すが, 遊離して得られていない).
a. acetate 酢酸アンモニウム CH_3COONH_4 (無色潮解性結晶で容易に水に溶解する), = spiritus mindereri.
a. acetate solution 酢酸アンモン水, = liquor ammonii acetatis.
a. alum アンモニウムミョウバン $AlNH_4(SO_4)_2$–$12H_2O$.
a. amalgam アンモニウムアマルガム (アンモニウム塩の水溶液を電解するとき水銀陰極に集まる不安定物質).
a. arsenate ヒ酸アンモニウム $(NH_4)_3AsO_4$.
a. benzoate 安息香酸アンモニウム $C_6H_5COONH_4$.
a. bicamphorate 酸性ショウノウ酸アンモニウム $NH_4HC_{10}H_{14}O_4$–$3H_2O$ (鎮静薬).
a. bicarbonate 炭酸水素アンモニウム NH_4HCO_3 (膨張薬, 消火薬, 染色などに用いる).
a. bifluoride 酸性フッ化アンモニウム NH_4F–HF, = ammonium hydrogen fluoride.
a. bimalate リンゴ酸水素アンモニウム $NH_4HC_4H_4$

O_5.
a. binoxalate シュウ酸水素アンモニウム $NH_4HC_2O_4$-H_2O, = acid ammonium oxalate.
a. bisulfite 亜硫酸水素アンモニウム NH_4HSO_3（防腐薬）.
a. bitartrate 酒石酸水素アンモニウム $NH_4HC_4H_4O_6$, = acid ammonium tartrate.
a. borate ホウ酸アンモニウム $(NH_4)_2B_4O_7$-$3H_2O$.
a. bromide 臭化アンモニウム NH_4Br（鎮静薬）.
a. carbamate カルバミン酸アンモニウム NH_2COONH_4（炭酸アンモニウムとともに，薬局方 ammonii carbonas の成分）.
a. carbolate = ammonium phenate.
a. carbonate 炭酸アンモニウム $(NH_4)_2CO_3$, = ammonii carbonas.
a. chloride 塩化アンモニウム NH_4Cl（無色結晶または粉末）, = amminii chloridum sal, ammoniacum, muriate of ammonia, salmiak.
a. chloride ferrated 鉄塩化アンモニウム（約2.5%の塩化第二鉄と97.5%の塩化アンモニウムとの合剤）, = ammoniated iron.
a. chloride test 塩化アンモニウム負荷試験.
a. chromate クロム酸アンモニウム $(NH_4)_2CrO_4$.
a. citrate クエン酸アンモニウム $(NH_4)_2HC_6H_5O_7$（利尿薬）.
a. dichromate 重クロム酸アンモニウム $(NH_4)_2Cr_2O_7$（橙赤色の結晶，二クロム酸アンモニウム）.
a. embelate エンベリン酸アンモニウム $(NH_4)_2O_{18}H_{26}O_4$（紫色の粉末で，粘膜を刺激する催嚏さいてい薬）.
a. ethylsulfate エチル硫酸アンモニウム $NH_4C_2H_5SO_4$（吸湿性結晶）.
a. ferricyanide フェリシアン化アンモニウム $(NH_4)_3Fe(CN)_6$-$3H_2O$（赤色結晶）.
a. ferrocyanide フェロシアン化アンモニウム $(NH_4)_4Fe(CN)_6$-$3H_2O$（黄緑色結晶）.
a. fluoride フッ化アンモニウム NH_4F.
a. formate ギ酸アンモニウム $HCOONH_4$（潮解性）.
a. hippurate 馬尿酸アンモニウム $C_6H_5CONHCH_2COONH_4$.
a. hypophosphite 次亜リン酸アンモニウム $NH_4PH_2O_2$, = ammonii hypophosphis.
a. ichthyosulfonate イクチオスルホン酸アンモニウム, = ichthammol.
a. iodide ヨウ化アンモニウム NH_4I, = ammonii iodidum.
a. ion アンモニウム・イオン［医学］.
a. mandelate マンデル酸アンモニウム $C_6H_5CH(OH)CO_2NH_4$（尿路消毒薬）, = mandamon.
a. molybdate モリブデン酸アンモニウム $(NH_4)_6Mo_7O_{24}$.
a. mucate 粘液酸アンモニウム $(NH_4)_2C_6H_8O_8$.
a. nitrate 硝酸アンモニウム NH_4NO_3（無色結晶または白色粉末）.
a. nitrate explosive 硝安爆薬.
a. nitroferricyanide ニトロフェリシアン化アンモニウム $(NH_4)_2[Fe(CN)_5NO]$, = ammonium nitroprusside.
a. oxalate シュウ酸アンモニウム$(NH_4)_2C_2O_4$-H_2O.
a. perchlorate 過塩素酸アンモニウム NH_4ClO_4.
a. persulfate 過硫酸アンモニウム $(NH_4)_2S_2O_8$, = purpuric acid.
a. phenate 石炭酸アンモニウム $C_6H_5ONH_4$（防腐薬）, = ammonium carbolate, a. phenylate.
a. phenolsulfonate フェノールスルホン酸アンモニウム $C_6H_4(OH)SO_3NH_4$（殺菌薬）.
a. phosphate リン酸水素アンモニウム $(NH_4)_2HPO_4$, = diammonium hydrogen phosphate.
a. phosphite 亜リン酸アンモニウム $(NH_4)_2HPO_3$-H_2O（潮解性の還元剤）.
a. picrate ピクリン酸アンモニウム（爆発剤）.
a. polysulfide 多硫化アンモニウム.
a. purpurate プルプル酸アンモニウム（Murexide test において尿酸と化合して赤色を発する物質）.
a. rhodanilate ロダニル酸アンモニウム $NH_4[Cr(CNS)_4(C_6H_4NH_2)_2]$（プロリンの試薬）.
a. salicylate サリチル酸アンモニウム $C_6H_4(OH)COONH_4$, = ammonii salicylas.
a. salt アンモニウム塩.
a. sodium oxalate シュウ酸アンモニウムナトリウム.
a. sulfate 硫酸アンモニウム $(NH_4)_2SO_4$（硫安）.
a. sulfate precipitation method 硫安沈殿法.
a. sulfide 硫化アンモニウム $(NH_4)_2S$.
a. sulfoichthyolate スルホイクチオール酸アンモニウム, = ichthammol.
a. tartrate 酒石酸アンモニウム $NH_4OOC(CHOH)_2COONH_4$.
a. thiocyanate チオシアン酸アンモニウム NH_4SCN（pH 測定試薬には，0.1N 水溶液，すなわち 1,000 mL 中 7.612g を含むものを用いる）, = ammonium rhodanate.
a. thiosulfate チオ硫酸アンモニウム $(NH_4)_2S_2O_3$（写真用）, = ammonium hyposulfite.
a. tungstate タングステン酸アンモニウム $5(NH_4)_2O$-$12WO_3$-$7H_2O$.
a. uranate ウラン酸アンモニウム $(NH_4)_2U_2O_7$.
a. vanadate バナジン酸アンモニウム NH_4VO_3, = ammonium metavanadate.
a. zirconium fluoride = zirconium ammonium fluoride.

am·mo·ni·u·ria [əmòunijú:riə] アンモニア尿〔症〕.
Ammonius [əmóuniəs] アンモニウス（BC 3 世紀のアレキサンドリアの医師で，膀胱結石の粉砕術を考案したことから“砕石者” lithotomist と呼ばれている）.
ammono– [æmənou, ɑmou– –nə] アンモニウムの水素をほかの原子団で置換した化合物の意味を表す接頭語.
am·mo·no·ac·id [æmənouǽsid] アンモノ酸.
am·mo·no·base [ǽmənəbeis] アンモノ塩基.
am·mo·nol [ǽmənɔ:l] アンモノール $C_6H_5CH_3CONH_2$.
am·mo·nol·y·sis [æmənálisis] 加安分解，アンモノリシス（対応する化学変化で，重金属のハロゲン化物を液体アンモニア中に入れ，アンモニアと作用させて金属のアミドおよびイミドを生ずる反応）.
am·mo·no·salt [ǽmənəsɔ:lt] アンモノ塩.
Am·mo·sper·moph·i·lus leu·cu·rus [æmouspə:máfiləs lju:kjú:rəs] ハタリス，ジリス（ペスト伝播ノミの天然中間宿主）, = white-tailed antelope squirrel.
am·mo·ther·a·py [æmouθérəpi] 砂浴療法.
am·mox·i·da·tion [əmàksidéiʃən] アンモ酸化.
am·ne·mon·ic [æmni:mánik] 健忘の（記憶障害の）.
a. aphasia 健忘性失語〔症〕, = anomia, amnesic aphasia.
am·ne·sia [æmní:ziə] 健忘症（特に最近の過去についての記憶消失）, 記憶喪失［医学］. 形 amnesic, amnestic.
am·ne·si·ac [æmní:siæk] 健忘症患者.
amnesic amimia 健忘性無表情〔症〕.
amnesic aphasia 健忘失語.
am·nes·tic [æmnéstik] 健忘症の.
a. aphasia 健忘失語〔症〕［医学］.
a. apraxia 健忘性失行［医学］（自発動作不能）.

a. color blindness 健忘性色盲.
a. confabulatory syndrome 健忘作話症候群〔医学〕.
a. psychosis 健忘精神病.
a. symptom-complex 健忘〔症〕性症候群, = Korsakoff syndrome.
a. syndrome 健忘症候群, = Korsakoff syndrome.
am·nes·tro·gen [æmnéstrəʤən] 混合エストロゲン物質, = estrogenic substances, conjugated.
amnio- [æmniou, -niə] 羊水, 羊膜との関係を表す接頭語.
amniocardiac vesicle 羊心小胞(鳥類などの胚胎初期における体腔において, 心臓と外心膜に発育する中胚葉の間隙).
am·ni·o·cen·te·sis [æ̀mniousentí:sis] 羊水穿刺〔医学〕.
am·ni·o·cho·ri·al [æ̀mnioukɔ́:riəl] 羊〔膜〕絨毛膜.
am·ni·o·clep·sis [æ̀mniəklépsis] 羊水漏.
am·ni·o·em·bry·on·ic [æ̀mniouembriánik] 羊膜胚の.
a. rudiment 羊胚原基(内細胞塊, 胚胞初期の内面にある細胞塊で, 将来羊膜と胚胞壁に分化するもの), = intracholionic rudiment, inner cell mass.
a. vesicle 羊胚小胞(発育初期の羊膜).
am·ni·o·gen·e·sis [æ̀mniəʤénisis] 羊膜発生, 羊膜形成〔医学〕.
amniogenic cells 羊膜原細胞.
amniogenic deformity 羊膜性奇形〔医学〕, 羊膜性変形.
am·ni·og·e·nous [æ̀mniáʤənəs] 羊膜原性〔医学〕.
a. malformation 羊膜原性奇形.
am·ni·og·ra·phy [æ̀mniágrəfi] 羊水造影〔医学〕, 羊膜造影法(造影剤を羊膜腔中に注入する妊娠子宮造影法).
am·ni·o·in·fu·sion [æ̀mniouinfjú:ʒən] 人工羊水投与法, 人工羊水補充療法.
am·ni·o·ma [æ̀mnióumə] 羊膜腫.
am·ni·on [ǽmniən] 羊膜. [形] amniotic, amnionic.
a. cavity 羊膜腔.
a. fluid 羊水〔医学〕.
a. fold 羊膜ヒダ.
a. raphe 羊膜縫線〔医学〕.
a. water 羊水, = amniotic fluid.
am·ni·on·ic [æ̀mniánik] 羊膜の, = amniotic.
a. band syndrome 羊膜索症候群.
a. deformity 羊膜性変形.
a. fluid index (AFI) 羊水指数.
am·ni·o·ni·tis [æ̀mniounáitis] 羊膜炎〔医学〕.
am·ni·o·plas·tin [æ̀mniəplǽstin] アムニオプラスチン(羊膜の乾燥製剤で砕頭術後癒着を阻止するために用いる).
am·ni·or·rhex·is [æ̀mniəréksis] 羊膜破裂.
am·ni·or·rh(o)ea [æ̀mniərí:ə] 羊水漏.
am·ni·o·scope [ǽmniəskoup] 羊水鏡〔医学〕.
am·ni·os·co·py [æ̀mniáskəpi] 羊水鏡検査〔医学〕.
am·ni·o·sis [æ̀mnióusis] 羊膜〔炎〕症, = amniotitis.
Am·ni·o·ta [æ̀mnióutə] 有羊膜類(胚の発生中に羊膜 amnion, 尿膜 allantois, 漿膜 serolemma を生じ, 必ず肺呼吸をする脊椎動物, すなわち爬虫類, 鳥類, 哺乳類のすべてを含む), = amniotes.
am·ni·ote [ǽmniout] 有羊膜類〔の〕.
am·ni·ot·ic [æ̀mniátik] 羊膜の〔医学〕, = amnionic.
a. adhesion 羊膜癒着〔医学〕.
a. amputation 羊膜切断〔医学〕.
a. band 羊膜帯, 羊膜索〔医学〕.
a. band constriction ring syndrome 羊膜索絞扼輪症候群〔医学〕.
a. band syndrome 羊膜索症候群〔医学〕.
a. cavity 羊膜腔.
a. constriction bands 羊膜圧縮帯〔医学〕.
a. corpuscle デンプン様小体, = corpora amylacea.
a. duct 羊膜管.
a. ectoderm 羊膜外胚葉.
a. embolism 羊水塞栓〔医学〕, 羊膜塞栓症.
a. fluid 羊水〔医学〕.
a. fluid amylase concentration 羊水中アミラーゼ濃度.
a. fluid analysis 羊水分析, = analysis of amniotic fluid.
a. fluid creatinine concentration 羊水中クレアチニン.
a. fluid embolism 羊水塞栓〔症〕〔医学〕.
a. fluid glucose concentration 羊水中グルコース.
a. fluid infection (IAI) 羊水感染, = intra-amniotic infection.
a. fluid syndrome 羊水症候群.
a. fluid volume (AFV) 羊水量.
a. fold 羊膜ヒダ, = amnionic fold.
a. infection 羊水感染〔医学〕.
a. innoculation 羊膜腔接種.
a. membrane 羊膜.
a. membrane transplantation 羊膜移植(胎盤の一部である羊膜を移植し結膜瘢痕の抑制をはかる).
a. mesoderm 羊膜中胚葉(羊膜の外層を生ずる胚体外のもの).
a. navel 羊膜臍〔医学〕.
a. raphe 羊膜縫線(爬虫類, 鳥類, 哺乳類のある種の胎児にみられる羊膜ヒダ).
a. ring 羊膜輪(羊膜が臍の周辺に付着して生ずる輪).
a. sac 羊膜嚢〔医学〕, 羊膜, = amnion.
a. umbilicus 羊膜陥凹.
a. vesicle 羊膜嚢胞, = amnion.
a. villus 羊膜絨毛.
am·ni·o·ti·tis [æ̀mnioutáitis] 羊膜炎, = amnitis.
am·ni·o·tome [ǽmniətoum] 羊膜切開器.
am·ni·ot·o·my [æ̀mniátəmi] 人工破膜.
am·o·bar·bi·tal [æ̀moubá:bitəl] アモバルビタール [化] 5-ethyl-5-isopentylpyrimidine-2,4,6(1*H*,3*H*,5*H*)-trione $C_{11}H_{18}N_2O_3$: 226.27 (催眠薬, バルビツール酸系鎮静薬, 作用時間が中程度の中間型バルビツール酸系誘導体).

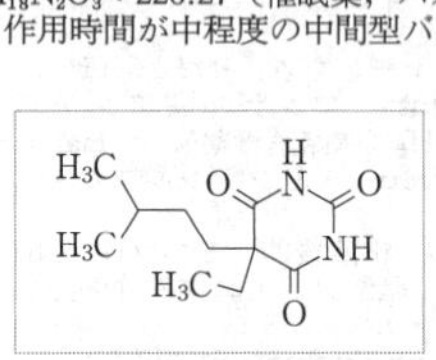

a. sodium アモバルビタールナトリウム $C_{11}H_{17}N_2NaO_3$, = amytal sodium.
am·o·di·a·quine hy·dro·chlo·ride [æ̀moudáiəkwin hàidroukló:raid] アモジアキン塩酸塩 [化] 4-(7-chloro-4-quinolylamino)-α-diethylamino-*o*-cresol dihydrochloride dihydrate (抗マラリア薬), = camoquin.
amoeb- [əmi:b] アメーバとの関係を表す接頭語, = ameb-.
A·moe·ba [əmí:bə] アメーバ属.
A. buccalis (旧称). → *Entamoeba gingivalis*.
A. coli (旧称). → *Entamoeba coli*.
A. dentalis (旧称). → *Entamoeba gingivalis*.

A. dysenteriae (旧称). → *Entamoeba histolytica*.
A. histolytica (旧称). → *Entamoeba histolytica*.
A. limax (旧称). → *Endolimax nana*.
A. meleagridis (旧称). → *Histomonas meleagridis*.
A. proteus アメーバ・プロテウス(湖沼などに広く自生する原生生物).

a·moe·ba [əmíːbə] アメーバ(原虫, 根足虫類), = ameba.

a·moe·bi·a·sis [æmiːbáiəsis] アメーバ症, = amebiasis.

a·moe·bi·cide [əmíːbisaid] アミー・ビサイド, = amebacide.

a·moe·bism [əmíːbizəm] アメーバ症, = amebiasis.

a·moe·bo·cyte [əmíːbəsait] アメーバ様〔変形〕細胞 [医学].
a. lysate アメーバ様〔変形〕細胞溶解物 [医学].

a·moe·boid [əmíːbɔid] アメーバ様 [医学].
a. cell アメーバ様細胞.

a·moe·bu·la [əmíːbjulə] 微小アメーバ(アメーバ形胞子に対していう), = amebula. ↔ flagellula.

a·moe·bu·ria [əmiːbjúːriə] アメーバ尿〔症〕, = ameburia.

a·moen·o·ma·nia [əmènouméiniə] 病的快活, = amenomania.

amok [əmák, əmʌ́k] アモク(興奮状態で殺人を犯し, あとで疲労困憊と健忘を残す狂気. 最初マレー人に発見された), = amuck.

a·mol·a·none hy·dro·chlo·ride [əmálənoun hàidroukló:raid] 塩酸アモラノン [化] 3-(β-diethylaminoethyl)-3-phenyl-2-benzofuranonehydrochloride (鎮痙薬, 局所麻酔薬), = amethone.

A·mo·mum [əmóuməm] アモマム属(ショウガ科の一属).
A. villosum 陽春砂.

amomum seed シュクシャ[縮砂](整腸薬, 芳香健胃薬として用いられる種子塊).

a·mor [ǽmɔːr, éimɔːr] [F] 愛, = love.
a. insanus 病的淫欲, 色情症, = erotomania.
a. lesbicus 女性同性愛, = lesbianism, sapphism.
a. sui 自己愛, = self-love, vanity.

a·mo·ra·lia [əmɔːréiliə] 不道徳〔症〕, 道徳的白痴.

amorectal line 肛門直腸線 [医学].

a·morph [əmɔ́ːf] アモルフ, 無定形態 [医学].

a·mor·pha [əmɔ́ːfə] 無定形〔状態〕. [形] amorphous.

a·mor·phia [əmɔ́ːfiə] 無形〔奇形〕, = amorphism.

a·mor·phi·nism [əmɔ́ːfinizəm] モルヒネ禁断症状 [医学] (モルヒネ中毒患者が禁断の際に呈する症状).

a·mor·phog·no·sia [əmɔːfagnóusiə, -founóu-] 形態失認〔症〕 [医学].

A·mor·pho·phal·lus kon·jac [əmɔ̀ːfəfǽləs kánjæk] コンニャク[蒟蒻](サトイモ科 *Araceae* の一種で, 根茎からコンニャク粉をつくる), = devil's-tongue.

a·mor·phous [əmɔ́ːfəs] 無定形の, 塊状の, アモルファスの.
a. carbon 無定形炭素(すす, コークス, 木炭など).
a. fetus 無形胎児, = anideus.
a. insulin 無晶性インスリン(亜鉛またはほかの金属塩を添加することなく製造する普通のインスリン), = regular insulin, unmodified i..
a. ouabain 無形性ウアバイン, = acocanthin.
a. phosphorus 無定形リン, = red phosphorus.
a. powder 無晶粉末 [医学], 無定形粉末.
a. silicon 無定形シリコン.
a. wax 無定形ろう(蝋) [医学].

a·mor·phus [əmɔ́ːfəs] 無形体 [医学], = amorphus globulus.

Amoss, Harold L. [ǽməs] アモス(1886-1956, アメリカの内科医).
A. sign アモス徴候(脊椎に疼痛がある場合, 患者が床上に起き上がるときには上肢を後方につき, 後方から手をもって身体を支える).

Amoss-Wollstein method アモス・ウオルスタイン法(抗髄膜炎菌血清の迅速製造法として, 生菌と死菌とを交互に静注する方法).

a·mo·tio [əmóuʃiou] 剥離, = detachment.
a. chorioideae 脈絡膜剥離 [医学].
a. corporis ciliaris 毛様体剥離.
a. corporis vitrei 硝子体剥離.
a. retinae 網膜剥離.
a. retinae traumatica 外傷性網膜剥離.

amotivational syndrome 無動機症候群 [医学].

am·ount [əmáunt] 量 [医学].
a. of blood lost at menstrual period 月経量 [医学].
a. of food waste 食品廃棄量 [医学].
a. of response information 反応情報量 [医学].
a. of stool 便量 [医学].
a. of substance 物質量(アボガドロ定数の数値に等しい数を単位として表した物質の量).
a. of work 作業量 [医学].

a·mox·a·pine [əmáksəpiːn] アモキサピン [化] 2-chloro-11-(piperazin-1-yl)dibenz[*b*, *f*][1,4]oxazepine $C_{17}H_{16}ClN_3O$: 313.78 (三環系(ジベンズオキサゼピン)抗うつ薬).

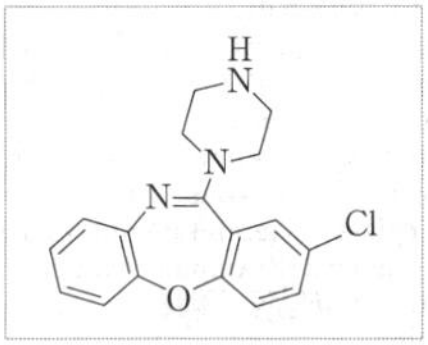

a·mox·i·cil·lin [əmàksisílin] アモキシシリン $C_{16}H_{19}N_3O_5S \cdot 3H_2O$: 419.45 (アモキシシリン水和物. β-ラクタム系抗生物質. 6-アミノペニシラン酸のアミノヒドロキシベンジル誘導体で広域性の半合成ペニシリン抗生物質).

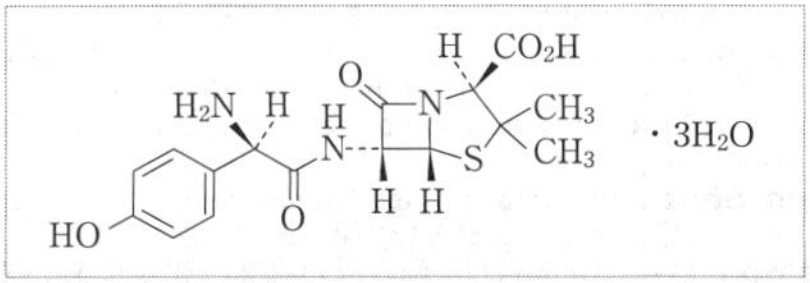

AMP ① adenosine monophosphate アデノシン一リン酸の略. ② average mean pressure 平均中間圧の略.

AMP deaminase AMPデアミナーゼ(アデニル酸およびデオキシアデニル酸の6位のアミノ基を加水分解的に脱アミノし, アンモニアとイノシン酸を生成する反応を触媒する. 別名 AMPアミナーゼ, アデニル酸デアミナーゼ), = AMP aminase.

amp ① ampere アンペアの略. ② amperage アンペア数の略. ③ amplifier 増幅器の略. ④ amputation 切断術の略.

Am·pe·lop·sis [æ̀mpəlápsis] ノブドウ[野葡萄]属(ブドウ科の一属).

am·pel·o·ther·a·py [æ̀mpələθérəpi] ブドウ療法, = grape cure.

am·per·age (amp) [æmpéəriʤ] アンペア数.

Ampère, André-Marie [ɑnpéːr] アンペール(1775-1836, フランスの物理学者. 物質の磁気的性質を電気的に説明し, 分子電流説を立てた).

A. law アンペールの法則(電流の周囲に生ずる磁場の方向についての法則), = Ampère rule.

A. molecular current (アンペールの分子電流磁石の各分子内に仮定された円形電流).

A. postulate アンペール仮説, = Avogadro postulate.

A

am·pere [ǽmpεər] アンペア(電流の単位. A または amp. と略記する. 真空中に1m隔てて平行に置いた太さを無視できる無限長の導体に定常電流を流したとき, 導体間に働く力が長さ1m当たり 2×10^{-7}N(ニュートン)となるような電流の値を1アンペアと定義する. 国際単位系 SI の基本単位の一つである. フランスの物理学者 Ampère に因む).

a. balance 電流天秤, アンペア秤(平行コイルに流れる電流から電力を測り電流の強さをみる装置), = current balance.

a. hour アンペア時(1アンペアの電流が1時間流れたときの電気量. = 3,600 クローン).

a.-hour capacity アンペア時容量〔医学〕.

a. turn アンペア回数(コイルの巻数と, これを通る電流のアンペア数の積).

amperometric indicator 電流滴定指示薬〔医学〕.

amperometric titration 電流滴定〔医学〕.

am·per·om·e·try [æ̀mpərɑ́mitri] 電流滴定〔医学〕(電流を測定することにより化学反応の定量を行う方法).

amph·am·phot·er·o·dip·lo·pia [æ̀mfæmfɑ̀tər-oudiplóupiə] 両眼複視.

amph·ec·lex·is [æ̀mfikléksis] 両(雌雄)性的淘汰.

am·phem·e·ra [æmfémərə] 毎日熱, = quotidian fever. 形 amphemerous.

am·phe·rot·o·ky [æmfərɑ́təki] 両性生殖, = amphitoky. 形 ampherotokous, ampherotokal.

am·phet·a·mine [æmfétəmain, -mi:n] アンフェタミン ㊗ 1-phenyl-2-aminopropane, racemic desoxynor-ephedrine $C_9H_{13}N$ (覚醒薬, 交感神経興奮薬), = raphetamine.

a. abuse アンフェタミン乱用〔医学〕, 覚醒剤乱用.

a. dependence アンフェタミン依存〔症〕(アンフェタミン(ベンゼドリン)とメタンフェタミン(ヒロポン)は一般に覚醒薬といわれている), = amphetamine addiction.

a. intoxication アンフェタミン中毒〔医学〕.

a. phosphate リン酸アンフェタミン $C_6H_5CH_2CH(CH_3)(NH_2)H_3PO_4$, = raphetamine phosphate.

a.-related psychic disorder アンフェタミン関連精神障害〔医学〕.

am·phet·a·min·ism [æmfétəminizəm] アンフェタミン症, アンフェタミン中毒〔医学〕.

amph(i)- [æmf(i)] 両, 双の意味, 化学においては置換基の位置すなわち縮合環化合物の2,6-位を示す接頭語.

amphiarthrodial joint 半関節.

am·phi·ar·thro·sis [æ̀mfiɑ:θróusis] [L/TA] 半関節*(ほとんど運動性のない関節), = amphiarthrosis [TA]. 形 amphiarthrodial.

am·phi·as·ter [æ̀mfiǽstər] 双星〔状〕体(細胞分裂に起こる核の二重星状体をいう).

Am·phib·ia [æmfíbiə] 両生綱(脊椎動物 *Vertebrata* の一綱), = amphibians.

am·phib·i·an [æmfíbiən] 両生類(一般的に肺呼吸をするが, 幼生は水中生活を行い, その初期は, 鰓呼吸をする).

a. reaction 両生類様反応.

a. venom 両生類毒〔医学〕.

am·phib·i·ous [æmfíbiəs] 水陸両生の.

am·phi·blas·tic [æ̀mfiblǽstik] 卵黄極在性の(卵子の不等分割を示すことについていう).

am·phi·blas·tu·la [æ̀mfiblǽstjulə] 中空幼生(不等全割に従う受精卵から生ずる海綿動物の胞胚期で, 割腔は偏心的に存在する).

am·phi·bles·ti·tis [æ̀mfiblestáitis] 網膜炎, = retinitis.

am·phi·bles·tro·des [æ̀mfiblestróudi:s] 網膜, = retina.

am·phi·bo·lia [æ̀mfibóuliə] ① 疾病不安定期. ②(造岩鉱物の主要なもので, 組成は SiO_3, SiO_6 などが金属原子と化合したもの). 形 amphibolic, amphibolous.

am·phi·bol·ic [æmfibɑ́lik] 不安定な, = vacillating, amphibolous.

a. fistula ① 完全肛門瘻孔(内外に穿孔した). ② 不〔安〕定瘻孔(研究目的で胆汁を採るための胆嚢瘻). ③ 両面瘻(フィステル)(内部および外部の両側に開く完全痔瘻).

a. pathway 不安定経路〔医学〕, 両性代謝経路.

a. period 不安定期, = amphibolic stage, amphibolia.

a. stage 不安定期(極期と回復期との中間).

am·phi·ce·lous [æ̀mfisí:ləs] 両凹の, = amphicoelous, biconcave.

am·phi·cen·tric [æ̀mfiséntrik] 両中心性の.

am·phi·chro·ic [æ̀mfikróuik] 両色性の(リトマス紙の赤青両色を呈するような), = amphichromatic.

am·phi·chro·mat·ic [æ̀mfikroumǽtik] 両色性の, = amphichroic.

am·phi·coe·lous [æ̀mfisí:ləs] = amphicelous.

am·phi·cra·nia [æ̀mfikréiniə] 両側〔性〕〔片〕頭痛.

am·phi·cre·a·tine [æ̀mfikrí:ətin] アンフィクレアチン $C_9H_{19}N_7O_4$ (筋肉中の leukomain).

amphicrotic reaction 両性反応, = amphoteric reaction.

am·phi·cyte [ǽmfisait] 周囲細胞(交感神経節などの神経細胞の周囲に存在するグリア細胞. 外套細胞の方が一般的な用語), = satellite, capsule cell.

am·phi·cyt·u·la [æ̀mfisítjulə] 受胎卵細胞.

am·phid [ǽmfaid, -fid] アンフィド, 双器(線虫類の神経系にある微細な受容器官).

am·phi·del·phic [æ̀mfidélfik] 対子宮性, 対子宮型.

am·phi·des·mic [æ̀mfidézmik] 二重靱帯をもつ, = amphidesmous.

am·phi·dex·ter·i·ty [æ̀mfidekstériti] 両手利き, = ambidexterity.

amphidial gland 双器腺.

amphidial nerve 双器神経.

amphidiarthrodial joint 両軸性関節, = amphidiarthrosis.

am·phi·di·ar·thro·sis [æ̀mfidaiɑ:θróusis] 複合関節(蝶番関節と全動関節の両機能をもつ混合関節).

am·phi·dip·loid [æ̀mfidíplɔid] 複2倍体(雑種の染色体についていう).

am·phi·er·o·tism [æ̀mfiérətizəm] 両性淫欲.

am·phi·gas·tru·la [æ̀mfigǽstrulə] (不等分裂により両半球に不等大嚢球をもつ腸胚).

am·phi·gen·e·sis [æ̀mfiʤénisis] 両性生殖.

am·phi·ge·net·ic [æ̀mfiʤənétik] 両性生殖の.

am·phi·go·ni·um [æ̀mfigóuniəm] 両性生殖体.

amphigonous inheritance 両親遺伝.

am·phig·o·ny [æmfígəni] 有性生殖(動植物).

am·phi·kar·y·on [æ̀mfikǽriən] 複核体〔医学〕, 複相核, 受精核.

am·phi·leu·ce·mic, am·phi·leu·ke·mic [æ̀mfilju:kímik] 白血病多変性の(白血病において器官の変化の程度がさまざまな病変を示すことについていう).

Am·phim·er·us [æmfímərəs] (原虫, 後睾吸虫の一属).

am·phi·mi·crobe [æ̀mfimáikroub] 好気嫌気両性菌．形 amphimicrobian.
am·phi·mix·is [æ̀mfimíksis] 両性混合〔医学〕，融合生殖（遺伝子癒合）.
am·phi·mor·u·la [æ̀mfimɔ́:rjulə] 異極桑実期（不等分割卵の両半球が不等大を示す桑実期），= unequal stereoblastula.
am·phi·nu·cle·o·lus [æ̀mfinjú:kliələs] 複合仁（酸・塩基両性染色性の核仁），両性核小体〔医学〕，複合核小体〔医学〕，= caryosome.
am·phi·nu·cle·us [æ̀mfinjú:kliəs] 中心核（紡錘糸と中心体とからなり，その周囲に染色質が集合した原虫の核），= centronucleus.
am·phi·on [ǽmfiən] 両性イオン（両性電解質がそれ自身の分子内において陽子の移動を行う結果生ずる一種の双極イオン），= amphoion, zwitterion, dipolar ion.
am·phi·ox·us [æ̀mfiɑ́ksəs] ナメクジウオ［蛞蝓魚］（海性の原索生物．amphioxus は両端が尖っているという意），= lancelet.
am·phi·path·ic [æ̀mfipǽθik] 両親媒性〔医学〕（極性基と非極性基の両方をもち，親水性と疎水性の両方の性質をもつ化合物，リン脂質，オレイン酸ナトリウム塩などの洗浄剤や湿潤剤がある）.
  a. compound 両親媒性化合物，= amphiphilic compound.
amphipatic property 両親媒性〔医学〕.
am·phi·pep·tone [æ̀mfipéptoun] アンフィペプトン（タンパク質代謝過程において生ずる物質で，antipeptone と hemipeptone との混合物をいう）.
am·phi·per·me·a·bil·i·ty [æ̀mfipə̀:miəbíliti] 両透性.
amphiphilic compound = amphipathic compound.
amphiphysin アンフィファイジン.
am·phi·plas·ty [ǽmfiplæ̀sti] アンフィプラスティ〔医学〕.
am·phi·pneu·stic [æ̀mfinjú:stik] 双気門式の（昆虫の気門が前胸および尾端にのみ各1対が開いていること）.
Am·phip·o·da [æmfípədə] 端脚目（軟甲綱の一目）.
am·phi·por·ine [æ̀mfipɔ́:ri:n] アンフィポリン（線虫に存在するニコチン群のアルカロイド）.
am·phi·py·re·nin [æ̀mfipáirənin] アンフィピレニン（細胞の核膜成分）.
Am·phir·rhi·na [æ̀mfiráinə] 両鼻類（単鼻類を除くすべての脊椎動物）.
am·phis·tome [æmfístoum] 双口吸虫類.
  a. cercaria 双口セルカリア.
am·phis·to·mi·a·sis [æ̀mfistoumáiəsis] 双口吸虫症.
am·phi·tene [ǽmfiti:n] 両性の，= synaptene, zygotene.
  a. stage 両糸期〔医学〕，両性接合期，アンフィテン期（核分裂接合期のうち花束期の第3期）.
am·phi·the·ci·um [æ̀mfiθí:ʃiəm] (endothecium の外層).
am·phi·thy·mia [æ̀mfiθáimiə, -θí-] 気分循環〔症〕（2年間程度の軽うつと軽躁が繰り返される病態），両極気質，躁うつ性気質.
am·phit·ri·chate [æmfítrikeit] 両毛性の，= amphitrichous.
am·phi·trich·ia [æmfitríkiə] 両端鞭毛菌．形 amphitrichous, amphitrichate, amphitricate.
am·phit·ri·cous [æmfítrikəs] 両毛〔性〕の.
am·phi·trop·ic [æmfitrɑ́pik] 一方から洞腔に到達する.
am·phit·ro·pous [æmfítrəpəs] 曲生の.
am·phit·y·py [æmfítipi] 両型併存.
ampho- [æmfou, -fə-] 両方の意味を表す接頭語.
am·pho·al·bu·mose [æ̀mfouǽlbjumous] アンフォアルブモース（アンフォペプトンに変化し得るアルブモース）.
am·pho·chro·mat·o·phil(e) [æ̀mfoukroumǽtəfil] 両染細胞，= amphophil(e).
am·pho·chro·mo·phil(e) [æ̀mfoukróuməfil] 両染性の，両染細胞，= amphophil(e).
am·pho·cil·lin [æ̀mfəsílin] アンフォシリン（ペニシリンとアンフォジエルとの混合物）.
am·pho·cyte [ǽmfəsait] 両染色性の細胞（酸性と塩基性との両種の色素で染色されるもの）.
am·pho·dip·lo·pia [æ̀mfoudiplóupiə] 両眼複視，= amphoterodiplopia, binocular diplopia.
am·pho·gen·ic [æ̀mfəʤénik] 両性生殖の.
am·pho·i·on [æ̀mfouɑ́iən] 両性イオン（両性電解質が分子内の陽子移動を行う結果生ずる双極子で，アミノ酸の RNH_2COOH が $RNH_3^+COO^-$ を形成する場合などをいう），= amphion, amphoteric ion, zwitter ion.
ampholine アンフォライン（種々の等電点を有する両性電解質混合物）.
am·pho·lyte [ǽmfəlait] 両性電解質，= amphoteric electrolyte.
  a. ion 両性イオン，= amphoteric ion.
ampholytic surfactant 両性表面活性剤.
am·pho·my·cin [æ̀mfoumáisin] アンホマイシン（ペプチド系抗生物質で，グラム陽性菌に抗菌力を有する），= amfomycin.
am·pho·phil(e) [ǽmfəfil] ①両染性の（酸と塩基の両種の色素に染色される），= amphophilic. ②両染細胞，= amphocyte.
amphophile granulocyte 好両色球〔医学〕.
am·pho·phil·ic [æ̀mfəfílik] 両染性の，= amphophilous.
  a. cell 好両性細胞（酸と塩基に対し）.
am·phoph·i·lous [æmfɑ́filəs] 両染性の，= amphophilic.
am·pho·ploid [ǽmfəplɔid] 複倍数体〔医学〕.
am·phor·ic [æmfɔ́:rik] ①両性，双性，= amphoteric. ②空壷（甕）音（空洞の）.
  a. breath sound 空壷性呼吸音（気管支に大空洞が開口しているとき聞かれる）.
  a. breathing 空壷音性呼吸，空甕音性呼吸，= amphoric respiration.
  a. bubble 壷音性気泡音（水気胸において聴診される音）.
  a. echo 壷音性反響.
  a. note 空壷音性共鳴〔音〕，= amphoric resonance.
  a. rale 空壷音性ラ音.
  a. resonance 空洞音性共鳴〔医学〕，壷音性共鳴音（空びんの口に呼気を当てたときに聴かれるような音）.
  a. respiration 空洞音性呼吸〔音〕〔医学〕，空壷性呼吸音，空洞（壷音）呼吸.
  a. voice 空壷音（小声の），空洞音〔医学〕，= amphoric whisper, cavernous voice.
am·pho·ric·i·ty [æ̀mfərísiti] 壷音性，空びん（甕）性.
am·pho·ril·o·quy [æ̀mfəríləki] 空壷音様発声.
amphorometallic syndrome 空びん金属性症候群（肺虚脱手術後出現する呼吸音の空壷性鈴音性の症候群）.
am·phor·oph·o·ny [æ̀mfərɑ́fəni] 壷音性共鳴音.
am·pho·syn·de·sis [æ̀mfousindí:sis] 両様接合.
am·pho·ter·ic [æ̀mfətérik] 両性の（酸，塩基の）〔医学〕，= amphoterous, amphoric.
  a. action 両性作用.

a. compound 両性化合物(酸性の溶液に対しては塩基の作用をし，塩基性の溶液に対しては酸の作用をするもの).

a. electrolyte 両性電解質［医学］(水素イオンH^+および水酸基イオンOH^-とに解離し得る物質)，＝ampholyte.

a. element 両性元素(水溶液では酸または塩基となるもの).

a. ion 両性イオン.

a. (ion-exchange) resin 両性〔イオン交換〕樹脂［医学］.

a. oxide 両性酸化物(一つの酸化物で，ときに酸性，ときに塩基性を示す場合をいう).

a. reaction 両性反応［医学］(基質の相違により酸性または塩基性反応を起こし得る物質の反応)，＝amphigenous reaction, amphicrotic r..

a. salt 両性塩.

a. surface activeagent 両性界面活性剤［医学］.

am·pho·ter·i·cin ［æmfətérisin］ アムホテリシン.

a. B アムホテリシンB $C_{47}H_{73}NO_{17}$：924.08（ポリエンマクロライド系抗生物質，全身用抗真菌薬).

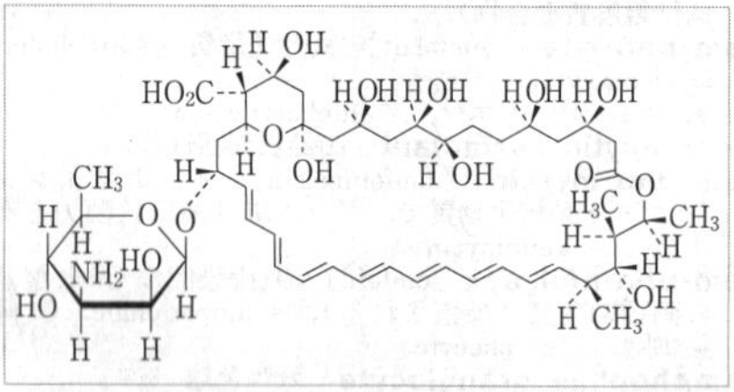

am·pho·ter·ism ［æmfóutərizəm］ 両性〔現象〕(酸，塩基両特性の併存)，＝amphotericity.

am·phot·er·o·dip·lo·pia ［æmfɑ̀təroudiplóupiə］＝amphodiplopia.

am·phot·o·ny ［æmfɑ́təni］ 交感副交感神経緊張，両交感神経緊張(交感神経と副交感神経との緊張).

amphotropic virus 両栄養性ウイルス(ヒトをはじめとしたさまざまな種の哺乳動物に感染するウイルスを指す．レトロウイルスなど).

am·phi·path·ic ［æmfipǽθik］ 両極親和性［医学］.

am·pi·cil·lin ［æ̀mpisílin］ アンピシリン $C_{16}H_{19}N_3O_4S \cdot 3H_2O$：403.45（アンピシリン水和物 ampicillin hydrate．アミノベンジルペニシリン．β-ラクタム系抗生物質).

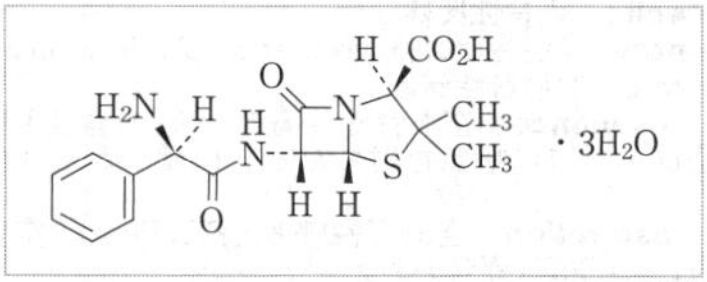

a. sodium アンピシリンナトリウム $C_{16}H_{18}N_3NaO_4S$：371.39（アミノベンジルペニシリンナトリウム．β-ラクタム系抗生物質).

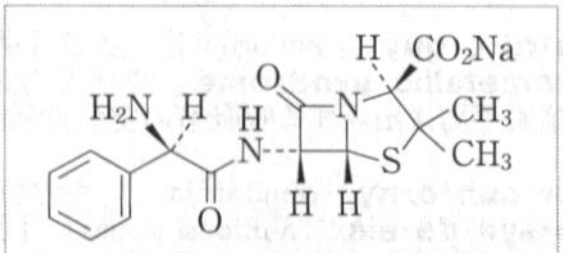

am·plex·a·tion ［æ̀mplikséiʃən］ 抱合法(鎖骨骨折に肩，頸，胸を抱合して固定する装置を用いる方法).

am·plex·us ［æmpléksəs］ 交接，抱合，抱接［医学］.

am·pli·fi·ca·tion ［æ̀mplifikéiʃən］ 増幅，拡大.

a. C3 convertase 増幅C3転換酵素(C3bBbの別名．C3bBbはC3を分解し，生じたC3bはまた新たにC3bBbを形成し，増幅するサーキットができる).

a. factor 増幅率.

a. modulator 増幅修飾物質［医学］.

am·pli·fier ［ǽmplifaiər］ 増幅因子［医学］，増幅体［医学］，増幅器，拡声器.

am·pli·tude ［ǽmplitju:d］ ① 振幅［医学］，較差(気温その他)．② 偏角(振動における変位の最大値)，＝argument.

a. frequency product 血圧脈拍積.

a. modulation (AM) 振幅変調［医学］.

a. of accommodation 調節力，調節幅(次の式で求められる．ただしAは調節幅，Pは主点屈曲力，Rは静点屈曲力，P. p.は近点距離，P. r.は遠点距離).

$$A = P - R \quad \text{または} \quad A = \frac{100}{\text{P. p.}} - \frac{100}{\text{P. r.}}$$

a. of convergence 輻輳幅.

a. of divergence 開散幅.

a. of oscillation 動揺振幅［医学］.

a. of vibration 振幅.

Ampola-Ulpiani so·lu·tion ［æmpóulə ʌlpiɑ́:ni səl(j)ú:ʃən］ アンポラ・ウルピアニ液(ブドウ糖，硝酸ナトリウム，食塩，リン酸石灰からなり，硝酸還元菌の培養に用いる).

am·poule ［ǽmpu:l］ アンプル〔剤〕，＝ampul, ampule.

a. oil アンプル油，アンプルオイル.

a. water アンプル〔用〕水.

am·pro·tro·pine phos·phate ［æ̀mproutróupin fɑ́sfeit］ リン酸アンプロトロピン ㊗ 3-diethylamino-2,2-dimethylpropyl tropate phosphate（抗コリン作用を有する)，＝syntropan.

am·pul ［ǽmpəl］ アンプル，＝ampoule.

a. water アンプル用蒸留水.

am·pul·la ［æmpúlə, -pʌ́lə］ [L/TA]〔十二指腸〕膨大部*，＝ampulla [TA]，卵管膨大部，＝ampulla tubae uterinae [TA]．㊋ ampullar, ampullary, ampullate.

a. biliaropancreatica [L/TA] 胆膵管膨大部，＝biliaropancreatic ampulla [TA].

a. canaliculi lacrimalis [L/TA] 涙小管膨大，＝ampulla of lacrimal canaliculus [TA].

a. chyli 乳び(糜)槽，＝receptaculum chyli.

a. ductus deferentis [L/TA] 精管膨大部，＝ampulla of ductus deferens [TA].

a. ductus lacrimalis 涙小管膨大部(涙乳頭).

a. duodeni 十二指腸乳頭の膨大部，＝ampulla of Vater.

a. hepatopancreatica [L/TA]胆膵管膨大部，＝hepatopancreatic ampulla [TA].

a. lactifera 乳管膨大部(乳頭に入る直前の).

a. membranacea 膜性膨大〔部〕.

a. membranacea anterior [L/TA] 前〔膜〕膨大部，＝anterior membranous ampulla [TA].

a. membranacea lateralis [L/TA] 外側〔膜〕膨大部，＝lateral membranous ampulla [TA].

a. membranacea posterior [L/TA] 後〔膜〕膨大部，＝posterior membranous ampulla [TA].

a. of ductus deferens [TA] 精管膨大部，＝ampulla ductus deferentis [L/TA].

a. of fallopian tube 卵管膨大部.

a. of lacrimal canaliculus [TA] 涙小管膨大，＝ampulla canaliculi lacrimalis [L/TA].

a. of lactiferous duct 乳管膨大部，＝lactiferous

sinus.
a. of uterine (fallopian) tube 卵管膨大部〔医学〕.
a. of Vater 胆膵管膨大部〔医学〕, ファーター膨大部, = hepatopancreatic ampulla.
a. ossea 骨性膨大〔部〕(迷路の).
a. ossea anterior [L/TA] 前〔骨〕膨大部, = anterior bony ampulla [TA].
a. ossea lateralis [L/TA] 外側〔骨〕膨大部, = lateral bony ampulla [TA].
a. ossea posterior [L/TA] 後〔骨〕膨大部, = posterior bony ampulla [TA].
a. ossea superior 上〔骨〕膨大部.
a. recti [L/TA] 直腸膨大部, = rectal ampulla [TA].
a. tubae uterinae [L/TA] 卵管膨大部(卵管の卵巣により近い方で, 受精の場となる), = ampulla [TA].
am·pul·lae [æmpúli:, –páli:] 注射薬(厳格な基準に従ってつくられたアンプル剤), = injectabilia, ampuls.
a. aquae redestillatae 再蒸留水アンプル.
a. bismuthi subsalicylatis サリチル酸ビスマス(蒼鉛)注射薬.
a. caffeinae cum sodii benzoatis カフェインと安息香ソーダとの注射薬, アンナカ注射薬.
a. calcii chloridi 塩化カルシウム注射薬($CaCl_2$–$2H_2O$ 72〜79%の溶液).
a. calcii gluconatis ブドウ糖カルシウム注射薬.
a. camphorae カンフル注射液(カンフル 93〜103%), = injectio camphorae.
a. dextrosi ブドウ糖注射液.
a. dextrosi et sodii chloridi ブドウ糖と食塩水注射液.
a. emetinae hydrochloridi 塩酸エメチン注射薬.
a. ephedrini sulfatis 硫酸エフェドリン注射薬($(C_{10}H_{15}ON)_2H_2SO_4$ 73〜80%).
a. epinephrinae hydrochloridi 塩酸アドレナリン注射薬.
a. ferri et ammonii citratum viridum 緑色クエン酸鉄アンモニウム酢酸アンプル薬.
a. hydrargyri salicylatis サリチル酸水銀注射薬.
a. hydrargyri succinimidi コハク酸水銀注射液($C_8H_8O_4N_2Hg$ 48〜52%).
a. iodi ヨード塗布薬(ヨード 3.5g, ヨウ化ナトリウム 30mL).
a. magnesii sulfatis 硫酸マグネシウム注射薬.
a. methenaminae メセナミン注射薬($(CH_2)_6N_4$ 96%以上), = ampullae of hexamethylen amine.
a. osseae canalium semicircularium 骨半規管膨大部, = bony ampullae of semicircular canals.
a. pituitarii posterioris 下垂体後葉注射薬.
a. procainae hydrochloridi 塩酸プロカイン注射薬($C_{13}H_{20}O_2N_2$–HCl 95%以上).
a. quininae dihydrochloridi 塩酸キニーネ注射薬($C_{20}H_{24}O_2N_2$–2HCl 78〜84%).
a. quininae hydrochloridi et aethylis carbonatis 塩酸キニーネと炭酸エチル注射薬.
a. quininae ureae hydrochloridi 塩酸尿素キニーネ注射薬($C_{20}H_{24}O_2N_2HClCO(NH_2)_2HCl$–$5H_2O$ 56〜65%).
a. sodii cacodylatis カコジル酸ナトリウム注射液($Na(CH_3)_2AsO_2$ 71〜77%).
a. sodii chloridi 注射用食塩水.
a. sodii citratis クエン酸ソーダ注射薬.
a. sodii iodidi ヨウ化ナトリウム注射薬(NaI 95%).
a. sodii salicylatis サリチル酸ナトリウム注射液($C_6H_4OHCOONa$ 95%).
a. sodii thiosulfatis チオ硫酸ナトリウム注射液($Na_2S_2O_3$–$5H_2O$ 61〜67%), = ampuls of sodium hyposulfite.
am·pul·lar [æmpálər] 膨大部〔の〕〔医学〕.
a. crest 膨大部稜〔医学〕.
a. pregnancy 膨大部妊娠〔医学〕(卵管外側部の妊娠).
a. tubal pregnancy 卵管膨大部妊娠, = ampullary tubal pregnancy.
am·pul·lary [æ̀mpjəléri] 膨大〔部〕.
a. aneurysm 嚢状動脈瘤, = sacculated aneurysm.
a. bony limbs [TA]〔骨〕膨大部脚, = crura ossea ampullaria [L/TA].
a. crest [TA] 膨大部稜, = crista ampullaris [L/TA].
a. crura of semicircular ducts 半規管膨大部脚.
a. cupula [TA] 膨大部頂, = cupula ampullaris [L/TA].
a. folds of uterine tube 卵管膨大部ヒダ.
a. groove [TA] 膨大部溝, = sulcus ampullaris [L/TA].
a. membranous limbs [TA] 膨大部脚, = crura membranacea ampullaria [L/TA].
a. sulcus 膨大部溝.
a. tubal pregnancy 卵管膨大部妊娠, = ampullar tubal pregnancy.
a. type [TA] (膨大型*), = typus ampullaris [L/TA].
am·pul·li·tis [æ̀mpəláitis] 膨大部炎(特に精管の拡張端の).
am·pul·lo·fu·gal [æ̀mpəloufjú:gəl] 前庭突起遠心性の.
a. flow 反膨大部流〔医学〕.
am·pul·lo·pet·al [æ̀mpələpétəl] 前庭突起求心性の.
a. endolymph current 膨大部向性リンパ流〔医学〕.
a. flow 向膨大部流〔医学〕.
am·pul·lu·la [æ̀mpəlú:lə] 小膨大部.
amputating knife 切断刀.
amputating saw 切断鋸.
amputating ulcer 切断的潰瘍.
am·pu·ta·tio [æ̀mpjutéiʃiou] 切断, = amputation.
a. uteri supravaginalis 腟上部子宮切断術.
am·pu·ta·tion [æ̀mpju:téiʃən] 切断〔術〕, 切断法(四肢または突出した部分の外科的切断であるが, 壊疽のような場合には自発的に行われるが, 外傷時のように偶発的に起こることもある), = amputatio.
a. appliance 切断肢の補てつ(綴)(義足のようなもの).
a. bytransfixion 穿貫切断.
a. flap 切断皮〔膚〕弁〔医学〕.
a. in contiguity 関節部切断, = disarticulation.
a. in contiguity through bone 関節外切断〔医学〕.
a. in contiguity through joint 関節部切断〔医学〕.
a. in continuity 関節外切断(関節以外の骨を切断する方法), 連続切断.
a. knife 切断刀〔医学〕.
a. neuroma 切断神経腫, 断端神経腫〔医学〕(偽神経腫), = pseudoneuroma.
a. of devitalized pulp 失活断髄〔法〕〔医学〕.
a. of lower extremity 下肢切断術.
a. of penis 陰茎切断〔医学〕.
a. of portio 〔子宮〕腟部切断術〔医学〕.
a. stump 断端.
a. stump neuroma 断端神経腫〔医学〕.
a. stump plasty 断端形成〔術〕〔医学〕.
am·pu·tee [æ̀mpju:tí:] 肢切断患者.
a. wheel chair 切断者用車いす〔医学〕.
AMS Ⅲ method AMSⅢ 法(集卵法 concentration method の一種).
AMS technic AMS 法(American Military Service technique), = AMS technique.

Amsel criteria アムセルの診断基準(細菌性腟症の).

Amsler, Marc [ɑ́:mslər] アムスラー(1891-1968, スイスの眼科医).

A. chart アムスラー図(中心視野の障害を検査するのに用いる白と黒との幾何学的図表).

A. grid アムスラーグリッド, = Amsler chart.

A. marker アムスラーのしるし(印)付け器械.

A. planimeter アムスラー面積計(1本の棒の一端を固定し, 自由に回転し得るようにできている他端の周りに回転棒を取りつけ, その先端を面積を求めようとする閉曲線上に沿って動かすと, 回転し得る棒の付近にある小さい車輪の回転数が面積に比例するような器械).

A. sign アムスラー徴候.

A. test アムスラー試験.

Amsterdam syndrome アムステルダム症候群, = de Lange syndrome.

amu 原子質量単位 atomic mass unit の略(炭素^{12}Cの原子1個の質量の1/12の質量を1とする. 1.6605 $\times 10^{-24}$g).

a·muck [əmʌ́k] アモク(他人に危害を加える危険な躁状態になる精神障害), = amok.

a·mu·sia [əmjú:ziə] 楽音ろう(聾), 失音楽症〔医学〕, 音痴〔症〕〔医学〕(楽音を出し, または理解する能力を喪失した状態).

Amussat, Jean Zuléma [amju:sá:] アムサー(1796-1856, フランスの外科医).

A. operation アムサー手術(腰部からの上行結腸開口術で, 人口肛門形成法), = lumbar colotomy.

A. probe アムサー消息子(砕石術用の).

A. valves アムサー弁, = Heister valves.

A. valvula アムサー〔小〕弁.

a·my·as·the·nia [əmàiəsθí:niə] 筋薄弱〔症〕, = amyosthenia. 形 amyasthenic.

a·my·cho·pho·bia [əmàikoufóubiə] 掻傷恐怖〔症〕〔医学〕(ネコの爪などの).

a·myc·tic [əmíktik] 刺激性の, びらん(糜爛)性の(皮膚の).

a·my·dri·a·sis [əmìdráiəsis] 無散瞳, 縮瞳, 散瞳不能〔医学〕.

a·my·el·en·ce·phal·ia [əmàiəlènsifǽliə] 無脊髄脳症(奇形). 形 amyencephalic, amyencephalous.

a·my·el·en·ceph·a·lus [əmàiəlenséfələs] 無脊髄脳体. 形 amyelencephalic.

a·my·e·lia [əmaií:liə, æmií:-] 無脊髄症〔医学〕, 脊髄欠如. 形 amyelic, amyelous.

a·my·e·lin·ic [əmàiəlínik] 〔神経〕ミエリン欠如の, 無髄の.

a. fascicular neurodermatitis 無髄線維性神経皮膚炎〔医学〕.

a. nerve fiber 無髄神経線維.

a. neuroma 無髄神経腫.

a·my·e·lin·i·za·tion [əmàiəlinizéiʃən] ミエリン消失.

a·my·e·lo·en·ce·pha·l·ia [əmàiəlouènsifǽlie] 無脊髄脳症〔医学〕.

a·my·e·lo·en·ceph·a·lus [əmàiəlouenséfələs] 無脊髄脳体〔医学〕.

a·my·e·lo·en·ceph·a·ly [əmàiəlouenséfəli] 無脊髄脳症, = amyelencephalia.

a·my·e·lo·ic [əmaiəlóuik] 無脊髄の, = amyelonic.

a·my·e·loi·de·mia [əmàiəlɔidí:miə] 無骨髄球血症.

a·my·e·lon·ic [əmaiəlɑ́nik] ① 無脊髄の. ② 無骨髄の, = amyeloic.

a·my·e·lot·ro·phy [əmàiəlɑ́trəfi] 脊髄萎縮〔医学〕. 形 amyelotrophic.

a·my·e·lus [əmáiələs] 無脊髄体.

amygadala 扁桃体, = amygdaloid body.

a·myg·da·la [əmígdələ] ① 扁桃体. ② 小脳扁桃, = amygdaloid body, amygdalus, almond.

a. accessoria 副扁桃.

a. cerebelli 小脳扁桃.

a·myg·da·lase [əmígdəleis] アミグダラーゼ(β-グルコシドを加水分解する酵素で, エムルシンの中に存在する), = emulsin.

a·myg·da·lec·to·my [əmìgdəléktəmi] 扁桃切除術, 扁摘(臨床慣用).

a·myg·dal·ic ac·id [əmigdǽlik ǽsid] 扁桃酸(アミグダリンの分解産物で, 別名のマンデル酸 mandelic acid として知られている).

amyg·da·lin [əmígdəlin] アミグダリン 化 mandelonitrile-β-gentiobioside $C_6H_5CH(CN)OC_{12}H_{21}O_{10}$ (*Rosaceae* の種子にあるシアンを発生する配糖体. 主に苦みのあるアーモンド中にある. モモ, アンズにもある. 内服すると腸内で種子の中に共存するエムルシンにより酵素分解を起こし, 青酸を発生する).

a·myg·da·line [əmígdəli:n] 扁桃の.

a. asthma 扁桃腺〔反射性〕喘息.

a. fissure 扁桃裂.

a·myg·da·li·tis [əmìgdəláitis] 扁桃腺炎.

amygdaloclaustral area [TA] 扁桃体前障野*, = area amygdaloclaustralis [L/TA].

amygdalohippocampal area [TA] 扁桃体海馬野*, = area parahippocampalis [L/TA].

a·myg·da·lo·hip·po·cam·pec·to·my [əmìgdəlouhìpəkænpéktəmi] 扁桃海馬切除術〔医学〕.

a·myg·da·loid [əmígdəlɔid] 類扁桃の, 扁桃様の.

a. body [TA] 扁桃体, = corpus amygdaloideum [L/TA].

a. complex [TA] 扁桃体*, = corpus amygdaloideum [L/TA].

a. fossa 扁桃窩, 扁桃洞.

a. nucleus 扁桃核, 類扁桃核, = corpus amygdaloideum.

a. tubercle 扁桃様結節(脳側室の下行角の上方にある), 類扁桃結節.

a·myg·da·lo·lith [əmígdələliθ, əmigdǽl-] 扁桃石, = tonsillith.

a·myg·da·lop·a·thy [əmìgdəlɑ́pəθi] 扁桃病.

amygdalopiriform transition area [TA] (扁桃体梨状移行野*), = area transitionis amygdalopiriformis [L/TA].

a·myg·da·lose [əmígdəlous] アミグダロース, = gentiobiose.

a·myg·da·lo·thryp·sis [əmìgdəlouθrípsis] 扁桃破砕術.

a·myg·da·lo·tome [əmígdələtoum] 扁桃切除刀.

a·myg·da·lot·o·my [əmigdəlɑ́təmi] 扁桃腺切除術, 扁桃核手術〔医学〕.

a·myg·da·lo·u·vu·lar [əmìgdəloujú:vjulər] 扁桃虫部の(小脳の).

am·yl [ǽmil] アミル基(C_5H_{11}- アルキル基の一つ), = pentyl.

a. acetate 酢酸アミル $CH_3COOC_5H_{11}$, = isoamyl acetate.

a. alcohol アミルアルコール $C_5H_{11}OH$, = alcohol amylicum, pentanol.

a. bromide 臭化アミル $C_5H_{11}Br$.

a. butyrate 酪酸アミル $C_2H_7COOC_5H_{11}$, = isoamyl butyrate.

a. caproate カプロン酸アミル $CH_3(CH_2)_4COOCH_2(CH_2)_3CH_3$.

a. carbamate カルバミン酸アミル $H_2NCOOC(CH_3)_2C_2H_5$, = aponal.

a. carbinol アミルカルビノール, = hexyl alcohol.

a. chloride 塩化アミル [化] 1-chloropentane $C_5H_{11}Cl$.
a. colloid アミル膠(鎮痛膠)(アミル水化物，無水アルコールにアコニチン，ベラトリンおよびコロジオンを加えた局所鎮痛薬)，= anodyne colloid.
a. cyanide シアン化アミル，= capronitrile.
a. ether アミルエーテル $[CH_3(CH_2)_3CH_2]_2O$.
a. hydrate = pentane.
a. hydride = amyl alcohol.
a. iodide ヨウ化アミル $C_5H_{11}I$.
a. mercaptan アミルメルカプタン $C_5H_{11}SH$ (スカンクの肛門腺分泌物の成分).
a. nitrite 亜硝酸アミル $C_5H_{11}NO_2$: 117.15 (狭心症治療薬，冠血管拡張薬，冠血管拡張により，狭心症の症状を改善する)，= amylis nitris.
a. penicillin アミルペニシリン(ペニシリン構造式において $R\text{-}C_5H_{11}\text{-}$ であるもの)，= gigantic acid.
a. phosphate リン酸アミル $OP(OC_5H_{11})_3$ (可塑剤).
a. salicylate サリチル酸アミル $C_5H_{11}O_2CC_6H_4OH$.
a. valerate 吉草酸アミル $(CH_3)_2CHCH_2COO(CH_2)_2CH(CH_3)_2$，= amyl valerianate, apple oil.
am·y·la·ceous [æ̀miléiʃəs] ① デンプン様の. ② デンプンを含む.
am·y·lae·mia [æ̀milí:miə] デンプン血症，= amylemia.
am·yl·am·ine [æ̀milǽmi:n] アミルアミン $CH_3(CH_2)_3CH_2NH_2$ (酵母の分解産物で，肝油にも存在する. デンプン血症).
am·y·lase [ǽmileis] アミラーゼ(カルボヒドラーゼの一種で，植物界に広く存在し，デンプン，グリコーゲンなどを水解して，マルトースと糊精とを生ずる酵素)，= diastase.
a. creatinine clearance ratio (ACCR) アミラーゼクレアチニンクリアランス比(血中アミラーゼの腎からの排泄機序を示し，膵および非膵疾患のアミラーゼ上昇の鑑別に用いる).
a. inhibitor method アミラーゼインヒビター法(コムギ由来のアミラーゼインヒビターの特性を利用したもので，迅速なアイソエンザイム分析が可能なことから膵炎の診断に利用されている).
a. test アミラーゼ試験(尿中のデンプンを測定して腎機能を判定する方法).
am·y·la·su·ria [æ̀miləsjú:riə] アミラーゼ尿〔症〕(尿中にアミラーゼが逸脱すること. 正常でも認められるが，特に高値の場合を指す. 急性膵炎が典型的).
am·y·lat·ic [æ̀milǽtik] デンプン糖化性の.
am·y·le·mia [æ̀milí:miə] デンプン血症，= amylaemia.
am·y·lene [ǽmili:n] アミレン C_5H_{10} (エチレン列炭化水素に属し5種の異性体がある)，= pentylene, valerene.
a. hydrate 抱水アミレン $C_2H_5\text{-}C(CH_3)_2OH$ (第三アミルアルコール，催眠薬)，= amylenihydras.
am·y·len·i·za·tion [æ̀milènizéiʃən] アミレン麻酔.
amyl·ic [əmílik] アミルの，アミル基の.
a. alcohol アミルアルコール，= amyl alcohol, fusel oil.
a. fermentation アミル発酵(糖類からアミルアルコールを生ずる発酵現象).
a·myl·i·dene [əmílidi:n] アミリデン基(ペンチリデン基).
am·y·lin [ǽmilin] アミリン(デンプン粒子の不可溶部分)，= insoluble amidine.
am·y·lism [ǽmilizəm] アミルアルコール中毒.
amylo- [æmilou, -lə] アミル基またはデンプンの意味を表す接頭語.
am·y·lo·bar·bi·tone [æ̀miloubɑ́:bitoun] アミロバルビトン.
am·y·lo·caine hy·dro·chlo·ride [ǽmiləkein hàidroukló:raid] 塩酸アミロカイン [化] benzoyl dimethylaminomethylpropanol hydrochloride $C_6H_5CO_2C(CH_3)(C_2H_5)CH_2N(CH_3)_2\text{-}HCl$ (1%溶液は局所麻酔薬).
am·y·lo·cel·lu·lose [æ̀milouséljulous] アミロセルロース，= amylose.
am·y·lo·clast [ǽmiləklæst] アミロクラスト(デンプン粒子を分解する酵素).
am·y·lo·co·ag·u·lase [æ̀miloukouǽgjuleis] デンプン凝固酵素.
am·y·lo·de·hy·dro·gen·ase [ǽmiloudi(:)háidrəʤəneis] デンプン脱水素酵素.
am·y·lo·dex·trin(e) [æ̀milədékstrin] アミロデキストリン(デキストリンの一種で，ヨード反応は陽性，25%アルコールに溶けるので，可溶性デンプン soluble starch とも呼ばれる).
am·y·lo·dys·pep·sia [æ̀miloudispépsiə] デンプン消化不良症.
a·myl·o·gen [əmíləʤən] アミロゲン(可溶性デンプン)，= amylodextrin.
am·y·lo·gen·e·sis [æ̀milouʤénisis] デンプン形成. [形] amylogenic.
amylogenic body デンプン形成体.
am·y·lo-1,6-glu·cos·i·dase [ǽmilou - glu:kóusideis] アミロ-1,6-グルコシダーゼ(限界デキストリンやグリコーゲンの α- (1→6)結合を加水分解して切断する酵素で，デンプンやグリコーゲンをアミラーゼで分解して α- (1→4)結合を切断した後，α- (1→6)の分岐点を切断する. 別名デキストリン 6-α-D-グルコシダーゼ)，= dextrin 6-α-D-glucosidase.
am·y·lo·graph [ǽmiləgræf] アミログラフ〔医学〕.
am·y·lo·hem·i·cel·lu·lose [æ̀milouhèmiséljulous] アミロヘミセルロース(植物細胞壁に存在する多糖類).
am·y·lo·hy·drol·y·sis [æ̀milouhàidrɑ́lisis] デンプン加水分解，= amylolysis.
am·y·loid [ǽmilɔid] 類デンプン質(体)，アミロイド(アミロイド(類デンプン質)とはヨード反応に陽性を呈することに由来し，この物質の中には，λ型免疫グロブリンL型タンパクの存在も知られている).
a. A protein アミロイドAタンパク.
a. angiopathy アミロイドアンギオパチー.
a. beta(β)-protein (Aβ) アミロイドベータタンパク(40～42アミノ酸からなるペプチド. アルツハイマー病の脳にみられる老人斑といわれる病理像の成分).
a. bodies アミロイド小体，デンプン様小体，= corpora amylacea.
a. bodies of prostate 前立腺アミロイド〔小〕体.
a. body 類デンプン体.
a. corpuscle アミロイド小体〔医学〕.
a. degeneration アミロイド変性(デンプン様変性).
a. deposit アミロイド沈着物〔医学〕.
a. deposition アミロイド沈着.
a. disease 類デンプン症，= amyloidosis.
a. enhancing factor アミロイド活性化因子.
a. fibril アミロイド原(細)線維〔医学〕.
a. fibril protein アミロイド微細線維タンパク質(アミロイドの構成成分である75～100Åの微細線維).
a. goiter アミロイド甲状腺腫〔医学〕.
a. heart disease アミロイド心症，= cardiac amyloidosis.
a. infiltration アミロイド浸潤〔医学〕，類デンプン浸潤，= albuminous infiltration.
a. kidney アミロイド腎〔医学〕，類デンプン腎，デンプン様腎.
a. liver アミロイド肝〔医学〕.
a. nephropathy アミロイド腎症(アミロイド物質

の沈着により引き起こされる腎障害のこと).
a. nephrosis アミロイド腎症(コレステロール血症,タンパク尿症,および浮腫を起こし,腎臓にはアミロイド沈着がみられる).
a. neuropathy アミロイド神経障害〔医学〕,アミロイドニューロパチー(全身性の原発性アミロイドーシスで,主として末梢神経と自律神経に高度のアミロイド沈着と障害が起こるもの).
a. plaque アミロイド斑.
a. protein アミロイドタンパク(ALタンパク,AAタンパクなど多くの種類がある).
a. spleen アミロイド脾〔医学〕.
a. thesaurismosis アミロイド沈着症, = amyloidosis.
a. tumor 類デンプン腫(声帯に発生する球状の有茎小結節で,好酸性硝子様物質からなり,類デンプンと同一の染色を呈し,時には膀胱にも生ずることがある).
am·y·loi·de·mia [æ̀milɔidíːmiə] アミロイド血症.
am·y·loid·mil·i·um [ǽmilɔidmíliəm] 類デンプン粟粒腫.
am·y·loi·do·ma [æ̀milɔidóumə] アミロイドーマ.
am·y·loi·do·sis [æ̀milɔidóusis] アミロイドーシス,アミロイド症〔医学〕(特有の線維構造をもつアミロイドの,細胞間質沈着を特徴とする原発性あるいは続発性の疾患),類デンプン症(臓器に amyloid が沈着する状態).
a. cutis 皮膚アミロイド症,皮膚類デンプン症.
a. cutis metabolica 代謝性皮膚アミロイド症,代謝性皮膚類デンプン症.
a. cutis nodularis atrophicans 萎縮性結節性皮膚アミロイドーシス.
a. localis = localized amyloidosis.
a. of skin 皮膚アミロイド症〔医学〕.
am·y·lol·y·sis [æ̀milálisis] デンプン分解. 形 amylolytic.
amylolytic enzyme デンプン分解酵素(ptyalin, amylopsin など).
Am·y·lo·my·ces [æ̀miloumáisiːz] アミロミセス属(diastase を生ずる毛菌様糸状菌).
am·y·lo·pec·tin [æ̀miləpéktin] アミロペクチン(デンプン顆粒の外面にある含リン物質で,ヨウ素反応により紫色を呈し,化学的にはα-D グルコース単位の1:4結合連鎖が1:6ぐらいで樹枝状に多数分岐した分枝鎖構造をもつと考えられ,分子量5万〜100万.水には溶けにくく,加熱すると糊となる), = α-amylose, α-starch.
a. branching enzyme アミロペクチン分枝酵素〔医学〕.
am·y·lo·pec·ti·no·sis [æ̀miləpèktinóusis] アミロペクチン症,分枝酵素欠損症〔医学〕, = glycogen storage disease type IV.
am·y·lo·pha·gia [æ̀miloufeídʒiə] デンプン貪食.
am·y·lo·phos·pha·tase [æ̀miləfásfəteis] アミロホスファターゼ(バクガにあってアミロペクチンのリン酸基に作用するリン酸酵素).
am·y·lo·pla·sia [æ̀miloupléiziə] デンプン形成.
am·y·lo·plast [ǽmiləplæst] デンプン体,白色体, = leukoplast.
am·y·lop·sin [æ̀milápsin] アミロプシン(膵臓デンプン酵素), = pancreatic amylase.
am·y·lor·rhea [æ̀milərí:ə] (糞便中に異常に多量のデンプンが存在すること).
am·y·lor·rhex·is [æ̀miləréksis] デンプン破壊(酵素によるデンプン分解).
am·y·lose [ǽmilous] アミロース(デンプン内部を構成する主要成分で,水に溶けヨウ素反応により青色を呈する多糖類.分子量は1万〜5万といわれ,D グルコピラノースが1:4位でαグルコシド結合した直鎖状分子と考えられる), = β-amylose, β-starch, granulose.
a. phosphatase アミロホスファターゼ(アミロペクチンの分解反応を触媒し,バクガ中にある酵素).
am·y·lo·sis [æ̀milóusis] 穀粉症〔医学〕.
a. pulmonum 肺穀粉症.
am·y·lo·su·ria [æ̀milousjúːriə] アミロース尿〔症〕〔医学〕.
am·y·lo·syn·the·ase [æ̀miləsínθieis] デンプン合成酵素,アミロシンテアーゼ(デキストリンをデンプンに変化させ,ヨウ素により赤色反応を起こす粥を変化させて青色を呈するように合成する過程の酵素で酵母中にある), = iso-amylase.
am·y·lo·syn·the·sis [æ̀miləsínθisis] デンプン合成.
am·y·lum [ǽmiləm] デンプン(トウモロコシ *Zea mays* の粒子を粉砕したもので,アメリカ薬局方では glyceritum amyli と呼ばれている), = starch, corn starch.
a. batatae カンショ[甘藷]デンプン(サツマイモの球根から得られたデンプン), = sweet potato starch, batatas starch.
a. formaldehydatum ホルムアルデヒドデンプン(デンプン溶液にホルムアルデヒドを添加したもの).
a. indicum インドデンプン(ウコンの球根に存在する).
a. iodatum ヨードデンプン(ヨード5,アルコール60,デンプン100).
a. Manihot タピオカデンプン(cassava 根から得られる).
a. Marantae クズウコンデンプン,クズ粉(クズウコン arrowroot).
a. maydis トウモロコシ[玉蜀]デンプン(*Zea mays* の種子から得られたデンプン), = corn starch, maize starch.
a. orizae コメ[米]デンプン(コメの種子から得られたデンプン), = rice starch.
a. puerariae クズ[葛]デンプン(クズの枝から得られたデンプン), = pueraria starch.
a. sago サゴデンプン.
a. solani ジャガイモデンプン(ジャガイモの球根から得られたもの), = potato starch, starch.
a. tritici コムギデンプン(コムギの種子から得られたデンプン), = wheat starch.
am·y·lu·ria [æmiljúːriə] デンプン尿〔症〕.
am·yl·zyme [ǽmilzaim] デンプン酵素.
a·my·o·car·dia [əmàioukáːdiə, ei-] 心筋衰弱〔症〕.
a·my·o·es·the·sia [əmàiouesθíːziə] 無筋覚,筋覚欠如, = amyoesthesis.
a·my·o·pla·sia [əmàioupléiziə] 筋形成不全〔医学〕. 形 amyoplastic.
a. congenita 先天性筋形成不全症〔医学〕.
a·my·o·sta·sia [əmàioustéiziə] 筋均衡失調,筋振戦. 形 amyostatic.
a·my·os·ta·sis [əmaiástəsis, -màioustéis-] 筋〔肉〕静止不能〔症〕(運動失調に伴う筋のふるえ),筋不安定性症候群〔医学〕.
a·my·o·stat·ic [əmàioustǽtik] 筋〔肉〕静止不能の.
a.-kinetic type (強直,運動減退,振戦などを特徴とする流行性脳炎の一型).
a. symptomcomplex 筋均衡失調性症候群(錐体外路症候群,または線状体症候群に同じ).
a. syndrome 筋不安定性症候群〔医学〕, = striatum syndrome.
a·my·os·the·nia [əmàiəsθíːniə] 筋無力症,筋無力〔医学〕,筋衰弱症, = myasthenia. 形 amyosthenic.
a·my·o·tax·ia [əmàioutǽksiə] 筋失調〔症〕,筋性運動失調〔医学〕, = amyotaxy. 形 amyotactic.
a·my·o·tax·y [əmáiətæki] 筋性運動失調〔医学〕.

a·my·o·to·nia [əmàioutóuniə] 筋無緊張〔症〕[医学].
a. congenita 先天性筋無緊張症[医学](オッペンハイム病), = Oppenheim disease, myatonia congenita, congenital atonic pseudoparalysis.
a·my·o·tro·phia [əmàioutróufiə] 筋萎縮〔症〕, = amyotrophy.
a. spinalis progressiva 進行性脊髄性筋萎縮症, = myelopathic muscular atrophy.
a·my·o·troph·ic [əmàioutráfik] 筋萎縮の[医学].
a. lateral sclerosis (ALS) 筋萎縮性側索硬化症(錐体路および下部運動神経の退行変性に基づき，下肢の運動障害，強直，筋萎縮，細動性振戦，最後に延髄核の病変を起こす).
a. paralysis 筋萎縮性麻痺.
am·y·ot·ro·phy [æ̀miátrəfi] 筋萎縮[医学], = amyotrophia.
am·y·ous [ǽmiəs] 筋組織欠如の.
am·y·rin [ǽmirin] アミリン $C_{24}H_{39}O$ (メキシコ産 *Elemi* またはほかのゴム樹から得られる樹脂性結晶物).
am·y·rol [ǽmirɔ:l] アミロール $C_{10}H_{26}O$ (ビャクダン［白檀］油に含まれている揮発成分で，2種の異性体がある).
am·y·tal [ǽmitəl] アミタール ㊗ isoamyl-ethylbarbituric acid (催眠薬), = amobarbital, isomytal.
Am·y·tal-in·te·rview [ǽmitəl íntə:vju:] アミタールインタビュー(アモバルビタールを徐々に静注または経口的に投与して類催眠状態を誘発し，外傷的体験を分析し，または暗示を与えて，神経症症状や緊張病昏迷の治療に応用する方法. Amytal はアメリカの商品名), = Isomytal interview.
a·myx·ia [əmíksiə] 無粘液〔症〕.
a·myx·is [əmíksis] 無粘液〔症〕.
a·myx·or·rh(o)ea [əmìksərí:ə] 粘液分泌欠如.
a. gastrica 胃粘液分泌欠如.
A-N interval A-N 間隔.
An actinon アクチノンの化学記号.
ANA ① American Nurses' Association アメリカ看護協会の略. ② anisometropia〔同種〕不同視の略. ③ antinuclear antibody 抗核抗体の略.
ana- [ænə, ənæ] 後，上，再，通，過などの意味を表す接頭語.
-ana [ɑ:nə, ei-, æ-] 所属，関係，誘導などを意味する接尾語.
an·a [ǽnə] おのおの(処方に用いる薬品の種類についていうので，一般的に āā と略す).
an·a·bac·te·ria [æ̀nəbæktí:riə] ホルマリン処置細菌浮遊液(治療または予防接種に用いる).
An·a·bae·na [æ̀nəbí:nə] アナベナ属(浮遊性藍藻. 青緑色を呈し，水の臭気を起こす).
a·nab·a·sine [ənǽbəsin] アナバシン ㊗ 2-(3-pyridyl)-piperidine $C_{10}H_{14}N_2$ (*Anabasis* 属植物およびタバコにあるアルカロイドの異性体. 殺虫作用あり).
a·nab·a·sis [ənǽbəsis] 病状悪化，病勢増進. 形 anabatic.
an·a·bi·o·sis [æ̀nəbaióusis] ① 同化過程[医学]. ② 蘇生. ③ 潜生活. 形 anabiotic.
an·a·bi·ot·ic [æ̀nəbaiátik] ① 無生物が蘇生し得る. ② 復帰薬，回復薬.
a. cells 蘇生細胞.
a·nab·o·le [ənǽbəli:] 嘔吐物, = vomitus.
an·a·bol·er·gy [æ̀nəbálə:ʤi] 同化エネルギー，同化力.
an·a·bol·ic [æ̀nəbálik] タンパク同化の.
a. action タンパク同化作用，同化〔促進〕作用.
a. hormone タンパク同化ホルモン.
a. steroid (AS) タンパク同化ステロイド，アナボリックステロイド.
a·nab·o·lin [ənǽbəlin] アナボリン(肝臓から抽出した血圧降下作用のある筋肉注射薬), = anabolite.
a·nab·o·lism [ənǽbəlizəm] ① 同化[医学]，類化，等化(機序，機能，作用などの). ② 構成物質代謝. 形 anabolic, anabolistic.
a·nab·o·lite [ənǽbəlait] 同化産物(物質代謝で生合成により産生した物質).
an·a·bro·sis [æ̀nəbróusis] 表面びらん(糜爛)，表在性潰瘍. 形 anabrotic.
an·a·camp·sis [æ̀nəkǽmpsis] 反射(光または音の). 形 anacamptic.
an·a·camp·tics [æ̀nəkǽmptiks] 反射学. 形 anacamptic.
an·a·camp·tom·e·ter [æ̀nəkæ̀mptámitər] 反射測定計.
An·a·car·di·a·ce·ae [æ̀nəkɑ:diéisii:] ウルシ科.
an·a·car·dic ac·id [æ̀nəká:dik ǽsid] アナカルジン酸 $C_{15}H_{27}C_6H_3(OH)COOH$ (カシュウナッツに存在する有機酸).
An·a·car·di·um [æ̀nəká:diəm] カシューノキ属(ウルシ科 *Anacardiaceae* の一属).
A. occidentale カシューノキ(果実はカシュウーナット cashew nut), = cashew.
anacatadidymous teratism 上下体重複奇形(腰部で結合した奇形で，2頭4脚，および性器が重複しているもの).
an·a·cat·a·did·y·mus [æ̀nəkæ̀tədídiməs] 中央結合奇形(中央部で連結するが上下両端が離れた奇形体), = anakatadidymus.
an·a·cat·es·the·sia [æ̀nəkæ̀tisθí:ziə] 彷徨感覚，浮遊感, = anakatesthesia.
an·a·ca·thar·sis [æ̀nəkəθá:sis] 激性嘔吐. 形 anacathartic.
an·a·ca·thar·ti·ca [æ̀nəkəθá:tikə] 去痰薬，催吐薬, = anacathartic.
an·a·ce·li·a·del·phus [æ̀nəsèliədélfəs] 胸部結合奇形体. 形 anaceliadelphous.
an·a·chlor·hy·dria [æ̀nəklɔ:hídriə] 胃酸欠乏〔症〕, = achlorhydria.
an·a·cho·lia [æ̀nəkóuliə] 胆汁分泌欠乏〔症〕. 形 anacholic.
an·a·cho·re·sis [æ̀nəkərí:sis] アナコレーシス(局所的病変部以外に感染に対する抵抗または免疫に基づき，侵入した細菌が結核，梅毒などの病変部へ集中する現象). 形 anachoretic.
anachoretic panimmunity 病巣親性汎免疫性, = anachoresis.
an·a·cid·ic [æ̀nəsídik] 無酸性の[医学].
a. dyspepsia 無酸性消化不良[医学].
an·a·cid·i·ty [æ̀nəsíditi] 無酸[医学]，無酸症, = achlorhydria.
an·a·cla·sim·e·ter [æ̀nəkləsímitər] 屈折計(特に眼の屈折を測定するために用いる).
a·nac·la·sis [ənǽkləsis] ① 反射，屈折(光または音の). ② 挫折. ③ 関節強直の強制屈曲. 形 anaclastic.
a·nac·li·sis [ənǽklisis] ① 横臥(身体を水平の位置に保つこと). ② 感情的依存性. ③ 他感覚による性欲の満足. 形 anaclitic.
a·nac·lit·ic [æ̀nəklítik] 依存〔的〕[医学]，依存〔性〕の[医学].
a. depression 依存的抑うつ〔症〕.
an·a·co·bra [æ̀nəkóubrə] アナコブラ(熱とホルマリンで処理されたコブラ毒).
an·a·cou·sia [æ̀nəkú:siə] 全ろう(聾)，聴覚消失[医学], = anacusia.
an·a·cro·a·sia [æ̀nəkrouéiziə] 聴解不能〔症〕(脳実質の病変により談話の理解が不能なこと).
an·a·crot·ic [æ̀nəkrátik] ① 上行脚隆起の(動脈波図の). ② 上行脚重複隆起〔波〕の, = anadicrotic.

a. incisura 上行脚隆起性切痕（動脈波上行脚に認められる明瞭な鋭隔凹で，大動脈閉塞不全症にみられる）.
a. limb 脈波の上行脚.
a. pulse ① 上行脚隆起脈（異常に上行脚隆起が著明化）. ② 二連脈〔医学〕, = anacrotism.
a. shoulder 上行脚隆起〔波〕(正常).
a. wave 上行脚隆起脈波，上行脚凹凸脈波，上行脚重複隆起波（上行脚隆起が高まって収縮期に2つの山をつくる動脈波）, = anadicrotic wave.
a·nac·ro·tism [ənǽkrətizəm] 上行脚隆起〔医学〕, 上行脚隆起脈（動脈波図の）. 形 anacrotic.
an·a·cul·ture [æ̀nəkʌ́ltʃər] アナカルチャー（細菌の全培養をホルマリンで処置したうえ加温した予防接種液）.
an·a·cu·sia [æ̀nəkú:siə] 失聴，無聴覚，聴覚消失，ろう（聾）, = anacousia, anakusis, anacusis.
an·a·cu·sis [æ̀nəkú:sis] 聴覚消失〔医学〕.
an·a·de·nia [æ̀nədí:niə] 無腺症〔医学〕.
a. ventriculi 胃無腺症，= anadenia gastrica.
an·a·di·crot·ic [æ̀nədaikrátik] 上行脚隆起の, = anacrotic.
a. pulse 上脚二重脈.
an·a·dic·ro·tism [æ̀nədíkrətizəm] 上行脚重複隆起脈（脈波図で）. 形 anadicrotic.
anadidymous teratism 上体重複奇形（腰から上部において結合したもの）.
an·a·did·y·mus [æ̀nədídiməs] 複体奇形（身体下部が結合したもの）. → dipygus. 形 anadidymous.
an·a·dip·sia [æ̀nədípsiə] はん（煩）渇〔医学〕（多渇症 polydipsia の一種）.
an·ad·re·nal·ism [æ̀nədrí:nəlizəm] 副腎機能低下.
an·ad·re·nia [æ̀nədrí:niə] 副腎機能低下，= anadrenalism.
an·a·dro·mous [æ̀nədróuməs] 溯上性の.
a. migration 昇流移動〔医学〕.
a·nae·ma·tosis [əni:mətóusis] 特発性貧血.
a·nae·mia [əní:miə] 貧血，= anemia.
an·aer·ase [ænεəreis] 嫌気菌呼吸酵素（仮定上の物質）.
an·aer·obe [ǽnεəroub] 嫌気性菌，嫌気性生物.
an·aer·o·bi·ase [ənὲəroubáieis] 嫌気タンパク分解酵素（*Clostridium perfringens* に特徴的なもの）.
an·aer·o·bic [æ̀nεəróubic] 嫌気性の，無気性の, = anerobic.
a. bacteria 嫌気性菌，= anaerobe.
a. bacteriology 嫌気性細菌学.
a. cellulitis 嫌気性蜂巣織炎〔医学〕.
a. contraction 嫌気性収縮（酸素を利用しない収縮相）.
a. culture 嫌気培養，無気培養，無酸素培養.
a. dehydrogenase 嫌気性脱水素酵素，= oxytropic dehydrogenase.
a. digestion 嫌気性〔生物性〕消化〔医学〕.
a. exercise 無酸素運動〔医学〕.
a. fermentation 嫌気性発酵〔医学〕.
a. glycolysis 嫌気性解糖〔医学〕, 嫌気解糖.
a. heat 嫌気性熱，= delayed heat.
a. indicator 嫌気度指示薬〔医学〕, 無酸素指示薬（無酸素中でメチレンブルーは脱色する）.
a. infection 嫌気性感染〔症〕〔医学〕, 嫌気性菌感染症.
a. jar 嫌気ジャー〔医学〕.
a. metabolism 嫌気的代謝〔医学〕, 嫌気性代謝.
a. parasitic protozoan 嫌気性原虫.
a. pneumonia 嫌気性菌性肺炎.
a. power 嫌気的パワー〔医学〕.
a. process 嫌気性過程〔医学〕.
a. respiration 無気呼吸〔医学〕, 嫌気的呼吸，嫌気性呼吸，無酸素呼吸.
a. sporeformer 嫌気性〔有〕芽胞菌〔医学〕.
a. threshold (AT) 無酸素閾値〔医学〕, 無酸素（嫌気）性作業閾値，嫌気的代謝閾（運動量を増加していくと好気的代謝のみではエネルギー供給が不十分となり，嫌気的代謝が加わるようになる．この嫌気的代謝が加わり出すときの運動強度ないし酸素摂取量）.
a. treatment 嫌気性処理〔医学〕.
an·aer·o·bi·o·sis [ənὲəroubaióusis] 嫌気生活〔医学〕, 無気生活（植物）, 無酸素生活〔医学〕, = anoxybiosis. 形 anaerobiotic.
an·aer·o·bism [ænεəróubizəm] 嫌気生活（無酸素生活）.
an·aer·o·gen·ic [ənὲərəʤénik] ガス発生欠如の，ガス非産生〔性〕〔医学〕.
an·aer·o·phyte [ənέərəfait] 嫌気植物.
An·aer·o·plasma [ənὲərouplǽzmə] アネロプラズマ属（マイコプラズマの一種）.
an·aer·o·plas·ty [ənéərəplæsti] 嫌気療法（傷創の治療法）.
An·ae·ro·rhab·dus [æ̀nərourǽbdəs] アナエロラブドゥス属（嫌気性のグラム陰性桿菌）.
A. furcosus アナエロラブドゥス・フルコーサス（ヒトの糞便などから分離される）.
an·aer·o·sis [ænεəróusis] 呼吸断絶（新生児の呼吸器機能障害）.
an·aes·the·sia [ænesθí:ziə] 麻酔，= anesthesia.
an·a·gen [ǽnəʤən] 成長期（毛の）.
a. effluvium 成長期脱毛.
an·a·gen·e·sis [æ̀nəʤénisis] 組織再生．形 anagenetic.
a·nag·no·sas·the·nia [ənæ̀gnousəsθí:niə]（書字の区別は可能であるが読むことの困難な神経症）.
Anagnostakis, Andreas [ənɑ̀:gnoustɑ́:kis] アナグノスタキス（1826–1897，ギリシャ・クレタ島の外科医）.
A. operation アナグノスタキス手術（瞼板の長さと同一の切開により眼輪筋の一部を切除する眼瞼内反症の手術法）, = Hotz-Anagnostakis operation.
an·a·go·cy·tic [æ̀nəgousáitik] 細胞発育阻止の.
an·a·go·ge [æ̀nəgóuʤi] 神秘性，理想性（思考の理想的道徳的方面で満足すること）, = anagogy. 形 anagogic.
an·a·go·gia [æ̀nəgóuʤiə] 逆上.
a. haematis ① 吐血，喀血. ② 逆上，= anagogia sanguinis.
an·a·go·gy [æ̀nəgóuʤi] 理想性，= anagoge.
a·nag·o·tox·ic [ənæ̀goutáksik] 抗毒素性の（毒素に対して拮抗的に作用する）.
an·a·graph [ǽnəgræf] 処方.
an·agy·rine [ənǽʤiri:n] アナジリン $C_{15}H_{20}N_2O$（*Anagyris foetida* 種子に存在するアルカロイド）.
an·a·kat·a·did·y·mus [æ̀nəkæ̀tədídiməs] 上下両部結合奇形．形 anakatadidymous.
an·a·kat·es·the·sia [æ̀nəkæ̀tesθí:ziə] 彷徨感〔覚〕, 浮遊感.
an·á·khre [ənɑ́:kər] 大鼻〔症〕, 巨鼻症（鼻の骨形成性骨膜炎）, = goundou.
an·ak·me·sis [ənǽkməsis] 成熟停滞（特に骨髄の顆粒球細胞が成熟する過程が阻止されること）, = anacmesis, maturation arrest.
an·a·ko·lu·thie [æ̀nəkoulú:θi:] 欠語欠てつ（綴）症.
an·a·ku·sis [æ̀nəkú:sis] 無聴覚〔症〕, 全ろう（聾）, = anacusia.
anal [éinəl] 肛門の〔医学〕.
a. abration 肛門裂創.
a. abscess 肛門周囲膿瘍〔医学〕, 肛囲膿瘍.

a. agenesis 肛門欠損症〔医学〕.
a. atresia 鎖肛〔医学〕, 肛門閉鎖〔医学〕.
a. canal [TA] 肛門管, = canalis analis [L/TA].
a. cancer 肛門癌〔医学〕.
a. character 肛門愛性格〔医学〕(小児期後の肛門愛から発する特有な性格傾向).
a. cleft 殿裂〔医学〕.
a. columns [TA] 肛門柱, = columnae anales [L/TA].
a. condyloma 肛門コンジローマ.
a. crisis 肛門発症〔医学〕.
a. crypt 肛門陰窩, = rectal sinus.
a. cryptitis 肛門陰窩炎〔医学〕.
a. cushions 肛門クッション.
a. dilatation 肛門拡張〔医学〕.
a. dilator 肛門拡張器〔医学〕.
a. ducts 肛門管.
a. eczema 肛門湿疹〔医学〕.
a. erotic 肛門愛者(精神分析用語).
a. erotism 肛門愛〔医学〕.
a. examination 肛囲検査.
a. fascia 肛門筋膜.
a. fin 尻びれ(尻鰭).
a. fissura 痔裂, 裂肛.
a. fissure 痔裂〔医学〕, 肛門裂傷, 裂肛〔医学〕.
a. fistula 肛門瘻, 痔瘻〔医学〕, = fistula in ano.
a. gland 肛門腺.
a. gland carcinoma 肛門腺癌〔医学〕.
a. gland neoplasm 肛門腺新生物(腫瘍)〔医学〕.
a. herpes 肛門疱疹〔医学〕, 肛門ヘルペス〔医学〕.
a. hillock 肛門結節(胚肛門の両側にある隆起), = anal tubercle.
a. membrane 肛門膜(胚の肛門を閉鎖する膜).
a. mucosal prolapse 肛門粘膜脱〔医学〕.
a. neurosis 肛門神経症〔医学〕.
a. orifice 肛門外口〔医学〕.
a. pain 肛門痛.
a. pecten [TA] 肛門櫛*, = pecten analis [L/TA].
a. phase 肛門愛期.
a. pit 肛門道, = proctodeum.
a. plate 肛門板, 肛門膜, = anal membrane.
a. prolapse 肛門脱〔医学〕, 脱肛〔医学〕.
a. pruritis 肛門かゆみ〔症〕〔医学〕, 肛門そう(瘙)痒症〔医学〕.
a. reflex 肛門反射〔医学〕(会陰皮膚を刺激すると肛門括約筋が収縮する).
a. region 肛門部〔医学〕.
a. ring 肛門輪〔医学〕(胚の肛門結節が癒合して肛門口の周囲に生ずる輪状隆線).
a. sac 肛門嚢〔医学〕.
a. sadism 肛門サディスム〔医学〕, 肛門加虐愛.
a. segment 肛節.
a. sinuses [TA] 肛門洞, = sinus anales [L/TA].
a. spasm 肛門痙攣〔医学〕.
a. speculum 肛門鏡〔医学〕.
a. sphincter 肛門括約筋〔医学〕.
a. sphincter reconstruction 肛門括約筋再建〔医学〕.
a. sphincter repair 肛門括約筋修復〔医学〕.
a. sphincterotomy 肛門括約筋切離〔医学〕.
a. stage 肛門期〔医学〕.
a. stenosis 肛門狭窄〔症〕〔医学〕.
a. stricture 肛門狭窄〔症〕〔医学〕.
a. swab 検肛法, 肛囲検査法〔医学〕, 肛囲ふきとり法.
a. transition zone [TA] 移行帯*, = zona transitionalis analis [L/TA].
a. triangle [TA] 肛門部(両側の坐骨結節と尾骨とを結ぶ三角), = regio analis [L/TA].
a. tubercle 肛門隆起(胚子の).
a. ulcer 肛門潰瘍〔医学〕.
a. valves [TA] 肛門弁, = valvulae anales [L/TA].

an·al·bu·min·e·mia [ænælbjù:miní:miə] 無アルブミン血症〔医学〕.

anal·cim(e) [ənǽlsim, -si:m, -saim] 方沸石 $Na_2Al_2Si_4O_{12}$-$2H_2O$.

an·a·lep·sis [ænəlépsis] ① 回復(活を入れる). ② 強壮. ③ 興奮. 形 analeptic.

an·a·lep·tic [ænəléptik] ① 興奮性の, 滋養強壮の. ② 中枢神経刺激薬, 興奮薬, 呼吸刺激薬(通常, 麻酔からの回復を促進する目的で用いる薬剤), 滋養薬, = analeptica.
a. agent 蘇生薬〔医学〕, 中枢神経〔系〕興奮薬〔医学〕.
a. enema 食塩水浣腸(微温湯500mLに食塩1/2さじを加えて注腸すること), = thirst enema.

an·a·lep·ti·ca [ænəléptikə] 興奮薬〔剤〕, 強壮薬, = analeptic, excitant.

an·al·ge·sia [ænælʤí:ziə] ① 痛覚脱失〔医学〕, 痛覚消失〔医学〕, 無痛覚〔症〕, 痛覚欠如. ② 鎮痛. ③ 麻酔. 形 analgesic.
a. algera 疼痛性無痛覚症(疼痛刺激に無反応な部位に生じる疼痛), = deafferentation pain.
a. dolorosa 疼痛性無痛覚〔症〕, = analgesia algera.

an·al·ge·sic [ænælʤí:zik] ① 鎮痛薬, = analgetica, anodyna, antalgic. ② 鎮痛性の, = analgic, analge(s)tic.
a. action 鎮痛作用.
a. agent 鎮痛薬.
a. antipyretic 鎮痛・解熱薬.
a. effect 鎮痛効果.
a. nephropathy 鎮痛薬〔性〕腎症〔医学〕.
a.-overuse headache 鎮痛薬乱用性頭痛(薬剤乱用性頭痛の一つ).

an·al·ge(s)t·ic [ænælʤé(s)tik] =analgesic.

a·nal·gia [ənǽlʤiə] 痛覚脱出, 痛覚消失, = analgesia.

a·na·lin·gus [einəlíŋgəs] アナリングス(肛門と口唇の接触を求める口唇性愛の一つ).

a·nal·i·ty [ənǽliti] 肛門愛.

an·al·ler·gic [ænælə́:ʤik] 非アレルギー性の(アレルギー反応を発生しない).

an·a·log [ǽnəlɔ̀g] 類似化合物〔医学〕, 類似体〔医学〕, アナログ〔医学〕, 同族体, 相似体. 形 analogous.
a. image アナログ画像〔医学〕.
a. presentation アナログ表示〔医学〕.
a. recorder アナログ記録計〔医学〕.

a·nal·o·gous [ənǽləgəs] 同族性の, 類縁の, 相似性〔医学〕.
a. drug 関連構造薬, 関連薬(化学構造の似た), 類似構造薬〔医学〕.
a. element 類縁元素, 同族元素.
a. pole 相似極(加熱により陽極となった).
a. tissue 相似組織(正常組織が異所に偶発するもの).

an·a·logue [ǽnəlɔ̀g] = analog.

a·nal·o·gy [ənǽləʤi] 同族関係〔医学〕, 相似〔医学〕, 相似性, 類比性, 同族性.

an·al·pha·lip·o·pro·tein·e·mia [ænælfəlìpoupròuti:ní:miə, -làipou-] 無α-リポタンパク血〔症〕(血漿中のHDLが欠損し, 泡沫細胞中にコレステロールエステルが蓄積して肝, 脾, 扁桃腺などが腫大する. 常染色体性劣性遺伝する疾患).

a·nal·y·sand [ənǽlisænd] 被分析者, 精神分析を受ける患者.

a·nal·y·sis [ənǽlisis] ① 分析(化学, 精神). ② 解析(作図の). 形 analytical, analytic.
a. line pair 分析線対〔医学〕.

a. of β-hydroxybutyric acid in urine 尿中β-ヒドロキシ酪酸検査法.
a. of covariance 共分散分析〔法〕[医学].
a. of variance (ANOVA) 分散分析法 [医学]（測定値全体の分散を，いくつかの要因効果に対応する分散と，その残りの誤差分散とに分けて検定や推定を行う手法）.
an·a·ly·sor [ǽnəlaizər] 神経受容体（生物が外界に対する反応を左右する特異性器官）.
an·a·lyst [ǽnəlist] ① 分析家（アナリスト）. ② 精神分析家，= psychoanalyst.
an·a·lyte [ǽnəlait] 分析物（血液，尿など体液で分析される化学成分）.
an·a·lyt·ic [æ̀nəlítik] 分析論，分析の.
a. psychology 分析心理学 [医学].
a. therapy 分析療法.
an·a·lyt·i·cal [æ̀nəlítikəl] 解析の，分析の [医学].
a. balance 化学天秤.
a. centrifugation 分析用遠心〔法〕[医学].
a. chemistry 分析化学.
a. electron microscope 分析用電〔子〕顕〔微〕鏡.
a. epidemiology 分析疫学.
a. error 分析誤差 [医学].
a. geometry 解析幾何学.
a. line 分析線 [医学].
a. reagent 分析試薬 [医学].
a. roentgenography 分解X線撮影法，= body section roentgenography.
a. ultracentrifugation 分析用超遠心〔法〕[医学].
an·a·lyze [ǽnəlaiz] 分析する，解析する.
an·a·ly·zer [ǽnəlaiʒər] ① 分析器. ② 分析者，= analyzor.
an·am·ne·sis [æ̀næmní:sis] ① 病歴，アナムネ，既往歴. ② 既往症. ③ 記憶力. ④ 免疫学的記憶.
an·am·nes·tic [æ̀næmnéstik] 既往の，既往症の，病歴の.
a. phenomenon 既往現象 [医学].
a. response 既往性応答，二次免疫応答（抗原の特異性を記憶した個体に再度同一抗原を投与した際に，免疫応答が速やかにかつ強力に起こること．予防接種の効果はこの原理に基づいている），= anamnestic reaction, memory response, booster response.
an·am·ni·on·ic [ænæ̀mniánik] 無羊膜の，無羊水の.
An·am·ni·o·ta [ænæ̀mióutə] 無羊膜類（魚類，両生類など）.
an·am·ni·ot·ic [ænæ̀mniátik] 無羊水の，= anamnionic.
an·a·mor·pho·sis [æ̀nəmɔ́:fəsis] ① 変態形成，形成異常. ②（曲面鏡で結像異常を矯正すること）.
an·an·a·ba·sia [ænæ̀nəbéisiə] 高所登上不能.
An·a·nas [ǽnənəs, ənǽ-] アナナス属（パイナップル［鳳梨］科 *Bromeliaceae* の一属）.
***A.* essence** パイナップル精（パイナップル油），= ananas oil.
an·an·a·sta·sia [æ̀nænəstéisiə] 挙身無意志，起立不能（座位から身体を挙起する意志のないこと）.
an·an·cas·tia [æ̀nənkǽstiə] 強迫行為（機転），= obsessive-compulsive. 形 ananacastic.
an·an·dia [ənǽndiə] 構音不能（中枢神経異常での構音機能不全による言語障害），= aphemia.
an·an·dria [ənǽndriə] ① 男性性徴欠乏〔症〕（陰萎による男性性徴消失）. ② 無雄ずい（蕊）植物.
an·an·gi·oid [ənǽnʤiɔid] 無血管の.
a. disk 白色乳頭（無血管性乳頭）.
an·an·gi·o·pla·sia [ənæ̀nʤiouplέiziə]〔先天性〕血管径狭窄.
an·an·gi·o·plas·tic [ənæ̀nʤiəplǽstik] 血管形成不全の，血管分布の少ない.
a. infantilism〔先天〕血管形成不全性幼稚症.
anankastic personality disorder 強迫性人格障害，= compulsive personality.
an·a·pei·rat·ic [æ̀nəpairǽtik] ① 酷使（過度に使用すること）. ② 過労.
a. paralysis 酷使性麻痺（職業上の酷使による心理的要因）.
an·a·pep·sia [æ̀nəpépsiə] ペプシン欠乏〔症〕.
an·a·pe·ria [æ̀nəpí:riə] 毀損（きそん），= mutilation.
an·a·pe·tia [æ̀nəpí:ʃiə] 脈管拡張.
an·aph·a·lan·ti·a·sis [ænæ̀fəlæntáiəsis] 眉毛欠如.
an·a·phase [ǽnəfeiz] 後期，末期（有糸分裂において，2群の娘染色体が分離して，中心紡錘の線維に沿い，それぞれの星状体に向かって動く時期で，双星体が発生する）.
an·a·phia [ənǽfiə] 無触覚〔症〕，触覚障害. 形 anaptic.
an·a·pho·ne·sis [æ̀næfouní:sis] 高声療法.
an·a·pho·re·sis [æ̀næfərí:sis] ① 汗腺分泌減少，無汗症 [医学]. ② アナフォレーゼ，陽電荷質導入法（電場において陽電荷質が皮膚を通して導入される現象）. 形 anaphoretic.
an·a·pho·ria [æ̀nəfɔ́:riə] 上斜位. → anatropia.
an·aph·ro·dis·ia [æ̀næfroudíziə] 無性欲症，性無欲症 [医学]，冷感症. 形 anaphrodisiac.
a. totalis 完全無性感症.
an·aph·ro·dis·i·ac [ænæ̀froudíziæk] 制淫薬 [医学].
an·aph·ro·dite [ənǽfrədait] 無性欲者.
an·a·phy·lac·tic [æ̀nəfilǽktik] アナフィラキシーの，過敏症（性）の.
a. antibody アナフィラキシー抗体（アナフィラキシーの原因となる抗原の初回注射により産生される抗体で，同一抗原の再注射でアナフィラキシーを誘発する），= cytotrophic antibody.
a. diathesis 好酸球性素質 [医学].
a. enteritis アナフィラキシー性腸炎 [医学].
a. gangrene アナフィラキシー性壊疽 [医学].
a. hypersensitivity アナフィラキシー性過敏反応 [医学].
a. reaction アナフィラキシー性反応（抗原抗体反応の一表現）.
a. reaction product アナフィラキシー反応生成物，= anaphylactin.
a. response アナフィラキシー反応.
a. rhinitis アナフィラキシー性鼻炎 [医学].
a. shock アナフィラキシーショック（アナフィラキシーのうちで全身症状を伴うものをいう．ときに致命的な重篤なものもある）.
an·a·phy·lac·tin [æ̀nəfilǽktin] アナフィラクチン（アナフィラキシー反応における抗体）.
an·a·phy·lac·to·gen [æ̀nəfilǽktəʤən] アナフィラクトゲン（アナフィラキシーを誘発する物質（抗原））.
an·a·phy·lac·to·gen·e·sis [æ̀nəfilæ̀ktəʤénisis] アナフィラキシー誘発.
an·a·phy·lac·to·gen·ic [æ̀nəfilæ̀ktəʤénik] アナフィラキシー誘発の，アナフィラキシー性の.
an·a·phy·lac·toid [æ̀nəfilǽktɔid] アナフィラキシー様の，類過敏性の，= pseudoanaphylatic.
a. crisis アナフィラキシー様発作.
a. phenomenon アナフィラキシー様現象，= pseudoanaphylaxis.
a. purpura アナフィラキシー様紫斑病，過敏症様紫斑 [医学]，アナフィラクトイド紫斑（主として下肢に血管性の紫斑が出現し，同時に腸，関節，腎などに出血が起こるもの），= allergic purpura, Schönlein-Henoch purpura.

a. purpura nephritis アナフィラクトイド紫斑病〔性〕腎炎〔医学〕.
a. reaction 過敏症様反応〔医学〕, アナフィラキシー様反応(アナフィラキシー同様の症候群を呈し，特異的IgE抗体が証明されないものをいう).
a. response アナフィラキシー様反応(アナフィラキシーによく似た反応. 非特異的刺激による肥満細胞の脱顆粒反応に基づく).
a. shock 類アナフィラキシー〔性〕ショック.
an·a·phyl·a·tox·in [ænəfilətáksin] アナフィラトキシン(補体活性化に伴って生じるC4a, C3a, C5aの意味. 生理作用として肥満細胞からのヒスタミンの遊離，血管透過性の亢進，平滑筋の収縮などがある), = anaphylotoxin.
an·a·phy·lax·is [ænəfilǽksis] 過敏症，アナフィラキシー(誘導性の全身性過敏症またはアナフィラキシーショック anaphylatoxic response に対して用いられる. I型アレルギー反応をさし，アレルゲンに肥満細胞に結合したIgE抗体が反応して薬理学的活性化物質(ヒスタミン，ロイコトリエン，プロスタダグランジン)を放出することによって起こる平滑筋の収縮や血管透過性亢進を特徴とする反応. アナフィクトキシンによっても同様の反応が起こる).
an·a·phyl·o·tox·in [ænəfilətáksin] アナフィロトキシン，= anaphylatoxin.
an·a·pla·sia [ænəpléiziə] 退形成〔医学〕, 退化. 形 anaplastic.
an·a·pla·sis [ænəpléisis] 〔個人〕発育期.
An·a·plas·ma [ænəplǽzmə] アナプラズマ属(リケッチア目アナプラズマ科の一属).
A. centrale (ウシに良性アナプラズマ感染症を起こす菌種).
A. marginale アナプラズマ・マージナーレ(ウシやシカに悪性アナプラズマ感染症を起こす菌種).
A. ovis アナプラズマ・オービス(ヤギとヒツジにアナプラズマ感染症を起こす菌種).
An·a·plas·ma·ta·ce·ae [ænəplæzmətéisii:] アナプラズマ科(リケッチア目の一科).
an·a·plas·mo·sis [ænəplæzmóusis] アナプラズマ感染症〔医学〕(ウシ，シカなどに貧血を主徴とする疾病をきたす).
an·a·plas·tia [ænəplǽstiə] 補整術, 形成手術，植皮，= anaplasty, palstic surgery. 形 anaplastic.
an·a·plas·tic [ænəplǽstik] 形成外科の, 退形成の.
a. astrocytoma 退形成星細胞腫〔医学〕.
a. carcinoma 退形成癌，未分化癌〔医学〕, = undifferentiated carcinoma.
a. cell 退生細胞，未分化細胞.
a. ductal carcinoma 退形成性膵管癌〔医学〕.
a. malignant meningioma 退形成性悪性髄膜腫.
a. meningioma 退形成性髄膜腫〔医学〕.
a. sarcoma 未熟型肉腫.
a. seminoma 退形成性精上皮腫〔医学〕.
an·a·plas·tol·o·gy [ænəplæstáləʤi] アナプラストロジー(プロテアーゼを適用すること).
an·a·plas·ty [ǽnəplæsti] 植皮，= anaplastia.
an·a·ple·ro·sis [ænəpləróusis] ① 肉芽発生. ② 補填. 形 anaplerotic.
anaplerotic reaction 補充(填)反応.
an·ap·n(o)ea [ənǽpiə] 呼吸再起，蘇息，= anapneusis.
an·ap·no·ic [ænəpnóuik] 呼吸促進薬〔医学〕, = anapcoica.
an·ap·nom·e·ter [ænəpnámitər] 呼吸計. → spirometer.
an·ap·no·ther·a·py [ænæpnəθérəpi] ガス吸入療法，酸素吸入蘇生法.
an·a·pol·y·sis [ænəpálisis] 片節非離脱.
anapolytic cestode 片節非離脱条虫.
an·a·poph·y·sis [ænəpáfisis] 椎骨副棘突起.
anap·tic [ənǽptik] 触覚消失〔症〕の.
anar·chic [əná:kik] 無秩序な(無政府主義の，異常の).
anar·ic [ənǽrik] 無鼻の.
an·a·rith·mia [ænəríðmiə] 計算不能症，計算力喪失.
an·ar·rhex·is [ænəréksis] 骨縫合離断術.
an·ar·rh(o)ea [ænərí:ə] ① 逆流. ② 上行(血液などの).
an·ar·thria [əná:θriə] 構語障害〔医学〕, 構音不能〔症〕. → psellism, stammering. 形 anarthric.
a. centralis 中枢性構音不能症.
a. literalis どもり〔症〕, 吃音〔症〕, = stammering.
anarthritic rheumatoid disease 無関節炎性リウマチ様疾患.
an·a·sar·ca [ænəsá:kə] 全身水腫〔医学〕, 全身浮腫〔医学〕(皮下組織および漿膜腔に広範に体液が貯留した状態). 形 anasarcous.
a. hystericum ヒステリー性浮腫.
an·as·chi·sis [ənǽskisis] 縦分裂(核分裂において縦に分裂する二裂体または四裂体についていう). 形 anaschistic.
an·a·scit·ic [ænəsítik] 無腹水の.
anascospore yeast 無胞子酵母〔医学〕.
an·as·co·spo·rog·e·nous [ænækousporáʤənəs] 無胞子の，胞子を発生しない.
a. yeast 無子嚢胞子酵母〔医学〕, 無胞子性酵母(分芽細胞により増殖し，分節胞子を生ずることがあるが，分生子は存在しない).
an·as·pa·dia(s) [ænəspéidiə(z)] 尿道上裂, = epispadia(s).
An·as·pi·da·cea [ənæspidéisiiɑ] アナスピデス目(節足動物門，甲殻亜門，軟甲綱真軟甲亜綱の一目で背甲を欠く).
an·a·stal·sis [ǽnəstǽlsis] ① 逆ぜん(蠕)動〔医学〕, 上向ぜん(蠕)動〔医学〕(逆ぜん動の一型で，腸管が上向への運動を示すこと). ② 止血作用，収斂作用. 形 anastaltic.
ana·sta·sis [ænəstéisis] 回復. 形 anastatic.
anas·ter [ənǽstər] 無星体(星状体を形成した無色体). 形 anastral.
an·as·tig·mat·ic [ænəstigmǽtik] 無収差の，アナスチグマートの(収差を矯正した).
a. objective アナスチグマートレンズ(非点収差または球面収差を補正したレンズ).
an·as·to·le [ənǽstəli:] 収縮(傷創の周縁が縮小すること).
anas·to·mat [ənǽstəmæt] 吻合鉗子(直腸と結腸の両断端を吻合するときに用いる鉗子).
anas·to·mose [ənǽstəmouz] 吻合する.
anastomosed graft 吻合移植片.
anas·to·mo·ses [ənæstəmóusi:z] anastomosis 吻合の複数.
anastomosing fiber 吻合神経線維，= anastomotic fiber.
anas·to·mo·sis [ənæstəmóusis] ① 吻合術，吻合症. ② 吻合〔医学〕(分生子が発芽して間もなく菌糸と胞子との間に網状結合をする現象). 形 anastomotic.
a. arteriolovenularis [L/TA] 細動静脈吻合*, = arteriolovenular anastomosis [TA].
a. arteriovenosa [L/TA] 動静脈吻合, = arteriovenous anastomosis [TA].
a. clamp 吻合鉗子〔医学〕.
a. mutua 相交吻合.
a. pericapillaris progressiva 進行性毛細血管周

囲吻合.
a. vasorum 血管吻合.
anas·to·mo·si·tis [ənæ̀stəmousáitis] (肺臓の動脈内膜炎にみられる動静脈吻合).
anas·to·mot·ic [ənæ̀stəmátik] 吻合の〔医学〕.
a. aneurysm 吻合部(縫合部)動脈瘤〔医学〕.
a. branch with lacrimal artery [TA] 涙腺動脈との吻合枝, = ramus anastomoticus cum arteria lacrimali [L/TA].
a. branch with middle meningeal artery [TA] 中硬膜動脈との吻合枝, = ramus anastomoticus cum arteria meningea media [L/TA].
a. operation 吻合手術.
a. stricture 吻合部狭窄〔医学〕.
a. ulcer 吻合性潰瘍〔医学〕.
a. varix 吻合性静脈瘤.
a. veins 吻合静脈.
a. vessel [TA] 吻合脈管(吻合血管), = vas anastomoticum [L/TA].
anas·to·mo·ti·ca mag·na [ənæ̀stəmóutikə mǽgnə] ① 大連合動〔静〕脈. ② 下尺側側副動脈, = arteriae collateralis ulnaris inferior.
an·as·tral [ənǽstrəl] 無星状体の.
an·as·tro·phe [ənǽstrəfi:] 転倒, 転位(タンパク分解酵素が不活化後再賦活され得る性質についていう). 形 anastrophic.
anastrophic proteinase 倒置性タンパク質分解酵素(酸化により不活され, 還元により再び活化されるもの).
anat anatomical, anatomy の略.
an·a·tase [ǽnəteis] 鋭錐石 TiO_2(正方結晶系で鋭錐の発達した八面体).
an·a·ther·a·peu·sis [æ̀nəθèrəpjú:sis] 薬物投与量漸増療法.
an·a·threp·sis [æ̀nəθrépsis] 組織更新.
a·na·tom·ic [æ̀nətámik] 解剖〔学〕の.
a. airway 解剖学的気道, = anatomic dead space.
a. articulation 解剖的咬合.
a. conjugate 解剖学的〔真〕結合線〔医学〕.
a. crown 解剖〔学〕的歯冠(エナメルによって被われた部分をいう), = anatomical crown.
a. diagnosis 解剖学的診断.
a. distribution 解剖学的病変部位.
a. injection 解剖学的注射(死体の導管や脈管内へ固定, 防腐, 着色液を注射すること).
a. lobule of liver 肝小葉.
a. medicine 解剖学的診療.
a. model 解剖模型〔医学〕.
a. neck 解剖頸(上腕骨頭から上腕骨体に移行する部の細くなった部位で外科頸に対して用いる).
a. occlusion 解剖学的咬合, = normal occlusion.
a. pathology 解剖病理学.
a. position 解剖学的体位, 解剖学的位置(身体の正しい姿勢).
a. snuffbox = anatomical snuffbox.
a. sphincter 解剖学的括約筋.
a. stomach 解剖胃(解剖時にみられる一般に水平に近い斜位をとる胃の形態で, X線撮影法の考案以前には生理的形態と考えられていた).
a. teeth 解剖学的人工歯.
a. tubercle 死体結節, 解剖結節, = verruca necrogenica.
an·a·tom·i·cal [æ̀nətámikəl] 解剖〔学〕の〔医学〕.
a. age 解剖年齢〔医学〕.
a. airway 解剖学的気道〔医学〕.
a. articulator 解剖的咬合器〔医学〕.
a. capsule 解剖学的被膜〔医学〕.
a. conjugate [TA] 解剖学的真結合線*, = conjugata anatomica [L/TA].
a. crown 解剖歯冠〔医学〕.
a. dead space 解剖学的死腔〔医学〕.
a. diagnosis 解剖学的診断〔医学〕.
a. element 解剖要素.
a. forceps ① 無鉤ピンセット〔医学〕. ② 解剖ピンセット〔医学〕.
a. impression 解剖〔的〕印象〔医学〕.
a. injection 解剖用注射〔医学〕.
a. internal os [TA] 解剖学的内子宮口*, = ostium anatomicum uteri internum [L/TA].
a. model 解剖模型〔医学〕.
a. neck [TA] 解剖頸, = collum anatomicum [L/TA].
a. occlusion 解剖的咬合〔医学〕.
a. porcelain teeth 解剖的陶歯〔医学〕.
a. position 解剖学的肢位.
a. rigidity 解剖学的子宮頸硬靱症(解剖学的には正常であるが, 陣痛により開口しない子宮頸), = anatomic rigidity of cervix uteri.
a. root 解剖歯根〔医学〕, 解剖学的歯根(歯のセメント質で被われた部分).
a. snuffbox 嗅ぎタバコ窩, 解剖的嗅ぎタバコ入れ, タバティエール(母指手首基部の皮膚にできる手背の三角形の小窩で, 長・短母指伸筋の腱により形成される), = tabatière anatomique.
a. tubercle 死体結節.
a. variation 解剖学的破格, 解剖学的変異.
a. wart 解剖者の手のいぼ.
an·a·tom·i·co·path·o·log·ic [æ̀nətàmikoupæ̀θəládʒik] 病理解剖学の.
a·nat·o·mist [ənǽtəmist] 解剖学者.
a·nat·o·mize [ənǽtəmaiz] 解剖する, = dissect.
a·nat·o·mo·phys·i·ol·o·gy [ənæ̀təmoufìziálədʒi] 解剖生理学.
a·nat·o·my [ənǽtəmi] ① 解剖学(ギリシャ原語では切り離すことの意味で, 動植物の器官構造などを解剖により研究する学問). ② 解剖学的構造(器官などの). 形 anatomic, anatomical.
a·nat·o·pism [ənǽtəpizəm] 反社会性, 奇行癖, 風変わり. → ectopism.
an·a·tox·in [æ̀nətáksin] アナトキシン(破傷風毒素などの細菌外毒素をホルムアルデヒドによって毒素活性を不活化し, 抗原性をもつ), = toxoid.
a. reaction アナトキシン反応(アナトキシンによる皮内反応).
an·a·tre·sis [æ̀nətrí:sis] 無閉鎖〔症〕.
anatricrotic pulse 上脚三重脈.
an·a·tric·ro·tism [æ̀nətríkrətizəm] 上行脚三隆起脈(脈波図の上行脚が3個に分かれている異常脈拍). 形 anatricrotic.
an·a·trip·sis [æ̀nətrípsis] 摩擦治療. 形 anatriptic.
an·a·trip·tics [æ̀nətríptiks] 〔塗〕擦剤(摩擦により薬効を得るために用いるもの).
an·a·troph·ic [æ̀nətráfik] 抗萎縮薬.
an·a·tro·pia [æ̀nətróupiə] 上斜位(眼の). → anaphoria. 形 anatropic.
an·a·trop·ic [æ̀nətrápik] 体腔内に下垂する.
an·a·ven·in [æ̀nəvénin] アナベニン(ホルムアルデヒドによって不活化された蛇毒で抗原性をもつようにしたもの).
anavenom アナベノム(蛇毒をホルムアルデヒドで無毒化したもの).
A·nax par·then·o·pe [ənǽks pɑ:θénəpi:] ギンヤンマ[銀蜻蜓](吸虫類被嚢幼虫の第2中間宿主).
an·ax·on(e) [ənǽksən] アナクソン(軸索をもたない神経細胞で, Ramon y Cajal が記載した網膜に存在するもの).
an·a·zo·tu·ria [æ̀nəzoutjú:riə] 無窒素尿(特に尿

素の欠除すること).
ANCA anti-neutrophil cytoplasmic antibody 抗好中球細胞質抗体の略(アンカ).
ANCA-associated glomerulonephritis ANCA関連腎炎.
ANCA-vasculitis ANCA関連血管炎.
AnCC anodal closure contraction 陽極閉鎖収縮の略, = ACC.
an·ces·tor [ǽnsèstər] 先祖, 祖先〔医学〕. 形 ancestral.
a. cell 母細胞.
an·ces·tral [ænséstrəl] 先祖の.
a. cell 母細胞.
a. family table 祖先表, = genealogical table.
a. series 祖先系列(進化の過程で生物がたどってきた真の系統発生的祖先).
an·cho·ne [æŋkóuni] (ヒステリーにおける喉頭の攣縮).
an·chor [ǽŋkər] 接極子, 固定装置, 維持装置〔医学〕, 固定, アンカー.
a. band 維持帯環〔医学〕, 固定帯環(歯科用).
a. clamp band 維持〔帯〕鐶.
a. drill 保持点形成ドリル.
a. screw 保持用ラセン合釘.
a. splint 固定副子(下顎の骨折に用いるもので, 歯を固定するために針金の係蹄を備えたもの).
a. tooth 固定歯〔医学〕.
an·chor·age [ǽŋkəriʤ] 接極子, 固定.
a. dependent growth 足場依存性増殖(正常細胞の培養では, 培養皿一面にシートをつくり増殖は停止し, 層が重なって増殖しない).
a. independent 足場非依存性(細胞がほかの何かに錨 anchor を下さなくても増殖可能なこと).
a. independent growth 足場非依存性増殖(腫瘍細胞培養では, 接触阻止がみられず正常細胞培養と違い無限に増殖する).
an·cho·ring [ǽnkouriŋ] 固着.
a. callus 係留仮骨.
a. effect 固着(付着)〔投錨〕効果〔医学〕.
a. fiber 係留線維.
a. fibril 係留細線維.
a. filament 保留フィラメント(皮膚やリンパ管にみられる), = anchoring fibril.
a. junction 接着結合.
a. villus 付着絨毛(基底外胚葉により基底脱落膜の露出面に付着する末端をもつ胎盤絨毛).
An·chu·sa [æŋkjú:sə] ウシノシタグサ属(ムラサキ〔紫草〕科植物).
an·chu·sin [ǽŋkju:sin] アンクーシン $C_{35}H_{40}O_8$ (ウシノシタグサから得られる赤色染料).
a. paper アルカニン紙.
anchylo- [æŋkilou, -lə] 鉤(曲がった形)の意味を表す接頭語, = ancylo-, ankylo-.
an·chy·lops [ǽŋkiləps] 上眼角膿瘍(涙嚢上面の膿瘍).
anchylostoma anemia 十二指腸虫性貧血〔医学〕.
an·cil·la·ry [ǽnsiləri] 補助的の, 隷属する.
a. ports 補助孔.
an·cip·i·tal [ænsípitəl] 二頭の, 二稜形の, 二面の.
an·cis·troid [ænsístrɔid] 鉤状の.
an·con [ǽŋkɑn] 肘頭, = olecranon.
an·co·nad [ǽŋkənæd] 肘頭方向に.
an·con·ag·ra [æ̀ŋkənǽgrə] 肘痛風.
an·co·nal [ǽŋkənəl] 肘の, = anconeal.
an·co·ne·al [æŋkóuniəl] 肘の, = anconal.
a. fossa 肘窩, 肘頭窩, = olecranon fossa.
an·co·ne·us [æŋkóuniəs] [TA] 肘筋, = musculus anconeus [L/TA].
a. muscle 肘筋.
an·co·ni·tis [æ̀ŋkənáitis] 肘関節炎, = olecranarthritis, olecranarthrocace, olecranarthropathy.
an·co·noid [ǽŋkənɔid] 肘様の.
ancylo- [ænsilou, æŋki-, -lə] 鉤(曲がった形)の意味を表す接頭語, = ankylo-.
An·cy·los·to·ma [ænsilɑ́stəmə, æŋki-] アンキロストーマ属(線虫の一属).
A. caninum イヌ鉤虫(イヌ, キツネの小腸に寄生する), = dog hookworm.
A. ceylanicum セイロン鉤虫.
A. duodenale ズビニ鉤虫, 十二指腸虫(ヒトの小腸に寄生し, 鉤虫症や若菜病の原因となる).
A. tubaeforme ネコ鉤虫.
an·cy·lo·sto·mat·ic [æ̀nsiloustəmǽtik, æŋki-] 鉤虫属の.
An·cy·lo·sto·ma·ti·dae [æ̀nsiloustoumǽtidi:, æŋki-] 鉤虫科(線虫の一科).
an·cy·lo·sto·mi·a·sis [æ̀nsiləstoumáiəsis, æŋki-] 鉤虫症〔医学〕, 十二指腸虫症, = hookworm disease.
a. cutis 皮膚鉤虫症. → ground itch.
an·cy·roid [ænsáirɔid] 鉤状の, 錨状の.
an·da·lu·site [ændəl(j)ú:sait] 紅柱石 Al_2SiO_5 (ケイ酸礬土).
Andaman fever アンダマン熱(東インドにおけるレプトスピラ症).
Andernach, Johann Winther von [ɑ́:ndə:nɑ:k, ǽnd-] アンデルナッハ(1478-1574, ドイツの医師).
A. ossicle アンデルナッハ小骨(縫合骨の1つ).
Anders, James Meschter [ǽndə:z] アンダース(1854-1936, アメリカの内科医).
A. disease アンダース病(単純性結節性肥満症), = adiposis tuberosa simplex.
Andersch, Karl Samuel [ɑ́:ndə:ʃ, ǽnd-] アンデルシュ(1732-1777, ドイツの解剖学者).
A. ganglion アンデルシュ神経節(舌咽神経の下神経節).
A. nerve アンデルシュ神経, = nervus tympanicus.
Andersen, Dorothy Hansine [ǽndə:sən] アンダーセン(1901-1963, アメリカの小児科医).
A. disease アンダーセン病(Ⅳ型糖原病. トランスグルコシダーゼ(α-1, 4-グルカン分枝酵素)の欠損症である. 蓄積するグリコーゲンは直鎖が長く分枝点は少ない. 肝, 筋, 神経, 網内系に蓄積し, 筋力低下, 進行性肝硬変をきたし, 3歳以内に死に至る), = type Ⅳ glycogenosis.
Anderson, Carl David [ǽndə:sən] アンダーソン(1905-1991, アメリカの物理学者. 1930年以来 California Institute of Technology の教授として, もっぱら Wilson 霧箱によって宇宙線を研究中, 陽電子 positron を発見し, Victor Franz Hess とともにノーベル物理学賞を受けた. その後1936年さらに重陰電子 mesotron を発見し, その質量が陰電子の200倍程度であることを確認した).
Anderson, Evelyn [ǽndə:sən] アンダーソン(1899生, アメリカの医師).
A.-Collip test アンダーソン・コリップ試験.
Anderson, James C. [ǽndə:sən] アンダーソン(1899-1984, イギリスの泌尿器科医).
A.-Hynes pyeloplasty アンダーソン・ハインズ腎盂形成術(腎盂尿管移行部の狭窄部を切除し, 拡張した腎盂を切除縫縮したのち, 腎盂と尿管を再吻合する腎盂形成術), = dismembered pyeloplasty.
Anderson, John F. [ǽndə:sən] アンダーソン(1873-1958, アメリカの医師. 1903年ロッキー山紅斑熱の存在を報告し, 1906年ウマ血清の注射に基づく変死を観察し1911年 Goldberger と協同して実験的麻疹接種に成功した).

A. disease アンダーソン病（サルにおける実験的麻疹）.

A.-Goldberger test アンダーソン・ゴールドバーガー試験（発疹チフス患者の血液をモルモットの腹腔内に接種すると，リケッチアのある場合には典型的発熱が起こる）.

Anderson, Roger [ǽndəːsən] アンダーソン（1891–1971，アメリカの整形外科医）.

A. method アンダーソン副子療法（大腿骨骨折をギプス包帯で牽引する療法）. → Anderson splint.

A. splint アンダーソン副子.

Andes disease アンデス山脈病，= Monge disease.

Andes virus アンデスウイルス.

an·de·sine [ǽndizin, -sin] アンデシン（長石の一種）.

an·de·site [ǽndizait, -sait] 安山岩，堅石（暗灰色の火山岩）.

andi〔i〕tis 血管炎.

An·di·ra [ændáirə, -dír-] アンジラ属（マメ科の一属）.

A. inermis キャベツヤシ（surinamine の原植物），= cabbage-tree.

an·di·rine [ǽndiriːn] アンジリン ㊥N-methyltyrosine $C_{10}H_{13}O_3N$（マメ科 *Andira inermis* の皮のアルカロイド），= angeline, geoffroyine, ratanhine, surinamine.

Andrade, Corino M. [ǽndreid] アンドレード（ポルトガルの神経科医）.

A. syndrome アンドレード症候群（常染色体優性遺伝疾患．神経線維と血管壁の間にアミロイドの浸潤がある）.

Andrade indicator アンドレード指示薬（酸フクシン 0.5g を水 100mL に溶解した液は苛性ソーダにより脱色する．これを糖肉汁培養基に混ぜて，酸発生性の細菌を培養すると，紅色に着色する）.

Andrade solution アンドレード〔試〕液.

an·dra·dite [ǽndrədait] 灰鉄ザクロ石 $Ca_3Fe_2(SiO_4)_3$.

Andral, Gabriel [andráːl] アンドラル（1797–1876，フランスの内科医．Laënnec の著述を編纂し，瀉血療法に極力反意を示し，貧血 anemia および充血 hyperemia という術語を提唱した）.

A. decubitus アンドラル臥姿勢（胸膜炎の初期疼痛を避けるため健側を下にする臥位），アンドラル褥瘡（胸膜炎において初期に起こる罹患対側褥瘡）.

A. symptom アンドラル症状（紅色喀痰）.

an·drase [ǽndreis] 雄性素（遺伝学における雄性の決定因子と仮定されるもので，雌性素 gynase に対していう）.

André, Nicolas [andréi] アンドレ（1658–1742，フランスの医師．整形外科学 orthopedics の術語を初めて用い脊椎彎曲の療法について経験が深かった），= Andry, Nicolas.

André Thomas, Antoine Henri [andréi] アンドレ（1867–1963，フランスの神経科医）.

A. T. sign アンドレトマス徴候（小脳疾患にみられる反発現象で，患者に挙手を命じた後，再び降下させると反発が起こる）.

Andreasch test [ǽndriæʃi tést] アンドレアシュ試験（システイン試験．被検物を塩酸に溶かし，少量の希釈塩化鉄溶液とアンモニアを加えると，システイン cysteine があれば暗紫色を発生する）.

an·drei·o·ma [ændraióumə] 男性胚細胞腫，= arrhenoblastoma.

an·dre·o·blas·to·ma [æ̀ndrioublæstóumə] アンドレオブラストーマ，= arrhenoblastoma.

Andresen ap·pli·ance [ǽndrəsən əpláiəns] アンドレーセン装置（歯の矯正装置）.

Andresen diet アンドレーセン食（胃潰瘍の治療食で，ゼラチン 30g，デキストロース 60g，60%クリーム 100mL，ミルク 900mL からなる食で，1 週後漸次常食に戻す）.

Andresen factor アンドレーセン因子.

Andrews, Edward Wyllis [ǽndruːs] アンドルース（1857–1927，アメリカの外科医）.

A. operation アンドルース手術（① 鼡径ヘルニアの手術で，Bassini 法を改良して縫合を重複する方法．② 精管水腫の手術で，内膜を外反する方法）.

Andrews, George Clinton [ǽndruːs] アンドルーズ（1891–1978，アメリカの皮膚科医）.

A. disease アンドルーズ病（膿疱性細菌疹），= pustular bacterid.

an·dri·at·rics [æ̀ndriǽtriks] 男性病学，= andriatry.

an·drin [ǽndrin] アンドリン（男性ホルモンの総称名）.

andr(o)- [ændr(ou), -r(ə)] 男性の意味を表す接頭語.

an·dro·blas·to·ma [æ̀ndroublæstóumə] 男性ホルモン産生細胞腫，男性胚細胞腫 [医学].

Androctonus australis （北アフリカ産のサソリで，刺咬傷は激烈な中毒症の原因となる），= Sahara scorpion.

an·dro·cyte [ǽndrəsait] 精子細胞，= spermatid.

an·dro·de·do·tox·in [æ̀ndroudìːdətáksin] アンドロデドトキシン（シャクナゲ属植物の葉から得られる毒物）.

an·dro·di·oe·cy [æ̀ndroudaiíːsi] 雌雄異体性雄性 [医学].

an·dro·ga·lac·to·ze·mia [æ̀ndrougəlæ̀ktouzíːmiə] 男性乳房乳汁分泌（男性乳房からの乳汁分泌）.

an·dro·gam·ete [æ̀ndrougǽmiːt] 雄性配偶子.

an·dro·gen [ǽndrəʤən] アンドロゲン，アンドロジェン [医学]，男性ホルモン物質（コッホ Koch が1927年に発見したヒト精巣間細胞の内分泌物で，現在は雄の第二次性徴を調節するホルモンすべての総称名として用いられている語）. → luteinizing hormone, interstitial cell-stimulating h..

a. analog アンドロジェン類似薬（物質）[医学].

a. antagonist アンドロジェン拮抗薬（物質）[医学].

a. binding protein (ABP) アンドロゲン結合タンパク.

a. decline in aging male (ADAM) （加齢に伴い，男性ホルモンが減少することにより諸々の症状を示す，いわゆる男性更年期），= partial androgen deficiency of aging male.

a. receptor アンドロジェン受容体 [医学]，アンドロゲン受容体，アンドロゲンレセプター（男性ホルモン受容体，男性ホルモンレセプター）.

a. resistance syndrome アンドロゲン抵抗性症候群（アンドロゲン不応症候群，男性ホルモン不応症候群）.

a. unit アンドロゲン単位.

an·dro·gen·e·sis [æ̀ndrəʤénisis] 雄性発生 [医学]，雄核発生（染色体と核のみを有する卵子の発育）. 形 androgenic.

an·dro·gen·ic [æ̀ndrouʤénik] 男性ホルモンの.

a. acne 男性ホルモン型痤瘡.

a. action 男性化作用 [医学].

a. alopecia アンドロゲン性脱毛症，= alopecia hereditaria.

a. hormone 男性ホルモン.

a. zone 男性ホルモン帯，アンドロゲン領域.

an·drog·e·nous [ændráʤənəs] 男系生殖の.

an·dro·glos·sia [æ̀ndrəglásiə] 男性型声（男性型の女性の音声）.

an·dro·gone [ǽndrəgoun] 精原細胞.
an·dro·graph·is [ændrəgrǽfis] (キツネノマゴ科植物 *Andrographis paniculata* を乾燥した健胃薬).
an·dro·gyne [ǽndrədʒain] ① 偽半陰陽者(女性の). ② 雌雄同花(植物の), = androgyna, androgynus, androgyny. 形 androgynous.
an·dro·gy·ne·i·ty [æ̀ndroudʒiní:iti] = androgyny.
an·drog·y·nism [ændrɑ́dʒinizəm] 女性偽半陰陽(遺伝的に純女性が男性の特徴を備えていること), = androgynia, hermaphroditism.
an·drog·y·noid [ændrɑ́dʒinɔid] ① 偽半陰陽. ② 女性半陰陽の.
an·drog·y·nus [ændrɑ́dʒinəs] = androgyne.
an·drog·y·ny [ændrɑ́dʒini] 女性偽半陰陽者, = androgyne.
an·droid [ǽndrɔid] 雄性[医学], 男性のような, = androidal.
a. obesity 男性様肥満.
a. pelvis 男型骨盤.
an·dro·kin·in [æ̀ndrəkínin] (男性ホルモン物質の旧名称).
an·drol·o·gy [ændrɑ́lədʒi] 男性学[医学], 男性病学.
an·dro·ma [ændróumə] 〔卵巣〕男性胚〔細胞〕腫, = arrhenoblastoma.
Andromachus [ændrɑ́məkəs] アンドロマークス(AD 1世紀のギリシャ・クレタ島の医師. ネロ帝王の侍医で, 有名な解毒薬(Theriacum andromachi)の発明者).
an·dro·ma·nia [ændrouméiniə] 女性色情症, = nymphomania.
An·drom·e·da [ændrɑ́midə] ヒメシャクナゲ属(ツツジ科 *Ericaceae* の一属).
A. japonica アセビ(現在は *Pieris japonica* の名称を用いる. 麻薬性毒素 andromedotoxin を含む).
A. polifolia ヒメシャクナゲ.
an·drom·e·do·tox·in [ændrɑ̀midoutɑ́ksin] アンドロメドトキシン $C_{31}H_{50}O_{10}$ (アセビ毒ともいい, ツツジ科植物の毒物で鎮痛作用を示す), = asebotoxin, grayanotoxin I.
an·dro·me·rog·o·ny [æ̀ndroumirɑ́gəni] 雄性卵片発生(卵核は除去されたが, 受精したもの).
an·dro·mi·met·ic [æ̀ndroumimétik] 男性化作用のある, = arrhenomimetic.
an·dro·mo·noe·cy [æ̀ndroumənı́:si] 雌雄同体性雄性[医学].
an·dro·mor·phous [æ̀ndroumɔ́:fəs] 男性体型の, 男性型特徴.
an·drop·a·thy [ændrɑ́pəθi] 男性特有の病気, 男性疾患(前立腺など).
an·dro·pause [ǽndrəpɔ̀:z] 男性更年期.
an·droph·a·ny [ændrɑ́fəni] 男性化症, = virilism.
an·dro·phile [ǽndrəfil] ヒト嗜好性, = androphilous.
an·dro·pho·bia [æ̀ndroufóubiə] 男性恐怖症[医学].
an·dro·pho·no·ma·nia [æ̀ndroufòunəméiniə] 殺人狂.
an·dro·stane [ǽndrəstein] アンドロスタン(男性ホルモン化合物の核をなすステロイドで, 炭素原子第3および第17の位置にO=[-one] または -OH [-ol] が1〜3個結合すると, 種々の男性ホルモンの構造式が得られる), = etioallocholane.
an·dro·stane·di·ol [æ̀ndroustéindiɔ:l, -steindái-] アンドロスタンジオール 化 5α-androstane-3β,17β-diol.
an·dro·stane·di·one [æ̀ndroustéindioun] アンドロスタンジオン 化 5α-androstane-3,17-dion (男性ホルモンの一種).
$\Delta^{5'}$-an·dro·stene [- ǽndrəsti:n] アンドロステン(男性ホルモン, テストステロンなどの核をなすステロイドで, 基礎構造は, AまたはB環に不飽和二重結合1個をもち, 炭素原子の第3および第17の位置においてO=[-one] または -OH [-ol] が結合して有効成分の式が得られる).
an·dro·stene·di·ol [æ̀ndroustí:nidiɔ:l] アンドロステンジオール.
an·dro·stene·di·one [æ̀ndroustí:ndioun] アンドロステンジオン 化 4-androstene-3,17-dion (テストステロンよりも弱い男性ホルモン).
an·dros·te·nol [æ̀ndrɑ́stinɔ:l] アンドロステノール.
an·dros·ter·one [ændrɑ́stəroun, ændrəstéroun] アンドロステロン 化 androstane-3(α-)-ol-17-one $C_{19}H_{30}O_2$ (Butenandt らが1931年に初めて男性尿から単離したステロイド系男性ホルモンで, 1934年 Ruzicka の合成により構造式が決定された).
an·dro·tin [ǽndrətin] (男性性的特徴を表す物質の旧称).
AnDT anodal duration tetanus の略.
ANE acute necrotizing encephalopathy 急性壊死性脳症の略.
an·e·cho·ic [ænikóuik] 無響の.
a. area 無エコー域[医学].
a. chamber 無響室.
a. room 無響室.
ane·de·ous [əní:diəs] 無性器の.
a·nei·le·ma [ənailí:mə] ① 放屁, 腸内ガス. ② 腹痛.
Anel, Dominique [anél] アネル(1670-1730, フランスの外科医).
A. method アネル法.
A. operation アネル手術(外傷性動脈瘤の結紮).
A. probe アネル消息子(涙管拡張用).
an·e·lec·trode [æ̀niléktroud] 化学電池の陽極. → anode.
anelectrotonic current 陽極電気緊張性電流.
anelectrotonic state 陽極電気緊張状態[医学](持続的通電において筋攣縮が陽極付近に起こること).
an·e·lec·trot·o·nus [æ̀nilektrɑ́tənəs] 陽極性電気緊張(神経または筋の2点に直流電流を通すとき, 陽極付近に起こる緊張). 形 anelectrotonic.
A·nem·ar·rhe·na as·pho·de·loi·des [ənemərí:nə æ̀sfoudəlɔ́idi:z] ハナスゲ(ユリ科 *Liliaceae* の一種で, 根茎はチモ[知母]といい, 消炎, 利尿, 解熱薬).
anemarrhena rhizome チモ[知母](ハナスゲ *Anemarrhena asphodeloides* の根茎. サポニン類, キサントン類を含み, 漢方では解熱, 消炎, 利尿, 鎮静に用いられる).
a·ne·ma·tize [əní:mətaiz] 貧血を起こす.
a·ne·mia [əní:miə] 貧血[医学](Alberti (1540-1600)の時代から用いられた用語で, 赤血球数, ヘモグロビン濃度, ヘマトクリット値が正常より低下した状態. 骨髄機能低下, 溶血の亢進, 出血, ヘモグロビンやDNA合成に必要な物質の欠乏などが原因となる), = anaemia. 形 anemic.
a. heart 貧血心[医学].
a. infantum pseudoleukemica 小児偽〔性〕白血病性貧血, = infantile pseudoleukemic anemia, von Jaksch-Luzet anemia.
a. of bone marrow dysfunction 骨髄機能不全性貧血[医学].
a. of pregnancy 妊娠貧血[医学].
a. of prematurity 未熟児貧血.
a. of puberty 思春期貧血.
a. reticuloendotheliaca 細網内皮性貧血(赤血球が細網内皮系に捕捉された結果, 末梢血液に赤血球減少が起こること).
a·ne·mic [əní:mik] 貧血性[医学].

a. anoxia 貧血性無酸素症（血液中の赤血球の減少による酸素欠乏症）.
a. decerebration 阻血脳［医学］, 血液阻止除脳［医学］.
a. fever 貧血性発熱［医学］.
a. gangrene 貧血性壊疽［医学］.
a. halo 貧血暈（クモ状血管拡張の周囲の白色で血管の少ない皮膚）.
a. hypoxia 貧血性低酸素〔症〕［医学］.
a. infarct 貧血性梗塞［医学］, ＝ white infarct.
a. murmur 貧血性心雑音.
a. nevus 貧血性母斑［医学］.
a. phlebitis 貧血性静脈炎［医学］, ＝ chlorotic phlebitis.
a. polyneuritis 貧血性多発神経炎［医学］（悪性貧血にみられる神経症状の一型）.
a. softening 貧血性軟化.

an·e·mom·e·ter ［ænimámitər］ 風速計［医学］.
a·nem·o·ne ［ənéməni:］（キンポウゲ［毛茛］科イチリンソウ属の植物を指す）.
a. camphor アネモネショウノウ（樟脳）.
a·nem·o·nin ［ənémənin］ アネモニン $C_{10}H_{18}O_4$（Boas が1934年に初めて報告した抗菌物質であるが，朝比奈および藤田が1922年に発見した protoanemonin の重合体）, ＝ pulsatilla camphor.
an·e·moph·i·ly ［ænimáfili］ 風媒［医学］.
an·e·mo·pho·bia ［ænimoufóubiə］ 隙間風恐怖症, 風恐怖症［医学］.
an·e·mo·tax·is ［ænimətǽksis］ 走風性.
an·e·mot·ro·phy ［ænimátrəfi］ 造血栄養欠乏（造血に必要な物質の欠乏）, ＝ anaemotrophy.
an·em·pi·ria ［ænimpáiriə］ 獲得知能喪失, ＝ anempeiria.
an·en·ce·pha·lia ［ænensiféiliə］ 無脳症, ＝ anencephaly. 形 anencephalic, anencephalous.
an·en·ceph·a·lus ［ænenséfələs］ 無脳体［医学］.
an·en·ceph·a·ly ［ænenséfəli］ 無脳症［医学］, ＝ anencephalia.
an·en·ter·o·neu·ria ［ænèntərounjú:riə］ 腸無力症, 腸弛緩症.
an·en·ter·ous ［ænéntərəs］ 無腸の.
an·en·zy·mia ［ænenzáimiə］ 無酵素症.
a. catalasea 無カタラーゼ症（赤血球に存在するカタラーゼが欠如する先天性・家族性遺伝病）.
an·e·o·si·no·phil·ia ［æni:əsinəfíliə］ 好酸球消失〔症〕［医学］, 好酸球減少〔症〕, ＝ eosinopenia.
a·neph·ric ［ənéfrik］ 無腎の.
a·neph·ro·gen·e·sis ［ænèfrəʤénisis］ 無腎症（腎組織が欠如している発育異常）.
anep·ia ［ənépiə］ 唖（発語不能）.
an·ep·i·plo·ic ［ænèpiplóuik］ 無大網の.
An·ep·i·the·li·o·cys·tid·ia ［ænèpiθì:liousìstídiə］ 原嚢類.
an·ep·i·thy·mia ［ænèpiθímiə, –θáim–］ 食欲減退.
an·e·re·thi·sia ［ænèriθíziə］ 興奮性欠如.
an·e·ret·ic ［ænirétik］ 破壊性の（特に動物組織に対する）.
an·er·ga·sia ［ænə:géiziə］ 器質性精神病（器質性脳疾患に基づく）, ＝ anergasis. 形 anergastic.
anergastic reaction 器質精神病, ＝ anergasia.
an·er·gia ［ænə́:ʤiə］ ＝ anergy.
anergic stupor 無力性昏迷［医学］, ＝ stuperous insanity.
an·er·gy ［ǽnə:ʤi］ アネルギー, 無反応［医学］（細胞性免疫機能の低下により遅延型過敏反応が欠如あるいは低下した状態. アネルギーを引き起こすものとしては原発性免疫不全症候群で細胞性免疫不全を伴う疾患，ホジキン病や白血病のようなリンパ系増殖性疾患，サルコイドーシスなどの肉芽腫性疾患，結核，麻疹，AIDS などの各種感染症，SLE などの自己免疫性疾患などである）.
an·er·o·bic ［ænəróubik］ 嫌気性の, ＝ anaerobic.
a. infection 嫌気性感染.
a. pneumonia 嫌気性菌肺炎［医学］.
a. threshold 無酸素閾値.
an·er·o·gen·ic ［ænərəʤénik］ ガス非産生〔性〕の［医学］.
an·er·oid ［ǽnərɔid］ アネロイド（無空気の意味）.
a. barometer アネロイド気圧計, 空盒晴雨計.
a. manometer アネロイド圧力計（真空箱の上に目盛板をつけたもの）, ＝ dial manometer.
an·er·o·sia ［ænəróuziə］ 性欲欠乏.
an·er·ot·i·cism ［ænirátisizəm］ 性欲減退, ＝ anerotism, hyposexuality.
an·e·ryth·ro·chlo·rop·sia ［ænirìθrouklɔ:rápsiə］ 赤緑色盲, ＝ red-green color-blindness.
an·e·ryth·ro·cyte ［æniríθrəsait］ 無色赤血球［医学］（ヘモグロビンの欠如したもの）.
an·e·ryth·ro·pla·sia ［ænirìθroupléiziə］ 赤血球形成不全. 形 anerythroplastic.
an·e·ryth·ro·poi·e·sis ［ænirìθroupɔií:sis］ 赤血球形成不全［医学］, ＝ anerythroplasia.
an·e·ryth·rop·sia ［æniriθrápsiə］ 赤色色盲［医学］, 赤色盲, 第1色盲, ＝ red color-blindness.
an·e·ryth·ro·re·gen·er·e·tive ［ænirìθrouriʤénərətiv］ 赤血球再生不全の.
an·e·sis ［ǽnisis, əní:–］ 軽快.
an·es·the·ci·ne·sia ［ænèsθəsiní:siə］ 知覚運動〔両〕麻痺, ＝ anesthekinesia.
an·es·the·ki·ne·sia ［ænèsθəkainí:siə］ 感覚運動〔両〕麻痺, 知覚運動〔両〕麻痺, ＝ anesthecinesia, anesthekinesis.
an·es·the·ki·ne·sis ［ænèsθəkainí:sis］ 知覚運動〔両〕麻痺, ＝ anesthekinesia.
an·es·the·sia ［ænisθí:ziə, ænes–］ ① 麻酔. ② 麻酔法, 麻痺法. ③ 感覚脱失. ④ 無感覚症（エーテル麻酔法が発見された時代からの慣用語であるが，古代 Plato もこの語を用いたといわれる）, ＝ anaesthesia, narcosis. 形 anesthetic.
a. adjuvant 麻酔用佐剤［医学］.
a. apparatus 麻酔装置［医学］.
a. assistant 麻酔科助手［医学］.
a. chart 麻酔記録［医学］.
a. complication 麻酔合併症［医学］.
a. dolorosa 無感覚性疼痛症, 有痛性感覚脱失〔症〕.
a. in dentistry 歯科麻酔〔法〕［医学］.
a. in labor 分娩時麻酔［医学］.
a. instrument table 麻酔器〔械〕台［医学］.
a. machine 麻酔器（吸入麻酔を行う際に使用する器械）.
a. nursing 麻酔看護［医学］.
a. of aged 老年者麻酔［医学］.
a. of inner ear 内耳麻酔［医学］.
a. producing drug 麻酔薬［医学］.
a. record 麻酔記録［医学］.
a. shock 麻酔ショック［医学］.
a. therapeutics 麻酔治療学［医学］.
an·es·the·sim·e·ter ［ænisθì:zímitər］ 麻酔計, ＝ anesthesiometer, anesthetometer, esthesiometer.
an·es·the·sin ［ənésθəsin］ アネステシン 化 [1,4] ethyl aminobenzoate, benzocaine $NH_2C_6H_4COOCH_2CH_3$（局所麻酔薬）.
an·es·the·si·ol·o·gist ［ænisθì:ziálәʤist］ 麻酔科医［医学］, 麻酔専門医（イギリスでは麻酔研修医，専門医ともに anaesthetist）.
an·es·the·si·ol·o·gy ［ænisθì:ziáləʤi］ 麻酔学［医学］, 麻酔科学.

an·es·the·si·o·phore [æ̀nisθíːziəfɔːr] 麻酔活性部.
anesthesis dolorosa 有痛〔性〕感覚消失，有痛〔性〕感覚脱失，有痛〔性〕知覚消失，有痛〔性〕知覚脱失.
an·es·thet·ic [æ̀nisθétik] 麻酔薬〔医学〕，= anaesthetica.
a. action 麻酔作用〔医学〕.
a. agent 麻酔薬〔医学〕.
a. area 麻酔〔領〕域〔医学〕，麻酔幅，= anesthetic region, extent of anesthesia, level of anesthesia.
a. condition 麻酔状態〔医学〕.
a. depth 麻酔深度，= depth of anesthesia.
a. drop mask 点滴麻酔マスク〔医学〕.
a. drug 麻酔薬〔医学〕.
a. equipment 麻酔機器〔医学〕.
a. ether 麻酔用エーテル（イギリスの薬局方名），= ether for anesthesia（アメリカでの名称）.
a. gas 麻酔用ガス〔医学〕.
a. hypnosis 催眠麻酔法〔医学〕.
a. index 麻酔指数（投与する麻酔薬が，完全麻酔を起こすために必要な単位数を，その麻酔薬が呼吸障害を起こす単位数で除した商）.
a. instrument 麻酔器械〔医学〕.
a. leprosy 感覚脱失らい（癩）〔医学〕，麻痺らい（類結核型のらいの旧称）.
a. mask 麻酔マスク〔医学〕.
a. psychopathic 無力性精神病質者.
a. region 麻酔域（幅，範囲，広，高など，部分（局所）麻酔での領域をさす），= anesthetic area, extent of anesthesia, level of anesthesia.
a. shock 麻酔性ショック（麻酔合併症の一つ）.
an·es·thet·i·ca [æ̀nisθétikə] 麻酔薬，= anesthetic.
an·es·the·tist [ænésθətist] 麻酔専門家，麻酔科医〔医学〕，= anesthesiologist.
anes·the·ti·za·tion [ænèsθətizéiʃən] 麻酔法実施. 動 anesthetize.
an·es·the·tize [ænésθətàiz] 麻酔をかける.
an·es·the·tom·e·ter [ænèsθətámitər] 麻酔計〔医学〕，= anesthesimeter.
an·es·thet·o·spasm [æ̀nisθétəspæzəm] 知覚麻痺性痙攣.
an·es·trus [ənéstrəs] 無発情期〔医学〕，発情休止期〔医学〕，= anoestrus, anoestrum.
an·e·thene [ǽniθiːn] アネテン $C_{10}H_{16}$（イノンド〔茴香〕から得る炭水化物）.
An·e·thi Fruc·tus [əníːθai frʌ́ktəs] ジル果（イノンド（セリ科植物）の果実，香味料），= dill fruit.
an·e·thol(e) [ǽniθoul] アネトール（アニス油およびウイキョウ油の芳香成分），= anise camphor.
ane·thop·a·thy [æ̀niθápəθi] 反社会病（善悪の区別を知りながら罪悪を犯す精神病）.
An·e·thum [əníːθəm] イノンド属（セリ科の一属）.
A. graveolens イノンド，ヒメウイキョウ，= dill.
a·net·ic [ənétik] ① 鎮痛薬. ② 鎮痛の，鎮静の. ③ 鎮静する，弛緩する.
an·e·ti·o·log·i·cal [æni:tiəláʤikəl] 非病因性の.
an·e·to·derma [æ̀nətoudə́ːmə] 皮膚萎縮〔症〕.
an·e·to·der·mia [æ̀nitoudə́ːmiə] 斑状皮膚萎縮〔症〕.
a. erythematosa 紅色斑状皮膚萎縮，= atrophia maculosus.
a·ne·tus [əníːtəs] 間欠熱.
an·eu·ploid [ǽnjuːplɔ̀id] 異数体〔医学〕.
an·eu·ploi·dy [ǽnjuːplɔ̀idi] 非正倍数性〔医学〕，異数性〔医学〕，異数倍数体（不平衡な多相染色体で，倍数性に対立する）. ↔ euploidy. 形 aneuploid.
an·eu·ri·lem·mic [ænjùːrilémik] 神経鞘欠如の.
an·eu·rin [ǽnjuːrin] アノイリン（ビタミンB_1），= vitamin B_1, thiamine hydrochloride.
an·eu·ri·nase [ənjúːrineis] アノイリナーゼ（チアミナーゼとも呼ばれ，人糞，淡水魚，貝類に存在し，ビタミン B_1 をピリミジン基とチアゾール基とに分解する反応を触媒する酵素），= thiaminase.
an·eu·ri·na·sis [ənjùːrinéisis] アノイリナーゼ症（腸管内に細菌が寄生する結果，糞便によりビタミン B_1 が破壊されて発生するサイアミン欠乏症）.
An·eu·rin·i·ba·cil·lus [ænjərìːnəbəsíləs] アニューリニバシラス属（好気性のグラム陽性桿菌）.
an·eu·rism [ǽnjurizəm] 動脈瘤，= aneurysm.
an·eu·ro·sis [æ̀njuːróusis] 神経機能欠如.
an·eu·rysm [ǽnjurizəm] 動脈瘤〔医学〕，脈瘤，= aneurism. 形 aneurysmal, aneurysmatic.
a. by anastomosis 吻合性動脈瘤，= aneurysm anastomotica.
a. needle 動脈瘤針〔医学〕，= artery needle.
a. of aorta 大動脈瘤.
a. of sinus of Valsalva ヴァルサルヴァ洞動脈瘤〔医学〕.
a. of ventricular portion of membranous septum 心室中隔膜様部の収縮期性右側膨出瘤.
an·eu·rys·ma [æ̀njuːrízmə] 動脈瘤，= aneurysm.
a. perarrosinem 侵食性動脈瘤.
a. racemosum arteriovenosum つる（蔓）状動静脈瘤（網膜の血管腫），= cirsoid aneurysm.
a. varicosum intermedium saecatum 静脈瘤性動脈瘤，= varicose aneurysm.
an·eu·rys·mal [ænjurízməl] 動脈瘤の〔医学〕.
a. bone cyst (ABC) 動脈瘤様骨嚢腫，動脈瘤性骨嚢胞.
a. bruit 動脈瘤雑音.
a. diathesis 動脈瘤性素質.
a. hematoma 拍動性血腫〔医学〕，偽動脈瘤〔医学〕，= false aneurysm.
a. murmur 動脈瘤雑音.
a. sac 動脈瘤嚢.
a. thrill 動脈瘤振戦〔医学〕.
a. varix 動脈瘤性静脈瘤〔医学〕（動静脈瘤），= aneurysmoid varix, arteriovenous aneurysm.
an·eu·rys·mat·ic [æ̀njurìzmǽtik] 動脈瘤の.
an·eu·rys·mec·to·my [æ̀njuːrizméktəmi] 動脈瘤切除〔医学〕.
an·eu·rys·mo·graph [æ̀njuːrízməgræf] 動脈瘤撮影図.
an·eu·rys·mo·plas·ty [æ̀njuːrízməplæsti] 動脈瘤整復〔術〕〔医学〕，動脈瘤形成術，= endo-aneurysmorrhaphy.
an·eu·rys·mor·rha·phy [æ̀njuːrizmɔ́ːrəfi] 動脈瘤縫縮〔術〕〔医学〕，動脈瘤形成術.
an·eu·rys·mot·o·my [æ̀njuːrizmátəmi] 動脈瘤切開〔術〕〔医学〕.
an·eu·tha·na·sia [æ̀njuːθənéisiə] 惨死，悶死.
ANF ① antinuclear factor 抗核因子の略. ② atrial natriuretic factor 心房性ナトリウム利尿因子の略.
an·frac·tu·os·i·ty [ænfræ̀ktjuásiti] ① 脳溝. ② 彎曲. 形 anfractuous.
angei- [ǽnʤi] = angi-.
an·gei·al [ænʤíːəl] 脈管の，= vascular.
an·ge·i·tis [ænʤiáitis] 脈管炎，血管炎.
angel care エンゼルケア（死後の処置をいう）.
an·gel's wing [éinʤəlz wíŋ] 天使の翼（両側の肩甲骨が異常に高く後方に突出した奇形で，翼状肩 winged shoulders とも呼ばれる）.
an·gel·ic ac·id [ænʤélik ǽsid] ① アンゲリカ酸. ② ビャクシ（白芷）酸 化 α-,β-dimethylacrylic acid

A

$CH_3CH=C(CH_3)COOH$（*Angelica archangelica* から得られる芳香性不飽和脂肪酸）.
An·gel·i·ca [ændʒélikə] シシウド属（セリ科の一属で，トウキ［当帰］，ビャクシ［白芷］などの生薬を得る種を含む）.
angelica dahurica root ビャクシ［白芷］（ヨロイグサ *Angelica dahurica* および変種の根．クマリン類を含む．漢方では解熱，解毒，鎮痛などに用いられる）.
A
an·ge·line [ǽndʒəli:n] アンゲリン，= surinamine.
Angelman, Harry [ǽndʒəlmən] アンジェルマン（1915-1996，イギリスの小児科医）.
A. syndrome アンジェルマン症候群（愉快な人形症候群），= happy puppet syndrome.
Angelucci, Arnaldo [andʒelú:tʃi] アンゲルッチ（1854-1934，イタリアの眼科医）.
A. sign アンゲルッチ徴候（春季結膜炎患者にみられる興奮性，心悸亢進および血管運動障害），= Angelucci syndrome.
A. syndrome アンゲルッチ症候群（春季カタルを伴い興奮しやすく血管運動障害，心悸亢進）.
Anger, Hal Oscar [ǽŋgər] アンガー（1920-2005，アメリカの技術者，生物物理学者）.
A. camera アンガー型カメラ（Anger が1958年に発明したもので，ガンマカメラとか，シンチレーションカメラと総称される核医学用イメージング装置の一種）.
A. scintillation camera アンガー型シンチレーションカメラ〔医学〕.
an·ger [ǽŋgər] ① 怒り．② 炎症.
Anghelescu, Constantan [ɑ:ndʒəléskju] アンゲレスキュ（1869-1948，アルメニアの外科医）.
A. sign アンゲレスキュ徴候（脊椎カリエス患者は仰臥して脊柱を弯曲することができないから，頭と踵とで身体を支える）.
angi- [ændʒi] 血管の意味を表す接頭語，= angio-.
an·gi·al·gia [æ̀ndʒiǽldʒiə] 血管痛〔医学〕.
an·gi·as·the·nia [æ̀ndʒiæsθí:niə] 脈管薄弱〔症〕.
angibromic adenia （消化管の腺状付属器疾患）.
an·gi·ec·ta·sia [æ̀ndʒièktéisiə] 血管拡張〔医学〕.
an·gi·ec·ta·sis [æ̀ndʒiéktəsis] 血管拡張〔症〕〔医学〕，脈管拡張〔症〕，= angiectasia. 形 angiectatic.
angiectatic polyp 血管腫様鼻ポリープ〔医学〕（血管腫様鼻たけ）.
an·gi·ec·tid [æ̀ndʒiéktid] 血管小瘤（皮膚内にみられる限局性静脈小瘤）.
an·gi·ec·to·my [æ̀ndʒiéktəmi] 脈管切除〔術〕.
an·gi·ec·to·pia [æ̀ndʒiektóupiə] 血管走行位異常.
an·gi·em·phrax·is [æ̀ndʒiemfrǽksis] 脈管閉塞.
an·gi·i·tis [æ̀ndʒiáitis] 脈管炎，血管炎〔医学〕（血管，リンパ管の炎症），= angitis, vasculitis.
a. tuberculosa nodosa 結節性結核性脈管炎.
an·gi·leu·ci·tis [æ̀ndʒilu:sáitis] リンパ管炎，= angioleucitis.
an·gi·na [ændʒáinə, ǽndʒinə] ① アンギナ，口峡炎．② 狭心症〔医学〕（絞扼感を起こす疾患の総称であるが，通常狭心症を意味するために用いられる）. 形 anginal, anginous, angioid, anginose.
a. abdominis 腹部アンギナ（腸間膜動脈硬化症にみられる）.
a. acuta 急性アンギナ.
a. agranulocytotica 無顆粒球性アンギナ. → agranulocytosis.
a. arthritica 関節炎アンギナ.
a. at rest 安静時狭心症〔医学〕.
a. capitis 頭痛（視覚屈折障害による）.
a. catarrhalis カタル性アンギナ.
a. cordis 狭心症，= angina pectoris, cardiac a..
a. cruris 間欠〔性〕は（跛）行，= intermittent claudication.
a. decubitus 安静狭心症（仰臥位をとると起こる心臓の激痛）.
a. diphtheritica ジフテリア性アンギナ，= diphtheroid angina.
a. dyspeptica 消化不良性アンギナ.
a. epiglottidea 喉頭蓋アンギナ.
a. erysipelatosa 丹毒性アンギナ.
a. follicularis 濾胞性扁桃炎.
a. Hippocratis ヒポクラテスアンギナ，= malum suboccipitale, Rust disease.
a. innocens 無害性アンギナ.
a. inversa 異型狭心症，= variant angina pectoris.
a. lacunaris 腺窩性扁桃炎. → tonsillitis.
a. laryngea 喉頭アンギナ.
a. lymphomatosa リンパ腫性アンギナ.
a. maligna 悪性アンギナ〔医学〕，= angina gangrenosa.
a. membranacea 膜性アンギナ，= membranous angina. → croup.
a. minor 軽症性狭心症.
a. nervosa 神経質性アンギナ.
a. nosocomii 潰瘍性アンギナ，= angina ulcerosa.
a. notha 血管運動性アンギナ.
a. of effort 労作時狭心症，労作狭心症，労作性狭心症〔医学〕（体動により誘発される狭心症），= effort angina.
a. parotidea 耳下腺アンギナ，= mumps, parotitis.
a. pectoris 胸内苦悶〔医学〕，狭心症〔医学〕，= cardiac angina, a. cordis, breast pang, sternalgia, orthopnoea cardiaca.
a. pectoris decubitus 安静狭心症，安静時狭心症，= rest angina.
a. pectoris minor 軽度狭心症.
a. pectoris nervosa 神経性狭心症，= pseudoangina.
a. pectoris sine dolore 無痛性狭心症.
a. pectoris vasomotoria 血管運動（攣縮）性狭心症，= angina notha, mock angina, false a., spurious a..
a. rheumatica リウマチ性アンギナ.
a. sine dolore 無痛性アンギナ.
a. syphilitica 梅毒性アンギナ（口峡炎）.
a. trachealis 気管アンギナ（クループ），= croup.
a. ulcerosa 潰瘍性アンギナ.
a. uratica 痛風性アンギナ.
a. vera 真性アンギナ，= quinsy.
a. vulgaris 尋常性口峡炎.
an·gi·nal [ǽndʒinəl] 狭心症の〔医学〕.
a. attack 狭心症発作〔医学〕.
a. pain 狭心痛〔医学〕.
a. scarlet fever アンギナ性猩紅熱.
a. syndrome 狭心症症候群〔医学〕，= anginose syndrome.
an·gin·i·form [ændʒínifɔ:m] アンギナ状の.
an·gi·noid [ǽndʒinɔid] 類アンギナ〔症〕，アンギナ様の（特に狭心症に類似の症状），狭心症様の〔医学〕.
an·gin·o·pho·bia [æ̀ndʒinoufóubiə] 狭心症恐怖〔症〕.
an·gi·nose [ǽndʒinous, ændʒái-] アンギナ性の，狭心症の〔医学〕，= anginous.
a. scarlatina アンギナ性猩紅熱.
an·gi·no·sis [æ̀ndʒinóusis] アンギナ症，= angina.
an·gi·nous [ǽndʒinəs] 狭心症の，= anginose.
a. condition 狭心症持続状態〔医学〕.
angio- [ændʒiou, -dʒiə] 血管の意味を表す接頭語.
an·gi·o·ar·chi·tec·ton·ic [æ̀ndʒiouɑ̀:kitektánik]

血管構築の.
an·gi·o·ar·chi·tec·ture [ændʒiouɑ́:kitektʃər] 脈管構築学, 脈管構造学 [医学].
an·gi·o·as·the·nia [ændʒiouæsθí:niə] = angiasthenia.
an·gi·o·a·tax·ia [ændʒiouətǽksiə] 血管運動失調(血管の収縮緊張が不規則なこと).
an·gi·o·blast [ǽndʒiəblæst] 血管芽細胞. 形 angioblastic.
an·gi·o·blas·tic [ændʒiəblǽstik] 血管芽細胞性 [医学].
a. cells 血管芽細胞.
a. meningioma 血管形成型髄膜腫(通常の髄膜腫より悪性の経過をとりやすい. 全身のいずれの軟部組織にも発生するので, 髄膜腫とは別の腫瘍として取り扱うべきという意見もある), = hemangiopericytoma.
an·gi·o·blas·to·ma [ændʒioublæstóumə] 血管芽〔細胞〕腫 [医学], = hemangioblastoma.
an·gi·o·car·di·o·gram [ændʒioukɑ́:diəgræm] 血管造影図(像) [医学].
an·gi·o·car·di·og·ra·phy [ændʒioukɑ̀:diɑ́grəfi] 血管心臓撮影(造影)法(血流中にカテーテルまたは注射器により, 放射線不透過性の造影剤を急速に注入して大血管または心臓をX線により刻々撮影する方法で, その図を血管心臓図 angiocardiogram という).
an·gi·o·car·di·o·ki·net·ic [ændʒioukɑ̀:dioukinétik, –kainétik] ① 血管心臓運動性. ② 血管心臓運動薬.
an·gi·o·car·di·ol·o·gy [ændʒioukɑ̀:diɑ́lədʒi] 循環器病学, 血管心臓病学 [医学].
an·gi·o·car·di·op·a·thy [ændʒioukɑ̀:diɑ́pəθi] 血管心〔臓〕疾患.
an·gi·o·car·di·tis [ændʒioukɑ:dáitis] 血管心〔臓〕炎 [医学].
an·gi·o·cav·er·no·ma [ændʒioukævə:nóumə] 血管海綿腫. 形 angiocavernous.
angiocentric granuloma 血管中心性肉芽腫 [医学].
an·gi·o·cer·a·to·ma [ændʒiousèrətóumə] 角化血管腫, = angiokeratoma.
an·gi·o·chei·lo·scope [ændʒioukáiləskoup] 口唇毛細血管観察用顕微鏡.
an·gi·o·cho·le·cys·ti·tis [ændʒioukòulisìstáitis] 血管胆嚢炎.
an·gi·o·cho·li·tis [ændʒioukòuláitis] 血管胆管炎.
an·gi·o·chon·dro·ma [ændʒioukɑ̀ndróumə] 血管軟骨腫.
an·gi·o·clast [ǽndʒiəklæst] 血管圧迫鉗子.
an·gi·o·cri·no·sis [ændʒioukrinóusis] 内分泌血管運動障害. 形 angiocrine.
an·gi·o·cyst [ǽndʒiəsist] 血管嚢胞(胚における血管形成性中胚葉細胞の内方増殖).
an·gi·o·der·ma pig·men·to·sum [ændʒioudə́:mə pìgməntóusəm] 色素性乾皮症, = xeroderma pigmentosum.
an·gi·o·der·ma·ti·tis [ændʒioudə̀:mətáitis] 皮膚脈管炎 [医学].
an·gi·o·di·as·co·py [ændʒioudaiǽskəpi] 血管徹照検査法.
an·gi·o·di·as·ta·sis [ændʒioudaiǽstəsis] 脈管分離.
an·gi·o·di·a·ther·my [ændʒioudaiəθə́:mi] 血管ジアテルミー(緑内障の治療法で長後毛様体動脈の電気凝固法).
an·gi·o·dyn·ia [ændʒiədíniə] 血管痛 [医学], = angialgia.
an·gi·o·dys·pla·sia [ændʒioudispléiziə] 血管形成異常 [医学].
a. of colon 大腸血管形成異常 [医学].
an·gi·o·dys·tro·phia [ændʒioudistróufiə] 血管異栄養〔症〕, = angiodystrophy.
a. ovarii 卵巣血管異栄養症.
an·gi·o·dys·tro·phy [ændʒioudístrəfi] 血管異栄養症 [医学].
an·gi·o·ec·tat·ic [ændʒiouektǽtik] 血管拡張性の.
an·gi·o·e·de·ma [ændʒiouidí:mə] 血管性水腫 [医学], 血管性浮腫 [医学], = angioneurotic edema.
an·gi·o·el·e·phan·ti·a·sis [ændʒiouèləfəntáiəsis] 脈管増殖性象皮病 [医学].
an·gi·o·en·do·the·li·o·ma [ændʒiouèndouθì:lióumə] 血管内皮腫 [医学].
an·gi·o·fi·bro·blas·to·ma [ændʒioufàibroublæstóumə] 血管性線維芽細胞腫.
an·gi·o·fi·bro·ma [ændʒioufàibróumə] 血管線維腫 [医学], 線維性血管腫. 形 angiofibromatous.
a. contagiosum tropicum 熱帯伝染性線維性血管腫(ブラジルにみられる皮膚病で, 紅疱疹に続いて青色結節の生ずる疾患).
angiofollicular mediastinal lymph node hyperplasia 脈管濾胞性縦隔リンパ節増殖〔症〕.
an·gi·o·gen·e·sis [ændʒiədʒénisis] 血管新生 [医学], 脈管形成. 形 angiogenic.
a. factor 脈管形成因子 [医学], 血管新生因子.
angiogenic bone formation 血管原性骨形成 [医学].
an·gi·o·gli·o·ma [ændʒiouglaióumə] 血管性膠腫(眼底の血管ならびに神経組織からなる腫瘍に命名した語).
an·gi·o·gli·o·ma·to·sis [ændʒiouglàioumətóusis] 血管性膠腫症.
an·gi·o·gli·o·sis [ændʒiouglaióusis] 血管性膠腫症.
an·gi·o·gram [ǽndʒiəgræm] 血管造影図, 血管撮影図 [医学], 脈波図.
an·gi·og·ra·phy [ændʒiɑ́grəfi] 血管造影〔法〕 [医学], 血管撮影〔法〕.
an·gi·o·he·mo·phil·ia [ændʒiouhì:məfíliə] 血管血友病.
an·gi·o·hy·a·li·no·sis [ændʒiouhàiəlinóusis] 血管壁硝子様変性.
a. haemorrhagica 出血性血管壁硝子様変性, = myocerosis angiotica haemorrhagica.
an·gi·o·hy·per·to·nia [ændʒiouhàipə:tóuniə] 血管緊張, 脈管痙攣.
an·gi·o·hy·po·to·nia [ændʒiouhàipoutóuniə] 血管弛緩, 脈管拡張.
an·gi·oid [ǽndʒiɔid] 血管様の.
a. streaks 網膜色素線条〔症〕.
a. streaks of retina 網膜色素線条〔症〕 [医学], 網膜血管〔様〕線条〔症〕.
angioimmunoblastic lymphadenopathy (AIBL) 免疫芽球性血管リンパ節炎(遺伝子変異により生じるT細胞リンパ腫の一型. 悪性度は低い. 免疫複合体や薬物反応による非定型的な皮疹を生じることが多い), = lymphogranulomatosis X, immunodysplastic disease, angioimmunoblastic lymphadenopathy with dysproteinemia.
angioimmunoblastic lymphadenopathy with dysproteinemia タンパク異常血症を伴う血管免疫芽球性リンパ障害, = angioimmunoblastic lymphadenopathy.
angioimmunoblastic lymphoadenopathy-like lymphoma 血管免疫芽球性リンパ節症様リンパ腫, = AILD-like lymphoma.
an·gi·o·in·va·sive [ændʒiouinvéisiv] 血管壁侵入性の.
an·gi·o·ker·a·to·ma [ændʒioukèrətóumə] 被角血管腫, 角化血管腫 [医学](アワ粒大ないしアズキ

大，暗紅色の血管腫が播種状に発生し，その表面が角質増殖をきたしたもの），= angioceratoma.

a. corporis 体幹角化（被角）血管腫.

a. corporis circumscriptum naeviforme 母斑様限局性体幹被角血管腫.

a. corporis diffusum びまん性体幹被角血管腫. → Fabry disease.

a. corporis diffusum universalis 汎発性びまん性体幹角化（被角）血管腫.

a. scroti 陰嚢角化（被角）血管腫.

an·gi·o·ker·a·to·sis ［æ̀nʤioukèrətóusis］ 角化血管腫症.

an·gi·o·ki·ne·sis ［æ̀nʤioukiní:sis, kai–］ 脈管運動，血管運動.

an·gi·o·ki·net·ic ［æ̀nʤioukainétik］ 血管運動〔性〕の.

an·gi·o·lei·o·my·o·ma ［æ̀nʤioulàioumaióumə］ 血管平滑筋腫.

an·gi·o·leu·ci·tis ［æ̀nʤioulju:sáitis］ リンパ管炎，= angioleukitis.

an·gi·o·li·po·ma ［æ̀nʤioulipóumə］ 血管脂肪腫〔医学〕.

an·gi·o·lith ［ǽnʤiəliθ］ 血管結石，脈管結石〔医学〕.

angiolithic degeneration 血管結石変性（硝子様物質，鉱質などの沈着）.

angiolithic sarcoma （砂腫，プサモーマ），= psammoma.

an·gi·o·lo·gia ［æ̀nʤiəlóuʤiə］ 脈管学，= angiology.

an·gi·ol·o·gy ［æ̀nʤiáləʤi］ 脈管学〔医学〕.

an·gi·o·lu·poid ［æ̀nʤioulú:pɔid］ 血管ルポイド〔医学〕，血管類狼瘡〔医学〕（指頭大までの蒼紅色，扁平の隆起で，表面に拡張した多数の血管がみられ，顔面に好発する）.

an·gi·o·lym·phan·gi·o·ma ［æ̀nʤioulimfæ̀nʤióumə］ 血管リンパ管腫.

an·gi·o·lym·phi·tis ［æ̀nʤioulimfáitis］ リンパ管炎.

angiolymphoid hyperplasia with eosinophilia 好酸球増加随伴性血管類リンパ組織増殖症.

an·gi·o·lym·pho·ma ［æ̀nʤioulimfóumə］ 血管リンパ腫.

an·gi·ol·y·sis ［æ̀nʤiálisis］ 血管退化（胎生期にみられる脈管の閉塞）.

an·gi·o·ma ［æ̀nʤióumə］ 血管腫〔医学〕，= haemangioma. 形 angiomatous.

a. arteriale racemosum つる（蔓）状動脈性血管腫.

a. cavernosum 海綿様血管腫，= cavernous angioma.

a. cutis 皮膚血管腫.

a. hypertrophicum 肥厚性血管腫，= hemangioendothelioma.

a. lymphaticum リンパ管腫.

a. of spinal cord 脊髄血管腫〔医学〕.

a. racemosum arteriale 動脈性つる（蔓）状血管腫.

a. racemosum arteriovenosum 動静脈性つる（蔓）状血管腫.

a. racemosum venosum つる（蔓）状静脈性血管腫，= angioma venosum racemosum.

a. serpiginosum 蛇行性血管腫，= infective angioma.

a. venosum racemosum つる（蔓）状静脈性血管腫.

an·gi·o·ma·la·cia ［æ̀nʤiouməléiʃiə］ 血管軟化〔症〕〔医学〕.

an·gi·o·ma·toid ［æ̀nʤióumətoid］ 血管腫様の.

a. tumor 類血管腫.

an·gi·o·ma·to·sis ［æ̀nʤioumətóusis］ 血管腫症〔医学〕（多発性）.

a. of retina 網膜血管腫症〔医学〕，= von Hippel disease，angiogliomatosis.

a. retinae et cerebri 網膜および大脳血管腫症，= Lindau–Collin disease.

an·gi·o·ma·tous ［æ̀nʤióumətəs］ 血管腫性〔医学〕.

a. meningioma 血管腫型髄膜腫（angioblastic meningioma と名称が混同されやすいが，組織形，臨床経過はまったく異なる．この腫瘍はふつうの髄膜腫の経過をとる）.

a. polyp 血管腫様ポリープ〔医学〕.

an·gi·o·meg·a·ly ［æ̀nʤiəmégəli］ 血管拡張〔症〕.

angiomesenteric band 血管腸間膜ヒダ，= Harris band.

angiomesenteric ileus 上腸間膜動脈性十二指腸イレウス，= arteriomesenteric ileus.

an·gi·om·e·ter ［æ̀nʤiámitər］ 脈管測定器（脈管直径および張力を測定する装置）.

an·gi·o·my·o·li·po·ma ［æ̀nʤioumàioulipóumə］ 血管筋脂肪腫〔医学〕.

an·gi·o·my·o·ma ［æ̀nʤioumaióumə］ 血管筋腫〔医学〕.

an·gi·o·my·o·neu·ro·ma ［æ̀nʤioumàiounju:róumə］ 血管筋神経腫，= glomus tumor.

an·gi·o·my·op·a·thy ［æ̀nʤioumaiápəθi］ 血管性筋疾患，血管性筋障害.

an·gi·o·my·o·sar·co·ma ［æ̀nʤioumàiousɑ:kóumə］ 血管筋肉腫.

an·gi·o·myx·o·ma ［æ̀nʤioumiksóumə］ 血管粘液腫.

an·gi·o·ne·cro·sis ［æ̀nʤiounikróusis］ 血管壊死〔医学〕.

an·gi·o·ne·o·plasm ［æ̀nʤiouní:əplæzəm］ 血管新生物（血管の腫瘍）.

an·gi·o·neu·ral·gia ［æ̀nʤiounju:rælʤiə］ 血管性神経痛〔医学〕.

an·gi·o·neu·rec·to·my ［æ̀nʤiounju:réktəmi］ 血管神経切除術.

an·gi·o·neu·ro·ma ［æ̀nʤiounju:róumə］ 血管神経腫〔医学〕.

an·gi·o·neu·ro·my·o·ma ［æ̀nʤiounjù:roumaióumə］ 血管神経筋腫，= glomus tumor.

an·gi·o·neu·ro–oede·ma ［ǽnʤiounjù:rou idí:mə］ 血管神経性浮腫，= angioneuroedema，angioneurotic edema.

an·gi·o·neu·rop·a·thy ［æ̀nʤiounju:rápəθi］ 血管神経障害.

an·gi·o·neu·ro·sis ［æ̀nʤiounju:róusis］ 血管運動神経障害，血管神経症〔医学〕.

an·gi·o·neu·rot·ic ［æ̀nʤiounju:rátik］ 血管神経性の〔医学〕.

a. dermatosis 血管神経性皮膚症〔医学〕.

a. edema 血管神経性浮腫〔医学〕，= giant urticaria，g. edema，Quincke disease.

a. gangrene 血管神経性壊疽〔医学〕（寒帯域にみられる血管の血栓および硬化による小児病）.

a. hematuria 血管神経性血尿〔症〕，= renal hemophilia，Gull renal epistaxis.

a. purpura 血管神経性紫斑病〔医学〕（皮膚出血，感覚過敏，血管神経性浮腫，胃腸症状発作などを特徴とするもの）.

a. syndrome 血管神経症候群〔医学〕.

an·gi·o·neu·rot·o·my ［æ̀nʤiounju:rátəmi］ 脈管神経切離〔術〕.

an·gi·o·no·ma ［æ̀nʤiounóumə］ 血管潰瘍.

angio–osteohypertrophy syndrome 血管・骨肥厚症候群.

an·gi·o·pan·cre·a·ti·tis ［æ̀nʤioupæ̀ŋkriətáitis］ 膵臓血管炎.

an·gi·o·pa·ral·y·sis [æ̀nʤioupərǽlisis] 血管麻痺〔医学〕.
angioparalytic neurasthenia 血管神経衰弱症, = angiopathic neurasthenia.
an·gi·o·pa·re·sis [æ̀nʤioupərí:sis] 血管麻痺.
an·gi·o·path·ia [æ̀nʤiəpǽθiə] 脈管症, 脈管障害, = angiopathy.
a. dyshorica (腺状変性を伴う血管内層病).
a. retinae traumatica 外傷性網膜血管症(外傷に続発する網膜白赤斑点出現).
angiopathic vertigo 血管病性めまい, 動脈硬化性めまい, = arteriosclerotic vertigo.
an·gi·o·path·ol·o·gy [æ̀nʤioupəθáləʤi] 脈管病理学.
an·gi·op·a·thy [æ̀nʤiápəθi] 血管障害〔医学〕, 血管症, = angiopathia.
an·gi·o·phac·o·ma·to·sis [æ̀nʤioufæ̀koumətóusis] 血管性母斑症.
an·gi·o·pla·nia [æ̀nʤioupléiniə] 血管異常, 血管転位, = angioplany.
angioplastic infantilism 血管形成性幼稚症.
angioplastic sarcoma 血管肉腫, 血管形成肉腫〔医学〕.
an·gi·o·plas·ty [ǽnʤiəplæsti] 血管形成術〔医学〕.
a. balloon 動脈形成バルーン(冠動脈硬化による狭窄部を拡張させるためのカテーテルにつけたバルーン).
an·gi·o·pneu·mog·ra·phy [æ̀nʤiounju:mágrəfi] 肺血管造影法, 肺血管撮影〔法〕〔医学〕.
an·gi·o·poi·e·sis [æ̀nʤioupɔií:sis] 血管新生〔医学〕, 血管化, = neovascularization.
an·gi·o·poi·et·ic [æ̀nʤioupɔiétik] 血管新生の.
an·gi·o·pres·sure [ǽnʤiəprèʃər] 圧迫止血.
an·gi·o·psath·y·ro·sis [æ̀nʤiousæθiróusis] 血管ぜい(脆)弱.
an·gi·o·re·tic·u·lo·ma [æ̀nʤiouretìkjuróumə] 血管細網腫(特に脳の).
an·gi·o·rhi·go·sis [æ̀nʤiouraigóusis] 血管〔壁〕硬化症.
an·gi·or·rha·phy [æ̀nʤiárəfi] 脈管縫合〔術〕〔医学〕.
an·gi·or·rhex·is [æ̀nʤiəréksis] 血管破裂〔医学〕.
an·gi·o·sar·co·ma [æ̀nʤiousɑ:kóumə] 血管肉腫〔医学〕.
a. myxomatodes 粘液変性血管肉腫.
a. of myocardium 心臓血管肉腫〔医学〕.
an·gi·o·scle·ro·sis [æ̀nʤiouskliəróusis] 血管硬化症〔医学〕.
angiosclerotic dysbasia 動脈硬化性歩行不全〔医学〕, = dysbasia angiosclerotica.
angiosclerotic gangrene 血管硬化性壊疽〔医学〕.
angiosclerotic otalgia 血管硬化性耳痛〔医学〕.
an·gi·o·scope [ǽnʤiəskoup] 〔毛細〕血管顕微鏡.
an·gi·os·co·py [æ̀nʤiáskəpi] 血管内視鏡〔医学〕.
an·gi·o·sco·to·ma [æ̀nʤiouskoutóumə] 〔網膜〕血管性暗点.
an·gi·o·sco·tom·e·try [æ̀nʤiouskoutámitri] 血管性暗点測定法(血管暗点を計測して作図する. 緑内障の診断に用いる).
an·gi·o·si·a·li·tis [æ̀nʤiousaiəláitis] 唾液腺導管炎.
an·gi·o·sis [æ̀nʤióusis] 血管疾患, = angiopathy.
an·gi·o·some [ǽnʤiəsòum] アンギオソーム.
an·gi·o·spasm [ǽnʤiəspæ̀zəm] 血管痙攣, 血管攣縮〔医学〕. 形 angiospastic.
angiospasmodic disease 血管痙攣症.
angiospastic anesthesia 血管痙攣性無感覚症.
angiospastic angina 血管攣縮性狭心症〔医学〕.
angiospastic diathesis 血管痙攣素質〔医学〕.
angiospastic retinopathy 血管痙攣性網膜症(病変は一側の眼に限られ, もうろう(朦朧)視, 小視症, 変視症, 中心窩水腫, 白黄小斑点が発現する疾患であり, 日本に多くみられる), = chorioretinitis centralis serosa, idiopathic flat detachment of retina, preretinal edema, retinitis centralis angioneurotica.
an·gi·o·sperm [ǽnʤiəspə:m] 被子植物.
an·gi·o·sper·min [æ̀nʤiouspə́:min] アンギオスペルミン(開花植物から得られる物質で, ホルモン作用があるといわれる).
an·gi·os·ta·sis [ænʤiástəsis] 止血.
an·gi·o·stax·is [æ̀nʤioustǽksis] 出血性素因(血友病の類).
an·gi·o·steg·no·sis [æ̀nʤioustignóusis] 血管狭窄, = angiostenosis.
an·gi·o·ste·no·sis [æ̀nʤioustinóusis] 血管狭窄〔症〕.
an·gi·os·te·o·sis [æ̀nʤiɑstióusis] 血管骨化.
an·gi·os·the·nia [æ̀nʤiɑsθí:niə] 動脈性緊張, 血管緊張状態〔医学〕.
an·gi·os·to·my [ænʤiástəmi] 血管切開術, 血管瘻造設術, = angiotomy.
an·gi·o·stron·gy·li·a·sis [æ̀nʤioustrɑ̀nʤiláiəsis] 広東住血線虫症.
a. cantonensis 広東住血線虫症(*Angiostrongylus cantonensis* の寄生による太平洋・東南アジアに分布する寄生虫病. 成虫はネズミの肺動脈に寄生するが, ヒトでは幼虫が脳, クモ膜下腔に寄生し好酸球性髄膜脳炎 eosinophilic meningoencephalitis を起こす).
angiostrongylosis cantonensis 広東住血線虫症.
An·gi·o·stron·gy·lus [æ̀nʤioustránʤiləs] 住血線虫属(線虫の一属. 哺乳動物の循環系, 呼吸系に寄生, ヒトの寄生虫として広東住血線虫 *A. cantonensis* が重要である).
A. cantonensis 広東住血線虫(成虫はドブネズミなどの肺動脈に寄生, カタツムリやナメクジ体内の幼虫をヒトが生食すると, 幼若成虫がクモ膜下腔などに寄生し, 好酸球性髄膜炎を起こす).
A. costaricensis コスタリカ住血線虫(ネズミの腸間膜動脈に寄生, ヒトが中間宿主のナメクジ体内の幼虫を生食すると, 腸間膜動脈に寄生し, 激しい腹痛や発熱を起こす).
A. malaysiensis マレーシア住血線虫(齧歯類などの肺に寄生する).
A. vasorum (イヌやキツネの肺動脈や右心室に寄生する).
an·gi·os·tro·phy [æ̀nʤiástrəfi] 血管捻転術(止血の目的で), = angiostrophe.
an·gi·o·syn·i·ze·sis [æ̀nʤiousìnizí:sis] 血管癒着(虚脱後に起こる).
an·gi·o·tec·ton·ics [æ̀nʤioutektániks] 血管構築.
an·gi·o·tel·ec·ta·sia [æ̀nʤioutèlektéisiə] 毛細血管拡張, = angiotelectasis.
an·gi·o·te·lec·ta·sis [ænʤioutəléktəsis] 毛細血管拡張.
an·gi·o·ten·ic [æ̀nʤiouténik] 血管拡張の.
an·gi·o·ten·sin [æ̀nʤiəténsin] アンジオテンシン〔医学〕(アンギオテンシン. 生理活性ペプチドの一つ).
a. binding sites アンジオテンシン結合部位〔医学〕.
a. converting enzyme (ACE) アンジオテンシン変換酵素〔医学〕(ジペプチジルカルボキシペプチダーゼ, angiotensin Ⅰ から angiotensin Ⅱ に変換する酵素).
a. converting enzyme inhibitor (ACEI) アンジオテンシン変換酵素阻害薬.
a. receptor アンジオテンシン受容体〔医学〕.
a. receptor blockers アンジオテンシン受容体遮断薬.
an·gi·o·ten·sin·ase [æ̀nʤiəténsineis] アンジオテ

ンシナーゼ(アンギオテンシンⅡを分解する酵素).
an·gi·o·ten·sin·o·gen [ændʒiətensínədʒən] アンジオテンシノ〔ー〕ゲン(肝でつくられるテトラデカペプチド).
an·gi·o·te·ria [ændʒioutí:riə] 血管系発育異常.
an·gi·o·throm·bot·ic [ændʒiouθrɑmbátik] 血管血栓性[医学].
an·gi·o·ti·tis [ændʒioutáitis] 血管性耳炎(耳動脈炎).
an·gi·o·tome [ǽndʒiətoum] 胚の血管系分節, = vascular segment.
an·gi·o·to·my [ændʒiátəmi] 血管切開術.
an·gi·ot·o·nase [ændʒiátəneiz] アンギオトナーゼ(虚血腎によって生ずるアンギオトニンを無力化する酵素で, 健常腎から分泌される非活性化物), = hypertensinase.
an·gi·o·to·nia [ændʒioutóuniə] 血管緊張, = vasotonia.
an·gi·o·ton·ic [ændʒiətánik] ① 血管収縮性〔の〕[医学]. ② 血管収縮薬, = angiotonica.
an·gi·o·to·nin [ændʒioutóunin] アンギオトニン(強い血管収縮作用を有し血圧を上昇させる. アンギオテンシンⅡの以前の名前), = hypertensin, angiotensin.
an·gi·o·tribe [ǽndʒiətraib] 圧砕止血器[医学], = angiothryptor.
an·gi·o·trip·sy [ǽndʒiətrìpsi] 血管圧砕止血, = vasotripsy.
an·gi·o·troph·ic [ændʒiətráfik] 血管栄養の.
an·gi·o·troph·o·neu·rosis [ændʒiətràfounju:róusis] 血管栄養性神経症, 栄養性血管神経症[医学].
an·gi·ot·ro·phy [ændʒiátrəfi] 血管異栄養症.
an·gi·tis [ændʒáitis] 脈管炎, 血管炎[医学], = angiitis.
Angle, Edward Hartley [ǽŋgəl] アングル(1855–1930, アメリカの歯科矯正学者).
　A. band 固定帯環, アングル帯環(舌面のねじによってとめられた固定帯環, 歯科矯正で用いる).
　A. clamp band アングル捻合帯環.
　A. classification アングルの不正咬合分類(第Ⅰ級：上下顎歯列弓の近遠心関係が正常な場合, 第Ⅱ級：下顎歯列弓が上顎歯列弓に対して正常より遠心に咬合する場合(両側性と片側性), 第Ⅲ級：下顎歯列弓が上顎歯列弓に対して正常より近心に咬合する場合), = Angle malocclusion.
　A. splint アングル副子(下顎骨折に用いる副子).
　A. wire splint アングル針金副子.
an·gle [ǽŋgl] [TA] ① 肋骨角, = angulus costae [L/TA]. ② 角(2平面または2線が交差してつくる空間の分散度). 形 angular.
　a.-closure glaucoma 閉塞隅角緑内障, = acute glaucoma, narrow-angle gene.
　a.-head centrifuge 斜頭遠心機(遠心頭が傾斜固定したまま動く遠心機).
　a. of aberration 収差角.
　a. of anomaly 変位角(斜視にみられる網膜上の異常調和の変位度を表す角).
　a. of antetorsion 前捻角.
　a. of anteversion 前捻角.
　a. of aperture 瞳孔角(レンズの直径の両端と焦点とを結ぶ線のなす角).
　a. of convergence 輻輳角〔度〕(注視の際, 視軸と正中線とのなす角).
　a. of declination 頸体角(大腿骨頸部長軸と骨幹長軸のなす角).
　a. of depression 伏角.
　a. of deviation ① 偏角(屈折光線と延長した投射光線との角). ② 偏位度, 屈曲度(光線または骨折における).
　a. of diffraction 回折角(格子面の垂線と回折光の方向とのなす角).
　a. of eccentricity 偏心角.
　a. of emergence 射出角.
　a. of eye 眼角, = canthus.
　a. of femoral torsion 大腿捻転角.
　a. of friction 摩擦角, = angle of repose.
　a. of Fuchs フックス角.
　a. of impedance インピーダンス角, = impedance angle.
　a. of incidence 入射角(反射面の垂直線と投射光線との角).
　a. of inclination 伏角(体線と骨盤とのなす角), = pelvivertebral angle.
　a. of jaw 下顎角(下顎骨の下縁と後縁との角).
　a. of mandible [TA] 下顎角, = angulus mandibulae [L/TA].
　a. of mouth [TA] 口角, = angulus oris [L/TA].
　a. of Mulder マルダーの角(Camper の顔面線と鼻根から蝶形後頭縫合への線とが交差してつくる角).
　a. of palatal arch 口蓋弓角(中顎骨の下点と後鼻棘の先端とを連結する直線の上方にある口蓋弓の最高点を求め, この点と中顎骨の下点および後鼻棘先端とをそれぞれ結んで得られる).
　a. of polarization 偏光角(光学にて反射光線が最も完全に偏光するときの入射角度).
　a. of pubes 恥骨角(左右の恥骨癒合点の角), = pubic angle.
　a. of reflection 反射角(反射光線と投射点への垂直線とでつくる角).
　a. of refraction 屈折角(屈折点の垂直線と屈折線とのなす角), = refracting angle.
　a. of repose 〔安〕息角[医学].
　a. of retroversion 後捻角.
　a. of rib 肋骨角(肋骨体背面で腸肋筋の付着点となる肋骨が腹部方向に屈曲する部位で, 骨折しやすい).
　a. of Rolando ローランドの角(ローランド裂溝と正中面とが交差する角), = Rolandic angle.
　a. of rotation 旋光度[医学].
　a. of slip すべりの角.
　a. of squint 斜視角.
　a. of supination 外反角(手が外反し得る角度で, 正常値は180°).
　a. of Sylvius シルヴィウスの角(シルヴィウス裂と脳半球上端への垂直線とのなす角).
　a. of torsion ねじれの角(長管骨の軸が相互につくる角).
　a. of view 写角(レンズの視角).
　a. plate 有角プレート.
　a. recession 隅角後退.
　a. sign 角度徴候[医学].
　a. symbol 隅角徴[医学].
angler's paralysis 釣人麻痺(過伸張による橈骨神経麻痺).
Anglesey, Marquis of [ǽŋglsi:] アングルシー侯(1768–1854, Henry William Paget はイギリスのアングルシーの侯爵).
　A. leg アングルシー〔関節〕義足(アングルシー侯が着用した義足で, 関節を備えたもの).
an·gle·site [ǽŋglisait] 硫酸鉛鉱 $PbSO_4$.
an·gli·cus su·dor [ǽŋglikəs sú:dər] 発汗熱.
an·go·la·my·cin [æŋgouləmáisin] アンゴラマイシン $C_{50\pm1}H_{89\pm2}O_{18}N$ (*Streptomyces eurythermus* から得られる抗生物質).
an·go·phra·sia [æŋgoufréiziə] 言語渋滞(認知症に伴う言語の非流暢性).
an·gor [ǽŋgər] アンギナ(angina).

a. animi 苦悶(死が差し迫っているという恐怖感).
a. nocturnus 夜驚症, = pavor nocturnus.
a. ocularis 盲目に対する恐怖.
a. pectoris ① 胸部苦悶狭心症, = angina pectoris. ② 大動脈痛, = aortalgia.

an·gos·tu·ra [æŋgástjurə] アンゴスツラ皮(南アメリカ熱帯産のミカン科植物の樹皮で, ガリピン, クスパリンなどのキノリン系アルカロイドを含む).
a. bitters アンゴスツラ苦味剤.

angry pulse = wiry pulse.

Ångström, Anders Jonas [áŋgstrəm] オングストローム(1814–1874, スウェーデンの物理学者. スペクトル分析の研究者).
Å. law オングストロームの法則.
Å. unit (ÅU, AU) オングストローム単位(波長の単位で1mの百億分の一 [1/10,000μm, 10^{-10}m]. 記号はAまたはÅ).

ang·strom (Å) [ǽŋstɔ:m] オングストローム(長さの単位. 1Å=10^{-10}m), = Ångström unit.

An·guil·lu·la [æŋgwíljulə] ウナギ状線虫属, 糞線虫属(旧称. *Strongyloides* などに再分類されている).

an·guil·lu·li·a·sis [æ̀ŋgwìljuláiəsis] 糞線虫症, ウナギ状線虫症, = anguillulosis, strongyloidiasis, strongyloidosis.

An·guil·lu·li·dae [æ̀ŋgwilʌ́lidi:] 糞線虫科, ウナギ[鰻]状線虫科, = *Strongyloididae*.

an·guil·lu·lo·sis [æ̀ŋgwiljulóusis] = anguilluliasis.

an·guish [ǽŋgwiʃ] 恐怖[医学], 苦悶[医学], 不安[医学].

an·gu·lar [ǽŋgjulər] 角の[医学].
a. acceleration 角加速度[医学](角速度 angular velocity の変化の時間tに対する割合).
a. acceleration stress 角速度ストレス[医学].
a. acceleratory stimulation 回転加速度刺激[医学].
a. aperture 隅角口, 開角[医学](焦点から対物レンズに入り得る最大分散光線により生ずる角度をもって測定される顕微鏡対物レンズの直径).
a. area 角状野, = Brodmann area 39.
a. artery [TA] ① 眼角動脈, = arteria angularis [L/TA]. ② 角回動脈, = arteria gyri angularis.
a. cheilitis 口角炎[医学], 口角びらん(糜爛)症, = perlèche.
a. cheilosis 口角炎, = perlèche.
a. conjunctivitis 眼角(眥部)結膜炎[医学].
a. convolution 角回, 角状回(頭頂間溝とシルヴィウス裂との間にある), = angular gyrus.
a. coordinates 角座標.
a. current 角状電流.
a. curvature 角状彎曲(Pott 病での脊椎の鋭い彎曲), = Pott curvature.
a. dependence 角〔度〕依存性[医学].
a. displacement 角変位.
a. distance 角距離(眼から2個の物体までの線がはさむ開き).
a. frequency 角周波数[医学].
a. gyrus [TA] 角回, = gyrus angularis [L/TA].
a. incision 角切開[医学].
a. incisure [TA] 角切痕, = incisura angularis [L/TA].
a. kyphosis 突背(とつはい).
a. magnification 角倍率.
a. momentum 角運動量(運動量能率).
a. movement 角運動.
a. notch 角切痕.
a. nucleus = lateral vestibular nucleus.
a. pregnancy 子宮角〔位〕妊娠[医学], 角妊娠(子宮角に卵子が着床すること).
a. scissors 膝状はさみ[医学].
a. spine 隅棘, 稜棘(蝶形骨大翼の後端からの下方突起で, 蝶顎靱帯と口蓋帆張筋との付着点).
a. splint 角形副子.
a. stomatitis 口角びらん[医学], 口角炎, = angulus infectiosus.
a. sulcus 角溝, = incisura angularis.
a. transformation 角変換.
a. value 角度値.
a. vein [TA] 眼角静脈, = vena angularis [L/TA].
a. velocity 角速度.

an·gu·la·tion [æ̀ŋgju:léiʃən] 角形成[医学].
a. of ileum 回腸終末部屈曲, = Lane band.
a. osteotomy 角状骨切り術[医学].
a. resection arthroplasty 角状骨切り・切除式関節形成〔術〕.

an·gu·lus [ǽŋgjuləs] 角, = angle.
a. acromii [L/TA] 肩峰角, = acromial angle [TA].
a. costae [L/TA] 肋骨角, = angle [TA].
a. frontalis [L/TA] 前頭角, = frontal angle [TA].
a. infectiosus 口角炎, = perlèche.
a. inferior [L/TA] 下角, = inferior angle [TA].
a. infrasternalis [L/TA] 胸骨下角, = infrasternal angle [TA], subcostal angle [TA].
a. iridis 虹彩角, = angulus iridocornealis.
a. iridocornealis [L/TA] ① 虹彩角膜角, = iridocorneal angle [TA]. ② 前房隅角.
a. Ludovici ルドウィック角(胸骨角のこと, ルイの角ともいう), = angle sterni.
a. mandibulae [L/TA] 下顎角, = angle of mandible [TA].
a. mastoideus [L/TA] 乳突角, = mastoid angle [TA].
a. occipitalis [L/TA] 後頭角, = occipital angle [TA].
a. oculi 眥(まなじり).
a. oculi lateralis [L/TA] 外眼角, = lateral angle of eye [TA].
a. oculi medialis [L/TA] 内眼角, = medial angle of eye [TA].
a. oculi nasalis 内眼角(めがしら), 内眥ないし.
a. oculi temporalis 外眼角(めじり), 外眥がいし.
a. oris [L/TA] 口角, = angle of mouth [TA].
a. pontocerebellaris [L/TA] 小脳橋角*, = cerebellopontine angle [TA].
a. pubis 恥骨角.
a. sphenoidalis [L/TA] 蝶形骨角, = sphenoidal angle [TA].
a. sterni [L/TA] 胸骨角, = sternal angle [TA].
a. strabonus 斜視角.
a. subpubicus [L/TA] 恥骨下角, = subpubic angle [TA].
a. superior [L/TA] 上角, = superior angle [TA].
a. venosus 静脈角(内頸静脈と鎖骨下静脈との合流点).
a. ventriculi 胃角.
a. vitiosus 口角びらん症, = angulus infectiosus.

an·gus·ta·tio [æŋgəstéiʃiou] 狭窄.

an·gus·ty [ǽŋgəsti] 狭窄, 峡部.

an·hal·a·mine [ænhǽləmi:n] アンハラミン $C_{11}H_{15}NO_3$(ウバタマ *Lophophora williamsii* から得られる結晶性アルカロイド).

an·ha·lon·i·dine [æ̀nhəlánidin] アンハロニジン $C_{12}H_{17}O_3N$(サボテンの芽から得られるアルカロイド).

an·hal·o·nine [æ̀nhəlóunin] アンハロニン $C_{12}H_{15}O_3N$(サボテンの芽から得られるアルカロイド).

Anhalonium lewinii ウバタマ［烏羽玉］（中米原産のサボテン），= *Lophophora williamsii*.
an·haph·ia ［æn(h)ǽfiə］ 無触覚〔症〕，= anaphia.
anharmonic oscillation 非調和振動［医学］.
an·he·do·nia ［ænhi:dóuniə］ 無快感〔症〕（性交中の），性的冷感［医学］，= anorgasmy, dyspareunia.
an·he·la·tion ［ænhəléiʃən］ 呼吸促進，= panting.
an·he·ma·to·poi·e·tic ［ænhì:mətoupɔiétik］ 血液無形成の，無造血の.
a. anemia 無形成性貧血，無造血貧血，= aplastic anemia.
an·he·mo·lyt·ic ［ænhì:məlítik］ 非溶血性の.
an·he·mo·thig·mic ［ænhì:məθígmik］ 凝血促進性組織の（接触すると凝血が起こる組織についていう）.
an·he·pat·ic ［ænhipǽtik］ 肝外性の［医学］.
a. jaundice 肝外性黄疸［医学］，非肝性黄疸（血液性黄疸），= anhepatogenous jaundice, hematogenous jaundice.
an·hep·a·to·gen·ic ［ænhèpətəʤénik］ 肝に由来しない，肝で生成されない.
anhepatogenous jaundice 非肝性黄疸.
an·hi·dro·sis ［ænhidróusis］ 無〔発〕汗［医学］，無汗症. 形 anhidrotic.
an·hi·drot·ic ［ænhidrátik, -haid-］ ① 無汗症の. ② 制汗薬，止汗薬，= anhydrotica, anidrotic, adiaphoretic.
a. congenital ectodermal dysplasia 無汗性先天性外胚葉形成不全.
a. ectodermal dysplasia 無汗性外胚葉骨髄異形成症［医学］，無汗性外胚葉性形成不全症.
an·his·tic ［ænhístik］ 非組織性の，組織構造をもたない，= anhistous.
anhistous membrane 脱落膜，= decidua.
an·hor·mo·nia ［ænhɔ:móuniə］ ホルモン欠乏〔症〕.
an·hy·drase ［ænháidreis］ 脱水酵素［医学］（$H_2O + CO_2 \rightleftarrows H_2CO_3$ の反応を触媒する酵素）.
an·hy·dra·tion ［ænhaidréiʃən］ 脱水，= dehydration.
an·hy·dre·mia ［ænhaidrí:miə］ 乏水血症［医学］（血液の水分（血漿）低下）.
an·hy·dre·mic ［ænhaidrí:mik］ 乏水血症の［医学］.
a. intoxication 減水血症性中毒，= anhydremia.
an·hy·dride ［ænháidraid］ 無水物［医学］（水と化合して酸または塩基となるもの）.
an·hy·drite ［ænháidrait］ 硬石膏［医学］ $CaSO_4$（斜方結晶系の鉱物）.
an·hy·dri·za·tion ［ænhàidrizéiʃən］ 脱水素化.
anhydr(o)- ［ænhaidr(ou), -dr(ə)］ 無水の意味を表す接頭語.
an·hy·dro·chlo·ric ［ænhàidrouklɔ́:rik］ 無塩酸の.
an·hy·dro·ec·go·nine ［ænhàidrouékgənin］ アンヒドロエクゴニン $C_9H_{13}O_2N$（1分子の結合水をもつ），= ecgonidine.
an·hy·dro·gi·tal·in ［ænhàidrəʤítəlin］ アンヒドロギタリン，= gitoxin.
1,5 an·hy·dro·glu·ci·tol (1,5AG) ［– ænhàidrouglú:sitɔ:l］ 1,5アンヒドログルシトール.
an·hy·dro·hy·drox·y·pro·ges·ter·one ［ænhàidrouhaidràksiprəʤéstəroun］ アンヒドロヒドロキシプロゲステロン 化 Δ^5-pregnene-17-ine-17(a)-ol-3-one $C_{21}H_{28}O_2$（プロゲステロン分子のH_2OをOHで置換した合成女性ホルモン），= anhydrohydroxyprogesteronum, ethisterone, lutocylol, pranone, pregneninolone.
an·hy·dro·sug·ar ［ænháidrousjúgər］ 無水糖（ショ糖を170°Cに減圧加熱して得られるもので，糖としての生理的作用を欠如するため糖尿食に用いられる）.
an·hy·drous ［ænháidrəs］ 無水，脱水，乾燥（結晶水の欠如したものの意）.
a. alcohol 無水アルコール，= absolute alcohol.
a. dextrose ブドウ糖，無水ブドウ糖，= dextrose, dextrosum.
a. gypsum 無水石膏［医学］.
a. lanolin 脱水ラノリン，= wool fat, adeps lanae.
a. sodium sulfate 乾燥硫酸ナトリウム，= exsiccated sodium sulfate, exsiccated Glauber salt, sodii sulfas exsiccatus.
an·hyp·nia ［ænhípniə］ 不眠.
a·ni·a·cin·am·i·do·sis ［ənàiəsinæ̀midousis］ ナイアシンアミド欠乏〔症〕.
a·ni·a·cin·o·sis ［ənàiəsinóusis］ ナイアシン欠乏症（ニコチン酸欠乏症）.
an·i·an·thi·nop·(s)ia ［ænianθinóupiə(-nápsiə)］ 紫色盲［医学］.
ani·an·thi·nop·sy ［æniænθinápsi］ 紫色盲.
Anichkov ［aníkaf, ɑ:níkɔf］ = Anitschkow, Nikolai Nikolaevich.
an·ic·ter·ic ［æniktérik］ 無黄疸性の［医学］.
a. hepatitis 黄疸のない肝炎.
a. virus hepatitis 無黄疸性ウイルス性肝炎.
an·id·e·an ［ǽnidi:n］ 無形体の.
an·i·de·a·tion ［ənaidiéiʃən］ 思考否定.
an·id·e·us ［ənídiəs］ 無形体（臍帯栄養体の最下等の奇形），= acardiacus amorphus, holocardius amorphus. 形 anidian, anidean, anidous.
an·i·drosis ［ænidróusis］ 無汗症.
an·i·drot·ic ［ænidrátik］ 無汗〔症〕の.
an·ile ［ǽnail］ 老婆のような.
a. decay 老衰（特に婦女の）.
an·i·ler·i·dine ［ænilə́:ridin］ アニレリジン 化 ethyl 1-(*p*-aminophenethyl)-4-phenylisonipecotate（麻薬性の鎮痛，鎮痙薬として用いられる）.
an·i·lid(e) ［ǽnilid］ アニリド C_6H_5NHCOR または $C_6H_5N(COR)_2$（アニリン$C_6H_5NH_2$ のアミノ基の水素1原子または2原子をアシル基で置換したもの）.
a. metarsenite メタ亜ヒ酸アニリド，= atoxyl.
an·i·linc·tion ［æniliŋkʃən］ 肛門接吻，肛門をなめること.
an·i·line ［ǽnili(:)n］ アニリン（ニトロベンゼンを還元して得られる特異の臭気をもつ無色の芳香族アミン），= aminobenzene, phenylamine, cyanol, aminophen.
a.-azo-β-naphthol アニリンアゾベータナフトール，= sudan Ⅰ.
a.-azo-naphthol-sulfo-acid アニリンアゾナフトールスルホ酸，= orange G.
a. black アニリンブラック（木綿線維の黒色染料. $(C_6H_5N)x$ の実験式があるが，構造未確定），= nigraniline, nigrosine.
a. black dyeing アニリンブラック染め［医学］.
a. blue WS 水溶性アニリンブルー（トリフェニルメタンおよびジフェニルメタンのトリスルフォン酸塩混合物で，0.2～1.0%水溶液または90%アルコール溶液として膠原線維の染出に最適），= China blue, soluble b. 3M 2R, marine b. V, cotton b., water b., Berlin b., spirit b., Prussian b..
a. cancer アニリン癌（アニリンとβ-ナフチルアミンとを併用するときに起こる動物の実験的膀胱癌）.
a. carcinoma アニリン職工癌.
a. dyes アニリン染料.
a. green アニリングリーン（ポリフェニルメタン染料の一つ）.
a. hydrochloride 塩酸アニリン $C_6H_5NH_2$-HCl.
a. ink アニリンインキ［医学］.
a. oil アニリン油（石炭の蒸留により得られるアニ

リン，トルイジン，ピリジンなどを含有する混合油で，組織学に利用される)，= aniline.

a. orange アニリンオレンジ，= Victoria orange.

a. point アニリン点〔医学〕.

a. poisoning アニリン中毒〔医学〕.

a. red アニリンレッド，= basic fuchsin(e).

a. sulfate 硫酸アニリン $(C_6H_5NH_2)_2H_2SO_4$（神経痛に用いる).

a.-sulfonic acid アニリンスルホン酸，= orthanilic acid, sulfanilic acid, metanilic acid.

a. tumor アニリン職工の腫瘍.

a. violet アニリン紫，= mauvein.

a. water アニリン水(アニリンの飽和水溶液).

a.-water solution アニリン水液，= Koch-Ehrlich stain.

a. yellow アニリンイエロー ㊋ *p*-amino-azobenzen hydrochloride $C_6H_5N{=}NC_6H_5NH_2{-}HCl$（黄色の染料).

an·i·lin·gus ［ænilíŋgəs］ 肛門接吻（肛門に口を当てる性行為あるいはそれを行う者).

an·i·lin·ism ［ǽnilinizəm］ アニリン中毒〔症〕〔医学〕(アニリンの中毒でメトヘモグロビン血症，貧血，めまい，衰弱，チアノーゼが特徴)，= anilism.

an·i·li·no ［ǽnilinou］ アニリノ基 C_6H_5NH-.

an·i·li·no·phil(e) ［ænilínəfil］ アニリン親和性の，= anilinophilous.

an·i·lism ［ǽnilizəm］ アニリン中毒，= anilinism.

anil·i·ty ［əníliti］ 老衰(もうろく). 形 anile.

an·il-quin·o·line ［ǽnil kwínəli:n］ アニルキノリン(アニリンから得られる合成キノリン).

an·i·ma ［ǽnimə］ ① 精神. ② 薬剤の有効成分. ③ アニマ(精神病者が潜在意識にもつ理想的女性の像). ↔ animus.

an·i·mal ［ǽniməl］ 動物.

a. albumin 動物性タンパク質，= animal protein.

a. alkaloid 動物性アルカロイド. → ptomaine.

a. anatomy 動物解剖学〔医学〕.

a. assisted therapy (AAT) 動物介在療法(動物を用いた治療で，自閉症のイルカセラピー，高齢者のペットセラピーなどがある).

a. base 動物性塩基(プトマインのようなもの).

a. behavior 動物の行動〔医学〕.

a. bite 動物咬傷.

a. black 獣炭，= bone black.

a. borne disease 動物媒介疾患〔医学〕.

a. breeding 動物育種〔医学〕.

a. cage 動物容器〔医学〕.

a. care 動物飼育〔医学〕.

a. carpus 動物腕骨部(ヒトの手首に相当する関節あるいは部位).

a. castration 動物去勢〔術〕〔医学〕.

a. charcoal 骨炭，獣炭，= bone black.

a. communication 動物間コミュニケーション〔医学〕.

a. deviation 動物偏位(動物嗜好性カ[蚊]が自己の好みの動物に人間を離れて偏ること).

a. dextrin 動物デキストリン，= glycogen.

a. diastase 動物性デンプン酵素(ptyalin, amylopsin など).

a. drug 動物性薬品.

a. ecology 動物生態学〔医学〕.

a. economy 動物代謝.

a. electricity 動物電気，生体電気.

a. experiment 動物実験〔医学〕.

a. fat 動物性脂肪〔医学〕.

a. feed 動物の飼料〔医学〕.

a. fiber 動物線維.

a. flight 動物の飛翔(しょう)〔医学〕.

a. food 動物性食品〔医学〕.

a. force 動物力(筋力)，= muscular power.

a. function 動物性機能〔医学〕(生殖機能など)，活躍機能.

a. genetics 動物遺伝学〔医学〕.

a. graft 動物植皮(下等動物からヒトへの移植)，= zooplastic graft.

a. gum 動物性ゴム.

a. heat 体温.

a. hoarding アニマルホーディング(動物収集癖で過剰に多数の動物を飼育する病的な動物コレクターを意味する).

a. hospital 動物病院〔医学〕.

a. housing 動物舎〔医学〕.

a. hypnosis 動物催眠〔医学〕.

a. identification system 動物識別システム〔医学〕.

a. inoculation 動物接種〔医学〕.

a. inoculation test 動物接種試験.

a. kingdom 動物界〔医学〕.

a. lameness 跛(は)行〔医学〕.

a. lectin 動物レクチン(動物の組織，体液に存在するレクチン).

a. lymph 動物性牛痘漿〔医学〕.

a. magnetism 催眠術，動物磁気〔医学〕(治療用に利用される仮定的神経力または暗示力).

a. mechanics 動物力学.

a. membrane 動物膜(膀胱のような菲薄な膜で透析に用いるもの).

a. milk 動物乳〔医学〕.

a. milk fever 動物の乳熱〔医学〕.

a. model 動物モデル〔医学〕.

a. muscular dystrophy 動物筋ジストロフィ〔ー〕〔医学〕.

a. nature 動物性，動物根性.

a. navigation 〔動物の〕渡り〔医学〕.

a. nervous system 動物〔性〕神経系〔医学〕.

a. nutrition 動物栄養〔医学〕.

a. oil 動物油〔医学〕，骨油.

a. parasite 動物性寄生体〔医学〕，動物性寄生物，動物性寄生虫.

a. passage 動物接種，動物〔体〕通過〔医学〕(動物に病原体を接種し，死亡・発症時にその動物から分離した菌を次々とほかの動物に接種し反復すること).

a. physical conditioning 動物肉体的条件づけ〔医学〕.

a. physiology 動物生理学〔医学〕.

a. pituitary gonadotropin 動物性下垂体ゴナドトロピン〔医学〕.

a. pock disease 動物痘(ウシ，ヤギ，ヒツジ，ブタ，ウマなどにみられる痘瘡疾患でポックスウイルス科に属するウイルスの感染によって起こる).

a. poison 動物毒〔医学〕.

a. poisoning 動物毒中毒〔医学〕.

a. pole 動物極〔医学〕，= germinal pole.

a. postnidation phase 動物受精卵着床後期〔医学〕.

a. poxes 動物の天然痘.

a. protein 動物〔性〕タンパク.

a. protein factor (APF) 動物〔性〕タンパク因子(Stokstad が1948年に魚肉，牛糞，肝臓などから分離濃縮した因子で，ビタミン B_{12} と同一物質と考えられている)，= cow manure factor.

a. psychology 動物心理学〔医学〕.

a. quarantine 動物検疫〔医学〕.

a. right アニマルライト，動物の権利(動物実験の規制など使用には倫理面の適正な扱いが求められる．動物の福祉についても従事者は常に考慮すべきもの).

a. salmonella infection 動物サルモネラ感染症〔医学〕.

A

a. sex behavior 動物の性行動〔医学〕.
a. soap 動物石ケン，= curd soap.
a. starch 動物性デンプン，= glycogen.
a. teeth 動物の歯.
a. therapy アニマルセラピー，動物療法（動物介在療法の一つ).
a. toxin 動物毒素，= zootoxin.
a. toxoplasmosis 動物トキソプラスマ症〔医学〕.
a. uncinariasis 動物鉤虫症〔医学〕.
a. vaccination 動物接種〔医学〕.
a. viral hepatitis 動物ウイルス肝炎〔医学〕.
a. virus 動物ウイルス〔医学〕.
a. vocalization 動物の発声〔医学〕.
a. welfare 動物の福祉. → animal right.

an·i·mal·cu·la [ænimǽlkjulə] ① 微生物（特に動物). ② 原虫，= protozoon.

an·i·mal·cule [æ̀nimǽlkju:l] ① 微生物（特に動物). ② 原虫，= protozoon.

an·i·mal·cu·list [ænimǽlkjulist] 精子論者，精子派（精子に未発育の胚が既存する説をとる学者).

an·i·mal·i·ty [æ̀nimǽliti] 動物特徴，動物性.

an·i·mal·i·za·tion [æ̀niməlaizéiʃən] ① 動物化，獣化. ② 同化，類化. ③ 動物液体中での細菌培養.

an·i·ma·tion [æ̀niméiʃən] ① 活気，活力. ②動画.

an·i·mat·ism [ǽnimətizəm] アニマティズム，物活論（生物も無生物も霊魂をもつという考え).

an·i·mism [ǽnimizəm] アニミズム，物活論. → animatism.

an·i·mus [ǽniməs] ① 悪意，敵がい（愾）心. ② アニムス（精神病者の潜在意識にある理想的男性の像). ↔ anima.

an·in·cre·ti·no·sis [æ̀ninkrì:tinóusis] 内分泌欠乏症，= anincretinasis.

an·i·on [ǽnaiən, ǽniən] 陰イオン〔医学〕，負イオン，アニオン（陰電荷をもつイオンで陽電極に向かって移動し，その価数に応じ − または ′ の記号で表す)，= negative ion. 形 anionic.
a. acid アニオン酸（水素イオンすなわちプロトンを他の物質に与えることのできる分子またはイオンを酸と考えたもの).
a. drugs and chemicals 陰イオン薬毒物.
a. exchange resin 陰イオン交換樹脂〔医学〕.
a. exchanger 陰イオン交換体.
a. gap 陰イオンギャップ〔医学〕，アニオンギャップ（細胞外液の通常測定可能な主要イオンの濃度間の関係式で，式の値が主要な陽イオンと陰イオンの差という意味でアニオン（陰イオン）ギャップと呼ばれる).
a. transport 陰イオン輸送〔医学〕.

an·i·on·ic [æ̀naiάnik] ① 陰イオン剤，陰イオン活性剤〔医学〕（高分子酸のアルカリ塩で，グラム陽性菌に対し有効な殺菌作用がある). ② アニオンの，陰イオンの.
a. active agent 陰イオン活性剤〔医学〕.
a. current 陰イオン電流.
a. iontophoresis 陰イオン導入法.
a. polymerization 陰イオン重合〔医学〕，アニオン重合.
a. surface active agent 陰イオン界面活性剤〔医学〕.

ani·o·nide [ənáiənaid] 陰イオン化合物.

an·i·o·noid [ǽniənɔid, ənáiə–] アニオノイド，陰イオン型（有機化学反応の電子説において，反応にあずかる試薬または分子中の反応中心が陰イオンあるいはそれに類する行動をとるもの，すなわち求核的 nucleophilic のもの).
a. reagent アニオノイド試薬〔医学〕.

an·i·on·ot·ro·py [ənàiənάtrəpi, æ̀niə–] アニオノトロピー.

an·i·rid·ia [æniridiə] 無虹彩〔症〕〔医学〕，= irideremia.
a. traumatica 外傷性無虹彩〔症〕，= traumatic aniridia.

an·i·sa·ki·a·sis [æ̀nisəkáiəsis] アニサキス症〔医学〕（サバやイカなど海産魚介類に寄生するアニサキスと呼ばれる一群の線虫幼虫をヒトが生食すると，その幼虫が胃壁や腸壁に穿入し，激しい腹痛を起こす).

An·i·sa·kis [æniséikis] アニサキス属（線虫類，回虫目，アニサキス科の一属. イルカ，アザラシ，クジラなどの海獣の胃，小腸に寄生，海産魚介類に寄生するこの幼虫をヒトが生食すると激しい腹痛を起こすことがある).

an·i·sal·ac·e·tone [æ̀nisəlǽsitoun] アニサルアセトン $CH_3OC_6H_4CH{=}CHCOCH_3$（アニスアルデヒドとアセトンとをアルカリで縮合したもの).

an·is·al·de·hyde [ænisǽldihaid] アニスアルデヒド 化 *p*-methoxy-benzaldehyde.

an·is·at·ed [ǽniseitid] アニスを含む. 動 anisate.
a. ammonia spirit アンモニアアニス精.

an·is·chu·ria [æniskjú:riə] 尿失禁〔医学〕，遺尿.

an·ise [ǽnis] アニス（セリ科植物，成熟果はアニス果 anisi fructus といい，精油（アニス油）2〜3%を含む芳香，駆風薬).
a. alcohol アニスアルコール $CH_3O{-}C_6H_4CH_2OH$.
a. oil アニス油（アニスの実を蒸留して得る)，= oleum anisi.
a. spirit アニス精，= spiritus anisi.
a. water アニス水，= aqua anisi.

aniseed oil アニス油，= anise oil, oleum anisi.

an·is·ei·kom·e·ter [æ̀nisaikάmitər] 不等像計，= eiconometer.

an·is·ei·ko·nia [æ̀nisaikóuniə] 不等像症（両眼網膜像の不同). 形 aniseikonic.

aniseikonic asthenopia 不等像性眼精疲労〔医学〕.

an·is·ergy [ǽnisə:ʤi] 不同血圧（循環の個所により不同の血圧のあること).

Anisi stellati fructus ダイウイキョウ〔大茴香〕，= star anise fruit.

anis·ic ac·id [ənísik ǽsid] アニス酸 化 *p*-methoxybenzoic acid（融点185°C アネトルの酸化により生じ，石灰と蒸留するとアニソールに変わる).

an·is·i·dine [ənísidin] *o*-アニシジン 化 *o*-methoxyaniline C_7H_9ON（*o*-，*m*-，*p*- の3種の異性体があり，アゾ染料の製造に用いられる).

an·i·sid·i·no [æ̀nisídinou] アニシジノ基（$CH_3OC_6H_4NH{-}$（*o*-，*m*-，*p*-)).

an·i·sin·di·one [ænisindáioun] アニシンジオン，アニスインジオン 化 2-(*p*-methoxyphenyl)-indanne-1,3-dione $C_{16}H_{12}O_3$（dicumarol と同作用を示す抗凝固薬).

anis(o)- [ænais(ou), -s(ə)] 不等，不同の意味を表す接頭語.

an·i·so·ac·com·mo·da·tion [ænàisouəkὰmədéiʃən] 不同調節.

an·i·so·chro·ma·sia [ænàisoukrouméiziə] 色調不同〔症〕，赤血球染色不同〔症〕.

an·i·so·chro·mat·ic [ænàisoukroumǽtik] 色調不同の.

an·i·so·chro·mia [ænàisoukróumiə] 不同色症，色調不同〔症〕〔医学〕，赤血球染色不同〔症〕〔医学〕.

an·i·so·co·ria [ænàisoukɔ́:riə] 瞳孔不同〔症〕〔医学〕.

an·i·so·cy·to·sis [ænàisousaitóusis] 赤血球大小不同〔医学〕（赤血球の大きさが大小異なる状態).

an·i·so·dac·ty·l(o)us [ænàisoudǽktiləs] 不等指症の.

an·i·so·dac·ty·ly [ænàisoudǽktili] 不等指症〔医

学〕.

an·i·so·dont [ænáisədɑnt] 不同歯型〔医学〕, 異歯型〔医学〕, 異形歯の.

an·i·so·don·tia [ænàisədɑ́nʃiə] 不同歯型, 異形歯型〔医学〕, 異形歯性.

an·i·so·gam·ete [ænàisougǽmi:t] 異形配偶子〔医学〕(不同接合子).

an·i·sog·a·my [æ̀naisɑ́gəmi] 異型融合 (不同配偶), 異形接合, 異形配偶〔医学〕.

an·i·sog·na·thous [ænaisɑ́gnəθəs] 不同顎型の.

an·i·so·gy·ne·co·mas·tia [ænàisouʤìnikəmǽstiə, -souʤài-, -sougài-] 不同女性化乳房 (左右両側が異なった肥大を示す男性の女性化乳房).

an·i·so·hy·per·cy·to·sis [ænàisouhàipə:saitóusis] 不同血球増多症.

an·i·so·hy·po·cy·to·sis [ænàisouhàipousaitóusis] 不同血球減少症.

an·i·so·ic [æ̀nisóuik] アニス様の.

an·i·so·kar·y·o·sis [ænàisoukæ̀rióusis] 核大小不同〔症〕〔医学〕(腫瘍組織などで同一細胞腫でありながら, 核の大きさが不斉になる現象).

an·i·sole [ǽnisoul] アニソール ㊗ methoxybenzene $C_6H_5OCH_3$ (芳香を放つ液体).

anisolecithal egg 卵黄偏在卵子〔医学〕.

anisolecithal ovum 不等黄卵.

an·i·so·leu·ko·cy·to·sis [ænàisouljù:kousaitóusis] 不同白血球増加〔医学〕, 正常白血球数百分率異常〔症〕(白血球数は正常であるが白血球百分率数に異常があること), = anisonormocytosis.

an·i·so·mas·tia [ænàisəmǽstiə] 乳房不等.

an·i·so·me·lia [ænàisoumí:liə] 四肢不同, 四肢〔左右〕不同〔医学〕.

an·i·so·mer·ia [ænàisoumə́:riə] 不同分体 (化学構造の), 不同分節.

an·i·so·met·rope [ænàisəmétroup] 不同視患者.

an·i·so·me·tro·pia [ænàisoumətróupiə] 不同視〔医学〕, 屈折〔左右〕不同〔医学〕, 同種不同視 (左右眼の屈折度が異なるもの), = anisopia.

an·i·so·me·trop·ic [ænàisoumətrɑ́pik] 屈折不同の, 不同視の.

a. amblyopia 不同視弱視.

an·i·so·nor·mo·cy·to·sis [ænàisənɔ̀:mousaitóusis] 正常白血球数百分率異常〔症〕.

an·i·so·pho·ria [ænàisoufɔ́:riə] 斜位〔左右〕不同〔医学〕, 不同斜位 (凝視の方向に従い変動する眼球の斜位).

an·i·so·pia [æ̀naisóupiə] 不等像症, = anisometropia.

an·i·so·pi·e·sis [ænàisoupaií:sis] 血圧不同.

an·i·so·ploid [ænáisəplɔ̀id] 奇数倍数体〔医学〕.

an·i·so·rhyth·mia [ænàisəríðmiə] 非同期律動.

an·i·so·sphyg·mia [ænàisousfígmiə] 左右不同脈.

an·i·so·spore [ænáisəspɔ:r] 異形胞子.

an·i·so·stem·o·nous [ænàisəstémənəs] 不同雌ずい (蕊) 植物の.

an·i·sos·the·nia [ænàisəsθí:niə] 不同力 (力の平衡が異常であること).

an·i·sos·then·ic [ænàisəsθénik] 不同力の.

an·i·so·ton·ic [ænàisətɑ́nik] 非等張の.

a. solution 非等張液.

an·i·so·trop·ic [ænàisətrɑ́pik] 異方性の〔医学〕.

a. band 不等方帯〔医学〕, 異方帯〔医学〕.

a. body 異方体 (結晶体のようなもの).

a. disk 重屈折板 (横紋筋の), = A disk, Q disk.

a. egg 異極胚卵.

a. lipoid 異方性リポイド (類脂質), 異方性類脂体.

a. liquid 異方性溶液〔医学〕, 異方性液体, 重屈折性液体.

a. membrane 異方性膜〔医学〕.

a. substance 重屈折〔物〕質〔医学〕, 複屈物質〔医学〕.

an·i·so·tro·pine meth·yl·bro·mide [ænàisətróupin mèθilbróumaid] 臭化メチルアニソトロピン.

an·i·sot·ro·py [æ̀naisɑ́trəpi] 異方性〔医学〕, 有方性 (重屈折性), = anisotrophy. 形 anisotropal, anisotropic, anisotrophous.

an·i·so·yl [ǽnisɔil] アニソイル基 ($CH_3OC_6H_4CO-$ (*o*-, *m*-, *p*-)).

a. chloride 塩化アニソイル $CH_3OC_6H_4COCl$.

a. peroxide 過酸化アニソイル $CH_3OC_6H_4COOOCOC_6H_4OCH_3$.

an·i·sum [ǽnisəm] アニス〔果〕(セリ科植物 *Pimpinella anisum* の実), = aniseed, anisi fructus.

an·i·su·ria [æ̀nisjú:riə] 排尿不均衡〔症〕(多尿症と乏尿症とが混在の状態).

an·i·syl [ǽnisil] アニシル基 (C_8H_9O-. アニスアルコールの1価基), = *p*-methoxy-benzyl.

a. alcohol アニスアルコール (芳香性液体), = anise alcohol.

an·i·trog·e·nous [æ̀naitrɑ́ʤənəs] 非窒素性の.

Anitschkow, Nikolai Nikolaevich [aníʧkɑf, ɑ:níʧkɔf] アニチコフ (1885-1964, ロシアの病理学者, Anichkov ともいう).

A. cell アニチコフ細胞, アニチコフ心筋細胞 (心筋の Aschoff 小体に存在する組織球で, 核には鋸歯状染色質がある), = Aschoff cell, Anitschkow myocyte, myocardial reticulocyte, cardiac histiocyte.

Anjesky stain·ing meth·od [ǽnʤeski stéiniŋ méθəd] アンジェスキー染色法 (芽胞を染色する方法で, 乾燥した覆いガラス標本を, 煮沸した0.5%塩酸液に浸漬し, 4分後水洗乾燥し, Ziehl カルボルフクシン液で加温染色後, 5%硫酸で脱色, マラカイトグリーンまたはメチレンブルーで, 後染色を施す).

an·kil·o·dont [ǽŋkilədɑ̀nt] ① 不同歯, 異形歯. ② 不同歯〔型〕の, 異歯〔型〕の.

an·kle [ǽŋkl] [TA] ① 足首, = tarsus [L/TA]. ② 果 (くるぶし), 足関節〔部〕〔医学〕, 距骨.

a. bone 距骨〔医学〕.

a. brachial pressure index (**ABPI**) (足関節血圧と上腕部血圧の比. 下肢動脈閉塞性疾患の重症度指標).

a. clonus 足間代〔医学〕, 足クローヌス〔医学〕, = foot clonus.

a. clonus center 踵の間代性痙攣中枢 (第5腰椎と第1胸椎との間の脊髄灰白質にある).

a. clonus reflex 足間代 (クローヌス) 反射 (足底を圧迫すると腓腹筋がクローヌスを起こす).

a. disarticulation 足関節離断〔術〕.

a.-drop 足関節垂下 (鉛中毒の), = foot-drop, toe-d.

a. foot orthosis (**AFO**) 短下腿装具, 短下肢装具.

a. jerk (**AJ**) アキレス腱反射, くるぶし反射, 腓腹筋痙攣.

a. joint [TA] ① 距腿関節, = articulatio talocruralis [L/TA]. ② 足関節〔医学〕.

a. mortise 果間関節窩〔医学〕.

a. reflex アキレス腱反射, くるぶし反射 (踵骨腱を強く叩かれたときに生じる腓腹筋の収縮), = Achilles reflex.

a. region [TA] 距腿部, 足首, 足根部, = regio tarsalis [L/TA].

a. stop 足関節制動〔医学〕.

a. suspension 足先つり〔医学〕.

ankyl(o)- [æŋkil(ou), -l(ə)] 屈曲, 鉤, 癒着, 強直の意味を表す接頭語.

an·ky·lo·bleph·a·ron [æ̀ŋkiloubléfərən] 眼瞼癒

着〔医学〕, = symblepharon.
an·ky·lo·ch(e)i·lia [æ̀ŋkiloukáiliə] 口唇強直〔症〕〔医学〕.
an·ky·lo·col·pos [æ̀ŋkiloukálpəs] 腟閉鎖.
an·ky·lo·dac·tyl·ia [æ̀ŋkiloudæktíliə] 強直指〔症〕(手足の) 〔医学〕.
an·ky·lo·dac·ty·ly [æ̀ŋkilədǽktili] 強直指〔症〕, = ankylodactylia.
an·ky·lo·glos·sia [æ̀ŋkilouglásiə] 舌小帯短縮〔症〕〔医学〕, = tongue-tied.
a. superior syndrome 上舌癒着症候群.
an·ky·lo·kol·pos [æ̀ŋkiloukálpəs] 腟閉鎖〔症〕, = ankylocolpos.
an·ky·lo·mele [ǽŋkiləmi:l] 彎曲消息子.
an·ky·lo·pho·bia [æ̀ŋkiloufóubiə] 強直恐怖症.
an·ky·lo·po·dia [æ̀ŋkiloupóudiə] 足強直.
an·ky·lo·poi·et·ic [æ̀ŋkiloupɔiétik] 強直形成の.
an·ky·lo·proc·tia [æ̀ŋkilouprákʃiə] 肛門閉鎖〔症〕〔医学〕, 鎖肛〔医学〕.
ankylosed tooth 骨性癒着歯.
an·ky·los·ing [ǽŋkilouziŋ] 強直性の〔医学〕.
a. arthritis 強直性関節炎〔医学〕.
a. spinal hyperostosis 強直性脊椎骨増殖症〔医学〕(脊柱前面の前縦靱帯の骨化により脊椎強直をきたす. 高齢者に多発する. 仙腸関節, 椎間関節の強直は認めない).
a. spondylarthritis (強直性脊椎関節炎), = spondylarthritis ankylopoietica.
a. spondylitis (AS) 強直性脊椎炎〔医学〕, = spondylarthritis ankylopoietica, bamboo spine, poker back, Strümpell-Marie disease, Bekhterev d..
an·ky·lo·sis [æ̀ŋkilóusis] 強直〔医学〕(特に関節の). 動 ankylose. 形 ankylosed, ankylotic.
a. of joint 関節強直〔医学〕.
a. of temporomandibular joint 顎〔関節〕強直〔症〕〔医学〕.
An·ky·los·to·ma [æ̀ŋkilástəmə] = *Ancylostoma*.
an·ky·lo·sto·mi·a·sis [æ̀ŋkiloustoumáiəsis] 鉤虫症〔医学〕, 十二指腸虫症〔医学〕, = ancylostomiasis.
an·ky·lo·tia [æ̀ŋkilóuʃiə] 外耳道孔閉鎖. 形 ankylotic.
an·ky·lot·ic [æ̀ŋkilátik] 強直性の.
a. obliquely contracted pelvis 関節強直斜狭骨盤〔医学〕.
a. transversely contracted pelvis 関節強直横狭骨盤〔医学〕.
an·ky·lo·tome [ǽŋkilətoum] ① 短舌離断器. ② 屈曲刀.
an·ky·lot·o·my [æ̀ŋkilátəmi] 短舌離断術.
an·ky·lo·u·re·thra [æ̀ŋkilouju:rí:θrə] 尿道狭窄, 尿道閉鎖, = ankylourethria, ankylurethra, ankylurethria, urethral strieture, urethral atresia.
an·ky·rin [ǽŋkirin] アンキリン(赤血球膜の主要な膜タンパク).
an·ky·rism [ǽŋkirizəm] ① 鉤状関節. ② 鉤状縫合.
an·ky·roid [ǽŋkirɔid] 鉤状の.
an·la·ge [ɑ:nlá:gə] 原基〔医学〕, 器官原基, 素因, = primordium, blastema.
a. cerebellum 小脳原基〔医学〕.
a. finger 指原基〔医学〕.
a. of palatal muscles 口蓋筋原基〔医学〕.
a. of pharyngeal muscles 咽頭筋原基〔医学〕.
a. ofextremity 体肢の原基〔医学〕.
ANNA antineutrophil nuclear antibody 抗好中球核小体の略.
Annam ulcer アンナム潰瘍(インドシナ地方にみられる頑固な潰瘍).
Annandale, Thomas [ǽnəndeil] アンナンデール (1838-1907, スコットランドの外科医).
A. operation アンナンデール手術(① 大腿骨顆を切除して膝外反を是正する手術. ② 縫合による膝関節軟骨の変位矯正).
Ann-Arbor classification アン-アーバー分類(1971年アメリカの Ann-Arbor で決定されたホジキン病の分類).
an·neal [əní:l] 焼還する, なます.
annealed gold 焼還金(凝集力を高めるために使用前加熱したもの).
annealing アニーリング(一本鎖 DNA が相補鎖間で水素結合をつくり, 二本鎖構造となること).
a. lamp 焼還灯(歯牙充填用の金箔を加熱するためのアルコール灯).
an·nec·tent [ənéktənt] 連結する.
a. convolution 移行回(隣接回を結ぶもの).
a. gyrus 連合回.
an·ne·lid [ǽnəlid] 環形動物(ミミズ, ヒルなど).
a. worm 環形動物〔門〕〔医学〕.
An·nel·i·da [ənélidə] 環形動物門, = annelid worm.
an·nel·ism [ǽnəlizəm] 輪状組織.
an·nel·lation [æneléiʃən] 環紋.
an·nex [ǽneks] 添付書類〔医学〕.
an·nexa [ənéksə] 付属器. 形 annexal.
a. oculi 眼付属器.
a. uteri 子宮付属器.
an·nex·a·tion [æ̀nikséiʃən] 添付書類〔医学〕.
annexin アネキシン(カルシウムイオン依存的にリン皮質に結合するタンパク質のファミリー).
an·nex·i·tis [æ̀niksáitis] 付属器炎.
an·nex·o·pexy [ænéksəpeksi] 付属器固定術.
an·ni·hi·la·tion [ənàihiléiʃən, -nàiəléi-] 崩壊, 抹殺, 消滅.
a. coincidence detection 消滅放射線同時検出〔法〕〔医学〕, = PET.
a. radiation 消滅放射線〔医学〕.
anniversary reaction 記念日反応(PTSD の徴候の一つ).
An·no·na [ənóunə] バンレイシ属(バンレイシ科の一属で, 数種は果実を食用とするため熱帯で栽培される).
A. muricata トゲバンレイシ(果実は生食, 種子は収斂薬, 葉は鎮咳, 嫩葉(わかば)は化膿性疾患に用いる).
A. squamosa バンレイシ(種子, 葉は頭髪殺虫薬, 葉は鎮咳薬, 根は峻下薬).
announcing bleeding 予告出血〔医学〕, 警告出血(前置胎盤の).
an·noy·er [ənɔ́iər] 煩わしい刺激物.
an·nu·al [ǽnju:əl] ① 年々の, 一年生の(植物). ② 年報.
a. birth rate 年出生率〔医学〕.
a. death rate 年死亡率〔医学〕.
a. dose 年線量〔医学〕, 年間線量, = yearly dose.
a. June grass スズメノカタビラ, = *Poa annua*.
a. limit of intake (ALI) 年〔間〕摂取限度(放射性核種の)〔医学〕.
a. parallax 年周視差.
a. precession 年周歳差.
a. ring 年差.
a. rings 年輪(樹木の生長年数を示すもの).
a. sleep 年周期睡眠〔医学〕.
a. transmission potential 年間媒介能〔医学〕.
a. variation 年差.
an·nu·ens [ənjú:əns] 前頭直筋, = musculi rectus capitis anterior.
an·nu·lar [ǽnjulər] 輪状の〔医学〕, 環状の〔医学〕.
a. cartilage 輪状軟骨〔医学〕(喉頭軟骨の1つ),

= anular, cartilago cricoides.
a. cataract 輪状白内障.
a. cirrhosis 輪状肝硬変. → Laënnec cirrhosis.
a. constriction 輪状絞窄〔医学〕, くびれ溝, 絞扼輪.
a. constriction band くびれ溝, 絞扼輪.
a. dilatation of tricuspid valve 三尖弁輪拡大〔医学〕.
a. elastolytic giant cell granuloma (AEGCG) 環状肉芽種.
a. granulation 環状肉芽腫〔医学〕.
a. groove 環状溝, 輪状溝.
a. hymen 輪状処女膜〔医学〕.
a. ligament 輪状靱帯〔医学〕(橈骨底輪状靱帯), = ligamentum annulare baseos stapedis.
a. ligament of radius 橈骨輪状靱帯.
a. pancreas 輪状膵臓(十二指腸周囲の奇形の膵臓), 輪状膵〔医学〕.
a. pannus 輪状パンヌス〔医学〕.
a. part of fibrous digital sheath 指線維鞘輪状部.
a. placenta 輪状胎盤〔医学〕, 環状胎盤〔医学〕, = placenta zonaria.
a. plexus 輪状神経叢(角膜辺縁部にあるもの).
a. protrusion 線維輪突出〔症〕〔医学〕.
a. protuberance 橋, = pons.
a. rings 環状輪(肺のX線像にみられる環状の透明部で, 空洞の存在を証明するもの), = pleural rings.
a. scleritis 輪状強膜炎(虹彩辺縁部の).
a. sclerosis 輪状硬化症(脊髄周囲に輪状に起こる変化).
a. scotoma 輪状暗点〔医学〕(視野の中心部と辺縁部との境界にある).
a. staphyloma 環状ぶどう〔膜〕腫〔医学〕.
a. stricture 輪状狭窄〔医学〕(管状器官の拘縮による).
a. synechia 輪状虹彩癒着(瞳孔を除いたもの).
a. syphilid(e) 環状梅毒疹.
a. thrombus 環状血栓〔医学〕, 輪周血栓(中央に孔を有するもの).
a. vessel 環紋導管.
an·nu·lar·is [ænjuléəris] 輪(第4)指(digitus を省略), = ring (fourth) finger.
annulary purpura 環状紫斑病〔医学〕.
annulas fibrosus 線維輪〔医学〕, = anulus fibrosus.
annulate lamellae 輪状層板.
an·nu·la·tion [ænjuléiʃən] 横輪.
an·nu·li [ǽnjulai] (annulus の複数).
annuloaortic ectasia (AAE) 大動脈輪拡張〔医学〕, 大動脈弁輪拡張(大動脈弁閉鎖不全の原因となる).
an·nu·lo·plas·ty [ǽnjuləplæsti] ヘルニア輪縫合〔術〕, 弁輪形成術.
a. ring 弁形成リング.
an·nu·lor·rha·phy [ænjulɔ́:rəfi] ヘルニア輪縫合〔術〕(ヘルニアまたはほかの輪様嚢などの縫合).
annulospiral ending [ænjulouspáirəl endiŋ] 環ラセン終末, 輪旋末端(筋紡錘の錐内筋への終末神経端).
annulospiral organ = annulospiral ending.
an·nu·lus [ǽnjuləs] ① 輪〔医学〕, 弁輪〔医学〕. ② 体環(動物の). ③ 環帯(植物の), = anulus, ring.
an·nus [ǽnəs] 年.
a. bisexualis うるう年.
ano- [einou, ænou, -nə] ① 肛門との関係を表す接頭語. ② 上の意味を表す接頭語([einou] の発音は使用されない).
anobulatory cycle 無排卵周期〔症〕〔医学〕.
AnOC anodal opening contraction 陽極開放収縮の略, = AOC.
an·o·ce·lia [ænousí:liə] 胃, = stomach.
an·o·chi·lon [ænoukáilɑn] ① 上唇. ② 巨大上唇, = anocheilon, anochilos.
an·o·chle·sia [ænouklí:ziə] ① 無感覚. ② ろう(蝋)屈症.
an·o·chro·ma·sia [ænoukrouméiziə] ① 無染性. ②(赤血球のヘモグロビンが辺縁部のみに存在し, 中心部に欠損する分布状態).
ano·ci-as·so·ci·a·tion [ənóusi əsousiéiʃən] 有害刺激除去麻酔(スコポラミン・モルフィン前麻酔により患者の痛覚を除去し, 亜酸化窒素(笑気)を用いて全身麻酔, 切開部にはノボカインの局所麻酔を施す方法), = anocithesia, anociation.
ano·ci·a·tion [ənòusiéiʃən] 有害刺激除去麻酔, = anoci-association.
an·o·ci·the·sia [ənòusiθí:ziə] 有害刺激除去麻酔, = anoci-association.
ano·coc·cyg·e·al [èinəkɑksíʤiəl] 肛門尾骨の.
a. body [TA] 肛門尾骨小体*, = corpus anococcygeum [L/TA].
a. ligament [TA] 肛尾靱帯, 肛門尾骨靱帯, = ligamentum anococcygeum [L/TA].
a. nerve [TA] 肛〔門〕尾〔骨〕神経, = nervus anococcygeus [L/TA].
a. plexus 肛尾神経叢(第5仙骨および尾骨神経, および第4仙骨神経前枝からなるもの).
a. septum 肛〔門〕尾〔骨〕中隔.
anocutaneous fistula 肛門皮膚瘻〔医学〕.
anocutaneous line [TA] 肛門皮膚線*, = linea anocutanea [L/TA].
anocutaneous reflex 肛門反射〔医学〕.
an·o·dal [ǽnədəl] 陽極の〔医学〕.
a. block 陽極遮断.
a. break excitation 陽極開放興奮〔医学〕.
a. break stimulation 陽極開放刺激〔医学〕.
a. closing contraction 陽極閉鎖収縮〔医学〕.
a. closing odor 陽極閉鎖臭〔気〕〔医学〕.
a. closing picture 陽極閉鎖像(図)〔医学〕.
a. closing sound 陽極閉鎖音〔医学〕.
a. closing tetanus 陽極閉鎖強縮〔医学〕.
a. closure 陽極閉鎖〔医学〕.
a. closure clonus (ACC) 陽極閉鎖クローヌス〔医学〕, 陽極閉鎖間代.
a. closure contraction 陽極閉鎖収縮.
a. closure tetanus (ACTe) 陽極閉鎖強直.
a. current 陽極電流(細胞外電極の陽極近傍に生ずる細胞膜内向き方向の電流).
a. duration 陽極持続〔医学〕.
a. duration contraction 陽極持続収縮〔医学〕.
a. duration tetanus (ADTe, AnDTe) 陽極持続強縮〔医学〕, 陽極持続強直.
a. excitation 陽極刺激〔医学〕.
a. opening (AO) 陽極開放〔医学〕.
a. opening clonus (AOC) 陽極開放クローヌス〔医学〕, 陽極開放間代.
a. opening contraction (AOC) 陽極開放収縮〔医学〕.
a. opening odor 陽極開放臭〔気〕〔医学〕.
a. opening picture 陽極開放像(図)〔医学〕.
a. opening sound 陽極開放音〔医学〕.
a. opening tetanus 陽極開放強縮〔医学〕, 陽極開放強直.
an·ode [ǽnoud] 陽極. 形 anodic, anodal.
a. bag 陽極袋〔医学〕.
a. drop 陽極降下, = anode fall.
a. effect 陽極効果〔医学〕.
a. excitation 陽極刺激〔医学〕.

a. glow 陽極〔面〕グロー［医学］.
a. nystagmus 陽極眼振［医学］.
a. plate 陽極.
a. rays 陽極線, ＝ positive ray.
a. slime 陽極残渣.
a. spot 陽極〔光〕点.
an·o·derm ［ænədə́:m］ ① 肛門上皮. ② 上皮欠如. 形 anodermous.
an·od·ic ［ǽnədik, ənɑ́–］ 進向側の.
a. inhibitor アノード抑制剤［医学］.
a. oxidation 陽極（アノード）酸化［医学］.
a. passivation 陽極（アノード）不動態化［医学］.
a. restitution 陽極回復.
an·o·din·ia ［æ̀nədíniə］ ① 無陣痛. ② 無痛分娩. 形 anodinous.
an·o·di·zing ［ǽnədaiziŋ］ 陽極処理［医学］.
an·o·don·tia ［æ̀nədɑ́nʃiə］ 無歯〔症〕, 完全無歯症［医学］, ＝ congenital anodontia. 形 anodous, anodontous.
a. vera 真性無歯症.
an·o·dont·ism ［æ̀nədɑ́ntizəm］ 無歯〔症〕, ＝ anodontia.
an·o·dyne ［ǽnədain］ 鎮痛薬〔剤〕, ＝ anodyna, analgesic.
a. expectorant 鎮痛性去痰薬.
an·o·dyn·ia ［æ̀nədíniə］ 無痛（鎮痛薬 anodyne, analgesic と同意にも用いられる）.
an·o·e·sia ［ænouí:ziə］ 理解力欠如, 意識混濁. 形 anoetic.
anogenital band 肛門性器（会陰）帯［医学］, 会陰縫合（会陰の遺物としての胎生帯）.
anogenital distance (AGD) 肛門性器間距離.
an·oia ［ənɔ́iə］ 白痴, ＝ idiocy, amentia.
an·o·lyte ［ǽnəlait］ 陽極液［医学］.
a·nom·a·lad ［ənɑ́məlæd］ 奇形症候群, 連鎖［医学］.
anomalies of spinal column 脊椎の奇形（胎生期に発生する変形）.
anomalo– ［ənɑməlou, –lə］ 異常, 不規則の意味を表す接頭語.
a·nom·a·lo·pia ［ənɑ̀məlóupiə］ 変則色盲（部分的色盲で赤または緑の感覚が変則であり, 緑色を黄色と同様にするために必要な比率が異常を示す. 1882年に Lord Rayleigh により報告された）.
a·nom·a·lo·scope ［ənɑ́məlәskoup］ 色盲検査鏡［医学］, 異常鏡（赤色盲および緑色盲の検査に用いる装置. Nagel の anomaloscope が代表的）.
a·nom·a·lot·ro·phy ［ənɑ̀məlɑ́trəfi］ 栄養失調（異栄養）.
a·nom·a·lous ［ənɑ́mələs］ ① 変則の, 異常の. ② 奇形の［医学］.
a. beat 異常拍動（心室の異常分布心音）.
a. bladder 膀胱奇形.
a. calyx 異常腎杯, ＝ anomalous calix.
a. complex 異常コンプレックス（心電図）.
a. conduction 異常刺激伝導.
a. dispersion 異常分散.
a. growth 異常〔肥大〕成長.
a. innervation 異常神経支配, 破格神経支配.
a. origin of coronary artery 冠〔状〕動脈起始異常［医学］, ＝ Bland–White–Gerland syndrome.
a. portalvenous connection 門脈環流〔結合〕異常〔症〕［医学］.
a. position 位置異常［医学］.
a. propagation 異常伝播（音の）.
a. pulmonary venous connection 肺静脈結合異常症.
a. pulmonary venous drainage 肺血管還流異常［医学］, 肺静脈還流異常［医学］.
a. pulmonary venous return 肺静脈還流異常［医学］.
a. rectification 異常整流〔作用〕.
a. retinal correspondence 異常網膜対応［医学］, 網膜異常対応［医学］.
a. scattering 異常散乱.
a. trichromatism 異常3色覚（旧, 異常3色型色覚, 色盲）.
a. tubercle ［TA］（奇形結節）, ＝ tuberculum anomale ［L/TA］.
a. uterus 異常子宮.
anomalus atrioventricular excitation 異常房室興奮, ＝ Wolff–Parkinson–White syndrome.
a·nom·a·ly ［ənɑ́məli］ ① 異常［医学］, 変則. ② 偏差（重力学の）. ③ 奇形［医学］. 形 anomalous.
a. complex 複合異常［医学］.
a. in number of teeth 歯数異常.
a. of attitude 姿勢異常［医学］.
a. of first branchial cleft 第一鰓裂の奇形［医学］.
a. of labor pain 陣痛異常.
a. of pulmonary artery 肺動脈異常［医学］.
a. of rotation 回旋異常（分娩時の）.
a. of sensation 感覚異常［医学］.
a. of skull 頭蓋奇形［医学］.
a. of systemic venous return 大静脈還流異常［医学］.
a. of tissue 組織奇形［医学］.
a. of urachus 尿膜管奇形［医学］.
an·o·mer ［ǽnəmər］ アノマー［医学］（糖のカルボニル炭素原子についての立体配置だけを異にする糖の2つの立体異性体）.
anomeric carbon アノマー炭素.
an·o·me·ri·za·tion ［æ̀nəməraizéiʃən］ アノマー化［医学］.
an·o·mia ［ənóumiə］ 失名詞［医学］, 健忘性失語症, 名称失語症, ＝ dysnomia, nominalaphasia.
an·o·mie ［ǽnəmi:］ アノミー［医学］（心理的混沌状態, 社会的無規制状態）.
a·nom·pha·lus ［ənɑ́mfələs］ 無臍体.
An·o·mu·ra ［æ̀nəmjú:rə］ 曲尾群［異尾類, 歪尾類］（節足動物, 歩行類の一群）.
an·o·nych·ia ［æ̀nəníkiə］ 無爪〔症〕［医学］, 爪欠如.
a·non·y·mous ［ənɑ́niməs］ 無名の, ＝ innominate.
a. artery 無名動脈（腕頭動脈の旧名）.
a. insemination 非配偶者間人工授精［医学］.
a. insemination with donor 非配偶者受精［医学］.
a. veins 無名静脈（腕頭静脈の旧名）.
an·o·op·sia ［ænəɑ́psiə］ 上斜位, ＝ sursumvergence.
a. strabismus 廃用性斜視（上斜視の一型）.
anopelvic version 肛門式胎児骨盤回転〔術〕.
a·no·per·i·ne·al ［èinoupèriní:əl, –períniəl］ 肛〔門〕会陰の.
a·no·per·i·ne·a·lis ［èinoupèrini:éilis］ ［TA］ 肛門会陰筋*, ＝ musculus anoperinealis ［L/TA］.
A·noph·e·les ［ənɑ́fili:z］ ハマダラカ属, アノフェレス属（節足動物門, 昆虫綱, 双翅目, カ［蚊］科の一属, 亜属 *Anopheles*, *Cellia*, *Kerteszia*, *Nyssorhynchus* が含まれる. 翅に斑紋があり, 静止時には吻と体が一直線となって壁に対し一定の角度を保ってとまる. 一部の種はマラリアの媒介カとして知られ, また, フィラリアなどを媒介する種も含まれる. アフリカでは *A. gambiae* (African malaria mosquito) などがマラリアのベクターとして重要）.
anopheles index アノフェレス指数（ある地方で採集したカ（蚊）の総数に対する捕獲した anopheles の数の比）.

a·noph·e·li·cide ［ənάfəlisaid］ アノフェレス殺虫薬（剤）.
a·noph·e·li·fuge ［ənάfəlifju:ʤ］ アノフェレス駆逐薬（剤）.
A·noph·e·li·nae ［ənὰfəlaíni:］ ハマダラカ亜科（カ［蚊］科 *Culicidae* の一亜科）.
a·noph·e·line ［ənάfəli:n］ ① アノフェレスカ〔の〕，ハマダラカ．② アノフェレスカ撲滅薬（剤）.
a. fever アノフェレス熱（マラリアのこと）.
a. mosquito ハマダラカ属蚊.
a·noph·e·lism ［ənάfəlizəm］ アノフェレス侵入（アノフェレスカが一地区に侵入，蔓延する現象）.
an·o·pho·ria ［ӕnəfɔ́:riə］ 潜在性上斜視，= anotropia.
an·oph·thal·mia ［ӕnαfθǽlmiə］ 無眼球症［医学］，眼球欠如.
a. cyclopica 両眼融合性無眼球奇形.
an·oph·thal·mos ［ӕnαfθǽlməs］ 無眼球症［医学］，無眼球体，= anophthalmia，anophthalmus.
an·oph·thal·mus ［ӕnαfθǽlməs］ 無眼球症［医学］.
an·o·pia ［ənóupiə］ ① 無視〔症〕(眼球発育不全による)．② 視覚欠如．③ 上斜視，= anoopsia.
a·no·plas·ty ［éinəplӕsti］ 肛門形成術.
An·op·lo·ceph·a·la ［ӕnəplouséfələ］ 葉状条虫属（扁形動物門，条虫綱，真正条虫亜綱，円葉目，裸頭条虫科の一属，成虫はウマなど奇蹄類に寄生する）.
A. magna 大条虫（ウマの小腸に寄生する）.
A. perfoliata 葉状条虫（ウマの腸管，特に盲腸，結腸に寄生する）.
An·op·lo·ce·phal·i·dae ［ӕnəplousifǽlidi:］ 裸頭条虫科（扁形動物門，条虫綱，真正条虫亜綱，円葉目の一科，幼虫はダニ，成虫はおもに哺乳類，ときに鳥類，爬虫類に寄生する）.
An·o·plu·ra ［ӕnəplú:rə］ シラミ［虱］亜目（哺乳類に寄生する吸血性昆虫．体は扁平で翅を欠く．口器は刺螫吸引に適し，吸血時以外には頭部内に引き込まれている．厳格な宿主との特異関係を示し，ヒトジラミ科 *Pediculidae*，ケモノジラミ科 *Haematopinidae*，および海獣シラミ科 *Echinopthiridae* などの科に区別される．ヒトに種々の伝染病を媒介する）.
an·op·sia ［ənάpsiə］ ① 視覚廃用，失明，盲．②上斜視，= anoopsia.
an·or·chia ［ənɔ́:kiə］ 無精巣症，無睾丸症，= anorchism，anorchidism.
an·or·chid ［ənɔ́:kid］ 無精巣〔体〕［医学］，無睾丸〔体〕［医学］.
an·or·chi·dism ［ənɔ́:kidizəm］ 無精巣症（精巣降下欠如）［医学］，= anorchism.
a·nor·chis ［ənɔ́:kis］ 無精巣体［医学］，無睾丸体［医学］.
an·or·chism ［ənɔ:rkizm］ 無精巣症，無睾丸症.
an·or·chus ［ənɔ́:kəs］ 無精巣体，無睾丸体.
a·no·rec·tal ［èinouréktəl］ 肛門直腸の.
a. abscess 肛門直腸部膿瘍［医学］.
a. agenesis 肛門直腸無形成［医学］.
a. angle 直腸肛門角，直腸会陰角.
a. anomaly 直腸肛門奇形［医学］.
a. commissure 肛門直腸連合.
a. flexure ［TA］肛門直腸曲*，= flexura anorectalis ［L/TA］.
a. junction ［TA］肛門直腸移行部*，= junctio anorectalis ［L/TA］.
a. pressure difference 肛門直腸圧差［医学］.
a. prolapse 肛門直腸脱［医学］.
a. spasm 肛門直腸攣縮.
a. syndrome 肛門直腸症候群.
an·o·rec·tic ［ӕnəréktik］ ① 食欲不振の．② 食欲抑制薬，= anoretic.
a. drug やせ薬，食欲低下薬［医学］，食欲減退薬（肥満症の改善に用いる），= anorexi(geni)c drug，anorexiant，appetite suppressant.
an·o·rec·tics ［ӕnəréktiks］ 食欲抑制薬［医学］.
a·no·rec·to·ma·nom·e·try ［èinourèktoumənάmitri］ 肛門直腸内圧測定法［医学］.
anorectoperineal muscles ［TA］肛門直腸会陰筋*，= musculi anorectoperineales ［L/TA］.
an·o·rec·tum ［ӕnəréktəm］ 肛門直腸（単一器官と考えるとき）．形 anorectal.
an·o·ret·ic ［ӕnərétik］ = anorectic.
a. drugs 食欲抑制薬，= anorectic drug.
an·o·rex·ia ［ӕnəréksiə］ 無食欲，食欲不振［医学］．形 anorectic.
a. mentalis 神経性無食欲症（摂食障害の分類の一つ）.
a. nervosa 神経性やせ症，神経性無食欲症，神経性食欲不振症［医学］.
an·o·rex·i·ant ［ӕnəréksiənt］ 食欲抑制薬.
an·o·rex·ic ［ӕnəréksik］ 食欲不振の，= anorectic.
an·o·rex·i·gen·ic ［ӕnərèksiʤénik］ 無食欲誘発性の，食欲不振を起こす.
a. agent 食欲抑制薬［医学］.
a. drug やせ薬，食欲減退薬，= anorexic drug，anorectic drug，anorexiant，appetite suppressant.
an·or·gan·ic ［ӕnɔ:gǽnik］ = inorganic.
a. poison 無機性毒物.
an·or·ga·nol·o·gy ［ӕnɔ̀:gənάləʤi］ 無機〔物〕学（非生物の研究），= abiology.
an·or·gas·my ［ənɔ́:gəzmi］ 性感異常症，快感欠如（性交の），= anorgasmia，dyspareunia.
an·or·thite ［ənɔ́:θait］ 灰長石 $CaAl_2Si_2O_8$（褐雲母）.
an·or·thog·ra·phy ［ӕnɔ:θάgrəfi］ 正書不能（運動性失書症）.
an·or·tho·pia ［ӕnɔ:θóupiə］ 歪視（直線，平行線，対称線の視覚不正）.
an·or·tho·scope ［ənɔ́:θəskoup］ 融像鏡，歪景器（2枚の円板に歪像を描き，これを回転して正像があるかのように見させる装置）.
an·or·tho·sis ［ӕnɔ:θóusis］ 起立不能症.
a·no·scope ［éinəskoup］ 肛門鏡（肛門内部を検査する器械で，これによる検査を anoscopy という）.
a·nos·co·py ［einάskəpi］ 肛門鏡検査［医学］.
a·no·sig·moid·os·co·py ［èinəsìgmɔidάskəpi］ 肛門S状腸検査法.
an·os·mat·ic ［ӕnαzmǽtik］ 無嗅覚の，= anosmic.
an·os·mia ［ənάsmiə］ 嗅覚脱失［医学］，無嗅覚〔症〕，嗅覚消失，= anaesthesia olfactoria．形 anosmic，anosmatic.
anosmic aphasia 嗅覚性失語〔症〕.
ano·so·di·a·pho·ria ［ənòusoudaiəfɔ́:riə］ 病識欠如［医学］（特に精神病の）.
an·o·sog·no·sia ［ənòusαgnóusiə，-sounóu-］ 病側無視，病識欠損［医学］，病態失認，疾病否認（脳障害に起こる症候群で，失禁，性交不能，片麻痺，嘔吐，失明，記憶障害などの症状を否定する）．形 anosognostic.
anosognosic epilepsy 病態失認てんかん.
an·os·phra·sia ［ӕnαsfréiziə］ 嗅覚欠如.
a·no·spi·nal ［èinəspáinəl］ 肛門脊椎の.
a. center 肛門脊髄中枢.
an·os·te·o·pla·sia ［ӕnὰstiəpléiziə］ = anostosis.
an·os·to·sis ［ӕnαstóusis］ 造骨不全，骨発育不全〔症〕［医学］，骨形成欠損，= anosteoplasia.
another mental disorder 他の精神疾患.
an·o·tia ［ənóuʃiə］ 無耳，無耳症［医学］．形 anotal，anotous.
an·o·tro·pia ［ӕnətróupiə］ 斜位，= anophoria.

A

an·o·tus [ənóutəs] 無耳体. 形 anotous.
ANOVA analysis of variance 分散分析の略.
an·o·va·ria [ænouvéəriə] 卵巣欠損〔医学〕.
an·o·var·ism [ənóuvərizəm] 卵巣欠損〔医学〕, 卵巣欠如, = anovaria.
a·no·ves·i·cal [èinəvésikəl] 肛門膀胱の.
anovestibular fistula 肛門膣前庭瘻〔医学〕.
an·ov·u·lar [ənávjulər] 無排卵性の.
a. menstruation 無排卵性月経, = nonovulational menstruation, anovulatory m..
an·ov·u·la·tion [ænəvjuléiʃən] 無排卵〔医学〕. 形 anovular, anovulatory.
an·ov·u·la·to·ry [ənávjulətɔ̀:ri] 無排卵性の.
a. cycle 無排卵性周期〔医学〕.
a. menorrhea 無排卵性月経〔医学〕.
a. menstruation 無排卵性月経〔医学〕.
an·ov·u·lia [ænəvjú:liə] 無排卵〔医学〕, = anovulation.
an·ov·u·lo·men·or·rhea [ænàvjuləmenərí:ə] 無排卵性月経.
anovulvar fistula 肛門後交連瘻〔医学〕.
an·ox·(a)e·mia [ænɑksí:miə] 無酸素血症〔医学〕, 血液酸素欠乏症. 形 anoxemic.
anoxemia test 無酸素血試験.
anox·ia [ənáksiə] 無酸素症〔医学〕, 酸素欠乏症 (生体組織の酸素欠乏の意味). → hypoxia. 形 anoxic.
a.-reoxygenation injury 再酸素負荷障害.
a·nox·i·ate [ənáksieit] 無酸素状態にする.
anoxic anemia 貧血性無酸素〔症〕〔医学〕.
anoxic anoxia 酸素欠乏性無酸素〔症〕〔医学〕, 無酸素性無酸素症 (酸素供給の阻害によって起こる酸素欠乏症).
anoxic brain damage 無酸素性脳障害〔医学〕.
anoxic spell 無酸素発作〔医学〕, 低酸素発作.
an·oxy·(a)e·mia [ænɑksí:miə] = anox(a)emia.
a·nox·y·bi·on·tic [ənàksibaiántik] 無酸素生活の, = anaerobic.
a. desmolysis 無酸素生活性酸化現象.
a·nox·y·bi·o·sis [ənàksibaióusis] ① 無酸素脱水反応 (酸素を要しない脱水反応). ② 嫌気性生物生活〔医学〕, 無酸素 (酸素なしの) 生存, = anerobiosis.
anoxybiotic metabolism 無酸素生物代謝.
a·nox·y·trop·ic [ənàksitrápik] 向無酸素性の.
a. dehydrogenase 向無酸素性脱水素酵素 (分子酸素には作用を示さないで, 化学的受容体のみに働く酵素).
ANP ① atrial natriuretic peptide 心房性ナトリウム利尿ペプチドの略, = atrial natriuretic hormone. ② acute necrotizing pancreatitis 急性壊死性膵炎の略.
Anrep, Gleb V. [ǽnrep] アンレップ (1889–1955, イギリス在住のレバノンの生理学者).
A. effect アンレップ効果 (血液駆出に対する抵抗を急に高めると心収縮力の増加が起こる現象).
A. phenomenon アンレップ現象.
ANS autonomic nervous system 自律神経系の略.
an·sa [ǽnsə] 係蹄 (ワナ), = loop.
a. capitis 頬骨弓.
a. cervicalis [L/TA] 頸神経ワナ, = ansa cervicalis [TA].
a. hypoglossi 舌下神経ワナ (頸神経と舌下神経がつくるループであるが現在ではほとんど用いられない用語となっている. しかし, 各線維の連絡については研究の余地を残している).
a. lenticularis [L/TA] レンズ核ワナ (淡蒼球 globus pallidus から内包 internal capsule の内縁を回りレンズ核束に結合する輸出線維), = ansa lenticularis [TA].
a. of Haller ハレルワナ (顔面神経と舌咽神経とを結ぶループ (交通枝)).
a. of Henle ヘンレの係蹄, ヘンレのループ (腎臓細尿管のU字回転), = loop of Henle.
a. peduncularis [L/TA] 大脳脚ワナ*, 脚ワナ*, = peduncular loop [TA], ansa peduncularis [TA].
a. sacralis 仙骨ワナ (不対神経節と交感神経との連結係蹄).
a. subclavia [L/TA] 鎖骨下ワナ, = ansa subclavia [TA].
an·sae [ǽnsi:] (ansa の複数).
a. nervorum spinalium 脊髄神経ワナ (脊髄神経間のループ).
an·sate [ǽnseit] ワナの.
a. commissure ワナ交連.
a. fissure ワナ裂.
Anschuetz chloroform アンシュッツのクロロホルム (結晶物質で, 加温するとクロロホルムを発散する), = salicylide chloroform.
an·ser·ine [ǽnsərain] アンセリン (① β-alanylmethylhistidine carnosine $C_{10}H_{16}N_4O_3$ の同族体で, ガチョウの筋肉中に見いだされる旋光性ジペプチド. ② ガチョウ〔様〕の, 鵞足).
a. bursa [TA] 鵞足包 (大腿薄筋と縫工筋との間にあるもの), = bursa anserina [L/TA].
a. bursitis 鵞足滑液包炎.
a. disease 鵞足病 (下肢の疲労によりガチョウの足に似ること).
a. skin 鳥肌, 雁膚, = goose flesh.
ANSI American National Standards Institute アメリカ規格協会の略.
an·si·form [ǽnsifɔ:m] ワナ状の.
a. lobule〔H Ⅶ A〕 [TA] 係蹄葉*, = lobulus ansiformis〔H Ⅶ A〕[L/TA].
ansoparamedian fissure [TA] 係蹄正中傍裂*, = fissura ansoparamedianis [L/TA].
anstable malaria 変動型マラリア, 不安定型マラリア.
ant- [ænt] 抗一, 反対, 拮抗, 代用, 抑制などの意味を表す接頭語, = anti-.
ant [ǽnt] アリ (蟻).
ant venoms アリ (蟻) 毒.
ant·ac·id [æntǽsid] 制酸薬 (剤)〔医学〕, = antacida.
a. agent 制酸剤〔医学〕.
an·tag·o·nism [æntǽgənizəm] ① 拮抗作用〔医学〕, 対抗作用. ② 対向 (歯の). 形 antagonistic.
an·tag·o·nist [æntǽgənist] 拮抗筋〔医学〕, 拮抗薬〔医学〕, 拮抗物質, = inhibitor.
an·tag·o·nis·tic [æntæ̀gənístik] 拮抗的の〔医学〕.
a. action 拮抗作用.
a. drug 拮抗薬.
a. inhibition 拮抗的抑制〔医学〕.
a. muscle 拮抗筋.
a. reflex 拮抗反射〔医学〕(反射が拮抗筋に起こること).
an·tag·o·ni·za·tion [æntæ̀gənaizéiʃən] 拮抗. 動 antagonize.
ant·al·ges·ic [æ̀ntælʤésik] 鎮痛薬, = antalgic, analgesic.
ant·al·gic [æntǽlʤik] 鎮痛薬, = antalgesic.
a. gait 疼痛回避歩行〔医学〕, 有痛性歩行. → antalgic reaction.
a. reaction 抗疼痛反応 (疼痛を回避しようとする身体反応).
ant·al·ka·line [æntǽlkəli:n] アルカリ中和性の.
ant·a·ne·mic [æ̀ntəní:mik] 補血薬, = antanaemica.
ant·aph·ro·di·si·ac [æ̀ntæfrədíziæk] ① 制淫薬, 性欲抑制薬. ② 制淫性の.

ant·ap·o·plec·tic [æ̀ntæpəlétik] 卒中薬.
ant·ar·thrit·ic [æ̀ntɑ:θrítik] 抗関節炎薬，痛風薬〔医学〕.
ant·as·then·ic [æ̀ntæsθénik] 強壮薬.
ant·asth·mat·ic [æ̀ntæsθmǽtik] ① 抗喘息性の〔医学〕. ② 喘息薬.
ant·a·troph·ic [æ̀ntətrɑ́fik] 萎縮治療薬.
ant·az·o·line [æntǽzəlin] アンタゾリン ㊗ 2-(*N*-benzylanilinomethyl)-2-imidazoline (抗ヒスタミン薬)，= antistine，luvistin.
　a. hydrochloride 塩酸アンタゾリン (抗ヒスタミン薬).
　a. phosphate リン酸アンタゾリン (アンタゾリンに H_3PO_4 を付加したもの).
ante– [ænti(:)] 前，前方，前部の意味を表す接頭語.
an·te ci·bum (ac) [ǽnti(:) sí:bəm] 食前.
an·te pran·di·um (ap) [ǽnti(:) prǽntiəm] 食前に.
an·te·au·ral [æ̀ntiɔ́:rəl] 耳前方の.
an·te·bra·chi·al [æ̀ntibréikiəl] 前腕の.
　a. fascia [TA] 前腕筋膜，= fascia antebrachii [L/TA].
　a. flexor retinaculum 前腕屈筋支帯.
　a. region [TA] 前腕部*，= regio antebrachialis [L/TA].
an·te·bra·chi·um [æ̀ntibréikiəm] [L/TA] 前腕，= forearm [TA].
an·te·car·di·um [æ̀ntikɑ́:diəm] 心窩.
an·te·ce·dent [æ̀ntisí:dənt] ① 前駆，前駆物. ② 先行する，前駆する.
　a. cause 素因，= predisposing cause.
　a. sign 前駆徴候〔医学〕，前駆症状.
an·te·cor·nu [æ̀ntikɔ́:nju(:)] 前角.
an·te·cu·bi·tal [æ̀ntikjú:bitəl] 肘前の，前肘部.
　a. fossa 肘窩，前肘窩，= antecubital space.
an·te·cur·va·ture [æ̀ntikə́:vətʃər] 前屈，前彎曲部.
an·te·da·ting [ǽntidèitiŋ] 表現促進〔医学〕.
an·te·de·vi·a·tion [æ̀ntidi:viéiʃən] 前転〔医学〕.
an·te·dis·place·ment [æ̀ntidispléismənt] 前方変位.
an·te·feb·rile [æ̀ntifébril] 発熱前の.
an·te·fix·a·tio [æ̀ntifikséiʃiou] 前屈固定，= antefixation.
　a. uteri 子宮前屈固定術.
an·te·flex [ǽntiflèks] 前屈する.
an·te·flex·i·o [æ̀ntiflékʃiou] 前屈.
an·te·flex·ion [æ̀ntiflékʃən] 前屈〔症〕〔医学〕，= anteflection.
　a. of uterus 子宮前屈.
antegonial notch 下顎角前切痕.
an·te·grade [ǽntigreid] 順行性.
　a. block 順行性ブロック，= anterograde block.
　a. conduction 順行性刺激伝導.
　a. pyelography 順行性腎盂造影〔法〕〔医学〕.
an·te·hy·poph·y·sis [æ̀ntihaipɑ́fisis] 下垂体前葉.
an·te·lo·ca·tion [æ̀ntiloukéiʃən] 前方転位.
an·te·met·ic [æ̀ntimétik] 鎮吐薬.
an·te·mor·tem [æ̀ntimɔ́:təm] 存命中の，死の直前の.
　a. clot 生前血餅.
　a. thrombus 生前血栓.
an·te·na·ri·al [æ̀ntinéəriəl] 鼻孔前部の.
an·te·na·tal [æ̀ntinéitəl] 出産前の，出生前〔の〕.
　a. care 妊娠管理〔医学〕.
　a. diagnosis 出生前診断 (胎児期に先天性疾患や先天性異常の診断を行うこと).
　a. physiology 胎生生理学〔医学〕.
　a. prevention 出生 (産) 前予防〔医学〕.
an·te·nin [ǽntənin] アンテニン (マクリ (カイニンソウ [海人草]) 有効成分).
an·ten·na [ænténə] ① アンテナ，空中線. ② 触角 (昆虫などの).
　a. circuit 空中線回路 (無線電信などで用いられる空中線と接地線との回路).
　a. resistance アンテナ抵抗 (アンテナによって受信された電力を特定の基準点での電流の二乗値で割った値).
antennal groove 触角溝 (ノミの頭部の).
an·te·par·tum [æ̀ntipɑ́:təm] 分娩前〔の〕〔医学〕.
　a. hemorrhage 分娩前出血〔医学〕.
ant·eph·i·al·tic [æ̀ntefiǽltik] ① 抗悪夢〔性〕の. ② 夜驚症治療薬. ③ 胃痙攣薬.
ant·ep·i·lep·tic [æ̀ntiepiléptik] 抗てんかん薬.
an·te·pi·tu·i·tary [æ̀ntipitjúitəri] 〔脳〕下垂体前方の.
an·te·pos·i·ti·o [æ̀ntipəzíʃiou] 前位.
an·te·po·si·tion [æ̀ntipəzíʃən] 前転位〔医学〕.
an·te·pros·tate [æ̀ntiprɑ́steit] カウパー腺 (尿道球腺).
an·te·pros·ta·ti·tis [æ̀ntiprɑstətáitis] カウパー腺炎.
an·te·py·ret·ic [æ̀ntipairétik] 発熱前の.
ant·e·rei·sis [æ̀ntiráisis] 拮抗.
ant·e·reth·ic [æ̀ntiréθik] 刺激緩和の，鎮痛の，= analgesic.
an·ter·gan [ǽntəgən] アンテルガン ㊗ *N*′-phenyl-*N*′-benzyl-*N*, *N*-dimethylethylene diamine, dimethylamino ethyl-benzylaniline (抗ヒスタミン薬)，= Fourneau compound 2339 RP.
an·ter·gia [æntə́:dʒiə] 対抗，対動 (反対の方向に作用する). 形 antergic.
an·ter·gy [ǽntə:dʒi] 対抗，= antergia.
an·te·ri·ad [æntí:riæ̀d] 前方へ，前の〔医学〕.
anteriolateral fontanel(le) 前側頭泉門，= sphenoid fontanel(le).
an·te·ri·or [æntí:riər] [L/TA] ① 前，= anterior [TA]. ② 前方の，腹側の，前の〔医学〕，= anteriad.
　a. abdominal cutaneous branch [TA] 〔腹の〕前皮枝，= ramus cutaneus anterior abdominalis [L/TA].
　a. acoustic stria [TA] 前聴条*，= stria cochlearis anterior [L/TA].
　a. ampullary nerve [TA] 前膨大部神経，= nervus ampullaris anterior [L/TA].
　a. amygdaloid area [TA] 前扁桃体野*，= area amygdaloidea anterior [L/TA].
　a. and lateral thoracic regions [TA] 前・側胸部*，= regiones thoracicae anteriores et laterales [L/TA].
　a. ankle region [TA] 前距腿部，= regio talocruralis anterior [L/TA].
　a. antebrachial nerve 前前腕神経.
　a. aphasia 前方失語〔症〕.
　a. apprehension test 前方不安感試験.
　a. arch [TA] 前弓，= arcus anterior atlantis [L/TA].
　a. arch of atlas 環椎前弓.
　a. arm region 前上腕部〔医学〕.
　a. articular facet [TA] 前関節面，= facies articularis anterior [L/TA].
　a. articular surface of dens 歯突起の前関節面.
　a. asynclitism 前不同高定位〔医学〕，前不正軸進入，= Naegeli obliquity.
　a. atlanto-occipital ligament [TA] 前環椎後頭靱帯，= ligamentum atlantooccipitale anterius [L/TA].

a. atlanto-occipital membrane [TA] 前環椎後頭膜, = membrana atlantooccipitalis anterior [L/TA].
a. auricular branches [TA] 前耳介枝, = rami auriculares anteriores [L/TA].
a. auricular ligament 前耳介靱帯 [医学].
a. auricular muscle 前耳介筋 [医学].
a. auricular nerves [TA] 前耳介神経, = nervi auriculares anteriores [L/TA].
a. auricular veins [TA] 前耳介静脈, = venae auriculares anteriores [L/TA].
a. axillar fold 前腋窩ヒダ.
a. axillary fold 前腋窩ヒダ.
a. axillary line [TA] 前腋窩線, = linea axillaris anterior [L/TA].
a. basal branch [TA] 前肺底静脈, = ramus basalis anterior [L/TA].
a. basal cisternogram 前頭蓋底大槽造影(撮影)〔法〕[医学].
a. basal segment〔SⅧ〕 [TA] 前肺底区, = segmentum basale anterius〔SⅧ〕[L/TA].
a. basal segmental artery [TA] 前肺底動脈, = arteria segmentalis basalis anterior [L/TA].
a. basal segmental bronchus〔BⅧ〕 [TA] 前肺底枝, = bronchus segmentalis basalis anterior〔BⅧ〕[L/TA].
a. basal vein [TA] 前肺底静脈, = vena basalis anterior [L/TA].
a. belly [TA] 前腹, = venter anterior [L/TA].
a. bite wing 前咬翼 [医学].
a. blunting 前部外側膨隆 [医学].
a. bony ampulla [TA] 前〔骨〕膨大部, = ampulla ossea anterior [L/TA].
a. bony semicircular canal 前〔骨〕半規管 [医学].
a. border [TA] 前縁, = margo anterior [L/TA].
a. brachial region 前腕部, 上腕前部.
a. branch [TA] 前枝, 前上葉静脈(前下膵十二指腸動脈), = ramus anterior [L/TA].
a. caecal artery [TA] 前盲腸動脈, = arteria caecalis anterior [L/TA].
a. cardiac veins [TA] 前心〔臓〕静脈, = venae cardiacae anteriores [L/TA].
a. cardinal veins 前主動脈.
a. carpal region 前手根部.
a. cells 前部.
a. central convolution 中心前回.
a. central gyrus 中心前回.
a. centriole 前位中心粒 [医学] (精虫の軸糸を発生する).
a. cerebellar lobe 小脳前葉.
a. cerebellar notch 前小脳切痕.
a. cerebral artery [TA] 前大脳動脈, = arteria cerebri anterior [L/TA].
a. cerebral veins [TA] 前大脳静脈, = venae anteriores cerebri [L/TA].
a. cervical intertransversarii [TA] 頸前横突間筋, = musculi intertransversarii anteriores cervicis [L/TA].
a. cervical intertransversarii muscles 頸前横突間筋.
a. cervical nodes [TA] 前頸リンパ節, = nodi cervicales anteriores [L/TA], nodi colli anteriores [L/TA].
a. cervical region [TA] 前頸部, = regio cervicalis anterior [L/TA].
a. chamber [TA] 前眼房, = camera anterior [L/TA].
a. chamber cleavage syndrome 前房分割症候群.
a. chamber haemorrhage 前眼房出血 [医学].
a. chamber irrigator 前房洗浄器 [医学].
a. chamber of eye 前〔眼〕房 [医学].
a. chemotherapy 前化学療法 [医学].
a. chest diameter 前胸部横径 [医学].
a. chorioidal artery occlusion syndrome 前脈絡脈動脈閉鎖症候群, = Monakow syndrome.
a. choroidal artery [TA] 前脈絡叢動脈, = arteria choroidea anterior [L/TA].
a. choroidal artery syndrome 前脈絡膜動脈閉塞症候群, = von Monakow syndrome.
a. choroiditis (前部脈絡膜炎周辺部に滲出を呈する脈絡膜炎).
a. ciliary arteries [TA] 前毛様体動脈, = arteriae ciliares anteriores [L/TA].
a. ciliary veins [TA] 前毛様体静脈(venae ciliares [PNA]), = venae ciliares anteriores [L/TA].
a. circumflex humeral artery [TA] 前上腕回旋動脈, = arteria circumflexa humeri anterior [L/TA].
a. circumflex humeral vein [TA] 前上腕回旋静脈*, = vena circumflexa humeri anterior [L/TA].
a. clear space 前〔縦隔〕透亮腔.
a. clinoid process [TA] 前床突起(蝶形骨小翼の内端から視神経孔の後方においてみられる突起), = processus clinoideus anterior [L/TA].
a. cochlear nucleus [TA]〔腹側〕蝸牛神経核(蝸牛神経腹側核), = nucleus cochlearis anterior [L/TA].
a. colpocoeliotomy 前腟式開腹術 [医学].
a. colporrhaphy 前腟形成〔術〕[医学].
a. column [TA] 前柱, = columna anterior [L/TA].
a. column of medulla oblongata 〔延髄の〕前柱.
a. commissure [TA] 前陰唇交連, 前交連, = commissura labiorum anterior [L/TA], commissura anterior [L/TA].
a. commissure of larynx 喉頭前交連.
a. commissure technique 前交連法 [医学].
a. communicating artery [TA] 前交通動脈, = arteria communicans anterior [L/TA].
a. compartment of arm [TA] 上腕の前区画*, = compartimentum brachii anterius [L/TA].
a. compartment of forearm [TA] 前腕の前区画*, = compartimentum antebrachii anterius [L/TA].
a. compartment of leg [TA] 下腿の前区画*, = compartimentum cruris anterius [L/TA].
a. compartment of thigh [TA] 大腿の前区画*, = compartimentum femoris anterius [L/TA].
a. compartment syndrome 前脛骨〔部〕症候群 [医学] (この区画には前脛骨筋, 長母趾伸筋, 長趾伸筋, 前脛骨動静脈, 深腓骨神経が存在しており, スポーツ, 骨折, 打撲などで内圧が上昇することにより, 運動, 知覚障害を発生する).
a. component 前方咬合力(歯の咬合平面および近心斜面の咬合).
a. component of force 前方分力.
a. conjunctival arteries [TA] 前結膜動脈, = arteriae conjunctivales anteriores [L/TA].
a. corneal dystrophy 前部角膜ジストロフィ.
a. cornual syndrome 前角症候群(脊髄前角の障害を示し, 運動麻痺と筋萎縮を特徴とする).
a. coronary periarterial plexus 前冠動脈周囲神経叢.
a. coronary plexus 前冠状動脈神経叢.
a. corticospinal tract [TA] 前皮質脊髄路, = tractus corticospinalis anterior [L/TA].
a. costotransverse ligament 前肋横突靱帯.
a. cranial fossa [TA] 前頭蓋窩, = fossa cranii anterior [L/TA].
a. cruciate ligament (ACL) [TA] 前十字靱帯,

= ligamentum cruciatum anterius [L/TA].
a. crus of internal capsel 〔内包〕前脚 [医学].
a. crus of stapes アブミ骨前脚.
a. cubital region 前肘部 [医学].
a. curvature 脊椎前弯症.
a. cusp [TA] 前尖, = cuspis anterior [L/TA].
a. cutaneous branch [TA] 前皮枝, = ramus cutaneus anterior [L/TA].
a. cutaneous nerves of abdomen 腹部前皮神経.
a. deep temporal artery [TA] 前深側頭動脈, = arteria temporalis profunda anterior [L/TA].
a. deformity 〔脊柱〕前弯症, = lordosis.
a. descending artery 前下行枝(前室間枝).
a. divisions [TA] 前部, = divisiones anteriores [L/TA].
a. drawer sign 前方引き出し徴候.
a. drawer test 前方引き出しテスト.
a. elbow region 前肘部 [医学].
a. epithelium of cornea 角膜上皮, = epithelium anterius corneae.
a. ethmoidal air cells 前篩骨蜂巣.
a. ethmoidal artery [TA] 前篩骨動脈, = arteria ethmoidalis anterior [L/TA].
a. ethmoidal cells [TA] 篩骨蜂巣(前部)*, 前篩骨洞, = cellulae ethmoidales anteriores [L/TA].
a. ethmoidal foramen [TA] 前篩骨孔, = foramen ethmoidale anterius [L/TA].
a. ethmoidal nerve [TA] 前篩骨神経, = nervus ethmoidalis anterior [L/TA].
a. ethomoid foramen 前篩骨孔 [医学].
a. external arcuate fibers [TA] 前外弓状線維, = fibrae arcuatae externae anteriores [L/TA].
a. external vertebral venous plexus [TA] 前外椎骨静脈叢, = plexus venosus vertebralis externus anterior [L/TA].
a. extremity [TA] 前端, = extremitas anterior [L/TA].
a. extremity of caudate nucleus 尾状核頭, = caput nuclei candari.
a. facet for calcaneus [TA] 前踵骨関節面, = facies articularis calcanea anterior [L/TA].
a. facial vein 前顔面静脈.
a. fascicle [TA] 前束*, = fasciculus anterior [L/TA].
a. fascicular block 前枝ブロック [医学] (左脚の2枝のうち前枝の伝導がブロックされたもの).
a. fasciculus 前神経束 [医学].
a. fasciculus proprius [TA] 前索固有束, = fasciculus proprius anterior [L/TA].
a. femoral cutaneous nerves 前大腿皮神経.
a. flagellum 前鞭毛.
a. focal point 前焦点(共役点の一つ).
a. fold of malleus [TA] 前ツチ骨ヒダ, = plica mallearis anterior [L/TA].
a. fontanelle [TA] 大泉門(矢状縫合, 冠状縫合, 前頭縫合とが合流する方形部で, 生後18ヵ月までに閉鎖する), = fonticulus anterior [L/TA].
a. forearm region 前前腕部 [医学].
a. fornix 前腟円蓋(子宮頸と腟前壁との間にある陥凹部).
a. fornix of vagina 前腟円蓋 [医学].
a. funiculus [TA] 前索, = funiculus anterior [L/TA].
a. fusion 前方固定 [医学].
a. gastric branches [TA] 前胃枝, = rami gastrici anteriores [L/TA].
a. gigantocellular reticular nucleus [TA] 前巨大細胞核*, = nucleus gigantocellularis anterior [L/TA].
a. glandular branch [TA] 前〔腺〕枝, = ramus glandularis anterior [L/TA].
a. gluteal line [TA] 前殿筋線, = linea glutea anterior [L/TA].
a. gray column 〔脊髄〕前〔灰白〕柱.
a. grey commissure [TA] 前灰白交連, = commissura grisea anterior [L/TA].
a. ground bundle 前底束.
a. hemiblock 前枝ヘミブロック [医学] (心刺激伝導系の).
a. horn [TA] 前角, = cornu anterius [L/TA].
a. horn cell 前角細胞.
a. horn cell disease 前角細胞疾患 [医学].
a. horn syndrome 前角症候群(運動ニューロンの障害により支配筋の筋萎縮, 弛緩性麻痺, 腱反射消失などを呈す).
a. humeral circumflex artery 前上腕回旋動脈 [医学].
a. hypothalamic area [TA] 前視床下部域, = area hypothalamica rostralis [L/TA].
a. hypothalamic nucleus [TA] 視床下部前核, = nucleus anterior hypothalami [L/TA].
a. hypothalamic region [TA] 前視床下部域, = area hypothalamica rostralis [L/TA].
a. hypothalamus 視床下部前部 [医学].
a. infarction 前壁梗塞〔症〕 [医学].
a. inferior cerebellar artery [TA] 前下小脳動脈, = arteria inferior anterior cerebelli [L/TA].
a. inferior fissure [TA] 下前裂*, = fissura anterior inferior [L/TA].
a. inferior iliac spine [TA] 下前腸骨棘, = spina iliaca anterior inferior [L/TA].
a. inferior segment [TA] 下前区, = segmentum anterius inferius [L/TA].
a. inferior segmental artery [TA] 下前区動脈, = arteria segmenti anterioris inferioris [L/TA].
a. inferior segmental artery of kidney 腎下前区動脈.
a. interbody fusion 前方椎体間固定〔術〕.
a. intercavernous sinus [TA] 前海綿間静脈洞* (sinus intercavernosus [PNA]), = sinus intercavernosus anterior [L/TA].
a. intercondylar area [TA] 前顆間区, = area intercondylaris anterior [L/TA].
a. intercondylar area of tibia 脛骨の前顆間区.
a. intercostal artery 前肋間動脈.
a. intercostal branches [TA] 前肋間枝, = rami intercostales anteriores [L/TA].
a. intercostal veins [TA] 前肋間静脈, = venae intercostales anteriores [L/TA].
a. intermediate groove 前中間溝.
a. intermediate sulcus 前中間溝.
a. intermuscular septum of leg [TA] 前下腿筋間中隔, = septum intermusculare cruris anterius [L/TA].
a. internal vertebral venous plexus [TA] 前内椎骨静脈叢, = plexus venosus vertebralis internus anterior [L/TA].
a. internodal tract 前結節間路 [医学].
a. interosseous artery [TA] 前骨間動脈, = arteria interossea anterior [L/TA].
a. interosseous nerve [TA] 前〔前腕〕骨間神経, = nervus interosseus antebrachii anterior [L/TA].
a. interosseous syndrome 前骨間筋症候群.
a. interosseous veins [TA] 前骨間静脈, = venae interosseae anteriores [L/TA].
a. interpositus nucleus [TA] 〔小脳〕前中位核, = nucleus interpositus anterior [L/TA].
a. interventricular artery 前室間動脈.

A

a. interventricular branch [TA] 前室間枝, = ramus interventricularis anterior [L/TA].
a. interventricular groove 前室間溝.
a. interventricular sulcus [TA] 前室間溝, = sulcus interventricularis anterior [L/TA].
a. interventricular vein [TA] 前室間静脈, = vena interventricularis anterior [L/TA].
a. intraoccipital joint 前後頭内軟骨結合.
a. intraoccipital synchondrosis [TA] 前後頭内軟骨結合, = synchondrosis intraoccipitalis anterior [L/TA].
a. jugular nodes [TA] 前頸静脈リンパ節, = nodi jugulares anteriores [L/TA].
a. jugular vein [TA] 前頸静脈, = vena jugularis anterior [L/TA].
a. junction line 前接合線〔医学〕.
a. knee region 前膝部〔医学〕, 膝前部.
a. labial arteries 前陰唇動脈.
a. labial branches (♀) [TA] 前陰唇枝, = rami labiales anteriores (♀) [L/TA].
a. labial commissure 前陰唇交連.
a. labial nerves (♀) [TA] 前陰唇神経, = nervi labiales anteriores (♀) [L/TA].
a. labial veins (♀) [TA] 前陰唇静脈, = venae labiales anteriores (♀) [L/TA].
a. lacrimal crest [TA] 前涙嚢陵, = crista lacrimalis anterior [L/TA].
a. lateral flagellum 前側鞭毛.
a. lateral fontanel 前側頭泉門〔医学〕.
a. lateral malleolar artery [TA] 前外果動脈, = arteria malleolaris anterior lateralis [L/TA].
a. lateral nasal branches [TA] 外側前鼻枝, = rami nasales anteriores laterales [L/TA].
a. lateral segment [TA] 前外側区, = segmentum anterius laterale dextrum [L/TA].
a. lateral sulces 前外側溝〔医学〕.
a. lateral tract 前側索路〔医学〕.
a. layer [TA] 前葉, = lamina anterior [L/TA].
a. layer of rectus abdominis sheath 腹直筋鞘前葉.
a. leg of stapes 前脚〔医学〕.
a. leg region 前下腿部〔医学〕.
a. ligament of auricle [TA] 前耳介靱帯, = ligamentum auriculare anterius [L/TA].
a. ligament of fibular head [TA] 前腓骨頭靱帯, = ligamentum capitis fibulae anterius [L/TA].
a. ligament of head of fibula 前腓骨頭靱帯, = ligamentum capitis fibulae anterius.
a. ligament of Helmholtz ヘルムホルツ前靱帯.
a. ligament of malleus [TA] 前ツチ骨靱帯, = ligamentum mallei anterius [L/TA].
a. limb [TA] 前脚, = crus anterius [L/TA].
a. limiting lamina [TA] 前境界板, = lamina limitans anterior [L/TA].
a. limiting layer of cornea 〔角膜の〕前境界板.
a. limiting ring 前境界輪.
a. lingual gland 前舌腺〔医学〕.
a. lingual gland cyst 前舌腺嚢胞(ブランダン・ヌーン嚢胞), = Blandin-Nuhn cyst.
a. lip [TA] 前唇, = labium anterius [L/TA].
a. lobe [TA] 前葉, = lobus anterior [L/TA].
a. lobe of cerebellum [TA] 小脳前葉*, = lobus cerebelli anterior [L/TA].
a. lobe of hypophysis 下垂体前葉, = pars sistalis.
a. longitudinal ligament [TA] 前縦靱帯, = ligamentum longitudinale anterius [L/TA].
a. lunate lobule 前半月状小葉.
a. mallear fold [TA] 前ツチ骨ヒダ, = plica mallearis anterior [L/TA].
a. margin 前縁〔医学〕.
a. marginal bundle 前縁束(小脳から脊髄の前辺縁を降りる束), = Marchi bundle.
a. medial malleolar artery [TA] 前内果動脈, = arteria malleolaris anterior medialis [L/TA].
a. medial nucleus [TA] 前内側核*, = nucleus medialis anterior [L/TA], nucleus anteromedialis [L/TA].
a. medial segment [TA] 前内側区, = segmentum anterius mediale dextrum [L/TA].
a. median fissure [TA] 前正中裂, = fissura mediana anterior [L/TA].
a. median fissure of medulla oblongata 〔延髄の〕〔前〕正中裂.
a. median fissure of spinal cord 〔脊髄の〕〔前〕正中裂.
a. median line [TA] 前正中線, = linea mediana anterior [L/TA].
a. mediastinal arteries 前縦隔動脈.
a. mediastinal nodes 前縦隔リンパ節〔医学〕.
a. mediastinal triangle 前縦隔三角〔医学〕.
a. mediastinoscopy 前縦隔鏡検査〔法〕.
a. mediastinum [TA] 縦隔の前部(前縦隔), = mediastinum anterius [L/TA].
a. medullary velum 前髄帆(第四脳室の前方の根にある), = velum medullare anterius, valve of Vieussens.
a. membranous ampulla [TA] 前〔膜〕膨大部, = ampulla membranacea anterior [L/TA].
a. meningeal artery 前硬膜動脈〔医学〕(前篩骨動脈からの分枝で脳硬膜に分布する).
a. meningeal branch [TA] 前硬膜枝*, = ramus meningeus anterior [L/TA].
a. meniscofemoral ligament [TA] 前半月大腿靱帯, = ligamentum meniscofemorale anterius [L/TA].
a. metatarsalgia 中足骨痛〔症〕(Polosson), = Morton disease.
a. myocardial infarction 前壁心筋梗塞.
a. nares 前鼻孔〔医学〕, 外鼻孔〔医学〕.
a. naris 前鼻腔, = naris.
a. nasal aperture 梨状口.
a. nasal spine [TA] 前鼻棘, = spina nasalis anterior [L/TA].
a. neck region 前頸部〔医学〕.
a. nephrectomy 腹式腎摘出〔術〕〔医学〕, 腹式腎切除術, = abdominal nephrectomy.
a. nerve of lesser curvature [TA] 前小彎神経*, = nervus curvaturae minoris anterior [L/TA].
a. neuropore 前神経孔〔医学〕.
a. node [TA] 前頸静脈リンパ節, = nodus anterior [L/TA], nodi anteriores [L/TA].
a. notch [TA] 前切痕, = incisura anterior [L/TA].
a. notch of cerebellum 前小脳切痕.
a. notch of ear 〔耳の〕前切痕.
a. nuclei of thalamus [TA] 視床前核, = nuclei anteriores thalami [L/TA].
a. nucleus [TA] 前核*, = nucleus anterior [L/TA].
a. nucleus of lateral lemniscus [TA] 外側毛帯前核*, = nucleus anterior lemnisci lateralis [L/TA].
a. nucleus of trapezoid body [TA] 台形体腹側核, = nucleus anterior corporis trapezoidei [L/TA].
a. obturator tubercle [TA] 前閉鎖結節, = tuberculum obturatorium anterius [L/TA].
a. occlusion 前側咬合, 突出咬合, = protrusive occlusion.
a. ocular segment 前眼部.

a. olfactory nucleus [TA] (前嗅核*), = nucleus olfactorius anterior [L/TA].
a. osseous ampulla 前骨膨大部〔医学〕.
a. palpebral limbus 前眼瞼縁.
a. palpebral margin [TA] 前眼瞼縁, = limbus anterior palpebrae [L/TA].
a. papillary muscle [TA] 前乳頭筋, = musculus papillaris anterior [L/TA].
a. paracentral gyrus [TA] 前中心旁回*, = gyrus paracentralis anterior [L/TA].
a. parametritis 前部子宮傍〔結合〕組織炎.
a. pararenal space 前腎傍腔〔医学〕.
a. paraventricular nucleus [TA] 前室旁核*, = nucleus paraventricularis anterior [L/TA].
a. parietal artery [TA] 前頭頂動脈, = arteria parietalis anterior [L/TA].
a. parolfactory sulcus 前嗅傍溝.
a. part [TA] 前部(前交連, 小脳形葉の), = pars anterior [L/TA].
a. part of anterior commissure of brain 大脳前交連の前部.
a. part of diaphragmatic surface of liver 肝臓横隔面の前部.
a. part of fornix of vagina 腟円蓋前部.
a. part of pons 橋底部, = pars basilaris pontis.
a. pectoral cutaneous branch [TA]〔胸 の〕前皮枝, = ramus cutaneus anterior pectoralis [L/TA].
a. pelvic exenteration 前方骨盤内臓全摘〔医学〕, 前骨盤除臓〔術〕(直腸より前方の骨盤内臓器摘出とリンパ節摘出, 尿路変更を含む).
a. perforated space 前穿孔隙, = substantia perforata anterior.
a. perforated substance [TA] 前有孔質, = substantia perforata anterior [L/TA], substantia perforata rostralis [L/TA].
a. perforating arteries [TA] 前貫通動脈*, = arteriae perforantes anteriores [L/TA].
a. periventricular nucleus [TA] 腹側室周囲核, = nucleus periventricularis ventralis [L/TA].
a. pharyngotomy 前咽頭切開術(舌骨上で咽頭を切開して, 舌骨上部組織を分離する方法).
a. pillar of fauces [TA] 口蓋舌弓*, = plica anterior faucium [L/TA].
a. pituitary 下垂体前葉〔医学〕.
a. pituitary gland 下垂体前葉〔医学〕, 腺下垂体〔医学〕.
a. pituitary gland hormone 下垂体前葉ホルモン〔医学〕.
a. pituitary gonadotropin 向下垂体前葉性腺ホルモン.
a. pituitary hormones 下垂体前葉ホルモン〔群〕(下垂体前葉ホルモンには, 身体に直接作用する成長ホルモンと乳腺刺激ホルモンおよび内分泌腺を刺激する性腺肥大ホルモン, 甲状腺刺激ホルモン, 副腎皮質刺激ホルモンなどがあり, いずれも好酸性細胞または好塩基性細胞から産出される).
a. pituitary-like hormone (APLH) 下垂体前葉様ホルモン〔医学〕(胎盤および妊娠尿中にある), = choriogonadotropin.
a. pituitary-like principle 下垂体前葉類似成分, = anterior pituitary-like substance.
a. pituitary-like substance (APL) 下垂体前葉類似物質(絨毛膜により産生される向性腺物質で, 下垂体の存在下においてのみ卵巣の黄体形成を助長するもの), = pregnancy urine hormone.
a. pituitary reaction 下垂体反応〔医学〕.
a. polar cataract 前極白内障〔医学〕.
a. pole [TA] 前極, = polus anterior [L/TA].
a. poliomyelitis 脊髄前角炎〔医学〕.
a. pontomesencephalic vein 前橋中脳静脈.
a. pontoreticulospinal tract [TA] 前橋網様体路*, = tractus pontoreticulospinalis anterior [L/TA].
a. pretectal nucleus [TA] 前視蓋前核*, = nucleus pretectalis anterior [L/TA].
a. process [TA] 前突起, = processus anterior [L/TA].
a. process of malleus 〔ツチ骨〕前突起.
a. prolapse of vagina 前腟脱〔医学〕.
a. pulvinar nucleus [TA] 前視床枕*, = nucleus pulvinaris anterior [L/TA].
a. pyramid 腹側錐体(延髄の).
a. pyramidal tract 錐体前索路〔医学〕, 前皮質脊髄路〔医学〕.
a. quadrangular lobule〔HⅣ and HⅤ〕 [TA] 前四角小葉, = lobulus quadrangularis anterior〔HⅣ et HⅤ〕[L/TA].
a. radiation of thalamus [TA] 視床前放線*, = radiatio anterior thalami [L/TA].
a. radicular artery [TA] 前根動脈*, = arteria radicularis anterior [L/TA].
a. rami [TA] 前枝, = rami anteriores [L/TA].
a. ramus [TA] 前枝, = ramus anterior [L/TA].
a. raphespinal tract [TA] 前縫線核脊髄路*, 前延髄縫線脊髄路*, = tractus raphespinalis anterior [L/TA].
a. recess [TA] 前鼓膜陥凹, = recessus anterior [L/TA].
a. recess of tympanic membrane 前鼓膜陥凹.
a. rectus muscle of head 前頭直筋.
a. region of arm [TA] 前上腕部, = regio brachialis anterior [L/TA], regio brachii anterior [L/TA].
a. region of elbow [TA] 前肘部, = regio cubitalis anterior [L/TA].
a. region of forearm [TA] 前前腕部, = regio antebrachialis anterior [L/TA], regio antebrachii anterior [L/TA].
a. region of knee [TA] 前膝部, = regio genus anterior [L/TA].
a. region of leg [TA] 前下腿部, = regio cruris anterior [L/TA].
a. region of neck 前頸部〔医学〕.
a. region of thigh [TA] 前大腿部, = regio femoris anterior [L/TA].
a. region of wrist [TA] 前手根部, = regio carpalis anterior [L/TA].
a. resection 前方切除〔医学〕.
a. reticulospinal tract [TA] 前網様体脊髄路*, = tractus reticulospinalis anterior [L/TA].
a. rhinoscopy 前鼻鏡検査〔法〕〔医学〕.
a. rhizotomy 神経前根切断〔医学〕.
a. root [TA] 前根, = radix anterior [L/TA].
a. sacral foramina [TA] 前仙骨孔, = foramina sacralia anteriora [L/TA].
a. sacrococcygeal ligament [TA] 前仙尾靱帯, = ligamentum sacrococcygeum anterius [L/TA], ligamentum sacrococcygeum ventrale [L/TA].
a. sacroiliac ligament [TA] 前仙腸靱帯, = ligamentum sacroiliacum anterius [L/TA].
a. scalene [TA] 前斜角筋, = musculus scalenus anterior [L/TA].
a. scalene muscle 前斜角筋〔医学〕.
a. scleritis 前強膜炎.
a. scrotal branches (♂) [TA] 前陰嚢枝, = rami scrotales anteriores (♂) [L/TA].
a. scrotal nerves (♂) [TA] 前陰嚢神経, = nervi scrotales anteriores (♂) [L/TA].

a. scrotal veins (♂) [TA] 前陰嚢静脈, = venae scrotales anteriores (♂) [L/TA].
a. segment [TA] 前区*, = segmentum anterius [L/TA].
a. segment〔SⅢ〕 [TA] 前上葉区, = segmentum anterius〔SⅢ〕[L/TA].
a. segment fluorophotometry 前眼部フルオロフォトメトリー.
a. segmental artery [TA] 前〔上葉〕動脈*, = arteria segmentalis anterior [L/TA], 前区動脈, = arteria segmenti anterioris [L/TA].
a. segmental bronchus〔BⅢ〕 [TA] 前上葉枝, = bronchus segmentalis anterior〔BⅢ〕[L/TA].
a. semicircular canal [TA] 前〔骨〕半規管, = canalis semicircularis anterior [L/TA].
a. semicircular duct [TA] 前半規管, = ductus semicircularis anterior [L/TA].
a. semilunar cusp [TA] 前半月弁, = valvula semilunaris anterior [L/TA].
a. septal branches [TA] 中隔前鼻枝, = rami septales anteriores [L/TA].
a. serratus muscle 前鋸筋〔医学〕.
a. sinuses 前洞.
a. solitary nucleus [TA] 前孤束核*, = nucleus solitarius anterior [L/TA].
a. sphincteroplasty 前括約筋形成〔医学〕.
a. spinal artery [TA] 前脊髄動脈, = arteria spinalis anterior [L/TA].
a. spinal artery syndrome 前脊髄動脈症候群〔医学〕(前脊髄動脈血栓症), = thrombosis of anterior spinal artery.
a. spinal paralysis 前脊髄麻痺(脊髄性小児麻痺), = anterior poliomyelitis.
a. spinal sclerosis 前索硬化症〔医学〕.
a. spinal veins [TA] 前脊髄静脈, = venae spinales anteriores [L/TA].
a. spinocerebellar tract [TA] 前脊髄小脳路, = tractus spinocerebellaris anterior [L/TA].
a. spinothalamic tarct [TA] 前脊髄視床路, = tractus spinothalamicus anterior [L/TA].
a. staphyloma 前極ぶどう〔膜〕腫〔医学〕.
a. sternoclavicular ligament [TA] 前胸鎖靱帯, = ligamentum sternoclaviculare anterius [L/TA].
a. stop 前方制動〔医学〕.
a. subcapsular cataract 前嚢下白内障〔医学〕.
a. subnucleus [TA] 前部*, = pars anterior [L/TA].
a. sucker 前吸盤(吸虫類の).
a. superior alveolar arteries [TA] 前上歯槽動脈, = arteriae alveolares superiores anteriores [L/TA].
a. superior alveolar branches [TA] 前上歯槽枝, = rami alveolares superiores anteriores [L/TA].
a. superior iliac spine [TA] 上前腸骨棘, = spina iliaca anterior superior [L/TA].
a. superior pancreaticoduodenal artery [TA] 前上膵十二指腸動脈, = arteria pancreatioduodenalis superior anterior [L/TA].
a. superior polioencephalitis (出血性上部灰白脳炎), = superior hemorrhagic polioencephalitis.
a. superior segment [TA] 上前区, = segmentum anterius superius [L/TA].
a. superior segmental artery [TA] 上前区動脈, = arteria segmenti anterioris superioris [L/TA].
a. superior segmental artery of kidney 腎上前区動脈.
a. supraclavicular nerve 前鎖骨上神経.
a. surface [TA] 前面, = facies anterior [L/TA], 胸肋面, = facies sternocostalis [L/TA].
a. surface of cornea 角膜前面.
a. surface of elbow 肘前面.
a. surface of eyelid [TA] 眼瞼前面, = facies anterior palpebrae [L/TA].
a. surface of forearm 前腕前面.
a. surface of iris 虹彩前面.
a. surface of kidney 腎臓前面.
a. surface of leg 下腿前面.
a. surface of lens 水晶体前面.
a. surface of lower limb 下肢前面.
a. surface of maxilla 〔上顎骨〕前面.
a. surface of pancreas 膵臓前面.
a. surface of patella 膝蓋骨前面.
a. surface of petrous part [TA]〔錐体〕前面, = facies anterior partis petrosae [L/TA].
a. surface of petrous part of temporal bone 側頭骨錐体部前面.
a. surface of prostate 前立腺前面.
a. surface of radius 橈骨前面.
a. surface of suprarenal gland 副腎前面.
a. surface of thigh 大腿前面.
a. surface of ulna 尺骨前面.
a. symblepharon 瞼球〔間〕前癒着〔症〕〔医学〕, 前瞼球癒着.
a. synechia 虹彩前癒着〔医学〕.
a. talar articular surface [TA] 前距骨関節面, = facies articularis talaris anterior [L/TA].
a. talar articular surface of calcaneus 踵骨の前距骨関節面.
a. talocrural region [TA] 前距腿部, = regio talocruralis anterior [L/TA].
a. talofibular ligament [TA] 前距腓靱帯, = ligamentum talofibulare anterius [L/TA].
a. talotibial ligament 前距脛靱帯.
a. tarsal tendinous sheaths [TA] 前足根腱鞘, = vaginae tendinum tarsales anteriores [L/TA].
a. teeth 前歯(切歯および犬歯をいう), = oral tooth.
a. tegmental decussation [TA] 前被蓋交叉, = decussatio tegmentalis anterior [L/TA].
a. tegmental nucleus [TA] 前被蓋核*, = nucleus tegmentalis anterior [L/TA].
a. temporal artery [TA] 前側頭動脈, = arteria temporalis anterior [L/TA].
a. temporal branch [TA] 前側頭枝*, = ramus temporalis anterior [L/TA], rami temporales anteriores [L/TA].
a. temporal diploic vein [TA] 前側頭板間静脈, = vena diploica temporalis anterior [L/TA].
a. thalamic radiation [TA] 前視床放線*, = radiatio thalami anterior [L/TA].
a. thalamic tubercle [TA] 視床前結節, = tuberculum anterius thalami [L/TA].
a. thigh rigion 前大腿部〔医学〕.
a. thoracotomy 前方開胸〔術〕.
a. tibial artery [TA] 前脛骨動脈, = arteria tibialis anterior [L/TA].
a. tibial bursa 前脛骨筋腱下包.
a. tibial compartment syndrome 脛骨前区画症候群〔医学〕(下肢の脛骨前区画の筋肉の虚血性壊死).
a. tibial muscle 前頸骨筋.
a. tibial node [TA] 前脛骨リンパ節, = nodus tibialis anterior [L/TA].
a. tibial recurrent artery [TA] 前脛骨反回動脈, = arteria recurrens tibialis anterior [L/TA].
a. tibial sign 前脛骨筋徴候〔医学〕(痙攣性半身不随の際, 大腿を腹部まで屈曲すると, 前脛骨筋が伸展する).
a. tibial veins [TA] 前脛骨静脈, = venae tibiales anteriores [L/TA].

a. tibiofibular ligament [TA] 前脛腓靱帯, = ligamentum tibiofibulare anterius [L/TA].
a. tibiotalar ligament 前脛距靱帯.
a. tibiotalar part [TA] 前脛腓部, = pars tibiotalaris anterior [L/TA].
a. tibiotalar part of deltoid ligament 三角靱体の前脛距部.
a. tooth 前歯(切歯および犬歯, 上下顎前列の6本をいう), = oral tooth.
a. transverse temporal gyrus [TA] 前横側頭回*, = gyrus temporalis transversus anterior [L/TA].
a. triangle [TA] 前頸三角, = trigonum cervicale anterius [L/TA].
a. triangle of neck 前頸三角(前は頸の正中線, 後は胸鎖乳突筋の前縁, 上は下顎体の下縁, および下顎角から乳様突起に至る線で囲まれた三角).
a. trigeminothalamic tract [TA] 前三叉神経視床路*, = tractus trigeminothalamicus anterior [L/TA].
a. tubercle [TA] 前結節(脊椎横突起の前端にある), = tuberculum anterius [L/TA].
a. tubercle of atlas 〔環椎〕前結節.
a. tubercle of cervical vertebrae 〔頸椎〕前結節.
a. tubercle of thalamus 〔視床〕前結節.
a. tympanic artery [TA] 前鼓室動脈, = arteria tympanica anterior [L/TA].
a. urethra 前部尿道 [医学].
a. urethral valve 前部尿道弁.
a. urethritis 前部尿道炎.
a. uveitis 前ぶどう膜炎.
a. vagal trunk [TA] 前迷走神経幹, = truncus vagalis anterior [L/TA].
a. vaginal column [TA] 前皺柱(前ヒダ柱), = columna rugarum anterior [L/TA].
a. vaginal vault 前腟円蓋.
a. vein [TA] 前上葉静脈, = vena anterior [L/TA].
a. vein of septum pellucidum [TA] 前透明中隔静脈(vena septi pellucidi [PNA]), = vena anterior septi pellucidi [L/TA].
a. vein(s) of right ventricle [TA] 右心室前静脈, = vena (venae) ventriculi dextri anterior(es) [L/TA].
a. ventrolateral nucleus [TA] 腹外側前核*, = nucleus anterior ventrolateralis [L/TA].
a. vertebral vein [TA] 前椎骨静脈, = vena vertebralis anterior [L/TA].
a. vestibular artery [TA] 前前庭動脈*, = arteria vestibularis anterior [L/TA].
a. vestibular vein [TA] 前前庭静脈, = vena vestibularis anterior [L/TA].
a. view 前面像 [医学].
a. wall [TA] 前壁, = paries anterior [L/TA].
a. wall infarction 前壁〔心筋〕梗塞 [医学].
a. wall of aorta 大動脈前壁 [医学].
a. white commissure [TA] 前白交連, = commissura alba anterior [L/TA].
a. white commissure of spinal cord 脊髄白前交連.
an·te·ri·or·ly [æntíəriərli] 前に, 先に.
anter(o)- [æntər(ou), -r(ə)] 前, 前方の意味を表す接頭語.
an·ter·o·dor·sal [æ̀ntəroudɔ́:səl] 前背側の.
a. nucleus [TA] 前背側核, = nucleus anterodorsalis [L/TA].
an·ter·o·ex·ter·nal [æ̀ntərouikstə́:nəl] 前外方の.
an·ter·o·grade [ǽntərəgrèid] 前転, 前方に動く.
a. amnesia 前向性健忘〔症〕[医学], 先行性健忘症(外傷直後の意識障害).
a. block 順行〔性〕ブロック.
a. conduction 順行〔性〕伝導.
a. memory 前行記憶.
an·ter·o·in·fe·ri·or [æ̀ntərouinfέəriər] 前下方の.
a. myocardial infarction 前下壁心筋梗塞, 前下壁梗塞.
a. surface [TA] 前下面*, = facies anteroinferior [L/TA].
an·ter·o·in·te·ri·or [æ̀ntərouintí:riə] 前内の.
an·ter·o·in·ter·nal [æ̀ntərouintə́:nəl] 前内部の.
an·ter·o·lat·er·al [æ̀ntərəlǽtərəl] 前外側の.
a. central arteries [TA] 前外側中心動脈, = arteriae centrales anterolaterales [L/TA].
a. column 前側柱(脊髄の前柱と側柱をあわせたもの), 前側索 [医学].
a. flagellum 前側鞭毛.
a. groove 前外側溝.
a. infarction 前側壁梗塞〔症〕.
a. medullary vein [TA] 前外側延髄静脈*, = vena medullaris anterolateralis [L/TA].
a. myocardial infarction 前側壁心筋梗塞, 前側壁梗塞.
a. nucleus [TA] 前外側核*, = nucleus anterolateralis [L/TA].
a. pontine vein [TA] 前外側橋静脈*, = vena pontis anterolateralis [L/TA].
a. rotatory instability 前外側回旋不安定性.
a. solitary nucleus [TA] 前外側孤束核*, = nucleus solitarius anterolateralis [L/TA].
a. sulcus [TA] 前外側溝, = sulcus anterolateralis [L/TA].
a. surface [TA] 外側前面, 前外側面, = facies anterolateralis [L/TA].
a. surface of shaft of humerus 上腕骨前外側面.
a. syndrome 脊髄前側角症候群(拘縮と振戦とを特徴とし躯幹痙攣を示す症候群).
a. system [TA] 前外側路*, = tractus anterolaterales [L/TA].
a. thalamostriate arteries 前外側視床線条体動脈.
a. tracts [TA] 前外側路*, = tractus anterolaterales [L/TA].
an·ter·o·me·di·al [æ̀ntəroumí:diəl] 前内側の, = anteromedian.
a. central arteries [TA] 前内側中心動脈, = arteriae centrales anteromediales [L/TA].
a. frontal branch [TA] 前内側前頭枝, = ramus frontalis anteromedialis [L/TA].
a. intermuscular septum [TA] 広筋内転筋間中隔(内側広筋と大内転筋に広がる筋膜), = septum intermusculare vastoadductorium [L/TA].
a. lobule [TA] 前内側小葉, = lobulus anteromedialis [L/TA].
a. nucleus [TA] 前内側核, = nucleus anteromedialis [L/TA].
a. rotatory instability 前内側回旋不安定性.
a. surface [TA] 内側前面, = facies anteromedialis [L/TA].
a. surface of shaft of humerus 上腕骨前内側面.
a. thalamostriate arteries 前内側視床線条体動脈.
anteromedian medullary vein [TA] 前正中延髄静脈*, = vena medullaris anteromediana [L/TA].
anteromedian pontine vein [TA]前正中橋静脈*, = vena pontis anteromediana [L/TA].
an·ter·on [ǽntərən] 血清性腺刺激ホルモン, = antex, serum gonadotrophin.

A

an·ter(o)-oc·clu·sion [ǽntərou əklúːʒən] 前方咬合.
an·ter·o·pa·ri·e·tal [æ̀ntərouparíːtəl] 前頭頂の.
an·ter·o·pi·tu·i·tary [æ̀ntəroupitjúːitəri] 脳下垂体前方の.
an·ter·o·pos·te·ri·or (AP) [æ̀ntəroupɑstíːriər] 前後の，背腹の.
a. diameter 前後径〔医学〕.
a. diameter of pelvic inlet 骨盤上口の前後径(仙椎角と恥骨結合を結ぶ).
a. diameter of pelvic outlet 骨盤下口の前後径(尾骨と恥骨上靱帯を結ぶ).
a. trunk diameter 躯幹前後径〔医学〕.
a. view 前後像〔医学〕.
anteroseptal infarction 前壁中隔〔心筋〕梗塞〔医学〕，= anteroseptal infact.
anteroseptal myocardial infarction 前壁中隔心筋梗塞，前壁中隔梗塞.
an·ter·o·su·pe·ri·or [æ̀ntərousuːpíːiər] 前上方の.
a. surface [TA] 前上面*，= facies anterosuperior [L/TA].
ant·e·rot·ic [æ̀ntirɑ́tik] ① 制淫薬. ② 制淫〔性〕の，= antaphrodisiac.
an·ter·o·tor·sion [æ̀ntəroutɔ́ːʃən] 前反.
anterotransverse diameter 前横径(蝶形骨の大翼先端を結ぶ線で，側頭径ともいう)，= temporal diameter.
an·ter·o·ven·tral [æ̀ntərouvéntrəl] 前腹方の.
a. nucleus [TA] 前腹側核，= nucleus anteroventralis [L/TA].
an·ter·o·ver·si·o·flex·io [æ̀ntərouvə̀ːsiouflékssiou] 前傾前屈(成人の子宮の正常な位置をあらわす用語).
antethoracic route 胸郭前経路〔医学〕.
anteuterine hematoma 子宮前血腫〔医学〕.
an·te·ver·sio [æ̀ntivə́ːʒiou] [L] 前傾.
a. femoris 大腿前捻.
a. iridis 虹彩外反.
a. uteri 子宮前傾.
anteversioflexion of uterus 子宮前傾前屈〔医学〕.
an·te·ver·sion [æ̀ntivə́ːʒən] 前捻〔医学〕，前傾〔医学〕. 形 anterovert, anteroverted.
an·tex [ǽnteks] 血清性腺刺激ホルモン，= anteron.
an·tex·ion [æntékʃən] 前屈固定(脊椎の).
ant·he·lix [æ̀nthíːliks] 対〔耳〕輪，= antihelix.
an·thel·min·tic [æ̀nthelmíntik] 駆虫薬〔医学〕，虫下し，= anthelminthic, vermifuge.
a. agent 駆虫薬〔医学〕.
an·the·lone [ǽnθəloun] アンテロン(妊娠雌ウマ尿から抽出した物質性ホルモンで Mann-Williamson 潰瘍の予防的，治療的および免疫的効果を示す)，= urogastrone, uroenterone, kutrol.
an·the·lot·ic [æ̀nθəlɑ́tik] 鶏眼治療薬，魚の眼治療薬.
an·the·ma [ǽnθiːmə, ænθíːm–] 皮疹.
An·the·mis [ǽnθəmis] カミツレ属(キク科薬草).
ant·hem·or·rha·gic [æ̀nthemərǽʤik, –hiːm–] 抗出血性の，止血薬，抗出血薬〔医学〕.
an·ther [ǽnθər] やく(葯).
a.-dust 花粉，= pollen.
an·ther·id·i·um [æ̀nθərídiəm] 精子器，造精器〔医学〕(雄性配偶子をつくる器官).
an·ther·o·zoid [ǽnθərəzɔid] 遊走体の. 名 antherozoa.
ant·her·pet·ic [æ̀nthəːpétik] 疱疹治療薬.
an·thi·o·li·mine [æ̀nθaióulimiːn] アンチオリミン 化 lithium antimony thiomalate (住血吸虫病の治療に用いる筋注薬)，= anthiomaline.
anth(o)- [ænθ(ou), –θ(ə)] 花との関係を示す接頭語.
an·tho·cy·an·i·din [æ̀nθousaiǽnidin] アントシアニジン (3,5,7-trioxy flavilium chloride の C_6H_5 に水酸基を置換した誘導体で，その置換基の数により，ペラルゴニジン，シアニジン，テルフィニジンの3種に大別される).
an·tho·cy·a·nin [æ̀nθousáiənin] アントシアン，花青素(植物の花および葉に青，赤紫などの色素溶液として存在する配糖体で，触媒作用では水素受容体となる)，= anthocyan.
an·tho·cy·a·nin·e·mia [æ̀nθousàiəníːmiə] アントシアニン血症.
an·tho·cy·a·nin·u·ria [æ̀nθousàiənjúːriə] アントシアニン尿(植物性色素の尿中排泄で，ビーツの摂取後にみられる).
An·tho·me·du·sae [æ̀nθoumidjúːsiː] ハナクラゲ〔花水母〕亜目.
An·tho·my·ia [æ̀nθoumáijə] ハナバエ〔花蝿〕属(ハナバエ科の一属).
An·tho·my·ii·dae [æ̀nθoumáiidiː] ハナバエ科(双翅目，短角亜目の一科で，中脈が彎曲せず，腹部第5節が半ばを超えまたは切れ込んでいる点がイエバエと異なる).
Anthony meth·od [ǽnθəni méθəd] アンソニー〔染色〕法(細菌莢膜の検出法で，空気乾燥後，1%クリスタル紫溶液で染め，硫酸銅20%液で洗う).
an·tho·pho·bia [æ̀nθoufóubiə] 恐花症，花恐怖〔症〕〔医学〕.
an·thor·ine [ǽnθərin] アントリン(トリカブト属 *Aconitum anthora* の弱毒性アルカロイド).
an·tho·ris·m(a) [æ̀nθərízm(ə)] びまん性腫脹.
anthos oil アントス油(ローズマリー油)，= oil of rosemary.
An·tho·zo·a [æ̀nθouzóuə] 花虫綱(刺胞動物門 *Cnidaria* の一綱)，= anthozoans.
anthr(a)- [ænθr(ə)] アントラセン核の存在を表す接頭語.
an·thra·ce·mia [æ̀nθrəsíːmiə] 炭疽菌血症，= anthrax septicemia.
an·thra·cene [ǽnθrəsiːn] アントラセン $C_{14}H_{10}$ (板状結晶体は青色蛍光，液体は紫色蛍光を放つ. フェナントレンの異性体).
a. blue アントラセンブルー(数種あるが，WR は 1,2,3,4,5,6,8-hexaoxy-anthraquinone)，= alizarin blue.
a. brown アントラセンブラウン 化 1,2,3-trioxy-anthraquinone $C_{14}H_8O_5$ (褐色針状結晶クロム媒染での綿毛染料. アントラガロルともいう)，= anthragallol.
a. oil アントラセン油(コールタールを蒸留するとき 300～360°C の温度範囲で留出する油)，= green oil.
an·thra·cia [ænθréisiə] ちょう(疔)，よう(癰)症. 形 anthracic.
an·thra·ci·dal [æ̀nθrəsáidəl] 炭疽殺菌性の.
an·thra·cin [ǽnθrəsin] 炭疽菌毒素，= anthracene.
an·thra·cite [ǽnθrəsàit] 無煙炭〔医学〕.
anthrac(o)- [ǽnθrək(ou), -k(ə)] 石炭またはちょう(疔)の意味を表す接頭語.
an·thra·cog·ra·phy [æ̀nθrəkɑ́grəfi] 焼炭研究法(組織を焼いて残る炭から，その化学的成分を研究する方法).
an·thra·coid [ǽnθrəkɔid] 類炭疽の(ちょう(疔)または炭疽様の)，= pseudoanthrax.
an·thra·co·l(o)e·mus [æ̀nθrəkoulíːməs] 伝染性炭疽.
an·thra·co·ma [æ̀nθrəkóumə] 炭粉腫.
an·thra·com·e·ter [æ̀nθrəkɑ́mitər] 空中炭酸ガス測定計.
an·thra·co·mu·cin [æ̀nθrəkoumjúːsin] 組織中の

炭疽予防因子.
an·thra·co·ne·cro·sis [æ̀nθrəkounikróusis] 黒色壊死.
an·thra·co·sil·i·co·sis [æ̀nθrəkousilikóusis] 炭珪肺, 炭粉珪肺 [医学].
an·thra·co·sis [æ̀nθrəkóusis] 炭粉症, 炭肺 [医学], 炭抗夫肺, = coal miner's disease. 形 anthracotic.
a. linguae 黒毛舌, = black hairy tongue.
anthracotic tuberculosis 塵肺症, = pneumoconiosis.
anthracycline antibiotic アントラサイクリン系抗生物質.
an·thra·glu·co·rhe·in [æ̀nθrəglù:kərí:n] アントラグルコレイン(ダイオウ rhubarb から得られる下剤).
an·thra·glu·co·sen·nin [æ̀nθrəglù:kəsénin] アントラグルコセンニン(センナ葉の有効成分である配糖体の総称名).
an·thra·mu·cin [æ̀nθrəmjú:sin] アントラムチン(炭疽菌被膜に存在する物質で, 炭疽菌撲滅物質に対し拮抗を示す).
an·thra·nil·ic ac·id [æ̀nθrənílik ǽsid] アントラニル酸 ㊗ 2-aminobenzoic acid (α-アミノ安息香酸).
an·thra·nil·o·yl [æ̀nθrəníləil] アントラニロイル基 (o-H_2N-C_6H_4CO-), = anthranoyl.
an·thra·nol [ǽnθrənɔ:l] アントラノール ㊗ 9-hydroxyanthracene $C_{14}H_{10}O$ (アントロンの互変異性体で黄色針状結晶. アントロールともいう), = anthrol.
an·thra·quin·one [æ̀nθrəkwínoun] アントラキノン ㊗ 9,10-dioxoanthracene $C_6H_4(CO)_2C_6H_4$ (ダイオウ末 rheum pulveratum の一成分であり, クリサロビンが水酸化アルカリ試薬に溶けて濃赤色を呈する部分).
a. dyes アントラキノン染料(最も優秀な染料の一群).
a. violet アントラキノン紫 $C_{26}H_{22}N_2O_8S_2$ (紫色酸性染料. アリザニン, シアニン, グリーンの異性体).
an·thra·ro·bin [æ̀nθrəróubin] アントラロビン ㊗ 3,4-dihydroxyanthranol $C_{14}H_{10}O_3$ (黄褐色結晶物質で, 駆虫作用がある), = desoxyalizarin, leucoalizarin.
an·thrax [ǽnθræks] 炭疽 [医学], 脾脱疽 [医学] (炭疽菌 *Bacillus anthracis* による家畜の伝染性疾患であり, ヒトにも伝播する), = charbon, woolsorter's disease, malignant pustule, ragpicker's disease, Tanner disease, anthropozoonosis.
a. bacillus 炭疽菌.
a. of skin 皮膚炭疽 [医学] (皮膚の小創傷から感染する. 炭疽病の中では最も頻度が高い).
a. pneumonia 炭疽肺炎.
a. vaccine 炭疽ワクチン(炭疽菌 *Bacillus anthracis* の外毒素をトキソイド化したもの).
9-an·throl [- ǽnθrɔ:l] アントロール ㊗ 9-hydroxyanthracene 1-anthrol(1-anthranol) $C_{15}H_9(OH)$ (α, β, γ の3種がある. 染料の材料), = oxyanthracene, anthranol.
an·throne [ǽnθroun] アントロン $C_{14}H_{10}O$ (無色針状結晶でアントラノールの互変異性体, 生体内の糖類や動物デンプンの定量試薬に利用される).
a. reagent アントロン試薬(酢酸および硫酸とともにつくった試薬で, 過塩素酸処置血漿濾液中のブドウ糖の定量に用いる).
anthrop(o)- [æ̀nθrəp(ou), -p(ə)] 人類の意味を表す接頭語.
an·thro·po·bi·ol·o·gy [æ̀nθrəpoubaiɑ́lədʒi] 人類生物学 [医学].
an·thro·po·cen·tric [æ̀nθrəpəséntrik] 人類中心主義の.
an·thro·po-(che·no)-des·ox·y·chol·ic ac·id [ǽnθrəpou (kí:nou) disɑ̀ksikálik ǽsid] アントロポ〔ケノ〕デスオキシコール酸 (glycine と結合した胆汁酸の一種).
an·thro·poc·ra·cy [æ̀nθrəpɑ́krəsi] 人工治療法.
an·thro·po·gen·e·sis [æ̀nθrəpoudʒénisis] 人類発生, = anthropogeny.
an·thro·pog·o·ny [æ̀nθrəpɑ́dʒəni] 人類発生, = anthropogenesis.
an·thro·pog·ra·phy [æ̀nθrəpɑ́grəfi] 人種分布研究, = ethnography.
an·thro·poid [ǽnθrəpɔid] 類人の [医学], ヒトに似た, = manlike.
a. apes 類人猿(ゴリラ gorilla, オランウータン orangoutang, チンパンジー chimpanzee などの一群).
a. pelvis 類人性骨盤(前後径は長く横径の短いもの).
anthropological base line 人類学的基線 [医学].
an·thro·pol·o·gy [æ̀nθrəpɑ́lədʒi] 人類学 [医学], = anthropologia.
an·thro·pom·e·ter [æ̀nθrəpɑ́mitər] 人体計測器.
an·thro·po·met·ric [æ̀nθrəpəmétrik] 人体計測の(人体の各部分を計測する).
a. identification 人体計測分類法, = Bertillon system of identification.
an·thro·po·met·rics [æ̀nθrəpəmétriks] 生体測定学 [医学].
an·thro·pom·e·try [æ̀nθrəpɑ́mitri] 身体計測 [医学], 人体測定〔学, 法〕(Bertillon (1853-1914) が1879年に考案した犯罪者鑑定法で, 現在の指紋法 finger prints もその一部). 形 anthropometric.
an·thro·po·mor·phism [æ̀nθrəpoumɔ́:fizəm] 人〔類〕形態. 形 anthropomorphic.
an·thro·pon·o·my [æ̀nθrəpɑ́nəmi] 人類発達法則学, = anthroponomics.
an·thro·pop·a·thy [æ̀nθrəpɑ́pəθi] 神人同感同情論, = anthropopathism.
an·thro·poph·a·gy [æ̀nθrəpɑ́fədʒi] 食人症, = cannibalism.
an·thro·po·phil·ic [æ̀nθrəpoufílik] 好人性(ヒトを好む性質).
an·thro·poph·i·lous [æ̀nθrəpɑ́filəs] 人吸血性の [医学].
an·thro·poph·i·ly [ænθrəpɑ́fili] ヒト嗜好性, ヒト吸血性.
an·thro·po·pho·bia [æ̀nθrəpoufóubiə] 対人恐怖, 対人恐怖症 [医学], 恐人症.
an·thro·pos·co·py [æ̀nθrəpɑ́skəpi] 人体視察〔法, 学〕(人体を実測せずに視察により調査すること).
an·thro·po·so·ma·tol·o·gy [æ̀nθrəpousòumətɑ́lədʒi] 人類身体学, 人類生体学 [医学].
an·thro·pos·o·phy [æ̀nθrəpɑ́səfi] 人知.
an·thro·pot·o·my [æ̀nθrəpɑ́təmi] 人類発達法則学.
an·thro·po·zo·o·no·sis [æ̀nθrəpouzòuənóusis] 人獣共通感染症, 人獣伝染病, 人畜感染病 [医学] (動物から伝染するヒトの感染症で狂犬病, ツツガムシ病など), = zoonosis.
an·thro·po·zo·o·phil·ic [æ̀nθrəpouzòuəfílik] 人体動物親和性の(カ [蚊] が人体と動物とに好んで親和性を示すことをいう).
an·thryl [ǽnθril] アントリル基 ($C_{14}H_9$-).
an·thry·lene [ǽnθrili:n] アントリレン基 ($C_{14}H_8$-).
an·thy·drop·ic [æ̀nθaidrɑ́pik] 浮腫治療薬.
An·thyl·lis [ænθílis] アンチリス属(マメ科の一属で, 乾燥花から収斂薬が得られる).
ant·hyp·not·ic [æ̀nthipnɑ́tik] ① 覚醒薬. ② 睡眠阻止の, = antihypnotic.
ant·hys·ter·ic [æ̀nthistérik] ヒステリー治療薬.
anti- [ænti, -tai] 抗, 反対, 拮抗, 代用, 抑制などの意味を表す接頭語, = ant-.

A

anti [ǽnti] 反対物.

a.-A agglutinin 抗A凝集素(B型血液群の検出に用いる), = anti-A serum.

a.-A blood-typing serum 抗A血液型判別血清〔医学〕.

a.-AChR 抗アセチルコリンレセプター(重症筋無力症の患者では85%に抗アセチルコリンレセプター抗体が出現する).

a.-allotype antibody 抗アロタイプ抗体(同種内の動物個体間に遺伝的性質の違いを認識する抗体).

a.-aorta antibody 抗大動脈抗体(大動脈炎症候群高安病, 脈なし病)に認められる自己抗体).

a.-autoantibody 抗自己抗体.

a.-angiogenesis and vascular targeting drugs 血管新生阻害薬.

a.-B agglutinin 抗B凝集素(A型血液群の検出に用いる), = anti-B serum.

a.-B blood-typing serum 抗B血液型判別血清〔医学〕.

a.-centromer antibody 抗セントロメア抗体.

a.-collagen antibody 抗コラーゲン抗体.

a.-black tongue factor 抗黒舌症因子(主としてニコチン酸をいう).

a.-blackout suit 暗点予防飛行服(飛行において急加速の場合網膜の乏血による暗点を予防するため, 脚部の循環を圧迫制限する装置のある飛行服), 抗意識喪失服(加速度に耐えるよう飛行士の着ける衣服).

a.-D 抗Rh-D(Rh式血液型ではDの抗原性が最も強く, 新生児溶血性貧血ではD不適合が最も重要である).

a.-D antibody 抗Rh-D抗体(Rh式血液型で最も抗原性の強いD抗原に対する抗体. Ph式不適合妊娠による新生児溶血性貧血の原因となる).

a.-D immunoglobulin 抗D免疫グロブリン(Rh抗原中で最も免疫原性の強いRh〔D〕に特異的な抗体のグロブリン分画), = Rh_0 (D) immunoglobulin.

a.-DNA antibody 抗DNA抗体(DNAに対する自己抗体で, 抗核抗体 antinuclear antibody の一つ).

a.-desmoglein antibody 抗デスモグレイン抗体(天疱瘡患者の血清中に存在する抗表皮細胞膜抗体).

a.-double-stranded DNA antibody 抗二本鎖DNA抗体(DNAに対する自己抗体で, 抗核抗体 antinuclear antibody の一つ. SLE(全身性エリテマトーデス)患者血清中に検出される).

a.-Duffy agglutinin 抗ダフィー凝集素, = anti-Fy^a agglutination, anti-Fy^b agglutination.

a.-eggwhite injury factor 抗卵白傷害因子(ビオチンのこと), = biotin.

a.-ENA antibody 抗ENA(可抽出核成分)抗体〔医学〕.

a.-erythrocyte autoantibody 抗赤血球自己抗体(自己免疫性溶血性貧血を起こす自己抗体).

a.-fibrillarin antibody 抗フィブリラリン抗体(抗核抗体の一種).

a.-Fy^a agglutinin 抗ダフィーa凝集素(Cutbush, Mollison, Parkin らに1950年に発見された).

a.-Fy^b agglutinin 抗ダフィーb凝集素(Ikin と Mourant に1951年に発見された).

a.-GAD antibody 抗GAD抗体.

a.-gastric parietal cell antibody 抗胃壁細胞抗体, 胃壁細胞抗体(悪性貧血患者の約90%に認める).

a.-GBM 抗糸球体基底膜.

a.-granulocyte specific antibody 抗顆粒球特異抗体(好中球減少症の発症に関与する).

a.-GH autoantibody 抗成長ホルモン自己抗体.

a.-H agglutinin 抗H凝集素(細菌べん毛中にある易熱性抗原と反応する抗体ヒトO型赤血球のH型物質と反応する植物凝集素).

a.-HBc (HBcAb) 抗HBc抗体(B型肝炎ウイルスコア粒子(HBc抗原)に対する抗体. 抗HBc抗体が低力価の場合は感染の既往, 高力価の場合は持続感染状態を示す).

a.-HBe (HBeAb) 抗HBe抗体(B型肝炎ウイルスコア粒子内に存在するHBe抗原に対する抗体. 無症候性のHBs抗原キャリアー状態を示す).

a.-HBs (HBsAb) 抗HBs抗体(B型肝炎ウイルスの外被タンパク質(HBs抗原)に対する抗体. 血中におけるHBs抗原陽性は持続感染状態を, HBs抗体陽性は感染の既往を示す).

a.-heart antibody 抗心筋抗体.

a.-insulin receptor antibody 抗インスリンレセプター抗体.

a.-intrinsic factor antibody 抗内因子抗体.

a.-islet cell antibody 抗膵島細胞抗体, 膵島細胞抗体(膵ランゲルハンス島細胞質に対する自己抗体).

a.-Kell agglutinin 抗ケル凝集素.

a.-La antibody 抗La抗体(抗核抗体の一つ. シェーグレン症候群や全身性エリテマトーデスの患者で検出される自己抗体), = anti SS-B antibody.

a.-Lewis agglutinin 抗ルイス凝集素.

a.-MAG antibody 抗MAG抗体.

a.-muscle antibody 抗筋抗体(抗横紋筋自己抗体, 抗骨格筋自己抗体. 胸腺腫を合併する重症筋無力症患者血清中に高率に認められる).

a.-P aglutinin 抗P凝集素(規則性抗体).

a.-Rh 抗Rh〔血液因子〕(Landsteiner と Wiener により1929年に発見されたRh血液因子が赤血球に存在しない者, すなわちRh陰性者の血液中にRh抗原により産出される抗体についていう. その後の研究により, 抗Rh因子には, その亜型Rh′(rh′), Rh″(rh″)が発見されたので, それらに対する抗体を抗Rh′, 抗Rh″と呼び, 初めのRhをRh_0と呼ぶ. これらの抗体をもつ血清は現在それぞれの血液型判定の目的に用いられている).

a.-Rh agglutinin 抗Rh凝集素, = Rh antibody.

a.-Rh serum 抗Rh血清(アカゲザル rhesus monkey (*Macaca mulatta*)の赤血球をウサギ［家兎］, モルモット, ヤギなどに注射して得られる免疫血清で, Rh抗原の検出に判定用血清として用いられる).

a.-Rh′ serum 抗Rh′血清, = anti-C serum.

a.-Rh″ serum 抗Rh″血清, = anti-E serum.

a.-Rh_0 serum 抗Rh_0血清, = anti-D serum.

a.-Rh_0′ serum 抗Rh_0′血清, = anti-CD serum.

a.-Ro antibody 抗Ro抗体(抗核抗体の一つ. 全身性エリテマトーデスやシェーグレン症候群の患者で検出される自己抗体), = anti SS-A antibody.

a.-S agglutinin 抗S凝集素(S凝集原はM型と共存する抗原で, Sおよびsの遺伝子に区別される).

a.-SS-A antibody 抗SS-A抗体(RoRNA関連ポリペプチドから成るSS-A/Ro抗原に反応する抗体), = anti SS-A/Ro antibody.

a.-SS-B antibody 抗SS-B抗体(RoRNA関連核膜タンパクから成るSS-B/La抗原に反応する抗体), = anti SS-B/La antibody.

a.-T_4 autoantibody 抗T_4自己抗体.

a.-TNF therapy 抗TNF療法(TNFα (tumor necrosis factor-α)を用いて慢性炎症を減じる治療法).

an·ti·a·bor·tus [æ̀ntiəbɔ́:təs] (ウシ流産菌の中和).

antiacetylcholine receptor antibody 抗アセチルコリンレセプター抗体, 抗AChR抗体, 抗アセチルコリン受容体抗体〔医学〕, = anti-AChR.

an·ti·ac·id [æ̀ntiǽsid] 制酸薬(剤), = antacid.

antiacriflavine antibody 抗アクリフラビン抗体〔医学〕.

antiacrodynia factor 抗アクロジニア因子(特にビタミンB_6のこと).

an·ti·a·di·tis [æntiədáitis] 扁桃腺炎.
an·ti·ad·re·ner·gic [æntiædriná:ʤik] ①抗アドレナリン作用性の. ②アドレナリン拮抗薬.
an·ti·ag·glu·ti·nin [æntiəglú:tinin] 抗凝集素〔医学〕(凝集素の作用を抑制する特異抗体).
an·ti·ag·gres·sin [æntiəgrésin] 抗攻撃素(細菌の拡散因に抵抗するもの).
antiaging medicine (AAM) 抗加齢医学(1990年初めにアメリカで始められた概念. 老化は避けられない現象であり, 生活習慣, 生活機能も含め, 老化を遅らせることを主旨としている).
an·ti·al·bu·min [æntiælbjú:min] アルブミン沈降素(アルブミンの消化によりアルブモースに変わるときの成分), = hemiprotein.
an·ti·a·lex·in [æntiəléksin] アレキシン拮抗物, 抗アレキシン(抗補体素の一種), = anticomplement.
an·ti·al·ler·gic [æntiələ́:ʤik] 抗アレルギー性の(アレルギー反応を予防, 抑制あるいは緩和する物質または方法に関する).
a. drug 抗アレルギー薬(Ⅰ型アレルギー反応に関与する化学伝達物質の遊離ならびに作用を抑制する薬剤), = antiallergic agent.
antialopecia factor 抗脱毛因子(イノシットのこと), = inosit, inositol.
an·ti·am·bo·cep·tor [æntiæmbəséptər] 両受体拮抗素(拮抗体の一種), = anti-immune body, antisensitizer.
an·ti·am·net·ic [æntiæmnétik] ①抗健忘薬. ②抗健忘〔の〕〔医学〕.
an·ti·am·y·lase [æntiǽmileis] デンプン酵素拮抗物質.
an·ti·an·a·phy·lac·tin [æntiænəfilǽktin] アナフィラクチン拮抗素.
an·ti·an·a·phy·lax·is [æntiænəfilǽksis] 抗アナフィラキシー〔医学〕(アナフィラキシーを生じる抗原に対し脱感作となった状態), = desensitization.
an·ti·an·dro·gen [æntiǽndrəʤən] 抗男性ホルモン〔医学〕.
an·ti·a·ne·mic [æntiəní:mik] ①抗貧血性の. ②補血薬.
a. factor 抗貧血因子.
an·ti·an·ti·body [æntiǽntibɑdi] 抗抗体(免疫グロブリンは様々な条件下で抗原性を示すことがあり, この抗体を反応する抗体群をいう. 例えば, リウマチ因子, 抗イディタイプ抗体, 抗ヒトIgG抗体などがある).
antianticholinesterase agent 抗-抗コリンエステラーゼ薬.
an·ti·an·ti·dote [æntiǽntidout] 抗解毒剤.
an·ti·an·ti·en·zyme [æntiæntiénzaim] 抗酵素阻害薬, 抗酵素抑制薬.
an·ti·an·ti·tox·in [æntiæntitɑ́ksin] 抗抗毒素(抗毒素抗体の作用に拮抗する抗体).
an·ti·aph·ro·dis·i·ac [æntiæfrədíziæk] ①制淫性の. ②制淫薬, = antiorgastic.
an·ti·ap·o·plec·tic [æntiæpəplétik] 抗卒中性の(卒中. 発作を治療または予防する).
an·ti·a·rach·nol·y·sin [æntiəræknɑ́lisin] 抗クモ毒剤.
an·ti·a·rin [æntíərin] アンチアリン $C_{14}H_{20}O_5$-$2H_2O$ (熱帯アジア原産の樹木 upas tree の滲出液から得られるアルカロイドで先住民が毒矢に用いる猛毒物).
an·ti·ar·rhyth·mic [æntiəríðmik] ①抗不整脈〔性〕の. ②不整脈治療薬.
an·ti·ar·thrit·ic [æntiɑ:θrítik] 抗関節炎の, 関節炎を寛緩させる, 関節炎治療薬, = antarthritic.
an·ti·asth·mat·ic [æntiæzmǽtik] 抗喘息の.
a. agent 抗喘息薬〔医学〕.
an·ti·au·tol·y·sin [æntiɔ:tɑ́lisin] 抗自己溶解素(自己溶解素の活性を抑制または中和する抗体).
an·ti·bac·te·ri·al [æntibæktí:riəl] 抗菌性の, 抗細菌性の.
a. action 抗細菌作用〔医学〕.
a. activity 抗菌作用〔医学〕.
a. agent 抗菌薬〔医学〕, 抗菌物質〔医学〕, 抗菌因子〔医学〕.
a. antibiotics 抗菌性抗生物質〔医学〕.
a. immunity 抗菌〔性〕免疫〔医学〕(細菌感染に対する免疫).
a. index 抗菌指数(細菌の発育を阻止するために必要な抑制因子と代謝質との比の最小値).
a. spectrum 抗菌スペクトル(病原体を大きさの順に並べて, これらに対する抗生物質の効果をみると, あたかもスペクトル帯に似た形が描かれるので, この言葉が好んで用いられ, それが広範囲にわたるときには広範スペクトル broad spectrum と呼ばれる).
a. substance 抗菌物質(真菌および緑色植物により合成される代謝産物で, 自己防衛の必要に関係なく抗菌作用を発揮する物質).
a. susceptibility test 抗菌力測定〔医学〕.
an·ti·bac·ter·in [æntibǽktərin] 抗菌素.
antibasement membrane antibody 抗基底膜抗体, = anti BM antibody.
antibasement membrane glomerulonephritis 抗基底膜型腎炎(糸球体の基底膜に対する抗体による腎炎で糸球体毛細血管壁へ線状に IgG, C3 が沈着している).
an·ti·bech·ic [æntibékik] 咳嗽治療薬, せき止め, = antitussive.
antiberiberi factor 抗脚気因子.
antiberiberi vitamin 抗脚気ビタミン.
an·ti·bil·i·ous [æntibíliəs] 抗胆汁〔症〕.
an·ti·bi·ont [æntibáiənt] 抗生〔物質発生〕菌.
an·ti·bi·o·sis [æntibaióusis] 抗生(Pasteur の定義では, 細菌またはその産物がほかの生活菌の発育を阻止する現象で, 共生の反対). ↔ symbiosis.
an·ti·bi·ot·ic [æntibaiɑ́tik] ①抗生の. ②抗生物質, 抗生剤(Waksman が1945年に与えた定義では, 微生物が産生する化学的物質で, 微生物の発育を抑制し, また殺す物質である. 高等動物にもこれと同じような作用を示す).
a.-associated colitis 抗生物質関連大腸炎.
a.-associated enteritis 抗生物質関連小腸炎.
a.-associated pseudomembranous colitis 抗生物質関連偽膜性大腸炎〔医学〕.
a. resistance 抗生物質抵抗性〔医学〕.
a. sensibility 抗生物質感受性〔医学〕.
a. therapy 抗生物質療法〔医学〕.
an·ti·bi·o·tin [æntibáiətin] 抗ビオチン, = avidin.
antibiotion resistance gene 薬剤耐性遺伝子, = drug tolerance gene.
an·ti·blas·tic (Ab) [æntiblǽstik] 細菌発育阻止の.
a. immunity 〔細菌〕発育拮抗性免疫.
an·ti·blen·nor·rhag·ic [æntiblènərǽʤik] 淋病予防薬.
an·ti·body [ǽntibɑdi] 抗体(抗原(免疫原)の刺激によりBリンパ球より産生される抗原に特異的に反応する免疫グロブリンである. 抗体は血液や体液中に存在し, H鎖とL鎖の各2本から構成される基本構造をもつ), = immunoglobuline.
a. absorption test 抗体吸収試験(ある抗原とのみ反応する特異的な抗体を得る方法), 抗体吸収テスト〔医学〕.
a. affinity 抗親和性.
a.-based biopharmaceuticals 抗体医薬(化合物を用いずタンパク質の機能を応用したバイオ医薬品.

遺伝子情報を基に抗体を人工的に作り出すもので遺伝子組換えマウスなどを用いて生産する).

a.-binding site 抗体結合部位(抗体のH鎖とL鎖の可変部領域あるいはT細胞レセプターのα鎖とβ鎖の可変部領域によって構成される抗原結合部位(paratope)).

a. blocking component 抗体遮断(阻止)成分〔医学〕.

A

a.-coated bacteria 抗体被覆細菌〔医学〕.

a. deficiency disease 抗体欠乏症(無ガンマグロブリン血症ないし低ガンマグロブリン血症，あるいは特定のクラス，サブクラス，タイプの抗体の欠損をいう).

a. deficiency syndrome 抗体欠乏症候群(無ガンマグロブリン症，免疫グロブリンの特定のクラスまたはサブクラスの欠損症など，抗体の欠損が免疫不全症の主因となっている症候群)，抗体欠損症候群〔医学〕.

a.-dependent cell(-mediated) cytotoxicity (ADCC) 抗体依存性〔細胞媒介性〕細胞傷害(抗体に覆われた細胞が貪食作用によらないで，未感作のリンパ網内系の細胞(K細胞)や多核白血球，単球などによって傷害されること).

a.-dependent macrophage-mediated cytotoxicity (ADMC) 抗体依存性マクロファージ介在性細胞傷害.

a. dissociation 抗体解離〔医学〕.

a. diversity 抗体の多様性.

a. excess 抗体過剰〔医学〕.

a. excess zone 抗体過剰域〔医学〕(抗原に過剰抗体を加えると，抗原抗体複合物が沈殿するものの，上清中には抗体が存在すること).

a. formation 抗体形成〔医学〕，抗体産生.

a. forming cell (AFC) 抗体産生細胞(B細胞の最終的分化段階(形質細胞)で，プラズマ細胞ともいう．機能的に定義されたリンパ球の名称で抗体を産生する細胞をいう).

a. fragment 抗体フラグメント〔医学〕(免疫グロブリンのFab，Fc，Fdフラグメント).

a. half-life 抗体半減期〔医学〕(血液中でのIg，抗体タンパク質の生理的代謝速度).

a. marker 抗体マーカー(抗体の特徴を示すアミノ配列部分).

a.-mediated hypersensitivity 抗体媒介性過敏〔症〕反応(I〜III型のアレルギー反応を総称する用語).

a.-mediated immunity 抗体媒介性免疫.

a. precipitation method 抗体沈殿法〔医学〕.

a. producing cell 抗体産生細胞〔医学〕.

a. producing cell precursor 抗体産生〔細胞〕前駆細胞〔医学〕.

a. production 抗体産生〔医学〕.

a. radioimmunoassay 抗体ラジオイムノアッセイ(抗原に対する抗体を用いたラジオイムノアッセイの測定系).

a. repertoire 抗体レパートリー〔医学〕.

a. response 抗体産生応答(抗原刺激に対する免疫応答のうちB細胞による抗体産生によってもたらされるもの).

a. secretion 抗体分泌〔医学〕.

a.-sensitized erythrocyte 抗体感作赤血球.

a. specificity 抗体特異性〔医学〕.

a. structure 抗体構造〔医学〕.

a. titer 抗体価，抗体力価(感染患者あるいはワクチン接種者の血清中に存在する特異抗体の量を表す).

a. transfer 抗体移入〔医学〕(感作されている個体から血清あるいは抗体を移入することにより，免疫性または過敏性を転嫁させること).

a. valency 抗体結合価〔医学〕(抗体1分子当たりの抗原結合部の数．IgG，IgE，IgDは2価抗体，IgMは10価抗体)，= antibody valence.

antibounding orbital 反結合〔性〕軌道〔関数〕〔医学〕.

antibrachial ulnar region 前腕尺骨部.

an·ti·bra·chi·um [æ̀ntibréikiəm] 前腕，= antebrachium.

an·ti·bro·mic [æ̀ntibróumik] 防臭薬.

an·ti·cal·cu·lous [æ̀ntikǽlkjuləs] 抗結石〔性〕の，= antilithic.

an·ti·can·cer [æ̀ntikǽnsər] 抗癌，制癌性の.

an·ti·car·cin·o·gen [æ̀ntikɑ:sínəʤən] 制癌物質，抗発癌性物質.

anticardiolipin antibody 抗カルジオリピン抗体(ウシ心筋細胞由来のリン脂質(カルジオリピン)に反応する抗体．梅毒などの感染症やSLE(全身性エリテマトーデス)などの自己免疫疾患の患者血清中に高頻度に検出される抗体).

an·ti·car·di·um [æ̀ntikɑ́:diəm] 心窩，= scrobiculus cordis.

an·ti·ca·ri·o·gen·ic [æ̀ntikæ̀riouʤénik] 抗う蝕性の.

an·ti·car·i·ous [æ̀ntikέəriəs] う(齲)歯予防性の，抗う蝕性の，= anticariogenic.

an·ti·cat·a·lyst [æ̀ntikǽtəlist] 負触媒，= anticatalyzer.

an·ti·cat·a·ly·zer [æ̀ntikǽtəlaiʒər] 負触媒〔医学〕.

an·ti·ca·tarrh·al [æ̀ntikətɑ́:rəl] 抗カタル性の〔医学〕.

an·ti·ca·thex·is [æ̀ntikəθéksis] 反対表出(一つの衝動から発する感情を，その反対の衝動に変更する心理状態)，= counterinvestment.

an·ti·cath·ode [æ̀ntikǽθoud] 対陰極(X線管の陰極に対向する陽極)，= antikathode. 形 anticathodal.

an·ti·ceph·a·lal·gic [æ̀ntisèfəlǽlʤik] 頭痛に有効な，抗頭痛性の〔医学〕.

an·ti·ceph·a·lin [æ̀ntiséfəlin] 抗ケファリン因子(血友病患者血漿中にある抗凝固因子で，凝固時間の遅延があるときにはその物質が正常値の5〜8倍に増量している)，= antithromboplastin.

an·ti·chi·rot·o·nus [æ̀ntikairɑ́tənəs] 足の母指痙攣性屈曲(てんかん発作前兆の一つ)，= anticheirotonus.

an·ti·chlo·rot·ic [æ̀ntiklɔ:rɑ́tik] 抗萎黄病性の.

an·ti·chol·a·gogue [æ̀ntikóuləgɑg] ① 胆汁分泌抑制の．② 制胆薬.

an·ti·chol·er·in [æ̀ntikɑ́lərin] コレラ抗毒素.

an·ti·cho·les·ter·ol [æ̀ntikəléstərɔ:l] ① 抗コレステロールの〔医学〕．② 抗コレステロール薬〔医学〕.

an·ti·cho·lin·er·gic [æ̀ntikòulinə́:ʤik] 抗コリン作用性の，抗コリン〔作動〕薬〔医学〕，= parasympatholytic.

a. syndrome 抗コリン作動性症候群〔医学〕.

an·ti·cho·lin·es·ter·ase [æ̀ntikòulinéstəreis] 抗コリンエステラーゼ薬，抗コリンエステラーゼ〔医学〕.

an·ti·chy·mo·sin [æ̀ntikáiməsin] 抗キモシン.

an·tic·i·pate [æntísipeit] 先行する，予期する.

anticipated systole 早期収縮(心室が充満する前に起こるもの).

an·tic·i·pa·tion [æntìsipéiʃən] ① 予想，予期．② 表現促進(世代が下がるに従って早期に遺伝病が発病すること).

a. of worst 最悪〔事態〕危惧〔医学〕.

anticipatory anxiety 予期不安.

anticipatory insanity (両親に現れた時期よりは早期に発現する精神異常).

an·ti·cli·nal [æ̀ntikláinəl] 背斜の.

a. fold 背斜ヒダ.
a. line 背斜線.
an·tic·ne·mi·on [æntikní:miən] 脛(すね).
an·ti·co·ag·u·lant [æntikouǽgjulənt] ① 抗凝固. ② 抗凝固薬, = anticoagulative.
a. sodium citrate solution 抗凝血性クエン酸ナトリウム〔注射〕液, = injectio sodii citratis pro transfusione.
a. therapy 抗凝固薬療法 [医学], 抗凝固療法.
an·ti·co·ag·u·lin [æntikouǽgjulin] アンチコアグリン(コアグリンの作用を阻害する物質).
anticoccidial index (ACI) 抗コクシジウム指数.
an·ti·co·don [æntikóudɑn] アンチコドン, 対応コドン(mRNAのアミノ酸を指定する遺伝暗号は3つの連続するヌクレオチドから成り, これを暗号子と呼ぶが, これを解読するtRNA上の3つのヌクレオチドをいう).
an·ti·co·in·ci·den·ce [æntikouínsidəns] 反同時 [医学].
a. circuit 反同時計数回路 [医学].
an·ti·co·li·bac·il·lary [æntikòulibǽsiləri] 抗大腸菌性の.
an·ti·col·la·gen·ase [æntikəlǽʤəneis] 抗コラゲナーゼ(コラゲナーゼ collagenase の作用を中和する拮抗物質).
an·ti·com·ple·ment [æntikámplimənt] ① 抗補体(補体成分と反応して抗体と補体との結合を阻害することによって, 補体の生物活性を低下または消失させる性質を示す抗体や物質). ② 抗補体薬 [医学], = antialexin.
a. activity 抗補体活性 [医学], 抗補体性.
a. fluorescent antibody technique 抗補体蛍光抗体法.
an·ti·com·ple·men·ta·ry [æntikàmpliméntəri] 抗補体〔性〕の(補体活性を低下, または失活させる性質).
a. factor 抗補体因子.
a. serum 抗補体血清.
an·ti·con·cep·tion [æntikənsépʃən] 避妊 [医学].
an·ti·con·cep·tive [æntikənséptiv] 避妊薬.
an·ti·con·cip·i·ens [æntikənsípiəns] ① 避妊薬. ② 避妊用具.
an·ti·con·cus·sion plug [æntikənkʌ́ʃən plʌ́g] 抗振とう(盪)耳栓(将兵が爆音による耳の障害を予防するための栓).
anticonflict effect 抗コンフリクト作用.
an·ti·con·vul·sant [æntikənvʌ́lsənt] ① 抗痙攣薬. ② 抗痙攣性の, = anticonvulsive.
an·ti·con·vul·sive [æntikənvʌ́lsiv] ① 鎮痙性の, 抗痙攣性の. ② 鎮痙薬, 抗痙攣薬, = anticonvulsant.
an·ti·cor·ro·sion [æntikɔ:róuʒən] 耐蝕 [医学].
an·ti·cor·ro·sive [æntikɔ:róusiv] 防蝕剤 [医学].
a. action 防腐食作用 [医学].
an·ti·cri·sis [æntikráisis] 分利制止. 形 anticritical.
an·ti·cro·tin [æntikróutin] クロチン抗毒素.
an·tic·ter·ic [æntiktérik] 抗黄疸性の.
an·ti·cus [ǽntikəs] 前の, 腹側の(anterior の旧名).
a. reflex 前脛骨筋反射, = Piotrowski sign.
a. sign 前徴候, = Piotrowski sign.
an·ti·cu·tin [æntikjú:tin] 中和因子(結核患者血液中に存在するツベルクリン反応の出現を抑制する物質).
an·ti·cy·tol·y·sin [æntisaitálisin] 抗細胞溶解素(細胞溶解素の作用に中和する物質).
an·ti·cy·to·tox·in [æntisàitətáksin] 抗細胞毒(細胞毒の作用に拮抗する物質).
antidementia-type drug 抗痴呆薬.
an·ti·de·pres·sant [æntidiprésənt] ① 抗うつ〔作用〕の. ② 抗うつ薬 [医学].
a. discontinuation syndrome (ADS) 抗うつ薬中断症候群.
an·ti·dep·res·sive [æntidiprésiv] 抗うつ〔作用〕の [医学].
antidermatitis factor 抗皮膚炎因子(主としてパントテン酸).
an·ti·di·a·bet·ic [æntidàiəbétik] 抗糖尿病〔性〕の.
an·ti·di·a·be·to·gen·ic [æntidàiəbì:təʤénik] 抗糖尿病発現〔性〕の.
an·ti·di·ar·rhe·al [æntidàiərí:əl] ① 下痢止めの. ② 止瀉薬, = antidiarrhetic.
an·ti·di·ar·rhet·ic [æntidàiərétik] = antidiarrheal.
an·ti·di·ar·rhoe·i·ca [æntidàiərí:ikə] 止瀉薬, = antidiarrheal.
an·ti·di·a·stase [æntidáiəsteis] 抗ジアスターゼ, 抗糖化素.
an·ti·din·ic [æntidínik] めまい(眩暈)制止薬, 抗暈薬.
an·ti·dip·ti·cum [æntidíptikəm] 止渇薬.
an·ti·di·u·re·sis [æntidaijurí:sis] 抗利尿 [医学], 制尿. 形 antidiuretic.
an·ti·di·u·ret·ic [æntidaiju:rétik] ① 抗利尿〔性〕の [医学]. ② 抗利尿薬 [医学] (尿量を減少させる薬, vasopressin など).
a. anasarca 抗利尿性全身水腫(浮腫) [医学].
a. animal 抗利尿性動物 [医学].
a. hormone (ADH) 抗利尿ホルモン [医学] (下垂体後葉ホルモン).
a. substance 抗利尿物質 [医学].
an·ti·do·tal [æntidóutəl] 解毒〔性〕の [医学].
an·ti·dote [ǽntidout] 解毒薬. 形 antidotal.
a. intoxication 解毒薬中毒.
an·ti·do·tum [æntidóutəm] 解毒薬.
a. arsenici ヒ素中毒解毒薬, = ferri hydroxidum cum magnesiioxido.
an·ti·drom·ic [æntidrámik] 逆流性の, 逆行性の, 逆方向の. ↔ orthodromic.
a. action 逆作用.
a. conduction 逆行性伝導 [医学], 逆伝導.
a. inhibition 逆方向抑制 [医学].
a. nerve impulse 逆行性神経衝撃.
a. vasodilator 逆伝導血管拡張〔物質〕.
a. volley 逆伝導性斉射(反射弓において脊髄前角を通って中枢へ伝導される逆伝導).
an·ti·dys·en·ter·ic [æntidìsəntérik] 抗赤痢〔性〕の.
antiembolic filter 塞栓濾過器 [医学].
an·ti·e·met·ic [æntiimétik] ① 制吐性の, 鎮吐性の. ② 制吐薬, 鎮吐薬, = antiemetica, antemetica.
an·ti·en·do·tox·in [æntiìndətáksin] 抗内毒素(グラム陰性菌の外膜成分リポ多糖に対する抗体. 特にリピドAの関与が大きい).
an·ti·en·zyme [æntiénzaim] 抗酵素(酵素に対する抗体. 酵素の活性を阻害, 失活させる物質や因子), 酵素阻害剤, 酵素阻害薬(物質) [医学].
an·ti·ep·i·lep·tic [æntìepiléptik] ① 抗てんかん作用の. ② 抗てんかん薬.
an·ti·ep·i·the·li·al [æntièpiθí:riəl] 抗上皮の.
an·ti·es·tro·gen [æntiéstrəʤən] 抗エストロゲン.
an·ti·ex·ud·a·tive [æntiéksjudətiv] 滲出抑制的.
antifat treatment 脱脂療法(エブスタイン療法).
an·ti·feb·rile [æntifébril] ① 解熱性の. ② 解熱薬, = antipyretic, febrifuge.
an·ti·fer·ment [æntifə́:mənt] 酵素阻害薬(物質) [医学].
an·ti·fer·til·i·za·tion [æntifə̀:tilaizéiʃən] 受精阻止.
an·ti·fer·til·i·zin [æntifə:tílizin] 抗受精素(受精素 fertilizin の拮抗物).

an·ti·fi·bri·nol·y·sin [æ̀ntifàibrinάlisin] 抗線維素溶解素〔医学〕(antiplasmin および antistreptokinase の総称).

an·ti·fi·bri·no·lyt·ic [æ̀ntifàibrinəlítik] ① 抗線維素溶解性の. ② 抗線維素溶解薬.

an·ti·flash gear [æ̀ntiflæʃ gíə] 抗閃光具(海軍砲兵の閃光による火傷を予防するための装置).

A

an·ti·flux [æ̀ntiflʌ́ks] 抗融薬(ロウの接着を妨げる物質), 抗融剤〔医学〕.

an·ti·foa·mer [æ̀ntifóumər] 消泡剤〔医学〕.

an·ti·fo·la·te [æ̀ntifóuleit] 抗葉酸剤.

an·ti·fo·lics [æ̀ntifóuliks] 抗葉酸薬.

an·ti·freeze [æ̀ntifrí:z] 冷凍防止〔医学〕.

antifreezing fluid 不凍液〔医学〕.

an·ti·fun·gal [æ̀ntifʌ́ŋgəl] ① 抗真菌の〔医学〕, 抗真菌性の. ② 抗真菌薬〔医学〕, = antimycotic.

an·ti·ga·lac·ta·gogue [æ̀ntigəlǽktəgɑg] 乳汁生成阻止の.

an·ti·ga·lac·tic [æ̀ntigəlǽktik] 乳汁分泌抑制性の〔医学〕.

an·ti·ga·me·to·cyte [æ̀ntigəmí:təsait] 抗配偶子(マラリア原虫の).

antigastrin drug 抗ガストリン薬(消化性潰瘍治療薬).

an·ti·ge·lat·in·ase [æ̀ntiʤəlǽtineis] ゼラチン分解酵素抑制物.

an·ti·gen (**Ag**) [ǽntiʤən] 抗原〔医学〕(生体に非自己と認識され, 特異抗体の産生を含む各種免疫応答を引き起こすことができる物質(免疫原)の総称. この物質が免疫原性を発揮する条件として, 生体にとって非自己であり, 一定の大きさの分子量を有し, 非経口的に投与されることなどが挙げられる), = immunogen hapten.

a. analysis 抗原分析〔医学〕(主に微生物のもつ諸抗原を細かく分析し, その構成を明らかにすること).

a. and complement binding fragment Fabc 領域(IgG をプラスミンで分解したときに得られるフラグメントで, 2本のL鎖と2本のH鎖の一部(V_H+C_{H1}+$C\gamma_2$ ドメイン)からなる), = Fabc fragment.

a.-antibody combination 抗原抗体結合.

a.-antibody complex 抗原抗体複合体, = immune complex.

a.-antibody reaction 抗原抗体反応(生体または試験管内での抗原と抗体の反応, およびそれに随伴して発生する二次的現象の総称).

a. binding 抗原結合の〔医学〕.

a.-binding capacity 抗原結合能〔医学〕.

a.-binding fragment 抗原結合フラグメント(IgG の Fab 領域のこと), = Fab fragment.

a.-binding receptor 抗原結合性レセプター, 抗原結合〔性〕受容体〔医学〕, = antigen receptor.

a. binding site 抗原結合部位(免疫グロブリンの Fab 部分の抗原で特異的に結合する部位のこと, この部分の H 鎖および L 鎖のアミノ酸配列は抗体ごとに高頻度で変化し(超可変部領域)抗原が特異的結合できるポケット(穴)を形成している), = paratope, combining site.

a. capture 抗原捕捉.

a. challenge 抗原誘発〔医学〕.

a. combining site 抗原結合部位, = antigen binding site.

a. competition 抗原競合〔医学〕.

a.-competitive radioimmunoassay 抗原競合的ラジオイムノアッセイ(抗原に対する天然の結合タンパクを用いたラジオイムノアッセイ系).

a. crosslinking 抗原架橋.

a. determinant 抗原決定基(抗体により特異的に認識される抗原分子の限られた一部分), = epitope.

a. excess 抗原過剰.

a. excess zone 抗原過剰域〔医学〕.

a. gain 抗原獲得〔医学〕.

a. interferon 抗原インターフェロン.

a.-noncompetitive radioimmunoassay 抗原非競合的ラジオイムノアッセイ. ↔ antigen competitive radioimmunoassay.

a.-nonspecific defense mechanism 抗原非特異的生体防御機構.

a. peptides 抗原ペプチド.

a. presentation 抗原提示(マクロファージなどが抗原をプロセシングし, class Ⅱ抗原とともに複合体を形成して細胞膜上に提示すること).

a. presenting cells (**APC**) 抗原提示細胞(マクロファージ, 樹状細胞, B 細胞など, 抗原を分解したペプチドを MHC とともに細胞膜上に発現し, 抗原特異的 T 細胞に提示する細胞).

a. processing 抗原プロセッシング(抗原が抗原提示細胞により処理を受け, B 細胞, T 細胞に提示される過程), 抗原処理〔医学〕.

a. profile 抗原プロフィール.

a. reactive 抗原反応性の〔医学〕.

a. reactive cells (**ARC**) 抗原反応性細胞(ある抗原に特異的に反応して増殖する細胞の総称. B 細胞, T 細胞が含まれる).

a. receptor 抗原レセプター〔医学〕(抗原を特異的に認識するレセプターをいい, 抗原認識と同時に免疫応答をひき起こすエフェクター分子として作用する. 膜型免疫グロブリンと T 細胞レセプターがあげられる).

a. recognition site 抗原認識部位(免疫グロブリンの構造においてH鎖とL鎖の可変部で構成される抗原結合部位を指す).

a. responsive cells 抗原反応性細胞.

a. sensitive cells 抗原感受性細胞(抗原により誘導される免疫反応にかかわる種々の細胞をさし, 抗原特異的な T 細胞, B 細胞や非特異的なマクロファージ, 樹状細胞, 多核白血球などを含む).

a.-specific defense mechanism 抗原特異的生体防御機構.

a.-specific receptor 抗原特異的レセプター, = antigen receptor.

a. sequestration 抗原の隔絶.

a. tolerance 抗原寛容〔医学〕.

a. trapping 抗原捕捉〔医学〕.

a. unit 抗原単位〔医学〕(抗原抗体反応により検出できる抗原の最小単位のこと).

a. valence 抗原価, 抗原の結合価(抗原1分子において, 抗体と結合する抗原決定基(エピトープ)の数).

an·ti·gen·e·mia [æ̀ntiʤəní:miə] 抗原血症〔医学〕(流血中に抗原が存在する状態. 例えばB型肝炎ウイルス無症候性キャリアーや慢性B型肝炎患者の血中に HBs 抗原が認められる状態などが相当する).

an·ti·gen·e·mic [æ̀ntiʤəní:mik] 抗原血症の.

an·ti·gen·ic [æ̀ntiʤénik] 抗原の(抗原(アレルゲン)の特性を有する), = immunogenic, allergenic.

a. complex 抗原複合体.

a. deletion 抗原欠失〔医学〕.

a. determinant 抗原決定基(抗体の産生を誘導する分子が抗原で, 抗体によって特異的に認識される抗原分子の限られた一部分をいう), = epitope.

a. drift 抗原連続変異〔医学〕, 連続〔抗原〕変異.

a. mimicry 抗原擬態(微生物などの外来抗原と生体の自己抗原が免疫学的に区別されない現象. 自己免疫反応の発症メカニズムの一因と考えられている), = molecular mimicry.

a. modulation 抗原〔修飾〕変調, 抗原モデュレーション(細胞膜表面上の表面分子がその抗原と結合することにより，細胞膜表面上の表面分子の数が減少したり，異なる分子が出現することをいう）.

a. mutation 抗原〔突然〕変異.

a. polysaccharide 抗原性多糖体（微生物などから抽出された抗原性をもつ多糖体）.

a. profile 抗原プロフィル〔医学〕.

a. reversion 抗原復帰〔医学〕.

a. shift 不連続〔抗原〕変異，抗原不連続変異（インフルエンザウイルスの抗原変異の一つで，何年かに一度起こる遺伝子組換えによる大きな変化によって新しい抗原が生じることをいう．インフルエンザの大流行を起こす要因となる）.

a. specificity 抗原特異性〔医学〕（免疫系において，抗体やリンパ球膜上の抗原レセプターが，ある抗原（決定基）をほかの抗原から区別している性質）.

a. structure 抗原構造〔医学〕（抗原となる物質の化学構造，立体構造を含めた分子の構造をさす）.

a. suicide 抗原によるリンパ球の自滅（新生期に自己抗原に反応するリンパ球のすべてのクローン（禁止クローン）が抗原との結合により排除されるという仮説）.

a. transformation 抗原転換〔医学〕.

a. variation 抗原変異（遺伝子突然変異の結果現れる抗原性の変化．インフルエンザウイルスでは年ごとに抗原変異がみられる）.

an·ti·ge·nic·i·ty [æ̀ntiʤənísiti] 抗原性（ある物質を生体に投与したときに，免疫応答を引き起こし，産生された抗体あるいは感作されたリンパ球と特異的に反応する能力）.

a. in vitro 試験管内抗原性〔医学〕.

a. in vivo 生体内抗原性〔医学〕.

an·ti·ge·nome [æ̀ntiʤí:noum] アンチゲノム.

antigerminal pole 卵下極〔医学〕，下極，= vegetal pole.

an·ti·glob·u·lin [æ̀ntiglɑ́bjulin] 抗グロブリン〔医学〕（ヒト血清グロブリンで動物を免疫して作った抗血清をいう．抗グロブリン血清，クームス血清とも呼ぶ）.

a. antibody 抗グロブリン抗体.

a. consumption test 抗グロブリン消費試験〔医学〕（白血球，血小板，組織細胞などに結合している不完全抗体を抗ヒトグロブリン抗体の消費を指標として検出する方法），= Coombs consumption test.

a. inhibition test 抗グロブリン阻止試験〔医学〕，抗グロブリン抑制試験（反応液中にヒト γ- グロブリンが存在するとき，抗ヒトグロブリン抗体が中和される結果，凝集が阻止されることを利用し，種の判定に用いられる）.

a. test 抗グロブリン試験（ヒト血清グロブリンでウサギ［家兎］を免疫して得られる抗グロブリン血清を加えて不完全抗体とその抗原との反応を可視化する試験で，一般にクームス試験と呼ばれている）.

antiglomerular basement membrane antibody 抗糸球体基底膜抗体，抗GBM抗体（腎糸球体基底膜（GBM）の構成成分である非コラーゲン性糖タンパク質と特異的に反応する自己抗体で，GBMと結合すると補体活性化が起こり，増殖性糸球体腎炎を生じる．ヒトでは急速進行性糸球体腎炎，Goodpasture 症候群の原因となる），= anti-GBM antibody.

antiglomerular basement membrane antibody disease 抗糸球体基底膜抗体病，抗GBM抗体病（グッドパスチャー症候群，急速進行性腎炎の一部では糸球体基底膜の成分に対する抗体が出現し，その病因に関与する．一部はⅣ型コラーゲンが抗原となっている）.

an·ti·gly·ox·a·lase [æ̀ntiglaiɑ́ksəleis] グリオキサラーゼの拮抗物.

an·ti·go·na·do·tro·pin [æ̀ntigòunədoutróupin] 抗性腺刺激ホルモン抗体.

an·ti·gon·or·rhe·ic [æ̀ntigɑ̀nəréik] 抗淋疾〔性〕の.

an·ti·grav·i·ty [æ̀ntigrǽviti] 抗重力〔医学〕.

a. muscle 抗重力筋（動物が正常位を保つために働く筋で，主として伸張筋）.

an·ti·growth [ǽntigròuθ] 成長抑制（成長阻止ホルモンについていう）.

an·ti·hal·lu·cin·o·gen [æ̀ntihəljú:sinəʤən] 抗幻覚薬（精神安定剤の一種で，frenquel のようなものをいう），= antihallucinatory drug.

antihelical fossa [TA] 対輪窩，= fossa antihelica [L/TA].

an·ti·he·lix [æ̀ntihí:liks] [L/TA] 対輪，= antihelix [TA].

an·ti·hel·min·thic [æ̀ntihelmínθik] 駆虫薬，駆虫剤.

a. activity 抗寄生虫効果.

a. effect 駆虫効果.

an·ti·he·mag·glu·ti·nin [æ̀ntihì:məglú:tinin] 抗〔赤〕血球凝集素（血球凝集素などによる赤血球凝集を抑制する物質（抗体を含む））.

an·ti·he·mol·y·sin [æ̀ntihi:mɑ́lisin] 抗溶血素（抗溶血素の作用を抑制する物質（抗体を含む））.

an·ti·he·mo·lyt·ic [æ̀ntihì:məlítik] 抗溶血性の.

an·ti·he·mo·phil·ic [æ̀ntihì:məfílik] 抗血友病性の.

a. factor (AHF) 抗血友病因子，= antihemophilic globulin (AHG) factor Ⅷ.

a. factor A 抗血友病因子 A，= antihemophilic factor, antihemophilic globulin, factor Ⅷ.

a. factor B 抗血友病因子 B，= factor Ⅸ.

a. globulin 抗血友病グロブリン〔医学〕（Cohn の血漿タンパク分画によりフィブリノーゲンとともに第1分画中にアルコール沈殿されるグロブリンで，血友病の凝結時間を短縮させる効果がある），= antihemophilic factor, factor Ⅷ.

a. plasma 〔ヒト〕抗血友病血漿.

an·ti·hem·or·rhag·ic [æ̀ntihèmərǽʤik] 抗出血性の.

a. factor 抗出血因子（ビタミン K のこと），= vitamin K.

a. vitamin 抗出血性ビタミン（ビタミン K，P など）.

an·ti·hem·or·rhoi·dal [æ̀ntihèmərɔ́idəl] 痔核予防薬.

an·ti·hep·a·rin·ic [æ̀ntihèpərínik] 抗ヘパリン性の.

antihepatitis drug 肝炎治療薬.

an·ti·het·er·ol·y·sin [æ̀ntihètərɑ́lisin] 抗異性溶解素.

an·ti·hi·drot·ic [æ̀ntihidrɑ́tik] 制汗薬（剤），= antihidrotica, antidrotica, antiperspirant.

an·ti·his·ta·mine [æ̀ntihístəmi:n] 抗ヒスタミン薬（ヒスタミンによる作用を中和し，拮抗する薬物）.

an·ti·his·ta·min·ic [æ̀ntihìstəmínik] ①抗ヒスタミン性の. ②抗ヒスタミン薬，= antihistaminic agents.

an·ti·hor·mone [æ̀ntihɔ́:mən] アンチホルモン，抗ホルモン（種特異性とホルモン特異性とをもつ中和抗体で，性腺刺激ホルモンなどを長期投与するときに生成されるといわれる）.

antihuman globulin (AHG) 抗ヒトグロブリン（精製ヒトグロブリンをウサギ等に免疫して得られた抗血清．IgG，補体成分に対する抗体を含んでいる）.

antihuman globulin consumption test 抗ヒトグロブリン消費テスト〔医学〕.

antihuman globulin serum 抗ヒトグロブリン血清（クームス抗グロブリン試験に用いられる抗血清），= Coombs serum.

antihuman globulin test 抗ヒトグロブリン試験.
antihuman hemoglobin antibody 抗ヒトヘモグロビン抗体.
antihuman precipitin serum 抗ヒト沈降素血清(抗Rho, 抗Rh′, 抗Rh″の3種に区別する).
an·ti·hy·al·u·ron·i·dase [æntihàiəlu:rónideis] アンチヒアルロニダーゼ(ヒアルロニダーゼに対する阻止物質で, 正常血漿中に存在するが, 癌, 灰白髄炎, リウマチ症などにおいて特に増加し, 卵の受精を阻止する), = hyaluronidase inhibitor.

A

an·ti·hy·drop·ic [æntihaidrápik] 抗浮腫の, 抗浮腫薬(浮腫を軽減する).
an·ti·hy·per·ten·sive [æntihàipə:ténsiv] 抗高血圧薬, 降圧薬, 抗高血圧性の, 降圧〔性〕の.
　a. agent 抗高血圧薬, 降圧薬, = antihypertensive drug.
　a. diuretic 降圧利尿薬.
an·ti·hyp·not·ic [æntihipnátik] 覚醒薬(剤)(不眠薬).
an·ti·hy·po·ten·sive [æntihàipouténsiv] 抗低血圧性の.
an·ti–ic·ter·ic [ǽnti iktérik] 抗黄疸性の.
an·ti–id·i·o·type [ǽnti áidiətaip] 抗イディオタイプ(イディオタイプは免疫グロブリンや T 細胞レセプターの抗原特異性を決めるユニークなアミノ酸配列からなる立体構造に基づく抗原決定基をいい, このイディオタイプは生体にとって免疫寛容となっていないので, これに対する免疫応答が起こり, 抗イディオタイプ抗体が産生される).
　a. antibody 抗イディオタイプ抗体(免疫グロブリンの超可変部領域のユニークなアミノ酸配列からなる立体構造(イディオタイプ抗原決定基)を認識する抗体).
an·ti–im·mune [æntiimjú:n] 抗免疫の.
　a. body 抗免疫体〔医学〕.
　a. substance 抗双受体, = antiamboceptor.
an·ti–in·fec·tive [ǽnti inféktiv] 抗感染薬, 滅菌薬.
an·ti–in·flam·ma·to·ry [ǽnti inflǽmətəri, –tɔ̀:ri] 抗炎症〔性〕の(炎症反応に作用して炎症を軽減すること. 抗炎症薬としてグルココルチコイドやアスピリンがある).
an·ti–in·su·lin [ǽnti ínsjulin] インスリン拮抗薬.
an·ti–isol·y·sin [ǽnti aisálisin] 抗同種溶解素.
an·ti·kath·ode [æntikǽθoud] 対陰極, = anticathode.
an·ti·ke·to·gen [æntikí:tədʒən] 抗ケトン体生成物質.
an·ti·ke·to·gen·e·sis [æntikì:tədʒénisis] ケトン体生成阻止. 形 antiketogenic.
antiketogenic diet 抗ケトン食(糖尿病患者に対し, ケトン体生成を極度に抑制するように計算された食事).
an·ti·ke·to·plas·tic [æntikì:təplǽstik] 抗ケトン体形成性の.
an·ti·ki·nase [æntikáineis] 抗酵素.
an·ti·ki·ne·sis [æntikainí:sis] 運動制止.
an·ti·lac·tase [æntilǽkteis] 乳酸〔分解〕酵素拮抗物.
an·ti·lac·to·se·rum [æntilæktousí:rəm] 抗乳血清.
an·ti·le·mic [æntilí:mik] ペスト予防の, 抗ペストの, = antiloemic.
an·ti·lep·sia [æntilépsiə] 誘導療法. 形 antileptic.
an·ti·le·thar·gic [æntiləθá:dʒik] 抗睡眠性の.
an·ti·leu·koc·i·din [æntilju:kásidin] 抗ロイコシジン(白血球溶解素(ロイコシジン)の作用を抑制または阻止する物質(抗体を含む)), = antileukotoxin.
antileukocyte antibody 抗白血球抗体(白血球抗原に反応する抗体で, 同種抗体あるいは自己抗体として産生される. 臨床的に重要な抗白血球抗体は抗好中球抗体である).
antileukocyte isoantibody 抗白血球同種抗体〔医学〕.
an·ti·leu·ko·cyt·ic [æntilju:kəsítik] 抗白血球の.
an·ti·leu·ko·pro·te·ase [æntiljù:kouprόutieis] 抗ロイコプロテアーゼ(血漿中の抗酵素物質の一つ).
an·ti·leu·ko·tox·in [æntiljù:kətáksin] 抗ロイコトキシン, = antileukocidin.
an·ti·lew·is·ite [æntilú:isait] アンチルーイサイト, = dimercaprol, BAL.
Antilex test アンチレックス試験(重症筋無力症の診断に用いられる. Antilex は商品名), = edrophonium test.
an·ti·li·pase [æntiláipeis] 脂肪酵素抑制物.
an·ti·lip·fan·o·gen [æntilipfǽnədʒən] 脂肪沈着阻止物質.
an·ti·lip·oid [æntilípɔid] 類脂体拮抗物.
an·ti·lip·o·trop·ic [æntilìpətrápik] 抗脂肪親和性の.
an·ti·lith·ic [æntilíθik] 結石阻止の.
an·ti·lo·bi·um [æntilóubiəm] 耳珠.
an·ti·loe·mic [æntilí:mik] ペスト予防の, = antilemic.
an·ti·log·a·rithm [æntilágəriðəm] 真数(対数の逆数).
an·ti·lo·gia [æntilóudʒiə] 矛盾症候(診断上困惑するような).
an·ti·lu·et·ic [æntilu:étik] ① 抗梅毒性の, 駆梅性の. ② 駆梅薬(剤), = antiluetica, antisyphilitic.
an·ti·lu·et·i·ca [æntilu:étikə] アンチルーエチカ, = antiluetic.
antilymphocyte antibody (ALA) 抗リンパ球抗体.
antilymphocyte globulin (ALG) 抗リンパ球グロブリン(抗リンパ球抗体活性をもつグロブリン).
antilymphocyte serum (ALS) 抗リンパ球血清(リンパ球で異種動物を免疫した抗血清. ALS を精製し免疫グロブリン分画としたものを antilymphocyte globulin (ALG)という).
an·ti·ly·sin [æntiláisin] 抗溶解素(溶解素の作用を抑制または阻止する物質(抗体を含む)).
an·ti·ly·sis [æntiláisis] 抗溶解素作用, 抗細胞溶解作用.
an·ti·ly·so·ki·nase [æntilàisoukáineis] アンチリソキナーゼ(抗線維素溶解酵素).
an·ti·lys·sic [æntilísik] ① 抗狂犬病〔薬〕. ② 抗狂犬病の.
an·ti·lyt·ic [æntilítik] 抗溶解性の, 抗細胞溶解性の.
　a. secretion 抗麻痺性分泌(一側の唾液腺神経が切断されたとき, 他側の唾液腺から起こる分泌).
an·ti·ma·lar·i·al [æntiməlǽriəl] ① 抗マラリア薬. ② 抗マラリア性の(マラリアを予防あるいは治療する).
　a. drugs 抗マラリア薬.
an·ti·ma·ni·a·cal [æntimənáiəkəl] 躁病に有効な.
an·ti·man·ic [æntimǽnik] 抗躁病の.
　a. drug 抗躁薬(リチウム, カルバマゼピン, バルプロ酸などがある).
an·ti·med·i·cal [æntimédikəl] 非医学的な.
an·ti·me·phit·ic [æntiməfítik] 悪臭防止の.
an·ti·mer [ǽntimər] アンチマー(旋光性をもつd型またはl型のいずれか一つが光学的対称を示すときにいう).
an·ti·mere [ǽntimiər] 対質〔医学〕, 体輻(体の縦軸に関して対称な部分).
an·ti·me·ris·tem [æntimərístəm] アンチメリステ

ム（動物悪性腫瘍に発生する真菌 *Mucor racemus* の製薬で，癌治療に用いる）.

an·ti·mes·en·ter·ic ［æ̀ntimèsəntérik］ 対腸間膜の（腸間膜付着部の反対側を示す）.

an·ti·met·a·bol·ic ［æ̀ntimètəbálik］ 代謝拮抗性の.

an·ti·me·tab·o·lite ［æ̀ntimətǽbəlait］ 抗代謝物，代謝拮抗物質［医学］（主として生物学的代謝において生ずる非活性物質），= metabolic antagonist, enzyme antagonist, competitive antagonist.

an·ti·me·tro·pia ［æ̀ntimətróupiə］ 左右異種屈折〔症〕［医学］，異種不同視［医学］，異視症，= antimetropy, heterometropia.

an·ti·mi·as·mat·ic ［æ̀ntimàiəzmǽtik］ ① 有毒な蒸発物に有効な，毒気に有効な．② 抗毒物質.

an·ti·mi·cro·bi·al ［æ̀ntimaikróubiəl］ ① 抗微生物の，抗菌の［医学］．② 抗菌薬［医学］，= antimicrobia, antimicrobic.

a. peptide 抗菌ペプチド（好中球やマクロファージの顆粒に含まれる殺菌性を持つペプチドあるいはタンパク質の総称）.

a. spectrum 抗菌スペクトル，抗微生物スペクトル［医学］.

a. susceptibility test 抗菌物質感〔受〕性試験（テスト）［医学］，抗菌感受性試験.

an·ti·mi·cro·phyte ［æ̀ntimáikrəfait］ 殺菌薬.

antimicrosome antibody 抗ミクロソーム抗体（甲状腺細胞分画中の顆粒球分画に対する抗体をいう）.

antimitochondrial antibody (AMA) 抗ミトコンドリア抗体［医学］（ミトコンドリア内膜のリポタンパク質などに対する自己抗体．原発性胆汁性肝硬変症（PBS）のマーカー抗体であり，85～95%で陽性となる）.

an·ti·mi·tot·ic ［æ̀ntimaitátik］ ① 抗有糸分裂性の．② 細胞の分裂阻害剤.

an·ti·mold ［ǽntimould］ ① 抗カビ性の（抗生物質の作用がカビ類に対し有効であることについていう）．② カビ防止剤.

an·ti·mon–glance ［ǽntimən glǽns］ 輝安鉱（組成は Sb_2S_3 であるが Au または Ag を含むこともある），= gray antimony, stibnite.

an·ti·mon·go·lism ［æ̀ntimáŋgəlizəm］ アンチモンゴリズム（21番染色体長腕部分欠失によって起こる疾患）.

an·ti·mon·go·loid ［æ̀ntimáŋgəlɔid］ 反モンゴロイド，反蒙古症の.

an·ti·mo·ni·al ［æ̀ntimóuniəl］ アンチモン薬（吐酒石，stibnal, antimonal, fuadin, bubotol, neostibarsen などの総称），= antimon preparation.

a. glass 硫化アンチモン，= antimony sulfide.

a. saffron （五硫化アンチモン），= antimony pentasulfide.

an·ti·mon·ic ［æ̀ntimánik］ 5価アンチモンの.

a. acid アンチモン酸 $H_4Sb_2O_7$（ピロ），H_3SbO_4（オルト）（五酸化アンチモンの水化物）.

a. oxide 酸化アンチモン Sb_2O_5.

an·ti·mo·nide ［ǽntimənaid］ アンチモン化物（アンチモンとさらに電気的に陽性な元素との化合物）.

an·ti·mo·ni·i ［æ̀ntimóuniai］ アンチモンの（antimonium の第2格）.

a. acid 亜アンチモン酸 $H_4Sb_2O_3$（ピロ），$HSbO_2$（メタ），H_3SbO_3（オルト）（三酸化アンチモンの水化物）.

a. et potassii tartras 吐酒石 [化] tartarus stibiatus $C_4H_4O_6K(SbO)–½H_2O$（酒石酸カリアンチモンの俗称），= tartar emetic, tartarated antimony.

a. nigrum purificatum 精製黒色アンチモン.

a. sulfide 硫化アンチモン Sb_2S_3，= black sulfide of antimony.

a. sulfidum purificatum 精製硫化アンチモン.

an·ti·mo·ni·ous ［æ̀ntimóuniəs］ 3価アンチモン，= antimonous.

an·ti·mo·nite ［ǽntimənait］ ① 亜アンチモン塩（三酸化アンチモンと塩基との化合物で，多数の型がある）．② 輝安鉱，= stibnite.

an·ti·mo·ni·um ［æ̀ntimóuniəm］ アンチモン，= antimony.

an·ti·mo·ni·u·ret·ted ［æ̀ntimòunju:rétid］ アンチモン化した.

a. hydrogen アンチモン化水素 SbH_3（アンチモン化合物を発生機水素で還元して得られる無色気体），= stibine.

antimono– ［æntimounou, –nə］ アンチモノ基（$–Sb=Sb–$）.

an·ti·mo·nous ［ǽntimənəs］ 3価アンチモン，亜アンチモン，= antimonious.

a. acid 亜アンチモン酸 $Sb(OH)_3$（三酸化アンチモン Sb_2O_3 の水化物で，単一の化合物ではないといわれる）.

an·ti·mo·ny (Sb) ［ǽntiməni］ アンチモン（銀白色の光沢ある硬くもろい金属元素，原子番号51，元素記号 Sb，原子量121.75，天然同位元素の質量数121, 123．窒素族の一つで，少量は遊離して産出するが，主要な鉱石は輝安鉱 Sb_2S_3 である），= antimonium, stibium.

a. and sodium tartrate 酒石酸アンチモンナトリウム（吐酒石と同一の目的に用いる），= antimonii et sodii tartras.

a. aniline–tartrate アニリン酒石酸アンチモン $C_6H_5NH_3(SbO)C_4H_4O_6$（吐酒石よりは消毒性の弱い静注剤）.

a.–bloom アンチモン華 Sb_2O_3.

a. butter 塩化アンチモン，= antimonic chloride.

a. chloride 三塩化アンチモン $SbCl_3$（強力な腐食剤），= antimonii chloridum.

a. electrode アンチモン電極.

a. hydroxide 水酸化アンチモン $Sb(OH)_3$.

a. lithium thiomalate チオリンゴ酸アンチモンリチウム $Li_6C_{12}H_9O_{12}SbS_3–9H_2O$，= anthiomaline.

a. mirror アンチモン鏡.

a. ochre アンチモン赭（天然産）.

a. oxide 酸化アンチモン Sb_2O_3，= antimonii oxidum, antimonic oxide.

a. oxychloride 酸塩化アンチモン（催吐薬），= algaroth powder.

a. oxysulfide 酸硫化アンチモン Sb_2S_2O，= kermesite.

a. pentachloride 五塩化アンチモン $SbCl_5$.

a. pentasulfide 五硫化アンチモン Sb_2S_5，= antimonial saffron.

a. pentoxide 五酸化アンチモン Sb_2O_5（アンチモン酸），= antimonic acid.

a. pneumoconiosis アンチモニー〔塵〕肺［医学］.

a. potassium tartrate 酒石酸カリウムアンチモン，吐酒石 $SbOH(O–CH–COOK)_2–½H_2O$，= antimonii et potassii tartras, tartar emetic, antimonyl potassium tartrate.

a. powder アンチモン粉剤（酸化アンチモンとリン酸カルシウムの混合物で，発汗薬），アンチモン末［医学］，= pulvis antimonialis, James powder.

a. powder colloid コロイド状アンチモン粉剤（金属アンチモンを純ブドウ糖結晶面上にコロイド状に分散吸着させたもので，アンチモン1%を含有する）.

a. sodium thioglycollate チオグリコール酸アンチモンナトリウム（鼡径リンパ肉芽腫，カラアザール，フィラリア症に用いる）.

a. sulfate 硫酸アンチモン $Sb_2(SO_4)_3$，= antimonii sulfas.

a. sulfide 硫化アンチモン Sb_2S_3，= antimonii sul-

fidum, king's yellow, antimonial glass.
a. tartrate 酒石酸アンチモン $(SbO)_2C_4H_4O_6$–H_2O (皮膚病に用いるヒ素剤代用品), = antimonii tartras.
a. test アンチモン試験(カラアザールにおいては血液と酢酸カリとの混合液の下部に五価アンチモン化合物を重曹すると, 15分以内に綿状沈殿を生ずる).
a. thioglycollamide アンチモンチオグリコルアミド $Sb(SCH_2COH_2)_3$ (アンチモン30%以上を含むチオグリコル酸アンチモンのトリアミド), = antimonii thioglycollamidum.
a. trichloride 三塩化アンチモン.
a. trioxide 三酸化アンチモン Sb_2O_3, = antimonous acid.
a. trisulfide 三硫化アンチモン.
a. vermillion アンチモン朱(主として $2Sb_2S_3$–Sb_2O_6).
an·ti·mo·nyl [ǽntimənil] アンチモニル基 (SbO–, 1価の陽性基).
an·ti·morph [ǽntimɔ:f] アンチモルフ, 抑制的対立遺伝子(野生型遺伝子に拮抗する変異型遺伝子), = enantiomer.
an·ti·mus·ca·rin·ic [æ̀ntimʌ̀skərínik] ① 抗ムスカリン作用の. ② 副交感神経遮断作用の.
an·ti·mu·ta·gen [æ̀ntimjú:tədʒən] 抗突然変異原(変異原の作用に拮抗し, 誘導性突然変異率, ときには自然突然変異率も低下させる物質).
an·ti·my·as·then·ic [æ̀ntimàiəsθénik] ① 抗筋無力症の, 抗筋無力性 [医学]. ② 抗筋無力症薬.
an·ti·my·co·bac·te·ri·al [æ̀ntimàikoubæktí:riəl] 抗マイコバクテリア性の.
an·ti·my·cot·ic [æ̀ntimaikátik] ① 抗真菌性の, = antifungal. ② 抗カビ性の.
an·ti·myd·ri·at·ic [æ̀ntimìdriǽtik] 抗散瞳薬.
antimyelin antibody 抗ミエリン抗体 [医学].
an·ti·nar·cot·ic [æ̀ntina:kátik] ① 麻薬拮抗性の. ② 麻薬拮抗薬.
an·ti·nau·se·ant [æ̀ntinɔ́:ziənt] ① 制吐性の. ② 制吐薬.
an·ti·ne·o·plas·tic [æ̀ntinì:əplǽstik] ① 抗腫瘍性の. ② 抗腫瘍薬.
an·ti·ne·o·plas·tons [æ̀ntini:ouplǽstɑnz] アンチネオプラストン(アミノ酸, ペプチドなどの化合物混合体).
an·ti·ne·phrit·ic [æ̀ntinefrítik] 腎臓炎に有効の.
an·ti·ner·gic [æ̀ntinə́:dʒik] 抗作動性の, 作動阻止性の.
an·ti·neu·ral·gic [æ̀ntinju:rǽldʒik] 抗神経痛性の.
an·ti·neu·rit·ic [æ̀ntinju:rítik] 抗神経炎性の.
a. factor 抗神経炎因子(ビタミンB_1のこと), = vitamin B_1.
a. vitamin 抗神経炎ビタミン, = thiamin.
an·ti·neu·ri·tin [æ̀ntinjú:ritin] 鎮痛薬.
an·ti·neu·ro·tox·in [æ̀ntinjù:rətáksin] 神経毒拮抗薬.
an·ti·neu·tron [æ̀ntinjú:trɑn] 反中性子(1956年カリフォルニア大学のベバトロン装置を用いて初めて観察された反粒子の一つで, 反陽子 anti-proton とは姉妹関係をもち, 中性子とは質量が同じである).
antineutrophil cytoplasmic antibody (ANCA) 抗好中球細胞質抗体(好中球に対して産生される自己抗体で, 血管炎をきたす疾患, 例えばウェゲナー肉芽腫症や顕微鏡的多発血管炎において検出される).
an·tin·i·ad [æntíniəd] アンチニオン方向へ.
an·tin·i·on [æntíniən] 頭部前〔頭〕極, 対外後頭隆起(イニオンから最遠位に当たる眉間中央点). 形 antinial.
an·tin·o·my [æntínəmi] 二律背反, = contradiction.
an·ti·nu·clear [æ̀ntinjú:kliər] 抗核の.
a. antibody (ANA) 抗核抗体(細胞内核物質に対する自己抗体で全身性エリテマトーデスなどの自己免疫疾患において検出される. 対応抗原としては DNA, ヒストン, RNP などがある).
a. factor (ANF) 抗核因子(核に強い親和性をもつ血清中の因子で, 蛍光抗体法によって検出. エリテマトーデス, 慢性関節リウマチ, その他の症状に出現する).
an·ti·nu·tri·ent [æ̀ntinjú:triənt] 抗栄養素 [医学].
an·ti·o·be·sic [æ̀ntioubí:sik] ① 抗肥満性の. ② やせ薬.
antiobesity treatment 脱脂療法 [医学].
an·ti·o·bes·tic [æ̀ntiəbí:stik] 抗肥満作用の.
an·ti·o·don·tal·gic [æ̀ntioudɑntǽldʒik] ① 歯痛止め, 歯痛薬 [医学]. ② 抗歯痛性の.
an·ti·on·co·gene [æ̀ntiáŋkədʒi:n] 発癌抑制遺伝子, アンチオンコジーン, = tumor suppressor gene.
an·ti·on·cot·ic [æ̀ntiɑŋkátik] 抗浮腫性の.
an·ti·oph·thal·mic [æ̀ntiɑfθǽlmik] 抗眼炎性の.
an·ti·o·pi·um·ist [æ̀ntióupiəmist] アヘン(阿片)〔嗜好〕反対者.
an·ti·op·so·nin [æ̀ntiápsənin] 抗オプソニン物質.
an·ti·or·gan [æ̀ntiɔ́:gən] 抗臓器〔組織〕性の.
an·ti·or·gas·tic [æ̀ntiɔ:gǽstik] 抗オルガスム性の, = antiaphrodisiac.
an·ti·ox·i·dant [æ̀ntiáksidənt] 抗酸化剤, 酸化防止剤(特に酸化しやすい物質に対して用いられる酸化防止物).
an·ti·ox·i·dase [æ̀ntiáksideis] 抗酸化酵素.
an·ti·ox·i·da·tion [æ̀ntìɑksidéiʃən] 抗酸化.
an·ti·ox·y·gen [æ̀ntiáksidʒən] 抗酸素(自己酸化作用の抑制物). 形 antioxygenic.
antioxygenic potency 抗酸素効力.
an·ti·o·zo·nant [æ̀ntióuzənənt] オゾン劣化防止剤.
an·ti·pal·u·di·an [æ̀ntipəlú:diən] ① 抗マラリア性の. ② 抗マラリア薬.
an·ti·pan·cre·ati·tic [æ̀ntipæŋkriátitik] 膵炎治療薬.
an·ti·par·al·lel [æ̀ntipǽrəlel] 逆平行性の(一方の鎖がC末端(または3′末端)からN末端(または5′末端)の方向に走り, ほかの鎖は反対方向に走っている2本鎖ポリペプチド(または2本鎖ポリヌクレオチド)), = antiparallel chains, antiparallel strands.
an·ti·par·a·lyt·ic [æ̀ntipæ̀rəlítik] 抗麻痺性の, 麻痺治療薬 [医学].
a. secretion (抗麻痺性分泌), = antilytic secretion.
an·ti·par·a·sit·ic [æ̀ntipæ̀rəsítik] ① 抗寄生虫の. ② 駆虫薬.
an·ti·pa·ras·ta·ta [æ̀ntipərǽstɑ:tə] = Cowper glands.
an·ti·par·a·sta·ti·tis [æ̀ntipæ̀rəstətáitis] カウパー腺炎.
an·ti·par·a·sym·pa·tho·mi·met·ic agents [æ̀ntipæ̀rəsìmpəθəmimétik éidʒənts] 抗副交感神経様物質(投与により副交感神経様作用を遮断する, アセチルコリンの拮抗物質), = parasympatholytic agents. → atropine.
an·ti·par·ti·cle [æ̀ntipá:tikl] 反粒子.
an·ti·path·o·gen [æ̀ntipǽθədʒən] 抗病原性. 形 antipathogenic.
an·tip·a·thy [æntípəθi] 憎悪, 嫌悪, 拮抗, = aversion, antagonism. 形 antipathic.
an·ti·pe·dic·u·lar [æ̀ntipidíkjulər] 抗シラミ性の.
an·ti·pe·dic·u·lot·ic [æ̀ntipidìkjulátik] ① 抗シラミ性の. ② 抗シラミ薬.

an·ti·pel·lag·ra [æ̀ntipəlǽgrə] 抗ペラグラ. [形] antipellagric.
a. factor 抗ペラグラ因子(ペラグラ予防因子), = pellagra-preventive (P-P) factor, antipellagra vitamin, nicotinic acid, niacin.
an·ti·pep·sin [æ̀ntipépsin] 抗ペプシン.
an·ti·pep·tone [æ̀ntipéptoun] (消化によりアルブモースから産生するペプトンの一種).
an·ti·per·i·od·ic [æ̀ntipì:riάdik] ① 抗周期性の. ② 抗周期薬(マラリアのような周期性疾患の再発を予防する治療薬).
a. tincture 抗周期チンキ, = Warburg tincture.
an·ti·per·i·stal·sis [æ̀ntipèristǽlsis] 逆ぜん(蠕)動. [形] antiperistaltic.
antiperistaltic anastomosis 逆(反)ぜん(蠕)動吻合(腸の両切端を吻合し, それぞれ相互反対方向にぜん動を起こさせる方法).
antipernicious anemia factor 抗悪性貧血因子, = vitamin B_{12}.
antipersonnel mine injury (対人地雷による戦士の負傷で, 主として下肢の外傷).
an·ti·per·spi·rant [æ̀ntipə́:spirənt] ① 制汗性の. ② 制汗薬.
an·ti·phag·ic [æ̀ntifǽʤik] ファージ拮抗性の, 抗ファージ性の.
an·ti·pha·gin [æ̀ntiféiʤən] 抗食素(細菌が貪食されないように拮抗する際に働く特異成分), = virulin.
an·ti·phag·o·cyt·ic [æ̀ntifæ̀gousítik] 食作用阻止性の [医学], 抗食作用〔性〕の [医学].
an·ti·phi·al·tic [æ̀ntifaiǽltik] 夜驚症を緩和する.
an·ti·phlo·gis·tic [æ̀ntifloudʒístik] 消炎〔性〕の, 消炎薬, = antiphlogistica, antipyrotic.
a. corticoid 抗炎症性コルチコイド [医学].
a. enzyme preparation 消炎酵素剤.
an·ti·phlo·go·sis [æ̀ntifləgóusis] 消炎.
an·ti·pho·bic [æ̀ntifóubik] 抗恐怖症薬 [医学].
an·ti·phone [ǽntifoun] 遮音器, 防音器(雑音を防ぐために外耳道に挿入する工夫をしたもの).
antiphospholipid antibody 抗リン脂質抗体(カルジオリピンやその複合体などのリン脂質と反応する自己抗体で, 動・静脈血栓症や流産をひき起こす原因となる(抗リン脂質抗体症候群)), = anti cardiolipin antibody.
antiphospholipid antibody syndrome 抗ホスホリピド抗体症候群 [医学], 抗リン脂質抗体症候群(リン脂質に対する抗体(抗カルジオリピン抗体, ループス抗凝固因子)が血中に証明され, 血栓症, 流産, 血小板減少などの症状を呈する症候群).
an·ti·phry·nol·y·sin [æ̀ntifrinάlisin] センソ〔蟾酥〕中毒抗毒素, = antivenin.
an·ti·phthi·ri·ac [æ̀ntiθí:riæk] 殺しつ〔蝨〕剤.
an·ti·phthis·ic [æ̀ntiθízik, -θáiz-] 抗結核性の.
an·ti·phthis·in [æ̀ntiθízin, -θáiz-] 抗結核素(結核菌培養抽出物).
an·ti·plas·min [æ̀ntiplǽzmin] 抗プラスミン(血漿, 肝臓などにあるプラスミン抑制物質), = antitryptase.
an·ti·plas·mo·di·al [æ̀ntiplæzmóudiəl] 抗プラスモジウムの.
an·ti·plas·tic [æ̀ntiplǽstik] 瘢痕形成抑制の.
an·ti·plate·let [æ̀ntipléitlit] 抗血小板.
a. antibody 抗血小板抗体(血小板に対する抗体で, 血小板に作用して凝集や細胞溶解反応を起こし, 血小板の減少症をもたらす).
a. therapy 抗血小板療法(血小板の血管内粘着, 凝集を抑制する治療法. 冠動脈疾患や末梢動脈疾患の治療法).
antiplatyhelmintic agent 抗扁虫薬 [医学].
an·ti·pneu·mo·coc·cic [æ̀ntinjù:məkάksik] 抗肺炎菌の.
an·ti·pneu·mo·tox·in [æ̀ntinjù:mətάksin] 抗肺炎菌毒素.
an·ti·po·dag·ric [æ̀ntipədǽgrik] ① 抗痛風性の, 痛風に効果のある. ② 痛風治療薬.
antipodal cell 反足細胞.
an·ti·pod(e) [ǽntipəd, -poud] ① 対掌体(光学異性の). ② 反足細胞. [形] antipodal.
antipolar side 反生殖孔側.
an·ti·port [ǽntipɔ:t] アンチポート, 逆輸送, 逆行共輸送(1輸送系で2物質のうち1つを逆方向に輸送する).
an·ti·pre·cip·i·tin [æ̀ntiprisípitin] 抗沈降素.
an·ti·pros·tate [æ̀ntiprάsteit] 尿道球腺(カウパー腺).
an·ti·pros·ta·ti·tis [æ̀ntiprὰstətáitis] カウパー腺炎.
an·ti·pro·te·ase [æ̀ntipróutieis] 抗タンパク分解酵素.
an·ti·pro·throm·bin [æ̀ntiprəθrάmbin] アンチプロトロンビン(ヘパリンなどプロトロンビンからトロンビンへの変化を阻害する物質).
an·ti·pro·to·zo·al [æ̀ntiproutəzóuəl] 抗原虫〔性〕の.
an·ti·pru·rig·i·nous [æ̀ntipru:ríʤinəs] 止痒性の.
an·ti·pru·rit·ic [æ̀ntipru:rítik] ① 止痒性の. ② 止痒薬, 鎮痒薬 [医学].
an·ti·pso·ric [æ̀ntisɔ́:rik] ① 抗乾癬の. ② 乾癬治療薬.
an·ti·psy·chot·ic [æ̀ntisaikάtik] ① 抗精神病の. ② 抗精神病薬.
an·ti·pu·tre·fac·tive [æ̀ntipjù:trifǽktiv] ① 防腐的の. ② 防腐薬.
an·ti·py·ic [æ̀ntipáiik] 化膿を防ぐ.
an·ti·py·o·gen·ic [æ̀ntipàiəʤénik] 抗化膿性の.
an·ti·py·re·sis [æ̀ntipairí:sis] 解熱処置 [医学].
an·ti·py·ret·ic [æ̀ntipairétik] ① 解熱性の. ② 解熱薬 [医学], = antifebrile, febrifuge.
an·ti·py·ret·i·ca [æ̀ntipairétikə] 解熱薬, = antipyretic.
an·ti·py·rine [æ̀ntipáiri:n] アンチピリン (化) 1,5-dimethyl-2-phenyl-1,2-dihydropyrazol-3-one $C_{11}H_{12}N_2O$: 188.23 (フェナゾン. ピラゾロン系解熱鎮痛薬, 解熱, 鎮痛, 呼吸器系熱性疾患に用いられる).

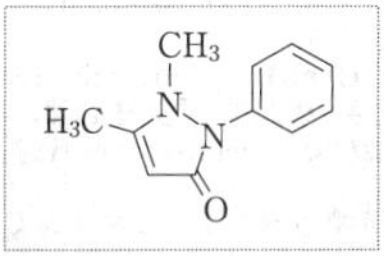

a. acetylsalicytate アセチルサリチル酸アンチピリン(両者の等量混合剤), = acetopyrine, acopyrine.
a. amygdalate = antipyrine mandelate.
a. exanthem アンチピリン疹.
a. methylethylglycolate メチルエチルグリコール酸アンチピリン $C_{11}H_{12}N_2O(CH_3)(C_2H_5)(CH)C-COOH$, = astrolin.
a. rash アンチピリン疹.
a. salicylate サリチル酸アンチピリン (化) phenyldimethylpyrazolone salicylate $C_{11}H_{12}ON_2-C_6H_4(OH)COOH$ (両者を融合したもの), = salipyrin, salipyrazolone.
a. test アンチピリン試験(被検液に硫酸12滴, メタリン酸ナトリウム2.5gを加え, その濾液に $NaNO_3$ 数滴を加える陽性反応は緑色を呈する), = Fieux test.

an·ti·py·rot·ic [æntipairátik] 火傷治療薬.
an·ti·py·ro·yl [æntipírɔil] アンチピロイル基.
an·ti·ra·bic [æntiréibik] = antilyssic.
antirabies serum 抗狂犬病血清 [医学].
an·ti·ra·chit·ic [æntirəkítik] 抗くる病性の [医学].
a. factor 抗くる病因子(ビタミンDのこと), = vitamin D.
a. rays 抗くる病光線(波長2,700〜3,020AUをもつ紫外線).
an·ti·ra·di·a·tion [æntirèidiéiʃən] 抗放射線性(薬)の [医学].
antireceptor antibody 抗レセプター(受容体)抗体(ホルモンや神経伝達物質のレセプターに対する抗体. ホルモン不応症やホルモン機能亢進症をきたす).
antireflux mechanism 逆流防止機構 [医学].
antireflux procedure 逆流防止処置 [医学].
an·ti·re·leas·er [æntirilí:sər] 抗遊離薬, 遊離抑制薬.
an·ti·ren·in [æntirénin] 抗レニン.
an·ti·ren·net [æntirénit] = antirennin.
an·ti·ren·nin [æntirénin] 抗レンニン酵素(凝乳阻止物質).
antiretentional diet 抗貯留食 [医学] (脳内水分を除去するような食物からなるてんかん食).
an·ti·re·tic·u·lar [æntiritíkjulər] 抗細網系性の(細網内皮系および結合組織などに対する拮抗性についていう).
a. cytotoxic serum (ACS) 抗細網系細胞毒血清 [医学] (アンチレチクラーサイトトキシンとも呼ばれ, ロシア(旧ソ連)の Bogmolets が健康人の細網内皮を含む脾組織などで免疫して得た血清で, 刺激療法として用いられる), = antireticular cytotoxin.
an·ti·rhe·o·scope [æntiríəskoup] 視性めまい(眩暈)症候検査器.
an·ti·rheu·mat·ic [æntirju:mǽtik] ①抗リウマチ性の. ②抗リウマチ薬.
an·ti·ri·bo·fla·vin [æntiràibouflέivin] 抗リボフラビン物質.
an·ti·ri·cin [æntirísin] ①抗リシン性の. ②リシン抗毒素.
an·ti·rick·ett·si·al [æntirikétsiəl] ①抗リケッチア性の. ②抗リケッチア薬.
an·ti·ro·bin [æntiróubin] アンチロビン(ニセアカシア *Robinia pseudocacia* の抗毒素. ロビンはニセアカシアの毒).
an·ti·sca·bi·et·ic [æntiskeibiétik] 疥癬治療薬, 抗かいせん薬 [医学].
an·ti·scar·la·ti·nal [æntiskɑ:lətí:nəl, –skɑ:lǽtin–] ①抗猩紅熱〔性〕の. ②抗猩紅熱薬.
an·ti·scor·bu·tic [æntiskɔ:bjú:tik] 抗壊血病性の [医学].
a. factor 抗壊血病因子(ビタミンCのこと), = vitamin C, ascorbic acid.
an·ti·seb·or·rhe·ic [æntisibɔ:réik] 抗脂漏〔性〕の [医学].
an·ti·se·cre·tory [æntisikrí:təri] ①抗分泌〔性〕の. ②分泌抑制性の.
an·ti·se·lec·tion [æntisəlékʃ(ə)n] 逆選択 [医学].
an·ti·sense [ǽntisèns] アンチセンス(遺伝子の作用を阻害する).
a. nucleic acid アンチセンス核酸.
a. RNA アンチセンスRNA(大腸菌などの遺伝子発現や複製をネガティブに制御する長さ100塩基前後のRNAのこと).
a. strand アンチセンス鎖.
a. therapy アンチセンス療法 [医学].
an·ti·sep·sis [æntisépsis] 防腐, 防腐法 [医学], 消毒〔法〕[医学]. 形 antiseptic.
an·ti·sep·tic [æntiséptik] ①防腐性の, 防腐的. ②防腐剤, 消毒薬, = antiseptica. ③〔生体〕消毒薬(人体に用いる).
an·ti·sep·ti·cize [æntiséptisaiz] 防腐処理する.
an·ti·se·ra [æntisí:rə] 抗血清(antiserum の複数形).
an·ti·se·ro·to·nin [æntisəróutənin] 抗セロトニン(Woolley と Shaw が1953年にセロトニンの生理的作用を抑制する抗代謝物であるとの仮説に基づき, 高血圧症治療薬として発表した物質).
an·ti·se·rum [æntisí:rəm] 抗血清 [医学] (ある特定の抗原で免役した動物から得られる抗体を含んだ血清のこと. 各種免疫血清反応や血清療法に用いる), = antitonin serum.
a. anaphylaxis 抗血清アナフィラキシー, = passive anaphylaxis.
an·ti·si·al·a·gogue [æntisaiǽləgɑg] 〔唾液〕分泌抑制薬 [医学], = antisialagog.
an·ti·si·al·ic [æntisaiǽlik] 制唾性の, 〔唾液〕分泌抑制薬 [医学].
an·ti·si·der·ic [æntisidérik] ①鉄禁忌の. ②鉄を含まない.
antiskeletal muscle antibody 抗骨格筋抗体 [医学].
antismallpox vaccine 痘苗, = Jennerian vaccine, v. lymph, smallpox v., vaccinum variolae.
antismooth muscle antibody 抗平滑筋抗体.
an·ti·so·cial [æntisóuʃəl] 反社会的の, 非社交性の. 名 antisocialism.
a. personality 反社会的人格 [医学].
a. personality disorder (ASPD) 反社会性パーソナリティ障害, 反社会的人格異常, 反社会性人格障害.
an·ti·so·po·rif·ic [æntisəpɔ:rífik] 覚醒薬(剤), 不眠薬.
an·ti·spas·mod·ic [æntispæzmádik] ①抗痙攣性の. ②鎮痙薬, 抗痙攣薬 [医学], = antispastic, spasmolytic.
antisperm antibody 抗精子抗体(精子に反応して凝集をひき起こす抗体で, ヒトの男性不妊症の原因の一つになる).
antispermatogenic agent 抗精子形成薬 [医学], 精子生成抑制薬 [医学].
an·ti·sper·mo·tox·in [æntispə:mətáksin] 抗精子毒素.
an·ti·stal·sis [æntistǽlsis] 逆ぜん(蠕)動(腸内容が逆行するような腸の動き).
an·ti·staph·y·lo·coc·cic [æntistæfiləkáksik] 抗ブドウ球菌性の.
an·ti·staph·y·lo·he·mol·y·sin [æntistæfilouhimálisin] 抗ブドウ球菌性溶血素.
an·ti·staph·y·lol·y·sin [æntistæfilálisin] 抗ブドウ球菌溶解素, 抗ブドウ球菌溶血素.
an·ti·stat·ic [æntistǽtik] 帯電防止.
an·ti·ste·ap·sin [æntistiǽpsin] 抗ステアプシン〔物質〕.
an·ti·ste·ril·i·ty [æntisteríləti] 抗不妊の.
a. factor 抗不妊因子, = vitamin E.
an·ti·strep·to·coc·cic [æntistrèptəkáksik] 抗レンサ球菌性の.
an·ti·strep·to·coc·cin [æntistrèptəkáksin] 抗レンサ球菌血清, = antistreptolysin.
an·ti·strep·to·he·mol·y·sin [æntistrèptouhimálisin] 抗レンサ球菌溶血素.
an·ti·strep·to·ki·nase [æntistrèptoukáineis] 抗ストレプトキナーゼ(ストレプトキナーゼによる線維素分解を抑制あるいは阻止する抗体をいう).
an·ti·strep·tol·y·sin [æntistrèptálisin] 抗レンサ球菌溶解素, 抗ストレプトリジン(ストレプトリジン

O の溶血作用を中和する抗体をいう．A 群溶血性レンサ球菌感染症（猩紅熱，リウマチ熱）にかかると血清中に ASO が産生されるので溶血性レンサ球菌感染症を診断する検査に頻繁に利用されている），＝ streptococcin.

a.-O (ASO, ASLO) 抗ストレプトリジン-O.

a.-O test 抗ストレプトリジン O 試験，ASO 試験（リウマチ熱，急性糸球体腎炎，猩紅熱などの溶血性レンサ球菌感染症の血清学的診断法）.

a. titer 抗ストレプトリジン価〔医学〕.

an·ti·stru·mous ［æ̀ntistrú:məs］ 抗甲状腺腫性の〔医学〕.

an·ti·sub·stance ［æ̀ntisʌ́bstəns］ 拮抗物質，抗体.

an·ti·su·do·ral ［æ̀ntis(j)ú:dərəl］ ① 制汗薬. ② 止汗性の.

an·ti·su·do·rif·ic ［æ̀ntis(j)ù:dərífik］ 制汗薬，＝ antisudoral.

an·ti·sym·met·ri·cal ［æ̀ntisimétrikəl］ 反対称性の.

a. state 反対称〔状態〕.

an·ti·sym·me·try ［æ̀ntisímətri］ 逆対称〔医学〕.

an·ti·syph·i·lit·ic ［æ̀ntisìfilítik］ ① 抗梅毒性の，駆梅性の. ② 駆梅薬（剤）〔医学〕，＝ antisyphilitica, antiluetic.

an·ti·ta·bet·ic ［æ̀ntitəbétik］ 脊髄癆に有効な.

antitachycardia pacemaker 抗頻脈ペースメーカ〔ー〕〔医学〕.

an·ti·ter·mi·na·tion ［æ̀ntitə̀:minéiʃən］ 抗終止，アンチターミネーション.

a. protein 抗終結タンパク.

an·ti·te·tan·ic ［æ̀ntititǽnik］ 抗破傷風の.

a. globulins 抗破傷風グロブリン，＝ purified antitetanus serum.

an·ti·tet·a·nol·y·sin ［æ̀ntitètənálisin］ 抗破傷風菌溶解素.

an·ti·the·nar ［æ̀ntiθénər］ 小指球.

an·ti·ther·mic ［æ̀ntiθə́:mik］ 解熱性の，冷却性の，＝ antipyretic.

a. shield 灼熱保護器（灼熱腐食器を用いるときに周囲の組織を保護するための遮へい装置）.

an·ti·throm·bin ［æ̀ntiθrámbin］ アンチトロンビン，抗トロンビン〔医学〕（トロンビンの作用を抑制する物質で，血液中などに存在する凝固阻害因子）.

a. Ⅲ deficiency アンチトロンビンⅢ欠乏症.

antithrombogenic material 抗血栓〔性〕物質〔医学〕，抗血栓性材料.

an·ti·throm·bo·plas·tin ［æ̀ntiθràmbəplǽstin］ アンチトロンボプラスチン（トロンボプラスチンとの拮抗作用物質の総称名で，ヒルジン，アピクールなどをいう），＝ antithrombokinase.

antithymocyte globulin (ATG) 抗胸腺細胞グロブリン（抗胸腺細胞活性をもつグロブリン）.

antithymocyte serum (ATS) 抗胸腺細胞血清，抗胸腺リンパ球（細胞）血清〔医学〕（異種の動物に胸腺細胞あるいは胸管内リンパ球（T 細胞）を免疫して得た抗血清）.

antithyroglobulin antibody 抗サイログロブリン抗体（甲状腺濾胞細胞で合成されるサイログロブリンに対する抗体）.

an·ti·thy·roid ［æ̀ntiθáirɔid］ 抗甲状腺の.

a. antibody 抗甲状腺抗体（サイログロブリンや甲状腺ペルオキシダーゼなどの甲状腺抗原に対する自己抗体）.

a. compound 抗甲状腺性化合物 ㊗ L-5-vinyl-2-thiooxazolidone，＝ goitrogen.

an·ti·thy·ro·tox·ic ［æ̀ntiθàirətáksik］ 抗甲状腺毒の.

an·ti·ton·ic ［æ̀ntitánik］ 緊張緩和性の.

an·ti·tox·ic ［æ̀ntitáksik］ 抗毒素性の〔医学〕.

a. globulin 抗毒素グロブリン（抗毒素の有効成分）.

a. immunity 抗毒素免疫〔医学〕（毒素で免疫された個体が抗毒素を有することにより発揮する免疫）.

a. serum 抗毒血清，抗毒素血清〔医学〕（ヘビ毒のような動物の毒液および細菌，植物などの毒性タンパク質に対する抗血清），＝ antivenomous serum.

a. unit 抗毒素単位（抗毒素の効力を表す量をいう．ジフテリア抗毒素単位とは，体重 250g のモルモットにジフテリア毒素の最小致死量の 100 倍と抗毒素との混合物を注射した後 4 日間生存させ得る量，テタヌス抗毒素単位も致死量の約 100 倍の毒素に対する効力に相当するものをいう）.

an·ti·tox·i·gen ［æ̀ntitáksidʒən］ 抗毒素原（動物またはヒトに抗毒素を形成させる能力を有する抗原，すなわち毒素または類毒素），＝ antitoxinogen.

an·ti·tox·in ［æ̀ntitáksin］ 抗毒素〔医学〕（抗毒素抗体．毒素中和抗体ともいう．細菌（破傷風菌 *Clostridium tetani*，ジフテリア菌 *Corynebacterium diphtheriae* など）の外毒素や動植物が有する毒素に対し産生される抗体で，毒素活性を中和する作用をもつ．通常，この語句はトキソイドで免疫された動物から得た血清または免疫グロブリン分画をさす）.

a. rash 抗毒素疹.

an·ti·tox·in·o·gen ［æ̀ntitaksínədʒən］ 抗毒素原（動物またはヒトに抗毒素抗体を産生する能力ももつ抗原をいう），＝ antitoxigen.

an·ti·trag·i·cus ［æ̀ntitrǽdʒikəs］ [TA] 対珠筋，＝ musculus antitragicus [L/TA].

a. muscle 対珠筋.

antitragohelicine fissure 対珠耳輪裂.

an·ti·tra·gus ［æ̀ntitréigəs］ [L/TA] 対珠，＝ antitragus [TA].

an·ti·tris·mus ［æ̀ntitrízməs］ 開口性咬筋痙攣（口唇閉鎖不能を起こす筋緊張）.

an·ti·trope ［ǽntitroup］ ① 対称〔性〕器官. ② 抗体，＝ antibody.

an·ti·trop·ic ［æ̀ntitrápik］ 対称〔性〕器官の.

an·ti·tro·pin ［æ̀ntitróupin］ 抗トロピン物質.

an·ti·try·pan·o·so·mal ［æ̀ntitripæ̀nəsóuməl］ ① 抗トリパノソーマ性の. ② トリパノソーマ病治療薬.

an·ti·tryp·sin ［æ̀ntitrípsin］ 抗トリプシン. 形 antitrypsic, antitryptic.

a. clearance アンチトリプシンクリアランス（腸管からのタンパク喪失を同定するための方法）.

a. deficiency アンチトリプシン欠損〔症〕，抗トリプシン欠乏〔症〕.

a. test 抗トリプシン試験（血清がトリプシン作用を抑制することに基づく検査法で，癌，腎炎，妊婦などにおいては陽性），＝ Bergmann-Meyer test, Fuld-Goss t., Mueller-Jochmann t..

an·ti·tryp·tase ［æ̀ntitrípteis］ 抗トリプターゼ.

an·ti·tryp·tic ［æ̀ntitríptik］ 抗トリプシン作用の，＝ antitrypsic.

a. index 抗トリプシン指数.

a. reaction 抗トリプシン反応（血液中の病的作用物質によりトリプシンとカゼインとの混合液の反応が変化すること）.

an·ti·tu·ber·cular ［æ̀ntitjubə́:kjulər］ 抗結核〔性〕の〔医学〕.

an·ti·tu·ber·cu·lin ［æ̀ntitjubə́:kjulin］ ツベルクリン抗体〔医学〕.

an·ti·tu·ber·cu·lot·ic ［æ̀ntitjubə̀:kjulátik］ ① 抗結核〔性〕の〔医学〕. ② 抗結核薬.

an·ti·tu·ber·cu·lous ［æ̀ntitjubə́:kjuləs］ 抗結核〔性〕の〔医学〕.

antitubular basement membrance antibody 抗尿細管基底膜抗体〔医学〕.

an·ti·tu·mor [ǽntitjùːmər] 抗腫瘍の.
a. antibiotics 抗癌性抗生物質(抗生物質のうちで癌細胞に対して発育，増殖を抑制するもの. アクチノマイシンなど).
an·ti·tu·mor·i·gen·e·sis [æ̀ntitjuːməriʤénəsis] 抗腫瘍形成.
an·ti·tu·mor·i·gen·ic [æ̀ntitjùːməriʤénik] 腫瘍発生阻止性の.
an·ti·tus·sive [æ̀ntitʌ́siv] ① 鎮咳薬. ② 鎮咳性の.
an·ti·ty·phoid [æ̀ntitáifɔid] 抗チフス性の，チフス予防性の.
an·ti·ty·ros·i·nase [æ̀ntitairásineis] 抗チロジン酵素.
an·ti·ul·cer [æ̀ntiʌ́lsər] 抗潰瘍性の.
an·ti·u·rat·ic [æ̀ntijurǽtik] ① 尿酸塩沈着抑制性の. ② 尿酸沈着抑制薬 [医学].
an·ti·u·re·ase [æntijúːrieis] 抗尿素分解酵素.
an·ti·vac·ci·na·tion [æntivæ̀ksinéiʃən] 種痘反対論.
an·ti·ve·nene [æ̀ntivíːniːn] 抗動物毒素，= antivenin.
a. unit 抗ヘビ毒素単位.
an·ti·ve·ne·re·al [æ̀ntivəníːriəl] 性病に有効な(性病を予防または治療する).
an·ti·ven·in [æ̀ntivénin] 抗〔ヘビ〕毒素，抗ヘビ毒(ヘビ毒(ベニン venin)に反応する抗毒素をいう)，= antivenene.
an·ti·ven·om [æ̀ntivénəm] 抗ヘビ毒素(ヘビ，クモ，サソリなどから分泌される有毒物に特異的に反応する抗毒素をいう)，抗毒素 [医学]，= antivenene, antivenin.
an·ti·ven·om·ous [æntivénəməs] 抗〔ヘビ〕毒性の.
an·ti·vi·ral [æntiváirəl] 抗ウイルス性の.
an·ti·vi·rot·ic [æntivairátik] 抗ウイルス性物質.
an·ti·vi·ta·mer [æ̀ntiváitəmər] アンチビタマー(ビタミン近縁物 vitamer に拮抗する物質).
an·ti·vi·ta·min [æntiváitəmin] 抗ビタミン [医学](抗ビタミン性物質，または微生物発育阻止因子).
an·ti·viv·i·sec·tion [æntivìvisékʃən] 生体解剖反対論 [医学].
an·ti·viv·i·sec·tion·ist [æntivìvisékʃənist] 生体解剖反対論者.
an·ti·xe·roph·thal·mic [æntizìːrɑfθǽlmik] 抗眼球乾燥性の(ビタミンAについていう).
a. factor 抗結膜乾燥症因子(ビタミンAのこと)，= antixerotic factor.
an·ti·xe·rot·ic [æntiziːrátik] 抗乾燥症性の.
an·ti·yeast [æntijíːst] 抗酵母性の(抗生物質が酵母発育阻止作用を示す場合をいう).
an·ti·zy·mo·hex·ase [æ̀ntizàiməhékseis] 抗六炭糖分解酵素(六炭糖分解酵素 zymohexase に拮抗する物質).
an·ti·zy·mot·ic [æ̀ntizaimátik] ① 発酵〔分解〕防止剤. ② 発酵防止〔性〕の [医学].
ant·ler [ǽntlər] 枝角 [医学].
a. configuration (心不全において肺静脈圧が亢進すると胸部X線上で上肺野の血管陰影が増強する像).
an·tlo·pho·bia [æ̀ntloufóubiə] 洪水恐怖症 [医学].
an·to·don·tal·gic [æ̀ntədɑntǽlʤik] 歯痛止めの，= antiodontalgic.
Anton, Gabriel [áːntən] アントン(1858–1933, ドイツの精神神経科医).
A. symptom アントン症状.
A. syndrome アントン症候群(否認症候群. 特殊感覚器の機能障害，例えば盲またはろう(聾)に対する失認)，= Anton symptom.
Antoni, Nils R. [ǽntəni] アントニ(1887–1968, スウェーデンの神経科医).
A. type A neurile(m)moma アントニA型神経〔線維〕鞘腫.
A. type B neurile(m)moma アントニB型神経〔線維〕鞘腫.
ant·oph·thal·mic [æ̀ntɑfθǽlmik] 抗眼炎性の，= antiophthalmic.
an·tos·tab [æntástəb] 血清性腺刺激ホルモン，= serum gonadotrophin.
an·tra [ǽntrə] (antrum の複数).
an·tra·cele [ǽntrəsiːl] 上顎洞水腫，= antrocele.
an·tral [ǽntrəl] 洞の，腔の，室の，前庭の [医学].
a. empyema 上顎洞蓄膿症 [医学].
a. fenestration 経鼻的上顎洞切開〔術〕[医学].
a. gastritis 前庭胃炎 [医学]，洞胃炎，= antrum gastritis.
a. lavage 上顎洞洗浄 [医学]，洞洗浄.
a. mucosal diaphragm 前庭部粘膜隔膜 [医学].
a. polyp 上顎洞ポリ〔ー〕プ [医学].
an·trec·to·my [æntréktəmi] 〔鼓室〕洞摘除術，幽門洞切除 [医学].
an·tri·tis [æntráitis] 洞炎(特に上顎洞炎).
antr(o)- [ætr(ou), -r(ə)] 洞の意味を表す接頭語.
antroalveolar fistula 上顎洞歯槽瘻〔孔〕.
an·tro·at·ti·cot·o·my [ætrouætikátəmi] 洞上鼓室切開術.
an·tro·cele [ǽntrəsiːl] 洞瘤.
an·tro·cho·a·nal [ætroukóuənəl] 上顎洞後鼻腔の，上顎洞後鼻孔の [医学].
a. polyp 上顎洞性後鼻孔ポリープ [医学].
an·tro·du·o·de·nec·to·my [æntroudjuːoudinéktəmi] 幽門洞十二指腸切除〔術〕.
an·tro·dyn·ia [æ̀ntrədíniə] 上顎洞痛.
antromesopharyngeal polyp 上顎洞性中咽頭ポリ〔ー〕プ [医学].
an·tro·nal·gia [æntrənǽlʤiə] 上顎洞痛.
an·tro·na·sal [æntrounéizəl] 上顎洞性鼻腔の.
a. polyp 上顎洞性中咽頭ポリ〔ー〕プ [医学].
an·tro·phore [ǽntrəfɔːr] アントロフォル(可溶性薬物添加消息子).
an·tro·phose [ǽntrəfouz] 中枢性視覚.
an·tro·py·lo·ric [æntroupailɔ́ːrik] 幽門洞の.
an·tro·scope [ǽntrəskoup] 上顎洞鏡. 形 antroscopic.
an·tros·co·py [æntráskəpi] 〔上顎〕洞視診，上顎洞鏡検査〔法〕[医学].
an·tro·spasm [ǽntrəspæ̀zəm] 幽門前庭痙攣症(胃幽門前庭 antrum pylori に痙攣が起こり，硬結を生ずる状態).
an·tros·to·my [æntrástəmi] 〔乳突〕洞切開〔術〕.
an·tro·tome [ǽntrətoum] 〔乳突〕洞切開器.
an·trot·o·my [æntrátəmi] 乳突洞切開〔術〕，乳突洞削開〔術〕[医学].
an·tro·to·nia [æntrətóuniə] 幽門洞緊張.
an·tro·tym·pan·ic [æ̀ntroutimpǽnik] 〔乳突〕洞鼓室の.
an·tro·tym·pa·ni·tis [æ̀ntroutìmpənáitis] 〔乳突〕洞鼓室炎.
an·trum [ǽntrəm] 洞，腔，室，前庭 [医学]. 形 antral.
a. auris ① 鼓室. ② 外耳道.
a. folliculi 卵胞腔.
a. mastoideum [L/TA] 乳突洞，= mastoid antrum [TA].
a. of Highmore ハイモーア洞(上顎洞).
a. of testis 精巣洞，= mediastinum testis.
a. of tube 卵管洞(卵管膨大部(卵管采から約2.5

cm ほど離れた部位の膨大部で，受精の場となる))．
a. pyloricum [L/TA] 幽門前庭，= pyloric antrum [TA].
ant·ry·pol [ǽntripɔ:l] アントリポール(スラミン(尿素の複合体誘導物)の別名，アフリカ睡眠病などのトリパノソーマ症の治療薬，補体活性化による細胞膜傷害を阻止する薬物をいう)，= suramin.
ANTU, antu alpha (α)-naphthylthiourea アルファ(α)-ナフチルチオ尿素の略(アンツウとも呼ばれる).
an·tu·i·tar·ism [æntjú:itərizəm] 下垂体前葉機能亢進〔症〕(巨人症，巨端症).
an·tu·i·tary [æntjú:itəri] 下垂体前葉の.
Antyllus [ǽntiləs] アンティルス(AD 2 世紀のギリシャの医師．動脈瘤には先天性と外傷性とがあることを述べた)，= Antyllos.
A. method アンティルス法(動脈瘤の両端を結紮して，その内容を吸い取る手術)，= Antyllus operation.
a·nu·cle·ar [ənjú:kliər] 無核の(赤血球の).
anucleate cell 無核細胞 [医学].
anucleated plastid 無核原形子(擬細胞)，= cytode.
ANUG acute necrotizing ulcerative gingivitis 急性壊死性潰瘍性歯肉炎の略.
an·u·lar [ǽnjələr] 輪状の，= annular.
a. constriction くびれ溝，絞扼輪.
a. constriction band くびれ溝，絞扼輪.
a. epiphysis [TA] 輪状骨端*(環状骨端)，= epiphysis anularis [L/TA].
a. groove 環状溝，輪状溝.
a. ligament 輪状靱帯.
a. ligament of radius [TA] 橈骨輪状靱帯，= ligamentum anulare radii [L/TA].
a. ligament of stapes [TA] アブミ骨輪状靱帯，= ligamentum anulare stapediale [L/TA].
a. ligaments [TA] 輪状靱帯，= ligamenta anularia [L/TA], ligamenta trachealia [L/TA].
a. part [TA]〔線維鞘の〕輪状部，= pars anularis vaginae fibrosae [L/TA].
a. part of fibrous sheath [TA]〔線維鞘の〕輪状部，= pars anularis vaginae fibrosae [L/TA].
a. plexus 輪状神経叢，= plexus annularis.
a. scleritis 輪状強膜炎.
a. sphincter 輪状括約筋.
a. staphyloma 環状ブドウ〔膜〕腫.
a. synechia 輪状虹彩癒着.
a. urticaria 環状じんま疹 [医学].
anulo-olivary fibres [TA] (オリーブ輪線維*)，= fibrae anuloolivares [L/TA].
an·u·lus [ǽnjuləs] 輪，= annulus.
a. conjunctivae [L/TA] 結膜輪，= conjunctival ring [TA].
a. femoralis [L/TA] 大腿輪，= femoral ring [TA].
a. fibrocartilagineus [L/TA] 線維軟骨輪，= fibrocartilaginous ring [TA].
a. fibrosus [L/TA] 線維輪，= anulus fibrosus [TA].
a. fibrosus dexter [L/TA] 右線維輪，= right fibrous ring [TA].
a. fibrosus sinister [L/TA] 左線維輪，= left fibrous ring [TA].
a. hemorrhoidalis 痔輪.
a. inguinalis profundus [L/TA] 深鼡径輪，= deep inguinal ring [TA].
a. inguinalis superficialis [L/TA] 浅鼡径輪，= superficial inguinal ring [TA].
a. iridis major [L/TA] 大虹彩輪，= outer border of iris [TA].
a. iridis minor [L/TA] 小虹彩輪，= inner border of iris [TA].
a. lymphaticus cardiae [L/TA] 噴門リンパ輪，= nodes around cardia [TA].
a. lymphoideus pharyngis [L/TA] リンパ性咽頭輪，= pharyngeal lymphoid ring [TA].
a. of fibrous sheath 線維鞘輪.
a. of Zinn チン輪，= common tendinous ring of extraocular muscles.
a. tendineus communis [L/TA] 総腱輪，= common tendinous ring [TA], common anular tendon [TA].
a. tympanicus [L/TA] 鼓室輪，= tympanic ring [TA].
a. umbilicalis [L/TA] 臍輪，= umbilical ring [TA].
An·u·ra [ən(j)ú:rə, ǽn(j)urə] 無尾目(両生類の一目)，= frogs and foads.
anu·ran [ən(j)ú:rən] 無尾類の.
an·u·re·sis [ænju:rí:sis] 尿閉(尿が膀胱内に貯留すること)，= anuria. 形 anuretic.
an·u·ria [ænjú:riə] 無尿 [医学]，尿閉，= retentio urinae. 形 anuric, anuretic.
a. calculosa 結石性無尿.
an·u·rous [ǽn(j)urəs] 無尾の.
anus [éinəs] [L/TA] 肛門(直腸の末端で，消化管の出口)，= anus [TA]. 形 anal.
a. cerebri 大脳門(シルヴィウス水道の前孔).
a. disease 肛門疾患 [医学].
a. ileovaginalis 〔回〕腸膣肛門(小腸が膣内に開口するもの).
a. neoplasm 肛門新生物(腫瘍) [医学].
a. praeternaturalis 人工肛門.
a. prolapse 脱肛 [医学].
a. vesicalis 膀胱肛門(直腸が膀胱内に開口する鎖肛).
a. vulvovaginalis 外陰膣肛門，= anus vestibularis.
a·nus·i·tis [èinəsáitis] 肛門炎.
an·vil [ǽnvil] キヌタ骨，= incus.
a. sound キヌタ音.
a. test 鉄キヌタ試験(拳で足底を叩打すると，股関節疾患では，病巣に疼痛を感じ，頭部を叩打すると脊柱病巣に疼痛感を与える).
anx·i·e·tas [æŋgzáiətəs] 神経性不安〔症〕.
a. praesenilis 初老期不安症.
a. tibiarum 四肢動揺性不安症(手足の位置を絶えず変える不安症).
anx·i·e·ty [æŋgzáiəti] ① 不安 [医学]，苦悶 [医学]，恐怖〔症〕 [医学]. ② 圧迫 [医学].
a. attack 不安発作.
a. complex 不安感.
a. crisis 不安発作，= anxiety attack.
a. depression 苦悶性うつ病(不安憂うつ症).
a. disorder interview schedule 不安障害面接基準.
a. disorders 不安障害.
a. glycosuria 不安神経症性糖尿.
a. hierarchy 不安階層表.
a. hysteria 不安性ヒステリー [医学] (不安を伴う転換現象).
a. melancholia 不安うつ病 [医学]，不安抑うつ，苦悶性〔抑〕うつ病.
a. neurosis 不安神経症 [医学] (対象のない漠然とした不安が中心で，動悸，息苦しさ，目まい，冷汗，頭痛などの身体症状を伴う．不安発作型と全般性不安型に分けられる)，= anxiety state.
a. of culpability 罪責不安 [医学].
a. psychosis 不安精神病 [医学].

a. questionnaire test 不安質問紙テスト〔医学〕.
a. reaction 不安反応.
a. scale test 不安尺度テスト〔医学〕.
a. syndrome 不安症候群(精神的不安に随伴する症候群で，心悸亢進，呼吸困難，発汗，蒼白顔色，恐怖など).
a. tension state 不安緊張状態〔医学〕，神経緊張状態.

anx·i·o·lyt·ic [æŋziouli̇́tik] 抗不安薬.
a. agent 抗不安薬〔医学〕.

anx·ious [ǽŋkʃəs] 心配な(不安，気がかり).
a. agitated depression 不安激越性うつ病.
a. delirium 不安せん妄.
a. mood 不安気分〔医学〕.
a. state 不安状態(不安神経症).

an·y·dre·mia [ænidrí:miə] 減水血〔症〕，= anhydremia.

AO ① abdominal aorta 腹部大動脈の略. ② anodal opening 陽極開放の略. ③ aorta 大動脈の略. ④ ascending aorta 上行大動脈の略.

AOC ① anodal opening clonus 陽極開放間代の略. ② anodal opening contraction 陽極開放収縮の略.

AOL amenity of life 生命の快適さの略.

AOM acute otitis media 急性中耳炎の略.

AOO anodal opening odor 陽極解放臭気の略.

AOP ① acetoxypregnenolone アセトキシプレグネノローンの略. ② anodal opening picture 陽極解放像の略. ③ aortic pressure 大動脈圧の略.

a·or·ta [eiɔ́:tə] [L/TA] 大動脈，= aorta [TA]. 形 aortal, aortic.
a. abdominalis [L/TA] 腹大動脈，= abdominal aorta [TA].
a. angusta 大動脈狭窄.
a. ascendens [L/TA] 下行大動脈，= ascending aorta [TA].
a. chlorotica 萎黄病性大動脈(鉄欠乏性貧血に伴うもの).
a. compression 大動脈圧迫〔医学〕.
a. compressor 大動脈圧迫器〔医学〕.
a. descendens [L/TA] 下行大動脈，= descending aorta [TA].
a. thoracica [L/TA] 胸大動脈，= thoracic aorta [TA].

a·or·tal·gia [èiɔ:tǽldʒiə] 大動脈痛〔医学〕(大動脈梅毒または大動脈瘤にみられる胸骨上部の疼痛)，= angor pectoris.

a·or·tarc·tia [èiɔ:tá:kʃiə] 大動脈狭窄.

a·or·tec·ta·sia [èiɔ:tektéiziə] 大動脈拡張〔医学〕，= aortectasis.

aor·tec·to·my [èiɔ:téktəmi] 大動脈切除〔術〕.

aor·tic [eiɔ́:tik] 大動脈の.
a. aneurysm 大動脈瘤〔医学〕.
a. anomaly 大動脈奇形〔医学〕.
a. arch [TA] 大動脈弓，= arcus aortae [L/TA].
a. arch arteritis 大動脈弓動脈炎〔医学〕.
a. arch syndrome 大動脈弓症候群〔医学〕(大動脈炎に好発し，橈骨動脈の拍動が欠損し大動脈弓の枝の慢性閉塞をきたす．動脈硬化，膠原病，梅毒，高安病などいろいろの原因のものを含む).
a. area 大動脈部，大動脈弁領域.
a. band 大動脈帯.
a. bed 大動脈床〔医学〕.
a. bicuspidization 大動脈弁二尖化〔医学〕.
a. bifurcation [TA] 大動脈分岐部，= bifurcatio aortae [L/TA].
a. bifurcation syndrome 大動脈分岐部症候群〔医学〕.
a. body 大動脈小体〔医学〕，大動脈体(頸動脈小体と同様に血中の CO_2 の濃度に対する受容器があり呼吸中枢を刺激する).
a. body reflex 大動脈体反射〔医学〕.
a. body tumor 大動脈体腫瘍.
a. bulb [TA] 大動脈球，= bulbus aortae [L/TA].
a. cartilage 大動脈軟骨(右側第2肋軟骨).
a. clamp 大動脈鉗子〔医学〕.
a. coarctation 大動脈縮窄〔症〕〔医学〕.
a. conduit 大動脈連結人工血管〔医学〕.
a. configuration 大動脈弁型心〔医学〕.
a. crossing of esophagus 食道大動脈交差部〔位〕〔医学〕.
a. dilatation 大動脈拡張〔症〕〔医学〕.
a. dimension 大動脈径〔医学〕.
a. disease 大動脈疾患〔医学〕.
a. dissection 大動脈解離〔医学〕，= dissection of aorta.
a. facies 大動脈弁不全性顔ぼう(貌)(頬の陥凹，蒼白顔色，青色強膜など).
a. foramen 大動脈裂孔(横隔膜の)，= hiatus aorticus.
a. glomera [TA] 大動脈小体，= glomera aortica [L/TA].
a. hiatus [TA] 大動脈裂孔，= hiatus aorticus [L/TA].
a. impression of left lung 大動脈溝，大動脈圧痕.
a. incompetence 大動脈弁閉鎖不全，= aortic insufficiency.
a. input impedance 大動脈入力インピーダンス(抵抗)〔医学〕.
a. insufficiency 大動脈弁閉鎖不全〔症〕.
a. isthmus [TA] 大動脈峡部(大動脈弓が胸大動脈に移行する部位でやや狭くなる．この付近に胎児では動脈管が，成人では動脈管索がつく)，= isthmus aortae [L/TA].
a. knob 大動脈隆起〔医学〕.
a. lymphatic plexus 大動脈リンパ管叢.
a. murmur 大動脈弁雑音.
a. nerve 大動脈神経.
a. nipple 大動脈乳頭〔医学〕.
a. notch 大動脈切痕〔医学〕.
a. obstruction 大動脈弁閉鎖症.
a. opening 大動脈口〔医学〕.
a. orifice [TA] 大動脈口，= ostium aortae [L/TA].
a. ostium 大動脈口.
a. plexus 大動脈神経叢(大動脈を取り囲む交感神経叢).
a. pressure 大動脈圧〔医学〕.
a. pulmonary window 大動脈肺動脈窓〔医学〕.
a. puncture 大動脈穿刺〔医学〕.
a. reflex 大動脈反射〔医学〕.
a. regurgitation (AR) 大動脈弁逆流(閉鎖不全)，= aortic insufficiency.
a. root 大動脈起始部，大動脈基部.
a. rupture 大動脈破裂〔医学〕.
a. sac 大動脈嚢(大動脈弓の発生する嚢状拡張部で，腹部大動脈に相当する).
a. sclerosis 大動脈硬化〔症〕〔医学〕.
a. septal defect 大動脈中隔欠損〔症〕〔医学〕.
a. sinus [TA] 大動脈洞，= sinus aortae [L/TA].
a. sinus aneurysm 大動脈洞動脈瘤.
a. sound 大動脈音〔医学〕.
a. spindle 大動脈紡錘〔医学〕，= His spindle.
a. spine 大動脈棘(峡部下方にある膨大部).
a. stenosis (AS) 大動脈弁狭窄〔症〕.
a. stenosis and insufficiency 大動脈弁狭窄・閉鎖不全〔医学〕.

a. subvalvular stenosis 大動脈弁下部狭窄〔医学〕.
a. sulcus 大動脈溝(肺の).
a. thrill 大動脈振戦〔医学〕.
a. triangle 大動脈三角〔医学〕(下は大動脈弓の上縁，後は上部胸椎，前は鎖骨下動脈で囲まれる).
a. valve [TA] 大動脈弁，= valva aortae [L/TA].
a. valve area 大動脈弁口面積〔医学〕.
a. valve disease 大動脈弁弁膜症〔医学〕.
a. valve insufficiency 大動脈弁閉鎖不全〔医学〕.
a. valve regurgitation 大動脈弁逆流〔医学〕.
a. valve replacement 大動脈弁置換〔術〕〔医学〕.
a. valve stenosis 大動脈弁狭窄〔医学〕.
a. valvular disease 大動脈弁疾患〔医学〕.
a. valvular pressure gradient 大動脈弁口部圧較差〔医学〕.
a. vestibule [TA] 大動脈前庭*，= vestibulum aortae [L/TA].
a. window 大動脈窓〔医学〕.
aorticopulmonary septal defect 大動脈肺動脈中隔欠損.
aorticopulmonary septum 大動脈肺動脈中隔.
aorticopulmonary window 大肺動脈窓，= aortopulmonary window.
aor·ti·co·re·nal [eiɔ̀:tikərí:nəl] 大動脈腎の.
a. ganglia [TA] 大動脈腎動脈神経叢，= ganglia aorticorenalia [L/TA].
a. ganglion 大動脈腎動脈神経節〔医学〕，大動脈腎神経節(腹腔神経節の一部).
aor·ti·tis [èiɔ:táitis] 大動脈炎〔医学〕.
a. productiva = syphilitic aortitis.
a. syndrome 大動脈炎症候群(高安病，脈なし病．大動脈およびその分枝の動脈炎を主徴とする疾患．発熱，高血圧，眼底異常，頭部，上肢の貧血症状がみられ，大動脈造影に特徴的所見が得られる).
a. syphilitica obliterans 閉塞性梅毒性大動脈炎.
aort(o)- [eiɔ:t(ou), -t(ə)] 大動脈との関係を表す接頭語.
aortocaval fistula 大動〔脈大〕静脈瘻〔医学〕.
aor·to·cla·sia [eiɔ̀:təkléiziə] 大動脈破裂.
aor·to·cor·o·nary [eiɔ̀:təkárənəri] 大動脈冠動脈の.
a. artery bypass 大動脈冠状動脈バイパス〔医学〕.
a. bypass graft 大動脈-冠動脈バイパス移植血管.
a. bypass (surgery) 大動脈－冠動脈バイパス術，= coronary artery bypass graft surgery (CABG).
a. bypass with synthetic graft 人工血管による大動脈冠状動脈バイパス〔医学〕.
aortoesophageal fistula 大動脈食道瘻〔医学〕.
aor·to·gram [eiɔ́:təgræm] 大動脈造影図〔医学〕.
aor·tog·ra·phy [èiɔ:tágrəfi] 大動脈造(撮)影〔法〕〔医学〕.
aor·to·il·i·ac [eiɔ:rtəíliæk] 大動脈回腸動脈の.
a. bypass 大動脈腸骨動脈バイパス(大動脈と腸骨動脈とを人工血管で結ぶ術式．腹部大動脈とその分岐部，腸骨動脈の閉塞の治療のために使用される).
a. occlusive disease 大動脈腸骨動脈閉塞症〔医学〕.
aor·to·lith [eiɔ́:təliθ] 大動脈結石.
aor·to·ma·la·cia [eiɔ̀:touməléiʃiə] 大動脈軟化〔症〕，= aortomalaxia.
aor·top·a·thy [èiɔ:tápəθi] 大動脈症.
a·or·to·pex·y [eiɔ:rtoupéksi] 大動脈胸骨固定術(大血管が原因の気管気管支軟化症の手術).
aor·top·to·sis [èiɔ:taptóusis] 大動脈下垂.
aortopulmonary artery anastomosis 大動脈肺動脈吻合〔医学〕.
aortopulmonary septal defect 大動脈・肺動脈中隔欠損(先天性心疾患．大量の左右短絡を生じるため重度の心不全に陥りやすい).
aortopulmonary window 大動脈肺動脈窓〔医学〕.
aortorenal bypass 大動脈腎動脈バイパス〔医学〕(大動脈と遠位腎動脈の間を自家動脈，伏在動脈，人工血管を用いて腎動脈の閉塞部をバイパスにして結ぶ術式).
aor·tor·rha·phy [eiɔ:tɔ́:rəfi] 大動脈縫合〔医学〕.
aor·to·scle·ro·sis [eiɔ̀:touskliəróusis] 大動脈硬化〔医学〕.
aor·to·ste·no·sis [eiɔ̀:toustinóusis] 大動脈狭窄.
aor·tot·o·my [eiɔ:tátəmi] 大動脈切開〔術〕.
AOS anodal opening sound 陽極解放音の略.
aos·mic [eiázmik] 無嗅覚の.
AOTA American Occupational Therapy Association アメリカ作業療法協会の略.
AP ① acid phosphatase 酸性ホスファターゼの略．② acute pneumonia 急性肺炎の略．③ angina pectoris 狭心症の略．④ anteroposterior 前後の略．⑤ anterior pituitary 下垂体前葉の略．⑥ appendectomy 虫垂切除〔術〕の略．⑦ artificial pneumothorax 人為的気胸の略．⑧ aspiration pneumonia 嚥下性肺炎の略.
AP-1 factor AP-1 因子.
ap ante prandium 食前にの略.
APA ① action potential amplitude 活動電位波高の略．② American Psychiatric Association アメリカ精神医学会の略．③ American Physiotherapy Association アメリカ物理療法協会の略.
APACHE acute physiology and chronic health evaluation 急性生理異常，慢性度による重症度評価の略(アパッチと呼称され ICU などで用いる).
ap·a·con·i·tine [æpəkánitin] アパコニチン $C_{33}H_{41}NO_{11}$ (アコニチン系の毒性塩基).
APAF antipernicious anemia factor 抗悪性貧血因子の略.
a·pal·l(a)es·the·sia [əpæ̀lisθí:ziə] 振動感覚消失，= pallanesthesia.
apallial syndrome 失外套症候群(1940年 Kretschmer の提唱した意識障害の一つの特殊型．大脳皮質の広範な障害により，合目的的な動作，言語，従命行為のない状態．脳波上，睡眠・覚醒のリズムは保たれている).
apallic state 失外套状態.
apallic syndrome 失外套症候群〔医学〕，= apallial syndrome.
apamin アパミン(ミツバチ毒の中にある膜作用性ペプチド).
a·pan·crea [əpǽŋkriə] 無膵症(膵臓欠損症). 形 apancreatic.
a·pan·dria [əpǽndriə] 男性嫌忌症，= apanthropy.
A·pan·spor·o·blas·ti·na [æ̀pænspɔ̀:roublæstáinə] アパンスポロブラスト亜目(微胞子虫門).
a·pan·thro·py [əpǽnθrəpi] ① 人間嫌忌〔症〕，対人恐怖．② 男性嫌忌症，= apandria.
a·par·a·lyt·ic [əpæ̀rəlítik] 無麻痺の.
a·par·a·thy·re·o·sis [əpæ̀rəθairioúsis] 上皮小体欠損〔症〕，= aparathyrosis.
a·par·a·thy·roid·ism [əpæ̀rəθáirɔidizəm] 上皮小体欠損症，副甲状腺欠損症，= aparathyrosis.
a·pa·reu·nia [əpərjú:niə] 性交不能〔症〕〔医学〕.
ap·ar·thro·sis [æpɑ:θróusis] ① 全動関節．② 脱臼，= diarthrosis.
a·pas·tia [əpǽstiə] 拒食症〔医学〕(神経症状としての). 形 apastic.
ap·a·thet·ic [æpəθétik] 無関心の，無欲の.
a. state 無関心状態〔医学〕.
a·path·ia [əpǽθiə] 無関心，= apathy.
a·path·ic [əpǽθik] 無関心な，= apathetic.
ap·a·thism [ǽpəθizəm] 冷淡症，鈍感症(刺激に

A

対する反応が鈍いこと). 形 apathic.
ap·a·thy [ǽpəθi] アパシー, 無関心〔医学〕, 感情鈍麻, 無感動, 冷淡(精神的感情の量的減退), 無感情.
ap·a·tite [ǽpətait] アパタイト, リン灰石 $Ca_{10}(PO_4)_6(OH)_2$.
a. calculus リン灰石結石.
a. ceramics implant アパタイト人工歯根〔医学〕.
a·pax·ia [əpǽksiə] (失行症の一型).
ap·a·zone [ǽpəzoun] アパゾン(抗炎症薬), = cinnopropazone, azapropazone, Mi85, AHR3018.
APC ① A (acetylsalicylic acid), P (phenacetin), C (caffeine)の混合剤で解熱薬. ② antigen presenting cells 抗原提示細胞の略. ③ argon plasma coagulation アルゴンプラズマ凝固療法の略.
APC compound APC化合物(acetylsalicylic acid アスピリン, phenacetin フェナセチン, caffeine カフェインからなる製剤).
APC gene APC遺伝子.
APC tablet acetylsalicylic acid アセチルサリチル酸(アスピリン), phenacetin フェナセチン, caffeine カフェイン錠剤.
APCC activated prothrombin complex concentrate 活性型プロトロンビン複合体濃縮製剤の略.
APD acute pandysautonomia 急性汎自律神経異常症の略.
APDL activity parallel to daily living 生活関連動作の略.
APE ① acute polioencephalitis 急性ポリオ脳炎の略. ② anterior pituitary extract 下垂体前葉抽出物の略. ③ aminophylline, phenobarbital, ephedrine の略.
ape [éip] サル[猿], = monkey.
a. ear サル耳.
a. fissure 猿裂(lunate sulcus 月状溝. 猿溝ともいいサルで明瞭).
a. hand サル手(正中神経麻痺の一徴候).
a.-man 猿人, 類人猿, = pithecanthropus.
a·pe·ci·tis [èipisáitis] 錐体炎(中耳炎に際し, 迷路周囲蜂巣組織および錐体先端蜂巣に起こる炎症), = petrositis.
a·pec·to·my [əpéktəmi] 根尖(根端)切除〔術〕, = apiectomy.
ap·ei·do·sis [æ̀paidóusis, æ̀pid–] 特徴漸減(疾病の症状または組織的形態が進行性に消失すること).
a·pel·la [əpélə] 無包皮, 短包皮(包皮の切除を受けた患者). 形 apellous.
ap·en·ter·ic [æ̀pəntérik] = abenteric.
a·pep·sia [əpépsiə] 消化機能消失, 消化不良, = apepsy.
a·pep·sin·ia [əpepsíniə] ペプシン欠乏.
a·pe·ri·ent [əpí:riənt] 緩下薬, = aperitiva.
ape·ri·od·ic [èipi:riádik] 無周期の, 無振動性の. 名 aperiodicity.
a. galvanometer 無周期検流計.
a·pe·ri·os·te·al [əpi:riástiəl] 無骨膜の〔医学〕.
a. amputation 無骨膜切断術〔医学〕.
a·per·i·stal·sis [əperistǽlsis, –stɔ́:l–] 無蠕(ぜん)動〔医学〕.
a·per·i·tive [əpéritiv] ① 食欲亢進薬. ② 緩下薬, = aperitivia.
Apert, Eugene [apá:r] アペール(1868–1940, フランスの小児科医).
A. syndrome アペール症候群(頭蓋縫合の早期閉鎖, 眼球突出および合指症を伴う).
a·per·tog·na·thia [əpɔ̀:tɑgnéiθiə] 開咬〔医学〕(不正咬合の一種).
ap·er·tom·e·ter [æ̀pə:támitər] 開〔放〕角測定計(顕微鏡対物レンズの開放度を測る器具).
ap·er·tu·ra [æ̀pə:t(j)ú:rə] ① 孔, 開口. ② 口径, = opening, aperture.
a. aquaeductus cochleae 蝸牛水道口.
a. aqueductus cerebri [L/TA] 中脳水道口*, = opening of cerebral aqueduct [TA].
a. aqueductus mesencephali [L/TA] 中脳水道口*, = opening of aqueduct of midbrain [TA].
a. canaliculi cochleae [L/TA] 蝸牛小管, = opening of cochlear canaliculus [TA].
a. canaliculi vestibuli [L/TA] 前庭水管外口, = opening of vestibular canaliculus [TA].
a. canalis inguinalis 鼡径管口.
a. chordae 鼓索管口, = apertura canalis chordae.
a. ductus nasolacrimalis [L/TA] 鼻涙管口*, = opening of nasolacrimal duct [TA].
a. externa aquaeductus vastibuli 前庭水管外口.
a. externa canalis carotici [L/TA] 頸動脈管外口*, = external opening of carotid canal [TA].
a. interna canaliculi cochleae [L/TA] 蝸牛管内口*, = internal opening of cochlear canaliculus [TA].
a. interna canaliculi vestibuli [L/TA] 前庭水管内口*, = internal opening of vestibular canaliculus [TA].
a. interna canalis carotici [L/TA] 頸動脈管内口*, = internal opening of carotid canal [TA].
a. lateralis [L/TA] 外側口, = lateral aperture [TA].
a. lateralis ventriculi quarti 第四脳室外側口, = foramen of Luschka.
a. mediana [L/TA]正中口, = median aperture [TA].
a. mediana ventriculi quarti 第四脳室正中口, = foramen of Magendi.
a. nasalis posterior [L/TA] 後鼻孔, = posterior nasal aperture [TA].
a. pelvis inferior [L/TA] 骨盤下口, = pelvic outlet [TA].
a. pelvis minoris 骨盤下口.
a. pelvis superior [L/TA] 骨盤上口, = pelvic inlet [TA].
a. piriformis [L/TA] 梨状口, = piriform aperture [TA].
a. sinus frontalis [L/TA] 前頭洞口, = opening of frontal sinus [TA].
a. sinus sphenoidalis [L/TA]蝶形骨洞口, = opening of sphenoidal sinus [TA].
a. stop 開口絞り.
a. thoracis inferior [L/TA] 胸郭下口, = inferior thoracic aperture [TA], thoracic outlet [TA].
a. thoracis superior [L/TA] 胸郭上口, = superior thoracic aperture [TA], thoracic inlet [TA].
a. tympanica canaliculi chordae tympani [L/TA] 鼓索小管鼓室口, = tympanic aperture of canaliculus for chorda tympani [TA].
ap·er·ture [ǽpə:ʧər] ① 口, 孔, 口径, 開口〔部〕〔医学〕. ② 鏡径(光学ではレンズの直径のことで, その焦点距離1インチのF/4として表される).
a. of fourth ventricle 第四脳室口〔医学〕.
a. of larynx 喉頭口.
a. of lens レンズ口, = angular aperture.
a. of mastoid antrum 乳突洞口.
a. ratio 口径比(写真の).
a·pex [éipeks] [TA] ① 歯突起尖, = apex dentis [L/TA]. ② 仙骨尖, = apex ossis sacri [L/TA], apex ossis sacralis [L/TA]. ③ 後角尖, = apex [TA]. ④ 尖, 頂, 頂端. 形 apical, apiciform.
a. anterior angulation 頂点前方屈曲角形成.
a. area 肺尖部, 上肺野.
a. auriculae [L/TA]耳介尖, = apex of auricle [TA], tip of ear [TA].

a. auriculae Darwini ダーウィンの耳介尖.
a. beat 心尖拍動, = point of maximum impulse.
a. capitis fibulae [L/TA] 腓骨頭尖, = apex of head [TA].
a. capituli fibulae 腓骨頭尖, = apex of head of fibula.
a. cardiogram (ACG) 心尖拍動図 [医学].
a. cardiography (ACG) 心尖拍動図法 [医学].
a. cartilaginis arytenoideae [L/TA]〔披裂軟骨〕尖, = apex of arytenoid cartilage [TA].
a. cordis [L/TA] 心尖, = apex of heart [TA].
a. cornu 角尖.
a. cornus posterioris 後角尖.
a. cuspidis [L/TA] 尖頭尖, = apex of cusp [TA].
a. cuspidis dentis 咬頭尖.
a. dentis [L/TA] 歯突起尖, = apex [TA].
a. linguae [L/TA] 舌尖, = apex of tongue [TA], tip of tongue [TA].
a. nasi [L/TA] 鼻尖, = apex of nose [TA], tip of nose [TA].
a. of arytenoid cartilage [TA]〔披裂軟骨〕尖, = apex cartilaginis arytenoideae [L/TA].
a. of auricle [TA] 耳介尖, = apex auriculae [L/TA].
a. of bladder [TA] 膀胱尖, = apex vesicae [L/TA].
a. of cusp [TA] 尖頭尖, = apex cuspidis [L/TA].
a. of cusp of tooth 咬頭尖.
a. of dens 歯突起尖.
a. of head [TA] 腓骨頭尖, = apex capitis fibulae [L/TA].
a. of head of fibula 腓骨頭尖.
a. of heart [TA] 心尖, = apex cordis [L/TA].
a. of lung [TA] 肺尖, = apex pulmonis [L/TA].
a. of nose [TA] 鼻尖, = apex nasi [L/TA].
a. of patella [TA] 膝蓋骨尖, = apex patellae [L/TA].
a. of petrous part [TA] 錐体尖, = apex partis petrosae [L/TA].
a. of petrous part of temporal bone 側頭骨の錐体尖.
a. of posterior horn 後角尖.
a. of prostate [TA]〔前立腺〕尖, = apex prostatae [L/TA].
a. of pyramid 錐体尖 [医学].
a. of root 根尖, 根端.
a. of sacrum 仙骨尖.
a. of tongue [TA] 舌尖, = apex linguae [L/TA].
a. of urinary bladder 膀胱尖.
a. ossis sacralis [L/TA] 仙骨尖, = apex [TA].
a. ossis sacri [L/TA] 仙骨尖, = apex [TA].
a. partis petrosae [L/TA] 錐体尖, = apex of petrous part [TA].
a. patellae [L/TA] 膝蓋骨尖, = apex of patella [TA].
a. pili 毛尖.
a. pleurisy 肺尖胸膜炎 [医学].
a. pneumonia 肺尖部肺炎, = apical pneumonia.
a. posterior angulation 頂点後方屈曲角形成.
a. prostatae [L/TA]〔前立腺〕尖, = apex of prostate [TA].
a. pulmonis [L/TA] 肺尖, = apex of lung [TA].
a. pyramidis 錐体尖.
a. radicis dentis [L/TA] 歯根尖(根尖), = root apex [TA].
a. satyri 耳介尖.
a. time 尖時(筋肉の収縮総和の先端から次のそれに至るまでの時間).
a. unguis 爪尖.
a. vesicae [L/TA] 膀胱尖, = apex of bladder [TA].

a·pex·i·graph [eipéksigræf] 根端計(歯根の位置を決定するために用いる), = apexograph.
APF animal protein factor 動物タンパク質因子の略.
APG ambulatory patient group 外来患者グループの略.
Apgar, Virginia [ǽpgər] アプガー(1909–1974, アメリカの麻酔医).
A. score アプガースコア(新生児の生後1分の状態を表す点数法. 心拍数や皮膚の色など5項目の評点を利用. 点数の低いものほど予後がわるい).

アプガースコア

採点項目＼点数	0 点	1 点	2 点
皮膚の色	全身チアノーゼ 蒼白	体幹は淡紅色 四肢はチアノーゼ	全身淡紅色
心拍数	なし	ゆっくり (1分間100以下)	1分間100以上
反射興奮性 (足底をたたく刺激に対する反応)	なし	顔をしかめる	せき または くしゃみ
筋緊張	ぐんにゃり	四肢をいくらか曲げている	活発な運動
呼吸努力	なし	弱く泣く	強く泣く

APHA ① American Protestant Hospital Association アメリカ新教病院協会の略. ② American Public Health Association アメリカ公衆衛生協会の略.
a·pha·cia [əféiʃiə] 無水晶体, = aphakia.
a·phaer·e·sis [əférəsis] 成分除去, = apheresis.
a·pha·gia [əféidʒiə] 嚥下不能〔症〕[医学].
a. algera 疼痛性嚥下不能症.
a·pha·go·prax·ia [əfægoupræksiə] 嚥下不能〔症〕.
a·pha·kia [əféikiə] 無水晶体 [医学], = aphacia. 形 aphacic, aphakic.
aphakic eye 無水晶体眼.
aph·a·lan·gia [æfəlǽndʒiə] 無指骨症 [医学].
aph·a·lan·gi·a·sis [æfəlændʒáiəsis] 無指(趾)症 [医学], = aphalangia.
aph·al·ge·sia [æfəldʒí:siə] 接触痛(ヒステリー患者が象徴的意義をもつ無害物体に触れて痛覚を経験すること).
Apha·nip·te·ra [æfənίptərə] ノミ類 [隠翅目](昆虫綱, 新翅群－貧新翅群の一目), = fleas.
aphan·i·sis [əfǽnisis] 性交力消失恐怖〔症〕. 形 aphanitic.
Aph·an·o·cap·sa [æfənəkǽpsə] アファノカプサ属(藍藻の一種).
a·phan·to·bi·ont [əfæntəbáiənt] 非可視生物体, = virus particle.
aph·a·ryn·ge·al [æfərίndʒiəl] 無咽頭の.
a·pha·sia [əféiziə] 失語〔症〕[医学](Broca が1861年に aphemia の代用語として提唱した術語で, 左大脳半球にある言語中枢が障害されたときに現れる症状. 自発言語のできない運動性失語〔症〕, 言語理解不能の感覚性失語, 錯語, 錯書を呈する伝導性失語〔症〕, 書写以外まったく不可能な失語〔症〕および失読〔症〕などの区別がある). 形 aphasic, aphasiac.
a. lethica 健忘性失語〔症〕.
a·pha·si·ac [əféiziæk] 失語〔症〕患者.
aphasic and apraxic syndrome 失語失行症候群.
aphasic lethal factor 無相致死因子 [医学].
a·pha·si·ol·o·gist [əfèiziálədʒist] 失語〔症〕専門家, 失語〔症〕学者.

a·pha·si·ol·o·gy [əfèiziálədʒi] 失語〔症〕学.
a·phas·mid [əfǽzmid] 無ファスミド類(線虫類の器官の一つでファスミドと呼ばれる体後端近くにあるクチクラ性の小嚢をもたない一群. 鞭虫, 毛頭虫, 旋毛虫などがこの中に入る). → phasmid.
ap·he·li·ot·ro·pism [æfi:liátrəpizəm] 背光性. 形 apheliotropic.
a·phel·xia [əfélksiə] 精神喪失, 無関心. 形 aphelotic.
a·phe·mes·the·sia [əfì:misθí:ziə] 語盲, 語ろう(聾).
a·phe·mia [əfí:miə] 運動性失語〔症〕[医学] (Broca が1861年に左側大脳半球に失語〔症〕の中枢を仮定して用いた術語). 形 aphemic.
aph·e·pho·bia [æfəfóubiə] 他人接触恐怖〔症〕, 接触恐怖〔症〕[医学].
aph·er·e·sis [əférisis, æfərí:–] アフェレーシス, 血液成分分離法, 成分除去 [医学] (供血者から効率よく血小板や顆粒球, 血漿などの血液成分を採取する方法をいい, 必要な細胞や成分を除いた後, 再度血液を患者自身に戻すこと), = hemapharesis.
aph·e·ter [ǽfətər] アフェーター(筋肉収縮に関係あると仮定されている inogen の分解を触媒すると思われる分解酵素 catastase), = trigger material.
aph·id [ǽfid] アブラムシ [蚜虫], アリマキ(過敏症の抗原とも考えられる昆虫で, 植物のモザイク病の病原体ウイルスを媒介する).
A·phid·i·dae [əfídidi:] アブラムシ [蚜虫] 科(節足動物門, 昆虫綱, 新翅亜綱, 半翅目の一科で, 植物のモザイク病ウイルスを媒介する), = aphids.
a·phi·lan·thro·py [æfilǽnθrəpi] 無愛情(精神病の発現前期にみられる).
a·phi·lop·o·ny [æfilápəni] 仕事嫌い, 怠惰.
a·pho·nia [əfóuniə] 無声〔症〕[医学], 失声〔症〕[医学], = aphony. 形 aphonous, aphonic.
　a. clericorum 僧侶(牧師)失声〔症〕.
　a. hysterica ヒステリー性失声〔症〕.
　a. intermittens 間欠性失声〔症〕.
　a. paralytica 麻痺性失声〔症〕.
　a. paranoica 強情性沈黙(精神異常者にみられる).
a·phon·ic [əfánik] 失声〔症〕の.
　a. pectoriloquy 無音胸声.
　a. sound 無声音.
a·pho·no·ge·lia [əfounədʒí:liə] 哄笑不能(大きな声を出して笑うことのできない状態).
aph·o·re·sis [æfərí:sis] ① 部分切除. ② 無忍耐〔症〕(疼痛などに対する忍耐力の欠乏).
aph·ose [éifouz] 暗黒感, 暗影感(視野に感じる主観的暗黒点).
a·phos·pho·ro·sis [əfàsfəróusis] 食事性リン欠乏〔症〕.
a·pho·tes·the·sia [əfoutisθí:ziə] 曝光性視力低下.
a·phra·sia [əfréiziə] 失連句〔症〕[医学], 連句不能〔症〕(語句として並んだ言葉を話したり, 理解できない), = heterophrasia.
　a. paranoica 偏執性連句不能〔症〕.
a·phre·nia [əfrí:niə] 痴呆, = dementia. 形 aphrenic, aphrenous.
aph·ro·dis·ia [æfrədíziə] ① 催淫, 性的興奮. ② 性交. ③ 性科学研究会.
aph·ro·dis·i·ac [æfrədíziæk] 催淫薬 [医学] (ギリシャ女神アフロディテ Aphrodite を崇める祭礼を Aphrodisia といい, ヒポクラテスはこれを性快楽の意味に用いた), = aphrodisiaca.
aph·ro·dis·i·o·ma·nia [æfroudìziəméiniə] 淫欲症, 色情症, = erotomania.
aph·ro·ne·sis [æfrouní:sis] 痴呆, 狂気, = aphronesia.
aphro·nia [əfróuniə] ① 識別力欠如. ② 卒中.
aph·tha [ǽfθə] アフタ [医学], 鵞口瘡(小潰瘍の意味で, 主として粘膜面に生ずる白色ないし灰色の斑点または限極性糜爛としてみられ, 周囲は赤暈を呈する). 形 aphthous.
aphthae tropicae 熱帯性アフタ(消化器障害を伴う), = sprue.
aph·then·xia [əfθénksiə] 有節音失語症.
aphthobullous stomatitis 口蹄疫, = foot-and-mouth disease.
aph·thoid [ǽfθɔid] アフタ様の, アフタ様発疹.
　a. ulcer アフタ様潰瘍(口腔内アフタ様の消化管粘膜の小潰瘍).
aph·thon·gia [əfθándʒiə] ① 重舌病(演説中に起こる一種の痙攣性神経症). ② 反射性失語〔症〕[医学].
aph·tho·sis [əfθóusis] アフタ症 [医学] (全身性または局所性の疾患で, 口腔および性器粘膜にアフタを発生し, 紅斑または紫斑を伴うこともあり, 眼症状としては前房蓄膿, 網膜出血などを併発する. 病原体はおそらくウイルスであるが, 過敏性傾向も誘因となる).
aph·thous [ǽfθəs] アフタ〔性〕の [医学].
　a. angina アフタ性アンギナ [医学].
　a. cachexia アフタ性悪液質, = apthous sprue.
　a. colpitis アフタ〔性〕腟炎 [医学].
　a. fever 口蹄疫 [医学], = foot-and-mouth disease.
　a. stomatitis アフタ性口内炎 [医学].
　a. ulcer アフタ性潰瘍 [医学].
　a. ulitis アフタ性歯肉炎 [医学].
　a. vaginitis アフタ〔性〕腟炎 [医学].
Aph·tho·vi·rus [æ̀fθouváiərəs] アフトウイルス属(ピコルナウイルス科の一属で, 口蹄疫ウイルスなどが含まれる).
aph·y·lax·is [æ̀filǽksis] ① 無防衛. ② 抵抗力低下. 形 aphylactic.
Ap·i·ac·e·ae [æpiéisii:] セリ科, = carrot family.
ap·i·cal [ǽpikəl] [TA] ① 尖側, = apicalis [L/TA]. ② 先端の, 根尖の, 根尖側の, 肺尖の, 心尖〔の〕.
　a. abscess ① 肺尖膿瘍. ② 歯根先〔端〕膿瘍, 根尖(根端)膿瘍.
　a. area 歯根尖 [医学].
　a. body 尖体, = acrosome.
　a. branch [TA] 肺尖静脈, = ramus apicalis [L/TA].
　a. branch of right superior pulmonary vein 右上肺静脈の肺尖静脈.
　a. cap 肺尖部キャップ [医学], 肺尖帽.
　a. cell 頂端細胞(成長点の最先端に位置する).
　a. complex 先端構造物群, 先端構造, 頂端複合構造, アピカル特殊構造.
　a. cyst 根尖嚢胞 [医学], 歯根嚢胞, = radicular cyst.
　a. dendrite 先端樹状突起 [医学].
　a. ectodermal ridge 外胚葉性頂提 [医学].
　a. fat pad 心尖脂肪片 [医学].
　a. foramen [TA] 歯根尖孔, = foramen apicis dentis [L/TA].
　a. granuloma 歯根肉芽腫, = dental granuloma.
　a. growth 頂端成長, 先端成長 [医学].
　a. hypertophy 心尖部肥大.
　a. hypertrophy 心尖部肥大 [医学].
　a. infarction 心尖部心筋梗塞.
　a. initials 頂端〔原始〕細胞群.
　a. ligament of dens [TA] 歯尖靱帯, = ligamentum apicis dentis [L/TA].
　a. lung field 肺尖野 [医学].
　a. lymph nodes 上〔腋窩〕リンパ節.
　a. membrane 先端膜 [医学].
　a. meristem 頂端分裂組織.
　a. nodes [TA] 上〔腋窩〕リンパ節, = nodi apicales [L/TA].

a. organ 頂器管.
a. periodontal abscess 根尖歯周膿瘍.
a. periodontitis 歯根尖炎〔医学〕, 根尖性歯周炎, 根尖炎.
a. pneumonia 肺尖部肺炎〔医学〕.
a. pole = animal pole.
a. process 先端突起.
a. projection 根尖投影〔法〕, 歯根尖投影〔医学〕.
a. ramification 根尖分岐, 歯根尖分岐〔医学〕.
a. segment〔S I〕 [TA] 肺尖区, = segmentum apicale〔S I〕[L/TA].
a. segmental artery [TA] 肺尖動脈, = arteria segmentalis apicalis [L/TA].
a. segmental bronchus〔B I〕 [TA] 肺尖枝, = bronchus segmentalis apicalis〔B I〕[L/TA].
a. space 根尖腔, 歯根尖腔〔医学〕, 歯尖隙（歯槽と根尖部との間隙で, 歯根膜のある部分で, 歯槽膿漏の根拠部).
a. sucker 頭頂吸盤.
a. syndrome 脊髄上端部症候群.
a. tuberculosis 肺尖結核〔症〕〔医学〕.
a. turn 頂回転〔医学〕.
a. vein [TA] 肺尖静脈, = vena apicalis [L/TA].
a. vertebra 頂椎, 楔状椎（脊柱変形における彎曲の頂点にある脊椎のこと).
a. view 肺尖撮影〔医学〕.
a. zone 根尖帯（歯槽の).

ap·i·ca·lis [æpikéilis] [L/TA] 尖側, = apical [TA].
ap·i·cec·to·my [æ̀piséktəmi] 肺尖区域〔上区域〕切除〔医学〕, 根尖（根端）切除〔術〕, = apicoectomy, apicotomy.
ap·i·ce·ot·o·my [æ̀pisiátəmi] = apicoectomy.
ap·i·ces [ǽpisi:z, éi–] (apex の複数).
ap·i·ci·tis [æ̀pisáitis] 先端炎〔医学〕（歯根, 肺尖, 側頭骨錐体尖など).
a. caseosa 乾酪性肺尖炎.
a. fibropetrificata 線維石化性先端炎.
a. fibrosa 線維性先端炎.
a. productiva 増殖性先端炎.
a. pyramidalis 錐体先端炎.
apico– [æpikou, –kə] 頂, 尖, 頂端を意味する接頭語.
ap·i·co·ec·to·my [æ̀pikouéktəmi] 歯根尖切除術〔医学〕, 根尖切除〔術〕, = apicectomy, apicotomy.
ap·i·co·lo·ca·tor [æ̀pikoulóukeitər] 根端計.
ap·i·col·y·sis [æ̀pikálisis] 肺尖剥離〔術〕.
Ap·i·com·plex·a [æ̀pikəmpléksə] アピコンプレックス門（寄生性の原生生物で, スポロゾイトの細胞先端に apical complex と呼ばれる構造体をもつ. *Plasmodium*, *Toxoplasma*, *Cryptosporidium*, *Cyclospora* など医学上重要な原虫が含まれる一群).
apicoposterior branch [TA] 肺尖後静脈, = ramus apicoposterior [L/TA].
apicoposterior segment〔S I+II〕 [TA] 肺尖後区, = segmentum apicoposterius〔S I+II〕[L/TA].
apicoposterior segmental bronchus〔B I+II〕 [TA] 肺尖後枝, = bronchus segmentalis apicoposterior〔B I+II〕[L/TA].
apicoposterior vein [TA] 肺尖後静脈, = vena apicoposterior [L/TA].
ap·i·co·stome [ǽpikəstoum] 歯根切開器.
ap·i·cos·to·my [æ̀pikástəmi] 歯根切開〔術〕.
ap·i·cot·o·my [æ̀pikátəmi] 根尖（根端）切除〔術〕, = apicectomy, apicoectomy.
apic·u·lus [əpíkjuləs] 微突頭（植物の頂端にある小突起). 形 apiculate.
a. color gene 稃先着色因子.
Ap·i·dae [ǽpidi:] ミツバチ科（膜翅目の一科で, *Apis*, *Melipona*, *Trigona* などの諸属を含む).
ap·i·ec·to·my [æ̀piéktəmi] 根尖（根端）切除〔術〕, = apectomy.
a·pig·e·nin [əpíʤənin] アピゲニン $C_{15}H_{10}O_5$（フラヴォンの5,7,4′トリオキシ誘導体で, ダリアの花冠中に遊離状態で含まれ, またパセリの葉に存在する配糖体).
APIM Association Professionelle Internationale des Medicines 国際医師職業協会の略.
a·pin·e·al·ism [əpáiniəlizəm] 無松果体〔症〕(松果体機能不全〔症〕).
ap·i·noid [ǽpinɔid] 清浄な.
a. cancer 硬性癌, 表皮細胞癌, = scirrhous cancer.
api·ol [éipiɔ:l, ǽpi–] アピオール（パセリ種子から得る薬効成分).
ap·i·o·nia [æ̀pinóuniə] 脂肪欠乏.
a·pi·o·ther·a·py [èipiəθérəpi] ハチ毒療法（ハチ毒を用いるハチ刺傷の治療法, ハチ毒療法), = melissotherapy.
a·pi·pho·bia [èipifóubiə] 恐蜂症, ハチ恐怖.
A·pis [éipis] ミツバチ属（ミツバチ科 *Apidae* の一属).
A. mellifera セイヨウミツバチ, = honey bee.
apis venom ミツバチ毒.
a·pis·in [éipisin] ハチ毒.
a·pis·i·na·tion [eipisinéiʃən] ハチ毒症.
a·pi·tu·i·tar·ism [əpitjú:itərizəm] 無下垂体〔症〕〔医学〕, 無〔脳〕下垂体〔症〕(下垂体機能不全症).
A·pi·um [éipiəm] オランダミツバ属（セリ科の一属).
A. graveolens **var. dulce** オランダミツバ, セロリ, = celery.
APL ① acute promyelocytic leukemia 急性前骨髄芽球性白血病の略. ② anterior pituitary–like substance 下垂体前葉類似物質の略.
APL hormone 下垂体前葉分泌物質様ホルモン（妊娠尿ホルモン), = pregnancy urine hormone.
a·pla·cen·tal [æpləséntəl] 無胎盤の.
ap·la·nat·ic [æplənǽtik] 不遊の, 無収差の（球面収差のないこと).
a. focus 不遊焦点, 無収差焦点.
a. lens 直線レンズ, 無収差レンズ（対物レンズで球面収差を除いたもの).
a. point 不遊点（球収差が除去された点).
ap·la·na·tio [æplənéiʃiou] 扁平.
a. corneae 扁平角膜症.
a·plan·a·tism [əplǽnətizəm] 不遊系, 無収差性（光学系の軸上の物点 P の像が軸上の一点 P′ に生ずること). 形 aplanatic.
a·plan·o·gam·ete [eiplænəgǽmi:t] 不動配偶子.
a·pla·sia [əpléiziə] ① 形成不全〔症〕, 発育不全〔症〕, 無形成〔症〕, 欠如. ② 先天性萎縮. 形 aplastic.
a. axialis extracorticalis congenita 先天〔性〕脳皮質外軸性形成不全症（眼および頭の回転運動, 四肢強直, 小脳性運動失調, 痴呆などを主徴とする遺伝疾患), = Melzbacher–Pelizaeus disease, familial centrobulbar sclerosis.
a. cutis 皮膚欠損症.
a. cutis congenita 先天性皮膚形成不全症〔医学〕, 先天性皮膚欠損〔症〕.
a. nervi optici 視神経欠如.
a. of abdominal wall muscle 腹壁筋無形性〔医学〕.
a. of thyroid gland 甲状腺欠損〔症〕〔医学〕.
a. of uterine cervix 子宮頸無形成〔医学〕.
a. of uterine tube 卵管欠損〔医学〕.
a. of uterus 子宮無形成〔症〕〔医学〕.

a. pilorum intermittens = aplasia pilorum moniliformis.

a. pilorum moniliformis 連珠毛.

a·plas·mic [əplǽzmik] 無原形質の.

a·plas·tic [əplǽstik] 無形成〔性〕の，再生不良性の.

a. anemia 再生不良性貧血［医学］(造血幹細胞の異常のための骨髄低形成により汎血球減少を呈する．タンパク同化ホルモン，骨髄移植などで治療する).

a. crisis 骨髄無形成発症［医学］，低形成発作.

a. dysplasia 無形成性異形成.

a. kidney 形成不全腎［医学］，無形成腎［医学］.

a. leukemia 無形成性白血病(赤血球白血球の両種が減少し，未熟型が比較的増加するもの).

a. lymph 無形成リンパ(形成不全〔性〕リンパ．白血球を多数含有するリンパ．血球〔性〕リンパ)，= corpuscular lymph.

a·pleu·ria [əplúːriə] 無肋骨，= ecostatism.

Apley, A. G. [ǽpli] アプレー(イギリスの整形外科医).

A. sign アプレー症候(1947年 Apley が発表した半月および靱帯・関節包損傷の疼痛誘発テスト).

APLH anterior pituitary-like hormone 下垂体前葉様ホルモンの略.

a·plot·o·my [əplátəmi] 単純切開.

A·ply·sia [əplíziə, -láiz-] アメフラシ属.

APM ① Groupé らにより1952年に *Achronobacter* の1株の培養液中に発見された抗生物質で，ハツカネズミのインフルエンザAによる肺炎を阻止する．② aspartame アスパルテームの略.

ap·nea [ǽpniə] 無呼吸［医学］，呼吸停止［医学］，窒息，= apnea vera.

a.-ECG 無呼吸心電図［医学］.

a.-hypopnea index 無呼吸低換気指数［医学］，無呼吸-寡呼吸指数.

a. index 無呼吸指数(単位時間あたりの無呼吸回数).

a. neonatorum 新生児無呼吸.

a. of prematurity 未熟児無呼吸〔発作〕.

a. point 無呼吸点［医学］.

a. vagi 迷走神経性無呼吸.

a. vera 真性無呼吸.

ap·ne·ic [æpníːik] 無呼吸の.

a. attack 無呼吸発作［医学］.

a. spell 無呼吸発作.

a. threshold 無呼吸閾値［医学］.

ap·neu·mat·ic [æpnjuːmǽtik] 無気の，真空の.

ap·neu·ma·to·sis [æ̀pnjuːmətóusis] 肺胞萎縮(先天性無気肺).

ap·neu·mia [æpnjúːmiə] 無肺〔症〕［医学］，先天性肺欠損症.

ap·neu·sis [æpnjúːsis] 持続性吸息［医学］，= maintained respiration, inspiratory spasm. 形 apneustic.

ap·neus·tic [æpnjúːstik] 持続性吸息の.

a. breathing 持続性吸息呼吸，無呼吸呼吸(吸息位での呼吸運動停止(持続性吸息)の状態).

a. center 無呼吸中枢［医学］.

a. respiration 持続吸息性呼吸.

APO-1 (アポトーシス誘導性モノクローナル抗 Fas 抗体の対応抗原).

apo-, ap-, aph- [æpou, -pə, æp, æf] 分離または誘導の意味を表す接頭語.

apo B-48 アポ B-48(糖タンパク，小腸で合成される．肝臓で合成されるものに apo B-100 がある).

ap·o·at·ro·pine [æ̀pouǽtrəpin] アポアトロピン 化 atropyltropeine $C_{17}H_{21}O_2N$(アトロピンの無水化合物)，= atropyltropeine, atropamine.

ap·o·bi·o·sis [æ̀poubaióusis] ① 生理的死．② 部分的死．③ 生活力減退. 形 apobiotic.

ap·o·cam·no·sis [æ̀poukəmnóusis] 疲労症，= morbid fatigability.

ap·o·car·ter·e·sis [æ̀poukɑːtəríːsis] 任意餓死，断食性自殺.

ap·o·ca·tas·ta·sis [æ̀poukətǽstəsis] 回復，軽減.

ap·o·ca·thar·sis [æ̀poukəθáːsis] 通利，浣腸.

ap·o·ce·no·sis [æ̀pousinóusis] 流出増加(血液およびほかの体液の).

ap·o·chro·mat·ic [æ̀poukroumǽtik] 高度色消し(色収差を是正することで，Abbé は蛍石 fluorspar を利用した).

a. lens 高度色消しレンズ(スペクトルのC線(赤)，D線(黄)，F線(青)の3つの波長の光線について色収差を除去したレンズ).

a. objective lens 高度色消し対物レンズ，= apochromatic lens.

ap·o·clei·sis [æ̀poukláisis] 嫌食，拒食.

ap·o·co·de·ine [æ̀poukóudiːin] アポコデイン $C_{18}H_{19}NO_2$(コデインのアルカロイド).

a. hydrochloride 塩酸アポコデイン $C_{18}H_{19}NO_2$-HCl(黄色無形粉末で去痰・催吐薬).

a·poc·o·pe [əpákəpiː] 切断，= amputation. 形 apocoptic.

ap·o·crine [ǽpəkrin] アポクリン分泌，離出分泌(腺細胞の細胞質の一部がちぎれて分泌物となる).

a. carcinoma アポクリン癌.

a. cell アポクリン細胞(アポクリン分泌を行う細胞).

a. gland アポクリン腺(アポクリン分泌を行う腺，腋窩などにみられるアポクリン汗腺，乳腺など).

a. hidradenoma アポクリン嚢胞腺腫.

a. hidrocystoma アポクリン汗嚢腫.

a. sweat アポクリン汗.

a. sweat glands アポクリン汗腺(大汗腺).

ap·o·crus·tic [æ̀poukrʌ́stik] ① 収斂薬．② 駆虫薬．③ 忌避剤.

A·poc·y·na·ce·ae [əpɑ̀sinéisiiː] キョウチクトウ〔夾竹桃〕科，= dogbane family.

a·poc·y·ne·in [əpásiniːin] アポシネイン(カナダタイマ〔大麻〕から得られる配糖体で，強心作用がある).

a·poc·y·nin [əpásinin] アポシニン 化 4-hydroxy-3-methoxyacetophenone $C_9H_{10}O_3$(バシクルモン属植物に含まれる成分で，昇圧作用を示す)，= acetovanillon.

A·poc·y·num [əpásinəm] バシクルモン属(キョウチクトウ科 *Apocynaceae* の植物).

a·poc·y·num [əpásinəm] (バシクルモン属の乾燥根薬で cymarin が主成分．強心・利尿作用がある).

a. fluidextract アポシナム流エキス，= fluidextractum apocyni.

ap·o·cyte [ǽpəsait] 多核体.

a·po·dal [ǽpədəl] 無足の.

ap·o·de·hy·dro·gen·ase [æ̀poudiháidrədʒəneis] 担体脱水素酵素(完全脱水素酵素の一成分で，担体 pheron と中間酵素 protein との結合物).

ap·o·de·mi·al·gia [æ̀poudèmiǽldʒiə] 病的旅行癖，家庭嫌忌症，= wanderlust.

Ap·o·de·mus [æpoudíːməs] アカネズミ属.

A. agrarius セスジネズミ(流行性出血熱の病原体を保有する)，= Eurasian field mouse.

A. speciosus アカネズミ(日本産ノネズミの一種)，= large Japanese field mouse.

A. sylvaticus モリアカネズミ，= European wood-mouse.

a·po·de·um [əpóudiəm] 筋付着点，筋停止点，= muscle insertion.

a·po·dia [əpóudiə] ①〔先天〕無足症．② ウナギ

類. 形 apodal, apodous, apous.

ap·o·di·po·sis [æ̀poudipóusis] 脂肪変性.

ap·o·en·zyme [æ̀pouénzaim] アポ酵素 [医学] (酵素の担体をなすタンパク質成分で, これに助酵素 coenzyme を加えると全酵素 holoenzyme として作用する), = pheron.

a. reactivation immunoassay system アポ酵素再活性化イムノアッセイ系 [医学].

ap·o·e·ryth·e·in [æpouiríθi:in] アポエリテイン (胃粘膜により分泌される抗貧血性内因子の非透析性非耐熱性タンパク質成分で, ビタミン B_{12} と結合してエリテイン erythein に変化する).

ap·o·fer·ment [æ̀poufə́:mənt] アポ酵素, = apozymase, apoenzyme.

ap·o·fer·ri·tin [æ̀pəféritin] アポフェリチン [医学] (血色素の形成において鉄と軽く結合してフェリチン ferritin となり, さらに鉄を放出して元の形に戻るタンパク質. 分子量 460,000).

a·po·gam·e·ty [əpougǽmiti] 偽単為生殖 [医学].

a·pog·a·my [əpágəmi] アポガミー, 単為生殖 [医学], 無性生殖 (配偶子の形成, 接合なく配偶体 gametophyte から直接胞子体 sporophyte ができること), = apomixis. 形 apogamic, apogamous.

ap·o·gee [ǽpəʤi:] 最悪期 (疾病経過中の極期).

ap·o·geu·sis [æ̀pougú:sis] 変味.

ap·o·gly·co·gen [æ̀pougláikəʤən] アポグリコゲン (*β*-amylase の発酵作用で生ずるグリコゲンの一種).

A·poi·dea [əpóidiə] ミツバチ上科 (ミツバチ科 *Apidae* などを含む), = bees.

ap·o·kam·no·sis [æ̀poukəmnóusis] 疲労症, = apocamnosis.

a·po·lar [əpóulər] 無極の [医学].

a. cell 無極細胞.

a. nerve cell 無極神経細胞.

a. neuroblast 無極神経芽細胞 (髄質上皮から分化したもの).

ap·o·leg·a·my [æ̀pəlégəmi] 雌雄淘汰 (繁殖の目的で性を選択すること). 形 apolegamic.

ap·o·lep·sis [æ̀pəlépsis] 閉止, 停止 (呼吸, 分泌, 脈拍など).

ap·o·lex·is [æ̀pəléksis] 衰弱, = decrepitude.

ap·o·lip·o·pro·tein [æ̀pəlìpouprόuti:n] アポリポタンパク質 (正常マクロファージより産生されるタンパク質で血中の低比重脂質と結合して, それを組織へと運搬する役割をもつ).

a. deficiency アポリポタンパク欠損症 (アポリポタンパク A, B, CⅡ, E における欠損症).

Apollo disease アポロ病 (1969年アポロ11号が月面着陸した年にガーナで流行した結膜炎のためこの名がある), = acute hemorrhagic conjunctivitis.

Apollonia [æ̀pəlóuniə] アポロニア (古代ギリシャの歯科女神).

Apollonius [æ̀pəlóuniəs] アポロニウス (クレタ島に生まれた AD 1世紀のギリシャの医師).

a·pol·y·sis [əpálisis] 片節離脱.

apolytic cestode 片節離脱条虫.

ap·o·mix·ia [æ̀pəmíksiə] 単為生殖, = apogamy, apomixis.

ap·o·mix·is [æ̀pəmíksis] 単為生殖 [医学], = apogamy.

ap·o·mor·phine [æ̀poumɔ́:fin] アポモルフィネ $C_{17}H_{17}NO_2$ (無色無晶形のアルカロイドで, 高温でモルフィンに塩酸を作用させて得られるイヌの去痰・催吐薬. 初めは apomorphia と呼ばれ, 空気中では酸化されて緑色に変わる. 麻薬ではない), = apomorphina.

a. bromomethylate = a. methylbromide.

a. hydrochloride 塩酸アポモルフィネ $C_{17}H_{17}O_2H$-$HCl + ½H_2O$, = apomorphinae hydrochloridum.

a. methylbromide 臭化メチル化アポモルフィネ $C_{17}H_{17}NO_2$-CH_3Br-H_2O, = euporphin.

a. test アポモルフィネ試験, = Bedson test.

ap·o·my·e·lin [æ̀poumáiəlin] アポミエリン (脳実質から得られる物質).

ap·o·neu·rec·to·my [æ̀pounju:réktəmi] 腱膜切除術.

aponeurogenic ptosis 腱原性眼瞼下垂.

ap·o·neu·rol·o·gy [æ̀pounju:ráləʤi] 腱膜学.

ap·o·neu·ror·rha·phy [æ̀pounju:rɔ́:rəfi] 腱膜縫合術.

ap·o·neu·ro·ses [æ̀pounju:róusi:z] 腱膜 (aponeurosis の複数).

ap·o·neu·ro·sis [æ̀pounju:róusis] [L/TA] 腱膜, = aponeurosis [TA]. 形 aponeurotic.

a. bicipitalis [L/TA] 上腕二頭筋腱膜 (aponeurosis muscli bicipitis brachii [PNA]), = bicipital aponeurosis [TA].

a. epicranialis [L/TA] 帽状腱膜, = epicranial aponeurosis [TA].

a. glutea [L/TA] 殿筋腱膜, = gluteal aponeurosis [TA].

a. linguae [L/TA] 舌腱膜, = lingual aponeurosis [TA].

a. musculi bicipitis brachii [L/TA] 上腕二頭筋腱膜, = bicipital aponeurosis [TA].

a. musculus erectoris spinae [L/TA] 脊柱起立筋腱膜, = erector spinae aponeurosis [TA].

a. of insertion 筋付着 (停止) 点腱膜.

a. of origin 筋起始点腱膜.

a. of Zinn チン腱膜, = ligament of Zinn.

a. palatina [L/TA] 口蓋腱膜, = palatine aponeurosis [TA].

a. palmaris [L/TA] 手掌腱膜, = palmar aponeurosis [TA].

a. pharyngea 咽頭腱膜.

a. plantaris [L/TA] 足底腱膜, = plantar aponeurosis [TA].

ap·o·neu·ro·si·tis [æ̀pounju:rəsáitis] 腱膜炎 [医学].

aponeurotic galea 帽状腱膜 [医学].

aponeurotic reflex 足底反射, 腱膜反射.

ap·o·neu·ro·tome [æ̀pounjú:rətoum] 腱膜切開器.

ap·o·neu·rot·o·my [æ̀pounju:rátəmi] 腱膜切開術.

a·po·nia [əpóuniə] ① 無痛. ② 休業, 無努力. 形 aponic.

ap·o·noia [æ̀pənóiə] 急性錯乱, = aponoea.

apopain アポパイン (caspase の一種).

ap·o·pa·thet·ic [æ̀poupəθétik] 適応行為の.

ap·o·phil·lite [æ̀pəfílait, əpáfi-] 魚眼石, = apophyllite.

ap·o·phleg·mat·ic [æ̀pouflegmǽtik] 去痰薬, 粘液分泌促進薬 [医学], = expectorant.

ap·o·phos·pha·tase [æ̀poufásfəteis] アポフォスファターゼ (apoenzyme に相当するリン酸酵素).

apophylactic phase 陰性期 (ワクチン療法の), = negative phase.

ap·o·phy·lax·is [æ̀poufilǽksis] 防衛力減退. 形 apophylactic.

apophysary point 骨起点 (鼻前孔下縁の中央点).

a·poph·y·sate [əpáfiseit] 骨起のある.

apophyseal fracture 骨突起 (アポフィーゼ) 骨折 [医学], 骨端骨折.

apophyseal joint 椎間関節 [医学], [関節] 突起間関節.

apophyseal necrosis 骨端壊死.

ap·o·phys·e·o·path·ia [æpoufiziəpæθiə] 骨端症〔医学〕.

ap·o·phys·e·op·a·thy [æpoufiziápəθi] 骨端症(長骨骨端核を含めた無菌性骨端壊死), = apophyseopathia.

a·poph·y·ses [əpáfisi:z] 骨端(apophysisの複数).

a·poph·y·sis [əpáfisis] [L/TA]〔骨〕突起(骨端ともいう. 短骨または扁平骨に現れる骨端核で, 長骨のエピフィーゼに相当する), = apophysis [TA]. 形 apophysary, apophyseal, apophysial.

a. conchae 下鼻甲介骨突起.

a. lenticularis 豆状核突起(キヌタ骨の長脚の末端にありアブミ骨と関節する).

a. mamillaris 乳様突起(嗅球).

a. of Ingrassias 蝶形骨小翼.

a. raviana ツチ骨の長突起, = apophysis of Rau.

a·poph·y·si·tis [əpɑfisáitis] 骨端炎(股関節ペルテス病, ケーラー病, キーンベック病などの総称).

a. of calcaneus 踵骨骨端炎(8～12歳の男児にみられる踵骨の骨端核の骨化障害).

a. tibialis adolescentium 青年脛骨骨端炎, = Schlatter disease.

Ap·o·phy·so·my·ces [æpəfizoumáisi:z] アポフィソミセス属(真菌. *A. elegans* はムーコル症の原因となる).

ap·o·plas·mia [æpəplǽzmiə] 低血漿〔症〕, 血漿欠乏〔症〕. 形 apoplasmic.

apoplasmic protein 低血漿症性タンパク質.

ap·o·plec·tic [æpəplétik] 卒中〔性〕の〔医学〕.

a. cicatrix 卒中性瘢痕.

a. coma 卒中性昏睡〔医学〕.

a. cyst 卒中性嚢胞.

a. deafness 卒中性聴覚麻痺, = Ménière syndrome.

a. delirium 卒中痴呆〔医学〕, 卒中せん妄.

a. glaucoma 卒中性緑内障, = glaucoma haemorrhagicum.

a. habit 卒中体型.

a. habitus 卒中体型〔医学〕.

a. insult 卒中発作, = apoplectic fit.

a. retinitis 卒中性網膜炎〔医学〕, 網膜炎卒中.

a. stroke 卒中発作〔医学〕, 卒中.

a. type 卒中〔体〕型〔医学〕, = habitus apoplecticus.

a. vertigo 卒中性めまい, = scotodinia.

ap·o·plec·ti·form [æpəpléktifɔ:m] 卒中様の〔医学〕, = apoplectoid.

a. myelitis 卒中様脊髄炎〔医学〕.

a. septic(a)emia (of fowls) 卒中性敗血症(家禽の).

ap·o·plec·toid [æpəpléktɔid] 卒中様の.

ap·o·plex·ia [æpəpléksiə] 卒中.

a. labyrinthi 迷路卒中.

a. uteri 子宮出血.

ap·o·plex·ie fou·droy·ante [æpəplèksi: fu:drwajánt] [F] 電撃性卒中, 急激中風.

ap·o·plexy [ǽpəplèksi] ① 卒中(俗名は中風), 脳卒中〔医学〕. ② 出血, 溢出(主として臓器内の). 形 apoplectic.

a. stroke 〔脳〕卒中〔医学〕.

ap·o·pro·tein [æpoupróuti:n] アポタンパク体(酵素の補欠群を除いた部分), = apoenzyme, pheron.

ap·o·psy·che [æpousáiki(:)] 仮死, 失神, 気絶.

ap·o·pto·sis [æpouptóusis] アポトーシス, 枯死(細胞死の一つで核クロマチンの濃縮と DNA 断片化を伴って誘導される. 細胞膜が物理的に傷害されて起こるネクローシス(壊死)と区別される). → necrosis.

ap·o·pto·tic [æpətátik] アポトーシスの.

a. body アポトーシス小体(アポトーシスを誘導した細胞が断片化して生じる小胞).

ap·o·re·pres·sor [æpouripréʃər] アポレプレッサー, アポ抑制体〔医学〕, 主抑制体(調節遺伝子の産物. コリプレッサーと結合して活性リプレッサーを形成し, オペレーターに結合することにより転写を阻害するタンパク質).

a·po·ria [əpɔ́:riə] ① 欠乏, 消耗. ② 解決困難な問題.

Aporidea 無孔類.

a·po·ri·no·neu·ro·sis [əpɔ̀:rinounju:róusis] 不安〔神経〕症, = anxiety neurosis.

a·po·ri·no·sis [əpɔ̀:rinóusis] 欠乏症(消耗性疾患).

a·po·ri·o·neu·ro·sis [æpɔ̀:riounju:róusis] 不安神経症.

a·por·rhip·sis [əpɔ:rípsis] 棄衣症(精神病患者にみられる衣服または夜具を投棄すること).

a·po·sia [əpóusiə] 無渇〔症〕, 渇感欠乏〔医学〕.

ap·o·si·tia [æpəsíʃiə] 食物嫌忌, 拒食症. 形 apositic.

ap·o·some [ǽpəsoum] アポゾーム(細胞自体が産生する封入体).

ap·o·spor·y [æpəspɔ́:ri] 無胞子生殖〔医学〕.

apostematous cheilitis 膿瘍性口唇炎.

a pos·te·ri·ori [ei pàsti:riɔ́:ri] 事後の, 経験後の. ↔ a priori.

a posteriori probability 事後確率.

a·pos·thia [əpásθiə] 先天性無包皮〔症〕.

Apostoli, Georges [əpástəli] アポストリ(1874–1900, フランスの医師).

A. treatment アポストリ療法(子宮病の電気療法で陽極を子宮内に, 陰極を身体外部に固定して通電する).

apostolic hand ローマ教皇の手(デュピュイトラン拘縮にみられる手指の姿位. キリストの使徒の絵に似た手指からこの名がある).

ap·o·tha·na·sia [æpouθənéisiə] 延命(死を遅らせること).

a·poth·e·car·ies [əpáθikəri:z] 薬用(イギリス), 調剤.

a.' measure 薬剤師計量法.

a.' method 調剤法.

a.' system アポテカリー方式(イギリス薬剤師の).

a.' weight 薬用重量〔医学〕, 薬用式衡量法, 調剤度量衡法(Troy weight. 次の名称と記号が処方箋に用いられている. ♏=ミニム minim. ℈=スクルプル scruple (scrupulus) (20gr). ʒ=ドラム drachm (drachma) (60gr). gr= グレーン grain (granum). ℥=オンス ounce (uncia) (480gr). ℔=ポンド pound (libra). C= ガロン gallon (congius). O= パイント pint (octarius). ss=one-half (semissis) 半量).

a·poth·e·cary [əpáθikəri] 薬剤師(現在では重量単位 apothecaries' weight にのみ用いられる廃語), 薬局(特にイギリスの用語), = dispensary, chemist's shop.

ap·o·the·ci·um [æpouθí:ʃiəm] 子嚢盤〔医学〕, 裸子器, 盤果〔医学〕(子嚢菌類の子嚢果 ascocarp で扁平に開いたもの).

ap·o·them(e) [ǽpəθi:m] 植物エキス分解物(煎剤または流エキス液中に空気の接触により出現する黒色物).

ap·o·the·sis [æpouθí:sis] 整復(骨折または脱臼の).

a·poth·e·ter [əpáθitər] 臍帯還納器.

ap·o·trip·sis [æpətrípsis] 角膜混濁除去.

apo·xem·e·na [æpouksémənə] ① 摘出物(象牙質破裂空洞内から分離されたもの). ② アポクセメナ(歯根膜炎の治療時に歯周ポケットから出る物質).

ap·ox·e·sis [æpouksí:sis] 剥離, 掻は(爬), = curettage, scraping.

ap·o·zem [ǽpəzim] 煎剤, = apozema, apozeme.
ap·o·zy·mase [æ̀pouzáimeis] アポチマーゼ(Euler の定義によると，酵素複合質の賦活質で，ホロチマーゼから助酵素 cozymase を除いた部分), = apoferment.
APP ① acute phase proteins 急性期タンパク質の略. ② amyloid precursor protein アミロイド前駆体タンパク質の略. ③ adenine diphosphate の略.
ap·pa·ra·to·ther·a·py [æ̀pərətəθérəpi] 機械療法.
ap·pa·ra·tus [æ̀pəréitəs] ① 装置〔医学〕, 器具〔医学〕. ② 系統的機能的器官，臓器〔医学〕.
a. digestorius 消化器.
a. for nocturnal enuresis 夜尿症治療器.
a. hyoideus 舌骨装置.
a. lacrimalis [L/TA] 涙器, = lacrimal apparatus [TA].
a. ligamentosus sinus tarsi 足根洞靱帯器.
a. major 正中膀胱結石摘出.
a. of Golgi-Rezzonico ゴルジ・レッツォニコ漏斗(有髄神経軸索周囲の構造).
a. of Perroncito ペロンチト装置(歯の切断神経の再生時に切断部にみられる網状またはラセン状の神経原線維，軸索，骨膜などの集塊).
a. of Timofeew ティモフィー器官(パチニ小体 Pacini corpuscle 内にある球形網状の神経終末組織).
a. respiratorius 呼吸器.
a. suspensorius lentis 水晶体小帯, = zonula ciliaris.
a. vasomotorius 血管運動器.
ap·par·ent [əpǽrənt] 見かけの，外見上の，視性の，明白な，仮の〔医学〕.
a. anemia 外見的貧血，見かけ貧血.
a. death 仮死(生命現象が微弱となり，外観上で真死と区別し難い状態をいう).
a. density 見かけ密度〔医学〕.
a. diffusion coefficient 見かけの拡散係数.
a. electric charge 外見的荷電(自由荷電).
a. expansion 見かけ膨張.
a. final setting 見かけの終結.
a. first-order elimination rate constant 見かけの一次〔総〕消去速度定数〔医学〕.
a. force 見かけの力.
a. infection 顕性感染.
a. life-threatening event (ALTE) 乳幼児突発性危急事態〔医学〕.
a. motion 視運動.
a. movement 仮現運動, = stroboscopic movement.
a. place 視位置.
a. porosity 見かけ気孔率〔医学〕.
a. power 皮相電力，見かけの電力.
a. prolongation 見かけの延長〔医学〕.
a. shortening 見かけの短縮〔医学〕.
a. solar day 真太陽日.
a. specific gravity 見かけ比重〔医学〕.
a. strabismus 仮性斜視(主覚的斜視).
a. viscosity 見かけの粘性〔医学〕.
a. volume 見かけの容積〔医学〕.
a. volume of distribution 見かけの分布容積〔医学〕.
ap·pa·ri·tion [æ̀pəríʃən] 排臨(分娩第2期の), = appearing.
AP-PCR arbitrarily primed polymerase chain reaction の略.
ap·pear·ance [əpíərəns] ① 出現(症状などの). ② 外観〔医学〕.
a. time 出現時間〔医学〕.
ap·pear·ing [əpíəriŋ] 排臨.
a. of fetal head 〔児頭〕排臨〔医学〕.
ap·pend·age [əpéndidʒ] 付属器〔物〕〔医学〕, 付随肢. 動 appendiculate.
a. bud 付属器芽, = limb bud.
a. cerebri 脳下垂体, = hypophysis.
a. epididymidis 精巣上体垂.
a. of eye 副眼器(眉毛，睫毛，涙嚢など).
a. of skin (爪，毛，脂腺，汗腺など).
a. xyphoideus 剣状突起, = xyphoid.
ap·pen·dal·gia [æ̀pəndǽldʒiə] 付属器痛.
appendeceal abscess 虫垂炎性膿瘍〔医学〕.
ap·pen·dec·to·my (AP) [æ̀pəndéktəmi] 虫垂切除〔術〕〔医学〕, = appendicectomy.
ap·pen·di·cal [əpéndikəl] 付属器の, = appendiceal.
a. neoplasm 虫垂新生物(腫瘍)〔医学〕.
a. neuroma 虫垂神経腫.
ap·pen·dic·e·al [əpendísiəl] = appendical.
a. abscess 虫垂炎膿瘍.
a. peritonitis 虫垂炎性腹膜炎〔医学〕.
ap·pen·di·cec·ta·sis [əpèndiséktəsis] 虫垂拡張〔症〕.
ap·pen·di·cec·to·my [əpèndiséktəmi] 虫垂切除術〔医学〕, = appendectomy.
ap·pen·di·ces [əpéndisi:s] ① 垂. ② 付属器(appendix の複数).
a. adiposae coli [L/TA] 腹膜垂, = fatty appendices of colon [TA].
a. epiploicae [L/TA] 腹膜垂(結腸表面にみられる腹膜のヒダで中に脂肪をいれる．小腸にはみられない), = fatty appendices of colon [TA].
a. epoophori 卵巣上体垂.
a. omentales [L/TA] 大網垂*, = omental appendices [TA].
a. vesiculosae [L/TA] 胞状垂, = vesicular appendices [TA].
ap·pen·di·cism [əpéndisizəm] 虫垂部症状.
ap·pen·di·ci·tis [əpèndisáitis] 虫垂炎〔医学〕.
a. bilharzial ビルハルツ性虫垂炎.
a. by contiguity 延長性虫垂炎.
a. catarrhalis カタル性虫垂炎〔医学〕.
a. empyematosa 蓄膿性虫垂炎〔医学〕.
a. gangrenosa 壊疽性虫垂炎〔医学〕.
a. larvata 潜伏性虫垂炎.
a. obliterans 閉塞性虫垂炎, = obliterating appendicitis.
a. phlegmonosa 蜂巣炎症虫垂炎〔医学〕.
ap·pen·di·clau·sis [əpèndiklɔ́:sis] 虫垂閉塞.
appendico- [əpendikou, -kə] 虫垂に関する接頭語.
ap·pen·di·co·ce·cos·to·my [əpèndikousikástəmi] 虫垂盲腸吻合術〔医学〕.
ap·pen·di·co·cele [əpéndikəsi:l] 虫垂ヘルニア.
ap·pen·di·co·en·ter·os·to·my [əpèndikouèntərástəmi] 虫垂小腸吻合術.
ap·pen·di·co·li·thi·a·sis [əpèndikouliθáiəsis] 虫垂結石〔医学〕.
ap·pen·di·col·y·sis [əpèndikálisis] 虫垂剥離術.
ap·pen·di·co·path·ia [əpèndikoupǽθiə] 虫垂症.
a. ascariasis 回虫性中垂炎〔医学〕.
a. oxyurica 蟯虫性〔仮性〕虫垂炎〔医学〕.
a. trichurica 鞭虫虫垂炎.
a. vermicularis 蟯虫虫垂炎.
ap·pen·di·cos·to·my [əpèndikástəmi] 虫垂瘻造設〔医学〕, 虫垂瘻設置術, = Weir operation.
ap·pen·di·cot·o·my [əpèndikátəmi] 虫垂切開〔医学〕.
ap·pen·dic·u·lar [æ̀pəndíkjulər] ① 虫垂の. ② 付属性の.
a. artery [TA] 虫垂動脈, = arteria appendicularis

[L/TA].
a. asynergy 四肢失調.
a. colic 虫垂部仙痛.
a. lithiasis 虫垂結石症(痛風またはリウマチ性疾患のように家族性を示すことがある).
a. lymph nodes 虫垂リンパ節, = lymphonodi appendiculares.
a. muscle 付属筋, 付属器筋(四肢に付着するもの).
a. nodes [TA] 虫垂リンパ節, = nodi appendiculares [L/TA].
a. skeleton [TA] 付属肢骨格, = skeleton appendiculare [L/TA].
a. vein [TA] 虫垂静脈, = vena appendicularis [L/TA].
ap·pen·dix [əpéndiks] [TA] ① 虫垂. ② 垂. ③ 付属, = appendix vermiformis [L/TA]. 複 appendices. 形 appendicular.
a. auricularis 心耳, = auriculus.
a. caeci 虫垂, = appendix vermiformis.
a. epididymidis [L/TA] 精巣上体垂, = appendix of epididymis [TA].
a. epididymis 精巣上体垂.
a. epiploica 腹膜垂.
a. fasciolae (ペラグラにみられる頸部皮膚症状が胸骨部に前下するもの).
a. fibrosa hepatis [L/TA] 線維付着(肝左葉端から横隔膜に達する線維状突起), = fibrous appendix of liver [TA].
a. mass 虫垂触塊.
a. of epididymis [TA] 精巣上体垂, = appendix epididymidis [L/TA].
a. of testis [TA] 精巣垂, = appendix testis [L/TA].
a. testis [L/TA] 精巣垂, = appendix of testis [TA].
a. vermiformis [L/TA] 虫垂(盲腸からのびる線形虫様の腸憩室でリンパ組織も分布する), = appendix [TA], vermiform appendix [TA].
a. vesiculosa 胞状垂, = hydatid of Morgagni.
ap·pen·do·tome [əpéndətoum] 虫垂切除器.
ap·per·cep·tion [æpə:sépʃən] 統覚 〔医学〕(過去の経験に基づく新事項の意識). 形 apperceptive.
ap·per·cep·tive [æpə:séptiv] 統覚の.
a. mass 統覚量(新しい事柄を理解するために必要な基礎知識).
ap·per·son·a·tion [əpə̀:sənéiʃən] 自我化, 擬自症(他人を自分と同一視して, 自分はその人物であると確信するもので統合失調症にみられる).
ap·per·son·i·fi·ca·tion [əpə̀:sənìfikéiʃən] 自他混同(自我の性質を他人または物体に転置して他人と自己とを同一視すること), = identification.
ap·pe·stat [ǽpəstæt] 食欲調節(肥満症を予防するための食欲調節).
ap·pet [ǽpət] 期待的欲望(期待する思考に関連して欲望をつくりあげること).
ap·pe·tite [ǽpitait] 食欲 〔医学〕, 食思.
a. center 食欲中枢.
a. depressant 食欲抑制薬 〔医学〕.
a. disorder 食欲障害 〔医学〕.
a. juice 食欲性胃液 〔医学〕(食欲を誘う胃液の分泌).
a. regulation 食欲調節 〔医学〕.
a. stimulating agent 食欲増進薬 〔医学〕.
a. suppressant やせ薬, 食欲減退薬, = anorectic drug, anorexi(geni)c drug, anorexiant.
a. suppressing agent 食欲抑制薬 〔医学〕.
ap·pe·ti·tion [æpitíʃən] 欲望, 傾向(一定の目的または物体に欲望を向けること).
appetitive behavior 欲求行動 〔医学〕.
ap·pla·na·tion [æplənéiʃən] 圧平, 扁平化 〔医学〕. 形 applanate.
a. tonometry 圧平眼圧測定〔法〕〔医学〕.
ap·ple [ǽpl] リンゴ[林檎].
a. core sign リンゴ芯像.
a. diet リンゴ食, リンゴがゆ食事(小児下痢患者用).
a. head リンゴ頭(小人症にみられる広く厚い頭).
a. jelly nodules リンゴゼリー小結節.
a. of eye ① 瞳孔. ② 眼球.
a. oil リンゴ油(吉草酸アミル), = amyl valerianate.
a. pap リンゴがゆ.
ap·pli·ance [əpláiəns] ① 装置 〔医学〕, 器具 〔医学〕, 装具. ② 歯科矯正装置(矯正歯科において不正咬合に用いる固定装置).
applicable surface 可展面, = developable surface.
ap·pli·ca·tion [æplikéiʃən] ① 応用, 適用. ② 申請, 願書.
ap·pli·ca·tor [ǽplikeitər] ① 塗布具. ② 膏薬.
a. bottle 外用びん 〔医学〕.
ap·plied [əpláid] 応用の, 適用された.
a. science 応用科学.
a. voltage 印加電圧 〔医学〕.
ap·pli·qué form [æplikéi fɔ́:m] アップリケ型(熱帯マラリア原虫 *Plasmodium falciparum* の初期発育段階の型), = accolé form.
appointment system 予約制 〔医学〕.
ap·po·si·tion [æpəzíʃən] 付着, 並置, 連立, 同格. 形 appositive.
a. eye 連立像眼, 同位眼.
a. growth 付着生長(細胞膜の).
a. suture 添加縫合 〔医学〕, 並置縫合, = coaptation suture.
a. theory 付着説(組織の成長は外部からの細胞が付着することによる).
ap·po·si·tion·al [æpəzíʃənəl] 付加の 〔医学〕, 付加成長(生長)の.
a. growth 付加成長(生長) 〔医学〕.
ap·pre·hen·sion [æprihénʃən] 不安(懸念).
a. test 脱臼不安感テスト.
ap·pren·tice [əpréntis] 見習生(薬局の).
ap·proach [əpróuʧ] 接近, 到達法 〔医学〕.
a. ability 接近性 〔医学〕, 接近能 〔医学〕.
a. from oriental medicine 東洋医学的アプローチ.
a. to problem solving 問題解決手法 〔医学〕.
appropriate for date infant 〔年齢〕相当体重児 〔医学〕, 相当重量児(AFD 児), = appropriate for gestational age infant (AGA). → AFD infant.
appropriate for gestational age infant (AGA) 相当体重児.
appropriate for gestational infant 在胎相当体重児 〔医学〕.
Approved Lists of Bacterial Names 細菌学名承認リスト.
approved name 一般名(薬の).
ap·prox·i·mal [əpráksiməl] 近似の, 隣接の, = approximate.
a. fillings 隣接充歯.
a. surface [TA] 隣接面*, = facies approximalis [L/TA].
a. value 近似値.
ap·prox·i·mate [əpráksimət] ① 隣接の, 近似の 〔医学〕, 近づく. ② 概算する. ③ 模倣する. 名 approximation.
a. action 的はずれ行動 〔医学〕.
a. answer 的はずれ応答(当意即答症のこと).
a. caries 隣接面カリエス 〔医学〕, 隣接面う(齲)蝕 〔医学〕, = approximal caries.

a. response 当意即〔妙応〕答.
a. value 近似値〔医学〕.
approximating suture 接合縫合, = apposition suture.
ap·prox·i·ma·tion [əprɑ̀ksiméiʃən] 近似〔医学〕, 推定.
a. plate 近接板(腸外科用).
a. suture 接近縫合〔医学〕, 近接縫合.
APR abdominoperineal resection 腹会陰式直腸切断術の略.
a·prac·tag·no·sia [əprӕktægnóuziə] 失行失認〔医学〕.
a·prax·ia [əprǽksiə] 失行〔症〕〔医学〕, 行動不能〔症〕. 形 apraxic, apractic.
a. algera 有痛性失行(ヒステリー患者の).
a. of lid opening 開眼失行(眼瞼痙攣 blepharospasm を伴わない核上性の障害による開眼障害).
a. of speech 発語失行.
ap·ri·cot [ǽiprikɑt, éip–] アンズ〔杏〕, = *Prunus armeniaca*.
a. kernel キョウニン〔杏仁〕(*Prunus armeniaca* または近縁植物の種子. 鎮咳, 去痰薬として用いる), = Armeniacae semen.
a. kernel oil キョウニン油, = Oleum armeniacae.
a. kernel water キョウニン水〔医学〕, = Aqua armeniacae.
a pri·ori [ei praiɔ́:ri:] 先験的の, 事前の. ↔ a posteriori.
a priori probability 事前確率.
ap·ro·bar·bi·tal [æ̀proubɑ́:bitæl] アプロバルビタール(バルビタールよりは強力な鎮痛作用がある), = alurate.
a·proc·tia [əprɑ́kʃiə] 無肛門〔症〕, 鎖肛. 形 aproctous.
apron [éiprən] 大網, = greater omentum.
ap·ro·pho·ria [æ̀proufɔ́:riə] 失語症(誤字症を含む), = aphasia (including agraphia).
a·pros·ex·ia [eiprɑséksiə] 注意不能症, 注意散漫症, 注意集中不能〔医学〕.
a. nasalis 鼻性注意不能症(アデノイド症における一種の精神異常), = Guye sign.
a·pros·o·dy [əprɑ́sədi] アプロソディ(話す言葉に正常な抑揚やアクセントがないこと).
ap·ro·so·pia [æ̀prousóupiə] 無顔症. 形 aprosopous.
a·pros·o·pus [əprɑ́səpəs] 無顔体.
aprotic solvent 非プロトン性溶媒〔医学〕.
a·pro·ti·nin [əpróutinin, eip–] アプロチニン(カリクレインの阻害薬).
APS autoimmune polyglandular syndrome 多腺性自己免疫症候群の略(複数の内分泌臓器にリンパ球の浸潤と線維化が生じ, 分泌不全をきたす疾患).
ap·sel·a·phe·sia [æ̀pseləfí:ziə] 無触覚症, 触覚麻痺, = apselaphesis.
APSGN acute post-streptococcal glomerulonephritis 溶血性レンサ球菌感染後急性糸球体腎炎の略.
ap·si·thy·ria [æ̀psiθáiriə] ヒステリー性失声症(ささやき語も不能), = apsithuria.
ap·sy·chia [æpsáikiə] ① 無意識. ② 気絶. 形 apsychic, apsychical.
ap·sy·cho·sis [æ̀(p)saikóusis] 思考不能症(思考機能の消失).
APT alum precipitated toxoid ミョウバン沈降性トキソイドの略.
Apt test [ǽpt tést] アプト試験(新生児のメレナ(下血)と仮性メレナを鑑別するために用いる検査).
ap·ta·tion [æptéiʃən] 順応(光度に対する虹彩と網膜の), = adaptation.
ap·ter·ous [ǽptərəs] 無翼の.
ap·ti·tude [ǽptitju:d] 才能, 適性, 素質.
a. test 適性試験, 素質試験(職業または専門素質または適性の検査).
APTT activated partial thromboplastin time 活性化部分トロンボプラスチン時間の略.
ap·ty·a·lia [æ̀ptaiéiliə] 無唾液症(唾液分泌の減少または枯渇), = aptyalism, asialia.
ap·ty·a·lism [æptáiəlizəm] 無唾液〔医学〕, 唾液欠乏症〔医学〕.
APUD amine precursor uptake and decarboxylation アミン前駆物質摂取と脱炭酸の略.
APUD cell APUD 細胞.
a·pul·mo·nism [əpʌ́lmənizəm] 無肺症.
ap·u·lo·sis [æpjulóusis] 瘢痕形成, = cicatrization.
a·pus [éipəs] 無足体.
APVC anomalous pulmonary venous connection 肺静脈結合異常症の略.
a·py·e·tous [əpáiətəs] 無化膿性の, = nonsuppurative.
a·pyk·no·mor·phous [əpìknəmɔ́:fəs] 染色性減退の(神経細胞の).
a·py·ous [əpáiəs] 無化膿性の, = apyetous.
ap·y·rase [ǽpireis] アピラーゼ(ATP の特異性水解を触媒する酵素で, ジャガイモに存在する), = adenyl pyrophosphatase.
ap·y·rene [ǽpiri:n] 無染色体の(精子細胞が染色体を備えていないこと).
a. sperm 無核精子〔医学〕.
apyretic tetanus 無熱性破傷風, = tetany.
apyretic typhoid 無熱性チフス.
a·py·rex·ia [əpairéksiə] ① 無熱. ② 発熱間欠期.
a·py·rex·y [əpáireksi] 無熱〔医学〕, 発熱間欠期〔医学〕.
a·py·ro·gen [əpáirəʤən] 無発熱源(発熱を起こす物質を含まない). 形 apyrogenic, apyrogenetic.
AQ achievement quotient 成績指数の略.
Aq, aq aqua 水の略.
aq dest 蒸留水.
aq·ua [ǽkwə, eik–] 水, 常水(H_2O のこと), = water, potable water.
a. aerata 炭酸水.
a. ammoniae (アンモニア水100mL 中 NH_3 9.5〜10.5g を含む), = diluted ammonia solution.
a. ammoniae fortior 強アンモニア水, = stronger ammonia water.
a. amygdalae amarae 苦扁桃水(苦扁桃油 1mL を蒸留水 1,000mL に溶解したもの), = bitter almond water.
a. anethi (Br) イノンド水, = dill water.
a. anisi ウイキョウ〔茴香〕水(芳香水の一種), = anise water.
a. armeniacae キョウニン〔杏仁〕水(シアン化水素 HCN 0.090.11%を含む), = apricot kernel water.
a. astricta 凍水, 氷, = frozen water.
a. aurantii florum トウカ〔橙花〕水, = orange flower water.
a. calcariae カルシウム水, = aqua calcis.
a. calcis カルシウム水(石灰水 100mL 中, $Ca(OH)_2$ 0.14g 以上を含む), = liquor calcis, liquor calcii hydroxidi, aqua calcariae, lime water, calcium hydroxide solution, lime solution.
a. camphorae ショウノウ〔樟脳〕水(カンフルチンキ 2, 水 100), = camphor water.
a. carbolisata = aqua phenolata.
a. carminativa 駆風水.
a. chloroformi クロロホルム水(5〜10%), = chloroform water.

a. cinnamomi ケイ［桂］皮水（ケイ皮油 2，水 1,000），= cinnamon water.
a. communis 常水，= ordinary water.
a.-complex アクア錯体［医学］.
a. cresolica クレゾール水（クルゾール石ケン液 60 mL，水 940mL，消毒用）.
a. destillata 蒸留水，= distilled water.
a. destillata pro injectione 注射用蒸留水，= water for injection.
a. destillata sterilis 滅菌蒸留水，= sterilized distilled water, sterile distilled water.
a. foeniculi ウイキョウ［茴香］水（ウイキョウ油 2，水 1,000），= fennel water.
a. fontana 飲料水，= potable water.
a. formalinata ホルマリン水（HCHO 0.9～1.1% を含み，ホルマリン 30mL を水 970mL に混ぜてつくる），= formaldehyde water.
a. fortis 硝酸，= solution of nitric acid, strong water.
a. gaultheria(e) サリチル酸水（サリチル酸メチル 5mL を水 1,000mL に混ぜたもの），= wintergreen water.
a. gelida 氷水.
a. hamamelidis マンサク［金縷梅］水，= hamamelis water.
a. hydrogenii dioxidi 過酸化水素水（10%溶液）.
a. labyrinthi 迷路液，内耳液.
a. laurocerasi ロウレル水.
a. marina 海水.
a. menthae ハッカ水（蒸留水 1,000mL に対しハッカ油約 2mL を溶かした水），= mentha water, mint water, peppermint water.
a. menthae piperitae ハッカ水，= peppermint water, aqua menthae.
a. menthae viridis オランダハッカ水，= spearmint water.
a. nigra 黒色水銀水（石灰水 60，甘汞 1），= lotio hydrargyri nigra.
a. nivalis 雪水，= snow water.
a. phenolata 石炭酸水（50 倍石炭酸．100mL 中，石炭酸 C_6H_6O 1.8～2.3g を含む），= aqua carbolisata, carbolic acid water, phenolated water.
a. phenolata pro desinfectione 消毒用石炭酸水（3%石炭酸水．100mL 中，石炭酸 C_6H_6O 2.8～3.3g を含む），= phenolated water for disinfection.
a. pluvialis 雨水，= rain water.
a. pura 純水，= pure water.
a. regia 王水（金を溶解するので王水という），= royal water, nitrohydrochloric acid.
a. regia Hungariae ハンガリー王水（迷走香精にラベンダまたはセイジ香油を混ぜた香水），= Queen of Hungary water.
a. rosae ローズ（薔薇）水（ローズ油 4 滴を水 1,000 mL に加えたもの），= rose water.
a. rosae fortior 飽和ローズ水，= stronger rose water.
a. tofana トファナ水（17世紀の女性犯罪人で Tofana または Tophania が用いたヒ素溶液のこと）.
a. vitae 生命水（ブランデー brandy のこと，英語のウィスキーも同一の語源をもっている），= eau-de-vie.
aq·ua·cap·su·li·tis ［æ̀kwəkæ̀psjuláitis］ 漿液性虹彩炎（デスメー膜炎），= aquocapsulitis.
aq·uae ［ǽkwi:］ 水（一種以上の水．aqua の複数）.
a. aromaticae 芳香水剤（芳香性油剤の 0.2%水溶液），= aromatic water.
aq·u(a)e·duc·tus ［æ̀kwi:dʌ́ktəs］ 水道.
a. cerebri 中脳水道，= cerebral aqu(a)educt, sylvian aqu(a)educt, aqu(a)eductus Sylvii.
a. cochleae 外リンパ管.
a. Cotunnii コツンニー水道（前庭水管），= aqu(a)eductus vestibuli.
a. Fallopi ファロピウス水道（側頭骨岩様部の顔面神経管）.
a. mesencephali 中脳水道，= aqueductus cerebri Sylvii, sylvian aqueduct, a. cerebri.
a. Sylvii シルヴィウス水道，= aqueductus cerebri, cerebral aqueduct, sylvian aqueduct.
a. vestibuli 前庭水管.
aq·ua·ma·rine ［æ̀kwəmərí:n］ 藍玉，アクアマリン（緑柱石の一種）.
aq·ua·pho·bia ［æ̀kwəfóubiə］ 水恐怖［症］.
aq·ua·por·in ［æ̀kwəpɔ́:rin］ 水チャネル［医学］.
aq·ua·punc·ture ［æ̀kwəpʌ́ŋktʃər］ 水皮下注射（水を皮下に注射する刺激療法）.
Aq·uar·i·us ［əkwéəriəs］ アメンボ属（アメンボ科 *Gerridae* の一属），= water striders.
A. elongatus オオアメンボ（日本産の最大種）.
A. paludum アメンボ.
Aq·ua·spi·ril·lum ［æ̀kwəspáirilәm］ アクワスピリルム属（ラセン状に彎曲した剛直性のあるグラム陰性の桿菌．ラセン回転をもつのが特徴）.
a·quat·ic ［əkwǽtik］ 水生の，水上の.
a. bacteria 水棲細菌.
a. bird 水鳥.
a. respiration 水呼吸［医学］.
a. sports 水上遊戯.
aq·ua·tion ［ækwéiʃən］ アクア化［医学］.
aq·ua·tron ［ækwéitrɑn］ 水環境調節施設［医学］.
aq·ue·duct ［ǽkwidʌkt］ 水道［医学］，導水管，水管［医学］，= aquaeductus.
a. of midbrain ［TA］中脳水道，= aqueductus mesencephali ［L/TA］.
a. of vestibule 前庭水管［医学］.
aqueductal stenosis 中脳水道狭窄［症］［医学］，中脳水道閉塞症（水頭症の成因の一つとしてあげられるもの）.
aqueductus cerebri ［L/TA］中脳水道，= cerebral aqueduct ［TA］.
aqueductus cochleae ［L/TA］外リンパ管，= cochlear aqueduct ［TA］.
aqueductus mesencephali ［L/TA］中脳水道，= aqueduct of midbrain ［TA］.
aqueductus vestibuli ［L/TA］内リンパ管，= vestibular aqueduct ［TA］.
a·que·ous ［éikwi:əs, ǽk-］ 水性の［医学］，水溶性の［医学］.
a. ammonia アンモニア水［医学］.
a. chamber of eye 眼房.
a. chambers 眼房.
a. contrast medium 水性造影剤［医学］.
a. emulsion 水溶乳剤，水性乳剤［医学］.
a. eosin staining solution 水性エオジン液（エオジン Y 0.1～1.0，水 100）.
a. extract 水製エキス.
a. flare 眼房水フレア［医学］.
a. formation 眼房水形成［医学］.
a. humor ［TA］眼房水，= humor aquosus ［L/TA］.
a. methylene basic fuchsin staining solution 塩基性フクシン液（塩基性フクシン 60mg，水 100）.
a. outflow 眼房水流出［医学］.
a. outflow facility 眼房水流出率［医学］.
a. penicillin procaine injection 水性プロカインペニシリン注射液.
a. phase 水相.
a. pulmonary emphysema 水性肺気腫.

a. solution 水溶液［医学］.
a. suspension 水性懸濁液［医学］.
a. suspension(s) for injection 水性懸濁注射剤［医学］.
a. tincture 水製チンキ剤.
a. vaccine 水液ワクチン（食塩水を用いてつくったもの）.
a. vein 房水静脈（シュレム管より眼外部に向かう房水の流出管）.
Aq·ui·fo·li·a·ce·ae ［ækwifòuliéisii:］ モチノキ科.
Aq·ui·la·ria ［ækwiléəriə］ ジンコウ属（ジンチョウゲ科の一属，*A. sinensis* はジンコウ［沈香］の原植物）.
aquilibrium dissociation constant 平衡解離定数.
aq·ui·line ［ǽkwilin, -lain］ ワシ［鷲］のような，トビ［鳶］のような.
a. nose ワシ鼻（かぎ鼻）.
aq·ui·nite ［ǽkwinait］ アキナイト CCl_3NO_2（戦争用毒ガス），= chloropicrin.
a·quip·ar·ous ［əkwípərəs］ 水性分泌の.
a·quo·cap·su·li·tis ［èikwəkæpsjuláitis］ 漿液性虹彩炎，= aquacapsulitis.
a·quo·co·bal·a·min ［èikwəkoubǽləmin］ アクオコバラミン（ビタミンB_{12}を日光に曝露して得られる誘導体で，構造式のシアン基が1分子の水で置換されたもの），= vitamin B_{12}b.
a·quos·i·ty ［əkwásiti］ 水性.
AR aortic regurgitation 大動脈弁逆流の略.
Ar argon アルゴンの元素記号.
ar- ［ær, ər］ 増加，付加，方向などの意味を示す接頭語（ad- と同義で，r の前には ar- と変化する）.
Ara-A アデニンアラビノシド，= adenine arabinoside.
a·rab·a·nase ［ərǽbəneis］ アラバナーゼ（アラバンをアラビノースに分解する過程の触媒酵素）.
ar·a·bate ［ǽrəbeit］ アラビン酸塩.
Arabic medicine アラビア医学［医学］.
ar·a·bic ［ǽrəbik］ ①アラビン酸基. ②アラビア国の.
a. acid アラビン酸，= arabin.
a. numeral アラビア数字（0，1，2，3など）.
a. words アラビア語（アラビア語はギリシャとローマの衰退後，インドからスペインに広がったイスラム王国の学者により継承され，したがって多数の原著がアラビア語に翻訳された．ルネッサンス時代になって医学知識が主としてアラビア語によることを憤慨した人文学者 Humanists は，再びギリシャ，ラテンの語字復帰を唱えた．現在医学用語のなかでアラビア語源のものが少なくないのはこの歴史的事実による．うなじ（項）nucha はその一例である）.
Arabidopsis thaliana シロイヌナズナ（アブラナ科植物で，遺伝学の実験に用いられる）.
ar·a·bin ［ǽrəbin］ アラビン（アラビアゴムの主成分をなす水溶性無形性物質で，主として Ca，Mg，K 塩として存在する），= arabic acid，gummic acid.
ar·a·bi·nos·a·zone ［ærəbinásəzoun］ アラビノサゾン $CH_2OH(CHOH)_3C(NNHC_6H_5)CHNNHC_6H_5$（アラビノースのフェニルオサゾンで黄色結晶性物質）.
a·rab·i·nose ［ərǽbinous］ アラビノース，ゴム糖（天然に存在するアルドペントースの一種で3種の異性体がある）.
a·rab·i·no·sis ［ərӕbinóusis］ アラビノース症（アカシアの大量静注により起こるアラビノース蓄積症）.
a·rab·i·no·su·ria ［ærəbinəsjú:riə］ アラビノース尿症.
a·rab·i·no·syl·cy·to·sine (araC, aC) ［ərӕbinousilsáitəsi:n］ アラビノシルシトシン.
ar·a·bin·u·lose ［ӕrəbínjulous］ アラビヌロース（ケトペントースの一種）.
Arabis mosaic virus アラビスモザイクウイルス.
ar·a·bite ［ǽrəbait］ アラビット，= arabitol.
a·rab·i·tol ［ərǽbitɔ:l］ アラビトールペンチドの立体異性体，= arabite.
ar·a·bon·ic ac·id ［ӕrəbánik ǽsid］ アラボン酸 $CH_2OH[CHOH]_3COOH$（左旋，右旋の両種がある）.
ar·a·bo·py·ra·nose ［ӕrəboupáirənous］ アラボピラノース，= arabinose.
Ara-C cytosine arabinoside シタラビンの略.
araC, aC arabinosylcytosine アラビノシルシトシンの略.
A·ra·ce·ae ［əréisii:］ サトイモ科，= arum family.
a·rach·a·nol ［ərǽkənɔ:l］ アラカノール $C_{20}H_{41}OH$（白色固形体のアルコールで，皮様囊腫から分離されたもの）.
a·rach·ic ac·id ［ərǽkik ǽsid］ アラキン酸 $CH_3(CH_2)_{18}COOH$（ラッカセイ［落花生］油，バターなどに存在する脂肪酸），= arachidic acid.
ar·a·chid·ic ac·id ［ӕrəkídik ǽsid］ アラキン酸，= arachic acid.
arachidic bronchitis アラキン酸気管支炎（ピーナッツ誤嚥後に起こる）.
arachidonate cascade アラキドン酸カスケード.
a·rach·i·don·ic ac·id ［ərӕkidánik ǽsid］ アラキドン酸 $C_{20}H_{32}O_2$（エイコサノイド（プロスタグランジン，トロンボキサン，ロイコトリエンなど）の前駆物質で細胞の膜成分のリン脂質に含まれる）.
arachidonic acid cascade アラキドン酸カスケード.
arachidonic acid metabolite アラキドン酸代謝〔産〕物［医学］.
ar·a·chin ［ǽrəkin］ アラキン（ラッカセイ［落花生］タンパク質の約75％を占める植物性グロブリンで，分子量は約250,000といわれる）.
a. system アラキン系.
Ar·a·chis ［ǽrəkis］ ナンキンマメ［南京豆］属（マメ科の一年草）.
A. hypogaea ナンキンマメ（ピーナッツ．種子はラッカセイ［落花生］といい約45％の油を含み食用とする），= peanut.
arachis oil ラッカセイ油（ラッカセイ *Arachis hypogaea* の果から得たもの），= oleum arachis，peanut oil，earthnut oil.
a·rach·nase ［ərǽkneis］（流血中ループス抗凝固物質をクロッティング終末凝固法で測定するときのイトグモ類の毒腺抽出物を含む陽性標準血漿．性質が類似していることから用いられる）.
a·rach·ne·pho·bia ［ərӕknifóubiə］ クモ恐怖症.
A·rach·nia ［ərǽkniə］ アラクニア属（旧称）.
→ *Propionibacterium*.
a·rach·nid ［ərǽknid］ クモ形動物（クモ spider，サソリ scorpion，ダニ mite などの総称）.
a. vector 疾病媒介クモ.
A·rach·ni·da ［ərǽknidə］ 蛛形綱（医用動物として重要なダニ目を含む）.
a·rach·nid·ism ［ərǽknidizəm］ 毒グモ中毒（刺症），クモ咬刺症（毒グモの咬傷により生じた状態），= arachnoidism，spider poisoning.
a·rach·ni·tis ［ərӕknáitis］ クモ（くも）膜炎.
arachn(o)- ［ərӕkn(ou), -n(ə)］ クモの意味を表す接頭語（ギリシャ神話で知恵の女神 Athena に機織りの競争をいどみ，結局クモに変えられた女 Arachne にちなむ）.
a·rach·no·dac·tyl·ia ［ərӕknoudæktíliə］ クモ指〔症〕（手足の），= arachnodactyly.
a·rach·no·dac·ty·ly ［ərӕknədǽktili］ クモ指〔症〕（クモ状指〔症〕），= arachnodactylia.

a·rach·no·gas·tria [əræknəgǽstriə] クモ腹(衰弱患者に起こる腹水により腹部が膨隆する状態), = spider belly.

arach·noid [ərǽknɔid] クモ(くも)膜, = arachnoidea.
形 arachnoideal.
a. canal クモ膜下管(ガレヌス静脈の).
a. cyst クモ膜嚢胞.
a. fibroblastoma 髄膜線維芽細胞腫, 髄膜腫, = meningioma.
a. foramen クモ膜孔(マジャンディー孔), = foramen of Magendie.
a. granulation クモ膜顆粒.
a. granulations [TA] クモ膜顆粒, = granulationes arachnoideae [L/TA].
a. mater [TA] クモ膜, = arachnoidea mater [L/TA].
a. mater and pia mater [TA] クモ膜と軟膜, = arachnoidea mater et pia mater [L/TA].
a. mater encephali 脳クモ膜.
a. membrane クモ膜.
a. of brain 脳クモ膜.
a. of spinal cord 脊髄クモ膜, = spinal arachnoid mater.
a. sheath クモ膜鞘.
a. space クモ膜腔.
a. spinalis 脊髄クモ膜, = spinal arachnoid mater.
a. trabeculae [TA] クモ膜小柱, = trabeculae arachnoideae [L/TA].
a. villus クモ膜絨毛, = pachionian granulations.

a·rach·noi·dal [əræknɔ́idəl] クモ膜の.
a. granulations クモ膜顆粒, = arachnoid villi, pacchionian bodies.
a. hyperplasia クモ膜過形成.

a·rach·noi·dea [əræknɔ́idiə] クモ膜(髄膜の一つ. 脳クモ膜および脊髄クモ膜とからなり, 硬膜との間に硬膜下腔がある).
a. mater [L/TA] クモ膜, = arachnoid mater [TA].
a. mater cranialis [L/TA] 脳クモ膜, = cranial arachnoid mater [TA].
a. mater encephali [L/TA] 脳クモ膜, = cranial arachnoid mater [TA].
a. mater et pia mater [L/TA] クモ膜と軟膜, = arachnoid mater and pia mater [TA].
a. mater spinalis [L/TA]〔脊髄〕クモ膜, = spinal arachnoid mater [TA].

arachnoidean sheath クモ膜鞘.

a·rach·noi·des [əræknɔ́idi:z] クモ(くも)膜.

a·rach·noi·dism [ərǽknɔidizəm] クモ咬刺症(クモ毒による中毒症), = arachnidism.

a·rach·noid·i·tis [əræknɔidáitis] クモ(くも)膜炎, = arachnitis.
a. optochiasmaticus 視〔束〕交差クモ(くも)膜炎(視交差付近における限局性のクモ膜炎により視交差症状を呈する).

a·rach·nol·o·gy [əræknáləʤi] クモ学, 蛛形学.

a·rach·nol·y·sin [əræknálisin] (オニグモの毒素で, ヒトおよびウサギ赤血球を破壊する溶血素).

a·rach·no·pho·bia [əræknoufóubiə] クモ恐怖〔症〕.

a·rach·no·pia [əræknóupiə] クモ柔膜(広義の軟膜), = leptomeninx, meninx tenuis.

a·rack [ərǽk] アラク(東インドの酒), = arrack.

a·rag·o·nite [ərǽgənait] 霰石あられいし $CaCO_3$ (斜方晶系, 履針状を呈するが, 鋭い庇面または錐面のあるのが特徴).

a·rai·o·car·dia [əreiouká:diə] 徐脈, = bradycardia.

Arakawa reaction 荒川反応(母乳のペルオキシダーゼを調べる方法).

Araki clinical classification of head injury 荒木の分類(頭部外傷を臨床症状のみにより分類した簡便で実用的な分類；荒木千里(1954). 現在は用いられない).

ar·a·len [ǽrələn] = chloroquine.

A·ra·lia [əréiliə] タラノキ[楤木]属(ウコギ科 *Araliaceae* の一属).
A. cordata ウド(根茎はドクカツ〔独活, 九眼独活〕といい, 発汗, 駆風, 鎮痛薬).
A. elata タラノキ.
A. nudicaulis = wild sarsaparilla.
A. racemosa 甘松香, = spikenard.

A·ra·li·a·ce·ae [əreiliéisii:] ウコギ〔五加〕科.

a·ral·kyl [ərǽlkil] (アルキル基から誘導された aryl 基).

Aran, Francois Amilcar [ará:n] アラン(1817–1861, フランスの医師).
A. disease アラン病, = Duchenne–Aran muscular atrophy, Cruveilhier disease.
A.–Duchenne disease アラン・デュシェンヌ病, = Aran disease, myelopathic muscular atrophia.
A.–Duchenne muscular atrophy アラン・デュシェンヌ型筋萎縮〔症〕〔医学〕, = myelopathic muscular atrophy.
A. green cancer アランの緑色腫瘤(眼窩に起こる悪性リンパ腺腫).
A. green cancer tumor アラン緑色腫, = chloroma.
A. law アラン法則(反衝以外の原因による頭底骨折は頭頂の損傷により起こり, 最短円線に沿って骨折が放射するためである).

A·ra·ne·ae [əréinii:] クモ目(節足動物門, 蛛形綱, 鋏角亜門の一目で, 普通のクモ類を含む大群. 頭胸部と腹部との境は明瞭であるが, 両部とも体節化していない. 頭部の前端近くに数対の単眼があり, 腹部には3対の紡績器 spinnerets が, 後端近く腹面に開口している), = spiders.

araneid venom クモ毒.

a·ra·ne·ism [əréiniizəm] (クモ咬刺症を表す. まれに用いる語).

a·ra·ne·ous [əréiniəs] クモの巣様の.

Arantius [ərǽnʃiəs] アランチウス(Giulio Cesare Aranzio, 1530–1589, イタリアの医師, 解剖学者).
A. bodies アランチウス結節.
A. canal アランチウス〔の静脈〕管, = Arantius duct, canalis Arantii, ductus venosus Arantii.
A. ligament アランチウス靱帯, = ligamentum venosum.
A. nodule アランチウス小〔結〕節, = Arantius bodies.
A. ventricle (第四脳室の下部).

a·ra·phia [əréifiə] 全脊椎裂.

ar·a·ro·ba [ærəróubə] アラロバ(マメ科植物. またはそれから得られる黄色粉末, 生薬ゴア末 Goa powder).
a. dequrata 精製ゴア末, = chrysarobinum, chrysarobin.

arbekacin sulfate アルベカシン硫酸塩 $C_{22}H_{44}N_6O_{10} \cdot xH_2SO_4$ ($x=2 \sim 2\frac{1}{2}$)(硫酸アルベカシン. アミノグリコシド系抗生物質. メチシリン・セフェム耐性の黄色ブドウ球菌のうち本薬感性菌による敗血症, 肺炎に適用). (→ 構造式)

Arber, Werner [á:bər] アーバー(1929年, スイス・グレニヘン生まれ. 制限酵素の発見と分子遺伝学への応用により D. Nathans および H. O. Smith とともに1978年度ノーベル医学・生理学賞を受けた).

arbitrarily primed polymerase chain reaction (**AP–PCR**) AP–PCR 法.

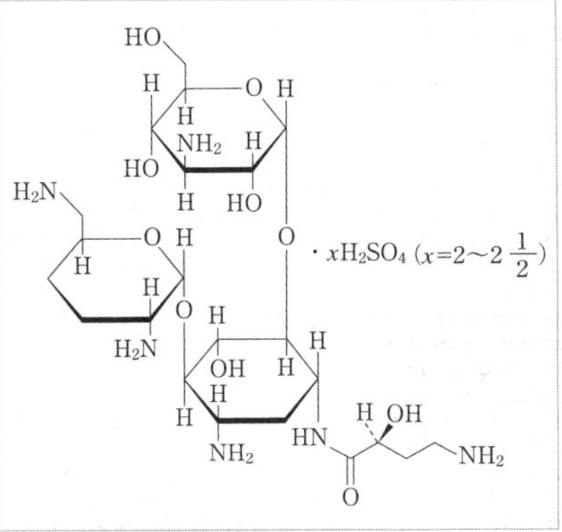

ar·bi·trar·y [á:bitèəri] 任意の.
a. constant 任意定数〔医学〕.
a. dose 任意〔の用〕量〔医学〕.
a.-movement articulator 随意運動咬合器.
ar·bor [á:bər] 木本(もくほん), 樹木.
a. bronchialis [L/TA] 気管支樹, = bronchial tree [TA].
a. dianae 銀樹(銀がほかの金属により沈殿されて生ずる樹状分枝).
a. martis 鉄樹(銀樹の場合と同一).
a. vitae [L/TA] 小脳活樹, = arbor vitae [TA].
a. vitae cerebelli 小脳活樹(小脳灰白, 白両質が樹枝のように交合している状態), = tree of life.
a. vitae oil (ツェーダル油), = cedar leaf oil.
a. vitae uterinus 子宮活樹(棕状ヒダ), = plicae palmatae.
ar·bo·res·cent [à:bərésənt] 分枝の, 樹枝状の.
a. cataract 分枝状白内障.
a. lipoma 樹枝状脂肪腫〔医学〕.
ar·bo·ri·za·tion [à:bəraizéiʃən] 分枝. 動 arborize. 形 arboreal, arboreous.
a. block 分枝遮断, 分枝ブロック〔医学〕(四肢誘導の低電位と脚ブロックパターンを示す心室内ブロックの一型. プルキンエ線維の広汎な障害を示すと考えられていた).
a. heart block 分枝ブロック(プルキンエ系の分枝状線維に干渉が起こるために生ずる刺激伝導障害で, 心電図において QRS の幅が広く, 切れ込みがあり, W型またはM型を示し, 振幅が小さく低電位差を示す), = intraventricular heart block.
ar·bo·roid [á:bərɔid] 樹状の.
arboviral encephalitis アルボウイルス脳炎.
ar·bo·vi·rus [á:bəvàiərəs] アルボウイルス(脊椎動物の間を吸血性節足動物の媒介により伝播されるウイルスの総称), = arthropod-borne virus.
ar·bu·tin [á:bjutin] アルブチン 化 hydroquinone glucose $OHC_6H_4OC_6H_{11}O_5$–½H_2O (ツツジ科植物クマコケモモ(ウワウルシ) *Arctostaphylos uva-ursi* の葉にある配糖体), = ursin.
ARC ① antigen reactive cells 抗原反応性細胞の略. ② AIDS-related complex エイズ関連症候群の略.
arc [á:k] ① 弓. ② 弧(弦に対する語で, 曲線の一部), 弧線. 形 arcuate.
a. de cercle 弓なり緊張, = hysterical arc.
a. diastaltique 反射弓.
a. discharge アーク放電.
a. lamp アークランプ, アーク灯〔医学〕(アークを利用した電灯で, 電流により白熱温度に加熱されたアークの電極からガス性粒子が発生するもの).
a. light アーク灯(ライト)〔医学〕.
a. line アーク線〔医学〕.
a. of Barkow バルコウ弓〔医学〕.
a. resistance 耐アーク性〔医学〕.
a. scan アーク(弧形)走査〔医学〕.
a. shadow 弧状陰影.
a. source アーク光源〔医学〕.
a. spectrum アークスペクトル(アーク光源から発する光のスペクトルで, 主として中性原子の固有スペクトル).
a. welder's disease 鉄沈着〔症〕〔医学〕, 溶接工病, = siderosis, arc welder's nodulation.
a. welder's nodulation 溶接工結節症, = siderosis.
Ar·ca [á:kə] フネガイ属.
A. noae ノアノハコブネガイ, = Noah's ark.
ar·cade [ɑ:kéid] ① 弧. ② アーケイド(建築).
a. of Drummond ドラモンド弓〔医学〕.
ar·caine [á:kein] アルカイン$NH=C(NH_2)NH(CH_2)_4NH(NH_2)C=NH$ (*Arca noae* から分離された塩基).
ar·ca·num [ɑ:kéinəm] ① 秘薬. ② 売薬, = nostrum.
ar·cate [ɑ:kéit] 弓状の.
ar·ca·tu·ra [à:kətú:rə] (前脚が前屈するウマの病気).
arch- [ɑ:ʧ] 主(第1), 由来, 原始の意味を表す接頭語.
arch [á:ʧ] 弓〔医学〕, 弓状〔紋〕〔医学〕, = arcus.
a. bar 弓状杆(義歯の両側を連結するもの).
a. bridge 弓状義歯.
a. cortex 原皮質〔医学〕.
a. length deficiency 歯列弓長欠乏.
a. of aorta [TA] 大動脈弓, = arcus aortae [L/TA], aortic arch [TA].
a. of azygos vein [TA] 奇静脈弓, = arcus venae azygos [L/TA].
a. of cricoid cartilage [TA]〔輪状軟骨〕弓, = arcus cartilaginis cricoideae [L/TA].
a. of foot 足アーチ, 足弓(縦足弓と横足弓があり,「土踏まず」をつくる. スプリング様に作用する).
a. of palate 口蓋弓〔医学〕.
a. of Riolan リオラン弓〔医学〕.
a. of thoracic duct [TA] 胸管弓, = arcus ductus thoracici [L/TA].
a. support アーチ支え, アーチサポート, 足底支持板, 足底挿板, ふまず支え.
a. wire 弧線〔医学〕, アーチワイヤー(不規則な生歯を矯正するため, 歯弓に当てるもの), = archwire.
Ar·chae·a [ɑ:kí:ə] アーケア(3ドメイン説(Woese, 1990)におけるドメインのひとつで, 古細菌が含まれる).
ar·chae·bac·te·ria [à:kibæktí:riə] 古細菌〔医学〕, 始原菌(メタン細菌, 高度好塩菌など特異な性状をもつ原核生物. 特殊な環境下で生育し, 細胞壁にペプチドグリカンを欠き, 細胞膜の脂質や 16S rRNA がほかと異なるのが特徴).
ar·chae·us [ɑ:kí:əs] 原力(動物の原生活力), = archeus.
Archagathus [ɑ:kǽgəθəs] アーカガサス(ギリシャの医師で AD 219年にローマに移住した).
ar·cha·ic [ɑ:kéiik] 古代, 原始の.
a. formation 無生層, = archaeicum, azoicum.
arch·am·phi·as·ter [ɑ:kǽmfiæstər] 原始双星体(極球体を生ずる双星体).
Ar·chan·gi·um [ɑ:kǽnʤiəm] アルカンジウム属(粘液中に埋もれた短菌は塊状の胞子体をつくり, そ

の中に迂回した腸管のように巻かれた菌体を呈し，膜の代わりに粘液でおおわれている）.
arche-　[ɑ:ki]　= arch-.
ar·che·bi·o·sis　[ɑ:kibaióusis]　原〔始〕発生，特発生殖.
ar·che·cen·tric　[à:kiséntrik]　原発生.
ar·che·cyte　[á:kisait]　原胚子，= archeocyte.
arched crest　弓状稜.
ar·che·gen·e·sis　[à:kiʤénisis]　原〔始〕発生，= archebiosis.
ar·che·go·ni·um　[à:kigóuniəm]　造卵器〔医学〕（コケ類，シダ類の）.
ar·cheg·o·ny　[ɑ:kígəni]　特発生殖，無性生殖，= spontaneous generation.
arch·en·ceph·a·lon　[à:kənséphələn]　原脳〔医学〕（中脳と前脳とに分化する原始脳）.
archenteric canal　原腸管.
arch·en·ter·on　[ɑ:kéntərɑn]　原腸（腸胚期に起こる胞胚嚢の嵌入により生ずる腔で，胞胚孔がある），= coelenteron.
ar·che·o·ci·net·ic　[à:kiousinétik]　原運動の，= archeokinetic.
ar·che·o·cyte　[á:kiəsait]　原胚子，原始細胞（自由遊走細胞），= archecyte，archaeocyte.
ar·che·o·ki·ne·tic　[à:kioukinétik, -kainé-]　原運動の，= archeocinetic.
ar·che·o·zo·ic　[à:kiəzóuik]　原始代の.
a. era　原始代.
ar·chep·y·on　[ɑ:képiən]　濃縮された膿.
arches of foot　足弓（① 中足弓（足底の凹状部）．② 内側縦足弓（内側にある足骨を含む）．③ 外側縦足弓（外側にある足骨を含む））.
ar·che·sperm　[á:kispə:m]　造卵器内の受精体.
ar·che·spore　[á:kispɔ:r]　原胞子，原芽胞，= archesporium．㊎ archesporial，archisporial.
Archetti test　[ɑ:kéti tést]　アルケッチ試験（カフェイン検出法で，第二鉄シアンカリ溶液に半量の硝酸を加えて煮沸し，これを水で希釈した試薬はカフェインと化合して Prussian blue を生ずるが，尿酸も同一の反応を呈する）.
ar·che·type　[á:kitaip]　原型，= prototype.
archi-　[ɑ:ki]　主（第1），由来，原始の意味を表す接頭語，= arch-.
ar·chi·at·er　[á:kieitər]　主任医，侍医.
Archibald fever　アルチバルド熱（スーダン地方にみられる熱病で眠気が特徴的．*Bacillus cloacae* の感染による）.
Archibald stain　アルチバルド染色法（ペスト菌の染色法で，第1液はチオニン 0.5g，フェノール結晶 2.5g，ホルマリン 1mL，水 100mL．第2液はメチレンブルー 0.5g，フェノール結晶 2.5g，ホルマリン 1mL，水 100mL．第1および第2の両液を等量混合して 10 秒間染色する）.
ar·chi·blast　[á:kiblæst]　① 原芽胞（卵子の形成質または原形質）．② 胞胚壁（中胚葉の副芽胞と区別するため His が提唱した）．㊎ archiblastic.
ar·chi·blas·to·ma　[à:kiblæstóumə]　原芽胞腫.
ar·chi·blas·tu·la　[à:kiblæsʧulə]　原胞胚.
ar·chi·cap·il·lary　[à:kikǽpiləri]　原始毛細血管.
ar·chi·carp　[á:kikɑ:p]　雌性生殖器，= ascogonium.
ar·chi·cele　[á:kisi:l]　原胚腔，= blastocele.
ar·chi·cen·ter　[á:kisèntər]　原中心（ほかの器官または生体が発生する原型），= architype．㊎ archicentric.
ar·chi·cer·e·bel·lum　[à:kiseribéləm]　[L/TA] 原小脳，古小脳，= archicerebellum [TA].
ar·chi·cor·tex　[à:kikɔ́:teks]　[L/TA] 原皮質，古皮質，= archicortex [TA].
archicortical system　原皮質系〔医学〕.
ar·chi·cyte　[á:kisait]　原胚子（卵割開始前の受精卵）.
ar·chi·cyt·u·la　[à:kisíʧulə]　原嚢胞（核が可視となった受精卵）.
archiform fiber　弓状線維（① 隣接脳回の連合線維．② 小脳線維），= arcuate fiber.
ar·chi·gas·ter　[à:kigǽstər]　原胃，原腸.
ar·chi·gas·tru·la　[à:kigǽstrulə]　原腸胚.
Archigenes　[ɑ:kíʤəneiz]　アルキゲネス（AD 48-117，ギリシャの医師でイタリア・ローマで開業し多数の著書がある）.
ar·chi·gen·e·sis　[à:kiʤénisis]　原始〔生物〕発生.
ar·chi·gon·o·cyte　[à:kigánəsait]　原始生殖細胞.
ar·chig·o·ny　[ɑ:kígəni]　原始〔生物〕発生，= archigenesis.
ar·chi·kar·y·on　[à:kikǽriən]　原胚子核（受精卵の核），= archikaryos.
ar·chil　[á:ʧil, -kil]　（地衣類から採取した植物紫色染料（リトマス染料）），= orchella，roccellin.
ar·chi·mo·ner·u·la　[à:kimənérjulə]　分裂桑実状体.
ar·chi·mor·u·la　[à:kimɔ́:rjulə]　桑実状体，原桑実胚.
archinephric duct　原腎管，= pronephric duct.
ar·chi·neph·ron　[à:kinéfrən]　原腎（原腎単位），= Wolffian body.
ar·chi·neu·ron　[à:kinjú:rən]　原位ニューロン〔医学〕，原神経単位（輸出衝動が発生する神経元）.
ar·chi·o·o·cyte　[à:kióuəsait]　卵原細胞，= oogonium.
ar·chi·pal·li·um　[à:kipǽliəm]　原外套（大脳の最も早くから発達した原皮質で，嗅脳の一部をなす海馬形成体），原皮質〔医学〕．㊎ archipallial.
ar·chi·plasm　[á:kiplæ̀zəm]　原胚子形質，原細胞質，= archoplasm，alchosome.
ar·chi·pte·ryg·i·um　[à:kitəríʤiəm]　原鰭（原始びれ）.
ar·chi·some　[á:kisoum]　= archiplasm.
ar·chi·sper·mi·o·cyte　[à:kispə́:miəsait]　精子原基細胞，= archispermatocyte.
ar·chi·spore　[á:kispɔ:r]　= archespore.
ar·chi·stome　[á:kistoum]　原口，= blastopore.
ar·chi·stri·a·tum　[à:kistraiéitəm]　原始線状体.
ar·chi·tec·ton·ic　[à:kitektánik]　構築の（細胞構築学）．㊔ architectonics.
architectural hygiene　建築衛生.
ar·chi·thal·a·mus　[à:kiθǽləməs]　古視床（発生学上視床のなかで最も古い部分）.
ar·chive　[á:kaiv]　文庫，宝函，記録.
arch-loop-whorl system of fingerprints　指紋の弓状紋・蹄状紋・渦状紋系.
archo-　[ɑ:kou, -kə]　直腸の意味を表す接頭語.
ar·cho·plasm　[á:kəplæ̀zəm]　原糸，始原質，基底系（全無色装置すなわち紡錘および牽引圏を形成する物質のこと），= ergastoplasm，kinoplasm．㊎ archoplasmic.
archoplasmic loop　原糸係蹄，= pseudochromosome.
ar·chop·to·ma　[à:kou(p)tóumə]　脱肛，直腸脱.
ar·chop·to·sis　[à:kou(p)tóusis]　直腸脱，= archoptoma.
ar·chor·rha·gia　[à:kəréiʤiə]　肛門出血，直腸出血.
ar·chor·rhea　[à:kərí:ə]　肛門漏〔医学〕.
ar·chos　[á:kəs]　肛内.
ar·cho·ste·no·sis　[à:koustinóusis]　直腸狭窄.
ar·chu·sia　[ɑ:kú:siə]　細胞成長に必要な仮定物質.
arch·wire　[á:tʃwaiər]　弧線，アーチワイヤー（歯槽弓または歯列弓に合わせたワイヤーの装置．歯列矯正に用いる).
ar·ci·form [á:sifɔ:m] 弓形の.
a. arteries 腎弓状動脈.
a. veins of kidney 〔腎臓の〕弓状静脈.
Ar·co·bac·ter [à:koubǽktər] アルコバクター属(微好気性, グラム陰性のラセン菌. 家畜の流産, 小児の下痢の原因となる菌種を含む).
arcon articulator アルコン咬合器.
arc·ta·tion [ɑ:ktéiʃən] 狭窄(管または開口部の).
arctic survival 極寒生存 [医学].
Arc·ti·i·dae [ɑ:ktáiidi:] ヒトリガ[燈蛾]科(節足動物, 昆虫綱, 鱗翅目の一科).
Arc·to·staph·y·los [à:ktoustǽfiləs] クマコケモモ[熊苔桃]属(ツツジ科の一属. クマコケモモ *A. uva-ursi* (bearberry)の葉はウワウルシといい, 尿路消毒薬).
ar·cu·al [á:kju:əl] 弓の.
ar·cu·ate [á:kju:eit] 弓形の, 弓状の. 名 arcuation.
a. arteries of kidney 弓状動脈(腎の), = arteriae arcuatae renis.
a. artery [TA] 弓状動脈, = arteria arcuata [L/TA].
a. commissure 視神経上内線維, = Gudden commissure.
a. crest [TA] 弓状稜, = crista arcuata [L/TA].
a. crest of arytenoid cartilage 披裂軟骨の弓状稜.
a. eminence [TA] 弓状隆起(側頭骨乳突部の前面にある), = eminentia arcuata [L/TA].
a. fasciculus [TA] 弓状束*, = fasciculus arcuatus [L/TA].
a. fibers 弓形線維.
a. fibers of cerebrum 大脳弓状線維.
a. fibres [TA] 弓状線維*, = fibrae arcuatae cerebri [L/TA].
a. kidney 弓状腎 [医学].
a. ligament 弓状靱帯(横隔膜, 膝関節, 恥骨, 背側手根などにある).
a. ligament of pubis 恥骨弓靱帯 [医学].
a. line [TA] 弓状線, = linea arcuata [L/TA].
a. line of ilium 腸骨弓状線.
a. line of rectus sheath 腹直筋鞘弓状線.
a. nuclei 弓状核 [医学].
a. nucleus [TA]弓状核*, = nucleus arcuatus [L/TA].
a. nucleus of thalamus 視床弓状核.
a. popliteal ligament [TA] 弓状膝窩靱帯, = ligamentum popliteum arcuatum [L/TA].
a. pubic ligament 恥骨弓靱帯 [医学].
a. scotoma 弓状暗点.
a. uterus 弓状子宮.
a. veins [TA] 弓状静脈, = venae arcuatae [L/TA].
a. veins of kidney 〔腎臓の〕弓状静脈.
a. zone 弓状帯, = zona arcuata.
ar·cu·a·tion [ɑ:kju:éiʃən] ① 彎曲(弓状形成). ② 曲線. ③ 拱(アーチ)構造. 形 arcual, arcuate.
ar·cu·la [á:kjulə] 眼窩, = orbit.
ar·cus [á:kəs] ① 弓, 環. ② 弓状紋(指紋), = arch.
a. adiposus 脂肪環(角膜の周囲を囲む), = arcus senilis.
a. alveolaris [L/TA] 歯槽弓, = alveolar arch [TA].
a. alveolaris mandibulae 〔下顎の〕歯槽弓.
a. alveolaris maxillae 〔上顎の〕歯槽弓.
a. anterior 前弓(環椎前弓).
a. anterior atlantis [L/TA] 前弓, = anterior arch [TA].
a. aortae [L/TA] 大動脈弓, = arch of aorta [TA], aortic arch [TA].
a. cartilaginis cricoideae [L/TA]〔輪状軟骨〕弓, = arch of cricoid cartilage [TA].
a. cornealis 角膜環.
a. costalis [L/TA] 肋骨弓, = costal margin [TA], costal arch [TA].
a. dentalis 歯列弓, 歯列弓曲線.
a. dentalis inferior [L/TA] 下歯列弓, = lower dental arcade [TA].
a. dentalis mandibularis [L/TA] 下歯列弓*, = mandibular dental arcade [TA].
a. dentalis mandibulasis 下顎弓.
a. dentalis maxillaris [L/TA] 上歯列弓*, = maxillary dental arcade [TA].
a. dentalis superior [L/TA] 上歯列弓, = upper dental arcade [TA].
a. dorsalis 後弓(環椎後弓).
a. ductus thoracici [L/TA] 胸管弓, = arch of thoracic duct [TA].
a. glossopalatinus 舌口蓋弓.
a. iliopectineus [L/TA] 腸恥弓, 腸恥筋膜弓, = iliopectineal arch [TA].
a. inguinalis [L/TA] 鼡径靱帯, = inguinal ligament [TA].
a. juvenilis 若年環(先天性角膜辺縁混濁).
a. lipoides 脂肪弓(老人の鼓膜にみられる脂肪変性).
a. lipoides corneae 角膜脂肪弓.
a. lipoides myringis 鼓膜脂肪弓.
a. lumbocostalis lateralis 外側腰肋弓, = ligamentum arcuatum externum.
a. lumbocostalis medialis 内側腰肋弓.
a. marginalis coli [L/TA] 結腸縁動脈*(marginal artery の別名, 結腸縁動脈弓), = marginal arcade [TA].
a. palatini 口蓋弓.
a. palatoglossus [L/TA] 口蓋舌弓, = palatoglossal arch [TA].
a. palatopharyngeus [L/TA] 口蓋咽頭弓, = palatopharyngeal arch [TA].
a. palmaris profundus [L/TA] 深掌動脈弓, = deep palmar arch [TA].
a. palmaris superficialis [L/TA] 浅掌動脈弓, = superficial palmar arch [TA].
a. palpebralis 瞼板動脈弓.
a. palpebralis inferior [L/TA] 下眼瞼動脈弓, = inferior palpebral arch [TA].
a. palpebralis superior [L/TA] 上眼瞼動脈弓, = superior palpebral arch [TA].
a. parieto-occipitalis 頭頂後頭弓回.
a. pedis longitudinalis [L/TA] 縦足弓, = longitudinal arch of foot [TA].
a. pedis transversalis 横足弓.
a. pedis transversus distalis [L/TA] 遠位横足弓, = distal transverse arch of foot [TA].
a. pedis transversus proximalis [L/TA] 近位横足弓, = proximal transverse arch of foot [TA].
a. pharyngopalatinus 咽頭口蓋弓.
a. pinguiculus = arcus senilis.
a. plantaris 足底動脈弓.
a. plantaris profundus [L/TA] 深足底動脈弓, = deep plantar arch [TA].
a. plantaris superficialis [L/TA] 浅足底動脈弓, = superficial plantar arch [TA].
a. posterior atlantis [L/TA] 後弓, = posterior arch [TA].
a. pubicus [L/TA] 恥骨弓, = pubic arch [TA].
a. pubis 恥弓.
a. raninus ガマ弓.
a. senilis 老人環(脂肪変性による角膜縁の白色

環), = gerontoxon.
a. superciliaris [L/TA] 眉弓, = superciliary arch [TA].
a. tarseus inferior 下瞼板動脈弓.
a. tarseus superior 上瞼板動脈弓.
a. tendineus [L/TA] 腱弓, = tendinous arch [TA].
a. tendineus fasciae pelvis [L/TA] 骨盤筋膜腱弓, = tendinous arch of pelvic fascia [TA].
a. tendineus musculi levatoris ani [L/TA] 肛門挙筋腱弓, = tendinous arch of levator ani [TA].
a. tendineus musculi solei [L/TA] ヒラメ筋(の)腱弓, = tendinous arch of soleus [TA].
a. unguium 爪弓(爪半月).
a. venae azygos [L/TA] 奇静脈弓, = arch of azygos vein [TA].
a. venosi digitalis 指静脈弓.
a. venosus dorsalis pedis [L/TA] 足背静脈弓, = dorsal venous arch of foot [TA].
a. venosus jugularis [L/TA] 頸静脈弓, = jugular venous arch [TA].
a. venosus juguli 頸静脈弓. 複 jugula.
a. venosus palmaris profundus [L/TA] 深掌静脈弓, = deep venous palmar arch [TA].
a. venosus palmaris superficialis [L/TA] 浅掌静脈弓, = superficial venous palmar arch [TA].
a. venosus plantaris [L/TA] 足底静脈弓, = plantar venous arch [TA].
a. vertebrae [L/TA] 椎弓, = vertebral arch [TA].
a. volaris profundus 深掌動脈弓.
a. volaris superficialis 浅掌動脈弓.
a. zygomaticus [L/TA] 頬骨弓, = zygomatic arch [TA].

ARD acute respiratory disease 急性呼吸器疾患の略.

ard·an·(a)es·the·sia [ὰ:dənesθí:ziə] 温覚麻痺.

ar·dent [á:dənt] 熱性の, 熱烈な.
a. pulse 強烈脈.
a. spirit アルコール飲料.

ar·dor [á:də:] 灼熱感, 渇望.
a. urinae 排尿時灼熱痛.
a. ventriculi 胃灼熱感, 呑酸〔嘈囃〕(むねやけ), = pyrosis, heart-burn.

ARDS ① acute respiratory distress syndrome 急性呼吸窮迫症候群の略. ② adult respiratory distress syndrome 成人呼吸促迫症候群の略.

ar·ea [éəriə] ① 面(表面の限られた部分). ② 野(区域), 部〔医学〕. ③ 領(脳皮質の機能中枢). 形 areal.
a. acustica 聴野.
a. alopecia 円形脱毛〔症〕〔医学〕.
a. amniotica 羊膜部(ヒト胎児の透明部).
a. amygdaloclaustralis [L/TA] 扁桃体前障野*, = amygdaloclaustral area [TA].
a. amygdaloidea anterior [L/TA] 前扁桃体野*, = anterior amygdaloid area [TA].
a. aolfactoria 嗅傍野.
a. aortica 大動脈面(第2肋軟骨内端部の胸郭表面).
a. cerebrovasculosa 脳血管野〔医学〕.
a. change 部位(領域)変換〔医学〕.
a. cochleae [L/TA] 蝸牛野, = cochlear area [TA].
a. cochlearis [L/TA] 蝸牛野, = cochlear area [TA].
a. contingens [L/TA] 接触域*, = contact zone [TA].
a. cribrosa [L/TA] 篩状野, = cribriform area [TA].
a. cutanea 皮野.
a. density 面密度〔医学〕.
a. entorhinalis 嗅内野, = Brodmann area 28.
a. foveae centralis 中心窩野(胎生5ヵ月頃中心窩が形成される網膜の部位), = area centralis.
a. gastrica 胃小区(胃粘膜にみられる浅い溝によってできる小区画).
a. germinativa 胚斑(胚が発生する卵細胞の斑点), = germinal disk.
a. health education center 地域保健教育センター〔医学〕.
a. hypothalamica dorsalis [L/TA] 背側視床下部域*, = dorsal hypothalamic area [TA], dorsal hypothalamic region [TA].
a. hypothalamica intermedia [L/TA] 中間視床下部域*, = intermediate hypothalamic area [TA], intermediate hypothalamic region [TA].
a. hypothalamica lateralis [L/TA] 外側視床下部域, = lateral hypothalamic area [TA].
a. hypothalamica posterior [L/TA] 後視床下部域, = posterior hypothalamic area [TA], posterior hypothalamic region [TA].
a. hypothalamica rostralis [L/TA] 前視床下部域, = anterior hypothalamic area [TA], anterior hypothalamic region [TA].
a. intercondylaris anterior [L/TA] 前顆間区, = anterior intercondylar area [TA].
a. intercondylaris anterior tibiae 脛骨の前顆間区.
a. intercondylaris posterior [L/TA] 後顆間区, = posterior intercondylar area [TA].
a. intercondylaris posterior tibiae 脛骨の後顆間区.
a.-length method 面積長さ法〔医学〕.
a. lunata 月状野(後月状裂から頭方にある小脳野まで).
a. martegiani (網膜乳頭の小隆起部で, 硝子体血管の入口).
a. medullovasculosa (脊椎裂の正中線に存在する肉芽腫様組織).
a. monitor 区域監視装置, 区域モニタ.
a. nervi facialis [L/TA] 眼面神経野, = facial area [TA].
a. nuda [L/TA] 無漿膜野, = bare area [TA].
a. nuda hepatis 肝無漿膜野.
a. of cardiac dullness 心濁音界.
a. of critical definition 臨界瞭度域(明瞭な視像が得られる限界域).
a. of decreased uptake 低集積領域〔医学〕.
a. of facial nerve 顔面神経野.
a. of increased uptake 高集積領域〔医学〕.
a. of interest 関心領域〔医学〕.
a. of Laimer ライマー野, = Laimer-Haeckerman area.
a. of pelvic inlet 骨盤入口部.
a. of pelvic outlet 骨盤出口部.
a. opaca 混濁部, 暗域, 曇暈(胚斑外郭の混濁部).
a. parahippocampalis [L/TA] 扁桃体海馬野*, = amygdalohippocampal area [TA].
a. paraolfactoria [L/TA] 嗅旁野*, = paraolfactory area [TA].
a. paraterminalis 胚脳半球の内側野.
a. parolfactoria ブローカ嗅傍野(梁下野ともいう. 脳下梁回の前方に位置し, 脳半球の内面にある小回).
a. pellucida 透明部, 明暈(胚斑中心部の透明野).
a. perforata (前有孔質), = substantia perforata anterior.
a. perirhinalis = Brodmann area 35.
a. piriformis = Brodmann area 51.
a. placentalis 胎盤野(子宮壁につながる卵子の外胚葉野).
a. postrema [L/TA] 最後野(第四脳室底の灰白翼と第四脳室ヒモとの間にあり, 特殊の細胞からなる),

= area postrema [TA].
a. praesubicularis = Brodmann area 27.
a. praeterminalis = Brodmann area 25.
a. preoptica [L/TA] 視索前域*, 視索前野*, = preoptic area [TA].
a. pretectalis [L/TA] 視蓋前野*, = pretectal area [TA].
a. propria 感覚固有域, 知覚固有域.
a. pterygoidea 翼突野.
a. retrochiasmatica [L/TA] 視交叉後野*, = retrochiasmatic area [TA], retrochiasmatic region [TA].
a. retroolivaris [L/TA] オリーブ後野, = retro-olivary area [TA].
a. sampling 地域抽出法〔医学〕.
a. scanning 面スキャン法〔医学〕, 面走査.
a. scintigram 面シンチグラム〔医学〕.
a. septalis [L/TA] 中隔部*, = septal area [TA].
a. spinalis X [L/TA] 脊髄X層*, = spinal area X [TA].
a. spongiosa 海綿野(脊髄後柱の末梢部).
a. striata 有線領(後頭葉皮質の一部で, 鳥距溝の壁およびその付近の部分で, 内部の表面に平行して1本の条, すなわちヴィク・ダジール Vicq d'Azyr 線あるいはゼンナリ Gennari 線と呼ばれるものがみられ, 視覚の中枢である), = Brodmann area 17, optic a..
a. subcallosa [L/TA] 梁下野, = subcallosal area [TA], subcallosal gyrus [TA].
a. supramarginalis 辺縁上野, = Brodmann area 40.
a. survey 環境サーベイ〔医学〕.
a. transitionis amygdalopiriformis [L/TA] (扁桃体梨状移行野*), = amygdalopiriform transition area [TA].
a. trapezoidea [L/TA] 台形体部*, = trapezoid area [TA].
a. type 面積式(録音).
a. under concentration curve (AUC) 薬物血中濃度時間曲線下面積.
a. vasculosa 血管部, 脈絡暈(胚部の).
a. vestibularis [L/TA] 前庭神経野, = vestibular area [TA].
a. vestibularis inferior [L/TA] 下前庭野, = inferior vestibular area [TA].
a. vestibularis superior [L/TA] 上前庭野, = superior vestibular area [TA].
a. vitellina 卵黄野(血管領域の中胚卵子の部分).
areae gastricae [L/TA] 胃小区, = gastric areas [TA].
areal distribution of population 人口の地域的分布〔医学〕.
areal sampling 地域抽出法.
areal velocity 面積速度.
ar·e·a·tus [èəriéitəs] 限域の, 限画性の.
Ar·e·ca [ǽrikə, ərí:kə] ビンロウジュ[檳榔樹]属(ヤシ科の一属).
A. catechu ビンロウジュ, = areca nut.
ar·e·ca nut [ǽrikə nʌ́t] ビンロウジ[檳榔子](ビンロウジュ *Areca catechu* の種子. アルカロイド, ステロイド, タンニン類を含む. 条虫駆除に用いられる), = areca seed, betel nut.
a·rec·ai·dine [ərékeidi:n] アレカイジン ㊗ 1,2,5,6-tetrahydro-1-methylnicotinic acid $C_7H_{11}NO_2$-H_2O (ビンロウジュ *Areca catechu* の果実に存在するピリジン誘導体のアルカロイドで, 無色鱗片状結晶), = arecaine.
ar·e·caine [ǽrikein] アレカイン, = arecaidine.
are·cane [ǽrikein] アレカン(ビンロウジの油性揮発液で, 瀉下薬として用いられる), = arekane.
ar·e·cin(e) [ǽrisi:n] アレシン $C_{23}H_{26}N_2O_4$ (① ビンロウジ赤. = Areca red. ② シンコナ皮から得られるアルカロイドで, cusconine と同一作用がある).
a·rec·o·line [ərékəli:n] アレコリン $C_8H_{13}O_2N$ (arecaidine のメチルエステルで, コリン作用がある. 駆虫薬).
a. hydrobromide 臭化水素酸アレコリン $C_8H_{13}NO_2$-HBr (白色結晶で, 縮瞳, 駆虫に用いる).
a·re·flex·ia [èirifléksiə, æ̀ri-] 反射消失〔医学〕, 無反射〔症〕, = absence of reflex.
areflexic bladder 無反射性膀胱〔医学〕.
a·re·gen·er·a·tive [èiriʤénərətiv, æ̀ri-] 無新生の.
a. anemia 無再生性貧血(Naegeli が aplastic anemia の同義語として用いた語), 再生不能性貧血, = aplastic anemia.
ar·e·kane [ǽrikein] アレカン, = arecane.
ar·e·na·ceous [æ̀rinéiʃəs] 砂状の.
ar·e·na·tion [æ̀rinéiʃən] 砂浴療法, = ammotherapy.
A·re·na·vi·ri·dae [əri:nəvíridi:] アレナウイルス科(一本鎖RNAウイルスで, *Arenavirus* 属が含まれる. 自然宿主である齧歯類に持続感染している. ヒトに伝播するとラッサ熱, ボリビア出血熱, アルゼンチン出血熱を起こすウイルスがある).
A·re·na·vi·rus [ərí:nəvaiərəs] アレナウイルス属(アレナウイルス科. 旧世界アレナウイルスと新世界アレナウイルスの2群に大別される. リンパ球性脈絡髄膜炎ウイルス, ラッサウイルスをはじめとする出血熱の原因ウイルスが含まれる).
are·no·bu·fa·gin [æri:noubjú:fəʤin] アレノブファギン $C_{23}H_{32}O_5$ (ヒキガエルの一種 *Bufo arenarum* の皮腺から得られる心臓毒).
ar·e·noid [ǽrinɔid] 砂様の.
are·o·car·dia [æ̀ri:oukɑ́:diə] 徐脈, = bradycardia.
a·re·o·la [ərí:ələ] [TA] ① 乳輪, = areola mammae [L/TA]. ② 輪〔医学〕. ③ 乳房暈. ④ 紅輪, 強紅輪(種痘疱の). ⑤ 小室, 小隙. ㊋ areolar.
a. mammae [L/TA] 乳輪, = areola [TA].
a. mammae secunda 第2乳輪(妊娠するとき乳房が着色して中心に白い斑紋をつくったもの).
a. of mamma 乳輪〔医学〕.
a. of nipple 乳輪.
a. papillaris = areola mammae.
a. umbilicalis 臍暈.
a·re·o·lar [ərí:ələr] ① 輪状の. ② 疎性(有形成分が少ないため細胞間隙が多くみえる組織についていう).
a. cancer 膠様癌(旧語), = colloid carcinoma.
a. central choroiditis 輪状脈絡膜炎, = Förster diffuse retinochoriditis.
a. chorioiditis 輪紋状脈絡膜炎.
a. choroiditis 輪状脈絡膜炎(黄斑から発生して周囲に広がる炎症).
a. gingiva 疎性織歯肉.
a. glands [TA] 乳輪腺, = glandulae areolares [L/TA], Montgomery gland.
a. tissue 疎性結合組織〔医学〕(皮下結合織など), = loose connective tissue.
a. tubercles [TA] 乳輪結節, = tubercula areolae [L/TA].
a. venous plexus [TA] 乳輪静脈叢, = plexus venosus areolaris [L/TA].
a·re·o·late [ərí:əleit] 輪紋状の, = areolated.
ar·e·ole [ǽrioul, ɛ́ə-] ① 小室, 小房. ② アリオール, 小突起.
ar·e·o·li·tis [æ̀rioulάitis] 乳〔房〕輪炎〔医学〕(乳頭炎とともに起こることが多い).

A

ar·e·om·e·ter [æriámitər] 比重計 [医学], 浮秤, = hydrometer.
ar·e·om·e·try [æriámitri] 比重測定法(体液の). 形 areometric.
ar·e·ot·i·ca [æriátikə] やせ薬, = antiobesity remedies.
Arerroes [ɑ:reróui:z] アレローズ(1126–1198, アラビアの医師. アラビア医学派最後の大家で医学百科辞典の著者), = ibn Rushd.
Aretaeus of Cappadocian [ærití:əs] アレテウス(AD 81–138. カパドキア生まれの有名なギリシャの医師で, 8冊の慢性急性疾病論を著した), = Aretaeos.
ARF ① acute renal failure 急性腎不全の略. ② acute respiratory failure 急性呼吸不全の略. ③ acute rheumatic fever 急性リウマチ熱の略.
Arg arginine アルギニンを示す記号.
ar·gam·bly·o·pia [à:gæmblióupiə] 廃用性弱視.
Argand burner アルガンバーナー(空気が筒型の内管を通って石油またはガスと混ざるようにしたバーナー).
Ar·gas [á:gəs] ナガヒメダニ属(ヒメダニ科 *Argasidae* の一属).
A. persicus ペルシャダニ(鳥類のダニ熱病の病原体を媒介する最も主要なダニ), = adobe tick, blue bug, tampan.
A. reflexus ハトヒラタダニ(ハトに寄生する), = pigeon-tick.
Ar·gas·i·dae [ɑ:gǽsidi:] ヒメダニ[姫螨]科(マダニ目の一科で *Argas*, *Ornithodoros* 属などがこれに属する. 大形のダニでマダニ科とともに tick と呼ばれる. ツバメやコウモリの巣で過剰に繁殖したヒメダニがヒトを刺す例も多い), = softbacked ticks.
ar·ge·ma [á:gimə, á:ʤi–] 角膜白色潰瘍(フリクテン形成に続発するもの).
argemone oil アルゲモン油(アザミゲシ *Argemone mexicana* の果から圧搾したもので, 流行性水腫という中毒症を起こす).
ar·gen·taf·fin(e) [ɑ:ʤéntəfi(:)n] 銀親和性の [医学](銀またはほかの金属塩で好染すること).
a. cell 銀親和性細胞 [医学], = argyrophil cell.
a. fiber 〔好〕銀線維, = argyrophil fiber.
a. granule 銀親和性顆粒.
a. system 銀親和系 [医学].
ar·gen·taf·fin·i·ty [ɑ:ʤèntəfíniti] 銀親和性.
ar·gen·taf·fi·no·ma [à:ʤəntæfinóumə] 銀親和細胞腫 [医学], 銀親和性細胞腫, = carcinoid.
ar·gen·ta·tion [à:ʤəntéiʃən] 銀染色.
ar·gen·ti [ɑ:ʤéntai] 銀の(argentum の第2格).
a. bromidum 臭化銀, = silver bromide.
a. chloridum 塩化銀, = silver chloride.
a. nitras fusus 溶融硝酸銀 $AgNO_3$, = fused silver nitrate.
a. nitras induratus 硝酸銀桿, = toughened silver nitrate, lunar caustic, silver nitrate pencil.
ar·gen·tic [ɑ:ʤéntik] 高原子価銀化合物の.
Argentine hemorrhagic fever virus アルゼンチン出血熱ウイルス, = *Junín virus*.
ar·gen·tine [á:ʤəntain] 銀を含む.
ar·gen·tite [á:ʤəntait] 輝銀鉱 Ag_2S (硫銀鉱ともいう), = silver glance.
argent(o)– [ɑ:ʤent(ou), –t(ə)] 銀との関係を表す接頭語.
ar·gen·tom·e·ter [à:ʤəntámitər] 銀滴定器(硝酸銀の標準溶液を用いてハロゲン, シアンなどの定量分析を行うために用いる器具で, これを用いる方法を argentometry という).
ar·gen·tom·e·try [à:ʤəntámitri] 銀滴定 [医学]. 形 argentometric.
ar·gen·to·phil(e) [ɑ:ʤéntəfil] 銀親和性の [医学], 好銀性の.
ar·gen·to·pro·te·i·num [à:ʤentouproutí:inəm] プロテイン銀, プロタルゴール, = argentum proteinicum, silver protein.
a. forte 強力型プロテイン銀, = strong silver nitrate.
a. mite 弱力型プロテイン銀, = mild silver nitrate.
ar·gen·tous [ɑ:ʤéntəs] 低原子価銀化合物の.
ar·gen·tum [ɑ:ʤéntəm] 銀, = silver.
a. arsphenamina アルスフェナミン銀, = silver arsphenamine.
a. colloidale コロイド状銀, = argentum Credé, collargol.
a. nitricum 硝酸銀 $AgNO_3$, = argentinitras.
a. proteinicum プロテイン銀, 強タンパク銀(銀含有量19～23%), = argentum proteinicum forte, protargol, strong protargin, strong protein silver.
a. proteinicum mite 軽タンパク銀(銀含有量7.5～8.5%), = mild protein silver, mild protargin.
ar·gil·la [ɑ:ʤílə] 白陶土, = bolus alba, kaolin, clay. 形 argillaceous.
ar·gil·la·ceous [à:ʤiléiʃəs] 粘土質の [医学].
ar·gi·nase [á:ʤineiz] アルギナーゼ(L-アルギニンをオルニチンと尿素に分解する酵素. 肝臓中にある).
ar·gi·nine [á:ʤini:n] アルギニン 化 1-amino-4-guanidovaleric acid (サルミン, クルペイン, ヒストンなどのタンパク質に多く, また普通のタンパク質にも少量含まれている必須アミノ酸の一つで, その検出には坂口反応が利用されている).
a. dehydrase アルギニン脱水素酵素.
L-a. hydrochloride L-アルギニン塩酸塩 化(2*S*)-2-amino-5-guanidinopentanoic acid monohydrochloride $C_6H_{14}N_4O_2 \cdot HCl$: 210.66 (塩酸 L-アルギニン, 塩酸アルギニン. アミノ酸, グアニジノ系機能検査薬(下垂体)).

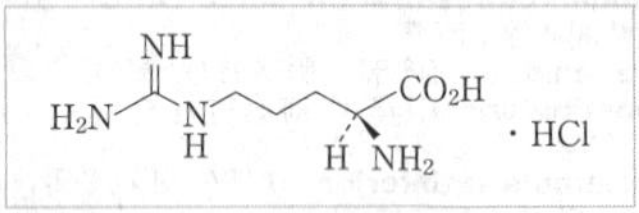

a. test アルギニン負荷試験 [医学].
ar·gi·ni·ne·mia [à:ʤininí:miə] 〔高〕アルギニン血症 [医学].
ar·gi·ni·no·suc·ci·nase [à:ʤininəsʌ́ksineis] アルギニノスクシナーゼ.
ar·gi·ni·no·suc·ci·nate ly·ase [à:ʤininəsʌ́ksineit láieis] アルギニノコハク酸分解酵素, = argininosuccinase, arginosuccinase.
ar·gi·ni·no·suc·cin·ic ac·id [à:ʤininəsʌksínik ǽsid] アルギニノコハク酸 $C_{10}H_{18}N_4O_6$ (尿素回路の中間物質でアミノ酸の一種. シトルリンとアスパラギン酸の縮合により生成する), = arginosuccinic acid.
ar·gi·ni·no·suc·cin·ic ac·i·du·ria [à:ʤininəsʌksinik æsidjú:riə] アルギニノコハク酸尿〔症〕, = arginosuccinic aciduria.
ar·gin·yl [á:ʤinil] アルギニル基 ($H_2NC(=NH)NH(CH_2)_3CH(NH_2)CO–$).
ar·gi·pres·sin [à:ʤiprésin] アルギプレシン, = arginin vasopressin.
ar·gon (Ar) [á:gən] アルゴン(空気中0.937%存在する不活性気体元素で, 原子番号18, 元素記号 Ar, 原子量39.948, 同位元素の質量数36, 38, 40).
a. laser アルゴンレーザー [医学](アルゴンを用いた代表的なガスイオンレーザーで, アルゴンイオンレーザーともいう), = argon ion laser.

a. plasma coagulation (**APC**) アルゴンプラズマ凝固療法(イオン化アルゴンガスと高周波電流を結合した凝固法).

Argonz, J. [á:gənz] アルゴンズ(アルゼンチンの免疫学者).

A.–del Castillo syndrome アルゴンズ・デルカスティロ症候群(高プロラクチン血症による乳汁漏出性無月経症候群のうち下垂体腺腫などの器質性病変を認めない機能性のものを指し, 分娩とは関係なく発症する非産褥性のものをいう).

Argyll Robertson, Douglas Moray Cooper Lamb [á:gail rábə:tsən] アーガイルロバートソン(1837–1909, スコットランドの医師).

A. R. pupil アーガイルロバートソン瞳孔〔医学〕(反射性瞳孔強直ともいい, 脊髄癆のとき, 輻輳反射はあるが対光反射が欠如しているもの), = Argyll Robertson sign, Vincent sign.

ar·gyr·e·mia [à:ʤirí:miə] 銀血症〔医学〕.

ar·gyr·ia [ɑ:ʤíriə] 銀中毒〔医学〕, 銀沈着症, = argyrism, argyrosis. 形 argyric.

a. localis externa 限局性銀皮症.

a. nasalis 鼻性銀中毒症(銀剤を点鼻して起こる鼻粘膜の銀沈着症).

ar·gy·ri·a·sis [à:ʤiráiəsis] 銀中毒, 銀皮症, = argyria.

ar·gyr·ism [á:ʤirizəm] 銀中毒〔医学〕.

ar·gy·ri·tis [à:ʤiráitis] 銀〔黄〕色一酸化鉛(密陀僧).

argyr(o)– [ɑ:ʤir(ou)–, –ʤai–, –r(ə)] 銀の意味を表す接頭語.

ar·gyr·o·dite [ɑ:ʤírədait] アルジロダイト Ag_8GeS_6 (二硫化ゲルマニウムの母体).

ar·gy·rol [á:ʤiro:l] アルジロール(20%膠状銀剤で pH 約9, 粒子直径はブドウ球菌の1/10〜1/100).

ar·gy·rome [á:ʤiròum] 銀線系.

ar·gyr·o·phil(e) [ɑ:ʤáirəfil, á:ʤi–] 銀親和性の〔医学〕.

ar·gyr·o·phil·ic [à:ʤirəfílik] 銀親和性の〔医学〕.

a. cell 銀親和〔性〕細胞. → enterochromaffin cell.

a. fibers 好銀線維.

ar·gyr·o·sis [à:ʤairóusis, à:ʤi–] 銀症〔医学〕, = argyria.

a·rhi·go·sis [ærigóusis] 冷覚欠如.

a·rhin·en·ce·phal·ia [ərainənsifæliə] 無嗅脳〔症〕〔医学〕.

a·rhin·ia [əríniə] 無鼻〔症〕, = arrhinia.

Arias–Stella, Javier [á:riəs stélə] アリアス・ステラ(1924生, ペルーの病理学者).

A.–S. effect アリアス・ステラ効果(子宮内外妊娠に随伴する子宮内膜の非定型的腺増殖), = Arias–Stella phenomenon, Arias–Stella reaction.

A.–S. phenomenon アリアス・ステラ現象.

ari·bo·fla·vi·no·sis [əràibouflèivinóusis] リボフラビン欠乏症, ビタミン B_2 欠乏症.

ar·i·do·sil·i·cu·a·ta [á:ridousìlikjuéitə] 干莢(かんきょう)状の, マメサヤ型.

a. cataract 干莢(かんきょう)状白内障.

aridosiliculose cataract 乾燥長角状白内障, = aridosilquate cataract.

ar·il [æril] 仮種皮, = arillus.

ar·il·lode [æriloud] (卵門または卵殻の小孔に付着した種子の付属器).

Arima syndrome 有馬症候群〔医学〕(1971年, 有馬正高(1929生, 小児神経科医)により報告された常染色体劣性遺伝疾患. 精神発達遅滞, 視覚障害などをきたす難治性疾患).

Ar·i·sae·ma [ærisí:mə] テンナンショウ[天南星]属(サトイモ科の一属で, 一部の種の根茎は去痰・鎮痙薬として用いられる).

a·ris·to·gen·e·sis [ərìstəʤénisis] 優生. 形 aristogenic.

a·ris·to·gen·ics [ərìstəʤénik] 優生学, = eugenics.

A·ris·to·lo·chia [ərìstoulóukiə] ウマノスズクサ[馬の鈴草, 馬兜鈴]属(ウマノスズクサ科 *Aristolochiaceae* の一属).

A. contorta マルバウマノスズクサ(根をセイモッコウ[青木香]といい, 鎮痛薬).

A. debilis ウマノスズクサ(根をバトウレイ[馬兜鈴]といい, 鎮痛薬).

a·ris·to·loch·ic ac·id [ərìstəlákik æsid] アリストロキン酸, = aristolochine.

a·ris·to·lo·chine [ərìstoulóukin] アリストロキン $C_{32}H_{22}N_2O_{13}$ (ウマノスズクサの一種 Virginia snakeroot の種子から得られる毒性アルカロイド).

aristotelian method アリストテレス法.

Aristotle [æristɑtl] アリストテレス(BC 384–322, ギリシャの哲学者で, 比較解剖学の元祖).

A. anomaly アリストテレスの異常(第1および第2指を交差してその間に鉛筆を置くと, 鉛筆は2本に感ずる).

arithlog grid 半対数図表.

arithlog paper 半対数方眼紙(横軸を線形目盛, 縦軸を対数目盛にとった方眼紙).

a·rith·me·tic [əríθmətik] 演算〔医学〕.

a. mean 算術平均, 相加平均.

a. operation 演算操作〔医学〕.

a. progression 算術級数, 等差級数.

a. unit 演算ユニット(装置)〔医学〕.

a·rith·mo·ma·nia [əriθmouméiniə] 計算症, 計算癖.

Arizona group [ærizóunə grú:p] アリゾナ群(変異型大腸菌 paracolon の一群で, Caldwell と Ryerson が1939年にアリゾナ州の爬虫類から分離しこのように命名したが, 後に Kauffmann はこれを"Salmonella arizonae"と呼んだ. 現在の *S. enterica* subsp. *arizonae*).

arizona bacteria アリゾナ菌〔医学〕.

Arlt, Carl Ferdinand Ritter von [á:lt] アルルト(1812–1887, チェコ・ボヘミアの眼科医. 睫毛重生の手術を考案し(A. operation または A.–Jaesche technic), また眼瞼内反, 涙管狭窄, 眼瞼外反, 眼瞼癒着の外科的療法を発表した. 顆粒性トラコーマは Arlt trachoma とも呼ばれる).

A.–Jaesche technic アルルト・イエシェ手術(睫毛重生の手術で, 皮膚の半月状小片を切除して眼瞼の縁から毛様球を移植する方法).

A. operation アルルト手術(睫毛乱生を治す手術).

A. recess アルルト陥凹(涙嚢の底部にまれにみられる).

A. sinus アルルト洞, = Maier sinus.

arm [á:m] [TA] ①上腕, = brachium [L/TA]. ②腕(上肢). ③辺(ブリッジの), = upper extremity.

a. birth 上肢解出〔医学〕.

a. center 上肢中枢(ローランド溝中央部にある皮質中枢).

a. circling 腕回転〔医学〕.

a. counter 腕計数(計測)器〔医学〕.

a. deviation reaction 上肢偏位反応〔医学〕.

a. girth 〔上〕腕囲〔医学〕.

a. length 腕長〔医学〕.

a. lift–back pressure 上肢挙起背圧(人工呼吸法の一つで患者の身体を臥位にし, 両腕を医師が持ち上げ, 背側から胸部を圧迫する操作を1分間10〜12回反復する方法).

a. lift-chest pressure 上肢挙起胸圧(人工呼吸法).

a.-lung time test 腕-肺循環時間(エーテルなどを静注した瞬間から,その臭気を感ずるまでの血液循環時間).

a. of a couple 偶力の腕.

a. phenomenon 腕現象(手術後テタニーが起こった場合,腕を伸張したまま頭よりも高く挙げると,上腕神経叢を刺激するので,腕筋肉が攣縮する), = Pool phenomenon.

a. presentation 腕位 [医学].

a. ratio 両腕比 [医学].

a. rest 肘あて [医学], 肘受け [医学].

a. sling 腕吊り [医学], 腕吊包帯.

a. span 極幅 [医学], 指極 [医学], 指端距離(両腕を水平に伸展した長さ).

a. splint 腕副子 [医学].

a.-to-arm vaccination 腕から腕への種痘.

a.-tongue time test 腕-舌循環時間(試薬を肘静脈に注射したときから,その味が舌に感ずるまでの血液循環時間).

a. tonus reaction 上肢筋緊張反応 [医学].

a. wing 腕翼.

ar·ma·dil·lo [ɑ:mədílou] アルマジロ,キュウヨ[犰狳](貧歯目 *Edentata* アルマジロ科 *Dasypodidae* の哺乳類を指す.トリパノソーマ原虫の保虫宿主で,サシガネ類の吸血を介してヒトにも伝染することがある).

a. syndrome アルマジロ症候群(アイザック症候群の別名.運動性末梢神経遠位部の障害により歩行がゆっくりとなることからこのようにもいわれる), = Isaacs syndrome.

ar·ma·men·tar·i·um [ɑ̀:məmentéəriəm] ①武器. ②用品.

Armanni, Lucianno [ɑ:máni] アルマニ(1839-1903,イタリアの病理学者).

A.-Ebstein cell アルマニ・エブスタイン細胞(腎臓細尿管終末部にあるグリコーゲン沈着細胞).

A.-Ebstein kidney アルマニ・エブスタイン腎.

A.-Ehrich degeneration アルマニ・エールリッヒ変性(糖尿病にみられるヘンレ係蹄の硝子様変性).

ar·mar·i·um [ɑ:méəriəm] 医療用品, = armamentarium.

ar·ma·ture [ɑ́:mətʃər] ①防護器官(動・植物の). ②電機子(発電機における発電子および電動機における電動子の総称).

armed bougie 腐食ブジー(先端に腐食剤を備えたブジー).

armed macrophage 防御マクロファージ.

armed sucker 有鉤吸盤.

armed tapeworm 有鉤条虫類,有腕条虫, = *Taenia solium*.

ar·me·ni·a·ca [ɑ:mənáiəkə] キョウニン[杏仁](アンズ *Prunus Armeniaca* var. ansu の種子を乾燥したもので,キョウニン水,キョウニン油の原料となる.鎮咳・去痰薬), = apricot kernel.

Ar·me·ni·an bole [ɑ:mí:niən bóul] アルメニア白土.

Ar·mig·er·es [ɑ:mídʒəri:z] アルミジレス属(カ[蚊]科 *Culicidae* の一属で,広くアジア地区に分布する).

A. subalbatus オオクロヤブカ(日本産).

Ar·mil·li·fer [ɑ:mílifər] アルミフェル属(節足動物,舌虫類の一属.幼虫はヒトを中間宿主とし,肝,脾,肺に寄生し,舌虫症の原因となる. *A. armillatus* を含む).

arming factor 武装因子 [医学].

Armitage-Doll model アーミテージ・ドールモデル(Armitage はイギリスの統計学者).

Armord re·a·gent [ɑ́:mɔ:d riéidʒənt] アルモルド試薬(tetramethyldiaminophenyl methane $(CH_3)_2NC_6H_4CH_2C_6H_4N(CH_3)_2$ のアルコール溶液で,塩素,臭素は深青色に,窒素酸化物は黄褐色に,オゾンは紫色に着色させる).

ar·mored heart [ɑ́:mə:d hɑ́:t] 装甲心 [医学], よろい心 [医学], = calcified pericardium.

armour heart よろい心(心膜石灰沈着症), = armored heart.

arm·pit [ɑ́:mpit] 腋窩,わきの下, = axillary fossa, fossa axillaris.

armwrestling fracture 腕相撲骨折.

army hospital 陸軍病院 [医学].

ARN acute retinal necrosis 急性網膜壊死の略.

Arnaldus Villanovanus [ɑ:nǽldəs] = Arnold of Villanova, Arnald of Villanova.

Arndt, Rudolph [ɑ:nts] アルント(1835-1900,ドイツの精神科医).

A. law アルントの法則(弱い刺激は反応を起こし,刺激が強まるにつれて,はじめは促進的に,ついで抑制的に働き,非常に強い刺激では反応が起こらないというもの.現在は支持されていない).

A.-Schultz law アルント・シュルツ法則, = Arndt law, stimulation theory.

Arneth, Joseph [ɑ:nét] アルネート(1873-1955,ドイツの医師,血液学者).

A. count アルネート計算.

A. hemogram アルネート血液像(好中球を核の葉数によりⅠ～Ⅴ型に分類する方法で,Ⅰ(1葉):5%,Ⅱ:35%,Ⅲ:41%,Ⅳ:17%,Ⅴ:2%), = Arneth count, A. formula, A. index, A. method.

A. index アルネート指数(1葉,2葉の好中球の百分率に3葉の百分率の1/2を加えた値,正常は60%).

A. stages アルネート期.

Ar·ni·ca [ɑ́:nikə] ウサギギク属(キク科の一属.アルニカ花,アルニカ根は揮発油,樹脂などの原料,そのチンキ剤は外傷に用いる消毒刺激薬).

Arning, Eduard [ɑ́:niŋ] アルニング(1855-1939,ドイツの皮膚科医).

A. tincture アルニングチンキ(アントラビン1,ツメノール4,エーテル15,安息香チンキ10).

Arnold, Friedrich [ɑ́:nəld] アーノルド(1803-1890,ドイツの解剖学者).

A. bundle アーノルド束(前頭脳橋束[路]).

A. canal アーノルド管(迷走神経の通る側頭骨錐体部のトンネル).

A. curved groove アーノルド曲溝(海馬溝).

A. fold アーノルドヒダ(涙嚢内の粘膜ヒダ).

A. ganglion アーノルド節(①耳神経節. ②頸動脈小体), = ganglion oticum Arnoldi.

A. nerve アーノルド神経, = ramus auricularis vagi.

A. operculum アーノルド弁蓋.

A. tract アーノルド路.

Arnold, Julius [ɑ́:nəld] アーノルド(1835-1915,ドイツの病理学者).

A. bodies アーノルド小体(赤血球の破片小体).

A.-Chiari malformation アーノルド・キアリ奇形 [医学].

A.-Chiari syndrome アーノルド・キアリ症候群(第四脳室の閉塞により起こる小頭症で,脊髄髄膜瘤に伴うことが多い).

Arnold of Villanova [ɑ́:nəld] アルノルド(ca.1235-ca.1312,スペインの医師・冶金家.チンキを薬学に初めて提唱したと伝えられる), = Arnaldus Catalonus, Arnaldus Villanovanus, Arnaud de Villeneuve.

Arnott, Neil [ɑ́:nət] アルノット(1788-1874,スコットランドの医師).

A. bed アルノット床（褥瘡予防の水を入れたゴム製床）.

A. dilator アルノット拡張器（尿道狭窄に用いる油性絹製拡張器）.

Arnoux, Emile [ɑ:nú:] アルヌー（1871生, フランスの産婦人科医）.

A. sign アルヌー徴候（双生児妊婦の聴診において2つの心臓から発する心音が重複してあたかも奔馬音のように聞こえること）.

aro·ma [əróumə] 芳香（かおり）, アロマ.

aromatase inhibitors アロマターゼ阻害薬（閉経後乳癌治療薬）.

a·ro·ma·ther·a·py [əroumәθérəpi] アロマセラピー（植物抽出の精油を用いて, 香りの効能によりストレスや疾患などを緩和する）, 芳香療法.

ar·o·mat·ic [æroumǽtik] ① 芳香〔性〕の〔医学〕. ② 芳香族の. ③ 芳香剤, = aromatica.

a. alcohol 芳香族アルコール.

a. L-amino acid decarboxylase 芳香族L-アミノ酸デカルボキシラーゼ.

a. ammonia spirit 芳香性アンモニア精（アンモニアおよび炭酸アンモニアのアルコール水溶液で, 気付けに用いる）, = spiritus ammoniae aromaticus.

a. bath 芳香浴〔医学〕.

a. bitters 芳香性苦味剤.

a. castor oil 加香ヒマシ油, 芳香ヒマシ油（ケイ皮油3, チョウジ油1, サッカリン0.5, バニリン1, クマリン0.1, アルコール30をヒマシ油で1,000mLとしたもので緩下薬）, = oleum ricini aromaticum.

a. chalk powder 芳香性石灰末（組成：cinnamon 8, myristica 6, clove 3, cardamon seed 2, prepared chalk 25, sucrose 56）, = pulvis cretae aromaticus.

a. compound 芳香族化合物, = closed-chain compound.

a. confection 芳香糖〔菓〕剤〔医学〕.

a. electuary 芳香し（舐）剤〔医学〕.

a. elixir 芳香エリキシル（複合橙皮精12, 単シロップ375mL, タルク30gをアルコールと水の適量で, 1,000mLとしたもの）.

a. fluid extract of cascara sagrada 芳香性カスカラサグラダ流エキス.

a. hydrocarbon 芳香族炭水化物.

a. odor 芳香〔医学〕, 樹脂香.

a. powder 芳香散（組成：ケイ皮または日本ケイ皮末490g, サンショウ中末20g, ショウキョウ末490g, 全量1,000gとする）, = pulvis aromaticus.

a. series 芳香族系（ベンゼン C_6H_6 を母体とする環状炭水素化合物）.

a. spirit of ammonia 芳香アンモニア精（失神, 衰弱などに際して呼吸刺激薬として用いる）.

a. spray 芳香噴霧薬（チモール1g, フェノールおよびメントール各2g, ショウノウと安息香酸各3g, チョウジ油, ケイ皮油, ユーカリ油各2mL, サリチル酸メチル5mLを軽流動パラフィンで1,000mLとしたもの）, = nebula aromatica.

a. sulfuric acid 芳香製硫酸（硫酸20, 芳香剤20, アルコール60）.

a. rhubarb syrup 芳香性ダイオウシロップ, = syrupus rhei aromaticus.

a. tincture of rhubarb 芳香性ダイオウチンキ（ダイオウ200, ケイ皮40, チョウジ40, ミリスチカ20を1,000mLに溶く）, = tinctura rhei aromatica.

a. vinegar 芳香酢.

a. water 芳香水剤〔医学〕, 芳香水.

ar·o·ma·tic·i·ty [əròumətísiti] 芳香族性.

ar·o·ma·ti·za·tion [əròumətaizéiʃən] 芳香〔族〕化〔医学〕.

ar·o·mine [ǽrəmi:n, əróum-] アロミン（ベンゼンを含む尿中の芳香性物質）.

Aronson medium [ǽrənsən mí:diəm] アロンソン培地（1915年に考案されたコレラ菌の選択分離培地. 現在全く用いられない）.

Aronson method [ǽrənsən méθəd] アロンソン法（トリオキシメチレンの重合物から加熱によりホルムアルデヒドを蒸発させる方法）.

a·rot·i·noid [ərátinɔid] アロチノイド.

arotinolol hydrochloride アロチノロール塩酸塩 $C_{15}H_{21}N_3O_2S_3 \cdot HCl$: 408.00（塩酸アロチノロール. 交感神経α, β受容体遮断薬, チアゾリルチオフェトン系抗高血圧薬）.

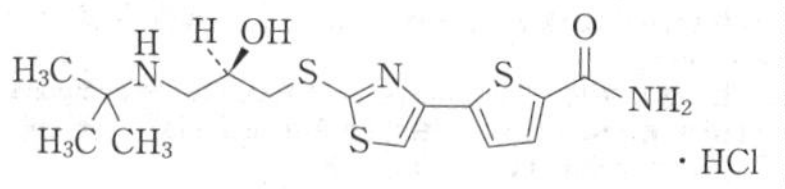

および鏡像異性体

a·rou·sal [əráuzəl] 覚醒, 喚起, 目覚め.

a. reaction 覚醒反応.

ar·rache·ment [əraʃmɑ́n] [F] ① 被膜剥離（膜性白内障の手術）. ② 抜歯.

ar·range [əréinʤ] 配列する, 配置する.

ar·ran·ge·ment [əréinʤmənt] 配列, 配置.

a. of tooth 歯牙植立〔医学〕.

ar·ray [əréi] 配列.

a. CGH (aCGH) アレイCGH法（アレイを基盤としたヒトゲノムの解析手法）.

a. coil 配列形コイル〔医学〕.

a. probe 配列形探触子〔医学〕.

a. processor アレイプロセッサー〔医学〕.

ar·rec·tor [əréktər] 挙筋, 立筋〔医学〕, = erector.

a. muscle of hair [TA] 立毛筋, = musculus arrector pili [L/TA].

a. pili muscle 立毛筋.

arrectores pilorum 立毛筋.

ar·rest [ərést] 停止, 阻止, 静止.

a. of active phase dystocia 開口期の分娩停止.

a. of descent dystocia 下降娩出期の分娩停止.

a. of growth 発育停止〔医学〕.

a. of labor 分娩停止.

a. reaction 停止反応〔医学〕.

a. signal 停止シグナル.

ar·rest·ed [əréstid] 停止した, 抑圧された.

a. case 軽快例〔医学〕.

a. dental caries 停止性う蝕.

a. development 発育遅滞〔医学〕, 発育遅延.

a. hydrocephalus 停止性水頭症〔医学〕.

a. tuberculosis 静止結核.

ar·res·ter [əréstər] 防止装置〔医学〕.

ar·rhen·ic [ərénik] ① ヒ素の. ② ヒ素.

a. medication ヒ素投薬.

Arrhenius, Svante August [ərí:niəs] アレニウス（1859-1927, スウェーデンの化学者）.

A. equation アレニウス式（化学反応の速度が温度の上昇により増大する関係を表す式）.

A. formula アレニウス公式（$\log X = \theta_c$. Xは浮遊溶媒のそれに比較する溶液の粘稠度, cは浮遊粒子の占める容積%, θは定数）.

A. law アレニウスの法則.

A. phenomenon アレニウス現象〔医学〕.

A. theory 電離説（高浸透圧をもつ溶液のみが電気を伝導する）, = Arrhenius-Madsen theory.

ar·rhe·no·blas·to·ma [ərì:noublæstóumə] 男性化腫瘍, 男性胚〔細胞〕腫, 男化芽細胞腫（男性化を

特徴とする卵巣の上皮性腫瘍の一つで，組織学的に ① testicular tubular adenoma，② sarcomatoid，③ mixed type の3型に区別される）．
ar·rhe·no·gen·ic ［ərì:nədʒénik］ 雄性胚の．
ar·rhe·no·kar·y·on ［ərì:nəkǽriən］ 雄性核．
ar·rhe·no·ma ［ærinóumə］ ＝ arrhenoblastoma．
ar·rhe·no·mi·met·ic ［ərì:noumimétik］ 男性模倣，男化症状．
ar·rhe·no·plasm ［ərí:nəplæzəm］（細胞形質の男性成分）．
ar·rhe·no·to·cia ［ərì:noutóuʃiə］ 男性無性生殖（膜翅類女王バチが受精せずに雄を産むこと）．↔ thelytocia．形 arrhenotocous．
ar·rhe·not·o·ky ［ærinátəki］ 男性無性生殖，＝ arrhenotocia．
ar·rhi·go·sis ［ærigóusis］ 冷覚欠如，＝ arhigosis．
ar·rhin·en·ce·phal·ia ［əràinənsifǽliə］ 無嗅脳〔症〕，＝ arhinencephalia．
ar·rhi·nia ［əráiniə］ 無鼻〔医学〕．
ar·rhyth·mia ［əríðmiə］ 不整脈〔医学〕，＝ pulsus irregularis．形 arrhythmic，arrhythmical．
arrhythmic activity 非律動性活動．
ar·rhyth·mo·gen·ic ［əriðmədʒénik］ 不整脈惹起性の．
a. right ventricular dysplasia (ARVD) 不整脈惹起性右室異形成．
ar·rhyth·mo·ki·ne·sis ［əriðməkainí:sis］ 不規則運動〔症〕，律動的〔自発〕運動不能〔症〕．
ar·ro·sion ［əróuʒən］ 侵食〔医学〕，腐食，びらん（糜爛）〔医学〕，＝ diabrosis．
a. aneurysm 侵食性動脈瘤〔医学〕．
a. hemorrhage 侵食〔性〕出血．
a. ulcer 侵食性潰瘍（主として呼吸路のもので結核に多い）．
arrow head structure 矢尻構造．
arrow poison 矢毒．
ar·row·root ［ǽrourù:t］ クズウコン．
a. starch クズウコンデンプン．
Arroyo, Carlos F. ［əróujou］ アロヨ（1892–1928，アメリカの医師）．
A. sign アロヨ徴候（瞳孔無力症），＝ Arroyo symptom，asthenocoria．
ARS acute stress reaction 急性ストレス反応の略（PTSD とは異なり，出来事の直後に生じる）．
ars ob·stet·ri·ca ［á:s ɑbstétrikə］ [L] 分娩術，助産，＝ tocologia．
ar·sa·ce·tin ［ɑ:səsí:tin］ アルサセチン 化 *p*-acetamidobenzenearsonic acid $CH_3CONHC_6H_4AsO(OH)ONa$（駆梅薬），＝ carbarsone，aminarsone，acetyl atoxyl．
ar·sam·bide ［ɑ:sǽmbaid］ アルサンバイド，＝ carbarsone．
ar·sel·lic ac·id ［ɑ:sélik ǽsid］ アルセル酸 $C_{17}H_{32}O_2$（肝油に存在する不飽和脂肪酸）．
arsen– ［ɑ:sən］ ヒ素との関係を表す接頭語，＝ arseno–．
ar·sen·a·mide ［ɑ:sénəmaid］ アルセナマイド 化 {[(*p*-carbamoylphenyl) arsylene] dithio}diacetic acid $H_2NCO–C_6H_4–As(SCH_2COOH)_2$．
ar·se·nate ［á:səneit］ ヒ酸塩，＝ arseniate．
ar·sen·blende ［á:zənblend］ [G] ユウオウ〔雄黄〕，石黄 As_2S_3，＝ auripigment，arsenic trisulfide．
ar·se·ni ［á:sənai］ アルセナイ（ヒ素 arsenium の第2格）．
a. triiodidum 三ヨウ化ヒ素 AsI_3（分子量455.6で99%，毒薬），＝ arsenous iodide．
a. trioxidum 三酸化ヒ素，亜ヒ酸 As_2O_3（毒薬），＝ arsenious acid，arsenious oxide．
ar·sen·i·a·sis ［ɑ:sənáiəsis］ 慢性ヒ素中毒．
ar·se·nic (As) ［á:sənik］ ヒ素（第V族（第15族）元素の一つで，原子番号33，元素記号 As，原子量74.9216，同位元素の質量75．灰色結晶または灰黒色粉末，加熱により昇華する），＝ arsenium，arsenum．
a. acid ヒ酸 化 *o*-arsenic acid H_3AsO_4（潮解性白色粉末）．
a. acid anhydride 無水ヒ酸，＝ arsenic pentoxide．
a. amblyopia ヒ素〔性〕弱視，ヒ素中毒弱視．
a. and mercuric iodides solution ヨウ化ヒ素ヨウ化水銀液（三ヨウ化ヒ素とヨウ化水銀液で，駆梅および皮膚病に用いる），＝ Donovan solution．
a. antidote ヒ素解毒薬，亜ヒ酸解毒薬（硫酸第二鉄液100，蒸留水250混和，別に酸化マグネシウム15，蒸留水250混和．両液を混和して均等のかゆ状として服用．最近は BAL（バル）を用いる）．
a. bromide 臭化ヒ素 $AsBr_3$，＝ arsenic tribromide．
a. cancer ヒ素癌．
a. chloride 塩化ヒ素 $AsCl_3$（猛毒），＝ arsenic butter．
a. cholera ヒ素コレラ（急性ヒ素中毒の場合，激しい胃腸症状が特徴で，米のとぎ汁様の下痢がみられるのでこの名がある）．
a. diethyl ＝ ethyl-cacodyl．
a. disulfide 〔二〕硫化ヒ素 As_4S_4．
a. exanthema ヒ素疹．
a.-fast ① 耐ヒ素の，ヒ素耐性の．② 耐ヒ素．名 arsenic-fastness．
a. hydroxide 水酸化ヒ素 $As(OH)_2$（水溶液のみ知られ，両性で亜ヒ酸と呼ぶ）．
a. iodide 三ヨウ化ヒ素，＝ arsenic triiodide．
a. keratosis ヒ素角化症．
a. leukoderm(i)a ヒ素白斑症．
a. meal ヒ素粉．
a. melanosis ヒ素〔性〕黒皮症．
a. mirror ヒ素鏡（Marsh 試験において，ヒ化水素が存在すると冷い白色陶器に触れると還元されて鏡を生ずる性質を利用する亜ヒ酸の検出法）．
a. pentachloride 五塩化ヒ素 $AsCl_5$．
a. pentasulfide 五硫化ヒ素 As_2S_5（硫化第二ヒ素）．
a. pentoxide 五酸化ヒ素 As_2O_5，＝ arsenic acid anhydride．
a. poisoning ヒ素中毒（無機5価ヒ素の全身曝露で起きる．急性では皮膚発疹，嘔吐，下痢，痙攣，まぶた手足の腫脹が特徴）．
a. sesquioxide 三二酸化ヒ素，＝ arsenic trioxide．
a. sulfide 硫化ヒ素（硫化第一ヒ素（三硫化ヒ素）As_2S_3，硫化第二ヒ素（五硫化ヒ素）As_2S_5，一硫化ヒ素（二硫化ヒ素）AsS，または As_2S_2，AS_4S_4，および As_4S_3）．
a. test ヒ素試験（薬局方では医薬品中に混在するヒ素の限度試験を一般試験法の中に規定している），＝ Bettendorff test，Fleitmann t.，Gutzeit t.，Marsh t.，Reinsch t.．
a. triacetate 酢酸ヒ素 $(CH_3COO)_3As$（黄色針状結晶）．
a. tribromide 三臭化ヒ素 $AsBr_3$（淡黄色結晶）．
a. trichloride 三塩化ヒ素 $AsCl_3$，＝ fuming liquid arsenic．
a. triiodide 三ヨウ化ヒ素 AsI_3（劇毒），＝ arsenous iodide．
a. trioxide 三酸化ヒ素 As_2O_3：197.84（三酸化二ヒ素，亜ヒ酸．歯科口腔薬．1970年代の初めまで塩酸プロカインその他を配合したパスタ剤として歯髄を破壊させるのに用いられていたが，現在はほとんど使用されていない）．
a. trioxide pills 三酸化ヒ素丸，亜ヒ酸丸（1丸中

As_2O_3 0.95〜1.10mg を含む).

a. trisulfide 三硫化ヒ素 [化] arsenous sulfide As_2S_3 (天然に存在する透明性淡黄色の雄黄), = orpiment, arsenic yellow sulfide, king's yellow.

a. ulcer ヒ素潰瘍.

ar·sen·i·cal [ɑ:sénikəl] ① ヒ素剤. ② ヒ素の.

a. eruption ヒ素疹.

a. kefir 亜ヒ酸馬乳酒(Fowler 液を混ぜたもの).

a. keratosis ヒ素〔剤〕角化症.

a. neuritis ヒ素性神経炎.

a. solution 亜ヒ酸〔カリ〕水, = liquor potassii arsenitis, Fowler solution.

a. stomatitis ヒ素中毒性口内炎.

a. tremor ヒ素中毒性振戦.

ar·sen·i·cal·ism [ɑ:sénikəlizəm] 慢性ヒ素中毒, = arsenism.

ar·sen·i·cals [ɑ:sénikəlz] ヒ素剤.

ar·se·ni·coph·a·gy [à:sənikáfəʤi] ヒ素嗜好症, 嗜ヒ症.

ar·se·ni·cum [á:sənikəm] ヒ素の, = arsenic.

ar·se·nide [á:sənaid] ヒ化物(ヒ素とそれよりも正に電荷した元素とのみからなる化合物).

ar·se·nim·e·try [à:sənímitri] 亜ヒ酸滴定(亜ヒ酸の標準液を用いる還元滴定).

ar·se·ni·ous [ɑ:sí:niəs] ヒ化, 亜ヒ酸の(3価原子としてのヒ素), = arsenous.

a. acid 亜ヒ酸(三酸化ヒ素 As_2O_3 の水化物で $As(OH)_3H_3AsO_3$ と書き表す), = white arsenic.

a. anhydride 無水亜ヒ酸.

a. sulfide 硫化第一ヒ素 As_2S_3 (雄黄), = orpiment.

ar·se·nite [á:sənait] ① 亜ヒ酸塩(硝酸銀試薬で, 黄色の沈殿, 硫酸銅溶液では緑色の沈殿を生ずる). ② ヒ華 As_2O_3 (等軸晶系正八面体).

ar·se·ni·um [ɑ:sí:niəm] ヒ素, アルセニウム, = arsenic.

ar·sen·i·za·tion [à:sənizéiʃən] ヒ素療法, ヒ素剤投与.

arseno– [ɑ:sənou, –nə] ヒ素との関係を表す接頭語, = arsen–.

ar·se·no [á:sənou] アルセノ基 (–As=As–).

ar·se·no·a·ce·tic ac·id [à:sənouəsí:tik ǽsid] アルセノ酢酸 [化] diarsenoacetic acid $HO_2CCH_2As{=}AsCH_2COOH$ (黄色針状結晶).

ar·se·no–ac·ti·va·tion [á:sənou æktivéiʃən] ヒ素誘発(ヒ素剤投与により梅毒症状が増悪する現象).

ar·se·no–au·to·he·mo·ther·a·py [á:sənou ɔ:touhi:məθérəpi] ヒ素自家血液療法(ヒ素剤を入れた容器内で患者の血液を混ぜたものを筋注する駆梅療法).

ar·se·no·ben·zene [à:sənoubénzi:n] アルセノベンゼン(アルセノベンゼンの構造を基本とするアルスフェナミン系のヒ素化合物の総称).

a. sodium アルセノベンゼンナトリウム, = sodium arsphenamine.

ar·sen·o·blast [ɑ:sénəblæst] 雄核, 精虫核(雄性前核), = male pronucleus, masculinonucleus.

ar·sen·o·lite [ɑ:sénəlait] ヒ華 As_2O_3, = arsenite.

ar·se·noph·a·gy [à:sənáfəʤi] ヒ素嗜好症, = arsenicophagy.

ar·se·no·py·rite [à:sənoupáirait] 硫ヒ鉄鉱, 毒砂 FeS_2, $FeAs_2$ (Fe の代わりに Co が存在することもある), = mispikel.

ar·se·no·so [ɑ:sənóusou] アルセノソ基 (O=As–).

ar·se·no·ther·a·py [à:sənəθérəpi] ヒ素〔剤〕療法.

ar·se·no·tol·u·ene [à:sənətáljui:n] アルセノトルエン $C_{14}H_{14}As_2$ (*o*–, *m*–, *p*–, の3異性体がある).

ar·se·nous [á:sənəs] ヒ化(特に正電荷3価型の化合物), = arsenious.

a. acid 亜ヒ酸 [化] arsenic trioxide (1塩基酸 $HAsO_2$ で, arsenite をつくるもの).

ar·se·nox·ide [à:sənáksaid] ヒ素酸化物, = oxophenarsine hydrochloride.

ar·se·num [ɑ:sí:nəm] [L] ヒ素, = arsenic.

ar·sen·u·ret·ted [ɑ:senjurétid] ヒ化, ヒ素化合の, = arsenureted, arsenide.

a. hydrogen ヒ化水素 AsH_3, = arsine.

ar·sine [á:si:n] アルシンガス AsH_3 (ヒ化水素), = arsenuretted hydrogen.

a.–cyanide (R_2AsCN の化学式をもつ化合物).

a.–halogenide アルシンのハロゲン塩で猛毒物.

a.–rhodanide $(CH_3)_2AsSCN$.

ar·sin·ic ac·id [ɑ:sínik ǽsid] アルシン酸 $RHAs({=}O)(OH)_2$ (R は炭化水素基) または $RR'As({=}O)(OH)$ (R′ は同一または異なった炭化水素基).

ar·sin·i·co [ɑ:sínikou] アルシニコ基 ((HO)OAs=).

ar·sin·o [ɑ:sínou] アルシノ基 (H_2As–).

ar·si·no·sal·icyl·ic ac·id [ɑ:sìnousælisílik ǽsid] アルシノサリチル酸(アトキシルと同じような作用をもつ無色結晶酸).

ar·so [á:sou] アルソ基 (O_2As–).

ar·so·bal [á:səbəl] アルソバル, = mel B.

ar·so·nate [á:səneit] アルソン酸塩.

ar·son·ic ac·id [ɑ:sánik ǽsid] アルソン酸 ($RAs({=}O)(OH)_2$ の構造をもつ物質(R は炭化水素基)).

ar·so·ni·um [ɑ:sóuniəm] アルソニウム AsH_4.

a. compound アルソニウム化合物.

ar·so·no [ɑ:sóunou] アルソノ基 ($(OH)_2OAs$–).

ar·so·no·a·ce·tic ac·id [ɑ:sòunouæsí:tik ǽsid] アルソノ酢酸 $H_2O_3AsCH_2COOH$.

ar·so·no·phe·nox·y·a·ce·tic ac·id [ɑ:sòunoufi:nàksiəsí:tik ǽsid] アルソノフェノキシ酢酸.

ar·son·val·i·za·tion [à:sənvælizéiʃən] 高周波電流療法(切断式, 乾燥式, 凝固式の3種がある), = d'Arsonvalization.

ars·phen·a·mine [ɑ:sfénəmi:n] アルスフェナミン [化] 4′,4′–arsenobis(2–aminophenol)dihydrochloride $[OH{-}C_6H_3(NH_2{-}HCl){-}As{=}]_2$ (ヒ素30%以上を含む駆梅薬), = arsphenamina, arsenobillon, arsenobenzol, salvarsan, 606.

a. diglucoside アルスフェナミン糖配合体(アルスフェナミンの複配合体), = stabilarsen.

a. milk アルスフェナミン乳(ヤギにアルスフェナミンを投与した後搾乳したもの), = salvarsan milk.

a. reaction アルスフェナミン反応, = Abelin reaction.

a. sulfoxylate スルフォキシルアルスフェナミン $[NaO{-}SO_2{-}CH{-}NH(OH)C_6H_4As]_2$ (アルスフェナミンと sodium formaldehyde bisulfite との縮合物).

ars·thi·nol [á:sθinɔ:l] アルスチノール [化] 3–hydroxypropylene ester of 3–acetamido–4–hydroxydithiobenzenearsonous acid (3原子価のヒ素を含む経口投与薬), = balarsen.

ar·sy·lene [á:sili:n] アルシレン基 (HAs=).

ART assisted reproductive technology 生殖補助技術, 生殖補助医療の略.

art [á:rt] 芸術(技術, 絵画など), 技巧.

a. in psychotherapy 精神絵画療法〔医学〕.

a. of caring ケア技術, ケアの技(わざ)(看護の技術).

a. of compounding 調剤技術〔医学〕.

a. of dispensing 調剤技術〔医学〕.

a. therapy 絵画療法, 芸術療法.

ar·tane hy·dro·chlo·ride [á:tein hàidroukló:raid] アルタン塩酸塩 [化] *α*–cyclohexyl–*α*–phenyl–1–

piperidinepropanol hydrochloride（抗コリン作用），= trihexyphenidyl hydrochloride.

ar·te·fact ［ɑ́:tifæ̀kt］ ①人工産物，= artifact. ②自傷性皮膚症，自己損傷症.

ar·tef·o·lin ［ɑ:téfəlin］ アルテフォリン（サワギクの花粉から分離した純抗原で，枯草熱の治療に用いる）.

A

ar·tem·e·ther ［ɑ:témәθər］ アルテメテル.

Ar·te·mi·sia ［ɑ:timísiә］ ヨモギ［艾］属（キク科の一属．回虫駆除成分サントニンを含む種がある）.

A. annua クソニンジン，= sweet wormwood.

A. capillaris カワラヨモギ（その花穂をインチンコウ［茵陳蒿］と呼び，利胆薬）.

***A. capillaris* spike** インチンコウ［茵陳蒿］（消炎利胆，解熱，利尿作用がある）.

A. princeps ヨモギ（葉および枝先はガイヨウ［艾葉］と呼び，モグサの製造原料）.

ar·te·mis·i·nin ［ɑ̀:təmísinin］ アーテミシニン.

arter– ［ɑ:tír–］ 動脈との関係を表す接頭語.

ar·ter·ec·to·my ［ɑ:tiréktəmi］ 動脈切開術.

ar·te·ria ［ɑ:tí:riə］ ［L/TA］ 動脈，= artery ［TA］.

a. alveolaris inferior ［L/TA］ 下歯槽動脈，= inferior alveolar artery ［TA］.

a. alveolaris superior posterior ［L/TA］ 後上歯槽動脈，= posterior superior alveolar artery ［TA］.

a. angularis ［L/TA］ 眼角動脈，= angular artery ［TA］.

a. apoplectica 脳卒中動脈（中大脳動脈からの外側線条体動脈最外側枝は破綻の好発部位のためこのようにいわれる）.

a. appendicularis ［L/TA］ 虫垂動脈，= appendicular artery ［TA］.

a. arcuata ［L/TA］ 弓状動脈，= arcuate artery ［TA］.

a. ascendens ［L/TA］ 上行動脈*，= ascending artery ［TA］.

a. auricularis posterior ［L/TA］ 後耳介動脈，= posterior auricular artery ［TA］.

a. auricularis profunda ［L/TA］ 深耳介動脈，= deep auricular artery ［TA］.

a. axillaris ［L/TA］ 腋窩動脈，= axillary artery ［TA］.

a. azygos vaginae （♀） ［L/TA］ 膣奇動脈，= azygos artery of vagina （♀） ［TA］.

a. basilaris ［L/TA］ 脳底動脈，= basilar artery ［TA］.

a. brachialis ［L/TA］ 上腕動脈，= brachial artery ［TA］.

a. brachialis superficialis ［L/TA］ 浅上腕動脈，= superficial brachial artery ［TA］.

a. buccalis ［L/TA］ 頬動脈，= buccal artery ［TA］.

a. bulbi penis （♂） ［L/TA］ 尿道球動脈，= artery of bulb of penis （♂） ［TA］.

a. bulbi vestibuli （♀） ［L/TA］ 前庭球動脈，= artery of bulb of vestibule （♀） ［TA］.

a. caecalis anterior ［L/TA］ 前盲腸動脈，= anterior caecal artery ［TA］.

a. caecalis posterior ［L/TA］ 後盲腸動脈，= posterior caecal artery ［TA］.

a. callosa mediana ［L/TA］ 内側脳梁動脈*，= median callosal artery ［TA］.

a. callosomarginalis ［L/TA］ 脳梁縁動脈，= callosomarginal artery ［TA］.

a. canalis pterygoidei ［L/TA］ 翼突管動脈，= artery of pterygoid canal ［TA］.

a. carotis communis ［L/TA］ 総頸動脈，= common carotid artery ［TA］.

a. carotis externa ［L/TA］ 外頸動脈，= external carotid artery ［TA］.

a. carotis interna ［L/TA］ 内頸動脈，= internal carotid artery ［TA］.

a. caudae pancreatis ［L/TA］ 膵尾動脈，= artery to tail of pancreas ［TA］.

a. centralis retinae ［L/TA］ 網膜中心動脈，= central retinal artery ［TA］.

a. cerebri anterior ［L/TA］ 前大脳動脈，= anterior cerebral artery ［TA］.

a. cerebri media ［L/TA］ 中大脳動脈，= middle cerebral artery ［TA］.

a. cerebri posterior ［L/TA］ 後大脳動脈，= posterior cerebral artery ［TA］.

a. cervicalis ascendens ［L/TA］ 上行頸動脈，= ascending cervical artery ［TA］.

a. cervicalis profunda ［L/TA］ 深頸動脈，= deep cervical artery ［TA］.

a. choroidea anterior ［L/TA］ 前脈絡叢動脈，= anterior choroidal artery ［TA］.

a. circumflexa femoris lateralis ［L/TA］ 外側大腿回旋動脈，= lateral circumflex femoral artery ［TA］.

a. circumflexa femoris medialis ［L/TA］ 内側大腿回旋動脈，= medial circumflex femoral artery ［TA］.

a. circumflexa humeri anterior ［L/TA］ 前上腕回旋動脈，= anterior circumflex humeral artery ［TA］.

a. circumflexa humeri posterior ［L/TA］ 後上腕回旋動脈，= posterior circumflex humeral artery ［TA］.

a. circumflexa ilium profunda ［L/TA］ 深腸骨回旋動脈，= deep circumflex iliac artery ［TA］.

a. circumflexa ilium superficialis ［L/TA］ 浅腸骨回旋動脈，= superficial circumflex iliac artery ［TA］.

a. circumflexa scapulae ［L/TA］ 肩甲回旋動脈，= circumflex scapular artery ［TA］.

a. cochlearis communis ［L/TA］ 総蝸牛動脈*，= common cochlear artery ［TA］.

a. cochlearis propria ［L/TA］ 固有蝸牛動脈*，= proper cochlear artery ［TA］.

a. colica dextra ［L/TA］ 右結腸動脈，= right colic artery ［TA］.

a. colica media ［L/TA］ 中結腸動脈，= Middle colic artery ［TA］.

a. colica sinistra ［L/TA］ 左結腸動脈，= left colic artery ［TA］.

a. collateralis media ［L/TA］ 中側副動脈，= medial collateral artery ［TA］.

a. collateralis radialis ［L/TA］ 橈側側副動脈，= radial collateral artery ［TA］.

a. collateralis ulnaris inferior ［L/TA］ 下尺側側副動脈，= inferior ulnar collateral artery ［TA］.

a. collateralis ulnaris superior ［L/TA］ 上尺側側副動脈，= superior ulnar collateral artery ［TA］.

a. collicularis ［L/TA］ 四丘体動脈*，= collicular artery ［TA］.

a. comitans nervi ischiadici ［L/TA］ 坐骨神経伴行動脈，= artery to sciatic nerve ［TA］.

a. comitans nervi mediani ［L/TA］ 正中動脈，= median artery ［TA］.

a. commissuralis mediana ［L/TA］ 正中交連動脈*，= median commissural artery ［TA］.

a. communicans anterior ［L/TA］ 前交通動脈，= anterior communicating artery ［TA］.

a. communicans posterior ［L/TA］ 後交通動脈，= posterior communicating artery ［TA］.

a. coronaria dextra ［L/TA］ 右冠状動脈，= right coronary artery ［TA］.

a. coronaria sinistra [L/TA] 左冠状動脈, = left coronary artery [TA].
a. cremasterica (♂) [L/TA] 精巣挙筋動脈(挙睾筋動脈), = cremasteric artery (♂) [TA].
a. cystica [L/TA] 胆嚢動脈, = cystic artery [TA].
a. dentis 歯髄動脈.
a. descendens genus [L/TA] 下行膝動脈, = descending genicular artery [TA].
a. dorsalis clitoridis (♀) [L/TA] 陰核背動脈, = dorsal artery of clitoris (♀) [TA].
a. dorsalis nasi [L/TA] 鼻背動脈, = dorsal nasal artery [TA], external nasal artery [TA].
a. dorsalis pedis [L/TA] 足背動脈, = dorsalis pedis artery [TA], dorsal artery of foot [TA].
a. dorsalis penis (♂) [L/TA] 陰茎背動脈, = dorsal artery of penis (♂) [TA].
a. dorsalis scapulae [L/TA] 肩甲背動脈*, = dorsal scapular artery [TA].
a. ductus deferentis (♂) [L/TA] 精管動脈, = artery to ductus deferens [TA], artery to vas deferens (♂) [TA].
a. epigastrica inferior [L/TA] 下腹壁動脈, = inferior epigastric artery [TA].
a. epigastrica superficialis [L/TA] 上腹壁動脈, = superficial epigastric artery [TA].
a. epigastrica superior [L/TA] 上腹壁動脈, = superior epigastric artery [TA].
a. ethmoidalis anterior [L/TA] 前篩骨動脈, = anterior ethmoidal artery [TA].
a. ethmoidalis posterior [L/TA] 後篩骨動脈, = posterior ethmoidal artery [TA].
a. facialis [L/TA] 顔面動脈, = facial artery [TA].
a. femoralis [L/TA] 大腿動脈, = femoral artery [TA].
a. fibularis [L/TA] 腓骨動脈, = fibular artery [TA].
a. flexurae dextrae [L/TA] 右結腸曲動脈*, = right flexural artery [TA].
a. frontobasalis lateralis [L/TA] 外側前頭底動脈, = lateral frontobasal artery [TA].
a. frontobasalis medialis [L/TA] 内側前頭脳底動脈*, = medial frontobasal artery [TA].
a. gastrica dextra [L/TA] 右胃動脈, = right gastric artery [TA].
a. gastrica posterior [L/TA] 後胃動脈, = posterior gastric artery [TA].
a. gastrica sinistra [L/TA] 左胃動脈, = left gastric artery [TA].
a. gastroduodenalis [L/TA] 胃十二指腸動脈, = gastroduodenal artery [TA].
a. gastroomentalis dextra [L/TA] 右胃大網動脈, = right gastro-omental artery [TA], right gastro-epiploic artery [TA].
a. gastroomentalis sinistra [L/TA] 左胃大網動脈, = left gastro-omental artery [TA], left gastro-epiploic artery [TA].
a. glutea inferior [L/TA] 下殿動脈, = inferior gluteal artery [TA].
a. glutea superior [L/TA] 上殿動脈, = superior gluteal artery [TA].
a. hepatica communis [L/TA] 総肝動脈, = common hepatic artery [TA].
a. hepatica propria [L/TA] 固有肝動脈, = hepatic artery proper [TA].
a. hyaloidea [L/TA] 硝子体動脈, = hyaloid artery [TA].
a. hypophysialis inferior [L/TA] 下下垂体動脈, = inferior hypophysial artery [TA].
a. hypophysialis superior [L/TA] 上下垂体動脈, = superior hypophysial artery [TA].
a. ileocolica [L/TA] 回結腸動脈, = ileocolic artery [TA].
a. iliaca communis [L/TA] 総腸骨動脈, = common iliac artery [TA].
a. iliaca externa [L/TA] 外側仙骨動脈, = external iliac artery [TA].
a. iliaca interna [L/TA] 内腸骨動脈, = internal iliac artery [TA].
a. iliolumbalis [L/TA] 腸腰動脈, = iliolumbar artery [TA].
a. inferior anterior cerebelli [L/TA] 前下小脳動脈, = anterior inferior cerebellar artery [TA].
a. inferior lateralis genus [L/TA] 外側下膝動脈, = inferior lateral genicular artery [TA].
a. inferior medialis genus [L/TA] 内側下膝動脈, = inferior medial genicular artery [TA].
a. inferior posterior cerebelli [L/TA] 後下小脳動脈, = posterior inferior cerebellar artery [TA].
a. infraorbitalis [L/TA] 眼窩下動脈, = infra-orbital artery [TA].
a. intercostalis posterior prima [L/TA] 第一肋間動脈, = first posterior intercostal artery [TA].
a. intercostalis posterior secunda [L/TA] 第二肋間動脈, = second posterior intercostal artery [TA].
a. intercostalis suprema [L/TA] 最上肋間動脈, = supreme intercostal artery [TA].
a. interossea anterior [L/TA] 前骨間動脈, = anterior interosseous artery [TA].
a. interossea communis [L/TA] 総骨間動脈, = common interosseous artery [TA].
a. interossea posterior [L/TA] 後骨間動脈, = posterior interosseous artery [TA].
a. interossea recurrens [L/TA] 反回骨間動脈, = recurrent interosseous artery [TA].
a. juxtacolica [L/TA] 結腸縁動脈*(marginal artery の別名), = juxtacolic artery [TA].
a. labialis inferior [L/TA] 下唇動脈, = inferior labial branch [TA].
a. labialis superior [L/TA] 上唇動脈, = superior labial branch [TA].
a. labyrinthi [L/TA] 迷路動脈, = labyrinthine artery [TA], labyrinthine arteries [TA].
a. lacrimalis [L/TA] 涙腺動脈, = lacrimal artery [TA].
a. laryngea inferior [L/TA] 下喉頭動脈, = inferior laryngeal artery [TA].
a. laryngea superior [L/TA] 上喉頭動脈, = superior laryngeal artery [TA].
a. lienalis [L/TA] 脾動脈, = splenic artery [TA].
a. ligamenti teretis uteri (♀) [L/TA] 子宮円索動脈, = artery of round ligament of uterus (♀) [TA].
a. lingualis [L/TA] 舌動脈, = lingual artery [TA].
a. lingularis [L/TA] 肺舌動脈, = lingular artery [TA].
a. lingularis inferior [L/TA] 下舌枝, = inferior lingular artery [TA].
a. lingularis superior [L/TA] 上舌枝, = superior lingular artery [TA].
a. lobaris media [L/TA] 中葉動脈, = middle lobar artery [TA].
a. lobi caudati [L/TA] 尾状葉動脈, = artery of caudate lobe [TA].
a. lusoria 奇形動脈(右鎖骨下動脈の異常で、食道の後ろを通り、嚥下困難をきたすことがある. 嚥下困難をきたす異常な血管全般についていう).
a. malleolaris anterior lateralis [L/TA] 前外果動脈, = anterior lateral malleolar artery [TA].

A

a. malleolaris anterior medialis [L/TA] 前内果動脈, = anterior medial malleolar artery [TA].
a. marginalis coli [L/TA] 結腸縁動脈*, = marginal artery [TA].
a. masseterica [L/TA] 咬筋動脈, = masseteric artery [TA].
a. maxillaris [L/TA] 顎動脈, = maxillary artery [TA].
a. media genus [L/TA] 中膝動脈, = middle genicular artery [TA].
a. medullaris segmentalis [L/TA] 脊髄分節動脈*, = segmental medullary artery [TA].
a. meningea media [L/TA] 中硬膜動脈, = middle meningeal artery [TA].
a. meningea posterior [L/TA] 後硬膜動脈, = posterior meningeal artery [TA].
a. mesenterica inferior [L/TA] 下腸間膜動脈, = inferior mesenteric artery [TA].
a. mesenterica superior [L/TA] 上腸間膜動脈, = superior mesenteric artery [TA].
a. musculophrenica [L/TA] 筋横隔動脈, = musculophrenic artery [TA].
a. nutricia [L/TA] 栄養動脈, = nutrient artery [TA].
a. nutricia fibulae [L/TA] 腓骨栄養動脈, = fibular nutrient artery [TA].
a. nutricia radii [L/TA] 橈骨栄養動脈*, = nutrient artery of radius [TA].
a. nutricia tibiae [L/TA] 脛骨栄養動脈, = tibial nutrient artery [TA].
a. nutricia ulnae [L/TA] 尺骨栄養動脈*, = nutrient artery of ulna [TA].
a. nutriens [L/TA] 栄養動脈, = nutrient artery [TA].
a. nutriens fibulae [L/TA] 腓骨栄養動脈, = fibular nutrient artery [TA].
a. nutriens radii [L/TA] 橈骨栄養動脈*, = nutrient artery of radius [TA].
a. nutriens tibiae [L/TA] 脛骨栄養動脈, = tibial nutrient artery [TA].
a. nutriens ulnae [L/TA] 尺骨栄養動脈*, = nutrient artery of ulna [TA].
a. obturatoria [L/TA] 閉鎖動脈, = obturator artery [TA].
a. obturatoria accessoria [L/TA] 副閉鎖動脈, = accessory obturator artery [TA].
a. occipitalis [L/TA] 後頭動脈, = occipital artery [TA].
a. occipitalis lateralis [L/TA] 外側後頭動脈, = lateral occipital artery [TA].
a. occipitalis medialis [L/TA] 内側後頭動脈, = medial occipital artery [TA].
a. ophthalmica [L/TA] 眼動脈, = ophthalmic artery [TA].
a. orbitofrontalis lateralis [L/TA] 外側眼窩前頭枝*(外側前頭底動脈の別名), = lateral orbitofrontal artery [TA].
a. orbitofrontalis medialis [L/TA] 内側眼窩前頭動脈*(内側前頭脳底動脈の別名), = medial orbitofrontal artery [TA].
a. ovarica (♀) [L/TA] 卵巣動脈, = ovarian artery (♀) [TA].
a. palatina ascendens [L/TA] 上行口蓋動脈, = ascending palatine artery [TA].
a. palatina descendens [L/TA] 下行口蓋動脈, = descending palatine artery [TA].
a. palatina major [L/TA] 大口蓋動脈, = greater palatine artery [TA].
a. pancreatica dorsalis [L/TA] 後膵動脈, = dorsal pancreatic artery [TA].
a. pancreatica inferior [L/TA] 下膵動脈, = inferior pancreatic artery [TA].
a. pancreatica magna [L/TA] 大膵動脈, = greater pancreatic artery [TA].
a. pancreaticoduodenalis inferior [L/TA] 下膵十二指腸動脈, = inferior pancreaticoduodenal artery [TA].
a. pancreaticoduodenalis superior anterior [L/TA] 前上膵十二指腸動脈, = anterior superior pancreaticoduodenal artery [TA].
a. pancreaticoduodenalis superior posterior [L/TA] 後上膵十二指腸動脈, = posterior superior pancreaticoduodenal artery [TA].
a. parietalis anterior [L/TA] 前頭頂動脈, = anterior parietal artery [TA].
a. parietalis posterior [L/TA] 後頭頂動脈, = posterior parietal artery [TA].
a. pericallosa [L/TA] 脳梁周囲動脈*, = pericallosa artery [TA].
a. pericardiacophrenica [L/TA] 心膜横隔動脈, = pericardiacophrenic artery [TA].
a. perinealis [L/TA] 会陰動脈, = perineal artery [TA].
a. peronea [L/TA] 腓骨動脈, = peroneal artery [TA].
a. pharyngea ascendens [L/TA] 上行咽頭動脈, = ascending pharyngeal artery [TA].
a. phrenica inferior [L/TA] 下横隔動脈, = inferior phrenic artery [TA].
a. plantaris lateralis [L/TA] 外側足底動脈, = lateral plantar artery [TA].
a. plantaris medialis [L/TA] 内側足底動脈, = medial plantar artery [TA].
a. plantaris profunda [L/TA] 深足底動脈, = deep plantar artery [TA].
a. polaris frontalis [L/TA] 前頭葉極動脈*, = polar frontal artery [TA].
a. polaris temporalis [L/TA] 頭頂葉極動脈*, = polar temporal artery [TA].
a. poplitea [L/TA] 膝窩動脈, = popliteal artery [TA].
a. prefrontalis [L/TA] 前頭前動脈*, = prefrontal artery [TA].
a. prepancreatica [L/TA] 膵前動脈*, = prepancreatic artery [TA].
a. princeps pollicis [L/TA] 母指主動脈, = princeps pollicis artery [TA].
a. profunda brachii [L/TA] 上腕深動脈, = deep artery of arm [TA], profunda brachii artery [TA].
a. profunda clitoridis (♀) [L/TA] 陰核深動脈, = deep artery of clitoris (♀) [TA].
a. profunda femoris [L/TA] 大腿深動脈, = deep artery of thigh [TA].
a. profunda linguae [L/TA] 舌深動脈, = deep lingual artery [TA].
a. profunda penis (♂) [L/TA] 陰茎深動脈, = deep artery of penis (♂) [TA].
a. pterygomeningea [L/TA] 翼突硬膜動脈, = pterygomeningeal artery [TA].
a. pudenda externa profunda [L/TA] 深外陰部動脈, = deep external pudendal artery [TA].
a. pudenda externa superficialis [L/TA] 浅外陰部動脈(arteria pudenda externa [PNA], 浅, 深を区別していない), = superficial external pudendal artery [TA].
a. pudenda interna [L/TA] 内陰部動脈, = inter-

nal pudendal artery [TA].
a. pulmonalis dextra [L/TA] 右肺動脈, = right pulmonary artery [TA].
a. pulmonalis sinistra [L/TA] 左肺動脈, = left pulmonary artery [TA].
a. quadrigeminalis [L/TA] 四丘体動脈*, = quadrigeminal artery [TA].
a. radialis [L/TA] 橈骨動脈, = radial artery [TA].
a. radialis indicis [L/TA] 示指橈側動脈, = radialis indicis artery [TA].
a. radicularis anterior [L/TA] 前根動脈*, = anterior radicular artery [TA].
a. radicularis posterior [L/TA] 後根動脈*, = posterior radicular artery [TA].
a. rectalis inferior [L/TA] 下直腸動脈, = inferior rectal artery [TA].
a. rectalis media [L/TA] 中直腸動脈, = middle rectal artery [TA].
a. rectalis superior [L/TA] 上直腸動脈, = superior rectal artery [TA].
a. recurrens radialis [L/TA] 橈側反回動脈, = radial recurrent artery [TA].
a. recurrens tibialis anterior [L/TA] 前脛骨反回動脈, = anterior tibial recurrent artery [TA].
a. recurrens tibialis posterior [L/TA] 後脛骨反回動脈, = posterior tibial recurrent artery [TA].
a. recurrens ulnaris [L/TA] 尺側反回動脈, = ulnar recurrent artery [TA].
a. renalis [L/TA] 腎動脈, = renal artery [TA].
a. sacralis mediana [L/TA] 中仙骨動脈, = median sacral artery [TA].
a. segmentalis anterior [L/TA] 前〔上葉〕動脈*, = anterior segmental artery [TA].
a. segmentalis apicalis [L/TA] 肺尖動脈, = apical segmental artery [TA].
a. segmentalis basalis anterior [L/TA] 前肺底動脈, = anterior basal segmental artery [TA].
a. segmentalis basalis lateralis [L/TA] 外側肺底動脈, = lateral basal segmental artery [TA].
a. segmentalis basalis medialis [L/TA] 内側肺底動脈, = medial basal segmental artery [TA].
a. segmentalis basalis posterior [L/TA] 後肺底動脈, = posterior basal segmental artery [TA].
a. segmentalis lateralis [L/TA] 外側枝, = lateral segmental artery [TA].
a. segmentalis medialis [L/TA] 内側枝, = medial segmental artery [TA].
a. segmentalis posterior [L/TA] 後〔上葉〕動脈, = posterior segmental artery [TA].
a. segmentalis superior [L/TA] 下葉上動脈, = superior segmental artery [TA].
a. segmenti anterioris [L/TA] 前区動脈, = anterior segmental artery [TA].
a. segmenti anterioris inferioris [L/TA] 下前区動脈, = anterior inferior segmental artery [TA].
a. segmenti anterioris superioris [L/TA] 上前区動脈, = anterior superior segmental artery [TA].
a. segmenti inferioris [L/TA] 下区動脈, = inferior segmental artery [TA].
a. segmenti lateralis [L/TA] 外側区動脈, = lateral segmental artery [TA].
a. segmenti medialis [L/TA] 内側区動脈, = medial segmental artery [TA].
a. segmenti posterioris [L/TA] 後区動脈, = posterior segmental artery [TA].
a. segmenti superioris [L/TA] 上区動脈, = superior segmental artery [TA].
a. sphenopalatina [L/TA] 蝶口蓋動脈, = sphenopalatine artery [TA].
a. spinalis anterior [L/TA] 前脊髄動脈, = anterior spinal artery [TA].
a. spinalis posterior [L/TA] 後脊髄動脈, = posterior spinal artery [TA].
a. spiralis modioli [L/TA] 蝸牛軸ラセン動脈, = spiral modiolar artery [TA].
a. splenica [L/TA] 脾動脈, = splenic artery [TA].
a. striata medialis distalis [L/TA] 遠位内側線条体動脈*, = distal medial striate artery [TA].
a. stylomastoidea [L/TA] 茎乳突孔動脈, = stylomastoid artery [TA].
a. subclavia [L/TA] 鎖骨下動脈, = subclavian artery [TA].
a. subcostalis [L/TA] 肋下動脈, = subcostal artery [TA].
a. sublingualis [L/TA] 舌下動脈, = sublingual artery [TA].
a. submentalis [L/TA] オトガイ下動脈, = submental artery [TA].
a. subscapularis [L/TA] 肩甲下動脈, = subscapular artery [TA].
a. sulci centralis [L/TA] 中心溝動脈, = artery of central sulcus [TA].
a. sulci postcentralis [L/TA] 中心後溝動脈, = artery of postcentral sulcus [TA].
a. sulci precentralis [L/TA] 中心前溝動脈, = artery of precentral sulcus [TA].
a. superior cerebelli [L/TA] 上小脳動脈, = superior cerebellar artery [TA].
a. superior lateralis genus [L/TA] 外側上膝動脈, = superior lateral genicular artery [TA].
a. superior medialis genus [L/TA] 内側上膝動脈, = superior medial genicular artery [TA].
a. suprachiasmatica [L/TA] 視交叉上動脈*, = suprachiasmatic artery [TA].
a. supraduodenalis [L/TA] 十二指腸上動脈, = supraduodenal artery [TA].
a. supraoptica [L/TA] 視索上動脈*, = supraoptic artery [TA].
a. supraorbitalis [L/TA] 眼窩上動脈, = supra-orbital artery [TA].
a. suprarenalis inferior [L/TA] 下副腎動脈, = inferior suprarenal artery [TA].
a. suprarenalis media [L/TA] 中直腸動脈, = middle suprarenal artery [TA].
a. suprascapularis [L/TA] 肩甲上動脈, = suprascapular artery [TA].
a. supratrochlearis [L/TA] 滑車上動脈, = supratrochlear artery [TA].
a. tarsalis lateralis [L/TA] 外側足根動脈, = lateral tarsal artery [TA].
a. temporalis anterior [L/TA] 前側頭動脈, = anterior temporal artery [TA].
a. temporalis media [L/TA] 中側頭動脈, = middle temporal artery [TA].
a. temporalis profunda anterior [L/TA] 前深側頭動脈, = anterior deep temporal artery [TA].
a. temporalis profunda posterior [L/TA] 後深側頭動脈, = posterior deep temporal artery [TA].
a. temporalis superficialis [L/TA] 浅側頭動脈, = superficial temporal artery [TA].
a. testicularis (♂) [L/TA] 精巣動脈, = testicular artery (♂) [TA].
a. thalami perforans [L/TA] 視床貫通動脈*, = thalamoperforating artery [TA].
a. thalamogeniculata [L/TA] 視床膝状体動脈*, = thalamogeniculate artery [TA].

A

a. thalamotuberalis [L/TA] 乳頭体前動脈*, 視床結節動脈*, = premammillary artery [TA], thalamotuberal artery [TA].
a. thoracica interna [L/TA] 内胸動脈, = internal thoracic artery [TA].
a. thoracica lateralis [L/TA] 外側胸動脈, = lateral thoracic artery [TA].
a. thoracica superior [L/TA]〔最〕上胸動脈(arteria thoracica suprema [PNA]), = superior thoracic artery [TA].
a. thoracoacromialis [L/TA] 胸肩峰動脈, = thoraco-acromial artery [TA].
a. thoracodorsalis [L/TA] 胸背動脈, = thoracodorsal artery [TA].
a. thyroidea ima [L/TA] 最下甲状腺動脈, = thyroid ima artery [TA].
a. thyroidea inferior [L/TA] 下甲状腺動脈, = inferior thyroid artery [TA].
a. thyroidea superior [L/TA] 上甲状腺動脈, = superior thyroid artery [TA].
a. tibialis anterior [L/TA] 前脛骨動脈, = anterior tibial artery [TA].
a. tibialis posterior [L/TA] 後脛骨動脈, = posterior tibial artery [TA].
a. transversa cervicis [L/TA] 頸横動脈, = transverse cervical artery [TA].
a. transversa colli [L/TA] 頸横動脈, = transverse cervical artery [TA].
a. transversa faciei [L/TA] 顔面横動脈, = transverse facial artery [TA].
a. tympanica anterior [L/TA] 前鼓室動脈, = anterior tympanic artery [TA].
a. tympanica inferior [L/TA] 下鼓室動脈, = inferior tympanic artery [TA].
a. tympanica posterior [L/TA] 後鼓室動脈, = posterior tympanic artery [TA].
a. tympanica superior [L/TA] 上鼓室動脈, = superior tympanic artery [TA].
a. ulnaris [L/TA] 尺骨動脈, = ulnar artery [TA].
a. umbilicalis [L/TA] 臍動脈, = umbilical artery [TA].
a. uncalis [L/TA] 鉤動脈*, = uncal artery [TA].
a. urethralis [L/TA] 尿道動脈, = urethral artery [TA].
a. uterina (♀) [L/TA] 子宮動脈, = uterine artery (♀) [TA].
a. vaginalis (♀) [L/TA] 腟動脈, = vaginal artery (♀) [TA].
a. vermis superior [L/TA] 上虫部枝*, = superior vermian branch [TA].
a. vertebralis [L/TA] 椎骨動脈, = vertebral artery [TA].
a. vesicalis inferior [L/TA] 下膀胱動脈, = inferior vesical artery [TA].
a. vestibularis anterior [L/TA] 前前庭動脈*, = anterior vestibular artery [TA].
a. vestibuli [L/TA] 前庭動脈*, = anterior vestibular artery [TA].
a. vestibulocochlearis [L/TA] 前庭蝸牛動脈*, = vestibulocochlear artery [TA].
a. zygomaticoorbitalis [L/TA] 頬骨眼窩動脈, = zygomatico-orbital artery [TA].

ar·te·ri·ae [ɑːtíːriiː] [L/TA]動脈(arteriaの複数), = arteries [TA].
a. alveolares superiores anteriores [L/TA] 前上歯槽動脈, = anterior superior alveolar arteries [TA].
a. caroticotympanicae [L/TA] 頸動脈鼓室枝(頸鼓動脈), = caroticotympanic arteries [TA].
a. centrales anterolaterales [L/TA] 前外側中心動脈, レンズ核線条体動脈*, = anterolateral central arteries [TA], lenticulostriate arteries [TA].
a. centrales anteromediales [L/TA] 前内側中心動脈, = anteromedial central arteries [TA].
a. centrales posterolaterales [L/TA] 後外側中心動脈*, = posterolateral central arteries [TA].
a. centrales posteromediales [L/TA] 後内側中心動脈, = posteromedial central arteries [TA].
a. ciliares anteriores [L/TA] 前毛様体動脈, = anterior ciliary arteries [TA].
a. ciliares posteriores breves [L/TA] 短後毛様体動脈, = short posterior ciliary arteries [TA].
a. ciliares posteriores longae [L/TA] 長後毛様体動脈, = long posterior ciliary arteries [TA].
a. circumferentiales breves [L/TA] 短回旋動脈*, = short circumferential arteries [TA].
a. conjunctivales anteriores [L/TA] 前結膜動脈, = anterior conjunctival arteries [TA].
a. conjunctivales posteriores [L/TA] 後結膜動脈, = posterior conjunctival arteries [TA].
a. corticales radiatae [L/TA] 放射皮質動脈*(小葉間動脈), = cortical radiate arteries [TA].
a. digitales dorsales [L/TA] 背側指動脈, = dorsal digital arteries [TA].
a. digitales palmares communes [L/TA] 総掌側指動脈, = common palmar digital arteries [TA].
a. digitales palmares propriae [L/TA] 固有掌側指動脈, = proper palmar digital arteries [TA].
a. digitales plantares communes [L/TA] 総底側趾(指)動脈, = common plantar digital arteries [TA].
a. digitales plantares propriae [L/TA] 固有底側趾(指)動脈, = plantar digital arteries proper [TA].
a. encephali [L/TA] 脳の動脈, = arteries of brain [TA].
a. episclerales [L/TA] 強膜上動脈, = episcleral arteries [TA].
a. gastricae breves [L/TA] 短胃動脈, = short gastric arteries [TA].
a. helicinae [L/TA] ラセン動脈, = helicine arteries [TA].
a. ileales [L/TA] 回腸動脈, = ileal arteries [TA].
a. insulares [L/TA] 島動脈, = insular arteries [TA].
a. intercostales posteriores [L/TA] 肋間動脈(第三〜第十一), = posterior intercostal arteries [TA].
a. interlobares [L/TA] 葉間動脈, = interlobar arteries [TA].
a. interlobulares [L/TA] 小葉間動脈, = interlobular arteries [TA].
a. intrarenales [L/TA] 腎臓の動脈*(arteriae renis [PNA]), = intrarenal arteries [TA].
a. jejunales [L/TA] 空腸動脈, = jejunal arteries [TA].
a. lobares inferiores [L/TA] 下葉動脈, = inferior lobar arteries [TA].
a. lobares superiores [L/TA] 上葉動脈, = superior lobar arteries [TA].
a. lumbales [L/TA] 腰動脈, = lumbar arteries [TA].
a. lumbales imae [L/TA] 最下腰動脈, = arteriae lumbales imae [TA].
a. mammillares [L/TA] 乳頭体動脈*, = mammillary arteries [TA].
a. membri inferioris [L/TA] 下肢の動脈, = ar-

teries of lower limb [TA].
a. membri superioris [L/TA] 上肢の動脈, = arteries of upper limb [TA].
a. mesencephalicae [L/TA] 中脳動脈*, = mesencephalic arteries [TA].
a. metacarpales dorsales [L/TA] 背側中手動脈, = dorsal metacarpal arteries [TA].
a. metacarpales palmares [L/TA] 掌側中手動脈, = palmar metacarpal arteries [TA].
a. metatarsales dorsales [L/TA] 背側中足動脈, = dorsal metatarsal arteries [TA].
a. metatarsales plantares [L/TA] 足底中足動脈, = plantar metatarsal arteries [TA].
a. musculares [L/TA] 筋枝, = muscular arteries [TA].
a. nasales posteriores laterales [L/TA] 外側後鼻枝, = posterior lateral nasal arteries [TA].
a. nervorum 神経の動脈.
a. nutriciae femoris [L/TA] 大腿骨栄養動脈, = femoral nutrient arteries [TA].
a. nutriciae humeri [L/TA] 上腕骨栄養動脈, = humeral nutrient arteries [TA].
a. nutrientes femoris [L/TA] 大腿骨栄養動脈, = femoral nutrient arteries [TA].
a. nutrientes humeri [L/TA] 上腕骨栄養動脈, = humeral nutrient arteries [TA].
a. palatinae minores [L/TA] 小口蓋動脈, = lesser palatine arteries [TA].
a. palpebrales laterales [L/TA] 外側眼瞼動脈, = lateral palpebral arteries [TA].
a. palpebrales mediales [L/TA] 内側眼瞼動脈, = medial palpebral arteries [TA].
a. perforantes [L/TA] 貫通枝, = perforating arteries [TA].
a. perforantes anteriores [L/TA] 前貫通動脈*, = anterior perforating arteries [TA].
a. perforantes penis (♂) [L/TA] 陰茎貫通動脈*, = perforating arteries of penis (♂) [TA].
a. perforantes radiatae [L/TA] 放線貫通動脈, = perforating radiate arteries [TA].
a. phrenicae superiores [L/TA] 上横隔動脈, = superior phrenic arteries [TA].
a. pontis [L/TA] 橋枝, = pontine arteries [TA].
a. preopticae [L/TA] 視索後動脈*, = preoptic arteries [TA].
a. radiculares 根動脈, = (anterior and posterior) radicular arteries.
a. retroduodenales [L/TA] 十二指腸後動脈, = retroduodenal arteries [TA].
a. sacrales laterales [L/TA] 外側仙骨動脈, = lateral sacral arteries [TA].
a. sigmoideae [L/TA] S状結腸動脈, = sigmoid arteries [TA].
a. striatae mediales proximales [L/TA] 近位内側線条体動脈*, = proximal medial striate arteries [TA].
a. suprarenales superiores [L/TA] 上副腎動脈, = superior suprarenal arteries [TA].
a. surales [L/TA] 腓腹動脈, = sural arteries [TA].
a. tarsales mediales [L/TA] 内側足根動脈, = medial tarsal arteries [TA].
a. tuberis cinerei [L/TA] 灰白隆起動脈*, = artery of tuber cinereum [TA].
a. vesicales superiores [L/TA] 上膀胱動脈, = superior vesical arteries [TA].

ar·te·ri·al [ɑːtíːriəl] 動脈〔性〕の.
a. air embolism 動脈空気塞栓症 [医学].
a.-alveolar carbon dioxide difference 動脈血肺胞気炭酸ガス較差.
a. angiomyoneuroma 動脈性血管筋神経腫.
a. arcade 動脈弧(上腸間膜動脈の吻合).
a. arch of lower eyelid 下眼瞼動脈弓.
a. arch of upper eyelid 上眼瞼動脈弓.
a. arches of colon 結腸動脈弓.
a. arches of ileum 回腸動脈弓.
a. arches of jejunum 空腸動脈弓.
a. nephrosclerosis 動脈硬化性腎硬化〔症〕[医学], = arterial arteriosclerotic nephrosclerosis.
a. bleeding 動脈出血 [医学], 動脈性出血.
a. blood 動脈血 [医学] (静脈血に酸素が付加され, 酸素含量の多い体循環動脈内の血液).
a. blood gas 動脈血ガス.
a. blood pressure 動脈血圧 [医学].
a. blood sampling 動脈血採取.
a. border (boundary) zone 動脈境界領域 [医学].
a. bridge 動脈吻合手術(ビタリウム管を利用して無縫合的に動静脈を保存静脈片で吻合させる方法), = Blakemore operation.
a. bulb 動脈球, = bulbus cordis.
a. calcification 動脈〔壁〕石灰化 [医学].
a. canal 動脈管, = ductus arteriosus.
a. capillary 動脈性毛細血管, 動脈性毛細管 [医学].
a. carbon dioxide tension 動脈血酸素分圧.
a. circle [TA] 動脈輪, = circulus arteriosus [L/TA].
a. clamp 動脈鉗子.
a. cone 動脈円錐 [医学].
a. constitution 動脈〔血〕性体質 [医学] (血液成分が比較的多い体質).
a. dilatation 動脈拡張〔症〕[医学].
a. duct 動脈管, = duct of Botallo.
a. embolic abscess 動脈塞栓〔性〕膿瘍 [医学].
a. embolism 動脈塞栓症 [医学].
a. embolization 動脈塞栓術.
a. endoscopy ① 動脈内視鏡 [医学]. ② 動脈内視鏡検査法(フレキシブルファイバースコープを用いて動脈内を観察すること).
a. fatty streak 動脈脂肪線条 [医学].
a. fibromuscular dysplasia 動脈線維筋性形成異常 [医学].
a. fibromuscular hyperplasia 動脈線維筋性過形成 [医学].
a. flap 動脈皮弁 [医学].
a. grooves [TA] 動脈溝, = sulci arteriosi [L/TA].
a. hemorrhage 動脈性出血 [医学].
a. hyperemia 動脈性充血 [医学] (通常充血という場合は動脈性の充血を指す).
a. hypertension 動脈性高血圧〔症〕[医学].
a. infusion 動脈送血 [医学].
a. infusion chemotherapy (AIC) 動注化学療法(癌の栄養動脈に直接抗癌剤を注入し, 局所の薬剤濃度の上昇による治療効果の増強を目的とした療法).
a. injection 動脈注射 [医学].
a. ligament 動脈管索 [医学].
a. ligature 動脈結紮 [医学].
a. line 動脈経路.
a. mesocardium 動脈性心間膜(大動脈と肺動脈とを包む心外膜の一部).
a. murmur 動脈雑音 [医学].
a. nephrosclerosis 動脈性腎硬化症(老年期に頻発し, 動脈硬化症の一症状として起こる. 腎内血液循環量の減少とともに腎実質の線維症を伴う), = senile arteriosclerotic nephrosclerosis.
a. network 動脈網 [医学].
a. obliteration 動脈閉塞 [医学].
a. obstructive disease 動脈閉塞性疾患 [医学].
a. occulsive disease 動脈閉塞性疾患 [医学].

a. oxygen saturation 動脈血酸素飽和度.
a. oxygen tension 動脈血酸素張力〔医学〕.
a. phase 動脈相〔医学〕.
a. piezography 動脈圧力測定法.
a. plexus [TA] 動脈網, = rete arteriosum [L/TA].
a. pressure 動脈圧〔医学〕.
a.-pulmonary syndrome 肺動脈症候群（肺動脈が外部から圧迫狭窄を起こしたときに発現する症候群で，心膜筋の萎縮，動脈性拍動，心収縮期スリル，拡張期インパルス強調などを伴う）.
a. pulse 動脈拍動〔医学〕.
a. puncture 動脈穿刺法.
a. pyemia 動脈性膿血症.
a. racemose angioma 〔動脈〕つる（蔓）状血管腫〔医学〕.
a. reconstruction 血行再建.
a. redistribution 動脈改変〔医学〕.
a. reflux 動脈内逆流〔医学〕.
a. sclerosis 動脈硬化症〔医学〕, = arteriosclerosis.
a. spider クモ状血管腫.
a. stationary wave 蛇腹状陰影〔医学〕.
a. stenosis 動脈狭窄〔医学〕.
a. switch operation 大血管転換術.
a. systole 動脈性収縮.
a. tension 動脈内血圧.
a. thoracic outlet syndrome 動脈の胸郭出口症候群.
a. thoracic syndrome 動脈の胸郭出口症候群.
a. thrill 動脈振戦〔医学〕.
a. thrombosis 動脈血栓症〔医学〕.
a. thrombus 動脈血栓〔医学〕.
a. tract 動脈路（脊髄腹側軟膜にある）.
a. transfusion 動脈内輸血.
a. ulcer 動脈性潰瘍（皮膚面の）.
a. varix 動脈性静脈瘤〔医学〕.
a. vein 動脈性静脈.
a. wave ①動脈波. ②（頸静脈波において，頸動脈からの衝動が混入して起こるもの）.
ar·te·ri·al·i·za·ion [ɑ:tì:riəlizéiʃən] ①動脈血化〔医学〕. ②血管新生術（大動脈と冠状動脈洞との間に血管片を移植し，2〜3週後その洞の一部を結紮する方法で，狭心症の手術的療法として行われる）.
ar·te·ri·arc·tia [ɑ:tì:riɑ́:kʃiə] 動脈狭窄（動脈が収縮してその口径が縮小したこと）.
ar·te·ri·a·sis [ɑ:tì:riéisis] 全身性動脈硬化.
ar·te·ri·ec·ta·sia [ɑ:tì:riektéiziə] 動脈拡張, = arteriectasis.
ar·te·ri·ec·ta·sis [ɑ:tì:riéktəsis] 動脈拡張〔医学〕.
ar·te·ri·ec·to·my [ɑ:tì:riéktəmi] 動脈切除〔術〕.
ar·te·ri·ec·to·pia [ɑ:tì:riektóupiə] 動脈位置異常〔医学〕.
ar·te·ri·ec·to·py [ɑ:tì:riéktəpi] 動脈変位.
ar·te·ries [ɑ́:tiri:z] [TA] 動脈（artery の複数）, = arteriae [L/TA].
a. of brain [TA] 脳の動脈, = arteriae encephali [L/TA].
a. of kidney 腎臓の動脈.
a. of lower limb [TA] 下肢の動脈, = arteriae membri inferioris [L/TA].
a. of upper limb [TA] 上肢の動脈, = arteriae membri superioris [L/TA].
ar·te·ri·i·tis [ɑ:tì:riáitis] [L] 動脈炎〔医学〕, = arteritis.
ar·te·rin [ɑ́:tirin] 酸素ヘモグロビン（動脈血の）.
arteri(o)- [ɑ:ti:ri(ou), -ri(ə)] 動脈との関係を表す接頭語.
ar·te·ri·o·cap·il·la·ry [ɑ:tì:riəkǽpiləri] 動脈毛細血管の.
a. fibrosis 動脈毛細血管線維〔化〕〔症〕〔医学〕, 動脈毛細血管線維組織増殖.
a. sclerosis 細動脈硬化〔症〕.
ar·te·ri·o·cha·la·sis [ɑ:tì:rioukǽləsis] 動脈弛緩症.
ar·te·ri·o·coc·cyg·e·al [ɑ:tì:rioukɑksíʤiəl] 動脈尾骨腺, = Luschka gland.
a. gland 動脈尾骨腺.
ar·te·ri·o·di·al·y·sis [ɑ:tì:rioudaiǽlisis] 動脈透析.
ar·te·ri·o·di·as·ta·sis [ɑ:tì:rioudaiǽstəsis] 動脈離開.
ar·te·ri·o·fi·bro·sis [ɑ:tì:rioufáibrousis] 動脈線維化（腎臓の）.
ar·te·ri·o·gen·e·sis [ɑ:tì:riouʤénisis] 動脈形成.
ar·te·ri·o·gram [ɑ:tí:riəgræm] 動脈造影図，動脈造影像〔医学〕.
ar·te·ri·og·ra·phy [ɑ:tì:riɑ́grəfi] 動脈造影法，動脈撮影〔医学〕.
ar·te·ri·o·la [ɑ:tì:ríoulə] [L/TA] 小動脈, = arteriole [TA].
a. glomerularis afferens [L/TA] 輸入〔糸球体〕細動脈, = afferent glomerular arteriole [TA].
a. glomerularis efferens [L/TA] 輸出〔糸球体〕細動脈, = efferent glomerular arteriole [TA].
a. macularis inferior [L/TA] 下黄斑動脈, = inferior macular arteriole [TA].
a. macularis media [L/TA] 中黄斑動脈*, = middle macular arteriole [TA].
a. macularis superior [L/TA] 上黄斑動脈, = superior macular arteriole [TA].
a. nasalis retinae inferior [L/TA] 下内側動脈, = inferior nasal retinal arteriole [TA].
a. nasalis retinae superior [L/TA] 上内側動脈, = superior nasal retinal arteriole [TA].
a. recta 直細動脈（腎臓の）.
a. temporalis retinae inferior [L/TA] 下外側動脈, = inferior temporal retinal arteriole [TA].
a. temporalis retinae superior [L/TA] 上外側動脈, = superior temporal retinal arteriole [TA].
ar·te·ri·o·lae [ɑ:tì:ríouli:] （arteriola の複数）.
a. rectae [L/TA] 直細動脈, = vasa recta [TA].
ar·te·ri·o·lar [ɑ:tì:ríoulər] 細動脈の，小動脈の.
a. nephrosclerosis 腎細動脈硬化症〔医学〕, 細動脈性腎硬化症（細動脈および尿細管の病変により糸球体の線維症を起こし，ついに腎機能不全を併発する）, = genuine contracted kidney.
a. plexus 細動脈網〔医学〕.
a. sclerosis 小動脈硬化症.
ar·te·ri·ole [ɑ:tí:rioul] [TA] 小動脈，細動脈, = arteriola [L/TA].
ar·te·ri·o·lith [ɑ:tí:riəliθ] 動脈結石〔医学〕.
ar·te·ri·o·li·tis [ɑ:tì:riouláitis] 細動脈炎〔医学〕.
ar·te·ri·o·lo·an·as·to·mo·sis [ɑ:tì:riòulouənæstəmóusis] 細動脈吻合〔術〕.
ar·te·ri·ol·o·gy [ɑ:tì:riɑ́ləʤi] 動脈学.
ar·te·ri·o·lo·ne·cro·sis [ɑ:tì:riòulounikróusis] 細動脈壊死〔医学〕.
ar·te·ri·o·lo·scle·ro·sis [ɑ:tì:riòulouskliəróusis] 細動脈硬化症〔医学〕.
arteriolosclerotic kidney 細動脈硬化腎.
arteriolovenular anastomosis [TA] 細動静脈吻合*, = anastomosis arteriolovenularis [L/TA].
arteriolovenular bridge 細動静脈橋.
ar·te·ri·o·lu·mi·nal [ɑ:tì:rioulú:minəl] 動脈内径の，動脈内腔の.
a. vessel 心腔動脈（心内膜にある細動脈で，心臓の腔内へ通ずるもの）.

ar·te·ri·o·ma·la·cia [ɑːtìːriouməléiʃiə] 動脈軟化症.
ar·te·ri·o·mal·a·co·sis [ɑːtìːrioumæ̀ləkóusis] 動脈軟化症, = arteriomalacia.
arteriomesenteric duodenal obstruction 上腸間膜動脈性十二指腸閉塞 [医学], = arteriomesenteric duodenal occlusion.
ar·te·ri·om·e·ter [ɑːtìːriámitər] 動脈計.
ar·te·ri·o·mo·tor [ɑːtìːrioumóutər] 動脈運動性の.
ar·te·ri·o·my·o·ma·to·sis [ɑːtìːrioumàioumətóusis] 動脈筋腫症.
ar·te·ri·o·ne·cro·sis [ɑːtìːriounikróusis] 動脈壊死.
ar·te·ri·o·pal·mus [ɑːtìːriəpǽlməs] 動脈鼓(拍)動〔亢進〕.
ar·te·ri·op·a·thy [ɑːtìːriápəθi] 動脈病.
ar·te·ri·o·pe·ris·sia [ɑːtìːrioupərísiə] 動脈過剰発育.
ar·te·ri·o·phle·bot·o·my [ɑːtìːriouflibátəmi] ① 動静脈切開. ② 刺絡.
ar·te·ri·o·pla·nia [ɑːtìːriouplέiniə] 動脈異常走行.
ar·te·ri·o·plas·ty [ɑːtíːriəplæ̀sti] 動脈形成術.
ar·te·ri·o·pleg·mus [ɑːtìːriəplégməs] = perplication.
ar·te·ri·o·plo·ce [ɑːtìːriouplóusiː] = perplication.
arterioportal shunt 動脈門脈短絡 [医学].
ar·te·ri·o·pres·sor [ɑːtìːriəprésər] 動脈圧上昇.
ar·te·ri·o·punc·ture [ɑːtìːriəpʌ́ŋktʃər] 動脈穿刺.
ar·te·ri·o·re·nal [ɑːtìːriouríːnəl] 動脈腎の.
ar·te·ri·or·rha·gia [ɑːtìːriəréiʤiə] 動脈出血.
ar·te·ri·or·rha·phy [ɑːtìːriɔ́ːrəfi] 動脈縫合.
ar·te·ri·or·rhex·is [ɑːtìːriəréksis] 動脈破裂.
ar·te·ri·o·scle·ro·sis [ɑːtìːriouskliəróusis] 動脈硬化〔症〕[医学]. 形 arteriosclerotic.
a. obliterans (**ASO**) 閉塞性動脈硬化症 [医学].
ar·te·ri·o·scle·rot·ic [ɑːtìːriouskliərátic] 動脈硬化性の [医学].
a. aneurysm 動脈硬化性動脈瘤 [医学] (粥状動脈硬化病変の進行により動脈壁の膠原線維が消失することにより生じる動脈瘤. 上行大動脈, 胸部大動脈, 腹部大動脈のいずれにも生じる).
a. aortic stenosis 動脈硬化性大動脈弁狭窄 [医学], = arteriosclerotic aortic valve stenosis.
a. cardiopathy 動脈硬化性心臓病.
a. cardiovascular disease 動脈硬化性心血管病 [医学], 動脈硬化性心血管疾患.
a. coronary disease 動脈硬化性冠〔状〕動脈疾患 [医学] (冠状動脈の狭窄, 閉塞をきたし狭心症, 心筋梗塞を生じる).
a. dementia 動脈硬化性痴呆 [医学].
a. dyspnea 動脈硬化性呼吸困難 [医学].
a. gangrene 動脈硬化性壊疽 [医学], = senile gangrene.
a. heart disease 動脈硬化性心疾患 [医学].
a. hypertension 動脈硬化性高血圧〔症〕[医学].
a. kidney 動脈硬化腎 [医学].
a. nephritis 動脈硬化性腎炎 [医学].
a. obliterans 閉塞性動脈硬化症 [医学].
a. parkinsonism 動脈硬化性パーキンソニズム [医学], 脳血管性パーキンソニズム.
a. psychosis 動脈硬化性精神病 [医学].
a. retinopathy 動脈硬化性網膜症 [医学].
arteriosinusoidal vessel 心洞動脈 (冠状動脈の小分枝で, 冠状静脈洞に注ぐもの).
ar·te·ri·os·i·ty [ɑːtìːriásiti] 動脈性.
ar·te·ri·o·spasm [ɑːtíːriouspæ̀zəm] 動脈痙攣 [医学], 動脈攣縮.
arteriospastic retinitis 動脈痙攣性網膜炎 (遠視を伴う急性黄斑浮腫で, 回復も早い), = retinitis centralis serosa.
ar·te·ri·o·ste·no·sis [ɑːtìːrioustinóusis] 動脈狭窄.
ar·te·ri·o·ste·o·gen·e·sis [ɑːtìːriɑstiəʤénisis] 動脈石灰化.
ar·te·ri·os·to·sis [ɑːtìːriɑstóusis] 動脈化骨.
ar·te·ri·o·strep·sis [ɑːtìːrioustrépsis] 動脈捻転止血法.
ar·te·ri·o·sym·pa·thec·to·my [ɑːtìːriousìmpəθéktəmi] 動脈周囲交感神経切除術 [医学].
ar·te·ri·o·tome [ɑːtíːriətoum] 動脈〔切除〕刀.
ar·te·ri·ot·o·my [ɑːtìːriátəmi] 動脈切開術 [医学].
ar·te·ri·ot·o·ny [ɑːtìːriátəni] 動脈緊張.
ar·te·ri·o·ve·nous (**A–V**) [ɑːtìːriouvíːnəs] 動静脈の [医学].
a. anastomosis 動静脈吻合 [医学], = anastomosis arteriovenosa.
a. aneurysm 動静脈瘤 [医学].
a. angiorrhaphy 動静脈縫合術.
a. clossing 動静脈交差(叉) [医学].
a. fistula (**AVF**) 動静脈瘻, 肺動静脈瘻 [医学], = A–V fistula, arteriovenous aneurysm.
a. malformation (**AVM**) 動静脈奇形, 脳動静脈奇形 (胎生期3週に毛細血管へと分化する血管原基が分化しないで遺残したことによる血管奇形).
a. malformation of Galen ガレン動静脈奇形 [医学].
a. malformation of spinal cord 脊髄動静脈奇形 [医学].
a. oxygen content difference 動静脈酸素含量較差 [医学].
a. oxygen difference 動静脈血酸素較差 [医学], 動静脈酸素較差.
a. shunt 動静脈短絡 [医学], 動静脈シャント.
ar·te·ri·o·ver·sion [ɑːtìːriouvə́ːʒən] 動脈逆転止血法 (血管の内面と外面とを逆転して止血する方法), = arterio version.
ar·te·ri·o·ver·ter [ɑːtìːriouvə́ːtər] 動脈逆転止血器.
ar·te·ri·tis [ɑ̀ːtiráitis] 動脈炎 [医学], = arteriitis.
a. deformans 変形性動脈炎.
a. hyperplastica 肥厚性動脈炎.
a. nodosa 結節性動脈炎, = periarteritis nodosa.
a. obliterans 閉塞性動脈炎.
a. syphilitica 梅毒性動脈炎, = syphilitic endarteritis.
a. temporalis 側頭動脈炎.
a. tuberculosa nodosa 結節性結核性動脈炎.
a. umbilicalis 臍動脈炎.
a. verrucosa いぼ(疣)状動脈炎.
Ar·te·ri·vir·i·dae [ɑ̀ːrtirivíridiː] アルテリウイルス科 (一本鎖RNAウイルスで, ウマ動脈炎ウイルス, ブタ生殖器呼吸器症候群ウイルス, サル出血熱ウイルスなどを含む).
ar·tery [ɑ́ːtəri] [TA] 動脈 (心臓から拍出された血液を末梢に運ぶ血管で, その壁は ① 外膜 tunica adventitia. ② 中膜または筋層 tunica media, および ③ 内膜 tunica intima からなる), = arteria [L/TA]. 形 arterial.
a. anesthesia 動脈麻酔〔法〕[医学].
a. catheterization 動脈カテーテル法 [医学].
a. clamp 動脈鉗子 [医学].
a. flap 動脈皮弁 (axial pattern flap の範疇に入り, 皮弁の中に明らかな動静脈を含むので血行がよい).
a. forceps 止血鉗子 [医学], 血管鉗子 [医学], 動脈鉗子, = hemostatic forceps.
a. of angular gyrus 角回動脈, = arteria gyri an-

gularis.
a. of bulb of penis (♂) [TA] 尿道球動脈, = arteria bulbi penis (♂) [L/TA].
a. of bulb of vestibule (♀) [TA] 前庭球動脈, = arteria bulbi vestibuli (♀) [L/TA].
a. of caudate lobe [TA] 尾状葉動脈, = arteria lobi caudati [L/TA].
a. of central sulcus [TA] 中心溝動脈, = arteria sulci centralis [L/TA].
a. of cerebellum 小脳動脈 [医学].
a. of cerebral hemorrhage レンズ核線条体動脈 (外側線条体動脈の最外側枝は脳卒中動脈 arteria apoplectica ともいわれ出血を起こしやすい).
a. of ductus deferens 精管動脈, = arteria ductus deferentis.
a. of elastic type 弾性型〔の〕動脈 [医学].
a. of Heubner ホイブナー動脈.
a. of inferior segment of kidney 腎下区動脈.
a. of labyrinth 迷路動脈, = arteria labyrinthi.
a. of muscular type 筋型〔の〕動脈 [医学].
a. of pancreatic tail 膵尾動脈.
a. of postcentral sulcus [TA] 中心後溝動脈, = arteria sulci postcentralis [L/TA].
a. of posterior segment of kidney 腎後区動脈.
a. of precentral sulcus [TA] 中心前溝動脈, = arteria sulci precentralis [L/TA].
a. of pterygoid canal [TA] 翼突管動脈, = arteria canalis pterygoidei [L/TA].
a. of round ligament of uterus (♀) [TA] 子宮円索動脈, = arteria ligamenti teretis uteri (♀) [L/TA].
a. of tuber cinereum [TA] 灰白隆起動脈*, = arteriae tuberis cinerei [L/TA].
a. to artery embolism 動脈間塞栓, 動脈-動脈塞栓 (近位部のアテローム血栓の剥離分が遠位部の脳血管に流れて閉塞するもの).
a. to ductus deferens [TA] 精管動脈, = arteria ductus deferentis (♂) [L/TA].
a. to sciatic nerve [TA] 坐骨神経伴行動脈, = arteria comitans nervi ischiadici [L/TA].
a. to sinuatrial node 洞房結節動脈.
a. to superior segment of kidney 腎上区動脈.
a. to tail of pancreas [TA] 膵尾動脈, = arteria caudae pancreatis [L/TA].
a. to vas deferens (♂) [TA] 精管動脈, = arteria ductus deferentis (♂) [L/TA].
arthr- [ɑ:θr] 関節との関係を表す接頭語, = arthro-.
arth·rag·ra [ɑ:θrǽgrə] 関節〔性〕痛風.
ar·thral [á:θrəl] 関節の.
ar·thral·gia [ɑ:θrǽlʤiə] 関節痛 [医学], = arthrologia. 形 arthralgic.
a. hysterica ヒステリー性関節痛.
a. saturnina 鉛中毒性関節痛.
ar·threc·ta·sia [à:θrektéiziə] 関節腔拡張〔症〕[医学].
ar·threc·to·my [ɑ:θréktəmi] 関節切除術, 関節切除 [医学], = articular resection.
ar·thre·de·ma [à:θridí:mə] 関節浮腫.
ar·threm·py·e·sis [à:θrempaií:sis] 関節蓄膿.
ar·thres·the·sia [à:θresθí:ziə] 関節感覚, 関節覚.
arthrifluent abscess 関節遊走膿瘍 [医学].
ar·thri·fuge [á:θrifju:ʤ] 痛風治療薬.
arth·rit·ic [ɑ:θrítik] 関節炎の [医学].
a. asthenopia 関節無力症 [医学].
a. atrophy 関節萎縮.
a. calcinosis 関節石灰沈着 [医学].
a. calculus 関節〔結〕石, = articular calculus, chalk stone.
a. general pseudoparalysis 関節炎性進行麻痺 (関節炎患者の頭蓋骨内に発現する粉瘤のために起こるもの).
a.-like pain 関節炎様痛 [医学].
ar·thri·tid(e) [á:θritid, -taid] 関節(痛風)性皮疹.
ar·thrit·i·des [ɑ:θrítidi:s] 関節炎症 (関節炎の諸臨床型を総括する一般語. arthritis の複数).
ar·thri·tis [ɑ:θráitis] 関節炎 [医学]. 形 arthritic.
a. deformans 変形性関節炎 [医学].
a. deformans neoplastica 腫瘍性変形性関節炎, = osteitis fibrosa.
a. fungosa 関節白腫.
a. interna 内臓痛風.
a. mutilans 破壊性関節炎. 複 arthritides.
a. nodosa 結節性関節炎.
a. of temporomandibular joint 顎関節炎.
a. pauperum 貧困者関節炎, = poor man gout.
a. sicca 乾性関節炎.
ar·thrit·ism [á:θritizəm] 関節病体質 [医学], 関節性素質, リウマチ素質 (フランスの Bazin により提唱された語で, 痛風素質, 関節炎素質ともいう).
ar·thrit·o·lith [ɑ:θrítəliθ] 関節結石.
arthro- [ɑ:θrou, -rə] 関節との関係を表す接頭語.
Ar·thro·bac·ter [à:θrəbǽktər] アルトロバクター属 (グラム陽性菌. 土壌中に存在する).
Ar·thro·bo·trys [à:θroubóutris] アルトロボトリーズ属 (真菌. 線虫を捕食する).
ar·throc·a·ce [ɑ:θrákəsi:] 関節カリエス, 結核性関節炎.
ar·thro·cele [á:θrəsi:l] 関節瘤.
ar·thro·cen·te·sis [à:θrousentí:sis] 関節穿刺 [医学], = arthrotomy.
ar·thro·cha·la·sis [à:θroukǽləsis] 関節弛緩〔症〕[医学].
ar·thro·chon·dri·tis [à:θroukandráitis] 関節軟骨炎.
ar·throc·la·sis [ɑ:θrákləsis] 関節強直砕き〔術〕[医学], = arthroclasia.
ar·thro·cli·sis [à:θroukláisis] 関節強直.
arthrocutaneous syndrome 関節皮膚症候群 (皮膚角化性変化を伴う関節症状).
ar·thro·de·sis [à:θroudí:sis] 関節固定 [医学], 関節固定術, 関節止動術, = arthrodesia.
ar·thro·dia [ɑ:θróudiə] 滑動関節, 球状関節 (全動関節の一型), = gliding joint. 形 arthrodial.
arthrodial articulation 可動関節.
arthrodial cartilage 関節軟骨, = articular cartilage.
arthrodial joint 全動関節, 滑動関節, 平面関節, = gliding joint, arthrodia.
ar·thro·dyn·ia [à:θrədíniə] 関節痛 [医学].
ar·thro·dys·pla·sia [à:θroudispléiziə] 関節異形成.
ar·thro·dys·tro·phy [à:θrədístrəfi] 関節異栄養〔症〕.
ar·thro·e·de·ma [à:θrouidí:mə] 関節浮腫.
ar·thro·em·py·e·ma [à:θrouempií:mə] 関節膿症 [医学].
ar·thro·em·py·e·sis [à:θrouèmpaií:sis] 関節膿症 [医学], 関節蓄膿〔症〕, = arthroempyema.
ar·thro·en·dos·co·py [à:θrouendáskəpi] 関節鏡検査〔術〕.
ar·thro·e·rei·sis [à:θrouirí:sis] 関節固定〔術〕.
ar·thro·fi·brosis [à:θroufaibróusis] 関節〔線維性〕癒着.
arthrogenic contracture 関節拘縮, = articular contracture.
ar·throg·e·nous [ɑ:θráʤənəs] ① 関節性の. ② 分

節性の.
a. sporulation 分節胞子形成.
ar·thro·gram [á:θrəgræm] 関節造影図 [医学], 関節造影（撮影）像（関節腔内の病態を知るために関節腔内に造影剤，空気を注入する検査法）.
Ar·thro·gra·phis [ɑ:θrougréifis] アルトログラフィス属（真菌）.
ar·throg·ra·phy [ɑ:θrágrəfi] 関節造影法.
ar·thro·gry·po·sis [à:θrougripóusis] 関節拘縮〔症〕[医学]（筋肉発育の異常に由来する四肢関節の拘縮を特徴とするまれな先天性奇形），= amyoplasia congenita, myodysplasia foetalis deformans.
a. multiplex congenita (AMC) 先天性多発性関節拘縮症 [医学].
arthrohemorrhagic syndrome 関節出血性症候群.
ar·thro·ka·tad·y·sis [à:θrəkətǽdisis]（骨盤壁の軟化による股関節の骨盤内脱出），= Otto pelvis.
ar·thro·klei·sis [à:θroukláisis] 関節強直 [医学], = arthroclisis.
ar·thro·lith [á:θrəliθ] 関節石，関節鼡（ネズミ），= joint mouse.
ar·thro·li·thi·a·sis [à:θrouliθáiəsis] 関節石症 [医学].
ar·thro·lo·gia [à:θrəlóuʤiə] 関節痛，= arthralgia.
ar·throl·o·gy [ɑ:θráləʤi] 関節学.
ar·thro·lu·es [à:θroulú:əs] 関節梅毒.
a. tarda 晩発性関節梅毒.
ar·throl·y·sis [ɑ:θrálisis] 関節剥離〔術〕，関節解離術 [医学].
ar·thro·men·in·gi·tis [à:θroumèninʤáitis] 関節滑液膿炎，= synovitis.
ar·throm·e·ter [ɑ:θrámitər] 関節計（関節運動の角度を測定する器械．これを用いる検査を arthrometry という）.
ar·throm·e·try [ɑ:θrámitri] 関節測定〔法〕.
ar·thron·cus [ɑ:θráŋkəs] 関節腫脹.
ar·thro·neu·ral·gia [à:θrounju:rǽlʤiə] 関節神経痛 [医学].
ar·thro·no·sos [à:θrounóusəs] 関節病.
a. deformans 変形性関節症，= arthritis deformans.
ar·thro-ony·cho·dys·pla·sia [á:θrou ànikoudispléiziə] 関節爪〔甲〕形成異常〔症〕.
ar·thro-oph·thal·mop·a·thy [á:θrou àfθælmápəθi] 関節眼症（障害）.
ar·thro·path·ia [à:θrəpǽθiə] 関節症，= arthropathy.
a. ovaripriva 卵巣機能低下性関節症，= menopausal arthritis.
a. psoriatica 乾癬性関節症，= psoriatic arthritis.
a. tabidorum 脊髄癆性関節症（シャルコー関節），= Charcot joint.
arthropathic psoriasis (PsA) 関節症性乾癬 [医学]（乾癬の他に関節炎を伴う症状），= psoriatic arthritis.
ar·thro·pa·thol·o·gy [à:θroupəθáləʤi] 関節病理学.
ar·throp·a·thy [ɑ:θrápəθi] 関節症 [医学], 関節障害 [医学], 関節病体質. 形 arthropathic.
ar·thro·phlo·go·sis [à:θrouflәgóusis] 関節炎.
ar·throph·ly·sis [ɑ:θrəflísis, -θráfli-] 発疹性痛風.
ar·thro·phy·ma [à:θroufáimə] 関節腫〔脹〕.
ar·thro·phyte [á:θrəfait] 関節鼡（ネズミ），関節間動物，関節石（関節腔内増殖異常）.
ar·thro·plas·ty [á:θrəplæ̀sti] 関節形成術，関節形成 [医学]，〔人工〕関節置換術.
ar·thro·pneu·mo·roent·gen·og·ra·phy [à:θrounjù:mourèntgənágrəfi] 関節内空気注入 X 線撮影〔術〕.
ar·thro·pod [á:θrəpɑd] 節足動物. 形 arthropodan, arthropodic, arthropodous.
a.-borne 節足動物媒介性の.
a.-borne disease 節足動物媒介病 [医学], 昆虫媒介性疾患.
a.-borne encephalitides 節足動物媒介性脳炎（日本脳炎，セントルイス脳炎，ウエストナイル脳炎などを含む総称）.
a.-borne infection 節足動物媒介感染，昆虫媒介感染.
a.-borne viral disease 節足動物媒介〔性〕ウイルス病 [医学].
a.-borne virus 節足動物媒介ウイルス（脊椎動物の間を吸血性節足動物の媒介により伝播されるウイルスの総称），= arbovirus.
a. vector 媒介節足動物.
a. venom 節足動物毒 [医学].
Ar·throp·o·da [ɑ:θrápədə] 節足動物門.
ar·thro·pod·ol·o·gy [à:θroupoudáləʤi] 節足動物学.
ar·thro·py·o·sis [à:θroupaióusis] 関節化膿症.
ar·thro·ri·sis [à:θrouráisis] 関節制動〔術〕[医学], = arthroereisis.
ar·thror·rha·gia [à:θrəréiʤiə] 関節出血.
ar·thro·scle·ro·sis [à:θrouskliəróusis] 関節硬化症.
ar·thro·scope [á:θrəskoup] 関節鏡 [医学].
arthroscopic surgery 鏡視下膝関節手術，関節鏡視下手術.
ar·thros·co·py [ɑ:θráskəpi] 関節鏡検査〔法〕[医学].
ar·thro·sis [ɑ:θróusis] 関節症 [医学], 関節障害 [医学].
a. deformans 変形性関節症 [医学], = arthritis deformans.
a. deformans coxae senilis 老人性変形性股関節症，= malum coxae senile.
ar·thro·spore [á:θrəspɔ:r] 分節胞子（糸線から断裂して生ずる胞子），= arthrogenous spore.
ar·thro·sta·pe·di·oc·la·sy [à:θroustəpì:diákləsi] キヌタ・アブミ関節離断.
ar·thros·te·i·tis [ɑ:θrastiáitis] 関節骨炎.
ar·thros·te·o·pe·dic [ɑ:θrastiəpí:dik] 四肢骨格の.
ar·thros·to·my [ɑ:θrástəmi] 関節切開術.
ar·thro·syn·o·vi·tis [à:θrousìnəváitis] 関節滑膜炎.
ar·thro·syn·the·sis [à:θrəsínθəsis] 関節接合術.
ar·thro·syr·inx [à:θrousíriŋks] 関節瘻.
ar·thro·tome [á:θrətoum] 関節刀 [医学].
ar·throt·o·my [ɑ:θrátəmi] 関節切開〔術〕, = arthrotomia.
ar·thro·tro·pia [à:θroutróupiə] 関節親和性.
ar·thro·trop·ic [à:θrətrápik] 関節親和性の.
ar·thro·ty·phoid [à:θroutáifɔid] 関節性腸チフス.
ar·throx·e·ro·sis [à:θrouziróusis, -θraksir-] 関節乾燥症（慢性骨関節炎）.
ar·throx·e·sis [ɑ:θráksəsis] 関節面掻は（爬）.
Arthus, Nicolas Maurice [ɑ:θjú:s] アルサス（1862-1945，フランスの生理学者．1903年局所アナフィラキシーの一つであるアルサス現象を発見した．アルツス，アルチュスともいう）.
A. phenomenon アルサス現象，アルツス現象 [医学], = Arthus reaction.
A. reaction アルサス反応（Ⅲ型アレルギー反応（抗原抗体複合物による組織傷害）が皮膚に現われたものである．可溶性抗原を皮内に反復接種すると接種数時間後にその局所に浮腫や出血壊死がみられる).
ar·tiad [ɑ́:tiəd] 偶価元素(偶数の原子価をもつ元素).
ar·ti·cle [ɑ́:tikl] ① 関節間の分節(関節列をつくる分節). ② 論文.
ar·tic·u·lar [ɑ:tíkjulər] 関節〔性〕の.
a. branch [TA] 関節枝*, = ramus articularis [L/TA].
a. branches [TA] 関節枝, = rami articulares [L/TA].
a. calcinosis 関節石灰沈着 [医学].
a. capsule [TA] 関節包, = capsula articularis [L/TA].
a. cartilage 関節軟骨.
a. cavity [TA] 関節腔, = cavitas articularis [L/TA].
a. circumference [TA] 関節環状面, = circumferentia articularis [L/TA].
a. contracture 関節拘縮.
a. corpuscle 関節神経小体 [医学].
a. crepitus 関節摩擦音 [医学].
a. crescent 半月状関節線維軟骨, 関節半月 [医学].
a. cry 関節性号叫, = night cry.
a. disc [TA] 関節円板(滑膜性関節に付着している線維軟骨の円板), = discus articularis [L/TA].
a. disk 関節円板.
a. effusion 関節滲出液.
a. eminence 関節隆起(側頭骨頬突起の関節隆起で, 下顎窩の前縁をなす).
a. facet [TA] 肋骨頭関節面, = facies articularis capitis costae [L/TA], 〔肋骨結節〕関節面, = facies articularis tuberculi costae [L/TA], 〔橈骨頭〕関節面*, = fovea articularis [L/TA], 内果関節面, = facies articularis malleoli medialis [L/TA], 腓骨頭関節面, = facies articularis capitis fibulae [L/TA], 外果関節面, = facies articularis malleoli lateralis [L/TA].
a. fossa [TA] 関節窩, = fossa articularis [L/TA].
a. fossa of temporal bone 側頭骨関節窩.
a. fracture 関節部骨折.
a. gout 関節痛風 [医学], 関節性痛風.
a. head [TA] 関節頭(他骨と関節で結合する骨頭), = caput articulare [L/TA].
a. head prosthesis 人工骨頭(人工骨頭置換術), = femoral head replacement, (hip) endoprosthesis, artificial (femoral) head.
a. head resection 骨頭切除術, = decapitation.
a. hydropsy 関節水腫〔症〕(関節腔内に生理的な量以上の滲出液の貯留をみるもの), = hydrarthrosis, hydrops of joint.
a. lamella 関節層板(関節軟骨が付着する骨層板).
a. ligament 関節靱帯 [医学].
a. meniscus 関節半月 [医学].
a. muscle 関節筋 [医学].
a. muscle of elbow 肘関節筋.
a. muscle of knee [TA] 膝関節筋, = musculus articularis genus [L/TA].
a. nerve 関節神経 [医学], = nervus articularis.
a. neuralgia 関節痛.
a. process 関節突起(椎骨弓の上下に突出して隣接椎骨と関節連結するもの).
a. recess [TA] 関節窩*, = recessus articularis [L/TA].
a. resection 関節切除術, = arthrectomy.
a. rheumatism 関節リウマチ [医学].
a. rigidity 関節硬直.
a. sensation 関節〔感〕覚 [医学], 関節感, = joint sensation.
a. sensibility 関節感覚.
a. surface [TA] 関節面, = facies articularis [L/TA].
a. surface for cuboid [TA] 立方骨関節面, = facies articularis cuboidea [L/TA].
a. surface of acromion 肩峰関節面.
a. surface of arytenoid cartilage 披裂軟骨関節面.
a. surface of head of fibula 腓骨頭関節面.
a. surface of head of rib 肋骨頭関節面.
a. surface of patella 〔膝蓋骨〕関節面.
a. surface of temporal bone 側頭骨関節面.
a. surface of tubercle of rib 肋骨結節関節面.
a. tubercle [TA] 関節結節, = tuberculum articulare [L/TA].
a. tubercle of temporal bone 側頭骨の関節結節.
a. vascular plexus [TA] 関節血管網, = rete vasculosum articulare [L/TA].
a. veins [TA] 顎関節静脈, = venae articulares [L/TA].
ar·tic·u·la·re [ɑ:tìkjuléər] アーティクラーレ, Ar 点(頭型測定法の).
articularis cubiti [TA] 肘関節筋, = musculus articularis cubiti [L/TA].
a. cubiti muscle 肘関節筋.
articularis genu muscle 膝関節筋.
articularis genus [TA] 膝関節筋, = musculus articularis genus [L/TA].
ar·tic·u·late [ɑ:tíkjuleit] ① 関節する. ② 構音する(明瞭に発音する). ③ 咬合する.
a. latex duct 連合乳管.
a. laticifer 連合乳管.
ar·tic·u·lat·ed [ɑ:tíkjuleitid] 関節をなした.
ar·tic·u·lat·ing pa·per [ɑ:tíkjuleitiŋ péipər] 咬合紙(歯の).
ar·tic·u·la·tio [ɑ:tìkjuléiʃiou] [L/TA] 関節, 可動結合*, = diarthrosis [TA].
a. acromioclavicularis [L/TA] 肩鎖関節, = acromioclavicular joint [TA].
a. atlantoaxialis lateralis [L/TA] 外側環軸関節, = lateral atlanto-axial joint [TA].
a. atlantoaxialis mediana [L/TA] 正中環軸関節, = median atlanto-axial joint [TA].
a. atlantooccipitalis [L/TA] 環椎後頭関節, = atlantooccipital joint [TA].
a. bicondylaris [L/TA] 双顆関節, = bicondylar joint [TA].
a. calcaneocuboidea [L/TA] 踵立方関節, = calcaneocuboid joint [TA].
a. capitis costae [L/TA] 肋骨頭関節, = joint of head of rib [TA].
a. carpometacarpalis pollicis [L/TA] 母指の手根中手関節, = carpometacarpal joint of thumb [TA].
a. carpometacarpea pollicis 母指の手根中手関節, = carpometacarpal joint of thumb.
a. cartilaginis [NA] 軟骨性連結.
a. composita [L/TA] 複関節, = complex joint [TA].
a. condylaris 顆状関節, = articulatio ellipsoidea.
a. costochondralis [NA] 肋骨肋軟骨連結.
a. costotransversaria [L/TA] 肋横突関節, = costotransverse joint [TA].
a. cotylica [L/TA] 臼状関節, = cotyloid joint [TA].
a. coxae [L/TA] 股関節, = hip joint [TA].
a. coxofemoralis [L/TA] 股関節, = hip joint [TA].
a. cricoarytenoidea [L/TA] 輪状披裂関節, = crico-arytenoid joint [TA].
a. cricothyroidea [L/TA] 輪状甲状関節, = cricothyroid joint [TA].
a. cubiti [L/TA] 肘関節, = elbow joint [TA].
a. cuneonavicularis [L/TA] 楔舟関節, = cuneonavicular joint [TA].

a. cylindrica [L/TA] 円柱関節*, = cylindrical joint [TA].
a. dentoalveolaris 歯根歯槽結合, = gomphosis.
a. ellipsoidea [L/TA] 楕円関節, = condylar joint [TA], ellipsoid joint [TA].
a. fibrosa [NA] 線維性連結.
a. genus [L/TA] 膝関節, = knee joint [TA].
a. glenohumeralis [L/TA] 肩関節, = shoulder joint [TA].
a. humeri [L/TA] 肩関節, = glenohumeral joint [TA].
a. humeroradialis [L/TA] 腕橈関節, = humeroradial joint [TA].
a. humeroulnaris [L/TA] 腕尺関節, = humero-ulnar joint [TA].
a. incudomallearis [L/TA] キヌタ・ツチ関節, = incudomallear joint [TA].
a. incudostapedia キヌタ・アブミ関節, = incudostapedial articulation, incudostapedial joint.
a. incudostapedialis [L/TA] キヌタ・アブミ関節, = incudostapedial joint [TA].
a. lumbosacralis [L/TA] 腰仙連結, = lumbosacral joint [TA].
a. mandibularis 顎関節, = articulatio temporomandibularis.
a. manus 手関節.
a. mediocarpalis [L/TA] 手根中央関節, = midcarpal joint [TA].
a. mediocarpea 手根中央関節, = middle carpal joint.
a. ossis pisiformis [L/TA] 豆状骨関節, = pisiform joint [TA].
a. ovoidalis 卵形関節, = articulatio sellaris.
a. pedis 足関節.
a. plana [L/TA] 平面関節, = plane joint [TA].
a. radiocarpalis [L/TA] 橈骨手根関節, = wrist joint [TA].
a. radiocarpea 橈骨手根関節, = radiocarpal articulation, radiocarpal joint, carpal articulation, wrist joint.
a. radioulnaris distalis [L/TA] 下橈尺関節, = distal radio-ulnar joint [TA].
a. radioulnaris proximalis [L/TA] 上橈尺関節, = proximal radio-ulnar joint [TA].
a. sacrococcygea [L/TA] 仙尾連結, = sacrococcygeal joint [TA].
a. sacroiliaca [L/TA] 仙腸関節, = sacro-iliac joint [TA].
a. sellaris [L/TA] 鞍関節, = saddle joint [TA].
a. simplex [L/TA] 単関節, = simple joint [TA].
a. spheroidea [L/TA] 球関節*, = ball and socket joint [TA].
a. sternoclavicularis [L/TA] 胸鎖関節, = sternoclavicular joint [TA].
a. subtalaris [L/TA] 距骨下関節, = subtalar joint [TA].
a. synovialis [NA] 滑膜性の連結.
a. talocalcanea [L/TA] 距踵関節, = talocalcaneal joint [TA].
a. talocalcaneonavicularis [L/TA] 距踵舟関節, = talocalcaneonavicular joint [TA].
a. talocruralis [L/TA] 距腿関節, = ankle joint [TA].
a. tarsi transversa [L/TA] 横足根関節, = transverse tarsal joint [TA].
a. temporomandibularis [L/TA] 顎関節, = temporomandibular joint [TA].
a. tibiofibularis [L/TA] 脛腓関節, = superior tibiofibular joint [TA], tibiofibular joint [TA].
a. trochoidea [L/TA] 車軸関節, = pivot joint [TA].

ar·tic·u·la·tion [ɑːtìkjuléiʃən] ①構音, 構語, 調音, 呂律ろれつ, = enunciation. ②咬合(上下の顎骨の歯列の). ③分節構成(環状動物および節足動物の). ④関節(2個以上の骨と骨との接合で, 不動関節 synarthrosis, 可動関節 diarthrosis, および混合型連合関節 amphiarthrosis に大別され, さらにそれぞれ莢関節, 釘状関節, 縫合, 滑走関節, 蝶番関節, 球窩関節などに細別される), = joint. 形 articular.
a. curve 言語明瞭度曲線.
a. disorders 構音障害.
a. index 明瞭度示数 [医学].
a. joint 関節 [医学].
a. of pisiform bone 豆状骨関節.
a. percent 明瞭度率 [医学].
a. test 明瞭度試験(テスト) [医学].

ar·tic·u·la·ti·o·nes [ɑːtìkjulèiʃióuniːs] 関節(articulatio の複数).
a. capitulorum 肋骨小頭関節(肋骨小頭と椎骨との関節).
a. carpi [L/TA] 手根骨の関節*, = carpal joints [TA].
a. carpometacarpales [L/TA] 手根中手関節, = carpometacarpal joints [TA].
a. carpometacarpeae [NA] 手根中手関節, = carpometacarpal joints.
a. cinguli membri inferioris [NA] 下肢帯の連結, = joint of inferior limb girdle, juncturae cinguli membri inferioris.
a. cinguli membri superioris [L/TA] 上肢帯の滑膜性の連結*, = synovial joints of shoulder girdle [TA].
a. cinguli pectoralis [L/TA] 上肢帯の滑膜性の連結*, = synovial joints of pectoral girdle [TA].
a. columnae vertebralis [L/TA] 脊柱の滑膜性の連結*, = vertebral synovial joints [TA].
a. costochondrales [L/TA] 肋骨肋軟骨連結, = costochondral joints [TA].
a. costovertebrales [L/TA] 肋椎関節, = costovertebral joints [TA].
a. cranii [L/TA] 頭蓋の滑膜性連結, = cranial synovial joints [TA].
a. digitorum manus 指骨関節.
a. digitorum pedia 趾骨関節.
a. intercarpales [L/TA] 手根間関節, = intercarpal joints [TA].
a. intercarpeae 手根間関節, = intercarpal joints, carpal joints.
a. interchondrales [L/TA] ①肋骨間関節, = interchondral joints [TA]. ②軟骨間関節.
a. intercuneiformes [L/TA] 楔状骨間関節*, = intercuneiform joints [TA].
a. intermetacarpales [L/TA] 中手間関節, = intermetacarpal joints [TA].
a. intermetacarpeae 中手間関節, = intermetacarpal joints.
a. intermetatarsales [L/TA] 中足間関節, = intermetatarsal joints [TA].
a. intermetatarseae 中足間関節, = intermetatarsal articulation, intermetatarsal joints.
a. interphalangeae manus [L/TA] 指節間関節, = interphalangeal joints of hand [TA].
a. interphalangeae pedis [L/TA] 足の指節間関節, = interphalangeal joints of foot [TA].
a. intertarseae 足根間関節, = intertarsal articulation, intertarsal joints.

A

a. manus [L/TA] 手の関節, = joints of hand [TA].
a. membri inferioris liberi [L/TA] 自由下肢の滑膜性の連結*, = synovial joints of free lower limb [TA].
a. membri superioris liberi [L/TA] 自由上肢の滑膜性の連結*, = synovial joints of free upper limb [TA].
a. metacarpophalangeae [L/TA] 中手指節関節, = metacarpophalangeal joints [TA].
a. metatarsophalangeae [L/TA] 中足指節関節, = metatarsophalangeal joints [TA].
a. ossiculorum auditoriorum [L/TA] 耳小骨関節, = articulations of auditory ossicles [TA].
a. ossiculorum auditus [L/TA] 耳小骨関節, = articulations of auditory ossicles [TA].
a. pedis [L/TA] 足の関節, = joints of foot [TA].
a. sternocostales [L/TA] 胸肋関節, = sternocostal joints [TA].
a. tarsometatarsales [L/TA] 足根中足関節, = tarsometatarsal joints [TA].
a. tarsometatarseae 足根中足関節, = tarsometatarsal joints, cuneometatarsal joints.
a. thoracis [L/TA] 胸郭の滑膜性の連結*, = synovial joints of thorax [TA].
a. zygapophyseales [NA] 関節突起間関節.
a. zygapophysiales [L/TA] 間接突起間関節, = zygapophysial joints [TA].
articulations of auditory ossicles [TA] 耳小骨関節, = articulationes ossiculorum auditus [L/TA], articulationes ossiculorum auditoriorum [L/TA].
articulations of foot 足の関節.
articulative ataxia 読字不能 [医学].
ar·tic·u·la·tor [ɑ:tíkjuleitər] ① 咬合器(関節に似た運動ができる器具). ② 構音器官(舌, 唇, 声帯など).
ar·tic·u·la·to·ry [ɑ:tíkjulətəri, –tɔ̀:ri] 発声の, 構音の.
ar·tic·u·li [ɑ:tíkjulai] (articulus の複数).
ar·tic·u·lo mor·tis [ɑ:tíkjulou mɔ́:tis] 臨終に.
articulomachelian bar (下顎に発生する胎児の軟骨性組織).
ar·tic·u·lus [ɑ:tíkjuləs] 関節.
a. humeri 肩関節.
ar·ti·fact [ɑ́:tifækt] アーチファクト [医学], 人工産物 [医学], = artefact. 形 artifactitious, artifactual.
ar·ti·fac·tu·al [ɑ:tifǽktʃuəl] 人工産物の. 形 artifactitious.
ar·tif·i·cer [ɑ:tífisər] 歯科技工〔士〕.
ar·ti·fi·cial [ɑ:tifíʃəl] 人工的, 人工の [医学], 人造の, 人為の [医学].
a. abortion 人工流産.
a. acne 人工痤瘡(アクネ) [医学].
a. active immunity 人工能動免疫, 人工活動免疫.
a. aggressin 人工アグレッシン.
a. airway 人工エアウェイ [医学].
a. alimentation 人工栄養〔法〕 [医学].
a. ameba 人工アメーバ(水銀の小滴を希硝酸液中で二クロム酸カリウムの近くに置くと, アメーバ様の運動を起こす).
a. aminiotic fluid 人工羊水 [医学].
a. anatomy 人工解剖学(ろう(蝋)細工を用いる).
a. ankylosis 関節固定術 [医学], 人工強直.
a. antibody 人為抗体.
a. antigen 人工抗原 [医学], 合成抗原(化学的に合成された化学物質や単離抗原あるいは遺伝子組み換えにより生成されたリコンビナントワクチンをいう).
a. anus 人工肛門 [医学].
a. arm 義腕 [医学].
a. articulation 人工関節.
a. atom smashing 人工原子核破壊.
a. base pair 人工塩基対.
a. bladder 人工膀胱 [医学].
a. blood 人工血液 [医学] (人工材料を使用してつくられる血液成分), = blood substitute.
a. blood vessel 人工血管 [医学].
a. bone 人工骨.
a. breast 人工乳房.
a. breathing 人工呼吸 [医学], = artficial respiration.
a. butter 人造バター(マーガリン), = margarine.
a. camphor 人造ショウノウ $C_{10}H_{16}Cl$ (テルペンチンを塩酸で処置してつくる), = pinene hydrochloride, bornyl chloride.
a. cardiac pacemaker 人工心臓ペースメーカ [医学].
a. cardiac pacing 人工心臓ペーシング [医学].
a. carlsbad salt 人工カルルス塩 [医学] (乾燥硫酸ナトリウム 440g, 硫酸カリウム 20g, 塩化ナトリウム 180g, 炭酸水素ナトリウム 360g, 全量を 1,000g とする).
a. catalepsy 暗示性カタレプシー [医学].
a. cell 人工細胞 [医学].
a. chest wall 人工胸壁 [医学].
a. circulation 人工循環 [医学].
a. classification 人為〔的〕分類 [医学], 人工〔的〕分類.
a. climate 人工気候 [医学].
a. climate chamber 人工気候室 [医学].
a. conception 人工受胎〔法〕 [医学].
a. conditioned reflex 人工条件反射 [医学].
a. condyle path 人工顆路.
a. cooling 冷房 [医学].
a. croup 外傷性喉頭炎.
a. crown 継続歯冠 [医学], 人工歯冠.
a. culture 人工培養.
a. dentin 人工象牙質 [医学].
a. dentition 人工歯列.
a. denture 人工義歯 [医学], 義歯 [医学].
a. dermatitis 人工〔的〕皮膚炎, = dermatitis artefacta.
a. dermis 人工真皮.
a. diabetes 人工的糖尿病 [医学] (実験的のもの).
a. dialysis 人工透析 [医学].
a. disintegration 人工崩壊.
a. draft 人工通風 [医学].
a. dura mater 人工硬膜(開放性頭部外傷や外傷性髄液瘻に続発しての硬膜の欠損に用いる).
a. dyestuff 人工染料.
a. ear 人工〔の〕耳 [医学].
a. emulsion 人工乳剤 [医学].
a. erection 人工的勃起 [医学], 人為的勃起.
a. esophagus 人工食道 [医学].
a. extremity 人工肢 [医学].
a. eye 義眼 [医学].
a. feeding 人工栄養 [医学].
a. fertilization 人工授精 [医学].
a. fertilizer 人造肥料 [医学], 化学肥料.
a. fever ① 人工発熱 [医学]. ② 人工発熱療法 [医学].
a. fiber 人工線維 [医学], 人造線維.
a. food 人工食物.
a. glycosuria 人為的糖尿(糖尿性糖穿刺による), = traumatic glycosuria, piqûre diabetes.
a. graphite 人造黒鉛 [医学], 人工黒鉛.
a. gut 人工腸管 [医学].
a. hand 義手 [医学].

a. heart 人工心臓.
a. heart blood pump 人工心臓血液ポンプ〔医学〕.
a. heart implantation 人工心臓植え込み〔医学〕.
a. heart-lung apparatus 人工心肺〔装置〕〔医学〕.
a. heart-lung machine 人工心肺〔装置〕〔医学〕.
a. hemoglobin 人工血色素〔医学〕.
a. hibernation 人工冬眠〔法〕〔医学〕, 人為〔的〕冬眠（1951年 Laborit が chlorpromazine を主体とした麻酔薬を用いて臨床的に実施した冬眠状態）.
a. hyperemia 人工的充血〔医学〕.
a. illumination 人工照射.
a. immunity 人工〔的〕免疫, 人為的免疫（免疫を持っていない感染を受けやすいヒトにワクチンの予防接種や免疫グロブリン製剤の投与を行うことをいう）. ↔ natural immunity.
a. immunization 人工免疫〔医学〕.
a. insemination 人工授精〔医学〕.
a. insemination with donor 非配偶者間人工授精〔医学〕.
a. insemination with donor's semen (AID) 非配偶者間人工授精.
a. insemination with husband's semen (AIH) 配偶者間人工授精.
a. intelligence 人工知能.
a. interruption of pregnancy 人工妊娠中絶〔術〕〔医学〕, 人工流産〔医学〕.
a. jaw 義顎〔医学〕.
a. joint 人工関節〔医学〕.
a. kidney 血液透析器〔医学〕, 人工腎〔医学〕, 人工腎臓（患者の血液を透析して非タンパク性窒素と毒性物質を除去し, 腎機能不全を代償し得るようにつくられた装置）.
a. Kissingen salt 人工キッシンゲン塩.
a. labor 人工分娩.
a. lamp 人工〔太陽〕灯（水銀蒸気灯）, = mercury vapor lamp.
a. larynx 人工喉頭〔医学〕.
a. leech 人工吸血器, 吸角子, = mechanical leech.
a. leg 義脚〔医学〕.
a. lens 人工水晶体（眼内レンズの別名）, = intraocular lens.
a. life support control 人工的生命維持管理〔装置〕〔医学〕.
a. ligament 人工靱帯.
a. light 人工光.
a. lighting 人工照明〔法〕〔医学〕.
a. limb 義肢〔医学〕, = prosthesis.
a. lung 人工肺〔医学〕.
a. magnet 人工磁石（天然磁石に対し用いられる）, 磁針, 棒磁石, 電磁石など.
a. meat 人造肉〔医学〕.
a. melanin 人工メラニン（タンパク質を濃塩酸とともに熱して得られる黒色物）, = factitious melanin, melanoid.
a. membrane 人工膜〔医学〕.
a. membrane rupture 人工破膜.
a. menopause 人工閉経（手術などによる閉経）.
a. middle ear 人工中耳〔医学〕（植込み型補聴器）.
a. milk 人工乳.
a. mineral 人工鉱物〔医学〕.
a. motor organ 人工運動器〔医学〕.
a. mouth cleaning 人工的歯口〔腔〕清掃.
a. moxa 人工モグサ（硝石を飽和させた木綿）.
a. musk 人造ジャコウ（キシレンジャコウ, ケトンジャコウ, ジャコウオクラなどで, ニトロ化された *tert*-butylbenzene の誘導体）.
a. mutation 人為突然変異, 人工的突然変異.
a. nose 人工鼻〔医学〕.
a. opening 人工的開口部〔医学〕.
a. organ ①人工臓器. ②人工〔補〕装具〔医学〕.
a. pacemaker 人工ペースメーカ.
a. palate 人工口蓋〔医学〕.
a. pancreas 人工膵島.
a. parthenogenesis 人為単為生殖, 人為受精生殖, 人為処女生殖, 人工処女生殖（化学的または機械的刺激により起こる単為生殖）.
a. passive immunity 人工受身免疫, 人為的受動免疫.
a. plasma extender 代用血漿〔医学〕, 血漿増量剤〔医学〕, プラスマ増量剤〔医学〕.
a. plastic tooth レジン歯.
a. pneumoperitoneum 人工気腹〔法〕〔医学〕, 人工気腹術.
a. pneumothorax 人工気胸〔法〕〔医学〕, 人工気胸術.
a. polarizer 人造偏光板（結晶の多色性を利用して偏光子や検光子用につくられた板）.
a. polarizing filter 人造偏光板（二色性結晶ヘラパタイトを多数一定方向に配列させて板状または膜状としたもの）.
a. pollination 人工受粉.
a. population 人為集団〔医学〕.
a. premature delivery 人工早産〔医学〕.
a. pulmonary surfactant 人工肺界面活性物質.
a. pupil 人工瞳孔.
a. radioactivity 人工放射能〔医学〕（サイクロトロンなどの装置により, 高速粒子線を原子に衝突させて生ずる放射能）, = induced radioactivity.
a. radioisotope 人工放射性同位体〔医学〕, 人工放射性同位元素, 人工RI.
a. resin 人造樹脂.
a. respiration 人工呼吸〔医学〕.
a. rubber 人造ゴム, 人工ゴム.
a. rupture 人工破水（分娩前人工的に羊膜を破って羊水を放出させること）.
a. rupture of membrane 人工破水〔医学〕, 人工破膜〔医学〕.
a. salt 人工塩（天然鉱泉の成分を用いてつくったもの）.
a. satellite 人工衛星.
a. seawater 人工海水〔医学〕（食塩, 塩化マグネシウム, 硫酸マグネシウム, 硫酸カリウム, 塩化カルシウム, 硝酸カリウム, 硫酸カルシウム, ペプトンを水に溶解して濾過滅菌したもの）.
a. selection 人為選択, 人為淘汰.
a. silk レーヨン（人絹, 人造絹糸）.
a. skin 人工皮膚〔医学〕.
a. sphincter 人工括約筋.
a. sponge 人工海綿〔医学〕.
a. standard 代用標準〔物質〕〔医学〕.
a. stimulus 人工刺激〔医学〕.
a. sunlamp 人工日やけ灯, 人工日光, = artificial day light.
a. sunlight 人工太陽灯〔医学〕, 人工日光.
a. sweetener 人工甘味剤〔医学〕, 人工甘味料（サッカリン, アスパルテームなど）.
a. synapse 人工シナプス（特殊条件の下で, 一方の神経線維からほかの線維に興奮が乗り移る場所）.
a. system 人為（人工）〔的〕分類〔医学〕.
a. tear 人工涙液〔医学〕.
a. teeth 人工歯.
a. tendon 人工腱.
a. termination of pregnancy 人工流産〔医学〕.
a. testicle 人工〔的〕精巣（睾丸）〔医学〕.
a. tetanus 人工的強縮（ストリキニーネなどの強直薬による強縮）, = drug tetanus.

a. tooth 人工歯，義歯 [医学]，= artificial teeth.
a. tooth root 人工歯根.
a. trachea 人工気管 [医学].
a. transformation 人工〔核〕変換.
a. tympanum 人工鼓膜.
a. vaccine 人工ワクチン（ウイルスなどの抗原決定部位を遺伝子工学的手法や化学的手法によって合成したワクチン）.
a. ventilation 人工換気 [医学]，人工呼吸.

ar·ti·fi·cial·ly [ɑ:rtəfíʃəli] 人工の.
a. acquired immunity 人工獲得免疫 [医学]，人工〔的〕免疫，人為的能動免疫，= artificial immunity. ↔ naturally acquired immunity.
a. induced model 疾患モデル動物 [医学].
a. induced stillbirth 人工妊娠中絶による死産 [医学].
a. produced hormone 人為産生ホルモン（遺伝子工学により産生されたホルモン），人工生産ホルモン.

artistic anatomy 美術解剖学 [医学].
ar·ti·sto·mia [ɑ:tistóumiə] 構語明瞭.
Ar·to·car·pus [ɑ̀:toukɑ́:pəs] パンノキ属（クワ科の一属，数種の果実は食用）.
ar·tus [ɑ́:təs] 肢，関節.
Ar·um [éərəm] アラム属（サトイモ科の一属）.
A. maculatum （毒性をもつ），= cuckoopint, lords and ladies.

Aruncus dioicus ヤマブキショウマ［山吹升麻］（バラ科植物．抗菌成分を含む），= goat's beard.
A·run·do [ərʌ́ndou] ダンチク［暖竹］属（イネ科植物．*A. donax* (giant reed) は gramine の原植物）.
ARV AIDS-related virus エイズ関連ウイルスの略.
ARVD arrhythmogenic right ventricular dysplasia 不整脈惹起性右室異形成の略.
Ar·y·an [éəriən] アリアン人種の（人種・言語的な総称名で，東（アルメニア）と西（ヨーロッパ）に大別され，同一系の言語を話すアリアン人 Aryas にはチュートン，スラブ，ケルトおよびローマンの4種族がある）.
ar·y·ep·i·glot·tic [æ̀rièpiglɑ́tik] 披裂喉頭蓋の，= aryepiglottidean, arytenoepiglottic.
a. fold [TA] 披裂喉頭蓋ヒダ，= plica aryepiglottica [L/TA].
a. muscle 披裂喉頭蓋筋.
a. part [TA] 披裂喉頭蓋部*，= pars aryepiglottica [L/TA].
a. plica 披裂喉頭蓋ヒダ.

ar·yl [ǽril] アリル基（芳香族炭化水素における水素1原子を除いた1価基の総称で，フェニル基 C_6H_5–，トリル基 C_7H_7–，ナフチル基 $C_{10}H_7$– などを含む）.
ar·yl·ar·so·nate [æ̀rilɑ́:səneit] 芳香アルソン酸塩（ヒ素またはアルスフェナミンの芳香化合物の総称名で，atoxyl，arsacetin，arsphenamine，soamin，orsudan などの物質を含む）.
ar·yl·ar·son·ic ac·id [æ̀rilɑ:sɑ́nik ǽsid] アリルアルソン酸 R–AsO(OH)$_2$（芳香族と化合したヒ酸の有機化合物．R はアリル基）.
ar·yl·a·tion [æriléiʃən] アリル基化合.
arylhydrocarbon hydroxylase アリル炭化水素ヒドロキシラーゼ [医学].
ar·yl·phos·pha·tase [æ̀rilfɑ́sfəteis] アリルホスファターゼ [医学].
ar·yl·sul·fa·tase [æ̀rilsʌ́lfəteis] アリルスルファターゼ（スルファターゼの一種でフェノールの硫酸モノエステルを加水分解する酵素．Ⅰ型とⅡ型が存在し，Ⅰ型は微生物や動物のミクロソームに，Ⅱ型は肝のリソソームに存在する），= arylsulphatase.
a. A deficiency アリルスルファターゼA欠損症 [医学].

ar·y·tae·noi·de·us [æ̀riti:nɔ́idiəs] 披裂筋.
ar·y·te·nec·to·my [æ̀riti:néktəmi] 披裂軟骨切除（ウマにおいて行う）.
ar·y·te·noid [ærití:nɔid] 披裂の [医学]（水差しまたは注水びんの形をしているという意味）.
a. adduction technique 披裂軟骨内転術 [医学].
a. articular surface [TA] 披裂関節面，= facies articularis arytenoidea [L/TA].
a. cartilage [TA] 披裂軟骨（喉頭軟骨の1つ），= cartilago arytenoidea [L/TA].
a. dislocation 披裂関節脱臼.
a. gland 披裂腺.
a. region 披裂部 [医学].
a. swelling 披裂隆起（胎生期声門の両側にある隆起で，後に鰓下隆起に融合するもの）.

arytenoidal articular surface of cricoid 輪状軟骨の披裂軟骨関節面.
ar·y·te·noid·ec·to·my [æ̀ritì:nɔidéktəmi] 披裂軟骨切除.
ar·y·te·noi·de·us [æ̀riti:nɔ́idiəs] 披裂筋.
ar·y·te·noi·di·tis [æ̀ritì:nɔidáitis] 披裂炎（軟骨または筋の）.
ar·y·te·noi·do·pexy [æ̀riti:nɔ́idəpèksi] 披裂軟骨固定術 [医学].
AS ① anabolic steroid タンパク同化ステロイド，アナボリックステロイドの略．② ankylosing spondylitis 強直性脊椎炎の略．③ aortic stenosis 大動脈弁狭窄〔症〕の略．④ Asperger syndrome アスペルガー症候群の略.
As ① arsenic ヒ素の元素記号．② astigmatism 乱視の略．③ auris sinister 左耳の略.
As H hypermetropic astigmatism 遠視性乱視の略.
As M myopic astigmatism 近視性乱視の略.
as auris sinistra 左耳の略.
as directed 用法口授 [医学].
ASA acetylsalicylic acid アセチルサリチル酸の略.
a·sa·cria [əséikriə] 〔先天〕無仙骨〔症〕.
as·a·f(o)et·i·da [æsəfétidə] アギ［阿魏］（セリ科植物 *Ferula foetida* から得られる油性ゴム樹脂），= Asa Foetida.
a. in grains 粒状アギ.
a. in massa 塊状アギ.

a·saph·ia [əsǽfiə] 発音（発語）不明瞭.
a·sar·cia [əsɑ́:ʃiə] やせ，= emaciation.
As·a·rum [ǽsərəm] カンアオイ［寒葵，杜衡］属（ウマノスズクサ科の一属）.
***A. canadense* Product A** $C_{21}H_{20}N_2O_8S$（無色液状でグラム陽性菌に有効な抗菌物質）.
***A. canadense* Product B** $C_{16}H_{11}NO_7$（淡黄色針状結晶で，グラム陽性菌に有効な抗菌物質）.
A. sieboldii ウスバサイシン［薄葉細辛］（根および根茎をサイシン［細辛］と呼び，解熱，鎮痛，鎮咳薬）.

asarum camphor （ヘキシルレゾルシン，駆虫薬），= asarin.
asbest-like tinea 石綿状輪癬 [医学].
asbest lung アスベスト肺，石綿肺.
as·bes·ti·form [æzbéstifɔ:m, æs–] 石綿状の.
as·bes·tine [æsbéstən] 石綿性の（不燃性質の）.
as·bes·tos [æzbéstəs, æs–] 石綿（いしわた），アスベスト.
a. block アスベストブロック（耐火材料であるアスベスト（石綿）を固めてつくってあり，鋳造直後の鋳造リングをおいたり，鑞付け時に技工台を熱から守るために用いる）.
a. body 石綿小体 [医学]（アスベスト肺の分泌物中にある黄色体）.
a. fiber 石綿線維（膠原性線維が化骨して硝子様軟

骨のようにみえるもの).

a. filter アスベスト濾過器 [医学].

a. float 石綿フロート.

a. liner 石綿ライナー.

a. lining アスベスト裏装(アスベストリボンを鋳造リングに内張りすること．周囲の鋳造リングによって埋没材の硬化時，加熱時の膨張が抑制されるのを防ぐ目的で使用).

a. plate 石綿板.

a. ribbon アスベストリボン(薄い帯状のアスベスト).

a. transformation 石綿様変態(硝子状軟骨に外因性線維が蓄積して石綿の外観を呈すること).

a. wire gauze アスベスト金網 [医学]，石綿金網.

as·bes·to·sis [æ̀zbestóusis, æs–] 石綿肺，アスベスト肺，石綿沈着症，アスベスト症 [医学].

a. pulmonum 肺石綿症，アスベスト肺.

as·bol·ic, as·bol·i·cous [æsbálik –likəs] 煤(すす)様の.

as·bo·lin [ǽsbəlin] アスボリン(煤(すす)から製造した油).

as·bo·lite [ǽsbəlait] 呉須(ごす)土 $Co(Fe,Cu)O-nH_2O$ (不純酸化コバルトで陶器用絵具に用いられる).

ASC altered state of consciousness 意識変容状態の略.

as·ca·ri·a·sis [æ̀skəráiəsis] 回虫症 [医学]，回虫病，= ascaridosis.

as·car·i·cide [æ̀skǽrisaid] 回虫駆除薬(剤).

as·ca·rid [ǽskərid] 回(蛔)虫.

a. appendicitis 回虫性虫垂炎，虫垂回虫症.

a. larval nematode 回虫類の幼線虫.

a. meningitis 回虫性髄膜炎.

a. pancreatitis 回虫性膵炎，膵管回虫症.

a. pneumonia 回虫性肺炎.

As·ca·rid·ia [æ̀skərídiə] アスカリディア属(回虫).

A. columbae ハト回虫.

A. galli ニワトリ回虫.

as·car·i·di·a·sis [æ̀skəridáiəsis] = ascariasis.

As·ca·rid·i·da [æ̀skərídidə] 回虫目.

As·car·i·doi·dea [æskæ̀ridɔ́idiə] 回虫上科(回虫目の一上科，3個の口唇をもち，卵は未分裂の状態で排出され，外界で子虫を形成する．脊椎動物の腸管に寄生).

as·car·i·dole [æskǽridoul] アスカリドール(アメリカ産アリタソウ American wormseed の有効成分で，ヘノポジ油の主成分)，= askaridol.

a. glycol アスカリドールグリコール $C_{10}H_{18}O_2$.

a. glycol anhydride 無水アスカリドールグリコール.

as·car·i·do·sis [æskæ̀ridóusis] = ascariasis.

as·car·i·o·sis [æskæ̀rióusis] = ascariasis.

As·ca·ris [ǽskəris] アスカリス属，回虫属(回虫の一属で，哺乳類に寄生する．口唇には歯状突起があり，多数の前肛門乳頭嘴およびわずかの後肛門頭嘴がある．膣は後方に向かい2本の管からなる子宮をもつ．卵生で，卵は厚い滑らかな殻を有し，その周囲にタンパク質膜がある).

***A.* invasion** 回虫迷入症.

A. lumbricoides 回虫(雌体長20〜40cm，雄体長15〜25cm，ヒトの小腸に寄生，全世界で最も普通の寄生線虫である)，= common roundworm.

***A.* pneumonia** 回虫性肺炎(幼虫の肺通過により広範な出血性肺炎をきたす．せき，血痰，呼吸困難を生ずる).

A. suum ブタ回虫，= pig roundworm.

ascaris 回虫.

as·cend·ing [əséndiŋ] 上行の，上向きの，上行性.

a. aorta [TA] 上行大動脈，= pars ascendens aortae [L/TA]，aorta ascendens.

a. aortography 上行大動脈造影 [医学].

a. artery [TA] 上行動脈*，= arteria ascendens [L/TA].

a. branch [TA] 上行枝(上行前〔上葉〕動脈)，= ramus ascendens [L/TA].

a. cervical artery [TA] 上行頸動脈，= arteria cervicalis ascendens [L/TA].

a. chromatography 上昇クロマトグラフィ〔ー〕[医学].

a. colon [TA] 上行結腸，= colon ascendens [L/TA].

a. current 上向き電流.

a. degeneration 上行変性(脊髄の).

a. eticular system 上行性網様系 [医学].

a. frontal convolution 上行前頭回.

a. frontal gyrus 上行前頭回，= precentral gyrus, anterior central g..

a. hemiplegia 上行性片麻痺，= ascending paralysis.

a. infection 上行性感染 [医学].

a. invagination 上行性腸重積〔症〕[医学].

a. limb 上行脚(腎臓細尿管の).

a. limb of Henle loop ヘンレ係蹄(ループ)上行脚 [医学].

a. lumbar vein [TA] 上行腰静脈，= vena lumbalis ascendens [L/TA].

a. lumbar venography 上行腰静脈造影 [医学].

a. mesocolon [TA] 上行結腸間膜，= mesocolon ascendens [L/TA].

a. myelitis 上行性脊髄炎 [医学].

a. myelography 上行性脊髄造影法.

a. neuritis ① 上行性神経炎．② 求心性神経炎.

a. neuroparalysis 上行性神経麻痺 [医学].

a. optic neuritis 上行性視神経炎 [医学].

a. palatine artery [TA] 上行口蓋動脈，= arteria palatina ascendens [L/TA].

a. paper chromatography 上昇濾紙クロマトグラフィ〔ー〕[医学].

a. paralysis 上行性麻痺 [医学].

a. parietal convolution 上行頭頂回.

a. parietal gyrus 上行頭頂回，= postcentral gyrus, posterior central g..

a. part [TA] 上行部，= pars ascendens [L/TA].

a. part of aorta 大動脈上行部，= pars ascendens aortae.

a. part of duodenum 十二指腸上行部.

a. pharyngeal artery [TA] 上行咽頭動脈，= arteria pharyngea ascendens [L/TA].

a. pharyngeal plexus 上行咽頭動脈神経叢.

a. phlebography 上行性静脈造影 [医学].

a. poliomyelitis 上行性灰白髄炎(Landry 麻痺と同一の病型で，最初には四肢の先端に麻痺を起こし，漸次上行して，ついに呼吸筋の麻痺により患者は倒れることが多い).

a. process 上行突起.

a. pyelitis 上行性腎盂炎.

a. pyelography 上行腎盂撮影法.

a. ramus [TA] 上行枝，= ramus ascendens [L/TA].

a. reticular activating system 上行性網様体賦活系 [医学].

a. spica 上行麦穂帯 [医学].

a. tetanus 上行性破傷風 [医学].

a. thin limb 細い上行脚 [医学].

a. tract 上行路，= afferent tract.

a. urography 逆行式尿路造影術，= retrograde urography.

a. vasa recta 上行直血管 [医学].

as·cen·sus [əsénsəs] 上位.

a. uteri 子宮上位.
as·cer·tain·ment [æsə:téinmənt] 把握, 確認〔法〕.
a. bias 確認バイアス.
Asch, Morris Joseph [æʃ] アッシュ (1833–1902, アメリカの耳鼻科医).
A. nasal splint アッシュの副木 (骨折に用いる鼻副木).
A. operation (鼻中隔の弯曲を十字形切開にて外科的に治療する方法).
Ascher, Karl W. [æʃər] アッシャー (1887–1971, アメリカの眼科医).
A. aqueous influx phenomenon アッシャー房水流入現象.
A. syndrome アッシャー症候群 (甲状腺腫大と上口唇粘膜および粘膜下組織の弛緩を合併した眼瞼皮膚弛緩症).
Aschheim, Selmar [aʃháim] アッシュハイム (1878–1965, ドイツの産婦人科医, 生化学者. プロランの発見者).
A.–Zondek hormone アッシュハイム・ツォンデックホルモン (尿中に排泄されるホルモンで, 卵胞を刺激し, 黄体を形成する作用がある).
A.–Zondek test アッシュハイム・ツォンデック妊娠反応 (Aschheim と Zondek が1927年に発表した妊娠早期診断法 (生物化学的妊娠反応). 妊婦尿を幼若マウスに皮下注射すると, 卵胞の刺激症状を呈する), = Aschheim–Zondek reaction, anterior pituitary reaction.
as·chis·to·dac·tyl·ia [æskìstədæktíliə] 先天性指癒着症.
Aschner, Bernhardt [á:ʃnər] アシュネル (1883–1960, オーストリアの婦人科医. アシュナー).
A.–Dagnini reflex アシュネル・ダニーニ反射, = oculocardiac reflex.
A. eyeball pressure test アシュネル眼球圧迫試験 [医学].
A. phenomenon アシュネル現象 (眼球心臓反射とも呼ばれ, 眼球加圧に際し, 眼球後部の三叉神経を刺激し, これが反射性に迷走神経中枢を刺激し徐脈を起こす迷走神経緊張状態), = Aschner eyeball pressure test, oculocardiac reflex.
A. reflex アシュネル反射 [医学] (眼球心臓徐脈反射のこと).
Aschoff, Karl Albert Ludwig [á:ʃɔf] アショフ (1866–1942, ドイツの病理学者. 細網内皮系の研究で著名, 多数の日本病理学者の指導者として貢献が大きい).
A. bodies アショフ小体 (リウマチ〔性〕結節. リウマチ性心筋炎にみられる).
A. cell アショフ細胞 (心筋のリウマチ性結節内に現れる巨大細胞).
A. indentation アショフ陥凹, = Luschka tube.
A.–Kiyono theory アショフ・清野の学説 (網内系に関する学説で, 清野の提唱した組織球性細胞系と基本的に同一のためこのようにいわれる).
A. node アショフ結節 (房室結節) (心房中隔基底部にあるプルキンエ細胞の集合体で, ヒスの房室束の起始点), = atrioventricular node, Aschoff–Tawara node, His–Tawara node.
A. nodule アショフ小結節 (リウマチ性心臓炎にみられる組織球および類上皮様細胞からなる小結節), = Aschoff bodies.
A.–Tawara node アショフ・田原結節 [医学].
as·cia [æsiə] ラセン状包帯.
As·ci·di·a·cea [æsidiéiʃiə] 被嚢綱 (脊索動物門, 尾索動物亜門の一綱), = sea squirts.
as·cid·i·an [əsídiən] ホヤ [海鞘] 類.
ASCII American Standard Code for Information Interchange アスキーコード, 情報交換用アメリカ標準コードの略.
as·ci·tes [əsáiti:z] 腹水 [医学], = abdominal dropsy, hydroperitoneum. 形 ascitic.
a. adiposus 脂肪性腹水 (結核などの慢性病にみられる).
a. chylosa 乳び (糜) 腹水, = chylous ascites, ascites chyliform.
a. internus 間質腹水 (皮下浮腫).
a. irrigation 腹水潅流 [医学].
a. saccatus 被嚢性腹水 (癒着により体液が腹腔内に入らない状態. 卵巣嚢腫), = encysted dropsy of peritoneum, ovarian cystoma.
a. tumor 腹水腫瘍 [医学] (吉田肉腫など).
a. vaginalis 鞘性腹水 (体液が腹直筋鞘内に蓄積すること).
as·cit·ic [əsítik] 腹水の [医学].
a. fluid 腹水〔液〕.
as·ci·tog·e·nous [æsitáʤənəs] 腹水を生じる.
Asclepiades of Bithynis [æsklipáiədi:z] アスクレピアデス (BC 128–56, イタリア・ビチニア生まれでローマの有名な開業医. 多数の著述もあったが単に引用として残されている).
As·cle·pi·as [æsklí:piəs] トウワタ [唐綿] 属 (キョウチクトウ科の一属).
A. curassavica トウワタ (根は吐薬, 下痢などに用い, 葉汁は腸の駆虫薬).
A. syriaca オオトウワタ.
A. tuberosa ヤナギトウワタ, = pleurisy root, butterfly weed, orange milkweed.
as·cle·pi·on [æsklí:piən] アスクレピオン $C_{20}H_{34}O_3$ (*Asclepias syriaca* などの乳液にある成分).
as·co·carp [æskəkɑ:p] 子嚢果, = ascoma.
as·co·gen·e·sis [æskəʤénisis] 子嚢発生.
ascogenous hypha 造嚢糸 (子嚢菌類の).
as·co·go·ni·um [æskəgóuniəm] 造嚢器, = ascogonidium. 形 ascogenous.
Ascoli, Alberto [askóuli] アスコリ (1877–1957, イタリアの血清学者).
A. reaction アスコリ反応 (沈降反応で炭疽の診断を確認する方法).
A. test アスコリ試験 (① 熱沈降反応, 炭疽病巣から採った組織を食塩で煮沸して得られる液に炭疽免疫血清を重層すると, その接触面に沈殿輪が起こる. ② ミオスタグミン反応), = miostagmin reaction.
A. treatment アスコリ療法 (脾臓からマラリア原虫を駆逐するためのアドレナリン漸増静注法).
Ascoli, Maurizio [askóuli] アスコリ (1876–1958, イタリアの病理学者).
as·co·ma [æskóumə] 子嚢果, = ascocarp. 複 ascomata.
as·co·my·cete(s) [æskoumáisi:t] 子嚢菌〔類〕(有性胞子として子嚢胞子を形成する真菌).
As·co·my·co·ta [æskoumaikóutə] 子嚢菌門.
as·cor·bate [əskɔ́:beit] アスコルビン酸塩.
a.–cyanide test アスコルビン酸-シアン試験.
a. oxidase アスコルビン酸オキシダーゼ.
as·cor·bic ac·id [əskɔ́:bik ǽsid] アスコルビン酸 化 2,3-didehydro-L-*threo*-hexono-1,4-lactone $C_6H_8O_6$: 176.12 (ビタミンC. 壊血病, 出血傾向の防止に用いる).

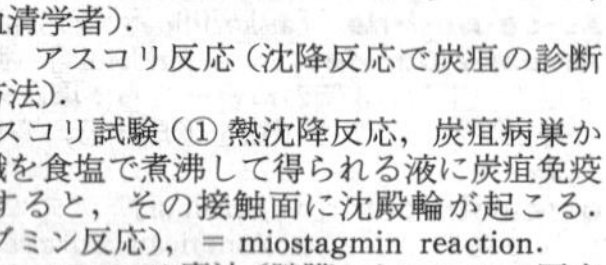

ascorbic acid deficiency アスコルビン酸欠乏症[医学].
ascorbic acid injection アスコルビン酸注射液(ビタミンC注射液), = injectio vitamini C.
ascorbic acid oxidase アスコルビン酸酸化酵素(アスコルビン酸を酸化して，2分子の水素を放出させる酵素).
ascorbic acid powder アスコルビン酸散(ビタミンC散), = pulvis vitamini C.
ascorbic acid tablets アスコルビン酸錠(ビタミンC錠), = tabellae vitamini C.
as·cor·byl pal·mi·tate [æskɔ́:bil pǽlmiteit] アスコルビン酸パルミテート [化] palmitoyl-L-ascorbic acid(酸化防止薬).
as·co·spore [ǽskəspɔ:r] 子嚢胞子(子嚢菌の子嚢内で生じる).
a. yeast 有胞子酵母[医学].
as·co·spo·rog·e·nous [æ̀skəspɔ:rɑ́ʤənəs] 子嚢胞子を形成する.
a. yeast 有子嚢胞子酵母[医学], 有胞子酵母, = *Endomycetaceae*.
as·co·troph·o·some [æ̀skətrɑ́fəsoum] (細菌体内の栄養体).
as·cus [ǽskəs] 子嚢.
ASD ① atrial septal defect 心房中隔欠損〔症〕の略. ② autosensitized dermatitis 自家感作性皮膚炎の略.
A-S-E bandage エース包帯(Desault 包帯の第3巻包帯).
-ase [eis, -z] 酵素の意味を表す接尾語.
ase [éis] 酵素, = enzyme.
a·se·bo·tox·in [əsi:bətɑ́ksin] アセボトキシン(アセビ[馬酔木]の葉に含まれている有毒物質), = andromedotoxin.
a·se·cre·to·ry [æsikrí:təri] 分泌減少の.
Aselli, Gasparo [əséli] アセリ(1581-1626, イタリアの解剖学者).
A. glands アセリ腺(膵臓の近傍にあるリンパ節).
A·sel·li·dae [əsélidi:] ミズムシ[水虫]科(節足動物, 甲殻亜門, 軟甲綱, 真軟甲亜綱, フクロエビ上目, 等脚目, ミズムシ亜目の一科).
A·sel·lus [əséləs] ミズムシ[水虫]属(ミズムシ科の一属. *A. aquaticus* は吸虫類幼虫の第2中間宿主).
as·e·ma·sia [əsi:méisiə, æsəm-] 象徴不能〔症〕, = asemia.
a·se·mia [əsí:miə] 象徴不能[医学], 失象徴〔症〕(中枢の病変により言語または象徴(動作など)を理解し, または用いることの不能), = asemasia, asymbolia. [形] asemic.
a. graphica 書字象徴不能.
a. mimica 表情的象徴不能.
a. verbalis 言語象徴不能.
a·sep·sis [əsépsis] 無菌〔法〕[医学], 防腐〔法〕. [形] aseptic.
aseptate hypha 無隔菌糸[医学].
a·sep·tic [əséptik] 無菌的の, 防腐の, 無菌性[医学].
a. acid アセプテック酸(消毒薬の販売名).
a. antiseptic 無菌消毒.
a. cultivation 無菌培養.
a. epiphyseal necrosis 無腐性骨端壊死.
a. fever 無菌性発熱[医学], 無菌熱(無菌的創傷から発し, 白血球破壊物の吸収によると考えられる).
a. gauze 消毒用ガーゼ[医学].
a. intermittent catheterization 無菌的間欠導尿〔法〕.
a. manipulation 無菌操作〔法〕[医学].
a. manipulation box 無菌操作箱[医学].
a. meningitis 無菌〔性〕髄膜炎[医学], = aseptic meningoencephalitis.
a. meningoencephalitis 無菌性髄膜脳炎(Coxsackie virus B_3 またはCの感染症で, 髄液中にリンパ球増加がみられる), = aseptic meningitis.
a. necrosis 無菌性骨壊死[医学], 無菌性壊死〔症〕(大腿骨頭または上腕骨頭の外傷性疾患に続発する漸増性硬化および嚢腫性変性).
a. necrosis of bone 無菌性骨壊死(骨壊死 osteonecrosis, necrosis of bone でみられるような基礎疾患がなく, 主に骨栄養血管の血行障害によって生じるもの).
a. necrosis of femoral head 大腿骨頭無菌性壊死, 大腿骨頭無腐性壊死(原因がはっきりしない特発性のものと, 外傷, 減圧症など, 原因が比較的明らかなものとの2群に大別される), = avascular necrosis of femoral head.
a. peritonitis 無菌性腹膜炎[医学].
a. procedure 無菌操作.
a. pustule 無菌性膿疱.
a. pyuria 無菌性膿尿[医学].
a. rearing 無菌飼育.
a. solution 無菌液[医学], 無菌溶液.
a. suppuration 無菌性化膿[医学].
a. surgery 無菌手術[医学], 無菌外科.
a. surgical wax 止血ワックス[医学].
a. treatment 無菌的処置[医学].
a. wound 非感染創[医学], 無菌創.
a·sep·ti·cism [əséptisizəm] 無菌的処置, 無菌的手術.
a·se·quence [əsí:kwəns] 房室心拍不整.
a·sex·u·al [əsékʃuəl] ① 無性の. ② 無性交生殖の.
a. cell 無性細胞[医学].
a. cycle 無性生殖サイクル, 無性生殖期.
a. dwarf 性器発育不全性小人(こびと)〔症〕[医学], 性器発育異常性小人症.
a. flower 無性花.
a. generation 無性世代, 無性生殖, = nonsexual generation.
a. multiplication 無性増殖.
a. reproduction 無性生殖[医学](分裂または発芽法による).
a. spore 無性胞子.
a·sex·u·al·i·za·tion [əsèkʃuəlaizéiʃən] 無性化(去勢または精管切断による方法).
ASF ① African swine fever アフリカブタ熱の略. ② aldosterone stimulating factor アルドステロン刺激因子の略. ③ 顕微鏡切片封入用合成樹脂(アニリンA, イオウS, ホルムアルデヒドFからなる)の略.
ASH ① alcoholic steatohepatitis アルコール性脂肪性肝炎の略. ② aldosterone-stimulating hormone アルドステロン刺激ホルモンの略. ③ ankylosing spinal hyperostosis 強直性脊椎骨化過剰の略. ④ asymmetric septal hypertrophy 非対称性中隔肥厚の略. ⑤ hypermetropic astigmatism 遠視性乱視の略.
ash [æʃ] ① 灰, 灰分(焼いたあと焼けないで残る鉱物質の総称). ② トネリコ, トネリコ材(秦皮).
a. content 灰分.
a.-leaf macule トネリコ葉斑, 葉状白斑(Pringle 病の体幹にみられる脱色素斑).
a. leaf spot トネリコ葉斑[医学].
a. picture 組織切片灰化像, = spodogram.
Ashby, Winifred [ǽʃbi] アシュビー(1879-1975, イギリス生まれのアメリカの病理学者, 血液学者).
A. agglutination method アシュビー凝集試験法[医学].
A. method アシュビー法(赤血球の寿命を測定する凝集試験法).
A. solution アシュビー液(第一リン酸カリウム, マンニット, 硫酸カルシウム, 硫酸マグネシウム, 塩

A

化ナトリウム，炭酸カルシウムからなり，窒素固定細菌培養液）．

ashen tuber 灰白隆起．

ashen tubercle 灰白結節．

Asherman, Joseph G. [ǽʃəːmən] アッシャーマン（1889–1968，旧チェコスロバキアの婦人科医）．

A. syndrome アッシャーマン症候群（子宮腔内の癒着）．

Ashman, Richard [ǽʃmən] アッシュマン（1890–1969，アメリカの生理学者）．

A. phenomenon アッシュマン現象（心房細動において，長いサイクルに続く短いサイクルで終わる拍動に生ずる心室内変行伝導），= Ashman beat.

A. unit アッシュマン単位．

a·si·a·lad·e·nism [əsaiəlǽdinizəm] 無唾液腺状態．

a·si·al–ad·e·no·sis [əsáiəl æ̀dinóusis] 無唾液腺症．

a·si·a·lia [əsaiéiliə] 無唾液〔症〕［医学］（唾液分泌の欠如），= aptyalism.

a·si·a·lism [eisáiəlizəm] 無唾液〔症〕．

a·si·a·lo·gly·co·pro·tein [əsàiəlouglàikoupróuti:n] アシアロ糖タンパク〔質〕．

a. binding protein アシアロ糖タンパク結合タンパク質（シアル酸を欠いた血清糖タンパク質は，肝細胞表面のガラクトースに特異的なレクチンに結合したのち細胞内に取りこまれ，リソソーム顆粒内で分解される）．

a·si·a·lor·rhea [eisàiələrí:ə, əs–] 無唾液〔症〕，流涎欠如，= asialosis.

Asian influenza アジア〔型〕インフルエンザ［医学］．

asiatic cholera アジアコレラ［医学］．

a. cholera vibrio アジア型コレラ菌，= classical cholera vibrio.

a·si·at·i·co·side [eiʒiǽtikəsaid] アジアチコシド $C_{21}H_{34}O_8$, $C_{54}H_{90}O_{28}$, $C_{54}H_{88}O_{23}$（*Centella asiatica*（*Hydrocotyle asiatica*）から得られる抗生物質で，フランス薬局方に1884年以来記載されているハンセン病治療薬）．

Asibi strain [ǽsibi stréin]（Mahaffy, A. F. が Asibi という名をもったアフリカ人から分離した黄熱のウイルスで，その後 Stokes らが Rhesus 種のサルに伝播させたもの）．

a·sid·er·o·sis [èisidəróusis] 貯蔵鉄欠乏．

A·sim·i·na [əsíminə] ポポー属（バンレイシ科の植物．*A. triloba*（pawpaw, papaw）の果実は食用．日本でも栽培される）．

ASIS anterior superior iliac spine 上前腸骨棘の略．

a·sit·ia [əsíʃiə] ① 食欲欠乏．② 絶食，= anorexia.

Askanazy, Max [ǽskənɑ̀:zi] アスカナジー（1865–1940，ドイツの病理学者）．

A. cell アスカナジー細胞，= Hürthle cell.

A.–Roch syndrome アスカナジー・ロッシュ症候群，= chachectic edema.

as·kar·i·dol [æskǽridɔ:l] アスカリドール，= ascaridole.

as·ke·lia [əskí:liə] 無脚奇形．

as·ku·la·pi·ei·on [æskjulèipií:ən] ① アスクレピオスの（Apollo の子である医神 Askulapios（Aesculapius）にちなむ形容詞）．② 医師．

a. rod アスクレピオス杖（1匹のヘビの巻き付いた杖で，医術の象徴），= askulapieion staff.

Askulapios [æskjuléipiəs] アスクレピオス（ギリシャ神話 Apollo の子で，医神と崇められた），= Aesculapius, Asclepios.

A. emblem アスクレピオス紋章（アメリカの医師会，および軍医が用いる紋章）．

Ask–Upmark, Erik [æ̀sk ʌ́pmɑ:rk] アスクアップマルク（1901–1985，スウェーデンの病理学者）．

A.–U. kidney アスクアップマルク腎（腎低形成）．

ASL American Sign Language アメリカ手話の略．

ASLO antistreptolysin–O 抗ストレプトリジン–O の略．

ASM American Society for Microbiology アメリカ微生物学会の略．

Asn asparagin(e) アスパラギンの記号．

ASO ①allele–specific oligonucleotide アリル特異的オリゴヌクレオチドの略．②arteriosclerosis obliterans 閉塞性動脈硬化症の略．

a·so·cial [eisóuʃəl] 反社会性の［医学］，非社交的の（他人に接することを忌み嫌う者の）．

a. behavior 反社会的行動［医学］．

a. personality 非社交的性格［医学］．

a·so·ma [eisóumə] 無体奇形（頭奇形と遺物体とをもつ胎児）．形 asomous.

a·so·ma·tog·no·sia [əsòumətɑgnóuziə] 身体〔部位，部分〕失認［医学］．

a·so·ma·to·phyte [eisóumətəfait] 無体生物（バクテリアのような体と性器との区別のないもの）．

a·som·nia [eisɑ́mniə] 不眠症，= insomnia.

a·so·mus [eisóuməs] 無体奇形児．

a·so·nia [eisóuniə] 音調ろう（聾）．

ASP American Society of Pediodontists アメリカ小児歯科医師会の略．

asp [ǽsp] = aspic viper, *Vipera aspis*.

as·pal·a·so·ma [æ̀spələsóumə] アスパラソーマ（腹壁に内臓ヘルニアを呈し，膀胱，直腸および生殖器が3孔となって存在する奇形）．

as·par·a·gi·nase [əspǽrəʤineis, æ̀spərǽʤ–] アスパラギナーゼ（アミノ酸分解酵素の一つで，アスパラギン，およびグルタミンを分解してアンモニアを分離させる酵素）．

as·par·a·gin(e) [əspǽrəʤin] アスパラギン（植物種子に存在する白色菱晶をなすタンパク質成分の一つ．malamide の異性体），= altheine, asparamide.

a. mercury アスパラギン水銀塩，= asparagin(e) hydrargyrate.

as·par·a·gin·ic ac·id [əspæ̀rəʤínik ǽsid] アスパラギン酸（アスパラギンの加水分離によって生じる斜方板状晶，熱湯に易溶，甜菜の糖蜜中に存在する），= aminosuccinic acid, aspartic acid, asparagic acid.

as·par·a·gin·yl [əspǽrəʤinil, æ̀spərǽʤ–] アスパラギニル基 $H_2NCOCH_2CH(NH_2)CO–$，= asparagyl.

as·par·a·go·sin [əspǽrəgəsin] アスパラゴシン（アスパラガスの根に Tanret が発見したイヌリン類似の多糖類）．

As·par·a·gus [əspǽrəgəs] クサスギカズラ属，アスパラガス属（クサスギカズラ（アスパラガス）科の一属）．

A. cochinchinensis クサスギカズラ〔草杉蔓〕（根はテンモンドウ〔天門冬〕と呼ばれ，滋養・強壮薬）．

A. officinalis アスパラガス，オランダキジカクシ，マツバウド，= garden asparagus.

asparate aminotransferase (AST) アスパラギン酸アミノ基転移酵素，=（serum）glutamic oxaloacetic transaminase.

as·par·tame (APM) [əspɑ́:teim] アスパルテーム ㊛ *N*–L–α–aspartyl–L–phenylalanine methylester（低カロリーの甘味料．dipeptideester はショ糖の約160倍の甘さ）．

as·par·tase [əspɑ́:teis] アスパルターゼ（アスパラギン酸水酸基酵素で，フマール酸とアンモニアを生ずる），= fumaric aminase.

as·par·tate [əspɑ́:teit] アスパラギン酸塩（アスパラギン酸，2–アミノコハク酸），= aspartic acid, Asp. D.

a. aminotransferase (AST) アスパラギン酸アミ

ノ基転移酵素（アスパラギン酸のアミノ基を2-オキソグルタル酸に転移しオキサロ酢酸とグルタミン酸生成をするアミノ基転移酵素，可逆性でビタミンB_6を補酵素とする．血中活性値の上昇は肝炎，心筋梗塞などのマーカとなる），= glutamic oxaloacetic transaminase.

a. ammonia lyase アスパラギン酸アンモニア脱離酵素（アスパルターゼ，フマル酸アミナーゼともいう．多くの細菌や植物に分布し，L-アスパラギン酸から非酸化的および非加水分解的にアンモニアを脱離させてフマル酸を生成する反応を可逆的に触媒する酵素）．

a. carbamoyltransferase アスパラギン酸カルバモイル基転移酵素（カルバモイルリン酸とL-アスパラギン酸から*N*-カルバモイル-L-アスパラギン酸と正リン酸が生成される反応を触媒する酵素）．

a. kinase アスパラギン酸キナーゼ（L-アスパラギン酸にATPのγ位のリン酸を付加して4-ホスホ-L-アスパラギン酸とADPを生成する反応を触媒する．大腸菌では3種類の酵素が存在する）．

a. transaminase アスパラギン酸トランスアミナーゼ，= aspartate aminotransferase.

a. transcarbamylase アスパラギン酸トランスカルバミラーゼ，= aspartate carbamoyltransferase.

as·par·thi·one ［əspá:θioun］ アスパルチオン ㊗ β-aspartyl-cystein-ylglycine（グルタチオンのアスパラギン酸の同族体で，グリオキシラーゼの補酵素と思われる）．

as·par·tic ac·id ［əspá:tik ǽsid］ アスパラギン酸，= asparaginic acid.

as·par·to·yl ［əspá:tɔil］ アスパルトイル基（$-COCH_2CH(NH_2)CO-$）．

as·par·tyl ［əspá:til］ アスパルチル基（α型 $HOOCCH_2CH(NH_2)CO-$，β型 $HOOCCH(NH_2)CH_2CO-$）．

as·par·tyl·gly·cos·a·min·u·ria ［əspà:tilglàikousəminjú:riə］ アスパルチルグリコサミン尿〔症〕．

a·spas·tic ［eispǽstik］ 非痙攣性の，無痙攣性の．

ASPD antisocial personality disorder 反社会性パーソナリティ障害の略．

a·spe·cif·ic ［eispəsífik］ 非特異性の，= nonspecific.

as·pect ［ǽspekt］ ①外観．②面．

a. ratio 縦横比．

Asperger, Hans ［æ̀spérgər］ アスペルガー（1906-1980，オーストリアの小児科医）．

A. disorder アスペルガー障害（広汎性発達障害の一分類に属する）．→ autism spectrum disorder.

A. syndrome (AS) アスペルガー症候群（広汎性発達障害の一つ．言葉と知能の遅れのない自閉症であり，1944年オーストリアの精神科医師 Asperger によって報告された）．→ autism spectrum disorder.

as·per·gil·lar ［əspá:ʤilər］ コウジ［麹］菌性の．

aspergillary pneumonia アスペルギルス肺炎．

as·per·gil·lic ac·id ［æ̀spəːʤílik ǽsid］ アスペルギリン酸 $C_{12}H_{20}N_2O_2$（*Aspergillus flavus* によってつくられる鮮黄色抗生物質で，White が1940年に報告したプリズム状結晶．グラム陽性菌に強く，グラム陰性菌に弱く作用する）．

as·per·gil·lin ［æ̀spəːʤílin］ アスペルギリン（①アスペルギルスまたは他種の真菌から得られる抗菌物質で，おそらく flavacidin, flavatin, flavicin, gigantic acid, parasiticin と同一の物質であろう．② *Aspergillus niger* に存在する黒色色素）．

as·per·gil·lo·ma ［æ̀spəːʤilóumə］ アスペルギローマ（コウジ［麹］菌腫），アスペルギルス腫［医学］．

as·per·gil·lo·my·co·sis ［æ̀spəːʤiloumaikóusis］ コウジ［麹］菌症（コウジ菌による糸状菌症），= aspergillosis.

as·per·gil·lo·sis ［æ̀spəːʤilóusis］ アスペルギルス症（*Aspergillus fumigatus* などによる日和見感染症）．

a. of maxillary sinus 上顎洞アスペルギルス症［医学］．

As·per·gil·lus ［æ̀spəːʤíləs］ アスペルギルス属（*A. fumigatus*, *A. flavus*, *A. niger* などアスペルギルス症の原因となる真菌が含まれる）．

A. amstelodami アスペルギルス・アムステロダミ（*Eurotium amstelodami* の異名）．→ *Eurotium amstelodami*.

A. candidus アスペルギルス・カンディダス（アメリカのフケ米の病原菌）．

A. chevalieri アスペルギルス・ケバリエリ（アメリカ黒変米の病原菌），= *Eurotium chevalieri*.

A. clavatus アスペルギルス・クラバツス（東南アジアの広義のフケ米の病原菌）．

A. flavus 黄色コウジ菌（キカビ，アスペルギリン酸を最も多量に産出する）．

A. fumigatus アスペルギルス・フミガーツス［医学］，煙色コウジ菌（ケムカビ，燻蒸性ホッス菌）．

A. glaucus 乾果寄生性コウジ菌．

A. mycosis コウジ菌症．

A. nidulans アスペルギルス・ニデュランス［医学］，為巣性コウジ菌（ニカラガ茶米の病原菌）．

A. niger 黒色コウジ菌（クロカビ，黒褐色ホッス状菌）．

A. oryzae コメコウジ菌（日本酒，みそ，しょう油の製造に用いる菌）．

A. repens （*Eurotium repens* の異名）．→ *Eurotium repens*.

A. sydowii （台湾人の耳真菌症の病原菌）．

A. terreus （アメリカのフケ米の病原菌．抗生物質 citrinin を産生する）．

A. unguis 爪コウジ菌（*A. nidulans* の類似菌）．

A. versicolor アスペルギルス・バーシカラー（コメなどから分離される）．

A. vitis アスペルギルス・ビティス．→ *Eurotium amstelodami*.

a·sper·ma·tism ［əspə́:mətizəm］ 無精液〔症〕［医学］，= aspermia.

aspermatogenic orchitis 精巣炎．

a·sper·ma·to·gen·e·sis ［eispə̀:mətəʤénisis］ 精子形成不全［医学］，精子無形成症，精子形成欠如．

a·sper·mia ［əspə́:miə］ 無精液〔症〕［医学］，射精不能症，= aspermatism. 形 aspermatic.

as·per·ous ［ǽspərəs］ 凸凹の．

as·per·sion ［əspə́:ʃən］ 散布（薬剤を身体に散布すること）．

as·phae·rin·ia ［æsfəríniə］ ①球状赤血球欠如．②赤血球減少，= aspherinia.

as·phal·ge·sia ［æsfəlʤí:siə］ 灼熱感（特に睡眠，催眠中の）．

a·spher·ic ［æsférik］ 非球面の．

a. lens 非球面レンズ（球面収差のないレンズ）．

a. surface 非球面．

as·phe·rin·ia ［æsfəríniə］ 赤血球減少，= asphaerinia.

as·phyc·tic ［æsfíktik］ 窒息性の，= asphyxiating.

a. cholera 仮死性コレラ［医学］（重症コレラ，厥冷性コレラ），= algid cholera.

a. gas 窒息性ガス．

a. syndrome 窒息症候群（呼吸促迫，徐脈，チアノーゼ，不安など）．

as·phyg·mia ［æsfígmiə］ 無脈拍（一過性）．

as·phyx·ia ［æsfíksiə］ 仮死［医学］，窒息，= asphyxy, suffocation. 形 asphyxial.

a. by alimentary bolus 食塊窒息［医学］．

a. carbonica 石炭ガス窒息．

a. cardialis 心性仮死［医学］．

a. cyanotica チアノーゼ仮死，＝traumatic asphyxia.
a. livida 青色仮死，＝blue asphyxia.
a. neonatorum 新生児仮死.
a. of newborn 新生児仮死［医学］.
a. pallida 蒼色仮死，＝pale asphyxia.
asphyxial insolation 窒息性日射病（体温は低く，冷汗と微弱な脈拍を伴う）.
asphyxial stage 仮死期［医学］，窒息期（脱水症により極度の渇望と筋攣縮などを特徴とする期）.
as·phyx·i·ant ［æsfíksiənt］ 窒息薬. [動] asphyxiate.
asphyxiating gas 窒息ガス（主として一酸化炭素）.
asphyxiating thoracic dysplasia 窒息性胸郭異形成症.
asphyxiating thoracic dystrophy 窒息性胸郭形成異常，窒息性胸郭異形成.
aspic viper アスプクサリヘビ，＝*Vipera aspis*.
as·pic·u·la·ri·a·sis ［æspikjuləráiəsis］ アスピキュラリア症［医学］（線虫症の一つ．線形動物，線虫綱，蟯虫目，蟯虫科の一種，*Aspicularis tetraptera* がネズミに寄生し，生じる疾病）.
as·pid·in ［ǽspidin］ アスピジン $C_{23}H_{27}O_7$（アスピジウム Dryopteris Filix-mas（male fern）の有効成分）.
as·pid·i·nol ［əspídinɔ:l］ アスピジノール [化] 4-butyryl-2-methylphloroglucinol-1-methylether $CH_3(CH_3O)[CH_3(CH_2)_2CO]C_6H(OH)_2$（黄色化合物）.
As·pid·i·um ［æspídiəm］ オシダ［雄羊歯］属（旧称）. → *Dryopteris*.
as·pid·i·um ［æspídiəm］ メンマ［綿馬］（オシダ *Dryopteris crassirhizoma* または *Dryopteris filix-mas* の根茎を葉基とともに乾燥したもので，条虫駆虫薬の原料）.
a. oleoresin メンマエキス，＝male fern extract.
As·pi·do·gas·trea ［æ̀spidougǽstriə］ 楯吸虫亜綱（扁形動物門，吸虫科の一亜綱），楯吸虫類.
as·pi·do·sa·mine ［æspidóusəmi:n］ アスピドサミン $C_{22}H_{28}N_2O_2$（キョウチクトウ科植物 *Aspidosperma quebracho-blanco* の樹皮に存在するアルカロイド）.
As·pi·do·sper·ma ［æ̀spidouspə́:mə］ アスピドスペルマ属（キョウチクトウ科の一属で，熱帯アメリカ産）.
A. quebracho-blanco シロケブラコ（ヨヒンビン yohimbine を含有する植物）.
as·pi·do·sper·min(e) ［æ̀spidəspə́:mi:n］ アスピドスペルミン $C_{22}H_{30}N_2O_2$（キョウチクトウ科植物 *Aspidosperma quebracho-blanco* の樹皮に含有される物質）.
as·pi·rate ［ǽspireit］ ①吸引する．②吸引液.
aspirating tube 吸引管［医学］，吸引チューブ.
as·pi·ra·tion ［æ̀spiréiʃən］ ①吸引［医学］，吸気．②誤嚥. [動] aspirate.
a. biopsy 吸引生検〔法〕［医学］，＝needle biopsy.
a. cytology 吸引細胞診［医学］.
a. needle biopsy 吸引針生検［医学］.
a. of amniotic fluid 羊水吸引［医学］.
a. of vomit 吐物吸引.
a. pneumonia 吸引肺炎，誤嚥性肺炎［医学］（食物などの異物が気管支内へ吸入されて起こる），＝deglutition pneumonia.
as·pi·ra·tor ［ǽspireitər］ 吸引器，吸引装置［医学］，吸気器.
as·pi·rin ［ǽspirin］ アスピリン [化] 2-acetoxybenzoic acid $C_9H_8O_4$：180.16（アセチルサリチル酸．解熱鎮痛薬，抗炎症薬，サリチル酸系抗リウマチ薬），＝acetylsalicylic acid.

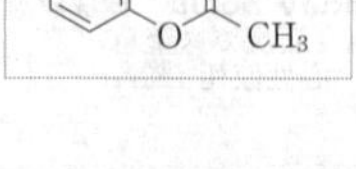

a. aluminum アスピリンアルミニウム [化] bis(2-acetoxybenzoato)hydroxoaluminium $C_{18}H_{15}AlO_9$：402.29（アセチルサリチル酸アルミニウム．解熱鎮痛薬，抗炎症薬，サリチル酸系抗リウマチ薬）.

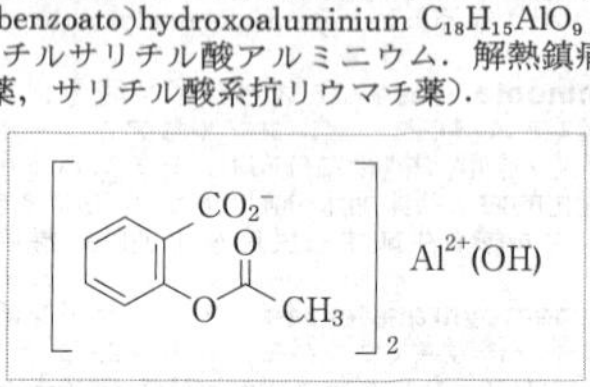

a. asthma アスピリン喘息［医学］.
a. hypersensitivity アスピリン過敏症.
a.-induced asthma アスピリン喘息.
a. intoxication アスピリン中毒（アスピリンの血中濃度が高くなった場合に起こる．200〜400μg/mL で錯乱，耳鳴，めまい，聴覚消失などの中枢神経症状が出る．400μg/mL 以上は重篤である．成人に比して小児はより敏感である）.
a.-like drugs アスピリン様薬物.
a·splen·ia ［əsplénia, ei-］ 無脾症［医学］. [形] asplenic.
a. syndrome 無脾症候群［医学］（脾の無形成は心血管系奇形や部分的内臓逆位で起こることが多く，症候群としてとらえられる）.
a. with cardiovascular anomalies 心奇形を伴った無脾.
a·spor·o·gen·ic ［æspɔ̀:rədʒénik］ 無胞子性の，無芽胞〔性〕の［医学］，無胚胞性の，＝asporogenous.
as·po·rog·e·nous ［æspərádʒənəs］ 胞子を形成しない，胞子によって再生しない，＝asporogenic.
a·spor·ous ［əspárəs］ 真の胞子をもたない，胞子を形成できない（微生物が）.
a·spor·u·late ［əspɔ́:rjuleit］ 胞子無形成の.
as·pox·i·cil·lin ［æspɑ̀ksisílin］ アスポキシシリン $C_{21}H_{27}N_5O_7S \cdot 3H_2O$：547.58（アスポキシシリン水和物．β-ラクタム系抗生物質，グラム陽性菌およびグラム陰性菌に有効）.

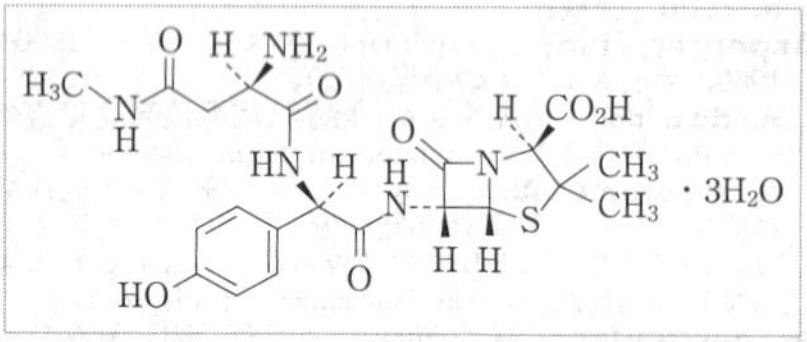

ASPS advanced sleep phase syndrome 睡眠相前進症候群の略.
ASR acute stress reaction 急性ストレス反応の略. → PTSD.
Assam fever アッサム熱（カラアザール），＝kala-azar.
as·sa·na·tion ［æsənéiʃən］ 衛生法，防疫法，清潔法，＝sanitation.
as·sas·sin bug ［əsǽsin bʌ́g］ サシガメ〔類〕，＝*Reduviidae*, cone nose, flying bedbug, kissing bug, Mexican or Texas bedbug.
assault and battery 暴行・傷害.
as·say ［əséi, ǽsei］ 効力検定，試金，評価分析，定量，検定.
a. balance 試金てんびん［医学］.
a. date 検定日時［医学］.
a. of hormone ホルモン定量［医学］.

a. of vitamin ビタミン定量〔医学〕.
as·ser·tion [əsə́:rʃ(ə)n] アサーション(主張，断言，断定．精神・心理領域で自己主張を意味する言葉．また自己表現の意に用いられる).
as·sess [əsés] 事前評価を行う，査定する，判断する．
as·sess·ment [əsésmənt] アセスメント(情報収集と問題の明確化をはかる過程)，評価，影響評価，事前評価，査定．
a. criteria 評価規準(基準)〔医学〕.
a. of dyspnea 呼吸困難の評価(Fletcher の分類，Hugh-Jones の分類がある).
a. of fatigue 疲労判定法．
a. of fetal maturity 胎児成熟度判定法．
a. of fetoplacental function 胎児-胎盤系機能検査法．
Assezat, Jules [ɑ:seizá:] アセザー(1832-1876，フランスの人類学者).
A. triangle アセザー三角(歯槽と基底点とを結ぶ線と鼻点とで囲まれる三角).
as·si·dent [ǽsidənt] 随伴性の．名 assideration.
a. sign 随伴徴候，= accessory sign.
a. symptoms 随伴症状，= assident signs.
assignable cause 究明可能な原因〔医学〕.
as·sim·i·la·tion [əsìmiléiʃən] 同化〔医学〕，類化，癒合〔医学〕，適応．形 assimilable，assimilative.
a. cell 同化細胞．
a. coefficient 同化率，= assimilation quotient.
a. limit 同化限度．
a. number 同化数．
a. of food 食物同化〔医学〕.
a. of nitrogen 窒素同化(植物や菌類などのように，外界から取り入れた無機化合物をもとに，生命体内で有機窒素化合物を作る働き).
a. pelvis 癒合骨盤〔医学〕(骨盤の奇形で，腰椎の横突起が仙椎と癒合する高位，または仙骨の横突起が尾骨と癒合する低位とがある).
a. phalangism 癒合指(趾)節症〔医学〕.
a. product 同化物質．
a. quotient 同化商(炭素と炭酸ガスとの比で，C_2/CO_2 で表す).
a. sacrum 同化仙骨(仙骨が腰椎と融合するか，または第1仙骨が遊離して腰椎のようにみえること).
a. starch 同化デンプン．
a. starch grain 同化デンプン粒．
a. tissue 同化組織．
a. vertebra 癒合椎〔医学〕.
assist circulation 補助循環〔医学〕.
assist mode 補助モード．
assistance of labor 分娩介助．
as·sis·tant [əsístənt] ① 助手．② 助剤〔医学〕，佐剤〔医学〕.
a. pharmacist 薬剤師補助員〔医学〕.
a. professor 講師(大学の専任講師).
a. respiratory muscles 補助呼吸筋．
as·sist·ed [əsístid] 補助の．
a. circulation 補助循環〔医学〕.
a.-controlled ventilation 補助-調節換気．
a. delivery 介助分娩〔医学〕.
a. reproductive technology (ART) ① 生殖補助技術〔医学〕．② 生殖補助医療．
a. respiration 補助呼吸〔法〕(麻酔時の)〔医学〕.
a. ventilation 補助呼吸〔法〕〔医学〕，補助呼吸，補助換気，= assisted respiration.
as·sist·ive [əsístiv] 援助する．
a. active exercise 介助〔自動〕運動〔医学〕.
a. device 日常生活用具〔医学〕.
a. movement 補助運動．
Assmann, Herbert [á:smɑ:n] アッスマン(1882-1950，ドイツの内科医).
A. focus アッスマン病巣(肺尖下部にみられる早期結核浸潤)，= Assmann infiltrate.
Assmann, Richard [á:smɑn] アッスマン(1845-1918，ドイツの気象学者).
A. aspiration psychrometer アッスマンの通風湿度計(ぜんまいにより一定の風速を起こし，短時間に湿度を測定できる器械).
as·so·ci·ate [əsóuʃieit] ① 結びつける，連合させる．② 準，副．③ 付随するもの．
a. professor 助教授．
as·so·ci·at·ed [əsóuʃieitid] 連合した．
a. antagonist 共役〔性〕拮抗〔物〕質．
a. macrophage 感作マクロファージ．
a. movement 連合運動〔医学〕，随伴運動．
a. nystagmus 共同性眼振〔医学〕.
a. psychosis 随伴精神病．
a. reaction 連合反応〔医学〕(一部の筋に強い力を働かせた場合，他の部の筋に収縮などが誘発される現象).
Association of Medical Doctors of Asia (AMDA) アジア医師連盟．
as·so·ci·a·tion [əsòusiéiʃən] ① 連合，総合．② 連想(精神の)．③ 会合(化学では同一物質の分子2〜10個が分子間力によって相互に結合して1つの分子のように行動する現象)．④ 群集，群叢．⑤ 会，協会．形 associative.
a. area 連合野〔医学〕.
a. by contiguity 接近連想．
a. by similarity 類似連想．
a. center 連合中枢(連合線維により皮質中枢との連絡を司る部分).
a. colloid 重合膠質(分散粒子が多数の分子からなるもの)，= micelle colloid.
a. complex 連合体．
a. constant 会合定数〔医学〕，結合定数，= affinity constant.
a. cortex 連合皮質．
a. disease 連想病，= myoclonic epilepsy.
a. disturbance 連合障害〔医学〕.
a. experiment 連想試験(観念の結びつきに基づく精神状態の検査法).
a. fiber ① 連合線維．② 副線維．
a. fibre [TA] 連合線維，= fibra associationis [L/TA].
a. fibres of telencephalon [TA] 終脳連合線維*，= fibrae associationis telencephali [L/TA].
a. learning 連合学習〔医学〕.
a. mechanism 連合機能，連合機序．
a. neuron 連合ニューロン〔医学〕.
a. neurosis 連合神経症〔医学〕，連想神経症．
a. nucleus of thalamus 視床連合核(視床からの感覚線維を受け，その衝動を皮質連合領に送る核).
a. of ideas 思考連合，観念連合〔医学〕.
a. paralysis 連合麻痺〔医学〕，協同麻痺，= associated paralysis.
a. path 連合道．
a. psychosis 連合性精神病．
a. table 関連表〔医学〕.
a. test 連想検査〔医学〕，連想試験(精神分析の一法で，患者にある語を話し，それから連想されるほかの語を話させ，それに要する時間や連想語の内容により精神状態を判定する方法).
a. time 連想時間．
a. tract 連合路(大脳の同側半球内にある)，連合神経路〔医学〕.
a. type 連合型．
as·so·ci·a·tive [əsòusiéitiv] 連合の．

a. aphasia 連合性失語〔症〕.
a. automatic control 連合自動調節〔医学〕(線条体から発する筋運動調節刺激).
a. memory 連合記憶〔医学〕.
a. reaction 連合反応, 連想反応.
as·so·nance [ǽsənəns] 類音(言語に頭韻の癖があること).
assortative mating 同種交配〔医学〕, 同類交配〔医学〕.
as·sort·ment [əsɔ́:tmənt] ①〔遺伝〕配列. ②組み合わせ〔医学〕.
as·sue·tude [ǽswitju:d] 習慣性(特に悪条件に対する).
as·su·la [ǽsjulə] 副子.
as·su·rin [ǽsjurin] アッスリン $C_{46}H_{94}N_2O_9P_2$ (diamino-diphosphatide の一種で脳実質に存在する).
AST aspartate aminotransferase アスパラギン酸アミノ基転移酵素の略, = (serum) glutamic oxaloacetic transaminase.
ast astigmatism 乱視の略.
as·ta·cene [ǽstəsi:n] アスタシン, = astacin.
as·ta·cin [ǽstəsin] アスタシン $C_{40}H_{48}O_4$ (イセエビの外殻に結合タンパク質として存在する赤色カロチン様色素), = astacene.
astacoid rash イセエビ様皮疹.
a·sta·sia [əstéiziə, -ʒiə] 起立不能〔医学〕, 失立(器質的麻痺によらず, 精神的困惑による神経症の症状). 形 astatic.
a.-abasia 失立失歩〔医学〕.
astasic abasia 起立歩行不能症.
astat·ic [eistǽtik] 不安定な, 無定位の, 起立不能〔症〕の.
a. coil 無定位コイル.
a. galvanometer 無定位検流計(地球磁界の影響を受けないような構造をもった検流計).
a. seizure 失立発作〔医学〕.
as·ta·tine (At) [ǽstəti:n] アスタチン(原子番号85, 元素記号 At, 原子量210, 1940年に Corson らによりビスマス[蒼鉛]をα粒子で破壊してつくられた人工放射性元素. 1930年 Allison により発見されたといわれる原子番号85の元素アラバミン alabamine は一般に承認されていない).
as·ta·xan·thin [æ̀stəksǽnθin, -təzǽn-] アスタキサンチン $C_{40}H_{52}O_4$ (赤色カロチノイド物質でザリガニ卵の緑色色素タンパク質の成分).
as·te·a·to·des [æ̀stiətóudi:z] = asteatosis.
as·tea·to·sis [æ̀stiətóusis] 皮脂欠乏〔症〕〔医学〕, = xerosis.
a. cutis 乾皮症.
asteatotic eczema 皮脂欠乏性湿疹.
as·ter [ǽstər] 星状体(有糸分裂において中心体の周囲に放射状の糸が生じて, 星の光に似た形をなす時期). 形 astral.
as·te·re·og·no·sia [əstì:riɑgnóusiə] 立体感覚失認〔医学〕.
as·te·re·og·no·sis [əstì:riɑgnóusis] 立体認知不能〔医学〕, 立体覚失認, 立体認識不能(触覚により物体の形を認識することの不能), = astereognosia, tactile agnosia.
as·te·ri·on [æstí:riən] [L/TA] アステリオン(頭蓋測定上の1点で, 耳後部における頭頂骨, 側頭骨, 後頭骨との接合点. 星状点ともいう), = asterion [TA].
as·ter·ix·is [æ̀stəríksis] 固定姿勢保持困難(ある固定姿勢を保つことができないことをいう), アステリクシス, 羽ばたき振戦(肝性脳症で認められる不随意性の運動).
a·ster·nal [eistə́:nəl] 胸骨に関連しない.
a. ribs 無胸骨性肋骨(仮肋), = false rib.
a·ster·nia [eistə́:niə] 無胸骨〔症〕.
aster(o)- [æstər(ou), -r(ə)] 星状の意味を表す接頭語.
As·ter·o·coc·cus [æ̀stərəkɑ́kəs] アステロコッカス属(旧称). → *Mycoplasma*.
as·ter·oid [ǽstərɔid] ①星形, 星状の. ②アステロイド(曲線), = astroid.
a. body 星〔芒〕状体〔医学〕, 中心星, 星状球.
a. hyalitis ①星芒状硝子体炎. ②雪白点状硝子体融解(硝子体中に星形または球形の小体が発生する状態), = Benson disease.
as·ter·ol [ǽstərɔ:l] アステロール(パラフェノールスルフォン酸水銀と酒石酸アンモニウムとからなる外科用消毒薬).
a. dihydrochloride 二塩化アステロール 化 2-dimethylamino-6-(β-diethylaminoethoxy)-benzothiazole dihydrochloride (皮膚糸状菌症の治療薬).
as·te·ru·bin [æ̀stərú:bin] アステルビン $NH{=}C(NHCH_2SO_2OH)N(CH_3)_2$ (ヒトデから分離される塩基).
Asth asthenopia 眼精疲労の略.
as·the·nia [æsθí:niə] 無力〔医学〕, 無力症, 無勢力, 薄弱, = adynamia. 形 asthenic.
a. accommodationis 調節機能衰弱.
a. gravis hypophyseogenea 下垂体原性重症無力症.
a. pigmentosa 色素性無力症, = Addison disease.
a. universalis 全身性無力症(Stiller の説によると, 神経衰弱, 血管運動薄弱, 胃腸無緊張を症候とする体質性内臓下垂症), = asthenia universalis congenita, Stiller disease.
as·then·ic [æsθénik] 無力の, 無力型〔医学〕, 衰弱の.
a. apoplexy 衰弱性卒中.
a. bulbar paralysis 筋無力性球(延髄)麻痺〔医学〕.
a. constitution 無力性体質〔医学〕.
a. diathesis 無力〔性〕体質〔医学〕, 無力性素質.
a. fever 無力性熱, 無力熱〔医学〕(沈うつ, 弱脈, 皮膚湿潤を伴う).
a. gout 無力性痛風.
a. habit 無力性体型.
a. orthophoria 無力性眼球正位.
a. personality disorder 無力性人格障害.
a. pneumonia 無力性肺炎〔医学〕.
a. psychopathia 無力性精神病質.
a. subject 無力〔性〕体質者〔医学〕.
a. type 無力〔体〕型〔医学〕, = leptosome, schezoid type.
a. uremia 無力性尿毒症〔医学〕(慢性腎性消耗症, 腎性悪液質).
asthen(o)- [æsθen(ou), -nə] 薄弱の意味を表す接頭語.
as·the·no·bi·o·sis [æ̀sθenoubaióusis] 無活力(夏眠または冬眠に似た状態であるが, 気候, 温度, 湿度などの影響によらない).
as·the·no·co·ria [æ̀sθenoukɔ́:riə] 無力性瞳孔(光に対する瞳孔反射の緩徐となった状態で副腎機能低下症にみられる), = Arroyo sign.
as·the·no·ge·nia [æ̀sθenouʤí:niə] 衰弱発現, = asthenogenesis.
as·the·nol·o·gy [æ̀sθinɑ́ləʤi] 無力学説(体質性薄弱症は器質性および機能性異常と関連があることを主張する学説).
as·the·nom·e·ter [æ̀sθinɑ́mitər] アスセノメーター(筋性眼精疲労の程度を測定する器械).
as·the·no·pho·bia [æ̀sθenoufóubiə] 衰弱恐怖.
as·the·no·pia [æ̀sθinóupiə] 眼精疲労〔医学〕, = eye strain. 形 asthenopic.
as·the·no·sper·mia [æ̀sθenouspə́:miə] 精子無力〔症〕〔医学〕.

as·the·nox·ia [æ̀sθináksiə] 酸化不全(廃物の酸化を行わないこと).
as·the·no·zo·o·sper·mia [æ̀sθinouzòuəspə́:miə] 精子無力症〔医学〕, = asthenospermia.
asth·ma [ǽzmə, ǽs–] 喘息〔医学〕(発作性呼吸困難を特徴とする疾患). 形 asthmatic.
a. bronchiale 気管支喘息〔医学〕.
a. convulsivum 痙攣性喘息.
a. crystal 喘息結晶〔医学〕, = Charcot-Leyden crystal.
a. dyspepticum 消化不良性喘息.
a. nervosum 神経性喘息.
a. paper (亜硝酸カリウム紙), = niter paper.
a. weed (去痰薬), = lobelia.
asth·ma·gen·ic [æ̀zmədʒénik] 喘息発現性の.
asth·mat·ic [æzmǽtik] 喘息の〔医学〕.
a. attack 喘息発作〔医学〕.
a. bronchitis 喘息性気管支炎〔医学〕.
a. crisis 喘息様発作, 喘息発作〔医学〕.
a. status 喘息持続状態〔医学〕.
asth·ma·toid [ǽzmətɔid] 喘息様の〔医学〕.
a. bronchitis 喘息様気管支炎(乳幼児にみられる喘息様症状を呈する気管支炎).
a. wheeze 喘息様喘鳴〔医学〕(喘息患者の呼吸音に類似する呼吸音で, 気管支異物により生ずるもの), = Jackson sign.
asth·mo·gen·ic [æ̀zmədʒénik] 喘息誘発の.
a·stig·ma·graph [əstígməgræf] 乱視表.
as·tig·mat·ic [əstigmǽtik] ① 無焦点性の. ② 乱視の.
a. amblyopia 乱視性弱視〔医学〕.
a. band 乱視帯(網膜検査において径線の一つが中和されたとき現れる光線帯).
a. beam 非点光束.
a. dial ① 乱視表. ② 乱視数字板.
a. difference 非点差, 非点隔差.
a. lens 乱視用レンズ.
a. pencil 非点光束.
a. pencil of rays 非点光線束.
a·stig·ma·tism [əstígmətizəm] ① 乱視〔医学〕(眼に入る平行, 集合および分散などの光線が眼底の1点に結像しないため, 物体を明視することのできない眼で, 円柱レンズで矯正できる). ② 無焦点性(1点からの細い光束が, 非点光束となって, 主光線に垂直で, かつ互いに垂直な2つの焦点をつくる現象で, 乱視の原理をなす). 形 astigmatic, astigmic.
a. against rule 倒乱視(縦主径線より横主経線の屈折が大である場合), = reverse astigmatism.
a. of oblique pencils 斜光束乱視.
a. rectus = regular astigmatism.
a. test chart 乱視表〔医学〕.
a. with rule 直乱視.
a·stig·ma·tom·e·ter [əstìgmətámitər] 乱視計〔医学〕, = astigmometer.
a·stig·ma·tom·e·try [əstìgmətámitri] 乱視測定〔法〕〔医学〕, = astigmometry.
as·tig·mat·o·scope [æ̀stigmǽtəskoup] 乱視計, = astigmoscope.
a·stig·ma·tos·co·py [æstigmətáskəpi] 乱視測定〔法〕.
a·stig·mo·scope [əstígməskoup] 乱視計, 乱視度計, = astigmatoscope.
as·tig·mos·co·py [æ̀stigmáskəpi] 乱視測定〔法〕, = astigmatoscopy.
Astler, Vernon B. [ǽstlər] アストラ(アメリカの外科医).
A.-Coller classification アストラ・コラー分類(大腸癌のステージ分類).
a·stom·a·tous [əstámətəs, æstám–] ① 無口の. ② 無気孔の(植物), = astomous.
a·sto·mia [əstóumiə] 無口症〔医学〕(口のまったくないきわめてまれな奇形).
as·to·mous [ǽstəməs] 無口の, = astomatous.
a·sto·mus [əstóuməs] 無口体.
as·trag·a·lec·to·my [əstræ̀gəléktəmi] 距骨切除〔術〕.
as·trag·a·lo·cal·ca·ne·an [əstræ̀gəloukælkéiniən] 距骨踵骨の.
as·trag·a·lo·scaph·oid [əstræ̀gələskǽfɔid] 距骨舟状骨の.
a. bone 距舟状骨, = Pirie bone.
as·trag·a·lo·tib·i·al [əstræ̀gələtíbiəl] 距骨脛骨の.
As·trag·a·lus [əstrǽgələs] ゲンゲ属(マメ科の一属).
A. membranaceus キバナオウギ［黄花黄耆］.
***A.* root** オウギ［黄耆］(キバナオウギの根. 強壮, 強心, 利尿, 止汗, 血圧下降に用いられる).
as·trag·a·lus [əstrǽgələs] 距骨, = talus, anklebone. 形 astragalar.
as·tral [ǽstrəl] 星状の.
a. fibers 星状原線維.
a. ray 星状圏放射〔医学〕, 星状圏放射線.
as·tra·pho·bia [æ̀strəfóubiə] 恐雷症, 電光恐怖症, = astrapophobia, keraunophobia, tonitrophobia.
as·tra·po·pho·bia [æ̀strəpoufóubiə] 電光恐怖症, = astraphobia.
as·tric·tion [əstríkʃən] ① 収斂作用. ② 便秘. ③ 圧迫止血.
as·trin·gen·cy [əstríndʒənsi] 収斂性.
as·trin·gent [əstríndʒənt] ① 収斂性の. ② 収斂薬〔医学〕(組織を収縮し結合または集合させる薬物), = caustic.
a. agent 収斂薬〔医学〕.
a. bath 収斂浴〔医学〕(タンニンなどを混ぜたもの).
a. bitters 収斂性苦味剤, = styptic bitters.
a. taste 収斂味, 収斂〔性の〕味〔医学〕.
as·trin·gen·tia [æ̀stridʒénʃiə] 収斂薬〔医学〕(収斂作用を示す薬物. 銅, 亜鉛の硫酸塩, 鉛, アルミニウムのビスマス塩やタンニン酸塩など).
astr(o)- [æstr(ou), –r(ə)] 星の意味を表す接頭語.
as·tro·bi·ol·o·gy [æ̀stroubaiáləʤi] 宇宙生物学.
as·tro·blast [ǽstrəblæst] 〔神経膠〕星〔状〕芽細胞, 星状膠芽細胞(幼若神経膠細胞の一つで, 星状膠細胞に分化するもの).
as·tro·blas·to·ma [æ̀stroublæstóumə] 〔神経膠〕星状芽細胞腫, 星芽細胞腫〔医学〕, 星芽腫(星状神経膠細胞よりやや未熟な星状膠芽細胞からなり, 大脳半球白質部に好発し, 軽度の悪性を示すまれな腫瘍).
as·tro·ci·net·ic [æ̀strousinétik] 中心体運動の, = astrokinetic.
as·tro·c(o)ele [ǽstrəsi:l] 星状腔(中心体が存在する星状球内の陥凹部).
as·tro·cyte [ǽstrəsait] アストロサイト, 星状膠細胞〔医学〕, 星状神経膠細胞, = astroglia, Cajal cell, macroglia, spider cell.
astrocytic end-feet 星状細胞終末ボタン〔医学〕.
astrocytic gliosis 星状細胞グリオーシス〔医学〕, 星状細胞〔神経〕膠症.
as·tro·cy·to·ma [æ̀strousaitóumə] 星細胞腫〔医学〕, 〔神経膠〕星状細胞腫(神経膠腫の一つ. 神経上皮由来の悪性腫瘍で, 成人の大脳半球に現れることが多い).
as·tro·cy·to·sis [æ̀strousaitóusis] アストロサイトーシス, 星状膠細胞増生〔医学〕, 星状細胞増加〔症〕.
a. cerebri 大脳星状細胞増加〔症〕.
as·trog·lia [æstrágliə] 大〔神経〕膠細胞〔医学〕, 星状

膠細胞〔医学〕, 大グリア細胞, 大膠細胞, = macroglia.
a. cell 大グリア細胞, 大膠細胞.
as·troid [ǽstrɔid] 星芒形の, = asteroid.
as·tro·ki·net·ic [æ̀stroukainétik] 中心体運動の, = astrocinetic.
as·tro·ma [æstróumə] = astrocytoma.
astromicin sulfate アストロマイシン硫酸塩 $C_{17}H_{35}N_5O_6 \cdot 2H_2SO_4$: 601.65 (硫酸アストロマイシン. アミノグリコシド系抗生物質. 細菌のタンパク質合成を阻害し殺菌的に作用する).

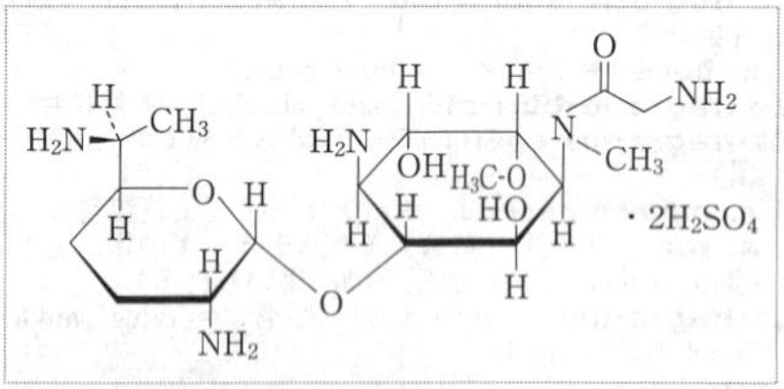

as·tro·naut [ǽstrənɔ:t] 宇宙飛行士.
astronomical refraction 天体大気差.
as·tro·pho·bia [æstroufóubiə] 天体恐怖症〔医学〕.
as·tro·phor·ous [æstrɑ́fərəs] 星状突起のある.
as·tro·phys·ics [æstrəfíziks] 天体物理学, 宇宙物理学.
as·tro·sphere [ǽstrəsfiər] 星状球 (① 星状体 aster の中心部であり, 糸状体と放線体とを除いた部分. ② 中心粒 centriole を除いた星状体), = attraction sphere, centrosome, centrosphere.
as·tro·stat·ic [æ̀strəstǽtik] 中心体静止の.
As·tro·vir·i·dae [æ̀strəvíridi:] アストロウイルス科 (一本鎖 RNA ウイルスで, ヒト, 動物の胃腸炎の原因となるウイルスが含まれる).
As·tro·vi·rus [æ̀strouváiərəs] アストロウイルス属 (アストロウイルス科).
Astrup, Poul [ǽstrʌp] アストラップ (1915–2000, デンマークの化学者).
A. method アストラップ法 (微量の血液により血液中の pH を測定して CO_2 分圧を測定する方法).
Asturian leprosy アストゥリアらい (ペラグラのこと).
Astwood, Edwin B. [ǽstwud] アストウッド (1909–1976, アメリカの内分泌学者).
A. test アストウッド試験.
as·ty·clin·ic [æ̀stiklínik] 都市 (市立) 病院または診療所.
as·tys·ia [əstíziə] 勃起不能, 性交不能, = astyphia.
a·su·e·ro·ther·a·py [əsju:èrouθérəpi] (スペインの医師 Fernando Asuero の療法. 蝶形口蓋神経節焼灼と暗示との併用).
a·sul·fu·ro·sis [əsʌlfjuróusis] イオウ欠乏〔症〕, = asulphurosis.
a·sur·re·na·lism [èisju:rí:nəlizəm] 副腎機能不全, = asuprarenalism.
As–Vs interval As–Vs 間隔 (心電図における心房および心室の収縮開始期間の間隔).
a·syl·la·bia [èisilǽbiə] 綴音不能〔症〕〔医学〕.
a·sy·lum [əsáiləm] 避難所, 収容所, 養育院 (古代の寺院は逮捕を避ける者のために開放された避難所であったのが起原).
a. dysentery 収容所赤痢.
a·sym·bo·lia [èisimbóuliə] 象徴不能〔症〕〔医学〕, 失象徴〔医学〕(象徴を理解する能力がないこと, 大脳損傷による), = asymboly, asemia.
a·sym·met·ric [èisimétrik, æsim–] 不斉 (整) の, 左右不同の, 非対称〔性〕の〔医学〕.
a. atom 不斉原子 (原子価結合がいずれも異なった原子または原子団により満たされたもので, 特に炭素と窒素の場合に重要).
a. carbon atom 不斉炭素原子〔医学〕.
a. catalyst 不斉触媒 (酵素など不斉反応を促進する触媒).
a. compound 不斉化合物 (1 個以上の不斉原子を含むもの).
a. convergence 非対称輻輳.
a. crystal system 不斉結晶系 (三斜晶系).
a. echo 非対称エコー〔医学〕.
a. fetal growth restriction 非対称性胎児発育遅延.
a. induction 不斉誘導〔医学〕.
a. interchange 非相称相互交換〔医学〕.
a. motor neuropathy 非対称性運動ニューロパチー.
a. septal hypertrophy (ASH) 非対称性中隔肥厚〔医学〕(左室後壁厚に対する心室中隔比が1.3以上になる左室肥大).
a. synthesis 不斉合成〔医学〕.
a. tonic neck reflex 非対称性緊張性頸反射〔医学〕.
a. top 非対称こま〔医学〕.
a. type 非対称型〔医学〕.
a. uterus 非対称子宮〔医学〕.
a·sym·met·ri·cal [èisimétrikəl, æsi–] 非対称性の, 不斉の.
a. antivitamin K 不斉アンチビタミン K [化] 3-(1-naphthyl)-4-hydroxycoumarin.
a. carbon atom 不斉炭素原子.
a. dimethyl thionine 不斉ジメチルチオニン, = azure A.
a. induction 不斉誘導.
a. karyokinesis 不斉核分裂.
a. pelvis 非対称骨盤〔医学〕.
a. synthesis 不斉合成 (旋光性について).
a. vibration 不斉振動.
a·sym·me·try [eisímetri] ① 非対称性, 非対称〔医学〕, 非相称. ② 不斉 (化合物の). ③ ひずみ, = skewness. [形] asymmetric, asymmetrical.
a. of thorax 胸郭非対称〔医学〕.
a. potential 不斉電位〔医学〕.
a·sym·phy·tous [eisímfitəs] 非共生長の (別々に生長すること).
a·symp·to·mat·ic [eisìmptəmǽtik] 無症候性の, 無症候性〔医学〕.
a. autoimmune thyroiditis 無症候性自己免疫性甲状腺炎.
a. bacteriuria 無症候性細菌尿〔医学〕.
a. brain tumor 無症候性脳腫瘍 (画像診断の進歩により, 症候以前に発見される脳腫瘍をいう).
a. carrier 無症候性キャリア〔ー〕〔医学〕.
a. cerebral infarction 無症候性脳梗塞.
a. cerebrovascular diseases 無症候性脳血管障害, = silent cerebrovascular disease.
a. gall stone 無症状胆石.
a. hematuria 無症候性血尿〔医学〕.
a. infection 不顕〔性〕感染〔医学〕, 無症状感染〔医学〕, 潜伏感染〔医学〕.
a. intermittent proteinuria 無症候性間欠性タンパク尿 (浮腫や高血圧を伴わない間欠性タンパク尿).
a. myeloma 無症候性多発性骨髄腫, = indolent myeloma.
a. myocardial infarction 無症候性心筋梗塞 (胸痛など自覚症状を欠くもので, 検査上で心筋梗塞が認められるもの).

a. myocardial ischemia 無症候性心筋虚血(虚血性心疾患, 狭心症, 心筋梗塞では胸痛が典型的症状であるが, これらの症状を伴わない例をいう).

a. neurosyphilis 無症候性神経梅毒.

a. persistent proteinuria 無症候性持続性タンパク尿.

a. proteinuria 無症候性タンパク尿.

as·ymp·tot·ic [æsimptátik] 漸近の.

a. equilibrium 漸近平衡, 永年(永続)平衡(放射平衡の一種).

a·syn·ap·sis [eisinǽpsis] 不接合, 無対合 [医学].

a·syn·chro·nism [eisíŋkrənizəm] 不同時性 [医学], 不整時性.

a·syn·chro·nous [eisíŋkrənəs] 不同時性の [医学], 異時性の.

a. mode 非同期モード [医学].

a·syn·chro·ny [eisíŋkrəni] 不同時性 [医学], 非同期.

a·syn·cli·tism [eisíŋklitizəm] 不正軸定位, 不正軸, 不正軸進入(分娩時に児頭が骨盤入口に進入する場合頭頂が同高でなく前後いずれか一方がほかよりも先に進入すること).

a. of skull 児頭歪軸定位, = plagiocephaly.

a·syn·de·sis [əsíndəsis] 統合障害 [医学] (個々の思考単位を全体の概念に結びつけることが不能な状態. 統合失調症の一特徴とされる). 形 asyndetic.

a·syn·ech·ia [èisinékiə] 構造不連続性.

a·syn·er·gia [èisinə́:ʤiə] アシネルギー, 協同運動不能〔症〕, = asynergy.

a·syn·er·gic [eisinə́:rʤik] 共同運動不能の.

a·syn·er·gy [eisínə:ʤi] 協同運動不能〔症〕, 協同運動消失(特に小脳疾患において拮抗筋の適正調和が消失(失調)した状態), = asynergia. 形 asynergic.

a. major 大協同運動不能〔症〕(著しい身体協同不能).

a. minor 小協同運動不能〔症〕(軽い身体協同不能).

a·sy·ne·sia [èisiní:ziə, æsi-] 愚鈍, = stupidity. 形 asynetic.

a·sy·no·dia [èisinóudiə, æsi-] 性交不能, = impotence.

a·sy·no·via [èisinóuviə, æsi-] 滑液欠如.

a·syn·tax·ia [èisintǽksiə, æsi-] 閉鎖不全.

a. dorsalis 神経溝閉鎖不全.

a·syn·the·sis [eisínθisis] 合成欠如.

a·syn·tro·phy [eisíntrəfi] 対称欠如(発育上の).

a·sys·tem·at·ic [əsìstimǽtik] ① 非系統的の. ② 全身性の. ③ びまん性の(特に一系統の器官に限定されていない全身性の神経病についていう).

a·sys·to·le [eisístəli:] ① 心停止. ② 無収縮, = asystolia.

a·sys·to·lia [eisistóuliə] 不全収縮〔期〕, 心収縮不全(心臓収縮数が特定時間著しく減少するか, また消失した状態), = asystole. 形 asystolic.

AT ① air trapping エアートラッピング(空気とらえ込み現象)の略. ② anaerobic threshold 無酸素(嫌気)性作業閾値の略. ③ antithrombin 抗トロンビンの略. ④ ataxia telangiectasia 毛細血管拡張性失調症の略. ⑤ atrial tachycardia 心房性頻脈の略.

α_1-AT α_1-antitrypsin α_1-抗トリプシンの略(血清タンパクを分画する際の, α_1-グロブリンに属する protease inhibitor のこと), = α_1-trypsin inhibitor (α_1-TI), α_1-protease inhibitor.

AT 10 anti-tetany の略(dihydrotachysterol $C_{28}H_{46}O$ の製薬で上皮小体性テタニーの治療に用いる).

A-T split A-T スプリット方式(精神科や診療内科の入院治療において, 患者1人に対して病棟管理医 Administrative Doctor と精神療法治療者 Therapist の2人が役割を分担して関与する方式).

AT wt, at wt atomic weight 原子量の略.

At astatine アスタチンの記号(原子番号 85, 元素記号 At, 原子量 210).

at ran·dom [ət rǽndəm] 無作為に.

atabrine hydrochloride アタブリン塩酸塩, = quinacrine hydrochloride.

a·tac·a·mite [ətǽkəmait] 緑塩銅鉱 $CuCl_2$-$3Cu(OH)_2$.

a·tac·tic [ətǽktik] 失調の(主として筋肉失調をいう), = ataxic.

a. abasia 失調性歩行不能症, = ataxic abasia.

a. gait 失調〔性〕歩行 [医学].

a. stadium 運動失調期(脊髄癆の).

a·tac·ti·form [ətǽktifɔ:m] 失調様の(軽度の失調), = ataxia-like.

atac·to·stele [ətǽktəsti:l] 不斉中心柱.

at·a·rac·tic [æ̀tərǽktik] 精神安定薬 [医学], = tranquilizer.

at·a·rax·ia [æ̀tərǽksiə] ① 平静, 冷静. ② 恬淡(精神, 筋肉などの緊張がないことをいう), = ataraxy. 形 ataractic.

at·a·rax·ic [æ̀tərǽksik] ① 精神安定(作用)の. ② 精神安定薬 [医学], = ataractic.

at·a·rax·y [ǽtərӕksi] 平静 [医学].

atavic metatarsus 隔世遺伝性中足 [医学].

at·a·vic·us [ǽtəvikəs] 先祖返り(両親には似ないで, 祖先に似ること). 形 atavic.

at·a·vism [ǽtəvizəm] 先祖返り, 隔世遺伝 [医学]. 形 atavistic.

a·tax·a·pha·sia [ətæ̀ksəféiziə] 失調性失語症. 形 ataxaphasic.

a·tax·ia [ətǽksiə] 運動失調〔症〕 [医学], 失調症. 形 ataxic.

a. cordis 心臓性運動失調, = auricular fibrillation.

a. telangiectasia 血管拡張性運動失調症, 毛細管拡張性運動失調症(IgA の欠損, 胸腺形成不全, T リンパ球数減少が特徴としてみられる), = Louis-Bar syndrome, Boder-Sedgwick syndrome.

a. telangiectasia mutated gene ATM 遺伝子.

a·tax·i·a·dy·nam·ia [ətæ̀ksiədainǽmiə] 運動失調性無力症, = ataxoadynamia.

a·tax·i·a·gram [ətǽksiəgræm] 運動失調図.

a·tax·i·a·graph [ətǽksiəgræf] 運動失調描画器.

a·tax·i·am·e·ter [ətæ̀ksiǽmitər] 運動失調測定器.

a·tax·i·am·ne·sis [ətæ̀ksiæmní:sis] 健忘性運動失調.

a·tax·i·a·pha·sia [ətæ̀ksiəféiziə] 失調性失語症, = ataxaphasia.

a·tax·ic [ətǽksik] 失調〔性〕の [医学].

a. abasia 失調性歩行不能〔症〕 [医学].

a. amimia 失調〔性〕無表情〔症〕 [医学], 運動失調性無表情〔症〕.

a. aphasia 運動性失語〔症〕 [医学], 失調性失語〔症〕 [医学].

a. breathing 失調性呼吸.

a. gait 失調〔性〕歩行 [医学].

a. hemiparesis 運動失調不全片麻痺.

a. lymphopathy 失調性リンパ管症(リンパ管の腫脹に伴い運動失調症の疼痛発作が発現するもの).

a. nystagmus 失調性眼振 [医学].

a. paraplegia 失調性対麻痺 [医学].

a. speech 失調性言語(小脳疾患にみられる間欠性, 爆発性のもの).

a. tremor 運動失調性振戦.

a·tax·i·o·phe·mia [ətæ̀ksioufí:miə] 言語協同運動失調, = ataxophemia.

a·tax·o·a·dy·nam·ia [ətæ̀ksouədainǽmiə] 運動失調性無力症, = ataxiadynamia.

ataxocerebellar syndrome (マリー症候群), = Marie syndrome.
a·tax·o·phe·mia [ətæksoufí:miə] 言語協同運動失調, = ataxiophemia.
a·tax·o·pho·bia [ətæksoufóubiə] 運動失調恐怖症.
a·tax·y [ətǽksi] 運動失調, = ataxia.
ATCC American Type Culture Collection の略(代表的な菌種の性状の判明したものがコレクションしてある).
-ate [it, eit] 酸が中和やエステル化された際，その酸の塩あるいはエステル体を示すのに用いる接尾語.
a·teg·a·nite [ətégənait] アテガナイト $3MgSiO_3$–$2H_2O$ (水分10.7%を含有するケイ酸マグネシウムの一種で，密度2.6をもつ隕石の成分).
at·e·lec·ta·sis [ætiléktəsis] 無気肺 [医学]，拡張不全〔症〕(肺胞内の空気が欠如している状態)，= atelectasia. 形 atelectatic.
a. neonatorum 新生児無気肺.
a. of middle ear 中耳アテレクターシス.
atelectatic induration 虚脱性硬化 [医学]，不全拡張性硬化.
atelectatic rale 無気性ラ音 [医学]，= crepitant rale.
a·te·lei·o·sis [əti:lióusis] 発育不全，= ateliosis.
a·tel·en·ce·phal·ia [ətèlensifǽliə] 脳発育不全，= atelencephaly, ateloencephalia.
a·tel·en·ceph·a·ly [ətèlinséfəli] 無終脳 [医学]，= ateloencephalia.
a·te·lia [ətí:liə] 発育不全，= ateliosis.
a·tel·i·o·sis [ətì:lióusis, ətèli–] 発育不全，小人症，侏儒(〔脳〕下垂体機能不全によるもの)，= ateleiosis, ateleosis, infantilism, Loraine disease. 形 ateliotic, ateleiotic, atelic.
a. asexualis 非性器性小人症(侏儒).
a. sexualis 性器性小人症(侏儒).
atel(o)– [ætil(ou), –l(ə)] 発育不全の意味を表す接頭語.
at·e·lo·car·dia [ætilouká:diə] 心臓発育不全.
at·e·lo·ceph·a·lous [ætiləséfələs] 頭発育不全.
at·e·lo·chei·lia [ætiloukáiliə] 唇発育不全，= atelochilia.
at·e·lo·chei·ria [ætiloukáiriə] 手発育不全.
at·e·lo·en·ce·phal·ia [ætilouènsifǽliə] 脳発育不全，= atelencephalia.
at·e·lo·glos·sia [ætilouglásiə] 舌発育不全.
at·e·log·na·thia [ætilagnéiθiə] 下顎発育不全，顎発育不全 [医学].
at·e·lo·mit·ic [ætiləmítik] 非末端着糸の [医学]，非末端付着の(染色体の紡錘糸についていう).
at·e·lo·my·e·lia [ætiloumaií:liə] 脊髄発育不全.
a·tel·op·id·tox·in [èitilàpidtáksin] アテロピドトキシン(中央・南アメリカ産カエルのもつ毒素).
at·e·lo·po·dia [ætiloupóudiə] 足発育不全.
at·e·lo·pro·so·pia [ætiloupròusóupiə] 不全顔〔症〕[医学] (顔発育不全).
at·e·lo·ra·chid·ia [ætiloureikídiə] 脊髄発育不全.
at·e·los·te·o·gen·e·sis [ætilàstiəʤénisis] 骨発生不全症.
at·e·lo·sto·mia [ætiloustóumiə] 口〔腔〕発育不全.
aten·o·lol [ǽtinəlɔ:l] アテノロール(β–アドレナリン遮断薬).
a·te·pho·bia [à:tifóubiə, èit–] 没落恐怖症，破滅恐怖 [医学].
ATFL anterior talofibular ligament 前距腓靱帯の略.
ATG antithymocyte globulin 抗胸腺細胞グロブリンの略.
a·thal·po·sis [əθælpóusis] 温度知覚不能.
a·the·la·sia [əθi:léisiə] 無乳頭〔症〕，乳頭欠損〔症〕[医学].
a·the·lia [əθí:liə] 無乳頭〔症〕，乳頭欠損〔症〕[医学]，乳頭欠如(先天性の)，= athelasia.
Athenaeus [æθəní:əs] アテナエウス(AD 1世紀イタリア・シシリアに生まれローマで開業した空気療法 pneumatism の元祖).
ath·e·rec·to·my [æθeréktəmi] アテレクトミー，アテローム切除 [医学]，じゅく(粥)腫切除術.
a. catheter アテレクトミーカテーテル(じゅく(粥)腫摘除に用いる特殊なカテーテル).
a·ther·mal [əθə́:məl] 低温(鉱泉の湯が15°C以下のものをいう).
a. solution 無熱溶液 [医学].
a·ther·man·cy [əθə́:mənsi] 熱線を吸収して透過させないこと. 形 athermic, athermanous.
a·ther·mic [əθə́:mik] 無熱の.
a·ther·mo·sys·tal·tic [əθə̀:mousistǽltik] 温寒不応の(横紋筋などが通常の温寒の影響により収縮を起こさないことについていう).
athero– [æθərou, –rə] じゅく(粥)状の(のり状物質の沈着に関する接頭語).
ath·er·o·cheu·ma [æθəroukjú:mə] じゅく(粥)腫様膿瘍，= atheromatous abscess.
atheroembolic renal disease アテローム(じゅく(粥)腫)塞栓性腎疾患 [医学].
ath·er·o·em·bo·lism [æθərouémbəlizəm] アテローム塞栓症.
ath·er·o·gen·e·sis [æθərəʤénisis] アテローム発生.
ath·er·o·gen·ic [æθərəʤénik] アテローム発生の.
a. diet アテローム誘発食 [医学].
ath·er·o·ma [æθəróumə] アテローム [医学]，粉瘤 [医学]，じゅく(粥)腫. 形 atheromatous.
a. cutis 粉瘤，= sebaceous cyst.
a. embolism じゅく腫塞栓症.
ath·er·o·ma·sia [æθərouméiziə] じゅく(粥)腫性変性.
ath·er·o·ma·to·sis [æθəroumətóusis] アテローム症 [医学]，じゅく(粥)腫症，粉瘤症.
ath·e·rom·a·tous [æθərámətəs] アテロームの [医学].
a. abscess じゅく(粥)腫性膿瘍，アテローム性膿瘍 [医学]，= atherocheuma.
a. cyst アテローム嚢胞 [医学]，アテローマ嚢胞，粥腫性嚢胞.
a. degeneration 粉瘤変性.
a. embolism じゅく腫性塞栓症.
a. mush アテローム内容 [医学].
a. plaque じゅく(粥)状硬化斑.
a. ulcer 粉瘤性潰瘍(下疳)，= chancre.
ath·er·o·ne·cro·sis [æθərounikróusis] じゅく(粥)状壊死.
ath·er·o·scle·ro·sis [æθərouskliəróusis] じゅく(粥)状硬化症 [医学]，アテローマ性動脈硬化症(Marchand が高齢者の大動脈にみられる動脈硬化症に命名した語).
a. of renal artery 腎動脈硬化症 [医学].
ath·er·o·scler·o·tic [æθrouskrátik] アテローム硬化の.
a. aneurysm アテローム硬化性動脈瘤.
a. gangrene じゅく(粥)状硬化性壊疽 [医学].
a. heart disease アテローム硬化型心疾患 [医学].
ath·er·o·sis [æθəróusis] 動脈硬化症(じゅく(粥)状変性による).
atherothrombotic infarction アテローム血栓性脳梗塞.
ath·e·toid [ǽθitɔid] アテトーゼ様.

a. movement アテトーゼ様運動〔医学〕.

ath·e·to·sis [æ̀θitóusis] アテトーゼ，アテトーシス〔医学〕，無定位運動症〔医学〕(1873年 Hammond が記載した症状で，主として小児において脳疾患の結果，手足を絶えず虫の運動に似たように動かして一定位をとることが不能な状態)，= posthemorrhagic chorea. 形 athetotic, athetoid, athetosic.

ath·e·tot·ic [æ̀θitátik] アテトーシスの〔医学〕.

a. eye movement アテトーシス〔性〕眼運動〔医学〕.

ath·lete [ǽθli:t] 運動家，強壮者.

athlete's foot 運動〔家〕足(みずむし)，= dermatophytosis.

athlete's heart 運動〔家〕心(スポーツ心臓ともいう)，= neurocirculatory asthenia.

ath·let·ic [æθlétik] 運動選手の(アスレチック).

a. constitution 闘士型体型(細長型，肥満型，異形成型とともに Kretschmer が分類した4体型の一つ)，運動家体型〔医学〕.

a. heart 運動家心臓，スポーツ心臓〔医学〕(病変を伴わない肥大心).

a. injury スポーツ外傷〔医学〕.

a. rehabilitation アスレチックリハビリテーション.

a. type 闘士〔体〕型〔医学〕.

a·tho·pia [əθóupiə] 精神衰弱.

aThr allothreonines アロトレオニンの略.

a·threp·sia [əθrépsiə] 無栄養症〔医学〕，消耗〔症〕，= marasmus, athrepsy. 形 athrepic.

athreptic immunity 無栄養性免疫(移植した腫瘍組織が栄養不良のため増殖を阻止されること).

ath·ro·cy·to·sis [æ̀θrousaitóusis] 摂食〔作用〕(近位尿細管細胞が尿細管内に入ってきた原尿成分中から選択的にある物質を再吸収する現象で，細網内皮細胞の食作用と区別する語). 形 athrocytotic.

a·throm·bia [əθrámbiə] トロンビン欠乏症，無トロンビン症.

athrom·bo·cyt·ic [əθràmbəsítik] 無血小板性の.

athrombopenic purpura 非血小板減少性紫斑〔病〕.

ath·ro·phag·o·cy·to·sis [æ̀θroufæ̀gousaitóusis] 非栄養性食作用.

a·thy·mia [əθáimiə, əθí-, ei-] ① 痴呆. ② 無感覚，意識消失. ③ 無胸腺症. 形 athymic.

athymic animal 胸腺欠損動物.

athymic mouse 無胸腺マウス〔医学〕.

athymic nude mice 胸腺欠損ヌードマウス(胸腺が欠損し，体毛が無いマウスである．癌化した組織細胞の継代に用いられている).

athymic rat 無胸腺ラット.

a·thy·mism [əθáimizəm] 無胸腺症(胸腺欠損あるいは胸腺摘出およびその影響をいう)，= athymismus.

a·thy·rea, a·thy·ria [əθáiriə] 無甲状腺〔症〕，無甲状腺性粘液浮腫，= myxedema, athyreosis.

a·thy·re·o·sis [əθàirióusis] 無甲状腺症〔医学〕(主として先天性の)，= athyria. 形 athyreotic.

athyreotic nanism 無甲状腺性小人症〔医学〕.

a·thy·roid·e·mia [əθàirɔidí:miə] 無甲状腺ホルモン血〔症〕.

a·thy·roid·ism [əθairɔ́idizəm] 甲状腺脱落〔症〕〔医学〕，無甲状腺症，= athyreosis.

a·thy·ro·sis [èiθairóusis] 無甲状腺〔症〕(先天的な甲状腺の欠損により甲状腺ホルモンの合成，分泌が欠除していること)，= athyroidism.

a·thy·rot·ic [èiθairátik] 無甲状腺症の.

at·ite [ǽtait] アタイト(硝酸塩を亜硝酸塩に還元する乳汁成分).

ATL ①adult T cell leukemia 成人T細胞白血病の略. ②adult T-cell lymphoma 成人T細胞リンパ腫の略.

at·lan·tad [ətlǽntæd] 環椎の方向へ.

at·lan·tal [ətlǽntəl] 環椎の.

at·lan·tic [ətlǽntik] 環椎の.

a. part [TA] 環椎部，= pars atlantica [L/TA].

a. part of vertebral artery 椎骨動脈の環椎部.

atlanto- [ətlæntou, -tə] 環椎との関係を表す接頭語.

at·lan·to·ax·i·al [ətlæntouǽksiəl] 環椎軸椎の，= atloaxial.

a. dislocation 環軸脱臼〔医学〕.

a. instability 環軸椎不安定〔医学〕.

a. joint 環軸関節.

a. rotatory fixation (AARF) 環軸関節回旋位固定.

a. spondyloarthropathy 環軸椎病変.

a. subluxation (AAS) 環軸関節亜脱臼.

atlantodental distance (ADD) 環椎歯突起間距離.

atlantodental interval (ADI) 環椎歯突起間距離〔医学〕.

atlantodental joint 環椎歯突起関節，正中環軸関節.

at·lan·to·did·y·mus [ətlæ̀ntoudídiməs] 二頭奇形，= atlodymus.

at·lan·to·ep·i·stroph·ic [ətlæntouepistráfik] = atlantoaxial.

at·lan·to·mas·toid [ətlæntoumǽstɔid] 環椎乳突起の.

at·lan·to·oc·cip·i·tal [ətlǽntouaksípitəl] 環椎後頭骨の.

a. joint [TA] 環椎後頭関節，= articulatio atlanto-occipitalis [L/TA].

a. membrane 環椎後頭膜.

a. puncture 後頭下穿刺(小脳延髄槽より髄液の採取(大槽穿刺))，= cisterna puncture.

a. synostosis 環椎頭蓋癒合(環椎環が不完全または完全に後頭部基部と癒合したもの).

at·lan·to·odon·toid [ətlǽntououdántɔid] 環〔椎〕歯状突起の.

at·las〔C1〕 [ǽtləs] [L/TA] ① 環椎，= atlas〔C1〕[TA]. ② 第一頸椎〔医学〕(ギリシャ神話のアトラス Atlas にちなむ．アトラスが天を支えるように，第一頸椎は頭蓋を支える). ③ 図譜.

atlas assimilation 環椎頭蓋癒合〔症〕，環椎同化，環椎癒合症(環椎が後頭骨と癒合，扁平頭蓋を伴うことがある．扁平頭蓋底(platybasia)). → platybasia.

atlas of hematology 血液学図譜.

Atlee, Washington Lemuel [ǽtli:] アトリー(1808-1878，アメリカの医師．子宮筋腫の外科的摘出を考案し，その兄 Atlee, John Light (1799-1885)とともに卵巣切除術の基礎を確立した).

ATL-L adult T cell leukemia-lymphoma 成人T細胞白血病・リンパ腫の略.

at·lo·ax·oid [æ̀tlouǽksɔid] 環軸椎の，= atlanto-axial.

at·lo·did·y·mus [æ̀tloudídiməs] 二頭奇形，= atlantodidymus.

at·lod·y·mus [ætládiməs] 二頭奇形(同一体の頸部に二頭を備えた奇形で，dicephalus monauchenos とも呼ばれる)，= atlodidymus.

at·loid [ǽtlɔid] 環椎の，= atlantal.

at·loi·do·oc·cip·i·tal [ætlɔ́idouaksípitəl] = atlantooccipital.

a. joint 環椎後頭関節〔医学〕.

at·lo·oc·cip·i·tal [ǽtlouaksípitəl] = atlantooccipital.

ATLS advanced trauma life support 二次外傷救命処置の略.

ATLV adult T cell leukemia virus 成人T細胞白血病ウイルスの略.

atm atmosphere 標準大気, 標準大気圧, 気圧(圧力の単位)の略.

at·mi·at·rics [ætmiǽtriks] 蒸気療法, 気浴療法, = atmiatry.

atm(o)- [ætm(ou), -m(ə)] 大気, 蒸気の意味を表す接頭語.

at·mo·cau·sis [æ̀tmoukɔ́:sis] 蒸気焼灼〔法〕[医学].

at·mo·cau·te·ry [ætmoukɔ́:təri] 蒸気焼灼器[医学].

at·mol·y·sis [ætmálisis] 分気〔法〕(混合気体を多孔性物質を通して真空中に拡散させると, 初めの部分には分子量の小さいものが拡散し, 残部には大きいものが多く残る).

at·mom·e·ter [ætmámitər] 蒸発計(湿度測定の目的で発散する蒸気を定量する器械), = evaporimeter.

atmophile element 親気元素[医学].

at·mos [ǽtməs] (気圧の単位. $1cm^2$当たりの1 dyneの圧力に相当する(0°Cで水銀圧76cm)).

at·mos·phere [ǽtməsfiə] ① 大気〔圏〕(地球上に大気の存在する部分). ② 雰囲気(環境の). ③ 気圧(圧力の単位で, 海面において1インチにつき15ポンド).

a. exposure chamber 大気曝露実験装置[医学].

at·mos·pher·ic [æ̀tməsférik] 大気の, 大気性の[医学].

a. air 大気, 空気.

a. anoxia 大気性無酸素症[医学].

a. blast 爆風傷害, = blast injury.

a. blast injury 大気爆風傷害.

a. condition 大気の状態[医学].

a. distillation 常圧蒸留[医学].

a. electricity 空中電気.

a. exposure test 曝露試験[医学].

a. hypoxia 大気性低酸素症[医学].

a. pollutant 大気汚染物質[医学].

a. pressure ① 大気圧. ② 気圧(単位).

a. saturation 大気性(酸素)飽和度.

a. temperature 気温[医学], 大気温.

a. tide 大気の波.

at·mos·pher·i·za·tion [æ̀tməsfèrizéiʃən] (静脈血を動脈血に変えること).

at·mo·ther·a·py [æ̀tməθérəpi] ① 蒸気療法. ② 呼吸療法.

ATN acute tubular necrosis 急性尿細管壊死の略.

a·to·cia [eitóuʃiə, ei-] 不妊症(女性の).

at·om [ǽtəm] 原子(物質の単位で, 中心には正電荷をもつ重い原子核があり, その周囲に負電荷の軽い電子が定まった数だけある. 前者を原子核, 後者を電子 electron と呼ぶ. 陽子 proton の荷電数または電子の数は原子番号を表し, 原子番号と中性子の数の和は原子量を表す. 中性子 neutron は proton とともに原子核を構成する要素であるが荷電をもたない). 形 atomic.

a. clock 原子時計.

a. force microscope (**AFM**) 原子間力顕微鏡.

a. meter 原子メートル(オングストローム単位(0.1nm)のこと), = Ångstrom unit.

a. size アトムの大きさ.

a. smashing 原子破壊.

a. time 原子時間.

a·tom·ic [ətámik] 原子の[医学].

a. absorption analysis 原子吸光分析[医学].

a. absorption coefficient 原子吸収係数(吸収係数を1mL内の原子数で除した数で, 原子により吸収される平均エネルギーの量を比較するのに用いられる).

a. absorption spectrometry 原子吸光法.

a. absorption spectrophotometry 原子吸光分光測光法[医学].

a. absorption spectroscopy 原子吸光分光分析[医学].

a. absorption spectrum 原子吸光スペクトル[医学].

a. age 原子力時代.

a. beam 原子線(単原子気体の原子群が一定方向に高速度で進行するもの).

a. bomb 原子爆弾(原子核分裂爆弾とも呼ばれ, 核分裂性原子核 ^{235}U, ^{239}Pu, ^{234}U などの分裂を連鎖的に進行させ, 瞬間的に狭い空間で大量のエネルギーを放出する. 第二次世界大戦中の1945年6月アメリカの Los Alamos 原子核研究所において完成され, 同年8月長崎, 広島に落された. 1個の核分裂により放出されるエネルギーは200〜300MeVで, その生体に及ぼす影響には, 放射線による障害, 熱放射による焼夷効果と火傷, 衝撃波による破壊などで, 放射線はγ線, 中性子, β線, α線を含む).

a. bomb disease 原〔子〕爆〔弾〕症[医学].

a. bomb injury 原爆症.

a. bomb syndrome 原子爆弾症候群, = Keller atomic bomb syndrome.

a. cell 原子力電池[医学].

a. chain 原子鎖.

a. clock 原子時計(マイクロ波の範囲にあるスペクトル線の周波数を基準とする時計).

a. core 原子核, 原子芯(原子の成分のうち, 原子価電子を除いた部分).

a. disease 原子爆弾病, = atomic bomb injury.

a. energy 原子力, 原子エネルギー.

a. factor 原子〔構造〕因数, = atomic form factor.

a. fraction 原子分率[医学].

a. group 原子団(化合物の分子内に含まれるある特定の原子群).

a. heat 原子熱(1グラム原子の物質の温度を1°C上げる熱量).

a. hypothesis 原子仮説.

a. lattice 原子格子.

a. linkage 原子結合.

a. magnetism 原子磁気(単位の帯磁率にその元素の原子容を乗じた積).

a. mass 原子質量, = mass number.

a. mass unit 原子質量単位[医学].

a. medicine 原子医学[医学].

a. model 原子模型(原子の構造を表すモデル).

a. nucleus 原子核.

a. number 原子番号(原子核の陽電荷数に基づくもの).

a. orbital 原子軌道〔関数〕.

a. pile 原子炉(ウラン, トリウム, プルトニウムなどの原子核分裂が連鎖反応としてかつ定常的に進行するように考案された装置で, 核分裂性の物質を燃料として利用する).

a. polarization 原子分極.

a. polyhedron 原子多面体.

a. power 原子力, = atomic energy.

a. rays 原子線.

a. reaction 原子反応(反応物質の一つとして遊離の原子が関与する化学反応).

a. reactor 原子炉[医学].

a. refraction 原子屈折.

a. scattering coefficient 原子散乱係数.

a. shell 原子殻.

a. spectrum 原子スペクトル[医学].

a. stopping power 原子阻止能.

a. structure 原子構造[医学].

a. susceptibility 原子磁化率(原子1モル当たりの

磁化率).

a. symbol 原子記号(同位元素の質量数を元素記号の肩に書き表したもの).

a. theory 原子説(分子は原子の集合であるという説).

a. time 原子時間(アンモニア分子における原子の固有振動で時間を決める).

a. unit 原子単位(原子の特徴を表す数値を,その相互関係から算出して表される単位系).

a. volume 原子容(単位の固体における比容積と原子量との積で,1グラム原子が固体で占める体積を cm^3 単位で表した数).

a. warfare 原子力戦〔医学〕.

a. weight 原子量(化学では炭素原子の質量を12とした標準に対する各原子の質量をいい,物理では ^{12}C の質量を12とし,各原子の相対的な質量を表した値).

a. weight unit 原子量単位〔医学〕.

at·om·ic·i·ty [ætəmísiti] 原子数,原子価数.

at·om·ism [ǽtəmizəm] 原子説(宇宙は原子からなるとの学説).

atomistic psychology 原子論的心理学.

at·om·is·tics [ætəmístiks] 原子説(物質は,原子の集合体とする考え).

at·om·i·za·tion [ætəmaizéiʃən] 噴霧〔医学〕,微粒化.

at·om·iz·er [ǽtəmàizər] 噴霧器〔医学〕,霧吹き,アトマイザー.

at·om·iz·ing [ǽtəmaiziŋ] 噴霧.

a·to·nia [ætóuniə, ei–] 無緊張〔医学〕,無緊張症,弛緩症(筋の),= atony. 形 atonic.

a. of bladder 膀胱弛緩.

a. sacci lacrimalis 涙嚢弛緩.

a. uteri 子宮弛緩.

a. ventriculi 胃アトニー,= atony of stomach.

a·ton·ic [ætánik, ei–] 無緊張性の〔医学〕,弛緩性の〔医学〕.

a. amentia 無緊張性アメンチア〔医学〕.

a. bladder 弛緩膀胱,無緊張性膀胱〔医学〕.

a. bleeding 弛緩出血〔医学〕.

a. constipation 無緊張性便秘〔医学〕,弛緩性便秘.

a. diplegia 無緊張性両麻痺〔医学〕.

a. dyspepsia 無緊張性消化不良(障害)〔症〕〔医学〕,弛緩性消化不良.

a. ectropion 麻痺性外反,= paralytic ectropion, flaccid e..

a. epilepsy 無緊張性てんかん.

a. hemorrhage 弛緩出血〔医学〕.

a. labor 無力分娩〔医学〕,陣痛微弱分娩.

a. neurogenic bladder 無緊張性神経因性膀胱〔医学〕.

a. seizure 脱力発作〔医学〕.

a. ulcer 無力性潰瘍〔医学〕(治癒困難なもの).

at·o·nic·i·ty [ætənísiti] 無緊張性〔医学〕.

at·o·nied [ǽtənid] 緊張が欠如した,弛緩した.

at·o·ni·ty [ətóuniti] 無動作(分裂病の緊張型またはうつ病にみられる昏迷性無動的状態).

at·o·ny [ǽtəni] 弛緩症,= atonia.

a. of uterus 子宮弛緩〔症〕〔医学〕.

at·o·pen [ǽtəpən] アトペン(アトピーの原因となる抗原).

atop·ic [ətápik] ① アトピー〔性〕の,アレルギー性の. ② 転位した,定所外の.

a. allergy アトピー性アレルギー(I型アレルギー反応に基づく過敏症).

a. asthma アトピー型喘息,アトピー性喘息〔医学〕,= allergic asthma.

a. bronchial asthma アトピー性気管支喘息.

a. cataract アトピー白内障(アトピー性皮膚炎に合併).

a. conjunctivitis アトピー性結膜炎〔医学〕.

a. cough アトピー咳嗽.

a. dermatitis アトピー性皮膚炎(アトピー素因の個体に発生しやすい湿疹様変化である),= lichenoid eczema.

a. diathesis アトピー素因.

a. disease アトピー性疾患.

a. dispositon アトピー素因(家族歴,既往歴にアトピー性疾患があることや IgE 抗体を産生しやすい素因をいう).

a. eczema アトピー性湿疹〔医学〕,= atopic dermatitis.

a. erythroderma アトピー性紅皮症.

a. exudative syndrome アトピー性滲出性症候群.

a. gene アトピー遺伝子〔医学〕.

a. hypersensitivity アトピー性過敏症〔医学〕.

a. neurodermatitis アトピー性神経皮膚炎〔医学〕.

a. organ 転位器官,異所性器官.

a. reaction アトピー反応(IgE 抗体と特異抗原との抗原抗体反応の結果生じる反応).

a. reagin アトピー反応体,アトピー性発現因子(アトペンと反応を起こす抗体で,天然に過敏性をもつ個人の血清中に存在し,それにより正常な他人に被動的に特異的過敏性を与えると思われるもの),= Prausnitz-Küstner antibody.

a. skin アトピー皮膚.

a·top·og·no·sia [ətàpɑgnóuziə] 無位覚〔症〕,位置覚欠損〔症〕〔医学〕,位置覚欠如〔症〕,= atopognosis.

a·top·o·men·or·rhea [ətàpoumènərí:ə] 代償〔性〕月経.

at·o·py [ǽtəpi] アトピー(遺伝的素因,家族性に発症する IgE 性過敏症. アレルギー性鼻炎,アレルギー性喘息,アトピー性皮膚炎がこれに属する. IgE 抗体を介する I 型アレルギー反応が主要な病態を形成すると考えられる. 小児期に強い症状を示す. 1923年 Coca と Cooke によりアトピーの概念が提唱された).

at·o·py·al·ler·gen [ætəpiəlǽ:ʤən] アトペン(各種のアトピーにおける刺激の原因).

a·tox·ic [ætáksik, ei–] 無毒の〔医学〕.

ATP ① adenosine triphosphoric acid アデノシン三リン酸の略. ② autoimmune thrombocytopenic purpura 自己免疫性栓球減少性紫斑病の略.

ATPase adenosinetriphosphatase アデノシントリホスファターゼの略.

ATPS ambient temperature and pressure, saturated with water vapor の略(呼吸機能検査の測定条件の一つ. 室温,大気圧,水蒸気飽和状態をいう).

ATR Achilles tendon reflex アキレス腱反射の略.

ATRA all-trans retinoic acid 全(オール)トランス型レチノイン酸の略.

at·ra·bil·i·ary [ætrəbíliəri] ① 黒胆性の. ② 憂うつな.

a. capsules 副腎,= suprarenal capsule.

atrabilious temperament 黒胆汁質,= melancholic temperament.

a·tra·che·lia [èitrəkí:liə, ætr–] 無頸症,短頸症.

a·tra·che·lo·ceph·a·lus [èitrəkì:ləséfələs, ætr–] 無頸頭体.

at·rac·ten·chy·ma [ætrəktéŋkimə] 紡錘細胞組織.

at·rac·to·plasm [ətrǽktəplæ̀zəm] 紡錘体原形質.

at·rac·to·some [ətrǽkətəsoum] 紡錘体原形質像〔医学〕.

at·rac·tyl·ic ac·id [ætrəktílik ǽsid] アトラクチリン酸 $K_2C_{30}H_{52}O_{18}S_2$ (*Carlina gummifera* (*Atractylis gummifera*)から得られる毒性配糖体で,カリウム塩として得られる),= atractylin.

at·rac·tyl·in [ætrəktílin] アトラクチリン,= atractylic acid.

At·rac·ty·lo·des [ætræktilóudi:s] オケラ［朮］属（キク科植物．根は生薬ソウジュツ［蒼朮］，ビャクジュツ［白朮］となり，健胃その他の効果がある）．

at·ra·cu·ri·um [ætrəkjú:riəm] アトラキリューム $C_{65}H_{82}N_2O_{18}S_2$（2つのキノリン核がエステル結合した化学構造）．

a·trans·fer·rin·e·mia [ætrænsfəriní:miə, eitr–] 無トランスフェリン血症．

a·trau·mat·ic [ætrɔ:mǽtik, eitr–] 非外傷性の，無傷〔性〕の［医学］，外傷を起こさない．

a. needle 無傷針［医学］，糸付き縫合針．

a. suture 非外傷（無傷）性縫合糸．

a. technique 愛護的手技，非損傷手技．

At·rax [ǽtræks] ジョウゴグモ属（オーストラリア産の毒グモ，シドニージョウゴグモ *A. robustus* は強毒をもつ）．

a·tre·mia [ətrí:miə] ① 無振戦．② 歩行不能症（ヒステリー性），= Neftel disease.

a·trep·sy [ətrépsi] 消耗〔症〕，= athrepsia.

a·tre·sia [ətrí:ʒiə] 閉鎖症．形 atretic.

a. ani 鎖肛［医学］，= atresia of anus.

a. ani vaginalis 腟肛門，= anus vaginalis.

a. auris externa 外耳道閉鎖症．

a. cervicalis 頸管閉鎖．

a. iridis 瞳孔閉鎖，= atretopsia.

a. nasi 鼻腔閉鎖症，= atretorrhinia.

a. of anus 鎖肛［医学］，= atresia ani.

a. of aorta 大動脈閉鎖〔症〕［医学］．

a. of bladder neck 膀胱頸部閉鎖［医学］．

a. of cervical canal 頸管閉鎖〔症〕［医学］．

a. of hymen 処女膜閉鎖〔症〕［医学］，= hymenal atresia.

a. of intestine 腸閉鎖症［医学］．

a. of intrahepatic bile duct 肝内胆管閉鎖症．

a. of larynx 喉頭閉鎖［医学］．

a. of left coronary artery ostium 左冠状動脈口閉鎖［医学］．

a. of nares 〔前（後）〕鼻孔閉鎖〔症〕［医学］．

a. of pulmonary artery 肺動脈閉鎖［医学］．

a. of salivary duct 唾液腺導管閉鎖［医学］．

a. of uterus 子宮口閉鎖［医学］，鎖宮［医学］．

a. of vulva 陰門閉鎖［医学］．

a. puncti lacrimalis 涙点閉鎖．

a. tubaria 卵管閉鎖．

a. uteri 子宮閉鎖（鎖宮），= metratresia, hysteratresia.

a. vaginae 腟閉鎖〔症〕（鎖腟），= gynatresia.

a. vulvae 外陰閉鎖．

a·tre·sic [ətrí:zik] 閉鎖〔性〕の，= atretic. 名 atresia.

a. teratism 閉鎖奇形（正常孔が閉鎖したもの）．

a·tret·ic [ətrétik] 閉鎖〔性〕の［医学］．

a. corpus luteum 閉鎖黄体．

a. follicle 閉鎖卵胞，= corpus atreticum.

atreto– [ətri:tou, –tə] 無孔，閉鎖の意味を表す接頭語．

a·tre·to·ble·pha·ria [ətrì:toublifέəriə] 眼裂閉鎖，眼縁癒着．

a·tre·to·ceph·a·lus [ətrì:təséfələs] 頭部無孔奇形（口と鼻が閉鎖したもの）．

a·tre·to·cor·mus [ətrì:toukɔ́:məs] 無孔体（1つ以上の身体の開口が閉鎖したもの）．

a·tre·to·cys·tia [ətrì:təsístiə] 膀胱閉鎖［医学］．

a·tre·to·gas·tria [ətrì:təgǽstriə] 胃閉鎖［医学］（噴門または幽門が閉鎖したもの）．

a·tre·to·le·mia [ətrì:toulí:miə] 咽頭食道閉鎖．

a·tre·to·me·tria [ətrì:toumí:triə] 子宮口閉鎖，鎖宮［医学］．

a·tre·top·sia [èitritápsiə] 虹彩閉鎖［医学］，鎖瞳［医学］，瞳孔閉鎖，= membrana pupillaris persistens.

a·tre·tor·rhi·nia [ətrì:touráiniə] 無鼻孔症，鼻腔閉鎖〔症〕［医学］．

a·tre·to·sto·mia [ətrì:toustóumiə] 口腔閉鎖〔症〕［医学］．

a·tre·tu·re·thria [ətrì:tjurí:θriə] 尿道閉鎖症，尿道閉鎖［医学］，= imperforate urethra, urethral atresia.

atri– [eitri] 心房との関連を表す接頭語．

at·ria [ǽtriə, éit–] 房，心房［医学］，点（atrium の複数）．

a. mortis 致命点（肺，心などの生命器官）．

at·ri·al [éitriəl] 心房〔性〕の．

a. anastomotic branch [TA] 吻合心房枝，= ramus atrialis anastomoticus [L/TA].

a. appendectomy 心耳切除［医学］．

a. arrest 心房停止［医学］．

a. arrhythmia 心房性不整脈［医学］．

a. arteries 心房動脈．

a. branches [TA] 心房枝*，= rami atriales [L/TA].

a. burst 心房バースト［医学］．

a. capture beat 心房性補充拍動．

a. chaotic tachycardia 多源性心房頻拍．

a. clamp 心房鉗子［医学］．

a. complex 心房〔棘〕波群［医学］，心房波形．

a. contraction 心房性収縮［医学］．

a. demand pacemaker 心房デマンド型ペースメーカ〔ー〕．

a. depression 心房性陥凹［医学］．

a. diastole 心房拡張期．

a. dilatation 心房拡張［医学］．

a. dissociation 心房解離［医学］．

a. echo 心房エコー．

a. extrasystole 心房性期外収縮［医学］，= auricular extrasystole.

a. fibrillation 心房細動［医学］，= auricular fibrillation.

a. flutter 心房粗動［医学］（心房の一定筋束をめぐって1分間約300回の速度で収縮が起こるが，心室は2：1，3：1などの頻度で応答する），= auricular flutter.

a. fusion beat 心房融合収縮．

a. gallop 心房性奔馬リズム（律動）［医学］，第Ⅳ心音．

a. hypertrophy 心房肥大［医学］．

a. kick 心房キック［医学］，心房収縮．

a. myxoma 心房粘液腫［医学］．

a. natriuretic factor 心房性ナトリウム利尿ホルモン〔因子〕（心房より分泌されるペプチドホルモン．心房が伸展すると分泌され，腎臓よりナトリウム排泄を促進する作用がある）．

a. natriuretic hormone 心房性ナトリウム利尿ホルモン（ペプチド）（心房拡張により分泌され，ナトリウム利尿と血管拡張作用を起こすホルモン），= atrial natriuretic peptide (ANP).

a. natriuretic peptide (ANP) 心房性ナトリウム利尿ペプチド．

a. natriuretic polypeptide (ANP) 心房性ナトリウム利尿ポリペプチド．

a. pacing 心房ペーシング［医学］．

a. plexus 心房神経叢（胎児の）．

a. premature beats 心房性期外収縮［医学］．

a. premature contraction 心房性期外収縮［医学］．

a. pressure 心房圧［医学］．

a. septal defect (ASD) 心房中隔欠損〔症〕［医学］（先天性心疾患．一次孔欠損，二次孔欠損，静脈洞欠損の3型がある）．

a. septum 心房中隔，= septum atriorum.
a. sound 心房音〔医学〕（心音のⅣ音）.
a. standstill 心房停止〔医学〕（洞停止ともいう．洞房ブロックによることが多いが，ときに心房筋興奮性の低下による心房筋活動停止もある）.
a. switch （肺高血圧を伴わない完全大血管転移で，心房中隔を切除する手術法）.
a. synchronized ventricular-inhibited pacing mode 心房同期心室抑制ペーシングモード〔医学〕.
a. synchronized ventricular-limited pacemaker 心房同期型ペースメーカ〔ー〕.
a. systolic murmur 心房収縮期雑音〔医学〕.
a. tachycardia 心房性頻拍〔医学〕，心房性頻脈.
a. ventricular canal defect 共通房室弁口欠損.
a.-well technique 心房井戸法.
at·ri·cha ［ǽtrikə］ 無鞭毛細菌類．形 atrichous.
at·rich·ia ［ətríkiə］ 無毛〔医学〕，無毛症，= atrichosis.
at·ri·cho·sis ［æ̀trikóusis］ 無毛症（毛髪のないこと），= atrichia.
a. congenitalis 先天性無毛症.
at·rich·ous ［ətríkəs］ 無鞭毛の，無毛の〔医学〕.
atrio- ［eitriou, æt-, -riə］ 房の意味を表す接頭語.
atriocarotid interval 心房頸動脈間隔（a-c 間隔），= a-c interval.
atriolized right ventricle 心房化右心室〔医学〕.
a·tri·o·meg·a·ly ［èitriəmégəli］ 心房肥大〔症〕.
a·tri·o·nec·tor ［èitriounéktər］ 洞房結節，= sinoauricular node.
a·tri·o·pep·tin ［èitriəpéptin］ アトリオペプチン，= atrial natriuretic factor.
a·tri·o·pore ［éitriəpɔ:r］ 呼吸孔（囲鰓孔ともいう．ナメクジウオ・ホヤなどにみられる）.
a·tri·o·sep·to·pexy ［èitriəséptəpeksi］ 心房中隔固定〔術〕.
a·tri·o·sep·to·plas·ty ［èitriəséptəplæsti］ 心房中隔形成〔術〕.
a·tri·o·sep·tos·to·my ［èitriouseptɑ́stəmi］ 心房中隔欠損形成〔術〕，心房中隔切開〔術〕，= Blalock-Hanlon operation.
atriosystolic murmur 心房収縮性雑音.
a·tri·o·tome ［éitriətoum］ 〔心臓〕房室間切断器.
a·tri·ot·o·my ［èitriɑ́təmi］ 心房切開〔術〕.
a·tri·o·ven·tric·u·lar ［èitriouvèntríkjulər］ 房室の（心臓）.
a. band 〔心〕房室束（ヒス束），= auriculoventricular band, bundle of His.
a. block 房室ブロック，= A-V block, heart b..
a. branches [TA] 房室枝*，= rami atrioventriculares [L/TA].
a. bundle [TA] 房室束，= fasciculus atrioventricularis [L/TA].
a. canal 房室管〔医学〕.
a. conduction (AVC) 房室刺激伝導，房室伝導〔医学〕，= A-V conduction.
a. conduction delay 房室伝導遅延〔医学〕，房室刺激伝導遅延.
a. conduction disturbance 房室伝導障害〔医学〕.
a. conduction time 房室伝導時間〔医学〕.
a. discordance 心房心室不一致〔医学〕.
a. dissociation 房室解離〔医学〕（心房と心室が独立して活動している状態で広義では完全房室ブロックを含む．狭義では完全房室ブロックを除く）.
a. excitation 房室興奮，= Wolf-Parkinson-White syndrome.
a. extrasystole 房室性期外収縮〔医学〕，= auriculo ventricular extrasystole.
a. fasciculus 房室束，= bundle of His.
a. furrow 心房室溝〔医学〕.
a. groove 房室間溝.
a. heart block 房室ブロック，= auriculoventricular heart block.
a. interference dissociation 房室干渉解離〔医学〕.
a. interval 房室間隔.
a. junction 房室連結部〔医学〕.
a. junctional rhythm 房室結節性調律.
a. junctional tachycardia 房室接合部〔性〕頻拍症，= A-V junctional tachycardia, nodal t..
a. nodal branch [TA] 房室結節枝，= ramus nodi atrioventricularis [L/TA].
a. nodal rhythm 〔房室〕結節性リズム（律動）〔医学〕.
a. node [TA] 房室結節（哺乳動物心臓の房間中隔基底部にある Purkinje 線維からなる白色帯で，His 束の起始点をなす刺激伝導系），= nodus atrioventricularis [L/TA].
a. orifice 房室口〔医学〕.
a. rhythm 房室リズム（律動）〔医学〕，房室結節性調律.
a. ring 房室輪〔医学〕.
a. septal defect 房室中隔欠損〔医学〕.
a. septum [TA] 心房中隔，房室中隔，= septum atrioventriculare [L/TA].
a. sequential pacemaker 心房心室連続ペースメーカ.
a. sequential pacing 心房心室連続ペーシング.
a. sulcus 房室溝，= sulcus coronarius.
a. valve 房室弁〔医学〕.
a. reciprocating tachycardia 房室回帰性頻拍.
at·rip·li·cism ［ətríplisizəm］ アトリプリシズム（ヒユ科 *Atriplex* 属植物による中毒）.
a·tri·um ［éitriəm］ [L/TA] 側脳室房*，心房，= atrium [TA]．形 atrial.
a. cordis 心房.
a. cordis dextrum [L/TA] 右心房，= right atrium [TA].
a. cordis sinistrum [L/TA] 左心房，= left atrium [TA].
a. dextrum [L/TA] 右心房，= right atrium [TA].
a. glottidis 喉頭上腔，= atrium laryngis.
a. laryngis 喉頭（前房）入口部.
a. meatus medii [L/TA] 中鼻道前房，= atrium of middle meatus [TA].
a. of infection 感染門.
a. of meatus medii of nose 中鼻道前房〔医学〕.
a. of middle meatus [TA] 中鼻道前房，= atrium meatus medii [L/TA].
a. of otocyst 耳小嚢前房.
a. of ventricle （側脳室の後頭角と側頭角とが連なる部分）.
a. pulmonale （肺胞と肺胞管の間の部分）.
a. sinistrum [L/TA] 左心房，= left atrium [TA].
a. vaginae 腟前庭.
at·ro·lac·tyl·tro·pin ［æ̀trəlæ̀ktiltróupin］ アトロラクチルトロピン（アトロピンの $-COHCH_3C_6H_5$ 化合物）.
At·ro·pa ［ǽtroupə］ ベラドンナ属（ナス科の一属）.
A. belladonna ベラドンナ（アトロピンなどのアルカロイドをもつ）.
a·troph·e·de·ma ［æ̀tròufidí:mə］ 萎縮性浮腫（血管神経性の慢性遺伝性疾患）.
a·tro·phia ［ətróufiə］ 萎縮，= atrophy.
a. chorioideae myopica 近視性脈絡膜萎縮.
a. chorioretinae diffusa びまん性脈絡膜網膜萎縮.

a. chorioretinae disseminata 播種性脈絡膜網膜萎縮.
a. chorioretinae lues congenita 先天梅毒性脈絡膜網膜萎縮.
a. chorioretinae tuberculosa 結核性脈絡膜網膜萎縮.
a. cutis 皮膚萎縮症.
a. cutis idiopathica circumscripta 特発性限局性皮膚萎縮, = anetodermia erythematosa (Jadassohn).
a. cutis idiopathica diffusa 特発性びまん性皮膚萎縮.
a. cutis symptomatica (secundaria) 症候性(2次性)皮膚萎縮.
a. fasciculi optici 視束萎縮.
a. fasciculi optici familiaris hereditaria 家族性遺伝性視神経〔束〕萎縮.
a. gyrata choroideae et retinae 脈絡網膜旋回性萎縮(1895年 Cutler が報告した遺伝性網膜萎縮で, 色素上皮層と脈絡膜を侵し, 黄斑は正常であるが, 夜盲と視覚低下, 視野狭窄, 輪状暗点などが起こる).
a. iridis essentialis 本態性虹彩萎縮.
a. maculosa cutis 斑状皮膚萎縮.
a. nervi optici familiaris 家族性視神経萎縮.
a. nervi optici glaucomatosa 緑内障性視神経萎縮.
a. nervi optici neuritica 神経炎性視神経萎縮.
a. nervi optici retinalis 網膜性視神経萎縮.
a. nervi optici simplex 単性視神経萎縮.
a. nervi optici temporalis 耳側視神経萎縮.
a. parametri posterior 後部骨盤傍組織萎縮.
a. retinochorioideae peripapillaris 乳頭周囲網膜脈絡膜萎縮.
a. retinochorioideae scleropetaria 射創性網膜脈絡膜萎縮.
a. senilis 老人性萎縮.
a. testis congenita 先天性精巣(睾丸)萎縮.
a. uteri lactationis 授乳性子宮萎縮.
a. uteri puerperalis 産褥性子宮萎縮.
a. uteri senilis 老人性子宮萎縮.

a·troph·ic [ətrάfik] 萎縮性の〔医学〕.
a. acne 萎縮性痤瘡(アクネ)〔医学〕.
a. alopecia 萎縮性脱毛〔症〕〔医学〕.
a. anemia 〔骨髄〕萎縮性貧血〔医学〕.
a. arthritis 萎縮性関節リウマチ.
a. beriberi 萎縮性脚気, 乾性脚気, = dry beriberi.
a. cirrhosis 萎縮性肝硬変.
a. colitis 萎縮性結腸炎〔医学〕.
a. colpitis 萎縮性腟炎.
a. emphysema 萎縮性気腫〔医学〕(老人における肺萎縮に伴うもの).
a. excavation 萎縮性陥凹(網膜乳頭部の).
a. follicle 萎縮卵胞〔医学〕.
a. fracture 〔骨〕萎縮性骨折.
a. gallbladder 萎縮胆嚢〔医学〕.
a. gastritis 萎縮性胃炎〔医学〕.
a. gingivitis 萎縮性歯肉炎〔医学〕.
a. glossitis 萎縮性舌炎(悪性貧血にみられる舌縁および舌表面の萎縮により平滑になるもの), = Hunter glossitis.
a. inflammation 萎縮性炎〔症〕〔医学〕.
a. kidney 萎縮腎〔医学〕(びまん性慢性腎炎の結果).
a. laryngitis 萎縮性喉頭炎〔医学〕(喉頭オツェーナ).
a. liver cirrhosis 萎縮性肝硬変〔医学〕.
a. macula 萎縮斑〔医学〕.
a. myotonia 萎縮性筋緊張〔症〕〔医学〕.
a. pancreas 萎縮膵〔医学〕.
a. paresis 萎縮性不全麻痺〔医学〕.
a. pharyngitis 萎縮性咽頭炎〔医学〕.
a. pyelonephritis 萎縮性腎盂腎炎〔医学〕.
a. red infarct 萎縮性赤色梗塞(門脈枝に閉塞が起こり, 出血も組織壊死もないが, 強いうっ血と実質細胞の萎縮があるもの).
a. rhinitis 萎縮性鼻炎〔医学〕.
a. sclerosis 萎縮性硬化症.
a. thrombosis 血流緩徐性血栓症〔医学〕, 血液渋滞性血栓症, = marasmic thrombosis.
a. vaginitis 萎縮性腟炎〔医学〕.

at·ro·pho·der·ma [ætroufoudə́:mə] 皮膚萎縮症, = atrophodermia, atrophia cutis.
a. albidum 蒼白皮膚萎縮, = pityriasis alba atrophicans.
a. idiopathica 特発性皮膚萎縮症, = idiopathic atrophoderma.
a. maculatum 斑状皮膚萎縮.
a. neuriticum 神経性皮膚萎縮, = glossy skin.
a. of Pasini and Pierini パッシーニ・ピエリーニ皮膚萎縮症(進行性特発性皮膚萎縮症).
a. pigmentosum 色素性皮膚萎縮, = xeroderma pigmentosum.
a. senile 老人性皮膚萎縮.
a. striatum 線状皮膚萎縮.
a. vermiculatum 虫食状皮膚萎縮, = atrophoderma reticulatum symmetricum faciei, folliculitis ulerythematosa reticulata.

at·ro·pho·der·ma·to·sis [ætroufoudə̀:mətóusis] 皮膚萎縮症.

at·ro·pho·der·mia [ætroufoudə́:miə] 皮膚萎縮症〔医学〕, = atrophoderma.
a. vermiculata 虫食い状皮膚萎縮〔症〕〔医学〕.

at·ro·phy [ǽtrəfi] 萎縮〔医学〕, 消耗症, 衰退(成熟期に達した細胞組織または器官の栄養異常に基づく退化をいい, 生理的および病理的の2種がある). 形 atrophied, atrophic.
a. blanche 白色萎縮〔症〕.
a. of alveolar bone 歯槽骨萎縮.
a. of breast 乳房萎縮〔医学〕.
a. of gum 歯肉萎縮〔医学〕.
a. of liver 肝萎縮〔医学〕.
a. of tongue 萎縮舌〔医学〕.
a. of tongue papillae 舌乳頭萎縮〔医学〕.
a. skin 萎縮皮, = dermatatrophia.

a·trop·ic ac·id [ətrάpik ǽsid] アトロパ酸 ㊗ *α*-phenylacrylic acid(アトロピンをバリタ水, または濃塩酸で処理して得られる板状晶または針晶).

at·ro·pine [ǽtrəpi:n] アトロピン ㊗ *dl*-hyoscyamine $C_{17}H_{23}NO_3$(ナス科植物ベラドンナ *Atropa belladonna* の根, およびマンダラ葉に存在する不旋光性有毒アルカロイドで左旋性ヒオスチアミンの異性体, アセチルコリンのムスカリン受容体拮抗薬. 散瞳・鎮痙など抗コリン作用がある), = atropina.
a. hydrochloride 塩酸化アトロピン $C_{17}H_{23}O_3N$–HCl(白色結晶粉末).
a. methylbromide 臭化メチルアトロピン $C_{17}H_{23}O_3NCH_3Br$, = methylatropine bromide.
a. methylnitrate 硝酸メチルアトロピン $C_{18}H_{26}N_2O_6$, = methylatropine nitrate.
a. sulfate アトロピン硫酸塩 $(C_{17}H_{23}NO_3)_2 \cdot H_2SO_4 \cdot H_2O$: 694.83(硫酸アトロピン. 副交感神経遮断薬, 散瞳薬, トロパ酸アミノアルコールエステル系(第三級アミン)鎮痙薬. ムスカリン受容体に結合し, ニューロンから遊離されるアセチルコリンと拮抗する), = atropinae sulfas. (→ 構造式)
a. test アトロピン試験(① 自律神経に対する薬物

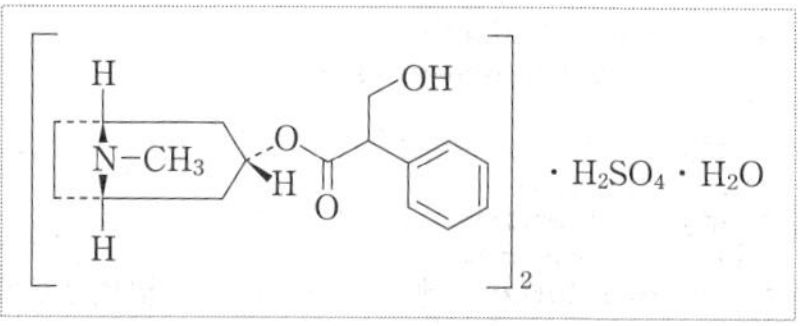

効果検査法．② 腸チフス感染試験：食後1時間で患者を仰臥させてアトロピン0.002gを皮下注射し，30分後脈拍数が15増加するが，腸チフス患者では，この現象が欠如している）．

at·ro·pin·ism ［ǽtrəpinizəm］ アトロピン中毒〔症〕［医学］（ベラドンナ中毒），= atropism.

at·ro·pin·i·za·tion ［ətròupinaizéiʃən］ ①アトロピン投与．② アトロピン中毒．動 atropinize.

at·rop·i·som·er·ism ［æ̀trəpɑisámərizəm］ アトロプ異性［医学］．

at·ro·poyl ［ǽtrəpɔil］ アトロポイル基($C_6H_5C(=CH_2)CO-$).

at·ros·cine ［ǽtrəsi:n］ アトロスチン 化 *dl*-scopolamine $C_{17}H_{11}O_4N-H_2O$（ヒオスチンのD-L体．-*l*体は scopolamine，hyoscine．散瞳薬として用いる）．

ATS ① antitetanic serum 抗破傷風血清の略．② antithymocyte serum 抗胸腺細胞血清の略．③ anxiety tension state 不安緊張状態の略．

attaching disc 付着盤．

at·tach·ment ［ətǽtʃmənt］ [TA] ① 停止（筋の），= insertio [L/TA]．② アタッチメント，付加，接着，付着，接着用具，取付け，付加装置（歯の）．③ 愛着（特別な情緒的結びつきをいう．また愛着障害というコミュニケーションが困難になる幼児発達障害の一つが近年注目されている．3歳までに大人と実際に触れあう機会に欠けるとこの障害が起きやすいといわれる）．

a. apparatus 付着器官（歯が歯槽につけられる組織，セメント質，歯槽骨，歯根膜，歯肉など）．

a. of superficial external anal sphincter [TA] 外肛門括約筋浅部付着*，= insertio partis superficialis musculi sphincteris ani externi [L/TA].

a. site 付着部位［医学］．

attacin アタシン（昆虫がもつ殺菌タンパク質の一種）．

at·tack ［ətǽk］ ① 発作［医学］，襲来．② 作用，侵襲，= fit，seizure.

a. of biliary colic 胆石仙痛発作［医学］，胆石発作．

a. of fever 熱発作［医学］．

a. of malaria マラリア発作［医学］．

a. rate 侵襲率［医学］，発病率．

a. rate in morbidity 罹病率［医学］．

a. response 攻撃反応［医学］．

Attalus ［ǽtələs］ アタラス（AD 2世紀のギリシャの医師で，Soranus の弟子）．

at·tar of ros·es ［ǽtər əv róuziz］ バラ（薔薇）油，ローズ油，= rose oil，otto of rose，oleum rosae.

attempt at resuscitation 蘇生術［医学］．

at·tempt·ed ［ətémptid］ 企図した，試みた．

a. suicide 自殺未遂［医学］．

at·tend ［əténd］ 診察する，付き添う，世話をする，受け持つ，看護する，治療する．名 attendance.

at·tend·ant ［əténdənt］ 看護助手［医学］，看護人，付添い人，治療者，隊員．

at·tend·ing ［əténdiŋ］ ①（医師が患者を）担当している．②（医師が付属病院で）実習指導している．

a. nurse 担当看護師，受け持ち看護師，家庭看護師［医学］．

a. physician 主治医［医学］，非常勤医，教育医（診療チームの長として最終責任をもつ医師）．

a. staff 常勤医員．

a. surgeon 病院の外科医員．

at·ten·tion ［əténʃən］ ① 世話，手当て．② 注意，注意力．

a.-alertness test 注意覚醒度試験，= Bourdon test.

a. deficit 注意欠陥［医学］．

a. deficit disorder 注意欠陥障害．

a. deficit/hyperactivity disorder (ADHD) 注意欠如・多動症，注意欠如・多動障害（多動，注意力散漫，両者が共存するものの3亜型がある．小児・児童・思春期の障害）．

a. reflex 注意反射（注視の際に瞳孔の開きが変わること），= Piltz reflex.

a. response 注意反応［医学］．

a.-seeking desire 顕示欲（自己顕示欲）．

a. span 注意持続［医学］，注意持続期間，注意の範囲［医学］．

at·ten·u·ant ［ətén juənt］ 希釈の．

at·ten·u·ate ［ətén jueit］ 弱毒化する．

at·ten·u·at·ed ［ətén jueitid］ 弱力化した．

a. live vaccine 弱毒〔化〕生ワクチン［医学］．

a. tuberculosis 減毒性結核症（主として皮膚に乾酪性変化が起こり，寒性膿瘍をつくる型）．

a. vaccine 弱毒化ワクチン［医学］．

a. variant 弱毒変異株．

a. virus 弱毒化ウイルス［医学］．

at·ten·u·a·tion ［ətèn juéiʃən］ ① 弱毒化．② 減衰［医学］，減退［医学］．

a. coefficient 減衰（減弱）係数［医学］．

a. constant 減衰定数．

a. correction method 減衰補正法［医学］．

a. of sound 音波の減衰［医学］．

at·ten·u·a·tor ［ətén jueitər］ 減衰器［医学］（電圧または電流を下げる装置）．

at·tes·ta·tion ［æ̀testéiʃən］ 診断書［医学］，医療証明書［医学］，検案書［医学］．

at·tic ［ǽtik］ 上鼓室［医学］，鼓室上窩，= atticus.

a. adhesion 胆嚢と幽門部との癒着．

a. perforation 上鼓室穿孔［医学］．

a. recess 鼓室上陥凹［医学］，上鼓室陥凹．

a. wall 上鼓室壁［医学］．

at·ti·ci·tis ［æ̀tisáitis］ 上鼓室炎［医学］，上鼓室化膿症．

at·ti·co·an·trot·o·my ［æ̀tikouæntrátəmi］ 上鼓室乳様洞穿開術，上鼓室乳突洞開放〔術〕［医学］．

at·ti·co·mas·toid ［æ̀tikəmǽstɔid］ 上鼓室乳突．

at·ti·cot·o·my ［æ̀tikátəmi］ 上鼓室切開，上鼓室開放〔術〕［医学］．

at·ti·cus ［ǽtikəs］ 上鼓室，= epitympanum.

at·ti·tude ［ǽtitju:d］ ① 態度，体位［医学］，姿態．② 胎勢（胎児の姿勢）．

a. change 態度変容［医学］．

a. education 態度教育．

a. of combat 戦闘態勢．

a. of fetus 胎勢［医学］，胎児態勢．

a. of health personnel 医療関係者の態度［医学］．

a. to death 死への態度［医学］．

a. to health 健康への態度［医学］．

attitudinal reflex 体位反射［医学］（頭の位置を保つために体の姿勢を調節する反射）．

atto- ［ætou］ アット（国際単位，10^{-18} を表す接頭語）．

at·tol·lens ［ətáləns］ 挙筋．

at·trac·tant ［ətrǽktənt］ 誘引薬，誘引物質，誘引剤［医学］．

at·trac·tion ［ətrǽkʃən］ 引力，牽力，親和性．形 attractive.

A

a. cone 受精丘(精子が付着する卵子からの錐状突起面).
a. of affinity 親和引力.
a. sphere 中心球〔医学〕,引力圏(有糸分裂に際し卵子の核付近にみられる透明部で,中心体を含み,双星体が発生する部分),= centrosome, cytocentrum.
a. type 吸い込み形.
attractive force 引力〔医学〕.
at·tract·plasm [ətrǽktplæzəm] 紡錘体〔質〕.
at·tra·hens [ǽtrəhəns] 提筋.
a. aureum 提耳筋.
at·trax·in [ətrǽksin] アットラキシン(溶液中に存在する特異物質で,これを組織内に注射すると上皮細胞に向化性影響を与えるという).
attributable risk 寄与危険度〔医学〕.
at·trib·ute [ətríbju:t] 属性〔医学〕.
attribution therapy 帰属療法.
at·tri·tion [ətríʃən] ① 磨耗,磨滅. ② 咬耗症(歯の磨滅).
a. murmur 心膜摩擦性雑音, = pericardial murmur, pericardial friction rub.
Atwater, Wilber Olin [ətwɔ́:ter] アトウォーター(1844–1907, アメリカの生理学者).
A.–Benedict calorimeter アトウォーター・ベネディクト熱量計(ヒトの発生する熱量を測定する装置).
A. factor アトウォーター係数〔医学〕.
Atx mouse 成熟時胸腺摘出マウス〔医学〕.
at·y·losis [ætilóusis] 異型性結核症.
a·typ·ia [ətípiə] 非定型性〔医学〕,異型性〔医学〕(型に合わないこと), = heterotopia. 形 atypical.
a·typ·ic [eitípik] 非定型〔性〕の(異型,不定型,不規則).
a. mesolepidoma 異形中皮鱗状腫(尿生殖器または粘膜の癌).
a·typ·i·cal [eitípikəl] 非定型の,非定型的〔医学〕,異型の.
a. acid–fast microorganism 非定型性抗酸菌〔医学〕.
a. adenomatous hyperplasia (AAH) 非定型的腺腫様過形成〔医学〕,異型腺様増殖.
a. antibody 非定型抗体〔医学〕.
a. antigen 非定型抗原〔医学〕.
a. antipsychotic agent 非定型抗精神病薬.
a. bacterial form 異型細菌〔医学〕.
a. cell 異型細胞〔医学〕.
a. drowing 水浴死.
a. ductal hyperplasia (ADH) 異型乳管過形成(乳管内癌の組織像の特徴を一部に有しているもの).
a. disorder 非定型障害.
a. eclampsia 非定型子癇(かん)〔医学〕.
a. endometrial hyperplasia 子宮内膜異型増殖症,異型内膜上皮増殖症.
a. enzyme 異型酵素〔医学〕,非定型酵素〔医学〕.
a. epithelium 異型上皮〔医学〕.
a. facial neuralgia 異型顔面神経痛.
a. facial pain 非定型顔面痛〔医学〕.
a. genital bleeding 不正性器出血〔医学〕.
a. gout 非定型痛風, = irregular gout.
a. hyloma 異型髄質腫(膠肉腫), = gliosarcoma.
a. lipoma 異型性脂肪腫.
a. lymphoblast 異型リンパ芽球〔医学〕.
a. lymphocyte 異型リンパ球〔医学〕(Downey らが伝染性単核細胞症患者の末梢血液中に増多しているリンパ球をこう呼んだもので,形は大きく,原形質は濃染し,しばしば空胞の発現をみる第Ⅰ型,さらに空胞のない大きい第Ⅱ型,またリンパ芽球に酷似し,核には1〜2個の核小体を蔵する第Ⅲ型とに区別される).
a. lymphoma リンパ肉腫.
a. measles 異型麻疹.
a. melanocytic hyperplasia 非定型メラニン細胞過形成.
a. mycobacteria 非定型抗酸菌, = nontuberculous mycobacteria.
a. mycobacteriosis 非定型抗酸菌症, = nontuberculous mycobacteriosis.
a. mycobacterium 非定型抗酸菌,非結核性抗酸菌.
a. pneumonia 非定型肺炎,異型肺炎〔医学〕.
a. proliferation 異型的増殖.
a. psychosis 非定型精神病.
a. transformation zone 異型移行帯.
a. trigeminal neuralgia 異型三叉神経痛.
a. vessel 異型血管.
a. verrucous endocarditis 異型疣贅性心内膜炎, = Libman–Sacks endocarditis.
a·typ·ism [ətípizəm] 異型性, = atypia.
Atz re·flex [ǽts rifléks] アッツ反射(頬または口唇を刺激すると吸啜反射が起こる).
ÅU, AU Ångström unit オングストローム単位の略.
Au aurum (gold) 金の元素記号.
Au antigen = Australia antigen.
^{198}Au grain ^{198}Au グレイン,ゴールドグレイン 198.
au·an·tic [ɔ:ǽntik] 萎縮した,衰弱した.
Aub, Joseph C. [oub] オッブ(1890–1973, アメリカの医師).
A.–Dubois table オッブ・デュボイス表(Aub と Dubois のつくった各年齢における基礎代謝値の表).
Auberger blood group アウベルゲル血液型(頻回の輸血を受けた Auberger (女性の名) の血清中に見いだされた,抗 AU^{a} と名づけられた抗体との反応によって決められる血液型).
Aubert, Hermann [óubə:t] アウベルト(1826–1892, ドイツの生理学者).
A. phenomenon アウベルト現象(頭を一方に曲げて直線を見ると,他方に傾斜するように見える光学的錯覚の一種).
Aubrecht symp·tom [ɔ́:brekt símptəm] アウブレヒト症候(気管支狭窄の際,気管上にて微弱な呼吸音が聞こえる).
AUC area under concentration curve 薬物血中濃度時間曲線下面積の略.
Auchincloss operation オーキンクロス手術〔医学〕(胸筋温存乳房切断術).
auc·tion·eer's cramp [ɔ:kʃəníərz krǽmp] 競売〔者〕痙攣(主として口輪筋の).
Au·cu·ba [ɔ́:kjubə] アオキ属(アオキ科の一属. アオキ *A. japonica* の葉は薬用とされる).
au·cu·bin [ɔ́:kjubin] アウクビン$C_{15}H_{24}O_9$–H_2O (オオバコおよびアオキ *Aucuba japonica* の種子に存在する配糖体で,アウクビゲニンとブドウ糖の結合物).
au·di·bil·i·ty [ɔ:dibíliti] 聴覚〔医学〕,聴力〔医学〕,聴能. 形 audible.
a. curve 可聴閾値曲線.
au·di·ble [ɔ́:dibl] 可聴の.
a. limit 可聴限界.
a. sound 聞こえる音,可聴音.
a. threshold 聴覚閾値,可聴閾値.
au·dic·lave [ɔ́:dikleiv] (補聴器の一種).
au·dile [ɔ́:dail, –dil] 聴覚性(聴覚による像の記憶力に用い,視覚性 visile または動覚性 motile との区別を表す).
au·di·mu·tism [ɔ:dimjú:tizəm] 聴覚性無言症〔医学〕,聴唖〔医学〕(聴覚は消失しないが,発語が遅延する).
au·di·mu·ti·tas [ɔ:dimju:táitəs] 聴唖, = audimu-

tism.
audio– [ɔ:diou, –diə] 聴覚の意味を表す接頭語, = audito–.
au·di·o [ɔ́:diou] ① 可聴周波数の, 低周波の. ② 音声の.
a. frequency 可聴周波数, = audiofrequency.
au·di·o·an·al·ge·sia [ɔ̀:diouæ̀nəlʤí:ziə] 聴覚減痛法（痛みの軽減あるいは消失を目的として背景音あるいは音楽をヘッドホンで流すこと), 聴覚性鎮痛〔医学〕.
au·di·o·ep·i·lep·tic [ɔ̀:diouèpiléptik] 聴覚てんかん性の (Galton 笛で刺激されたときに生ずる).
a. seizure 聴覚てんかん性痙攣（ネズミの), = audiogenic convulsion.
au·di·o·fre·quen·cy [ɔ̀:dioufrí:kwənsi] 可聴周波数〔医学〕, 可聴振動数（可聴音波の振動数とほぼ同じ範囲の振動数, すなわち 30〜10,000Hz のもの).
au·di·o·gen·ic [ɔ̀:diəʤénik] 聴〔覚〕原性の.
a. convulsion 聴〔覚〕原性痙攣, 聴覚性痙攣, = audioepileptic seizure.
a. epilepsy 聴原性てんかん.
a. seizure 聴原発作〔医学〕, 聴性発作〔医学〕.
au·di·o·gram [ɔ́:diəgræm] ① 聴力図〔医学〕, オージオグラム（聴力計による描画記録). ② 聴野.
audiologic evaluation 聴覚評価〔医学〕.
au·di·ol·o·gist [ɔ̀:diáləʤist] 聴覚〔機能〕訓練士, 聴覚学の専門家.
au·di·ol·o·gy [ɔ̀:diáləʤi] 聴力学, 聴覚学〔医学〕.
au·di·om·e·ter [ɔ̀:diámitər] 聴力計〔医学〕, オージオメーター, 騒音計, = acoumeter.
au·di·o·met·ric [ɔ̀:dioumétrik] 聴力の.
a. curve 聴力曲線〔医学〕.
a. zero curve 聴覚閾値曲線〔医学〕.
au·di·o·met·ri·cian [ɔ̀:dioumetríʃən] 聴力検査士.
au·di·om·e·try [ɔ̀:diámitri] 聴覚検査〔医学〕, 聴力測定. 形 audiometric.
a. impedance インピーダンス聴力検査〔医学〕.
au·di·o·tox·ic·i·ty [ɔ̀:dioutaksísiti] 聴器毒性.
au·di·o·vi·su·al [ɔ̀:diəvíʒuəl] 視聴覚の〔医学〕.
a. aid 視聴覚資料〔医学〕.
au·di·phone [ɔ́:difoun] オージフォン, 補聴器（骨伝導式).
audisensory seizure 聴覚発作〔医学〕.
au·di·tio [ɔ:díʃiou] 聴覚.
a. colorata 聴覚性色感.
au·di·tion [ɔ:díʃən] 聴覚〔医学〕, 聴力, 聴取〔医学〕.
a. of thoughts 考想化声（自分の思考が声になって聞こえること), = thought hearing.
au·di·tive [ɔ́:ditiv] ① 聴覚の. ② 聴覚による記憶力の強い人.
a. fossette 聴小窩.
au·di·to·ar·ea [ɔ̀:ditouéəriə] 聴精神領（側頭皮質聴覚連合領), = Brodmann area 42.
au·di·tog·no·sis [ɔ̀:ditagnóusis] ① 聴診. ② 音声解釈法.
au·di·to·oc·u·lo·gy·ric [ɔ̀:ditouàkjulouʤáirik, ɔ̀:ditàkjulouʤáirik] 聴覚眼回の, 聴覚動眼の.
a. reflex 聴覚動眼反射（音声の源に向かって眼球の運動が起こること).
au·di·to·psy·chic [ɔ̀:ditousáikik] 聴〔覚〕精神の.
a. center 聴精神中枢（第1側頭回にある中枢で, 音の理解を司る).
au·di·to·ry [ɔ́:ditəri, –tɔ:ri] 聴覚の, 聴力の.
a. acuity 聴力, = hearing acuity.
a. agnosia 聴覚失認〔医学〕.
a. alternans 聴診交代, = auscultatory alternans.
a. amnesia 聴覚性健忘〔症〕〔医学〕.
a. aphasia 聴覚性失語〔症〕〔医学〕.
a. area 聴覚野〔医学〕, 聴覚領.
a. artery 聴動脈.
a. aura 聴覚前兆, 聴覚性前兆, = acoustic aura.
a. brain stem response (**ABR**) 聴性脳幹反応〔医学〕.
a. canal 耳道（内耳道, 外耳道の総称).
a. capsule 聴胞, = otic capsule.
a. cartilage 耳管軟骨.
a. cavity 聴窩.
a. cell 聴細胞（有毛細胞).
a. center 聴覚中枢〔医学〕.
a. club 聴棍.
a. commissure of pons [TA]（橋蝸牛交連*), = commissura cochlearis pontis [L/TA].
a. cortex 聴覚皮質〔医学〕.
a. crest 聴峰.
a. discrimination 聴性識別〔医学〕, 音の弁別.
a. disorder 聴力障害〔医学〕.
a. disturbance 難聴〔医学〕.
a. eminence 蝸牛神経隆起（第四脳室底の).
a. epileptic seizure 聴覚性てんかん発作.
a. epithelium 聴上皮.
a. evoked potential (**AEP**) 聴性誘発電位, 聴覚誘発電位.
a. fatigue 聴覚疲労.
a. field 聴野, 聴覚面.
a. ganglion 内耳神経核.
a. hair 聴毛.
a. hallucination 幻聴〔医学〕, = hallucination of hearing.
a. hypaesthesia 聴覚減退〔医学〕.
a. hyperesthesia 聴覚過敏〔医学〕.
a. image 聴像, = acoustic image.
a. island 聴〔覚の〕島.
a. macula 聴斑.
a. massage 鼓膜マッサージ〔医学〕.
a. meatus 耳道.
a. memory span 聴力の記憶幅〔医学〕.
a. nerve 蝸牛神経, 聴神経〔医学〕, 内耳神経〔医学〕, = nervus cochlearis.
a. neuropathy 聴神経障害.
a. nucleus 聴覚神経核（延髄にある核で, 聴覚神経の起始点).
a. oculogyric reflex 聴〔覚動〕眼反射〔医学〕.
a. organ 聴覚器〔医学〕, 聴器.
a. ossicles [TA] 耳小骨, = ossicula auditus [L/TA], ossicula auditoria [L/TA].
a. palpebral reflex 聴〔覚〕眼瞼反射〔医学〕.
a. pathway 聴覚路〔医学〕.
a. perception 聴覚〔医学〕.
a. percussion 聴音的打診法.
a. pit 耳窩〔医学〕, 聴窩（聴胞または耳小嚢に発育する胎児聴板の陥凹部).
a. placode 耳板〔医学〕, 聴板（内耳の背外側外胚葉原基).
a. plate 聴板（外耳道の屋根を形成する骨板).
a. process 聴突起.
a. prosthesis 聴覚プロテーゼ.
a. radiation 聴放線, = acoustic radiation.
a. reflex 聴覚反射（音声の刺激にて起こる反射の総称).
a. retention span 聴覚的把持力〔医学〕.
a. seizure 聴覚発作〔医学〕.
a. sensation 聴覚〔医学〕.
a. sensation area 可聴範囲〔医学〕.
a. sensation curve 聴力曲線.
a. sense 聴覚〔医学〕（音波を認識する感覚).
a. spectrum （他感性聴覚), = phonism, photism.

a. symptom 聴覚症状〔医学〕.
a. teeth 聴歯〔医学〕, = Huschke auditory teeth.
a. threshold 可聴閾〔値〕.
a. tooth 聴歯, = Huschke auditory teeth.
a. trauma 聴覚障害, = acoustic trauma.
a. tube [TA] 耳管, = tuba auditoria [L/TA].
a. vertigo 耳性めまい〔医学〕, = aural vertigo, Menière syndrome.
a. vesicle 聴胞(膜様迷路になるもの), 耳小胞〔医学〕, 耳胞, = otic vesicle, otocyst.
a.-visual coordination 聴覚視覚協調〔医学〕.
a. water 聴水, 膜様模造.

au·di·to·sen·sory [ɔ:ditəsénsəri] 聴覚投射領(Broodmann area 41 についていう).

Auenbrugger von Auenbrugg, Leopold Joseph [ouenbrú:gər] アウエンブルガー(1722–1809, オーストリアの医師. 胸部打診法を初めて診断に利用した).
A. sign アウエンブルガー徴候(心膜液の多量貯留における上腹部隆起).

Auer, John [áuər] アウエル(1875–1948, アメリカの医師).
A. body アウエル小体(急性骨髄性白血病の白血病細胞の細胞質にみられることがある. 赤紫色のペルオキシダーゼ陽性の針状の封入体), = Auer rods.
A. colitis アウエル大腸炎(アルブミンで感作したウサギにアルブミンを経口投与すると大腸に出血, 壊死をともなう炎症が起る. アルサス反応の一種).
A. phenomenon アウエル現象(ウマ血清で感作したウサギ[家兎]の耳を2回目の注射を行う直前にキシロールで塗擦しておくと, その耳に炎症または壊死が起こる現象).

Auerbach, Leopold [óuə:bɑ:k] アウエルバッハ(1828–1897, ドイツの解剖学者).
A. ganglion アウエルバッハ神経節(筋層間神経叢の).
A. plexus アウエルバッハ神経叢(食道, 胃, 小腸, 大腸の壁で, 筋層の内外両層の間にある神経網で, ところどころに神経細胞の集まりがある), = myenteric plexus, plexus mesentericus.

Aufrecht, Emanuel [óufrekt] アウフレヒト(1844–1933, ドイツの医師).
A. disease アウフレヒト病(肝腎実質変化を伴う伝染性黄疸).
A. sign アウフレヒト徴候(頸静脈窩に聴診し得る雑音で, 気管閉塞の症状).

Auger, Pierre-Victor [ouʒéi] オージェ(1899–1993, フランスの物理学者).
A. effect オージェ効果(励起状態の原子がX線を放射するかわりに軌道電子を放出してより低いエネルギー状態となる現象をいう).
A. electron オージェ電子.

au·gite [ɔ́:ʤait] 〔普通〕輝石.
a. porphyr 雲斑石.

aug·men·ta·tion [ɔ̀:gmentéiʃən] 促進〔医学〕, 増強〔医学〕, 強化〔医学〕, 補強〔術〕〔法〕.
a. cystoplasty 膀胱拡大術〔医学〕.
a. graft 増強移植〔片〕.
a. mammoplasty 豊胸術〔医学〕.
a. of labor pains 陣痛促進〔法〕, = stimulation of labor pains.
a. rhinoplasty 隆鼻術〔医学〕.

aug·men·ta·tive [ɔ̀:gméntətiv] 増加性の.
a. incomplete homology 添加性不完相同.

aug·ment·ed [ɔ́:gmentid] 増加された.
a. histamine test 増強ヒスタミン試験.
a. limb lead 増大単極肢誘導.
a. secretion 増強分泌〔医学〕.
a. unipolar extremity lead 増高単極肢誘導〔医学〕.

augmenting response 増強反応〔医学〕.
augmenting T cell 増強性T細胞〔医学〕.

aug·men·tor [ɔ:gméntər] ① 促進物. ② 増量剤, 増補液.
a. fiber 増強線維, = augmenting fiber, accelerating f..
a. nerves 促進神経.

aug·na·thus [ɔ:gnǽθəs] 重複顎体(下顎が2個ある奇形).

Augsberger for·mu·la [óugzbə:gər fɔ́:mjulə] アウグスバーガーの式(小児の薬用量は成人の薬用量を基準に計算されるのが一般的であるが, この式は, 小児の体重, 身長などから換算したり, 小児の年齢別に体表面積を求めて薬用量を計算する式. 新生児, 乳児には用いない. A. Augsberger はドイツの医師).

$$\text{小児薬用量} = \frac{(\text{小児の体重kg}) \times 1.5 + 10}{100} \times \text{成人薬用量} = \frac{(\text{小児の年齢}) \times 4 + 20}{100} \times \text{成人薬用量}$$

augulus lateralis [L/TA] 外側角, = lateral angle [TA].

August psy·chrom·e·ter [ɔ́:gəst saikrámitər] アウグスト湿度計, = wet-and-dry bulb hygrometer.

Aujeszky, Aládár [oujéski] オーエスキー(1869–1933, ハンガリーの内科医).
A. disease オーエスキー病(ブタヘルペスウイルス1による主として中枢神経系の疾患で, ブタをはじめとする哺乳動物の間で伝染する), = pseudorabies, scratching pest, pseudohydrophobia.

au·la [ɔ́:lə] ① 弱紅暈(種痘疱の)〔医学〕. ② 脳の共通腔(第三脳室の内側部). 形 aulic.

au·la·te·la [ɔ:lətí:lə] 脳共通腔の被膜(第三脳室の前端を覆う膜様模造).

au·lip·lex [ɔ́:lipleks] (第三脳室前端の室間孔部の脈絡叢), = auliplexus.

au·lix [ɔ́:liks] 視床下溝(視床下両側にある溝), = sulcus hypothalamicus, sulcus of Monro.

au·lo·pho·bia [ɔ:ləfóubiə] 笛声恐怖〔症〕〔医学〕.

au·lo·phyte [ɔ́:ləfait] 他体内生殖物(寄生植物ではない).

au·ra [ɔ́:rə] ① 前兆〔医学〕(てんかん発作の起こる前に感ずる異常知覚). ② 放電気流(静電放電の際に現れる). 形 aural.
a. asthmatica 喘息前兆.
a. hysterica ヒステリー性前兆.
a. seminalis 精液性前兆.
a. vertiginosa めまい(眩暈)性前兆.

au·ral [ɔ́:rəl] 耳の, 聴力の.
a. aspergillosis 外耳道性アスペルギルス症, = otomycosis.
a. calculus 耳脂石〔医学〕, 耳脂結石.
a. discharge 耳漏〔医学〕.
a. forceps 耳鉗子.
a. harmonics 耳性倍音.
a. microphonics 蝸牛マイクロフォン作用〔医学〕, 耳性マイクロフォン効果(内耳に電極をあて増幅器により電位変化を大きくするとき, 音刺激により内耳から刺激と同じ振幅数の電気変化が起こるのがわかるが, これは聴神経の活動電流とは別のものである), = Weber-Bray phenomenon.
a. myiasis 耳ハエウジ病.
a. nystagmus 耳性眼振〔医学〕.
a. reflex 耳〔性〕反射(聴器に関与する部分の反射).

a. speculum 耳鏡.
a. surgeon 耳外科医，耳科医.
a. syringe 耳洗浄器.
a. vertigo 耳性めまい〔医学〕.
au·ra·mine G [ɔ́:rəmi:n –] オーラミンG（ジフェニルメタン系の代表的黄色染料）.
au·ra·mine O [ɔ́:rəmi:n –] オーラミンO（結核菌染色や細胞DNAの染色に用いる），= canary yellow, pyoktanin yellow, apyonin, benzophenoeid.
auramine O fluorescent stain オーラミンO蛍光染色〔法〕.
au·ran·o·fin [ɔ:rǽnəfin] オーラノフィン ㊌ (1-thio-β-D-glucopyranosato)(triethylphosphine)gold 2,3,4,6-tetraacetate $C_{20}H_{34}AuO_9PS$（慢性関節リウマチの治療薬）.
au·ran·tia [ɔ:rǽnʃiə] アウランチア ㊌ hexanitrodiphenylamine ammonium $C_6H_2(NO_2)_3{=}C_6H_2(NO_2)_2NOONH_4$（ジフェニルアミンをニトロ化した黄色酸性染料），= imperial yellow.
a. immature 未熟橙実（ヨーロッパ産ダイダイ *Citrus aurantium* の果実で，苦味芳香健胃薬）.
au·ran·ti·am·a·rin [ɔ̀:ræntiǽmərin] アウランチアマリン $C_{22}H_{31}O_{15}$（ダイダイ *Citrus aurantium* の果皮に存在する左旋性苦味配糖体）.
au·ran·ti·a·sis [ɔ̀:ræntáiəsis] 柑〔色〕皮症（植物性カロチンを多量に摂取した結果現れる皮膚の黄色調）.
a. cutis 柑皮症〔医学〕，= carotinosis, xanthosis.
Aurantii Amari Cortex 橙皮，苦味（ダイダイの未熟果皮を乾燥したもの），= Aurantii Pericarpium, bitter orange peel.
Aurantii Dulcis Cortex 甘味橙皮（ダイダイの成熟果皮を乾燥したもの），= sweet orange peel.
au·rap·ten [ɔ:rǽptən] アウラプテン ㊌ 4-heptylether-umbelliferon $C_{16}H_{23}O_3$（ナツミカンに存在する特有芳香性成分）.
au·rate [ɔ́:reit] 第二金酸塩（$Au(OH)_3$ の塩）.
Au·re·lia [ɔ:rí:liə] ミズクラゲ［水水母］属（刺胞動物門，鉢虫綱，旗口水母目，ウルマリス科の一属）.
A. aurita ミズクラゲ，ヨツメクラゲ（世界の海洋に広く分布するクラゲ），= moon jelly.
au·re·o·lin [ɔ́:riəlin] オーレオリン（亜硝酸コバルトカリウムの顔料名）.
au·re·o·my·cin [ɔ̀:rioumáisin] オーレオマイシン，= crystalline chlorotetracycline hydrochloride, chlortetracycline.
au·re·o·thri·cin [ɔ̀:riouθráisin] オーレオスライシン $C_9H_{10}N_2O_2S_2$（新種の *Streptomyces thioluteus* によってつくられる抗生物質で，各種の細菌，カビ，原虫などに作用する，後に発見された thiolutin よりは CH_2 が1個多く含まれている）.
auri- [ɔ:ri] ① 金の意味を表す接頭語. ② 耳の意味を表す接頭語.
au·ri [ɔ́:ri] ① アウリ基 $Au(OH)_3$ などの Au. ② 金 aurum の第2格.
au·ri·a·sis [ɔ:ráiəsis] 金皮症〔医学〕，= chrysiasis.
au·ric [ɔ́:rik] ① 耳の. ②〔第二〕金酸の（3価金の）.
a. acid 第二金酸 $Au(OH)_3$（水酸化第二金）.
a. chloride 塩化第二金 $AuCl_3$.
a. fever （金剤投与による発熱）.
a. oxide 酸化第二金 Au_2O_3.
a. salt 第二金塩.
a. sulfide 硫化第二金 Au_2S_3.
Auricchio-Chieffi test [ɔ:ríkiou kiéfi tést] アウリキオ・キエフィ試験（リーシュマニア症の診断において，患者血清にペプトン化した鉄溶液を加えると，直ちに綿状沈殿を起こす）.
au·ri·chlo·ric [ɔ̀:riklɔ́:rik] 金塩化の.
a. acid 金塩化水素酸 $HAuCl_4$-$4H_2O$（塩化金）.
au·ri·cle [ɔ́:rikl] [TA] ① 心耳，= auricula atrii [L/TA]. ② 耳介，= auricula [L/TA].
a. of left atrium 左心耳.
a. reflex 耳介反射.
au·ric·u·la [ɔ:ríkjulə] [L/TA] 耳介，= auricle [TA], pinna [TA].
a. atrii [L/TA] 心耳，= auricle [TA].
a. cordia 心耳.
a. dextra [L/TA] 右心耳，= right auricle [TA].
a. sinistra [L/TA] 左心耳，= left auricle [TA].
au·ric·u·lar [ɔ:ríkjulər] ① 心耳の. ② 耳介の.
a. angle 耳介角.
a. appendage 過剰耳〔医学〕，副耳.
a. appendix 副耳介，剰耳. 複 auricular appendages.
a. arc = binauricular arc.
a. arrest 心房停止.
a. branch [TA] 耳介枝，= ramus auricularis [L/TA].
a. canal ① 外耳道. ② 胚心臓の房室間狭窄.
a. cartilage [TA] 耳介軟骨（仙腸軟骨結合部の耳状面軟骨），= cartilago auriculae [L/TA].
a. complex 心房棘波群（心電図における P 波）.
a. depression 心房陥凹（静脈波においてみられる右房拡張期を示す大きな陥凹曲線）.
a. extrasystole 心房性期外収縮.
a. fibrillation 心房性細動.
a. fissure （鼓室乳突裂），= fissura tympanomastoidea.
a. fistula 耳瘻孔.
a. flutter 心房粗動，= atrial flutter.
a. gallop 心房性奔馬律（房室伝導障害，心房負荷などの際，心房収縮が亢進するために起こる収縮前期奔馬調律）.
a. ganglion 耳神経節，= otic ganglion.
a. glaucoma 耳性緑内障（迷路内圧の上昇を伴うもの）.
a. hillock 耳〔介〕小丘〔医学〕，耳丘（下顎，舌骨弓の表面にある小隆起で，外耳翼に融合するもの）.
a. index 耳介指数（耳介の幅と長さとの比）.
a. ligament 耳介靱帯（耳介を側頭骨に固定するもの）.
a. muscles [TA] 耳介筋，= musculi auriculares [L/TA].
a. notch ① 前切痕（耳介の）〔医学〕，耳切痕〔医学〕. ② 分界切痕，= incisura terminalis auris.
a. plasty 耳介形成術（外耳奇形，外傷，感染後の耳介変形などを自家組織移植，人工物埋入により再建を行う），= otoplasty.
a. plethysmograph 耳垂プレチスモグラフ〔医学〕.
a. point 耳点（外耳道の中央点），= auriculare.
a. polyp 耳介ポリープ.
a. reflex 耳介反射〔医学〕.
a. region [TA] 耳介部，= regio auricularis [L/TA].
a. ring 心房輪（下等脊椎動物の心房と心室との間にある開口を囲む輪で，哺乳動物では心房心室結節に相当する）.
a. surface [TA] 耳状面，= facies auricularis [L/TA].
a. surface of ilium 〔腸骨〕耳状面.
a. surface of sacrum 〔仙骨〕耳状面.
a. systole 心房収縮，= atrial systole.
a. tachycardia 心房〔性〕頻拍（脈），= atrial tachycardia.
a. tachysystole 心房粗動，= auricular flutter.
a. tophus 耳介結節.
a. training 耳の訓練（難聴者の）.
a. triangle 耳介三角（耳介先端から，その停止基底の2端に至る線で囲まれる）.

a. tubercle [TA] 耳介結節，= tuberculum auriculare [L/TA].
a. veins 耳介静脈.
au·ric·u·la·re [ɔːrìkjulέər] 耳点(外耳道孔の中心点，またはその上縁正中点)，= auricular point.
au·ric·u·la·ris [ɔːrìkjulέəris] ① 耳介の，耳の．② 小指(耳垢を採るときに用いるので習慣上こういう)．
a. anterior [TA] 前耳介筋，= musculus auricularis anterior [L/TA].
a. magnus 大耳介神経，= nervus auricularis magnus.
a. phenomenon 耳現象(後頭蓋の脳膜炎において外耳道後壁を圧迫すると激しい疼痛を感ずる).
a. posterior [TA] 後耳介筋，= musculus auricularis posterior [L/TA].
a. superior [TA] 上耳介筋，= musculus auricularis superior [L/TA].
au·ric·u·late [ɔːríkjuleit] 耳形の，= auriculated.
au·ric·u·lo·cer·vi·cal [ɔːrìkjulousə́ːvikəl] 耳頸の.
a. nerve reflex 耳介頸神経反射，= Snellen reflex.
au·ric·u·lo·cra·ni·al [ɔːrìkjuloukréiniəl] 耳頭蓋の.
auriculoinfraorbital plane 耳眼平面，= Frankfurt plane.
auriculooccipital angle 耳介後頭角.
au·ric·u·lo·pal·peb·ral [ɔːrìkjuləpǽlpibrəl] 耳眼瞼の.
a. reflex 耳介眼瞼反射〔医学〕，= Kehrer reflex, Kisch reflex.
auriculoparietal index 耳介頭頂指数.
auriculopressor reflex 心房性増圧反射(右心房圧および大静脈圧の降下による動脈圧降下).
au·ric·u·lo·tem·po·ral [ɔːrìkjulətémpərəl] 耳側頭の.
a. nerve [TA] 耳介側頭神経，= nervus auriculotemporalis [L/TA].
a. nerve syndrome 耳介側頭神経症候群(食物摂取に際し現れる頬部の潮紅と発汗で，耳下腺炎または耳介側頭神経の障害においてみられる)，= Frey syndrome.
a. point 耳側頭点(三叉神経痛に際し，頬骨上にみられる圧痛点).
a. syndrome 耳介側頭神経症候群〔医学〕.
auriculovenous pulse 心房性静脈波，= negative pulse, normal venous p..
au·ric·u·lo·ven·tric·u·lar [ɔːrìkjulouvèntríkjulər] 房室の，= atrioventricular.
a. block 房室ブロック.
a. furrow 心房室溝(心房と心室とを分離する横溝).
a. heart block 房室ブロック(房室間の連結すなわち房室結節，His 束，それ以下の3部位における刺激伝導障害のために，伝導時間がのび(1度)，ついで心室収縮が部分的に欠落(2度)，ついには心房と心室がべつべつに拍動する状態になる(3度)．3度に至れば Adams-Stokes syndrome の主要な原因となる).
a. interference dissociation 房室干渉解離.
a. interval 心房心室時間間隔.
a. nodal extrasystole 房室結節性期外収縮.
a. rhythm 房室リズム(律動)，= nodal rhythm.
auriculovertical index 耳介垂直指数.
auriculs ventricular heart block 脚ブロック(右脚と左脚ブロックがある).
au·rid [ɔ́ːrid] 金疹. 複 aurides.
au·ride [ɔ́ːraid] 第一金酸塩.
au·ri·form [ɔ́ːrifɔːm] 耳形の.
au·ri·ga [ɔ́ːraigə] 肝小葉.
au·rig·i·nous [ɔːríʤənəs] 黄疸の，= icteric, jaundiced.
au·ri·go [ɔːráigou] 黄疸，= icterus.
au·ri·lave [ɔ́ːrileiv] 耳掃い(刷毛)，耳洗浄器.
au·rin [ɔ́ːrin] アウリン(赤血球溶解から得られる物質).
au·ri·na·ri·um [ɔ̀ːrinέəriəm] 耳座薬.
au·ri·na·sal [ɔ̀ːrinéizəl] 耳鼻の.
au·rin·tricar·box·yl·ic ac·id [ɔ̀ːrintràikàːbɑksílik ǽsid] アウリントリカルボン酸(赤色粉末で，アンモニウム塩はアルミノンと称して，アルミニウムの比色定量の指示薬に用いられる).
au·ri·phone [ɔ́ːrifoun] 聴音器(トランペット型補聴器).
au·ri·pig·ment [ɔ̀ːripígmənt] 石黄，雄黄 ㊥ arsenic sulfide yellow As_2S_3，= king's yellow, orpiment.
au·ri·punc·ture [ɔ̀ːripʌ́ŋkʧər] 鼓膜穿刺，= aripunction.
au·ris [ɔ́ːris] [L/TA] 耳，= ear [TA].
a. dextra (ad) 右耳.
a. externa [L/TA] 外耳，= external ear [TA].
a. interna [L/TA] 内耳，= internal ear [TA].
a. media [L/TA] 中耳，= middle ear [TA].
a. sinistra (as) 左耳.
au·ri·scalp [ɔ́ːriskəlp] 耳掻は(爬)器，耳掻(耳かき)，= aurisalpium.
au·ri·scope [ɔ́ːriskoup] 耳鏡〔医学〕，= ear speculum.
au·rist [ɔ́ːrist] 耳科専門医，= otologist.
au·ris·tics [ɔːrístiks] 耳科療法.
au·ris·til·lae [ɔ̀ːristíliː] 耳薬，点耳薬，= ear drops.
auro- [ɔːrou, -rə] 金(1価の金)との関係を表す接頭語.
au·ro·chro·mo·der·ma [ɔ̀ːroukròumoudə́ːmə] 金色皮膚〔症〕(金剤注射による持続的緑青色素沈着症).
au·ro·civ·ics [ɔ̀ːrəsíviks] 難聴者社会生活調査.
Au·ro·coc·cus [ɔːrəkɑ́kəs] アウロコッカス属(旧称)．→ *Staphylococcus*.
au·ro·gauge [ɔ́ːrəgeiʤ] 補聴調整器.
au·rom·e·ter [ɔːrɑ́mitər] 聴力計(時計を被検者の耳から随意の距離に移動できる装置を備えた聴力計).
au·ro·pal·pe·bral [ɔ̀ːroupælpíːbrəl] 耳眼瞼の.
a. reflex 耳性瞼反射(突然に音響で刺激を加えるときにみられる眼輪筋の収縮)，= cochleopalpebral reflex.
au·ro·plas·tic [ɔ̀ːrəplǽstik] 耳形成術の.
au·ro·ra·pho·bia [ɔːrɔ̀ːrəfóubiə] 北極光恐怖症.
au·ro·sol [ɔ́ːrəsɔːl] オーロソル(膠状金剤).
au·ro·ther·a·py [ɔ̀ːrəθérəpi] 金剤治療法，= chrysotherapy.
au·ro·thi·o·glu·cose [ɔ̀ːrouθàiouglúːkous] オーロチオグルコース $C_6H_{11}AuO_5S$ (チオグルコースの金誘導体で，急性リウマチ性関節炎，非播種性紅斑性狼瘡の治療に用いる)，= solganal, gold thioglucose.
au·ro·thi·o·gly·ca·nide [ɔ̀ːrouθàiouglάikənaid] オーロチオグリカニド，= aurothioglycolanilide.
au·ro·thi·o·gly·col·an·i·lide [ɔ̀ːrouθàiouglàikəlǽnilid] オーロチオグリコルアニリド ㊥ α-auromercap toacetanilide(水難溶性の金剤で，リウマチ性関節炎の治療薬)，= lauron, solganal B, aurothioglycanide.
au·rous [ɔ́ːrəs] 第一金酸の(1原子価金の).
a. salt 第一金塩.
au·rum [ɔ́ːrəm] 金，= gold.
a. vegetabile = pipitzahoic acid.
aus·cult [ɔːskʌ́lt] 聴診する.
aus·cul·tate [ɔ̀ːskəltéit] 聴診する〔医学〕.
aus·cul·tation [ɔ̀ːskʌltéiʃən] 聴診(内臓特に心臓,

肺臓の病変を診断するために通常は聴診器により，それぞれの音の変化を聴取する方法）. 動 auscultate. 形 auscultatory.

a. and percussion 打聴診〔医学〕.

a. of skull 頭蓋聴診〔法〕〔医学〕.

a. tube 聴診管（耳管の通気状態を調べる器械）.

aus·cul·ta·to·ry [ɔ:skʌ́lətətɔ:ri] 聴診の.

a. alternans 聴診交代（心臓の交代拍動の結果，心音や心雑音の強度が心拍ごとに交互に代わる），＝ auditory alternans.

a. gap 聴〔診間〕隙〔医学〕（聴診法によって血圧を測定する際，第1点後に生ずる無音期で，収縮期血圧を間違える原因となる），＝ trou ausculta toire.

a. percussion 聴診的打診法〔医学〕.

a. sound 聴診音.

a. triangle [TA] 聴診三角，＝ trigonum auscultationis [L/TA].

a. tube （聴覚検査用の管状器具）.

aus·cul·to·plec·trum [ɔ̀:skʌltoupléktrəm] 聴打診器.

aus·cul·to·scope [ɔ:skʌ́ltəskoup] 微音聴診器，＝ phonendoscope.

Auspitz, Heinrich [óuspits] アウスピッツ（1835–1886，オーストリアの医師）.

A. dermatosis アウスピッツ皮膚症（菌状肉芽腫，茸状息肉症），＝ granuloma fungoides, mycosis fungoides.

A. phenomenon アウスピッツ現象（血露現象とも呼ばれ，尋常性乾癬において，鱗屑を剥離すると，その下の皮膚に点状出血が起こる）.

A. sign アウスピッツ徴候（乾癬で鱗屑を剥離すると点状の出血をみる．アウスピッツ血露現象）.

aussage test 証言検査（再現能力検査）.

Austin Flint murmur オースチン・フリント雑音（Austin Flint (1812–1886) はアメリカの医師），＝ Austin Flint phenomenon, Flint murmur.

Austin Flint respiration オースチン・フリント呼吸，＝ cavernous respiration.

Austin Moore pins オースチン・ムーア留針（被膜内骨折に際し，大腿骨皮質を通して頭に挿入する金属棒を固定するための留針で，数個の針を用い，針金で連結する．Austin Talley Moor (1899–1963) はアメリカの整形外科医）.

Austin Moore–type femoral head prosthesis オースチン・ムーア型単純人工骨頭.

Aus·tra·lian [ɔ:stréiliən] オーストラリアの.

A. antigen オーストラリア抗原，Au抗原（Blumberg が頻回に輸血を受けた血友病患者の血清によってオーストラリア先住民の血液中に発見(1964)した抗原．後に B型肝炎ウイルスのウイルス粒子（デーン粒子）表面に分布する HBs抗原であることが判明した）.

A. X disease オーストラリアX病，＝ Murray Valley encephalitis.

A. X disease virus オーストラリアX病ウイルス，＝ *Murray Valley encephalitis virus*.

A. X encephalitis オーストラリアX脳炎，＝ Australian X disease.

Australian bat lyssavirus オーストラリアコウモリリッサウイルス（ラブドウイルス科，リッサウイルス属，狂犬病関連ウイルス）.

Aus·tra·lo·pi·the·cus af·ri·ca·nus [ɔ̀:strəlòupiθí:kəs æfriká:nəs] アウストラロピテクス・アフリカヌス（第3紀に出現した猿人．頭蓋骨が南アフリカで発掘された）.

aut– [ɔ:t] 自己，自身，同一という意味を表す接頭語，＝ auto–.

au·ta·coid [ɔ́:təkɔ̀id] 自働能性〔医学〕，オータコイド（ギリシャ語の auto（自身）と akos（医薬品）に由来し，「自分自身を調節する物質」を意味する．1916年 Sir Edward Schäfer により，後に E. A. Sharpey–Schafer によってホルモン代用語として提唱されたがやがて死語となった．1965年 William W. Douglas がこれを復活し serotonin, histamine, angiotensin, bradykinin, prostaglandin など，神経伝達物質やホルモンと異なる第3の物質群の総称として用いた．局所ホルモンといわれることもある）.

a. substance オータコイド物質.

au·tar·ce·sis [ɔ:tá:sisis] 自己防衛（抗体性免疫に対して，体細胞の正常活動により感染に対抗することをいう）. 形 autarcetic.

au·tar·ky [ɔ́:ta:ki] 自給自足性〔医学〕.

au·tech·o·scope [ɔ:tékəskoup] 自己聴診器.

au·te·cic [ɔ:tí:sik] 単種寄生の，一舎完成の，（直接発育を営む寄生虫の寄生），＝ autecious, autoecious.

a. parasite 一舎完成寄生虫（直接発育を営む寄生虫．同一宿主にて発育全期を完成するもの）.

au·te·col·o·gy [ɔ̀:tikáləʤi] 個体生態学，＝ synecology.

au·te·me·sia [ɔ̀:timí:siə] 特発性嘔吐，随意嘔吐.

Autenrieth, Johann Heinrich Ferdinand von [óutənri:θ] アウテンリート（1772–1835，ドイツの医師）.

A. colorimeter アウテンリート比色計（乳色ガラスを通って入る光が一方はキュヴェット中の被検液層を通り他方は楔状管中の発現色調の液層を通り，さらに Helmholz のレンズを通って接眼部に集まるから，楔状管を加減して同一色調の部分を求める）.

A. exanthem アウテンリート発疹（吐酒石使用に併発するもの）.

A. salve アウテンリート軟膏（酒石酸アンチモン軟膏），＝ ointment of antimony tartrate.

au·then·tic [ɔ:θéntik] 真正の（本物の）.

a. sample 基準試料〔医学〕.

au·then·tic·i·ty [ɔ̀:θentísiti] 真正，確実. 形 authentic.

au·thor [ɔ́:θər] 著者（作者）.

a. abstract 著者抄録〔医学〕.

au·thor·ship [ɔ́:θə:ʃip] 著者〔性〕〔医学〕.

au·tism [ɔ́:tizəm] 自閉症〔医学〕，内閉症（自己のみを考慮する病的傾向で，白日夢，妄想などにふける），＝ autismus, scnizosis. 形 autistic.

a. spectrum disorder 自閉スペクトラム症，自閉症スペクトラム障害（DSM–5 よりアスペルガー症候群，アスペルガー障害の名称を変更）.

au·tis·tic [ɔ:tístik] 自閉の，自閉的の〔医学〕，内閉の.

a. attitude 自閉的態度〔医学〕.

a. disorder 自閉性障害〔医学〕，内閉〔症〕，自閉〔症〕，＝ autism, infantile autism.

a. gesture 自閉表情（ふるまい）.

a. parasite 内閉寄生虫.

a. psychopathy 自閉的精神病質，＝ Asperger syndrome.

a. spectrum disorder 自閉症圏障害，＝ prevasive developmental disorder.

a. thinking 自閉的思考〔医学〕，自閉思考.

auto– [ɔ:t(ou), –t(ə)] 自己，自身，同一という意味を表す接頭語.

au·to·ac·ti·va·tion [ɔ̀:touæktivéiʃən] 自己賦活（分泌腺機能などの），＝ autocatalysis.

au·to·ag·glu·ti·na·tion [ɔ̀:touəgl(j)ù:tinéiʃən] 自己凝集，自家凝集反応（① 血清中に存在する，自己赤血球を凝集する因子によって赤血球が凝集すること．自己免疫性溶血性貧血がその代表例．② 物理・化学的要因によって細菌や赤血球が非特異的に凝集す

る).

au·to·ag·glu·ti·nin [ɔ:touəgl(j)ú:tinin] 自己凝集素, 自発凝集素〔医学〕(自己赤血球を凝集させる能力のある抗体. 自己免疫性溶血性貧血やマイコプラズマ肺炎, 伝染性単核症などの感染症に伴って産生される. 前者は温式抗体, 後者は冷式抗体で寒冷凝集素とも呼ばれる).

A

au·to·al·ler·gic [ɔ:touələ́:ʤik] 自己アレルギーの, = autoimmune.

a. disease 自己アレルギー疾患〔医学〕, = autoimmune disease.

au·to·al·ler·gy [ɔ:touǽlə:ʤi] 自己アレルギー〔医学〕, = autoimmunity.

au·to·al·lo·pol·y·ploid [ɔ:touæ̀loupálipləid] 同質異質倍数体〔医学〕.

au·to·am·pu·ta·tion [ɔ:touæmpjətéiʃən] 自然脱落.

au·to·a·nal·y·sis [ɔ:touənǽlisis] ① 自己分析(精神病者の反省療法). ② 自動分析〔医学〕.

au·to·an·a·ly·zer [ɔ:təǽnəlaizər] 自動分析器〔医学〕, 自動分析装置.

au·to·an·am·ne·sis [ɔ:touæ̀nəmní:sis] 自己病歴.

au·to·an·a·phy·lax·is [ɔ:touæ̀nəfilǽksis] 自己アナフィラキシー, 自己過敏症〔医学〕.

au·to·an·fu·sion [ɔ:touænfjú:ʒən] 自己返血.

au·to·an·ti·bi·o·sis [ɔ:touæ̀ntibaióusis] 自家抗生現象(生物の培養液中に自己の産生した物質により, その培養液が自己に有害になる現象).

au·to·an·ti·body [ɔ:touǽntibadi] 自己抗体〔医学〕(自己の構成成分に反応する抗体. 臓器特異的自己免疫疾患における自己抗体は, 抗体の存在と病因との関係が比較的明らかであるが, 全身性膠原病に出現する抗核抗体やリウマトイド因子などでは病因との関連が明らかにされていないものが多い).

a. production 自己抗体産生〔機序〕.

au·to·an·ti·com·ple·ment [ɔ:touæ̀ntikámplimənt] 自己抗補体(自己の補体に対して体内でつくられる抗補体).

au·to·an·ti·gen [ɔ:touǽntiʤən] 自己抗原〔医学〕(自己の構成成分が免疫応答を引き起こすきっかけを与える抗原をいう. 例えば DNA, IgG など).

au·to·an·ti·sep·sis [ɔ:touæ̀ntisépsis] 生理的無菌性, = autoasepsis.

au·to·an·ti·tox·in [ɔ:touæ̀ntitáksin] 自己抗毒素(毒素に対し, 自分自身の体内で産生された抗毒素).

au·to·au·di·ble [ɔ:touɔ́:dibl] 自〔己〕可聴(心音などの).

au·to·bac·te·ri·o·phage [ɔ:toubæktí:riəfeiʤ] 自〔家〕バクテリオファージ(治療の結果産生される).

au·to·blood [ɔ́:təblʌ̀d] 自己血液.

Auto.BMT autologous bone marrow transplantation 自家骨髄移植の略.

au·to·ca·tal·y·sis [ɔ:toukətǽlisis] 自〔家〕触媒作用(反応). 形 autocatalytic.

au·to·cat·a·lyst [ɔ:təkǽtəlist] 自触反応因子.

autocatalytic function 自己触媒〔的〕機能〔医学〕.

au·to·ca·thar·sis [ɔ:toukəθá:sis] 自己浄化(神経症患者が胸中の葛藤を自由に表現して緊張を解く方法).

au·to·cath·e·ter·ism [ɔ:təkǽθətərizəm] 自己カテーテル挿入.

au·to·cer·e·bro·spi·nal flu·id [ɔ:tousèribrouspáinəl flú:id] 自〔己〕脳脊髄液(治療用).

au·to·che·mo·ther·a·py [ɔ:toukì:məθérəpi] 自己化学療法.

au·to·cho·le·cys·tec·to·my [ɔ:toukòulisistéktəmi] 胆嚢自家切断(胆嚢が腸管内に嵌頓して, それがついに自然切断されること).

au·to·chro·mo·some [ɔ:toukróuməsoum] 普通染色体〔医学〕.

au·toch·thon [ɔ:tákθən] 先住民.

au·toch·tho·nous [ɔ:tákθənəs] 自己〔由来〕の〔医学〕, = autologous.

a. blastoma 自所性芽細胞腫(自体に属する細胞の増殖によるもの).

a. idea 自生観念〔医学〕.

a. malaria 自発性マラリア〔医学〕.

a. pigment 自所色素〔医学〕, 自発性色素(内因性).

a. thinking 自生思考〔医学〕(考えがひとりでにつぎつぎと浮かびあがってくる体験で, 軽度の能動性自我意識の障害).

a. thrombus 原発性血栓.

a. ulcer 下疳, = chancre.

au·to·ci·ne·sia [ɔ:tousainí:siə] 随意運動.

au·to·cla·sia [ɔ:toukléiziə] 自己崩壊, 自己破壊, = autoclasis.

au·toc·la·sis [ɔ:tákləsis] 自己崩壊, 自己破壊(免疫学的に誘発された組織破壊).

au·to·clave [ɔ:təkleiv] オートクレーブ(① 滅菌用加圧釜, 耐圧釜, 高圧滅菌器, 圧熱滅菌器, 耐圧温浸器ともいう. ② 圧熱滅菌する).

au·to·con·den·sa·tion [ɔ:toukàndenséiʃən] ① 自〔己〕凝縮療法. ② 自動縮合(化学).

au·to·con·duc·tion [ɔ:toukəndʌ́kʃən] 高圧電流性自己感応療法.

au·to·cop·u·la·tion [ɔ:toukàpjuléiʃən] 自家交接.

au·to·cor·re·la·tion [ɔ:toukɔ:riléiʃən] 自己相関〔医学〕.

a. function 自己相関関数〔医学〕.

au·to·crine [ɔ́:təkrin] オートクリン, オートクライン(ある細胞がサイトカインやレセプターを産生することによってさらにその細胞を刺激してそれらの産生を促すことをいう), 自己分泌.

au·to·cys·to·plas·ty [ɔ:təsístəplæ̀sti] 自己植皮膀胱形成術.

au·to·cy·to·ly·sin [ɔ:tousistálisin] 自己細胞溶解素, = autolysin.

au·to·cy·tol·y·sis [ɔ:tousistálisis] 自己細胞溶解, = autolysis.

au·to·cy·to·lyt·ic [ɔ:tousàitəlítik] 自己細胞溶解〔性〕の.

au·to·cy·to·tox·in [ɔ:tousàitətáksin] 自己細胞毒素.

au·to·der·mic [ɔ:toudə́:mik] 自皮(患者自身の皮膚を植皮術に用いること).

au·to·de·sen·si·tiz·a·tion [ɔ:toudi(:)sènsitizéiʃən] 自除感作.

au·to·des·truc·tion [ɔ:toudistrʌ́kʃən] 自己破壊.

au·to·di·ag·no·sis [ɔ:toudaiəgnóusis] 自己診断.

au·to·di·dact [ɔ:toudáidækt] 自習者.

au·to·di·ges·tion [ɔ:toudaiʤéstʃən] 自己消化〔医学〕.

au·to·dip·loid [ɔ:tədípləid] 重複ジプロイド(ハプロイドの重複により2対の半数染色体をもつこと).

au·to·dip·loid·i·za·tion [ɔ:tədìpləidizéiʃən] ① 自家複相化(微生物の)〔医学〕. ② 同質複相化(染色体の).

au·to·dont [ɔ́:tədant] 自由歯型〔性〕.

au·to·drain·age [ɔ:tədréiniʤ] 自己排膿, 自然排液〔医学〕.

au·to·dyne [ɔ́:tədain] オートダイン ㊋ glycerine monophenyl ether $C_6H_5OCH_2CHOHCH_2OH$ (白色結晶物質の鎮痛薬), = phenoxypropandiol.

a. echopraxia 自己行為反復症.

au·to·ech·o·la·lia [ɔ:touèkouléiliə] 自己文語反復症, 自己反響言語.

au·toe·cious [ɔ:téʃəs] 同種寄生の，= autecic.
au·to·e·col·o·gy [ɔ̀:touikáləʤi] 個体生態学(群生態学に対立していう)．↔ synecology.
au·to·ec·zem·a·ti·za·tion [ɔ̀:touekzèmətizéiʃən] 自己湿疹化〔医学〕(自家感作性皮膚炎)．
autoepidermic graft 自家植皮，= autodermic graft, dermoplasty.
au·to·ep·i·la·tion [ɔ̀:touèpiléiʃən] 自己抜毛．
au·to·e·rot·ic [ɔ̀:touirátik] 自己愛の．
au·to·e·rot·i·cism [ɔ̀:təérətisizəm] 自己愛〔医学〕，自己欲情，= autoerotism, narcism, egoerotism.
au·to·er·o·tism [ɔ̀:təérətizəm] 自己愛，自己欲情，= autoeroticism.
autoerythrocyte sensitization 自己赤血球感作．
autoerythrocyte sensitization syndrome 自己赤血球感作症候群，= psychogenic purpura.
autoerythrocytic sensitization syndrome 自己赤血球過敏症候群〔医学〕．
au·to·eryth·ro·phag·o·cy·to·sis [ɔ̀:touirìθroufægousaitóusis] 自己赤血球貪食，= Malin syndrome.
au·to·ex·haust [ɔ̀:touigzɔ́:st] 〔自動車〕排〔気〕ガス〔医学〕．
au·to·ex·trac·tion [ɔ̀:touikstrǽkʃən] 自己抜歯．
au·to·fel·la·tio [ɔ̀:toufəléiʃiou] 自己舐陰．
au·to·fer·men·ta·tion [ɔ̀:toufə̀:məntéiʃən] 自己発酵．
au·to·flu·o·res·cence [ɔ̀:toufluərésəns] 自家蛍光，自己蛍光，自発蛍光〔医学〕．
au·to·flu·o·ro·scope [ɔ̀:touflú:ərəskoup] オートフルオロスコープ(放射性核種によるシンチグラフィ装置の一種)．
au·to·fun·do·scope [ɔ̀:təfʌ́ndəskoup] 自己眼底検査器(紙片にあけた細孔から照明した黒色紙をのぞくと，自己網膜血管がかすかに見えること)．
au·tog·a·mous [ɔ:tágəməs] 自己(自家)生殖の．
au·tog·a·my [ɔ:tágəmi] オートガミー，自家受精，同類細胞接合，自己生殖，自家生殖〔医学〕(同一の核から生じた染色体が1細胞内に接合すること)，= automixis, syngamic nuclear union. 形 autogamic.
au·to·gen·e·sis [ɔ̀:təʤénisis] 自己発生．
au·to·ge·net·ic [ɔ̀:təʤənétik] = autogenous, autologous.
au·to·ge·nic [ɔ̀:təʤénik] 自律性の，自原性の，= autogenetic, autogenous.
  a. discharge 自律性解放．
  a. integration 自律性統合法．
  a. meditation 自律性黙想法．
  a. modification 自律性修正法．
  a. neutralization 自律性中和法．
  a. tonus 自己的緊張．
  a. training 自律訓練〔法〕〔医学〕．
au·tog·e·nous [ɔ:táʤənəs] ①自発性の．②自原的な〔医学〕(体内に由来すること)．
  a. control 自己制御．
  a. hemorrhage 自発性出血(外傷によらない出血)．
  a. ignition 自然発火〔医学〕．
  a. inhibition 自原抑制〔医学〕，自発制止(刺激点に帰せられる反射性弛緩)．
  a. transplant 自己移植片〔医学〕，自家移植．
  a. union 自原癒着．
  a. vaccine 自己ワクチン，自原ワクチン，自家ワクチン〔医学〕(患者自身から分離される微生物や細胞から作られたワクチンをいう)．
  a. vein patch 自家静脈片パッチ〔医学〕．
au·tog·e·ny [ɔ:táʤəni] ①自己発生〔医学〕，偶然発生〔医学〕，自然発生〔医学〕．②自生．③無吸血生殖(昆虫の)，= autogenesis. 形 autogenic, autogenetic.
au·to·glu·ti·nin [ɔ̀:touglú:tinin] 自凝素(白色塞栓形成に関係ある特異血清因子)．→ leukergy.
au·tog·no·sis [ɔ:tagnóusis] 自己診断(神経症患者に自身の病歴を語らせ症状経過を明らかにして患者に自覚を与える方法)．形 autognostic.
au·tog·o·ny [ɔ:tágəni] 自家生殖(偶生)，自己発生〔医学〕，偶然発生〔医学〕．
au·to·graft [ɔ́:təgræft] 自己移植(植皮)，自家移植〔片〕(個体内の特定の部位に移植された自己由来の組織または臓器などの移植片をいう)，= autoplastic graft.
au·to·graft·ing [ɔ́:təgræftiŋ] 自己移植〔医学〕，= autotransplantation.
au·to·gram [ɔ́:təgræm] 皮膚描画(圧迫点に印象が残ること)．
au·tog·ra·phism [ɔ:tágrəfizəm, –təgrǽf–] 皮膚地図症，= dermographism.
au·tog·ra·phy [ɔ:tágrəfi] ①皮膚描画．②自署．
au·to·he·mag·glu·ti·na·tion [ɔ̀:touhì:məglù:tinéiʃən] 自己血液凝集．
au·to·he·mag·glu·ti·nin [ɔ̀:touhì:məgl(j)ú:tinin] 自己〔赤〕血球凝集素(自己の赤血球を凝集させる活性を有する凝集素(抗体)．自己免疫性溶血性貧血のときに出現する)．
au·to·he·mol·y·sin [ɔ̀:touhi:málisin] 自己(家)〔赤血球〕溶血素(自己の赤血球を破壊する抗体)，自己溶血素〔医学〕，= autolysin.
au·to·he·mol·y·sin·ic [ɔ̀:touhì:məlisínik] 自己溶血性の．
  a. anemia 自己溶血性貧血(自己溶血素の存在による)．
au·to·he·mol·y·sis [ɔ̀:touhi:málisis] 自己溶血，自家溶血．
au·to·he·mo·lyt·ic [ɔ̀:touhì:məlítik] 自己溶血〔性〕の．
au·to·he·mop·so·nin [ɔ̀:touhi:mápsənin] 自己血液オプソニン．
au·to·he·mo·ther·a·py [ɔ̀:touhì:məθérəpi] 自己(自家)血液療法．
au·to·he·mo·trans·fu·sion [ɔ̀:touhì:moutrænsfjú:ʒən] 自己(家)輸血〔法〕，自己返血，自家注入．
au·to·his·to·ra·di·o·graph [ɔ̀:touhìstəréidiəgræf] 自己組織放射性写真．
au·to·hy·drol·y·sis [ɔ̀:touhaidrálisis] 自然水解(タンパクが中性溶液中に溶けるようなもの)．
au·to·hyp·not·ic [ɔ̀:touhipnátik] 自己催眠の．
au·to·hyp·no·tism [ɔ̀:təhípnətizəm] 自己催眠術，= autohypnosis.
au·to·im·mune [ɔ̀:touimjú:n] 自己免疫〔性〕の〔医学〕，= autoallergic.
  a. adrenalitis 自己免疫性副腎炎．
  a. aspermatogenic orchitis (**AIAO**) 自己免疫性精巣(睾丸)炎．
  a. atrophic gastritis 自己免疫性萎縮性胃炎．
  a. bullous dermatosis 自己免疫性水疱症(血清中に存在する皮膚成分に対し抗体が存在し，皮膚組織に自己抗体が沈着することにより水疱をきたす)．
  a. cholangiopathy 自己免疫性胆管病変．
  a. cholangitis (**AIC**) 自己免疫性胆管炎〔医学〕．
  a. complement fixation reaction 自己免疫補体結合反応．
  a. disease 自己免疫疾患〔医学〕(自己成分に対して起こる有害な免疫反応(アレルギー)によって生じる疾患をいう)．
  a. encephalomyelitis 自己免疫性脳脊髄炎(アレルギー性脳脊髄炎)．
  a. exocrinopathy 自己免疫性外分泌腺症(シェーグレン症候群において認められる唾液腺や涙腺など外分泌腺の異常所見をいう)．

A

a. glomerulonephritis 自己免疫性糸球体腎炎〔医学〕.

a. hemolytic anemia (AIHA) 自己免疫性溶血性貧血〔医学〕(①冷式自己抗体(IgM, 寒冷凝集抗体)により, 寒冷凝集素病における溶血の原因となる. ②温式自己抗体(IgG)による患者赤血球の溶血性貧血であり, 赤血球表面に IgG あるいは IgG と補体とが検出される場合が多い(Coombs 試験). 副腎皮質ステロイド薬, 脾摘出術が主な治療法である).

a. hemolytic disease 自己免疫性溶血性疾患(病)〔医学〕.

a. hepatitis (AIH) 自己免疫性肝炎〔医学〕(ウイルス, アルコール, 薬物などによる肝障害を除く, 自己免疫機序により肝細胞障害が発生するもの. 中年以降の女性に好発する慢性肝疾患), = lupoid hepatitis.

a. hypoglycemia syndrome 自己免疫性低血糖症候群.

a. hypoparathyroidism 自己免疫性副甲状腺機能低下症.

a. infertility 自己免疫性不妊症.

a. lymphocytic hypophysitis 自己免疫性リンパ球浸潤性下垂体炎.

a. neutropenia 自己免疫性好中球減少症(球の減少に自己免疫的機序が関与するもの).

a. orchitis 自己免疫性精巣炎.

a. pancreatitis (AIP) 自己免疫性膵炎(Sarles らにより報告された(1960年代)高αグロブリン血症を伴う硬化性膵炎類似の疾患群).

a. parathyroiditis 自己免疫性上皮小体炎〔医学〕.

a. polyglandular syndrome ①多腺性自己免疫症候群(多腺性内分泌不全症. 複数の内分泌腺が障害され, Ⅰ型とⅡ型に分けられる. 自己免疫的機序によると考えられている). ②自己免疫性多発内分泌腺症候群(自己免疫機序により, 複数の内分泌腺が機能不全に陥る病態, シュミット症候群, HAM(ハム)症候群など).

a. receptor disease 自己免疫性レセプター病(細胞膜レセプターが抗原となって, 自己抗体が出現した結果起こる疾患. バセドウ病の抗 TSH レセプター抗体, 重症筋無力症の抗アセチルコリンレセプター抗体, 一部糖尿病の抗インスリンレセプター抗体がある).

a.-related pancreatitis 自己免疫関連性膵炎.

a.-related pancreatitis with narrowing pancreatic duct 自己免疫関連膵管狭細型膵炎. → autoimmune pancreatitis.

a. response 自己免疫反応(自己の体構成成分に対する免疫反応).

a. thrombocytopenic purpura 自己免疫性血小板減少性紫斑病(抗血小板因子による血小板減少が原因で生じる紫斑).

a. thyroiditis 自己免疫性甲状腺炎(橋本病. 中年女性に多くびまん性甲状腺腫を有する. 抗サイログロブロン抗体, 抗マイクロゾーム抗体がしばしば陽性となる), = Hashimoto disease, chronic lymphocytic thyroiditis.

au·to·im·mu·ni·ty [ɔ̀:touimjú:niti] 自己免疫〔医学〕(自己の体組織構成成分に対して起こる抗体産生や細胞性免疫反応をいう), = autoallergy.

au·to·im·mu·ni·za·tion [ɔ̀:touimjù:nizéiʃən] 自己免疫化〔医学〕(自己免疫の誘導), = autosensitization.

au·to·in·fec·tion [ɔ̀:touinfékʃən] 自己(家)感染〔医学〕, 自動寄生, = self-infection.

au·to·in·oc·u·la·ble [ɔ̀:touinákjuləbl] 自己(自家)接種可能の.

au·to·in·oc·u·la·tion [ɔ̀:touinákjuléiʃən] 自己接種〔医学〕, 自家接種(体内の感染病巣から二次的に感染が広がること).

au·to·in·ter·fer·ence [ɔ̀:touìntəːfíərəns] 自己干渉〔医学〕.

au·to·in·tox·i·cant [ɔ̀:touintáksikənt] 自己(自家)中毒素.

au·to·in·tox·i·ca·tion [ɔ̀:touintàksikéiʃən] 自己中毒〔症〕〔医学〕, 自家中毒.

a. psychosis 自〔己〕中毒性精神病.

au·to·i·sol·y·sin [ɔ:touaisálisin] 自己同種溶解素(自己の細胞(赤血球)を破壊する活性を有するとともに同種の異なった個体の細胞にも結合して細胞溶解をきたす抗体).

au·to·ker·a·to·plas·ty [ɔ̀:təkérətəplæ̀sti] 自己角膜移植術, 自家角膜移植(自己の角膜を用いる).

au·to·ki·ne·sis [ɔ̀:toukainí:sis] ①随意運動. ②自動. 形 autokinetic.

autokinetic effect 自動運動効果〔医学〕.

autokinetic visible phenomenon 光源自動現象(完全な暗室内で点状光源を注視すると, それが自発的に動揺するように見えること).

au·to·lar·yn·gos·co·py [ɔ̀:toulæ̀riŋgáskəpi] 自己喉頭検査.

au·to·la·vage [ɔ̀:tələvá:ʤ] 自己洗浄(胃などの).

au·to·le·sion [ɔ̀:təlí:ʒən] 自己加害.

au·to·leu·co·cy·to·ther·a·py [ɔ̀:touljù:kəsàitəθérəpi] 自己白血球療法.

au·to·leu·ko·ag·glu·ti·nin [ɔ:toulju:kouəgl(j)ú:tinin] 自己白血球凝集素(白血球減少症に伴う抗白血球自己抗体).

au·tol·o·gous [ɔ:táləgəs] 自知の, 地元の(自然に存在する場所の意), 自系の, 自己〔由来〕の〔医学〕(ある種の組織または構造物に自然に発生するものをいう), = autochthonous.

a. antibody 自己抗体(自己の組織の抗原成分に反応する抗原), = autoantibody.

a. blood clot 自己凝血塊〔医学〕.

a. blood transfusion 自己輸血〔法〕〔医学〕, 自己血輸血〔法〕, = autologous transfusion.

a. bone grafting 自家骨移殖.

a. bone marrow transplantation (Auto.BMT) 自己骨髄移植〔療法〕〔医学〕, 自家骨髄移植.

a. chondrocyte transplantation 軟骨細胞移植.

a. graft 自己〔由来の〕移植片.

a. mixed lymphocyte reaction (AMLR) 自己混合リンパ球反応, リンパ球混合培養反応, 自己由来混合リンパ球反応〔医学〕(単一個体由来細胞から T 細胞を分離精製した後, 再び MHC クラスⅡ抗原をもつ細胞と混合して培養すると, MLR と同様の反応が起こることをいう).

a. protein 自発性タンパク質.

a. transfusion 自家輸血(自己の凍結保存血を輸血すること).

a. transplantation 自家移植〔医学〕(同一個体である場所からほかの場所への移植).

au·tol·o·gy [ɔ:táləʤi] 自己研究.

au·tol·y·sate [ɔ:táliseit] 自己溶解物, 自己分解質.

au·tol·y·sin [ɔ:tálisin] 自己溶解素〔医学〕(自己の細胞または組織を破壊する能力をもった抗体).

au·tol·y·sis [ɔ:tálisis] 自己融解〔医学〕, 自己消化, 自己分解, 自己溶解, 自家融解, = autodigestion. 形 autolytic.

au·to·lyt·ic [ɔ:təlítik] 自己溶解の, 自己分解の, 自己消化の.

a. enzyme 自己融解酵素〔医学〕, 自解酵素(産生した細胞を分解するもの).

a. peritonitis 〔肝〕自家崩壊性腹膜炎.

au·to·lyze [ɔ́:təlaiz] 自己融解を起こす, = autolyse.

au·to·mal·let [ɔ̀:təmǽlət] 自動槌(歯科用), = automatic mallet.
automated chemical analyzer 自動化学分析装置.
automated differential leukocyte counter 自動鑑別白血球計数器, 自動白血球分類器.
automated external defibrillator (AED) 自動体外式除細動器(事故現場や救急車内で使用でき, スポーツ施設(開催場)や航空機内での救命に利用されている), = automatic external defibrillator.
automated lamellar keratectomy 自動表層角膜切除.
automated meteorological data acquisition system 自動〔化〕〔地域〕気象観測システム〔医学〕.
automated multiphasic health testing (AMHT) 自動化検診.
automated multiphasic health testing and service 自動〔化〕健診システム〔医学〕.
au·to·mat·ic [ɔ̀:təmǽtik] 自動〔性〕の, 自発の.
a. atrial tachycardia (AAT) 自動能性心房性頻拍(心房内に異所性ペースメーカを生ずることにより起こる心房頻拍). → reentry aterial tachycardia.
a. auditory brainstem response 自動聴性脳幹反応.
a. back-action mallet 自動逆打槌.
a. beat 自動〔性〕収縮.
a. bladder 自律膀胱〔医学〕, 自動〔性〕膀胱〔医学〕.
a. blood cell counter 自動血球計数器.
a. center 自動中枢〔医学〕(意志または反省によらないで, 運動を起こす脊髄中枢), = autonomic center.
a. cholera 自発運動性コレラ(不随意運動性コレラ. 脱水, 電解質喪失による手足の攣縮運動をいい, 強直性筋痙攣に先行してみられる).
a. chorea 自動的舞踏病.
a. contraction 自動収縮.
a. excitation 自動〔性〕興奮〔医学〕.
a. frequency analysis 自動周波数分析〔器〕〔医学〕.
a. gain control (AGC) 自動感度調節〔医学〕, 自動利得調節.
a. implantable defibrillator 植え込み型自動除細動器〔医学〕.
a. injector 自動注入器〔医学〕.
a. mallet 自動槌.
a. movement 自動運動〔医学〕.
a. neurogenic bladder (dysfunction) 自動性神経因性膀胱〔機能障害〕〔医学〕.
a. pipet 自動ピペット〔医学〕.
a. pipetting device 自動分注装置〔医学〕.
a. pipettor 自動分注器〔医学〕.
a. processor 自動現像機〔医学〕.
a. recording 自動記録〔医学〕.
a. regulator 自動調整器〔医学〕.
a. sample changer 自動試料交換器(装置)〔医学〕.
a. speech 自動言語〔医学〕(語間代 logoclonia, 残語 rest word なども同様な概念と考えられる).
a. tissue processing and staining equipment 自動固定包埋染色装置〔医学〕.
a. titration 自動滴定〔医学〕.
a. ventricular contraction 自動心室収縮〔医学〕.
a. walking 自動歩行〔医学〕.
a. writing 自律書字, 不随意書字.
au·to·ma·tic·i·ty [ɔ̀:təmətísəti] 自動性〔医学〕.
a. of heart 心臓の自動能.
au·tom·a·tin [ɔ:támətin] オートマチン(① 心臓に存在する心悸発動性物質(仮説). ② 中心から抽出した強心薬).
au·to·ma·tion [ɔ̀:təméiʃən] 自動化〔医学〕.
au·tom·a·tism [ɔ:támətizəm] 自動〔症〕〔医学〕, 自動性(心臓などの).
a. of heart 心臓の自動能.
au·to·ma·ti·za·tion [ɔ̀:toumətaizéiʃən] 自動行為(自生本能または衝動に自動的に服従すること).
automat(o)- [ɔ:toumət(ou), -t(ə)] 自動, 自律の意味を表す接頭語.
au·to·mat·o·graph [ɔ̀:təmǽtəgræf] 自動運動描画器(不随意運動を記録する器械で, これを用いる方法を automatography という).
au·tom·e·le [ɔ:táməli:] 自由肢.
Au·to·me·ris [ɔ̀:təmí:ris] メダマヤママユ[目玉山繭]属(ヤママユガ[山繭蛾]科の一属. *A. io* (Io moth)の幼虫の体毛は皮膚炎を起こす).
au·to·mix·is [ɔ̀:təmíksis] 自家生殖, = autogamy.
au·tom·ne·sia [ɔ̀:tɑmní:ziə] 自己追想.
au·tom·ne·sis [ɔ̀:tɑmní:sis] 自己追想, = automnesia.
au·to·mo·bile [ɔ́:təməbì:l, ɔ̀:təmóubi:l] 自動車.
a. accident 自動車事故〔医学〕.
a. exhaust 〔自動車〕排〔気〕ガス〔医学〕.
a. fracture 運転手骨折, = chauffeur fracture.
au·to·mon·o·sex·u·al·ism [ɔ̀:təmɑ̀nəsékʃuəlizəm] 自己単独性欲, 自己欲情, 自己愛, = autoeroticism.
automorphic function 保形関数.
automotor seizure 自動運動発作.
au·to·mu·ti·la·tion [ɔ̀:toumju:tiléiʃən] 自傷, = self-mutilation.
au·to·my·so·pho·bia [ɔ̀:toumàisəfóubiə] 自己不潔恐怖(潔癖).
au·to·nar·co·sis [ɔ̀:tounɑ:kóusis] 自己催眠(自己の暗示による催眠).
au·to·ne·phrec·to·my [ɔ̀:tounifréktəmi] 自然的腎隔絶〔医学〕, 腎自家切除, 自然腎摘出(腎結核により, 病巣と腎盂との連絡が炎症と瘢痕のため閉鎖されること).
au·to·neph·ro·tox·in [ɔ:tounefrətáksin] オートネフロトキシン, 自己腎臓毒(体内に産生される腎細胞毒).
au·to·no·ma·sia [ɔ̀:tənouméiziə] 名称失語症(実名詞を追想することのできない健忘性失語症).
au·to·nom·ic [ɔ̀:tənámik] 自律〔性〕の〔医学〕, 内因の, 自己の, = autonomous.
a. ataxia 自律神経性運動失調〔医学〕.
a. aura 自律性前兆〔医学〕.
a. bladder 自律性膀胱〔医学〕.
a. blocking agent 自律神経遮断薬〔医学〕.
a. branch [TA] 自律神経枝, = ramus autonomicus [L/TA].
a. cephalgia 自律神経性頭痛〔医学〕.
a. disorder 自律神経障害.
a. disturbance 自律神経障害〔医学〕.
a. division [TA] 自律神経の区分*, = divisio autonomica [L/TA].
a. drug 自律神経薬〔医学〕.
a. dysfunction 自律神経失調〔医学〕.
a. dystonia 自律神経失調症(自律神経不安定症, 自律神経緊張異常症), = vegetative dystonia.
a. epilepsy 自律性てんかん〔医学〕, 自律神経性てんかん(頭頸部潮紅, 鳥肌, 発汗, 吃逆が起こる発作).
a. excitation 自律性興奮.
a. faciocephalalgia 自律神経性顔面頭部〔神経〕痛(血管拡張などの自律神経障害に伴う顔面, 頭部および頸部の神経痛様疼痛).
a. ganglion [TA] 自律神経節, = ganglion autonomicum [L/TA].

A

a. ganglion blocking agents 自律神経節遮断薬.
a. ganglion stimulants 自律神経節刺激薬.
a. imbalance 自律神経失調〔症〕〔医学〕(特に脈管神経運動性の平衡失調をいい，充血または乏血を起こす).
a. innervation 自律神経支配〔医学〕.
a. instability 自律神経不安定〔症〕〔医学〕, = autonomic dystonia.
a. motor neuron 自律神経運動ニューロン.
a. movement 自発運動〔医学〕, 内因運動, 自律運動〔医学〕.
a. nerve [TA] 自律神経〔医学〕, = nervus autonomicus [L/TA].
a. nerve block 自律神経ブロック〔医学〕.
a. nerve fibres [TA] 自律神経線維 (内臓性〔神経〕線維), = neurofibrae autonomicae [L/TA].
a. nerve function test 自律神経機能検査.
a. nerve preserving operation 自律神経温存手術〔医学〕.
a. nerve preserving surgery 自律神経温存手術.
a. nervous system (ANS) 自律神経系〔医学〕(内臓，平滑筋，腺組織に分布される不随意神経系で，副交感神経系 parasympathetic s. と交感神経系 sympathetic s. との2系に区別されている), = involuntary nervous system, vegetative nervous s..
a. neuron 自律性ニューロン〔医学〕.
a. neuropathy 自律神経障害〔医学〕.
a. nuclei [TA] 自律神経核*, = nuclei autonomici [L/TA].
a. part 〔神経系〕自律神経部, = pars autonomica.
a. part of peripheral nervous system [TA] 末梢神経系の自律神経*, = pars autonomica systematis nervosi peripherici [L/TA].
a. plexus [TA] 自律神経叢, = plexus autonomicus [L/TA].
a. reflex 自律神経反射〔医学〕.
a. seizure 自律神経発作〔医学〕.
a. substitution 自主的置換.
a. temperature regulation 自律性体温調節〔医学〕.
au·to·nom·o·trop·ic [ɔ̀:tɑnɑmətrápik] 自律神経親和性の.
au·ton·o·mous [ɔ:tánəməs] 自発的の〔医学〕, 自律の〔医学〕, 自己の, = autonomic.
a. bladder 自律性膀胱〔医学〕.
a. growth 自律的発育 (成長)〔医学〕.
a. induction 自律性誘導〔医学〕, 自律感応 (感応体とは無関係の).
a. neurogenic bladder (dysfunction) 自律性神経因性膀胱〔機能障害〕〔医学〕.
a. nodule 自動性結節〔医学〕.
a. potential 自動電位 (刺激のないときに，自発的に起こる持続性電位).
a. replication 自家複製〔医学〕.
a. sensory zone 感覚固有域，知覚固有域.
a. variability 自律変異性〔医学〕, 自律変動性〔医学〕.
autonomously functioning thyroid nodule 自律性機能性甲状腺結節〔医学〕.
au·ton·o·my [ɔ:tánəmi] 患者の自己決定権〔医学〕, 自律性〔医学〕, 自主性. 形 autonomic, autonomous.
a. of tumor 腫瘍の自律性.
au·to-oph·thal·mos·co·py [ɔ́:tou àfθəlmáskəpi] 自己検眼法. 形 auto-ophthalmoscopic.
au·to-o·ri·en·ta·tion [ɔ̀:tou ɔ̀:rientéiʃən] 自立移行〔医学〕.
au·to-ox·i·da·tion [ɔ́:tou àksidéiʃən] 自己酸化，自動酸化 (空気中の O_2 により容易に酸化されるもの).
au·to-ox·i·da·tor [ɔ́:tou áksideitər] 自動酸化物, = auto-oxidizable substance.
auto-oxidizable substance 自動酸化物.
au·to·path [ɔ́:təpæθ] 自律神経性アレルギー患者.
au·to·pa·thog·ra·phy [ɔ̀:toupəθágrəfi] 自己病理説明書.
au·top·a·thy [ɔ:tápəθi] 自発病.
au·to·pep·sia [ɔ̀:təpépsiə] 自〔己〕消化.
au·to·pha·gia [ɔ̀:toufeíʤiə] 自己消耗, = autophagy.
au·to·phag·o·ly·so·some [ɔ̀:toufæ̀gouláisəsoum] オートファゴリソソーム (自己貪食空胞とリソソームが融合してできた自己消化空胞をいう).
au·toph·a·gy [ɔ:táfəʤi] ① 自食症，自咬症 (自己の皮膚や筋肉をかむ行為). ② 自己消耗 (self-consumption), = autophagia.
au·to·phar·ma·col·o·gy [ɔ̀:toufɑ̀:məkáləʤi] 自体薬理現象 (組織にある生来の成分による身体機能の化学的調節).
au·to·phene [ɔ́:təfi:n] 自律表現〔医学〕.
au·to·phil·ia [ɔ̀:təfíliə] 自慢 (病的うぬぼれ).
au·to·pho·bia [ɔ̀:təfóubiə] 自己恐怖〔症〕〔医学〕, 自我恐怖〔症〕.
au·to·pho·nia [ɔ̀:toufóuniə] 自声強聴〔医学〕.
au·to·pho·no·ma·nia [ɔ̀:toufòunouméiniə, ɔ:təfounə-] 自殺狂，自殺嗜好症, = suicidal mania.
au·to·pho·nom·e·try [ɔ̀:toufənámitri] 自家音響測定法 (音叉を患者にあてて，それから得られる音の感覚を語らせる方法).
au·toph·o·ny [ɔ:táfəni] 自家強聴，自声強聴〔医学〕, 自音共鳴 (自己の発した音声を，異常にあるいは過度に強く聴取する現象), = autophonia.
au·to·plast [ɔ́:təplæst] オートプラスト〔医学〕.
autoplastic graft 自家植皮, = autodermic graft.
autoplastic transplantation 自家移植 (同移植).
au·to·plas·ty [ɔ́:təplæ̀sti] 自己移植〔術〕, 自己形成〔術〕〔医学〕(自己の皮片を移植すること). 形 autoplastic.
au·to·ploid [ɔ́:təplɔid] 同質倍数体.
au·to·ploi·dy [ɔ́:təplɔidi] 同質倍数性.
au·to·plug·ger [ɔ́:təplʌ̀gər] 自動充填器 (歯科用).
au·to·po·di·um [ɔ:toupóudiəm] 自脚 (手首・足首から先の部分). 複 autopodia.
au·to·poi·son·ous [ɔ̀:toupɔ́izənəs] 自己中毒の.
au·to·pol·y·mer [ɔ̀:təpálimər] オートポリマー，自己重合体.
au·to·pol·y·mer·i·za·tion [ɔ̀:təpɑ̀liməraizéiʃən] 自家重合.
au·to·pol·y·ploid [ɔ̀:təpáliplɔid] 同質〔多〕倍数体.
au·to·pol·y·ploi·dy [ɔ̀:təpáliplɔidi] 同質倍数性〔医学〕.
au·to·pos·i·tive [ɔ̀:təpázitiv] 直接陽画〔医学〕.
au·to·pre·cip·i·tin [ɔ:touprisípitin] 自家沈降素.
au·to·pro·tec·tion [ɔ̀:touprətékʃən] 自衛.
au·to·pro·te·ol·y·sis [ɔ̀:touproutiálisis] 自家タンパク質分解.
au·to·pro·throm·bin [ɔ̀:touprəθrámbin] オートプロトロンビン (Seegers らにより1955年に提唱された凝固因子で，カルシウム，血小板第3因子，促進性グロブリンの共同作用の下にプロトロンビンから生ずる誘導物), = Factor Ⅶ (Koller).
a. Ⅱ オートプロトロンビンⅡ (プロトロンビンにトロンビンが触媒して生ずる活性誘導物).
au·top·sia [ɔ:tápsiə] 解剖，剖検, = autopsy.
a. in vivo 生体解剖, = vivisection.
au·top·sy [ɔ́:tɑpsi] 検死〔医学〕, 死体解剖〔医学〕, 剖検.
a. finding 剖検所見〔医学〕.
a. for medical education 系統解剖 (正常解剖).
a. imaging (Ai) オートプシーイメージング (死後

に実施される画像診断または病理所見を併せた概念. 病理医江澤英史の発案), = postmortem imaging, forensic imaging.

a. room 解剖室.

a. specimen 剖検材料〔医学〕.

a. table 剖検台〔医学〕, 解剖台〔医学〕.

au·to·psy·che [ɔ̀:tousáiki] 内界認識, 自意識〔内省〕. ↔ allopsyche. 形 autopsychic.

au·to·psy·cho·rhyth·mia [ɔ̀:tousàikəríðmiə] 自律性精神リズム.

au·to·psy·cho·sis [ɔ̀:tousaikóusis] 自己精神病.

au·to·psy·cho·ther·a·py [ɔ̀:tousàikəθérəpi] 自家精神療法.

au·to·pty·so·ther·a·py [ɔ̀:toutìsəθérəpi] 自家唾液注射療法.

au·to·pu·ni·tion [ɔ̀:toupju:níʃən] 自己懲罰, 自虐.

au·to·pu·ri·fi·ca·tion [ɔ:təpju:rifikéiʃən] 自浄作用(土地の)〔医学〕.

a. of vagina 腟自浄作用〔医学〕.

au·to·rac·e·mi·za·tion [ɔ̀:touræ̀simizéiʃən] 自〔己〕失旋.

au·to·ra·di·o·gram [ɔ̀:touréidiəgræm] オートラジオグラム〔医学〕(オートラジオグラフィによる写真像), = autoradiograph.

au·to·ra·di·o·graph [ɔ̀:touréidiəgræf] X線写真, = radioautograph.

au·to·ra·di·og·ra·phy [ɔ̀:tourèidiágrəfi] オートラジオグラフィ〔ー〕〔医学〕(写真フィルムを標本に密着させ組織, 臓器内の放射性核種の分布を記録する技法).

au·to·ra·di·ol·y·sis [ɔ̀:toureidiálisis] 自己放射線分解〔医学〕(標識化合物に起こる).

au·to·re·cep·tor [ɔ́:touriseptər] 自己受容体, オートレセプター.

au·to·reg·u·la·tion [ɔ̀:tourègjuléiʃən] 自動調節能, 自〔己〕調節〔医学〕.

au·to·re·in·fu·sion [ɔ̀:touri(:)infjú:ʒən] 自己輸血.

au·to·re·pro·duc·tion [ɔ̀:touri:prədʌ́kʃən] 自己複製.

au·tor·rha·phy [ɔ:tɔ́:rəfi] 自己縫合.

autosalvarsan treatment 自家サルバルサン療法, = Swift-Ellis test.

au·to·scope [ɔ́:təskoup] 内視鏡, 直達鏡, = directoscope.

autoscopic hallucination 自己〔像〕幻視〔医学〕, 自己幻覚.

autoscopic phenomenon 自己仮視現象, 自観現象.

au·tos·co·py [ɔ:táskəpi] ① 自己仮視〔医学〕. ② 直達鏡検査法, = directoscopy. ③ 自観症, 自己反省性幻覚, = autoscopic hallucination.

au·to·sen·si·ti·za·tion [ɔ̀:təsènsitizéiʃən] 自己感作〔医学〕(自己成分に対しては通常免疫寛容状態になっているが, このような寛容が破れて自己成分が抗原として認識され, 免疫応答が起こるようになった状態), = autoimmunization.

a. dermatitis 自家感作性皮膚炎, 自己感作性皮膚炎〔医学〕.

au·to·sen·si·tize [ɔ̀:təsénsitaiz] 自己感作する.

au·to·sen·si·tized [ɔ̀:təsénsitaizd] 自己感作した.

a. vaccine 自家感作ワクチン.

au·to·sep·ti·ce·mia [ɔ̀:təseptisí:miə] 自己敗血症(生体内に存在する細菌によってひき起こされる敗血症をいう).

au·to·se·ro·di·ag·no·sis [ɔ̀:təsi:roudaiəgnóusis] 自家血清診断.

au·to·se·ro·ther·a·py [ɔ̀:təsi:rəθérəpi] 自家血清療法, 自己血清療法〔医学〕.

au·to·se·rum [ɔ̀:tousí:rəm] 自己血清(患者自身の血液から得た血清で, 自己血清療法に用いられる).

a. therapy 自家血清療法.

a. treatment 自家血清療法.

au·to·sex·u·al·ism [ɔ̀:təsékʃuəlizəm] 自己性欲, = narcism.

au·to·sex·u·al·i·ty [ɔ̀:təsèksjuǽliti] 〔性的〕自己愛〔医学〕.

au·to·site [ɔ́:təsait] 自生体〔医学〕(自営重複奇形で主体となっている方で, 独立して生存し得る). 形 autositic.

autositic monster 自活奇形(重複奇形で独立生存を営み得るもの).

au·tos·mia [ɔ:tásmiə] 自己嗅覚症(自身の体臭を感ずること).

au·to·so·mal [ɔ̀:tousóuməl] 常染色体の.

a. aberration 常染色体異常.

a. dominant gene 常染色体上の優性遺伝子〔医学〕.

a. dominant genetic disease 常染色体性優性遺伝病.

a. dominant hypophosphatemic rickets (**ADHR**) 常染色体優性低リン酸血症性くる病.

a. dominant polycystic kidney disease (**ADPKD**) 常染色体優性多発嚢胞腎症〔医学〕.

a. gene 常染色体遺伝子.

a. inheritance 常染色体遺伝〔医学〕. → inheritance.

a. muscular dystrophy 常染色体性筋ジストロフィ.

a. recessive 常染色体〔性〕劣性〔医学〕, 常染色体劣性.

a. recessive disorder 常染色体劣性遺伝病.

a. recessive gene 常染色体上の劣性遺伝子〔医学〕.

a. recessive genetic disease 常染色体性劣性遺伝病.

a. recessive polycystic kidney disease 常染色体劣性遺伝型嚢胞腎〔医学〕.

au·to·so·ma·tog·no·sis [ɔ̀:tousòumətagnóusis] 幻体感(切断した身体の部分が残存するように感ずること). 形 autosomatognostic.

au·to·some [ɔ́:təsòum] 常染色体〔医学〕, 普通体. 形 autosomal.

a. abnormality 常染色体異常〔医学〕.

au·to·sper·mo·tox·in [ɔ̀:touspə̀:mətáksin] 自精子毒.

au·to·spray [ɔ́:təsprèi] 自家用噴霧器.

au·to·ster·il·i·za·tion [ɔ̀:toustèrilizéiʃən] 自家殺菌(体液の作用による).

au·to·steth·o·scope [ɔ̀:tətéθəskoup] 自家〔内臓〕聴診器.

au·to·sty·ly [ɔ́:təstaili] 自柱形成.

au·to·sug·ges·ti·bil·i·ty [ɔ̀:tousəʤèstibíliti] 自己暗示性〔医学〕.

au·to·sug·ges·tion [ɔ̀:tousəʤésʧən] 自己暗示〔医学〕(① 自己の思考による心身の調節. ② 催眠状態にあったときに得た印象の持続).

au·to·sy·nap·sis [ɔ̀:tousinǽpsis] 同親対合〔医学〕, 同質接合〔医学〕.

au·to·syn·de·sis [ɔ̀:tousindí:sis, -síndis-] 自己接合(多相核分裂において, 同一母体から産生した染色体が対性を形成すること), 同質対合〔医学〕.

au·to·syn·noia [ɔ̀:tousinɔ́iə] 自閉, 内閉(自己に注意を集中して, 他界との干渉を拒む精神病).

au·to·syn·the·sis [ɔ̀:tousínθəsis] 自己合成, 自家生殖(自家受精による個体の新生), = self-reproduction.

au·to·tem·nous [ɔ̀:tətémnəs] 自己分裂の.

au·to·tet·ra·ploid [ɔ:tətétrəplɔid] 4倍性.
au·to·ther·a·py [ɔ:təθérəpi] ① 自家療法. ② 自然治癒. ③ 自家分泌療法.
au·tot·o·my [ɔ:tátəmi] 自切〔医学〕, 自己分裂(自割), 自己切断.
au·to·top·ag·no·sia [ɔ̀:toutàpəgnóuziə] 〔自己〕身体部位失認〔医学〕, 自己身体部位失認〔症〕(視覚的に自己の身体部位を呼称できない状態).
au·to·tox·e·mia [ɔ̀:toutɑksí:miə] 自己(家)毒血症, 自己(家)中毒症.
au·to·tox·ic [ɔ:tətáksik] 自家中毒の, 自己中毒の, = autopoisonous.
a. exanthema 自家中毒疹.
au·to·tox·i·co·sis [ɔ̀:tətɑ̀ksikóusis] 自己(家)中毒症, = autotoxis.
au·to·tox·in [ɔ́:tətɑ̀ksin] 自己(家)毒素〔医学〕.
au·to·tox·is [ɔ:tətáksis] = autotoxicosis.
autotransferable element 自己伝達性因子〔医学〕.
au·to·trans·for·mer [ɔ:tətræ̀nsfɔ́:mər] 自動変圧調整器〔医学〕.
au·to·trans·fu·sion [ɔ̀:toutræ̀nsfjú:ʒən] 自己血輸血〔医学〕, 自家輸血, 自己輸血(予定される手術に向けて, 前もって自分の血液を採取し, 貯めておき, 手術中または手術後, 必要に応じて輸血(返血)する方法).
au·to·trans·plant [ɔ:tətrǽnsplænt] ① 自己(家)移植片(自家移植に用いられる組織片で, 静脈, 皮膚, 骨, 腱, 筋膜などがある). ② 自己移植〔医学〕, 個体内移植〔医学〕, = autograft.
au·to·trans·plan·ta·tion [ɔ:tətræ̀nsplæntéiʃən] 自家移植〔術〕, 自己移植〔術〕, 個体内移植〔術〕.
au·to·troph [ɔ́:tətrouf] 独立栄養生物, 自家栄養生物(有機性炭素化合物を必要とするが, タンパク質と炭水化物を無機性炭素および窒素から合成できる生物), 自家栄養体〔医学〕, 自家栄養菌〔医学〕, 自家栄養株〔医学〕. 形 autotrophic.
au·to·troph·ic [ɔ̀:toutáʃik] 独立栄養の.
a. bacteria 独立栄養細菌, 自家栄養細菌.
au·to·tro·phism [ɔ̀:toutróufizəm] 独立栄養.
au·tot·ro·phy [ɔ:tátrəfi] 独立栄養〔性〕〔医学〕, 自家栄養〔性〕.
au·to·tu·ber·cu·lin·i·za·tion [ɔ̀:toutjubə̀:kjulinizéiʃən] ツベルクリン自家吸収.
au·to·typh·i·za·tion [ɔ̀:toutàifizéiʃən] 自家チフス様症状発現.
auto-urine test 自家尿試験(結核患者の尿0.05mLを皮内注射すると, 局所反応により局所的に浸潤性の塊を生じる), = Wildbolz test.
au·to·u·ro·ther·a·py [ɔ̀:toujù:rəθérəpi] 自家尿注射療法.
aut·o·vac·ci·na·tion [ɔ̀:təvæ̀ksinéiʃən] 自家ワクチン療法(患者自身から分離された細菌, またはウイルスから得られた抗原性産物を患者に投与し, 免疫応答を誘導することによってその患者を治療する方法).
au·to·vac·cine [ɔ̀:təvǽksi:n] 自家ワクチン(患者自身から分離された細菌またはウイルスからつくられたワクチン).
au·to·vac·ci·no·ther·a·py [ɔ̀:təvæ̀ksinəθérəpi] 自家ワクチン療法, = autovaccination.
autowell scintillation counter オートウエルシンチレーションカウンタ〔医学〕(NaI結晶の上部中央に井戸型の穴をくりぬき, この中に試験管を入れて高い効率で微量のRIを測定するウエル型シンチレーションカウンタを, 自動化, 高速化した装置).
au·tox·e·mia [ɔ̀:tɑksí:miə] 自己(家)毒血症, 自己(家)中毒症, = autotoxemia.
au·tox·i·da·tion [ɔ̀:tɑksidéiʃən] 自動酸化〔医学〕, = auto-oxidation. 形 autoxidizable.
au·tox·i·da·tor [ɔ:táksideitər] 自動酸化素(水により二酸化水素に変化し得る細胞物質).
au·to·zy·gous [ɔ̀:touzáigəs] 同質接合の(同じ親から由来する相同遺伝子をもつ接合体の).
autumn color 紅葉.
autumn fever 秋疫(七日熱), = autumnal fever, seven-day fever.
au·tum·nal [ɔ:tʌ́mnəl] 秋の.
a. catarrh 枯草熱, 秋季カタル〔医学〕, = hay fever, Bostock catarrh.
a. equinox 秋分.
a. fever 秋熱, あきやみ(秋疫)〔医学〕(*Leptospira interrogans* serovar Autumnalis の感染によるレプトスピラ症).
a. leptospirosis あきやみ(秋疫)レプトスピラ症〔医学〕.
Auvray incision オーブレー切開(脾臓切除術に用いる切開法で, 左側腹直筋の外側に沿い, 上方肋軟骨に至り, さらに上後方に向かい, 第8肋間に達する).
auxano- [ɔ:ksænou, -nə] 成(生)長の意味を表す接頭語.
aux·an·o·dif·fer·en·ti·a·tion [ɔ̀:ksænoudìferenʃiéiʃən] 成(生)長期分化, 発育期器官分化.
aux·an·o·gram [ɔ:ksǽnəgræm] 細菌成(生)長検査用平板培養.
aux·an·o·graph·ic [ɔ̀:ksænəgrǽfik] オキサノグラフィの, 細菌成(生)長検査法の.
a. method オキサノグラフ法, 細菌成長検出法.
aux·a·nog·ra·phy [ɔ̀:ksənágrəfi] 細菌成(生)長検出法(不適培地に発育させた微生物に異なった栄養素を添加し, その生長に最適の培地を見いだす方法), オキサノグラフィ〔一〕〔医学〕.
aux·an·ol·o·gy [ɔ̀:ksənáləʤi] 成(生)長学(特に植物の).
aux·e·sis [ɔ:ksí:sis] 成(生)長, = growth.
aux·et·ic [ɔ:ksétik] 成(生)長刺激〔促進〕薬.
a. growth 細胞肥大による成(生)長.
aux·i·cra·ni·um [ɔ̀:ksikréiniəm] 拡大頭蓋.
aux·il·ia·ry [ɔ:gzíliəri] 佐剤(薬)〔医学〕, 補助の〔医学〕, 副の.
a. cell 補助細胞〔医学〕.
a. committee 後援会(病院などの).
a. equipment 補助装置〔医学〕.
a. scale 補助尺.
a. still 補助塔(蒸留).
a. store 補助記憶〔医学〕.
a. thermometer 補助温度計〔医学〕.
a. valence 副原子価(一次化合物がさらに結合して, 高次化合物を構成する際に働く原子価).
a. valency 側原子価〔医学〕(錯塩をつくる場合に主原子価に対していう).
aux·il·i·o·mo·tor [ɔ̀:gziliəmóutər] 運動補助の.
auxilliary transplantation 補助移植〔医学〕.
aux·i·lyt·ic [ɔ̀:gzilítik] 溶解を増強する, 破壊を増強する.
aux·i·mone [ɔ́:ksimoun] オーキシモン, = auxin.
aux·in [ɔ́:ksin] オーキシン(植物体および尿中に発見された植物生長ホルモンとして久しく知られていたが, Dubos は1946年にこれが抗生物質としての作用をもつことを報告し, Koegel はAおよびBの2型に区別した), = auximone.
aux·i·om·e·ter [ɔ̀:ksiámitər] = auxometer.
auxo- [ɔ:ksou, -sə] 成(生)長, 促進の意味を表す接頭語.
aux·o·ac·tion [ɔ̀:ksouǽkʃən] 成(生)長促進作用, 活動亢進.
aux·o·am·y·lase [ɔ̀:ksouǽmileis] デンプン酵素促進素.

aux·o·bar·ic [ɔ̀:ksəbǽrik] 心内圧増加の.
aux·o·car·dia [ɔ̀:ksouká:diə] ① 心臓拡張期. ② 心拡大.
aux·o·chrome [ɔ́:ksəkroum] 助色物質〔医学〕, 助色団(色素分子内の原子団で, $-NH_2$, $-OH$, $-SO_3H$ などがある).
aux·o·chro·mous [ɔ̀:ksoukróuməs] 助色の.
a. group 助色団(色原体に導入すると, 染着性を与え, 染料として使用できるようにする原子団で, $-NH_2$, NHR−, NR_2, −OH などをいう).
aux·o·cyte [ɔ́:ksəsait] 成(生)長細胞(精細胞, 卵細胞, 芽胞などの総称名).
aux·o·drome [ɔ́:ksədroum] 成長過程.
aux·o·flore [ɔ́:ksəflɔ:r] 助蛍光原子(原子団), = auxofluore, auxoflur.
aux·o·gluc [ɔ́:ksəgluk] オークソグルック, 助甘味原子団.
a. group 助甘味原子団(担糖体 gluciphore と結合して甘味を生ずる無味物質群).
aux·o·gram [ɔ́:ksəgræm] 成長図表(身長：体重, 身長：胸囲の相関性を表す小児発育表示図).
aux·o·hor·mone [ɔ̀:ksouhɔ́:mən] 成長ホルモン.
aux·ol·o·gy [ɔ:ksáləʤi] 有機体発生学.
aux·om·e·ter [ɔ:ksámitər] ① 拡大度測定計(レンズの). ② 力量計. ③ 成長計.
aux·one [ɔ́:ksoun] 動物成長因子.
aux·o·spi·reme [ɔ̀:ksouspáiri:m] 成長期糸球, 融合後糸球.
aux·o·spore [ɔ́:ksəpɔ:r] 増大胞子〔医学〕.
aux·o·ther·a·py [ɔ̀:ksəθérəpi] 置換療法, = substitution therapy.
aux·o·ton·ic [ɔ̀:ksətánik] 張力変動性の, 増負荷性の.
a. contraction 増負荷〔性〕収縮〔医学〕.
aux·ot·o·ny [ɔ:ksátəni] 張力変動性〔医学〕.
aux·o·tox [ɔ́:ksətɑks] 毒物形成因子.
aux·o·troph [ɔ́:ksətrouf] 栄養〔素〕要求(変異)菌(株), 栄養素要求体〔医学〕.
aux·o·troph·ic [ɔ:ksətráfik] 栄養要求性の(それ自身が生合成できない時に用いる言葉).
a. bacteria 栄養要求性細菌.
aux·ot·ro·phy [ɔ:ksátrəfi] 栄養要求変異〔医学〕, 栄養要求性.
AV ① auriculoventricular 房室のの略. ② angular vision 角視力の略. ③ aortic valve 大動脈弁の略. ④ artificial ventilation 人工換気の略. ⑤ azygos vein 奇静脈の略. ⑥ arteriovenous 動静脈のの略. ⑦ agranular vesicle 無顆粒〔分泌〕小胞(副交感神経の)の略.
A–V block 房室ブロック, = atrioventricular block.
A–V interval A–V 間隔.
A–V junctional tachycardia 房室結節〔性〕頻拍症.
A–V shunt A–V シャント(動静脈シャント), = arteriovenous shunt.
Av avoirdupois 常衡〔法〕の略.
ava arteriovenous anastomosis 動静脈吻合の略.
av·a·can [ǽvəkən] アバカン ㊗ isoamyl *N*–(*β*–diethylaminoethyl)–*α*–aminophenylacetate dihydrochloride (イソアミルエステルで, その塩酸塩はアトロピンおよびパパベリン様の作用を示し, 特にコリン作動性が強い).
a·vail·a·bil·i·ty [əvèiləbíləti] 有効性, 効用.
a. equivalency 薬物利用効率等価性(同等性)〔医学〕.
a. of health service 医療利用可能性〔医学〕.
a. ratio 作用率〔医学〕, 利用率.
a·vail·a·ble [əvéiləbl] 有効な, 利用可能な.
a. chlorine 有効塩素〔医学〕.
a. dilution 有効希釈〔医学〕.
a. energy 有効エネルギー〔医学〕.
a. heating surface 有効加熱面〔医学〕.
a. iron 鉄有効部分(食物中の鉄含有量の全体から消化により分離できる部分).
a. machine time 利用可能時間〔医学〕.
a. oxygen 有効酸素.
a. phosphoric acid 有効リン酸.
a. water 有効水〔医学〕.
avalanche conduction 雪崩伝導, 整発伝導(神経原末端が多数神経原体と接触して起こる衝動の伝導).
avalanche theory 雪崩説(神経インパルスは輸出路を進むに従って次第にその強度が増大する).
a·val·vu·lar [əvǽlvjulər] 無弁の.
avant canal 先鋒管(男子尿道の遠心部).
a·van·tin [əvǽntin] アバンチン, = isopropyl alcohol.
a·var·i·o·sis [əvæ̀rióusis] 梅毒, = syphilis.
a·vas·cu·lar [əvǽskjulər, ei–] 無血管の〔医学〕.
a. area ① 無血管野〔医学〕(脳血管撮影上, 血管に乏しい所見を示す領域のことで, 通常は硬膜外または硬膜下血腫に認められるものをいう). ② 無血流域.
a. necrosis 無血管性壊死〔医学〕, 阻血性壊死〔医学〕, 無腐性壊死.
a. necrosis of bone 虚血性骨壊死〔医学〕.
a. necrosis of femoral head 大腿骨頭壊死症.
a·vas·cu·lar·i·ty [əvæ̀skjulǽriti] 無血管状態, 無血管性〔医学〕, 無血流状態.
a·vas·cu·lar·i·za·tion [əvæ̀skjulərizéiʃən] 阻血〔医学〕, 虚血〔医学〕, 駆血〔医学〕(弾性帯などを用いて). 形 avascular.
AVC atrioventricular conduction 房室伝導の略, = A–V conduction.
Avellis, Georg [a:vélis] アヴェリス(1864–1916, ドイツの咽喉学者).
A. syndrome アヴェリス症候群(病巣とは反対側の半身不全麻痺, 同側の声帯と口蓋帆との麻痺が伴う症候群で, 脊髄痨, 延髄空洞症にみられる), = ambiguospinothalamic paralysis, spinothalamic tract syndrome.
avena unit アベナ単位.
a·ven·a·cein [əvénəsi:n] アベナセイン $C_{25}H_{44}N_2O_7$ (*Fusarium avenaceum* から得られる抗生物質で, lateritiin group の一つ).
ave·nin [əví:nin] アベニン(① カラスムギ〔燕麦〕から得られる強壮薬. ② カゼインに近似のタンパク質(カラスムギの) = legumin).
ave·no·lith [əvénəliθ] 穀粒性腸石.
aventitious breath sound 呼吸副雑音.
Avenzoar [æ̀vənzóuər] アベンゾアール(ca. 1091–1162, コルドバの有名なアラビアの医師で, 疥癬とシラミとの関係を説いた), = Abumeron, ibn Zuhr.
av·er·age [ǽvəriʤ] ① 定型の. ② 並. ③ 平均値, = mean.
a. age at death 平均死亡年齢〔医学〕.
a. blood pressure 平均血圧〔医学〕.
a. degree of branching 平均枝分れ度〔医学〕.
a. degree of polymerization 平均重合度〔医学〕.
a. deviation 平均偏差〔医学〕.
a. dose 平均投与量, 平均量〔医学〕.
a. gradient 平均勾配〔医学〕.
a. hearing loss 平均聴力損失〔医学〕.
a. length of stay 平均在院日数〔医学〕.
a. lethal dose 平均致死量〔医学〕.
a. life 平均寿命(放射性物質が粒子を放出し得る期間；人命の平均持続期).
a. minimum requirement 平均最小必要量〔医学〕.

a. molecular weight 平均分子量〔医学〕.
a. movement articulator 平均値咬合器〔医学〕, 普通運動咬合器.
a. response computer 誘発反応加算電〔子計〕算機〔医学〕.
a. size 平均的大きさ〔医学〕.
a. speech power 音声平均パワー〔医学〕.
a. value 平均値.
a. voiding rate 平均排尿〔比〕率〔医学〕.
a. weight 平均体重〔医学〕.
av·er·ag·ing [ǽvəriʤiŋ] 加算平均法.
av·er·mec·tins [æ̀vəméktinz] アベルメクチン類.
Averroes [avéroui:z] アベロエズ(1126-1198, アラビアの医師. アラビア医学派最後の名医で医学百科辞典の著者), = ibn Rushd.
averse depression 嫌悪うつ病〔医学〕, 嫌忌うつ病.
a·ver·sion [əvə́:ʃən] 嫌忌.
a. depression 逃避的うつ病〔医学〕.
a. therapy 嫌悪(嫌忌)療法(行動療法 behavior therapy の技法の一つ).
a. treatment (for alcoholism) 嫌忌療法(アルコールの).
a·ver·sive [əvə́:siv] 有害の, 嫌悪の.
a. behavior 有害行為〔医学〕.
a. control 嫌悪コントロール.
a. reinforcement 有害刺激強化〔医学〕.
a. stimulus 嫌悪刺激.
a. therapy 嫌悪療法〔医学〕.
a·ver·tin [əvə́:tin] アベルチン Br_3CCH_2OH (Eichholz により1926年に初めて直腸麻痺薬として用いられた). → tribromoethanol, bromethol.
a. with amylene hydrate 水化アミレンのアベルチン, = tribromethanol solution.
Avery, Oswald Theodore [éivəri] アベリー(1877-1955, アメリカの細菌学者. ロックフェラー医学研究所員として特に肺炎菌に関する研究で有名).
AVF ① acute ventilatory failure 急性換気不全の略. ② arteriovenous fistula 動静脈瘻の略.
AVH acute viral hepatitis 急性ウイルス性肝炎の略.
Av·i·ad·e·no·vi·rus [æ̀viæ̀dənouváiərəs] アビアデノウイルス属(アデノウイルス科の亜科).
Avian leukosis virus トリ白血病ウイルス(レトロウイルス科のウイルス).
a·vi·an [éiviən] 鳥類の, トリの.
a. blackhead トリの黒頭病.
a. crop そ嚢(嗉嚢)〔医学〕.
a. diphtheria ニワトリジフテリア, = roup.
a. infectious encephalomyelitis トリ伝染性脳脊髄炎(ピコルナウイルス科に属するウイルスの感染による伝染病で, ニワトリ, キジ, ウズラ, シチメンチョウが感染する).
a. infectious laryngotracheitis トリ伝染性喉頭気管炎.
a. influenza (AI) トリインフルエンザ(A型インフルエンザウイルスの強毒タイプが家禽に感染すると, 高病原性トリインフルエンザ(家禽ペスト)の流行を起こすことがある).
a. influenza virus (AIV) トリインフルエンザウイルス(トリに感染する球状ウイルス. H:ヘマグルチン, N:ノイラミニダーゼの2種類のタンパク質の組み合わせにより分類される. H1N1 型(スペインかぜ), H5N9 型など).
a. leukosis トリ白血病(骨髄性およびリンパ性幼若白血球が末梢血液中に出現するニワトリの疾患), = fowl leukosis.
a. lymphomatosis トリリンパ腫症(臓器または神経などの器官にリンパ球の増殖性浸潤と腫瘍形成を特徴とするニワトリの疾患), = lymphomatosis of fowl.
a.-moth type 鳥蛾型.
a. plague 家禽ペスト, = highly pathogenic avian influenza.
a. pox 鶏痘, 禽痘, トリ痘, = avianpox, fowl pox.
a. tuberculosis トリ結核症.
a·vi·an·ized [éiviənaizd] 鶏胎化した(鶏卵を通過させた病原菌についていう).
a. vaccine ニワトリ順化(馴化)ワクチン.
a·vi·a·tion [èiviéiʃən] 航空.
a. accident 航空事故〔医学〕.
a. fatigue 航空疲労〔医学〕.
a. medicine 航空医学〔医学〕.
aviator's disease 航空病, 航空酔い, 航空中耳炎, = aviator's ear, aero-otitis media.
aviator's ear 飛行家中耳炎, = aero-otitis media.
aviator's physical standard 飛行士の身体標準〔医学〕.
aviator's stomach 航空神経症〔医学〕, 飛行士胃, 飛行者胃〔医学〕(航空飛行の際に起こる神経性胃障害). → aeroneurosis.
Avicenna [æ̀visénə] アビセンナ(980-1037, ペルシャの医師, 哲学者, 著述家. アラビア医学の名著 Canon の著者として有名), = ibn Sina.
A. gland アビセンナ腺(被嚢腫瘍).
av·i·din [ǽvidin] アビジン(ビオチンと高い親和性をもつ卵白由来の糖脂質であり, ビオチン標識した酵素を用いてアビジン標識した抗体の反応性をみる免疫酵素抗体法に利用されている).
a.-biotin complex technique アビジン・ビオチン結合法(ビオチンを結合させた抗体と蛍光色素や酵素で標識したアビジンを用いて微量の抗原を感度良く測定する方法).
a·vid·i·ty [əvíditi] 結合性, 和合力, 結合活性〔医学〕, アヴィディティ(抗原と対応する抗体の機能的親和力).
A·vi·pox·vi·rus [èivipɑ̀ksváiərəs] アビポックスウイルス属(ポックスウイルス科の一属).
a·vir·u·lent [əvírjulənt] 弱毒性の, 無毒性の〔医学〕.
a. clone 弱毒クローン.
a·vi·ta·min·o·sis [əvaitəminóusis] ビタミン欠乏症〔医学〕. 形 avitaminotic.
avitaminous anemia ビタミン欠乏性貧血〔医学〕.
a·vive·ment [avivmɑ́n] [F] 更新, 更生(特に創縁を手術的に更生すること).
a·viv·i·tel·lin·ic ac·id [əvìvitəlínik ǽsid] アビビテリン酸(卵黄 ovovitellin に存在する paranuclein).
AVM arteriovenous malformation〔脳〕動静脈奇形の略.
av·o·ca·lia [æ̀voukéiliə] 音痴, = motor amusia.
av·o·ca·tion·al [æ̀vəkéiʃənəl] 趣味の〔医学〕.
Avogadro, Amadeo [ɑ:vougɑ́:drou] アヴォガドロ(1776-1856, イタリアの物理学者).
A. constant アヴォガドロ定数〔医学〕(物質1モル中の分子の数 $N = 6.022 \times 10^{23}$).
A. law アヴォガドロの法則(同温同圧下で同体積の気体に含まれる気体の分子数はすべて等しい).
A. number アヴォガドロ数〔医学〕(① 標準状態における物質1モル中にある分子数で, 6.022×10^{23}. ② 気体 $1cm^3$ 中の分子数 2.687×10^{19}).
A. postulate アヴォガドロの法則(すべての気体および蒸気の同容積は同温度および同圧力の下においては同数の分子数を含む), = Avogadro hypothesis, A. law.
a·void·ance [əvɔ́idəns] 回避〔医学〕, 逃避〔医学〕.
a. behavior 回避行動〔医学〕.
a. conditioning 回避条件づけ.
a. learning 回避学習〔医学〕.
a. reflex 回避反射.

a. response 回避反応〔医学〕.
avoidant disorder 回避性障害〔医学〕.
avoidant personality disorder 回避性パーソナリティ障害, 回避性人格障害.
av·oir·du·pois (Av) [ævəːdəpɔ́iz, avwardjupwá] 常衡〔法〕(一般取引き用のイギリスの度量衡法で av-oir-du-pois (重さをみる) の縮小語).
a. pound 常用ポンド (16 オンスまたは 453.6g).
a. system 常衡式, = avoirdupois weight.
a. weight (常用式重量, 常衡, 英語圏の国で宝石, 貴金属, 薬品以外の日用品で使われている単位. 単位 1 ドラムは 27.344 グレーン, 1 オンスは 16 ドラム), = imperial weight.
AVP antiviral protein 抗ウイルスタンパクの略.
avulsed wound 剥皮創, 皮下剥離創.
a·vul·sion [əvʌ́lʃən] 剥離〔医学〕, 引き抜き〔医学〕, 裂離, 抉出, 摧裂, 捻除 (力で引きはなすこと), = avulsio.
a. fissure 摘出裂 (脛骨突起の).
a. fracture 剥離骨折〔医学〕, 裂離骨折.
a. injury 剥脱損傷〔医学〕, 引き抜き損傷〔医学〕(事故などにより神経根が頸髄から引き抜かれる. 腕神経叢麻痺の原因ともなる).
a. of bulb 眼球摘出, = avullsio bulbi.
a. of scalp 頭皮剥離.
a. of spinal nerve root 脊髄神経根捻除術〔医学〕.
avulsive cortical irregularity 剥離性骨皮質不整〔医学〕.
awake intubation 覚醒時 (意識下)〔気管内〕挿管〔医学〕(喉頭への局所噴霧麻酔により, 意識下に気管チューブを気管内に挿入すること).
awaking body temperature 覚せい (醒) 時体温.
awaking center 覚せい (醒) 中枢〔医学〕.
a·ware [əwέər] 意識のある〔医学〕, 気がついている.
a·ware·ness [əwέənis] ① 感知. ② 意識〔医学〕.
ax axis の略.
ax·a·nop·sia [æksənάpsiə] 黄色盲.
ax·an·th·o·cy·a·nop·sia [æksənθousàiənάpsiə] 青黄色盲〔医学〕, = blue-yellow blindness.
ax·an·thop·sia [æksənθάpsiə] 黄色盲, = axanopsia.
Axel, Richard [ǽksəl] アクセル (1946生, アメリカの分子生物学者. 嗅覚受容体および嗅覚系の機構の発見により, Linda B. Buck とともに2004年度ノーベル医学・生理学賞を受けた).
Axelrod, Julius [ǽksəlrɑd] アクセルロッド (1912-2004, アメリカの生化学・薬理学者. 薬剤の生化学的メカニズムとホルモン作用, 内分泌の分野で活躍し, とくにアドレナリンとノルアドレナリンによって起こる身体の代謝の仕組みを酵素化学的に究明した業績により, B. Katz, von Euler とともに1970年度ノーベル医学・生理学賞を受けた).
Axenfeld, Theodor [άːksənfelt] アクセンフェルド (1867-1930, ドイツの眼科医).
A.-Morax bacillus = *Moraxella lacunata*.
A. syndrome アクセンフェルド症候群 (先天性の前眼部発生不全).
a·xen·ic [eizénik] 無菌〔性〕の, 純培養の (無菌的環境下で生育したような動物をいう. また, 特に微生物の純培養についてもいう), = gonotobiote.
a. animal 無菌動物〔医学〕.
a. cultivation 無菌培養.
a. culture 無菌培養.
a. strain 無菌株.
ax·er·oph·thol [æzərάfθɔːl] アゼロフソール (vitamin A の一般名).
ax·es [ǽksiːz] 軸 (axis の複数).
a. of Fick フィック軸.
ax·i·al [ǽksiəl] [TA] ① 軸方, = axialis [L/TA]. ② 軸の, = axile. ③ 軸脈の (昆虫).
a. ametropia 軸性非正視.
a. aneurysm 軸性脈瘤 (血管直径が拡大したもの).
a. angle 歯軸化斜角 (歯軸に平行する歯角度).
a. artery 軸動脈 (胎生初期の肢芽にあらわれる動脈).
a. artery of lowor limb 下肢軸動脈〔医学〕.
a. artery of superior limb 上肢軸動脈〔医学〕.
a. asynergy 体幹共同運動不能〔症〕〔医学〕, 躯幹失調.
a. band 帯環, = band.
a. bond アキシアル結合〔医学〕.
a. cataract 核性白内障〔医学〕, 中心〔性〕白内障.
a. color 軸色.
a. computed tomography X線CT, コンピュータ断層撮影〔法〕, = computed (computerized) tomography, computed axillar t..
a. current ① 軸索流. ② 軸〔電〕流, = axial stream.
a. cylinder 軸索.
a. dislocation 軸転位〔医学〕.
a. fiber 〔神経〕軸索〔医学〕.
a. filament 軸糸〔医学〕(中心体または生毛体から生ずる鞭毛の中心索).
a. gradient 体軸勾配〔医学〕(身体または臓器が体軸の方向に発育する度合の変化).
a. heteromorphosis 極逆転異態再生.
a. hypermetropia 軸性遠視.
a. hyperopia 軸性遠視.
a. illumination 随軸照明 (顕微鏡の軸に沿う光線の投射あるいは反射).
a. light 軸性光線, 中心光線, = central light.
a. magnification 縦倍率.
a. mesoderm = paraxial mesoderm.
a. muscle 軸筋 (脊柱に付着するもの).
a. myopia 軸性近視〔医学〕.
a. neuritis 軸性神経炎〔医学〕.
a. optic nerve atrophy 軸性視神経萎縮.
a. optic neuritis 軸性視神経炎.
a. pattern 軸走型〔医学〕.
a. pattern flap 軸走型皮弁〔医学〕, アキシアルパターン皮弁 (通常, 皮下に特定の血管を含んだ皮弁のことをいう).
a. placenta 中軸胎盤.
a. plane 横断面.
a. plate 軸板〔医学〕(胎生の原始線条).
a. quantum number 軸量子数.
a. ratio 軸率.
a. resolution 距離分解能〔医学〕, = axial resolving power.
a. skeleton [TA] 軸骨格, = skeleton axiale [L/TA].
a. stream 軸流〔医学〕(比較的迅速に流れる血管内の中心部血液).
a. surface 軸歯.
a. traction forceps 応軸鉗子〔医学〕.
a. transverse section 体軸横断面〔医学〕.
a. triradius 軸 (腕) 三叉〔医学〕.
a. view 軸撮影〔医学〕.
a. walls 軸壁 (う歯窩の縦軸と平行する壁).
a. walls of pulp chambers 歯髄腔の軸壁.
ax·i·a·lis [æksiéilis] [L/TA] 軸, = axial [TA].
ax·i·a·tion [æksiéiʃən] 軸性構造発生.
ax·if·u·gal [æksífjugəl] 軸索遠心性の, = axofugal.
ax·il [ǽksil] ① 腋窩. ② 葉腋 (植物の).
axilary paralysis 腋窩麻痺 (三角筋の麻痺に基づくもので, 上腕骨の転位または松葉杖の使用による).

ax·ile [ǽksail] 軸性の，= axial.
a. corpuscle 軸小体（触覚小体の中心），= axis corpuscle.
ax·i·lem·ma [æ̀ksilémə] 軸索鞘，= axiolemma.
ax·il·la [æksílə] [L/TA] ① 腋窩，= axilla [TA]. ② わきのした. 形 axillar, axillary.
a.-block 腋窩ブロック〔医学〕.
a. thermometer 腋窩体温計.
a. vara 内反腋.
axillar fold 腋窩ヒダ.
axillarhang reaction 腋下懸垂反応.
ax·il·lary [ǽksiləri] ① 腋の，腋窩の. ② 腋生の.
a. air-sac 腋下気嚢.
a. anesthesia 腋下麻酔〔法〕.
a. arch 腋窩弓.
a. arch muscle 腋窩弓筋.
a. artery [TA] 腋窩動脈，= arteria axillaris [L/TA].
a. block 腋窩ブロック.
a. breast 腋窩乳房〔医学〕.
a. cavity 腋窩，= axillary fossa.
a. crutch 松葉杖.
a. fascia [TA] 腋窩筋膜，= fascia axillaris [L/TA].
a. fold 腋窩ヒダ.
a. fossa [TA] 腋窩（わきのした），= fossa axillaris [L/TA].
a. gland 腋窩腺，腋窩リンパ節〔医学〕.
a. hairs [TA] 腋毛（ワキゲ），= hirci [L/TA].
a. line 腋窩線〔医学〕.
a. lobe 腋窩葉（昆虫の後翅基部近くにみられる小葉），= calypter.
a. lymph nodes [TA] 腋窩リンパ節，= nodi lymphoidei axillares [L/TA].
a. lymphatic plexus [TA] 腋窩リンパ〔管〕叢，= plexus lymphaticus axillaris [L/TA].
a. nerve [TA] 腋窩神経，= nervus axillaris [L/TA].
a. osmidrosis 腋臭症，わきが.
a. plexus = plexus axillaris.
a. pouch 腋窩陥凹.
a. process [TA] 外側（腋窩）突起*，= processus axillaris [L/TA].
a. region [TA] 腋窩部，= regio axillaris [L/TA].
a. sheath 腋窩線維鞘.
a. space 腋窩.
a. sweat glands 腋窩汗腺（アポクリン汗腺）.
a. tail [TA] 腋窩尾部*（Spence 尾部），= processus lateralis [L/TA].
a. temperature 腋窩温〔医学〕.
a. thoracotomy 腋窩開胸〔術〕.
a. triangle 腋窩三角.
a. trichoepithelioma 腋窩黄菌毛〔症〕〔医学〕，腋毛糸状菌〔症〕〔医学〕.
a. vein [TA] 腋窩静脈，= vena axillaris [L/TA].
axio- [æksiou, -siə] 軸の意味を表す接頭語.
axioappendicular asynergy 躯幹四肢失調.
ax·i·o·buc·cal [æ̀ksiəbʌ́kəl] 軸面頬側の.
ax·i·o·buc·co·gin·gi·val [æ̀ksiəbʌ̀kouʤinʤáivəl] 軸面頬側歯肉側の.
axiobuccolingual plane 軸面頬舌平面.
ax·i·o·dis·tal [æ̀ksiədístəl] 軸索遠心性の，軸面遠心の〔医学〕.
ax·i·o·gin·gi·val [æ̀ksiouʤinʤáivəl] 軸面歯肉面の.
ax·i·o·in·ci·sal [æ̀ksiouinsáizəl] 軸面切縁側の.
ax·i·o·la·bi·al [æ̀ksiouléibiəl] 軸面口唇面の.
ax·i·o·la·bi·o·lin·gual [æ̀ksioulèibiəlíŋgwəl] 軸面唇側舌側の.
a. plane 軸面唇舌平面.
ax·i·o·lin·gual [æ̀ksiəlíŋgwəl] 軸面舌側の，軸面舌面の〔医学〕.
ax·i·o·lin·guo·cer·vi·cal [æ̀ksiəlìŋgwousə́:vikəl] 軸面舌側歯頸側の.
ax·i·o·lin·guo·gin·gi·val [æ̀ksiəlìŋgwouʤinʤáivəl] 軸面舌側歯肉側の.
ax·i·o·lin·guo-oc·clu·sal [æ̀ksiəlìŋgwouɑklú:səl] 軸面舌側咬合側の.
ax·i·o·me·si·al [æ̀ksioumí:ziəl] 軸面近心〔側〕の.
ax·i·o·me·si·o·cer·vi·cal [æ̀ksioumì:ziousə́:vikəl] 軸面近心側歯頸側の.
ax·i·o·me·si·o·dis·tal [æ̀ksioumì:ziədístəl] 軸面近遠心平面.
a. plane 軸面近遠心平面.
ax·i·o·me·si·o·gin·gi·val [æ̀ksioumì:ziouʤinʤáivəl] 軸面近心側歯肉側の.
ax·i·o·me·si·o·in·ci·sal [æ̀ksioumì:ziouinsáizəl] 軸面近心側切側の.
ax·i·on [ǽksiən] アキシオン（脳および脊椎）.
ax·io-oc·clu·sal [ǽksiou ɑklú:səl] 軸面咬合面側の.
ax·i·op·e·tal [æ̀ksiɑ́pitəl] 軸索求心性の，= axopetal.
ax·i·o·plasm [ǽksiəplæ̀zəm] 軸索原形質（神経軸索内にある原形質），= axoplasm.
ax·i·o·po·dia [æ̀ksioupóudiə] （axiopodium の複数）.
ax·i·o·po·di·um [æ̀ksioupóudiəm] 有軸偽足.
ax·i·o·pul·pal [æ̀ksiəpʌ́lpəl] 軸面歯髄面の.
ax·ip·e·tal [æksípitəl] = axopetal.
ax·is (ax) [ǽksis] [L/TA] ① 水晶体軸，= axis [TA]. ② 軸. ③ 歯の長軸. ④ 脊椎. ⑤ 軸動脈. ⑥ 直線（頭蓋骨測定学で用いる２点間の仮想線）. 形 axial.
a. band 軸帯，原条，= primitive streak.
a. bulbi externus [L/TA] 外眼球軸，= external axis of eyeball [TA].
a. bulbi internus [L/TA] 内眼球軸，= internal axis of eyeball [TA].
a. cylinder 軸索.
a. cylinder process 軸索突起，= axon.
a. deviation 軸変位（心電図の），電気軸偏位〔医学〕（心電図において QRS 群の平均電気軸の変化で，正常電気軸 0°～90° を超えるものをいう），= axis shift.
a. oculi 眼軸（角膜基底にたてた表面の法線で，角膜中心と眼の両節点および回旋点を通過するような想像線）.
a. oculi externa 外眼球軸.
a. oculi interna 内眼球軸.
a. of fetus 胎児軸〔医学〕（胎児の頭部から脊柱に沿って殿部方向へ向かう線），= longitudinal axis of fetus.
a. of heart 心軸，= cardiac axis.
a. of inflorescence 花序軸.
a. of larynx 喉頭口.
a. of lens レンズ軸（顕微鏡の），水晶体軸〔医学〕，= axis lentis.
a. of pelvis [TA] 骨盤軸，= axis pelvis [L/TA].
a. of spin 舞い軸.
a. of symmetry 対称軸.
a. opticus [L/TA] 視軸，= optic axis [TA].
a.-orbital plane 軸眼窩平面.
a. pelvis [L/TA] 骨盤軸，= axis of pelvis [TA].
a. rotation 軸捻（小腸の）〔医学〕，= volvulus.
a. shift 軸変位（心電図の），= axis deviation.
a. traction 軸性牽引〔医学〕（骨盤の誘導線に沿って胎児を牽引すること）.
a.-traction forceps 応軸鉗子.
axis〔C2〕 [L/TA] 軸椎，= axis〔C2〕[TA].
ax·ite [ǽksait] 軸索終末糸状体.
ax·le [ǽksəl] 軸，= axis.

a. tooth 大臼歯.
ax(o)– [æks(ou), –s(ə)] 軸索の意味を表す接頭語.
ax·o·ax·on·ic [æksouæksánik] 軸索軸索間の.
a. synapse 軸索軸索間シナプス.
ax·o·den·drite [æksədéndrait] 軸索樹枝(神経細胞の軸索から突出する無鞘性細線維で, 細胞樹枝 cytodendrite と区別していう).
ax·o·den·drit·ic [æksoudendrítik] 軸索樹状突起間の.
a. synapse 軸索樹状突起間シナプス.
ax·of·u·gal [æksáfjugəl] 軸索遠心性の(刺激が軸索から末梢に向かうこと), = axifugal, centrifugal.
ax·o·graph [æksəgræf] アキソグラフ(キモグラフ描写の際, 軸を記録する器械).
ax·oid [æksɔid] ① 尖軸状の. ② 軸椎の, = axoidean.
ax·o·lem·ma [æksəlémə] 軸索鞘, = axilemma.
ax·o·lotl [æksəlátl] 幼形成熟(一般の両生類が示すような変態を起こさず, 幼形のまま成熟する).
ax·ol·y·sis [æksálisis] 軸索融解.
ax·om·e·ter [æksámitər] = axonometer.
ax·on [æksɑn] 軸索, 軸索突起(神経鞘内を通る神経線維). 形 axonal.
a. degeneration 軸索変性.
a. hill 軸索丘, = axon hillock.
a. hillock 軸索丘(ニューロンが神経軸索に付着する点の錐状隆起).
a. potential 軸索電位 [医学].
a. reaction 軸索反応(軸索を切断すると, 神経節細胞に核の転位, 中心性色素崩壊などの変化が起こること), = axonal reaction.
a. reflex 軸索反射 [医学](神経細胞の仲介を要しないインパルスの伝導で, 血管調節に関与する), = pseudoreflex.
a. terminals 軸索終末.
axonal degeneration 軸索変性 [医学](神経組織のなかで軸索主体の変性をきたす状態).
axonal dystrophy 軸索ジストロフィー [医学].
axonal flow 軸索流, 軸〔索〕〔原〕形質流動.
axonal sprouting 軸索発芽 [医学].
axonal swelling 軸索腫大 [医学].
axonal transport 軸索〔内〕輸送 [医学].
ax·one [æksoun] = axon.
ax·o·neme [æksəni:m] 軸糸(① 染色体軸索糸状体で, 遺伝子が結合する部位. ② 生毛体から波状膜として前方突出し, 将来自由鞭毛となる軸索糸状体), = chromoneme, genoneme.
ax·o·neu·rone [æksounjú:roun] 脳脊髄神経細胞, = axoneure.
ax·o·nom·e·ter [æksənámitər] ① 乱視軸検査計. ② 円筒軸測定器, = axometer.
ax·o·nop·a·thy [æksənápəθi] 軸索症 [医学], 軸索障害.
ax·on·ot·me·sis [æksənɑtmí:sis] アクソノトメーシス, 軸索断裂 [医学](軸索のみの断裂で, シュワン鞘は断裂していない状態).
ax·op·e·tal [æksápətəl] 軸索求心性の.
ax·o·plasm [æksəplæzəm] 軸索原形質.
axoplasmic flow 軸索流 [医学], 軸索形質流動, 軸索原形質流動 [医学], 軸索漿流動.
ax·o·po·dia [æksoupóudiə] (axopodium の複数).
ax·o·po·di·um [æksoupóudiəm] 軸足(〔有〕軸〔偽〕足).
ax·o·so·mat·ic [æksousoumǽtik] 軸索細胞体間の.
a. synapse 軸索細胞体間シナプス [医学].
ax·o·spon·gi·um [æksəspánʤiəm] 軸索網状構造.
axostylar primordium 軸索原基.
ax·o·style [æksəstail] 軸索, 軸桿.
Ayala, A. G. [ajá:lə] アヤラ(1878–1943, イタリアの神経科医).
A. disease アヤラ病(大胸筋の欠損による先天性奇形).
A. index アヤラ指数.
A. quotient アヤラ指数(髄液採集量を QmL, 終末圧を F, 初圧を J とすると, Aq=QF/J の計算式として用いられ, Aq=2～4.5 では通過障害, Aq=7～10 は脳水腫が疑われる).
A. test アヤラ試薬(アヤラ係数に同じ).
a·yap·a·nin [əjǽpənin] アヤパニン 化 7-methoxycoumarin(フジバカマの葉から得られる止血薬).
ay·a·pin [ǽjəpin] アヤピン 化 6,7-methylenedioxycoumarin(アヤパニンと同一の作用をもつ化合物).
Ayer, James Bourne [éijər] エイヤー(1882–1963, アメリカの神経科医).
A. test エイヤー試験(腰椎穿刺と大槽刺とによる脳脊髄液圧は正常状態では相等しい).
A.–Tobey test エイヤー・トベー試験(頭側静脈洞血栓症においては, 脊髄穿刺による圧力計は血栓のある場合, 同側の頸静脈圧迫により上昇しない), = Tobey–Ayer test.
Ayerza, Abel [ɑ:jéisɑ:] アイエルザ(1861–1918, アルゼンチンの医師).
A. disease アイエルザ病(慢性チアノーゼ, 呼吸困難, 肺動脈硬化の症候群で, 現在では肺動脈梅毒, 僧帽弁閉塞による肺動脈拡張, 肺循環系の疾病として取り扱われている), = Ayerza syndrome.
A. syndrome アイエルザ症候群(慢性肺性心で, 肺動脈硬化と重症チアノーゼをもつもの), = black cardiac syndrome.
Ayre, Thomas Philip [éər] エーヤー(1901–1979, イギリスの麻酔科医).
A. circuit エーヤー回路.
A. method エーヤー手技(吸入麻酔投与のための呼吸回路の一つ).
A. T–piece エーヤー T ピース(吸入麻酔のための換気器具).
a·yur·ve·da [á:jərvèidə] アーユルヴェーダ(紀元前15世紀にインドで起こった伝承医学. 人間の身体を風, 火, 水の3要素とし, そのバランスの崩れを病気と考えた. 病気の治療, 予防医学, 健康増進を目的とする).
ayurvedic medicine 古代ヒンズー教徒医術 [医学].
ayur·ved·ism [əjə:véidizəm] 植物性薬品を用いるインド先住民の療法.
AZ activated zymosan 活性化ザイモサン(チモサン)の略.
Az azote 窒素の略.
az·a·cy·clo·nol hy·dro·chlo·ride [æzəsáikləno:l hàidroukló:raid] 塩酸アザシクロノール 化 α, α–diphenyl–4–piperidenemethanol(精神安定薬), = frenquel, MER–17.
az·a·di·rach·ta in·di·ca [æzədirǽktə índikə] 苦棟皮(クレンピ. センダン[棟] *Melia azedarach* の樹皮で駆虫強壮薬), = azedarach.
az·a·frin [ǽzəfrin] アザフリン $C_{27}H_{38}O_4$ (カロチノイドの一つで, 橙赤色の稜柱状結晶. ゴマノハグサ科植物の幹, 根にある).
8–az·a·guan·ine [– æzəgwá:nin, –gwǽ–] 8–アザグアニン 化 5–amino–7–hydroxy–tria–zolo–pyrimidine (Roblin により1945年に合成された物質で, Kidder は1949年に臨床研究において制癌作用を認め, 悪性腫瘍に対する antimetabolite として用いられ, そのナトリウム塩はアザン azan の商品名で注射用に市販されている. 8位のCがNに置換されたグアニン, グアニン拮抗薬), = guanazolo, triazologuanine.
az·a·per·one [æzəpéroun] アザペロン 化 4′–fluo-

A

ro-4-[4-(2-pryridyl)-1-piperazinyl]butyrophenone（精神安定薬）.

az·a·pet·ine phos·phate ［æ̀zəpéti:n fɑ́sfeit］ リン酸アザペチン（降圧薬），= azephine，Ro2-3248.

az·a·pi·rones ［æ̀zəpáirounz］ アザピロン.

az·a·pro·pa·zone ［æ̀zəpróupəzoun］ アザプロパゾン（消炎，鎮痛薬として慢性関節リウマチ，術後痛，急性気道感染症に用いられる），= apazon.

az·a·ri·bine ［ǽzəribi:n］ アザリビン（乾癬治療薬，現在は使用されていない），= triacetyl azauridine.

a·za·ser·ine ［əzǽsəri:n］ アザセリン [化] L-serine diazoacetate (ester) $C_5H_7N_3O_4$（土壌菌 *Streptomyces fragilis* から単離された制癌物質で，実験癌に対し有効，さらに 6-mercaptopurine と併用すると相乗作用を示す）.

a·zat·a·dine ma·le·ate ［əzǽtədi:n mǽli:eit］ マレイン酸アザタジン [化] 6,11-dihydro-11-(1-methyl-4-piperidylidene)-5H-benzo[5,6]cyclohepta[1,2-*b*]pyridine dimaleate.

az·a·thi·o·prine ［æ̀zəθáiəpri:n］ アザチオプリン [化] 6-(1-methyl-4-nitro-1*H*-imidazol-5-ylthio)purine $C_9H_7N_7O_2S$：277.26（イミダゾール-チオプリン系免疫抑制剤）.

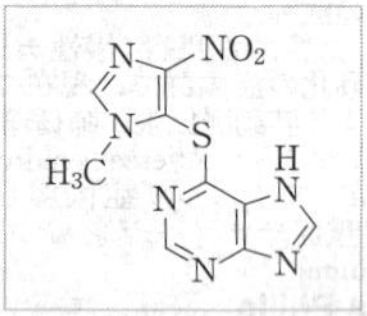

6-az·a·u·ri·dine (**AzUR**) ［- æzəjú:ridi:n］ 6-アザウリジン.

az·e·la·ic ac·id ［æ̀ziléiik ǽsid］ アゼライン酸 $HOOC(CH_2)_7COOH$（オレイン酸の酸化物），= lepargylic acid，anchoic a..

a·ze·la·oyl ［əzí:ləɔil］ アゼラオイル基（$-CO(CH_2)_7CO-$）.

a·ze·o·trope ［eizíətroup］ 共沸混合物.

a. former 共沸混合物生成剤.

a·ze·o·trop·ic ［èiziətrɑ́pik］ 共沸性の［医学］. [名] azeotrope.

a. distillation 共沸蒸留［医学］.

a. mixture 共沸混合物［医学］.

a. point 共沸点［医学］.

az·e·rin ［ǽzərin］ アゼリン（モウセンゴケ，ウツボカズラおよびほかの食虫樹木に存在する酵素）.

azi- ［æzi］ 窒素基 N_2 を含む化合物を表す接頭語.

az·ide ［ǽzaid］アジ化合物（$-N_3$ 基をもつ化合物で，窒化水素酸 N_3H の塩またはエステル）.

a.-ion アジ化物イオン［医学］.

az·i·do·a·ce·tic ac·id ［æzidouəsí:tik ǽsid］ アジド酢酸 [化] triazoacetic acid N_3CH_2COOH.

az·i·do·bu·tyr·om·e·ter ［æ̀zidoubjù:tirɑ́mitər］ 乳脂測定計（濃硫酸で牛乳の有機物を破壊した後，アミルアルコールを加えて，脂肪類を上層に集め，その含有量を測定する器械）.

az·i·do·eth·yl al·co·hol ［æ̀zidouéθil ǽlkəhɔ:l］ アジドエチルアルコール [化] 2-triazoethyl alcohol $N_3CH_2CH_2OH$.

az·i·do·thy·mi·dine (**AZT**) ［æ̀zidouθáimidi:n］アジドチミジン（HIVウイルスの逆転写酵素を阻害するチミジン誘導体，エイズの初期治療薬），= zidovudine.

az·im·ide ［æzímid, ǽzimaid］ アジミド（芳香族の *o*-diamine に亜硝酸を作用させて合成する，芳香環に1,2,3-トリアゾール環が融合した化合物の総称）.

az·i·mi·do·ben·zene ［æzìmidoubénzi:n］ アジミドベンゼン [化] benzotriazole，= azimidol.

azimuthal quantum number 方位量子数［医学］，副量子数.

az·ine ［ǽzin］ アジン（六員環性化合物のうち異原子としてNを含有するものの総称で，その窒素の数により diazine，triazine および terazine などがある）.

a. dyes アジン染料（キノンイミン染料の一種），= azine colors.

az·i·no ［ǽzinou］ アジノ基（=NN=）.

az·lac·tone ［æzlǽktoun］ アズラクトン（不飽和環状物質で dehydropeptide をつくるために用いられ，α-ケト酸および α-アミノ酸合成の中間代謝物）.

AZM azotometry アゾトメトリーの略.

az(o)- ［eiz(ou), æ-, -z(ə)］ アゾ基（-N,N-）.

azo compound アゾ化合物［医学］.

azo dye アゾ染料［医学］（-N=N- 基を含む）.

azo group アゾ群（化合物が -N=N- 基を含むもの）.

a·zo-itch ［éizou ítʃ］（アゾ染料を扱う職工にみられた瘙痒症）.

azo pigment アゾ顔料［医学］.

a·zo·al·bu·min ［èizouælbjú:min］ アゾアルブミン（ジアゾ化タンパク質の一つで，トリクロル酢酸により無色の沈殿を生ずるが，分解後はこの沈殿剤に溶解し得る呈色産物となる）.

a·zo·am·y·ly ［èizouǽmili］ 糖原貯蔵不能（肝臓が糖原の正常量を貯蔵できない状態）.

az·o·ben·zene ［æzəbénzi:n］ アゾベンゼン [化] benzoazobenzene $C_{12}H_{10}N_2$（オレンジ色板状結晶），= azobenzol.

az·o·car·mine G stain ［æ̀zouká:min - stéin］ アゾカルミンG染色液（ハイデンハイン染色液の成分である塩基性アジン染料），= azocarmine GX，rosazine，rosindulin GXF.

az·o·eo·sin ［æ̀zouíəzin］ アゾエオシン $C_{17}H_{13}N_2O_5SNa$（酸性染料）.

az·o·fuch·sin ［æ̀zəfʌ́ksin］ アゾフクシン $C_6H_4(CH_3)N{=}NC_6H_5(OH)_2(SO_3Na)$（酸性紅色染料）.

a·zo·ic ［əzóuik, ei-］ ① 無生，衰弱. ② ナフトール，= naphthol.

a. dye アゾ染料.

a. period 衰弱時期.

a·zo·i·mide ［əzóimaid］ アゾイミド，= azide.

azol ointment アゾル軟膏（スルファミンと肝油との単軟膏）.

az·ole ［ǽzoul］ アゾール（窒素原子1個以上を含む複素五員環化合物．ピロールは最も簡単なアゾール），= pyrrole.

az·o·lit·min ［æ̀zəlítmin］ アゾリトミン $C_7H_7NO_4$（リトマスから得られる水溶性色素で，pH 4.5〜8.3の範囲に反応し，pH 4.5 では赤色，8.3 では青色を呈す）.

a. paper アゾリトミン紙（リトマス紙），= litmus paper.

Az·o·mo·nas ［æ̀zoumóunəs］ アゾモナス〔属〕.

A. agilis アゾモナス・アギリス.

a·zo·my·cin ［èizoumáisin］ アゾマイシン $C_3H_3N_3O_2$（*Streptomyces eurocidicus* によりつくられ，グラム陽性菌および陰性菌に作用する抗生物質）.

a·zo·o·sper·mia ［èizouəspə́:miə］ 無精子〔症〕［医学］，= azoospermatism.

az·o·pro·tein ［æ̀zoupróuti:n］ アゾタンパク（ジアゾ化された成分を含むタンパク質の人工誘導体）.

A·zor·e·an dis·ease ［əzɔ́:riən dizí:z］ アゾレア病（アゾレア人の家系に多くみられ，脊髄小脳徴候と錐体外路徴候を特徴とする），= Machado-Joseph disease.

az·o·ru·bin S ［æ̀zourú:bin -］ アゾルビンS（暗赤色の色素で，静注後十二指腸へ排泄されるので，その排泄量から肝機能の検査を行うための試薬に用いられた).

azorubin test アゾルビン試験(アゾルビンSの1%溶液4mLを静注すると正常人では95%は肝臓により,また5%は尿中に排泄されるが,肝臓疾患では尿中排泄は増加し,肝排泄は減少する).

az·o·sul·fa·mide [æzousʌ́lfəmaid] アゾスルファミド ㊥ disodium 2-(4′-sulfamylphenyl-azo)-7-acetamido-1-hydroxynaphthalene-3,6-disulfonate (アゾ色素化学療法薬), = neoprontosil, prontosil soluble.

az·o·tae·mia [æzoutíːmiə] 窒素血症, = azotemia.

az·o·tase [ǽzəteis] アゾターゼ(*Azotobacter* 中にあり空中窒素を固定させる酵素), = nitrogenase.

a·zote (Az) [əzóut, éizout, ǽz-] 窒素, = nitrogen.

az·o·te·mia [æzoutíːmiə] 高窒素血〔症〕[医学](血液中に尿素またはほかの窒素性物質が蓄積する状態), = azotaemia, hyperazotemia. 形 azotemic.

az·o·tem·ic [æzoutíːmik] 〔高〕窒素血〔症〕の.

a. lung 窒素血肺 [医学].

a. nephritis 窒素血性腎炎 [医学].

a. retinitis 〔高〕窒素血〔症〕性網膜炎.

a. uremia 〔高〕窒素血性尿毒症 [医学], 窒素過剰血性尿毒症, = retention uremia.

az·o·te·ne·sis [æzoutiníːsis] 窒素蓄積症.

az·o·ther·mia [æzouθə́ːmiə] 窒素性高温症.

a·zot·i·fi·ca·tion [əzɑ̀tifikéiʃən] 窒素同化(空気中の窒素を固定すること).

az·o·ti·za·tion [æzətizéiʃən] 窒化. 動 azotize.

Az·o·to·bac·ter [əzɑ̀utəbǽktər] 窒素菌属(シュードモナス科の一属で大気中の窒素を固定する性質をもつ).

az·o·tom·e·ter [æzətɑ́mitər] 窒素計(溶液中の窒素化合物をガス定量に基づいて測定する器械).

az·o·tom·e·try (AZM) [æzətɑ́mitri] アゾトメトリー[医学](尿素計 ureometer のミクロ化したものに窒素計 azotometer を併用した装置で,含窒素物質などを測定する方法). 形 azotometric.

az·o·tor·rh(o)ea [æzoutəríːə] 窒素化合物過剰排泄(屎尿中に).

az·o·tu·ria [æzoutjúːriə] ① 高窒素尿〔症〕[医学]. ② (筋麻痺,褐色尿などの症状をみるウマの疾患). 形 azoturic.

azot(ur)ic diabetes 窒素性糖尿病(窒素化合物,特に尿素などの高比重性物質の多量に排泄されるもの), = baruria.

az·o·van blue [ǽzəvən blúː] アゾバンブルー, = Evans blue.

az·ox·y [æzɑ́ksi] アゾキシ基 (-N(O)N-).

a. compound アゾキシ化合物 [医学].

az·ox·y·ben·zene [æzɑ̀ksibénziːn] アゾキシベンゼン(水に不溶の黄色針状結晶でニトロベンゼンの還元物).

AZT ① Aschheim-Zondek hormone test の略. ② azidothymidine アジドチミジンの略.

Az·tec [ǽztek] アステカ族(メキシコ先住民).

A. ear アステカ耳(痴呆性)(耳朶が欠損し,耳全部が押し出された形のもの).

A. idiocy アステカ白痴(小頭性), = microcephalic idiocy.

az·tre·o·nam [ǽztriənæm] アズトレオナム $C_{13}H_{17}N_5O_8S_2$: 435.43 (β-ラクタム系抗生物質,グラム陰性球菌および桿菌に有効). (→ 構造式)

azuki bean mosaic virus アズキモザイクウイルス.

az·ul [ǽzjuːl, ǽʒu-] アズール.

az·u·lene [ǽzjuliːn, ǽʒu-] アズレン $C_{10}H_{18}$ (シクロペンタシクロヘプテン. カミツレから得られる青色葉晶状の炭化水素).

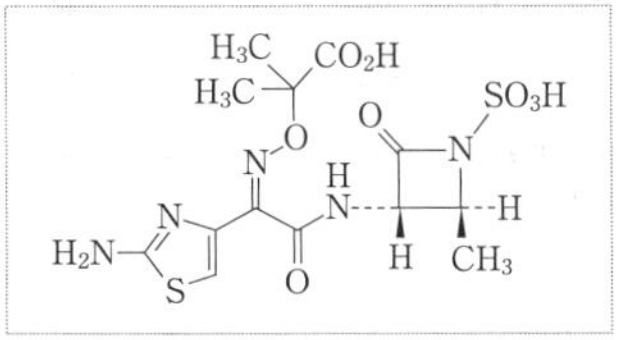

a·zul·fi·dine [əzʌ́lfidiːn] アズルフィジン, = salicylazosulfapyridine.

azumuthal quantum number 方位量子数.

AzUR 6-azauridine 6-アザウリジンの略.

az·ur(e) [ǽʒuər, éi-] アズール(血球および結合織細胞の染色に用いる塩基性サイアジン methyl thiazine 染料).

a. I アズールⅠ(azur(e) A と azur(e) B の混合物), = methylene azur(e).

a. Ⅱ アズールⅡ(azur(e) Ⅰ とメチレンブルーとの等量混合物).

a. Ⅱ-eosin アズールⅡエオジン(メチレンブルーエオジンとメチレンアズールエオジンとの混合物).

a. A 不斉ジメチルチオニン $(CH_3)_2NC_6H_3(SN)C_6H_3NH_2$-HCl.

a. B トリメチルチオニン $(CH_3)_2NC_6H_3(SN)C_6H_3N(CH_3)$-HCl.

a. C モノメチルチオニン.

a. granule アズール〔親和〕〔性〕顆粒(リンパ球の)[医学], = azurophil granule.

az·u·res·in [æʒərézin, -résin] アズレジン.

az·u·rite [ǽʒuərait] 藍銅鉱(組成は $2CuCO_3Cu(OH)_2$ とみられる), = chessylite, blue copper carbonate.

az·u·ro·phil(e) [əʒúːrəfil, ǽʒurəfail] アズール〔親和〕性の,アズール好性細胞, = azurophilic.

a. granule アズール〔親和性〕顆粒,アズール〔好性〕顆粒(ある種の細胞の細胞質にみられるアズール染色によく染まる顆粒).

az·u·ro·phil·ia [æʒuːrəfíliə] アズール〔親和〕性(細胞,特に血球の原形質にアズールにより染色される顆粒などがみられること).

az·u·ro·phil·ic [æʒuːrəfílik] アズール〔親和〕性の [医学].

a. body 〔白芽球〕アズール親和〔性〕小体 [医学], アズール小体.

a. granule アズール顆粒 [医学].

a. stippling アズール親和〔性〕斑点 [医学].

az·y·ges [ǽziʤiːz] 蝶形骨.

azygoesophageal line 奇静脈食道線 [医学].

azygoesophageal recess 奇静脈食道窩(陥凹)[医学].

a·zy·go·gram [əzáigəgræm] 奇静脈造影(撮影)写真.

az·y·gog·ra·phy [æzaigɑ́grəfi] 奇静脈造影(撮影)法 [医学].

az·y·gom·e·la [æzigɑ́mələ, èizai-] 無対肢.

az·y·gos [ǽzigəs, eizái-] ① 奇性の. ② 不対の. 形 azygous.

a. anterior cerebral artery 前大脳奇動脈 [医学].

a. artery of vagina (♀) [TA] 腟奇動脈, = arteria azygos vaginae (♀) [L/TA].

a. continuation 奇静脈連結 [医学].

a. continuation of inferior vena cava 下大静脈奇静脈結合 [医学].

a. fissure 奇静脈裂 [医学], 奇静脈葉間裂.

a. lobe 奇静脈葉 [医学], 奇葉(右肺上葉の先端にみられるもの).

a. lobe of right lung 右肺の奇静脈葉, = lobus azygos pulmonis dextri.

a. vein [TA] 奇静脈, = vena azygos [L/TA].

a. vein continuation 奇静脈連結 [医学].

a·zy·go·sperm [eizáigəspə:m] 非接合胞子, = azygospore.

a·zy·go·spore [eizáigəspɔ:r] 非接合胞子(単細胞性芽胞), = azygosperm.

a·zym·ia [əzímiə] 無酵素, 酵素欠如. 形 azymic, azymous.

az·zle [ǽzəl] 大臼歯, = azzle tooth.

a. tooth (大臼歯, 臼歯), = molar tooth.

B

β ベータ(beta．ギリシャ語アルファベットの第2字)．→ beta．

B ① bacillus 桿菌の略．② balneum 沐浴の略．③ boron ホウ素の元素記号．④ Baume scale ボーメ比重計の略．

B & S bowel sound 腸雑音の略．

B bile 胆嚢胆汁(胆嚢内の胆汁)，= bladder bile．

B blood group substance B血液型物質(ABO式血液型でB型活性を示す物質)．

B blood type B血液型(B型ともいう．赤血球膜上にB型抗原を持つ．遺伝子型はBBまたはBOである)．

B6 bronchus sign B6気管支サイン．

B cell B細胞(リンパ球の一種で，抗原を認識することにより抗体を分泌する形質細胞へと分化する)，= B lymphocyte．

B1 cell Ly-1B細胞(マウスの汎T細胞抗原であるLy-1抗原を発現しているマウスB細胞．ヒトの$CD5^+$B細胞に相当．おもに腹腔に存在し，通常のB細胞(B2細胞と呼ぶ)と独立したB細胞系列と考えられる)．

B cell activating factor B細胞活性化因子(B細胞活性化に関与する物質の総称)．

B cell antigen receptor B細胞抗原レセプター，B細胞抗原受容体〔医学〕(膜型免疫グロブリン)．

B cell deficiency B細胞欠損症．

B cell differentiation factor (BCDF) B細胞分化因子(B細胞分化に関与する物質の総称．IL-4，IL-6，IFN-γ，TGF-β などがある)．

B cell function test B細胞機能検査(免疫機能を測定する指標として重要な検査)．

B cell growth factor (BCGF) B細胞増殖因子(B細胞増殖に関与する物質の総称．IL-1，IL-4，IL-5などがある)．

B cell hybridoma B細胞ハイブリドーマ〔医学〕．

B cell leukemia B細胞白血病〔医学〕．

B cell line B細胞株(B細胞由来の細胞株)．

B cell lymphoma B細胞リンパ腫(B細胞由来の悪性リンパ腫)．

B cell mitogen B細胞マイトジェン(LBS，PWMなどB細胞の分裂を誘発する物質)．

B cell proliferation B細胞分裂増殖．

B cell receptors B細胞レセプター．

B cell stimulatory factor (BSF) B細胞刺激因子〔医学〕．

B cell subpopulation B細胞亜群，= B cell subset．

B cell subset B細胞サブセット(B細胞の機能的に異なる集団，またはその表面抗原の違いによって分けられる集団)．

B cell tolerance B細胞〔免疫〕寛容(B細胞がある抗原に対して免疫不応答状態にあること．クローン除去とクローンアネルギーによる)．

B cell type acute lymphocytic leukemia 急性B細胞白血病．

B cell type chronic lymphocytic leukemia 慢性B細胞白血病．

B chain B鎖(インスリンの30個のアミノ酸残基よりなるポリペプチド鎖．A鎖と2ヵ所でジスルフィド結合を行っている)．

B-curare Bクラーレ ㊗ choline hydrate-dimethyl methylbeburine (Chondodendron platiphyllum の根から得られるクラーレで，骨格筋弛緩薬)．

B ferrated elixir B・鉄塩化エリキシル(硫化第一鉄とビタミンBとを含むエリキシル)．

B fiber B線維(1秒につき4.5mの伝導速度を示す体神経系)．

B lymphocyte B細胞．

B lymphocyte cell adhesion molecule (BL-CAM) Bリンパ球接着分子．

B lymphocytic leukemia B細胞白血病．

B-mode Bモード(超音波受信信号の表示法の一種)．

B protein Bタンパク質(線状DNAファージのコートタンパク質の大部分を占めるタンパク質)．

B substance B型物質，= B blood group substance．

B type hepatitis B型肝炎．

B virus Bウイルス(旧世界サルが保有するヘルペスウイルスで，ヒトに感染すると重篤な症状を引き起こす．1932年ウイルス保有サルに咬まれて死亡した医師W. Brebner に因んでBウイルスと命名された．Sabin と Wright が1934年にサルの唾液腺から分離した)，= *Cercopithecine herpesvirus 1*．

B19 virus B19ウイルス(パルボウイルス科のウイルスで，伝染性紅斑の原因となる)，= human parvovirus B19．

B virus disease Bウイルス病(マカカ属サルを宿主とするBウイルスによる熱性，神経性疾患)．

B wave B波(網膜電位図でのはじめの陽性波)．

BA ① balneum arerae 砂浴の略．② blocking antibody 阻止抗体の略．③ bronchial asthma 気管支喘息の略．

Ba barium バリウムの元素記号．

Baastrup, Christian Ingerslev [bá:strup] バーストルップ(1885-1950，デンマークの放射線学者)．

B. disease バーストルップ病(Baastrupにより1933年初めて記載された疾患で，奇形性腰椎間に可動関節が形成される結果，突如または徐々に腰痛が起こる)．

Babbitt, Isaac [bǽbit] バビット(1799-1862，アメリカの発明家)．

B. metal バビット合金(亜鉛69%，スズ19%，銅4%，アンチモン3%，鉛5%の合金)．

bab·bling [bǽbliŋ] 喃語〔医学〕．

Babcock-Levy test [bǽbkɑk lévi tést] バブコック・レヴィ試験(知能検査法の一つで，言語，常識，象徴などの能力を検討して，脳実質の退行変性を判定する方法)．

Babcock, Stephen Moulton [bǽbkɑk] バブコック(1843-1931，アメリカの農芸化学者)．

B. test バブコック試験(乳脂検査法で，Babcock遠心管に牛乳17.6mLと硫酸17.5mL (比重1.82～1.83)を加え5分間遠心後60°Cに熱した湯を遠心管の頸部まで加え，3分間遠心後再び湯を加えて2分間遠心後直読する)．

B. tube バブコック管．

Babcock, William Wayne [bǽbkɑk] バブコック(1872-1963，アメリカの外科医．外科成書 Principles and Practice of Surgery の著者．樫実状膨大先端を備えた消息子を挿入して伏在静脈瘤を摘出する方法は Jackson-Babcock operation として知られている)．

Babès, Victor [bá:beʃ] バーベス(1854-1926，ルーマニアの細菌学者)．

B. bodies バーベス小体(バーベス・エルンスト小体．菌体内の変色性顆粒で，ジフテリア菌体の両端にみる黒染体のようなもの)，= Babés-Ernst bodies，

metachromatic granules in bacteria.
B.-Ernst bodies バーベス・エルンスト〔小〕体(多くの細菌種に存在する細胞内顆粒), = metachromatic granule.
B. nodes バーベス結節.
B. stain バーベス染色液(2%アニリン水100にサフラニンOを飽和させ, 煮沸濾過したもの), = anilline-safranine.
B. test バーベス試験(マレイン試験とも呼ばれ, マレインを用いる鼻疽の診断法).
B. treatment バーベス療法(加熱して毒性を弱めた脳脊髄の浮遊液を注射する狂犬病の治療法).
B. tubercle バーベス結節(鼻疽または脳炎にみられる延髄および脊髄神経節の周囲にある細胞の集合).

Ba·be·sia [bəbí:ziə] バベシア属(ピロプラズマ目の一属で, 家畜の血液中に寄生する原虫).
B. bigemina バベシア・ビゲミナ(テキサス熱の病原体).
B. bovis バベシア・ボビス(ヨーロッパにみられる家畜の血色素尿と貧血を起こす種).
B. canis バベシア・カニス(イヌの悪性黄疸を起こす病原体).
B. equi バベシア・エクイ(ウマの胆汁熱を起こす種).
B. ovis バベシア・オービス(ヒツジのピロプラズマ症を起こす).

ba·be·si·a·sis [bæbi:záiəsis] バベシア症, = babesiosis, piroplasmosis.

Ba·be·si·i·dae [bəbi:záiidi:] バベシア科(胞子虫綱, ピロプラズマ目の一科. ダニにより媒介され, 種々の哺乳動物の赤血球に寄生する).

ba·be·si·o·sis [bəbi:zióusis] バベシア症(バベシア属原虫による感染症で, マダニにより媒介される), = babesiasis, piroplasmosis.

Babinski-Froment physiopathic syndrome バビンスキー・フロマン機能神経症性症候群(上肢に起こるリウマチ性関節炎).

Babinski, Josef François Felix [bəbínski:] バビンスキー(1857-1932, フランスの神経科医).
B. associated movement バビンスキー連合運動(器質的片麻痺において, 仰臥位で手を腰にあてたまま起き上がるとき, 患側踵は挙上し, 大腿は屈曲する. 患者が手を伸ばして座位で後ろへ倒れようとするときにも, 同じような運動が認められる).
B. combined flexion phenomenon バビンスキー屈股現象(片麻痺においては, 仰臥位で腕を組んだ状態で起き上がるように命ずるとき, 麻痺側の下肢は屈曲し踵が床から離れるが, 健側は動かない).
B.-Froelich disease バビンスキー・フレーリッヒ病(脂肪性器異栄養症), = adiposogenital dystrophy.
B. law バビンスキー法則(電流の刺激によるめまいにおいて, 正常人は陽極の方向に身体が傾くが, 前庭の疾患では自然に偏位方向に倒れる).
B.-Nageotte syndrome バビンスキー・ナジョット症候群(病巣の反対側に片麻痺, 半身感覚解離があり, 同側(患側)に小脳症状, 舌咽(第4)・迷走(第5)神経障害, ホルネル症候群および眼振を呈するもので, 延髄半側の病巣による), = tegmentary medullary syndrome, Wallenberg syndrome.
B. phenomenon バビンスキー趾現象〔医学〕, バビンスキー現象(足底刺激に対して母指が伸展し, その他の指は外転する).
B. reflex バビンスキー反射〔医学〕(足底をこすると母指が背屈する反射で, 錐体路障害の際にみられる).
B. sign バビンスキー徴候〔医学〕(臨床上最も重要な徴候で, 錐体路障害において足底の外縁から趾基底の肉球に沿って緩やかに擦過すると, 足の母指は伸展背屈, ほかは開扇現象を示す. 片麻痺においては患側下肢に現れる), = Babinski toe sign.
B. syndrome バビンスキー症候群(脊髄癆, 麻痺性痴呆, 慢性梅毒性髄膜炎, その他後期梅毒に心・大動脈病変が伴うもの).
B.-Weil test バビンスキー・ワイル試験(患者の目を閉じ, 前または後ろの方向へ10回一直線に歩かせると, 内耳疾患があれば前方歩行時には一側に偏り, 後方に歩くとその反対側に偏る. Edmund Weil (1880-1922)はチェコのオーストリア人医師).

ba·boon [bæbú:n] ヒヒ.

ba·by [béibi] 乳児.
b. bearing age 妊娠可能年齢〔医学〕.
b. bottle syndrome 哺乳瓶う蝕症候群.
b. cereal 小児粉〔医学〕.
b. cyclotron 超小型サイクロトロン(検査室の近くに設置し, 半減期が短い陽電子放出核種を生産するために使われる), = in-house cyclotron.
b. farm 乳児院.
b.-sign ベビー・サイン(乳児のコミュニケーション. 身振り, 手振りなど体を使った伝達方法で言語発達能力が高まるといわれている. アメリカの児童心理学者 L. P. Acredolo らが提唱した. 近年わが国でも育児法の一つとして注目されている).
b. still 補助塔, = auxilliary still.
b.-talk 幼児語〔医学〕.
b. tooth 乳歯.

babyhood stage 乳児期〔医学〕.

BAC bronchio-alveolar carcinoma 細気管支肺胞上皮癌の略.

bacampicillin hydrochloride バカンピシリン塩酸塩 $C_{21}H_{27}N_3O_7S \cdot HCl$: 501.98 (塩酸バカンピシリン, 塩酸アンピシリンエトキシカルボニルオキシエチル. β-ラクタム系抗生物質. アンピシリンのエステル誘導体で, 経口投与によってもよく吸収される. エステラーゼで処理した場合の抗菌スペクトルはアンピシリンとかわらない. ペニシリナーゼに対してはアンピシリンと同様に不安定である).

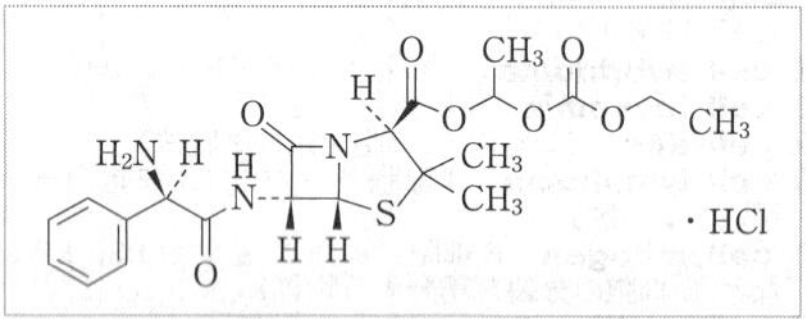

bac·ca [bǽkə] しょう(漿)果, = berry.

Baccelli, Guido [bətʃéli] バッツェリ(1832-1916, イタリアの医師).
B. method バッツェリ療法(バッツェリの破傷風療法で, 石炭酸の筋注と抱水クロラルの注腸法), = Baccelli treatment of tetanus.
B. operation バッツェリ手術(動脈瘤嚢内へ針金糸を挿入する方法).
B. sign バッツェリ徴候(非化膿性胸腔内滲出の際に聞かれる音. 低声音が明瞭に聴取される).

Bac·cha·ris [bǽkəris] バッカリス(キク科 *Compositae* の一種).
B. halimifolia ノボロギク, = groundsel tree.
B. pilularis (ユキノシタまたはルリソウの一種), = kidneywort baccharis.

bac·cil·lum [bəsíləm, bæks-] ブージー, 消息子, = bougie.

Bach ox·i·dase [bǽk áksideiz] バッハの酸化酵素(生体内の酸化作用を起こす基礎的物質のこと).

Bachman, George W. [bǽkmən] バッハマン

(1890生，アメリカの寄生虫学者).

B.-Pettit test バッハマン・プティ試験.

B. skin test バッハマン皮膚テスト.

B. test バッハマン試験(旋毛虫幼虫の抗原を皮下注射し，15分後に陽性反応が起これば，旋毛虫の感染が疑われる)，= Bachman intradermal test.

Bachmann, Jean George [bǽkmən] バックマン(1877-1959，アメリカの生理学者).

B. bundle バックマン束.

Bachtiarow sign [bǽktiərou sáin] バッハチァロ徴候(検者の第1，第2手指で患者の尺骨を下方に向け擦過すると錐体路疾患の場合には第1指が伸展内転する).

Bac·il·la·ce·ae [bæsiléisii:] バシラス科(芽胞をつくる桿菌群で，主にグラム陽性，糖類を発酵させてガスを発生する．好温性，55°C でも発育は良好．主として腐敗菌ではあるが，少数のものは動物体に寄生し，病原菌となる．好気性菌バシラス属 *Bacillus* などを含む).

bac·il·lae·mia [bæsilí:miə] 菌血症(血中に細菌(特に桿菌)が存在する状態)，= bacillemia.

Ba·cil·la·ri·a·ce·ae [bæsilæriéisii:] イカダケイソウ科(ケイソウ類細胞は1個の核と多数の色素体をもち，葉緑素，葉黄素のほか，ケイソウ素をもち被殻がケイ酸質からなり，生活時には黄褐色を呈する)，= diatoms.

bac·il·la·ry [bǽsiləri] 細菌性の，桿状の，桿菌〔性〕の [医学]，= bacillar.

b. band 杆状帯，顆粒状縦帯.

b. dysentery 細菌性赤痢 [医学] (*Shigella* 属の細菌による腸管感染)，= shigellosis.

b. embolism 細菌〔性〕塞栓〔症〕 [医学].

b. hemoglobinuria 細菌性ヘモグロビン尿〔症〕 [医学].

b. hemolysis 細菌性溶血素.

b. layer 小桿層(網膜の小桿錐体層)，= rod and cone layer, Jacob membrane.

b. milk 細菌乳(*Lactobacillus bulgaricus* を加えた発酵乳).

b. virus 細菌ウイルス [医学].

bac·il·le·mia [bæsilí:miə] 菌血症 [医学] (血中に桿菌が存在する状態).

bacillen emulsion tuberculin (**BE**) (結核菌培養を乾燥し，その1gを200mLの水とグリセリンの等量混合液に浮遊させたもの).

bacilli- [bæsili] 細菌，特に桿菌との関係を表す接頭語.

ba·cil·li [bəsílai] ① 細菌(bacillus の複数). ② 桿剤，= bacilli medicati, medicated pencil.

b. carrier チフス保菌者.

b. emulsion (**BE**) (結核菌乾燥粉末1を水100，グリセリン100に浮遊させたもの)，= Koch bacillenemulsion.

b. of gas gangrene ガス壊疽菌.

ba·cil·li·cide [bəsílisaid] 殺菌薬. 形 bacillicidal.

ba·cil·li·cul·ture [bæsilikʌ́ltʃər] 細菌培養.

ba·cil·li·form [bəsílifɔ:m] 桿状の.

ba·cil·lin [bəsílin] バシリン(*Bacillus subtilis* から Foster と Woodruff により1946年に分離された抗生剤).

bacillo- [bæsilou, bæsilə] 細菌，特に桿菌との関係を表す接頭語.

bacillogenic sycosis 桿菌性毛瘡(*Bacillus sycosiferus foetidus* の感染によると思われるもの).

ba·cil·lop·a·rous [bæsilápərəs] 細菌産生の，= bacillogenous.

ba·cil·lo·pho·bia [bæsiloufóubiə] 細菌恐怖症.

bac·il·lo·sis [bæsilóusis] 細菌感染〔症〕，桿菌感染症.

bac·il·lu·ria [bæsiljú:riə] 〔細〕菌尿〔症〕 [医学] (尿中に細菌(特に桿菌)が存在する状態)，= bacteriuria.

Ba·cil·lus [bəsíləs] バシラス属(好気性または通性嫌気性のグラム陽性桿菌．基準種は *B. subtilis*).

B. abortus ウシ流産菌(旧称). → *Brucella melitensis*.

B. abortus suis ブタ流産菌(旧称). → *Brucella melitensis*.

B. acidophilus バシラス・アシドフィラス(旧称). → *Lactobacillus acidophilus*.

B. aerogenes バシラス・エロゲネス(旧称). → *Enterobacter*.

B. aerogenes capsulatus バシラス・エロゲネス・カプスラツス(旧称). → *Clostridium perfringens*.

B. anthracis 炭疽菌(Devaine により1850年に発見され，1897年 Koch が命名した．炭疽の原因となる．主に家畜の感染症であるが，まれにヒトへ伝播し，皮膚炭疽，肺炭疽，腸炭疽を起こす).

***B. anthracis* toxin** 炭疽菌毒素.

B. botulinus ボツリヌス菌(旧称). → *Clostridium botulinum*.

B. brevis バシラス・ブレビス(旧称). → *Brevibacillus brevis*.

B. bulgaricus ブルガリア〔桿〕菌(旧称). → *Lactobacillus delbrueckii* subsp. *bulgaricus*.

B. cereus バシラス・セレウス(食中毒の原因となる．症状には下痢型と嘔吐型の2型がある).

B. circulans バシラス・サークランス.

B. cloacae 下水菌(旧称). → *Enterobacter*.

B. coli バシラス・コリ(旧称). → *Escherichia coli*.

B. fischeri バシラス・フィシェリ(旧称). → *Vibrio fischeri*.

B. fragilis バシラス・フラジリス(旧称). → *Bacteroides fragilis*.

B. funduliformis 漏斗形菌(旧称). → *Fusobacterium*.

B. fusiformis 紡錘状菌.

B. megatherium 巨大菌(枯草菌よりは形が大きく，硝酸塩還元能はない．菌体中央付近に芽胞をつくる).

B. mesentericus ジャガイモ菌(旧称). → *Bacillus pumilus*.

B. mycoides 根状菌(菌がラセン状に長い連鎖をつくり，集落が広がる).

B. oedematiens 浮腫菌(旧称). → *Clostridium novyi*.

B. phosphorescens indidenus 発光菌(旧称). → *Vibrio fischeri*.

B. pneumoniae バシラス・ニューモニエ(旧称). → *Klebsiella pneumoniae*.

B. pseudotuberculosis murium (旧称). → *Corynebacterium kutscheri*.

B. pumilus バシラス・プミルス.

B. pyocyaneus 緑膿菌(旧称). → *Pseudomonas aeruginosa*.

B. ramosus 分枝菌(旧称)，= *Clostridium ramosum*.

B. subtilis 枯草菌(Cohn (1828-1898)により分離され，土中，空気中に常在し，タンパク質の好気性的分解に関係する).

B. tetani 破傷風菌(旧称). → *Clostridium tetani*.

B. thiaminolyticus (旧称)，= *Paenibacillus thiaminolyticus*.

B. vaginalis (旧称). → Döderlein bacillus.

B. xerosis (旧称). → *Corynebacterium xerosis*.

ba·cil·lus [bəsíləs] バシラス(① バシラス属の細菌を表す(大型のグラム陽性桿菌の一属で芽胞を形成

B

する)．② 桿菌．③ 桿剤，梃子剤(薬品を棒状につくったもので，腐食剤などに利用されている))．複 bacilli．形 bacillary.

b. anthracis 炭疽菌〔医学〕.

b. Calmétte–Guérin (BCG) カルメット・ゲラン桿菌.

b. Calmétte–Guérin vaccine カルメット・ゲラン桿菌ワクチン(BCG ワクチン).

bac·i·tra·cin [bæsitréisin] バシトラシン(枯草菌の一種 *Bacillus subtilis* I 株や *B. licheniformis* に属する菌株から得られるペプチド系抗生物質．トローチ剤として溶血性レンサ球菌およびブドウ球菌による感染性口内炎の治療などに用いられる).

b.–polymyxin B バシトラシンポリミキシンB(バシトラシンと硫酸ポリミキシンBとの合剤)，= polycin.

back [bǽk] [TA] 背(背部，背中，体幹の後部)，= dorsum [L/TA].

b.–action 逆打.

b.–action plugger 逆打填塞器，= reverse plugger.

b.–action plunger 逆打填塞器.

b. brace 脊柱装具〔医学〕，体幹装具.

b. check 伸展制限帯(おび)〔医学〕.

b. crossing 戻し交配，= backcrossing.

b. diffusion 逆拡散〔医学〕，後方拡散.

b. electromotive force 逆起動力.

b. flow 逆流，還流，= backflow.

b. flushing system 逆流置換方式〔医学〕.

b. focus 後側焦点.

b. knee 反張膝，= backknee, genu recurvatum.

b. mixing バックミキシング〔医学〕.

b. mutation 復帰〔突然〕変異〔医学〕(逆突然変異)，= reverse mutation.

b. of foot 足背部.

b. of foot reflex 足背反射，= dorsum of foot reflex.

b. of hand 手背.

b. of neck 項(うなじ)〔医学〕.

b. of tongue 舌背〔医学〕.

b. pain 背部痛〔医学〕，背痛.

b. pointer バックポインタ(放射線治療の際，放射線束の方向を正確に病巣に向けるために用いられるもので，被照射体の射出側の線束中心を示す).

b.–pressure effect 反圧効果(肺静脈うっ血).

b. projection 逆投影〔医学〕.

b.–raking 便排出(動物の肛門から糞をかき出すこと).

b. reflexion 後方反射.

b. resistance 逆抵抗.

b. rest 背もたれ〔医学〕，背休め(背を寄せかけて休ませる装置)，= backrest.

b. scatter 後方散乱〔医学〕，背後散乱，= backscatter, backward diffusion.

b. scatter radiation 後方散乱放射〔医学〕.

b. scattering 後方散乱〔医学〕(跳返り).

b. scattering ratio 後方散乱率〔医学〕.

b.–sinew 背腱，= back tendon.

b. strength 背筋力〔医学〕.

b. stroke 反動(血液が大動脈へ放出される際に起こる心室の反動).

b.–stroke elevation 反撞隆起(動脈波において大動脈弁の閉鎖により，血液が弁に反撞して起こる).

b. table procedure 置換前操作.

b. teeth 後方歯，後歯(犬歯の後方にあるもの).

b. tendon = back–sinew.

b. titration 逆滴法，逆滴定〔医学〕.

b. wash 逆洗〔医学〕.

b. water 逆流水〔医学〕.

back·ache [bǽkeik] 背痛〔医学〕(腰痛および下背部の疼痛を表す俗語).

b. and low back pain 背痛と下背部疼痛.

back·al·gia [bækǽlʤiə] 外傷性背痛.

backboard splint 背板副子.

back·bone [bǽkbòun] 脊椎〔医学〕，脊柱〔医学〕.

back·cross [bǽkkrɑ̀s] もど(戻)し交雑，退交雑(雑種第1代(F_1)とその両親のいずれか一方または同一の遺伝子型をもつ個体との交雑．劣性ホモ接合体とのもどし交雑を検定交雑と呼び，F_1 のつくる配偶子の遺伝子型がそのまま次世代の表現型になるので遺伝分析に用いられる．もどし交雑を繰り返して品種を育成する方法をもどし交雑育種法と呼び，優良形質を支配する遺伝子をある品種からほかの品種に移す場合に利用される).

back·cross·ing [bǽkkrɑsiŋ] ① もどし交配(F_1 とその親との交配)．② もどし交雑，= backcross.

back·fire [bǽkfàiər] 逆火〔医学〕.

back·flow [bǽkflou] 逆流，= reflux.

back·ground (BG) [bǽkgraund] 背景〔医学〕，背景信号，バックグラウンド(放射能を計測するとき，検出対象からの放射能以外の計数をいう).

b. activity ① 背景活動〔医学〕．② バックグラウンド放射能，背景放射能.

b. count 下地計数〔医学〕.

b. cut–off バックグラウンド除去〔医学〕.

b. eraser バックグラウンド消去器(装置)〔医学〕.

b. factor 背景因子〔医学〕.

b. fog 背景かぶり〔医学〕.

b. noise 暗騒音〔医学〕.

b. radiation バックグラウンド放射線.

b. subtraction バックグラウンド減算法〔医学〕.

back·ing [bǽkiŋ] 裏装〔法〕(歯の).

back·knee [bǽkni:] 反張膝〔医学〕，= genu recurvatum.

back·rest [bǽkrest] 背もたれ.

back·scat·ter [bǽkskætər] 後方散乱(一次線より90° 以上後方へ向かって散乱する二次放射線).

back·track·ing [bǽktrækiŋ] バックトラッキング.

back·ward [bǽkwə:rd] 後方の.

b. dislocation 後方脱臼〔医学〕.

b. failure 後方不全〔医学〕(心臓に達するまでの血管系のうっ血が主な症状をなす心臓機能不全).

b. heart–failure 後方不全(血流方向からみて心臓から後方の組織および臓器にうっ血を生ずる心臓機能不全).

b. progression 後退歩行(神経症にみられる).

b. writing 鏡像書字，= mirror writing.

back·ward·ness [bǽkwə:dnis] 遅鈍．形 backward.

bac·lo·fen [bǽkləfen] バクロフェン 化 (*RS*)–4–amino–3–(4–chlorophenyl)butanoic acid $C_{10}H_{12}ClNO_2$: 213.66 (骨格筋弛緩薬(中枢性)，GABA 誘導体).

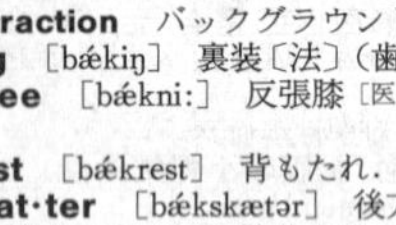

および鏡像異性体

Bacon, Harry E. [béikən] ベーコン(1900生，アメリカ・フィラデルフィアの肛門専門医).

B. anoscope ベーコン肛門鏡(先端は球状を呈し，その一側には細長い孔をもち，他側に電球を備えたもの).

B. operation ベーコン手術(腹部に人工肛門を設置せずに肛門括約筋を保存した正常部位に新しく肛門

を形成する方法).
ba·con [béikən] ベーコン(ブタの脂肪に富んだ肉の燻製). 形 bacony.
b. spleen ハム脾(アミロイド脾), = lardaceous spleen.
bact bacterium の略.
bac·ter·e·mia [bæktərí:miə] 菌血〔症〕[医学](血中に細菌が存在する状態), = bacteraemia.
Bac·te·ria [bæktí:riə] バクテリア(3ドメイン説(Woese, 1990)におけるドメインのひとつで，真正細菌が含まれる).
bac·te·ria [bæktí:riə] 細菌 [医学] (bacterium の複数). 形 bacterial.
b. filter 除菌フィルタ〔ー〕[医学].
bac·te·ri·ae·mia [bæ̀kti:rií:miə] 菌血〔症〕[医学].
bac·te·ri·al [bæktí:riəl] 細菌の，細菌性の.
b. agglutination 細菌凝集反応(抗体による細菌凝集反応. サルモネラ菌の場合はWidal 反応と呼ばれる).
b. allergen 細菌性アレルゲン [医学].
b. allergy 細菌性アレルギー [医学] (遅延型の皮膚反応. 細菌性抗原との関連が最初に見いだされたためにこう呼ばれている. 例えばツベルクリン反応などの遅延型皮膚反応(Ⅳ型アレルギー反応)).
b. anatomy 細菌解剖学 [医学].
b. antagonism 細菌性拮抗.
b. antibody 細菌性抗体 [医学].
b. antigen 細菌性抗原 [医学].
b. asthma 細菌性喘息 [医学].
b. biofilm = biofilm.
b. body 菌体.
b. capsule 細菌莢膜.
b. cast 細菌円柱 [医学].
b. cell protein 菌体タンパク質.
b. cell wall 細菌細胞壁(細菌の原形質膜の外側にあり，細胞の形態を維持している器官).
b. cholangitis 細菌性胆管炎 [医学].
b. chromosome 細菌染色体 [医学].
b. cirrhosis 細菌性肝硬変症.
b. colonization 細菌コロニー(集落)形成 [医学].
b. colony 細菌集落 [医学].
b. conjugation 細菌〔の〕接合 [医学].
b. corneal ulcer 細菌性角膜潰瘍(黄色ブドウ球菌や緑膿菌などの細菌感染による化膿性潰瘍性の角膜炎，匐行性角膜潰瘍ともいわれる).
b. culture 細菌培養 [医学].
b. culture from urine 尿培養(尿からの細菌培養は，定量的に希釈したうえで平板に塗布して培養し，生じた集落数から原尿中の菌数を計算する方法がとられている).
b. cytology 細菌細胞学 [医学].
b. decomposition 細菌性分解 [医学].
b. density 細菌密度 [医学].
b. diarrhea 細菌性下痢 [医学].
b. disease 細菌性疾患 [医学].
b. drug resistance 細菌薬物耐性 [医学].
b. endocarditis 細菌性心内膜炎 [医学].
b. endotoxin 細菌内毒素 [医学]，菌体内毒素.
b. enzyme 細菌酵素 [医学]，細菌性酵素.
b. examination test 細菌学的検査 [医学].
b. exotoxin 細菌外毒素 [医学].
b. extract 細菌抽出物 [医学].
b. film 細菌膜 [医学].
b. filter 細菌濾過器 [医学].
b. filtration 細菌濾過法 [医学].
b. flora ①細菌叢(そう) [医学]. ②〔細〕菌相.
b. food poisoning 細菌性食中毒 [医学] (飲食物を介して生きた細菌や毒素を摂取することにより発症する急性中毒. 感染型と毒素型に類別される. 7〜9月に多発し，原因としては魚介類が多い).
b. genetics 細菌遺伝学 [医学].
b. growth 細菌集落発育 [医学].
b. growth increase 増菌〔法〕.
b. hapten 細菌性ハプテン [医学] (特異抗血清により沈降反応を起こすが，注射により抗原としては作用を起こさない多糖類).
b. heart disease 細菌性心疾患 [医学].
b. hemolysin 細菌性溶血素.
b. hypersensitivity ①細菌性過敏〔症〕性反応. ②細菌性過敏症 [医学].
b. immunity 細菌免疫 [医学].
b. index 菌指数 [医学].
b. infection 細菌感染 [医学].
b. inflammation 細菌性炎症.
b. interference 細菌の干渉.
b. labyrinthitis 細菌性内耳炎.
b. membrane 細菌膜 [医学].
b. meningitis 細菌性髄膜炎 [医学].
b. metabolism 細菌〔の〕代謝 [医学].
b. mutation 細菌の変異.
b. nephritis 細菌性腎炎.
b. overgrowth syndrome 腸内細菌異常増殖症候群 [医学].
b. pericarditis 細菌性心膜炎 [医学].
b. peritonitis 細菌性腹膜炎 [医学].
b. phase 細菌相(培養における細菌の集落の相で，滑平相S，粗雑相R，粘質相M，芽胞相G などをいう).
b. physiology 細菌生理学 [医学].
b. plaque ①〔細〕菌苔 [医学]. ②歯垢. ③歯斑，= dental plaque.
b. plasmid 細菌〔性〕プラスミド [医学].
b. pleuritis 細菌性胸膜炎 [医学].
b. pneumonia 細菌性肺炎 [医学].
b. polysaccharide 細菌性多糖類(抗原性を示すもの).
b. prostatitits 細菌性前立腺炎 [医学].
b. protein 細菌タンパク質(細菌の作用により生ずるもの).
b. resistance 細菌耐性 [医学].
b. satellite (他種の細菌集落の近くで最も発育の良好な細菌の状態).
b. sensitivity test 細菌薬剤感受性テスト [医学].
b. sex factor 細菌・性〔決定〕因子 [医学].
b. shock 細菌性ショック [医学].
b. species 菌種 [医学].
b. spore 細菌胞子(芽胞) [医学].
b. strain 〔菌〕株 [医学].
b. superantigen 細菌性スーパー抗原.
b. suspension 菌〔浮遊〕液 [医学].
b. thread 〔細〕菌糸 [医学].
b. toxin 菌体毒素，細菌毒素 [医学].
b. toxoid 細菌トキソイド [医学].
b. transformation 細菌形質転換 [医学].
b. translocation 細菌転位.
b. vaccination 細菌ワクチン接種.
b. vaccine 細菌性ワクチン [医学] (細菌感染症を予防する目的で，ヒトや動物を能動免疫するために用いる抗原の総称).
b. vaginosis (BV) 細菌性腟症.
b. variation 細菌変異，細菌変動，= microbial dissociation.
b. vegetation 細菌性増殖物(心内膜に生ずる).
b. virulence 細菌毒力 [医学].
b. virus 細菌ウイルス，= bacteriophage，phage.
b. warfare 細菌戦 [医学].

bac·te·ri·cho·lia [bæ̀kti:rikóuliə] 胆管細菌症(胆管に細菌の存在する状態).
bac·te·ri·ci·dal [bæktì:risáidəl] 殺菌〔性〕の〔医学〕, 殺菌性.
b. action 殺菌作用〔医学〕(細菌を殺す作用を発揮すること).
b. activity 殺菌力〔医学〕, 殺菌能.
b. agent 殺菌薬〔医学〕.
b. antibiotic 殺菌性抗生物質〔医学〕.
b. rays 殺菌光線(1,850〜2,600AUをもつ光線).
b. substance 殺菌〔性〕物質〔医学〕.
bac·te·ri·cide [bæktí:risaid] 殺菌剤〔医学〕, 殺菌薬. 形 bactericidal.
bac·te·ri·ci·din [bæ̀kti:risáidin] 殺菌素(免疫あるいは正常血清中に存在する細菌を殺菌する物質).
bac·ter·id [bǽktirid] 細菌性皮疹〔医学〕, 微生物性皮疹〔医学〕, 細菌疹(病原菌毒素ないし細菌アレルギーによる発疹).
bac·te·ri·e·mia [bæktirí:miə] 菌血〔症〕〔医学〕, = bacteremia.
bac·te·ri·form [bæktí:rifɔ:m] 菌状の, = bacteroid.
bac·ter·in [bǽktirin] バクテリン, = bacterial vaccine.
bac·te·ri·na·tion [bæ̀kti:rinéiʃən] ① 細菌接種(細菌を動物に接種すること). ② 細菌療法(細菌ワクチンによる治療).
bac·te·ri·nia [bækti:ríniə] バクテリン症(細菌ワクチン接種に引き続いて生じる好ましくない作用(副作用)).
bacteri(o)- [bækti:ri(ou), -ri(ə)] 細菌, バクテリアとの関係を表す接頭語.
bac·te·ri·o·ag·glu·ti·nin [bæktì:riouəglú:tinin] 細菌凝集素(細菌の凝集を起こす特異抗体).
bac·te·ri·o·chlo·ro·phyll [bæktì:riouklɔ́:rəfil] バクテリオクロロフィル〔医学〕, 細菌クロロフィル(細菌性色素の光合成に関与する葉緑素の一種).
bac·te·ri·o·cho·lia [bæktì:rioukóuliə] 細菌胆汁〔医学〕.
bac·te·ri·o·ci·dal [bæktì:riousáidəl] 殺菌性〔医学〕.
bac·te·ri·o·ci·din [bæktì:riousáidin] 殺菌素(ある特定の細菌を殺菌する作用をもつ抗体をいう).
bac·te·ri·o·cin [bæktí:riəsin] バクテリオシン(ある種の細菌の産生するタンパク性の抗菌物質, 殺菌性タンパク質. 大腸菌ではコリシン, 緑膿菌ではピオシアニンが知られている).
b. factor バクテリオシン因子, バクテリオシン産生因子.
bac·te·ri·o·cin·o·gen·ic [bæktì:riəsìnəʤénik] バクテリオシン産生〔性〕〔医学〕.
b. plasmids バクテリオシン産生プラスミド, = bacteriocinogens, bacteriocin factors.
bac·te·ri·o·flo·ra [bækti:riouflɔ́:rə] 細菌叢.
bac·te·ri·o·gen·ic [bæ̀ktíriouʤénik] 細菌性の.
b. agglutination 細菌性凝集(細菌の酵素作用による血球凝集. 汎凝集反応), = polyagglutination.
bac·te·ri·o·hae·mol·y·sin [bæktì:riouhi:málisin] 細菌性溶血素, = bacteriohemolysin.
bac·te·ri·o·he·mag·glu·ti·nin [bæktì:riouhì:məglú:tinin] 細菌性血球凝集素(細菌の産生する溶血性毒素(タンパク質)).
bac·te·ri·o·he·mol·y·sin [bæktì:riouhi:málisin] 細菌性溶血素〔医学〕.
bac·te·ri·oid [bæktí:riɔid] 細菌様の(作用または形状).
bac·te·ri·oi·dal [bæktì:riɔ́idəl] 細菌状の〔医学〕.
bac·te·ri·o·i·so·pren·ol [bæktì:riouàisəprénɔ:l] バクテリオイソプレノール〔医学〕.
bac·te·ri·o·log·ic [bæktì:riəláʤik] 細菌〔学〕〔的〕の〔医学〕.
b. filter 細菌濾過器〔医学〕.
b. measure unit 細菌単位(菌集落を形成する最小単位, 1つの細胞のこと).
b. stain 細菌学的染色〔医学〕.
b. technique 細菌学的技法〔医学〕.
Bacteriological Code 国際細菌命名規約, = International Code of Nomenclature of Bacteria.
bac·te·ri·o·log·i·cal [bæ̀kti:riəláʤikəl] 細菌〔学〕〔的〕の〔医学〕.
bac·te·ri·ol·o·gist [bæ̀kti:riáləʤist] 細菌学者.
bac·te·ri·ol·o·gy [bæ̀kti:riáləʤi] 細菌学. 形 bacteriologic, bacteriological.
b. of air 空気細菌学〔医学〕.
b. of food 食物細菌学〔医学〕.
b. of milk 牛乳細菌学〔医学〕.
b. of water 水細菌学〔医学〕.
bac·te·ri·ol·y·sant [bæktì:riálisənt] 溶菌薬.
bac·te·ri·ol·y·sin [bæktì:riálisin] 溶菌素(ある特定の細菌と結合する抗体で, 補体存在下で溶菌を起こす).
bac·te·ri·ol·y·sis [bæktì:riálisis] ① 溶菌. ② 溶菌反応, 溶菌作用(一般に特異抗体による). ③ 殺菌. ④ 溶菌素. 形 bacteriolytic.
bac·te·ri·o·lyt·ic [bæktì:riəlítik] 溶菌〔性〕の(細菌の溶解や破壊を起こさせる).
b. agent 溶菌薬〔医学〕.
b. amboceptor 細菌溶解性両受体.
b. reaction 溶菌反応〔医学〕.
b. serum 溶菌血清(溶菌素を含む血清).
b. test 溶菌試験(パイフェル現象), = Pfeiffer phenomena.
bac·te·ri·o·lyze [bæktí:riəlaiz] 溶菌する.
bac·te·ri·o·op·so·nin [bæktí:riouápsənin] 細菌オプソニン, = bacteriopsonin.
bac·te·ri·o·phage [bæktí:riəfèiʤ] バクテリオファージ(細菌を宿主とするウイルス. 1918年 d'Herelle が命名したが, Twort は1915年すでにこの濾過性病原体を発見していた), = phage.
b. immunity バクテリオファージ免疫.
b. neutralization test 〔バクテリオ〕ファージ中和テスト〔医学〕.
b. plaque ファージ溶菌斑(寒天培地にファージを添加したとき起こる透明斑).
b. typing 〔バクテリオ〕ファージ型別〔医学〕.
bac·te·ri·o·pha·gia [bæktì:rioufeíʤiə] バクテリオファージ現象, = Twort-d'Herelle phenomenon.
bac·te·ri·o·pha·gol·o·gy [bæktì:rioufəgáləʤi] バクテリオファージ学, = protobiology.
bac·te·ri·o·pho·bia [bækti:rioufóubiə] 細菌恐怖症〔医学〕.
bac·te·ri·o·phy·to·ma [bækti:rioufaitóumə] 細菌腫(ある種の細菌によって生ずる腫瘍).
bac·te·ri·o·plas·min [bæktì:riouplǽzmin] 細菌性プラスミン.
bac·te·ri·o·pre·cip·i·tin [bæktì:riouprisípitin] 細菌性沈降素.
bac·te·ri·o·pro·tein [bæktì:riouprouti:n] 細菌タンパク質.
bac·te·ri·op·son·ic [bækti:riapsánik] 細菌オプソニン〔性〕の(細菌にオプソニン作用を及ぼす).
bac·te·ri·op·so·nin [bækti:riápsənin] 細菌オプソニン(細菌に特異的に結合し, 白血球による貪食を促進させる抗体). 形 bacteriopsonic.
bac·te·ri·o·pur·pu·rin [bæktì:rioupə́:pjurin] 細菌性紫紅色素.

bac·te·ri·o·rho·dop·sin ［bæktì:riouroudápsin］ バクテリオロドプシン（好塩菌の紫膜の光エネルギー変換タンパク質）．
bac·te·ri·os·co·py ［bæ̀kti:riáskəpi］ 細菌鏡検〔医学〕．
bac·te·ri·o·sis ［bækti:rióusis］ 細菌症．
bac·te·ri·o·sol·vent ［bæktì:riousálvənt］ 溶菌素．
bac·te·ri·o·sta·sis ［bækti:riástəsis, –tì:rioustéisis］ 静（制）菌現象，細菌発育阻止，静菌〔医学〕．
bac·te·ri·o·stat ［bæktí:riəstæt］ 静（制）菌薬．
bac·te·ri·o·stat·ic ［bæktì:riəstǽtik］ 静（制）菌性の（細菌の増殖を止める作用を示す），静菌薬〔医学〕．
 b. action 静菌作用〔医学〕．
 b. agent 制菌薬〔医学〕，= bacteriostat．
 b. antibiotic 静菌性抗生物質〔医学〕．
bac·te·ri·o·ther·a·py ［bæktì:riəθérəpi］ 細菌製剤療法〔医学〕．
bac·te·ri·o·tox·e·mia ［bæktì:rioutaksí:miə］ 細菌中毒症（毒素を産生する細菌に感染して起きる症状の一つ）．
bac·te·ri·o·tox·ic ［bæktì:riətáksik］ 細菌に対して毒性の．
 b. endometritis 菌毒性子宮内膜炎．
bac·te·ri·o·tox·in ［bæktì:riətáksin］ 細菌毒素．
bac·te·ri·o·trop·ic ［bæktì:riətrápik］ 細菌向性の．
 b. substance 細菌趨性物質．
bac·te·ri·ot·ro·pin ［bækti:riátrəpin］ バクテリオトロピン（Neufeld および Rimpau が opsonin に類似の物質につけた名称で，56°C で 30 分間の加熱により非活性化される．細菌に結合するある種の免疫グロブリン），= tropin．
bac·te·ri·o·tryp·sin ［bæktì:riətrípsin］ バクテリオトリプシン（コレラ菌により産生される酵素）．
bac·te·ri·o·vir·i·din ［bæktì:riəvíridin］ バクテリオビリジン〔医学〕．
Bac·te·ri·um ［bæktí:riəm］ バクテリウム属（旧分類）．
 B. aerogenes バクテリウム・エロゲネス（旧称）．→ *Enterobacter*．
 B. aeruginosum 緑膿菌（旧称）．→ *Pseudomonas aeruginosa*．
 B. cloacae 下水菌（旧称）．→ *Enterobacter*．
 B. coli 大腸菌（旧称）．→ *Escherichia coli*．
 B. pestis ペスト菌（旧称）．→ *Yersinia pestis*．
 B. pneumoniae crouposae 肺炎桿菌（旧称）．→ *Klebsiella pneumoniae*．
 B. sonnei バクテリウム・ソンネイ（旧称）．→ *Shigella sonnei*．
 B. tularense 野兎病菌（旧称）．→ *Francisella tularensis*．
bac·te·ri·um ［bæktí:riəm］ バクテリア，細菌（細菌の総称）．複 bacteria．形 bacterial．
bac·te·ri·uria ［bækti:rijú:riə］ 細菌尿〔症〕〔医学〕（尿中に多数の細菌がみられ，白血球がみられない），= bacteruria．
bac·te·roid ［bǽktərɔid］ ① 細菌様の，細菌状の〔医学〕．② バクテロイド．
Bac·te·roi·da·ce·ae ［bæ̀ktərɔidéisii:］ バクテロイデス科（バクテロイデスなどを含む）．
Bac·te·roi·des ［bæktərɔ́idi:z］ バクテロイデス属（嫌気性のグラム陰性桿菌）．
 B. bifidus （旧称）．→ *Bifidobacterium bifidum*．
 ***B.* bile esculin agar (BBE agar)** バクテロイデス胆汁エスクリン寒天培地（嫌気性菌の分離に用いられる）．
 B. coagulans バクテロイデス・コアグランス．
 B. corrodens バクテロイデス・コローデンス（旧称）．→ *B. urealyticus*, *Eikenella corrodens*．
 B. distasonis バクテロイデス・ディスタソニス．
 B. fragilis バクテロイデス・フラジリス（菌血症，化膿性疾患の原因となる）．
 B. furcosus バクテロイデス・フルコーサス（旧称）．→ *Anaerorhabdus furcosus*．
 B. gingivalis バクテロイデス・ジンジバリス（旧称）．→ *Porphyromonas gingivalis*．
 B. intermedius バクテロイデス・インターメディウス（旧称）．→ *Prevotella*．
 B. melaninogenicus バクテロイデス・メラニノゲニカス（旧称）．→ *Prevotella*．
 B. oralis バクテロイデス・オラリス（旧称）．→ *Prevotella*．
 B. splanchnicus バクテロイデス・スプランクニカス．
 B. urealyticus バクテロイデス・ウレアリチカス．
bac·te·roi·do·sis ［bæktərɔidóusis］ バクテロイド症（バクテロイデスによる感染症）．
bac·ter·u·ria ［bæktərjú:riə］ = bacteriuria．
bac·u·lo·vi·rus ［bæ̀kjulouváiərəs］ バキュロウイルス（昆虫細胞に感染するウイルスで真核生物由来の組換え体タンパク質の発現系として広範に使用されている）．
bac·u·lum ［bǽkjuləm］ 陰茎骨（ヒト以外の哺乳類（イヌなど）の亀頭内部にある軟骨性骨），= penis bone, os penis．
bac·u·lus ［bǽkjuləs］ 杆状体，桿菌．形 baculiform, baculine．
bad digestion 消化不良〔医学〕．
bad odor material 着臭剤〔医学〕．
bad symptom 悪兆〔医学〕．
Badal, Antoine Jules ［béidəl］ バダル（1840–1929，フランスの眼科医）．
 B. operation バダル手術（緑内障の疼痛を緩和するための内滑車神経の寸断手術）．
badger game 美人局．
Baecchi stain·ing meth·od ［baéki stéiniŋ méθəd］ バエッキー染色法（精子の染色法で，試薬は 1% 酸性フクシン 1mL，1% メチレンブルー 1mL，1% 塩酸 40mL のいずれかの 2 種を混合したもので 1 分間染色して 1% 塩酸で洗う）．
Baehr, George ［beə:r］ ベール（1887–1978，アメリカの医師）．
 B.–Lohlein lesion ベール・ローライン病変（細菌性心内膜炎の病変の一つ）．
Baelz, Edwin von ［béiltʒ］ ベルツ（1849–1913，ドイツの内科医．永年日本に在住し，東京帝大でわが国の医学教育に尽力した）．
 B. disease ベルツ病（口唇粘液腺の慢性炎症で，浮腫と浸潤を起こし，粘液腺膿瘍性口唇炎ともいう），= myxadenitis labialis, Volkmann disease．
Baer, Karl Ernst von ［béər］ ベーア（1792–1876，ロシアの発生学研究者）．
 B. law ベーアの法則（特異化した細胞または構造は，一般的なものから徐々に進化して発生する）．
Baer, William Stevenson ［béər］ ベーア（1872–1931，アメリカの整形外科医）．
 B. membrane ベーア膜（1909年に Baer によって創案された，関節形成術の中間挿入膜）．
 B. method ベーア療法（関節癒着を剥離した後，滅菌油を注射して癒着再発を予防する方法），= Baer treatment．
Baermann apparatus ベールマン装置．
Baermann concentration ベールマン濃縮法．
Baeyer, Johann Friedrich Wilhelm Adolf von ［béijər］ バイエル（1835–1917，ドイツの化学者）．

B. test バイエル試験(① ブドウ糖検出法で，オルトニトロフェノールプロピオン酸と炭酸ソーダを用いてインジゴの形成有無をみる方法．② インドール検出法で，発煙硝酸を用いニトロソインドール硝酸塩の赤色沈殿の有無を観察する方法)．

Baffes op·er·a·tion [bǽfi:z ɑpəréiʃən] ベッフェ手術法(大血管転移の手術法で右肺静脈と右房の吻合を行う)．

bag [bǽg] ① 袋．② ウシの乳房．③ 陰嚢(俗)．

b. catheter 嚢カテーテル(ネラトンカテーテルの代わりにアメリカで用いられるもの)．

b. filter バッグフィルタ〔ー〕[医学]．

b. of waters 胎胞[医学]．

bag·as·sco·sis [bægəskóusis] サトウキビ肺，= bagassosis, bagasse disease.

bagasse disease サトウキビ肺，= bagasscosis.

bag·as·so·sis [bægəsóusis] サトウキビ肺，サトウキビ肺炎(サトウキビ搾りに従事する者にみられる真菌(*Thermoactinomyces saccharic*)に対するⅢ型アレルギー性肺胞炎をいう)，サトウキビ〔塵〕肺〔症〕，= bagasscosis.

Baghdad boil 東邦腫．

Bagolini, Bruno [bɑ:goulí:ni] バゴリーニ(1924生，イタリアの眼科医)．

B. test バゴリーニ試験(網膜対応試験)．

Bahia ulcer バヒア潰瘍(アメリカのリーシュマニア症)．

Bailey, Percival [béili] ベイリー(1892-1973，イタリア生まれのアメリカの神経病理学者)．

B.-Cushing scheme of nerve cell development ベイリー・クッシング神経細胞発生図解．

Bailey meth·od [béili: méθəd] ベイリー法(細菌線毛の染色法で，A液として10%タンニン酸液18mLと6% $FeCl_3$-$6H_2O$ と水溶液 6mL を混ぜる．媒染剤B液にはA液3.5mLに0.5%塩基性フクシンのアルコール溶液0.5mLとホルマリン2mLを混ぜ，媒染後Ziehl のカルボルフクシンで染色する)．

Bailey, Charles P. [béili] ベイリー(1910-1993，アメリカの心臓外科医)．

B. operation ベイリー手術(交連切開術で，僧帽弁狭窄症の外科的療法)．

Baillarger, Jules Gabriel François [bai(l)jɑ:ʒə́r] バイラルジェー(1809-1890，フランスの精神病医)．

B. band バイラルジェー白帯(脳灰白質を2層に区分する菲薄白色帯で，バイラルジェー外帯ともいい，また内灰白質を二分する同様の膜をバイラルジェー外帯ともいう．鳥距溝部の白帯は Vicq d'Azyr 帯とも呼ばれる)，= Baillarger line.

B. line バイラルジェー線，= Baillarger band.

B. sign バイラルジェー徴候(進行性麻痺における瞳孔不同症)．

Baillou, Guillaume de (Ballonius) [bailú:] バイルー(1538-1616，フランスの内科医．疫学の開拓者で，百日ぜき，リウマチズムなどの著述がある)．

Bainbridge, Francis Arthur [béinbriʤ] ベインブリッジ(1874-1921，イギリスの生理学者．ベーンブリッジともいう)．

B. effect ベインブリッジ効果[医学]．

B. reflex ベインブリッジ反射(心房反射ともいわれ，心右房などの昇圧による心臓の反射性亢進と動脈血圧の上昇)，= cardiovascular reflex, right heart reflex.

baked tongue チフス舌[医学](腸チフスにみられる暗色舌)．

Baker, John Randal [béikər] ベーカー(1900生．イギリスの動物学者)．

B. pyridine extraction ベーカーのピリジン抽出．

Baker, William Morrant [béikər] ベーカー(1839-1896，イギリスの外科医)．

B. cyst ベーカー嚢腫(膝窩筋滑液嚢炎，膝窩滑液嚢腫)，= popliteal bursitis.

B. velum ベーカー帆(口蓋裂に用いる栓塞子)．

bak·er [béikər] パン屋．

b. asthma パン職人喘息[医学]．

b. eczema パン屋湿疹(メリケン粉刺激性)．

b. itch パン屋痒疹．

b. leg ① 膝内反．② X脚．

b. yeast パン酵母．

baking powder ふくらし粉．

baking soda ふくらし粉(炭酸水素ナトリウム)．

Ba·ku·chi leaves [bákutʃi lí:vs] バクチ葉，= Pruni Macrophyllae Folium.

BAL bronchoalveolar lavage 気管支肺胞洗浄の略．

BAL, bal British anti-lewisite の略称(㊥ 2,3-dimercapto-1-propanol；バル．ヒ素，水銀，鉛，銅などの解毒薬．バルは重金属と結合しやすく，体内の諸酵素のSH基と金属との結合を阻害，またSH基と結合している金属を体外へ排出し，阻害されていた酵素活性を賦活し解毒作用を示す)，= dimercaprol, anti-lewisite.

Ba·lae·na [bəlí:nə] セミクジラ［背美鯨］属(セミクジラ科 *Balaenidae* の一属)，= right-whale.

B. mysticetus 北極クジラ，= Greenland right-whale.

Ba·lae·ni·dae [bəlí:nidi:] セミクジラ［背美鯨］科(哺乳類，クジラ目，鬚鯨亜目の一科で，頭は巨大で，鯨鬚は長くて細く弾性が強い)．

ba·lae·si·tas [bəléisitəs] サ行発音障害(s[s], sh[ʃ], z[z], zh[ʒ] を th[θ] と発音する)，= lisp, lisping.

Balamuth aqueous egg yolk infusion medium バラムス卵黄水加培地．

Balamuth medium バラムス培地．

Balamuth method バラムス法．

Bal·a·mu·thia [bæləmú:θiə] バラムチア属．

bal·ance [bǽləns] ① 平衡，つりあい．② 天秤(はかり)，= equi-arm balance.

b. condyle 平衡顆．

b. experiment 出納実験[医学]．

b. facette 平衡切り子．

b. room てんびん室[医学]．

b. study 出納試験[医学]．

b. test 平衡試験(摂取量と排泄量との比較に基づく生体内代謝機能検査)．

b. traction つりあい牽引〔法〕[医学]．

balanceal articulator 平均値咬合器[医学]，= average movement articulator, mean value articulator.

bal·anced [bǽlənst] 平衡した[医学]．

b. anesthesia バランス麻酔[医学](2種類以上の麻酔薬を組み合わせて用いる全身麻酔法．主に静脈麻酔薬を組み合わせる方法を指す)．

b. articulation 咬合平衡．

b. cross section 平衡横断[医学]．

b. dental occlusion 平衡咬合[医学]．

b. diet 平衡食[医学](質・量ともに適正な食事)．

b. forearm orthosis バランス前腕装具[医学]．

b. heterokaryon 平衡型ヘテロカリオン[医学]．

b. hypothesis 平衡仮説[医学]．

b. lethal 平衡致死[医学]，= balanced lethality.

b. lethal system 平衡致死系[医学]．

b. lethality 平衡致死．

b. occlusion 平衡咬合．

b. polymorphism 平衡多型現象[医学]．

b. salt solution (BSS) 緩衝塩類溶液．

b. suspension つりあい懸吊．

b. type 平衡型[医学]．

b. ventilation 平衡式換気法.
bal·anc·ing [bǽlənsiŋ] 平衡(側).
b. condyle 平衡顆 [医学].
b. contact 平衡側接触(咬合)(下顎を左右に動かすとき, 下顎第2臼歯の遠心頬側咬頭と上顎第2臼歯の近心舌側咬頭との接触).
b. machine つりあい試験機.
b. network method 平衡回路法.
b. occlusal surface 平衡咬合面.
b. side 平衡側 [医学].
b. tank 調整槽 [医学].
ba·lan·ic [bəlǽnik] ① 陰茎亀頭の. ② 陰核亀頭の.
bal·a·nism [bǽlənizəm] 坐剤挿入.
bal·a·ni·tis [bælənáitis] 亀頭炎 [医学], = balanochlamyditis.
b. circinata 連環状亀頭炎.
b. diabetica 糖尿病性亀頭炎.
b. erosiva circinata 連環状びらん(糜爛)性亀頭炎.
b. gangrenosa 壊疽性亀頭炎.
b. plasmacellularis プラスマ細胞性亀頭炎.
b. vulgaris 尋常性亀頭炎.
b. xerotica obliterans 乾燥性栓塞性亀頭炎.
balan(o)- [bælən(ou), -n(ə)] 亀頭との関係を表す接頭語.
bal·a·no·blen·nor·rhea [bæ̀lənoublenərí:ə] 淋疾性亀頭炎.
bal·a·no·cele [bǽlənəsi:l] 亀頭嵌頓.
bal·a·no·chlam·y·di·tis [bæ̀lənouklæmidáitis] 陰核亀頭炎, = balanitis.
Bal·a·no·glos·sus [bæ̀lənouglɑ́səs] ミサキギボシムシ(半索動物, 腸鰓綱, ギボシムシ科の一属).
Bal·a·no·pho·ra·ce·ae [bæ̀lənɑfəréisii:] ツチトリモチ科.
bal·a·no·plas·ty [bǽlənəplæsti] 亀頭形成術.
bal·a·no·pos·thi·tis [bæ̀lənoupɑsθáitis] 亀頭包皮炎 [医学], = balanopostitis.
b. circinata 環状性亀頭包皮炎.
b. erosiva びらん(糜爛)性亀頭包皮炎.
b. gangrenosa 壊疽性亀頭包皮炎.
bal·a·no·pre·pu·tial [bæ̀lənoupripjú:ʃəl] 亀頭包皮の.
bal·a·nor·rha·gia [bæ̀lənəréiʤiə] 膿漏性亀頭炎.
bal·a·nor·rhoea [bæ̀lənərí:ə] 化膿性亀頭炎, 亀頭漏.
Bal·a·no·spor·i·da [bæ̀lənouspɔ́:ridə] バラノスポラ目(アセトスポラ門).
balanotherapeutic equivalent 鉱泉治療当量(治療効果を得るため, 大人が24時間に摂取すべき鉱物溶液の化学的元素量).
balantidial colitis バランチジウム性大腸炎, = balantidiasis.
balantidial dysentery バランチジウム赤痢(*Balantidium coli* は長径50～100μm, 幅40～70μm の原虫, 大腸に寄生すると潰瘍を形成し, アメーバ赤痢様の下痢をきたす), = balantifial dysentery.
bal·an·ti·di·a·sis [bæ̀ləntidáiəsis] バランチジウム症(バランチジウム大腸炎), = balantidial colitis, balantidiosis.
bal·an·tid·i·o·sis [bæ̀ləntidióusis] バランチジウム症.
Bal·an·tid·i·um [bæ̀ləntídiəm] バランチジウム属(原生動物, 有毛虫亜門, 繊毛虫綱, 毛口目, バランチジウム科の一属, 体は楕円形, 体表繊毛は等長で, 大核は細長く, 1個の小核がある), = *Paramaecium*.
B. coli 大腸バランチジウム(発見者により1862年 *Paramecium coli* と名付けられたもの. ブタ, ヒト, チンパンジーなどの盲結腸に寄生する).
B. minutum 極微バランチジウム(ヒトの糞便より発見される繊毛虫の一種), = *Balantiophorus minutus*.
bal·an·ti·do·sis [bæ̀ləntidóusis] バランチジウム症(大腸バランチジウムが大腸に寄生して起こる疾病. 下痢, 血便を起こす), = balantidiasis.
bal·a·nus [bǽlənəs] 亀頭, = glans penis.
bal·ar·sen [bəlɑ́:sən] (アメーバ撲滅薬), = arsthinol.
balast lamp バラストランプ.
ba·la·ta [bəlɑ́:tə, -léitə] バラタ(アカテツ科植物 *Mimusops globosa* のゴム様樹汁を乾燥したもので, ゴムの一種).
Balbiani ring [bɑ:lbiɑ́:ni ríŋ] バルビアニ環(双翅類ユスリカ唾液腺染色体にみられるパフのうち, 特に大型の結節状のRNA型パフを発見者の名前に因んでバルビアニ環という).
bal·bu·tia [bælbjú:ʃiə] 吃, どもり, = balbuties, stammering.
bal·bu·ties [bǽlbjuti:z] 構音障害 [医学], どもり [医学].
Balch stain [bɔ́:lʧi stéin] ボルチ染色液(血液塗抹標本を染色するためのポリクロムメチレン青).
bald [bɔ́:ld] はげた(頭のはげた, 禿頭の).
b.-headed 禿頭の [医学].
b. tongue ① 萎縮性梅毒性舌炎(第3期の). ②(ペラグラ, 悪性貧血などにみられる滑らかな光沢のある舌).
bald·head [bɑ́:ldhèd] 禿頭 [医学] (はげ頭).
bald·ness [bɔ́:ldnis] 脱毛〔症〕, = acomia, alopecia, calvities.
Balducci sign [baldúʧi sáin] バルズッチ徴候(足の内縁を第1指から踵にかけてなでると後脛筋の収縮とともに内転, 軽度の蹠屈が起こる Hirschberg 徴候の際, 本刺激により反対側または両側に反応が起こるものをいう).
Baldwin, James Fairchild [bɔ́:ldwin] ボルドウィン(1850-1936, アメリカの産科医).
B. operation ボルドウィン手術(膀胱と直腸との中間に腸係蹄を移植して人工腟を成形する手術).
B. test ボルドウィン試験(盲腸後虫垂炎の診断法で, 大腸内に送気し触診すると, 索状の抵抗が感じられる).
Baldy, John Montgomery [bɔ́:ldi] ボールディ(1860-1934, アメリカの婦人科医).
B. operation ボールディ手術(子宮後屈症における手術. 子宮後転症において, 鉗子先端で円靱帯を挟み, その係蹄を広襞穿通孔から牽出し, 左右円靱帯係蹄端を子宮体後壁に縫合する), = Baldy-Webster operation.
bal·e·ri [bǽləri] バレリ(トリパノソーマ感染によるスーダンのナガナ病の地方名. *Trypanosoma brucei* が病原体).
BALF broncho-alveolar lavage fluid 気管支肺胞洗浄液の略.
Bálint, Rudolph [balínt] バリント(1874-1930, ハンガリーの精神神経科医).
B. method バリント方式.
B. psychological paralysis of gaze バリントの精神性注視麻痺(注視線を随意に変えること, および注視点以外の物体に対する注意が不能のこと).
B. syndrome バリント症候群(1909年 R. Bálint が記載した, 視覚失認のうち注視空間の認知, 行為の障害. 両側性の頭頂後頭葉損傷によって起こる).
Balkan frame [bɔ́:lkən fréim] バルカン枠, バルカン框(きょう)(骨折また関節疾患の治療に用いる金属管製の担架. バルカン戦争で用いられたのでこの名がある), = Balkan splint.
Balkan nephropathy バルカン腎症(パルカン地域の).

Balkan splint バルカン副子.
Ball, Charles Bent [bɔ́:l] ボール(1851–1916, アイルランド・ダブリンの外科医).
B. operation ボール手術(① 肛門瘙痒症の療法に知覚神経を切断する方法. ② 鼡径ヘルニアの茎部を捻転した後, 嚢を切除して鼡径輪に固定する方法. ③ 腸骨部大腸切除術で, 左側半月線に沿い切開し, 縫合して腸を切断するまで人工肛門をつくる位置の上下に固定しておく方法).
B. valve ボールの弁(肛門弁, 直腸弁).
ball [bɔ́:l] 丸薬.
b. and socket abutment ボール状・ソケット状アバットメント.
b.-and-socket ankle joint 球状足関節.
b. and socket joint [TA] 球関節*, = articulatio spheroidea [L/TA].
b.-and-socket osteotomy 球状骨切り術.
b. and socket spheroidal joint 球関節〔医学〕.
b. forceps たま(球)状鉗子〔医学〕.
b. mill 細胞破砕器.
b. of foot 母趾球, 足球部, 蹠球, 足趾球.
b. of toe 趾球〔医学〕.
b. probang 球型プロバング(先端に象牙球をつけたもの).
b. thrombus 球状血栓〔医学〕(心臓に発生する).
b. valve ボール弁.
b.-valve action 球弁作用.
b.-valve thrombus 球状弁血栓.
Ballance, Charles Alfred [bǽləns] バランス(1856–1936, イギリスの外科医).
B. sign バランス徴候(脾破裂の際左側の打診では常に濁音を聞き, 右側は不定である. 左側には腹腔内出血が凝固するが, 右側では出血が液状をなすためである).
ballast tank バラストタンク〔医学〕.
Ballet, Gilbert [balét, baléi] バレー(1853–1916, フランスの神経学者).
B. disease バレー病(外眼筋麻痺), = ophthalmoplegia externa.
B. sign バレー徴候(外眼筋麻痺で瞳孔反応, 自律神経機能は保たれている. Graves 病(バセドウ病)やヒステリーにみられることがある).
ballet-dancers' cramp 舞踏家痙攣.
bal·lism [bǽlizəm] バリズム(上肢または下肢のつけ根から振るような, あるいは上肢の物を投げるような激しい不随意運動. 視床下核(ルイ体)の障害による), = ballismus.
bal·lis·mus [bəlízməs] バリスム〔ス〕, 舞踏病痙攣様運動.
bal·lis·ta [bəlístə] 足果骨.
bal·lis·tic [bəlístik] ① 弾道の, 弾丸の. ② 急断の.
b. curve 弾道曲線(発射された弾丸の描く軌道).
b. galvanometer 弾道検流計, 弾動〔衝撃〕検流計(瞬間的に通過した電流により運ばれた電気総量を測定する電流計).
b. milliampere meter 弾道ミリアンペア計(1秒以内に100mA 以上の電流を用いるときの短い露出を測る装置).
b. pendulum 弾道振子(Robbins が1740年に弾丸の速度を測るために工夫した装置).
b. test 急断試験.
b. throw 衝撃ふれ.
b. tone 弾道音.
bal·lis·tics [bəlístiks] 弾道学.
bal·lis·to·car·di·o·gram [bəlìstoukádiəgræm] 心弾動図〔医学〕.
bal·lis·to·car·di·o·graph [bəlìstouká:diəgræf] 心弾動計〔医学〕, 心弾計(心臓の左右, 前後動揺により生ずる動径力を記録するために考案された装置で, これを用いてつくった曲線を心動図 ballistocardiogram という).
bal·lis·to·car·di·og·ra·phy [bəlìstouka:diágrəfi] 心弾図法(心拍動に基づく体の振動を記録することで, 簡単な装置 ballistocardiograph により行う検査法).
bal·lis·to·pho·bia [bəlìstoufóubiə] 弾丸恐怖〔症〕〔医学〕.
bal·lis·to·spore [bəlístəspɔ:r] 射出胞子.
Ballivert-Truesdale tri·angle [balivér trú:sdeil traiǽŋgl] バリヴェル・トルースデール三角(下行大動脈, 心膜縁, 横隔膜に囲まれた縦隔洞の三角).
bal·lonne·ment [bəlánmənt] ① [F] 鼓腸(下腹部が腸内ガスのために脹れること), = ballooning. ② 妊婦.
bal·loon [bəlú:n] 〔軽〕気球(空気やガスで膨張させた袋).
b. angioplasty バルーン血管形成術〔医学〕.
b. atrioseptostomy バルーン心房中隔裂開〔医学〕.
b. catheter バルーンカテーテル, = balloon-tip catheter.
b. cell 気球様細胞(帯状疱疹の際, 疱疹内にみられる変性細胞).
b. cell nevus 気球細胞母斑.
b. dilation バルーン拡張〔術〕〔医学〕.
b. disease 軽気球病, = air-craft disease.
b. embolization バルーン塞栓術〔医学〕.
b. fabric 球皮〔医学〕.
b. floating catheter lead バルーン付きカテーテルリード〔医学〕.
b. method バルーン法〔医学〕.
b. occluded aortography バルーン閉塞下大動脈造影〔医学〕.
b. occluded arterial infusion バルーン閉塞下動脈内注入〔医学〕.
b. occluded hepatic arteriography バルーン閉塞下肝動脈造影〔医学〕.
b. occluded retrograde transvenous obliteration (B-RTO) バルーン下逆行性経静脈的塞栓術.
b. occluded transverse obliteration バルーン下経静脈的塞栓術.
b. pumping バルーンパンピング〔医学〕.
b. sickness 気球病.
b. sounding 気球探測〔医学〕.
b. symptom 跳動症状.
b. tamponade バルーンタンポン法〔医学〕.
b.-tip catheter バルーン付きカテーテル(先端にバルーンが付いているカテーテル. 挿入後, バルーンをふくらませたり, 脱気したりすることができる).
b. tire バルンタイア.
bal·loon·ing [bəlú:niŋ] ① 風船様腫大〔医学〕. ② 送気法. ③ 球状, = ballonnement.
b. colliquation 風船状液化変性(細胞の).
b. degeneration バルーニング変性, 風船〔細胞〕化(肝細胞変性の一つ).
b. mitral cusp syndrome 僧帽弁膨隆症候群〔医学〕.
b. of scalla トルコ鞍のバルーニング〔医学〕.
b. of sella turcica トルコ鞍風船様拡大〔医学〕.
b. reaction 球状反応.
bal·lotte·ment [bəlátmənt, -lɑtmán] ① [F] 浮球法. ② はね返り〔医学〕. ③ 躍動感〔医学〕, 浮球感〔医学〕(水袋内にあるゴム球が動揺するときに触れる手指の感覚で, 特に妊娠に際し子宮内胎児の触診に用いる). 形 ballotable.
b. of patella 膝蓋跳動.
balm [bá:m] ① 芳香性樹脂, 香膏. ② 鎮痛薬,

= balsam.

b.-mint leaves メリッサ葉(シソ科 *Labiatae* のセイヨウヤマハッカ *Melissa officinalis* の葉).

b. oil (メリッサ油), = melissa oil.

bal·mo·ny [bǽlməni] 貝母(*Chelone glabra* の乾燥したもので，抽出液は下薬), = snakehead, shell flower, bitter-herb.

bal·ne·a·ry [bǽlniəri] 沐浴室(治療の).

bal·ne·o·cli·ma·tol·o·gy [bæ̀lniouklàimətɑ́ləʤi] 温泉気候学〔医学〕.

balneological science 温泉科学〔医学〕.

bal·ne·ol·o·gist [bælniɑ́ləʤist] 温泉医〔医学〕.

bal·ne·ol·o·gy [bælniɑ́ləʤi] 温泉学，温泉医学〔医学〕，温泉療法学〔医学〕.

bal·ne·o·lo·ther·a·py [bæ̀lniəlouθérəpi] 温泉療法〔医学〕，浴療法〔医学〕，= balneotherapy.

balneotherapeutic equivalent 鉱泉治療当量.

bal·ne·o·ther·a·peu·tics [bæ̀lniouθerəpjú:tiks] 温泉治療学，温泉療法学〔医学〕.

bal·ne·o·ther·a·py [bæ̀lniəθérəpi] 温泉〔治〕療法，= balneation.

bal·ne·um [bǽlniəm] 沐浴.

b. arenae 砂浴.

b. coenosum 泥浴，= balneum luteum.

b. lacteum 乳浴.

b. pneumonicum 空気浴.

Baló, Jósef [bɑlóu] バロー(1896生，ハンガリーの医師).

B. concentric sclerosis バロー同心円〔性〕硬化症，= Baló disease.

B. disease バロー病(同心円性硬化症で，小児脱髄性脳炎の一型)，= periaxial concentric encephalitis, Baló concentric sclerosis.

bal·sam [bɔ́:lsəm] バルサム〔類〕(各種樹木や植物から得られる樹脂のうち油性のもので主としてジテルペノイドなどのテルペン系化合物からなるものをいう)，= balsamum, oleoresin.

b. apple ニガウリ［苦瓜樹］(緩下薬).

b. tolu トルーバルサム(マメ科植物 *Myroxylon balsamum* から得られるバルサム，咳止め，香水に用いられる)，= opobalsamum, resin tolu, Thomas balsam, Syrupus balsami toluani.

b. traumatic = friar's balsam.

b. tree バルサム樅，= *Abies balsamea*, xylobalsam, balsam fir.

b. vine バルサムつる(蔓).

b. weed = *Impatiens balsamina*.

bal·sam·ic [bɔ:lsǽmik] ① バルサムの，バルサムのような. ② 芳香性の.

b. odor バルサム香.

b. tincture バルサムチンキ(安息香酸チンキ).

Bal·sa·mi·na·ce·ae [bɔ̀:lsəminéisii:] ツリフネソウ科.

Bal·sa·mo·den·dron [bɔ̀:lsəmədéndrɑn] バルサム樹.

B. africanum アフリカバルサム樹(ブデリウム bdellium (一種のゴム樹脂)の原料).

B. myrrha 没薬もっやく樹.

bal·sa·mum [bɔ́:lsəmʌm] = balsam.

Balser, August W. [bɑ́:lzər] バルサー(ドイツの外科医．バルゼルともいう).

B. fat necrosis バルサー脂肪壊死(膵臓炎で脂肪壊死を伴い，時には大網および腸間膜にも脂肪壊死が起こる)，= Balser disease, Balser fatty necrosis.

BALT bronchus associated lymphoid tissue 気管関連リンパ組織の略(バルト).

Baltic myoclonus disease バルティックミオクローヌス病(バルト地方の).

Baltimore, David [bɔ́:ltimɔ:r] ボルチモーア(1938生，アメリカ生まれ．癌ウイルスと細胞の遺伝物質との相互作用に関する発見により，H. M. Temin および R. Dulbecco とともに1975年度ノーベル医学・生理学賞を受けた).

Bälz, Erwin von [bɑ́:lz] ベルツ(1849-1913，ドイツの医師．近代日本医学の開発に努めた人．1876年来日，東京医学校(東大医学部の前身)で内科，生理，病理，婦人科の教授．1905年帰国．わが国の寄生虫病，脚気，日本人の人類学的特徴などに関して業績がある).

Bamberger, Eugen [bǽmbə:gər] バンベルガー(1858-1921，オーストリアの内科医).

B.-Marie disease バンベルガー・マリー病(肺性肥大性骨関節症)，= hypertrophic pulmonary osteoarthropathy.

B. type バンベルガータイプ(慢性多発性漿膜炎，結核性漿膜炎).

Bamberger, Heinrich von [bǽmbə:gər] バンベルガー(1822-1888，オーストリアの医師).

B. albuminuria バンベルガーアルブミン尿(重症性貧血の末期にみられるもの).

B. area バンベルガー野(心嚢炎にみられる左胸部濁音部).

B. bulbar pulse バンベルガー球部脈拍(心収縮期に一致して頸動脈球部に拍動がみられること).

B. disease バンベルガー病(① 慢性多発性漿膜炎．② 跳躍痙攣).

B. sign バンベルガー徴候(① 三尖弁不全症において頸静脈波の異常拍動．② 対部知覚症．③ 滲出性心膜炎患者の肩甲骨角における濁音の証明).

bamboo brier アメリカ産サルトリイバラ(*Smilax rotundifolia*，その根は変質剤または駆梅薬に用いる).

bamboo hair 竹状毛，結節性裂毛症(頭毛，須毛に灰白色から灰褐色の球状結節をみ，この部では毛皮質は縦に線維状に細裂し，毛は容易に切断，屈曲される).

bamboo spine 竹筒様脊柱〔医学〕，竹様脊柱(X線像にみられる滑らかな輪郭で，細く曲がった脊柱).

bamethan sulfate バメタン硫酸塩 ㊗ (*RS*)-2-butylamino-1-(4-hydroxyphenyl)ethanol hemisulfate $(C_{12}H_{19}NO_2)_2 \cdot H_2SO_4$: 516.65 (硫酸バメタン．交感神経β受容体興奮薬，末梢循環障害改善薬，抗めまい薬：ヒドロキシフェネチルアミン系．末梢循環障害およびメニエール病，メニエール症候群に適用).

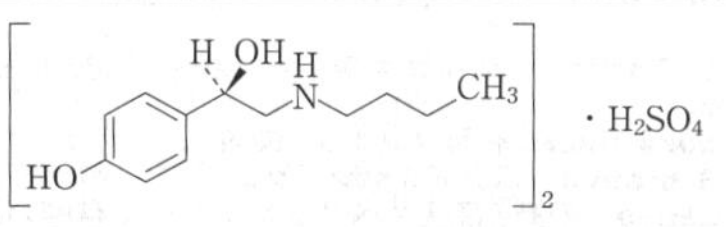

および鏡像異性体

ba·mif·yl·line hy·dro·chlo·ride [bəmífili:n haidroukl5:raid] バミフィリン塩酸塩 ㊗ 8-benzyl-7-〔2-[ethyl(2-hydroxyethyl)amino]ethyl〕theophylline monohydrochloride $C_{20}H_{27}H_5O_3$-HCl (血管拡張薬，気管支拡張薬および平滑筋弛緩薬).

Bamle dis·ease [bǽml dizí:z] バンル病，= Bornholm disease.

banana bond バナナ結合〔医学〕.

banana cell バナナ細胞(糞便中に排泄され，条虫と誤診されることがある).

banana oil バナナ油(酢酸アミル).

banana sign バナナ徴候.

ban·bach [bǽnbæk] ベトナムにみられるカタル性肺炎を伴う水疱症.

Banbury mixer バンブリ・ミキサ〔ー〕〔医学〕.
Bancroft, Joseph [bǽnkrɑft] バンクロフト(1836–1894, イギリスの医師).
B. filaria バンクロフト糸状虫(ヒトのリンパ管やリンパ節に寄生するフィラリアの一種で広く熱帯, 亜熱帯の海岸地方に分布し, 象皮病, 陰嚢水腫, 乳び尿を起こす), = *Wuchereria bancrofti*.
B. filarial worm バンクロフト糸状虫.
B. filariasis バンクロフト糸状虫症(ヒトのリンパ管やリンパ節に寄生するフィラリアの一種で広く熱帯, 亜熱帯の海岸地方に分布し, 象皮病, 陰嚢水腫, 乳び尿を起こす), = *Wuchereria bancrofti*.

B

Bancroftian filariasis バンクロフト糸状虫症.
ban·crof·to·sis [bæ̀nkrɑftóusis] バンクロフト糸状虫症(*Wuchereria bancrofti* の感染により生ずる寄生虫症).
band [bǽnd] ① 帯域〔医学〕, 索, 靱帯, 帯環(歯科用). ② 包帯. ③ 紐, 縄.
b. and dowel crown 合釘帯環継続歯.
b. cell 桿状核細胞(桿状核球. 好中球の核が分葉する前に1個の帯状を呈するもの), = stab cell.
b. chart 帯形図紙(計器用の).
b. clamp 帯鉤.
b. crown 帯環金属冠〔医学〕.
b. culture 帯培養〔医学〕.
b.-dryer バンド乾燥機〔医学〕.
b. edge 帯端, = band head.
b. fabrication 帯環調製, = band formation, band constraction.
b. form ① 帯状体. ② 桿状核白血(顆粒)球, = staff (stab) cell.
b. group 帯系, = band system.
b. heterotopia 帯状異所性灰白質〔医学〕.
b. keratitis 帯状角膜炎〔医学〕, = band-shaped keratitis, bandelette k., ribbon-like k..
b. neutrophil 帯状核細胞, = band cell, stab neutrophil.
b. noise 帯域雑音〔医学〕.
b. of Broca ブローカ帯(前穿孔腔付近の原始嗅脳の一部).
b. of colon 結腸ヒモ(大腸の縦走筋で, 縦軸に平行して3本存在する間膜ヒモ, 大網ヒモ, 自由ヒモをいう).
b. of Reil ライル帯, = moderator band.
b. of Remak 軸索.
b. of Tarin タラン帯(半月ヒモの前方部), = horny band.
b. of Tarinus タリヌス帯, = Tarin band, horny band.
b. pass filter 帯域フィルタ〔医学〕.
b. 3 protein バンド3タンパク.
b. series 帯列(帯状スペクトルにおいて帯頭の波数が初項または終項を共通にもつ式により表される一組の帯系).
b.-shaped keratopathy 帯状角膜混濁(失明眼などで認められる瞼裂に一致した角膜混濁).
b. spectrum 帯状スペクトル.
b. splint 帯環副子.
b. system 帯系.
b. test バンドテスト〔医学〕.
b. width 帯域幅〔医学〕, = bandwidth.
ban·dage [bǽndiʤ] 包帯〔医学〕, 帯具(ガーゼまたは弾力性材料を用いてつくる).
b. contact lens バンデージコンタクトレンズ, = bandage lens.
b. roller 包帯巻き器〔医学〕.
b. saw 帯のこ.
b. shear 包帯ばさみ〔医学〕.
b. sign 包帯徴候(前腕に強く包帯を巻くとき出現する紫斑).
b. spectrum 帯スペクトル.
bandaging material 包帯材料〔医学〕.
bandaging technique 包帯手技〔医学〕.
band·box [bǽndbaks] 呼吸音〔医学〕.
b. resonance ボール箱様共鳴音, = tympanitic resonance.
b. sound 紙箱音〔医学〕.
banded coal 層状炭〔医学〕.
banded dowel crown 帯環合釘継続歯〔医学〕, 帯環継続歯.
bandicoot tick (マダニの一種), = *Haemaphysalis humerosa*.
band·ing [bǽndiŋ] ① バンディング, クロモゾーム染色法, 分染法. ② 絞扼〔医学〕.
b. technique バンド染色法〔医学〕.
Bandl, Ludwig [bá:ndl] バンドル(1842–1892, ドイツの産科医).
B. contraction ring バンドル収縮輪(子宮の体部と下部を区別する溝), = Lusk ring.
B. ring バンドル環, バンドル輪.
band·width [bǽndwidθ] 帯域幅〔医学〕.
ban·dy-leg [bǽndi lég] 彎脚, = genu varum, bow leg.
bane [béin] 毒〔物〕.
Bang, Bernhard L. F. [bá:ŋg] バング(1848–1932, デンマークの医師).
B. abortion bacillus ウシ流産菌, = *Brucella melitensis*.
B. bacillus バング菌(1897年に発見されたウシ流産菌), = Bang abortus, Brucella a., Alcaligenes a., *melitensis*.
B. disease バング病(ウシ流産菌の感染による家畜の疾患).
B. granuloma バング肉芽腫(類上皮細胞性のもので, バング病の組織病変にみられる).
B. method バング法(結核にかかっている子ウシをその親から隔離し, 牛乳で人口飼育する方法).
B. necrosis bacillus バング壊死菌, = *Fusobacterium necrophorum*.
B. test バング試験(凝集反応による家畜ブルセラ症の診断法).
Bang, Ivar [bá:ŋg] バング(1869–1918, スウェーデンの生化学者).
B. method バング法(濾紙に採った数滴の尿中にあるアルブミン, 糖類, 尿素などを検査する方法).
B. micromethod バング微量法(過剰のバング試薬を加えた尿を煮沸し, その塩化銅をデンプンを指示薬としてヨウ素液で滴定する).
B. reagent バング試薬(チオシアン銅のアルカリ溶液で, $KHCO_3$ 160g, K_2CO_3 100g, KCN 66 g, $CuSO_4$-$5H_2O$ 4.4g を水で1,000mL としたもの).
ban·ga [bǽŋgə] バンガ(旧ベルギー領アフリカでみられるヒステリー性疾患).
ban·i·an [bǽniən] バンヤン樹(クワ科植物), = *Ficus bengalensis*, banyan.
ba·nis·te·rine [bənístəri:n] バニステリン $C_{13}H_{12}N_2O$ (南アメリカ北部産植物 *Banisteria caapi* (ayahuasca) から得られるアルカロイドで, 現住民は caapi または yagein と称し, 酩酊の目的で摂取する), = harmine.
ban·ja·wi [bǽnʤəwi] バンジャウィ(ジャワおよびスマトラ産の乳香で benjui ともいい, benzene の語源).
banjo traction splint バンジョー形牽引副子(バンジョーまたはラケットの形につくった腕に用いる副子).

bank [bǽŋk] ①貯蔵所．②バンク角．
b. blood 銀行血（血液銀行で調製された保存血）．
b. cell 堤細胞．→ littoral cell.
Bankart, Arthur Sydney Blundell [bǽnkɑ̀:rt] バンカート（1879–1951，イギリスの外科医）．
B. fracture バンカート骨折［医学］．
B. lesion バンカート病変．
B. method バンカート法（反復性肩関節脱臼に対する関節包縮術）．
banked blood 預血，保存血，血液銀行貯蔵血．
banked fire 埋め火［医学］．
bank·ing [bǽŋkiŋ] 塞ぎ止め〔現象〕［医学］．
Bannister, Henry Martyn [bǽnistər] バンニスター（1844–1920，アメリカの医師）．
B. disease バンニスター病（血管神経性浮腫），= angioneurotic edema, Quincke disease.
Banti, Guido [bá:nti] バンチ（1852–1925，イタリアの医師）．
B. disease バンチ病，= Banti syndrome, Banti–Senator disease.
B. syndrome バンチ症候群（主に小児に起こる慢性うっ血性脾腫．1899年に記載され，門脈圧亢進症によるうっ血性脾腫，肝硬変，貧血，出血性素因，腹水を特徴とする．のち Senator は肝硬変を伴わない病型を発表したので，バンチ・セナトール病とも呼ばれる），= Banti–Senator disease, Banti d..
Banting, Frederick Grant [bǽntiŋ] バンティング（1891–1941，カナダの内科医．Best, McLeod らとの協同研究においてインスリン insulin を発見し，1928年ノーベル医学・生理学賞を受賞した．因みに糖尿病の日（11月14日）は彼の誕生日）．
Banzhaf se·rum [bá:nzhəf sí:rəm] バンツハフ血清（濃縮抗肺炎菌血清）．
ba·o·bab [bá:oubæ̀b] バオバブ（インド産のパンヤ科の高木で，その果実を monkey–bread という）．→ *Adansonia digitata*.
Bap·tis·ia tinc·to·ria [bæptíziə tiŋktɔ́:riə] ムラサキセンダイハギ（マメ科の植物），= wild indigo.
bap·ti·sin [bǽptisin] バプチシン $C_{26}H_{32}O_{14}$–$9H_2O$（*Baptisia tinctoria* に含まれている配糖体）．
bap·ti·tox·ine [bæptitáksin] バプチトキシン（*Baptisia tinctoria* に含まれているアルカロイド），= cytisine.
Bar, Paul [bá:r] バール（1853–1945，フランスの産婦人科医）．
B. incision バール切開（帝王切開に際し，腹部臍上方の正中線に沿って行う切開）．
bar [bá:r] ①バー，閂（かんぬき），稜，隆起，杆，棒，線条，板．②バー（義歯（いれば）の口蓋杆および舌杆の一つをいう）．③バール（圧力単位．1cm² に対しての1メガダインすなわち百万ダインに相当する圧力で，気圧単位としては水銀 29.53 インチに相当し，1bar＝10^5pa（pascal パスカル）＝10^6dyn / cm²．= barye）．
b. denture 杆義歯［医学］．
b.–eyes 棒眼．
b.–gripping reaction time 棒反応時間［医学］．
b. magnet 棒磁石．
b. mercury thermometer 棒状水銀温度計．
b. of bladder 膀胱稜，= Mercier bar.
b. phantom バーファントム［医学］．
b.–reading test 仕切り読み試験（立体視検査法）．
Barach, Alvan Leroy [bǽræk] バラック（1895生，アメリカの医師）．
B. index バラック指数（手術適応を決定するための心臓機能指数式（SP×PR）＋（DP×PR）で，SP は収縮期血圧，DP は拡張期血圧，PR は脈拍数，手術適応値は 13,000～20,000）．
bar·aes·the·sia [bæ̀risθí:ziə] 圧覚，= baresthesia.
bar·aes·the·si·om·e·ter [bæ̀risθì:ziámitər] 圧覚計．
bar·ag·no·sia [bæ̀rægnóusiə] 重量覚消失［医学］．
bar·ag·no·sis [bæ̀rægnóusis] 〔重〕圧感喪失，= loss of barognosis.
Bárány, Robert [bá:rɑ:ni] バラニー（1876–1936，オーストリアの医学者．バーラーヌイともいう．耳科学，とくに内耳系の生理，病理に関して多数の業績をあげ，1907年 “Physiologie und Pathologie des Bogengangsapparates beim Menschen” を著した．1914年度ノーベル医学・生理学賞を受けた）．
B. caloric test バラニー温度試験，= Bárány sign (nystagmus).
B. noisemeter バラニー騒音器．
B. pointing test バラニー指示試験（運動時における腕の偏倚試験）．
B. nystagmus バラニー眼振（迷路故障のない耳疾患において，低温湯を外耳道に注入すると，対側への眼振を起こし，高温湯を注入すると同側への眼振が起こる．迷路疾患においては眼振は起こらない），= caloric test.
B. sign バラニー徴候，= Bárány nystagmus.
B. test バラニー検査［医学］．
ba·ra·quet [barəkéi] [F] インフルエンザ．
bar·ba [bá:bə] [L/TA] 須毛（ヒゲ），= beard [TA].
barb·al·o·in [bá:bəlɔin] バルバドスアロイン（aloin の一成分），= aloin.
bar·bar·a·la·lia [bɑ̀:bərəléiliə] 外国語発音不能〔症〕．
barbary apes バーバリ猿［医学］．
bar·bas·co [bɑ:bǽskou] バルバスコ（*Jaquinia paramensis* および *Paullinia pinnata* などの植物毒で，魚類に対する毒素として用いられる）．
barbed–wire disease 有刺鉄線病［医学］，鉄条網病（戦争捕虜者の単調生活に基づくもの）．
bar·bei·ro [bɑ:béirou] バルベイロ（顔面のサシガメ刺咬症）．
barber's chair sign 床屋の椅子徴候［医学］．
barber's itch 床屋疹（床屋で伝染する糸状菌症），= tinea barbae.
barber's pilonidal sinus 床屋の毛巣嚢腫．
bar·ber·ry [bá:bəri] メギ科メギ属植物，= *Berberis vulgaris*.
barbiero fever バルビエロ熱（*Panstrongylus megistus* の刺咬によるアメリカトリパノソーマ症）．
bar·bi·ers [bá:biərz]（脚気の一型．特に Réunion 島にみられる神経病）．→ beriberi.
bar·bine [bá:bin] バルビン（コイの一種 *Barbo fluviatilis* の精子から得られるプロタミン）．
bar·bi·tal [bá:bitæl, –tɔ:l] バルビタール ㊗ 5,5–diethylpyrimidine–2,4,6(1*H*,3*H*,5*H*)–trione $C_8H_{12}N_2O_3$：184.19（長時間作用型催眠薬，バルビツール酸系鎮静薬）．

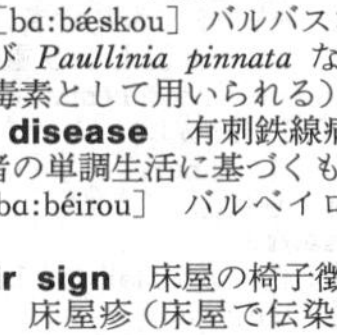

b. sodium バルビタールナトリウム（バルビタールのナトリウム塩で5倍の水に溶解するが，水解が起こりやすい），= barbitalum sodicum, sodium diethylbarbiturate, soluble barbital.
bar·bi·tal·ism [bá:bitəlizəm] バルビタール中毒

〔症〕, = barbituism.

bar·bi·ta·lum [bɑ:bitéiləm] バルビタール, = barbitonum Br.

b. solubile 可溶性バルビタール, = barbital sodium.

bar·bi·tone [bá:bitoun] = barbital.

bar·bi·tu·ism [bá:bitʃuizəm] = barbitalism.

bar·bi·tu·rate [bɑ:bítʃureit] バルビツール酸塩.

b. dependence バルビツレート依存〔症〕[医学].

b. intoxication バルビツレート中毒[医学].

B

bar·bi·tu·ric ac·id [bɑ:bitʃú:rik ǽsid] バルビツール酸(ウレアとアロン酸との結合物でケト型とエノル型との2型がある. エノル型は酸性で, 第2C原子に結合している水酸基で水素イオンとバルビツールイオンとができるので金属塩をつくる. バルビツール酸の誘導体には鎮静作用を持つものが多いが, バルビツール酸そのものには鎮静作用はない), = malonylurea.

b. acid derivatives バルビツール酸誘導体(マロニル尿素の構造において5位の側鎖 R, R' を適当な基で置換したもの. バルビタールは R, R' ともエチル基である).

bar·bi·tu·rism [bá:bitʃurizəm] バルビツレート中毒症, バルビツレート症[医学](バルビツール酸の誘導体による慢性中毒), = barbitalism, barbituism.

bar·bone [bɑ:bóun] バルボン(家畜の熱病で, 食思不振, 粘膜炎症, 呼吸困難, 身体各部浮腫などの症状を引き起こし, 死亡率40〜50%, 血中に小短桿菌を証明する), = pasteurellosis.

bar·bo·tage [bɑ:bətá:ʒ] [F] バルボタージ(麻酔剤の一部をクモ膜下に注射した後, 髄液を吸引し, 再び注射を行い, 最後にその全部を注入する脊椎麻酔法).

Barbour, Henry Gray [bá:bər] バーバー(1886–1943, アメリカの薬理学・毒物学者. 毒ガスの研究で有名, また哺乳動物の体温および重水の影響などを研究し, 著書には Experimental Pharmacology and Toxicology (1932) がある).

Barclay, Alfred E. [bá:kli] バークレー(1877–1949, イギリスの医師).

B.-Baron disease バークレー・バロン病(舌溝性嚥下困難〔症〕), = barbitalism, barbituism.

Barcoo rot [bɑ:kú: rát] バルクー〔川〕病(① オーストラリア全土にみられる流行病(ハエ病 fly sickness)で衰弱, 落屑, 悪心, 嘔吐を主訴とする. ② 南アフリカにみられる炎症性皮膚病で丘疹, 水疱, 潰瘍を生じ, 硬性痂疹を伴う), = veld sore, natal s..

Barcoo rot vomit バルクー病性嘔吐(オーストラリア南部住民に起こる貪食を伴う悪心嘔吐症).

Barcoo vomit バルクー病, = Barcoo rot.

Barcroft, Sir Joseph [bá:krɑft] バークロフト(1872–1947, イギリスの生理学者).

B. apparatus バークロフト酸素消費測定器.

B. differential apparatus バークロフト示差器(血液ガス, 特に酸素抱合量を測定する装置).

B. dog-spleen experiment バークロフト犬脾実験(イヌに一酸化炭素COを吸入させるとCOヘモグロビンは血液中よりも脾において遅く現れることから, 脾臓内の血液は貯蔵血液であると結論した).

B.-Warburg technique バークロフト・ヴァルブルグ法.

Bard, John [bá:d] バルト(1716–1799, アメリカの医師. 黄熱の処置で有名な医師で, 最初の子宮外妊娠の手術に成功(1759)).

Bard, Louis [bá:d] バルト(1857–1930, フランスの医師).

B. sign バルト徴候(器質性眼振に起こる反応. 試験者の指が左右に動くのを患者が見つめると, 眼振が急速になる).

Bard, Samuel [bá:d] バルト(1742–1821, アメリカの医師. King's College (現在のコロムビア大学医学部)の創立者でジフテリアに関する名著(1771)がある).

Bardach test [bá:dɑ:k tést] バルダッハタンパク質検出法(アセトン, ヨウ化水銀カリとアルカリとをタンパク質溶液に加えると淡黄色針状結晶が得られる).

bardane oil ゴボウ油(*Arctium lappa* から得たもの).

Bardeleben bandage バルデレーベン包帯(火傷に用いるビスマス(蒼鉛)デンプン包帯. H. J. von Bardeleben).

Bardet, Georges [bá:də] バルデー(1885–1970生. フランスの医師).

B.-Biedl syndrome バルデー・ビードル症候群, = Biedl syndrome, Laurence-Moon-Biedl s..

Bardinet, Barthélemy A. [bɑ:rdinéi] バルディネー(1809–1874, フランスの医師).

B. ligament バルディネー靱帯.

bare [béər] 露出した.

b. area [TA] 無漿膜野, = area nuda [L/TA].

b. area of stomach 胃無漿膜野.

b. lymphocyte syndrome ベアリンパ球症候群(裸リンパ球症候群, HLA 欠損症. リンパ球, 血小板表面に HLA 抗原が表現されていないか, ごくわずかしか存在しない疾患. HLA クラスⅡ抗原が欠損していると重症複合免疫不全症の臨床像を示す).

b. name 裸名[医学].

bar·es·the·sia [bæ̀risθí:ziə] 圧〔感〕覚[医学], = baraesthesia.

bar·es·the·si·om·e·ter [bæ̀risθi:ziámitər] 圧覚計[医学], = baraesthesiometer.

Baréty, Jean Paul [bɑ:réti] バレティー(1887–1912, フランスの外科医).

B. method バレティー法(股関節の疾患ならびに大腿骨折における牽引療法).

bar·i·at·rics [bɑ̀:riǽtriks] 肥満学(肥満やそれに関連する疾患の予防や減量といった管理を考究する内科あるいは外科の一分野).

ba·ric [bǽrik] バリウムの.

b. index 体重指数(体重×100÷身長^3).

ba·ril·la [bərílə] 粗製炭酸バリウム, = pulverin.

bar·ite [béərait] 重晶石(主として硫酸バリウム $BaSO_4$, 若干の不純物を含む), = baryte, heavy spar.

bar·i·to·sis [bɛəritóusis] バリウム肺塵症(重晶石または硫酸バリウム粉の吸入による), バリウム中毒[医学], = barytosis.

bar·i·um (Ba) [béəriəm] バリウム(アルカリ土金属の一つ. 原子番号56, 元素記号 Ba, 原子量137.33, 質量数130, 132, 134〜138). 形 baric.

b. arsenate ヒ酸バリウム $Ba_3(AsO_4)_2$.

b. bolus バリウム塊[医学].

b. bromide 臭化バリウム $BaBr_2$-$2H_2O$.

b. carbonate 炭酸バリウム $BaCO_3$.

b. chlorate 塩素酸バリウム $Ba(ClO_3)_2$-H_2O.

b. chloride 塩化バリウム $BaCl_2$-$2H_2O$.

b. chromate クロム酸バリウム $BaCrO_4$, = lemon chrome, baryta yellow, gelbin.

b. contrast medium バリウム造影剤[医学].

b. dioxide 二酸化バリウム BaO_2, = barii dioxidum.

b. dust バリウム塵(肺塵症の一型を起こす原因).

b. enema バリウム注腸[医学](腸下部のX線診断の造影用).

b. hydrate 水酸化バリウム, = barium hydroxide.

b. hydroxide 水酸化バリウム $Ba(OH)_2$-$8H_2O$, = caustic baryta.

b. intestinograph (BIG) バリウム腸輸送記録器[医学].

b. iodide ヨウ化バリウム BaI_2.
b. meal バリウムがゆ(消化管造影用の造影剤).
b. nitride 窒化バリウム Ba_3N_2.
b. oxide 酸化バリウム BaO, = baryte.
b. peroxide 過酸化バリウム BaO_2, = barium superoxide.
b. platinocyanide 白金青酸化バリウム $BaPt(CN)_4+4H_2O$.
b. sulfate 硫酸バリウム $BaSO_4$: 233.39 (バリウム系X線造影剤), = barii sulfas.
b. sulfide 硫化バリウム BaS.
b. white = barium sulfate.
bar·i·um·ize [béəriəmaiz] バリウム添加, バリウム造影剤投与.
bark [bá:k] 樹皮, 木皮(植物の根, 幹, 枝を包んでいる皮で多数の有効な薬物を含む), = cortex.
b. pitting 樹皮穿(せん)孔 [医学].
Barkan, Otto [bá:kən] バルカン(1887-1958, アメリカの眼科医. バーカンともいう).
B. membrane バルカン膜.
B. operation バルカン手術, = goniotomy.
Barker point [bá:kər pɔ́int] バーカー点(外耳道中央の後方1.25インチ, 上方1.25インチの点).
barking cough 犬吠様咳 [医学], 犬吠せき(咳).
Barkman, Åke [bá:kmən] バークマン(スウェーデンの内科医).
B. reflex バークマン反射(乳房の下方部を刺激すると, 同側の腹直筋が収縮する).
Barkow, Hans C. L. [bá:kou] バルコウ(1798-1873, ドイツの解剖学者).
B. ligament バルコウ靱帯(肘の前後靱帯).
bar·ley [bá:li] オオムギ[大麦](イネ科 *Gramineae* 植物), = *Hordeum vulgare*.
b. itch ダニ寄生病.
b. stripe mosaic virus ムギ斑葉モザイク・ウイルス.
b. water オオムギ重湯(脱皮オオムギ約50gを750mLの水で煮沸する), = decoctum hordei.
b. yellow mosaic virus オオムギ縞萎縮ウイルス.
Barlow, John Brereton [bá:lou] バロウ(1924生, 南アフリカの心臓学者. バーロー, バルロウともいう).
B. maneuver バロウ手技.
B. syndrome バロウ症候群(僧帽弁後尖の左心房内への突出により起こる, 心尖部収縮期雑音と収縮期中期クリック), = midsystolic click-late systolic murmur syndrome.
Barlow, Thomas [bá:lou] バロウ(1845-1945, イギリスの医師).
B. disease バロウ病(小児壊血病), = infantile scurvy, Möller-Barlow disease.
barm [bá:m] 酵母, = yeast, leaven.
Barmah Forest virus バーマフォレストウイルス(アルファウイルスの一つ. オーストラリアのバーマフォレストで発見された(1974). 多発関節炎の病原ウイルス).
barn [bá:n] ① バーン(核物理学で用いる衝突過程の断面積の単位, すなわち$10^{-28}m^2$). ② 穀倉(農家で穀物, 枯草などを貯蔵する小屋), 納屋.
bar·nacle [bá:nəkl] ① フジツボ[藤壺](*Barnea* の一種). ② エボシガイ[茗荷児].
Barnes, Robert [bá:nz] バーンス(1817-1907, イギリスの産科医).
B. bag バーンス袋(大きさの異なった子宮頸部の拡張に用いるゴム袋), = Barnes dilator.
B. curve バーンス曲線(仙骨岬角を中心とする曲線).
B. dilator バーンス拡張器(子宮頸管拡張器).
B. zone バーンス帯(子宮頸部は子宮内面の四半分の最下部と定義した).
baro- [bærou, -rə] 重さ(圧, 力)の意味を表す接頭語.
bar·o·ag·no·sis [bæ̀rouægnóusis] 重量知覚欠如.
bar·o·cep·tor [bæ̀rəséptər] 圧受容器(頸動脈洞などに存在する).
bar·o·elec·tro·es·the·si·om·e·ter [bæ̀rouilèktrouèsθi:ziámitər] 電気痛覚測定器.
bar·og·no·sis [bæ̀rɑgnóusis] [重]圧感(重さの知覚).
bar·o·graph [bǽrəgræf] 自記気圧計 [医学], 自記晴雨計.
bar·o·mac·rom·e·ter [bæ̀roumækrámitər] 新生児計測器(新生児の身長体重を測定する装置).
ba·rom·e·ter [bərámitər] 気圧計 [医学].
barometric gradient 気圧の傾き.
barometric pressure 大気圧 [医学], 気圧(大気の圧力で, 以前は水銀柱の高さミリ mmHg, cgs単位系のバール bar, ミリバール mmbar で表していたが, 現在は MKS 単位系のヘクトパスカル hPa を使用している).
bar·o·met·ro·graph [bæ̀rəmétrəgræf] [自記]気圧計, = barograph.
ba·rom·e·try [bərámitri] 気圧測定[法] [医学].
Baron, Jonas [bǽr(ə)n] バロン(1845-1911, ハンガリーの外科医).
B. sign バロン徴候(急性虫垂炎の理学診断の一つ. 右下肢を伸ばし45°ほど挙上し鼡径靱帯を用手にて圧迫すると右側の腸腰筋部に疼痛を生ずる. あまり用いられない).
bar·o·phil·ic [bæ̀rəfílik] 好圧性の.
bar·o·pho·bia [bæ̀roufóubiə] 重量恐怖症, 引力恐怖症.
bar·o·re·cep·tor [bæ̀rouriséptər] 圧受容器, 圧感覚受容器, 圧受容体, = pressoreceptor.
b. reflex 伸展受容器[体]反射, 圧受容体反射, = pressoreceptor reflex.
Baros camphor バロスショウノウ, = Borneo camphor.
bar·o·scope [bǽrəskoup] ① 鋭感圧力計. ② 尿素定量計.
bar·o·si·nus·i·tis [bæ̀rousàinəsáitis] 気圧性副鼻腔炎, = aerosinusitis.
Ba·ros·ma [bərázmə] バロスマ属(ミカン科植物でアフリカ南部産のブッコ葉 buchu の原植物).
B. betulina (円形ブッコ葉の原植物).
B. serratifolia (長形ブッコ葉の原植物).
bar·o·spi·ra·tor [bæ̀rouspáirətər] 気圧呼吸器(密閉室内で気圧を変化することにより人工呼吸を行わせる装置).
bar·o·stat [bǽrəstæt] 圧力調節器, バロスタット(高度において換気装置内に流入する空気を調節する器械).
bar·o·tax·is [bæ̀rətǽksis] 圧走性 [医学], 応圧性(気圧の変化に対する生体の反応性).
bar·o·trau·ma [bæ̀routrɔ́:mə] 圧外傷 [医学], 気圧傷害, 圧力傷害(気圧または水圧による病変).
bar·ot·ro·pism [bərátrəpizəm] 向圧性.
Barr, Murray Llewellyn [bá:r] バー(1908-1995, カナダの解剖学者).
B. body バー小体 [医学].
B. chromatin body バー染色質[小]体.
Barr, Yvonne M. [bá:r] バー(1932生, イギリスのウイルス学者. Epstein-Barr virus の発見(1964)に助力した).
Barraquer, Ignacio [bɑ:rɑ:kér] バラケー(1884-1965, スペインの眼科医. バラケルともいう).
B. method バラケー法.

B

B. operation バラケー手術(吸引により水晶体を摘出する白内障の手術), = phakoerisis, phacoerysis.

Barraquer Roviralta, José Antonio [bɑːrɑː-kér] バラケー(1852-1924, スペインの眼科医).

B. disease バラケー病(バラケー・シモンス病, 進行性脂肪異栄養症), = lipodystrophia progressiva, Barraquer-Simons disease.

Barré, Jean Alexandre [baréi] バレー(1880-1967, フランスの神経学者).

B.-Lieou syndrome バレー・リュー症候群(第7頸椎の疾病で, 椎間板の変性が主な原因. 頸部交感神経の後幹の刺激により頭痛, 項痛, 嘔気などを特徴とする).

B. pyramidal sign バレー〔錐体路〕徴候(錐体路疾患においては, 患者を伏臥させ, 膝を固定すると患側の脚を垂直に支持することができない).

B. sign バレー徴候(片麻痺を有する患者にみられる徴候).

Barré-Sinoussi, Francoise バレシヌシ(1947生, フランスのウイルス学者. 1983年, エイズ患者のリンパ球から lymphadenopathy-associated virus (LAV, 後のHIV)を分離した. ヒト免疫不全ウイルス(HIV)を発見した業績により, zur Hausen, Montagnier とともに2008年度ノーベル医学・生理学賞を受けた).

barred tooth (歯根が広がっているため抜歯困難な歯).

bar·rel [bǽrəl] ① バレル(樽または籠の容量で, 9, 18, 36 ガロンが普通). ② 歯冠の金属帯. ③ 注射〔外〕筒 [医学].

b. chest 樽〔状〕胸 [医学] (肺気腫患者にみられる前後径の大きい樽状の胸).

b. distortion 樽形ひずみ(歪)〔像〕.

b. of ear 鼓室.

b.-plating 回転メッキ, バレルメッキ〔法〕.

b.-shaped thorax 樽状胸郭(肺気腫にみられる樽胸で背腹直径の異常に大きいもの).

b. vault osteotomy ドーム型骨切り術.

bar·ren [bǽrən] ① 不妊の. ② 不毛の. 名 barrenness.

Barrett, Norman R. [bǽrət] バレット(1903-1979, イギリスの胸部外科医).

B. epithelium バレット上皮(Barrett 食道にみられる食道の円柱上皮).

B. esophagus バレット食道, = Barrett syndrome.

B. metaplasia バレット化生, = Barrett syndrome.

B. syndrome バレット食道, = Barrett esophagus.

B. ulcer バレット潰瘍 [医学].

Barrier, François Marguerite [bɑːriéi] バリエー(1813-1870, フランスの医師).

B. vacuoles バリエー空胞, = peribronchitic abscess.

bar·ri·er [bǽriər] 障壁, 関門, 柵.

b. filter バリア〔ー〕フィルタ〔ー〕 [医学].

b.-free 障壁除去, バリアフリー(障害のある人々の障壁(バリア)をなくすこと. 物理的なものをはじめ, 社会生活上のすべてのものからバリアを取り除き社会参加を容易にすることを意味する).

b. nursing 隔離看護.

b. plant 障壁植物 [医学].

b. sustained バリア〔内〕飼育の [医学].

Barrnett-Seligman re·a·gent [bɑ́ːnit séligmən riéiʤənt] バルネット・セリグマン試薬(2,2′-dihydroxy-6,6′-dinaphthyl disulfide を無水アルコールに溶解し 0.1M バルビツール緩衝液で希釈したもの. 活性SH の定量に用いられる).

Barron, Moses [bǽrən] バロン(1884-1974, アメリカの内科医, 病理学者. 膵臓のランゲルハンス島の研究を発表してインスリン発見の道を開いた).

bar·sat·i [bɑːsǽti] ヒル, = leaches.

Barsiekow medium バージコウ培地 [医学].

Barsony, Theodor [bɑ́ːsəni] バルソニー(1887-1942, ハンガリーの放射線科医).

B. disease バルソニー病(限局性項靱帯石灰化症), = calcinosis circumscripta ligamenti nuchae.

Bart, Bruce J. [bɑ́ːt] バート(1936生, アメリカの皮膚科医).

B. syndrome バート症候群(四肢, 間擦部の水疱, 口唇のびらん, 爪変形を伴う表皮水疱症の一型).

Barth, Jean Baptiste [bɑ́ːθ] バルト(1806-1877, フランス・ストラスブールの医師).

B. hernia バルトヘルニア(残存卵黄管と腹壁との間に嵌頓された小腸係蹄).

B. syndrome バルト症候群.

Barthel, Dorothea W. [bɑːrtél] バーテル(アメリカの理学療法士. 1965年に患者の自立度の指標を報告).

B. index バーテル指数(ADL の評価法の一つ. 10 項目, 5 点刻みで 100 点満点で表記する. また ADL の評価には自立度の指標としてカッツ指数 Katz index (7 段階に分類)もある), = Barthel ADL index.

Barthélemy, P. Toussaint [bɑːtéləmi] バルテレミー(1850-1906, フランスの皮膚科医).

B. disease バルテレミー病(顔面の結核性痘瘡様痤瘡), = acne agminata, tuberculosis papulonecrotica.

Barthez, Antoine Charles Ernest [bɑ́ːtiːz] バーチズ(1811-1891, フランスの医師. フランス小児科の開拓者で, 著書(1843)には灰白炎の重要記載がある).

Bartholin, Casper [bɑ́ːtəlin] バルトリン(1655-1738, デンマークの解剖学者. Thomas Bartholin (Bartholinus)の子).

B. canal バルトリン〔腺〕管.

B. cyst バルトリン腺嚢胞.

B. duct バルトリン管(大舌下腺管), = ductus major Rivini.

B. foramen バルトリン孔(恥骨と坐骨との間にある閉鎖孔).

B. gland バルトリン腺(大前庭腺), = glandula vestibularis major, Duverney glands, Tiedmann glands.

Bartholin, Thomas [bɑ́ːtəlin] バルトリン(1616-1680, デンマークの解剖学者), = Bartholinus.

B. anus バルトリン口(門)(脳水道入口), = aditus ad aquaeductum cerebri.

bartholinian abscess バルトリン〔腺〕膿瘍 [医学].

bartholinian cyst バルトリン〔腺〕嚢胞 [医学].

bar·tho·lin·i·tis [bɑːθəlináitis] バルトリン腺炎 [医学].

Bartisch, Georg [bɑ́ːtiʃ] バーティシュ(1535-1606, ドイツの眼科医. 眼科学の有名な著述家で, 特に眼球摘出および白内障切除の手術を記録した).

Barton, Clara [bɑ́ːtən] バートン(1821-1912, アメリカの看護師で慈善家. アメリカの南北戦争において負傷兵看護に大きな組織的貢献をなし, アメリカ赤十字社の最初の会長(1881-1904)であった).

Barton, John Rhea [bɑ́ːtən] バートン(1794-1871, アメリカの外科医).

B. bandage バートン包帯(下顎骨折に用いる8字包帯).

B. fracture バートン骨折(橈骨遠位骨端の骨折).

B. operation バートン手術(骨からV字形骨片を切除する関節強直の療法).

Barton, Lyman G. [bɑ́ːtən] バートン(1866-1944, アメリカの産科医).

B. forceps バートン〔産科〕鉗子(低在横定位に用いるもので, 前葉さじ部基底に蝶番様接合を備えたも

の).

Bar·ton·el·la [bὰ:tənélə] バルトネラ属(偏性好気性のグラム陰性桿菌. かつてはリケッチアに分類されていたが,現在ではブルセラ属の近縁とされている).

***B.* anemia** バルトネラ貧血. → Oroya fever.

B. bacilliformis バルトネラ・バシリフォルミス(オロヤ熱,ペルーいぼの原因となる. 両疾患はあわせてカリオン病とも呼ばれる).

B. canis イヌバルトネラ菌(旧称). → *Mycoplasma haemocanis*.

B. henselae バルトネラ・ヘンゼレ(ネコひっかき病,細菌性血管腫,心内膜炎の原因となる).

***B.* infection** バルトネラ感染症〔医学〕.

B. muris ratti ネズミバルトネラ菌(旧称),= *Mycoplasma haemomuris*.

B. quintana バルトネラ・クインターナ(塹壕熱,細菌性血管腫,心内膜炎の原因となる. 旧名 *Rochalimaea quintana*).

Bar·to·nel·la·ce·ae [bὰ:tənìléisii:] バルトネラ科.

bar·ton·el·li·a·sis [bὰ:təniláiəsis] バルトネラ症,= bartonellosis.

bar·ton·el·lo·sis [bὰ:tənilóusis] バルトネラ症,バルトネラ感染症〔医学〕(バルトネラ属細菌によるヒトの疾患で,主としてブユ[蚋]およびスナバエなどにより媒介される).

Bartter, Frederic C. [bá:tər] バーター(1914–1983, アメリカの医師).

B. disease バーター病〔医学〕(高アルドステロン性傍糸球体過形成).

B. syndrome バーター症候群〔医学〕(二次性高アルドステロン症を伴う原発性傍糸球体細胞過形成症).

Baruch, Simon [bá:rʌk] バールック(1840–1921, アメリカの医師).

B. law バールック法則(水療法の効果はその水と皮膚との温度の差に正比例するから,水の温度が皮膚のそれよりも高いか低いかの場合には刺激を与えるが,同等であれば鎮静を与える).

B. sign バールック徴候(患者を75°F (24°C)の浴槽に15分間浸漬していても,なお腸内温度が上昇していれば腸チフスの診断をつけてもよい).

bar·u·ria [bərjú:riə] 高比重尿〔症〕(尿中溶解物が異常に多いこと).

Barwell op·er·a·tion [bá:wel ɑpəréiʃən] バーウエル手術(外反膝において脛骨との上端と大腿骨の下端とを切開する方法).

bary– [bæri] 重さまたは困難を意味する接頭語.

bar·ye (bar) [bǽri] バリー(圧力の強さの cgs 単位で,1dyn/cm² の大きさ).

bar·y·e·coia [bæ̀rii:kóiə] 難聴,= deafness.

bar·y·glos·sia [bæ̀riglásiə] 言語渋滞,= barylalia.

bar·y·la·lia [bæ̀riléiliə] 言語渋滞,= baryphonia.

bar·y·mas·tia [bæ̀rimǽstiə] 巨大乳腺,乳房肥大.

bar·y·ma·zia [bæ̀riméiziə] 乳房肥大,= barymastia.

bar·y·pho·nia [bæ̀rifóuniə] 重声症,= barylalia.

bar·y·re·cep·tor [bæ̀ririséptər] 重覚受容器.

ba·ry·ta [bəráitə] 酸化バリウム BaO(有毒性アルカリ土類),= barytes.

b. mixture バリタ水(硝酸バリウム飽和液1と水酸化バリウム飽和液2との合液).

b. water バリタ水,重土水(水酸化バリウムの水溶液).

b. yellow (クロム酸バリウム),= barium chromate.

bar·y·thy·mia [bæ̀riθáimiə] 沈うつ,意気消沈,= melancholia.

baryto– [bæritou, –tə] バリウム含有の意味を表す接頭語.

bar·y·to·sis [bæ̀ritóusis] バリウム中毒〔医学〕,= baritosis.

bar·y·tron [bǽritrɑn] バリトロン(日本の物理学者湯川秀樹により予言され,陽子 proton よりは軽く,電子 electron よりは重く,正負両種に荷電された電気粒子),= yukon.

BAS ① balloon atrial septostomy 非開胸式心房中隔欠損作成術の略. ② British Anatomical Society イギリス解剖学会の略.

bas–fond [bá:s fánd] [F] 底部(とくに膀胱の),= fundus.

ba·sad [béisæd] 底へ(物体の底部に向かう方向).

ba·sal [béisəl] [TA] ① 底側,= basalis [L/TA]. ② 基底の,基礎の.

b. acid output 基礎酸分泌量〔医学〕.

b. anesthesia 基礎麻酔〔医学〕,= basis anesthesia, prenarcosis.

b. angle 基底角〔医学〕,頭底角〔医学〕.

b. bodies 基底小体(有毛細胞の毛状体にみられる膨隆),= blepharoplast.

b. body 基体,基底小体〔医学〕.

b. body temperature (BBT) 基礎体温〔医学〕.

b. body temperature curve 基礎体温曲線〔医学〕.

b. bone 顎骨基底部.

b. cell 基底〔上皮〕細胞〔医学〕(重層上皮の),= basilar cell.

b. cell carcinoma 基底細胞癌〔医学〕,= cancer basocellulare.

b. cell epithelioma 基底細胞上皮腫〔医学〕,基底細胞癌.

b. cell hyperplasia 基底細胞過形成〔医学〕.

b.–cell layer 基底細胞層(表皮の胚芽層の最深層).

b. cell nevus 基底細胞母斑.

b. cell nevus syndrome 基底細胞母斑症候群〔医学〕.

b. cistern 脳底クモ膜下槽,大脳基底槽〔医学〕,脳底槽〔医学〕.

b. commissure 基底交連,= Meynert commissure.

b. corpuscle 基底小体〔医学〕(線毛細胞の線毛基底の小体).

b. crest [TA] 基底稜,= crista basilaris [L/TA].

b. decidua 基底脱落膜〔医学〕.

b. diet 基礎飼料〔医学〕,基礎食〔医学〕(基礎代謝にみあうエネルギー量の食事).

b. ectoderm 基底部外胚葉(子宮胎盤洞の).

b. encephalocele 頭蓋底脳ヘルニア〔医学〕,頭蓋底部脳瘤.

b. energy expenditure 基礎エネルギー消費〔量〕.

b. fibrocartilage 頭底線維軟骨(頭蓋底の破裂孔にあるもの).

b. filament 基底糸〔医学〕.

b. fissure 基底裂,= decidual fissure.

b. forebrain [TA] 終脳基底部*, = pars basalis telencephali [L/TA].

b. fracture 頭蓋骨底骨折〔医学〕,頭蓋底骨折.

b. ganglia 大脳基底核〔医学〕.

b. ganglion 脳底神経節(皮質下のすべてを含む).

b. ganglionic paralysis 脳底神経節性麻痺.

b. granule 基粒体〔医学〕,基粒,基礎顆粒,= blepharoplast.

b. granule complex 基粒複合体.

b. heat production 基礎熱発生〔医学〕,基礎熱産出〔量〕.

b. infolding 基底陥入〔医学〕.

b. joint reflex 指基関節反射〔医学〕,基関節反射,= finger-thumb reflex.

b. lamina [TA] 基底板,= lamina basalis [L/TA], lamina basilaris [L/TA].

B

b. lamina of choroid 基底板(脈絡膜の).
b. lamina of ciliary body 毛様体基底板.
b. lamina of neural tube 〔神経管の〕基板.
b. laminar drusen 基底層ドルーゼン.
b. layer 基底層(子宮内膜の深層で，子宮腺の底部を含む．月経のさい上部の機能層は剥離するが基底層は剥離しない)，= stratum basalis.
b. layer of choroid 〔脈絡膜の〕基底板.
b. layer of ciliary body 〔毛様体の〕基底板.
b. layer of endometrium 子宮内膜基底層〔医学〕.
b. linear drusen 基底線状ドルーゼン.
b. medium 基礎培地〔医学〕.
b. membrane 基底膜，固有膜，= membrana propria.
b. metabolic apparatus 基礎代謝計〔医学〕.
b. metabolic rate (BMR) 基礎代謝率〔医学〕(標準条件のもとで，単位時間において消費されるエネルギー量のことで，普通体表1m²または体重1kgにつき1時間の大カロリー数(kcal)で表される).
b. metabolism 基礎代謝〔医学〕，維持代謝(身体が静止しているときに要する最小のエネルギー消費量で，食後14〜18時間後，常温において体細胞の生理的作用を営むために必要なエネルギー量を熱量計で測定し，体面積平方メートルにつき1時間の単位で表示する). → basal metabolic rate.
b. narcosis 基礎麻酔，= basal anesthesia.
b. nuclei 基底神経核〔医学〕，大脳基底核〔医学〕，基底核.
b. nuclei and related structures [TA] 基底核及び関連構造物*，= nuclei basales et structurae pertinentes [L/TA].
b. nucleus [TA] 基底核，= nucleus basalis [L/TA].
b. nucleus of Ganser ガンザー基底核.
b. part [TA] 肺底動脈，= pars basalis [L/TA].
b. part of occipital bone 〔後頭骨〕底部，= pars basilaris ossis occipitalis.
b. part of pulmonary artery 肺底動脈(肺動脈の)，= pars basalis arteriae pulmonalis.
b. plate of cranium 頭蓋基底板(胎生期の).
b. plate of gravid uterus 妊娠胎盤基底板.
b. plate of neural tube 神経管基底板.
b. ration 基礎食〔医学〕.
b. ridge 基底隆線，= Cingulum.
b. rod 基条(鞭毛虫波動膜の基底にある索条).
b. seat area 義歯負担域，床下組織面(支持組織面).
b. skull fracture 頭蓋底骨折，頭髄底骨折.
b. state 基礎状態〔医学〕.
b. stratum 基底層〔医学〕.
b. striation 基底線条〔医学〕.
b. subserosal 基底面.
b. substance [TA] 基底核(大脳核)，= substantia basalis [L/TA].
b. supported oral therapy (BOT) BOT療法(糖尿病治療の一つ．経口薬＋持効型インスリン1回/日).
b. surface 基底面.
b. tuberculosis 下葉結核〔医学〕，基底部結核症.
b. turn 基底回転〔医学〕.
b. vacuole 基底空胞.
b. vein [TA] 脳底静脈，= venae basalis [L/TA].
b. vein of Rosenthal ローゼンタール脳底静脈.
b. veins 脳底静脈.
b. ventral medial nucleus [TA] 内側腹側基底核*，= nucleus basalis ventralis medialis [L/TA].

ba·sa·li·o·ma [bèisəlaióumə] 基底細胞癌，= basaloma.
ba·sa·lis [beiséilis] [L/TA] 底側，= basal [TA].
ba·sa·loid [béisəlɔid] 基底様の.
b. carcinoma 類基底細胞癌(皮膚の基底細胞癌と顕微鏡的に若干類似の肛門の未分化の扁平上皮癌で，転移することが多い).
b. cell 基底類似細胞.

ba·sa·lo·ma [bèisəlóumə] ① 基底細胞癌，= basal cell carcinoma. ② 侵食性潰瘍，= basalioma, rodent ulcer.
ba·salt [béisɔ:lt] 玄武石(噴出岩の一種で，ケイ酸に乏しく暗色を呈する).
Basan syndrome バサン症候群.
bas·cu·la·tion [bæ̀skju:léiʃən] ① 後傾子宮整復術. ② 心臓収縮期の反衝.
base [béis] [TA] ① 仙骨底，= basis ossis sacri [L/TA]. ② 底，= basis ossis metacarpi [L/TA], basis ossis metatarsi [L/TA]. ③ 後角底，= basis [L/TA]. ④ 塩基(塩の非酸部分，酸と結合して塩を形成するもの). ⑤ 基底〔医学〕，基礎構造，基部. ⑥ 主薬，基剤，賦形剤〔医学〕. ⑦ 台，歯床(義歯を支持する部分). ⑧ 基(位相の). 形 basic, basal, basilar.
b. analogue 塩基アナログ〔医学〕.
b. catalyst 塩基触媒〔医学〕.
b. composition 塩基組成.
b. curve 基本曲線.
b. deficit 塩基欠乏〔医学〕.
b. excess 塩基過剰〔医学〕.
b. exchange 塩基置換(陽イオン置換).
b. gasoline もと(基)ガソリン.
b. hospital 兵站病院(野戦病院からの負傷兵を収容するため基地にあるもの).
b. increase at low levels 低音強調.
b. layer 基層〔医学〕.
b. line 基線，基底線(正常値を表す).
b. magnification 基線拡大率.
b. material 義歯床材.
b. metal 卑金属〔医学〕(空気または水などにより簡単に変化するもの)，= basic metal.
b. of arytenoid cartilage [TA]〔披裂軟骨〕底，= basis cartilaginis arytenoideae [L/TA].
b. of brain 脳底〔部〕〔医学〕.
b. of cochlea [TA] 蝸牛底，= basis cochleae [L/TA].
b. of heart [TA] 心底，= basis cordis [L/TA].
b. of lung [TA] 肺底，= basis pulmonis [L/TA].
b. of mandible [TA] 下顎底，= basis mandibulae [L/TA].
b. of modiolus [TA] 蝸牛軸底，= basis modioli [L/TA].
b. of patella [TA] 膝蓋骨底，= basis patellae [L/TA].
b. of peduncle [TA] 大脳脚底*，= basis pedunculi [L/TA].
b. of phalanx [TA]〔指節骨の〕底，= basis phalangis [L/TA].
b. of prostate [TA]〔前立腺〕底，= basis prostatae [L/TA].
b. of skull 頭蓋底〔医学〕.
b. of stapes [TA] アブミ骨底，= basis stapedis [L/TA].
b. of support 支持基底面.
b. of ulcer 潰瘍底〔医学〕.
b. pair 塩基対(核酸のポリヌクレオチド鎖同士は，ふつうAとT(RNAならばU)，GとCが水素結合によって特異的に対をつくる性質があり，それによって二重らせんを形成するが，これを〔相補的〕塩基対という)，= nucleoside pair, nucleotide p.. (→ 構造式)
b. pair substitution 塩基対置換〔医学〕.
b. pairing 塩基対合〔医学〕.
b. plane 基準(基底)平面.

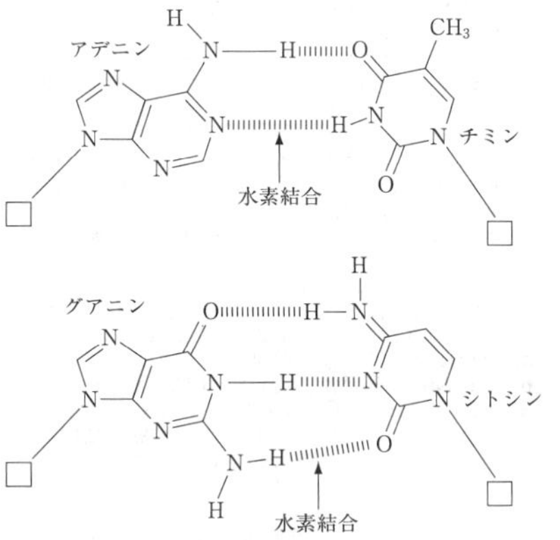

DNAの二重らせん中にみられる
Watson-Crick 型塩基対
(□はデオキシリボース)

b. plate 基底薄層〔医学〕, 基礎床, = baseplate.
b. plate of denture 義歯.
b. sequence 塩基配列.
b. sequence determination 塩基配列決定〔医学〕.
b. sequence homology 塩基配列相同〔性〕〔医学〕.
b. substitution 塩基置換(DNA または RNA の特定の塩基あるいは塩基対がほかの塩基または塩基対で置き換えられることをいう).
b. units 基本単位.
b. value 基線値.
b. wire 基礎線, 加強線.

baseball elbow 野球肘(野球の, 特に投球動作でひじに傷害の起こったものの総称), = little leaguer's elbow.

baseball finger 野球指(末端指節骨基部からの中指伸筋の部分的または完全な剥離).

baseball shoulder 野球肩, = glass arm.

bas·e·doid [bǽzədɔid] 類バセドウ病〔医学〕, バセドウ類似症(中毒症状のないバセドウ病), = basedowoid.

Basedow, Karl Adolph von [bǽzədou] バセドウ(1799–1854, ドイツの医師).
B. disease バセドウ病(グレーヴス病. 眼球突出を伴う甲状腺肥大による分泌物過剰と中毒症), = Flajani disease, Graves d., Parry d., exophthalmic goiter.
B. pseudoparaplegia バセドウ偽〔性〕対麻痺.
B. psychosis バセドウ病性精神病(バセドウ病患者にみられる精神異常で, 不安, 過敏性, 集中障害, 気分易変, そのほか神経衰弱症などの症候群).
B. triad バセドウ三徴(バセドウ病の重要な徴候, すなわち甲状腺腫, 眼球突出および頻脈(拍)), = Merseburg triad.

bas·e·dow·i·an [bæ̀zədóuiən] バセドウ病患者, バセドウ病の.

basedowic coma バセドウ〔病〕昏睡〔医学〕.

Basel an·a·tom·i·cal no·men·cla·ture [bá:zəl ænətámikəl nóumənkleiʧər] バーゼル解剖学命名法.

Basel disease バーゼル病(スイスにおいて流行した毛包性皮膚角化症).

baseline tonus 基線トーヌス.

Ba·sel·la [bəsélə] バセラ(ツルムラサキ科 *Basellaceae* の一属).
B. alba ツルムラサキ.

base·ment [béismənt] ① 基礎, = base. ② 地階.
b. lamina 基底板.
b. layer 基底層, = basement membrane.
b. membrane 基底膜.
b. membrane antibody 基底膜抗体〔医学〕.
b. membrane like material 基底膜様物質〔医学〕.
b. membrane nephropathy 基底膜腎症(1983年に Yum と Bergstein が提唱した臨床的に無症候性血尿を呈し, 光顕, 蛍光で異常なく, 電顕で糸球体基底膜のみに異常を認める場合のこと).
b. tissue 基底織.

base·plate [béispleit] ベースプレート, 基礎床(義歯をつくるための予備床).

basi- [beisi] 基礎, 基底の意味を表す接頭語.

ba·si·a·lis [bèisiéilis] ① 基底の. ② バシオンの.

ba·si·al·ve·o·lar [bèisiælví:ələr] 基底歯槽点の.

ba·si·a·rach·ni·tis [bèisiæ̀rəknáitis] 脳底クモ膜炎, = basiarachnoiditis.

ba·si·bran·chi·al [bèisibrǽŋkiəl] 基底鰓弓の.

basibregmatic axis バシオンからブレグマまでの直線.

Basic Environmental Law 環境基本法(わが国の21世紀に向けた基本的な環境政策を定めた法律(平成5年11月成立)).

ba·sic [béisik] ① 塩基性の((1)物質, 特に化合物が塩基の性質を示すこと. (2)基または酸化物の塩基性). ② 基礎的, 基本の.
b. accelerator 塩基性促進剤〔医学〕.
b. aluminum acetate 酢酸アルミニウム $Al(CH_3COO)_3$-$4H_2O$, = lenicet, printer's acetate, aluminum subacetate.
b. anhydride 塩基無水物(水と化合して塩基をつくる酸化金属).
b. anxiety 基底不安.
b. bismuth nitrate 塩基性硝酸ビスマス(蒼鉛).
b. cardiac life support (**BCLS**) 基本的心臓維持法〔医学〕, 一次循環救命処置.
b. catalyst 塩基性触媒〔医学〕.
b. color 塩基性色〔医学〕.
b. copper acetate 塩基性酢酸銅(青色のものは $Cu(CH_3CO_2)_2$–CuO, 緑色のものは $2Cu(CH_3CO_2)$–CuO).
b. diet 塩基食〔医学〕(アルカリ性食物を主とするもの).
b. dye 塩基性色素〔医学〕.
b. dyestuff 塩基性染料, = basic dye.
b. esotropia 基礎型内斜視.
b. exotropia 基礎型外斜視.
b. fault 基底欠損.
b. fetoprotein (**BFP**) 塩基性胎児タンパク.
b. food group 基礎食品群〔医学〕.
b. fuchsin stain 塩基性フクシン染色, = Macchiavello stain.
b. fuchsin-methylene blue stain 塩基性フクシン-メチレンブルー染色〔法〕.
b. fuchsin(e) 塩基性フクシン(ロザニリンとパラロザニリンの塩酸塩との混合物で, 緑色の光沢ある結晶), = diamond fuchsin(e), aniline red, magenta, rubin.
b. hospital for disasters 災害拠点病院(各都道府県の基幹拠点病院と各2次医療圏の地域拠点病院が指定されている. 全国で500余の医療機関が指定されている).
b. lead acetate 塩基性酢酸鉛, = lead subacetate.
b. lead carbonate 塩基性炭酸鉛 $2PbCO_2$–$Pb(OH)_2$.

b. lead chromate 塩基性クロム酸鉛 $PbOPbCrO_4$ (赤色色素), = chrome red.
b. life support (BLS) 一次救命処置〔医学〕.
b. life table 基礎表〔医学〕.
b. lotion ベーシック・ローション〔医学〕.
b. medical science 基礎医学〔医学〕.
b. medicine 基礎医学(解剖, 生理, 生化, 病理, 免疫, 細菌, ウイルス, 薬理学など).
b. model 基本模型〔医学〕.
b. number 基本数〔医学〕.
b. oil 塩基性油〔医学〕.
b. organic compound 有機塩基(有機化合物の中でも塩基性を示すものが多数あり, 有機塩基という), = organic base.
b. oxide 塩基性酸化物〔医学〕.
b. pancreatic trypsin inhibitor 塩基性膵〔臓〕トリプシン阻害物質〔医学〕.
b. personality type 基本的人格型.
b. pigment 塩基性色素〔医学〕.
b. polypeptide 塩基性ポリペプチド.
b. principle 塩基性成分〔医学〕.
b. proteins 塩基性タンパク.
b. refractory 塩基性耐火物〔医学〕.
b. residue diet アルカリ性食〔医学〕.
b. rhythm 基本リズム(律動)〔医学〕.
b. rock 塩基性岩〔医学〕.
b. rule of protection for non-sealed radiation source 非密封線源に対する防護の基本原則.
b. salt 塩基性塩(多酸塩基を中和するとき, 酸基で置換されるはずの水酸基の一部が残留したもの).
b. slag 塩基性スラグ〔医学〕.
b. stain 塩基性染料(陽イオンのみを染めるもの).
b. trauma life support (BTLS) 外傷一次救命救急処置.
b. trust 基本的信頼.

ba·sic·i·ty [beisísiti] ① 塩基度(酸が塩基と中和反応を起こすときの度合を表す). ② 塩基性度〔医学〕(溶液の塩基性の強さを表す量).

ba·si·cra·ni·al [bèisikréiniəl] 頭蓋底の, 脳底部の.
b. axis バシオンからゴニオンまでの直線.
b. flexure 頭底曲(胚子延髄の頭方にある彎曲).

ba·si·cra·ni·um [bèisikréiniəm] [TA] 頭 蓋 底, = basis cranii [L/TA].

Ba·sid·i·ob·o·lus [bəsìdiábələs] バシディオボールス属(エントモフラ症の原因となる接合菌).

ba·sid·i·o·carp [bəsídiəkɑ:p] 担子果〔医学〕.

Ba·sid·i·o·my·ce·tes [bəsìdioumaisí:ti:z] 担子菌綱.

ba·sid·i·o·my·cete(s) [bæsìdioumaisí:t] 担子菌〔類〕(有性胞子として担子胞子を形成する真菌).

Ba·sid·i·o·my·co·ta [bəsìdioumaikóutə] 担子菌門.

ba·sid·i·o·spore [bəsídiəspɔ:r] 担子胞子.

ba·sid·i·um [bəsídiəm] 担子器. 複 basidia.

ba·si·fa·cial [bèisiféiʃəl] 顔面下部の.
b. axis ゴニオンから鼻下点までの線.

ba·si·fe·mur [bèisifí:mər] 基腿節(蛹さなぎの腿節基底部).

ba·sig·a·my [bəsígəmi] 基底受精.

ba·sig·e·nous [bəsíʤənəs] 造塩基性の.

ba·si·glos·sus [bèisiglásəs] 舌骨舌筋基底(舌骨舌筋が舌骨基底に付着する部分).

ba·si·hy·al [bèisiháiəl] 連結軟骨の(舌骨弓と鰓弓との腹側を連結する軟骨についていう), = copula.
b. bone 舌骨体.

ba·si·kar·y·o·type [bèisikǽriətaip] 基本核型〔医学〕.

ba·sil [béisil] アメリカ産メボウキ(シソ科植物, 香草), = *Ocimum basilicum*.

bas·i·lad [bǽsilæd] 基底の方へ.

bas·i·lar [bǽsilər] [TA] ① 底側, = basilaris [L/TA]. ② 基底の, 基礎の, 頭蓋底の〔医学〕.
b. angle 基底角(鼻底線とマイスネル水平線とがなす角), = basiopic angle.
b. apophysis 〔後頭骨〕基底突起.
b. artery [TA] 脳底動脈, = arteria basilaris [L/TA].
b. artery insufficiency 脳底動脈不全〔医学〕.
b. bone 後頭骨底部, = basioccipital bone.
b. cartilage 頭蓋底軟骨(破裂孔にある線維軟骨).
b. crest 基底稜〔医学〕.
b. crest of cochlear duct 〔蝸牛管の〕基底稜.
b. fiber 基底線維(コルチ器の弓状帯および櫛状帯の中層をなす線維), = auditory strings.
b. fracture 頭蓋底骨折〔医学〕.
b. groove 〔後頭骨〕基底溝(延髄の位置にある).
b. impression 頭蓋底陥入〔症〕〔医学〕(頭蓋底部が上方に向かって頭蓋内に陥入した状態. 環椎, 軸椎が同時に陥入する. 先天奇形による場合が多いが, Paget 病, 骨軟化症などが原因で二次的に陥入する場合も少なくない).
b. index 脳底指数(基底点, 歯槽点間の距離と頭蓋の長さとの比).
b. invagination 脳底扁平奇形, = platybasia.
b. membrane 基底膜(内耳ラセン板の膜性部).
b. meningitis 頭蓋底髄膜炎〔医学〕, 脳底髄膜炎〔医学〕, 脳底脳膜炎, 脳底部髄膜炎.
b. papilla 基底乳頭(コルチ器), = Corti organ.
b. part [TA] 底部, = pars basilaris [L/TA].
b. part of occipital bone 後頭骨底部.
b. part of pons [TA] 橋 底 部, = pars basilaris pontis [L/TA].
b. pit 基底小窩(帯状束の基底部, 上切歯の口蓋側にある小陥凹).
b. plexus [TA] 脳底静脈叢(後頭骨底の静脈叢で下錐体静脈洞と辺縁および内脊椎静脈叢とを連結するもの), = plexus basilaris [L/TA].
b. pontine sulcus 橋脳底溝.
b. process 基底突起.
b. region 頭蓋底部.
b. sinus 脳底静脈洞, = transverse sinus.
b. sulcus [TA] 脳底溝, = sulcus basilaris [L/TA].
b. suture 基底縫合.
b. vertebra 基底脊椎(第5仙椎).

bas·i·la·ris [bæ̀siléəris] [L/TA] 底 側, = basilar [TA].

ba·si·lat·er·al [bèisilǽtərəl] 外側基底の.

ba·si·lem·ma [bèisilémə] 基底膜.

ba·sil·ic [bəsílik] 尺側皮の(本来の意は「重要」であるが, 現在の解剖学では位置的関係から「尺側皮の」と呼んでいる), = basilicus.
b. vein [TA] 尺側皮静脈, = vena basilica [L/TA].
b. vein of forearm [TA] 前腕尺側皮静脈*, = vena basilica antebrachii [L/TA].

basilicon ointment バジリ軟膏(植物油45, 黄ろう(蝋) 15, ロジン15, 脱水ラノリン15, テレビンチーナ10), = unguentum resinae, rosin cerate.

bas·i·lo·breg·mat·ic [bæsiloubregmǽtik] 頭蓋基底と冠矢交差点との(頭蓋基底と冠状縫合と矢状縫合との接合点).

bas·i·lo·ma [bæsilóumə] 基底細胞癌, = basaloma.

bas·i·lo·men·tal [bæsiloumέntəl] 頭蓋基底とオトガイとの.

bas·i·lo·pha·ryn·ge·al [bæsiloufəríndʒiəl] 頭蓋基底と咽頭の.

bas·i·lo·sub·na·sal [bæsilousʌbnéizəl] バシオンとナシオンとの, = basinasal.

ba·sil·y·sis [bəsílisis] 頭蓋底破砕〔術〕[医学]（胎児の頭蓋を破砕して娩出させること）.
bas·i·lyst [bǽsilist] 砕頭器（胎児に用いる）.
ba·sin [béisən] ①第三脳室. ②骨盤窩.
b. phenomenon 洗面現象[医学]（深部感覚障害. 早朝洗面の際，眼を閉じることにより身体の動揺を感ずること）.
ba·si·na·sal [bèisinéizəl] 基底鼻根〔線〕の（基底点と鼻根点間の距離），= basinasial, craniobasal line.
b. line 基底鼻根線，= nasobasilar line.
ba·si·na·si·al [bèisinéiziəl] 基底鼻根〔線〕の（基底点と鼻根点間の距離），= basinasal, craniobasal line.
basio– [beisiou, –siə] 底，基礎を意味する接頭語，= basi–.
ba·si·oc·cip·i·tal [bèisiɑksípitəl] 後頭骨基底の.
b. bone 後頭骨基底突起，後頭骨底部，= basilar bone.
ba·si·o·glos·sus [bèisiəglɑ́səs] = basiglossus.
ba·si·on [béisiən] [L/TA] 基底点，バジオン（大後頭孔の前縁が頭蓋正中線と交差する点），= basion [TA]. 形 basial.
bas·i·o·nym [bǽsiənim] バソニム[医学].
ba·si·ot·ic [beisiɑ́tik] 基底小骨（胎生期において後頭骨基底と蝶形骨基底との間に発生する小骨），= Albrecht bone.
ba·si·o·tribe [béisiətraib] 脳底破砕器.
ba·si·o·trip·sy [béisiətrìpsi] 頭蓋底破砕〔術〕[医学]，脳底破砕〔術〕，= basiotripsia.
ba·si·o·trip·tor [béisiətrìptər] 好塩基性の，= basiotribe.
ba·si·par·a·chro·ma·tin [bèisipæ̀rəkróumətin] 好塩基性パラクロマチン，= basiparaplastin.
ba·sip·e·tal [bəsípitəl] 求基的の，求底的の（下方または尾側方向に進行することをいう）.
ba·si·pha·ryn·ge·al [bèisifərínʤiəl] 頭底咽頭の.
b. canal 頭底咽頭管（蝶形骨鞘突起と頬骨翼状突起とにまれにみられる管），= vomerine canal.
ba·si·phil·ic [bèisifílik] 好塩基性の，= basophilic.
ba·si·pho·bia [bèisifóubiə] 歩行恐怖〔症〕[医学]，= basophobia.
ba·si·po·dite [béisipədait] 基節.
ba·si·pre·sphe·noid [bèisiprisfí:nɔid] 基底前蝶形骨.
ba·si·rhi·nal [bèisiráinəl] 脳底鼻の（嗅葉基底の大脳裂についていう）.
ba·sis [béisis] [L/TA] ①後角底*，= base [TA]. ②底. ③塩基. ④主薬.
b. bundle 基礎束，= fasciculus proprius.
b. cartilaginis arytenoideae [L/TA]〔披裂軟骨〕底，= base of arytenoid cartilage [TA].
b. cerebri 大脳底.
b. cochleae [L/TA] 蝸牛底，= base of cochlea [TA].
b. cordis [L/TA] 心底，= base of heart [TA].
b. cranii [L/TA] 頭蓋底，= cranial base [TA], basicranium [TA].
b. cranii externa [L/TA] 外頭蓋底，= external surface of cranial base [TA].
b. cranii interna [L/TA] 内頭蓋底，= internal surface of cranial base [TA].
b. mandibulae [L/TA] 下顎底，= base of mandible [TA].
b. modioli [L/TA] 蝸牛軸底，= base of modiolus [TA].
b. narcosis 基礎麻酔〔法〕[医学].
b. nasi 鼻底.
b. ossis metacarpalis [NA] 中手骨底.
b. ossis metacarpi [L/TA] 底，= base [TA].
b. ossis metatarsalis [NA] 中足骨底.
b. ossis metatarsi [L/TA] 底，= base [TA].
b. ossis sacri [L/TA] 仙骨底，= base [TA].
b. patellae [L/TA] 膝蓋骨底，= base of patella [TA].
b. pedunculi [L/TA] 大脳脚底*，= base of peduncle [TA].
b. phalangis [L/TA]〔指節骨の〕底，= base of phalanx [TA].
b. prostatae [L/TA]〔前立腺〕底，= base of prostate [TA].
b. pulmonis [L/TA] 肺底，= base of lung [TA].
b. pyramidis renis [NA] 腎錐体底.
b. scapulae 肩甲骨基底.
b. stapedis [L/TA] アブミ骨底，= base of stapes, footplate [TA].
ba·si·sphe·noid [bèisisfí:nɔid] 蝶形骨基底.
b. bone 底蝶形骨（蝶形骨が発生してくる過程でみられる4骨片の1つ）.
ba·si·syl·vi·an [bèisisílviən] 大脳外側裂の横底部.
ba·si·tem·po·ral [bèisitémpərəl] 側頭骨底.
ba·si·ver·te·bral [bèisvə́:tibrəl] 脊椎中心底.
b. veins [TA] 椎体静脈，= venae basivertebrales [L/TA].
bas·ket [bǽskit] 籠（①プルキンエ細胞周囲にみられる樹枝状突起. ②老人性痴呆における神経細胞内線維の凝塊）.
b. brain かご状脳[医学].
b. case 四肢切断患者.
b. catheter バスケット・カテーテル[医学].
b. cell 籠細胞（①小脳皮質にあって，軸索の小線維が突出して籠状の巣をつくり，その間隙に Purkinje 細胞を封入しているもの. ②汗腺または口腔腺の腺細胞と基底細胞との間にある籠状細胞. ③白血球の老廃破壊したもの）.
b. centrifuge バスケット遠心機[医学].
b. forceps バスケット鉗子[医学]，かご鉗子[医学].
b. implant （ルーサイトでつくった球で，眼球摘出後，眼窩に挿入するもの）.
b. nucleus 籠状核.
Basle Nomina An·a·tom·i·ca (BNA) [bá:zəl námínə ənətámikə] バーゼル解剖学用語（1895年，バーゼル（スイス）で採択された解剖学用語），= Basel Nomina Anatomica, Basel anatomical nomenclature.
baso– [beisou, –sə] 底，基礎を意味する接頭語，= basi–.
ba·so·cyte [béisəsait] 好塩基球，= basophilic leukocyte.
ba·so·cy·to·pe·nia [bèisousàitoupí:niə] 好塩基球減少〔症〕[医学]，= basopenia.
ba·so·cy·to·sis [bèisousaitóusis] 好塩基球増加〔症〕，= basophilic leukocytosis.
ba·so·e·ryth·ro·cyte [bèisouiríθrəsait] 塩基性赤血球（好塩基性斑点などのある赤血球）.
ba·so·e·ryth·ro·cy·to·sis [bèisouirìθrousaitóusis] 塩基性赤血球増加〔症〕.
ba·so·graph [béisəgræf] 歩行異常描出器.
ba·sog·ra·phy [beisɑ́grəfi] 歩行描写〔法〕[医学].
basolateral amygdaloid nucleus [TA] 外側基底扁桃体核*，= nucleus amygdalae basalis lateralis [L/TA].
basolateral membrane 基底側細胞膜（上皮細胞の細胞膜のうち，自由表面を除いた部分で，隣接細胞と接触する面および基底膜と接触する部分をいう），基底側膜[医学].
basolateral pole 基底側極（上皮細胞が持つ基底側—自由表面側に向けた極性のうち，基底側に向けた極).
basomedial amygdaloid nucleus [TA] 内側基底扁桃体核*, = nucleus amygdalae basalis medialis [L/TA].
ba·so·met·a·chro·mat·o·phil [bèisəmètəkroumǽtəfil] 塩基異染〔性〕の.
ba·so·met·a·chro·mo·phil(e) [bèisəmètəkróuməfil] 塩基異染〔性〕の(塩基性色素染色による異染性).
B
Ba·som·ma·toph·o·ra [bèisɑmətɑ́fərə] 基眼類〔基眼目〕(軟体動物, 腹足綱, 有肺亜綱の一目).
ba·so·pe·nia [bèisoupí:niə] 好塩基球減少, = basocytopenia.
ba·so·phil(e) [béisəfil] ① 好塩基性の, 塩基親和性の, = basophilic. ② 好塩基球, 塩基好性白血球〔医学〕, 好塩基性細胞 (好塩基性の顆粒を含む貪食能をもつ白血球をいう).
b. adenoma 好塩基性細胞腺腫(クッシング症候群), = Cushing syndrome.
b. cell of anterior lobe of hypophysis 下垂体前葉の好塩基性細胞.
b. degranulation test 好塩基球脱顆粒(顆粒消失)試験(テスト)〔医学〕.
b. granule 好塩基〔性〕顆粒〔医学〕.
b. progranulocyte 好塩基性前骨髄球, 前好塩基球.
b. promyelocyte 好塩基前骨髄球〔医学〕.
b. substance 好塩基性物質.
ba·so·phil·ia [bèisəfíliə] ① 好塩基球増加〔症〕〔医学〕. ② 好塩基性赤血球症, = granular degeneration, punctate basophilia. 形 basophilic.
ba·so·phil·ic [bèisəfilik] 好塩基〔性〕の〔医学〕.
b. adenoma 好塩基性細胞腺腫〔医学〕(好塩基性細胞からなる〔脳〕下垂体腺腫), = Cushing syndrome.
b. cell 好塩基〔性〕細胞, 好塩基球〔医学〕.
b. degeneration 好塩基性変性.
b. endocrinocyte 塩基好性細胞〔医学〕.
b. erythroblast 好塩基〔性〕赤芽球〔医学〕.
b. erythrocyte 好塩基性赤血球.
b. granule 好塩基顆粒〔医学〕.
b. hyperpituitarism 好塩基細胞性下垂体機能亢進症, = Cushing disease.
b. leukemia 好塩基性白血病.
b. leukocyte 好塩基球.
b. leukocytosis 好塩基球増加〔症〕.
b. macroblast 好塩基性(塩基親和性)大赤芽球.
b. megaloblast 塩基親和性巨赤芽球〔医学〕.
b. metamyelocyte 好塩基〔性〕後骨髄球〔医学〕.
b. myelocyte 好塩基骨髄球〔医学〕.
b. pituitary tumor 好塩基性(塩基親和性)下垂体腫瘍〔医学〕.
b. promyelocyte 好塩基前骨髄球〔医学〕.
b. rubricyte (正赤芽球A), = normoblast A.
b. stippling 好塩基性(塩基親和性)斑点〔医学〕.
b. substance 好塩基性物質.
b. virus 好塩基性ウイルス〔医学〕.
ba·soph·i·lism [beisɑ́filizəm] 好塩基性細胞症(腺腫).
ba·so·phil·o·blast [bèisəfíləblæst] (好塩基芽球の増殖, 特に好塩基球性白血病において出現する幹細胞).
basophilocytic leukemia 好塩基球性白血病.
ba·so·pho·bia [bèisoufóubiə] 歩行恐怖〔症〕〔医学〕, = basophobic, basophobiac.
ba·so·plasm [béisəplæzəm] 好塩基性原形質.
basosquamous carcinoma 基底扁平細胞癌〔医学〕.
bass deafness 低音聾.
Bassen, Frank Albert [bǽsən] バッセン(1903–2003, アメリカの医師).
B.–Kornzweig syndrome バッセン・コルンツヴァイク症候群(無βリポタンパク血症), = abetalipoproteinemia.
Basset, Antoine [bǽsət] バセ(1882–1951, フランスの外科医. 外陰癌の手術法として鼡径リンパ節を摘出する根治療法の考案者として有名である).
Bassewitz tu·mor [bǽsiwitsi tjú:mər] バセウィッツ腫瘍(1904年ブラジル人に発見された毛細血管拡張性肉芽腫に類似の疾患で, 15～25日の潜伏期後全身皮膚に発現する赤色丘疹は漸次増大して腫瘤となる. D. B. von Bassewitz).
Bassi, Agostino [bɑ́:si] バーシ(1773–1856, イタリアの医師. カイコの疾病において微生物の存在を証明し(1835), 以来病原菌説の端緒を開いた).
Bassini, Edoardo [bɑ:sí:ni] バッシニー(1844–1924, イタリアの外科医).
B. herniorrhaphy バッシニーヘルニア根治, = Bassini operation.
B. operation バッシニー手術(鼡径ヘルニアの根治手術), = hernioplasty.
Bassler, Anthony [bǽslər] バスラー(1874–1959, アメリカの医師).
B. sign バスラー徴候(慢性虫垂炎において腸骨筋を圧迫すると虫垂先端の鋭痛を感じる徴候).
bas·sor·in [bǽsɔ:rin] バソリン ($C_{11}H_{20}O_{10}$)n (アルカリにより水溶性となるゴムで, トラガカントの不溶成分として水に接すると膨張する).
bast [bǽst] 靭皮(樹皮の内側にある篩管およびその付随細胞からなり, 外科用衛材の原料に用いられる), = phloem.
b. fiber 靭皮線維〔医学〕.
bas·tard [bǽstə:d] ① 私生児, 庶子. ② 不純物の, 劣等物の. ③ 雑種(動物の)〔医学〕, = hybrid.
b. cardamon 縮砂(砂仁, 芳香性健胃薬), = wild cardamon, *Amomum xanthioides*.
b. cut file 荒目やすり.
b. measles 風疹, = rebella.
Bastedo, Walter Arthur [bæstí:dou] バステード(1873–1952, アメリカの医師).
B. sign バステード徴候(慢性または潜在性虫垂炎では, 大腸内に空気を注入して膨張させると, 右腸骨窩に疼痛または圧通点を感ずる. 現在は用いられない).
Bastian, Henry Carlton [bǽstʃən] バスチアン(1837–1915, イギリスの神経学者).
B. aphasia バスチアン失語症(皮質性感覚性失語症), = Wernicke aphasia.
B.–Bruns law バスチアン〔ブルンス〕法則.
B. law バスチアン法則(腰椎膨大部から上方の脊髄を完全切断すると, 下肢の腱反射が永久に消失するという法則), = Bastian–Bruns law.
Bastianelli, Raffaele [bàstiənéli] バスチアネリ(1863–1961. イタリアの医師).
B. method バスチアネリ法(ヨウ素の1:1,000ベンジン液に続いて50%ヨードチンキを用いる手術前皮膚消毒法).
basting suture しつけ縫合〔法〕〔医学〕.
ba·syl [béisil] 塩基(化合物中の正電価元素). 形 basylous.
basylous element 塩基素, 塩基形成元素(水と化合して塩基のみをつくる元素).
bat [bǽt] コウモリ(翼手目 *Chiroptera* の哺乳類).
b. ear コウモリ耳.
b. wing shadow コウモリ翼状陰影.
b. wing sign コウモリ翼徴候.
batch [bǽtʃ] 一群, 1団.
b. analyzer バッチ式分析装置.
b. card 作業処方書〔医学〕.

b. culture バッチ培養〔医学〕.
b. distillation バッチ蒸留〔医学〕.
b. method バッチ法〔医学〕.
b. operation バッチ操作，バッチ処理〔医学〕，回分操作（連続的に原料を供給する連続操作に対する語で，回分に分けて行う操作のこと）.
b. process バッチ操作〔医学〕.
b. processing 一括処理〔医学〕.
b. processing mode バッチ処理モード〔医学〕.
b. processing system バッチ処理システム〔医学〕.
b. rectification バッチ精留〔医学〕.
b. still バッチスチル〔医学〕.
Bateman, Thomas [béitmən] ベートマン（1778–1821，イギリスの皮膚科医）.
B. disease ベートマン病（伝染性軟属腫），= molluscum contagiosum.
B. herpes ベートマン疱疹（虹彩疱疹），= herpes iris.
Bates op·er·a·tion [béits àpəréiʃən] ベーツ手術（特殊考案の尿道切開器を用いて尿道狭窄を内部から外部へ向かって切開する方法）.
bath [bǽθ] ① 沐浴〔医学〕. ② 湯槽. ③ 液盤.
b. additive 浴剤〔医学〕.
b. fever 沐浴熱.
b. itch 冷浴瘙痒症.
b. liquid 浴剤〔医学〕.
b. pruritus 沐浴後瘙痒〔症〕.
b. reaction 湯中り（ゆあたり）〔医学〕.
b. room 浴室〔医学〕.
b. speculum 沐浴鏡（沐浴に際し腟腔内に挿入して，湯水を流入させるために用いる）.
b. voltage 浴電圧〔医学〕，電解槽電圧.
bathing dermatitis 浴湯皮膚炎〔医学〕.
bathing-trunk nevus 海水着型母斑（いわゆる巨大母斑，細胞性母斑の一型）.
bath·mic [bǽθmik] 成長力，発育力のある. 名 bathmism.
b. evolution 成長力進化〔論〕（環境とは独立した自己成長力による発育），= orthogenic evolution.
bath·mo·trop·ic [bæ̀θmətrápik] 変閾値〔性〕の（特に心筋の興奮を左右する神経刺激性線維についていう）. 名 bathmotropism.
b. action 変閾作用〔医学〕，変閾値〔性〕作用（刺激伝導系の伝導時間が，交感神経により促進し，迷走神経により遅延する作用）.
batho- [bæθou, -θə] 深部，深所の意味を表わす接頭語，= bathy-.
bath·o·chrome [bǽθəkroum] 深色団〔医学〕（物質の色を深める発色団または助色団で，$-OH$，$-NH_2$，$-CH_3$ など），= bathychrome.
bathochromic effect 深色効果〔医学〕（化合物の化学構造の変化によってもたらされる吸収スペクトルの長波長側への移動）.
bath·o·flore [bǽθəflɔːr] 深蛍光団（蛍光スペクトルの輝帯を長波長の方向へ移す $-NH_2$，$-OH$ などの基）. ↔ hypsofluore.
bath·o·pho·bia [bæ̀θoufóubiə] 深所恐怖〔症〕，墜落恐怖〔症〕.
bathy- [bæθi] 深部，深所の意味を表す接頭語.
bath·y·an·es·the·sia [bæ̀θiæ̀nisθíːziə] 深部感覚消失，深部知覚麻痺〔医学〕.
bath·y·car·dia [bæ̀θikáːdiə] 心〔臓〕下垂症.
bath·y·cen·te·sis [bæ̀θisentíːsis] 深部穿刺.
bath·y·es·the·sia [bæ̀θiesθíːziə] 深部〔感〕覚.
bath·y·gas·try [bæ̀θigǽstri] 胃下垂症.
bath·y·hy·per·es·the·sia [bæ̀θihàiparesθíːziə] 深部感覚亢進.
bath·y·hyp·es·the·sia [bæ̀θihìpəsθíːziə] 深部感覚（知覚）低下.
bath·y·meter [bəθímitər] 測深器.
bath·y·pnea [bæ̀θi(p)níːə] 深呼吸〔医学〕.
bating material 脱灰剤〔医学〕.
Batista, Randas J. V. [bətíste] バチスタ（1947生，ブラジルの外科医. Laplace の定理を基に心筋症の左室縮小形成術を開発した）.
B. operation バチスタ手術（重症心不全を伴う心筋症に対して行われる左室部分切除により収縮力の向上をはかる手術），= partial left ventriculectomy.
B. procedure バチスタ手術.
ba·to·net [bætənét] 偽染色体，= pseudochromosome.
batophobia 高所恐怖.
Ba·tra·chia [bətréikiə] ガマ［蝦蟇，蟾蜍］属（両生綱 *Amphibia*），= *Bufo arenarum*，toad.
ba·trach·o·tox·in [betræ̀koutáksin] バトラコトキシン（コロンビアヤドクガエル *Phyllobates* spp. から分泌される神経毒）.
Batson, Oscar [bǽtsʌn] バトソン（1894–1979，アメリカの耳鼻咽喉科医）.
B. plexus バトソン静脈叢（硬膜外腔静脈叢）.
B. vein バトソン静脈叢（硬膜外腔静脈叢）.
bat·tar·ism [bǽtərizəm] どもり（吃舌，吃音），= battarismus，stammering.
Batten, Frederick E. [bǽtn] バッテン（1865–1918，イギリスの眼科医）.
B. disease バッテン病〔医学〕，= ceroid lipofuscinosis.
B.-Mayou disease バッテン・マユー病（従来の家族性黒内障白痴の若年型）.
ba·ttered [bǽtəːd] 虐待された.
b.-baby 被虐待児.
b. baby syndrome 被虐待児症候群〔医学〕.
b. child 被虐待児，受傷幼児（バッタードチャイルド），= abused child.
b. child syndrome 被虐待児症候群〔医学〕（1962年アメリカの小児科医 Kempe により命名されたバッタードチャイルドシンドロームで，身体的虐待を受けた子どもの状態を指して用いられる），児童虐待，= child abuse.
b. spouse syndrome 被虐待配偶者症候群.
b.-wife 被虐待妻.
b.-woman 被虐待女性，バタードウーマン.
b. woman syndrome (BWS) 被虐待女性症候群，女性受傷症候群.
batterfly eruption 蝶形紅斑（SLE に特徴的な顔面の紅斑）.
bat·tery [bǽtəri] ① 電池，= cell. ② バッテリー（診断目的で行う一連のテスト）.
b. current ガルバーニ電流.
b. operation 組操作（樹脂）.
Battle, William Henry [bǽtl] バットル（1855–1936，イギリスの外科医）.
B. incision バットル切開（腹直筋の垂直切開），= Kammerer-Battle incision，Battle-Jalaguier-Kammerer incision.
B. operation バットル手術（虫垂炎に対する手術法）.
B. sign バットル徴候（初めに乳状突起に皮下出血が現れる中頭蓋底骨折の徴候）.
battle fatigue 戦争神経症.
battledore placenta 画縁胎盤〔医学〕，へら状胎盤（臍帯が胎盤の辺縁に付着しているもの）.
Baudelocque, Jean Louis [bɔːdəlɔ́k] ボーデロック（1746–1810，フランスの産科医）.
B. diameter ボーデロック直径（外結合線），= external conjugate.
B. uterine circle ボーデロック子宮輪（子宮収縮

輪), = Bandl contraction ring.

Baudelocque, Louis Auguste [bɔ:dəlɔ́k] ボーデロック(1800-1864, フランスの産科医).

B. operation ボーデロック手術(膣後弓隆を通って胚卵を摘出する子宮外妊娠の手術).

Bauer, Hans [báuər] バウアー(1888-1947. ドイツの解剖学者).

B. chromic acid leucofuchsin stain バウアーのクロム酸ロイコフクシン染色〔法〕.

Bauer-Kirby test バウアー・カービー試験.

Bauer, Walter [báuər] バウアー(1898生, アメリカの内科医).

B. syndrome バウアー症候群.

Bauhin, Gaspard [bɔ:én, báuhin] バウヒン(1560-1624, スイスの解剖学者), = Casper Bauhinus.

B. gland バウヒン腺(前舌腺), = glandula lingualis anterior.

B. valve バウヒン弁(回盲弁, 結腸弁), = valvula coli, ileocecal valve.

Bau·hin·ia [bouhíniə, bouín-] ハカマカズラ[袴蔓]属(マメ科 *Leguminosae* の一属).

B. alba シロモカンジュ.

B. purpurea ムラサキモカンジュ(樹脂は喘息治療薬, 心材はタンニン原料).

Baum op·er·a·tion [báum àpəréiʃən] バウム手術(耳下から顔面神経を伸長させる方法).

Baum test バウムテスト.

Baumann, Eugen [báumən] バウマン(1846-1896, ドイツの医師, 生化学者. 甲状腺にヨードのあることを証明して後のサイロキシンの発見の基礎をつくった).

B. test バウマン試験(ブドウ糖検出法で, 塩化ベンゾイルと過剰の苛性カリを加え, 塩化ベンゾイルの臭気が消失するまで振盪すると, ブドウ糖の安息香酸エステルが沈殿する).

bau·ma·nom·e·ter [bàumənámitər] 血圧計(sphygmomanometer の一型).

Baumè, Antoine [bɔ:méi] ボーメ(1728-1804, フランスの化学者).

B. degree ボーメ度〔医学〕.

B. hydrometer ボーメ比重計〔医学〕.

B. scale ボーメ比重計(浮秤 hydrometer の一種. 軽液用は食塩の10%溶液を0°, 純水を10°としてこの間を10等分し, 重液用は食塩15%溶液を15°, 純水を0°としてその間を15等分する. この目盛を°Bé で表しボーメ度 Baumè degree と呼ぶ).

Baumès, Jean Baptiste Timothée [bɔ:méi] ボーメ(1756-1828, フランスの医師).

B. sign ボーメ徴候(狭心症における胸骨下の疼痛), = Baumès symptom.

Baumès, Pierre Prosper François [bɔ:méi] ボーメ(1791-1871, フランスの医師).

B. law ボーメ法則(Colles 法則の発表直後(1840), 先天梅毒患児は外観上健康な母に疾病を感染させることはできないことを公にした), = Colles-Baumès law.

Baumgarten, Paul von [báumgɑ:tən] バウムガルテン(1848-1928, ドイツの病理学者).

B. gland バウムガルテン腺(眼瞼結膜の内側部の円蓋の近くにある副涙腺. 結膜表面に開口する).

B. method バウムガルテン染色法(癩菌の染色法, フクシン希釈アルコール液で7〜8分染色, 硝酸アルコールで脱色後, メチレンブルーで後染色する).

B. veins バウムガルテン静脈.

Baumgarten, Walter [báumgɑ:tən] バウムガルテン(1873-1945, アメリカの医師).

B. cirrhosis バウムガルテン硬変症, = Cruveilhier-Baumgarten cirrhosis.

B. syndrome バウムガルテン症候群(脾腫, 門脈性高血圧, 臍部循環は著明であるが, 肝腫を伴わない症候群, (1908)), = splenomegaly without liver enlargement.

baun·scheid·tism [báunʃaidtizəm] 刺鍼術(法)〔医学〕(リウマチ疾患の刺しん(鍼)療法. 創案者 Karl Baunscheid にちなんだ語), = acupuncture, pyonex.

Bauru ulcer バウル潰瘍(アメリカのリーシュマニア症).

baux·ite [bɔ́:ksait] ボーキサイト, 鉄礬土てつばんど(水酸化アルミニウム Al_2O_3-$2H_2O$ と酸化鉄との混合物).

b. lung ボーキサイト肺〔医学〕.

bay [béi] ① 湾, 溝. ② ゲッケイジュ[月桂樹].

b. oil ベイ油〔医学〕, ゲッケイジュ葉油(*Pimenta racemosa* の葉から得られる), = myrcia oil.

b. salt 海水から採集した食塩.

b. sore ベイソア(メキシコリーシュマニア潰瘍).

bay·ber·ry [béibəri] ① 月桂実(クスノキ科, ゲッケイジュ *Laurus nobilis* の果実). ② ヤマモモの果実[楊梅](フトモモ科). ③ ピメンタ(フトモモ科), = *Pimenta officinalis* (*dioica*).

b. bark シロコヤマモモ樹皮.

b. oil ベイ油(養毛剤の原料).

b. tallow ヨウバイ[揚梅]脂(ヤマモモ *Myrica cerifera* から得る脂肪).

bay·cu·ru [baikurú] ベイクールー(ブラジル産ピメント *Limonium brasiliensis* で, 収斂薬として用いる), = pimenta, allspice.

Bayes theorem ベイズの定理〔医学〕(Bayes, Thomas はイギリスの数学者. 1702-1761).

Bayesian method ベイジアン法(薬物動態パラメータ推定の一方法. T. Bayes).

Bayle, Antoine Laurent Jesse [béil] バイル(1799-1858, フランスの医師).

B. disease バイル病(麻痺性痴呆), = dementia paralytica.

Bayle, Gaspard Laurent [béil] バイル(1774-1816, フランスの医師. 初めて肺結核に粟粒性という形容詞を用いたので有名).

B. granulation バイル肉芽(粟粒性結核), = miliary tubercles.

Bayliss, William Maddock [béilis] ベイリス(1860-1924, イギリスの医師, 生理学者. ロンドン大学の有名な生理学教授で, Starling との共同研究で十二指腸分泌物 secretin を発見した. 主著 Principles of General Physiology (1914)).

B. effect ベイリス効果〔医学〕.

bay·o·net [beiənét] 銃剣.

b. deformity 銃剣状変形〔医学〕, 銃剣状奇形.

b. form 銃剣形.

b. form finger バヨネット(銃剣)形指.

b. hair 銃剣状毛.

b. leg 銃剣脚.

b. shaped 銃剣状の〔医学〕.

b. shaped forceps 銃剣状鉗子〔医学〕.

Bayou virus バヨウウイルス(ブニヤウイルス科のウイルスで, ハンタウイルス肺症候群の原因となる).

Bayrac test [béiræk tést] ベーラック試験(尿中の尿酸定量法で, 水分を蒸発除去した被検物に塩酸を1:5の比で加え, アルコールで洗い, 苛性ソーダ液20滴に溶かして90〜100°Cに加熱し, 尿素検定装置で sodium hypobromite を用いて分解すると, 常温における窒素1mLは尿酸0.00357に相当する).

bay·ti·nal [béitinəl] ベイチナル, = buthalital sodium.

Bazett, Henry C. バゼット(1885-1950, イギリスの心臓病学者).

B. formula バゼットの式.

B. index バゼット指数(心電図において Q-T 間

隔を測定するときの心拍速度に対する補正式である．ただし正常Kは0.36～0.42秒）．

$$K = \frac{Q-T\text{間隔}}{\sqrt{RR\text{間隔}}}$$

Bazex, Andre ［bʌzéks］ バゼックス（1911-1988，フランスの皮膚科医）．
B. atrophoderma バゼックス皮膚萎縮症．
B. syndrome バゼックス症候群，= paraneoplastic acrokeratosis.
Bazin, Antoine Pierre Ernest ［bəzén］ バザン（1807-1878，フランスの皮膚科医）．
B. disease バザン病（① バザン硬結性紅斑．② 舌鱗屑癬）．
B. erythema バザン硬結性紅斑［医学］．
B-B′ step ［B-B′］棚形成（僧帽弁Mモードエコー図でA波の下行脚にノッチをみること．左室拡張期圧上昇時に出現する）．
BBB ① blood-brain barrier 血液脳関門の略．② bundle branch block 脚ブロックの略．
BBS borate-buffered saline ホウ酸〔塩〕緩衝食塩液の略．
BBT basal body temperature 基礎体温の略．
BCAA branched-chain amino acid 分枝アミノ酸の略．
BCDF B cell differentiation factor B細胞分化因子の略．
BCG bacillus Calmétte Guérin カルメット・ゲラン桿菌の略．
BCG cell wall skeleton BCG細胞壁骨格（ウシ型結核菌BCG株の死菌より精製された細胞壁骨格．強い免疫増強活性，マイトジェン活性を有する）．
BCG vaccine BCGワクチン（BCGと名づけられた結核の弱毒化株からの乾燥菌．結核予防の目的で用いられる）．
BCGF B cell growth factor B細胞増殖因子の略．
BCL-1 gene BCL-1遺伝子．
BCL-2 gene BCL-2遺伝子．
BCL-3 gene BCL-3遺伝子．
BCLS basic cardiac life support 一次循環救命処置の略．
BCNU 1,3-bis(2-chloroethyl)-1-nitrosourea カルムスチンの略（抗腫瘍薬 carmustine）．
BCR-ABL gene breakpoint cluster region-ABL gene BCR-ABL遺伝子（BCR遺伝子とABL遺伝子の融合によってできた異常キメラ遺伝子）．
BCU burn care unit 熱傷集中治療部門の略．
BCYE agar buffered charcoal yeast extract agar BCYE寒天培地．
bd, bid bis〔in〕die 1日2回の略，= twice a day.
BDA British Dental Association イギリス歯科医師会の略．
bdel·la ［délə］ ヒル［蛭］，= hirudo, leech.
bdel·li·um ［déliəm］ ゴム樹脂（没薬に類似するカンラン科の植物の一種 *Commiphora* から得られる芳香性樹脂）．
Bdel·lo·vib·rio ［dèlouvíbriou］ デロビブリオ属（ラセン菌の一属）．
BDGF bone-derived growth factor 骨由来成長因子の略．
BDNF brain-derived neurotrophic factor 脳由来神経栄養因子の略．
BDS Bachelor of Dental Surgery 歯科医学士の略．
BDSc Bachelor of Dental Science 歯科学士の略．
BDV *Borna disease virus* ボルナ病ウイルスの略．
BE bacillen emulsion tuberculin の略．
BE prosthesis 前腕義肢，= below-elbow prosthesis.
Be ① Berrens 個人的血液因子の略．② beryllium ベリリウムの元素記号（原子番号4，元素記号Be，原子量9.012118，質量数9，比重1.816の銀白色の金属元素）．
bead ［bí:d］ 数珠玉．
b. reaction じゅず状反応［医学］．
b.-suture 真珠縫合，玉縫合［医学］．
b. test ガラス玉試験（消化機能検査法），= Einhorn beat test.
bead·ed ［bí:did］ 珠状の，じゅず状化［医学］．
b. appearance じゅず状像［医学］．
b. hair 連珠毛，= monilethrix.
beading of ribs 肋骨珠状形成（くる病において肋軟骨部が珠状に膨隆している状態），= rachitic rosary, rachitic beads.
Beadle, George Wells ［bí:dl］ ビードル（1903-1989，アメリカの遺伝学者．ショウジョウバエの交差に関する研究をなし，眼色発現に関する眼原基移植実験に成功．また生化学者 E. L. Tatum らと共同し，アカパンカビの栄養素要求性の突然変異株を用いて生化学的遺伝学の新分野を開拓し，1958年度ノーベル医学・生理学賞を受けた）．
beak ［bí:k］ くちばし［医学］．
b. sign くちばし徴候［医学］，ビーク徴候（乳児肥厚性幽門狭窄症などでみられる幽門の造影所見）．
beaked pelvis くちばし状骨盤［医学］，嘴状骨盤．
beak·er ［bí:kər］ ビーカー（化学試験または調剤に用いるガラス容器）．
b. cell ビーカー状細胞（杯細胞），= goblet cell.
beaklike pelvis くちばし状骨盤［医学］．
Beale, Lionel Smith ［bí:l］ ビール（1828-1906，イギリスの医師）．
B. fiber ビール線維，= spiral nerve fiber.
B. stain ビール染色液（カルミン1，アンモニア3，グリセリン96，水96，アルコール24からなる染色液）．
beam ［bí:m］ ① 線束（光線のように射出することからいう）．② 梁（はり，荷重を支えるためにかける横桁）．
b. axis ビーム軸［医学］．
b. compensating device 線束補償用具．
b. hardening 線硬化現象［医学］．
b. hardening (effect) 線硬化〔効果〕［医学］．
b. of light 光束．
b. scale さおばかり［医学］．
beam·ther·a·py ［bì:mθérəpi］ 光線療法（特にスペクトルの一部から発散する光線，またはラジウムの遠隔療法）．
Bean al·loy ［bí:n əlɔ́i］ ビーン合金（スズ95，銀5）．
Bean crown ビーン冠．→ split-dowel crown.
bean ［bí:n］ マメ［豆］．
b. common mosaic virus いんげんモザイクウイルス［医学］．
b. yellow mosaic virus いんげん黄斑モザイクウイルス［医学］．
bear bile ユウタン［熊胆］（クマ *Ursus arctos* や近縁動物の胆汁を乾燥したもの．胆汁分泌作用促進，利尿，鎮痙が認められる．消炎，利胆，解熱，鎮痛などに用いられる）．
bear·ber·ry ［béəbəri］ ウワウルシ（ツツジ科 *Ericaceae* の植物 *Arctostaphylos uva-ursi* でアルブチンを含む），= rockberry.
Beard, George Miller ［bíəd］ ベアード（1839-1883，アメリカの医師）．
B. disease ベアード病（神経衰弱症），= neurasthenia.
beard ［bíəd］ ［TA］須毛（ヒゲ），= barba ［L/TA］．
bear·er ［béərər］ 担体．
b. protein 担体タンパク質，= apoenzyme.

bear·ing [bέəriŋ] 軸受け，ベアリング．
　b. down 努責〔医学〕(陣痛第2期における産婦の努責．分娩を促進する)．
　b. down pains ① 共圧陣痛〔医学〕．② 圧下痛．
　b. grease 軸受けグリース〔医学〕．
beat [bíːt] ① うなり．② 拍動〔医学〕(心臓の動悸，鼓動など)．
　b. frequency oscillator うなり周波発振器．
　b. knee 膝蓋皮下織炎．
　b.-to-beat variability of fetal heart rate 胎児心拍変動．
beat·en cop·per [bíːtən kápər] (手打ち銅器のように表面に多数の陥凹を生ずる細菌培養地の表徴に用いる形容)．
beat·er [bíːtər] あわだて器〔医学〕．
　b. washing machine ビーター洗浄機〔医学〕．
Beatson op·er·a·tion [bíːtsən àpəréiʃən] ビートソン手術(手術不可能の乳癌の療法としての卵巣摘出術)．
Beau, Joseph Honore Simon [bɔ́ː] ボー(1806–1865，フランスの医師)．
　B. disease ボー病(心不全)，= Beau syndrome, cardiac insufficiency.
　B. lines ボー線(全身疾患に合併して生ずる指爪の横線)，= transverse lines.
Beaumont, William [bóumɑnt] ボーモント(1785–1853，アメリカの軍医．消化器生理学の大家で，Pavlov 以前の標準研究を行い，胃瘻を起したカナダの医師 Alexis St. Martin について行った消化実験(1822–1833)は有名)．
beautiful bone scan 超骨集積スキャン〔医学〕．
Beauvais, Augustin Jacob Landré– [bɔːvéi] ボーヴェー(1772–1840，フランスの外科医)．
　B. disease ボーヴェー病(関節リウマチ)．
Beau·ver·ia [bɔːvíːriə] ボーベリア属(糸状菌の一種で，昆虫に対して病原性を有する)．
Beauzemann cath·e·ter [bóuzmən kǽθitər] ボーズマン子宮カテーテル(子宮腔内感染などの場合，子宮内汚物を洗出するために用いる)．
beaver-tail liver 海狸尾かいりび状肝(左葉が異常に大きい肝)．
be·beer·ine [bəbíːriːn] ベベーリン ㊥ chondodendrine $C_{36}H_{38}N_2O_6$ (南アメリカ産 *Ocotea rodioei* (*Nectandra*)または *Cissampelos pareira* の根にあるアルカロイド)，= pelosine.
be·bee·ru [bəbíːruː] ベベル樹(ギアナ産クスノキ科植物 *Nectandra rodioei*)，= greenheart.
be·can·thone hy·dro·chlo·ride [bəkǽnθoun hàidrouklɔ́ːraid] 塩酸ベカントン ㊥ 1-{[2-[ethyl(2-hydroxy-2-methylpropyl)-amino]ethyl]amino}-4-methylthioxanthen-9-one monohydrochloride $C_{22}H_{28}NO_2S$-HCl (抗住血吸虫薬)．
Becher reflex ベッヘル反応(小児を直立させて口を開き舌を出させると手指を伸展する反射的運動をいう)．
Becher, Wolf [békər] ベッヘル(1862–1906，ドイツの医師．鉛塩溶液を用いて，放射線学的に胃の機能を観察することに成功し，現在の胃の病変検査法の基礎を築いた)．
bech·ic [békik] ① せき(咳)の．② 鎮咳薬，= pectoral.
　b. blast せき(咳)をするときの気管を通る強い通風．
Bechterew, V. M. [bektéref] ベヒテレフ．→ Bekhterev, V. M.
Beck belt ベック腹帯(布製の産褥腹帯で，産後出血を阻止するためのもの)．
Beck, Claude Schaeffer [bék] ベック(1894–1971，アメリカの外科医)．
　B. operation ベック手術(心筋固定法で冠動脈疾患の治療法として，体側心膜，縦隔脂肪，または胸筋などを利用する心臓手術)，= cardiomyopexy.
　B. triads ベック三徴(動脈血圧降下，静脈高血圧，静止心の三症候群を特徴とする急性心臓圧迫および慢性心臓圧迫における腹水，静脈高血圧，静止心の三症候)．
Beck drilling of bone ベック骨穿孔法(骨折の遷延治癒および偽関節治療法の一つ)．
Beck, Emil G. [bék] ベック(1866–1932，アメリカの外科医)．
　B. method ベック〔療〕法(ビスマス糊剤を注射する結核瘻および空洞の治療法)．
　B. paste ベック糊剤(亜硝酸ビスマス1と滅菌ワセリン2とからなる)．
Beck, E. V. [bék] ベック(ロシアの医師)．→ Kaschin-Beck disease.
　B. disease ベック病〔医学〕(地方病性変形性骨軟骨関節症ともいう．脊椎およびそのほかの関節の進行性強直性炎症)，= Kaschin-Beck disease.
Becker blood fac·tor [békər blʌ́d fǽktər] ベッカー血液因子(Elbel と Prokopf により1951年に発見された個人性因子で，出現頻度はきわめて低い)．
Becker disease ベッカー病(南アフリカにおける心筋症)．
Becker, Heinrich Otto Enoch [békər] ベッカー(1828–1890，ドイツの眼科医)．
　B. phenomenon ベッカー現象(バセドウ病における網膜の自発性拍動の亢進)，= Becker sign.
　B. test ベッカー試験(各径線上に3本の平行線を並べて行う乱視検査法)．
Becker-Lennhoff index ベッカー・レーンホフ指数．
Becker, Peter Emil [békər] ベッカー(1908–2000，ドイツの遺伝学者)．
　B. muscular dystrophy (BMD) ベッカー型筋ジストロフィ．
　B. type tardive muscular dystrophy ベッカー型晩発性筋ジストロフィ．
Becker, Samuel W. [békər] ベッカー(1894–1964，アメリカの皮膚科医)．
　B. nevus ベッカー母斑(扁平母斑)．
Becker stain for spirochetes ベッカーのスピロヘータ染色〔法〕．
Beckman spectrophotometer ベックマン分光光度計(石英プリズムを用いてスペクトルを分析する器械)，= quartz spectrophotometer.
Beckmann, Ernst Otto [békman] ベックマン(1853–1923，ドイツの化学者)．
　B. apparatus ベックマン装置(ベックマン氷点測定装置とも呼ばれ，溶媒に物質が溶けるとき，その溶質の濃度に比例して起こる氷点降下は，また浸透圧にも比例するので，この法を利用して浸透圧の測定に利用される)．
　B. boiling point method 沸点測定法(溶液の温熱を防ぐ装置のある分子量測定用)．
　B. formula $M = KP/\Delta$ (凝固点降下法で使う公式．M は溶質の分子量，K は各溶媒により一定，P は溶液の%，Δ は氷点降下度)．
　B. freezing point method 氷点測定法(溶液の氷点と溶媒のそれとの差から溶質の分子量を測定する器械)，= cryoscopic method.
　B. rearrangement ベックマン転位(アセトフェノンオキシムを氷酢酸に溶解し，硫酸または塩化水素を作用させるとアセトアニリドに変化する現象)．
　B. thermometer ベックマン温度計〔医学〕(全管を5°C程度までに細かく目盛を付け，上下の水銀球の間を任意の範囲にとり得るような工夫で，0.001°C までの低温を測ることができる).

Beckwith-Wiedemann syn·drome [békwið ví:dəman síndroum] ベックウィズ・ヴィーデマン症候群(臍ヘルニア,大舌症,巨人症), = EMG syndrome (exomphalos-macroglossia-gigantism syndrome).

Béclard, Pierre Augustin [beklá:] ベクラール(1785-1825, フランスの解剖学者).

B. amputation ベクラール切断術(法)(後皮膚弁をまずつくる股関節切断).

B. anastomosis ベクラール吻合.

B. hernia ベクラールヘルニア(大腿ヘルニアの一つ. 伏在裂孔より脱出するヘルニア).

B. nucleus ベクラール核(胎生37週間で大腿骨下端に現れる血管に富んだ化骨点).

B. triangle ベクラール三角(舌骨舌筋の後縁と,顎二腹筋の後腹と,舌骨の大角とにより囲まれる三角).

beclometasone dipropionate ベクロメタゾンプロピオン酸エステル ㊗ 9-chloro-11β,17,21-trihydroxy-16β-methylpregna-1,4-diene-3,20-dione 17, 21-dipropionate $C_{28}H_{37}ClO_7$: 521.04 (プロピオン酸ベクロメタゾン, 合成副腎皮質ホルモン).

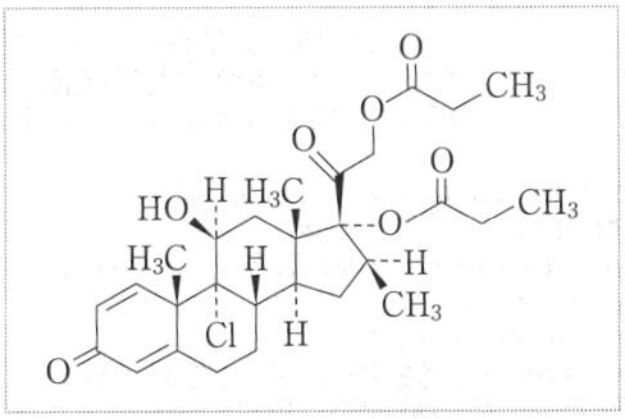

Becquerel, Antoine Henri [bekərél] ベクレル(1852-1908, フランスの物理学者. Marie Curie および Pierre Curie とともに1903年にノーベル物理学賞を受けた).

B. effect ベクレル効果(電解溶液内に2個の電極をおき,その1つに可視光線または紫外線を照射すると,電極両端に電位差を生ずる現象).

B. rays ベクレル線(ウラニウム放射線).

B. stain ベクレル染色液(メチレンブルー,中性レッド,ビスマルク褐とを用いて細胞の生死を検出するためのもの).

bec·que·rel (Bq) [bekərél] ベクレル(放射能の国際標準単位で,1秒当たり1個の壊変は1Bqである. 1Bq=1壊変/秒. 1Ci=3.7×10^{10} Bq).

bed [béd] ①ベッド,寝台,床. ②組織の支持構造.

b. bath 床上浴.

b.-cradle 離被架.

b.-fast 就床(病者が床を離れられないほど安静の必要あること), = bed-ridden.

b. fever 臥床熱(臥床中に発現し,起床とともに消失する).

b. for long-term care 療養病床(病状は安定しているが長期療養を必要とするための病床. 精神病床,結核病床,感染病床は除外される).

b. management 病床管理[医学].

b. net 蚊帳.

b. nucleus of stria terminalis [TA] (分界条核*), = nucleus striae terminalis [L/TA].

b. occupancy ベッド利用率,病床利用率,満床率.

b. of breast 乳房床,乳腺床.

b. of stomach 胃床.

b. pan [さしこみ]便器.

b. pan death 便器死.

b. pan washer and sterilizer [さしこみ]便器洗浄消毒器.

b. perimeter 寝台用視野計.

b. rest 床上安静[医学],就床安静,臥床安静.

b. side learning 病院実習.

b. sore 褥瘡,床ずれ, = bedsore, decubitus ulcer.

b.-wetting 夜尿症[医学], = enuresis.

bed·bug [bédbʌ̀g] ナンキン[南京]虫,トコジラミ(節足動物,昆虫綱,半翅目,床虱科の一種). → *Cimex*.

bed·ding [bédiŋ] 床敷き[医学].

b. plane 成層面.

bed·lam [bédləm] 精神病院(1547年ロンドン市へスレヘム,ロイヤル病院の精神病棟を Bedlam と呼んだのに始まる), = insane asylum.

bed·lam·ism [bédləmizəm] 狂態,精神異常, = insanity.

Bednar, Alois [bédnɑr] ベトナル(1816-1888, オーストリアの医師).

B. aphthae ベトナルアフタ(子供の口蓋正中縫線 midpalatal raphe の両側にみられる外傷性潰瘍).

Bednar, Blahoslav [bédnɑr] ベトナール(チェコの病理学者).

B. tumor ベトナール腫瘍.

Bedouin itch ベドイン痒疹(熱帯苔癬に類似するもの).

bed·rid·den [bédridn] 寝たきり.

b. aged people 寝たきり老人.

bedside interrogation 臨床取調べ,臨床尋問.

bedside learning 臨床学習[医学].

bedside table 床頭台.

bedside teaching ベッドサイド教育[医学],臨床教育.

Bedson test [bédsən tést] ベッドソン試験(モルフィンに混入したアポモルフィンを検出する方法で,苛性カリ液を加えて煮沸すると褐色になる), = apomorphine test.

Bed·so·nia [bedsóuniə] ベドソニア属(旧称). → *Chlamydia*.

bed·sore [bédsɔ̀:r] 褥瘡[医学],床ずれ, = decubitus ulcer.

bee [bí:] ハチ[蜂](ミツバチ科 *Apidae* の一属), = *Apis*.

b.-bread ルリジサ(ムラサキ[紫草]科の植物で,香料の原植物), = borage.

b. glue 蜜ろう(蝋), = propolis.

b. poison ハチ毒.

b. venom ハチ毒(ヒスタミン,セロトニン,ドーパミン,アドレナリン,アセチルコリン,ハチ毒キニン,メリチンなどが含まれ,アレルゲンとして働くこともある), = wasp venom, w. toxin.

beech [bí:ʧ] ブナノキ.

b.-nut ブナノキの堅果.

b.-oil ブナノキの油.

b.-wood ブナノキの材.

beechwood creosote ブナタール(普通のクレオソート).

beef [bí:f] 牛肉.

b. heart antigen ウシ心臓抗原(アルコール抽出), = car.

b. measles 無鉤嚢虫.

b.-steak hand ビフテキ[状]手(レイノー病にみるビフテキ状の手).

b. tallow 牛脂[医学].

b. tapeworm 無鉤条虫[医学], = *Taenia saginata*, *Taniarhynchus saginatus*.

b. tea 牛肉汁.

b. worm ウシバエ(熱帯アメリカ産), = *Dermatobia noxialis*.

Beer, August [bíər] ベール(1825–1863, ドイツの物理学者).

B.–Lambert law ベール・ランベルトの法則, = Lambert–B. law.

B. law ベールの法測(気体または溶液による光の吸収はその中の分子の数により決定され, 希釈度によって変化しない).

Beer, Edwin [bíər] ベール(1876–1938, アメリカの外科医. 膀胱癌を尿道から電気焼灼する方法を考案した(1910)).

Beer, George Joseph [bíər] ベール(1763–1821, オーストリアの眼科医).

B. collyrium ベール点眼薬(酢酸鉛, バラ水, ローズマリー精からなる).

B. knife ベールナイフ(白内障, 虹彩摘出術に用いる三角刃のナイフ).

B. operation ベール手術(白内障手術).

beer [bíər] ビール, 麦酒(酒精含有量は3.5〜4%(日本産), 2〜3%(ドイツ産)).

b. heart ビール心〔臓〕〔医学〕.

b. wort ビール汁(ビールにするために水の中にバクガ(麦芽)を浸したもの).

b. yeast ビール酵母〔医学〕, = brewer's yeast.

Beers, Clifford Whittingham [bíərz] ビアーズ(1876–1943, アメリカの精神衛生学者. 1908年, 自己の反省に基づく自叙伝 The Mind that Found Itself を刊行してたちまち世界的な権威となり, 多くの精神衛生協会の組織に貢献した).

beest·ings [bí:stiŋz] 初乳〔医学〕.

bees·wax [bí:zwæks] 蜜ろう(蝋)〔医学〕(黄ろうに同じ).

Beet mosaic virus ビートモザイクウイルス.

Beet yellow virus ビート萎黄ウイルス.

beet sugar てんさい糖〔医学〕.

beetle blister カンタリジンによる疱疹, = bug blister, fly b..

beetle disease 甲虫病, = scarabiasis.

Beevor, Charles Edward [bí:vər] ビーヴォー(1854–1908, イギリスの神経学者).

B. sign ビーヴォー徴候(① 腹直筋下部の麻痺にみられる臍の上方運動. ② 抗筋の拮抗を抑制することが不能の機能性麻痺).

before food 食前〔医学〕.

before meal 食前〔医学〕.

before retiring 就寝前〔医学〕.

Begbie, James [bégbi:] ベグビー(1798–1869, スコットランドの医師).

B. disease ベグビー病(ヒステリー性あるいは限局性舞踊病様運動), = Basedow disease.

Begg light wire differential force technique ベッグライトワイヤディファレンシャルフォーステクニック, = light wire appliance.

Beg·gia·toa [bəʤǽtəwə, beʤətóuə] ベギアトア属(運動性, 糸状形の細菌).

Beggiatoa, Francesco Secondo [bəʤiɑ:tóuɑ] ベギアトア(1806–1883, イタリアの植物学者. イオウ菌属 *Beggiatoa* およびその科名 *Beggiatoaceae* はこの学者にちなんで Migula が命名した).

B. thrush ベギアトア鵞口瘡.

Beg·gi·at·o·a·ceae [bəʤiætətéisii:] ベッジャトト科.

Beg·giat·o·a·les [bəʤætətéili:z] 硫黄菌〔目〕.

beg·ma [bégmə] 咳嗽, 喀痰.

Begonia evansiana シュウカイドウ[秋海棠](*Begoniaceae* 科の一属. マレー産の多年草で全草は健胃薬として用いられる).

Be·go·ni·a·ce·ae [bigòuniéisii:] シュウカイドウ〔秋海棠〕科.

Béguez César dis·ease [beǵeis sesɑ́:r dizí:z] ベゲスセザール病(常染色体性劣性遺伝によるあらゆる型の白血球の核構造および顆粒形成の異常で, しばしば肝脾腫大, リンパ節腫脹, 汎骨髄癆, 骨, 肺, 心臓のX線上の変化, 皮膚と精神の異常があり, 易感染性を示して早期に死亡する. Antonio Béguez Céser (1895–1975)はキューバの医師), = Chédiak–Steinbrink–Higashi syndrome.

be·hav·i·om·e·try [bihèiviɑ́mitri] 行動計量学〔医学〕.

be·hav·ior [bihéivjər] 行動, 行為, 態度.

b. analysis 行動分析.

b. chain 行動連鎖.

b. change 行動変容, = behavior modification.

b. clinic 行動クリニック.

b. disorder 行動障害.

b. medicine 行動医学(オペラント条件づけを基本とする行動分析の医学における応用分野を指す).

b. modification 行動修飾〔医学〕, 行動変容〔医学〕, 行動修正(オペラント条件づけにより実社会での行動を変化させること).

b. of bees ミツバチのダンス(ミツバチが仲間に花の場所, 密の量などを伝える方法を解明. 昆虫生理学に画期的な発展をもたらした. 1973年 von Frish はこれによりノーベル生理・医学賞を受賞した).

b. pattern 行動パターン〔医学〕, 行動模様.

b. reflex 行動反射, 条件反射, = conditioned reflex.

b. restriction therapy 行動制限療法.

b. science 行動科学〔医学〕.

b. sensitization 行動感作, = reverse tolerance phenomenon.

b. therapist 行動療法士〔医学〕.

b. therapy 行動療法〔医学〕(異常行動を修正することを目的とする精神科治療法の一つ).

be·hav·ior·al [bihéivjərəl] 行動の〔医学〕.

b. abnormality 行動異常〔医学〕.

b. and psychological symptoms of dementia (BPSD) 認知症に伴う行動障害と精神症状(一般的にBPSDと呼称される).

b. disinhibition 行動の脱抑制.

b. disorder 行動異常.

b. disorder of children 小児行動障害〔医学〕.

b. ecology 行動生態学〔医学〕.

b. genetics 行動遺伝学〔医学〕.

b. health 行動保健〔学〕.

b. immunogen 疾患予防の生活習慣(禁煙, 規則的運動など健康を増進させ長寿をもたらす個人の生活習慣).

b. neurology 行動神経学(神経心理学).

b. objective 行動目標.

b. observation audiometry 行動観察聴力検査〔法〕〔医学〕.

b. pharmacology 行動薬理学〔医学〕.

b. psychology 行動心理学.

b. science 行動科学〔医学〕.

b. therapy 行動療法〔医学〕.

b. toxicity 行動中毒(毒性)〔医学〕.

b. toxicology 行動毒性学〔医学〕.

b. variant 行動障害型.

b. variant frontotemporal neurocognitive disorder 行動障害型前頭側頭型神経認知障害.

be·hav·ior·ism [bihéivjərizəm] 行動主義〔医学〕.

be·hav·ior·ist [bihéivjərist] 行動主義者.

behavioristic psychology 行動心理学〔医学〕.

be·hav·ior·is·tics [bihèivjərístik] 行動学〔医学〕.

Behçet, Hulusi [be:ʧét] ベーチェット(1889–1948, トルコの皮膚科医).

B. disease ベーチェット病〔医学〕.

B.-like symptom ベーチェット様症状〔医学〕.

B. syndrome ベーチェット症候群〔医学〕(再発性前房蓄膿性虹彩炎，口腔アフタ，結節性紅斑および陰部潰瘍の4徴を特徴とし，慢性再発性疾患，中枢神経，大中血管，消化管の罹患することがある). → mucocutaneous ocular syndrome.

be·hen [bí:hən] ベヘン(セキチク科マンテマ属，イソマツ *Statice limonium*，ヤグルマギク〔矢車菊〕*Centaurea behen* などの俗称).

b. oil モリンガ油(*Moringa aptera* から得られる).

be·hen·ic ac·id [bihénik ǽsid] ベヘン酸 $CH_3(CH_2)_{20}$-COOH(黒カラシに含まれている脂肪酸).

behind-the-ear hearing aid 耳掛け型補聴器.

Behnken u·nit [bé:nkən jú:nit] ベーンケン単位(放射線量単位の一種で気圧76cm，温度18°Cにおける空気1mLにつき発生した電子の放出により一静電単位の正負の電気量を有するイオンを空気中で生ずるようなX線あるいはγ線の量で，"R"の記号をつけたが，1939年以来国際放射線単位委員会ではこの単位は採用されていない).

Behr, Carl J. P. [béiər] ベール(1874-1943，ドイツの眼科医).

B. disease ベール病〔医学〕(成人に起こる網膜黄斑の変性疾患).

B. syndrome ベール症候群.

Behre test [béiər tést] ベーレ試験((サリチルアルデヒド)と苛性ソーダを浸した紙片に温尿の蒸気を当てると，アセトンが混合していると桃色に変わる)，= Behre-Benedict test.

Behring, Emil Adolf von [bé:riŋ] ベーリング(1854-1917，ドイツの細菌学者．北里柴三郎との共同研究において破傷風およびジフテリアの抗血清を初めて作成し，1901年ノーベル医学・生理学賞を受けた).

B. law ベーリング法則(免疫されたヒト血清をほかに注射すると，同一疾患に対する免疫を賦与することができる).

B. method of immunization ベーリング免疫法(ジフテリア毒素をその抗毒素とともに注射して，免疫を得る方法).

B. tuberculin ベーリングツベルクリン，= tuberculase, tulase.

BEI ① butanol-extractable iodine ブタノール抽出ヨウ素の略．② biological exposure indices 生物学的暴露指標の略.

beige mouse ベージュマウス〔医学〕(NK細胞とマスト細胞の機能が著しく低下したマウス．ヒトのチェディアック・東症候群のモデルとなる).

beige mutation ベージュ変異.

be·ing [bí:iŋ] 本態〔医学〕.

bej·el [bédʒəl] ベジェル(アラビア人種の子どもに多くみられる *Treponema pallidum* による感染症．非性病性梅毒，小児梅毒).

Bek, E. V. [bék] ベック(ロシアの医師，Beck とも表記する．Kaschin-B. disease).

bekanamycin sulfate ベカナマイシン硫酸塩 $C_{18}H_{37}N_5O_{10}\cdot xH_2SO_4$(硫酸ベカナマイシン．アミノグリコシド系抗生物質．タンパク質合成を阻害し，殺菌的に作用する). (→ 構造式)

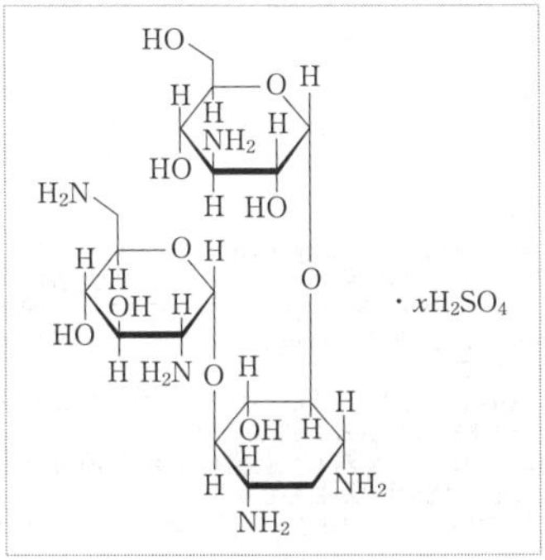

Békésy, Georg von [békesi] ベケシー(1899-1972，ハンガリー生まれのアメリカの物理学者．聴覚生理学の権威者．内耳の蝸牛〔殻〕における刺激の機能に関する研究で1961年度ノーベル医学・生理学賞を受けた).

Bekhterev, Vladimir Mikhailovich [bektérjef] ベクテレフ(1857-1927，ロシアの神経学者).

B. arthritis ベクテレフ関節炎(椎間板のみが侵される脊椎炎).

B. disease ベクテレフ病(1892年の記載による，原因不明の強直性脊椎関節炎または癒着性椎骨炎)，= spondylarthritis ankylopoietica, atrophic spinal arthritis, rheumatoid spinal arthritis, Marie-Strümpell disease.

B. fibers ベクテレフ線維，= Kaes-Bekhterev stria.

B.-Jacobson reflex ベクテレフ・ヤコブソン反射(橈骨反射).

B. layer ベクテレフ層(Baillarger 層と切線線維との間にある).

B.-Mendel reflex ベクテレフ・メンデル反射(足背反射)，= dorsocuboidal reflex.

B. nucleus ベクテレフ核(聴神経前庭部にある核).

B. reaction ベクテレフ反応(テタニーにおいては最小電気刺激の反復によりテタニー性攣縮が起こる).

B. reflex ベクテレフ反射(① 鼻粘膜の刺激による同側顔面筋攣縮．= nasal reflex．② 対光散瞳反射．= paradoxic pupillary reflex．③ 足背を打つと足底屈曲を起こすのは錐体路障害においてみられる．④ 足底の方向に被動的に屈曲した脚を放すと，同側の膝および股は屈曲し，足は背面の方向に屈曲するのは錐体路病変を示す．⑤ 大腿の内側をなでると下腹部筋肉の攣縮が起こる．= hypogastric reflex).

B. sign ベクテレフ徴候(顔面の自動運動のための麻痺).

B.-Struempell disease ベクテレフ・ストリュンペル病(小関節のリウマチ性炎症で，関節強直を起こす).

B. test ベクテレフ試験(坐骨神経痛の患者は両側の下肢を同時に伸ばすことはできないが，一側ずつ交代に伸ばすことはできる).

Bel, bel [bél] ベル(A. Graham Bell (1847-1922) にちなんで命名された音の単位で，ある振動数の音の閾値 P_0，それ以上の任意のものをPとすれば，この音の強さは，次式の通りである).

$$\log_{10}\frac{P}{P_0}$$

Belamcanda chinensis ヒオウギ〔檜扇〕(アヤメ科 *Iridaceae* の一属，根茎の乾燥物はヤカン〔射干〕Rhizoma belamcandae と呼ばれ，漢方では喉痺(扁桃腺炎)，咽痛，鎮咳，去痰に用いる).

Be·las·ca·ris [bilæskéəris] ベルアスカリス属(線形動物門，線虫綱，回虫目，回虫科の一属)，= *Toxocara*.

B. cati ネコ回虫，= *Toxocara cati*.

B. mystax ネコ回虫，= *Toxocara cati*.

belch [béltʃ] ① げっぷが出る．②(暴言を)吐く.

belch·ing [béltʃiŋ] 噯気(おくび)〔医学〕，= eructation.

bel·em·noid [béləmnɔid] 投箭(なげやり)形, 茎状の, = styloid, dart-shaped.
belgian hare ベルジャン野兎 [医学].
Bell, Alexander Graham [bél] ベル(1847-1922, スコットランド・エジンバラ生まれのアメリカの発明家. 1872年アメリカに渡り, ボストン大学で視話法を講じ, 音波の伝播に関して研究の結果, 1876年有線電話を発明した).
Bell, Elexious Thompson [bél] ベル(1880-1963, アメリカの病理学者. ミネソタ大学病理学教授として, 病理学, 高血圧などに関する多くの研究論文を発表し, 著書 Pathology は教科書として広く用いられている).
Bell, John [bél] ベル(1763-1820, スコットランドの外科医. Charles Bell の兄).
B. muscle ベル筋(尿道開口部から前方膀胱垂に達する膀胱内面の筋性隆起).
Bell, Luther V. [bél] ベル(1806-1862, アメリカの医師).
B. disease ベル病(チフス姿勢を特徴とする振戦病で, 衰弱により死に至る), = acute mania, Bell m., typhomania.
Bell, Sir Charles [bél] ベル(1774-1842, スコットランドの医師).
B. law ベル法則, = Bell-Magendie law.
B.-Magendie law ベル・マジャンディーの法則(脊髄前根は運動神経, 後根は知覚神経である), = Bell law.
B. palsy ベル麻痺 [医学](第7脳神経の麻痺, 顔面神経麻痺), = Bell paralysis.
B. phenomenon ベル現象 [医学](末梢性顔面神経麻痺では, 閉眼時に, 眼瞼の閉鎖不十分のため, 眼球上転して眼裂のすき間から白色の強膜の露出している状態).
B. respiratory nerve ベル呼吸神経(長胸神経), = nervus thoracis longus.
B. spasm ベル痙攣.
Bell test ベル試験(胃液中の塩酸検出法で, 濾過したもの4mLをとり, dimethyl-amino-azobenzol を加えて生ずる淡赤色を比色する).
Bell, William Blair [bél] ベル(1871-1936, イギリスの産婦人科医).
B. method ベル法(シュウ酸カルシウム塩として拡散性カルシウムを定置する方法).
bell [bél] 鐘.
b. bronze 青銅, 鐘銅, 唐金(スズ20～23%を含む).
b. crown 鈴形歯冠.
b. jar 〔顕微鏡用〕ガラス鐘 [医学].
b. jar process 〔ガラス〕鐘形法 [医学].
b.-like dry cough 犬吠様乾性せき(咳嗽) [医学].
b. metal 鐘銅(銅とスズとの合金).
b. metal ore 黄スズ鉱(Cu_2S-FeS-SnS_2 を含む).
b. metal resonance 鈴金性共鳴音(気胸に際し, 胸壁に貨幣をあて, それをほかの貨幣で打つときに発する音).
b. note ベル様呼吸音.
b.-shaped ベル型 [医学].
b.-shaped crown ベル形歯冠.
b.-shaped thorax 鐘状胸 [医学].
b. sound 鈴状聴診音, 鈴様音(気胸に聴取される音), = bell tympany sound, coin s..
b. stage 鐘状期.
bel·la·don·na [bèlədάnə] ベラドンナ(ベラドンナ樹 *Atropa Belladonna* [ナス科 *Solanaceae*] の葉 belladonna leaves で, アトロピン atropine およびヒオスチアミン hyoscyamin を含有する).
b. extract ベラドンナエキス(アルカロイド1.15～1.35%), ベラドンナ抽出物, = extractum belladonnae, belladonna leaf extract.
b. leaf ベラドンナ葉(アルカロイド含有量0.3%以上), = belladonnae folium.
b. leaf fluidextract ベラドンナ流エキス(アルカロイド0.27～0.33%), = fluidextractum belladonnae folii.
b. liniment ベラドンナ塗剤(ベラドンナ流エキスにショウノウ5%を合わせたもの), = linimentum belladonnae.
b. ointment ベラドンナ軟膏(ベラドンナエキス, 希アルコール, 黄色軟膏), = unguentum belladonnae.
b. plaster ベラドンナ膏剤(局所鎮痛薬), = emplastrum belladonnae.
b. root ベラドンナ根(アルカロイド0.405%以上), = belladonnae radix.
b. root fluidextract ベラドンナ根流エキス(アルカロイド0.405～0.495%), = fluidextractum belladonnae radicis.
b. tincture ベラドンナチンキ剤(アルカロイド0.027～0.033%), = tinctura belladonnae.
bel·la·don·nine [bèlədάnin] ベラドニン $C_{17}H_{21}NO_2$(ナス科植物から得られるアルカロイドで, アポアトロピンの異性体).
Belling acetocarmine ベリングアセトカルミン(酢酸カルミン溶液に鉄を混ぜたもので, 染色体の染出に用いられる).
Belling stain ベリング染色液(鉄塩を混合した acetocarmine 染色液で, 染色体の染出に利用する).
Bellini, Lorenzo [bəlí:ni] ベリニ(1643-1704, イタリアの解剖学者).
B. ducts ベリニ管, = Bellini tubes.
B. ligament ベリニ靱帯(股関節から大腿骨大転子に至る靱帯).
B. tubes ベリニ管(尿細管), = uriniferous tubules.
Bellis perennis ヒナギク(キク科植物).
Bellocq, Jean Jacques [belɔ́k] ベロック(1732-1807, フランスの外科医).
B. tamponade ベロックタンポン.
B. tube ベロック管(鼻咽腔出血に用いる器具で, ベロックタンポン装着に用いられる), = Bellocq sound, B. cannula.
bellows murmur 吹鳴性雑音.
bel·ly [béli] [TA] ① 筋腹, = venter [L/TA]. ② 腹.
b.-ache 腹痛, = colic.
b. band 腹巻.
b.-bound 便秘, = constipated.
b. button 臍, = umbilicus.
b. of muscle 筋腹.
Belmas op·er·a·tion [bélmə àpəréiʃən] ベルマス手術(鼡径ヘルニア嚢内へ金箔師皮を挿入する方法).
bel·o·ne·pho·bia [bèlounifóubiə] 恐尖症, 尖鋭恐怖(針, ピン, そのほか尖った物体に対する恐怖).
bel·o·noid [bélənɔid] 針状の, = needle-shaped.
bel·o·no·ski·as·co·py [bèlənouskaiǽskəpi] 針検影法(眼の屈折状態を検査するため陰影現象または運動を利用する自己網膜検査法), = velonoskiascopy.
below-elbow amputation 前腕切断 [医学], = BE amputation.
below-elbow prosthesis 前腕義肢 [医学].
below-knee amputation 下腿切断 [医学], = BK amputation.
below-knee prosthesis 下腿義肢 [医学], = BK prosthesis.

Belsey, Ronald [bélsi] ベルセー(1910-2007, イギリスの外科医).
B. fundoplication ベルセー胃底ヒダ形成〔術〕.
B. Mark operation ベルセー・マーク法, = Belsey fundoplication.
B. procedure ベルセー法, = Belsey fundoplication.
Belt, Elmer [bélt] ベルト(1893-1980, アメリカの泌尿器科医, 会陰部切開によるベルト式前立腺切除術を考案. レオナルドダビンチの研究家としても知られる).
B. perineal prostatectomy ベルト会陰式前立腺切除術(肛門に近接した逆U字切開により肛門括約筋と直腸の間を剥離して前立腺に到達する手術法).
belt [bélt] 腹帯.
b. exercise ベルト訓練〔医学〕.
b. test 腹帯試験法(内臓下垂症において, 患者の下腹部を左右から把握して挙上すると軽快感がある).
Belyando sprue (胃スピロヘータ病), = grass sickness.
bem·e·gride [bémigraid] ベミグリド ㊉ 3-ethyl-3-methylglutarimide $C_8H_{13}NO_2$ (中枢神経興奮薬).
bem·i·done [bémidən] ベミドン ㊉ 1-methyl-4(*m*-hydroxyphenyl) 4-piperidine carboxylic acid ethyl ether (鎮痛薬), = WIN 771.
ben oil ベン油(*Moringa pterygosperma* から得られる定油).
Benacerraf, Baruj [benəsərá:f] ベナセラフ(1920-2011, ベネズエラ・カラカス生まれ. 1943年アメリカの市民権を得(アメリカの病理学者), 免疫反応を調節する細胞表面の遺伝的に決められた構造についての研究により, G. D. Snell および J. Dausset とともに1980年度ノーベル医学・生理学賞を受けた).
ben·ac·ty·zine hy·dro·chlo·ride [binǽktizin hàidroukló:raid] ベナクチジン塩酸塩 ㊉ benzilic acid diethylamino ethanolester hydrochloride (精神安定薬の一つ), = suavitil, parpon.
be·nang-be·nang [binǽŋ binǽŋ] ベナングベナング(カツオノエボシ属 *Physalia physalis utriculus* でヒトの皮膚に接触して皮膚炎を起こす).
Bence Jones, Henry [béns ʤóunz] ベンスジョーンズ(1814-1873, イギリスの医師).
B. Jones albumin ベンスジョーンズアルブミン(多発性骨髄腫患者の尿中に出現), = Bence Jones protein.
B. Jones albumose ベンスジョーンズアルブモーゼ, = Bence Jones albumin (protein).
B. Jones albumosuria ベンスジョーンズアルブモーゼ尿(多発性骨髄腫).
B. Jones cylinder(s) ベンスジョーンズ円柱(精嚢内で形成され, 尿中に排泄される円柱形ゼラチン様物質), = Lallemand-Trousseau bodies.
B. Jones myeloma ベンスジョーンズ骨髄腫.
B. Jones protein (BJP) ベンスジョーンズタンパク(1848年, 多発性骨髄腫患者尿中に発見されたもの. 免疫グロブリンの単クローン性L鎖に類似する).
B. Jones proteinuria ベンスジョーンズタンパク尿.
B. Jones reaction ベンスジョーンズ〔タンパク〕反応(ベンスジョーンズタンパクを確認する方法で尿の60°C以下の加熱で白濁し, 煮沸によってこれが不完全に再溶解する反応), = Bence Jones protein test.
bench mark test 基準標価試験〔医学〕.
bench testing 卓上試験.
bend [bénd] 彎曲.
b. of elbow 肘窩, = chelidon, cubital fossa.
b. of Varolio ヴァロリ彎曲(胚子における後腸が腹側へ彎曲した部分の前延長. Varolio, C.).
b. stem thermometer 曲管温度計(地中温度を測る水銀温度計).
Benda meth·od [béndə méθəd] ベンダ〔染色〕法(ミトコンドリアの染色法で, クリスタルバイオレットとアリザリンとで染色する複雑な方法).
Benda method alizarin red S stain ベンダアリザリンレッドS染色法(アリザリンレッドSの飽和水溶液1mLを水100mLで希釈したもので, 以前ミトコンドリアの染色に用いられたが現在では骨格標本の着色に利用される).
Benda, Raymond [béndə] ベンダ(1896生, フランスの医師).
B. test ベンダ試験(正常人にエピネフリンを注射すると末梢血白血球は増加するが, 無形成貧血ではこれが欠如する).
ben·da·zac [béndəzæk] ベンダザック ㊉[(1-benzyl-1-*H*-indazol-3-yl)oxy]acetic acid $C_{16}H_{14}N_2O_3$ (局所抗炎症薬).
Bender, Lauretta [béndər] ベンダー(1897-1987, アメリカの精神科医).
B. gestalt test ベンダーゲシュタルトテスト, = Bender test, B. visual-motor gestalt test.
B. test ベンダーテスト(1938年に発表された視覚・運動ゲシュタルト試験とその臨床的応用法であって, 9個の幾何学的図形を被験者に模写させ, それを分析して, 精神機能状態の診断に用いる試験).
B. visual-motor gestalt test ベンダー視覚・運動ゲシュタルトテスト.
Bender method ベンダー〔結核菌染色〕法(Ziehl液で加温染色後3%塩酸アルコールで脱色, ついで1%ピクリン酸水溶液で1分間後染色を行う).
bending fracture 屈折骨折〔医学〕, 橈曲骨折, = bent fracture.
bending strength 曲げ強さ〔医学〕.
bending test 曲げ試験〔医学〕.
ben·dro·flu·me·thi·a·zide [bèndrouflù:miθáiəzaid] ベンドロフルメサイアザイド(利尿・降圧薬).
bends [bénz] ベンズ(潜函病や超高空病の俗称), = caisson disease.
ben·e·cep·tor [bènisέptər] 有利受容器(生体に有利な刺激を伝導する神経受容器で, クライルの提唱による有害受容器に対立する). 形 beneceptive.
Be·neck·e·a [binékiə] ベネッケア〔属〕.
Benecki stig·ma·ta [béniki stígmətə] ベネッキ表徴(胃粘膜に気孔状びらん, 小出血斑を生ずる急性胃潰瘍), = stigmata ventriculi.
Benedek reflex ベネデック反射.
Beneden, Edouard van [benədén] ベネーデン(1846-1910, ベルギーの胎生学者. Flemming とは別個に中心体を発見し(1870), 哺乳動物卵子の分裂について詳説した).
Benedict, A. L. [bénidikt] ベネディクト(1865生, アメリカの医師).
B. test ベネディクト試験(重炭酸ソーダを内服させて胃を聴診すると, 塩酸が分泌されている場合には水泡音が聴取され, その強さは塩酸の分泌量に正比例する).
Benedict-Denis test ベネディクト・デニス試験(尿中総硫化物の定量法).
Benedict, Francis Gano [bénidikt] ベネディクト(1870-1957, アメリカの生理学者). → Atwater-Benedict calorimeter.
B.-Roth apparatus ベネディクト・ロス装置.
Benedict-Franke method ベネディクト・フランケ〔尿中尿酸試験〕法(被検尿を希釈し, ヒ酸リンタングステン酸試薬とチアンソーダで処理して生ずる青色を尿酸標準液に対して比色する方法).
Benedict-Hitchcock uric acid method ベネ

ディクト・ヒッチコック尿酸〔定量〕法（アンモニア銀マグネシウム溶液で沈殿した尿酸をシアン酸カリで溶かし，Folin-Denis 尿酸試薬と炭酸ソーダとを加えて生ずる色調を比色する）．

Benedict-Leche method ベネディクト・レッヘ法（血中無機リン酸検査法で Fiske-Subbarow 法と同一の方法であるが，還元剤として amino-naphthol sulfonic acid の代わりに hydroquinone sulfite 合剤を用いる）．

B

Benedict metal ベネディクト合金（銅85%，ニッケル15%からなる白銅で延展性に富む合金）．

Benedict-Murlin test ベネディクト・マルリン試験（尿アミノ酸窒素検出法）．

Benedict-Newton method ベネディクト・ニュートン除タンパク血液濾液法（溶血した血液にタングステン，モリブデン酸を加えて除タンパクする）．

Benedict-Osterberg method ベネディクト・オステルベルグ法（正常尿中の糖類検出法で，被検尿をピクリン酸，炭酸ソーダ，およびアセトンで処理して得られる赤色度を標準糖液と比色する方法）．

Benedict, Stanley R. ［bénidikt］ ベネディクト（1884–1936，アメリカの生化学者）．

B.-Hopkins-Cole reagent ベネディクト・ホプキンス・コール試薬（飽和シュウ酸液250mL を冷却したマグネシウム粉末10g に加え，濾過後酢酸で酸性とし，水で1,000mL に希釈したもの）．

B. methods ベネディクト検査法（① ブドウ糖定量法にはベネディクト定量用試薬を用いて滴定する．② 尿中総イオウ定量には，ベネディクトイオウ試薬を加え乾燥後，塩化バリウムで沈殿乾燥秤量する．③ 尿酸定量にはタングステン酸で除タンパクした濾液に酸性塩化リチウムと硝酸銀を混ぜ，遠心して上澄にチアンソーダとヒ酸タングステン着色試薬を加えて，標準尿酸液に対して比色する）．

B. qualitative glucose test ベネディクトブドウ糖定性試験（結晶硫酸銅17.3g，クエン酸ソーダまたはカリ173g，結晶炭酸ソーダ200g を水1,000mL に溶解した試薬8～10 滴を被検尿5mL に加え1～2 分間沸騰した後徐々に冷却すると，黄，緑，赤色の沈殿を生ずる）．

B. quantitative glucose test ベネディクトブドウ糖定量試験（試薬として硫酸銅18g，炭酸ソーダ200g，クエン酸ソーダまたはカリ200g，5%フェロチアンカリ5mL とを水1000mL に溶解したものを用いる）．

B. test for glucose ベネディクトブドウ糖試験．

B. uric acid test ベネディクト血中尿酸試験（タングステン酸ソーダ100g，純ヒ酸50g，リン85%リン酸液25mL，濃塩酸20mL，水600mL を試薬に用いる）．

Benedict-Theis method ベネディクト・タイス〔無機リン酸塩〕検出法（血清を三塩化酢酸で除タンパクし，モリブデン酸で処理した後，硫酸ヒドロキノン試薬で還元する方法）．

Benedikt, Moritz ［bénidikt］ ベネディクト（1835–1920，オーストリアの医師）．

B. disease ベネディクト病（急性脳性小児麻痺）．

B. syndrome ベネディクト症候群 ［医学］（中脳被蓋性麻痺．赤核およびその中心被蓋束の機能脱落により起こる症候群で，患側の動眼神経麻痺と，反対側の半身不全麻痺，振戦，不随意性運動または筋緊張増加を伴う），= tegmental mesencephalic paralysis.

benediction hand 祈り手（尺骨神経麻痺および脊髄空洞症にみられる手姿で，第4，第5手指は屈曲する），= preacher's hand.

ben·e·fi·cial ［bènəfíʃəl］ 有益な．

b. effect ① 有益な作用．② 薬効 ［医学］．

b. effect curve 薬効曲線 ［医学］．

b. poison 保護毒 ［医学］（一種の触媒毒）．

ben·e·fit ［bénəfit］ 給付 ［医学］．

Beneke, Friedrich Eduard ［bének］ ベネケ（1798–1854，ドイツの心理学者．Hegel の哲学に反対論を唱え，すべての知識は経験心理学に基づくことを強調した．著書には Pragmatic Psychology (1832)，New Psychology (1845) などがある）．

Bengal cardamom ベンガルカルダモン，= *Amomum aromaticum*.

Benian stain ［béniən stéin］ ベニアン染色液（スピロヘータ染色のため2%コンゴレッド液数滴を加えて塩酸1%液で洗い，乾燥して鏡検すると細菌は白色に見える）．

be·nign ［bináin］ 良性〔の〕［医学］，無害性の．［名］ benignity.

b. bone aneurysm 良性骨動脈瘤．

b. chemodectoma 良性非クローム親和性傍神経節腫 ［医学］．

b. childhood epilepsy with centrotemporal spikes 中心側頭部棘波を伴う良性小児てんかん ［医学］．

b. coital cephalalgia 良性性交頭痛，= coital headache.

b. congenital hypotonia 良性先天性筋緊張低下〔症〕［医学］．

b. croupous angina 良性クループ性アンギナ，= pharyngitis herpetica.

b. cystic teratoma 良性嚢胞性奇形腫．

b. empyema 良性蓄膿〔症〕［医学］，= edema benignum.

b. endocrine tumor of pancreas 良性膵内分泌腫瘍 ［医学］．

b. essential tremor 良性本態性振戦．

b. exertional headache 良性労作性頭痛．

b. familial chorea 良性家族性ヒョレア，良性家族性舞踏病．

b. familial hematuria 良性家族性血尿 ［医学］．

b. (familial) neonatal convulsion 良性〔家族性〕新生児痙攣 ［医学］．

b. focal epilepsy of childhood 良性局在性小児てんかん ［医学］．

b. fructosuria 良性フルクトース尿〔症〕．

b. giant lymph node hyperplasia 良性巨大リンパ節増殖〔症〕．

b. glycosuria 無害性糖尿，= diabetes renalis.

b. hemangioendothelioma 良性血管内皮腫．

b. hypertension 良性高血圧〔症〕［医学］．

b. hypertonia 良性高血圧症．

b. infantile myoclonus 乳児良性ミオクロ〔ー〕ヌス，= benign myoclonus of infancy.

b. inoculation lymphadenitis （良性峎径リンパ腫症），= lymphoreticulosis benigna.

b. intracranial hypertension 良性頭蓋内圧亢進症 ［医学］．

b. juvenile melanoma 良性若年性黒色腫．

b. lymphadenosis 良性リンパ節症，= glandular fever.

b. lymphocytic meningitis 良性リンパ球性髄膜炎．

b. lymphoepithelial lesion 良性リンパ上皮性病変．

b. malaria 良性マラリア．

b. meningitis 良性髄膜炎 ［医学］．

b. mesenchymoma 良性間葉腫 ［医学］．

b. metastasizing goiter 良性転移性甲状腺腫．

b. migratory glossitis 良性移動性舌炎 ［医学］．

b. monoclonal gammopathy (BMG) 良性単クローン性免疫グロブリン血症（原発性，あるいは続発性（感染症，肝疾患，悪性腫瘍）に，血清中の単クローン性免疫グロブリンが増加した状態．免疫グロブリン産生細胞の腫瘍性・増殖性変化を伴わない），良性単クローン性高ガンマグロブリン血症，= monoclonal

gammopathy of undetermined significance.
b. myalgic encephalomyelitis 良性筋痛性脳脊髄炎.
b. myoclonic epilepsy in infancy 乳児良性ミオクロニーてんかん〔医学〕.
b. myoclonus of infancy 乳児良性ミオクローヌス.
b. neonatal convulsion 良性新生児痙攣.
b. neoplasm 良性新生物〔医学〕.
b. nephrosclerosis 良性腎硬化症〔医学〕(細動脈性腎硬化症 arteriolar nephrosclerosis とも呼ばれ，硝子様細動脈硬化と肥厚性小動脈硬化に基づく腎硬化症のこと).
b. osteoblastoma 良性骨芽細胞腫〔医学〕.
b. paroxysmal cephalo-positional dizziness 良性発作性頭位めまい(眩暈)症.
b. paroxysmal peritonitis 良性発作性腹膜炎〔医学〕(周期病 periodic disease の一徴候).
b. paroxysmal positional vertigo 良性発作性体位性めまい〔医学〕，良性発作性頭位めまい症，= cupulolithiasis.
b. paroxysmal postural vertigo 良性発作性頭位眩暈症.
b. paroxysmal torticollis of infancy 幼児良性発作性斜頸.
b. paroxysmal vertigo of childhood 小児良性発作性めまい.
b. pheochromocytoma 良性褐色細胞腫〔医学〕.
b. pneumoconiosis 良性塵肺症.
b. positional vertigo 良性頭位眩暈症.
b. prostatic hyperplasia 良性前立腺増殖症.
b. prostatic hypertrophy 良性前立腺肥大〔症〕〔医学〕.
b. rheumatoid nodules 良性リウマチ結節.
b. rolandic epilepsy 良性ローランドてんかん〔医学〕.
b. sarcoid 良性類肉腫.
b. spontaneous pneumothorax 良性自然気胸〔医学〕.
b. tertian malaria 良性三日熱，= vivax malaria.
b. tetanus 良性テタニー.
b. thymoma 良性胸腺腫.
b. tumor 良性腫瘍〔医学〕.
b. typhus 良性発疹チフス，= Brill disease.

be·nig·ni·ty [binígnəti] 良性〔医学〕.

Benincasa hispida トウガン［冬瓜］(熱帯アジア産ウリ科 *Cucurbitaceae* の一属. トウガシ［冬瓜子］は種子の乾燥物で消炎，利尿，緩下薬)，= wax ground.

Béniqué, Pierre Jules [benikéi] ベニケー(1806–1851，フランスの医師).
B. sound ベニケー消息子(尿道拡張に用いる).

benné oil (ゴマ油)，= sesame oil.

Bennett, Edward Hallaran [bénit] ベンネット(1837–1907，アイルランドの外科医).
B. operation ベンネット手術(つる状叢を摘出し，その切端を縫合する静脈瘤の手術).
B. fracture ベンネット骨折(第1中手骨の縦骨折で，手根，中手骨関節に達し，脱臼を伴う)，= stave of thumb.

Bennett, James Henry [bénit] ベンネット(1816–1891，イギリスの産科医. 子宮癌の良性のものと悪性のものとを鑑別した).
B. corpuscles ベンネット小体(卵巣嚢腫内の液体中にある透明な小体)，= Drysdale corpuscles.
B. large corpuscles ベンネット大小体，ベンネット大胞(卵巣嚢腫液の小体が脂肪変性を起こしたもの)，= Nunn gorged corpuscles.
B. small corpuscles ベンネット小小体，= Drysdale corpuscles.

Bennett, John Hughes [bénit] ベンネット(1812–1876，イギリスの医師).
B. disease ベンネット病(白血病 leukemia の観察を初めて発表した).

Bennett, Norman G. [bénit] ベネット(1870–1947，イギリスの歯科医).
B. angle ベネット角(側方顆路角，プログレッシブサイドシフト).
B. movement ベネット運動(サイドシフト).

Bennett respirator ベンネット型人工呼吸器.

Bennhold Congo red stain ベンホルトのコンゴレッド染色〔法〕.

Benois, Louis [bənwá] ベノア(1856生，フランスの物理学者).
B. penetrometer ベノア硬度計(X線の硬度(透過度)を測るものさしで厚さ0.11mmの銀板の周囲に厚さ1〜12mmのアルミニウム板が設けてあり，フィルムあるいは蛍光板上に硬度計の像をつくってX線の硬度を知る.
B. scale ベノア度盛(0.1mmの銀板を通ってきたX線と同一の硬度にするのに必要なアルミニウム板の厚さを測定する度盛).

ben·ox·a·pro·fen [benàksəpróufən] ベノキサプロフェン ㊗ 2-(4-chlorophenyl)-α-methyl-5-benzoxazoleacetic acid $C_{16}H_{12}ClNO_3$ (非ステロイド性消炎鎮痛薬).

ben·ox·i·nate hy·dro·chlo·ride [benáksineit haidroukló:raid] 塩酸ベノキシネート ㊗ β-diethylaminoethyl 4-amino-3-*n*-butoxybenzoate hydrochloride (眼科領域に愛用される表面麻酔薬)，= dorsacaine hydrochloride.

ben·per·i·dol [benpéridɔ:l] ベンペリドール ㊗ 1-〔1-[3-(*p*-fluorobenzoyl)-propyl]-4-piperidyl〕-2-benzimidazolinone $C_{22}H_{24}FN_3O_2$ (トランキライザー，精神安定薬).

Bensaude, Raoul [bensɔ́:d] ベンソード(1866–1938，フランスの医師. パラチフス菌の発見者(Achardと協同)で，パラチフスの名称を提唱した).

Benschoten vi·rus [bénskouten váirəs] ベンスホーテン・ウイルス.

ben·se·ra·zide [bensérəzɑid] ベンセラジド(ドパ脱炭酸酵素阻害薬の一つ).
b. hydrochloride ベンセラジド塩酸塩 $C_{10}H_{15}N_3O_5 \cdot HCl$: 293.70 (塩酸ベンセラジド. ピロガロールヒドラジド系レボドパ脱炭酸酵素阻害薬，抗パーキンソン病薬. 末梢性芳香族L-アミノ酸脱炭酸酵素阻害薬であり，パーキンソン病治療薬であるレボドパの補助薬として併用).

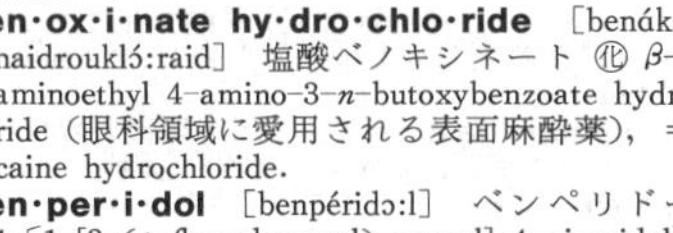

および鏡像異性体

Bensley, Robert R. [bénsli:] ベンスレー(1867–1956，カナダの解剖学者).
B. crystal violet-acid fuchsin stain ベンスレークリスタル紫酸性フクシン染色法(細胞原形質の顆粒を染色する液で，クリスタル紫と酸性フクシンの飽和液を混ぜ，生ずる沈殿を水洗後乾燥し，無水アルコール飽和溶液をつくり，1:9希釈液として用いる).
B. formalin = Zenker fluid.
B. formalin Zenker fixing fluid ベンスレーホル

マリンゼンカー固定液（Zenker 液の氷酢酸の代わりにホルマリン10を加えたもの）.

B. method ベンスレー法（グリコーゲン証明法で，中性ホルマリン液10容と飽和ピクリン酸アルコール溶液90容との混合液で固定後 Best のカルミン液で染色する）.

B. neutral safranine stain ベンスレー中性サフラニン染色液（サフラニンOと acid violet とからなる液で，ミトコンドリアの証明に用いる）.

B. specific granules ベンスレー特異顆粒（膵臓のランゲルハンス島細胞にあるもの）.

Benson dis·ease [bénsən dizí:z] ベンソン病（星雲状硝子体閃輝，雪白点状硝子体融解），＝ asteroid hyalitis.

Bent op·er·a·tion [bént àpəréiʃən] ベント手術（三角筋の位置から採ってつくった皮膚弁を利用する肩切除術）.

bent DNA ベントDNA.

bent fracture 屈折骨折 [医学].

bent scissors 曲ばさみ（鋏）[医学].

Bentall operation ベントール手術 [医学].

ben·thos [bénθɑs] 底生生物 [医学]（水底に生活するもの）.

ben·tir·o·mide [bentí:rəmaid] ベンチロミド $C_{23}H_{20}N_2O_5$（膵外分泌不全および膵補強治療のスクリーニングテストに用いられる）.

b. test ベンチロミド検査.

bentonite [béntənàit] ベントナイト $Al_2O_3 \cdot 4SiO_2 \cdot H_2O$（天然のコロイド状含水ケイ酸アルミニウム，抗原タンパクの吸着剤と使用された），＝ bentonite flocculation test.

b. flocculation test ベントナイト絮状テスト，ベントナイトフロキュレーションテスト（試験）.

b. magma ① ベントナイト（天然のコロイド状含ケイ酸アルミニウムの軟膏または厚い泥膏，皮膚疾患に用いる）. ② ベントナイトマグマ（ベントナイトの5%水浮遊液），＝ magma bentoniti.

benumbed [binʌ́md] 無感覚になった [医学].

be·numbed·ness [binʌ́mdnis] 無感覚 [医学]，昏恍.

be·numb·ing [binʌ́mbiŋ] 舌を麻痺する [医学].

be·numb·ness [binʌ́mnis] 注意力低下 [医学]，昏蒙（意識のくもり．軽度の意識混濁をさす．意識の混濁は重い順に，昏睡，嗜眠，傾眠，昏蒙，明識困難に分けられる）.

Benzadon sign [bénzədən sáin] ベンザドン徴候（乳癌および乳腺の化膿において，乳頭を指の間に保ちながらほかの手で病巣部を内方に圧し乳頭が陥凹するときは陽性）.

ben·zal [bénzəl] ベンザル基（$C_6H_5CH=$），＝ benzylidene.

b. chloride 塩化ベンザル [化] benzylidene chloride $C_6H_5CHCl_2$.

ben·zal·ac·e·to·phe·none [bènzəlæ̀sitoufí:noun] ベンザルアセトフェノン，＝ chalcone.

ben·zal·cy·an·hy·drin [bènzəlsàiənháidrin] ベンザルシアンヒドリン [化] benzaldehyde cyanohydrin $C_6H_5CH(OH)CN$（キョウニン水の母液），＝ mandelonitrile.

benz·al·de·hyde [benzǽldihaid] ベンズアルデヒド C_6H_5CHO（ベンジルアルコールの酸化物，苦扁桃油），＝ benzaldehydum.

b. cyanohydrin シアノヒドリンベンズアルデヒド，＝ benzalcyanhydrin.

benz·al·dox·ime [bènzældɑ́ksim] ベンザルドキシム $C_6H_5CH{=}NOH$（ベンズアルデヒドのオキシム）.

ben·zal·ko·ni·i chlo·ri·dum [bènzælkóuniai klɔ́:ridəm] ＝ benzalkonium chloride.

ben·zal·ko·ni·um chlo·ride [bènzælkóuniəm klɔ́:raid] 塩化ベンザルコニウム（ベンザルコニウム塩化物．殺菌薬（第四級アンモニウム塩））.

benzalkonium chloride solution 塩化ベンザルコニウム液（93〜107%の溶液），＝ liquor benzalkonii chloridi.

benzalkonium chloride tincture 塩化ベンザルコニウムチンキ（1：1,000）.

benz·am·i·dase [benzǽmideis] ベンズアミダーゼ（安息香酸をベンズアミドに転換する反応の触媒酵素）.

benz·am·ide [benzǽmaid] ベンズアミド [化] benzoylamide $C_6H_5CONH_2$（苦扁桃から得られる白色結晶）.

ben·za·mine [bénzəmin] ベンザミン（浸潤麻酔薬），＝ eucaine hydrochloride, betacaine, Detaeucaine, piperocainun.

benz·an·i·lide [benzǽnilid] ベンズアニリド $C_6H_5CONHC_6H_5$（解熱薬），＝ benzanilidum, *N*-benzoyl aniline, *N*-phenylbenzamide.

benz·an·thra·cenes [benzǽnθrəsi:nz] ベンズアントラセン化合物 $C_{18}H_{21}$（ベンゼンとアントラセンとの融合物で，発情性または発癌性物質の総称）.

benzathine penicillin ベンザチンペニシリン [化] *N,N′*-benzylethylenediamine dipenicillin G.

benz·bro·ma·rone [bènzbróuməroun] ベンズブロマロン [化] 3,5-dibromo-4-hydroxyphenyl 2-ethylbenzofuran-3-yl ketone $C_{17}H_{12}Br_2O_3$：424.08（痛風治療薬．尿酸排泄促進作用）.

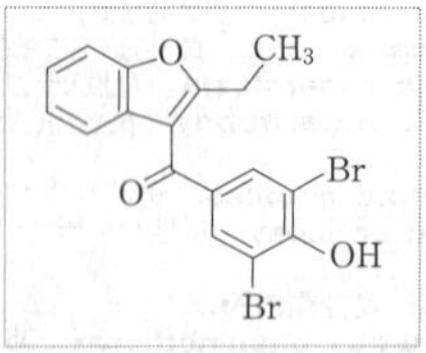

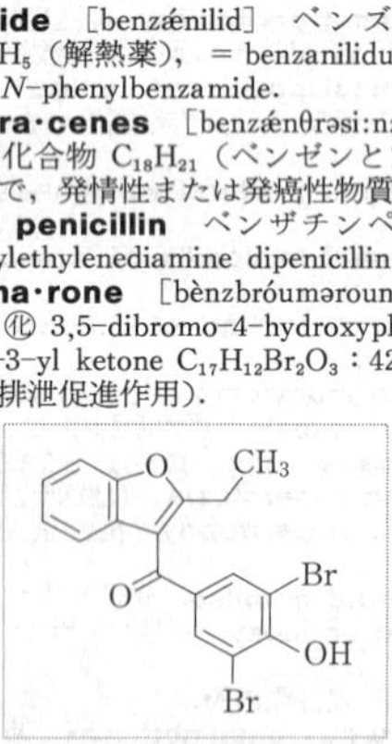

ben·zed·rine sul·fate [bénzedrin sʌ́lfeit] ① 硫酸ベンゼドリン（覚醒剤），＝ benzedrinsulfat. ② 硫酸アンフェタミン，＝ amphetamine sulfate, amphetaminsulfat.

ben·zene [bénzi:n] ベンゼン C_6H_6（コールタールから分離するか，石油を改質して得られる無色透明な液で，高度の揮発性と可燃性とを特徴とし，また特有な臭気をもつ．骨髄の細胞毒として白血病の治療に用いられたことがあるがその中毒症はついに広範な貧血を起こして致死的結果を招くので，現在は使用されていない．工業に広く用いられ，医薬，染料，合成樹脂などの原料として重要な化合物である）.

b. compound ベンゼン化合物，＝ aromatic compound.

b. intoxication ベンゼン中毒.

b. nucleus ベンゼン核 [医学]（ベンゼンの炭素核）.

b. ring ベンゼン環 [医学]（Kékulé が1865年に初めて提唱した化合物の性状を表す環状炭化水素の名称で，ベンゼン核を基礎とする誘導物の構造についていう．ベンゼン核と同じ意味で用いられることもある）.

ben·zene·hex·a·chlo·ride (BHC) [bènzi:nhèksəklɔ́:raid] ベンゼンヘキサクロリド，ヘキサ塩化ベンゼン，六塩化ベンゼン [化] 1,2,3,4,5,6-hexachlorocyclohexane $C_6H_6Cl_6$（特にガンマ異性体は強力な殺虫剤），＝ 666, lindane, gammabenzenhexachloride, benhexachlor, hexicide, HCH officinal.

ben·zene·sul·fon·a·mido [bènzi:nsʌ̀lfənǽmidou, -fɑnəmí:-] ベンゼンスルホンアミド基（$C_6H_5SO_2NH-$）.

ben·zene·sul·fone chlo·ride [bènzi:nsʌ́lfoun

klɔ́:raid］ 塩化ベンゼンスルホン $C_6H_5SO_2Cl$.

ben·zene·sul·fon·ic ac·id ［bénzi:nsʌlfánik ǽsid］ ベンゼンスルホン酸 $C_6H_5\text{–}SO_3H\text{–}1\ ½H_2O$.

ben·zene·sul·fo·nyl ［bènzi:nsʌ́lfənil］ ベンゼンスルホニル基($C_6H_5SO_2$–).

ben·ze·noid ［bénzinɔid］ ベンゼノイド, = quinoid.

ben·ze·nyl ［bénzinil］ ベンゼニル基($C_6H_5C\equiv$), = benzylidyne.

b. chloride 塩化ベンゼニル, = benzotrichloride.

b. trichloride トリクロロベンゼニル $C_6H_5CCl_3$, = benzotrichloride, phenyl chloroform.

ben·zes·trol ［benzéstrɔ:l］ ベンゼストロール ㊗ 3–ethyl–2,4–*bis*(*p*–hydroxyphenyl)hexane $C_{20}H_{26}O_2$ (以上の構造をもつ合成物のラセミ体混合物からなり, 発情ホルモン作用を示す).

benz·e·tho·ni·um chlo·ride ［bènziθóuniəm klɔ́:raid］ ベンゼトニウム塩化物 $C_{27}H_{42}ClNO_2$: 448.08 (塩化ベンゼトニウム. 殺菌薬(第四級アンモニウム塩)), = phemerol chloride, hyamin 1622.

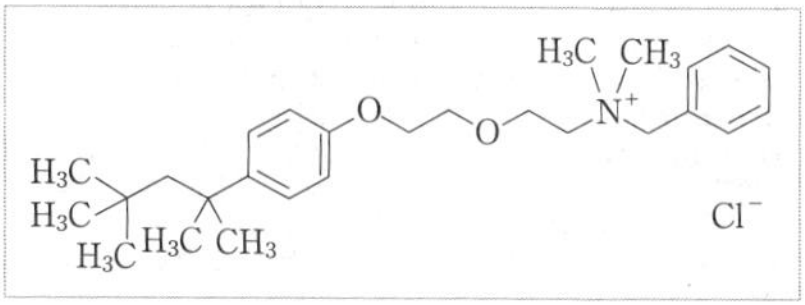

ben·zi·dine ［bénzidin］ ベンチジン ㊗4′,4′–diaminodiphenyl $NH_2C_6H_4C_6H_4NH_2$ (潜血反応の試薬).

b. peroxidase test ベンチジン過酸化酵素試験(生牛乳 10mL にベンチジン 4%アルコール溶液 20mL を加え, 酢酸を用いて凝固させる. 徐々に 3%過酸化水素液 2mL を試験管壁から流し込むと青色が発現する).

b. reaction ベンチジン反応(過酸化酵素検出の反応の一つ).

b. reagent ベンチジン試薬(ベンチジン飽和溶液と, 3%過酸化水素水との混合液で潜血反応用).

b. rearrangement ベンチジン転位(ヒドロアゾベンゼンが無機酸の作用によりベンチジンを生成するときに起こる転位), = semidine rearrangement.

b. test ベンチジン試験〔医学〕(氷酢酸に飽和させたベンチジン溶液に同量の 3% H_2O_2 液を加え, これに被検液を加えると, 血液のあるときは青色を呈する).

ben·zi·di·no ［bènzidínou］ ベンチジノ基(*p*–$H_2NC_6H_4C_6H_4NH$–).

ben·zil ［bénzil］ ベンジル ㊗ diphenylglyoxal $C_6H_5COCOC_6H_5$ (黄色針晶), = bibenzoyl, dibenzoyl.

b.–dioxime ベンジルジオキシム $C_6H_5C(=NOH)C(=NOH)C_6H_5$.

ben·zil·oyl ［bénzilɔil］ ベンジロイル基(($C_6H_5)_2C(OH)CO$–).

benz·im·id·az·ole ［bènzimidǽzoul］ ベンズイミダゾール $C_7H_6N_2$ (ビタミン B_{12} の拮抗物質で, 酵母に対する毒性あり).

b. nucleoside ベンズイミダゾールヌクレオシド(ビタミン B_{12} の水解により生ずる無色物質で, ㊗ 5,6–dimethylbenzimidazole の *N*–置換物), = β–compound.

b. nucleotide ベンズイミダゾールヌクレオチド, = α–compound.

benz·im·id·az·oyl ［bènzimidǽzɔil］ ベンズイミダゾイル基($C_7H_5N_2$–).

benz·im·id·oyl ［benzímidɔil］ ベンズイミドイル基($C_6H_5C(=NH)$–).

ben·zin ［bénzin］ ベンジン(石油から蒸留精製した揮発性液体で, 主としてメタン系の炭化水素からなり, 高度の爆発性をもつ), = benzinum.

benz(o)– ［benz(ou), –z(ə)］ ベンゼン環との関連またはその存在の意味を表す接頭語.

benzo[*a*]pyrene ［bènzou ei páir:n］ ベンゾ[*a*]ピレン $C_{20}H_{12}$ (強い発癌性を持つ).

ben·zo·ate ［bénzoueit］ 安息香酸塩(胆石仙痛, 胃痙攣などに用いる内服薬), = benzoate miscible, becain for internal.

ben·zo·az·u·rine G ［bènzouəzjú:rin ʤi:］ ベンゾアズリン G $C_{34}H_{24}N_4O_{10}S_2Na_2$ (細胞染色剤).

ben·zo·caine ［bénzəkein］ ベンゾカイン ㊗ ethyl aminobenzoate *p*–$NH_2C_6H_4COOC_2H_5$, = anesthesin.

b. ointment ベンゾカイン軟膏(ベンゾカイン 5g を白色軟膏 95g に混ぜたもの), = unguentum aethylis aminobenzoatis.

ben·zo·di·az·e·pine ［bènzoudaiǽzəpi:n］ ベンゾジアゼピン(マイナートランキライザーの一群).

ben·zo·fu·ran·yl ［bènzoufjú:rənil］ ベンゾフラニル基(C_8H_5O–), = benzofuryl.

benzoic acid 安息香酸 ㊗ benzoic acid $C_7H_6O_2$: 122.12 (製剤原料, 保存剤), = acidum benzoicum.

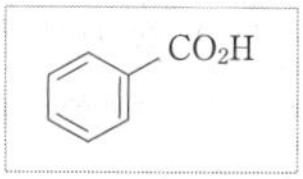

benzoic acid hydrazide 安息香酸ヒドラジド $C_6H_5CO{=}NHNH_2$.

ben·zo·ic al·de·hyde ［benzóuik ǽldihaid］ = benzaldehyde.

benzoic and salicylic acid ointment 安息香酸サリチル酸軟膏(安息香酸 12%, サリチル酸 6%を含み, 皮膚寄生虫駆除薬), = unguentum acidi benzoici et salicylici, fungus ointment, Whitfield o., compound benzoic acid o..

ben·zo·in ［bénzouin］ ベンゾイン, 安息香 ㊗ phenylbenzoylcarbinol $C_6H_5CHOHCOC_6H_5$ (エゴノキ〔蘇合香樹〕*Styrax benzoin* から得られる樹脂油で, 刺激性去痰薬, 香料として用いられる), = benzoinum.

b. flowers 安息香華(ベンゾインの昇華物).

b. oxime ベンゾインオキシム $C_6H_5CHOHC(=NOH)C_6H_5$ (銅モリブデンの試薬), = cupron.

b. test ベンゾイン試験(ベンゾイン樹脂を髄液に加えると梅毒においては綿状反応が起こる), = Guillain benzoin test.

b. tincture 複合ベンゾインチンキ(ベンゾイン 10, アロエ 2, ストラックス 8, トルバルサム 4, アルコール 100), = tinctura benzoini composita, friar's balsam.

benzoinated lard 安息香豚脂(豚脂 1,000g, 安息香 20g, 乾燥硫酸ナトリウム 60g), = adeps benzoinatus.

ben·zo·i·od·hy·drine ［bènzouàiədháidrin］ ベンゾヨードヒドリン (C_3H_5)ClI($C_7H_5O_2$) (ヨードカリよりも有効といわれる), = chloriodobenzoic–acid glycerin ester.

Benzold–Jarisch re·flex ［bénsould já:riʃ rifléks］ = reflex shock.

ben·zol(e) ［bénzoul］ ベンゾール(ベンゼン benzene の別名で, ベンジン benzin とは区別する).

ben·zol·ism ［bénzəlizəm］ ベンゼン中毒〔医学〕, = benzenepoisoning.

ben·zo·na·tate ［benzóunəteit］ ベンゾナタート ㊗ 2,5,8,11,14,17,20,23,26–nonaoxaoctacosan–28–yl *p*–(butylamino) benzoate $C_{30}H_{53}NO_{11}$ (鎮咳薬).

ben·zo·nized ［bénzənaizd］ 含ベンゼン性の, ベンゼンを含有する.

b. oil 含ベンゼン油.

1,4–ben·zo·qui·none ［bènzoukwínoun］ ベンゾ

キノン $C_6H_4O_2$（補酵素QとビタミンEの基礎部分．ヒドロキノンに還元される），＝ quinone.

1,4-benzoquinone acetic acid ベンゾキノン酢酸（ホモゲンチジン酸の酸化物）．

ben·zo·qui·no·ni·um ［bènzoukwinóuniəm］ ベンゾキノニウム [化] 5-*bis*-(3-diethylpropylpropylamino)-benzoquinone-*bis*-(benzyl chloride)（クラーレ様の作用を示す筋弛緩薬），＝ mytolon, win 2747.

b. chloride 塩化ベンゾキノニウム [化] [2,5-*p*-benzoquinonylenebis (iminotrimethylene)] *bis*-[benzyldiethylammonium chloride] $C_{34}H_{50}Cl_2N_4O_2$（骨格筋弛緩薬）．

B

ben·zo·res·in·ol ［bènzərézinɔ:l］ ベンゾレジノール（ベンゾインから得られる樹脂体）．

ben·zo·sul·fi·mide ［bènzəsʌ́lfimaid］ ベンゾスルフィミド，＝ saccharin.

ben·zo·tri·a·zol ［bènzoutráiəzɔ:l］ ベンゾトリアゾール [化] 1,2,3-benzotriazol,2,1,3-benzotriazole.

ben·zox·i·quine ［benzáksikwin］ ベンゾキシキン [化] 8-quinolinol benzoate (ester) $C_{16}H_{11}NO_2$（消毒・殺菌薬）．

ben·zo·yl ［bénzouil］ ベンゾイル基（安息香酸の1原子価誘導基 C_6H_5CO- を含む化合物の一族で，Bz記号を用いることがある）．

b. acetic acid ベンゾイル酢酸 $C_6H_5COCH_2COOH$（融点103°C）．

b. chloride 塩化ベンゾイル C_6H_5COCl（刺激臭の強い無色の液体．アセチル化反応試験）．

b. ecgonine ベンゾイルエクゴニン [化] benzoyltropincarboxylic acid $C_{16}H_{19}NO_4$-$4H_2O$（コカインの加水分解代謝物．尿中に検出される）．

b. green ベンゾイルグリーン，＝ malachite green.

b. peroxide 過酸化ベンゾイル $(C_6H_5CO)_2O_2$（塩化ベンゾイルに過酸化ナトリウムを作用させて得られる．皮膚病治療薬）．

b. pseudotropein ＝ tropacocaine.

b. salicin ＝ populin.

benzoylacetyl peroxide $C_6H_5COOOCOCH_3$（殺菌薬），＝ acetozone, acetylbenzoyl peroxide.

ben·zo·yl·ac·o·nine ［bènzouilǽkənin］ ＝ picroaconitine.

ben·zo·yl·a·tion ［bènzouiléiʃən］ ベンゾイル化（有機化合物の分子に C_6H_5CO- を導入すること）．

ben·zo·yl·eth·yl·di·meth·yl·a·mi·no-iso·pro·pa·nol ［bènzouilèθildaimèθiləmí:nou àisoupróupənɔ:l］ ベンゾイルエチルジメチルアミノ-イソプロパノール $CH_3CH_2C(C_6H_5CO_2)(CH_3)CH_2N(CH_3)CH_2$（塩酸塩は stovaine と称する局所麻酔薬）．

ben·zo·yl·eu·ge·nol ［bènzouiljú:ʤənɔ:l］ ＝ eugenol benzoate.

ben·zo·yl·gly·co·coll ［bènzouilgláikəkɔ:l］ ＝ hippuric acid.

ben·zo·yl·gly·col·ic ac·id ［bènzouilglaikálik ǽsíd］ ＝ mandelic acid.

ben·zo·yl·guai·a·col ［bènzouilgwáiəkɔ:l］ ＝ guaiacol benzoate.

ben·zo·yl·meth·ide ［bènzouilméθaid］ ベンゾイルメチド（消毒，催眠作用をもつ），＝ acetophenone.

ben·zo·yl·pas cal·ci·um ［benzóuilpæs kǽlsiəm］ ベンゾイルパスカルシウム [化] 4-(benzoylamino)-2-hydroxybenzoic acid calcium salt (2：1) pentahydrate $C_{28}H_{20}CaN_2O_8$-$5H_2O$（抗結核薬）．

benz·phet·a·mine hy·dro·chlo·ride ［benzfétəmi:n hàidrouklɔ́:raid］ 塩酸ベンズフェタミン [化] (+)-*N*-benzyl-*N*,*α*-dimethylphenethylamine hydrochloride $C_{17}H_{21}N$-HCl（交感神経作用薬）．

benz·pyr·in·i·um bro·mide ［bènzpiríniəm bróumaid］ 臭化ベンズピリニウム [化] 1-benzyl-3-(dimethylcarbamyloxy) pyridinium bromide（ネオスチグミンブロマイド類似の副交感神経刺激作用がある），＝ stigmonene bromide.

benz·quin·a·mide ［benzkwínəmaid］ ベンズキナミド [化] *N*,*N*-diethyl-1,3,4,6,7,11*b*-hexahydro-2-hydroxy-9,10-dimethoxy-2*H*-benzo [*a*] quinolizine-3-carboxamide acetate(ester) $C_{22}H_{32}N_2O_5$（制吐薬）．

benz·thi·a·zide ［benzθáiəzaid］ ベンズチアジド [化] 3-[(benzylthio) methyl]-6-chloro-2*H*-1,2,4-benzothiadiazine-7-sulfonamide 1,1-dioxide $C_{15}H_{14}ClN_3O_4S_3$（利尿薬，抗高血圧薬）．

benz·tro·pine mes·y·late ［benztróupi:n mésileit］ メシル酸ベンズトロピン [化] 3-(diphenylmethoxy)tropane methanesulfonate（交感神経抑制薬）．

ben·zyd·a·mine hy·dro·chlo·ride ［benzídəmi:n hàidrouklɔ́:raid］ ベンジダミン塩酸塩 [化] 1-benzyl-3-[3-(dimethylamino)-propoxy]-1*H*-indazole monohydrochloride $C_{19}H_{23}N_3O$-HCl（鎮痛・解熱薬）．

ben·zyl ［bénzil］ ベンジル基（$C_6H_5CH_2$-）．

b. acetate 酢酸ベンジル $CH_3COOCH_2C_6H_5$.

b. alcohol ベンジルアルコール $C_6H_5CH_2OH$（局所麻酔薬），＝ phenmethylol, phenylcarbinol.

b. amine ベンジルアミン $C_6H_5CH_2NH_2$.

b. benzoate 安息香酸ベンジル $C_6H_5COOCH_2C_6H_5$（疥癬，シラミ感染にローション，乳剤の形で外用される），＝ benylate, benzylis benzoas.

b. benzoate lotion （疥癬の治療に用いる外用液剤）．

b. benzoate-chlorophenothane-ethyl aminobenzoate 安息香酸ベンジル-クロロフェノセン-アミノ安息香酸エチル（アメリカ局方の安息香酸ベンジル，クロロフェノセン水の主成分），＝ enbin.

b. bromide 臭化ベンジル $C_6H_5CH_2$-Br（催涙薬）．

b. carbinol ベンジルカルビノール $C_6H_5CH_2$-CH_2-OH（バラ油の成分），＝ phenylethyl alcohol, phenethylol.

b. chloride 塩化ベンジル $C_6H_5CH_2Cl$.

b. cinnamate ケイ［桂］皮酸ベンジル C_6H_5CH=$CHCOOCH_2C_6H_5$（ペルーバルサム，トルーバルサム，エコツキバルサムの一成分），＝ cinnamein.

b. cyanide シアン化ベンジル $C_6H_5CH_2CN$，＝ phenylacetonitrile.

b. ether ベンジルエーテル $(C_6H_5CH_2)_2O$.

b. ethyl-ether ベンジルエチルエーテル $C_6H_5CH_2OC_2H_5$.

b. formate ギ酸ベンジル $C_6H_5CH_2OOCH$.

b. fumarate フマール酸ベンジル $C_6H_5CH_2OOCCH$=$CHCOOCH_2C_6H_5$（防臭剤．安息香酸ベンジルと同様の目的で用いる），＝ dibenzyl fumarate.

b. mandelate マンデル酸ベンジル（マンデル酸のベンジルエステル）．

b. mandelate-sulfonic acid sodium マンデル酸ベンジル硫酸ナトリウム $C_6H_5CH_2OCOCH(OSO_3Na)C_6H_6$.

b. mercaptan メルカプタンベンジル $C_6H_5CH_2SH$，＝ thiobenzyl alcohol.

b. methyl-ether ベンジルメチルエーテル $C_6H_5CH_2O$-CH_3.

b. parasept パラオキシ安息香酸のベンジルエステル，＝ nipabenzyl.

b. penicillin ベンジルペニシリン，＝ benzylpenicillin, penicillin G.

b. penicillin potassium 結晶ペニシリンGカリウム $C_{16}H_{17}KN_2O_4S$.

b. penicillin sodium 結晶ペニシリンGナトリウム $C_{16}H_{17}NaN_2O_4S$.

b. salicin （ポプリン），＝ populin.

b. succinate コハク酸ベンジル（$C_6H_5CH_2OCOC$

$H_2)_2$.

benzylic position ベンジル位〔医学〕.

ben·zyl·i·dene ［benzílidi:n］ ベンジリデン ($C_6H_5CH=$).

b. chloride 塩化ベンジリデン $C_6H_5CHCl_2$ (沸点 208°C), = benzal chloride.

2-benzyl-2-imidazoline hydrochlorid 塩酸トラゾリン (交感神経遮断薬).

ben·zyl·pen·i·cil·lin ［bènzilpènisílin］ ベンジルペニシリン, = penicillin G.

b. potassium ベンジルペニシリンカリウム $C_{16}H_{17}KN_2O_4S$: 372.48 (ペニシリンGカリウム, 結晶ペニシリンGカリウム, βラクタム系抗生物質. グラム陽・陰性菌, 放線菌, レプトスピラに対して強い抗菌力を有する. 細胞壁のペプチドグリカン合成阻害).

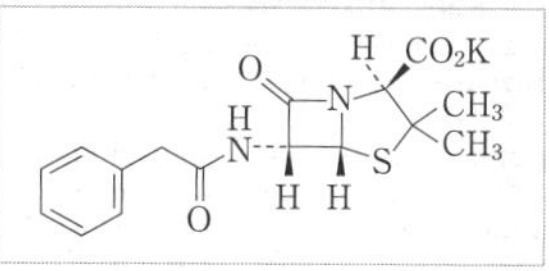

bep·ti ［bépti］ (マラリア流行病学で用いる罹患率の表現法. b = bionomics 生活機能, e = environment 環境, p = plasmodium 原虫, t = treatment 治療, i = immunity 免疫).

マラリア罹患率 = (X + Y + Z) bepti
(X = ヒト保菌者, Y = カ媒介者, Z = 患者)

Béraneck, Edmond ［bèrɑ:nék］ ベラネック (1859-1920, スイスの細菌学者).

B. tuberculin ベラネックツベルクリン (5%グリセリン液状培地を濾過して得た結核菌を1%リン酸で抽出し, 濾液との等量混合によりつくられたツベルクリン).

beraprost sodium ベラプロストナトリウム (PGI_2 安定化誘導体).

Bérard, Auguste ［berɑ́:r］ ベラール (1802-1846, フランスの外科医).

B. aneurysm ベラール動脈瘤 (外傷の隣接部に生ずる動静脈瘤).

B. ligament ベラール靱帯 (第3, 第4脊椎に連結する心膜支持靱帯).

Berardinelli, Waldemar ［bərɑ:rdinéli］ ベラールディネリ (1903-1956, アルゼンチンの医師).

B.-Seip syndrome ベラールディネリ・セイプ症候群, = congenital total lipodystrophy.

B. syndrome ベラールディネリ症候群 (筋の肥大を伴う先天性リポジストロフィー), = lipodystrophy with muscular hypertrophy.

Berardius bairdii ツチクジラ, = beaked whale.

Béraud, Bruno Jean Jacques ［beróu］ ベロー (1823-1865, フランスの外科医).

B. valve ベロー弁 (涙嚢と涙鼻管との交差点にみられる弁で, クラウゼ弁ともいう), = Krause valve.

Ber·ber·i·da·ce·ae ［bə:bəridéisii:］ メギ科.

ber·ber·ine ［bə́:bəri:n］ ベルベリン $C_{20}H_{19}NO_5$ (伏牛花 *Berberis darwinii* の皮根に存在するアルカロイドで, *Hydrastis rhizome* 一成分. 左旋性黄色針晶. 抗マラリア薬, 解熱薬, 駆風薬, また無痛性潰瘍に外用薬として用いられてきた).

b. chloride ベルベリン塩化物 $C_{20}H_{18}ClNO_4 \cdot xH_2O$ (塩化ベルベリン. 止瀉薬, 腸内有害細菌に対し殺菌作用を示す). (→ 構造式)

b. tannate タンニン酸ベルベリン (止瀉薬. タンニン酸塩とすることでベルベリン特有の苦みをおさえたもの).

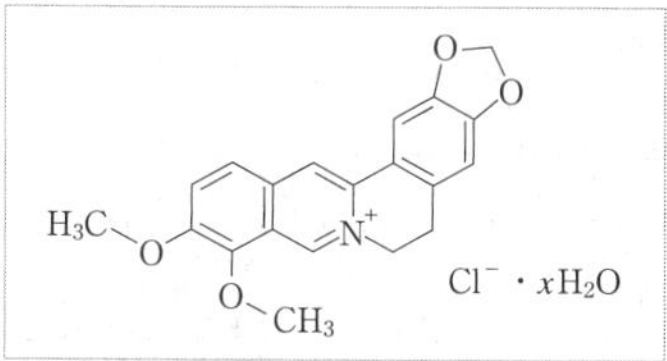

Ber·ber·is ［bə́:bəris］ ヘビメギ属.

B. amureusis ヒロハヘビノボラズ (オオトリトマラズ).

B. sieboldi ヘビノボラズ.

B. thunbergii メギ.

be·reave·ment ［bərí:vmənt］ 近親死, 死別 (近親者の死がもたらす残された者の激しい感情).

Berengario de Carpi, Jacopo ［bèrengɑ́:riou］ ベレンガリオ (1530没, イタリアの解剖学者. 蝶形骨洞, 虫垂, 披裂軟骨を初めて記載し, 胸腺および子宮下垂の手術法を発表した), = Berengarius, Berenger.

Berenreuther test ［bèrənrú:tər tést］ ベレンロイテル試験 (Yes-or-No により応答する問題125個を応用する精神鑑定法).

Berens-Tolman oc·u·lar hy·per·ten·sion in·di·ca·tor ［bérəns tálmən ɑ́kjulər hàipə:ténʃən índikeitər］ ベーレンス・トルマン眼内高圧指示器 (眼圧計の一種で, 特に眼圧亢進を測る器械. プランジャーの短い2本の平行線間の空間が両端にある指示線で等分されているときは22〜28mmHg, 平行線の下縁が指示線の位置にくると47mmHg, その上線が指示線の位置にあるときは低圧を示す).

Berg stain ［bə́:g stéin］ バーグ染色〔法〕.

ber·ga·mot ［bə́:gəmət］ ベルガモット (ミカン科の植物 *Citrus bergamia*, およびそのオレンジに類似の果実で, ベルガモット油 oleum bergamii の原植物).

b. oil ベルガモット油〔医学〕 (*Citrus aurantium* var. *bergamia* の果皮に存在する香水材料), = oleum bergamottae, o. bergamii.

Bergara-Wartenberg sign ［bə́:gərə wɔ́:tənbə:g sáin］ ベルガラ・ヴァルテンベルグ徴候 (患者の抵抗に反して眼瞼を開けるとき, 顔面神経麻痺の初期では振動が起こらない).

Bergenhem, Bengt ［bə́:gənein］ ベルゲネーム (1898生, スウェーデンの外科医).

B. operation ベルゲネーム手術 (膀胱外反の手術で, 尿管を直腸に移植する方法).

Berger cells ベルジェ細胞.

Berger, Emil ［bə́:gər］ ベルゲル (1855-1926, オーストリアの眼科医).

B. space ベルゲル腔.

B. symptom ベルゲル徴候 (進行性麻痺および脊髄癆にみられる瞳孔の不規則性).

Berger, Hans ［bə́:gər］ ベルゲル (1873-1941, ドイツの神経学者. 1929年に脳波計 electroencephalograph を創案し, 脳波におけるアルファ波 α-wave の記載により有名である).

Berger, Jean ［bə́:gər］ ベルジェ (フランスの腎臓病学者).

B. disease ベルジェ病 (ベルジェ巣状糸球体腎炎), = Berger focal glomerulonephritis.

Berger, Osker ［bə́:gər］ ベルゲル (1844-1885, ドイツの神経学者).

B. paresthesia ベルゲル知覚異常 (若年患者にみられる下肢の錯覚で, 他覚的症状を欠く).

Berger, Paul ［bə́:gər］ ベルジェ (1845-1908, フランスの外科医).

B. operation ベルジェ手術（肩帯において行う肩甲骨胸部間切断法）.

Bergeron chorea ベルジェロン舞踏病（激烈な痙攣を伴うが，良性型）.

Bergey, David Hendricks [bə́:rʤi:] バーギィ（1860–1937，アメリカの細菌学者．バーギー．分裂菌綱 Schizomycetes に属する細菌の系統的記載で有名．主著 Manual of Determinative Bacteriology (1923) は刊行以来画期的参考書として愛用され，1948年改訂第6版は共同研究者の手により完成された）.

B. Manual of Systematic Bacteriology バーギィマニュアル（細菌の分類学書），= Bergey manual.

Bergman, Harry [bə́rgmən] バーグマン（1912–1998，アメリカの泌尿器科医）.

B. sign バーグマン徴候（泌尿器のX線写真で，尿管の拡張した部分で尿管カテーテルがコイル状になっている），= catheter coiling sign.

Bergmann, Ernest von [bə́:gmɑ:n] ベルグマン（1836–1907，ドイツの外科医．脳外科の大家で腎摘出に利用される切開法を考案した）.

B. hernia ベルグマンヘルニア．→ von Bergmann hernia.

B.–Israel incision ベルグマン・イスラエル皮膚切開線（腎および腎尿管手術の皮膚切開線．腰部斜切開線の一つ）.

B. operation ベルグマン手術（精巣(睾丸)水瘤の手術）.

Bergmann, Gottlied Heinrich [bə́:gmɑ:n] ベルグマン（1781–1861，ドイツの外科医）.

B. cell ベルグマン細胞（小脳皮質の巨大細胞で，樹状突起が皮質分子層を貫通する）.

B. cords ベルグマン索（第四脳室床の聴線），= Bergmann conductors, striae acusticae.

B. fibers ベルグマン線維（小脳浅在膠細胞の突起）.

B. glia ベルグマン膠細胞 [医学].

Bergmeister papilla ベルクマイスター乳頭（胎児の硝子体動脈の外被を形成する小塊）.

Bergonié, Jean A. [bergouniéi] ベルゴニエ（1857–1925，フランスの医師）.

B. method ベルゴニエ療法（肥満症の治療に感応通電を利用する方法），= Bergonié treatment.

Bergonié–Tribondeau law [bergouniéi tribɔndóu lɔ́:] ベルゴニエ・トリボンドー法則（細胞の放射線に対する感受性はその再生能と正比例し，またその分化程度と反比例する）.

Bergström, Sune Karl [bə́:gstrəm] ベルイストレーム（1916生，ストックホルム生まれの生化学者．バリストレームともいう．プロスタグランジンの生理活性に関する研究により，B. I. Samuelsson および J. R. Vane とともに1982年度ノーベル医学・生理学賞を受けた）.

ber·i·beri [beribéri] 脚気 [医学]（ビタミンB_1の欠乏が主因であるが，ほかのビタミンの欠乏も併存する），= kakke, ashike, hinchazon, inchacao, perneiras, loempe, endemic multiple neuritis, panneuritis epidemica, polyneuritis endemica.

b. heart 脚気心 [医学]（ビタミン欠乏による心臓障害）.

Berkefeld candle filter ベルケフェルト濾過器.

Berkefeld filter ベルケフェルト濾過器（ケイ藻土のフィルターを用いたもの．Berkefeld Filter 社製）.

berke·li·um (Bk) [bə:kí:liəm] バークリウム（アメリカ・バークレー市カリフォルニア大学において原子量241のアメリシウム ^{241}Am をヘリウムイオンで破壊して Seaborg がつくった超ウラン元素の一つ．原子番号97，原子量247，元素記号 Bk で，半減期4.5時間）.

Berkson equa·tion [bə́:ksən i:kwéiʃən] ベルクソン式（血球計算における総誤差を求める式．ただし，V_t=計算の標準誤差（偏位平均系の%），n=計上赤血球数，n_c=計算に用いた計算室の数，n_p=計算に用いたピペット数．Joseph Berkson (1899–1982) は物理学者）.

Berlin blue [bə́:lin blú:] ベルリンブルー，紺青（フェロシアン化カリウムに第二鉄塩を加えて生ずる濃青色沈殿），= ferric ferrocyanide, aniline blue, Prussian b..

Berlin blue reaction ベルリン青反応 [医学]，ベルリンブルー反応（第二鉄塩の中性または酸性溶液に $K_4Fe(CN)_6$ を加えると濃青色のフェロシアン化第二鉄を沈殿する反応を利用して，鉄の検出，または逆にシアンの検出に用いられる）.

Berlin, David Daniel [bə́:lin] ベルリン（1900生，アメリカの医師．甲状腺全摘出による狭心症の療法で有名(H. L. Blumgart, S. A. Levine との共同研究)）.

Berlin, Rodolf [bə́:lin] ベルリン（1833–1897，アメリカの眼科医）.

B. disease ベルリン病（眼球の打撃による網膜黄斑部の水腫），= Berlin edema, commotio retinae.

B. dyslexia ベルリン文字盲，= word blindness.

B. edema ベルリン水腫（浮腫）(網膜振盪症．網膜の外傷性浮腫），= commotio retinae.

berlock dermatitis 化粧水皮膚炎 [医学]，ベルロック皮膚炎.

berloque dermatitis ベルロック皮膚炎.

Bermuda grass [bə:mjú:də grɑ́:s, grǽs] ギョウギシバ，バミューダグラス，= *Cynodon dactylon*.

Bernard, Claude [bənɑ́əd] ベルナール（1813–1878，フランスの生理学者．実験的研究法を生理学に導入し(1855)，クラレによる神経の麻酔を証明し，血管の拡張収縮神経を発見し，肝臓の解糖作用，膵臓分泌液の消化作用を明らかにした．内分泌 internal secretion という術語はベルナールの作出といわれる(1855)）.

B. canal ベルナール管（膵臓副管）.

B. duct ベルナール管（小膵管），= Bernard canal, Santorini duct, ductus pancreaticus accessorius.

B. granular layer ベルナール顆粒層（膵臓小房の内層），= Bernard glandular layer.

Bernard, Jean Alfred [bənɑ́əd] ベルナール（1907–2006，フランスの血液学者）.

B.–Horner syndrome ベルナール・ホルナー症候群，= Horner syndrome.

B. puncture ベルナール穿刺（糖穿刺）[医学]，= diabetic (sugar) puncture.

B.–Sergent syndrome ベルナール・セルジャン症候群（アジソン病に起こる下痢，嘔吐，失神の症候群）.

B.–Soulier disease ベルナール・スーリエ病.

B.–Soulier syndrome ベルナール・スーリエ症候群（血小板減少，巨大血小板，出血傾向などを示す先天性血小板機能異常症）.

B. syndrome ベルナール症候群，= Honer syndrome.

Bernhardt formula ベルンハルト公式（健康成人の体重は身長のセンチメートル数に胸囲のセンチメートル数を乗じたものを240で除して得られる）.

Bernhardt, Martin [bə́:nhɑ:t] ベルンハルト（1844–1915，ドイツの神経学者）.

B. disease ベルンハルト病（外側大腿皮神経領域の異常感覚性大腿神経痛），= Roth–Bernhardt disease, meralgia paresthetica.

B. disturbance of sensation = Bernhardt disease.

B.–Roth syndrome ベルンハルト・ロート症候群，= meralgia paresthetica, Bernhardt syndrome.

B. syndrome ベルンハルト症候群（異常感覚性大

腿神経痛), = paresthetic meralgia.

Bernheim, Bertram Moses [bə́:nhaim] ベルナイム(1880–1958, アメリカの外科医. 輸血学の権威).

Bernheim, Hippolyte [bə́:nhaim] バーンハイム(1840–1919, フランスの医師. 神経症の療法として催眠術を応用し, 催眠暗示に関する著書は名高い).

Bernheim, P. [bə́:nhaim] ベルンハイム(フランスの医師. バーンハイム, ベルネム, ベルナンともいう).

B. syndrome ベルンハイム症候群(左室肥大患者の肺うっ血をみない右心不全. 肥大した中心室中隔の突出による右室腔の減少に基づく).

Bernheimer, Stefan [bə́:nhaimər] ベルンハイメル(1861–1918, オーストリアの眼科医).

B. fibers ベルンハイメル線維(視索から Luy 核に至る大脳の神経路).

Bernoulli, Daniel [bə:nú:li] ベルヌーイ(1700–1782, スイスの数学者).

B. equation ベルヌーイ式(簡易ベルヌーイ式によれば圧差 =4×(流速)^{2}で表され, ドプラー法で流速から2点間の圧差を推定する根拠となる).

B. law ベルヌーイの法則.

B. law of large number ベルヌーイの大数の法則〔医学〕(標本数が大きいほど, 標本平均は母平均に近づく).

B. theorem ベルヌーイの定理(流体における力学的エネルギーの保存則).

Bernoulli, Jakob [bə:nú:li] ベルヌーイ(1654–1705, スイスの数学者).

B. trial ベルヌーイ試行〔医学〕(あるかないか, 表か裏か, などのように2通りしか反応が起こらないテスト(2項分布変数)をあらかじめきめられた回数繰り返して結果を観察すること).

Bernreuter per·son·al·i·ty in·ven·to·ry [bə́:nru:tər pə:sənǽliti ínvəntəri] ベルンロイテル性格調査法(神経症素質, 独善感, 内向性, 優勢, 社交性, 自信などを測定する試験法. Robert G. Bernreuter (1901–1995), アメリカの心理学者).

Bernstein, Felix [bə́:nstain] ベルンスタイン(1878生, ドイツ生まれのアメリカの生化学者).

B. membrane theory ベルンスタイン膜説(生物電気発生の学説で, 健常な組織表面はすべて等電位であるが, その一部を傷つけると負になり, 生体形質膜では, その表面に沿って外側に陽, 内側に陰イオンが集まるように分極する. この説により, 負傷電流 injury current, 活動電流 action current などが説明できる).

Bernstein, Lionel M. [bə́:nstain] バーンスタイン(1923生, アメリカの内科医).

B. test バーンスタイン試験.

Berry cir·cle [béri sə́:kəl] ベリー円(円輪を描いた立体視を検査するための表).

Berry meth·od [béri méθəd] ベリー法(生体における脳容積の算出法で, ① 頭長(glabella から頭頂点). ② 頭幅(parietal eminece 間). ③ 頭高(外耳道中心点から頭頂まで)以上を mm で測定し, 次の計算式で算出する. 頭容積 =0.000377×(頭長 −11mm)×(頭幅 −11mm)×(頭高 −11mm) +406.01. 11mmは頭蓋骨その他組織の厚さ).

Berry, Sir James [béri] ベリー(1860–1946, カナダの外科医).

B. ligament ベリー靱帯(甲状腺外側靱帯).

ber·ry [béri] しょう(漿)果.

b. aneurysm 小嚢状動脈瘤〔医学〕, 桑実状動脈瘤(脳動脈に生ずる小嚢状脈瘤).

b. cell ベリー細胞, 液果細胞, 漿果細胞.

Berson test バーソン試験.

Berthelot, Pierre Eugene Marcelin [bɛ:r-təlóu] ベルテロー(1827–1907, フランスの化学者. 特に細菌化学を専攻し, 土壌中の細菌による窒素固定に関する研究が多い).

B. calorimeter ベルテロー熱量計(ボンベ熱量計), = bomb-calorimeter.

B. tests ベルテロー試験(① フェノールの定量法. 被検物のアルコール液に次亜塩酸ソーダを加えて生ずる青色を比色する. ② アルコールの検出法. 塩化ベンジル数滴と過剰の水酸化ナトリウムを加えて刺激臭が消失するまで振とうすると芳香性の安息香酸エチルが発生するのはアルコールが存在するからである).

Berthollet bath ベルトレー浴〔医学〕.

Berthollet, Claude Louis [bɛ:rtəléi] ベルトレー(1748–1822, フランスの化学者).

B. fluid ベルトレー液(塩化ナトリウムと次亜塩酸ナトリウム混合液).

B. law ベルトレーの法則(溶液中の塩類は相互に反応して溶解性の低い塩をつくる).

berthollide compound ベルトリド化合物〔医学〕.

Bertillon system of identification ベルチロン確証法(生涯を通じて変化しない骨格の測定に基づく識別法).

Bertin, Exupère Joseph [bə́:tin] ベルタン(1712–1781, フランスの解剖学者).

B. bone(s) ベルタン骨(蝶形骨甲介), = conchae sphenoidales, sphenoturbinal bone.

B. column ベルタン柱(腎の腎錐体間に腎皮質が内方へ延長したもので, 腎柱のこと), = septum renis.

B. ligament ベルタン靱帯(腸骨大腿靱帯), = Bigelow ligament, ligamentum iliofemorale.

B. ossicles ベルタン小骨, = Bertin bones.

Bertioga virus ベルティオガウイルス(ブニヤウイルス属の一種).

Bertolotti syn·drome [bə̀:təlɔ́ti síndroum] ベルトロッティ症候群(第5腰椎の横突起があたかも仙椎の一部のように発育したもの), = sacralization.

Bertoni–Raymondi test [bə:tóuni réimәndi tést] ベルトニ・レーモンディ試験(血液亜硝酸検出法で, 透析して乾燥した残渣を加熱, アルコールで抽出し, デンプン糊とヨウ化カリとを加えると青色を発する).

Bertrand, Gabriel [bɛ:rtrá:n] ベルトラン(1867–1962, フランスの生化学者).

B. method ベルトラン法(デキストローゼの検出法で被検液をアルカリ性硫酸銅液とともに熱し, 沈殿した硫化第一銅を硫酸第二鉄の酸性溶液で酸化したものを過マンガン酸カリウムで滴定し, 糖により還元された銅の量から, フェーリング液の場合と同じような計表図から算出する), = Bertrand test.

ber·yl [béril] 緑柱石 $3BeO–Al_2O_3–6SiO_2$(六方晶系, 通常長柱状, 柱面に縦線をもつ), = emerald.

be·ryl·li·o·sis [bərìlióusis] ベリリウム中毒〔医学〕, ベリリウム症(ベリリウムを長期間吸入した場合に認められるベリリウムに対するⅣ型アレルギー性の肉芽腫性線維症をいう), = beryllosis.

be·ryl·li·um (Be) [bəríliəm] ベリリウム(原子番号4, 元素記号 Be, 原子量9.012118, 質量数9, 比重1.816の銀白色の金属元素で, 天然には緑柱石 $3BeO–Al_2O_3–6SiO_2$ として産する), = glucinium.

b. benzoyl pyruvate ピルビン酸ベリリウムベンゾイル(キレート化合物の一つ).

b. carbonate 炭酸ベリリウム $5BeOCO_2–5H_2O$.

b. granulomatosis ベリリウム肉芽腫症(ベリリウム中毒症の一型).

b. hydroxide 水酸化ベリリウム $Be(OH)_2$.

b. nitrate 硝酸ベリリウム $Be(NO_3)_2–3H_2O$.

b. oxide 酸化ベリリウム BeO.

b. potassium fluoride フッ化カリウムベリリウム K_2BeF_4（白色の硬い物質）.
b. rickets ベリリウムくる病（正常食にベリリウムを加えて動物を飼育すると発病する）.
b. sodium fluoride フッ化ナトリウムベリリウム Na_2BeF_4（白色結晶）.
b. sulfate 硫酸ベリリウム $BeSO_4$-$4H_2O$.

ber·yl·lo·sis [bèrilóusis] ベリリウム症, = berylliosis.

B

Berzelius, J. J. [bə:sé:liəs] ベルセーリウス（1779-1848, スウェーデンの化学者. 1813年にラテン語の頭文字で原子を表現したが, 現在の元素記号の原型といってもよい）.

be·set·ment [bisétmənt] 憑依, 妄想, = obsession.

bes·i·clom·e·ter [bìsiklámitər] ベシクロメーター（眼鏡の縁の広さを定めるために前額を測る器械）.

Besnier, Ernest [bensnié:r] ベスニエー（1831-1909, フランスの皮膚科医. 凍瘡狼瘡 lupus pernio を記載したが, その後 C. P. M. Boeck は良性類肉芽腫として分類した）, = Besnier-Boeck disease, Besnier-Tenneson d., benign lymphogranulomatosis.
B.-Boeck-Schaumann disease ベスニエー・ベック・シャウマン病, = sarcoidosis, benign lymphogranulomatosis.
B.-Boeck-Schaumann syndrome ベスニエー・ベック・シャウマン症候群.
B. prurigo ベスニエー痒疹（喘息性痒疹）, = atopic dermatitis, prurigo asthme.
B. rheumatism ベスニエーリウマチス（慢性関節滑膜炎）.

Bes·noi·tia [besnɔ́itiə]（胞子虫綱の寄生原虫の一属. 哺乳動物の皮下組織に嚢子をつくって寄生する胞子虫で, *B. besnoiti* などが含まれる）.
B. besnoiti（ヨーロッパ, アフリカ, 中東, 南アメリカのヤギ, 大型カモシカのベスノイチア症の原因となる種）.

bes·noi·ti·a·sis [bèsnəitáiəsis] ベスノイチア症［医学］.

bes·noi·ti·o·sis [besnɔ̀itióusis] ベスノイチア病.

Bespaloff sign [béspəlɑf sáin] ベスパロフ徴候（有熱時の小児で後に麻疹の発生する場合の徴候で鼓膜の発赤, 鼻咽頭炎などを特徴とする）.

Bessey, Otto A. [bési] ベッシー（1904-1984, アメリカの生化学者）.
B.-Lowry method ベッシー・ローリー法（*p*-ニトロフェニルリン酸を基質に用いた, ホスファターゼの活性測定法の一つ）.

Best, Charles Herbert [bést] ベスト（1899-1978, カナダの生理学者. J. J. R. Macleod および F. G. Banting との協同研究において1920年インスリンを発見し, 1923年協同者とともにノーベル医学・生理学賞を受けた. 著書としては The Human Body (1923), The Physiological Basis of Medical Practice (1939, N. B. Taylor 共著) が有名）.

Best, Franz [bést] ベスト（1878-1920, ドイツの病理学者）.
B. carmine stain ①ベストカルミン染色液（グリコーゲンを染色するために用いる液で, 原液はカルミン2g, 炭酸カリ1g, 塩化カリ5gを水60mLに溶かし, 徐々に濃紅の色調となるまで煮沸し, 冷却後濃アンモニア20mLを加えてつくる. 組織を唾液で前処理するとカルミン染色は陰性となる）. ②ベストカルミン染色［法］.
B. disease ベスト病（常染色体優性の黄斑変性症）, = congenital macular degeneration.

Best, Van [bést] ベスト（1836-1875, スコットランドの外科医）.
B. operation ベスト手術（腹輪の皮下縫合を行うヘルニア手術）.

best estimator 最良推定量［医学］.

best frequency 最良周波数.

best linear unbiased estimator 最良線形不偏推定量［医学］.

bestatin ベスタチン（免疫賦活剤）.

bes·ti·al·i·ty [bèstiǽliti] 獣姦［医学］, = sodomy, zoophilia.

bes·ti·o·sex·u·al·i·ty [bèstiousèkʃuǽliti] 獣姦.

BET blood for exchange transfusion 合成血の略.

Be·ta [bí:tə] テンサイ属.
B. vulgaris フダンソウ（変種はサトウダイコン）, = beet.

be·ta, β [béitə] ベータ（ギリシャ語アルファベットの第2字で, 異性体のうち第2のもの, または置換部位を指す語）.
b. action ベータ作用（ベータ受容体を介するホルモン作用）.
b.-adrenergic blocking agent ベーターアドレナリン遮断薬［医学］.
b. agonist ベータ作用薬［医学］.
b.-alanine ベーターアラニン（ベータ炭素にアミノ基をもつアラニン）.
b.-amylase ベーターアミラーゼ（デンプン分子からマルトースを主に生ずるもの）, = saccharogenic amylase.
b.-amyloid precursor protein (βAPP) ベーターアミロイド前駆体タンパク（アルツハイマー病の脳に特徴的にみられるアミロイド斑の主要構成成分）.
b.-amylose ベーターアミロース（植物界に存在する）.
b. anastomosis ベータ吻合［医学］.
b. angle ベータ角（固定半径と bregma と hormion とを連結する線とがつくる角）.
b.-biotin ベーターピオチン（肝臓に存在するもの）.
b. blocker ベータ遮断薬［医学］, = beta-adrenergic blocking agent.
b.-carotene cleavage enzyme ベーターカロチン開裂酵素.
b.-carotene15,15′-dioxygenase ベーターカロチン 15,15′-ジオキシゲナーゼ（ベータ-カロチンに酸素を付加してレチナールデヒドに変える酵素）.
b. cell ベータ細胞（①膵臓ランゲルハンス島にある細胞で, アルコール溶性顆粒を有し, インスリンをつくる. ②下垂体前葉にある好塩基性細胞）.
b. cell of anterior lobe of hypophysis 下垂体前葉のベータ細胞.
b. cell of pancreas 膵ベータ細胞.
b. chain ベータ鎖［医学］.
b.-cholestanol ベーターコレスタノール（糞便中に存在するコレステロールの誘導物 coprosterol の異性体）.
b.-corticotropin ベーターコルチコトロピン（Bell らにより単離された）.
b.-cystathionase ベーターシスタチオナーゼ（メチオニンの生合成に関与する酵素で, シスタチオンを脱アミノ化し, L-ホモシステインとピルビン酸に分解する）, = cystathionine β-lyase.
b. decay ベータ崩壊［医学］.
b. disintegration ベータ崩壊（ベータ崩壊の崩壊過程は β および β^+ 崩壊の2種がある. それぞれ電子または陽電子を放出する過程である）, = beta decay.
b. distribution ベータ分布［医学］.
b.-elimination ベータ脱離（1,2-脱離ともいう, 隣り合っている原子にそれぞれ結合している2つの原子が脱離する反応）.
b. emitter ベータ放射体［医学］.

b.-endorphin ベーター エンドルフィン（脳や下垂体にある内因性オピエイト endogenous opiate の一つ．オピオイド受容体に結合してモルヒネ様の強い鎮痛作用を示す）．
b.-estradiol ベーター エストラジオール（比較的無効）．
b. factor ベータ因子（性周期におけるベータ期，すなわち月経前期を左右するホルモン様物質）．
b. fiber ベータ線維（1秒につき40mの伝導速度を示す体神経系）．
b. fungus ベータ糸状菌（旧語），= *Achorion schoenleinii*.
b. galactoside 乳糖，= lactose.
b.-globulin ベーター グロブリン（電気泳動においてアルファグロブリンとガンマグロブリンとの中間速度で移動するもの）．
b.$_{1A}$ (β_{1A}) globulin β_{1A} グロブリン（補体第3成分）．
b.$_{1C}$ (β_{1C}) globulin β_{1C} グロブリン（補体第3成分）．
b.$_{1E}$ (β_{1E}) globulin β_{1E} グロブリン（補体第4成分）．
b.$_{1F}$ (β_{1F}) globulin β_{1F} グロブリン（補体第5成分）．
b.$_{1H}$ (β_{1H}) globulin β_{1H} グロブリン（補体H因子．C3bを切断，不活性化する因子）．
b.-glucose ベーター グルコース（比旋光度 [α] D = +17.5°）．
b.-glucosidase ベーター グルコシダーゼ（β-D-グルコシドグルコヒドロラーゼ．アグリコンとβ-D-グルコピラノシル結合をする配糖体加水分解酵素）．
b. granule ベータ顆粒（下垂体および膵臓ベータ細胞の顆粒，またはウサギ白血球の偽好酸性顆粒）．
b. hemolysis ベータ溶血〔医学〕（血液寒天培地における細菌培養において集落の周囲が透明化されること）．
b. hemolytic streptococcus ベータ溶血性レンサ球菌（A群溶血性レンサ球菌ともいう．*Streptococcus pyogenes* が代表的菌種）．
b.-hydroxypropionic acid ベーター ヒドロキシプロピオン酸 CH_2OHCH_2COOH, = ethylene-lactic acid.
b.-hypophamine ベーター ハイポファミン（下垂体後葉から得られる昇圧性物質），= vasopressin.
b.-hypophamine tannate タンニン酸バソプレシン注射薬（脳下垂体後葉ホルモン薬）．
b.$_1$ (β_1) integrin β_1 インテグリン（VLA サブファミリー）．
b.$_2$ (β_2) integrin β_2 インテグリン（白血球インテグリンサブファミリー）．
b.$_3$ (β_3) integrin β_3 インテグリン（cytoadhesin サブファミリー）．
b. interferon ベータインターフェロン〔医学〕．
b. lactamase ベータラクタマーゼ（ペニシリン系およびセファロスポリン系抗生物質の共通構造であるベータラクタム環を開裂させる酵素．バクテリアの抗生物質耐性の原因となる．現在ではベータラクタマーゼに抵抗性の種々の抗生物質が開発されている），= lactamase.
b. lactamase inhibitor ベータラクタマーゼ阻害薬（ペニシリンやセファロスポリンなどのベータラクタム抗生物質はベータラクタマーゼによって加水分解されて抗菌活性を失うが，このベータラクタマーゼの酵素活性の阻害物質のことである．ベータラクタム抗生物質と併用することによって，ベータラクタマーゼ産生菌にも有効な治療効果をあげることができる）．
b. lactam(s) ベータラクタム系薬．
b.-lactoglobulin ベーター ラクトグロブリン（牛乳漿タンパク質の約55%を占め，Palmer が1934年に純粋物を分離してグロブリン性を確証した．分子量は35,000～44,000）．
b. lactose ベータラクトース（乳糖の同分異性体で，乳糖を93°C以上の熱で結晶させてつくる．乳糖よりも甘味が強く，溶解度も高いので，乳児の栄養に用いられる）．→ lactose.
b.-leukocyte ベーター 白血球（凝血に際し融解を起こさないもの）．
b.-lipoprotein ベーター リポタンパク質．
b.-lutidine ベーター ルチジン C_7H_9N（麻薬性鎮痙薬でストリキニン中毒の解毒に用いられる），= 3-ethylpyridine.
b. lysin ベータ溶解素（赤血球の溶血斑から分類する，完全溶血毒素）．
b.-metal-combining globulin = transferrin.
b.$_2$-microglobulin (β_2-MG) β_2-ミクログロブリン（分子量11,800の低分子タンパク．リンパ球や血小板の膜表面に存在し，また血液や尿中にも存在する．1964年に Bengärd により，カドミウム中毒や Wilson 病の患者の尿より単離され，尿細管機能障害の指標として用いられている．HLA抗原の small component 由来である）．
b.-naphthol ベーター ナフトール（腸管消毒薬，駆虫薬）．
b.-naphthol benzoate ベーター ナフトールベンゾエート，= benzonaphthol.
b.-naphthol orange ベーター ナフトールオレンジ，= orange Ⅱ.
b.-naphthol salicylate サリチル酸ベーター ナフトール，= naphthyl salicylate.
b.-naphthol sodium ベーター ナフトールソジウム（消毒薬）．
b.-oxidation ベーター 酸化（ミトコンドリアで行われる脂肪酸の異化過程の一つであるβ位の炭素に起こる酸化，特に脂肪酸のβ位が酸化され炭素数2つの単位で切断される反応をいう）．
b.-oxybutyria ベーター オキシブチル酸尿症（ケトン尿症の一種）．
b.-oxybutyric acid ベーター オキシ酪酸 $CH_3CH(OH)CH_2COOH$（生体内で脂肪の酸化が不完全なために生ずる中間産物），= beta-hydroxy butyric acid.
b. particle ベータ粒子（放射性原子核から放散される電子で，1個の陰電荷をもつ），= electron.
b. phase ベータ相〔医学〕（卵巣周期の前妊娠期）．
b.-progesterone ベーター プロゲステロン（プロゲステロンの異性体，融点121°C）．
b.-propiolactone ベーター プロピオラクトン（生物の酸化作用を抑制するのは，水解により beta-hydroxyprionic acid を生ずるためといわれる）．
b.-protein ベーター タンパク（アミロイド前駆体タンパク質で老年痴呆の脳に特徴的．老人斑の主要構成成分で，中心部に蓄積し，髄膜血管，脳実質内血管の基底膜や神経網の細胞間隙に沈着する）．
b. radiation ベータ放射線〔医学〕．
b. ray ベータ線（自然および人工放射性元素が放出する電子線．ベータ線を出す人工放射性元素としては ^{32}P, ^{131}I などが知られている）．
b.-ray therapy ベータ線治療，= beta particle therapy.
b. receptor ベータ受容体〔医学〕．
b. receptor agonist ベータ受容体作用薬〔医学〕．
b. receptor blocker ベータ受容体遮断薬〔医学〕．
b. rhythm ベータリズム〔医学〕，ベータ波〔医学〕（脳波にみられる低電圧速波で，周波数14～25Hz．前頭葉から発生する感覚運動系の波）．
b. rhythm electroencephalography ベータリズム脳波記録法〔医学〕．
b.-s beta substance ベータ物質（ハインツ小体のこと），= Heinz bodies.
b. spectrum ベータ線スペクトル〔医学〕．
b. stimulant ベータ刺激薬．
b. stimulating drug ベータ作用薬〔医学〕．

b. structure ベータ構造.
b. substance (*β*-s) ベータ物質(ハインツ小体のこと), = Heinz bodies.
b.-sulfur (*β*-S) ベーター イオウ(単斜晶系).
b. test ベータ試験(英語を話さない者の知能を検査するためのアメリカ陸軍試験法).
b.-thalassemia ベーターサラセミア〔医学〕.
b.-tocopherol ベータートコフェロール ㊗5,8-dimethyltocol $C_{28}H_{48}O_2$.
b. track ベータ線飛跡〔医学〕.
b. wave ベータ波〔医学〕, *β*波(脳波において, 14 Hz以上の周波数を示すもの).

Be·ta·bac·te·ri·um [bèitəbæktí:riəm] ベータバクテリウム属(旧称). → *Lactobacillus*.

be·ta·cism [bí:təsizəm, béi–] バ行発音過多症, バ行発音不全〔医学〕, バ行構音障害〔医学〕(b音が異常に多く発音されること).

Be·ta·her·pes·vi·ri·nae [bèitəhérpezvirìni:] ベータヘルペスウイルス亜科(ヘルペスウイルス科の亜科で, *Cytomegalovirus*, *Muromegalovirus*, *Roseolovirus* 属に分けられる).

be·ta·his·tine hy·dro·chlo·ride [bèitəhísti:n hàidrouklɔ́:raid] ベタヒスチン塩酸塩 ㊗2-[2-(methylamino)ethyl] pyridine dihydrochloride $C_8H_{12}N_2$-2HCl(メニエール病の治療に用いる,血管拡張薬).

betahistine mesilate ベタヒスチンメシル酸塩 ㊗*N*-methyl-*N*-[2-(pyridin-2-yl)ethyl]amine dimethanesulfonate $C_8H_{12}N_2 \cdot 2CH_4O_3S$: 328.41(メシル酸ベタヒスチン, ピリジルエチルアミン系抗めまい薬. メニエール病, メニエール症候群, 眩暈症に伴うめまいに適用).

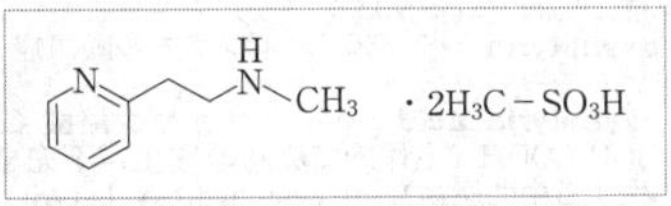

be·ta·ine [bí:təi:n] ベタイン(trimethy glycocoll hydroxyde アミノ酸の *N*-トリアルキル置換体で一種の第四化合物である. 特にトリメチルグリシンのことをいう場合がある. 広く動植物界に存在し, 特にサトウダイコンの糖蜜中に多く含まれる), = lycine, oxyneurine, trimethylglycine, glycine.
b. hydrochloride ベタイン塩酸塩(水に溶解して塩酸を遊離するので, 胃酸欠乏症に用いる).

be·ta·ines [bí:təi:nz] (ベタイン類 $(CH_3)_3N$<基をもつ四級アンモニウム塩基とカルボキシル基の両イオンをもったアミノ酸誘導体(トリアルキルアミノ酸)の総称(例えばクロトンベタイン $(CH_3)_3{\equiv}N^+CH_2CH{=}CHCOO^-$ など)).

be·ta·meth·a·sone [bèitəméθəsoun] ベタメタゾン ㊗9-fluoro-11*β*,17,21-trihydroxy-16*β*-methylpregna-1,4-diene-3,20-dione $C_{22}H_{29}FO_5$: 392.46(合成糖質コルチコステロイド, ベタメサゾン, 合成副腎皮質ホルモン).

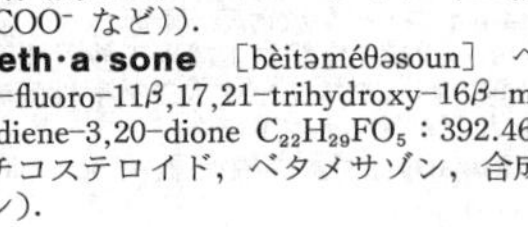

b. dipropionate ベタメタゾンジプロピオン酸エステル C_{28} $H_{37}FO_7$: 504.59(ジプロピオン酸ベタメタゾン. プレグナン系合成副腎皮質ホルモン. 外皮用剤として, 湿疹・皮膚炎群, 乾癬などに用いられる).

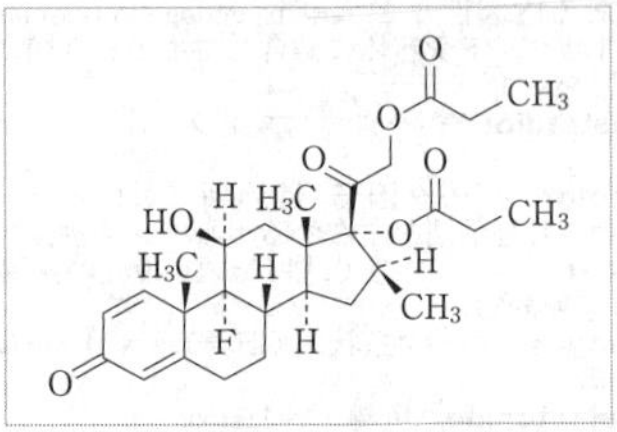

b. sodium phosphate ベタメタゾンリン酸エステルナトリウム $C_{22}H_{28}FNa_2O_8P$: 516.40(リン酸ベタメタゾンナトリウム. プレグナン系合成副腎皮質ホルモン. 副腎皮質機能不全, 各種の炎症疾患やアレルギー疾患などに用いる).

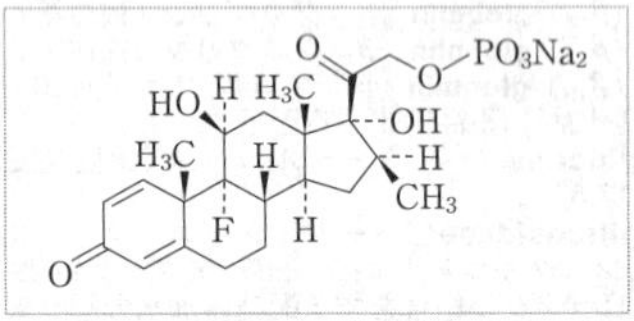

b. valerate ベタメタゾン吉草酸エステル $C_{27}H_{37}FO_6$: 476.58(吉草酸ベタメタゾン. プレグナン系合成副腎皮質ホルモン. 抗炎症作用湿疹, 皮膚炎群などに適用).

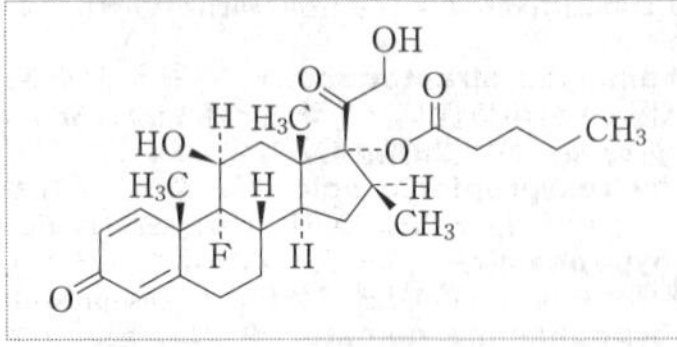

be·tan·in [bétənin] ベタニン(beet などに含まれる含窒素の赤色色素).

Be·ta·ret·ro·vi·rus [bèitərètrouváiərəs] ベータレトロウイルス属(レトロウイルス科の一属で, マウス乳癌ウイルスなどが含まれる).

be·ta·tron [béitətrɑn, bí:tə–] ベータトロン〔医学〕, 磁気誘導加速器(アメリカの Kerst が1941年に初めて製作に成功した電子加速装置で, 時間的に強さの変化する磁場内で電子を一定の半径の軌道上を回転しつつ加速するようにした装置で, これにより数 Mev から 20Mev のエネルギーの電子線または X 線が得られる. 学術的には原子核物理学の実験に, 工業的には鉄板の透視, 溶接など, 医療的には癌の治療に利用されている).
b. electron radiography ベータトロン電子線治療.

be·ta·zole hy·dro·chlo·ride [béitəzoul hàidrouklɔ́:raid] ベタゾール塩酸塩(降圧作用の弱いヒスタミン類似体. 胃酸分泌刺激薬として用いる).

betazole hydrochloride stimulation test 塩酸ベタゾール刺激試験.

be·tel [bí:təl] キンマ(咀嚼薬), = *Piper betle*.
b. cancer 頬部癌(東インド人に生ずる. ビンローの実のかみ砕きによるらしい), = buyo cheek cancer.
b.-leaf ビンロウジ[檳榔子]の葉.
b.-nut ビンロウジの種子.
b. oil ビンロウジ[檳榔子]油.

be·than·e·chol chlo·ride [biθǽnikɔ:l klɔ́:raid]

ベタネコール塩化物 ㊥ N-[(RS)-(2-carbamoyloxy)propyl]-N,N,N-trimethylammonium chloride $C_7H_{17}ClN_2O_2$: 196.68 (塩化ベタネコール．副交感神経興奮薬，第四級アンモニウム－カルバミン酸エステル系消化管機能低下改善薬)，= urecholine chloride.

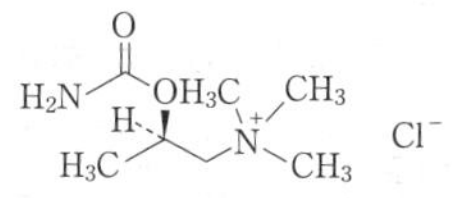

および鏡像異性体

be·than·i·dine [biθǽnidi:n] ベタニジン.
b. sulfate ベタニジン硫酸塩 ㊥ 1-benzyl-2,3-dimethylguanidine sulfate (1:½) $C_{10}H_{15}N_3$-½H_2SO_4 (アドレナリン遮断薬).
Bethe meth·od [béitə méθəd] ベーテ染色法(メチレンブルーで処理した神経組織を食塩水で洗い，モリブデン酸アンモニウム0.06g，水10mL，過酸化水素1mLに塩酸1滴を加えた液に浸し，氷で5時間冷却し，水洗後寒冷アルコールで脱水硬化し，透明にしてパラフィン埋没を行う).
Bethesda-Ballerup group [bəθésdə bǽlərəp grú:p] ベセスダ・バレラップ群〔医学〕(かつて paracolon として取り扱われていた菌であるが，Kauffmann により1954年に *Escherichia freundii* (現在の *Citrobacter freundii*) のもとに総括された).
Bethesda classification ベセスダ分類，= Bethesda system.
Bethesda system ベセスダ分類(子宮頸部，腟細胞診の).
Bethesda unit ベセスダ単位.
bethylid wasp アリガタバチ.
Betke-Kleihauer test ベトケ・クライハウアー試験.
Bets, Vladimir Aleksandrovich [béts] ベッツ(1834-1894，ロシアの解剖学者)，= Betz.
B. cells ベッツ細胞(大脳皮質の巨大錐体細胞で1874年の発見)，= giant pyramidal cell, giant pyramid.
Bettendorff, Anton Joseph Hubert Maria [bétəndɔ:f] ベッテンドルフ(1839-1902，ドイツの化学者).
B. test (for arsenic) ベッテンドルフ試験(被検液に塩酸を加えた後，新しい第一塩酸スズ溶液とスズ箔小片とを加えると褐色の沈殿を起こすヒ素の検出法)，= Bettmann test.
Betten-Mayou type [bétən meijú: táip] バッテン・マユー型(幼年期黒内障性家族性痴呆)，= Spielmeyer-Vogt type.
Bet·u·la [bétʃulə] カバノキ属(カバノキ科 *Betulaceae* の一属).
B. alba シラカバ[白樺] (oleum betulae empyreumaticum rectificatum の原植物).
B. lenta アカモモ(サリチル酸メチルの原植物).
betula camphor ベツラショウノウ，= betulin.
bet·u·la oil [bétʃulə ɔ́il] カバ油，ベチュラオイル(アカモモの樹皮からとったサリチル酸メチルの芳香性精油). → gaultheria oil.
Bet·u·la·ce·ae [bètʃuléisii:] カバノキ[樺木]科.
bet·u·lin [bétʃulin] ベチュリン $C_{36}H_{60}O_3$ (シラカバから得られる樹脂またはショウノウ)，= betula camphor.
between assay アッセイ間アッセイ〔医学〕.
between-class variation 級間変動.
between cluster variance 集落間分散〔医学〕.
between meals 食間〔医学〕.
between-patient comparison 無作為平行法.
between strata variance 層間分散〔医学〕.
be·tween·brain [bitwí:nbrein] 間脳，= diencephalon, thalamencephalon.
Betz cell(s) [béts sél(z)] ベッツ細胞(大脳灰白質運動野にみられる大錐体神経細胞で，巨大錐体細胞とも呼ばれる)，= Bets cells.
Beuren syndrome ビューレン症候群.
Beurmann, Charles Lucien de [bə:rmá:n] ビュールマン(1851-1923，フランスの医師).
B.-Gougerot disease ビュールマン・グージェロー病(*Sporotrichum beurmanni* の感染症)，= disseminated gummatous sporotrichosis, Schenck disease.
Beutler, Bruce Alan ボイトラー(1957生，アメリカの免疫学者．1998年，マウスにおいて，ショウジョウバエの Toll 遺伝子にあたるタンパク質 Toll-like receptor (TLR) を報告，自然免疫のしくみを解明する端緒となった．自然免疫の活性化に関する発見をした業績により，Hoffmann, Steinman とともに2011年度ノーベル医学・生理学賞を受けた).
Beuttner, Oskar [bɔ́itnər] ボイトネル(1866生，スイスの婦人科医).
B. method ボイトネル法(子宮底の楔形横切除と卵巣の一部を残す付属器の部分的摘出法).
Bevan, Arthur Dean [bévən] ベヴァン(1861-1943，アメリカの外科医).
B. incision ベヴァン切開(腹直筋の外側を縦に切開して胆嚢を露出する方法).
B. operation ベヴァン手術(陰嚢内へ伏在精巣(睾丸)を降下させる停留精巣に対する手術).
Bevan-Lewis, William [bévən lú:is] ベヴァンルイス(1847-1929，イギリスの生理学者).
B.-L. cell ベヴァンルイス細胞(大脳皮質の運動領にある紡錘形細胞).
bev·el [bévəl] 斜端(注射針などの先端)，角度.
b. angle 斜面隅角〔医学〕.
b. fracture 斜骨折〔医学〕.
b. protractor 分度器，角度定規.
bevelled anastomosis 斜端吻合〔医学〕.
bev·er·ages [bévəridʒz] 飲物〔医学〕.
be·wil·der·ment [biwíldə:mənt] 錯乱〔状態〕〔医学〕，混乱〔医学〕.
bex [béks] 咳嗽(せき).
bex·ia [béksiə] (ブラジルの天然痘)，= Brasilian smallpox.
bez·a·fib·rate [bezəfíbreit] ベザフィブラート(高脂血症治療薬，フィブラート系薬剤).
be·zoar [bí:zɔ:r] 消化管結石〔医学〕，胃石，球体，= bezoard.
Bezold, Albert von [bétsɔlt] ベツォルト(1836-1868，ドイツの生理学者．心臓の促進神経線維が脊髄に由来することを発見した(1863)).
B. ganglion ベツォルト神経節(心房中隔にある神経細胞群).
B.-Jarisch reflex ベツォルト・ヤリッシュ反射(心臓左室壁化学受容体から主に迷走神経を求心路とする反射．ベラトリウム・アルカロイドで刺激され徐脈，血圧下降，無呼吸が起こる．心室機械的受容体反射の緩衝効果の特異的なものといわれている．急性心筋梗塞にみる心原性ショックに関与する可能性がある).
Bezold, Friedrich von [bétsɔlt] ベツォルト(1842-1908，ドイツの耳科医).
B. abscess ベツォルト膿瘍(側頭骨の骨膜下膿瘍).
B. continued tone scale ベツォルト連続音階列.
B. mastoiditis ベツォルト乳突炎(原発性で周囲の蜂巣を破り項部および側頭部に膿瘍を伴うもの)，= primary mastoiditis.

B. perforation 乳突内面の化膿による骨穿孔.
B. sign ベツォルト徴候(乳突先端下部の炎性腫瘍で, 乳突炎の徴候), = Bezold sympton.
B. symptom ベツォルト症状.
B. triad ベツォルト三主徴(音叉検査で下音界の上昇, 骨伝導の延長および Rinné 法陰性の三徴で, 耳硬化症の診断に利用される).
BF ① bouillon filtré ツベルクリンブイヨン濾液の略. ② biofeedback バイオフィードバックの略. ③ blastogenic factor〔細胞〕幼若化因子, 芽球化因子の略. ④ blood flow 血流の略.
BFP ① biological false positive 生物学的偽陽性の略. ② basic fetoprotein 塩基性胎児タンパクの略.
BFPR biological false positive reaction 生物学的偽陽性〔反応〕の略.
BG background バックグラウンドの略.
BGA blood gas analysis 動脈血ガス分析の略.
BGG bovine gamma-globulin ウシガンマグロブリンの略.
BGL blood glucose level 血糖値の略.
BGP bone Gla protein 骨 Gla タンパクの略(骨グルタミン酸含有タンパク).
BH birth history 出生歴の略.
B-H block ヒス束内ブロック(房室ブロックを起こす場所がヒス束内にあるもの), = H-H′ block.
BH interval BH 間隔.
Bh bohrium ボーリウムの略(原子番号 107. 超アクチノイド元素の一つ).
BHA butyl-hydroxyanisole ブチルヒドロキシアニソールの略(食品防腐剤として用いる酸化阻止剤).
bhang [bǽŋ] タイマ〔大麻〕の一種(東インド原住民語でインドアサ *Cannabis indica* の葉(喫煙用)), = bangue, cannabis, marihuana.
BHC benzenehexachloride ベンゼンヘキサクロリド, ヘキサ塩化ベンゼン, 六塩化ベンゼンの略.
BHIA brain-heart infusion agar ブレイン・ハートインフュージョン寒天培地の略.
BHL bilateral hilar lymphadenitis 両側〔性〕肺門リンパ節腫脹の略.
BHN Brinell hardness number ブリネル硬度〔数〕の略.
BI ① Brinkman index ブリンクマン指数の略. ② burn index 熱傷指数の略.
Bi bismuth ビスマス(蒼鉛)の元素記号(原子番号 83, 原子量 208.9804, 同位元素の質量数 209).
bi- [bai] 重, 2 個の意味を表す接頭語.
biacromial diameter 肩甲横径〔医学〕.
Bial, Manfred [bíəl] ビアル(1870-1908, ドイツの医師).
B. reagent ビアル試薬(オルシノール 1.5, 10%塩化第二鉄水溶液 2, 塩酸 500).
B. test ビアル試験(ビアル試薬 5mL を試験管にとり, 沸騰後, 被検尿数滴を加えると, 五炭糖のある場合緑色が発現する), = phloroglucinol-hydrochloric acid reaction.
bi·al·am·i·col hy·dro·chlo·ride [bàiəlǽmikɔ:l haidroukló:raid] 塩酸ビアラミコール 化 5,5′-diallyl-*α*-*α*′-*bis*(diethylamino)-*m*,*m*′-bitolyl-4,4′-diol hydrochloride $C_{28}H_{40}N_2O_2$-2HCl (抗アメーバ薬).
bi·al·lyl·am·i·col [baiæ̀lilǽmikɔ:l] ビアリルアミコール 化 6,6′-diallyl-*α*,*α*′-*bis*(diethylamino)-4,4′-biocresol (水溶性白色粉末で, 腸管および肝アメーバ症に有効), = PPA-701, SN6771, C1301, CT871 biethyl amicol.
bi·am·ni·ote [baiǽmniout] 双羊膜児.
Bianchi, Giovanni Battista [biá:ŋki] ビアンキ (1681-1761, イタリアの解剖学者).
B. nodule(s) ビアンキ小結節, = nodulus valvulae semilunaris, corpora arantii.
B. valve(s) ビアンキ弁(鼻涙管の下末端).
Bianchi, Leonardo [biá:ŋki] ビアンキー(1848-1927, イタリアの精神科医).
B. syndrome ビアンキー症候群(左頭頂葉の損傷に際しては注意不能, 読書不能を伴う知覚性失語症が起こる).
bi·ar·tic·u·lar [baiɑ:tíkjulər] 二関節の, 2 つの関節の, = diarthric.
bi·as [báiəs] ① 偏見. ② 偏り〔医学〕(統計資料の偶然でない食い違い).
bi·ased [báiəst] 偏った, 斜めの. 名 bias.
b. errors 偏り誤差.
b. sample 偏りのある標本.
bi·as·ter·ic [bàiəstérik] 双星状体の(有糸分裂における).
bi·as·te·ri·on·ic [bàiəstèriánik] バイアステリオニック, 両星状点の(特に星状点直径と星状点幅との最短距離にいう).
bi·a·stig·ma·tism [bàiəstígmətizəm] 総合乱視(水晶体と角膜との両者に乱視のあること).
biaural auscultation 両耳聴診〔法〕.
biaural stethoscope 両耳聴診器(Cammann 式のような種類).
bi·au·ric·u·lar [bàiɔ:ríkjulər] 両耳介の.
biaxial joint 二軸性関節.
bib. [L] bibe 飲むの略(Plasmodium falciparum の半月形生殖母細胞の発生している宿主赤血球の残留部分).
bi·bal·lism [baibǽlizəm] 両バリスムス〔医学〕.
bi·ba·sic [baibéisik] 二塩基性の(水素イオン 2 個をもつ酸で, 塩基に置換されて塩をつくり得ること).
bi·bev·eled [baibévəld] 両側傾斜の.
bib·li·og·ra·phy [bìbliágrəfi] 参考文献〔医学〕.
b. of medicine 医学図書目録〔医学〕.
bib·li·o·pho·bia [bìbliəfóubiə] 書籍恐怖〔症〕〔医学〕.
bib·li·o·ther·a·py [bìbliəθérəpi] 読書療法〔医学〕.
Bibron, Gabriel [bibrɔ́n] ビブロン(1806-1848, フランスの博物学者).
B. antidote ビブロン解毒薬(蛇咬に用いるヨウ化カリ, 昇汞, 臭素の混合薬).
bib·u·lous [bíbjuləs] 吸収性の, 吸水性の, 吸湿性の, = absorbent.
bi·cam·e·ral [baikǽmərəl] 二房性の(特に中壁により二分された膿瘍).
b. abscess 二房性膿瘍.
BICAP cautery BICAP 電気メス.
bi·cap·i·tate [baikǽpiteit] 二頭をもつ, = bicephalous, dicephalous.
bi·cap·su·lar [baikǽpsjulər] 二重被膜の.
bi·car·bon·ate [baiká:bəneit] 重炭酸塩〔医学〕(炭酸の水素 1 原子が金属で置換された塩であるが, 正しくは酸性炭酸塩または炭酸水素塩と呼ぶ).
b. buffer system 重炭酸塩緩衝系, = bicarbonic acid buffer system.
b. dialysis 重炭酸〔塩〕透析〔医学〕.
b. shift 塩素〔イオン〕移動〔医学〕.
b. tolerance test 重曹負荷試験(重曹を投与して酸性症を診断する方法), = Sellard test.
bi·car·bon·at·e·mia [baikɑ̀:bənətí:miə] 重炭酸塩血症(アルカローシスの一型).
bi·car·di·o·gram [baiká:diəgræm] 双心電図(左右両心室の総合効果を表す心電図).
bicarpellary pistil 二心皮雌蕊.
bi·cau·dal [baikɔ́:dəl] 二尾のある, = bicaudate.
bicaudate index 尾状核間距離指数〔医学〕.
bi·cau·sal·i·ty [bàikɔ:zǽliti] 重因果〔医学〕.

bi·cel·lu·lar [baiséljulər] 二胞性の，= bilocular, bicameral.
bicentral sharp wave 両中心部鋭波〔医学〕.
bicentric endoprosthesis 二重可動性体内プロステーシス.
bi·ceph·a·lus [baiséfələs] 二頭体，= dicephalus. 形 bicephalous.
bi·ceps [báiseps] 二頭筋. 形 bicipital.
b. brachii [TA] 上腕二頭筋，= musculus biceps brachii [L/TA].
b. brachii muscle 上腕二頭筋.
b. femoris [TA] 大腿二頭筋，= musculus biceps femoris [L/TA].
b. femoris muscle 大腿二頭筋.
b. jerk (BJ) 二頭筋反射〔医学〕.
b. muscle of arm 上腕二頭筋.
b. muscle of thigh 大腿二頭筋.
b. realignment 上腕二頭筋アライメント再建.
b. reflex 二頭筋反射（二頭筋腱を叩打するときに起こる収縮で，膝蓋腱反射と同様の意義がある）.
bi·cep·tor [baiséptər] 双受体（補体親和群2個をもつ受容体）.
Bichat, Marie François Xavier [biʃáː] ビシャー（1771–1802，フランスの解剖・生理学者．数巻にわたる広範な解剖学書は著者の死により中絶されたが，その主著 Anatomie générale は彼を近代組織学および組織病理学の大家とした．Bichat の冠名を帯びる器官または構造には canal (arachnoid canal)，fat-pad (corpus adiposum buccae)，cerebellar fissure，foramen (canal)，membrane (lamina basalis)，protuberance (fat-pad)，tunic (tunica intima) などがある）.
B. canal ビシャー管，= arachnoid canal.
B. fissure ビシャー裂〔溝〕.
B. foramen ビシャー孔（大大脳静脈槽．クモ膜下槽のうち大大脳静脈の周囲にあるもの），= cisterna venae cerebri magnae.
B. fossa ビシャー窩.
B. ligament ビシャー靱帯.
B. membrane ビシャー膜（動脈の内弾性板）.
B. tunic 血管内膜.
bi·chlo·ride [baikló:raid] 二塩化物.
b. of mercury 塩化第二水銀，= corrosive sublimate.
bi·cho [bí:tʃou] 流行性壊疽性直腸炎，= epidemic gangrenous proctitis, caribi.
bi·cho·les·ta·di·ene [bàikəléstədi:in] ビコレスタジエン（コレステリンを硫酸で処理して得られる赤色物質）.
bi·chro·mate [baikróumeit] 二クロム酸塩，重クロム酸塩（クロム酸 $H_2Cr_2O_7$ の塩），= dichromate.
b. cell 二クロム酸電池（重量比で二クロム酸カリウム8〜10，硫酸10〜18，あるいは二クロム酸ソーダ17〜20，硫酸20〜24，水100の混合液に炭素板2枚を挿入し，その間に水銀を塗った亜鉛板を挟んだ電池），= dichromate cell.
bi·chro·mo·gen·ic [bàikroumədʒénik] 二色発色性の，二色発色体の.
bi·cil·i·ate [baisílieit] 二重睫毛の.
bi·cip·i·tal [baisípitəl] 二頭の，二頭筋の〔医学〕.
b. aponeurosis [TA] 上腕二頭筋腱膜（aponeurosis musculi bicipitis brachii [PNA]），= aponeurosis bicipitalis [L/TA], a. musculi bicipitis brachii [L/TA], lacertus fibrosus [L/TA].
b. fascia 二頭筋膜，= lacertus fibrosus.
b. groove [TA] 二頭筋溝（上腕骨前面にあって，二頭筋の長い腱を収める溝），結節間溝，= sulcus intertubercularis [L/TA].
b. muscle 二頭筋.
b. rib 双頭肋〔骨〕.
b. ridge 二頭筋隆線（二頭筋溝の両縁）.
b. tuberosity 二頭筋粗面.
bicipitoradial bursa [TA] 二頭筋橈骨包，= bursa bicipitoradialis [L/TA].
Bickel ring ビッケル輪.
Bickenbach test [bíkənbɑ:k tést] ビッケンバッハ試験（循環調節能検査の一つで，仰臥位における血圧と脈拍を測り，患者を10分間立位で両足を合わせて起立させた後，再び仰臥位で血圧が10mmHg以上，脈拍が10以上の動揺を示すときは異常とする．Otto Bickenbach (1901–1971) はドイツの医師）.
biclonal gammopathy 2クローン性免疫グロブリン血症.
biclonal peak 2クローン性ピーク.
bi·col·lat·er·al [bàikoulǽtərəl] 両立性の.
b. bundle 複並立維管束，= bicollateral vascular bundle.
bicolor guaiac test 二色グアヤック試験（髄液のコロイド反応で，試薬としてナフトールグリーンおよび塩基性ブリリアント，フクシンとグアヤック樹脂の懸濁液），= BCG test.
bicompartmental resurfacing 膝両顆関節面再建〔術〕.
bi·con·cave [baikɑ́nkeiv] 両凹の.
b. lens 両凹面レンズ〔医学〕（両面が陥凹したもの），= concavoconcave lens.
b. vertebrae 両凹脊椎.
bicondylar articulation 双顆関節.
bicondylar fracture 両顆骨折〔医学〕.
bicondylar joint [TA] 双顆関節，= articulatio bicondylaris [L/TA].
bi·con·vex [baikɑ́nveks] 両凸.
b. lens 両凸面レンズ〔医学〕（両面が凸出したもの）.
bi·cor·nate [baikɔ́:neit] 双角の，二角の，= bicornuate, bicornute, bicornous.
b. uterus 双角子宮.
bi·cor·nu·ate [baikɔ́:njueit] 双角の.
b. uterus 双角子宮〔医学〕，= bicornous uterus.
bi·co·ro·ni·al [bàikɔ:róuniəl] 二冠性の.
bi·cor·po·rate [baikɔ́:pəreit] 双体の.
bicoudate catheter 重曲カテーテル（メルシェー半軟性絹糸カテーテル），= Mercier catheter.
bi·cu·cu·line [báikuːkjəliːn] ビククリン.
bicuspic aortic valve 大動脈二尖弁〔医学〕.
bi·cus·pid [baikʌ́spid] ① 二弁の，二尖の〔医学〕. ② 双頭歯，小臼歯. 形 bicuspidal, bicuspidate.
b. aortic valve 二尖大動脈弁〔医学〕.
b. tooth 両尖歯〔医学〕，双頭歯，前臼歯.
b. valve 二尖弁（僧帽弁），= mitral valve, valvulae bicuspidalis.
bi·cus·pid·al [baikʌ́spidəl] 二尖〔の〕〔医学〕.
bi·cus·poid [baikʌ́spɔid] 咬合範囲の.
bicycle ergometer 自転車エルゴメーター（被検者に負荷を与えてペダルを動かさせる固定自転車），= cyclergometer.
bi·cyc·lic [baisíklik, -sáik-] 2環式の.
b. compound 2環式化合物〔医学〕.
b. terpene 2環テルペン.
BID brought in dead 入院時すでに死亡の略.
bid [L] bis in die 1日2回の略.
bi·dac·ty·ly [baidǽktili] 二指症（第1，第5指を除く先天性指欠損症），= lobster-claw deformity.
bi·den·tate [baidénteit] 二座配位の（多座配位 polydendate の一つ）.
bi·der·mo·ma [bàidə:móumə] 二胚葉性混合腫瘍（三胚葉のうちの二胚葉からなる複雑な混合腫瘍），= didermoma.

bi·det [bidé] [F] ビデ.
bi·di·rec·tion·al [bàidirékʃənəl] 両方向の，二方面の.
b. conduction 両方向〔性〕伝導〔医学〕.
b. shunt 両方向性短絡〔医学〕.
b. tachycardia 二方向性頻拍〔医学〕.
b. ventricular tachycardia 両方向性心室性頻拍.
bidiscoidal placenta 二円盤状胎盤.
bi·du·o·ter·tian [bàidjuoutə́:ʃiən] 二日三日性（三日熱マラリアで，毎日熱発作がみられるもの）.
b. fever 重複三日熱（三日熱マラリアが重複感染を起こして，毎日発熱を起こすもの）.
bid·u·ous [bídjuəs] 二日稽留性の，二日間続く.
Biebrich scar·let [bí:brik ská:lit] ビーブリッヒ紅 $C_6H_4(SO_2ONa)N{=}NC_6H_2(SO_2ONa)N{=}NC_{10}H_3{-}OH$（水溶性のものは原形質染色に用いられる）.
Biebrich scarlet red ビーブリッヒ紅（原形質を染める酸性アゾ染料），= croceine scarlet, double s. BSF, Ponceau B., s. B or EC, s. red.
Biederman sign ビーダーマン徴候（ときとして梅毒患者にみられる前口蓋弓下半部の暗赤色化）.
Biedl, Arthur [bí:dl] ビードル（1869–1933，イギリスの生理学者）.
B. syndrome ビードル症候群（Laurence–Biedl syndrome ローレンス・ビードル症候群として知られ，家族性内分泌異常により，性器発育不全，肥満，知能障害を伴う色素性網膜変性）.
Bielschowsky, Max [bjelsʧɔ́vski] ビールショウスキー（1869–1940，ドイツの神経病理学者）.
B. disease ビールショウスキー病.
B.–Jansky disease ビールショウスキー・ヤンスキー病（小児黒内障性痴呆の後小児期型），= infantile amaurotic family idiocy.
B.–Maresch diammine silver solution ビールショウスキー・マレッシュジアムミン銀液（10% Ag NO_3 液に 40% NaOH 5 滴を加えて生ずる褐色の沈殿を振って再溶解した後，28%アンモニア水を約 1mL 滴加するのであるが，完全に溶解すると鍍銀が抑制される．使用に際し水 25mL を加える）.
B. silver methods ビールショウスキー鍍銀法（神経線維および軸索のアンモニア銀染色法で，フォルモル固定，鍍銀，水洗，アンモニア硝酸銀処理，水洗，フォルモル還元の順序で行う方法）.
B. stain ビールショウスキー染色〔法〕.
Biemond syndrome ビエモン症候群.
bi·en·ni·al [baiéniəl] ①二年ごとの．②二年生植物.
Bier, August Karl Gustav [bí:ər] ビーア（1861–1949，ドイツの外科医）.
B. amputation ビーア切断術（法）（脛腓骨断端を骨片に架橋する骨形成性切断）.
B. hyperemia ビーア充血（人工またはうっ積性充血法．ゴム帯を患部に当てて，人工的に充血を起こす，関節炎またはほかの炎症療法），= artificial hyperemia, passive h..
B. local anesthesia ビーア局所麻酔，= intravenous regional analgesia.
B. method ビーア法.
B. method of anesthesia ビーア麻酔法（脊椎麻酔），= Corning spinal anesthesia.
B. spots ビーア斑点（皮膚乏血性斑点で，血液循環の不全による）.
B. suction ビーア吸引法（毒ヘビの咬傷部に吸引力を加えて毒素を除去する方法）.
B. treatment ビーア療法（① ビーア併合療法で，結核症の治療に外科手術とともに人工的充血，日光療法，ヨードなどを併用する方法．② 吸角を用いて局所に充血を起こさせ，排膿を促進する方法）.
Biermer, Anton [bí:əmər] ビールマー（1827–1892，スイスの内科医）.
B. anemia = Biermer–Ehrlich anemia, pernicious anemia.
B. change of sound ビールマー打診音の変化（患者の体位を変えると，打診音も変わるのは気胸の徴候），= Gerhardt change of sound.
B. disease ビールマー病（悪性貧血）.
B. sign ビールマー徴候（漿液性気胸の際，臥位では打診音が低く，座位では高くなる）.
Biernacki, Edmund Adolfovich [bjerná:tski:] ビールナッキー（1866–1911，ポーランドの医師）.
B. sign ビールナッキー徴候〔医学〕（進行麻痺および脊髄癆においては，尺骨神経の圧迫は正常者の場合と異なり激烈な疼痛感を起こさない）.
Biesiadecki, Alfred von [bjesjɑ:détski] ビージャデッキ（1839–1888，ポーランドの医師）.
B. fossa ビージャデッキ窩（腸骨筋膜下の窩），= fossa iliacosubfascialis.
Biett, Laurent Théodore [báiət] ビーエット（1781–1840，スイスの医師）.
B. band ビーエット帯（線状魚鱗癬）.
B. collar ビーエット・カラー（梅毒性丘疹の周囲にみられる上皮環）.
B. disease ビーエット病（紅斑性狼瘡に関する最初の記載），= lupus erythematosus.
B. solution ビーエット液（ヒ酸アンモニウム溶液で，皮膚病に用いた）.
bifascicular block 二枝ブロック（左脚 2 枝と右脚 1 枝のうちの 2 枝の伝導がブロックされたもの）．→ fascicular block.
bifenestrated hymen 二窓処女膜，= hymen bifenestratus.
bi·fid [báifid] 二裂の，二分の〔医学〕.
b.（bifurcated） pelvis 二分腎盂〔医学〕.
b.（bifurcated） scrotum 二分陰嚢〔医学〕.
b.（bifurcated） urethra 二分尿道〔医学〕.
b. epiglottis 二分喉頭外.
b. loblus 耳垂裂.
b. rib 分岐肋〔骨〕.
b. spine 脊椎破裂，= spina bifida.
b. sternum 二分胸骨〔医学〕.
b. thumb 二裂母指.
b. tongue 分裂舌，二裂舌，二分舌.
b. ureter 重複尿管〔医学〕.
b. uvula 二裂口蓋垂，口蓋垂裂〔医学〕，二分口蓋垂（口蓋垂が 2 つに割れたもの．口蓋裂の 1 型）.
bi·fi·do·bac·te·ria [bàifɑidoubæktí:riə, –fid–] ビフィズス菌（*Bifidobacterium* 属，細菌を指す）.
Bi·fi·do·bac·te·ri·um [bàifɑidoubæktí:riəm, –fid–] ビフィドバクテリウム属（嫌気性のグラム陽性桿菌．腸管に常在し，病原性はない．基準種は *B. bifidum*）.
B. bifidum ビフィドバクテリウム・ビフィダム，ビフィズス菌〔医学〕（新生児，とくに母乳栄養児の腸管内に高率にみられる）.
B. dentium ビフィドバクテリウム・デンティウム（う蝕などに関与する）.
bifidus factor ビフィズス因子〔医学〕.
bifilar suspension 2 本吊り.
bi·fo·cal [baifóukəl] ① 複焦点の，二重焦点の〔医学〕．② 二源性の（心電図上 2 種類の期外収縮が現れることをいう）.
b. glasses 2 焦点眼鏡.
b. lens 二重焦点レンズ〔医学〕.
b. pacemaker 房室順次刺激〔型〕ペースメーカ〔医学〕.
b. spectacles 2 焦点眼鏡.
bi·fo·cals [baifóukəlz] 複焦点レンズ眼鏡（近視遠

視の).

bi·fon·a·zole [baifánəzoul] ビホナゾール [化] 1-[(*RS*)-(biphenyl-4-yl)phenylmethyl]-1*H*-imidazole $C_{22}H_{18}N_2$: 310.39 (ビフォナゾール，抗真菌薬．細胞膜の構造・機能の障害).

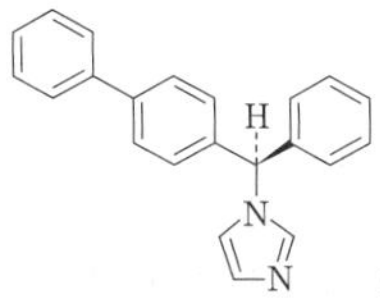

および鏡像異性体

bi·fo·rate [baifɔ́:reit, -rit] 二孔の.
  b. uterus 二分子宮 [医学].
bi·fun·ction·al [baifʌ́ŋkʃənəl] 2官能の [医学].
  b. compound 2官能化合物 [医学].
  b. polycondensation 2官能重縮合 [医学].
bifurcate ligament [TA] 二分靱帯(踵骨前方突起部に付着している靱帯), = ligamentum bifurcatum [L/TA].
bi·fur·cate(d) [baifə́:keit(id)] 分岐の，二叉の.
bi·fur·ca·tio [bàifə:kéiʃiou] 分岐，分枝，= bifurcation. [複] bifurcationes.
  b. aortae [L/TA] 大動脈分岐部，= aortic bifurcation [TA].
  b. carotidis [L/TA] 頸動脈分岐部，= carotid bifurcation [TA].
  b. tracheae [L/TA] 気管分岐部，= tracheal bifurcation [TA].
  b. trunci pulmonalis [L/TA] 肺動脈分岐部，= bifurcation of pulmonary trunk [TA].
bi·fur·ca·tion [bàifə:kéiʃən] 分岐，= bifurcatio.
  b. area 分岐部.
  b. cone 分岐円錐(樹状突起の錐状構造).
  b. of pulmonary trunk [TA] 肺動脈幹分岐*, = bifurcatio trunci pulmonalis [L/TA].
  b. of trachea 気管分岐〔部〕.
  b. operation 分岐手術(先天股関節脱臼の)，= Lorenz operation.
  b. point 分岐点 [医学].
BIG barium intestinograph バリウム腸輸送記録器の略.
big ACTH 大アクス(小ACTHより大きいペプチド分子であるが，生物活性をもたない).
big heel 大踵病(アフリカでみられる流行性踵骨腫瘤).
big jaw 顎放線菌症(家畜，とくにウシの)，= actinomycosis.
big knee 巨大膝関節(① 家畜の滑液嚢炎．② ウマの膝部骨腫).
big liver disease 大肝臓病.
big toe 母趾 [医学]，第一趾.
Big·e·lo·via [bigəlóuviə] ビゲロヴィア属(キク科 *Compositae* の植物で，アメリカ医で植物学者 Jacob Bigelow (1787-1879)にちなんだ名称).
  B. veneta ダミアナの原植物.
Bigelow, Henry Jacob [bígəlou] ビグロー(1818-1890，アメリカの外科医).
  B. ligament ビグロー靱帯(腸骨大腿靱帯，Y字靱帯)，= ligament iliofemorale, Y-ligament.
  B. litholapaxy ビグロー砕石術(砕石器を用いた後，石片を流し出す方法).
  B. lithotrite ビグロー砕石器.
  B. method ビグロー〔手術〕法(腸骨大腿骨靱帯を利用する先天股関節脱臼手術法).
  B. septum ビグロー中隔(大腿骨距)，= calcar femorale.
  B. Y ligament 腸骨大腿靱帯.
bi·gem·i·na [baiʤéminə] 二段脈，二連脈，= pulsus bigeminus.
bi·gem·i·nal [baiʤéminəl] 二重，二原の [医学]，二対，双卵性の.
  b. bodies 二丘体，二重体(四重体の前一対)，= corpora bigemina.
  b. pregnancy 双胎妊娠 [医学].
  b. pulse 二段脈 [医学]，二連脈(2拍が対になって生じ，続いて長い休止期がくるもの).
bi·gem·i·num [baiʤéminəm] 二重体(胎児または鳥の二丘体 corpora bigemina の一つで，胎児のものは四丘体に発育する).
bi·gem·i·ny [baiʤémini] 二段脈 [医学]，二連脈(心拍が対をなして起こる現象)，= bigeminal pulse.
bi·ger·min·al [baiʤə́:minəl] 二卵性の.
  b. mixed tumor 2胚葉性混合腫瘍 [医学].
bi·git·a·lin [baiʤítəlin] ビジタリン，= gitoxin.
Bignami, Amico [binjá:mi] ビニャミ(1862-1929，イタリアの解剖学者). → Marchiafava-Bignami disease.
Big·no·ni·a·ce·ae [bìgnouniéisii:] ノウゼンカズラ［紫葳］科.
big·o [bígou] (ソマリ黒人にみる下唇の伝染性潰瘍).
bi·go·ni·al [baigóuniəl] 両角の(両側のゴニオンを結ぶことについていう).
bi·gua·nide [baigwá:naid] ビグアナイド.
bi·has·tate [baihǽsteit] 二尖峰の.
biiliac diameter 腸幅，腸骨幅.
Bikele sign [bikí:li sáin] ビケレ徴候(座位で肘関節を曲げ腕を挙上し，外転，外旋させ，肩でできるだけ後上方にあげて，被動的に腕を伸ばすと抵抗と疼痛が起こる．上腕神経叢の異常を証明する方法).
bi·labe [báileib] (尿道から膀胱内異物結石などを取り出す器械).
bilabial sound 唇音 [医学].
bilamellar blastocyst 二層性胚盤胞 [医学].
bi·lam·i·nar [bailǽminər] 二板の，二層の，= bilaminate.
  b. blastoderm 二層胚〔盤〕葉.
  b. blastodisk 二層胚盤(腸胚)，= bilaminar gastrula.
bilary duct 胆管 [医学].
bi·lat·er·al [bailǽtərəl] 両側の，左右の. [名] bilateralism.
  b. adrenalectomy 両側副腎摘除 [医学].
  b. adrenocortical necrosis 両側副腎皮質壊死 [医学].
  b. calorization 両耳同時注水〔法〕 [医学].
  b. cardio-pulmonary bypass 心肺バイパス(人工心肺装置に心臓，肺の機能を代行させること．心臓手術に行う).
  b. cavo-pulmonary anastomosis 両側上大動脈肺動脈吻合 [医学].
  b. cleavage 両側分裂.
  b. gynandromorphism 両側性雌雄同体.
  b. hemianopsia 両側半盲.
  b. hermaphroditism 両側性半陰陽 [医学].
  b. hilar lymphadenitis (BHL) 両側〔性〕肺門リンパ節腫脹 [医学] (サルコイドーシスにおいて特徴的所見とされる).
  b. hilar lymphadenopathy 両側肺門リンパ節腫大 [医学].
  b. lithotomy 両側切石術.
  b. mastectomy 両側乳房切除 [医学].

b. nevus 対側性母斑.
b.-open door laminoplasty 両開き式脊柱管拡大術(椎弓形成術の一方).
b. radial nerve palsy 両側性橈骨神経麻痺.
b. rhinotomy 両側鼻切開〔術〕[医学].
b. sequential lung transplantation 両肺同時移植.
b. strabismus 両側斜視.
b. symmetry 左右相称.
b. synchronism 両側同期性 [医学].
b. synchrony 両側同期 [医学].
bi·lat·er·al·i·ty [bailæ̀tərǽliti] 両側性 [医学].
Bi·lat·e·ria [bàilətí:riə] 左右相称動物.
bilayer membrane 二分子膜(単分子膜を2枚重ねて形成した安定な膜).
bil·ber·ry [bílbəri] コケモモ(ヨーロッパのツツジ科植物 *Vaccicnium myrtillus* の果で腸管消毒薬), = European huckleberry.
bile [báil] 胆汁 [医学] (苦味アルカリ性の緑色ないし褐色の粘稠性体液で,肝臓から分泌され十二指腸内に注入される.胆汁酸塩,コレステロール,レシチン,脂肪,色素および粘素を含み,とくに脂肪の消化吸収作用の補助となる), = bilis, gall.
b. acid tolerance test 胆汁酸耐性試験.
b. acids 胆汁酸(ステロイド系カルボン酸の総称で,肝でコレステロールから生成されて胆汁中に分泌されるが,その基本形はコラン酸 cholanic acid である), = glycocholic acids, taurocholic a..
b. alcohol 胆汁アルコール [医学].
b. canalicule 毛細胆管 [医学].
b. capillary 毛細胆管.
b. cast 胆汁円柱 [医学].
b. cylinder 胆汁円柱 [医学] (胆円柱), = bile cast.
b. duct [TA] 総胆管, = ductus choledochus [L/TA], ductus biliaris [L/TA].
b. duct adenoma 胆管腺腫.
b. duct cystadenoma 胆管嚢胞腺腫.
b. duct neoplasm 胆管新生物(腫瘍) [医学].
b. duct resection 胆管切除 [医学].
b. duct stone 胆管結石 [医学] (胆石症の一つ.結石の所存部位が胆管にあるものをいう), = bile calculus.
b. ductule 胆小管 [医学].
b. esculin test 胆汁エスクリン試験.
b. fever 胆汁熱, = malignant black water fever.
b. papilla = duodenal papilla.
b. peritonitis 胆汁性腹膜炎 [医学].
b. pigment 胆汁色素 [医学], = bilirubin.
b.-pigment hemoglobin = choleglobin.
b. pigment test 胆汁色素試験.
b. plug 胆栓 [医学].
b. salt 胆汁酸塩 [医学].
b. salt agar 胆汁酸塩寒天〔培地〕, = McConkey agar.
b. salts 胆汁酸塩.
b. secretion 胆汁分泌 [医学].
b. solubility test 胆汁溶解度試験(肺炎双球菌とレンサ球菌とを鑑別するための検査で,被検菌培養液に無菌牛胆汁0.5mLを加えると,肺炎菌は胆汁を溶解して透明となるが,レンサ球菌は混濁状態を呈する).
b. stagnation 胆汁うっ滞.
b. test 胆汁検査法.
b. thrombus 胆汁栓 [医学], 胆管栓塞(炎症において肝内に起こる).
b. vomitus 胆汁性嘔吐.
bi-leaflet valve 二葉弁.
bile·cyst [báilsist] 胆嚢, = gallbladder.
Bilharz, Theodor Maximilian [bílhɑ:z] ビルハルツ(1825–1862, ドイツの寄生虫学者で,ビルハルツ住血吸虫の発見者.住血吸虫属の旧名として発見者の名前を付け *Bilharzia* と呼ばれたが,現在では *Schistosoma* の学名が用いられている).
bilharzia worm ビルハルツ住血吸虫, = *Schistosoma*.
bil·har·zi·al [bilhá:ziəl] ビルハルツ住血吸虫の, = bilharziac.
b. appendicitis ビルハルツ虫垂炎(住血吸虫性虫垂炎).
b. carcinoma 住血吸虫癌.
b. dysentery ビルハルツ〔住血吸虫〕性赤痢.
b. granuloma ビルハルツ吸虫肉芽腫.
b. hepatic fibrosis 住血吸虫肝線維化.
bil·har·zi·a·sis [bìlhɑ:záiəsis] 住血吸虫症,ビルハルツ住血吸虫症 [医学], = schistosomiasis.
b. abscess ビルハルツ性膿瘍.
bil·har·zi·o·ma [bilhà:zióumə] ビルハルツ住血吸虫腫(住血吸虫の寄生により生ずる皮膚または粘膜の腫瘤).
bil·har·zi·o·sis [bilhà:zióusis] 住血吸虫症,ビルハルツ住血吸虫症, = schistosomiasis.
bili- [baili, bi-] 胆汁の意味を表す接頭語.
biliaropancreatic ampulla [TA] 胆膵管膨大部, = ampulla biliaropancreatica [L/TA].
bil·i·ary [bíliəri] 胆汁の,胆嚢の [医学], 胆管〔の〕[医学].
b. abscess 胆嚢膿瘍 [医学].
b. ascariasis 胆道回虫症 [医学] (回虫 *Ascaris lumbricoides* の成虫が総胆管,肝管,胆嚢内で病害を起こすこと).
b. atresia 胆道閉鎖〔症〕[医学].
b. calculi 胆石 [医学].
b. calculus 胆石, = gallstone.
b. cirrhosis 胆汁〔性〕肝硬変 [医学], = Hanot cirrhosis.
b. cirrhosis of children 小児胆汁〔性〕肝硬変 [医学].
b. cirrhotic liver 胆汁性肝硬変症.
b. colic 胆道痛 [医学], 胆石仙痛 [医学].
b. cycle 胆汁循環, = Schiff biliary cycle.
b. cyst 胆嚢, = gallbladder.
b. diabetes 胆道性肝硬変症, = Hanot disease.
b. digestion 胆汁消化 [医学].
b. dilatation 胆道拡張症.
b. ductules 集合胆管.
b. dyscinesia オッジ括約筋痙攣.
b. dyskinesia 胆道運動異常〔症〕[医学], 胆管(胆道)ジスキネジア,機能性胆道内圧異常症(胆嚢あるいは胆管の運動異常により,胆嚢の充満あるいは排泄の異常をきたす).
b. endoprosthesis 胆道内プロテーゼ [医学].
b. excretion 胆汁排泄 [医学].
b. fever 胆汁熱(イヌまたはウマにみられる).
b. fistula 胆汁瘻 [医学].
b. glycoprotein (BGP) 胆汁糖タンパク質(癌胎児性抗原に関連する).
b. hamartoma 胆管過誤腫.
b. imaging 胆道イメージング [医学].
b. infection 胆道感染 [医学].
b. intralobular canal 肝小葉内胆管.
b. lithotomy 切石 [医学].
b. lithotripsy 砕石 [医学].
b. liver cirrhosis 胆汁性肝硬変 [医学].
b. obstruction 胆管(胆道)閉塞〔症〕[医学].
b. panreatitis 胆石膵炎 [医学].
b. peritonitis 胆汁性腹膜炎 [医学].
b. plasty 胆管形成 [医学].

b. sludge 胆泥.
b. stasis 胆汁うっ滞〔医学〕.
b. stent 胆道内ステント〔医学〕.
b. stone extraction 胆石除去〔医学〕.
b. stricture 胆道狭窄.
b. system 胆道系〔医学〕.
b. tract 胆道.
b. tract carcinoma 胆道癌〔医学〕.
b. tract disease 胆道疾患〔医学〕.
bil·i·a·tion [bìliéiʃən] 胆汁分泌.
bil·i·cy·a·nin [bìlisáiənin] ビリシアニン(ビリルビンと塩化亜鉛とがアルカリ溶液中で反応して生ずる青色色素).
bil·i·di·ene [bìlidáii:n] ビリジエン(4ピロル核誘導体の一般名).
bil·i·fac·tion [bìlifǽkʃən] 胆汁形成, 胆汁分泌, = bilification.
bil·i·fla·vin [bìlifléivin] ビリフラビン(ビリベルジンから誘導される黄色色素).
bil·i·ful·vin [bìlifúlvin] ビリフルビン(不純なビリルビン).
bil·i·fus·cin [bìlifʌ́sin] ビリフスシン $C_{16}H_{10}N_2O_4$(胆汁色素から得られる暗褐色粉末).
bil·i·gen·e·sis [bìliʤénisis] 胆汁産生. 形 biligenetic, biligenic.
bil·i·graf·in [bìligrǽfin] 胆道造影剤, = biligraphin, iodipamide sodium.
b. forte 強化ビリグラフィン(ビリグラフィンのリチウム塩で, 40%溶液まで可溶. 造影剤).
bi·lig·u·late [bailígjuleit] 二舌の, = biligulatus.
bil·i·hu·min [bìlihjúmin] ビリヒューミン(胆石の不溶解性成分).
bi·lin [báilin] ビリン(主として胆汁酸ナトリウムからなる胆汁の成分).
bi·lin·ear [bailíniər] 双一次の.
b. form 双一次形式.
biliobiliary anastomosis 胆管胆管吻合〔医学〕.
bilioenteric anastomosis 胆道消化管吻合〔医学〕.
bil·ious [bíliəs] 胆汁性〔医学〕, 胆汁質の, = choleric.
b. cholera 胆汁性コレラ〔医学〕(軽症型で嘔吐と胆汁便を特徴とする軽症のコレラ), = European cholera.
b. colic 胆汁性仙痛.
b. diathesis 胆汁素質〔医学〕(胆汁分泌不全).
b. dyspepsia 胆汁欠乏性消化不良.
b. fever 胆汁熱, = bile fever.
b. headache 片頭痛, = migraine.
b. pneumonia 胆汁性肺炎〔医学〕.
b. remittent malaria 胆汁〔症〕性弛張性マラリア.
b. stool 胆性便〔医学〕(甘汞投与後みられる緑色便).
b. temperament 胆汁質(暗黄色顔貌, 濃髪, 不機嫌性の体質).
b. type 胆液質, 胆汁質.
b. typhoid 胆汁性チフス, = atypical recurrent fever.
b. typhoid of Griesinger グリージンガー胆汁性チフス.
b. vomit 胆汁吐物〔医学〕.
b. vomiting 胆汁嘔吐〔医学〕.
bil·ious·ness [bíliəsnis] 胆汁症, 胆汁異常(倦怠, 頭痛, 食思欠乏, 消化不良, 舌苔, 便秘などの症候群の俗称で, 胆汁分泌障害によると考えられたが, おそらく消化異常のためであろう).
bil·i·pra·sin [bìlipréisin] ビリプラシン(ビリルビンがビリベルジンに酸化されるときに形成する中間産物), = choleprasin.
bil·i·pur·pu·rin [bìlipə́:pjurin] ビリプルプリン $C_{34}H_{36}N_4O_6$(ビリベルジンから得られる紫色色素), = cholehematin, bilipurpin.
bil·i·ra·chia [bìliréikiə] 胆汁性髄液(脳脊髄液中に胆汁が存在すること).
bil·i·ru·bic ac·id [bìlirú:bik ǽsid] ビリルビン酸(pyrromethane 型に属する無色の2ピロル核誘導物), = bilirubinic acid.
bil·i·ru·bin [bìlirú:bin] ビリルビン, 胆赤素 $C_{33}H_{36}N_4O_6$(ビリジエンの一型で, 中性溶液では黄色, 酸性液ではオレンジ色を呈する化合物, 胆汁の主成分で, 糞便中に存在するが, 閉塞性黄疸の際は尿中にも排泄される).
b. conjugation ビリルビン抱合〔医学〕.
b. encephalopathy ビリルビン脳症〔医学〕.
b. formation ビリルビン生成〔医学〕.
b. glucuronyl transferase ビリルビングルクロニル転移酵素〔医学〕.
b. infantilism (ビリルビンが腎錐体部に沈着する新生児の疾患).
b. infarct (of kidney) 腎臓ビリルビン梗塞.
b. pigment ビリルビン色素〔医学〕.
b. thesaurismosis ビリルビン沈着症(von Gierke), = jaundice.
bil·i·ru·bi·nae·mia [bìlirù:biní:miə] ビリルビン血症, = bilirubinemia.
bil·i·ru·bi·nate [bìlirú:bineit] ビリルビン塩.
bil·i·ru·bi·ne·mia [bilirù:binímiə] ビリルビン血〔症〕〔医学〕(血中ビリルビンが過剰に存在する状態).
bil·i·ru·bi·noids [bìlirú:binɔidz] ビリルビノイド(主としてピロル核4個の連鎖からなる化合物の総称で, bilane, biliene, bilidiene などを含む).
bil·i·ru·bi·nom·e·try [biliru:bənámətri] ビリルビン濃度測定法.
bil·i·ru·bi·nu·ria [bìlirù:binjú:riə] ビリルビン尿〔症〕〔医学〕.
bi·lis [báilis] [L] 胆汁, = bile.
b. bovina 牛胆, = bilis bubla, fel bovis.
bil·i·ther·a·py [bìliθérəpi] 胆汁療法.
bil·i·u·ria [bìlijú:riə] 胆汁尿症.
bil·i·ver·din [bìlivə́:din] ビリベルジン $C_{33}H_{34}N_4O_6$(胆緑素. ビリルビンの酸化により生ずる緑色色素), = dehydrobilirubin.
bil·i·ver·di·nate [bìlivə́:dineit] 胆緑素化合物.
bill of health [bíl əv hélθ] 健康診断書(主として船舶の出航および入港前に検閲所から交付される公文書であるが, 個人の健康診断にも用いられる).
Billings, John Shaw [bíliŋz] ビリング(1838–1913, アメリカの陸軍軍医. 医学図書, 公衆衛生, 衛生統計学に関する造詣が深く, Index-Catalogue of the Library of the Surgeon General (1880) の編纂をはじめ, Robert Fletcher とともに月刊 Index Medicus (1879) を出版した. 主著には History of Surgery (1895) がある).
B. method ビリング法.
Billroth, Christian Albert Theodor [bílrɑθ] ビルロート(1829–1894, オーストリアの外科医, ウィーン大学教授として内臓外科学の発展に画期的貢献が多い).
B. I anastomosis ビルロートⅠ吻合〔術〕.
B. anesthetic ビルロート混合液, ビルロート麻酔薬(アルコール 30, エーテル 30, クロロホルム 100 の合液).
B. cords ビルロート索.
B. disease ビルロート病(悪性リンパ腺腫, 仮性髄膜瘤).
B. operation ビルロート手術(喉頭, 食道, 膀胱腫瘍の摘出術を初めて行ったことで有名だが, 最も有名な手術は幽門を切除する胃癌の外科的療法で, 再建術式として残胃と十二指腸を吻合する Billroth I 法と十二指腸断端を閉鎖して残胃と空腸を吻合する Billroth II 法とがある).

B. strands ビルロート索(脾柱), = trabeculae lienis.

B. suture ビルロート縫合(ボタン縫合法, = button suture.

billshaped pelvis くちばし(嘴)状骨盤〔医学〕.

bi·lo·bar [bailóubər] 二葉性の〔医学〕.

bi·lo·bate [bailóubeit] 二葉の.

b. placenta 二葉胎盤〔医学〕, 二分胎盤〔医学〕.

bi·lo·bec·to·my [bàiləbéktəmi] 二葉切除, 二肺葉切除〔医学〕.

bilobed flap 双葉皮弁〔医学〕.

bilobed gallbladder 二葉胆嚢〔医学〕.

bilobed hymen 二葉処女膜〔医学〕.

bilobed placenta 二葉胎盤〔医学〕, 二分胎盤〔医学〕, = duplex placenta.

bi·lob·u·lar [bailábju:lər] 二小葉の, 二小葉性の〔医学〕, 二腔(二房)性の〔医学〕.

bi·loc·u·lar [bailákjulər] 二室の, 二房の, = biloculate.

b. femoral hernia 二房性大腿ヘルニア.

b. heart 二腔心〔医学〕.

b. joint 二房関節.

b. stomach 二房胃(砂時計胃).

b. uterus 二房子宮〔医学〕.

bi·lo·ma [bailóumə] 胆汁腫〔医学〕, 胆汁嚢胞〔医学〕.

bi·loph·o·dont [bailáfədɑnt, -lóu-] 複直線ヒダ歯型(4個の犬歯尖頭が長方形の角点の位置をなすことで, カンガルーはその一例), = bilophodontia.

bimalleolar fracture 両果骨折, = Pott fracture.

Bim·a·na [bímənə] 二手類(哺乳類で2手をもつ種類で人類のこと).

bi·man·u·al [baimǽnju:əl] 双合(双手)の〔医学〕, 両手の〔医学〕, = bimanous.

b. compression of uterus 双合(手)子宮圧迫法.

b. examination 双合〔手〕診, = pelvic examination, bimanual palpation.

b. palpation 双合触診〔法〕〔医学〕, 双手触診.

b. (pelvis) examination 双手(双合)診〔医学〕.

b. reposition 双手(双合)整復術〔医学〕.

b. uterus compression 双手(双合)子宮圧迫法〔医学〕.

b. version 双手(双合)回転術〔医学〕.

bi·mas·toid [baimǽstɔid] 両乳様の.

b. line 両乳様突起線, = Fischgold-Metzger line.

bi·max·il·lary [baimǽksiləri] 両顎の〔医学〕.

b. infraclusion 両顎性咬合過短〔医学〕.

b. prognathia 両顎前突〔症〕.

b. prognathism 両顎前突〔症〕〔医学〕.

b. protrusion 上下顎前突〔症〕〔医学〕.

b. protrusive occlusion 上下顎前突咬合.

b. supraclusion 両顎性咬合過長〔医学〕.

b. trusion 両顎性変位.

Bimiti virus ビミティウイルス(ブニヤウイルス属の一種. イエカ属から分離された).

bi·mo·dal [baimóudəl] 二頂の, 2峰性〔医学〕(統計上曲線で2頂点のあること).

b. curve 2峰性曲線〔医学〕, 二頂曲線.

b. distribution curve 2峰性分布曲線.

bi·mo·lec·u·lar [bàimoulékjulər] 二分子の.

b. process 二分子相互反応.

b. reaction 二分子反応〔医学〕.

bin- [bin] 2(二), 複の意味を表す接頭語, = bi-.

bin·an·gle [bainǽŋgl] (柄手に二角を備えた器具).

binant electrometer 二象限電位計.

bi·na·ry [báinəri] ① 二元性の, 二成分の. ② 2進〔法〕の〔医学〕.

b. code 2進コード〔医学〕.

b. coded decimal 2進化十進〔法〕〔医学〕.

b. combination 2語組み合わせ〔医学〕.

b. complex 二元複合体.

b. compound 二元素性化合物.

b. digit 2進数字〔医学〕.

b. electrolyte 二元電解質(2個のイオンからなる電解質).

b. fission 二分裂(単細胞生物の個体が, それと同様の2つの娘細胞に分裂する様式).

b. process 二値過程.

b. system 二元方式〔医学〕, 2成分系〔医学〕.

bi·na·sal [bainéizəl] 両鼻側の〔医学〕.

b. hemianop(s)ia 両鼻側性半盲〔医学〕.

b. heteronymous hemianopsia 両鼻側交差性半盲症.

bin·a·sol [bínəsɔ:l] ビナソル(有機ビスマス剤で駆梅薬).

bin·au·ral [binɔ́:rəl, bai-] 両耳の, 両耳性, = binotic, biaural.

b. beat 両耳性〔の〕うなり〔医学〕.

b. diplacusia 〔両耳〕複聴〔医学〕.

b. hearing effect 両耳聴効果〔医学〕.

bin·au·ric·u·lar [bìnɔ:ríkjulər, bài-] 両耳介の, = biauricular.

b. arc 耳弓(一側の外耳道中心から他側のそれへの距離).

b. axis 両耳介点を結ぶ線.

bind [báind] ① 包帯を当てる. ② 結合する(化学).

Binda sign [bíndə sáin] ビンダ徴候(結核性髄膜炎の初期に頭部を一側に強く回転させると, 他側の肩甲が突然とび出すこと).

bind·er [báindər] ① 幅広で厚い布でつくった包帯. ② 結合剤(丸薬に粘着性を与えてその形成を容易にする物質).

bind·ing [báindiŋ] 結合〔医学〕, 連結〔医学〕.

b. affinity 結合親和性〔医学〕.

b. agent 結合剤〔医学〕.

b. capacity 結合能〔医学〕, 結着力〔医学〕.

b. constant 結合定数〔医学〕.

b. energy 結合エネルギー〔医学〕.

b. protein 結合タンパク.

b. site 結合部位〔医学〕.

b. to plasma protein 血漿タンパク結合.

b. wire 結紮線.

bind·web [bíndweb] 結合組織, 神経膠細胞, = neuroglia.

bi·neg·a·tive [bainégətiv] 両陰性の.

Binet, Alfred [binéi] ビネー(1857-1911, フランスの心理学者).

B. age ビネー〔知能〕年齢.

B. formula ビネー法則(9歳以下で2年の知能低下があればおそらく精神発達遅滞であるが, 9歳以上で3年の低下があれば確然たる精神発達遅滞である).

B. intelligence test ビネー知能検査〔医学〕.

B.-Simon scale ビネー・シモンスケール(Binet と Simon によってつくられた知能測定尺度), = Binet test.

B.(-Simon) test ビネー〔・シモン〕検査(試験)(正常知能と比較する知能検査法で, その知能年齢を暦年齢で除すと知能指数 intelligence quotient (IQ) が得られる. 児童用と成人用がある).

Bing, Albert [bíŋ] ビング(1844-1922, ドイツの耳科医).

B. entotic test ビング耳内検査法(耳筒を通る音

声が聞こえないが，その末端を耳管内にある消息子に連絡して聞こえるときは，キヌタ骨とツチ骨との障害を証明する）．
B. sign ビング徴候（ツチ骨またはキヌタ骨の疾患においては，耳管カテーテルに連絡した耳管を通じてのみ音が聞こえること）．
Bing bridge ビング架工義歯，ビング橋義歯（両隣接歯間にはめるもの）．
Bing reflex ビング反射（内側果と外側果との間で足関節を叩打すると足が底側に屈する）．
binge-eating むちゃ食い〔医学〕．
binge-eating disorder 過食性障害．
Bingham, Walter Van Dyke [bíŋəm] ビンガム（1880–1952，アメリカの心理学者．主として応用心理学を専攻し，第1次および第2次世界大戦に際し，兵員の採用および分類に関する基準をつくった．著書には Aptitudes and Aptitude Testing (1937) などがある）．
bingonial arc 顎弓（下顎前縁をめぐる測定値）．
bin·i·o·dide [bináiədaid] 二ヨード化合物．
binocle bandage 両眼包帯．
bin·oc·u·lar [binákjulər] ① 両眼〔の〕〔医学〕，双眼の．② 双眼鏡．
b. accommodation 両眼調節．
b. bandage 両眼包帯〔医学〕．
b. bladder 二房性膀胱，= double bladder.
b. color mixing 両眼混色〔医学〕．
b. competition 両眼競合〔医学〕．
b. contrast 両眼対比．
b. diplopia 双眼複視，両眼複視，= diplopia binocularis.
b. fusion 両眼融合〔医学〕．
b. hemianopsia 両眼盲，= bilateral hemianopsia.
b. loupe 双眼ルーペ〔医学〕．
b. microscope 双眼顕微鏡〔医学〕．
b. parallax 両眼視差〔医学〕，= stereoscopic parallax.
b. polyopia 複視，= diplopia.
b. rivalry 両眼競合，= retinal rivalry.
b. sight 両眼視〔医学〕．
b. summation 両眼加重．
b. telescope 双眼鏡．
b. vision 双眼視，両眼視〔医学〕．
bin·oc·u·lus [binákjuləs] ① 両眼〔医学〕．② 両眼〔巻軸〕帯．③ 両眼系．④ 双眼鏡．
bi·no·dal [bainóudəl] 二節の．
b. curve 双節曲線〔医学〕．
bi·no·mi·al [bainóumiəl] 2項の〔医学〕，二名の．
b. coefficient 2項係数〔医学〕．
b. curve 二項〔式〕曲線．
b. distribution 2項分布〔医学〕．
b. nomenclature 二名法．
b. series 二項級数．
b. theorem 二項定理．
binominal nomenclature 二名式命名法（二名法），= binomial nomenclature.
bin·oph·thal·mo·scope [bìnɑfθǽlməskoup] 双眼検眼鏡．
bin·o·scope [bínəskoup] ビノスコープ（斜視患者の視野中央部に物体を示し，末梢部を隠ぺい（蔽）して両眼視を誘発させる器具）．
bin·ot·ic [binátik] 両耳の，= binaural.
bin·o·vu·lar [binávjulər] 二卵の．
b. twin 二卵性双胎，= dichorial twin, dizygotic twin.
Binswanger, Otto [bínswɑːŋgər] ビンスワンガー（1859–1929，ドイツの神経学者）．
B. dementia ビンスワンガー痴呆（脳血管性痴呆の一型で，大脳白質の病変が主体．性格の変化，比較的高度の痴呆，言語障害，失行，失認，球麻痺症状を示す）．
B. disease ビンスワンガー病（慢性高血圧症にみられる器質的痴呆で，2次性脱髄を伴った大脳白質の反復性浮腫が特徴）．
B. encephalitis ビンスワンガー脳炎．
B. encephalopathy ビンスワンガー脳症．
bi·nu·cle·ar [bainjúːkliər] 二核の，= binucleate.
b. cyst 二核嚢子．
bi·nu·cle·o·late [bainjúːkliəleit] 二核小体の，二核仁の．
Binz, Karl [bínts] ビンツ（1832–1913，ドイツの薬理学者）．
B. test ビンツ試験（尿中キニーネの定量法で，試薬としては，ヨウ素2，ヨウ化カリ1，水40の混合液．ビンツヒ素塩の定量法は廃棄されている）．
bi(o)- [bai(ou), bai(ə)] 生物，生活の意味を表す接頭語．
bi·o·ab·sorb·a·ble [bàiouəbsɔ́ːbəbl] 生体吸収性．
b. material(s) 生体吸収性〔人工〕材料〔医学〕．
bi·o·a·cous·tics [bàiouəkúːstiks] 生物音響学．
bi·o·ac·tive [bàiouǽktiv] 生体活性，生物活性．
bi·o·ac·tiv·i·ty [bàiouæktíviti] 生物活性〔医学〕．
bi·o·aer·a·tion [bàioueəréiʃən] 空気接触法（汚物処理の一方法），= mechanical agitation, air-blowing.
bio-artificial organ バイオ人工臓器，= hybrid artificial organ.
bi·o·as·say [bàiouǽsei] 生物検定法〔医学〕，バイオアッセイ，= biological assay.
bi·o·as·tro·nau·tics [bàiouæstrənɔ́ːtiks] 宇宙生物学，生物宇宙工学〔医学〕．
bi·o·au·tog·ra·phy [bàiouɔːtágrəfi] 生物学的自己描写法．
bi·o·a·vail·a·bil·i·ty [bàiouəvèiləbíliti] バイオアベイラビリティ，生体利用能，生物学的利用度〔医学〕，生体内利用率〔医学〕．
b. rate 生体内利用〔速度〕，生体内利用率〔医学〕．
bi·o·blast [báiəblæst] 原生子，原生胞（有機体構成の単位分子），= micella, Altmann granule.
bi·o·bur·den [bàioubəːdn] 生物汚染度．
bi·o·cat·a·ly·ser [bàiəkǽtəlaizər] 生機触媒〔医学〕．
bi·o·cat·a·lyst [bàiəkǽtəlist] 生機触媒物（酵素のこと），= enzyme.
bi·o·ce·no·sis [bàiousinóusis] 生活群，= biocoenosis.
bi·o·ce·ram·ics [bàiousirǽmiks] バイオセラミックス〔医学〕．
bi·o·chem·i·cal [bàiəkémikəl] 生化学の〔医学〕．
b. cycle 生化学的サイクル〔医学〕．
b. engineering 生化学工業〔医学〕．
b. genetics 生化〔学的〕遺伝学〔医学〕．
b. individual variability 生化学的個体差（i番目の個体のある体液成分の常用対数濃度を $Xi = \log_{10} Ci$ とし，その標準偏差を SD_x で表すと，この値はほぼ5歳から50歳まで，性にも年齢にも依らず一定であり，しかも Ca，Cl，O_2，Na，…，ブドウ糖，ヘモグロビン，総タンパク，アルブミン…のような基本的生命物質では0.1以下となる．多型性物質あるいは胆汁酸のような混合物では SD_x は0.3以上，その他の物質ではこれらの値の中間の値をとる）．
b. lesions 生化学的病変（組織，体液の）．
b. metastasis 生化学的転移．
b. modulation 生化学的〔効果〕修飾〔医学〕．
b. mutant 生化学的突然変異体，生化学的〔突然〕変異〔医学〕．
b. oxidation 生化学的酸化〔医学〕．
b. oxygen demand (BOD) 生化学的酸素要求量

〔医学〕.
b. process 生化学的方法〔医学〕.
b. profiling 生化学的プロファイリング〔医学〕.
b. racial index 生化学人種指数(人種における血液群AとBとの出現率の比).
b. reaction 生化学反応〔医学〕.
b. sequestration 生化学的隔離〔医学〕.
b. transformation 生化学的形質転換〔医学〕.
bi·o·chem·is·try [bàiəkémistri] 生化学〔医学〕(化学の知識と方法を用いて生物の生命現象を研究する学問で,生物化学 biological chemistry,生理化学 physiological chemistry とも呼ばれる). 形 biochemical.
b. of respiration 呼吸生化学〔医学〕.
bi·o·chem·or·phic [bàiəkemɔ́:fik] 生化形態の.
bi·o·che·mor·phol·o·gy [bàiəkèmɔ:fáləʤi] 生化形態学.
bi·o·chip [bàiəʧíp] バイオチップ(半導体素子にかわるコンピュータ素子で,タンパクや脂質,神経細胞などの生体物質を見習ってつくられた生物化学素子).
bi·o·cid·al [bàiousáidəl] 殺生物性の,殺菌性の,= bactericidal.
bioclean room バイオクリーンルーム〔医学〕,無菌〔病〕室.
bi·o·cli·mat·ics [bàiouklaimǽtiks] 生物気候学,= bioclimatology.
bi·o·cli·ma·tol·o·gy [bàiouklàimətáləʤi] 生物気候学,生〔物〕気象学〔医学〕,= bioclimatics.
bi·o·clock [báiəklɑk] 生物時計,日周期リズム(24時間のリズム).
bi·o·clo·nal·i·ty [bàiouklounǽliti] 2クローン性の,バイオクローン性の(白血病由来の2つのリンパ球クローンが同時に増殖することをいう).
bi·o·coe·no·sis [bàiousinóusis] 生活群,= biocenosis.
bi·o·col·loid [bàiəkálɔid] 生体膠質,生体コロイド〔医学〕(動物または植物に由来する膠質の総称).
bio·com·pat·i·bil·i·ty [bàioukəmpǽtəbiləti] 生体適合性〔医学〕,生物適合性.
biocompatible material 生体適合材料〔医学〕,医用材料.
bi·o·com·put·er [bàioukəmpjú:tər] バイオコンピュータ(生体高分子,細胞などを用い,またはその性質を模倣して設計したコンピュータ).
bi·o·con·cen·tra·tion [bàioukɑ̀nsəntréiʃən] 生物濃縮〔医学〕.
bi·o·cy·ber·net·ics [bàiousàibə:nétiks] バイオサイバネティクス(生体のシステム,サブシステム間の情報の流れを取り扱った研究で,Cannon の homeostasis や Claude-Bernard の内部環境一定則に連なる分野).
bi·o·cy·to·cul·ture [bàiousàitəkʌ́ltʃər] 細胞培養〔医学〕.
bi·o·de·grad·a·bil·i·ty [bàioudigrèidəbíliti] 生分解性〔医学〕.
bi·o·de·grad·a·ble [bàioudigréidəbl] 生分解性の.
bi·o·de·gra·da·tion [bàioudègrədéiʃən] 生分解〔医学〕,= biotransformation.
bi·o·di·al·y·sis [bàioudaiǽlisis] 生物組織透析法(実験医学において腸管を約1時間,37°C Locke-Ringer 液に浸漬する方法).
biodiversity of species 種の多様性(1980年代後半より生物多様性という概念が立てられるようになったが,そのうち特に種のレベルのものを種の多様性という).
bi·o·dy·nam·ics [bàioudainǽmiks] 生活機能学,生体力学〔医学〕,= vitodynamics.
bi·o·e·col·o·gy [bàioui:káləʤi] 生態学,= ecology.
bioelectric energy (power) sources 生体電気エネルギー源〔医学〕.
bioelectric potential 生体(生物)電気性電位(心電図,脳波などにみられる細胞の内外間に起こるもの).
bi·o·e·lec·tric·i·ty [bàiouìlektrísiti] 生体電気,生物電気(電気魚などの). 形 bioelectric.
bi·o·elec·tron·ics [bàiouilektrániks] バイオエレクトロニクス(バイオテクノロジーとエレクトロニクスを合わせた概念.DNA コンピュータなどの開発はその一つ).
bi·o·el·e·ment [bàiouéliment] 生〔物〕元素(生物に必要な元素).
bioenergetic therapy 生体エネルギー療法〔医学〕.
bi·o·en·er·get·ics [bàiouenə:ʤétiks] 生体力学,生物エネルギー学〔医学〕.
bio·en·gi·neer·ing [bàiouènʤiníəriŋ] 生体工学〔医学〕.
bi·o·e·quiv·a·lence (BE) [bàiouikwívələns] バイオエクイバレンス,〔薬物〕生体内利用率等価性,生物学的同等(等価)性〔医学〕.
bi·o·eth·i·cist [baiəéθisist] 生命倫理学者〔医学〕.
bi·o·eth·ics [baiouéθiks] バイオエシックス,生命倫理〔医学〕,医〔療〕の倫理.
bi·o·feed·back (BF) [bàioufí:dbæk] 生体フィードバック,バイオフィードバック〔医学〕(自律性体機能に対してある種の制御ができるようになるための順応過程).
bi·o·film [báiəfilm] バイオフィルム〔医学〕,生物膜(細菌性バイオフィルム.物質表面に付着した細菌が形成する多糖体の膜),= bacterial biofilm.
bi·o·fla·vo·noid [bàiəflǽvənɔid] 生〔体〕フラボン類〔医学〕.
bi·o·gen [báiəʤən] 生原体,ビオゲン(生物の成長,分裂などの能力をもつ最小の生活単位を表す語で,micelle,biophore,そのほか多くの同義語がある).
bi·o·gen·e·sis [bàiəʤénisis] ① 生物発生(Huxley の),= biogeny. ② 発生(個体発生および種族発生を含む一般語). 形 biogenic,biogenetic.
biogenetic law 生物発生法則(反復説),= Müller law,recapitulation theory.
biogenic amine 生体アミン〔医学〕.
bi·o·ge·o·chem·is·try [bàiouʤiəkémistri] 生物地質化学(地質元素が生物に及ぼす影響の化学的研究).
bi·o·ge·og·ra·phy [bàiouʤiágrəfi] 生物地理学.
bi·o·graft [báiəgræft] 生体移植片.
bi·o·graph [báiəgræf] 生物運動記録器(呼吸運動記録器 pneumatograph はその一例).
biography of mentally ill 精神病者の伝記〔医学〕.
bi·o·haz·ard [bàiəhǽzə:d] バイオハザード,生物危害,生物災害〔医学〕.
bi·o·hol·o·nics [bàiəháləniks] バイオホロニクス〔医学〕(生命現象研究の新しい方法論で,生体構造内の要素と,その相互連関の原理から生じる応用と,その他の分野への応用).
bi·o·hy·drau·lic [bàiouhaidrɔ́:lik] 生物水力学(水および溶液が生物に及ぼす影響の研究).
bioimage analyzer バイオイメージアナライザー(放射線や蛍光を直接的に高い感度で検出し,データを画像化,解析する装置).
bi·o·in·com·pat·i·bil·i·ty [bàiouìnkənpæ̀tibíliti] 生体非適合性〔医学〕.
bi·o·in·e·quiv·a·lent [bàiouìnekwívələnt] 生物学的不等価性〔医学〕.
bi·o·in·ert [bàiouinə́:t] 生体不活性,生物不活性.

bi·o·in·for·ma·tics [bàiouinfəmǽtiks] バイオインフォマティクス，生命情報学〔医学〕(生命情報科学，情報生物学，計算生物学ともいう．コンピュータを用いて大量データを解析し，生命現象を研究する分野)，= *in silico* biology.

bi·o·in·stru·men·ta·tion [bàiouìnstrumentéiʃən] 生物測定器〔医学〕，生物感応装置〔医学〕.

bi·o·ki·net·ic [bàioukainétik] 生物動学的な.

b. temperature limits 生物動学的温度限界(生物が生存し得る温度範囲をいい，−273°C〜105°C まで).

bi·o·ki·net·ics [bàioukainétiks] 生物動学(核分裂 karyokinesis はその一例).

biolized material バイオライズドマテリアル〔医学〕.

bi·o·log·ic [bàiəláʤik] 生物学的，= biological.

b. evolution 生物進化〔論〕.

b. hemolysis 生物学的溶血(体内に産生される溶血素による溶血).

b. history 生物発育過程.

b. indicator 生物学的指標(滅菌の確実性を判定する指標．通常芽胞を濾紙片に付着したものかアンプルに封入したものを用いる．被滅菌物と同時に滅菌後培養して芽胞の死滅を確認する).

b. therapy 生物学的製剤療法.

b. valve 生体弁.

b. vector 生物学的媒介者.

bi·o·log·i·cal [bàiəláʤikəl] 生物学的〔医学〕.

b. active transport 生物学的能動輸送〔医学〕.

b. activity 生物活性〔医学〕.

b. adaptation 生物学的適応(順応)〔医学〕.

b. assay 生物〔学的〕検定〔法〕〔医学〕，= bioassay.

b. availability 生物学的利用率〔医学〕，体内利用率〔医学〕，生物学的利用能.

b. bank 生体組織銀行.

b. chemistry 生物化学(生化学)〔医学〕，= biochemistry.

b. clock 生体(生物)時計〔医学〕，体内時計，バイオリズム，生体(生物)リズム，= biological cycle.

b. coefficient 生物学的係数(安静状態における熱力吸収量).

b. concentration ① 生物〔学的〕濃縮〔医学〕，生体〔内〕濃縮．② 食物連鎖.

b. containment 生物〔学〕的封じこめ〔医学〕(遺伝子組換え実験において組換え体の実験区域外への汚染防止のための宿主一ベクター系に対する生物的規制).

b. control 生物学的防除〔医学〕，生物学的制御.

b. control agent 生物農薬〔医学〕，生物防除剤〔医学〕.

b. cycle 生体リズム〔医学〕，生体時計〔医学〕.

b. damage by ionizing radiation 電離〔性〕放射線障害，= radiation injury.

b. degradation 生〔物学的〕分解〔医学〕.

b. diagnosis 生物学的診断〔医学〕.

b. dressing 生物材料による包帯法〔医学〕，生物〔学的〕包帯.

b. drug 生物学的製剤〔医学〕(抗体などを用いる薬剤).

b. effectiveness 生物学的効果〔医学〕.

b. energy source 生物学的エネルギー源〔医学〕.

b. engineering 生体工学.

b. equivalence 〔薬物〕生体内利用率等価性，生物学的等価(同等)性〔医学〕.

b. exposure indices (BEI) 生物学的暴露指標(暴露を受けた作業者の生体組織，体液あるいは呼気中に出現する化学物質またはその代謝産物について警戒を必要とするレベルを示す).

b. extract 生物学的エキス〔医学〕.

b. false positive (BFP) 生物学的偽陽性〔医学〕.

b. false positive reaction (BFPR) 生物学的偽陽性〔反応〕〔医学〕(カルジオライピンを用いた梅毒血清反応において，梅毒とは無関係に偽陽性反応を示すことをいう).

b. filter 生物学的濾過器〔医学〕.

b. filtration 生物学的濾過〔法〕〔医学〕.

b. function 生体機能〔医学〕.

b. half life 生物学的半減期〔医学〕.

b. incubation 生物学的潜伏期.

b. index of pollution 生物学的汚濁指標〔医学〕.

b. isoeffect dose 生物等効果線量〔医学〕.

b. metamorphosis 〔生物の〕変態〔医学〕.

b. microscope 生物顕微鏡〔医学〕.

b. model 生物モデル〔医学〕.

b. monitoring 生物学的モニタリング(血液，尿など生体から得られた検体を用いて，化学物質の暴露を監視する方法).

b. oceanography 海洋生物学〔医学〕.

b. oxidation 生体酸化，生物学的酸化〔医学〕(微生物の)，= biological oxydation.

b. oxygen demand (BOD) 生物学的(生化学的)酸素要求量(必要量)〔医学〕.

b. pest control 生物学的有害生物防除〔医学〕.

b. physics 生物物理学〔医学〕.

b. plastic 生物標本用プラスチック.

b. pregnancy test 生物学的妊娠試験.

b. preparation ① 生物学的方法．② 生物学的製剤〔医学〕.

b. preservation 生物材料の保存〔医学〕.

b. process 生物学的方法〔医学〕.

b. product 生物学的製剤〔医学〕(血液製剤などがこれに含まれる).

b. purification 生物学的浄化法〔医学〕.

b. race 生態品種.

b. reaction 生物学的反応〔医学〕.

b. response modifier (BRM) 生物学的応答調節剤，生体応答修飾物質〔医学〕，生物学的免疫促進剤(免疫応答を賦活させる物質をいい，インターフェロン，TNF，CSF，BCG などが含まれる．非特異的抗腫瘍効果を持つ生物製剤もある).

b. rhythm 生物リズム〔医学〕，生体リズム，バイオリズム，= biorhythm.

b. science 生物科学.

b. slime 生物膜〔医学〕.

b. spectrum 生物スペクトル，生活形スペクトル.

b. stain 生物学的染色〔医学〕.

b. standard unit 生物学的標準単位.

b. standardization 生物学的標定，= physiologic standardization, biological assaying.

b. survey 生物学的調査〔医学〕.

b. tank (腐敗槽を改良したもの).

b. test 生物学的試験.

b. threshold limit 生物学的許容濃度〔医学〕.

b. tissue valve 生体弁〔医学〕.

b. transmission 生物学的伝播〔医学〕.

b. transport 生物学的輸送〔医学〕.

b. treatment 生物学的処理〔医学〕.

b. unit 生物学的単位〔医学〕，= dilution unit.

b. valence ① 生物学的価値．② 生物学的力価〔医学〕(抗体が抗原と結合し得る数量).

b. value 生物価〔医学〕，生物学的栄養価，生物値.

b. vector 生物学的媒介動物，生物学的ベクター，生物学的伝播者(宿主の体内で発育して初めて病原菌となること).

b. warfare (BW) ① 生物学的戦争(細菌戦など)〔医学〕．② 生物間の闘争交代現象.

b. waste water treatment 生物学的廃水処理〔医学〕.

biologically active floc 生物学的活性フロック〔医学〕.

B

bi·o·log·i·cals ［bàiəlάʤikəlz］ 生物学的製剤〔医学〕.
bi·o·log·ics ［bàiəlάʤiks］ 生物学的製剤〔医学〕.
bi·ol·o·gist ［baiάləʤist］ 生物学者.
bi·ol·o·gy ［baiάləʤi］ 生物学〔医学〕. 形 biologic, biological.
bi·o·lu·mi·nes·cence ［bàioulù:minésəns］ 生物発光〔現象〕〔医学〕（ホタル，海ホタル，発光バクテリアなどの発光の総称）.
bi·ol·y·sis ［baiάlisis］ 生物分解. 形 biolytic.
bi·o·mag·net·ism ［bàiəmǽgnətizəm］ 生体磁気〔医学〕.
bi·o·mass ［báiəmæs］ 生物量，生物体量，バイオマス〔医学〕（ある時点の空間内に存在する生物体の総量で，生物体量または生物量ともいう．陸地においては，熱帯多雨林などの森林によるものが最大で，海洋においては藻場やサンゴ礁などがあげられる）.
b. energy 生活廃棄物エネルギー〔医学〕，バイオマスエネルギー（バイオマス資源によるエネルギーで，有機物を主体とするものを燃料への転換法によってエネルギーを抽出し，燃焼させて熱として利用するほか，化学原料としての利用もある）.
b. resources バイオマス資源（太陽エネルギーによって短期間で生産され，再生可能な資源をいう）.
bi·o·ma·te·ri·al ［bàioumətí:riəl］ 生体用材料，バイオマテリアル.
bi·o·math·e·mat·ics ［bàioumæθəmǽtiks］ 生物数学.
bi·o·me·chan·ics ［bàioumikǽniks］ 生物力学，身体力学〔医学〕，生体力学.
bi·o·med·i·cal ［bàiəmédikəl］ 生物医学的な〔医学〕.
b. engineering (**BME**) 生体医用工学〔医学〕，医工学.
b. material 生体医用材料.
b. measurement 生物医学的測定〔医学〕.
b. research 生物医学的研究〔医学〕.
bi·o·med·i·cine ［bàiəmédisin］ 生物学的医学.
bi·o·mem·brane ［bàiəmémbrein］ 生体膜.
bi·omes ［báioumz］ 生態群〔医学〕.
bi·o·me·te·o·rol·o·gy ［bàioumì:tiərάləʤi］ 生物気象学〔医学〕.
bi·o·me·te·o·rot·ro·pism ［bàioumì:tiərάtrəpizəm］ 生物気象向性〔医学〕.
bi·om·e·ter ［baiάmitər］ 生体計測器（生活現象の一表現として炭酸ガス発生を測定する器械）.
biometric function 生命関数.
biometrical genetics 生物統計遺伝学，生物測定遺伝学〔医学〕.
bi·o·me·tri·cian ［bàioumitríʃən］ 生物統計学者.
bi·o·met·rics ［bàiəmétriks］ 生物計測〔学〕，生物統計学，生体計測学，生物測定学，= biometry.
bi·om·e·try ［baiάmitri］ 生物測定〔学〕，生体計測〔医学〕，バイオメトリー，= biometrics.
bi·o·mi·cro·scope ［bàioumáikrəskoup］ 生体〔顕微〕鏡（細隙灯を用い生眼前部を検査する両眼解剖顕微鏡で，その検査法を biomicroscopy という）.
bi·o·mi·cros·co·py ［bàioumaikrάskəpi］ 生体〔顕微〕鏡検〔査〕〔法〕〔医学〕（細隙灯顕微鏡検査），= slit lamp biomicroscopy.
bi·o·mi·met·ics ［bàioumaimétiks］ バイオミメティックス（生体の構造，機能を模倣，応用する技術．工業用ロボットなどが開発例である）.
bi·o·mol·e·cule ［bàiəmάləkjul］ 生体分子.
Bi·om·pha·la·ria ［bàiαmfəléəriə］ ビオンファラリア属（淡水産のヒラマキガイの仲間で，マンソン住血吸虫の中間宿主）.
bi·on ［báiən］ 生単位，生元，バイオン.
bi·o·na·tor ［báiəneitər］ バイオネータ（歯科矯正術で用いる用具の一つ）.
Biondi, Adolfo ［biɔ́ndi］ ビオンジ（1846–1917，イタリアの医師）.
B.–Ehrlich fluid ビオンジ・エールリッヒ液（塩基性メチルグリーンと酸性フクシンレッドからなる染色液）.
B. stain ビオンジ染色液（オレンジグリーン，メチルグリーン，酸性フクシンからなる染色液），= Biondi–Ehrlich–Heidenhain stain, B. fluid.
bi·o·ne·cro·sis ［bàiounikróusis］ 死生，類壊死，= necrobiosis.
bi·o·ner·gy ［bàiounə́:ʤi］ 生活力.
bi·on·ics ［baiάniks］ バイオニクス，生体工学〔医学〕（生体の制御や情報伝達のメカニズムを工学の立場から解析するとともに，その工学的応用を目指す学問分野）.
bi·o·nom·ics ［bàiənάmiks］ 生物機能学，生活機能〔学〕，環境生物学〔医学〕，動物生態学，= bionomy.
bi·on·o·my ［baiάnəmi］ 生活機能〔学〕，= bionomics.
bi·o·no·sis ［bàiounóusis］ 生物症（細菌，寄生虫などの生物による疾患）.
bi·o–oc·clu·sion ［báiou əklú:ʒən］ 正常咬合（歯の），= normal occlusion.
bi·o–os·mot·ic ［báiou αsmάtik］ 生体内浸透圧の.
bi·oph·a·gism ［baiάfəʤizəm］ 生物摂取（有機物を摂取して栄養とすること），= biophagy. 形 biophagous.
bi·oph·a·gy ［baiάfəʤi］ （生物を捕食・吸収すること），= biophagism.
bi·o·phar·ma·ceu·ti·cal ［bàioufὰ:məsjú:tikəl］ 生物薬剤学〔的〕の〔医学〕.
bi·o·phar·ma·ceu·tics ［bàioufὰ:məsjú:tiks］ 生物薬〔剤〕学〔医学〕.
bi·o·phar·ma·cy ［bàioufά:məsi］ 生物薬〔剤〕学〔医学〕.
biophile element 親生元素〔医学〕（生物体を組織している元素）.
bi·o·phore ［báiəfɔ:r］ 原生子，生担子（仮説的な生体単位で，これらが集合して determinant となり，さらに determinant が集合して染色節 ids となり，さらにこの集合が染色体 idant となる．Weismann），= micelle, idioblast, bioplast. 形 biophoric.
bi·o·pho·tom·e·ter ［bàioufoutάmitər］ 暗順応計（暗順応を測る器械）.
bi·o·pho·ton ［bàioufóutən］ 生物フォトン.
bi·o·phy·lax·is ［bàioufailǽksis］ 生体防衛. 形 biophylactic.
biophysical profile scoring (**BPS**) バイオフィジカルスコア. → BPS.
bi·o·phys·ics ［bàiəfíziks］ 生物物理学〔医学〕，生物理学.
bi·o·phys·i·og·ra·phy ［bàioufìziάgrəfi］ 構造〔解説〕生物学.
bi·o·phys·i·ol·o·gy ［bàioufìziάləʤi］ 生体生理学（器官学，形態学，生機学を含む）.
bi·o·pla·sia ［bàioupléiziə］ 生体形成（栄養物を成長の形で貯蔵すること）.
bi·o·plasm ［báiəplæzəm］ 生形質（細胞の生きた単位を示す語）. 形 bioplasmic.
bi·o·plast ［báiəplæst］ 原生体，担生体（仮説的な生体単位．Weismann）. → biophore.
bi·o·pol·y·mer ［bàiəpάlimər］ バイオポリマー，生体高分子〔医学〕.
bi·op·sy ［báiαpsi］ バイオプシー〔医学〕，生体組織検査〔医学〕，生検〔医学〕（剖検 autopsy または検死，剖検 necropsy に対立していう術語で，生体から被検組織を採って検査する方法）.
b. by fiberscope 直視下生検法.
b. forceps 生検鉗子，= bioptome.

b. instrument 生検用器具〔医学〕.
b. needle 生検針〔医学〕, バイオプシー針.
b. specimen 生検材料〔医学〕.
bi·o·psy·chol·o·gy [bàiousaikáləʤi] 生体心理学, 生物精神学. 形 biopsychic, biopsychological.
biopsychosocial medical model 生物(身体)心理社会的医学モデル〔医学〕.
bi·o·psy·cho·so·ci·ol·ogy [bàiousàikousòusiáləʤi] 生物心理社会学〔医学〕.
bi·op·ter·in (BP) [baiáptərin] ビオプテリン($C_9H_{11}N_5O_3$ で人尿から分離された. 還元体は芳香族アミノ酸モノオキシゲナーゼの電子供与体になる).
bi·op·tic [baiáptik] 生検的の.
bi·op·tome [baiáptoum, báiəp–] 生検鉗子, バイオトーム(心臓カテーテルを通して診断のために心臓組織片を採取する毛抜き状の装置. 心バイオプシー用器具), = biopsy forceps.
bi·o·py·o·cul·ture [bàioupàiəkʌ́lʧər] 生存膿細胞培養.
bi·or·bi·tal [baiɔ́:rbitəl] 両側眼窩の.
b. angle 両眼窩角(両眼窩の軸が交差してつくる角).
bi·o·re·act·or [bàiouriǽktər] バイオリアクター, 〔微〕生物反応炉〔医学〕(生体触媒の触媒する生化学的反応を利用して, 有用物質やエネルギーの産生, 物質の分析・定量, 環境汚染物質の分解などを行うリアクター(反応器)のこと).
bi·or·gan [báiɔ:gən] 生体器官.
bi·o·rhe·ol·o·gy [bàiouri:áləʤi] 生体流動学.
bi·o·rhythm [báiəriðəm] バイオリズム〔医学〕, 生体リズム, 生物リズム.
bi·o·roent·gen·og·ra·phy [bàiourèntgənágrəfi] 生体X線撮影〔法〕.
bi·os [báiəs] ビオス(酵母に存在する微生物発育促進因子).
b. I ビオスI, = inositol.
b. II ビオスII, = biotin.
bi·o·safe·ty [baiouséifti] バイオセーフティ(微生物や寄生虫のヒトや動物に対しての病原性, 危険性あるいは安全性の程度を表す用語).
b. lebel (BSL) バイオセーフティーレベル(WHOにより制定された実験室で扱う微生物, 病原体の危険度レベル, 1〜4段階).
bi·os·co·py [baiáskəpi] 生死鑑定〔医学〕(生産と死産との鑑別).
bi·ose [báious] 二炭糖(炭素原子を2個もつ糖で, アルドースのグリコールアルデヒドがあるのみ).
bi·o·sen·sor [báiəsensər] 生物測定器〔医学〕, 生物感応装置〔医学〕, バイオセンサー, 生物化学検知器(酵素, 微生物, 抗体などが特定の物質と鋭敏に反応することを利用した検知器).
bi·o·sep·a·ra·tor [baiəsépəreitər] バイオセパレータ〔医学〕.
bi·o·side [báiəsaid] ビオシド(アグリコン aglycone に糖類2分子が結合している化合物).
bi·o·sis [baióusis] 生活力, 生命. 形 biotic.
bi·os·mo·sis [bàiəzmóusis] 生体被膜の浸透性, バイオスモーゼ〔医学〕. 形 biosmotic.
biosorption process バイオソープション法〔医学〕.
bi·o·spec·trom·e·try [bàiouspektrámitri] 生体分光計検査法. 形 biosectrometric.
bi·o·spec·tros·co·py [bàiouspektráskəpi] 生体分光鏡検査〔法〕, = clinical spectroscopy.
bi·o·sphere [báiəsfiər] ① 大生活圏(地球の生物生存圏). ② 生物環境反応圏(生物と環境とが相互作用する圏).
bi·o·stat·ics [bàiəstǽtiks] 生物静力学.
bi·o·sta·tis·tics [bàioustətístiks] ① 生物統計学〔医学〕, = vital statistics. ② 衛生統計学, = sanitary statistics.
bi·o·syn·the·sis [bàiəsínθəsis] 生合成〔医学〕.
b. of cholesterol コレステロール生合成.
b. of fatty acid 脂肪酸生合成.
bi·o·syn·thet·ic [bàiousinθétik] 生合成の.
b. human insulin 生合成ヒトインスリン.
b. pathway 生合成経路〔医学〕.
bi·o·sys·tem·at·ics [bàiousìstəmǽtiks] バイオシステマティックス, 生物系統学, 生物分類学, 系統生物学.
Biot, Camille [bióu] ビオー(フランスの医師).
B. breathing ビオー呼吸(小さな頻回の呼吸と大きなゆっくりした呼吸が交互に現れる異常呼吸の一型), = Biot respiration.
B. breathing sign ビオーの呼吸サイン.
B. respiration ビオー呼吸(無呼吸と過呼吸とが突然交代する呼吸型で, 頭蓋内圧上昇をきたす疾患にみられる), = meningitic respiration.
B. sign ビオー徴候.
Biot meth·od [bíou méθəd] ビオー法(結核菌の証明法で, 喀痰の塗抹標本をカルボルフクシン液で染色し, 水洗せずに25%硝酸, ついで無水アルコールで脱色し, 水洗してホルマリン液に3分間浸漬し, 水洗して観察すると, 結核菌は暗紫色を呈する).
bi·o·ta [baióutə] (一地方または一時代の動植物).
biotabiotop system 主体環境系(公衆衛生学総論の一課程).
bi·o·tax·is [bàiətǽksis] ① 生体細胞の配列. ② 生物分類学, = biotaxy.
bi·o·tech·nol·o·gy [bàiouteknáləʤi] バイオテクノロジー〔医学〕, 生体工学, 生物工学, 生命工学(主に DNA テクノロジーがその中心となっている).
bi·o·te·lem·e·try [bàioutəlémitri] 生物テレメトリ〔医学〕, 生体遠隔測定〔法〕.
biotelluric reaction 生物テルリウム塩反応(テルリン酸カリウムの濃厚液1:100〜1:1,000が結核菌により還元され黒色を呈する現象を利用して菌の生存期を測定する指数とみなすことができる).
bi·o·ther·a·py [báiəθerəpi] 生物学的療法〔医学〕.
bi·ot·ic [baiátik] 生命に関する.
b. energy 生物エネルギー〔医学〕.
b. factor 生物因子, 生活要素.
b. potential 生物繁栄能力.
b. ray (核分裂誘発光線), = mitogenic ray.
bi·ot·ics [baiátiks] 生物器官学, 生命力学.
biotidal phenomenon (血液成分が昼夜交互変化し, 再びそれを反復する現象).
bi·o·tin [báiətin] ビオチン 化 2′-keto-3, 4-imidazolido-2-tetrahydrothiophene-δ-n-valeric acid $C_{10}H_{16}O_3N_2S$ (既知ビタミンB複合体中最も広く動植物界に分布する生物増殖要素でavidinに結合する), = bios, coenzyme R, vitamin H.
b. dependency ビオチン依存症〔医学〕.
b. enzyme ビオチン酵素.
biotinyl antibody ビオチン化抗体.
bi·o·tite [báiətait] 黒雲母.
bi·ot·o·my [baiátəmi] 生体解剖〔医学〕, = vivisection.
bi·o·tope [báiətoup] 小生活圏(生活地域単位).
bi·o·tox·i·col·o·gy [bàioutàksikáləʤi] 生体中毒学.
bi·o·tox·in [bàiətáksin] 生体毒素〔医学〕.
bi·o·trans·for·ma·tion [bàioutrænsfɔ:méiʃən] 生体内変化〔医学〕, = biodegradation.
bi·ot·re·py [baiátripi] 化学反応による生体研究.
bi·o·tri·bol·o·gy [bàioutraibáləʤi, –tri–] バイオトライボロジー(摩擦, 摩耗, 潤滑などについての研

B

究分野であるトライボロジー tribology の考え方を，生体および人間工学などに導入した学問）．

bi·o·tron [báiətrən] バイオトロン（人工気候室，生物 bio と器具や施設を示す tron との合成語で，生物環境調節実験室の総称），= artificial climate.

bi·o·tro·pism [baiátrəpizəm] バイオトロピズム，生物向性〔医学〕（潜在性疾患を発現させ，または腐敗菌を病原体に転化させる身体の抵抗力の低下すなわち病原体の覚醒現象．Milian），= biotrophy. 形 biotropic.

bi·o·type [báiətaip] ① 純型（同一遺伝子をもつ個人の一群），生物型〔医学〕．②〔身〕体型，= body type.

bi·o·typ·ing [báiətàipiŋ] 生物型分類〔医学〕．

bi·o·ty·pol·o·gy [bàioutaipáləʤi]〔生〕体類型学．

bi·o·var [báiəva:r] 生物型〔医学〕．

bi·o·vu·lar [baióuvjulər] 二卵性の，= binovular.

b. twin 二卵性双胎，= dizygotic twin.

b. twin pregnancy 二卵〔性〕双胎妊娠〔医学〕．

BIP bismuth iodoform paraffin ビスマス（蒼鉛）ヨードホルムパラフィンの略．

BiPAP bilevel positive airway pressure の略（バイパップ．呼吸（吸気時，呼気時）両レベル設定陽圧呼吸装置．アメリカのレスピロニクス社が睡眠時無呼吸症候群で nCPAP に耐えられない症例のために開発した）．

bi·pa·ra [báipərə] 2 回経産婦．形 biparous.

bi·par·a·sit·ic [bàipærəsítik] 二重寄生（寄生生物に寄生すること）．

bi·pa·ren·tal [bàipəréntəl] 両親の．

b. inheritance = amphigonous inheritance.

b. progeny 二親性子孫〔医学〕．

bi·pa·ri·e·tal [bàipəráiətəl] 両頭頂骨の．

b. diameter 大横径（両頭頂径）．

bip·a·rous [bípərəs] ① 2 児経産の．② 双生児を分娩する．

b. cyme 二出集散花序．

bi·par·tite [baipá:tait] 二分の，両分の，二連の〔医学〕．

b. patella 二分膝蓋骨．

b. placenta 二葉胎盤〔医学〕，二分胎盤〔医学〕，二裂胎盤，= placenta bipartita.

bi·ped [báiped] 二足の，二足獣の．形 bipedal.

bipedal walking 二足歩行．

bipedicle flap 双茎皮弁〔医学〕，両側有茎皮〔膚〕弁．

bi·pen·nate [baipéneit] 双翼状の，= bipenniform.

b. muscle [TA] 双翼筋，羽状筋（1 本の腱の両側に筋肉があって羽のような形をなすもの），= musculus bipennatus [L/TA].

bi·pen·ni·form [baipénifɔ:m] 双翼状の，= bipennate.

bi·per·fo·rate [baipə́:fəreit] 二孔の．

bi·per·i·den [baipériden] ビペリデン 化 α-5-norbornen-2-yl-α-phenyl-1-piperidinepropanol $C_{21}H_{29}HO$（合成抗コリン作用薬）．

b. hydrochloride ビペリデン塩酸塩 $C_{21}H_{29}NO$・HCl : 347.92（塩酸ビペリデン．ピペリジノプロパノール系抗パーキンソン病薬．中枢性抗コリン作用薬，ムスカリン性アセチルコリン受容体に作用し平滑筋弛緩，散瞳作用を引き起こし振戦を改善する）．

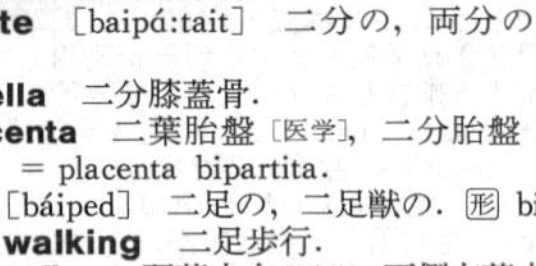

biphasic disease 二相性疾患（Weinstein らの研究による（1975）名称．好気性菌と嫌気性菌の重複感染の機序を明らかにした学説）．

biphasic hemolysin 二相性溶血素．

biphasic insulin 二相性インスリン．

biphasic medium 二相性培地．

biphasic reaction 二相性反応，二期性反応（ファンデンベルヒ血清ビリルビン定性法において起こる直接反応と間接反応の混合型をいい，ジアゾ試薬を加えたとき敏速型と，遅延型とに区別される）．

biphasic wave 二相波〔医学〕．

bi·phen·a·mine hy·dro·chlo·ride [bàifénəmi:n hàidroukló:raid] 塩酸ビフェナミン 化 2-(diethylamino)ethyl 2-hydroxy-3-biphenylcarboxylate hydrochloride $C_{19}H_{23}NO_3$-HCl（抗脂漏薬）．

biphenotypic leukemia 多型質白血病，= hybrid leukemia.

bi·phen·yl [baifí:nil] ビフェニル，= diphenyl.

biplane fluoroscope 立体〔X 線〕透視装置（蛍光板および X 線管 2 個が互いに直角をなすようにつくったもので，異物，骨折などの立体的診断に用いる）．

bi·po·lar [baipóulər] ① 二極の，双極性の．② 双極神経細胞．

b. cautery 両極性焼灼器．

b. cell 双極細胞（2 突起をもつ網膜の神経細胞）．

b. chest lead 双極胸部誘導〔医学〕．

b. coagulator 双極〔電気〕凝固器．

b. depression 双極性うつ病，両極性うつ病，両相性うつ病〔医学〕．

b. disorder 双極性障害．

b. electrode 双極電極〔医学〕，二極式電極．

b. endoprosthesis 双極〔機能〕体内プロステーシス，バイポーラー〔体内〕プロステーシス．

b. lead 双極誘導〔医学〕（身体の異なった 2 つの部位に電極を置いて得られる心電図誘導）．

b. nerve cell 双極神経細胞．

b. neuroblast 双極神経芽細胞（無極神経芽細胞から分化する）．

b. neuron 双極〔神経〕細胞〔医学〕，双極ニューロン（軸索 2 個をもつもの）．

b. pressure 両端圧（骨折片の断端が相互に圧力を加えて痛覚を起こすことをいう）．

b. rete 双極網，= rete mirabile.

b. spongioblast 双極神経膠芽細胞（増殖すると多形性神経膠芽細胞腫を発生する）．

b. staining 双極染〔色〕性〔医学〕，双極染色法．

b. taxis 両極整復術（子宮の後傾を整復するため，直腸から片手で押し上げ，ほかの手で腟から頸部を引き下げる手技）．

b. version 両極回転〔術〕〔医学〕（双合回転術）．

Bi·po·lar·is [bàipouléəris] ビポラーリス属（真菌の一属）．

Bipolarina 双極亜目（ミクソゾア門）．

bi·po·lar·i·ty [bàipouléériti] ① 双極形成（結核の初期変化群において，初感染巣の周囲浸潤と，肺門リンパ節浸潤とが，X 線図上で鉄アレーの両側球部をなすようにみえること）．② 双極性（神経細胞のように両端に突起をみること）．③ 双極利用（電気療法の）．形 bipolar.

bi·pos·i·tive [baipázitiv] 陽原子価 2 個をもつ．

bi·po·ten·ti·al·i·ty [bàipətènʃiǽliti] 2 種の異なった組織に発育し得る可能性．

b. of gonad 生殖腺の男女両性発育可能性（髄質は精巣，皮質は卵巣に発育する可能性のあることが性逆転の基礎である）．

bipp [bíp] ビップ（ビスマス，ヨードホルム，パラフィンからなる泥膏でイギリスの俗名．Morison, Rutherford）．

bi·pro·pel·lant [bàiprəpélənt] 二元推進薬〔医学〕.
bi·ra·di·al [bairéidiəl] 二放線性の.
b. symmetry 二放線対称, 二放射相称.
bi·ra·mous [bairéiməs] 二枝の, 二叉の, 二枝形の.
b. appendage 分叉肢(裂脚), = protopodite.
Birbeck granule バーベック顆粒.
Birch-Hirschfeld, Felix Victor [bə́:k hə́:ʃfelt] ビルク・ヒルシュフェルド(1842-1899, ドイツの病理学者).
B.-H. lamp ビルク・ヒルシュフェルド灯(眼疾患の光線療法に用いるもの).
B.-H. method ビルク・ヒルシュフェルド法(ビルマルク褐とゲンチアナ紫で染色後, 酢酸で脱色すると, 類デンプン状変性を起こした組織は脱色しない).
birch [bə́:ʧ] カバの木(樺木)(サリチル酸メチルを主成分とする芳香性揮発油の原植物), = *Betula*.
b. camphor バーチショウノウ, = betulin.
b. oil シラカバ油.
Bircher, Heinrich [bíəʧər, bírhər] ビルヘル(1850-1923, スイスの外科医).
B. operation ビルヘル手術(胃の前後壁の一部を縫合する胃拡張症の手術), = gastroplication.
Bird, Golding [bə́:d] バード(1814-1854, イギリスの医師).
B. disease バード病(シュウ酸〔塩〕尿症), = oxaluria.
B. formula バード公式(尿比重値の最後2桁はその尿中にある固形物のオンスごとのグレイン数を示す).
Bird respirator バード型人工呼吸器(Forrest M. Bird (1921生)はアメリカのエンジニア, パイロット).
Bird, Samuel Dougan [bə́:d] バード(1832-1904, オーストリアの医師).
B. sign バード徴候(肺臓の胞虫病における濁音帯と呼吸音の消失), = Duncan-Bird sign.
bird [bə́:d] トリ(鳥).
b.-arm 鳥腕(上肢筋肉の萎縮による腕の矮縮).
b.-breeder's disease トリ飼育者病.
b. breeder's lung トリ飼肺, トリ飼育者肺, = bird fancier's lung.
b. face 鳥貌〔医学〕, 鳥顔.
b. fancier's lung トリ飼病, トリ愛好者肺(インコ, ハトなどの鳥類の排泄物に含まれる真菌(*Trichosporon eutaneus*)の胞子の吸入によって起こるⅢ型アレルギー性肺炎をいう).
b. flu トリインフルエンザ, = avian influenza.
b. head type 鳥頭型, = microcephalic idiocy.
b.-leg 鳥脚(下肢筋肉の萎縮による脚の矮縮).
b.-like facies 鳥様顔貌〔医学〕.
b.-lime とりもち(鳥黐)(モチノキ植物の樹皮を水につけ, つき砕いて得られる一種のろう(蝋)で, イリシルアルコール, モチルアルコールなどが主成分).
b.-pox トリ痘.
b.-pox virus トリ痘ウイルス.
b. unit トリ単位.
bird·lice [bə́:dlais] ハジラミ, = Mallophaga.
birds [bə́:dz] 鳥類.
b. beak sign トリのくちばし徴候.
bi·re·frac·tion [bàirifrǽkʃən] 複屈折〔医学〕.
bi·re·frac·tive [bàirifrǽktiv] 二重屈折の, 複屈折の, = birefringent.
bi·re·frin·gence [bàirifrínʤəns] 複屈折〔医学〕(単軸または双軸結晶に光が入射するとき, あるいは等方性の物体でも, ある方向に圧力を加えるとき, 一般に2つの屈折光線が現れる現象), = double refraction, birefringency.
b. of flow 流動複屈折(流動しつつある液体に複屈折がみられる現象で, 特にコロイド溶液において棒状または板状粒子が流動によって一方向に配列する場合に起こる), = stream birefringence, streaming double refraction.
bi·re·frin·gent [bàirifrínʤənt] 複屈折の, = double refrecting.
bi·ri·mose [bairáimous] 二裂孔の.
Birkett, John [bə́:ket] バーケット(1815-1904, イギリスの外科医).
B. hernia バーケットヘルニア(関節被膜の線維層を穿通する内膜の脱出), = synovial hernia.
Bi·ro·nel·la [bàirənélə] ビロネラ属(ハマダラカの一属).
bi·ro·ta·tion [bàiroutéiʃən] 倍旋光(多旋光ともいう), = mutarotation.
bi·rot·u·la [bairáʧulə] 二輪体.
birth [bə́:θ] 出産〔医学〕, 分娩〔医学〕, 出生.
b. and death process 出生死滅過程〔医学〕.
b. asphyxia 新生児仮死, = neonatal asphyxia.
b. by person in attendance 立会者別出生〔医学〕.
b. canal 産道〔医学〕(子宮頸部, 膣および外陰), = parturient canal.
b. canal infection 産道感染〔医学〕.
b. certificate 出生証明書〔医学〕, 出産証明書.
b. control 産児制限〔医学〕, 受胎調節(受胎を制限すること).
b.-death ratio 出生死亡比〔医学〕, 出産死亡率(同一年間, 同一人口中の死亡例100についての出生率), = vital index.
b. defect 先天〔性〕欠損〔医学〕, 先天〔性〕異常〔医学〕, 出生時欠損.
b. fracture 分娩骨折.
b. history (BH) 出生歴.
b. injury 出生〔時〕損傷〔医学〕, 分娩〔時〕損傷〔医学〕, 分娩外傷, = birth trauma.
b. injury to brain 出産〔時〕脳損傷〔医学〕.
b. interval 出産間隔〔医学〕.
b. mark 母斑〔医学〕, = nevus.
b. of a pair of twins 双胎分娩〔医学〕.
b. order 出生順位〔医学〕, 出産順位.
b. pain 陣痛〔医学〕.
b. palsy 分娩麻痺(分娩時の外傷による), = obstetric paralysis, birth paralysis.
b. paralysis 分娩麻痺〔医学〕(分娩時胎児の腕神経叢の障害による).
b. place population 出生地〔別〕人口〔医学〕.
b. pore 産門, 産卵門, 子宮孔.
b. process 分娩経過.
b. rate 出生率〔医学〕, 出産率.
b. registration 出生登録〔医学〕, 出生届け〔医学〕.
b. room 分娩室, 産室, = delivery room.
b. scar 出生痕.
b. spacing 出生間隔調整〔医学〕.
b. trauma ① 分娩外傷〔医学〕. ② 分娩ショック(分娩とともに起こる新生児の精神的障害).
b. weight (BW) 出産体重, 出生〔時〕体重〔医学〕.
birth·ing [bə́:θiŋ] 分娩経過.
b. center 分娩センター.
bis- [bis] 二, 両の意味を表す接頭語.
4,4′-bis(dimethylamino)benzophenone (MK) 4,4′-ビス(ジメチルアミノ)ベンゾフェノン.
bis in die [bís in díə] [L] 1日2回, = bid.
bis·ac·o·dyl [bisǽkədil, bìsəkóu-] ビサコジル ㊗ 4,4′-(pyridin-2-ylmethylene)bis(phenyl acetate) $C_{22}H_{19}NO_4$: 361.39 (瀉下薬). (→ 構造式)
bis·a·cro·mi·al [bìsəkróuminəl] 両肩峰の.
b. diameter 肩峰幅, 肩幅〔医学〕.
bis·al·bu·mi·ne·mia [bìsælbjùminí:miə] 二峰性アルブミン血〔症〕.

B

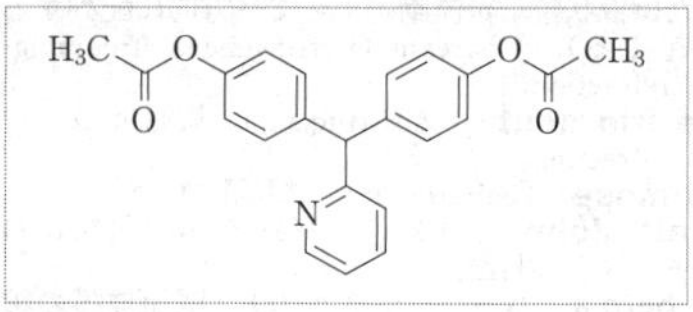

bi·salt ［báisɔːlt］ 酸〔性〕塩.

bis·am·y·lose ［bisǽmilous］ ビスアミロース（デンプンの構成成分でマルトース $C_{12}H_{22}O_{11}$ の無水化合物），＝ diamylose.

bis·ax·il·la·ry ［bisǽksiləri］ 両腋窩の.

bische ［bíʃ］ ビッシュ（トリニダッドにみられる悪性赤痢）.

Bischoff, Carl Adam ［bíʃɔf］ ビショッフ（1855–1908，ドイツの化学者）.

B. test（for biliary acids） ビショッフ試験（希硫酸とショ糖とを加えて加熱すると赤色を発する反応を利用する胆汁酸検出法）.

Bischoff, Theodor Ludwig Wilhelm von ［bíʃɔf］ ビショッフ（1807–1882，ドイツの解剖学者）.

B. crown ビショッフ冠（卵子の上皮層が重複して形成された内層）.

bis·cuit ［bískit］ ① パンまたはビスケット．② 素焼き（滑沢前の）.

b. firing 締め焼き.

bi·sec·tion ［baisékʃən］ 二分．動 bisect.

bi·sep·tate ［baiséptei t］ 中隔により二分された.

bisexual ［baisékʃuəl］ ① 両性生殖の〔医学〕．② 雌雄同体の．③ 両性愛.

b. flower 両性花〔医学〕.

b. generation 両性世代，有性世代.

b. inflorescence 両性花序.

b. libido 両性リビドー（男女両性に対する性欲）.

b. reproduction 有性生殖，両性生殖〔医学〕，＝ syngamy.

bi·sex·u·al·i·ty ［baisèkʃuǽliti］ ① 両性素質．② 両性愛（同性愛と異性愛との両方を行うことで，女性に多くみられる）．③ 両性生殖性〔医学〕．④ 雌雄同体，＝ hermaphroditism．形 bisexual.

bisferiens pulse 二峰性脈〔医学〕.

bis·fer·i·ous ［bisfíːriəs］ 二拍動の.

b. pulse ＝ pulsus bisferiens.

Bishop, Edward H. ［bíʃəp］ ビショップ（1913–1995，アメリカの産科医）.

B. score ビショップ指数，ビショップスコア（分娩準備状態や分娩開始の切迫度を数量化し，判別しようとする方法）.

ビショップスコア

項目	点数			
	0	1	2	3
子宮口の開大	0cm	1～2cm	3～4cm	5cm以上
子宮腟部の展退	0～30%	40～50%	60～70%	80%以上
胎児の下降度	－3cm	－2cm	－1～0cm	+1～+2cm
子宮腟部の硬度	硬	中	軟	
子宮口の位置	後方	中	前方	

Bishop, John Michael ［bíʃəp］ ビショップ（1936生，アメリカの微生物・免疫学者．レトロウイルスのもつ癌遺伝子が細胞起源であることの発見により H. E. Varmus と1989年度ノーベル医学・生理学賞を共同受賞）.

Bishop, Louis Faugere ［bíʃəp］ ビショップ（1864–1941，アメリカの医師）.

B. sphygmoscope ビショップ脈拍検査器（血圧，特に最小〔拡張期〕血圧を測定する血圧計）.

bishop cap ビショップ帽（X線像においてみられる十二指腸の球部），＝ pileus ventriculi, duodenal bulb, d. cap.

bis·hy·drox·y·cou·ma·rin ［bìshaidràksikúːmərin］ ビスヒドロキシクマリン 化 3,3-methylene *bis* (4-hydroxycoumarin)（抗プロトロンビン作用とともに，抗プロコンバーチン作用がある物質で，血栓症の予防に用いられる），＝ dicumarol.

bis·il·i·ac ［bisíliæk］ 腸骨櫛径（両腸骨櫛間の最大直径）.

Biskra button ［bískrə bʌ́tn］ ビスクラボタン（皮膚リーシュマニア症），＝ Allepo button, Bagdad b..

Bismarck brown ［bízmɑːk bráun］ ビスマルクブラウン（絹，木綿，革などの染色に用いられるアゾ系のアニリン染料で，ドイツ政治家 Otto von Bismarck（1815–1898）にちなむ），＝ vesuvin, phenylene brown, Manchester b., Excelsior b., leather b., basic b. G, aniline b., GX, GXP.

Bismarck brown staining solution ビスマルク褐液（ビスマルク褐Y 0.2，水100）.

bis·mite ［bízmait］ ビスマス［蒼鉛華，蒼鉛赭そうえんしゃ］Bi_2O_3–$3H_2O$（六方晶系に属する鉱物）.

bis·muth（Bi） ［bízməθ］ ビスマス（蒼鉛）（原子番号83，元素記号 Bi，原子量208.9804，同位元素の質量数209），＝ bismuthum.

b. acetate, basis 次硝酸ビスマス，＝ bismuth subnitrate.

b. agaricinicum アガリシン酸ビスマス（$(C_{16}H_{28}O_5)_3Bi$）（制汗薬）.

b. albuminate ビスマスアルブミン酸塩（ビスマス22%を含む胃腸鎮静薬．現在は使用されていない）.

b. ammonium citrate クエン酸ビスマスアンモニウム $Bi(NH_3)_2C_6H_7O_7$–H_2O（水に可溶性のビスマスで，収斂作用がある）.

b. arsphenamine sulfonate スルフォン酸ビスマスアルスフェナミン（ヒ素13%，ビスマス24%を含む黄褐色水溶性粉末で，筋注用駆梅薬．現在は使用されていない）.

b. benzoate 安息香酸ビスマス $Bi(C_6H_5CO_2)_3Bi(OH)_3$（白色粉末の防腐剤），＝ bismuthi benzoicum.

b. beta-naphthol ベータ（β）-ナフトールビスマス $Bi_2O_2(OH)C_{10}H_7O$（灰褐色の腸管防腐剤），＝ bismuthi betanaphtholas.

b. bisalicylate サリチル酸水素ビスマス $BiOH(COOC_6H_4CH)_2$（収斂防腐剤），＝ gastrosan.

b. bitannate タンニン酸水素ビスマス $BiOH(OCOC_{13}H_9O_7)_2$，＝ tannismut.

b. boricum ホウ酸ビスマス $BiBO_3$.

b. borophenate 硼石炭酸ビスマス $Bi_2O_3B(C_6H_5)(CO_3)+3H_2O$，＝ bismuthi borophenylicum, marcasol.

b. bromide 臭化ビスマス $BiBr_3$（水溶性黄色結晶物で獣医用）.

b. bromogallicum basicum 塩基性臭化没食子酸ビスマス $C_6Br_2(OH)_3COOBi(OH)_2$.

b. butter 塩化ビスマス（蒼鉛），＝ bismuth chloride.

b. carbolate 石炭酸ビスマス，＝ bismuth phenylate.

b. carbonate 炭酸ビスマス $(Bi_2O_2CO_3)_2$–H_2O（bismuth subcarbonate のイギリス局方名），＝ bismuthi carbonas.

b. cerium salicylate サリチル酸セリウムビスマス（桃色で不溶性粉末の腸治療薬）.

b. chinolinum rhodanatum 硫チアンヒノリンビスマス $(C_9H_7NHSCN)_2Bi(SCN)$，＝ crurin.

b. chloride 塩化ビスマス $BiCl_3$，＝ bismuth trichlorid.

b. chloride, basic 塩基性塩化ビスマス，＝ bismuth

oxychloride.
b. chromate クロム酸ビスマス $Bi_2O_32CrO_3$（オレンジ色粉末）.
b. chrysophanate クリソファン酸ビスマス $Bi(C_{15}H_9O_4)_2$–Bi_2O_3, = dermol.
b. cinnamylicum ケイ皮酸ビスマス, = hetoform.
b. citrate クエン酸ビスマス（$CiC_6H_5O_7$ 収斂止瀉薬）, = bismuthi citras.
b. dithiosalicylicum 塩基性ジオサリチル酸ビスマス（外傷薬）, = thioform.
b. ethylcamphorate （ビスマス23.5%を含む筋注駆梅薬）.
b. gallate 次没食子酸ビスマス, = bismuth subgallate.
b. germanate phosphor ゲルマニウム酸ビスマス蛍光体［医学］.
b. gingivitis ビスマス（蒼鉛）性歯肉炎.
b. glance 輝ビスマス鉱（Bi_2S_3, Cu, Fe を含む）, = bismuthinite, bismuthine.
b. glycolylarsanilate グリコリルアルサニル酸ビスマス, = glycobiarsol, milibis.
b. hydroxide 水酸化ビスマス $Bi(OH)_3$.
b. hydroxyquinoline ヒドロキシキノリンビスマス $Bi(OH)_2C_9H_6ON$（消毒薬）.
b. iodide ヨウ化ビスマス BiI_3, = bismuth triiodide.
b. iodide, basic オキシ（塩基性）ヨウ化ビスマス, = bismuth oxyiodide.
b. iodogallicum basicum 塩基性ヨード没食子酸ビスマス $C_6I_2(OH)_3COOBi(OH)_2$（創傷消毒薬）.
b. iodosalcylate ヨードサリチル酸ビスマス, = jodylin.
b. iodosubgallate 次没食子酸ヨードビスマス（$OH)_3C_6H_2COOBi(OH)I$, = bismuth oxydogallate, b. iodatum subgallicum, airol, airoform.
b. lactate 乳酸ビスマス $C_3H_4O_3$（止瀉薬）, = $BiC_3H_5O_3$.
b. line ビスマス（蒼鉛）縁.
b. magistery 次硝酸ビスマス, = bismuth subnitrate.
b. magma ビスマスマグマ（水酸化ビスマスと亜硝酸ビスマスの糊剤で消化薬）.
b. margin ビスマス（蒼鉛）縁.
b. meal ビスマスがゆ（粥）［医学］.
b. methylenedigallate メチレン重没食子酸ビスマス $4(C_{15}H_{12}O_{10})+3Bi(OH)_3$（乾燥収斂止瀉薬）, = bismal.
b. nitrate 硝酸ビスマス $Bi(NO_3)_2$–$5H_2O$, = bismuth nitricum.
b. ochre 蒼鉛赭そうえんしゃ Bi_2O_3–$3H_2O$（ビスマスともいう）.
b. oleate オレイン酸ビスマス（黄色の軟らかい物質）.
b. oxalate シュウ酸ビスマス $Bi_2(C_2O_4)_3$（白色粉末）.
b. oxide 酸化ビスマス Bi_2O_3, = bismuthi oxidum, b. oxydatum, bismuth trioxide.
b. oxybromide 塩基性臭化ビスマス BiOBr, = basic bismuth bromide.
b. oxychloride 塩基性塩化ビスマス BiOCl, = bismuthi oxychloridum, pearl white.
b. oxydatum colloidale 膠状酸化ビスマス, = bismon.
b. oxydatum hydratum 水酸化ビスマス, = hydrated oxide of bismuth.
b. oxyiodide 塩基性ヨウ化ビスマス BiOI.
b. oxyiodomethylgallate 塩基性メチル没食子酸ヨウ化ビスマス $C_6H_2COOCH_3(OH)_2OBiOHI$, = iodogallicin.
b. oxyiodopyrogallate 塩基性焦性没食子酸ヨウ化ビスマス $C_6H_2(OH)_2OBi(OH)I$.
b. oxyiodosubgallate 塩基性次没食子酸ビスマス $C_7H_6O_6$–BiI.
b. oxyiodotannate 塩基性タンニン酸ヨウ化ビスマス, = ibit.
b. paranucleicum パラヌクレイン酸ビスマス, = parabismuth.
b. paste ビスマス（蒼鉛）パスタ, = pasta bismuthi, Beck bismuth paste.
b. pentoxide 五酸化ビスマス Bi_2O_5.
b. permanganate 過マンガン酸ビスマス $Bi(MnO_4)_3$（創傷潰瘍などに用いられていた散布剤）.
b. peroxide 四酸化ビスマス, = bismuth tetroxide.
b. phenate 石炭酸ビスマス, = bismuth phenylate.
b. phenolsulfonate フェノールスルホン酸ビスマス $Bi(C_6H_4OHSO_3)_3$（白一淡紅色粉末で，腸内消毒薬）.
b. phenylate 石炭酸ビスマス $C_6H_5OBi(OH)_2$（胃腸病薬，皮膚病薬）, = bismuthi carbolas, bismuth carbolate, b. phenate, phenol-b..
b. phosphate リン酸ビスマス $BiPO_4$（白色粉末）.
b. phosphate, soluble 可溶性リン酸ビスマス, = bismuthi phosphas solubile, bismuth sodium phosphate.
b. potassium iodide ヨウ化カリウムビスマス BiI_3–4KI（赤色結晶）.
b. potassium tartrate 酒石酸カリウムビスマス（ビスマス60～64%を含む駆梅薬）, = bismuthi et potassii tartras.
b. pyrogallate 焦性没食子酸ビスマス $C_6H_3(CH)_2OBiOH$, = helcosol.
b. pyrogallate, basic 塩基性焦性没食子酸ビスマス $C_6H_5O_4Bi$（黄色粉末）.
b. salicylate サリチル酸ビスマス（塩基性ビスマス塩とサリチル酸の合剤）, = bismuthi salicylas.
b. salicylate, basic 次サルチル酸ビスマス, = bismuth subsalicylate.
b. salts 蒼鉛塩.
b. sodium iodide ヨウ化ナトリウムビスマス, 大約 $2NaIBiI$–$6H_2O$（駆梅薬）, = sodium iodobismuthite.
b. sodium tartrate 酒石酸ナトリウムビスマス（ビスマス70～74%を含む駆梅薬）, = bismuthiet sodii tartras.
b. sodium thioglycollate チオグリコール酸ナトリウムビスマス, = thio-bismol.
b. sodium triglycollamate トリグリコールアメートナトリウムビスマス（bismuthyl sodium triglycollamate と disodium triglycollamate との錯塩）, = bistrimate.
b. spiral 渦巻ビスマス線（磁場の強さを測るためのビスマス線）.
b. stomatitis ビスマス〔性〕口内炎［医学］.
b. subacetate 次酢酸ビスマス $CH_3COOBiO$（外用軟膏または散布剤）.
b. subcarbonate 次炭酸ビスマス $(BiO)_2CO_3$–H_2O（塩基性炭酸ビスマス）, = bismuthisubcarbonas, bismuth oxycarbonas.
b. subgallate 次没食子酸ビスマス（デルマトール．止瀉薬，ビスマス有機酸塩系局所収斂薬．下痢症に用いられる）, = basic bismuth gallate, bismuthi subgallas, dermatol.
b. subiodide 次ヨウ化ビスマス BiOI.
b. subnitrate 次硝酸ビスマス（ビスマス無機酸系止瀉薬．下痢症や皮膚の炎症に用いられる）, = bismuth isubnitras, basic bismuth subnitrate, magistery of bismuth.
b. suboxide 亜酸化ビスマス BiO（一酸化ビスマスともいう）.

B

b. suboxide crystal 亜酸化ビスマス結晶（ビスマス服用中糞便中に排泄される）.
b. subsalicylate 次サリチル酸ビスマス C_6H_4(OH)COOBiO（塩基性サリチル酸ビスマス），＝bismuthi subsalicylas.
b. sulfate 硫酸ビスマス $Bi_2(SO_4)_3$.
b. sulfide 硫化ビスマス（① 三硫化ビスマス Bi_2S_3，＝bismuth trisulphide. ② 一硫化ビスマス BiS）.
b. tannate タンニン酸ビスマス，＝tannismuth.
b. tartrate 酒石酸ビスマス $Bi_2(C_4H_4O_6)_3$–$6H_2O$.
b. test ビスマス（蒼鉛）試験，＝Nylander test.
b. tetra-iodophenolphthalein 四沃化フェノールフタレイン酸ビスマス，＝eudoxin.
b. tetroxide 四酸化ビスマス Bi_2O_4，＝bismuth peroxide.
b. tribromphenate 三臭化石炭酸ビスマス（$(C_6H_2Br_3O)_2BiOH+Bi_2O_3$，＝bismuth tribromcarbolicum, xeroform, sigmaform.
b. trioxide 三酸化ビスマス ㊗ bismuthous oxide Bi_2O_3，＝bismuth yellow.
b. tumor ビスマス腫瘍［医学］.
b. valerate 吉草酸ビスマス $C_4H_9CO_2BiO$–H_2O，＝basic bismuth valerate, bismuth valerianate.
b. valerianate 吉草酸ビスマス $C_4H_9CO_2BiO$–H_2O，＝basic bismuth valerate, bismuth valerate.
b. white 次硝酸ビスマス，＝bismuth subnitrate.
b. yellow 三酸化ビスマス，＝bismuth trioxide.
bis·mu·thate ［bízmjuθeit］ ビスマス酸塩，蒼鉛酸塩.
bis·mu·thia ［bizmjúːθiə］ ビスマス症，蒼鉛症（ビスマス投薬後に起こる皮膚および粘膜の青色変化）.
bis·mu·thic ac·id ［bizmjúːθik ǽsid］ ビスマス酸，蒼鉛酸（一塩基酸 $HBiO_3$ または Bi_2O_5–H_2O）.
bis·muth·i·nite ［bizmʌ́θinait］ 輝ビスマス（蒼鉛）鉱，＝Bi_2S_3–bismuth（Ⅲ）sulfide.
bis·muth·ism ［bizmʌ́θizəm］ ビスマス中毒，＝bismuthosis.
bis·mu·tho·sis ［bìzməθóusis］ ビスマス（蒼鉛）中毒，＝chronic bismuth poisoning.
bis·muth·um ［bízməθəm］ ビスマス，＝bismuth.
bis·muth·yl ［bízməθil］ ビスムチル（諸種ビスマス化合物にある BiO–基）.
b. acetate 酢酸ビスムチル，＝bismuth subacetate.
b. chloride 塩化ビスムチル，＝bismuth oxychloride.
b. nitrate 硝酸ビスムチル $BiONO_3$–H_2O.
b. sodium triglycollamate トリグリコラメートナトリウムビスマス（bistrimate の一成分）.
Bis·on bis·on ［báisən báisən］ アメリカ野牛，バイソン（旧名 *Bison americanus*），＝bison.
bis·ox·a·tin ac·e·tate ［bisɑ́ksətin ǽsiteit］ ビソキサチンアセテート，酢酸ビソキサチン ㊗ 2-2-*bis*(*p*-hydroxyphenyl)-2*H*-1,4-benzoxazin-3(4*H*)-one diacetate $C_{24}H_{19}NO_6$（緩下薬）.
bispecific antibody 双特異抗体（特異性の異なる2つのモノクローナル抗体を人工的に結合した抗体で，1つの抗体分子が2つの特異性を有する）.
bispecific antibody molecule 二重特異性抗体（抗原特異性の異なる種類の抗体の HL 対を人工的に結合させたハイブリッド抗体），二重特異性抗体分子［医学］.
bis·phe·nol ［bisfíːnɔːl］ ビスフェノール.
b. A (BPA) ビスフェノールA（2,2-bis(4-hydroxyphenyl)propane4,4′-(1-methylethylidene)bisphenol. 1891年 Dianin により合成された．ポリカーボネート樹脂として広く用いられている）.
1,3-bis·phos·pho·glyc·er·ate ［– bisfɑ̀sfouglísəreit］ 1,3-ビスホスホグリセリン酸，＝1,3-P_2Gri.
2,3-bisphosphoglycerate 2,3-ビスホスホグリセリン酸，＝2,3-P_2Gri.
2,3-bisphosphoglycerate mutase 2,3-ビスホスホグリセリン酸ムターゼ.
bisphosphonates ［bisfɑ́sfouneits］ ビスホスホネート.
bispinous diameter 坐骨棘間径.
bis·sa ［bísə］ ビサ（エジプトにみられる浮腫性疾患）.
Bissel op·er·a·tion ［bísəl àpəréiʃən］ ビッセル手術（子宮後屈に際し広靱帯と円靱帯の一部を摘出する方法）.
bi·ste·phan·ic ［bìstifǽnik］ 両冠状点（ステファニオン）の.
bis·tort ［bístɔːt］（タデ科イブキトラノオ属植物の根茎から得られるタンニン含有収斂薬），＝*Bistorta*.
bis·tou·ry ［bístəri］ 柳葉刀（膿瘍の切開に用いるメスで，内部から外部へ向かって切る）.
bi·stra·tal ［baistréitəl］ 二層の.
bi·sul·fate ［baisʌ́lfeit］ 重硫酸塩（金属の硫酸水素塩のこと），＝bisulphate.
bi·sul·fide ［baisʌ́lfaid］ 二硫化物（イオウ2原子を含む二元性化合物），＝bisulphide, disulfide.
bi·sul·fite ［baisʌ́lfait］ 酸性亜硫酸塩（–HSO_3 基を含む化合物），重亜硫酸塩.
bit ［bít］ ビット［医学］（① 交換可能なドリル用の刃．＝rotary drill. ② 情報量をはかる最小基本単位）.
bi·ta hi·goi·dea ［báitə háigɔidiə］ 黄色腫，＝xanthoma.
bi·tar·trate ［baitɑ́ːtreit］ 重酒石酸塩（水素1原子が置換された –$HC_4H_4O_6$）.
bite ［báit］ ① バイト（⑴歯でかみとること．⑵動物や虫による咬傷）．② 咬合［医学］（歯の咬合）.
b. and sting 咬傷と刺傷［医学］.
b. block 咬合阻止器［医学］，バイトブロック［医学］（気管支鏡検査，胃内視鏡検査に用いる硬質ゴム片）.
b. cell 半月状赤血球［医学］.
b. form 咬合型［医学］.
b. gauge 咬合測定器［医学］.
b. lock 咬合床固定器［医学］，バイトロック［医学］.
b. on tongue 舌咬創［医学］.
b. opening 咬合挙上［医学］.
b. plane 咬合平面［医学］（上唇縁から矢状面と直角に後方へ，また鼻棘から外耳道下縁に至る線と平行の想像面で，この平面に対して咬合が行われる），＝occlusion plane.
b. plate ① 咬合床［医学］．② 咬合挙上板．③ 咬合挙上床.
b. pressure 咬合圧［医学］.
b. pressure impression 咬合圧印象［医学］.
b. registration 咬合登録［医学］.
b. rim 咬合堤［医学］，咬合板ろう（蝋）堤，＝occlusion rim.
b. taking 咬合採得.
b. up plate 咬合挙上床.
b.-wing 咬翼（歯科用X線フィルム）.
b.-wing film 咬翼フィルム.
b. wing method ① 咬翼撮影〔法〕［医学］．② 咬翼法，＝bitewing technique.
b. wound 咬傷［医学］，咬創.
bi·tem·po·ral ［baitémpərəl］ 両耳側の，両側頭の［医学］.
b. diameter 小横径，両側頭径［医学］.
b. hemianopia 両耳側半盲［医学］.
b. hemianopsia 両耳側半盲.
b. heteronymous hemianopsia 両耳側交差性半盲.
b. pain 両側頭痛［医学］.
bi·ter·mi·nal ［baitə́ːminəl］ 両端子の，両電極の.
bithermal caloric test 冷温交互試験.

Bi·thyn·ia [biθíniə] エゾマメタニシ属(淡水産の巻貝でマメタニシに類似の仲間. カンキュウチュウ[肝吸虫]類 *Clonorchis sinensis* の第1中間宿主がこの属に入る).
biting fly サシバエ, = biting stable fly.
biting force 咬合力.
biting insect 刺咬昆虫[医学].
biting louse ハジラミ類, = *Mallophaga*.
biting midge ヌカカ.
biting stable fly サシバエ, = stable fly.
Bi·tis [báitis] ビティス属(クサリヘビ科 *Viperidae*, クサリヘビ亜科 *Viperinae* の一属で, 主としてアフリカに分布する).
B. arietans = puff adder.
B. gabonica ガブーンクサリヘビ, = Gaboon viper, side winder.
B. nasicornis サイクサリヘビ, = rhinoceros viper.
bitonal cough 金属音様せき(咳)[医学].
Bitôt, Pierre [bitɔ́:] ビトー(1822–1888, フランスの医師).
B. spots ビトー斑(ビタミンA欠乏症において角膜縁の内側に銀白色の三角形ヒダ乾燥部が発生し結膜上皮の脂肪変性によるもの), = Bitôt patches.
bi·tro·chan·ter·ic [bàitrəkæntérik] 両大転子の.
b. diameter 腸骨幅[医学].
bitten colony 侵食集落.
bitten wound 咬傷.
bit·ter [bítər] ① 苦味(にがみ), 苦(にが)い[医学]. ② 苦味剤.
b. acid 苦味酸.
b. almond 苦扁桃.
b. almond oil クヘントウ[苦扁桃]油(クヘントウ *Prunus amygdalus amara* の種子から得られるもの), = oleum amygdalae amare.
b. almond water 苦扁桃水(鎮咳薬), = aqua amygdalae amarae.
b. apple コロシント, = colocynth.
b. bark 苦樹皮(*Alstonia constricta* の樹皮で, 解熱薬).
b. cardamon ヤクチ[益智](学名 *Alpiniae fructus*. *A. oxyphylla* の果実で, 芳香健胃や整腸に用いられる), = black cardamon.
b. milk 苦味乳.
b. orange elixir 苦橙皮エリキシル(苦橙皮油1, 苦橙皮チンキ20, アルコール300, 橙花水20, シロップ400を水で1,000mLとする), = elixir aurantii amari.
b. orange oil 橙皮油, 苦橙皮油(オレンジ *Citrus aurantium* の果皮から得られる), = oleum aurantii, oleum aurantii amari.
b. orange peel トウヒ[橙皮](ダイダイ *Citrus auranitum* の成熟果皮. フラボノイド類や苦味物質を含む. 芳香苦味健胃薬として用いられる), = aurantii pericarpium.
b. orange peel tincture 苦橙皮チンキ(苦橙皮末200をアルコール2容と水1容との媒質1,000mLに混ぜたもの), = tinctura aurantii corticis amari.
b. root 苦根, = gentiana.
b. salt 硫酸マグネシウム(塩類下薬), = magnesium sulfate, epsom salt.
b. seeded cardamon 益知やくち, = *Zingiber nigum*.
b. springs 硫酸塩泉, 苦味泉(鉱泉1kg中固形成分1g以上, 陰イオンとして硫酸 SO_4^{2-} が主成分をなすもので, ナトリウムが多いものを芒硝泉 saline bitter springs, カルシウムが多いときには石膏泉 sulphated bitter springs, マグネシウムを多量に含むものを正苦味泉 real bitter springs と呼ぶ).
b. stomachic 苦味健胃剤[医学].
b. taste 苦味[医学].
b. tincture 苦味チンキ(橙皮50, センブリ5, サンショウ5, 70%アルコール適量, 芳香菌味健胃薬として他剤と配合して用いる).
b. water 硫苦水(硫酸マグネシウムを含有する鉱泉).
b. wood ニッケイ(肉桂), ニガキ[苦木], = *Quassia*.
bit·ter·ling [bítə:liŋ] バラタナゴ(ウグイに似ている苦味の魚), = *Rhodeus amarus*.
b. test ビタリング試験(日本産タナゴを水中に泳がせ, その水に妊娠尿数滴を加えると, 魚の卵管が体外に突出することを観察する妊娠試験法), = Kantar, Bauer and Klawan test.
bit·tern [bítən] にがり[医学].
bitterness [bítənəs] 苦味[医学].
bit·ters [bítə:z] 苦味剤, 苦味薬[医学].
Bittner, John Joseph [bítnər] ビットナー(1904–1961, アメリカの病理学者).
B. milk factor ビットナー〔母〕乳因子, = mammary tumor virus of mice.
B. virus ビットナーウイルス, = *Mouse mammary tumor virus*.
Bittorf, Alexander [bítɔ:f] ビットルフ(1876–1949, ドイツの医師).
B. reaction ビットルフ反応(腎仙痛のとき, 精巣や卵巣を圧迫すると腎に痛みが放散する).
bi·tu·men [bitjú:min] ビチューメン, れき(瀝)青(石炭, 石油中にあってピリジン, ベンゼンなどに溶ける成分). 形 bituminous.
bi·tu·mi·no·sis [bìtju:minóusis] 肺塵症(石炭粉の沈着による).
bituminous coal れき(瀝)青炭[医学].
biundulant meningoencephalitis 二波性髄膜脳炎.
bi·u·rate [baijú:reit] 酸性尿酸塩(尿酸の一塩基塩).
bi·u·ret [báijuret] ビウレット 化 allophanamide $NH_2CONHCONH_2$–H_2O (アロファン酸のアミドに相当する化合物で, 水溶液に水酸化ナトリウムを加えてから硫酸銅溶液を加えると, 液は青紫～赤紫色を呈する).
b. reaction ビウレット反応[医学](水酸化ナトリウムと硫酸銅1～5%溶液数滴を加えるとビウレットは青紫色を呈す. タンパク質も同一反応を生ずるので, タンパク質の呈色反応に利用される), = Pietrowski reaction.
b. reagent ビウレット試薬 $C_2H_3O_2N_3H_2O$ (尿素の縮合産物で, ビウレット反応の試薬として用いる).
b. test ビウレット試験(タンパク質検出法では苛性カリ濃厚液を加えた後, 希釈硫酸銅液数滴を加えて淡赤色を発するのはビウレットまたはそれと同様な二重群 CONH が存在するためである).
bi·va·lence [baivéiləns] 二価性[医学], = bivalency.
bi·va·lent [baivéilənt] ① 二〔原子〕価の[医学]. ② 二価の染色体をもつ, = divalent.
b. antibody 二価抗体[医学].
b. atom 二価原子.
b. chromosome 二価染色体[医学].
b. gas gangrene antitoxin 二価ガス壊疽抗毒素(ウェルシュ菌 *Clostridium perfringens* および悪性水腫菌 *C. septicum* の毒素に反応する抗毒素をいう).
bi·valve [báivælv] 二枚貝類, 二枚貝の. ↔ univalve.
b. cast 石膏副子(木). → plaster splint.
bivalved body cast ギプスベッド(ギプス包帯によってつくられ, 脊椎疾患, 脊椎外傷および手術後の安静保持，正常弯曲保持，免荷を行う場合に用いられる)，= bivalved body splint.

Bi·val·via [baivǽlviə] 二枚貝綱.

Bi·val·vu·li·da [bàivælvuláidə] 双殻目(ミクソゾア門).

bivariate distribution 二変量分布〔医学〕.

bi·ven·ter [baivéntər] 二腹(筋腹が2つある筋を二腹筋という(例：顎二腹筋))，= two-bellied. ㊊ biventral.

b. lobule 二腹小葉〔医学〕.

biventral lobule〔H Ⅷ〕 [TA] 二腹小葉(小脳係蹄小葉の前尾部)，= lobulus biventer〔H Ⅷ〕[L/TA].

biventricular assist device 両心補助心臓〔医学〕.

biventricular bypass 両心バイパス〔医学〕.

Bivine meth·od [bívinə méθəd] ビヴィネ法(ストリキニーネ中毒を抱水クロラルで治療する方法).

bi·vi·tel·line [bàivaitélin] 二卵黄の.

Bixa orellana ベニノキ(ブラジル産の低木で，種子は紅色素を含み，食料品の着色料).

Bix·a·ce·ae [bikséisii:] ベニノキ［紅木］科.

bix·by·ite [bíksbiait] ビックスビアイト $(Mn,Fe)_2O_2$.

bix·in [bíksin] ビキシン $CH_3OOCCH{=}[CHC(CH_3){=}CHCH{=}]_4CHCOOH$ (アンノットから得るオレンジ色素，カロチノイドの一種で，南アメリカ産ベニノキ *Bixa orellana* の種子に含まれている).

bi·zarre [bizá:] ひねくれた〔医学〕.

bi·zy·go·mat·ic [bàizigoumǽtik] 両頬骨の.

Bizzozero, Giulio [bitzəzé:rou, bitsəzé:rou] ビツォツェロ(1846–1901，イタリアの医師).

B. corpuscle ビツォツェロ小体(血小板，または栓球のこと).

B. red cells ビツォツェロ赤血球(有核赤血球 nucleated erythrocyte).

BJ biceps jerk 二頭筋反射の略.

Bjerrum, Jannik Peterson [bjéru:m] ビエルム(1851–1920，デンマークの眼科医).

B. campimeter ビエルム平面視野計.

B. scotoma ビエルム暗点.

B. scotometer ビエルム暗点視野計，= campimeter.

B. screen ビエルム板(視野中心点を判定するため1mの距離で用いる，$1m^2$の表面が黒色の板)，= tangent screen.

B. sign ビエルム徴候(マリオットの暗点が上下に弓状に拡大を示す緑内障の視野異常の一型で，ビエルム暗点とも呼ばれる)，= Bjerrum-Seidel sign，B. scotoma.

Björk-Shiley valve [bjə́:k ʃíli: vá:lv] ビジェルク－シレイ弁(傾斜ディスク型人工弁の一種)，= Björk-Shiley prosthesis.

Björnstad syn·drome [bjə́:nstɑd síndroum] ブヨルンスタッド症候群(難聴の程度と関連ある縮毛).

BJP Bence Jones protein ベンスジョーンズタンパク質の略.

BK bradykinin ブラジキニンの略.

BK polyomavirus BKポリオーマウイルス(ポリオーマウイルス科のウイルス．腎移植患者の尿から分離された).

Bk berkelium バーケリウムの元素記号.

BL Burkitt lymphoma バーキットリンパ腫の略.

Black Creek Canal virus ブラッククリークカナルウイルス(ブニヤウイルス科のウイルスで，ハンタウイルス肺症候群の原因となる).

Black, Green Vardiman [blǽk] ブラック(1836–1915，アメリカの歯科医．乳幼児の歯肉に発生する真珠状上皮細胞嚢を記載し，一般にブラック腺 Black glands と呼ばれている．またブラック冠 Black crown は歯根中に挿入した金棒に固定した陶土歯冠).

B. crown ブラック冠(金でつくった歯髄充填物に差し込んだ陶材前歯冠).

Black, J. A. [blǽk] ブラック(イギリスの軍医).

B. formula ブラック公式(体力の分類に用いる式，すなわちF=(W+C)－Hで，Wは体重，Cは最大吸気時の胸囲のインチ数，Hは身長，Fは最強120から最弱80まで10の間隔で表す).

Black, Joseph [blǽk] ブラック(1728–1799，スコットランドの化学者．炭酸ガスの発見者(1757)).

B. method ブラック法(ベーターオキシ酪酸の検出法で，尿を濃縮して，その残渣に石膏を加えて泥剤とし，ベーターオキシ酪酸をソクスレー抽出器で抽出し，再び濃縮したものを水で抽出して旋光計で測定する).

B. reagent ブラック試薬(水100mLに塩化第一鉄5g，第二鉄0.4gずつを溶解したもの).

B. test (reaction) ブラック試験(① 癌の化学的診断法：癌そのほかの新生物発生において，血漿のメチレン青還元能力が減退する．② 尿中β-ヒドロキシブチル酸検出法：尿をまず硫酸カルシウム，エーテル，塩酸および炭酸バリウムで処理し，Black の試薬と過酸化水素とを加えると，バラ色が発現する).

Black, Sir James Whyte [blǽk] ブラック(1924–2010，イギリスの生理・薬理学者．細胞の生理的機能の観点から薬物の開発を進め，1964年β遮断薬プロプラノロール(イギリスICI社)を開発し，また，1972年消化性潰瘍治療薬としてH_2遮断薬シメチジン(アメリカSKF社)の開発に成功．これらの薬物療法における原理の発見に対し，1988年度ノーベル医学・生理学賞を受けた).

black [blǽk] 黒(光線のないこと，真性の黒色).

b. alder クロウメモドキ科(樹皮はフラングラ皮 Frangulae Cortex と称し，アントラキノン誘導体を含み，緩下薬)，= *Rhamnus frangula*.

b. antimony 黒色アンチモン，アンチモンブラック，三硫化アンチモン，= antimony trisulfide.

b. balsam ペルーバルサム，= Peruvian balsam.

b. body 黒体〔医学〕(すべての波長の放射を完全に吸収する物体).

b. body radiation 黒体放射(黒体から放出される温度放射)，= black radiation.

b. cancer 黒色癌，= melanotic cancer.

b. cardiac 青色性心臓病者(主として肺疾患による肺高血圧症に基づく青色症患者).

b. cardiac syndrome 黒色心臓症候群，= Ayerza syndrome.

b. cardiacs 黒色心臓病，= cardiacos negros，Ayerza disease，Cardiopathia nigra.

b. caries 黒色う蝕.

b. cataract 黒色白内障〔医学〕.

b. cohosh 黒コホッシュ，= *Cimicifuga racemosa*.

b. copper oxide 酸化銅，= copper monoxide，cupric oxide.

b. currant rash 黒スグリ状疹.

b. damp 炭坑ガス(窒素，炭酸ガスなど)，窒息ガス，= choke damp.

b. death 黒死病(14〜15世紀にヨーロッパに起こった流行病)，= Black Death.

b. disease 黒色病(ヒツジにみられる壊死性肝炎．*Clostridium novyi* の感染による)，= infectious necrotic hepatitis.

b.-dot(ted) ringworm 黒斑輪癬(*Trichophyton tonsurans* の感染による白癬).

b. draft 複合センナ浸薬，= compound infusion of senna，black drought.

b. drop アヘン(阿片)酢，= acetum opii.

b. drought 複方センナ.

b. eye 眼瞼皮下出血(眼の周囲の暗色輪，ほとんどは外傷性のもの).
b. fever 黒熱〔病〕〔医学〕, = visceral leishmaniasis.
b. fly ブユ〔蚋〕〔医学〕, = *Simulium*, buffalo gnat, sandfly.
b. gnat ブユ, = buffalo gnat.
b. gonorrhea 黒淋病(黒色すなわち血液を混じた膿漏を特徴とする淋疾).
b. hairy tongue 黒毛舌病〔医学〕(舌の表面に褐色毛皮状斑点を生じ, 糸状乳頭の肥大, 色素の沈着, および細菌の繁殖した状態), = anthracosis linguae, keratomycosis l..
b. heel ブラックヒール(きついバスケットボールシューズなどをはいて激しい運動をした際に, 機械的圧迫によって生じる黒色斑), = calcaneal petechiae.
b. hellebore クリスマスローズ, コクリロ〔黒藜蘆〕根, = *Helleborus niger*.
b. induration 黒色硬化(肺炎にみられる肺臓の着色).
b. jaundice 黒色黄疸, = Winckel disease.
b. lead 黒鉛, = graphite.
b. leg 気腫疽〔医学〕, = blackleg.
b. light 不可視光.
b. light lamp 暗色灯〔医学〕.
b. line 黒線〔医学〕.
b. liquor 黒液〔医学〕.
b.-lotion 黒色水銀液, = lotio hydrargyri nigra.
b. lung 黒色肺.
b. marrow 黒色髄(ウマの黒色腫にみられるもの).
b. measles 黒疹(出血斑を伴う病型), = hemorrhagic measles.
b. mustard 黒ガラシ(芥子)(*Brassica nigra*の粉末).
b. nightshade イヌホオズキ(龍葵).
b.-out ブラックアウト(飛行家が急降下直後, 元の位置に戻ったときに起こる一過性の視覚消失で, 脳および網膜の血液循環障害による), = amaurosis fugax.
b. oxide of iron 四三酸化鉄 Fe_3O_4 (磁性酸化鉄), = magnetite, magnetic iron oxide.
b. pepper 黒コショウ(胡椒)(ピペリンを主成分とする), = *Piper nigrum*.
b. phosphorus 黒リン(リンの同素体).
b. phthisis 炭肺症.
b. piedra 黒色砂毛〔医学〕(*Piedraia hortae* による感染症).
b. pitch 黒色れき(瀝)青(マツ類から得られる可燃性の残渣で, ロジンおよび焦臭性ロジン産物からなる).
b. plague 黒死病.
b. pleura sign 陰性胸膜徴候〔医学〕.
b. powder 黒色火薬〔医学〕.
b. quarter 気腫疽, = blackleg.
b. rat クマネズミ, = *Rattus rattus*.
b. rot 黒色腐敗(鶏卵が *Proteus melanovogenes* の汚染により腐敗して黒色を呈すること).
b. scours 黒色下痢症(家畜の秋季下痢病), = autum diarrhea of cattle.
b. sickness 黒熱病(顔面, 四肢, 腹部に色素沈着を起こし, 暗赤色を呈するためこの名がある), = visceral leishmaniasis.
b. smallpox 黒〔色〕痘〔瘡〕〔医学〕, = hemorrhagic smallpox.
b. snakeroot = *Cimicifuga racemosa*.
b. spot 黒斑(*Cladosporium herbarum* が冷凍肉表面に繁殖して生ずる).
b. stone 黒色胆石〔医学〕.
b. tarantula 黒タランチュラ(パナマ産毒グモ).
b. tea 紅茶.
b. temperature 黒体温度(物体の放射量から黒体の放射法則に従って計算された温度).
b. tongue ① 黒〔色〕舌〔医学〕. ② 黒舌病, = blacktongue disease.
b. tooth 黒歯.
b. urine 黒色尿〔医学〕(メラニンの存在する尿), = melanuria.
b. vaccinia 黒〔色〕痘〔瘡〕〔医学〕(出血性痘瘡).
b. vitriol 黒礬(不純丹礬).
b. vomit ① 黒色吐物〔医学〕. ② 黒吐病〔症〕, = yellow fever, melena.
b. wash 黒色水銀洗剤(甘汞と石灰水からなる), 黒色水銀液, = lotio nigra, lotio hydrargyri n..
b. water 黒色水.
b. widow (spider) クロゴケ〔黒後家〕グモ(南北アメリカ産の毒グモ), = *Latrodectus mactans*.
Blackall, John [blǽkɔ:l] ブラコール(1771-1860, イギリスの医師. 1813年 Bright の報告に先だつこと14年前に, 腎炎においてはタンパク尿の起こることを報告した).
black·beetle [blǽkbi:tl] ゴキブリ, = *Blatta orientalis*.
blackbellie hamster ブラックベリー・ハムスター〔医学〕.
Blackberg-Wanger test [blǽkbə:g wɑ́ŋgər test] ブラックベルグ・ワンガー試験(メラニン証明法で, 被検尿を約1/3量に濃縮し, 1%過硫酸カリ液を加えて2時間放置し, 等量のメタノールでメラニンを沈殿させ, 濾過, 水洗, 乾燥).
black·berry [blǽkbəri] クロイチゴ(キイチゴの類), = rubus.
b. bark 西洋ミザクラ樹皮.
Blackburn, Elizabeth Helen ブラックバーン(1948生, オーストラリア生まれのアメリカの分子生物学者. 繊毛虫 *Tetrahymena* を用いた研究で, テロメアの機能とテロメアの配列が酵素テロメラーゼにより伸長されることを明らかにした. テロメアおよびテロメラーゼによる染色体保護機構を発見した業績により, Greider, Szostak とともに2009年度ノーベル医学・生理学賞を受けた).
blackening due to smoke 煤輪, = smoke stains.
Blackfan, Kenneth D. [blǽkfən] ブラックファン(1883-1941, アメリカの医師).
B.-Diamond anemia ブラックファン・ダイアモンド貧血(先天性再生不良性貧血の一病型), = congenital hypoplastic anemia.
black·head [blǽkhed] ① 黒色面皰, = comedo. ② シチメンチョウ〔七面鳥〕ヒストモナス症(家禽類, 特にシチメンチョウにみられる急性黄色肝萎縮を特徴とする重症疾患で, 鞭毛虫 *Histomonas meleagridis* の感染による), = enterohepatitis, typhohepatitis. ③ クロガモ〔黒鴨〕.
b. disease 黒頭病.
black·leg [blǽkleg] 黒脚症, 気腫疽(主として若ウシの急性熱性病, 筋肉に気腫性の腫脹を示す. *Clostridium feseri*, *Cl. septicum*, *Cl. novyi* などの感染による), = quarter ill, black q..
b. vaccine 黒脚症ワクチン, 気腫疽ワクチン(黒脚症病巣から採った筋肉を粉砕乾燥加熱して毒性を減弱したもので, 家畜の予防接種に用いる).
black·ness [blǽknis] 黒度〔医学〕, 黒化度(曲線の).
blackstrap molasses 廃糖蜜(みつ)〔医学〕.
blacktongue disease 黒舌病(ビタミンB, 特にニコチン酸の欠乏によるイヌの疾病).
black·wa·ter fe·ver [blækwɔ́:tər fí:vər] 黒水熱〔医学〕(マラリアのうち特に熱帯熱マラリアで起こる重篤な合併症で血色素尿がみられ, しばしば腎障害を呈す. 致命率が高い), = malarial hematuria.
Blackwell, Elizabeth [blǽkwəl] ブラックウェル(1821-1910, アメリカの医師. 近代医学を修め1849年

開業試験に合格したアメリカ最初の女医で，New York Infirmary and College for Women の前身となった診療所を開設し，1869年以後ロンドン女子医科大学婦人科教授をつとめた）．

blad·der ［blǽdər］ ①嚢．②膀胱［医学］．③浮嚢．
b. agenesis 膀胱無発生［医学］．
b. aplasia 膀胱無形成［医学］．
b. augmentation 膀胱拡大術［医学］．
b. bar 膀胱隆起．
b. bile 胆嚢胆汁［医学］．
b. calculi 膀胱結石［医学］．
b. cancer 膀胱癌［医学］．
b. capacity 膀胱容量［医学］．
b. cell 泡状細胞，気〔水〕泡細胞（胎児の指趾先端皮膚の Rauber 層中の大細胞），＝ Zander cell．
b. disease 膀胱疾患［医学］．
b. diverticulum 膀胱憩室．
b. ear 膀胱耳．
b. ear sign 膀胱耳徴候［医学］．
b. exstrophy 膀胱外反症［医学］．
b. fistula 膀胱瘻［医学］．
b. forceps 膀胱鉗子［医学］．
b. function 膀胱機能［医学］．
b. hernia 膀胱ヘルニア［医学］，＝ cystic hernia, vesical h.．
b. hypoplasia 膀胱発育不全［医学］．
b. irrigation 膀胱洗浄［医学］．
b. neck 膀胱頸〔部〕［医学］．
b. neck contracture 膀胱頸部拘縮〔症〕［医学］．
b. neck obstruction 膀胱頸〔部〕閉塞症［医学］．
b. neck part ［TA］膀胱頸*，＝ pars cervicis vesicae [L/TA], pars colli vesicae [L/TA]．
b. neck sclerosis 膀胱頸部硬化［医学］．
b. neoplasm 膀胱新生物（腫瘍）［医学］．
b.-neurosis 膀胱神経症（器質的変化を伴わない頻尿），＝ neurological bladder, irritable b.．
b. papilloma 膀胱乳頭腫［医学］．
b. pillar 膀胱脚［医学］．
b. punctuation 膀胱穿刺［医学］．
b. reflex 膀胱反射［医学］，＝ urinary reflex．
b. replacement 膀胱置換術．
b. stone 膀胱結石［医学］．
b. substitution 代用膀胱［医学］．
b. tonus 膀胱緊張．
b. training 排尿訓練（乳児に排尿時間を規則正しく教えること）．
b. triangle 膀胱三角（両側の尿管口と内尿道口とを結ぶ）．
b. tuberculosis 膀胱結核［医学］．
b. tumor 膀胱腫瘍［医学］．
b. worm 嚢虫［医学］（中間宿主体内に取り込まれた円葉条虫目の虫卵から孵化した六鉤幼虫が体腔や肝臓などに達し，擬嚢尾虫 cysticercoid か嚢尾虫 cysticercus に発育する．この両者を合わせて嚢虫と称す）．
b. wrack ヒバマタ（褐藻），＝ *Fucus vesiculosus*．

blade ［bléid］ ①刃（刀剣，小刀などの）．②葉．③扁平部（骨などの）．
b. bone 肩甲骨，＝ shoulder-bone, scapula．
b. plate ブレードプレート．
b. retractor 扁平鉤．
b.-saw 板のこぎり（鋸）［医学］．

Blaes, Gerard ［blé:s］ ブレアス（1625-1692，オランダの解剖学者．比較解剖学の最初の著述（1681）がある．彼の門弟 Stensen は耳下腺を発見した），＝ Blasius, Gerard．

Blagden, Charles ［blǽgdən］ ブラグデン（1748-1820，イギリスの外科医）．
B. law ブラグデン法則（溶液の氷点降下はその溶質の分量に比例する）．

blain ［bléin］ ①膿胞．②ウマの舌疽，＝ blotch, blister (skin)．

Blainville, Henri Marie Ducrotay de ［blɛnví:l］ ブランヴェル（1777-1850，フランスの人類学，動物学者）．
B. ear ブランヴェル耳（左右非対称の耳介）．

Blair-Bell calcimeter ブレーア・ベルカルシウム測定器（目盛ピペットを用いてカルシウム測定用の被検液を調製する装置）．

Blair, Vilray Papin ［bléiər］ ブレーア（1871-1955，アメリカの整形外科医．唇裂の矯正手術および気管切開とともに行う舌および口腔床部の切除術を創案した．皮植術についての貢献も多く，中間分裂植皮術 intermediate split graft はブレーア・ブラウン植皮術として知られ，また特殊な植皮刀 Blair-Brown knife は皮膚片の厚さを正確に測る工夫を備えている）．
B.-Brown graft ブレーア・ブラウン移植〔片〕，ブレーア・ブラウン植皮（中間分層植皮，分層植皮術）．

Blakemore op·er·a·tion ［bléikmɔ:r àpəréiʃən］ ブレーキモーア手術（静脈片を利用して行う動脈吻合術で，動脈橋と呼ばれる．Arthur H. Blakemore（1897-1970），アメリカの外科医），＝ arterial bridge．

Blalock, Alfred ［blǽlək］ ブレロック（1899-1964，アメリカの外科医）．
B.-Hanlon operation ブレロック・ハンロン手術（大血管転位症の姑息的な処置として手術的に心房中隔欠損をつくる）．
B. operation ブレロック手術（先天性肺動脈閉鎖症の手術で，鎖骨下動脈と肺動脈とを吻合して，肺動脈への血液を増量する方法），＝ Blalock-Taussig operation．
B.-Taussig operation ブレロック・トーシッヒ吻合術．
B.-Taussig shunt ブレロック・トーシッヒ短絡．

blanching phenomenon 消退現象［医学］，蒼白現象，＝ Schultz-Charlton phenomenon．

blanching reaction 蒼白反応（猩紅熱における猩紅熱抗血清，回復期血清を猩紅熱患者に皮内注射すると，注射部位の皮疹が消退する反応），＝ Schultz-Charlton reaction．

blanching test 消滅試験，＝ Schultz-Charlton test．

Bland-White-Gerland Syn·drome ［blǽnd hwáit gə́:lənd síndroum］ ブランド・ホワイト・ガーランド症候群，＝ anomalous coronary artery．

bland ［blǽnd］ 緩和な，無刺激の，＝ mild, nonirritating．
b. bath 無刺激浴［医学］（皮膚の刺激を除くためにデンプンなどを用いたもの）．
b. diet 無刺激食［医学］．
b. embolism 非感染性塞栓症［医学］．
b. embolus 非感染性塞栓，＝ simple embolus．
b. infarct 無菌性梗塞［医学］．

Blandin, Philippe Frederic ［blɑndέn］ ブランジン（1798-1849，フランスの外科医）．
B. gland ブランジン腺（舌正中線前端付近，舌下面にある粘液腺で，前舌腺という），＝ Blandin-Nuhn gland, glandula lingualis anterior．

Blane, Gilbert ［bléin］ ブレイン（1749-1834，スコットランドの外科医で，海軍軍医．1795年海兵の食事に新鮮な果実類を添加して壊血病の罹患率を低下させ，またイギリス検疫法の実施につくした）．

blank ［blǽŋk］ 対照液（測定する物質を除いた反応液の測定値．酵素活性の測定の場合反応ゼロ時間の値，試薬盲検，基質盲検などがある）．
b. count 盲検計数［医学］，空計数［医学］．
b. sample 盲検（空試験）試料［医学］．

b. test 盲検〔医学〕, 空試験〔医学〕.
b. value 盲検値〔医学〕.
Blankaart, Stephan [blǽŋkà:t] ブランカールト(1650–1702, オランダの医師. 最初の医学辞典を編纂し, その英訳はイギリス最初の医学辞典であった(1684)), = Blancard, Stephan.
B. pills ブランカールト錠, = pilulae ferri iodidi.
blan·ket [blǽŋkit] ① 毛布〔医学〕. ② 表層.
b. operation 一斉投与(ワクチンなどの)〔医学〕.
b. suture 連続纏(てん)絡縫合〔医学〕, 裾かがり縫合〔法〕.
Blaschko line ブラシュコ線(母斑のような皮膚病や色素異常の分布を示す型).
Blasius, Ernst [bléisiəs] ブラシウス(1802–1875, ドイツの外科医. 眼瞼形成術の考案者で, 下眼瞼をつくるのに鼻および前額の皮膚を利用した).
Blasius, Gerardus [bléisiəs] ブラシウス(Blaes, Gerard のラテン語読み), = Blaes, Gerard.
B. duct ブラシウス管.
Blaskovics operation ブラスコウィッチ手術(眼瞼下垂を治す手術).
-blast [blǽst] 芽細胞, 芽球(血液の)の意味を表す接尾語.
blast [blǽst] ① 爆風, 烈風. ② 芽細胞.
b. cell ① 芽細胞(特に血球の). ② 芽球(リンパ球が幼若化により大型化した細胞をいう), 芽球細胞.
b. chest 爆風胸(爆風による損傷時にみられる肺挫傷および肺出血).
b. crisis 急性転化.
b. formation 芽球形成(リンパ球をレクチン, マイトジェンあるいは特異抗原で刺激すると, 大型化した DNA 合成が盛んな芽球へ変わることをいう).
b. fuel injection 燃料空気噴射〔医学〕.
b. furnace 高炉, 溶鉱炉.
b. injury 爆風傷害, 爆〔風〕損傷〔医学〕(爆風が原因で起こる肺組織の裂傷や腹部臓器の破裂).
b. neurosis 爆発神経症.
b. transformation 芽球化反応〔医学〕.
blas·ta·tion [blæstéiʃən] 遺伝性胚胞の変態.
blas·te·ma [blæstí:mə] 芽株, 胚種質, 元体質, 芽体. 形 blastemal, blastematic, blastemic.
b. dentis 歯牙.
b. pili 毛胚種質, 毛芽.
blastic crisis 芽胞発症〔医学〕, 芽球性クリーゼ.
blas·tid [blǽstid] ブラスチッド(受精卵の核形成の初階段).
blas·tin [blǽstin] ブラスチン(細胞の発育成長刺激物質で, トレフォーン trephone の一つ).
blasting explosive 爆破薬〔医学〕.
blasto- [blæstou, -tə] 胚または芽の意味を表す接頭語, = blest-.
blas·to·cele [blǽstəsi:l] 卵〔分〕割腔〔医学〕, 割腔, 胞胚腔〔医学〕, = blastocoele, blastocoelom.
blas·to·cel·ic [blæ̀stousí:lik] 胞胚腔の, 割腔の, 分割腔の, = blastocoelic.
blas·to·chyle [blǽstəkail] 割腔内液, 胚種液.
Blas·to·cla·di·el·la [blæ̀stouklèidiélə] ブラストクラディエラ属.
blas·to·coele [blǽstəsi:l] 割腔, 胞胚腔.
blas·to·coel·ic [blæ̀stəsí:lik] 胞胚腔の, = blastocelic.
blas·to·co·nid·i·um [blæ̀stoukounídiəm] 出芽型分生子〔医学〕.
blas·to·cyst [blǽstəsist] 胞〔盤〕胚, 胚盤胞, 尾胞, = blastula.
b. transfer 胚盤胞移植(不妊治療の一方法で受精卵を体外で5日間培養した段階で子宮に戻す方法).
Blas·to·cys·tis ho·mi·nis [blæ̀stəsístis hóuminis] ブラストシスチス・ホミニス(ヒトの糞便中にみられる微生物).
blas·to·cyte [blǽstəsait] 未分化胚芽細胞.
blas·to·cy·to·ma [blæ̀stousaitóumə] 芽細胞腫, 芽〔球〕腫.
blas·to·den·dri·o·sis [blæ̀stədèndrióusis] ブラストデンドリオン症, = candidiasis.
blas·to·derm [blǽstədə:m] 胚〔芽〕原基〔医学〕, 胚〔盤〕葉〔医学〕. 形 blastodermal, blastodermic.
blas·to·der·mic [blæstoudérmik] 胞胚葉性の.
b. disk 胞胚板.
b. ectoderm 胚原基外胚葉, = Rauber layer.
b. layer 胞胚層, = germ layer.
b. membrane 胞胚, = blastoderm.
b. vesicle 胞胚, = blastocyst.
blas·to·disk, blas·to·disc [blǽstədisk] 胚盤〔板〕, = blastodiscus.
blas·to·gen·e·sis [blæ̀stəʤénisis] ① 胚子発生〔医学〕. ② 幼若化, 芽球化(リンパ球がある因子によって刺激され, DNA 合成が盛んになり大型化してさらに分裂増殖する性質を示すことをいう). 形 blastogenic, blastogenetic.
blastogenic [blæ̀stouʤénik] ① 胚子発生の. ② 幼若化の, 芽球化の.
b. factor (BF) 〔細胞〕幼若化因子〔医学〕, 芽球化因子.
b. reaction 芽球化反応(リンパ球があらかじめ感作に用いられた特異的抗原やマイトジェンに反応して芽球化(幼若化)することをさす), = blastogenic response.
b. response 幼若化応答〔医学〕.
b. transformation 芽球化(幼若化ともいう. 抗原やマイトジェン刺激を受けたリンパ球が DNA 合成の盛んなピロニン好性の大型細胞(芽球)になること).
blas·tog·e·ny [blæstáʤəni] ① 胚子発生(個体発育の一過程). ② 胚子発育学(Haeckel).
Blas·to·greg·a·ri·ni·na [blæ̀stougrègərináinə] ブラストグレガリニナ亜目(アピコンプレックス門).
blastoid transformation 芽球化〔様〕転換〔医学〕, 幼若化.
blas·tol·y·sis [blæstálisis] 胚子崩壊.
blas·to·lyt·ic [blæstəlítik] 胚〔子〕崩壊の.
blas·to·ma [blæstóumə] 芽細胞腫〔医学〕, 芽〔球〕腫, = blastocytoma. 複 blastomas, blastomata. 形 blastomatous.
blas·to·ma·to·gen·ic [blæ̀stoumətəʤénik] 芽細胞腫発生の.
blas·to·mere [blǽstəmiər] 割球〔医学〕, 分割細胞(受精卵が着床までに核が2個に分裂する第1期の発育を遂げたもの), = vegetative cell.
blas·to·mer·ot·o·my [blæ̀stoumirátəmi] 割球破壊(裂滅).
blas·to·mo·gen·ic [blæ̀stouməʤénik] 芽〔細胞〕腫誘発性の.
Blas·to·my·ces [blæ̀stoumáisi:z] ブラストミセス属.
B. brasiliensis ブラジルブラストミセス(*Paracoccidioides brasiliensis* の異名). → *Paracoccidioides brasiliensis*.
B. dermatitidis ブラストミセス・デルマティティディス(ブラストミセス症の原因となる真菌).
Blas·to·my·ce·tes [blæ̀stoumaisí:ti:z] 分芽菌(酵母菌)目.
blastomycetic dermatitis 分芽菌性皮膚炎.
blas·to·my·cin [blæ̀stoumáisin] ブラストマイシン(①*Blastomyces dermatitidis* から得られる培養濾液で皮膚病診断薬. ②*Streptomyces blastomyceticus* の培養液から白色針状結晶として分離され, 植物病原

菌に対し有効，分子式は $C_{26}H_{36}N_2O_9$ と考えられている).

blas·to·neu·ro·pore [blæstounjúːrəpɔːr] 原神経孔.

blas·toph·tho·ria [blæstɑfθɔ́ːriə] 胞胚変性〔障害〕, = blastophthoric degeneration.

blastophthoric degeneration 胚種障害変性, = blastophthoria.

blas·to·phyl·lum [blæ̀stəfíləm] 胞胚葉.

B

blas·to·pore [blǽstəpɔːr] 原口〔医学〕, 胚門, 胞胚孔, = protostoma, Rusconi anus.

b. dorsolip 原口背唇部（原口上唇部ともいう. 原口周囲の表層部分のうち，背側の部分).

b. lip 原口縁.

blastoporic canal 原口管, = neurenteric canal.

Blas·to·schiz·o·my·ces [blæ̀stouskízoumàisiːz] ブラストシゾミセス属（真菌の一属).

blas·to·sphere [blǽstəsfiər] 胞胚（個体発生の初期), = blastodermic vescicle, blastula.

blas·to·spore [blǽstəspɔːr] 出芽型胞子（1個の細胞あるいは菌糸から小突起が生じ，増大した胞子).

blas·to·stro·ma [blæ̀stəstróumə] 胞胚基〔質〕.

blas·tot·o·my [blæstɑ́təmi] 胞胚破壊, = blastomerotomy.

blas·to·zo·oid [blæ̀stouzóuɔid] 芽体，胞胚体.

blast·pore [blǽstəpɔːr] 原口〔医学〕.

blas·tu·la [blǽstʃulə] 胞胚〔医学〕, = blastodermic vesicle, germ vesicle, blastosphere, blastocyst, vesicular morula. 複 blastulae. 形 blastular.

b. stage 胞胚期〔医学〕.

blas·tu·la·tion [blæ̀stʃuléiʃən] 胞胚形成〔医学〕.

Blatin syn·drome [bléitin síndroum] ブレーチン症候群（単包虫症の嚢胞上を打診すると振動を触知し，聴診上震音を聴取する. Marc Blatin (1878-1943)はフランスの医師), = hydatid thrill.

Blat·ta [blǽtə] ゴキブリ属（ゴキブリの一属で，多くの疾患を媒介する).

B. orientalis 東洋ゴキブリ, = oriental cockroach.

Blat·tar·ia [blætéəriə] ゴキブリ目.

Blat·tel·la [blətélə] チャバネゴキブリ属.

B. germanica チャバネゴキブリ（世界的な室内害虫で，殺虫剤抵抗性を著しく発達させたものがある), = Croton bug.

Blaud, Paul [blóu] ブロー（1774-1858，フランスの医師).

B. pills ブロー丸薬（鉄と炭酸塩を含む丸薬), = pilulae ferri carbonatis.

Blaxland test [blǽkslænd tést] ブラックスランド試験（卵巣嚢腫と腹水との鑑別法で，平らな定規を前腸骨棘直上におき，強く腰椎に向け両手指で圧迫すると，卵巣嚢腫であれば腹部大動脈の拍動を触知する).

BLB mask Boothby-Lovelace-Bulbulian mask 航空用マスクの略.

BLC blood culture 血液培養の略.

BL-CAM B lymphocyte cell adhesion molecule Bリンパ球〔細胞〕接着分子の略.

bleached beeswax 白ろう（蝋），さらし蜜ろう, = bleached wax.

bleached oil 脱色油〔医学〕.

bleach·ing [blíːtʃiŋ] 漂白〔医学〕, 退色.

b. agent 漂白剤〔医学〕.

b. assistant 漂白助剤〔医学〕.

b. fluid 漂白液（水酸化カルシウムに塩素ガスを通じたもの).

b. of teeth 歯牙漂白〔医学〕.

b. powder 漂白剤，さらし粉（クロル石灰), = chlorinated lime, calx chlorinata.

b. solution 漂白液〔医学〕.

blear eye 爛眼，ただれ眼〔医学〕, = marginal blepharitis.

bleary eye かすみ目.

bleb [bléb] ブレブ，気腫性嚢胞〔医学〕, 肺嚢胞，水疱（空気が臓側胸膜の薄い線維性の層内に侵入したもので大きさは1cm以下), = blister, bulla.

Blecard sign [blékɑːd sáin] ブレカード徴候（大腿骨下端に化骨点の存在することで，胎児の成熟したことを示す).

bleeding internal hemorrhoids 出血性内痔核〔医学〕.

bleed·er [blíːdər] ①出血性素因者〔医学〕（出血性素因をもつ人). ②静脈切開者, = phlebotomist.

b. disease 血友病, = hemophilia.

b. joint 血友病関節〔症〕（血友病患者が関節内に出血して関節の腫脹，拘縮などを起こす状態), = hemophilic joint.

bleed·ing [blíːdiŋ] 出血〔医学〕, = hemorrhage.

b. breast 出血性乳房（乳腺）〔医学〕.

b. by diabrosis 破綻性出血〔医学〕.

b. cramp 失血性痙攣.

b. ear ①出血耳. ②イヌ黄熱〔病〕, = nambi-uvu.

b. external hemorrhoids 出血性外痔核〔医学〕.

b. hormone 出血ホルモン（下垂体前葉にあり子宮出血を起こすと仮定されたもの).

b. mamma 出血性乳房〔医学〕.

b. piles 出血性痔核〔医学〕.

b. polyp 出血性鼻茸〔医学〕, 出血性ポリープ.

b. sickness 血友病.

b. tendency ①出血傾向〔医学〕. ②出血素因.

b. time 出血時間〔医学〕（穿刺傷からの出血が停止するまでの時間).

b. time test 出血時間試験.

b. to death 出血死〔医学〕, 失血死（成人は全血量の50%（約2L）以上失えば出血死をきたす).

b. ulcer 出血性潰瘍.

Blégny, Nicolaus de [bléni] ブレニ（1652-1722，フランスの医師. 1679年世界初の医学雑誌 Nouvelles Decouvertes Sur Toutes les Parties de la Médicine（翌年 Zodiacus Medicus と改名）を発刊し，また法医学研究の端を開いた).

blend [blénd] 中間移行〔色〕〔医学〕.

blende [blénd] ①閃亜鉛鉱（ZnS, Fe, Mn, Cd, Hg, Pb, Sn, Au, Ag を含む). ②遮断子（錘形遮断子 conic blende など).

blended cement 混合セメント〔医学〕.

blend·er [bléndər] 混合機〔医学〕.

blending hypothesis 融合遺伝説〔医学〕.

blending inheritance 交雑遺伝（両親の形質が融合する遺伝).

blending octane number 混合オクタン価〔医学〕.

blen·nad·e·ni·tis [blènədináitis] 粘液腺炎.

blen·nem·e·sis [blenémisis] 粘液吐出.

blen·nen·te·ria [blènintíːriə] 粘液性下痢.

blenn(o)- [blen(ou), -n(ə)] 粘液との関係を示す接頭語.

blen·no·coele [blénəsiːl] 淋疾性精巣上体（副睾丸）炎.

blen·no·cys·ti·tis [blènəsistáitis] 慢性膀胱炎.

blen·no·gen·ic [blènəʤénik] 粘液産出性の, = blennogenous, muciparous.

blen·nog·e·nous [blenɑ́ʤənəs] 粘液産生性の, = blennogenic.

blen·noid [blénɔid] 粘液様の, = mucoid.

blen·no·ma [blenóumə] 粘液腫.

blen·noph·lo·gis·ma [blènoufləʤízmə] 粘液性炎症.

blen·noph·thal·mia [blènɑfθǽlmiə] 結膜炎，膿

漏眼.

blen·nor·rha·gia ［blènouréiʤiə］ ① 粘液分泌，膿漏（著明な）．② 淋病．形 blennorrhagic.

blen·nor·rhag·ic ［blènouræ̀ʤik］ 膿漏の［医学］.

b. arthritis 膿漏性関節炎，＝ gonorrheal arthritis.

b. vaginitis 淋菌性腟炎［医学］.

blen·nor·rhea ［blènərí:ə］ 膿漏眼［医学］，＝ blennorrhoea，ophthalmoblenorrhea.

b. of newborn 新生児膿漏眼［医学］.

blennorrheal conjunctivitis 膿漏性結膜炎［医学］，＝ gonorrheal conjunctivitis.

blennorrheal dacryocystitis 膿漏性涙嚢炎.

blen·nor·rhoea ［blènərí:ə］ 膿漏，＝ blennorrhea. 形 blennorrheic，blennorrheal.

b. adultorum 淋疾性眼病.

b. alveolaris 歯槽膿漏.

b. conjunctivalis 結膜〔淋疾性〕膿漏.

b. gonorrhoica neonatorum 新生児淋疾性膿漏.

b. neonatorum 新生児膿漏眼［医学］.

b. of newborn 新生児膿漏眼.

b. tertia 第3膿漏，＝ third order blennorrhoea.

b. umbilicalis 臍膿漏.

blen·no·sis ［blenóusis］ 粘液〔分泌〕症.

blen·nos·ta·sis ［blenástəsis］ 膿漏抑制. 形 blennostatic.

blen·nu·ria ［blenjú:riə］ 粘液尿.

ble·o·my·cin (BLM) ［blì:oumáisin］ ブレオマイシン.

b. hydrochloride ブレオマイシン塩酸塩（塩酸ブレオマイシン．ブレオマイシン系抗生物質．抗腫瘍作用を主とするがグラム陽性菌，抗酸菌，グラム陰性菌にも作用する．作用機序は DNA 合成阻害および DNA 鎖切断作用である．免疫抑制作用，造血器障害は少ない．天然のブレオマイシンは，末端アミン（式中R）を異にする10種の同族体の混合物で，ブレオマイシン A_2 と B_2 とを主成分とする．銅を含まないものを製剤として用いる）．（→ 付図）

b. sulfate ブレオマイシン硫酸塩（硫酸ブレオマイシン．ブレオマイシン系抗生物質，抗悪性腫瘍薬）.

blephar– ［blefər］ 眼瞼との関係を表す接頭語，＝ blepharo–.

bleph·ar·ad·e·ni·tis ［blèfəræ̀dináitis］ 眼瞼腺炎，＝ meibomitis.

bleph·ar·ad·e·no·ma ［blèfəræ̀dinóumə］ 眼瞼腺腫，＝ blepharoadenoma.

bleph·a·ral ［bléfərəl］ 眼瞼の.

bleph·a·rec·to·my ［blèfəréktəmi］ 眼瞼切除術.

bleph·ar·e·de·ma ［blèfəridí:mə］ 眼瞼水腫［医学］，眼瞼浮腫［医学］，＝ blepharoedema，edema of eyelids.

bleph·a·rel·o·sis ［blèfərəlóusis］ 眼瞼内反，＝ entropion.

bleph·a·rism ［bléfərizəm］ 眼瞼痙攣（不随意性瞬目），＝ spasmodic nictitation.

bleph·a·ri·tis ［blèfəráitis］ 眼瞼炎［医学］. 形 blepharitic.

b. acarica ダニ眼瞼炎.

b. angularis 眼角部眼瞼炎，眥部眼瞼炎.

b. ciliaris 睫毛眼瞼炎.

b. eczematosa 湿疹性眼瞼炎.

b. follicularis 毛嚢眼瞼炎.

b. marginalis 眼瞼縁炎.

b. marginalis squamosa 鱗屑性眼瞼縁炎.

b. oleosa 脂漏性眼瞼炎.

b. papillosa 乳頭性眼瞼炎.

b. parasitica 寄生虫性眼瞼炎.

b. pediculosa シラミ眼瞼炎.

b. phlegmonosa 蜂巣織炎性眼瞼炎.

b. phthiriatica 寄生虫性眼瞼炎，＝ blepharitis parasitica.

b. pustulosa 膿疱性眼瞼炎.

b. rosacea しゅさ（酒皶）性眼瞼炎.

b. seborrhoica 脂漏性眼瞼炎.

b. sicca 乾性眼瞼炎.

b. sycomatosa 毛瘡性眼瞼炎.

b. tarsalis 瞼板炎.

b. ulcerosa 潰瘍性眼瞼炎.

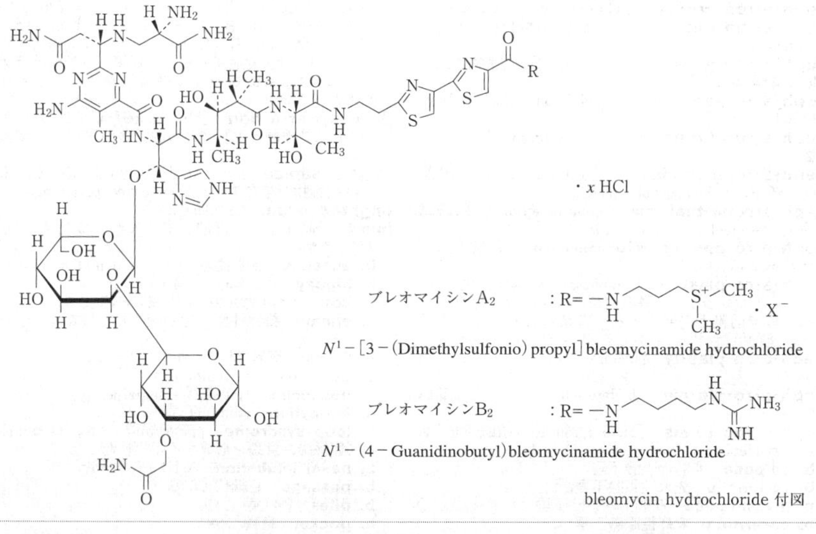

bleomycin hydrochloride 付図

blepharo－ [blefərou, −rə] 眼瞼との関係を表す接頭語，＝ blephar−.
bleph·a·ro·ad·e·ni·tis [blèfərouædináitis] 眼瞼腺炎，＝ blepharadenitis，meibomitis.
bleph·a·ro·ad·e·no·ma [blèfərouædinóumə] 眼瞼腺腫.
bleph·a·ro·ath·er·o·ma [blèfərouæθəːróumə] 眼瞼脂嚢腫，眼瞼粉瘤.
bleph·a·ro·blen·nor·rhea [blèfəroublènəríːə] 眼瞼膿漏（膿汁分泌性結膜炎）.
bleph·a·ro·chal·a·sis [blèfərəkǽləsis] 眼瞼皮膚弛緩症 [医学]，＝ pseudoptosis.
bleph·a·ro·chro·mi·dro·sis [blèfəroukròumidróusis] 眼瞼色汗症.
bleph·a·ro·clon·i·cus [blèfərəklánikəs] 間代性眼瞼〔縁〕痙攣 [医学].
bleph·a·roc·lo·nus [blèfərákləməs] 眼瞼間代性痙攣.
bleph·a·ro·col·o·bo·ma [blèfəroukálouboumə] 眼瞼欠損，＝ coloboma palpebrae.
bleph·a·ro·con·junc·ti·vi·tis [blèfəroukəndʒʌŋktiváitis] 眼瞼結膜炎 [医学].
Bleph·a·ro·cor·y·thi·na [blèfəroukɔ̀ːriθáinə] ブレファロコリス亜目（繊毛虫門）.
bleph·a·ro·di·as·ta·sis [blèfəroudaiǽstəsis] 眼瞼離開過度，眼瞼閉鎖不能.
bleph·a·ro·dys·chroia [blèfəroudiskrɔ́iə] 眼瞼変色症（疣いぼまたはほかの原因で）.
bleph·a·ro·e·de·ma [blèfərouidíːmə] 眼瞼浮腫，＝ blepharedema.
bleph·a·ro·i·thi·a·sis [blèfərouiθáiəsis] 眼瞼結石.
bleph·a·ro·klast [bléfərəklæst] 鞭毛根.
bleph·a·ro·klei·sis [blèfərouklάisis] 眼瞼癒着症，＝ congenital adhesion between eye−lids, ankyloblepharon, blepharocleisis.
bleph·a·ro·me·las·ma [blèfəroumilǽzmə] 眼瞼黒斑，＝ seborrhea nigricans palpebrarum.
bleph·a·ron [bléfərən] 眼瞼 [医学]，＝ eyelid.
bleph·a·ron·co·sis [blèfərɑŋkóusis] 眼瞼腫症.
bleph·a·ron·cus [blèfəráŋkəs] 眼瞼腫瘍，＝ blepharoncosis.
bleph·a·ron·y·sis [blèfəránisis] 眼瞼造襞術（Guillard 縫合術）.
bleph·a·ro·pach·yn·sis [blèfəroupəkínsis] 眼瞼肥厚〔症〕.
bleph·a·ro·phi·mo·sis [blèfəroufimóusis] 眼裂縮小 [医学].
bleph·a·roph·ry·plas·ty [blèfəráfriplæsti] 眼瞼睫毛矯正，＝ blepharophryplastic.
bleph·a·roph·thal·mia [blèfərɑfθǽlmiə] 眼瞼結膜炎，＝ blepharoconjunctivitis.
bleph·a·ro·phy·ma [blèfəroufáimə] 眼瞼腫瘍，＝ tumor of eyelids.
bleph·a·ro·plast [bléfərəplæst] 毛基体，生毛体，ブレファロプラスト（鞭毛虫類の一端，核の付近にある小体で前鞭毛が発生すると考えられるので，鞭毛核，運動核などの訳語がある），＝ blepharoblast.
bleph·a·ro·plas·ty [bléfərəplæsti] 眼瞼形成術 [医学].
bleph·a·ro·ple·gia [blèfəroupliːdʒiə] 〔上〕眼瞼麻痺.
bleph·a·rop·to·sis [blèfərɑptóusis] 眼瞼下垂 [医学]，＝ blepharoptosia，ptosis.
b. adiposa 脂肪性眼瞼下垂.
b. congenita 先天性眼瞼下垂.
b. myasthenica 筋無力性眼瞼下垂.
b. paralytica 麻痺性眼瞼下垂.
b. sympathica 交感神経性眼瞼下垂.
b. trachomatosus トラコーマ性眼瞼下垂.
b. traumatica 外傷性眼瞼下垂.
bleph·a·ro·py·or·rhea [blèfəroupàiəríːə] 眼瞼結膜膿漏.
bleph·a·ror·rha·phy [blèfərɔ́ːrəfi] 眼瞼襞縫合術.
bleph·a·ro·spasm [bléfərəspæzəm] 眼瞼痙攣 [医学].
b. chalasis 眼瞼皮膚弛緩症 [医学].
b. clonicus 間代性眼瞼〔縁〕痙攣 [医学].
b.－oromandibular dystonia 口下顎ジストニー.
bleph·a·ro·sphinc·ter·ec·to·my [blèfərəsfiŋktəréktəmi] 眼瞼括約筋切除.
bleph·a·ro·stat [bléfərəstæt] 開瞼器 [医学]，＝ eye−speculum.
bleph·a·ro·ste·no·sis [blèfəroustinóusis] 眼瞼裂狭窄，＝ blepharophimosis.
bleph·a·ro·sym·phy·sis [blèfərousímfisis] 眼瞼癒着，＝ blepharosynechia.
bleph·a·ro·syn·ech·ia [blèfərousinékiə] 眼瞼癒着.
bleph·a·rot·o·my [blèfərátəmi] 眼瞼切開術.
bleph·a·ro·xy·sis [blèfərouksáisis, −ouzáisis] 眼瞼結膜掻は（爬）（ヒポクラテスのトラコーマ療法で，羊毛を先端に巻いた小杆を用い，結膜を摩擦した後，過酸化銅液を点眼して腐食させる方法）.
blep·sop·a·thy [blepsápəθi] 眼精疲労，＝ blepsopathia，eye−strain.
Blessig, Robert [blésig] ブレッシヒ（1830−1878，ドイツの医師）.
B. cyst ブレッシヒ嚢胞（眼の鋸歯縁付近に現れる網膜の嚢状間隙）.
B. groove ブレッシヒ溝（鋸歯縁になる胎児の眼部）.
B. lacunae ブレッシヒ腔（網膜の前方にある間隙）.
blest－ [blestou, −tə] ＝ blasto−.
Bletilla striata シラン［紫蘭］（ラン科 *Orchidaceae* の一種．根の乾燥物はビャッキュウ［白及］と呼ばれ，漢方では内服して吐血，喀血，鼻出血に効あり，また火傷などに外用される）.
Bleuler, Eugen [blɔ́ːlər] ブロイラー（1857−1939，スイスの精神病学者．E. Kraepelin の早発性痴呆の概念を発展させ，基本症状連合障害，情動障害，両価性，自閉と副次的症状の幻覚，妄想，分裂病性痴呆などに二分し，schizophrenia 統合失調症という名称を与えた）.
Blick op·er·a·tion [blík àpəréiʃən] ブリック手術（冠状静脈洞と大動脈との静脈移植片による架橋手術）.
Blighia sapida （ムクロジ［無患］属植物で，果実には猛毒物が存在する）．→ a(c)kee poisoning.
blighted ovum 枯死卵.
blind [bláind] ① 盲〔目〕の [医学]．② 盲人．③ 盲管の [医学].
b. abscess 無瘻膿瘍 [医学]，＝ dental granuloma.
b. biopsy 盲目〔的〕生検 [医学].
b. boil せつ（癤）（中心部に膿心の生じないもの）.
b. enema 排気注腸（鼓腸の療法としてゴム管を挿入すること）.
b. fistula 盲瘻 [医学]，盲フィステル.
b. gut 盲腸，＝ cecum.
b. headache 盲頭痛，＝ migraine.
b. intubation 盲目〔的〕挿管 [医学].
b. loop syndrome 盲管症候群 [医学]，盲係蹄症候群（盲係蹄，盲嚢を形成する手術後起こる）.
b. nasal intubation 盲目的経鼻挿管.
b. passage 盲継代 [医学].
b. piles いぼ痔.
b. pocket 盲嚢 [医学].

b. spot 盲斑〔医学〕, 盲点(視神経乳頭), = optic disc, papilla nervi optici. → Mariotte experiment.

b. staggers 暈倒病(家畜の脳脊髄の障害のために盲目, 歩行蹌踉, 卒倒などの症状を示す病気の呼び名).

b. study 盲検試験(各群に割付けられた治療法を患者または医師(あるいは両者)が知らずに行う試験法).

b. teaching 盲人教育〔医学〕.

b. test 盲検法.

blinding filaria 失明性のフィラリア.

blinding filariasis 失明性のフィラリア症.

blinding worm 回旋糸状虫(回旋糸状虫ミクロフィラリアが, 網膜の炎症, 視神経の萎縮を起こし, 失明をもたらすことから呼ばれる), = *Onchocerca caecutiens*.

blind·ness [bláindnis] 盲, 視覚消失〔医学〕, 失明.

blind·ness·krei·sel [blàindniskráisəl] 色ごま(色独楽, 回転混色盤).

blink [blíŋk] 瞬目(まばたき), = nictitation.

b. apraxia 瞬目失行〔医学〕.

b. reflex 瞬目反射〔医学〕.

b. response 瞬目反応.

b. spot 瞬〔目〕点(視神経乳頭すなわち, 光線の感覚のない点), = Mariotte spot.

blinking reflex 瞬目反射〔医学〕, まばたき反射〔医学〕.

blis·ter [blístər] ① 水疱〔医学〕. → vesicle, bulla. ② アワ肌, カエル肌.

b.-bug ハンミョウ(芫菁げんせい)(節足動物に属する昆虫類で, その種200種を算し, 主成分カンタリジンはヒトに対し発疱性毒素として作用する).

b. fever 有熱性急性天疱瘡.

b. test 水疱試験(水疱を皮膚につくり水疱の内容物の好酸球の比率が25%以下なら感染症の疑いがある), = Roger–Josue test.

b. tetter (天疱瘡), = pemphigus.

blis·ter·ing [blístəriŋ] ① 水疱, 水疱様膨隆〔医学〕. ② 発斑(ほっぱん), = epispastic.

b. agent 発疱薬〔医学〕.

b. cerate 発疱ろう膏, = blistering ointment.

b. collodion 発疱コロジオン, = collodium cantharidatum.

b. fly マメハンミョウ〔豆斑猫〕(カンタリス. 鞘翅目の多食類のツチハンミョウ科の昆虫), = Spanish flies, cantharides.

b. gas 発泡ガス, = vesicating gas.

b. liquid 発疱液, = liquor epispasticus.

b. ointment 発疱膏(皮膚刺激薬), = unguentum vesicans.

b. plaster 発疱硬膏, = cerate of cantharides.

BLM bleomycin ブレオマイシンの略.

bloat [blóut] ① 浮腫. ② ウマの鼓腸症, = wind colic, hoven.

bloated cell 膨大細胞(星状グリア細胞).

Blobel, Güenter [blóubəl] ブローベル(1936生, ドイツ生まれのアメリカの分子細胞生物学者.「細胞内におけるタンパク質輸送の仕組みの発見」により, 1999年度ノーベル医学・生理学賞を受賞).

Bloch, Bruno [blák] ブロッホ(1878–1933, スイスの皮膚科医).

B. reaction ブロッホ反応(一般にドーパ反応として知られる), = dopa reaction.

B.-Sulzberger syndrome ブロッホ・サルズバーガー症候群(色素失調症).

Bloch, Konrad Emil [blák] ブロック(1912–2000, ドイツ生まれでアメリカに帰化した生化学者. コレステロールと脂肪酸の生合成の機構と調節に関する研究により, F. Lynen とともに1964年度ノーベル医学・生理学賞を受けた).

Bloch, Marcel [blák] ブロッホ(1885–1925, フランスの病理学者).

B. scale ブロッホ規準(グリセリン水に溶解したベンゾインチンキ剤の逓減希釈液を用い, 加熱したタンパクの混濁を比色定量する規準).

Bloch, Oscar Thorvald [blák] ブロッホ(1847–1926, スウェーデンの外科医. 腸外科に貢献し, 直腸癌二次手術を考案した(1892)).

Block–Steiger test [blák stáigər tést] ブロック・スタイゲル試験(聴覚異常を訴える詐病の検査法で, 振動数の等しい2つの音叉を同時に一方を強く振動させて両耳の近くに別々に当てると, 正常では強く振動する音のみが聞こえ, 詐病では不正確な解答を得る).

Block syndrome ブロック症候群(不眠, 憂うつ, 興奮, 神経および性的過敏, 皮膚色素沈着を特徴とし, 思春期から更年期までの婦人に出現する).

block [blák] ① 遮断〔医学〕. ② 解離(神経路を遮断する麻酔). ③ 組織塊(切片をつくるため). ④ ブロック(歯科で2個以上の義歯を刻んで陶材に付着させること).

b. anesthesia 遮断麻酔〔医学〕.

b. design test 立方体構図検査.

b. diagram ブロック線図〔医学〕.

b. foil 塊状箔.

b. furnace ブロック炉〔医学〕.

b. in block ブロック時ブロック(完全ブロックを生じている際心室自動が突然停止すること. ブロック死の原因となる).

b. osteotomy 長斜方形(菱状)骨切術(大腿骨の)〔医学〕.

b. polymer ブロック重合体(A重合体とB重合体とが交互に長く連結するもの).

b. polymerization 塊状重合〔医学〕, ブロック重合.

b. procedure ブロック法〔医学〕.

b. teeth 彫歯.

b. time ブロック開始時〔医学〕.

b. vertebra(e) 塊〔状〕椎〔医学〕(2つ以上の椎が先天性または後天性に骨性癒合して, 1つの塊を形成したもの).

block·ade [blakéid] ① 閉鎖, 遮断(填塞てんそく). ② 遮断薬〔医学〕.

blocked aerogastria 遮断性胃泡(食道の痙攣によるもの).

blocked pleurisy 嚢胞性胸膜炎, = encapsulated pleurisy.

Blocker rule ブロッカーの法則〔医学〕.

block·er [blákər] ① 遮断薬. ② 遮断物.

block·ing [blákiŋ] ① 遮断〔医学〕. ② 型入れ. ③ くっつき(樹脂). ④ 途絶(考えや話しが途中で断絶してしまう現象で阻害ともいう).

b. agent 遮断薬〔医学〕, = blocker.

b. anesthesia 遮断麻酔, 神経ブロック, 神経遮断, 伝達麻酔.

b. antibody 阻止抗体, 遮断抗体〔医学〕(不完全抗体ともいう. ① 赤血球に不完全抗体(IgG)が結合しても凝集反応を示さない. Rh や Kell式血液型の判定の際に認められる. ② 減感作療法によりアレルゲンと IgE抗体との反応を抑制する IgG抗体(遮断抗体)が誘導される. ③ 特異抗体が抗原エピトープに結合することを阻害する抗体), = incomplete antibody.

b. drug 遮断薬〔医学〕.

b. factor 遮断因子〔医学〕.

b. of thought 思考途絶(思考の進行が突然途中で停止してしまう思路の障害で統合失調症の特徴的症状の一つ).

b. test 遮断テスト〔医学〕.

B

block·out [blákaut] ① 添窩修正．② ブロックアウト(遮へい(蔽)すること)．

Blocq, Paul Oscar [blák] ブロック(1860–1896, フランスの医師)．

B. disease ブロック病(失立, 失歩), = astasia abasia．

Blom–Singer valve ブロム・シンガー弁(喉頭手術後の発声リハビリテーションのための人工器官)．

blond hair 金髪．

B

Blondheim salt·ing out meth·od [blándhaim só:ltiŋ áut méθəd] ブロンドハイム塩析法(ミオグロビンとヘモグロビンの硫酸アンモニウム溶液中での溶解度の相異を応用した, 尿中ミオグロビン検出法)．

Blood Center 輸血センター(アメリカ赤十字社の輸血事業の一部として各地方に設置された血液銀行)．

blood [blʌ́d] 血液〔医学〕, 血, = sanguis. 形 bloody.

b. access ブラッドアクセス〔医学〕(血液透析療法に際して体外循環を可能にするため, 生体から確保する必要のある100～200mL/分程度の血流量のこと), = vascular access.

b. agar 血液寒天〔培地〕〔医学〕．

b. air barrier 血液空気関門〔医学〕．

b. albumin 血液アルブミン．

b. alcohol concentration 血中アルコール濃度〔医学〕(10～50mg/dL では気分高揚, 注意力散漫；50～100mg/dL では運動失調, 言語障害；200mg/dL 以上では泥酔, 歩行不能；400mg/dL で意識消失, 昏睡に至る)．

b. alcohol curve 血中アルコール濃度曲線．

b. and tissue protozoan 血液および組織寄生原虫．

b. anticoagulant 血液抗凝固薬〔医学〕．

b. aqueous barrier 血液房水関門〔医学〕．

b. bactericidal activity 血液殺菌活性〔医学〕．

b. bank 血液銀行〔医学〕．

b. bicarbonate 血液予備アルカリ, = plasma bicarbonate.

b. blister 血疱(血液が滲出した内容のあるもの)．

b. boil 血瘤腫〔医学〕．

b.–borne metastasis 血行性転移．

b. brain barrier 血液脳関門〔医学〕(血液中にある物質の脳への移行のための, 脳血管と脳の間の機能的関門のこと)．

b. calcinosis 血液結石〔医学〕．

b. calculus 血石, = phlebolith.

b. capillary 毛細血管．

b. carbondioxide 血中炭酸ガス〔医学〕．

b. cast 血球円柱, 赤血球円柱．

b. cataract 血液性白内障(水晶体が凝血塊で遮断されること)．

b. cell 血球, = hematocyte, blood corpuscle.

b. cell adhesion 血液細胞付着〔医学〕．

b. cell count 血算〔医学〕, 血球算定〔法〕〔医学〕．

b. cell counter 血球計数器〔医学〕．

b. cell separator 連続血球分離装置(供血者から採血した血液の成分を分離して, 必要な血液成分だけを効率的かつ連続的に採取して, 残りのものを体内に戻す装置)．

b. cerebrospinal fluid barrier 血液脳脊髄液関門．

b. charcoal 血炭(脱色剤)．

b. chemical analysis 血液化学分析〔医学〕．

b. chemistry 血液化学〔医学〕．

b. circulation 血液循環〔医学〕．

b. circulation time 〔血液〕循環時間〔医学〕．

b. clearance 血液クリアランス〔医学〕．

b. clinical examination 血液臨床検査〔医学〕．

b. clot 血餅〔医学〕, 〔凝〕血塊〔医学〕．

b. clotting 凝血〔医学〕, 血液凝固〔医学〕(血液が血ぺい状になること)．

b. clotting factor 血液凝固因子〔医学〕．

b. clotting factor preparation 血液凝固因子製剤〔医学〕．

b. coagulant 凝血薬〔医学〕, 血液凝固薬(剤)〔医学〕, 止血剤．

b. coagulation 凝血〔医学〕, 血液凝固〔医学〕．

b. coagulation accelerating agent 血液凝固促進薬〔医学〕．

b. coagulation disorder 血液凝固異常〔医学〕．

b. coagulation factor 血液凝固因子〔医学〕．

b. coagulation mechanism 凝血機序．

b. coagulation test 血液凝固検査(テスト)〔医学〕．

b. compatibility 血液適合性〔医学〕．

b. compatibility test 血液交差適合試験(輸血を行う際に, 患者血清と供血者血球を(主試験), 患者血球と供血者血清(副試験)を混合させて反応の有無をみる検査), = cross-matching test.

b. component transfusion 〔血液〕成分輸血〔医学〕(必要とする血液成分だけを分離して注入すること．血小板輸注, 顆粒球輸注, 血漿輸注など．赤血球を輸注することを輸血と呼ぶ)．

b. components therapy 成分輸血療法．

b. concentration 血中濃度〔医学〕．

b. constituent 血液成分〔医学〕．

b. container 血液容器〔医学〕．

b. corpuscle 血球〔医学〕．

b. count ① 血球算定〔法〕, 血算．② 血球計算値(1μL中の赤血球, 白血球などの数)．

b. crisis 血液発症〔医学〕, 血液分利(急激に網赤血球が増加すること)．

b. crystals 血結晶〔医学〕, ヘミン結晶．

b. culture (**BLC**) 血液培養〔医学〕．

b. cyst 血液嚢胞〔医学〕, = hematocyst.

b. cytolysate 赤血球溶解物(生理的食塩水で洗浄した赤血球に原血液と同量になるまで水を加えて溶解させたもの)．

b. depot 血液貯蔵〔所〕〔医学〕(循環血液が一時的に滞留する場所)．

b. derivative 血液製剤〔医学〕(ヒトの血液を原料とした製剤)．

b. dilution value 血液希釈値〔医学〕．

b. disease 血液疾患〔医学〕．

b. disk 血小板, = blood platelet.

b. disorder 血液疾患〔医学〕, 血液病．

b. distribution 血液分析〔医学〕．

b. donation 供血〔医学〕．

b. donor 給血者〔医学〕, 供血者(輸血のため血液を供給する者)．

b. doping 血液ドーピング〔医学〕(自分の赤血球を凍結などで保存しておき, 後に自分に輸血すること)．

b. dust 血塵, 血液塵垢, = hemoconia.

b. dyscrasia 血液疾患〔医学〕．

b. effusion 血性滲出液．

b. examination 血液検査〔法〕〔医学〕．

b. extravasation 血管外遊出〔医学〕, 血液溢出〔医学〕．

b. feeding habit 吸血習性．

b. film 血液塗抹標本．

b. filter 血液フィルタ〔医学〕．

b. findings 血液所見〔医学〕．

b. flow (**BF**) 血流．

b. flow ditribution 血流分布．

b. flow meter 血流計．

b. flow rate 血流量〔医学〕．

b. flow scintigraphy 血流シンチグラフィ．

b. flow volume 血流量〔医学〕, = blood flow.

b. flowmeter 血流計〔医学〕．

b. fluke 住血吸虫，血管寄生吸虫，= *Schistosoma haematobium*，*S. mansoni*，*S. japonicum*.
b. for exchange transfusion (**BET**) 合成血.
b. gas 血液ガス〔医学〕(血中呼吸に関係のある酸素および炭酸ガスをいう).
b. gas analysis (**BGA**) 動脈血ガス分析，血液ガス分析〔医学〕.
b. gas apparatus 血液ガス分析装置〔医学〕.
b. gas barrier 血液ガス関門〔医学〕.
b. gas exchange 血液ガス交換〔医学〕.
b. gas monitoring 血液ガスモニタリング.
b. gas partition coefficient 血液ガス分配係数(血液に対する気体の溶解度 solubility を表現するパラメータの一つ).
b. gill 血液えら(昆虫の).
b. glucose 血糖〔医学〕.
b. glucose control 血糖調節.
b. glucose level (**BGL**) 血糖値(血液中グルコース濃度).
b. group 血液型〔医学〕(赤血球膜上に存在する抗原の多型性).

各血液型の主要遺伝子の頻度

赤血球抗原型(血液型)	主要遺伝子 ( ) 内はわが国における頻度
ABO式	A (0.2710), B (0.1701), O (0.5589)
MNSs式	Ms (0.4869), MS (0.0410) Ns (0.4566), NS (0.0154)
P式	P_1 (0.198), P_2 (0.802)
Rh式	CDe (0.6547), cDE (0.2556) cde (0.0376), cdE (0.0312) cDe (0.0121), その他
Kidd式	Jk^a (0.4721), Jk^b (0.5279), Jk^-
Duffy式	Fy^a (0.8972), Fy^b (0.1028), Fy^-
Lutheran式	Lu^a, Lu^b (1.0)
Kell式	K, k (1.0), k^w, k^p, k^s
Lewis式	Le (0.728), le (0.272)
Se式	Se (0.5105), se (0.4895)
Diego式	Di^a (0.0413), Di^b (0.9587)
Xg式	Xg^a (0.681)
Cartwright式	Yt^a, Yt^b
Dombrock式	Do^a, Do^b
Auberger式	Au^a

b. group antibodies 血液型抗体.
b. group antigens 血液型抗原(赤血球の抗原特異性によって分けられる遺伝的多型を血液型といい，その抗原性を血液型抗原という．血液型抗原は赤血球以外に白血球，血小板，血清タンパク，酵素などにも存在する).
b. group compatibility 血液型適合〔医学〕.
b. group cross matching 血液型交差適合(赤血球の型を表と裏両試験を通じて合わせること).
b. group incompatibility ① 血液型不適合〔医学〕. ② 血液型不適合妊娠.
b. group matching 血液型適合(赤血球の血液型を合わせること).
b. group polysaccharide 血液型多糖類.
b. group specific substance 血液型物質(赤血球の表面に存在する特異的凝集原に相当する抗原物質で，ほかの体液および多くの臓器中にも証明され，化学的には大部分が炭水化物で，その一部にアミノ酸が結合している).
b. group substance 血液型物質〔医学〕(血液型を分類する赤血球膜上または体液中に存在する型特異的物質．抗原性をもつ)，= blood group antigen.
b. group system 血液型群系(赤血球の抗原特異性によって分けられる多型現象の体系．広義には赤血球，白血球，血小板，血清にある酵素などの多型を総称する).
b. grouping 血液型判定〔医学〕，血液型検査〔医学〕.
b. histiocyte 血液組織球.
b. inslet 血島〔医学〕.
b. island 血島〔医学〕(胚の卵黄嚢にみられる部で，血球芽細胞と血管とを最初に分化する).
b. key 血液図解.
b. labyrinthine barrier 血液内耳関門〔医学〕.
b. lactate 血中乳酸〔医学〕.
b. lacuna 血液小窩(胚子の栄養膜にある間隙).
b. letting 瀉(しゃ)血〔医学〕，放血〔医学〕.
b. level 血中濃度〔医学〕.
b. line 血族系.
b. lipid 血液脂質〔医学〕.
b. loss 失血〔医学〕，= bleeding.
b. mole 血胎〔医学〕，血様奇胎〔医学〕，血状奇胎(凝血奇胎)，= Breus mole.
b. motes 血塵，= hemoconia.
b.-nerve barrier 血液神経関門〔医学〕.
b. parasite 住血性寄生虫，血管寄生虫.
b. physical examination 血液理学的検査〔医学〕.
b. picture 血液像.
b. pigment 血〔液〕色素.
b. plaque 血小板，= blood platelet.
b. plasma 血漿〔医学〕.
b. plasma volume 血漿量〔医学〕.
b. plastid 血液原形子(プラスチド．赤血球など血液組成の基本的単位).
b. plate 血小板，= blood platelet.
b. platelet 血小板〔医学〕，栓球〔医学〕，= thrombocyte.
b. platelet disorder 血小板異常〔医学〕.
b. platelet enumeration 血小板算定〔医学〕.
b. poison 血液毒〔医学〕，= hemotoxin.
b. poisoning 毒血症〔医学〕，敗血症，= septicemia.
b.-polymer interaction 血液・高分子相互作用〔医学〕.
b. polyp 胎盤ポリープ，= placental polyp.
b. pool 血液プール〔医学〕.
b. pool imaging 血液プール像.
b. preparation 血液製剤〔医学〕.
b. preservation 血液保存〔医学〕.
b. pressure 血圧〔医学〕(動脈血圧 arterial blood pressure と静脈血圧 venous blood pressure とに区別され，動脈血圧は収縮期と拡張期とに差があり，前者を収縮期または最大血圧 systolic, maximum pressure といい，後者を拡張期または最小血圧 diastolic, minimum pressure という).
b. pressure after resting 安静時血圧〔医学〕.
b. pressure amplitude 血圧振幅〔医学〕，血圧上昇〔医学〕.
b. pressure crisis 血圧発症〔医学〕，血圧発作(発作的に血圧が上昇すること)，= vasomotor crisis.
b. pressure determination 血圧測定〔法〕〔医学〕.
b. pressure fall (**decrease, drop**) **lowering** 血圧下降〔医学〕.
b. pressure fluctuation 血圧動揺〔医学〕.
b. pressure increase 血圧上昇〔医学〕.
b. pressure manometer 血圧計〔医学〕.
b. pressure regulation 血圧調節，= regulation of blood pressure.

b. pressure rise 血圧上昇〔医学〕.
b. pressure value 血圧値〔医学〕.
b. procedure 血液処理工程〔医学〕.
b. processing 血液処理〔医学〕.
b. procurement 血液採血〔医学〕.
b. product 血液製剤〔医学〕.
b. protein 血液タンパク.
b. protein disorder 血液タンパク障害.
b. protein electrophoresis 血液タンパク電気泳動法.
b. pump 血液ポンプ〔医学〕.
b. purification 血液浄化法（体内に蓄積した毒性物質の除去を目的とした治療法の総称）.
b. quotient 血液商.
b. recipient 受血者〔医学〕, 血液レシピエント.
b. recirculation 血液再循環〔医学〕.
b. relationship 血縁関係〔医学〕.
b. relative 血縁者, 血族.
b. reservoir 血液貯蔵〔所〕〔医学〕.
b. resin 血液樹脂（ヒト血液をホルマリン処置乾燥後, 粉砕して鋳型で固形化したもので, 人工骨として骨の欠損を補うのに用いられる）.
b. retention 血液貯溜〔医学〕.
b.-retina barrier 血液網膜関門, 血液網膜柵.
b. safety 血液の安全性.
b. salvage 血液回収〔医学〕.
b. sample 血液サンプル, 血液検体.
b. sedimentation 赤血球沈降速度反応〔医学〕, 赤沈〔医学〕.
b. sedimentation rate (BSR) 赤血球沈降速度.
b. serum 血清〔医学〕.
b. shadow 血球〔陰影〕(赤血球のヘモグロビンが消失したもの), = phantom corpuscle, ghost cell.
b. shipment 血液輸送〔医学〕.
b. sludge 血泥〔医学〕, = sludging of blood.
b. smear 血液塗抹標本〔医学〕.
b. spavin 血管性飛節内腫, = bog spavin.
b. specimen collection 採血〔医学〕.
b. spitting 喀血〔医学〕.
b. spot(s) 血斑, 血痕.
b. stagnation 血流停滞〔医学〕, うっ血.
b.-stained feces 血痕糞便〔医学〕.
b.-stained sputum 血痰〔医学〕.
b. stains 血痕〔医学〕.
b. stool 血便.
b. storage 血液貯蔵〔医学〕.
b. stream 血流.
b. subgroups 血液亜群.
b. substitute 代用薬〔医学〕, 血液代用剤, 代用血液（ゼラチン, ペクチン, デキストランなど）.
b. subtypes 血液亜型.
b. sucking insect 吸血昆虫〔医学〕.
b. sugar 血糖〔医学〕.
b. supply 血液供給〔医学〕.
b. sweating 血汗症〔医学〕.
b. test 血液検査〔法〕〔医学〕.
b. testis barrier 血液精巣関門〔医学〕.
b.-thymus barrier 血液胸腺関門.
b. titer 血中力価〔医学〕.
b. transfusion (BTF) 輸血〔医学〕.
b. transfusion malaria 輸血マラリア, = transfusion malaria.
b. transfusion reaction 輸血反応, 輸血副作用〔医学〕（予期しなかった有害な輸血効果を意味することが多く, 溶血反応と非溶血反応とに大別される）.
b. transfusion set 輸血セット.
b. trauma 血液損傷〔医学〕.
b. tumor 血腫, 血液腫瘤, = hematoma.
b. type 血液型〔医学〕（血液群 blood group と区別していう. あるヒトの赤血球がどの血液群の抗血清（AB など）と特異的に反応するかを調べて決定する型）.
b. type gene 血液型遺伝子.
b. type harassment ブラッド・ハラスメント（血液型差別で日本特有のもの）.
b. type incompatibility 血液型不適合〔妊娠〕.
b. typing 血液型判定〔医学〕, 血液型検査〔医学〕（赤血球膜上の型抗原を検査するおもて検査と血清中の抗A, 抗B凝集素の有無を検査するうら検査により型判定を行う）.
b. urea clearance test 血液尿素クリアランス試験, = urea clearance test.
b. urea nitrogen (BUN) 血中尿素窒素〔医学〕.
b.-vascular system 血管系, = cardiovascular system.
b. velocity 血流速度〔医学〕.
b. vessel [TA] 血管, = vas sanguineum [L/TA].
b. vessel bank 血管銀行.
b. vessel growth promoter 血管新生促進因子物質〔医学〕.
b. vessel invasion 血管侵襲〔医学〕.
b. vessel prosthesis 代用血管〔医学〕.
b. viscosity 血液の粘性〔度〕.
b. volume (BV) 血液容積, 血液量〔医学〕（体内に存在する血液の総量で, 体重1kg につき, 血液のリットル(L)数で表したもの）.
b. volume determination 血液量測定〔医学〕.
b. volume replenisher 血液量補充物（輸血または輸血代用に供する物質）.

blood·less [blʌ́dles] 無血の, 非観血的の. 名 bloodlessness.
b. amputation 無血的切断〔医学〕, = dry amputation.
b. operation 無血的手術, 非観血手術〔医学〕.
b. phlebotomy 静脈血うっ滞〔法〕, 非観血的静脈瀉血法, = phlebostasis.
b. surgery 無血手術.

blood·less·ness [blʌ́dlesnəs] ① 駆血〔医学〕, 阻血〔医学〕, 虚血〔医学〕. ② 非観血. ③ 駆血法, 虚血法.

blood·root [blʌ́dru:t] 血根草（ケシ科植物 *Sanguinaria canadensis* の根茎）.

blood·shot [blʌ́dʃɑt] 充血した, = locally congested.

blood·y [blʌ́di] 血性〔医学〕.
b. ascites 出血性腹水.
b. diarrhea 血性下痢〔医学〕.
b. discharge 血性帯下〔医学〕.
b. flux 赤痢, = dysentery.
b. otorrhea 血性耳漏（みみだれ）〔医学〕.
b. pleural effusion 血性胸水（胸水中に血液が混入したもので, 全血性の血胸とは区別される）.
b. sputum 血〔性〕痰.
b. stool 血便〔医学〕.
b. sweat 血汗〔医学〕, = hemathidrosis.
b. tap 血性穿刺〔医学〕（腰椎穿刺液に血液が混ざっていること）.
b. vomit 吐血, 血性吐物〔医学〕.

Bloom, David [blu:m] ブルーム（1892-1965, アメリカの皮膚科医）.
B. syndrome ブルーム症候群〔医学〕（まれにみる常染色体劣性遺伝疾患で, 小人症と顔面への光線過敏性毛細血管拡張性紅斑の出現が特徴. 白血病を合併することあり）.

bloom inhibitor ブルーム防止剤.

Bloor, Walter Ray [blú:r] ブルーア（1877-1966,

アメリカの生化学者).

B., Pelkan and Allen method ブルーア・ペルカン・アレン法(脂肪酸およびコレステリン測定法で,脂肪はアルコール・エーテル合液で,抽出けん化する.コレステリンはクロロホルムで抽出して比色し,けん化物は比濁分析する).

B. test ブルーア試験(① 脂肪定量法:タンパクを沈殿した後,脂肪をけん化し,混濁計で定量する.② コレステリン定量法:コレステリンをエーテルとアルコール等量混合液で抽出し,クロロホルムに溶解し,無水酢酸と硫酸を加え淡緑色を開展して比色する).

Blot, Claude Philibert Hippolyte [blάt] ブロット(1822–1888,フランスの産科医).

B. scissors ブロット鋏(分娩困難に際し胎児の砕頭に用いる鋏).

blot technique ブロット法(特定のタンパク,RNA,DNAがある画分にどのくらい存在するか,存在するならその量はどの程度かを特異的なプローブを用いることで簡便に調べるサザンブロット,ノーザンブロット,ウェスタンブロット法がある).

blotch [blάtʃ] 汚斑〔医学〕,斑点,痣(皮膚の).

blot·ting [blάtiŋ] 吸取り法〔医学〕.

b. methods ブロット法.

Blount–Barber disease ブラウント・バーバー病.

Blount dis·ease [bláunt dízi:z] ブラウント病〔医学〕(脛骨近位骨端線における内側の成長障害により,不規則な陰影,内反変形をきたす骨端症).

blow fly クロバエ,キンバエ,肉バエ(クロバエ科 *Calliphoridae* のハエを指す), = flesh-fly.

blow gas ブローガス〔医学〕.

blow-off valve 吹出弁〔医学〕.

blow out fracture 吹き抜け骨折〔医学〕,眼窩底破裂骨折(眼窩底の骨折で,上方を見ると複視を生ずる.ブローアウト骨折ともいう).

blow out orbital floor fracture 眼窩底破裂骨折〔医学〕.

blowing murmur 吹鳴性雑音.

blowing respiration 吹音性呼吸.

blowing wound 開放性気胸.

blow·pipe [blóupaip] 吹管〔医学〕,火吹筒.

b. analysis 吹管分析〔医学〕.

Bloxam test [blάksæm tést] ブロクサム試験(尿素検出法で,塩酸を加えて濃縮したものをアンモニア数滴に溶解し,塩化バリウムを加えて撹拌すると,尿素はシアン尿酸バリウムの結晶として析出される).

BLS basic life support 1次救命処置の略(2次救命処置を行い得るところにバトンタッチするまで生命を維持するための必要な心肺蘇生法).

blub·ber [blʌ́bər] ① 海獣の脂肪(クジラ,イルカ,アザラシなどの海獣の脂肪.化粧用クリームの原料).② おいおい泣く(泣き脹れた状態). 形 blubbery.

blubbery tissue 浮腫様組織(フィラリア症にみられる下肢のリンパ管閉鎖によるもの).

blue [blú:] 青,藍青(網膜錐体視質の生理的作用により得られる色感のうち吸収極大457~475nmをもつ三原色の一つ). 形 bluish.

b. algae ラン藻類, = *Chlorophyta*.

b. asphyxia 青色仮死〔医学〕, = asphyxia livida.

b. atrophy 青色萎縮〔医学〕(自己注射部の青色着色).

b. baby 青色児〔医学〕,藍青乳児(先天心疾患,そのほかの原因からチアノーゼを呈する新生児).

b. blindness 黄青色盲〔医学〕,青色盲.

b. bug ナガヒメダニ, = *Argas persicus*.

b. cataract 青色白内障〔医学〕(透射光線で青色に見える), = cerulean cataract.

b. circle 錯乱円, = circle of confusion.

b. cohosh 青コホッシュ, = *Chaulophyllum thalichoides*.

b. color blindness 3型2色覚(旧,青色盲,第3色盲), = tritanopia.

b. comb 紫藍病, = pullet disease.

b. copperas 胆礬,硫酸銅, = blue stone, b. vitriol.

b. diaper syndrome ブルーダイアパー症候群,青いおむつ症候群(トリプトファン吸収不全症), = tryptophan malabsorption syndrome.

b. disease 青色病(① 先天性心臓疾患.② ロッキー山紅斑熱).

b. dome cyst 青隆嚢胞(乳房の貯留嚢胞).

b. dot sign 青斑徴候.

b. drum membrane 青色鼓膜〔医学〕.

b. edema 青色浮腫(ヒステリー症に起こるチアノーゼ).

b. fever 青熱〔病〕, = Rocky Mountain spotted fever.

b. finger syndrome 青色手指症候群〔医学〕.

b. flag = *Iris versicolor*.

b. gold 青金(あおきん)(金50~75%), = green gold.

b.-green Algae 藍藻類, = blue Algae.

b.-green bacteria 藍染細菌.

b. gum 青色歯肉〔医学〕.

b. jaundice 青藍症(チアノーゼ), = cyanosis.

b. line ① 蒼縁(歯肉の).② 青色縁(鉛中毒の), = lead line.

b. line on gums 鉛毒性歯肉縁.

b. macula 青色斑〔医学〕.

b. mass 水銀練剤, = massa hydrargyri, mercury mass.

b. milk 青色乳(細菌汚染による).

b. navel ① 青色臍徴候〔医学〕.② 青色臍〔医学〕, = hematomphalus.

b. nevus 青色母斑〔医学〕, = nevus caeruleus.

b. ointment 水銀軟膏, = unguentum hydrargyri.

b. pill 水銀塊, = massa hydrargyri.

b. powder 亜鉛末.

b. print 青写真, = cyanotype.

b. pus 青色〔の〕膿〔医学〕.

b.-pus bacillus 緑膿菌(日和見感染症の代表的菌種), = *Pseudomonas aeruginosa*.

b. receptor 青受容器(網膜の).

b. rubber bleb nevi 青色ゴムまり様母斑.

b. rubber bleb nevi syndrome 青色ゴム様血液瘤性母斑症候群〔医学〕,まりも様母斑症候群〔医学〕,青色ゴムまり様母斑症候群.

b. sclera 青色強膜〔医学〕.

b.-sclera syndrome 青色強膜症候群, = osteopsathyrosis.

b. sensitive 青感性の〔医学〕.

b. shade 青口.

b. spot 青色斑(蒙古斑), = Mongolian spot.

b. staining solution 水性メチレンブルー液(メチレンブルー1,水100).

b. stone 硫酸銅,結晶硫酸銅, = blue vitriol, cupri sulfas.

b. substance 青視質(網膜錐体に存在する視質の一つで,吸収極大468nmをもつ).

b. sulfur dye 青色硫化染料.

b. sweat 青色〔の〕汗〔医学〕,青色発汗.

b. toe syndrome 青色趾指症候群〔医学〕,爪先チアノーゼ症候群.

b. tympanum 青色鼓膜(原因には,頸静脈球の脱出,鼓室内出血,膠状質滲出,中耳腫瘍,先天心臓奇形など).

b. varices 青色静脈瘤［医学］.
b. vision 青〔色〕視〔症〕［医学］.
b. vitriol 硫酸銅, 胆礬 $CuSO_4$–$5H_2O$, ＝ blue stone.
b.-yellow blindness 青黄〔色〕盲［医学］.
blueberry muffin syndrome ブルーベリーマッフィン症候群［医学］.
blue·bottle-fly ［blu:bátl flái］ アオバエ.
blue·ing ［blú:iŋ］ ① 青味. ② 青味付け剤（インジゴなど）.
Bluemel treat·ment ［blú:məl trí:tmənt］ ブルーメル療法（モルヒネ中毒症の療法で, 患者に静養を命じ, モルヒネを厳禁し, 流動食を与えて, 18時間ごとに水銀下剤を投与し, さらにその後ヒマシ油で腸管内を清掃した後, 生理的食塩水1,000mL 静注を行う）.
blues ［blú:z］ 抑うつ, 憂うつ症, ＝ mental depression.
Bluetongue virus ブルータングウイルス（レオウイルス科のウイルス）.
blue·tongue ［blú:tʌŋ］ ブルータング（家畜の感染症）, ＝ soremuzzle.
Blum, Léon ［blʌ́m, blúm］ ブルム（1878–1930, ドイツの医師）.
B. reaction ブルム反応（塩化マンガン 0.03～0.05g を少量の水に溶解して塩酸を加え, メタリン酸ナトリウムの10%溶液100mL で処置したうえ, 酸化鉛を加えた沈殿を濾過すると淡赤色の溶液が得られる. これに尿を濾過して加えるとタンパク質の反応が起こる）.
Blumberg, Baruch Samuel ［blʌ́mbə:g］ ブランバーグ（1925–2011, アメリカ・ニューヨーク生まれ. 血清肝炎の病原体であるオーストラリア抗原の発見（1964）による業績により1976年度ノーベル医学・生理学賞を受けた）.
Blumberg, Moritz ［blʌ́mbə:g］ ブルンベルグ（1873–1955, ドイツの外科医. 後にイギリスの婦人科医）.
B. sign ブルンベルグ徴候（腹膜炎に際し, 盲腸部に圧迫を加え, 急激にそれを離すと痛みを感ずる）.
blumea camphor 艾片（白手リュウノウ, 艾納香. タカサゴギクの茎葉から採取するショウノウ）.
Blumenau, Leonid Vasilevich ［blú:mənou］ ブルメナウ（1862–1931, ロシアの神経学者）.
B. nucleus ブルメナウ核（楔状核の外側部）.
Blumenbach, Johann Friedrich ［blú:mənba:k］ ブルメンバッハ（1752–1840, ドイツの生理学者）.
B. clivus ブルメンバッハ斜台（頭蓋後頭骨基底部上面で, 下垂体窩から傾斜する骨面）.
B. process ブルメンバッハ突起（鉤状突起）.
Blumenthal, Ferdinand ［blú:məntɑ:l］ ブルーメンタール（1870–1941, ドイツの医師）.
B. disease ブルーメンタール病（赤白血病）, ＝ erythroleukemia.
Blumer shelf ［blʌ́mər ʃélf］ ブルーマー棚（膀胱直腸窩あるいはダグラス窩から直腸内に突出した棚状の癌転移で, 直腸棚ともいう）, ＝ rectal shelf.
blunt forceps 圧迫（圧排）鉗子［医学］.
blunt hook 鈍鉤［医学］（腸部と大腿とに渡して殿位分娩に際し, 胎児を牽引する器械）.
blunt injury 鈍的損傷［医学］, 鈍傷.
blunt liver injury 鈍的肝損傷［医学］.
blunt retractor 鈍鉤.
blunt sicssor 鈍鋏［医学］.
blunt trauma 鈍的外傷.
blunt·ing ［blʌ́ntiŋ］ 魯鈍ろどん, 鈍感.
bluntly cut wound 割創［医学］.
blurred vision 視朦（かすみ目）.
blush ［blʌ́ʃ］ ① 赤面. ② 濃染.
b.-and-blanch phenomenon 紅潮蒼白現象（Markee）, ＝ Joseph Eldridge Markee phenomenon.
blush·ing ［blʌ́ʃiŋ］ 顔面潮紅, 赤面［医学］（羞恥, はにかみの）.
Blyth, Alexander Wynter ［bláiθ］ ブライス（1844–1921, イギリスの衛生医）.
B. test ブライス試験（飲用水中の鉛を検出する方法で, コチニールチンキ tincture of cochineal を水に混ぜると, 鉛があれば沈殿する）.
BMC ①bone marrow cell 骨髄細胞の略. ②maximum breathing capacity 最大呼吸〔容〕量の略.
BMD Becker muscular dystrophy ベッカー型筋ジストロフィの略.
BME biomedical engineering 生体医用工学の略.
BMG ① benign monoclonal gammopathy 良性単クローン性免疫グロブリン血症の略. ② β_2-microglobulin β_2-ミクログロブリンの略.
BMI body mass index 体重指数の略.
BML bleomycin ブレオマイシンの略.
BMP bone morphogenetic protein 骨形成タンパク〔質〕, 骨形成因子の略.
BMR basal metabolic rate 基礎代謝率の略.
BMs bowel movements 便通の略.
BMT bone marrow transplantation 骨髄移植の略.
BN bulimia nervosa 神経性過食症の略.
BNA Basele Nomina Anatomica, Basel anatomical nomenclature バゼル解剖学命名法の略.
BNCT boron neutron capture therapy ホウ素中性子捕捉療法の略.
BNP brain natriuretic peptide 脳性ナトリウム利尿ペプチドの略.
BO ① body odor 体臭の略. ② bronchiolitis obliterans 閉塞性細気管支炎の略.
Bo bohemium の元素記号（現在は使われていない）.
bo·a ［bóuə］ オオヘビ［大蛇］, ＝ *Boa constrictor*.
Board of Health 公衆衛生委員会.
board ［bɔ́:d］ ① 委員会. ② 局.
b.-like 板様硬の［医学］.
b. of health 衛生局.
b. of medical examiners 医師試験委員会.
Boari, Achille ［boá:ri］ ボアリ（イタリアの外科医）.
B. button ボアリボタン（Murphy button の変型）.
B. operation ボアリ手術（輸精管を尿道に移植する手術）.
Boas-Ewald test break·fast ［bóuæz iwɔ́:ld tést brékfəst］ ボアス・エワルド試験朝食（空腹時にパンと薄茶のような単純な食事を与えた後, 一定時間内に胃内容を吸い出して, その消化程度を検査するために用いられる）.
Boas, Ismar Isidor ［bóuæz］ ボアス（1858–1938, ドイツの消化器病学者）.
B. algesimeter ボアス痛覚計.
B.-Oppler bacillus ボアス・オプラー〔桿〕菌（胃癌患者から分離されたラクトバシラス属細菌）, ＝ *Lactobacillus boas-oppleri*.
B. point ボアス〔圧痛〕点（背部第10～12胸椎の棘突起の両側における圧痛点で, 胃潰瘍, 胆石などにみられる）.
B. reagent ボアス試薬（レゾルチノール5g とショ糖5g を希塩酸100mL に溶かしたもの）.
B. signs ボアス徴候（① 胃癌にみられる胃液中の乳酸証明. ② 胆嚢炎には腰部に判別的感覚過敏が証明される）.
B. tests ボアス試験（① 腸アトニーの診断において, 腸管内に水を注入し, 拍水音を触知するのに必要な水量の多少により判定する方法. ② 胃液中の遊離塩酸の検出法で, 加温濾過胃液にボアス試薬を混ずると紅色が発生する. ③ 胃運動機能検査のクロロフィル試験で, 空腹時クロロフィル溶液20滴を加えた水400mL を摂取させ, 30分後に胃内容の通過の程度を推知する方法）.

Boas syndrome ボアス症候群(ビタミンB群のうち特にビオチンの欠乏に基づく症候群で，口角の紅色痂皮形成，粗毛および脱毛，皮膚出血を伴う湿疹，眼瞼炎，足部浮腫，体重減少，神経症状などを特徴とし，剖検にて脂肪組織の欠損と皮膚の浸潤および充血がみられる).

boat form 舟形〔医学〕.

boat-shaped abdomen 舟形腹(陥凹状).

boat-shaped heart 舟状心臓(大動脈不全にみられる心室拡張).

bobble-head doll syndrome 首振り人形症候群〔医学〕.

bo·bi·er·rite [bóubi:əràit] ボーベリット(リン酸マグネシウムの水和物).

Bobroff, F. V. [bábrɔ:f] ボブロフ(1858生，ロシアの外科医).

B. operation ボブロフ手術(① 脊椎裂を骨形成閉鎖法により治療する方法. ② 肝臓嚢胞の内膜を切除し，ドレナージを行わずに腹壁を縫合する方法).

Bochdalek, Victor [bɔ́kdələk] ボホダレク(1835-1868，ボヘミアの解剖学者).

B. triangle ボホダレク三角(腰肋三角).

Bochdalek, Vincent Alexander [bɔ́kdələk] ボホダレク(1801-1883，ボヘミアの解剖学者).

B. duct ボホダレク管(甲状舌管).

B. foramen ボホダレク孔(胸腹裂孔のこと. 胚の発育の過程でみられる胸腔と腹腔をつなぐ孔で胸腹膜管ともいう. 胸膜，腹膜あるいは横隔膜の形成不全で，この孔が大きいと腹部内臓が胸腔へ脱出しヘルニアを起こす(ボホダレク孔ヘルニア))，= hiatus pleuroperitonealis.

B. ganglion ボホダレク神経節(上中歯神経節の隆起).

B. hernia ボホダレク〔孔〕ヘルニア(左右いずれかの胸腹膜孔に相当する横隔膜の欠損部をヘルニア門として，胸腔内へ腹腔内臓器が脱出するもの).

B. muscle ボホダレク筋，= triticeoglossus.

B. valve ボホダレク弁(涙点に隣接する涙小管のヒダ).

Bock, August Carl [bák] ボック(1782-1833，ドイツの解剖学者).

B. ganglion ボック神経節(頸動脈神経節).

B. nerve ボック神経，= nervus pharyngeus.

Bock-Benedict method ボック・ベネディクト法(総窒素量の測定法で，Folin-Farmer 法と同一であるが，酸中へアンモニア蒸気を注ぐ代わりに蒸留する).

Bock halometer ボックハロメーター(Pijper のハロメーターと同様の構造で，血液塗抹標本の血液層を光学格子として光を回折させて，赤血球の平均直径を測る器械).

Bockhart, Max [bákha:t] ボックハルト(1883-1921，ドイツの医師).

B. impetigo ボックハルト膿痂疹(毛嚢に一致して米粒から豌豆大膿痂疹を生じ紅暈をめぐらす，ほかの化膿巣からの自家接種によることが多い).

BOD biological oxygen demand 生化学的酸素要求量の略.

Bodal test [bóudəl tést] ボダル試験(各種着色試験用木片を用いる色覚検査法).

Bodansky, Aaron [boudǽnski] ボダンスキー(1887-1961，アメリカの生化学者).

B. unit ボダンスキー単位(ホスファターゼ活性の単位で，β-グリセロリン酸ナトリウムを基質としてホスファターゼと1時間インキュベートしたとき，遊離した無機リン酸のリン量1mgに必要な酵素量).

B. unit for phosphatase ボダンスキーフォスファターゼ単位(sodium β-glycerophosphate を含む緩衝触媒中で1時間37°Cにイオンとしてリン1mgを発生させ得るフォスファターゼ量).

Bodecker index ボーデッケル指数(歯の全咬合面に対するう(齲)蝕された咬合面の比).

Boder-Sedgwick syndrome ボーダー・セドジウィック症候群(毛細管拡張失調症)，= ataxia telangiectasia.

Bodian, David [bóudiən] ボディアン(1910生，アメリカの神経学者. タンパク銅と活性化した膠状銀剤で神経線維を染色する方法を考案した).

B. copper-protargol stain ボディアン銅プロタルゴール染色〔法〕.

bodily heat 体熱〔医学〕.

bodily heat balance 体熱平衡〔医学〕.

bodily trusion 歯体変位.

Bo·do [bóudou] ボドー属(キネトプラスト目の原虫).

Bo·do·ni·dae [boudóunidi:] ボドー科(キネトプラスト目).

Bodonina ボド亜目(肉質鞭毛虫門).

body [bádi] [TA] ① 蝶形骨体，脳弓体，尾状核体，= corpus [L/TA]. ② 肋骨体，= corpus costae [L/TA]. ③ 橈骨体，= corpus radii [L/TA]. ④ 尺骨体，= corpus ulnae [L/TA]. ⑤ 体，= corpus ossis metacarpi [L/TA], c. ossis metatarsi [L/TA]. ⑥ 坐骨体，= corpus ossis ischii [L/TA]. ⑦ 恥骨体，= corpus ossis pubis [L/TA]. ⑧ 脛骨体，= corpus tibiae [L/TA]. ⑨ 腓骨体，= corpus fibulae [L/TA]. ⑩ 距骨体，= corpus tali [L/TA]. ⑪脳梁幹*，= truncus [L/TA]. ⑫中心部*，= pars centralis [L/TA]. ⑬身体，= soma. ⑭生地. ⑮体質(顔料). 形 bodily.

b. balance 身体平衡〔医学〕.

b. bandage ① 腹帯〔医学〕. ② 全身包帯.

b. buffer zone 身体緩衝帯〔医学〕.

b. build index 体型指数(体重を身長の平方値で除した商).

b. burden 体重負荷〔医学〕.

b. capacity 身体容量.

b. cast 体幹ギプス.

b. cavity 体腔.

b. cavity fluid 体腔液.

b. cavity tube 体腔管X線管〔医学〕.

b.-centered cubic lattice 体心立方格子〔医学〕.

b.-centered cubic structure 体心立方構造(単位格子は立方体で，一つの格子点を8個の格子点が取り囲む構造).

b. cleanliness 身体清潔〔医学〕.

b. composition 身体成分〔医学〕.

b. constitution 体質〔医学〕.

b. cooling 体温低下.

b. cross-sectional area 躯幹横断面積〔医学〕.

b. dynamics 身体力学〔医学〕.

b. dysmorphic disorder 醜形恐怖症，身体醜形障害，= dysmorphophobia.

b. equilibrium 体内平衡(摂取と排泄との).

b. fat 体脂〔医学〕.

b. fluid 体液〔医学〕(血漿 plasma，組織間液 interstitial fluid，細胞内液 intracellular fluid の3つに分けられる生体内の液体のこと).

b. fluid compartment 体液区画〔医学〕.

b. fluid osmotic pressure 体液浸透圧.

b. fluid volume 体液量，= toral body water.

b. fold 体のヒダ(急激な胚子の生長により生ずる).

b. force 体積力(質量の).

b. founder 胸部馬蹄病，= chest founder.

b. height 身長〔医学〕.

b. hygiene ① 身体清拭. ② 身体保清，身体衛生.

b. image ボディイメージ，身体像(心理学)〔医学〕，身体図式〔医学〕.

b. image agnosia 自己身体部位失認症，= autotopagnosia.
b. image disturbance ボディイメージ(身体像)障害.
b. insulation 体の熱遮断能〔医学〕.
b. iron content 身体鉄含有量〔医学〕.
b. language ボディランゲージ，身体言語，身振り言語.
b. length 身長〔医学〕.
b. lice コロモジラミ.
b. louse コロモジラミ，= *Pediculus humanus corporis*.
b. mapping ボディーマッピング〔医学〕.
b. mass index (BMI) 体型指数〔医学〕，体重指数(体格指数の一つで，BMI＝体重(kg)/身長(m^2)の式にて求められる．体脂肪率との相関が高いことから肥満の判定に使われている．18.5未満：低体重，18.5以上25未満：普通体重，25以上30未満：肥満(1度)，30以上35未満：肥満(2度)，35以上40未満：肥満(3度)，40以上：肥満(4度))．
b. mechanics 身体運動学〔医学〕.
b. odor (BO) 体臭〔医学〕.
b. of bladder [TA] 膀胱体，= corpus vasicae [L/TA].
b. of breast [TA] 乳房体，= corpus mammae [L/TA].
b. of caudate nucleus 尾状核体.
b. of cerebellum [TA] 小脳体*，= corpus cerebelli [L/TA].
b. of clavicle [TA] 鎖骨体，= corpus claviculae [L/TA].
b. of clitoris [TA] 陰核体，= corpus clitoridis [L/TA].
b. of epididymis [TA]〔精巣上体〕体，= corpus epididymidis [L/TA].
b. of evidence エビデンス総体.
b. of femur [TA] 大腿骨体，= corpus femoris [L/TA].
b. of fornix 脳弓体，= corpus fornicis.
b. of gallbladder [TA] 胆嚢体，= corpus vesicae biliaris [L/TA], c. vesicae felleae [L/TA].
b. of humerus [TA] 上腕骨体，= corpus humeri [L/TA].
b. of hyoid bone [TA] 体，= corpus ossis hyoidei [L/TA].
b. of ilium [TA] 腸骨体，= corpus ossis ilii [L/TA].
b. of incus [TA] キヌタ骨体，= corpus incudis [L/TA].
b. of ischium 坐骨体.
b. of Luys syndrome ルイス体症候群(視床下核症候群のことで，身体一側の殿部，肩部などに舞踏病様痙攣が起こり，片側腫脹，言語障害，低血圧などが現れる).
b. of mammary gland 乳房体.
b. of mandible [TA] 下顎体，= corpus mandibulae [L/TA].
b. of maxilla [TA] 上顎体，= corpus maxillae [L/TA].
b. of nail [TA] 爪体，= corpus unguis [L/TA].
b. of pancreas [TA] 膵体，= corpus pancreatis [L/TA].
b. of penis [TA] 陰茎体，= corpus penis [L/TA].
b. of phalanx [TA] ①〔末節骨の〕体．②〔指節骨の〕体，= corpus phalangis [L/TA].
b. of pubis 恥骨体.
b. of rib 肋骨体.
b. of root 根体.
b. of sphenoid bone 蝶形骨体.
b. of sternum [TA] 胸骨体，= corpus sterni [L/TA].
b. of stomach [TA] 胃体，= corpus gastricum [L/TA].
b. of sweat gland 汗腺体.
b. of talus 距骨体.
b. of thigh bone 大腿骨体.
b. of tibia 脛骨体.
b. of tongue [TA] 舌体，= corpus linguae [L/TA].
b. of ulna 尺骨体.
b. of urinary bladder 膀胱体.
b. of uterus [TA] 子宮体，= corpus uteri [L/TA].
b. plethysmogram 体幹体積変動図〔医学〕.
b. plethysmograph 体プレチスモグラフ.
b. plethysmography ボディプレチスモグラフィ〔ー〕〔医学〕.
b.-powered upper-limb prosthesis 能動義手.
b. regions 人体の部位〔医学〕.
b.-righting reflex 身体立ち直り反射〔医学〕，正向反射(体位反射，整位反射などの同義語が用いられ，生体が異常な体位に置かれるとき正常体位に復帰する反射をいう).
b. schema 身体図式(各自が自己身体に持つ空間像).
b. scheme 身体模式〔医学〕.
b. section radiography 断層撮影〔法〕〔医学〕.
b. section roentgenography X線断層撮影〔法〕〔医学〕，身体断面X線撮影〔法〕，= analytical roentgenography, sectional r..
b. segment 体節(原節または胚原節から発生した体部)，= metamere, primary segment.
b. sense 位置〔感〕覚〔医学〕，体覚.
b. snatching 死体略奪〔医学〕.
b. spica 両股ギプス〔医学〕.
b. stalk ① 付着茎(絨毛膜と胚羊膜管の尾側部とを連結する胎外中胚葉で，尿膜血管が通過する路となり，後には臍帯の結合織となる)．② 体茎.
b. substance isolation (BSI) 生体物質隔離.
b. surface 体表〔面〕.
b. surface area (BSA) ① 体表面積．② 皮疹面積(乾癬の重症度評価法の一つ).
b. surface counting 体表計数法〔医学〕.
b. surface mapping 体表面心電図.
b. temperature (BT) 体温〔医学〕.
b. temperature ambient pressure saturated with water vapor 体温〔測定時〕大気圧水蒸気飽和状態〔医学〕.
b. temperature in antibody production 抗体産生時体温〔医学〕.
b. temperature in ovulation 排卵時体温〔医学〕.
b. temperature in physical examination 診察時体温〔医学〕.
b. temperature regulation 体温調節〔医学〕.
b. (trunk) of corpus callosum 脳梁幹〔医学〕.
b. type 体型，= somatotype.
b. vermin 身体寄生動物〔医学〕.
b. water 体内水分〔医学〕.
b. weight (BW) 体重〔医学〕.
b. weight control 体重調節〔医学〕.
b.-weight ratio 比体重(体重のグラム(g)数を身長のセンチメートル(cm)数で割った数値).
Boeck and Drbohlav medium ベック・ドルボロー培地(赤痢アメーバの分離に用いられる).
Boeck, Caeser M. P. [bɔ́ːk] ベック(1845-1917，ノルウェーの皮膚科医).
B. disease ベック病，= sarcoidosis.
B. lupoid ベック狼瘡(主として顔面に，または躯幹，四肢に粟粒または豌豆大結節を多発，環状に配列，個疹は淡色または褐色，わずかに隆起，やや深く浸潤し，小結節型ともいう）.

B. sarcoid ベック類肉腫（多発良性類肉腫で，硬弾力性丘疹に始まり，中心陥凹，治癒後色素沈着がみられる），= Besnier-Boeck-Schaumann disease, sarcoidosis.

B. treatment ベック療法（尋常性狼瘡の治療に焦性没食子酸，レゾルシン，サリチル酸，ゲラチン，滑石の製剤を用いる方法）.

Boeck, Karl Wilhelm ［bέːk］ ベック（1808–1875，ノルウェーの皮膚科医）.

B. itch ベック瘙痒症（痂皮性疥癬．ノルウェー産オオカミからのダニにより伝播する疥癬），= scabies crustosa, scabies norwegica Boeck.

Boehl marginal corpuscle （化学療法において動物赤血球の辺縁部に現れる小体）.

Boehler, Lorenz ［bέːlər］ ベーレル（1885–1973，オーストリアの外科医．骨折に関する多くの研究および考案があり特に指骨に用いる副子を考案した）.

B. splint ベーレル副子（上縁は腋窩に適するように丸くした 12×6×2 インチ大の副子）.

Boehm op·er·a·tion ［bέːm àpəréiʃən］ ベーム手術（斜視において眼筋腱を切断する療法）.

Boehm re·a·gent ［bέːm riéiʤənt］ ベーム試薬（ヨウ素カリとヨード水銀からなるアルカロイド検出用試薬）.

Boehmer hematoxylin ベーメルヘマトキシリン液（ヘマトキシリン結晶 1g を無水アルコール 10mL に溶解し，別にカリウムミョウバン 10g を水 200mL に溶かしたものに混ぜながら加え，14 日間放置し，紫色が青色に変わるとき濾過して用いる）.

Boerhaave, Hermann ［búːəhɑːv］ ボールハーフェ（1668–1738，オランダの医師）.

B. glands ボールハーフェ腺（汗腺のこと）.

B. syndrome ボールハーフェ症候群（下部食道の自然の破裂）.

Boettcher, Arthur ［bέːʧər］ ベッチャー（1831–1889，ドイツの解剖学者）.

B. canal ベッチャー管（内耳の卵形囊と球形囊とを交通する小管）.

B. cell ベッチャー細胞（蝸牛の基底細胞上方にある単一層からなるもの）.

B. crystals ベッチャー結晶（前立腺液中にリン酸アンモニアを加えると生ずる），= spermin crystals.

B. ganglion ベッチャー神経節（蝸牛神経前庭枝の起始部にある灰白質）.

B. space ベッチャー腔，= Cotunnius space.

Boettger, Wilhelm Carl ［bέːtgər］ ベットゲル（1871–1949，ドイツの化学者）.

B. glucose test ベットゲルブドウ糖試験（次硝酸ビスマス 5g と酒石酸 5g とを含む水溶液 30mL に濃厚水酸化カリウムを加えた試薬をブドウ糖液に混ぜると黒色沈殿を起こす）.

B. test-paper ベットゲル試験紙（アルカナ赤色試験紙），= alkannin paper.

bog bath 泥〔土〕浴［医学］.

bog myrtle ヤチヤナギ，= *Myrica gale*.

Bogg meth·od ［bág méθəd］ ボッグ法（乳汁のタンパク質含有量を測定する方法で，Esbach のタンパク尿検出法と同じ方法であるが，ピクリン酸の代わりにボッグ試薬を用いる）.

Bogg sign ボッグ徴候（胸腺肥大のある患者は座位で頭を後屈すると，その濁音下界が上昇する）.

Bogorad sign ［bágəræd sain］ ボゴラッド徴候（末梢性顔面神経麻痺において，食事中唾液の分泌とともに一過性に流涙する現象で，ワニが獲物を犠牲にするとき，必ず流涙すると信じられ，ワニの涙の症候群ともいわれる），= syndrome of crocodile tears.

Bogros, Annet Jean ［bɔgróu］ ボグロー（1786–1823，フランスの解剖学者）.

B. serous membrane ボグロー漿膜.

B. space ボグロー腔（上は腹膜，下は腹横筋膜で囲まれた空隙で，その中に外腸骨動脈がある．鼡径後腔ともいう），= retroinguinal space.

Bogue op·er·a·tion ［bóug àpəréiʃən］ ボーグ手術（静脈瘤の治療法で静脈を各所に結紮する方法）.

Böhler, Lorenz ベーラー（1885–1973，オーストリアの外科医）.

B.-Braun frame ブラウン架台（下肢を挙上位にて固定するための副子），= Braun splint.

Bohn, Heinrich ボーン（1832–1888，ドイツの医師）.

B. nodules ボーン小結節（新生児にみられる）.

Bohr, Christian ［bɔ́ːr］ ボーア（1855–1911，デンマークの生理学者）.

B. effect ボーア効果［医学］（中性溶液において，ヘモグロビンに酸素が加わると，その pH が低下する）.

B. equation ボーア式（肺の死腔を計算する式）.

Bohr, Niels Henrik Dayid ［bɔ́ːr］ ボーア（1885–1962，デンマークの物理学者．量子力学の基礎を樹立して，核物理学に大きい貢献をなした．第 2 次世界大戦中は，アメリカに亡命し，Los Alamos 原子核研究所において指導を続け，1945年，再び故国に帰ってコペンハーゲン大学理論物理学研究所主任となった．著書には Theory of Spectra and Atomic Constitution, 1922，および Atomic Theory and the Description of Nature, 1934がある．1922年にノーベル物理学賞を受けた）.

B. atom ボーア原子模型（原子核の周回電子が量子条件により規定される軌道のみを占め得るという核原子概念）.

B. magneton ボーア磁子［医学］.

B. theory ボーア説（水素原子のスペクトル線は，① 軌道電子が高エネルギー準位から低エネルギー準位に落下するとき放散する，② 低エネルギー準位から高エネルギー準位に上がるとき光を吸収するという説）.

boh·ri·um (Bh) ［bɔ́ːriəm］ ボーリウム（原子番号 107．超アクチノイド元素の一つ．質量数 264 の同位体が最も長い半減期（0.44s）をもつ）.

boil ［bɔ́il］ ① せつ（癤），= furuncle. ② 沸騰する.

boil·ed ［bɔ́ild］ 煮沸した［医学］.

b. linseed oil 煮アマニ油.

b. oil ボイル油［医学］，加熱油（アマニ油を 130°C 以上に熱したもの）.

b. rice 粥.

boiler-maker's deafness ボイラー製造工難聴.

boiler scale かん石［医学］.

boil·ing ［bɔ́iliŋ］ 煮沸［医学］.

b. apparatus 煮沸器［医学］.

b. point 沸点（液体の蒸気圧と大気圧とが等しいときの温度）.

b. springs 噴騰泉［医学］.

b. test 煮沸試験［医学］.

b. tip 沸騰石［医学］，沸化石［医学］.

b. water sterilization 煮沸滅菌法［医学］，煮沸消毒，= boiling sterilization.

b. water test 熱湯試験（テスト）［医学］.

boils ［bɔ́ilz］ 癤（せつ）［医学］.

Boivin, Andre ［bwavέn］ ボアヴァン（1896–1949，フランスの生化学者）.

B. antigen ボアヴァン抗原（トリクロル酢酸抽出によりグラム陰性桿菌から Boivin ら（1935）が分離した脂質多糖体抗原）.

bol·din ［bóuldin］ （芳香ボルドアから得られる配糖体），= boldoglucin.

bol·dine [bóuldi:n] ボルジン ㊗ 2,6-dihydroxy-3, 5-dimethoxyaprophine $C_{19}H_{21}NO_4$ (芳香ボルドア, *Litsea chrysocoma*, *Prunus* などから得られる苦味アルカロイドで, 催眠薬).

Boldiref break·fast [bouldiréf brékfəst] ボルジレッフ朝食 (オリーブ油にオレイン酸の2%溶液を混合したもので, 空腹時に与え, 30～60分後胃内容を採集して, 逆流した膵液を検査する).

bol·doin [báldɔin] ボルドイン (ボルドアに存在する配糖体), = boldoglucin.

bol·et·ic ac·id [boulétik ǽsid] フマル酸, = fumaric acid.

Boletus officinalis エブリコ, = *Fomes officinalis*.

Boley gauge [bóuli: géiʤ] ボレーゲージ, ボレー尺度, ボレー測径板 (歯科で用いる時計面の度盛のあるもの).

Bolivian hemorrhagic fever ボリビア出血熱 [医学] (ボリビアでみられるウイルス性出血熱で, マチュポウイルスの感染による. げっ歯類の排泄物や汚染された食べ物を介して感染する. アルゼンチン出血熱と臨床的にほぼ同じ症状を来すが, やや重い傾向にある. 発熱, 筋肉痛, 頭痛, 結膜炎, 出血傾向などがみられる).

Bolivian hemorrhagic fever virus ボリビア出血熱ウイルス [医学], = *Machupo virus*.

Boll, Franz Christian [bóul] ボル (1849-1879, ドイツの生理学者. 網膜桿状体に関する研究があり, 紫紅が光線により漂白されることを記述した (1876)).

B. cells ボル細胞.

Bollinger, Otto [báliŋgər] ボリンゲル (1843-1909, ドイツの病理学者).

B. bodies ボリンゲル小体 (鶏痘にみられる細胞質内好酸性封入体で, Borrel 小体と同じものである).

B. granules ボリンゲル顆粒 (ウシ毛瘡症の膿瘍肉芽組織にみられる黄白色顆粒).

Bollman, Jesse Louis [bóulmən] ボールマン (1896生, アメリカの病理学者). → Mann-Bollman fistula.

Bo·lo·gni·an phos·pho·rus [bəlóuniən fásfərəs] ボロニヤ石 (重晶石 barite と有機物とを加熱すると き発光現象を起こす).

Bolognini symp·tom [bàlouní:ni símptəm] ボロニーニ症状 (麻疹患者の腹部に強く圧迫を加えると, 捻髪音が聞こえること).

bo·lom·e·ter [boulámitər] ボロメーター (① 放射熱計, 抵抗微計などとも呼ばれ, 放射熱の微量を測定する装置. ② 血圧と区別して心臓の拍動力を測る器械), = thermic balance.

bo·lo·scope [bóulǝskoup] ボロスコープ (異物の所在点を判定するために, X線と普通の光線とを併用する装置).

bolster suture 枕縫合 [医学], ボタン縫合, 鋸状縫合.

bolt [bóult] (食物をうのみにする. そしゃく (咀嚼) 不十分な食物を嚥下すること).

Bolton, Joseph S. [bóultən] ボールトン (1867-1946, イギリスの神経科医).

B.-Broadbent plane ボールトン・ブロードベント平面.

B.-nasion line ボールトン・ナジオン線.

B.-nasion plane ボールトン・ナジオン平面.

B. plane ボールトン平面.

B. point ボールトン点 (後頭骨の顆後窩間の正中線上の1点で, ボールトン・ナジオン平面の末端に相当する).

Boltz reaction [bóults riǽkʃən] ボルツ反応 (進行麻痺の診断法で, 髄液1mLに無水酢酸0.3mLを加えて振盪した後, 濃硫酸0.8mLを加えて5分間放置する. 青色ないし紫色になれば陽性, 赤黄色は陰性), = Boltz test.

Boltzmann, Ludwig Eduard [bóltzma:n] ボルツマン (1844-1906, オーストリアの理論物理学者. 物質の原子・分子説を唱えた).

B. constant ボルツマン定数 [医学].

B. factor ボルツマン因子 [医学].

bo·lus (**bol**) [bóuləs] ① 巨丸〔薬〕, 大形丸剤 [医学]. ② 塊. ③ 陶土. ④ ボーラス ((1)検査または治療のために比較的多量の物質または薬剤を一度に投与する. (2)放射線治療時体表面積に均等に線量を分布したり線量を軽減するために用いる材料).

b. alba 磁土, = kaolin.

b. asphyxia 食塊窒息 [医学].

b. colic 食事性仙痛 (食塊が食道につまって起こる).

b. injection ボーラス注入 [医学].

bomb [bám] ① 爆弾. ② ガス留器, ガスボンベ. ③ 圧迫症候群, = compression syndrome.

b. calorimeter 爆灼熱量計 [医学], 爆発熱量計 (食物のもつ燃焼熱を測定するための装置. 密閉容器中に試料と酸素を入れ爆発的に燃焼させ, その周囲にある水の温度上昇から熱量を測定する), ボンブ熱量計.

b. furnace 鉄砲炉.

b. treatment (ラジウムを身体から離して照射する療法).

bom·bard [bámba:d] 衝撃する.

Bombay phenotype ボンベイ表現型 (H抗原の完全欠損によるまれな表現型. 個体はA, B, Hに対する抗原を欠き, 血清には抗A, 抗B, 抗H の抗原をもつ. インドで最初に報告された).

Bombay type ボンベイ型 [医学].

bom·be·sin [bámbəsin] ボンベシン (ガストリン分泌を刺激する神経伝達物質の一つ).

bom·bi·ces·ter·ol [bàmbiséstərɔ:l] ボンビセステロール (カイコの蛹さなぎおよび海綿から得られるステロール).

Bom·bi·na [bámbinə] スズガエル属 (無尾目 *Anura* の一属).

Bom·bus [bámbəs] マルハナバチ (昆虫綱 *Insecta* 膜翅目 *Hymenoptera* の一属), = bumble bee, humble bee.

Bom·byx [bámbiks] カイコガ〔家蚕蛾〕属 (鱗翅目 *Lepidoptera*, カイコガ科の一属).

B. mori カイコガ, = silk moth, domestic silkworm.

***B.*-type** カイコガ型 (カイコの2個の対立の性染色体は, 雌では異型, 雄では同型であるので, これに同型な性染色体をいう), = WZ-type.

Bonanno test [bənánou tést] ボナンノ試験 (被検液5mLに, 2%亜硝酸ソーダ含有の濃塩酸数滴を加えると, 胆汁色素が存在するときはエメラルド緑色を呈する).

Bonchardat re·a·gent [bɔnʃa:rdá riéiʤənt] ボンシャルダー試薬 (ヨウ化カリの1%溶液にヨウ素1%を溶かしたもので, 一般のアルカロイド検出に用いる).

Bond, Thomas [bánd] ボンド (1712-1784, アメリカの医師).

B. splint ボンド副子 (橈骨下端の骨折に用いる木製副子).

bond [bánd] ① 結合 (原子または原子団の結合で, 2個の原子核の間を往来する電子の振動または回転に基づく). ② 価標 (1,2,3 などの原子の).

b. angle 結合角 [医学].

b. distance 結合距離 [医学].

b. energy 結合エネルギー.

b. moment 結合モーメント [医学].

b. order 結合次数 [医学].

b. radius 結合半径〔医学〕.
bond·ing [bándiŋ] 結合，連結，= linkage.
b. agent 結合剤，接着剤.
b. clay 結合粘土〔医学〕.
b. orbital 結合〔性〕軌道〔関数〕〔医学〕.
b. strength 結合力〔医学〕.
b. water 結合水.
bon·duc [bándʌk] ボンダック(熱帯産植物 *Caesalpinia bonduc*，またその果実).
b.-nuts ボンダック種子，= bonduc-seeds.
b.-seeds ボンダック種子(苦味剤).
bone- [boun] 骨に関する(形容の意).
bone [bóun] ① 骨格．② 骨．形 bony.
b. abnormality 骨異常〔医学〕.
b. abscess 骨膿瘍〔医学〕.
b.-ache 骨痛，= osteocopic pain.
b. age 骨年齢〔医学〕.
b. age measurement 骨年齢推定〔医学〕.
b. algorithm 骨アルゴリズム〔医学〕.
b. anatomy 骨解剖学〔医学〕.
b. and joint surgery 骨関節外科〔医学〕.
b. aneurysm 骨動脈瘤(拍動性骨腫).
b.-ash 骨灰，骨土，= bone earth.
b. atrophy 骨萎縮〔医学〕(骨組織が減少している状態のこと).
b. bank 骨銀行〔医学〕.
b. biopsy 骨生検〔術〕.
b.-black 骨炭.
b. block ① 移植骨片．② 骨塊．③ 骨性制動〔術〕(関節に隣接する骨を一部改造して機械的に関節の運動を制限させる手術).
b. block fusion 骨塊固定〔術〕.
b. bridge 骨橋〔医学〕.
b. bruise 骨挫傷.
b. canalicule 骨細管(骨質で骨細胞の突起を入れる細管．細胞体が入る骨小腔に連続する)，骨小管〔医学〕.
b. capsule 骨小包(嚢)〔医学〕.
b. cartilage 脱石灰骨質.
b. cavity 骨小腔〔医学〕.
b. cell 骨細胞，= osteocyte.
b. cement 骨セメント〔医学〕.
b. charcoal 骨炭〔医学〕.
b. china 骨灰磁器〔医学〕.
b. chip 骨細片〔医学〕.
b. chisel 骨のみ〔医学〕.
b. clamp 骨かすがい〔医学〕，骨把持鉗子.
b. conduction 骨〔伝〕導〔医学〕(音波が骨に伝わり内耳に入ること．空気伝導に対する言葉).
b. conduction receiver 骨導受話器〔医学〕.
b.-corpuscle 骨細胞，骨球，= osteoblast, bone cell.
b. curette 骨鋭ひ(匙)〔医学〕.
b.-cutting forceps 骨切り鉗子〔医学〕，切骨鉗子.
b. cyst 骨嚢胞〔医学〕.
b. cystoma 骨嚢腫.
b. density 骨濃度，骨密度.
b.-derived growth factor (BDGF) 骨由来成長因子.
b. development 骨成長〔医学〕，骨発育〔医学〕.
b. disease 骨疾患〔医学〕.
b. dislocation 骨転位〔医学〕.
b. disorder of growth and development 骨成長発育障害〔医学〕.
b. drill 骨錐〔医学〕，骨切り.
b. dry 完全乾燥〔医学〕.
b. dry weight 無水重量〔医学〕.
b. dysplasia 骨形成異常症〔医学〕.
b. earth 骨灰〔医学〕.
b. elongation 骨延長〔術〕.
b. fat 骨脂〔医学〕.
b. fiber 骨〔膜〕線維，= Sharpey fiber.
b. file 骨やすり〔医学〕.
b. fistula 骨瘻孔.
b. flap 骨弁〔医学〕.
b. forceps 骨鉗子〔医学〕，骨把持鉗子.
b. formation 骨形成〔医学〕.
b. formation rate 骨形成速度.
b. fragment 骨片〔医学〕，骨折片.
b. Gla protein (BGP) 骨 Gla タンパク(骨グルタミン酸含有タンパク).
b. gouge 骨丸のみ.
b. graft 骨移植片〔医学〕.
b. grafting 骨移植〔医学〕.
b. growth 骨成長〔医学〕.
b. hammer 骨槌〔医学〕.
b. holding clamp 骨把持鉗子.
b.-holding forceps 骨保持鉗子〔医学〕.
b. hook 骨鉤〔医学〕，骨単鉤.
b. hydatidosis 骨包虫症.
b. induction 骨〔形成〕誘導〔医学〕(移植骨内のタンパク成分が，移植母床の間葉系細胞を骨形成能を有する細胞に転換させること).
b. infarction 骨梗塞.
b. inlay 骨嵌入法.
b. island 骨島〔医学〕.
b. knife 骨刀〔医学〕.
b. lacuna 骨小腔.
b. lamella 骨層板〔医学〕.
b. lengthening 骨長延長法〔医学〕，骨延長〔術〕.
b.-let 小骨，= ossicle.
b. lever 骨てこ.
b. marrow [TA] 骨髄，= medulla ossium [L/TA].
b. marrow aspirate 骨髄穿刺液〔医学〕.
b. marrow biopsy 骨髄生検〔医学〕.
b. marrow blood 骨髄血〔医学〕.
b. marrow carcinosis 骨髄癌〔腫〕症〔医学〕.
b. marrow chimera 骨髄キメラ.
b. marrow-culture 骨髄培養〔法〕〔医学〕，= marrow-culure.
b. marrow death 骨髄死〔医学〕.
b. marrow derived cell 骨髄由来細胞〔医学〕.
b. marrow derived lymphocyte 骨髄由来リンパ球〔医学〕.
b. marrow disease 骨髄疾患〔医学〕.
b. marrow donor bank 骨髄バンク.
b. marrow donor registry 骨髄バンク，= marrow donor program.
b. marrow dose 骨髄線量〔医学〕.
b.-marrow embolism 骨髄塞栓症.
b. marrow examination 骨髄検査〔医学〕.
b. marrow function test 骨髄機能検査〔医学〕.
b. marrow needle 骨髄穿刺針〔医学〕.
b. marrow pressure 骨髄圧.
b. marrow protection 骨髄保護〔医学〕，骨髄防護〔医学〕.
b. marrow puncture 骨髄穿刺〔医学〕.
b. marrow radiation dose 骨髄被曝線量〔医学〕.
b. marrow scintigraphy 骨髄シンチグラフィ.
b. marrow transfusion 骨髄移植〔医学〕.
b. marrow transplantation (BMT) 骨髄移植〔医学〕(骨髄組織を移植すること．再生不良性貧血，原発性免疫不全，急性白血病の治療に行われる).
b. matrix 骨基質，= osseous matrix.
b. meal 骨粉〔医学〕.
b. metastasis 骨転移〔医学〕.

B

b. mineral 骨無機質〔医学〕.
b. mineral content 骨塩量.
b. mineral density 骨密度.
b. mineral measurement 骨ミネラル測定.
b. morphogenetic protein (BMP) 骨形成タンパク〔質〕.
b. morphogenic protein (BMP) 骨形成因子.
b. nail 骨釘〔医学〕, 骨折治療用釘〔医学〕.
b. neoplasm 骨新生物(腫瘍)〔医学〕.
b. nibbler 砕骨鉗子.
b. of finger 〔手の〕指骨〔医学〕.
b. of toe 趾骨〔医学〕,〔足の〕指骨〔医学〕.
b. oil 骨油〔医学〕(シカの角を乾留することにより得られる).
b.-onlay 骨移植片(骨折部に移植するための).
b. pain 骨痛〔医学〕.
b. peg 骨釘(骨折において骨片を固定するために用いる骨片).
b. physiology 骨生理学〔医学〕.
b. plate 骨板, 骨折治療用内副子.
b. puncture 骨穿刺〔術〕.
b. rasp 骨やすり〔医学〕.
b. reflex 骨反射(骨を刺激すると起こるが, 実は筋肉伸張反射である), = periosteal reflex.
b. regeneration 骨再生〔医学〕.
b. remodeling 骨リモデリング, 骨改築〔医学〕.
b. resection 骨切除〔術〕〔医学〕.
b. resorption 骨吸収〔医学〕.
b. resorption rate 骨吸収速度.
b. rongeur 骨鉗子〔医学〕.
b. salt 骨塩(骨の基質を構成するもの), = bone mineral.
b. saw 骨鋸(のこぎり)〔医学〕.
b. scan 骨スキャン〔医学〕(テクネチウムが主に用いられる. 炎症や腫瘍などの性質, 範囲を知る上で有効な検査法), = bone scanning.
b. scanning 骨シンチグラフィ, 骨スキャン.
b. scintigraphy 骨シンチグラフィ.
b. scissor 骨ばさみ(鋏)〔医学〕.
b. sclerosis 骨硬化.
b. screw 骨ねじ〔医学〕.
b.-seeker 骨親和〔性〕元素〔医学〕, 向骨性元素(骨に集まりやすい物質(元素). カルシウムと化学的に似た性質の元素ストロンチウム, ラジウム, プルトニウムなどは骨に集まりやすい. これらの核種(^{90}Sr, ^{226}Ra, ^{239}Pu など)を bone-seeker (向〔好〕骨性核種)ともいう).
b. seeking isotope 骨親和性同位体(同位元素)〔医学〕.
b. seeking nuclide 骨親和性核種〔医学〕(Kohman, T. P.).
b. sensibility 骨感覚.
b.-setter 整骨医, 柔道整復師, = bonesetter.
b. shaft 骨幹.
b. sialoprotein 1 骨シアロタンパク1, = osteopontin.
b. skid 骨すべらせ器, 骨てこ.
b. spavin 飛節内腫.
b. splinter 骨細片〔医学〕, 骨破片〔医学〕.
b. spur 骨棘(骨増殖体を総称していうことば), = osteophyte.
b. staple 骨かすがい〔医学〕.
b. structure 骨構造〔医学〕.
b. stump 骨断端〔医学〕.
b. substance 骨質〔医学〕.
b. surgery 骨外科〔医学〕.
b. suture 骨縫合〔術〕〔医学〕.
b. syphilis 骨梅毒.
b. system 骨系〔医学〕.
b. tissue 骨組織〔医学〕, = osseous tissue.
b. trabeculae 骨小柱, 骨梁.
b. trabecules 骨小柱〔医学〕.
b. transplantation 骨移植〔医学〕.
b. tuberculosis 骨結核〔医学〕.
b. tumor 骨腫瘍〔医学〕.
b. tumors of spine 脊椎腫瘍.
b. union 骨癒合.
b. wax 骨ろう(蝋).
b. weight 骨重量〔医学〕.
b. whorl 内骨腫, = enostosis.
b.-within-bone appearance 骨内骨像〔医学〕.
Bo·nel·lia vir·i·dis [bounéliə víridis] ボネリムシ(ユムシ類 *Echiuroinea* の一種).
bones epipteric 蝴蝶点上骨, = Wormian bones near pterion.
bones of cranium [TA] 頭蓋骨, = ossa cranii [L/TA].
bones of digits 指骨.
bones of foot [TA] 足の骨*, = ossa pedis [L/TA].
bones of hand [TA] 手の骨*, = ossa manus [L/TA].
bones of inferior limb 下肢骨.
bones of lower limb [TA] 下肢骨, = ossa membri inferioris [L/TA].
bones of skull 頭蓋骨.
bones of superior limb 上肢骨.
bones of upper limb [TA] 上肢骨, = ossa membri superioris [L/TA].
Bonet, Juan Pablo [bánet] ボネト(1573–1633, スペインの医師. ろうあ(聾唖)教育の先覚者).
Bonhoeffer, Karl [bánhə:fər] ボンヘーフェル(1868–1948, ドイツの精神科医).
B. sign ボンヘーフェル徴候.
B. symptom ボンヘーフェル症候(舞踏病における筋緊張喪失).
Bonifacio, Giovanni [banifá:ʧiou] ボニファチオ(1547–1635, イタリアの医師. ろうあ(聾唖)者のために指文字を発明した).
Bonjean ergotin バッカク水エキス.
Bonnet, Amédée [bɔnéi] ボネ(1809–1858, フランスの外科医).
B. capsule ボネ嚢, = Tenon capsule.
B. operation ボネ手術(テノン嚢を残して眼球を摘出する手術).
B. phenomenon ボネ現象(坐骨神経痛の場合, 患側脚を股関節または膝関節で屈折しても疼痛はないが, 屈折した脚を内反すると疼痛が起こる).
Bonnet syndrome ボネ症候群. →Charles Bonnet syndrome.
Bonnevie-Ullrich syn·drome [bɔ́nəvi: ʌ́lriʧi síndroum] ボネビ・ウルリッヒ症候群(顔面の異常, 心奇形, 小柄, 軽度の発達遅滞および翼状頸を臨床像とするが, Turner 症候群と異なり男女両性にみられ, 染色体分析の結果は正常である), = pseudo-Turner syndrome, Noonan s..
Bonney test ボニー検査, = bladder stress test.
Bonnier, Pierre [bɔnié:r] ボニエー(1861–1918, フランスの耳科医).
B. syndrome ボニエー症候群(延髄の側室核病変による症候群で, 発作性めまい, 舌咽麻痺, 心拍急速, 嗜眠, 反側性片麻痺を呈する).
Bonnot gland [bɔnə́: glǽnd] ボノー腺(肩甲骨間冬眠腺. 褐色脂肪を含む), = hibernating gland.
bont tick = *Amblyomma hebraeum*.
Bonwill, William Gibson Arlington [bánwil] ボンウイル(1833–1899, アメリカの歯科医).

B. antagonizor ボンウイル対咬器.
B. collateral triangle ボンウイル〔等辺〕三角(下顎歯槽突起中心部から顆状突起への両側線と，両顆状突起を結ぶ線とにより囲まれた三角)，= Bonwill triangle.
B. crown ボンウイル歯冠(金属ピンとねじくぎで根に固定した歯冠).
B. triangle ボンウイル等辺三角(下顎骨で両側の関節頭と中切歯がつくる三角形で正三角形になるという).
bony [bóuni] 骨〔性〕の〔医学〕.
b. ampullae of semicircular canals 骨半規管膨大部.
b. ankylosis 骨性強直〔医学〕，= true ankylosis.
b. birth canal 骨産道〔医学〕.
b. cataract 骨〔化〕性白内障〔医学〕，= cataracta ossea.
b. crepitus 骨摩擦音〔医学〕，骨性軋音(骨折のとき骨片がきしる音).
b. fishes 硬骨魚類(脊椎動物亜門の一綱．内骨格の一部が骨性で，頭蓋は数多くの薄い骨で覆われる)，= teleost.
b. heart 骨様心臓(石灰沈着による).
b. joints [TA] 骨の連結(広義の関節)，= juncturae ossium [L/TA].
b. labyrinth [TA] 骨迷路，= labyrinthus osseus [L/TA].
b. nasal cavity [TA] 骨性鼻腔，= cavitas nasalis ossea [L/TA].
b. nasal septum [TA] 骨性鼻中隔，= septum nasi osseum [L/TA].
b. outgrowth 骨化過剰〔症〕〔医学〕，外骨〔腫〕症，限局性骨増生.
b. palate [TA] 硬口蓋，= palatum osseum [L/TA].
b. part [TA] 骨部，耳管骨部，= pars ossea [L/TA].
b. part of auditory tube 耳管骨部，= pars ossea tubae auditivae.
b. part of external acoustic meatus 外耳道骨部.
b. part of nasal septum 鼻中隔骨部，= pars ossea septi nasi.
b. parturient canal 骨産道.
b. semicircular canals 骨半規管.
b. thorax 骨性胸郭〔医学〕.
b. tissue 骨組織〔医学〕.
b. tumor 骨〔性〕腫瘍.
b. union [TA] 骨の連結*，= junctura ossea [L/TA].
b. wall 骨壁〔医学〕.
Bonzel op·er·a·tion [bánzəl àpəréiʃən] ボンゼル手術(角膜切開により行う虹彩離断術).
boohoo fever ブーフー熱(抑うつ，胃腸症状を伴う疾患).
Böök syn·drome [béik síndroum] ボエーク(バーク)症候群(前臼歯形成不全，多汗症，壮年性白毛症)，= PHC syndrome.
book-lice [búk láis] コナチャタテムシ，= *Troctomorpha*.
boo·me·rang leg [bú:məræŋ lég] ブーメラン脚(熱帯フランベジアにみられる脛骨状の脚)，= tibi-shaped leg.
BOOP bronchiolitis obliterans organizing pneumonia 器質化肺炎を伴う閉塞性細気管支炎の略(ブープともいう).
Bo·oph·i·lus [bouáfiləs] ウシマダニ属(マダニ科 *Ixodidae* の一属で，ピロプラズマ症を媒介する).
B. annulatus ウシマダニ.
B. decoloratus (南アフリカのウシマダニ).
B. microplus オウシマダニ(パナマのウシマダニ).
boost field 追加照射野〔医学〕.
boost·er [bú:stər] ①昇圧器，ブースター(交流電気回路の起電力または直流回路の電圧を増幅する装置)．②増強法(誘発を増強する目的で用いる)．③追加免疫〔医学〕.
b. dose 追加量(ワクチンの効果を促進するための追加注射量).
b. effect 追加免疫効果，ブースター効果(抗原接種を2回，3回と繰り返すことでより強い免疫をつけること).
b. immunization 追加抗原免疫〔医学〕.
b. injection 追加抗原注射〔医学〕.
b. phenomenon ブースター現象〔医学〕.
boot [bú:t] 長靴.
b. topping きっ(吃)水線塗料.
Boothby-Sandiford ta·ble [bú:θbi sǽndifɔ:d téibl] ブースビー・サンディフォード表(体表面 $1m^2$ 1時間当たりの標準基礎代謝をエネルギー量(kcal)で表した表).
bo·rac·ic ac·id [bɔ:rǽsik ǽsid] ホウ酸，= boric acid.
bo·ra·cite [bɔ́:rəsait] 方硼石 $6MgO-8B_2O_3-MgCl_2$, $2Mg_3B_8O_{15}-MGCl_2$.
bo·rate [bɔ́:reit] ホウ酸塩．形 borated.
b. buffer ホウ酸塩緩衝液(H_3BO_3 11.25g，$Na_2B_4O_7$ $10H_2O$ 4.9g，NaCl 2.25g を水 1,000mL に溶解し，pH 7.75，比抵抗 21°C 170ohm-cm に調節したもの).
b.-buffered saline (BBS) ホウ酸〔塩〕緩衝食塩液.
borated tartar ホウ酸酒石(ホウ酸ナトリウム2，酒石酸カリウム5との混合液を蒸留して得られる白色粉末).
bo·rax [bɔ́:ræks] ホウ砂($Na_2B_4O_7-10H_2O$ 99%以上を含む)，= sodium borate, sodii boras, sodium tetraborate.
b. bead ホウ砂球.
b. bead reaction ホウ砂球反応.
b. carmine ホウ砂カルミン(カルミン 3g，ホウ砂 4g を水 93mL に加えたうえ，70%アルコール 100mL を加え，放置後濾過して用いる)，= alcoholic borax-carmine solution.
Borbély ap·pa·ra·tus [bɔ:béli æ̀pəréitəs] ボルベリー装置(陰圧を加えて皮膚毛細血管の抵抗を測定する装置で，Bier 吸引鐘を皮膚面にあて，連結した下位にある水銀びんを上下に動かして陰圧を加減し，斑状出血の出現を観察する)，= von Borbély apparatus.
Bor·bor·i·dae [bɔ:bɔ́:ridi:] ハヤトビ［早飛］バエ科(旧称)．→ *Sphaeroceridae*.
bor·bo·ryg·mus [bɔ̀:bərígməs] 腹鳴〔医学〕，グル音．複 borborygmi.
Borchardt index ボルハルト指数〔医学〕.
Bordeaux turpentine ボルドーテルペンチン(フランス海岸松 *Pinus pinaster* から得られる).
Bordeaux wine ボルドーワイン，= claret wine.
Borden test [bɔ́:dən tést] ボルデン試験(腸チフス血清反応 Widal 反応の変法で，患者の血清を食塩水で希釈してチフス死菌浮遊液を加え 1：50 として，凝集の有無を検査する).
borden cell 周辺細胞〔医学〕.
bor·der [bɔ́:dər] 縁(へり)，境界.
b. cell 辺縁細胞〔医学〕，内境界〔上皮〕細胞〔医学〕，境界〔上皮〕細胞(ラセン器の).
b. disease ボーダー病.
b. effect 周辺効果〔医学〕.
b. layer 境界層(前から数えて虹彩の第4層).
b. movements 限界運動.
b. of oval fossa [TA] 卵円窩縁，= limbus fossae ovalis [L/TA].

B

b. of uterus [TA] 子宮縁，= margo uteri [L/TA].
b. of wound 創縁.
b. rays 境界線，= borderline rays, grenz r..
b. tissue movements 床周縁組織の機能運動.
b. zone 境界帯(子宮内膜と栄養細胞層との境界).
bordered pit 有縁膜孔.
bor·der·line [bɔ́:də:lain] 境界線.
b. case 境界〔症〕例 [医学].
b. group 境界群 [医学].
b. hypertension 境界型高血圧.
b. leprosy 境界型らい.
b. malignancy 境界悪性.
b. ovarian tumor 境界悪性卵巣腫瘍.
b. personality disorder (**BPD**) 境界性パーソナリティ障害，境界型人格障害.
b. ray 超軟X線 [医学]，限界線 [医学]，= border rays, grenz r..
b. reaction 境界反応 [医学].
b. tumor 境界型腫瘍.
borderzone infarction 境界領域脳梗塞 [医学].
Bordet amboceptor ボルデーの両受体.
Bordet, Jules Jean Baptiste Vincent [bɔ:déi] ボルデー(1870–1961，ベルギーの細菌学者．Gengou との共同研究で補体結合反応，百日菌を発見し，1919年ノーベル医学・生理学賞を受けた).
B.–Gengou agar ボルデー・ジャング培地 [医学] (百日菌などの分離に用いられる)，= B–G agar.
B.–Gengou bacillus ボルデー・ジャング〔桿〕菌，= *Bordetella pertussis*.
B.–Gengou phenomenon ボルデー・ジャング現象(ウサギの血液を注射したモルモットの血清が，ウサギの赤血球を溶血する現象．Bordet はこれがモルモット血清中の免疫体と正常血清成分(補体)との2つの物質の協同作用によって起こることを証明した).
B. law ボルデー法則(溶血系の溶液に大量の血球を加えると，少量ずつ加えた場合よりも溶血は迅速に起こる).
B. test ボルデー試験(血清試験)，= serum test.
Bor·de·tel·la [bɔ:dətélə] ボルデテラ属(偏性好気性のグラム陰性桿菌).
B. avium ボルデテラ・アビウム.
B. bronchiseptica 気管支敗血症菌(ヒト，種々の動物に常在する).
B. parapertussis パラ百日咳菌.
B. pertussis 百日咳菌(百日咳の原因となる).
Bordeu, Théophile de [bɔ:djú:] ボルドー(1722–1776，フランスの医師．すべての細胞，組織および器官はほかの部分に影響を与える物質を分泌するとの説を立てた(1775)).
Bordier–Frankel sign [bɔ́:diər frǽnkəl sáin] ボルディエー・フランケル徴候(末梢性顔面神経麻痺において，眼瞼を閉じようとすると，患側の眼球は上外転する).
Bordon meth·od [bɔ́:dən méθəd] ボルドン法(凝集反応の一つで，法と同じであるが，溶媒としてフェノール2.5容，グリセリン50容，生理的食塩水450容を用いる).
bore·dom [bɔ́:dəm] 疲労感 [医学]，倦怠〔感〕，退屈感，単調感.
Boreli, Ciovanni Alfonso [boré:li] ボレリ(1608–1679，イタリアの生理学・物理学・天文学者．心臓機能の神経由来説を唱えた).
Borg scale ボルグ尺度 [医学].
bo·ric ac·id [bɔ́:rik ǽsid] ホウ酸 H_3BO_3：61.83 (洗眼薬．結膜のうの洗浄・消毒のため2％以下で洗眼または点眼に用いる)，= acidum boricum, orthoboric acid, boracic acid.
b. acid and zinc ointment ホウ酸亜鉛華軟膏(現在はホウ酸の入らない亜鉛華軟膏が用いられている).
b. acid ointment ホウ酸軟膏，= unguentum acidi borici.
b. acid solution ホウ酸水(4.25%)，= liquor acidi borici.
bo·ride [bɔ́:raid] ホウ砂塩，ホウ化物.
bor·ing [bɔ́:riŋ] 穿孔 [医学]，= perforation.
b. biopsy 掘削生検(同部位を何度も生検する).
b. cancer 穿孔癌 [医学] (顔面皮膚の上皮腫).
b. pain 刺すような痛み [医学]，穿刺痛 [医学].
b. tooth 穿歯.
bor·ism [bɔ́:rizəm] ホウ酸中毒〔症〕(ホウ砂またはホウ素の摂取により起こる症候群).
Börjeson–Forssman–Lehmann syndrome ベルエソン・フォルスマン・レーマン症候群.
bor·jom [bɔ́:ʤəm] ボルジョム(コーカサス地方から出る鉱水).
Born, Gustave Jacob [bɔ́:n] ボルン(1851–1900，ドイツの胎生学者．胎生学に用いるろう(蝋)製模型の創造者).
B. method of wax plate reconstruction ボルンろう板再構成法.
born with a caul 被膜児分娩.
Borna dis·ease [bɔ́:nə dizí:z] ボルナ病(ボルナ病ウイルスによる疾患で，ウマ，そのほかの動物で脳炎などをきたす．ドイツのボルナ地方のウマに大発生し，病名の由来となった).
Borna disease virus (**BDV**) ボルナ病ウイルス(ボルナウイルス科のウイルスで，ウマ，そのほかの動物の脳炎などの原因となる).
Bor·na·vir·i·dae [bɔ̀:nəvíridi:] ボルナウイルス科(一本鎖RNAウイルスで，*Bornanirus* 属 *Borna disease virus* が含まれる).
Borneo camphor リュウノウ(*Dryobalanops aromatica* から採る)，= borneol.
bor·ne·ol [bɔ́:niɔ:l] リュウノウ(龍脳) $C_{10}H_{18}O$ (ボルネオ産 *Dryobalanops aromatica* に存在し，ショウノウ(樟脳)よりは昇華性の少ない特臭のある物質)，= bornyl alcohol, Baros camphor, Sumatra camphor, Borneo camphor, Malayan camphor, camphol, camphanol.
Bornholm dis·ease [bɔ́:nhoulm dizí:z] ボルンホルム病 [医学] (1933年ボルンホルム島で流行した感染症に由来する病名で，主にコクサッキーウイルスB群による流行性の急性感染症．突然発症し，発熱，激烈な胸痛，腹痛を特徴とする．流行性胸膜痛とも呼ばれるが，肋間の激痛のためで本当の胸膜炎ではない)，= epidemic pleurodynia, epidemic myalgia Daae disease, Sylvest disease, devil grip.
bor·nite [bɔ́:nait] 斑銅鉱.
bor·nyl [bɔ́:nil] ボルニル基(ボルネオールの水酸基から得られる1原子価基 $-C_{10}H_{17}$).
b. acetate 酢酸ボルニル $CH_3COOC_{10}H_{17}$ (モミから得られるボルネオールのエステルで，香水の原料).
b. alcohol ボルニルアルコール，= borneol.
b. bromoisovalerate ブロモイソ吉草酸ボルニル $(CH_3)_2CHCHBrCOOC_{10}H_{17}$ (鎮静薬)，= brovalol, valisan, enbornyl.
b. camphor ボルネオール，= borneol.
b. chloride 塩化ボルニル ㊗ pinene hydrochloride $C_{10}H_{17}Cl$ (合成ショウノウ)，= turpentine camphor, chloro camphene, "terpen" hydrochloride.
b. isovalerate イソ吉草酸ボルニル $(CH_3)_2CHCH_2COOC_{10}H_{17}$ (鎮静薬)，= bornyval.
b. isovalerylglycollate イソバレリルグリコール酸ボルニル $(CH_3)_2CHCH_2COOCH_2COOC_{10}H_{17}$ (鎮静薬).

b. salicylate サリチル酸ボルニル $C_{10}H_{17}OCOC_6H_4OH$.

bor(o)- [bɔ:r(ou), -r(ə)] ホウ素との関係を表す接頭語.

bo·ro·flu·o·ride [bɔ̀:rouflú:əraid] ホウフッ化物.

bo·ro·glyc·er·ide [bɔ̀:rəglísəraid] = boroglycerin.

bo·ro·glyc·er·in [bɔ̀:rəglísərin] ボログリセリン(ホウ酸とグリセリンとを加熱して得られる), = boroglycerinum, glyceryl borate, boroglyceride, boroglycerol.

b. glycerite ボログリセリングリセリン溶液, ホウ砂グリセリングリセリン剤(ホウ酸31%を含むホウ砂グリセリン), = glyceritum boroglycerini, boric acid glycerin.

b. suppository ボロ酸グリセリン座薬(グリセリン加ゼラチン20g, ボロ酸グリセリン15g, グリセリン15g), = suppositoria boroglycerini.

bo·ro·glyc·er·ol [bɔ:rəglísərɔ:l] ボログリセロール, = boroglycerin.

bo·ron (B) [bɔ́:rɑn] ホウ素(周期表第Ⅲb族(第13族)に属する半金属元素で, 結晶または粉末として存在し, 空気中では発光し, ホウ酸塩およびホウ砂の主成分. 原子番号5, 元素記号B, 原子量10.81, 比重2.54, 質量数10, 11).

b. carbide 炭化ホウ素 B_2C_2, B_6C.

b. chamber ホウ素箱.

b. hydride 水素化ホウ素, = borane.

b.-neutron capture therapy (BNCT) ホウ素中性子捕捉(捕獲)療法.

b. nitride 窒化ホウ素 BN.

b. oxide 酸化ホウ素 B_2O_2, B_2O_3.

b. sesquioxide = boron oxide, boric anhydride.

b. tetrachloride 四塩化ホウ素 B_2Cl_4 (次ホウ酸の酸塩化物), = diboron tetrachloride.

b. trichloride 三塩化ホウ素 BCl_3.

b. trioxide 三酸化ホウ素 B_2O_3, = boric anhydride.

bo·ro·no [bɔ́:rənou] ボロン基 ($(HO)_2B-$).

borosilicate crown glass ホウケイ(硼珪)酸クラウンガラス.

borosilicate glass ホウケイ(硼珪)酸ガラス.

bo·ro·tax·is [bɔ̀:rətǽksis] 圧走性.

bo·ro·tung·stic ac·id [bɔ̀:rətʌ́ŋstik ǽsid] ボロタングステン酸 $B_2O_3(WO_3)_9$-$24H_2O$ (淡黄色液体).

bo·rous ac·id [bɔ́:rəs ǽsid] 亜ホウ酸 H_3BO_2.

Borrel, Amédée [borél] ボレル(1867-1936, フランスの細菌学者. ボレリア属 *Borrelia* はこの学者の姓にちなんで命名されたもの).

B. blue ボレルブルー(スピロヘータ染色用の酸化銀とメチレンブルーとの混合液の上澄染色液).

Bor·rel·ia [bərélia] ボレリア属(スピロヘータ科の一属).

B. anserina ボレリア・アンセリナ(トリボレリア症の原因となる).

***B. burgdorferi* sensu lato** ライム病ボレリア(ライム病の原因となるスピロヘータの総称で, *B. garinii*, *B. afzelii* などを含む).

***B. burgdorferi* sensu stricto** ボレリア・ブルグドルフェリ(菌種としての *B. burgdorferi* を指す).

B. duttonii ボレリア・デュットーニイ(ダニ媒介性回帰熱の原因となる).

B. hermsii ボレリア・ハームシイ(ダニ媒介性回帰熱の原因となる).

B. hispanica ボレリア・ヒスパニカ(ダニ媒介性回帰熱の原因となる).

B. parkeri ボレリア・パーケリ(ダニ媒介性回帰熱の原因となる).

B. recurrentis ボレリア・レカレンティス(シラミ媒介性回帰熱の原因となる. ベルリン Charite 病院で, O. Obermeier が患者血液中に発見した(1868)).

B. turicatae ボレリア・ツリカテ(ダニ媒介性回帰熱の原因となる).

bor·rel·i·o·sis [bərèlióusis] ボレリア症(ボレリア属スピロヘータによる感染症で, ダニあるいはノミによって媒介される).

Bor·rel·o·my·ce·ta·ce·ae [bəréloumaisi:tèisii:] ボレロマイセス科(旧称). → *Mycoplasmataceae*.

Borrmann, R. [bɔ́:mæn] ボールマン(ドイツの医師).

B. classification ボールマン分類(1901年, 胃癌の).

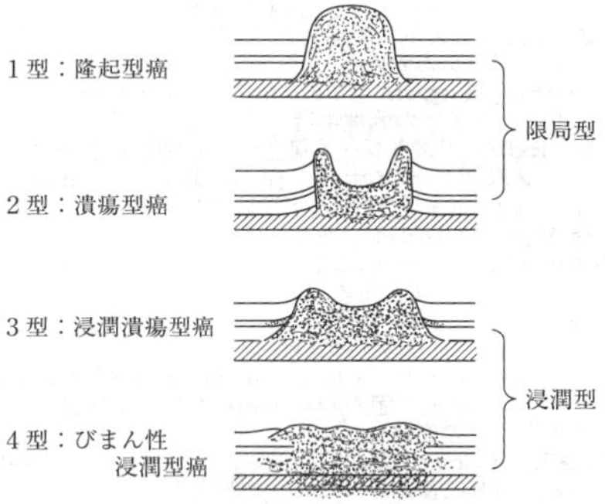

ボールマンの分類

進行期胃癌の肉眼的形態と発育進展状態を
4 型に分けて記載したもの

borrowing-lending hemodynamic phenomenon 貸借性血行力学的現象, = hematometakinesis.

Borst-Jadassohn type intraepidermal epithelioma ボルスト・ヤーダソーン型表皮内上皮腫(老人性ゆうぜいの一種).

Borstal sys·tem [bɔ́:stəl sístim] ボルスタル療法(犯罪者特に若年の犯罪者を不健全な環境から健全な影響を与える場所へ移動させる方法).

bor·sten [bɔ́:stin] (フィンランドにおける乳児の皮膚病で, 皮脂腺の刺激により鳥肌を生ずる熱病).

Borthen, Johan [bɔ́:θən] ボルテン(ノルウェーの眼科医).

B. operation ボルテン手術(緑内障において虹彩を拡張する手術), = iridotasis.

Bos [bás] ウシ属(ウシ科の一属), = cattle.

B. indicus コブウシ, = humped cattle, zebu.

B. primigenius オーロックス, = aurochs.

B. taurus ウシ, = cow.

Bosch, C. [bɔ́ʃ] ボッシュ(1874-1940, ドイツ. 第1次大戦当時ドイツの物理学者ハーバーと共に触媒を使ってアンモニアを合成・実用化した).

bosch yaws 皮膚イチゴ腫〔医学〕, 皮膚フランベジア, 皮膚リーシュマニア症, = leishmaniasis americana.

Bosch·ni·a·kia ros·si·ca [bàskniéikiə rásikə] オニク[御肉](ハマウツボ科 *Orobanchaceae* の寄生植物で, 肉蓯蓉にくしょうようの代替として強壮薬とされる).

Bose, Heinrich [bóuzə, -sə] ボーゼ(1840-1900, ドイツの外科医).

B. hooks ボーゼ鉤(気管切開に用いる小鉤).

B. operation ボーゼ手術(気管切開術の一法).

boss [bás] 隆起, 突起, 瘤. 形 bosselated. 名 bosselation.

Bossi, Luigi Maria ［bási］ ボッシ(1859-1919, イタリアの婦人科医).

B. dilator ボッシ拡張器(子宮頸管拡張器).

Bostock, John ［bástək］ ボストック(1773-1846, イギリスの医師).

B. catarrh ボストックカタル(枯草熱), = hay fever.

Boston, Leonard Napoleon ［bástən］ ボストン(1871-1931, アメリカの医師).

B. exanthem ボストン発疹症.

B. sign ボストン徴候(バセドウ病にて, 眼球を下方に回転するとき, 上眼瞼の下降が遅延し, 痙攣を起こした後, 下降運動が継続する徴候).

B. test ボストン試験(ガラスピペットを用いて行うアルブミンの輪試験).

Boström, Eugen ［bóstrə:m］ ボストレーム(1850-1928, ドイツの病理学者).

B. stain ボストレーム染色法(糸状菌染色法で, アニリン水ゲンチアナ紫で染め, 続いて Weigert の picrocarmine に浸漬し, 水洗後加温する).

bos·tryx ［bástriks］ カタツムリ形花序.

Bos·wel·lia ［bɑswéliə］ (カンラン［橄欖］科 *Burseraceae* の一属. 乳香, 反魂香の原植物), = olibanum.

bot ［bát］ ① ウマバエのウジ虫(幼虫はウマの消化管に寄生する), = horse bot fly larva, botus belly worm. ② ボッツ症(bots, botts ウマバエ幼虫の寄生によるウマの疾病).

Botallo, Leonardo ［bətá:lou］ ボタロー(1530-1600, パリに住んだイタリアの医師).

B. duct ボタロー管(動脈管のこと. 胎児で肺動脈と大動脈を連結する血管で出生後はとじて動脈管索となる), = Botal duct, ductus arteriosus.

B. foramen ボタロー孔(心臓の卵円孔).

B. foramen patent ボタロー管開存〔症〕.

botanic medicine 生薬医学［医学］.

bo·tan·i·cal an·ti·ne·o·plas·tic ［bətǽnikəl æntinì:əplǽstik］ 植物性抗新生物(腫瘍)薬, 植物性抗(制)癌薬.

botanical genetics 植物遺伝学.

botanical insecticide 植物性殺虫剤［医学］.

bot·a·ny ［bátəni］ 植物学. 形 botanic, botanical.

bothrial nerve 吸溝神経.

bothridial nerve 吸葉神経.

both·rid·i·um ［bɑθrídiəm］ 吸溝, 吸葉(条虫綱, 偽葉条虫目の頭節前端を囲んで対称に並んだ4つの葉状の吸溝の一葉), = bothrium.

both·ri·o·ceph·a·li·a·sis ［bɑ̀θriəsèfəláiəsis］〔広節〕裂頭条虫症, = diphyllobothriasis.

Both·ri·o·ceph·a·loi·dea ［bɑ̀θriəsèfəlɔ́idiə］ 擬葉類.

Both·ri·o·ceph·a·lus ［bɑ̀θriəséfələs］ → *Diphyllobothrium*.

both·ri·on ［báθriən］ 吸溝, 吸窩(広節裂頭条虫の頭部にある縦溝で, 吸盤の変形したもの), = bothridium, bothrium. 形 bothrioid.

both·ri·um ［báθriəm］ 吸溝, = bothridium, bothrion. 複 bothria.

both·ro·pik ［báθrəpik］ ボスロピック(ハブ毒の一種).

both·ro·pox·in ［bɑ̀θrəpáksin］ ボスロポクシン(*Bothrops jararaca* から得られる神経毒).

Both·rops ［báθrɑps］ ハブ属(マムシ亜科 *Crotalinae*), = rattlesnake.

B. alternatus (南アメリカ産), = vibora de la cruz, urutú.

***B.* antitoxin** ハブ抗毒素.

B. atrox ファーデランスハブ(背部にダイヤモンド形のあるハブ), = fer-de-lance, barba amarilla.

B. jararaca ハララカハブ(ブラジル産), = jararaca.

bot·o·ge·nin ［bɑtəʤénin］ ボトジェニン(メキシコツクネイモから得られる物質).

bot·ry·oid ［bátriɔid］ ブドウ状の.

b. sarcoma ブドウ状肉腫(5歳以下の幼児の膀胱や膣に発生し, ブドウの房状に隆起する横紋筋肉腫).

b. tissue ブドウ状組織.

Bot·ry·o·my·ces ［bɑ̀trioumáisi:z］ ボトリオマイセス属(糸状菌).

bot·ry·o·my·co·sis ［bɑ̀trioumaikóusis］ ボトリオマイセス症.

bot·rys ［bátris］ 総穂花序.

Bo·try·tis ［boutráitis］ ハイイロカビ属, ボトリティス属(糸状菌の一属).

Böttcher, Arthur ［bóutʃər］ ベットヒャー(1831-1889, エストニアの解剖学者).

B. canal ベットヒャー管.

B. cells ベットヒャー細胞.

B. ganglion ベットヒャー神経節.

B. space ベットヒャー腔.

Bottini, Enrico ［bətí:ni］ ボッチニ(1837-1903, イタリアの外科医).

B. operation ボッチニ手術(電気焼灼による前立腺肥大症の療法).

bot·tle ［bátl］ 瓶(壜, びん).

b. feeding 哺乳びん栄養〔補給〕［医学］, 人工栄養〔法〕［医学］, = infant formula.

b. fomula 育児用乳製品, = milk products for infant.

b. nose 巨鼻.

b. shy 牛乳(ミルク)嫌い(乳児の)［医学］, = refusal of formula feeding.

b. stoop びん台(薬剤師が粉剤調薬用びんを傾斜して立てかけるときに用いる木製台).

b. wax びん栓密封蝋(びん栓密封用の硬質ろう(蝋)).

b. with ground stopper 共せん〔付き〕びん［医学］.

bottlenose oil セミクジラ油, = doegling.

bot·tling ［bátliŋ］ びん詰［医学］.

bot·tom ［bátəm］ 底部, 殿部.

b.-disease (*Crotalaria* 属植物を摂取して起こるウマの中毒症), = crotalism.

b. fermentation 下面発酵［医学］.

b. oil 釜残油.

b. sampler 採泥器［医学］.

b. yeast 下面酵母［医学］.

bot·tom·ing ［bátəmiŋ］ 下染め［医学］.

botts ［báts］ → bot.

Bottu re·a·gent ［bátu: riéiʤənt］ ボッツ試薬(ortho-nitro-phenyl propionic acid 3.5g を新調10%苛性ソーダ5mL を加えて, 水で1,000mL とする. 尿糖の検出用).

Bottu test ボッツ試験(尿中糖の検出法で, Bottu 試薬8mL, 尿1mL を混ぜ, その試験管の上部を加熱し, さらに試薬1mL を加えて再び熱すると, 藍色の沈殿を起こす).

bot·u·li·form ［bátʃulifɔ:m］ 腸詰(ソーセージ)形の.

bot·u·lin(e) ［bátʃulin］ ボツリン, = botulinum toxin.

bot·u·lin·o·gen·ic ［bɑ̀tʃulìnəʤénik］ ボツリヌス中毒性の, = botulogenic.

botulinum antitoxin ボツリヌス抗毒素, = botulinus antitoxin.

botulinum toxin ボツリヌス毒素(ボツリヌス菌が産生する神経毒で, 胃液中でも活性を失わない).

b. toxin therapy ボツリヌス毒素治療(A型ボツ

リヌス毒素を用いた治療).
botulinus antitoxin ボツリヌス抗毒素(ボツリヌス菌 *Clostridium botulinum* のA〜G型のボツリヌス毒素にそれぞれ特異的に反応する抗毒素をいう), = botulinum antitoxin.
botulinus bacillus ボツリヌス菌, 腸詰菌(グラム陽性の嫌気性の大桿菌. 食中毒の原因(毒素による)となる細菌), = *Clostridium botulinum*.
bot·u·lism [bátʃulizəm] ボツリヌス症(中毒), 腸詰中毒〔医学〕(ボツリヌス菌による感染症で, 食中毒の場合は嘔吐, 倦怠から脳神経麻痺症状へ進行する. まれに創傷感染もみられる. 1896年, ベルギーの Van Ermengem が原因菌を分離した).
bot·u·lis·mo·tox·in [bàtʃulìzmətáksin] ボツリズモ毒素, = botulinum toxin.
bou·ba [bú:bə] ブーバ(南米にみられるリーシュマニア症).
Bouchard, Charles Joseph [buʃá:r] ブーシャール(1837-1915, フランスの医師).
B. coefficient ブーシャール係数(尿中固形物と総尿量との比).
B. disease ブーシャール病(胃筋層の弛緩による胃拡張症).
B. nodes ブーシャール結節(手指第2関節にみられる結節で胃拡張症の徴候).
B. sign ブーシャール徴候(膿尿に Fehling 液を入れて加温すると泡沫が発生し, 沈殿物を表面に押し寄せる).
Bouchard index ブーシャール指数(体重のkg数を身長cm数で除して得る肥満またはやせの状態を表す数で, 成人男性では10cmの身長は4,200gに相当する).
Bouchet dis·ease [bu:ʃéi dizí:z] ブーシェー病(ブタ飼養者にみられるウイルス性良性髄膜炎), = swineherd disease.
Bouchut, Jean Antoine Eugène [buʃú:] ブーシュー(1818-1891, フランスの医師).
B. method ブーシュー法(喉頭挿管法で, 後年 O'Dwyer により改良された).
B. respiration ブーシュー呼吸(呼気よりも吸気の長いことをいい, 小児肺炎にみられる).
B. tube ブーシュー管(喉頭へ挿入するもの).
bou·gie [bu:ʒí] ① [F] ブジー, 消息子. ② 坐剤.
b. à boule [F] 球頭ブジー〔医学〕, = bulbous bougie.
bou·gie·nage [bù:ʒináʒ] [F] 消息子拡張法, 消息子挿入〔医学〕.
b. of tube 耳管拡張法.
Bouguer-Beer law [bu:gér bíər lɔ́:] ブーゲ・ベールの法則(溶液の吸光度は溶液の濃度cと溶液の厚さlに比例するという法則. 入射光強度を I_0, 透過光強度をI, 吸光係数をεとすると, 吸光度 $\log_{10}(I_0/I)$ は次の式で表される. $\log_{10}(I_0/I)=\varepsilon cl$), = Lambert-Beer law.
Bouillaud, Jean Baptiste [bu:ijóu] ブイヨー(1796-1881, フランスの医師).
B. disease ブイヨー病(リウマチ性心内膜炎), = rheumatic endocarditis.
B. syndrome ブイヨー症候群(急性関節リウマチでは心外膜炎と心内膜炎とが合併する. 慢性型ではこれが起こらない).
B. tinkle ブイヨー有響音(心臓肥大患者の心尖の右部に聴診し得る金属を鳴らすような雑音).
bouil·lon [bu:iján] [F] 肉汁〔培地〕, = broth.
Bouilly, Vincent Georges [bú:jli] ブーイリー(1848-1903, フランスの外科医).
B. operation ブーイリー手術(子宮頸部の両側組織を保存して閉鎖を予防する頸部粘膜の摘出).
Bouin, Paul [bu:ɛ́n] ブアン(1870-1962, フランスの解剖学者).
B. fixing fluid ブアン固定液(ピクリン酸飽和水溶液75, 40%ホルマリン20, 氷酢酸5).
B. fluid ブアン液(ホルマリンのほかにピクリン酸と酢酸を含み, 固定と脱灰が同時に行えるので胎児組織などに用いられる), = Bouin fixing fluid.
Bou·len·ger·i·na [bù:ləndʒəráinə] 水生毒ヘビ属.
bou·lim·i·a [bu:límiə] 食欲亢進, = bulimia.
bound [báund] ① 限界, = limit. ② 結合, 束縛.
b. carbon dioxide 結合炭酸〔医学〕.
b. coagulase 結合コアグラーゼ〔医学〕.
b. electron 束縛電子(自由電子と区別するため).
b. energy 束縛エネルギー(内部エネルギーUから自由エネルギーFを減じたもの).
b.-free ratio バウンド・フリー比〔医学〕.
b. rubber 結合ゴム〔医学〕.
b. vector 束縛ベクトル(一定の位置においてのみのベクトル).
b. vortex 束縛うず.
b. water 結合水〔医学〕(ほかの物質と結合したもの).
bound·a·ry [báundəri] 限界〔医学〕.
b. artifact 境界部アーチファクト〔医学〕.
b. condition 境界条件〔医学〕.
b. echo 境界エコー〔医学〕.
b. film 境界膜〔医学〕.
b. lamina 境界膜.
b. layer 境界層〔医学〕.
b. lubrication 境界潤滑〔医学〕.
b. surface 界面〔医学〕, 接合面〔医学〕.
b. tension 界面張力.
bounding pupil 瞳孔跳動〔医学〕, 躍動瞳孔(開散と収縮が交互に起こるもの).
bou·quet [bu:kéi] ① [F] 酒香, 芳香, 薫. ② 叢(血管叢, 神経叢など).
b. de Riolan リオラン叢(茎状突起から起始する筋と靱帯).
b. fever ブーケ熱, = dengue.
b. stage 花束期(染色体接合の極体叢成期).
Bourdon, Eugène [búrdən] ブールドン(1808-1884, フランスの理学者).
B. barometer ブールドン気圧計.
B. test ブールドン試験(注意力の検査で, 1頁に一面に書かれた文字の中から, 指示された文字に印をつけさせるために要する時間と見逃しの字数に基づく方法), = attention-alertness test.
B. tube ブールドン管(自記寒暖計またはアネロイド気圧計に用いられる管).
bourdon-tube gage (gauge) ブルドン管圧力計〔医学〕.
bour·don·ne·ment [bùrdənəmán] [F] 破壺音, ブンブン音(主として筋収縮による), = humming sound.
Bourgery, Marc Jean [bú:ʒəri] ブールジェリ(1797-1869, フランスの外科医).
B. ligament ブールジェリ靱帯(膝関節後靱帯), = ligamentum popliteum obliquum.
Bourneville, Desire Magloire [bu:nəví:jə, -vi:l] ブルヌヴィーユ(1802-1887, フランスの神経学者).
B. disease ブルヌヴィーユ病(結節性脳硬化症), = tuberous sclerosis.
B.-Pringle disease ブルヌヴィーユ・プリングル病(母斑症の一型で顔面の皮疹, てんかん発作, 精神遅滞を3徴候とする優性遺伝性疾患である. 皮疹は脂腺腫で, 組織学的には異常血管組織を含む血管線維腫である. 大脳には線維増生の強い小結節を脳室周囲, 前頭葉, 頭頂葉, 小脳に認める).
B.-Pringle phacomatosis ブルヌヴィーユ・プリングル母斑症(結節性硬化症).

bour·no·nite ［búə:nənait］ 車骨鉱 $PbCuSbS_3$，$2Pb SCu_2SSb_2S_3$，= cog-wheel ore.

Bourquin-Sherman u·nit ［bə́:kwin ʃə́:mən jú:-nit］ ブールキン・シャーマン単位（リボフラビン欠乏食で飼育したラットに対し，4〜8 週間の観察期間において，毎週3g の体重増加を起こさせるリボフラビン量）．

bourse ［búə:s］ 嚢状組織．

bout ［báut］ 発作．

bou·ton ［bu:tán］ [F] ボタン（釦）．

b. de Bagdad 皮膚リーシュマニア症，= bouton de Biskra，b. d'Orient.

b. en chemise （アメーバ赤痢にみられる腸粘膜の小膿瘍）．

b. terminal 神経線維末端（シナプスボタン），= end foot，terminal buttons，synaptic knob.

boutonneuse ［bù:tənjú:z］ = boutonneuse fever.

b. fever ブートヌーズ熱，ボタン熱（1909年に初めて報告されたリケッチア感染症で，ダニの媒介による *Rickettsia coronii* の感染症．紅斑熱リケッチア症の一つである），= eruptive fever，exanthematous f.，Marseilles f.，f. of Conor and Bruch，Mediterranean exanthematous f..

bou·ton·nière ［bù:tənier］ [F] 尿道切開，ボタン（釦）状切開．

b. deformity ボタン孔変形，= buttonhole deformity.

Bouveault-Blanc re·ac·tion ［bu:vó: blán riǽk-ʃən］ ブーヴォー・ブラン反応（有機酸エステルをナトリウムによりアルコールに還元する反応）．

Bouveret, Leon ［bu:vəréi］ ブーヴェレー（1850-1929，フランスの医師）．

B. disease ブーヴェレー病（発作性心急拍症），= paroxysmal tachycardia.

B. sign ブーヴェレー徴候（大腸閉塞における回腸および右腸骨窩の拡張），= Bouveret syndrome.

B. ulceration ブーヴェレー潰瘍（腸チフス患者にみられる扁桃の上外側部潰瘍）．

Boveri, Theodor ［bɔ́vəri］ ボベリー（1862-1915，ドイツの動物学者．染色体研究（1888）の開拓者で，1876年に Flemming および van Beneden の発見した小体を中心体 centrosome と命名した）．

Bovero muscle ボヴェロ筋．

Bovet, Daniel ［bóuvet］ ボヴェ（1907-1992，スイス生まれのイタリアの薬理学者．ローマ衛生研究所薬学部長の任にあり，1940年以来の麻酔薬クラレの研究とともに抗ヒスタミン薬，スルファミン薬に関する多くの研究業績に対し1957年ノーベル医学・生理学賞を受けた）．

Bo·vi·dae ［bóuvidi:］ ウシ［牛］科．

Bo·vi·my·ces ［bòuvimáisi:s］ （旧称）．→ *Mycoplasma*.

Bovine ephemeral fever virus ウシ流行熱ウイルス．

Bovine immunodeficiency virus ウシ免疫不全ウイルス．

Bovine leukemia virus ウシ白血病ウイルス（レトロウイルス科のウイルス）．

Bovine papillomavirus ウシ乳頭腫ウイルス（パピローマウイルス科のウイルス）．

Bovine papular stomatitis virus ウシ丘疹性口内炎ウイルス（ポックスウイルス科のウイルス）．

Bovine respiratory syncytial virus ウシRSウイルス（パラミクソウイルス科のウイルス）．

bo·vine ［bóuvain，-vi:n］ ウシ［牛］の，ウシ科の，ウシのような．

b. antitoxin ウシ抗毒素（ウマの代わりにウシを毒素で免疫してつくる抗毒素で，ウマの血清に過敏なヒトの治療に用いる）．

b. calf 小牛．

b. cancer eye ウシのキャンサーアイ（結膜または周囲の皮膚から発生する悪性扁平上皮癌）．

b. colloid ウシコロイド，= conglutinin.

b. conglutinin ウシコングルチニン．

b. diarrhea virus ウシ下痢症ウイルス．

b. face 牛顔〔ぼう（貌）〕［医学］，= facies bovina，cow face.

b. gamma-globulin (BGG) ウシガンマグロブリン（ウシ血清中のガンマグロブリン分画．免疫学的実験の抗原，キャリアとして用いられる．単分子にすると免疫学的寛容をひき起こしやすい）．

b. heart 牛心，= cor bovinum.

b. hemoglobinuria ① ウシ血色素尿〔症〕，= Texas cattle fever. ② 赤水熱，= British redwater fever.

b. herpesvirus ウシヘルペスウイルス（1型はウシに伝染性鼻気管炎を，2型は潰瘍性乳頭炎を，3型は悪性カタル熱を起こす）．

b. hyperkeratosis ウシの角化症，ウシの角質増殖〔症〕．

b. Kunitz pancreatic trypsin inhibitor ウシクニッツ膵〔臓〕トリプシン阻害物質．

b. leukemia ウシ白血病．

b. lymph 牛痘漿［医学］．

b. malaria ウシマラリア（テキサス熱）．

b. mastitis ウシ乳腺炎，ウシ乳房炎．

b. papular dermatitis ウシ丘疹状皮膚炎．

b. papular stomatitis ウシ丘疹性口内炎．

b. pericardial valve ウシ心嚢膜弁．

b. petechial fever ウシの点状出血熱．

b. piroplasmosis ウシピロプラズマ症，= Texas fever.

b. pulmonary adenomatosis ウシ肺腺腫症．

b. serum ウシ血清．

b. serum albumin ウシ血清アルブミン．

b. serum albumin nephritis ウシ血清〔アルブミン〕腎炎．

b. smallpox 牛痘，小痘瘡［医学］，乳痘［医学］，= vaccinia.

b. spongiform encephalopathy (BSE) ウシ海綿状脳症（プリオン病の一種で，狂牛病とも呼ばれる．イギリスで1986年からウシの間で急速に広がった感染性脳症で，1995年にはウシからヒトへの感染死亡例が報告されるに及んで，世界的な問題となった），= mad cow disease.

b. sporodic encephalomyelitis ウシ散発性脳脊髄炎（オウム病クラミジアに属するウシクラミジアの感染による）．

b. trypanosomiasis ウシトリパノソーマ病．

b. tuberculosis ウシ結核症，= ox tuberculosis.

b. typhus 牛疫，= cattle plague.

b. ulcerative mammillitis ウシ潰瘍性乳頭炎．

b. undulant fever ウシ波状熱．

b. vaccination 牛痘〔ワクチン〕接種［医学］，= animal vaccination.

b. vaccine 牛痘種．

b. variolation 牛痘接種（ウシに人痘を接種すること）．

b. viral diarrhea mucosal disease ウシウイルス性下痢粘膜病．

b. viral diarrhea virus ウシウイルス性下痢症ウイルス．

b. wart virus ウシいぼウイルス．

bo·vo·vac·ci·na·tion ［bòuvəvæksinéiʃən］ ウシ結核ワクチン接種．

bo·vo·vac·cine ［bòuvəvǽksi:n］ ボボワクチン（ウシ結核の予防接種用ワクチン）．

bow ［báu］ 弓，彎曲．

b. leg 内反膝〔医学〕, = bowleg, genu varum.
b. saw 弓のこ（鋸）〔医学〕.
b. stringing 弓づる形成〔医学〕, = bowstringing.
b. wave 弾頭波.
Bowditch, Henry Pickering ［báuditʃ］ ボウディッチ（1840–1911, アメリカの生理学者）.
B. law ボウディッチ法則（① 心筋の収縮を起こし得る最小の刺激は, 最大刺激と同程度の収縮を起こすとの法則で, これをほかの現象にも応用して全か無かの法則 all or none law として知られるに至った. ② 階段現象）.
B. staircase phenomenon ボウディッチ階段現象〔医学〕.
Bowditch Island ringworm ボウディッチ島白癬.
bowedhead sign 低頭徴候, = Gould sign.
bow·el ［báuəl］ 腸〔医学〕, = intestine.
b. bypass syndrome 腸管バイパス症候群.
b. complaint 下痢.
b. control 排便調節.
b. movement 便通〔医学〕, 排便（俗語）, 糞便.
b. open regular 便通正常〔医学〕.
b. sound 腸〔雑〕音〔医学〕.
b. training 便通習慣訓練, 排便訓練.
Bowen, John Templeton ［bóuən］ ボーエン（1857–1941, アメリカの皮膚科医. ボウエン）.
B. carcinoma ボーエン癌.
B. disease ボーエン病（皮膚癌の前駆期に相当する基底細胞腫で, 体幹, 外陰部に好発し, 円形, 蛇行形, 環状の病巣は鱗屑, 痂皮でおおわれ, これを剥離すると, 紅色のびらんまたは潰瘍が現れる）, = precancerous dermatosis.
B. disease of vulva 外陰ボーエン病.
B. precancerous dermatosis 前癌性ボーエン病.
bowenoid cells ボーエン様細胞.
bowenoid papulosis ボーエン様丘疹症（外陰部に好発する, 黒色, 扁平の皮膚瘤で, 組織学的にボーエン病に類似する）.
Bowhill meth·od ［báuhil méθəd］ バウヒル法（胞子の染色法で, オルセインのアルコール飽和液 15mL, タンニン水溶液 10mL, 水 30mL の液で 10～15 分間加温しながら染色する）.
Bowie eth·yl vi·o·let–Biebrich scar·let stain ［bóui: éθil váiəlit bí:brik ská:lit stéin］ バウイーエチルバイオレット・ビーブリッヒスカーレット染色液（胃粘膜のペプシノーゲン顆粒の染色用）.
Bowie stain バウイー染色〔法〕.
bow·ing ［báuiŋ］ 彎曲〔医学〕.
b. tic 胸鎖乳突筋痙攣, = salaam convulsions.
Bowlby splint ［bóulbi: splínt］ ボールビー副子（上腕骨骨幹骨折の治療用のもの）.
bow·leg ［bóuleg］ 内反膝, 彎脚, O 脚, = bandyleg, genu varum. 形 bowlegged.
bowler's thumb ボウラー母指.
Bowman–Birk inhibitor ボーマン・バークインヒビター.
Bowman–Birk soybean trypsin inhibitor ボーマン・バーク大豆トリプシン阻害物質〔医学〕.
Bowman, Sir William ［bóumən］ ボーマン（ボウマン. 1816–1892, イギリスの解剖・生理・眼科学者. 1841年記載した横紋筋の報告は古典的であり, また1857～1860年に発表した腎小体も世界的に有名である）.
B. capsule ボーマン嚢（腎臓の糸球体を囲む嚢）.
B. gland ボーマン腺（嗅腺）, = glandula olfactoria, olfactory gland.
B. membrane ボーマン膜（角膜の前境界板）, = lamina limitans anterior corneae.
B. muscle ボーマン筋（毛様体筋）, = musculus ciliaris.
B. needle ボーマン針〔医学〕.
B. operations ボーマン手術（① 白内障の手術法. ② 涙管狭窄を切開する方法）.
B. probe ボーマン消息子（ゾンデ）（涙管狭窄拡張用）.
B. space ボーマン腔（隙）, = capsular space.
B. theory ボーマン〔尿分泌〕説（糸球体では水分および無機塩類が産出され尿素およびその誘導体は曲尿細管の上皮細胞から分泌されるという説）.
B. tubes ボーマン管（充血に際して人工的に生ずる角膜の層間にある管）, = corneal tubes.
bow·string·ing ［bóustriŋiŋ］ 弓づる形成.
box ［báks］ 箱.
b. graft 桝型〔靱帯〕移植.
b.–like configuration 長方形〔医学〕.
b.–like graft 桝型〔靱帯〕移植.
b.–note 匣音こうおん（肺気腫や気胸において聴診される厚紙の箱を打診したような空洞音）.
b.–shaped heart 箱形心〔医学〕.
b. titration ボックス力価滴定〔法〕〔医学〕（定量的沈降反応の一種. 抗原, 抗体の両者を一定の割合で系列希釈し, 抗原抗体反応が観察される終点を求めて抗体, 抗原の力価を測定する方法）.
boxer's ear ボクサー耳血腫, = aural hematoma.
boxer's fracture ボクサー骨折〔医学〕（第 5 中手骨先端の骨折）.
box·ing ［báksiŋ］ ボクシング（印象の）, 箱枠形成.
boxy note 紙箱音〔医学〕, 紙匣音.
Boyd communicating perforation vein ボイド交通枝静脈（膝下（10cm 位）で大伏在静脈と後脛骨静脈を結ぶ）.
Boyden, Edward A. ［bóidən］ ボイデン（1886–1977, アメリカの解剖学者）.
B. chamber ボイデン・チェンバ〔医学〕（白血球走化性を測定する器具）.
B. meal ボイデン食（3～4 個の卵黄を牛乳に混和し, 砂糖およびワインで加味して患者に摂取させ, 胆嚢の運動性を検出する. 正常者では胆嚢内容の大部分を 40 分以内に排泄する）.
Boyden technique ボイデン法（白血球の走化活性を調べる方法）.
Boyden test ボイデン試験（テスト）〔医学〕.
Boyer, Alexis ［bóiər］ ブアエー（1757–1833, フランスの外科医）.
B. bursa ブアエー〔滑液〕包（甲状舌骨膜前方の滑液包）, = bursa retrohyoidea.
B. cyst ブアエー嚢腫, ブアエー嚢胞（舌骨下の徐々に増大する無痛性嚢胞. 舌骨下嚢腫）.
B. operation ブアエー手術（外括約筋を切開する肛門瘻の手術）.
Boyle, Henry Edmund Gaskin ［bóil］ ボイル（1875–1941, イギリスの外科医. ガス麻酔を施すときに用いる麻酔器の発明者）.
Boyle, Robert ［bóil］ ボイル（1627–1691, イギリスの物理学者）.
B. law ボイルの法則（一定温度における気体の体積はそれに加える圧力に反比例する（1660）, すなわち PV=RT で, R は気体常数）, = Boyle–Charles law, Mariotte law.
Bozeman, Nathan ［bóuzmən］ ボーズマン（1825–1905, アメリカの外科医）.
B. catheter ボーズマンカテーテル（膀胱子宮膣瘻の手術に用いる複流式カテーテル）, = Bozeman–Fritsch catheter.
B.–Fritsch catheter ボーズマン・フリッチカテーテル, = two–way catheter.
B. operation ボーズマン手術（子宮膀胱縫合術）,

= hysterocystocleisis.
B. position ボーズマン位（膝肘位）.
Bozzi fo·ra·men [bóuzi fɔ:réimən] 黄斑（眼底の），= macula lutea.
Bozzolo, Camillo [botsóulou] ボッツォロ（1845-1920，イタリアの医師）.
B. disease ボッツォロ病（多発性骨髄腫）.
B. sign ボッツォロ徴候（胸部大動脈瘤の際鼻孔内に動脈の拍動がみられる）.
B
BP ① blood pressure 血管内圧の略. ② body plethysmography 体プレチスモグラフィーの略. ③ British Pharmacopoeia イギリス薬局方の略. ④ bullous pemphigoid 水疱性類天疱瘡の略. ⑤ biopterin ビオプテリンの略（$C_9H_{11}N_5O_3$ で人尿から分離された．還元体は芳香族アミノ酸モノオキシゲナーゼの電子供与体になる）.
b.p. base pair 塩基対の略，= nucleoside pair, nucleotide pair.
BPA bisphenol A ビスフェノールAの略.
BPD ① biparietal diameter 大横径（両頭頂径）の略. ② borderline parsonality disorder 境界性パーソナリティ障害の略. ③ bronchopulmonary dysplasia 気管支肺異形成〔症〕の略（特発性呼吸窮迫症候群に引き続き呼吸障害が持続することをいう）.
BPR bioclean patient room クリーンルームの略. → clean room.
BPS biophysical profile scoring バイオフィジカルスコアの略.
BPSD behavioral and psychological symptoms of dementia 認知症に伴う行動障害と精神症状の略.
Bq becquerel ベクレルの略（放射能の国際標準単位. 1Bq＝1 壊変/秒. 1Ci＝3.7×10^{10} Bq）.
Br ① bromine 臭素の元素記号. ② aqua anethi イノンド水の略.
Braasch catheter ブラーシュカテーテル（先端に球の付いたカテーテル）.
brab·o [brǽbou] ブラボ，= espundia.
Brace syn·drome [bréisi síndroum] ブレース症候群（酸素欠乏症において起こる呼吸頻迫に伴い血圧は緩徐に上昇，脈拍数は増加し，その振幅が不規則な間隔で変化を示し，心臓拍出量が増大する）.
brace [bréis] ① 装具〔医学〕（副子に対し，不動性を強調する装置）. ② ブレース. ③ 歯牙固定器〔医学〕.
brace·let [bréislit] 腕環（うでわ），輪帯.
Brachet, Jean Louis [braʃéi] ブラシェー（1789-1858，ベルギーの生理学者）.
B. mesolateral fold ブラシェー側腸間膜ヒダ.
B. test ブラシェー試験（末梢または骨髄からつくった塗抹標本をリボヌクレアーゼ ribonuclease で処理すると，骨髄性血球の核はリボ核酸塩を含有し，リンパ系および単球系のものはデソキシリボ核酸塩を主成分とすることから鑑別診断に適用する）.
bra·chia [bréikiə] （brachium の複数）.
bra·chi·al [bréikiəl] 上腕の，腕の〔医学〕.
b. anesthesia 上腕麻酔〔法〕.
b. arteriography 上腕動脈造影〔医学〕.
b. artery [TA] 上腕動脈，= arteria brachialis [L/TA].
b. autonomic plexus [TA]（上腕自律神経叢*），= plexus autonomicus brachialis [L/TA].
b.-basilar insufficiency syndrome 上腕脳底動脈不全症候群〔医学〕.
b. biceps 上腕二頭筋.
b. birth palsy 上腕神経性分娩麻痺（上肢全体の麻痺を Duchenne 型といい，前腕のみの場合を Klumpke 型という）.
b. birth paralysis 腕神経叢麻痺〔医学〕.
b. block 腕神経叢ブロック.
b. fascia [TA] 上腕筋膜，= fascia brachii [L/TA].
b. gland 上腕腺（上腕リンパ節）.
b. index 腕指数（前腕の長さの100倍を上腕の長さで除した商）.
b. lymph nodes 上腕リンパ節，= lymphonodi brachiales.
b. muscle 上腕筋.
b. neuralgia 上腕神経痛〔医学〕.
b. neuritis 腕神経叢炎.
b. nodes [TA] 上腋窩リンパ節，= nodi brachiales [L/TA].
b. paralysis 腕麻痺.
b. plexus [TA] 腕神経叢，= plexus brachialis [L/TA].
b. plexus block 腕神経叢ブロック（遮断）（側頸部（斜角筋間），鎖骨上窩などから局所麻酔薬を神経叢内に注入して上肢の麻酔を行う方法）.
b. plexus injury 腕神経叢損傷.
b. plexus neuropathy 腕神経叢ニューロパチー.
b. plexus palsy 腕神経叢麻痺.
b. region [TA] 上腕部*，= regio brachialis [L/TA].
b. triangle = axillary triangle.
b. triceps 上腕三頭筋.
b. veins [TA] 上腕静脈，= venae brachiales [L/TA].
bra·chi·al·gia [brèikiǽlʤiə] 腕痛，上腕痛〔医学〕.
b. paresthetica nocturna 夜間異常知覚性上肢痛.
b. statica paraesthetica 睡眠性麻痺性腕痛.
bra·chi·a·lis [brèikiéilis] [TA] 上腕筋，= musculus brachialis [L/TA].
b. muscle 上腕筋.
b. plexus paralysis 腕神経叢麻痺〔医学〕.
brachi(o)- [breiki(ou), -ki(ə)] 腕との関係を表す接頭語.
bra·chi·o·ce·phal·ic [breikiousifǽlik] 腕頭の.
b. arteritis 脈なし病，腕頭動脈炎.
b. muscle 腕頭筋.
b. nodes [TA] 腕頭静脈リンパ節*，= nodi brachiocephalici [L/TA].
b. trunk [TA] 腕頭動脈，= truncus brachiocephalicus [L/TA].
b. vein [TA] 腕頭静脈，= vena brachiocephalica [L/TA].
bra·chi·o·cru·ral [brèikioukrú:rəl] 腕脚の.
bra·chi·o·cu·bi·tal [brèikioukjú:bitəl] 腕肘の.
bra·chi·o·cyl·lo·sis [brèikiousilóusis] 上腕骨弯曲.
bra·chi·o·cyr·to·sis [brèikiousə:tóusis] 上腕骨弯曲，= brachi(o)cyllosis.
bra·chi·o·gram [bréikiəgræm] 上腕動脈波図.
bra·chi·o·lar·ia [brèikiəléəriə] ブラキオラリア幼虫（ヒトデ類の幼生）.
bra·chi·o·plex [bréikiəpleks] 腕神経叢，= brachiplex, brachial plexus.
Bra·chi·o·po·da [brèikiápədə] 腕足動物門.
bra·chi·o·ra·di·al [brèikiouréidiəl] 腕橈の〔医学〕.
b. muscle 腕橈骨筋.
b. reflex 腕橈骨筋反射〔医学〕，回外筋反射〔医学〕.
bra·chi·o·ra·di·a·lis [brèikiourèidiéilis] [TA] 腕橈骨筋，= musculus brachioradialis [L/TA].
b. muscle 腕橈骨筋.
bra·chi·ot·o·my [brèikiátəmi] 上腕切断術，上腕切り術〔医学〕.
bra·chi·um [bréikiəm] [L/TA] ① 上腕，= arm [TA]. ② 腕状構造. 複 brachia.
b. cerebelli 小脳大脳腕（小脳脚 cerebellar peduncle の旧名），= brachium conjunctivum.
b. colliculi inferioris [L/TA] 下丘腕，= brachium of inferior colliculus [TA].

b. colliculi superioris [L/TA] 上丘腕, = brachium of superior colliculus [TA].

b. conjunctivum and tractus spinothalamicus syndrome 結合腕および脊髄視丘路症候群（多くは上小脳動脈血栓に基づき，上小脳動脈血栓症候群とも呼ばれ，患側の疼痛，温覚消失，反対側の運動失調，筋弛緩，そのほかの小脳症状を特徴とし，随意表情は可能であるが，自然表情を欠き，一側の難聴を伴うことがある）.

b. conjunctivum anterius 前結合腕（上丘腕の旧名）, = brachium conjunctivum superius.

b. conjunctivum cerebelli 小脳結合腕（小脳腕の旧名）.

b. conjunctivum posterius 後結合腕（下丘腕の旧名）, = brachium quadrigeminum inferius, b. of inferior colliculus.

b. of inferior colliculus [TA] 下丘腕, = brachium colliculi inferioris [L/TA].

b. of superior colliculus [TA] 上丘腕, = brachium colliculi superioris [L/TA].

b. pontis 橋腕（中小脳脚 middle cerebellar peduncle の旧名）.

b. quadrigeminum inferius 下丘腕, = brachium of inferior colliculus.

b. quadrigeminum superius 上丘腕, = brachium of superior colliculus.

Bracht, Erich Franz Eugen [brákt] ブラハト（1882–1969, ドイツの病理学者，産婦人科医）.

B. maneuver ブラハト〔骨盤位介助〕法（娩出力によって胎児が順調に下降するときに用いられる方法で，児体を支えて自然の下降と回旋を助けることで娩出させる方法）.

B.–Wächter bodies ブラハト・ウェヒテル小体（初めウサギ［家兎］の心筋において発見された病巣性間質性炎症で，大小の単核球の集合からなるが，ヒトの亜急性細菌性心内膜炎においてもみられる）.

B.–Wächter lesion ブラハト・ウェヒテル病変.

brachy– [bræki] 短小，遅鈍の意味を表す接頭語.

brach·y·au·che·nia [brækiɔ:kí:niə] 短頂，頂頭.

brach·y·ba·sia [brækibéiziə] 小股歩行 [医学].

brach·y·ba·so·pha·lan·gia [brækibèisoufəlǽnʤiə] 基節骨短縮〔症〕[医学].

brach·y·bi·ot·ic [brækibaiátik] 短命の.

brach·y·car·dia [brækiká:diə] 短心症.

brach·y·ce·pha·lia [brækisifélia] 短頭〔蓋〕症（長広指数 81.0～85.4）, = brachycephalism, brachycephaly. 形 brachycephalic, brachycephalous.

brach·y·ceph·a·lism [brækiséfəlizəm] 短頭〔蓋〕症, = brachycephalia.

brach·y·ceph·a·ly [brækiséfəli] 短頭〔蓋〕症, = brachycephalia.

Bra·chyc·e·ra [brækísərə] 短角亜目（昆虫綱，双翅目に属する一群で，触角は短く胸部から出て，その末節は伸長する．多数の科を含むが医学上重要なのはアブ科 *Tabanidae* である）.

brach·y·chei·lia [brækikáiliə] 短唇奇形（人中の短縮したもの）, = brachychily, brachycheilia microcheilica.

brach·y·chron·ic [brækikránik] 急性の，急性疾患の.

brach·y·cne·mic [brækiní:mik] 下腿短縮の.

brach·y·cra·nic [brækikréinik] 短頭〔蓋〕の（長広指数 80.0～84.0）.

brach·y·cu·rie·ther·a·py [brækikjùri:θérəpi] 近距離ラジウム療法.

brach·y·dac·tyl·ia [brækidæktíliə] 短指（趾）〔症〕（母指を除くほかの 4 指の関節が一つで，母指と同じような構造をもつ奇形）, = brachydactyly. 形 brachydactylic.

brach·y·dac·ty·ly [brækidǽktili] 短指（趾）〔症〕, = brachydactylia.

brach·y·dome [brǽkidoum] 短頭〔蓋〕〔症〕.

brach·y·e·soph·a·gus [brækii:sáfəgəs] 短食道.

brach·y·fa·cial [brækiféiʃəl] 短顔の（顔面指数 80.0 以下の）.

brach·y·glos·sia [brækiglásiə] 短舌症.

bra·chyg·na·thia [brækignéiθiə] 鳥顔〔貌〕[医学], 短顎〔症〕, 下顎短小症.

bra·chyg·na·thism [brækígnəθizəm] 下顎短小奇形.

bra·chyg·na·thous [brækígnəθəs] 下顎短小の.

brach·y·ker·kic [brækikə́:kik] 前腕短小の，短腕の.

brach·y·kne·mic [brækiní:mik] 短脛の，下腿短縮の.

brach·y·me·lia [brækimí:liə] 短肢症 [医学].

brach·y·me·so·pha·lan·gia [brækimèzoufəlǽnʤiə] 中〔指〕節骨短縮〔症〕.

brachymetacarpal dwarfism 中手短小性こびと症 [医学], 中手短小性小人症.

brach·y·met·a·car·pia [brækimètəká:piə] 中手骨短縮〔症〕[医学], = brachymetacarpalia, brachymetacarpalism.

brach·y·me·tap·o·dy [brækimetǽpədi] 掌骨足底骨短縮症.

brach·y·met·a·tar·sia [brækimètətá:siə] 中足骨短縮〔症〕[医学].

brach·y·me·tro·pia [brækimitróupiə] 近視 [医学], = short-sightedness, myopia.

brach·y·mor·phia [brækimɔ́:fiə] 短型（躯幹と四肢が短く広い型）.

brach·y·mor·phic [brækimɔ́:fik] 短型の.

brach·y·o·dont [brǽkiədɑnt] 短冠歯 [医学].

brach·y·o·don·tia [brækiədánʃiə] 短冠歯症〔型，性〕[医学].

brachypellic pelvis 卵円形の骨盤（横径が前後径よりは 1cm 以上，3cm 以下のもの）.

brach·y·pel·vic [brækipélvik] 短骨盤の（横径が短い卵円形のもの）.

brach·y·pha·lan·gia [brækifəlǽnʤiə] 短〔指（趾）〕節骨〔症〕[医学], 短指（趾）症，短指（趾）骨症（手または足の指が病的に短いもので，減指骨症ともいわれる）, = hypophalangia.

brach·y·pha·sia [brækiféiziə] 失語症.

brach·y·phra·sia [brækifréiziə] 談話不能.

brach·y·pin·a·coid [brækipínəkɔid] 短軸面.

brach·y·pneu·ma [brækinjú:mə] 呼吸促迫.

brach·y·pod [brǽkipɑd] 短脚症, = brachy-podous.

Bra·chyp·o·da [breikípədə, brə–] 短脚目（節足動物，甲殻綱，カシラエビ亜綱）.

brach·y·po·dia [brækipóudiə] 短脚〔症〕[医学].

brach·y·prism [brǽkiprizəm] 短軸柱.

brach·y·pro·sop·ic [brækiprousápik] 短顔の.

brach·y·pyr·a·mid [brækipírəmid] 短軸錐.

brach·y·rhi·nia [brækiráiniə] 短鼻症.

brach·y·rhyn·chus [brækiríŋkəs] 短鼻短顎症.

brach·y·skel·ic [brækiskélik] 短脚の.

Brach·y·spi·ra [brækispáirə, brəkíspi–] ブラキスピラ属（スピロヘータの一属）.

B. hyodysenteriae ブタ赤痢スピロヘータ（ブタに粘血性下痢をきたす）.

brach·y·staph·y·line [brækistǽfili:n] 口蓋短小（歯槽弓の短縮）.

brach·y·sta·sis [brækistéisis, brəkístə–] 短縮緊張（筋肉が短縮した状態で伸長に抵抗していること），

= brachystatic contraction.

brach·y·te·le·pha·lan·gia [brækitèlifəlǽnʤiə] 末節骨短縮〔症〕[医学].

brach·y·ther·a·py [brækiθérəpi] 近接照射療法，密封小線源治療 [医学]（Ra，^{137}Cs，^{60}Co，^{192}Ir などの密封小線源を用いて，腔内照射，組織内照射などが行われる）.

brach·y·type [brǽkitaip] 短型，= brachymorph. 形 brachytypical.

B

Brach·y·u·ra [brækijú:rə] 短尾下目（節足動物，十脚目，抱卵亜目）.

brach·y·u·ran·ic [brækijurǽnik] 短口蓋の（口蓋歯槽指数が115以上のもの）.

brac·ing [bréisiŋ] ブレイシング，側方維持力.

brack·en [brǽkən] ワラビ（ウラボシ科植物），= *Pteridium aquilinum*.

brack·et [brǽkit] ① 腕木. ② ブラケット（[ ]で囲むこと）.

Brackett, Charles A. [brǽkit] ブラケット（1850–1927，アメリカの歯科医）.

B. probes ブラケット消息子（細い銀製の消息子で，歯の瘻孔を調べるもの）.

Brackett, Elliott Gray [brǽkit] ブラケット（1860–1944，アメリカの整形外科医）.

B. operation ブラケット手術（大腿骨頸部の骨折に際し，その骨折を固定するため，頭部に小窩をつくり骨折を起こした骨端をこれに当てはめ大転子をこの部分まで上方に牽引する方法）.

brackish water 半塩水，淡海水，汽水.

bract [brǽkt] ほう（包）葉.

Bradborn sign [brǽdbɔ:n sáin] ブラッドボルン徴候（前腕を曲げ肩を外転させると腕の内転が不可能なことで，両側性に認められ，第7頸髄の障害による），= Thorburn sign.

Bradbury-Eggleston syndrome ブラッドベリー・エグルストン症候群（特発性起立性低血圧）.

Bradford, Edward Hickling [brǽdfɔ:d] ブラッドフォード（1848–1926，アメリカの整形外科医）.

B. frame ブラッドフォード担架（鉄管の枠にカンバスを張り詰めた担架状の固定床）.

Bradley dis·ease [brǽdli: dizí:z] ブラッドレー病（流行性嘔吐症）.

Bradshaw albumosuria ブラッドショウアルブモーゼ尿.

brady- [brǽdi] 緩徐，遅滞の意味を表す接頭語.

brad·y·a·cu·sia [brædiəkú:siə] 難聴.

brad·y·ar·rhyth·mia [brædiəríðmiə] 徐脈性不整脈（洞性徐脈でPP間隔の乱れがあるもの. 洞機能不全症候群の一つ）.

brad·y·arth·ria [brædiá:θriə] 言語緩徐，= bradylalia.

brad·y·aux·e·sis [brædiɔ:ksí:sis] 部分的成長緩徐.

brad·y·bla·sia [brædibléiziə] 小刻み歩行.

brad·y·car·dia [brædiká:diə] 徐脈 [医学]，徐拍（1分間60以下となる脈拍緩徐）. 形 bradycardic.

b.-tachycardia syndrome 徐脈頻脈症候群 [医学]（洞不全症候群の一つのタイプで，発作性心房細動，心房頻拍などの頻拍発作が止まった際に overdrive suppression の形で徐脈が起こる）.

brad·y·car·di·ac [brædiká:diæk] 徐脈の.

brad·y·car·dic [brædiká:dik] 徐脈の [医学].

brad·y·ci·ne·sia [brædisiní:siə] 運動緩徐.

bradycinetic analysis 徐動分析（運動をスローな活動映写で観察分析すること）.

brad·y·crot·ic [brædikrátik] 脈拍の遅い.

bradydia stasis 蠕動緩徐 [医学].

brad·y·di·a·stal·sis [brædidàiəstǽlsis] ぜん（蠕）動緩徐.

brad·y·di·as·to·le [brædidaiǽstəli:] 拡張期延長，= bradydiastolia.

brad·y·e·coi·a [brædii:kɔ́iə] 重聴，難聴（聴覚不全）.

brad·y·es·the·sia [brædiesθí:ziə] 感覚遅鈍，知覚遅鈍 [医学].

brad·y·glos·sia [brædiglásiə] 言語渋滞.

brad·y·ki·ne·sia [brædikiní:ziə] 運動緩徐，運動緩慢 [医学]，= bradycinesia.

brad·y·ki·net·ic [brædikainétik] 運動緩徐な.

brad·y·kin·in (BK) [brædikínin] ブラジキニン（アミノ酸9個からなる活性ペプチド. ブラスキニンの一つ. 血管拡張薬）.

brad·y·la·lia [brædiléiliə] 発語緩慢，言語緩徐，緩慢言語 [医学]，遅語症.

brad·y·lex·is [brædiléksis] 読書緩徐.

brad·y·lo·gia [brædilóuʤiə] 思考緩徐による言語緩徐.

brad·ymas·tie·sis [brædimæstí:sis] そしゃく（咀嚼）困難 [医学].

brad·y·me·nor·rhea [brædimènərí:ə] 月経遅延 [医学].

brad·y·me·tap·o·dy [brædimetǽpədi] 掌骨足底骨短縮症，= brachymetapody.

brad·y·pep·sia [brædipépsiə] 消化不良.

brad·y·pha·gia [brædiféiʤiə] 遅食〔症〕[医学].

brad·y·pha·lan·gia [brædifəlǽnʤiə]（指骨中節の短縮による短指症）.

brad·y·pha·sia [brædiféiziə] 中枢性言語渋滞.

brad·y·phe·mia [brædifí:miə] 言語緩徐.

brad·y·phra·sia [brædifréiziə] 言語緩徐（精神病性）.

brad·y·phre·nia [brædifrí:niə] 精神緩慢 [医学]，精神緩徐（急性脳炎の消退後発する特異な精神症状で衝動性，自発性が著しく低下した状態）. 形 bradyphrenic.

brad·yp·nea [brædipní:ə, brədípniə]〔緩〕徐呼吸 [医学].

brad·yp·noea [brædipní:ə, brədípniə] = bradypnea.

brad·y·pra·gia [brædipréiʤiə] 動作緩慢.

brad·y·prax·ia [brædiprǽksiə] 動作緩慢，= bradypragia.

brad·y·psy·chia [brædisáikiə] 精神的遅鈍.

bradypsychic response 精神遅鈍反応 [医学]，精神活動鈍化反応.

brad·y·rhyth·mia [brædiríðmiə] ① 徐脈，= bradycardia. ② 緩徐波（脳波において1秒間の波数が正常値10 alpha rhythm に対し1〜6に緩徐するもの）.

brad·y·sper·ma·tism [brædispə́:mətizəm] 射精遅延.

brad·y·sphyg·mia [brædisfígmiə] 徐脈.

brad·y·stal·sis [brædistǽlsis] ぜん（蠕）動緩徐，= bradydiastalsis.

brad·y·tel·e·o·ci·ne·sia [brædìtèliousiní:ziə] 動作完了困難（動作が完了する前に緩慢になるか中止される運動調節機構の障害）.

brad·y·tel·e·o·ki·ne·sis [brædìtèlioukainí:sis] 動作完了困難，= bradyteleocinesia.

brad·y·to·cia [brædìtóusiə] 分娩遅延.

brad·y·tro·phia [brædìtróufiə] 栄養緩徐.

brad·y·u·ran·ic [brædiju:rǽnik] 短小口蓋の [医学].

brad·y·u·ria [brædijú:riə] 排尿遅延.

brad·y·zo·ite [brædizóuait] ブラディゾイト，緩増虫体（筋肉や脳で嚢子を形成した胞子虫類は，中に多数の緩増虫体がみられる. 形態的には急増虫体 tachyzoite と同じであるが，内部出芽によりゆっくりと増殖する).
Brag·a·da pic·ta ［brǽgədə píctə］（インドにおいてヒトを侵す吸血昆虫).
Bragard sign ［brǽgə:d sáin］ ブラガード徴候（坐骨神経痛では，下肢を伸展したまま足を屈曲すると疼痛が増悪する).
Bragg-Paul pulsator ブラッグ・ポール拍動器（呼吸補助器の一つ).
Bragg, Sir William Henry ［brǽg］ ブラッグ（1862-1942，イギリスの医師).
B.-Gray principle ブラッグ・グレイの原理［医学］（電荷を持たない電離放射線の固体中の吸収線量を測定する基礎となる原理).
B. peak ブラッグピーク［医学］（1904年頃，α線についての電離作用をブラッグ曲線で示した．その曲線で最大となる部分をいう).
Braid, James ［bréid］ ブレイド（1795-1860，スコットランドの医師．催眠術 hypnotism の開祖として，現在これを braidism とも呼んでいる)，= Brade, James.
Brailey, William Arthur ［bréili］ ブレーリー（1845-1915，イギリスの眼科医).
B. operation ブレーリー手術（緑内障の疼痛を緩和するための滑車上神経の引伸手術で，Badal 手術の改良法).
Braille, Louis ［bréil］ ブレーユ（1809-1852，フランスの教育家．3歳のとき事故により盲目となり，盲人用のアルファベットを考案し，現在実用されている).
braille ［bréil］ ブレーユ（発明者 Louis Braille（1809-1852）にちなんだ語で，盲人用点字).
b. music ブレーユ楽譜.
Brailsford, James Frederick ［bréilzfɔ:d］ ブレイルズフォード（1888-1961，イギリスの放射線科医).
B. disease ブレイルズフォード病，= Morquio disease.
B.-Morquio disease ブレイルズフォード・モルキオ病.
Brain, W. Russel ［bréin］ ブレーン（1895-1966，イギリスの医師).
B. reflex ブレーン反射（片麻痺患者が四肢位をとるとき屈曲した麻痺腕を伸張する反射で，四肢伸張反射ともいう)，= quadripedal extensor reflex.
brain ［bréin］ ［TA］脳（中枢神経系のうち，頭蓋骨内にある終脳，間脳，中脳，小脳，橋および延髄の総称)，= encephalon ［L/TA］.（→ 図）
b. ablation 除脳［医学］.
b. abnormality 脳異常［医学］.
b. abscess 脳膿瘍［医学］.
b.-associated theta (*θ*) antigen 脳関連シータ（*θ*）抗原［医学］.
b. attack 脳発作，ブレーンアタック，= stroke.
b. axis 脳茎，= brain stem.
b. box ［TA］①神経頭蓋，= neurocranium ［L/TA］．②脳頭蓋.
b. brei 脳粥（生の脳を乳鉢で破砕して得られる粥状物質).
b. case 頭蓋〔冠〕，= cranium.
b. cavity 脳腔.
b. center 大脳中枢（①特殊構造または機能を営む皮質中枢．②特殊機能を営む大脳神経細胞群).
b.-cerebrospinal fluid barrier 脳脊髄液関門，髄液脳関門.
b. chemistry 脳化学［医学］.
b. circulatory disturbances 脳循環障害［医学］.
b. clip 脳クリップ，= dura clip.
b. concussion 脳振とう（盪）〔症〕［医学］.
b. contusion 脳挫傷［医学］.

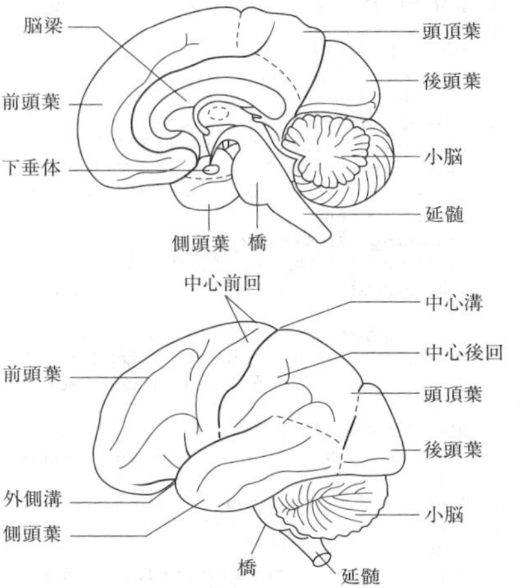

大脳の分画

b. coordinate atlas 脳座標図［医学］.
b. current 脳電流.
b. damage 脳損傷.
b. death 脳死［医学］.
b.-derived neurotrophic factor (BDNF) 脳由来神経栄養因子.
b. disease 脳疾患［医学］.
b. donation 献脳［医学］.
b. edema 脳水腫［医学］，脳浮腫［医学］.
b. electrical activity map 脳電気活動図［医学］.
b. electromagnetic topography 脳電磁トポグラフィ［医学］.
b.-fag 精神疲労，神経衰弱.
b. fever 脳熱（脳炎，脊髄炎，または腸チフスの脳症状).
b. granuloma 脳肉芽腫［医学］.
b.-gut peptides 脳・腸管ペプチド.
b.-heart infusion 脳心臓浸出物［医学］.
b.-heart infusion agar (BHIA) ブレイン・ハートインフュージョン寒天培地（レンサ球菌などの培養に用いられる).
b. hemorrhage 脳出血［医学］.
b. herniation 脳ヘルニア.
b. hypothermia treatment 脳低温療法.
b. infarction 脳梗塞［医学］.
b. infusion ブレインインフュージョン，脳浸出液.
b. injury 脳損傷［医学］，脳外傷.
b. lipoid 脳類脂体（脳実質から抽出してつくった粗製ケファリンで，局所止血薬として用いる).
b. magnetic flux 脳磁波（脳の電気的活動に伴い発生する磁界で，生体磁気のなかでは最も微弱).
b. mantle 脳皮質（外套)，= pallium.
b. map 脳地図［医学］.
b. mapping 脳マッピング［医学］.
b. metabolic stimulant 脳代謝改善薬.
b. metabolism 脳代謝.
b. murmur 脳雑音.
b. natriuretic peptide (BNP) 脳性ナトリウム利尿ペプチド.
b. neoplasm 脳新生物（腫瘍）［医学］.
b. pan 頭蓋，= skull，cranium.

b. pathology 脳病理学（神経心理学），= neuropsychology.
b. potential 脳電位.
b. pressure 脳圧［医学］.
b. protein 脳タンパク〔質〕.
b. pseudotumor 偽性脳腫瘍［医学］.
b. purpura 脳紫斑病（脳の中毒性環状出血），= ring bleeding of brain.
b. sand 脳砂（とくに老人の松果体にみられる），= acervulus cerebri.
b. scanning 脳スキャン〔ニング〕［医学］.
b. science 脳科学，ブレインサイエンス.
b. scintigraphy 脳シンチグラフィ，= brain scanning.
b. stem 脳幹，脳軸（大脳半球と小脳とを除いた中枢神経系の部分で，通常中脳・橋・延髄よりなるが，間脳を含めることもある），= brainstem, segmental apparatus.
b. stem death 脳幹死.
b. stem evoked auditory response 聴性脳幹反応［医学］.
b. stem evoked response 脳幹反応［医学］.
b. stem hypnotics 脳幹性催眠薬.
b. stem reflex 脳幹反射.
b. stem reticular activating system 脳幹網様体賦活系.
b. stem reticular formation 脳幹網様体［医学］.
b. stem stimulants 脳幹興奮薬.
b. stem syndrome 脳幹症候群.
b. stem tumor 脳幹部腫瘍（通常，中脳，橋，延髄に発生した腫瘍を指す）.
b. sugar 脳糖（セレブロシド，ガラクトース），= cerebrose.
b. surgery 脳外科［医学］.
b. swelling 脳腫脹［医学］.
b. transplantation 脳移植，= neurotransplantation.
b. tumor (BT) 脳腫瘍［医学］.
b. vesicle 脳胞（胚子における脳の基礎的部分をなすもので，将来前脳，中脳および菱脳に発育するもの），= cephalic vesicle, cerebral v..
b.-washing 洗脳［医学］（虐待など物理的侵襲を加えることにより個人の精神，意識を統制し管理すること）.
b. wave 脳波（脳の微細な電気活動を増幅し記録したもの．一連の律動的な波形を示し，周波数によって4Hz 以下の δ 波，4〜7Hz の θ 波，8〜13Hz の α 波，14Hz 以上の β 波からなる．睡眠深度や意識レベルによって波形に変化がみられ，また，てんかんなどでは特有の異常波形を示してそれぞれの診断に臨床応用される）.
b. wave complex 脳波複合.
b. wave topography 脳波トポグラフィー.
b. weight 脳重量［医学］.
brained·ness ［bréindnis］ 利き脳［医学］.
brain·stem ［bréinstèm］ ［TA］脳幹，= truncus encephali [L/TA].
b. apoplexy 脳幹出血，脳幹卒中.
b. auditory evoked potential 脳幹聴覚誘発電位［医学］，脳幹聴性誘発電位.
b. death 脳幹死［医学］（大脳機能の廃絶により植物状態が生ずるが，この場合脳死と違い脳幹部の機能には支障がない．わが国において規定している脳死の場合，大脳と脳幹部の機能が同時に廃絶されている状態がなければならない．これに対してイギリスでは脳幹部機能の廃絶は大脳機能の廃絶を必然的に導くものとして，脳幹部機能の廃絶（脳幹死）をもって脳死とするという見解を採用している）.
b. encephalitis 脳幹脳炎［医学］.
b. glioma 脳幹部神経膠腫［医学］.
b. hemorrhage 脳幹出血.
b. reticular activation system 脳幹網様体賦活系［医学］.
braised suture 組み編み縫合糸.
brake phenomenon ブレーキ現象（筋が正常休止位を保とうとする傾向）.
Brakemann sign ［bréikmən sáin］ ブレークマン徴候（子宮内胎児死亡の徴候）.
braking radiation 制動放射.
Bram test ［brǽm tést］ ブラム試験（バセドウ病では正常人に比べてブロム水素酸キニーネの耐容量が増す）.
bran ［brǽn］ 麩（ふすま），糠（ぬか）.
b. bath もみがら浴（皮膚軟化用）.
branch ［brǽntʃ］ ① 枝．② 領域，分科．→ branches.
b. current 誘導電流，= derived current.
b. gap 枝隙.
b. hospital 分院［医学］.
b. of oculomotor nerve to ciliary ganglion ［TA］毛様体神経節への動眼神経枝*，= ramus nervus oculomotorii ad ganglion ciliare [L/TA].
b. to angular gyrus ［TA］角回枝*，= ramus gyri angularis [L/TA].
b. to ciliary ganglion ［TA］〔毛様体神経節への〕交感神経枝，= ramus ad ganglion ciliare [L/TA].
b. to oculomotor nerve ［TA］動眼神経枝*，= ramus nervi oculomotorii [L/TA].
b. trace 枝跡.
branched calculus 分枝状結石.
branched chain 枝分け鎖［医学］.
branched-chain amino acid (BCAA) 分枝鎖アミノ酸［医学］.
branched-chain ketoaciduria 分岐鎖ケトン酸尿症［医学］.
branched glands 分枝腺［医学］.
branched hair 分枝毛.
brancher deficiency 分枝酵素欠損症［医学］（アミロペクチン症）.
brancher deficiency glycogenosis 分枝酵素欠損症性グリコーゲン蓄積症，= brancher glycogen storage disease.
brancher glycogen storage disease 分枝グリコゲン蓄積症.
branches ［brǽntʃz］ （branch の複数）.
b. to amygdaloid body ［TA］扁桃体枝，= rami corporis amygdaloidei [L/TA].
b. to anterior perforated substance ［TA］前有孔質枝，= rami substantiae perforatae anterioris [L/TA].
b. to crus cerebri ［TA］大脳脚枝*，= rami cruris cerebri [L/TA].
b. to globus pallidus ［TA］淡蒼球枝，= rami globi pallidi [L/TA].
b. to hippocampus ［TA］海馬枝*，= rami hippocampi [L/TA].
b. to hypothalamic nuclei ［TA］視床下部核枝*，= rami nucleorum hypothalami [L/TA].
b. to internal capsule, genu ［TA］内包膝枝*，= rami genus capsulae internae [L/TA].
b. to internal capsule, posterior limb ［TA］内包後脚枝*，= rami cruris posterioris capsulae internae [L/TA].
b. to internal capsule, retrolentiform limb ［TA］内包後レンズ核枝*，= rami partis retrolentiformis capsulae internae [L/TA].
b. to isthmus of fauces ［TA］口峡枝，= rami isthmi faucium [L/TA].

b. to lateral geniculate body [TA] 外側膝状体枝*, = rami corporis geniculati lateralis [L/TA].
b. to nerves [TA] 三叉神経枝, = rami nervorum [L/TA].
b. to optic chiasm [TA] 視交叉枝*, = rami chiasmatici [L/TA].
b. to optic chiasma [TA] 視交叉枝*, = rami chiasmatici [L/TA].
b. to optic tract [TA] 視索枝, = rami tractus optici [L/TA].
b. to otic ganglion [TA] 耳神経節への枝*, = rami ganglionares ad ganglion oticum [L/TA].
b. to red nucleus [TA] 赤核枝, = rami nuclei rubri [L/TA].
b. to substantia nigra [TA] 黒質枝, = rami substantiae nigrae [L/TA].
b. to tail of caudate nucleus [TA] 尾状核尾枝, = rami caudae nuclei caudati [L/TA].
b. to thalamic nuclei [TA] 視床核枝*, = rami nucleorum thalami [L/TA].
b. to trigeminal ganglion [TA] 三叉神経節枝, = rami ganglionares trigeminales [L/TA].
b. to tuber cinereum [TA] 灰白隆起枝, = rami tuberis cinerei [L/TA].
b. to tympanic membrane [TA] 鼓膜枝, = rami membranae tympani [L/TA].
b. to uncus [TA] 海馬鉤枝*, = rami uncales [L/TA].

bran·chia [brǽŋkiə] 鰓(えら), = gills. 複 branchiae.

bran·chi·al [brǽŋkiəl] 鰓(えら)の〔医学〕.
b. aperture 摂食孔.
b. apparatus 鰓器官〔医学〕.
b. arch 鰓弓〔医学〕(胚の内臓弓).
b. arch syndrome 鰓弓症候群.
b. bulb 鰓球.
b. cartilage 鰓弓軟骨, 鰓性軟骨〔医学〕.
b. cartilaginous remmant 鰓性軟骨遺残〔医学〕.
b. cleft 鰓裂, 鰓溝〔医学〕.
b. cleft epithelium 鰓状分岐上皮〔医学〕.
b. coefficient 枝分れ係数〔医学〕.
b. cyst 鰓嚢腫, 鰓嚢胞〔医学〕.
b. duct 鰓管.
b. efferent column 鰓弓性遠心性細胞柱.
b. fissure 鰓裂.
b. fistula 鰓〔性〕瘻〔医学〕, = branchial sinus.
b. groove 鰓溝.
b. gut 鰓腸.
b. heart 鰓心臓.
b. lamella えら板.
b. pouch 鰓嚢〔医学〕, = pharyngeal pouch.
b. radia 鰓輻.
b. region 鰓性器官発生部位〔医学〕.
b. respiration えら呼吸〔医学〕, 鰓息.
b. sac えら袋.
b. sinus 鰓瘻, 頸洞.

branch·ing [brǽntʃiŋ] ① 分枝. ② 分枝形成, 分岐形成〔医学〕, = ramification.
b. aneurysm つる(蔓)状動脈瘤, = cirsoid aneurysm.
b. decay 分岐崩壊〔医学〕.
b. defficient amylopectinosis ブランチング〔エンザイム〕欠乏アミロペクチン症.
b. enzyme 枝分かれ糖原合成酵素(ブドウ糖の1,4結合から枝分れの1,6結合形成を触媒する酵素で, 動物組織中に Cori が発見したものであるが, ジャガイモにある同種の酵素は Q-enzyme と呼ばれる).
b. factor ブランチング因子.
b. probability 枝分かれ確率.
b. ratio 分岐比.
b. type [TA] (分岐型*), = typus dendriticus [L/TA].

branchi(o)- [brǽŋki(ou), -ki(ə)] えら(鰓)の意味を表す接頭語.

bran·chi·o·gen [brǽŋkiəʤən] 鰓原.

bran·chi·o·gen·ic [brӕ̀ŋkiəʤénik] 鰓原〔性〕の〔医学〕.
b. cancer 鰓弓原性癌.
b. carcinoma 鰓原性癌〔医学〕, 鰓弓原性癌〔医学〕.
b. cyst 鰓原性嚢胞〔医学〕.
b. fistula 鰓原性瘻.

bran·chi·og·e·nous [brӕ̀ŋkiáʤənəs] 鰓溝性の, 鰓原性の〔医学〕, = branchiogenic.
b. cancer 鰓原性癌〔医学〕, 鰓弓原性癌〔医学〕.

bran·chi·o·ma [brӕ̀ŋkióumə] 鰓腫〔医学〕.

bran·chi·o·mere [brǽŋkiəmiər] 鰓分節.

branchiomeric muscles 鰓弓筋.

bran·chi·om·er·ism [brӕ̀ŋkiámərizəm] 内胚葉の分節.

branchiomotor nuclei 鰓運動核.

branchiootorenal dysplasia 鰓耳腎形成異常.

branchiootorenal syndrome 鰓性耳腎症候群.

bran·chi·o·pod [brǽŋkiəpɑd] 鰓脚.

Bran·chi·op·o·da [brӕ̀ŋkiápədə] 鰓脚綱(節足動物, 甲殻亜門).

Bran·chi·u·ra [brӕŋkjú:rə] 鰓尾亜綱(節足動物, 甲殻亜門, 顎脚綱の一目で, 一時的寄生するウオジラミの類).

Brand, Ernst [brǽnd] ブランド(1827-1897, ドイツの医師).
B. bath ブランド浴(平温以下の微温湯中で刺激を与えるもの).
B. method ブランド冷浴法(熱病の冷温療法で, 体温 39°C では3時間 18～20°C の冷水中で, 15分間継続的に全身を摩擦し, 完了後十分静止乾燥する).

brand name 製品名(製薬会社が製造して市販に供するために用いる薬品名).

Brande, William Thomas [brǽnd] ブランド(1788-1866, イギリスの化学者).
B. test ブランド試験(キニーネ検出法で, 塩素水とアンモニアをキニーネ溶液に加えると, 緑色が出現する).

Brandt, Thure [brǽnt] ブラント(1819-1895, スウェーデンの婦人科医).
B.-Andrews method ブラント・アンドリュース法(胎児娩出後, 積極的に胎盤を娩出する方法で, 後出血の減少をみる).
B. method ブラント療法(化膿性卵管炎の治療に際し, 双手で内部性器, 特に卵管にマッサージを加えて排膿する方法).

bran·dy [brǽndi] ブランデー(果汁を発酵蒸留して得る酒で, アルコール含有量48～54%). → spiritus vini vitis.
b. nose しゅさ(酒皶)鼻〔医学〕, ブランデー鼻(赤鼻), = rosacea.

Branham, Henry H. [brǽnəm] ブランハム(アメリカの外科医).
B. bradycardia ブランハム徐脈(大動脈瘤においてみられる).
B. sign ブランハム徴候(動静脈瘻において圧迫により瘻孔が閉鎖すると脈拍数が減少し, 最低血圧が上昇し, 心雑音が消失する).

Bran·ha·mel·la [brӕnhəmélə] ブランハメラ亜属(*Moraxella* 属の一亜属).

bran·ny [brǽni] ひこう(粃糠)状の〔医学〕.
b. kidney 糠状腎(脂肪変性による).

Braquehaye, Jules Pie Louis [brakéijə] ブラ

カエー(1865生, フランスの婦人科医).

B. method ブラカエー法(膣粘膜を利用する膣膀胱脱瘻の手術).

Brasdor, Pierre [brasdɔ́:r] ブラスドル(1721-1797, フランスの外科医).

B. method (operation) ブラスドル法(手術)(動静脈瘤の療法として, 拡張部の遠位を結紮する手術).

brash [brǽʃ] 胸やけ, 呑酸どんさん, 嘈囃そうそう(胃の灼熱感).

B

Bras·i·le [brǽzili] ブラジル木(*Caesalpinia echinata* (マメ科)の木材で, 赤色の染料に用いる), = brazilwood.

brass [brǽs] 黄銅, 真鍮しんちゅう(亜鉛30~45と銅55~70との合金).

b. chill 真鍮工熱病, 金属細工師悪寒, = metal fume fever.

b.-founder's ague 金属鋳造工間欠熱, 金属加工師間欠熱, = metal fume fever, galvo.

b.-founder's fever 金属〔蒸気〕熱.

b. poisoning 金属細工師中毒.

bras·sic ac·id [brǽsik ǽsid] ブラシン酸 $CH_3(CH_2)_7CH{=}CH(CH_2)_{11}COOH$ (erucic acid の異性体), = brassidic acid.

Bras·si·ca [brǽsikə] アブラナ属(アブラナ科の一属で, ナタネ油の原植物).

B. napus セイヨウアブラナ, ナタネナ, = rape.

B. nigra クロガラシ, = black mustard.

B. oleracea* var. *botrytis カリフラワー, = cauliflower.

B. oleracea* var. *capitana キャベツ, = cabbage.

brassy body 真鍮様小体(マラリアにみられる萎縮赤血球).

brassy cough 金属音様咳〔医学〕.

brassy eye 真鍮性結膜炎(真鍮粉の刺激による).

BRAT diet ブラット食(banana, rice, apples, toast の頭文字をとった制限食).

Bratton, Andrew Calvin [brǽtən] ブラットン(1913-1990, アメリカの生化学者).

B.-Marshall method (for sulfonamides) ブラットン・マーシャル法(サルファ薬の血中および尿中濃度定量法で, 遊離アミノ酸を含有するサルファ薬を *N*-(1-naphthl) ethylene diamine dihydrochloride で共役して発現する紫赤色を標準液に対し比色する).

Brauer, Ludolph [bráuər] ブラウエル(1865-1951, ドイツの外科医).

B. method ブラウエル法(肺結核療法として胸腔に窒素ガスを注入する人工気胸法).

B. operation ブラウエル手術(癒着性心膜炎の療法として肋骨および胸骨の一部を切除する心膜剥離術), = cardiolysis.

Brauer phenomenon ブラウエル現象(発疹チフスにおいて落屑前期に皮膚を指で強く擦過すれば表皮がぬか状に剥脱する).

Braun, Carl von [bráun] ブラウン(1823-1891, オーストリアの産科医).

B.-Fernwald sign ブラウン・フェルンバルド徴候(妊娠初期にみられる両側非対称性の子宮肥大で, 両側の中間に溝が触診される).

Braun, Christopher Heinrich [bráun] ブラウン(1847-1911, ドイツの医師).

B. method ブラウン法(苛性ソーダとフェノールフタレインとによる尿中遊離塩酸定量法).

B. test ブラウン試験(尿に苛性ソーダを加え煮沸すると黄色を生ずるが, これにピクリン酸を加えると赤色に変わるのはブドウ糖の存在するためである).

Braun frame ブラウン〔下肢〕架台.

Braun, Gustav August von [bráun] ブラウン(1829-1911, オーストリアの婦人科医).

B. hook ブラウン断頭鉤(ブラウン鎖鉤とも呼ばれ, 子宮破裂に瀕する横位の場合の胎児の断頭術 decapitation を行うために用いられる).

Braun, Heinrich [bráun] ブラウン(1847-1911, ドイツの外科医).

B. anastomosis ブラウン吻合〔医学〕(胃腸前吻合術の後に起こりやすい消化管内容の悪循環防止のため, 空腸の輸出入脚間に行う吻合術).

Braun, Heinrich Friedrich Wilhelm [bráun] ブラウン(1862-1934, ドイツの外科医).

B. frame ブラウン架台.

B. splint ブラウン副子(スプリント).

Braun, Karl Friedrich [bráun] ブラウン(1850-1918, ドイツの物理学者).

B. electrometer ブラウン電気計(高電位の測定に用いられ, 普通ボルト単位の目盛円板上で指針の示す位置から電源の電位を直読する).

B. tube ブラウン管(陰極線管. 陰極線の電場または磁場における弯曲を調べるための二極真空管で, 筋や神経の活動電流を検出するために用いられる陰極線オシログラフの主要部分をなす), = cathoderay tube (CRT).

Braun, Ludwig [bráun] ブラウン(1881生, ドイツの医師).

B.-Husler test ブラウン・フスレル試験(髄液1mLに1:300希塩酸を加えると, グロブリンが過剰のときは混濁を呈する).

Braun, Maximillian Gustav Christian Carl [bráun] ブラウン(1850-1930, ドイツの解剖・寄生虫学者).

B. canal ブラウン管(神経腸管), = neurenteric canal.

Braune, Christian Wilhelm [bráun] ブラウン(1831-1892, ドイツの解剖学者).

B. canal ブラウン産道(子宮頸部が完全に拡張した後の膣から子宮底に至る全部の産道).

B. muscle ブラウン筋, = puborectalis muscle.

B. ring ブラウン輪(子宮収縮輪), = contraction ring of Schröder.

B. valve ブラウン弁.

brau·nite [bráunait] 褐マンガン鉱 $3Mn_3O_2$-$MnSiO_3$.

Bravais, Louis François [bravéi] ブラヴェ(1801-1843, フランスの医師).

B.-Jacksonian epilepsy ブラヴェ・ジャクソンてんかん, = Jacksonian epilepsy.

B.-Jacksonian seizure ブラヴェ・ジャクソン発作, = Jacksonian seizure.

braw·ny [brɔ́:ni] 筋肉たくましい, = fleshy, muscular.

b. arm 肥大腕(胸部手術後血管の圧迫による腕の病的肥大).

b. edema 硬性浮腫(非圧痕浮腫), = nonpitting edema.

b. scleritis 角膜辺縁性強膜炎.

b. tetter 頭部脂漏症, = seborrhea capitis.

b. trachoma 浸潤性トラコーマ(顆粒が消失した後リンパ球の浸潤が起こった末期トラコーマ).

Braxton Hicks, John [brǽkstən híks] ブラクストンヒックス(1823-1897, イギリスの婦人科医).

B. H. contraction ブラクストンヒックス徴候(妊娠陣痛), = Hicks sign. → Braxton Hicks version.

B. H. sign ブラクストンヒックス徴候(妊娠時に起こる無痛性の子宮収縮), = Hicks sign. → Braxton Hicks version.

B. H. version ブラクストンヒックス回転術〔医学〕.

braxy [brǽksi] ブラクシー(悪性水腫菌によるヒツジの第四胃炎と十二指腸炎), = redwater, quik plaque.

b. mutton (死んだヒツジの肉).
bra·ye·ra [breijérə, bréiərə] コソ(バラ科植物で駆虫作用のあるコソ花の原植物), = cusso, kosso, kousso.
Brazelton neonatal behavioral assessment scale ブラゼルトン新生児評価表〔医学〕(Thomas Berry Brazelton (1918生)はアメリカの小児科医).
brazier chill 真鍮工熱病, = brass chill.
Brazil wood ブラジル木(ジャケツイバラ属植物 *Caesalpina echinata* でブラジリン染料の原料植物).
Brazilian balsam ブラジルバルサム(*Myroxylon balsamum* より得られるバルサム).
Brazilian fever ブラジル熱, = São Paulo fever.
Brazilian hemorrhagic fever ブラジル出血熱.
Brazilian pemphigus ブラジル天疱瘡.
Brazilian purpuric fever ブラジル紫斑熱(インフルエンザ菌の生物型 aegyptius による疾患で，小児に化膿性結膜炎，続いて発熱，皮下出血をきたす).
Brazilian spotted fever ブラジル斑状熱.
Brazilian trypanosomiasis ブラジル・トリパノソーマ症〔医学〕.
braz·i·lin [brǽzilin] ブラジリン$C_{16}H_{14}O_5$(ブラジル木から得られる淡黄色結晶性染料で，アルカリ溶液では赤色を呈するが，亜鉛粉で脱色される), = brasilin.
BRCA1 gene BRCA1 遺伝子(乳癌との関与が示唆される).
BRCA2 gene BRCA2 遺伝子.
BrDu bromodeoxyuridine ブロモデオキシウリジンの略(BrDu 染色法に用いる).
BrDu-banding bromodeoxyuridin banding ブロモデオキシウリジン染色法.
bread-crumbling position (脊髄病の際にみられる体位で，あたかも鉛筆を持ったような体位).
bread-crumbing tremor パン粉作り振戦(パーキンソン病にみられる静止時振戦の一つ．丸薬まるめ運動と同じ), = pill-rolling tremor.
bread pill パン丸薬.
breadth [brédθ] 幅，横幅.
b.-feeling 幅の視覚.
b. growth 幅育〔医学〕.
b. of finger 横指〔径〕〔医学〕.
b. of hand 手幅〔医学〕.
break [bréik] 開放(回路を切ること).
b. down therapy 頓挫療法(細菌，ウイルスなどによる感染症の治療の際に行われる徹底した迅速療法).
b. shock 開放ショック.
b. test 加熱試験〔医学〕.
b. through 漏出〔医学〕.
b. through capacity 漏出点容量〔医学〕.
b. through curve 漏出曲線〔医学〕.
b. through volume 漏出点容量〔医学〕.
break·age [bréikidʒ] 切断(染色体の)〔医学〕.
b. and reunion 切断再結合〔医学〕.
b.-fusion-bridge cycle 切断融合架橋環〔医学〕.
b.-reunion model 切断・再結合モデル(遺伝的組換えのメカニズムを説明するモデルの一つ).
break·bone fe·ver [bréikboun fí:vər] デング熱, = dengue.
breakdown voltage 破壊電圧〔医学〕.
breaking joint 切断節.
breaking of voice 声変〔わ〕り〔医学〕，変声〔医学〕.
breaking point ① 破断点. ② 息こらえ限界点.
breaking point of breath holding 息こらえ限界点〔医学〕.
breaking strength 破壊の強さ〔医学〕.
breaking stress 破壊応力.
breakoff phenomenon 離脱現象(高度飛行中に起こる異常感覚), = breakaway phenomenon.
breakpoint 切断点〔医学〕，ブレイクポイント，分岐点.
breakthrough bleeding 破綻出血〔医学〕.
breast [brést] [TA] ① 乳房, = mamma [L/TA]. ② 胸.
b. bone 胸骨〔医学〕, = breastbone, sternum.
b. bulging はと(鳩)胸〔医学〕，胸部膨隆〔医学〕.
b. cancer 乳癌〔医学〕.
b. conserving surgery 乳房温存手術〔医学〕.
b. cyst 乳房嚢胞〔医学〕.
b. diagnosis 乳房診断〔医学〕.
b. disease 乳房疾患〔医学〕.
b. examination 乳房検査〔医学〕.
b. feeding 母乳栄養〔医学〕.
b. flush 胸部潮紅〔医学〕.
b. functional change 乳房機能的変化〔医学〕.
b. in pregnancy 妊娠乳房〔医学〕.
b. abscess 乳房膿瘍〔医学〕, = mammary abscess.
b. milk 人乳〔医学〕，母乳〔医学〕, = woman's milk.
b. milk jaundice 母乳性黄疸.
b. neoplasm 乳房新生物(腫瘍)〔医学〕.
b. nipple operation 乳頭の手術〔医学〕.
b. pang 胸痛(狭心症の)〔医学〕.
b. pump 搾乳器〔医学〕，母乳搾乳器〔医学〕，搾乳ポンプ.
b. radiography 乳房X線撮影〔法〕〔医学〕.
b. radiotherapy 乳房放射線療法〔医学〕.
b. reconstruction 乳房再建〔術〕〔医学〕.
b. self-examination (BSE) 乳房自己検査(法).
b. surgery 乳房外科〔医学〕.
b. tea 胸和茶剤, = species pectorales.
b. therapy 乳房治療〔医学〕.
b. tumor 乳房腫瘍〔医学〕.
b. xeroradiography 乳房〔乾式〕X線撮影〔法〕〔医学〕.
breast·bone [bréstboun] 胸骨, = sternum.
breast·ings [bréstiŋz] 初乳, = colostrum.
breast·yang [bréstjɑŋ] 狭心症, = angina pectoris.
breath [bréθ] 呼吸〔医学〕，息〔医学〕，息づかい. 動 breathe.
b. alcohol 呼気中アルコール.
b. analysis test 呼気分析試験.
b. holding ① 息こらえ〔医学〕. ② 呼吸性激情痙攣.
b.-holding spell 息止め発作〔医学〕(泣き入りひきつけ，かんしゃく発作，憤怒痙攣などとも呼ばれる．幼児期の子供にみられる).
b.-holding spells-attack 息止め発作〔医学〕.
b.-holding test 息こらえ試験.
b. holding time 息こらえ時間.
b. sound (BS) 呼吸音〔医学〕, = respiratory sounds.
b. test 呼吸検査〔医学〕，呼気検査.
breath·ing [brí:ðiŋ] ① 呼吸〔医学〕. ② ガス抜き(樹脂).
b. apparatus 呼吸装置〔医学〕，呼吸器官.
b. bag 呼吸バッグ〔医学〕，呼吸嚢.
b. capacity 呼吸容量〔医学〕.
b. chair 呼吸いす〔医学〕.
b. exercise 呼吸訓練〔医学〕, = breathing training.
b. loss 呼吸損失〔医学〕.
b. mask 呼吸マスク〔医学〕，酸素吸入マスク.
b. movement 呼吸運動〔医学〕.
b. pattern 呼吸〔の〕型〔医学〕.
b. reserve 換気予備力〔医学〕，換気予備量.
b. reserve ratio 換気予備比〔医学〕.
b. space 呼吸面積〔医学〕.
b. surface 呼吸表面.
b. system 呼吸装置〔医学〕.
b. training 呼吸訓練(腹式呼吸法および口すぼめ

呼吸を伴った緩徐化呼吸の修得を目的としたトレーニング).

breath·less·ness [bréθlesnis] 息切れ，呼吸困難 [医学]，= shortness of breath.

brea·thom·e·ter [breθámitər] 呼吸計.

breathy attack 気息起声 [医学].

Brecht cartilage ブレヒト軟骨(胸上骨).

Breda, Achille [brédə] ブレダ(1850–1933, イタリアの皮膚科医).

B. disease ブレダ病(ブラジルフランベジア症)，= Brazilian yaws. → espundia.

bredinin ブレディニン(イミダゾール系の核酸合成阻害剤の一種)，= mizoribine.

bre·douille·ment [brədu:ilmán] [F] 早口(言葉が早口であるため，字語の一部が不完全に発音される言語障害).

breech [brí:ʧ] ① 殿〔部〕，尻. ② 砲尾，筒尾(注射筒の)，= buttock, nates.

b. delivery 骨盤位分娩 [医学]，殿位分娩 [医学].

b. extraction 骨盤位牽出 [医学].

b. forceps 殿位鉗子 [医学].

b. presentation 骨盤位 [医学]，殿位，= pubic presentation.

breech·hook [brí:ʧhuk] キュストネル殿部鉤(殿部分娩において牽出術を行う器械).

breed [brí:d] 品種 [医学].

b. nursery 育種ほ(圃)場 [医学].

breeder's seed 原種〔植物〕[医学].

breed·ing [brí:diŋ] 保育，飼育，育種，品種改良，交配，繁殖 [医学].

b. behavior 繁殖行動，繁殖活動.

b. field 育種ほ(圃)場 [医学].

b. place 発生源 [医学].

b. season 繁殖季節.

b. stock 種畜 [医学].

b. structure 繁殖構造 [医学].

b. system 繁殖様式 [医学]，育種様式 [医学].

b. training 養育 [医学].

b. value 育種値 [医学].

breg·ma [brégmə] [L/TA] 前頂の，ブレグマ(頭蓋骨の冠状および矢状縫合の交差点)，= bregma [TA]. 形 bregmatic.

bregmatic fontanel(le) 前泉門，= anterior fontanel(le).

bregmatic presentation 前頭位 [医学]，= sincipital presentation.

bregmatic space 大泉門.

breg·ma·to·dym·ia [brègmətədímiə] 前頂結合奇形.

bregmatolambdoid arc 矢状縫合弓(測定値).

bregmocardiac reflex 前項心臓反射(矢状縫合と冠状縫合の交差部で泉門を圧迫すると心拍が緩徐となる).

Breh-Gaebler meth·od [bréi géblər méθəd] ブレ・ゲブレル法(血中のカリウム検出法の一つで，血液濾液から塩化物を除去し，potassium silver cobaltinitrite として沈殿させたものを比色定量する).

brei [brái] [G] ブライ，粥，髄質.

brein [bréin] ブレイン(ウリ科植物 *Bryonia alba* に存在する配糖体で，細動脈収縮作用がある).

Breisky, August [brí:ski] ブライスキー(1832–1889, ドイツの婦人科医. 1885年外陰萎縮症 kraurosis vulvae を命名し，また骨盤出口の直径を判定するため坐骨粗面間の距離と仙尾骨接合と弓状靱帯下縁間の距離とを外面から測定することを提唱した).

brems·strah·lung [brém(z)strɑ:luŋ] 制動放射 [医学] (電子線が通過している物質の原子核から強いクーロン力を受けて，急速にエネルギーを失うと，電子の失ったエネルギーは制動 X 線として放出される).

Brenneman, Joseph [brénmæn] ブレンネマン(1872–1944, アメリカの小児科医).

B. syndrome ブレンネマン症候群(咽喉の細菌性疾患の随伴症として起こる腸間膜および後腹膜リンパ節炎).

Brenner, Alexander [brénər] ブレンナー(1859–1936, オーストリアの外科医).

B. operation ブレンナー手術(Bassini のヘルニア手術の変法として腹筋を挙睾筋に縫合する方法).

Brenner, Fritz [brénər] ブレンナー(1877–1969, ドイツの病理学者).

B. tumor ブレンナー腫瘍(顆粒膜細胞腫に類似するが，結合織を多分に含み，ホルモン作用を欠く卵巣充実性腫瘍). → ovarian tumor.

Brenner, Rudolf [brénər] ブレンナー(1821–1884, ドイツの医師).

B. test ブレンナー試験(陰極を外耳道におくと，回路を閉鎖するとき強音が聞こえるが，その後漸次弱くなり，開放とともに消滅する. 陽極を用いると，音響は閉鎖時に聴取できないで，開放に際し弱音が聞かれる)，= Brenner formula.

Brenner, Sydney [brénər] ブレナー(1927生，南アフリカ連邦生まれのイギリスの分子生物学者. 1960年代に，mRNA の存在と，3つのヌクレオチドにより1つのアミノ酸の情報が写しとられることをつきとめた. さらに，線虫 *Caenorhabditis elegans* を用いて発生を遺伝子がどのように制御しているかの研究を進め，後の研究により遺伝的にプログラムされた細胞死が存在することやそれを制御する遺伝子か特定され，多くの疾患の解明にもつながる成果となっている. 器官発生とプログラム細胞死の遺伝制御を解明した業績により，2002年度ノーベル医学・生理学賞を受賞).

brenz– [brenz] [G] 燃えた，焼けたを意味する接頭語，= pyro–.

breph·ic [bréfik] 発生初期の.

brepho– [brefou, –fə] 発生初期の意味を表す接頭語.

bre·pho·plas·tic [brèfəplǽstik] 胎生期発育の.

b. graft 胚胎組織移植.

bre·pho·pol·y·sar·cia [brèfoupɑ̀lisá:siə] 幼児の病的肥満(旧語).

bre·pho·troph·ic [brèfətráfik] 幼児の発育栄養に関する.

Breschet, Gilbert [brəʃéi] ブレシェー(1784–1845, フランスの解剖学者).

B. bones ブレシェー骨.

B. canal ブレシェー管.

B. hiatus ブレシェー〔ラセン〕裂孔(蝸牛孔. 前庭階と鼓室階とを連絡する蝸牛頂の小孔)，= helicotrema.

B. sinus ブレシェー洞(蝶形頭頂骨洞)，= sphenoparietal sinus, sinus sphenoparietalis.

B. veins ブレシェー静脈〔管〕(頭蓋骨板間層にある静脈および管)，= Breschet canals, venae diploicae.

Breslau meth·od [brézlau méθəd] ブレスラウ法(重合を阻止するため希薄8%溶液からホルムアルデヒドを揮発させる方法).

Breton law [brétən lɔ́:] ブレトン法則(刺激とそれによる差異の知覚との間には $S=(R/C)^{1/2}$ の式で表される放物線的関係がある).

Bretonneau, Pierre Fidele [brètənóː] ブレトノー(1778–1862, フランスの病理学者. 咽頭の諸疾患を研究し，特に咽頭ジフテリア pharyngeal diphtheria を独立疾病として記載し(1826)，喉頭切開を初めて行った(1825)).

Breuer, Josef [bróuər] ブロイエル(1842–1925, オーストリアの精神科医. Freud とともに潜在意識を発見した).

B.-Hering reflex ブロイエル・ヘリング反射(迷走神経を介する刺激により肺の呼吸運動が支配される神経機序), = Hering-Breuer reflex.
Breus, Carl [brɔ́is] ブロイス(1852-1914, オーストリアの産科医).
B. mole ブロイス奇胎(脱落膜の結節性血腫からなる卵子の奇形), = Breus hematomole, blood mole.
brev·e·tox·ins (BTX) [brèvətáksinz] ブレボトキシン(渦鞭毛藻類(俗に赤潮といわれる)によって産生される毒素).
brevi- [brevi] 短いことを表す接頭語.
Brevibacillus [brèvibəsíləs] ブレビバシラス属(好気性のグラム陽性桿菌).
B. brevis ブレビバシラス・ブレビス(抗生物質 gramicidin を産生する).
Brev·i·bac·te·ri·um [brèvibæktí:riəm] ブレビバクテリウム属(グラム陽性桿菌).
brev·i·col·lis [brèvikális] 短頸症 [医学].
brev·i·duc·tor [brèvidʌ́ktər] 短内転筋.
brev·i·flex·or [brèviflékser] 短屈筋.
brev·i·lin·e·al [brèvilíniəl] 短型の, = brachymorphic.
brev·i·ra·di·ate [brèviréidieit] 短突起(神経膠細胞の).
b. cell 短突起性グリア細胞.
bre·vis·si·mus oc·u·li [brevísiməs ákjulai] 〔眼〕下斜筋.
brev·i·type [brévitaip] 短厚型(肥満体質とも呼ばれ, 細長型 longitype に対立する), = brevitypus.
brev·i·um [bréviəm] ブレビウム(ウランXの産物で ekatantalum または actinium の同位元素と考えられ uranium X_2 と呼ばれたが, 現在ではプロトアクチニウムと同一元素といわれる), = protactinium.
Brewer, George Emerson [brú:ər] ブルーア(1861-1939, アメリカの外科医).
B. infarcts ブルーア梗塞(腎盂腎炎にみられる暗赤色の楔状部で, 梗塞に類似する病変部).
B. operation ブルーア手術(ゴム樹脂を用いる動脈外傷の手術).
B. point ブルーア点(肋椎角に圧痛があれば腎臓感染を示唆する).
brewer's yeast ビール酵母. → dried yeast.
brew·ing [brú:iŋ] 醸造 [医学].
bribe [bráib] 買収, 賄賂(精神分析学では, 自己が神経症としての症状を甘受し, 同時に苦悶により超自我をなだめる妥協をいう).
brick-dust deposit レンガ粉沈渣(酸性尿にみられる無結晶性尿酸塩沈渣), = sedimentum lateritium.
brick grease 固形グリース [医学].
brick pox ブタの丹毒.
Bricker operation ブリッカー手術 [医学] (尿管から尿を集め皮膚面に誘導するために回腸の一部(回腸導管)を用いる手術. Eugene M. Bricker (1908生)はアメリカの泌尿器科医).
brickmaker's anemia = ancylostomiasis.
Brickner sign [bríknər sáin] ブリックナー徴候(顔面神経機能障害に際し, 眼と耳の協同運動が阻害されること), = oculoauricular sign.
bridegroom's disease 新郎病(陰茎のつる状静脈叢に性交過多による血栓を起こすこと).
bridge [brídʒ] ① 橋. ② ブリッジ, 架工義歯(加工義歯, 橋義歯). ③ 架橋 [医学].
b. abutment 支台.
b. coloboma 橋性虹彩欠損.
b. corpuscle 接合小体, = desmosome.
b. flap 架橋皮弁.
b. formation 架橋 [医学].
b. graft 橋渡し移植 [医学].
b. head 橋頭 [医学].
b. necrosis 橋状壊死 [医学].
b. of nose 鼻背, 鼻橋, = ponticulus nasi, dorsum nasi, spina nasi.
b. phenomenon 架橋現象 [医学].
b. prosthodontics 橋義歯学(術) [医学], 架工歯学(術) [医学].
b. retainer 橋脚〔装置〕[医学], 支台装置 [医学].
bridged bond 橋かけ結合, 架橋結合.
bridged compound 橋状化合物 [医学].
bridged structure 橋かけ構造 [医学].
bridge·work [brídʒwə:k] 架工義歯〔術〕.
bridg·ing [brídʒiŋ] 骨橋形成 [医学].
b. callus 架橋仮骨, 橋渡し仮骨, 橋状仮骨(骨折の治癒過程にみられる仮骨の一種), = bone bridge.
b. cast 架橋ギプス包帯 [医学], 橋渡しギプス包帯 [医学].
b. fold 架橋ヒダ.
b. graft 架橋移植(血管, 神経などの切断端を縫合する際, 短いときに用いる移植法).
b. necrosis 架橋壊死.
b. vein 架橋静脈 [医学], 橋静脈.
bri·dle [bráidl] 糸状帯(潰瘍表面または通路の内腔を横切る糸状帯).
b. stricture 拘束性狭窄.
b. suture 制御糸.
bri·dou [bridú:] ブリヅー, 白舌症, = perléche.
brief illness anxiety disorder 短期病気不安症.
brief psychotherapy 短期心理療法 [医学], 短期精神療法(简易精神療法, 短期効果発現精神療法).
brief psychotic disorder 短期精神病性障害.
brief somatic symptom disorder 短期身体症状症.
brief therapy ブリーフセラピー.
bri·er [bráiər] 〔竹〕イバラ [茨].
Brigg test ブリッグ試験.
Briggs, James Emmons [brígz] ブリッグス(1869-1942, アメリカの外科医).
B. bag ブリッグス袋(恥骨上部から前立腺摘出手術後出血を阻止するために用いるゴム袋).
Bright, Richard [bráit] ブライト(1789-1858, イギリスの医師).
B. blindness ブライト盲(尿毒症の際に出現する盲状態).
B. disease ブライト病(慢性腎炎についての有名な記載(1827)があるが, 同時に腎性および心性浮腫の鑑別を論じ, リンパ性体質および膵臓性黄疸に論及した).
B. eye ブライト病眼(慢性腎炎患者の眼).
bright [bráit] 輝く, 光輝の.
b. coal 輝炭.
b. field 明視野 [医学].
b. film 透明フィルム [医学].
b. glare 明るさグレア [医学], 明眩輝 [医学].
b. light therapy 高照度光療法.
b.-light vision 明所視 [医学].
b. liver 高輝度肝 [医学].
bright·en·er [bráitnər] 光沢剤 [医学].
bright·ism [bráitizəm] 慢性腎炎. 形 brightic.
bright·ness [bráitnis] 明るさ [医学].
b. contrast 明暗対比 [医学].
b. difference threshold 明度差閾値.
b. glare 明るさグレア [医学], 明眩輝 [医学].
b. photometer 輝度計 [医学].
Brill, Nathan Edwin [bríl] ブリル(1860-1925, アメリカの医師).
B. disease ブリル病, = Brill-Zinsser disease.
B.-Symmers disease ブリル・シンマース病(巨

大濾胞性リンパ節病), = giant follicular lymphadenopathy.

B.-Zinsser disease ブリル・ジンサー病(1898年アメリカ・ニューヨーク市で初めて発見された発疹チフスの再発型で, 以前に発疹チフス(*Rickettsia prowazekii* の感染)にかかったことのあるヒトにみられ, 症状は軽く, 発疹が欠如していることが多い. 免疫能の低下やストレスにより網内系に潜伏していたリケッチアが何らかの原因で増殖したためと考えられる), = Brill disease, recrudescent typhus fever.

B

bril·liant cres·yl blue [bríljənt krésil blú:] ブリリアントクレジルブルー $C_{17}H_{20}N_3OCl$ (高度の変色性をもつオキザチン系色素. brilliant blue C, cresyl blue 2RN, BCB または BBS).

brilliant green ブリリアントグリーン ㊗ tetraethyldiaminotriphenylcarbohydride sulfate $C_{27}H_{34}N_2O_4S$ (トリフェニルメタン系色素で, 1：1,000 溶液は外科用消毒薬), = ethyl green, malachite green G.

brilliant indigo B ブリリアントインジゴ B $C_{16}H_6O_2N_2Cl_4$.

brilliant vital red バイタルレッド, = vital red.

brilliant yellow ブリリアントイエロー(pH6〜8 範囲の測定に用いる).

brim [brím] 縁(ふち).

b. of pelvis 骨盤の入口, = inlet, superior strait.

brim·stone [brímstoun] 土イオウ, = sulfur.

b. liver すい(燧)石肝 [医学], ひうち石肝 [医学], イオウ色肝(先天梅毒にみられる濃黄色肝).

brine [bráin] 塩水 [医学], かん(鹹) [医学].

b. bath 塩風呂.

b. disposal 塩水投棄 [医学].

b. floatation technic 食塩水浮遊法.

b. springs 強食塩泉.

Brinell hardness number (**BHN**) ブリネル硬度〔数〕.

bringing-up environment 養育環境.

brin·ing [bráiniŋ] 塩水づけ [医学].

Brinkman index (**BI**) ブリンクマン指数(喫煙習慣の指標として総喫煙量を表す喫煙指数で, BI=1 日の喫煙本数×喫煙年数にて表す. BI が400を越えると肺癌の発生危険度が確実に上昇することがわかっている. アメリカの Brinkman の論文により名付けられた), = pack-year.

Brinkman smoking index ブリンクマン喫煙指数 [医学].

Brinton, William [bríntən] ブリントン(1823–1867, イギリスの医師).

B. disease ブリントン病(増生性胃壁炎, 形成性胃組織炎), = linitis plastica.

Brion-Kayser dis·ease [bráiən káizər dizí:z] ブリオン・カイゼル病(パラチフス).

Briquet, Paul [brikéi] ブリケー(1796–1881, フランスの医師).

B. ataxia ブリケー〔運動〕失調(ヒステリー性運動失調).

B. disease ブリケー病.

B. syndrome ブリケー症候群(ヒステリー患者にみられる横隔膜麻痺による呼吸困難および無声症).

bri·sance [brizá:ns] [F] 猛度 [医学].

brise·ment [bri:zmán] [F] 猛撃矯正〔法〕.

b. forcé 強力矯正, 猛撃矯正(骨強直に対して力を用いて動くようにする方法).

brisk tendon jerk 腱反射亢進.

brisket disease ウシの肺水腫(胸水腫).

brisktendon jerk 腱反射亢進 [医学].

Brissaud, Edouard [brisóu] ブリッソー(1852–1909, フランスの医師).

B. disease ブリッソー病(粘液水腫の小児型).

B. dwarf ブリッソー小人症(児性粘液水腫を伴う小人症).

B.-Marie syndrome ブリッソー・マリー症候群(ヒステリー性半側口舌痙攣).

B. reflex ブリッソー反射(足底を掻くときに起こる反射で, 大腿筋膜張筋の収縮).

B. scoliosis ブリッソー側弯症(坐骨脊椎側弯症), = sciatic scoliosis.

B.-Sèquard syndrome ブリッソー・セカール症候群(脳橋部障害による痙直性片麻痺).

B. syndrome ブリッソー症候群(脳膿瘍または腫瘍で, 患側顔面に麻痺はなく, 強直または間代性痙攣が起こり, 他側には上下肢の麻痺を合併した状態).

bris·tle [brísl] 剛毛.

b. flowmeter 剛毛流量計 [医学].

b. probang (ウマの尾毛を先端につけたもの), = horse hair probang.

Bristow syn·drome [brístou síndroum] ブリストウ症候群(脳梁の腫瘍の場合, 徐々に進行する半身不随と他側の不全麻痺, 言語障害, 嚥下困難, 嗜眠, 愚鈍, 昏睡, 死亡の症候群), = corpus callosum syndrome.

British aconitin(e) イギリスアコニチン(Morson が *Aconitum ferox* からつくった黄白色結晶性アルカロイド), = English aconitin(e), acraconitine, Morson napelline, Hubschmann pseudoaconitine, Flueckiger nepaline.

British gum イギリスゴム, = dextrin.

British thermal unit (**BTU**) イギリス熱量単位.

Brittain sign [brítən sáin] ブリテイン徴候(壊疽性虫垂炎の場合, 右下腹部の触診により右精巣が引っ込むこと).

Britten-Davidson mod·el [brítən déividsən mádəl] ブリッテン・ディヴィドソンのモデル(R. J. Britten と E. H. Davidson が1969年と1971年に提唱した遺伝子発現の調節についての仮説).

brittle bone ぜい(脆)弱骨, = osteogenesis imperfecta.

brittle diabetes 不安定型糖尿病 [医学], ブリットル型糖尿病, = unstable diabetes.

brittle point ぜい(脆)化点 [医学].

brittle temperature ぜい(脆)化温度 [医学].

Brix degree ブリックス度 [医学] (糖分の含有を示す糖度のこと. ドイツの化学者 Adolf Brix (1798–1870に由来する).

BRM biological response modifiers 生物学的免疫促進剤, 生体応答修飾物質の略(腫瘍に対する生体免疫反応を修飾することにより治療効果を得ようとする物質をいい, インターフェロン, リンフォトキシン, TNF などの抗腫瘍サイトカインおよび BCG, OK-432, PSK などの微生物生物製剤が含まれる).

broach [bróutʃ] ブローチ, 根管針 [医学], 抜髄針 [医学] (次の種類が区別されている barbed broach, hooked b., smooth b., spiral b., root-canal b., watchmaker's b.).

broad [brɔ́:d] 広い [医学].

b. base 開脚位 [医学].

b. beam attenuation 広がった線束の減衰(減弱) [医学].

b. cast 巨大円柱.

b.-field curriculum 広領域カリキュラム [医学].

b. fish tapeworm 広節裂頭条虫.

b. foot 開排足 [医学], 開張足 [医学], 広い足, = spread foot.

b. jump 幅跳び.

b. leaf 広葉.

b. ligament of uterus (♀) [TA] 子宮広間膜, = ligamentum latum uteri (♀) [L/TA].

b. ligament of uterus contraction 子宮収縮内計測法.
b. ligaments 広間膜.
b. spectrum 広域〔抗菌〕スペクトル[医学]（抗生物質などが広範な細菌の種類に対して奏効することを示すために用いられる用語）.
b. spectrum anthelmintics 広範囲駆虫剤.
b. spectrum antibiotic 広域抗生物質[医学].
b. tapeworm 広節裂頭条虫, = *Diphyllobothrium latum*.
b. thumb-mental retardation syndrome 幅広い母指・精神遅滞症候群[医学].
Broadbent, Sir William Henry [brɔ́:dbənt] ブロドベント（1835–1907, イギリスの医師）.
B. apoplexy ブロドベント卒中（初めは脳室外から漸次脳室内へ進入する進行性脳溢血）.
B. inverted sign ブロドベント逆徴候（胸部の後側壁に心室収縮とともに起こる拍動のことで, 左心房の動脈瘤においてみられる）.
B. law ブロドベント法則（上部運動神経元の病変においては, 両側の収縮に関係のある筋肉の軽度麻痺を起こすが, 単独に働く筋肉の麻痺は重症である）.
B. sign ブロドベント徴候（癒着性心嚢炎 pericarditis adhesiva において心臓収縮期に左後腋窩線付近に起こる陥凹が後方から認められること）, = Broadbent symptom.
broadcasting of thought 思考伝播.
broadest muscle of back 広背筋.
Broca, Pierre Paul [brɔ́kə] ブローカ（1824–1880, フランスの外科医, 人類学者）.
B. amnesia ブローカ健忘症, = auditory amnesia.
B. angle ブローカ角（基底角）, = basilar angle.
B. aphasia ブローカ失語症（皮質性運動性失語症）, = cortical motor aphasia.
B. area ブローカ領, ブローカ野（嗅領傍野）, = gyrus olfactoria medialis.
B. ataxia ブローカ運動失調, = hysteric ataxia.
B. band ブローカ帯（原始嗅脳で, 前有孔質の付近にある）.
B. basilar angle ブローカ基底角.
B. cap ブローカ帽（三角部 pars triangularis, 弁蓋前部 preoperculum）.
B. center ブローカ中枢（下前頭回弁蓋部にある精神運動中枢で, この部の病変により運動性失語症が発生する）.
B. convolution ブローカ回（第3前頭回で, その中に中枢がある）.
B. facial angle ブローカ顔面角.
B. fissure ブローカ溝（下前頭溝）.
B. formula ブローカ法則, ブローカ公式（成人の理想体重(kg)＝身長(cm)－100）.
B. parolfactory area ブローカ嗅傍部.
B. point ブローカ点（外耳道開口部の中心点）.
B. pouch ブローカ嚢, 外陰嚢（大陰唇にある梨子状嚢で, 結合織と脂肪とを包合する）, = pudendal sac.
B. space （大脳嗅前野の中心部）.
B. visual plane ブローカ平面（両眼の視軸を結ぶ視平面）.
Brock, Sir Russell Claude [brák] ブロック（1903–1980, イギリスの外科医）.
B. operation ブロック手術[医学]（経右心室肺動脈弁切開術. 肺動脈弁口が膜様に閉鎖している場合に行われる）.
B. syndrome ブロック症候群（〔肺〕中葉症候群）.
Brockenbrough, Edwin C. [brákənbrou] ブロッケンブロー（1930生, アメリカの外科医）.
B. sign ブロッケンブロー徴候（期外収縮直後の正常心拍動の脈圧低下で, 特発性肥大性大動脈弁下狭窄の徴候）.
Brocq, Louis Anne Jean [brák] ブロック（1856–1928, フランスの皮膚科医）.
B. disease ブロック病（疱疹性皮膚炎, 神経皮膚炎, 慢性皮膚紅斑症）, = parapsoriasis.
B. syndrome ブロック症候群（特に女性に多くみられる口囲色素過沈着）.
bro·cre·sine [broukrési:n] ブロクレシン [化] α-amino-oxy-6-bromo-*m*-cresol $C_7H_8BrNO_2$（ヒスチジンデカルボキシラーゼ阻害薬）.
Brödel bloodless line ブレーデル無血管野線.
Broders, Albert Compton [bróudərz] ブロダー（1885–1964, アメリカの病理学者. 上皮腫の良性悪性を判定する方法として, 癌組織に存在する未分化細胞を定量し, この所見に基づく分類法 classification または index を提唱した. すなわち全腫瘍の1/4が未分化細胞であればⅠ型, 1/2ならばⅡ型, 3/4ならばⅢ型, 全部の場合はⅣ型）.
Brodie, Charles Gordon [bróudi:] ブローディ（1786–1818, イギリスの外科医）.
B. ligament ブローディ靱帯（上腕横靱帯）.
Brodie, Sir Benjamin Collins [bróudi:] ブローディ（1783–1862, イギリスの外科医. ヒトにおける間欠性は（跛）行 intermittent claudication を初めて記載した）.
B. abscess ブローディ〔骨〕膿瘍（主として骨実質内に起こる弱毒性化膿菌による慢性骨膜骨髄炎性病巣）.
B. bursa ブローディ〔滑液〕包.
B. disease ブローディ病（① 軟性変性を伴う慢性滑膜炎. ② ヒステリー性脊椎偽骨折）.
B. joint ブローディ関節（ヒステリー性関節神経症）.
B. knee ブローディ膝（膝滑液包炎で患部が軟性に化する型）.
B.-Trendelenburg test ブローディ・トレンデレンブルグ試験（仰臥位で下肢をあげ, 表在静脈を駆血した後, 患者を起立させるときに起こるうっ血により静脈瘤, 静脈弁の機能を検査する方法）.
Brodie, Thomas Gregor [bródi:] ブローディ（1866–1916, イギリスの生理学者）.
B. fluid ブローディ流体.
B. method ブロディ法（血液凝固時間の測定法で, 小さい小円形の密閉室内に採った1滴の血液をゴム球で風を通しながら顕微鏡下で観察する方法）.
Brodmann, Korbinian [brɔ́dmɑ:n] ブロドマン（1868–1918, ドイツの神経学者）.
B. areas ブロドマン領, ブロドマン野（大脳半球を構成する細胞構築より分類し, これらを番号で表したもの）.
Broesike, Gustav [brá:zikə] ブレージケ（1853生, ドイツの解剖学者）.
B. fossa ブレージケ窩（空腸傍陥凹）, = parajejunal fossa.
broke wind 呼吸困難, 喘息（主としてウマの）.
broken compensation 心臓代償機能不全.
broken family 崩壊家庭[医学].
broken knee 冠膝, 膝外傷（ウマの）.
broken sleep 睡眠断絶[医学].
broken·wind [bróuknwind] 息痨（そくろう）(呼気困難を主徴とする慢性で無熱性の不治の病態), = heaves in horse, pulmonary or vesicular emphysema.
brom- [broum, brɑm] ブロム基 Br-, または臭素との関係を表す接頭語, = bromo-.
bro·mate [bróumeit] 臭素酸塩 M^IBrO_3. [形] bromated, brominated.
bro·ma·ther·a·py [bròuməθérəpi] 食事(餌)療法, = bromatotherapy.

B

bro·ma·tim·e·try [bròumətímitri] 臭素酸塩滴定.

bro·ma·tol·o·gy [bròumətáləʤi] 食品学，栄養学.

bro·ma·tom·e·try [bròumətámitri] 食事(餌)必要量測定.

bro·ma·to·ther·a·py [bròumətəθérəpi] 食事(餌)療法，= dietotherapy.

bro·ma·to·tox·ism [bròumətətáksizəm] 食中毒，= food poisoning.

bro·maz·e·pam [broumǽzəpæm] ブロマゼパム ㊋ 7-bromo-1,3-dihydro-5-(pyridin-2-yl)-2*H*-1,4-benzodiazepin-2-one $C_{14}H_{10}BrN_3O$: 316.15 (催眠薬，抗不安薬).

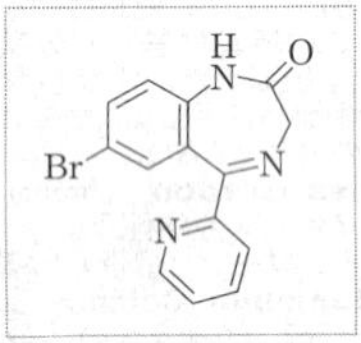

bro·maz·ide [broumǽzaid] ブロムアジド BrN_3 (流動性の大きいオレンジ色液体で，刺激臭のある爆発性毒薬).

brom·chlor·phe·nol blue [bràmklɔ:fí:nɔ:l blu:] ブロムクロルフェノールブルー ㊋ dibrom-dichlorphenolsulfon-phthalein $(C_6H_2ClBrOH)_2CC_6H_4SO_2ONa$ (pH 指示薬).

brom·cre·sol green [brɑmkrí:sɔ:l grí:n] ブロムクレゾールグリーン ㊋ 3,3′,5,5′-tetrabromo-*m*-cresolsulfonphthalein $(CH_3C_6HBr_2OH)_2CC_6H_4SO_2ONa$ (淡黄色粉末で，pH 3.7 では黄，5.4 では青を呈す指示薬)，= bromocresol blue.

brom·cre·sol pur·ple [brɑmkrí:sɔ:l pə́:pl] ブロムクレゾール紫 ㊋5,5′-dibromo-*o*-cresolsulfonphthalein (淡黄色結晶の指示薬で，pH 5.2 では黄，6.8 では紫色).

brom·cy·an [brɑmsaiǽn] 臭化シアン，ブロムシアン CNBr (強烈な刺激性毒物)，= cyanogen bromide.

Brome mosaic virus ブロムモザイクウイルス(ブロモウイルス科の代表的ウイルス．植物にモザイク斑をきたす).

bro·me·lain [bróuməlein] ブロメライン(*Bromeliaceae* に属する植物のシステインプロテアーゼの総称．パイナップルのプロテアーゼはステムブロメライン stem bromelain と呼ばれる).

Bro·me·li·a·ce·ae [bròumeliéisii:] パイナップル科，アナナス科.

bro·mel·in [broumélin] ブロメリン(パイナップルから得られるタンパク消化酵素．不完全抗体による赤血球凝集反応を促進させやすくする酵素の一つである).

bro·meth·ol [brouméθɔ:l] ブロメソール(tribromoethanol のイギリス局方名)，= avertin.

bro·meth·yl [brouméθil] ブロメチール C_2H_5Br (無色芳香性可燃性液体で吸入麻酔薬)，= ethyl bromide.

b. alcohol ブロメチールアルコール，= avertin.

brom·e·try [brámitri] 臭素滴定.

brom·hex·ine [brɑmhéksin] ブロムヘキシン.

b. hydrochloride ブロムヘキシン塩酸塩 $C_{14}H_{20}Br_2N_2 \cdot HCl$: 412.59 (塩酸ブロムヘキシン．第三級アミン系気道粘膜正常化薬．気道粘膜および粘膜下気管腺の分泌活性化，気管分泌細胞からのリソソーム酵素の作用により酸性糖タンパク質の溶解，低分子化．肺表面活性化物質の分泌促進，繊毛運動亢進作用を有する).

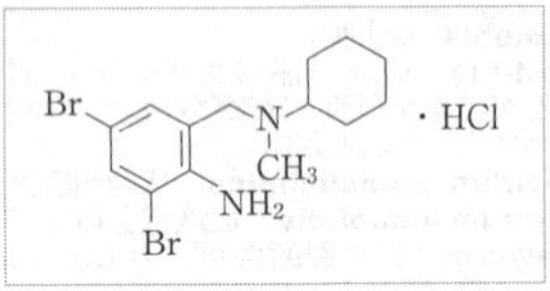

brom·hi·dro·si·pho·bia [bràmhidròusifóubiə] 臭汗恐怖〔症〕[医学].

brom·hi·dro·sis [brɑmhidróusis] 臭汗症，= bromidrosis.

bro·mic [bróumik] 臭素を含む，臭素様の.

b. acid 臭素酸 $HBrO_3$ (強力酸化剤).

bro·mide [bróumaid, -mid] 臭化物(陰イオンとして Br^- がほかの元素とつくった二元性化合物で，鎮静作用を呈するものが多い).

b. acne 臭素痤瘡 [医学].

b. ion 臭化物イオン [医学].

bro·mi·dro·sis [broumidróusis] 臭汗症 [医学]，= bromhidrosis.

b. pedum 足臭汗症(足のむれなどで皮表の細菌が汗を分解して起こる).

bro·min·at·ed [bróumineitid] 臭素化の，= bromated.

b. camphor ブロムカンフル(鎮静薬)，= bromocamphor.

b. oil 臭素化油 [医学].

b. rubber 臭素化ゴム [医学].

bro·mi·na·tion [bròuminéiʃən] 臭素化 [医学].

bro·min·di·one [bròumindáioun] ブロムインジオン，ブロミンジオン ㊋ 2-(*p*-bromophenyl)-1,3-indandione $C_{15}H_9BrO_2$ (経口抗凝血薬).

bro·mine (Br) [bróumin] 臭素(ハロゲン族元素の一つで，原子番号 35，元素記号 Br，原子量 79.904，質量数 79，81．単体は Br_2．暗赤色発煙性液体で，粘膜を刺激し，金属および有機組織を侵食する)，= bromum.

b. dioxide 二酸化臭素 Br_2O_2.

b. monoxide 一酸化臭素 Br_2O.

b. number 臭素価 [医学].

b. pentafluoride 五フッ化臭素 BrF_5.

b. solution 臭素溶液(スミスの臭素溶液ともいい，臭素 8.3mL，臭化カリウム 12.5g を水 100mL に溶かしたもの)，= Smith bromine solution.

b. test 臭素試験(妊娠期脳下垂体から分泌されて尿中に排泄されるホルモンの存在を証明する方法で，尿 2.5mL に臭素水 1mL を加えて煮沸すると，赤色を発する).

b. water 臭素水 [医学] (臭素約 3%の飽和水溶液).

bro·min·ism [bróuminizəm] ブロム(臭素)中毒症，慢性臭素中毒 [医学]，= bromine poisoning, bromide p., bromism.

bro·mism [bróumizəm] ブロム中毒症，慢性ブロム中毒症，慢性臭素中毒 [医学]，= brominism.

bro·mi·za·tion [bròumaizéiʃən] ブロム化(臭化剤大量投与)，= bromination.

bromo- [broumou, -mə] ブロム基Br-，または臭素との関係を表す接頭語，= brom-.

bro·mo·ace·tic ac·id [bròumouəsí:tik ǽsid] ブロム酢酸 $CH_2BrCOOH$.

bro·mo·ben·zene [bròuməbénzi:n] ブロムベンゼン C_6H_5Br (沸点 155°C, 比重 d^{15}_{15} 1.499, 無色有臭液).

bro·mo·ben·zyl cy·a·nide [bròuməbénzil sáiənaid] ブロモベンジルシアニド $C_6H_5CHBrCN$ (黄白色結晶で催涙性毒物).

bro·mo·crip·tine [bròuməkrípti:n] ブロモクリプチン [化] 2-bromo-α-ergocryptine（下垂体腫瘍による高プロラクチン血症の治療に用いられる．ドパミン受容体のアゴニストで，パーキンソン病に対しても用いられる）．

b. mesilate ブロモクリプチンメシル酸塩 $C_{32}H_{40}BrN_5O_5 \cdot CH_4O_3S$：750.70（メシル酸ブロモクリプチン，プロラクチン抑制薬，エルゴタマン系抗パーキンソン病薬．持続的なドパミン D_2 受容体作動薬である）．

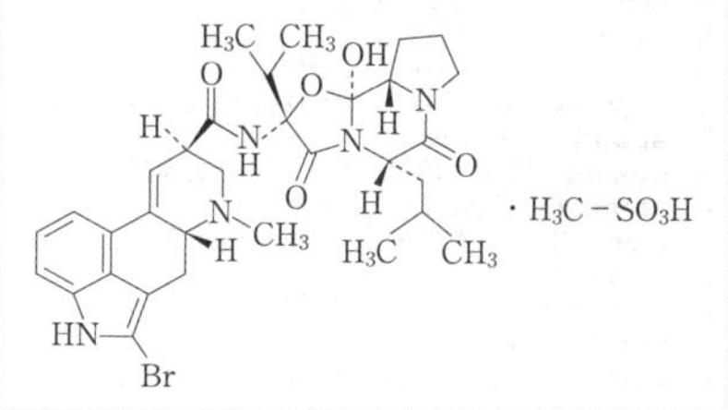

bro·mo·de·ox·y·ur·i·dine (BrDU) [bròumoudiɑ̀ksijú:ridi:n] ブロモデオキシウリジン（BrDU 染色法に用いる）．

bro·mo·der·ma [bròumoudə́:mə] 臭素疹［医学］（慢性臭素中毒にみられる膿疱性皮疹）．

b. tuberosum 結節性臭素疹．

bro·mo·di·eth·yl-ace·tyl·u·rea [bròumoudaiéθil æsitiljúriə] ブロモジエチルアセチル尿素（$(C_2H_5)_2CBrCONHCONH_2$（催眠作用のある白色無臭結晶性粉末），= carbromal．

bro·mo·di·phen·hy·dra·mine hy·dro·chlo·ride [bròumoudàifenháidrəmi:n hàidroukló:raid] 塩酸ブロモジフェンヒドラミン [化] 2-[(p-bromo-α-phenylbenzyl)oxy]-*N*,*N*-dimethylethylamine hydrochloride（抗ヒスタミン薬）．

bro·mo-eo·sin(e) [bróumo í:əsin] ブロモエオジン，= eosin(e) yellowish．

bro·mo·form [bróuməfɔ:m] ブロモホルム [化] tribromomethane $CHBr_3$（比重 2.89 の重液体で，徐々に分解して黄変する．鎮静薬），= bromoformum．

bro·mo·for·mism [bròumoufɔ́:mizəm] ブロモホルム中毒症．

bro·mo·hy·per·hi·dro·sis [broùmouhàipərhidróusis] 臭汗過多症，= bromohyperidrosis．

bromoil process ブロムオイル法［医学］．

bro·mo·i·o·dism [bròumouáiədizəm] ブロムヨード化合物中毒．

bro·mo·ma·nia [bròumouméiniə] 臭素精神病（臭素中毒が精神病として発現した場合）．

bro·mo·men·or·rh(o)ea [bròuməmènərí:ə] 悪臭月経（臭気の高い排泄を伴う月経）．

bro·mom·e·try [broumámitri] 臭素滴定［医学］．

bro·mop·n(o)ea [bròumápniə, -mouní:ə] 悪臭呼吸，口臭．

bro·mo·pro·pane [bròuməpróupein] ブロモプロパン（次の 2 種類は全身吸入麻酔薬として用いられる．1-bromopropane $BrCH_2CH_2CH_3$，2-bromopropane $CH_3CHBrCH_3$）．

bro·mo·pro·pene [bròuməpróupi:n] ブロモプロペン（次の 2 種類は全身吸入麻酔薬，1-bromo-1-propene $BrHC{=}CHCH_3$，2-bromo-1-propene CH_3CBrCH_2）．

bro·mo·py·rine [bròuməpáirin] ブロモピリン [化] antipyrine monobromide $C_{11}H_{11}BrN_2O$（解熱薬），= bromoantipyrine．

bro·mo·sul·pha·lein so·di·um [bròuməsʌ́lfəli:n sóudiəm] スルホブロモフタレインナトリウム，= sulfobromophthalein sodium．

bro·mo·thy·mol blue [bròuməθáimɔ:l blu:] ブロモチモールブルー [化] 3,3′-dibromothymolsulfonphthalein $C_{27}H_{28}Br_2O_5S$（pH 6.0 では黄，7.6 では青色を呈する指示薬），= bromthymol blue, BTB．

5-bro·mo·u·ra·cil [- bròumoujú:rəsil] 5-ブロモウラシル．

bro·mous ac·id [bróuməs ǽsid] 亜臭素酸 $HBrO_2$．

bro·mo·val·e·ryl·u·rea [bròuməvæ̀ləriljú:riə] ブロムワレリル尿素 [化] (RS)-2-bromo-3-methylbutanoyl)urea $C_6H_{11}BrN_2O_2$：223.07（ブロモバレリル尿素，催眠薬，鎮静薬．Br^- を遊離し，体内の Cl^- と置換する大脳の興奮を抑制し，鎮静・催眠作用と抗痙攣作用を示す）．

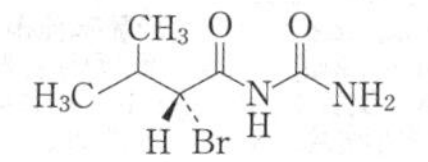

および鏡像異性体

brom·phen·ir·a·mine ma·le·ate [brɑ̀mfeníræmi:n mǽlieit] ブロムフェニラミンマレイン酸塩 [化] 2-[p-bromo-α-(2-dimethylaminoethyl) benzyl] pyridine bimaleate（強力な抗ヒスタミン薬）．

brom·phe·nol [brɑmfí:nɔ:l] ブロムフェノール C_6H_4BrOH（① 軟膏として丹毒の治療に用いる．② ブロモール bromol と同義に用いられることがある）．

b. blue ブロムフェノール青 [化] 3,3′,5,5′-terabromophenol-sulfonphthalein sodium $(C_6H_2Br_2OH)_2CC_6H_4SO_2ONa$（pH 3.0 では黄，4.6 では赤紫色を呈する指示薬で，濾紙電気泳動用発色剤）．

b. red ブロムフェノール赤 [化] dibromophenolsulfonphthalein sodiun $(C_6H_4BrOH)_2CC_6H_4SO_2ONa$．

b. test ブロムフェノール試験．

Brompton cock·tail [brámptən kákteil] ブロンプトンカクテル（麻薬性複合鎮痛薬の一つ．イギリスの Brompton 病院で開発された），= Brompton mixture．

brom·sul·fo·phtha·lein [bramsʌ̀lfouθǽli:n] ブロムスルホフタレイン．

bromsulphalein retention ブロムスルファレイン貯留（停滞）［医学］．

bromsulphalein test ブロムスルファレイン試験（肝機能の検査法で，5mg/kg 体重の割合で 5% 溶液を静注後 30 分で反対側肘静脈から 5mL 採血してその血清を 2 分し，それぞれに試薬を加えて標準液と比色する．正常値は 10% 以下）．

brom·thy·mol blue [brɑmθáimɔ:l blú:] ブロムチモールブルー，= bromothymol blue．

bromthymol blue lactose agar ブロムチモールブルー乳糖寒天培地（腸内細菌科の細菌などに用いられる），= BTB-L agar．

brom·u·lat·ed [bróumjuleitid] ブロム含有の．

bro·mum [bróuməm] 臭素，= bromine．

bro·mu·ret [bróumjurit] 臭化物，= bromid(e)．

brom·val·e·ryl·u·rea [brɑmvæ̀ləriljú:riə] ブロムワレリル尿素 $(CH_3)_2CHCHBrCONHCONH_2$（鎮静薬 bromisovalum の局方名），= bromural bromisoval, bromvaletone, bromvaluree bromglum．

bronch- [brɑ́ŋk] 気管支との関係を表す接頭語，= broncho-．

bronch·ad·e·ni·tis [brɑ̀ŋkədináitis] 気管支腺炎［医学］．

bron·chi [bráŋkai] [L/TA] 気管支（bronchus の複数），= bronchi [TA]．

b. intrasegmentales [L/TA]（区域間気管支*），

= intrasegmental bronchi [TA].
b. lobares et segmentales [L/TA] 葉気管支と〔区〕域気管支，= lobar and segmental bronchi [TA].
bron·chia [bráŋkiə] 気管支，= bronchial tubes.
bron·chi·al [bráŋkiəl] 気管支の〔医学〕.
b. adenoma 気管支腺腫〔医学〕(気管支粘膜上皮より発生する腫瘍).
b. allergia 気管支アレルギー.
b. allergy 気管支アレルギー(アレルギーに基づく気道狭窄，喘息).
b. arterial aneurysm 気管支動脈瘤〔医学〕.
b. arterial embolization 気管支動脈塞栓術〔医学〕.
b. arterial infusion (BAI) 気管支動脈注入〔医学〕.
b. arteries 気管支動脈.
b. arteriography 気管支動脈造影(撮影)〔法〕〔医学〕.
b. artery 気管支動脈〔医学〕.
b. artery embolization 気管支動脈塞栓術〔医学〕.
b. artery infusion (BAI) 気管支動脈内注入〔医学〕.
b. aspergillosis 気管支性アスペルギルス症.
b. asthma 気管支喘息〔医学〕(慢性気道炎症，気道反応性の亢進，可逆性の気道狭窄の3つを特徴とする疾患である．臨床症状は喘鳴，呼吸困難，せき，喀痰などである．検査所見では末梢血，喀痰中の好酸球増多が特徴である．気管支喘息はアトピー型(外因型)と感染型(内因型)，両者の混合した混合型に分類される).
b. atresia 気管支閉鎖症〔医学〕.
b. block test 気管閉鎖試験(気管を部分的に閉塞して，耳朶の血液酸素飽和度を測定する方法).
b. blockade 気管支遮断〔医学〕.
b. bougie 気管支ブジー〔医学〕.
b. branches [TA] 気管支枝，気管支動脈，= rami bronchiales [L/TA].
b. breath sounds 気管支音，気管支性呼吸音.
b. breathing 気管支性呼吸，気管支呼吸.
b. brushing 気管支擦過〔法〕〔医学〕.
b. bud 気管支芽.
b. calculus 気管支結石〔医学〕.
b. candidiasis 気管支カンジダ症.
b. cartilage 気管支軟骨.
b. cast 気管支凝固物〔医学〕，気管支キャスト.
b. catarrh 気管支カタル〔医学〕.
b. catheterization 気管支内カテーテル挿入法.
b. crisis 気管支クリーゼ〔医学〕，気管支発症(脊髄癆患者の呼吸困難).
b. cuffing 肺血管〔陰影〕もうろう化〔医学〕.
b. cyst 気管支嚢胞〔医学〕.
b. disease 気管支疾患〔医学〕.
b. drainage 気管支ドレナージ〔医学〕，排痰法(気道分泌物を除去する法．体位ドレナージなどがある).
b. edema 気管支水腫(浮腫)〔医学〕.
b. fistula 気管支瘻〔医学〕，気管支フィステル.
b. flora 気管支内細菌叢〔医学〕.
b. fluke 肺吸虫，= lung fluke.
b. fremitus 気管支振盪音，= rhonchal fremitus.
b. glands [TA] 気管支腺，= glandulae bronchiales [L/TA].
b. hemorrhage 気管支出血，= bronchorrhagia.
b. hyperresponsiveness 気管支過敏性〔医学〕.
b. irritation 気管支刺激.
b. lavage 気管支洗浄〔医学〕.
b. low-molecular weight protease inhibitor 気管支低分子性プロテアーゼ阻害物質〔医学〕.
b. mucous gland 気管支粘液腺.
b. mucous gland adenoma 気管支粘液腺腫.
b. neoplasm 気管支新生物(腫瘍)〔医学〕.
b. obstruction 気管支閉塞〔医学〕.
b. occlusion 気管支充填術(気管支塞栓術，気管支閉塞術とも呼ばれる).
b. pathway 気道〔医学〕.
b. phthisis 気管支リンパ節結核〔医学〕.
b. pneumonia 気管支肺炎〔医学〕.
b. provocation test 気管支誘発テスト(試験)〔医学〕(アレルゲン吸入誘発試験)，= allergen inhalative provocation test.
b. rale 気管支ラ音〔医学〕.
b. respiration 気管支呼吸〔医学〕.
b. return 気管支循環環流〔医学〕.
b. rings 気管支輪.
b. secrete 気管支分泌液〔医学〕.
b. septum 気管支中隔，= septum bronchiale.
b. sound 気管支音〔医学〕.
b. spasm 気管支痙攣〔医学〕，気管支痙縮.
b. stenosis 気管支狭窄〔医学〕.
b. tree [TA] 気管支樹，気管樹枝状構造，= arbor bronchialis [L/TA].
b. tuberculosis 気管支結核〔医学〕.
b. tubes 気管支.
b. veins [TA] 気管支静脈，= venae bronchiales [L/TA].
b. voice 気管支音.
b. washing 気管支洗浄〔医学〕.
bronchic cell 肺胞.
bron·chi·ec·ta·sia [brɑ̀ŋkiektéiziə] 気管支拡張症．㊞ bronchiectatic.
bron·chi·ec·ta·sic [brɑ̀ŋkiektéisik] 気管支拡張〔症〕の，= bronchiectatic.
bron·chi·ec·ta·sis [brɑ̀ŋkiéktəsis] 気管支拡張症〔医学〕，= bronchiectasia.
bron·chi·ec·tat·ic [brɑ̀ŋkiektǽtik] 気管支拡張〔症〕の，= bronchiectasic.
b. cavity 気管支拡張性空洞.
bron·chil·o·quy [braŋkíləkwi] 気管支声，= bronchophony.
bronchi(o)- [braŋki(ou), -ki(ə)] 細気管支の意味を表す接頭語.
bronchio-alveolar carcinoma (BAC) 細気管支肺胞上皮癌.
bron·chi·o·cele [bráŋkiəsi:l] 細気管支瘤.
bron·chi·o·cri·sis [brɑ̀ŋkioukráisis] 細気管支性発作，= bronchial crisis.
bron·chi·o·gen·ic [brɑ̀ŋkiəʤénik] 細気管支性の.
bronchiolar adenomatosis 細気管支腺腫症〔医学〕.
bronchiolar carcinoma 細気管支癌〔医学〕(肺腺癌の一組織亜型．細気管支・肺胞上皮に由来する癌．細気管支肺胞上皮癌ともいう)，= bronchio-alveolar carcinoma，alveolar cell carcinoma，bronchiolar adenocarcinoma.
bron·chi·ole [bráŋkioul] 細気管支〔医学〕，気管支梢．㊞ bronchiolar.
bron·chi·o·lec·ta·sia [brɑ̀ŋkioulektéiziə] 細気管支拡張症，= bronchiolectasis.
bron·chi·o·lec·ta·sis [brɑ̀ŋkiəléktəsis] 細気管支拡張〔症〕，= bronchiolectasia.
bron·chi·oles [bráŋkiòulz] [TA] 細気管支，= bronchioli [L/TA].
bron·chi·o·li [braŋkíəlai, -káiə-] [L/TA] 細気管支(bronchiolus の複数)，= bronchioles [TA].
bron·chi·o·li·thi·a·sis [brɑ̀ŋkiouliθáiəsis] 気管支結石症〔医学〕.
bron·chi·ol·i·tis [brɑ̀ŋkiouláitis] 細気管支炎〔医学〕.
b. fibrosa obliterans 線維閉塞性細気管支炎.
b. obliterans (BO) 閉塞性細気管支炎.
b. obliterans with organizing pneumonia 器質性肺炎を伴う閉塞性細気管支炎〔医学〕.
bronchiolo-alveolar cell carcinoma 細気管支

肺胞上皮癌〔医学〕.
bron·chi·o·lo·ec·ta·sis [brɑ̀ŋkiələéktəsis] 細気管支拡張症〔医学〕.
bron·chi·o·lus [braŋkíələs, -káiə-] 細気管支, = bronchiole. 複 bronchioli.
bron·chi·o·ste·no·sis [brɑ̀ŋkioustinóusis] 細気管支狭窄.
bronchitic asthma 気管支炎性喘息, = catarrhal asthma.
bron·chi·tis [braŋkáitis] 気管支炎〔医学〕. 形 bronchitic.
b. foetida 腐敗性気管支炎, = putrid bronchitis.
bron·chi·um [bráŋkiəm] 気管支(中間型の), = bronchial tube. 複 bronchia.
broncho- [braŋkou, -kə] 気管支との関係を表す接頭語.
bron·cho·ae·goph·o·ny [brɑ̀ŋkoui:gáfəni] 気管支声(気管支ヤギ声), = bronchoegophony.
bron·cho·al·ve·o·lar [brɑ̀ŋkouælví:ələr] 気管支肺胞性の, = bronchosicular.
b. carcinoma 気管支肺胞癌, = alveolar cell carcinoma.
b. fluid 気管支肺胞液.
b. lavage (**BAL**) 気管支肺胞洗浄〔医学〕.
b. lavage fluid (**BALF**) 気管支肺胞洗浄液〔医学〕.
broncho-aortic constriction [TA] 気管支大動脈狭窄*, = constrictio bronchoaortica [L/TA].
bronchobiliary fistula 気管支胆汁瘻.
bron·cho·blen·nor·rhea [brɑ̀ŋkoublènərí:ə] 気管支膿漏症.
bron·cho·cav·ern·ous [brɑ̀ŋkəkǽvə:nəs] 気管支空洞性の.
b. respiration 気管支空洞性呼吸〔医学〕.
bron·cho·cele [bráŋkəsi:l] 気管支瘤.
bron·cho·ceph·a·li·tis [brɑ̀ŋkousèfəláitis] 百日ぜき, = whooping cough.
bron·cho·cil·lin [brɑ̀ŋkəsílin] (ペニシリンGのエステル. 気管支および肺実質に対して特異親和性を示す), = leocillin.
bron·cho·con·stric·tion [brɑ̀ŋkoukənstríkʃən] 気管支狭窄, 気管支収縮〔医学〕, = bronchostenosis.
bron·cho·con·stric·tor [brɑ̀ŋkoukənstríktər] 気管支収縮薬.
bron·cho·dil·a·ta·tion [brɑ̀ŋkoudìlətéiʃən, -dáil-] 気管支拡張〔医学〕.
bronchodilating agent 気管支拡張薬〔医学〕.
bron·cho·di·la·tion [brɑ̀ŋkoudiléiʃən] 気管支拡張.
bron·cho·di·la·tor [brɑ̀ŋkoudiléitər] 気管支拡張剤(薬)〔医学〕.
bron·cho·e·de·ma [brɑ̀ŋkouidí:mə] 気管支浮腫.
bron·cho·e·goph·o·ny [brɑ̀ŋkoui:gáfəni] 気管支声, = bronchoaegophony.
bronchoesophageal fistula 気管支食道瘻〔医学〕, 気管支食道フィステル(先天性あるいは後天性(悪性腫瘍浸潤, 長期気管チューブ挿入による圧迫壊死など)により気管支と食道との間に交通のできた状態).
bronchoesophageal muscle 気管支食道筋.
bron·cho·e·soph·a·geus [brɑ̀ŋkouisáfəʤies] → broncho-oesophageus.
bron·cho·e·soph·a·gol·o·gy [brɑ̀ŋkoui:sɑ̀fəgáləʤi] 気管支食道科学, 気管食道科学.
bron·cho·e·soph·a·gos·co·py [brɑ̀ŋkoui:sɑ̀fəgáskəpi] 気管支食道鏡検査.
bron·cho·fi·ber·scope [brɑ̀ŋkoufáibə:skoup] 気管支ファイバースコープ〔医学〕.
bron·cho·gen·ic [brɑ̀ŋkəʤénik] 気管支原性, = bronchiogenic.
b. cancer 気管支原性〔肺〕癌, = primary lung cancer.
b. carcinoma 気管支癌, 気管支原性肺癌〔医学〕, = bronchogenic cancer.
b. cyst 気管支原性囊胞, 気管支〔性〕囊胞〔医学〕(囊胞壁が気管支壁類以の構造を呈する. 囊肺内には灰白色の粘液が充満し, 内腔は線毛上皮に覆われ壁には気管支腺, 軟骨, 平滑筋などがみられる).
b. dissemination 気管支性播種〔医学〕(細菌あるいは悪性腫瘍細胞が気管支内腔を通してほかの部位に散布され病態が進展すること).
b. tuberculosis 気管支原性結核症(気管支に沿って伝播する型), = bronchogenous tuberculosis.
bron·cho·gram [bráŋkəgræm] 気管支造影像, 気管支造影図〔医学〕.
bron·chog·ra·phy [braŋkágrəfi] 気管支造影〔法〕〔医学〕.
bron·cho·hy·po·pla·sia [brɑ̀ŋkouhàipoupléiziə] 気管支発育不全〔医学〕.
bron·cho·lith [bráŋkəliθ] 気管支結石.
bron·cho·li·thi·a·sis [brɑ̀ŋkouliθáiəsis] 気管支結石〔症〕〔医学〕.
bron·chol·o·gy [braŋkáləʤi] 気管支学.
bron·cho·ma·la·cia [brɑ̀ŋkouməléiʃiə] 気管支軟化症〔医学〕.
bronchomediastinal trunk [TA] 気管支縦隔リンパ本幹, = truncus bronchomediastinalis [L/TA].
bron·cho·mon·i·li·a·sis [brɑ̀ŋkoumɑ̀niláiəsis] 気管支モニリア症.
bron·cho·mo·tor [brɑ̀ŋkoumóutər] 気管支運動の.
b. reflex 気管支運動反射〔医学〕.
bron·cho·my·co·sis [brɑ̀ŋkoumaikóusis] 気管支糸状菌症.
bron·cho·no·car·di·o·sis [brɑ̀ŋkounoukɑ̀:dióusis] 気管支ノカルジア症.
bron·cho-oe·soph·a·ge·us [brɑ̀ŋkouisáfəʤiəs] [TA] 気管食道筋, = musculus bronchooesophageus [L/TA].
bron·cho-o·id·i·o·sis [bráŋkou ouìdióusis] 気管支オイジウム症.
bronchopathia osteochondroplastica 骨軟骨形成性気管気管支症〔医学〕.
bron·chop·a·thy [braŋkápəθi] 気管支疾患, 気管支症〔医学〕.
bronchopericardial membrane [TA] (気管心膜結合組織性膜*), = membrana bronchopericardiaca [L/TA].
bron·choph·o·ny [braŋkáfəni] 気管支声〔医学〕(音声が正常よりも強く聴取される現象で, その部に浸潤巣があることを示す).
bron·cho·plas·ty [bráŋkəplæsti] 気管支形成〔術〕〔医学〕.
bron·cho·ple·gia [brɑ̀ŋkouplí:ʤiə] 気管支麻痺.
bron·cho·pleu·ral [brɑ̀ŋkouplú:rəl] 気管支胸膜の.
b.-cutaneous fistula 気管支胸膜皮膚瘻.
b. fistula 気管支胸腔瘻.
bron·cho·pleu·ro·pneu·mo·nia [brɑ̀ŋkəpljù:rounju:móuniə] 気管支胸膜炎性肺炎.
bron·cho·pneu·mo·nia [brɑ̀ŋkounju:móuniə] 気管支肺炎〔医学〕, = catarrhal pneumonia, lobular p., capillary bronchitis.
bronchopneumonic tuberculosis 気管支肺炎性結核症(気管支肺炎と同一の分布を示す乾酪性結核).
bron·cho·pneu·mop·a·thy [brɑ̀ŋkounjumápəθi] 気管支肺疾患.
bron·cho·pul·mo·nary [brɑ̀ŋkəpʌ́lmənəri] 気管

支肺の.
b. dysplasia (**BPD**) 気管支肺異形成〔症〕〔医学〕(特発性呼吸窮迫症候群に引き続き呼吸障害が持続することをいう).
b. foregut malformation 気管支肺前腸奇形〔医学〕.
b. lymph nodes 気管支肺リンパ節, = lymphondi bronchopulmonales.
b. nodes [TA] 気管支肺リンパ節(肺根リンパ節), = nodi bronchopulmonales [L/TA].
b. segments [TA] ① 肺区域(1949年7月21日ロンドンで開かれた国際委員会による. 右肺は上, 中, 下の3葉に, 左肺は上, 下の2葉に分かれ, 各肺葉はさらに肺区域に分けられる), = segmenta bronchopulmonalia [L/TA]. ② 気管支肺区域. (→ 付図)
b. septic(a)emia 気管支肺性敗血症.
b. sequestration 気管支肺分離症〔医学〕.
b. shunt 気管支動脈肺動脈短絡〔医学〕.
b. spirochetosis 気管支肺炎性スピロヘータ症(出血性気管炎ともいう), = Castellani bronchitis.
b. volume 気管支肺容量〔医学〕.
bron·cho·py·o·cele [brɑ̀ŋkoupáiəsi:l] 気管支膿腫〔医学〕.
bron·chor·rha·gia [brɑ̀ŋkəréiʤiə] 気管支出血.
bron·chor·rha·phy [braŋkɔ́:rəfi] 気管支縫合.
bron·chor·rhea [brɑ̀ŋkərí:ə] 気管支漏〔医学〕, = bronchorrhoea.
bron·cho·scope [brɑ́ŋkəskoup] 気管支〔直達〕鏡〔医学〕.
bronchoscopic aspiration 気管支鏡下吸引〔医学〕.
bronchoscopic destruction 気管支鏡的破壊〔医学〕.
bronchoscopic position 気管支鏡位(身体は下臥, 頭は過度に後方へ屈曲して, 喉頭と気管が一直線となる体位).
bron·chos·co·py [braŋkáskəpi] 気管支鏡検査〔法〕〔医学〕.
bron·cho·si·nus·i·tis [brɑ̀ŋkousàinəsáitis] 気管支副鼻腔炎.
bron·cho·spasm [brɑ́ŋkəspæzəm] 気管支痙攣〔医学〕.
bron·cho·spi·ro·che·to·sis [brɑ̀ŋkouspàirouki:tóusis] 気管支スピロヘータ症, = Castellani disease, hemorrhagic bronchitis.
bron·cho·spi·rog·ra·phy [brɑ̀ŋkouspairágrəfi] 気管支呼吸計測法, 左右別肺気量(肺機能)測定法〔医学〕, = bronchospirometry.
bron·cho·spi·rom·e·ter [brɑ̀ŋkouspairámitər] 気管支呼吸計, 左右別肺機能検査用スパイロメータ〔医学〕(肺活量などを左右別に分離測定記録する器械).
bron·cho·spi·rom·e·try [brɑ̀ŋkouspairámitri] 気管支呼吸計測法, 左右別肺気量測定〔医学〕, = bronchospirography.
bron·cho·stax·is [brɑ̀ŋkoustǽksis] 気管支壁出血.
bron·cho·ste·no·sis [brɑ̀ŋkoustinóusis] 気管支狭窄〔医学〕.
bron·chos·to·my [braŋkástəmi] 気管支造瘻術(気管支粘膜と皮膚面とを縫合して瘻管をつくること).
bron·cho·tome [brɑ́ŋkətoum] 気管支開口器.

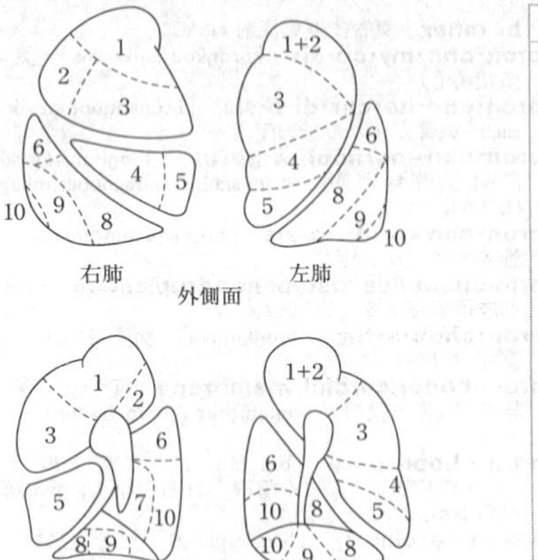

右肺 Right Lung	左肺 Left Lung
Upper lobe	Upper lobe
1. Apical segment and bronchus.	Upper division and bronchus.
2. Posterior segment and bronchus.	1. and 2. Apico-posterior segment and bronchus.
3. Anterior segment and bronchus.	3. Anterior segment and bronchus.
Middle lobe	Lingula (lower division) and bronchus.
4. Lateral segment and bronchus.	4. Superior segment and bronchus.
5. Medial segment and bronchus.	5. Inferior segment and bronchus.
Lower lobe	Lower lobe
6. Apical segment and bronchus.	6. Apical segment and bronchus.
7. Medial basal (cardiac) segment and bronchus.	7. —
8. Anterior basal segment and bronchus.	8. Anterior basal segment and bronchus.
9. Lateral basal segment and bronchus.	9. Lateral basal segment and bronchus.
10. Posterior basal segment and bronchus.	10. Posterior basal segment and bronchus.

肺区域 bronchopulmonary segments 付図

bron·chot·o·my [braŋkátəmi] 気管支切開術〔医学〕.
bron·cho·tra·che·al [bràŋkoutréikiəl] 気管支気管の.
bron·cho·ty·phoid [bràŋkoutáifɔid] 気管支性〔腸〕チフス.
bronchovascular bundle 気管支肺動脈束〔医学〕, 気管支血管束, = bronchovascular distribution.
bron·cho·vas·cu·lar shad·ows [bràŋkəvǽskjulər ʃǽdouz] 肺紋理.
bron·cho·ve·sic·u·lar [bràŋkouvesíkjulər] 肺胞の.
b. breathing 気管支肺胞性呼吸.
b. respiration 気管支小胞性呼吸〔医学〕, 気管支肺胞性呼吸.
b. sound 気管支肺胞〔性呼吸〕音〔医学〕.
bron·chus [bráŋkəs] 気管支. 複 bronchi. 形 bronchial.
b.-associated lymphoid tissue (BALT) 気管支随伴リンパ組織〔医学〕, 気道系リンパ組織, 気管関連リンパ組織(気管支粘膜下に存在するリンパ組織. 局所免疫反応の最前線として機能する).
b. cardiacus〔B Ⅶ〕 [L/TA] 内側肺底枝, = medial basal segmental bronchus〔B Ⅶ〕[TA].
b. dexter 右気管支.
b. intermedius 中間幹気管支, = intermediate bronchus.
b. lingularis inferior〔B Ⅴ〕 [L/TA] 下舌枝, = inferior lingular bronchus〔B Ⅴ〕[TA].
b. lingularis superior〔B Ⅳ〕 [L/TA] 上舌枝, = superior lingular bronchus〔B Ⅳ〕[TA].
b. lobaris inferior dexter [L/TA] 右下葉気管支, = right inferior lobar bronchus [TA].
b. lobaris inferior sinister [L/TA] 左下葉気管支, = left inferior lobar bronchus [TA].
b. lobaris medius [L/TA] 中葉気管支, = middle lobar bronchus [TA].
b. lobaris superior dexter [L/TA] 右上葉気管支, = right superior lobar bronchus [TA].
b. lobaris superior sinister [L/TA] 左上葉気管支, = left superior lobar bronchus [TA].
b. principalis dexter [L/TA] 右気管支, = right main bronchus [TA].
b. principalis sinister [L/TA] 左気管支, = left main bronchus [TA].
b. scissors 気管支ばさみ〔医学〕.
b. segmentalis anterior〔B Ⅲ〕 [L/TA] 前上葉枝, = anterior segmental bronchus〔B Ⅲ〕[TA].
b. segmentalis apicalis〔B Ⅰ〕 [L/TA] 肺尖枝, = apical segmental bronchus〔B Ⅰ〕[TA].
b. segmentalis apicoposterior〔B Ⅰ+Ⅱ〕 [L/TA] 肺尖後枝, = apicoposterior segmental bronchus〔B Ⅰ+Ⅱ〕[TA].
b. segmentalis basalis anterior〔B Ⅷ〕 [L/TA] 前肺底枝, = anterior basal segmental bronchus〔B Ⅷ〕[TA].
b. segmentalis basalis lateralis〔B Ⅸ〕 [L/TA] 外側肺底枝, = lateral basal segmental bronchus〔B Ⅸ〕[TA].
b. segmentalis basalis medialis [L/TA] 上枝下一下葉枝, = medial basal segmental bronchus〔B Ⅶ〕[TA].
b. segmentalis basalis posterior〔B Ⅹ〕 [L/TA] 後肺底枝, = posterior basal segmental bronchus〔B Ⅹ〕[TA].
b. segmentalis lateralis〔B Ⅳ〕 [L/TA] 外側中葉枝, = lateral segmental bronchus〔B Ⅳ〕[TA].
b. segmentalis medialis〔B Ⅴ〕 [L/TA] 内側中葉枝, = medial segmental bronchus〔B Ⅴ〕[TA].
b. segmentalis posterior〔B Ⅱ〕 [L/TA] 後上葉枝, = posterior segmental bronchus〔B Ⅱ〕[TA].
b. segmentalis superior〔B Ⅵ〕 [L/TA] 上一下葉枝, = superior segmental bronchus〔B Ⅵ〕[TA].
b. sinister 左気管支.
bronc·ti·arc·tia [bràŋktiá:ktiə] 気管支閉塞, = bronchiostenosis.
Brondgeest to·nus [brandgí:st tóunəs] ブロンドゲースト緊張(脊髄知覚根を切断すると, それに相応する運動根支配の筋が弛緩する, すなわち筋緊張は間断のない反射興奮により維持される).
bron·to·pho·bia [bràntoufóubiə] 恐雷症, 雷鳴恐怖〔症〕〔医学〕, = morbid fear of thunder.
bronze baby syndrome ブロンズ乳児症候群〔医学〕, ブロンズベビー症候群.
bronze liver 青銅肝(マラリアにみられる).
bronze phlegmon(e) 青銅色蜂巣織炎(腎臓手術後にみられる).
bronzed [bránzd] 青銅色を帯びた.
b. diabetes ブロンズ糖尿病〔医学〕, 青銅〔色〕糖尿病〔医学〕(ヘモクロマトーシスに伴う糖尿病), = bronzed disease, hemochromatosis.
b. disease 青銅病(副腎皮質機能不全による), = Addison disease.
b. hemochromatosis 青銅色(ブロンズ)ヘモクロマトーシス〔医学〕.
b. skin ① 青銅色皮膚〔医学〕, ブロンズ色皮膚(副腎皮質機能低下症の). ② 黒皮症, = melasma suprarenale.
brood [brú:d] ① 同腹〔医学〕. ② ふ(孵)化.
b. capsule 繁殖胞, 育嚢胞(包虫嚢胞の胚葉に生ずる小乳頭), = vesicula proligera.
b. cell 母細胞, = mother cell.
b. chamber 育房.
b. cyst 育嚢胞, = brood capsule.
b. membrane 育膜, 繁殖膜(エキノコッカスの宿主. 諸臓器に移行した胞嚢体の内面に形成された胚芽層, この層より頭節が形成される), = brood capsule, brood cyst.
b. plate 育板.
b.-pouch ふ(孵)卵嚢.
brooding mania 沈思黙考性躁病.
Brooke, Henry Ambrose Grundy [brúk] ブルック(1854-1919, イギリスの皮膚科医).
B. disease ブルック病(伝染性毛孔性角化症), = psorospermosis, keratosis follicularis contagiosa.
B. tumor ブルック腫瘍(1892年に初めて記載. 顔面, 頭皮などの皮下に多発性, 散在性あるいは群集して発生する. 頭皮全面を覆うものはターバン腫瘍 turban tumor と呼ばれる), = Brooke cancer, spradenoma, cystic adenoid epithelioma.
broo·kite [brúkait] 板チタン石 TiO_2.
Brooks, Clyde [brúks] ブルックス(1881生, アメリカの生理・薬理学者).
B.-Geiger method ブルックス・ガイガー法(一酸化炭素中毒の療法の一つ).
broom [brú:m] エニシダ〔金雀花〕, = genista, *Cytisus scoparius*. → sparteine.
b. poisoning エニシダ中毒(*Cytisus scoparius* の有毒成分 spartein および cytisine による中毒).
Brophy, Truman William [bráfi] ブロフィー(1848-1928, アメリカの口腔外科医).
B. operation ブロフィー手術(唇裂の手術で, 鉛板で強化した針金を用いた緊張縫合術による方法).
bros·sage [brɔsáʒ] [F] 刷掃術, 擦過法(トラコーマの治療におけるような硬い刷毛で擦過する方法).
broth [bráθ] 肉汁〔培地〕, = bouillon, meat infusion broth.

b. culture 肉汁培養〔医学〕.
b. dilution method 液体希釈法〔医学〕.
b. microdilution method 微量液体希釈法〔医学〕.
brother-sister mating 兄妹交配, 同胞交配〔医学〕.
brought in dead (BID) 入院時すでに死亡.
Brouha, Adele and L. Brouha [brú:ə] ブルーア (フランスの医師).
B. test ブルーア試験(雄マウスに妊娠したと思われる婦人の朝尿を毎日1回8〜10日間皮下注射し, 剖検上, 精嚢が拡張していれば陽性).

B

Broviac catheter ブロビアックカテーテル(薬剤投与のための中心静脈カテーテル. Jhon W. Broviac (1942生)はアメリカの外科医).
brow [bráu] ①前額. ②眼窩上隆起. ③眉毛.
b. ague 〔間欠性〕前額神経痛, = brow ache, brow pang, supraorbital neuralgia.
b. pang 前額痛(片頭痛).
b. position 前額位, 額位.
b. presentation 額位〔医学〕.
Brown, Charles Leonard [bráun] ブラウン (1899-1959, アメリカの医師).
B.-Symmers disease ブラウン・シンマース病 (急性小児漿液性脳炎).
Brown crown ブラウン冠(ローガン冠に類似の冠で, 基部が凸状になったもの).
Brown gravitation sign ブラウン重力徴候(腹腔内疾患において下腹部の強い圧痛部を表記し, 患者を健側へ回転し, 15〜30分後圧痛部が増大するならば, 外科的治療の対象となる).
Brown, Harold W. [bráun] ブラウン(1898生, アメリカの眼科医).
B. syndrome ブラウン症候群.
Brown, James Bassett [bráun] ブラウン(1899-1971, アメリカの形成外科医).
B. graft ブラウン植皮(厚い植皮弁を用いる).
Brown, James H. [bráun] ブラウン(1884生, アメリカの微生物学者).
B.-Brenn stain ブラウン・ブレン染色〔法〕.
Brown, Michael Stuart [bráun] ブラウン(1941生, アメリカ・テキサス大学ダラス保健科学センター遺伝学内科部門長. J. L. Goldstein との共同研究で, LDL受容体とコレステロール代謝異常の遺伝的基礎を解明した. 1985年度ノーベル医学・生理学賞をともに受けた).
Brown-Pearce carcinoma ブラウン・ピアース癌〔医学〕(Wade Humpton Browm (1942没), Louise Pearce (1885-1959)はともにアメリカの病理学者, 医師).
Brown-Pearce tumor ブラウン・ピアース腫瘍(ウサギの可移植嚢性癌).
Brown personality inventory ブラウン人格検査法(精神神経性の患児判定用の心理学的検査法).
Brown, Robert [bráun] ブラウン(1773-1858, スコットランドの植物学者). 形 brownian.
B. movement ブラウン運動(1827年に初めて見いだされた現象で, 液体または気体中にある微粒子が, 絶えず不規則な運動を営み, これは流体分子の熱運動による).
Brown, Sanger [bráun] ブラウン(1852-1928, アメリカの精神科医).
B. ataxia ブラウン運動失調.
Brown-Séquard, Charles Edouard [bráun seká:r] ブラウン・セカール(1817-1894, フランスに住んだイギリスの生理学者).
B.-S. disease ブラウン・セカール病, = Brown-Séquard syndrome.
B.-S. epilepsy ブラウン・セカールてんかん(動物においてみられる脊髄の実験的病変によるてんかん様痙攣).
B.-S. injections ブラウン・セカール注射(老衰に対する精巣エキスの注射).
B.-S. paralysis ブラウン・セカール麻痺〔医学〕, = Brown-Séquard syndrome.
B.-S. syndrome ブラウン・セカール症候群〔医学〕(脊髄の一側病変に際し, 髄節性萎縮性麻痺, 同側痙直性麻痺を起こし, 反対側には疼痛および温度感覚の障害が起こる).
B.-S. treatment 臓器療法, = organotherapy.
Brown tests ブラウン試験(①片手を1分間氷水に浸漬すると血圧が上昇する. その程度によってストレスに対する血圧の反応性がわかる. = Brown cold pressor test. ②浅在静脈からの血液が酸素を多量に含んだ動脈血と混合している場合には動静脈瘻が診断される. = Brown arteriovenous fistula test).
Brown, Thomas Kenneth [bráun] ブラウン(1898-1951, アメリカの婦人科医).
B. test for pregnancy ブラウン〔妊娠〕反応(Friedman 試験法を改良した方法で妊娠尿の代わりに妊娠血清を利用する).
brown [bráun] 褐色の〔医学〕.
b. adipose tissue 褐色脂肪組織〔医学〕.
b. algae 褐藻類, = Phaeophyta.
b. atrophy 褐色萎縮〔医学〕(血鉄素, 血褐素などの色素沈着による組織および器官の褐色化), = atrophy fusca.
b. cataract 褐色白内障〔医学〕.
b. coal 褐炭〔医学〕.
b. dog tick クリイロコイタマダニ, = *Rhipicephalus sanguineus*.
b. edema 褐色浮腫(充血性肺水腫).
b. fat 褐色脂肪〔体〕〔医学〕.
b. fat tissue 褐色脂肪組織(暗褐色の色素を含有する脂肪織), = Bonnot gland, hibernating gland, interscapular gland.
b. hematite 褐鉄鉱, = limonite.
b. induration 褐色硬結〔医学〕, 褐色硬化〔医学〕(①肺炎にみられる肺臓の変化. ②慢性心臓弁膜症または塵肺症にみられる充血).
b. induration of lung 肺の褐色硬化.
b. lung 褐色肺.
b. milk 褐色乳(加熱の結果 humin, melanin, caramelin などの産生によるもの).
b. mixture ブラウン合液, 褐色合剤(甘草流エキス120, 吐酒石0.24, アヘンショウノウチンキ120, 亜硝酸エチル精30, グリセリン120を水で1,000mLとする), = (compound) opium and glycyrrhiza mixture.
b. mustard クロガラシ, = black mustard.
b. ointment 散らし薬, = mother's salve.
b. placental infarct 褐色胎盤梗塞〔医学〕.
b. rat ノルウェーネズミ, ドブネズミ, = *Rattus norvegicus*, Norway rat.
b. tumor 褐色腫〔医学〕.
b. water 赤潮, = a red tide.
Browne, Denis [bráun] ブラウン. → Browne, Sir Denis John.
Browne, Donovan Clarence [bráun] ブラウン(1898生, アメリカの医師).
B.-McHardy dilator ブラウン・マクハーデー拡張器(食道拡張器).
Browne, Sir Denis John [bráun] ブラウン(1892-1967, オーストラリア生れのイギリスの小児外科医).
brownian [bráuniən] ブラウンの. → Brown, Robert.
b. motion ブラウン運動〔医学〕.

b. movement ブラウン運動(微粒子の相対的位置の変化を伴わない急速な振動運動からなる熱運動の一型), = pedesis.

b.-Zsigmondy movement ブラウン・ジグモンディ運動.

Browning method ブラウニング法, = Browning test.

Browning test ブラウニング法(梅毒補体結合反応(ワッセルマン反応)の一つ. 脂質抗原, 患者血清, 補体のうち, 補体のみを変量する補体増量法).

Browning, William [bráuniŋ] ブラウニング(1855–1941, アメリカの解剖学者).

B. vein ブラウニング静脈(Trolard 静脈の上部. 下吻合静脈ともいう. 浅中大脳静脈から横静脈洞へ流入する静脈であるが存在は不定).

brown·ing [bráuniŋ] 褐色化, 褐変 [医学].

b. proofing 褐変防止処理 [医学], 防褐処理 [医学].

b. reaction 褐色化反応(食物などの), 褐変現象(食品の成分が酵素的あるいは非酵素的に変質を起こして褐色になる現象).

brownish discharge 褐色帯下 [医学].

brown·ism [bráunizəm] ブラウン医学説(スコットランドの医師 John Brown (1735–1788)の学説で, すべての病因は刺激過度または不足にあるとの説), = brunonianism.

B-RTO balloon occluded retrograde transvenous obliteration バルーン下逆行性経静脈的塞栓術の略.

Bruce, Alexander [brú:s] ブルース(1854–1911, スコットランドの解剖学者).

B. axon reflex ブルース軸索反射(知覚神経の刺激が遠心線維を経て皮膚血管神経に伝わり, 皮膚のその領域に瘙痒と発疹を生ずる反射).

B. bundle ブルース束(脊髄頸部および胸部の後束の固有束で, 後角と交連との接続点において灰白質と連結するもの), = cornucommissural bundle.

B. tract ブルース路(中隔辺縁路), = septomarginal tract.

Bruce protocol ブルース試験, ブルースプロトコール(トレッドミル運動負荷試験の代表的プロトコールで, 3分毎にトレッドミルの傾斜と運動速度を変化させる多段階負荷法).

Bruce, Sir David [brú:s] ブルース(1855–1931, イギリスの病理細菌学者. 熱帯医学の研究家として有名,アフリカの nagana と称するのは睡眠病の一型で, 吸血ハエ tsetsefly により媒介されることを証明した. ブルセラ *Brucella* はこの研究家にちなんだ命名).

B. septicemia ブルース敗血症(ブルセラ症).

Bru·cea [brú:siə] ニガモドキ属(南アジア産ニガキ科 *Simaroubaceae* の一属).

Bru·cel·la [bru:sélə] ブルセラ属(偏性好気性のグラム陰性桿菌. 人獣共通感染症であるブルセラ症の原因菌が属する).

B. melitensis ブルセラ・メリテンシス(ブルセラ症の原因となる. 家畜では流産を起こす. ブルセラ属はこの1菌種のみにまとめられ, 生物型 Abortus, Canis, Neotomae, Ovis, Suis に分けられるが, *B. abortus*, *B. suis* といった従来の菌種名も慣用されている).

brucella vaccine ブルセラワクチン(ブルセラ症に対する弱毒生ワクチン. 人畜共通感染症であるが, 動物に対してのみ用いられることがある).

Bru·cel·la·ce·ae [brù:siléisii:] ブルセラ科(代表的なものはブルセラ属).

bru·cel·lar [bru:sélər] ブルセラ菌の, ブルセラ症の.

bru·cel·le·mia [brù:silí:miə] ブルセラ血症.

bru·cel·ler·gen [brù:silə́:ʤən] ブルセラルジェン(ブルセラ菌の核タンパク質浮遊液で, 波状熱の診断に用いるが, 全身反応を起こすことが多い), = brucellergin.

b. reaction ブルセラ抗原反応.

b. test ブルセラルジェン試験(ブルセラ菌からつくったタンパク浮遊液を皮内注射して起こる反応からブルセラ症を診断する方法).

bru·cel·li·a·sis [brù:siláiəsis] ブルセラ症, = brucellosis.

bru·cel·lin [brú:silin] ブルセリン(① ブルセラ属3種の培養からつくったワクチンで, 細菌核タンパク質を含む, ② *Brucella abortus* 培養液中にあるタンパクでブルセラ症の皮内反応に用いる).

b. test ブルセリン試験(メリチンを皮内注射して波状熱を診断する方法).

bru·cel·lo·sis [brù:silóusis] ブルセラ症(*Brucella melitensis* による感染症で, 急性の熱性疾患をきたす. 発熱は断続的で, マルタ熱, 地中海熱, 波状熱などと呼ばれてきた), = Malta fever, Mediterranean f., undulant f., Bang disease, Cyprus f., goat f., Gibraltar f., mountain f., Neapolitan f., rock f., Bruce septicemia, melitococcosis.

b. test ブルセラ症試験, = brucellergen test, Huddleson opsonocytophagic t..

Bruch, Carl Wilhelm Ludwig [brúk] ブルック(1819–1884, ドイツの解剖学者).

B. basal membrane ブルック基底膜(網膜脈絡膜4層のうち最も外部の膜), = lamina basalis, Henle membrane.

B. glands ブルック腺(下眼瞼結膜のリンパ胞), = trachoma glands.

B. layer ブルック層.

B. membrane ブルック膜(脈絡膜基底板), = lamina basalis choroideae.

bru·cine [brú:sin] ブルシン [化] 2,3-dimethoxystrychnidin-10-one $C_{21}H_{20}(OCH_3)_2O_2N_2$-$4H_2O$ (バンボクベツ[蕃木鼈] *Bruceae* から得られる苦味アルカロイドでストリキニンと同様の作用を示す).

b. bisulfate 重硫酸ブルシン.

b. sulfate 硫酸ブルシン $(C_{23}H_{26}N_2O_4)_2H_2SO_4$-$7H_2O$, = brucinae sulfas.

bru·cite [brú:sait] ブルス石, 水滑石 $Mg(OH)_2$, = talc hydrata.

Bruck, Alfred [brúk] ブルック(1865生, ドイツの医師).

B. disease ブルック病(骨奇形, 多発性骨折, 関節強直, 筋萎縮を含む症候群).

Bruck, Carl [brúk] ブルック(1879–1944, ドイツの皮膚科医).

B. test ブルック試験(梅毒患者の血清に水を混ぜた後, 硝酸を加えると, 沈殿が起こる. 正常者の血清に沈殿は起こらない), = Bruck serochemical test.

Bruck-Lange disease ブルック・ランゲ病(錐体外路障害と精神異常を伴う先天性筋肥大).

Brücke, Ernst Wilhelm Ritter von [brúkə] ブリュッケ(1819–1892, オーストリアの生理学者).

B.-Bartley phenomenon ブリュッケ・バートリー現象.

B. lens ブリュッケレンズ(二重凸面レンズ, 二重凹面レンズを組み合わせて, 長距離用に視野を調節したもの).

B. muscle ブリュッケ筋(① 大小腸の粘膜筋層. ② 毛様体筋の一つ), = tensor chorioideae.

B. reagent ブリュッケ試薬(ヨウ化カリウム50gを水50mLに溶かし, ヨウ化第二水銀を飽和させた後, 水で1,000mLに希釈したもので, 塩酸を加えたアルカロイド溶液またはタンパク質溶液では沈殿を生ずる).

B. test ブリュッケ試験(① 尿中の胆汁色素を検出する方法で, まず硝酸を加えて振盪した後, 硫酸を加

B

えると発色する．② タンパク質証明法で，塩酸で酸性にした被検物をヨウ化カリで処理すると沈殿が起こる．③ 尿素を証明するには，フューゼル油とともに被検物を加熱し，濾過後フューゼル油にシュウ酸を溶かしたものを加えると，結晶が析出する）．

B. tunic ブリュッケ層，ブリュッケ膜（網膜の神経層），= Henle tunic, tunica nervea.

Brudzinski, Josef von ［bruzínski］ ブルジンスキー（1874–1917，ポーランドの医師）．

B. reflex ブルジンスキー反射（脳膜炎では一側の下肢を強いて屈曲すると他側の股に屈曲または伸張が起こる）．

B. sign ブルジンスキー徴候〔医学〕（脳膜炎においては頸部を前屈すると，股，膝，くるぶしが屈曲する）．

Brugada syndrome ブルガダ症候群（1992年ベルギー生まれ，スペインの心臓医 Pedro Brugada, Josep Brugada 兄弟の報告によりこの名がある．心室細動の自然発作により心停止，失神をきたす病態で夜間突然死の原因とも考えられる．独特な異常波形を示す）．

Bru·gi·a ［bru:ʤiə］ ブルギア属（糸状虫科の一属．マレー糸状虫がこのなかに入る）．

B. malayi マレー糸状虫（ヒトやネコのリンパ組織に寄生し，糸状虫症の原因となる）．

B. timori チモール糸状虫．

Brugsch index ブルクシュ指数（胸囲×100 を身長で除したもの）．

Brugsch, Theodor ［brúgʃ］ ブルクシュ（1878–1963，ドイツの内科医）．

B. disease ブルクシュ病（小肢端症），= acromicria.

B. syndrome ブルクシュ症候群（先端肥大性皮膚症），= acropachyderma.

Bruguiera gymnorrhiza オヒルギ（ヒルギ科 *Rhizophoraceae* の植物で，その樹皮 Rhizophorae Cortex は下痢止め多くは鞣皮料，織物染料に利用）．

Bruhl dis·ease ［brú:l dizí:z］ ブルール病（熱を伴う脾性貧血）．

bruis·a·bil·i·ty ［brù:izəbíliti］ ① 易損性（傷つきやすいこと）．② 敏感性〔医学〕．③ 挫傷性．

bruise ［brú:iz］ 打撲症〔医学〕，打撲傷，皮下出血，挫傷（披裂を伴わない打撲傷），= contusion.

bruised margin 圧挫縁〔医学〕，挫滅縁．

bruis·ing ［brú:ziŋ］ 紫斑〔医学〕．

bruisse·ment ［bruismán］［F］ 猫喘〔音〕（ゴロゴロと鳴る聴診音）．

bruit ［brú:t］［F］ 血管雑音〔医学〕，雑音，ブルイ（聴診器により聴取される雑音，特に異常雑音）．

b. d'airain 金属性音（気胸部またはまれに結核性空洞，胃拡張部に聴取され，鈴の音に似た金属音）．

b. de diable 雑音，独楽音，= Guttmann sign, venous hum.

b. de Leudet リューデー雑音，= Leudet sign. → Leudet, Théodor Emile.

b. de Tabourka タブールカ雑音，= Potain sign.

b. liquidiens 正常心音（弱く短く急に起こり，また急に消える）．

b. solidiens 心雑音（心臓弁口に病変があるとき，血流により生ずる雑音で，音は強く，徐々に起こり，徐々に消える）．

Brunati sign ［brunáti sáin］ ブルナチ徴候（熱病における角膜混濁は予後不良を示す）．

Brunhild com·plex ［brúnhild kámpleks］ ブランヒルドコンプレックス（精神異常症．強い女性がさらに強い男性を求める葛藤の状態で，Brunhild 秘話は Oedipus 秘話と同じように普遍し，Penthesilea（アマゾン女王），Judith, Sappho, Electra を含む）．

Brunn, Albert von ［brʌ́n］ ブルン（1849–1895，ドイツの解剖学者）．

B. membrane ブルン膜（鼻粘膜嗅部の粘膜）．

Brunn method ブルン法，= Breslau method.

Brunner, Johann Conrad ［brʌ́nər］ ブルンネル（1653–1727，スイスの解剖学者）．

B. gland adenoma ブルンネル腺腺腫〔医学〕．

B. glands ブルンネル腺（十二指腸腺），= duodenal glands.

Brunnstrom motor function test ブルンストロームの運動機能テスト．

Brunnstrom stage ブルンストロームのステージ（ブルンストロームの片麻痺機能テスト1〜6段階の評価ステージ）．

bru·no·ni·an·ism ［brù:nouniǽnizəm］ ブラウニズム（疾患の原因は刺激の過不足によるという学説），= brownism, brownianism.

Bruns, John Dickson ［brʌ́nz］ ブルンス（1836–1883，アメリカの医師）．

B. disease ブルンス病（マラリア性肺炎），= pneumonopaludism.

Bruns, Ludwig von ［brʌ́nz］ ブルンス（1858–1916，ドイツの神経科医）．

B. syndrome ブルンス症候群（第四脳室の胞虫症または腫瘍に際し，頭の位置を急激に変えると，めまい，嘔吐および倒墜する症候群），= Bruns sign.

Brunschwig, Alexander ［brú:nʃwig］ ブルンシュウィッグ（1901–1969，アメリカの外科医）．

B. operation ブルンシュウィッグ手術（骨盤内臓器全摘術．骨盤内臓器および骨盤内リンパ節，骨盤筋膜，肛門挙筋を含めて摘出し，人工肛門造設ならびに尿路変更術を行う），= total pelvic exenteration, pancreaticoduodenectomy.

Brunswick green ブルンスウィックグリーン（亜炭酸銅）．

Brunton otoscope ブラントン耳鏡（側部から照射する検耳鏡）．

Brunton, Thomas Lauder ［brʌ́ntən］ ブラントン（1844–1916，スコットランドの医師で薬理学者．心臓循環器系疾患に対する薬理学に多大の貢献をなし，狭心症の治療に亜硝酸アミルを1867年に初めて用いた．小児に用いる投薬量を次のように計算した (Brunton formula) 小児用量＝大人量×（小児年齢/25））．

brush ［brʌ́ʃ］ ブラシ，刷毛（はけ），刷子．

b. bath 刷毛浴〔医学〕．

b. border 刷子縁〔医学〕（腎の近位尿細管上皮の自由面にある細胞縁で微繊毛よりなる光学顕微鏡レベルの用語）．

b. border antigen 刷子縁抗原〔医学〕．

b. border membrane ブラシ縁膜〔医学〕，ブラシボーダー膜〔医学〕．

b. burn 擦〔過〕傷〔医学〕．

b. catheter ブラシカテーテル（先端に小さなブラシを付けた尿管カテーテル．尿管や腎盂の腫瘍の表面から細胞を擦過により採取する）．

b. cranium 刷毛状頭蓋（頭蓋のX線像にて，刷毛様の線維が骨平面と垂直に見えることで，溶血性貧血に起こる）．

b. discharge ブラシ放電（コロナ放電の電圧を高めたときに起こる放電）．→ corona discharge.

b. electrode 刷毛電極．

b. heap structure ブラッシュヒープ構造．

Brushfield, Thomas ［brʌ́ʃfi:ld］ ブラッシュフィールド（1858–1937，イギリスの医師）．

B. spots ブラッシュフィールド斑〔点〕．

B.–Wyatt disease ブラッシュフィールド・ワイアット病（母斑性痴呆），= nevoid amentia.

brush·ing ［brʌ́ʃiŋ］ 手指消毒．

Bruton, Ogden C. ［brútən］ ブラットン（1908–2003，アメリカの小児科医）．

B. agammaglobulinemia ブラットン無ガンマグロブリン血症，= X-linked agammaglobulinemia.

B. disease ブラットン病（X 染色体性乳児無ガンマグロブリン血症）.

B.-type hypogammaglobulinemia ブラットン型低ガンマグロブリン血症［医学］（伴性劣性遺伝による原発性免疫不全症候群の一型で pre B 細胞から B 細胞への分化の障害により成熟 B 細胞が欠損している．化膿菌の繰り返し感染などを起こす），= Bruton disease.

brux·ism ［brʌ́ksizəm］ ブラキシズム，歯ぎしり［医学］（食物をそしゃく（咀嚼）する以外の），= grinding of teeth, clending.

brux·o·ma·nia ［brʌksouméiniə］ 軋歯神経症.

Bryant, Thomas ［bráiənt］ ブライアント（1828–1914，イギリスの外科医）.

B. ampulla ブライアント膨大部（結紮した動脈の近位部が膨大した部分）.

B. line ブライアント線（腸骨大腿骨三角の垂直線）.

B. operation ブライアント手術（腰部大腸切開術）.

B. sign ブライアント徴候（上腕骨が脱臼したときには，腋窩の背後境界が下がる）.

B. triangle ブライアント三角（腸骨大腿骨三角のことで，ネラトン線と，その腸骨前上棘状突起縁から患者の仰臥位において引いた垂直線と，大転子先端から，この線に直角に引いた線とにより囲まれる三角）.

Bryce, Thomas H. ［bráis］ ブライス（1862–1946，スコットランドの解剖学者）.

B.-Teacher ovum ブライス・ティーチャー卵子（1908年頃の文献に述べられているヒトの卵子で既知の卵子のうち最も古いものとされている）.

Bryobia praetiosa クローバーハダニ，= clover mite.

bry·o·nia ［braióuniə］ ブリオニア根（ウリ科植物 *Bryonia alba*, *B. dioica* の根で，配糖体 bryonin および bryonidin の作用が催〔嘔〕吐薬として利用される），= bryony.

Bry·oph·y·ta ［braiáfitə］ 蘚苔植物.

bry·oph·y·tes ［braiáfiti:z］ 蘚苔植物類（各種コケ植物の総称），= mosses.

Bry·op·si·da·ce·ae ［braiàpsidéisii:］ ハネモ科（緑藻類，イワヅタ目 *Caulerpales* の一科）.

Bry·o·zo·a ［bràiəzóuə］ コケムシ［苔蘚虫］動物門.

Bryson, Alexander ［bráisən］ ブライソン（1802–1860，イギリスの医師）.

B. sign ブライソン徴候（バセドウ病にしばしばみられる胸郭拡張の低下）.

BS ① Bachelor of Science 理学士の略. ② Bachelor of Surgery 外科医学士（イギリス）の略. ③ bedside ベッドサイドの略. ④ British Standard イギリス標準の略. ⑤ breath sound 呼吸音の略.

BSA ① bovine serum albumin ウシ血清アルブミンの略. ② body surface area 体表面積の略.

BSE ① bovine spongiform encephalopathy ウシ海綿状脳症の略（狂牛病とも呼ばれる．イギリスで1986年からウシの間で急速に広がった感染性脳症で，1993年までに約 20 万頭のウシが発病し，1995年にはウシからヒトへの感染死亡例が報告されるに及んで，世界的な問題となった），= mad cow disease. ② breast self-examination 乳房自己検査（法）の略.

BSF B cell stimulatory factor B 細胞刺激因子の略.

BSI body substance isolation 生体物質隔離の略.

BSL biosafety lebel バイオセーフティーレベルの略.

BSMA bulbospinal muscular atrophy 球脊髄性筋萎縮症の略.

BSP test BSP テスト，= bromsulphalein test.

BSR blood sedimentation rate 赤血球沈降速度の略.

BSS ① balanced salt solution 緩衝塩類溶液の略. ② Bernard-Soulier Syndrome ベルナール・スリエ症候群の略.

BT ① blood transfusion 輸血の略. ② body temperature 体温の略. ③ brain tumor 脳腫瘍の略.

BTB-L agar bromthymol blue lactose agar ブロムチモールブルー乳糖寒天培地.

BTF blood transfusion 輸血の略.

BTLS basic trauma life support 外傷一次救命救急処置の略（外傷患者の搬送前の救急現場での初期診断，処置法の教育プログラム．1982 年にアメリカで作成され，スタンダードな処置法として世界的に使用されている）.

BTPS body temperature and ambient pressure saturated with water vapor 体温・大気圧・水蒸気飽和状態の略（肺活量測定時の諸条件）.

BTU, Btu British thermal unit 英国熱量単位の略.

BTX brevetoxins ブレボトキシンの略.

bu·aki ［bú:əki］ ブーアキ（コンゴでみられるタンパク欠乏症）.

Bu·ba·lus bu·ba·lis ［bjúbələs bjúbəlis］ スイギュウ［水牛］，= water buffalo.

bu·bas ［bú:bəs］ フランベジア症，= boubas, yaws.

b. braziliensis 粘膜皮膚性リーシュマニア症，= espundia.

bub·ble ［bʌ́bəl］ 泡（あわ），泡の［医学］，気泡音，泡沫.

b. bath 泡沫浴.

b. cap バッブルキャップ［医学］，泡鐘［医学］.

b. flowmeter 気泡流量計［医学］.

b. gum dermatitis 風船ガム皮膚炎.

b. level 気泡水準器（気泡水盛ともいい，水平面を定める器械）.

b. oxygenator 気泡型人工肺［医学］.

b. point 泡立ち点［医学］.

b. tower 気泡塔［医学］.

b. trap 気泡ぬき［医学］.

b. vaporizer 気泡型気化器［医学］.

b. viscosimeter 泡粘度計.

bub·bling ［bʌ́bliŋ］ 泡（あわ）［医学］，泡沫［医学］.

b. rale 水泡ラ音.

bub·blol·o·gy ［bʌbláləʤi］ 気泡学.

bubbly lung 泡状肺［医学］.

bu·bo ［bjú:bou］ 横痃おうげん［医学］，よこね［医学］，便毒，= sympathetic abscess, inguinal adenitis. 形 bubonic.

b. dolens 有痛性横痃，= bubo dolenta, lymphadenitis chancrosa.

b. indolenta 無痛〔性〕横痃.

bu·bo·ad·e·ni·tis ［bju:bouæ̀dináitis］ 鼡径〔リンパ〕節炎.

bu·bon·al·gia ［bjù:bənǽlʤiə］ 鼡径痛.

bu·bon·ic ［bju:bánik］ よこね（横痃）.

b. plague 腺ペスト［医学］，ペスト腺腫（ノミなどに咬まれた部位の所属リンパ節の有痛性の腫大，発熱，頭痛などの全身症状がみられる．通常は皮疹はみられないが，ベトナムの患者の 1/4 には膿疱，水疱などがリンパ節に沿ってみられる．鼡径，腋窩，頸部のリンパ節に好発する）.

bu·bon·o·cele ［bju:bánəsi:l］ 鼡径ヘルニア.

bu·bon·u·lus ［bju:bánjuləs］ 小横痃［医学］，小よこね［医学］.

b. ulceris mollis 軟性下疳性小横痃.

bu·car·dia ［bju:ká:diə］ 牛心，= cor bovinum.

buc·ca ［bʌ́kə］ ［L/TA］ 頬（ほほ．内外の表面をいうこともある），= cheek [TA]. 形 buccal.

buc·cal ［bʌ́kəl］ 頬側の.

b. angle 頬角（歯の頬側面とほかの面とのなす角．頬側咬合角），= buccoocclusal angle.

b. artery [TA] 頬動脈, = arteria buccalis [L/TA].
b. bar 頬側バー〔医学〕.
b. branches [TA] 頬筋枝, = rami buccales [L/TA].
b. cachexia 歯性悪液質.
b. capsule 口嚢.
b. caries 頬面う蝕.
b. cavity 頬腔, 頬面窩洞, 口腔〔前庭〕.
b. curve 頬側歯牙彎曲, = dental curve.
b. cusp [TA] 頬側尖頭*, = cuspis buccalis [L/TA].
b. embrasure 頬側鼓形空隙.
b. fat pad [TA] 頬脂肪体, = corpus adiposum buccae [L/TA].
b. fistula 頬瘻〔医学〕.
b. ganglion 口球神経節(軟体動物にみられる).
b. gingiva 頬側歯肉〔医学〕.
b. glands [TA] 頬腺, = glandulae buccales [L/TA].
b. groove 頬側〔面〕溝〔医学〕.
b. hiatus 顔面横裂.
b. horn 頬側角〔医学〕.
b. inclination 頬側傾斜〔医学〕.
b. mucous membrane 頬粘膜〔医学〕.
b. nerve [TA] 頬神経, = nervus buccalis [L/TA].
b. node 頬リンパ節.
b. occlusion 頬側咬合(咬合線の外側すなわち頬側における咬合).
b. portion of tongue 舌体〔部〕〔医学〕.
b. psoriasis 口腔乾癬〔医学〕.
b. raphe 頬縫線.
b. reflex 頬反射〔医学〕.
b. region [TA] 頬部, = regio buccalis [L/TA].
b. restoration 頬部回復(抜歯後).
b. ridge 頬側面隆線, 頬側縁, = margo buccalis.
b. root [TA] 頬側根*, = radix buccalis [L/TA].
b. surface [TA] 頬側面*(歯の頬粘膜に面する側), = facies buccalis [L/TA].
b. tablet 口腔錠〔医学〕.
b. tooth 頬歯.
b. tube 頬面管〔医学〕.
b. wall 頬面壁〔医学〕.

buc·cal·ly [bʌ́kəli] 頬側に〔医学〕.
buccals 口腔剤, バッカル剤.
buc·cel·la·tion [bʌkseléiʃən] (布で圧迫する止血法).
buc·ci·na·tor [bʌ́ksineitər] [TA] 頬筋, = musculus buccinator [L/TA].
b. crest 頬筋稜(下顎烏口突起の前面の溝にある稜で, 頬筋線維の起始点).
b. muscle 頬筋.
b. nerve 頬神経.
b. node [TA] 頬筋リンパ節, = nodus buccinatorius [L/TA].

bucco– [bʌkou, -kə] 頬との関係を表す接頭語.
buc·co·ax·i·al [bʌ̀kouǽksiəl] 歯空洞の, 頬軸面の〔医学〕.
buc·co·ax·i·o·cer·vi·cal [bʌ̀kouæ̀ksiousə́:vikəl] 歯空洞の, 頬軸頸面の.
buc·co·ax·i·o·gin·gi·val [bʌ̀kouæ̀ksiouʤinʤáivəl] 頬側軸面歯肉側の.
buc·co·cer·vi·cal [bʌ̀kousə́:vikəl] 頬側歯頸壁の.
b. ridge 頬側歯頸隆起(乳臼歯にみられる).
buc·co·clu·sal [bʌ̀kouklú:səl] 頬側咬合側の.
buc·co·den·tal [bʌ̀koudéntəl] 頬〔側〕歯〔面〕の.
buc·co·dis·tal [bʌ̀koudístəl] 頬側遠心側の.
buccofacial obturator 頬顔面栓塞子.
buc·co·gin·gi·val [bʌ̀kouʤinʤáivəl] 頬側歯肉の.
b. ridge 歯肉稜.
b. sulcus 齦頬(齦唇)移行部.
buc·co·la·bi·al [bʌ̀kouléibiəl] ① 頬唇の. ②頬側唇面の.
b. nerve 頬唇神経.
buc·co·lin·gual [bʌ̀koulíŋgwəl] 頬〔側〕舌〔側〕の〔医学〕.
b. diameter 頬舌〔直〕径.
b. plane 頬舌平面.
buc·co·me·si·al [bʌ̀koumí:ziəl] 頬側近心側の.
buc·co·na·sal [bʌ̀kounéizəl] 頬鼻の.
b. membrane 口鼻膜(口上皮と嗅上皮とが接着して原始後鼻孔の部に生ずる上皮膜), = oronasal membrane.
bucco–occlusal angle 頬面咬合面角.
bucco–occlusal line angle 頬咬合面稜角.
buc·co·pha·ryn·ge·al [bʌ̀koufərínʤiəl] 頬咽頭の.
b. aponeurosis 頬咽頭腱膜.
b. fascia [TA] 頬咽頭筋膜, = fascia buccopharyngea [L/TA].
b. membrane 口(頬)咽頭膜(胚の口板), = oral membrane, pharyngeal m..
b. part [TA] 頬咽頭部, = pars buccopharyngea [L/TA].
b. part of superior pharyngeal constrictor 上咽頭収縮筋の頬咽頭部.
buc·co·pha·ryn·ge·us [bʌ̀koufærinʤí:əs] 頬咽頭筋.
buc·co·place·ment [bʌ̀koupléismənt] 頬面に向かう歯の変位.
buc·co·pul·pal [bʌ̀koupʌ́lpəl] 頬側髄側の.
b. line angle 頬側髄側線角.
buc·co·ver·sion [bʌ̀kouvə́:ʒən] 頬側転位〔医学〕(咬合線に対し歯が頬側にある位置).
buc·cu·la [bʌ́kjulə] ① 二重オトガイ, = double chin. ② 小頬.
Buchner, Eduard [búknər] ブッフネル(1860–1917, ドイツの生化学者. 酵素作用の研究と無細胞発酵の発見により, 1907年にノーベル化学賞を受けた).
B. extract ブッフネルエキス(イーストの遊離細胞エキス).
B. filter ブッフネル濾過器(小孔をもつ陶製板を利用する筒状漏斗), = Buchner funnel.
B. process ブッフネル法(炭酸ソーダとコークスとを混和し, 鉄を触媒としてシアン化ナトリウムを生成し, 後水蒸気の作用でアンモニアを得る方法).
B. zymase ブッフネル酵素(アルコール発酵の作用がある酵母の細胞内酵素).
Buchner, Hans [búknər] ブッフネル(1850–1902, ドイツの細菌学者. Eduard Buchner と兄弟).
B. alexin theory ブッフネルアレキシン説(血清中に存在する防衛素アレキシンが伝染病の治癒に関与するとの説).
B. bodies ブッフネル小体(防衛タンパク質), = defensive proteins.
B. experiment ブッフネル実験(酵母の培地にはブドウ糖を転化する酵素が産生されるが, この転化は他の酵素 zymase の作用による. zymase は酵母の菌体から水力圧で抽出できる).
B. immunity theory ブッフネル免疫説(伝染病を経過すると, その疾病に対しては再感染が起こらないという説).
B. method ブッフネル法(ピロガロールを用いて酸素を除去する無気性細菌培養法).
B. stain (for bacterial spores) ブッフネル染色法(30秒間濃硫酸で処置した後, カルボルフクシンで染色する方法).
B. tube ブッフネル管(嫌気性菌培養におけるブッフネル法に用いる外套管).
B. tuberculin ブッフネルツベルクリン(水圧力に

より抽出された新鮮細菌の濾液)，＝tuberculoplasmin.

B. zymase ブッフネルチマーゼ(酵母中に存在する糖分解酵素)．→Buchner experiment.

bu·chu [búʧu, –kju] ブッコ(ミカン科植物の乾燥薬で利尿および尿路防腐薬)．

b. camphor ブッコショウノウ，＝diosphenol.

b. leaves ブッコ葉，＝bucco folium.

b. resin ブッコ樹脂，＝diosmin.

Buchwald, Hermann Edmund [bʌ́kwɔ:ld] ブッフバルド(1903生，ドイツの医師)．

B. atrophy ブッフバルド萎縮(進行性皮膚萎縮症)，＝progressive atrophy of skin.

Buck, Gurdon [bʌ́k] バック(1807-1877，アメリカの外科医)．

B. extension バック牽引〔装置〕(大腿骨骨折に用いる枠で，罹患脚に重力を用いて牽引し，同時に身体頭部を下げて体重で釣合をとらせる工夫)．

B. fascia バック腱膜(陰茎のColles筋膜の継続部)．

B. operation バック手術(膝蓋，脛腓骨の楔状切除)．

Buck, Linda B. [bʌ́k] バック(1947生，アメリカの分子生物学者．嗅覚受容体および嗅覚系の機構の発見により，Richard Axelとともに2004年度ノーベル医学・生理学賞を受けた)．

buck [bʌ́k] ① カモシカ［羚羊］．② 雄(シカ，ウサギなどの)．

b. tooth 突出歯〔医学〕．

buck·bean [bʌ́kbi:n] ミツガシワ(ミツガシワ科 *Menyanthaceae*)，＝bogbean，*Menyanthes trifoliata*.

bucked shin ウマの中手骨膜炎．

bucket-handle deformity バケツ柄状変形〔医学〕．

bucket-handle fracture バケツ柄状骨折(半月状軟骨が中央部で周径に一致して離裂し，顆間陥凹に軟骨係蹄を残すもの)．

bucket-handle fragment バケツ柄状骨片〔医学〕．

bucket-handle tear バケツ柄状断裂〔医学〕(膝半月板損傷の一つの型)．

buck·eye [bʌ́kai] セイヨウトチノキ(強壮・収斂薬として用いる)，＝horse-chesnut.

buck·horn [bʌ́khɔ:n] ハゼンマイ(シダ類植物の総称)．

buckle fracture 膨隆骨折．

buckled aorta 縮窄大動脈．

buckled innominate artery 腕頭動脈蛇行症．

Buckley desensitizing paste バックレイ象牙質麻酔糊剤(ネオテシン11，チモール12，トリオキシメチレン77，ラノリン少量を含む)．

Buckley, Rebecca H. [bʌ́kli:] バックリー(1933生，アメリカの医師)．

B. syndrome バックリー症候群(高IgE症候群)，＝hyper-IgE syndrome.

buck·ling [bʌ́kliŋ] ねじれ，膝くずれ，ゆがみ．

b. of brachiocephalic artery 腕頭動脈蛇行〔医学〕．

b. procedure バックリング法(網膜剥離における手術)．

buck·thorn [bʌ́kθɔ:n] (クロウメモドキ属植物を指す)．

b. bark ＝frangula.

b. berry クロウメモドキ，＝*Rhamus cathartica*.

buck·wheat [bʌ́khwi:t] ソバ．

b. exanthema ソバ疹(ウシ，ヒツジが春季ソバを食べて日光に当たるとき発現する皮疹)．

Bucky, Gustav [bʌ́ki, búki] ブッキー(1880-1963，アメリカに住んだドイツの放射線学者)．

B. diaphragm ブッキー格子〔医学〕(二次性放射線または散乱X線を除くため，細長い多数の金属片を平行に並べた格子)，＝Bucky-Potter diaphragm，Bucky grid.

B. grid ブッキー格子，＝moving grid device.

B. ray ブッキー線(超軟X線のことで，境界線とも呼ばれ，波長0.06～0.15～0.3nmをもつもの)．

bu·cli·zine hy·dro·chlo·ride [bʌ́klizi:n hàidroukló:raid] 塩化バクリジン ㊥ 1-(*p*-chlorobenzhydryl)-4-(*p-tert*-butylbenzyl)-diethylenediamine dihydrochloride(抗ヒスタミン薬)，＝vibazine hydrochloride.

buc·ne·mia [bʌkní:miə] 疼痛白股腫，＝phlegmasia alba dolens.

bu·cry·late [bʌ́krileit] ブクリレート，バクリレイト ㊥ isobutyl-2-cyanoacylate $C_8H_{11}NO_2$(外科用組織接着剤)．

bucumolol hydrochloride ブクモロール塩酸塩 $C_{17}H_{23}NO_4$・HCl：341.83(塩酸ブクモロール．アリルオキシプロパノールアミン系交感神経β受容体遮断薬．アドレナリンβ受容体の選択的遮断薬である．心拍数を増加，心収縮力増大を抑制し，抗不整脈作用を有する)．

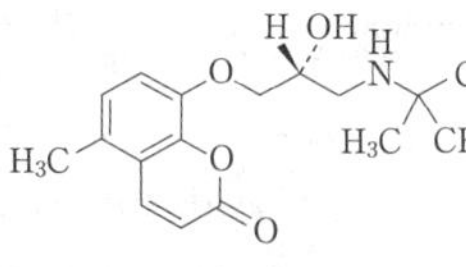

Bucy, Paul Clancy [bjú:si] ビューシー(1904-1992，アメリカの神経科医．Klüver-Bucy syndrome)．

bud [bʌ́d] 芽〔医学〕，蕾，発芽する．

b. fission 発蕾分裂，発芽分裂，出芽分裂，＝gemmation.

b. grafting 芽つぎ(植物の)．

b. mutation 芽条〔突然〕変異〔医学〕，枝変わり〔医学〕，植え変わり(植物の)．

b. of palpebral gland 眼瞼腺芽〔医学〕．

b. of parotid gland 耳下腺芽〔医学〕．

b. of submandibular gland 顎下腺芽〔医学〕．

b. pollination つぼみ受粉〔医学〕．

b. regeneration 芽生再生．

b. reproduction 芽生生殖．

b. scar 分芽痕〔医学〕，出芽痕．

b. stage 蕾状期．

Budd, George [bʌ́d] バッド(1808-1882，イギリスの医師)．

B.-Chiari syndrome バッド・キアリ症候群〔医学〕．

B. cirrhosis バッド肝硬変．

B. disease バッド病(慢性腸性中毒に起因する慢性肝肥大)，＝hepatic cirrhosis.

B. jaundice バッド黄疸(急性実質性肝炎)．

B. syndrome バッド症候群．

Budd, William [bʌ́d] バッド(1811-1880，イギリスの医師．腸チフスの病原菌は罹患者の排泄物から水により伝播されることを説いた(1873)．その著述はアメリカ衛生協会により翻刻された(1931))．

Budde, E. [búdə] ブッデ(1871生，デンマークの化学工学専門家)．

B. effect ブッデ効果，＝photo-expansion.

B. milk ブッデ乳，＝Budde process，buddeized milk.

B. process ブッデ工程，ブッデ法(牛乳滅菌法で，1Lの牛乳に対し過酸化水素3%溶15mLを加え，51～52°Cに3時間加熱した後迅速に冷却する)．

bud·ding [bʌ́diŋ] 出芽〔医学〕，芽生，芽接，＝gemmation.

Budge, Julius Ludwig [bʌ́ʤ] ブドゲ(1811-1888，ドイツの生理学者)．

B. center ブドゲ中枢(毛様脊髄中枢 ciliospinal

center および生殖中枢 genital center).

bud·ge·ri·gar [bʌ́dʒərigɑ:r] セキセイインコ(オウム病の実験に用いるインコ), = zebra parakeet.

b. fancier lung セキセイインコ愛好者肺〔医学〕.

Budin obstetrical joint ビュダン産科〔学〕的関節.

Buedinger, Konrad [bjú:diŋgər] ビュジンガー(1867生,オーストリアの外科医).

B.-Ludloff-Laewen disease ビュジンガー・ルドロフ・レーヴェン病(膝蓋軟骨破裂).

Buekley diet バックリィ食(多形性紅斑に対する食事で,主として飯,パン,バター,水からなる).

Buelau, Gotthard [bjú:lau] ビュラウ(1835-1900,ドイツの外科医. Bülau).

B. drainage ビュラウ排膿法〔医学〕.

B. method ビュラウ排膿法(膿胸をサイフォンで吸引治療する方法), = syphon-drainage.

Buengner, Otto von [bjúŋgnər] ビュングナー(1858-1905,ドイツの神経学者).

B. bands (cell Cordons) ビュングナー帯(末梢神経の再生において,鞘細胞が集合して生ずる合胞体), = Ledbaender.

Buerger, Leo [bə́:gər] バージャー(1879-1943,アメリカの内科医. ビュルガーともいう).

B. disease バージャー病〔医学〕(閉塞性血栓脈管炎), = thromboangiitisobliterans.

B. method バージャー法(細菌被膜の染色法で,ミラー液で固定した標本をヨードチンキで1〜3分間処置し,アルコールと水とで洗って乾燥した後,アニリン水ゲンチアナ紫で2〜5秒染色,2%食塩水で洗浄乾燥).

B. symptom バージャー症状(下肢の血管炎の症状で,下肢を挙上すれば貧血し疼痛を訴え,垂下すれば充血により軽快する).

B. test バージャー試験(代謝異常のない健康人にはコレステリン摂取後,過コレステリン血症が起こる).

B.-Winiwarter syndrome バージャー・ウィニワルター症候群(股動脈炎により下肢の激痛,歩行困難,血行停止が起こること).

Buerklen sign [bə́:klən sáin] ビュルクレン徴候(心筋軟化を伴った冠状動脈血栓では,左右腋窩の体温が1.2°Cほどの差を示す). → coronary thrombosis.

Buettner crown ビュットネル冠(歯髄に合釘をつけ,歯を金属帯で固定したもの).

bu·fa·gin [bjú:fədʒin] ブファギン $C_{29}H_{38}O_7$, $C_{27}H_{34}O_7$(センジョ[蟾酥],ヒキガエル *Bufoagua* の唾液腺にあるジギタリス様物質).

bufetolol hydrochloride ブフェトロール塩酸塩 $C_{18}H_{29}NO_4 \cdot HCl$: 359.89(塩酸ブフェトロール. アルキルオキシプロパノールアミン系交感神経β受容体遮断薬. アドレナリンβ受容体の選択的遮断薬で,心拍数増加,心収縮力増大を抑制し,抗不整脈作用を示す).

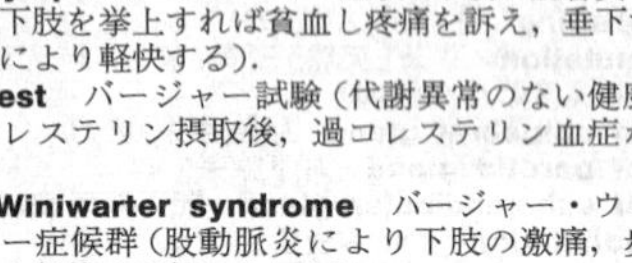

bu·fex·a·mac [bjuféksəmæk] ブフェキサマク ㊥ 2-(4-butyloxyphenyl)-*N*-hydroxyacetamide $C_{12}H_{17}NO_3$: 223.27(抗炎症薬,解熱鎮痛薬,非ステロイド抗炎症薬). (→ 構造式)

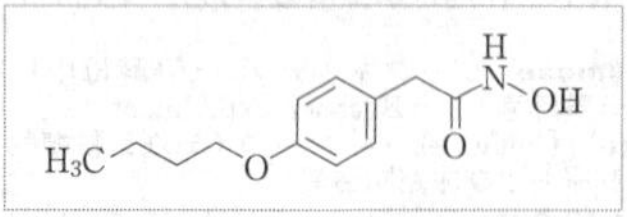

buf·fa·lo [bʌ́fəlòu] スイギュウ.

b. disease スイギュウ[水牛]の脳炎(アジアにみられる), = barbone.

b. encephalitis スイギュウ脳炎.

b. gnat ブユ(蚋), = black fly, *Simulium* sp..

b. hump 野牛肩〔医学〕(ステロイドによる副作用), = buffalo type.

b. type バッファロー型.

buff·er [bʌ́fər] 緩衝液〔医学〕, 緩衝剤(① 酸性またはアルカリ性液を加えても,その pH の変化を最小限に止め得る物質. ② 化学治療薬を投与するときに偶発する作用を最小限に止め得る物質).

b. action 緩衝作用〔医学〕.

b. agent 緩衝剤(薬)〔医学〕.

b. amplifier 緩衝増幅器〔医学〕.

b. base 緩衝塩基〔医学〕(体液の水素イオン濃度 H^+ の急激な変化を阻止する緩衝系を構成する H^+ の結合基 B^- のことをいう).

b. capacity 緩衝能〔医学〕.

b. index 緩衝指数(溶液に加えた少量のアルカリ量とその pH 値の増加率).

b. memory 緩衝記憶装置〔医学〕.

b. mixture 緩衝混液〔医学〕.

b. mixtures of Clark and Lubs クラーク・ラブスの混合緩衝液.

b. nerve 緩衝神経(頸動脈球と大動脈神経のことで,血圧を調節するといわれ,Hering の血圧調節神経とも呼ばれている).

b. pair 緩衝対(弱性の酸およびその酸塩の混合物からなる緩衝系).

b. salt 緩衝塩〔医学〕(強酸と弱塩基,または強塩基と弱酸とを混合したもの).

b. solution 緩衝液(弱酸と弱酸塩,または弱塩基と弱塩基酸とからつくった液で,pH の激変を防ぐ性質(緩衝作用)を有する).

b. store 緩衝記憶〔医学〕.

b. substance 緩衝物質〔医学〕.

b. system 緩衝系〔医学〕.

b. therapy 緩衝療法.

b. value 緩衝価〔医学〕.

buffered charcoal yeast extract agar BCYE 寒天培地(レジオネラの培養に用いられる), = BCYE agar.

buffered lactic acid solution 緩衝乳酸溶液(乳酸15mL,10% NaOH 20mL,水1,000mL).

buffered saline 緩衝食塩液〔医学〕.

buffered saline solution 緩衝生理(的)食塩水(pH を一定に保つためにリン酸緩衝液を加えた生理食塩水).

buffered solution 緩衝液〔医学〕.

buf·fer·ing [bʌ́fəriŋ] 緩衝作用〔医学〕.

Buffini corpuscle (皮膚の神経末端にある分枝で,上皮ではなく結合織に囲まれるもの).

buf·fy coat [bʌ́fi kóut] バフィコート,軟層,軟膜〔医学〕(抗凝固剤を入れた血液を遠心した後,血漿と赤血球層の間に認められる白血球層をいう).

buffy coat clot 豚脂凝血(徐々に凝血が起こるとき,血球の少ない凝塊のこと).

buffy coat concentration バフィコート凝集.

bu·fin [bjú:fin] ブフィン(センジョ[蟾酥],ヒキガエルの唾液腺に電気刺激を与えて得られる白色分泌物で,ジギタリス様の作用を示す).

Bu·fo [bjú:fou] ヒキガエル属(ヒキガエル科の一

属), = common toads.
B. americanus アメリカヒキガエル, = American toad.
B. arenarum 南アメリカ産ヒキガエル(Carlos Galli Mainini が1947年に初めて妊娠反応試験に用いた種類).
B. bufo ヨーロッパヒキガエル, = European toad.
B. japonicus 日本ヒキガエル, = Japanease toad.
B. marinus オオヒキガエル, = giant toad.
Bu·fon·i·dae [bjú:fànidi:] ヒキガエル科, = toads.
bu·for·min [bju:fɔ́:min] ブホルミン [化] 1-butylbiguanide $C_6H_{15}N_5$ (経口血糖降下薬).
bu·fo·tal·in [bjù:fətǽlin] ブフォタリン $C_{26}H_{36}O_6$ (ガマ毒で, 漢薬センソ [蟾酥] の成分).
bu·fo·ten·ine [bjù:fəténi:n, -fóutən-] ブフォテニン $C_{12}H_{16}N_2O$ (トリプタミンの誘導体で, セロトニン様作用を示す, 両生類の皮脂に存在するインドールアルキルアミンの一つでメチル基がHと置換されたものはセロトニンである).
bu·fo·ther·a·py [bjù:fəθérəpi] ブホトキシン療法.
bu·fo·tox·in [bjù:fətáksin] ブフォトキシン $C_{40}H_{60}N_4O_{10}$ (熱帯ヒキガエル *Bufo vulgaris* およびトカゲ [蜥蜴] の皮膚に含まれている毒素).
bug [bʌ́g] 半翅虫(半翅目, 異翅亜目の昆虫の通称. サシガメ, トコジラミ, カメムシなどをいう).
bug·gery [bʌ́gəri] 肛門性交, 獣姦, = sodomy.
Buhl-Dittrich law [bú:l ditrík lɔ́:] ブール・ディットリッヒ法則(粟粒結核患者には, 体内に古い乾酪性病巣が存在するとの仮説).
Buie, Louis Arthur [bjú:i] ビューイ(1890 生, アメリカの外科医. 痔核摘出手術に脊髄尾部麻酔のもとに患者をうつむけて行う方法を考案した).
build-up [bíld ʌ́p] 高振幅徐波化 [医学].
build up curve ビルドアップ曲線 [医学].
build up factor ビルドアップ係数 [医学], 再生係数(ビルドアップ比ともいう).
building of delusion 妄想建築 [医学].
building supervisor 営繕主任.
Buist, Robert Cochrane [bíst] ビスト(1860-1939, スコットランドの産科医).
B. method ビスト法(新生児の人工呼吸法で, 腹側と背側とを交代に支持する方法), = Buist artificial respiration.
bulb [bʌ́lb] [TA] ① 延髄, = bulbus [L/TA]. ② 球. ③ 球根, 鱗茎(地下にある植物葉の球状に密集したもの). ④ 髄脳. [形] bulbar.
b. of eye 眼球 [医学].
b. of hair 毛球.
b. of jugular vein 頸静脈球 [医学].
b. of lateral ventricle 側脳室球.
b. of occipital horn [TA] 後角球, = bulbus cornus posterioris [L/TA].
b. of penis [TA] 尿道球, = bulbus penis [L/TA].
b. of vestibule [TA] 前庭球, = bulbus vestibuli [L/TA].
b. suture 球縫合(切断した神経束の断端を重ね合わせて縫合する方法).
bul·bar [bʌ́lbər] ① 球〔状〕の[医学]. ② 延髄の[医学].
b. anesthesia 延髄性知覚麻痺 [医学], 延髄性無感覚症.
b. apoplexy 延髄卒中 [医学].
b. ataxia 延髄性運動失調 [医学].
b. atrophy ① 眼球萎縮 [医学]. ② 延髄萎縮.
b. urethra 球部尿道 [医学], = bulbous urethra.
b. conjunctiva [TA] 眼球結膜, = tunica conjunctiva bulbi [L/TA].
b. corticonuclear fibres [TA] 延髄皮質核線維, = fibrae corticonucleares bulbi [L/TA].
b. crisis 延髄(球)発症 [医学].
b. fillet 内側毛帯, = medial fillet.
b. hemorrhage 延髄出血 [医学].
b. language 延髄(球)言語 [医学].
b. myelitis 球脊髄炎.
b. palsy 球麻痺 [医学] (進行性運動路の変性).
b. paralysis 延髄麻痺 [医学], 球麻痺 [医学].
b. phenomenon 球症状(延髄に障害が起こったときに発現する症状).
b. plexus 心球神経叢(胎児の).
b. poliomyelitis 延髄〔性〕灰白髄炎 [医学].
b. pulse 球部脈拍(三尖弁閉鎖不全症にみられ, 収縮期に一致して起こる), = Bamberger bulbar pulse.
b. ridge 心球堤 [医学].
b. sclerosis 〔多発性〕延髄(球)硬化症 [医学].
b. septum 球中隔(ラセン中隔 spiral septum の旧用語).
b. speech 球性言語(発音に関係のある延髄の核および皮質延髄路の障害により起こる重い言語).
b. swelling 心球隆起(胎児心球にある心内膜隆起).
b. syndrome 球症候群, 延髄症候群(延髄中枢の障害によるもの), = Déjèrine syndrome.
b. tract 延髄路.
bul·bi [bʌ́lbai] 球(bulbus の複数).
bul·bi·form [bʌ́lbifɔ:m] 球形の, = bulb-shaped.
bul·bi·tis [bʌlbáitis] 尿道球炎 [医学] (尿道球部の炎症).
bulbo- [bʌlbou, -bə] 球または球状の意味を表す接頭語.
bulboatrial crest 球状心房稜(胚子心臓外面の稜).
bulboatrial ledge 球房棚(球房裂によりつくられる原始心臓腔内の突出部).
bul·bo·cap·nine [bʌ̀lbəkǽpnin] ブルボカプニン $C_{19}H_{19}NO_4$ (ケシ科植物エンゴサク *Corydalis* sp. の塊茎から得られるアルカロイドで中枢性に錐体外路系に作用し, 筋硬直ないしカタレプシーを生ずる).
b. catalepsy ブルボカプニン強直症.
b. experiment ブルボカプニン実験(動物に注射するとき, 緊張症を発現する確認法).
bul·bo·cav·er·no·sus [bʌ̀lbəkævə:nóusəs] 球海綿体筋.
b. muscle 球海綿体筋 [医学].
b. reflex 球海綿体反射 [医学] (陰茎の背面を打つと, 球海綿体筋が収縮を起こす), = penile reflex.
bul·boid [bʌ́lbɔid] 球状の, 球様の.
b. corpuscle 球状小体 [医学].
bulbomimic reflex 眼球表情反射(中毒性昏睡と卒中昏睡とを区別する反射で, 眼球に圧を加えると病巣反対側の顔面筋が収縮すれば, 単独の卒中昏睡, 両側が収縮すれば中毒性のものである), = facial reflex, Mondonesi r., coma r..
bul·bo·nu·cle·ar [bʌ̀lbounjú:kliər] 延髄核の.
bul·bo·pon·tine [bʌ̀lboupánti:n] 延髄橋(橋とその背方に位置する延髄の部分とを含む).
b. extension 球橋拡大部 [医学].
bulboreticulospinal tract [TA] 延髄網様体脊髄路, = tractus bulboreticulospinalis [L/TA].
bul·bo·spi·nal [bʌlbəspáineil] 延髄脊髄の.
b. muscular atrophy (BSMA) 球脊髄性筋萎縮症.
b. paralysis 球脊髄麻痺(重症性筋無力症のこと).
b. tract 延髄脊髄路, = olivospinal tract.
bulbospiral fiber 円錐ラセン線維(心房室の筋構造の一部をなすラセン状筋線維).
bul·bo·spon·gi·o·sus [bʌ̀lbouspʌ̀nʤióusəs] [TA] 球海綿体筋, = musculus bulbospongiosus [L/TA].
b. reflex 球海綿体反射, = bulbocavernosus reflex.

bulbo-urethral gland [TA] 尿道球腺，= glandula bulbourethralis [L/TA].
bul·bous [bʌ́lbəs] 球状の〔医学〕.
b. bougie 球頭ブジー〔医学〕.
b. urethra 球部尿道〔医学〕，= bulbar urethra.
bulboventricular crest 球状心室稜（胚子心臓内面の稜），= septum interventriculare primum.
bulboventricular fold 球心室ヒダ（胎生の球部と心室を隔てる横行ヒダで，近位球部が心室に併合されると消失する）.
bulboventricular loop 球室ループ〔医学〕，球室係蹄（胚子の心臓のU字またはS字形の係蹄で，主として球状隆起部と心室からなる）.
bulboventricular opening 球室口〔医学〕.
bulboventricular sulcus 球〔心〕室溝（胚子心嚢腔にある心臓管の係蹄により形成される）.
bul·bus [bʌ́lbəs] [L/TA] ①〔十二指腸〕球部，= duodenal cap [TA]. ② 延髄，= bulb [TA]. ③ 球（球状隆起部），= bulb. 複 bulbi.
b. aortae [L/TA] 大動脈球，= aortic bulb [TA].
b. caroticus 頸動脈球.
b. conjunctiva 眼球結膜〔医学〕.
b. cordis 心球（胎児の）〔医学〕.
b. cornus posterioris [L/TA] 後角球，= bulb of occipital horn [TA].
b. corporis cavernosi urethrae 尿道海綿体球.
b. cranialis venae jugularis 頸静脈上球.
b. cyst 眼球嚢胞.
b. duodeni 十二指腸膨大部.
b. inferior venae jugularis [L/TA] 頸静脈下球，= inferior bulb of jugular vein [TA].
b. oculi [L/TA] 眼球，= eyeball [TA].
b. olfactorius [L/TA] 嗅球，= olfactory bulb [TA].
b. penis [L/TA] 尿道球，= bulb of penis [TA].
b. pili 毛球.
b. superior venae jugularis [L/TA] 頸静脈上球，= superior bulb of jugular vein [TA].
b. valvularis venae jugularis 頸静脈弁球.
b. venae jugularis [NA] 頸静脈球.
b. vestibuli [L/TA] 前庭球，= bulb of vestibule [TA].
bu·le·sis [bjulí:sis, bʌl–] 意志，意志行為，= will, willing.
Bulgarian treatment ブルガリア療法（白洋酒に5%濃度にベラドンナ煎剤を加えた液を内服させる脳炎後遺症の療法）.
bulg·ing [bʌ́ldʒiŋ] 膨隆〔医学〕，突出.
b. abdomen 尖腹〔医学〕.
b. eye disease 腫脹眼疾患.
b. eyes びっくりまなこ〔医学〕.
b. fissure sign 葉間裂突出徴候〔医学〕.
bu·lim·ia [bju:límiə] 食欲亢進，過食〔症〕〔医学〕，= boulimia, adephagia, cynorexia, polyphagia. 形 bulimiac, bulimic.
b. nervosa (**BN**) 神経性過食症，神経性大食症.
bulimic reflex 食反射（唇または口内の刺激に際し起こるそしゃく運動. Oppenheim）.
Bu·li·nus [bjuláinəs] ブリヌス属（淡水産巻貝の一属. ビルハルツ住血吸虫の中間宿主となる多数の種を含む）.
bulk [bʌ́lk] かさ，容積.
b. cathartic 膨張性下剤〔医学〕.
b. crossing 混合交雑〔医学〕.
b. density かさ密度〔医学〕.
b. factor かさばり因子〔医学〕.
b. flow 総体流〔医学〕.
b. method 集団固定〔育種〕法〔医学〕.
b. modulus 体積弾性率.
b. polymerization 塊状重合〔医学〕.
b. powder 混合散剤〔医学〕.
b. specific gravity かさ比重〔医学〕.
b. storage 大容量記憶〔装置〕〔医学〕.
b. susceptibility 体積磁化率〔医学〕.
b. transport 総体輸送〔医学〕.
b. viscosity 体積粘性率（係数）〔医学〕.
b. water 自由水〔医学〕.
bul·kage [bʌ́lkidʒ] 腸拡張性食物（腸蠕動を刺激する目的のかさばる食物）.
bulking agent 増量剤〔医学〕.
bulk·y [bʌ́lki] かさのある〔医学〕.
b. powder 飛散性薬品〔医学〕.
b. refuse 大型ごみ〔医学〕.
Bull, Carroll Gideon [búl] ブル（1880–1931，アメリカの医師）.
B. serum ブル血清（ガス菌の抗血清），= Bull–Pritchett serum.
bull's eye appearance 標的像所見〔医学〕.
bull's eye shoulder 牛眼肩（ウマの肩に円形の軟弱な皮膚が生じ，その中心部は禿げている状態）.
bull neck 牛頸様悪性ジフテリア（頸リンパ腺が極度に腫脹する型）.
bul·la [búlə, bʌ́lə] 水疱，ブラ，気腫性嚢胞〔医学〕，胞（1mm 以下の薄い壁で境された円形または長円形の構造物で内は空気. 大きさは1cm 以上であり巨大なものもある）. → bleb. 複 bullae. 形 bullous.
b. ethmoidalis [L/TA] 篩骨胞（篩骨窩膨大による鼻中腔の円形隆起），= ethmoidal bulla [TA].
b. ossea 外耳道骨部の膨大部.
bul·late [búleit, bʌ́l–] 水疱状に膨大する. 名 bullation.
bulldog calf ブルドッグ状腓.
bulldog clamp ブルドッグ鉗子.
bulldog forceps 止血用発条鉗子.
bulldog nose ブルドッグ鼻〔医学〕.
bul·lec·to·my [buléktəmi] 嚢胞の切除〔医学〕.
Buller shield ブラー遮蔽.
bul·let [búlit] 弾丸状の〔医学〕.
b. bubo 弾丸型横痃（硬性下疳にみられる無痛横痃），= bubo indolenta.
b. forceps たま（球）状鉗子〔医学〕，弾片鉗子.
b. track 射創管.
b. wound 弾丸創，= bullet splash wound.
bul·le·tins [búlətinz] 紀要〔医学〕.
bull·frog [búlfrɑg] 食用蛙〔医学〕.
Bullis fever ブリス熱（Texas の Bullis 兵営において起こった熱病で，白血球減少症を特徴とし，おそらくリケッチア病の一型であろう）.
bullock's liver crust 壊血病潰瘍に生ずる赤色痂皮.
bul·lo·sis [bulóusis, bʌl–] 水疱症〔医学〕，気胞症〔医学〕.
b. actinia 光線性水疱症.
b. diabeticorum 糖尿病性水疱症.
b. mechanica toxica 中毒性機械的水疱症（Siemens）.
bul·lous [bʌ́ləs] 水疱性の〔医学〕.
b. congenital ichthyosiform erythroderma 水疱性先天性魚鱗癬様紅皮症.
b. dermatosis 水疱症.
b. drug eruption 水疱性薬疹〔医学〕.
b. edema 胞状水腫〔医学〕，胞状浮腫〔医学〕.
b. edema vesicae 水疱状水腫（浮腫）膀胱.
b. emphysema 嚢胞性肺気腫〔医学〕，ブラ性気腫〔医学〕.
b. epidermolysis 表皮水疱症〔医学〕.
b. eruption 大水疱疹.

b. erysipelas 大水疱性丹毒〔医学〕.

b. erythrodermia ichthyosiformis congenita 水疱型先天性魚鱗癬様紅皮症.

b. fever 有熱性急性天疱瘡, = pemphigus acutus.

b. impetigo of newborn 新生児水疱性膿痂疹.

b. keratitis 大水疱性角膜炎〔医学〕.

b. keratopathy 水疱性角膜症（角膜内皮細胞障害によって生じる上皮下水疱を伴う角膜浮腫）.

b. pemphigoid 水疱性類天疱瘡〔医学〕.

b. porphyrin dermatosis 水疱性ポルフィリン性皮膚病.

b. skin disease 水疱性皮膚疾患〔医学〕.

b. syphilid(e) 水疱性梅毒疹.

b. urticaria 水疱性じんま疹〔医学〕.

b. vaccinia 水疱痘〔医学〕, 水疱性痘疹〔医学〕.

bul·ly·ing ［búliiŋ］ いじめ（教育現場での定義は，同一集団内の個人あるいは複数の特定人に対し，優位に立つものが意識的，集合的，継続的，一方的に身体的・精神的攻撃を加える現象）.

bul·piss ［búlpis］ ブルピス（ニカラグアでみられる伝染病で，多発性痒疹に続いて黒色斑を残す疾患）.

bumble·foot ［bʌ́mblfut］ 趾瘤症（家禽におけるブドウ球菌感染症の一分症）.

bu·met·a·nide ［bjumétənaid］ ブメタニド ㊗3-butylamino-4-phenoxy-5-sulfamoylbenzoic acid $C_{17}H_{20}N_2O_5S$：364.42（ループ利尿薬．主にヘンレ係蹄上行脚に作用して，Na^+-K^+-$2Cl^-$ 共輸送系を阻害）.

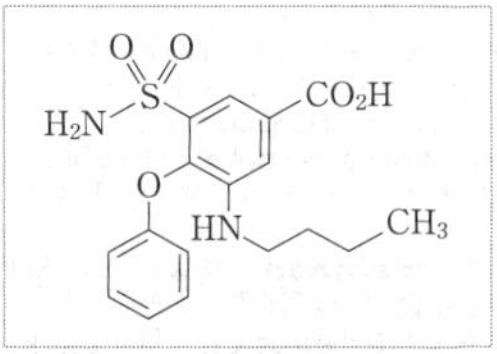

Bumke, Oswald Conrad Edward ［búmkə］ ブムケ（1877-1950，ドイツの精神科医）.

B. pupil ブムケ瞳孔（精神性刺激により起こる散瞳で，早発性痴呆には出現しないといわれる）.

bumper fracture バンパー衝突骨折（自動車のバンパーの衝突によった膝側からの圧迫により脛骨上端部に起こる骨折）.

bumper injuries バンパー創.

bump·ing ［bʌ́mpiŋ］ 突沸〔医学〕（液体を熱するとき，沸騰点以上に温度が上がると，急激に爆発状態となること）.

bumps ［bʌ́mps］（コクシジオイデス症の地方名），= valley fever, desert fever, San Joaquin fever.

BUN blood urea nitrogen 血液尿素窒素の略.

bunale of spiral nerve fibers ラセン神経線維束.

bun·am·i·dine hy·dro·chlo·ride ［bjunǽmidi:n hàidroukló:raid］ ブナミジン塩酸塩 ㊗ *N,N*-dibutyl-4-(hexyloxy)-1-naphthamidine monohydrochloride $C_{25}H_{38}N_2O$-HCl（駆虫薬）.

bunazosin hydrochloride ブナゾシン塩酸塩 $C_{19}H_{27}N_5O_3$・HCl：409.91（塩酸ブナゾシン．ブチルアミド系交感神経 α_1 受容体遮断薬．アドレナリン α_1 受容体選択的遮断薬で，血管平滑筋の緊張を低下させ血圧降下作用を示す）.（→ 構造式）

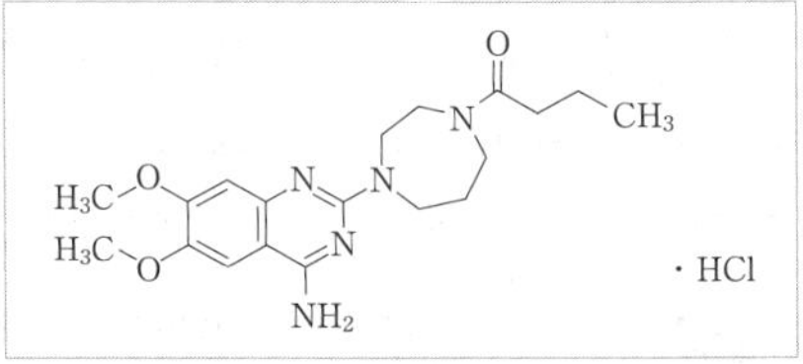

bun·dle ［bʌ́ndl］ 束，索，束状構造.

b. bone 束状骨（石灰化した歯根線維からなる歯槽骨の一型）.

b. branch 脚（心臓の刺激伝導系が心中隔の上部で左右に分かれるもの）.

b. branch block (BBB) 脚ブロック〔医学〕（房室束の左右いずれかの分枝の障害により，心臓の一側心室から収縮を起こす状態）.

b.-branch heart block 脚ブロック．→ interventricular heart block.

b. of His ヒス束〔医学〕.

b. of Kent syndrome ケント束症候群, = Wolff-Parkinson-White syndrome.

b.-sheath 索鞘，維管束鞘（植物の）.

bung-eye ［bʌ́ŋ ái］ 結腸馬胃虫症（ウマイチュウ *Habronema* の幼虫の寄生により生ずるウマの寄生性眼炎）, = blue-eye.

bun·gar·o·tox·in ［bʌ̀ŋgəroutɑ́ksin］ ブンガロトキシン，アマガサヘビ毒素.

Bun·ga·rus ［bʌ́ŋgərəs］ アマガサヘビ［雨傘蛇］属（コブラ科 *Elapidae* の一属）, = krait.

B. candidus アマガサヘビ（普通のアマガサヘビ），= common krait.

B. fasciatus インドアマガサヘビ, = Indian krait, banded krait.

Bunge, Paul ［búŋgə］ ブンゲ（1853-1926，ドイツの眼科医）.

B. spoon ブンゲさじ（眼球摘出器）.

bung·pag·ga ［bʌŋgpǽgə］ ブングパッガ（西アフリカにみられる筋肉の膿瘍）, = myositis purulenta tropica.

Bunina, T. L. ［bú:ninə］ ブニナ（ロシア（旧ソ連）の病理学者）.

B. body ブニナ小体（筋萎縮性側索硬化症の下位運動ニューロンに出現する細胞質内好酸性封入体．Bunina により1962年に報告された）.

bun·i·noid ［bʌ́ninɔid］ 円くはれた，はれもののような.

bun·ion ［bʌ́njən］ 腱膜瘤（関節付近の筋腱膜に生ずる粘液性滑液性腫瘤で，特に母趾滑液包上の腫瘤）.

bun·ion·ec·to·my ［bʌ̀niənéktəmi］ 腱膜瘤切除.

bun·ion·ette ［bʌ̀niənét］ 小腱膜瘤（足の小指に生ずる瘤で，足外側部からの圧迫による）, = tailor's bunion.

Bunnell, Sterling ［bʌ́nəl］ バネル（1882-1957，アメリカの外科医．手足の外科を専攻し，多数の手術法を考案したが，特にアキレス腱縫合法と，中掌腔膿瘍における排膿法は有名である）.

B. suture バネル縫合.

bu·no·dont ［bjú:nədɑnt］ 鈍頭歯〔のある〕〔医学〕，丘状歯のある.

bu·no·don·tia ［bjù:nədɑ́nʃiə］ 鈍頭歯〔型，性〕〔医学〕.

bu·no·lol hy·dro·chlo·ride ［bjú:nəlɔ:l hàidroukló:raid］ 塩酸ブノロール ㊗（+）-5-[3-(tert-butylamino)-2-hydroxypropoxyl]-3,4-dihydro-1 (2*H*)-naphthalenone hydrochloride（アドレナリン *β* 受容体遮断薬）.

bu·no·loph·o·dont ［bjù:nəlɑ́fədɑnt］ 鈍頭ヒダ歯〔型，性〕の.

bu·no·se·le·no·dont ［bjù:nousilénədɑnt］ 鈍頭月状歯の.

bu·no·sto·mi·a·sis ［bjù:noustoumáiəsis］ ブノス

トム症 [医学].

Bu·no·sto·mum [bjù:noustóuməm] ブノストマム属(草食動物に寄生するストロンギルス亜目の鉤虫の一属).

Bunsen, Robert Wilhelm [búnzən] ブンゼン(1811–1899, ドイツの化学者).

B. burner ブンゼン灯, ブンゼンバーナー(下部に小孔をもち, 空気をガスに混ぜるようにしたバーナー).

B. cell ブンゼン電池(グローブ電池の白金を炭素で置換したもの).

B. coefficient 呼吸係数.

B. element ブンゼン元素(Kirchhoff と共同で発見した cesium および rubidium).

B. ice-calorimeter ブンゼン氷熱量計.

B.-Roscoe law ブンゼン・ロスコー法則(光化学的に変化する物質量は, 生成物質による二次的妨害のない限り, 吸収された光の強度と照光時間との積に比例する).

Bunyamwera fever ブニヤンベラ熱.

Bunyamwera virus group ブニヤンベラウイルス群(ブニヤウイルス科のウイルスとして, 1943年ウガンダにおいて初めて分離された. 血清型で約30種に分類されている).

Bunyan, John [bʌ́njən] バンヤン(イギリスの海軍軍医).

B. bag バンヤン袋(湿罨法の上に置くゴム袋).

B.-Stannard envelope バンヤン・スタンナード包被(火傷の治療に用いる透明な防水気密の油引絹製の袋で, 5%次亜塩素酸ナトリウム液で灌水するための孔が備えてある).

Bun·ya·vir·i·dae [bjunjəvíridi:] ブニヤウイルス科(一本鎖RNAウイルスで, *Bunyavirus*, *Hantavirus*, *Nairovirus*, *Phlebovirus*, *Tospovirus* 属に分けられる. カ(蚊)など節足動物によって媒介される).

Bun·ya·vi·rus [bjù:njəváiərəs] ブニヤウイルス属(ブニヤウイルス科の一属で, ラクロスウイルスなどが含まれる).

buoy·an·cy [bɔ́iənsi] 浮力 [医学].

buoyant density 浮上密度 [医学], 浮遊密度 [医学].

buph·thal·mos [bju:fθǽlməs] 牛眼, 水眼〔症〕[医学], = hydrophthalmos.

buph·thal·mus [bju:fθǽlməs] 牛眼(小児にみられる水眼 hydrophthalmus, 球状強膜 keratoglobus または先天性緑内障 congenital glaucoma における眼球肥大), = keratoglobus, hydrophthalmos, buphthalmia, buphthalmos.

bu·piv·a·caine [bju:pívəkein] ブピバカイン [化] 1-butyl-2′-6′-pipecoloxylide(局所麻酔薬, エステル型の長時間作用性局所麻酔薬で, 主に慢性痛の治療に用いられる. 高濃度液は心毒性を示す).

Bu·pleu·rum [bjuplú:rəm] ミシマサイコ属(セリ科 *Apiaceae* の一属).

B. falcatum ミシマサイコ(根はサイコ[柴胡] Bupleuri Radix と呼び, 漢方処方の要薬. 抗炎症・解熱薬).

bupleurum root サイコ [柴胡] (ミシマサイコ *Bupleurum falcatum* の根. 漢方では解熱, 抗炎症に用いられ, 慢性肝炎, 慢性腎炎, 代謝障害などに適用される), = Bupleuri Radix.

bupranolol hydrochloride ブプラノロール塩酸塩 $C_{14}H_{22}ClNO_2 \cdot HCl$: 308.24 (塩酸ブプラノロール. アリルオキシプロパノールアミン系交感神経 β 受容体遮断薬. アドレナリン β 受容体の選択的遮断薬で, 交感神経刺激による心機能亢進を抑制する. 緩和な膜安定化作用を持ち, 血小板凝集作用を示す). (→ 構造式)

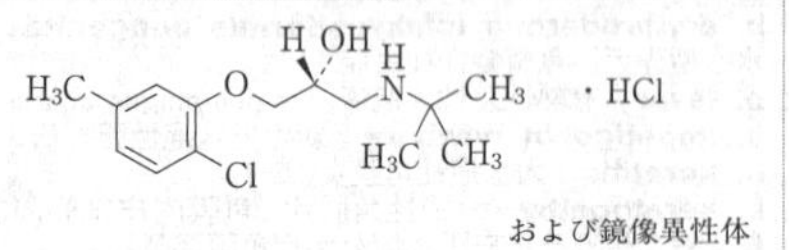

および鏡像異性体

bu·pre·nor·phine hy·dro·chlo·ride [bjù:prənɔ́:fi:n hàidrouklɔ́:raid] ブプレノルフィン塩酸塩 [化] 17-(cyclopropylmethyl)-α-(1,1-dimethylethyl)-4,5α-epoxy-18,19-dihydro-3-hydroxy-6-methoxy-α-methyl-6,14-ethenemorphinan-7α(*S*)-methanol hydrochloride $C_{29}H_{41}NO_4$-HCl (半合成オピオイド系鎮痛薬).

bu·pro·pi·on hy·dro·chlo·ride [bju:próupiən hàidrouklɔ́:raid] ブプロピオン塩酸塩 [化] (±)-1-(3-chlorophenyl)-2-[(1,1-dimethylethyl) amino]-1-propanone hydrochloride $C_{13}H_{18}ClNO \cdot HCl$ (抗うつ薬).

bur [bə́:r] ① 耳介. ② 毬彙(いが). ③ 歯バー(粗面のついた球形の器具で, 歯の空洞などをつくるために用いる). ④ 外科用バー(歯科医の用いるものと同一構造であるが, 形は大きく骨の手術に用いる). ⑤ バー(切削用の), = burr.

b. psychosis バー恐怖症(歯科医の用いるバーを見て絶叫する精神病).

burbot liver oil バーボット肝油(バーボット *Lota maculosa* の肝油).

Burchardt-Liebermann re·ac·tion [bə́:khɑ:t lí:bə:mən riǽkʃən] ブルハルト・リーベルマン反応, = Liebermann-Burchardt test.

Burckhardt cor·pus·cles [bə́:khɑ:t kɔ́:pəslz] ブルクハルト小体(トラコーマ分泌液中にみられる黄色小顆粒).

Burckhardt operation ブルクハルト手術(頸外部から咽頭後部膿瘍を穿刺する方法).

Burdach, Karl Friendrich [bú:rdɑ:k, bú:əd-] ブルダッハ(1776–1847, ドイツの解剖・生理学者).

B. column ブルダッハ索, ブルダッハ柱(脊髄楔状束), = Burdach tract, fasciculus cuneatus.

B. fasciculus ブルダッハ束.

B. fibers ブルダッハ線維(ブルダッハ核に連結する神経線維).

B. nucleus ブルダッハ核(脳側室の後角底部にある).

B. tract ブルダッハ路.

burden of proof 立証責任.

Burdick lamp バージック灯(水冷式水銀弧灯で, 歯科用紫外線照射装置).

bur·dock [bə́:dɑk] ゴボウ [牛蒡] (根 lappa は収斂, 利尿, 発汗作用を示す).

Burdon-Sanderson, John Scott [bə́:dən sǽndə:sən] バードンサンダーソン(1828–1905, イギリスの生理学者. E. J. M. Page と共同で心臓の活動電流を研究し, 神経インパルスの速度を測定した).

Burdwan fe·ver [bə́:dwæn fí:vər] バードワン熱, = visceral leishmaniasis.

bu·ret, bu·rette [bjurét] ビュレット, 滴管(滴定に用いる液体の容積を測る目盛ガラス製装置), ビウレット(biuret. イギリスの慣用).

b. stand ビュレット台.

Burgandy pitch バーガンジー瀝青(ノルウェートウヒ(唐桧)の幹から得られる樹脂状滲出物で, 赤褐色の固形物であるが, 氷酢酸および沸騰アルコールに溶解し, 体温では粘着性を示し, 胸部腹部の疼痛性疾患に外用薬として用いられる), = pix burgandicus.

Bürger-Grütz syndrome ビュルガー・グリュッツ症候群(丘疹型の黄色腫を伴う高カイロマクロン血

症).

Burgess pin–inlay splints バージェスインレー固定装置(動揺歯をインレー連続固定するもの).

Burget triangle バーゲット三角, = Einthoven triangle.

Bürgi, Emil [bíːəgi] ビュルギー(1872–1947, スイスの薬理学者).

B. law ビュルギーの法則(薬理学的共力作用についての説).

bur·i·al [bériəl] 埋葬 [医学].

b. ground 墓地 [医学].

buried suture 単一埋没縫合法 [医学], 埋伏縫合, 埋没縫合.

buried tonsil 嵌入扁桃, 埋没(陥没)扁桃 [医学].

Bürker–Türk hemocytometer ビュルケル・チュルク血球計算板.

Burk·hol·de·ria [bəːkhouldéəriə] バークホルデリア属(グラム陰性桿菌で, かつてはシュードモナス属に分類されていた).

B. cepacia バークホルデリア・セパシア(日和見感染を起こし, 病院内感染の原因菌となる場合がある. タマネギの腐敗の原因菌として発見された).

B. mallei 鼻疽菌(鼻疽の原因となる).

B. pickettii バークホルデリア・ピケッチイ.

B. pseudomallei 類鼻疽菌(1913年, A. Whitmore が発見した).

Burkitt, Denis Parsons [bəːrkət] バーキット(1911–1993, イギリスの医師. ウガンダで活動).

B. herpes virus バーキットヘルペスウイルス, = *Human herpesvirus 4*, Epstein–Barr virus.

B. lymphoma バーキットリンパ腫(EB ウイルスの感染により B リンパ球が腫瘍化したもの. 悪性リンパ腫の一種).

B. tumor バーキット腫瘍.

Bur·man·ni·a·ce·ae [bəːmæniéisiiː] ヒナノシャクジョウ科.

Burmese ringworm ビルマ白癬, = tinea imbricata.

burn [bəːn] やけど [医学], 熱傷 [医学], = scalds.

b. care unit (**BCU**) 熱傷集中治療部門.

b. index (**BI**) 熱傷指数.

b. infection 熱傷感染 [医学].

b. keloid 熱傷ケロイド [医学].

b. liniment 熱傷擦剤 [医学].

b. of cornea 角膜熱傷.

b. ointment 熱傷軟膏 [医学].

b. prophylactic 熱傷予防薬 [医学].

b. shock 熱傷ショック [医学].

b. wound infection 熱傷創感染 [医学].

Burnam, Curtis Field [bəːnæm] バルナム(1877–1947, アメリカの外科医).

B. test バルナム試験(試験管に被検尿 10mL を採り, 5%塩酸フェニルヒドラジン溶液と, 5%ナトリウムニトロプルシドおのおの 5 滴を加えた後, 苛性ソーダ液を管壁から徐々に注ぐと, ホルムアルデヒドを含有している尿には紫色から暗緑色, ついには黄色に変わる色素が現れる), = Rimini test.

burned body 焼死体.

burned product 焼成品.

bur·ner [bəːnər] バーナー, 焼灼器.

b. syndrome 焼灼器症候群, バーナー症候群.

Burnet, Sir Frank MacFarlane [bəːnit] バーネット(1899–1985, オーストラリアにおけるウイルスによる感染症および伝染病の権威者. 共同研究者 P. B. Medawar とともに1960年度ノーベル医学・生理学賞を受けた).

bur·net [bəːnit] ワレモコウ(バラ科植物で, 赤痢の治療に用いられる), = *Sanguisorba officinalis*.

b. saxifrage (セリ科植物), = *Pimpinella saxifraga*.

Burnett, Charles H. [bəːnit] バーネット(1901–1967, アメリカの医師).

B. syndrome バーネット症候群(消化性潰瘍の治療でアルカリ剤とカルシウムの大量摂取で起こる).

Burnett, Sir William [bəːnit] バーネット(1779–1861, イギリスの外科医).

B. solution バーネット液(塩化亜鉛と塩化第一鉄との濃溶液で消毒用), = Burnett fluid.

burn·ing [bəːniŋ] 灼熱 [医学].

b. degree 焼成度 [医学].

b.–drops sign 灼熱点滴徴候(胃潰瘍にみられる胃部の灼熱感).

b. feet 灼熱足 [医学], リボフラビン欠乏症(手掌足底の灼熱感と口角炎を伴う), = barashek, chacaleh.

b. feet syndrome 灼熱脚症候群 [医学], 火あぶり足症候群.

b. mouth syndrome 口腔内灼熱症候群 [医学].

b. pain 灼熱痛 [医学].

b. point 発火点 [医学].

b. resistance 耐燃性 [医学].

b. sensation 灼熱感 [医学].

b. tongue 舌灼熱感 [医学], = glossopyrosis.

b. tongue syndrome 舌焼灼感症候群.

b. zone 焼成帯 [医学].

bur·nish·er [bəːniʃər] 研磨器.

burn·out [bəːnaut] ① 燃えつき. ② 消耗, 強度の疲労. ③ 焼却(歯科).

b. syndrome 燃えつき症候群, バーンアウトシンドローム.

Burns, Allan [bəːnz] バーンズ(1781–1813, スコットランドの解剖学者).

B. falciform process バーンズ鎌状突起(大腿靱帯), = Burn ligament, femoral ligament.

B. ligament バーンズ靱帯.

B. space バーンズ空隙(深頸腱膜の第1および第2層との間にある胸骨上窩にある空隙で, 前頸静脈が位置する部位), = suprasternal space.

Burns, John [bəːnz] バーンズ(1777–1850, スコットランドの医師).

B. amaurosis バーンズ黒内障(新婚黒内障で, 性交過度による), = postmarital amaurosis.

burns of tooth 歯の熱傷.

burnt alum 焼きミョウバン, = alumen ustum, alumen exsiccatum.

burnt death 焼死 [医学].

burnt lime 生石灰 [医学], = calx usta.

burnt mark 焦げ傷 [医学].

burnt odor 焦臭 [医学].

burnt–out tabes 長期脊髄癆.

burnt smell 焦臭 [医学].

burnt sponge 煆製海綿, = spongia usta.

burnt umber 焦茶色(アンバーを焼いた絵具).

Burow, Karl August [búːrəv] ブロー(1809–1874, ドイツの外科医).

B. operation ブロー手術(① 皮膚弁を利用する口唇の手術. ② 眼瞼内反の整復術).

B. solution ブロー液(塩基性酢酸アルミニウム液 545mL に氷酢酸 15mL を加え, 水で 1,000mL とする), = Burow liquor, aluminum acetate solution.

B. triangle ブロー三角.

B. vein ブロー静脈(下腹静脈が膀胱からの静脈と合流して門脈に注ぐ部分).

burp [bəːp] ① げっぷ, おくび. ② げっぷをする.

burr [bəː] バー, = bur.

b. cell ① 有棘赤血球, = crenated erythrocyte. ② 有棘細胞.

b. hole 穿頭孔［医学］,〔頭蓋〕骨孔［医学］.
b. hole opening 穿頭［医学］.
Burri, Robert [bú:ri:] ブリー(1867-1952, スイスの細菌学者).
B. method ブリー墨汁法(梅毒スピロヘータの検出に墨汁を利用する方法).
bur·ring [bə́:riŋ] R発音不能.
burro red blood cell 〔小〕ろば赤血球［医学］.
bur·row [bʌ́rou] ① 洞, 瘻孔(膿を含む). ② 埋伏(時には排膿の意味に用いられる).
burrowing hairs 穴掘り毛.
bur·sa [bə́:sə] 嚢包, 滑液包. 複 bursae. 形 bursal.
b. achillis [NA] アキレス腱の滑液包.
b. anserina [L/TA] 鵞足包, = anserine bursa [TA].
b. bicipitoradialis [L/TA] 二頭筋橈骨包, = bicipitoradial bursa [TA].
b. copulatorix 交接嚢(線虫雄の尾部の上皮付属器で, 長い触覚乳頭を含む. 交尾の際に雌の体を包む翼状構造をもつ).
b. cubitalis interossea [L/TA] 骨間肘包, = interosseous cubital bursa [TA].
b.-dependent lymphocyte 嚢依存リンパ球(T, B細胞など,〔ファブリキウス〕嚢依存リンパ球).
b.-derived cell 嚢由来性リンパ球(T, B細胞など).
b. equivalent lymphoid tissue 嚢相当リンパ組織(トリのB細胞の分化増殖の場であるファブリキウス嚢に相当するリンパ組織のこと. 哺乳類では腸管関連リンパ組織が候補としてあげられる).
b. equivalent organ 嚢相同器官(液性免疫の発達に不可欠なトリのファブリキウス嚢に相当する哺乳類のリンパ臓器).
b. Fabricii ファブリキウス嚢.
b. iliopectinea [L/TA] 腸恥包, = iliopectineal bursa [TA].
b. infrahyoidea [L/TA] 舌骨下包, 舌骨下滑液包*, = infrahyoid bursa [TA].
b. infrapatellaris profunda [L/TA] 深膝蓋下包, = deep infrapatellar bursa [TA].
b. intermuscularis musculorum gluteorum [NA] 殿筋の筋間包.
b. intratendinea olecrani [L/TA] 肘頭腱内包, = intratendinous olecranon bursa [TA].
b. ischiadica musculi glutei maximi [L/TA] 大殿筋の坐骨包, = sciatic bursa of gluteus maximus [TA].
b. ischiadica musculi obturatorii interni [L/TA] 内閉鎖筋の坐骨包, = sciatic bursa of obturator internus [TA].
b. musculi bicipitis femoris superior [L/TA] 大腿二頭筋の上滑液包, = superior bursa of biceps femoris [TA].
b. musculi coracobrachialis [L/TA] 烏口腕筋〔の滑液〕包, = coracobrachial bursa [TA].
b. musculi extensoris carpi radialis brevis 短橈側毛根伸筋〔の滑液〕包.
b. musculi piriformis [L/TA] 梨状筋〔の滑液〕包, = bursa of piriformis [TA].
b. musculi semimembranosi [L/TA] 半膜様筋〔の滑液〕包, = semimembranosus bursa [TA].
b. musculi tensoris veli palatini [L/TA] 口蓋帆張筋〔の滑液〕包, = bursa of tensor veli palatini [TA].
b. of acromion 肩峰皮下包.
b. of calcaneal tendon [TA] 踵骨腱の滑液包, = bursa tendinis calcanei [L/TA].
b. of extensor carpi radialis brevis muscle 短橈側手根伸筋〔の滑液〕包.
b. of Fabricius ファブリキウス嚢［医学］(トリの総排泄腔の背側にある嚢状のリンパ組織. ここでB細胞が分化増殖し, 免疫グロブリンの多様性を獲得する. ヒトなどほ乳類ではこの臓器に相当するものはなく, このB細胞の分化は骨髄で終了すると考えられている), = Fabricius bursa.
b. of gastrocnemius 腓腹筋腱下包.
b. of great toe 足母指包.
b. of latissimus dorsi 広背筋腱下包.
b. of Monro モンロー〔滑液〕包.
b. of obturator internus 内閉鎖筋の坐骨包, 内閉鎖筋腱下包.
b. of olecranon 肘頭皮下包, = bursa subcutanea olecrani.
b. of piriformis [TA] 梨状筋〔の滑液〕包, = bursa musculi piriformis [L/TA].
b. of piriformis muscle 梨状筋〔の滑液〕包.
b. of popliteus 膝窩嚢.
b. of semimembranosus muscle 半膜様筋〔の滑液〕包.
b. of tendo calcaneus [TA] 踵骨腱の滑液包, = bursa tendinis calcanei [L/TA].
b. of tensor veli palatini [TA] 口蓋帆張筋〔の滑液〕包, = bursa musculi tensoris veli palatini [L/TA].
b. of tensor veli palatini muscle 口蓋帆張筋〔の滑液〕包, = bursa musculi tensoris veli palatini.
b. of teres major 大円筋腱下包.
b. of trapezius 僧帽筋腱下包.
b. omentalis [L/TA] 網嚢, = omental bursa [TA], lesser sac [TA].
b. pharyngealis [L/TA] 咽頭滑液包*, = pharyngeal bursa [TA].
b. quadrati femoris 腰方形筋滑液包.
b. retrohyoidea [L/TA] 舌骨後滑液包*, =retrohyoid bursa [TA].
b. subacromialis [L/TA] 肩峰下包(肩峰下滑液包), = subacromial bursa [TA].
b. subcutanea [L/TA] 皮下滑液包, = subcutaneous bursa [TA].
b. subcutanea acromialis [L/TA] 肩峰皮下包, = subcutaneous acromial bursa [TA].
b. subcutanea calcanea [L/TA] 踵骨皮下包, = subcutaneous calcaneal bursa [TA].
b. subcutanea infrapatellaris [L/TA] 膝蓋下皮下包, = subcutaneous infrapatellar bursa [TA].
b. subcutanea malleoli lateralis [L/TA] 外果皮下包, = subcutaneous bursa of lateral malleolus [TA].
b. subcutanea malleoli medialis [L/TA]内果皮下包, = subcutaneous bursa of medial malleolus [TA].
b. subcutanea olecrani [L/TA] 肘頭皮下包, = subcutaneous olecranon bursa [TA].
b. subcutanea prepatellaris [L/TA] 膝蓋前皮下包, = subcutaneous prepatellar bursa [TA].
b. subcutanea prominentiae laryngeae [L/TA] 喉頭隆起皮下包, = subcutaneous bursa of laryngeal prominence [TA].
b. subcutanea trochanterica [L/TA] 皮下転子包, = subcutaneous trochanteric bursa [TA].
b. subcutanea tuberositatis tibiae [L/TA] 脛骨粗面皮下包, = subcutaneous bursa of tuberosity of tibia [TA].
b. subdeltoidea [L/TA] 三角筋下包, = subdeltoid bursa [TA].
b. subfascialis [L/TA] 筋膜下滑液包, = subfascial bursa [TA].
b. subfascialis prepatellaris [L/TA] 膝蓋前筋膜下包, = subfascial prepatellar bursa [TA].
b. sublingualis 舌下包, = Fleischmann bursa.
b. submuscularis [L/TA] 筋下滑液包, = submus-

cular bursa [TA].

b. subtendinea [L/TA] 筋下滑液包, = subtendinous bursa [TA].

b. subtendinea iliaca [L/TA] 腸骨筋の腱下包, = subtendinous bursa of iliacus [TA].

b. subtendinea musculi bicipitis femoris inferior [L/TA] 大腿二頭筋の下腱下包, = inferior subtendinous bursa of biceps femoris [TA].

b. subtendinea musculi gastrocnemii lateralis [L/TA] 腓腹筋の外側腱下包, = lateral subtendinous bursa of gastrocnemius [TA].

b. subtendinea musculi gastrocnemii medialis [L/TA] 腓腹筋の内側腱下包, = medial subtendinous bursa of gastrocnemius [TA].

b. subtendinea musculi infraspinati [L/TA] 棘下筋の腱下包, =subtendinous bursa of infraspinatus [TA].

b. subtendinea musculi latissimi dorsi [L/TA] 広背筋の腱下包, = subtendinous bursa of latissimus dorsi [TA].

b. subtendinea musculi latissimus dorsi [NA] 広背筋腱下包.

b. subtendinea musculi obturatorii interni [L/TA] 内閉鎖筋の腱下包, = subtendinous bursa of obturator internus [TA].

b. subtendinea musculi subscapularis [L/TA] 肩甲下筋の腱下包, = subtendinous bursa of subscapularis [TA].

b. subtendinea musculi teretis majoris [L/TA] 大円筋の腱下包, = subtendinous bursa of teres major [TA].

b. subtendinea musculi tibialis anterioris [L/TA] 前脛骨筋の腱下包, = subtendinous bursa of tibialis anterior [TA].

b. subtendinea musculi trapezii [L/TA] 僧帽筋の腱下包, = subtendinous bursa of trapezius [TA].

b. subtendinea musculi tricipitis brachii [L/TA] 上腕三頭筋の腱下包, = subtendinous bursa of triceps brachii [TA].

b. subtendinea prepatellaris [L/TA] 膝蓋前腱下包, = subtendinous prepatellar bursa [TA].

b. suprapatellaris [L/TA] 膝蓋上包, = suprapatellar bursa [TA].

b. synovialis [L/TA] 滑液包, = synovial bursa [TA].

b. tendinis calcanei [L/TA] 踵骨腱の滑液包, = bursa of tendo calcaneus [TA], bursa of calcaneal tendon [TA], retrocalcaneal bursa [TA].

b. trochanterica musculi glutei maximi [L/TA] 大殿筋の転子包, = trochanteric bursa of gluteus maximus [TA].

b. trochanterica musculi glutei minimi [L/TA] 小殿筋の転子包, = trochanteric bursa of gluteus minimus [TA].

bur·sa·cyte [bə́:səsait] バーササイト.

bursae colli [L/TA] 頸の滑液包, = bursae of neck [TA].

bursae intermusculares musculorum gluteorum [L/TA] 殿筋の筋間包, = intermuscular gluteal bursae [TA].

bursae membri inferioris [L/TA] 下肢の滑液包, = bursae of lower limb [TA].

bursae membri superioris [L/TA] 上肢の滑液包, = bursae of upper limb [TA].

bursae of lower limb [TA] 下肢の滑液包, = bursae membri inferioris [L/TA].

bursae of neck [TA] 頸の滑液包, = bursae colli [L/TA].

bursae of obturator internus 内閉鎖筋の坐骨包, 内閉鎖筋腱下包.

bursae of upper limb [TA] 上肢の滑液包, = bursae membri superioris [L/TA].

bursae subtendineae musculi sartorii [L/TA] 縫工筋の腱下包, = subtendinous bursa of sartorius [TA].

bursae trochantericae musculi glutei medii [L/TA] 中殿筋の転子包, = trochanteric bursae of gluteus medius [TA].

bursal abscess 滑液包(嚢)膿瘍〔医学〕.

bursal cyst 滑液嚢性嚢胞.

bur·sal·o·gy [bə:sǽləʤi] 滑液包学.

bur·sat·ti, bur·saut·ee [bə:sǽti, -sɔ́:ti:] ウマ不完全糸状菌症(ウマの皮膚結節に始まり, ついには肉腫のような大きい剥離性皮膚生傷を生ずる疾病), = leeches, hyphomycosis destruens equi.

bur·sec·to·my [bə:séktəmi] 滑液包切除術(ファブリキウス嚢摘除).

Bur·se·ra·ce·ae [bə̀:səréisii:] カンラン科.

bur·si·tis [bə:sáitis] 滑液包(嚢)炎〔医学〕.

b. calcarea 石灰滑液包炎.

bur·so·cen·te·sis [bə̀:səsentí:sis] 滑液包穿刺.

bur·sog·ra·phy [bə:sɑ́grəfi] 滑液包造影〔法〕.

bur·so·lith [bə́:səliθ] 滑液包結石.

bur·sop·a·thy [bə:sɑ́pəθi] 滑液包疾患.

bur·sot·o·my [bə:sɑ́təmi] 滑液包切開術.

burst [bə́:st] 突発波〔医学〕, 群発〔医学〕, バースト, 爆発.

b.-forming unit erythroid 前期赤芽球系前駆細胞, 赤芽球バースト形成細胞.

b. fracture 破裂骨折〔医学〕.

b. injury 爆発損傷.

b. of emotion 感情勃発.

b. size 生産数〔医学〕.

b.-suppression 群発・抑圧交代〔医学〕.

bursting explosive 炸薬.

bursting fracture 破裂骨折〔医学〕.

bursting pressure 破裂圧〔医学〕.

bursting test 破裂試験〔医学〕.

bur·su·la [bə́:sjulə] 小嚢.

b. testium 陰嚢, = scrotum.

Burton, Henry [bə́:tən] バートン(1799–1849, イギリスの医師).

B. line バートン線(鉛中毒において歯と歯肉との境界に沿って現れる青緑色), = lead line.

B. sign バートン徴候(バートン線の現れる慢性鉛中毒症の徴候).

Buruli ulcer ブルーリ潰瘍.

Bury, Judson Sykes [bʌ́ri] バリー(1852–1944, イギリスの医師).

B. disease バリー病(ビュリー病ともいう. 持久性隆起性紅斑), = erythema elevatum diutinum.

Busacca nodules ブサ〔ッ〕カ結節(虹彩の慢性炎症で起こる).

Buschke, Abraham [bú:ʃkə] ブシュケ(1868–1943, ドイツの医師).

B. disease ブシュケ病(クリプトコッカス症), = cryptococcosis, Busse-Buschke disease.

B.-Löwenstein tumor ブシュケ・レーヴェンシュタイン腫瘍〔医学〕(陰茎の尖型コンジローマで破壊性増殖を示すもの).

B.-Ollendorf syndrome ブシュケ・オレンドルフ症候群(まれな遺伝性皮膚疾患).

B. scleredema ブシュケ硬化浮腫(成人期硬化浮腫症).

bu·se·re·lin [bjù:sərélin] ブセレリン(LHRH アナログ).

bush disease ブッシュ病，潅木病（貧血を主徴とする家畜の疾患で，ニュージーランドの一地方にみられる），= tauranga，lauranga.

bush sickness 動物地方病性衰弱症（ニュージーランドにおけるコバルト欠乏土壌に栽培された草を食することにより家畜が貧血と消耗とを起こす疾患）.

bush yaws 森林フランベジア，皮膚いちご腫［医学］，皮膚フランベジア，= bosch yaws.

Bushbush virus ブッシュブッシュウイルス（ブニヤウイルス科のウイルス）.

bush·mas·ter ［búʃmæstər］ ブッシュマスター（南アメリカ・アマゾン地域の毒ヘビ），= *Lachesis muta*.

Bushy creek fever バシークリーク熱（*Leptospira interrogans* serovar autumnalis による軽症のレプトスピラ症でアメリカ・ノースカロライナ州の Fort Bragg の軍人にみられ発熱，脾腫，下腿前面の皮疹を特徴とする），= pretibial fever，Fort Bragg f..

business control of food service 給食管理業務［医学］.

bu·spi·rone hy·dro·chlo·ride ［bju:spáiroun hàidroukló:raid］ 塩酸ブスピロン ㊗ 8-〔4-[4-(2-pyrimidinyl)-1-piperazinyl]butyl〕-8-azaspiro[4,5]decane-7,9-dione $C_{21}H_{31}N_5O_2$・HCl（バルビツール酸誘導体，抗不安薬）.

Busquet dis·ease ［bjuskéi dizí:z］ ビュスケー病（中足骨の骨膜炎で足背の外骨症を招来する）.

Buss disease ブス病（ウシの地方病性（散発性）脳脊髄炎），= bovine sporadic encephalomyelitis.

Busse, Otto ［búsə］ ブッセ（1847–1922，ドイツの医師）.

B.-Buschke disease ブッセ・ブシュケ病（クリプトコッカス症），= Buschke disease，cryptococcosis.

bus·ser·ole ［bjú:səroul］ ウワウルシ（尿路防腐，利尿，収斂薬），= uvae ursi folium.

bu·sul·fan ［bju:sʌ́lfən］ ブスルファン ㊗ tetramethylene bis(methanesulfonate) $C_6H_{14}O_6S_2$：246.30（抗悪性腫瘍薬．アルキル化剤）.

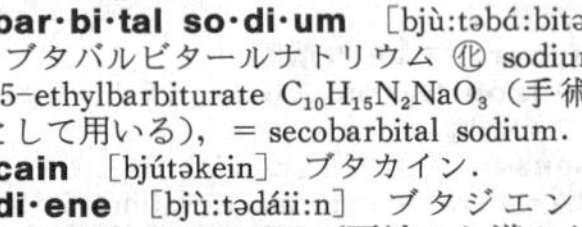

bu·sul·phan ［bju:sʌ́lfən］ ブスルファン.

but- ［bju:t］ 化学における四炭素原子を含む化合物の意味を表す接頭語.

bu·ta·bar·bi·tal so·di·um ［bjù:təbá:bitəl sóudiəm］ ブタバルビタールナトリウム ㊗ sodium 5-*sec*-butyl-5-ethylbarbiturate $C_{10}H_{15}N_2NaO_3$（手術前の鎮静薬として用いる），= secobarbital sodium.

bu·ta·cain ［bjútəkein］ ブタカイン.

bu·ta·di·ene ［bjù:tədáii:n］ ブタジエン ㊗ 1,3-butadiene CH_2=CHCH=CH_2（石油から導かれた炭化水素ガス．合成ゴムの原料で，高濃度では麻酔作用を示す），= bivinyl，divinyl，erythrene，vinylethylene biethylene，pyrrolylene.

bu·ta·di·e·no·lide ［bjù:tədaií:nəlaid］ ブタダイエノライド.

1,3-bu·ta·di·e·nyl ［– bjú:tədaiənil］ 1,3-ブタジエニル基（CH_2=CHCH=CH–）.

bu·tal·bi·tal ［bju:tǽlbitəl］ ブタルビタール ㊗ 5-allyl-5-isobutylbarbituric acid $C_{11}H_{16}N_2O_3$（鎮静・催眠薬）.

bu·tal·lyl·onal ［bjù:təlílənəl］ ブタリロナル ㊗ 5-*sec*-butyl-5-β-bromallyl barbituric acid $C_{11}H_{15}BrN_2O_3$（バルビツール酸誘導体の一つ），= pernoston，pernocton.

bu·tam·ben ［bju:tǽmbin］ ブタンベン ㊗ *n*-butyl-*p*-aminobenzoate（局所麻酔薬，鎮痛薬），= butesin.

bu·tane ［bjú:tein］ ブタン（パラフィン炭化水素に属し，天然では石油中に含まれる）.

butanediol fermentation ブタンジオール発酵.

bu·ta·no·ic ac·id ［bjù:tənóuik ǽsid］ 酪酸，= butyric acid.

bu·ta·nol ［bjú:tənɔ:l］ ブタノール，= butyl alcohol.

b.-extractable iodine ブタノール抽出性ヨード［医学］.

b.-extractable iodine test ブタノール抽出ヨード試験.

bu·ta·per·a·zine ［bjù:təpérəzi:n］ ブタペラジン ㊗ 1-〔10-[3-(4-methyl-1-piperazinyl) propyl]phenothiazin-2-yl〕-1-butanone $C_{24}H_{31}N_3OS$（抗精神病薬）.

Butcher saw ［bútʃər sɔ́:］ ブッチャーのこぎり（鋸）（角度を自由に変えられる刃をもつ切断のこぎり）.

Butenandt, Adolf Friedrich Johann ［bútəna:nt］ ブーテナント（1903–1995，ドイツの生化学者．Windaus の門下で，Tübingen 大学教授，生理化学研究所主任．エストロンの純化（1929），アンドロステロンを男尿から単離し（1931），生体内のコレステリンや胆汁酸との関係を明らかにした．ノーベル化学賞（1939）を授けられたがナチスの命令で辞退した．第 14 回日本医学会総会（1950）で講演を行った）.

bu·te·nyl ［bjú:ti:nil］ ブテニル基（① 1-ブテニル基 CH_3CH_2CH=CH–．② 2-ブテニル基 CH_3CH=$CHCH_2$–．③ 3-ブテニル基 CH_2=CH(CH_2)$_2$–）.

2-bu·ten·yl·ene ［– bjù:ténili:n］ 2-ブテニレン基（–CH_2CH=$CHCH_2$–）.

2-bu·te·nyl·i·dene ［– bjù:tinílidi:n］ 2-ブテニリデン基（CH_3CH=CHCH=）.

2-bu·te·nyl·i·dyne ［– bju:tinílidain］ 2-ブテニリジン基（CH_3CH=CHCH≡）.

bu·te·sin pic·rate ［bjú:tisin píkreit］ ピクリン酸ブテシン ㊗ di(*n*-butyl-*p*-aminobenzoate) trinitrophenol $C_6H_4NH_2COO(C_4H_9)_3C_6H_2(NO_2)_3OH$.

bu·te·thal ［bjú:tiθæl］ ブテタール ㊗ 5-*n*-butylethylbarbituric acid $C_{10}H_{16}N_2O_3$（弱苦味の鎮静・催眠薬），= butobarbital.

bu·teth·a·mine for·mate ［bju:téθəmi:n fɔ́:meit］ ギ酸ブテサミン ㊗ 2-isobutylaminoethyl-*p*-amino benzoate formate $C_{13}H_{20}N_2O_2$-HCOOH，= monocaine formate.

bu·teth·a·mine hy·dro·chlo·ride ［bju:téθəmi:n hàidroukló:raid］ 塩酸ブテサミン ㊗ 2-isobutylaminoethyl-*p*-aminobenzoate hydrochloride $C_{13}H_{20}N_2O_2$-HCl（局所麻酔薬），= monocaine hydrochloride.

bu·thi·a·zide ［bju:θáiəzaid］ ブチアジド ㊗ 6-chloro-3,4-dihydro-3-isobutyl-2*H*-1,2,4-benzothiadiazine-7-sulfonamide 1,1-dioxide $C_{11}H_{16}ClN_3O_4S_2$（抗高血圧薬，利尿薬）.

buthionine sulfoximine ブチオニンスルホキシミン.

Bu·thus ［bjú:θəs］ キョクトウサソリ［極東蠍］属（サソリ目，サソリ科の一属で，有毒動物として知られている）.

Butler-Tuthill meth·od ［bʌ́tlər tʌ́thill méθəd］ バトラー・タトヒル法（血清中のナトリウムをウラン亜鉛ナトリウムの酢酸塩として沈殿させて比色定量する Weinbach 法の変法）.

bu·to·py·ro·nox·yl ［bjù:təpàirənáksil］ ブトピロノキシル $C_{12}H_{18}O_4$（昆虫駆除薬）.

bu·tox·a·mine hy·dro·chlo·ride ［bju:táksəmi:n hàidroukló:raid］ 塩酸ブトキサミン ㊗ α-[1-(*tert*-butylamino) ethyl]-2,5-dimethoxybenzyl alcohol hydrochloride $C_{15}H_{25}NO_3$-HCl（経口血糖降下薬，脱コレステロール薬）.

bu·tox·y [bjutáksi] ブトキシ基($CH_3(CH_2)_2CH_2O$–).

bu·trip·ty·line hy·dro·chlo·ride [bju:tríptəli:n hàidroukló:raid] 塩酸ブトリプチリン [化] (±)–10,11–dihydro–*N*,*N*,*β*–trimethyl–5*H*–dibenzo [*a*,*d*]cyclohep-tene 5–propylamine hydrochloride $C_{21}H_{27}N$–HCl (抗うつ薬).

butropium bromide ブトロピウム臭化物 $C_{28}H_{38}BrNO_4$：532.51 (臭化ブトロピウム．副交感神経遮断薬，トロパ酸アミノアルコールエステル系(第四級アンモニウム)鎮痙薬．胃炎，腸炎，胃・十二指腸潰瘍，胆のう・胆石症における疼痛寛解に用いられる).

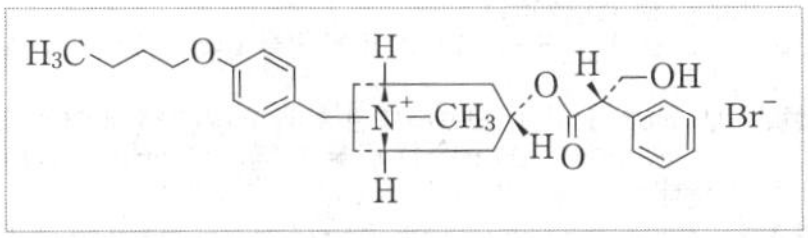

butt [bʌ́t] ① 衝頭接合する．② 補てつ(綴)する(歯科の).
b. joint 衝頭接合(端と端とを合わせる).

Butter can·cer [bʌ́tər kǽnsər] バター癌(結腸肝彎曲部の癌).

but·ter [bʌ́tər] 牛酪，バター，乳剤.
b. bacillus 牛酪菌，= *Clostridium butyricum*.
b. cyst バター嚢胞，= buttercyst.
b. meal バターがゆ(バター，牛乳，穀粉，砂糖でつくった高熱力性食).
b.–milk バターミルク(乳)，酪乳(バターをつくった後に残るもの).
b. stool バター様便 [医学]，脂肪便，= fatty stool.
b. test バター試験(膵臓外分泌機能障害のあるときは，バターを摂取した後多量の脂肪を含んだ便が排泄される).
b. yellow バターイエロー [医学]，酪黄 [化] *p*–dimethylaminoazobenzene $C_6H_5N{=}NC_6H_4N(CH_3)_2$ (バターの人工着色に用いられていたことがあり，木下らにより発癌性のあることが証明された)，= methyl yellow. → butter.

but·ter·cyst [bʌ́tərsist] バター嚢胞，牛酪嚢胞(① 脂肪腫のけん化性壊死．② 乳汁の変性産物をいれた乳腺の貯留嚢胞).

but·ter·fly [bʌ́tə:flai] ① 蝶形板 [医学]，バタフライ(子宮外科に用いる脱脂綿塊を翼状付属器に付けたもの)．② 双翼状皮膚弁.
b. erythema 蝶形紅斑 [医学].
b. fracture 蝶形骨折 [医学].
b.–like 蝶形の [医学].
b. lung (ワイル病レプトスピラ接種後動物の肺にみられる出血性斑点).
b. lupus 蝶形狼瘡.
b. rash 蝶形紅斑 [医学]，蝶型紅斑(全身性エリテマトーデスの両頬の紅斑が鼻橋を越えて蝶形をなすこと)，= butterfly patch.
b. shadow 蝶形陰影 [医学].
b. valve 蝶形弁 [医学].
b. vertebra 蝶形椎 [医学].
b. weed トウワタ根，= *Asclepias tuberosa*.

butternut bark クルミ樹皮.

but·tock [bʌ́tək] 殿部，= natis, nates, clunes.

but·ton [bʌ́tən] ボタン(鈕).
b. cautery ボタン形焼灼具.
b. disease ボタン病(熱帯にみられるニワトリの寄生虫病で，口角にボタン状の結節を生ずる).
b. hole deformity ボタンホール(穴)変形 [医学].
b.–hole incision ボタン穴形切開.
b. scurvy ボタン状壊血病(アイルランドにみられる地方病性皮膚症で，ボタン状の増殖物を生ずる疾患).
b. sequestrum ボタン様腐骨 [医学].
b. suture ボタン縫合 [医学] (塁床縫合でボタンを両端に用いて皮膚面を保護する方法).

but·ton·hole [bʌ́tənhoul] ボタン穴(腔内への直線形小切開).
b. deformity ボタン穴変形(指の変形の一種で PIP 関節が屈曲し，DIP 関節が過伸展位をとるもの).
b. fracture 貫通骨折，孔状骨折(弾丸などが貫徹して起こる骨折).
b. stenosis ボタン穴狭窄〔症〕.

buttonmaker's chorea ボタン製造工舞踏病.

Buttonwillow virus ボタンウィローウイルス(ブニヤウイルス属のウイルス．アメリカ南西部で分離された).

but·tress [bʌ́tris] 支柱 [医学].
b. foot 扶壁形足(ウマの足骨の骨炎骨膜炎).
b. plate バットレスプレート，支持プレート.

but·tress·ing [bʌ́trisiŋ] 支柱形成 [医学].

buturator hernia 閉鎖孔ヘルニア.

bu·tyl [bjú:til] ブチル基($CH_3(CH_2)_2CH_2$–).
***n*–b. acetate** 酢酸 *n*–ブチル $CH_3COOCH_2CH_2CH_2CH_3$.
b. alcohol ブチルアルコール $CH_3CH_2CH_2CH_2OH$.
b. aminobenzoate アミノ安息香酸ブチル [化] *n*–butyl–*p*–aminobenzoate $C_{11}H_{15}NO_2$ (鎮静・鎮痛薬)，= butylis aminobenzoas, normal butyl benzoate.
b. benzoate 安息香酸ブチル $C_6H_5COOCH_2CH_2CH_2CH_2$.
***n*–b. bromide** 臭化 *n*–ブチル [化] 1–bromobutane $CH_3(CH_2)_3Br$.
b. carbitol ブチルカルビトール $CH_2(OH)CH_2OCH_2CH_2OC_4H_9$ (ニトロセルロース，樹脂の溶媒).
b. carbonate 炭酸ブチル [化] dibutyl carbonate $CO(OCH_2CH_2CH_2CH_3)_2$.
b. cellosolve ブチルセロソルブ [化] ethylene glycol monobutyl ether $CH_2(OH)CH_2OC_4H_9$ (ドライクリーニング剤).
b. chloral ブチルクロラール $CH_3CHClCCl_2CHO$.
***n*–b. chloride** 塩化 *n*–ブチル [化] 1–chlorobutane $CH_3(CH_2)_2CH_2Cl$ (可燃性の液体).
b. citrate クエン酸ブチル [化] tributyl citrate.
***n*–b. ether** *n*–ブチルエーテル [化] *n*–dibutyl ether $CH_3(CH_2)_3O(CH_2)_3CH_3$.
b. isothiocyanate $CH_3CH_2(CH_3)NCS$ (トモシリソウ(ワサビの類)に存在する化合物).
b. mercaptan ブチルメルカプタン(スカンクの肛門腺分泌の成分)，= butylmercaptan.
b. nitrite 亜硝酸ブチル C_4H_9ONO.
b.–PAS ブチル PAS [化] 4–butylamino–salicylic acid.
b. ricinoleate リシノール酸ブチル $C_{17}H_{32}(OH)COOC_4H_9$.
b. stearate ステアリン酸ブチル $C_{17}H_{33}COOC_4H_9$.
b. sulfate 硫酸ブチル $(C_4H_9)_2SO_4$ dibutyl sulfate.
b. sulfide 硫化ブチル $(C_4H_9)_2S$.
b. sulfite 亜硫酸ブチル $(C_4H_9)_2SO_3$.

bu·tyl·a·mine [bju:tíləmi:n] ブチルアミン [化] 1–aminobutane $CH_3CH_2CH_2CH_2NH_2$ (肝油から得られるプトマインで，発汗，利尿作用はあるが毒性もある).

bu·tyl·chlo·ral hy·drate [bjù:tilkló:rəl háidreit] 抱水ブチルクロラール [化] 2,2,3–trichlorbutane–1,1–diol $CH_3CHClCCl_2CH(OH)OH$ (ブチルクロラールに水が結合したもの．作用は抱水クロラールと同一)，= croton chloral hydrate.

bu·tyl·cho·lin·es·ter·ase [bjù:tilkouli:néstəreis] ブチルコリンエステラーゼ.

bu·ty·lene [bjú:tili:n] ブチレン C_4H_8 (エチレン系炭化水素に属する物質で，異性体として $CH_3CH_2CH{=}$

CH_2 および $CH_3CH=CHCH_3$ があり，後者にはシスおよびトランス型の2種の幾何異性体がある）.

b. hydrate *sec*-ブチルアルコール，= *sec*-butyl alcohol.

b. oxide ring ブチレンオキシド環，酸化ブチレン環（橋梁結合の一種で炭素4原子と酸素1原子とからなる5員環式化合物）.

bu·tyl·i·dene [bju:tílidi:n] ブチリデン基（$CH_3CH_2CH_2CH=$）.

bu·tyl·i·dyne [bju:tílidain] ブチリジン基（$CH_3(CH_2)_2C\equiv$）.

bu·tyl·mer·cap·tan [bjù:tilmə:kǽptən] ブチルメルカプタン $CH_3(CH_2)_2CH_2SH$（クサイタチ［臭鼬鼠］（スカンク）の分泌する強い臭気のある成分），= thiobutyl alcohol.

bu·tyl·par·a·ben [bjù:tilpǽrəben] ブチルパラベン [化] *n*-butyl-*p*-hydroxybenzoate，= butylis paraoxybenzoas.

bu·tyl·sco·pol·a·mine bro·mide [bjù:tilskoupáləmi:n bróumaid] ブチルスコポラミン（神経遮断薬，鎮痙，消化器潰瘍に用いる）.

bu·ty·ra·ce·ous [bjù:tiréiʃəs] バター状の.

bu·ty·rase [bjú:tireis] ブチラーゼ，= butyrinase.

bu·ty·rate [bjú:tireit] 酪酸塩，酪酸エステル.

bu·tyr·ic [bju:tírik] 酪酸の.

b. acid 酪酸（低級脂肪酸の一つ，悪臭をもつ．ノルマル酪酸 *n*-butyric acid ($CH_3CH_2CH_2COOH$)），= butanoic acid.

b. acid bacteria 酪酸菌.

b. anhydride 無水酪酸 $(CH_3CH_2CH_2CO)_2O$，= butyryl oxide.

b. fermentation 酪酸発酵（クロストリジウム属細菌にみられる糖類から酪酸を生じる発酵現象）.

bu·ty·rin [bjú:tirin] ブチリン $(C_3H_7COO)_3C_3H_5$（酪脂の一成分），= glyceryl tributyrate, tributyrin.

bu·ty·rin·ase [bjú:tirineis] ブチリナーゼ（血漿中に存在するブチリンの分解酵素），= butyrase.

bu·ty·rine [bjú:tirin] ブチリン [化] α-amino-butyric acid（牛酪酸のアミノ誘導体）.

bu·ty·roid [bjú:tirɔid] バター様の.

b. tumor 牛酪様腫瘍（乳腺に生ずる）.

bu·ty·roin [bjú:tirɔin] ブチロイン $C_3H_7COCH(OH)C_3H_7$.

bu·tyr·o·mel [bjutírəməl] ブチロメル（バター2，ハチミツ1からなる肝油の代用品）.

bu·tyr·om·e·ter [bju:tirámitər] 乳脂測定計（濃硫酸 10mL にアミルアルコール 1mL を入れ，その中へ被検牛乳 11mL を徐々に加え，強く振った後，加温（60〜70°C），遠心して上層の脂肪量の度数を読む）.

bu·ty·rone [bjú:tiroun] ブチローン [化] dipropyl ketone $(CH_3CH_2CH_2)_2CO$（酪酸カルシウムから蒸留し得る無色液体）.

bu·ty·ro·phe·none [bjù:tiroufí:noun] ブチロフェノン（強力精神安定薬の一種．神経弛緩作用をもつ）.

b. derivative ブチロフェノン誘導体.

bu·tyr·o·scope [bjú:tirəskoup] 乳脂検定器.

bu·tyr·ous [bjú:tirəs] バター様の.

b. colony 酪状集落.

bu·tyr·yl [bjú:tiril] ブチリル基（$CH_3CH_2CH_2CH-$）.

b. chloride 塩化ブチリル $CH_3CH_2CH_2COCl$.

b. oxide 無水酪酸，= butyric anhydride.

Bux·a·ce·ae [bʌkséisii:] ツゲ科.

buyo cheek cancer 頬部癌（buyo はフィリピン語で betel），= betel cancer.

Buzaglo stain [bəzǽglou stéin] ブツァグロ染色（glycocyanin, orcein, acid alizarin blue, alizarin-verdine を用いる結合織の染色法で，核は青，弾性線維は褐色，筋肉細胞は青菫，膠原，粘液，軟骨は緑，神経鞘はバラ色，軸索は暗青，赤血球は赤褐色）.

Buzzard, Thomas [bʌ́zə:d] バザード（1831-1919，イギリスの医師）.

B. maneuver バザード診察法（患者が足の母指を床に圧迫して座ったときには，大腿四頭筋腱を打つと膝蓋反射が得られる），= Buzzard reflex.

Buzzi op·er·a·tion [bútzi àpəréiʃən] ブッチ手術（角膜から針を通して人工瞳孔を形成する術）.

buzz·ing [bʌ́ziŋ] 破壺音［医学］.

BV ① bacterial vaginosis 細菌性腟症の略．② blood volume 血液量の略.

Bv ブレビウム brevium の元素記号（現在は使われていない）.

BW ① biological warfare (1)生物学的戦争（細菌戦など），(2)生物間の闘争交代現象の略．② birth weight 出生時体重の略．③ body weight 体重の略.

B5W *Bacterium anitratum* の略（人尿から分離されたグラム陰性菌）.

Bwamba fever ブワンバ熱（Smithburn らが，1941年にウガンダのブワンバでアフリカ原住民の血液をハツカネズミの脳内に注射した後分離したウイルスによる熱病）.

Bwamba virus ブアンバウイルス（ブニヤウイルス科のウイルス）.

BWS battered woman syndrome 被虐待女性症候群，女性受傷症候群の略.

Bx factor Bx 因子，= *p*-aminobenzoic acid.

BXBS mouse （C57BL/6 雌と SB,Le 雄マウスの交配に由来する組換え純系マウス．SLE 様症状を呈するループスマウスの一つ）.

by abdominal route 経腹的［医学］.

by mouth 経口［的］に［医学］.

by-product 副産物，副生物.

by-product gypsum 副産石膏［医学］.

by-product material 副生成物［質］.

by-product recovery 副産物回収［医学］.

by thoracic route 経胸的［医学］.

by thoracoabdominal route 経胸腹的［医学］.

Byler disease バイラー病（進行性家族性肝内胆汁うっ滞．Byler はアーミッシュの一族名）.

by·pass [báipæs] バイパス［医学］，副［血］行路，側副路.

b. anastomosis for heart revascularization 冠血行再建のためのバイパス［医学］.

b. bone graft バイパス骨移植［医学］.

b. graft バイパス移植［片］.

b. grafting バイパス移植［医学］.

b. shunt of colon 結腸短絡術［医学］.

b. shunt of duodenum 十二指腸側副路短縮手術［医学］.

b. surgery 短絡［術］［医学］，バイパス術［医学］.

b. with prosthetic graft 人工血管によるバイパス［医学］.

bypassing type of gastrectomy 胃空置切除［術］［医学］.

Byrd, Harvey Leonidas [bə́:d] バード（1820-1884，アメリカの医師）.

B.-Dew method バード・デュー法（新生児の仮死に際して利用する人工呼吸法）.

bys·si·no·sis [bìsinóusis] 綿肺［医学］，綿工場熱（綿，亜麻，大麻を扱う作業に従事する者に起こるアレルギー性肺疾患），= cotton-dust asthma, cotton-mill fiver, byssophthisis, mill fever.

bys·so·cau·sis [bìsəkɔ́:sis] 灸，灸点法，= moxibustion.

bys·soid [bísɔid] 不整縞状の.

bys·soph·thi·sis [bìsou(f)θáisis] 綿花肺，= byssinosis.

bys·sus [bísəs] ① 生綿，= charpie, lint, cotton. ② 足糸（動物の）.

bystander cell 第三者細胞，バイスタンダー細胞.

bystander lysis 巻き添え溶解（補体依存性の細胞傷害が周回の正常細胞を巻き込んで波及する有害反応）.

by·thus [bíθəs] 下腹部.

Bywaters, Eric George Lapthorne [baiwɔ́:tərz] バイウォータース（1910–2003，イギリスの医師．Desmond Beall とともに挫滅（圧挫，圧潰）症候群 crush syndrome を記載した（1941））.

C

χ カイ (chi. ギリシャ語アルファベット第22字). → chi.

C ① carbon 炭素の元素記号. ② cardiac 心臓の, 強心薬の略. ③ capacitance キャパシタンス, 容量リアタクタンスの略. ④ cathode 陰極の略. ⑤ celsius (centigrade) C目盛の略. ⑥ central 中心のの略. ⑦ cervical 頸部の, 歯頸側のの略. ⑧ circulation 循環の略. ⑨ clearance クリアランスの略. ⑩ clonus 間代クローヌスの略. ⑪ closure 閉鎖, 縫合の略. ⑫ complement 補体の略. ⑬ compliance コンプライアンスの略. ⑭ color sense 色神 (色感) の略. ⑮ congius ガロンの略. ⑯ contraction 収縮, 変縮の略. ⑰心電図における胸部誘導の記号.

C antigen C抗原 (Rh血液型を構成している抗原の1つ. イギリスで用いられ, アメリカのrh′に相当).

C-banding centromeric banding 動原体染色法の略.

C-banding stain Cバンド染色〔法〕.

C bile 肝臓胆汁 (肝臓から流出したときの胆汁).

C cell C細胞 (膵ランゲルハンス島 (特にモルモット) にみられる無顆粒細胞. ガンマ細胞).

C chain C鎖, = C-peptide.

C_{11} cortical steroid (炭素11原子を含有する皮質ステロイド. 次の2種類が区別される (Albright) : ①Sホルモンは炭水化物の代謝に関与し, ②Nホルモンは精巣ホルモンに類似し, タンパク質同化に対し代謝抑制作用を示す).

C-curarine Ⅰ, Ⅱ (カラバシュクラリンより単離されたもの. C-curarine Ⅱ は C-fluorocurarine), = calabash curarine.

C_4-dicarboxylic acid cycle C_4-ジカルボン酸回路.

C factors C因子.

C fiber C線維 (自律神経系の無鞘線維で, 毎秒0.6mの伝導速度をもつ).

C-mode Cモード (超音波受信信号表示法の一種).

C-peptide Cペプチド (膵の抽出液中に含まれる天然ペプチド).

C polysaccharide Cポリサッカライド.

C_3 population (住民中, 身体または精神に発育障害のある者の人口の割合).

C-reactive protein (CRP) C反応性タンパク質 (Tillet-Francis により大葉性肺炎患者の血清中に発見された (1930) 急性期タンパク質で, 肺炎菌から得られるC多糖類により沈殿し, 電気泳動においてα_2とβグロブリンの中間において移動する. 急性炎症の診断に広く用いられるが, 特異性はない), = acute phase protein.

C-reactive protein test C反応性タンパク試験 (ラテックス粒子に結合した抗CRP血清とCRPとの凝集反応が一般的である), = CRP test.

C region C領域 (定常領域の別名), = constant region.

C region gene 免疫グロブリン定常部領域遺伝子 (免疫グロブリンH鎖, L鎖のC末端側に存在する定常部 constant region を規定する遺伝子), = constant region gene.

C-substance C物質 (多糖類の一つ).

C-terminal C末端.

C-toxiferine カラバッシュトキシフェリン.

C-trisomy-mosaic syndrome C-トリソミーモザイク症候群 (染色体番号として6番から12番に属する染色体をC群と称する. そのC群のトリソミー (3染色体) は生存が困難であるため流産胎児に多く認められている).

C-type lectin Cタイプレクチン.

C-type natriuretic peptide (CNP) C型ナトリウム利尿ペプチド.

C wave C波 (網膜電位図で網膜色素上皮の反応を示す陽性波).

c ① curie キュリーの略 (放射性同位元素の放射能の単位. 現在はCiで表す. 1Ci=3.7×10^{10}/秒, 1/1,000キュリーをミリキュリー mc, 1/1,000,000キュリーをマイクロキュリー μc で表す. キュリーは現在補助単位で, 1970年より計量法の計量単位およびSI単位はベクレル Bq である). ② capillary 毛細血管の略. ③ centum 百の略. ④ contact 接触の略. ⑤ cum ～とともにの略.

c′ ① coefficient of partage 分割率の略. ② endcapillary 肺胞終末毛細管の略.

c-number c数 (通常の数で, 量子力学で導入された概念q数に対立していう). ↔ q-number.

C1 1st component of complement 補体第1成分の略.

C1 esterase inhibitor C1エステラーゼ阻害因子.

C1 INA C1 inactivator C1不活化因子の略.

C1 inactivator (C1 INA) C1不活化因子 (先天的に欠損すると遺伝性血管神経性浮腫をきたす).

C1 INH C1 inhibitor C1不活化因子の略.

C1q (補体第1成分 (C1) の亜成分の一つ. IgGやIgMのFc部分との結合部位を有する).

C1q solid phase radioimmunoassay C1q固相化反応 (補体第1成分の亜成分の一つで循環性免疫複合体結合性をもつC1qを利用した方法).

C1r (補体第1成分 (C1) の亜成分の一つ. C1qによって活性化され, C1sを限定分解して活性化する).

C1s (補体第1成分 (C1) の亜成分の一つ. C1sがC1rによって限定分解を受け, 活性化したもの. C4とC2を活性化する作用がある).

C2 (補体第2成分. 活性化C1sによりC2aとC2bとに分解される).

C2a (補体第2成分 (C2) の亜成分の一つ. C2は活性化C1sによってC2aとC2bとになる. C2aはMg^{2+}イオン存在下でC4bと結合する).

C2b (補体第2成分 (C2) の亜成分の一つ. C2は活性化C1によってC2aとC2bとに分解される).

C3 (補体第3成分. C3転換酵素により切断され, C3aとC3bとを生じる. C3の血中濃度は補体成分の中で最も高い).

C3 activator (C3A) C3アクチベータ, C3活性化因子.

C3 convertase C3転換酵素 (補体の活性化により形成される酵素で, C3をC3aとC3bに分解活性化する. 補体第1経路のC4b2a, 第2経路のC3bBbが相当する).

C3 nephritic factor (C3NeF) C3腎炎因子 (C3転換酵素 (C3bBb) に対する自己抗体で, C3bBbが安定化しC3活性化が持続し低補体となる. 膜性増殖性糸球体腎炎Ⅱ型で認められる).

C3 proactivator プロペルジン系C3前駆賦活体, = properdin factor B.

C3 proactivator convertase プロペルジン系C3前駆賦活性転化酵素, = properdin factor D.

C3A C3 activator C3アクチベータ, C3活性化因子の略.

C3a (補体第3成分aフラグメント. アナフィラトキ

シン活性を有する).
C3a/C4a receptor C3a/C4a レセプター(C3b, C4b や iC3b の活性化反応途上で形成されるアナフィラトキシン(C5a, C3a, C4a)が結合するマスト細胞や白血球などに存在するレセプター).
C3b (補体第3成分 b フラグメント. 異物結合活性, CR1 への結合, C3 転換酵素, C5 転換酵素への変換を行う).
C3b/C4b receptor C3b/C4b レセプター(CD35, CR1 ともいう).
C3b INA C3b inactivator C3b 不活化因子の略.
C3b inactivator (C3b INA) C3b 不活化因子(主として肝臓で産生される補体制御因子でセリンプロテアーゼ活性を有する), = factor I.
C3bBb (補体第2経路で生じ補体第3成分を C3a と C3b に分解, 活性化する), = C3 convertase, C3NeF.
C3bBbC3bC (補体第2経路で C3b 2分子と Bb の結合により生じ, 補体第5成分を分解する), = C5 convertase.
C3bBbP (C3bBb にプロパージン(P)が結合して安定化する), = C3 convertase.
C3c (補体第3成分 c フラグメント. C3b の分解産物で C3 産生を抑制する).
C3d (補体第3成分 d フラグメント. C3b の分解産物で, マクロファージやリンパ球の C3 レセプターに結合する).
C3d/EB virus receptor C3d/EB ウイルスレセプター(CR2, CD21 ともいう).
C3dg (C3d フラグメントのうち, iC3b が I 因子の作用により C3d を生成したものをいう).
C3d-K (C3d フラグメントのうち, カリクレインの作用により iC3b から生成するものをいう).
C3H/HeJ-gld/gld mouse (C3H / HeN マウスよりつくられた LPS 不応答性マウスの系統).
C3(H_2O) (C3 分子の自動活性化において, 水分子の侵入により加水分解をうけた C3 分子で, B 因子や H 因子に結合できるようになる), = C3i.
C3NeF C3 nephritic factor C3腎炎因子の略.
C4 (補体第4成分).
C4 nephritic factor (C4NeF) C4 腎炎因子(C3 転換酵素(C4b2a)に対する自己抗体で, C4b2aが安定化しC3活性化が持続し低補体となる. 膜性増殖性糸球体腎炎 I 型でみられる).
C4a (補体第4成分 a フラグメント. アナフィラトキシン活性を有する).
C4b (補体第4成分 b フラグメント. 異物結合活性をもち, 異物は CR1 を介して血液細胞に結合する. C4b2a を形成する).
C4b-binding protein (C4bp) C4b 結合タンパク質.
C4b INA C4b inactivator C4b 不活化因子の略.
C4b inactivator (C4b INA) C4b 不活化因子, = factor I.
C4b2a (補体活性化で, C4b と C2a が結合して生じた複合体, C3 転換酵素), = C3 convertase.
C4b2a3b (C4b2a に C3b が結合して生じた C5 転換酵素), = C5 convertase.
C4bp C4b-binding protein C4b結合タンパク質の略.
C4NeF C4 nephritic factor C4腎炎因子の略.
C5 (補体第5成分).
C5 convertase C5 転換酵素(補体活性化により生じ, C5 を C5a と C5b に分解活性化する. C4b2a3b 複合体と $C3b_2Bb$ 複合体が本酵素である).
C5 deficient mouse C5 欠損マウス(補体第5成分を遺伝的に欠くマウス. 近交系マウスのうち約半数に認められる. A/J, AHe/J, AKR/J, CE/J, DBA/2J, DE/J, PHH, RE/J, NJB などが含まれる).
C5a (補体第5成分 a フラグメント. C5 の分解により生じ, アナフィラトキシン活性を有する).
C5a receptor C5a レセプター(C5a に結合し, 好中球の遊走, マスト(肥満)細胞の脱顆粒をひき起こす).
C5b (補体第5成分 b フラグメント. C5 の分解により生じ, C6 結合部位をもつ).
C5b67 (C5b, C6, C7 複合体).
C5b678 (C5b, C6, C7, C8 複合体).
C5b6789n (膜傷害複合体. 補体活性化の結果, 生体膜上に形成され, 管構造を形成し膜を貫き, 細胞溶解を起こす), = MAC.
C6 (補体第6成分).
C6 deficient rabbit C6 欠損ウサギ(補体成分の C6 を欠損したウサギ).
C7 (補体第7成分. 膜傷害複合体を形成する).
C8 (補体第8成分. 膜傷害複合体を形成する).
C8-binding protein C8 結合タンパク質.
C8bp C8 binding protein C8 結合タンパクの略.
C9 (補体第9成分. 補体活性化の最終段階に働く. C9 欠損症は日本人では約1,000人に1人みられ, 自己免疫疾患を発症しやすい).
C9 polymer C9 ポリマー(C9 の12〜18分子の集合体で, 細胞膜上に形成される MAC の主要構成物).
C9 related protein C9 関連タンパク質.
CA ① calcium antagonist カルシウム拮抗薬の略. ② cancer, carcinoma 癌の略. ③ chronological age 暦年齢, 生活年齢の略.
CA1 [TA] アンモン角第一部*, = regio I cornus ammonis [L/TA].
CA2 [TA] アンモン角第二部*, = regio II cornus ammonis [L/TA].
CA3 [TA] アンモン角第三部*, = regio III cornus ammonis [L/TA].
CA4 [TA] アンモン角第四部*, = regio IV cornus ammonis [L/TA].
CA virus croup-associated virus CA ウイルスの略.
Ca calcium カルシウムの元素記号(原子番号 20, 元素記号 Ca, 原子量 40.08).
caa·pi [ká:pi] カアピ(アマゾン産キントラノオ科, ツル〔蔓〕性木本植物 *Banisteriopsis caapi* の根茎で, 幻覚誘発薬, 神経刺激性物質).
cabbage goiter キャベツ性甲状腺腫(実験動物の)(キャベツ摂取に原因する甲状腺腫).
CABG coronary artery bypass grafting 大動脈冠状動脈バイパス移植〔術〕の略.
cabinet bath 箱風呂.
cabinet vapor bath 蒸気函浴 [医学].
cabitas pelvis [L/TA] 骨盤腔, = pelvic cavity [TA].
ca·ble [kéib(ə)l] ケーブル(索).
  c. analysis ケーブル解析 [医学].
  c. graft ケーブル移植 [医学], 索移植(神経線維を索のように巻いて太くしたものを用いる神経移植).
  c. housing ケーブル管 [医学].
  c. rash 電線皮疹(塩素痤瘡の一種).
  c. rash syndrome 電線発疹症候群, = Halowax acne syndrome.
Cabot, Arthur Tracy [kǽbət] キャボット(1852-1912, アメリカの外科医).
  C. splint キャボット副子(背側針金副子).
Cabot, Hugh [kǽbət] キャボット(1872-1945, アメリカの泌尿器外科医. 腎臓固定術を考案し, 破膜を切開して支持帯をつくり最低肋間筋および大腿四角筋とを利用して固定する).
Cabot, Richard Clarke [kǽbət] キャボット(1868-1939, アメリカの内科医).
  C.-Locke murmur キャボット・ロック雑音.
  C. ring bodies キャボット環状体(悪性貧血など重症の末梢血液赤血球にみる環状体で, ロマノスキー染色法では赤色に染まり, おそらく核膜の残存したものと考えられている).

Cabrol, Christian [kabró:l] カブロール(フランスの外科医).

C. operation カブロール手術 [医学].

cac-, caci- [kæk, kæki] 悪い, 病的な, を意味する接頭語, = caco-.

cac·aer·om·e·ter [kækəirámitər] 空気汚染度検査計.

ca·caes·the·sia [kækesθí:ziə] 病的感覚, = cacesthesia.

ca·canth·rax [kəkǽnθræks] ① 悪性膿疱. ② 炭疽.

C

ca·cao [kəkéiou, -ká:ou] カカオ(カカオノキ *Theobroma cacao* の種子(カカオ子)から得る. カカオ子はテオブロミン1.5%カフェインなどを含む), = cocoa.

c. butter カカオ脂, = theobroma oil.

c. praeparata 精製カカオ.

cac·a·tion [kækéiʃən] 排便, 便通. 形 cacatory.

CaCC cathode closing contraction 陰極閉鎖収縮の略.

Cacchione, Aldo [kəkióuni] カッキオーネ(イタリアの医師, De Sanctis-Cacchione syndrome).

cace-control study 症例対照研究.

cac·er·gas·ia [kæsə:gǽsiə, kækə:-] 機能不全, 作用不全(身体または精神の), = kakergasia, merergasia.

ca·ces·the·nic [kæsisθénik, kækis-] 病的感覚の.

ca·ces·the·sia [kæsisθí:ziə, kækis-] 病的感覚, 感覚異常. 形 cacesthetic.

ca·ché [kaʃéi] [F] カシェ(ラジウム療法に用いる装置で, 鉛製の円錐を紙で被い, 底には雲母の窓がある).

ca·chec·tic [kəkéktik] 悪液質の, 悪態症の.

c. aphtha 悪液質アフタ [医学].

c. chloasma 悪液質性肝斑 [医学].

c. diarrhea 悪液質性下痢 [医学].

c. edema 悪液質性水腫 [医学], 悪液質性浮腫.

c. fever 黒熱病 [医学], 悪液質熱, = cachexial ferver, kala-azar, visceral leishmaniasis.

c. gangrenous ecthyma 悪液質性壊疽性膿瘡 [医学].

c. infantilism 悪液質性幼稚症(慢性疾患または中毒症の).

c. melanoderma 悪液質黒皮症 [医学].

c. purpura 悪液質性紫斑病 [医学].

c. retinitis 悪液質性網膜炎 [医学].

cac·hec·tin [kækhéktin] カケクチン(最初は様々な固形癌に出血性壊死をもたらす分子として報告されたが, 現在は腫瘍壊死因子 tumor necrosis factor (TNF) に分類されている).

ca·chet [kaʃé, kæʃéi] [F] カシェ(オブラート嚢, 餅嚢. 悪味の薬品を服用するときに用いる).

ca·chex·ia [kəkéksiə] 悪液質, カヘキシー, = cachexy. 形 cachectic.

c. aquosa 水性悪液質.

c. exophthalmica (バセドウ病).

c. hypophysiopriva 下垂体欠如性悪液質.

c. ovarica 卵巣性悪液質.

c. strumipriva 甲状腺除去性悪液質, = cachexia thyropriva.

c. thyropriva 甲状腺切除性悪液質.

ca·chex·ic [kəkéksik] 悪液質の [医学].

ca·chex·y [kəkéksi] 悪液質 [医学].

cach·in·na·tion [kækinéiʃən] 笑痙, 高笑い(ヒステリーなどにみられる).

cac·i·dro·sis [kækidróusis, kæsi-] 臭汗症.

caco- [kækou, kækə] 悪, 病気の意味を表す接頭語.

cac·o·cho·lia [kækoukóuliə] 病的胆汁.

cac·o·chy·lia [kækoukáiliə] 乳び(糜)欠乏, = achymia.

cac·o·chy·mia [kækoukáimə] 消化不良.

cac·o·cne·mia [kækouní:miə] 病脚, 病脛.

cac·o·col·pia [kækəkálpiə] 腟異常.

cac·o·de·mon·o·ma·nia [kækoudì:mənəméiniə] 悪霊憑依(自分が悪霊にとりつかれていると信じる精神状態).

cac·o·don·tia [kækədánʃiə] 歯牙疾病, う(齲)歯.

cac·o·dyl [kǽkədil] ① カコジル 化 tetramethyldiarsine $(CH_3)_2As-As(CH_3)_2$ (悪臭を放つ油状物質で, 空気に曝露すると発炎する). ② カコジル基 $(CH_3)_2As-$, = dicacodyl.

c. cyanide シアン化カコジル $(CH_3)_2AsCN$.

c. hydride カコジル水素 化 dimethyl-arsine $(CH_3)_2AsH$.

c. new = sodium metharsenite.

c. oxide 酸化カコジル $As_2(CH_3)_4O$.

cac·o·dyl·ate [kækádileit] カコジル酸塩.

cac·o·dyl·ic ac·id [kækədílik ǽsid] カコジル酸 化 dimethylarsinic acid $(CH_3)_2As(=O)OH$.

cac·o·e·py [kækóuipi] 発育不正.

cac·o·e·thes [kækouí:θis] 悪癖, 悪習(旧語). 形 cacoethic.

c. operandi 手術狂.

cac·o·ga·lac·tia [kækougəlǽkʃiə] 乳汁分泌不全.

cac·o·gas·tric [kækəgǽstrik] 不消化の.

cac·o·gen·e·sis [kækəʤénisis] ① 発育異常, 発育不良. ② 発生異常.

cac·o·gen·ic [kækəʤénik] ① 発育異常の. ② 発生異常の.

cac·o·gen·ics [kækəʤéniks] ① 劣性(優性の反対). ② 人種退化(性淘汰による).

cac·o·geu·sia [kækougú:siə] 悪味, 味覚異常.

cac·o·glos·si·a [kækəglásiə] 舌壊疽.

ca·co·let [kǽkəlit] キャコレット(傷者の運搬に用いるウマの鞍に装備した椅子).

cac·o·me·lia [kækoumí:liə] 四肢奇形.

cac·o·mor·pho·sis [kækəmɔ:fóusis] 奇形.

cac·o·ny·chia [kækouníkiə] カコーニキア(爪の疾患または奇形).

cac·o·pa·thia [kækəpǽθiə] 重篤病状, 不良容態, = cacopathy.

cac·o·pha·ryn·gia [kækəfəríndʒiə] 咽頭壊疽.

cac·o·phon·ia [kækoufóuniə] 悪声, 声変わり, 発音不調, = cacophony.

cac·o·phthal·mia [kækɑfθǽlmiə] 悪性眼炎.

cac·o·pla·sia [kækoupléiziə] 病的組織形成.

cac·o·plas·tic [kækəplǽstik] ① 病的組織形成の. ② 形成不全の.

cac·o·pra·gia [kækoupréiʤiə] 機能異常.

cac·o·proc·tia [kækəprákʃiə] 直腸壊疽.

cac·o·rhyth·mic [kækəríðmik] 不整律動性の.

ca·cor·rha·chis [kækɔ́:rəkis, -kɔ:réi-] 脊椎疾患.

ca·cor·rhi·nia [kækouráiniə] 鼻部異常.

ca·cos·mia [kækázmiə] 悪臭(嗅覚異常), 異常嗅覚 [医学], 異嗅症.

cac·o·som·i·um [kækousóumiəm] 不治患者病院.

ca·cos·plan·chia [kækousplǽŋkiə] (消化異常による衰弱).

ca·cos·to·mia [kækoustóumiə] ① 口腔病. ② 口臭(旧語).

ca·co·then·ics [kækouθéniks] 環境性人種劣化(環境または衛生不良による人種衰退).

ca·co·thy·mia [kækouθáimiə] 胸腺機能不全.

ca·co·tri·chia [kækoutríkiə] 毛髪異常.

cac·ot·ro·phy [kækátrəfi] 栄養不良(障害), = kakotrophy.

cac·o·zyme [kǽkəzaim] 悪性酵素(分解, 腐敗などを触媒する).

CACS celiac axis compression syndrome 腹腔動脈幹圧迫症候群の略.

Cact·a·ce·ae [kæktéisii:] サボテン科.

cac·ti·no·my·cin [kæ̀ktinoumáisin] カクチノマイシン(*Streptomyces chrysomallus* より生産される抗生物質. アクチノマイシン C_1(ダクチノマイシン)(10%), C_2 (45%), C_3 (45%)の混合物. 抗腫瘍薬, 免疫抑制薬として用いる). → actinomycin C.

cac·u·men [kǽkjumən] ① 山頂(旧語). ② 小脳の虫状先端(旧語). 複 cacumina.

cac·u·mi·nal [kækjú:minəl] 頂上の, 先端の.
  c. lobe 小脳半月上葉.

CAD ① cold agglutinin disease寒冷凝集素病の略. ② computer-aided diagnosisコンピュータ支援診断の略(キャド; コンピュータ画像解析の診断支援システム. 広義には自動診断, 計量診断治療学, コンピュータ診断ともいわれる). ③ coronary artery disease 冠動脈疾患の略.

ca·dav·er [kədǽvər] 死体, 屍(しかばね). 形 cadaveric.
  c. blood 死体血 [医学].
  c. heart 死体心〔臓〕[医学].
  c. kidney 死体腎 [医学].

ca·dav·er·ic [kədǽvərik] 死体の [医学].
  c. cooling 死体冷却(死後の体温降下).
  c. donor 死体ドナー.
  c. ecchymosis 死体斑状出血.
  c. position 死体位 [医学].
  c. position of vocal cord 声帯の死体位(死体あるいは反回神経全麻痺にみられる声帯の位置で, 喉頭筋のすべてが作用を失い, 組織の弾力性にのみよって保たれる位置).
  c. reaction 死体様反応(家族性周期性麻痺において電気刺激に対する反応の消滅すること).
  c. rigidity 死体硬直 [医学], 死後硬直 [医学], = rigor mortis.
  c. spasm 緊張性死体硬直 [医学], 死後強直, = rigor mortis.
  c. stiffening 死体強直, = rigor mortis.
  c. transplantation 脳死移植.

ca·dav·er·ine [kədǽvərin] カダベリン 化 1,5-diaminopentane $NH_2CH_2(CH_2)_3CH_2NH_2$ (コレラ菌がタンパク質に作用して生ずるプトマインで, リジンの分解したもの), = animal coniine, pentamethylenediamine.

ca·dav·er·ous [kədǽvərəs] 死体の, 死体様の.

cad·dis [kǽdis] イサゴムシ[石蚕](トビケラの幼虫で, その毛および鱗はアレルギー性抗原となり得る), = caddice.
  c. fly トビケラ, = *Trichoptera*.
  c. worm イサゴムシ.

caddy stool 泥状便 [医学](黄熱においてみられる暗色砂泥様便).

cade oil トショウ[杜松]油(*Juniperus oxycedrus* から得られる焦臭性揮発油で, cadinene, guaiacol, cresol を含み, 皮膚病の薬として用いられる), = cadeberry oil, oleum cadinum.

cadeberry oil トショウ[杜松]油, = cade oil, oleum cadinum.

ca·dence [kéidəns] 歩調, ケイデンス(歩行率. 通常成人の自由歩行100～120/分), = walking rate.

Cadet, Louis Claude, de Gassicourt [kadéi] カデー(1731-1799, フランスの化学者).
  C. fuming liquor カデー発煙液(アルカルシン), = alcarsin.

cad·her·in [kædhí:rin] カドヘリン(Ca^{2+} 依存性の細胞一細胞間接着を担うタンパク質. 1983年, 竹市雅俊が発見, 命名した).
  c. superfamily カドヘリンスーパーファミリー(細胞間接着のために必須の膜タンパク質群. 構造, 機能により複数のタイプに分類されるが, これらを総称してカドヘリンスーパーファミリーと呼ぶ).

ca·di·nene [kǽdini:n] カジネン $C_{15}H_{24}$ (杜松, ショウノウなどの油にあるセスキテルペン).

cad·mi·um (Cd) [kǽdmiəm] カドミウム(原子番号48, 元素記号 Cd, 原子量112.41, 原子価2, 質量数106, 108, 110～114, 116. 第 Ⅱb 族(第12族)金属元素. 易融合金など多くの用途あり).
  c. acetate 酢酸カドミウム $Cd(CH_3COO)_2$–$2H_2O$.
  c. ammonium bromide 臭化カドミウムアンモニウム $CdBr_2$–$4NH_4Br$.
  c. borotungstate ホウタングステン酸カドミウム $2CdO$–B_2O_3–$9WO_3$–$18H_2O$ (黄色の重い結晶).
  c. bromide 臭化カドミウム $CdBr_2$–$4H_2O$.
  c. carbonate 炭酸カドミウム $CdCO_3$.
  c. chlorate 塩素酸カドミウム $Cd(ClO_3)_2$–$2H_2O$.
  c. chloride 塩化カドミウム $CdCl_2$–$2\frac{1}{2}H_2O$.
  c. cyanide シアン化カドミウム $Cd(CN)_2$.
  c. hydroxide 水酸化カドミウム $Cd(OH)_2$.
  c. iodate ヨウ素酸カドミウム $Cd(IO_3)_2$.
  c. iodide ヨウ化カドミウム CdI_2.
  c. isovalerate イソ吉草酸カドミウム $Cd[(CH_3)_2CHCH_2COO]_2$.
  c. nephropathy カドミウム腎症 [医学] (カドミウムによる近位尿細管障害).
  c. nitrate 硝酸カドミウム $Cd(NO_3)_2$–$4H_2O$.
  c. oxalate シュウ酸カドミウム $Cd(COO)_2$–H_2O.
  c. oxide 酸化カドミウム CdO.
  c. phosphate リン酸カドミウム $Cd_3(PO_4)_2$–$2CdHPO_4$–$4H_2O$.
  c. pneumonitis カドミウム肺臓炎 [医学].
  c. poisoning カドミウム中毒 [医学].
  c. potassium cyanide シアン化カドミウムカリウム $Cd(CN)_2$–$2KCN$.
  c. potassium iodide ヨウ化カドミウムカリウム CdI_2–$2KI$–$2H_2O$.
  c. red カドミウムレッド(硝化カドミウムとセレン化カドミウムとの混合物で, ラッカーおよびエナメル用顔料).
  c. salicylate サリチル酸カドミウム$(C_6H_4OHCOO)_2Cd$–H_2O.
  c. standard cell カドミウム標準電池 [医学].
  c. sufide 硫化カドミウム CdS, = cadmium yellow.
  c. sulfate 硫酸カドミウム $CdSO_4$–$3\frac{2}{3}H_2O$.
  c. sulfide dosimeter cds 線量計, 硫化カドミウム線量計.
  c. tungstate タングステン酸カドミウム $CdWO_4$.
  c. worker's disease カドミウム職工病(高温では酸化カドミウム中毒症を起こし, 咽頭乾燥, 乾性咳嗽, 胸内圧迫感, 高度の呼吸困難およびチアノーゼを起こす).
  c. yellow カドミウム黄 [医学], カドミウムイエロー(硫化カドミウム, 黄色顔料).

CADPR cyclic ADP ribose サイクリック ADP リボースの略.

CaDTe cathodal duration tetanus 陰極持続強直の略.

ca·du·ca [kədjú:kə] 脱落膜(妊娠時子宮粘膜の肥厚したもの), = decidua.

ca·du·ce·us [kədjú:siəs] 使者の杖(ギリシア神話ヘルメス Hermes (またはローマ神話の Mercury)の2匹のヘビが巻き付いた杖. 医の象徴. アメリカ陸軍

軍医部隊の記章(Staff of Askulapios)),医道の象徴〔医学〕.

ca·du·cit·y [kədjú:siti] 老衰.

Cadwalader, Thomas [kædwáləd ər] カドワラダー(1708–1779,アメリカの医師.鉛中毒による麻痺と仙痛とを記載した(1745)).

cae– [si:] この形で始まる語は ce– の項参照.

CAEBV chronic active Epstein–Barr virus infection 慢性活動性EBウイルス感染症の略.

caecal folds [TA] 盲腸ヒダ, = plicae caecales [L/TA].

caecal tonsil 盲腸扁桃.

cae·cec·to·my [si:séktəmi] 〔部分的〕盲腸切除〔術〕, = cecectomy.

cae·ci·tas [si:sáitəs] 盲,失明, = blindness.

cae·ci·tis [si:sáits] 盲腸炎, = cecitis.

cae·cum [sí:kəm] [L/TA] 盲腸, = caecum [TA].

c. cupulare [L/TA] 頂盲端*, = cupular caecum [TA].

c. vestibulare [L/TA] 前庭盲端*, = vestibular caecum [TA].

cae·les·tine [si:léstin] 天青石 $SrSO_4$, = celestite.

Caelius Aurelianus [sí:liəs ɔ:reliéinəs] セリウスアウレリアヌス(AD 400年 sicca に生まれた名医で,著書 De Morbis chronicis および De Morbis Acutis が現存している).

cae·lo·ther·a·py [sì:ləθérəpi] 信仰療法(宗教またはその象徴を用いる医療法).

cae·men·tum [si:méntəm] セメント質, = cementum.

cae·nes·thop·a·thy [sì:nisθάpəθi] 体感異常, = cenesthopathy.

cae·no·gen·e·sis [sì:nədʒénisis] 個体新発生, = cenogenesis.

C(a)e·no·zo·ic er·a [sì:nəzóuik érə] 新世代.

caerulean nucleus [TA] 青斑核, = nucleus caeruleus [L/TA].

cae·ru·le·in [sirú:li:n] セルレイン(パンクレオザイミンと同じ作用をもつペプチドホルモンの一種).

caeruleospinal tract [TA] 青斑核脊髄路, = tractus caeruleospinalis [L/TA].

c(a)e·ru·le·us [sirú:liəs] 青色の,青藍の.

Cae·sal·pi·ni·a [sì:zælpíniə] ジャケツイバラ属(マメ科の一属).

C. bonduc シロップ(種子は下熱・消化薬).

C. decapetala ジャケツイバラ [雲実](この種子はマラリアや下痢止めに用いる).

C. Sappan スホウボク [蘇方木](心材は紅色染料,木材の煎汁は通経,収斂薬).

Caesar diet シーザー食(牛乳,ムギ湯からなる痛風初期の食事).

caesarean–derived 帝〔王〕切〔開〕由来の〔医学〕.

caesarean–originated 帝〔王〕切〔開〕由来の〔医学〕.

caesarean section 帝王切開〔医学〕, = caesarian section.

cae·si·um [sí:siəm] セシウム, = cesium (Cs).

CAF ① calcium–activated factor カルシウム賦活因子の略. ② conglutinogen activating factor コングルチノ〔ー〕ゲン活性化因子の略. ③ conotruncal anomaly face 円錐動脈幹異常顔ぼう(貌)の略.

caf·ard [kǽfɑ:d] うつ病の激烈型.

café–au–lait spot カフェ・オ・レ斑(von Recklinghausen 神経線維腫症(多発神経線維腫症)において現れる皮膚の淡褐色斑点).

cafe coronary コーヒー冠動脈.

caf·fe·a·rine [kæfí:ərin] カフェアリン, = trigonelline.

caf·fe·ic ac·id [kæfí:ik ǽsid] カフェ酸 ㊥ dihydroxycinnamic acid $C_9H_8O_4$ (コーヒー成分の一つ).

caf·fei·dine [kæfí:idin] カフェイジン $C_7H_{12}N_4O$ (カフェインに水酸化バリウムを作用させて生ずる結晶性アルカロイド).

caf·feine [kǽfi:in, kæfí:in] カフェイン ㊥ 3,7–dihydro–1,3,7–trimethyl–1*H*–purine–2,6–dione monohydrate $C_8H_{10}N_4O_2 \cdot H_2O$: 212.21 (カフェイン水和物.キサンチン系(ジオキソプリン)中枢興奮薬,利尿薬,鎮痛薬(片頭痛)).

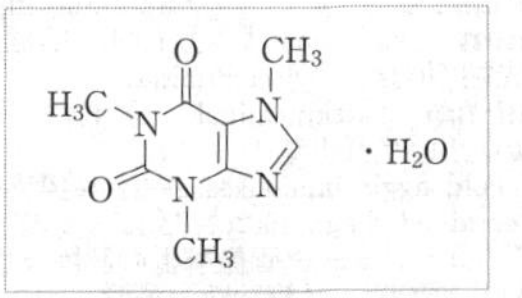

c. acetate 酢酸カフェイン $C_8H_{10}N_4O_2(CH_3COOH)_2$.

c. and sodium benzoate 安息香酸ナトリウムカフェイン(アンナカ.中枢興奮薬,利尿薬,鎮痛薬(片頭痛)〔安息香酸–キサンチン系〕).

c. and sodium salicylate サリチル酸ナトリウムカフェイン(興奮,強壮,利尿に用いる).

c. benzoate 安息香酸カフェイン $C_8H_{10}O_2N_4C_6H_5COOH$.

c. bromide 臭酸カフェイン, = caffeine hydrobromide.

c. citrate クエン酸加カフェイン, = citrated caffeine.

c. hydrobromide 臭酸カフェイン $C_8H_{10}N_4O_2HBr$–$2H_2O$ (水溶液は不安定の皮下注射薬).

c. hydrochloride 塩酸カフェイン $C_8H_{10}N_4O_2$–HCl–$2H_2O$.

c. intoxication カフェイン中毒.

c. phosphate リン酸カフェイン $C_8H_{10}O_2N_4$–H_3PO_4.

c. salicylate サリチル酸カフェイン $C_8H_{10}N_4O_2$–$C_7H_6O_3$.

c. triiodide 三ヨウ化カフェイン $(C_8H_{10}N_4O_2I_2$–$HI)_2$–$3H_2O$, = caffeine iodide.

c. withdrawal カフェイン離脱.

c. with sodium salicylate (カフェイン48〜52%を含む水溶性塩), = caffeinacum sodii salicylate.

caf·fein·ism [kǽfi:inizəm] カフェイン中毒〔症〕〔医学〕.

caf·fe·o·tan·nic ac·id [kæ̀fiətǽnik ǽsid] カフェタンニン酸, = chlorogenic acid.

Caffey, John [kǽfi:] カフィー(1894–1966,アメリカの小児科医.キャフィー,カフェーともいう).

C. disease カフィー病(通常生後3ヵ月未満の乳児にみられる原因不明の疾患.症状は発熱,顔面の軟部組織の腫脹および長幹骨や扁平骨の皮質の肥厚を認める進行性の骨疾患.数年で自然寛解する), = infantile cortical hyperostosis.

C.–Silverman syndrome カフィー・シルヴァーマン症候群.

C. syndrome カフィー症候群(乳児皮質過骨症).

CAFS conotruncal anomary face syndrome 円錐動脈幹異常顔ぼう(貌)症候群の略.

CAG ① cardioangiography 心血管造影の略. ② carotid angiography 頸動脈造影(撮影)〔法〕の略. ③ cerebral angiography 脳血管造影の略. ④ cholangiography 胆道造影の略. ⑤ chronic atrophic gastritis 慢性萎縮性胃炎の略. ⑥ coronary angiography 冠〔状〕動脈造影〔法〕の略.

CAG repeat disease 三塩基反復病，CAG リピート病（シトシン(C)，アデニン(A)，グアニン(G)の3塩基の反復が異常に伸長することで神経変性疾患を起こすものの総称．ポリグルタミン病ともいう）．

cage [kéidʒ] 籠，檻．
c. disc prosthetic heart valve ケージ円板型人工心臓弁 [医学].
c. effect かご効果 [医学].
c. paralysis 籠中麻痺（籠中にある動物の麻痺）．

Ca·got [kagóu] カゴー族（ピレネー山脈地帯の少数民族で奇形の多数発生する人種．おそらく甲状腺機能不全に基づくものと思われる）．
C. ear カゴー耳（耳介の欠けている外耳），カゴー人耳．

CAH ① chronic active hepatitis 慢性活動性肝炎の略．② congenital adrenal hyperplasia 先天性副腎皮質過形成症の略．

ca·hin·ca root [kæhíŋkə rú:t] カヒンカ根（アカネ科植物 *Chiococca racemosa* の根．そのほか *Chiococca* 属の根．利尿薬，下剤），= cainca root.

ca·hin·cin [kæhínsin] カヒンシン [化] caincic acid（*Chiococca alba* から得られる配糖体），= cainca bitter.

Cain complex カインコンプレックス（兄弟姉妹間の競争意識）．

cain·o·pho·bia [kàinoufóubiə] 新奇恐怖症 [医学]，= neophobia.

cai·ro·pho·bia [kàiroufóubiə] 臨場恐怖症，= situation phobia.

cais·son [kéisən] 潜函，ケイソン．
c. disease 潜水夫病 [医学]，ケイソン病，潜函病 [医学]，= compressed air sickness, diver's disease, decompression sickness.
c. sickness 減圧症，潜函病．

Cajal [kahá:l] カハール（1852-1934，スペインの組織学者，1906年ノーベル医学・生理学賞受賞），= Ramón y Cajal, Santiago.
C. astrocyte stain カハール星状細胞染色〔法〕．
C. cell カハール細胞（① 星状細胞．② 大脳皮質の帯状層に水平に配列された膠細胞）．
C. solution カハール液（原液A：塩化金1g，水100mLの溶液5mLと原液B：$HgCl_2$ 5g，水100mL（60°C）の溶液5mLとを混合して，水30mLで希釈したもの）．
C. stainig methods カハール染色法（① カハール金昇汞法 gold-sublimate method：金昇汞液に25°Cで3〜4時間染色し，紫色を呈した標本を水洗した後5〜10%チオ硫酸ナトリウム液で固定する．② 硝酸ウラン銀法 uranium nitrate silver method：ゴルジ装置の染色法．③ ブロムホルマリン銀法 brom-formalin silver method：大〔神経〕膠細胞およびオルテガ細胞の染色法）．

caj·e·put·ol [kǽdʒəpətɔ:l] カジェプトール（防腐，鎮痙薬），= eucalyptol.

cajuput oil カヤプテ油（フトモモ科植物 *Melaleuca leucadendra* の樹枝から得られる刺激薬），= oleum cajuputi.

cake [kéik] 凝固様塊 [医学].
c. kidney 菓子様腎〔臓〕（完全融合腎），= caked kidney.

caked [kéikt] 餅菓状の，ケーキ様の．
c. bag ウシの乳房炎．
c. breast ケーキ乳房（産褥乳腺炎の俗名），= puerperal mastitis.
c. kidney 菓子状腎 [医学].

caking [kéikiŋ] 固化 [医学].
c. capacity 粘結性 [医学].
c. coal 粘結炭 [医学].

CAL coracoacromial ligament 烏口肩峰靱帯の略．

Cal large calorie 大カロリーの略，= kcal.

cal small calorie 小カロリーの略．

Calabar bean [kǽləbɑ:r bí:n] カラバル豆（*Physostigma venenosum* の成熟種子），= ordeal bean, physostigma.

Calabar swellings カラバル浮腫，カラバル腫脹（西アフリカのカラバルに多くみられる限局性浮腫）．

cal·a·ba·rine [kǽləbərin] カラバリン（カラバル豆から得られる毒性アルカロイドで，硫酸カラバリンは医薬品として用いられた）．

cal·a·bash [kǽləbɑʃ] ヒョウタン．
c.-curare ヒョウタンクラーレ（南アメリカ産矢毒．フジウツギ科 *Loganiaceae* ストリキニーネノキ *Strychnos* 属植物のエキスで有毒アルカロイドを含む）．

cal·a·cau·sis [kæləkɔ́:sis] 自然燃焼，= spontaneous combustion.

cal·age [kalá:ʒ] [F] カラージュ（船酔いに際し，枕などで腹部を圧迫して予防すること）．

cal·a·mi·na prae·pa·ra·ta [kæləmí:nə prì:pəréitə] カラミナプレパラータ，= prepared calamine, lapis calaminaris.

cal·a·mine [kǽləmi:n] カラミン（① 天然の炭酸亜鉛（局方カラミンまたは精製カラミンとは酸化亜鉛に少量の酸化鉄を混ぜた淡桃色粉末で，緩和な収斂・保護作用がある）．② 異極鉱 $H_2Zn_2SiO_5$）．
c. cerate カラミンろう膏，= unguentum calaminae.
c. compound lotion 複合カラミン洗剤（カラミン洗剤に石炭酸を加えたもの．8〜15%）．
c. liniment カラミン塗擦剤（カラミン8，亜鉛華8，オリーブ油50mLに水酸化カルシウム溶液を加えて100mLとする．8〜9%），= linimentum calaminae.
c. lotion カラミン洗剤（カラミン8，亜鉛華8，グリセリン2，ベントナイト晶泥40に水酸化カルシウムを加えて100mLとする．8〜15%），= lotio calaminae.
c. ointment カラミン軟膏，炭酸亜鉛軟膏 [医学]（カラミン17，黄ろう（蝋）4，ラノリン4，ワセリン75.4〜32%），= Turner cerate, unguentum calaminae.

cal·a·mus [kǽləməs] （ショウブ［菖蒲］*Acorus calamus* および同属植物の根茎），= Calami Rizoma, sweet flag.
c. scriptorius 筆尖（ひっせん）（菱形窩の下方部，第四脳室後角のことで筆先状を呈するため）．

cal·av·e·lite [kəlǽvəlait] カラヴェラス鉱 AuTe.

calc- [kælk] 踵骨の意を表す接頭語．

cal·cae·mia [kælsí:miə] カルシウム血症，= calcemia.

cal·ca·ne·al [kælkéini(:)əl] 踵部の．
c. anastomosis [TA] 踵骨動脈網，= rete calcaneum [L/TA].
c. apophysitis 踵骨骨端炎，= Sever disease.
c. arteries 踵骨動脈．
c. articular surface of talus 〔距骨の〕踵骨関節面．
c. bone 踵骨，= calcaneus.
c. branches [TA] 踵骨枝，= rami calcanei [L/TA].
c. bursitis 踵骨滑液包炎．
c. gait 踵（かかと）歩行 [医学]，踵足歩行．
c. paratendinitis アキレス腱周囲炎．
c. process [TA] 踵骨突起，= processus calcaneus [L/TA].
c. process of cuboid bone 方形骨踵骨突起．
c. region 踵部 [医学].
c. rete 踵骨動脈網，= rete calcaneum.
c. spur 踵骨〔骨〕棘，踵距，= heel spur.
c. sulcus [TA] 踵骨溝，= sulcus calcanei [L/TA].

c. tendon [TA] 踵骨腱(アキレス腱), = tendo calcaneus [L/TA].
c. tuber 踵骨隆起.
c. tubercle [TA] 踵骨結節, = tuberculum calcanei [L/TA].
c. tuberosity [TA] 踵骨隆起, = tuber calcanei [L/TA].
calcanean tendon 踵骨腱.
calcanean tuber ① 踵骨結節 [医学]. ② 踵骨隆起.
cal·ca·ne·i·tis [kælkèiniáitis] 踵骨炎 [医学].
calcaneo– [kælkeiniou, –niə] 踵〔骨〕との関係を表す接頭語.
cal·ca·ne·o·a·poph·y·si·tis [kælkèiniouəpàfisáitis] 踵骨骨頭炎(踵骨後部の炎症で, アキレス腱付着部の疼痛と軟部の踵脹を伴う).
cal·ca·ne·o·as·trag·a·lar [kælkèiniouəstrǽgələr] 距踵骨の, = talocalcaneal.
cal·ca·ne·o·as·trag·a·loid [kælkèiniouəstrǽgəlɔid] 踵骨距骨の.
cal·ca·ne·o·cav·us [kælkèinioukéivəs] 凹踵足(talipes cavus の一型).
cal·ca·ne·o·cu·boid [kælkèiniukjú:bɔid] 踵立方骨の(関節および靱帯に用いる形容詞).
c. coalition 踵・立方骨癒合.
c. joint [TA] 踵立方関節, = articulatio calcaneocuboidea [L/TA].
c. ligament [TA] 踵立方靱帯, = ligamentum calcaneocuboideum [L/TA].
calcaneocuboidal coalition 踵・立方骨癒合.
calcaneocuboidal joint 踵立方関節.
cal·can·e·o·dyn·ia [kælkèinioudíniə] 踵骨痛, 踵骨神経痛.
calcaneofibular ligament [TA] 踵腓靱帯, = ligamentum calcaneofibulare [L/TA].
cal·ca·ne·o·na·vic·u·lar [kælkèiniounəvíkjulər] 踵骨舟状骨の.
c. bar 踵・舟状骨癒合〔症〕.
c. coalition 踵・舟状骨癒合.
c. ligament [TA] 踵舟靱帯, = ligamentum calcaneonaviculare [L/TA].
cal·ca·ne·o·scaph·oid [kælkèiniouskǽfɔid] 踵骨舟状骨, = calcaneonavicular.
cal·ca·ne·o·tib·i·al [kælkèinioutíbiəl] 踵骨脛骨の.
c. ligament 踵脛靱帯, = pars tibiocalcanea.
calcaneous osteochondrosis 踵骨骨軟骨症, = apophysitis.
cal·ca·ne·o·val·go·cav·us [kælkèiniouvæ̀lgoukéivəs] 外反凹踵足.
cal·ca·ne·um [kælkéiniəm] 踵骨, = calcaneus. 複 calcanea.
cal·ca·ne·us [kælkéiniəs] [L/TA] 踵骨, = calcaneus [TA]. 複 calcanei.
c. sporn 踵骨〔骨〕棘 [医学].
c. spur 踵骨〔骨〕棘.
cal·ca·no·dyn·ia [kælkèinoudíniə] 踵骨痛, 踵骨神経痛, = calcaneodynia.
cal·car [kǽlkər] ① 距(きょ), けづめ. ② 小海馬.
c. avis [L/TA] 鳥距(脳側室後角中部の隆起), = calcarine spur [TA].
c. femorale 大腿距(大腿骨粗線近くの緻密骨から頸部に向かう小転子の内部にある垂直の骨梁), = Begelow septum.
c. pedis 距骨, 跟骨, 踵.
c. sclerae [L/TA] 強膜距*, = scleral spur [TA].
cal·ca·rea [kælkéəriə] 石灰, = lime, calx.
c. carbonica 炭酸石灰.
c. chlorinata クロール石灰, さらし粉 ($Ca(OCl)_2$, $CaCl_2$, $Ca(OH)_2$ の混合物), = calx chlorinata.
c. fluorica 蛍石からつくったフッ素石灰.
c. hydrica 消石灰, 石灰水, = calcarea extincta.
c. ostearum 炭酸石灰, = calcarea carbonica.
c. sulfurata 硫化石灰(皮膚病, 脱毛などに用いる).
c. usta 煅焼石灰, 生石灰, 酸化カルシウム CaO, = quick lime, calcium oxide.
cal·car·e·ous [kælkéəriəs] 石灰質の, = chalky.
c. body 石灰小体.
c. conjunctivitis 石灰化結膜炎, = conjunctivitis petrificans.
c. corpuscle 石灰小体(石灰を含有する象牙質細胞).
c. degeneration 石灰変性, = calcification.
c. deposit 石灰沈着, = calcareous deposition.
c. deposition 石灰沈着(石灰変性, 石灰化), = calcification.
c. embolism 石灰塞栓.
c. infarct 石灰梗塞 [医学].
c. infiltration 石灰浸潤, = calcification.
c. metastasis 石灰転移.
c. pericarditis 石灰沈着性心膜炎 [医学].
c. sinter 灰華.
cal·ca·rine [kǽlkərain] 距の, = calcarinus.
c. artery 鳥距動脈.
c. branch [TA] 鳥距枝, = ramus calcarinus [L/TA].
c. complex 小海馬, = hippocampus minor.
c. cortex 鳥距皮質(視覚中枢の).
c. fasciculus 鳥距束.
c. fissure 鳥距溝.
c. spur [TA] 鳥距, = calcar avis [L/TA].
c. sulcus [TA] 鳥距溝, = sulcus calcarinus [L/TA].
cal·car·i·nus [kælkéərinəs] 鳥距, = hippocampus minor. 形 calcarine.
cal·car·i·u·ria [kælkèərijú:riə] 石灰塩尿〔症〕[医学].
cal·ca·roid [kǽlkərɔid] 石灰様の(脳実質中のカルシウム沈着について用いる術語で, カルシウムの反応を呈しない物質の沈着をいう).
calcein カルセイン(生細胞を染色する蛍光色素).
cal·ce·mia [kælsí:miə] カルシウム血症 [医学], = calcaemia.
cal·ci·bil·ia [kælsibíliə] 石灰乳胆汁 [医学], 石灰胆汁(胆汁中に多量のカルシウムを含有すること).
cal·cic [kǽlsik] 石灰の.
c. infiltration 石灰浸潤.
c. pericementitis 石灰性歯根膜炎.
c. water 石灰水.
cal·ci·co·si·li·co·sis [kæ̀lsikəsìlikóusis] 石灰ケイ素沈着症.
cal·ci·co·sis [kæ̀lsikóusis] カルシウム沈着症, 石灰蓄積症, 石灰症 [医学].
cal·ci·di·ol [kæ̀lsidáiɔ:l] カルシジオール 化 25-hydroxycholecalciferol (3,25-diol) (ビタミンD_3のより活性型(カルシトリオール)への生物学的変換の第1段階である. ビタミン D_3 より強力である).
cal·cif·a·mes [kælsífəmi:s] カルシウム飢餓〔症〕.
cal·ci·fe·di·ol [kæ̀lsifədáiɔ:l] カルシフェジオール, = calcidiol.
cal·cif·er·ol [kælsífərɔ:l] カルシフェロール 化 9,10-ergostatetraene-(18:10, 5:6, 7:8, 22:23)-ol-3 $C_{28}H_{44}O$ (エルゴステロールの紫外線照射により得られる活性ビタミンDで, 結晶物中に40,000単位を含む), = drisdol, vigantol, vitamine D_2.
calciferous canal 石灰管(軟骨化骨部にある石灰を含有する管).
cal·cif·ic [kælsifík] 石灰性の.
c. bursitis 石灰〔性〕滑液包炎.

c. nodular aortic stenosis 石灰化結節性大動脈狭窄〔症〕.
c. tendinitis 石灰化腱炎，石灰性腱炎.
cal·ci·fi·ca·tion [kæ̀lsifikéiʃən] 石灰化 [医学]，カルシウム沈着.
c. line 石灰化線，石灰線，= accretion line.
c. of ligamentum flavum 黄〔色〕靱帯石灰化〔症〕.
c. of teeth 歯の石灰化.
calcified cartilage 石灰化軟骨 [医学].
calcified deposit カルシウム沈着物.
calcified eggs 石灰化虫卵.
calcified epithelial odontogenic tumor 石灰化上皮性歯原性腫瘍 [医学].
calcified fetus 石児，= lithopedion.
calcified gallbladder 石灰化胆嚢 [医学].
calcified pancreatitis 石灰化膵炎 [医学].
calcified thrombus 静脈結石，= phlebolith.
calcified tissue 石灰化組織 [医学].
calciform cell 杯細胞，= goblet cell.
calcifying epithelial odontogenic tumor 歯原性石灰化腫瘍 [医学]，歯原性石灰化上皮腫.
calcifying epithelioma ① 石灰化上皮腫 [医学]. ② 毛母腫.
calcifying fibroma 石灰化線維腫.
calcifying odontogenic cyst 石灰化歯原性嚢胞 [医学].
cal·cig·er·ous [kælsíʤərəs] 石灰塩生成の.
c. cell 化灰細胞（石灰沈着を示す骨芽細胞）.
cal·ci·grade [kǽlsigreid] 踵歩.
cal·cim·e·ter [kælsímitər] カルシウム測定器.
cal·ci·na·tion [kæ̀lsinéiʃən] 石灰化，煆焼（かしょう），焼成 [医学].
cal·cine [kǽlsain] 煆焼（かしょう）する.
cal·cined [kǽlsaind] 〔石灰〕煆焼した.
c. alum 枯礬こばん，焼きミョウバン.
c. baryta 酸化バリウム，= barium oxide.
c. gypsum 焼き石膏，= calcined plaster.
c. lime 生石灰.
c. magnesia 酸化マグネシウム，焼成マグネシウム MgO，= magnesia usta，magnesii oxidum leve.
c. phosphate 焼成リン肥.
cal·ci·neu·rin [kǽlsi:nùəri:n] カルシニューリン（セリン/トレオニンを Ca^{2+} 依存的にリン酸化するタンパク質で，T 細胞のサイトカイン産生やサイトカインレセプターの発現を調節する．免疫抑制薬（シスロスポリン A，FK506）の標的作用部位である）.
cal·cin·ing [kǽlsiniŋ] 焼成 [医学]，か（煆）焼 [医学].
cal·ci·no·sis [kæ̀lsinóusis] 石灰〔沈着〕症 [医学]（体内のカルシウム代謝障害による石灰沈着症で，炎症による病巣の石灰化，または腫瘍の転移性石灰化と区別する）.
c. circumscripta 限局性石灰〔沈着〕症，= chalk gout.
c. circumscripta ligamenti nuchae 限局性項靱帯石灰症，= Barsony disease.
c. cutis 皮膚結石，石灰沈着症.
c. interstitialis 〔筋〕間質性石灰〔沈着〕症.
c. intervertebralis 椎間〔円板〕石灰症.
c. metastatica 転移性石灰沈着症.
c. pulmonum 肺石灰症.
c. universalis 汎発性石灰〔沈着〕症，= calcinosis diffusa.
c. universalis idiopathica 特発性汎発性石灰沈着症.
c. universalis metabolica 汎発性代謝性石灰〔沈着〕症.
c. universalis metastatica 汎発性転移性石灰〔沈着〕症.
cal·ci·o·ki·net·ic [kæ̀lsioukainétik] カルシウム動員性の.
cal·ci·or·rha·chia [kæ̀lsiɔ:réikiə] カルシウム含有髄液.
cal·ci·ot·ro·pism [kæ̀lsiátrəpizəm] 向カルシウム性.
cal·ci·pe·nia [kæ̀lsipí:niə] カルシウム欠乏症（主として血中の）.
cal·ci·pe·nic [kæ̀lsipí:nik] カルシウム欠乏性の.
cal·ci·pex·ia [kæ̀lsipéksiə] カルシウム固定（組織中に）.
cal·ci·pex·ic [kæ̀lsipéksik] カルシウム固定の.
cal·ci·pex·is, cal·ci·pexy [kæ̀lsipéksis kǽlsipeksi] カルシウム固定（組織中のカルシウムの固定）.
cal·ci·phil·ia [kæ̀lsifíliə] カルシウム親和性.
cal·ci·phil·ous [kælsífiləs] 石灰性，カルシウム親和性の.
cal·ci·phob·ous [kælsífəbəs] 嫌カルシウム性の.
cal·ci·phy·lax·is [kæ̀lsifilǽksis] カルシフィラキシー（過感作状態がつくられた後，誘発剤の投与に応じて石灰化組織が形成されること）.
cal·ci·priv·ia [kæ̀lsiprívіə] カルシウム欠乏（主として生体組織の）.
cal·ci·priv·ic [kæ̀lsiprívik] カルシウム欠乏の.
cal·ci·py·e·li·tis [kæ̀lsipàiəláitis] 石灰性腎盂炎.
cal·cite [kǽlsait] 方解石 [医学].
cal·ci·to·nin (CT) [kæ̀lsitóunin] カルシトニン（甲状腺より分泌されるペプチドホルモン．カルシウムやリンを骨に沈着させる作用がある），= thyrocalcitonin.
c. gene–related peptide (CGRP) カルシトニン遺伝子関連ペプチド.
cal·ci·tri·ol [kæ̀lsitráiɔ:l] カルシトリオール㊥ 1α, 25–dihydroxycholecalciferol (1,3,25–triol)（ビタミン D_3 のより活性型への生物学的変換の第 2 段階である．カルシジオールより強力である）.
cal·ci·um (Ca) [kǽlsiəm] カルシウム（原子番号 20，元素記号 Ca，原子量 40.08，質量数 40，42，43，44，46，48．アルカリ土類金属元素の一つで，地球上に広くかつ多量に存在する．動物の骨や歯の無機質主要成分の構成元素の一つでもある）.
c. acetate 酢酸カルシウム $Ca(C_2H_3O_2)_2$.
c. acetylsalicylate アセチルサリチル酸カルシウム $(CH_3COOC_6H_4COO)_2Ca\text{-}2H_2O$.
c. antagonist カルシウム拮抗薬 [医学]，= calcium channel blocker.
c. balance カルシウム平衡 [医学].
c. benzoate 安息香酸カルシウム $Ca_3(C_7H_5O_2)_2$，= calcii benzoas.
c. bilirubinate crystal ビリルビンカルシウム結晶（胆石患者の糞便中にまれにみられる）.
c. bilirubinate stone ビリルビンカルシウム石 [医学].
c.–binding protein (CBP) カルシウム結合タンパク〔質〕.
c. bromide 臭化カルシウム $CaBr_2$，= calcii bromidum.
c. carbide 炭化カルシウム CaC_2，= calcii carbidum.
c. carbimide カルシウムカルビミド，= calcium cyanamide.
c. carbonate 炭酸カルシウム $CaCO_3$（霰石）.
c. caseinate カゼイン酸カルシウム.
c. channel カルシウムチャネル.
c. channel blocker カルシウムチャネル遮断薬，カルシウム拮抗薬（平滑筋，心筋などの電位依存性 Ca チャネルを遮断し，細胞外から細胞内へのカルシウムの流入を阻止する薬剤．狭心症，高血圧症，不整脈の治療に用いる).
c. chloride 塩化カルシウム $CaCl_2 \cdot 2H_2O$：147.01(電解質補給薬，解毒薬(金属捕捉)).
c. citrate クエン酸カルシウム $Ca_3(C_6H_5O_7)_2$–$4H_2O$.
c. creosotate クレオソートカルシウム(クレオソート約50%を含む)，= calcii creosotas.
c. cresylate クレジルカルシウム(消毒薬).
c. current カルシウム電流.
c. cyanamide カルシウムシアナミド $CaCN_2$ (肥料)，= nitrolime.
c. deficiency カルシウム欠乏〔医学〕.
c.–dependent protein kinase カルシウム依存性プロテインキナーゼ.
c. depletion カルシウム枯渇〔医学〕.
c. deposit カルシウム沈着〔医学〕，石灰沈着.
c. depositon 石灰沈着.
c. dibromobehenate ジブロムベヘン酸カルシウム $Ca(C_{21}H_{41}Br_2CO_2)_2$ (鎮静薬)，= calcii dibromobehenas.
c. disodium versenate ベルセンジナトリウムのカルシウム塩，= edathamil calcium disodium.
c. fluoride フッ化カルシウム CaF_2 (蛍石)，= fluor–spar.
c. folinate ホリナートカルシウム $C_{20}H_{21}CaN_7O_7$：511.50 (ロイコボリンカルシウム，解毒薬．葉酸代謝拮抗薬メトトレキサートの毒性を軽減する).

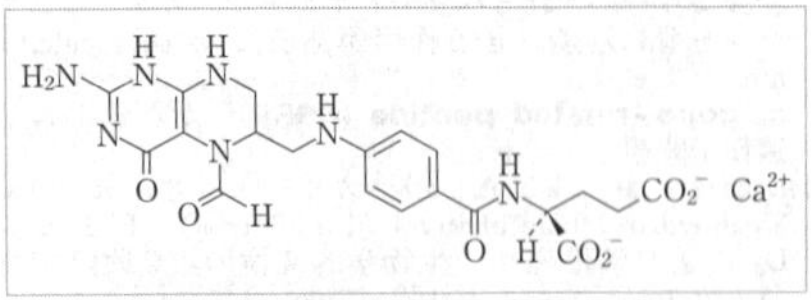

c. galacturonate ガラクトウロン酸カルシウム(ペクチンの分解産物の一つ).
c. glubionate グルビオン酸カルシウム，カルシウム源.
c. gluconate グルコン酸カルシウム ㊗ monocalcium di–D–gluconate monohydrate $C_{12}H_{22}CaO_{14} \cdot H_2O$：448.39 (グルコン酸カルシウム水和物．電解質補給薬(ペンタヒドロキシカプロン酸)．低カルシウム血症，テタニーに適用).

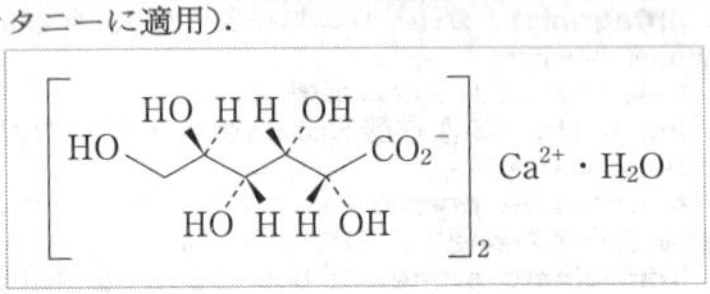

c. glycerophosphate グリセロリン酸カルシウム $CaCH_2CH(OH)CH_2(OH)PO_4$ (カルシウム剤)，= calcii glycerophosphas.
c. gout 石灰痛風〔医学〕，限局性石灰沈着症，カルシウム痛風，= chalk gout.
c. group カルシウム群(カルシウム，ストロンチウム，バリウム).
c. hunger カルシウム欠乏症.
c. hydrate 水酸化カルシウム，= calcium hydroxide.
c. hydroxide 水酸化カルシウム $Ca(OH)_2$ (消石灰．制酸剤，保護剤，緩衝剤，中和剤，アルカリ剤)，= calcii hydroxidum，calcium hydrate，slaked lime.
c. hydroxide solution 石灰水(水酸化石灰の飽和液).
c. hypophosphite 次亜リン酸カルシウム $Ca(H_2PO_2)_2$ (カルシウム剤)，= calcii hypophosphis.
c. index カルシウム指数(酸化カルシウム1：6,000希釈液に対する血液カルシウムの比).
c. infarct 石灰梗塞.
c. infiltration カルシウム浸潤.
c. iodate ヨウ素酸カルシウム $Ca(IO_3)_2$–$6H_2O$ (コムギ粉改良剤).
c. iodide ヨウ化カルシウム CaI_2–$6H_2O$.
c. iodoricinoleate ヨウ化リチノレイン酸カルシウム(ヨウ素約30%を含む甲状腺腫予防薬).
c. iodostearate ヨウ化ステアリン酸カルシウム $Ca(C_{17}H_{34}ICOO)_2$，= stearodine.
c. ionophore カルシウムイオノホア(金属イオンと結合しその膜透過を媒介する脂溶性化合物をいう).
c. ipodate イポジン酸カルシウム $C_{24}H_{24}CaI_6N_4O_4$ (白色ないし灰色がかった白色の無臭微細結晶性の粉末).
c. isotope カルシウム同位体〔医学〕.
c. lactate 乳酸カルシウム ㊗ monocalcium bis〔(*RS*)–2–hydroxypropanoate〕pentahydrate $C_6H_{10}CaO_6 \cdot 5H_2O$：308.29 (乳酸カルシウム水和物．電解質補給薬).

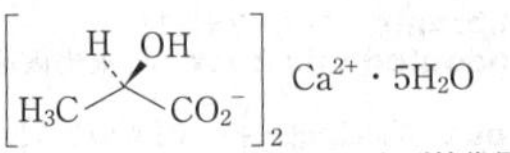
および鏡像異性体

c. levulinate レブリン酸カルシウム $(CH_3COCH_2CH_2COO)_2Ca$–$2H_2O$.
c. mandelate マンデル酸カルシウム $(C_6H_5CHOHCOO)_2Ca$.
c. mesoxalate メソシュウ酸カルシウム(軽症糖尿病に有効と考えられている).
c. metabolism カルシウム代謝〔医学〕.
c. metabolism disorder カルシウム代謝障害〔医学〕.
c. oxalate シュウ酸カルシウム CaC_2O_4–H_2O.
c. oxalate calculus シュウ酸カルシウム結石.
c. oxide 酸化カルシウム CaO (生石灰)，= lime，burnt lime，quick lime.
c. pantothenate パントテン酸カルシウム ㊗ monocalcium bis{3–〔(2*R*)–2,4–dihydroxy–3,3–dimethylbutanoylamino〕propanoate} $C_{18}H_{32}CaN_2O_{10}$：476.53 (CoA構成成分．ビタミンB群．パントテン酸の欠乏または代謝障害の予防・治療薬).

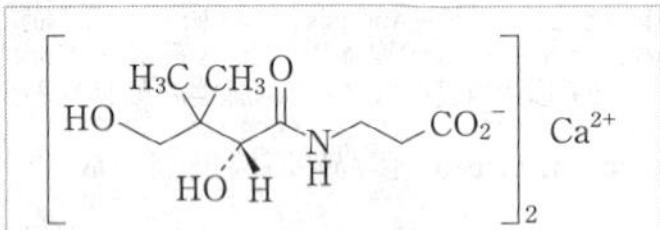

c. paraaminosalicylate パラアミノサリチル酸カルシウム ㊗ dicalcium bis(4–amino–2–oxidobenzoate)heptahydrate $C_{14}H_{10}Ca_2N_2O_6 \cdot 7H_2O$：508.50 (パラアミノサリチル酸水和物．パスカルシウム，アミノサリチル酸系抗結核薬).

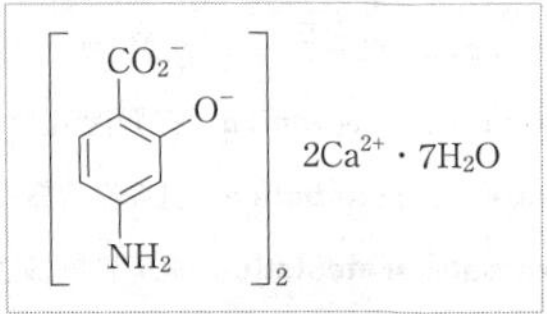

c. permanganate 過マンガン酸カルシウム $Ca(MnO_4)_2$-$4H_2O$ (防腐・殺菌薬).
c. phenolsulfonate フェノールスルフォン酸カルシウム $Ca[C_6H_4(OH)SO_3]_2$-H_2O.
c. phosphate method リン酸カルシウム法(高分子DNAを標的細胞にトランフェクションする方法).
c. phosphide リン化カルシウム Ca_3P_2, = photophor.
c. polystyrene sulfonate ポリスチレンスルホン酸カルシウム(高カリウム血症治療薬, カルシウム型陽イオン交換樹脂. 下部結腸付近で, 自らカルシウムイオンを放出し, カリウムイオンを吸着して, 排泄される).
c. propionate プロピオン酸カルシウム $Ca(CH_3CH_2COO)_2$ (防腐剤).
c. pyrophosphate deposition disease (CPPD) カルシウムピロリン酸沈着症.
c.-regulating hormone カルシウム調節ホルモン.
c. saccharate サッカリン酸カルシウム(カルシウム剤の水溶性を増強する安定剤).
c. salicylate サリチル酸カルシウム $Ca(C_6H_4(OH)$-$COO)_2$-$2H_2O$ (解熱・消炎薬).
c. sign カルシウムサイン.
c.-signaling カルシウムシグナリング.
c. spike カルシウムスパイク(膜内外の Ca イオン濃度化に依存する活動電位), = Ca spike.
c. sulfate ① 硫酸カルシウム(雪花石膏) $CaSO_4$-$2H_2O$ ($CaSO_4$-$1/2H_2O$). ② 無水硫酸カルシウム $CaSO_4$.
c. sulfhydrate $Ca(SH)_2$ (脱毛剤).
c. sulfide 硫化カルシウム CaS.
c. sulfite 亜硫酸カルシウム $CaSO_3$.
c. thesaurismosis カルシウム沈着症(von Gierke), = calcinosis.
c. thiocyanate チオシアン酸カルシウム $Ca(SCN)_2$-$3H_2O$, = calcium sulfocyanate, c. rhodanate.
c. time カルシウム時間(カルシウムを加えて起こる凝血時間).
cal·ci·u·ria [kæ̀lsijú:riə] カルシウム尿〔症〕.
cal·co·glob·ule [kæ̀lkəglɑ́bju:l] カルシウム球(歯に沈着を起こす球状カルシウム塩で球型をなす).
cal·co·glob·u·lin [kæ̀lkəglɑ́bjulin] 石灰グロブリン(カルシウム沈着にみられる石灰とグロブリンとの結合物で, 石灰小球をつくるもの).
cal·coid [kǽlkɔid] 歯髄腫瘍.
cal·co·sphe·rite [kæ̀lkəsfí:rait] 石灰小球, = calcospherule.
calculated serum osmolality 血清の重量オスモル濃度の計算値.
cal·cu·li [kǽlkjulai] (結石 calculus の複数).
cal·cu·li·frag·ous [kæ̀lkjulífrəgəs] 膀胱結石粉砕の, = lithotritic.
cal·cu·lo·sis [kæ̀lkjulóusis] 結石症.
cal·cu·lous [kǽlkjələs] 結石のある.
c. phthisis 石灰化肺結核〔症〕〔医学〕.
c. pyelitis 結石腎盂炎〔医学〕.
c. splint 歯石予防副子〔医学〕.
cal·cu·lus [kǽlkjuləs] 結石, 腎結石〔医学〕, 腎石灰症〔医学〕, = concretion, concretio, stone. 複 calculi.
c. cirrhosis 胆石性肝硬変.
c. disease 結石症〔医学〕.
c. felleus 胆石, = calculus gallstone.
c. formation 結石形成〔医学〕.
c. index 歯石指数〔医学〕.
c. of kidney 腎結石〔医学〕.
c. of tonsil 扁桃石〔医学〕.
cal·cu·ria [kælkjú:riə] 石灰尿〔症〕, = calciuria.
Caldani, Leopoldo Marco Antonio [kɑldɑ́:ni] カルダーニ(1725–1813, イタリアの解剖学者で, Padua 大学 Morgagni の後継教授).
C. ligament カルダーニ靱帯(烏口突起から鎖骨下縁, 第1肋骨, 鎖骨下筋腱に達する靱帯), = ligamentum coracoclaviculare.
Caldwell, Eugene W. [kɔ́:ldwəl] コールドウェル(1870–1918, アメリカの放射線科医).
C. projection コールドウェル撮影〔医学〕.
Caldwell, George Walter [kɔ́:ldwəl] コールドウェル(1834–1918, アメリカの医師).
C.-Luc operation コールドウェル・ルック手術(歯槽上窩を開孔する副鼻腔の手術), = Luc operation, intraoral antrostomy.
Caldwell, William Edgar [kɔ́:ldwəl] コールドウェル(1880–1943, アメリカの産科医).
C.-Molloy classification コールドウェル・モロイ女子骨盤分類法(基本型は男性型 android, 女性型 gynecoid, 細長型 anthropoid, 扁平型 platypelloid の4型で, 骨盤の前半と後半との組み合わせに基づいて, さらに10型を分類する方法).
cal·e·bas·sine [kælébəsin] カレバッシン(カラバッシュから得られるクラーレ様アルカロイド).
cal·e·fa·cient [kæ̀liféiʃənt] ① 温める. ② 引熱薬, = calefacientia.
calendar age 暦年齢〔医学〕.
ca·len·tu·ra [kæléntʃurə] カレンチュラ(酷熱によるせん(譫)妄症. 日射病の一種), = calenture.
c. amarilla 黄熱(一般熱病にもいう).
calf [kɑ́:f] [TA] ① 腓腹(フクラハギ), = sura [L/TA]. ② 腓(こむら), ふくらはぎ, 腓腹部. ③ 犢(仔ウシ), 仔ウシ(犢). 複 calves.
c. bone 腓骨, = fibula.
c. cramps 腓腹筋痙攣〔医学〕.
c. girth 下腿囲〔医学〕.
c. muscles 腓腹筋群.
c. serum 仔ウシ血清.
c. teeth 乳歯.
cal·i·bas·sin·ine [kæ̀libǽsinin] カリバシニン(カラバッシュから得られるクラーレ様アルカロイド).
cal·i·ber [kǽlibər] ① 口径. ② 度量(心の), = calibre.
c. ratio 血管径比〔医学〕.
c. variation 口径不同〔医学〕.
calibrating constant 計算定数.
calibrating machine 管拡張器, = calibrator.
cal·i·bra·tion [kæ̀libréiʃən] ① 目盛定め, 検度(実験器具の目盛を正しく定めること). ② 較正〔医学〕.
c. apparatus 較正装置.
c. correction 目盛修正〔医学〕.
c. curve 検量線, 較正曲線〔医学〕.
c. interval 較正周期.
c. procedure 較正法.
c. scale 換算表〔医学〕.
c. source 較正線源.
cal·i·bra·tor [kǽlibreitər] ① キャリブレータ, 較正器. ② 較正物質.
cal·i·ce·al [kæ̀lisí:əl] 杯の, 腎杯の, = calyceal.
c. diverticulum 腎杯憩室.
cal·i·cec·ta·sis [kæ̀liséktəsis] 腎杯拡張〔症〕, = caliectasis, calycectasis.
cal·i·cec·to·my [kæ̀liséktəmi] 腎杯切除〔術〕, = caliectomy, calycectomy.
calices renales majores [L/TA] 大腎杯, = major calices [TA].
calices renales minores [L/TA] 小腎杯, = minor calices [TA].
Ca·lic·i·a·ce·ae [kəlìsiéisii:] ビンゴケ科(地衣類).
cal·i·ci·form [kəlísifɔ:rm] 腎杯状の.
c. cell 杯(さかずき)細胞〔医学〕.

cal·i·cine ［kǽlisi:n］ 腎杯の，腎杯様の．
Cal·i·ci·vi·ri·dae ［kælìsiváiridi:］ カリシウイルス科（一本鎖RNAウイルスで，*Lagovirus*，*Norovirus*，*Sapovirus*，*Vesivirus* 属に分けられる）．
ca·lic·u·lus ［kəlíkjuləs］ 小杯，蕾，＝bud，calyculus．複 caliculi．
c. gustatorii 味蕾，＝taste bud．
c. gustatorius ［L/TA］味蕾，＝taste bud［TA］．
c. ophthalmicus 眼杯，＝optic cup．
cal·i·dum ［kǽlidəm］ 熱．
c. animale 動物熱．
ca·li·ec·ta·sis ［kèiliéktəsis］ 腎杯拡張〔症〕［医学］，＝calyectasis．
ca·li·ec·to·my ［kèiliéktəmi:］ 腎杯切除［医学］，＝calycectomy．
California disease カリフォルニア病，＝coccidioidomycosis．
California encephalitis カリフォルニア脳炎［医学］．
California encephalitis virus カリフォルニア脳炎ウイルス（ブニヤウイルス科のウイルス）．
California psychological inventory test カリフォルニア心理学的目録検査．
cal·i·for·ni·um ［kæ̀lifɔ́:niəm］ カリフォルニウム（カリフォルニア大学で，1950年に Seaborg らがサイクロトロンを用いてキュリウム $_{96}Cm^{242}$ にヘリウムイオンを反応させて得た人工放射性元素．原子番号98，元素記号 Cf，^{252}Cf は半減期2.64年で中性子線源として放射線治療に用いられた）．
cal·i·ga·tion ［kæ̀ligéiʃən］ 半盲目［医学］，弱視［医学］，＝caligo．
cal·i·go ［kəlái:gou］ 半盲目，弱視．
c. corneae 角膜弱視．
c. humorum 硝子体性弱視．
c. lentis 水晶体性弱視，＝cataract．
c. pupillae 瞳孔弱視．
cal·i·per ［kǽlipər］ 皮脂厚計［医学］．
c. splint 副尺副子（下肢の骨折，彎曲などの矯正に大腿の後方から金属棒で足内側に達するもの），＝walking caliper．
cal·i·pers ［kǽlipərs］ カリパス（径を測るのに用いる器械で，例えば産科では骨盤径を測る）．
calisaya bark 黄キナ樹皮．
cal·is·then·ics ［kæ̀lisθéniks］ 柔軟体操［医学］，美容体操．
ca·lix ［kéiliks］ 杯，腎杯，＝calyx．複 calices．
c. gustatorii 味蕾，＝caliculus gustatorii，calyx gustatorii．
Calkins, Leroy Adelbert ［kóulkins］ カルキンス（1894–1960，アメリカの産科医）．
C. method カルキンス胎盤圧出法（子宮が球状になった後に初めて圧出する方法）．
Call, Friedrich von. ［kɔ:l］ コール（1844–1917，オーストリアの医師）．
C.-Exner body コール・エクスナー小体（顆粒膜細胞腫瘍にみられる構造物）．
CALLA common acute lymphoblastic leukemia antigen 急性リンパ球性白血病共通抗原の略．
Callahan, John R. ［kǽləhæn］ キャラハン（1853–1918，アメリカの歯科医）．
C. method キャラハン法（① 歯髄を硫酸で腐食する方法．② グッタペルカおよびロージンのクロロホルム溶液で歯根管を充填する方法）．
Callander, C. Latimer ［kǽləndər］ キャランダー（1892–1947，アメリカの外科医）．
C. amputation キャランダー切断術（法）（長い前後皮膚弁を用いる膝の腱形成性切断で，切断した大腿骨端を固定するため膝蓋を摘出する）．
Callaway, Thomas ［kǽləwei］ キャラウェー（イギリスの医師）．
C. test キャラウェー試験（上腕骨脱臼の試験法で，肩峰から腋窩を通じて測る肩囲は病側の方が大きい）．
Calleja y Sanchez, Camilo ［kalé:hə］ カレハ（1836–1913，スペインの解剖学者）．
C. y Sanchez islands カレハ嗅覚小島（海馬回皮質における錐体状および星状細胞群），＝Calleja islet．
C. y Sanchez islet カレハ小島（海馬回皮質にある錐状および星状細胞群）．
cal·lend·ers ［kǽləndə:z］ ウマの前肢上部および膝部の痂皮性湿疹，＝mallenders，malanders．
Cal·li·an·dra ［kæ̀liǽndrə］ ベニコウガン属（メキシコ産マメ科植物），＝pambotano．
cal·li·pe·di·a ［kæ̀lipí:diə］ （美しい子供を産む欲意）．
Cal·liph·o·ra ［kəlífərə］ オオクロバエ属（イエバエよりは大きい訪家性のハエで，腹部は金属光沢のある藍色で，一般にはクロバエと呼ばれる），＝blowflies．
C. lata オオクロバエ（日本に最も多いクロバエ）．
C. vicina ホホアカクロバエ，＝bluebottle fly．
C. vomitoria ミヤマクロバエ（小型で世界共通のもの），＝blowfly．
Cal·li·phor·i·dae ［kæ̀lifɔ́:ridi:］ クロバエ［黒蝿］科．
cal·li·sec·tion ［kæ̀lisékʃən］ 生体解剖（麻酔を施して動物を生体解剖すること）．↔ sentisection．
Callisen, Hendrik ［kǽlisən］ カリゼン（1740–1824，デンマークの外科医）．
C. operation カリゼン手術（垂直切開による腰部結腸開口術）．
Callison, James G. ［kǽlisən］カリソン（1873生，アメリカの内科医）．
C. fluid for diluting erythrocytes カリソン赤血球希釈液（赤血球算定用の希釈液で，レフレル・アルカリ性メチレン青1mL，ホルマリン液1mL，グリセリン10mL，中性シュウ酸アンモニウム1g，食塩2.5gを蒸留水90mLに溶かしたもの）．
cal·lis·te·phin ［kəlístəfin］ カリステフィン $C_{21}H_{21}O_{10}Cl$（エゾギク *Callistephus chinensis* のアントシアンで，ペラルゴニジンのグルコース配糖体）．
Cal·li·tro·ga ［kæ̀litróugə］ カリトロガ属（旧称）．→ *Cochliomyia*．
cal·lo·ma·nia ［kæ̀louméiniə］ 自己美人妄想．
cal·lo·sal ［kəlóusəl］ 脳梁の．
c. agenesis 脳梁欠損［医学］，脳梁無発育．
c. bundle of Probst プロブスト脳梁束［医学］．
c. convolution 脳梁回（脳梁溝により分離され，脳梁を囲み，大脳の内面にある回），＝gyrus fornicatus．
c. gyrus 梁回，帯回，＝gyrus cinguli，cingulate g.，g. callosus．
c. sulcus 脳梁溝，＝sulcus corporis callosi．
c. syndrome 脳梁症候群（脳梁の損傷によって招じる左右半球の情報伝達障害．触覚性失名辞，半側失読，左一側性失行など多くの症状がある）．
c. ventricle 脳梁溝，＝sulcus corporis callosi．
cal·los·i·tas ［kəlóusitəs］ べんち（胼胝）体，＝callosity．
cal·los·i·ty ［kəlɑ́siti］ ① べんち（胼胝）体．② 線維症，＝callus，tyloma．
c. of heart 心臓べんち（胼胝），心筋線維症，＝myofibrosis cordis．
cal·lo·so·mar·gin·al ［kəlòusəmɑ́:ʤinəl］ 脳梁および辺縁回の．
c. artery ［TA］脳梁縁動脈，＝arteria callosomarginalis［L/TA］．

c. fissure 脳梁辺縁裂.
c. sulcus 脳梁辺縁溝.
cal·losot·o·my [kæləsátəmi] 脳梁切断(裁)術〔医学〕.
cal·lo·sum [kəlóusəm] 脳梁, べんち(胼胝)(脳梁の旧名). 形 callosal.
cal·lot·a·sis [kælátəsis] 仮骨延長(創外固定を用い, 内軟骨性骨化を中心とする骨形成により骨を延長する方法).
cal·lous [kǽləs] 仮骨の, 胼胝の.
c. eczema べんち(胼胝)状湿疹〔医学〕.
c. ulcer べんち(胼胝)性潰瘍〔医学〕, 無痛潰瘍, = indolent ulcer.
cal·lus [kǽləs] ① 仮骨, べんち(胼胝)〔腫〕〔医学〕, 圧迫腫〔医学〕. ② カルス(未分化の植物細胞が不定形の塊として増殖したもの). ③ 裸瘤(昆虫の複眼の中間にある). 複 calli. 形 callose, callous.
c. distraction 仮骨延長術, 仮骨延長法.
c. externus 外仮骨.
c. formation べんち(胼胝)形成〔医学〕.
c. germinalis 生殖堤.
c. internus 内仮骨.
c. luxurians 過剰仮骨.
calm·a·tive [kǽlmətiv] ① 鎮静, 鎮静性の〔医学〕. ② 鎮静薬.
Calmette, Léon Charles Albert [kɑlmét] カルメット(1863-1933, フランスの細菌学者).
C.-Guérin bacillus カルメット・ゲラン菌(ウシ型結核菌の弱毒株のこと), = *Mycobacterium bovis* BCG.
C.-Guérin vaccine カルメット・ゲランワクチン.
C. reaction カルメット反応〔医学〕(眼反応).
C. serum カルメット血清(抗ヘビ毒血清), = antivenin.
C. test カルメット結膜試験(腸チフスまたは結核菌毒素をウシの結膜に点下すると, 充血が現れる. ツベルクリンに対する結膜の反応で, 罹患者では極度の反応を示すので診断に用いられる), カルメット試験, = Calmette reaction, C. ophthalmoreaction, ophthalmic reaction.
cal·mod·u·lin [kælmádjulin] カルモジュリン(真核細胞に存在する Ca^{2+} 結合タンパク質, Ca^{2+} が細胞内シグナル伝達に関与する多数のタンパク質に結合し, その活性調整する際に関与する), = calcium dependent modulator protein.
c. dependent protein kinase カルモジュリン依存性プロテインキナーゼ.
cal·nex·in [kælnéksin] カルネキシン(粗面小胞体内で MHC クラス1分子の構築を助け, 抗原ペプチドが結合することを促す働きのある分子).
cal·o·mel [kǽləməl] ① 甘汞. ② 塩化第一水銀 化 mercurous chloride HgCl, = calomelas, hydrargyri chloridum mite, subchloride of mercury.
c. electrode 甘汞電極〔医学〕(基準電極の一つ).
c. ointment 甘汞軟膏(甘汞 35~50% を含む), = mild mercurous chloride ointment, Metchinikoff o..
Cal·op·ter·yx at·ra·ta [kæləptériks] アオハダトンボ(吸虫類幼虫の第2中間宿主).
ca·lor [kéilər] 灼熱(fervor または ardor の意味よりは低いものをいう).
c. allowance 所要熱量〔医学〕.
c. febrilis 熱病の体温.
c. fervens 沸騰熱.
c. innatus 常温.
c. internus 潜在熱.
c. mordax 酷熱(皮膚の灼熱感をも含む), = calor mordicans.
cal·o·ra·di·ance [kæləréidiəns] (250~55,000mμ 間の波長をもつ電磁放射線すなわち太陽光線, 炭素弧光, 白熱フィラメントなどの熱線放射).
cal·o·res·cence [kælərésəns] カロレセンス(熱線から光線を発すること).
Calori, Luigi [kɑlɔ́:ri] カロリ(1807-1896, イタリアの解剖学者).
C. bursa カロリ〔滑液〕包(大動脈弓と気管との間にある滑液嚢).
calori- [kæləri] 熱との関係を表す接頭語.
ca·lor·ic [kəlɔ́:rik] 熱量の, 熱素の.
c. disease 高温病.
c. engine 熱素機関(蒸気機関).
c. equivalent 熱当量.
c. erythema 熱紅斑〔医学〕.
c. intake 熱量摂取量〔医学〕, カロリー摂取量〔医学〕, 摂取食物.
c. nystagmus 温度性眼振, 温熱性眼振, 熱性眼振〔医学〕.
c. ray 熱線.
c. stimulation 温度刺激〔医学〕.
c. test 温度刺激検査〔医学〕, 温度〔眼振〕検査〔医学〕, 温熱試験, = Bárány test.
c. theory 熱素説.
c. value 熱相当量〔医学〕.
c. value of food 食物カロリー価〔医学〕.
c. vertigo 温度(温熱)性めまい〔医学〕.
cal·o·ric·i·ty [kælərísiti] 温熱発生能.
cal·o·rie [kǽləri] カロリー〔医学〕, 熱量〔医学〕, = calory.
cal·o·ri·fac·ient [kəlɔ̀:riféiʃənt] 熱量の高い(食物について).
cal·o·rif·ic [kælərífik] 熱発生の, 発熱の〔医学〕.
c. center 熱発生中枢.
c. equivalent 発熱当量〔医学〕.
c. power 発熱量〔医学〕.
c. value カロリー価〔医学〕, 発熱量.
cal·or·i·gen·ic [kəlɔ̀:riʤénik] 熱産生の.
c. action 発熱作用.
cal·or·i·gram [kǽlərigræ̀m] カロリグラム〔医学〕.
cal·o·rim·e·ter [kælərímitər] 熱量計〔医学〕(熱量を測定する装置で, 物体の比熱または潜熱, 反応熱などの測定にも使われる).
calorimetric equivalent 熱当量(熱量計の1度に相当する量).
cal·o·rim·e·try [kælərímitri] 熱量測定〔法〕〔医学〕. 形 calorimetric.
cal·o·ri·nes·is [kæ̀rəliní:sis] (常体温の性質を変える疾病).
ca·lor·i·punc·ture [kæ̀rəlipʌ́ŋktʃər] 熱針術, 熱穿刺〔医学〕, 焼刺法(鍼灸では火針, 焼針, 燔針という), = ignipuncture.
ca·lor·i·scope [kǽləriskoup] 熱量検査器(乳児栄養物の).
ca·lor·i·tro·pic [kæləritrápik] 向熱性の.
cal·o·ri·za·tion [kælərizéiʃən] 加熱, 熱応用, 温水注水〔法〕〔医学〕.
ca·lor·o·re·cep·tor [kælərouriséptər] 温熱受容器(温熱刺激を受け入れる末端器).
cal·o·rose [kǽlərous] 転化糖, カロロース(ショ糖を希酒石酸で煮沸して生ずる糖で, ブドウ糖の代用物).
cal·o·ry [kǽləri] カロリー〔医学〕, グラムカロリー〔医学〕(水1gを1°Cだけ高める熱エネルギー量の単位であるが, 厳密にはその1°は15°Cを中心とする1°をとったときのいわゆる15°カロリーを意味する. なおイギリス式熱単位 British thermal unit (BTU) では, 水1ポンド(約450mL)を1°Fだけ高める熱量で, 1BTU=252cal. 現在, 熱エネルギー量の単位は国際単位系 SI でジュール J を用いる(1カロリー=約4.2ジュール)), = calorie.
c. deficiency カロリー不足〔医学〕.
Cal·os·to·ma·ta·ce·ae [kæləstòumətéisii:] クチベニタケ科.
Calot, Jean François [kɑlóu] カロー(1861-1944, フランスの外科医).
C. method カロー手術(麻酔下に突背を強制的に引きのばす方法).
C. solution カロー液.
C. treatment カロー療法(石膏ジャケットを着用させる脊椎カリエス療法).
C. triangle カロー三角(肝臓の下縁, 肝管, 胆嚢管が形成する三角で, その中を胆嚢動脈が通る. 基底は胆嚢動脈, 頂点は胆管と肝管との交差によりつくられる).
cal·o·tro·pin [kəlátrəpin] カロトロピン $C_{29}H_{40}O_9$ (インド産 *Calotropis gigantea* から得られる強心配糖体).
ca·lotte [kəlát] 〔頭蓋〕冠, = calva.
cal·pain [kǽlpein] カルパイン(カルシウム依存性中性プロテアーゼ), = calcium dependent neutral protease (CDNP).
cal·pas·ta·tin [kælpǽstətin] カルパスタチン.
calreticulin カルレティキュリン.
ca·lum·ba [kəlʌ́mbə] カランバ, コロンボ(ツヅラフジ科植物の乾燥根, 苦味健胃薬), = columbo, calumba-root.
ca·lum·bin [kəlʌ́mbin] カランビン $C_{21}H_{24}O_7$ (カランバから得られる苦味体 amaroid), = columbin.
cal·u·ster·one [kæljú:stəroun] カルステロン ㊥ 17β,17α-dimethyltestosterone $C_{21}H_{32}O_2$ (抗腫瘍薬).
cal·va [kǽlvə] 頭蓋冠(基底部を除いた頭蓋骨), = calotte.
cal·var·ia [kælvéəriə] [L/TA] 頭蓋冠(眼窩上縁から後頭骨項上部に達する平面の上部の部分), = calvaria [TA]. 複 calvariae. 形 calvarial.
calvarial bone flap 頭蓋骨弁.
cal·var·i·um [kælvéəriəm] 頭蓋冠(calvaria の誤称).
Calvé, Jacques [kɑlvéi] カルヴェ(1875-1954, フランスの整形外科医).
C. disease カルヴェ病.
C. line カルヴェ線(先天性股関節脱臼の X 線診断上の補助線の一つ).
C.-Legg-Perthes disease カルヴェ・レッグ・ペルテス病(股関節症の一型. おそらく外傷性), = Perthes disease, Waldenström disease.
C.-Perthes disease カルヴェ・ペルテス病.
Calvin, Melvin [kǽlvin] カルヴィン(1911-1997, アメリカの化学者. 1961年度ノーベル化学賞を受賞).
C.-Benson cycle カルヴィン・ベンソン回路(葉緑体中に見られる, 炭酸同化のための化学反応回路. 還元的ペントースリン酸回路ともいう).
C. cycle カルヴィン回路(還元的ペントースリン酸回路), = reductive tricarboxylic acid cycle.
cal·vi·ti·es [kælvíʃii:z] 脱毛, 禿頭, = calvitium, acomia, alopecia.
calx [kǽlks] [L/TA] ① 踵(かかと), = heel [TA]. ② 石灰, = lime, calcium oxide.
c. chlorinata 漂白粉 CaOCl-Cl, = chlorinated lime, Knox powder.
c. extincta 消石灰 $Ca(OH)_2$.
c. sulfurata 硫化石灰, = sulfurated lime.
c. usta 煆焼石灰(生石灰) CaO, = burnt lime, quick l., caustic l., unslaked l..
c. viva 煆焼石灰, = calx usta.
caly filtration 白土濾過〔医学〕.
Cal·y·can·tha·ce·ae [kælikænθéisii:] ロウバイ〔蝋梅〕科.
ca·ly·can·thine [kælikǽnθi:n] カリカンチン $C_{22}H_{26}N_4$ (ロウバイ *Calycanthus floridus* から得られる猛毒性アルカロイドで, ストリキニーネ様作用を示す).
cal·y·ce·al [kælisí:əl] 杯の, 腎杯の, = caliceal.
c. calculus 腎杯結石, = calyceal stone.
c. cyst 腎杯嚢胞〔医学〕.
c. diverticular calculus 腎杯憩室結石, = calyceal diverticular stone.
c. diverticulum 腎杯憩室〔医学〕.
cal·y·cec·ta·sis [kæliséktəsis] 腎杯拡張〔症〕.
cal·y·cec·to·my [kæliséktəmi] 腎杯切除〔術〕, = calicectomy, caliectomy.
ca·ly·ces [kǽlisi:z] 杯(calyx の複数).
cal·y·cine [kǽlisi:n] 腎杯様の, = calicine.
cal·y·cle [kǽlikl] 副がく(萼).
ca·lyc·u·lus [kəlíkjuləs] 小杯, = caliculus. 複 calyculi.
Ca·lym·ma·to·bac·te·ri·um [kəlìmətoubæktí:riəm] カリマトバクテリウム属(旧称). → *Klebsiella*.
ca·lyp·ter [kəlíptər] = axillary lobe.
Ca·lyp·to·blas·tea [kəlìptoublǽstiə] 被子類.
ca·lyp·to·ro·gen [kæliptɔ́:rədʒən] 原根冠.
ca·lyp·tra [kəlíptrə] カリプトラ, 帽(コケ類の).
Ca·lys·te·gia ja·pon·i·ca [kælistí:dʒiə dʒəpánikə] ヒルガオ〔旋花〕(全草の風乾物を煎じて利尿薬として用いる).
ca·lyx [kéiliks] ① 杯, せん(盞). ② がく(萼)(花の). ③ 腎杯〔医学〕, = calix. 複 calices, calyces. 形 calycine, calycinal, calyciform, calicine, calyculate.
c. gustatorii 味蕾, = caliculus gustatorii, calix g..
c. inferior [L/TA] 下腎杯, = inferior calyx [TA].
c. kaki 柿蒂(してい).
c. lobe がく(萼)裂片.
c. medius [L/TA] 中腎杯, = middle calyx [TA].
c. of kidney 腎杯〔医学〕.
c. of ovum 卵杯(グラーフェ卵胞から卵子が排泄された後にみられるもの).
c. superior [L/TA] 上腎杯, = superior calyx [TA].
c. tube がく(萼)筒.
CAM ① cell adhesion molecule 細胞接着分子の略. ② cellulose acetate membrane (immuno) electrophoresis セルロースアセテート膜〔免疫〕電気泳動法の略. ③ chorioallantoic membrane 絨毛尿膜の略. ④ clarithromycin クラリスロマイシンの略. ⑤ complementary and alternative medicine 補完・代替医療の略. ⑥ computer-aided myelography コンピュータ介助ミエログラフィーの略. ⑦ cystic adenomatoid malformation 嚢胞性腺腫様奇形の略.
cam·ben·da·zole [kæmbéndəzoul] カンベンダゾル ㊥ iso-propyl 2-(4-triazoly)-5-benzimidazole carbamate $C_{14}H_{14}N_4O_2S$ (蠕虫駆虫薬).
cam·bi·um [kǽmbiəm] 形成層(樹皮下の形成細胞. 層, 新生組織). 形 cambial.
c. layer 骨形成層(骨外膜の骨質に接した細胞に富んだ層).
cam·bo·gi·a [kæmbóudʒiə] カンボジ, シオウ(雌黄)(オトギリソウ科植物 *Garcinia hanburyi* から得られる黄色樹膠), = gamboge.
Cambrian period カンブリア紀(約5億7000万～5億年前と推定される時期).
camel curve ラクダ曲線, = dromedary curve.
camel scabies ラクダ疥癬(ラクダから感染する皮

膚病で，人体では経過が短い).
camel walk ラクダ歩行，= dromedary gait.
Ca·mel·i·dae [kəmélidi:] ラクダ［駱駝］科.
Ca·mel·li·a [kəmí:liə] チャノキ属(ツバキ科の一属).
camellia oil ツバキ［椿］油.
Camelpox virus ラクダ痘ウイルス.
cam·el·pox [kǽməlpɑks] ラクダ痘疹(ラクダ痘ウイルスによるラクダの疾患で，ヒトへは接触により，局所感染がみられる).
Ca·mel·us [kəmí:ləs] ラクダ［駱駝］属(ラクダ科 *Camelidae* の一属).
cam·era [kǽmərə] ①房，室. ②カメラ. 複 camerae，cameras.
c. anterior [L/TA] 前眼房，= anterior chamber [TA].
c. lucida 明箱(転写に用いる装置で Wallaston プリズムを備えたものと，Abbe プリズムを備えたものと2種がある).
c. obscura 暗箱(写真用).
c. oculi 眼房，= chamber of eye.
c. posterior [L/TA] 後眼房，= posterior chamber [TA].
c. postrema [L/TA] 後眼房*，= postremal chamber [TA].
c. septi lucidi 透明中隔腔，= camera septi pellucidi.
c. vitrea [L/TA] 硝子体眼房，= vitreous chamber [TA].
camerae bulbi [L/TA] 眼房，= chambers of eyeball [TA].
Cameroon fever カメルーン熱(マラリアのこと).
cam·i·sole [kǽmisoul] 拘束服(保護衣)［医学］(精神障害者の).
cam·ite [kǽmait] カマイト(毒ガスの一種で α-ブロムベンジルシアナイド).
Cammann, George Philip [kǽmən] カンマン(1804–1863，アメリカの内科医).
C. stethoscope カンマン聴診器(両耳聴診器).
cam·o·mile [kǽməmail] カモミル，カミツレ，= chamomile.
camostat mesilate カモスタットメシル酸塩 $C_{20}H_{22}N_4O_5 \cdot CH_4O_3S$: 494.52 (メシル酸カモスタット，タンパク分解酵素阻害薬，グアニジン－アミド系膵疾患治療薬. 慢性膵炎における急性症状の寛解に用いる).

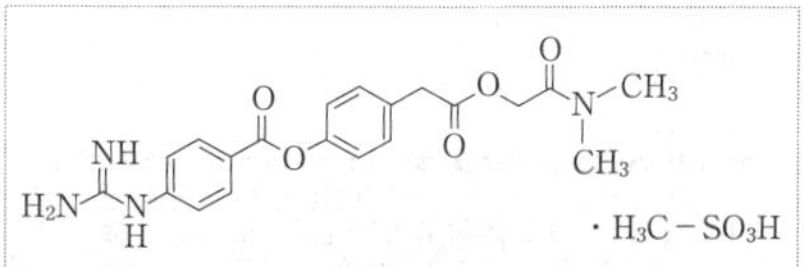

CAMP factor CAMP 因子(細菌鑑別試験で，B群レンサ球菌が産生する物質でブドウ球菌の β-ヘモジリンの形成した割れ目を大きくする作用がある).
CAMP test CAMP テスト.
cAMP cyclic adenosine 3′,5′-monophosphate サイクリックアデノシン 3′,5′-一リン酸の略.
cAMP-dependent protein kinase サイクリック AMP 依存性プロテインキナーゼ(プロテインキナーゼ A)，= protein kinase A.
cAMP receptor protein (CRP) サイクリック AMP 受容タンパク.
camp fever 兵営熱(発疹チフスの俗称).
camp hospital 野営診療所.
campanal period 鐘状期［医学］.
cam·pa·nul·a [kæmpǽnjulə] 鈴状体.
c. halleri ハレル鈴状体(魚の眼の).
Cam·pa·nul·a·ce·ae [kæmpæ̀njuléisii:] キキョウ科.
Campbell, A. M. [kǽmbəl] キャンベル.
C. model キャンベルのモデル(バクテリオファージ染色体の生活環を分子レベルで説明したモデルで，キャンベルによって提唱された).
Campbell, Meredith F. [kǽmbəl] キャンベル(1894–1969，アメリカの泌尿器科医).
C. sound キャンベルゾンデ.
Campbell, Peter E. [kǽmbəl] キャンベル(オーストラリアの医師. Williams-Campbell syndrome).
Campbell-Pressman apparatus キャンベル・プレスマン乾燥器，= lyophilizing apparatus.
Campbell, William C. [kǽmbəl] キャンベル(1930生，アイルランド生まれのアメリカの生化学・寄生虫学者. 抗寄生虫薬イベルメクチン ivermectin を開発した. 寄生虫感染症に対する新治療法を発見した業績により，大村 智，屠 呦呦とともに2015年度ノーベル生理学・医学賞を受賞).
Campbell, William F. [kǽmbəl] キャンベル(1867–1926，アメリカの外科医).
C. ligament キャンベル靱帯，= suspensory ligament of axilla.
Campbell, Willis Cohoon [kǽmbəl] キャンベル(1880–1941，アメリカの外科医).
C. suspensory ligament キャンベル支持帯(鎖骨から腋筋膜に達する靱帯で腋窩の前縁を形成する).
Camper, Pieter [kǽmpər] カンパー(1722–1789，オランダの解剖学者. カンペルともいう).
C. angle カンパー角(外耳道入口を通る水平線と，カンペル線とのなす角)，= facial angle，maxillary a..
C. chiasma カンパー交叉，= chiasma tendinum.
C. fascia カンパーの筋膜(浅腹筋膜の脂肪層).
C. ligament カンパー靱帯(深会陰筋膜)，= membrane perinei.
C. line カンパー線(鼻根と上顎内側切歯とを結ぶ線).
C. plane カンパー面.
cam·pes·te·rol [kæmpéstərɔ:l] カンペステロール $C_{28}H_{48}O$ (種油，大豆，バクガなどに存在するステロール).
cam·phane [kæmféin] カンファン $C_{10}H_{18}$ (双環テルペンの基体をなす飽和炭化水素の一つで，対称構造をもつため光学的には不活性).
cam·phan·ic ac·id [kæmfǽnik ǽsid] カンファン酸 $C_{10}H_{14}O$ (ショウノウの酸化物).
cam·pha·nol [kǽmfənɔ:l] 龍脳(着香料)，= borneol.
cam·pha·nyl [kǽmfənil] カンファニル基 ($C_{10}H_{17}$-).
cam·phene [kæmfí:n] カンフェン，リュウノウ油 $C_{10}H_{16}$ (ターペンチン，シトロネラ，ネロリ，ジンジャー，バレリアン，サイプレス油などの精油の成分で，双環テルペンの一つ).
campho- [kæmfou, -fə] ショウノウ(樟脳)との関係を表す接頭語.
camp·hol [kǽmfɔ:l] カンホール，= borneol.
cam·phor [kǽmfər] カンフル，ショウノウ(樟脳) 化 2-camphanone $C_{10}H_{16}O$ (クスノキ *Cinnamomum camphora* の主成分，呼吸中枢刺激薬)，= camphora.
c. and soap liniment ショウノウ石ケン擦剤(硬石ケン 60，ショウノウ 45，ローズマリー油 10，アルコール 10 を水 700 を用いて 1,000mL に希釈したもの)，= soap liniment.
c. cerate ショウノウろう膏，= ceratum camphorae.
c. flowers ショウノウ華.
c. liniment カンフルリニメント(種油にショウノ

ウ 20%を溶かしたもの)，ショウノウ擦剤，= linimentum camphorae，camphorated oil.

c. oil ショウノウ油.

c. ointment ショウノウ(樟脳)軟膏.

c. spirit ショウノウ精(ショウノウ10%のアルコール溶液)，= spirits camphorae.

c. test ショウノウ試験(正常人ではショウノウ 0.5g を内服するとグルクロン酸が尿中に排泄されるが，肝機能障害があれば，排泄されない).

c. water ショウノウ水(ショウノウの飽和水溶液).

c.-wood クスノキ.

***dl*-camphor** *dl*-カンフル ㊗ (1*RS*,4*RS*)-bornan-2-one $C_{10}H_{16}O$: 152.23 (合成ショウノウ. ボルナノン(カンファノン)系局所刺激薬，局所消炎・鎮痒薬. 血行の改善，消炎，鎮痛，鎮痒の目的で外用される).

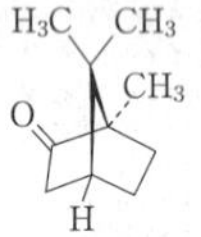

および鏡像異性体

cam·pho·ra [kǽmfərə, kæmfɔ́:rə] ショウノウ(樟脳)，= camphor.

c. depurata 精製ショウノウ $C_{10}H_{16}O$.

c. monobromata 一臭化ショウノウ.

c. synthetica 合成ショウノウ.

c. trita 研磨ショウノウ(アルコールまたはエーテルを注いで研磨したもの).

cam·pho·ra·ceous [kæ̀mfəréiʃəs] ショウノウ(樟脳)を含む.

cam·phor·at·ed [kǽmfəreitid] ショウノウ(樟脳)を加えた.

c. carbolic acid ショウノウ添加フェノール(フェノール 3，ショウノウ 6，流動パラフィン 10).

c. chloral ショウノウクロラール(抱水クロラールショウノウの等量合剤)，= chloralum camphoratum.

c. oil ショウノウ塗剤(ショウノウ 20 をアマニ油 80 に溶かしたもの)，= camphor liniment.

c. opium tincture アヘンショウノウチンキ(アヘン，アニス油，安息香酸，ショウノウからなり，主として小児科用アヘン薬として用いられる)，= tinctura opii camphorata，paregoric.

c. phenol ショウノウ石炭酸(フェノール 30%，ショウノウ 60%を流動パラフィンに混ぜたもの)，= phenol camphoratum，camphor-p.

c. validol ショウノウ加バリドール.

camphoreceous odor カンフル臭 [医学].

cam·pho·ren [kǽmfərən] カンホレン $C_{20}H_{32}$ (ジテルペン類化合物).

cam·phor·ic acid [kæmfɔ́:rik ǽsid] カンフル酸 ㊗ dextrocamphoric acid $C_{10}H_{16}O_4$，= acidum camphoricum.

cam·phor·ism [kǽmfərizəm] ショウノウ(樟脳)中毒症(胃炎，昏睡，痙攣を伴う).

cam·pho·ro·ma·nia [kæ̀mfərouméiniə] ショウノウ(樟脳)嗜癖者.

cam·pho·ro·nic ac·id [kæ̀mfəránik ǽsid] カンフル酸 ㊗ 1,2,2-trimethyl-1,3-cyclopentane carboxylic acid (止汗薬).

cam·pho·royl [kǽmfərɔil] カンフォロイル基($O_{10}H_{14}O_2$=).

cam·phor·qui·none [kæ̀mfɔ:kwínoun] カンフルキノン $C_{10}H_{14}O_2$.

cam·pho·ryl [kǽmfəril] カンフォリル基($C_{10}H_{15}O$-).

cam·piel·lite [kǽmpiəlait] カンピエライト(毒ガスの一種でブロムアセトン CH_3COCH_3-Br を含む).

cam·pim·e·ter [kæmpímitər] 平面視野計(Foerster および Bjerrum などのものが用いられ，これを用いる検査を campimetry という).

cam·pim·e·try [kæmpímətri] 視野測定 [医学].

cam·pos·pasm [kǽmpəspǽzəm] 背屈症，= camptocormia.

cam·po·the·cins [kæ̀mpouθí:sinz, -θéis-] カンポテシン類.

cam·pot·o·my [kænpátəmi] 視床直下部切断術，視床直下部切離術 [医学].

Campsis grandiflora ノウゼンカズラ(またはその生薬)，= trumpet-creeper.

camp·to·cor·mia [kæ̀mptoukɔ́:miə] 背屈症(兵士に多くみられるヒステリーの一病型で，背部を高度に彎曲し，地面を注視して歩行するのが特徴)，= campospasm，bent back，prosternation.

camp·to·dac·ty·ly [kæ̀mptədǽktili] 屈指〔症〕[医学]，= camptodactylism.

camp·to·me·lia [kæ̀mptoumí:liə] 屈肢〔症〕(四肢長管骨の屈曲を特徴とする骨異形成症で，患肢の永続的弓状変形や彎曲をきたす).

camp·to·mel·ic [kæ̀mptoumí:lik] 屈肢〔症〕の.

c. dysplasia 屈曲肢異形成症.

c. syndrome 彎曲肢症候群.

camp·to·spasm [kǽmptəspæzəm] 体幹前屈〔症〕(神経性またはヒステリー性の体幹の前屈).

camp·to·thec·in [kæ̀mptouθékin] カンプトテシン.

cam·pus [kǽmpəs] ① 野，場. ② 校庭(キャンパス).

c. fixationis 注視野.

c. visualis 視野，= visual field.

Campylaephora hypnaeoides エゴノリ(寒天の原料).

Cam·py·lo·bac·ter [kǽmpiləbæktər] カンピロバクター属(嫌気性から微好気性，グラム陰性のらせん菌. 基準種は，*C. fetus*).

C. coli カンピロバクター・コリ.

***C.* enterocolitis** カンピロバクター腸炎 [医学].

C. fetus カンピロバクター・フィタス(髄膜炎，心内膜炎などの原因となる. また，家畜の流産，不妊の原因となる).

***C.* infection** カンピロバクター感染症(腸管感染)，= campylobacteriosis.

C. jejuni カンピロバクター・ジェジュニ(腸炎の原因となる. *C. coli* などの菌種も同様に腸炎を引き起こす).

cam·py·lo·bac·ter·i·o·sis [kæ̀mpiloubæktì:rióusis] カンピロバクター症(鞭毛を持ち運動性のあるラセン状のグラム陰性桿菌 *Campylobacter* 属による感染症で，家畜，ペットの腸管に高率に保菌されており，これらの糞便で汚染された食べ物などを介して経口感染する. 腸管感染，敗血症，関節炎，ギラン・バレー症候群など多彩の病像をきたす. 食中毒も引き起こす).

cam·py·lo·gnath·ia [kæ̀mpilənéiθiə] 兎唇，曲顎症(唇またはオトガイがウサギのそれのような形をなす奇形).

cam·py·lo·tro·pic [kæ̀mpilətrápik] 曲胚の，彎生の，= campylotropous.

Camurati, Mario [kæ̀mjurá:ti] カムラチ(1896–1948，イタリアの医師).

C.-Engelmann disease カムラチ・エンゲルマン病 [医学] (長管骨骨幹部の紡錘形の肥大と骨硬化をきたす. 上下肢対称性に好発し，大腿骨，脛骨に初発しやすい．1922, Camurati M., 1929, Engelmann G. の報告)，＝(progressive) diaphyseal dysplasia.
can poisoning 缶詰中毒．
Canada bal·sam [kǽnədə bɔ́:lsəm] カナダバルサム(バルサムモミより採取する．キネンと酢酸ボルニルを含み組織標本の固定に用いられる)，＝Canada turpentine, balsam of fir.
Canada lin·i·ment [kǽnədə línimənt] カナダ塗剤，＝linimentum opii compositum.
Canada moon·seed [kǽnədə mú:nsi:d] カナダコウモリカズラ(ツヅラフジ科 *Menispermaceae* 植物)，＝*Menispermum canadense*.
Canada pitch [kǽnədə pítʃ] カナダレキセイ(瀝青)，カナダ松脂(ツガ属植物 *Tsuga canadensis* の滲出液で，硬い暗赤色固形物，加温すると軟らかく粘着性の半固形体となり，バーガンジー瀝青と同一の目的で薬用に使用される)，＝pix canadensis.
Canada snakeroot ショウガ，＝*Asarum canadense*.
Canada tur·pen·tine [kǽnədə tə́:pəntain] カナダテルペンチン(カナダバルサム)，＝Canada balsam.
Canada, Wilma Jeanne [kǽnədə] カナダ(アメリカの放射線科医)．→Cronkhite-Canada syndrome.
Canadian crutch カナダ式松葉杖 [医学]，カナディアンクラッチ．
Canadian hemp カナダタイマ(大麻)，＝*Apocynum*.
Canadian smallpox カナダ痘瘡(馬痘)．
Canadian type hip disarticulation prosthesis カナダ式股〔離断〕義足 [医学]．
Canadian type symeprosthesis カナダ式サイム義足 [医学]．
can·a·dine [kǽnədin] カナジン ㊗ tetrahydroberberine $C_{20}H_{21}NO_4$ (カナダヒズラスチス *Hydrastis canadensis* に存在するアルカロイド)，＝xanthopuccine, l-hydroberberine.
ca·nal [kənǽl] 管，道．
c. Arantii アランチウス管(静脈管)，＝ductus venosus.
c. for auditory tube [TA] 耳管半管，＝semicanalis tubae auditibae [L/TA].
c. for tensor tympani [TA] 鼓膜張筋半管，＝semicanalis musculi tensoris tympani [L/TA].
c. for vertebral artery [TA] 椎骨動脈管*，＝canalis arteriae vertebralis [L/TA].
c. musculotubalis 筋耳管管(側頭骨の)．
c. of Arantius アランチウス管(静脈管)，＝ductus venosus.
c. of cartilage 軟骨管．
c. of Corti コルチ管，＝tunnel of Corti.
c. of de Candolle ＝medullary canal.
c. of Guyon ギヨン管．
c. of Hering ヘーリング管．
c. of Hovius ホーヴィウス管．
c. of modiolus 蝸牛軸管．
c. of Nuck ヌック管(腹膜鞘状突起(女児ではヌック管という)．閉鎖不全により鼡径ヘルニアが発生し，腸管のほかに卵巣が脱出することもある)．
c. of Wirsung (膵管)，＝duct of Wirsung.
c. paresis 半規管機能低下 [医学]．
c. ray カナル線(陽極線(陽電気線)の一種で，真空放電管の陰極を管の中央部におき，これに小孔 canal を穿って放電するとき，後方に出る放射線)．
c. rotundus 正円管．
c. skin technique 経外耳道鼓膜形成〔術〕[医学]．
ca·na·les [kənéili:z] (canalis の複数)．
c. alveolares [L/TA] 歯槽管，＝alveolar canals [TA].
c. dentales 〔上下〕歯槽管．
c. diploici [L/TA] 板間管，＝diploic canals [TA].
c. incisivi [L/TA] 切歯管，＝incisive canals [TA].
c. longitudinales modioli [L/TA] 蝸牛軸縦管，＝longitudinal canals of modiolus [TA].
c. palatini minores [L/TA] 小口蓋管，＝lesser palatine canals [TA].
c. semicirculares [L/TA] 骨半規管，＝semicircular canals [TA].
c. semicirculares anterior 前半規管．
c. semicirculares lateralis 外側半規管．
c. semicirculares ossei [NA] 骨半規管．
c. semicirculares posterior 後半規管．
can·a·lic·u·lar [kæ̀nəlíkjulər] 小管の．
c. abscess 細〔小〕管膿瘍(乳管から膿が乳汁内に流入する乳腺膿瘍)．
c. ducts ①乳管．②集合胆管，＝ductuli biliferi.
c. period 管状期 [医学]．
c. scissors 涙管鋏．
c. testis 鼡径部停留精巣(睾丸) [医学]．
can·al·i·cule [kənǽlikju:l] [F] カナリクル，細管．
can·a·li·cu·li [kæ̀nəlíkjulai] 細管(canaliculus の複数)．
c. caroticotympanici [L/TA] 頸鼓小管，＝caroticotympanic canaliculi [TA].
c. dentales 象牙細管，＝tubli dentales.
can·a·lic·u·li·tis [kæ̀nəlìkjuláitis] 〔小〕管炎．
c. lacrimalis 涙〔小〕管炎．
can·a·lic·u·li·za·tion [kæ̀nəlìkjulaizéiʃən] 小管形成．
can·a·lic·u·lus [kæ̀nəlíkjuləs] 細管，小管．複 canaliculi.
c. chordae tympani [L/TA] 鼓索神経小管，＝canaliculus for chorda tympani [TA].
c. cochleae [L/TA] 下垂体窩，＝cochlear canaliculus [TA].
c. for chorda tympani [TA] 鼓索神経小管，＝canaliculus chordae tympani [L/TA].
c. knife 涙管刀 [医学]．
c. lacrimalis [L/TA] 涙小管，＝lacrimal canaliculus [TA].
c. mastoideus [L/TA] 乳突小管，＝mastoid canaliculus [TA].
c. needle 涙管針 [医学]．
c. tympanicus [L/TA] 鼓室神経小管，＝tympanic canaliculus [TA].
c. vestibuli [L/TA] 前庭水管，＝vestibular canaliculus [TA].
ca·na·lis [kənéilis] 管，＝canal. 複 canales.
c. adductorius [L/TA] 内転筋管，＝adductor canal [TA].
c. analis [L/TA] 肛門管，＝anal canal [TA].
c. arteriae vertebralis [L/TA] 椎骨動脈管*，＝canal for vertebral artery [TA].
c. basipharyngeus 頭底咽頭管．
c. caroticus [L/TA] 頸動脈管，＝carotid canal [TA].
c. carpi [L/TA] 手根管，＝carpal tunnel [TA].
c. centralis [L/TA] 中心管，＝central canal [TA].
c. cervicis 頸管(子宮の)．
c. cervicis uteri [L/TA] 子宮頸管，＝cervical canal [TA].
c. chordae tympani 鼓索管(後鼓索管)，＝iter chordae posterius.
c. condylaris [L/TA] 顆管，＝condylar canal [TA].
c. condyloideus 顆管(後頭骨の後頭顆後方にある管で顆導出静脈が通る)．
c. cruralis (大腿管)，＝canalis femoralis.
c. facialis 顔面神経管，＝aqueduct of Fallopius.

c. femoralis [L/TA] 大腿管, = femoral canal [TA].
c. gastricus [L/TA] 胃体管, = gastric canal [TA].
c. gynaecophorus 抱雌管.
c. gynecophorus 抱雌管.
c. hyaloideus [L/TA] 硝子体管, = hyaloid canal [TA].
c. hypoglossi 舌下神経管.
c. incisivus 切歯管, = anterior palatine canal.
c. infraorbitalis [L/TA] 眼窩下管, = infra-orbital canal [TA].
c. inguinalis [L/TA] 鼡径管, = inguinal canal [TA].
c. isthmi 峡管.
c. mandibulae [L/TA] 下顎管, = mandibular canal [TA].
c. musculotubarius [L/TA] 筋耳管管(側頭骨錐体前部から鼓室に至る管で, さじ状突起により二分される), = musculotubal canal [TA].
c. nasolacrimalis [L/TA] 鼻涙管, = nasolacrimal canal [TA].
c. nervi facialis [L/TA] 顔面神経管, = facial canal [TA].
c. nervi hypoglossi [L/TA] 舌下神経管, = hypoglossal canal [TA].
c. nervi petrosi superficialis minoris 小浅錐体神経管.
c. nutricius [L/TA] 栄養管(骨に栄養を送る血管が入る管), = nutrient canal [TA].
c. nutriens [L/TA] 栄養管, = nutrient canal [TA].
c. obturatorius [L/TA] 閉鎖管, = obturator canal [TA].
c. opticus [L/TA] 視神経管, = optic canal [TA].
c. orbitocranialis 眼窩頭蓋管.
c. orbitoethmoideus 眼窩篩骨管.
c. palatinus 口蓋管(① 大口蓋管. ② 小口蓋管).
c. palatinus major [L/TA] 大口蓋管, = greater palatine canal [TA].
c. palatovaginalis [L/TA] 口蓋骨鞘突管(蝶口蓋動脈, 翼口蓋神経節からの各枝をいれる), = palatovaginal canal [TA].
c. pharyngeus 咽頭管.
c. pterygoidei nerve 翼突管神経.
c. pterygoideus [L/TA] 翼突管, = pterygoid canal [TA].
c. pterygopalatinus 翼口蓋管(後口蓋管).
c. pudendalis [L/TA] 陰部神経管, = pudendal canal [TA].
c. pyloricus [L/TA] 幽門管, = pyloric canal [TA].
c. radicis dentis [L/TA] 歯根管(根管), = root canal [TA], pulp canal [TA].
c. rami radicis 歯根枝管.
c. reuniens 連合管, = canal of Hensen.
c. rotundus 正円管.
c. sacralis [L/TA] 仙骨管, = sacral canal [TA].
c. semicirculares 骨半規管(外側半規管 canalis semicirculares lateralis, 後半規管 c. s. posterior, 上半規管 c. s. superior).
c. semicircularis anterior [L/TA] 前〔骨〕半規管, = anterior semicircular canal [TA].
c. semicircularis lateralis [L/TA] 外側〔骨〕半規管, = lateral semicircular canal [TA].
c. semicircularis posterior [L/TA] 後〔骨〕半規管, = posterior semicircular canal [TA].
c. spinalis 脊髄管, 神経管, = neural canalis.
c. spiralis cochleae [L/TA] 蝸牛ラセン管, = spiral canal of cochlea [TA].
c. spiralis modioli [L/TA] 蝸牛軸ラセン管, = spiral canal of modiolus [TA].
c. tarseus 足根管, = sinus tarsi.
c. tendinis musculi flexoris carpi radialis 橈側手根屈筋腱管.
c. ulnaris [L/TA] 尺骨神経管, 尺骨管*(Guyon 管), = ulnar canal [TA].
c. umbilicalis 臍帯輪, = annulus umbilicalis.
c. vertebralis [L/TA] 脊柱管, = vertebral canal [TA].
c. vomerorostralis [L/TA] 鋤骨吻管, = vomerorostral canal [TA].
c. vomerovaginalis [L/TA] 鋤骨鞘突管, = vomerovaginal canal [TA].

can·a·li·za·tion [kænəlaizéiʃən] ① 疎通〔医学〕(新生血管による血栓部の流通化). ② 排出管形成.
canalized fibrinoid 疎通性類線維素(絨毛膜上にみられる線状または溝状を呈する類線維素層).
canals for lesser palatine nerves 小口蓋管.
canals of Scarpa スカルパ管.
canals of Volkmann フォルクマン管〔医学〕.
cananga oil カナンガ油〔医学〕.
Canano, Giovanni Battista [kanáːnou] (1515–1579, イタリアの解剖学者. 上肢の骨と筋肉の解剖書を1541年に出版).
canary yellow カナリアイエロー, = auramine G.
Canarypox virus カナリア痘ウイルス(ポックスウイルス科のウイルス).
canarypox カナリア痘.
Can·a·val·ia [kænəvǽliə] カナバリア属(種子はナタマメ jack bean と呼ばれ, 尿素酵素をつくる原料).
can·a·val·in [kænəvǽlin] カナバリン(ナタマメ *Canavalia ensiformis* に存在するグロブリンで, Summer は結晶としては得ていないが, その溶液にトリプシンを作用させて結晶性グロブリンをつくった).
Canavan, Myrtelle May [kǽnəvən] カナヴァン(1879–1953, アメリカの神経病理学者. キャナヴァンともいう).
C. disease カナヴァン病(中枢神経系の海綿状変性), = spongy degeneration.
C. sclerosis カナヴァン硬化〔症〕.
C.-van Bogaert-Bertrand disease カナヴァン・ヴァン・ボガエール・ベルトラン病.
can·av·a·nase [kənǽvəneis] カナバナーゼ(カナバニンを水解する肝臓中の酵素).
can·a·van·ine [kənǽvənin] カナバニン(ナタマメ *Canavalia ensiformis* から得られる物質で, 肝臓酵素によりカナリンと尿素に分解される).
cancel effect 相殺効果〔医学〕.
can·cel·lat·ed [kænsəléitid] 格子状の, = cancellous.
can·cel·lous [kǽnsiləs] ① 方眼格子性の. ② 網状組織の, = cancellate.
c. bone 海綿骨, = spongy bone.
c. bone screw 海綿骨スクリュー, 海綿骨ねじ, 海綿骨螺子.
c. insert graft 海綿骨挿入移植.
c. strip graft 海綿骨骨片移植〔医学〕.
c. tissue 海綿様骨組織.
can·cel·lus [kǽnsələs] 格子構造. 複 cancelli.
can·cer [kǽnsər] 癌〔医学〕, 癌腫. 形 cancerous.
c. à deux 配偶者(夫婦)癌, 二人癌, 同棲癌, = cancer in two.
c. aquaticus 水癌(壊疽性口内炎. 旧語), = noma.
c. atrophicans 萎縮性癌(硬性癌にみられる).
c. bodies 癌小体, = Plimmer bodies.
c. care facility 癌医療機関〔医学〕.
c. cells 癌細胞.

c. chemotherapy 癌化学療法〔医学〕.
c. clinic 癌クリニック〔医学〕.
c. control program 癌制圧計画.
c. embolus 癌細胞塞栓〔医学〕.
c. en cuirasse よろい状癌，装甲癌（胸部扁平皮膚癌のことで，多くは乳癌に併発する）.
c. foot 癌〔放射〕足〔医学〕.
c. immunity 癌免疫（癌細胞に対する免疫）.
c. immunology 腫瘍免疫学.
c. immunotherapy 腫瘍の免疫療法.
c. in adenoma 腺腫内癌〔医学〕.
c. in situ 上皮内癌（癌細胞の増殖が本来の上皮を置換するにとどまり，間質への浸潤性増殖のみられないもの）.
c. milk 癌汁〔医学〕，癌乳（癌腫が脂肪変性を起こしたとき生ずる乳状液），= cancer juice.
c. navel 癌臍.
c. nest 癌巣〔医学〕.
c. notification 癌告知.
c. nursing 癌看護〔医学〕.
c. occultus 潜伏癌（転移により初めて診断できるもの）.
c. of cervical stump 〔子宮〕断端癌.
c. of cervix uteri 子宮頸〔部〕癌，= cervix cancer.
c. of endometrium 子宮内膜癌〔医学〕.
c. of Fallopian tube 卵管癌.
c. of gum 歯肉癌，= carcinoma to gingiva.
c. of pharynx 咽頭癌.
c. of portionis 子宮腟部癌〔医学〕.
c. of tongue 舌癌〔医学〕.
c. of uterine body 子宮体癌.
c. of uterine cervix 子宮頸癌.
c. pain ① 癌性疼痛. ② 末期癌の疼痛.
c. pathway 癌道〔医学〕.
c. patient 癌患者〔医学〕.
c. pearl 癌真珠〔医学〕.
c. prevention 癌予防.
c. reaction 癌反応.
c. society 対癌協会〔医学〕.
c. staging 癌病期〔医学〕.
c. survey 癌調査.
c. vert 緑色腫.

can·cer·a·tion [kæ̀nsəréiʃən] 癌化〔医学〕，癌発生，= cancerization.
can·ce·re·mia [kæ̀nsərí:miə] 癌細胞血症（腫瘍細胞が血液中に入って循環している状態）.
can·cer·i·ci·dal [kæ̀nsərisáidəl] 殺癌性の〔医学〕，癌破壊性の，= carcinolytic.
can·cer·i·gen·ic [kæ̀nsəriʤénik] 発癌性の，= carcinogenic.
can·cer·ism [kǽnsərizəm] 癌〔腫〕体質〔医学〕.
can·cer·i·za·tion [kæ̀nsərizéiʃən] 腫瘍化，癌化〔医学〕，= canceration.
can·cer·o·ci·dal [kæ̀nsərousáidəl] 殺癌性の〔医学〕，癌破壊性の，= cancericidal.
can·cer·o·derm [kǽnsərədə:m] 癌皮症（胸腹部皮膚にみられる多発性血管腫），= de Morgan spots.
can·cer·o·gen [kǽnsərəʤən] ① 発癌〔性〕物質. ② 発癌〔現象〕，= cancinogen.
can·cer·ol·o·gy [kæ̀nsərɑ́ləʤi] 癌腫学，癌学〔医学〕.
can·cer·o·pho·bia [kæ̀nsəroufóubiə] 癌恐怖症〔医学〕，= cancer-phobia，carcinophobia.
can·cer·ous [kǽnsərəs] 癌性の〔医学〕.
c. ascites 癌性腹水〔医学〕.
c. cachexia 癌性悪液質〔医学〕.
c. cachexia index 癌悪液質危険度〔医学〕.
c. goiter 癌性甲状腺腫〔医学〕，= carcinomatous goiter.
c. metastasis 癌転移〔医学〕.
c. niche 癌潰瘍〔医学〕.
c. peritonitis 癌性腹膜炎〔医学〕.
c. ulcer 癌性潰瘍〔医学〕.

can·cha·la·gua [kæ̀nʃəlǽgwə]（チリ産薬草で，ゲンチアナと同様に用いる）.
can·cri·form [kǽŋkrifɔ:m] 癌様の，類癌，= cancroid.
can·croid [kǽŋkrɔid] 類癌〔腫〕（基底細胞癌や角化刺細胞癌のごとく，ほかの癌腫に比して悪性度の低いもの）.
c. corpuscle 類癌小体（類癌真珠．皮膚癌に特有な小体），= cancroid pearls.
c. pearl 癌真珠（扁平上皮癌にみられる角化された球状構造），= cancer pearl.

can·crol·o·gy [kæŋkrɑ́ləʤi] 癌学（旧語），= cancerology.
can·crum [kǽŋkrəm] 壊疽性潰瘍性炎症性病変.
c. nasi 〔小児〕壊疽性鼻炎.
c. oris 壊疽性口腔癌炎（水癌），= noma.
c. pudendi 会陰下疳.

can·de·la (cd) [kændí:lə] カンデラ，燭光（新燭と同じく，光度の単位で，1948年国際度量衡委員会により決議されたもので，白金の凝固点における黒体の $1cm^2$ あたりの光度の 1/60 を 1 カンデラという．1intC =1.018 新燭）.
candelilla wax カンデリラろう（蝋）〔医学〕.
can·di·ci·din [kændísidin] カンジシジン（*Streptomyces* から得られる抗真菌性抗生剤で Waksman らにより1952年に発見され，腟カンジダ症などに適用）.
Can·di·da [kǽndidə] カンジダ属（口腔，腸管，皮膚，腟などに常在する真菌で，*C. albicans*，*C. glabrata*，*C. guilliermondii*，*C. kefyr*，*C. krusei*，*C. parapsilosis*，*C. tropicalis* などが含まれる）.
C. albicans カンジダ・アルビカンス，鵞口瘡カンジダ（カンジダ症の主要原因菌）.

can·did·al [kǽndidəl] カンジダ〔性〕の.
c. acne カンジダ性痤瘡.
c. cheilitis カンジダ性口唇炎.
c. endocarditis カンジダ性心内膜炎〔医学〕.
c. endophthalmitis カンジダ眼内炎.
c. granuloma カンジダ性肉芽腫.
c. interdigital erosion カンジダ性指趾間びらん症.
c. intertrigo カンジダ性間擦疹.
c. meningitis カンジダ髄膜炎.
c. onychia カンジダ性爪炎.
c. paronychia カンジダ性爪囲炎.
c. peritonitis カンジダ腹膜炎.
c. pyelonephritis カンジダ腎盂炎.
c. sepsis カンジダ性敗血症.
c. vaginitis 腟カンジダ症.

candidate gene approach 候補遺伝子アプローチ〔医学〕.
can·di·de·mia [kæ̀ndidí:miə] カンジダ菌血症〔医学〕，カンジダ血症（血液中に真菌である *Candida* が存在する状態）.
can·di·di·a·sis [kæ̀ndidáiəsis] カンジダ症（*Candida albicans* などによる日和見感染症），= candidosis.
c. of esophagus 食道カンジダ症〔医学〕.
c. of internal organs 内臓カンジダ症，= candidosis of internal organs.
c. vulvovaginalis 腟外陰カンジダ症.

can·di·did [kǽndidid] カンジダ疹〔医学〕，= moniliid.
can·di·do·sis [kæ̀ndidóusis] カンジダ症，= candidiasis.

can·did·u·ria [kændidjú:riə] カンジダ尿症.
can·di·ru [kændirú:] カンジルー(アマゾン河の小型ナマズで,水泳中男子尿道,女子会陰に侵入するといわれる).
can·dle [kǽndl] ① 燭(光度の単位). ② ロウソク(蝋燭). ③ 濾過筒, = filter.
c. filter 素焼濾過器［医学］.
c.-fish ロウソク魚(北アメリカ産アジに類似の魚で,肝油に似た魚油 eulachon の原料).
c. guttering ろうそく溝形成［医学］.
c. jar method ロウソクびん〔培養〕法(微好気性菌 microaerophile を簡単に培養するための方法で,デシケータや嫌気培養ジャーなど密閉可能なガラス容器中に培地とロウソクを入れ点火してふたをする).
c. power 燭光力.
cane [kéin] 杖［医学］.
c.-cutters' cramp サトウキビ採集者熱性痙攣.
c. sugar ショ糖.
canebrake yellow fever 黒水病, = blackwater fever.
canefield fever 収穫熱(*Leptospira interrogans* serovar australis で起こるレプトスピラ症で症状は軽度), = field fever.
can·e·ot·i·ca [kæniátikə] カネオチカ(クレタ島の Canea にみられる地方病性潰瘍).
ca·nes·cent [kənésənt] 灰色の,灰白色の, = grayish.
canicola fever カニコラ熱(*Leptospira interrogans* serovar canicola の感染によるイヌの疾患).
Can·i·dae [kǽnidi:] イヌ科(イヌ,オオカミ,キツネを含む肉食獣).
Canine distemper virus イヌジステンパーウイルス(パラミクソウイルス科のウイルス).
ca·nine [kéinain] ① イヌの. ② 犬歯.
c. ascariasis イヌ回虫症.
c. babesiosis イヌバベシア症(*Babesia canis* が病原体).
c. black tongue イヌ黒舌症.
c. borreliosis イヌのボレリア症.
c. carcinoma イヌの癌腫.
c. cusp ① 犬歯咬頭［医学］. ② 犬歯, = cuspid.
c. distemper イヌジステンパー.
c. eminence 犬歯根隆起.
c. filariasis イヌ糸状虫症.
c. fossa [TA] 切歯窩,犬歯窩*, = fossa canina [L/TA].
c. groove [TA] 犬歯溝*, = stria canina, sulcus caninus [L/TA].
c. hepatitis イヌ肝炎.
c. hereditary blindness イヌの遺伝性盲目症.
c. hipdysplasia イヌ股関節形成異常〔症〕.
c. hysteria イヌヒステリー, = fright disease.
c. infectious hepatitis イヌ伝染性肝炎.
c. laugh 痙笑［医学］, = sardonic laugh, risus sardonicus.
c. law 犬歯の法則［医学］.
c. leishmaniasis イヌリーシュマニア症(ドノバンリーシュマニアの感染による疾患で,地中海地方のイヌにみられる).
c. piroplasmosis イヌピロプラズマ症(血色素尿症,黄疸,衰弱,高熱を特徴とするイヌの疾病).
c. spasm 痙笑［医学］.
c. tooth [TA] 犬歯, = dens caninus [L/TA].
c. typhus 犬疫,イヌチフス(シュツットガルト病), = Stuttgart disease.
c. virus hepatitis イヌウイルス性肝炎, = Rubarth disease.
c. yellow fever イヌ黄熱, = nambi-uvua.

C

ca·ni·ni·form [keináinifɔ:m] 犬歯様の.
ca·ni·ni·za·tion [keinainizéiʃən] 犬歯化.
Ca·nis [kéinis] イヌ属(食肉目 *Carnivora*,イヌ科 *Canidae*).
C. aureus ゴールデンジャッカル, = golden jackal.
C. familiaris イヌ, = dog.
C. latrans コヨーテ, = coyote.
can·is·ter [kǽnistər] 二酸化炭素吸収器［医学］,カニスター,小かん(防毒面に直結または隔離して連結し,それぞれの目的に必要な物質を入れる金属性小かん).
ca·ni·ti·es [kəníʃii:z] 白毛〔症〕［医学］,しらが［医学］, = poliosis, hoariness.
c. prematura 壮年性白毛症,若白髪.
c. senilis 老人性白毛症.
c. unguium 爪白斑.
c. universalis congenita 先天性汎発性白毛症.
can·ker [kǽŋkər] ① 潰瘍(特に口および唇の). ② 鵞口瘡. ③ 馬蹄傷瘡(角質形成膜の疾病), = canker sore.
c. rash 猩紅熱.
c. sore 口唇潰瘍［医学］,口角びらん.
Can·na [kǽnə] カンナ属(カンナ科 *Cannaceae* の一属).
C. indica ダンドク［曇華］.
can·na·bene [kǽnəbi:n] カンナベン $C_{18}H_{20}$(タイマ［大麻］から得られる含水炭素でその炭素水素 $C_{18}H_{22}$ とともにタイマの毒性揮発油を形成する).
can·na·bi·di·ol [kænəbidáiɔ:l, -bídiɔ:l] カンナビジオール(タイマの一成分で,カンナビノールの tetrahydro 体と考えられる).
can·na·bin(e) [kǽnəbin] カンナビン(タイマの結晶性樹脂で,催眠作用を示す).
can·na·bi·noid [kənǽbənoid] カンナビノイド(インド大麻などに含まれる有機物質の総称.カンナビノール,カンナビジオールなどが属する).
can·na·bi·nol [kǽnəbinɔ:l] カンナビノール ㊗ 6,6,9-trimethyl-3-pentyl-6H-dibenzo [b,d] pyran-1-ol $C_{21}H_{26}O_2$(タイマから得られる樹脂).
Can·na·bis [kǽnəbis] アサ［麻］属(アサ科 *Cannabaceae* の一属).
C. sativa タイマ(大麻),アサ(麻).
can·na·bis [kǽnəbis] タイマ(大麻),アサ(麻).
c. addiction 大麻嗜(し)癖［医学］.
c. intoxication 大麻中毒.
c. withdrawal 大麻離脱.
can·na·bism [kǽnəbizəm] タイマ［大麻］中毒症.
can·na·bi·te·ta·nine [kænəbitétənin] カンナビテタニン(タイマの強力アルカロイド).
Can·na·ce·ae [kænéisii:] カンナ科.
canned food 缶詰食料［医学］.
canned milk 缶ミルク［医学］.
cannel coal 燭(しょく)炭［医学］.
can·ni·bal·ism [kǽnibəlizəm] ① 共食い［医学］. ② 人肉嗜食［医学］.
can·ni·ba·lis·tic [kænibəlístik] 食人的. ㊔ cannibal.
Cannizzaro, Stanislao [kɑnitsá:rou] カニツァロ(1826-1910,イタリアの化学者.カニッツァロともいう).
C. reaction カニツァロ反応(動物組織に接触してアルデヒドの1分子がそのアルコールに還元され,同時にほかの1分子はその酸に酸化される化学反応).
Cannon, Walter Bradford [kǽnən] キャノン(1871-1945,アメリカの生理学者.内分泌と感情との関係を力説し,sympathin なる術語を提唱した).
C.-Boehm point キャノン・ベーム点(横行結腸中の3分の1の点).

C. point キャノン点.
C. ring キャノン輪，キャノン環（横行結腸の右方にみられる収縮環）.
cannon bone 砲骨（有蹄動物の四肢の球節から飛節に至る間にある骨で，中手骨または中足骨の癒合したもの）.
cannon sound 大砲雑音.
cannon tone 大砲音〔医学〕.
cannon wave 大砲波（三尖弁がまだ閉鎖していないうちに心房が収縮した際，外頸静脈に大きな拍動を生じたもの）.
cannonball pulse 虚脱脈〔医学〕，水槌脈〔医学〕，= Corrigan pulse, water-hammer p..
can·nu·la [kǽnjulə] カニューレ，排管，套管. 形 cannular, cannulate.
can·nu·la·tion [kæ̀njuléiʃən] カニューレ挿入，= cannulization.
c. of hepatic artery 肝動脈挿管〔医学〕.
can·nu·li·za·tion [kæ̀njulizéiʃən] カニューレ挿入〔法〕〔医学〕，挿管法，= cannulation.
ca·non [kǽnən] 教理，標準，規則〔医学〕. 形 canonical.
canonical distribution 正準分布.
canonical form 正準形〔医学〕.
canonical formula 正準公式.
can·re·none [kænrénoun] カンレノン 化 17-hydroxy-3-oxo-17α-pregna-4,6-diene-21-carboxylic acid γ-lactone（アルドステロン拮抗物質，利尿薬）.
Cantelli sign [kæntéli sáin] カンテリ徴候（ジフテリア性麻痺のとき，頭と眼の運動が不一致で，しばしば眼球突出を伴う．人形の眼徴候），= doll's eye sign.
can·ter·ing [kǽntəriŋ] 緩駈（ゆるかけ．馬がゆっくりと駆走すること）.
c. rhythm 奔馬性調律（律動），奔馬性リズム，= gallop, gallop rhythm.
can·thal [kǽnθəl] 眼角の.
can·tha·ri·a·sis [kæ̀nθəráiəsis] カンタリジン皮膚炎（鞘翅目のうちハネカクシ科，カミキリモドキ科，マメハンミョウ科などの昆虫の分泌物により生じる皮膚炎）.
can·thar·i·dal [kænθǽridəl] カンタリドの.
can·thar·i·date [kænθǽrideit] カンタリジン酸塩.
can·thar·i·des [kænθǽridi:z] カンタリス，ハンミョウ（ツチハンミョウ科の昆虫を乾燥した粉末で，ろう（蝋），コロジオンあるいは硬膏とし，発疱薬として用いられる），= Spanish flies.
c. camphor カンタリス（刺激発疱薬），= cantharidin.
c. cerate 発疱膏（カンタリジス35%を含む），= ceratum cantharidis, unguentum vesicans.
c. plaster 発疱硬膏（発疱膏を絆創膏に塗布したもの），カンタリジス硬膏，= emplastrum cantharidis.
c. tincture カンタリスチンキ，ハンミョウチンキ（カンタリジスの10%アルコール溶液），= tinctura cantharidis.
can·thar·i·dic ac·id [kæ̀nθərídik ǽsid] カンタリジン酸 $C_{10}H_{14}O_5$（カンタリジンの水化物）.
can·thar·i·din [kænθǽridin] カンタリジン 化 cantharidic acid anhydride（マメハンミョウなどの甲虫を乾燥した cantharides の成分で，カンタリジン酸の無水物），= cantharides camphor, cantharidinum.
c. intoxication カンタリジン中毒（カンタリジンによる中毒）.
can·thar·i·din·um [kæ̀nθərídinəm] カンタリジン，= cantharidin, cantharides camphor.
can·thar·i·dism [kænθǽridizəm] カンタリジン中毒症.
can·tha·ris [kǽnθəris] カンタリス（マメハンミョウを乾燥したもの），= cantharides, Spanish flies. 複 cantharides.
can·thec·to·my [kænθéktəmi] 眼角切除.
can·thi [kǽnθai] 眼角（canthus の複数）.
can·thi·tis [kænθáitis] 眼角炎.
can·thol·y·sis [kænθάlisis] 眼角〔靱帯〕離断（眼瞼離開のため），= canthoplasty.
canthomeatal line 外眼角外耳道線〔医学〕，眼角外耳孔線（脳スキャン用語）.
canthomeatal plane 外眼角耳道面.
can·tho·plas·ty [kǽnθəplæ̀sti] 眼角形成術（外眥形成術）〔医学〕.
can·thor·rha·phy [kænθɔ́:rəfi] 眼角縫合〔術〕.
can·thot·o·my [kænθάtəmi] 外眼角切開術〔医学〕，眥部切開術.
can·thus [kǽnθəs] 眼角〔医学〕（まなじり），眥部. 複 canthai. 形 canthal.
cantilever beam 片持ち梁（歯科用語．固定支点の梁）.
cantilever bridge 延長橋義歯〔医学〕，遊離端ブリッジ，延長ブリッジ.
Cantlie, Sir James [kǽntli:] カントリー（1851–1926，イギリスの医師）.
C. foot tetter カントリー足皮疹（足表皮糸状菌症），= epidermophytosis of foot.
C. line カントリー線（肝葉境界線のこと．1898年に Cantlie は胆嚢底と下大静脈・肝静脈合流部を結ぶ線を境界とすることを提唱した）.
Canton fever 広東熱（マラリア型の発疹チフス）.
Cantor, Meyer [kǽntər] カンター（1907生，アメリカの医師．キャントーともいう）.
C. tube カンター管（水銀の重りをつけた腸挿入管）.
can·tus gal·li [kǽntəs gǽlai] 小児笛声喉頭痙攣，= laryngismus stridulus.
canulated screw 中空スクリュー，中空ねじ，中空螺子.
canvas corset カンバス・コルセット〔医学〕.
canvas filter カンバス・フィルタ〔医学〕.
caout·chouc [káutʃu:k] 精製パラゴム（ゴムの木，特にパラゴムの木 *Hevea brasiliensis* が分泌する乳液から得られる固形物．生ゴムは炭化水素イソプレンの重合物，ポリテルペン $(C_5H_8)_x$．クロロホルム，エーテルなどに溶ける），= India rubber.
c. pelvis 弾性ゴム状骨盤，= India rubber.
CAP ① catabolite activator protein カタボライト活性化タンパク質の略．② cationic antimicrobial peptide 抗菌性カチオンペプチドの略．③ cystine aminopeptidase シスチンアミノペプチダーゼの略.
cap ① capiat 取らせるの略．② capsula カプセルの略.
cap [kǽp] 帽，覆，= tegmen.
c.-cell 帽細胞.
c. crown かぶせ歯冠.
c. formation キャップ形成〔医学〕（細胞表面抗原に対する蛍光ラベルした特異抗体をリンパ球に加えると細胞表面に斑状集合体が形成され（Patch f. と呼ぶ），次いでこれが融合し，あたかもリンパ球がキャップ（帽子）をかぶったようになる現象）.
c. plasmolysis 冠形原形質離解.
c. snatching キャップ付加反応.
c. splint 帽子副子.
c. stage 帽状期.
c. structure キャップ構造（真核生物の mRNA の 5′ 末端に存在する特異構造）.
capability of movement 可動性〔医学〕，運動性〔医学〕，移動性〔医学〕.

ca·pac·i·tance [kəpǽsitəns] キャパシタンス，容量リアクタンス．
c. vessel 容量血管〔医学〕．
ca·pac·i·ta·tion [kəpæ̀sitéiʃən] 受精能獲得（雌の生殖管内に射精された精子が受精の能力を得る生理学的過程）．
capacitative current 容量性電流〔医学〕．
capacitive coupling 容量結合．
capacitive current 容量電流．
capacitive heating 誘電加温〔医学〕．
ca·pac·i·tor [kəpǽsitər] 電気コンデンサ．
ca·pac·i·ty [kəpǽsiti] ① 容量〔医学〕．② 能力〔医学〕．
c. coefficient 容積係数〔医学〕，容量係数．
c. for responsibility 責任能力〔医学〕．
c.-limited rate process 容積律速過程〔医学〕．
c. of balance はかりの最大秤量〔医学〕．
c. of channel 情報路の容量〔医学〕．
c. of pleading 審理能力〔医学〕．
c. of testimony 証言能力〔医学〕．
CAPD continuous ambulatory peritoneal dialysis 持続的外来腹膜透析法の略．
Cape jasmin(e) クチナシ．
Capecchi, Mario Renato カペッキ（1937生，イタリア生まれのアメリカの分子遺伝学者．ジーンターゲティングの手法，ノックアウトマウスの作製技術を確立し，後の遺伝子研究に貢献した．ES細胞によるマウスの特定遺伝子改変の原理を発見した業績により，Evans，Smithies とともに2007年度ノーベル医学・生理学賞を受けた）．
cap·e·let [kǽpilet] ウマの飛節または肘尖端部膨隆，= capulet.
Capgras, Joseph [kapgrá:] カプグラ（1873-1950，フランスの精神科医）．
C. phenomenon カプグラ現象．
C. syndrome カプグラ症候群（瓜二つの錯覚．家族，恋人，友達，知人などがいつのまにか瓜二つの替玉に置き替えられたとする妄想を有する精神状態）．
cap·il·lar·ec·ta·sia [kæ̀pilæ̀rəktéiziə] 毛細〔血〕管拡張〔症〕〔医学〕．
Ca·pil·la·ria [kæ̀piléəriə] 毛頭虫属，毛細線虫属，カピラリア属（鳥類や哺乳動物に寄生する線虫で，肝毛頭虫 *C. hepatica* およびフィリピン毛頭虫 *C. philippinensis* はヒトにも寄生することが知られている）．
***C.* granuloma** カピラリア肉芽腫．
C. hepatica 肝カピラリア，カンモウトウチュウ（肝毛頭虫）（線形動物，線虫綱，鞭虫目，鞭虫科の一種．ネズミ，イヌ，ときにヒトの肝臓に寄生する寄生虫）．
ca·pil·la·ri·a·sis [kæ̀piləráiəsis] 毛細虫症〔医学〕，毛頭虫症（毛頭虫属のうち，*Capillaria hepatica*，*C. philippiensis* がヒトに寄生して生ずる疾病．前者は肝臓，後者は小腸粘膜に寄生する）．
c. hepatica 肝毛細虫症．
cap·il·lar·i·me·ter [kæ̀pilərímitər] 毛細〔血〕管直径測定器．
cap·il·lar·i·o·mo·tor [kæ̀pilæ̀rioumóutər] 毛細〔血〕管運動の．
cap·il·lar·i·os·co·py [kæ̀pilæ̀riáskəpi] 毛細管顕微鏡検査，= capillaroscopy.
cap·il·lar·i·tis [kæ̀piləráitis] 毛細〔血〕管炎〔医学〕．
cap·il·lar·i·ty [kæ̀pilǽriti] 毛〔細〕管現象〔医学〕．
cap·il·la·rop·a·thy [kæ̀pilərápəθi] 毛細血管疾患〔医学〕．
cap·il·lar·os·co·py [kæ̀pilæ̀ráskəpi] 毛細血管顕微鏡検査法〔医学〕，= capillarioscopy.
cap·il·lary [kǽpiləri] [TA] ① 毛細管，= vas capillare [L/TA]．② 毛細血管〔医学〕．③ 毛管（血管に関係ある場合は毛細血管ということがある）．
c. action 毛〔細〕管作用〔医学〕．
c. analysis 毛〔細〕管分析〔医学〕．
c. aneurysm 小動脈瘤〔医学〕，微細動脈瘤〔医学〕，毛細〔血〕管瘤〔医学〕．
c. angioma 毛細〔血〕管性血管腫〔医学〕，毛細血管腫．
c. apoplexy 毛細血管卒中．
c. atheroma 毛細血管粉瘤（毛細血管壁に脂肪小粒が発生した状態）．
c. attraction 毛細管引力．
c. bed 毛細血管床．
c. bleeding 毛細血管性出血．
c. blockade 毛細管閉塞〔医学〕．
c. blood 毛細管血〔医学〕．
c. blood pressure 毛細血管圧．
c. blood vessel 毛細血管〔医学〕．
c. bronchiectasia 毛細管性気管支拡張症，= bronchiolectasia.
c. bronchitis 〔毛〕細気管支炎〔医学〕．
c. buret 毛〔細〕管ビュレット〔医学〕．
c. characteristics 毛〔細〕管特性〔医学〕．
c. circulation 毛細〔血〕管循環〔医学〕．
c. condensation 毛〔細〕管凝縮〔医学〕．
c. dilatation 毛細血管拡張．
c. drain 毛細管ドレーン〔医学〕．
c. drainage 毛細管排液（排膿）法〔医学〕．
c. electrode 毛細管電極〔医学〕．
c. electrometer 毛管電位計〔医学〕（微小電位の測定に用いる）．
c. embolism 毛細血管塞栓症〔医学〕．
c. filtration coefficient 毛細〔血〕管濾過係数〔医学〕．
c. flames 毛細血管性紅斑（産児にみられる毛細血管拡張性斑点），= stork bites.
c. fracture 毛細管様骨折．
c. fragility 毛細血管脆弱性〔医学〕．
c. fragility test 毛細血管ぜい（脆）弱性試験（一般には毛細血管抵抗検査法として知られ，陰圧または陽圧を皮膚に加え，その部分に出現する溢血斑の数を判定し，その結果から出血性素因の程度を推知する方法），= capillary resistance test.
c. glass tube 毛〔細〕管ガラス〔医学〕．
c. hemangioma 毛細血管性血管腫，毛細血管腫．
c. hemorrhage 毛細血管性出血．
c. hormone 毛細血管ホルモン（下垂体後葉ホルモンで，毛細血管において代謝物の交換を調節するもの）．
c. injection 毛細血管充血．
c. lamina [TA] 脈絡毛細管板，= lamina choroidocapillaris [L/TA].
c. liver worm 肝毛細虫．
c. loop 毛細管係蹄〔網〕．
c. lymphangioma 毛細管リンパ管腫．
c. nevus 毛細血管性母斑．
c. osmotic pressure 毛細〔血〕管浸透圧〔医学〕．
c. oxygenator 毛細管型人工肺〔医学〕．
c. permeability 毛細血管透過性〔医学〕．
c. permeability factor 毛細血管透過性因子．
c. phase 毛細〔血〕管相〔医学〕．
c. pipet(te) 毛〔細〕管ピペット〔医学〕．
c. plexus 毛細血管網〔医学〕．
c. poison 毛細血管毒．
c. pressure 毛細〔血〕管圧〔医学〕．
c. pulsation 毛細管拍動〔医学〕．
c. pulse 毛細管拍動〔医学〕（大動脈閉鎖不全症にみられる爪床の毛細管拍動），毛細血管脈，= Quincke pulse.
c. resistance 毛細血管抵抗性〔医学〕．
c. resistance test 毛細血管抵抗性試験．

c. stabilizer 毛細〔血〕管安定薬〔医学〕, 毛細管強化薬〔医学〕.
c. thrombosis 毛細血管内血栓〔医学〕, 毛細管血栓症.
c. time 毛細〔血〕管時間〔医学〕.
c. tube 毛細〔血〕管〔医学〕, 毛管.
c. tube method 毛細管法〔医学〕.
c. tuft 毛細血管係蹄〔医学〕.
c. vessel of neurohypophysis 神経下垂体毛細血管〔医学〕.
c. viscometer 細管粘度計〔医学〕.
c. viscosimeter 毛管粘度計.
c. wall 毛細血管壁〔医学〕.
c. wall thickening 毛細血管壁肥厚〔医学〕.
c. water 地水(地水面の上部にある地下水).
c. wave 表面張力波, = ripple.
c. zone electrophoresis (CZE) キャピラリーゾーン電気泳動.
cap·il·la·tion [kæ̀piléiʃən] 毛細管作用(現象), = capillarity.
ca·pil·li [kəpílai] [L/TA] 頭毛(カミノケ), = hairs of head [TA].
cap·il·li·cul·ture [kæ̀pilikʌ́ltʃər] 美毛法, 養毛法(特に脱毛症における), = care of hair.
cap·il·li·ti·um [kæ̀pilíʃiəm] 細毛体(変形菌類の芽胞体内にある細毛).
cap·il·lo·mo·tor [kæ̀piloumóutər] 毛細血管運動の.
cap·il·lo·ve·nous [kæ̀pilouvíːnəs] 毛細血管静脈の.
cap·il·lur·gy [kǽpiləːdʒi] 脱毛術, = removal of hair, depilation.
cap·il·lus [kǽpiləs] 毛, 頭毛, = pili capillis. 複 capilli.
Capim virus キャピムウイルス(ブニヤウイルス科のウイルス).
cap·i·stra·tion [kæ̀pistréiʃən] 包茎, = phimosis.
cap·i·ta [kǽpitə] (caput の複数).
cap·i·tal [kǽpitəl] ① 重大な. ② 頭の, = capitis.
c. epiphysis 頭骨端.
c. operation 重大手術(生命に危険を課するような).
c. punishment 死刑〔医学〕, 極(死)刑.
cap·i·tate [kǽpiteit] [TA] ① 有頭骨, = os capitatum [L/TA]. ② 頭状の, 頭状花序の.
c. bone 有頭骨〔医学〕, = os capitatum.
cap·i·ta·tion [kæ̀pitéiʃən] 人頭支払い, 頭割り医療費.
c. fee (イギリス国民健康保健医の1人分年額).
cap·i·tat·um [kæ̀pitéitəm] 有頭骨, = os capitatum.
cap·i·tel·lum [kæ̀pitéləm] 上腕骨小頭.
cap·i·ti·luv·i·um [kæ̀pitilúːviəm] 頭浴.
cap·i·tis [kǽpitis] 頭の(caput の第2格).
ca·pit·i·um [kəpíʃiəm] 頭包帯.
cap·i·to·nes [kəpítəniːs] 巨頭奇形.
cap·i·ton·nage [kæ̀pitənáːʒ] (嚢腫摘出後肺空洞を内面から輪状縫合により充填抹殺する方法).
cap·i·to·ped·al [kæ̀pitəpédəl] 頭足の.
ca·pit·u·lar [kəpítʃulər] 小頭の.
c. articulation 肋骨小頭関節.
c. ligament 小頭靱帯, = ligamentum capituli.
ca·pit·u·lum [kəpítʃuləm] [TA] ① 上腕骨小頭, = capitulum humeri [L/TA]. ② 小頭. ③ 小頭花(頭状花叢). ④ 擬頭部(ダニの体の前端部). 複 capitula.
c. humeri [L/TA] 上腕骨小頭, = capitulum [TA].
c. of humerus 上腕骨小頭.
c. Santorinii 披裂軟骨尖端の小隆起.
Capivaccio, Girolamo [kapivátʃiou] カピワッチオ(イタリアの外科医), = Hieronymus Capivaccius.
C. ulcer カピワッチオ潰瘍(悪性機転をとる胃潰瘍).
Caplan, Anthony [kǽplən] カプラン(1907–1976, イギリスの医師).
C. nodules カプラン小〔結〕節.
C. syndrome カプラン症候群〔医学〕(リウマチ性関節炎に併発する肺結節).
cap·ne·ic [kǽpniːik] 二酸化炭素親和〔性〕の〔医学〕.
c. incubation 炭酸ガス培養〔法〕〔医学〕.
cap·nom·e·try [kæpnámətri] 炭酸ガス測定.
cap·no·phil·ic [kæ̀pnəfílik] 炭酸ガス親和性の(細菌が炭酸ガス中で最良発育をすることについていう), 二酸化炭素親和〔性〕の〔医学〕.
ca·pon [kéipən] 去勢雄鶏, 食用雄鶏.
c. comb growth test 去勢雄鶏冠成長試験(精巣ホルモンを皮下注射して, その鶏冠成長の程度からホルモンの力価を検定する方法).
c. comb unit とさか(鶏冠)単位〔医学〕.
c. unit 去勢雄ニワトリ単位, 鶏冠単位.
ca·pote·ment [kapotmán] [F] カポトマン(胃拡張に聴診される振水音).
capped elbow 肘水瘤.
capped hock 踵部嚢腫(持続的刺激により生ずるウマの踵骨の滑液包炎), = capelet.
capped knee 肘踵骨炎性腫脹.
capped uterus 帽子状子宮.
cap·ping [kǽpiŋ] キャップ形成, 歯髄覆罩法, 覆髄法, キャッピング(抗体の結合によって架橋された表面抗原が細胞の一端に集合することをいう. エンドサイトーシスを誘発する).
c. proteins キャッピングタンパク.
c. site キャップ構造(転写開始部位).
Capps, Joseph Armarin [kǽps] キャップス(1872–1964, アメリカの内科医).
C. reflex キャップスの胸膜反射(胸膜炎において虚脱, 発汗, 蒼白, 血圧降下などの血管運動性症状は予後良好を示し, それらの徴候が重症心臓性であれば予後不良を示す. 現在用いない), = Capps sign.
C. volume index キャップス赤血球容積指数(ヘマトクリット値を赤血球数で除し, その値を正常値で除した数値).
Cap·ra [kǽprə] ヤギ［山羊］属(ウシ科の一属).
C. hircus ヤギ［山羊］, = goat.
cap·rate [kǽpreit] カプリン酸塩.
cap·re·o·la·ry [kǽpriələri] 巻髪状の, = tendril-shaped, capreolate.
cap·re·o·my·cin [kæ̀priəmáisin] カプレオマイシン.
c. sulfate 硫酸カプレオマイシン(*Saccharothrix mutabilis* subsp. *capreolus* から得られる環状ペプチド抗生物質の硫酸塩. 結核症の治療に用いる).
Capri blue [kǽpri blúː] カプリ青 $C_{21}H_{24}N_3OCl$.
capri– [kæpri] ヤギの意味を表す接頭語.
***n*–cap·ric ac·id** [– kǽprik ǽsid] *n*–カプリン酸 $CH_3(CH_2)_8COOH$ (バターおよびほかの動物脂肪に存在する揮発性脂肪酸).
ca·pri·cious·ness [kəpríʃəsnis] 気まぐれ〔医学〕.
Cap·ri·fo·li·a·ce·ae [kæ̀prifòuliéisiiː] スイカズラ科.
caprillic odor ヤギ臭.
cap·ril·o·quism [kæpríləkwizəm] ヤギ(山羊)声, = capriloquium, egophony.
cap·rin [kǽprin] カプリン $C_3H_5[CH_3(CH_2)_8COO]_3$ (バターから得られるグリセリルトリカプリン酸塩), = tricaprin.
Caprine arthritis encephalitis virus ヤギ関節炎–脳炎ウイルス.

cap·rine [kǽprain, -ri:n] ① ヤギの. ② ノルロイシン, = norleucine.

caprinized vaccine ヤギ順化(馴化)ワクチン, ヤギ継代弱毒ワクチン(ヤギにて継代することによって弱毒化された微生物ワクチンをいう).

Cap·ri·pox·vi·rus [kæ̀pripɑksváiərəs] カプリポックスウイルス属(ポックスウイルス科の一属).

cap·ri·zant [kǽprizənt] 飛躍的な(ヤギのように).

c. pulse (羊躍脈), = goat-leap pulse.

cap·ro·ate [kǽproueit] カプロン酸塩.

ca·pro·ic ac·id [kəpróuik ǽsid] カプロン酸 $CH_3(CH_2)_4COOH$ (バターなどに存在する液状脂肪酸, 着香料), = hexanoic acid, hexoic acid.

ca·pro·ic an·hy·dride [kəpróuik ænháidraid] 無水カプロン酸 $[CH_3(CH_2)_4COO]_2O$.

cap·roin [kǽprɔin] カプロイン $C_3H_5(C_6H_{13}O_2)_3$ (カプロイン酸のグリセリド), = tricaproin.

cap·rone [kǽproun] カプロン ㊗ di-*n*-amylketone $CH_3(CH_2)_4CO(CH_2)_4CH_3$ (バターから得られる揮発油).

cap·ro·nit·rile [kæ̀prənáitril] カプロニトリル ㊗ amyl cyanide $C_5H_{11}CN$.

cap·ro·yl [kǽprɔil] カプロイル基 $(CH_3(CH_2)_4CO-)$, = hexanoyl, hexyl.

c. chloride 塩化カプロイル $CH_3(CH_2)_4COCl$.

cap·roy·lam·ine [kæ̀prɔilǽmi:n] カプロイルアミン $CH_3(CH_2)_5NH_2$ (腐敗酵母および肝油から得られる毒性プトマイン), = *n*-hexylamine.

cap·ryl [kǽpril] カプリル基, = decanoyl.

c. alcohol カプリルアルコール, = octyl alcohol.

cap·ry·late [kǽprileit] カプリル酸塩.

ca·pryl·ic ac·id [kæprílik ǽsid] カプリル酸 $CH_3(CH_2)_6COOH$ (バターなどに存在する揮発性脂肪酸で, ナトリウム塩は足の糸状菌症に有効. 食品添加物), = octanoic acid.

ca·pryl·ic al·de·hyde [kæprílik ǽldihaid] カプリルアルデヒド $CH_3(CH_2)_6CHO$, = caprylaldehyde, octanal.

cap·ryl·in [kǽprilin] カプリリン $C_3H_5(C_7H_{15}CO_2)_3$ (カプリル酸のグリセリド), = tricaprylin.

cap·sa·i·cin [kæpsáisin] カプサイシン $C_{18}H_{27}NO_3$ (トウガラシの結晶性アルカロイドで, 苦味性健胃薬).

Capsella bursa-pastoris ナズナ[薺] (アブラナ科の一属で, 全草を煎剤として利尿, 止血に用いる), = shepherd's purse.

cap·si·cin [kǽpsisin] カプシシン(トウガラシの成分で, 脂肪性樹脂).

cap·si·cism [kǽpsisizəm] トウガラシ嗜食症.

cap·si·col [kǽpsikɔ:l] カプシコール(トウガラシの揮発性油).

Cap·si·cum [kǽpsikəm] トウガラシ属(ナス科 *Solanacea* の一属), = peppers.

***C. annuum* var. annuum** 赤トウガラシ, = cayenne, red pepper.

C. frutescens シマトウガラシ, キダチトウガラシ, = chili pepper.

cap·si·cum [kǽpsikəm] トウガラシ[蕃椒] (ばんしょう).

c. ointment 蕃椒膏(トウガラシ5%), = unguentum capsici.

c. oleoresin 蕃椒脂油(トウガラシのアセトンまたはエーテル抽出液), = oleoresina capsici.

c. tincture トウガラシチンキ, 蕃椒チンキ(皮膚刺激薬の一つ. 胃腸の興奮薬, トウガラシ10%), = tinctura capsici.

cap·sid [kǽpsid] カプシド(ウイルスの核酸を保護するタンパクの外皮. 二十面体(立方対称), ラセン状, または複合体であり, その構造単位であるカプソメアからなる). → virion.

cap·sit·is [kæpsáitis] 水晶体嚢炎.

cap·sol·in [kǽpsəlin] カプソリン, = capsicin.

cap·so·mer(e) [kǽpsəmər, -miər] カプソメア(ウイルス粒子のタンパクの皮膜または殻の構造単位(サブユニット)).

cap·so·rub·in [kæ̀psərú:bin] カプソルビン $C_{40}H_{60}O_4$ (capsanthin としばしば併存するカロチノイド色素).

cap·sot·o·my [kæpsátəmi] 被膜切開〔術〕, = capsulotomy.

cap·su·la [kǽpsjulə] [L/TA] ① 線維膜, = fibrous capsule [TA], 被膜, = capsule [TA]. ② 嚢, 包, 莢膜. 複 capsulae.

c. adiposa [L/TA] 脂肪被膜, = perinephric fat [TA], perirenal fat capsule [TA].

c. articularis [L/TA] 関節包, = joint capsule [TA], articular capsule [TA].

c. articularis cricoarytenoidea [L/TA] 輪状披裂関節包, = capsule of crico-arytenoid joint [TA].

c. articularis cricothyroidea [L/TA] 輪状甲状関節包, = capsule of cricothyroid joint [TA].

c. bulbi 眼球被膜, = capsula Tenon, fascia bulbi.

c. cordis 心膜, 心嚢.

c. externa [L/TA] 外包, = external capsule [TA].

c. fibrosa [L/TA] 線維被膜, = fibrous capsule [TA].

c. fibrosa perivascularis [L/TA] 〔血管周囲〕線維鞘, = perivascular fibrous capsule [TA].

c. fibrosa renis 腎線維被膜, = capsula proprius renis.

c. foetalis 胎嚢.

c. ganglii [L/TA] 神経節被膜, = capsule of ganglion [TA].

c. glandulae thyreoideae 甲状腺被膜.

c. glomeruli [NA] 糸球体嚢.

c. hepatis 肝被膜.

c. interna [L/TA] 内包, = internal capsule [TA].

c. labyrinthi = capsula ossea labyrinthi.

c. lentis [L/TA] 水晶体包(被膜), = capsule of lens [TA].

c. lieni 脾被膜.

c. oculi = capsula bulbi.

c. ossea labyrinthi 迷路骨包.

c. prostatae 前立腺被膜.

c. prostatica [L/TA] 前立腺被膜, = capsule of prostate [TA].

c. tonsillae [L/TA] 扁桃被膜, = tonsillar capsule [TA].

c. tonsillaris [L/TA] 扁桃被膜*, = tonsillar capsule [TA].

c. vasculosa lentis 水晶体結管膜.

cap·su·lar [kǽpsjulər] 被膜の〔医学〕, 包の〔医学〕, 嚢の〔医学〕.

c. advancement 鞘膜前転手術, = Tenon 膜前転手術.

c. ankylosis 関節包性強直〔症〕〔医学〕.

c. antigen 莢膜抗原〔医学〕(細菌, 例えば肺炎レンサ球菌の莢膜多糖類にのみ存在する抗原. 食細胞の貪食作用を回避する性質をもつ).

c. arthroplasty 関節包関節形成〔術〕.

c. braches [TA] 被膜枝*, = rami capsulares [L/TA].

c. cataract 水晶嚢白内障.

c. cirrhosis of liver 被膜性肝硬変.

c. decidua 被包脱落膜〔医学〕.

c. fiber 内包線維(大脳の内包にあるもの).

c. flap pyeloplasty 腎被膜腎盂形成術.

c. hemiplegia 内包性片麻痺〔医学〕.

c. infarction 内包梗塞(ラクナ梗塞(長径数 mm〜

2cm)よりやや大きく，内包付近に出現するもの)，= striatocapsular infarction.
c. insufficiency 副腎機能不全，= hypoepinephry.
c. ligaments [TA] 関節包靱帯，= ligamenta capsularia [L/TA].
c. nephritis 嚢性腎炎(Bowman 嚢を侵すもの).
c. occlusion 腎被膜閉鎖術(遊走腎の固定手術).
c. paralysis 内包性麻痺.
c. placenta 被包脱落膜胎盤 [医学].
c. polysaccharicle 莢膜多糖体(肺炎レンサ球菌(*Streptococcus pneumoniae*)などが菌体外に産生する多糖体で，食細胞の食作用に抵抗する働きがある).
c. polysaccharide 莢膜性多糖類 [医学] (特に肺炎レンサ球菌の莢膜に含まれ，その菌型を決定するもの).
c. pseudocirrhosis 被膜性仮性肝硬変.
c. space 球鞘腔.
c. stain 莢膜染色.
c. staining 莢膜染色〔法〕[医学].
c. swelling reaction 莢膜膨化反応 [医学].
c. tear 被膜損傷 [医学].
c. thrombosis syndrome 内包血栓症候群(正中脳動脈の線条枝に血栓症を起こした結果としての内包障害に基づく片麻痺と体の痙直).
c. veins [TA] 被膜静脈*，= venae capsulares [L/TA].
***Capsularis* Prévot** 莢膜菌属(旧称，Prévot の分類における *Ristellaceae* の一属で，莢膜をもつもの3種を含む). → *Bacteroides*.
cap·su·la·tion [kæ̀psjuléiʃən] カプセル化(カプセル剤にすること).
cap·sule [kǽpsju:l] ① 被膜 [医学]，包 [医学]，嚢，球鞘，莢膜. ② さくか〔蒴果〕. ③ カプセル剤.
c. cell 被膜細胞(神経節細胞の).
c. filler カプセル充填器 [医学].
c. of crico-arytenoid joint [TA] 輪状披裂関節包，= capsula articularis cricoarytenoidea [L/TA].
c. of cricothyroid joint [TA] 輪状甲状関節包，= capsula articularis cricothyroidea [L/TA].
c. of crystalline lens 水晶体包(嚢，被膜) [医学].
c. of ganglion [TA] 神経節被膜，= capsula ganglii [L/TA].
c. of lens [TA] 水晶体包(被膜)，= capsula lentis [L/TA].
c. of myoma 筋腫被膜 [医学].
c. of prostate [TA] 前立腺被膜，= capsula prostatica [L/TA].
c. puncture 球鞘穿刺.
c. swelling reaction 莢膜反応(細胞莢膜とその対応抗体との反応).
cap·sul·ec·to·my [kæ̀psjuléktəmi] ① 被膜切断術 [医学]. ② 関節包切除術.
cap·su·li·tis [kæ̀psjuláitis] 関節炎 [医学]，関節包炎，被嚢炎，眼球嚢炎.
c. of labyrinth 耳硬化症，迷路嚢炎.
capsul(o)- [kæpsjul(ou), -l(ə)] 被膜または包の意味を表す接頭語.
cap·su·lod·e·sis [kæ̀psjulɑ́disis] 関節包固定〔術〕.
capsuloganglionic hemorrhage 内包頭底出血.
cap·su·lo·len·tic·u·lar [kæ̀psjuloulentíkjulər] 水晶体嚢の.
c. cataract 水晶嚢被膜(皮質)白内障 [医学].
cap·su·lo·plas·ty [kǽpsjuləplæ̀sti] 関節包形成術.
cap·su·lor·rha·phy [kæ̀psjulɔ́:rəfi] 嚢縫合術(特に関節の).
cap·su·lor·rhex·is [kæ̀psjulɔ:réksis] 〔水晶体〕破嚢〔術〕.
cap·su·lo·syn·o·vec·to·my [kæ̀psjulousìnouvéktəmi] 関節包滑膜切除〔術〕[医学].
cap·su·lo·tha·lam·ic [kæ̀psju:louθəlǽmik] 内包視床の.
c. syndrome 内包視床症候群(視床と内包の障害においては過敏症，感情不安，患側の半身知覚麻痺および片麻痺を起こし，後者が持続するときは視床または内包の後脚が侵されていることを示す).
cap·su·lo·tome [kǽpsjulətoum] 切包刀.
cap·su·lot·o·my [kæ̀psjulɑ́təmi] ① 被膜切開術 [医学] (白内障において行う水晶体嚢切開術). ② 関節包切離術.
cap·tac·u·la [kæptǽkjulə] 頭糸.
cap·ta·tion [kæptéiʃən] 催眠状態の初期.
captive penis 捕捉陰茎 [医学].
cap·ti·vi·tos·is [kæptìvitóusis] 俘囚精神病(捕虜独特の精神病).
cap·ti·vus [kǽptivəs] 捕捉 [医学].
cap·to·di·a·mine [kæ̀ptoudáiəmi:n] カプトジアミン [化] 2-[*p*(butylthio)-*α*-phenylbenzylthio]-*N*,*N*-dimethylethylamine $C_{21}H_{29}NS_2$ (鎮静薬，抗不安薬，白色結晶性の粉末，水およびアルコール可溶)，= captodramin，captodiame.
cap·to·pril [kǽptəpril] カプトプリル [化] (2*S*)-1-[(2*S*)-2-methyl-3-sulfanylpropanoyl] pyrrolidine-2-carboxylic acid $C_9H_{15}NO_3S$: 217.29 (アンジオテンシン変換酵素阻害薬，ピロリジンカルボン酸(プロリン)系抗高血圧薬).

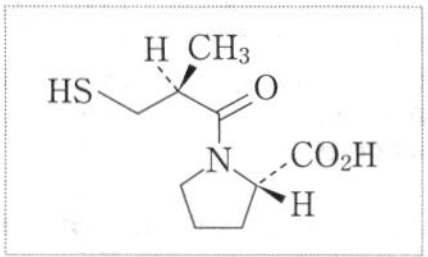

cap·ture [kǽptʃər] 捕獲，捕捉.
c. cross section 捕獲断面積 [医学].
c. ratio 捕獲率 [医学].
c.-recapture method 捕獲・再捕獲法.
ca·pu·let [kǽpjulet] カプレット(ウマの飛節または肘尖端部膨隆)，= capelet.
ca·pu·ride [kǽpjuraid] カプリド [化] (2-ethyl-3-methylvaleryl)-urea $C_9H_{18}N_2O_2$ (催眠薬).
Capuron points [kǽpjurən pɔ́ints] カプロン点(腸恥隆起と仙骨，腸骨間関節とを結ぶ諸点).
cap·ut [kǽpət, -put] [L/TA] ① 頭. ② 筋頭. ③ 後角頭. ④ 尾状核頭，= head [TA]. [複] capita.
c. angulare quadrati labii superioris 上唇方形筋の口角頭.
c. articulare [L/TA] 関節頭，= articular head [TA].
c. breve [L/TA] 短頭，= short head [TA].
c. cornus 後角尖.
c. costae [L/TA] 肋骨頭，= head [TA].
c. cruciatum 十字頭.
c. epididymidis [L/TA] ①〔精巣上体〕頭，= head of epididymis [TA]. ② 副睾丸頭.
c. femoris [L/TA] 大腿骨頭，= head [TA].
c. fibulae [L/TA] 腓骨頭，= head [TA].
c. galeatum 大網膜頭，胞衣頭(出産時産児頭部を覆う羊膜片).
c. gallinaginis ① ヤマシギの頭. ② 精丘，= colliculus seminalis.
c. humerale [L/TA] 上腕頭，= humeral head [TA].
c. humerale musculi flexoris carpi ulnaris [NA] 尺側手根屈筋の上腕骨頭.
c. humerale musculi pronatoris teretis [NA] 円回内筋の上腕頭.
c. humeri [L/TA] 上腕骨頭，= head [TA].

c. humeroulnare [L/TA] 上腕尺骨頭, = humero-ulnar head [TA].
c. inferius [L/TA] 下頭, = lower head [TA], inferior head [TA].
c. laterale [L/TA] 外側頭, = lateral head [TA].
c. laterale musculi gastrocnemii [NA] 腓腹筋の外側頭.
c. laterale musculi tricipitis brachii [NA] 上腕三頭筋の外側頭.
c. longum [L/TA] 長頭, = long head [TA].
c. longum musculi bicipitis brachii [NA] 上腕二頭筋の長頭.
c. longum musculi bicipitis femoris [NA] 大腿二頭筋の長頭.
c. longum musculi tricipitis brachii [NA] 上腕三頭筋の長頭.
c. mallei [L/TA] ツチ骨頭, = head of malleus [TA].
c. mandibulae [L/TA] 下顎頭, = head of mandible [TA].
c. mediale [L/TA] 内側頭, = medial head [TA].
c. mediale musculi gastrocnemii [NA] 腓腹筋の内側頭.
c. mediale musculi tricipitis brachii [NA] 上腕三頭筋の内側頭.
c. medusae メズサ〔の〕頭 [医学] (新生児や肝硬変症にみられる臍周辺部の皮下静脈の怒張).
c. medusae appearance メズサ頭様像 [医学].
c. mortuum = iron (Fe) oxide red.
c. natiforme 鞍頭, = cross-bun head.
c. nuclei caudati [NA] 尾状核頭.
c. obliquum [L/TA] 斜頭, = oblique head [TA].
c. obliquum musculi adductoris hallucis [NA] 足母指内転筋の斜頭.
c. obliquum musculi adductoris pollicis [NA] 手母指内転筋の斜頭.
c.-obstipum 斜頸, = wryneck, torticollis.
c. of bone 骨頭 [医学].
c. of muscle 筋頭 [医学].
c. ossis femoris [NA] 大腿骨頭.
c. ossis metacarpalis [NA] 中手骨頭.
c. ossis metacarpi [L/TA] 頭, = head [TA].
c. ossis metatarsalis [NA] 中足骨頭.
c. ossis metatarsi [L/TA] 頭, = head [TA].
c. pancreatis [L/TA] 膵頭, = head of pancreas [TA].
c. phalangis [L/TA]〔末節骨の〕頭,〔指節骨の〕頭, = head of phalanx [TA].
c. profundum [L/TA] 深頭, = deep head [TA].
c. quadratum 角頭 [医学], 四角頭(くる病にしばしばみられる), = cross-bun head.
c. radiale [L/TA] 橈骨頭, = radial head [TA].
c. radii [L/TA] 橈骨頭, = head [TA].
c. rectum [L/TA] 直頭(大腿直筋のうち起始が前下腸骨棘にある), = straight head [TA].
c. reflexum [L/TA] 反転頭(大腿直筋のうち起始が寛骨臼上縁の溝(寛骨臼上溝)にある), = reflected head [TA].
c. stapedis [L/TA] アブミ骨頭, = head of stapes [TA].
c. succedaneum 頭産瘤 [医学], 産瘤.
c. superficiale [L/TA] 浅頭, = superficial head [TA].
c. superius [L/TA] 上頭, = upper head [TA], superior head [TA].
c. tali [L/TA] 距骨頭, = head [TA].
c. transversum [L/TA] 横頭, = transverse head [TA].
c. ulnae [L/TA] 尺骨頭, = head [TA].
c. ulnare [L/TA] 尺骨頭, = ulnar head [TA].

car sickness 動揺病,〔車輪〕動揺病 [医学] (車酔い. 航空病に対していう).

car·a·ate [kǽrəeit] カラート, = pinta.

Carabelli, Georg [kὰ:rəbéli] カラベリ (1787-1842, イタリアの歯科医).
C. cusp カラベリの咬頭, カラベリ結節(上顎第1大臼歯の近心舌側咬頭の舌側にある小隆起), = Carabelli tubercle.
C. tubercle カラベリの咬頭, カラベリ結節.

car·a·mel [kǽrəmil] カラメル(ショ糖を200°Cに熱して得られる褐色の脱水化合物), = saccharum ustum, burnt sugar.
c. solution カラメル液 [医学].

ca·ram·i·phen hy·dro·chlo·ride [kərǽmifən hàidroukló:raid] 塩酸カラミフェン ㊣ β-diethylaminoethyl 1-phenylcyclopentane-1-carboxylate hydrochloride (パーキンソン症に用いる鎮痙, 治療薬).

ca·rane [kəréin] カラン $C_{10}H_{18}$ (双環テルペンの基体飽和炭化水素の一つ).

car·a·pace [kǽrəpeis] 甲皮, 背甲(節足動物の), = carapax.

Carapata dis·ease [kərǽpətə dizí:z] カラパタ病(アフリカに流行する熱帯病), = Carapato disease.

car·a·pax [kǽrəpæks] 背甲, 甲皮(カメの骨質背甲殻), = testa dorsalis.

Carassini spool [kærəsíni spú:l] カラシニの糸巻き(腸吻合術に用いるアルミニウム製分節糸巻き).

Ca·ras·si·us [kərǽsiəs] フナ[鮒]属(コイ目, コイ科の一属で, キンギョ *Carassius auratus* などを含む).

car·at [kǽrət] カラット(① 金の純度を示す単位で, 純金は24カラット. ② 宝石重量の単位で, 1carat=205.5mg).

14-carat gold alloy 14カラット金合金(金58.33%, 銀2.66%, 銅25.0%, ニッケル10%, 亜鉛4%).

ca·ra·te [kəréit] カラート, = pinta.

car·a·way [kǽrəwei] カールム実(ヒメウイキョウ *Carum carvi* 果, 香辛料), = carum, caraway fruit, caraway seeds.
c. oil カールム油, カラウェー油(カールム *Carum carvi* の種子を乾留して得られ, カルボン50〜60%を含む), = oleum cari.
c. seeds カールム[葛縷子]実, オランダゼリ[和蘭芹]の実.

car·ba·chol [ká:bəkɔ:l] カルバコール ㊣ carbamylcholinechloride $NH_2COOCH_2CH_2N(CH_3)_3{}^+Cl^-$ (合成コリン誘導体で, 副交感神経興奮薬, 降圧薬, 縮瞳薬), = carbacholum.

carbacrylamine resin カルバクリルアミン樹脂(陽イオン交換樹脂の一種).

car·ba·dox [ká:bədɑks] カルバドックス ㊣ methyl 3-(2-quinoxalinylmethylene) carbazate N^1,N^4-dioxide $C_{11}H_{10}N_4O_4$ (抗菌薬).

car·ba·mate [ká:bəmeit] カルバミン酸塩(1価基 NH_2COO- を含む).

car·ba·mates [ká:bəmeits] カルバメイト剤(殺虫剤として使用される).

car·bam·az·e·pine [kὰ:bəmǽzipi:n] カルバマゼピン ㊣ 5*H*-dibenz[*b*, *f*]azepine-5-carboxamide $C_{15}H_{12}N_2O$: 236.27 (抗てんかん薬, 鎮痛薬(三叉神経), 三環イミノジベンジル系(ジベンズアゼピン)抗躁薬). (→ 構造式)

car·bam·ic ac·id [kɑ:bǽmik ǽsid] カルバミン酸 ㊣ aminoformic acid NH_2COOH (塩およびエステル型としてのみ知られている).

carbamic hydrazide カルバミン酸ヒドラジド (尿

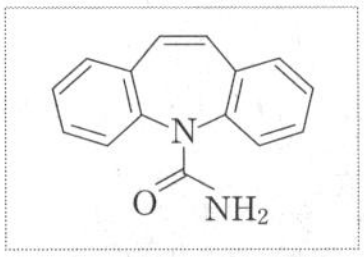

素のアミノ基の一つをヒドラジノ基で置換したもの)，= semicarbazide.

car·bam·ide [ká:bəmaid] カルバミド，= urea.

carb·a·mi·no [kɑ:bǽminou, –bəmínou] カルバミノ基．

c. compound カルバミノ化合物(血色素分子における NH_3 基と CO_2 との加合物).

c.-hemoglobin カルバミノヘモグロビン(血色素) [医学] Hb NHCOOH (血液中の CO_2 とそのアミノ基で可逆的に結合したもので，酸素ヘモグロビンが減量するとき，組織からの CO_2 運搬の役を果たす).

c. reaction カルバミノ反応(アルカリまたはアルカリ土類の存在下に α アミノ酸はカルバミノカルボキシル酸塩を形成する理を利用して，タンパク質の消化過程を観察する反応).

carb·a·mi·no·phen·yl·ar·son·ic ac·id [kɑ:b-æ̀minoufènilɑ:sάnik ǽsid] カルバミノフェニルヒ酸，= carbarsone.

carb·a·mi·no·yl·cho·line chlo·ride [kɑ:bæmi-nɔilkóuli:n klɔ́:raid] 塩化カルバミノイルコリン，= carbachol.

car·bam·o·yl [ká:bəmɔil] カルバモイル基(H_2N CO–)，= carbamyl.

c. phosphate カルバモイルリン酸(生体高エネルギーリン酸化合物の一つ).

c. phosphate synthase カルバモイルリン酸シンターゼ(カルバミン酸キナーゼ．2ADP＋Pi＋カルバミルリン酸(カルバメートキナーゼによる触媒反応の逆)となるための 2ATP，NH_3，CO_2，H_2O の縮合を触媒するホスホトランスフェラーゼ).

car·ba·myl [ká:bəmil] カルバミル基(NH_2CO–).

c. chloride 塩化カルバミル ㊥ chloroformamide NH_2COCl，= urea chloride.

c.-phosphate synthetase カルバミルリン酸合成酵素．

c. phosphate synthetase deficiency カルバミルリン酸合成酵素欠損症(酵素活性の遺伝的障害).

car·ba·myl·cho·line chlo·ride [kὰ:bəmilkóu-li:n klɔ́:raid] 塩化カルバミルコリン，= carbachol.

car·ba·myl·glyc·er·ine [kὰ:bəmilglísəri:n] カルバミルグリセリン，= hydantoic acid.

car·ba·myl·meth·yl·cho·line chlo·ride [kὰ:-bəmilmèθilkóuli:n klɔ́:raid] 塩化ベタネコール(副交感神経刺激薬)，= bethanechol chloride.

car·ba·nil·i·no [kὰ:bənílinou] = carbaniloyl, phenylcarbamoyl.

car·ba·pe·nems [kὰ:bəpí:nəmz] カルバペネム系薬〔剤〕[医学].

car·bar·sone [ká:bɑ:soun] カルバルソン ㊥ *p*–carbamylaminophenylarsonic acid $C_7H_9N_2O_4As$ (抗アメーバ薬)，= carbarsonum.

car·ba·sus [ká:bəsəs] ガーゼ，= gauze.

c. absorbens 吸収性ガーゼ，= absorbent gauze.

c. carbolata 石炭酸ガーゼ，= carbolized gauze.

c. hydrargyri et zinci cyanidi 二重シアンガーゼ，= double cyanide gauze.

c. hydrargyri perchloridi 昇汞ガーゼ，= sublimate gauze.

c. iodoformata ヨードホルムガーゼ，= iodoform gauze.

c. salis alembroth 白降汞ガーゼ，= sal alembroth gauze, blue gauze.

car·baz·o·chrome [kɑ:bǽzəkroum] カルバゾクロム(アドレノクロムのセミカルバゾンで，止血作用を示す安定な橙赤色物質).

c. sodium sulfonate カルバゾクロムスルホン酸ナトリウム $C_{10}H_{11}N_4NaO_5S \cdot 3H_2O$: 376.32 (カルバゾクロムスルホン酸ナトリウム水和物．インドール系止血薬．出血傾向や異常出血に適用).

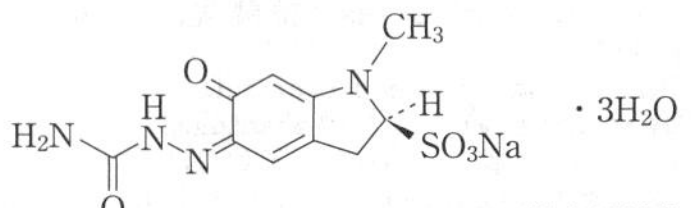

car·baz·o·chrome·sa·lic·y·late [kɑ:bæ̀zə-kroumisəlísileit] サリチル酸カルバゾクロム ㊥ adrenochrome monosemicarbazone sodium salicylate complex (毛細血管抵抗力を増強するために用いる).

car·ba·zole [ká:bəzoul] カルバゾール ㊥ diphenyleneimine $C_{12}H_9N$ (コールタール中にある化合物).

car·baz·o·tate [kɑ:bǽzəteit] ピクリン酸塩，= picrate.

carb·a·zot·ic ac·id [kὰ:bəzάtik ǽsid] ピクリン酸，= 2,4,6–trinitrophenol.

car·ba·zoyl [ká:bəzɔil] カルバゾイル基($C_{12}H_8N$–).

car·ben·i·cil·lin [kὰ:bənisílin] カルベニシリン．

car·be·nox·o·lone [kὰ:bənάksəloun] カルバノクソロン．

car·be·ta·pen·tane cit·rate [kɑ:bèitəpéntein sítreit] カルベタペンタン(クエン酸塩) ㊥ 2–(2–diethylaminoethoxy)–ethyl–1–phenylcyclopentyl–1–carboxylate citrate (鎮咳薬).

carb·eth·oxy [kὰ:biθάksi] カルボエトキシ基(–CO OC_2H_5).

c.-methylene-*bis*-oxycumarin カルボエトキシメチレンビスオキシクマリン，= tromexan.

carb·he·mo·glo·bin [kὰ:bhi:mouglóubin] カルブヘモグロビン，= carbamino–hemoglobin.

car·bide [ká:baid] ① 炭化物．② カーバイト(炭化カルシウム CaC_2 の慣用名).

car·bi·do·pa [kὰ:bidóupə] カルビドパ ㊥ (2*S*)–2–(3,4–dihydroxybenzyl)–2–hydrazinopropanoic acid monohydrate $C_{10}H_{14}N_2O_4 \cdot H_2O$: 244.24 (カルビドパ水和物．レボドパ脱炭酸酵素阻害薬，カテコールヒドラジン系抗パーキンソン病薬．パーキンソン病およびパーキンソン症候群に見られる筋硬直，振戦の改善に用いる).

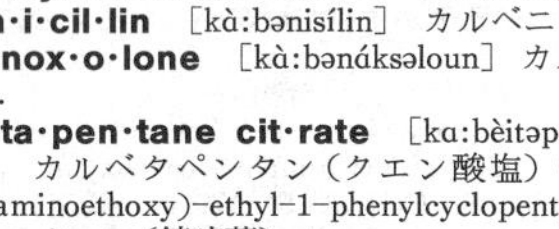

car·bi·mide [ká:bimid, –maid] カルビミド O=C=NH (炭酸のイミドに当たる化合物で，C=NOH，O=C=NH，N≡COH の3種の構造式が考えられる).

car·bi·nol [ká:binɔ:l] カルビノール(① メチルアルコールのことで，カルビノール命名法の基本名．② 1価基 $-CH_2OH$ (第1級アルコール)．③ 第1級アルコールの総称名(RCH_2OH の化学式をもつ．R は有機基)).

c. nomenclature カルビノール命名法(最も単純なメチルアルコールを基本とするアルコール命名法).

car·bi·nox·a·mine ma·le·ate [kàːbináksəmin mǽliːeit] マレイン酸カルビノキサミン ㊗ 2-[*p*-chloro-*α*-(2-dimethylaminoethoxy) benzyl] pyridine maleate（抗ヒスタミン薬）.
car·bo [káːbou] 炭，= charcoal，carbon.
c. activatus 活性炭，= activated charcoal.
c.-anhydrase 炭酸脱水酵素，= carbonic anhydrase.
c. animalis 動物炭，獣炭，= animal charcoal, bone-black，ivory black.
c. animalis purificatus 精製炭，= purified animal charcoal.
c. ligni 木炭，= wood charcoal.
car·bo·ben·zox·yl [kàːbəbenzáksil] カルボベンゾキシル基（1価基 $C_6H_5CH_2OCO$-）.
car·bo·cain [káːbəkein] カルボカイン. → mepivacaine.
car·bo·cho·line [kàːboukóuliːn] カルボコリン ㊗ choline chloride carbamate（縮瞳薬）.
car·bo·cin·cho·me·ron·ic ac·id [kàːbousìŋkəmiránik ǽsid] カルボシンコメロン酸 ㊗ pyridinetricarboxylic acid $C_5H_2N(COOH)_3$.
car·bo·cy·a·nine [kàːbousáiənin] カルボシアニン（キノリン染料に属する感光性色素の一群で，一般に青色を帯び，長波長の赤色および赤外線に対する増感剤として広く用いられ，また医学的にも利用されている．種類には dicyanine，kryptocyanine，neocyanine，pinacyanol がある）.
car·bo·cyc·lic [kàːbəsíklik] 炭素環（環状化合物で，その環原子がすべて炭素からなるものについていう）.
c. ring 炭素環式〔化合物〕.
L-car·bo·cys·te·ine [kàːbəsístiːn] L-カルボシステイン ㊗ (2*R*)-2-amino-3-carboxymethylsulfanylpropanoic acid $C_5H_9NO_4S$：179.19（気道粘膜正常化薬，アミノジカルボン酸系去痰薬．急性・慢性気管支炎，気管支喘息，肺結核，上気道炎などに適用）.

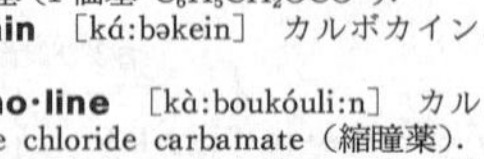

carbodicarbonyl [kàːboudaikáːbənil] 炭化ジカルボニル $C(CO)_2$，= carbondicarbonyl，dioxoallene.
car·bo·di·i·mide [kàːboudaiímid] カルボジイミド NH=C=NH.
car·bo·gas·e·ous [kàːbəgǽsiəs] 炭酸ガスの.
car·bo·gen [káːbəʤən] カルボジェン（CO_2 5% と O_2 95%の混合物）.
car·bo·h(a)e·mia [kàːbəhíːmiə] ① 二酸化炭素血〔症〕. ② 炭酸〔ガス〕血〔症〕.
car·bo·he·mo·glo·bin [kàːbouhìːməglóubin] カルボヘモグロビン（血中 CO_2 の約8〜10%）.
car·bo·hy·drase [kàːbouháidreis] カルボヒドラーゼ（生体内の配糖体や炭水化物のエーテル結合あるいはアセタール結合の加水分解や合成を接触する酵素の総称）.
car·bo·hy·drate [kàːbouháidreit] 炭水化物〔医学〕（含水炭素，糖質とも呼ばれ，水素と酸素が水を形成する比率に化合している物質 $C_m(H_2O)_n$），糖質〔医学〕.
c. antigen 糖鎖抗原〔医学〕.
c. broth （糖類1種のみの肉汁またはペプトン溶液）.
c. C （溶血性レンサ球菌，Lancefield Group A に存在する血清群特異性多糖類）.
c. equivalent 炭水化物当量〔医学〕（糖尿を抑制するのに必要なインスリン量）.
c. fever 炭水化物熱（食事熱の一種）.
c. in blood 血液炭水化物〔医学〕.
c. isomerase 炭水化物イソメラーゼ〔医学〕.
c. loading 炭水化物負荷.
c. metabolism 炭水化物代謝〔医学〕，糖質代謝.
c. moiety 糖質成分.
c. radical 炭〔化〕水〔素〕基.
c. tolerance 含水炭素忍容量.
c. tolerance test 炭水化物負荷試験，= Killian test.
c. utilization test 炭水化物利用試験.
car·bo·hy·drat·u·ria [kàːbouhàidrətjúːriə] 炭水化物尿〔症〕〔医学〕，= glycosuria，mellituria.
car·bo·hy·dro·gen·ic [kàːbouhàidrəʤénik] 炭水化物産生の.
car·bol [káːbɔːl] カルボル（フェノールのドイツ名）.
c.-thionin stain カルボル-チオニン染色〔法〕.
car·bo·late [káːbəleit] ① フェノール塩. ② フェノールを加える.
carbolated camphor 石炭酸ショウノウ（石炭酸1，ショウノウ1.5，アルコール1）.
car·bol·fuch·sin [kàːbəlfʌ́ksin] ① 石炭酸フクシン〔医学〕. ② カルボルフクシン（フクシン1，アルコール10，5%フェノール水90），= Ziehl solution.
c. method カルボルフクシン法，= Ziehl-Neelsen carbolfuchsin method.
c. paint カルボルフクシン塗剤（ホウ酸1%，フェノール4.5%，レゾルシノール10%，フクシン0.3%，アセトン5%を10%アルコール水に溶かした殺菌剤），= Castellani paint.
car·bol·ic [kaːbálik] フェノールの.
c. acid 石炭酸〔医学〕，フェノール，= phenol.
c. acid gangrene 石灰酸壊疽（石灰酸壊死）.
c. acid water 石炭酸水，= aqua phenolata.
c. oil フェノール油，石炭酸油（石炭酸1，オリーブ油19），= carbolized oil，phenolated o..
car·bol·i·gase [kaːbáligeis] カルボリガーゼ（合成的に作用することが最初に証明された酵素で，1921年に C. Neuberg が酵母中に発見した．2分子のアルデヒドが縮合してケトンアルコールをつくる反応を触媒する）.
car·bol·ism [káːbəlizəm] 石炭酸中毒〔症〕〔医学〕.
car·bol·ize [káːbəlaiz] 石炭酸で処理する，石炭酸を混和する.
carbolized gelatin(e) 石炭酸加ゼラチン（石炭酸0.5%を加えたもの）.
car·bo·lu·ria [kàːbəljúːriə] 石炭酸尿症.
car·bol·xy·lene [kàːbəlzáiliːn] カルボルキシレン（キシレン3と石炭酸1とを混ぜた組織切片透徹液）.
car·bo·mer [káːbəmər] カルボマー（多官能化合物と結合しているアクリル酸ポリマー．すなわちポリ（アクリル酸）またはポリアクリル酸塩（エステル）．懸濁剤）.
car·bom·e·ter [kaːbámitər] 炭酸ガス計（現在用いられない），= carbonometer.
car·bo·me·thox·y [kàːboumiθáksi] カルボメトキシ基（$-COOCH_3$），= methoxycarbonyl，carbomethoxyl.
***N*-car·bo·meth·y·lu·rea** [kàːbəmèθiljúːriə]（ヒダントイン酸），= hydantoic acid.
car·bom·e·try [kaːbámitri] 炭酸ガス測定法，= carbonometry.
car·bo·my·cin [kàːboumáisin] カルボマイシン $C_{42}H_{67}NO_{16}$（*Streptomyces halstedii* などが産生する抗生物質で，グラム陽性菌に有効．Charles Pfizer 社で1952年に分離された塩基性化合物で，R. B. Woodward により構造が決定された）.
car·bon (C) [káːbən] 炭素（原子番号6，元素記号 C，原子量12.011，質量数12，13，原子価4，周期表

第 Ⅳb 族(第14族)の元素で，天然には3個の同素体，すなわち金剛石 diamond，石墨 graphite，無定形炭素 amorphous charcoal がある).
c. arc 炭素アーク [医学].
c. arc lamp カーボンアーク灯 [医学]，炭素アークランプ(2本の炭素棒を上下に配置し，その間のアークを利用するアークランプ).
c. balance 炭素収支 [医学]，炭素平衡(バランス).
c. bisulfide 二硫化炭素，= carbon disulfide.
c. black 油煤(すす．印刷用黒色インキの原料).
c. brush 炭素ブラシ [医学].
c. chloroform extract 活性炭クロロホルム抽出量 [医学].
c. clearance test カーボンクリアランステスト(細網内皮系機能の測定法．コロイダルカーボンの静注後，細網内皮系細胞の貪食による血液中からのカーボンの消失を測定する).
c. cycle 炭素サイクル [医学]，= carbon dioxide cycle.
c. dating 〔放射性〕炭素(^{14}C)年代測定 [医学].
c. dicarbonyl 炭化ジカルボニル，= carbodicarbonyl.
c. dioxide 二酸化炭素 CO_2：44.01(炭酸ガス).
c. dioxide absorption technique 炭酸ガス吸収式(法) [医学].
c.-dioxide acidosis 二酸化炭素性酸〔性〕血症，= gaseous acidosis.
c. dioxide assimilation 炭素同化(炭酸固定，炭素固定ともいう).
c. dioxide bath 炭酸浴 [医学].
c. dioxide combining capacity 二酸化炭素結合能.
c. dioxide cycle 炭酸ガスサイクル，= carbon cycle.
c. dioxide dissociation constant 二酸化炭素解離定数.
c. dioxide dissociation curve 炭酸ガス解離曲線 [医学].
c. dioxide electrode 炭酸ガス電極 [医学]，二酸化炭素電極.
c. dioxide excess 炭酸ガス過剰 [医学].
c. dioxide excretion 炭酸ガス排出 [医学].
c. dioxide-free water 無炭酸水.
c. dioxide gas bath 炭酸ガス浴 [医学].
c. dioxide laser 炭酸ガスレーザー(高出力用として用いられるレーザーのなかでも最も効率の高いレーザー).
c. dioxide method 二酸化炭素法，= Van Slyke-Cullen method.
c. dioxide narcosis 二酸化炭素ナルコーシス.
c. dioxide output 炭酸ガス排出量 [医学].
c. dioxide partial pressure 炭酸ガス分圧.
c. dioxide poisoning 二酸化炭素中毒.
c. dioxide production 二酸化炭素産生.
c. dioxide retention 炭酸ガス蓄積.
c. dioxide snow 固体炭酸，雪状二酸化炭素(液状炭酸ガスを入れたボンベの口を開けて発散する蒸気を鞣皮で受けて得られる雪状物質で，太田母斑などの凍結療法に用いられ，商工業ではドライアイス dry ice として利用される).
c. dioxide transport mechanism 炭酸ガス輸送機構 [医学].
c. disulfide 二硫化炭素 CS_2，= carbon bisulfide, carbonei disulfidum.
c. disulfide poisoning 二硫化炭素中毒 [医学].
c. electrode 炭素電極 [医学].
c. equilibrium 炭素平衡.
c. fiber 炭素繊維 [医学](ポリアクリロニトリルや石油ピッチ系繊維から作った繊維).
c. hexachloride カーボンヘキサクロライド，= hexachloroethane.
c. impregnation 炭粉透浸，= coal dust impregnation.
c. isotope 炭素同位体 [医学].
c. monoxide 一酸化炭素 [医学] CO.
c. monoxide hemoglobin 一酸化炭素ヘモグロビン.
c. monoxide hemoglobin test 一酸化炭素ヘモグロビン試験，= tannin test.
c. monoxide poisoning 一酸化炭素中毒 [医学].
c. oxysulfide 硫化カルボニル COS.
c. pile 炭素堆.
c. process カーボン印画法 [医学].
c. residue 残留炭素 [医学].
c. rest 炭素残屑(除タンパク後に残った炭素).
c. source 炭素源 [医学].
c. steel 炭素鋼 [医学].
c. suboxide 亜酸化炭素 OCCCO.
c. subsulfide 二三硫化炭素，= tricarbon disulfide.
c. sulfide 二硫化炭素 CS_2，CS，C_3S_2.
c. sulfide poisoning 硫化炭素中毒 [医学].
c. tetrabromide 四臭化炭素 CBr_4.
c. tetrachloride 四塩化炭素 [化] tetrachloromethane CCl_4，= benzinoform, carbonei tetrachloridum.
c. tetrachloride nephropathy 四塩化炭素腎症 [医学].
c. tetrachloride poisoning 四塩化炭素中毒.
c. tetrafluoride 四フッ化炭素 CF_4.
c. tetraiodide 四ヨウ化炭素 CI_4(暗赤色結晶で，空気中で炭酸ガスとヨウ素に分解する).
c. trichloride 三塩化炭素 C_2Cl_6，= hexachlorethane.
car·bo·na·ceous [kὰ:bənéiʃəs] 炭素質の.
c. exchanger 炭素質(イオン)置換体.
c. refractory 炭素質耐火物 [医学].
car·bo·na·do [kὰ:bənéidou] カルボナド(ブラジル産深黒色のダイヤモンド).
car·bo·n(a)e·mia [kὰ:bə(ə)ní:miə] 炭酸〔ガス〕血症，= carboh(a)emia.
car·bon·ate [ká:bəneit] 炭酸塩 [医学]($-CO_3$ と金属との化合物).
c. apatite 炭酸アパタイト(骨歯などのリン灰石).
c.-bicarbonate buffer 炭酸・重炭酸〔塩〕緩衝液 [医学].
c. dehydratase 炭酸デヒドラターゼ [医学]，炭酸脱水酵素.
c. dehydratase inhibitor 炭酸脱水酵素阻害薬.
c. fusion 炭酸塩融解 [医学].
c. hardness 炭酸塩硬度 [医学].
c. ion 炭酸イオン [医学].
carbonated water 炭酸水.
car·bon·at·u·ria [kὰ:bənətjú:riə] 炭酸〔塩〕尿〔症〕 [医学].
car·bon·coat·ing [ká:bənkòutiŋ] 炭素蒸着 [医学].
carbondioxated common salt springs 含炭酸食塩泉(食塩泉の1kg中に CO_2 が1,000mg以上あるもの).
car·bon·ic [kɑ:bánik] 炭酸の.
c. acid 炭酸 [医学] H_2CO_3.
c. acid assimilation 炭酸同化(二酸化炭素を摂取して，これを有機物に還元する反応).
c. acid derivatives 炭酸誘導体(炭酸の置換化合物の総称).
c. acid gas 炭酸ガス CO_2，= carbon dioxide gas.
c. anhydrase 炭酸脱水酵素 [医学]，炭酸デヒドラーゼ [医学](CO_2 を重炭酸塩に変化して運搬し，さ

らに肺で CO_2 を分解する酵素で赤血球に存在する).
c. anhydrase Ⅱ deficiency syndrome 炭酸脱水酵素Ⅱ欠損症候群.
c. anhydrase inhibitor 炭酸脱水酵素阻害薬(物質)〔医学〕.
c. anhydride 無水炭酸 CO_2, = carbon dioxide.
c. oxide 酸化炭素(一酸化炭素,二酸化炭素など).
c. therapy 炭酸ガス療法(窒息における刺激療法).
carbonitrogen constitution 炭窒性体質(ホメオパシー派でいう体質の一型で,血液の酸化作用が低いもの. 酸素性体質に対立する. von Grauvogel). ↔ oxygenoid constitution.
C
car·bo·ni·um [kɑːbóuniəm] カルボニウム.
c. dye カルボニウム染料.
c. ion カルボニウムイオン.
car·bon·i·za·tion [kɑːrbənizéiʃən] 炭化〔医学〕, 炭化作用.
car·bo·nize [ká:bənaiz] 炭にする.
car·bo·nom·e·ter [kɑ̀:bənɑ́mitər] 炭酸ガス測定器, = carbometer.
car·bo·nom·e·try [kɑ̀:bənɑ́mitri] 炭酸ガス測定法(呼気中の CO_2 を定量すること. 旧語). 形 carbonometric.
car·bon·u·ria [kɑ̀:bənjú:riə] 炭酸尿〔症〕〔医学〕, 炭酸ガス尿〔症〕.
car·bon·yl [ká:bənil] カルボニル基(2価の基 =C=O のこと).
c. chloride 塩化カルボニル $COCl_2$, = phosgene.
c. compound カルボニル化合物.
c. group カルボニル基(2価の基>C=O をいう).
c. hemoglobin 一酸化炭素血色素〔医学〕, 一酸化炭素ヘモグロビン〔医学〕, カルボニルヘモグロビン, = carboxyh(a)emoglobin.
c. nickel カルボニルニッケル.
c. sulfide 硫化カルボニル COS.
car·bon·yl·a·tion [kɑ̀:bəniléiʃən] カルボニル化〔医学〕.
car·bon·yl·di·ox·y [kɑ̀:bənildaiɑ́ksi] カルボニルジオキシ基.
car·bo·run·dum [kɑ̀:bərʌ́ndəm] カルボランダム, 金剛砂 SiC, = carbide of silicon.
c. disk カルボランダム板, カルボランダムディスク(歯科用).
car·bo·sty·ril [kɑ̀:bəstíril] カルボスチリル 化 α-hydroxyquinoline C_9H_7ON.
car·bo·tri·a·mine [kɑ̀:boutraiǽmi:n] カルボトリアミン, = guanidine.
carboxy- [kɑ:bɑksi] カルボキシ基の(CO または CO_2 がついていることを示す連結形).
car·box·y [kɑ:bɑ́ksi] カルボキシ基.
car·box·y·dis·mu·tase [kɑ:bɑ̀ksidísmjuteis] カルボキシジスムターゼ 化 ribulose-bisphosphate carboxylase.
car·box·y·h(a)e·mo·glo·bin [kɑ:bɑ̀ksihì:mouglóubin] 一酸化炭素ヘモグロビン HbCO (一酸化炭素とヘムとの比較的安定性の化合物で組織への酸素供給を減少させる), = carbonyl hemoglobin.
car·box·y·he·mo·glo·bin·e·mia [kɑ:bɑ̀ksihì:mouglòubiní:miə] 一酸化炭素ヘモグロビン血〔症〕, 一酸化炭素血色素血〔症〕(一酸化炭素中毒のように, 血中に一酸化炭素ヘモグロビンが存在すること).
car·box·y·he·mo·glo·bin·u·ria [kɑ:bɑ̀ksihì:mouglòubinjú:riə] ① 一酸化炭素ヘモグロビン尿症. ② 一酸化炭素中毒.
car·box·yl [kɑ:bɑ́ksil] カルボキシル基, 炭酸基, = oxatyl.
c. group カルボキシル基〔医学〕.
c. terminal カルボキシル末端〔医学〕.
car·box·yl·ase [kɑ:bɑ́ksileis] カルボキシラーゼ (アルコール発酵において焦性ブドウ酸を脱炭酸してアセトアルデヒドを生ずる反応 $CH_3COCOOH \rightarrow CH_3CHO + CO_2$ を触媒する酵素).
car·box·yl·a·tion [kɑ:bɑ̀ksiléiʃən] カルボキシル化.
car·box·yl·ic [kɑ̀:bɑksílik] カルボキシル基の.
c. acid カルボン酸〔医学〕, カルボキシル酸 (-COOH 基をもつ酸).
c. acid type resin カルボン酸樹脂〔医学〕.
carboxymethyl cellulose カルボキシメチルセルロース.
car·box·y·pep·ti·dase [kɑ:bɑ̀ksipéptideis] カルボキシペプチダーゼ(膵臓に存在するタンパク分解酵素で, 天然食物のタンパク質をペプトン, アミノ酸などに変える金属ペプチダーゼ).
c. A カルボキシペプチダーゼA 化 carboxypolypeptidase (C末端アミノ酸を遊離させる水解酵素. ただし, アルギニン, リシン, プロリンは除く).
c. B カルボキシペプチダーゼB 化 protaminase (C末端リシン, アルギニンを優先的に遊離させる水解酵素).
c. C カルボキシペプチダーゼ C 化 serine.
c. G カルボキシペプチダーゼG 化 γ-glutamyl hydrolase.
car·box·y·pol·y·pep·ti·dase [kɑ:bɑ̀ksipɑ̀lipéptideis] カルボキシポリペプチダーゼ(アミノ酸のアミド結合を分解する酵素).
4-car·box·y·ura·cil [- kɑ:bɑ̀ksijú:rəsil] 4-カルボキシウラシル, = orotic acid.
car·boy [ká:bɔi] カルボイ, かご巻きびん, 耐酸びん.
car·bro·mal [kɑ:bróuməl] カルブロマール 化 bromodiethylacetylurea $(C_2H_5)_2CBrCONHCONH_2$ (鎮痛・催眠薬), = carbromalum.
car·bun·cle [ká:bʌŋkl] よう(癰)〔医学〕, カルブンケル(皮下組織の限局性化膿性炎症で, 発熱などの全身症状を伴い, 初期には浸潤性発赤硬結を呈し, 後に軟化し, 開口して排膿が起こる), = carbunculus. 形 carbuncular.
c. malignus 悪性炭疽〔医学〕.
car·bun·cu·lar [kɑ:bʌ́ŋkjulər] カルブンケルの.
c. fever 紅色熱(家畜の疾患).
car·bun·cu·lo·sis [kɑ:bʌ̀ŋkjulóusis] カルブンケル症〔医学〕, よう(癰)症症.
car·bu·ra·tion [kɑ̀:bjuréiʃən] 増熱〔医学〕.
car·bu·ret [ká:bjurit, -reit] 炭化〔物〕, = carbide.
car·bu·re·tor [ká:bjureitər] 気化器, キャブレター.
carburetted water gas 増熱水性ガス〔医学〕.
car·bu·ta·mide [kɑ:bjú:təmaid] カルブタミド 化 N_1-sulfanilyl-N_2-n-butylcarbamid (スルフォンアミド剤の一種で, 経口投与により糖尿病に対し, インスリン注射を必要としない程度に血糖低下の効果があるといわれる), = BZ 55.
car·bu·te·rol hy·dro·chlo·ride [kɑ:bjú:tərɔ:l hàidroukló:raid] 塩酸カルブテロール 化 〔5-[2-(*tert*-butylamino)-1-hydroxyethyl]-2-hydroxyphenyl〕urea monohydrochloride (気管支拡張作用をもつ交感神経興奮薬).
car·byl [ká:bil] カルビル基(-C-).
car·byl·a·mine [ká:biləmin] カルビラミン, = isocyanide.
c. reaction カルビラミン反応(第一アミンにクロロホルムとアルコールカリを混ぜて温めると, カルビラミンを生ずるので, その不快臭によってアミンまたはクロロホルムを検出する), = carbamine reaction.
car·cass [ká:kəs] ① 死体(動物の). ② カーカス(ゴム).
Carcassone, Bernard Gauderic [kɑ:kəsóun]

カルカソン(1728生，フランスの外科医).
C. ligament カルカソン靱帯(尿道三角靱帯).
car·ci·ag [ká:siəg] カルシアグ(*Babesia ovis* によるバルカン半島のヒツジ疾病)，= carseag.
car·cin·ec·tomy [kà:sinéktəmi] 癌切除〔術〕.
car·ci·nel·co·sis [kà:sinilkóusis] 悪性〔癌性〕潰瘍(旧語).
car·cin·e·mia [kà:siní:miə] 癌性悪液質.
carcin(o)– [kɑ:sin(ou), –n(ə)] 癌(医学)またはカニ(動物)の意味を表す接頭語.
car·ci·no·em·bry·on·ic [kà:sinouèmbriánik] 癌胎児性の(癌と胚状態に関係する).
c. antigen (CEA) 癌胎児性抗原(胎生期の胎児消化器管上皮に存在する糖タンパクであるが，大腸癌，肝癌，膵癌などで高値を示すことから，腫瘍マーカー検査の一つとされている).
car·cin·o·gen [kɑ:sínəʤən] 発癌〔性〕物質，= carcinogenic substances.
car·ci·no·gen·e·sis [kà:sinəʤénisis] 発癌〔現象〕〔医学〕. 形 carcinogenetic, carcinogenic.
car·ci·no·gen·ic [kà:sinəʤénik] 発癌性の〔医学〕，= cancerigenic.
c. bacteria 発癌性細菌(ヘリコバクター・ピロリを WHO 発癌物質分類の一群と認定，1994年).
c. factor 発癌因子〔医学〕.
c. substance 発癌〔性〕物質〔医学〕.
car·ci·no·ge·nic·i·ty [kà:souʤənísiti] 発癌性〔医学〕，癌原性.
car·ci·noid [ká:sənɔid] カルチノイド.
c. disease カルチノイド疾患〔医学〕.
c. syndrome カルチノイド症候群〔医学〕(カルチノイド腫瘍に起因して起こる症候群).
c. tumor カルチノイド腫瘍〔医学〕，類癌腫.
car·ci·nol·o·gy [kà:sinálədʒi] 癌学〔医学〕，腫瘍学，= oncology.
car·ci·nol·y·sin [kà:sinálisin] カルシノリシン(中国マツから得られる酵素で，癌細胞を破壊するといわれるもの).
car·ci·nol·y·sis [kà:sinálisis] 癌細胞破壊〔医学〕. 形 carcinolytic.
car·ci·no·lyt·ic [kà:sinəlítik] 癌細胞破壊〔性〕の.
car·ci·no·ma [kà:sinóumə] 癌〔腫〕〔医学〕，= cancer. 複 carcinomas, carcinomata. 形 carcinomatous.
c. adenomatosum 腺癌，腺様癌.
c. brassicoforme 花菜状癌.
c. canalis cervicis 子宮頸管癌.
c. cauliflore 花キャベツ様癌.
c. cell 癌細胞〔医学〕.
c. cutis 皮膚癌，= carcinoma cutaneum.
c. dose 癌線量〔医学〕，制癌量(皮膚紅斑線量の約90〜100%).
c. durum 硬性癌(旧語).
c. endophyticum 内向発育癌，= endophytic carcinoma.
c. epitheliale adenoides 腺上皮癌.
c. ex ulcere 潰瘍癌(胃の)(旧語).
c. exophyticum 外向発育癌.
c. fibrosum 線維癌.
c. gigantocellulare 巨大細胞癌.
c. in situ 上皮内癌〔医学〕，= intraepithelial cancer.
c. in situ of esophagus 食道上皮内癌〔医学〕.
c. labii 口唇癌.
c. laryngis 喉頭癌.
c. laryngis externum 外喉頭癌.
c. laryngis internum 内喉頭癌.
c. linguae 舌癌.
c. mastitoides 乳腺癌(旧語).
c. medullare 髄様癌.
c. melanodes 黒色癌(旧語)，= melanotic carcinoma.
c. molle 軟性癌，= soft cancer.
c. muciparum 粘液分泌癌，= colloid cancer.
c. mucocellulare 粘液細胞癌，= Krukenberg tumor.
c. myxomatodes 粘液腫様癌(旧語).
c. nigrum 黒色癌，= melanotic cancer.
c. of bile duct 胆管癌〔医学〕.
c. of breast 乳癌.
c. of buccal mucosa 頬粘膜癌.
c. of cervix uteri, stage 0 子宮頸癌0期.
c. of cervix uteri, stage I 子宮頸癌I期.
c. of cervix uteri, stage II 子宮頸癌II期.
c. of cervix uteri, stage III 子宮頸癌III期.
c. of corpus uteri 子宮体癌.
c. of fallopian tube 卵管癌.
c. of floor of mouth 口底癌(口腔底癌).
c. of gingiva 歯肉癌，= cancer of gum.
c. of hard palate 硬口蓋癌.
c. of oral cavity 口腔〔粘膜〕癌.
c. of prostate 前立腺癌.
c. of uterine body 子宮体癌.
c. of vulva 外陰癌.
c. ossificans 骨化性癌.
c. pearl 癌真珠.
c. penis 陰茎癌.
c. physaliferum 胞状(担空胞)細胞癌.
c. planocellulare 扁平細胞癌，= squamous cell carcinoma.
c. planoepitheliale 扁平上皮癌.
c. portionis 子宮腟部癌.
c. psammosum 砂腫状癌.
c. sarcomatodes 肉腫様癌(旧語).
c. simplex 単純癌(未分化細胞癌).
c. solidum 充実癌.
c. spinocellulare 有棘細胞癌，= acanthoma.
c. spongiosum 海綿様癌，髄様癌.
c. telangiectaticum 血管拡張癌.
c. villosum 絨毛〔様〕癌.
car·ci·no·ma·ta [kà:sinóumətə] (carcinoma の複数).
car·ci·no·ma·toid [kà:sinóumətɔid] 類癌性の，癌様の.
car·ci·no·ma·to·pho·bia [kà:sinòumətəfóubiə] 癌恐怖症，= cancerphobia.
car·ci·no·ma·to·sis [kà:sinòumətóusis] 癌腫症〔医学〕. 形 carcinomatous.
car·ci·nom·a·tous [kà:sinámətəs] 癌性〔医学〕.
c. degeneration 癌変性〔医学〕.
c. goiter 癌性甲状腺腫〔医学〕.
c. myopathy 癌性ミオパチー，癌性筋障害.
c. neuropathy 癌性ニューロパチー(癌性多発ニューロパチー)，= carcinomatous polyneuropathy syndrome.
c. pericarditis 癌性心膜炎〔医学〕.
c. peritonitis 癌性腹膜炎〔医学〕.
c. pleurisy 癌性胸膜炎.
c. plug 癌性突起〔医学〕.
c. subacute sensory neuropathy 癌性亜急性感覚性ニューロパチー.
c. ulcer 癌性潰瘍〔医学〕.
car·ci·no·mec·to·my [kà:sinəméktəmi] 癌切除術.
car·ci·no·mel·co·sis [kà:sinoumelkóusis] 潰瘍化した癌，= carcinelcosis.
car·ci·no·phil·ia [kà:sinəfíliə] 癌組織親和性. 形 carcinophilic.
car·ci·no·phil·ic [kà:sinəfílik] 癌組織親和性の

〔医学〕.

car·ci·no·pho·bia [kɑ̀:sinoufóubiə] 癌恐怖，= carcinomatophobia.

car·ci·no·sar·co·ma [kɑ̀:sinousɑ:kóumə] 癌肉腫（癌と肉腫との混合型腫瘍）.

car·ci·no·sis [kɑ̀:sinóusis] 癌症，癌腫症，= carcinomatosis.

c. peritonei 腹膜癌症（癌性腹膜炎）.

c. pleurae 胸膜癌腫症.

car·ci·no·stat·ic [kɑ̀:sinəstǽtik] 制癌性〔医学〕，制癌性の.

c. agent 制癌薬〔医学〕.

c. substance 制癌物質〔医学〕.

car·ci·nous [kɑ́:sinəs] 癌様の，= cancerous.

car·co·ma [kɑ:kóumə] カルコマ（熱帯地住民の糞便中にみられる暗褐色斑点）.

card [kɑ́:d] カード.

c. board splint 厚紙副子〔医学〕.

c. clothing 針布〔医学〕.

c. punch カード穿孔〔医学〕.

c.-to-tape converter カードテープ変換器〔医学〕.

c. verifier カード検孔機〔医学〕.

Car·da·mine [kɑ́:dəmi:n] タネツケバナ属（アブラナ科の一属）.

car·da·mom [kɑ́:dəməm] ショウズク［小豆蔻］（ショウガ科植物 *Elettaria cardamomum* などの成熟した果実を乾燥したもので，その種子は健胃薬，香辛料として用いられる），= cardamom seed，cardamomi semen.

c. oil ショウズク［小豆蔻］油（*Elettaria cardamomum* の種子に存在する揮発油），= oleum cardamomi.

Cardanus, Hieronymus [kɑ:dǽnəs] カルダヌス（1501–1576，イタリアの医師・数学者．パドワ大学数授で，800 図からなる人の顔の本の著者(1550)），= Jerome Cardan，Girolamo Cardano.

Cardarelli, Antonio [kɑ:dəréli] カルダレリ（1831–1926，イタリアの医師）.

C. aphthae カルダレリアフタ.

C. sign カルダレリ徴候（大動脈瘤または大動脈弓拡張においては，心拍動とともに喉頭が下方に拍動すること），= Oliver-Cardarelli sign，tracheal tugging，Cardarelli symptom.

cardboard splint 厚紙副子.

car·del·my·cin [kɑ̀:dəlmáisin] カーデルマイシン，= novobiocin.

Carden, Henry Douglas [kɑ́:dən] カーデン（1872没，イギリスの外科医）.

C. amputation カーデン切断術（膝関節の上部で大腿骨を切断する単一皮膚弁利用の切断法）.

car·dia [kɑ́:diə] [L/TA] 噴門，= cardia [TA].

c. reflex 噴門反射.

car·di·ac [kɑ́:diæk] ① 心〔臓〕〔性〕〔医学〕，心臓の．② 心臓病者．③ 噴門の．④ 心臓薬，興奮薬，= cordial.

c. activity 心臓活動〔医学〕.

c. albuminuria 心臓性アルブミン尿（特に弁膜症の）.

c. anasarca 心臓性全身水腫（浮腫）〔医学〕.

c. aneurysm 心室（臓）瘤，心〔臓〕壁動脈瘤〔医学〕，= aneurysma cordis.

c. angiography 心血管造影〔医学〕.

c. anomaly 心奇形.

c. antrum 噴門洞（食道の最下部にみられる膨大部）.

c. aorta 心部大動脈（胚にて心臓を形成する部分の脈管），= ventral aorta，aortic sac.

c. apex 心尖〔医学〕.

c. apnea 心性無呼吸（Cheyne-Stokes 呼吸における）.

c. arch 心弓，= Langer axillary arch.

c. arrest 心〔拍〕停止〔医学〕，急性心停止.

c. arrhythmia 心〔臓〕不整脈〔医学〕.

c. ascites 心〔臓〕性腹水〔医学〕.

c. assist ratio 心補助率〔医学〕.

c. asthma 心臓性喘息〔医学〕（高血圧，心臓弁膜症，冠動脈疾患などの心疾患を基礎にして急性左心不全が起こり，その結果生じた肺循環障害により気道収縮が出現している状態である．就寝後間もなく喘鳴を伴った呼吸困難が突然出現し，患者は起坐呼吸をする）.

c. asthma syndrome 心臓喘息症候群（心臓喘息は高度の左心不全に基づくもので，肺水腫を伴う発作性呼吸困難）.

c. atrophy 心臓萎縮.

c. auricle 心耳〔医学〕.

c. automativity 心自動能〔医学〕.

c. axis 心軸（心臓基底から先端までの線）.

c. beat 心拍〔動〕〔医学〕，心音.

c. block 心〔臓〕ブロック〔医学〕.

c. blood pool 心血液プール〔医学〕.

c. blood pool scintigraphy 心血液プールシンチグラフィ.

c. cachexia 心臓性悪液質〔医学〕.

c. calculus 心臓結石（旧語），= cardiolith.

c. callosity 心臓べんち（胼胝）〔医学〕.

c. care facility 心臓病医療施設〔医学〕.

c. catheter 心カテーテル〔医学〕.

c. catheterization 心臓カテーテル検査〔医学〕，心臓カテーテル法.

c. center 心臓中枢.

c. chamber 心〔臓〕腔.

c. cirrhosis 心臓性肝硬変〔医学〕（うっ血性肝硬変），= congestive cirrhosis.

c. cirrhotic liver 心臓性肝硬変症，= stasis cirrhosis.

c. conduction 心伝導.

c. constriction 心〔臓〕絞窄感〔医学〕.

c. contractility 心〔筋〕収縮性〔医学〕，= myocardial contractility.

c. crisis 心〔臓〕発症〔医学〕.

c. cycle 心〔拍〕周期〔医学〕，心臓周期（収縮期の初めから弛緩期の終わりまで）.

c. death 心臓死〔医学〕.

c. decompensation 心代償不全〔医学〕，心不全，心機能代償不全〔症〕.

c. defibrillator 除細動器〔医学〕，除細動法.

c. delirium 心〔臓〕性せん妄〔医学〕.

c. depressant 心機能抑制薬，心〔筋〕抑制薬〔医学〕.

c. depressor reflex 心臓減圧反射.

c. diastasis 心拍静止期〔医学〕.

c. diet 心臓病食〔医学〕（刺激を避けるような食事）.

c. dilatation 心拡張〔医学〕.

c. disease 心臓病〔医学〕.

c. diuretic 強心利尿薬〔医学〕.

c. dullness 心〔臓〕濁音界〔医学〕，= cardiac dulness.

c. dynamic scintigraphy 心動態シンチグラフィ.

c. dynamics 心〔臓〕力学（心臓の力学的特性に関する学問分野．心臓の収縮・弛緩によるさまざまな動態を研究する）.

c. dyspnea 心臓〔性〕呼吸困難〔医学〕，心性呼吸困難.

c. ectopia 心臓脱〔医学〕.

c. edema 心臓〔性〕水腫（浮腫）〔医学〕，うっ血性水腫（浮腫）〔医学〕.

c. electrophysiology 心臓電気生理〔学〕〔医学〕.

c. emergency 心臓緊急状態〔医学〕.
c. enlargement 心〔臓〕拡大.
c. epilepsy 心臓性てんかん〔医学〕.
c. excitability 心興奮性〔医学〕.
c. Fabry disease 心ファブリ病（α-galactosidase A 活性の遺伝子欠損により発生，左室肥大などをきたす．X 染色体劣性遺伝）.
c. failure 心〔機能〕不全〔医学〕，= heart failure.
c. fibrillation 心〔臓〕細動〔医学〕.
c. flow 心流量.
c. function 心機能.
c. function curve 心機能曲線．→ Frank-Starling curve.
c. ganglia [TA] 心臓神経節，= ganglia cardiaca [L/TA].
c. ganglion 心臓神経節〔医学〕（大動脈弓下の浅在心神経叢），= ganglion of Wrisberg.
c. gland 噴門腺〔医学〕.
c. glands of esophagus 食道の噴門腺.
c. glycoside 強心配糖体〔医学〕（ジギタリス，ストロファンタスなどの）.
c. hemoptysis 心臓性喀血.
c. heterophydiasis 心臓異形吸虫症，= cardiac heterophyiasis.
c. heterophyiasis 心臓異形吸虫症，= cardiac heterophydiasis.
c. histiocyte 心臓性組織球，= Anitschkow myocyte.
c. hormone 心臓ホルモン（心臓およびほかの臓器にあって，心拍および心臓の拡張を左右するもの）.
c. hypertrophy 心〔臓〕肥大〔医学〕.
c. impression [TA] ① 心圧痕，= impressio cardiaca [L/TA]．② 心臓による陥凹〔医学〕.
c. impulse 心尖拍動〔医学〕，心悸動，心衝動，刺激波動.
c. incisure 心切痕.
c. index (CI) 心係数〔医学〕（体表面積 1 平方メートルに対する心臓の 1 分間血液放出量で，正常値は 2.2L/min/m² 以上）.
c. infarction 心筋梗塞〔医学〕，= myocardial infarction.
c. insufficiency 心不全〔症〕〔医学〕，心〔臓〕機能不全，循環不全.
c. jelly 心〔臓〕ゼリー〔医学〕.
c. liver cirrhosis 心〔臓〕性肝硬変〔医学〕.
c. lung うっ血肺〔医学〕，心性肺（心臓病にみられるうっ血肺）.
c. lymphatic ring リンパ噴門輪.
c. maculopapule 心臓性斑状丘疹，= Robertson sign.
c. massage 心〔臓〕マッサージ〔医学〕.
c. metabolism activator 心筋代謝活性〔化〕薬〔医学〕.
c. minute output 毎分〔心〕拍出量〔医学〕.
c. minute volume 毎分心拍出量（心臓が 1 分間に拍出する血液の量で，一般にリットル (L) で表す）.
c. monitor 心臓モニター（特に外科手術におけるショックの際心臓の拍動停止，心室性細動などの心臓の機能が危険に瀕する状態を監視，警告する装置）.
c. murmur 心〔臓〕雑音〔医学〕（心臓を聴診するときに聴取される雑音の一般名で，弁性のものではその発生部位により，僧帽弁，大動脈弁，三尖弁，および肺動脈弁の 4 種に分類され，また心臓周期との関係により収縮期および拡張期の 2 期に分かれる）.
c. muscle 心筋〔医学〕.
c. muscle cell 心筋細胞（心臓筋細胞ともいう．心臓を構成する筋肉細胞）.
c. muscle fiber 心筋線維〔医学〕.
c. muscle tissue 心筋組織〔医学〕.
c. myocyt 心筋細胞〔医学〕.
c. myxoma 心臓粘液腫〔医学〕.
c. myxosarcoma 心臓粘液肉腫〔医学〕.
c. nerve 心臓神経〔医学〕.
c. neuralgia 心臓痛（狭心症），= angina pectoris.
c. neurasthenia 心臓性神経衰弱〔症〕〔医学〕.
c. neurosis 心臓神経症〔医学〕，= irritable heart.
c. notch 心切痕.
c. notch of left lung [TA]〔左肺の〕心切痕，= incisura cardiaca pulmonis sinistri [L/TA].
c. orifice 噴門，= cardia.
c. output 心拍出量〔医学〕.
c. output of stroke volume 一回拍出量〔医学〕.
c. output per minute 毎分〔心〕拍出量〔医学〕.
c. output per second 毎秒〔心〕拍出量〔医学〕.
c. oxygen requirement 心〔筋〕酸素需要〔医学〕.
c. pacemaker 心臓ペースメーカ〔医学〕.
c. pacing 心臓ペーシング.
c. pain 心臓痛.
c. part of stomach 噴門部（胃の），= pars cardiaca ventriculi.
c. performance 心挙動，心機能.
c. plexus [TA] 心臓神経叢，= plexus cardiacus [L/TA].
c. polyp 心〔臓〕ポリ〔ー〕プ〔医学〕（心内膜に付着する球状血栓）.
c. pool scan 心プールスキャン.
c. pool scintigraphy 心プールシンチグラフィ〔医学〕.
c. prominence 心隆起〔医学〕.
c. rate 心拍数〔医学〕.
c. reflex 心臓反射〔医学〕（① 心臓拡張がはなはだしい患者で心筋の弾力性が限界に達していなければ，心臓前胸壁または上腹部の摩擦により心濁音界が縮小するから，X 線透視により心肥大と心拡大との鑑別診断ができる．② 心臓壁に受容体をもつ種々の反射，例えば左室後壁から迷走神経反射が，左室前壁から交感神経反射が起こる），= Abram reflex, Livierato r..
c. region 心臓部〔医学〕，噴門部.
c. reserve 心〔臓〕予備〔力〕〔医学〕（心臓の予備力で，救急に際し発現するが，心臓病患者においては筋運動により呼吸困難を起こすのは，この予備力が低下しているためである）.
c. restorative 強心薬〔医学〕.
c. resuscitation 心蘇生〔医学〕，心臓蘇生術.
c. rhythm 心〔臓〕リズム（律動）〔医学〕，心拍リズム.
c. rupture 心〔臓〕破裂〔医学〕.
c. scan(ning) 心スキャン〔ニング〕〔医学〕.
c. second output 毎秒〔心〕拍出量〔医学〕.
c. second volume 毎秒〔心〕拍出量〔医学〕.
c. segment 内側肺底区.
c. septum 心〔臓〕中隔〔医学〕.
c. shadow 心〔陰〕影〔医学〕.
c. shock 心〔臓〕性ショック〔医学〕，= cardiogenic shock.
c. sign 心徴候〔医学〕.
c. sinus 洞房結節，= sinoauricular node.
c. skeleton 心臓骨（心筋と弁膜とが付着する線維性骨組織）.
c. souffle 心雑音，= heart murmur.
c. sound 心音〔医学〕，= heart sound.
c. space 心臓腔（心膜と胸壁との間隙で，深在部と浅在部とに区別される）.
c. sphincter 噴門括約筋〔医学〕.
c. standstill 心静止〔医学〕，心動停止.
c. stenosis 心臓内狭窄.
c. stimulant 強心薬，強心剤〔医学〕.

C

c. stomach 噴門胃，胃底．
c. synchronization 心拍同期駆動方式〔医学〕．
c. syncope 心臓性失神〔医学〕．
c. tamponade 心〔臓〕タンポナーデ〔医学〕（心臓または心外膜の破裂により血液が心膜内に蓄積して起こる心臓の急性圧迫），= heart tamponade．
c. thrombosis 心臓血栓症〔医学〕．
c. tonic 強心薬．
c. transplantation 心臓移植．
c. tube 心臓管（胚子の心臓）．
c. tumor 心臓腫瘍〔医学〕．
c. type total anomalous pulmonary venous connection 心臓型総〔全〕肺静脈還流〔結合〕異常〔症〕〔医学〕．
c. valve 心臓弁（大動脈弁，僧帽弁，肺動脈弁，三尖弁）．
c. vein 心静脈，心臓の静脈〔医学〕，= vena cordis．
c. ventricle 心室〔医学〕．
c. vertigo 心臓性めまい〔医学〕．
c. vesicle 心嚢．
c. volume 心臓容積〔医学〕．
c. waist 心腰〔医学〕．
c. wall 心臓壁〔医学〕．
c. weakness 心臓衰弱．
c. work 心仕事量．
c. work load 心仕事量〔医学〕．

car·dia·cos ne·gros [ká:diəkos ní:gros] 黒色心臓病患者（Ayerza 病においてみられる赤血球増加症とチアノーゼが著明な者），= black cardiacs．

car·di·a·gra [kà:diǽgrə] 心臓痛〔医学〕，狭心症，胸痛（むねやけ），= heartburn，cardialgia．

car·di·al [ká:diəl] 噴門〔の〕〔医学〕．
c. achalasia 噴門痙攣，= cardiac achalasia，cardiospasm．
c. cancer 噴門癌〔医学〕．
c. gland 噴門腺〔医学〕．
c. notch [TA] 噴門切痕，= incisura cardialis [L/TA]．
c. orifice [TA] 噴門口，= ostium cardiacum [L/TA]．
c. part [TA] 噴門部，= pars cardiaca [L/TA]．
c. part of stomach 〔胃の〕噴門部，= cardia．

car·di·al·gia [kà:diǽlʤiə] 心臓痛〔医学〕，= peratodynia，cardiodynia．

car·di·a·mide [ká:diəmaid] = nikethamide．

car·di·a·nas·tro·phe [kà:diənǽstrəfi] 心臓右方転位．

car·di·a·nes·the·sia [kà:diənesθí:ziə] 心臓無感覚（心臓の感覚消失．旧語）．

car·di·a·neu·ria [kà:diənjú:riə] 心音欠如（旧語）．

car·di·ant [ká:diənt] 強心薬．

car·di·a·spasm [ká:diəspæ̀zəm] 噴門痙攣〔医学〕，= cardiospasm．

car·di·as·the·nia [kà:diəsθí:niə] 神経症性心臓衰弱，= phrenocardia．

car·di·asth·ma [kà:diǽzmə] 心臓〔性〕喘息〔医学〕，= cardiac asthma．

car·di·a·tax·ia [kà:diətǽksiə] 心臓運動失調．

car·di·cen·te·sis [kà:disentí:sis] 心臓穿刺，= cardiocentesis．

car·di·ec·ta·sis [kà:diéktəsis] 心〔臓〕拡張〔医学〕．

car·di·ec·to·my [kà:diéktəmi] ① 心臓切除術．② 〔胃〕噴門切除術〔医学〕．動 cardiectomize．

car·di·nal [ká:dinəl] 基本の，主要の．
c. drug 主薬〔医学〕．
c. flower ロベリア草の花，= *Lobelia cardinalis*．
c. ligament [TA] 基靱帯，= ligamentum cardinale [L/TA]．
c. movement 主要運動．
c. number カーディナル数（濃度）．
c. ocular movements 眼球主要向き運動．
c. point ① 枢要点（産科では，子宮入口の4点，すなわち2つの仙腸骨関節と2つの腸恥骨隆起の一つ）．② 主要点〔医学〕（眼科では，屈折媒から出入する光線の方向を決定する6点の一つ）．
c. symptom 主症状〔医学〕，基本症候，基本症状（体温，呼吸，脈拍などについていう）．
c. tongue 紅舌（表面の上皮が脱落して深紅色を呈するもの）．
c. vein 主静脈，基本静脈（頭頸部の血液を集める胎児の静脈）．

cardi(o)- [ka:di(ou), -di(ə)] 噴門，心臓との関係を表す接頭語．

cardioaccelerating center 心臓促進中枢．

car·di·o·ac·cel·er·a·tor [kà:diouæksélәreitər] 心臓促進神経〔医学〕，心悸（心臓活動）促進薬．
c. center 心臓促進中枢〔医学〕（心臓へ促進線維を送る延髄の中枢），= cardioaccelerator centre．

car·di·o·ac·tive [kà:diəǽktiv] 心臓作用性の．
c. agent 心〔臓〕作用薬．

car·di·o·an·gi·og·ra·phy [kà:diouænʤiágrəfi] 心〔臓〕血管造影（撮影）法〔医学〕．

car·di·o·an·gi·ol·o·gy [kà:diouænʤiáləʤi] 心臓血管学，= cardiovasology．

car·di·o·a·or·tic [kà:diouei ɔ́:tik] 心臓大動脈の．
c. interval 心尖拍動と動脈拍動との間隔，= cardioarterial interval．

car·di·o·ar·te·ri·al [kà:diouα:tí:riəl] 心臓と動脈の．
c. interval 心〔臓〕動脈間隔，c-a 間隔，= c-a interval．

Car·di·o·bac·te·ri·um [kà:dioubæktí:riəm] カーディオバクテリウム属（通性嫌気性のグラム陰性桿菌）．
C. hominis カーディオバクテリウム・ホミニス（心内膜炎の原因となる）．

car·di·o·cai·ro·graph [kà:dioukáirəgræf] 心臓運動随時撮影図．

car·di·o·cele [ká:diəsi:l] 心臓脱出〔医学〕．

car·di·o·cen·te·sis [kà:diousentí:sis] 心臓穿刺〔医学〕．

car·di·o·cha·la·sia [kà:dioukəléisiə] 噴門弛緩症．

car·di·o·ci·net·ic [kà:diousinétik] 心臓運動の．

car·di·o·cir·rho·sis [kà:diousiróusis] 心〔臓〕性（うっ血性）肝硬変〔医学〕，= Hutinel disease．

car·di·o·cla·sia [kà:dioukléiziə] 心臓破裂，= cardioclasis．

cardiodiaphragmatic angle 心横隔膜角．

cardiodiaphragmatic syndrome 心臓横隔膜症候群（横隔膜左半分が弛緩して胃と結腸とにガスが蓄積し，心臓転位，大動脈陰影の拡大，心雑音が聴取される）．

car·di·o·di·la·tor [kà:dioudáileitər] 噴門拡張器．

car·di·o·din·ia [kà:diədíniə] 心臓痛〔医学〕．

car·di·o·di·o·sis [kà:dioudaióusis] 噴門拡張〔術〕．

car·di·o·dy·nam·ics [kà:dioudainǽmiks] 心臓力学．

car·di·o·dy·na·min [kà:dioudáinəmin] 副交感神経刺激薬，= parasympathol．

car·di·o·dyn·ia [kà:dioudíniə] 心臓痛．

car·di·o·dys·es·the·sia [kà:dioudìsesθí:ziə] 心臓神経支配障害．

car·di·o·e·soph·a·ge·al [kà:diouisɑ̀fəʤí:əl] 噴門食道性の．

cardiofacial syndrome 心臓・顔症候群．

car·di·o·fil·a·ri·a·sis [kà:dioufìləráiəsis] 心臓フィラリア症（イヌの），= heartworm infestation．

car·di·o·gen·e·sis [kɑ̀:diədʒénisis] 心臓発生.

car·di·o·gen·ic [kɑ̀:diədʒénik] 心臓性の，心原性の，= cardiogenous.

c. ascites 心原性腹水症.

c. embolism 心原性塞栓（非弁膜症性心房細動によるものが多い）.

c. oscillation 心〔原〕性オッシレーション.

c. plate 心臓形成板（胚子頭縁にある中胚葉の部分で，将来胎生心臓に発育するもの）.

c. pulmonary edema 心原性肺水腫〔医学〕（肺浮腫）.

c. shock 心原性ショック〔医学〕，心臓性ショック（心筋収縮不全によって生ずる血圧低下とショック症状）.

car·di·og·e·nous [kɑ:diɑ́dʒənəs] 心原性の〔医学〕.

car·di·og·lia [kɑ:diɑ́gliə] 心〔臓〕ゼリー〔医学〕.

car·di·o·gly·co·side [kɑ̀:diougláikəsaid] 強心〔性〕配糖体.

car·di·o·gram [kɑ́:diəgræm] 心拍（動）曲線〔医学〕，心機図〔医学〕（① 心拍記録器でつくった心臓運動図. ② apex–，electro–，phono– などの接頭語を付けて種々の心活動の記録にも用いる）.

car·di·o·graph [kɑ́:diəgræf] カルジオグラフ，心拍記録器〔医学〕（心臓部における運動の型および力を測定描写する器械で，これを用いる診断法を cardiography と呼ぶ）.

car·di·og·ra·phy [kɑ̀:diɑ́grəfi] 心拍〔動〕記録〔法〕〔医学〕，心臓図〔学〕〔医学〕，カルジオグラフィ（echo–，epex– などの接頭語をつけて心エコー図，心尖拍動図などのように用いる）.

car·di·o·he·pat·ic [kɑ̀:diouhipǽtik] 心肝の.

c. angle 心肝角（肝臓濁音上界と心臓濁音の直立縁がなす角）.

c. triangle 心肝三角（心臓と肝臓とを区別する右側第5肋間隙にある三角）.

car·di·o·he·pa·to·meg·a·ly [kɑ̀:diouhèpətəmégəli] 心肝肥大〔症〕.

car·di·oid [kɑ́:diɔid] ① 心臓形の，= heartlike. ② カージオイド集光器.

c. condenser 暗視野集光鏡.

car·di·o·in·hib·i·to·ry [kɑ̀:diouinhíbitəri] 心臓機能抑制性の.

c. center 心臓抑制中枢〔医学〕（延髄の中枢で，迷走神経により心臓へ抑制線維が送られる），= cardioinhibitory centre.

car·di·o·ki·net·ic [kɑ̀:dioukinétik] 心臓運動の.

car·di·o·ky·mog·ra·phy [kɑ̀:dioukaimɑ́grəfi] 心臓運動描画法.

car·di·o·lip·in [kɑ̀:diəlípin] カルジオライピン $C_{120}H_{206}O_{24}P_3Na_3$（M. C. Pangborn が1947年に，ウシ心臓のアルコール抽出液から得たリン脂質で，レシチンまたはコレステリンを加えて梅毒血清反応の抗原として用いられる）.

car·di·o·lith [kɑ́:diəliθ] 心臓内結石（心臓壁や弁の石灰化）.

car·di·ol·o·gist [kɑ̀:diɑ́lədʒist] 心臓学者，心臓病専門医.

car·di·ol·o·gy [kɑ̀:diɑ́lədʒi] 心臓病学〔医学〕，心臓学，循環器学.

car·di·ol·y·sis [kɑ̀:diɑ́lisis] 心膜剥離術〔医学〕（癒着性心膜炎に際し心壁前面の肋骨，肋軟骨または胸骨を切除して心臓を遊離する手術），= thoracolysis praecardiaca.

car·di·o·ma·la·cia [kɑ̀:dioumәléiʃiə] 心臓軟化〔症〕〔医学〕，心筋軟化.

car·di·o·me·ga·lia [kɑ̀:dioumegǽliə, –migéil–] 心〔臓〕拡大，心〔臓〕肥大，巨心症，= cardiomegaly. 形 cardiomegalic.

car·di·o·meg·a·ly [kɑ̀:diəmégəli] 心〔臓〕肥大，心〔臓〕拡大〔医学〕.

car·di·o·mel·a·no·sis [kɑ̀:dioumèlənóusis] 心臓黒色症.

cardiomelic syndrome 心臓・手症候群，= Holt-Oram syndrome，heat-hand syndrome.

car·di·o·men·to·pexy [kɑ̀:diouméntəpeksi] 心臓大網固定術，= cardio-omentopexy.

car·di·om·e·ter [kɑ̀:diɑ́mitər] 心臓計（心臓の活動力を測定するために用いる機械で，それを用いる検査法を cardiometry という）. 形 cardiometric.

car·di·om·e·try [kɑ̀:diɑ́mitri] 心臓計測〔法〕.

car·di·o·mo·til·i·ty [kɑ̀:dioumoutíliti] 心臓運動能.

cardiomuscular bradycardia 心筋性徐脈（心筋疾患による徐脈）.

car·di·o·my·o·li·po·sis [kɑ̀:dioumàioulipóusis] 心筋脂肪変性.

car·di·o·my·op·a·thy [kɑ̀:dioumaiɑ́pəθi] 心筋症〔医学〕，心筋障害〔医学〕，= myocardiopathy.

car·di·o·my·o·pexy [kɑ̀:dioumàiəpéksi] 心筋胸筋固定術（心外膜除去後，切除した胸筋の一部を心筋と心膜に固定して，心臓の側副血行を保持する手術）.

car·di·o·my·ot·o·my [kɑ̀:dioumaiɑ́təmi] 噴門筋切開〔術〕〔医学〕（噴門痙攣症に用いる手術で噴門筋を漿膜側より切開，離断する方法）.

car·di·o·ne·cro·sis [kɑ̀:diounikróusis] 心臓壊死.

car·di·o·nec·tor [kɑ̀:diənéktər] 心臓刺激伝導系（洞房結節 atrionector とヒス束 ventriculonector とを含む心拍動調節構造）.

c. hypothesis 心臓連合体仮説. → cardionector.

car·di·o·neph·ric [kɑ̀:diənéfrik] 心腎の.

car·di·o·neu·ral [kɑ̀:diounjú:rəl] 心臓神経の.

car·di·o·neu·ro·sis [kɑ̀:diounju:róusis] 心臓神経症〔医学〕（心臓機能障害，窒息感，潮紅，不安などの症候群），= pseudoangina pectoris，cardiac neurasthenia，neuro circulatory asthenia.

car·di·o–o·men·to·pexy [kɑ́:diou ouméntəpeksi] 心臓大網固定術〔医学〕（横隔膜を通って大網の一部を心臓に縫合し，後者の血液循環を助長する手術），= O'Shaughnessy operation，cardiomentopexy.

car·di·o·pal·mus [kɑ̀:diəpǽlməs] 心悸〔亢進〕症（旧語）.

car·di·o·pal·u·dism [kɑ̀:diəplǽljudizəm] マラリア性心臓病.

car·di·o·par·a·pla·sis [kɑ̀:dioupərǽpləsis] 心臓形成異常.

car·di·o·path [kɑ́:diəpæθ] 心臓病患者.

car·di·o·path·ia [kɑ̀:diəpǽθiə] 心臓病，= cardiopathy.

car·di·o·pa·thol·o·gy [kɑ̀:dioupəθɑ́lədʒi] 心臓病理学.

car·di·op·a·thy [kɑ̀:diɑ́pəθi] 心臓障害〔医学〕，心臓病，心疾患. 形 cardiopathic.

car·di·o·per·i·car·di·o·pexy [kɑ̀:dioupèrikɑ́:diəpeksi] 心臓心膜固定〔術〕.

car·di·o·per·i·car·di·tis [kɑ̀:dioupèrikɑ:dáitis] 心臓心膜炎.

car·di·o·pho·bia [kɑ̀:dioufóubiə] 心臓病恐怖症〔医学〕.

car·di·o·phon·o·gram [kɑ̀:dioufóunəgræm] 心音図.

car·di·o·phre·nia [kɑ̀:dioufrí:niə] 心臓神経症〔医学〕，= phrenocardia.

cardiophrenic angle 心横隔膜角〔医学〕，= cardiodiaphragmatic angle，phrenopericardial a..

car·di·o·phyl·line [kɑ̀:diəfílin] カルジオフィリン，= aminophylline.

car·di·o·plas·ty [kɑ́:diəplæsti] 噴門形成〔術〕

〔医学〕.

car·di·o·ple·gia [kὰ:diəplí:ʤiə] 心停止法〔医学〕, 心臓麻痺, 心臓外傷.

car·di·o·ple·gic [kὰ:diəplí:ʤik] 心停止〔性〕〔医学〕, 心臓麻痺の.

c. asystolia 心臓麻痺性不全収縮.

car·di·o·pneu·mat·ic [kὰ:diənju:mǽtik] 心肺の.

car·di·o·pneu·mo·graph [kὰ:diənjú:məgræf] 心肺運動描記器.

car·di·o·pneu·mog·ra·phy [kὰ:diənju:mάgrəfi] 心肺〔運動〕描記法.

C

car·di·o·pneu·mon·o·pexy [kὰ:diounju:mάnə-peksi] 心肺固定術(心臓と左肺とを連合させて側副血行を助長する手術で, 機械的または化学的方法により血管癒合をつくる).

car·di·op·to·sia [kὰ:dioutóusiə] 心〔臓〕下垂症(Rummo 病と呼ばれることもある).

car·di·op·to·sis [kὰ:diaptóusis] 心〔臓〕下垂症〔医学〕, = cardioptosia.

car·di·o·pul·mo·nary [kὰ:dioupʌ́lmənəri] 心肺の〔医学〕.

c. arrest (**CPA**) 心肺停止〔医学〕(心臓の拍動と呼吸の停止をいう. 社会的には DOA (dead on arrival) と呼ばれるが, 心肺機能停止状態を意味するので医学的には CPA が用いられる).

c. arrest on arrival (**CPAOA**) 来院時心肺停止状態.

c. bypass 心肺バイパス〔医学〕, 人工心肺〔医学〕(心臓手術の際に, 体外循環を行う術式. 心臓へ戻ってくる静脈血を動脈に送り出す).

c. bypass with deep hypothermia 超低体温併用体外循環〔医学〕.

c.-cerebral resuscitation (**CPCR**) 心肺脳蘇生法〔医学〕.

c. dysfunction 心肺機能不全.

c. index 心肺係数〔医学〕.

c. machine 人工心肺.

c. murmur 心肺性雑音(心肺相互の衝動により起こる).

c. resuscitation (**CPR**) 心肺蘇生法〔医学〕(呼吸・循環状態など生命に危機的な状況が出現した場合, 緊急に行われる蘇生術. 一次救命処置 basic life support (BLS) と二次救命処置 advance life support (ALS) に分かれる. 前者は家庭などの現場で, 救命用機器など使用せずだれもができる方法. 後者は病院などで器具や薬剤を用いて専門家が行う方法).

c. schistosomiasis 心肺住血吸虫症.

c. splanchnic nerves 心肺内臓神経.

car·di·o·punc·ture [kὰ:diəpʌ́ŋkʧər] 心臓穿刺, = cardiocentesis.

car·di·o·py·lo·ric [kὰ:diəpailɔ́:rik] 噴幽門の.

car·di·o·re·nal [kὰ:diərí:nəl] 心腎の, = cardionephric.

car·di·o·res·pi·ra·to·ry [kὰ:diəréspirətɔ:ri] 心臓性呼吸の〔医学〕.

c. function 心肺機能〔医学〕.

c. monitoring 心呼吸モニター.

car·di·o·roent·gen·o·gram [kὰ:diourentgénə-græm] 心臓X線図.

car·di·or·rha·phy [kὰ:diɔ́:rəfi] 心筋縫合〔術〕.

car·di·or·rhex·is [kὰ:diəréksis] 心〔臓〕破裂〔医学〕.

car·di·oschi·sis [kὰ:diάskisis] 心臓胸膜剥離術(癒着性心膜炎における外科手術).

car·di·o·scle·ro·sis [kὰ:diouskliəróusis] 心臓硬化症(線維性心筋硬化).

car·di·o·scope [kά:dìəskoup] 心臓鏡(心臓内部を観察するために用いる器械で, 内管と外管とからなり, 内管は光学系, 外管の先端にあるガラス窓の周囲をリンゲル液で洗いながら観察する).

car·di·os·cop·y [kὰ:diάskəpi] 心臓鏡〔検査〕法(フレキシブルファイバースコープにより心臓内部を観察する方法).

car·di·o·se·lec·tive [kὰ:diousiléktiv] 心選択性の(例えば β ブロック薬で).

car·di·o·spasm [kά:diəspæzəm] 噴門痙攣.

car·di·o·sphyg·mo·gram [kὰ:diousfígməgræm] 心臓脈拍図.

car·di·o·sphyg·mo·graph [kὰ:diousfígməgræf] 心脈波計(心臓の運動と橈骨脈拍とを同時に描写する装置).

car·di·o·ste·no·sis [kὰ:dioustinóusis] 狭心症.

car·di·o·sur·gery [kὰ:diousə́:ʤəri] 心臓外科.

car·di·o·sym·phy·sis [kὰ:diəsímfisis] 心臓癒着症.

car·di·o·tach·o·graph [kὰ:diətǽkəgræf] 心拍タコグラフ〔医学〕(心拍頻度の変化を連続記録する装置).

car·di·o·ta·chom·e·ter [kὰ:dioutəkάmitər] 心拍タコメータ〔医学〕, 心拍自記記録計〔医学〕, 長期心拍タコメータ(長期にわたり心臓の拍動数を測る器械).

cardiotaxic asystolia 心悸亢進性不全収縮.

car·di·o·tel·e·phone [kὰ:diətélifoun] 心音聴取器.

car·di·o·ther·a·py [kὰ:diəθérəpi] 心臓病治療法.

cardiothoracic index 心胸〔郭〕指数〔医学〕, 心胸比(X線像において胸郭の最大横径に対する心臓の最大横径の比).

cardiothoracic ratio (**CTR**) 心胸郭比〔医学〕(胸部X線写真で心臓の直径(a+b)と胸郭(A)の比をいう).

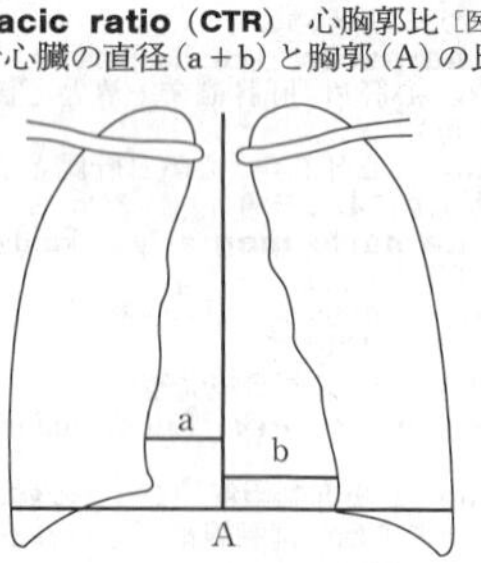

$\frac{(a+b)}{A} \times 100 =$ 50%以下 正常
50%以上 心拡大

(ただし間接撮影では53%以上を心拡大とする)

心胸郭比

cardiothoracic surgery 心臓胸部外科〔医学〕.

car·di·o·thy·ro·tox·i·co·sis [kὰ:diəθàiroutὰksi-kóusis] 心臓型甲状腺中毒〔症〕〔医学〕, 甲状腺中毒性心臓症〔医学〕, 重症性心合併症を伴う甲状腺機能亢進症.

car·di·o·to·co·gram (**CTG**) [kὰ:dioutóukəgræm] 胎児心拍陣痛図.

car·di·o·to·cog·ra·phy (**CTG**) [kὰ:dioutoukάgrə-fi] 胎児心拍数記録法.

car·di·ot·o·my [kὰ:diάtəmi] ① 心臓切開〔術〕〔医学〕. ② 噴門切開〔術〕〔医学〕.

car·di·o·ton·ic [kὰ:diətάnik] 強心薬, = cardiotonica.

c. agent 強心薬〔医学〕.

c. diuretic 強心利尿薬〔医学〕.

c. steroid 強心ステロイド〔医学〕.

car·di·o·to·nus [kà:diátənəs] 心臓緊張.
car·di·o·to·pom·e·try [kà:diətəpámitri] 心臓濁音部測定.
car·di·o·tox·ic [kà:diətáksik] 心臓毒.
  c. myolysis 心毒性筋変性.
cardiotoxin 心臓毒性(心臓に特異的な効果をもつ有毒な配糖体).
car·di·o·troph·o·ther·a·py [kà:dioutráfəθerəpi] 心臓代謝療法.
cardiotuberculous cirrhosis 心臓結節性肝硬変, = Hutinel disease.
car·di·o·val·vu·li·tis [kà:diəvæ̀lvjuláitis] 心〔臓〕弁膜炎.
car·di·o·val·vu·lo·tome [kà:diəvǽlvjulətoum] 心〔臓〕弁膜切開器.
car·di·o·val·vu·lot·o·my [kà:diouvæ̀lvjulátəmi] 心〔臓〕弁膜切開〔術〕[医学](特に僧帽弁狭窄症における).
car·di·o·vas·cu·lar [kà:diəvǽskjulər] 心〔臓〕血管の [医学].
  c. abnormality 心〔臓〕血管異常 [医学].
  c. circulation 心〔臓〕血管循環 [医学].
  c. cycle 心〔臓〕血管周期(全身の循環路の総称).
  c. disease 心〔臓〕血管疾患 [医学].
  c. disease nursing 心〔臓〕血管疾患看護 [医学].
  c. disturbance 心〔臓〕血管障害 [医学].
  c. drug 心臓脈管薬(強心薬をいう), = cardiotonic.
  c. examination 心〔臓〕血管検査 [医学].
  c. hemodynamics 心〔臓〕血管血行動態 [医学].
  c. malformation 心〔臓〕血管奇形 [医学].
  c. monitor 心〔臓〕血管監視装置 [医学].
  c. neurasthenia 心臓神経症 [医学], 心血管性神経衰弱, = phrenocardia.
  c. neurosis 心血管神経症(循環器神経症で, 自覚的には心悸亢進, 呼吸促進, 心臓痛, 易疲労性があるが, 他覚的には何らの器質的変化が認められない).
  c. nursing 心〔臓〕血管看護 [医学].
  c. pathology 心〔臓〕血管病理学 [医学].
  c. physiology 心〔臓〕血管生理学 [医学].
  c. pregnancy complication 心臓・血管系妊娠合併症 [医学].
  c. reflex 心血管性反射, = Bainbridge reflex.
  c.-renal 心臓血管腎臓の.
  c.-renal disease 心〔臓〕血管・腎疾患 [医学].
  c.-renal disease death rate 心血管腎疾患死亡率 [医学].
  c. surgery 心〔臓〕血管外科 [医学].
  c. symptom 循環〔器〕症状 [医学].
  c. syphilis 心〔臓〕血管〔系〕梅毒 [医学].
  c. system [TA] ① 心脈管系, = systema cardiovasculare [L/TA]. ② 循環系 [医学].
  c. system aging 心〔臓〕血管系老化 [医学].
  c. therapeutics 心〔臓〕血管治療学 [医学].
  c. tuberculosis 心〔臓〕血管系結核 [医学].
car·di·o·vas·ol·o·gy [kà:diouvæsáləʤi] 心臓血(脈)管学, = cardioangiology.
car·di·o·vect·og·ra·phy [kà:diouvektágrəfi] 心臓ベクトル撮影法.
car·di·o·ver·sion [kà:diouvə́:ʒən] 心臓除細動 [医学], 電気〔的〕除細動, カルジオバージョン(電気刺激による洞調律の回復).
car·di·o·ver·ter [kà:diouvə́:tər] 心臓除細動器 [医学], 電気〔的〕除細動器.
Car·di·o·vi·rus [kà:diouváiərəs] カルジオウイルス属(ピコルナウイルス科の一属で, 脳心筋炎ウイルスなどが含まれる).
car·di·tis [kɑ:dáitis] 心〔臓〕炎 [医学].
car·dol [ká:dɔ:l] カルドル ㊥ 5-pentadeca dienyl-resorcinol $C_{15}H_{27}C_6H_4(OH)_2$ (西インド産ウルシ科植物 *Anacardium occidentale* のカシューノキ〔檟如樹〕の果殻に含まれている淡黄色粘稠の刺激発泡性物質).
card·punch·er [ká:dpʌnʧər] カード穿孔器 [医学].
card·read·er [ká:dri:dər] カード読取器 [医学].
care [kέər] 介護 [医学], ケア [医学], 世話, 配慮, 注意.
  c. and training of children 小児の養護としつけ.
  c. and training teaching 養護教育 [医学].
  c. coordination ケア・コーディネーション.
  c. for the aged 老人介護.
  c. giver 介護者 [医学].
  c. house ケアハウス(老人福祉法に位置付けされる社会福祉施設. 住居の提供の他, 日常生活を援助するサービスが受けられる. 原則として60歳以上で独立して生活するには不安のある高齢者や身体機能低下者が対象となる).
  c. insurance 介護保険(老後の不安要因である介護を社会全体で支えるために, 社会保険方式によって給付と負担の関係を明確にして, 利用者が選択して保険医療福祉サービスを受け, 介護を医療保険から切り離し, 社会的な入院解消の条件整備をねらいとした保険制度).
  c. management ケアマネジメント(介護保険制度の法制化とともに用いられるようになった. 要介護者に対して各種介護サービスを調整し組み合わせて, 適切なケアを提供する).
  c.-mix ケア・ミックス [医学](急性期型, 療養型などタイプを超え, 並行したケア体制).
  c. needs ケア・ニーズ [医学], 介護度.
  c. of aged 老人保健 [医学].
  c. of hair 毛髪の手入れ [医学].
  c. plan ケアプラン [医学], 看護計画.
  c. worker 介護福祉士.
car·e·ba·ria [kæ̀ribέəriə] 頭部圧迫感.
career choice 職業選択 [医学].
career development plan キャリア開発計画.
career mobility 職業移動性 [医学].
car·ene [kǽri:n] カレン $C_{10}H_{16}$ (カランの不飽和誘導体で, Δ^3-および Δ^4-の2異性体がある).
careless actions 不注意な行為.
car·e·o·try·pan·o·sis [kæ̀rioutràipənóusis] = Chagas disease.
Ca·rex [kέəriks] スゲ属(カヤツリグサ科 *Cyperaceae* の一属).
Carey Coombs murmur ケアリー・クームズ雑音(カーレイ・クームズとも表記する. 拡張中期雑音). → Coombs murmur.
Cargile, Charles H. [ká:ʤail] カーギル(1853–1930, アメリカの外科医).
  C. membrane カーギル膜(腹腔内癒着を避けるために用いる動物膜).
ca·ri·b(i) [kæríb(i)] 流行性壊疽性直腸炎, = epidemic gangrenous proctitis.
Ca·ri·ca [kǽrikə] パパイヤ属, バンカジュ〔蕃瓜樹〕(パパイヤ科 *Caricaceae* の一属).
  C. papaya パパイヤ(果実はパパインの原料, 未熟は砂糖漬, 奈良漬に利用し, 熟果は食用), = papaya, papaw.
Car·ic·a·ce·ae [kærikéisii:] パパイア科.
car·i·es [kέərii:z] ① カリエス [医学], 骨瘍, 骨疽. ② う歯, 虫歯(むしば), う食(蝕).
  c. activity う蝕活動性.
  c. alveolaris specifica 歯槽膿漏.
  c. experience う歯経験, = caries prevalence.
  c. humida 湿性う歯.
  c. immune う蝕免疫性の.

c. index う蝕指数.
c.-inducing diet う蝕誘発食.
c. madia 中等度う歯.
c. necrotica 壊疽性骨疽.
c. nigra 黒色う歯.
c. of bone 骨カリエス〔医学〕, 骨疽, 骨瘍.
c. of rib 肋骨カリエス〔医学〕.
c. of spine 脊椎カリエス〔医学〕.
c. profunda 深在う歯.
c. resistant う蝕抵抗性.
c. score う蝕スコア.
c. sicca 乾性う歯, = dry caries.
c. superficialis 浅在う歯.
c. susceptibility う蝕感受性.
c. syphilitica 梅毒性骨疽.
c.-test diet う蝕試験食.
ca·ri·na [kəráinə] ① 舟弁. ② 分岐櫛, 龍骨. ③ 胸峰(鳥類の). 複 carinae.
c. nasi 鼻分岐櫛, 鼻龍骨.
c. of trachea [TA] 気管カリナ(気管龍骨), =carina tracheae [L/TA].
c. tracheae [L/TA] 気管カリナ(気管龍骨. 気管が左右の気管支に分かれる部位にある), = carina of trachea [TA].
c. urethralis vaginae [L/TA] 腟の尿道隆起, = urethral carina of vagina [TA].
Car·i·na·tae [kæ̀rinéiti:] 峰胸類(新鳥亜綱の一類).
car·i·nate [kǽrineit] 龍骨形の.
c. abdomen 龍骨状腹.
car·i·na·tion [kæ̀rinéiʃən] ① 櫛形成. ② 龍骨形成. 形 carinate.
car·ing [kéəriŋ] ① ケア行為(看護), ケアリング. ② 世話すること, 保護すること.
cariniform cartilage 龍骨状軟骨(ウマの胸骨上端にみられる).
car·i·o·gen·e·sis [kæ̀riəʤénisis] う蝕発生.
car·i·o·gen·ic [kæ̀riəʤénik] う蝕原性の, カリエス誘発性の.
c. agent う蝕原性物質.
c. bacteria う蝕〔原性〕菌.
c. diet う蝕原性食.
c. streptococcus う蝕〔原性〕レンサ球菌.
car·i·o·ge·nic·i·ty [kæ̀riəʤənísiti] う蝕原性. 形 cariogenetic, cariogenic.
car·i·ol·o·gy [kæ̀riáləʤi] ① 細胞核学. ② カリエス caries の発生と予防の学問, = karyology.
car·i·os·i·ty [kæ̀riásiti] 腐食性(骨または歯の), カリエス性〔医学〕.
cariostatic agent う蝕抑制物質.
ca·ri·ous [kéəriəs] ① う歯の, う蝕の, カリエスの〔医学〕. ② 骨疽の.
c. cavity う窩.
c. cone う蝕円錐, う歯円錐.
c. osteitis 骨髄炎.
c. tooth むしば〔医学〕, う歯.
c. ulcer 壊疽.
Caripito itch カリピト痒疹(ベネズエラのサンファン河に生息する昆虫の翅粉の刺激による疱疹).
car·i·so·pro·dol [kæ̀risoupróudɔ:l] カリソプロドール 化 2-methyl-2-prophl-1,3-propanediol carbamate isopropyl-carbamate $C_{12}H_{24}N_2O_4$ (骨格筋弛緩薬), = isopropyl meprobamate.
ca·ris·sin [kərísin] カリッシン(カリッサ樹の樹皮に存在する配糖体で, ストロファンチン様の作用がある).
car·i·zide [kǽrizid, -zaid] カリザイド 化 diethylcarbamazine citrate (フィラリア治療薬).
carking care 煩労(イライラすること).
Carle, Antonio [ká:l] カール(1854-1927, イタリアの外科医. 脳外科に貢献多く, Rottone とともに破傷風の伝染性を証明した(1884)).
Carlen, Eric [ká:rlən] カーレン(スウェーデンの耳鼻咽喉科医).
C. tube カーレン管(肺機能検査に用いられる気管支内挿管チューブ).
Carleton, Bukk G. [ká:ltən] カールトン(1856-1914, アメリカの医師).
C. spot カールトン斑点(長管骨骨幹にみられる淋菌感染性硬化性斑点).
Carlsbad salt [ká:lsbæd sɔ́:lt] カールスバッド泉塩(硫酸ナトリウム, 硫酸カリウム, 塩化ナトリウム, 炭酸水素ナトリウムの混合物), = sal carolinum factitum.
Carlson, Anton Julius [ká:lsən] カールソン(1875生, アメリカの生理学者. 胃および消化作用の生理学者で, 胃瘻から気嚢を挿入して, 胃運動を記録し(1912), 飢餓抑制法を研究した(1916)).
C. test カールソンテスト〔医学〕.
Carlsson, Arvid [ká:lsən] カールソン(1923生, スウェーデンのウプサラ生まれ. 神経伝達物質ドパミンの働きを明らかにした. 神経系における情報伝達機構の研究業績により, 2000年度ノーベル医学・生理学賞を受賞).
carm·al·um [ká:mələm] カルマラム(カルミン1, ミョウバン10, 水100mL からなる染色液).
Carman, Russell D. [ká:mən] カルマン(1875-1926, アメリカの放射線科医).
C. meniscus sign カルマン半月徴候〔医学〕, カルマンメニスクス徴候(胃癌においてX線透視を行い, バリウムが充満する前に指で胃壁を圧迫して上下に動かすと, 薄層が現れ, 胃後壁の腫瘍と潰瘍との陥凹部が認められる).
C. sign カルマン徴候.
Carmichael, J. P. [ká:maikəl] カーマイケル(1856-1946, アメリカの歯科医).
C. crown カーマイケル冠(橋義歯の架橋用歯冠), = Carmichael attachment, C. three-quarter crown.
car·min·a·tive [ká:minətiv] 駆風薬〔医学〕.
c. mixture 駆風合剤(炭酸マグネシウム65, 炭酸カリウム3, アヘンチンキ25, カラウェー油0.5, フェンネル油0.5, ハッカ油0.5, シロップ160 に水を加えて1,000mL とする), = Dalby carminative.
car·mine [ká:min] カルミン(コチニールの色素のアルミニウムレーキで, 特に糖原, 粘質などの染出に用いる), = carminum, cochineal.
c. cell (カルミン生体染色陽性の網内皮系細胞).
c. fibrin カルミン線維素(ウシ, ウマ血の線維素に, カルミン, グリセリンを配したもので, ペプシン検出用試薬).
c. red カルミン赤 $C_{11}H_{12}O_7$ (カルミンの誘導物で, 染色に用いる).
car·min·ic ac·id [ka:mínik ǽsid] カルミン酸 $C_{22}H_{20}O_{13}$ (カルミンの主成分で, アルカリ液中で塩を形成する).
car·mo·fur [ká:məfər] カルモフール 化 5-fluoro-*N*-hexyl-3,4-dihydro-2,4-dioxopyrimidine-1(2*H*)-carboxamide $C_{11}H_{16}FN_3O_3$: 257.26 (フルオロピリミジン系代謝拮抗性抗悪性腫瘍薬(核酸合成阻害). 消化器癌や乳癌に適用). (→ 構造式)
car·mus·tine [ka:mʌ́sti:n] カルムスチン 化 1,3-*bis* (2-chloroethyl)-1-nitrosourea $C_5H_9Cl_2N_3O_2$ (抗腫瘍薬).
car·nal·lite [ká:nəlait] 砂金歯石 $KCl\text{-}MgCl_2\text{-}6H_2O$.
car·nas·si·al [ka:nǽsiəl] 裂肉.
c. tooth 裂肉歯(にくさきば), 割切歯.

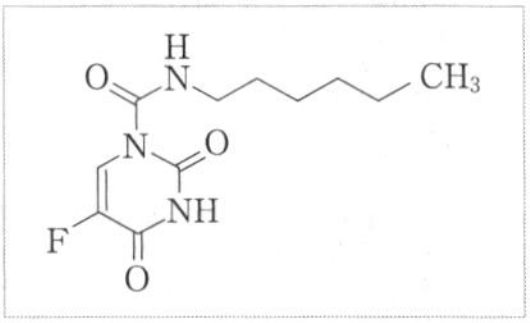

car·na·u·ba [kà:nəjú:bə, –naú:bə] カルナウバ(南アメリカ産シュロ[棕櫚]の根茎).
c. wax カルナウバろう(蝋)[医学](シュロの葉から得られるろうで，軟膏基剤，錠剤のつや出しに用いられる).
car·na·u·ban·ol [kà:nəjú:bənɔ:l, –náu–] カルナウバノール $CH_3(CH_2)_{22}CH_2OH$ (ラノリンおよびカルナウバろうに存在する白色固形アルコール).
car·na·ub·ic ac·id [kà:nəjú:bik, –náu– ǽsid] カルナウビン酸 $C_{24}H_{48}O_2$ (カルナウバろうから得られる脂肪酸で，リグノセリン酸の異性体).
car·na·u·bon [kà:nəjú:bən, –náu–] カルナウボン(腎臓に含まれているリン脂質).
car·na·ub·yl [kà:nəjú:bil, –náu–] カルナウバ基 $(CH_3(CH_2)_{22}CH_2–)$.
c. alcohol カルナウビルアルコール，= carnaubanol.
car·ne·gine [ká:niʤin] カルネギン $C_{13}H_{19}NO_2$ (*Carnegiea gigantea* から得られる油状のアルカロイド)，= pectenine.
car·ne·ous [ká:niəs] ① 肉の. ② 肉欲の，= carnal.
c. degeneration 肉様変性.
c. mole 肉様奇胎[医学]，肉胎，肉状奇胎，= fleshy mole.
c. pannus 肉様パンヌス[医学].
c. trabecula 肉柱[医学].
Carnett, J. B. [kɑ:nét] カルネット(アメリカの医師).
C. sign カルネット徴候(圧痛の所在が腹腔内か腹壁にあるのかを示す徴候. ① 腹壁の筋が収縮すると腹部の圧痛が消失すれば，腹腔内起源の痛みである. ② 腹部の皮膚と脂肪のしわを母指と示指でつまむと圧痛が起こる場合には，腹腔内起源の痛みである).
Carney, J. Aldan [ká:rni] カーニー(1934生，アメリカの医師).
C. complex カーニー複合疾患.
car·nic ac·id [ká:nik ǽsid] カルニン酸 $C_{10}H_{16}N_3O_5$ (カルニフェリンの分解物で，筋肉中にはリンカルニン酸として存在する).
car·ni·fi·ca·tion [kà:nifikéiʃən] 肉様変化. 動 carnify.
carniform abscess 肉様膿瘍.
car·ni·tine [ká:nitin] カルニチン 化 α-oxy-γ-trimethyl butyrobetaine $(CH_3)_3N^+CH_2CH(OH)CH_2COO^-$ (すべての生物，各組織に存在する窒素含有化合物で，ベタインの誘導物. ビタミンB_Tとも呼ばれる. ミトコンドリア内膜を通しての長鎖脂肪酸の輸送のための担体となる. 各組織，特に心筋，骨格筋，脂肪組織に多く存在する)，= novain, mealworm factor, carnutine.
c. deficiency カルニチン欠乏症[医学].
c. deficiency myopathy カルニチン欠乏性ミオパチー(筋型カルニチン欠損症)，= myopathic carnitine deficiency.
Car·ni·vo·ra [kɑ:nívərə] 食肉類[食肉目](哺乳綱，真獣下綱の一目).
car·ni·vore [ká:nivɔ:r] 肉食動物. 形 carnivorous.
carnivorous animal 肉食動物[医学].
Carnochan, John Murray [ká:nəkən] カルノカン(1817–1887，アメリカの外科医).
C. operations カルノカン手術(① 顔面神経痛の療法としての上顎神経切除術. ② 脚主要動脈切除術で象皮症の療法).
car·nos·in·ase [kɑ:násineis] カルノシナーゼ(カルノシンを加水分解する酵素).
car·no·sine [ká:nəsi:n] カルノシン 化 β-alanylhistidine (筋肉中に存在するジペプチドで，結晶として抽出され，Sifford and du Vigneaud により1935年に合成された)，= ignotine.
car·no·si·ne·mia [kà:nousiní:miə] カルノシン血症.
car·nos·i·ty [kɑ:násiti] 息肉，ぜい(贅)肉.
Carnot, Nicolas Leonard Sadi [kɑ:nóu] カルノー(1796–1832，フランスの医師).
C. cycle カルノー環(可逆的循環過程で，等温膨張，断熱膨張，等温圧縮，断熱圧縮からなる物質の循環過程).
carnotic function カルノー作用(身体からの消失熱力がなし得る仕事の量)，= Carnot function.
car·no·tite [ká:nətait] カルノー石 $K_2(UO_2)_2(VO_4)_2$ $-3H_2O$ (ラジウムおよびウランの原鉱).
Carnoy, Jean Baptiste [ká:nəi] カルノア(1836–1899，フランスの生物学者).
C. fixative カルノア固定液，= Carnoy solution, C. fixing solution.
C. fixing fluid カルノア固定液(無水エタノール，クロロホルム，氷酢酸，または無水エタノール，氷酢酸).
car·nu·tine [ká:njutin] カルヌチン，= carnitine.
ca·ro [kǽrou] 肉，筋組織.
c. luxurians ぜい(贅)肉，= carnosity.
c. quadrata sylvii 足底方形筋，= musculus quadratus plantae.
Caroli, Jacques [kɑ:roulí] カロリー(1902生，フランスの医師).
C. disease カロリー病(先天性胆道拡張症で肝内胆管のみの拡張を認めるもの).
C. syndrome カロリー症候群.
carolic quotient 熱量商(代謝においてカロリー数を酸素消費量のミリグラム数で割ったもの).
car·one [kǽroun] カロン $C_{10}H_{16}O$ (カルボーン carvone 誘導体から得られる油状ケトン体でショウノウおよびハッカの香をもつ).
car·on·ic ac·id [kəránik ǽsid] カロン酸 $(CH_3)_2C(CHCOOH)_2$ (カロンの酸化物).
car·o·sis [kəróusis] 熟睡.
car·o·ten·ae·mia [kæ̀rətiní:miə] カロチン血症，= carotenemia.
car·o·te·nase [kərátineis] カロチン酵素(カロチンをビタミンAに転化する酵素)，= carotinase.
car·o·tene [kǽrəti:n] カロチン(実験式 $C_{40}H_{56}$ をもつ炭化水素で，α-，β-，γ- の3異性体は構造の差異に基づきいずれもビタミンAの前駆物であるから，これら cryptoxanthin を総称して provitamin A と呼ぶ)，= carotin.
car·o·ten·e·mia [kæ̀rətiní:miə] カロチン血症(カロチノイド色素が循環血液に増加した状態で，過多の増加 hypercarotenemia では偽黄疸 pseudojaundice (黄疸様の色素沈着)を起こすことがある)，= carotenaemia.
car·o·ten·o·der·mia [kæ̀rətinədə́:miə] 柑皮症(カロチン着色皮膚症).
ca·rot·e·noid [kərátinɔid] ① カロチノイド，カロチノイド色素(ニンジン，トマト，柑橘類，に存在するポリエン構造を有する色素の総称). ② カロチン様色素性の，＝carotinoid.
c. pigment カロチノイド色素.
car·o·te·no·sis ［kæ̀rətinóusis］ 柑皮症，＝aurantiasis.
Carothers, W. H. ［kǽrəðərz］ カロザース（1896–1937，アメリカ．ポリクロロプレンを合成し，合成ゴムとして製品化された．さらにナイロンの合成法も確立した）.
ca·rot·ic ［kərátik］ ① 頸動脈の．② 昏迷性の．③ 催眠薬，＝carotica.
c. body 頸動脈〔小〕体（球），＝glomus caroticum.
caroticoclinoid ligament 頸動脈床状突起靱帯.
ca·rot·i·co·tym·pan·ic ［kəràtikoutimpǽnik］ 頸動脈鼓室の.
c. arteries [TA] 頸動脈鼓室枝（頸鼓動脈），＝arteriae caroticotympanicae [L/TA].
c. canal 頸動脈鼓室管.
c. canaliculi [TA] 頸鼓小管，＝canaliculi caroticotympanici [L/TA].
c. canaliculus 頸動脈鼓室小管.
c. nerves [TA] 頸鼓神経，＝nervi caroticotympanici [L/TA].
ca·rot·id ［kərátid］ 頸動脈の.
c. angiography (**CAG**) 頸動脈造影（撮影）〔法〕［医学］.
c. arterial pulse 頸動脈波［医学］.
c. arteriography 頸動脈造影（撮影）〔法〕［医学］.
c. artery 頸動脈.
c. artery disease 頸動脈疾患［医学］.
c. artery stenosis 頸動脈狭窄症，＝carotis stenosis.
c. artery thrombosis 頸動脈血栓症［医学］.
c.-basilar anastomosis 頸動脈脳底動脈吻合［医学］.
c. bifurcation [TA] 頸動脈分岐部，＝bifurcatio carotidis [L/TA].
c. body [TA] 頸動脈小体，＝glomus caroticum [L/TA].
c. body reflex 頸動脈小体反射［医学］.
c. body tumor 頸動脈〔小〕体（球）新生物［医学］，頸動脈小体腫瘍（非クローム親和性傍神経節腫瘍，化学感受体腫）.
c. branch [TA] 頸動脈洞枝，＝ramus sinus carotici [L/TA].
c. bruit 頸動脈雑音.
c. bulb 頸動脈球.
c. canal [TA] 頸動脈管，＝canalis caroticus [L/TA].
c.-cavernous fistula (**CCF**) 頸動脈海綿静脈洞瘻［医学］（頸動脈，特に内頸動脈と海綿静脈に異常交通をきたした状態をいう）.
c. duct 頸動脈管.
c. endarterectomy (**CEA**) 頸動脈内膜摘除術，頸動脈内膜剥離術（一過性脳虚血発作や脳梗塞の予防および治療に用いられる）.
c. fistula symptom 頸動脈瘻〔孔〕症状［医学］.
c. foramen 頸動脈孔，＝foramen caroticum.
c. ganglion 頸動脈神経節（上下に分別される）.
c. gland （頸動脈小体．血液中の炭酸ガス増加および酸素欠乏を感受する化学受容器といわれる）.
c. groove 頸動脈溝（海綿洞と頸動脈を収めるもの）.
c. murmur 頸動脈雑音［医学］.
c. occlusion 頸動脈閉塞症.
c. occlusive lesion 頸動脈閉塞性病変.
c. plexus 頸動脈神経叢（内外頸動脈周囲の交感神経叢）.
c. pulsation 頸動脈拍動［医学］.
c. pulse 頸動脈波.
c. pulse tracing 頸動脈波記録［医学］.
c. rete mirabile 頸動脈迷網［医学］.
c. ridge 頸動脈隆線（頸動脈管の下孔と頸静脈窩との中間にある鋭い隆起）.
c. sheath [TA] 頸動脈鞘，＝vagina carotica [L/TA].
c. sinus [TA] 頸動脈洞（総頸動脈が内頸動脈と外頸動脈に分岐する部位，特に内頸動脈の起始部の膨らんだ部分で，圧受容器がある．近くには化学受容器である頸動脈小体がある），＝sinus caroticus [L/TA].
c. sinus nerve 頸動脈洞枝.
c. sinus reflex 頸動脈洞反射［医学］（頸動脈洞内の血液成分または血圧の変化が心拍，呼吸などに影響する反射）.
c. sinus syncope 頸動脈洞性失神［医学］.
c. sinus syndrome 頸動脈洞症候群［医学］（頸動脈洞を刺激するとき起こる徐脈，降圧，失神，ときには痙攣などの症状）.
c. sinus test 頸動脈洞試験.
c. stenosis 頸動脈狭窄症（頸動脈血栓症と同義．虚血性脳血管障害の原因の一つ）.
c. sulcus [TA] 頸動脈溝，＝sulcus caroticus [L/TA].
c. syphon [TA] 頸動脈サイフォン*，＝siphon caroticum [L/TA].
c. thrombosis 頸動脈血栓症.
c. triangle [TA] 頸動脈三角，＝trigonum caroticum [L/TA].
c. trigone 頸動脈三角［医学］.
c. tubercle [TA] 頸動脈結節（第六頸椎にみられる），＝tuberculum caroticum [L/TA].
c. wall [TA] 頸動脈壁，＝paries caroticus [L/TA].
ca·rot·i·dyn·ia ［kəràtidíniə］ 頸動脈圧痛，＝carotodynia.
car·o·tin ［kǽrətin］ カロチン，＝carotene.
ca·rot·i·nase ［kərátineis］ カロチナーゼ，＝carotenase.
car·o·tin·e·mia ［kæ̀rətiní:miə］ カロチン血症，＝carotenemia.
c. test カロチン血症試験（被検血清 2mL に 95% アルコール 2mL と石油エーテル 2mL とを加え，エーテル層の色調を比色する）.
ca·rot·i·noid ［kərátinɔid］ カロチノイド，＝carotenoid.
c. pigmentation カロチノイド着色，＝aurantiasis.
ca·rot·i·no·sis ［kæ̀rətinóusis］ 柑皮症［医学］，カロチン蓄積症，＝aurantiasis cutis.
ca·rot·is ［kərátis］ 頸動脈の，＝carotid.
c. angioma 頸動脈血管腫［医学］.
ca·rot·o·dyn·ia ［kæ̀rətədíniə］ 総頸動脈圧痛（総頸動脈に圧迫を加えるときに起こる疼痛で，主として頬部および頸後部に感ずる）.
carp ［ká:p］ コイ［鯉］，＝*Cyprinus carpio*.
c. mouth コイ口.
car·pal ［ká:pəl］ 手根〔骨〕の［医学］，手首の.
c. arch 手根弓（背部，掌部の2種）.
c. artery 手根動脈.
c. articular surface [TA] 手根関節面，＝facies articularis carpalis [L/TA].
c. articular surface of radius 〔橈骨の〕手根関節面.
c. bones [TA] 手根骨，＝ossa carpi, ossa carpalia [L/TA].
c. canal 手根管，＝canalis carpi.
c. dorsal ganglion 手指ガングリオン［医学］.
c. groove [TA] 手根溝，＝sulcus carpi [L/TA].
c. instability 手根不安定〔症〕（骨の変形や靱帯損傷により手根骨の配列に乱れが生じ症状が発生するも

の).

c. joints [TA] ① 手根骨の関節*, = articulationes carpi [L/TA]. ② 手根間関節〔医学〕, 手関節.

c. region [TA] 手根部, = regio carpalis [L/TA].

c. rete 手根動脈網(背側と掌側とに区別する).

c. row 手根列.

c. sign 手根骨サイン(徴候)〔医学〕.

c. tendinous sheaths [TA] 手根腱鞘, = vaginae tendinum carpales [L/TA].

c. tunnel [TA] 手根管, = canalis carpi [L/TA].

c. tunnel syndrome 手根管症候群〔医学〕(正中神経分布部分の手の疼痛と知覚異常).

car·pa·le [kɑ:péili] 手根骨.

Carpathian turpentine カルパチャテルペンチン(*Pinus cembra* から得られたもの).

car·pec·to·my [kɑ:péktəmi] 手根骨切除〔術〕〔医学〕.

car·pel [ká:pəl] 心皮.

Carpenter, Gorge Alfred [ká:pəntər] カーペンター(1859–1910, イギリスの医師).

C. syndrome カーペンター症候群(原発性甲状腺機能低下症, 原発性副腎機能低下症, 糖尿病の合併).

Carpentier, Alain [ká:rpɑ:nti:ər] カーペンティア(フランスの心臓外科医. カルポンティア, カルパンティエともいう).

C.–Edwards valve カーペンティア・エドワーズ弁(ブタの生体弁).

C. ring method カーペンティア・リング法〔医学〕.

car·phen·a·zine ma·le·ate [kɑ:fénəzi:n mǽli:-eit] マレイン酸カルフェナジン ㊌1{10–[3–[4–(2–hydroxyethyl)–1–piperazinyl]propyl]–10*H*–phenothiazine–2–yl}–1–propanone *bis*–(hydrogen maleate) (ピペラジン系のフェノサイアジン系精神安定薬).

car·pho·lo·gia [kà:fəlóuʤiə] 撲床, = carphology.

car·phol·o·gy [kɑ:fáləʤi] 撲床〔医学〕, 瀕死のもがき〔医学〕, 捜衣摸床, = floccillation.

car·pi [ká:pi] 手根(carpus の複数).

car·pi·tis [kɑ:páitis] 手根骨滑液膜炎(動物の).

carp(o)– [kɑ:p(ou), –p(ə)] 手根骨との関係を示す接頭語.

car·po·car·pal [kà:pouká:pəl] 手根〔骨〕間の.

car·po·cer·vi·cal [kà:pousə́:vikəl] 手根頸部の.

car·po·go·ni·um [kà:pougóuniəm] 造果器.

car·po·met·a·car·pal [kà:poumètəká:pəl] 手根中手〔骨〕の.

c. joint of thumb [TA] 母指の手根中手関節, = articulatio carpometacarpalis pollicis [L/TA].

c. joints [TA] ① 手根中手関節, = articulationes carpometacarpales [L/TA]. ② 手根中手関節, = CM joint.

c. ligaments 手根中手靱帯, = ligamenta carpometacarpalia.

c. ratio 手根骨中手骨比〔医学〕.

c. reflex 手根中手骨反射〔医学〕.

car·po·ped·al [kɑ:poupédəl] 手根と足の.

c. contraction 手根と足の収縮(テタニー痙攣).

c. spasm 手足攣縮(テタニーの症状).

car·po·pha·lan·ge·al [kà:poufəlǽnʤiəl] 手根と手指の.

car·pop·o·dite [kɑ:pápədait] 腕節.

car·pop·to·sis [kà:pɑptóusis] 手根下垂症(鉛毒症に起こる手首麻痺), 垂手〔医学〕, 下垂手〔医学〕, 橈骨神経麻痺〔医学〕, = wrist–drop.

car·po·spore [ká:pəspɔ:r] 果胞子.

carp·pox [ká:ppɑks] コイまたは他の魚に起こる疾病で, 白斑を生ずるのが特徴, = mushroom disease.

Carpue, Joseph Constantine [ká:pju:] カルピュー(1764–1846, イギリスの外科医. カーピューともいう).

C. method カルピュー法.

C. operations カルピュー手術(① 膀胱結石の上位摘出術. ② 前額から心臓形の皮膚弁をつくって用いる鼻形成術).

C. rhinoplasty カルピュー造鼻術, = Indian rhinoplasty.

car·pus [ká:pəs] [L/TA] ① 手首, = wrist [TA]. ② 手根骨(手根にある 8 個の短骨を総称する名称すなわち舟状骨, 月状骨, 三角骨, 豆状骨, 大菱形骨, 小菱形骨, 有頭骨, 有鉤骨). ③ 手根〔医学〕. ④ 腕節(動物の). 複 carpi. 形 carpal.

c. distalus 遠位手根.

c. proximus 近位手根.

Carr, Francis Howard [ká:r] カー(1874–1969, イギリスの化学者).

C.–Price reaction カー・プライス反応(三塩化アンチモンのクロロホルム溶液で血清または血漿からビタミンAをアルコール石油エーテルで抽出したものを処置して起こる一過性の青色反応. E. A. Price (1874生)もイギリスの化学者).

C.–Price test カー・プライス試験.

C.–Price unit カー・プライス単位(ビタミンA単位).

C.–Purcell–Meiboom–Gill sequence カー・パーセル・メイブーム・ギル法〔医学〕.

car·ra·geen [kǽrəgi:n] カラゲーン, = *Chondrus crispus*.

car·ra·gee·nan [kæ̀rəgí:nən] カラゲナン, = carrageenin.

car·ra·gee·nin [kæ̀rəgí:nin] カラゲエニン(紅藻 *Chondrus crispus* などの細胞膜中の主要成分で, 硫酸基を有するガラクタンの一種. ガラクトースと硫酸またはガラクトース, 3,6–アンヒドロガラクトースと硫酸からなる多糖類. マクロファージの貪食能を阻止したり, 炎症を誘導したりする目的に使われる).

Carrel, Alexis [karél] カレル(1873–1944, フランスの外科医. 長年アメリカ Rockefeller 研究所員として組織培養, 血管吻合術および移植術に関する多くの業績により1912年ノーベル医学・生理学賞を受けた).

C.–Dakin fluid カレル・デーキン液, = Dakin solution.

C. flask カレルフラスコ〔医学〕.

C. method カレル法(① 血管端端吻合術. ② 傷創縫合の最適時期を判定するため, その分泌物中の細菌数を検査する方法).

C. mixture カレル合剤(潰瘍の庇護剤で, 52°C溶解性パラフィン18容, 20°C溶解性パラフィン6容, 蜜ろう2容, ヒマシ油1容とからなるもの).

C. treatment カレル療法(カレル・デーキン療法), = Carrel–Dakin treatment.

C. tube カレル管(カレル・デーキン液を注入するために用いるゴム小管).

car·ri·er [kǽriər] ① 保菌者(キャリア), 保有者, 保因者〔医学〕, 排菌者. ② 保虫者. ③ 輸送器. ④ 担体, = pheron. ⑤ 逓伝体.

c. ampholite 両性担体.

c. ampholyte 担体両性電解質〔医学〕.

c. cell 担体細胞.

c. condition 保因状態〔医学〕.

c. culture 保有(保持)培養〔医学〕.

c. detection 保因者診断〔医学〕.

c. diagnosis 保因者診断.

c. distillation キャリア蒸留〔医学〕.

c. dyeing キャリア染色〔医学〕.

c. effect 担体効果(ハプテン単独では抗体産生は起きないが, ハプテンを異種タンパク質に結合し免疫することで抗ハプテン抗体が誘導されること).

c. electrophoresis キャリア電気泳動.

c. element 担体元素.

c. free ①キャリアなしの〔医学〕. ②無担体. ③純同位元素(放射性同位元素が放射性でない安定な同位体を全く含まない場合をいう).

c. frequency 担体頻度〔医学〕.

c. gas キャリアガス〔医学〕.

c. mediated transport 担体輸送〔医学〕.

c. of infection 保菌者〔医学〕.

c. protein 担体タンパク, キャリアータンパク, 運搬体タンパク〔質〕, = transport protein.

c. specificity 担体特異性〔医学〕(ハプテン基に対する抗体産生が担体タンパク質の種類によって規定されること. 担体は低分子のハプテンを構造の一部に組み込むことによって抗ハプテン抗体を誘導させる高分子).

c. state 保菌者状態〔医学〕.

c. strain ファージ保有菌株.

c. system 逆気系(換気の).

Carrington disease キャリントン病(Carrington, C. B. により報告された慢性好酸球性肺炎).

Carrión, Daniel Alcides [kαrióun] カリオン(1859-1885, ペルーの医学生).

C. disease カリオン病(*Bartonella bacilliformis* による疾患で, オロヤ熱とペルーいぼを総称する. 1885年ペルーの医学生であった D. Carrión がペルー疣病からの血液を自己に接種し, オロヤ熱を発症したことより, この2つの疾患の原因が明確となった).

car·rion [kǽriən] 腐肉.

Carroll, James [kǽrəl] キャロル(1854-1907, アメリカの軍医. アメリカ陸軍黄熱研究班 United States Army Yellow Fever Commission の一員として研究に従事し, 黄熱はカ[蚊]により伝播することを証明した(1900-1901)).

car·ron oil [kǽrən ɔ́il] 石灰塗剤(石灰水とアマニ油との等量合剤), = lime liniment.

Carrot red leaf virus ニンジン黄化ウイルス.

car·rot [kǽrət] ニンジン[人参], = *Daucus carota*.

c. root ニンジン根.

carry-over 繰越し汚染.

carry-over effect 後〔続〕効果〔医学〕, 持ち越し効果〔医学〕.

carrying angle 運搬角, キャリングアングル, 肘外反角, 肘外偏角(腕を伸長するとき, 上腕と前腕とがなす角).

carrying capacity 環境収容力(耐用人数, 扶養能力ともいう).

car·se·ag [ká:siəg] = carciag.

Carson, Rachel L. [ká:rsən] カーソン(1907-1964, アメリカの女性生物学者. 1962年に「沈黙の春」を出版し, 環境汚染, 環境破壊を警告した).

Carswell, Sir Robert [ká:swel] カースウェル(1793-1857, イギリスの医師).

C. grapes カースウェルブドウ, カースウェルのグレープ(気管支結核にみられるブドウ状結核病巣).

carteolol hydrochloride カルテオロール塩酸塩 $C_{16}H_{24}N_2O_3$・HCl : 328.83(塩酸カルテオロール. アリルオキシプロパノールアミノ(キノリノン)系交感神経β受容体遮断薬. プロプラノロールの3〜6倍の強さでアドレナリンβ受容体をブロックすることにより心拍数増加, 心収縮力増大を抑制する). (→ 構造式)

Carter, Henry Rose [ká:tər] カーター(1852-1925, アメリカの公衆衛生医. 黄熱疫学の研究に多大の貢献をし, 後年 Walter Reed の発見の基礎をつくった).

Carter, Henry Vandyke [ká:tər] カーター(1831-1897, イギリスの医師. マズラ足の記載(1861-1874),

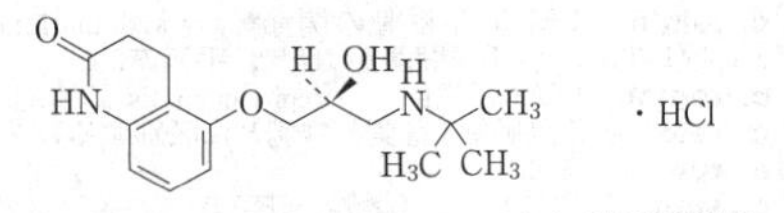

および鏡像異性体

回帰熱の病原菌を発見してサルに感染を起こさせ(1882), 鼠咬症の病原菌 *Spirillum minus* を発見した(1887)).

C. fever カーター熱(ボレリア属細菌によるアジア回帰熱).

Carter, William Wesley [ká:tər] カーター(1869生, アメリカの耳鼻科医. 肋骨および肋軟骨を用いる鼻成形手術と有窓鼻腔副子とを考案した).

car·te·sian co·or·di·nates [kα:tí:ʒən kouɔ́:di-neits] デカルト座標(cartesian はデカルトに関するという意味), 平行座標, 直角座標.

car·te·sian div·er [kα:tí:ʒən dáivər] カルテシアンダイバー(Linderstrøm-Lang により創案された一種の検圧装置で, 生物のガス代謝を小さいガラス製の反応室 diver 中で行わせ, それによって浮沈するダイバーを一定の所に浮かせるように外圧を加減し, この変化から間接的にダイバー内で起こったガス変化を求める. この方法は Warburg 検圧計が比較的大量の被検物を必要とするのに反し, 極微量を用いる点がすぐれている).

cartesian diver manometer もぐり人形圧力計(水を入れた細いビンの中に浮き沈みする人形を入れ, 圧力伝導の実験に使う).

car·tha·mic ac·id [kα:θǽmik ǽsid] カルタミン酸 $C_{21}H_{22}O_{11}$(ベニバナ *Carthamus tinctorius* の紅色配糖体), = carthamin, safflor carmine.

Car·tha·mus [ká:θəməs] (キク科植物の一属).

C. tinctorius ベニバナ(花はコウカ[紅花] Carthami Flosと呼び, 通経薬, 食品・化粧品着色料), = safflower.

car·ti·lage [ká:tilidʒ] 軟骨. 形 cartilaginous.

c. bone 軟骨性骨, 置換骨〔医学〕, = replacement bone.

c. cap 軟骨性頂被(爪の下縁から発生する爪下床骨腫).

c. capsule 軟骨小嚢〔医学〕, 軟骨包(軟骨小腔周囲のコンドロイチン硫酸などを含み強塩基好性の部分), = teritorial matrix.

c. cavity 軟骨小腔〔医学〕.

c. cell 軟骨細胞.

c. corpuscle 軟骨球, = cartilage cell.

c. disease 軟骨疾患〔医学〕.

c. end-plate 軟骨終板.

c. fracture 軟骨骨折〔医学〕.

c. graft 軟骨移植.

c.-hair hypoplasia (CHH) 軟骨・毛髪発育不全(スイスにみられる常染色体性劣性遺伝する小人症. 多発性骨格異常と特殊な毛髪を伴う).

c. islet 軟骨小島〔医学〕.

c. knife 軟骨刀〔医学〕, 軟骨切開刀.

c. lacuna 軟骨小腔〔医学〕.

c. laryngeal cartilages 喉頭軟骨.

c. matrix 軟骨基質〔医学〕.

c. of acoustic meatus [TA] 外耳道軟骨, = cartilago meatus acustici [L/TA].

c. of auditory tube 耳管軟骨.

c. of auricle 耳介軟骨〔医学〕.

c. of ear 耳介軟骨.

c. of hypertrophic zone 軟骨増生帯〔医学〕, 軟骨

成長帯.
c. of larynx 喉頭軟骨.
c. of nasal septum 鼻中隔軟骨, = septi nasi.
c. of nose 鼻軟骨.
c. of tube [TA] 耳管軟骨, = cartilago tubae auditivae [L/TA], cartilago tubae auditoriae [L/TA].
c. plate 軟骨板.
c. septodorsalis 外側鼻軟骨 [医学].
c. space 軟骨隙(軟骨小腔のこと).
c. tissue 軟骨組織 [医学].
cartilagenous fishes 軟骨魚類(内骨格が軟骨性で, 頭蓋も軟骨頭蓋の魚類).
car·ti·lag·in [ká:tiləʤin] カルチラギン(硝子状軟骨の特殊成分で, 煮沸するとコンドリン chondrin に変化する).
car·ti·la·gi·nes [kà:tilǽʤini:s] 軟骨(cartilage の複数).
c. alares minores [L/TA] 小鼻翼軟骨, = minor alar cartilages [TA].
c. et articulationes laryngis [L/TA] 喉頭軟骨と関節*, = laryngeal cartilages and joints [TA].
c. nasi [L/TA] 鼻軟骨, = nasal cartilages [TA].
c. nasi accessoriae [L/TA] 副鼻軟骨, = accessory nasal cartilages [TA].
c. tracheales [L/TA] 気管軟骨, = tracheal cartilages [TA].
car·ti·la·gin·i·fi·ca·tion [kà:tilæʤìnifikéiʃən] 軟骨化.
car·ti·lag·i·noid [kà:tilǽʤinɔid] 類軟骨の.
car·ti·lag·i·nous [kà:tilǽʤinəs] 軟骨性の, 軟骨質の.
c. bone 軟骨性骨 [医学].
c. callus 軟骨性仮骨(骨折の治癒過程において線維性仮骨とともに生ずる仮骨のこと).
c. consistency 軟骨様硬度 [医学].
c. exostosis 軟骨性外骨腫 [医学].
c. external acoustic meatus [TA] 軟骨性外耳道, = meatus acusticus externus cartilagineus [L/TA].
c. joint [TA] 軟骨性の連結, = junctura cartilaginea [L/TA].
c. nodule 軟骨小結節 [医学].
c. osteogenesis 軟骨性骨発生 [医学].
c. part [TA] 軟骨部, 耳管軟骨部, = pars cartilaginea [L/TA].
c. part of auditory tube 耳管軟骨部, = pars cartilaginea tubae auditivae.
c. part of external acoustic meatus 外耳道軟骨部.
c. part of skeletal system 骨格系の軟骨部, = pars cartilaginosa systematis skeletalis.
c. plate 骨端〔軟骨〕板 [医学].
c. skeleton 軟骨骨格(軟骨性前駆組織).
c. tissue 軟骨組織.
c. tumor 軟骨腫, = chondroma, enchondroma.
c. vomer 鋤骨軟骨 [医学], 軟骨性鋤骨(鼻中隔の前部をなす軟骨板), = Jacobson cartilage, cartilago vomeronasalis.
cartilagious nevus 軟骨〔性〕母斑.
car·ti·la·go [kà:tilá:gou, -lǽ-] 軟骨, = cartilage. 複 cartilagines.
c. alaris major [L/TA] 大鼻翼軟骨, = major alar cartilage [TA].
c. arytenoidea [L/TA] 披裂軟骨, = arytenoid cartilage [TA].
c. auriculae [L/TA] 耳介軟骨, = auricular cartilage [TA].
c. corniculata [L/TA] 小角軟骨, = corniculate cartilage [TA].
c. costalis [L/TA] 肋軟骨, = costal cartilage [TA].
c. cricoidea [L/TA] 輪状軟骨, = cricoid cartilage [TA].
c. cuneiformis [L/TA] 楔状軟骨, = cuneiform cartilage [TA].
c. epiglottica [L/TA] 喉頭蓋軟骨, = epiglottic cartilage [TA].
c. epiphysialis [L/TA] 骨端軟骨, = epiphysial cartilage [TA], primary cartilaginous joint [TA].
c. meatus acustici [L/TA] 外耳道軟骨, = cartilage of acoustic meatus [TA].
c. septi nasi [L/TA] 鼻中隔軟骨, = septal nasal cartilage [TA].
c. sesamoidea [L/TA] 種子軟骨, = sesamoid cartilage [TA].
c. thyroidea [L/TA] 甲状軟骨, = thyroid cartilage [TA].
c. triticea [L/TA] 麦粒軟骨, = triticeal cartilage [TA].
c. tubae auditivae [L/TA] 耳管軟骨, = cartilage of tube [TA].
c. tubae auditoriae [L/TA] 耳管軟骨, = cartilage of tube [TA].
c. vomeronasalis [L/TA] 鋤鼻軟骨, = vomeronasal cartilage [TA].
car·ti·la·go·trop·ic [kà:tilægətrápik] 軟骨親和性の.
car·ton [ká:tən] 紙箱 [医学].
car·tridge [ká:triʤ] 薬包 [医学].
cartwheel fracture (回転する車輪のスポークの間に脚を誤って入れたときに起こる大腿骨下端の裂離).
cartwheel nucleus 車輪核.
Ca·rum [kǽrəm, kέər-] (セリ科植物の一属).
C. carvi ヒメウイキョウ(その成熟果をカールム実 Carvi Fructus, キャラウェイ caraway と呼び, 香味料).
carumonam sodium カルモナムナトリウム $C_{12}H_{12}N_6Na_2O_{10}S_2$: 510.37 (β-ラクタム系抗生物質. 選択的抗菌スペクトルをもつ. 好気性のグラム陰性桿菌に対して極めてすぐれた抗菌力を示すが, グラム陽性菌および嫌気性菌に対してはほとんど抗菌力を示さない).

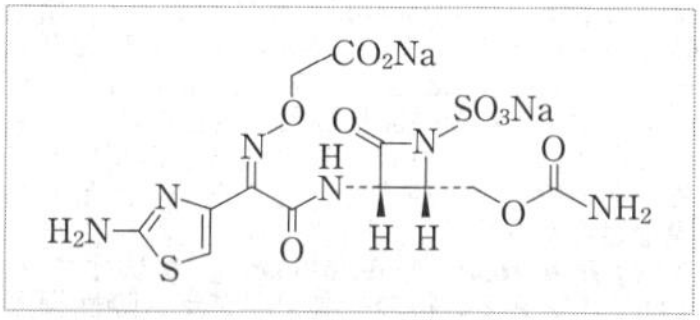

ca·run·cle [kǽrəŋkl] ① 丘 [医学], 小丘 [医学]. ② 子宮小丘. 形 caruncular, carunculated.
ca·run·cu·la [kərʌ́ŋkjulə] 小丘, 小阜, 肉阜, = caruncle. 複 carunculae.
c. hymenalis 処女膜痕, = caruncula myrtiformis.
c. lacrimalis [L/TA] 涙丘, = lacrimal caruncle [TA].
c. sublingualis [L/TA] 舌下小丘(顎下腺管と大舌下腺管が開口する), = sublingual caruncle [TA].
ca·run·cu·lae [kərʌ́ŋkjuli:] 痕, 丘(caruncula の複数).
c. hymenales [L/TA] 処女膜痕, = carunculae hymenales [TA], hymenal caruncles [TA].
ca·run·cu·lar [kəlʌ́ŋkjulər] 小丘〔の〕[医学].
Carus, Carl Gustav [ká:rəs] カールス(1789–1869, ドイツの産科医).
ca·rus [kέərəs] 死眠(高度の昏睡).

car·va·crol [ká:vəkrɔ:l] カルバクロール ㊗ 2-hydroxy-*p*-cymene $C_{10}H_{14}O$ (チモールの異性体で，ショウノウから得られる刺激性油)，= oxyzymol，beta-cymophenol，isothymol.
c. ethylether カルバクロールエチルエーテル $CH_3C_6H_3(OC_2H_5)CH(CH_3)_2$.
c. iodide ヨウ化カルバクロール $C_{10}H_{13}OI$，= iodocrol.
car·va·cryl·a·mine [kà:vəkríləmin] カルバクリルアミン ㊗ 2-amino-*p*-cymene $C_{10}H_{15}N$.
Carvallo sign [kɑvá:jou sáin] カルヴァロ徴候 (呼気中あるいはその直後に三尖弁逆流の全収縮期雑音の強度が増大する徴候)，= Rivero-Carvallo sign.
car·ver [ká:vər] 彫刻器 (義歯，ろう型などに用いる).
carving knife 彫刻刀，= wax carver.
car·vo·men·thol [kà:vəménθɔ:l] カルボメントール (メントールの異性体).
car·vone [ká:voun] カルボン $C_{10}H_{14}O$ (オランダセリ，イノンド，オランダハッカの油にある芳香性ケトンで，石ケンの香料)，= carvonum，carvol.
car·vo·tan·ac·e·tone [kà:vətənǽsitoun] カルボタンアセトン $(CH_3)_2CHC_6H_6(O)CH_3$ (ニオイヒバ *Thuja occidentalis* から得られるテルペンケトン性揮発油).
Car·ya [kǽriə, kéər-] ペカン属 (クルミ科 *Juglandaceae* の一属，北アメリカ産の材はヒッコリー hickory といいスキーの用材，その一種ペカン *C. illinoensis* の種子は食用ナッツ).
cary(o)- [kæri(ou), kæri(ə)] 核の意味を表す接頭語，= karyo-，kary-.
car·y·o·blast [kǽriəblæst] 原始赤芽球，= karyoblast.
caryochrome cell 核染色細胞 (核染質の多量を含むもの).
car·y·og·a·my [kæriágəmi] 核接合 (真性接合)，= true conjugation.
car·y·o·ge·net·ics [kæ̀rioudʒənétiks] 核遺伝学 [医学]，= karyogenetics.
car·y·o·ki·ne·sis [kæ̀rioukainí:sis] = mitosis.
car·y·ol·o·gy [kæriálədʒi] 核学 [医学].
car·y·ol·y·sin [kæ̀riálisin] = nitrogen mustards.
car·y·o·nide [kǽriənaid] カリオナイド (植物の繁殖時に単一核からすべての核が発生する栄養系).
Car·y·o·pha·na·ce·ae [kæ̀rioufənéisii:] カリオファノン科 (無隔膜の筒状細菌．真正の内分裂を行う単一染色体のような核は，原形質分節が交代して存在する．非運動性で，胞子をつくらない，反芻動物の胃粘膜などに存在する).
Car·y·oph·a·non [kæ̀riáfənən] カリオファノン属 (カリオファノン科の一属で，グラム陽性桿菌，基準種は *C. latum*).
car·y·o·phil [kǽriəfil] サイアジンアンモニウム染料で染まること.
Car·y·o·phyl·la·ce·ae [kæ̀rioufiléisii:] ナデシコ科.
car·y·o·phyl·len [kæ̀riəfílən] カリオフィレン $C_{15}H_{24}$ (セスキテルペン類の環状炭化水素).
car·y·o·phyl·line [kæ̀riəfíli:n] カリオフィリン $C_{30}H_{48}O_3$ (チョウジ花に存在するトリテルペノイド)，= oleanolic acid，oleanol.
car·y·o·phyl·lus [kæ̀riəfíləs] チョウジ [丁子，丁香] (*Syzygium aromaticum* のつぼみ)，= clove.
car·y·o·plas·ma [kæ̀riəplǽzmə] 核質 [医学].
Caryota mitis クジャクヤシ (ヤシ科植物の一種で，果実は toddy 酒の醸造，または緩下薬に用いる).
car·y·o·tin [kǽriətin] 染色質，= chromatin.
car·y·o·type [kǽriətaip] 核型，= karyotype.
c. analysis 核型分析 [医学].
car·ze·nide [ká:zənaid] カルゼナイド ㊗ *p*-carboxybenzene sulfonamide，= dirnate.
Casál, Gasper [kasá:l] カサール (1681-1759頃，スペインの医師).
C. collar カサール頸飾 (ペラグラ患者の頸部に発現する紅斑および着色帯)，= Casál necklace.
C. necklace カサールネックレス，カサール頸帯 (ペラグラのときにみられる項，頭部の境界鮮明の斑).
cas·ca bark [kǽskə bɑ:k] カスカ樹皮 (*Erythrophleum suaveolens* の樹皮)，= sassy bark.
cas·cade [kæskéid] ① 小瀑，瀑状の．② 多段 [階] [医学]．③ 一連の相互作用.
c. generator 直列発電機.
c. process カスケード法 [医学].
c. reaction カスケード反応 (補体の連続的な活性化反応をいう).
c. stomach 瀑状胃 [医学] (X 線上で前額横位方向から見ると，瀑状形態をなす X 線像上砂時計胃の一型)，= cup and spill stomach，water-fall stomach.
cas·cara [kæská:rə] カスカラ，= cascara sagrada.
c. amarga カスカラアマルガ (ホンジュラス産 *Picramnia* 属の樹皮で強下薬)，= Hondurus bark，sweetia panamensis.
c. sagrada カスカラサグラダ (アメリカ産クロウメモドキ属植物 *Rhamnus purshiana* の樹皮で下薬)，= sacred bark.
c. sagrada fluidextract カスカラサグラダ流エキス (緩下薬)，= fluidextractum cascarae sagradae.
cas·ca·rin [kǽskərin] カスカリン (カスカラサグラダの下薬成分である配糖体).
cas·ca·vel [kǽskəvəl] 熱帯ガラガラヘビ，= *Crotalus durissus terrificus*，tropical rattlesnake.
Case splints [kéis splínts] ケース固定装置 (動揺歯固定装置の一つで，帯環連続固定).
case [kéis] ① 症例 [医学]．② 容器，箱．③ 場合.
c. conference ケースカンファレンス，症例検討会.
c.-control study 症例対照研究 [医学]，患者対照研究，ケースコントロール研究 (研究対象の疾患の有無により 2 つの集団を構成し，各対象者について疾患の原因と疑われる先行因子を調査する方法．後向き retrospective 研究，あるいは病歴 case history 研究とも呼ばれる).
c. detection 患者探索.
c. fatality rate 致命率 [医学] (死亡率とは異なり，ある疾病により死亡した者の数と，その疾病に罹った患者 100 名との比).
c. finding 症例探索 (特に性感染症の).
c. history 全病歴，病歴 [医学]，= anamnesis.
c. holding 保留患者 (性感染症患者を治療する目的で).
c. management 症例マネージメント.
c. morbidity rate 普通動態疾病率 [医学]，動態疾病率 (ある人口中特定の期間に発生した疾病の発生件数の中央の人口に対する比率)，= morbidity incidence rate.
c. of death 死亡例 [医学].
c. of new bone 死枢，骨柩 (急性化膿性骨髄炎において腐骨に生じた新生骨).
c. presentation 症例提示 [医学].
c. rate 罹 (り) 患率 [医学]，罹 (り) 病率 [医学].
c. registry 疾病登録.
c. report 症例報告 [医学].
c. study ケーススタディ，事例研究 [医学]，症例研究.
c.-study analysis ケーススタディ分析，症例 (事例) 研究分析.
c. taking 病歴記録 [医学]，病歴聴取.

c. work ケースワーク(ケースワーカーが行う援助的活動), = social case work.
c. worker ケースワーカ〔ー〕(ケースワークを主に用いる社会福祉の専門職), = social case worker.
c. worm ① 包虫, = *Echinococcus*. ② ミノムシ(または同様に体のまわりに巣をつくる幼虫類全般を指す).
ca·se·ase [kéisieis] カゼイン分解酵素(細菌培養で得られる酵素で, 牛乳およびチーズのタンパク質を分解する).
ca·se·at·ing [kéisieitiŋ] 乾酪化した〔医学〕.
c. granuloma 乾酪性肉芽腫.
ca·se·a·tion [kèisi:éiʃən] 乾酪化, チーズ化〔医学〕(乾酪変性ともいい, 凝固壊死の一種).
c. necrosis 乾酪壊死(結核菌の感染病巣では, 通常の細菌の感染病巣と異なり, チーズ様の色調と硬さをもつ特有の凝固壊死となる. この変化を乾酪壊死という).
ca·se·ic ac·id [keisí:ik ǽsid] 乾酪酸, = lactic acid.
ca·sei·fi·ca·tion [kèisi:fikéiʃən] = caseation.
ca·sei·form [kéisi:fɔ:m] カゼイン状の, チーズ状の.
ca·sein [kéisi:n, keisí:in] カゼイン, 乾酪素(乳汁中の主成分であるリンタンパク質で α 型3%, β 型25%, γ 型69%に区別されている).
c. digest カゼイン消化物.
c. digestion test カゼイン消化テスト〔医学〕.
c. dyspepton ペプトン分解カゼイン(ペプシンおよび塩酸の作用により牛乳から形成されるタンパク質).
c. hydrolysate カゼイン水解物〔医学〕, = protein hydrolysate.
c. hydrolysis test カゼイン加水分解試験〔医学〕.
c. iodine ヨードカゼイン(カゼインに約18%のヨードを結合させた駆梅薬), = iodocasein.
c. mercury カゼイン水銀(カゼインと昇汞とを結合させた消毒薬).
c. milk カゼイン乳(少量の塩類, 糖類, 大量の脂肪とカゼインを含む).
c. saccharide 糖化カゼイン(浮遊剤).
c. test カゼイン試験, = Leiner test.
ca·sein·ate [kéisi:neit] カゼイン塩.
caseinform albumin カゼイン型アルブミン.
ca·sein·ic ac·id [keisi:ínik ǽsid] カゼイン酸 $C_{12}H_{16}N_2O_7$ (カゼインに存在する有機酸).
ca·sein·o·gen [keisi:ínəʤən] カゼイノゲン(牛乳中のタンパク質原で, 消化酵素の作用により, カゼインを生ずる).
case·ness [kéisnis] 事例性〔医学〕.
case(o)- [keisi(ou), -si(ə)] カゼインとの関係を表す接頭語.
ca·seo·i·o·dine [kèisiouáiədin] = casein iodine.
ca·se·o·ma [kèisióumə] 乾酪腫(肺結核の乾酪巣が結核腫に変わったもの).
ca·se·ose [kéisious] カゼオース(カイゼン消化に際して生ずる半消化タンパク類).
ca·se·ous [kéisiəs] 乾酪様の, チーズ様の.
c. abscess 乾酪性膿瘍, = cheesy abscess.
c. bronchitis 乾酪性気管支炎〔医学〕.
c. bronchopneumonia 乾酪性気管支肺炎〔医学〕.
c. cataract 乾酪性白内障, = cheesy cataract.
c. degeneration 乾酪変性, = caseation.
c. fermentation 乾酪発酵.
c. lymphadenitis 乾酪性リンパ節炎, = paratuberculous lymphadenitis.
c. necrosis 乾酪壊死.
c. osteitis 乾酪性骨炎.
c. pneumonia 乾酪性肺炎〔医学〕, = cheesy pneumonia.
c. pneumonic tuberculosis 乾酪性肺炎性結核症.
c. pyometra 乾酪性子宮留膿症〔医学〕.
c. tonsil 乾酪性扁桃炎〔医学〕.
c. tonsillitis 乾酪性扁桃炎, = lacunar tonsillitis.
c. tubercle 乾酪性結節.
c. tuberculosis 乾酪性結核〔医学〕.
c. vernix 胎脂〔医学〕.
Casimiroa edulis 白サポテ(メキシコ産の樹葉は駆虫薬), = white sapote.
Caslick operation キャスリック手術.
ca·soid [kéisɔid] カゼイン様の.
c. flour カゼイン粉.
Casoni, Tomaso [kɑsɔ́:ni] カソーニ(1880-1933, イタリアの医師).
C. antigen カソーニ抗原.
C. intradermal test カソーニ皮内試験(包虫液を皮内注射後, 膨疹発赤反応がみられれば陽性(包虫感染)である), = Casoni skin test.
C. skin test カソーニ皮膚試験.
C. test カソーニ試験(包虫嚢液を皮内注射すると, その反応が増強するのは陽性, 減退すると陰性).
cas·pase [kǽspeis] カスパーゼ(システイン残基を活性中心とするシステインプロテアーゼ. 14種以上が哺乳動物から得られている. アポトーシスの誘導過程で重要な機能を果たす).
c. signaling カスパーゼシグナル伝達.
Casper ring opacity カスパー輪状混濁(挫傷による角膜の輪状混濁).
cas·sa·va [kəsɑ́:və] キャッサバ(トウダイグサ科 *Euphorbiaceae*. 同科植物の根茎に含まれるデンプンをキャッサバデンプン cassava starch またはタピオカデンプン Tapioka starch と呼び, 食用, デンプン用), = *Manihot esculenta*.
c. poisoning カッサバ中毒〔医学〕.
c. starch キャッサバデンプン(タピオカと称する食品の原料).
Casselberry, William Evans [kǽsəlbəri] キャッセルベリ(1858-1916, アメリカの耳鼻咽喉科医).
C. position キャッセルベリ体位(麻酔チューブを気管内に挿管したのち分泌物の誤嚥を防止する目的で患者を腹臥位とした体位).
Casser, Giulio [kɑ́:sər] カッセル(1561-1616, イタリアの解剖学者. カッセリオ Casserio ともいう. 主として比較解剖学の造詣深く, 聴器および発声器の構造を詳説し, 上顎洞および小泉門を記述した), = Casserius Placentinus, Julius.
C. fontanelle カッセル泉門, = mastoid, Casserio f..
C. perforated muscle カッセル貫通筋.
cas·se·ri·an [kəsí:riən] (Casser に関する, または彼の記した).
c. ligament ツチ骨外靱帯.
Casserio, Giulio [kɑsé:riou] → Casser, Giulio.
cas·sette [kəsét] カセット〔医学〕, 取枠(X 線撮影用フィルム枠), = cash box, casket.
c. changer カセット交換器〔医学〕.
Cas·sia [kǽʃiə, -siə] カワラケツメイ属(マメ科 *Fabaceae* 植物で, 多くの種類からはセンナ senna が得られる).
C. alata = *Senna alata*.
C. fistula ナンバンサイカチ[臘腸樹](果肉は下薬), = purging cassia.
C. senna センナ[尖葉番瀉].
cas·sia [kǽʃiə, -siə] ① ケイ[桂]皮, カッシア. ② センナ[旃那].
c. bark ケイ[桂]皮, = Chinese cinnamon, cinnamon bark.

c. bud ケイ皮の未熟果実，ケイ子．
c. caryophillata 丁香油，ケイ皮様皮質．
c. oil ケイ皮油，カッシア油，= cinnamon oil．
c. powder ケイ皮末．
c. seed ケツメイシ［決明子］（エビスグサの種子．ハブ茶の原料．緩下，整腸，利尿に用いられる）．
cas·sit·er·ite ［kəsítərait］ スズ石 SnO_2，= tin-stone．
Cassius, Felix ［kǽʃəs］ カシウス（AD 26年以前に病理各論および治療学の著書を公にしたが，後年 Celsus の種本に用いられたといわれる）．
C. purple カシウス紫（金化合物の水溶液に塩化第二スズ溶液を加えて生ずる赤紫色沈殿）．
cas·su·mu·nar ［kæ̀sjumú:nər］ カッスムナール（東インド産のショウガで強壮薬）．
cast ［kǽst］ ① 円柱［医学］．② 注出，瀉出．③ ギプス包帯．④ 鋳造．⑤ 鋳型．
c. after treatment 術後模型［医学］．
c. base porcelain crown 鋳造基歯冠．
c. before treatment 術前模型［医学］．
c. clasp 鋳造鉤［医学］．
c. construction 型作成［医学］．
c. crown 金属冠［医学］，鋳造冠．
c. inlay 鋳造インレー［医学］．
c. iron 鋳鉄．
c. iron enamel 鋳鉄ほうろう［医学］．
c. iron struma 鋳鉄様甲状腺腫（極度の線維症を伴うため，周囲の組織に固定した慢性甲状腺炎）．
c. laminating 接触積層成形［医学］．
c. nephropathy 円柱腎症［医学］．
c. phenolic resin 流し込み石炭酸樹脂．
c. plastic 流し込みプラスチック．
c. resin 流し込み樹脂（レジン）．
c. restration 鋳造修復，インレー充填，= inlay．
c. stone 鋳型〔結〕石［医学］．
c. syndrome 躯幹ギプス症候群（ギプスをつけたとき現れる悪性嘔吐）．
Cas·ta·nea ［kæstéiniə］ クリ［栗］属（ブナ科 *Fagaceae* の一属）．
C. crenata クリ［栗］，= Japanese chestnut．
cas·ta·nite ［kǽstənait］ 栗石．
Castellani, Sir Aldo ［kà:stilá:ni, kæs–］ カステラニ（1878–1971，イタリアの病理学者．カステラーニともいう）．
C. bronchitis カステラニ気管支炎，= bronchospirochetosis．
C. disease カステラニ病（出血性気管支スピロヘータ症），= homorrhagic bronchial spirochetosis．
C.-Low symptom カステラニ・ロー症候（嗜眠病患者にみる舌振戦）．
C. mixture カステラニ合剤（吐酒石 0.065g，サリチル酸ナトリウム 0.065g，ヨウ化カリ 4g，重曹 1g を水に溶かした内服薬で，フランベジア症に用いる）．
C. paint カステラニ塗剤（塩基性フクシン，石炭酸，ホウ酸，アセトン，レソルシノルを含む皮膚症外用薬），= carbolfuchsin paint．
C. test カステラニ試験（① タンパク尿に石炭酸液を重層すると白色輪を生ずる．② 混合感染を分析するため 2 種の細胞に対する抗体を含む血清に 1 種の抗原を加えて遠心し，その上澄がほかの抗原と凝集反応を起こすか否かを検査する）．
Castellino sign ［kæ̀stilínou sáin］ カステリノ徴候，= Cardarelli sign．
cas·tile soap ［kæstíl sóup］ カスチル石ケン（オリーブ油を原料としてつくった石ケン，薬用石ケン）．
cast·ing ［kǽstiŋ］ 鋳造［医学］，鋳込法，鋳物．
c. attachment 鋳造支台．
c. by own weight 単純鋳造法．
c. cycle 流し込みサイクル［医学］．
c. oil 鋳型油［医学］．
c. plaster 鋳型プラスター［医学］．
c. resin 注型用樹脂［医学］．
Castle, William Bosworth ［kǽsl］ キャッスル（1897–1990，アメリカの内科医）．
C. extrinsic factor キャッスル外因子（悪性貧血の成因において用いられる術語で，食物に含まれている因子），= vitamin B_{12}．
C. factor キャッスル因子，= Castle extrinsic factor，C. intrinsic factor．
C. intrinsic factor キャッスル内因子（胃粘膜細胞より分泌され，ビタミン B_{12} の吸収に必須の物質．悪性貧血で分泌が低下している）．
Castleman, Benjamin ［kǽsəlmən］ キャッスルマン（1906–1982，アメリカの病理学者）．
C. disease キャッスルマン病．
C. lymphoid tumor キャッスルマンリンパ腫瘍［医学］．
C. lymphoma キャッスルマンリンパ腫［医学］．
cas·tor ［kǽstər］ トウゴマ（トウダイグサ科 *Euphorbiaceae* の植物），= *Ricinus communis*．
c. bean ヒマ［蓖麻］子（トウゴマの種子）．
c. bean tick = *Ixodes ricinus*．
c. oil カスターオイル，ヒマシ油（トウゴマの種子に存在しリチノール酸のグリセリン塩を含有するため緩下薬の作用を示す），= oleum ricini．
c. xylene ヒマシ油 1 とキシリン 3 の混合液でコロジオン封埋標本の透徹剤．
cas·trate ［kǽstreit］ 去勢する，去勢体．
cas·tra·tion ［kæstréiʃən］ 去勢［医学］（性腺の切除）．
c. anxiety 去勢不安［医学］．
c. cell 去勢細胞（去勢の結果生殖機能不全となったとき下垂体前葉に増殖を示す好塩基性細胞）．
c. complex 去勢劣等感［医学］，去勢コンプレックス（精神分析学における用語で，小児にみられる男根期の性器いじりに対する親の叱責，禁止の結果，陰茎切断の恐怖に基づく症状）．
c. dose 去勢線量．
c.-resistant prostate cancer (**CRPC**) 去勢抵抗性前立腺癌（ホルモン療法が抵抗性となったものを指す）．
cas·troid ［kǽstrɔid］ 類宦官症患者，= eunuchoid．
Castronuovo sign ［kæ̀strənu:óuvou sáin］ カストロヌオヴォ徴候（バンチ病第 2 期にみられる症候で，腫脹した脾は硬く弾性を示し，圧迫すると指痕が長く残存する）．
cas·tro·phre·nia ［kæ̀strəfrí:niə］ 思考奪取〔症〕（頭脳から自己の思考を盗まれると妄想する，統合失調症患者の精神症状）．
Castroviejo, Ramon ［kæ̀strouví:ʤou］ カストロヴィージョ（1904生，アメリカの眼科医）．
C. keratoplastic operation カストロヴィージョ角膜形成術（角膜移植術の考案者で，二重刀を用いて四角形の角膜を切除した後，他人の角膜を植え付ける方法）．
ca·su·al ［kǽʒu:əl］ ① 偶発性の，日常の［医学］，常用の［医学］．② 救急患者（入院すべき）．
c. blood pressure 随時血圧［医学］．
c. contact 日常的接触［医学］．
c. criminal 偶発犯罪者［医学］．
c. ward 臨時収容室（病院，救急病棟などの）．
ca·su·al·ty ［kǽʒu:əlti］ ① 死傷（事故による損傷または死亡）．② 死傷者［医学］．
c. clearing station 死傷者処理所［医学］．
c. evacuating 死傷者後送［医学］．
Ca·su·a·ri·na equi·se·ti·fo·lia ［kæ̀sju:əráinə ì:kwisetifóuliə］ モクマオウ［木麻黄］（モクマオウ

科 *Casuarinaceae* 植物の一種で，樹皮はタンニン，材は薪炭，樹は防風・防砂材）．

cas·u·is·tics ［kæ̀ʒuístiks］ 症例報告．

CAT ① children's apperception test 小児知覚テストの略．② choline acetyltransferase コリンアセチルトランスフェラーゼの略．③ computerized axial tomography コンピュータ断層撮影〔法〕，コンピュータ体軸断層撮影法の略．

CAT assay キャットアッセイ（DNA 上の転写調節領域の転写活性の強さを測定する方法）．

CAT sequence キャット配列（遺伝子を転写する RNA 合成酵素の転写開始に必要な配列）．

cat ［kǽt］ ネコ，= *Felis catus*.

c. asthma ネコアレルギー性喘息．

c.-bite disease 猫咬病．

c.-bite fever ネコ咬傷熱．

c. cracker 接触分解装置．

c.-cry syndrome ネコ鳴き症候群（第5染色体の短腕の欠失による障害），= cri-du-chat syndrome.

c. ear ネコ耳（耳輪上部が前方に傾垂してネコの耳に似た奇形）．

c. enteritis ネコ腸炎．→ panleukopenia.

c. eye ネコの目（白色瞳孔．乳幼児に多い網膜芽細胞腫 retinoblastoma の重要な初発症状），= leukocoria.

c. eye amaurosis 黒内障性ネコ眼（網膜神経膠腫にみられる）．

c.-eye pupil ネコ眼瞳孔（縦に細長く開いたもの）．

c. eye syndrome ネコ眼症候群．

c. flea ネコノミ，= *Ctenocephalides felis*.

c. hair （トウダイグサ科 *Euphorbiaceae* 植物，全草を煎剤として鎮痙，去痰薬に用いる）．

c. itch （ネコの寄生虫性皮膚炎）．

c. purr （僧帽弁狭窄症において聴診されるネコのゴロゴロ音に似る心雑音）．

c. scratch disease (CSD) ネコひっかき病（*Bartonella henselae* による疾患で，ネコによるひっかき傷，咬傷から感染，発熱やリンパ節腫大を発症する），= lymphoreticulosis benigna.

c. scratch fever ネコひっかき熱，= cat scratch disease.

c. syncope 恐猫症，ネコ恐怖〔症〕，= ailurophobia.

c. unit ネコ単位（体重1kgにつき徐々に静注してネコを死に至らしめたときに要した薬物の体重1kg当たりの量）．

cata-, cat-, cath- ［kætə, kæt, kæθ］ 下方，合致，反対，後方，完全などの異なった意味をもつ接頭語，= kata-.

cat·a·ba·sia ［kæ̀təbéisiə］ 回復期，軽減期（病の），= catabasis.

cat·a·ba·si·al ［kæ̀təbéisiəl］ 大後頭孔正中点 opisthion が前縁の正中点 basion よりも低い頭蓋についていう．

cat·a·ba·sis ［kæ̀təbéisis］ 回復期〔医学〕，= katabasis.

cat·a·bi·o·sis ［kæ̀təbaióusis］ 生体消耗（老年期の），消耗過程〔医学〕，= catabolism.

cat·a·bi·ot·ic ［kæ̀təbaiátik］ ① 消耗性の．② 細胞老化の．③ 機能性消費の．

cat·a·bo·ler·gy ［kæ̀təbálə:ʤi］ 分解（消耗）エネルギー．

cat·a·bol·ic ［kæ̀təbálik］ 異化の．

c. force 異化力（異化作用によって生ずるエネルギー），= catabiotic force.

c. gene activator 異化作用遺伝子活性化物質〔医学〕．

c. steroid 異化ステロイド〔医学〕．

ca·tab·o·lin ［kətǽbəlin］ 分解産物，= catabolite.

ca·tab·o·lism ［kətǽbəlizəm］ 異化〔作用〕〔医学〕（物質代謝において同化作用 anabolism と対立する語で，生体を構成し，または生体内に摂取された貯蔵物質を分解して簡単な分子に変化させる過程），= dissimilation.

ca·tab·o·lite ［kətǽbəlait］ 異化代謝産物〔医学〕，異化物質〔医学〕．

c. activator protein (CAP) カタボライトアクチベータプロテイン，カタボライト活性化タンパク質．

c. repression カタボライトレプレッション，異化産物抑制〔医学〕，異化物質抑制〔医学〕（細菌のある種の酵素の合成が培地に用いる炭素源によっては，ほかより低下する現象）．

cat·a·by·this·mo·ma·nia ［kæ̀təbəθìzmouméiniə］ 投身自殺衝動．

cat·a·cau·sis ［kæ̀təkɔ́:sis］ 自然発光．

cat·a·chrom·a·sy ［kæ̀təkróuməzi］ 不染化〔医学〕．

cat·a·chron·o·bi·ol·o·gy ［kæ̀təkrɑ̀noubaiáləʤi］ カタクロノバイオロジー（生体系に対する時間の有害な効果に関する学問をさす語）．

ca·tac·la·sis ［kətǽkləsis］ 骨折．

cat·a·clei·sis ［kæ̀təkláisis］ 眼瞼閉鎖（癒着または痙攣）．

cat·a·clo·nus ［kæ̀təklóunəs］ 心因性間代運動．

ca·tac·lysm ［kətǽklizəm］ ① 氾濫．② 大変動．

cat·a·cous·tics ［kæ̀təkú:stiks］ 反射音響学，反響論，= echolocation.

cat·a·crot·ic ［kæ̀təkrátik］ カタクロートの，下行期隆起の〔医学〕．

c. pulse 降脚脈〔医学〕，下降脚脈（下降脚に凸凹の結節を生じた脈波型をいう）．

c. shoulder 下行脚隆起，後隆起，潮浪波（動脈波の頂点から切痕に至るまでに生ずる隆起）．

c. wave 下行脚〔重拍〕脈波，晩発性収縮期隆起波（心駆出期の下行脚隆起が高まった動脈波），= catadicrotic wave.

cat·a·di·crot·ic ［kæ̀tədaikrátik］ 下行脚隆起および拡張早期隆起の（特に収縮期の下行脚隆起に加え拡張期の拡張早期隆起が目立つ際，重複波と呼ぶ場合がある）．

c. pulse 降脚二重脈〔医学〕．

cat·a·di·cro·tism ［kæ̀tədáikrətizəm］ 下行脚重複隆起脈（動脈波下降脚が2つに現れること）．

cat·a·did·y·mus ［kæ̀tədídiməs］ カタ二重体，上体重複奇形．

c. teratism 下体重複奇形（頭胸以下の重複したもの）．

cat·a·di·op·tric ［kæ̀tədaiáptrik］ 反射偏光性の．

cat·a·di·op·trics ［kæ̀tədaiáptriks］ 反射屈折学．

cat·a·drome ［kǽtədroum］ ① 病勢減退．② 降流の（魚が産卵のために川を下って海に行く）．

cat·a·dro·mous ［kæ̀tədróuməs］ 降河性の．

c. migration 降流移動〔医学〕．

cat·a·dyn pro·cess ［kǽtədin próuses］ カタジン法（金属（銀）の極微量が細菌生育を阻止する現象を利用する消毒法）．

cat·a·gel·o·pho·bia ［kæ̀təʤèloufóubiə］ 嘲弄恐怖症．

cat·a·gen ［kǽtəʤən］ 退行期（毛の成長循環において成長 anagen が止まり，休止 telogen が開始する短い期間）．

cat·a·gen·e·sis ［kæ̀təʤénisis］ 退縮．

ca·tag·ma ［kətǽgmə］ 骨折．

cat·ag·mat·ic ［kæ̀təgmǽtik］ 骨折整復の．

cat·a·graph·ol·o·gy ［kæ̀təgrəfáləʤi］ 処方学．

cat·a·lase ［kǽtəleis］ カタラーゼ（① 過酸化物を分解する酵素（$2H_2O_2 \rightarrow O_2 + 2H_2O$）．② 酸化酵素）．形

catalatic.
c. activity　カタラーゼ活性〔医学〕.
c. test　カタラーゼテスト〔医学〕.
cat·a·lec·tic sys·to·le　[kæ̀təléktik sístəli:]　不全収縮，= aborted systole.
cat·a·lep·sy　[kǽtəlepsi]　カタレプシー，強硬症〔医学〕，ろう(蝋)屈症(受動的姿勢を保ち，自らの意志で旧に復そうとしない状態などで，緊張病，ヒステリー，催眠状態などにみられる)．形 cataleptic.
cat·a·lep·to·gen·ic　[kæ̀təlèptəʤénik]　①カタレプシー様の症状を発生する．②カタレプシー〔発動〕薬〔医学〕.
cat·a·lep·toid　[kæ̀təléptɔid]　強硬症様の.
c. state　強硬症様状態(真性強硬症と異なる点は受動的姿勢が数秒間保持した後初めて置かれたままの姿勢を保つことである).
cat·a·lep·to·leth·ar·gic　[kæ̀təlèptouleθɑ́:ʤik]　強硬症性嗜眠性.
cat·a·lo·gia　[kæ̀təlóuʤiə]　反復語常同症，語唱，= verbigeration.
Ca·tal·pa　[kətǽlpə]　キササゲ属(ノウゼンカズラ科 *Bignoniaceae* 植物，*C. ovata* の成熟果実 Catalpae Fructus は利尿薬).
cat·a·lys·er　[kǽtəlaizər]　触媒〔体〕〔医学〕，触媒質，= catalyzer.
ca·tal·y·sis　[kətǽlisis]　触媒現象，接触作用〔医学〕．形 catalytic.
cat·a·lyst　[kǽtəlist]　①触媒質，触媒〔体〕〔医学〕．②作用物質，= reactant.
c. poison　触媒毒〔医学〕.
cat·a·lyt·ic　[kæ̀təlítik]　触媒性の，接触性の.
c. action　触媒作用.
c. activity　触媒活性〔医学〕.
c. antibody　酵素活性をもった抗体(可変部に抗原の一部を加水分解する働きをもった抗体)，= abzyme.
c. center　触媒中心.
c. cracking　接触分解〔医学〕.
c. current　接触電流〔医学〕.
c. oxidation　接触酸化〔医学〕.
c. poison　触媒毒(触媒活性部位に結合し，化学反応を阻害する毒).
c. polymerization　触媒重合.
c. reaction　触媒反応〔医学〕.
c. reduction　接触還元〔医学〕.
c. site　触媒部位.
c. subunit　触媒サブユニット〔医学〕.
cat·a·lyze　[kǽtəlaiz]　触媒する，触媒作用をする.
cat·a·lyz·er　[kǽtəlaizər]　触媒〔医学〕，触媒質，= catalyzater.
cat·a·mas·ses·is　[kæ̀təməsésis]　緊咬.
cat·a·me·nia　[kæ̀təmí:niə]　月経，= menses.
cat·a·me·ni·al　[kæ̀təmí:niəl]　月経の.
c. pneumothorax　月経周期性気胸，月経随伴性気胸〔医学〕.
cat·a·men·o·gen·ic　[kæ̀təmènəʤénik]　月経発現の.
cat·am·ne·sis　[kæ̀təmní:sis]　病後歴〔医学〕.
cat·am·nes·tic　[kæ̀təmnéstik]　病後歴の，治療後の経過の.
cat·a·pasm　[kǽtəpæzəm]　散布薬，= empasma.
cat·a·pep·sis　[kæ̀təpépsis]　完全消化.
cat·a·pha·sia　[kæ̀təféiziə]　応答反復症.
ca·taph·o·ra　[kətǽfərə]　不全昏睡.
cat·a·pho·re·sis　[kæ̀təfərí:sis]　電気泳動，= electrophoresis.
cat·a·pho·ret·ic　[kæ̀təfɔ:rétik]　電気泳動の，向陰極泳動の.
cat·a·pho·ria　[kæ̀təfɔ́:riə]　下斜視，= catatropia, catophoria.
cat·a·phrix·is　[kæ̀təfríksis]　極度の悪寒.
cat·a·phy·lax·is　[kæ̀təfilǽksis]　カタフィラキシー(①白血球抗体の感染部位への局所的移動(Wright)．②感染に対する生体の自然防衛力の破壊(Bullock, Cramer)).
cat·a·pla·sia　[kæ̀təpléiziə]　①退行変化(幼若型への逆変態)．②衰退期，= cataplasis.
cat·a·plasm　[kǽtəplæzəm]　パップ(巴布)，湿罨法，= poultice.
cat·a·plas·ma　[kæ̀təplǽzmə]　湿罨法，= cataplasm, poultice.
c. boli albae　白陶土パップ(準局).
c. fermenti　発酵罨法(酵母を加えたもの).
c. kaolini　カオリン罨法.
c. sinapis　カラシ湿布.
cat·a·plex·ie du ré·veil　[kǽtəplèksi: djə revéij]　[F] 覚醒カタプレキシー(身体の覚醒に先だって起こる精神的覚醒).
cat·a·plex·is　[kæ̀təpléksis]　カタプレキシー，情動性脱水発作(笑うときなどの情動性変化時に筋緊張の消失を伴う急性発作で，ナルコレプシー narcolepsy にみられる4大症状の一つ)，= cataplexy．形 cataplectic.
cat·a·plex·y　[kǽtəpleksi]　カタプレキシー，脱力発作〔医学〕(急激に生じる筋緊張消失発作をいう．全身性，局所性があり感情(喜怒哀楽)の変化によって発する).
cat·a·poph·y·sis　[kæ̀təpɑ́fisis]　カタポフィシス(骨または脳実質の隆起).
cat·a·po·sis　[kæ̀təpóusis]　嚥下.
cat·a·ract　[kǽtərækt]　白内障〔医学〕(そこひ，うみそこひ)，= cataracta．形 cataractous.
c. electrica　電気白内障〔医学〕.
c. extraction　白内障摘出〔医学〕.
c. knife　線状刀〔医学〕，白内障刀.
c. lens　白内障レンズ.
c. loop and spoon　白内障眼ひ(匙)〔医学〕.
c. needle　白内障針(白内障摘出に用い，直線型，曲線型2種ある).
c.-oligophrenia syndrome　白内障・精神遅滞症候群.
c. spoon　白内障さじ(白内障摘出用のさじ形器具).
cat·a·rac·ta　[kæ̀tərǽktə]　白内障，= cataract.
c. accreta　癒着性白内障.
c. brunescens　褐色白内障.
c. congenita membranacea　先天性膜性白内障.
c. coronaria　冠状白内障.
c. neurodermatica　神経皮膚病性白内障.
c. nigra　黒色白内障.
c. ossea　骨化性白内障(瘢痕組織が骨化したもの).
c. syndermotica　皮膚病性白内障.
cat·a·rac·to·gen·ic　[kæ̀tərӕktəʤénik]　白内障誘発性の.
c. substance　白内障発生(誘起)物質〔医学〕.
cat·a·rac·to·poi·e·sis　[kæ̀tərӕktəpɔií:sis]　白内障圧下法(白内障において水晶体を転移すること)，= couching, depressio cataractae.
ca·ta·ria　[kətéəriə]　イヌハッカ(ネコが好む植物 *Nepeta cataria* の葉)，= catnep, catnip, catmint.
ca·tarrh　[kətɑ́:r]　カタル〔医学〕(組織の破壊を起こさない粘膜の炎症)．形 catarrhal.
ca·tarrh·al　[kətɑ́:rəl]　カタル性の〔医学〕.
c. angina　カタル性アンギナ〔医学〕.
c. asthma　カタル性喘息〔医学〕.
c. bronchitis　カタル性気管支炎.
c. cholecystitis　カタル性胆嚢炎〔医学〕.

c. conjunctivitis カタル性結膜炎〔医学〕, = vernal conjunctivitis.
c. croup カタル性喉頭炎〔医学〕.
c. diathesis カタル性素質〔医学〕.
c. dysentery カタル性赤痢.
c. fever カタル熱.
c. gastritis カタル性胃炎〔医学〕(主として胃粘膜の炎症をいう).
c. gingivitis カタル性歯肉炎〔医学〕.
c. hepatitis = infectious hepatitis.
c. icterus カタル性黄疸, = infectious hepatitis.
c. inflammation カタル性炎〔症〕〔医学〕.
c. jaundice カタル性黄疸〔医学〕(Virchow は胆管炎の一型と考えた. 現在, A 型肝炎と呼ばれている), = epidemic jaundice, infectious hepatitis, hepatitis A.
c. laryngitis カタル性喉頭炎.
c. nephritis カタル性腎炎〔医学〕.
c. ophthalmia カタル性眼炎〔医学〕, = simple conjunctivitis.
c. otitis media 中耳カタル, カタル性中耳炎.
c. period カタル期〔医学〕.
c. pharyngitis カタル性咽頭炎.
c. pneumonia カタル性肺炎〔医学〕(気管支肺炎).
c. rhinitis カタル性鼻炎〔医学〕, 鼻カタル.
c. salpingitis カタル性卵管炎.
c. stomatitis カタル性口内炎〔医学〕.
c. tonsil カタル性扁桃炎〔医学〕.
c. tonsillitis カタル性扁桃炎, = acute tonsillitis.
c. ulcer カタル性潰瘍〔医学〕.
ca·tarrh·et·ic [kæ̀tərétik] 下薬.
cat·ar·rhine [kǽtərain] 狭鼻類鼻孔, 鼻孔下向の.
ca·tar·rhus [kætá:rəs] = catarrh.
cat·a·stal·sis [kæ̀təstǽlsis] 推運ぜん(蠕)動(蠕動とともに抑制運動に導かれない腸の下向運動. 旧語). 形 catastaltic.
cat·a·stal·ti·ca [kæ̀təstǽltikə] 収斂薬, 抑制薬, = catastaltics.
ca·tas·ta·sis [kətǽstəsis] ① 整復牽引(骨折または脱臼の). ② 症状の寛解または消失.
cat·a·state [kǽtəsteit] 異化産物, 分解産物. 形 catastatic.
catastrophe surgery 救急外科学〔医学〕.
catastrophic health insurance 高額医療費保険〔医学〕.
catastrophic reaction 破局反応(K. Goldstein が記載した不安反応).
cat·a·thermom·e·ter [kæ̀təθə:mámitər] カタ温度計〔医学〕.
cat·a·thy·mia [kæ̀təθáimiə] 激情〔症〕〔医学〕, 情動精神病〔医学〕, 激情性(潜在意識下のある観念複合が感情的刺激によって妄想化して精神病として発現する状態. H. W. Maier の用語).
cat·a·thy·mic [kæ̀təθáimik] 激情〔性〕の〔医学〕.
c. delusion 感性誘因性妄想〔医学〕, 感情誘因性妄想, 抑圧感情妄想〔医学〕.
cat·a·to·nia [kæ̀tətóuniə] 緊張病, カタトニア, 緊張病性〔医学〕, 緊張型統合失調症(拒絶反応, 昏迷と興奮の両相, 衝動的または常同的行為を特徴とする統合失調症の一型), = catatony, flexibilitas cerea.
cat·a·to·ni·ac [kæ̀tətóuniæk] ① 緊張病患者. ② 緊張〔病〕性の.
cat·a·ton·ic [kæ̀tətánik] ① 緊張〔病〕性の. ② 緊張病患者, = catatoniac.
c. dementia 緊張病性痴呆.
c. excitement 緊張病性興奮〔医学〕.
c. rigidity 緊張性硬直.
c. schizophrenia 緊張病性統合失調症.
c. state 緊張病症状〔医学〕.
c. stupor 緊張病性昏迷〔医学〕.
c. syndrome 緊張病症候群〔医学〕(随意運動の障害による行動障害で, 緊張病性興奮, 緊張病性昏迷からなる).
c. type 緊張型(統合失調症の)〔医学〕.
cat·a·to·no·sis [kæ̀tətounóusis] 減張現象.
ca·tat·o·ny [kətǽtəni] 緊張病〔医学〕.
cat·a·tri·crot·ic [kæ̀tətrikrátik] 下降脚三隆起の.
c. pulse 降脚三重脈〔医学〕, 下降脚三重脈.
cat·a·tri·cro·tism [kæ̀tətráikroutizəm] 降脚三脈波. 形 catatricrotic.
cat·a·tro·pia [kæ̀tətróupiə] 下斜位(両眼の), = cataphoria, catophoria.
catatropic image 後方走性像.
catawba wine カタウバ酒(アルコール 13〜15%).
catch mechanism 保留収縮機序〔医学〕.
catch-up growth 追いつき成長〔医学〕.
catch·ing [kǽʧiŋ] ひっかかり〔感〕.
catchment area 流域, 診療圏〔医学〕, 管轄域, 対象域.
cat·e·chin [kǽtəkin] カテキン 化 catechuic acid, catechinic acid(阿仙薬の結晶成分で, ホルモンの作用を抑制する効果を示す).
cat·e·chol [kǽtəkɔ:l] カテコール 化 *o*-dihydroxybenzene(無色の葉状結晶で, 軟膏として防腐剤にも利用される), = pyrocatechin, pyrocatechol.
c.-*O*-methyltransferase (COMT) カテコール-*O*-メチルトランスフェラーゼ(一般式は *S*-アデノシルメチオニン+カテコール →*S*-アデノシルホモシステイン+グアヤコール).
c. oxidase カテコール酸化酵素, カテコールオキシダーゼ, = tyrosinase.
cat·e·chol·a·mine [kæ̀təkáləmi:n] カテコールアミン(カテコールとアミンの結合物で, カテコラミンともいう. アドレナリン, ノルアドレナリン, ドーパミンなどのカテコールのアミン誘導物をいう).
c. receptor カテコールアミン受容体.
c. release カテコールアミン遊離〔医学〕.
cat·e·chu [kǽtikju:] カテキュー, 阿仙薬(*Uncaria gambir* 木髄からの抽出乾燥剤で, 阿仙薬として用いる. 収斂, 止瀉, 口中清涼剤), = gambir.
cat·e·chu·ic ac·id [kæ̀tikjú:ik ǽsid] カテキュイン酸, = catechin.
categorial behavior 範疇的行動〔医学〕.
cat·e·go·ry [kǽtəgəri] 薬効〔分類〕〔医学〕.
catelectrotonic current 陰極電気緊張電流〔医学〕.
catelectrotonic state 陰極電気緊張〔医学〕.
cat·e·lec·trot·o·nus [kæ̀tilektrátənəs] 陰極電気緊張〔医学〕(平滑電流を神経や筋肉に通すと, 電極付近で興奮性の変化が起こり, 陰極の方では興奮が高まる現象). 形 catelectrotonic.
Cat·e·na·bac·te·ri·um [kæ̀tinəbæktí:riəm] カテナバクテリウム属(旧称. 長い連鎖状に成長し, 莢膜をもたない嫌気性のグラム陽性桿菌). → *Eubacterium*, *Lactobacillus*.
cat·e·nat·ing [kǽtineitiŋ] 関連性のある(症候群における).
c. ague 連結性(合併性)マラリア.
cat·e·na·tion [kæ̀tinéiʃən] 染色体の連結.
cat·e·nin [kǽtinin] カテニン(cadherin に結合するタンパク質で, 1989 年, 小沢政之の発見, 命名によるもの).
cat·e·noid [kǽtinɔid] 懸垂面, カテノイド.
ca·ter·er [kéitərər] 給食業者〔医学〕.
cat·er·pil·lar [kǽtə:pilər] 毛虫〔医学〕.
c. cell キャタピラ細胞.
c. dermatitis 毛虫皮膚炎〔医学〕.
c. hair ophthalmia 毛虫眼炎.

c. ophthalmia 毛虫性眼障害（炎）〔医学〕.
c. rash 毛虫皮膚炎.
cat·gut [kǽtgʌt] 腸線〔医学〕（羊腸から製造し，滅菌した縫合用材）.
c. suture 腸線縫合〔医学〕.
Cath·a ed·u·lis [kǽθə édjulis] アラビアチャノキ（ニシキギ科植物．アビシニア原産の樹木で，その枝葉は khat と称し，飲料）.
ca·thaer·e·sis [kæθərí:sis, kəθǽ:risis] ① 薬性衰弱．② 腐食（蝕）作用．③ 軽度作用，= catheresis. 形 catheretic.

C

ca·thar·ma [kəθá:mə]（生贄動物の排泄物で，ギリシャ医学では薬物として用いられた）.
ca·thar·mos [kəθá:məs] カタルモス（病魔に対する呪文）.
cath·a·ro·bia [kæ̀θəróubiə] 清水生物（汚水生物 saprobia に対立していう）.
cath·a·rom·e·ter [kæ̀θərámitər] カタロメーター（加熱した白金線からの熱消失率により空気の熱伝導性を測定する器械）.
ca·thar·sis [kəθá:sis] ① カタルシス〔医学〕，浄化，精神浄化法〔医学〕，〔精神〕開通法（Freud の療法で，神経症患者にすべての事実を詳述させて精神的緊張を解く方法）．② 瀉下，通利.
ca·thar·tic [kəθá:tik] ① 瀉下薬，下剤〔医学〕，下薬（腸内容の排泄を促進する作用を示す薬品）．② 瀉下性の．③ 浄化する.
c. colon 下剤大腸〔医学〕.
c. method 浄化法（心的外傷体験や意識下の感情や葛藤を自由に表現させることにより心の緊張を解く方法）.
ca·thar·tin [kəθá:tin] カサルチン（ウメモドキ，センナ，ヤラッパなどの苦味成分）.
ca·thec·tic [kəθéktik] 教義問答の.
Cathélin, Fernand [katelén] カテラン（1873生，フランスの泌尿器科医）.
C. method カテラン法（患者を肘膝位または腹臥位とし，下腹部に枕を入れて殿部を高挙し，仙骨裂口部からカテラン刺針を挿入して薬液を注入する方法）.
C. segregator カテラン分尿器（膀胱内に挿入する器械で，左右両側のカテーテルから流出する尿を分離する装置）.
ca·them·o·glo·bin [kæ̀θi:məglóubin] カトヘモグロビン（ヘモクロモゲンの酸化により生ずる物質で，酸化ヘムと変性グロビンからなる），= parahemoglobin.
ca·thep·sin [kəθépsin] カテプシン（組織トリプターゼとも呼ばれ，動物組織の細胞内にあるタンパク分解酵素で，その還元型 SH- により，プロテオースとペプトンとに分解する仮定因子），= kathepsin.
catheptic enzyme カテプシン酵素（塩酸，ビタミンC，その他の物質により賦活されて作用する酵素で，athepsin，papain，bromelin など），= papainase.
ca·ther·e·sis [kəθǽ:risis] 薬性衰弱，腐食作用，軽度作用，= cathaeresis.
cath·e·ter [kǽθitər] ① カテーテル性の．② カテーテル（体腔または空洞性臓器内へ挿入するための有孔管状器械で，その製造材料により硬性（金属製）または橈性（ゴム製）に大別される．長さ太さなどは使用目的により選ぶので，その直径は各国の習慣に従い次の計測表が採用されている）．（→ 表）

直径（mm）	2	3	4	5	6	7	8	9	10
仏式 No.	6	9	12	15	18	21	24	27	30
米式 No.	4	6	8	10	12	14	16	18	20
英式 No.	2	4	6	8	10	12	14	16	18

c. coiling sign カテーテルコイリング徴候，= Bergman sign.
c. electrode カテーテル電極〔医学〕.
c. embolization カテーテル栓塞法〔医学〕.
c. fever カテーテル熱〔医学〕（カテーテル使用後にみられる）.
c. forceps カテーテル鉗子〔医学〕.
c. gauge カテーテル外径測定板，カテーテル外径測定器（フランス式1～23，アメリカ式1～35 までの円孔を備えた金属板）.
c. life カテーテル生活（絶えずカテーテルを用いて排尿する患者の生活）.
c. pancreaticostomy カテーテル留置膵管瘻造設〔医学〕.
c. semiconductor radiation detector カテーテル型半導体〔放射線〕検出器〔医学〕.
c. specimen カテーテル集尿.
c. tip deflector カテーテル先端偏向器〔医学〕.
cath·e·ter·ism [kǽθitərizəm] 導尿法（カテーテルを用いての）.
cath·e·ter·i·za·tion [kæ̀θitərizéiʃən] カテーテル留置〔法〕〔医学〕，カテーテル挿入〔法〕〔医学〕，導尿.
cath·e·ter·ize [kǽθitəraiz] 導尿する，カテーテルを挿入する.
catheterless ureterostomy 無カテーテル尿管瘻〔医学〕.
cath·e·ter·o·stat [kæθí:tərəstæt] カテーテル箱.
cath·e·tom·e·ter [kæ̀θitámitər] カセトメーター，鉛直距離測定器（高さを測る器械）.
ca·thex·is [kəθéksəs] カテクシス，備給，注意集中〔医学〕，熱狂（思考または感情に精神力を集中すること）.
cath·i·on [kǽθiən] カチオン，陽イオン，= cation.
cath·iso·pho·bia [kæ̀θisoufóubiə] 長時間正座不能症，坐位不能〔症〕〔医学〕，= akathisia.
cath·o·dal [kǽθədəl] 陰極の，= cathodic.
c. closing contraction 陰極閉鎖収縮〔医学〕.
c. closure clonus (**CCCl**) 陰極閉鎖クロ〔ー〕ヌス〔医学〕，陰極閉鎖間代.
c. closure contraction 陰極閉鎖収縮.
c. closure tetanus (**CCTe**) 陰極閉鎖強縮〔医学〕，陰極閉鎖強直.
c. dark space 陰極暗所，陰極暗部，= Crooke dark space.
c. duration tetanus (**CaDTe**) 陰極持続強直.
c. opening clonus (**COCl**) 陰極開放クロ〔ー〕ヌス〔医学〕，陰極開放間代.
c. opening contraction 陰極開放収縮〔医学〕.
c. opening tetanus 陰極開放強直.
cath·ode (**ca**) [kǽθoud] 陰極（電源において電流が流れ入る方の電極，すなわち電位の低い方のもの）. 形 cathodal, cathodic.
c. dark spot 陰極暗〔黒〕点.
c. excitation 陰極励起〔医学〕.
c. fall 陰極降下.
c. glow 陰極グロー.
c. layer arc method 陰極層アーク法〔医学〕.
c. nystagmus 陰極眼振〔医学〕.
c. ray 陰極線（真空放電において，残留気体分子が電離して生じた陽イオンが陰極に衝突し，その放出される電子が，両極間の電圧で加速されて生ずる電子線）.
c. ray oscillograph 陰極線オシログラフ（電子ビームを蛍光板に当て，その変化を描画する装置で，機械的惰性がないため速度の高い変化を精細に記録し得る）.

c.-ray tube (CRT) ①陰極線管．②ブラウン管．
c. sputtering 陰極スパッタリング〔医学〕，陰極飛沫現象（真空管内の両電極間に高電圧を加えたとき，その金属が微細粉となって周囲のガラス面に飛散付着すること）．
ca·thod·ic [kəθádik] ①陰極性の．②遠心性の（神経影響の）．
c. depression 陰極性抑圧〔医学〕．
c. inhibitor カソード抑制剤〔医学〕．
c. reduction カソード還元〔医学〕，陰極還元〔医学〕．
c. therapy 陰極療法〔医学〕．
c. wave 陰極波〔医学〕．
ca·thol·i·con [kəθálikən] 万能薬，= panacea．
cath·o·lyte [kǽθəlait] 陰極分解付着物，陰極液〔医学〕，カソード液〔電池〕〔医学〕．
cat·i·on [kǽtaiən, -tiαn] 陽イオン，正イオン（陰極 cathode に向かって動くイオン），= kation, positive ion．形 cationic．
c. acid カチオン酸（NH_4^+, $[Al(H_2O)_6]^+$, $[Al(H_2O)]^{3+}$ などのような水素イオンすなわち陽子をほかの物質に与え得る化合物）．
c. exchange 陽イオン交換〔医学〕．
c. exchange resin 陽イオン交換樹脂．
c. exchanger 陽イオン交換体．
c. radical カチオンラジカル．
cat·i·on·ic [kætaiánik] 陽イオンの〔医学〕，陽イオン剤（高分子酸の中性塩で，疎水性原子団が正に荷電され，グラム陰性および陽性菌に対し有効な表面活性剤）．
c. active agent 陽イオン活性剤〔医学〕．
c. dye 塩基性染料〔医学〕．
c. iontophoresis 陽イオン導入法．
c. polymerization カチオン重合〔医学〕．
c. protein 陽イオンタンパク質，陽〔性〕荷電タンパク（好中球のアズール顆粒中に含まれる抗菌タンパク質デフェンシンなど）．
c. soap 陽性石ケン（逆性石ケンのこと）．
c. surface active agent カチオン界面活性剤．
c. surfactant 陽イオン表面活性剤〔医学〕．
cat·i·on·o·gen [kætiánəʤən] カチオノゲン（生体内で陽イオンを発生する化合物）．
ca·tio·noid [kətíənɔid] カチオノイド（有機化学反応の電子説において，反応にあずかる試薬または分子中の反応中心が陽イオンあるいはそれに類似する性状を示すもの，すなわち求電子的 electrophilic のもの），= kationoid．
c. polymerization カチオノイド重合．
c. reagent カチオノイド試薬〔医学〕．
cat·i·o·no·tro·py [kætiənátrəpi] カチオノトロピー，カチオノイド転位．
ca·ti·vi [kætí:vi]（中南米のへき地でみられる皮膚病）．→ pinta．
cat·lin [kǽtlin] 切断用両刃刀，= catling．
cat·mint [kǽtmint] イヌハッカ（シソ科植物でネコが好む），= cataria, *Nepeta cataria*．
cat·nep [kǽtnep] = catnip, cataria．
cat·o·chus [kǽtəkəs] 強硬，全身強直．
cat·o·dont [kǽtədαnt]（下顎にのみ歯のある者）．
ca·top·tric [kətáptrik] 反射光の（反射光あるいは鏡に関すること）．
c. anamorphosis（紡錘または円柱を用いて結像の異常を是正すること）．
c. examination〔眼の〕反照検査．
c. test 反照試験（角膜および水晶体からの光反射により白内障を診察する方法）．
ca·top·trics [kətáptriks] 反射光学（反射光を取り扱う物理学）．形 catoptric．
ca·top·tro·pho·bia [kətὰptrəfóubiə] 恐鏡症．
ca·top·tro·scope [kətáptrəskoup] 顕微反照鏡，= catoptroscopium．
cat·o·tro·pia [kætətróupiə] 下斜位，= katotropia．
Cattaneo sign [kǽtəniou sáin] カッタネオ徴候（気管，気管支腺の疾患において，胸椎の棘突起を叩打すると，その部分の皮膚が発赤を起こす）．
Cattell in·fant in·tel·li·gence scale [kətél ínfənt intéliʤəns skéil] カテル乳児知能検査法（3〜30ヵ月齢の乳児知能検査法で，Binet-Simon 法の変法）．
cat·tle [kǽtl] 畜牛．
c. plague 牛疫〔医学〕，= rinderpest．
c. tick オウシマダニ，= *Boophilus*, *microplus*．
c. wart 家畜ゆうぜい．
Catu virus キャテューウイルス（ブニヤウイルス科のウイルスで脳炎の原因となる）．
cau·da [kɔ́:də] [L/TA] ①尾状核尾，= tail [TA]．②尾．複 caudae．形 caudal, caudate．
c. cerebelli 小脳虫部，= vermis．
c. epididymidis [L/TA]〔精巣上体〕尾，= tail of epididymis [TA]．
c. equina [L/TA] 馬尾（第2腰椎部以下の脊髄神経が馬尾状に脊柱管の中を下行している部分），= cauda equina [TA]．
c. equina claudication 馬尾性跛行．
c. equina contusion 馬尾挫傷．
c. equina syndrome 馬尾症候群〔医学〕（脊髄神経根の圧迫によって起こる）．
c. helicis [L/TA] 耳輪尾，= tail of helix [TA]．
c. pancreatis [L/TA] 膵尾，= tail of pancreas [TA]．
c. striati 尾状核後部．
cau·dad [kɔ́:dæd] 下方に，尾方に，= caudalward．↔ cephalad．
cau·dal [kɔ́:dəl] [TA] ①尾方，= caudalis [L/TA]．②尾側の（下側 inferior と同じ意味にも用いられ，頭側 cranial または吻側 rostral に対立する語）．
c. ala 尾翼．
c. anesthesia 仙骨硬膜外麻酔〔医学〕，脊髄尾部麻痺．
c. appendage 尾肢．
c. block 仙骨ブロック〔医学〕，仙骨麻酔〔法〕（仙骨裂孔より局所麻酔薬を注入する硬膜外麻酔法の一種），= caudal anesthesia．
c. bud 尾芽〔医学〕．
c. canal 仙骨管．
c. central nucleus 尾側正中核（中等度の大きさの運動神経の正中核で，ヒトおよびサルでは，動眼神経複合体の尾側部の背側にある．Tsuchida），= nucleus posterior dorsocentralis．
c. chemoreceptor 後端感覚突起（線虫類）．
c. fibres [TA] 尾側束*，= fibrae caudales [L/TA]．
c. fin 尾鰭．
c. flagellum 尾鞭毛．
c. flexure ①胚子の尾曲．②仙骨曲．
c. genital fold 胚種腺上ヒダ，= epigonal fold．
c. gland 尾腺．
c. lobectomy 尾状葉切除〔医学〕．
c. medullary rest 尾髄残屑（胎生期の脊髄尾端小胞の残遺物で，6ヵ月後には消失するが，時には仙尾嚢腫または瘻に変化することがある）．
c. medullary vestige = coccygeal vestige．
c. mesonephros 尾側中腎．
c. pancreatic artery 膵尾動脈．
c. papilla 尾乳頭．
c. part [TA] 尾部*，= pars caudalis [L/TA]．
c. pharyngeal complex 尾方咽頭複合体．
c. pole 尾極〔医学〕．
c. pontine reticular nucleus [TA] 尾側橋網様

体核，= nucleus reticularis pontis caudalis [L/TA].
c.（posterior）neuropore 尾側（後）神経孔［医学］.
c. retinaculum 尾骨支帯［医学］.
c. sheath 尾鞘.
c. transtentorial herniation 尾方テント切痕〔内〕ヘルニア.
c. vertebrae 尾椎.
c. vesicle 尾胞.
cau·da·lis [kɔ:déilis] [L/TA] ① 尾側，= caudal [TA]. ② 尾側の.
Cau·da·ta [kɔ:déitə] 有尾目（両生綱の一目）.
cau·date [kɔ́:deit] 尾形の，尾状の，有尾の.
c. branches [TA] 尾状葉枝，= rami lobi caudati [L/TA].
c. cell 彗星状細胞，= cometal cell.
c. lobe [TA] 尾状葉，= lobus caudatus [L/TA].
c. nucleus [TA] 尾状核（側脳室の外側にある灰白質で，線条体の一部），= nucleus caudatus [L/TA].
c. process [TA] 尾状突起，= processus caudatus [L/TA].
cau·da·to·len·tic·u·lar [kɔ:dèitoulentíkjulər] 尾状核レンズ核の，= caudolenticular.
cau·da·tum [kɔ:déitəm] 尾状核，= caudate nucleus.
cau·dex [kɔ́:deks] 塊茎（塊根．旧）．複 caudices, caudexes.
c. cerebri 脳脚（旧）.
caudo-, caud- [kɔ:dou, kɔ:d] 尾，尾骨との関係を表す接頭語.
cau·do·ceph·a·lad [kɔ̀:dəséfəlæd] 尾（下）方および頭（上）方への両方向を示す.
caudolenticular grey bridges [TA] 尾状核レンズ核灰白橋*，= pontes grisei caudatolenticulares [L/TA].
caul [kɔ́:l] ① 大網，= great omentum, epiploon. ② カール（胎児頭部を覆う羊膜），= pileum, pileus.
Cau·ler·pa·ce·ae [kɔ̀:ləpéisii:] イワズタ科（緑藻類）.
Cauliflower mosaic virus カリフラワーモザイクウイルス（カリモウイルス科の植物ウイルス）.
cauliflower cancer カリフラワー状癌.
cauliflower carcinoma カリフラワー状癌［医学］.
cauliflower ear カリフラワー耳，= boxer's ear.
cauliflower excrescence カリフラワー様突出物，= verruca acuminata.
cauliflower-like カリフラワー状の［医学］.
Cau·li·mo·vir·i·dae [kɔ́:liməvìridi:] カリモウイルス科（二本鎖DNAウイルスで，*Caulimovirus*, *Badnavirus* 属などに分けられる）.
Caulk, John R. [kɔ́:k] コウク（1881-1938，アメリカの泌尿科医）.
C. punch コウクパンチ（前立腺正中隆起を切除する穿孔器）.
Cau·lo·bac·ter [kɔ:loubǽktər] コウロバクター属（グラム陰性桿菌，湖沼などに生息する．基準種は *C. vibrioides*）.
C. vibrioides （水生の有茎菌）.
Cau·lo·bac·te·ri·a·ce·ae [kɔ̀:loubæktì:riéisii:] コウロバクテリア科.
cau·lo·phyl·line [kɔ̀:ləfílin] コウロフィリン（ルイヨウボタン *Caulophyllum thalictroides* から得られるアルカロイド），= *N*-methylcytisine.
Caulophyllum thalictroides ルイヨウボタン［類葉牡丹］（根茎はアメリカ先住民により安産薬として用いられ，また子宮疾患の治療薬にも用いられた），= blue kohosh, papoose root, squaw root.
cau·lo·ple·gia [kɔ̀:louplí:ʤiə] 陰茎麻痺.
cau·ma [kɔ́:ma] 高熱，灼熱.
c. enteritis 高熱性腸炎.
cau·m(a)es·the·sia [kɔ̀:mesθí:ziə] （冷温に対し灼熱感を感ずる状態）.
cau·sal [kɔ́:zəl] 原因の.
c. chain 因果連鎖［医学］.
c. circle 因果環［医学］.
c. comparative study 原因比較研究.
c. genesis 原因〔的〕発生.
c. indication 原因的適用［医学］.
c. nexus 因果関係.
c. prophylaxis 原因的予防［医学］.
c. relationship 因果関係［医学］，原因的関連.
c. therapy 原因療法［医学］（疾患の原因について病態生理に基づいて行う治療法）.
c. treatment 原因療法（対症療法の反対）. ↔ symptomatic treatment.
cau·sal·gia [kɔ:zǽlʤiə] 灼熱痛［医学］，カウザルギー（末梢神経幹の外傷により起こり，血管運動性，交感神経性または栄養神経性障害に伴う灼熱感が特徴である），= reflex sympathetic dystrophy, Gaucher trophoneurotic rheumatoid arthritis.
causalgic syndrome カウザルギー症候群.
cau·sal·i·ty [kɔ:zǽliti] 因果関係［医学］，因果律.
c. of meaning 意味連関［医学］.
caus·a·tion [kɔ:zéiʃən] 因果関係.
caus·a·tive [kɔ́:zətiv] 原因的の［医学］.
c. agent 原因物質［医学］.
c. factor 原因因子［医学］.
c. organism 原因菌［医学］.
cause [kɔ́:z] 原因.
c. directly leading to death 直接死因［医学］.
c. of death 死因［医学］.
c. of disease 病因［医学］.
c.-specific death rate 死因別死亡率［医学］.
cau·sis [kɔ́:sis] 熱傷，腐食.
caus·tic [kɔ́:stik] ① 腐食性の［医学］. ② 腐食剤，= caustica, astringent. ③ 火面，火線. ④ 苛性の.
c. action 腐食作用［医学］.
c. agent 腐食剤［医学］.
c. alcohol 苛性アルコール，= sodium ethylate.
c. alkali 苛性アルカリ（ナトリウムまたはカリウム）.
c. antimony 苛性アンチモン，三塩化アンチモン，= antimony trichloride.
c. arrow 矢形腐食剤.
c. baryta 水酸化バリウム，= barium hydroxide.
c. battery 焼灼用電池.
c. bougie 腐食ブジー，= armed bougie.
c. burn 腐食火傷［医学］.
c. curve 火線.
c. line 火線，= caustic curve.
c. potash 水酸化カリウム，苛性カリ，= potassium hydroxide.
c. resistance 耐アルカリ性.
c. soda 苛性ソーダ，水酸化ナトリウム，= sodii hydroxidum.
c. stick 硝酸銀棒，= lunar caustic.
c. surface 火面.
caus·tic·i·ty [kɔ:stísiti] 腐食性［医学］.
caus·ti·cum [kɔ́:stikəm] カウスチカム（新鮮生石灰と二酸化カリウムとを混ぜ蒸留した類似治療学派の薬剤）.
caus·ti·fi·ca·tion [kɔ̀:stifikéiʃən] 苛性化［医学］.
Cau·sus [kɔ́:səs] 夜行小毒ヘビ属（クサリヘビ亜科 *Viperinae* の一属で，主としてアフリカ産），= night adders.
cau·sus [kɔ́:səs] 劇熱.
cau·ter [kɔ́:tər] 焼灼器［医学］，焼灼，やいと（火熨斗）(旧語).

cau·ter·ant [kɔ́:tərənt] 腐食剤，焼灼剤．
cau·ter·i·um [kɔ:tí:riəm] = cautery.
cau·ter·i·za·tion [kɔ̀:təraizéiʃən] ① 灸．② 焼灼［医学］．③ 腐食，= corrosion. 動 cauterize.
cau·tery [kɔ́:təri] ① 焼灼，焼灼器．② 焼灼薬［医学］，焼灼剤．③ 電気凝固器．④ 腐食〔具〕．
c. knife 焼灼切開刀［医学］．
c. loop 焼灼係蹄［医学］．
c. pneumonectomy 焼灼的肺切除術．
cau·tschuc [kɔ́:ʧʌk] = caoutchouc.
ca·va [kéivə, kǽvə] 大静脈，= vena cava. 形 caval.
c. pocket method 大静脈ポケット法（副腎静脈の合流する大静脈の位置にポケットをつくり，その中にたまる血液中のアドレナリンを定量してその濃度を測定する方法）．
caval fold 大静脈ヒダ．
caval opening [TA] 大静脈孔，= foramen venae cavae [L/TA].
caval valve 下大静脈弁（下大静脈口と右房室口との間に位置する右房の半月弁．オイスタヒイ弁），= Eustachian valve, inferior vena caval valve.
Cavaliere blood fac·tor [kavəljé:r blʌ́d fǽktər] カヴァリエー血液因子（Wiener と Brancato が1953年に発見した個人因子で，頻度は0/48），= Ca blood factor.
cavalry bone 騎士骨（大内転筋またはその腱にみられる骨．乗馬骨），= rider's bone.
Cavare dis·ease [kǽvəri dizí:z] カヴァレ病（家族性周期性麻痺）．
cav·a·scope [kǽvəskoup] 空洞鏡，大腔内検査鏡．
cave [kéiv] [TA] ① 透明中隔腔，= cavum [L/TA]. ② 空洞．
c. sickness 洞窟病．
cavea thoracis [L/TA] 胸郭*，= thoracic cage [TA].
Cavendish, Henry [kǽvəndiʃ] カヴェンディシュ（1731–1810，イギリスの物理化学者．Devonshire の貴族 Cavendish 家の一人で，水素の発見，水の組成，および静電気に関する多くの基礎的研究があったが，多くは未発表に終わり，後年 Maxwell により公にされた）．
Caventou, Joseph Bienaime [kavɑntóu] カヴァントゥー（1795–1877，フランスの薬理学者．Pelletier とともに strychnine (1819)，および quinine (1820) を単離した）．
cav·e·o·la [kèivióulə] 小胞，小嚢，カベオラ（細胞の表面に突出したり，内部に落ち込んだりしている小胞空洞）．複 caveolae.
c.–vesicle complex カベオラベジクル複合体．
cav·ern [kǽvən] 病的空洞，空洞．形 cavernous.
ca·ver·na [kəvə́:nə] 洞，空洞．複 cavernae. 形 cavernae.
ca·ver·nae [kəvə́:ni:] 空洞（caverna の複数）．
c. corporis spongiosi [L/TA] 尿道海綿体洞，= cavernous spaces of corpus spongiosum [TA].
c. corporum cavernosorum [L/TA] 陰茎海綿体洞，= cavernous spaces of corpora cavernosa [TA].
cav·er·nil·o·quy [kæ̀vənílәkwi] 空洞音（空洞の存在を示唆する低調胸語）．
cav·er·ni·tis [kæ̀vənáitis] 海綿体炎（陰茎の），= serangitis.
cav·er·no·ma [kæ̀və:nóumə] 海綿腫［医学］，海綿状血管腫，= cavernous angioma. 複 cavernomas, cavernomata. 形 cavernomatous.
c. lymphaticum 海綿状リンパ管腫，= lymphangioma cavernosum.
cav·er·no·plas·ty [kǽvə:nəplæ̀sti] 空洞形成〔術〕［医学］．
cav·er·no·scope [kǽvə:nəskoup] 〔肺〕空洞〔直達〕検査鏡．
cav·er·nos·copy [kæ̀və:nάskəpi] 空洞鏡検査法，〔肺〕空洞〔直達〕検査法［医学］．
cav·er·no·si·tis [kæ̀və:nousáitis] 海綿体炎（陰茎の）［医学］，= cavernitis.
cav·er·nos·to·my [kæ̀və:nάstəmi] 空洞切開〔術〕［医学］．
cav·er·no·sum [kæ̀və:nóusəm] 海綿体．
cav·er·no·sus [kæ̀və:nóusəs] 海綿〔状〕の．
c. thrombosis 海綿洞血栓症．
cav·er·nous [kǽvə:nəs] 空洞性の，海綿状［医学］．
c. angioma 海綿状血管腫［医学］．
c. arteries 海綿静脈洞動脈．
c. bodies 海綿体，= corpora cavernosa.
c. bodies of anal canal 肛門管海綿〔状〕体，= anal cushions.
c. body of clitoris 陰核海綿体，= corpus cavernosum clitoridis.
c. body of penis 陰茎海綿体，= corpus cavernosum penis.
c. branch [TA] 海綿静脈洞枝，= ramus sinus cavernosi [L/TA].
c. breathing 空洞性呼吸．
c. foramen 海綿孔（正中脊髄静脈の通る蝶形骨の孔）．
c. groove 海綿溝（蝶形骨の）．
c. hemangioma 海綿状血管腫［医学］．
c. lacuna 海綿体小腔．
c. layer 海綿層［医学］．
c. lipoma 海綿状脂肪腫［医学］．
c. lymphangioma 海綿状リンパ管腫［医学］．
c. nerve of clitoris 陰核海綿体神経［医学］．
c. nerve of penis 陰茎海綿体神経［医学］．
c. nerves of clitoris (♀) [TA] 陰核海綿体神経，= nervi cavernosi clitoridis (♀) [L/TA].
c. nerves of penis (♂) [TA] 陰茎海綿体神経，= nervi cavernosi penis (♂) [L/TA].
c. nevus 海綿状母斑．
c. part [TA] 海綿部（海綿〔静脈洞〕部），= pars cavernosa [L/TA].
c. part of internal carotid artery 内頸動脈海綿洞部，= pars cavernosa arteriae carotis internae.
c. plexus [TA] 海綿神経叢*，= plexus cavernosus [L/TA].
c. plexus of clitoris 陰核海綿体神経叢．
c. plexus of conchae [TA] 鼻甲介海綿叢，= plexus cavernosus conchae [L/TA].
c. plexus of penis 陰茎海綿体神経叢．
c. rale 空洞性ラ音．
c. respiration 空洞性呼吸［医学］．
c. sinus [TA] 海綿静脈洞（蝶形骨にある），= sinus cavernosus [L/TA].
c. sinus syndrome 海綿静脈洞症候群（トルコ鞍両側で，側頭骨錐体部から上眼窩裂に至る海綿静脈洞の血栓により，結膜浮腫，上眼瞼，鼻根部の突出と浮腫，第3，4，6脳神経の麻痺が起こる）．
c. sinus thrombosis 海綿静脈洞血栓症［医学］．
c. spaces of corpora cavernosa [TA] 陰茎海綿体洞，= cavernae corporum cavernosorum [L/TA].
c. spaces of corpus spongiosum [TA] 尿道海綿体洞，= cavernae corporis spongiosi [L/TA].
c. tissue 海綿組織（勃起組織）．
c. transfer of portal vein 門脈の海綿状移動．
c. transformation of portal vein 門脈の海綿状変化［医学］．
c. tumor 海綿腫，= cavernoma.
c. veins [TA] 海綿体静脈，= venae cavernosae

[L/TA].
c. veins of penis 陰茎海綿体静脈.
c. voice 空洞音〔医学〕(患者が発声するとき聴取される音で，空洞または気管支拡張を証明する).
c. voice sound 空洞声音.
cav·erns [kǽvə:nz] 空洞(caverna の複数).
CAVH continuous arteriovenous hemofiltration 持続的動静脈血液濾過の略.
Ca·via [kéiviə] テンジクネズミ〔天竺鼠〕属(哺乳綱，齧歯目，テンジクネズミ科の一属で，モルモット属ともいう)，= guinea pigs, cavy.
C. aperea パンパステンジクネズミ(ブラジル産ノネズミ)，= Brazilian guinea pig.
C. porcellus モルモット，= domestic guinea pig.
C. tschudii ペルーテンジクネズミ.
caviar lesion キャビア病変.
cav·i·tary [kǽvitəri] ① 有洞の. ② 有腔虫.
c. lobitis 空洞性肺葉炎.
cav·i·tas [kǽvitəs] 腔，空洞，= cavity. 複 cavitates.
c. abdominalis [L/TA] 腹腔，= abdominal cavity [TA].
c. abdominis [L/TA] 腹腔，= abdominal cavity [TA].
c. abdominis et pelvis [L/TA] 腹・骨盤腔，= abdominopelvic cavity [TA].
c. articularis [L/TA] 関節腔，= articular cavity [TA].
c. conchae [L/TA] 耳甲介腔，= cavity of concha [TA].
c. coronae [L/TA] 歯髄腔，= pulp cavity of crown [TA].
c. cranii [L/TA] 頭蓋腔，= cranial cavity [TA].
c. dentis [L/TA] 歯髄腔，= pulp cavity [TA].
c. glenoidalis [L/TA] 関節窩，= glenoid cavity [TA].
c. infraglottica [L/TA] 声門下腔，= infraglottic cavity [TA].
c. laryngis [L/TA] 喉頭腔，= laryngeal cavity [TA].
c. medullaris [L/TA] 髄腔，= medullary cavity, marrow cavity [TA].
c. nasalis ossea [L/TA] 骨性鼻腔，= bony nasal cavity [TA].
c. nasi [L/TA] 鼻腔，= nasal cavity [TA].
c. orbitalis [L/TA] 眼窩腔*，= orbital cavity [TA].
c. oris [L/TA] 口腔，= oral cavity [TA].
c. oris propria [L/TA] 固有口腔，= oral cavity proper [TA].
c. pelvina [L/TA] 骨盤腔，= pelvic cavity [TA].
c. pelvis [L/TA] 骨盤腔，= pelvic cavity [TA].
c. pericardiaca [L/TA] 心膜腔，= pericardial cavity [TA].
c. peritonealis [L/TA] 腹膜腔，= peritoneal cavity [TA].
c. pharyngis [L/TA] 咽頭腔，= cavity of pharynx [TA].
c. pleuralis [L/TA] 胸膜腔，= pleural cavity [TA].
c. pulpae 歯髄腔.
c. pulparis [L/TA] 歯髄腔(髄室)，= pulp cavity [TA].
c. thoracis [L/TA] 胸腔(cavum thoracis [PNA])，= thoracic cavity [TA].
c. tympani [L/TA] 鼓室，= tympanic cavity [TA].
c. uteri [L/TA] 子宮腔，= uterine cavity [TA].
cav·i·ta·tes [kæ̀vitéiti:z] [L/TA] 腔，= cavities [TA].
cavitating degeneration 空洞〔形成〕変性.
cav·i·ta·tion [kæ̀vitéiʃən] ① 空洞化，空洞形成. ② 空洞現象.
Cavité fever カビテ熱(フィリピン・カビテ地方にみられるデング熱様疾患).
cav·i·ties [kǽviti:z] [TA] 腔，= cavitates [L/TA].
c. of corpora cavernosa 陰茎海綿体洞.
c. of corpus spongiosum 尿道海綿体洞.
ca·vi·tis [kəváitis] 大静脈炎.
cav·i·ty [kǽviti] ① 空洞，腔. ② 窩洞(歯の). 形 cavitary.
c. angle 窩洞隅角(歯窩洞壁がつくる角).
c. base 裏層〔医学〕.
c. floor 窩底〔医学〕.
c. formation 窩洞形成〔法〕〔医学〕.
c. impression 窩洞印象〔医学〕.
c. liner キャビティライナー，歯腔裏装材.
c. lining 裏装(窩洞の)，ライニング(窩洞の).
c. margin 窩縁〔医学〕.
c. margin angle 窩縁隅角〔医学〕.
c. obliteration 内腔閉鎖(肥大型心筋症にみる収縮期内腔消失像).
c. of concha [TA] 耳甲介腔，= cavitas conchae [L/TA], cavum conchae [L/TA].
c. of larynx 喉頭腔.
c. of mouth 口腔.
c. of pelvis 骨盤腔.
c. of pharynx [TA] 咽頭腔，= cavitas pharyngis [L/TA].
c. of septum pellucidum 透明中隔腔(透明中隔にまれにみられる)，= cavity septi pellucidi.
c. of thorax 胸〔膜〕腔.
c. of tooth 歯髄腔.
c. of translucent septum 透明中隔腔.
c. of uterus 子宮腔，= uterine cavity.
c. outline 窩洞外形〔医学〕.
c. preparation 窩洞形成〔医学〕(歯科用語).
c. reflex 喉頭反射〔医学〕.
c. septi pellucidi 透明中隔腔(第五脳室は誤名)，= pseudocele.
c. symptom 空洞症状〔医学〕.
c. treatment 窩洞治療〔医学〕.
c. vanish 窩洞消失〔医学〕.
c. wall 窩洞壁，窩壁(う歯の).
ca·vog·ra·phy [keivágrəfi] 大静脈造影(撮影)〔法〕.
cavopulmonary anastomosis 大静脈肺動脈吻合.
ca·vo·sur·face [kèivousə́:fis] 窩洞歯面(歯外面と空洞壁との連合点).
c. angle 窩縁隅角，窩縁歯面隅角，= cavity margin angle.
c. bevel 空洞面傾斜(う歯の空洞面のエナメルを歯面と斜角に切り，空洞面の短いエナメル杆を取り去ること).
c. minor operation 小鼓室形成術〔医学〕.
c. point angle 窩洞歯面尖角.
ca·vo·val·gus [kèivəvǽlgəs] 凹外転の(凹蹠足と外反足との共存).
ca·vum [kéivəm] [L/TA] ① 透明中隔腔，= cave [TA]. ② 腔，窩，空洞，= cavity. 複 cava.
c. abdominis 腹腔.
c. arachnoidale クモ膜腔.
c. articulare 関節腔，= joint cavity.
c. conchae [L/TA] ① 耳甲介腔，= cavity of concha [TA]. ② 甲介腔.
c. coronale 歯冠腔.
c. dentis 歯髄腔，= pulp cavity of tooth.
c. douglasi ダグラス窩(直腸子宮窩)，= excavatio rectouterina.
c. epidurale 硬膜外腔.

c. extradurale = cavum epidurale.
c. hyaloideum 硝子体腔, = vitreous chamber of eye.
c. infraglotticum 声門下腔.
c. laryngis 喉頭腔.
c. meckelii メッケル腔, = Meckel cavity.
c. mediastinale 縦隔腔.
c. mediastinale anterius 前縦隔洞〔腔〕.
c. mediastinale posterius 後縦隔洞〔腔〕.
c. medullare 〔骨〕髄腔, = bone marrow cavity.
c. nasi 鼻腔.
c. oris 口腔.
c. pelvis 骨盤腔.
c. pericardii 心膜腔.
c. peritoneae 腹膜腔.
c. pharyngis 咽頭腔.
c. pleurae 胸膜腔.
c. pleuropericardiacoperitoneale 胸膜心嚢腹膜腔(胚腔), = embryonic coelom.
c. pulpae 歯髄腔.
c. retzii レチウス腔(恥骨結合と膀胱の間の疎性結合組織の多い空隙. 膀胱が膨大する際の余地となる).
c. septi pellucidi 透明中隔腔.
c. subarachnoidale クモ膜下腔.
c. subdurale 硬膜下腔.
c. thoracis 胸腔.
c. trigeminale [L/TA] 三叉神経腔, = trigeminal cave [TA], trigeminal cavity [TA].
c. tympani 鼓室.
c. uteri 子宮腔.
c. veli interpositi 中間帆腔, 脳室間腔.
c. vergae ヴェルガ腔.
c. vesicouterinum 膀胱子宮窩.
ca·vus [kéivəs] 凹足, = talipes cavus.
ca·vy [kéivi] テンジクネズミ(モルモット).
cayenne pepper カイエンコショウ, = red pepper.
cayenne pepper grains トウガラシ様細粒体(尿中の褐色尿酸結晶細粒子).
Cazenave, Pierre Louis Alphee [kazná:v] カズナーヴ(1795–1877, フランスの皮膚科医).
C. disease カズナーヴ病(① 紅斑性狼瘡. ② 落葉性天疱瘡), = Cazenave lupus.
C. vitiligo カズナーヴ白斑(円形脱毛症), = alopecia areata.
Cb columbium コランビウムの元素記号(ニオブ niobium (Nb)の旧名).
CBA ① carcinoma-bearing animal 担癌動物の略. ② competitive neuromuscular junction blocking agent 非脱分極性筋弛緩薬の略. ③ congenital biliary atresia 先天性胆道閉鎖症の略.
CBC ① child behavior characteristics 小児気質性格の略. ② complete blood count 全血球計算の略.
CBD ① carotid body denervation 頸動脈体神経遮断の略. ② common bile duct 総胆管の略. ③ congenital biliary dilatation 先天性胆道拡張症の略.
CBF ① cerebral blood flow 脳血流量の略. ② coronary blood flow 冠血流量の略.
CBG ① capillary blood gas 毛細血管内血液ガスの略. ② coronary bypass grafing 冠血管バイパス移植片の略. ③ corticosteroid-binding globulin コルチコステロイド結合グロブリンの略.
CBH ① chronic benign hepatitis 慢性良性肝炎の略. ② cutaneous basophil hypersensitivity 皮膚好塩基球性過敏〔症〕性反応の略.
CBP ① calcium-binding protein カルシウム結合タンパク〔質〕の略. ② carbohydrate-binding protein 炭水化物結合タンパク〔質〕の略.
CBSCT cord blood stem cell transplantation 臍帯血移植の略.
CBT ① computer-based testing の略(臨床実習開始前の学生評価システムの一つ). ② concealed bypass tract 潜在的バイパス路の略. ③ cord blood transplantation 臍帯血移植の略.
CC ① cardiac catheterization 心〔臓〕カテーテル法の略. ② chief complaint 主訴の略. ③ closing capacity クロージングキャパシティーの略.
cc cubic centimeter 立方センチメートルの略(1cc =1mL).
CCA ① chimpanzee coryza agent チンパンジーコリーザ病原体の略. ② common carotid artery 総頸動脈の略. ③ conjunctivitis catarrhalis 急性カタル性結膜炎の略. ④ cortical cerebellar atrophy 皮質性小脳萎縮症の略.
CCAM congenital cystic adenomatoid malformation 先天性嚢胞性腺腫様奇形の略.
CCC ① cathodal closure contraction 陰極閉鎖収縮の略. ② conjunctivitis chronica慢性カタル性結膜炎の略.
CCCl cathodal closure clonus 陰極閉鎖間代の略.
CCD charge coupled device 電荷結合素子の略.
CCF ① cancer coagulative factor 癌凝固性因子の略. ② cardiolipin complement fixation カルジオライピン補体結合の略. ③ carotid-cavernous fistula 頸動脈海綿静脈洞瘻の略.
CCHF Crimean-Congo hemorrhagic fever クリミア・コンゴ出血熱の略.
CCK cholecystokinin コレシストキニンの略.
CCL coracoclavicular ligament 烏口鎖骨靱帯の略.
CCM congestive cardiomyopathy うっ血性心筋症の略.
CCNU 1-(2-chloroethyl)-3-cyclohexyl-1-nitrosourea の略(抗腫瘍薬), = lomustine.
CCPR cerebrocardiopulmonary resuscitation 脳心肺蘇生の略.
CCR CC type chemokine receptor CC型ケモカインレセプターの略.
Ccr creatinine clearance クレアチニンクリアランスの略.
CCS casualty clearing station 死傷者処理所の略.
CCSK clear cell sarcoma of kidney 腎明細胞肉腫の略.
CCTe cathodal closure tetanus 陰極閉鎖強直の略.
CCU ① coronary care unit 冠〔状〕〔動脈〕疾患集中治療〔病棟〕の略. ② critical care unit 〔危急〕重症患者管理部の略.
CCU syndrome 冠疾患集中治療室症候群(CCU隔離によって生ずる精神錯乱や興奮状態).
CCV channel catfish virus ブチナマズウイルスの略.
CD ① circular dichroism 円偏光二色性の略. ② cluster of differentiation 分化〔抗原〕の群別化の略. ③ conjugata diagonalis 骨盤入口の対角線結合径の略. ④ contact dermatitis 接触性皮膚炎の略. ⑤ curative dose 治癒量, 治効量, 治癒線量の略.
CD_{50} curative dose 治癒量, 治効量, 治癒線量の略.
CD antigen CD抗原(免疫担当細胞を含めた各種細胞の膜表面に分布し, モノクロナール抗体により同定された抗原のこと. WHO によってこれらの抗原は整理され, CD抗原と呼ばれている. 現在170個余のCD抗原がある. CD= cluster of differentiation).
CD classification CD分類(ヒト白血球分化抗原を認識するモノクローナル抗体の国際的な分類法のこと).
CD3 complex CD3複合体(T細胞抗原レセプター(TCR) αβ鎖あるいはγδ鎖とともに TCR複合体を構成する分子群).
CD system CD系(ヒト血液細胞分化抗原を認識する単クローン性抗体の国際的な分類法をCD分類というが, それにより示されたCD抗原の体系).

Cd cadmium カドミウムの元素記号(原子番号48, 原子量112.41).
cd candela カンデラ, 燭光の略.
CDA congenital dyserythropoietic anemia 先天性赤芽球異常性貧血の略.
CD5B cell CD5B 細胞(B細胞の機能的サブセット).
CDC ① Centers for Disease Control and Prevention 疾病予防管理センター(アメリカ)の略. ② complement-dependent cytotoxicity 補体依存性細胞傷害の略.
cdc2-related kinase genes cdc2関連キナーゼ遺伝子, = cdk (cyclin dependent kinase).
CDCC complement-dependent cellular cytotoxicity 補体依存性細胞性細胞傷害の略.
CDE Certified Diabetes Educator 認定糖尿病教育士の略.
CDE antigen CDE抗原(Rh血液型を構成する抗原).
C-D-E system (1946年イギリスの遺伝学者R. A. Fisher がアメリカのA. S. Wiener の提唱したRh-Hr式血液型の遺伝子型を表すためにABO型の継続として用いた名称で, 表のような関係を示す).

Wiener	Fisher	Wiener	Fisher	Wiener	Fisher
rr	cde/cde	R^0r	cDe/cde	R^2r''	cDE/cdE
r′r′	Cde/Cde	R^1R^1	CDe/CDe	R^2r	cDE/cde
r′r	Cde/cde	R^1r'	CDe/Cde	R^2R^0	cDE/cDe
r″r″	cdE/cdE	R^1R^0	CDe/cDe	R^1R^2	CDe/cDE
r″r	cdE/cde	$r'R^0$	Cde/cDe	$r'R^2$	Cde/cDE
r′r″	Cde/cdE	R^2R^2	cDE/cDE	R^1r''	CDe/cdE
R^0R^0	cDe/cDe				

CDEJ Certified Diabetes Educator Japan 日本糖尿病療養指導士の略.
CDF ① ciliary dyskinesia factor 毛様体機能障害因子の略. ② cumulative distribution function 累積分布関数の略.
CDH congenital dislocation of hip 先天性股関節脱臼の略.
CDK cycline dependent kinase サイクリン依存性キナーゼの略.
cDNA complementary deoxyribonucleic acid 相補的DNA の略.
cDNA cloning cDNAクローニング(相補的DNAをクローン化すること).
cDNA library cDNAライブラリー.
CDP cytidine 5′-diphosphate シチジン5′-二リン酸の略.
CDP choline cytidine 5′-diphosphate choline シチジン5′-二リン酸コリン.
CDR ① calcium-dependent regulator protein カルシウム依存調節タンパクの略. ② complementary determining region 相補性決定領域の略.
CDR-grafted antibody CDRグラフティング抗体(ヒト化抗体のこと).
CDTM collaborative drug therapy management 共同薬物治療管理業務の略.
Ce cerium セリウムの元素記号(原子番号58, 原子量140.12, 質量数136, 138, 140, 142).
CEA ① carcinoembryonic antigen 癌胎児性抗原の略. ② carotid endarterectomy 頸動脈内膜剥離術の略.
ce·as·ma [siǽsmə] 裂孔(生後胚裂孔の開存するもの). 形 ceasmic.
ceasmic teratism 裂孔開存奇形.
cebo- [si:bou, -bə] サル monkey の意味を表す接頭語.
ce·bo·ceph·a·lia [sì:bousifǽliə] 猿頭〔蓋〕症〔医学〕.
ce·bo·ceph·a·lus [sì:bəséfələs] 猿頭〔蓋〕体〔医学〕.
ce·bo·ceph·a·ly [sì:bəséfəli] 猿頭症〔医学〕.
Cebur balsam = Tagulaway balsam.
ce·ca [sí:kə] (cecum の複数).
ce·cal [sí:kəl] 盲端の, 盲腸の.
c. appendage 虫垂, = vermicular appendage.
c. arteries 盲腸動脈.
c. disease 盲腸疾患〔医学〕.
c. fistula 盲瘻, 盲フィステル, = blind fistula.
c. fold 盲腸ヒダ.
c. foramen 盲孔, = foramen caecum.
c. hernia 盲腸ヘルニア〔医学〕, 盲腸凹窩ヘルニア.
c. neoplasm 盲腸新生物(腫瘍)〔医学〕.
c. vascular fold 盲腸血管ヒダ.
ce·cec·to·my [si:séktəmi] 〔部分的〕盲腸切除〔術〕〔医学〕, = caecectomy.
ce·cid·i·en [si:sídiən] ① 癭瘤(えいりゅう)(寄生, 共生により異常発育した部分). ② 虫癭(没食子, 五倍子).
Ce·ci·do·my·i·i·dae [sì:sidoumaiíədi:] タマ〔癭〕バエ科, = gall midges.
Ce·ci·dum [sí:sidəm] えい(癭), ちゅうえい(虫癭)(昆虫の寄生によって植物体に異常発育を起こした部分).
ce·ci·tis [si:sáitis] 盲腸炎〔医学〕, = caecitis, typhlitis.
ce·ci·ty [sí:siti] 盲, 盲目, = blindness, caecitas.
ceco- [si:kou, -kə] 盲〔腸〕の意味を表す接頭語.
ce·co·cele [sí:kəsi:l] 盲腸ヘルニア(盲腸の一部を蔵するヘルニア).
ce·co·cen·tral [sì:kəséntrəl] 中央黄斑部の, = centrocecal.
ce·co·co·los·to·my [sì:koukəlástəmi] 盲腸結腸吻合術〔医学〕.
ce·co·fix·a·tion [sì:koufikséiʃən] 盲腸固定術, = cecopexy.
ce·co·il·e·os·to·my [sì:kouìliástəmi] 盲腸小腸吻合〔術〕〔医学〕, 盲腸回腸吻合術.
ce·co·pex·ia [sì:koupéksiə] 盲腸固定〔医学〕.
ce·co·pexy [sí:kəpeksi] 盲腸固定術〔医学〕, = cecofixation.
ce·co·pli·ca·tion [sì:kəplikéiʃən] 盲腸縫縮〔術〕〔医学〕(盲腸ヒダ形成術とも呼ばれ, 下垂症を矯正する手術).
ce·cop·to·sis [sì:kaptóusis] 盲腸下垂症〔医学〕.
ce·cor·rha·phy [si:kɔ́:rəfi] 盲腸縫合術〔医学〕.
ce·co·sig·moid·os·to·my [sì:kousìgmɔidástəmi] 盲腸S字結腸吻合術.
ce·cos·to·my [si:kástəmi] 盲腸瘻造設術, 盲腸瘻〔造設〕手術(盲腸人工肛門術).
ce·cot·o·my [si:kátəmi] 盲腸切開〔術〕.
ce·cro·pin [sí:krəpin] セクロピン(セクロピン属 *Hyalophora cecropia* から単離された抗菌ペプチド).
ce·cum [sí:kəm] 盲腸, 盲端〔医学〕, 盲嚢, = coecum, cul-de-sac. 複 ceca.
c. cupulare 頂盲端(蝸牛中管の頂上盲嚢), = lagena.
c. mobile 移動性盲腸〔医学〕.
c. vestibuli 前庭盲端(蝸牛管の前庭下部の小盲嚢).
ce·dar [sí:dər] スギ〔杉〕.
c. oil チャンチン〔香椿〕油, = oleum cedrelae, cedar wood oil.
c. pollen スギ花粉〔医学〕.
Ced·e·cea [sidí:siə] セデセア属(腸内細菌科の一属で, 通性嫌気性のグラム陰性桿菌).
ced·rene [sí:dri:n] セドレン $C_{15}H_{24}$ (赤チャンチン油のテルペン).
c. camphor セドレンショウノウ $C_{15}H_{26}O$.

ced·rin ［sí:drin］ セドリン（*Simaba cedron* から得られる黄色結晶苦味剤で解熱薬に用いる）.

ced·ron ［sí:drɑn］ セドロン（*Simaba cedron* の種子で解熱薬に用いる）.

Ceelen, Wilhelm ［sí:lən］ シーレン（1884-1964）.
C.-Gellerstadt syndrome シーレン・ゲラーシュタット症候群.

cef·a·clor ［séfəkɔ:r］ セファクロル $C_{15}H_{14}ClN_3O_4S$：367.81（β-ラクタム系抗生物質）.（→ 構造式）

cef·a·drox·il ［sèfədrɑ́ksil］ セファドロキシル $C_{16}H_{17}N_3O_5S$：363.39（β-ラクタム系抗生物質）.（→ 構造式）

cef·a·lex·in ［sèfəléksin］ セファレキシン $C_{16}H_{17}N_3O_4S$：347.39（β-ラクタム系抗生物質）.（→ 構造式）

cef·a·lor·i·dine ［sèfəlɔ́:ridin］ セファロリジン $C_{19}H_{17}N_3O_4S_2$：415.49（β-ラクタム系抗生物質）.（→ 構造式）

cefalotin sodium セファロチンナトリウム $C_{16}H_{15}N_2NaO_6S_2$：418.42（β-ラクタム系抗生物質）.（→ 構造式）

cefamandole sodium セファマンドールナトリウム $C_{18}H_{17}N_6NaO_5S_2$：484.48（β-ラクタム系抗生物質）.（→ 構造式）

cefapirin sodium セファピリンナトリウム $C_{17}H_{16}N_3NaO_6S_2$：445.45（β-ラクタム系抗生物質）.（→ 構造式）

cefatrizine propylene glycolate セファトリジンプロピレングリコール $C_{18}H_{18}N_6O_5S_2 \cdot C_3H_8O_2$：538.60（β-ラクタム系抗生物質）.（→ 構造式）

ce·faz·o·lin ［sifǽzəlin］ セファゾリン ㊗（6R-trans)-3-〔[(5-methyl-1, 3, 4-thiadiazol-2-yl)thio]-methyl〕-8-oxo-7〔[(1*H*-tetrazol-1-yl) acetyl]-amino〕-5-thia-azabicyclo [4,2,0] oct-2-ene-2-carboxylic acid $C_{14}H_{14}N_8$（多様な重篤感染症の治療薬. 広域スペクトルのセファロスポリン系抗生物質. ナトリウム塩として筋肉内, 静脈内投与に用いる）.
c. sodium セファゾリンナトリウム $C_{14}H_{13}N_8NaO_4S_3$：476.49（β-ラクタム系抗生物質）.（→ 構造式）

cefbuperazone sodium セフブペラゾンナトリウム $C_{22}H_{28}N_9NaO_9S_2$：649.63（β-ラクタム系抗生物質）.（→ 構造式）

cefcapene pivoxil hydrochloride セフカペンピボキシル塩酸塩 $C_{23}H_{29}N_5O_8S_2 \cdot HCl \cdot H_2O$：622.11（塩酸セフカペンピボキシル. β-ラクタム系抗生物質. 抗菌力を示す活性体は, 腸管壁のエラスターゼにより加水分解を受けて生成するセフカペンである. 活性体は広い抗菌スペクトルを持ち, 各種細菌が産生する β-ラクタマーゼに安定である）.（→ 構造式）

cef·di·nir ［séfdiniər］ セフジニル $C_{14}H_{13}N_5O_5S_2$：395.41（β-ラクタム系抗生物質）.（→ 構造式）

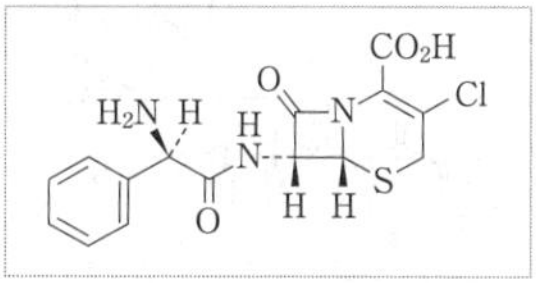

［cefaclor 付図］

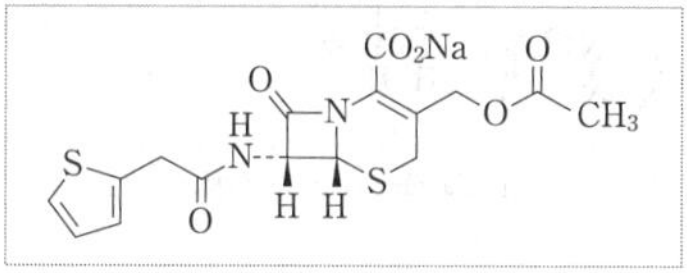

［cefalotin sodium 付図］

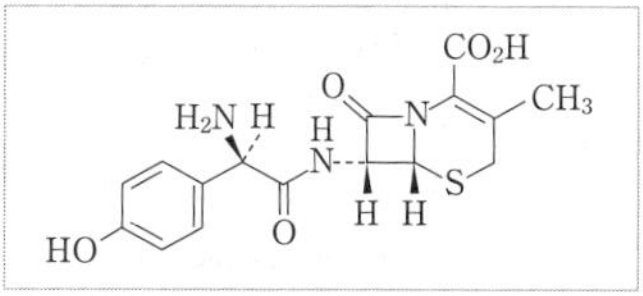

［cefadroxil 付図］

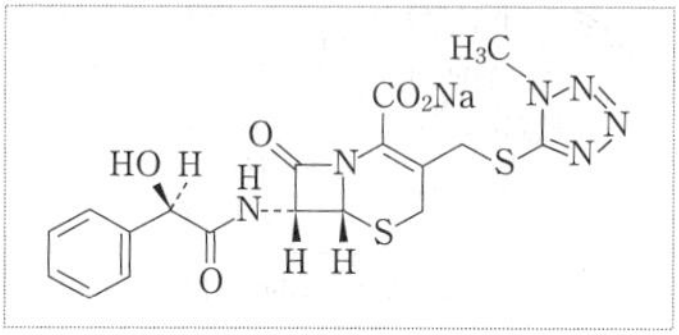

［cefamandole sodium 付図］

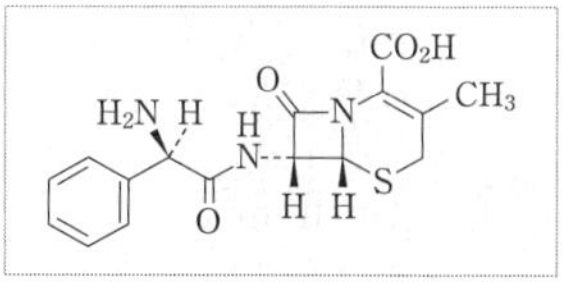

［cefalexin 付図］

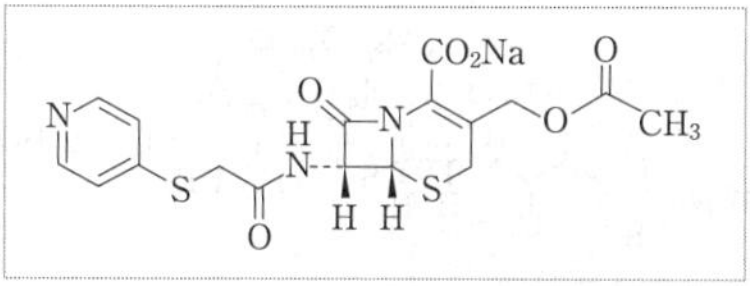

［cefapirin sodium 付図］

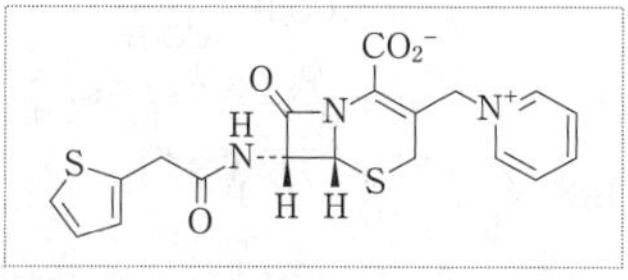

［cefaloridine 付図］

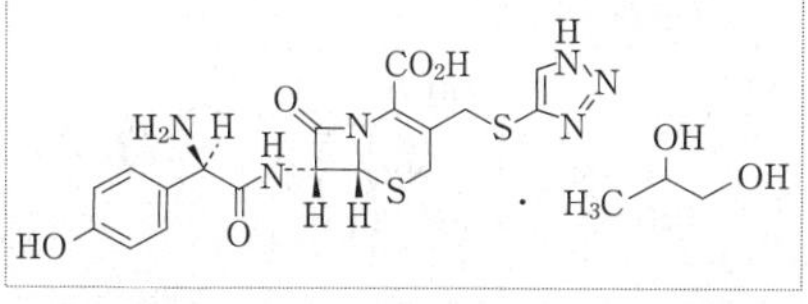

［cefatrizine propylene glycolate 付図］

cefditoren pivoxil セフジトレンピボキシル $C_{25}H_{28}N_6O_7S_3$：620.72（β-ラクタム系抗生物質）．（→ 構造式）

cefepime dihydrochloride セフェピム塩酸塩 $C_{19}H_{24}N_6O_5S_2 \cdot 2HCl \cdot H_2O$：571.50（塩酸セフェピム．β-ラクタム系抗生物質．細菌の細胞壁合成阻害により強い殺菌作用を示す．グラム陽性菌のブドウ球菌属，レンサ球菌属，グラム陰性菌の大腸菌，シトロバクター属，クレブシエラ属，エンテロバクター属，プロテウス属，インフルエンザ菌，ブランハメラ・カタラーリスに対して強い抗菌作用を示す）．（→ 構造式）

cefetamet pivoxil hydrochloride セフェタメトピボキシル塩酸塩 $C_{20}H_{25}N_5O_7S_2 \cdot HCl$：548.03（塩酸セフェタメトピボキシル．β-ラクタム系抗生物質．グラム陽性菌のレンサ球菌属や肺炎球菌，グラム陰性菌のインフルエンザ菌，ブランハメラ・カタラーリス，クレブシエラ属，大腸菌などに対して強い抗菌力を示す）．（→ 構造式）

ce·fix·ime ［sifíksi:m］ セフィキシム $C_{16}H_{15}N_5O_7S_2$：453.45（β-ラクタム系抗生物質）．（→ 構造式）

cefmenoxime hydrochloride セフメノキシム塩酸塩 $C_{16}H_{17}N_9O_5S_3 \cdot \frac{1}{2}HCl$：529.79（塩酸セフメノキシム．β-ラクタム系抗生物質．広範囲な抗菌スペクトルとすぐれた抗菌力を示す．ペニシリナーゼに対しては極めて安定．セファロスポリナーゼに対しても安定であるが，オキシム型セフェム系抗生物質を分解するβ-ラクタマーゼには不安定である）．（→ 構造式）

cefmetazole sodium セフメタゾールナトリウム $C_{15}H_{16}N_7NaO_5S_3$：493.52（β-ラクタム系抗生物質）．（→ 構造式）

cefminox sodium セフミノクスナトリウム $C_{16}H_{20}N_7NaO_7S_3 \cdot 7H_2O$：667.66（セフミノクスナトリウム水和物．β-ラクタム系抗生物質）．（→ 構造式）

cefoperazone sodium セフォペラゾンナトリウム $C_{25}H_{26}N_9NaO_8S_2$：667.65（β-ラクタム系抗生物質）．（→ 構造式）

ce·for·a·nide ［sifɔ́:rənaid］ セフォラニド ㊥（6R-trans)-7{〔[2-(aminomethyl) phenyl] acetyl〕amino}-3-{〔[1-(carboxymethyl)-1*H*-tetrazol-5-yl]thio〕metyl}]-8-oxo-5-thio-1-azabicyclo[4,2,0]oct-2-ene-2-carboxylic acid $C_{20}H_{21}N_7O_6S_2$（広域スペクトルの持続性セファロスポリン系抗生物質）．

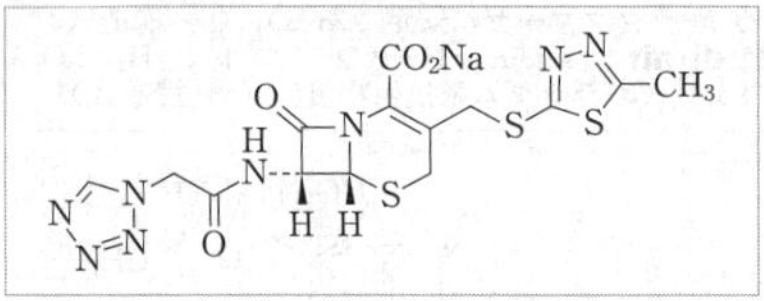

［cefazolin sodium 付図］

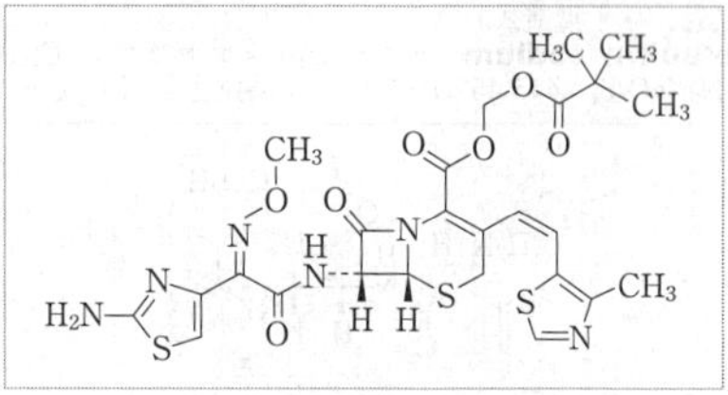

［cefditoren pivoxil 付図］

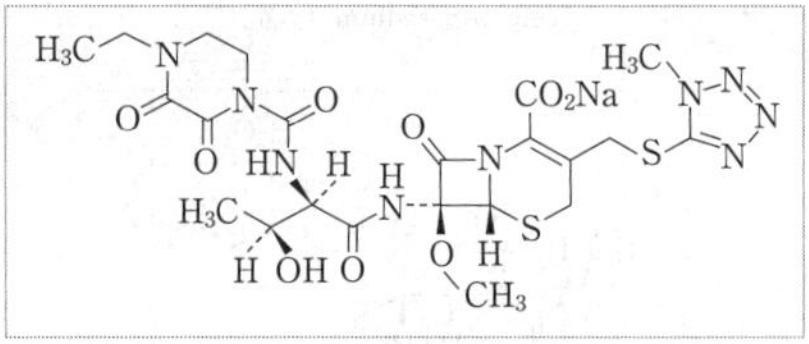

［cefbuperazone sodium 付図］

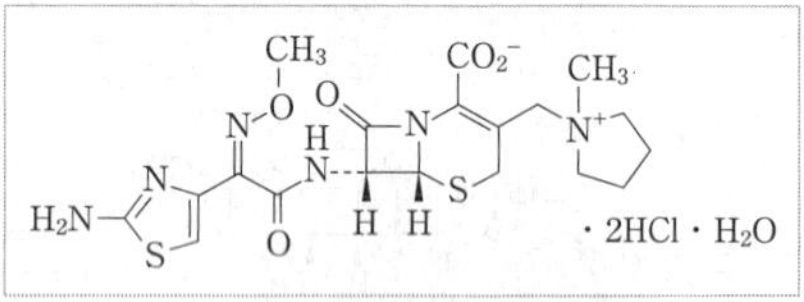

［cefepime dihydrochloride 付図］

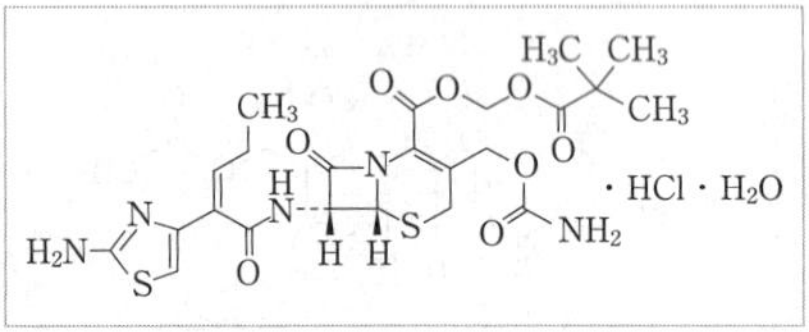

［cefcapene pivoxil hydrochloride 付図］

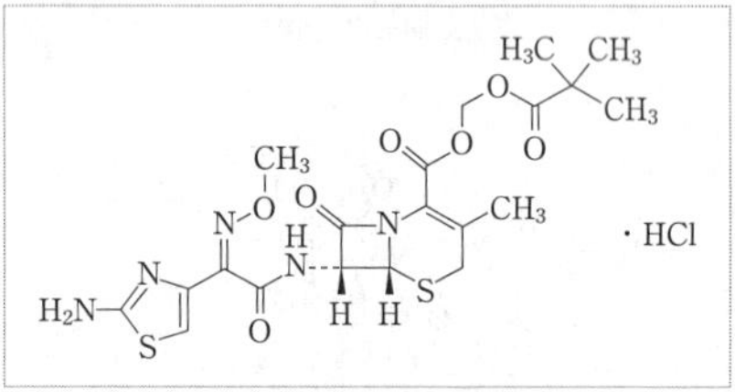

［cefetamet pivoxil hydrochloride 付図］

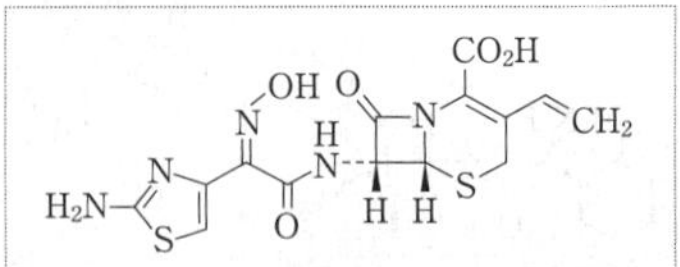

［cefdinir 付図］

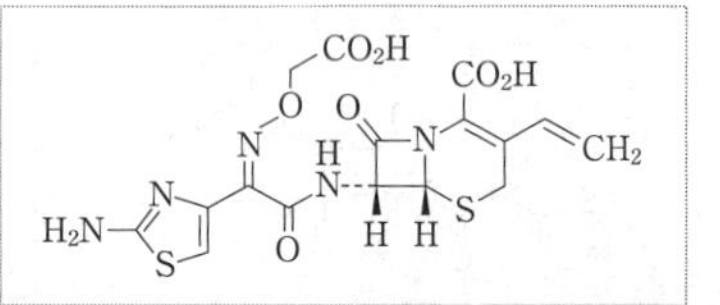

［cefixime 付図］

cefoselis sulfate　セフォセリス硫酸塩 $C_{19}H_{22}N_8O_6S_2 \cdot H_2SO_4$：620.64（硫酸セフォセリス．β-ラクタム系抗生物質．細菌の細胞壁合成を阻害する）．（→ 構造式）

cefotaxime sodium　セフォタキシムナトリウム $C_{16}H_{16}N_5NaO_7S_2$：477.45（β-ラクタム系抗生物質）．（→ 構造式）

cef·o·te·tan　[séfətì:tən]　セフォテタン $C_{17}H_{17}N_7O_8S_4$：575.62（β-ラクタム系抗生物質）．（→ 構造式）

cefotiam hexetil hydrochloride　セフォチアムヘキセチル塩酸塩 $C_{27}H_{37}N_9O_7S_3 \cdot 2HCl$：768.76（塩酸セフォチアムヘキセチル．β-ラクタム系抗生物質．グラム陽性菌のブドウ球菌，レンサ球菌に対して従来のセフェム系抗生物質より数倍の抗菌力を示し，グラム陰性菌のインフルエンザ菌，エンテロバクター属，シトロバクター属に対し抗菌力が強化されている）．（→ 構造式）

cefotiam hydrochloride　セフォチアム塩酸塩 $C_{18}H_{23}N_9O_4S_3 \cdot 2HCl$：598.55（塩酸セフォチアム．β-ラクタム系抗生物質．広範囲な抗菌スペクトルとすぐれた殺菌作用をもつ．グラム陰性桿菌の細胞内への透過性が改善されており，従来のセフェム系抗生物質に比べ数倍から数十倍の抗菌力を示す）．（→ 構造式）

cefoxitin sodium　セフォキシチンナトリウム $C_{16}H_{16}N_3NaO_7S_2$：449.43（β-ラクタム系抗生物質）．（→ 構造式）

cefozopran hydrochloride　セフォゾプラン塩酸塩 $C_{19}H_{17}N_9O_5S_2 \cdot HCl$：551.99（塩酸セフォゾプラン．β-ラクタム系抗生物質．細菌の細胞壁合成を阻害することにより強い殺菌作用を示す．グラム陽性菌のブドウ球菌属，レンサ球菌属，グラム陰性菌の腸内細菌科各種細菌，インフルエンザ菌に強い抗菌作用を示す）．（→ 構造式）

cefpiramide sodium　セフピラミドナトリウム $C_{25}H_{23}N_8NaO_7S_2$：634.62（β-ラクタム系抗生物質）．（→ 構造式）

cefpirome sulfate　セフピロム硫酸塩 $C_{22}H_{22}N_6O_5S_2 \cdot H_2SO_4$：612.66（硫酸セフピロム．β-ラクタム系抗

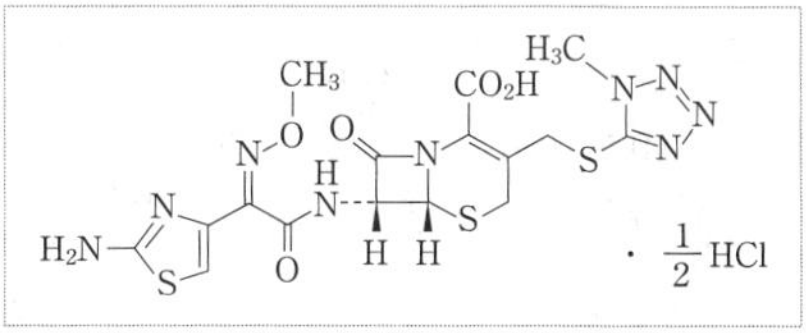

［cefmenoxime hydrochloride 付図］

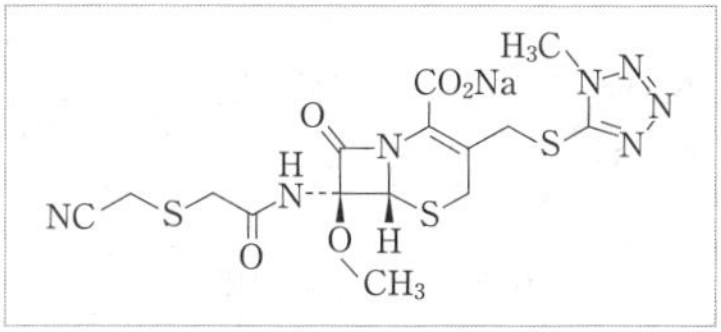

［cefmetazole sodium 付図］

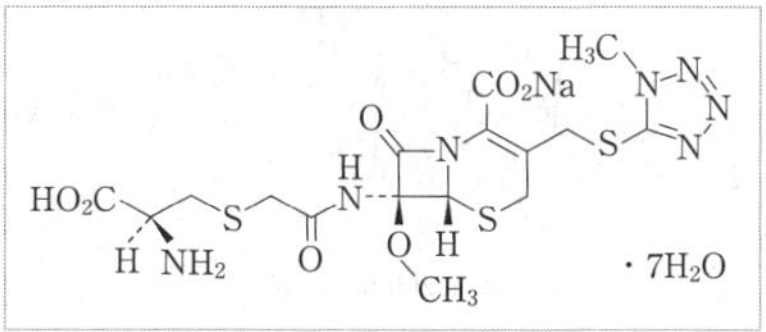

［cefminox sodium 付図］

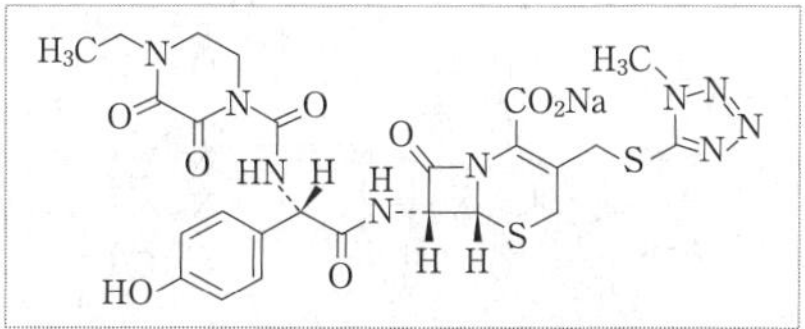

［cefoperazone sodium 付図］

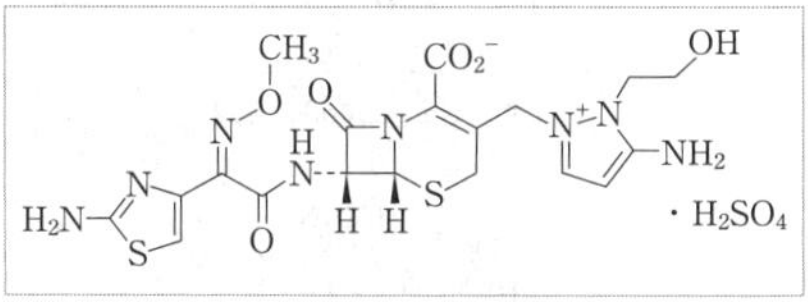

［cefoselis sulfate 付図］

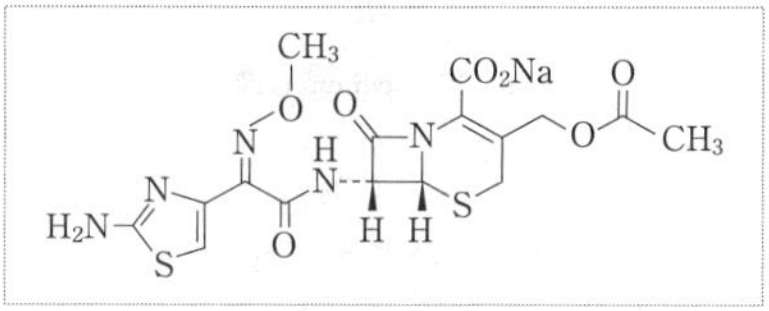

［cefotaxime sodium 付図］

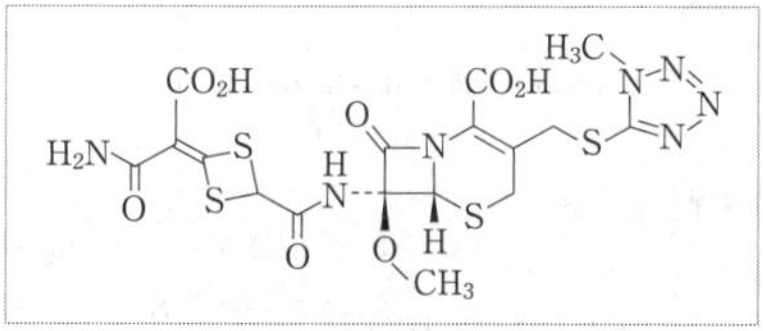

［cefotetan 付図］

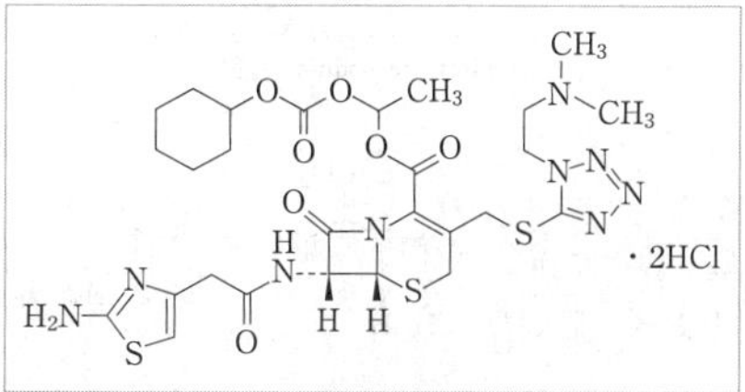

［cefotiam hexetil hydrochloride 付図］

生物質．細菌の細胞壁合成を阻害する）．(→ 構造式)

cef·ra·dine ［séfrədiːn］ セフラジン $C_{16}H_{19}N_3O_4S$：349.40（β-ラクタム系抗生物質）．(→ 構造式)

cef·rox·a·dine ［sifrǽksədiːn］ セフロキサジン $C_{16}H_{19}N_3O_5S \cdot 2H_2O$：401.43（セフロキサジン水和物．β-ラクタム系抗生物質）．(→ 構造式)

cefsulodin-irgasan-novobiocin agar セフスロジン・アーガサン・ノボビオシン寒天培地（エルシニア属細菌の分離に用いられる），= CIN agar.

cefsulodin sodium セフスロジンナトリウム $C_{22}H_{19}N_4NaO_8S_2$：554.53（β-ラクタム系抗生物質）．(→ 構造式)

cef·ta·zi·dime ［séftəzidìːm］ セフタジジム $C_{22}H_{22}N_6O_7S_2 \cdot 5H_2O$：636.65（セフタジジム水和物．β-ラクタム系抗生物質）．(→ 構造式)

cefteram pivoxil セフテラムピボキシル $C_{22}H_{27}N_9O_7S_2$：593.64（β-ラクタム系抗生物質）．(→ 構造式)

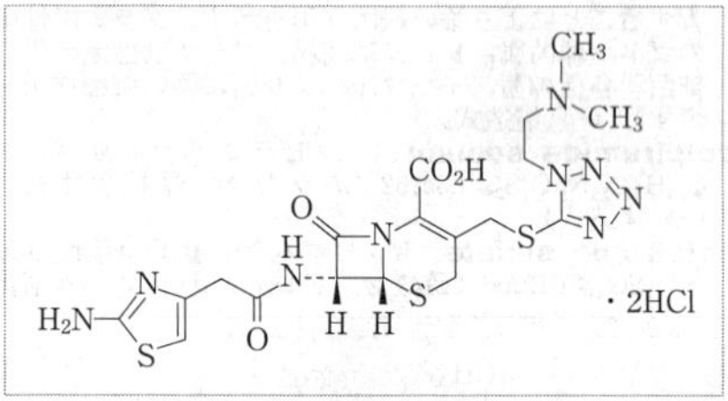

［cefotiam hydrochloride 付図］

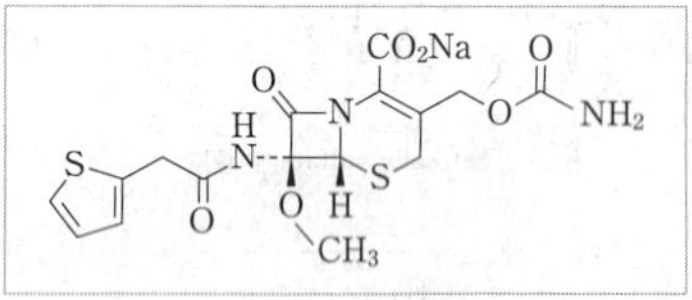

［cefoxitin sodium 付図］

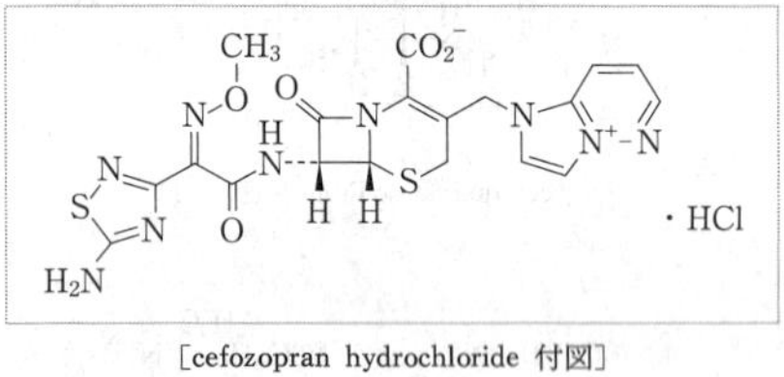

［cefozopran hydrochloride 付図］

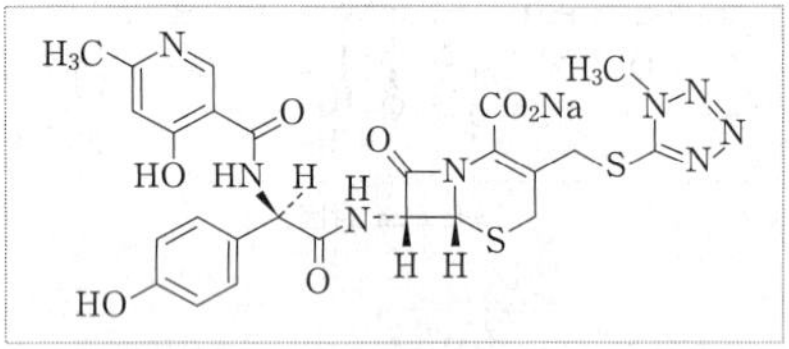

［cefpiramide sodium 付図］

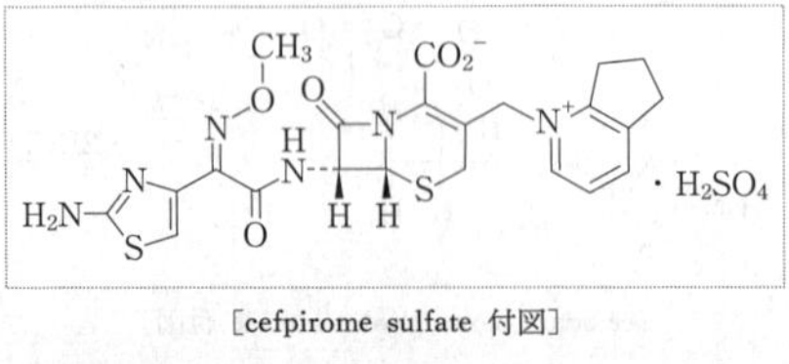

［cefpirome sulfate 付図］

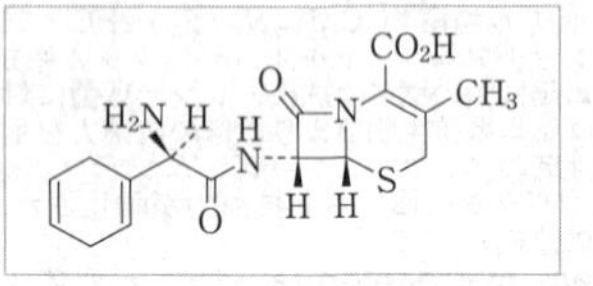

［cefradine 付図］

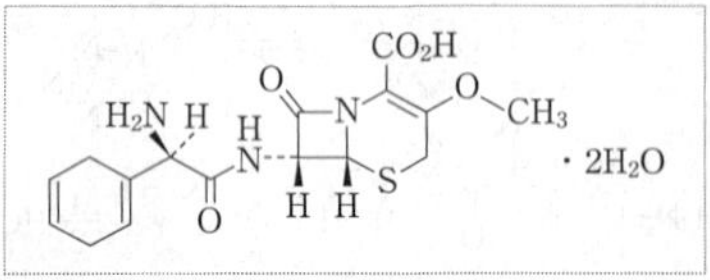

［cefroxadine 付図］

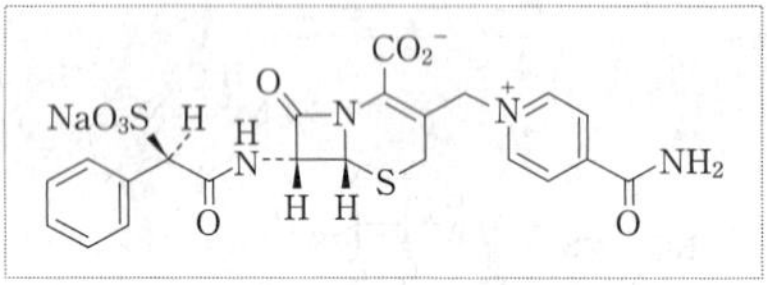

［cefsulodin sodium 付図］

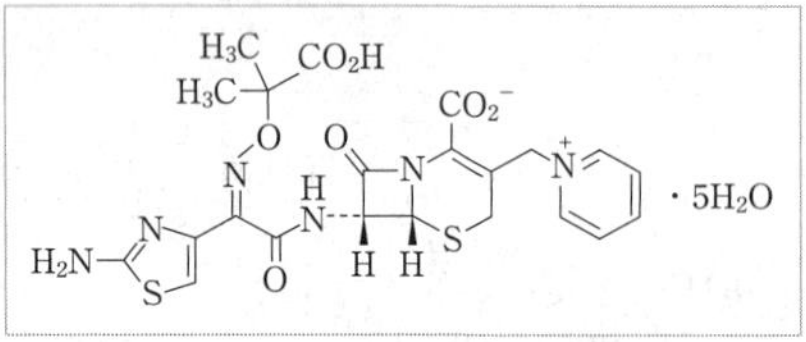

［ceftazidime 付図］

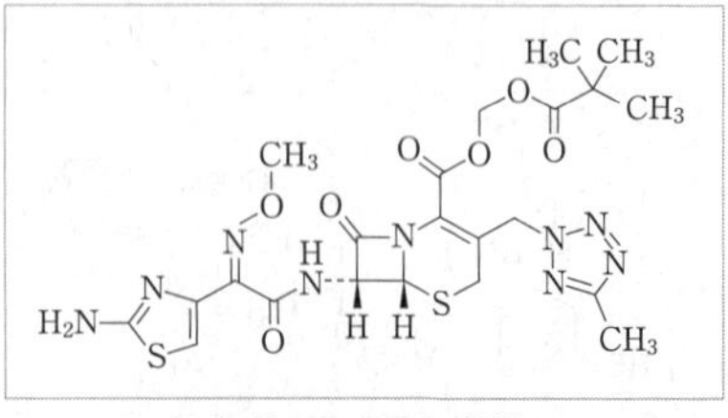

［cefteram pivoxil 付図］

cef·ti·bu·ten [seftáibjutən] セフチブテン $C_{15}H_{14}N_4O_6S_2 \cdot 2H_2O$: 446.46 (セフチブテン水和物. β-ラクタム系抗生物質).

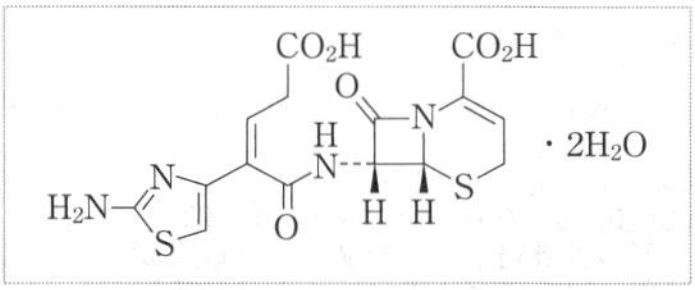

ceftizoxime sodium セフチゾキシムナトリウム $C_{13}H_{12}N_5NaO_5S_2$: 405.38 (β-ラクタム系抗生物質).

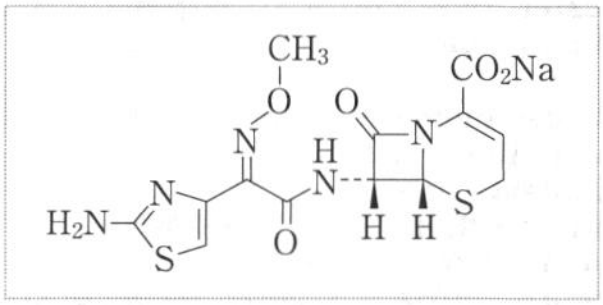

ceftriaxone sodium セフトリアキソンナトリウム $C_{18}H_{16}N_8Na_2O_7S_3 \cdot 3\frac{1}{2}H_2O$: 661.60 (セフトリアキソンナトリウム水和物. β-ラクタム系抗生物質).

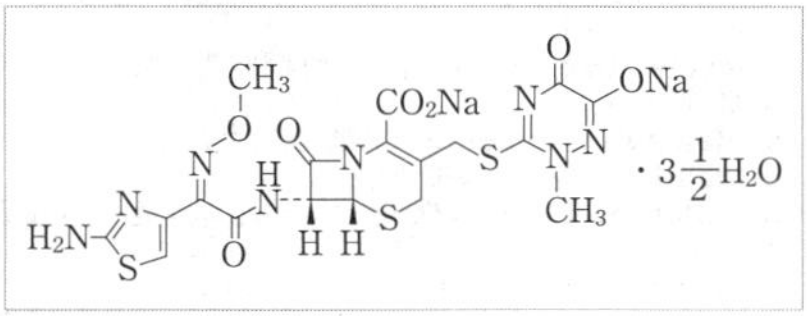

cefuroxime sodium セフロキシムナトリウム $C_{16}H_{15}N_4NaO_8S$: 446.37 (β-ラクタム系抗生物質).

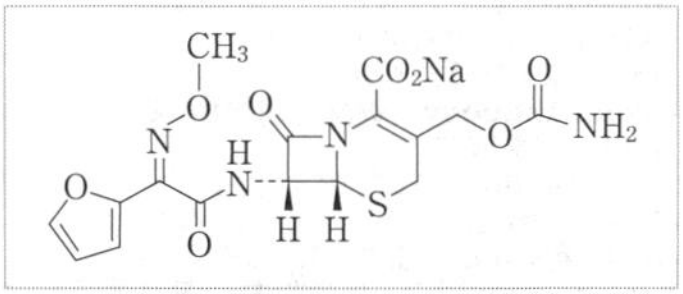

CeHV-1 *Cercopithecine herpesvirus 1* オナガザルヘルペスウイルス1型の略, = B virus.
ceiling effect 天井効果(薬剤投与などの場合, それ以上投与しても投与量による変化がないこと).
ceiling temperature 制限温度 [医学].
Cejka sign [séjkə sáin] セイカ徴候(心膜癒着がある場合には心濁音界が呼吸とともに変化しない).
Cel Celsius 摂氏温度計の略.
cel [sél] (速度の単位. 1秒につき1cmの速度).
ce·lar·i·um [si:léəriəm] 体腔膜, = coelarium.
Ce·last·ra·ce·ae [sèləstréisii:] ニシキギ科, = bittersweet family.
ce·las·trin [silǽstrin] セラストリン(ツルウメモドキからの結晶性成分で毒物といわれる).
Ce·las·trus [silǽstrəs] ツルウメモドキ属(ニシキギ科 *Celastraceae* の一属).
ce·la·tion [siléiʃən] 隠匿, 隠ぺい(蔽)(特に妊娠または分娩などを隠すこと).
-cele [sí:l] 腫瘤または空洞の意味を示す接尾語.
ce·lec·tome [siléktoum] セレクトーム, 腫瘍診査切除刀(検査用).
ce·len·ter·on [si:léntərɑn] 腔腸, 原腸, = coelenteron, archenteron.
ce·ler·i·ty [siléritì] 鋭さ, 急速〔性〕(特に精神作用または脈拍などに用いる).
celery fruit セロリ果.
celery seed セロリ種子.
Celestin, Felix [séləstin] セレスチン(1900生, フランスの医師).
 C. tube セレスチン管.
ce·les·tine [séləstin] = caelestine.
ce·les·tite [séləstait] = caelestine.
ce·li·ac [sí:liæk] 腹〔腔〕の, = coeliac.
 c. angiography 腹腔動脈造影〔法〕, 腹腔動脈撮影〔法〕.
 c. arteriography 腹腔動脈造影 [医学].
 c. artery 腹腔動脈, = truncus celiacus.
 c. artery compression syndrome 腹腔動脈圧迫症候群 [医学].
 c. axis 腹腔動脈軸, 腹腔動脈, = celiac artery.
 c. axis compression syndrome (CACS) 腹腔動脈幹圧迫症候群(腹腔動脈の起始部の外因による狭窄のため腹痛をきたす病態).
 c. crisis 腹痛, 腹腔クリーゼ [医学], 腹腔発症 [医学] (腸疾患に起こる急激な嘔吐, 下痢).
 c. disease セリアック病, 小児脂肪便症 [医学], ツェリアキー(大量の便には非分解の脂肪を含み, 衰弱, 蒼白, 発育停止, 筋肉萎縮を伴う小児病. 小児の腸性インファンティリズムまたは脂肪便症性幼稚症, そのほか多くの別名がある), = Gee-Herter disease, Heubner-Herter d., Gee-Thaysen d..
 c. ganglia 腹腔神経節.
 c. ganglion 腹腔〔半月〕神経節(太陽神経叢の構成成分), = abdominal ganglion.
 c. ganglion block 腹腔神経節ブロック. → splanchnic nerve block.
 c. glands 腹腔腺.
 c. infantilism 小児脂肪便症, = Herter infantilism, Gee-Herter disease.
 c. lymph nodes 腹腔リンパ節, = lymphonodi coeliaci.
 c. lymphatic plexus 腹腔リンパ管叢.
 c. passion 下痢.
 c. plexus 腹腔神経叢, 太陽神経叢 [医学] (腹腔動脈の起始部付近にある大きい交感神経叢), = solar plexus.
 c. plexus block 腹腔神経叢ブロック [医学] (腹腔内の交感神経節に神経破壊薬(フェノール, アルコール)を注入して内臓由来の痛みを緩和する鎮痛法).
 c. plexus reflex 腹腔神経叢反射 [医学].
 c. rickets 腹性くる病.
 c. sprue 腹腔スプルー, セリアックスプルー(小麦やライ麦に含まれるグルテンに対して過敏症を示す乳幼児が, その摂取により発症する. グルテン過敏性腸炎).
 c. syndrome セリアック症候群, = celiac disease.
ce·lia·ca [si:líəkə] 腹腔内臓病(特に小児脂肪便症)(旧語), = celiac disease.
ce·lia·del·phus [sì:liədélfəs] 腹部結合奇形(臍帯結合体), = omphalopagus, gastrodidymus.
ce·li·al·gia [sì:liǽlʤiə] 仙痛, 腹痛, 腹部仙痛 [医学].
ce·li·ec·ta·sia [sì:liektéiziə] 腹腔異常膨大, = coeliectasia.
ce·li·ec·to·my [sì:liéktəmi] ① 腹部臓器切除〔術〕. ② 迷走神経腹腔枝切除〔術〕(高血圧の治療法の一つ).
celio- [si:liou] 腹腔との関係を表す接頭語.

ce·li·o·cen·te·sis [sì:liousentí:sis] 腹腔穿刺.
ce·li·o·col·pot·o·my [sì:lioukɑlpátəmi] 膣式腹部切開術(膣壁からの腹腔切開術).
ce·li·o·dyn·ia [sì:lioudíniə] 腰痛(旧語), = celialgia.
ce·li·o·ely·trot·o·my [sì:liouèlitrátəmi] 膣式腹部切開術, = celiocolpotomy.
ce·li·o·en·ter·ot·o·my [sì:liouèntərátəmi] 腹式腸管切開術(腹腔からの腸管切開術).
ce·li·o·gas·trot·o·my [sì:liougæstrátəmi] 腹式胃切開術(腹腔からの胃切開術. 旧語).
ce·li·o·hys·ter·ec·to·my [sì:liouhìstəréktəmi] 腹式子宮摘出〔術〕, = Porro cesarean section.
ce·li·o·hys·ter·o-oo·the·cec·to·my [sí:liouhìstərou ouəθéktəmi] 腹式子宮卵巣摘出〔術〕.
ce·li·o·hys·ter·o·sal·pin·go-oo·the·cec·to·my [sí:liouhìstərousælpiŋgou ouəθéktəmi] 腹式子宮卵管卵巣摘出〔術〕.
ce·li·o·ma [sì:lióumə] 腹部腫瘍 〔医学〕.
ce·li·o·my·al·gia [sì:lioumaiǽlʤiə] 腹筋痛, 腹壁筋痛 〔医学〕.
ce·li·o·my·o·mec·to·my [sì:lioumaiəméktəmi] 腹式筋腫摘出〔術〕〔医学〕.
ce·li·o·my·o·mot·o·my [sì:lioumàiəmátəmi] 腹式筋腫切開〔術〕(旧語).
ce·li·o·my·o·si·tis [sì:lioumàiousáitis] 腹〔壁〕筋炎 〔医学〕.
ce·li·on·cus [sì:liáŋkəs] 腹〔部〕腫〔瘍〕(旧語), = celioma, celiophyma.
ce·li·o·par·a·cen·te·sis [sì:lioupærəsentí:sis] 腹腔穿刺.
ce·li·op·a·thy [sì:liápəθi] 腹の病気.
ce·li·o·phy·ma [sì:lioufáimə] 腹部腫瘍(旧語), = celioncus.
ce·li·o·ple·gia [sì:liouplí:ʤiə] コレラ, = cholera.
ce·li·o·py·o·sis [sì:lioupaióusis] 腹腔化膿症(旧語).
ce·li·or·rha·phy [sì:liɔ́:rəfi] 腹壁縫合.
ce·li·o·sal·pin·gec·to·my [si:liousælpinʤéktəmi] 腹式卵管切除術.
ce·li·o·sal·pin·go-oo·the·cec·to·my [sì:liousælpiŋgou ouəθéktəmi] 腹式卵管卵巣摘出〔術〕.
ce·li·o·sal·pin·got·o·my [sì:liousælpiŋgátəmi] 腹式卵管切開〔術〕.
ce·li·o·scope [sí:liəskoup] 体腔鏡(特に腹腔検査に用いる), = celoscope.
ce·li·os·co·py [sì:liáskəpi] 腹腔鏡検査法(腹腔に空気を注入し, 腹腔鏡を挿入して検査する方法).
ce·li·o·site [sí:liəsait] 腹腔寄生物.
ce·li·o·the·li·o·ma [sì:liəθì:lióumə] 中皮〔細胞〕腫(旧語). → mesothelioma.
ce·li·ot·o·my [sì:liátəmi] 開腹〔術〕〔医学〕.
c. incision 腹腔切開.
ce·li·tis [si:láitis] 腹部炎.
cell [sél] ① 細胞. ② 蜂巣, 小胞, 小房 〔医学〕. ③ セル(分光器の吸収管). ④ 小容器 〔医学〕. 形 cellular.
c. adhesion 細胞接着, 細胞粘着, = cell contact.
c. adhesion molecule (CAM) 細胞接着分子(細胞接着に関与する分子の総称. インテグリン, セレクチン, カドヘリンなどのいくつかのファミリーに分類される).
c.-adhesive protein 細胞接着性タンパク質.
c. aggregation 細胞凝集 〔医学〕.
c. aging 細胞老化 〔医学〕.
c. anus 細胞肛門.
c. area 細胞量.
c.-associated virus 細胞親和性ウイルス.
c. axis 細胞軸(核と中心体を通る軸).
c. bank 細胞バンク 〔医学〕.
c. based drugs 細胞性医薬品(細胞そのものを治療薬として使用するものをいう. ヒト幹細胞が利用される), = cytomedicine.
c. biology 細胞生物学.
c. body ① 菌体. ② 細胞体.
c.-bound antibody 細胞結合抗体(Fc レセプターを介して細胞に結合した抗体), = cytophilic antibody, cytoropic antibody.
c. bridges 細胞間橋(機械的な刺激に対応する皮膚などの重層扁平上皮を構成する細胞間にみられる接着装置, おもにデスモソームよりなる).
c. capsule 細胞膜.
c. center 細胞中心体.
c. clump 細胞集塊 〔医学〕.
c. cluster 細胞集塊 〔医学〕, 細胞集合 〔医学〕.
c. communication 細胞間コミュニケーション 〔医学〕.
c. compartmentation 細胞内区画化 〔医学〕.
c. competition 細胞間競争 〔医学〕.
c. constant セル定数 〔医学〕.
c. consumption 血球の生理的変性.
c. count 細胞数算定 〔医学〕.
c. culture 細胞培養(動植物の細胞, 組織を生体から離れた環境で生存, 増殖させること), = tissue culture.
c. cycle 細胞周期(分裂周期. 細胞分裂を完了してから次の細胞分裂に至るまでの, 細胞の生活環), = division cycle.
c. cycle time 細胞〔分裂〕周期時間 〔医学〕, 世代時間 〔医学〕.
c. damaging reaction 細胞傷害型反応.
c. death 細胞死, 細胞壊死.
c. differentiation 細胞分化(未熟細胞集団が機能的にはっきりした形態, 特徴を示す過程).
c. division 細胞分裂, = cytokinesis.
c. division cycle genes CDC 遺伝子(細胞周期を制御する遺伝子).
c. embolism 細胞塞栓症.
c. envelop 細胞エンベロープ 〔医学〕.
c. extract 細胞抽出物 〔医学〕.
c. fiber 細胞線維 〔医学〕.
c.-fixed antibody 細胞付着抗体 〔医学〕.
c. fluid 細胞液 〔医学〕.
c. fractionation 細胞分画〔法〕.
c.-free extract 無細胞抽出物 〔医学〕.
c.-free system 無細胞系 〔医学〕.
c. fusion 細胞融合(化学物質や電気的操作により形質の異なる2種の細胞を融合させ, 両者の特性を持つ細胞をつくり出すこと. モノクローナル抗体の作製に繁用されている).
c. group F [TA] F細胞群*, = pars magnocellularis nuclei vestibularis inferioris [L/TA].
c. group L [TA] L細胞群*, = pars parvocellularis [L/TA].
c. group X [TA] X細胞群*, = nucleus precuneatus accessorius [L/TA].
c. group Y [TA] Y細胞群*, = nucleus marginalis corporis restiformis [L/TA].
c. group Z [TA] Z細胞群*, = subnucleus rostrodorsalis [L/TA].
c. growth 細胞成長 〔医学〕, 細胞増殖.
c. hormone 細胞ホルモン.
c. hybridization 細胞雑種形成〔法〕〔医学〕, 細胞融合(同種あるいは異種細胞を種々の手法で融合させ, 新しい細胞をつくり出すこと).
c. inclusion 細胞封入体.
c. injury 細胞傷害.

c. isolation 細胞分離（分別）〔医学〕.
c. junctions 細胞間接着装置.
c. kinetics 細胞動態〔医学〕.
c. layer 細胞層〔医学〕.
c. lethal 細胞致死〔医学〕.
c. line 細胞株（株化細胞），細胞系.
c. loss 細胞喪失〔医学〕.
c. marker 細胞マーカ〔医学〕.
c. mass 細胞集団，原基細胞群.
c. matrix 細胞間マトリックス.
c.-mediated cytolysis 細胞媒介細胞溶解〔医学〕.
c.-mediated cytotoxicity 細胞媒介性細胞傷害（抗体，補体などを介さず，エフェクター細胞が直接標的細胞を傷害する反応）.
c.-mediated hypersensitivity 細胞依存性過敏〔症〕性反応（Ⅳ型のアレルギー反応を示す）.
c.-mediated immunity (CMI) 細胞性免疫.
c.-mediated immunity deficiency syndrome 細胞性免疫不全症候群（T細胞系すなわち細胞性免疫機能の不全が存在し体液性免疫能は正常な免疫不全症．ディジョージ症候群，ネゼロフ症候群など）.
c.-mediated immunodeficiency syndrome 細胞媒介免疫不全症候群〔医学〕.
c. mediated lympholysis (CML) 細胞傷害性リンパ球溶解〔現象〕.
c.-mediated reaction 細胞媒介型反応.
c. membrane 細胞膜.
c. membrane lipid 細胞膜リピド（脂質）〔医学〕.
c. membrane permeability 細胞膜透過性.
c. membrane protein 細胞膜タンパク.
c. membrane signal transduction 細胞膜シグナル伝達〔医学〕.
c. migration 細胞遊走〔医学〕.
c. migration inhibition 細胞遊走阻止〔医学〕.
c. morphology 細胞形態学〔医学〕.
c. motility 細胞運動性〔医学〕.
c. mouth 細胞口.
c. movement 細胞運動〔医学〕.
c. necrosis 細胞壊死〔医学〕.
c. neoplastic transformation 細胞癌化〔医学〕.
c. nest 細胞巣.
c. nest region [TA]（細胞巣部*），= pars centralis [L/TA].
c. nucleolus 核小体〔医学〕.
c. nucleus 細胞核.
c. number 細胞数〔医学〕.
c. of Claudius クラウディウス細胞〔医学〕.
c. of Corti コルチ細胞（コルチ器官の有毛細胞）.
c. of Deiters ダイテルス細胞〔医学〕.
c. of Giannuzzi ジャヌッツィー細胞．→ demilune cells.
c. of Hensen ヘンゼン細胞〔医学〕.
c. of islet 島細胞〔医学〕.
c. of Kulchitsky クルチッキー細胞（腸のリーベルキューン腺に沿う細胞間にみられる好銀性細胞），= cell of Kultschitzky.
c. of Purkinje プルキンエ細胞〔医学〕.
c. organ 細胞器官〔医学〕.
c. organella 細胞内小器官.
c. organella pathology 細胞小器官病理学.
c. organoid 細胞小器官〔医学〕.
c. packet 〔小包み様〕細胞集塊〔医学〕.
c. panel 細胞パネル〔医学〕.
c. passage 継代培養〔医学〕.
c. permeability 細胞透過性.
c. phase 細胞分裂の各相〔医学〕.
c. plate 細胞板（中心体ともいう），= midbody.
c. pole 細胞極〔医学〕.
c. population kinetics 細胞集団動態〔医学〕.
c. proliferation 細胞増殖〔医学〕.
c. recognition 細胞認識（細胞間の相互作用をいい，細胞接着分子の機能による），= cellular recognition.
c. reconstruction 細胞再構成〔医学〕.
c. regeneration 細胞再生〔医学〕.
c. respiration 細胞呼吸〔医学〕.
c. rest 胚細胞残遺，= fetal rest.
c. sacculus 細胞嚢〔医学〕.
c. sap 細胞液〔医学〕，= hyaloplasma，enchylema.
c. saturation density 細胞飽和密度（培養細胞の増殖で，単位面積の容器底面，または単位容積の培養液当り到達し得る最大の細胞密度）.
c. segregation 細胞分離（分別）〔医学〕.
c. separation 細胞分離（分別）〔医学〕.
c. separator 血液成分分離装置〔医学〕.
c. sequestration 赤血球捕捉〔医学〕.
c. sheet 細胞シート〔医学〕.
c. sorter セルソーター，細胞分離（選別）装置（フローセルソーター，細胞選別器．細胞の有する各種パラメーターに基づいて細胞を選別採取する装置．パラメーターとして細胞の蛍光，磁気，電荷を利用したものが多い．一般に FACS をさすことが多い）.
c. stage 細胞分裂の時期〔医学〕.
c. strain 細胞株.
c. strain HeLa ヒーラ細胞〔医学〕（ヒト子宮頸部癌由来の細胞株）.
c. structure 細胞構造〔医学〕.
c. substance 細胞物質〔医学〕.
c. substitution 血球再生〔医学〕.
c.-surface antigen 細胞表面抗原.
c. surface immunoglobulin 細胞表面免疫グロブリン（B細胞に存在する）.
c. surface marker 細胞表面マーカー（特定の細胞の特徴となるような細胞表面上のマーカー分子）.
c. surface receptor 細胞表面マーカー，膜表面マーカー（細胞膜を貫通して細胞表面に発現している分子．各種の免疫担当細胞や各分化段階のリンパ球などのそれぞれの特異性を識別する）.
c. survival 細胞生存〔医学〕.
c. survival curve 細胞生存率曲線〔医学〕.
c. technology 細胞工学〔医学〕（細胞の培養，融合，突然変異の誘導，遺伝子導入などの操作により，有用物質の産生，品種改良，細胞学上の解析，疾患治療・診断などを目的とする応用細胞生物学の一領域）.
c. theory 細胞説（有機体の基礎は細胞にある），= cell doctrine.
c. therapy 細胞治療.
c. transfer 細胞移入（細胞の機能を調べることを目的として，細胞をほかの個体に移入する方法）.
c. transplantation 細胞移植.
c. wall 細胞壁（植物，カビ，細菌の細胞膜外側の厚くて丈夫な層をいう．動物細胞にはない）.
c. wall antibody 細胞壁抗原〔医学〕.
c. wall skeleton (CWS) 細胞壁骨格（細菌細胞壁を構築する袋状のヘテロポリマー．免疫アジュバント活性はペプチドグリカンの部分にある）.
cel·la [sélə] 小房，小室．複 cellae.
c. lateralis 側脳室.
c. media 側脳室中部，= pars centralis.
Cel·lia [séliə]（アノフェレス属の一亜属でマラリア原虫を媒介するカ〔蚊〕．イタリアの医師 Angelo Celli (1857–1914) にちなむ）.
cel·lic·o·lous [selíkələs] 細胞内に生息する.
cel·lif·er·ous [səlífərəs] 細胞発生の.
cel·li·form [sélifɔ:m] 細胞上の.

cel·lif·u·gal ［səlífjugəl］ 遠細胞性の，＝cellulifugal.
cel·lip·e·tal ［səlípətəl］ 求細胞性の，＝cellulipetal.
cello– ［selou, –lə］ cellulose との関係を意味する接頭語.
cel·lo·bi·ase ［sèloubáieis］ セロビアーゼ（cellobiose を2分子のブドウ糖に分解する酵素で，カビなどの菌類により産生される）.
cel·lo·bi·ose ［sèloubáious］ セロビオース $C_{12}H_{22}O_{11}$（cellulase の触媒作用により cellulose が分解して生ずる二糖類），＝cellose.
cel·lo·hex·ose ［sèləhéksous］ セロヘキソース $C_{36}H_{62}O_{31}$（cellulose の水解により生ずる結晶性六糖類）.
cel·loi·din ［səlɔ́idin］ セロイジン（火綿 pyroxylin の濃厚溶液で，顕微鏡用組織切片製作のための封埋剤）.
c. section セロイジン切片.
cel·lon ［sélɑn］ セロン ㊗ *sym*-tetrachlorethane $CHCl_2CHCl_2$，＝acetylene tetrachloride.
cel·lo·na ［səlóunə］ 焼石膏を滲み込ませたセルローゼ包帯.
cellophane culture セロファン培養［医学］.
cellophane tape method セロファンテープ肛囲検査法，セロファンテープ法.
cellophane thick smear method セロファン厚層塗抹法.
cel·lose ［sélous］ セロース，＝cellobiose.
cel·lo·tet·rose ［sèlətétrous］ セロテトロース $C_{24}H_{42}O_{21}$（cellulose の水解により生ずる結晶性四糖類）.
cel·lo·tri·ose ［sèloutráious］ セロトリオース $C_{18}H_{32}O_{16}$（cellulose の水解により得られる結晶性三糖類）.
cel·lu·lae ［séljuliː］ 蜂巣〔窩〕(小房). ㊍ cellula. ㊊ cellular.
c. adrenergicae areae postremae et nuclei reticularis anterioris〔C1, C2〕 ［L/TA］ 最後野及び前網様体核のアドレナリン作動性細胞*，＝adrenergic cells in area postrema and anterior reticular nucleus ［TA］, epinephric cells in area postrema and anterior reticular nucleus 〔C1, C2〕［TA］.
c. aminergicae ［L/TA］ アミン作動性細胞*，＝aminergic cells ［TA］.
c. aminergicae areae tegmentalis ventralis〔A10〕 ［L/TA］ 腹側被蓋のアミン作動性細胞*，＝aminergic cells in ventral tegmental area 〔A10〕［TA］.
c. aminergicae formationis reticularis ［L/TA］ 網様体のアミン作動性細胞*，＝aminergic cells in reticular formation ［TA］.
c. aminergicae partis compactae substantiae nigrae〔A9〕 ［L/TA］ 黒質緻密部のアミン作動性細胞*，＝aminergic cells in compact part of substantia nigra 〔A9〕［TA］.
c. cholinergicae ［L/TA］ コリン作動性細胞*，＝cholinergic cells ［TA］.
c. cholinergicae areae tegmentalis dorsalis〔Ch5, Ch6, Ch8〕 ［L/TA］ 背側被蓋部のコリン作動性細胞*，＝cholinergic cells of dorsal tegmental area 〔Ch5, Ch6, Ch8〕［TA］.
c. cholinergicae epithalamicae〔Ch7〕 ［L/TA］ 視床上部のコリン作動性細胞*，＝cholinergic cells of epithalamus 〔Ch7〕［TA］.
c. cholinergicae globi pallidi, nuclei accumbentis et gyri diagonalis〔Ch2〕 ［L/TA］ 淡蒼球，側坐核及び対角回のコリン作動性細胞*，＝cholinergic cells of globus pallidus, accumbens nucleus and diagonal gyrus 〔Ch2〕［TA］.
c. cholinergicae globi pallidi, nuclei accumbentis et striae diagonalis〔Ch3〕 ［L/TA］ 淡蒼球，側坐核及び対角帯のコリン作動性細胞*，＝cholinergic cells of globus pallidus, accumbens nucleus and diagonal band 〔Ch3〕［TA］.
c. cholinergicae nuclei septi medialis〔Ch1〕 ［L/TA］ 内側中隔核のコリン作動性細胞*，＝cholinergic cells of medial septal nuclei 〔Ch1〕［TA］.
c. cholinergicae substantiae innominatae, nuclei basalis, corporis amygdaloidei et tuberculi olfactorii〔Ch4〕 ［L/TA］ 無名質，基底核，扁桃体及び嗅結節のコリン作動性細胞*，＝cholinergic cells of substantia innominata, basal nucleus, amygdaloid body and olfactory tubercle 〔Ch4〕［TA］.
c. dopaminergicae ［L/TA］ ドーパミン作動性細胞*，＝dopaminergic cells ［TA］.
c. dopaminergicae areae hypothalamicae posterioris〔A11〕 ［L/TA］ 視床後部のドーパミン作動性細胞*，＝dopaminergic cells in posterior hypothalamus 〔A11〕［TA］.
c. dopaminergicae bulbi olfactorii〔A15〕 ［L/TA］ 嗅球のドーパミン作動性細胞*，＝dopaminergic cells in olfactory bulb 〔A15〕［TA］.
c. dopaminergicae nuclei arcuati〔A12〕 ［L/TA］ 脳弓核のドーパミン作動性細胞*，＝dopaminergic cells in arcuate nucleus 〔A12〕［TA］.
c. dopaminergicae zonae incertae〔A13〕 ［L/TA］ 不確帯のドーパミン作動性細胞*，＝dopaminergic cells in zona incerta 〔A13〕［TA］.
c. dopaminergicae zonae medialis et areae anterioris hypothalamicae〔A14〕 ［L/TA］ 視床内側と前部のドーパミン作動性細胞*，＝dopaminergic cells in medial zone and anterior area of hypothalamus 〔A14〕［TA］.
c. ethmoidales ［L/TA］ 篩骨洞，＝ethmoidal cells ［TA］.
c. ethmoidales anteriores ［L/TA］ 篩骨蜂巣（前部）*，前篩骨洞，＝anterior ethmoidal cells ［TA］.
c. ethmoidales mediae ［L/TA］ 篩骨蜂巣（中部）*，中篩骨洞，＝middle ethmoidal cells ［TA］.
c. ethmoidales posteriores ［L/TA］ 篩骨蜂巣（後部）*，後篩骨洞，＝posterior ethmoidal cells ［TA］.
c. mastoideae ［L/TA］ 乳突蜂巣，＝mastoid cells ［TA］.
c. noradrenergicae ［L/TA］ ノルアドレナリン作動性細胞*，＝noradrenergic cells ［TA］.
c. noradrenergicae caudalis lateralis〔A5〕 ［L/TA］ 橋後外側のノルアドレナリン作動性細胞*，＝norepinephric cells in caudolateral pons 〔A5〕［TA］.
c. noradrenergicae loci caerulei〔A6〕 ［L/TA］ 青斑のノルアドレナリン作動性細胞*，＝norepinephric cells in locus caeruleus 〔A6〕［TA］.
c. noradrenergicae medullae oblongatae〔A1, A2〕 ［L/TA］ 延髄のノルアドレナリン作動性細胞*（noradrenergic＝norepinephric），＝norepinephric cells in medulla 〔A1, A2〕［TA］.
c. noradrenergicae nuclei lemnisci lateralis〔A7〕 ［L/TA］ 外側毛帯のノルアドレナリン作動性細胞*，＝norepinephric cells in nucleus of lateral lemniscus 〔A7〕［TA］.
c. petrosae 岩様骨蜂巣.
c. pneumaticae ［L/TA］ 耳管蜂巣，＝tubal air cells ［TA］.
c. pneumaticae tubae auditivae ［NA］ 耳管蜂巣.
c. pneumonicae tubariae 耳管含気蜂巣.
c. serotoninergicae nuclei raphes dorsalis〔B7〕 ［L/TA］ 背側縫線核のセロトニン作動性細胞*，＝serotoninergic cells in dorsal raphe nucleus 〔B7〕［TA］.

c. serotoninergicae nuclei raphes magni〔B3〕 [L/TA] 大縫線核のセロトニン作動性細胞*, = serotoninergic cells in magnus raphe nucleus〔B3〕[TA].
c. serotoninergicae nuclei raphes mediani〔B6〕 [L/TA] 正中縫線核のセロトニン作動性細胞*, = serotoninergic cells in median raphe nucleus〔B6〕[TA].
c. serotoninergicae nuclei raphes obscuri〔B2〕 [L/TA] 不確縫線核のセロトニン作動性細胞*, = serotoninergic cells in obscurus raphe nucleus〔B2〕[TA].
c. serotoninergicae nuclei raphes pallidi〔B1〕 [L/TA] 淡蒼球縫線核のセロトニン作動性細胞*, = serotoninergic cells in pallidal raphe nucleus〔B1〕[TA].
c. serotoninergicae nuclei raphes pontis〔B5〕 [L/TA] 橋縫線核のセロトニン作動性細胞*, = serotoninergic cells in pontine raphe nucleus〔B5〕[TA].
c. serotoninergicae vicinae nuclei vestibularis medialis et nuclei prepositi〔B4〕 [L/TA] 内側前庭核と前位核のセロトニン作動性細胞*, = serotoninergic cells adjacent to medial vestibular nucleus and prepositus nucleus〔B4〕[TA].
c. tympanicae [L/TA] 鼓室蜂巣, = tympanic cells [TA].

cel·lu·lar [séljulər] 細胞の, 細胞性〔の〕.
c. adhesiveness 細胞粘着性.
c. allergy 細胞〔性〕アレルギー〔医学〕.
c. antibody 細胞〔性〕抗体〔医学〕.
c. apex 細胞頂〔医学〕.
c. base 細胞底〔医学〕.
c. blue nevus 細胞〔増殖〕型青色母斑.
c. cancer 細胞癌.
c. cartilage 細胞性軟骨(胎生あるいは未熟な軟骨で細胞が主体).
c. cast 細胞円柱〔医学〕.
c. cement 細胞セメント質〔医学〕.
c. crescent 細胞性半月体〔医学〕.
c. death 細胞死〔医学〕.
c. debris 壊死細胞片〔医学〕.
c. depressant 細胞抑制薬〔医学〕.
c. embolism 細胞性塞栓症.
c. embolus 細胞塞栓〔医学〕.
c. esophagus 細胞性食道.
c. factor 細胞性因子.
c. hypersensitivity 細胞性過敏〔症〕性反応, = cell-mediated hypersensitivity.
c. immune response 細胞免疫反応(抗原刺激に対する免疫応答のうちリンパ球を主としたT細胞によってもたらされるもの).
c. immunity 細胞性免疫(主としてT細胞やマクロファージによって誘導される免疫), = cell-mediated immunity.
c. immunity deficiency syndrome 細胞性免疫不全症候群, = cell-mediated immunity deficiency syndrome.
c. immunodeficiency 細胞免疫欠損〔医学〕, 細胞性免疫不全〔症〕(この状態では主に真菌やウイルス感染を生じる).
c. immunodeficiency with abnormal immunoglobulin synthesis 免疫グロブリン産生異常を伴う細胞性免疫不全〔症〕.
c. immunology 細胞免疫学.
c. inclusion 細胞封入体〔医学〕.
c. infiltration 細胞浸潤〔医学〕.
c. injury score (CIS) 細胞傷害度スコア.
c. organ 細胞器官.
c. pathology 細胞病理学〔医学〕.
c. physiology 細胞生理学〔医学〕.
c. plastic 海綿状プラスチック〔医学〕.
c. poison 細胞毒〔医学〕.
c. pole 細胞極〔医学〕.
c. polyp 粘液ポリープ, = mucous polyp.
c. sheath 細胞鞘, = epinerium.
c. spill 転移(悪性腫瘍の).
c. tenacity 細胞執着性.
c. therapeutics 細胞治療学.
c. tissue ① 蜂巣織(疎性結合織). ② 細胞組織.
c. toxicity 細胞毒性〔医学〕.
c. transformation 細胞形質転換〔医学〕.
c. transport 細胞性輸送.
c. tumor 細胞性腫瘍.

cel·lu·lar·i·ty [sèljulǽriti] 細胞充実性〔医学〕(組織に細胞が充満している状態), = cellulosity.
cel·lu·lase [séljuleis] セルラーゼ(cellulose を分解して cellobiose とする酵素で, カルボヒドラーゼの一つ).
cel·lule [sélju:l] 小〔細〕胞, 小房, = minute cell.
cel·lu·li·ci·dal [sèljulísidəl, sèlju:lisái–] 細胞融解.
cel·lu·lif·u·gal [sèljulífjugəl] 細胞体遠心性の.
cel·lu·lin [séljulin] セルリン, = cellulose.
cel·lu·lip·e·tal [sèljulípitəl] 細胞体求心性の.
cel·lu·lite [séljulait] セリュライト, セルライト(女性の殿部や大腿にできる皮下脂肪の塊り. 血行不良, 脂肪代謝不良などで起こり皮膚の表面が凸凹状となる).
cel·lu·li·tis [sèljuláitis] 蜂巣〔織〕炎〔医学〕, 小胞炎〔医学〕(皮下疎性結合織のびまん性の急性化膿性炎症).
c. of larynx 喉頭蜂巣炎〔医学〕.
c. orbitalis 眼窩蜂巣炎.

cellulocutaneous flap 皮下組織皮〔膚〕弁.
cel·lu·loid [séljulɔid] セルロイド(ニトロセルロースとショウノウからつくった引火性物質), = pyralin, zylonite.
c. dressing セルロイド包帯〔医学〕.
c. jacket セルロイド包被.
c. plate セルロイド床〔医学〕.
c. thread セルロイドで処理したアサ糸(縫合用).

Cel·lu·lo·mo·nas [sèljuloumóunəs] セルロモナス属(グラム陰性菌. 腐生菌で cellulose を分解する).
C. biazotea (通性好気性菌で, 土壌から得られる).

cel·lu·lo·neu·rit·is [sèljulounju:ráitis] 神経細胞炎.
cel·lu·lo·san [séljuləsən] セルロサン(セルロースのミセル構造の中に入り込んでいる比較的鎖の短い多糖類で, 主としてペントサンまたはヘキソサンからなるセルロースの一種).
cel·lu·lose [séljulous] 繊維素〔医学〕, セルロース $(C_6H_{10}O_5)_n$ (植物組織を形成する多糖類で, 水, アルコールなどには不溶性であるが, Schweizer 試薬には溶解する無色透明の固形体. フィルム, 成型品, 人絹, 染料などに利用される. α-, β-, γ-型の異性体がある).
c. acetate 酢酸セルロース.
c. acetate electrophoresis セルロース・アセテート電気泳動法〔医学〕.
c. acetate membrane 酢酸セルロース膜.
c. acetate phthalate フタル酸酢酸セルロース(フタル酸無水物と酢酸セルロースとを熱して得られる物質).
c. degeneration セルロース変性, = amyloid degeneration.
c. ester セルロースエステル.
c. ether セルロースエーテル, = methyl cellulose.
c. filler セルロース充填材〔医学〕.
c. hydrate セルロース水和物.

c. nitrate セルロースエステル(綿火薬), = pyroxylin.
c. powder method セルロース粉末法〔医学〕.
c. tape technique セロテープ法.
c. xanthate セルロースキサンチン酸塩, = viscose.
cel·lu·los·ic ac·id [sèljulásik ǽsid] セルロース酸, = oxidized cellulose, absorbable cellulose.
cel·lu·los·i·ty [sèljulásiti] 細胞充実性, = cellularity.
cel·lu·lo·tox·ic [sèljulətáksik] 細胞毒性の.
Cell·vib·rio [selvíbriou] セルビブリオ属(シュードモナス科の一属, グラム陰性菌. セルロースを酸化してオキシセルロースに変える. 長杆状で末端は円く, 生殖に関係ある顆粒は濃染し, 単毛性, 黄褐色色素をつくる土壌菌).
CELO virus CELOウイルス(chicken embryo lethal orphan virus ニワトリ胚致死性孤児ウイルス), = Fowl adenovirus 1.
celo- [si:lou, -lə] ① 体腔を意味する接頭語. ② ヘルニアを意味する接頭語. ③ 腹を意味する接頭語, = celio-.
ce·lo·blas·tu·la [sìːləblǽstʃulə] 全胚型胞胚.
ce·lol·o·gy [siːlálədʒi] ヘルニア学.
ce·lom [síːləm] 腔, 体腔, = coelom. 形 celomic, coelomic.
c. duct 体腔導管.
ce·lo·nych·ia [sìːləníkiə] = koilonychia.
ce·lo·phle·bi·tis [sìːlouflibáitis] 大静脈炎.
ce·los·chi·sis [siːláskisis] 腹壁破裂.
ce·lo·scope [síːləskoup] 体腔鏡(体腔を照明する装置で, それを用いる検査法を celoscopy という).
Ce·los·ia [siːlóusiə] ケイトウ属(ヒユ科 *Amaranthaceae* の植物).
C. cristata ケイトウ[鶏冠], = cock's comb.
ce·lo·so·ma [sìːləsóumə] 腹〔腔破〕裂(腹腔臓器の脱出および他の奇形を伴うことが多い), = gastroschisis, abdominal fissure. 形 celosomic.
ce·lo·so·mia [sìːləsóumiə] セロソミア(胚の臓器ヘルニア状突起).
celosomian monster 腹〔腔〕〔破〕裂, = celosoma.
ce·lo·so·mus [sìːləsóuməs] 胸腹臓器突出奇形.
ce·lo·thel [síːləθəl] 体腔上皮(胎児の真体腔をおおう中胚葉性の上皮), = coelothel.
ce·lo·the·li·o·ma [sìːlouθìːlióumə] 中皮腫, = mesothelioma.
ce·lo·the·li·um [siːlouθíːliəm] 中皮.
ce·lot·o·my [siːlátəmi] ヘルニア切開〔術〕, = herniotomy.
ce·lo·zo·ic [sìːlouzóuik] 体腔寄生の.
Cels Celsius 摂氏の略.
celsian operation セルサス手術(① 会陰部よりの砕石術. ② 頭部切断式切胎術. ③ V字形切開による口唇上皮腫切除術. ④ 環状切断術. Celsus, A. C.).
Celsius, Anders [sélsiəs] セルシウス(1701-1744, スウェーデンの天文学者).
C. scale 摂氏温度〔単位〕法(氷点を温度の始点0°とし, 絶対温度Kでは氷点273.16°, したがって沸点は373.16°にあたる), = Celsius thermometer.
C. temperature 摂氏温度.
Celsus, Aulus Cornelius [sélsəs] セルサス(AD 1世紀のイタリア・ローマの医師. ケルススともいう. ヒポクラテスに次ぐ最古の医学書 De Médicina を著し, 最近の環状切離法とほぼ同一の手術を考案した. また直腸から2指を用いて膀胱結石を破砕する方法もセルサス手術と呼ばれることがある).
C. kerion セルサス禿瘡.
C. quadrilateral セルサス四徴(炎症の四主徴で, 発赤 rubor, 腫脹 tumor, 発熱 calor, 疼痛 dolor).
Celtic nard ケルトカンショウ, = sumbul ekleti.
Cel·tis [séltis] エノキ[朴樹]属(ニレ科 *Ulmaceae* の一属), = nettle tree, hackberry.
cel·ti·um [séltiəm] セルチウム(現在の hafnium).
ce·ment [simént] [TA] セメント質, = cementum [L/TA].
c. bifocals (近視レンズがレンズの下部にセメントで付着された二焦点眼鏡).
c. canaliculus セメント質細管〔医学〕.
c. caries セメント質う蝕(カリエス).
c. corpuscle セメント小体(白亜小体).
c. cuticle セメント小皮(ナスミス膜の一部).
c. disease セメント病.
c. edge 接合堤.
c. filling セメント充填〔医学〕.
c. gland セメント腺.
c. kidney しっくい(漆喰)腎〔医学〕.
c. lacuna セメント小腔〔医学〕.
c. lamellae セメント小板〔医学〕.
c. line セメント線(新旧の歯の成長を指示する線).
c. substance セメント質.
cemental caries セメント質う蝕.
ce·men·ta·tion [sìːmənteíʃən] ① セメント接合, セメント合着〔医学〕. ② 浸炭(高熱中で炭素を鉄に侵入させること).
cemented gingiva セメント質部歯肉.
ce·ment·i·cle [siméntikl] セメント粒, セメント質粒(歯根組織の代謝障害によって起こるセメント様物質形成), = cementoexostosis.
ce·ment·i·fi·ca·tion [siːmèntifikéiʃən] セメント化, セメント質形成.
ce·men·tin [siméntin] セメンチン(鱗状内皮細胞の辺縁部を結合する物質).
ce·ment·ing [siméntiŋ] 合着法(歯科).
ce·men·tite [siméntait] セメンタイト Fe_3C (C =6.67%, 高温において鋼中に生成される炭化鉄).
ce·men·ti·tis [sìːməntáitis] セメント〔質〕炎〔医学〕.
cementless prosthesis セメント非使用人工関節.
ce·ment·o·blast [siméntəblæst] セメント芽細胞.
cementoblastic layer セメント芽細胞層〔医学〕.
ce·ment·o·blas·to·ma [simèntoublæstóumə] セメント芽細胞腫, = benign cementoblastoma, true cementoma.
ce·ment·o·cla·sia [simèntoukléiziə] セメント崩壊.
ce·ment·o·clast [siméntəklæst] セメント質破壊細胞.
ce·ment·o·cyte [siméntəsait] セメント芽細胞(多数の突起をもつ骨細胞様細胞で, 歯の第2セメント質中の小腔に存在する), = cementoblast.
cementodentinal junction セメント質象牙質境界〔線〕〔医学〕.
ce·ment·o·den·tin·ary [simèntədéntinəri] セメント象牙質の.
ce·ment·o·don·to·ma [simèntoudɑntóumə] セメント歯牙腫.
cementoenamel junction セメントエナメル連結.
ce·ment·o·ex·os·to·sis [simèntouèksɑstóusis] セメント外骨症, = cementicle.
ce·ment·o·gen·e·sis [simèntədʒénisis] セメント質発生.
ce·men·to·ma [sìːməntóumə] セメント腫, 白亜質腫.
cementoossifying fibroma セメント骨化性線維腫.
ce·ment·o·per·i·os·ti·tis [simèntoupèriɑstáitis] セメント〔質〕骨膜炎〔医学〕, = pyorrhea alveolaris.
ce·men·to·sis [sìːməntóusis] セメント〔質〕腫形成〔医学〕.

ce·ment·some [siméntsoum] セメントソーム，層板顆粒.
ce·men·tum [siméntəm] [L/TA] セメント質(歯根を被う骨組織で，Sharpey 線維を多量に含む)，= cement [TA].
c. hyperplasia セメント質過形成，= hypercementosis.
c. paraformaldehydi dentale 歯科用パラホルムセメント(間接覆罩剤で，歯髄の知覚麻痺，第2象牙質の形成促進剤).
ce·na·del·phus [sì:nədélfəs] 重複奇形(両児とも同等に発育したもの)，= diplopagus.
ce·nen·ce·pha·lo·cele [sinènsifǽləsi:l] 非嚢胞性脳ヘルニア.
ce·nes·the·sia [sì:nisθí:ziə] セネステジア，体感(身体器官が正常に機能しているという感覚)，= coenesthesia，coenaesthesia，panesthesia. 形 cenesthetic.
ce·nes·thop·a·thy [sì:nisθápəθi] 体感異常，体感症(特に疾病時に感ずる身体感覚の異常)，= coenesthopathy.
ceno– [si:nou, –nə] ① 共有の，② 新しい，新鮮な，③ 空虚，を意味する接頭語.
ce·no·bi·um [si:nábiəm] ① 群体(連結生活体)(動物と植物との中間生物が粗雑に結合しているもの). ② 四分果，= coenobium.
ce·no·cyte [sí:nəsait] 多核体，ケノサイト，= coenocyte.
ce·no·gen·e·sis [sì:nəʤénisis] 個体新発生(種族発生をくり返さない発生)，= caenogenesis. ↔ palingenesis.
ce·no·pho·bia [sì:noufóubiə] 広場恐怖症，広空間恐怖〔症〕[医学]，空間恐怖症，= agoraphobia，kenophobia.
ce·no·psych·ic [sì:nousáikik] 精神発育の，後発的の.
ce·no·sis [si:nóusis] 峻下，瀉下(病的の). 形 cenotic.
ce·no·site [sénəsait] (宿主を随意に離れて生活し得る共生寄生物)，= coinosite.
cen·sor [sénsər] ① 検閲官. ② 検閲(フロイト精神分析学では，潜在意識や無意識的願望が意識ないし前意識に入ってくることが阻止される作用)，= Freudian censor，psychic c..
cen·sor·ing [sénsəriŋ] 打ち切り.
cen·sor·ship [sénsə:ʃip] 検閲，検閲作用(精神分析学の).
cen·sus [sénsəs] 国勢調査(行政の基本資料を得るための人口動勢の全国一斉調査).
c. tract 人口調査統計区[医学].
cent– [sent] 「100 分の 1」を表す接頭語.
Centella asiatica ツボクサ(セリ科植物).
cen·ter [séntər] ① 中心(物体の). ② 中枢(生体機能を司る神経細胞群). ③ センター(事業または行政の本部).
c. of action 作用中心.
c. of chondrification 軟骨化中心[医学].
c. of determination 決定中枢(遺伝の).
c. of gravity 重心.
c. of inversion 反像〔の〕中心.
c. of mass 質量〔の〕中心.
c. of ossification 骨化点[医学]，骨化核，骨化中心.
c. of proliferation 増殖中心部.
c. of ridge 歯槽中央.
c. of rotation 回転中心.
c. of sensation 感覚中枢.
c. of sleep 睡眠中枢.
c. reflex 中枢性反射(脳または脊髄中枢から発する感覚的刺激が運動性刺激となる反射).
cen·ter·ing [séntəriŋ] ① 共軸性[医学]. ② センタリング((1)集中：顕微鏡の光軸に一致するように物体を調節すること. (2)光軸と光心とが一致するよう眼鏡を調節すること).
Centers for Disease Control and Prevention (CDC) 疾病予防管理センター(アメリカの).
cen·tes·i·mal [sentésiməl] 百分法の，100 分の 1 の.
c. scale 百分度.
cen·te·sis [sentí:sis] 穿刺.
centi– [senti] センチ(1/100 の意味を表す接頭語).
cen·ti·grade [séntigreid] C 目盛(1 気圧の下で水の凝固点と沸点との間を 100 度の間隔に分けた温度の単位または直角の 100 等分角を表す方法，C の略号を用いる).
c. scale 百分目盛.
c. temperature 摂氏温度，= Celsius temperature.
c. thermometer 百分目盛寒暖計，センチグレード温度計(氷の融点を 0°C とし，水の沸点を 100°C として，その間隔を 100 分割したもの)，= Celsius thermometer.
cen·ti·gram (cg) [séntigræm] センチグラム(重量の単位 1 グラムの 1/100 で，Troy 度量衡式では 0.1543 grain).
centilever bridge 持送式架工義歯(一端を自然歯で支え，他端は自由に次の歯窩に遊離させる橋義歯).
cen·til·li·on [sentíljən] センチリオン(百万の百乗 $1,000,000^{100}$).
cen·ti·me·ter (cm) [séntimi:tər] センチメートル(1 メートルの 1/100. 1cm＝0.3937 インチ).
c.–gram–second unit CGS 単位(長さ centimeter，質量 gram，時間 second で表す単位)，= CGS unit.
c. wave センチメートル波(狭義には波長 1〜10cm の電磁波. 広義には 1 から数十センチメートルの電磁波)，= cm wave，super high frequency (SHF).
cen·ti·mor·gan [séntimɔ:gən] センチモルガン単位.
cen·ti·nem [séntinəm] センチネム(ネム nem の 1/100. Pirquet の命名). → nem.
cen·ti·nor·mal [sèntinɔ́:məl] 0.01 規定(標準価の 1/100).
c. solution 1/100 規定液，= 0.01N solution.
cen·ti·pede [séntipi:d] ムカデ[百足](唇脚綱 *Chilopoda*).
c. bite ムカデ咬傷.
cen·ti·poise [séntipɔiz] センチポアズ(液体粘稠度の単位，1poise の 1/100).
centi·stoke (cSt) [séntistouk] センチストーク(1/100 ストーク).
centr– [sentr] 中央，中心の意味を表す接頭語，= centro–.
cen·tra [séntrə] (centrum の複数).
cen·trad [séntræd] セントラード(① ラジアン(rad)の 1/100. 三稜角の屈折度の測定単位(▽)で，曲光度の弓は円の 1/100 (0.57°)である. ② 向心〔性〕の).
cen·trage [séntriʤ] 中心線(眼のいろいろの屈折面の中心が同一の直線にある状態).
Central European encephalitis 中央ヨーロッパ脳炎[医学](主にダニにより媒介されて起こるフラビウイルスによる脳炎でロシアで春から夏にかけて多い)，= tick-borne encephalitis (central european subtype)，Russian spring-summer encephalitis.
Central European encephalitis virus 中央ヨーロッパ脳炎ウイルス[医学].
Central European tick-borne encephalitis virus (ダニ媒介脳炎の病因).

C

Central European tick-borne fever 中央ヨーロッパダニ熱.
cen·tral [séntrəl] [TA] ① 中心(中枢), = centralis [L/TA]. ② 中心の, 中央の, 中枢の.
c. action 中枢作用 〔医学〕.
c. alveolar hypoventilation syndrome 中枢性肺胞低換気症候群(原因のはっきりした中枢性疾患がある場合).
c. amaurosis 中枢性黒内障 〔医学〕, 中心性黒内障, = amaurosis centralis.
c. amenorrhea 中枢性無月経 〔医学〕.
c. amputation 中心切断法(縫合部が骨断端の上を走る切断).
c. amygdaloid nucleus [TA] 中心扁桃体核*, = nucleus amygdalae centralis [L/TA].
c. and lateral intermediate substance 中間質中心・外側部.
c. anesthesia 中枢性知覚麻痺 〔医学〕, 中枢性感覚麻痺.
c. anosmia 中枢性無嗅覚症(嗅覚中枢障害).
c. apparatus 中央装置.
c. areolar choroidal dystrophy 中心性輪紋状脈絡膜ジストロフィ.
c. areolar choroidal sclerosis 中心輪紋状脈絡膜硬化〔症〕.
c. arterial pressure 中心動脈圧 〔医学〕.
c. arteriole 中心細動脈.
c. artery 中心動脈(網膜または脾臓リンパ濾胞の).
c. artery of retina 網膜中心動脈, = arteria centralis retinae.
c. ataxia 中枢性運動失調 〔医学〕.
c. attachment 中心付着 〔医学〕.
c. band 中央索.
c. beam of X-ray 中心X線, = central X-ray beam.
c.-bearing point 中枢維持点.
c. bisegmentectomy 中央2区域切除 〔医学〕.
c. blindness 中枢〔性〕盲 〔医学〕.
c. body 中心体, 細胞中心体 〔医学〕, = centrosome.
c. bone 中心骨(手根骨相互間にときにみられる小さな副小骨. 胎児期には軟骨形式の中心として独立しているが, 後にはほとんどが舟状骨と癒着すると考えられている).
c. bradycardia 中枢性徐脈 〔医学〕(中枢神経系疾患による徐脈).
c. callus 中心性仮骨(骨髄内の予備的仮骨).
c. canal [TA] 中心管, = canalis centralis [L/TA].
c. canal for chorda tympani 鼓索神経管, = Huguier canal.
c. canal of modiolus 蝸牛軸正中管, = canal centralis modioli.
c. canal of myelon 脊髄中心管, = central canal of spinal cord.
c. canal of vitreous 硝子体管(硝子体動脈を導入する), = central canal of Stilling, Cloquet canal.
c. carcinoma of jaw 顎骨中心性癌.
c. cartilage 水晶体中心混濁.
c. cataract 中軸白内障 〔医学〕.
c. cavity 中心窩洞 〔医学〕.
c. cell 中心細胞, = chief cell, adelomorphous c..
c. chemosensitive area (zone) 中枢化学感受領域 〔医学〕.
c. choroiditis 中心性脈絡膜炎 〔医学〕.
c. cloudy corneal dystrophy of François フランソワの中心性混濁性角膜ジストロフィ.
c. compartment 中央区画 〔医学〕.
c. compensation 中枢性代償 〔医学〕.
c. complex 中心複合体.
c. complex echo 中央複合エコー.
c. conduction time 中枢伝導時間 〔医学〕.
c. convolution 中心回.
c. convulsion 中枢性痙攣.
c. cord injury 脊髄中心部損傷 〔医学〕.
c. cord structures [TA] 脊髄中心の構造*, = structurae centrales medullae spinalis [L/TA].
c. cord syndrome 脊髄中心症候群(脊髄中心部や脊髄動脈が圧迫され虚血に陥って起こる).
c. core disease セントラルコア病 〔医学〕(先天性ミオパチーの一型).
c. crystalline corneal dystrophy of Snyder シュナイダーの中心性結晶状角膜ジストロフィ.
c. cyanosis 中心性チアノーゼ 〔医学〕.
c. cyst 中心性囊胞 〔医学〕.
c. deafness 中枢聾 〔医学〕.
c. death rate 中央死亡率 〔医学〕.
c. depressant agent 中枢抑制薬 〔医学〕.
c. depression 中央陥凹 〔医学〕.
c. diabetes insipidus 中枢性尿崩症 〔医学〕.
c. dislocation 中心性脱臼.
c. distribution 中心的分布 〔医学〕.
c. dogma 中心原理 〔医学〕, セントラルドグマ(遺伝情報の流れに関する分子生物学の基本原理).
c. dysosmia 中枢性嗅覚障害 〔医学〕.
c. excitatory state 中枢興奮状態 〔医学〕.
c. fiber 中心糸 〔医学〕, 中心線維.
c. fibrous body ① 中心線維体. ② 線維三角.
c. fissure 中心溝, = central sulcus.
c. force 中心力.
c. fossa 中心窩.
c. fovea 中心窩 〔医学〕.
c. gelatinous substance [TA] 中心膠様質*, = substantia gelatinosa centralis [L/TA].
c. gliocyte 中枢性膠細胞 〔医学〕.
c. grey substance [TA] 中心灰白質(脳側室付近に原始位置を保つ未分化性灰白質), = substantia grisea centralis [L/TA].
c. groove 中心溝, 正中溝 〔医学〕.
c. gyri 中心回.
c. gyrus 中心回 〔医学〕.
c. heating 中央暖房 〔医学〕.
c. heating for region 地域中央暖房 〔医学〕.
c. hemiplegia 中枢性片麻痺(Wernicke-Mann type など).
c. hypoventilation 中枢性低換気 〔医学〕.
c. illumination 中心照明, = axial illumination.
c. implantation 中心着床 〔医学〕.
c. incisor 中切歯.
c. incisor tooth 中切歯 〔医学〕.
c. inhibition 中枢抑制.
c. inhibitory state 中枢抑制状態.
c. intermediate substance [TA] 中間質中心部, = substantia intermedia centralis [L/TA].
c. laboratory 中央検査室 〔医学〕.
c. laceration of cervix 中央頸管裂傷 〔医学〕.
c. lacteal 中心乳び腔.
c. lateral nucleus [TA] 中心外側核*, = nucleus centralis lateralis [L/TA].
c. lateral nucleus of thalamus 視床外側中心核.
c. ligament 中央靭帯(終線), = filum terminale.
c. light 中心光線(視軸と並行した光線).
c. limit theorem 中心極限定理(統計学の).
c. lobe 中心葉, = insula.
c. lobe pneumonia 中葉性肺炎.
c. lobe syndrome 中葉症候群.
c. lobule〔Ⅱ and Ⅲ〕 [TA] 小脳中心小葉(小脳虫部上にある小葉), = lobulus centralis〔Ⅱ et Ⅲ〕[L/TA].

c. lobule of cerebellum 小脳中心小葉.
c. lymph nodes 中心〔腋窩〕リンパ節.
c. lymphatic vessel 中心リンパ管〔医学〕.
c. lymphoid organ 中枢性リンパ〔様〕器官，中枢リンパ系器官〔医学〕.
c. lymphoid tissue 中枢リンパ性組織（リンパ球が幹細胞から分化，増殖し，免疫適格細胞に成熟する場．哺乳類におけるT細胞の胸腺，鳥類におけるB細胞のファブリキウス嚢）.
c. medial nucleus [TA] 中心内側核，= nucleus centralis medialis [L/TA].
c. motor conduction time 中枢運動伝導時間（皮質脊髄路の伝導時間）.
c. motor neuron 中枢性運動ニューロン〔医学〕.
c. muscle relaxant 中枢性骨格筋弛緩薬〔医学〕.
c. myelitis 中心性脊髄炎〔医学〕.
c. necrosis 中心部壊死〔医学〕.
c. nerve 中枢神経.
c. nerve commissure 中央神経連合.
c. nervous system (**CNS**) 中枢神経系.
c. nervous system death 中枢神経死〔医学〕.
c. nervous system depressant 中枢〔神経〕〔系〕抑制薬〔医学〕，中枢神経系抑制剤.
c. nervous system disease 中枢神経系疾患〔医学〕.
c. nervous system lupus 中枢神経〔系〕ループス〔医学〕（中枢神経症状を呈する SLE）.
c. nervous system stimulant 中枢〔神経〕興奮薬〔医学〕，中枢神経系興奮剤.
c. neuritis 中心性神経炎.
c. neuron 中枢ニューロン.
c. nodes [TA] 中心〔腋窩〕リンパ節，= nodi centrales [L/TA].
c. nucleus [TA] 中心核，= nucleus centralis [L/TA].
c. nucleus of thalamus 視床中心核（視床中心部にある核で2次三叉路および正中縦帯から知覚線維を受ける）.
c. nystagmus 中枢性眼振〔医学〕.
c. obesity 中心性肥満〔医学〕.
c. occlusion 中心咬合〔医学〕.
c. osteitis 歯槽突起骨髄炎，= pyorrhea.
c. pain 中枢痛〔医学〕，中心性疼痛（視床痛），= thalamic pain.
c. palmar space 中央手掌間隙.
c. paralysis 中枢性麻痺（上位運動ニューロンの障害によるもの）.
c. part [TA] 中心部*，= pars centralis [L/TA].
c. perforation 中心性穿孔〔医学〕.
c. piping system 中央配管システム〔医学〕.
c. pit 中心小窩，中心窩（網膜の）.
c. placenta previa 中心前置胎盤.
c. pneumonia 中心性肺炎〔医学〕，中葉性肺炎.
c. pontine myelinolysis 橋中心髄鞘崩壊〔症〕〔医学〕.
c. population 中央人口〔医学〕.
c. precommissural nucleus [TA] 中心交連前核*，= nucleus precommissuralis centralis [L/TA].
c. ray 主X線〔医学〕，中心線（X線管球の対陰極から放射される分散線のうち，映像板に直角になる並行投射線）.
c. reflex 中枢性反射，= center reflex.
c. respiratory chemosensitive area 中枢呼吸化学知覚領域.
c. reticular nucleus [TA] 中心網様体核*，= nucleus reticularis centralis [L/TA].
c. retinal artery [TA] 網膜中心動脈，= arteria centralis retinae [L/TA].
c. retinal vein [TA] 網膜中心静脈，= vena centralis retinae [L/TA].
c. ridge 中心隆線.
c. rupture of perineum 中央会陰裂傷〔医学〕.
c. scotoma 中心暗点〔医学〕（視野の中心部にある），= scotoma centrale.
c. sequestrum 中心腐骨（内層のみに止まるもの）.
c. serous chorioretinopathy 中心性漿液性網脈絡膜症（30～40歳代の男性に好発する黄斑疾患．ストレスが発症の誘因となることが多く，6～12ヵ月で自然消退することが多い）.
c. serous retinochoroidopathy 中心性漿液性脈絡網膜症.
c. sleep apnea 中枢性睡眠時無呼吸〔医学〕.
c. sleep apnea-hypopnea syndrome (**CSAHS**) 中枢性睡眠時無呼吸低呼吸症候群.
c. sleep apnea syndrome (**CSAS**) 中枢型（性）睡眠時無呼吸症候群（呼吸中枢の障害により起こる）.
c. spinal cord injury 中心性脊髄損傷.
c. spindle 中心紡錘（星芒の中間にある線維束で，染色体に付着した末梢部と区別していう）.
c. spindle fiber 中央紡錘糸（有糸分裂中期にみられる糸で，極と極とを連絡するもの）.
c. stalk 中心索〔医学〕.
c. stellate scar 中心性星状瘢痕〔医学〕.
c. sterile and supply department 材料滅菌室〔医学〕.
c. stimulant 中枢興奮薬.
c. sulcal artery 中心溝動脈.
c. sulcus [TA] 中心溝，= sulcus centralis [L/TA].
c. sulcus of insula [TA] 島中心溝，= sulcus centralis insulae [L/TA].
c. summation 中心性加重〔医学〕，中枢性加重（閾下刺激が連続的に反射中枢に加わって，ついには反射作用を起こすに至る）.
c. superior mesenteric nodes [TA]〔中心〕上腸間膜リンパ節，= nodi superiores centrales [L/TA].
c. supply (**CS**) 中〔央〕材〔料〕〔部〕〔医学〕，中央材料室.
c. tegmental tract [TA] 中心被蓋路（背側副核の付近から始まって上方に向かい，被蓋中心部に達するもの），= tractus tegmentalis centralis [L/TA].
c. tendon [TA] 腱中心（① 横隔膜の中央にある腱．② 耑径鎌状膜），= centrum tendineum [L/TA].
c. tendon of diaphragm 横隔膜腱中心.
c. tendon of perineum 会陰腱中心.
c. terminal 結合電極（心電図において右手，左手，左足の電極を結ぶ誘導）.
c. terminal electrode 中心電極（心電図記録の）.
c. thalamic radiation [TA] 視床中心放線*，中心視床放線*，= radiatio centralis thalami [L/TA]，radiatio thalami centralis [L/TA].
c. tolerance 中枢性〔免疫〕寛容（特定の抗原と反応する特異的リンパ球のクローンの消失によって，免疫寛容が成立すること．胸腺内で起こる免疫寛容をいう場合もある）.
c. tract of auditory nerve 聴覚神経中心路（聴放線から対側の外側毛帯に至り，さらに下四丘体腕を経て内側膝状体を通って，側頭葉横回に達する線維）.
c. tract of cranial nerve 脳神経中心路（数個の脳神経線維が内側毛帯と接近して視床に達するもの）.
c. tract of trigeminal nerve 三叉神経中心路（三叉神経の線維が内側毛帯の背側において視床に達するもの）.
c. value 中心値，代表値.
c. vein [TA] 中心静脈，= vena centralis [L/TA].
c. vein of retina 網膜中心静脈.
c. vein of suprarenal gland 〔副腎の〕中心静脈.
c. veins [TA] 中心静脈，= venae centrales [L/TA].
c. veins of liver 〔肝臓の〕中心静脈.

c. venous catheter 中心静脈カテーテル.
c. venous pressure (**CVP**) 中枢静脈圧〔医学〕, 中心静脈圧.
c. vertigo 中枢性めまい〔医学〕.
c. vestibular lesion 中枢性前庭病巣〔医学〕.
c. vestibular system 中枢性前庭系〔医学〕.
c. vision 中心視〔覚〕〔医学〕, 中心視, 直接視, = direct vision.
c. zone 中心帯(前立腺の).
cen·tra·lis [sentréilis] [L/TA] 中心(中枢), = central [TA].
centralization phenomenon 中心化現象.
centralized data processing 集中データ処理〔医学〕.
centralized hospital service 集中病院業務〔医学〕.
centrally acting adjuvant 中枢作用性アジュバント〔医学〕.
centrally acting muscle relaxant 中枢性骨格筋弛緩薬〔医学〕.
cen·tra·phose [séntrəfouz] 中枢暗黒点(視覚中枢に由来する主観的暗黒感).
cen·trax·o·nia [sèntræksóuniə] 中心軸. 形 centraxonial.
cen·tre [séntər] = center.
cen·tren·ce·phal·ic [sèntrensifǽlik] 脳中心の.
c. epilepsy 中心脳性てんかん〔医学〕.
c. seizure 大脳性発作〔医学〕.
centri- [sentri] 中心, 求心を表す接頭語.
centriacinar emphysema 細葉中心性肺気腫〔医学〕.
cen·tric [séntrik] 中心の, 中枢の.
c. dental occlusion 中心咬合位〔医学〕.
c. fusion 中心粒融合〔医学〕, 動原体融合.
c. interocclusal record 中心咬合記録.
c. occlusal position 中心咬合位(咬頭嵌合位), = intrecuspal position.
c. occlusion 中心咬合(下顎が正常に閉鎖したときの咬合で, 安静咬合ともいう).
c. position 下顎求心位.
c. relation 中心関係〔医学〕.
cen·tric·i·put [sentrísipət] 中頭(頭頂と後頭との中間部).
cen·trif·u·gal [sentrífjugəl] 遠心的な, 遠心性の.
c. acceleration 遠心加速度.
c. analysis 遠心分析〔医学〕.
c. annular erythema 遠心性環状紅斑〔医学〕.
c. blower 遠心送風機〔医学〕.
c. casting 遠心流し鋳込み.
c. conductibility 遠心伝導性.
c. current 遠心電流.
c. dehydrator 遠心脱水機〔医学〕.
c. distortion 回転変形(遠心力によるひずみ).
c. effect 遠心効果〔医学〕.
c. fan 遠心送風機, 遠心ファン.
c. fast analyzer 遠心高速分析器.
c. fiber 遠心性線維.
c. floatation technic 遠心浮遊法.
c. force 遠心力〔医学〕.
c. impression 遠心性効果(中枢から筋肉への運動刺激効果).
c. machine 遠心機, = centrifuge.
c. nerve 遠心性神経, = efferent nerve.
c. pump うず(渦)巻ポンプ〔医学〕.
c. sedimentation technic 遠心沈殿法.
c. separator 遠心分離機.
c. tachometer 遠心回転計(遠心現象を利用した回転速度計の一種).
c. washing 遠心洗浄〔医学〕.
c. xylem 遠心木部.
cen·trif·u·gal·i·za·tion [sentrìfju:gəlaizéiʃən] 遠心法, = centrifugation.
centrifugalized milk 脱脂乳(遠心後クリームを分離したもの).
cen·trif·u·ga·tion [sentrìfjugéiʃən] 遠心分離〔医学〕, = centrifugalization.
cen·tri·fuge [séntrifju:ʤ] 遠心機〔医学〕, 遠心分離機, = centrifugal machine.
c. tube 遠心管.
centrifuged latex 遠心分離ラテックス〔医学〕.
centrilobar pancreatitis 膵管周囲炎.
cen·tri·lob·u·lar [sèntrilábjulər] 小葉中心の, 小葉中心付近の.
c. distribution 小葉中心性分布(病変の有無や局在を, 正常既存構造である二次小葉の構造に基づいて高分解能 CT で解析したもの).
c. emphysema 小葉中心性肺気腫〔医学〕, 小葉中心型肺気腫(呼吸細気管支を中心に気腫形成が始まる).
c. necrosis 小葉中心性壊死〔医学〕.
cen·tring [séntriŋ] 共軸性(眼の).
cen·tri·ole [séntrioul] 中心粒, 中心子, 中心小体〔医学〕.
cen·trip·e·tal [sentrípitəl] 求心的の, 求心〔性〕の〔医学〕, 向心性の.
c. conductibility 求心伝導性.
c. fiber 求心性線維.
c. force 向心力, 求心力.
c. impression 求心性効果(外界からの感覚インパルスを中枢へ伝えること).
c. nerve 求心性神経, = afferent nerve.
c. venous pulse 求心性静脈拍(動脈から毛細血管を通して伝わるインパルスにより生ずる静脈波拍動).
c. xylem 求心木部.
centro- [sentrou, -rə] 中央, 中心の意味を表す接頭語, = centr-.
centroacinar cells 腺房中心細胞(腺房の中心部にある非分泌細胞).
cen·tro·blast [séntrəblæst] 中心芽球〔医学〕.
centrocaecal scotoma 中心盲点暗点.
cen·tro·ce·cal [sèntrousí:kəl] 中央黄斑部の, 盲点の, = cecocentral.
cen·tro·cyte [séntrəsait] 中心細胞(紅斑性狼瘡病巣にある細胞で, 原形質に顆粒が存在する), = Lipschütz cell.
cen·tro·des·mose [sèntrədésmous] セントロデスモース, = centrodesmus.
cen·tro·des·mus [sèntrədézməs] セントロデスムス(中心小体を連結する物質で, 細胞分裂において中心紡錘体に変化するもの).
cen·tro·don·tous [sèntrədántəs] 尖状歯の.
cen·tro·dor·sal [sèntroudɔ́:səl] 中背〔板〕の.
cen·tro·fol·lic·u·lar [sèntroufəlíkjulər] 濾胞中心〔性〕の〔医学〕.
cen·troid [séntrɔid] 重心〔医学〕.
cen·tro·ki·ne·sia [sèntroukainí:siə] 中枢性運動, = centrocinesia. 形 centrocinetic, centrokinetic.
cen·tro·ki·net·ic [sèntroukainétik] 中枢性運動の, = centrocinetic.
cen·tro·lec·i·thal [sèntrəlésiθəl] 中卵黄の.
c. egg 中心〔卵〕黄卵〔医学〕.
c. ovum 中黄卵.
c. segmentation 中卵黄性分割.
cen·tro·lob·u·lar [sèntrəlábjulər] 小葉中心〔性〕の〔医学〕.
centromedian nucleus [TA] 正中中心核*, = nucleus centromedianus [L/TA].
cen·tro·mere [séntrəmiər] ① セントロメア, 動

原体〔医学〕(染色体紡錘糸の付着部にある小粒). ② 中心節(精子の頸部で, 第一・第二中心体を含む).

c. distance 動原体間距離〔医学〕.

centromeric index 動原体指数(染色体全長に対して短腕が占めるパーセントで, 例えば, ヒトの中期の体細胞では, 第1染色体は中部動原体型で短腕が染色体全長の48%を占める).

centronuclear myopathy 中心核筋障害, 中心核ミオパチー(筋生検で大型の中心核をもった筋線維が多数出現するのが特徴. 症状は運動機能発達不全, 筋緊張低下, 外眼筋麻痺, 全身性筋萎縮で, 遺伝形式は常染色体劣性と伴性劣性の2タイプがある).

cen·tro·nu·cle·us [sèntrounjú:kliəs] 中心核, = amphinucleus.

cen·tro·phose [séntrəfouz] 視中枢性光覚.

cen·tro·plasm [séntrəplæzəm] 中心〔体〕形質.

centroposterior syndrome 中心管後索症候群(脊髄中心管後索の灰白質の病変により, 脊髄空洞症のような知覚および血管運動障害).

cen·tro·scle·ro·sis [sèntrouskliəróusis]〔骨髄〕中心硬化症, = centro-osteosclerosis, myelofibrosis.

cen·tro·some [séntrəsoum] 中心体, 細胞中心体〔医学〕, = polecorpuscle.

cen·tro·sphere [séntrəsfiər] 中心球(細胞の). → astrosphere.

cen·tro·stal·tic [sèntroustǽltik] 運動中枢の.

cen·tro·tax·is [sèntrətǽksis] 走中心性(精子生殖核の染色質糸が中心に向かってとる一方的位置変換).

cen·tro·the·ca [sèntrouθí:kə] (生殖母細胞の特殊な中心体), = idiosome.

cen·tro·the·ra·py [sèntrəθérəpi] 中枢療法(外部からの刺激により神経中枢を治療する方法).

cen·trum [séntrəm] ① 中心, 中枢. ② 椎心〔医学〕, 椎体. 複 centra.

c. ciliospinale 眼の平滑筋を支配する脊髄中枢.

c. commune ① 共通〔総〕中枢. ② 腹腔神経叢.

c. corticale 皮質中枢.

c. medianum 正中中枢(中心)(視床正中核にある神経細胞群).

c. ossificationis [L/TA] 骨化点(中心), = ossification centre [TA].

c. ovale 卵形中枢, = medullary center.

c. perinei [L/TA] 会陰体, = perineal body [TA].

c. semiovale 半卵形中心, = centrum ovale.

c. tendineum [L/TA] 腱中心, = central tendon [TA].

Cen·tru·roi·des [sèntrurɔ́idi:z] セントルロイデス属(サソリ〔蠍〕目の一属).

CEP ① cerebral evoked potential 大脳誘発電位の略. ② congenital erythropoietic porphyria 先天性骨髄性ポルフィリアの略.

ce·pha·e·line [sifǽilin] セファエリン $C_{28}H_{38}N_2O_4$ (吐根に含まれているアルカロイド).

Ceph·a·e·lis [sèfəí:lis] トコン〔吐根〕属(アカネ科 *Rubiaceae* の一属).

cephal- [sefəl] 頭部, 上部の意を表す接頭語, = cephalo-.

ceph·a·lad [séfəlæd] 頭方へ, 頭側向の.

ceph·a·lal·gia [sèfəlǽlʤiə] 頭痛〔医学〕, = cephalalgy, headache.

ceph·a·lan·thin [sèfəlǽnθin] セファランチン $C_{22}H_{34}O_6$ (ボタンノキ *Cephalanthus occidentalis* の苦味配糖体で, cepharanthine とは別の化合物).

ceph·a·lea [sifǽliə] 頭痛, = headache.

c. agitata (インフルエンザや細菌感染初期に起こる激烈な頭痛), = cephalea attonita.

ceph·al·e·de·ma [sèfəlidí:mə] 頭部浮腫, 頭部水腫.

ceph·a·lex·in [sèfəléksin] セファレキシン(セファロスポリンCから得られる経口用広域抗菌スペクトル抗生物質).

ceph·al·he·ma·to·c(o)ele [sèfəlhi:mǽtəsi:l] 頭蓋骨膜洞(頭蓋骨の小孔を通じて頭蓋内静脈洞と連結している皮下の静脈プール), = sinus pericranii, pericranial sinus.

ceph·al·he·ma·to·ma [sèfəlhì:mətóumə] 頭血腫, 産瘤〔医学〕, 頭蓋骨骨膜下血腫, = cephalohematoma.

c. internum 内頭血腫, = intracranial hematoma.

ceph·al·hy·dro·cele [sèfəlháidrəsi:l] 頭水瘤, 脳水腫.

ce·phal·ic [sifǽlik] ① 頭部の, 頭側の. ② 頭痛薬.

c. angle 頭角(頭または顔の一角).

c. appendage 頭部付属肢.

c. arterial rami 頭動脈枝.

c. ballottement 頭部浮球感〔医学〕, 胎児頭部浮球感(妊婦の子宮下部を圧迫して急速に手を離すときに感じる).

c. bladder 頭嚢.

c. bulb 頭球.

c. crown 頭冠.

c. cry 脳性啼泣.

c. curve 児頭彎曲.

c. curve of forceps 鉗子頭部彎曲〔医学〕.

c. delivery 頭位分娩〔医学〕.

c. dichotomy 頭性複体奇形, = anadidymus.

c. expansion 頭部膨大, 頭翼.

c. eye 頭眼(軟体動物の).

c. flexure 胚の頭〔屈〕曲, 頭屈〔曲〕〔医学〕, = cranial flexure.

c. ganglion 頭神経節.

c. ganglionated plexus 頭側神経節叢(第5脳神経の分枝と接触する4個の副交感神経節で, それぞれ毛様体, 翼口蓋, 耳, および顎下神経節と呼ばれ, 交感神経の上頸神経節と連結する).

c. gland 頭腺.

c. index 頭部指数(頭部の最大横幅×100を頭の最大長さで除した比).

c.-medullar angle 脳延髄角.

c. papilla 頭乳頭.

c. phase 神経相(胃酸分泌の).

c. pole 頭極〔医学〕.

c. presentation 頭位〔医学〕.

c. reflexes 頭部反射.

c. replacement 頭部還納術, = Zavanelli maneuver.

c. segment 頭節.

c. tetanus 顔面破傷風, 頭部破傷風〔医学〕, 頭部テタヌス, = kopf-tetanus, cerebral t., Rose t..

c. triangle 頭蓋三角(後頭から前頭およびオトガイに至る2線と, オトガイから前頭までの線により囲まれる).

c. vein [TA] 橈側皮静脈, = vena cephalica [L/TA].

c. vein of forearm [TA] 前腕橈側皮静脈*, = vena cephalica antebrachii [L/TA].

c. version 頭位回転〔術〕〔医学〕.

ceph·a·lin [séfəlin] ケファリン, セファリン(凝血要素の必須因子トロンボプラスチン分子中のリン脂質成分で, α-, β-などの9型がある. ただし R_1, R_2 は脂肪酸, R_3 はエタノールアミン, セリン, イノシトールなど), = kephalin.

c.-cholesterol flocculation test ケファリンコレステロール綿状試験(Hanger の血清膠質反応の一つで, γ-グロブリンの増加とともにアルブミンの減少を考慮する肝機能試験の一つ. 新鮮な被検血清0.2 mL に生理的食塩水4mL を加え, 室温に24〜48時間放置した後，綿状沈殿が全然なければ陰性，透明な上澄を残して全部沈殿すれば卌，その中間を＋，＃，卌として記録する．流行性肝炎，肝硬変などでは陽性，閉鎖性または溶血性黄疸では陰性)，＝ Hanger test.

ce·phal·i·nase [sifǽlineis] ケファリン酵素.

ceph·a·lin·ic ac·id [sèfəlínik ǽsid] ケファリン酸 $C_{18}H_{32}O_2$（リノール酸の異性体で，ケファリンの加水分解により生ずる脂肪酸の一つ).

ceph·a·li·tis [sèfəláitis] 脳炎，＝ encephalitis.

ceph·a·li·za·tion [sèfəlaizéiʃən] 頭化，頭形成.

cephalline bandage 頭布包帯.

cephalo– [sefəlou] 頭部，上部の意を表す接頭語.

ceph·a·lo·cau·dal [sèfəloukɔ́:dəl] 頭尾の.

c. axis 頭尾軸.

ceph·a·lo·cele [séfələsi:l] 頭瘤 [医学]，脳瘤.

c. occipitalis 頂部頭瘤.

c. syncipitalis nasofrontalis 鼻根部脳瘤.

ceph·a·lo·cen·te·sis [sèfəlousentí:sis] 頭蓋穿刺 [医学].

ceph·a·lo·cer·cal [sèfəlousə́:kəl] 〔身体〕長軸の，＝ cephalocaudal.

ceph·a·lo·chord [séfələkɔ:d] 頭索（胚脊索の頭蓋内部分).

Ceph·a·lo·chor·da [sèfəloukɔ́:də] 頭索類［無頭亜門］，＝ *Acrania*.

ceph·a·lo·cyst [séfələsist] 有頭包虫.

ceph·a·lo·di·pros·o·pus [sèfələdaiprásəpəs] 二頭結合奇形.

ceph·a·lo·dym·ia [sèfəloudímiə] 頭部結合体，＝ cephalopagy.

ceph·a·lo·dyn·ia [sèfələdíniə] 頭痛 [医学]，＝ cephalalgia.

ceph·a·lo·gas·ter [sèfələgǽstər] 頭腸（脊椎動物胚における頭に存在する腸).

ceph·a·lo·gen·e·sis [sèfələdʒénisis] 頭原基発生.

ceph·a·lo·gly·cin [sèfəlougláisin] セファログリシン [化] 7-(D-α-aminophenylacetamido) cephalosporanic acid（感染症の治療に用いられるセファロスポリンＣからつくられる広域の抗菌スペクトルをもつ抗生物質).

ceph·a·lo·gram [séfələgræm] 頭部規格写真，頭部Ｘ線規格写真 [医学]（頭部Ｘ線写真で歯科矯正診断などに用いる).

ceph·a·lo·graph [séfələgræf] 頭部規格写真撮影装置.

ceph·a·log·ra·phy [sèfəlágrəfi] 頭部規格写真撮影法.

ceph·a·lo·gy·ric [sèfəloudʒáirik] 回頭運動の.

ceph·a·lo·he·ma·to·cele [sèfəlouhi:mǽtəsi:l] 頭部血瘤，＝ cephalhematoc(o)ele.

ceph·a·lo·he·ma·to·ma [sèfəlouhì:mətóumə] ① 頭血腫．② 産瘤 [医学]，＝ cephalhematoma.

ceph·a·lo·he·mom·e·ter [sèfəlouhi:mámitər] 頭蓋内圧測定計.

ceph·a·lo·hy·dro·cele [sèfəlouháidrəsi:l] 頭水瘤 [医学].

ceph·a·loid [séfəlɔid] 頭様の，頭状の.

c. cancer 脳様癌.

ceph·a·lo·ma [sèfəlóumə] 髄様癌（脳のような軟性癌．旧語)．→ encephaloid, soft cancer.

ceph·a·lom·e·lus [sèfəlámiləs] 頭部有肢奇形.

ceph·a·lo·me·nia [sèfəloumí:niə] 代償性鼻出血（月経の).

ceph·a·lo·men·in·gi·tis [sèfəloumènindʒáitis] 脳髄膜炎.

ceph·a·lom·e·ter [sèfəlámitər] 頭蓋測定器.

ceph·a·lo·met·ric [sèfəloumétrik] 頭部測定の.

c. diagnosis 頭型診断法.

c. diagnostic 頭形診断〔法〕[医学].

c. radiograph 頭部Ｘ線規格撮影写真 [医学]，頭部計測Ｘ線撮影写真.

c. roentgenogram 頭蓋計測用Ｘ線像.

c. roentgenography 頭部Ｘ線規格撮影〔法〕[医学].

ceph·a·lo·met·rics [sèfələmétriks] 頭蓋計測〔法〕，児頭計測〔法〕.

ceph·a·lom·e·try [sèfəlámitri] 頭蓋計則〔法〕，児頭計測〔法〕.

c. of fetus 胎児頭蓋計測〔法〕[医学].

ceph·a·lo·mo·no·did·y·mus [sèfələmànədídiməs] 一頭二体奇形.

ceph·a·lo·mo·tor [sèfəloumóutər] 頭運動.

ceph·a·lone [séfəloun] 巨大頭白痴.

ceph·a·lo·nia [sèfəlóuniə] 巨大頭脳〔症〕，＝ cephalony.

ceph·a·lo·no·sus [sèfələnóusəs] 巨頭奇形.

ceph·a·lont [séfələnt] セファロント（グレガリナ目の胞子虫の発育期において上皮宿主細胞に付着する時期).

cephalooculocutaneous telangiectasia 顔・眼窩・髄膜・脳の血管腫.

ceph·a·lo·or·bi·tal [sèfəlouɔ́:bitəl] 頭眼窩の.

c. index 頭眼窩指数（頭の容積×100 を両眼窩の容積で除した比).

ceph·a·lop·a·gus [sèfəlápəgəs] 頭結合体，＝ craniopagus. [形] cephalopagous.

c. occipitalis 後頭結合体，＝ iniopagus.

c. parietalis 頭頂結合体.

ceph·a·lop·agy [sèfəlápədʒi] 頭部結合体，＝ cephalodymia.

cephalopalpebral reflex 頭頂眼輪筋反射.

ceph·a·lop·a·thy [sèfəlápəθi] 頭部疾患.

ceph·a·lo·pel·vic [sèfələpélvik] 児頭骨盤（母体）の.

c. disproportion (CPD) 児頭骨盤不均衡 [医学].

ceph·a·lo·pel·vim·e·try [sèfəloupelvímitri] セファロペルビメトリ，骨盤頭蓋計測〔法〕，児頭骨盤計測 [医学]，骨盤児頭計測〔法〕，＝ pelvicephalometry.

ceph·a·lo·pha·ryn·ge·us [sèfəloufærindʒí:əs, –fərindʒiəs] 頭蓋咽頭筋.

ceph·a·loph·o·ra [sèfəláfɔ:rə] 有頭類［腹足綱］.

ceph·a·lo·ple·gia [sèfəlouplí:dʒiə] 頭顔筋麻痺.

Ceph·a·lop·o·da [sèfəlápədə] 頭足類（タコ，イカ，オウムガイ，マイカなどを含む最高級軟体動物，頭足綱).

ceph·a·lo·ra·chid·i·an [sèfəlourəkídiən] 脳脊髄の（旧語).

c. fluid 脳脊髄液.

ceph·a·lor·i·dine [sèfəlɔ́:ridi:n] セファロリジン [化] 7-[α-(2-thienyl)acetamido]-3-(1-pyridylmethyl)-3-cephim-4-carboxylic acid betaine（セファロスポリン群の広域抗生物質).

cephalospinal index 頭脊髄指数（大孔面積の平方メートル数と頭内容積の立方センチメートル数との比).

ceph·a·lo·spor·in [sèfəlouspɔ́:rin] セファロスポリン（*Cephalosporium* のアルカリ性培養液から得られる抗生物質で，N，P_1，P_2，P_3，P_4，P_5 に分けられ，Nはベンジルペニシリンとほぼ同一の抗菌作用を示し，ペニシリナーゼにより不活性化され，また synnematin と同一物であろうといわれる).

ceph·a·lo·spor·i·nase [sèfəlouspɔ́:rineis] セファロスポリナーゼ（βラクタマーゼのうちセファロスポリン分解活性の高いもの．クラスＣ型酵素).

ceph·a·lo·spo·ri·o·sis [sèfəlouspɔ̀:ríóusis] セファロスポリウム症.

Ceph·a·lo·spo·ri·um [sèfəlouspɔ́:riəm] セファロスポリウム属（糸状菌の一種).

C. acremonium セファロスポリウム・アクレモニウム (*Acremonium chrysogenum* の異名), = *Acremonium chrysogenum*.

ceph·a·lo·stat [séfələstæt] セファロスタット (歯科放射線学において, X線と患者の頭とX線フィルムの間の関係の再現性を保証する頭部定位装置).

ceph·a·lo·style [séfələstail] 脊索の頭端.

cepha·lo·tet·a·nus [sèfəloutétənəs] 頭性破傷風 (頭部外傷により起こるもの).

ceph·a·lo·thin [séfələθin] セファロチン $C_{16}H_{15}N_2NaO_6S_2$ (セファロスポリンCの半合成類似化合物, 抗生物質).

c. sodium セファロチンナトリウム.

ceph·a·lo·tho·ra·cop·a·gus [sèfəlouθɔ̀:rəkápəgəs] 頭胸〔部〕結合体 [医学], = janus, janiceps, syncephalus.

c. disymmetros 二対称〔性〕頭胸結合体.

c. monosymmetros 単対称性頭胸結合体.

c. parasiticus 寄生性頭胸結合体.

ceph·a·lo·tho·ra·co·ven·trop·a·gus [sèfəlouθɔ̀:rəkàvəntrápəgəs] 頭胸腹結合体.

ceph·a·lo·tho·rax [sèfəlouθɔ́:ræks] 頭胸郭. 形 cephalothoracic.

ceph·a·lo·tome [séfələtoum] 胎児頭蓋切開器 [医学].

ceph·a·lot·o·my [sèfəlátəmi] 胎児頭蓋切開〔術〕[医学].

ceph·a·lo·trac·tor [sèfələtræktər] 頭蓋鉗子.

ceph·a·lo·tribe [séfələtraib] 〔胎児〕砕頭器 [医学].

ceph·a·lo·trid·y·mus [sèfələtrídiməs] 三頭奇形, = tricephalus.

ceph·a·lo·trip·sy [sèfələtrípsi] 〔胎児〕砕頭〔術〕[医学].

ceph·a·lo·trip·tor [sèfələtríptər] = cephalotribe.

ceph·a·lo·try·pe·sis [sèfəloutraipí:sis] 頭蓋管鋸術.

ceph·a·lox·ia [sèfəláksiə] 斜頸, = torticollis.

ceph·al·yl-phos·pho·ric ac·id [séfəlil fɑsfɔ́:rik æsid] セファリルリン酸 (ケファリンからニューリンが脱失して生ずる酸), = kephalophosphoric acid.

ceph·a·pi·rin so·di·um [sèfəpírin sóudiəm] セファピリンナトリウム 化 sodium-3-(hydroxymethyl)-8-oxo-7-[2-(4-pyridylthio)-acetamido]-5-thia-1-azabicyclo [4,2,0] oct-2-ene-2-carboxylate acetate (ester) $C_{17}H_{16}N_3NaO_6S_2$ (抗菌薬).

ceph·a·ran·thine [sèfərænθin] セファランチン $C_{37}H_{38}N_2O_6$ (タマサキツヅラフジ *Stephania cepharantha* から得られる黄色アルカロイドで結核症および百日ぜきに有効といわれる. 放射線による白血球減少症に用いる).

ceph·ra·dine [séfrədi:n] セフラジン 化 7-[D-2-amino-2-(1,4-cyclohexadien-1-yl)acetamido]-3-methyl-8-oxo-5-thia-1-azabicyclo[4,2,0]oct-2-ene-2-carboxylic acid monohydrate $C_{16}H_{19}N_3O_4S-H_2O$ (抗生物質).

cep·tor [séptər] 受体 (Ehrlich 側鎖説の受容器. 外部からの刺激を受けて神経中枢に伝導する器官).

cera [sí:rə] ろう (蝋), = wax. 形 ceraceous.

c. albe 白ろう, さらし蜜ろう, = white wax.

c. flava 蜜ろう, = yellow wax.

c.-japonica 日本ろう, = Japan wax.

c.-rhois 木ろう, = cera japonica.

ce·ra·ceous [si:réiʃəs] ろう (蝋) 様の.

Cer·am·i·a·ce·ae [siræ̀miéisii:] イギス科 (紅藻類).

ce·ram·ic [siræ̀mik] セラミック, 窯業の.

c. dentistry 歯科陶材学 [医学].

c. industry 窯業.

c. stove カッヘル暖炉.

ce·ram·ics [siræ̀miks] セラミックス, 陶材術 (歯科), 窯業装品. 形 ceramic.

cer·am·i·dase [seræ̀mideis] セラミダーゼ (別名アシルスフィンゴシンデアシラーゼ. セラミドの酸アミド結合を加水分解し, スフィンゴシン塩基と脂肪酸を生ずる酵素), = acylsphingosine deacylase.

c. deficiency セラミダーゼ欠損症 [医学].

cer·a·mide [sérəmaid] セラミド (長鎖塩基のスフィンゴシンと脂肪酸が酸アミド結合した脂質), = lignoceric sphingosine.

c. lactoside セラミドラクトシド.

Cer·a·mi·um [siræ̀miəm] イギス属 (紅藻類, 寒天製造原料の海藻).

cer·a·mo·don·tia [sèrəmədánʃiə] 歯科陶材学, = ceramic dentistry, dental ceramics.

cer·a·mu·ria [sèrəmjú:riə] リン酸塩尿〔症〕, = phosphaturia.

cer·ar·gy·rite [sirá:ʤirait] 角銀鉱 AgCl (水銀を含む種類もある), = chlorargyrite.

cer·a·sin [sérəsin] セラシン $C_{10}H_7N{=}NC_{10}H_4(SO_2ONa)_2OH$ (サクランボ [桜実], スモモ [西洋李] などの果汁中にある赤色アゾ染料で, 原形質の染色に用いる), = kerasin.

cer·a·si·nose [siræ̀sinous] セラシノース (スモモ, サクランボなどの果汁に存在する炭水化物), = cerasine.

ce·rate [sí:reit] ろう (蝋) 膏〔剤〕, = ceratum.

c. resin 蝋剤, = unguentum basilicum.

cer·a·tec·to·my [sèrətéktəmi] 角膜切開, = keratectomy.

cer·a·ti·a·sis [sèrətáiəsis] 角質疣症, = keratiasis.

cer·a·tin [sérətin] 角質, = keratin.

cer·a·ti·tis [sèrətáitis] 角膜炎, = keratitis.

cerat(o)- [serət(ou), -t(ə)] 角質, 角膜, 角化などを表す接頭語, = kerato-.

cer·a·to·bran·chi·al [sèrətəbræŋkiəl] 魚鰓〔節〕の.

c. segment 魚鰓節 (茎状舌骨弓の一節で, 鰓下節とともに舌骨の小角に発育するもの).

cer·a·to·cri·coid [sèrətoukráikɔid] [TA] 下角輪状筋, = musculus ceratocricoideus [L/TA].

c. ligament [TA] 下角輪状靱帯, = ligamentum ceratocricoideum [L/TA].

c. muscle 下角輪状筋.

cer·a·to·glos·sus [sèrətəglásəs] [TA] 大角舌筋*, = musculus ceratoglossus [L/TA].

cer·a·to·hy·al [sèrətouháiəl] 角舌〔節〕の.

Cer·a·to·nia [sèrətóuniə] イナゴマメ属 (マメ科植物の一属).

C. siliqua イナゴマメ (カタル性疾患に用いる緩和薬), = carob.

cer·a·ton·o·sus [sèrətánəsəs] 角膜疾患.

ceratopharyngeal part [TA] 大角咽頭部, = pars ceratopharyngea [L/TA].

ceratopharyngeal part of middle pharyngeal constrictor 中咽頭収縮筋の大角咽頭部.

Cer·a·to·po·gon·i·dae [sèrətoupougánidi:] ヌカカ [糠蚊] 科 (節足動物門, 昆虫綱, 双翅目の一科), = biting midges, punkies, no-see-ums.

ce·ra·tum [siréitəm] ろう (蝋) 膏, = cerate.

c. resinae バジリ軟膏, = unguentum resinae.

c. resinae compositum 複合バジリ軟膏, = compound rosin cerate.

cer·car·ia [sə:kéəriə] セルカリア (吸虫類の幼虫の一時期. 第1中間宿主体内で終末期に形成される有尾子虫). 形 cercarial, cercarian.

c. dermatitis セルカリア性皮膚炎 (住血吸虫のセルカリアが経皮的に侵入した部位に形成される皮膚炎. ヒメモノアラガイやヒラマキガイなど鳥類住血吸

虫の中間宿主から遊出したセルカリアにより，しばしば生じる）．

cer·car·i·ae·um ［sə:kèəríːəm］ 無尾セルカリア．

cercarial dermatitis セルカリア皮膚炎，湖岸病．

cer·clage ［sə́:kleiʤ, -klɑ:ʒ］ 締結〔法〕［医学］．

cer·co·cys·tis ［sə:kəsístis］ 尾嚢尾虫，セルコシスチス（円葉類条虫の幼虫の一形態で，全発育期を通じて尾をもつ嚢虫）．

cer·co·mer ［sə:kɑ́mər］ 尾胞．

cer·co·mo·nad ［sə:kɑ́mənæd］ セルコモナス原虫．

Cer·co·mo·nas ［sə:kɑ́mənəs］ セルコモナス属（鞭毛虫の一属．*C. intestinalis* は 1859 年 Lambl により小児の粘液性下痢便から発見され，現在では *Giardia intestinalis* (*G. lamblia*) と呼ばれる）．

cer·co·mo·ni·a·sis ［sə̀:koumənáiəsis］ セルコモナス寄生症［医学］，= lambliasis, giardiasis.

Cer·co·pi·the·ci·dae ［sə̀:koupiθíːsidi:］ オナガザル科（霊長目，狭鼻亜目の一科），= Old World monkeys.

Cercopithecine herpesvirus 1 **(CeHV-1)** オナガザルヘルペスウイルス1型（旧世界サルが保有するヘルペスウイルスで，ヒトに感染すると重篤な症状を引き起こす），= B virus.

Cer·co·pi·the·cus ［sə̀:koupiθíːkəs］ オナガザル〔尾長猴〕属（オナガザル科の一属）．

C. aethiops アフリカミドリザル（green monkey, savannah monkey, grivet, vervet などと呼ばれるサル），= African green monkeys.

cer·cus ［sə́:kəs］ 尾角（剛毛様の構造）．

ce·rea ［sériə, síː-］ ① 頭瘡．② 耵聹（ていねい）（耳あか）．

ce·rea·flex·i·bil·i·tas ［sèriəflèksibílitəs］ ろう（蝋）屈症，強硬症（統合失調症の緊張病期にみられる受動的な屈橈自在の症状）．

ce·re·al ［síriəl］ 穀粒．

c. diet 穀物食［医学］．

c. protein 穀物タンパク．

ce·re·a·lin ［síːriːəlin］ セリアリン．

ce·re·a·lose ［síːriəlous］ セリアロース（穀粒から酵素分解により生ずる物質で，マルトースとグルコースを含むもの）．

cer·e·bel·lar ［sèribélər］ 小脳の，小脳性の．

c. agenesis 小脳無形成［医学］，= cerebellar hypoplasia.

c. agenesis syndrome 小脳形成不全症候群，= Nonne syndrome.

c. apoplexy 小脳卒中［医学］．

c. arteries 小脳動脈．

c. asynergy 小脳性共同運動不能症，小脳性失調．

c. ataxia 小脳性運動失調［医学］，小脳失調〔症〕．

c. atrophy 小脳萎縮〔症〕［医学］．

c. bleeding 小脳出血［医学］．

c. circuit 小脳系回路［医学］．

c. commissure [TA] 小脳交連*，= commissura cerebelli [L/TA].

c. convolution 小脳回［医学］．

c. cortex [TA] 小脳皮質，= cortex cerebelli [L/TA].

c. dentate nucleus 小脳歯状核．

c. disease 小脳疾患［医学］．

c. dyssynergia 小脳性共同運動障害［医学］．

c. epilepsy 小脳性てんかん．

c. falx [TA] 小脳鎌，= falx cerebelli [L/TA].

c. fissures [TA] 小脳溝，= fissurae cerebelli [L/TA].

c. fit 小脳〔性〕発作［医学］．

c. fossa [TA] 小脳窩，= fossa cerebellaris [L/TA].

c. gait 小脳性歩行［医学］（小脳の病変により起こる動揺性歩行）．

c. granular layer 小脳顆粒層［医学］．

c. hemangioblastoma 小脳血管芽腫［医学］．

c. hemisphere 小脳半球．

c. hemorrhage 小脳出血［医学］．

c. heredoataxia 遺伝性小脳性運動失調症，= Nonne-Marie disease.

c. herniation 小脳ヘルニア［医学］．

c. hypoplasia 小脳低形成，= cerebellar agenesis.

c. lingula 小脳小舌［医学］．

c. neoplasm 小脳新生物（腫瘍）［医学］．

c. nuclei [TA] 小脳核，= nuclei cerebelli [L/TA].

c. nucleus 小脳核［医学］．

c. nystagmus 小脳性眼振．

c. olive 小脳オリーブ［医学］．

c. peduncles [TA] 小脳脚，= pedunculi cerebellares [L/TA].

c. pontine angular tumor 小脳橋角腫瘍［医学］．

c. pressure cone 小脳圧迫円錐［医学］．

c. pyramid 中部錐体（小脳の），= pyramis vermis.

c. rigidity 小脳性硬直（固縮）［医学］（小脳中葉の病変により身体が硬直を起こす状態で，頭は後反し，脊柱は彎曲し，四肢に強直を現す）．

c. speech 小脳性発語．

c. stalk 小脳茎．

c. sulcus 小脳溝．

c. syndrome 小脳症候群（小脳欠損の徴候と症状）．

c. tentorium [TA] 小脳テント，= tentorium cerebelli [L/TA].

c. tonsil 小脳扁桃［医学］，= tonsilla cerebelli.

c. tonsillar branch [TA] 小脳扁桃枝，= ramus tonsillae cerebelli [L/TA].

c. tremor 小脳性振戦［医学］．

c. tumor 小脳腫瘍（小脳内に発生あるいは第四脳室内に発生した腫瘍のこと）．

c. vallecula 小脳谷［医学］．

c. veins [TA] 小脳静脈，= venae cerebelli [L/TA].

c. vermis 小脳虫部．

c. vermis aplasia 小脳虫部無発生［医学］．

c. vertigo 小脳性めまい［医学］．

cer·e·bel·lif·u·gal ［sèribelífjugəl］ 小脳から遠ざかる．

cer·e·bel·lip·e·tal ［sèribelípətəl］ 小脳へ向かう．

cer·e·bel·li·tis ［sèribəláitis］ 小脳炎．

cerebello- ［seribelou, -lə］ 小脳を意味する接頭語．

ce·re·bel·lo·fu·gal ［sèribèloufjúːgəl］ 小脳遠心性の，= cerebellifugal.

cerebellohypothalamic fibers 小脳視床下部線維．

cerebellomedullary cistern 小脳延髄槽（大槽），= cisterna magna.

cerebellomedullary malformation syndrome 小脳延髄奇形症候群．

cer·e·bel·lo·ol·i·vary ［sèribélouɑ́livəri］ 小脳オリーブ核の．

c. degeneration 小脳オリーブ変性症．

c. fibres [TA] 小脳オリーブ線維*，= fibrae cerebelloolivares [L/TA].

cer·e·bel·lo·pon·tine ［sèribeləpɑ́ntiːn］ 小脳橋の，= cerebellopontile.

c. angle [TA] 小脳橋角*（錐体と，大脳小脳と，頭蓋とに囲まれる部分で，腫瘍発生の好発部），= angulus pontocerebellaris [L/TA].

c. angle cisternogram 小脳橋角大槽造影（撮影）図［医学］．

c. angle syndrome 小脳橋角症候群．

c. angle tumor 小脳橋角腫瘍．

c. recess 小脳橋陥凹，= pontocerebellar recess.

cerebellopyramidal syndrome 小脳錐体路症候群．

cer·e·bel·lo·ru·bral [sèribèlourú:bəl] 小脳赤核の.
c. tract 小脳赤核路.
cer·e·bel·lo·ru·bro·spi·nal [sèribèlourù:brouspáinəl] 小脳赤核脊髄の.
c. tract 小脳赤核脊髄路(小脳の一歯状核から対側の赤核に達し，さらに脊髄に通ずる線維).
cer·e·bel·lo·spi·nal [sèribèlouspáinəl] 小脳脊髄の.
c. tract 小脳脊髄路，= vestibulospinal tract.
cerebellotegmental tract 小脳被蓋路(室頂核から延髄を経て橋腕に達する線維).
cerebellothalamic tract 小脳視床路.
cer·e·bel·lum [sèribéləm] [L/TA] 小脳(脳の一部で，大脳の後方，橋と第四脳室との上方にある部分．正中葉と左右の小脳半球からなり，3つの小脳脚により脳幹と連絡する．すなわち上小脳脚は中脳と，中小脳は橋と，下小脳脚は延髄と連絡する．小脳の機能は主として運動の調節にある)，= cerebellum [TA]. 形 cerebellar.
ce·re·bra [séribrə, sərí:brə] 大脳(cerebrum の複数).
ce·re·bral [séribrəl, sərí:b–] 〔大〕脳の.
c. abscess 脳膿瘍 [医学].
c. achromatopsia 大脳性1色覚(旧，大脳性全色盲).
c. adiposity 脳性脂肪過多症.
c. adiposity syndrome 脳性脂肪症候群，= Fröhlich syndrome.
c. agraphia 脳性失書症，= mental agraphia.
c. akinesia 脳性無動症.
c. amaurosis 脳性黒内障 [医学].
c. amyloid angiopathy 脳アミロイド血管症[医学].
c. anemia ①脳貧血[医学]. ②乳牛の分娩時熱病(麻痺と体温低下が特徴である．milk fever ともいう).
c. anesthesia 脳性無感覚症.
c. aneurysm 脳動脈瘤 [医学] (脳血管の分岐部壁の中膜欠損部または内弾性板欠損部にストレスがかかり，壁の一部が瘤状に膨れたもの).
c. angiography (CAG) 脳血管造影〔法〕[医学].
c. anovia 脳性無排卵 [医学].
c. anoxia 脳無酸素症 [医学]，低酸素脳症.
c. anthrax 脳性炭疽(腸性または肺臓炭疽において大脳を侵す病型で，激烈なせん(譫)妄が発現する).
c. apophysis 松果体，= apophysis cerebri.
c. apoplexy 脳卒中 [医学].
c. aqueduct [TA] 中脳水道，= aqueductus cerebri [L/TA].
c. arterial circle [TA] 大脳動脈輪，= circulus arteriosus cerebri [L/TA].
c. arteries 大脳動脈，= arteria cerebri media.
c. arteriosclerosis 脳動脈硬化症 [医学].
c.-arteriosclerotic psychosis 脳動脈硬化性精神障害.
c. arteriovenous malformation 脳動静脈奇形 [医学].
c. artery disease 脳動脈疾患 [医学].
c. aspergillosis 脳アスペルギルス症.
c. asphyxia 脳性仮死 [医学].
c. asthma 脳性喘息 [医学].
c. ataxia 脳性運動失調〔症〕[医学].
c. atrophy 大脳萎縮 [医学]，脳萎縮症(独立した疾患ではなく，脳容積の減少をきたしている状態).
c. babesiosis 脳性バベシア症.
c. base 脳底部 [医学].
c. bleeding 脳内出血.
c. blood flow (CBF) 脳血流〔量〕[医学] (測定にはいろいろの方法があるが，1945年の Kety と Schmidt によれば15% N_2O を10分間吸入させて算出すると，正常値は脳100g につき54〜66mL である).
c. blood velocity 脳血流速度 [医学].
c. blood vessel 脳血管 [医学].
c. blood volume 脳血液量 [医学].
c. breathing 脳性呼吸，= Corrigan respiration.
c. calcification 脳内石灰化.
c. cavities 脳室，= brain ventricles.
c. center 大脳中枢 [医学].
c. circulation 脳循環 [医学] (脳血流)，= cerebral blood flow.
c. circulation time 脳循環時間.
c. circulatory arrest 脳循環遮断 [医学].
c. circulatory disturbance 脳循環障害.
c. commotion 脳振盪，= cerebral concussion.
c. compression 脳圧迫〔症〕[医学].
c. concussion 脳振盪，= cerebral commotion.
c. contusion 脳挫傷 [医学].
c. cortex [TA] 大脳皮質，= pallium [L/TA], cortex cerebri [L/TA].
c. cortex decortication 大脳皮質除去 [医学].
c. cortex reflex 大脳皮質反射(暗室内で突然光線により網膜辺縁部に刺激を与えたときに起こる縮瞳)，= Haab reflex.
c. cranium 脳頭蓋，= brain case.
c. crisis 脳クリーゼ [医学]，脳発作，脳卒中.
c. crus [TA] 大脳脚，= crus cerebri [L/TA].
c. cysticercosis 脳嚢虫症.
c. deafness 大脳性難聴.
c. death 大脳死 [医学], 脳死 [医学], = brain death.
c. decompression 脳除圧術，開頭減圧〔術〕[医学].
c. diabetes 脳糖性糖尿病(脳糖 cerebrose がブドウ糖の代わりに排泄される型)，= cerebrosuria.
c. diataxia 脳性両側運動失調〔症〕[医学] (分娩時の脳性麻痺の運動失調型).
c. diplegia 脳性両〔側〕麻痺 [医学].
c. disconnection syndrome 大脳切断症候群[医学].
c. dominance 大脳半球優位 [医学]，大脳優性(片方の脳半球の).
c. dysrhythmia 脳〔波〕性律動異常.
c. eclampsia 脳性子かん(癇) [医学]，脳性痙攣(妊娠子癇と区別を要する).
c. edema 脳浮腫 [医学]，脳水腫 [医学].
c. embolism 脳〔動脈〕塞栓症 [医学].
c. evoked potential (CEP) 大脳誘発電位 [医学].
c. evoked response 大脳誘発反応(大脳誘発電位．種々の感覚刺激によって大脳に誘発される電位)，= cerebral evoked potential (CEP).
c. falx [TA] 大脳鎌，= falx cerebri [L/TA].
c. fissures 大脳溝.
c. flexure 胚の脳曲.
c. fluid 〔脳脊〕髄液 [医学]，= spinal fluid.
c. fornicis 脳弓前柱.
c. fossa [TA] 大脳窩(前，中，後の3部に分類されている)，= fossa cerebralis [L/TA].
c. function monitor (CFM) 脳機能モニタ [医学].
c. gigantism 脳性巨人症 [医学].
c. glucose metabolic rate (CMRgl) 脳糖消費量(脳血流量から次の式で求める．正常値は脳100g につき1分間6.2〜6.3mg)，= cerebral glucose consumption.

$$\mathrm{CMRgl} = \mathrm{CBF} \times \frac{\mathrm{A - Vgl}}{100}$$

c. gyri [TA] 大脳回，= gyri cerebri [L/TA].
c. hemianesthesia 脳性片無感覚症.
c. hemiplegia 脳性片麻痺 [医学].
c. hemisphere [TA] 大脳半球，= hemispherium cerebri [L/TA].

c. hemorrhage 脳出血［医学］.
c. hernia 脳ヘルニア［医学］.
c. herniation 脳ヘルニア（頭蓋内圧が異常に亢進して，脳組織が一定境界を越えて隣接腔へ嵌入した状態のこと），= pressure cone.
c. hydatidosis 脳包虫症.
c. hyperemia 脳充血［医学］.
c. hyperesthesia 脳性過敏症.
c. hypoxia 脳低酸素症，= hypoxic-ischemic encephalopathy.
c. index 脳髄指数（頭蓋腔の最大横径と最大背腹直径との比）.
c. infantile ataxic paralysis 小児脳性運動失調性麻痺，= cerebral infantile diataxis.
c. infarction 脳梗塞［医学］.
c. irritation 脳刺激（脳振戦の第２期）.
c. ischemia 脳虚血［医学］.
c. ischemic syndrome 虚血性脳症候群.
c. laceration 脳裂傷［医学］.
c. lateralization 大脳側性化［医学］.
c. layer 大脳層（網膜の第5から第9層までのこと）.
c. layer of retina 網膜脳層.
c. leptomeningitis 脳軟膜炎［医学］.
c. lipidosis 脳脂質症［医学］，脳類脂質〔沈着〕症.
c. lobe 脳葉［医学］.
c. lobes [TA] 大脳葉，= lobi cerebri [L/TA].
c. localization 大脳定位（各生理的機能の領域を判定すること）.
c. lues 脳梅毒［医学］.
c. macula 脳様斑，= tâche cérébrale.
c. malaria 脳性マラリア，= cold malaria，algid malaria.
c. meningitis 〔脳〕髄膜炎［医学］.
c. metabolic rate of oxygen (CMRO₂) 脳酸素消費量［医学］.
c. metabolism activator 脳代謝改善薬［医学］.
c. nematodiasis 脳線虫症.
c. nystagmus 大脳性眼振.
c. obesity 脳性肥満〔症〕［医学］.
c. oxygen metabolic rate ($CMRO_2$) 脳酸素消費量（脳血流量から次の式で求められる．正常値は脳100gにつき1分間平均は3.3〜3.4mL），= cerebral oxygen consumption.

$$CMRO_2 = CBF \times \frac{A - VO_2}{100}$$

c. palsy 脳性麻痺［医学］，痙攣性両側麻痺.
c. paragonimiasis 脳肺吸虫症（成虫の迷入によりてんかん，麻痺，髄膜炎などの脳腫瘍症状を呈する）.
c. paralysis 脳性麻痺.
c. paraplegia 大脳性対麻痺.
c. part [TA] 大脳部，= pars cerebralis [L/TA].
c. part of internal carotid artery 内頸動脈大脳部，= pars cerebralis arteriae carotis internae.
c. peduncle [TA] 大脳脚，= pedunculus cerebri [L/TA].
c. perfusion pressure (CPP) 脳潅流圧.
c. perfusion scintigraphy 脳血流シンチグラフィ（放射性同位元素を用いて脳血流を測定する検査）.
c. pneumonia 脳性肺炎［医学］.
c. poliodystrophy 脳灰白質ジストロフィ〔ー〕［医学］.
c. poliomyelitis 脳性灰白髄炎.
c. porosis 孔脳症，= porencephaly.
c. pressure 脳圧.
c. pseudotumor 脳偽腫瘍（Nonne により提唱された臨床的概念）.
c. puncture 脳穿刺［医学］.
c. purpura 脳性紫斑［医学］（神経病理学的概念．大脳白質に輪状・点状・斑状の出血像が認められるもの）.
c. respiration 脳性呼吸［医学］，= Corrigan respiration.
c. respiratory quotient 脳呼吸商［医学］.
c. schistosomiasis japonica 脳日本住血吸虫症.
c. sclerosis 大脳硬化症［医学］.
c. seizure 脳性発作［医学］，= focal epilepsy.
c. sinus = cranial sinus.
c. sleep 脳睡眠（深度の比較的浅いもの）.
c. softening 脳軟化［医学］（虚血により脳組織が壊死に陥った状態）.
c. spastic diplegia 脳性痙攣性両麻痺，= Vogt disease.
c. spastic infantile paralysis 小児脳性痙直性麻痺，= spastic diplegia.
c. stimulant 中枢神経〔系〕興奮薬［医学］，覚せい（醒）薬［医学］.
c. stroke 脳卒中［医学］.
c. sulci [TA] 大脳溝，= sulci cerebri [L/TA].
c. sulcus 大脳溝.
c. surface [TA] 大脳面，= facies cerebralis [L/TA].
c. swelling 脳腫脹［医学］.
c. syphilis 脳梅毒.
c. tabes 麻痺性痴呆，進行麻痺，= dementia paralytica.
c. tetanus 脳テタヌス（頭部外傷による顔面と咽頭の強縮），= cephalic tetanus.
c. thrombosis 脳血栓〔症〕［医学］.
c. toxoplasmosis 脳トキソプラズマ症.
c. trigon(e) = fornix.
c. tuberculosis 脳結核，= tuberculous meningitis.
c. tumor (CT) 脳腫瘍.
c. typhus 脳性チフス［医学］.
c. vascular accident 脳血管傷害［医学］.
c. vascular disease 脳血管疾患（病）［医学］.
c. vascular insufficiency 脳血管不全［医学］，脳循環不全.
c. vascular resistance (CVR) 脳血管抵抗（脳血流量から次の式で求められる．正常値は脳を通る単位血量の流れを生ずるに必要な血圧差で，1.30〜1.60 mmHg）.

$$CVR = \frac{\text{平均頸動脈圧} - \text{内臓静脈圧}}{CBF}$$

$$\fallingdotseq \frac{\text{平均動脈血圧（拡張期圧} + \frac{\text{脈圧}}{3}\text{）}}{CBF}$$

c. vasodilating drug 脳血管拡張薬.
c. vasodilator 脳循環改善薬［医学］.
c. vasospasm 脳血管痙攣［医学］，脳血管攣縮.
c. veins [TA] 脳の静脈，= venae encephali [L/TA].
c. venography 脳静脈造影［医学］.
c. venous thrombosis 脳静脈血栓症［医学］.
c. ventricle 脳室.
c. ventricle neoplasm 脳室新生物（腫瘍）［医学］.
c. ventriculography 脳室造影（撮影）〔法〕［医学］.
c. vertigo 大脳性めまい［医学］.
c. vesicle 脳胞，= telencephalic vesicle.
c. vomiting 脳性嘔吐［医学］（脳腫瘍およびほかの脳疾患の一症状として起こり，胃腸病には無関係のもの）.
cer·e·bral·gia [sèribrǽlʤiə] 頭痛.
cer·e·bras·the·nia [sèribrəsθí:niə] 脳性神経衰

弱，= cerebral neurasthenia.
cer·e·bra·tion [sèribréiʃən] 脳〔髄〕作用.
cer·e·bri·form [sərí:brifɔ:m] 大脳様の.
c. cancer 脳様癌(脳のように軟らかいもの)，= medullary carcinoma.
c. tongue 大脳様舌，= scrotal tongue.
cer·e·brif·u·gal [sèribrífjugəl] 大脳から発する，末梢方向へ.
cer·e·brin [séribrin] セレブリン $C_{17}H_{33}NO_3$ (脳組織にある無色脂肪質)，= phrenosin.
cer·e·brip·e·tal [sèribrípətəl] 大脳へ向かう，求脳性の.
cer·e·bri·tis [sèribráitis] 脳炎，= encephalitis.
cerebr(o)- [seribr(ou), -br(ə)] 大脳との関係を表す接頭語.
cerebroarterial circle 大脳動脈輪 [医学].
cer·e·bro·car·di·ac [sèribrouká:diæk] 大脳心臓の.
cerebrocardiopulmonary resuscitation (CCPR) 脳心肺蘇生.
cerebrocerebellar diplegic infantile paralysis 小児脳性両側麻痺.
cer·e·bro·cu·pre·in [sèriboukjú:pri:n] セレブロクプレイン(ヒト赤血球やほかの組織に見いだされる銅含有タンパクの旧名)，= cytocuprein.
cer·e·bro·ga·lac·tose [sèribrougəlǽktous] セレブロガラクトース，= cerebroside.
cer·e·bro·ga·lac·to·side [sèribrougəlǽktəsaid] セレブロガラクトシド(スフィンゴ糖脂質の一種)，= cerebroside.
cerebrohepatorenal syndrome (CHRS) 脳肝腎症候群 [医学] (肝障害時に認められる腎不全で，肝障害以外に腎不全の原因がみられないもの).
cer·e·bro·hy·phoid [sèribrouháifɔid] 大脳組織様の.
cer·e·broid [séribrɔid] 脳質様の.
cer·e·bro·le·in [sèribróuli:n] セレブロレイン(脳組織から得られるオレイン).
cer·e·brol·o·gy [sèribrálədʒi] 脳髄学.
cer·e·bro·ma [sèribróumə] 〔頭蓋〕脳腫(脳組織からなる頭蓋腫瘍).
cerebromacular degeneration 大脳黄斑変性症，脳黄斑変性 [医学] (大脳，黄斑の脂肪変性).
cer·e·bro·ma·la·cia [sèribrouməléiʃiə] 脳軟化症，= cerebral softening.
cer·e·bro·med·ul·lary [sèribroumédjuləri] 脳脊髄の，= cerebrospinal.
cer·e·bro·me·nin·ge·al [sèribrouminíndʒiəl] 脳髄膜の.
cer·e·bro·men·in·gi·tis [sèribroumènindʒáitis] 脳髄膜炎.
cer·e·bron [séribran] セレブロン(脳組織から抽出される結晶性 cerebrosid で cerebrosin と phrenosin との混合物であろう).
cer·e·bron·ic ac·id [sèribránik ǽsid] セレブロン酸(2-ヒドロキシリグノセリン酸)，= phrenosic acid.
cer·e·bro·oc·u·lar [sèribrouákjulər] 脳眼の.
c. dysplasia 脳眼球形成不全 [医学].
cerebro-oculo-facio-skeletal syndrome 脳眼顔骨症候群 [医学].
cerebro-oculo-renal syndrome 脳眼腎症候群 [医学].
cer·e·bro·path·ia psy·chi·ca tox·e·mi·ca [sèribrəpǽθiə sáikikə taksí:mikə] 中毒性精神病性脳疾患，= Korsakoff syndrome.
cer·e·brop·a·thy [sèribrápəθi] 脳症，= encephalopathy, cerebropathia.
cer·e·brop·e·dal [sèribrápidəl] 脳足の.
c. connective 脳足介在神経.
cer·e·bro·phys·i·ol·o·gy [sèribroufìziálədʒi] 大脳生理学.
cer·e·bro·pleu·ral [sèribrouplú:rəl] 脳体側の.
c. ganglion 脳体側神経節.
cer·e·bro·pon·tine [sèribroupánti:n] 脳橋の，= cerebropontile.
cer·e·bro·psy·cho·sis [sèribrousaikóusis] 脳性精神病.
cer·e·bro·ra·chid·i·an [sèribròurəkídiən] 脳脊髄の.
cerebroretinal angiomatosis 脳網膜血管腫症，=〔von〕Hippel-Lindau syndrome.
cer·e·bro·scle·ro·sis [sèribròuskliəróusis] 脳硬化症.
cer·e·bro·scope [sərí:brəskoup] 脳鏡.
cer·e·bros·copy [sèribráskəpi] ① 大脳診断法(眼底検査によることが多い). ② 脳剖検(現在は使われていない用語).
cer·e·brose [séribrous] セレブロース $C_6H_{12}O_6$ (ガラクトース)，= galactose.
cer·e·bro·side [séribrəsaid] セレブロシド(Thudichum が1874年に大脳から取り出した糖脂質の一つ).
c. lipidosis セレブロシド蓄積症 [医学].
c. lipoidosis セレブロシド性類脂症，= Gaucher disease.
cer·e·bro·si·do·sis [sèribròusaidóusis] セレブロシド蓄積症 [医学] (主として kerasin からなる脂肪蓄積症で，ゴーシェー病はその一例).
cer·e·bro·sis [sèribróusis] 大脳疾患.
cer·e·bro·spi·nal [sèribrouspáinəl] 脳脊髄の [医学]，= cerebromedullary.
c. axis 脳脊椎軸.
c. canal 脳脊髄管，= central canal of myelon.
c. center 脳脊髄〔中枢〕.
c. fever 脳脊髄炎(流行性の)，流行性脳脊髄膜炎.
c. fiber 脳脊髄線維(皮質から延髄の錐体に至る内包を通る線維).
c. fluid (CSF) [TA] ① 脳脊髄液，= liquor cerebrospinalis [L/TA]. ② 髄液.
c. fluid circulation 髄液循環.
c. fluid examination 脳脊髄液検査，= CSF exam.
c. fluid fistula 髄液瘻 [医学] (脳脊髄液が瘻孔を通って頭蓋外へ漏れるもの)，= cerebrospinal fluid leakage.
c. fluid formation 脳脊髄液生成.
c. fluid hypovolemia 脳脊髄液減少症，= CSF hypovolemia.
c. fluid leakage 脳脊髄液漏.
c. fluid otorrhea 髄液耳瘻，脳脊髄液耳漏 [医学].
c. fluid pressure 髄液圧 [医学].
c. fluid pressure measurement 髄液圧測定.
c. fluid protein 髄液タンパク.
c. (fluid) rhinorrhea 脳脊髄液鼻漏 [医学]，髄液鼻漏.
c. fluid shunt 脳脊髄液誘導法 [医学]，髄液短絡術(水頭症に対する治療法).
c. hereditary paralysis 遺伝性脳脊髄性麻痺.
c. index 脳脊髄〔液〕指数.
c. injury 脳脊髄損傷 [医学].
c. lues 脳脊髄梅毒 [医学].
c. meningitis 〔脳脊〕髄膜炎 [医学].
c. nematodiasis 脳脊髄線虫症.
c. nerve 脳脊髄神経.
c. pressure 脳脊髄液圧.
c. pumping 脳脊髄液パンピング(流動，揺動)法(Spelaskyの法).
c. rhinorrhea 髄液〔性〕鼻漏 [医学]，脳脊髄液(鼻)

漏（頭蓋底骨折などでみられる），= cerebrospinal rhinorrhoea.
c. sclerosis 脳脊髄硬化症.
c. setariasis 脳脊髄セタリア症.
c. system 脳脊髄系.
cer·e·bro·spi·nant [sèribrouspáinənt] 脳脊髄薬.
cer·e·bro·spi·nase [sèribrouspáineis] セレブロスピナーゼ（脳脊髄液中にある酸化酵素）.
cer·e·bro·stim·u·lin [sèribroustímjulin] 脳刺激素（髄液中の）.
cer·e·bros·to·my [sèribrástəmi] 大脳開口術.
cer·e·bro·suria [sèribrousjú:riə] 脳糖尿，脳性糖尿病.
cerebrotendinous form of cholesterinosis コレステリン沈着症脳筋膜型.
cerebrotendinous xanthomatosis 脳腱黄色腫〔症〕［医学］（脳や腱にコレスタノールやコレステロールの蓄積をきたす遺伝性代謝疾患），= cholestanolosis.
cer·e·brot·o·my [sèribrátəmi] 大脳解剖.
cer·e·bro·to·nia [sèribroutóuniə] ① 頭脳型〔性格〕. ② 頭脳緊張型〔気質〕.
cer·e·brot·o·nin [sèribrátənin] セレブロトニン（血圧上昇物質）.
cer·e·bro·vas·cu·lar [sèribrəvǽskjulər] 脳血管性の，脳血管の［医学］.
c. accident (**CVA**) 脳血管発作［医学］，脳血管障害.
c. circulation 脳〔血液〕循環［医学］.
c. dementia 脳血管性痴呆.
c. disease 脳血管疾患，脳血管障害［医学］.
c. disorder (**CVD**) 脳血管障害［医学］，= cerebrovascular disease.
c. disturbance 脳血管障害［医学］.
c. insufficiency 脳血管不全，= cerebrovascular insufficiency syndrome.
cer·e·brum [séribrəm] [L/TA] 大脳（中枢神経の最も主要な部分で，左右の半球は脳梁により結合される），= cerebrum [TA]. 複 cerebra，cerebrums. 形 cerebral.
c. abdominale 腹腔神経叢，= coeliac plexus.
cere·cloth [síəklɔ:θ] ろう（蝋）布（ろう引きの包帯）.
cere·lose [sí:əlous] = glucose.
cere·ment [sí:əmənt, sérə–] 屍衣（死体を包むために用いるろう（蝋）引き布）.
cer·e·mo·ni·al [sèrəmóuniəl] 儀式［医学］.
Cerenkov, P. A. [ʧérənkɔf] チェレンコフ（ロシアの物理学者）.
C. radiation チェレンコフ放射線（透明物質内で荷電粒子の速度が光速度よりも大きいと可視光線（青に近い波長）を発する）.
cer·e·o·il [səríəlai] 薬物混入消息子.
ceresin wax セレシンろう（蝋）［医学］.
cer·e·sin(e) [sérəsin] セレシン，切ろう（蝋）（ろう様の天然パラフィン），= ozocerite，earth wax，mineral wax.
Cer·e·us [sí:riəs] ハシラサボテン属（サボテン科 *Cactaceae* の一属）.
cer·e·vis·ia [sèrivíziə] セレビシア（ビール，エール，ポーターなどのバクガ発酵飲料）. → beer.
cerevisiae fermentum 酵母，ビール酵母，= beer–yeast，brewer's yeast.
cerevisiae fermentum compressum 圧縮酵母，= compressed yeast.
ce·ria [sí:riə] セリア CeO_2（酸化第二セリウムで，ガスマントルの一成分）.
Cer·i·an·tha·ria [sìriænθéəriə] ハナギンチャク〔花巾着〕目（花虫綱の一目で，単生で左右対称の六放サンゴ），= tube–dwelling anemones.
cer·ic [sí:rik] 第二セリウムの.
c. ammonium nitrate 硝酸第二セリウムアンモニウム $Ce(NO_3)_4 2NH_4NO_3$–$2H_2O$.
c. ammonium sulfate 硝酸第二セリウムアンモニウム $Ce(SO_4)_2 2(NH_4)_2SO_4$–$4H_2O$.
c. oxide 酸化第二セリウム CeO_2，= cerium dioxide.
c. sulfate 硫酸第二セリウム $Ce(SO_4)_2$–$4H_2O$.
ce·ride [sí:raid] セリド（原子番号 59 セリウムから 71 ルテシウムまでの希土類元素の総称）.
ce·rin [sí:rin] ① セリン（キルクのアルコール抽出物で，セロチン酸とも呼ばれる），= cerotic acid. ② セロチン酸エーテル（ろう（蝋）に含有されている）.
ce·rin·ic ac·id [si:rínik ǽsid] セロチン酸，= cerotic acid.
ce·rise [sirí:z] セリス.
c. DN ポリフェニル染料.
c. red パラフクシン染料.
ce·rite [sí:rait] セル石（組成は $2CaO3R_2O_36SiO_3$–$3H_2O$ を含み，R はセリウム属金属）.
ce·ri·um (**Ce**) [sí:riəm] セリウム（原子番号 58，元素記号 Ce，原子量 140.12，質量数 136，138，140，142，希土類元素の一つで，α–，β–型がある）.
c. isotope セリウム同位体［医学］.
c. nitrate 硝酸セリウム $Ce(NO_3)_3$–$6H_2O$.
c. oxalate シュウ酸セリウム $Ce_2(C_2H_4)_39H_2O$（白色または淡赤色粉末，ネオジミウム，プラシオジミウムなどとの混合物は，妊娠中毒症の対症薬として用いられる），= cerous oxalate，ceriioxalas.
c. radioisotope 放射性セリウム［医学］.
cer·met [sə́:mit] サーメット，陶製合金（セラミックの粉末と金属の粉末を混ぜ，圧縮・焼結した材料）.
cerminal adenoma 耳垢腺腫［医学］.
cer(o)– [si:r(ou), –r(ə)] ろう（蝋）または第一セリウム塩との関係を表す接頭語.
ce·roid [sí:rɔid] セロイド（実験的肝硬変症（メチオニン欠乏食）の肝脂肪中にみられる物質で，脂肪の呈色反応は起こすが脂肪溶媒には難溶で，紫外線では褐色蛍光を発する脂肪タンパク質），= ceroid pigment.
c. lipofuscin セロイドリポフチスン（自己蛍光性脂肪色素）.
c. lipofuscinosis セロイドリポフスチン蓄積（沈着）症［医学］.
c. pigment セロイド色素（低タンパク食または低脂肪食で飼育したシロネズミの肝にみられる球状黄色ろう（蝋）様色素），= ceroid.
ce·ro·lip·oid [sì:rəláipɔid] 植物性類脂質.
ce·rol·y·sin [si:rálisin] ろう（蝋）溶解素.
ce·ro·ma [si:róumə] ろう（蝋）様〔嚢〕腫（脂肪変性を起こした組織の腫瘍）.
ce·ro·plas·ty [sí:rəplæ̀sti] ろう（蝋）製模型.
cer·o·sin [sí:rəsin] セロシン（サトウキビ（甘蔗）の暗緑色表被物），= cerosinyl cerosate.
ce·ro·sis [si:róusis] ろう（蝋）様変性（被膜の病的状態）.
cer·o·tene [sí:rəti:n] セロテン $C_{26}H_{52}$（シナろうの分解により得られる高級オレフィン）.
ce·rot·ic acid [sirátik ǽsid] セロチン酸 化 hexacosanoic acid $C_{25}H_{51}COOH$（蜜ろうの白色結晶成分），= cerin，cerinic acid.
cer·o·tin [sí:rətin] セロチン，= ceryl alcohol.
cer·ous [sí:rəs] 第一セリウムの.
c. acetate 酢酸セリウム $Ce(C_2H_3O_2)$–H_2O.
c. benzoate 安息香酸セリウム $Ce(C_7H_5O_2)_3$–$3H_2O$.
c. bromate 臭素酸セリウム $Ce(BrO_3)_3$–$9H_2O$.
c. bromide 臭化セリウム $CeBr_3$–$7H_2O$.
c. carbonate 炭酸セリウム $Ce(CO_3)_3$–$5H_2O$.

c. chloride 塩化セリウム $CeCl_3$–$7H_2O$.
c. citrate クエン酸セリウム $Ce(C_6H_5O_7)$–$3\frac{1}{2}H_2O$.
c. hypophosphite 次亜リン酸セリウム $Ce(H_2PO_2)_3$–H_2O.
c. nitrate 硝酸セリウム $Ce(NO_3)_3$–$6H_2O$.
c. salicylate サリチル酸セリウム $Ce(C_7H_5O_3)_3$.
c. sulfate 硝酸セリウム $Ce_2(SO_4)_3$–$8H_2O$.
certainly lethal dose 確実致死量 [医学].
cer·ta·tion [sə:téiʃən] 受精競争 [医学].
cer·ti·fi·a·ble [sə́:tifaiəbl] 証明し得る(法定伝染病についていう).
cer·tif·i·cate [sə:tífikit] 検案書 [医学], 証明書 [医学], 診断書 [医学], 医療証明書 [医学].
c. of birth 出生証明書.
c. of bury 埋葬許可書.
c. of death 死亡証明書, 死亡診断書 [医学], 死体検案書, = death certificate.
c. of health 健康診断書 [医学].
c. of stillbirth 死産証書.
c. of vaccination ワクチン接種証明書 [医学].
certificated nurse (イギリスの) 認可看護師.
cer·ti·fi·ca·tion [sə̀:tifikéiʃən] 診断書 [医学], 検案書 [医学], 証明書, 医療説明書, 医療証明書 [医学].
c. of dead 死亡証明 [医学].
c. of pollution-related patient 公害病認定.
Certified Diabetes Educator (**CDE**) 認定糖尿病教育士.
Certified Diabetes Educator Japan (**CDEJ**) 日本糖尿病療養指導士(2000年発足, 看護師, 管理栄養士, 薬剤師など).
certified care worker 介護福祉士 [医学] (1987年制定の「社会福祉士及び介護福祉士法」により創設された国家資格).
certified milk 証明牛乳(衛生局基準に合致するもの).
certified nurse-midwife (**CNM**) (アメリカの) 認定看護助産師.
certified psychiatric social worker 精神保健福祉士(1997年制定の「精神保健福祉士法」により創設された国家資格).
certified reference material (**CRM**) 認証標準物質.
certified registered nurse anesthetist (**CRNA**) 認定麻酔専門登録看護師, 有資格公認麻酔ナース(看護師).
certified social worker 社会福祉士(「社会福祉士及び介護福祉士法」(1987年制定)により創設された国家資格).
ce·ru·le·an [sirú:liən] 空色の, 青色の [医学], = blue, azure.
c. cataract 青色白内障 [医学], = blue cataract.
ce·ru·le·in [sirú:li:n] セルレイン(カエルの皮膚から単離されるデカペプチドアミド).
ce·ru·lo·plas·min [sirù:louplǽzmin] セルロプラスミン(血漿中の銅のうち90〜95%と結合している α_2グロブリンをいう), = caeruloplasmin.
ce·ru·men [sirú:mən] 耳垢(みみあか) [医学]. 形 ceruminal, ceruninous.
c. inspissatum 〔外耳道〕乾性耳垢.
ce·ru·mi·nal [sirú:minəl] 耳垢の.
c. deafness 耳垢性難聴.
c. impaction 耳垢埋伏.
c. water 耳垢水, 耵聹水ていねいすい(硬化した耳垢を排除するために用いる点耳液).
ce·ru·mi·no·lyt·ic [sirù:minəlítik] 耳垢溶解, 耳垢溶解薬.
ce·ru·mi·no·ma [sirù:minóumə] 耳道腺腫.
ce·ru·mi·no·sis [sirù:minóusis] 耳垢症, 耳垢分泌過剰 [医学].
ceruminous gland 耳道腺.
ceruminous plug 耳垢栓塞.
ce·ruse, ce·rus·sa [sí:ru:s sirú:s, sirʌ́sə] 白鉛 $2PbCO_3Pb(OH)_2$ (鉛白ともいい, 白色顔料), = white lead, plumbi carbonas.
ce·ru·site [sérusait] 白鉛鉱 $PbCO_3$, = white lead ore, cerussite.
cer·van·thro·py [sə:vǽnθrəpi] 化鹿妄想(シカに変体したと妄想する精神病).
Cervello treat·ment [sə:vélou trí:tmənt] セルベロ療法(結核症の治療法の一つ).
cer·vi·cal [sə́:vikəl] ① 頸部の. ② 頸管の [医学]. ③ 歯頸側の.
c. abortion 〔子宮〕頸管流産 [医学].
c. ala 頸翼.
c. amputation 子宮頸〔部〕切断術 [医学].
c. anesthesia 頸髄麻酔法.
c. ansa 頸神経わな [医学].
c. aplasia 〔子宮〕頸無形成〔症〕 [医学].
c. arch 頸弓(頸部器官に発育する2〜6鰓弓).
c. atony 頸管無力〔症〕 [医学].
c. atresia 〔子宮〕頸管閉鎖〔症〕 [医学].
c. auricle 頸耳介(副耳介)(しばしば頸部外側, 特に胸鎖乳突筋上にみられる突起で, 皮膚片と黄色軟骨が存在し, 第2鰓裂の遺残物).
c. axillary canal 頸腋窩管.
c. branch [TA] 頸枝, = ramus colli, ramus cervicalis [L/TA].
c. caesarean section 〔子宮〕頸部帝王切開術 [医学].
c. canal [TA] 子宮頸管, = canalis cervicis uteri [L/TA].
c. canal carcinoma 〔子宮〕頸管癌 [医学].
c. carcinoma 子宮頸癌 [医学].
c. caries 歯頸う(齲)蝕(カリエス).
c. catarrh 〔子宮〕頸管炎 [医学].
c. cellulitis 頸部蜂巣織炎 [医学].
c. cerclage 〔子宮〕頸管縫縮術.
c. clamp 歯頸部用クランプ [医学].
c. compression syndrome 頸部圧迫症候群.
c. cord 頸髄 [医学].
c. cord injury 頸髄損傷 [医学].
c. cyst 頸部嚢胞 [医学], 頸嚢胞, = branchial cyst, branchiogenic c..
c. dilatation 子宮頸管拡張法, 頸管拡張〔法〕 [医学].
c. dilatation cerve 〔子宮〕頸管開大曲線.
c. disc syndrome 頸部椎間板症候群.
c. discharge 〔子宮〕頸管帯下 [医学].
c. disk syndrome 頸部椎間板症候群.
c. dislocation 頸椎脱臼〔法〕 [医学].
c. diverticulum 頸部憩室.
c. dry smear 頸管乾燥塗抹〔標本〕 [医学].
c. duct 頸管(子宮の).
c. dystonia 頸部ジストニア(異常筋緊張が頸部の筋に限局したもの. 痙性斜頸の大部分を占める).
c. elongation 子宮頸延長 [医学].
c. end 歯頸端 [医学].
c. endometritis 子宮頸内膜炎, = endocervicitis.
c. enlargement [TA] 頸膨大, = intumescentia cervicalis [L/TA].
c. erosion 〔子宮〕頸管びらん [医学].
c. esophagectomy 頸部食道切除 [医学].
c. esophagus 頸部食道 [医学].
c. fascia [TA] 頸筋膜, = fascia cervicalis, fascia colli [L/TA].
c. fistula 歯頸瘻 [医学].

c. flexure 頸〔屈〕曲〔医学〕(胚の脳と脊髄との連結部にできる屈曲).
c. foramen 頸椎孔(横突孔．椎骨動静脈の通る頸椎横突起の孔).
c. fusion syndrome 頸椎癒合症候群.
c. ganglion 頸神経節，= ganglion cervicale.
c. gingiva 歯頸部歯肉〔医学〕.
c. glands [TA] ①子宮頸腺，= glandulae cervicales [L/TA]. ②頸腺.
c. glands of uterus 子宮頸管腺.
c. heart 頸部心(頸部にある位置異常の心臓).
c. hydrocele 頸部水瘤.
c. hypersensitivity 歯頸部知覚過敏.
c. hypertrophy 子宮頸肥大〔医学〕.
c. incision 子宮頸〔部〕切開〔術〕〔医学〕.
c. incompetence 〔子宮〕頸管無力症，= cervical incompetency.
c. incompetency 頸管無力〔医学〕.
c. inflammatory ectropium 炎症性頸管粘膜外反〔症〕.
c. injury 頸部損傷〔医学〕.
c. interspinal muscle 頸棘間筋.
c. intraepithelial neoplasia (CIN) 子宮頸部上皮内腫瘍.
c. intumescence 頸膨大〔医学〕.
c. laceration 〔子宮〕頸管裂傷〔医学〕.
c. leukoplakia (leucoplacia) 子宮頸〔部〕白斑〔医学〕.
c. ligament 頸椎靱帯(前方のもの anterior cervical ligament で後頭骨を頸椎に連結し，後方のものは項靱帯).
c. line 〔歯〕頸線〔医学〕(エナメルとデンチンとの境界線).
c. lordosis [TA] 頸部前弯*，= lordosis cervicis [L/TA], lordosis colli [L/TA].
c. lymph node 頸部リンパ節〔医学〕.
c. lymphadenitis 頸部リンパ節炎.
c. lymphadenopathy 頸リンパ節腫症.
c. margin 歯頸縁〔医学〕.
c. metritis 〔子宮〕頸筋層炎〔医学〕.
c. metroendometritis 〔子宮〕頸筋層内膜炎〔医学〕.
c. mucosa 〔子宮〕頸管粘膜〔医学〕.
c. mucous permeability 頸管粘液貫通性〔医学〕.
c. mucous polyp 頸管粘膜ポリ〔ー〕プ〔医学〕.
c. mucus 〔子宮〕頸管粘液.
c. mucus test 〔子宮〕頸管粘液検査.
c. myelitis 頸髄炎〔医学〕.
c. myelopathy 頸髄症，頸髄ミエロパチー.
c. myoma 子宮頸筋腫〔医学〕.
c. myositis 頸筋炎.
c. nerves〔C1～C8〕 [TA] 頸神経，= nervi cervicales〔C1～C8〕[L/TA].
c. nystagmus 頸部眼振〔医学〕.
c. orthosis 頸椎装具.
c. osteochondrosis 〔変形性〕頸椎症〔医学〕.
c. papilla 頸乳頭.
c. part [TA] 頸部(横突部)，= pars cervicalis [L/TA], pars colli [L/TA], pars transversaria [L/TA].
c. part of internal carotid artery 内頸動脈頸部，= pars cervicalis arteriae carotis internae.
c. part of spinal cord 脊髄頸部，= pars cervicalis medullae spinalis.
c. part of thoracic duct 胸管頸部.
c. patagium 頸膜，= pterygium colli.
c. placenta 頸位胎盤〔医学〕，頸管胎盤.
c. pleura [TA] 胸膜頂，= cupula pleurae [L/TA].
c. plexus [TA] 頸神経叢(頸神経1～4の前枝からなる)，= plexus cervicalis [L/TA].
c. plug 子宮頸管栓，= mucous plug.
c. polyp 〔子宮〕頸管ポリ〔ー〕プ〔医学〕.
c. posterior plexus 頸後神経叢(頸神経1～3の後枝からなり，頸半棘筋の下にある)，= posterior cervical plexus of Cruveilhier.
c. pregnancy 〔子宮〕頸管妊娠〔医学〕.
c. radiculopathy 頸部神経根症〔医学〕.
c. reflex 頸反射〔医学〕.
c. rib [TA] 頸肋〔骨〕(頸椎から腹側に向かう肋骨様の突出でまれにみられる)，= costa cervicalis [L/TA], costa colli [L/TA].
c. rib and band syndrome 頸肋と帯症候群.
c. rib syndrome 頸肋〔骨〕症候群(先天性奇形の頸肋骨において，腕神経叢下部の圧迫症候群).
c. ridge 歯頸隆線〔医学〕.
c. rigidity 子宮頸〔部〕強靱(硬靱)，頸部硬直〔医学〕.
c. ripeness 〔子宮〕頸管成熟度.
c. rotator muscles 頸回旋筋.
c. rupture 頸管破裂〔医学〕.
c. sac 頸嚢.
c. scraping 頸管掻爬(そうは)〔医学〕.
c. segments〔1～8〕 [TA] 頸髄，= segmenta cervicalia〔1～8〕[L/TA].
c. segments of spinal cord 脊髄頸部.
c. sinus 頸洞〔医学〕，= cervical vesicle.
c. smear 頸管塗抹〔標本〕〔医学〕.
c. spinal canal stenosis 頸部脊柱管狭窄症〔医学〕.
c. spinal cord 頸髄.
c. spine 頸椎〔医学〕，脊柱頸椎部.
c. splanchnic nerves 頸内臓神経.
c. spondylosis 頸椎症〔医学〕，変形性頸椎症，頸部脊椎症〔医学〕(頸部骨軟骨症で，頸椎の退行性変化によって生じる病変)，= cervical osteochondrosis.
c. spondylotic amyotrophy 頸椎症性筋萎縮〔症〕.
c. spondylotic myelopathy (CSM) 頸椎症性ミエロパチー，頸椎〔症〕性脊髄症〔医学〕.
c. spondylotic radiculopathy (CSR) 頸椎症性神経根症.
c. stenosis 〔子宮〕頸管狭窄〔症〕〔医学〕.
c. sympathetic paralysis 頸部交感神経〔完全〕麻痺〔医学〕.
c. sympathetic syndrome 頸部交感神経症候群〔医学〕.
c. sympath(ic)ectomy 頸部交感神経〔節〕摘出〔術〕〔医学〕.
c. syndrome 頸椎症候群〔医学〕，頸部症候群(鞭うち損傷など).
c. tab 翼状頸.
c. tab webbing of neck 頸部付肉〔医学〕.
c. tabes 頸部脊髄癆.
c. tension syndrome 頸部緊張症候群.
c. traction 頸椎牽引.
c. triangle 頸三角(前頸三角と後頸三角とを含む).
c. tubercle 大腿骨頸部結節(大転子に隣接する大隆起と小転子近くにある小隆起とがある).
c. vein 頸静脈.
c. vertebra 頸椎〔医学〕.
c. vertebrae〔C1～C7〕 [TA] 頸椎(頸部にある7つの椎骨)，= vertebrae cervicales〔C1～C7〕[L/TA].
c. vertigo 頸性めまい〔医学〕.
c. vesicle 頸胞，頸洞，= cervical sinus.
c. wall 歯頸壁〔医学〕.
c. zone ①子宮頸部(子宮内面の最下部四分の一). ②歯頸帯(歯根に近い歯冠の三分の一).
cer·vi·ca·lis [sə:vikéilis] 頸部の，頸管の，頸の.

c. ascendens 上行頸動脈.
cer·vi·ca·li·za·tion [sə:vikæ̀lizéiʃən] 頸椎化, = cervicalisation.
cer·vi·cec·to·my [sə̀:viséktəmi] 子宮頸管切除術, 子宮頸切断〔術〕〔医学〕, = trachelectomy.
cer·vi·ci·tis [sə̀:visáitis] 〔子宮〕頸管炎, 子宮頸炎〔医学〕.
cervic(o)– [sə:vik(ou), –k(ə)] 頸との関係を表す接頭語.
cer·vi·co·ax·i·al [sə̀:vikouǽksiəl] 〔歯〕空洞頸軸壁, 歯頸側軸側の.
cervicoaxillary canal 頸腋窩管.
cer·vi·co·brach·i·al [sə̀:vikoubréikiəl] 頸腕の.
c. neuralgia 頸腕神経痛〔医学〕.
c. pain 頸腕痛.
c. syndrome 頸腕症候群, 頸上腕症候群, = scalenus anticus syndrome.
cer·vi·co·buc·cal [sə̀:vikoubʌ́kəl] 臼歯頸頬面の, 歯頸側頬側の.
cer·vi·co·buc·co·ax·i·al [sə̀:vikoubʌ̀kouǽksiəl] 頸頬軸壁の.
cervicocranial syndrome 頸頭蓋症候群.
cer·vi·co·dyn·ia [sə̀:vikədíniə] 頸痛.
cer·vi·co·fa·cial [sə̀:vikouféiʃəl] 頸顔面の.
c. actinomycosis 頸〔部〕顔面アクチノマイセス症, 顔面頸部放線菌症〔医学〕.
c. pigmentation 頸顔面着色, = Riehl melanosis.
cer·vi·co·la·bi·al [sə̀:vikouléibiəl] 歯頸唇面の, 歯頸側唇側の.
cer·vi·co·lin·gual [sə̀:vikoulíŋgwəl] 歯頸舌面の, 歯頸側舌側の.
cervicolumbar phenomenon 頸腰現象(脊髄病変のために起こる頸部の異常感).
cervicomandibular angle 頸下顎角〔医学〕.
cer·vi·co–oc·cip·i·tal [sə́:vikou ɑksípitəl] 頸後頭部の.
cervicooculoacoustic syndrome 頸部眼聴症候群〔医学〕(聴力障害を伴った Klippel–Feil 症候群).
cervicoomobrachial syndrome 頸肩腕症候群.
cer·vi·co·plas·ty [sə́:vikəplæ̀sti] 頸部形成〔術〕〔医学〕.
cer·vi·co·scap·u·lar [sə̀:vikəskǽpjulər] 頸肩甲骨の.
cer·vi·co·tho·rac·ic [sə̀:vikouθɔ:rǽsik] 頸胸の.
c. ganglion [TA] 頸胸神経節, = ganglion cervicothoracicum [L/TA].
c. orthosis 頸胸椎装具.
c. sign 頸胸部徴候〔医学〕.
c. transition 頸胸遷移.
cer·vi·co·vag·i·nal [sə̀:vikəvǽʤinəl] 〔子宮〕頸腟の.
c. artery 腟頸管動脈.
cer·vi·co·vag·i·ni·tis [sə̀:vikouvæ̀ʤináitis] 〔子宮〕頸腟炎.
cer·vi·co·ves·i·cal [sə̀:vikouvésikəl] 〔子宮〕頸膀胱の.
cer·vim·e·ter [sə:vímitər] 子宮頸測定器.
cer·vix [sə́:viks] [L/TA] ① 頸, 後角頸, = neck [TA]. ② 歯頸, = cervix dentis [TA]. ③ 頸管. 形 cervical.
c. cancer 子宮頸癌〔医学〕, = cancer of cervix uteri.
c. columnae posterioris griseae = cervix cornu.
c. dentis [L/TA] 歯頸, = neck [TA], cervix [TA].
c. disease 子宮頸〔部〕疾患〔医学〕.
c. dysplasia 子宮頸〔部〕異形成上皮〔医学〕.
c. erosion 子宮頸部びらん〔医学〕.
c. hypertrophy 子宮頸〔部〕肥大〔医学〕.
c. incompetence 〔子宮〕頸管無力症〔医学〕.
c. mucus 頸管粘液〔医学〕.
c. neoplasm 子宮頸部新生物(腫瘍)〔医学〕.
c. obstips 斜頸, = torticollis.
c. of bladder 膀胱頸〔医学〕.
c. of root 根頸.
c. of uterus [TA] 子宮頸, = cervix uteri [L/TA].
c. uteri [L/TA] 子宮頸, = cervix of uterus [TA].
c. uteri dilatation in labor 出産時子宮頸拡張〔医学〕.
c. uteri neoplasm 子宮頸新生物(腫瘍)〔医学〕.
c. vesicae [L/TA] 膀胱頸, = neck of bladder [TA].
ce·ryl [sí:ril] セリル基 $C_{26}H_{53}$ (蜜ろう中の成分として存する1価基).
c. alcohol セリルアルコール $CH_3(CH_2)_{24}CH_2OH$ (無色無臭の結晶性固体, セロチン酸エステルとしてイボタろう中にある), = cerotin.
ce·sar·e·an [si:zέəriən] 帝王切開の, 帝王の〔医学〕, = cesarian.
c. hysterectomy 帝王切開〔術〕, = Porro operation.
c. operation 帝王切開〔術〕.
c. section 帝王切開〔術〕〔医学〕, = cesarotomy.
cesarian section 帝王切開〔医学〕.
Cesaris–Demel, Antonio [sizéəris déməl] セサリスデメル(1866–1938, イタリアの病理学者).
C.–D. bodies セサリスデメル小体(貧血にみられる白血球内小体).
ce·sa·rot·o·my [sìzərɑ́təmi] 帝王切開, = cesarean section.
ce·si·um (Cs) [sí:ziəm] セシウム(原子番号55, 元素記号 Cs 原子量132.9054, 質量数133, 銀白色の金属元素).
c.–137 (^{137}Cs) セシウム–137 (核分裂生成物の主要成分の一つ).
c. bisulfate 硫酸水素セシウム $CsHSO_4$.
c. bitartrate 酒石酸水素セシウム $CsHC_2H_4O_6$, = cesium hydrogen tartrate.
c. carbonate 炭酸セシウム Cs_2CO_3.
c. chloride 塩化セシウム CsCl.
c. chloride density–gradient centrifugation 塩化カルシウム密度勾配遠心分離法(DNA, RNA, ウイルス, ファージの分離に用いられる).
c. hydroxide 水酸化セシウム CsOH.
c. isotope セシウム同位体〔医学〕.
c. photelectric cell セシウム光電管(陰極として酸化された合金属の上にセシウムを付着させたものを用いる光電管).
c. radioisotope 放射性セシウム〔医学〕.
c. rhubidium ammonium bromide 臭化セシウムルビジウムアンモニウム $CsBrRbBr6NH_4Br$.
c. rhubidium chloride 塩化セシウムルビジウム CsClRbCl.
c. sulfate 硫酸セシウム Cs_2SO_4.
ce·sol [sí:sɔ:l] セソル 化 *N*–methyl–*β*–pyridin–carbonic acid–methyl–ester.
cess [sés] 税, 課税.
cessation of fold ヒダ中断.
cess·pipe [séspàip] 下水管.
cess·pit [séspìt] 肥溜.
cess·pool [séspù:l] 汚物だめ〔医学〕, 汚水だめ, ため桝(家庭における水洗便所の廃物を洗し, ためる深穴).
c. fever 汚水溜熱病(腸チフスのこと).
Cestan, Raymond [séstən] セスタン(1872–1943, フランスの神経科医).
C.–Chenais syndrome セスタン・シュネー症候群(脳幹の障害により起こる).

C. sign セスタン徴候(顔面神経の末梢性麻痺で，前方を注視したまま眼を閉じさせると，麻痺側の上眼瞼挙筋に収縮が起こり，上瞼がわずかに上方へ動く現象)，= Dutemps–Cestan sign.

C. syndrome セスタン症候群(脳橋障害において反対側に片麻痺，顔面を含む片側感覚脱失，患側注視麻痺，ホルネル徴候および共同運動障害が現れる)，= Cestan–Chenais syndrome.

Ces·ti·da [séstidə] オビクラゲ類［帯水母目］(有櫛動物門の一目).

Ces·to·da [sestóudə] 条虫綱(扁形動物門の一綱．体は多数の体節からなり，主にヒト，哺乳動物，鳥類に寄生する．真正条虫 *Eucestoda*，単節条虫 *Cestodaria* の2亜綱に分かれる)，= tapeworms.

ces·tode [séstoud] ①条虫．②サナダムシ，= cestoid.

c. infection 条虫症［医学］.

ces·to·di·a·sis [sèstədáiəsis] 条虫症［医学］.

ces·tus [séstəs] セスタス(脳管の後部の周囲にある第四脳室脈絡膜組織).

Ce·ta·cea [sitéiʃiɑ] クジラ［鯨］目(哺乳綱，獣亜綱の一目で，ヒゲ鯨亜目 *Mysticeti*，歯鯨亜目 *Odontoceti* などの亜目を含む)，= whales.

ce·ta·ce·um [sitéiʃiəm] 鯨ろう(蝋)，鯨脳，= spermaceti.

ce·ta·cism [sitéisizəm] タ行発音不能症(タ行をザ行に発音すること)，= cetacismus.

cet·al·ko·ni·um chlo·ride [setælkóuniəm klɔ́:raid] 塩化セタルコニウム ㊗ benzylhexadecyldimethylammonium chloride $C_{25}H_{46}ClN$ (局所消毒薬).

cet·ane [sétein] セタン ㊗ *n*–hexadecane $C_{16}H_{34}$.

c. index セタン指数［医学］.

c. number セタン価［医学］(重油機関用燃料のアンチノック性を示す指数の一つ).

ce·ta·nol [sétənɔ:l] セタノール ㊗ hexadecanol $CH_3(CH_2)_{14}CH_2OH$ (鯨油から得る白色固形アルコール)，= cetyl alcohol.

cet·ic, ce·tin·ic [sétik, sitínik] セチン性の.

cet·in [sétin] セチン ㊗cetyl palmitate $CH_3(CH_2)_{14}COOCH_2(CH_2)_{14}CH_3$ (鯨ろう(蝋)の一成分で，白色結晶性脂肪様物質)，= cetinum, cetyl cetylate.

Ce·trar·ia [sitréəriə] セトラリア属(ウメノキゴケ科の一属).

C. islandica アイスランドゴケ(瀉下薬)，= Iceland moss.

cet·ra·rin [sétrərin] セトラリン $C_{26}H_{20}O_{12}$ または $C_{20}H_{18}O_9$ (イスランドゴケから得られる苦味結晶成分)，= cetrarinic acid, stictin.

ce·trar·i·nin [sitrǽrinin] セトラリニン $C_{28}H_{48}O_5$ (イスランドゴケの苦味成分).

cetraxate hydrochloride セトラキサート塩酸塩 $C_{17}H_{23}NO_4 \cdot HCl$: 341.83 (塩酸セトラキサート．トラネキサム酸フェノールエステル系胃炎・潰瘍治療薬．プラスミンに対してトラネキサム酸よりも強力な阻害作用を示す．胃粘膜の微小循環を改善，粘膜成分の合成を促進することにより胃粘膜の自己消化を抑制する).

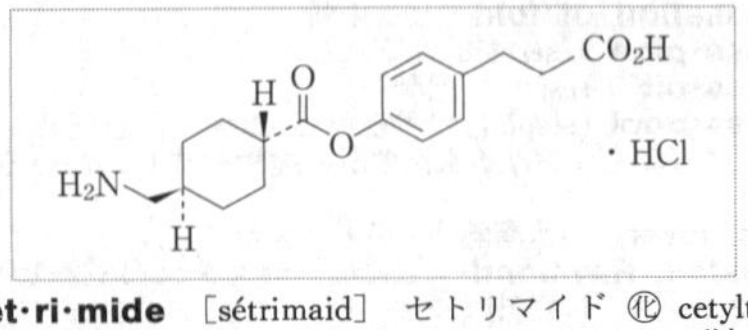

cet·ri·mide [sétrimaid] セトリマイド ㊗ cetyltrimethyl–ammonium bromide $C_{16}H_{33}N(CH_3)_3Br$ (洗浄剤).

c. agar セトリマイド寒天.

cetrimonium bromide 臭化セトリモニウム(セトリミドと臭化セチルミメチルアンモニウムの混合物からなる四級アンモニウムで防腐剤，洗浄薬として用いられる)，= CTBA.

ce·tyl [sí:til] セチル基(1価のアルコール基)，= *n*–hexadecyl.

c. alcohol セチルアルコール(パルミチルアルコール，ヘキサデシルアルコール，セタノール)，= cetanol.

c. cetylate = cetin.

c. chloride 塩化セチル $C_{16}H_{33}Cl$.

c. citric acid アガリン酸，= agaric acid.

c. hydrocuprein 殺菌剤.

c. iodide ヨウ化セチル $C_{16}H_{23}I$.

c. pyridinium chloride 塩化セチルピリジニウム(ピリジンと塩化セチルとからなる四級塩の monohydrate で，皮膚消毒薬).

ce·tyl·a·mine [sitíləmin] セチルアミン$C_{16}H_{33}NH_2$.

cetyltrimethylammonium bromide 臭化セチル三メチルアンモニウム $C_{19}H_{42}BrN$.

cev·a·dil·la [sivǽdilə] サバジラ子，= sabadilla semen, sabadille.

cev·a·dil·line [sèvədíli:n] セバジリン，= sabadilline.

cev·a·dine [sévədin] セバジン $C_{32}H_{49}NO_9$ (ユリ科植物 sabadilla の種子に含まれる有毒結晶アルカロイドで骨格筋の強縮を引き起こす)，= veratrine.

ce·vine [sévin] セビン $C_{27}H_{43}NO_8$ (sabadilla から得られる結晶アルカロイドで，重硫酸塩，塩酸塩などがある)，= sabadinine.

cevitamic acid セビタミン酸，= ascorbic acid, cevitaminic a..

Ceylon moss (オゴノリ属海藻で寒天の原料).

ceys·sa·tite [sí:sətait] シーサタイト(フランス産の白土で吸着剤).

CF ① citrovorum factor シトロボルム因子の略．② complement fixation reaction 補体結合反応の略．③ counting fingers 指数弁の略.

CF lead 胸部左足誘導(電極を心臓部に，不関電極を左足に置く誘導).

CF test CF 試験.

Cf californium カリフォルニウムの元素記号.

cf confer 比較せよの略.

CFA ①complete Freund's adjuvant フロインド完全アジュバントの略．②cryptogenic fibrosing alveolitis 線維化胞隔炎の略.

CFC colony forming cell コロニー形成細胞の略.

CFM cerebral function monitor 脳機能モニタの略.

CFS ① cancer family syndrome 癌家系症候群の略．② cefsulodin セフスロジンの略．③ chronic fatigue syndrome 慢性疲労症候群の略．④ cystic fibrosis 嚢胞性線維症の略.

CFU colony forming unit コロニー形成単位の略.

CFU–blast colony forming unit–blast 芽球コロニー.

CFU–C colony forming unit in culture 培養コロニー形成単位の略.

CFU–E colony forming unit–erythroid 赤芽球系前駆細胞の略.

CFU–GEMM colony forming unit–granulocyte, erythroid, macrophage, megakaryocyte 顆粒球・赤芽球・マクロファージ・巨核球系前駆細胞の略.

CFU–GM colony forming unit–granulocyte, macrophage 顆粒球マクロファージコロニー形成細胞の略.

CFU–Meg colony forming unit–megakaryocyte 巨核球系前駆細胞の略.

CFU–S colony forming unit in spleen 脾コロニー形

成単位の略.
CFW mouse cancer-free white mouse CFW マウス.
CG ① collognite コログナイトの略. ② cystography 膀胱造影撮影法の略.
cg centigram センチグラムの記号(重量の単位1グラムの1/100で, Troy 度量衡式では0.1543 grain).
CGD chronic granulomatous disease 慢性肉芽腫症の略.
CGH comparative genomic hybridization 比較ゲノムハイブリダイゼーションの略.
CGL chronic granulocytic leukemia 慢性顆粒球性白血病の略.
cGMP cyclic guanosine 3′,5′-monophosphate サイクリックグアノシン3′,5′-一リン酸の略.
CGN chronic glomerulonephritis 慢性糸球体腎炎の略.
CGRP calcitonin gene-related peptide カルシトニン遺伝子関連ペプチドの略.
CGS unit CGS単位(centimeter-gram-second 系の単位の略).
CGS unit system CGS単位系(Kelvin 卿が, 1881年に提議した絶対単位系で, 長さを cm, 質量を g, 時間を sec で単位を表す系統), = centimetergram-second system.
C_H H chain H鎖の略.
C_H gene 免疫グロブリンH鎖定常部領域遺伝子(μ, δ, $\gamma 3$, $\gamma 1$, $\gamma 2b$, $\gamma 2a$, ε, α の順に配列し, 遺伝子再構成により必要な C_H 遺伝子がV遺伝子と連結するようになる).
CH ① chronic hepatitis 慢性肝炎の略. ② crown-heel length 頂踵長の略.
CH_{50} 50% complement hemolytic unit 補体50%溶血単位の略.
CH_{50} assay CH_{50} 測定法(血清中の全補体成分の活性を測定する方法である. 特異抗体で感作したヒツジ赤血球の50%を溶血させる補体量を1CH_{50} 単位とする. 健常者の血清 CH_{50} は35〜50単位である).
Ch1 Christchurch chromosome クリストチャーチ染色体の略.
Ch B Chirurgiae Baccalaureus 外科学士の略.
Ch D Chirurgiae Doctor 外科医の略.
chab·a·zite [kǽbəzait] 斜方沸石 $CaAl_2Si_4O_{12}$-$6H_2O$.
Chabert, Philebert [ʃɑ:bé:r] シャベル(1737-1814, フランスの獣医).
C. disease シャベル病(症候性炭疽).
Cha·ber·tia [ʃəbə́:tiə] シャベルチア属(線虫の一属).
C. ovina オオクチチョウセンチュウ(反すう(芻)動物の大腸に寄生).
chac·a·leh [ʃάkɑle:, ʧ-] (東アフリカ・ソマリランド地方のリボフラビン欠乏症), = burning feet.
Chaddock, Charles Gilbert [ʧǽdɑk] チャドック(1861-1936, アメリカの神経科医).
C. reflex チャドック反射(片麻痺において前腕掌側の尺骨側を腕関節近くで刺激すると, 腕関節の屈曲と同時に指の伸展開扇が起こる).
C. sign チャドック徴候(錐体路徴候の一つで, 脛骨踝の周囲を上後部から下前部に環状に擦すると, 足の母指の背屈が起こる), = Chaddock reflex, external malleolar sign.
Chadwick, Edwin [ʧǽdwik] チャドウィック(1800-1890, イギリスの公衆衛生医. 公衆衛生学の大家で, 最初の公衆衛生法 Public Health Act (1848)を法律化した).
Chadwick, James Read [ʧǽdwik] チャドウィック(1844-1905, アメリカの婦人科医).
C. sign チャドウィック徴候(妊娠時腟粘膜に現れる濃青の着色で, 6〜12週頃に最も著明), = Jacquemier or Kluge sign.
chae·mo·sis [ki:móusis] 結膜浮腫, = chemosis.
Chae·no·me·les [kì:nəmí:li:z] ボケ属(バラ科の植物).
chae·ta [kí:tə] 刺毛, 剛毛, = seta.
Chae·tog·na·tha [ki:tάgnəθə] 毛顎動物門, = arrow worms.
Chae·tom·i·um [ki:tάmiəm] ケトミウム属(真菌, アレルギー性反応の抗原となることがある).
chae·to·taxy [kì:tətǽksi] 毛序.
chafe [ʧéif] 皮膚刺激性.
chaffbone [ʧǽfboun] 下顎骨.
chaf·ing [ʧéifiŋ] 擦傷.
c. from walking くつずれ [医学].
Chagas, Carlos Ribeiro Justiniano [ʃǽgəs] シャーガス(1879-1934, ブラジルの医師).
C.-Cruz disease シャーガス・クルーズ病, = Chagas disease.
C. disease シャーガス病(*Trypanosoma cruzi* による感染症でサシガメが媒介する. 急性期は普通小児にみられ, 高熱, 発疹, リンパ節炎, 肝脾腫, 眼瞼浮腫が主症状. 慢性期の主症状は心筋炎, 巨大結腸があげられる), = American trypanosomiasis, Brazilian trypanosomiasis, Chagas-Cruz disease.
Cha·ga·sia [ʧəgéisiə] シャガシア属(熱帯アメリカにのみ存在するカ(蚊)で, 医学的関係は少ない).
cha·go·ma [ʧəgóumə] シャーガス症瘤腫, シャゴーマ(① 寄生虫による刺咬部の腫瘤. ② Chagas 病に発生する皮膚腫瘍).
Chagres fever シャーガス熱(南アメリカ・シャーガス河地方にみられる悪性マラリア), = Panama fever.
Chagres virus (ブニヤウイルス科のウイルスで, 脳炎の原因となる).
Chain, Ernest Boris [ʧéin] チェイン(1906-1979, イギリスの生化学者. H. W. Florey および A. Fleming とともに抗生物質, 特にペニシリンの発見とその研究の功績により, 1945年度ノーベル医学・生理学賞を受けた).
chain [ʧéin] ① 鎖 [医学], 連鎖 [医学]. ② 測鎖(距離を測定する器械). ③ チェーン(ヤード, ポンド法の長さの単位の一つで, 略号 ch, 1ch=22yard=20.11680m).
c. assembly 〔ペプチド〕鎖集合 [医学].
c. carrier 連鎖伝達体 [医学].
c. combination 鎖状結合.
c. compound 鎖式化合物 [医学].
c. cystourethrography 鎖〔使用〕膀胱尿道造影〔法〕[医学].
c. ganglia 神経節鎖, = ganglion of sympathetic trunk.
c. grate stoker 鎖床ストーカ [医学].
c. initiation 連鎖開始反応 [医学].
c. initiation codon 読み始めコ〔一〕ドン [医学] (タンパク質合成開始のためのイニシエーター tRNA の結合をコードする).
c. isomerism 連鎖異性(炭素連鎖の構造の相違から起こるもの).
c. ligature 連鎖結紮(卵巣茎を数ヵ所において結紮する方法で, 結紮糸を組み合わせて, 1ヵ所ずつ結紮し, 最後に連鎖をなす糸の中に組織が結紮される), = interlocking ligature.
c. molecule 鎖状分子 [医学].
c. of evacuation 撤退系路(傷病兵の撤退処理の系路).
c. polymer 鎖状重合体 [医学].
c. polymerization 鎖状重合.
c. reaction 連鎖反応 [医学] (中性子により核反応が一度起こると, それにより放散される中性子の作用により隣接の核が分裂し，この現象が継続すること）．

c. reflex 連鎖反射［医学］（一つの反応が，次の反射を喚起し，そのすべてが統一された反応として機能を営む）．

c. saw 鎖鋸．

c. stopper 連鎖停止剤［医学］．

c. structure 鎖状構造［医学］．

c. suture 鎖状縫合［医学］．

c. terminating codon 読み終りコ〔ー〕ドン［医学］．

c. terminating mutation 読み終り〔突然〕変異［医学］．

c. termination 連鎖停止反応［医学］．

c. transfer agent 連鎖移動剤［医学］．

c. transfer reaction 連鎖移動反応［医学］．

chaining factor 連鎖形成因子（肺炎菌などの）．

chainstitch suture 鎖状縫合，= sewing machine suture．

chair form いす形［医学］．

chair-ridden ① 車椅子生活者．② 車椅子生活の．

chai·ram·i·dine ［ʧairǽmidin］ チャイラミジン $C_{22}H_{26}N_2O_4$–H_2O（シンコナから得られるアルカロイドで，チャイラミンの異性体）．

chai·ra·mine ［ʧáirəmin］ チャイラミン $C_{22}H_{26}N_2O_4$–H_2O（クスコ皮から得られるアルカロイドで，チャイラミジンの異性体）．

chak·sine ［ʧǽksin］ チャクシン $C_{12}H_{21}N_3O_2$（チャクス *Cassia absus* の種子に存するアルカロイド）．

chak·su ［ʧǽksu］ チャクス，= *Cassia absus*．

cha·la·sia ［kəléiziə］ ① 軟化，食道弛緩［医学］，= chalasis．② 緩下作用．

cha·las·to·der·mia ［kəlæ̀stədə́:miə］ 皮膚弛緩症，= dermatolysis．

cha·la·za ［kəléizə］ ① 卵索［医学］（卵黄をもつラセン状の索）．② 胚珠基部．③ 合点．

cha·la·zia ［kəléiziə］ ① 霰粒喀痰．② 霰粒腫，= chalazion．

cha·la·zi·on ［kəléiziən］ 霰粒腫［医学］（マイボーム腺開口の閉鎖による眼瞼の小腫瘍），= chalasium，meibomian stye．複 chalazia．

cha·la·zo·der·mia ［kəlèizoudə́:miə］ 皮膚弛緩症［医学］，= dermatolysis．

chal·a·zog·a·my ［kæ̀ləzágəmi］ 合点受精．

chal·can·thite ［kælkǽnθait］ 胆バン（礬）$CuSO_4$–$5H_2O$．

chal·ce·don ［kǽlsidɑn］ 玉髄（潜晶石英の一種で，組成は主として SiO_2 であるが，石英とタンパク石との中間物，算盤玉石もその一種，比重2.59～2.64），= chalcedony，plasma．

chal·ci·tis ［kælsáitis］ 真鍮結膜炎，= chalkitis，brassy eye，trolley eye．

chalco- ［kælkou, -kə］ 銅，真鍮の意を表す接頭語．

chal·co·cite ［kǽlkəsait］ 輝銅鉱 Cu_2S，= redruthite．

chal·co·gen ［kǽlkəʤən］ カルコゲン（イオウS，セレンSe，テルルTe の3元素の総称）．

chal·co·nase ［kǽlkəneis］ カルコン分解酵素．

chal·cone ［kǽlkoun］ カルコン ㊗ benzylidene-acetophenone $C_{15}H_{12}O$（黄色柱状結晶で，フラボノイド色素の一つ），= chalkone，phenyl styryl ketone．

chalcophile element 親銅元素［医学］．

chal·co·py·rite ［kæ̀lkəpáirait］ 黄銅鉱（主として $CuFeS_2$ からなる）．

chal·co·sis ［kælkóusis］ 〔蓄〕銅病，銅症［医学］，慢性銅中毒症（特に水晶体または角膜の）．

c. lentis 水晶体蓄銅病水晶体に針状銅片が突入した状態，= sunflower cataract．

chalice cell 杯細胞，= goblet cell．

chal·i·co·sis ［kælikóusis］ 石肺，ケイ〔石〕肺，石〔粉〕症［医学］，= flint disease，silicosis．

c. pulmonum ケイ肺．

chal·in·o·plasty ［kǽlinəplæsti］ 口角形成術．

chalk ［ʧɔ́:k］ 白亜（胡粉），= calcium carbonate，creta．

c. bandage チョーク包帯（石灰とゴムとを用いる固定包帯）．

c. (cement) kidney 漆喰腎［医学］．

c. gout 石灰痛風（限局性カルシウム沈着症），= calcinosis circumscripta，circumscribed calcinosis．

c. mixture 石灰〔混〕合剤（組成：prepared chalk 6，saccharin sodium 0.03，bentonite magma 50，cinnamon water 40），= mistura cretae．

chal·ki·tis ［kælkáitis］ 真鍮工眼炎（真鍮粉末を帯びた手で擦った結果生ずる眼炎），= brassy eye．

chal·kone ［kǽlkoun］ カルコン，= chalcone．

chalk·stone ［ʧɔ́:kstoun］ 痛風結石，= tophus．

chalky bone チョーク骨．→ osteosclerosis fragilis generalisata．

chalky calculus 石灰痛風，= calcium gout．

chal·lenge ［ʧǽlənʤ］ ① 誘発（免疫が成立している動物に免疫原を投与して）［医学］．② 攻撃（感染を起こす病原菌の投与）［医学］．

c. diet 負荷試験食．

c. recusation 忌避．

c. strain 攻撃株．

c. test 誘発試験［医学］．

c. virus 攻撃ウイルス［医学］．

challenging atitiude 挑戦的態度［医学］．

cha·lo·der·mia ［kæloudə́:miə］ = chalazodermia．

chal·one ［kǽloun］ ケイロン，カローン（分化した組織より分泌される細胞分裂を抑える因子の総称．生体組織の恒常性の保持に関与する．autacoid の一種）．

cha·lu·ni ［ʧalú:ni］ 瘢痕性角質剥脱，= keratodermia plantare sulcatum．

Chalvardjian toluidine blue O stain シャルバルジャンのトルイジンブルーO染色．

cha·ly·be·ate ［kəlíbi:eit］ ① 鉄含有の，= ferruginous，martial．② 鉄剤．

c. water （鉄塩を含有する水）．

cha·ly·bite ［kǽlibait］ 菱鉄鉱，= siderite．

cham(a)e- ［kæmi:］ 扁平，低地などの意味を表す接頭語．

cham·ae·cy·par·i·ol ［kæ̀mi:sipǽriɔ:l］ カミシパリオル $C_9H_{16}O_2$（ヒノキ材 *Chamaecyparis obtusa* の乾油の有機酸）．

Cham·ae·cyp·a·ris ［kæ̀mi:sípəris］ ヒノキ属（ヒノキ科 *Cupressaceae* 植物）．

C. obtusa ヒノキ［檜］．

C. pisifera サワラ．

C. taiwanensis タイワンヒノキ（hinokitiol の原料植物）．

Cha·mae·leo ［kəmí:liə］ カメレオン属（カメレオン科 *Chamaeleonidae* の一属で，保護色に体皮が変色するのが特徴）．

chamaeleon mineralis 鉱物変色物（K_2MnO_4 マンガン酸カリウム溶液は希酸に合うと紅色，水酸化アルカリでは元の緑色に変ずる）．

Cham·ae·me·lum ［kæ̀mi:mí:ləm］ カモマイル属（キク科の一属．ローマンカモミール *C. nobile* が含まれる）．

cha·mae·o·phyte ［kəmí:əfait］ 地表植物．

cha·mae·pro·so·pia ［kæ̀mi:prousóupiə］ 扁平顔（縦短く幅は広く，顔指数90以下のもの）．形 chamaeprosopic，chamedrosopic．

cha·maer·rhine ［kəmí:rain］ 扁平鼻の，= platyrrhine．

cham·ber [ʧéimbər] 室，房，箱(函).
c. acid 鉛室硫酸(鉛室法において鉛室の底部にたまる硫酸).
c. compliance 心室伸展性(chamber stiffness の逆数).
c. crystals 鉛室結晶(鉛室内の水分が不足する部に生ずるニトロシル硫酸 $HOSO_2ONO$ の結晶).
c. culture チェンバ培養〔医学〕.
c. of eye 眼房〔医学〕.
c. of heart 心腔(心室または心房).
c. oven 室炉〔医学〕.
Chamberlain, W. Edward [ʧéimbə:lein] チェンバレン(1891-1947，アメリカの放射線科医).
C. line チェンバレン線(歯突起尖端の高さを測定する基準線の一つで，頭蓋骨側面像において，硬口蓋後縁と大後頭孔後上縁を結んだ線をチェンバレン線という).
Chamberlaine, R. [ʧéimbə:lein] チェンバレーン(ジャマイカの外科医).
C. operation チェンバレーン手術(腋窩動脈および上腕動脈の結紮法).
Chamberland, Charles-Édouard [ʧéimbə:lænd] シャンベラン(1851-1908，フランスの細菌学者).
C. filter シャンベラン濾過器(微生物を濾過する素焼き濾過器で，ウイルスの発見につながった).
Chamberlen, Peter [ʧeimbə:lin] シャンベラン(1560-1631，イギリスの産科医．産科用有窓鉗子を考案したが，3世代にわたり家族的秘密にしていた．Hugh Chamberlen (1664-1728)により公にされた).
chambers of eyeball [TA] 眼房，= camerae bulbi [L/TA].
cham·e·ceph·a·lus [kæ̀mi:séfələs] 扁平頭蓋(低い平たい頭蓋で，頭部指数70までのもの)，= chamecephaly. 形 chamecephalic.
cham·e·conch [kǽmikɑŋk] 扁平眼窩(近視眼者の)，= chameconcha.
cham·e·cra·ni·um [kæ̀məkréiniəm] 扁平頭蓋.
chameleon phenomenon カメレオン現象(緑膿菌バレイショ培地を白金線で触れると，その部分が緑色になる現象).
chameleon solution カメレオン水(液)〔医学〕(マンガン酸塩の溶液).
cham·e·pro·sop·ic [kæ̀məprousɑ́pik] 扁平顔の.
cham·e·pros·o·py [kæ̀miprɑ́səpi] 扁平顔，= chamaeprosopia.
cham·o·mile [kǽməmi:l] カモミル，カミツレ(キク科植物カミツレ類の花の総称名で，駆風，発汗，鎮静薬).
c. oil カモミレ油(カモミレ花の揮発油).
cham·pa·col [ʧǽmpəkɔ:l] カンパコール $C_{15}H_{26}O$ (グアヤック脂から得られるアルコール)，= guajol, champacacamphor.
cham·pagne [ʃæmpéin] [F] シャンペン(発泡性フランス産の酒で，アルコール含有量5～13%).
c. wine シャンパン(アルコール10～13%).
Champetier de Ribes, Camille Louis Antoine [ʃɑ̀:npətiér] シャンペチエー(1848-1915，フランスの産科医).
C. de R. bag シャンペチエー〔ドリーブス〕袋(子宮頸管拡張用のゴム製または絹布製袋).
cham·pig·non [ʃæmpíniən, ʃanpiniɑ́n] ① [F] シャンピニオン，ハラタケ(食用キノコ)，= *Agaricus campestris*. ② ウマの精管炎(去勢の併発症).
Champy fix·ing flu·id [ʧǽmpi fíksiŋ flú:id] シャンピー固定液(3%重クロム酸カリウム7，1%クロム酸7，2%オスミウム酸4との混合液).
Champy-Kull meth·od [ʧǽmpi kʌ́l méθəd] シャンピー・クル染色法(ミトコンドリアの染色法で，Altmann 法と同一であるが，アニリン酸性フクシンを用い，後染色にはトルイジンブルーとアウランチャを用いる)，= Champy-Kull stain.
Chance fracture チャンス骨折〔医学〕，= seat belt fracture.
chance [ʧǽns, ʧɑ́:ns] ① 偶然．② 見当(罹患率などの).
c. cause 偶然原因〔医学〕.
c. hematuria 偶然血尿〔医学〕，偶発血尿〔医学〕，チャンス血尿.
c. proteinuria 偶然タンパク尿.
chan·cre [ʃǽŋkər] 下疳〔医学〕(梅毒の原発疹で，初期には小丘疹であるが，漸次赤色潰瘍に変わり，黄色滲出液を発する). 形 chancrous, chancriform.
c. redux 再硬結(一時治癒した場所に再び発生する下疳).
chan·cri·form [ʃǽŋkrifɔ:m] 下疳様の.
c. pyoderma 下疳状膿皮症(顔面の).
c. syndrome 下疳様症候群(微生物による1次感染部位での潰瘍性病変).
chan·croid [ʃǽŋkrɔid] 軟性下疳〔医学〕，= soft chancre, ulcus molle. 形 chancroidal.
chancroidal bubo 硬性下疳性横痃，= ulcerating bubo, virulentb.
chancroidal ulcer 軟性下疳，= chancroid.
chan·crous [ʃǽŋkrəs] 下疳性の.
chan·de·lier [ʃæ̀ndəlíər] [F] シャンデリア(皮膚糸状菌の菌糸が相次いで多くは2つに分枝し，それぞれの先端が棍棒状に膨大するもの).
c. hypha シャンデリア状菌糸〔医学〕.
c. sign シャンデリア徴候.
Chandler syndrome チャンドラー症候群.
Ch'ang Shan [ʧǽŋ ʃɑ́:n] 常山(ユキノシタ科植物 *Dichroa febrifuga* の根で解熱薬).
change [ʧéinʤ] 変化，= alteration. 形 changeable.
c. of dominance 優劣転換〔医学〕.
c. of dressing 包帯交換〔医学〕.
c. of food 食事変更〔医学〕.
c. of life 更年期，= climacterium.
c. of personality 人格の変化〔医学〕.
c. of position 体位交換.
c. of tooth 歯牙交代〔医学〕.
c. of voice 変声〔医学〕，声変わり〔医学〕.
changing stool 移行便，= transitional stool.
Changuinola virus チャンギノラウイルス(レオウイルス科のウイルス．パナマ地方で分離される).
chan·nel [ʧǽnəl] ① 通路．② 溝．③ 情報路〔医学〕.
c.-bone 鎖骨.
c. catfish virus (CCV) ブチナマズウイルス.
c. fever 海峡熱，= land fever.
c. of Lambert ランバート管〔医学〕.
c.-ratio (counting) method チャネル比法〔医学〕.
chan·nel·ing [ʧǽnəliŋ] チャネリング〔医学〕. → channel.
chan·nel·op·a·thy [ʧæ̀nəlɑ́pəθi] チャネロパチー，チャネル病，= ionchannelopathy.
Channing, Walter [ʧǽniŋ] チャンニング(1786-1876，アメリカの産科医．分娩時麻酔の主論者(1848)).
Channing, William [ʧǽniŋ] チャンニング(アメリカの医師).
C. solution チャンニング液，= Liquor hydrargyri et potassii iodidi.
Chan·su [ʧɑ:nsú:] [C] シャンスー(中国産ヒキガエルの乾燥毒素).
Chantemesse, Andre [ʃɑ:ntmés] シャントメス

(1851–1919，フランスの細菌学者).
C. reaction シャントメス反応(チフスに適用される結膜反応).
C. serum シャントメス血清.
Cha·os [kéiɑs] カオス属(アメーバ科の一属).
cha·ot·ic [keiɑ́tik] 無秩序の [医学]，こんとん(渾沌)とした [医学].
c. atrial rhythm (成人にみる移動性ペースメーカーで，心電図上，3種以上の異なったP波をもち，心房に器質的障害をもつと考えられるもの).
c. heart 無秩序心(多源性の期外収縮が頻発する心臓).
c. rhythm 無秩序律動.
Chaoul, Henri [ʃóul] ショウル(1887–1964，ドイツの放射線学者).
C. method ショウル療法(上皮腫の放射線療法)，= Chaoul therapy.
C. tube ショウル管(近距離，低電圧，限局放射性，浅部作用，分画量，高濃度などを目標とした近接照射用X線管).
chap·er·one [ʃǽpəròun] シャペロン(タンパクの適正な折りたたみや構築や輸送に関与する一連のタンパクの総称．免疫グロブリンH鎖に結合する Bip や熱ショックタンパク(Hsp70,90)が含まれる).
chap·let [ʧǽplit] ① 頸飾．② 卵の紐(カエルのような)，数珠.
Chapman, John [ʧǽpmən] チャップマン(1821–1894，イギリスの医師).
C. bag チャップマン嚢(袋)(脊椎に用いる長い氷嚢).
Chapman, Nathaniel [ʧǽpmən] チャプマン(1780–1853，アメリカの医師).
C. dinner pill チャプマン錠(組成：aloes 0.1，mastic 0.1，powdered ipecac 0.06，oil of peppermint (or oil of fennel) 0.015).
C. mixture チャプマン液(組成：copaiba 25，spirit of nitrous ether 25，tincture of opium 3.2，compound tincture of lavender 6.5， mucilage of acacia 12.5 を水で100とする)，= mistura copaibae et opii.
Chapman test [ʧǽpmən tést] チャプマン試験(急性腹部疾患の際，仰臥位から腹筋のみにより座位をとらせると，炎症のある場合には疼痛がはなはだしいので座位をとることができない).
chap·pa [ʧǽpə] チャパ(西アフリカにみられる梅毒またはフランベジア腫に似た症患で，皮下結節に続いて変性して鱗状滲出物をつくる).
chap·ped [ʧǽpt] あかぎれの [医学]，ひびの [医学] (皹(ひび，あかぎれ)などの皮膚亀裂についていう).
Chaput, Henri [ʃɑ:pú:] シャプー(1857–1919，フランスの外科医).
C. method シャプー法(骨髄炎の病組織を剥離除去して，脚部からの脂肪織を充填する方法).
C. operation シャプー手術(人工肛門および腸吻合術).
Cha·ra·ce·ae [kəréisii:] シャジクモ科(車軸藻類).
cha·ra·cter [kǽrəktər] ① 形質(遺伝の) [医学]．② 性格(精神) [医学]．③ 標徴(生物群の)．④ 性状 [医学]，特性 [医学].
c. analysis 性格分析.
c. disorder 性格異常 [医学]，異常性格 [医学].
c. neurosis 性格神経症 [医学]，= personality reaction.
c. of adaptation 適応形質.
c. of organization 体制形質(環境の影響を受けない遺伝因子).
c. recognition 特性認識 [医学].
c. species 標徴種.
char·ac·ter·is·tic [kæ̀rəktərístik] ① 特徴 [医学]，特性 [医学]，性徴．② 指標，標数．③ 固有の，特有の [医学].
c. curve 特性曲線 [医学]，濃度曲線.
c. equation 固有方程式，状態方程式，= secular equation, equation of state.
c. frequency 特徴〔的〕周波数.
c. frequency region 示性音域 [医学].
c. function 特性関数 [医学].
c. group 特性基 [医学].
c. property 固有性 [医学].
c. radiation 示性放射線，特性放射線 [医学].
c. ray 特性線，示性固有線(金属などの固有線).
c. reaction 特性反応 [医学].
c. species 標徴種.
c. symptom 特異的症状.
c. taste 特異な味 [医学].
c. X-ray 特性X線 [医学].
char·ac·ter·i·za·tion [kæ̀rəktəraizéiʃən] キャラクタリゼーション(化合物などの).
c. factor 特性係数 [医学].
characterizing group 特徴群(化合物の群または類に特徴的な共通の原子団).
char·ac·ter·o·gram [kǽrəktərəgræm] 性格図 [医学].
char·ac·ter·o·logy [kæ̀rəktərɑ́ləʤi] 性格学 [医学].
cha·ras [ʧǽrəs] チャラス(タイマ〔大麻〕*Cannabis sativa* の抽出物でタバコとして用いる)，= hashish.
char·bon [ʃarbɔ́n] [F] 炭疽，= anthrax.
char·coal [ʧɑ́:koul] 木炭 [医学]，薬用炭 [医学].
c. absorbent チャコール吸着剤 [医学].
c. agglutination test 炭末凝集テスト(試験) [医学] (受身凝集反応の一つ．タンパク質や脂質などの可溶性抗原を炭末粒子に吸着させ，抗体の有無をみる．RPR カードテストなど).
c. culture 炭末培養.
c. gas 木炭ガス [医学].
Charcot, Jean Martin [ʃarkóu] シャルコー(1825–1893，フランスの神経学者．La Salpêtrièr において有名な神経病診療所を設置し，多数の臨床的貢献がある).
C. agraphia シャルコー失書症(手腕の運動と文字に関する知識は完全でも，字を書き得ないこと).
C. artery シャルコー動脈，= lenticulostriate artery.
C. arthritis シャルコー関節炎(脊髄癆性)，= tabetic arthropathy.
C. bath シャルコー浴(足首までは湯，身体は冷水で刺激する方法).
C.-Bouchard aneurysm シャルコー・ブシャール動脈瘤.
C. disease シャルコー病(① 筋萎縮性側索硬化症．② 脊髄癆性関節症．③ 神経性進行性筋萎縮症．④ 多発性硬化症．⑤ 糖尿病性麻痺).
C. gait シャルコー歩行(遺伝性失調症にみられる失調．腓骨神経炎または麻痺の患者が足の背屈不能を補うため膝を過度に高くあげて歩くこと).
C.-Guinon disease シャルコー・グィノン病(進行性筋萎縮に痴呆を併発したもの).
C. intermittent fever シャルコー間欠熱(総胆管の間欠的な閉塞を伴う結石に関連する黄疸がみられ，発熱，右季肋部痛を呈する).
C. intermittent hepatic fever シャルコー間欠性肝〔臓〕熱(回帰性の胆道閉鎖に伴う2次性の発熱で，悪寒,発熱,発汗,不完型黄疸,腹痛などを特徴とする).
C. joint シャルコー関節〔症〕 [医学] (脊髄癆性関節病で，上肢に起こるものは，種々の別名で知られている)，= arthropathie tabétique, neurogenic arthropathy.

C.-Leyden crystals シャルコー・ライデン結晶（気管支喘息で，発作時の喀痰中に20～40μm程度の大きさで無色，光輝性で両側に尖った菱形八面体を示す結晶が出現することがあり，顕微鏡で観察することができる）．

C. liver cirrhosis シャルコー肝硬変症（肥大性肝硬変），= Hanot cirrhosis.

C.-Marie-Tooth atrophy シャルコー・マリー・トゥース型筋萎縮，= progressive neuropathic (peroneal) muscular atrophy.

C.-Marie-Tooth disease シャルコー・マリー・トゥース病（神経性進行性筋萎縮症），= neural progressive muscle atrophy, peroneal muscular atrophy.

C.-Marie type シャルコー・マリー型（進行性神経性筋萎縮症の腓腹型で，1886年の報告によるもの），= Charcot-Marie-Tooth type.

C.-Neumann crystals シャルコー・ノイマン結晶（精液中にみられるリン酸スペルミン $(C_2H_5N)_4H_4Ca(PO_4)_2$ の微結晶体），= Charcot-Leyden crystals.

C. sign シャルコー徴候，= Charcot triad.

C. syndrome シャルコー症候群（動脈硬化症のために起こる間欠性は（跛）行症），= Charcot-Erb disease.

C. triad シャルコー3徴（① 胆管炎の結果生じる，黄疸，発熱，上腹部痛の組合せ．② 企図振戦 intention tremor，断続性言語 scanning speech，および眼振 nystagmus の3徴で，多発性硬化症にみられる）．

C. vertigo シャルコーめまい．

C.-Vigouroux sign シャルコー・ビグールー徴候（甲状腺腫 Basedow disease においてみられる皮膚電気抵抗低下症状），= Vigouroux sign.

C.-Weiss-Baker syndrome シャルコー・ヴァイス・ベーカー症候群，= carotid sinus syndrome.

C.-Wilbrand syndrome シャルコー・ヴィルブランド症候群（後頭葉病変により視覚性認知不能と視覚による再認ができない症候で，姿態や絵画などを記憶から考え出すことが不能）．

C. zone シャルコー帯（ヒステリー発生部）．

CHARGE association チャージ連合（眼コロボーム coloboma of eye，先天性心疾患 heart defects，後鼻腔閉鎖 atresia of choanae，成長障害・精神遅滞 renal anomalies and retardation of growth and, or development，男性器異常 genital anormalies in males などを主徴とする疾患）．

charge [ʧá:ʤ] 充電［医学］．

c. barrier チャージバリアー（陰性荷電物質の漏出を防止する）．

c. cloud 電荷雲［医学］．

c. coupled device (CCD) 電荷結合素子（電子の眼といわれる．昆虫の複眼に類したもので，電気量をパルスに変換して画像を得ることができる受光素子．1969年に発明され，現在デジタルカメラや電子内視鏡に組み込まれるなど用途は広い）．

c. nurse 主任看護師［医学］，〔看護師〕責任者，= head nurse.

c. reversion 電荷の反転．

c. transfer 電荷移動［医学］．

c. transfer complex 電荷移動錯体．

charged particle 荷電粒子［医学］．

charged particle radiation 荷電粒子線［医学］．

charger reader 荷電読み取り器［医学］．

charging current 荷電電流［医学］，充電電流［医学］．

charging hole 装入口［医学］．

char·la·tan [ʃá:lətən] 山師医者（にせ医者，やぶ医者），= quack, medicaster.

char·la·tan·ism [ʃá:lətənizəm] 山師医者流，= charlatanry.

Charles, Bonnet [ʃá:l] シャルル・ボネ（1720–1793，フランスの博物学・哲学者）．

C. Bonnet syndrome シャルル・ボネ症候群（記憶の書き込みが極度に亢進した状態，複合幻視がみられる），= Bonnet syndrome.

Charles, Jacques A. C. [ʃá:l] シャルル（1746–1823，フランスの物理学者．シャールともいう．気体の体積の温度による変化を系統的に実験した．シャルルの法則，1787）．

C. law シャルルの法則（① 気体の膨張係数は種類および温度にかかわらずほぼ一定で，その値は約1/273である．② 物質量および圧力が一定のとき，気体の体積は絶対温度に比例して変化する），= Gay-Loussac law.

charley-horse [ʧá:li hɔ́:s] チャーレイホース（過労または挫傷による筋肉の疼痛または強直で主として四頭筋についていう）．

Charlin, Carlos [ʃárlin] シャーラン（1886–1945，チリの眼科医）．

C. syndrome シャーラン症候群（鼻性眼障害で，間欠性眼痛，虹彩炎，角膜潰瘍などが特徴）．

Charlouis dis·ease [ʃárlu:iz dizí:z] シャルラウィス病（熱帯性フランベジア），= yaws.

Charlton, Willy [tʃá:ltən] シャールトン（1889生，ドイツの医師）．

C. blanching test シャールトン消滅試験（回復期，猩紅熱血清を患者に皮内注射すると，陽性の場合には，その部分が蒼白となる），= Schultz-Charlton blanching test.

Charmis [ʧá:mis] （ネロ王時代ローマの開業医で，冷浴法を説いた）．

char·o·nin sul·fate [kǽrənin sʌ́lfeit] カロニン硫酸（房州ホラ *Charonia Lampas* の粘液にあるグルコースのみからなる多糖類硫酸エステルで，アミノ酸もウロン酸も含まれていない）．

char·pie [ʃá:pi:] [F] 包帯布（アサ布からつくった綿撒糸），= picked lint, linteum carptum.

Charrière, Joseph François Benôit [ʃa:rié:r] シャリエール（1803–1876，フランスの機械製作者）．

C. scale シャリエール計測板（尿道消息子の太さを測るための器具で，1/30cmから1/3mmの間隔で，1cmまで30個の小孔を備えた板），= Charrière filière.

Charrin, Albert [ʃa:rán] シャラン（1857–1907，フランスの病理学者）．

C. disease シャラン病（緑膿菌感染）．

chart [ʧá:t] ① チャート，図，図表．② 病歴．

c. cart 病歴運搬車［医学］．

c. librarian 病歴保管者．

char·ta [ká:tə] ① 紙，薬包紙．② 薬紙（薬を含ませた紙）．形 chartaceous.

c. antasthmatica 喘息紙．

c. cantharidis 発疱紙，芫菁紙，= charta epispastica.

c. exploratoria coerulea etrubra 試験紙，リトマス紙，= litmus paper.

c. nitrata 硝石紙，= charta potassii nitratis, niter-paper.

c. sinapisata カラシ紙，= mustard paper (charta sinapis), emplastrum sinapis.

Charters method チャーターズ法．

chart·ing [ʧá:tiŋ] （入院日誌を書き入れること）．

c. of daily weight patterns グラフ化体重日記．

chart·reuse [ʃa:trú:z] [F] （ブランデーに種々の強壮剤および香料を加えたフランス東南部産の酒）．

char·tu·la [ká:ʧulə] 薬包紙．

Charybdea rastonii アンドンクラゲ［行灯水母］属．

Chase, Ira C. [ʧéis] チェース（1868–1933，アメリカの医師）．

C. sign チェース徴候(下行結腸を一手で圧迫し，横行結腸を他手で速かに左から右へ動かして触診するとき感ずる盲腸部疼痛).
chase [ʧéis] 追跡 [医学].
chas·ma [kǽzmə] 痙攣性欠伸.
chas·ma·to·plas·son [kæ̀zmətəplǽsən] 拡大無核細胞原形質.
Chassaignac, Edouard Pierre Marie [ʃɑ:se-njǽk] シャサイグナック(1804-1879，フランスの外科医).
C. axillary muscle シャサイグナック腋窩筋(広背筋から腋窩を通って小胸筋に達する小筋束).
C. space シャサイグナック腔.
C. tubercle シャサイグナック結節(頸動脈結節).
Chastek pa·ral·y·sis [ʧǽstik pərǽlisis] チャステック麻痺(アメリカ・ミネソタ州チャステックにある銀ギツネ飼養場で Green and Evans が1940年に観察したキツネのビタミンB_1欠乏性麻痺症で，7～10日間の食欲不振に続いて起こる衰弱，歩行失調，強直性麻痺とともに痙攣を伴い，2～3日後に死亡する).
Chastek paralysis factor チャステック麻痺因子(ビタミンB_1分解酵素に Sealock がつけた名称)，= thiaminase.
chas·ti·ty [ʧǽstəti] 純潔性 [医学].
chattering of teeth 歯闘 [医学].
chaude-pisse [ʃóːd pís] [F] (淋疾患者の排尿時熱痛感).
chauf·fage [ʃɔ:fáːʒ] [F] 低温焼灼法(病巣から1cm 程度隔たった点において組織上に低温焼灼器を左右に動かす治療法).
Chauffard, Anatole Marie Emile [ʃɔ:fáːr] ショファール(1855-1932，フランスの医師).
C.-Minkowski syndrome ショファール・ミンコウスキ症候群(慢性先天性溶血性黄疸または慢性無胆色素尿とも呼ばれる溶血性貧血の一種で，球形赤血球症と血中溶血素の増加が認められる)，= chronic hemolytic icterus, spherotic anemia.
C.-Still syndrome ショファール・スチル症候群(現在はスチル病の名称で呼ばれる．若年性関節リウマチの一型で，全身型ないし急性熱性型のこと．弛張熱，紅斑，脾腫，リンパ節腫脹を伴う．成人にもみられ成人発症スチル病).
C. syndrome ショファール症候群(ウシ型やヒト型以外の結核にかかった患者にみられ，発熱，リンパ節腫大，多関節炎，脾腫など Still 病様の症状がみられる)，= Chauffard-Still syndrome.
chauf·feur [ʃóufər] 運転手(自動車の).
c. callus 運転士仮骨(疼痛性足底仮骨).
c. foot 運転手足病(右足の痙攣で，腓腹筋痛を伴うことがある).
c. fracture 運転手骨折(自動車エンジンを始動するためクランク棒を回すとき，エンジンの逆転により起こる突然の衝撃による橈骨遠端の骨折).
Chauliac, Guy de [ʃɔ̀:liǽk] ショーリアク(1300-1368，外科医，ローマ法王の侍医．著書 Inventarium Partis Chirurgicalis Medicinae は16世紀まで広く読まれた)，= Guy de Chauliac.
chaul·mau·gra [ʧɔ:lmúːgrə] = chaulmoogra.
chaul·moo·gra [ʧɔ:lmúːgrə] ダイフウシ [大風子] (イイギリ科植物数種の総称，またはその種子を指す).
c. oil ダイフウシ油(ダイフウシから得られる不揮発性油．諸種の高級脂肪酸を含み，かつてハンセン病治療薬として用いられた)，= oleum chaulmoograe.
c. seeds ダイフウシ.
chaul·moo·grate [ʧɔ:lmúːgreit] ダイフウシ [大風子] 酸塩.
chaulmoogric acid チャウルムーグラ酸，ダイフウシ [大風子] 酸 ㊍ 13-(2-cyclopenten-1-yl) tridecanoic acid $C_{18}H_{32}O_2$ (大風子油に含まれている不飽和性結晶酸)，= hydrocarpylacetic acid.
chaul·moo·gro·yl [ʧɔ:lmúːgrɔil] チャウムグロイル基 $C_5H_7(CH_2)_{12}CO$-.
chaul·moo·gryl [ʧɔ:lmúːgril] チャウムグリル基 $C_5H_7(CH_2)_{12}CH_2$-.
chaul·mu·gra [ʧɔ:lmúːgrə] = chaulmoogra.
chaul·phos·phate [ʧɔ:lfásfeit] ダイフウシ [大風子] 酸グリセリンリン酸塩，= glycerophosphate of chaulmoogric acid.
Chaussier, François [ʃɔ:siér] ショーシェー(1746-1828，フランスの外科医，解剖学者).
C. areola ショーシェー暈(炭疽においてみられる硬結の浸潤輪).
C. line ショーシェー線(脳梁の正中縫合).
C. sign ショーシェー徴候(子癇の前駆期に起こる季肋部の激痛).
C. tube ショーシェー管(肺内吹入管).
Chauveau, Auguste [ʃɔ:vɔ́:] シャーボー(1827-1917，フランスの獣医).
C. bacillus シャーボー菌，= *Clostridium chauvoei*.
cha·vi·be·tol [ʧævibíːtɔ:l] カビベトール(キンマ [蒟醤] 油に存在する eugenol の異性体).
chav·i·cine [ʧǽvisin] カビシン $C_{17}H_{19}NO_3$ (ピペリンの立体異性体で，コショウ(胡椒)にある黄色油状アルカロイド).
CHC community health center 地域医療センター，コミュニティヘルスセンターの略.
CHD continuous hemodialysis 持続的血液透析の略.
CHDF continuous hemodiafiltration 持続的血液濾過透析の略.
ChE ① cholineacetylase コリンアセチラーゼの略．② cholinesterase コリンエステラーゼの略.
Cheadle, Walter Butler [ʧíːdl] チードル(1835-1910，イギリスの小児科医).
C. disease チードル病(乳児壊血病)，= Cheadle scurvy.
check [ʧék] ① 検査，観察，照合．② 防止.
c.-bite チェックバイト，指定咬合.
c.-bite technique チェックバイトテクニック，加減咬合，調節咬合.
c. experiment 決定実験.
c. ligament 固定靱帯，= ligamentum alare.
c. ligament of lateral rectus muscle [TA] 外側直筋腱膜，= lacertus musculi recti lateralis [L/TA].
c. limit 監査限界.
c.-list 点検表 [医学].
c. out 検査 [医学]，検定 [医学]，試験 [医学]，検証 [医学].
c. up examination 健康診断 [医学].
c. valve 逆止め弁 [医学].
c. valve mechanism チェックバルブ機構 [医学]，逆流阻止弁機構.
check·er [ʧékər] 監査者 [医学].
checkerboard titration 交差力価測定〔法〕[医学].
checking prescription 処方監査 [医学].
checking program 検査プログラム [医学].
Chédiak, Moiés [ʃeidjáːk] チェジアック(1903-1993，キューバの医師).
C.-Higashi disease (**CH**) チェジアック・東病，= Béguez César disease, Chédiak-Steinbrinck-Higashi syndrome.
C.-Higashi syndrome (**CHS**) チェジアック・東症候群(常染色体性劣性遺伝の顆粒球機能異常症で，顆粒球や顆粒を有する細胞に巨大顆粒を認め，顆粒球の遊走障害と脱顆粒障害がある．易感染性，部分的白子症などを呈する).

C.-Steinbrinck-Higashi anomaly チェジアック・シュタインブリンク・東異常, = Chédiak-Higashi syndrome.

cheek [ʧí:k] [TA] 頬(ほほ), = bucca [L/TA].

c. biting 咬頬癖 [医学].

c. bone 頬骨, = os zygomaticum.

c.-distender 開口器.

c. muscle 頬筋, = buccinator.

c. phenomenon 頬現象 [医学] (髄膜炎において, 両側の頬を圧迫すると, 肘が屈曲して両腕が反射的に挙上する).

c. pouch 頬嚢.

c. sucking 吸頬癖.

c. tooth 臼歯 [医学], 大臼歯 [医学], 頬歯, = molar tooth.

cheese dyeing チーズ染め [医学].

cheese maker's lung チーズ製造者肺 [医学].

cheese worker's lung チーズ作業者肺.

chee·sy [ʧí:zi] 乾酪様の [医学], チーズ様の [医学], = caseous.

c. degeneration 乾酪変性, = caseous degeneration.

c. necrosis 乾酪壊死 [医学].

c. pneumonia 乾酪性肺炎 [医学].

cheil- [kail] 唇の意味を表す接頭語, = cheilo-, chilo-, chil-.

chei·lal·gia [kailǽlʤiə] 口唇痛 [医学].

chei·lec·to·my [kailéktəmi] 骨縁切除術, 関節唇切開〔術〕(関節運動を阻害する関節内の骨縁を切除する手術).

cheil·ec·tro·pi·on [kàilektróupiən] 口唇外反.

chei·li·tis [kailáitis] 口唇炎 [医学].

c. actinica 光線性口唇炎.

c. exfoliativa 剥脱性口唇炎, = dermatitis exfoliativa labiorum.

c. glandularis 腺性口唇炎.

c. granulomatosa 肉芽腫性口唇炎.

c. venenata 薬物性口唇炎.

cheilo- [kailou, -lə] = cheil-, chilo-, chil-.

chei·lo·an·gi·o·scope [kàilouǽnʤiəskoup] 唇血行顕微鏡.

chei·lo·car·ci·no·ma [kàiloukà:sinóumə] 唇癌, 口唇癌 [医学].

chei·lo·gnath·o·pal·a·tos·chi·sis [kàilounèiθoupæ̀lətáskisis] 唇顎口蓋裂 (狼咽) [医学], 口唇・顎・口蓋〔披〕裂 [医学].

chei·lo·gnath·o·pros·o·pos·chi·sis [kàilounèiθouprɑ̀səpáskisis] 唇顎顔面裂, 唇顎顔〔披〕裂 [医学].

chei·lo·gnath·os·chi·sis [kàilouneiθáskisis] 唇顎〔披〕裂 [医学].

chei·lo·gnath·o·u·ra·nos·chi·sis [kàilounèiθoujù:rənáskisis] 唇顎口蓋〔披〕裂 [医学], 狼咽 [医学].

chei·lo·gnath·us [kàilounéiθəs] 唇顎裂.

chei·lon [káilən] 厚唇.

chei·lon·cus [kailáŋkəs] 口唇の腫瘍.

chei·lo·pal·a·tog·na·thus [kàiloupæ̀lətágnəθəs, -tounéi-] 唇顎口蓋裂.

chei·lo·pha·gia [kàiloufèiʤiə] 咬唇.

chei·lo·plasty [káiləplæ̀sti] 口唇形成術, 唇形成術 [医学].

chei·lor·rha·phy [kailɔ́:rəfi] 唇縫合.

chei·los·chi·sis [kailáskisis] 〔口〕唇裂 [医学], = hare-lip.

chei·lo·sis [kailóusis] 口角症, 口唇症 (リボフラビン欠乏症の一症候で, 口唇粘膜および口角の亀裂および鱗屑形成), = riboflavin deficiency, ariboflavinosis.

chei·lo·sto·ma·to·plasty [kàiloustoumǽtəplæ̀sti, -stóumətə-] 口唇形成術, 口唇口腔形成 [医学].

chei·lot·o·my [kailátəmi] ① 唇切開 (口唇切除の意味につかわれることもある). ② 長骨関節端の外骨切除, 関節唇切開〔術〕 [医学].

chei·ma·pho·bia [kàiməfóubiə] 寒冷恐怖〔症〕 [医学] (cheima はギリシャ語で冬の意).

chei·rag·ra [kairǽgrə] 手痛 (特に痛風結節のため), 手痛風 [医学], = chiragra.

chei·ral·gia [kairǽlʤiə] 手痛 [医学].

c. paresthetica 感覚異常性手痛.

chei·rar·thri·tis [kàirɑ:θráitis] 手指関節炎, = chirarthritis.

cheir(o)- [kair(ou), -r(ə)] 手の意味を表す接頭語.

chei·ro·bra·chi·al·gia [kaìroubrèikiǽlʤiə] 手腕痛, = chirobrachialgia.

chei·ro·ci·nes·the·sia [kàirousìnisθí:ziə] 手運動感覚, = cheirokinesthesia.

chei·rog·nos·tic [kairágnɑstik] 左右刺激識別能の, = chirognostic.

chei·ro·ki·nes·thet·ic [kàiroukìnəsθétik] 自己の手運動感覚の (特に書字の), = chirokinesthetic.

c. center 手動感覚中枢 (手の運動, 特に書字の感覚中枢で, 第2前頭葉左回後部にある).

chei·rol·o·gy [kairáləʤi] 指話法, = chirology, dactylology.

chei·ro·meg·a·ly [kàirəmégəli] 巨手〔症〕, = chiromegaly, macrochiria.

chei·ro·plasty [káirəplæ̀sti] 手指形成術, = chiroplasty.

chei·ro·po·dal·gia [kàiroupoudǽlʤiə] 手足痛, = chiropodalgia.

chei·ro·pom·pho·lyx [kàiroupámfəliks] 手汗疱, 指汗疱, = chiropompholyx.

chei·ro·scope [káirəskoup] (手の操作を利用する斜視矯正器), = chiroscope.

chei·ro·spasm [káirəspæzəm] 書痙 [医学], = chirospasm, writer cramp.

che·late [kí:leit] キレート (キレート化合物のこと).

c. compound キレート薬 [医学], キレート化合物. → chelation.

c. group キレート団 (キレート化合物における配位子), = ligand.

chelating agent キレート薬 (剤) [医学], 錯化剤.

chelating reagent キレート試薬 [医学].

che·la·tion [ki:léiʃən] キレート化 [医学], 錯化.

c. therapy キレート療法 [医学].

chelatometric titration キレート滴定〔法〕 [医学].

che·le·ryth·rine [kì:rəríθrin] ケレリトリン $C_{21}H_{19}NO_5$ (クサノオウ [白屈菜] *Chelidonium majus* などに存在するアルカロイド), = pyrrhopine.

cheletropic reaction キレトロピー反応 [医学].

che·lic·era [kəlísərə] 鋏角 (クモ, サソリなどの).

Che·li·ce·ra·ta [kəlìsəréitə] 鋏角亜門 (節足動物門の一亜門).

chel·i·don [kélidən] 肘窩, = bend of elbow, cubital fossa.

chelidonic acid ケリドン酸, クサノオウ酸 ㊎ γ-pyrone-α,α′-dicarboxylic acid $C_7H_4O_6$ (クサノオウ [白屈菜] *Chelidonium majus* 中にリンゴ酸とともに存在する), = jerva acid.

chel·i·don·ine [kèlidánin, -lídə-] ケリドニン $C_{20}H_{19}NO_5$-H_2O (*Chelidonium majus* にある苦味アルカロイドで, リン酸塩および硫酸塩は弱力麻酔作用を示す), = stylophorine.

chel·i·do·ni·um [kèlidóuniəm] クサノオウ [白屈菜] (*Chelidonium majus* の葉茎で利胆薬に用いられ

る)，＝celandine.
chel·i·do·xan·thin [kèlidəzǽnθi:n] ケリドキサンチン(カランジンの苦味結晶性物質の一種).
che·lif·e·rid [kəlífərid] カニムシ，アトビサリ[後退](図書，植木鉢などの間に住む小昆虫)，＝book scorpions.
che·loid [kí:lɔid] ケロイド，蟹足腫，＝keloid.
che·lo·ma [ki:lóumə] ケロイド，蟹足腫，＝keloid.
Che·lo·nia [ki:lóuniə] アオウミガメ属(カメ目ウミガメ科).
che·lo·ni·an [kilóuniən] カメ類の.
chel·o·phore [kí:ləfɔ:r] 鋏脚.
chem·as·the·nia [kèməsθí:niə] 化学性衰弱〔症〕，＝chemiasthenia.
chem·es·the·sis, chem·aes·the·sis [kèmisθí:sis] 物体感覚.
chem·ex·fo·li·a·tion [kì:meksfòuliéiʃən] 化学性剥脱，化学的皮膚剥離法［医学］.
chem·i·at·ric [kèmiǽtrik] 化学の，医療化学の.
chem·i·a·try [kémiətri] 医療化学.
chem·i·cal [kémikəl] ① 化学の［医学］. ② 化学薬品.
c. action 化学作用［医学］.
c. affinity 化学親和力［医学］.
c. agent 化学物質［医学］.
c. analysis 化学分析［医学］.
c. anesthesia 化学的麻酔.
c. antagonism 化学的拮抗.
c. antidote 化学〔的〕解毒薬［医学］.
c. asphyxia toxin 化学性窒息毒.
c. assay 化学〔的〕定量［医学］.
c. attraction 化学的引力.
c. balance 化学天秤，＝analytical balance.
c. bath 化学浴(種々の方法で温度を調節し得るもの).
c. bond 化学結合［医学］(原子と原子とをつなぐ結合).
c. burn 化学熱傷［医学］，化学傷.
c. carcinogen 化学〔的〕発癌物質［医学］.
c. carcinogenesis 化学発癌〔性〕.
c. carcinogenicity 化学〔的〕発癌［医学］.
c. catalyzer 化学触媒［医学］.
c. cautery 化学〔的〕焼灼法［医学］，化学焼灼〔具〕.
c. ceptor 化学的受体.
c. change 化学変化［医学］.
c. cleaning 化学〔的〕清浄法［医学］.
c. coagulation 化学凝固［医学］.
c. composition 化学組成［医学］.
c. conjunctivitis 化学性結膜炎.
c. constant 化学定数.
c. constitution 化学構造［医学］.
c. control 化学的防除［医学］.
c. corps 化学部隊.
c. correlation 化学的協関.
c. crossbond 化学的橋かけ.
c. decomposition 化学分解［医学］.
c. defecation 化学的純化［医学］.
c. defoliant 落葉剤［医学］，枯葉剤［医学］.
c. denudation 化学侵食［医学］.
c. depression 化学的抑制［医学］.
c. dermatitis 化学〔性〕皮膚炎.
c. development 化学現象.
c. diabetes 化学〔的〕糖尿病［医学］.
c. disinfection 化学〔的〕消毒〔法〕［医学］.
c. dosimeter 化学線量計［医学］.
c. dosimetry 化学〔的〕線量測定〔法〕［医学］.
c. dynamics 化学力学［医学］.
c. electricity 化学電気，＝galvanizm，voltaism.
c. element 化学元素［医学］.
c. energy 化学〔的〕エネルギー［医学］.
c. engineering 化学工業.
c. enlargement 化学的拡大法［医学］.
c. equation 化学反応式，化学方程式［医学］(左側に表された物質の組み合わせが化学反応を起こした後に生ずる変化を右側に示す式).
c. equilibrium 化学平衡［医学］.
c. equivalent 化学当量［医学］.
c. esophagitis 化学性食道炎［医学］.
c. exfoliation 化学的剥脱［医学］.
c. face peeling 化学的顔面皮膚剥離法［医学］.
c. ferment 化学的酵素(生体でないもの).
c. fertilizer 化学肥料［医学］(化学的方法を用いて製造される肥料).
c. fiber 化学繊維［医学］.
c. fog 化学かぶり(写).
c. food 化学食事，化学的栄養物(複方リン酸塩シロップのこと)，＝syrupus phosphatum compositus [NF].
c. food-poisoning 化学性食中毒［医学］.
c. for water treatment 水処理剤［医学］.
c. force 化学力.
c. formula 化学式［医学］.
c. gangrene 化学的壊疽(薬品の外用または火傷による).
c. gypsum 化学石膏［医学］.
c. hazard 化学〔的〕災害［医学］，薬害(化学的侵襲).
c. hysterectomy 化学的子宮摘出〔術〕(腐食剤を用いる方法).
c. incompatibility 化学〔的〕配合禁忌［医学］.
c. industry 化学工業.
c. inflammation 化学的炎症.
c. injury 化学損傷［医学］，化学性外傷.
c. irritability 化学的感応(刺激により組織中に化学変化の起こること).
c. kinetics 化学反応速度論(動力学)［医学］.
c. knife 化学ナイフ.
c. lesion 化学的病変(体液の化学的成分の異常).
c. machinery 化学機械［医学］.
c. mediation 化学的仲介(シナプス前の神経細胞からシナプス後の神経細胞へ興奮が伝わるとき，必要とされる化学的ステップを経ること).
c. mediator 化学メディエイタ，化学媒介物質［医学］，化学伝達物質［医学］.
c. mediator of mast cell 肥満細胞由来の化学伝達物質(肥満細胞表面の IgE 抗体が抗原と結合して放出されるヒスタミン，セロトニン，ヘパリン，ロイコトリエン C_4D_4，PAF などをいう).
c. messenger 化学の使者(オータコイドのこと)，＝autacoid (hormone or chalone).
c. model 化学モデル［医学］.
c. modification 化学〔的〕修飾［医学］.
c. modulator 化学的修飾物質［医学］.
c. mutagen 化学的変異誘発物質［医学］.
c. mutagenicity 化学〔的〕変異原性［医学］.
c. name 化学名［医学］.
c. necrosis 化学的壊死.
c. oxygen demand (COD) 化学的酸素要求量(必要量)［医学］.
c. pathology 化学病理学.
c. pathway 化学経路［医学］.
c. peeling 化学〔的〕除去〔術〕［医学］，ケミカルピーリング(皮膚表層に化学物質を塗布し，一時的に脱落させ，自然治癒過程で性状改善を得る方法で，主に美容目的で使用される).
c. peritonitis 化学性腹膜炎［医学］.
c. phase 化学相［医学］.

c. physics 化学物理学［医学］.
c. pneumonia 化学性肺炎.
c. polishing 化学研磨［医学］.
c. porcelain 化学〔的〕磁器［医学］.
c. potential 化学電位［医学］，化学ポテンシャル［医学］.
c. precipitation 化学沈殿［医学］.
c. pregnancy 化学的妊娠.
c. preparation 化学薬剤［医学］.
c. process 化学過程［医学］.
c. proof 耐薬品性の［医学］.
c. property 化学〔的〕性状［医学］，化学的性質.
c. prophylaxis 化学的予防（抗生物質や化学療法剤をあらかじめ投与して，感染症の発生を防止すること）.
c. protection 化学〔的〕防護［医学］.
c. pulp 化学パルプ［医学］.
c. rays 化学線（化学的変化を誘発する太陽光線），＝ actinic ray.
c. reaction 化学〔的〕反応［医学］.
c. reflex 化学性反射，＝ humoral reflex.
c. regulation 化学〔的〕調節［医学］.
c. repair 化学修復.
c. resistance 耐薬品性［医学］.
c. restraint 化学的拘束，＝ medicinal restraint.
c. riot control agent 暴動制圧用化学物質［医学］.
c. score ケミカルスコア［医学］，化学価（タンパク質の栄養評価法の一つ）.
c. sedimentation 薬品沈殿〔法〕［医学］.
c. senses 化学覚.
c. sensitivity (CS) 化学物質過敏症（自律神経症状，精神神経症状，消化器症状，循環器症状，呼吸器症状，免疫症状と多彩であり，多くの化学物質に接触する可能性のある現代社会で重要な疾患の一つである）.
c. sensitizer 化学〔的〕増感剤［医学］.
c. shift 化学シフト［医学］.
c. shift artifact 化学的シフト（移動）アーチファクト［医学］.
c. shift imaging 化学的移動造影（撮影）〔法〕［医学］.
c. species 化学種［医学］.
c. spectrum 化学線スペクトル.
c. sterilization 化学的滅菌〔法〕［医学］.
c. stimulation 化学的刺激［医学］.
c. stimulus 化学的刺激.
c. strengthening 化学強化［医学］.
c. structure 化学構造［医学］.
c. substance 化学物質［医学］.
c. symbol 化学記号（主として元素の）［医学］.
c. sympathectomy 化学的交感神経切除術.
c. synapse 化学〔的〕シナプス［医学］.
c. synaptic junction 化学シナプス結合（細胞が別の細胞に情報を伝達する連絡結合の一つ．結合部分を synapse と呼ぶ）.
c. synovectomy 化学的滑膜切除〔術〕.
c. synthesis 化学〔的〕合成［医学］.
c. technology 化学工学［医学］.
c. technology of food 食品化学工業［医学］.
c. theory 化学説［医学］.
c. thermogenesis 化学〔的〕熱産生［医学］.
c. thermoregulation 化学〔的〕体温調節［医学］.
c. tonus 化学的緊張.
c. toxicity 化学的毒性［医学］.
c. transmission 化学〔的〕伝達［医学］，化学的透過.
c. transmitter 化学〔的〕伝達物質［医学］.
c. treatment 化学〔的〕治療［医学］.
c. vapor deposition (CVD) 化学蒸着法（反応生成物を基板に蒸着させる方法で半導体製造などに用いられる）.
c. warfare 化学戦争［医学］，化学戦術.
c. warfare agent 化学兵器［医学］，化学戦争薬（毒ガスなど）.
c. water pollutant 化学〔的〕水質汚染物質［医学］.
c. water pollution 化学〔的〕水質汚染［医学］.
c. weapon 化学兵器［医学］.
chemically-defined cell groups [TA] 化学的に確認された細胞群*，＝ aggregationes cellularum chemergicarum [L/TA].
chemically defined medium 合成培地［医学］.
chem·i·cals ［kémikəlz］ 化学薬品［医学］.
chemico- ［kemikou, -kə］ 化学との関係を表す接頭語，＝ chem(o)-.
chem·i·co·bi·o·log·i·cal ［kèmikoubàiəládʒikəl］ 化学生物学の.
chem·i·co·cau·tery ［kèmikoukɔ́:təri］ 化学的腐食器.
chem·i·co·gen·e·sis ［kèmikoudʒénisis］ 化学的受精.
chemicoparasitic theory 化学細菌説（う歯の発生は化学力と寄生物との合併影響による）.
chem·i·co·phys·i·cal ［kèmikoufízikəl］ 化学物理学の.
chem·i·co·phys·i·o·log·ic ［kèmikoufìziəládʒik］ 化学生理学の.
chem·i·co·vi·tal ［kèmikouváitəl］ 生体化学の.
chem·i·lu·mi·nes·cence ［kèmil(j)ù:minésəns］ 化学ルミネッセンス，化学発光［医学］（化学反応によって発生する光をいう．この反応はルミノールを用いた食細胞の活性酵素群産生能を測定する際に使用されている），＝ cold light.
c. immunoassay 化学ルミネッセンス免疫測定法（化学発光する物質を抗原もしくは抗体結合して，これを用いて行う免疫測定法）.
chem·i·no·sis ［kèminóusis］ 化学因性疾患，ケミノーシス（化学的物質による病的状態）.
chem·i·o·ki·ne·sis ［kèmioukainí:sis］ 化学〔運〕動性［医学］.
chemiosmotic hypothesis 化学浸透説.
chem·i·o·tax·is ［kèmiətǽksis］ 化学走性，＝ chemotaxis.
chem·i·o·ther·a·py ［kèmiəθérəpi］ 化学療法.
che·mise ［ʃəmí:z］ [F] シェミーズ（主として直腸，膀胱外科で用いる布包帯）.
chem·ism ［kémizəm］ 反応機構，化学機構［医学］，化学的機序.
chem·i·sorp·tion ［kèmisɔ́:pʃən］ 化学吸着［医学］.
chem·ist ［kémist］ ① 化学者．② 薬剤師（イギリス）.
c.'s shop 薬局［医学］.
chem·is·try ［kémistri］ 化学［医学］.
chem(o)- ［ki:m(ou), ke-, -m(ə)］ ＝ chemico-.
che·mo·an·ti·gen ［kèmouǽntidʒən］ 化学的抗原.
che·mo·at·trac·tant ［kèmouətrǽktənt］ 走化性誘起作用物質，走化性因子，＝ chemotactic factor.
che·mo·au·to·troph ［kèmouɔ́:tətrouf］ 化学合成独立栄養生物.
che·mo·au·to·tro·phic ［kèmouɔ̀:tətráfik］ 化学的自己栄養の（特に無機的化学反応により生ずるエネルギーにより炭酸ガスから自己の細胞組成成分を合成し得る細菌についていう）.
che·mo·bi·ot·ic ［kèmoubaiátik］ 化学抗生剤（化学療法剤と抗生物質との配合剤）.
che·mo·cau·tery ［kèmoukɔ́:təri］ 化学的腐食，＝ chemicocautery.
che·mo·cep·tion ［kèməsépʃən］ 化学受容［医学］，＝ chemoreception.
che·mo·cep·tor ［kèməséptər］ 化学受容体，化学受容器［医学］，＝ chemoreceptor.

che·mo·co·ag·u·la·tion [kèmoukouæ̀gjuléiʃən] 化学的凝結〔医学〕.
che·mo·dec·to·ma [kèmədektóumə] 化学感受体腫〔医学〕, ヘモデクトーマ, 非クロム親和性傍神経節腫.
che·mo·dec·to·my [kì:mədéktəmi, kèm–] 化学受容体摘除〔医学〕.
che·mo·dif·fer·en·ti·a·tion [kèmoudìfərenʃiéiʃən] 化学的分化 (Huxley が提唱した用語で細胞が器官または組織に分化する前段階における非可視性決定点のこと).
che·mo·di·ne·sis [ki:moudainí:sis, kèm–] 化学〔的〕誘起〔医学〕.
che·mo·em·bo·li·za·tion [ki:məèmbalizéiʃən, kèm–] 化学塞栓〔医学〕.
che·mo·het·er·o·troph [kèmouhétərətrouf] 化学合成従属栄養生物.
che·mo·im·mu·ni·ty [kèmouimjú:niti] 化学免疫.
che·mo·im·mu·nol·o·gy [kèmouìmju:nálədʒi] 化学免疫学.
che·mo·kine [kí:moukain] ケモカイン (細胞より放出されるタンパク質性因子で構造中に 4 つのシステインをもつ低分子タンパク質. 血球に対する細胞走化性誘導活性が強い特性をもつ).
che·mo·ki·ne·sis [kèmoukainí:sis] 化学運動性 (化学物質の存在により運動性が高まること).
che·mo·ki·net·ic [kèmoukainétik] 化学運動性の.
che·mo·lith·o·troph [kèməlíθətrouf] 化学合成無機栄養生物.
che·mo·lith·o·troph·ic [kèmoulìθətráfik] 化学合成無機栄養の.
  c. bacteria 化学合成無機栄養細菌.
che·mo·lith·o·tro·phy [kèməliθátrəfi] 化学合成無機栄養〔性〕.
che·mo·lu·mi·nes·cence [kèmoul(j)ù:minésəns] 化学発光〔医学〕(化学反応によって生じる光. 化学エネルギーが直接エネルギーに転換されて発する光).
che·mol·y·sis [kimálisis] 化学〔的〕分解〔医学〕, = chemical decomposition.
chemomechanical coupling 化学力学連関〔医学〕.
che·mo·mor·pho·sis [kèmoumɔ:fóusis] 化学性変態, 化学的形態形成過程.
che·mo·nasty [kémənæsti] 傾化性.
che·mo·nu·cle·ol·y·sis [kèmounjù:kliálisis] 化学〔的〕核溶解.
che·mo·or·ga·no·troph [kèmouɔ́:rgənətrouf] 化学合成有機栄養生物, 有機栄養株〔医学〕.
che·mo·or·ga·no·troph·ic [kèmouɔ:rgənətráfik] 化学合成有機栄養の.
  c. bacteria 化学合成有機栄養細菌.
che·mo·or·ga·not·ro·phy [kì:mouɔ̀:gənátrəfi, kèm–] 化学合成有機栄養〔性〕.
che·mo·pal·li·dec·to·my [kèmoupæ̀lidéktəmi] 化学性淡蒼球破壊術 (化学薬品により淡蒼球組織を破壊すること).
che·mo·pal·li·do·thal·a·mec·to·my [kèmoupæ̀lidouθæ̀ləméktəmi] 化学性淡蒼球視床破壊術 (化学薬品により淡蒼球と視床を破壊すること).
che·mo·phar·ma·co·dy·nam·ic [kèmoufà:məkoudainǽmik] 化学構造と薬理学作用の.
che·mo·phys·i·ol·o·gy [kèmoufìziálədʒi] 化学生理学, = physiological chemistry.
che·mo·pre·ven·tion [kì:mouprivénʃən, kèm–] 予防的化学療法, 化学〔的〕予防〔法〕.
che·mo·pro·phy·lax·is [kèmoupròufilǽksis] 化学〔的〕予防〔法〕〔医学〕, 予防的化学療法.
che·mo·re·cep·tion [kèmourisépʃən] 化学受容〔医学〕, = chemoception.
che·mo·re·cep·tive [kì:mouriséptiv] 化学受容の.
  c. (emetic) trigger zone (CTZ) 化学受容〔性〕〔嘔吐〕引金帯〔医学〕(延髄の嘔野).
che·mo·re·cep·tor [kèmouriséptər] 化学受容器, 化学受容体〔医学〕(化学的刺激による興奮に応じ, あるいは化学的物質を固定し得る細胞群または細胞内原子群で味覚, 嗅覚の受容体, 頸動脈球, 大動脈体などを含む), = chemoceptor.
  c. reflex 化学受容体反射〔医学〕.
  c. trigger zone (CTZ) 化学受容器 (体) 引き金帯 (第四脳室底部の最後野に存在する).
  c. tumor 化学受容体腫瘍.
che·mo·re·flex [kèmourifléks] 化学反射.
che·mo·re·sis·tance [kèmourizístəns] 化学的抵抗〔医学〕.
che·mo·res·ponse [kì:mourispáns, kèm–] 化学反応.
che·mo·rhe·ol·o·gy [kì:mouri:álədʒi, kèm–] 化学レオロジー〔医学〕.
che·mo·sen·si·tive [kèməsénsitiv] 化学的敏感性の.
che·mo·se·ro·the·r·apy [kemousì:rəθérəpi] 化学血清療法.
che·mo·sis [kimóusis] 結膜浮腫〔医学〕(眼球結膜の浮腫による角膜周囲の膨隆), = chaemosis. 形 chemotic.
che·mos·mo·sis [kèməzmóusis] 化学浸透圧, 化学的浸透作用〔医学〕.
che·mo·stat [kéməstæt] 恒成分培養槽〔医学〕.
che·mo·ster·il·ant [kèmoustérilənt] 化学不妊薬〔医学〕.
che·mo·sur·gery [kèmousə́:dʒəri] 化学〔的〕外科〔療法〕〔医学〕.
  c. of skin 皮膚の化学的外科〔医学〕.
che·mo·syn·the·sis [kèmousínθisis] 化学合成〔医学〕.
che·mo·tac·tic [kèmətǽktik] 走化性の.
  c. activity 遊走能.
  c. chamber 走化チェンバ〔医学〕, 細胞遊走チェンバ.
  c. factor 走化〔性〕因子〔医学〕, 化学走性因子, 化学遊走因子.
  c. index 化学走性指数.
  c. peptide 走化性ペプチド (好中球などの炎症性細胞の走化性を誘導するペプチドで, IL-8 や MCAF/MCP-1 などがある).
  c. response 化学応答 (走性・反射・反応).
  c. stimulus 走化〔性〕刺激, 化学走性刺激〔医学〕.
che·mo·tac·tin [kèmətǽktin] = chemotactic factor.
che·mo·tax·in [kèmətǽksin] ケモタキシン, = chemotactic factor, cytotaxin.
che·mo·tax·is [kèmətǽksis] 化学走性, 走化性〔医学〕, = chemotaxy.
  c. factor 走化性因子.
che·mo·tax·on·o·my [kì:moutæksánəmi, kèm–] 化学分類〔学〕〔医学〕.
che·mo·thal·a·mec·to·my [kèmouθæ̀ləméktəmi] 化学的視床切除 (化学薬品によって視床の一部を破壊すること).
che·mo·ther·a·peu·tant [kì:mouθèrəpjú:tənt, kèm–] 化学療法剤〔医学〕.
che·mo·ther·a·peu·tic [kèmouθèrəpjú:tik] ① 化学療法の〔医学〕. ② 化学療法薬.
  c. agent 化学療法薬〔医学〕.
  c. index 化学療法指数〔医学〕(薬物の体重 1kg 当たり最大耐容量を, 体重 1kg 当たり最小治療量で除したもの. Ehrlich により最初に用いられた), = chemotherapeutic coefficient.

che·mo·ther·a·peu·tics [kèmouθèrəpju:tiks] ① 化学療法薬. ② 化学療法学.
che·mo·ther·a·py [kèmouθérəpi] 化学療法〔医学〕.
c. preparation of communicable disease 感染症用化学療法剤〔医学〕.
che·mot·ic [ki:mátik, kem–] 結膜水腫(浮腫)性の.
che·mot·ro·phy [ki:mátrəfi, kem–] 化学的栄養, 化学物質栄養〔性〕〔医学〕(特に酸化による).
che·mot·ro·pism [kimátrəpizəm, kemoutróup–, kèmoutróup–] 化学向性〔医学〕, 屈化性, 化学屈性〔医学〕.
che·mo·type [kí:mətaip, kém–] 化学型〔医学〕.
che·mo·var [kí:məvɑ:r, kém–] 化学型.
chem·ur·gy [kémə:ʤi] 化学美術(美術への化学応用).
Chenais, Louis Jean [ʃənéi] シュネ(1872–1950, フランスの医師).
Cheney, William D. [ʧéini] チェネー(1918生, アメリカの放射線医).
C. syndrome チェネー症候群.
chenodeoxycholic acid ケノデオキシコール酸.
che·no·di·ol [kìnoudáiɔ:l] ケノジオール, = chenodeoxycholic acid.
che·no·po·di·um [kì:noupóudiəm] ケノポジウム油(アメリカアリタソウに存在する揮発油で, アスカリドールを含有し, 駆虫薬として用いられる), = Mexican tea, Jerusalem tea.
c. oil ヘノポジ油(アスカリドール65%以上を含む駆虫薬), = oleum chenopodii, American wormseed oil.
Chenuda virus チェヌーダウイルス(レオウイルス科のウイルス. エジプト, アフリカで分離された).
Chenzinsky–Plein solution チェンジンスキー・プレイン染色液(血球の染色に用いる液で, メチレンブルー飽和水溶液40mLに, エオジン0.5%アルコール溶液20mLと水40mLを加えたもの).
che·o·plas·tic [kiəplǽstik] 合金義歯.
c. base 鋳造合金床.
c. metal 〔義歯〕鋳造用金属(比較的柔軟な金属または合金で, ビスマス(蒼鉛), スズ, 銀, 少量のアンチモンなどの合金が用いられる).
c. process 合金鋳造法.
c. tooth 鋳造床用陶歯, ケオプラスチック義歯.
che·o·plas·ty [kíəplæ̀sti] 合金義歯鋳造法(スズ, 銀, ビスマス(蒼鉛)の合金を用いる義歯鋳造法).
Cherchevski, Michael [ʧèrʧévski] シェルシェウスキー(ロシアの医師).
C. disease シェルシェウスキー病(神経性イレウス).
che·ro·ma·nia [kìrouméiniə] 快活狂, 狂喜, 病的壮快.
Cheron, Jules [ʃərɔ́n] シェロン(1837–1900, フランスの婦人科医).
C. serum シェロン血清(結晶性石炭酸1, 食塩2, リン酸ナトリウム4, 硫酸ナトリウム8, 熱湯100mLからなり, 伝染病に用いる注射薬).
che·ro·pho·bia [kìroufóubiə] 快活恐怖症, 幸福恐怖〔症〕〔医学〕, 陽気恐怖症.
Cherry–Crandall test [ʧéri krǽndəl tést] チェリー・クランダル試験(血清脂肪分解酵素 lipase を媒質オリーブ油に作用させ, その遊離脂肪酸を定量する酵素作用の測定法).
cher·ry [ʧéri] サクラ[桜], サクラの実. → *Prunus*.
c. angioma 老人性血管腫.
c.–red cyanosis 紅色チアノーゼ(一酸化炭素中毒のこと).
c.–red spot 桜実紅斑〔医学〕, チェリーレッド斑(家族性黒内障性痴呆において診断的な意義をもつといわれる網膜黄斑部に鮮赤色斑点の現れたもので, 辺縁部には白色の輪状帯がある), = Tay spot.
c.–red spot myoclonus syndrome サクランボ赤色斑〔点〕ミオクローヌス症候群.
che·rub·ism [ʧérəbizəm] 家族性線維性異形成症, ケルビム症(語源は cherub で, 聖書に描かれた天使の一人. 豊頬の美児にちなむ. 上下顎骨の線維骨性形成障害で家族性遺伝形式を示す奇形の一種).
Cheselden, William [ʧésəldən] チェシェールデン(1688–1752, イギリスの外科医. 膀胱石切開法および盲者における虹彩切開は世の注意を引いた).
ches·sy·lite [ʧésilait] 藍銅鉱, = azurite.
chest [ʧést] 胸, 胸部〔医学〕(thorax の一般名).
c. circumference 胸囲.
c. depth 胸厚〔医学〕.
c. empyema 胸部膿胸〔医学〕.
c. examination 胸部検査〔医学〕.
c. founder 胸部馬蹄病(胸筋萎縮を伴う馬蹄病).
c. girth 胸囲〔医学〕.
c. index 胸指数.
c. injury 胸部外傷.
c. lead 胸部誘導〔医学〕(関電極を胸部に置く誘導).
c. mass X–ray 胸部X線集検〔医学〕.
c. pack 胸部あん法〔医学〕.
c. pain 胸痛〔医学〕, 狭心痛.
c. physician 呼吸器専門医.
c. register 胸声区〔医学〕.
c. respiration 胸式呼吸〔医学〕.
c. respirator 胸式人工呼吸器〔医学〕.
c. strap harness 胸郭帯〔医学〕.
c. trauma 胸部外傷.
c. voice 胸声〔医学〕, = chest register.
c. wall 胸壁〔医学〕.
c. wall compliance 胸郭コンプライアンス〔医学〕, 胸壁コンプライアンス.
c. wall excursion 胸壁運動.
c. wall retraction 胸壁後退.
c. wall rigidity 胸壁硬直.
c. wound 胸部創傷〔医学〕, 胸部損傷〔医学〕.
c. X–ray 胸部X線写真〔医学〕.
Chester dis·ease [ʧéstər dizí:z] チェスター病(骨折を伴う黄色腫).
chét·ism [ʧétizəm] 一器官または一部分よりはむしろ個体の全部を侵す小児症.
Chevreul, Michel Eugene [sevrə́:l] シェヴラール(1786–1889, フランスの化学者. 糖尿病患者の尿中の糖分はブドウ糖であることをみつけ, コレステロールを明らかにし(1815), 脂肪は脂肪酸とグリセリンからなることを証明し(1823), 筋肉からクレアチンを分離した(1832)).
chevron bone 山形骨(イヌの第3, 4, 5尾椎にあるV字型血管弓).
chevron incision シェヴロン型切開, 山形切開.
chevron osteotomy シェヴロン型骨切り術, 山形骨切り術.
chew·ing [ʧú:iŋ] 咀嚼(そしゃく)〔医学〕.
c. cycle 咀嚼(そしゃく)サイクル(1回のそしゃくストロークにおける下顎運動の全サイクル).
c. motion 咀嚼(そしゃく)運動〔医学〕.
Cheyne, George [ʧéin] チェーン(1671–1743, スコットランドの医師).
C. disease チェーン病(ヒポコンドリー症).
Cheyne, John [ʧéin] チェーン(1777–1836, スコットランドの医師).
C.–Stokes nystagmus チェーン・ストークス眼振(チェーン・ストークス呼吸と同様の律を現す眼振).

C.-Stokes psychosis チェーン・ストークス精神病.

C.-Stokes respiration チェーン・ストークス〔型〕呼吸（比較的規則的に浅呼吸から深呼吸となり再び浅呼吸となって無呼吸期に移行する周期性呼吸の一種．心肺疾患重症時や意識障害時にみられる）.

Cheyne, Sir William Watson ［tʃéin］ チェーン（1852-1925, イギリスの外科医）.

C. operation チェーン手術（恥骨筋からの皮膚弁を利用するヘルニアの根治手術）.

CHF ① congenital hepatic fibrosis 先天性肝線維症の略. ② congestive heart failure うっ血性心不全の略. ③ continuous hemofiltration 持続的血液濾過の略.

CHH cartilage-hair hypoplasia 軟骨毛髪形成不全〔症〕の略.

chi, χ ［kái］ カイ（ギリシャ語アルファベット第22字）.

c. angle カイ角（ホルミオンとスタフィリオンおよびバシオンとを結ぶ線のなす角）.

c.-square (χ^2) カイ2乗（観測値と期待値との差の2乗和の平均として定義される統計量で，分布の適合度検定などに用いられる）.

c.-square distribution カイ2乗分布［医学］.

c.-square test カイ2乗検定［医学］（統計的仮説検定の手法のうち，カイ2乗分布を用いる検定法の総称で，母出現率の比較，m×n分割表における独立性の検定，適合度検定などがある），＝ chi test.

c. structure カイ構造（DNA上の塩基配列．非対象の5′-GCTGGTGG-3′．chi は crossover hot spot instigator に由来）.

chiaie tooth （地下ガスの作用によりエナメルが腐食された歯）.

Chian turpentine カイオステルペンチン（地中海 Chios 島産 *Pistacia terebinthus* から採った脂油）.

Chiari, Hans ［kiá:ri］ キアリ（1851-1916, オーストリアの病理学者）.

C.-Budd syndrome キアリ・バッド症候群，＝ Budd-Chiari syndrome.

C. disease キアリ病（閉塞性肝静脈内膜炎），＝ endophlebitis obliterans hepatica.

C. malformation キアリ奇形（脊髄裂における小脳および橋脳の下方下垂延長），＝ Arnold-Chiari syndrome.

C. network キアリ網状奇形（下大静脈孔および冠状動脈孔から右心房を通って分稜に達する微細線維で，胎生期の残遺物と考えられる）.

C. syndrome キアリ症候群（肝静脈の血栓で起こる），＝ Budd-Chiari syndrome.

C. II syndrome キアリII症候群.

Chiari, Johann B. ［kiá:ri］ キアリ（1817-1854, ドイツの産科医）.

C.-Frommel syndrome キアリ・フロンメル症候群（授乳中止後も持続する乳汁分泌および無月経），＝ Frommel disease, persistent postpartum amenorrhea-galactorrhea syndrome.

Chiarugi, Vincenzo ［tʃiərú:dʒ］ チアルージ（1759-1820, イタリアの医師．精神病の療法に基礎的改革を加え，精神病院の入院患者から足枷の使用を放棄した第一人者といわれる（1793））.

chi·asm ［káiəzəm］ 交差（叉）［医学］，＝ chiasma.

chi·as·ma ［kaiǽzmə］ 交差（交叉），十字，キアズマ（染色体交差ともいう），＝ chiasm. 形 chiasmic, chiasmal, chasmatic.

c. fasciculorum opticorum （視神経交叉のこと）.

c. formation キアズマ形成［医学］，交差形成.

c. frequency キアズマ頻度.

c. interference キアズマ干渉［医学］.

c. opticum ［L/TA］ 視〔神経〕交叉，＝ optic chiasm［TA］.

c. syndrome キアズマ症候群（視交叉部障害による両耳側視野欠損と視神経萎縮を特徴とする症候群）.

c. tendinum ［L/TA］ 腱交叉（深指屈筋の腱が浅指屈筋のそれを通過する交叉），＝ tendinous chiasm［TA］.

c. type キアズマ型［医学］.

c.-type theory キアズマ型説［医学］.

chiasmal recess 視束交叉陥凹，＝ optic recess.

chiasmal syndrome 視神経交叉症候群（視力減退，視野狭窄，中心暗点，頭痛，めまい，失神などを特徴とする脳下垂体疾患の近接症候群）.

chi·as·mat·ic ［kaiæzmǽtik］ 交叉の，キアズマの.

c. branch ［TA］ 視交叉枝*，＝ ramus chiasmaticus［L/TA］.

c. cistern ［TA］ 交叉槽*，＝ cisterna chiasmatica［L/TA］.

c. groove 視交叉溝.

chi·as·ma·ty·py ［kaiǽzmətàipi］ 交差現象，＝ crossingover.

chi·as·mom·e·ter ［kaiæzmɑ́mitər］ キアスモメータ，＝ chiastometer.

chi·as·tom·e·ter ［kaiæztɑ́mitər］ 斜計（正常平行性から視軸の脱線度を測る機械）.

chi·as·to·neu·ry ［kaiæ̀stənjú:ri］ 十字神経系，＝ orthoneury. 形 chiastoneural.

chi·as·tron ［kaiǽstrɑn］ 十字帯.

chi·ca ［tʃíkə］ チーカ（トウモロコシからつくった中央アメリカの酒）.

Chicago blue シカゴブルー（流血中に注射すると高度の抗凝固作用を示すアゾ色素）.

Chicago disease シカゴ病，＝ American blastomycosis.

chich·ism ［tʃíkizəm］ チキズム（南アメリカ北部で用いられるペラグラの俗称）.

Chick-Martin method ［tʃík má:tin méθəd］ チック・マルチン法（消毒剤検定法の一つで，菌を含む糞便の存在下に消毒力を検査する方法）.

chick ［tʃík］ ① 雛. ② 女児（俗）.

c. antidermatitis factor ニワトリ抗皮膚病因子，＝ pantothenic acid.

c. antipellagra factor ニワトリ抗ペラグラ因子，＝ pantothenic acid.

c. embryo ヒヨコ胚.

c. embryo extract ニワトリ胎仔抽出物.

c. embryo fibroblast ニワトリ胚線維芽細胞.

c. nutritional dermatosis ヒナドリ栄養性皮膚病（ビタミンB濾液因子の欠乏による）.

c.-pea ヒナマメ［雛豆］，エジプトマメ（ソラマメの一種 *Lathyrus cicera* で，マメには有毒成分 lupine を含み，中毒症 lathyrism を誘発する）.

chick·en ［tʃíkin］ ニワトリ，＝ domestic chicken.

c. breast 鳩胸（はとむね），＝ pectus carinatum.

c. cholera 家禽コレラ（*Pasteurella multocida* の感染症），＝ pasteurellosis, fowl cholera.

c. embryo lethal orphan virus ＝ CELO virus, Fowl adenovirus 1.

c.-fat clot 鶏脂様凝血（血餅）（死後に起こる凝血型で，上層は淡黄色の線維状を呈し（白血球，血漿を含む），赤血球は下層に沈積する状態）.

c. leucocytozoonosis ニワトリロイコチトゾーン症.

c. malaria ニワトリマラリア.

c. mite トリダニ，ワクモ，＝ *Dermanyssus gallinae*.

c. pest ニワトリペスト，＝ fowl pest.

c. pest virus ニワトリペストウイルス，家禽ペストウイルス.

c. pox 水痘，＝ varicella.

c. pox immune globulin (human) 抗水痘ウイルス免疫グロブリン（帯状疱疹感染回復直後のヒト血清由来ガンマグロブリン）.
c. pox immunoglobulin 水痘免疫グロブリン（感染罹患の可能性の高い小児の感染予防に用いる）.
c. pox virus 水痘ウイルス〔医学〕.
c. sarcoma ニワトリ肉腫（ウイルスによる移植可能の悪性紡錘形細胞肉腫で，Peyton Rous が1910年に初めて発見した）.
c. sarcoma virus ニワトリ肉腫ウイルス.
c. tuberculosis 鳥類結核〔症〕〔医学〕（*Mycobacterium avium* の感染症で，人類にも感染することがある）.
chickl·ing ［ʧíkliŋ］ ヒヨコ（鶏雛）.
Chiclero ulcer チクレロ潰瘍（ユカタン地方にみられる耳のトリパノソーマ症）.
chief ［ʧí:f］ 主要な，長（組織，集団の）.
c. agglutinin 主凝集素（細菌またはほかの抗原に対して産出する特異的凝集素で，副凝集素よりは高い希釈度において反応を起こすもの），= haupt agglutinin，major a..
c. artery of thumb 母指主動脈.
c. cell 主細胞（① 胃腺のペプシノーゲン分泌細胞．② 下垂体色素嫌性細胞），= zymogenic cell，central c.，adelomorphous c.，peptic c.，chromophobe cells of hypophysis.
c. cell of corpus pineale 松果体主細胞.
c. cell of parathyroid gland 上皮小体主細胞.
c. cell of stomach 胃主細胞.
c. complaint (CC) 主訴〔医学〕.
c. fiber 主線維（毛様体から水晶体に達する Zinn 小帯にある線維），= main fiber，principal f..
c. hair 主毛〔医学〕.
c. ingredient 主成分〔医学〕.
c. meridian 主経線.
c. nurse 看護師長.
c. pharmacist 薬局長〔医学〕，薬剤部長〔医学〕.
c. physician 医長〔医学〕.
c. plane of pelvis 骨盤主要面〔医学〕.
Chiene, John ［ʧí:n］ チェーン（1843-1923，スコットランドの外科医）.
C. operations チェーン手術（① 膝内反の療法として大腿骨内側顆の楔状片を切除する手術．② 胸鎖乳突筋の後縁に沿う側頸切開により咽頭後部を露出する方法）.
Chievitz, Johan Henrik ［ʧí:vits］ チーウィッツ（1850-1901，デンマークの解剖学者）.
C. layer チーウィッツ層（眼杯の神経芽細胞の内外両層を分画する一過性線維層）.
C. organs チーウィッツ器官（① 耳下腺管の下顎支．② 耳下腺後方にある胚の増殖組織）.
Chiffonnier dis·ease ［ʃifəniər dizí:z］ シフォンニエー病（炭疽のこと）.
chig·ger ［ʧígər］ ツツガムシ［恙虫］（アキダニ harvest mite，アカムシ red bug ともいう．前気門亜目 *Prostigmata* のツツガムシ科 *Trombiculidae* に属するダニの通称で，草原，山村，畑に生息し，ヒトや哺乳動物を刺し，皮疹を起こすとともに，一部の種ではツツガムシ病を媒介する）.
chig·non ［ʃígnɑn］ ① 砂毛，= piedra．②（後頭部の）まげ状隆起〔医学〕.
c. disease 砂毛〔症〕，= piedra.
c. fungoid 砂毛菌症（毛髪にみられる結節性発生物）.
chig·o(e) ［ʧígou］ スナノミ［砂蚤］（ヒトの足または脚の皮膚下部に潜入して潰瘍を起こす），= jigger，sand-flea，burrowing flea，*Tunga penetrans*.
Chikungunya fever チクングニア熱（アフリカ，インド，東南アジアでみられ，ネッタイシマカなどに媒介されるチクングニアウイルスによる感染症）.
Chikungunya hemorrhagic fever チクングニア出血熱.
***Chikungunya virus* (CHIKV)** チクングニアウイルス（トガウイルス科のウイルスで，発熱，発疹，筋肉痛などを起こす）.
CHIKV *Chikungunya virus* チクングニアウイルスの略.
Chilaiditi, Demetrius ［kilɑ:ðíti:］ キライディティ（1883生，オーストリアの放射線科医）.
C. syndrome キライディティ症候群〔医学〕（結腸または小腸の一部が肝臓と横隔膜との間に嵌入して起こる症候群）.
chil·blain ［ʧílblein］ 凍瘡，凍傷〔医学〕，しもやけ〔医学〕，= congelation.
c. lupus 凍傷狼瘡（寒冷刺激により，四肢末端に生ずるエリテマトーデスの一型）.
CHILD syndrome チャイルド症候群（CHILD は congenital hemidysplasia with ichthyosis erythroderma and limb defects に由来する）.
Child Welfare Law 児童福祉法.
child ［ʧáild］ 小児．複 children．形 childish.
c. abuse ① 小児虐待〔医学〕，児童虐待，子ども虐待（通常，保護者あるいは養育者による虐待をいう．身体的虐待，性的虐待，情緒的虐待，ネグレクトの4つに分類される）．② 被虐待児，= battered child.
c. abuse syndrome 被虐待児症候群〔医学〕.
c. accounting 児童精算法（学童の完全発育を目的とする記録と補導とを整理する運動）.
c. advocacy 児童の権利擁護〔医学〕.
c. behavior 小児の行動〔医学〕.
c. behavior disorder 小児行動障害〔医学〕.
c. born out of wedlock 非嫡出子.
c. care 小児看護〔医学〕.
c. care pedology 育児〔学〕.
c. day care center 小児デイ・ケアセンター〔医学〕.
c. development 小児発達.
c. development deviation 児童発育偏移〔医学〕.
c. dose 小児薬用量〔医学〕.
c. dose formula 小児薬用量式〔医学〕.
c. expectancy 子期待数〔医学〕.
c. guidance 児童相談〔医学〕.
c. guidance center 児童相談所〔医学〕.
c. guidance clinic 小児補導クリニック〔医学〕.
c.-head sized 児頭大〔医学〕.
c. health 小児保健〔衛生〕〔医学〕.
c. health clinic 小児保健クリニック，小児健康診断.
c. health service 児童保健業務〔医学〕.
c. hyperuricemia 小児高尿酸血症〔医学〕.
c. language 幼児語〔医学〕.
c. life specialist チャイルド・ライフ・スペシャリスト（子どもの心のケアを担当する専門家で，実際の医療の現場にも立ち合う）.
c. maltreatment チャイルドマルトリートメント（児童虐待の一つで，心理的虐待，ネグレクトなど子どもに対する不適切な対応をいう），= child abuse.
c. marriage 児童婚（ある地域の慣習として存在し，女性の教育，人権を無視するものとして撲滅運動が起こっている）.
c. molestation 小児への性的いたずら〔医学〕.
c. mortality 幼児死亡率〔医学〕.
c. neglect 小児放置〔医学〕，養育拒否.
c. nutrition 小児栄養〔医学〕.
c. psychiatry 小児精神医学〔医学〕，児童精神医学（小児精神医学．児童精神医学は，乳幼児から思春期までを対象とする学問），= pediatric psychiatry.

c. psychology 小児心理学〔医学〕，児童心理学．
c. reactive disorder 小児の反応障害〔医学〕．
c. rearing 育児〔医学〕．
c.-rearing anxiety 育児不安．
c.-rearing attitude 養育態度．
c.-rearing practice しつけ〔医学〕．
child·bear·ing ［ʧáildbeəriŋ］ 出産，分娩．
c. age 妊娠可能年齢．
c. age population 妊娠可能年齢人口〔医学〕．
c. period 出産期．
child·bed ［ʧáildbed］ 産褥，産床〔医学〕，= lying-in.
c. fever 産褥熱〔医学〕，= puerperal fever.
child·birth ［ʧáildbəːθ］ 分娩，出産〔医学〕，出生〔医学〕，= parturition, delivery, labor.
c. classes 母親学級〔医学〕．
c. injury 分娩時損傷〔医学〕，出産時損傷〔医学〕．
child·crow·ing ［ʧáildkrouiŋ］ 痙攣性クループ．
child·hood ［ʧáildhud］ ① 小児期〔医学〕（生時～満15歳）．② 幼児期〔医学〕．
c. absence epilepsy 小児期欠神てんかん，小児期アプサンスてんかん．
c. asthma 小児気管支喘息．
c. autism 幼児自閉症，= infantile autism.
c. disintegrative disorder 小児〔期〕崩壊性障害〔医学〕（DSM-Ⅳ による広汎性発達障害の一分類），= Heller syndrome.
c. epilepsy with occipital paroxysms 後頭突発波を伴う小児期てんかん．
c. history 生育歴．
c. mortality 小児期死亡率〔医学〕．
c. muscular dystrophy 小児期筋ジストロフィ．
c. myxedema 小児粘液水腫．
c. neurosis 小児神経症，= childhood neuroses.
c. psychiatry 小児期精神医学〔医学〕．
c. psychoanalysis 小児精神分析〔学〕〔医学〕．
c. schizophrenia 小児統合失調症〔医学〕，児童統合失調症．
c. steatorrhea 小児脂肪便症〔医学〕．
c. tuberculosis 小児期結核．
c. type tuberculosis 小児型結核〔症〕．
Children Welfare Act 児童福祉法．
children ［ʧíldrən］（child の複数）．
c. and families bureau 児童家庭局〔医学〕．
c. anesthesia 小児麻酔〔医学〕．
c. cardiology 小児心臓〔病〕学〔医学〕．
c. care and training 小児養護としつけ〔医学〕．
c. charter 児童憲章〔医学〕．
c. dentistry 小児歯科〔学〕〔医学〕．
c. dosage 小児量〔医学〕．
c. gastroenterology 小児胃腸病学〔医学〕．
c. guidance 小児生活指導〔医学〕．
c. labor 小児労働〔医学〕．
c. neurology 小児神経病学〔医学〕．
c. nursing 小児看護〔医学〕．
c. operative dentistry 小児歯科手術〔医学〕．
c. oral surgery 小児口腔外科学〔医学〕．
c. pneumonia 小児肺炎〔医学〕．
c. roentgen diagnosis 小児Ｘ線診断〔医学〕．
c. skin 小児皮膚〔医学〕．
c. social work 小児ソーシャルワーク〔医学〕．
c. surgery 小児外科学〔医学〕．
c. tuberculosis 小児結核〔医学〕．
c. village 子供村〔医学〕．
c. welfare 児童福祉〔医学〕．
c. welfare work 小児福祉事業〔医学〕．
Chile niter チリ硝石（硝酸ナトリウム）．
Chile saltpeter チリ硝石 $NaNO_3$（ソーダ硝石）．
chi·li·tis ［kailáitis］ 口唇炎，= cheilitis.
chill ［ʧíl］ 悪寒〔医学〕，さむけ〔医学〕．
Chilo iridescent virus メイチュウ虹色ウイルス．
chi·l(o)- ［kail(ou), kail(ə)］ 唇の意味を表す接頭語，= cheilo-.
chi·lo·car·ci·no·ma ［kailoukɑːsinóumə］ 口唇癌．
chi·lo·mas·ti·gi·a·sis ［kàiloumæstiʤáiəsis］ メニール鞭毛虫症．
Chilomastix mesnili メニール鞭毛虫（ヒトの大腸に寄生する）．
chi·lo·mas·ti·xi·a·sis ［kàiloumæstizáiəsis］ = chilomastigiasis.
chi·lo·mas·to·sis ［kàiloumæstóusis］ = chilomastigiasis.
chi·lo·pa ［kailóupə］ カイローパ，= onyalai.
Chi·lop·o·da ［kailápədə］ 唇脚綱（節足動物門，多足亜門 *Myriapoda* の一綱で，ムカデ［百足］などを含む．胴部は各１対の脚を備えた体節15～170個からなり，口器の第４肢は毒腺であって，これを毒えら toxicognath という）．
chi·lo·po·di·a·sis ［kàiloupədáiəsis］ ムカデ［百足］咬症（トビズムカデなど大型のムカデに咬まれて生じる疾病．痛みは激しいが，致命的ではない）．
Chi·mae·ra ［kaimíːrə］ ギンザメ［銀鮫］属（ギンザメ目 *Chimaeriformes*，ギンザメ科 *Chimaeridae* の一属），= spookfishes, elephant-fishes, rat fishes.
chi·mae·ra ［kaimíːrə］ キメラ，= chimera.
Chimani-Moos test ［kímɑni múːs tést］ キマニ・モース試験（聾をいつわる患者に対する診断法）．
chi·maph·i·lin(e) ［kaimǽfilin］ キマフィリン $C_{10}H_{19}O$（オオウメガサソウの結晶性成分）．
chi·mat·lon ［kaimǽtlɑn］ 凍瘡（しもやけ）．
chi·me·ra ［kaimíːrə］ キメラ（① 体変異，隔離または人工融合により生ずる雑種，異種２胚が等分に融合して生ずる複合体．② ギリシャ神話の獅子頭，羊身，龍尾の吐火獣），= chimaera.
c. DNA キメラDNA（異種生物由来のDNA断片を人為的に連結した，自然には存在しないようなDNA）．
c. plasmid キメラプラスミド（plasmid fusion によりトランスポゾンをもつ２つのプラスミドが結合し，異なる形質発現単位をそなえた新たな plasmid ができること）．
c. protein キメラタンパク質（異種動物のタンパクどうしを結合させたもの），= fusion protein.
chimeric plasmid キメラプラスミド（融合プラスミド）．
chimeric protein キメラタンパク質（複数のタンパク質を結合してつくったタンパク質のこと）．
chi·me·rism ［kaimíːrizəm］ キメラ現象，キメラ状態〔医学〕（モザイクともいう．１個の生物体または一つの組織に遺伝的形質が異なる２個あるいはそれ以上の細胞が入り混じる現象）．
chi·mi·pro·phy·lax·is ［kimiproufailǽksis, -fi-］ 化学〔的〕予防〔法〕，= chemoprophylaxis.
chimney gas 煙道ガス〔医学〕．
chimney-sweepers' cancer 煙突掃除人癌．
chimney-sweeper's carcinoma 煙突掃除人〔陰嚢〕癌〔医学〕（煤煙による陰嚢癌），= cancer asbolicum.
chi·m·pan·zee ［ʧimpænzíː］ チンパンジー（実験動物として用いられる），= *Pan troglodytes*.
c. coryza agent チンパンジー・コリーザ因子〔医学〕（現在の RS ウイルス）．
chin ［ʧín］ ［TA］ オトガイ（したあご），= mentum [L/TA].
c. bandage 提顎帯〔医学〕．
c. cap オトガイ帽，チンキャップ．
c. cough 百日ぜき（咳），= whooping cough.
c. jerk 下顎反射〔医学〕，顎反射．

c. muscle オトガイ(頤)筋.
c. reflex 咬筋反射，下顎反射〔医学〕，オトガイ(頤)反射(顎が被動的に下がっているとき，軽く刺激すると顎は攣縮を起こす)，= jaw-jerk reflex.
c. retraction 下顎下降〔医学〕.
c. retraction sign 下顎下降徴候(J. N. Human が麻酔第3期の徴候として記載した現象で，吸気時に喉頭と下顎が下降すること).
c.-vertex bandage オトガイ(頤)帽.
China [ʧáinə] 中華人民共和国.
C. blue チャイナブルー，= soluble blue.
C. clay チャイナクレー(白陶土)，= kaolin.
C.-root ①ドブクリョウ［土茯苓］. ②サンキライ［山帰来］(ユリ科植物サルトリイバラ *Smilax china* の根茎. 慢性皮膚疾患・解毒薬).
C. wood-oil (きり(桐)油)，= tung oil.
chin·a·crine [kínəkrin] キナクリン，= atabrine.
chi·nal·din·ic acid [kìnældínik ǽsid] キナルジン酸 $C_9H_6N(CO_2H)$-$2H_2O$，= quinaldinic acid.
chi·na·liz·a·rin [kìnəlízərin] キナリザリン $C_{14}H_8O_6$，= alizarin bordeaux.
chin·a·min [kínəmin] キナミン $C_{19}H_{24}N_2O_2$ (南アメリカ産キナ皮中の結晶物質)，= quinamine.
chin·a·zin [kínəzin] キナジン，= chinazolin.
chi·na·zo·lin [kìnəzóulin, kai-] キナゾリン $C_8H_6N_2$ (ピリミジン誘導体)，= chinazin, quinazoli.
chin·cum·bi [kinkʌ́mbi] キンカンビ，= chiufa.
Chi·nese [ʧainí:z] 中国の.
C. ginger 良薑，= galanga.
C. hamster チャイニーズ・ハムスター〔医学〕.
C. hamster ovary (tumor) cell チャイニーズハムスター卵巣〔腫瘍〕細胞〔医学〕.
C. liver fluke 肝吸虫.
C. medicine 漢方薬〔医学〕.
C. nutgall 五倍子.
C. red 赤色硫化汞，= mercuric sulfide red.
C. restaurant syndrome 中華料理店症候群〔医学〕(調味料 L-グルタミン酸ナトリウムを含む食物を，この物質に過敏症の人が摂取したときに起こる).
C. ringnecked pheasant 高麗キジ.
C. ringworm 中国白癬(渦状癬)，= tinea imbricata.
C. vegetable tallow しな脂〔医学〕，中国脂(ナンキンハゼの種子からとった油脂，ろう).
C. wax 虫白ろう(蝋)，中国ろう，イボタろう，= insect wax.
C. yellow 黄土.
chinic acid キナ酸，= quinic acid.
chi·ni·o·fon [kíniəfɑn] キニオフォン(8-hydroxy-7-iodoquinoline-5-sulfon 酸 $C_9H_6NIO_4S$ と重炭酸ソーダとを混合したアメーバ赤痢治療薬の局方名).
chink [ʧíŋk] 裂目，= cleft.
c. of larynx 声門裂，= glottis.
chin·kum·bi [kinkʌ́mbi] キンカンビ，= chiufa.
chin(o)- [kin(ou), kai-, -n(ə)] キニーネとの関係を表す接頭語，= quino-, quin-.
chin·o·form [kínəfɔ:m] キノホルム [化] 7-iodo-5-chlor-8-oxyquinoline (アメーバ赤痢，無刺激性の強力殺菌，防腐，止血，乾燥剤).
chin·oid [kínɔid] キノイド(フェノールフタレインのカリウム塩で赤色色素).
chin·o·vin [kínəvin] キノビン $C_{20}H_{48}O_8$ (シンコナ皮に含まれている苦味配糖体)，= quinovin.
chi·nox·a·lin [kinɑ́ksəlin] キノキサリン $C_{10}H_{10}N_2$ (ピラジン誘導体).
chin·plas·ty [ʧínplæsti] オトガイ(頤)形成術.
chi·o·na·blep·sia [kàiounəblépsiə] 雪眼，雪盲，= chionablepsy.
Chi·o·nan·thus [kàiənǽnθəs] ヒトツバタゴ属(モクセイ科 *Oleaceae* 植物).
C. retusus ヒトツバタゴ，ナンジャモンジャノキ.
C. virginicus アメリカヒトツバタゴ，= fringe tree, old man's beard.
chi·o·no·pho·bia [kàiənoufóubiə] 恐雪症，雪恐怖〔症〕〔医学〕.
chi·o·ny·phe [kaiounáifi] マズラ足，= Madura foot.
chip [ʧíp] 破片.
c.-blower 削片送風器.
c. fracture 細片骨折〔医学〕(骨起を含む小骨折).
c.-graft 細片移植(小さな骨片を数多く一塊とし移植すること)，チップ移植〔片〕.
chip·munk [ʧípmʌŋk] シマリス〔縞栗鼠〕(アジア，北アメリカに生息).
chipped paper 細断紙〔医学〕.
chi·rag·ra [kairǽgrə] 指痛風，手痛風〔医学〕，手の疼痛. → podagra.
chi·ral [káirəl] キラル，対掌性の〔医学〕(像と鏡像が重なり合わないような構造的性質で，掌性ともいう. このような性質をもつ構造をキラル chiral な構造と呼ぶ. キラリティーは鏡像異性と同義語. 回映対称軸をもたない構造ともいえる. 一方，像と鏡像が重なる構造をアキラルな構造と呼ぶ. 語源はギリシャ語の掌 cheiro に由来する).
c. separation キラル分離.
chi·ral·gia [kairǽlʤiə] 手痛風，手痛〔医学〕.
c. paresthetica 錯感覚性手痛風(橈骨神経浅枝の孤立神経炎)，= Wartenberg disease.
chi·ral·i·ty [kairǽliti] 偏光力〔医学〕.
chi·rap·sia [kairǽpsiə] マッサージ，摩擦療法，あんま(按摩)，= massage.
chi·rarth·ri·tis [kàirɑ:θráitis] 手指関節炎，= cheirarthritis.
chi·ra·ta [kairɑ́:tə, -réitə] キラタ，センブリ(インド産アケボノソウの苦味健胃薬).
chi·ra·tin [kairéitin] キラチン $C_{52}O_{96}H_{30}$ (センブリの苦味配糖体)，= chirettin.
chi·ray·ta [kairéitə] = chirata.
chi·ris·mus [kairízməs] 手〔指〕痙.
chir(o)- [kair(ou), -r(ə)] 手との関係を表す接頭語，= cheiro-, cheir-.
chi·ro·bra·chi·al·gia [kàiroubrèikiǽlʤiə] 上肢錯感覚疼痛症，= cheirobrachialgia.
chi·rog·no·my [kairɑ́gnəmi] 手相学.
chi·rog·nos·tic [kairɑgnɑ́stik] 左右弁別の，= cheirognostic.
c. feeling 左右知覚.
chi·ro·kin·es·the·tic [kàiroukàinesθétik] 手書運動の，手動感の，= cheirokinesthetic.
chi·rol·o·gy [kairɑ́ləʤi] 指話術，手話法，= dactylology, cheirology.
chi·ro·ma·nia [kàirouméiniə] 手淫.
chi·ro·meg·a·ly [kàirəmégəli] 大手症，大指症，巨手〔症〕〔医学〕(脊髄空洞症においてみられる)，= cheiromegaly.
chironex venom 腔腸動物毒〔液〕〔医学〕.
chironomid midge ユスリカ.
Chi·ro·nom·i·dae [kàirounɑ́midi:] ユスリカ［揺蚊］科(節足動物門，昆虫綱，双翅目，長角亜目の一科で，*Chironomus*, *Tanytarsus*, *Tanypus*, *Culicoide*, *Ceratopogon*, *Clunio Pontomya* などの諸属を含む)，= nonbiting midges.
Chi·ron·o·mus [kairɑ́nəməs] ユスリカ［揺蚊］属.
C. dorsalis セスジユスリカ.
C. plumosus オオユスリカ(吸虫類被嚢幼虫の第2中間宿主).

chi·ro·plas·ty [káirəplæ̀sti] 手指形成〔術〕〔医学〕, = cheiroplasty.
chi·ro·po·dal·gia [kàiroupoudǽldʒiə] 手足痛, = cheiropodalgia.
chi·rop·o·dist [kairápədist] 手足治療医.
chi·rop·o·dy [kairápədi] ① 手足あんま術, 足治療〔医学〕. ② 足病学〔医学〕.
chi·ro·pom·pho·lyx [kàirəpámfəliks] 手足汗疱〔症〕〔医学〕, = cheiropompholyx.
chi·ro·prac·tic [kàirouprǽktik] カイロプラクティック〔医学〕, 脊椎徒手療法.
chi·ro·prac·tor [kàirəprǽktər] カイロプラクター(脊椎徒手療法の専門家).
Chi·rop·sal·mus [kairapsǽlməs] ハブクラゲ属(刺傷事故の原因となる).
Chi·rop·te·ra [kairáptərə] 翼手目(コウモリ), = bats.
chi·ro·scope [káirəskoup] カイロスコープ(斜視に対する動眼筋矯正器), = cheroscope.
chi·ros·co·py [kairáskəpi] 掌紋〔検査〕法〔医学〕(手の平の紋をみること).
chi·ro·spasm [káirəspæzəm] 書痙〔医学〕, = cheirospasm, writer's cramp.
chi·rur·geon [kairə́:dʒən] 外科医(surgeon の旧称).
chi·rur·gery [kairə́:dʒəri] 外科学(surgery の旧称). 形 chirurgic, chirurgical.
chis·el [ʧízəl] のみ(鑿)〔医学〕, たがね.
c. fracture チゼル骨折, 鑿断骨折(橈骨頭からの骨片が斜めに折れること).
chis·el·ing [ʧízəliŋ] 削除〔術〕〔医学〕.
chi·ta [tʃítə] チータ(インドにおけるイソマツの根皮から得られる生薬で, plumbagin と同一性状のもの).
chi·tin [káitin] 甲角素, キチン $C_{30}H_{50}N_4O_{19}$ (カニ, エビなどの甲殻に存在する物質).
c. synthesis inhibitor 表皮形成阻害薬〔医学〕.
chi·ti·nase [káitineis] キチン分解酵素(キチンを acetylglucosamine に分解する酵素).
chi·ti·ni·tis [kàitináitis] 被膜炎.
chi·ti·nous [káitinəs] キチン性の.
c. degeneration キチン〔様〕変性, = amyloid degeneration.
c. layer キチン層.
c. rodlet キチン桿.
c. spine キチン棘.
chi·ti·nov·o·rus [kàitinávərəs] キチン分解性.
chi·to·bi·ose [kàitoubáious] キトビオース(グルコサミン2分子からなるキチンの二糖類様成分).
chi·to·neure [káitənjuər] 神経被膜(神経周膜, 神経鞘, シュワン鞘を抱合する神経構造の総称名).
chitonic acid キトン酸 $CH_2OHCHO(CHOH)_2CHCOOH$ (chitose の酸化により生ずる有機酸).
chi·to·pyr·roll [kàitəpiróul] キトピロール(キチンの亜鉛末蒸留産物).
chi·tos·a·mine [kaitásəmin] キトサミン, = glucosamine.
chi·to·san [káitəsæn] キトサン(ポリ-β1-4-グルコサミン・キチンの脱アセチル化物).
chi·tose [káitous] キトース $C_6H_{12}O$ (キトニン酸の還元により生ずる糖), = desamino-chitosamine.
chi·to·tri·ose [kàitoutráious] キトトリオース(グルコサミン3分子よりなるキチンの三糖類成分).
Chitral fever チトラル熱(インドのチトラル谷にみられるスナバエによるパパタチ熱).
Chittenden, Russell Henry [kítəndən] キッチンデン(1856-1943, アメリカの生化学者).
C. diet キッチンデン食(低タンパク食事).
chit·ter·ling [ʧítə:liŋ] 小腸(ブタ, 子ウシなどの).
chit·tim-wood bark [tʃítim wúd bá:k] (カスカラの原料), = Rhamnus purshiana.
chi·u·fa [ʧiú:fə] チューファ(南アメリカおよび南アフリカにみられる直腸結腸の壊疽), = chincumbi, chinkumbi.
CHL crown-heel length 頂踵長の略.
Chla·myd·ia [kləmídiə] クラミジア属(クラミジア科の一属).
C. infection クラミジア感染症.
C. pneumoniae クラミジア・ニューモニエ, 肺炎クラミジア, = *Chlamydophila pneumoniae*.
C. psittaci クラミジア・シッタシ, オウム病クラミジア, = *Chlamydophila psittaci*.
C. trachomatis クラミジア・トラコーマチス, トラコーマクラミジア(トラコーマ, 封入体結膜炎, 性病性リンパ肉芽腫症の原因となるほか, 尿道炎, 頸管炎, 子宮内膜炎などの性感染症を起こす).
chla·myd·ia [kləmídiə] クラミジア(偏性細胞内寄生性のグラム陰性細菌で, 泌尿・生殖器感染症, 肺炎, オウム病などの原因となる).
Chla·myd·i·a·ceae [klæ̀midiéisi:] クラミジア科(真核生物に偏性細胞内寄生性を示すグラム陰性細菌で, *Chlamydia*, *Chlamydophila* 属に分けられる).
chla·myd·i·al [kləmídiəl] クラミジアの.
c. arthritis クラミジア関節炎.
c. conjunctivitis クラミジア結膜炎.
c. urethritis クラミジア〔性〕尿道炎〔医学〕.
chlam·y·di·o·sis [kləmìdióusis] クラミジア症(クラミジアによる感染症).
Chlam·y·do·mo·nas [klæ̀midoumóunəs] クラミドモナス属(コナミドリムシなど, 緑藻類).
Chlam·y·doph·i·la [klæ̀midáfilə] クラミドフィラ属(クラミジア科の一属).
C. pneumoniae クラミジア・ニューモニエ, 肺炎クラミジア(呼吸器感染症の原因となる. 旧名 *Chlamydia pneumoniae*).
C. psittaci クラミジア・シッタシ, オウム病クラミジア(オウム病(トリ病)の原因となる. 旧名 *Chlamydia psittaci*).
chla·myd·o·spore [klæmídəspɔ:r] 厚膜胞子〔医学〕(糸状菌の内胞子の一部が紡錘状に膨大肥厚した子房).
Chlam·y·doth·rix [klæ̀midáθriks] クラミドトリックス属(旧称). → *Leptothrix*.
chlo·an·thite [klouǽnθait] ヒニッケル鉱 $NiAs_2$.
chlo·as·ma [klouǽzmə] 肝斑〔医学〕, しみ〔医学〕.
c. bronzinum 青銅褐色斑(日光照射による), = bronze chloasma, tropical mask.
c. cachecticorum 悪液質性肝斑.
c. gravidarum 妊娠性肝斑.
c. hepaticum 肝斑(俗称 liver spots).
c. of pregnancy 妊娠〔性〕肝斑.
c. phthisicorum 結核性肝斑.
c. solare 青銅褐色斑, = bronze chloasma.
c. toxicum 中毒肝斑.
c. traumaticum 外傷〔性〕肝斑〔医学〕.
c. uterinum 子宮性肝斑, = pityriasis uterinum.
chlo·phe·di·a·nol hy·dro·chlo·ride [klòufidáiənɔ:l hàidrouklɔ́:raid] 塩酸クロフェジアノール(鎮咳薬).
chloracetic acid クロル酢酸(酢酸の水素3分子が全部または一部塩素により置換された酸であるから, 一塩素酢酸, 二塩素酢酸, 三塩素酢酸の種類が存在し, 塩素置換数はその腐食性強度に正比例する).
chlor·a·ce·ti·za·tion [klɔ:ræ̀sitizéiʃən] クロルアセチゼーション(氷酢酸とクロロホルムとの等量混合液を用いて局所麻酔を施すこと).

chlor·ac·ne [klɔːrǽkni] 塩素痤瘡，クロ〔ー〕ル痤瘡（アクネ）[医学].

chlor·ae·mia [klɔːríːmiə] ① 萎黄病，= chloremia. ②〔高〕塩素血症，= chloremia.

chlo·ral [klɔ́ːrəl] クロラール [化] trichloroacetaldehyde CCl_3CHO（刺激臭のある無色油状液体で，催眠薬），= chloralum.

c. acetone クロラールアセトン $CCl_3CH(OH)CH_2COCH_3$.

c. alcoholate クロラールアルコレート $CCl_3CH(OH)OC_2H_5$，= chloral ethylalcoholate.

c. amylene hydrate アミレン抱水クロラール $CCl_3CH(OH)OC(CH_3)_2C_2H_5$.

c. antipyrine クロラールアンチピリン $C_{13}H_{15}Cl_3N_2O_3$，= antipyrinechloral hydrate.

c. camphor クロラールショウノウ（クロラールとショウノウの等量）.

c. carmine クロラールカルミン（カルミン0.05g，塩酸30滴，アルコール20mL，抱水クロラール25g）.

c. hydrate 抱水クロラール [化] 2,2,2-trichloroethane-1,1-diol $C_2H_3Cl_3O_2$: 165.40（催眠薬，鎮静薬），= chloralis hydras.

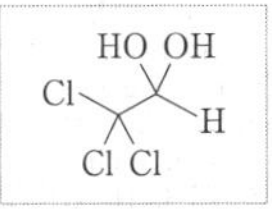

c. hydrocyanide = chlorocyanohydrin.

c. menthol クロラールメントール（抱水クロラールとメントールの等量合剤）.

chlo·ral·a·mide [klɔːrəlǽmaid] クロラールアミド $C_3H_4Cl_3NO_2$，= chloralformamide，chloramide.

chlo·ral·ism [klɔ́ːrəlizəm] クロラール中毒，= chloralismus.

chlo·ralization [klɔ̀ːrəlizéiʃən] ① クロラール中毒. ② クロラール麻酔.

chlo·ral·ni·tro·so-β-naph·thol [klɔ̀ːrəlnaitróusou-nǽfθɔːl] クロラールニトロゾベータナフトール $C_{12}H_8Cl_3NO_3(C_{10}H_5(OH){=}NOCH(OH)CCl_3)$（白色結晶粉末で催眠・防腐作用がある）.

chlo·ral·o·ma·nia [klɔ̀ːrələméiniə] クロラール嗜癖症.

chlor·a·lose [klɔ́ːrəlous] クロラロース [化] D-glucochloralose $C_8H_{11}Cl_3O_6$（白色苦味の結晶で，動物実験用麻酔剤，殺鼡に用いられる），= glucochloral，anhydrogluchloral，chloralosane.

chlor·am·bu·cil [klɔːrǽmbjusil] クロラムブシル [化] 4-〔p-[bis(2-chloroethyl)amino]phenyl〕butyric acid $C_{14}H_{19}Cl_2NO_2$（抗腫瘍薬）.

chlo·ra·mine-B [klɔ́ːrəmiːn-] クロラミンB $C_6H_5SO_2NNaCl{-}2H_2O$，= sodium benzenesulfonchloramide.

chloramine-T クロラミンT [化] sodium p-toluenesulfonchloramide $CH_3C_6H_4SO_2N(Na)Cl{-}3H_2O$（白色または淡黄色結晶で，塩素消毒法に用いる殺菌・酸化薬），= dichloramine-T，chlorazene，chlorazone.

chloramine-X クロラミンX，= chloramine-T.

chloramine yellow クロラミン黄（チアゾル系の黄色直接染料），= chloraminum yellow.

chlor·am·phen·i·col [klɔ̀ːræmfénikɔːl] クロラムフェニコール $C_{11}H_{12}Cl_2N_2O_5$: 323.13（クロラムフェニコール系抗生物質．広範囲の抗菌スペクトルを有する）.（→ 構造式）

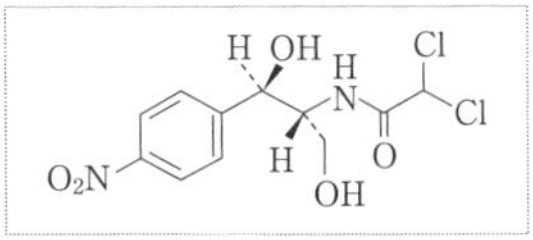

c. palmitate パルミチル酸クロラムフェニコール（クロラムフェニコールのパルミチン酸エステルで，苦味のない小児用内服薬）.

chlor·a·ne·mia [klɔːrəníːmiə] 萎黄病 [医学].

chloranilic acid test クロルアニル酸試験（肝機能検査法の一つで，正常血清にこの試薬を添加すると多量の沈殿ができるが，肝臓障害においては減少する）.

Chlor·an·tha·ce·ae [klɔ̀ːrænθéisiiː] センリョウ科.

Chlo·ran·thus [klɔːrǽntəs] センリョウ属（センリョウ科 *Chloranthaceae* の植物で，薬用に用いられる種もある）.

C. glaber センリョウ［千両］.

C. japonicus ヒトリシズカ.

C. serratus フタリシズカ.

C. spicatus チャラン［珍珠蘭，金粟蘭］.

chlo·ra·phin [klɔ́ːrəfin] クロラフィン $C_{28}H_{20}N_6O_2$（*Chromobacterium* 属の菌株によりつくられる緑のフェナジン系化合物．McIlvain が1941年に報告した）.

chlor·ar·gy·rite [klɔːrɑ́ːʤirait] 角銀鉱，= cerargyrite.

chlor·ar·se·nol [klɔːrɑ́ːsənɔːl] クロルアルセノール [化] ammonium heptenchlorarsonate $CH_3(CH_2)_4CCl{=}CHAsO(OH)ONH_4$，= solarson.

chlo·rate [klɔ́ːreit] 塩素酸塩.

chlor·a·zene [klɔːrǽziːn] クロラジン，= chloramine-T.

chlo·raz·ide [klɔːrǽzaid] 塩素アジド ClN_5（アジドの一つ）.

chlo·raz·o·din [klɔːrǽzədin] クロラゾジン，= chloroazodin.

chlo·ra·zol [klɔ́ːrəzɔːl] クロラゾール（タンパク質（アルブミン，グルチン，乾燥筋肉）を硝酸と塩酸とで処置して得られる油状猛毒物）.

c. black E クロラゾールブラックE（酸性多アゾ染料で生体染色に用いる）.

chlo·ra·zone [klɔ́ːrəzoun] クロラゾン，= chloramine-T.

chlor·bet·a·mide [klɔːbéitəmaid] クロルベタミド [化] 2-dichloro-N-(2,4-dichlorobenzyl)-N-(2-hydroxyethyl) acetamide $C_{11}H_{11}Cl_4NO_2$（抗アメーバ薬）.

chlor·cy·cli·zine [klɔːsáikliziːn] クロルサイクリジン.

c. hydrochloride クロルサイクリジン塩酸塩 [化] 1-(p-chlorobenzhydryl)-4-methylpiperazine dihydrochloride（抗ヒスタミン薬の一つ）.

chlor·dane [klɔ́ːdein] クロルダン [化] 1,2,4,5,6,7,8,8-octachloro-2,3,3a,4,7,7a-hexahydro-4,7-methanoindene $C_{10}H_6Cl_8$（殺虫剤）.

chlor·dan·to·in [klɔːdǽntɔin] クロルダントイン [化] 5-(1-ethylpentyl)-3-[(trichloromethyl) thio] hydantoin $C_{11}H_{17}Cl_3N_2O_2S$（局所抗真菌薬）.

chlor·di·az·e·pox·ide [klɔ̀ːdaiæzipɑ́ksiːd] クロルジアゼポキシド [化] 7-chloro-2-methylamino-5-phenyl-3H-1,4-benzodiazepin 4-oxide $C_{16}H_{14}ClN_3O$: 299.75（ベンゾジアゼピン系抗不安薬．不安，緊張，抑うつの改善に用いる）.（→ 構造式）

Chlo·rel·la [klərélə] クロレラ属（単細胞海藻類の一属クロレラ．食品，飲料用）.

chlo·rel·lin [klɔ́ːrəlin] クロレリン（海藻 *Chlorella vulgaris* および *C. pyrenoidosa* から Pratt and Fong が1940年に分離した抗生物質）.

chlor·e·mia [klɔːríːmiə] ① 萎黄病，= chlorosis. ②〔高〕塩素血症 [医学]，クロール血症 [医学]，= chloraemia.

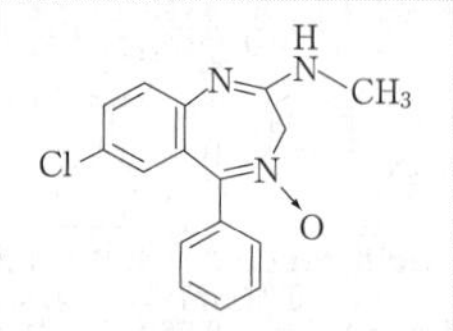

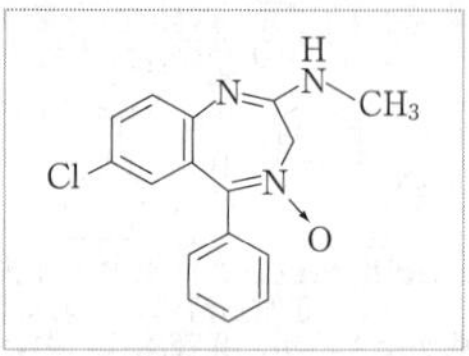

chlor·en·chy·ma [klɔ:réŋkimə] 緑色組織.
chlor·eth·yl [klɔ:réθil] クロルエチル C_2H_5Cl（無色エーテル臭液体で吸入または局所麻酔薬），= ethyl chloride.
chlor·gua·nide hy·dro·chlo·ride [klɔ:gwá:naid hàidroukló:raid] 塩酸クロログアニド [化] 1-(*p*-chlorophenyl)-5-isopropylbiguanide hydrochloride（無色無臭の結晶で，熱帯熱および三日熱マラリアの治療薬）.
chlor·hex·a·dol [klɔ:héksədɔ:l] クロルヘキサドール [化]2-methyl-4-(2,2,2-trichloro-1-hydroxyethoxy)-2-pentanol $C_8H_{15}Cl_3O_3$（催眠薬）.
chlor·hex·i·dine [klɔ:héksidi:n] クロルヘキシジン.
c. gluconate solution グルコン酸クロルヘキシジン液（クロルヘキシジングルコン酸塩液．グアニジン系局所用殺菌・消毒薬）.
c. hydrochloride クロルヘキシジン塩酸塩 [化] 1,1′-hexamethylenebis[5-(4-chlorophenyl)biguanide]dihydrochloride $C_{22}H_{30}Cl_2N_{10}$・2HCl：578.37（塩酸クロルヘキシジン．グアニジン系局所用殺菌・消毒薬．広い抗菌スペクトルを有し，特にぶどう球菌などのグラム陽性球菌に対して有効である．グラム陰性菌や真菌類にも作用するが，陽性菌よりも効果は低い）.（→付図）
chlor·hy·dria [klɔ:háidriə] 胃酸過多〔症〕[医学]，過酸〔症〕[医学].
chlor·hyd·rine [klɔ:hídrin] クロルヒドリン.
chlo·ric [kló:rik] 塩素の.
c. acid 塩素酸 $HClO_3$（溶液として，また塩素酸塩としてのみ知られている酸）.
c. ether クロロホルムエーテル（クロロホルム精），= spiritus chloroformi.
chlo·ride [kló:raid] クロール，塩化物 [医学]（塩素と塩素よりは陽性の元素との化合物で希ガス類以外の元素はほとんどすべて塩化物をつくる）.
c. channel 塩素（Cl）チャネル.
c. metabolism 塩素代謝.
c. shift 塩素〔イオン〕移動（血液が酸素を放棄し炭酸ガスを摂取する際血漿中の塩素イオンが血球内へ移行する現象で，塩基 Na^+ を遊離させ，CO_2 の一部と結合して酸塩基緩衝に役立つ）.
c. space 塩素間隙（塩素によって細胞外液の分布の広がりを測定したときの用語）.
chlor·i·de·mia [klɔ̀:ridí:miə] 塩酸塩血症.
chlo·ri·derm [kló:ridə:m] クロール疹，塩素疹.
chlor·i·dim·e·ter [klɔ̀:ridímitər] 塩化物定量器（血液中または尿中の）.
chlor·i·dim·e·try [klɔ̀:dímitri] 塩酸塩定量.
chlor·i·di·on [klɔ̀:ridáiən] 陰イオン性塩素（塩酸の陰イオンおよび塩酸塩）.
chlor·i·dom·e·ter [klɔ̀:ridámitər] 塩酸塩定量器，= chloridimeter.
chlor·i·dor·rhea [klɔ̀:ridɔ:rí:ə] クロール下痢 [医学].
chlor·i·du·ria [klɔ̀:ridjú:riə] クロル尿症.
chlo·ri·nate [kló:rineit] ① 塩素化物（水酸化ナトリウムに塩素を作用させて生ずる漂白剤）．② 塩素を作用させる.
chlo·ri·nat·ed [kló:rineitid] 塩素化した.
c. biphenyl 塩素化ビフェニル.
c. hydrocarbon 塩化炭化水素 [医学].
c. lime ① サラシ粉 $Ca(ClO)_2$-$CaCl_2$（殺菌薬），= bleaching powder. ② 塩素化石灰 CaClOCl，= calx chlorinata.
c. naphthalene 塩素化ナフタレン.
c. paraffin 塩素化パラフィン（塩素で処置したパラフィンで dichloramine-T の溶媒として用いられる），= chlorcosane, paraffinum chlorinatum.
c. rubber 塩化ゴム.
c. soda 塩素化ソーダ（次亜塩素酸ナトリウムのことで，溶液として用いられる漂白剤）.
c. soda solution 次亜塩酸ナトリウム液，= liquor sodae chlorinatae, Labarraque solution.
chlor·i·na·tion [klɔ:rrənéiʃən] 塩素化，塩素処理，塩素消毒，= chlorine treatment.
c. of drinking water 飲料水塩素処理（消毒）[医学].
chlor·in·da·nol [klɔ:ríndənɔ:l] クロリンダノール [化] 7-chloro-4-indanol C_9H_9ClO（殺精子薬）.
chlo·rine (Cl) [kló:rain, -ri:n] ① 塩素（自然界に広く分布するハロゲン元素の一つで，1774年 Scheele の発見による，原子番号17，元素記号 Cl，原子量35.453，質量数35，37，分子式 Cl_2），= chlorum. ② 塩素の [医学].
c. bleaching 塩素漂白 [医学].
c. detonating gas 塩素爆鳴気 [医学]（塩素と水素との等量混合物）.
c. dioxide 過酸化塩素 ClO_2（浄水剤），= chlorine peroxide.
c. disinfectant 塩素消毒剤.
c. group 塩素族，= halogens.
c. hexoxide 六酸化塩素 Cl_2O_6.
c. hunger 塩素欠乏症，= salt hunger.
c. monoxide 一酸化塩素 Cl_2O.
c. poisoning 塩素中毒 [医学].
c. tetroxide 四酸化塩素 $(ClO_4)n$.
c. treatment 塩素消毒 [医学].
c. water 塩素水（複方塩素水）[医学]，= liquor chlori compositus.
chlor·i·ni·ty [klɔ:ríniti] 塩素量（海水1kgに含有されているハロゲン全量を，それに当量な塩素量として表したグラム数）.
chlor·i·nol·y·sis [klɔ̀:rinálisis] 塩素化分解 [医学].
chlor·i·o·dized [klɔ:ráiədaizd] ① 塩素とヨウ素とを含有する．② 塩化ヨウ素の.
c. oil クロルヨウダイズドオイル（塩化ヨウ素とラッカセイ油との付加物で，有機性化合ヨウ素26.5～28.5%を含む造影剤），= iodochlorol.
c. rapeseed oil （塩化ヨウ素を含むナタネ油），= oleum brassicae.

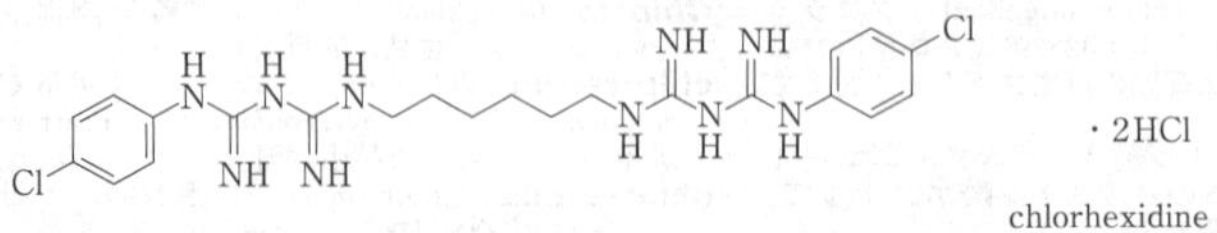

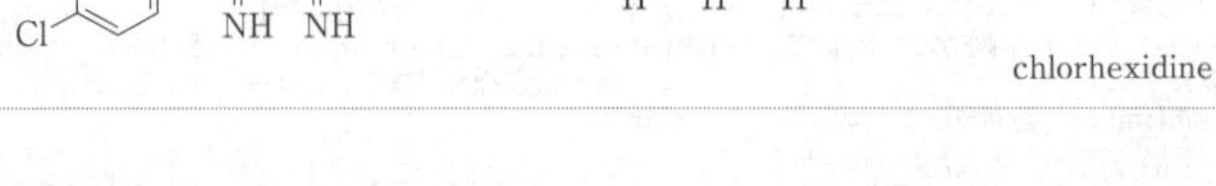

chlorhexidine hydrochloride 付図

chlor·i·son·da·mine chlo·ride [klɔ:risɑ́ndəmi:n klɔ́:raid] 塩化クロルイソンダミン(自律神経節遮断作用を有し，降圧薬として用いられる).

chlo·rite [klɔ́:rait] ① 亜塩素酸塩(ClO_2^- 基を含む). ② 緑泥石 $3BeOAl_2O_26SiO_2$.

c. bleaching 亜塩素酸漂白〔医学〕.

chloritic anemia 萎黄病性貧血，= chlorotic anemia，chlorosis.

chlormadinone acetate クロルマジノン酢酸エステル ㊗ 6-chloro-3,20-dioxopregna-4,6-dien-17-yl acetate $C_{23}H_{29}ClO_4$：404.93 (酢酸クロルマジノン. プレグナン系合成黄体ホルモン. ホルモン依存性癌の治療を目的としてステロイドホルモンを化学修飾された誘導体で，黄体ホルモン作用を示す. 無月経や不妊症，前立腺肥大症などに用いる).

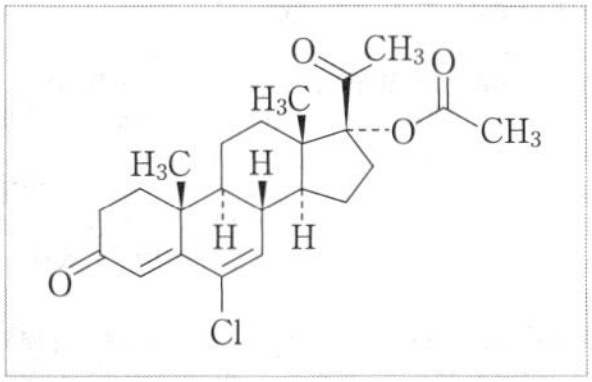

chlor·mer·od·rin [klɔ:mérədrin] クロルメロドリン ㊗ [3-(chloromercuri)-3-methoxypropyl] urea (化学的には meralluride に類似の利尿性水銀薬).

chlor·mez·a·none [klɔ:mézənoun] クロロメザノン ㊗ 2-(4-chlorophenyl)-3-methyl-4-metathiazanone-1, 1-dioxide $C_{11}H_{12}ClNO_3S$ (軽度の鎮静作用と筋弛緩作用を有する).

chlor(o)- [klɔ:r(ou), -r(ə)] 塩素との関係を表す接頭語.

chlo·ro [klɔ́:rou] クロル基 (Cl-).

chlo·ro·ac·et·a·mide [klɔ̀:rouæsitǽmaid] クロルアセトアミド $ClCH_2CONH_2$.

chlo·ro·ac·et·an·i·lide [klɔ̀:rouæsitǽnilaid] クロルアセトアニリド $ClC_6H_4NHCOOH_3$ (*o*-, *m*-, *p*-の3型がある).

chloroacetate esterase クロロアセテートエステラーゼ.

chloroacetic acid クロル酢酸 ㊗ monochloroacetic acid $CH_2ClCOOH$ (酢酸から誘導されるハロゲンカルボン酸にはほかにジクロル酢酸およびトリクロル酢酸がある).

chlo·ro·ac·e·tone [klɔ̀:rouǽsitoun] クロルアセトン ㊗ monochloroacetone, acetonyl chloride $ClCH_2COCH_3$，= chloropropanone.

chlo·ro·ac·e·to·phe·none [klɔ̀:rouæ̀sitoufí:noun] クロルアセトフェノン ㊗ phenacyl chloride $C_6H_5COCH_2Cl$ (催涙性).

chlo·ro·az·o·din [klɔ̀:rouǽzədin] クロロアゾジン ㊗ α,α′-azobis-(*N*-chloroformamidine) $C_2H_4N_6Cl_2$ (活性塩素を含む黄色針結晶の殺菌薬)，= chlorazodin.

c. solution クロロアゾジン液 (クロロアゾジン 0.26%のトリ酢酸グリセリル溶液)，= liquor chlorazodini.

chlo·ro·a·zot·ic ac·id [klɔ̀:rouəzɑ́tik ǽsid] クロロアゾチン酸，= aqua (Ag) regia.

chlorobarbonic ester (クロロギ酸エステル)，= chloroformic ester.

chlo·ro·ben·zene [klɔ:rəbénzi:n] クロロベンゼン C_6H_5Cl (臭気のある無色の液体).

Chlo·ro·bi·um [klɔ:róubiəm] クロロビウム属 (グラム陰性菌，クロロフィルに類似の色素を含有し，硫化水素を利用する緑色硫黄細菌).

chlo·ro·blast [klɔ́:rəblæst] = erythroblast.

chlo·ro·bright·ism [klɔ̀:roubráitizəm] 萎黄病性タンパク尿〔症〕.

chlorobromide paper クロロブロマイド印画紙.

chlo·ro·bu·ta·di·ene [klɔ̀:roubjù:tədáii:n] クロロブタジエン $CH_2=CClCH=CH_2$.

chlo·ro·bu·ta·nol [klɔ̀:roubjú:tənɔ:l] クロロブタノール ㊗ dimethylcarbinolchloroform, trichloro-*tert*-butyl alcohol (白色結晶の局所麻酔薬)，= acetone chloroform, chloretone, chlorbutol, methaform, sedaform.

chlo·ro·co·bal·a·mine [klɔ̀:roukoubǽləmin] クロロコバラミン (ビタミン B_{12} の化学構造における CN^- 基が Cl^- により置換されたもの).

Chlo·ro·coc·ca·ce·ae [klɔ̀:roukɑkéisii:] クロロコックム科 (緑藻類).

chlo·ro·cre·sol [klɔ̀:roukrí:sɔ:l] クロロクレゾール ㊗ *p*-chloro-*m*-cresol $CH_3C_6H_4(Cl)OH$ (無色のやや難溶性結晶体で，殺菌・防腐薬).

chlo·ro·cru·o·rin [klɔ̀:roukrú:ərin] クロロクルオリン (海生環形動物の多毛綱にある二色性血液色素で，希薄溶液では緑色を呈する呼吸酵素).

chlo·ro·cy·a·no·hy·drin [klɔ̀:rousàiənouháidrin] クロルシアンヒドリン ㊗ chloral hydrocyanide $CCl_3CH(OH)CN$.

chlo·ro·cy·clo·hex·a·nol [klɔ̀:rousàikləhéksənɔ:l] クロロシクロヘキサノール $C_6H_{11}OCl$.

chlo·ro·cyte [klɔ́:rəsait] 蒼白赤血球，= hypochromatic erythrocyte.

chlo·ro·eryth·ro·blas·to·ma [klɔ̀:rouirìθroublæstóumə] (緑色腫と赤芽球腫との混合腫瘍).

chlo·ro·eth·ane [klɔ̀:rouéθein] クロロエタン.

chlo·ro·eth·yl [klɔ̀:rouéθil] クロロエチル基.

c. acetate 酢酸クロロエチル $CH_3COO(CH_2)_2Cl$.

c. alcohol (エチレンクロロヒドリン)，= ethylene chlorohydrin.

c. methyl sulfide 硫化クロロエチルメチル $Cl(CH_2)_2SCH_3$.

chlo·ro·flu·o·ro·car·bon [klɔ̀:rouflù:ərouká:bən] クロロフルオロカーボン，= flon.

chlo·ro·form [klɔ́:rəfɔ:m] クロロホルム $CHCl_3$ (無色特徴的臭気を帯びる不燃性液体で，Liebig が1831年に発見し，Simpson は1847年に麻酔に用いたが，肝臓に対し特に強い毒性を示すため現在はほとんど用いられない)，= chloroformum.

c. cirrhosis クロロホルム肝硬変，= Frank sign.

c. liniment クロロホルム軟膏，クロロホルム擦剤 (クロロホルム 30 容，石ケン擦剤 70 容)，= linimentum chloroformi.

c. nephropathy クロロホルム腎症〔医学〕.

c. poisoning クロロホルム中毒〔医学〕.

c. spirit クロロホルム精，= spiritus chloroformi.

c. water クロロホルム水 (クロロホルムの飽和水溶液)，= aqua chloroformi.

chlo·ro·form·ic ester [klɔ̀:roufɔ́:mik éstər] クロルギ酸エステル (クロル炭酸エステルともいい，クロルギ酸のメチルエステル $ClCOOCH_3$ またはエチルエステル $ClCOOC_2H_5$).

chlo·ro·form·ism [klɔ̀:roufɔ́:mizəm] クロロホルム中毒 (または麻酔).

chlo·ro·form·i·za·tion [klɔ̀:roufɔ̀:mizéiʃən] クロロホルム投与.

chlo·ro·form·yl [klɔ:rəfɔ́:mil] クロロホルミン基 (ClOC-).

c. chloride (窒素性毒ガス)，= phosgene.

chlorogenic acid クロロゲン酸 (コーヒーマメに塩として存在する針状結晶)，= caffeotannic acid.

chlo·rog·e·nine [klɔ:rɑ́ʤənin] クロロゲニン，= alstonine.

chlo·ro·gua·nide hy·dro·chlo·ride [klɔ̀:rougwá:naid hàidrouklɔ́:raid] クロログアニド塩酸塩 ㊥ *N*-*p*-chlorophenyl-N_5-isopropyldiguanide hydrochloride (抗マラリア薬), = proguanil.

chlo·ro·io·do·hy·drox·y·quin·o·line [klɔ̀:rouaioùdouhaidràksikwínəli:n] クロロヨードヒドロキシキノリン, = chinoform.

chlo·ro·lep·i·dine [klɔ̀:rəlépidin] クロロレピジン $C_{10}H_8NCl$.

chlo·ro·leu·ke·mia [klɔ̀:roulju:kí:miə] 緑色白血病 [医学], = chloroma.

chlo·ro·leu·ko·sar·co·ma·to·sis [klɔ̀:rouljù:kousà:koumətóusis] 緑色白血肉腫症 [医学].

chlo·ro·lym·phad·e·no·sis [klɔ̀:roulimfædinóusis] 緑色リンパ節症 [医学].

chlo·ro·lym·pho·ma [klɔ̀:loulimfóumə] 緑色リンパ腫.

chlo·ro·lym·pho·sar·coma [klɔ̀:loulìmfousɑ:kóumə] 緑色リンパ肉腫 [医学], リンパ性緑色腫.

chlo·ro·lym·pho·sar·co·ma·to·sis [klɔ̀:loulìmfousà:koumətóusis] 緑色リンパ肉腫症 [医学].

chlo·ro·ma [klɔ:róumə] 緑色腫 [医学] (骨膜, 特に眼窩に好発する. 腫瘍性増殖を特徴とし剖検に際し断面などは緑色を呈するので, その名があり, また頭蓋骨, 躯幹の骨格など骨膜部にも転移を起こす. 血液像は急性白血病を思わせ, 類白血病性反応の一つとも考えられる), = chlorosarcoma, chloroleukemia, green cancer. 形 chloromatous.

chlo·ro·ma·lo·nic acid [klɔ̀:rouməlánik ǽsid] クロロマロン酸 $CHCl(COOH)_2$.

chloromatous sarcoma 緑色肉腫, = chloroma.

chlo·ro·mer·cu·ri [klɔ̀:roumə́:kjuri] クロロ水銀基 (ClHg–).

chlo·ro·mer·cu·ri·phe·nol [klɔ̀:roumə:kjurifí:nɔ:l] クロル水銀フェノール HOC_6H_4HgCl.

1-(4-chloromercuriphenylazo)-naphthol-2 1-(4-クロロマーキュリフェニルアゾ)-ナフトール-2 (SH 原子団の比色定量用試薬).

chlo·ro·meth·a·pyr·i·lene [klɔ̀:roumèθəpírili:n] クエン酸クロロピリレン (抗ヒスタミン薬), = chloropyrilenium citrate.

chlo·ro·meth·yl [klɔ̀:rəméθil] クロロメチル基.

chlo·ro·meth·yl·ben·zene [klɔ̀:rəmèθilbénzi:n] クロロメチルベンゼン, = chlorotoluene.

chlo·ro·meth·yl·chlo·ro·for·mate [klɔ̀:rəmèθilklɔ̀:roufɔ́:meit] $ClCO_2CH_2Cl$ (催涙性毒ガス), = palite.

chlo·ro·meth·yl·naph·tha·lene [klɔ̀:rəmèθilnǽfθəli:n] クロロメチルナフタリン $C_{10}H_7CH_2Cl$.

chlo·rom·e·try [klɔ:rámitri] 塩素滴定〔法〕[医学].

chlo·ro·mor·phid [klɔ̀:roumɔ́:fid] クロロモルフィド $C_{17}H_{17}NOOHCl$.

chlo·ro·mor·phine [klɔ̀:roumɔ́:fin] クロロモルフィン (モルヒネがアポモルヒネに転化されるときに生ずる中間物質といわれる).

chlo·ro·my·ce·tin-pal·mi·tate [klɔ̀:roumaisí:tin pǽlmiteit] クロロランフェニコルパルミチン酸エステル (経口投与用の無味懸濁液).

chlo·ro·my·e·lo·ma [klɔ̀:roumaiəlóumə] 緑色腫性骨髄腫, 骨髄性緑色腫.

chlo·ro·my·e·lo·sar·co·ma·to·sis [klɔ̀:roumàiəlousà:koumətóusis] 緑色骨髄肉腫症 [医学].

chlo·ro·my·e·lo·sis [klɔ̀:roumaiəlóusis] 緑色骨髄症 [医学].

chlo·ro·naph·tha·lene [klɔ̀:rounǽfθəli:n] クロロナフタリン $C_{10}H_7Cl$.

chloropalladium fluid クロロパラジウム液 (塩化パラジウム 1 を塩酸液 1,000mL に溶解した脱灰液).

chlo·ro·pe·nia [klɔ̀:roupí:niə] クロル低下症, = hypochloremia.

chloropenic azotemia 塩素減少性窒素血症 (塩化ナトリウムの減少, 塩素の組織固定および窒素血症との併存), = hypochloremic azotemia.

chlo·ro·per·cha [klɔ̀:roupə́:kə] クロロペルカ (グッタペルカのクロロホルム溶液).

c. method クロロパーチャ法 (ガッタパーチャをクロロホルムで溶解したもので根管充填を施す方法).

chlo·ro·pex·ia [klɔ̀:rəpéksiə] クロル固定.

chlo·ro·phane [klɔ́:rəfein] クロロファン (網膜から得られる緑黄色色素で, chromophane の一種).

chlo·ro·phe·nol [klɔ̀:roufí:nɔ:l] クロロフェノール $C_6H_4(Cl)OH$ (フェノールの塩素化合物で, *o*-, *m*-, *p*-型がある), = monochlorphenol.

c. salicylate サリチル酸クロロフェノール, = chlorosalol.

chlo·ro·phen·o·thane [klɔ̀:rəfí:nəθein] クロロフェノセーン ㊥ 1,1,1-trichloro-2,2-*bis*(*p*-chlorophenyl)ethane, dichloro-diphenyl trichloroethane $(C_6H_4)_2Cl_2CHCCl_3$ (クロロベンゼンとクロラールの縮合により合成される白色結晶で, 1936年, ミュラーらによって作用が発見されたもの), = DDT, GNB, gesarol, neocid.

chlo·ro·phen·yl-meth·yl·ke·tone [klɔ̀:rəfénil mèθilkí:toun] クロロフェニルメチルケトン, = chloroacetophenone.

chlo·ro·phyl·ase [klɔ́:rəfileis] クロロフィラーゼ, = chlorophyllase.

chlo·ro·phyll [klɔ́:rəfil] クロロフィル, 葉緑素 [医学] (植物の葉にある葉緑体 chloroplast 中に黄色のカロチンおよびキサントフィルと共存する緑色の呼吸色素), = leaf green, chromule.

c. a 葉緑素 a $C_{55}H_{72}N_4O_5Mg$.

c. b 葉緑素 b $C_{55}H_{70}N_4O_6Mg$.

c. mutation 葉緑素〔突然〕変異 [医学].

c. test 葉緑素試験 (胃運動検査法で, 葉緑素液 20 滴を加えた水 400mL を空腹時に飲ませ, 30 分後吸出した胃液中の色素を定量する).

c. unit クロロフィル単位 (光合成において二酸化炭素の 1 分子を還元するために必要なクロロフィルの約 2,000 分子).

chlo·ro·phyl·lase [klɔ́:rəfileis] クロロフィラーゼ (植物の緑葉中, 特に成葉中に存するエステラーゼの一つで, クロロフィルを加水分解してフィトールを遊離させる酵素).

chlo·ro·phyl·lide [klɔ:ráfilaid] クロロフィリド (クロロフィルの誘導体で, クロロフィラーゼを作用させて得られる).

chlo·ro·phyl·line [klɔ:ráfilin] クロロフィリン (葉緑素からアルカリ酸化により, メチルアルコールとフィトールとが除去された産物).

c. a クロロフィリン a $C_{32}H_{30}N_4OMg(COOH)_2$.

c. b クロロフィリン b $C_{32}H_{28}N_4O_2Mg(COOH)_2$.

Chlo·roph·y·ta [klɔ:ráfitə] 緑藻植物門.

chlo·ro·phyte [klɔ́:rəfait] 緑色植物.

chlo·ro·pia [klɔ:róupiə] 緑〔色〕視〔症〕, = clopsia.

chlo·ro·pic·rin [klɔ̀:rəpíkrin] クロロピクリン, 塩化ピクリン ㊥ trichloronitromethane, nitrochloroform $CCl_3(NO_2)$ (催涙, 催吐性毒ガス), = vomiting gas.

Chlo·rop·i·dae [klɔ:rápidi:] キモグリハエ科 (節足動物, 昆虫綱, 双翅目の一科. 農作物の害虫や家畜やヒトの眼に集まる種が含まれる).

chlo·ro·plast [klɔ́:rəplæst] 葉緑体 [医学] (細胞小器官の一種で, 光合成能力を持つもの).

c. coupling factor クロロプラスト共役因子 [医学], 葉緑体共役因子 [医学].

chlo·ro·prene [klɔ́:rəpri:n] クロロプレン ㊋ 2-chlorobutadiene CH_2=CClCH=CH_2（合成ゴム neoprene はこの物質の重合体），= 2-chloro-1,3-butadiene.

chlo·ro·priv·ic [klɔ̀:rəprívik] クロル欠乏の.

chlo·ro·pro·caine [klɔ̀:roupróukein] クロロプロカイン（局所麻酔薬，プロカインに類似した作用）.

c. hydrochloride 塩酸クロロプロカイン ㊋ 2-(diethylamino)ethyl 4-amino-2-chlorobenzoate monohydrochloride $C_{13}H_{19}ClN_2O_2$-HCl（局所麻酔薬）.

chlo·rop·sia [klɔ:rápsiə] 緑〔色〕視〔症〕〔医学〕，= chloropia，green vision.

chlo·ro·quine [klɔ́:rəkwi:n] クロロキン ㊋ 7-chloro-4-〔[diethylamino-1-methylbutyl] amino〕quinoline $C_{18}H_{26}ClN_3$（抗マラリア薬，紅斑性狼瘡薬）.

c. phosphate リン酸クロロキン ㊋ 7-chloro-4-(4-diethylamino-1-methylbutylamino) quinone diphosphate（抗マラリア薬）.

c.-resistant falciparum malaria クロロキン耐性熱帯熱マラリア.

c. retinopathy クロロキン網膜症〔医学〕.

chlo·ro·sar·co·lym·phad·e·ny [klɔ̀:rousà:koulimfǽdini] 緑色肉腫性リンパ節症. → chlorolymphosarcoma.

chlo·ro·sar·co·ma [klɔ̀:rousɑ:kóumə] 緑色肉腫.

chlo·ro·sar·co·my·e·lo·ma [klɔ̀:rousà:koumaiəlóumə] 緑色骨髄肉腫.

chlo·ro·sis [klɔ:róusis] ① 萎黄病（鉄欠乏に基づく小球性低色素性貧血）. ② 白化（植物）. ③ 斑葉（黄緑交互の斑点のある木葉の状態）. ㊟ chlorotic.

c. gigantea 先天肥満性萎黄病.

c. rubra 赤色萎黄病（皮膚毛細血管の拡張を伴う病型）.

chlo·ro·sox·im [klɔ̀:rəsáksi:m] クロロソキシム CCl_3CHOHONHOH（抱水クロラールの水酸基の1個がほかの基と結合したもの）.

chlo·ro·sul·fon·ic ac·id [klɔ̀:rousʌlfánik ǽsid] クロロスルフォン酸 ㊋ sulfuric chlorohydrin $ClSO_2$(OH)（戦争用刺激性煙幕に利用される）.

chlo·ro·then cit·rate [klɔ́:rəθən sítreit] クエン酸クロロサン ㊋ *N,N*-dimethyl-*N′*-(2-pyridyl)-*N′*-(5-chloro-2-thenyl)-ethylendiamine（抗アレルギー性物質で一般にクエン酸塩として用いられる），= chloromethapyrilen.

chlo·ro·thi·a·zide [klɔ̀:rouθáiəzaid] クロロチアジド ㊋ 6-chloro-7-sulfanyl-1,2,4-benzothiadiazin-1,1-dioxide（降圧・利尿薬）.

chlo·ro·thy·mol [klɔ̀:rouθáimɔ:l] クロロチモール ㊋ 4-chloro-2-isopropyl-5-methylphenol $C_{10}H_{13}ClO$（殺菌消毒液 liquor antisepticus の一成分），= chlorthymol.

chlo·rot·ic [klɔ:rátik] 萎黄病の.

c. marasmus 萎黄病性消耗（結節性動脈周囲炎）.

c. paralysis 萎黄病性麻痺.

chlo·ro·tol·u·ene [klɔ̀:rətáljui:n] クロロトルエン $CH_3C_6H_4Cl$（*o*-，*m*-，*p*-の3異性体がある）.

chlo·ro·tri·an·i·sene [klɔ̀:routraiǽnisi:n] クロロトリアニセン ㊋ chlorotris (*p*-methoxyphenyl) ethylene（発情ホルモンの作用があるが，投与後体内の女性ホルモンの代謝を増強する）.

chlo·rous [klɔ́:rəs] 亜塩素の（塩酸基以上に塩素元素を含む化合物）.

c. acid 亜塩素酸 $HClO_2$（常温で徐々に ClO_2 を生じ，有機色素を漂白する）.

chlo·ro·vi·nyl·di·chlo·ro·ar·sine [klɔ̀:rouvìnildaiklɔ̀:rouá:si:n] クロロビニルジクロロアルシン，= lewisite.

chlo·rox·ine [klɔ:ráksi:n] クロロキシン ㊋ 5,7-dichloro-8-oxyquinoline（脂漏症に用いる）.

chlo·ro·xy·le·nol [klɔ̀:rouzáilənɔ:l] クロルキセロール ㊋ 2-chloro-5-hydroxy-1,3-dimethylbenzene $HOC_6H_2(CH_3)_2Cl$（淡黄白結晶の物質で，尿路防腐剤として用いられる）.

chlor·phen·e·sin [klɔ:fénisin] クロルフェネシン ㊋ *p*-chlorophenyl-*α*-glycerolether（カンジダ症，トリコモナス症の治療薬）.

c. carbamate クロルフェネシンカルバミン酸エステル ㊋ (*RS*)-3-(4-chlorophenoxy)-2-hydroxypropyl carbamate $C_{10}H_{12}ClNO_4$：245.66（カルバミン酸クロルフェネシン．カルバミン酸エステル系骨格筋弛緩薬（中枢性）．運動器疾患に伴う有痛性痙縮に適用）.

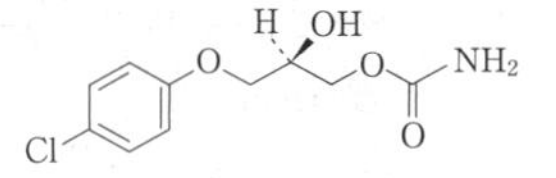

および鏡像異性体

chlor·phen·i·r·a·mine ma·le·ate [klɔ:fenirǽmi:n, -nírə- mǽli:eit] クロルフェニラミンマレイン酸塩 ㊋ *N*-[(*RS*)-3-(4-chlorophenyl)-3-pyridin-2-ylpropyl]-*N,N*-dimethylamine monomaleate $C_{16}H_{19}ClN_2 \cdot C_4H_4O_4$：390.86（マレイン酸クロルフェニラミン．第三級アミン-ピリジン系抗ヒスタミン薬（H_1受容体遮断薬）．じんま疹，枯草熱，皮膚疾患に伴う瘙痒，アレルギー性鼻炎，血管運動性鼻炎に適用）.

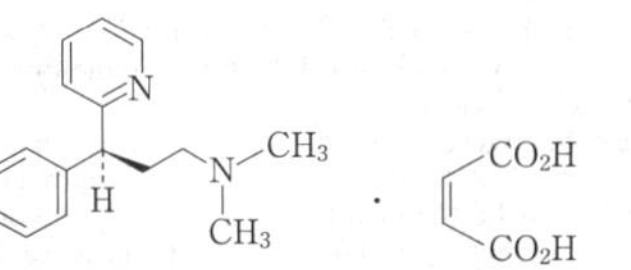

および鏡像異性体

chlor·phe·nox·a·mine [klɔ:fenáksəmi:n] クロルフェノキサミン ㊋2-(*p*-chloro-*α*-methyl-*α*-phenylbenzyloxy)-*N*-*N*-dimethylamine（パーキンソン症候群の筋硬直を緩和する）.

chlor·phen·ter·mine hy·dro·chlo·ride [klɔ:féntəmi:n hàidrouklɔ́:raid] 塩酸クロルフェンテルミン ㊋ *p*-chloro-*α*, *α*-dimethylphenethylamine hydrochloride $C_{10}H_{14}ClN$-HCl（食欲減退薬）.

chlor·pip·ro·zine [klɔ:píprəzin] クロルピプロジン ㊋ 1-(2-hydroxyethyl)-4-[3-(2-chloro-10-phenothiazinyl) propyl]-piperazine dihydrochloride（強力な精神安定剤，抗精神病薬）.

chlor·prom·a·zine [klɔ:prámәzi:n] クロルプロマジン ㊋ 2-chloro-10-[3-(dimethylamino) propl]-phenothiazine $C_{17}H_{19}ClN_2S$（フェノチアジン誘導体の代表的なメジャートランキライザーの一つ．鎮静作用，制吐作用を有する）.

c. hydrochloride クロルプロマジン塩酸塩 ㊋ *N*-[3-(2-chlorophenothiazin-10-yl)propyl]-*N,N*-dimethylamine monohydrochloride $C_{17}H_{19}ClN_2S \cdot HCl$：355.33（塩酸クロルプロマジン．フェノチアジン系抗精神病薬．ドパミン受容体（D_1，D_2），セロトニン受容体（5-HT_2），アドレナリン *α* 受容体（α_1），ムスカリン受容体，ヒスタミン受容体（H_1）など多くの受容体遮断作用を有する．抗精神病以外に鎮静薬，制吐薬，麻酔前投薬など広く臨床に用いられる）.（→ 構造式）

c. sulfoxide 酸化クロルプロマジン（クロルプロマジンのイオウに酸素1原子が結合したもの）.

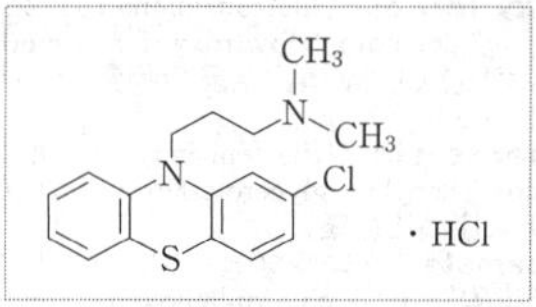

chlor·pro·pa·mide [klɔ:próupəmaid] クロルプロパミド ㊡ 4-chloro-*N*-(propylcarbamoyl)benzenesulfonamide $C_{10}H_{13}ClN_2O_3S$: 276.74 (スルホニル尿素系経口糖尿病治療薬. 食事療法および運動療法でコントロールできない成人型糖尿病例にのみ適用).

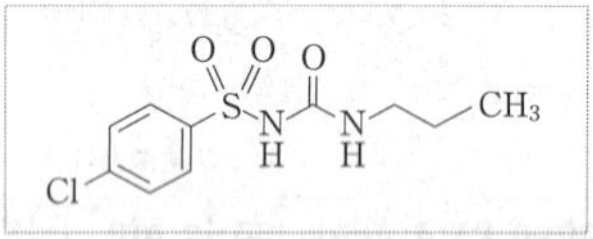

chlor·pro·phen·py·rid·a·mine ma·le·ate [klɔ̀:proufənpirídəmin mǽli:eit] マレイン酸クロルプロフェンピリダミン, = chlorpheniramine maleate.

chlor·pro·thix·ene [klɔ̀:prouθíksi:n] クロルプロチキセン ㊡ (E)-2-chloro-*N*,*N*-dimethylthioxanthene-$\Delta^{9,\gamma}$-propylamine $C_{18}H_{18}ClNS$ (フェノチアジンの類似化合物で, 抗精神病薬として用いられる. 抗ヒスタミン作用).

chlor·quin·al·dol [klɔ:kwínəldɔ:l] クロルキナルドル ㊡ 5,7-dichloro-8-hydroxy quinaldine (皮膚疾患に対する外用薬).

chlor·tet·ra·cy·cline [klɔ̀:tetrəsáikli:n] クロルテトラサイクリン ㊡ 7-chloro-4-dimethylamino-1,4,4a,5,5a,6,11,12a-octahydro-3,6,10,12,12a-pentahydroxy-6-methyl-1,11-dioxo-2-naphthacene carboxamide (テトラサイクリンの水素を塩素で置換した抗生物質. B. M. Duggar が1948年に *Streptomyces aureofaciens* から分離した黄色抗生物質で, 塩酸塩には可溶, ウイルス, リケッチア病などに有効な内服薬. 塩酸塩として用いる).

chlor·thal·i·done [klɔ:θǽlidoun] クロルタリドン ㊡ 3-hydroxy-3-(4-chloro-3-sulfamylphenyl)phthalimidine $C_{14}H_{11}ClN_2O_4S$ (利尿薬, 抗高血圧薬, ステロイド療法).

chlo·rum [klɔ́:rəm] 塩素, = chlorine.

c. solutum 塩素水 (4～5%の塩素を含む), = aqua chlori, chlorine water.

chlor·u·re·mia [klɔ̀:rjurí:miə] 塩酸塩尿毒〔症〕, = chloridemia.

chlor·u·re·sis [klɔ:rjurí:sis] 塩類尿排泄亢進.

chlor·u·ret·ic [klɔ̀:rju:rétik] 塩類尿排泄亢進の.

chlor·u·ria [klɔ:rjú:riə] 塩類尿〔症〕.

chlor·y·len [klɔ́:rilən] クロリレン, = trichlorethylene.

chlor·zox·a·zone [klɔ:záksəzoun] クロルゾキサゾン ㊡ 5-chloro-2-benzoxazolole $C_7H_4ClNO_2$ (鎮痙薬の一種で肩こりの内用薬として用いられる).

Chlumsky, Vitezslav [klúmski] クルムスキ (1867–1943, 旧チェコスロバキアの外科医).

C. button クルムスキボタン (純マグネシウム製の腸吻合ボタン).

C. solution クルムスキ液 (フェノール, ショウノウ, アルコールからなる溶液).

cho·a·na [kóuənə] [L/TA] 後鼻孔, = choana [TA]. 複 choanae. 形 choanal.

c. cerebri 大脳漏斗.

cho·a·nae [kóuəni:] [L/TA] 後鼻孔, = choanae [TA], posterior nasal apertures [TA]. 単 choana.

cho·a·nal [kóuənəl] 後鼻孔, 後鼻孔の [医学].

c. atresia 後鼻孔閉鎖〔症〕[医学].

c. polyp 後鼻孔鼻たけ (茸), 後鼻孔ポリ〔ー〕プ [医学].

c. stenosis 後鼻孔狭窄〔症〕[医学].

cho·a·no·cyte [kóuənəsait] 襟細胞.

Cho·a·no·flag·el·la·ta [kòuənouflæ̀ʤileitə] 襟鞭毛虫門, = collared flagellate.

cho·a·noid [kóuənɔid] 漏斗状の, = infundibuliform.

cho·a·no·mas·ti·gote [kòuənəmǽstigout] コアノマスチゴート, 襟鞭毛型, 襟鞭毛体 (クリシジア類 *Crithidia* の一時期の虫体).

choc [ʃák] [F] 衝撃, = shock.

c. en dome (大動脈弁閉鎖不全症にみられるドーム形の心拍動波).

c. en retour (① 子宮浮球感を触知した後, 胎児が復位したときに感ずる衝撃. ② 胎児から母体梅毒感染).

choc·o·late [ʧákəlit] チョコレート (カカオ樹 *Theobroma cacao* の果実心を粉砕したものからつくる食用品).

c. agar チョコレート寒天〔培地〕[医学].

c.-coated tablet チョコレート・コーチング錠 [医学].

c. cyst チョコレート嚢胞 [医学] (卵巣組織内に発生した子宮内膜症において, 月経様出血を起こし, 血液が嚢胞状にたまって粘稠な液になったもの), = Sampson cyst.

c. cyst of ovary 卵巣チョコレート嚢胞 [医学].

Chodzko reflex ショズコ反射.

choice [ʧɔ́is] 選択 [医学], 淘汰 [医学], チョイス.

c. behavior 選択行動 [医学].

c. of anesthesia 麻酔〔法〕の選択 [医学].

c. reaction time 選択反応時間 [医学].

Choix fever シュア熱 (メキシコ北部にみられる紅斑熱).

choke [ʧóuk] ① 窒息. ② 閉鎖. ③ 絞扼.

c. reflex 絞扼反射.

choked disk (disc) [ʧóukt dísk] うっ血乳頭 [医学], 乳頭水腫 (浮腫) [医学], = papilledema, stasis papillaris.

choked papilla うっ血乳頭 [医学], 乳頭水腫 (浮腫) [医学].

choked reflex 反射閉塞 (網膜検査において, 光線の逆行点に達したとき, 光線の反射が欠損している状態).

choke·damp [ʧóukdæmp] 二酸化炭素ガス (鉱夫の用語), = black damp, carbonic dioxide (anhydride).

chokes [ʧóuks] 息づまり, 空気塞栓症, = aeroembolism, compressed air illness.

chok·ing [ʧóukiŋ] 窒息 (機械的な).

c. coil チョークコイル.

c. feeling 窒息感 [医学].

chol- [koul, kɑl] 胆汁との関係を表す接頭語, = chole-, cholo-.

cho·lae·mia [koulí:miə] 胆血, = cholemia.

cho·la·gog·ic [kouləgáʤik] 胆汁分泌促進性の, = cholagogue.

cho·la·gog(ue) [kóuləgag, ká-] ① 胆汁排出物質 (胆汁分泌促進薬 choleretica と胆汁の排泄促進薬 cholekinetica の総称名), = cholagoga. ② 利胆薬 [医学]. 形 cholagogic.

c. and choleretic 利胆薬 [医学], 胆汁排出〔促進〕薬 [医学].

cho·la·li·gen·ic [koulæ̀liʤénik] 胆汁酸生成の.

cholan saponin コーランサポニン (水解によりス

テロイド様化合物をつくるもの).

cho·lane [kóulein, ká–] コーラン $C_{24}H_{42}$ (ステロール，ホルモン，胆汁酸などの基本体をなす炭水化物).

c. nucleus コーラン核，= tetracyclic carbon group.

c. ring コーラン環.

chol·a·ner·e·sis [kòulənérisis, –lænərí:sis] 胆汁酸排泄促進.

cho·lan·ge·i·tis [kòulænʤiáitis] 胆管炎，= cholangitis.

cholangetic jaundice (閉塞性黄疸)，= obstructive jaundice.

chol·an·gia [kouléndʒiə] 〔非炎症性〕胆道疾患 [医学].

cholangic liver abscess 胆管炎性肝膿瘍 [医学].

chol·an·gi·ec·ta·sis [koulæ̀nʤiéktəsis] 胆管拡張 [医学].

cho·lan·gi·o·car·ci·no·ma [koulæ̀nʤioukà:sinóumə] 肝内胆管癌，胆管〔細胞〕癌 [医学].

cholangiocellular carcinoma 胆管細胞癌 [医学].

chol·an·gi·o·cho·le·cys·to·cho·le·do·chec·to·my [koulæ̀nʤioukòulisìstəkoùli:dəkéktəmi] 胆管・総胆管・胆嚢切除術.

chol·an·gi·o·en·ter·os·to·my [koulæ̀nʤiouentərástəmi] 胆管腸管吻合術.

chol·an·gi·o·gas·tros·to·my [koulæ̀nʤiougæstrástəmi] 胆管胃吻合術.

chol·an·gi·o·gram [koulǽnʤiəgræm] 胆管造影図（写真） [医学].

chol·an·gi·og·ra·phy [kòulænʤiágrəfi] 胆管造影〔法〕 [医学]（造影剤を用いるX線撮影法).

chol·an·gi·o·hep·a·ti·tis [koulæ̀nʤiouhèpətáitis] 肝胆管炎 [医学].

chol·an·gi·o·je·ju·nos·to·my [koulæ̀nʤiouʤìʤu:nástəmi] 胆管空腸吻合術.

chol·an·gi·o·lar [koulǽnʤiələr] 細胆管の.

cho·lan·gi·ole [koulǽnʤioul] 細胆管（毛細胆管と小葉間胆管の間).

chol·an·gi·ol·ia [koulæ̀nʤióuliə] 葉間胆道病変.

cholangiolitic cirrhosis 胆細管〔性〕肝硬変 [医学]（細胆管に広汎な炎症性変化がみられる肝硬変. 発熱，易再発性，慢性化を特徴とする)，= cholangiolitic liver cirrhosis.

cholangiolitic hepatitis 胆細管性肝炎 [医学].

chol·an·gi·o·li·tis [koulæ̀nʤiəláitis] 細胆管炎 [医学]. 形 cholangiolitic.

chol·an·gi·o·ma [koulæ̀nʤióumə] 胆管〔細胞〕腫，胆管〔細胞〕癌 [医学].

chol·an·gi·o·ma·nom·e·try [koulæ̀nʤiòumənámitri] 胆道内圧測定〔法〕 [医学].

chol·an·gi·o·pan·cre·a·tog·ra·phy [koulæ̀nʤioupæ̀ŋkriətágrəfi] 胆道膵管造影（撮影)〔法〕，= endoscopic retrograde cholangiopancreatography.

chol·an·gi·op·a·thy [kòulænʤiápəθi] 胆管症 [医学].

chol·an·gi·os·co·py [kòulænʤiáskəpi] 胆道鏡検査 [医学].

chol·an·gi·os·to·my [kòulænʤiástəmi] 胆管瘻〔造設〕術 [医学].

chol·an·gi·ot·o·my [kòulænʤiátəmi] 胆管切開〔術〕.

cholangitic abscess 胆管炎性膿瘍 [医学].

chol·an·gi·tis [kòulænʤáitis] 胆管炎，胆道炎 [医学].

c. lenta 遷延性胆管炎（胆石を伴わない慢性感染性炎症).

cholanic acid コラン酸 $C_{23}H_{39}COOH$（非結合性胆汁酸のステロイド母体で，コール酸およびデゾキシコール酸などを脱水して水素を添加したもの).

cho·lan·o·poi·e·sis [kòulənoupɔií:sis] 胆汁生成. 形 cholanopoietic.

cho·lan·o·poi·et·ic [kòulənoupɔiétik] 胆汁生成の.

chol·an·threne [koulǽnθri:n] コラントレン $C_{20}H_{14}$（五環性炭化水素で，強力な発癌性物質).

cho·las·cos [kouléskəs] 胆汁の腹腔貯留.

cho·late [kóuleit] 胆汁酸塩.

chole– [kouli, kɑli] 胆汁との関係を表す接頭語，= chol–, cholo–.

cho·le·bil·i·ru·bin [kòulibìlirú:bin] コレビリルビン（化学的には定義されていないが，ヘモビリルビンが肝臓内を通過する際，グロビン成分が除去されたもので，van den Bergh 反応では直接反応が陽性である)，= direct bilirubin.

cho·le·cal·cif·er·ol [kòulikælsífərɔ:l] コレカルシフェロール 化 (3*S*,5*Z*,7*E*)–9,10–secocholesta–5,7,10(19)–trien–3–ol $C_{27}H_{44}O$: 384.64（コレステロール系ビタミンD_3. くる病，軟骨化症，テタニーの治療に用いる).

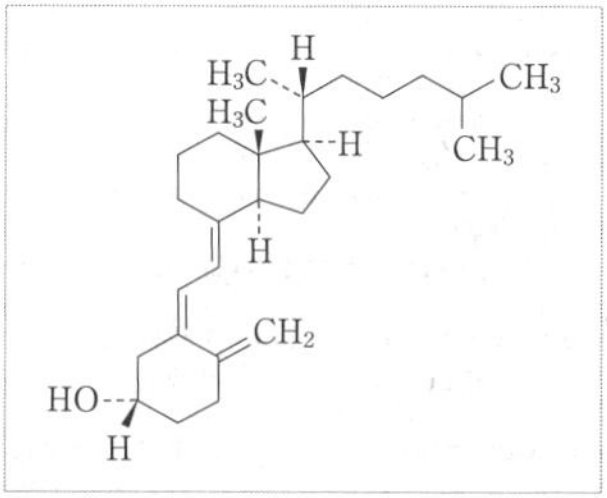

cho·le·chro·me·re·sis [kòulikroumərí:sis] 胆汁色素増多.

cho·le·chro·mo·poi·e·sis [kòulikròumoupɔií:sis] 胆汁色素形成.

cho·le·ci·ne·sis [kòulisiní:sis] 胆汁排泄，= cholekinesis.

cho·le·cy·a·nin [kòulisáiənin] 胆青素，= bilicyanin.

cho·le·cyst [kóulisist] 胆嚢，= gallbladder.

cho·le·cys·ta·gog·ic [kòulisìstəgáʤik] 胆嚢機能促進性の.

cho·le·cys·ta·gogue [kòulisístəgɑg] 胆汁排泄促進薬.

cho·le·cys·tal·gia [kòulisistǽlʤiə] 胆嚢仙痛，= biliary colic.

cho·le·cys·tat·o·ny [kòulisistǽtəni] 胆嚢弛緩.

cho·le·cys·tec·ta·sia [kòulisìstektéiziə] 胆嚢拡張 [医学].

cho·le·cys·tec·to·my [kòulisistéktəmi] 胆嚢切除〔術〕.

cho·le·cys·ten·dy·sis [kòulisisténdisis]（胆石切除後その開口を腹壁に縫合する手術).

cho·le·cyst·en·ter·or·rha·phy [kòulisistentərɔ́:rəfi] 胆嚢腸管縫合.

cho·le·cyst·en·ter·os·to·my [kòulisistèntərástəmi] 胆嚢腸管吻合.

cho·le·cys·tic [koulisístik] 胆嚢の.

cho·le·cys·tis [kòulisístis] 胆嚢.

cho·le·cys·ti·tis [kòulisistáitis] 胆嚢炎 [医学].

c. glandularis proliferans 増殖性腺状胆嚢炎.

c. sine concrement 無石胆嚢炎 [医学].

cho·le·cys·to·cho·led·o·cho·li·thi·a·sis [kòulisìstoukòulidoukòuliθáiəsis] 胆嚢総胆管結石症 [医学].

cho·le·cys·to·co·los·to·my [kòulisìstoukoulástə-

mi〕 胆嚢大腸吻合.
cholecystoduodenal fistula 胆嚢十二指腸瘻〔医学〕.
cholecystoduodenocolic fold 結腸十二指腸胆嚢ヒダ(常には存在しない腹膜の一部).
cho·le·cys·to·du·o·de·nos·to·my 〔kòulisìstoudjù:oudinástəmi〕 胆嚢十二指腸吻合〔術〕〔医学〕.
cho·le·cys·to·elec·tro·co·ag·u·lec·to·my 〔koùlisìstouilèktroukouæ̀gjulektəmi〕 電気焼灼による胆嚢切除.
cho·le·cys·to·en·ter·os·to·my 〔kòulisìstouèntərástəmi〕 胆嚢小腸吻合〔医学〕.
cho·le·cys·to·gas·tros·to·my 〔kòulisìstougæstrástəmi〕 胆嚢胃吻合〔術〕〔医学〕.
cho·le·cys·to·gram 〔kòulisístəgræm〕 胆嚢造影写真(図).
cho·le·cys·tog·ra·phy 〔kòulisistágrəfi〕 胆嚢造影〔法〕.
cho·le·cys·to·il·e·os·to·my 〔kòulisìstouìliástəmi〕 胆嚢回腸吻合〔術〕.
cho·le·cys·to·je·ju·nos·to·my 〔kòulisìstouʤìʤu:nástəmi〕 胆嚢空腸吻合〔術〕〔医学〕.
cho·le·cys·to·ki·nase 〔kòulisìstoukáineis〕 コレシストキニン分解酵素.
cho·le·cys·to·ki·net·ic 〔kòulisìstoukainétik〕 胆嚢運動促進の.
cho·le·cys·to·ki·net·ics 〔kòulisìstoukainétiks〕 胆嚢収縮物質〔医学〕.
cho·le·cys·to·ki·nin 〔kòulisìstəkáinin〕 コレシストキニン(腸粘膜により分泌されるホルモンで, 胆嚢運動性を亢進する作用を示す).
c. pancreozymin コレシストキニン・パンクレオザイミン.
cho·le·cys·to·li·thi·a·sis 〔kòulisìstouliθáiəsis〕 胆嚢結石〔症〕〔医学〕.
cho·le·cys·to·li·thol·y·sis 〔kòulisìstouliθálisis〕 胆嚢結石溶解〔医学〕.
cho·le·cys·to·li·thot·o·my 〔kòulisìstouliθátəmi〕 胆嚢切石〔医学〕.
cho·le·cys·to·lith·o·trip·sy 〔kòulisìstəlíθətripsi〕 胆嚢結石破砕〔術〕, 胆嚢砕石〔医学〕.
cho·le·cys·top·a·thy 〔kòulisistápəθi〕 胆嚢疾患, 胆嚢症〔医学〕.
cho·le·cys·to·pexy 〔kòulisístəpeksi〕 胆嚢固定術(胆嚢を腹壁に固定する手術).
cho·le·cys·tor·rha·phy 〔kòulisistɔ́:rəfi〕 胆嚢縫合術.
cho·le·cys·tos·co·py 〔kòulisistáskəpi〕 胆嚢内視鏡検査〔医学〕.
cho·le·cys·tos·to·my 〔kòulisistástəmi〕 胆嚢造瘻術, 胆嚢外瘻〔医学〕.
cho·le·cys·tot·o·my 〔kòulisistátəmi〕 胆嚢切開〔術〕〔医学〕.
cho·le·cys·to·ty·phoid 〔kòulisìstoutáifɔid〕 胆嚢腸チフス(胆嚢炎を合併する腸チフス).
choledoch duct 総胆管.
cho·led·o·chal 〔koulédəkəl, -lidák-〕 総胆管の.
c. cyst 総胆管嚢胞, 総胆管嚢腫〔医学〕.
c. stone 総胆管結石〔医学〕.
cho·led·o·chec·ta·sia 〔kòuledəkektéiziə〕 〔総〕胆管拡張.
cho·led·o·chec·to·my 〔kòuledəkéktəmi〕 〔総〕胆管切除術.
cho·led·o·chen·dy·sis 〔kòuledoukéndisis〕 総胆管切開術, = choledochotomy.
cho·led·o·chi·tis 〔kòuledoukáitis〕 胆管炎, 総胆管炎〔医学〕.
choledoch(o)- 〔kouledək(ou), -k(ə)〕 総胆管の意味を表す接頭語.
cho·led·o·cho·cele 〔koulédəkəsi:l〕 総胆管瘤〔医学〕.
cho·led·o·cho·cho·led·o·chos·to·my 〔koulèdoukoukòulidəkástəmi〕 総胆管－総胆管縫合術(総胆管の2個所を吻合する手術).
cho·led·o·cho·do·chor·rha·phy 〔kòuledəkòudoukɔ́:rəfi〕 総胆管－総胆管縫合術(総胆管切断後その2端を縫合する術).
cho·led·o·cho·du·o·de·nos·to·my 〔koulèdəkoudjù:oudinástəmi〕 総胆管十二指腸吻合〔術〕〔医学〕.
cho·led·o·cho·en·ter·os·to·my 〔koulèdəkouèntərástəmi〕 総胆管腸管吻合〔術〕.
cho·led·o·cho·gas·tros·to·my 〔koulèdəkougæstrástəmi〕 総胆管胃吻合〔術〕.
cho·led·o·cho·gram 〔koulédəkəgræm〕 総胆造影〔写真〕.
cho·led·o·chog·ra·phy 〔koulèdəkágrəfi〕 総胆管造影〔法〕〔医学〕.
cho·led·o·cho·hep·a·tos·to·my 〔koulèdəkouhèpətástəmi〕 総胆管肝吻合〔術〕.
cho·led·o·cho·il·e·os·to·my 〔koulèdəkouiliástəmi〕 総胆管回腸吻合〔術〕.
cho·led·o·cho·je·ju·nos·to·my 〔koulèdəkouʤìʤu:nástəmi〕 総胆管空腸吻合〔術〕〔医学〕.
cho·led·o·cho·lith 〔koulédəkəliθ〕 総胆管結石.
cho·led·o·cho·li·thi·a·sis 〔koulèdəkouliθáiəsis〕 総胆管結石〔症〕〔医学〕.
cho·led·o·cho·li·thot·o·my 〔koulèdəkouliθátəmi〕 総胆管結石摘出術, 総胆管切石〔医学〕.
cho·led·o·cho·lith·o·trip·sy 〔koulèdəkəlíθətripsi〕 総胆管結石破砕術.
cho·led·o·cho·plas·ty 〔koulédəkəplæsti〕 総胆管形成〔術〕〔医学〕.
cho·led·o·chor·rha·phy 〔koulèdəkɔ́:rəfi〕 総胆管縫合術.
cho·led·o·chos·co·py 〔koulèdəkáskəpi〕 胆道鏡検査〔医学〕.
cho·led·o·chos·to·my 〔koulèdəkástəmi〕 総胆管造瘻術.
cho·led·o·chot·o·my 〔koulèdəkátəmi〕 総胆管切開〔術〕.
cho·led·o·chus 〔koulédəkəs〕 総胆管, = ductus choledochus, common bile duct. 形 choledochal.
cho·le·glo·bin 〔kòuliglóubin〕 コレグロビン(酸化された血色素が oxyparahematin を経て, さらに酸化されたもので, おそらく biliverdin の3価鉄錯塩に変性グロビンが結合したものが, 核をなすと考えられる. 胆汁色素合成の中間産物), = bile-pigment hemoglobin, ferri-biliverdin-globin.
cho·le·he·ma·tin 〔kòulihí:mətin〕 コレヘマチン(草食動物の胆汁中にある赤色色素), = bilipurpurin, phylloerythrin.
cho·le·he·mo·chro·mo·gen 〔kòulihì:məkrámədʒən〕 コレヘモクロモゲン(血色素分解の中間産物で, タンパク部が変性を起こして沈殿する色素).
cho·le·ic 〔koulí:ik〕 胆汁〔性〕の, = cholic.
c. acid コレイン酸(脂肪酸と胆汁との化合物), = desoxycholic acid.
cho·le·ki·ne·sis 〔kòulikiní:sis〕 排胆, 胆汁排泄, = cholecinesis.
cho·le·ki·net·ic 〔kòulikinéktik〕 ① 排胆の. ② 排胆薬, 胆汁排泄〔促進〕薬〔医学〕(胆道から胆汁の排泄を促進する薬剤で, 利胆薬 cholagog の一つ), = cholekinetica.
cho·le·lith 〔kóuliliθ〕 胆石, = gallstone.
cho·le·li·thi·a·sis 〔kòuliliθáiəsis〕 胆石症〔医学〕.
cho·le·li·thot·o·my 〔kòuliliθátəmi〕 胆石摘出術.

cho·le·lith·o·trip·sy [kòulilíθətripsi] 胆石破砕〔術〕[医学].
cho·le·li·thot·ri·ty [kòulili θátriti] 胆石破砕術, = cholelithotripsy.
cho·lem·e·sis [koulémisis] 吐胆症, 胆汁嘔吐〔症〕[医学].
cho·le·mia [koulí:miə] 胆血 [医学], ヘパタルギー, = cholaemia, hepatalgia. 形 cholemic.
cho·lem·ic [koulí:mik] 胆血症の.
cho·len·te·ron [kouléntərən] 胆腸(胴腸ともいう).
cho·le·o·phos·pha·tase [kòulifásfəteis] コレオフォスファターゼ(レシチンからコリンを遊離させる酵素で, 膵臓および腸分泌物中に存在する).
cho·le·path·ia [kòulipǽθiə] 胆管疾病.
c. spastica 胆管痙攣.
cho·le·per·i·to·ne·um [kòulipèritəní:əm] 胆汁性腹膜炎, = biliary peritonitis.
cho·le·per·i·to·ni·tis [kòulipèritənáitis] 胆汁性腹膜炎, = choleperitoneum.
cho·le·pla·sia [kòulipléiziə] 黄疸.
cho·le·poi·e·sis [kòulipɔií:sis] 胆汁生成. 形 cholepoietic.
cho·le·poi·et·ic [kòulipɔiétik] 胆汁生成の.
cho·le·pra·sin [kòulipréisin] コレプラシン(胆汁色素の一種), = biliprasin.
cho·le·pyr·rhin [kòulipírin] 不純ビリルビン, = biliphein.
chol·er·a [kálərə] コレラ(コレラ毒素産生性の *Vibrio cholerae* O1 による感染症で, 水様性下痢と嘔吐により脱水症状, 電解質異常をきたし, 痙攣などを起こす. 1992年, 非O1コレラ菌からもコレラ毒素産生性の株 *V. cholerae* O139 Bengal が報告されている).
c.-blue pigment コレラ青色素(コレラ菌の培養液に生ずるコレラ赤色素を濃硫酸に溶かし, 苛性ソーダで中和すると得られる).
c. diarrhea コレラ下痢 [医学].
c. enterotoxin コレラエンテロトキシン, = cholera toxin.
c. fulminans 電撃性コレラ, = cholera sicca.
c. infantum 小児コレラ(下痢を特徴とする小児病の総称).
c. morbus コレラ病(原因不明の急性の重症胃腸炎の旧名), = English cholera.
c. nostras 急性吐瀉症(疫痢), = ekiri.
c. nostras paratyphosa パラチフス性胃腸炎.
c. patient コレラ患者 [医学].
c.-red pigment コレラ赤色素(コレラ菌の培養に発生する色素基で, 鉱酸を加えると紫色に変じ, これにアルカリを加えベンゾールとともに振ると褐赤板状の色素が得られる).
c. red reaction コレラ紅色反応(コレラ菌を2〜3日ペプトン水で培養し, これに濃硫酸を滴下すると, ただちに赤色を呈する反応), = cholera-red pigment.
c. sicca 乾性コレラ(下痢を起こさないで死亡する電撃性病型でアジア型コレラでみられる旧名. 剖検により腸管内に重湯様糞便が貯留しているのは麻痺によるものと考えられる).
c. spirillum コレラ菌, = *Vibrio cholerae*.
c. test コレラ試験(インドール証明法で, 被検液にその20分の1容の亜硝酸カリ0.02%液を加え, その下層へ硫酸を流し込むと紫色を発し, 苛性カリ液で中和すると青緑色に変わる).
c. toxin (CT) コレラ毒素 [医学](コレラ菌が産生する毒素で, 下痢の原因となる), = choleragen, cholera enterotoxin.
c. typhoid チフス性コレラ(コレラの悪寒発現期に続発するチフス様症状で, 発疹を伴うことがある).
c. vaccine コレラワクチン(コレラに対する死菌ワクチン).
c. vibrio コレラ菌 [医学], = *Vibrio cholerae*.
chol·er·a·gen [kálərəʤən] コレラゲン(コレラ毒素. コレラ菌が産生する毒性タンパク質), = cholera toxin.
chol·er·a·ic [kàləréiik] コレラの [医学], コレラ性の.
c. diarrhea コレラ〔性〕下痢 [医学], = summer diarrhea.
chol·er·a·phage [káləfeiʤ] コレラ菌ファージ.
cho·le·re·sis [koulérisis, -lərí:sis] 催胆(肝臓の胆汁分泌促進とともに胆嚢からの排泄促進). 形 choleretic.
cho·le·ret·ic [koùlərétik] 催胆薬, 胆汁分泌物質(利胆薬 cholagog の一つ), = choleretica.
c. agent 利胆薬 [医学], 胆汁排出〔促進〕薬 [医学].
chol·er·ic [kálərik] 胆汁質(短気, 易怒, 敏捷ではあるが永続性のない気質), = irascible, hot-tempered.
c. jaundice 胆汁性黄疸.
c. temperament 胆汁質, = bilious temperament.
chol·er·i·form [kálərifɔ:m] コレラ様の [医学].
c. malaria コレラ様マラリア.
chol·er·i·gen·ic [kàləriʤénik] コレラの原因となる, = cholerigenous.
chol·er·ig·en·ous [kàləríʤənəs] コレラ起因性の.
chol·er·ine [kálərin] ① コレラの初期. ② 軽症コレラ(霍乱).
chol·er·i·za·tion [kàlərizéiʃən] コレラ予防接種.
chol·er·oid [kálərɔid] コレラ様の.
chol·er·o·ma·nia [kàlərouméiniə] コレラ精神病(コレラ患者にみられる).
chol·er·o·pho·bia [kàləroufóubiə] コレラ恐怖症.
cho·ler·rha·gia [kòuləréiʤiə] 胆汁漏出, 胆汁流出.
chol·eryth·ro·gen [kòuliríθrəʤən] コレリスロゲン(分解して cholerythrin を生ずる物質).
cho·les·tane [kóulistein, káli-] コレスタン $C_{27}H_{48}$ (コレステロールから得られる飽和炭化水素で, コプロスタンの立体異性体).
cho·les·ta·nol [kouléstənɔ:l] コレスタノール 化 dihydrocholesterol $C_{27}H_{47}OH$ (コレステロールの還元により生ずる物質で, コプロステロルの異性体).
cho·les·tan·one [kouléstənoun] コレスタノン $C_{27}H_4O$.
cho·le·sta·sia [kòulistéiziə] 胆汁分泌停止, = cholestasis.
cho·le·sta·sis [kòulistéisis] 胆汁分泌停止, 胆汁うっ滞. 形 cholestatic.
c. of pregnancy 妊娠性胆汁うっ滞, = intrahepatic cholestasis of pregnancy.
cho·le·stat·ic [kòulistǽtik] 胆汁うっ滞性の, 胆汁分泌停止後の.
c. hepatitis 胆汁うっ滞性肝炎 [医学].
c. jaundice 胆汁うっ滞性黄疸.
cho·les·te·a·to·ma [kòulisti:ətóumə] コレステリン腫 [医学], 真珠腫 [医学], = pearl tumor. 形 cholesteatomatous.
c. verum tympani 先天性鼓室コレステリン腫.
cho·les·te·a·to·sis [kòulisti:ətóusis] 胆脂症(コレステロールエステルによる脂肪変性), = cholesterol steatosis.
cho·les·teg·no·sis [kòulistəgnóusis] 胆汁うっ滞.
cho·les·tene [kóulisti:n, káli-] コレステン(コレスタンの脱水素により生ずる炭水化物 $C_{27}H_{46}$ で, 酸素1原子と結合してコレステノンを生成する).
cho·les·ten·one [kouléstinoun] コレステノン

C

㊍ Δ4-cholestene-3-one-（コレステンの酸化物）.

cho·les·ter·ase ［kouléstəreis］ コレステロール分解酵素.

cho·les·ter·e·mia ［koulèstərí:miə］ コレステロール（コレステリン）血〔症〕.

cho·les·ter·in ［kouléstərin］ コレステリン，= cholesterol.

c. granuloma コレステリン肉芽腫［医学］.

cho·les·ter·in·e·mia ［koulèstəriní:miə］ コレステリン血〔症〕［医学］.

cholesterinic molluscum コレステリン軟ゆう（疣），= essential xanthoma.

cholesterinized antigen コレステリン添加抗原（カルジオリピンをアルコールに溶解してコレステリンを加えたもの）.

cho·les·ter·in·o·sis ［koulèstərinóusis］ コレステリン沈着〔症〕［医学］，= cholesterosis, cholesterolosis.

cho·les·ter·in·u·ria ［koulèstərinjú:riə］ コレステリン尿〔症〕，= cholesteroluria.

cho·les·ter·o·der·ma ［koulèstəroudə́:mə］ コレステリン皮膚症，= cholesterodermia.

cho·les·ter·o·der·mia ［koulèstəroudə́:miə］ コレステリン皮膚症，= cholesterochromia，xanthodermia.

cho·les·ter·o·his·tech·ia ［koulèstərouhistékiə］ 組織コレステリン増加.

cho·les·ter·o·hy·dro·tho·rax ［koulèstərouhàidrouθɔ́:ræks］ コレステロール性水胸〔症〕.

cho·les·ter·ol ［kəléstərɔ:l, kou-, -roul］ コレステロール $C_{27}H_{46}O$（19世紀末，ヒトの胆石中に発見されたコレステリンで，脂肪様感触をもち白色光沢のある鱗片状結晶，生物細胞の常成分で，特に脳，神経組織，臓器には多量含まれる．食品中のコレステロールは，他の脂肪とともに消化，吸収され大部分は長鎖脂肪酸でエステル化される．血管壁に沈着するとアテローム性動脈硬化症を引き起こす原因となる），= cholesterin.

c. arch 老人環（老人の角膜にみられる脂肪変性），= arcus senilis.

c. cleft コレステロール〔性〕裂.

c. depletion コレステロール枯渇［医学］.

c. embolism コレステロール塞栓症.

c. embolus コレステロール塞栓［医学］.

c. ester storage disease コレステロールエステル貯蔵病，コレステロールエステル蓄積症（ライソソーム病の成人発症による軽症型．乳児期発症の重症型をウォルマン病という）.

c. ester transport proteins コレステロールエステル輸送タンパク.

c. gallstone コレステロール胆石［医学］.

c. granuloma コレステリン肉芽腫［医学］.

c. level コレステロール濃度［医学］.

c. lipoidosis コレステロール性類脂症，= Hand-Schueller-Christian disease.

c.-lowering agent コレステロール低下薬［医学］.

c. oleate オレイン酸コレステロール $C_{17}H_{33}COOC_{27}H_{45}$（羊毛脂，血清，副腎などにある）.

c. palmitate パルミチン酸コレステロール $C_{15}H_{31}COOC_{27}H_{45}$（羊毛脂，血清，副腎，表皮のろう（蝋）中にある）.

c. pleurisy コレステロール胸膜炎，= cholesterol thorax.

c. polyp コレステロールポリープ［医学］.

c. stearate ステアリン酸コレステロール $C_{17}H_{35}COOC_{27}H_{45}$（副腎に存在するコレステリンのエステル）.

c. thesaurismosis コレステロール沈着症（von Gierke），= Schüller-Christian disease.

c. thorax コレステロール性胸水症（滲出液が多量のコレステロールを含有するもの）.

cho·les·ter·ol·e·mia ［koulèstəroulí:miə］ 高コレステロール血症，= cholesteremia.

cho·les·ter·ol·er·e·sis ［koulèstəroulérisis, -lərí:sis］ コレステロール胆汁症（胆汁へのコレステロール排泄過剰）.

cho·les·ter·ol·es·ter·sturz ［koulèstərouléstə:stə:ts］ [G] 血中コレステロールエステル比低下（血中コレステロールエステルの比較減少）.

cho·les·ter·ol·o·poi·e·sis ［koulèstərouloupɔií:sis］ コレステロール生成.

cho·les·ter·ol·o·sis ［koulèstəroulóusis］ コレステリン沈着〔症〕［医学］，= cholesterosis.

cho·les·ter·ol·u·ria ［koulèstərouljú:riə］ コレステリン尿〔症〕，= cholesterinuria.

cho·les·ter·one ［kəléstəroun］ コレステローン（コレステロールの酸化により生ずるケトン）.

cho·les·ter·o·sis ［koulestəróusis］ コレステリン沈着症［医学］.

c. cutis 皮膚コレステリン沈着，= xanthomatosis.

c. of gallbladder 胆嚢コレステローシス［医学］.

cho·les·ter·yl ［kəléstəril］ コレステリル基（$C_{27}H_{45}$-）.

c. ester storage disease コレステリルエステル貯蔵病，= cholesterol ester storage disease.

cho·les·tyr·a·mine ［kòuləstírəmi:n］ コレスチラミン.

cho·let·e·lin ［koulétəlin］ コレテリン $C_{16}H_{18}N_2O_6$（胆血素の酸解により生ずる終末の黄色色素），= bilixanthine.

cho·le·ther·a·py ［kòuliθérəpi］ 胆汁療法.

cho·le·tis·to·chin ［kòulitístəkin］ コレチストキン（十二指腸壁から生じ，体液を介して胆管に働き，胆汁分泌を促す作用物質）.

cho·le·u·ria ［kòulijú:riə］ 胆汁尿症，= choluria.

cho·le·ver·din ［kòulivə́:din］ 胆緑素，= biliverdin.

cho·le·ver·mi·no·sis ［kòulivə̀:minóusis］ 胆虫症.

cholic acid コール酸 ㊍ trihydroxycholanic acid $C_{23}H_{36}(OH)_3COOH$（胆汁中にグリコロールやタウリンと結合して存在する最も普通の胆汁酸），= cholalic acid，taurocholic acid.

cholin test コリン試験，= Rosenheim test.

cho·line ［kóuli:n］ コリン ㊍ (2-hydroxyethyl) trimethylammonium hydroxide $C_5H_{15}NO_2$（無色の粘稠な液体，潮解性をもち，水，アルコールに易溶，強い塩基性を示し，空気中の炭酸ガスを吸収する．生体組織に存在するビタミンB複合体の一つで，メチル基転位により肝臓の脂肪変性を阻止するので，抗脂肪肝因子 lipotropic factor とも呼ばれ，酸化するとベタインを生ずる），= bilineurine，bursine，fagine，gossypine，luridine，sinkaline，vidine.

c. acetyltransferase (CAT) コリンアセチルトランスフェラーゼ，= choline acetylase.

c. bitartrate 重酒石酸コリン ㊍ (2-hydroxyethyl) trimethylammonium bitertrate $[HOCH_2CH_2N{\equiv}(CH_3)_3]HC_4H_4O_6$.

c. chloride 塩化コリン $C_5H_{14}ClNO$.

c. deficiency コリン欠乏症［医学］.

c. dihydrogen citrate 二水素性クエン酸コリン ㊍ (2-hydroxy ethyl) trimethylammonium citrate, = chothyn dihydrogen citrate.

c. ethyl ether コリンエチルエーテル（$[(CH_3)_3{\equiv}N{=}(CH_2)_2OC_2H_5]OH$-）.

c. gluconate グルコン酸コリン ㊍ 2-(hydroxyethyl)-trimethylammonium D-gluconate $C_{11}H_{25}O_8N$.

c. oxidase コリン酸化酵素.

c. pyrophosphoric acid 焦性リン酸コリン（リン酸酵素 phosphatase の活性団といわれる）.

c. salicylate コリンサリチレート.
c. treatment コリン療法(ホウ酸コリンを静注し，放射性物質を併用する癌の療法).
cho·line·acet·y·lase (ChE) [koulinəsétileis] コリンアセチラーゼ(アセチルコリンの合成を触媒する酵素).
cho·lin·er·gic [kòulinə́:dʒik] コリン〔作用〕性の，コリン作動性 [医学].
c. agent(s) コリン作動薬 [医学]，コリン作用薬(アセチルコリン受容体に結合し，効果器の反応を起こす薬物).
c. blocking agent(s) コリン〔作動〕遮断物質 [医学]，抗コリン薬，コリン作用性効果遮断薬(アセチルコリン受容体拮抗薬．アセチルコリンの受容体結合を阻止してアセチルコリンによる信号伝達を遮断する)，= cholinergic blockers.
c. cells [TA] コリン作動性細胞*，= cellulae cholinergicae [L/TA].
c. cells of dorsal tegmental area〔Ch5, Ch6, Ch8〕 [TA] 背側被蓋部のコリン作動性細胞*，= cellulae cholinergicae areae tegmentalis dorsalis〔Ch5, Ch6, Ch8〕[L/TA].
c. cells of epithalamus〔Ch7〕 [TA] 視床上部のコリン作動性細胞*，= cellulae cholinergicae epithalamicae〔Ch7〕[L/TA].
c. cells of globus pallidus, accumbens nucleus and diagonal band〔Ch3〕 [TA] 淡蒼球，側坐核及び対角帯のコリン作動性細胞*，= cellulae cholinergicae globi pallidi, nuclei accumbentis et striae diagonalis〔Ch3〕[L/TA].
c. cells of globus pallidus, accumbens nucleus and diagonal gyrus〔Ch2〕 [TA] 淡蒼球，側坐核及び対角回のコリン作動性細胞*，= cellulae cholinergicae globi pallidi, nuclei accumbentis et gyri diagonalis〔Ch2〕[L/TA].
c. cells of medial septal nuclei〔Ch1〕 [TA] 内側中隔核のコリン作動性細胞*，= cellulae cholinergicae nuclei septi medialis〔Ch1〕[L/TA].
c. cells of substantia innominata, basal nucleus, amygdaloid body and olfactory tubercle〔Ch4〕 [TA] 無名質，基底核，扁桃体及び嗅結節のコリン作動性細胞*，= cellulae cholinergicae substantiae innominatae, nuclei basalis, corporis amygdaloidei et tuberculi olfactorii〔Ch4〕[L/TA].
c. crisis コリン〔作動〕性クリーゼ [医学].
c. fiber コリン作用性神経線維，コリン〔作動〕性線維 [医学](終末からアセチルコリンを分泌する神経線維．交感神経，副交感神経節前線維，副交感神経節後線維および運動神経線維がこれにあたる).
c. nerve コリン〔作動〕性神経 [医学].
c. nerve ending depressant コリン性神経終末抑制薬 [医学].
c. postganglionic fiber コリン性節後線維 [医学].
c. receptor コリン受容体 [医学]，コリンレセプター(アセチルコリン作動性レセプター．自律神経系神経節や運動神経骨格筋接合部に存在するニコチン性レセプターと，中枢神経系や副交感神経系節後線維支配器官に存在するムスカリン性レセプターとがある)，= acetylcholine receptor.
c. transmission コリン性伝達 [医学].
c. urticaria コリン〔作用〕性じんま(蕁麻)疹 [医学](温熱，感情，運動などの刺激がコリン作用性神経を介して，皮膚の神経末端でアセチルコリンを遊離して発症するじんま疹).
cho·lin·es·ter·ase [kòulinéstəreis] コリンエステラーゼ(広く組織に存在するエステル水解酵素で，アセチルコリンをコリンと酢酸とに分解する).
c. activity コリンエステラーゼ活性 [医学].
c. inhibitor コリンエステラーゼ阻害薬 [医学].
c. reactivator コリンエステラーゼ再活性化薬 [医学].
cho·lin·o·cep·tive [kòulinəséptiv] コリン受容〔体〕の.
c. site コリン受容体結合部位 [医学].
cho·lin·o·cep·tor [kòulinəséptər] コリン受容体 [医学].
cho·li·no·lyt·ic [kòulinəlítik] 抗コリン性の，抗コリン薬.
cho·li·no·mi·met·ic [kòulinoumaimétik] コリン〔様〕作用の，コリン様作用薬 [医学].
cho·lin·phos·pha·tase [kòulinfásfəteis] コリンフォスファターゼ(リン酸とコリンの結合を水解させる酵素).
cholo− [kalou, kou−, −ələ] 胆汁との関係を表す接頭語，= chol−，chole−.
chol·o·chrome [káləkroum] 胆汁色素.
chol·o·cy·a·nin [kàlousáiənin] コロシアニン，= bilicyanin.
cholodinic acid コロジン酸 $C_{24}H_{38}O_4$ (胆汁酸の分解産物).
chol·o·he·ma·tin [kàləhí:mətin] コレヘマチン，= cholehematin.
choloidanic acid コロイダン酸 $C_{16}H_{24}O_7$ (胆汁酸の誘導体).
chol·o·lith [kálәliθ] 胆石，= cholelith.
chol·o·li·thi·a·sis [kàləliθáiəsis] 胆石症，= cholelithiasis.
chol·o·lith·ic [kàləlíθik] 胆石の.
cholonic acid コロン酸 $C_{26}H_{41}NO_5$ (glycocholic acid の脱水物).
chol·o·pla·nia [kàləpléiniə] 黄疸(ビリルビンが血中，組織中に過剰にあること).
chol·o·poi·e·sis [kàləpɔií:sis] 胆汁生成，= cholepoiesis.
chol·or·rha·gia [kàləréidʒiə] 胆汁流出，= cholerrhagia.
chol·or·rhea [kàlərí:ə] 胆汁分泌過剰.
cho·los·co·py [kouláskəpi] 胆道〔機能〕検査法.
chol·o·tho·rax [kàlouθɔ́:ræks] 胆胸〔症〕.
chol·u·ria [kouljú:riə] 黄疸尿〔症〕[医学].
chon·do·den·drine [kàndədéndrin] コンドデンドリン，= *d*-bebeerine.
chon·dral [kándrəl] 軟骨の，= chondric.
chon·dral·gia [kandrǽldʒiə] 軟骨痛 [医学].
chon·dral·lo·pla·sia [kàndrəloupléiziə] 軟骨異栄養症，軟骨発育不全症，= chondrodysplasia.
chon·drec·to·my [kandréktəmi] 軟骨切除〔術〕[医学].
chondri− [kandri] 軟骨との関係を表す接頭語，= chondro−.
Chon·drich·thyes [kandríkθii:z] 軟骨魚綱(顎口上綱の一綱．脊索は永存し，軟骨質の脊椎は不完全に発達する．サメ，エイ，ギンザメなど)，= cartilaginous fishes.
chon·dri·fi·ca·tion [kàndrifikéiʃən] ① 軟骨核．② 軟骨化 [医学]，軟骨形成.
c. center 軟骨化中心.
chon·dri·fy [kándrifai] 軟骨化する．名 chondrification.
chon·dri·gen [kándridʒən] 軟骨源，= chondrogen.
chon·drin [kándrin] 軟骨素(J. Müller が軟骨から得たゲラチン様タンパク質で，ゲラチンと粘素との混合と思われる).
c. balls 細胞暈(細胞周部).
chondrio− [kandriou, −riə] 硬質，顆粒，軟骨，

粒体などの意味を表す接頭語.

chon·dri·o·cont [kándriəkant] 粒杆体(ミトコンドリアの杆状型), = chondriokonte, plastocont.

chon·dri·ome [kándrioum] 粒体団〔医学〕, = mitochondria.

chon·dri·o·mere [kándriəmiər] 粒体質, = cytomere.

chon·dri·o·mite [kándrioumait] 粒糸体(ミトコンドリアの糸状型).

chon·dri·o·some [kándriousoum] 粒子体, 粒体子〔医学〕, 粒質体(ミトコンドリアの顆粒型). 形 chondriosomal.

chon·dri·o·sphere [kándriəsfiər] 粒体圏.

chon·dri·tis [kandráitis] 軟骨炎〔医学〕.

c. intervertebralis calcanea 椎間石灰性軟骨炎, = calcinosis intervertebralis.

chondro- [kandr(ou), -dr(ə)] 軟骨との関係を表す接頭語.

chon·dro·ad·e·no·ma [kàndrouædinóumə] 軟骨腺腫〔医学〕.

chon·dro·an·gi·o·ma [kàndrouænʤióumə] 軟骨血管腫.

chon·dro·blast [kándrəblæst] 軟骨芽細胞〔医学〕.

chondroblastic sarcoma 軟骨形成肉腫.

chon·dro·blas·to·ma [kàndroublæstóumə] 軟骨芽〔細胞〕腫〔医学〕.

chon·dro·cal·ci·no·sis [kàndroukælsinóusis] 軟骨石灰化〔症〕〔医学〕.

chon·dro·car·ci·no·ma [kàndroukà:sinóumə] 軟骨癌〔医学〕.

chon·droc·la·sis [kandrákləsis] 軟骨くだき(摧)術.

chon·dro·clast [kándrəklæst] 軟骨吸収細胞〔医学〕.

Chon·dro·coc·cus [kàndrəkákəs] コンドロコッカス属(旧称). → *Corallococcus*.

chon·dro·co·nia [kàndroukóuniə] 軟骨塵, = Schridde granules.

chon·dro·cos·tal [kàndroukástəl] 肋軟骨の.

chon·dro·cra·ni·um [kàndroukréiniəm] [L/TA] 軟骨頭蓋*(胎児の), = chondrocranium [TA].

chondrocutaneous flap 軟骨皮弁〔医学〕.

chon·dro·cyte [kándrəsait] 軟骨細胞.

c. growth factor 軟骨細胞成長因子.

Chon·dro·den·dron [kàndrədéndran] (南アメリカ産ツヅラフジ科植物).

C. tomentosum (木本性つる植物. 乾燥した根は pareira といって利尿薬に使用された. 樹皮および材にツボクラリン, *d*-イソコンデンドリン, *d*-コンドクリンなどを含有し, 南アメリカ先住民の矢毒のクラーレの主原料である).

chon·dro·der·ma·ti·tis [kàndroudə:mətáitis] 軟骨皮膚炎.

c. nodularis helicis 耳輪結節性軟骨皮膚炎.

chon·dro·di·al·y·sis [kàndroudaiǽlisis] 軟骨分解.

chon·dro·dyn·ia [kàndrədíniə] 軟骨痛〔医学〕.

chon·dro·dys·pla·sia [kàndroudispléiziə] 軟骨発育不全, = dyschondroplasia.

c. calcificans congenita 先天性石灰化軟骨異形成〔症〕, = Conradi disease.

c. punctata 点状軟骨異形成〔症〕〔医学〕.

chon·dro·dys·tro·phia [kàndroudistróufiə] ① 軟骨発育不全〔症〕, = dyschondroplasia. ② 軟骨異栄養症〔医学〕, 脂肪軟骨異栄養症, = lipochondrodystrophy.

c. calcificans congenita 先天性石灰化性軟骨異栄養〔症〕〔医学〕.

c. fetalis 胎児軟骨異栄養〔症〕〔医学〕, 胎児軟骨発育不全〔症〕.

c. foetalis 軟骨形成不全症(くる病のこと), = achondroplasia.

c. hyperplastica 過形成性軟骨発育不全症(骨端が過剰に増殖を示すもの), = multiple cartilaginous exostosis.

c. hypoplastica 減形成性軟骨発育不全症.

c. malacia 軟化性軟骨発育不全症.

chondrodystrophic dwarf 軟骨異栄養性小人症.

chon·dro·dys·tro·phy [kàndrədístrəfi] 軟骨発育不全〔医学〕, = chondrodystrophia.

c. of fetus 胎児軟骨異栄養〔症〕〔医学〕.

chon·dro·ec·to·der·mal [kàndrouèktədə́:məl] 軟骨外胚葉の.

c. dysplasia 軟骨外胚葉〔性〕異形成〔症〕〔医学〕(形成異常症).

chon·dro·en·do·the·li·o·ma [kàndrouèndouθì:lióumə] 軟骨上皮腫.

chon·dro·epi·phys·e·al [kàndrouèpifíziəl] 骨端軟骨の.

chon·dro·ep·i·physitis [kàndrouèpifisáitis] 骨端軟骨炎.

chon·dro·ep·i·the·li·o·ma [kàndrouèpiθi:lióumə] 軟骨上皮腫〔医学〕.

chon·dro·fi·bro·ma [kàndroufaibróumə] 軟骨線維腫〔医学〕.

chon·dro·gen [kándrəʤən] 軟骨原(軟骨, 角膜組織の基本物質で, 煮沸によりコンドリンを生ずる), = chondrigen.

chon·dro·gen·e·sis [kandrouʤénisis] 軟骨形成.

chon·dro·glos·sus [kandrəglásəs] [TA] 小角舌筋, = musculus chondroglossus [L/TA].

c. muscle 小角舌筋.

chon·dro·gly·co·pro·teid [kàndrouglàikouproúti:id] 軟骨糖タンパク質.

chon·dro·hy·per·pla·sia [kàndrouhàipə:pléiziə] 軟骨過形成症(Marfan syndrome マルファン症候群と同一視されている), = chondrohypertrophie.

chon·droid [kándrɔid] 軟骨様の〔医学〕.

c. cancer 軟骨様癌.

c. syringoma 皮膚混合腫瘍.

c. tissue 軟骨様組織(胚子の).

chon·dro·i·dine [kandróuidi:n] コンドロイジン $C_{16}H_{13}O(OH)_2(OCH_3)NCH_3$ (*Chondodendron tomentosum* の根のアルカロイド), = chondrodine.

chon·dro·ine [kándrɔin] コンドロイン $C_{18}H_{21}NO_4$ (クス科植物 *Nectandra rodiaei* の根茎に存在する無定形性アルカロイド).

chon·dro·i·tin [kandróuitin] コンドロイチン $C_{18}H_{27}NO_{14}$ (アラビアゴムに類似の物質で, コンドロイチン硫酸の脱硫酸で得られるグリコサミノグリカン).

c. sulfate コンドロイチン硫酸(代表的な硫酸化ムコ多糖(グリコサミノグリカン) A, B, C の 3 種類がある. 軟骨, 皮膚に分布).

chon·dro·i·tin·u·ria [kandrouìtinjú:riə] コンドロイチン尿症.

chon·dro·li·po·ma [kàndroulaipóumə] 軟骨脂肪腫〔医学〕.

chon·drol·o·gy [kandráləʤi] 軟骨学.

chon·drol·y·sis [kandrálisis] 軟骨溶解(石炭沈着に際し石灰化軟骨の吸収されること).

chon·dro·ma [kandróumə] 軟骨腫〔医学〕(軟骨芽腫ともいわれる), = chondroblastoma. 形 chondromatous.

c. sarcomatosum 肉腫性軟骨腫.

chon·dro·ma·la·cia [kàndrouməléiʃiə] 軟骨軟化症.

c. foetalis 胎児軟骨軟化症(骨端軟骨が軟化して, 四肢が彎曲すること).

c. patellae 膝蓋軟骨軟化症(膝蓋骨軟骨面に程度

に応じて膨隆，軟化，線維化，粗造化などがみられる疾患），= chondropathia patellae.

chon·dro·ma·to·sis ［kɑ̀ndroumətóusis］ 軟骨腫症［医学］.

chon·dro·ma·tous ［kɑntróumətəs］ 軟骨腫様の［医学］，軟骨腫性の.

chon·dro·ma·trix ［kɑ̀ndrouméitriks］ 軟骨基質，= chondrousia.

chon·dro·mi·tome ［kɑ̀ndroumáitoum］ 副核，= paranucleus.

chon·dro·mu·cin ［kɑ̀ndroumjú:sin］ 軟骨粘素（軟骨類粘体とも呼ばれ，軟骨に存在する濃縮均等性細胞間質でタンパク質と軟骨酸との化合物），= chondromucoid.

chon·dro·mu·coid ［kɑ̀ndroumjú:kɔid］ コンドロムコイド，= chondromucin.

Chon·dro·my·ces ［kɑ̀ndroumáisis］ コンドロマイセス属（ポリアンジウム科の一属で，有色の嚢胞担体の先端に密集した嚢胞からなる細菌．基準種は *C. crocatus*）.

chon·dro·my·o·ma ［kɑ̀ndroumaióumə］ 軟骨筋腫［医学］.

chondromyxoid fibroma 軟骨粘液線維腫［医学］（良性軟骨性腫瘍の一つ）.

chon·dro·myx·o·ma ［kɑ̀ndroumiksóumə］ 軟骨粘液腫.

chon·dro·myx·o·sar·co·ma ［kɑ̀ndroumìksousá:koumə］ 軟骨粘液肉腫［医学］.

chon·dron ［kɑ́ndrən］ 軟骨単位（軟骨細胞とそれをとりまく軟骨気質）.

chon·dro·nec·ro·sis ［kɑ̀ndrounikróusis］ 軟骨壊死［医学］.

chon·dro·nec·tin ［kɑ̀ndrənéktin］ コンドロネクチン.

chon·dro-os·se·ous ［kɑ́ndrou ásiəs］ 軟骨骨の.

chon·dro-os·te·o·dys·tro·phy ［kɑ́ndrou ɑ̀stioudístrəfi］ 骨軟骨異形成症（eccentro-osteochondrodysplasia および lipochondrodystrophy を含む総称名）.

chon·dro-os·te·oid·sar·co·ma ［kɑ́ndrou ɑ̀stiɔidsɑ:kóumə］ 軟骨類骨肉腫（骨軟骨肉腫），= chondrosteoma.

chon·dro·path·ia ［kɑ̀ndrəpǽθiə］ 軟骨疾患，軟骨病.

chon·drop·a·thy ［kɑndrɑ́pəθi］ 軟骨疾患.

chondropharyngeal part [TA] 小角咽頭部，= pars chondropharyngea [L/TA].

c. part of middle pharyngeal constrictor 中咽頭収縮筋の小角咽頭部.

chon·dro·pha·ryn·ge·us ［kɑ̀ndroufərínʤiəs］ 中咽頭収縮筋.

chon·dro·phyte ［kɑ́ndrəfait］ 軟骨棘.

chon·dro·plast ［kɑ́ndrəplæst］ 軟骨芽細胞，= cephaloblast.

chondroplastic sarcoma 軟骨形成肉腫［医学］.

chon·dro·plas·ty ［kɑ́ndrəplæ̀sti］ 軟骨形成〔術〕［医学］.

chon·dro·po·ro·sis ［kɑ̀ndroupɔ:róusis］ 軟骨粗化.

chon·dro·pro·tein ［kɑ̀ndroupróuti:n］ 軟骨タンパク質.

Chon·drop·ter·y·gii ［kɑndrɑ̀ptəríʤiai］ 軟骨魚類（軟骨魚綱），= Chondrichthyes.

chon·dror·rhex·is ［kɑ̀ndrəréksis］ 軟骨亀裂［医学］.

chon·dro·sa·mine ［kɑndróusəmi:n］ コンドロサミン [化] 2-amino-D-galactose（コンドロシンの分解により生ずるガラクトサミン），= galactosamine.

chon·dro·sar·coma ［kɑ̀ndrousɑ:kóumə］ 軟骨肉腫［医学］.

chon·dro·sar·co·ma·to·sis ［kɑ̀ndrousɑ:kòumətóusis］ 軟骨肉腫症.

chon·dro·sep·tum ［kɑ̀ndrouséptəm］ 鼻中隔の軟骨部.

chon·dro·sine ［kɑ́ndrəsi:n］ コンドロシン $C_{12}H_{21}NO_{11}$（コンドロイチンの水解により生ずる還元性をもつ二糖．グルクロン酸とコンドロサミンからなる）.

chon·dro·sin·ic ac·id ［kɑ̀ndrəsínik ǽsid］ コンドロシン酸（コンドロサミンを硝酸で酸化すると得られる）.

chon·dro·sis ［kɑndróusis］ ① 軟骨形成．② 軟骨症（軟骨性腫瘍）［医学］.

chon·dro·skel·e·ton ［kɑ̀ndrouskélitən］ 軟骨格.

chon·dro·some ［kɑ́ndrəsoum］ 糸粒体，= mitochondria.

chon·dro·ste·o·ma ［kɑndrɑ̀stióumə］ 骨軟骨腫.

chon·dro·ster·nal ［kɑ̀ndroustə́:nəl］ 胸骨軟骨の.

chon·dro·ster·no·plas·ty ［kɑ̀ndroustə́:nəplæ̀sti］ 胸肋軟骨形成術.

chon·dro·tome ［kɑ́ndrətoum］ 軟骨刀.

chon·drot·o·my ［kɑndrɑ́təmi］ 軟骨切離〔術〕［医学］.

chon·dro·tro·phic ［kɑ̀ndrətrɑ́fik］ 軟骨栄養の.

chon·dro·xi·phoid ［kɑ̀ndrouzáifɔid］ 剣状突起の.

Chon·drus ［kɑ́ndrəs］（スギノリ目スギノリ科の紅藻）.

C. armatus ヒラコトジ.

C. crispus ヤハズツノマタ（乾燥し太陽光線に漂白したものは粘滑剤の原料），= carragheen, Irish moss.

cho·ne·chon·dro·ster·non ［kòunikɑ̀ndroustə́:nən］ 漏斗胸，= funnel chest.

cho·ni·um ［kóuniəm］ 漏斗.

CHOP cyclophosphamide, hydroxydaunomycin (doxorubicin), oncorin (vincristine), prednisone の略（チョップ．癌化学療法に用いる多剤併用療法の一つ）.

CHOP combination therapy （非ホジキン悪性リンパ腫に対する多剤併用化学療法）.

chop amputation 平面環状切断（一次的環状切断）.

chop wound 切創，割創，= cut wound.

Chopart, François ［ʃəpá:r］ ショパール（1743-1795，フランスの外科医．1792年に足根切断術を考察したが現在では廃用されている）.

C. amputation ショパール切断術（法）（踵骨，距骨をショパール関節にて残し，末梢部を切断する方法），= mediotarsal amputation.

C. joint ショパール関節（横足根関節とも呼ばれ内側部は距骨と舟状骨との間，外側部は踵骨と立方骨との間を通る関節で，ショパール切断術において特に重要視される），= mediotarsal articulation, articulatio tarsi transversa.

Chopra antimony test チョプラアンチモンテスト.

chord- ［kɔ:d］「索」の意の接頭語.

chor·da ［kɔ́:də］ 索，腱．[複] chordae. [形] chordal, chordate.

c. arteria umbilicalis [L/TA] 臍動脈索，= cord of umbilical artery [TA].

c. arteriae umbilicalis 臍動脈索.

c. canal 脊索管，= notochordal canal.

c. chirurgicalis 外科用腸線.

c. dorsalis 脊索，= notochord.

c. ductus venosi 静脈管索.

c. gubernaculum 導帯索.

c. magna 踵骨腱，= Achilles tendon.

c. mesoblast 脊索中胚葉（脊索と中胚葉とに分離する前の中胚葉）.

c. mesoderm 脊索中胚葉，中胚葉索，= chordamesoblast.

c. neuroplasm 神経形質索（胎児に存在する痕跡

で，脊索，脊髄板などに発育するもの）．
c. obliqua [L/TA] 斜索，＝oblique cord [TA].
c. saliva 鼓索〔神経〕唾液〔医学〕（顔面神経または鼓索神経の刺激により分泌される希薄な唾液）．
c. sheath 脊索鞘．
c. sternopericardiacae 胸骨心膜索．
c. tendinea 腱索（心室の乳頭筋と房室弁とを連結する索）．
c. tympani [L/TA] 鼓索神経，＝chorda tympani [TA].
c. tympani nerve 鼓索神経．
c. urachi 尿膜管索．
c. uteroinguinalis (teres) 子宮鼡径索，子宮円索．
c. venae umbilicalis 臍静脈索．
c. venerea 性病索（淋疾患者の陰茎海綿体および尿道周囲組織に硬い浸潤を起こすため勃起時陰茎の彎曲を起こすこと）．
c. vocalis 声帯．
c. willisii ウイリス索（硬膜の上矢状静脈洞の内腔を横断する小白色帯）．
chor·da·blas·to·pore [kɔ̀:dəblǽstəpɔ:r] 脊索原孔（原孔との相同性を表すために用いる原始溝）．
Chord·a·ce·ae [kɔ:déisii:] ツルモ科（褐藻類）．
chordae tendineae [L/TA] 腱索，＝chordae tendineae [TA], tendinous cords [TA].
chordae tendineae falsae [L/TA] 偽腱索*，＝false chordae tendineae [TA].
chor·dal [kɔ́:dəl] 脊索の．
c. endocarditis 腱索性心内膜炎〔医学〕，＝endocarditis chordalis.
c. nodule 結節性声帯炎〔医学〕（歌手結節，謡人結節），＝chordal node.
c. process 脊索突起〔医学〕．
c. tissue 脊索組織．
Chor·da·ta [kɔ:déitə] 脊索動物門，＝chordates.
chor·dee [kɔ́:di:] [F] 尿道索〔医学〕（尿道下裂に伴う尿道索症）．
c. without hypospadias 尿道下裂を伴わない尿道索症〔医学〕．
chordeic penis 陰茎勃起痛，＝chordee.
chor·di·tis [kɔ:dáitis] 声帯炎〔医学〕．
c. fibrinosa 線維性声帯炎．
c. nodosa 結節性声帯炎（謡人結節，歌手結節）．
c. tuberosa 結節性声帯炎．
chordo– [kɔ:dou, –də] 脊索，脊髄との関係を表す接頭語．
chor·do·blas·to·ma [kɔ̀:doublæstóumə] 脊索芽腫．
chor·do·car·ci·no·ma [kɔ̀:doukà:sinóumə] 脊索癌，＝chordoma.
chor·do·ep·i·the·li·o·ma [kɔ̀:douèpiθì:lióumə] 脊索上皮腫，＝chordoma.
chor·doid [kɔ́:dɔid] 脊索様の（胎児の）．
chor·do·ma [kɔ:dóumə] 脊索腫〔医学〕（胎生期脊索遺残組織より発生する悪性腫瘍）．
chor·do·pexy [kɔ́:dəpeksi] 声帯固定，＝cordopexy.
chor·do·plas·ty [kɔ́:dəplæsti] 腱索形成〔医学〕．
Chor·do·pox·vir·i·nae [kɔ̀:dəpɑ̀ksvírini:] コルドポックスウイルス亜科（ポックスウイルス科の亜科で，*Orthopoxvirus*，*Parapoxvirus*，*Avipoxvirus*，*Capripoxvirus*，*Leporipoxvirus*，*Suipoxvirus*，*Molluscipoxvirus*，*Yatapoxvirus* 属に分けられる）．
chor·do·skel·e·ton [kɔ̀:dəskélitən] 脊索骨格．
chordotomia anterolateralis 〔脊髄〕前側索切り〔術〕〔医学〕．
chor·dot·o·my [kɔ:dátəmi] 脊髄前側索切断〔術〕，脊髄索切離術〔医学〕，＝chordotomia anterolateralis.
chor·do·to·nal [kɔ̀:doutóunəl] 弦音の．
c. organ 弦音器，弦響器（Graber が1882年に命名した語で昆虫の音響に対する感覚器）．
cho·rea [kɔ:rí:ə] 舞踏病〔医学〕，ヒョレア（舞踏病様不随意運動の総称・四肢遠位部に好発する比較的速い，滑らかな不随意運動．症候としては ① しかめっ面，② 舌挺出時のねじれ，③ 構音障害，④ 斜頸，⑤ 随意運動時の筋トーヌスの変化などがある．原因疾患は多岐で変性，中毒，炎症，感染など），＝St. Vitus dance. 形 choreic, choreal, choreatic.
c. acanthocytosis 有棘赤血球舞踏病，＝Levin-Critchly syndrome.
c. associated with acanthocytosis 有棘赤血球症性舞踏病．
c. cordis 心臓性舞踏病（心拍不整を伴う型）．
c. corpuscles 舞踏病小体（舞踏病患者において線条体および内包の血管鞘にみられる同心円層状構造の高度曲折性の円形硝子様小体）．
c. dimidiata 半身舞踏病，＝hemichorea.
c. festinans 急速舞踏病．
c. gravidarum 妊婦舞踏病．
c. in pregnancy 妊娠舞踏病〔医学〕．
c. insaniens 躁狂性舞踏病，＝maniacal chorea.
c. major 大舞踏病〔医学〕．
c. minor 小舞踏病〔医学〕．
c. mollis 軟性〔麻痺性〕舞踏病．
c. nocturna 睡眠時舞踏病．
c. nutans 点頭性舞踏病．
c. scriptorum 書痙．
c. syndrome 舞踏病症候群，＝Hunt striatal syndrome.
cho·re·al [kɔ́:riəl] 舞踏病の．
choreatic atonia 舞踏病性無緊張．
choreatic movement 舞踏病運動．
cho·rée sa·lu·tante [kɔréi salu:tánt] [F] 敬礼舞踏病（パーキンソニズムの後遺症にみられる）．
cho·re·ic [kərí:ik] 舞踏病の．
c. abasia 舞踏病性歩行不能〔症〕〔医学〕，舞踏病性失歩症．
c. convulsion 舞踏病性痙攣．
c. paraphasia 漫語的錯語症．
c. tongue 舞踏舌．
cho·re·i·form [kərí:ifɔ:m] 舞踏病状の，＝choreoid.
c. movement 舞踏病〔様〕運動〔医学〕．
cho·re·o·ath·e·toid [kɔ̀:riouǽθitɔid] 舞踏アテトーゼ様．
c. movement 舞踏病様運動〔医学〕．
cho·re·o·ath·e·to·sis [kɔ̀:riouæ̀θitóusis] 舞踏アテトーゼ〔症〕，舞踏病様運動失調〔医学〕．
cho·re·oid [kɔ́:riɔid] 舞踏病様の．
cho·re·o·ma·nia [kɔ̀:riouméiniə] ① 流行性舞踏病．② 舞踏狂．
cho·re·o·phra·sia [kɔ̀:rioufréiziə] 語句反復症，語句ヒョレア．
cho·ri·al [kɔ́:riəl] 絨毛の．
chorinergic crisis コリン性クリーゼ．
chorio– [kɔ:riou, –riə] 絨毛との関係を表す接頭語．
cho·ri·o·ad·e·no·ma [kɔ̀:riouæ̀dinóumə] 絨毛腺腫〔医学〕，＝choriodestruens.
cho·ri·o·al·lan·to·ic [kɔ̀:riouæ̀ləntóuik] 漿尿膜の．
c. graft 絨毛尿膜移植（特にウイルス培養などにいう）．
c. inoculation 絨毛尿膜接種〔医学〕．
c. membrane (CAM) 絨毛尿膜．
c. placenta 漿尿膜胎盤〔医学〕，絨毛膜尿膜胎盤．
cho·ri·o·al·lan·to·is [kɔ̀:riouəlǽntɔis] 絨毛尿膜（鳥類胎生期の卵黄嚢で，絨毛膜と尿膜との融合により生ずる).
chorioamnionic placenta 絨毛膜羊膜胎盤.
cho·ri·o·am·ni·o·ni·tis [kɔ:riouæ̀mniənáitis] 絨毛〔膜〕羊膜炎 [医学].
cho·ri·o·an·gi·o·fi·bro·ma [kɔ:riouæ̀nʤioufaibróumə] 絨毛血管線維腫.
cho·ri·o·an·gi·o·ma [kɔ:riouæ̀nʤióumə] 絨毛血管腫 [医学].
cho·ri·o·an·gi·o·pa·gus [kɔ:riouæ̀nʤiəpéigəs] 絨毛血管結合奇形, = unipolar twin.
c. parasiticus 絨毛血管結合寄生体, = omphalositeacardius, adelphosite.
cho·ri·o·blas·to·ma [kɔ:rioublæstóuma] 絨毛膜癌, = chorioma.
cho·ri·o·blas·to·sis [kɔ:rioublæstóusis] 絨毛異常増殖.
cho·ri·o·cap·il·la·ris [kɔ:rioukæ̀piléəris] 脈絡膜毛細血管層.
choriocapillary layer 脈絡毛細管板, = lamina choriocapillaris.
cho·ri·o·car·ci·no·ma [kɔ:rioukà:sinóumə] 絨毛癌 [医学] (絨毛上皮腫), = chorionepithelioma.
cho·ri·o·cele [kɔ́:riəsi:l] 脈絡膜ヘルニア.
cho·ri·o·ep·i·the·li·al [kɔ:riouèpiθí:liəl] 絨毛上皮の [医学].
cho·ri·o·ep·i·the·li·o·ma [kɔ:riouèpiθì:lióumə] 絨毛上皮腫 [医学] (悪性絨毛上皮腫とも呼ばれ, 胎盤絨毛上皮の成分である合胞細胞と Langhans 細胞から発生する悪性腫瘍), = chorionepithelioma, chorionepithelioma malignum.
cho·ri·o·ep·i·the·li·um [kɔ:riouèpiθí:liəm] 絨毛上皮.
cho·ri·o·gen·e·sis [kɔ:riouʤénisis] 絨毛発生.
cho·ri·o·go·nad·o·tro·pin [kɔ:riougànədoutróupin] 絨毛性腺刺激ホルモン.
cho·ri·oid [kɔ́:riɔid] 脈絡膜, = choroid.
cho·ri·oi·dal [kɔ:riɔ́idəl] 脈絡膜の.
c. coloboma 脈絡膜欠如.
c. conus 脈絡膜コーヌス.
c. hyperemia 脈絡膜充血.
c. rupture 脈絡膜破裂.
cho·ri·oi·dea [kɔ:riɔ́idiə] 脈絡膜 (眼の), = choroid coat.
cho·ri·oi·des [kɔ:riɔ́idi:s] 脈絡膜 (網膜と強膜との中間にある血管に富んだ中間鞘), = chor(i)oid.
cho·ri·oi·di·tis [kɔ:riɔidáitis] 脈絡膜炎 [医学], = choroiditis.
c. circumscripta papillaris 乳頭周囲脈絡膜炎.
c. diffusa acuta 急性びまん性脈絡膜炎.
c. guttata 点状脈絡膜炎.
c. peripherica 周辺脈絡膜炎.
c. serosa 漿液性脈絡膜炎 (緑内障).
cho·ri·o·ma [kɔ:rióumə] 絨毛腫, = syncytioma.
cho·ri·o·mam·mo·tro·pin [kɔ:rioumәmátrәpin] コリオマンモトロピン (胎盤性ラクトゲン), = human placental lactogen.
cho·ri·o·men·in·gi·tis [kɔ:rioumèninʤáitis] 脈絡髄膜炎 [医学] (脈絡叢にリンパ球の浸潤が起こる髄膜炎).
cho·ri·on [kɔ́:riən] ① 絨毛膜 [医学] (受精卵発育期にみられる胚被膜の外層で, 卵膜ともいう). ② 漿膜, = serosa. 形 chorial, chorionic.
c. allantoideum 尿膜絨毛膜.
c. frondosum 絨毛膜有毛部 [医学], = chorion villosum.
c. laeve 絨毛膜無毛部 [医学], = chorion avillosum, chorion leve.
c. membrane 絨毛膜.
c. omphaloideum 臍絨毛膜.
c. verum 真絨毛膜.
cho·ri·on·ep·i·the·li·o·ma [kɔ:riounèpiθì:lióumə] 絨毛上皮腫 [医学], = chorioepithelioma.
cho·ri·on·ic [kɔ:riánik] 絨毛膜の [医学], 脈絡膜の.
c. carcinoma 絨毛癌, 絨毛腫瘍.
c. circulation 絨毛循環 [医学], 絨毛膜循環 (臍循環).
c. ectoderm 絨毛外胚葉, = trophoblast.
c. epithelioma 絨毛上皮腫 [医学], = chorioma.
c. gonadotrophin 絨毛性性腺刺激ホルモン [医学].
c. gonadotropic hormone 絨毛性性腺刺激ホルモン, 絨毛性ゴナドトロピンホルモン, = chorionic gonadotrophic hormone.
c. gonadotropin 絨毛性性腺刺激ホルモン [医学], 絨毛性ゴナドトロピン [医学].
c. gonadotropin unit 絨毛性性腺刺激ホルモン単位.
c. membrane 絨毛膜.
c. plate 絨毛膜板 (胎盤部の絨毛膜で, 外層は栄養細胞, 内層は内胚葉の線維膜からなる).
c. sac 絨毛膜嚢.
c. somatotropic hormone 絨毛膜性成長ホルモン [医学].
c. vesicle 絨毛小胞 (胚子を包む絨毛膜により覆われた妊娠嚢).
c. villi 絨毛膜絨毛 [医学].
c. villi sampling (CVS) 絨毛採取〔法〕[医学], 絨毛穿刺.
c. villus 絨毛膜.
cho·ri·o·ni·tis [kɔ:riounáitis] 強皮症, = scleroderma.
cho·ri·o·pap·il·lo·ma [kɔ:rioupæ̀pilóumɑ] 絨毛乳頭腫 [医学].
cho·ri·o·pla·cen·tal [kɔ:riouplәséntәl] 絨毛膜胎盤の.
cho·ri·o·plaque [kɔ́:riəpleik] 皮膚の細胞浸潤時にみられる多核巨細胞.
Cho·ri·op·tes [kɔ:riápti:z] ショクヒ (食皮) ヒゼンダニ (ダニ目, キュウセンヒゼンダニ科の一属. chorioptic acariasis の病原体).
chorioptic acariasis 家畜疥癬虫病 (*Chorioptes* ショクヒヒゼンダニ属の寄生によるウシの皮膚病).
chorioptic itch 疥癬.
cho·ri·o·ret·i·nal [kɔ:riərétinəl] 網脈絡膜の.
c. atrophy 網脈絡膜萎縮 [医学].
c. burn 網脈絡膜熱傷 [医学].
cho·ri·o·ret·i·ni·tis [kɔ:riourètináitis] 脈絡網膜炎, 網脈絡膜炎 [医学], = choroidoretinitis, retinochorioiditis.
c. centralis 中心性脈絡網膜炎.
c. centralis serosa = angiospastic retinopathy.
c. diffusa びまん性脈絡網膜炎.
c. disseminata 播種性脈絡網膜炎.
c. scleropetaria 射創性脈絡網膜炎.
c. striata 線状脈絡網膜炎.
c. tuberculosa miliaris 粟粒結核性網膜炎.
cho·ri·o·ret·i·nop·a·thy [kɔ:riourètinápəθi] 網脈絡膜疾患.
choriovitelline placenta 絨毛膜卵黄嚢胎盤.
Cho·ri·pet·a·lae [kɔ:ripétəli:] 離弁花類.
cho·ri·sis [kɔ́:risis] 分離.
cho·ris·ta [kɔ:rístə] 分離体 [医学], 分離組織 [医学] (分離原基による発育不全).
cho·ris·to·blas·to·ma [kɔ:rìstəblæstóumə] 分離芽腫 [医学] (choristoma 分離腫が自律的に増殖を示して真性腫瘍の性格を帯びたもの).
cho·ris·to·ma [kɔ:ristóumə] 分離腫 [医学] (組織

の奇形に基づく結節性組織の一種で，個体発生の途中で，一定の組織が正常の連続性を失って分離し，ほかの組織内に入って生存増殖したもの）．

cho·roid ［kɔ́:rɔid］［TA］① 脈絡膜，= choroidea [L/TA]. ② 絨毛膜．③ 真皮様の．形 choroidal.

c. angiomatosis 脈絡膜血管腫症，= Sturge-Weber syndrome.

c. blood vessels ［TA］脈絡膜血管*，= vasa sanguinea choroideae [L/TA].

c. enlargement ［TA］脈絡膨大*，= glomus choroideum [L/TA].

c. fissure 脈絡膜裂（① 胚子眼杯および眼茎の下裂．② 脳室の脈絡膜組織の陥凹線），= fetal fissure.

c. line ［TA］脈絡ヒモ，= taenia choroidea [L/TA].

c. membrane ［TA］① 脈絡組織*（tela choroidea ventriculi quarti［PNA］，第四脳室脈絡組織），= tela choroidea [L/TA]. ② 脈絡膜．

c. neoplasm 脈絡膜新生物（腫瘍）［医学］．

c. plexus ［TA］脈絡叢（脳脊髄液をつくる．第三および第四脳室の上衣陥凹部にある血管叢），= plexus choroideus [L/TA].

c. plexus of fourth ventricle ［TA］第四脳室脈絡叢，= plexus choroideus ventriculi quarti [L/TA].

c. plexus of lateral ventricle ［TA］側脳室脈絡叢，= plexus choroideus ventriculi lateralis [L/TA].

c. plexus of third ventricle ［TA］第三脳室脈絡叢，= plexus choroideus ventriculi tertii [L/TA].

c. plexus papilloma 脈絡叢乳頭腫〔瘍〕［医学］．

c. tela of fourth ventricle 第四脳室脈絡組織．

c. tela of third ventricle 第三脳室脈絡組織．

c. veins 脈絡叢静脈．

c. veins of eye 眼球脈絡膜静脈．

cho·roi·dal ［kɔ:rɔ́idəl］ 脈絡膜の．

c. apoplexy 脈絡膜出血．

c. atrophy 脈絡膜萎縮［医学］．

c. branch to fourth ventricle ［TA］第四脳室脈絡叢枝，= ramus choroideus ventriculi quarti [L/TA].

c. branches to lateral ventricle ［TA］側脳室脈絡叢枝，= rami choroidei ventriculi lateralis [L/TA].

c. branches to third ventricle ［TA］第三脳室脈絡叢枝，= rami choroidei ventriculi tertii [L/TA].

c. cataract 脈絡膜白内障．

c. coloboma 脈絡膜欠損［医学］．

c. enlargement ［TA］脈絡糸球，= glomus choroideum [L/TA].

c. fissure ［TA］脈絡裂，= fissura choroidea [L/TA].

c. melanoma 脈絡膜黒色腫［医学］．

c. neovascularization (CNV) 脈絡膜新生血管，脈絡膜血管新生．

c. ring 脈絡膜輪．

c. vascular atrophy 脈絡膜血管萎縮．

cho·roi·dea ［kɔ:rɔ́idiə］［L/TA］脈絡膜，= choroid [TA].

cho·roid·ec·to·my ［kɔ̀:rɔidéktəmi］ 脳側室脈絡叢切除術．

cho·roid·er·e·mia ［kɔ̀:rɔidərí:miə］ 脈絡膜欠如（Mauthner が1872年に夜盲症の患者にみた先天性疾患）．

cho·roid·i·tis ［kɔ̀:rɔidáitis］ 脈絡膜炎，= chorioiditis.

c. guttata senilis 老人性点状脈絡膜炎，= Tay choroiditis.

c. myopica 近視性脈絡膜炎．

c. serosa 漿液性脈絡膜炎，= glaucoma.

cho·roid·o·cy·cli·tis ［kɔ:rɔ̀idousikláitis］ 脈絡膜毛様体炎［医学］．

cho·roid·o·i·ri·tis ［kɔ:rɔ̀idouairáitis］ 脈絡膜虹彩炎．

cho·roi·dop·a·thy ［kɔ̀:rɔidápəθi］ 脈絡膜疾患．

cho·roid·o·ret·i·ni·tis ［kɔ:rɔ̀idourètináitis］ 脈絡膜網膜炎，= chorioretinitis.

cho·rol·o·gy ［kɔ:rálədʒi］ 分布学．

cho·ro·ma·nia ［kɔ̀:rouméiniə］ 舞踏狂，舞踏嗜好症，= dancing mania.

choronic pseudocyst 慢性仮性嚢胞［医学］．

cho·ro·nos·ol·o·gy ［kɔ̀:rounəsálədʒi］ 疫病分布学，地方病学．

choroplethic map 段彩地図．

chose in action 債権，= forderung.

Chotzen syndrome コッツェン症候群（尖頭合指症の一タイプ）．

chow ［tʃáu］ 固形飼料［医学］．

Chr blood factor Chr 血液因子（Kissmeyer Nielsen により1955年に報告された個人性因子で，頻度はきわめて低い）．

chre·ma·to·pho·bia ［krèmətəfóubiə］ 金銭恐怖症．

Christ-Siemens syndrome クリスト・シーメンス症候群，= Christ-Siemens-Touraine syndrome.

Christ-Siemens-Touraine syndrome クリスト・シーメンス・トゥレーヌ症候群（無〔発〕汗性外胚葉性形成異常）．

Christ-Siemens-Weech syndrome クリスト・シーメンス・ウィーチ症候群［医学］，= Christ-Siemens-Touraine syndrome.

Christchurch chromosome (Ch1) クリストチャーチ染色体．

Christensen, Erna ［krístənsən］ クリステンセン（1906-1967，デンマークの病理学者）．

C.-Krabbe disease クリステンセン・クラッベ病（乳児進行性脳灰白異栄養症）．

C. urea agar クリステンセン尿素培地（細菌のウレアーゼ試験に用いられる）．

Christian, Henry Asbury ［krístjən］ クリスチャン（1876-1951，アメリカの内科医．ハーバード大学の内科教授として有名．1917年小児における扁平骨異常，眼球突出，尿崩症，汎発性黄色腫を併発する〔脳〕下垂体機能障害の症例を報告したが，この症候群はすでに Hand (1893) および Schüller (1915) が記載したものに一致している）．→ lipoid granulomatosis.

C. disease クリスチャン病，= Hand-Schüller-Christian disease.

C. syndrome クリスチャン症候群．

C.-Weber disease クリスチャン・ウェーバー病（疼痛性皮下結節が四肢および躯幹に発現する発熱非化膿性症候群で，結節は後には消失するが，脂肪壊死により陥凹病巣として残存する），= nodular nonsuppurative panniculitis.

Christian Science クリスチャンサイエンス，キリスト教信癒主義，信仰治癒［医学］．

Christian Science healing クリスチャンサイエンス式治療法［医学］．

Christiansen method クリスチャンセン法（直径1～2mm で薄い壁の毛細管に卵白を入れ，85°C の温水中で固化したもの．ペプシンの消化効力を検査する Meet 試験に用いる）．

Christison, Sir Robert ［krístisən］ クリスチソン（1797-1882，スコットランドの医師で薬理学者）．

C. formula クリスチソン公式（尿に含有された固形物の数量 grain はその比重の最終の2桁に2を乗ずれば得られ，または2.33を乗ずる），= Trapp formula, Trapp-Haeser f..

Christmas disease クリスマス病（血漿トロンボプラスチン因子の一つである PTC が欠乏しているため，トロンボプラスチン生成に異常を呈する血友病の一型で，Macfarlane が観察した患者の姪にちなんだ名称），= hemophilia B.

Christmas factor クリスマス因子(第IX因子). → Christmas disease, factor IX.

Christopher meth·od of spleen in·dex [krístəfər méθəd əv splí:n índeks] クリストファー脾臓指数法(臍乳頭線と臍脾先端との測定から表により脾臓指数を求める法).

Chrobak, Rudolf [krábæk] クロバック(1840-1910, ウィーンの婦人科医).
C. forceps クロバック鉗子(先端の鈍な細身の鉗子).
C. pelvis クロバック骨盤(結核性股関節性骨盤).
C. test クロバック試験(癌潰瘍を消息子で探ると, ぜい弱な組織であるため深く挿入できる).

chrom- [kroum] 色との関係を表す接頭語, = chromat-, chromo-.

chrom violet クロームバイオレット $COONa–C_6H_3(O)C[C_6H_3(OH)COONa]_2$.

chro·maes·the·sia [kròumesθí:ziə] 色幻覚, = chromesthesia.

chro·maf·fin [króuməfin] クロム親和〔性〕の [医学], = chromaffine.
c. bodies クロム親和体, = paraganglions, Zuckerkandl bodies.
c. cell クロム親和性細胞, = pheochrome cell.
c. granule クロム親和性顆粒.
c. hormone クロム親和性ホルモン, = epinephrine.
c. paraganglion クロム親和性パラガングリオン(パラガングリオンのうち, クロム親和性細胞を主体とするもので, 副腎髄質やツッケルカンドル器官を指す. 対語は頸動脈小体などの非クロム親和性パラガングリオン).
c. reaction クロム親和性反応(カテコールアミン産生腫瘍の検出に有用).
c. system クロム親和系.
c. tissue クロム親和組織 [医学].
c. tumor クロム親和性細胞腫, = pheochromocytoma. → paraganglioma.

chro·maf·fine [króuməfin] クロム親和〔性〕の, = chromaffin.

chro·maf·fin·i·ty [kròuməfíniti] クロム親和性 [医学].

chro·maf·fin·o·blast [kròuməfínəblæst] クロム親和〔性〕芽細胞 [医学].

chro·maf·fin·o·blas·to·ma [kròuməfìnoublæstóumə] クロム親和性細胞芽腫, = pheochromocytoma, paraganglioma.

chro·maf·fin·o·ma [kròuməfinóumə] クロム親和〔性〕細胞腫 [医学], 褐色細胞腫.

chro·maf·fin·opa·t·hy [kròuməfinápəθi] クロム親和系の疾病.

chro·man [króumən] クロマン $C_9H_{10}O$ (クマリンと同様麻酔作用がある).

chro·man·yl [króumənil] クロマニル基 (C_9H_9O-).

chro·ma·phil [króuməfil] クロム親和〔性〕の, = chromaffin.

chro·mar·gen·taf·fin [kròumɑ:ʤéntəfin] 好クロム銀親和性(鍍銀可能であってクロム親和性を示す細胞についていう). → argentaffinoma.

-chromasia [kroumeiziə] 染色または着色との関係を表す接尾語.

chro·ma·sia [krouméiziə] 色錯誤 [医学], 色分散(水晶体の機能において色収差により生ずる色効果).

chromat- [kromət] 色との関係を表す接頭語, = chrom-, chromo-.

chro·mate [króumeit] 〔第二〕クロム酸塩, = chromic salt.
c. poisoning クロム中毒 [医学], = chrome poisoning.
c. stain for lead 〔第二〕クロム酸塩による鉛染色〔法〕.
c. treatment クロメート処理 [医学].

chro·mat·e·lop·sia [kròumətəlápsiə] 色盲, = chromatelopsis, chromatopseudopsis.

chro·mat·ic [kroumǽtik] ① 原色の, 色の [医学]. ② 染色質の.
c. aberration 色収差 [医学].
c. apparatus 染色性器官(分裂細胞にみられる濃染する染色体のかたまり).
c. asymmetry 色彩非対称(両眼の虹彩の色が不同であること).
c. audition 聴覚性色感, = audition colorée.
c. color 有彩色 [医学].
c. dispersion 色分散.
c. fiber (fibre) 染色糸(核分裂に際し, 核が変化した後, 染色体の前駆物として現れるもの).
c. figure 染色像 [医学].
c. granule 色素親和性顆粒, = chromophil granule, Nissl bodies.
c. polarization 原色偏光(色偏光), 着色偏光.
c. series 色系列 [医学].
c. tone-scale 半音階.
c. vision 色視〔症〕[医学].

chro·ma·tic·i·ty [kròumətísiti] 彩度(明度を別にして考えた光の色の種別を数量的に指定すること).
c. coordinate 色度座標 [医学].
c. diagram 色度図 [医学] (3色係数を3線座標にとるか, あるいはそのうちの2係数を直角座標にとって平面上の点で色度を示したもので, 色の角形といい, 国際照明委員会 ICI で規定された3色係数のうちの x, y を直角座標にとったものが多く用いられ, ICI 系色度図と呼ばれる).

chro·ma·tid [króumətid] 染色分体 [医学].
c. break 染色切断 [医学].
c. bridge 染色分体橋 [医学].
c. gap 染色間隙 [医学].
c. interference 染色分体干渉 [医学].

chro·ma·tin [króumətin] 染色質 [医学], クロマチン, = chromoplasm. 形 chromatinic.
c. bodies 染色体, クロマチン小体, = chromosomes.
c. content クロマチン含量 [医学].
c. diminution 染色質削減 [医学].
c. dust 染色質塵埃(赤血球の辺縁にみられる微細顆粒).
c. granule 染色体顆粒 [医学].
c. nucleolus 染色質核小体, = nucleolus chromosome.
c. reservoir クロマチン保有体, = karyosome.
c. sex 染色質性別(好中球の核からの棒状突起のあるものを陽性といい, 女子の白血球にみられる).
c. threads 核糸 [医学].

chro·ma·ti·nol·y·sis [kròumətinálisis] 染色質溶解.

chro·ma·ti·nor·rhex·is [kròumətinəréksis] 染色質分解.

chro·ma·tism [króumətizəm] ① 色収差. ② 異常色素沈着, = chromatism aberration.

Chro·ma·ti·um [krouméitiəm] クロマチウム属(グラム陰性, 卵円状または楕円状の菌体には極毛があって運動性を示す. 光合成により色素系はイオウ顆粒をつくり, また炭酸カルシウムをも蓄積するといわれる. 基準種は *C. okenii*).

chromato- [kroumət(ou), -t(ə)] 色, 色素, 核染質などの意味を表す接頭語.

chro·mat·o·blast [kroumǽtəblæst] 色素芽細胞.

chro·mat·o·ci·ne·sis [kròumətousiní:sis] 染色質崩壊, = chromatokinesis.

chro·mat·o·coil [kroumǽtəkɔil] (ペーパークロマ

トグラフィーに用いる巻紙).
chro·mat·o·der·ma·to·sis [kròumətoudə:mətóusis] 皮膚変色症, = chromodermatosis.
chro·mat·o·dy·so·pia [kròumətoudisóupiə] 色盲〔医学〕, = chromatopsia, chromatopsy, chromatelopsia.
chro·ma·to·elec·tro·pho·re·sis [kròumətouilèktroufərí:sis] クロマト電気泳動〔医学〕.
chro·mat·o·gen·e·sis [kròumətəʤénisis] 色素形成. ㊀ chromatogenous.
chro·ma·tog·e·nous [kròumətáʤənəs] 色素形成の, 色彩発現性の.
chro·mat·o·gram [krouméætəgræm] クロマトグラム〔医学〕(吸収剤を入れた直立試験管または濾紙クロマトグラフィにより吸収柱に展開する被験液の色帯).
chro·mat·o·graph [krouméætəgræf] クロマトグラフ〔医学〕.
chro·mat·o·graph·ic [kròumətəgrǽfik] クロマトグラフィの.
c. analysis クロマトグラフ分析.
chro·ma·tog·ra·phy [kròumətágrəfi] クロマトグラフィ〔ー〕〔医学〕, 色層分析(直立のガラス筒に適当な吸着剤を満たし, 色素の溶液を上から注ぐと, 各色素はその吸着親和力の差異に応じて異なった高さの部位に層状となって分離吸着され, これに溶液を注ぐと, 各層は展開分離して明らかに区別されるので, これを展開という). ㊀ chromatographic.
chro·ma·toid [króumətɔid] 類染色質の, 好染色性の.
c. body 類染色質体〔医学〕, クロマトイド体〔医学〕(ヘマトキシリン染色標本にみられるアメーバの嚢形成期の暗色体), = chromidia.
chromatoidal body 類染色質体(クロミジア), = chromidia.
chro·mat·o·ki·ne·sis [kròumətoukainí:sis] 染色質崩壊, = chromatocinesis, chromatorrhexis. ㊀ chromatokinetic.
chro·ma·tol·o·gy [kròumətáləʤi] 色彩学.
chro·ma·tol·y·sis [kròumətálisis] ① 染色質溶解〔医学〕. ②〔ニッスル〕虎斑溶解〔医学〕, = tygrolysis. ㊀ chromatolytic.
chro·mat·ol·ysm [krouméætəlizəm] 染色質溶解, = chromatolysis.
chro·mat·o·lyt·ic [kròumətəlítik] 染色質溶解の.
chro·ma·tom·e·ter [kròumətámitər] 色彩測定器.
chro·ma·tom·e·try [kròumətámitri] 色覚測定, 色覚検査法, = chromometry, colorimetry.
chro·ma·top·a·thy [kròumətápəθi] 色素皮膚症.
chro·mat·o·pec·tic [kròumətəpéktik] 色素固定〔性〕の.
chro·mat·o·phil(e) [króumətəfil] 好染細胞〔の〕, 好色素性成分.
chro·mat·o·phil·ia [kròumətoufíliə] 好色素性(色素好性ともいう), 好染性, = chromophilia.
chro·mat·o·phil·ic, chro·ma·toph·i·lous [kròumətəfílik, -táfiləs] 好染性の.
chro·mat·o·pho·bia [kròumətoufóubiə] 色彩恐怖〔症〕〔医学〕, = chromophobia.
chro·mat·o·phore [króumətəfɔ:r, krouméætə-] 色素〔保有〕細胞, 色素体, 色素顆粒(色素形成細胞).
chro·mat·o·pho·ro·cyte [kròumətoufɔ́:rəsait] 色素保有細胞〔医学〕.
chro·mat·o·pho·ro·ma [kròumətoufɔ:róumə] 色素〔保有〕細胞腫〔医学〕, 担色腫, 黒色腫. → melanoma.
chro·mat·o·pho·ro·ma·to·sis [kròumətoufɔ:roumətóusis] 担色腫症. → melanomatosis.
chro·mat·o·pho·ro·tro·pic [kròumətoufɔ:rətrápik] 向色素〔保有〕細胞性の(下垂体中葉ホルモンについていう).
c. hormone 担色細胞親和ホルモン, = intermedin.
chro·mat·o·pile [króumətəpail] クロマトパイル(400～500枚の濾紙を重ねて一つの円柱をつくるペーパークロマトグラフィ装置).
chro·mat·o·plasm [króumətəplæzəm] 染色形質(細胞原形質の着色部).
chro·mat·o·pseu·dop·sis [kroùmətousju:dápsis] 色彩感覚異常, = color-blindness.
chro·ma·top·sia [kròumətápsiə] ① 色視症〔医学〕, = chromatopsy. ② 部分色盲.
chro·ma·top·tom·e·ter [kròumətɑptámitər] 色盲計.
chro·ma·top·tom·e·try [kròumətɑptámitri] 色神検査法.
chro·mat·o·roent·gen·og·ra·phy [kròumətourèntgənágrəfi] 着色放射線撮影法(増感板2枚に ZnS/Ag と CdS/Ag とを1:4および4:1の比で混合したものを塗り, これをX線で照射するとオレンジと青緑の色調を発する. これらを利用すると, 正常な肺は赤色を呈するが, 病変は淡赤色, または青色を呈する).
chro·mat·or·rhe·xis [kròumətəréksis] ① 染色質崩壊, = chromatokinesis. ② 核質破壊.
chro·ma·to·scan·ner [kròumətəskǽnər] クロマトスキャナ〔医学〕.
chro·ma·to·sis [kròumətóusis] ① クローム症, 色素症. ② 皮膚着色〔症〕〔医学〕. ③ 色素沈着〔医学〕.
chro·mat·o·some [krouméætəsoum] 染色体, クロモゾーム, = chromosome.
chro·mat·o·tax·is [kròumətətǽksis] 染色質走性.
chro·ma·tot·ro·pism [kròumətátrəpizəm] 向色性.
chro·ma·tu·ria [kròumətjúriə] 着色尿〔医学〕, 変色尿〔症〕.
-chrome [kroum] 色との関連を表す接尾語.
chrome [króum] クロム(元素クロムまたはそれを含む物質のこと), = chromium.
c. alum ①(クロムおよびカリウム硫酸塩の紫色色素). ② クロムミョウバン $KCr(SO_4)_2$–$12H_2O$, = chromium potassium sulfate.
c. alum hematoxylin–phloxine stain クロムミョウバンヘマトキシリン–フロキシン染色.
c. dye クロム染料〔医学〕.
c. green クロムグリーン Cr_2O_3 (クロムイエローとプルシアンブルーとの混合物), = chromic oxide.
c. mordanting クロム媒染〔医学〕.
c. pits クロミウム性潰瘍.
c. plating クロムめっき〔医学〕.
c. reaction クロム反応(クロム酸またはその塩による組織染色反応).
c. red クロムレッド $PbCrO_4PbO$, = basic lead chromate.
c. spinel クロムスピネル〔医学〕.
c. ulcer クロム性潰瘍(クロミウム工場の職人に起こる潰瘍).
c. yellow 黄鉛, クロムイエロー $PbCrO_4$ (顔料), = lead chromate.
chrom·e·las·ma [kròuməlǽzmə] 色素斑〔症〕.
c. urticans じんま(蕁麻)疹様色素斑病.
chro·men [króumən] クローメン $C_6H_4C_3H_4O$ (クマリンと同様麻酔作用を示す).
chro·mene [króumi:n] クロメン ㊓ 2*H*–1–benzopyran.
c. benzoylpas ベンゾイルパスカルシウム $C_{28}H_{20}CaN_2O_8$–$5H_2O$ (白色ないしクリーム色の無臭粉末. 抗結核薬).
c. carbaspirin カルバスピリンカルシウム(アセチルサリチル酸のカルシウム塩を尿素と1:1で結合

させた複合体．鎮痛薬）．

c. stearate ステアリン酸カルシウム $C_{36}H_{70}CaO_4$（白色ないし淡黄白色の，多容積の粉末．錠剤滑沢剤）．

chro·mes·the·sia ［kròumesθí:ziə］ 色覚，色幻覚（聴覚，嗅覚，味覚に連合して感ずる），= chromaesthesia．

chrom·hi·dro·sis ［kròumhaidróusis, -mid-］ 色汗〔症〕［医学］．

chro·mic ［króumik］ クロミック（第二クロム酸の，3原子価のクロムの）．

c. acid クロム酸 H_2CrO_4，または CrO_3，= chromic trioxide．

c. acid test クロム酸試験（アルコール検出法で，被検物に希釈した硫酸または塩酸を加えて加温し，極度に希薄な二クロム酸カリウム液1～2滴を滴下すると，赤から緑に変わる色調を発生し，アセトアルデヒドの臭気を放つ）．

c. anhydride 無水クロム酸．

c. catgut クロム腸線［医学］．

c. myopia 色覚〔性〕近視［医学］．

c. salt 第二クロム酸塩，= chromate．

chro·mi·cize ［króumisaiz］ クロム処置する．

chromicized catgut （三酸化クローム酸で処置された腸線），= chromic catgut．

chro·mid·ia ［kroumídiə］ （chromidium の複数）．

chromidial apparatus クロミジウム装置（細胞核外原形質内のクロム物質）．

chromidial substance クロミジア物質．

chro·mid·i·um ［kroumídiəm］ クロミジウム，類染色質体（細胞原形質中の核性顆粒で，ribonucleic acid を含み pyronine で好染するが，Feulgen 反応は陰性）．→ microsome, distributed chromatin．複 chromidia．形 chromidial．

chro·mi·dro·sis ［kròumidróusis］ 色汗症［医学］（異汗症の一つ），= chromhidrosis．

chrom·ing ［króumiŋ］ クロム処理［医学］．

chro·mi·ole ［króumioul］ 染色質粒子［医学］．

chro·mite ［króumait］ ① 第一クロム塩，亜クロム酸塩，= chromous salt．② クロム鉄鋼 $FeCr_2O_4$，$= FeOCr_2O_3$．

chro·mi·um (Cr) ［króumiəm］ クロム（原子番号24，元素記号 Cr，原子量51.996，質量数50，52～54，比重7.1．1797年 Vanquelin により発見された金属性元素で，主として色素性塩をつくる）．

c. acetate 酢酸〔第一〕クロム $Cr(C_2H_3O_2)_2$–H_2O，= chromous acetate, chromic acetate．

c. carbonyl クロムカルボニル $Cr(CO)_6$（無色の結晶で，分子構造は正八面体）．

c.-51 heat-denatured red cells クロム-51（^{51}Cr）標識赤血球熱処理法．

c. hydroxide 水酸化クロム $Cr(OH)_3$，= chromic hydroxide．

c. isotope クロム同位体［医学］．

c. nitrate 硫酸クロム $Cr(NO_3)$–$9H_2O$，= chromic nitrate．

c. oxalate シュウ酸第一クロム $Cr(C_2O_4)$–H_2O，= chromous oxalate．

c. oxide 酸化クロム Cr_2O_3（緑色顔料），= chromic oxide, chromium sesquioxide, chrome green, oil green, green cinnabar．

c. phosphate リン酸クロム $CrPO_4$（2～6分子の結晶水をもつ），= chromic phosphate, Arnaudon green, Plessy green．

c. radioisotope 放射性クロム［医学］．

c.-51 release test クロム51放出試験（^{51}Cr で標識した標的細胞と，NK細胞などのエフェクター細胞とを培養し，放出された ^{51}Cr を測定することにより細胞傷害能を測定する試験）．

c. sulfate 硫酸〔第一〕クロム $CrSO_4$–$7H_2O$（青色結晶），= chromous sulfate．

c. trioxide 三酸化クロム，無水クロム酸 CrO_3（暗紫赤色の潮解性結晶），= chromic acid, chromic anhydride．

chromo- ［kroumou, -mə］ 色との関係を表す接頭語，= chrom-, chromat-．

Chro·mo·bac·te·ri·um ［kròumoubæktí:riəm］ クロモバクテリウム属（通性嫌気性のグラム陰性桿菌．土や水から検出，紫色素を産生する．基準種は *C. violaceum*）．

chro·mo·blast ［króuməblæst］ クロモブラスト（胚の色素芽細胞）．

chro·mo·blas·to·my·co·sis ［kròuməblæstoumáikousis］ 黒色分芽菌症（糸状菌 *Phialophora verrucossa* などの感染によるもので，疣状皮膚炎ともいう），= chromomycosis, dermatitis verrucosa．

chro·mo·cen·ter ［króuməsèntər］ ① 核体，染色中心［医学］．② 染色中心粒［医学］，= karyosome．

chro·mo·cri·nia ［kròuməkríniə］ 色素排泄，着色物分泌．

chro·mo·cys·tos·co·py ［kròumousistáskəpi］ 染尿膀胱鏡検査法，色素膀胱鏡検査〔法〕［医学］，着色膀胱鏡検査法（色素剤を注射し，それが尿管口から排出するのを膀胱鏡下に観察する方法で，色素としてはインジゴカルミンが多く用いられる）．

chro·mo·cyte ［króuməsait］ 有色細胞（赤血球など）．

chro·mo·cy·tom·e·ter ［kròuməsaitámitər］ 血色素計．

chro·mo·dac·ry·or·rhea ［kròumoudækriərí:ə］ 血涙〔症〕，紅涙［医学］．

chro·mo·der·ma·to·sis ［kròumoudə:mətóusis］ 色素皮膚症，皮膚変色症．

chro·mo·di·ag·no·sis ［kròumoudàiəgnóusis］ 色彩診断法（変色，色素排泄度，着色物などによる診断法）．

chro·mo·di·ag·nos·tics ［kròumoudàiəgnástiks］ 色彩診断〔法〕［医学］，= chromodiagnosis．

chro·mo·en·dos·copy ［kròumouendáskəpi］ 色素内視鏡検査［医学］．

chro·mo·fi·bril ［kròumoufáibril, -fíbr-］ 染色細糸［医学］．

chro·mo·fla·vine ［kròumoufléivin］ クロモフラビン，= acriflavine．

chro·mo·gen ［króuməʤən］ 色原体，色素原，色素〔保有〕細胞［医学］，色素体［医学］，色素胞［医学］．

chro·mo·gene ［króuməʤi:n］ 色素遺伝子．

chro·mo·gen·e·sis ［kròuməʤénisis］ 色素生成［医学］．形 chromogenic．

chro·mo·gen·ic ［kròuməʤénik］ 色素の［医学］，色素産生性の．

c. acid-fast bacteria 色素抗酸菌［医学］．

c. bacteria 色素産生菌，発色菌［医学］．

chro·mo·gran·ins ［kròuməgrǽninz］ クロモグラニン（神経分泌顆粒中にある酸性糖タンパクであり，A，B，C の3つに分類されている）．

chro·mo·i·som·er·ism ［kròumouaisámərizəm］ 呈色異性（同分異性体がおのおの異なった色彩を呈すること）．

chro·mo·lip·oid ［kròuməláipɔid］ 色素脂肪，= lipochrome．

chro·mol·y·sis ［kroumálisis］ 染色質溶解，= chromatolysis．

chro·mo·ma ［kroumóumə］ 悪性黒色細胞腫，クロモ腫．

chro·mo·mere ［króuməmiər］ ① 染色小〔粒〕（Pfitzner, 1881）．② 顆粒質〔分粒〕（血小板（栓球）の

屈折性部分で，凝血要素を含有するといわれる），＝ granulomere.

chro·mom·e·ter ［kroumámitər］ 比色計，＝ colorimeter.

chro·mom·e·try ［kroumámitri］ 比色法，＝ colorimetry.

chro·mo·my·co·sis ［kròuməmaikóusis］ クロモミコーシス［医学］，黒色真菌症，＝ chromoblastomycosis.

chro·mo·nar hy·dro·chlo·ride ［króumənər hàidroukló:raid］ 〔塩酸〕クロモナール ㊥ {[3-[2-(diethylamino)-ethyl]-4-methyl-2-oxo-2*H*-1-benzopyran-7-yl]oxy}acetic acid ethyl ester hydrochloride $C_{20}H_{27}NO_5$-HCl （冠血管拡張薬），＝ carbocromen hydrochloride.

chro·mone ［króumoun］ クロモン ㊥ benzo-γ-pyrone （benzopyran C_9H_8O から得られる無色ケトン）.

chro·mo·ne·ma ［kròuməní:mə］ 染色糸（ラセン糸）［医学］，染色体ラセン，＝ axonema. 複 chromonemata.

chro·mo·ne·ma·ta ［kròuməní:mətə］ （chromonema の複数）.

chro·mo·nich·ia ［kròuməníkiə］ 着色爪.

chromonucleic acid クロモヌクレイン酸，＝ desoxyribose nucleic acid.

chro·mo-ox·i·dase ［króumou áksideiz］ 色素酸化酵素.

chro·mo·par·ic ［kròuməpǽrik］ 色素形成性の，＝ chromogenie, chromoparous.

chro·mop·a·thy ［kroumápəθi］ 色素皮膚症，＝ chromatopathy.

chro·mo·pec·tic ［kròuməpéktik］ 色素固定〔性〕の，＝ chromatopectic.

chro·mo·phage ［króuməfeidʒ］ 色素食細胞，＝ pigmentophage.

chro·mo·phane ［króuməfein］ クロモフェーン（網膜色素のこと）.

chro·mo·phil ［króuməfil］ 色素親和〔性〕の［医学］，好色素性.

c. body 色素親和体［医学］.

c. cell 好染性細胞，色素親和〔性〕細胞［医学］（脳下垂体の α，β 細胞）.

c. corpuscle 色素親和性細胞，＝ Nissl body.

c. substance 色素親和〔性〕物質，好色素性物質（神経細胞では Nissl 小体をいう），＝ chromidial substance, tigroid bodies.

chro·mo·phile ［kròuməfíl］ 色素親和性.

c. adenoma 好色素性細胞腺腫（色素に染まりやすい細胞からなる腺腫）.

chro·mo·phil·ic ［kròuməfílik］ 好色素性，易染性の，＝ chromophilous.

c. cell 色素好性細胞［医学］.

chro·mo·phobe ［króuməfoub］ 難染性の，嫌色素性の，＝ chromophobic.

c. adenoma 色素嫌性腺腫［医学］，嫌色素性細胞腺腫（〔脳〕下垂体の）.

c. cell 色素嫌性細胞（脳下垂体前葉の染色し難い細胞）.

c. pituitary adenoma 嫌色性下垂体腺腫［医学］.

c. pituitary tumor 色素嫌性下垂体腫瘍［医学］.

chro·mo·pho·bia ［kròuməfóubiə］ ① 難染性. ② 色彩恐怖〔症〕［医学］.

chromophobous cell 色素嫌性細胞［医学］.

chro·mo·phore ［króuməfɔ:r］ 発色団［医学］，担色基（有機化合物の発色の原因となる分子団で，一般に不飽和結合をもったもの），＝ chromatophore, color radical.

chro·mo·phor·ic ［kròuməfɔ́:rik］ 担色の（特に有色細菌についていう），＝ chromophorous.

c. nevus 色素母斑（Naegeli），＝ melanosis corii degenerativa.

chro·mo·phose ［króuməfouz］ 主観的色覚，色感幻覚，＝ phose, subjective sensation of color.

chro·mo·pho·to·ther·a·py ［kròuməfòutəθérəpi］ 有色光線治療法.

chro·mo·phyll ［króuməfil］ 植物色素（植物色素の総称名）.

chro·mo·phy·to·sis ［kròuməfaitóusis］ 癜風（くろなまず），＝ tinea versicolor, pityriasis versicolor.

chro·mo·plasm ［króuməplæzəm］ 網状核染質.

chro·mo·plast ［króuməplæst］ クロモプラスト，雑色体（葉緑素を除く有色〔形成〕体），＝ chromoplastid.

chro·mo·plas·tid ［kròuməplǽstid］ クロモプラスト，雑色体（葉緑素を除く有色形成体），＝ chromoplast.

chro·mo·pro·tein ［kròuməpróuti:n］ 色〔素〕タンパク〔質〕（発色補欠分子族と結合したタンパク質で，生物学的には重要な機能を営むものが多い）.

chro·mop·sia ［kroumápsiə］ 色視〔症〕（彩視症），＝ chromotopsia, chromatodysopsia.

chro·mop·tom·e·ter ［kròumaptámitər］ 色覚計，＝ chromatoptometer.

chro·mo·ra·di·om·e·ter ［kròumourèidiámitər］ 着色 X 線線量計.

chro·mo·ret·i·nog·ra·phy ［kròumourètinágrəfi］ 網膜カラー写真術.

chro·mo·rhi·nor·rhea ［kròumouràinərí:ə］ 着色鼻漏出，紅鼻汁（鼻孔から着色液を分泌すること）.

chro·mo·sac·cha·rom·e·ter ［kròumousæ̀kərámitər］ 色彩検糖器.

chro·mo·san·to·nin ［kròumousǽntənin］ 黄色サントニン（サントニンが日光により変色したもの）.

chro·mo·scope ［króuməskoup］ 検色計.

chro·mos·co·py ［kroumáskəpi］ ① 検色（色覚の検査法）. ② 比色，色素測定法［医学］，＝ colorimetry, measurement of color.

c. time 色素分泌時間（静注された色素が胃液に分泌されるまでの時間）.

chro·mo·sin ［króuməsin］ クロモシン（細胞核中にある desoxyribose nucleoprotein 複合体）.

chromosoma metacentricum 中部動原体染色体［医学］.

chro·mo·som·al ［kròuməsóuməl］ 染色体の［医学］.

c. aberration 染色体異常［医学］.

c. abnormality 染色体異常.

c. analysis 染色体分析（染色体の形態学的分類や，核型の記載方法などに従って染色体の正常，異常の分類，判定，診断などを行う）.

c. anomaly 染色体異常，＝ chromosome anomaly.

c. breakage syndrome 染色体切断症候群［医学］.

c. chimera 染色体キメラ［医学］.

c. engineering 染色体工学［医学］.

c. fiber 染色体〔付着紡錘〕糸［医学］，染色体線維，＝ chromosomal bibre.

c. instability syndrome 染色体不安定症候群［医学］，染色体破損症候群，＝ chromosomal breakage syndrome.

c. marker 染色体標識［医学］.

c. microarray analysis (CMA) 染色体マイクロアレイ解析.

c. mutation 染色体〔突然〕変異［医学］（染色体に生じた突然変異. 数量的変化（倍数体，不分離）と形態的変化（切断，欠失，逆位，転座，重複）に分けられる）.

c. pattern 染色体型［医学］.

c. polymorphism 染色体の多型［医学］.

c. recombination 染色体組換え，染色体乗換え

(生殖細胞の減数分裂期の相同染色体交換と，体細胞における染色体交換がある．二本鎖DNAの切断，ギャップ・ニックなどの生成が引き金になって，DNA修復に伴って生じる)．

c. region 染色体領域．

c. replication 染色体複製［医学］．

c. syndrome 染色体症候群．

c. translocation 染色体転座(異なる染色体間での切断結合をいう．骨髄細胞，B細胞，T細胞などの癌に多く観察される)．

chro·mo·some ［króuməsoum］ 染色体［医学］．形 chromosomal，chromosomic．

c. aberration 染色体異常［医学］．

c. abnormality 染色体異常［医学］．

c. analysis 染色体分析［医学］．

c. anomaly 染色体異常，= chromosomal anomaly．

c. arm 染色体腕［医学］．

c. arrangement 染色体配列［医学］．

c. association 染色体接合［医学］．

c. banding technique 染色体分染法［医学］．

c. breakage syndrome 染色体切断症候群［医学］．

c. bridge 染色体橋［医学］．

c. chain 染色体鎖［医学］．

c. configuration 染色体接合形．

c. deletion 染色体欠失［医学］．

c. doubling 染色体倍加［医学］．

c. duplication 染色体重複［医学］．

c. dyad 二分染色体［医学］．

c. elimination 染色体消失［医学］．

c. fiber 染色体紡錘糸［医学］．

c. fragmentation 染色体切断［医学］．

c. fusion 染色体融合［医学］．

c. genetics 染色体遺伝学．

c. map 染色体地図［医学］(ある遺伝子が染色体のどの部位に位置しているのかを示すこと)．

c. mapping 染色体マッピング，染色体地図作製(染色体上の特定の遺伝子部位を決定し，この位置を示す染色体図を作製すること)．

c. matrix 染色体基質［医学］．

c.-mediated gene transfer 染色体媒介遺伝子移入［医学］．

c. monad 一分染色体［医学］．

c. mutation 染色体〔突然〕変異［医学］．

c. nucleolus 染色体核小体［医学］．

c. number 染色体数［医学］．

c. painting 染色体彩色［医学］，染色体ペインティング［医学］．

c. pair 染色体対．

c. puffs 染色体パフ．

c. recombination 染色体組換え［医学］．

c. region 染色体部位［医学］．

c. rejoining 染色体再結合［医学］．

c. ring 染色体環［医学］，染色体輪．

c. satellite 染色体不随体．

c. segment 染色体部分［医学］．

c. set 染色体組［医学］．

c. theory 染色体説［医学］．

c. thread 染色体〔付着紡錘〕糸［医学］．

c. walking 染色体ウォーキング(染色体の微細構造地図を作成したり，連鎖解析(リンケージ解析)のデータをもとに未知の遺伝子をクローニングするための一手法)．

chro·mo·so·mics ［kròumousóumiks］ 染色体学［医学］．

chro·mo·sperm·ism ［kròumouspə́:mizəm］ 精子が異常に着色すること．

chromospheric eruption 太陽面爆発．

chro·mo·ther·a·py ［kròumouθérəpi］ 色光線療法，色彩療法［医学］，= beamtherapy．

chro·mo·tox·ic ［kròumətáksik］ 血色素毒の．

chro·mo·trich·ia ［kròumətríkiə］ 色毛症．

chro·mo·trich·i·al ［kròumətríkiəl］ 色毛症の．

c. factor 抗白髪因子，= para-aminobenzoic acid．

chro·mo·tro·pic ac·id ［kròumətrápik ǽsid］ クロモトロプ酸 $C_{10}H_8O_8S_2$-$2H_2O$ (塗料中間体)．

chromotropic action 向色素性作用．

chro·mot·ro·pism ［kròumətróupizəm］ 向色〔素〕性．

chro·mo·tu·ba·tion ［kròumətju:béiʃən］ 卵管通色素〔法〕［医学］．

chro·mo·ure·ter·os·copy ［kròumoujùri:tirás-kəpi］ 色彩尿管検査法．

chromous acetate 酢酸第一クロム．

chro·mous salt ［króuməs sɔ́:lt］ 第一クロム塩，= chromite．

chrom·yl ［króumil］ クロミル基 (CrO_2=)．

c. bromide 臭化クロミル CrO_2Br_2．

c. chloride 塩化クロミル CrO_2Cl_2．

chro·nax·ia ［krounǽksiə］ クロナキシー，時値［医学］．

chro·nax·ie ［króunæksi］ クロナキシー，時値(基電流の2倍の電流で刺激したとき収縮を起こし得る最短の刺激時間で，Lapicque により提唱されたもの)，= chronaxy，chronaxia．

chro·nax·im·e·ter ［kròunæksímitər］ 時値計［医学］，クロナキシメーター(時値を測定する装置で，これを用いる検査を chronaximetry 時値測定法という)．

chro·nax·im·e·try ［kròunæksímitri］ クロナキシー法［医学］．

chro·naxy ［króunæksi］ 時値［医学］．

chron·ic ［kránik］ 慢性の．名 chronicity．

c. abhesive pericarditis 慢性癒着性心膜炎［医学］．

c. absorptive arthritis 慢性吸収性関節炎．

c. acholuric jaundice 慢性無胆汁尿性黄疸．

c. action 慢性作用［医学］．

c. active Epstein-Barr virus infection (CAEBV) 慢性活動性EBウイルス感染症(伝染性単核症に類似の症状が数カ月続き，諸臓器に種々の合併症を起こすことがある)．

c. active gastritis 慢性活動性胃炎．

c. active hepatitis (CAH) 慢性活動性肝炎［医学］．

c. active liver disease 慢性活動性肝疾患，= chronic hepatitis．

c. administration 連用［医学］，連続投与［医学］．

c. adnexitis 慢性付属器炎［医学］．

c. adrenocortical insufficiency 慢性副腎皮質機能低下症(原発性のものはアジソン病に相当する)．

c. airflow limitation 慢性気流障害［医学］．

c. airflow obstruction 慢性気流閉塞［医学］．

c. alcoholic delirium 慢性アルコールせん(譫)妄［医学］．

c. alcoholism 慢性アルコール中毒〔症〕［医学］，= dipsorrhexia，dipsomania，temulence，alcohol dependence．

c. alkylmercury poisoning 慢性アルキル水銀中毒［医学］，慢性有機水銀中毒，水俣病(求心性視野狭窄，運動失調，構音障害，難聴，感覚障害を主徴とする)，= Hunter-Russel syndrome．

c. amebic colitis 慢性アメーバ性大腸炎，= chronic amoebic colitis．

c. aminoaciduria 慢性アミノ酸尿症，= amine diabetes，Fanconi syndrome．

c. anaphylaxis 慢性アナフィラキシー(アナフィラキシー性腸炎，感作されたイヌに同一抗原を経口投与し，小腸に起こる壊死性の出血性炎症．Richet)．

c. animal experiment 慢性動物実験［医学］．

c. anterior poliomyelitis 慢性前角灰白髄炎(頸

および上腕の筋麻痺を起こす)，= chronic muscular atrophy.
c. aortic insufficiency 慢性大動脈弁閉鎖不全.
c. aphthae 慢性アフタ.
c. appendicitis 慢性虫垂炎〔医学〕.
c. arsenic poisoning 慢性ヒ素中毒症.
c. arthritis 慢性関節炎〔医学〕.
c. articular rheumatism (**arthrorheumatisum**) 慢性関節リウマチ〔医学〕.
c. atrophic gastritis 慢性萎縮性胃炎.
c. atrophic parametritis 慢性萎縮性子宮傍〔結合〕組織炎.
c. atrophic polychondritis 慢性萎縮性多発性軟骨炎.
c. bacillary diarrhea 慢性細菌性下痢.
c. benign neutropenia 慢性良性白血球減少症(顆粒球減少と反復する感染が一定期間持続するが，自然寛解するもの).
c. brain damage 慢性脳損傷〔医学〕.
c. brain syndrome 慢性脳症候群.
c. bronchitis 慢性気管支炎〔医学〕.
c. bullous dermatosis of childhood 小児慢性水疱症.
c. cachectic uremia 慢性悪液質.
c. cadmium poisoning 慢性カドミウム中毒〔医学〕.
c. carcinoma 慢性癌(硬性).
c. carrier 慢性保菌者〔医学〕.
c. catarrhal enteritis 慢性カタル性腸炎.
c. catarrhal laryngitis 慢性喉頭カタル(急性型に続発する反復性の喉頭炎症で，粘膜腺の萎縮を招来する). → atrophic laryngitis.
c. cerebral circulatory insufficiency 慢性脳循環不全.
c. chilblain 慢性凍瘡.
c. cholecystitis 慢性胆嚢炎〔医学〕.
c. cicatrizing enteritis 慢性瘢痕性腸炎.
c. closed-angle glaucoma 慢性閉塞隅角緑内障.
c. cluster headache 慢性群発頭痛.
c. complicated cystitis 慢性複雑性膀胱炎〔医学〕.
c. complicated pyelonephritis 慢性複雑性腎盂腎炎〔医学〕.
c. conjunctivitis 慢性結膜炎.
c. constrictive pericarditis 慢性収縮性心膜炎〔医学〕(心膜炎が慢性に経過し，線維性肥厚と収縮および周囲との癒着を起こし，心臓の拡張障害を生じたもの).
c. coronary insufficiency 慢性冠〔状〕〔動脈〕不全〔医学〕.
c. cystitis 慢性膀胱炎〔医学〕.
c. daily headache 慢性連日性頭痛(1日4時間以上，1ヵ月15日以上の頭痛が6ヵ月以上持続するものを指す).
c. dental fluorosis 慢性歯牙フッ素沈着症(歯牙発生期においてフッ素を多量に含んだ水に接触して起こる慢性歯牙増殖および着色を特徴とする疾患)，= endemic dental fluorosis, mottled enamel.
c. diarrhea 慢性下痢〔症〕〔医学〕.
c. discoid lupus erythematosus 慢性円板状エリテマトーデス，慢性円板状紅斑性狼瘡.
c. disease 慢性疾患〔医学〕.
c. disease hospital 慢性疾患病院〔医学〕.
c. disease nursing 慢性疾患看護〔医学〕.
c. duodenal obstruction 慢性十二指腸閉塞〔医学〕.
c. eczema 慢性湿疹〔医学〕.
c. emphysema 慢性肺気腫.
c. endocarditis 慢性心内膜炎〔医学〕.
c. endometritis of uterine body 慢性子宮体内膜炎〔医学〕.
c. eosinophilic pneumonia 慢性好酸球性肺炎.
c. epididymitis 慢性精巣上体(副睾丸)炎〔医学〕.
c. erosive gastritis 慢性びらん性胃炎〔医学〕.
c. erythremia 慢性赤血病，= chronic erythremic myelosis.
c. exposure 慢性(長期)曝露〔医学〕.
c. familial jaundice 慢性家族性黄疸.
c. fatigue 慢性疲労〔医学〕.
c. fatigue syndrome (**CFS**) 慢性疲労症候群〔医学〕.
c. follicular conjunctivitis 慢性濾胞性結膜炎.
c. gastric anisakiasis 慢性胃アニサキス症.
c. gastritis 慢性胃炎〔医学〕.
c. gingivitis 慢性歯肉炎〔医学〕.
c. glomerulonephritis (**CGN**) 慢性糸球体腎炎〔医学〕(慢性腎炎症候群．急性腎炎経過後または不顕性に発症して，1年以上腎炎性尿所見が持続する1次性腎炎群のこと)，= chronic nephritic syndrome.
c. gonorrhea of cervix 慢性淋疾性〔子宮〕頸管炎〔医学〕.
c. graft rejection 慢性移植片拒絶反応.
c. graft-versus-host disease 慢性移植片対宿主病.
c. granulocytic leukemia (**CGL**) 慢性顆粒球〔性〕白血病〔医学〕.
c. granulomatous disease (**CGD**) 慢性肉芽腫症〔医学〕.
c. hepatitis (**CH**) 慢性肝炎〔医学〕.
c. hydramnion 慢性羊水過多〔症〕〔医学〕.
c. hydrocephaly 慢性水頭症(小児の).
c. hyperplastic candidiasis 慢性肥厚性カンジダ症.
c. hypertensive disease 慢性高血圧疾患.
c. hyperventilation syndrome 慢性過呼吸症候群，慢性呼吸亢進症候群.
c. idiopathic jaundice 慢性特発性黄疸〔医学〕，= Dubin-Johnson syndrome.
c. idiopathic neutropenia 慢性特発性白血球減少症.
c. inactive hepatitis 慢性非活動性肝炎〔医学〕.
c. indurative pancreatitis 慢性硬化性膵臓炎.
c. infection 慢性感染〔症〕〔医学〕.
c. inflammation 慢性炎〔症〕〔医学〕.
c. inflammatory demyelinating polyneuropathy (**CIDP**) 慢性炎症性脱髄性多発ニューロパチー〔医学〕.
c. inflammatory demyelinating polyradiculoneuropathy 慢性炎症性脱髄性多発神経根炎(1975年 Dyck により提唱されたが，現在慢性炎症性脱髄性多発ニューロパチーの用語が一般的である)，= chronic inflammatory demyelinating polyneuropathy.
c. inflammatory trismus 慢性炎症性咬痙.
c. injury 慢性傷害〔医学〕.
c. interstitial hepatitis 慢性間質性肝炎〔医学〕.
c. interstitial hypertrophic neuropathy 慢性間質性肥厚性ニューロパチー，慢性間質性肥厚性神経障害.
c. interstitial nephritis 慢性間質性腎炎(主として腎臓結合織に滲出が起こるびまん性疾患で，タンパク尿が排泄されることは少ない)，= chronic diffuse nephritis, atrophic kidney, arteriosclerotic k., small contracted k., gouty k., granular k..
c. interstitial pneumonia 慢性びまん性間質性肺炎.
c. intestinal anisakiasis 慢性腸アニサキス症.
c. intoxication 慢性中毒〔医学〕.

c. irradiation 長期〔緩〕照射〔医学〕.
c. kidney disease (**CKD**) 慢性腎臓病.
c. kidney failure 慢性腎不全〔医学〕.
c. laryngitis 慢性喉頭炎〔医学〕.
c. leukemia 慢性白血病〔医学〕.
c. lung disease (**CLD**) 慢性肺疾患.
c. lymphadenitis 慢性リンパ節炎〔医学〕.
c. lymphangitis 慢性リンパ管炎〔医学〕.
c. lymphatic gastritis 慢性リンパ性胃炎, = Konjetzny gastritis.
c. lymphocytic leukemia (**CLL**) 慢性リンパ性白血病, 慢性リンパ球〔性〕白血病〔医学〕(日本ではまれ. 高齢者に多い).
c. lymphocytic lymphoma 慢性リンパ性リンパ腫.
c. lymphocytic thyroiditis 慢性リンパ球性甲状腺炎, = Hashimoto disease, autoimmune thyroiditis.
c. malaria 慢性マラリア〔医学〕.
c. marginal periodontitis 慢性辺縁性歯周炎.
c. mastitis 慢性乳腺炎〔医学〕.
c. mediastinal histoplasmosis 慢性縦隔ヒストプラズマ症.
c. mediastiritis 慢性縦隔炎〔医学〕.
c. membranoproliferative glomerulonephritis (**CMPGN**) 慢性膜増殖性糸球体腎炎〔医学〕.
c. meningoencephalitis 進行性麻痺, = general paralysis.
c. metritis 慢性子宮筋層炎〔医学〕.
c. metroendometritis 慢性子宮内膜筋層炎〔医学〕.
c. middle otitis 慢性中耳炎〔医学〕.
c. monocytic leukemia 慢性単球性白血病〔医学〕.
c. mountain sickness 慢性高山病, 慢性山岳病, 慢性山酔い.
c. mucocutaneous candidiasis (**CMCC**) 慢性皮膚粘膜カンジダ症〔医学〕, 慢性粘膜皮膚カンジダ症 (一般に *Candida albicans* が病原体で指間などの皮膚, 口腔, 膣などを侵す. 免疫抑制状態では食道, 胃粘膜に及ぶこともある).
c. myelitis 慢性脊髄炎〔医学〕.
c. myelocytic leukemia (**CML**) 慢性骨髄性白血病.
c. myelogenous leukemia (**CML**) 慢性骨髄性白血病〔医学〕(特有な Ph[1] 染色体を造血細胞に認める).
c. myeloid leukemia (**CML**) 慢性骨髄性白血病.
c. myelomonocytic leukemia (**CMMoL**) 慢性骨髄単球性白血病.
c. myocarditis 慢性心筋炎〔医学〕.
c. necrotizing pulmonary aspergillosis 慢性壊死性肺アスペルギルス症.
c. nephritic syndrome 慢性腎炎症候群〔医学〕.
c. nephritis 慢性腎炎〔医学〕.
c. nephrosis 慢性腎症, = diabetes albuminuria.
c. nonbacterial prostatitis 慢性非細菌性前立腺炎〔医学〕.
c. nonleukemic myelosis 慢性非白血性骨髄症.
c. nonsuppurative destructive cholangitis 慢性非化膿性破壊性胆管炎〔医学〕.
c. nonsuppurative osteitis 慢性非化膿性骨炎 (骨皮質が肥厚して骨髄を充填する骨炎. Garré), = sclerotic osteitis.
c. obstructive pulmonary disease (**COPD**) 慢性閉塞性肺疾患〔医学〕.
c. oophoritis 慢性卵巣炎〔医学〕.
c. osteomyelitis 慢性骨髄炎〔医学〕.
c. otitis media 慢性中耳炎.
c. pain 慢性疼痛.
c. pain syndrome 慢性疼痛症候群.
c. pancreatitis 慢性膵炎〔医学〕.
c. parenchymatous salpingitis 慢性実質性卵管炎.
c. paroxysmal hemicrania (**CPH**) 慢性発作性片側頭痛.
c. peritonitis 慢性腹膜炎〔医学〕.
c. persistent hepatitis 慢性持続性肝炎〔医学〕.
c. persisting hepatitis 慢性持続性肝炎.
c. pharyngitis 慢性咽頭炎〔医学〕.
c. pneumonia 慢性肺炎〔医学〕.
c. poisoning from agricultural chemical 慢性農薬中毒〔医学〕.
c. polyarthritis 慢性多発〔性〕関節炎〔医学〕.
c. posterior laryngitis 慢性後部喉頭炎.
c. posterior parametritis 慢性後部子宮傍〔結合〕組織炎.
c. productive perihepatitis 慢性増殖性肝周囲炎, = sugar-icing liver.
c. progressive acrocyanosis 慢性進行性先端チアノーゼ〔症〕.
c. progressive chorea 慢性進行性舞踏病.
c. progressive epilepsia partialis continua of childhood 小児慢性進行性持続性部分てんかん〔医学〕.
c. progressive external ophthalmoplegia (**CPEO**) 慢性進行性外眼筋麻痺, = Kearns-Sayre syndrome.
c. progressive nonhereditary chorea 慢性進行性非遺伝性舞踏病.
c. progressive vaccinia 慢性進行性ワクシニア〔医学〕.
c. proliferative glomerulonephritis 慢性増殖性糸球体腎炎〔医学〕.
c. proliferative peritonitis 慢性増殖性腹膜炎.
c. prostatism 慢性前立腺症.
c. prostatitis 慢性前立腺炎〔医学〕.
c. pulmonary emphyseme 慢性肺気腫.
c. pulmonary heart 慢性肺性心, = chronic cor pulmonale.
c. pulmonary thromboembolism (**CPTE**) 慢性肺血栓塞栓症.
c. purulent synovitis 慢性化膿性滑膜炎, = fungous synovitis.
c. pyelonephritis 慢性腎盂腎炎〔医学〕.
c. pyoderma 慢性膿皮症.
c. recidive aphthosis 慢性再発性アフタ症, = Behçet syndrome, Stevens-Johnson syndrome.
c. recurrent aphtha 慢性再発性アフタ〔医学〕.
c. rejection 慢性拒絶反応〔医学〕(急性拒否の場合より重篤でない症状を伴いつつ移植器官の機能が徐々に失われていく).
c. renal failure 慢性腎不全〔医学〕.
c. renal insufficiency 慢性腎〔機能〕不全〔医学〕, = chronic renal failure.
c. respiratory disease (**CRD**) 慢性呼吸病, 慢性呼吸器疾患〔医学〕.
c. respiratory failure (**CRF**) 慢性呼吸不全.
c. respiratory insufficiency 慢性呼吸不全.
c. rheumatic pericarditis 慢性リウマチ性心膜炎〔医学〕.
c. rheumatism 慢性リウマチ.
c. rhinitis 慢性鼻炎〔医学〕.
c. salpingitis 慢性卵管炎〔医学〕.
c. sclerosing glomerulonephritis 慢性硬化性糸球体腎炎〔医学〕.
c. septicemia 慢性敗血症〔医学〕.
c. serous synovitis 慢性漿液性滑膜炎, = hydrarthrosis.
c. shock 慢性ショック.
c. sinusitis 慢性副鼻腔炎.

c. soroche 慢性ソローチェ.
c. spastic alveolitis 慢性痙攣性肺胞炎.
c. specific thyroiditis 慢性特異性甲状腺炎〔医学〕.
c. spinal muscular atrophy 慢性脊髄性筋萎縮. → progressive muscular dystrophy.
c. splenomegalic polycyth(a)emia 慢性脾腫性赤血球増加〔症〕, = Vaquez disease.
c. stage 慢性期〔医学〕.
c. subcortical encephalitis 慢性皮質下部脳炎.
c. subdural hematoma 慢性硬膜下血腫〔医学〕.
c. suppurative otitis media 慢性化膿性中耳炎〔医学〕.
c. suppurative otitis media with cholesteatoma 真珠腫性中耳炎〔医学〕.
c. tamponade 慢性〔心臓〕タンポナーデ(心膜の石灰化による慢性の心臓圧迫).
c. tetanus 慢性破傷風.
c. thromboembolic pulmonary hypertension (CTEPH) 慢性血栓塞栓性肺高血圧症(広範囲の肺動脈が狭窄あるいは閉塞し, その結果肺高血圧症をきたす重篤な疾患. 旧名;特発性慢性肺血栓塞栓症).
c. thyroiditis 慢性甲状腺炎〔医学〕, = Riedel struma.
c. tolerance 慢性耐性〔医学〕, 慢性免疫寛容(特定の抗原に対する免疫寛容が, 長期に維持されること. クローンリンパ球の機能発現が抑制されて(クローンアネルギーなど)もたらされることが多い).
c. tonsillitis 慢性扁桃〔炎〕〔医学〕.
c. toxemia of late pregnancy 慢性妊娠中毒症〔医学〕.
c. toxicity 慢性毒性〔医学〕(長期間にわたり反復して投与されたとき, 徐々に生じる毒性).
c. (tubulo) interstitial nephritis 慢性〔尿細管〕間質性腎炎〔医学〕.
c. ulcer 慢性潰瘍.
c. uremia 慢性尿毒症〔医学〕.
c. urethritis 慢性尿道炎.
c. urinary retention 慢性尿閉〔医学〕.
c. urticaria 慢性じんま(蕁麻)疹〔医学〕.
c. vegeatting salpingitis 慢性増殖性卵管炎.
c. vegetative state 慢性植物状態.
c. venous insufficiency 慢性静脈不全(還流静脈路の閉塞, 不全弁による血液の逆流のため静脈高血圧を生じる病態を総称したもの).
c. vertigo 慢性めまい.
c. villous arthritis 慢性絨毛性関節炎(関節内滑液嚢膜に絨毛状突起を生ずるもの), = dry joint.
c. villous polyarthritis 慢性滑液膜多発関節炎.
c. viral hepatitis 慢性ウイルス性肝炎(6ヵ月以上肝機能値の異常とウイルス感染が持続している病態), = chronic hepatitis.
chro·nic·i·ty [krounísiti] 慢性〔医学〕.
c. in infection 慢性感染〔医学〕.
chron·i·cle [krɑ́nik(ə)l] クロニクル, 記録, 年代記.
chro·ni·o·sep·sis [krɑ̀niəsépsis] 潜行性敗血症.
chron(o)– [kran(ou), –n(ə)] 時との関係を表す接頭語.
chron·o·bi·ol·o·gy [krɑ̀noubaiɑ́ləʤi] 時間生物学〔医学〕, 時計生物学, 寿命学〔医学〕.
chron·o·fuser [krɑ̀noufjú:zər, krənɑ́fjuz–] 〔局所〕持続注入器〔医学〕.
chron·og·no·sis [krɑ̀nagnóusis] 時間知覚.
chron·o·graph [krɑ́nəgræf] 描時器(時間の経過を図形的に記録する器械).
chronologic age 暦年齢.
chron·o·log·i·cal [krɑ̀nəlɑ́ʤikəl] 年代, 年暦.
c. age (CA) 暦年齢〔医学〕, 生活年齢〔医学〕, 年〔月〕暦齢.
c. aging 加齢による生理学的な老化.
c. table 年表.
chro·nol·o·gy [krənɑ́ləʤi] ① 年代学〔医学〕, 時間学〔医学〕. ② 年号表.
chro·nom·e·try [krənɑ́mitri] 時間測定法.
chron·o·my·om·e·ter [krɑ̀nəmaiɑ́mitər] クロノミオメーター(筋時値計), = Malone chronaximeter.
chron·o·phar·ma·col·ogy [krɑ̀noufɑ̀:məkɑ́ləʤi] 時間薬理学〔医学〕.
chron·o·pho·bia [krɑ̀nəfóubiə] 時間恐怖症.
chron·o·pho·to·graph [krɑ̀nəfóutəgræf] 測時写真(高速度の運動を分析するために撮影したもの).
chron·o·po·ten·ti·om·e·try [krɑ̀noupoùtenʃiámitri] クロノポテンショメトリ〔ー〕, 時間電位差滴定法〔医学〕.
chron·o·risk [krɑ́nərisk] 危険時間帯.
chron·o·scope [krɑ́nəskoup] クロノスコープ(光線の速度測定のように微細な時間を測る装置).
chron·o·sphyg·mo·graph [krɑ̀nəsfígməgræf] クロノスフィグモグラフ(脈波の性状と調律を測定する装置. Jaquet).
chron·o·ta·rax·is [krɑ̀noutəræksis] 時間見当識障害, 時間失見当〔識〕〔医学〕.
chron·o·ther·a·peu·tics [krɑ̀nouθèrəpjú:tiks] 時間治療学〔医学〕.
chron·o·ther·a·py [krɑ̀nəθérəpi] ① クロノセラピー, 時間治療(患者の症状に合わせて投薬時間を変化させ, 副作用の軽減や効果を上げるなどオーダーメード治療の一つとして研究されている). ② 適時選択型化学療法.
chron·o·trope [krɑ́nətroup] 変時性.
chron·o·trop·ic [krɑ̀nətrɑ́pik] 変時性の, 変周期〔性〕の〔医学〕.
c. action 変時作用〔医学〕(心拍数を増加させるとき positive chronotropic action, 減少させるとき negative chronotropic action), = chronotropic effect.
c. incompetence (運動時のように心拍数が増加すべきときに, その反応が不完全な状態).
chro·not·ro·pism [krɑ̀nətróupizəm, krounɑ́trə–] 変時性, 周期変動(特に心臓の拍動数を増減させる作用をいう. positive chronotropismは増, negative chronotropism は減). 形 chronotropic.
chro·to·plast [króutəplæst] 皮膚細胞.
chrys·a·lis [krísəlis] サナギ(蛹), = pupa.
c. oil サナギ油.
chrys·a·mine [krísəmi:n] クリサミン ($C_6H_4N{=}NC_6H_3(OH)COOH)_2$ (黄青色染料).
chry·san·them·ic ac·id [krìsənθémik ǽsid] クリサンテン酸 $C_{11}H_{16}O_2$ (ジョチュウギク(除虫菊)の有効成分 pyrethrin の一つ).
chrys·an·the·mine [krisǽnθəmin] クリサンテミン $C_{21}H_{21}O_{11}Cl$ (アントシアニジンに属する色素で, *Chrysanthemum indicum* シマカンギクの花にある).
Chry·san·the·mum [krisǽnθiməm] キク〔菊〕属(キク科 *Asteraceae* の一属).
chrysanthemum bud like figure 菊花つぼみ像〔医学〕.
Chrys·a·or·a [krísəɔ:rə] ヤナギクラゲ属(刺傷事故の原因となる).
chrys·a·robin [krìsəróubin] クリサロビン ㊗ 3-methyl-1,8-dihydroxyanthranol(-9) $C_{15}H_{12}O_3$ (マメ科植物 *Andira araroba* の分泌物からつくられるゴア Goa powder の主成分. みずむし, 軽癬に用いる), = chrysarobinum.
c. ointment クリサロビン軟膏(クリサロビン6, クロロホルム7, 黄色ワセリン87), = unguentum chrysarobini.
c. tetraacetylatum 四酢酸クリサロビン, = lenir-

obin.

c. triacetylatum 三酢酸クリサロビン，＝ eurobin.

chrysatropic acid クリサトロープ酸 $C_9H_5O_4CH_3$（ベラドンナ根に含まれている藍色蛍石彩を呈する物質），＝ scopoletin.

chrysenic acid クリセン酸 $C_{17}H_{12}O_3$（結晶酸）.

chrys·en·yl ［kráisənil］ クリセニル基（$C_{18}H_{11}$–）.

Chrys·e·o·bac·te·ri·um ［krìsioubæktí:riəm］ クリセオバクテリウム属（グラム陰性桿菌で，日和見感染症の原因となる）.

chrys·e·ol·la ［kràisi:óulə］ ケイクジャク石［珪孔雀石］$CuSiO_3$–$2H_2O$，＝ chrysoeolla.

chry·si·a·sis ［kraisáiəsis］ 金皮〔症〕，＝ aurosis.

chry·sin ［kráisin］ クリシン ㊗ 5,7–dihydroxyflavone $C_{15}H_{10}O_4$（ハコヤナギ属 *Populus* 植物の花の蕾にあるフラボン）.

Chry·sip·pus ［kraisípəs］ クリシプス（Cnidos に住んでいた AD 4世紀のギリシャの医師）.

chry·si·tis ［krisáitis］ 金（赤）色一酸化鉛（密陀僧），＝ plumbi oxidum.

chrys(o)– ［kris(ou)，–s(ə)］ 金との関係を表す接頭語.

chrys·o·bar·yl, chrys·o·ber·yl ［krísəberil］ 金緑石 Al_2BeO_4，＝ cymophane.

chrys·o·cre·a·ti·nine ［krìsəkriǽtinin］ クリソクレアチニン $C_5H_8N_4O$（筋肉から得られる黄色結晶ロイコマイン）.

chrys·o·cy·a·no·sis ［krìsousàiənóusis］ 金チアノーゼ（金剤投与による皮膚変色）.

chrys·o·der·ma ［krìsoudə́:mə］ 金皮症，＝ chrysiasis.

chrys·oe·ol·la ［kràisi:óulə］ ケイクジャク石，＝ chryseolla.

chrys·o·her·mi·din ［krìsouhə́:midin］ クリソヘルミジン（褐色色素でヘルミジンの酸化における終末産物）.

chrys·o·lite ［krísəlait］（カンラン岩），＝ peridotite.

chrys·o·phan ［krísəfæn］ クリソファン（ダイオウ［大黄］*Rheum palmatum* などの根に存在する配糖体）.

chrys·o·phan·ein ［krìsəfǽni:n］ クリソファネイン $C_{21}H_{20}O_9$（ダイオウ［大黄］の根茎にあるクリソファン酸の配糖体），＝ chrysophaniin.

chrysophanic acid クリソファン酸 ㊗ 1,8–dihydroxy–3–methylanthraquinone $C_{15}H_{10}O_4$（ダイオウ［大黄］中にある黄色の酸），＝ chrysophanol.

chrys·o·phen·ine ［krìsəféni:n］ クリソフェニン（黄色染料）.

Chrys·o·phyl·lum ［krìsəfíləm］ クリソフィラム属（アカテツ［赤鉄］科植物 *Sapotaceae* の一属．エキスは健胃収斂薬 monesia）.

Chry·sops ［krisáps］ メクラアブ［盲虻］属（アブ科 *Tabanidae* の一属）.

chry·so·sis ［krisóusis］ 金皮症，＝ chrysiasis.

chrys·o·ther·a·py ［krìsəθérəpi］ 金療法 〔医学〕，＝ aurotherapy，gold cure.

chrysotile lung 温石肺 〔医学〕.

chrys·o·tox·in ［krìsətáksin］ クリソトキシン（バッカクから得られる神経麻痺作用を示す黄色物質）.

CHS Chédiak–Higashi syndrome チェジアック・東症候群の略.

chtho·no·pha·gia ［θòunəféiʤiə］ 土食症，＝ geophagy，chthonophagy.

chuck pinch 三指つまみ.

chu·ling ［ʧú:liŋ］ チョレイ［猪苓］（チョレイマイタケ *Polyporus umbellatus* の菌核．多糖類に抗腫瘍効果が認められる．漢方では利尿，止瀉，解熱などに用いられ，水腫，腎臓疾患，糖尿病，脚気に適応される．タコウキン［多孔菌］科（サルノコシカケ科）の一種）.

Churchill iodine caustic チャーチルヨウ素腐食剤（ヨウ素とヨウ化カリウム水溶液）.

Churg, Jacob ［ʧə́:rg］ チャーグ（1910生，アメリカの病理学者）.

C.–Strauss syndrome (CSS) チャーグ・ストラウス症候群〔医学〕（アレルギー性肉芽腫性血管炎．小血管の肉芽腫や血管炎を示す）.

chur·rus ［ʧérəs］ インドタイマ［大麻］の雌木から滲出する黄緑色樹脂を固形化したもの，＝ charas，cannabis.

Chutro, Pedro ［ʧú:trou］ チュトロ（1880–1937，アルゼンチンの整形外科医）.

C. bone graft チュトロ植骨（骨移植術）.

C. stirrup チュトロアブミ（鐙）(Finochietti アブミを改良したもの）.

Chvostek, Franz ［kvɔ́stek］ クボステク（1835–1884，オーストリアの外科医）.

C. anemia クボステク貧血（脾臓性貧血）.

C. sign クボステク徴候（顔面神経を軽打すると顔面筋の痙攣を起こすのはカルシウム欠乏性テタニーの一徴候），＝ facialis phenomenon，Schultze–Chvostek sign，Chvostek–Weiss sign，Chvostek symptom.

chy·lan·gi·o·ma ［kailænʤióumə］ 乳び（糜）管腫〔医学〕.

chyl·aq(u)e·ous ［kailǽkwiəs］ ① 乳び（糜）性の，乳びの．② 含水乳び性の，乳び水性の.

chyle ［káil］ 乳び（糜）〔医学〕．形 chylous.

c. cistern ［TA］乳び槽，＝ cisterna chyli ［L/TA］.

c. corpuscle 乳び（糜）球.

c. cyst 乳び（糜）嚢胞（腸間膜の）.

c. fistula 乳び瘻.

c. space 乳び（糜）隙（乳び腔のこと）.

c. stomach 乳び胃.

c. varix 乳び（糜）管怒張.

chyl·ec·ta·sia ［kàilektéiziə］ 乳び（糜）管拡張〔医学〕.

chy·le·mia ［kailí:miə］ 乳び（糜）血〔症〕〔医学〕.

chy·li·dro·sis ［kàilidróusis］ 乳び（糜）汗症.

chy·li·fa·cient ［kàiliféiʃənt］ 乳び（糜）生成の.

chy·li·fac·tion ［kàilifǽkʃən］ 乳び（糜）生成，乳び化．形 chylifactive.

chy·lif·er·ous ［kailífərəs］ 乳び（糜）を含有する（運搬する）.

c. vessel 乳び（糜）管.

chy·li·fi·ca·tion ［kàilifikéiʃən］ 乳び（糜）化〔医学〕，乳び生成.

chy·li·form ［káilifɔ:m］ 乳び（糜）状の.

c. pleurisy 乳び性胸膜炎，＝ chyloid pleurisy.

chyl(o)– ［kail(ou)，–l(ə)］ 乳び（糜）との関係を表す接頭語.

chy·lo·cele ［káiləsi:l］ 乳び（糜）性陰嚢水腫（瘤）.

chy·lo·cyst ［káiləsist］ 乳び（糜）嚢，＝ receptaculumchyli.

chy·lo·der·ma ［kàilədə́:mə］ 乳び（糜）皮膚症（象皮症にみられる皮膚およびリンパ管が乳びにより拡張した状態）.

chy·loid ［káilɔid］ 乳び（糜）様の.

chy·lol·o·gy ［kailáləʤi］ 乳び（糜）学.

chy·lo·me·di·as·ti·num ［kàiloumì:diəstáinəm］ 乳び（糜）縦隔症.

chy·lo·mi·cro·graph ［kàiloumáikrəgræf］ 乳び球図（乳び球数の動揺曲線）.

chy·lo·mi·cron ［kàiloumáikrɑn］ 乳び（糜）脂粒，カイロミクロン（特に脂肪消化時血漿および乳びリンパ中に存在する．直径0.5〜1.0μm の粒子．キロミクロンともいう），＝ hemoconia．複 chylomicra，chylomicrons.

c. retention disease カイロミクロン蓄積症.
chy·lo·mi·cro·ne·mia [kàiləmàikrouní:miə] 乳び(糜)血症〔医学〕, カイロミクロン血症.
chy·lo·per·i·car·di·tis [kàiloupèrikɑ:dáitis] 乳び(糜)心膜炎〔症〕.
chy·lo·per·i·car·di·um [kàiloupèriká:diəm] 乳び(糜)心膜〔症〕〔医学〕.
chy·lo·per·i·to·ne·um [kàiloupèritóuniəm] 乳び(糜)腹膜〔症〕〔医学〕.
chy·lo·phor·ic [kàiloufɔ́:rik] 乳び(糜)を含有する(運搬する), = chyliferous.
chy·lo·pleu·ra [kàilouplú:rə] 乳び胸膜〔症〕.
chy·lo·pneu·mo·tho·rax [kàilounjù:mouθɔ́:ræks] 乳び(糜)気胸.
chy·lo·poi·e·sis [kàiloupɔií:sis] 乳び(糜)生成, 乳び化, = chylification.
chy·lo·poi·et·ic [kàiloupɔiétik] 乳び(糜)生成の.
c. disease 消化器疾患.
chy·lor·rhea [kàilərí:ə] ① 乳び(糜)漏〔医学〕(胸管の破裂による漏出). ② 乳び性下痢.
chy·lo·sis [kailóusis] 乳び(糜)生成機構(摂取物から生ずる乳びが, 組織内へ取り込まれる過程).
chy·lo·tho·rax [kàilouθɔ́:ræks] 乳び(糜)胸〔症〕〔医学〕.
chy·lous [káiləs] 乳び(糜)の〔医学〕.
c. arthritis 乳び関節炎.
c. ascites 乳び(糜)腹水〔医学〕, = ascites chylosa.
c. cyst 乳び(糜)嚢胞〔医学〕, = chyle cyst.
c. hydrocele 乳び(糜)性陰嚢水瘤, = hydrocele colli.
c. hydrothorax 乳び(糜)性水胸症(胸管の破裂による).
c. pleurisy 乳び性胸膜炎, = chylous pleuritis.
c. pleuritis 乳び性胸膜炎〔医学〕, = chylous pleurisy.
c. urine 乳び(糜)尿〔医学〕(乳びまたは脂肪を含有する尿), = chyluria.
c. vessel 乳び(糜)管.
chy·lu·ria [kailjú:riə] 乳び(糜)尿〔症〕(フィラリアによる).
c. nostras 仮性乳び尿, = pseudochyluria.
chy·mase [káimeis] キマーゼ, カイメース(膵液酵素の作用を増強する胃液中の酵素), = chymosin.
chyme [káim] 乳びじゅく(糜粥), び(糜)汁. 形 chymous.
chy·mi·fi·ca·tion [kàimifikéiʃən] び(糜)汁形成, びじゅく(糜粥)化〔医学〕, 胃消化.
chy·mo·gen [káimədʒən] キモゲン, = rennet.
chy·mo·pa·pa·in [kàimoupəpéiin] キモパパイン(*Carica papaya* の乳汁から得られる牛乳凝固物質チオールプロテアーゼ).
chy·mor·rhea [kàimərí:ə] び(糜)汁漏.
chy·mo·sin [káiməsin] 凝乳酵素〔医学〕, キモシン, = rennet, rennin.
chy·mo·sin·o·gen [kàimousáinədʒən] キモシノーゲン, = renninogen.
chy·mo·sta·tin [kɑimoustǽtən] キモスタチン $C_{31}H_{41}N_7O_6$ (キモトリプシンインヒビター. 分子量 607.71.).
chy·mo·tryp·sin [kàimətrípsin] キモトリプシン, 凝乳トリプシン(トリプシン型プロテアーゼの一種. Northrop などの膵臓抽出液から結晶タンパク質として分離した不活性キモトリプシノゲンがトリプシンにより活性化されたタンパク分解酵素で, トリプシンより凝固作用が強大である).
chy·mo·tryp·sin·o·gen [kàimoutripsínədʒən] キモトリプシノゲン(キモトリプシンの酵素原で, 膵臓抽出液から長針状結晶として得られ, トリプシンの作用により活性化されてキモトリプシンとなるもの).
chy·mous [káiməs] 乳びじゅく(糜粥)様の〔医学〕, びじゅく(糜粥)様の.
chy·mus [káiməs] び(糜)汁, = chyme.
chy·tide [káitaid, –ti:d] 皮膚のシワ.
chy·trid [káitrid] ツボカビ.
CI ① cardiac index 心係数の略. ② cardiac insufficiency 心不全の略. ③ cellular immunity 細胞性免疫の略. ④ color index 色素指数の略. ⑤ corrected index 補正指数の略. ⑥ cytotoxic index 細胞毒指数の略.
Ci [kjú:ri:] キュリー〔医学〕(放射性物質の量を表す単位), = curie.
μCi microcurie マイクロキュリーの略(放射能の単位, 1μCi=1 / 1,000,000Ci).
Ciaccio, Carmelo [tʃiá:tʃiou] チャーチオ(1877–1956, イタリアの病理学者).
C. method チャーチオ法(細胞内脂肪染出法で, 酸性クロム酸塩で固定した組織をズダンⅢで染色して, 細胞内脂肪質を証明する方法).
C. solution チャーチオ液(重クロム酸カリウム, ホルマリン, ギ酸, 重クロム酸, 氷酢酸からなり, 病理組織標本保存に用いる).
C. stain チャーチオ染色〔法〕.
Ciaccio, Guiseppe Vincenzo [tʃiá:tʃiou] チャーチオ(1824–1901, イタリアの皮膚科医).
C. glands チャーチオ腺(副涙腺).
Ciamician–Magnanini test [tʃiəmítʃiən màgnaní:ni tést] チアミチアン・マグナニニ試験(スカトールを検出する方法で, 硫酸を加えて加熱すると紫紅色を呈する).
Cianca syndrome シアンカ症候群.
Ciarrocchi, Gaetano [tʃiərɔ́ki] チャロッキー(1857–1924, イタリアの皮膚科医).
C. disease チャロッキー病(第3指間皮膚炎).
cib [L] cibus 食物, 食事の略.
ci·bar·i·an [sibéəriən] 食事の, 食物の.
ci·bis·o·tome [sibísətoum] 水晶体被膜切開器(白内障の手術に用いる).
ci·bo·pho·bia [sìbəfóubiə] 食物恐怖〔症〕〔医学〕, 嫌食症, 拒食症.
CIC ① circulating immune complex 循環免疫複合体の略. ② clean intermittent bladder catheterization 無菌間欠導尿法の略.
Ci·ca·del·li·dae [sikədélidi:] ヨコバイ科(節足動物門, 昆虫綱, 半翅目, ツノセミ上科の一科. セミを小さくしたような昆虫で, 植物の黄変病のウイルスを媒介する), = leafhoppers.
Ci·cad·i·dae [sikǽdidi:] セミ科(節足動物門, 昆虫綱, 半翅目, 同翅目, 頸吻群, セミ上科の一科), = cicadas.
cic·a·trec·to·my [sìkətréktəmi] 瘢痕切除〔術〕.
cic·a·tri·ces [sìkətráisi:z] 瘢痕(cicatrix の複数).
c. perioralis radialis 口囲放射状瘢痕.
cic·a·tri·cial [sìkətríʃəl] 瘢痕〔性〕の.
c. alopecia 瘢痕性脱毛症.
c. conjunctivitis 瘢痕性結膜炎.
c. contracture 瘢痕〔性〕収縮〔医学〕, 瘢痕拘縮〔医学〕.
c. ectropion 瘢痕性外反〔症〕〔医学〕.
c. entropion 瘢痕性内反〔症〕〔医学〕.
c. hernia 瘢痕脱腸(瘢痕破症).
c. horn 瘢痕性角.
c. hypertrophy 瘢痕性肥大.
c. keloid 瘢痕ケロイド〔医学〕.
c. kidney 瘢痕腎〔医学〕.
c. pemphigoid 瘢痕性類天疱瘡.
c. stenosis 瘢痕性狭窄〔症〕〔医学〕.
c. stricture 瘢痕性狭窄〔症〕〔医学〕.
c. tissue 瘢痕組織〔医学〕, = scar tissue.

c. trachoma 瘢痕性トラコーマ〔医学〕.
cic·a·tri·cot·o·my [sìkətrikátəmi] 瘢痕切除.
cic·a·tri·cu·la [sìkətríkjulə] 卵痕(鳥類の胚盤).
cic·a·tri·so·to·my [sìkətrisátəmi] 瘢痕切除, = cicatricotomy.
cic·a·trix [sikéitriks, síkə–] 瘢痕〔医学〕. 複 cicatrices. 形 cicatricial.
c. perioralis radialis 口囲放線状瘢痕.
cic·a·tri·zant [sikǽtrizənt] 瘢痕形成剤.
cic·a·tri·za·tion [sìkətrizéiʃən] 瘢痕化〔医学〕, 瘢痕形成〔医学〕, = cicatrication.
c. atelectasis 瘢痕性無気肺(感染症や肉芽腫性の変化から線維化が起こり生じる).
cicatrized infarct 瘢痕性梗塞.
cicatrized infarction 瘢痕性梗塞〔医学〕.
cicatrizing enteritis 瘢痕性腸炎〔医学〕, = regional ileitis.
ci·cer·ism [sísərizəm] (エジプトマメ *Lathyrus cicera* のタンパク質による食中毒症), = lathyrism.
ci·cho·ri·in [sikɔ́:riin] シコリイン(キク科植物キクニガナ *Cichorium intybus* の花に存在する配糖体).
cic·la·cil·lin [sìkləsílin] シクラシリン $C_{15}H_{23}N_3O_4S$: 341.43 (β-ラクタム系抗生物質).

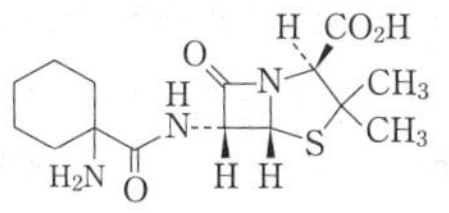

ci·clo·pir·ox ol·a·mine [sàikləpíraks óuləmi:n] オーラミンシクロピロックス $C_{12}H_{17}NO_2$–C_2H_2NO (抗真菌薬).
ci·clo·spor·in [sàikləspɔ́:rin] シクロスポリン $C_{62}H_{11}N_{11}O_{12}$: 1202.61 (サイクロスポリンA. ペプチド系免疫抑制剤). (→ 付図)
Cicovacki sign チコバッキ徴候(星状の皮膚毛細管拡張, 肝硬変の皮膚症状の一つ), = vascular spider.
Cic·u·ta [sikjú:tə] ドクゼリ[毒芹]属(セリ科の一属).
C. virosa ドクゼリ(有毒植物で中毒を起こす).
cic·u·tism [síkjutizəm] ドクゼリ(毒芹)中毒〔症〕.
cic·u·tox·in [sìkjutáksin] シクトキシン(ドクゼリ *Cicuta virosa* の有毒成分).
cic·u·tox·i·nin [sìkjutáksinin] シクトキシニン(シクトキシンとともに存在するドクゼリの成分).
-cide [said] 殺す, 撲滅するを表す接尾語.
cider brandy リンゴ酒からつくったもの.
cider vinegar リンゴ酒酢.
ci·dof·o·vir [sidáfəviər] シドホビル(抗サイトメガロウイルス化学療法剤).
CIDP ① chronic inflammatory demyelinating polyneuropathy 慢性炎症性脱髄性多発ニューロパチーの略. ② chronic inflammatory demyelinating polyradiculoneuropathy 慢性炎症性脱髄性多発根神経炎の略.
CIDS ① cellular immunodeficiency syndrome 細胞性免疫不全(欠損)症候群の略. ② congenital immunological deficiency syndrome 先天性免疫不全症候群の略.
cigarettae asthmaticae 喘息タバコ.
cigarette drain 巻タバコ式ドレーン(ガーゼをゴムなどで巻いたもの).
ci·gua·te·ra [sìgwətɛ́:rə] 中南アメリカにみられる魚類からの中毒症.
c. poisoning シガテラ中毒〔医学〕.
ci·gua·tox·in [sìgwətáksin] シグアトキシン〔医学〕(中南米の毒魚の成分).
cil·ia [síliə] [L/TA] 睫毛, マツゲ(cilium の複数), = eyelash [TA], eyelashes [TA].
c. electrolytic needle 睫毛分解針〔医学〕.
c. forceps 睫毛ピンセット〔医学〕.
cil·i·ar·i·scope [sìliǽriskoup] 毛様体検査器.
cil·i·ar·ot·o·my [sìliərátəmi] 毛様体部切開術(緑内障の手術).
cil·i·ary [síliəri] 睫毛の〔医学〕, 線毛の〔医学〕, 毛様体の, 繊毛の.
c. action 線毛作用〔医学〕.
c. apparatus 〔シリア〕線毛装置〔医学〕.
c. body [TA] 毛様体, = corpus ciliare [L/TA].
c. bundle [TA] 瞼縁束(睫毛束*), = fasciculus ciliaris [L/TA].
c. canal 毛様体管, = Fontana spaces.
c. cartilage 睫毛軟骨, = palpebral cartilage.
c. channel 毛様体水路〔医学〕.
c. cornification 毛様体冠〔医学〕.
c. corpus 毛様体〔医学〕.
c. disc 繊毛板.
c. dysentery 絨毛虫性赤痢, = ciliate dysentery.
c. dyskinesis 線毛運動不全.
c. fold 毛様体ヒダ.
c. ganglion [TA] ① 毛様体神経節, = ganglion ciliare [L/TA]. ② 毛様神経節.
c. ganglionic plexus 毛様体神経節神経叢.
c. glands [TA] ① 睫毛腺, = glandulae ciliares [L/TA]. ② 眼瞼睫毛腺, = Moll gland.
c. hypocyclosis 毛様体性調節不全.
c. injection 毛様〔体〕充血(眼球内の炎症に際しみられる特有の充血で, 角膜周囲充血とも呼ばれる), = pericorneal hyperemia.
c. margin [TA] 毛様体縁, = margo ciliaris [L/TA].
c. movement 線毛運動〔医学〕.
c. muscle [TA] 毛様体筋, = musculus ciliaris [L/TA].
c. neuralgia ① 毛様体神経痛〔医学〕, 睫毛〔部〕神経痛〔医学〕. ② 眼. ③ 鼻根. ④ 前額神経痛, = naso-

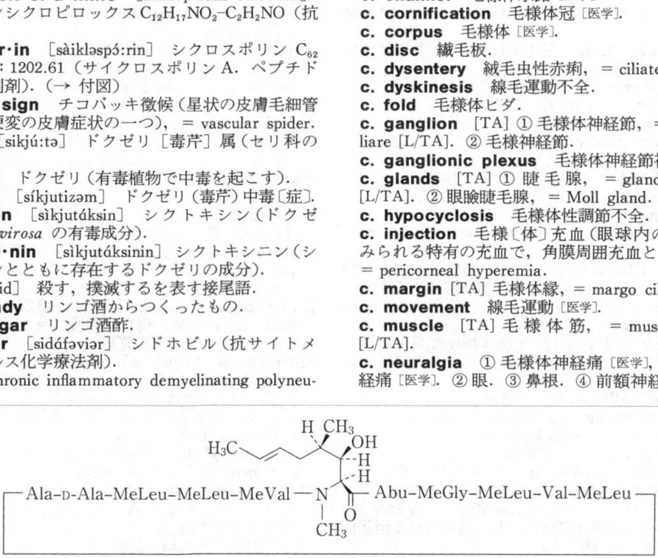

Abu=(2*S*)-2-アミノ酪酸　MeLeu=*N*-メチルロイシン
MeGly=*N*-メチルグリシン　MeVal =*N*-メチルバリン

ciclosporin 付図

ciliary neuralgia.
c. neurotrophic factor 毛様体神経栄養因子.
c. part of retina [TA] 網膜毛様体部, = pars ciliaris retinae [L/TA].
c. plicae [TA] 毛様体ヒダ, = plicae ciliares [L/TA].
c. processes [TA] 毛様体突起, = processus ciliares [L/TA].
c. reflex 毛様体反射〔医学〕.
c. region 毛様体部.
c. ring 虹彩輪(虹彩と脈絡膜との境界).
c. root 線毛根〔医学〕.
c. staphyloma 毛様体ぶどう〔膜〕腫〔医学〕.
c. tubule 線毛小管〔医学〕.
c. veins [TA] 毛様体静脈, = venae ciliares [L/TA].
c. zone 毛様帯(虹彩小顎または角状線と呼ばれる不規則な線で虹彩が分割されたものの外層), 毛様体領域(虹彩前面外側の領域).
c. zonule [TA] 毛様〔体〕小帯(水晶体支持構造), = zonula ciliaris [L/TA], zonule of Zinn [L/TA].
ciliate infection 〔繊〕毛虫感染〔医学〕.
cil·i·at·ed [sílieitid] 毛髪のある, 睫毛のある, 繊毛をもつ.
c. cell 線毛細胞〔医学〕.
c. columnar epithelium 線毛円柱細胞〔医学〕.
c. epithelial cell 線毛上皮細胞〔医学〕.
c. epithelial cyst 線毛上皮嚢胞〔医学〕.
c. epithelium 線毛上皮.
cil·i·ates [sílieits] 繊毛虫類.
cil·i·ec·to·my [sìliéktəmi] ① 毛様体切除術〔医学〕. ② 眉毛床切除術, 睫毛床切除〔術〕〔医学〕.
cili(o)- [sili(ou), -i(ə)] 繊毛, 毛様体との関係を表す接頭語.
cil·io·cy·toph·thor·ia [sìliousàitouθɔ́:riə] 剥脱繊毛細胞.
cilioequatorial fiber 毛様体赤道線維(主小体線維 chief fiber の一部).
cil·i·o·gen·e·sis [sìliədʒénisis] 毛様体発生.
Cil·i·oph·o·ra [sìliáfərə] 繊毛虫門.
cil·i·o·phore [síliəfɔ:r] 繊毛域, 線毛域.
cilioposterocapsular fiber 毛様体後内包線維(主小体線維 chief fiber の一部).
cil·i·o·ret·i·nal [sìliourétinəl] 毛様網膜の.
cil·i·o·scle·ral [sìliousklíərəl] 毛様強膜の.
cil·i·o·spi·nal [sìliouspáinəl] 毛様脊髄の.
c. center 毛様〔体〕脊髄中枢〔医学〕(頸髄下部および胸髄上部にある散瞳中枢).
c. reflex 毛様体脊髄反射〔医学〕(頸部の皮膚を刺激すると, 同側の散瞳が起こる. 脳幹障害の程度を調べるのに用い, 意識障害時にも有用), = cutaneous pupillary reflex.
cil·i·ot·o·my [sìliátəmi] 毛様体神経切開術.
cil·i·um [síliəm] ① 線毛. ② 睫毛(まつげ). 複 cilia. 形 ciliated.
cil·lo [sílou] 眼瞼間代, = cillosis.
Cil·lo·bac·te·ri·um [sìloubæktí:riəm] シロバクテリウム属(旧称). → *Eubacterium*.
cil·lo·sis [silóusis] 眼瞼間代, = cillo.
ci·met·i·dine [saimétidi:n] シメチジン $C_{10}H_{16}N_6S$: 252.34 (抗ヒスタミン薬(H_2 受容体遮断薬), グアニジン-イミダゾール系胃酸分泌抑制薬. 胃潰瘍, 十二指腸潰瘍や上部消化管出血などに用いられる消化性潰瘍治療薬). (→ 構造式)
Ci·mex [sáimeks] トコジラミ〔床虱〕属(昆虫綱, 半翅目, トコジラミ科の一属).
C. lectularius トコジラミ, ナンキンムシ, = bedbugs.
C. rotundatus シメックスロツンダツス, = *Cimex hemipterus*.

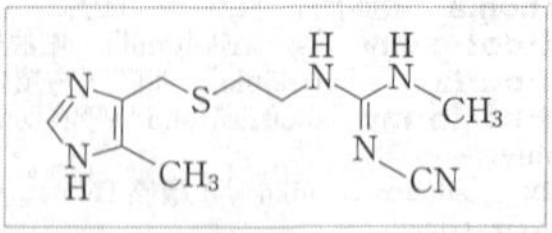

Ci·mic·i·dae [saimísidi:] トコジラミ〔床虱〕科(半翅目の一科で, 前翅は痕跡的, 後翅は全く欠けている. 体は扁平卵形で, 単眼はない. 触角は3節, 吻も3節からなる. 卵は粘着する. 鳥類および哺乳類から吸血する).
Cim·i·cif·u·ga [sìmisífjugə] サラシナショウマ〔晒菜升麻〕属(キンポウゲ科の一属).
C. biternata イヌショウマ.
C. racemosa シミシフガラセモーサ(根茎は鎮痛, 解熱, 抗炎症薬), = black snakeroot, black cohosh, black bugbane.
cimicifuga rhizome ショウマ〔升麻〕(サラシナショウマ *Cimicifuga simplex* または同属植物の根茎. 漢方として発熱, 脱肛, 子宮脱に用いる. 乙字湯, 升麻葛根湯, 補中益気湯などに配合).
cim·i·co·sis [sìmikóusis] ナンキンムシ刺症〔医学〕, トコジラミ〔床虱〕瘙痒症.
CIN cervical intraepithelial neoplasia 子宮頸部上皮内腫瘍の略.
CIN agar cefsulodin-irgasan-novobiocin agar セフスロジン・アーガサン・ノボビオシン寒天培地.
ci·na [sáinə] シナ(サントニン含有植物), = wormseed.
cin·aes·the·sia [sìnisθí:ziə] 運動感覚, = kinesthesia.
cin·an·aes·the·sia [sìnənisθí:ziə] 運動感覚, = kinesthesia.
ci·nan·ser·in hy·dro·chlo·ride [sinǽnsərin hàidrouklɔ́:raid] 塩酸シナンセリン ㊗ 2′-〔[3-(dimethylamino)propyl]thio〕cinnamanilide monohydrochloride $C_{20}H_{24}N_2OS$-HCl (セロトニン阻害薬).
cin·cham·i·dine [siŋkǽmidin] シンカミジン $C_{19}H_{23}N_2OH$ (シンコナの針結晶または板結晶アルカロイド), = hydrocinchonidine, dihydrocinchonidine.
cinch·ing [síntʃiŋ] 斜視腱縫揚術(ヒダをつくって動眼筋を短縮する手術).
cin·chol [síŋkɔ:l] シンコル $C_{29}H_{50}O$ (キナ皮から得られる不飽和ステロル).
cinchomeronic acid シンコメロン酸 ㊗ 3,4-pyridine-dicarboxylic acid $C_7H_5NO_4$ (シンコニンの酸化により産生される化合物).
Cin·cho·na [siŋkóunə] キナ〔規那〕属(アカネ科 *Rubiaceae* の一属. 樹皮, 根皮はキニーネ原料, 強壮, 苦味, 健胃, 鎮痛薬).
cin·cho·na [siŋkóunə] キナ皮.
c. bark キナ皮(アカネ科キナ属 *Cinchona* の皮. 20種類以上のアルカロイドを含み, とくにキニーネ, シンコニンは抗マラリア薬, 解熱薬として重要), = Peruvian bark, Jesuits bark.
c. flava 黄皮, = yellow bark.
c. rubra 赤皮, = red bark.
cinc·hon·a·mine [siŋkánəmin] シンコナミン $C_{19}H_{24}N_2O$ (キナ皮から得られるアルカロイドで, cinchotine の異性体).
c. hydrochloride 塩酸シンコナミン(局所麻酔薬).
cin·cho·nate [síŋkəneit] シンコニン酸塩, = quinate.
cinchonic acid シンコニン酸 ㊗ quinoline-γ-carboxylic acid (シンコニンを酸化すると得られる), = cinchoninic acid.
cin·chon·i·dine [siŋkánidi:n] シンコニジン C_{19}

$H_{22}N_2O$（シンコニンの立体異性体で，キナのアルカロイド），= cinchonidina，cinchovatine.

c. bisulfate 二硫酸シンコニジン $C_{19}H_{22}N_2O-H_2SO_4+5H_2O$，= cinchonidine disulfate，acid c. sulfate.

c. salicylate サリチル酸シンコニジン.

c. sulfate (cinchonidinae sulfas) 硫酸シンコニジン $(C_{19}H_{22}N_2O)_2-H_2SO_4+3H_2O$.

c. tannate タンニン酸シンコニジン.

cin·cho·nine [síŋkənin] シンコニン ㊥ α-(4-quinolyl)-5-vinyl-2-quinuclidinemethanol $C_{19}H_{22}N_2O$（キナ属 *Cinchona* 植物の樹皮にある苦味結晶性アルカロイドで，キニンとともに含まれ，シンコニジンの立体異性体），= cinchonina.

c. bisulfate 二硫酸シンコニン $C_{19}H_{22}N_2SO_4$.

c. herapathite シンコニン ㊥ cinchonine iodosulfate（赤褐色粉末でヨードホルムと同様に用いる），= antiseptol.

c. sulfate 硫酸シンコニン $(C_{19}H_{22}N_2O)_2H_2SO_4+2H_2O$，= cinchoninae sulfas.

cin·cho·nin·ic ac·id [sìŋkənínik ǽsid] シンコニン酸 ㊥quinoline-4-corboxylic acid，= cinchonic acid.

cin·cho·ni·non [siŋkáninən] シンコニノン（シンコニンの酸化物）.

cin·cho·nism [síŋkənizəm] キニーネ中毒症（頭痛，耳鳴，難聴，脳充血の症状を伴う），= quininism.

cin·cho·nol·o·gy [sìŋkənáləʤi] シンコナ学，= quinology.

cin·cho·phen [síŋkəfən] シンコフェン，キノフェン ㊥ 2-phenylquinoline-4-carboxylic acid，phenylcinchoninic acid $C_{16}H_{11}NO_2$（痛風，リウマチ病などに用いる鎮痛・利尿薬），= cinchophenum.

c. hydrochloride 塩酸シンコフェン $C_{16}H_{12}NO_2Cl$，= chloroxyl.

c. hydroidide ヨウ化水素酸シンコフェン $C_{16}H_{12}NO_2I$，= oxyl-iodide.

cin·cho·tine [síŋkətin] シンコチン $C_{19}H_{24}N_2O$（シンコナから得られるアルカロイドで，cinchonamine の異性体），= hydrocinchonine.

cin·cho·tox·ine [sìŋkətáksin] シンコトキシン $C_{19}H_{22}N_2O$（ケトン性アルカロイドの一種で，シンコチンの異性体），= cinchonicine.

cin·clis [síŋklis] 壁口（腔腸動物の体壁にある小孔）. 複 cincles.

cin·cli·sis [síŋklisis] ① 急速な瞬目. ② 急速な呼吸.

cinc·ture [síŋkʧər] ① 腰巻，帯. ② 環帯.

c. sensation 帯状感 [医学]，= zonesthesia.

cin·der [síndər] 燃えかす，焼滓，火山岩じん（燼）.

cine- [sini] ① 運動の意味を表す接頭語. ② 撮影の意味を表す接頭語，= kine-.

cine CT scan 動画 CT スキャン [医学].

cine mode 動画モード [医学].

cin·e·an·gi·o·car·di·og·ra·phy [sìniæ̀nʤiəkà:diágrəfi] 血管心〔臓〕撮（造）影〔法〕，心血管動画撮影 [医学].

cin·e·an·gi·og·ra·phy [sìniæ̀nʤiágrəfi] 血管造影法，血管動画撮影 [医学].

cin·e·car·di·o·an·gi·og·ra·phy [sìnikà:diouæ̀nʤiágrəfi] 心血管動画撮影 [医学].

cinecoronary angiography 冠〔状〕動脈動画撮影〔法〕[医学]，冠〔状〕動脈造影映画撮影〔法〕，シネコロナリーアンジ（ギ）オグラフィ.

cin·e·den·sig·ra·phy [sìnidensígrəfi] シネ濃度撮影法.

cin·e·dis·cog·ra·phy [sìnidiskágrəfi] 椎間板動画撮影〔法〕[医学]，シネディスコグラフィ，椎間板映画撮影〔法〕.

cin·e·flu·o·rog·ra·phy [sìniflùərágrəfi] シネ透視撮影法. 形 cinefluorographic.

cinema eye 映画眼（映写に用いるクリーグ灯の強光によるもの）.

cin·e·mas·co·pia [sìniməskóupiə] 映画法，= cinemascopy.

cinematic amputation 運動切断術（切断手術後義肢を自由に運動し得るように断端の筋肉を利用するもの），= kineplasty，cineplastic amputation.

cin·e·mat·ics [sìnimǽtiks] 運動学，= kinematics.

cin·e·mat·i·za·tion [sìnimæ̀tizéiʃən] 運動切断術，= kineplasty.

cin·e·ma·to·ra·di·og·ra·phy [sìnimətourèidiágrəfi] X 線動画撮影，= cineradiography.

cin·e·ol [síniɔ:l] シネオール，= eucalyptol.

cineplastic amputation 動形成切断〔術〕.

cineplastic stump キネプラスティ（動形成切断〔術〕，活動断端），= cineplasty.

cin·e·plasty [síniplæ̀sti] 動形成術 [医学]，= kineplasty.

cin·e·ra·di·og·raph [sìniréidiəgræf] X 線動画撮影 [医学].

cin·e·ra·di·og·ra·phy [sìnirèidiágrəfi] X 線動画撮影 [医学]，= cineroentgenography.

ci·ne·rea [sìnirí:ə] 灰白質. 形 cinereal.

ci·ne·real [siní:riəl] 灰白質の.

ci·ne·rine [sínərin] シネリン（シネリンジョチュウギク［除虫菊］の一成分で，ピレトリン pyrethrin の粗物質中にあって，I [R=CH_3]，および II [R=COOCH$_3$] の区別がある）.

ci·ner·i·tious [sìnəríʃəs] 灰色の.

cin·e·roent·gen·og·ra·phy [sìnirèntgənágrəfi] X 線映画撮影〔法〕，= cinematoradiography，cineradiography.

cin·es·al·gia [sìnisǽlʤiə] ① 運動痛 [医学]. ② 筋運動痛 [医学]，= kinesalgia.

cinesi-, cineto- [sini:si, -ni:tou -tə] 運動の意味を表す接頭語，= kinesi-，kineto-.

cin·e·si·ther·a·py [sìni:siθérəpi] 運動療法 [医学].

cin·e·ur·og·ra·phy [sìniju:rágrəfi] X 線像による泌尿系撮影法.

cingular branch [TA] 帯状回枝，= ramus cingularis [L/TA].

cingular herniation 帯状ヘルニア [医学]，大脳鎌下ヘルニア，= subfalcial herniation.

cingulate convolution 帯状回.

cingulate gyrus [TA] 帯状回，= gyrus cinguli [L/TA].

cingulate seizure 帯状回発作 [医学].

cingulate sulcus [TA] 帯状溝，= sulcus cinguli [L/TA].

cin·gu·lec·to·my [sìŋgjuléktəmi] 帯〔状〕回切除術 [医学].

cin·gu·lot·o·my [sìŋgjulátəmi] 帯状回切裁 [医学]，帯状回切開術，帯状束破壊術.

cin·gu·lum [síŋgju:ləm] [L/TA] ① 歯帯，帯状束（前穿孔質から海馬回に達する大脳帯回にある連合線維），= cingulum [TA]. ② 帯，= girdle，zone. ③ 帯状疱疹，= shingles. ④ 切歯の舌側葉（歯頸部から歯冠部に向かう帯状のエナメル隆線で，しばしば鈍尖となるか，痕跡様咬頭に終わるもの），= basal ridge. 複 singula.

c. extremitatis inferioris 下肢帯（骨盤帯），= pelvic girdle.

c. extremitatis superioris 上肢帯（肩甲帯），= shoulder girdle.

c. membri inferioris [L/TA] 下肢帯，= pelvic girdle [TA].

c. membri superioris [L/TA] 上肢帯，= shoulder girdle [TA].

c. pectorale [L/TA] 上肢帯, = pectoral girdle [TA].

c. pelvicum [L/TA] 下肢帯, = pelvic girdle [TA].

cin·gu·lum·o·to·my [sìŋgju:ləmátəmi] 帯状束破壊〔医学〕, 帯状回切断〔医学〕.

Ciniselli, Luigi [ʧinizéli] チニセリ (1803–1878, イタリアの外科医).

C. method チニセリ法 (電気穿刺による動静脈瘤の療法).

cin·na·bar [sínəbar] シンシャ (辰砂), 朱 HgS, = red mercuric sulfide.

cin·na·mal·de·hyde [sìnəmǽldihaid] シンナムアルデヒド [化] cinnamic aldehyde, cinnamyl aldehyde β-phenylacrolein $C_6H_5CH{=}CHCHO$ (合成ケイ皮成分の一つ), = cinnamaldehydum, cinnamal.

cin·na·mate [sínəmeit] ケイ皮酸塩.

cin·nam·e·drine [sinǽmədrin] シンナメドリン (筋弛緩薬).

cin·nam·e·in [sínəmi:in] シンナメイン [化] benzyl cinnamate $C_6H_5CH{=}CHCOOCH_2C_6H_5$, = Peru balsam oil.

cin·na·mene [sínəmi:n] シンナメン, = styrene.

cin·na·men·yl [sínəminil] スチリル基 ($C_6H_5CH{=}CH-$), = styryl.

cin·nam·ic [sinǽmik] ケイ [桂] 皮. [名] cinnamon.

c. acid ケイ皮酸, ニッケイ酸 [化] β-phenylacrylic acid $C_6H_5CH{=}CHCOOH$ (無色針状晶で, 冷水には溶け難く, 蘇合香中には遊離エステル, ペルーバルサム中にはベンジルエステルとして存在する), = cinnamylic acid.

c. alcohol ケイ皮アルコール $C_6H_5CH{=}CHCH_2OH$ (黄色針状結晶), = cinnamylic alcohol, stry(ry)lic alchol, styrone crystals.

c. aldehyde ケイ皮アルデヒド $C_6H_5CH{=}CHCHO$ (ケイ皮油の成分), = cinnamaldehyde.

c. anhydride 無水ケイ皮酸 [化] phenyl acrylic acid anhydride $(C_6H_5CH{=}CHCO)_2O$.

cin·na·mine [sínəmin] シンナミン, = styrone.

cin·na·mol [sínəmo:l] シンナモール, = styrene.

Cin·nam·o·mum [sinǽməməm] クスノキ属 (クスノキ科 *Lauracea* の一属).

C. camphora クスノキ [樟], = camphor tree.

C. cassia (ケイ皮 *Cinnamoni Cortex* の原植物).

C. verum ニッケイ [肉桂].

cin·na·mon [sínəmən] ケイ [桂] 皮.

c. bark ケイ [桂] 皮 (*Cinnamon cassia* または同属植物の皮片. 芳香健胃, 駆風薬. 漢方では発熱, のぼせ, 発汗, 四肢痛に用いられる), = cassia bark.

c. butter ニッケイ [肉桂] 脂.

c. oil ケイ皮油 (*Cinnamomum cassia* の樹皮を水蒸気で蒸留して得られた精油. ケイ皮アルデヒドが主成分), = oleum cinnamomi.

c. tincture ケイ皮チンキ (サイゴンケイ皮の20%溶液でアルコール, グリセリン, 水を含む).

cin·na·mo·yl [sínəmouil] シンナモイル基 ($C_6H_5CH{=}CHCO-$).

cin·na·mo·yl·co·caine [sìnəmouilkoukéin] シンナモイルコカイン [化] cinnamoylecgonine methl ester $C_{19}H_{23}NO_4$ (*Erythroxylum coca* の葉, ことにジャワ産変種の葉に存在するアルカロイド).

cin·na·myl [sínəmil] シンナミル基 ($C_6H_5CH{=}CHCH_2-$).

c. acid ケイ皮酸, = cinnamic acid.

c. aldehyde ケイ皮アルデヒド, = cinnamaldehyde.

c. cinnamate ケイ皮酸シンナミル $C_6H_5CH{=}CHCO_2CH{=}CHC_6H_5$, = styracin.

c. cocaine [化] methyl-cinnamyl-ecgonine $C_{19}H_{23}O_4N$ (ジャワ産カカオ葉に存在するアルカロイド).

c. eugenol (オイゲノルの誘導体で, 無色無臭の結晶体. 結核の治療薬), = eugenol cinnamate.

c. guaiacol ケイ皮酸グアヤコール, = guaiacol cinnamate.

cin·nam·yl·ate [sinǽmileit] ケイ皮酸塩, = cinnamate.

cin·na·myl·i·dene [sìnəmílidi:n] シンナミリジン基 ($C_6H_5CH{=}CHCH{=}$).

cin·nar·i·zine [sinárizi:n] シンナリジン [化] 1-cinnamyl-4-(diphenylmethyl) piperazine $C_{26}H_{28}N_2$ (血管拡張作用があり, 脳循環障害などに用いられる).

cin·no·lin [sínəlin] シンノリン $C_8H_6N_2$.

cin·nyl cinn·mate [sínil sínmeit] = cinnamyl cinnamate.

cin·ol·o·gy [sinálədʒi] 運動学, = kinesiology.

ci·nom·e·ter [sinámitər] シノメータ, = kinesimeter.

cin·o·plasm [sínəplæzəm] シノプラズム, = kinoplasm.

ci·nox·a·cin [sináksəsin] シナキサシン [化] 1-ethyl-1,4-dihydro-4-oxo-[1,3]dioxolo[4,5-*g*]cinnoline-3-carboxylic acid $C_{12}H_{10}N_2O_5$ (抗菌薬).

ci·nox·ate [sinákseit] シノキセート [化] 2-ethoxyethylp-methoxy-cinnamate (紫外線遮断薬).

CIOMS Council for International Organizations of Medical Sciences 国際医学団体協議会の略.

Ciona intestinalis ユウレイホヤ [幽霊海鞘].

ci·o·nec·to·my [sàiənéktəmi] 口蓋垂切除術, = excision of uvula.

ci·o·ni·tis [sàiənáitis] 口蓋垂炎, = inflammation of uvula.

cion(o)- [saiən(ou), -n(ə)] 口蓋垂との関係を表す接頭語.

ci·o·nop·to·sis [sàiənɑptóusis] 口蓋垂下垂〔症〕.

ci·o·nor·rha·phy [sàiənárəfi] 口蓋垂縫合術.

ci·on·o·tome [saiánətoum] 口蓋垂切開刀.

ci·o·not·o·my [sàiənátəmi] 口蓋垂切開術.

cir·ca [sə́:kə] [L] 約, = ca.

cir·ca·di·an [sə:kədí:ən, -kéidiən] 概日の (約24時間の周期をもつこと).

c. rhythm 日周期リズム (24時間周期の), 日内リズム, 概日周期 (リズム), サーカディアンリズム, 生体 (生物) 時計, 生体 (生物) リズム〔医学〕, 日〔リズム〕周期〔医学〕.

c. rhythm sleep disorder 概日リズム睡眠障害.

circalunal rhythm 月周期リズム〔医学〕.

circannual rhythm 年周期リズム〔医学〕.

cir·can·nu·als [sərkǽnjuəlz] 1年周期 (日周期の一つ).

circaseptan rhythm 区域周期リズム〔医学〕.

cir·ca·sep·tanns [serkəseptənz] 7日周期 (日周期の一つ).

cir·ca·tri·gint·ans [serkətraidʒíntənz] 30日周期 (日周期の一つ).

cir·cel·lus [sə:séləs] 円, 円周, 環, 圏, 輪.

c. venosus hypoglossi 舌下静脈環〔叢〕(舌下神経周囲の静脈叢).

cir·ci·nate [sə́:sineit] 〔連〕環状の〔医学〕, 圏輪状, 連環状, わらび巻き (巻曲).

c. retinopathy 輪状網膜症〔医学〕, = circinate retinitis.

cir·cle [sə́:kl] ① 円, 輪, 円周, 環. ② 圏. [形] circular.

c. absorption anesthesia 循環吸収式麻酔〔法〕.

c. absorption system 循環吸収システム (式)〔医学〕.

c. method 循環法〔医学〕.

c. of confusion 錯乱円.

c. of convergence 収斂円.

c. of curvature 曲率円.
c. of Weber ウェーバー触圏(2つの刺激が1つとして知覚される域).
c. of Willis ウィリス動脈輪〔医学〕.
cir·clet [sə́:klit] 小環.
cir·cling [sə́:kliŋ] ① 回旋病(リステリアの感染によるヒツジの疾病), = circling disease. ② 回旋運動.
c. disease 旋回病(ヒツジのリステリア症).
cir·coid [sə́:kɔid] ① 静脈留状の. ② 迂回性の, = cirsoid.
c. varix つる(蔓)状静脈瘤〔医学〕, = circoid aneurysm.
cir·cuit [sə́:kit] 回路〔医学〕.
c. system 循環〔方〕式〔医学〕.
cir·cu·lar [sə́:kjulər] 〔連〕環状の〔医学〕, 円形の, 輪状の.
c. accelerator 円形加速器〔医学〕.
c. amputation 輪状切断, 環状切断〔術〕〔医学〕(単一皮膚弁を利用し, 肢軸と直角の線で輪状に切断する方法).
c. anastomosis 輪状吻合〔医学〕.
c. bandage 環状包帯〔医学〕.
c. canal 環状管.
c. caries 環状う蝕.
c. chart 円形図紙(計器用), = disc chart.
c. chromosome 環状染色体〔医学〕.
c. deoxyribonucleic acid 環状デオキシリボ核酸〔医学〕.
c. dichroism 円偏光二色性〔医学〕(光学活性物質が吸収を示す波長領域では, 左右円偏光で吸光度が異なることにより透過光が楕円偏光となる現象).
c. DNA 環状DNA (DNAの両末端が共有結合して環状になったもの).
c. double refraction 円偏光複屈折.
c. fibres [TA] 輪状線維, = fibrae circulares [L/TA].
c. flap 円形皮〔膚〕弁〔医学〕.
c. folds [TA] 輪状ヒダ(小腸にみられる棚様のヒダ), = plicae circulares [L/TA].
c. frequency 角周波数〔医学〕, 角振動数〔医学〕.
c. genetic map 環状遺伝〔子〕地図〔医学〕.
c. hand washing machine 対流水洗機〔医学〕.
c. insanity 循環性精神病(回帰精神病, 周期性精神病などとも呼ばれ, うつ状態(憂うつと抑制の時期)と, 躁状態(爽快と興奮の時期)とを交互に周期的に反復する精神病), = periodic psychosis.
c. layer [TA] 輪筋層, 輪走筋層*, = stratum circulare [L/TA].
c. layer of ear drum 鼓膜輪状層, = stratum circulare membranae tympani.
c. layer of muscular coat 筋層の輪〔状〕層.
c. layer of tympanic membrane 〔鼓膜〕輪状層, = stratum circulare membranae tympani.
c. layers of muscular tunics 輪〔筋〕層.
c. linkage group 環状連関群〔医学〕.
c. muscle 環状筋, 輪〔状〕筋.
c. psychosis 躁うつ病〔医学〕, 循環(周期)性精神病〔医学〕(躁とうつが絶えず交代して発現すること).
c. reticular fiber 輪状線維〔医学〕.
c. ridge 虹彩捲縮輪.
c. sinus 輪状静脈洞(下垂体周囲の静脈洞で, 海綿静脈洞と前後海綿間静脈洞からなる), = sinus circularis.
c. slit 波紋.
c. stupor 周期性昏迷〔医学〕.
c. sulcus of insula [TA] 〔島〕輪状溝, = sulcus circularis insulae [L/TA].
c. sulcus of Reil ライル輪状溝.
c. suture 環状縫合.
c. wave guide 円形導波管.
cir·cu·la·ting [sə́:kjulèitiŋ] 循環する.
c. albumin 循環性アルブミン.
c. anticoagulant 循環抗凝固因子(血液凝固因子に対する抗体で自己免疫疾患などで検出される).
c. antigen 循環抗原.
c. antiphotelet factor 循環抗血小板因子〔医学〕.
c. antiplatelet factor 循環抗血小板因子.
c. behavior 回旋行動〔医学〕.
c. blood volume 循環血液量〔医学〕.
c. immune complex (CIC) 循環免疫複合体〔医学〕, 流血中免疫複合体.
c. interferon 流血中インターフェロン〔医学〕.
c. neoplasm cell 〔流〕血中癌細胞.
c. plasma volume 循環血漿量〔医学〕.
cir·cu·la·tion [sə̀:kjuléiʃən] 循環, 血行, めぐり. 形 circulatory.
c. constant 循環定数.
c. of cerebrospinal fluid 〔脳脊〕髄液循環〔医学〕.
c. rate 循環率(1分間に心室から拍出される血液量についていう).
c. time 循環時間〔医学〕(任意の血管系の2点間を血液が循環する時間).
c. volume 循環〔血液〕量(心臓から肺を通りほかのすべての臓器に放出される血液総量で, 1分間につき血液のリットル(L)数で表したもの).
circulative virus 循環型ウイルス〔医学〕.
cir·cu·la·to·ry [sə́:kjulətɔ:ri, –təri] 循環の〔医学〕, = circulation.
c. arrest 循環停止〔医学〕.
c. assist 補助循環.
c. atony 循環アトニー〔医学〕.
c. collapse 循環虚脱〔医学〕.
c. diffusion 循環拡散〔医学〕.
c. disease 循環器疾患〔医学〕.
c. disorder of spinal cord 脊髄血管(行)障害.
c. disturbance 循環障害〔医学〕.
c. failure 循環不全(障害)〔医学〕.
c. function test 循環機能検査〔医学〕.
c. hormones 循環ホルモン(血管の収縮および拡張を左右すると考えられる).
c. organ 循環器.
c. support 循環補助〔医学〕.
c. symptom 循環器症状〔医学〕.
c. system 循環系〔医学〕, 心〔臓〕血管系〔医学〕.
cir·cu·lus [sə́:kjuləs] 環, 輪, = circle. 複 circuli.
c. arteriosus [L/TA] 動脈輪, = arterial circle [TA].
c. arteriosus cerebri [L/TA] 大脳動脈輪(ウィリス動脈輪), = cerebral arterial circle [TA].
c. arteriosus halleri ハルレル動脈輪(視神経血管輪. 視神経入口部の周囲にある動脈輪), = Zinn circlet, vascular circle of optic nerve.
c. arteriosus iridis major [L/TA] 大虹彩動脈輪, = major circulus arteriosus of iris [TA].
c. arteriosus iridis minor [L/TA] 小虹彩動脈輪, = minor circulus arteriosus of iris [TA].
c. vasculosus [L/TA] 血管輪, = vascular circle [TA].
c. vasculosus nervi optici [L/TA] 視神経血管輪, = vascular circle of optic nerve [TA].
c. vitiosus 悪循環(悪性因果論), = vicious cycle.
circum– [sə:kəm] 周囲の意味を表す接頭語.
cir·cum·a·nal [sə̀:kəméinəl] 肛囲の, 肛門周囲の〔医学〕.
c. gland 肛門周囲腺, = anal gland.
c. gland neoplasm 肛門周囲腺新生物(腫瘍)〔医学〕.
cir·cum·ar·tic·u·lar [sə̀:kəmɑ:tíkjulər] 関節周囲

の.
cir·cum·ax·il·lary [sə:kəmǽksiləri] 腋窩周囲の.
cir·cum·bul·bar [sə:kəmbʌ́lbər] 眼球周囲の.
cir·cum·cal·lo·sal [sə:kəmkəlóusəl] 脳梁周囲の.
cir·cum·cen·ter [sə:kəmséntər] 外心.
cir·cum·cise [sə́:kəmsaiz] 環状切除.
cir·cum·ci·sion [sə:kəmsíʒən] 環状切除〔術〕〔医学〕, 包皮切開術(ユダヤ教では生後8日目に男子包皮の輪切を行う慣習を割礼と呼ぶ).
c. of cornea (結膜切除術), = syndectomy.
cir·cum·clu·sion [sə:kəmklú:ʒən] 針または針金を用いる動脈の圧迫閉鎖.
cir·cum·cor·ne·al [sə:kəmkɔ́:niəl] 角膜周囲の.
cir·cum·cres·cent [sə:kəmkrésənt] 周囲増殖の.
cir·cum·duc·tio [sə:kəmdʌ́kʃiou] [L/TA] 回旋*, = circumduction [TA].
cir·cum·duc·tion [sə:kəmdʌ́kʃən] [TA] ① 回旋*, = circumductio [L/TA]. ② 循環〔運動〕. 形 circumductory.
c. gait 分回し歩行(遊脚初期に股外転・外旋, 後期に内転・内旋が起こり, 足先が半円を描くようになる歩行).
c. nystagmus 循環眼振.
cir·cum·fer·ence [səkʌ́mfərəns] 周囲, 円周, 周囲長〔医学〕, 環状面〔医学〕.
c. head 塔状頭〔蓋〕〔医学〕.
c. of chest 胸囲〔医学〕.
c. of head 頭囲〔医学〕.
c. of lower leg 下腿周長〔医学〕.
c. of pelvis 骨盤周囲長〔医学〕.
c. of shoulder 肩甲周囲〔医学〕.
cir·cum·fer·en·tia [sə:kʌ̀mfərénʃiə] 周囲.
c. anterior radii 橈骨関節環状面.
c. articularis [L/TA] 関節環状面(関節軟骨面), = articular circumference [TA].
c. articularis capitalii ulnae 尺骨上端関節環状面.
c. fronto-occipitalis 前後径周囲.
c. mento-occipitalis 大斜径周囲.
cir·cum·fer·en·tial [sə:kʌ̀mfərénʃəl] 周辺部.
c. cartilage 〔関節〕周囲線維軟骨縁(関節唇).
c. fibrocartilage 関節周囲線維軟骨.
c. infiltration 周囲浸潤麻酔.
c. lamella 基礎層板, 〔内・外〕環状層板(骨膜または骨内膜の下層をなす骨層板).
c. ligature 周囲結紮法.
c. pontine branches [TA] 外側枝*, = rami laterales [L/TA].
c. suture of cervix 〔子宮〕頸管縫縮〔術〕〔医学〕.
c. vection 媒介伝播(中間宿主により病原菌が伝播すること), = indirect vection, mediate vection.
c. wiring 囲繞鋼線結紮〔医学〕, 環状鋼線締結.
circumferentical fiber shortening 内周収縮.
circumfles artery 動脈回旋枝〔医学〕.
cir·cum·flex [sə́:kəmfleks] 回旋, 回旋した〔医学〕.
c. artery 回旋動脈.
c. branch [TA] 回旋枝, = ramus circumflexus [L/TA].
c. fibular artery 腓骨回旋動脈.
c. fibular branch [TA] 腓骨回旋枝, = ramus circumflexus fibularis [L/TA].
c. nerve 腋窩神経, = nervus axillaris.
c. paralysis 回旋神経麻痺.
c. peroneal branch [TA] 腓骨回旋枝, = ramus circumflexus peronealis [L/TA].
c. scapular artery [TA] 肩甲回旋動脈, = arteria circumflexa scapulae [L/TA].
c. scapular vein [TA] 肩甲回旋静脈*, = vena circumflexa scapulae [L/TA].
c. veins 回旋静脈.
cir·cum·fu·sion [sə:kəmfjú:ʒən] 周囲からの潅注.
cir·cum·gem·mal [sə:kəmdʒéməl] 〔神経〕終球周囲の.
cir·cum·gy·ra·tion [sə:kəmdʒairéiʃən] 旋転, 回転.
cir·cum·in·su·lar [sə:kəmínsjulər] ライル島周囲の.
cir·cum·in·tes·ti·nal [sə:kəmintéstinəl] 腸周囲の.
circumlarval precipitation test 幼虫周囲沈降テスト.
cir·cum·len·tal [sə:kəmléntəl] 水晶体周囲の.
c. space 水晶体周囲隙(毛様体と水晶体赤道との間隙).
cir·cum·lo·cu·tion [sə:kəmloukjú:ʃən] 逃げ口上〔医学〕.
circumnervic vitiligo 神経周囲性白斑, = leukoderma acquisitum centrifugum.
cir·cum·nu·cle·ar [sə:kəmnjú:kliər] 核周辺の.
cir·cum·nu·ta·tion [sə:kəmnju:téiʃən] 回旋運動(植物の).
cir·cum·oc·u·lar [sə:kəmɑ́kjulər] 眼周囲の.
cir·cum·o·ral [sə:kəmɔ́:rəl] 口〔周〕囲の.
c. pallor 口周蒼白〔医学〕, 口囲蒼白〔医学〕(猩紅熱において顔面は発赤するのに反し, 口周囲は蒼白である症候).
cir·cum·or·bi·tal [sə:kəmɔ́:bitəl] 眼窩周囲の.
circumoval precipitation test 卵周囲沈降テスト.
cir·cum·pap·il·la·ry [sə:kəmpǽpiləri] 乳頭周囲の.
circumpennate muscle 中心腱周囲筋.
cir·cum·po·lar [sə:kəmpóulər] 周極, 極地付近の.
cir·cum·po·lar·i·za·tion [sə:kəmpòulərizéiʃən] 旋光〔性〕, = rotatory polarization.
cir·cum·po·si·tion [sə:kəmpəzíʃən] 周在, 周置.
circumpulpal dentin(e) 髄周象牙質〔医学〕, 髄囲デンチン.
circumpupillary choroidal atrophy 乳頭周囲脈絡膜萎縮.
cir·cum·re·nal [sə:kəmrí:nəl] 腎周囲の.
circumscissidal dehiscence 胞周裂開.
cir·cum·scribed [sə́:kəmskraibd] 限局性〔の〕〔医学〕, 外接した.
c. abscess 限局性膿瘍.
c. aneurysm 限局性(真性)動脈瘤.
c. edema 限局性浮腫.
c. eosinophilic infiltrated granuloma enteritis 限局性好酸球〔浸潤〕〔性〕肉芽腫性腸炎〔医学〕.
c. labyrinthitis 限局性迷路炎〔医学〕.
c. lipoatropy 限局性脂肪萎縮症(限局性のものは神経系統の疾患が関与することがある. 神経線維腫などの場合, その支配領域の脂肪組織に萎縮を生じる).
c. myxedema 限局性粘液水腫(甲状腺機能亢進症の患者に起こる脛骨前面の粘液様浮腫), = localized myxedema.
c. peritonitis 限局性腹膜炎〔医学〕, = localized peritonitis.
c. scleroderma 限局性強皮症(硬皮症)〔医学〕.
circumscript lipatrophy 限局性脂肪萎縮症.
cir·cum·scrip·tion [sə:kəmskrípʃən] 〔分類学的〕限界〔医学〕.
cir·cum·scrip·tive [sə:kəmskríptiv] 限局〔性〕の.
circumsporozoite precipitation reaction スポロゾイト周囲沈降反応.
circumsporozoite protein スポロゾイト周囲タンパク.
circumstantial evidence 状況証拠.
circumstantial thinking 迂遠思考〔医学〕.

cir·cum·stan·ti·al·i·ty [sə̀:kəmstænʃiǽliti] 迂遠〔医学〕(関係の遠い事柄または脱線的事実に詳しい説明を加えて，回りくどく話しをする形式的思考障害).
circumtonsillar abscess 扁桃周囲膿瘍，= quinsy.
cir·cum·trac·tor [sə̀:kəmtrǽktər] 自動牽引器.
cir·cum·val·late [sə̀:kəmvǽleit] 有郭の.
c. papilla 有郭乳頭，= vallate papilla.
c. placenta 周郭胎盤〔医学〕.
cir·cum·vas·cu·lar [sə̀:kəmvǽskjulər] 脈管周囲の，血管周囲〔性〕の〔医学〕.
circumventricular organs 脳室周囲器官群.
cir·cum·vo·lute [sə̀:kəmválju:t] 迂回の.
circumzygomatic wiring 頬骨周囲ワイヤリング.
circus excitation 輪回興奮〔医学〕，旋回興奮.
circus movement 旋回運動〔医学〕(体位調節機構の障害により，急速な円運動または宙返りなどの連続運動).
circus rhythm 輪回性律動(筋肉輪を回り歩く収縮，心房細動などでみられる).
circus theory 興奮旋回説(右心房と右心室の間にある Kent 束，すなわち副行路興奮が旋回伝導されて心房性頻拍を起こすという説．de Beer).
ciroulatory system 〔血液〕循環系，= cardiovascular system.
cir·rho·gen·e·sis [sìrəʤénisis] 硬変発生．形 cirrhogenous.
cir·rho·gen·ic [sìrəʤénik] 硬変を引き起こす，硬化を引き起こす，= cirrhogenous.
cir·rhog·e·nous [sirάʤənəs] 硬変を引き起こす，硬化を引き起こす，= cirrhogenic.
cir·rhon·o·sus [sirάnəsəs] 漿膜黄変症(胎児の)，= kirronosis.
cir·rho·sis [siróusis] 硬変〔症〕〔医学〕(腺性臓器が，その間質の結合織が増殖し瘢痕化して実質が萎縮し，硬く縮小した状態をいう．多くの場合肝硬変を指す)．形 cirrhotic.
c. mammae 乳房硬化症.
c. of lung 間質性肺炎.
c. of stomach 胃硬変〔症〕，胃硬化症．→ linitis plastica.
cir·rhot·ic [sirάtik] 硬変の.
c. gastritis 硬化性胃炎，= linitis plastica.
c. inflammation 硬変性炎症．→ atrophic inflammation.
c. kidney 硬変腎〔医学〕，= granular k..
c. liver 肝硬変症，硬変肝〔医学〕.
c. (pulmonary) tuberculosis 硬化性〔肺〕結核〔症〕〔医学〕.
c. tuberculosis 硬化性結核〔症〕〔医学〕.
cir·ri [sírai] (cirrus の複数).
Cir·ri·pe·dia [sìripí:diə] ツルアシ［蔓脚］下綱(節足動物門，顎脚綱，鞘甲下綱).
cirro-vaginal atrium 生殖腔.
cir·rus [sírəs] 陰茎(蠕虫の)，棘毛(原虫の)，毛状突起，巻毛〔嚢〕(条虫類の雄性生殖孔)．複 cirri.
c. pore 陰茎孔.
c. pouch 陰茎嚢.
c. sac 陰茎嚢.
c. whip 陰茎鞭.
cirs- [sə:(r)s] 静脈瘤を表す接頭語.
cir·sec·to·my [sə:séktəmi] 静脈瘤切除.
cir·sen·chy·sis [sə:sénkisis] 硬化剤注射による静脈瘤治療法.
Cir·si·um [sə́:siəm] アザミ属(キク科の植物).
C. spicatum ヤマアザミ(漢方では根を強壮，解毒，利尿などの目的に用いる).
cir·so·cele [sə́:səsi:l] 静脈瘤，= varicocele.
cir·sod·e·sis [sə:sάdəsis] 静脈瘤結紮.
cir·soid [sə́:sɔid] ① 静脈瘤状の．② 迂回性の.
c. aneurysm ① 静脈瘤性動脈瘤，= aneurysma racemosum．② 迂回性動脈瘤，つる(蔓)状動脈瘤〔医学〕，= aneurysma cirsoideum.
c. ciliary staphyloma 静脈瘤状毛様部ブドウ腫.
c. placenta 静脈瘤状胎盤〔医学〕.
cir·som·pha·los [sə:sάmfələs] 臍静脈瘤，= caput medusae.
cir·soph·thal·mia [sə:sɑfθǽlmiə] 結膜静脈瘤.
cir·so·tome [sə́:sətoum] 静脈瘤切開刀.
cir·sot·o·my [sə:sάtəmi] 静脈瘤切開術.
CIS ① carcinoma in situ 上皮内癌の略．② cellular injury score 細胞傷害度スコアの略．③ critical incident stress 惨事ストレスの略.
cis- [sis] シス(① 此方，同側，後などの意味を表す接頭語．② シス型(化学においては立体異性のうち元素が同側に結合している二重結合をいう))，= sis-.
cis AB type cis AB 型(O 型と AB 型の両親からきわめてまれに AB 型の子が生まれる．これを cis AB 型と呼ぶが A 型，B 型抗原の活性は弱い).
cis-acting element シス作用要素.
cis-acting protein シス作用座.
cis-dominance シス優性.
cis phase シス相.
cis-platinum nephropathy シスプラチン腎症〔医学〕.
cis-trans isomerism シストランス異性.
cis-trans position effect シストランス位置効果〔医学〕.
cis-trans test シストランステスト，彼我検定〔医学〕(同じ形質を支配している 2 個の対立遺伝子が，同一のシストロンに属しているか否かを決める試験).
CISC clean intermittent self catheterization 無菌的自己導尿法，清浄間欠自己導尿法の略.
cis·plat·in [sísplətin] シスプラチン 化 *cis*-diamminedichloroplatinum $Cl_2H_6N_2Pt$ (白金化合物，抗腫瘍薬)，= platinum diamminodichloride.
cis·sa [sísə] 異食症，異味症，= pica.
cis·sam·pe·line [sisǽmpəlin] シスサンペリン(南アメリカ産オオツヅラフジ根茎から得られるアルカロイドで bebeerine に類似の作用を示す).
cist·ad·e·no·ma [sìstædinóumə] 嚢胞腺腫.
Cis·tan·che sal·sa [sistǽŋki sǽlsə] ホンオニク(シベリア産の宿根性寄生草，強壮薬).
cis·tern [sístən] [TA] 槽，= cisterna [L/TA].
c. of chiasma 交叉槽.
c. of chyle 乳び(糜)槽〔医学〕.
c. of cytoplasmic reticulum 小胞体の嚢.
c. of great cerebral vein [TA] 大大脳静脈槽*，= cisterna venae magnae cerebri [L/TA].
c. of great vein of cerebrum 大脳大静脈槽.
c. of lamina terminalis [TA] 終板槽，= cisterna laminae terminalis [L/TA].
c. of lateral cerebral fossa [TA] 大脳外側窩槽，= cisterna fossae lateralis cerebri [L/TA].
c. of nuclear envelope 核膜槽.
cis·ter·na [sistə́:nə] [L/TA] 槽，= cistern [TA].
c. ambiens [L/TA] 迂回槽，= cisterna ambiens [TA], ambient cistern [TA].
c. basalis 脳底槽(大脳底の上にあるクモ膜下槽の一部で，橋槽と小脳延髄槽に延長している).
c. caryothecae 核膜槽.
c. cerebellomedullaris 小脳延髄槽，= cisterna magna.
c. cerebellomedullaris lateralis [L/TA] 外側小脳延髄槽*，= lateral cerebellomedullary cistern [TA].
c. cerebellomedullaris posterior [L/TA] 小脳延

髄槽，= posterior cerebellomedullary cistern [TA].

c. chiasmatica [L/TA] 交叉槽*，= chiasmatic cistern [TA].

c. chiasmatis 視束交叉槽（視神経交叉周囲にある）.

c. chyli [L/TA] 乳ビ槽，= cisterna chyli [TA]，chyle cistern [TA].

c. fossae lateralis cerebri [L/TA] 大脳外側窩槽，= cistern of lateral cerebral fossa [TA].

c. fossae sylvii シルヴィウス窩槽（側大脳窩槽）.

c. intercruralis profunda 深脚間槽.

c. intercruralis superficialis 浅脚間槽.

c. interpeduncularis [L/TA] 脚間槽（大脳脚間槽），= interpeduncular cistern [TA].

c. laminae terminalis [L/TA] 終板槽，= cistern of lamina terminalis [TA].

c. leptomeningica 軟〔髄〕膜槽.

c. lumbalis [L/TA] 腰槽*，= lumbar cistern [TA].

c. magna [L/TA] 大槽，= cisterna magna [TA].

c. pericallosa [L/TA] 脳梁周囲槽，= pericallosal cistern [TA].

c. perilymphatica 外リンパ槽（アブミ骨の脚部付近にある）.

c. pontis 橋槽（バロリ橋の付近にあるクモ膜下槽）.

c. pontocerebellaris [L/TA] 橋小脳槽*，= pontocerebellar cistern [TA].

c. quadrigeminalis [L/TA] 四丘体槽，= quadrigeminal cistern [TA].

c. subarachnoidealis クモ膜下槽.

c. sulci lateralis 側大脳窩槽.

c. superioris 上静脈槽.

c. terminalis 終槽.

c. venae magnae cerebri [L/TA] 大大脳静脈槽*，= cistern of great cerebral vein [TA].

cisternae subarachnoideae [L/TA] クモ膜下槽，= subarachnoid cisterns [TA].

cisternae venae magnae cerebri 大脳大静脈槽.

cis·ter·nal [sistə́:nəl] 槽の.

c. drainage 脳槽ドレナージ〔排液〕[医学].

c. puncture 脳底穿刺 [医学]，大槽穿刺，= cranial puncture.

cis·tern·og·ra·phy [sìstə:nágrəfi] 大槽造影（撮影）〔法〕，脳槽造影〔法〕，後頭蓋窩造影〔法〕[医学]（クモ膜下腔に造影剤を注入して行う脳槽の造影）.

cis·ter·not·o·my [sìstə:nátəmi] 大槽切開〔術〕.

cis·tron [sístrɑn] シストロン（相補性検定によって検出される遺伝子の機能単位．相補性検定において，トランス配列がシス配列と異なり突然変異形質を示すような突然変異点が集合した遺伝子領域．一般にシストロンは遺伝子と同義）.

Cis·tus [sístəs] ゴジアオイ属（ハンニチバナ科 *Cistaceae* の一属で，その樹脂はロウダナム laudanum と称し，香料として用いられる），= rock rose.

Citelli, Salvatore [ʧitéli] チテリ（1875–1947，イタリアの耳鼻咽喉科医）.

C. syndrome チテリ症候群（アデノイド症または副鼻腔炎患者にみられる精神的ろどん（魯鈍））.

cit·i·dine di·phos·phate [sítidi:n daifásfeit] シチジン二リン酸.

cit·i·dine tri·phos·phate [sítidi:n traifásfeit] シチジン三リン酸.

citochol test シトコール試験（梅毒血清反応でコレステロールを使用した沈降反応で迅速なテストである），= Sachs-Witebsky test.

cit·ra·con·ic ac·id [sàitrəkánik ǽsid] シトラコン酸 [化] pyrocitric acid, methylmaleic acid（クエン酸を蒸留して得られる吸湿性結晶で，メサコン酸の幾何異性体）.

citraconic anhydride 無水シトラコン酸.

cit·ra·con·yl [sítrəkənil] シトラコニル基（$-COC(CH_3)=CHCO-$(*cis*)）.

cit·ral [sítrəl] シトラール（微黄色の液体で，多くの芳香油中に存在し，シス-トランスの異性があり，還元するとそれぞれゲラニオールおよびネロールとなる）.

cit·rate [sítreit, sáit–] クエン酸塩.

c. cleavage enzyme クエン酸開裂酵素.

c. intoxication クエン酸中毒.

c. method of transfusion クエン酸塩加輸血.

c. phosphate dextrose solution クエン酸・リン酸・ブドウ糖液，= CPD solution.

c. synthase クエン酸シンターゼ.

c.–thrombin クエン酸塩トロンビン（クエン酸塩で活性化されたもの）.

cit·rat·ed [sítreitid, sáit–] クエン酸塩加（特に抗凝固剤としてクエン酸ナトリウムまたはカリウムを含むこと）.

c. blood クエン酸塩加血液.

c. caffeine クエン酸加カフェイン $C_8H_{10}N_4O_2-C_6H_8O_7$（クエン酸カフェイン50%とクエン酸50%を含む興奮薬）.

c. ferrous chloride クエン酸加塩化第一鉄，= ferri subchloridum citratum.

c. magnesia （クエン酸マグネシウム，重曹，クエン酸とを配した起泡剤）.

cit·ra·tu·ria [sìtrəʧú:riə] クエン酸塩尿〔症〕.

cit·ra·zin·ic ac·id [sìtrəzínik ǽsid] シトラジン酸 [化] 2,6-dihydroxypyridine-4-carboxylic acid, dihydroxy-iso-nicotinic acid $C_6H_5O_4N$.

cit·ric ac·id [sítrik ǽsid] クエン酸 [化] 2-hydroxypropane-1,2,3-tricarboxylic acid monohydrate $C_6H_8O_7 \cdot H_2O$：210.14（製剤原料〔オキシトリカルボン酸〕．緩衝・矯味・発泡の目的で用いる），= acidum cirticum.

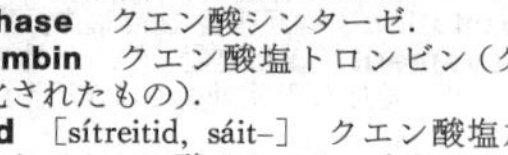

citric acid cycle クエン酸サイクル，クエン酸回路（炭水化物および脂肪のオキサル酸が好気的酸化過程において焦性ブドウ酸との作用により順次イソクエン酸，ケトグルタール酸，コハク酸，フマール酸，リンゴ酸を通過する経路），= Krebs cycle, H. A. Krebs citric acid cycle, tricarboxylic cycle.

citric acid milk クエン酸乳（1Lにつき無水クエン酸約4gを加えたもの）.

citric fermentation クエン酸発酵（クエン酸を生成する発酵機構で，焦性ブドウ酸，オキザル酢酸と酢酸，またはリンゴ酸と酢酸との縮合が起こる）.

cit·rid·ic ac·id [sitrídik ǽsid] = aconitic acid.

citrine ointment 硝酸水銀軟膏，= mercuric nitrate ointment.

cit·ri·nin [sitrínin, sítri–] シトリニン $C_{13}H_{14}O_5$（アオカビ *Penicillium citrinum* および *Aspergillus niveus* などにより産生されるキノーン環状物質で色黄微針または板状結晶．融点168°C，グラム陽性菌および耐酸菌に対し有効の抗菌物質．Hetherington and Raistrick が1931年に報告したもの）.

Cit·ro·bac·ter [sìtrəbǽktər] シトロバクター属（腸内細菌科の一属で，通性嫌気性のグラム陰性桿菌）.

C. freundii シトロバクター・フレウンディ（胃腸炎などの原因となる）.

C. koseri シトロバクター・コセリ（新生児髄膜炎や脳膿瘍の原因となる），= *C. diversus*.

Ci·tro·my·ces [sìtroumáisi:z] シトロマイセス属

(旧称). → *Penicillium*.

cit·ron [sítrən] シトロン，マルブシュカン［丸仏手柑］(薬用クエン［枸櫞］*Citrus medica* の果実).

cit·ro·nase [sítrəneis] クエン酸酵素(オキサロ酢酸と焦性ブドウ酸とを化合してプロクエン酸に変じ，さらにプロクエン酸をクエン酸に酸化させる酵素).

cit·ro·nel·la [sìtrənélə] カルカヤ，アガルカヤ(芳香性の草).

c. oil シトロネラ油(シトロネラグラス *Cymbopogon nardus* から得られる揮発油で，ゲラニオールとシトロネラール93%を含有する).

cit·ro·nin [sítrənin] シトロニン ㊗ 5,7-dioxy-2′-methoxy-flavanone glucoside (レモンの成分).

c. A シトロニンA，= naphthol yellow.

cit·ro·phos·phate [sìtrəfásfeit] クエンリン酸塩(クエン酸塩とリン酸塩との化合物).

ci·tro·vo·rum fac·tor (CF) [sitróuvərəm fǽktər] シトロボルム因子(天然に存在する抗葉酸物質の作用に拮抗する因子で，悪性貧血に対する特効を示し，1948年 Sauberlich and Baumann が，*Leuconostoc citrovorum* の発育に必要な因子で粗製肝臓エキスに存在することを証明した)，= folinic acid.

ci·tru·line [sitrú:lin] シトルリン ㊗ δ-ureidonorvaline (コロシント *Citrulus colocynthis* およびスイカなどの種子に存在する樹脂状物質で，尿素回路中のオルニチンがアルギニンに転換されるときの中間産物)，= citrulline.

cit·rul·li·ne·mia [sitrù:liní:miə] シトルリン血〔症〕［医学］，= argininosuccinate synthetase deficiency.

cit·rul·lin·uria [sitrù:linjú:riə] シトルリン尿症.

Cit·rul·lus [sítru:ləs] スイカ属(ウリ科 *Cucurbitaceae* の植物).

C. lanatus スイカ［西瓜］，= watermelon.

Cit·rus [sítrəs] ミカン属(ミカン［芸香］科 *Rutaceae* の一属).

C. aurantiifolia ライム.

C. aurantium ダイダイ［橙，臭橙］，= sour orange.

C. limon レモン，= lemon.

C. medica シトロン，= Buddha's hand, citron.

C. sinensis オレンジ，= Valencia orange.

C. tristeza virus カンキツ［柑橘］トリステザウイルス(植物ウイルス).

C. unshiu ウンシュウ［温州］ミカン，= Satsuma orange.

***C. unshiu* peel** チンピ［陳皮］(ウンシュウミカン *Citrus unshiu* または近縁植物の成熟果皮．フラボノイド類を含み，芳香健胃，発汗，去痰薬として用いられ，かつ入浴剤としても使用される．漢方では健胃，鎮咳などを目的として配合される).

cit·ta [sítə] 異食症，= pica.

cit·to·sis [sitóusis] 異食症，= pica.

city climate 都市気候［医学］.

city fog 都市霧［医学］.

city hospital 市立病院［医学］.

Civatte, Achille [sivá:t] シバッテ(1877-1956，フランスの皮膚科医).

C. body シバッテ小体.

C. disease シバッテ病(眼瞼浮腫と多形皮膚萎縮 poikiloderma を特徴とする．皮膚筋炎と考えられる)，= poikiloderma of Civatte.

civ·et [sívit] ジャコウ(麝香)，れいびょうか(霊猫香)，= zibetone.

c.-cat ジャコウネコ［麝香猫］.

civ·e·tone [sívətoun] シベトン ㊗9-cycloheptadecen-1-one (ジャコウネコの分泌する霊猫香で，Sack の命名による(1915)．構造式は Ruzick が1926年に提唱した不飽和性大環状ケトン)，= zibetone.

Civiale, Jean [siviá:l] シビアル(1792-1867，フランスの医師．尿道切開刀を考案し，膀胱内砕石術の開祖(1826)).

civil competence 行為能力(法律行為を単独で成し得る能力．未成年者と精神上の障害により弁識能力を欠く者を行為無能力者とみなしている).

civil disorder 社会的混乱［医学］.

civil status 配偶関係［医学］，婚姻の状態［医学］.

civil time 常用時.

Civinini, Filippo [ʧiviní:ni] チヴィニニ(1805-1844，イタリアの解剖学者).

C. canal チヴィニニ管，= canal of Huguier.

C. ligament チヴィニニ靱帯，= ligamentum pterygospinale.

C. process チヴィニニ突起.

C. spine チヴィニニ突起(蝶形骨の小翼状突起)，= processus pterygospinosus.

CJD Creutzfeldt-Jakob disease クロイツフェルト・ヤコブ病の略.

CJS Creutzfeldt-Jakob syndrome クロイツフェルト・ヤコブ症候群の略.

CK creatine kinase クレアチンキナーゼの略.

CKD chronic kidney disease 慢性腎臓病の略.

C/kg Coulomb per kilogram クローン毎キログラムの略(公式の照射線量の単位).

CL lead 胸部左手誘導(不関電極を左手に置く胸部誘導).

Cl ① chlorine 塩素の元素記号(原子番号17，原子量35.453，質量数35，37)．② clostridium クロストリジウムの略．③ closure 閉路の略.

cl centiliter センチリットルの記号(1/100リットル).

clad·ding [klǽdiŋ] 張合わせ［医学］.

cla·den·chy·ma [klədéŋkimə] 有枝細胞組織.

cla·di·o·nose [klədáiənous] クラダイオノース $C_6H_{13}O_5$ (エリスロマイシンの一成分をなすメチル五炭糖).

clad·i·o·sis [klədióusis] しん(蕈)状菌症.

Clado, Spiro [klá:dou] クラド(1856-1905，フランスの婦人科医).

C. anastomosis クラド吻合(付属器卵巣靱帯にある付属器動脈と卵巣動脈との吻合).

C. band クラド帯(腹膜により覆われた卵巣支持靱帯).

C. ligament クラド靱帯(虫垂卵巣靱帯).

C. point クラド点(虫垂炎にみられる圧痛点．直腸筋外縁において，右側半月線と棘状突起間線との交差する点).

Cla·doc·e·ra [klədásərə] 枝角亜目(鰓脚綱 *Branchiopoda*)，= water fleas.

Clad·o·ni·a·ceae [klədòuniéisii:] ハナゴケ科(地衣類).

Clad·o·phor·a·ceae [klədàfəréisii:] シオグサ科(緑藻類).

clad·o·spo·ri·o·sis [klæ̀douspɔ̀:rióusis] クラドスポリウム症(*Cladosporium* 属真菌による感染症).

Clad·o·spo·ri·um [klæ̀douspɔ́:riəm] クラドスポリウム属(黒色真菌の一種，いわゆる黒カビ．自然界に広く分布する).

Clad·o·thrix [klǽdəθriks] クラドトリックス属(旧称). → *Sphaerotilus*.

clair·au·di·ence [klɛərɔ́:diəns] 霊聴(他人に聞こえない音を聞き得る力).

clair·sen·tience [klɛəsénʃəns] 霊感(正常の感覚器で認知し得ない事柄を感ずること).

clair·voy·ance [klɛəvɔ́iəns] 透視［医学］，天通眼，千里眼(存在しない物体またはほかの人の眼には見えないものを見る力).

Claisen con·den·sa·tion [kláisən kàndenséiʃən] クライゼン凝縮，= Geuther synthesis.

Claisen re·ac·tion [kláisən riǽkʃən] クライゼン反応(水酸化ナトリウムの希薄液中でアルデヒドがケトンや，ほかのアルデヒドと縮合する反応).

clammy sweat 冷汗 [医学].

clam·ox·y·quin hy·dro·chlo·ride [kləmáksikwin hàidroukló:raid] 塩酸クラモキシキン [化] 5-chloro-7-{[[3-(diethylamino) propyl]-amino]methyl}-8-quinolinol dihydrochloride $C_{21}H_{26}ClNO$ (抗マラリア薬).

clamp [klǽmp] 鉗子 [医学], 鉗搾子，つかみ，鉤 [医学].

c. band 金属製固定帯環(ボルトナットを適所に用いた固定帯環).

c. connection かすがい結合 [医学].

c. for gastroenterostomy 胃腸吻合鉗子 [医学].

c. forceps 圧挫鉗子 [医学], 破砕鉗子 [医学].

c. formation かすがい形成.

c.-screw 緊ラセン.

clams [klǽms] ウシのアクチノミコーゼ.

clams-shell 二枚貝[類] [医学].

clamshell incision クラムシェル切開.

clang [klǽŋ] (金属や玉がさわやかに鳴る音).

c. association 音響連想，音連合 [医学].

c. tone 音色(ねいろ).

clap [klǽp] 淋病(俗)，消渇(俗).

c. threeds 淋糸(淋病患者の尿にみられる).

Claparède, Edouard [klɑ:pəré:d] クラパレード(1873-1940, スイスの心理学者. サルペトリエールにおいて神経病理学を修め，Archives de Psychologie を創刊(1901)，その主幹として終始発展に尽し，晩年は小児の精神発育に没頭し著書 The Psychology of the Child (1905)は10ヵ国語に翻訳された).

Clapeyron law [klǽpeirən lɔ́:] クラペイロン法則(熱力学の法則で動作または作用は，それと反抗する力をつくる).

clap·o·tage [klàpotáʒ] [F] 振水音(振盪聴診法で聞こえるばち(撥)音), = clapotement.

clap·pa [klǽpə] クラッパ(ハンセン病とスポロトリコーゼとの混合した疾病を呼ぶときに用いるキューバ語).

Clapton, Edward [klǽptɑn] クラプトン(1830-1909, イギリスの医師).

C. line クラプトン線(慢性銅中毒で歯肉に生じる緑色の線).

claque·ment [klakmán] [F] 弾撥音，手でたたく.

Clara, Max [klá:rɑ] クララ(1899-1966, オーストリアの解剖学者).

C. cell クララ細胞(細気管支にみられる).

claret wine クラレット酒(アルコール10〜17%).

cla·rif·i·cant [klærífəkənt] 清澄剤, = clarifying agent.

clar·i·fi·ca·tion [klæ̀rifikéiʃən] 清澄化 [医学] (懸濁液の浮遊物を吸着または相互凝集させることで，卵白，素焼き片，石灰，漂白土，ケイ藻土などが用いられる).

c. technique 明確化.

clarified water 清澄水 [医学].

clar·i·fi·er [klǽrifàiər] 清澄剤 [医学], 清浄器 [医学].

clarifying agent 清澄剤.

clar·i·thro·my·cin (CAM) [klæ̀riθrəmáisin] クラリスロマイシン $C_{38}H_{69}NO_{13}$: 747.95 (マクロライド系抗生物質，抗菌薬. 好気性グラム陽性菌，一部のグラム陰性菌，マイコプラズマ，クラミジアなどに対する抗菌作用をもつ. ピロリ菌の除菌). (→ 構造式)

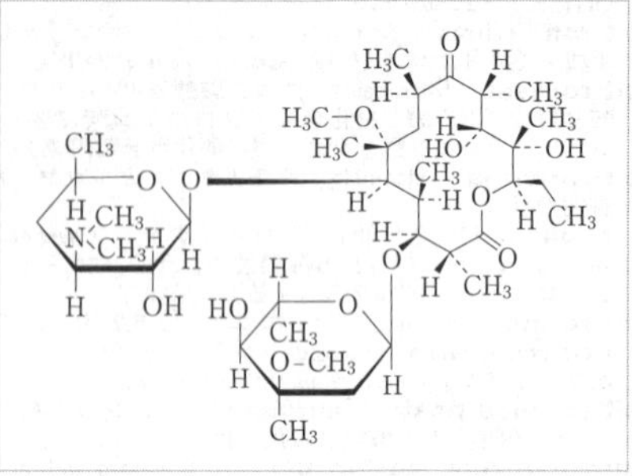

clarity test 清澄(透明)度試験(テスト) [医学].

Clark I $(C_6H_5)_2AsCl$ (毒ガス), = diphenylchlorarsine, DA.

Clark II $(C_6H_5)_2AsCN$ (毒ガス), = diphenylcyanarsine, DC.

Clark, Alonzo [klá:k] クラーク(1807-1887, アメリカの薬理学者).

C. and Lubs indicator クラーク・ラブス指示薬(スルフォンフタレイン系の指示薬で pH の指示薬としては特に優秀なもの).

C. rule クラーク法則(小児の投薬量は，成人の量に患児の体重のポンド数を乗じたものを150で除して求められる), = Clark weight rule.

C. sign クラーク徴候(腹膜炎の初期症状で鼓腸により肝臓濁音界が消失すること).

C. treatment クラーク療法(腹膜炎において腸蠕動を抑制するためにアヘン剤を用いる方法), = Pepper treatment.

Clark, Charles Patton [klá:k] クラーク(1879生，アメリカの医師).

Clark, Leland C. Jr. [klá:k] クラーク(1918-2005, アメリカの生化学者).

C. electrode クラーク電極(動脈血中の二酸化炭素分圧測定に用いる).

Clark, Leon Pierce [klá:k] クラーク(1878-1933, アメリカの精神科医).

C. paralysis クラーク麻痺(小児大脳性麻痺).

Clark test [klá:k tést] クラーク血液カルシウム定量法(シュウ酸アンモニウムの過剰を血清に加えて生ずる沈殿を硫酸に溶解し，N/100過マンガン酸カリで滴定しピンク色が出る量が終反応).

Clark, Wallace H. Jr. [klá:k] クラーク(1924生，アメリカの病理学者).

C. level クラークレベル(表皮原発性悪性黒色腫の浸潤度レベル. I〜V).

Clarke, Jacob Augustus Lockhart [klá:k] クラーク(1817-1880, ドイツの解剖学者).

C. bundle クラーク神経束(クラーク柱とブルダッハ柱との間にある).

C. canal クラーク管(脊髄中心管), = Stilling canal.

C. cell クラーク細胞(胸髄核あるいは背核の細胞).

C. column クラーク柱(脊髄の胸部および腰部にある神経細胞群).

C. nucleus クラーク核(胸髄核), = nucleus thoracicus.

Clarke-Hadfield syn·drome [klɑ:k hǽdfi:ld síndroum] クラーク・ハッドフィールド症候群(小児症を伴う先天性膵臓疾患), = pancreatic infantilism.

Clarke, John [klá:k] クラーク(1761-1815, イギリスの医師. 乳児テタニーおよび喉頭痙攣の記載(1815)により有名).

Clarke, Sir Charles Mansfield [klá:k] クラーク(1782-1857, イギリスの医師).

C. tongue クラーク舌（梅毒性硬化性舌炎，梅毒性亀裂舌）.
C. ulcer クラーク潰瘍（子宮頸部のびらん性潰瘍）.
clas·mat·o·blast ［klæzmǽtəblæst］ 肥満細胞，＝mast cell.
clasp ［klǽsp］ 鉤.
c. arm 鉤腕〔医学〕.
c. body 鉤体〔医学〕.
c.-knife effect 折りたたみナイフ効果，＝clasp-knife spasticity.
c.-knife phenomenon 折りたたみナイフ〔様〕現象（筋を伸ばして抵抗があっても筋の伸展を続けると，急に抵抗がなくなる）.
c.-knife rigidity 折りたたみナイフ状硬直（小児の脳性麻痺にみられる状態で，四肢が折りたたみナイフのように弾力性のない彎曲を起こす）.
c.-knife spasticity 折りたたみナイフ〔様〕痙攣，＝clasp-knife effect, clasp-knife rigidity. →lengthening reaction.
c. leg 鉤脚〔医学〕.
c. tang 鉤脚〔医学〕.
clasped thumb 握り母指〔症〕.
clasped tooth 鉤歯〔医学〕，＝abutment tooth.
clasping reflex 抱擁反射，＝embrace reflex.
class ［klǽs］ ①綱（生物分類の）. ②類，級. ③階級（統計学において，標本値の範囲をいくつかの区間に分割した場合の各区間）.
c. I antigen クラスI抗原（組織を移植したさいに拒絶反応を起こす細胞膜表面に存在する糖タンパク．組織適合性抗原 HLA-A, -B, -C で赤血球以外の細胞にみられる），＝MHC class I antigen.
c. II antigen クラスII抗原（樹状細胞，Bリンパ球，マクロファージなどの細胞表面に存在し，移植拒絶反応をきたす糖タンパクで組織適合性抗原．HLA-DP, -DR, -DQ など），＝MHC class II antigen.
c. III antigen クラスIII抗原（補体成分C2, C4, B因子などの非組織適合性抗原で細胞膜表面には存在しない），＝MHC class III antigen.
c. interval 級間隔〔医学〕，階級幅.
c. limit 級端.
c. I major histocompatibility complex MHCクラスI抗原.
c. II major histocompatibility complex MHCクラスII抗原.
c. III major histocompatibility complex MHCクラスIII抗原（MHC クラスIII遺伝子に支配される補体タンパク質およびその関連タンパク質）.
c. I molecule クラスI分子.
c. II molecule クラスII分子.
c. switch クラス変換〔医学〕，クラス転換（B細胞内の免疫グロブリン遺伝子再構成により，同一の V 遺伝子が異なった C 遺伝子に共有結合を起こし，異なったクラスの免疫グロブリンを合成するようになること）.
c. switching クラススイッチ（ある一つのB細胞が抗原刺激を受けた後に産生する免疫グロブリンのアイソタイプが変化することをいう），＝isotype switching.
c. value 階級値.
c. width 階級幅（区間）〔医学〕.
classic cervical rib syndrome 古典的頸肋症候群.
classic cesarean section 古典的帝王切開〔術〕.
classic choroidal neovascularization 古典的脈絡膜血管新生.
classic migraine 古典的片頭痛〔医学〕.
classic typhus 古典的チフス，＝epidemic typhus.
classical cerebral concussion 古典的脳振盪（意識障害6時間以内）.
classical cholera 古典コレラ〔医学〕（アジアコレラ）.
classical cholera vibrio 古典型コレラ菌，＝asiatic cholera vibrio.
classical complement pathway 古典的経路（抗原抗体反応複合物などの抗体分子の Fc 部分に C1 が結合することにより補体反応が開始される経路）.
classical conditioning 古典的条件付け〔医学〕（条件刺激と無条件刺激との組み合せを反復することで，新しい反応を習得する），＝Pavlovian conditioning, conditioned reflex.
classical endemic area 歴史的流行地,旧流行地.
classical hypothesis 古典仮説〔医学〕.
classical malignant granuloma 古典的悪性肉芽腫〔医学〕.
classical pathway 古典的経路〔医学〕，正経路〔医学〕，＝classical complement pathway.
classical philology 古典文献学〔医学〕.
classifiable character 分類特性，分類尺度.
clas·si·fi·ca·tion ［klæ̀sifikéiʃən］ 分類，分類法，類別.
c. clinic 鑑別クリニック.
c. code 分類符号〔医学〕.
c. of caries う（齲）歯の分類（①第1度う歯（エナメル質う歯）. ②第2度う歯（セメント質う歯）. ③第3度う歯（歯髄に達したう歯））.
c. of pelvis by Caldwell, Moloy and D'Esopo カルドウェル・モロイ骨盤分類法.
clas·si·fi·er ［klǽsifaiər］ 分類機〔医学〕.
clas·si·fy ［klǽsifai］ 分類する，分類される.
clas·tic ［klǽstik］ 破砕の.
clas·to·gen·ic ［klæ̀stəʤénik］ 染色体破壊の（染色体異常の原因となり得る）.
clas·to·thrix ［klǽstəθriks］ 結節性裂毛症，＝trichorrhexis nodosa.
Clath·ra·ce·ae ［klæθréisii:］ アカカゴタケ科（担子菌）.
clath·rate ［klǽθreit］ クラスレート，クラスレート化合物，包接化合物（化合物の封入体の一つで，高分子の網状構造中にほかの低分子化合物を捕らえているもの）.
c. compound 包接化合物〔医学〕.
clathrin ［klǽθrin］ クラスリン（被覆小胞の表面を覆う骨格タンパク質で，クラスリンの3分子が小型のポリペプチド3分子と会合し，トリスケリオンと呼ばれる3脚タンパク質複合体を形成する）.
Clauberg, Karl Wilhelm ［klɔ́:bə:g］ クラウベルグ（1893-1957，ドイツの細菌学者）.
C. test クラウベルグ試験（プロゲステロン試験．未成熟のウサギにエストロゲンを注射し，子宮内膜の変化をきたす必要量を調べる）.
C. unit クラウベルグ単位（プロゲステロン活性の単位）.
C. unit of progestin プロゲスチン単位（Corner-Allen 単位の約1/2）.
Claude, Albet ［klɔ́:d］ クロード（1899-1983，ルクセンブルグ生まれ．細胞の研究に電子顕微鏡と遠心分離法による細胞分画法を用いて，構造と機能の解明に努力し，現代細胞学の発展に大きな貢献をした．その業績により G. E. Palade, C. R. de Duve とともに1974年度ノーベル医学・生理学賞を受けた）.
Claude, Henri Charles Jules ［klɔ́:d］ クロード（1869-1945，フランスの精神科医）.
C.-Bernard-Horner syndrome クロード・ベルナール・ホルネル症候群，＝Horner syndrome.
C. sign クロード徴候（不全麻痺を起こした筋肉に疼痛刺激を加えると運動が起こる反射で，器質的片麻痺の場合には予後良好), = Claude hyperkinesis sign.
C. syndrome クロード症候群(赤核脊髄小脳脚症候群), = rubrospinal cerebellar peduncle syndrome.
clau·di·ca·tion [klɔ̀:dikéiʃən] は(跛)行〔医学〕. 形 claudicatory.
clau·di·ca·tory [klɔ́:dikətɔ:ri] は(跛)行の.
Claudius, Friedrich Matthias [klɔ́:diəs] クラウディウス(1822–1869, ドイツの解剖学者).
C. cell クラウディウス細胞(コルチ器官上層細胞の一つ).
C. fossa クラウディウス窩.
C. method クラウディウス法(1週間ヨード酸カリ液に浸漬して腸線を消毒する方法).
claudius cells 外支持〔上皮〕細胞〔医学〕.
Clausius, R. J. E. [kláuziəs] クラウジウス(1822–1888, ドイツの物理学者・数学者. 気体分子運動論により気体の性質に関する研究を発展させた).
claus·tra [klɔ́:strə] (claustrum の複数).
claus·tral [klɔ́:strəl] 前障の, 帯状核の.
c. layer 前障層(外包と島との間にある灰白層).
c. softening 帯状核軟化.
claus·tro·phil·ia [klɔ̀:strəfíliə] 閉所嗜好症(精神衰弱の).
claus·tro·pho·bia [klɔ̀:strəfóubiə] 閉所恐怖〔症〕(精神衰弱症にみられる), = cleisiophobia, cleithrophobia.
claus·trum [klɔ́:strəm] [L/TA] ① 前障, = claustrum [TA]. ② 帯状核. 複 claustra. 形 claustral.
c. dorsale 背側前障.
c. gutturis 咽頭入口, = claustrum oris, velum palatinum.
c. ventrale 腹側前障.
c. virginale 処女膜, = hymen.
clau·su·ra [klɔ́:sjurə] 閉鎖, = atresia.
cla·va [kléivə] 棍子(延髄薄索膨大部で, 第四脳室壁の一部). 形 claval.
cla·va·cin [kléivəsin] クラバシン ㊗ anhydro-3-hydroxymethylene-tetrahydro-1:4-pyrone-2-carboxylic acid $C_7H_6O_4$ (Waksman ら(1942)および同年 Wiener, また Wilkins らにより報告された抗生物質で, *Aspergillus clavatus* などから分離され, 多数の同義名がある).
cla·val [kléivəl] 棍子の, こん棒の.
Cla·va·ri·a·ce·ae [klævəəriéisii:] シロソウメンタケ科.
cla·vate [kléiveit] 棍子状の, バット形の, こん棒形の, = club-shaped.
c. papillae こん棒状乳頭(舌の), = papillae fungiformes.
cla·vel·i·za·tion [klævəlizéiʃən] 羊痘接種〔法〕, = ovination.
cla·vi [kléivai] 鶏眼(clavus の複数).
c. syphilitici 鶏眼状梅毒疹, = claviform syphilid.
clav·i·cec·to·my [klæviséktəmi] 鎖骨切除.
Clav·i·ceps [klǽviseps] クラビセプス属, バッカク[麦角]菌属(子嚢菌類, 菌核 sclerotium はバッカク ergot).
C. purpurea バッカク[麦角]菌.
cla·vi·cep·sin [klævisépsin] クラビセプシン $C_{18}H_{34}O_{16}$–$2H_2O$ (*Claviceps purpurea* の菌核すなわちバッカクから得られるマンニトール配糖体).
clav·i·cle [klǽvikl] [TA] 鎖骨, = clavicula [L/TA], collar bone. 形 clavicular.
c. defect 鎖骨欠損.
cla·vi·cot·o·my [klævikátəmi] 鎖骨切断術.
cla·vic·u·la [kləvíkjulə] [L/TA] 鎖骨, = clavicle [TA].
c. hippocampi = taenia hippocampi.
cla·vic·u·lar [kləvíkjulər] 鎖骨の.
c. branch [TA] 鎖骨枝, = ramus clavicularis [L/TA].
c. cross 鎖骨交差包帯(両肩から背部肩甲骨間に至る8字形包帯).
c. facet [TA] 鎖骨関節面*(facies articularis acromii [PNA], 肩峰関節面), = facies articularis clavicularis [L/TA].
c. head [TA] 鎖骨部, = pars clavicularis [L/TA].
c. notch [TA] 鎖骨切痕, = incisura clavicularis [L/TA].
c. notch of sternum 胸骨の鎖骨切痕.
c. part [TA] 鎖骨部, = pars clavicularis [L/TA].
c. part of pectoralis major muscule 大胸筋鎖骨部.
c. sign 鎖骨徴候(先天梅毒にみられる鎖骨炎で胸骨鎖骨部の腫脹), = Higonmenaki sign.
cla·vic·u·late [kləvíkjuleit] ① 鎖骨のある. ② しわ(皺)のある.
clav·i·cu·lec·to·my [kləvìkjuléktəmi] 鎖骨切除〔術〕.
cla·vic·u·lus [kləvíkjuləs] (Sharpey 線維の一つで骨の層板を結び付ける線維群). 複 claviculi.
claviform syphilid(e) 鶏眼状梅毒疹.
clav·i·pec·to·ral [klævipéktərəl] 鎖骨胸部の.
c. fascia [TA] 鎖骨胸筋筋膜, = fascia clavipectoralis [L/TA].
c. triangle [TA] 頸胸筋三角, = trigonum clavipectorale [L/TA].
cla·vus [kléivəs] 鶏眼(うおのめ), べんち(胼胝)(たこ), = corn. 複 clavi.
claw [klɔ́:] かぎ(鉤)爪.
c. deformity かぎ爪〔様〕変形〔医学〕.
clawed forceps かぎ爪形鉗子〔医学〕.
claw·fin·ger [klɔ:fíŋgər] かぎ爪〔様〕指.
claw·foot [klɔ́:fut] 歪曲足, かぎ(鉤)爪足(足筋肉の萎縮に伴う凹状収縮したもの), = hollow foot, contracted f., pes cavus, nondeforming clubfoot.
claw·hand [klɔ́:hænd] ワシ(鷲)手(手指が内反する掻抓手態で, 奪掠手態またはかぎ爪手ともいう), = main en griffe.
claw·toe [klɔ́:tou] かぎ爪〔様〕足指〔医学〕, ワシ(鷲)爪〔様〕足指, ツチ(槌)指(足の指の中足指節関節の過伸展と近位指節間関節の強い屈曲を呈するもの), = hammer toe.
clay [kléi] 陶土, 粘土〔医学〕, 白土(顔料), = kaolin.
c.-colored stool 粘土色便〔医学〕, = clay-coloured feces.
c. limestone 粘土質石灰石〔医学〕.
c. mineral 粘土鉱物〔医学〕.
c.-pipe cancer クレイパイプ癌(陶製のタバコパイプ常用による口唇癌).
c.-shoveler's fracture シャベル作業者骨折(西オーストラリアの粘土工夫にみられる頸椎棘突起の裂離骨折).
c. triangle 陶製三角架〔医学〕.
Claybrook, Edwin B. [kléibruk] クレーブルック(1871–1931, アメリカの外科医).
C. sign クレーブルック徴候(内臓破裂の徴候で, 呼吸音および心音が腹部に伝達される).
Clayton gas [kléitən gǽs] クレートンガス(Clayton 炉により発生される亜硫酸ガスで, 消毒用. Clayton, T. A. はイギリスの化学者).
CLC Charcot-Leyden crystals シャルコー・ライデン結晶の略.
CLD chronic lung disease 慢性肺疾患の略.
CLE cutaneous lupus erythematosus 皮膚エリテマトーデスの略.
clean air system 無菌空気装置.

clean aseptic operating room 無菌手術室.
clean bench クリーンベンチ(微粒子や微生物が存在しない実験用の空間(箱)をもった実験台).
clean care 無菌看護.
clean-cut wound 鋭利な切創 [医学].
clean intermittent bladder catheterization (**CIC**) 無菌間欠導尿法.
clean intermittent self catheterization (**CISC**) 無菌的自己導尿法, 清浄間欠自己導尿法.
clean room 無菌室 [医学], クリーンルーム(生物清浄環境または無菌環境の手術室, 病棟, 製剤室などをいう), = bioclean patient room (BPR).
clean·er [klíːnər] 清浄 [医学], 洗浄剤 [医学].
clean·ing [klíːniŋ] 清浄 [医学].
c. agent 洗浄剤 [医学].
c. apparatus 清浄器 [医学].
c. bath 清浄浴 [医学].
c. enema 腸洗浄 [医学].
c. of root canal 根管清掃 [医学].
c. of teeth 歯の清掃〔法〕[医学].
c. scrubbing 創の清浄化 [医学].
c. solution 清浄液(10%硫酸中に二クロム酸カリウム100を加え1,000mLとしたもの).
cleanliness of body 体の清潔 [医学].
cleansing enema 洗腸.
clear [klíər] ① 清澄する(混濁を除去すること), 清掃する. ② 透明な, 明瞭な.
c. cell 明細胞 [医学], 澄明細胞.
c. cell acanthoma 澄明細胞性棘細胞腫.
c. cell carcinoma 明細胞癌 [医学](光顕上大量の透明胞体をもつ癌の総称).
c. cell carcinoma of kidney 腎臓明細胞癌.
c. cell carcinoma of salivary glands 唾液腺の明細胞癌.
c. cell hidradenoma 澄明細胞汗腺腫.
c. cell sarcoma 淡明細胞肉腫.
c. cell sarcoma of kidney (**CCSK**) 腎明細胞肉腫.
c. layer of epidermis 〔表皮〕淡明層, = stratum lucidum.
c.-line phenomenon 沈降線透明化現象 [医学].
c. liquid diet 清澄流動食.
c. plaque 透明プラーク [医学].
c. septum 透明中隔, = septum pellucidum.
c. stratum 淡明層 [医学].
c. supernatant liquid 上澄液 [医学].
c. urine 清澄尿 [医学].
c. voice 明朗声 [医学].
clear·ance [klíərəns] ① クリアランス, 清掃率, 浄化値, 浄化容積(腎臓実質を流れる血漿中からある成分を選択排泄する機能を表す率で, その物質が1分間に尿成分となって出された量を, 腎動脈血血漿中のその物質の濃度で除した数値). ② すきま(隙間).
c. curve クリアランス曲線 [医学].
c. rate クリアランス率 [医学].
c. rate of isotope from joint 関節クリアランス(滑膜の排泄機能を知るための検査法).
c. test クリアランス試験 [医学].
cleared lysate 〔遠心〕透明溶解液 [医学].
clear·er [klíərər] 清澄剤.
clear·ing [klíəriŋ] 明化(組織の), 透明にすること.
c. agent 透徹薬.
c. factors 清澄化因子.
c. fluid 明化液.
c. house 情報資料室 [医学].
c. medium 透徹剤(組織標本を透明にするために用いる).
c. point 透明点 [医学].
c. station 野戦病院(前線における負傷兵士を収容し, その処理を決定するまで保留観察する施設), = clearing hospital.
cleav·age [klíːviʤ] ① 分割, 分節, = segmentation. ② 卵割. ③ 割線(皮膚の). ④ 開裂. ⑤ へきかい, はぎわれ.
c. cavity 分裂腔, 胞胚腔 [医学], 卵割腔, = segmentation cavity, blastocele c..
c. cell 分割細胞(割球). → blastomere.
c. fracture 剥離骨折 [医学], 引きはがし骨折 [医学](上腕骨頭の上面から骨小片とともに軟骨が削剥されること).
c. lines [TA] ① 裂隙線*(皮膚割線, 切創離解線), = lineae distractiones [L/TA]. ② 皮膚割線(切創離開線ともいう. 皮膚の裂隙線で, 体表部位によって特徴的な走向を示す), = Langer lines.
c. map 〔制限酵素〕切断地図 [医学].
c. nucleus 分裂核, = segmentation nucleus.
c. plane 分裂平面, 分割面, 卵〔分〕割面.
c. product 分解物質(化合物が分解されて生ずるもの).
c. spindle 分裂紡錘 [医学].
c. type 卵〔分〕割型 [医学].
cleaved cell 分割細胞.
Cleeman sign [klíːmən sáin] クリーマン徴候(大腿骨折のため下肢の短縮が起こると, 膝蓋靱帯上に皮膚のしわが現れる).
cleft [kléft] 披裂〔症〕[医学], 裂〔溝〕(正常の).
c. alveolus 顎裂.
c. cheek 頬〔披〕裂 [医学](口角が横に裂けること), = macrostomia.
c. earlobe 耳垂裂 [医学].
c. foot 裂足 [医学], 足裂(足指および中足の欠損によるもの), = split foot.
c. hand 裂手(① 指間の裂け目が中手辺まで延長するもの. ② 第3指が欠損し, ほかの指が異常に長大なもの), = split hand, lobster-claw h., main fourche).
c. jaw 顎〔骨〕〔披〕裂 [医学].
c. larynx 喉頭裂 [医学].
c. lip 〔口〕唇〔披〕裂 [医学], 兎唇, = hare lip.
c. lip and alveolus 唇顎裂, = cleft of lip and alveolar process.
c. lip deformity 変治唇裂 [医学].
c. nose 鼻〔破〕裂, = rhinoschisis.
c. palate 口蓋披裂 [医学], 口蓋裂(狼咽ともいう. 先天性), = uranoschisis.
c. palate prosthesis 口蓋〔披〕裂補てつ(綴) [医学].
c. palate restoration 口蓋〔披〕裂補てつ(綴) [医学].
c. palate with cleft lip 唇口蓋裂 [医学].
c. spine 脊椎裂.
c. sternum 胸骨〔披〕裂 [医学], 先天胸骨裂.
c. tongue 分裂舌 [医学].
clegs [klégz] アブ[虻], ウマバエなどを含む俗名.
clei·dag·ra [klaidǽgrə] 鎖骨痛 [医学], 鎖骨痛風, = cleisagra.
clei·dal [kláidəl] 鎖骨の.
clei·dar·thri·tis [klàidɑːθráitis] 鎖骨関節炎(鎖骨部の痛風).
cleid(o)- [klaid(ou), -d(ə)] 鎖骨との関係を表す接頭語.
clei·do·cos·tal [klàidoukɑ́stəl] 鎖骨肋骨の.
clei·do·cra·ni·al [klàidoukréiniəl] 鎖骨頭蓋の.
c. dysostosis 鎖骨頭蓋異骨症 [医学](頭蓋骨の発育不全および鎖骨の不全または完全欠損を特徴とするまれな疾患で, 患児の両腕は前方で, 肩まで合わせることができる).

c. dysplasia 鎖骨・頭蓋異形成症（鎖骨・頭蓋異骨症．鎖骨と頭蓋の骨化障害），= cleidocraniodysostosis, dysostosis generalisata, mutational dysostosis.

clei·do·cra·ni·a·li·a·sis ［klàidoukrèiniəláiəsis］ 頭蓋顔面異骨症（鎖骨の欠如と頭蓋の異骨症との合併奇形），= dysostosis cleidocranialis.

clei·do·ic ［klaidóuik］ 環境から隔離した．

clei·do·mas·toid ［klàidoumǽstɔid］ 鎖骨乳突の．

clei·do-oc·cip·i·tal ［kláidou ɑksípitəl］ 鎖骨後頭の．

clei·dor·rhex·is ［klàidəréksis］ 鎖骨破砕術（分娩に際して胎児の）．

clei·do·scap·u·lar ［klàidəskǽpjulər］ 鎖骨肩甲の．

clei·do·ster·nal ［klàidoustə́:nəl］ 鎖骨胸骨の．

clei·dot·o·my ［klaidátəmi］ 鎖骨離断〔術〕［医学］，鎖骨切断術．

clei·do·trip·sy ［kláidətripsi］ 鎖骨破砕術．

clei·si·o·pho·bia ［klàisiəfóubiə］ 閉所恐怖〔症〕，= claustrophobia.

clei·sis op·er·a·tions ［kláisis àpəréiʃənz］ 閉鎖手術（colpocleisis (occlusio vaginae)膣閉鎖，または episiocleisis (occlusio vulvae)外陰閉鎖術などを含む手術）．

cleis·tog·a·mous ［klaistágəməs］ 閉鎖の．

c. flower 閉鎖花．

cleis·to·the·ci·um ［klàistouθí:siəm］ 閉子器［医学］，閉子嚢殻．

clei·thro·pho·bia ［klàiθrəfóubiə］ 閉所恐怖症［医学］，= claustrophobia.

clem·as·tine ［kléməsti:n］ クレマスチン ㊥ (+)-2-〔2-[(*p*-chloro-*α*-methyl-*α*-penylbenzyl)oxy]ethyl〕-1-methylpyrrolidine $C_{21}H_{26}ClNO$（抗ヒスタミン薬）．

c. fumarate クレマスチンフマル酸塩 $C_{21}H_{26}ClNO \cdot C_4H_4O_4$: 459.96（フマル酸クレマスチン，抗ヒスタミン薬（H_1 受容体遮断薬））．

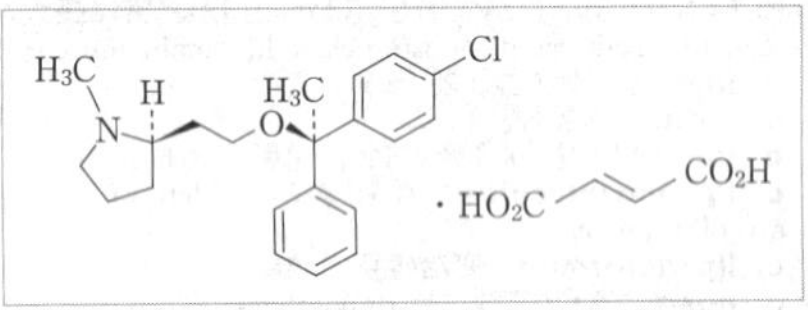

Clem·a·tis ［klémətis］ センニンソウ［仙人草］属（キンポウゲ科 *Ranunculaceae* の一属で，有毒植物）．

C. apiifolia ボタンヅル．

C. florida テッセン．

C. japonica ハンショウヅル．

C. terniflora センニンソウ（根は威霊仙，痛み止め，利尿薬）．

Cle·men so·lu·tion ［klémən səl(j)ú:ʃən］ クレメン液，= liquor potassii arsenatis et bromidi.

clem·i·zole ［klémizoul］ クレミゾール ㊥1-*p*-chlorobenzyl-2-(1-pyrrolidinylmethyl) benzimidazole $C_{19}H_{26}ClN_3$（抗ヒスタミン薬）．

Clem·mys ［klémi:z］ イシガメ［石亀］属（カメ目，潜頸亜目，ヌマガメ科の一属）．

C. japonica イシガメ（日本産のイシガメで，その血清はアルファ標準血清としての反応を示す）．

clenched fist sign 握りこぶし徴候．

clench·ing ［kléntʃiŋ］ 歯ぎしり，クレンチング（噛みしめる動作），= grinding of teeth, bruxism.

cle·oid ［klí:ɔid］ クレオイド，爪状剔子（歯の空洞を掘る鉤状剔子）．

clep·sy·dra ［klépsidrə］ ① 水様下痢．② 水時計．

clep·to·lag·nia ［klèptəlǽgniə］ 窃盗淫欲〔症〕，窃盗性愛（盗みによって色情が起こること），= kleptolagnia.

clep·to·ma·nia ［klèptouméiniə］ 病的盗癖，〔窃〕盗癖［医学］，= kleptomania.

clep·to·pho·bia ［klèptəfóubiə］ 窃盗恐怖症［医学］，= kleptophobia.

Clérambault, Gatian de ［klérəmbɔ:(lt)］ クレランボー（1872-1934，フランスの精神科医）．

C.-Kandinsky complex クレランボー・カンジンスキーコンプレックス（精神病者が自己の心が外界からまたは他人により支配されていると考える作為体験）．

C. syndrome クレランボー症候群（熱情精神病 psychose passionele，特に純粋色情狂 pure erotomania，あるいは精神自動症 automatisme mental のこと）．

clergyman's sore throat 僧侶失声［医学］，牧師失声〔症〕［医学］（発声不能〔症〕）．

Cleveneger, Shobal Vail ［klí:vəndʒər］ クレベンジャー（1843-1920，アメリカの神経学者）．

C. fissure クレベンジャー溝（大脳半球の下側頭溝で，後頭極から側頭葉の側頭極に達する）．

CLI critical limb ischemia 重症下肢虚血の略．

CLIA Clinical Laboratory Improvement Amendments 臨床検査所改善勧告法の略．

cliche metal 歯科用易溶性合金（スズ 48，鉛 32.5，アンチモン 10.5，ビスマス 9 からなる）．

click ［klík］ クリック（カチッという過剰心音）．

c. sign クリック徴候［医学］．

c. syndrome クリック症候群．

click·ing ［klíkiŋ］ クリック音．

c. rale クリック様ラ音，叩音様ラ音［医学］．

clic·tion ［klíkʃən］ 頭蓋計測点（これには basiona, bregma, endinion, inion, nasion などがある）．

cli·din·i·um bro·mide ［klidíniəm bróumaid］ 臭化クリジニウム ㊥ 3-hydroxy-1-methylquinuclidinium bromide benzilate $C_{22}H_{26}BrNO_3$（抗コリン作用薬）．

clid(o)- ［klaid(ou), -d(ə)］ 鎖骨との関係を表す接頭語，= cleid(o)-.

cli·ent ［kláiənt］ クライエ（ア）ント（福祉や医療関連機関で，心理療法やカウンセリング，社会福祉サービスなどを受けたり援助を受けたりするもの．来談者，被援助者，利用者）．

c.-centered therapy 患者中心療法［医学］，クライエ（ア）ント中心療法．

CLIF cloning inhibition factor クローニング阻止因子の略．

Clifford, Stewart Hilton ［klífɔ:d］ クリフォード（1900-1997，アメリカの小児科医）．

C. syndrome クリフォード症候群（胎盤機能不全による新生児の疾患）．

cli·ma·co·pho·bia ［klaimækəfóubiə］ 階段（階段をよじのぼる）恐怖症．

cli·mac·ter ［klaimǽktər］ 更年期患者．

cli·mac·ter·ic ［klaimæktérik］ ① 更年期，= climacterium．② 更年期の［医学］．

c. age 更年期［医学］．

c. bleeding 更年期出血［医学］．

c. complaint 更年期愁訴［医学］．

c. disturbance 更年期障害［医学］，= climacteric disorder.

c. insanity 更年期精神病．

c. melancholia 更年期うつ病．

c. menstruation 終経．

c. mental disorder 更年期精神障害．

c. period 更年期［医学］．

c. psychosis 更年期精神病［医学］，更年期精神障害．

c. symptom 更年期症状［医学］．

c. syndrome 更年期症候群［医学］．

c. tooth 晩生歯［医学］．

cli·mac·ter·i·um [klàimæktí:riəm] 更年期，= climacteric.
c. praecox 早発更年期［医学］.
climactic arthritis 更年期関節炎，= menopausal arthritis.
cli·mate [kláimit] 気候［医学］.
c. control 気候調整［医学］.
c. cure 大気療法〔学〕［医学］，空気療法［医学］，気候療法［医学］.
climatic bubo 気候性横痃（よこね），= pestis minor, lymphogranuloma venereum.
climatic cure 気候療法［医学］.
climatic disease 気候病［医学］.
climatic droplike keratopathy 気候性滴状角膜症，= climatic keratopathy.
climatic keratopathy 気候性角膜症，= Labrador keratopathy.
cli·ma·tol·o·gy [klàimətáləʤi] 気候学［医学］.
cli·ma·to·ther·a·peu·tics [klàimətouθèrəpjú:tiks] 気候治療学.
cli·ma·to·ther·a·py [klàimətəθérəpi] 転地療法，気候療法［医学］.
cli·max [kláimæks] ① 頂，絶頂（病気経過中の）. ② 極相.
c. community 極相群落.
climb ownbody 登はん性起立.
climb·ing [kláimiŋ] よじのぼり，登はん.
c. cure 登はん（攀）療法（肥満症における登はん運動）.
c. fiber 登上〔神経〕線維.
c. plants よじのぼり植物，登はん植物.
c. pulse 漸増脈［医学］.
cli·mo·graph [kláiməgra:f] 気候図［医学］.
clin·da·my·cin [klìndəmáisin] クリンダマイシン ㊌ 7-(*S*)-chloro-7-deoxylincomycin $C_{18}H_{33}ClN_2O_5S$（リンコマイシンの半合成誘導体でグラム陽性菌に効力のある抗菌薬）.
c. phosphate クリンダマイシンリン酸エステル $C_{18}H_{34}ClN_2O_8PS$: 504.96（リン酸クリンダマイシン．リンコマイシン系抗生物質．タンパク質合成を阻害し，殺菌的に作用する）.

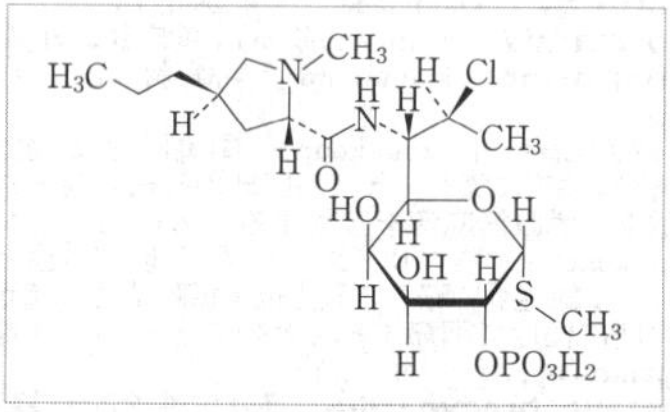

cline [kláin] クリン，連続変差〔軸〕.
clin·gy [klínʤi] 粘着力のある［医学］.
clin·ic [klínik] 臨床，診療所（クリニック）［医学］.
clin·i·cal [klínikəl] 臨床的〔な〕［医学］，臨床上の.
c. analysis 臨床分析.
c. bacteriology 臨床細菌学［医学］.
c. chart 臨床日記.
c. charting 病歴作成［医学］.
c. chemistry 臨床化学［医学］.
c. choriocarcinoma 臨床的絨毛癌.
c. classification 臨床〔的〕分類［医学］.
c. clerk 臨床書記（アメリカ医科大学においては，4年生のポリクリニック）.
c. clerkship クリニカル・クラークシップ（臨床実習教育の一つでアメリカで広く用いられている．学生の診療参加型で診療チームの一員として加わる．実際の診療に関与することで臨床医に要求される技能，臨床推論など総合的能力を培わせる）.
c. competence 臨床能力〔練達〕［医学］.
c. conference 症例検討会［医学］，臨床カンファレンス.
c. crib 臨床用乳児寝台［医学］.
c. crown [TA] 臨床歯冠（歯肉から上へ出たもの），= corona clinica [L/TA].
c. death 病死.
c. decision 臨床〔方針〕決定［医学］.
c. decision analysis 臨床決断分析（人間の決断について研究する学問領域）.
c. decision sciences 臨床決断学［医学］.
c. (dental) root 臨床歯根［医学］.
c. dentistry 臨床歯科学［医学］.
c. department 臨床部門［医学］.
c. depression 臨床的うつ病，= major depression.
c. diagnosis 臨床診断［医学］.
c. economics 臨床経済学.
c. efficacy 臨床的有効度［医学］.
c. end point クリニカルエンドポイント.
c. engineer 臨床工学士（呼吸，循環，代謝に関する生命維持装置の運用，保持点検を行う）.
c. engineering 臨床工学（医用工学の一分野で，臨床に直結した領域）.
c. entity 臨床的存在（概念）［医学］.
c. epidemiology 臨床疫学［医学］.
c. equivalence 〔薬物〕臨床〔効果〕等価性，臨床的同等性.
c. eruption 臨床的萌出（歯冠）.
c. ethics 臨床倫理.
c. evaluation 臨床評価［医学］.
c. examination 診察［医学］.
c. exercise 臨床実習.
c. feature 臨床像［医学］.
c. findings 臨床所見.
c. form 病型.
c. genetics 臨床遺伝学［医学］.
c. hematology 臨床血液学（血液学を臨床の見地から研究する医学）.
c. history 病歴［医学］.
c. immunology 臨床免疫学［医学］.
c. incubation 臨床的潜伏期.
c. indicator 臨床指標.
c. influenza 臨床的インフルエンザ［医学］.
c. information system 医療情報システム［医学］.
c. invasive mole 臨床的侵入奇胎.
c. investigator 臨床医学研究者［医学］.
c. isolate 臨床分離菌［医学］，臨床分離株［医学］.
c. laboratory 臨床検査部門［医学］，臨床検査室.
c. lecture 臨床講義.
c. manifestation 臨床症状［医学］.
c. material 臨床〔検査〕材料［医学］.
c. medicine 臨床医学［医学］.
c. microbiology 臨床微生物学［医学］.
c. microscopy 臨床顕微鏡検査〔法〕［医学］，臨床鏡検法（診断用被検物を顕微鏡で検査する方法）.
c. mycology 臨床真菌学［医学］.
c. nurse 臨床看護師.
c. nurse specialist (CNS) クリニカルナーススペシャリスト，専門看護師（問題のある患者の看護計画を立てるなど「考える部分」をおもに担う）.
c. nutrition 臨床栄養［医学］，病態栄養［医学］.
c. observation 臨床観察［医学］.
c. oncology 臨床腫瘍学.
c. otosclerosis 臨床的耳硬化〔症〕［医学］.
c. parasitology 臨床寄生虫学.

c. path クリニカル・パス（入院から退院まで計画的に行い，在院日数の短縮，医療費の削減などを図る管理方法で各医療チームが関ることにより総合的ケアを目指す．1984年アメリカの Karen Zander により開発された），標準診療．
c.-pathological conference 臨床病理検討会．
c.-pathological finding 臨床病理所見［医学］．
c. pathological study 臨床病理学的検討．
c. pathology 臨床病理学［医学］（診断用検査の全部を含む）．
c. pathology test 臨床病理検査［医学］．
c. pharmacology 臨床薬理学（薬理学の原理を基盤として，臨床における薬物投与の理論と実際について研究する学問）．
c. pharmacy 臨床薬学［医学］．
c. physiology 臨床生理学［医学］．
c. picture 臨床像［医学］（臨床的所見の総合）．
c. practice guidelines 診療ガイドライン．
c. professor 臨床教授（教育のため機関独自に資格を認定している称号）．
c. proteinology 臨床的タンパク質検査．
c. psychiatry 臨床精神医学．
c. psychologist 臨床心理士［医学］．
c. psychology 臨床心理学［医学］（個人の適応を対象とする心理学の一分野）．
c. refraction 臨床的屈折調節［医学］．
c. research coordinator (CRC) 治験コーディネーター．
c. Reye syndrome 臨床的ライ症候群［医学］．
c. root [TA] 臨床歯根（歯肉裂の底部から歯根に向かって延長する歯の部），= radix clinica [L/TA].
c. score 臨床スコア［医学］．
c. semen examination 精液臨床検査［医学］．
c. sign 臨床徴候．
c. skill 臨床技能，臨床技術［医学］，臨床能力〔練達〕［医学］．
c. skills assessment (CSA) 臨床技能評価．
c. specimen 臨床〔検査〕材料［医学］．
c. staging 臨床病期．
c. staging in carcinoma of corpus uteri 子宮体癌臨床進行期分類．
c. study 臨床試験［医学］．
c. supervisor クリニカルスーパーバイザー（看護師，医療従事者を支援，監督する人）．
c. surgery 臨床外科学．
c. symptom 臨床症状［医学］．
c. target volume (CTV) 臨床標的体積．
c. technologist 臨床検査技師［医学］．
c. test 臨床検査［医学］．
c. therapeutic conference 臨床治療検討会［医学］．
c. thermometer 体温計［医学］（人体に用いる）．
c. trainees 研修医．
c. training program 臨床研修プログラム．
c. training system 臨床研修制度．
c. trial 臨床治験［医学］，臨床試験（新薬などを患者に投与して，その効果を試すこと）．
c. unit 臨床単位（国際単位の約1/6に相当するエストロゲン作用量）．
c. virology 臨床ウイルス学［医学］．
cli·ni·cian [kliníʃən] 臨床〔医〕家［医学］，= clinicist.
c. researcher 臨床研究者［医学］．
clin·i·co·he·ma·to·log·ic [klìnikouhì:mətəláʤik] 臨床血液学の．
clin·i·co·path·o·log·ic [klìnikoupæθəláʤik] 臨床病理〔学的〕の．
clin·i·co·path·o·log·i·cal [klìnikoupæθəláʤikəl] 臨床病理学の．
c. conference (CPC) 臨床病理検討会（剖検の所見を基礎に患者の臨床所見を総合する検討会）．
c. study 臨床病理学的検討．
clin·i·co·roent·gen·o·log·ic [klìnikourèntgenəláʤik] 臨床放射線学の．
clin·i·test [klínitest] クリニテスト（糖尿の定性試験に用いる器具の商品名）．
clin(o)- [klain(ou), -n(ə)] 勾配または傾斜を意味する接頭語，= klino-.
cli·no·ceph·a·lism [klàinəséfəlizəm] 扁平頭，鞍状頭，= clinocephaly.
cli·no·ceph·a·lus [klàinəséfələs] 扁平頭体，鞍状頭体．
cli·no·ceph·a·ly [klàinəséfəli] 扁平頭，= clinocephalism.
cli·no·dac·tyl·ism [klàinədǽktilizəm] 斜指〔症〕，= clinodactyly.
cli·no·dac·ty·ly [klàinədǽktili] 彎曲指〔症〕，斜趾症［医学］，斜指症［医学］．
cli·no·fi·brate [klàinəfáibreit] クリノフィブラート [化] 2,2′-(4,4′-cyclohexylidenediphenoxy)-2,2′-dimethyldibutanoic acid $C_{28}H_{36}O_6$: 468.58（脂肪酸フェニルエーテル系抗高脂血症薬．高脂血症の治療に用いる）．

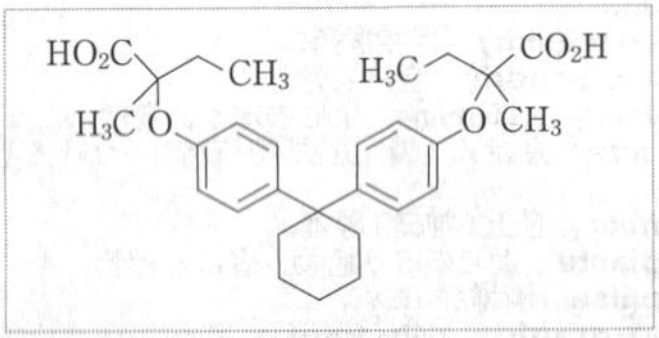

cli·nog·ra·phy [klainágrəfi] 臨床〔所見〕描画法（患者の体温，症候，その他の所見を描画記録する方法）．
cli·noid [kláinɔid] 床状，寝台状の．
c. plate 床条板（トルコ鞍の後部をなす蝶形骨の部分，鞍背）．
c. process 床突起（トルコ鞍の），= processus clinoideus.
cli·nol·o·gy [klainálədʒi] 生物退化学．
cli·no·ma·nia [klàinouméiniə] 就床狂，好褥症．
cli·nom·e·ter [klainámitər] 測斜計，= clinoscope.
cli·no·scope [kláinəskoup] ① 偏角計，傾斜計，測斜器（注視に際して起こる眼球の旋転の角度を測る機械で，動眼筋麻痺を診断するために用いられる），= clinometer. ② クリノスコープ（万能透視台とも呼ばれ，X 線透視に際して直立位，横臥位そのほか自在な角度に傾けて調節することのできるような器械），= pantoscope.
clinostatic bradycardia 横臥位性徐脈（横臥するとき徐脈，血圧低下，肢端チアノーゼを起こすこと）．
cli·no·stat·ism [klàinəstǽtizem] 横臥位．[形] clinostatic.
cli·no·tax·is [klàinətǽksis] 屈曲走性，偏走性（不対の感覚器のみをもつ生物が，体を左右に屈曲して，左右に受ける刺激強度を平均化して運動すること）．
cli·no·ther·a·py [klàinəθérəpi] 安臥療法．
clinotropic action 傾斜向性作用［医学］．
cli·o·nast·er·ol [klàiənǽstərɔ:l] クリオナステロール $C_{29}H_{50}O$（軟体動物の翼足類 *Clio* などから得られる動物ステリンの一つ）．
cli·o·quin·ol [klàiəkwínɔ:l] クリオキノール，= iodochlorhydroxyquin.
cli·ox·a·nide [klaiáksənaid] クリオキサニド [化] 4′-chloro-3,5-diiodosalicylanilide acetate $C_{15}H_{10}ClI_2$

NO_3 (駆虫薬).
clip [klíp] クリップ，鋏子(外科手術後切開部を縫合するために用いる金属製クリップ).
c. suture クリップ縫合 [医学].
clip·o·soluble [klipəsáljubl] 脂溶性の [医学]，油溶性の [医学].
clipped speech (不明瞭言語)，= slurred speech.
clip·ping [klípiŋ] クリップ法 [医学].
cli·se·om·e·ter [klìsiámitər] 骨盤斜傾計(骨盤軸が脊柱に対してなす角を測る器械).
cli·sis [kláisis] ① 引力，向性. ② 傾斜，勾配，傾度.
Cli·tel·la·ta [klàitəléitə] 環帯類(ヒル類と貧毛類を合わせた名称).
cli·tel·lum [klaitéləm] 環帯(ミミズなどの).
clith·ro·pho·bia [klìθroufóubiə] 閉所恐怖〔症〕，= claustrophobia.
clit·i·on [klítiən] クリチオン(斜台前縁の正中点).
clit·o·cy·be·tox·in [klàitousìbitáksin] クリトシベトキシン(ヤブシメジの有毒成分).
clit·o·cy·bine [klìtousáibin] クリトサイビン，= clytocybine.
clit·o·ral [kláitərəl, klít–] 陰核〔の〕 [医学]，= clitoridean.
c. absence 陰核欠損 [医学].
c. agenesis 陰核無発生 [医学].
c. hypertrophy 陰核肥大 [医学].
c. recession 陰核縮小術 [医学].
clit·o·ral·gia [klìtərǽlʤiə] 陰核痛.
clit·o·rec·to·my [klìtəréktəmi] 陰核摘(切)除〔術〕 [医学].
clit·o·ri·dau·xe [klítəridɔ:ksi] 陰核肥大.
clit·o·rid·e·an [klìtərídiən] クリトリスの，陰核の.
clit·o·ri·dec·to·my [klìtəridétəmi:] 陰核切除術.
clit·o·ri·di·tis [klìtɔ:ridáitis] 陰核炎.
clit·o·ri·dot·o·my [klìtəridátəmi] 陰核切開.
clit·o·ris [kláitəris, klít–, kl(a)itɔ́:r–] [L/TA] ①陰核，= clitoris [TA]. ② 陰挺. 複 clitorides. 形 clitoridean, clitoral.
c. crisis 陰核クリーゼ [医学]，陰核発症(女子脊髄癆患者に急激に性的興奮が起こること).
clit·o·rism [kláitərizəm, klít–] ① 陰核肥大. ② 陰核勃起.
clit·o·ri·tis [klàitəráitis, klít–] 陰核炎，= clitoriditis.
clit·o·ro·ma·nia [klìtərouméiniə] クリトロマニア，= nymphomania.
clit·o·ro·meg·a·ly [klìtəroumégəli] 陰核肥大症.
clit·or·o·plas·ty [klítərəplæ̀sti] 陰核形成〔術〕 [医学].
clit·o·ror·rha·gia [klìtəraréiʤiə] 陰核出血.
clit·o·rot·o·my [klìtərátəmi] 陰核切除〔術〕，= clitoridectomy.
cli·val [kláivəl] 斜台の.
cli·vis [kláivis] 斜台，= clivus.
cli·vus [kláivəs] [L/TA] 斜台，= clivus [TA]. 複 clivi. 形 clival.
c. blumenbachii ブルーメンバッハ斜台(頭蓋後頭骨基底部上面で，下垂体から下方に傾斜する).
c. branches [TA] 斜台枝，= rami clivales [L/TA].
c. edge syndrome 斜台縁症候群(瞳孔の同側性開散と強直で，テントの一側性拡張性病変により，斜台縁に動眼神経が圧迫されて起こる).
c. monticuli = declivis cerebelli.
CLL chronic lymphocytic leukemia 慢性リンパ性白血病の略.
clo [klóu] クロー(航空医学に用いられる断熱性の単位で，絶対値では1cloは通常の衣服による断熱性に等しい).
clo·a·ca [klouéikə] 排泄腔 [医学]，総排出腔，汚溝，骨瘻口. 複 cloacae. 形 cloacal.
clo·a·cal [klouéikəl] 排泄腔(排出腔)の [医学].
c. duct 排泄腔管(胎児の)，= Reichel duct.
c. exstrophy 総排泄腔外反〔症〕(臍帯ヘルニアの臍下部型と考えられる)，= vesicointestinal fissure.
c. hillock 排泄腔(排出腔)結節(胎生期に排泄腔の前にある小丘. 生後陰茎または陰核となる)，= genital tubercle.
c. membrane 排泄腔膜(内外両胚葉層が融合して生ずる膜で，排泄腔を閉鎖している)，= cloacal plate.
c. passage = cloacal duct.
c. pit 排泄腔(排出腔)窩.
c. plate 排泄腔(排出腔)板，= cloacal membrane.
c. protuberance 排泄腔(排出腔)結節.
c. septum 排泄腔中隔.
c. tube 総排泄腔管.
clo·a·ci·tis [klòuəsáitis] 総排出腔炎(鳥類の).
cloacogenic carcinoma 総排泄腔癌，= basaloid carcinoma.
clocapramine hydrochloride クロカプラミン塩酸塩 $C_{28}H_{37}ClN_4O \cdot 2HCl \cdot H_2O$: 572.01 (塩酸クロカプラミン. 三環イミノジベンジル系抗精神病薬. クロルプロマジンと同様の抗ドパミン作用を有する).

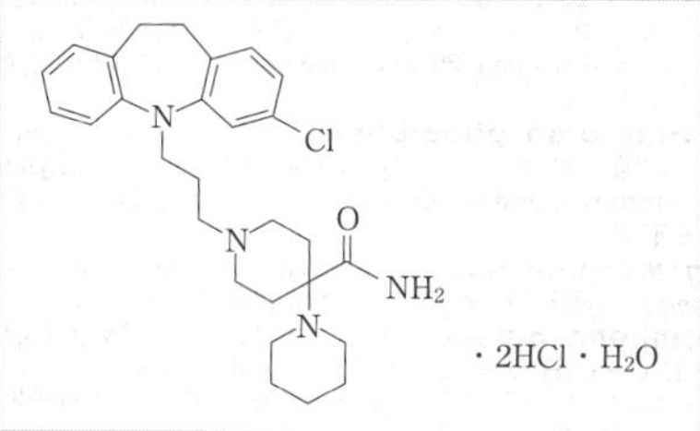

clock gene 時計遺伝子.
clockhand movement 時計針運動(運動器の障害による強制運動).
clock·wise [klákwaiz] 時計回りの(に)(時計の針の回る方向をいう).
c. rotation 時計方向回転 [医学]，時計回り.
cloconazole hydrochloride クロコナゾール塩酸塩 $C_{18}H_{15}ClN_2O \cdot HCl$: 347.24 (塩酸クロコナゾール. アゾール系抗真菌薬. グラム陽性の好気性菌および大部分の嫌気性菌に対して抗菌作用を示す).

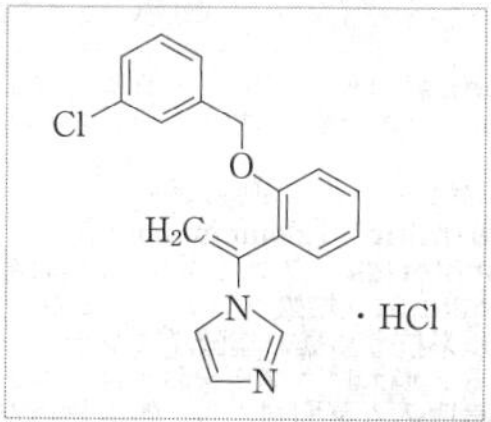

Cloetta, Max [klouétə] クロエッタ(1868–1940，スイスの薬理学者).
clo·faz·i·mine [kloufǽzimi:n] クロファジミン 化 3-(*p*-chloroanilino)-10-(*p*-chlorophenyl)-2,10-dihydro-2-(isopropylimino)phenazine $C_{27}H_{22}Cl_2N_4$ (抗菌物質，らい菌に有効).
clofedanol hydrochloride クロフェダノール塩

酸塩 $C_{17}H_{20}ClNO \cdot HCl$：326.26（塩酸クロフェダノール．プロパノールアミン系鎮咳薬．脳幹部の咳中枢を抑制して臭化水素酸デキストロメトルファンと同程度の鎮咳作用を示す）．

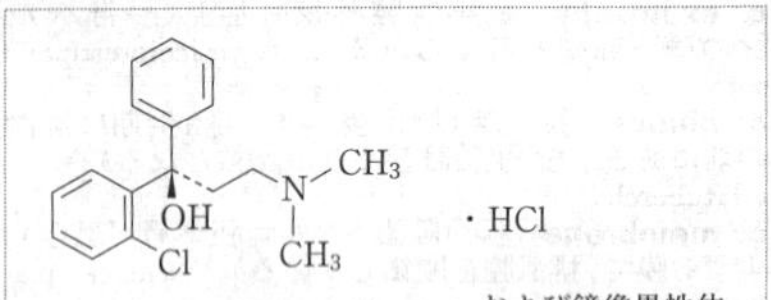

および鏡像異性体

clo·fi·brate ［kloufáibreit］ クロフィブラート [化] ethyl 2-(4-chlorophenoxy)-2-methylpropanoate $C_{12}H_{15}ClO_3$：242.70（エステル系抗高脂血症薬．血清リポタンパク代謝改善作用がある）．

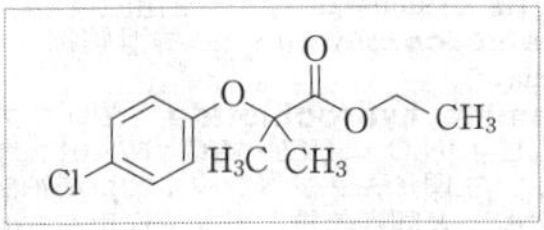

clo·ges·tone ac·e·tate ［kloudʒéstoun ǽsiteit］ 酢酸クロジェストン [化] 6-chloro-3β,17-dihydroxy-pregna-4,6-olien-20-one diacetate $C_{25}H_{33}ClO_5$（黄体ホルモン）．

clo·ma·cran phos·phate ［klóuməkræn fásfeit］ リン酸クロマクラン [化] 2-chloro-9-[3-(dimethylamino)propyl]acridan phosphate $C_{18}H_{21}ClN_2$-H_3PO_4（精神安定薬）．

clo·me·ges·tone ac·e·tate ［klòumidʒéstoun ǽsiteit］ 酢酸クロメジェストン（黄体ホルモン）．

clomifene citrate クロミフェンクエン酸塩 $C_{26}H_{28}ClNO \cdot C_6H_8O_7$：598.08（クエン酸クロミフェン．フェニルビニル系排卵誘発薬．無排卵性不妊症の排卵誘発に用いる），= clomiphen citrate.

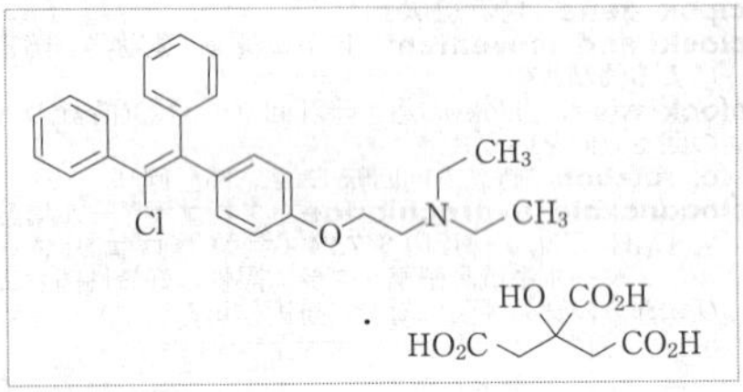

clo·mi·phene ［klóumifi:n］ クロミフェン．
 c. citrate クエン酸クロミフェン，= clomifene citrate.
 c. test クロミフェン試験．

clo·mip·ra·mine ［kloumíprəmi:n］ クロミプラミン．
 c. hydrochloride クロミプラミン塩酸塩 $C_{19}H_{23}ClN_2 \cdot HCl$：351.31（塩酸クロミプラミン．三環イミノジベンジル系抗うつ薬．塩酸イミプラミンと同様，脳内におけるノルエピネフリンおよびセロトニンの神経終末への再取込みを抑制する．鎮静作用があり，うつ状態患者の不眠初期治療に有効）．（→ 構造式）

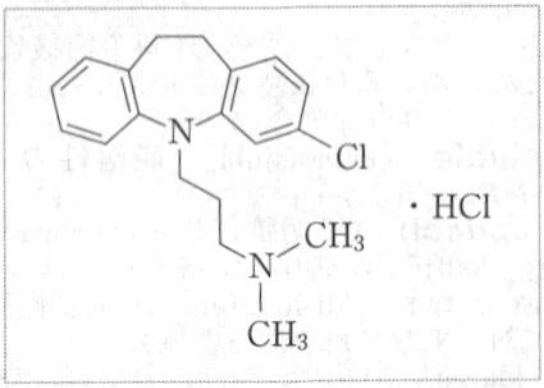

clo·nal ［klóunəl］ クローンの［医学］．
 c. analysis クローン分析［医学］．
 c. anergy クローナルアネルギー（クローンが機能しない状態のこと）．
 c. deletion クローン消失［医学］，クローン除去（自己反応性の細胞クローンが自己の免疫系から除去されること），= clonal abortion.
 c. elimination クローン消失（免疫寛容が成立するときのクローンの状況．クローン除去，クローナルアネルギーによって起こる）．
 c. expansion クローン増大［医学］，クローン［性］増殖．
 c. selection クローン選択説（Burnet によって提唱された免疫理論で，抗体産生の構造を抗原と対応する細胞の選択，分化，増殖の面から説明したもの）．
 c. selection hypothesis クローン選択説（免疫応答の特異性を説明するために提唱された理論）．
 c. selection theory クローン選択説［医学］（免疫応答の特異性を説明するために提唱された説．特異的な抗原を認識するさまざまな細胞がその抗原と反応する前に存在しており，ある抗原にさらされると，その中の適当な細胞群がクローン増殖するとする F.M. Burnet による仮説(1957)であるが，元型は N.K. Jerne (1955)により提唱された自然選択説）．
 c. separation 栄養系分離［法］［医学］．
 c. subline 単細胞性亜系．

clo·nal·i·ty ［klounǽliti］ クローン性．

clo·naz·e·pam ［klounǽzepæm］ クロナゼパム [化] 5-(2-chlorophenyl)-1,3-dihydro-7-nitro-2H-1,4-benzodiazepin-2-one $C_{15}H_{10}ClN_3O_3$：315.71（ベンゾジアゼピン系抗てんかん薬）．

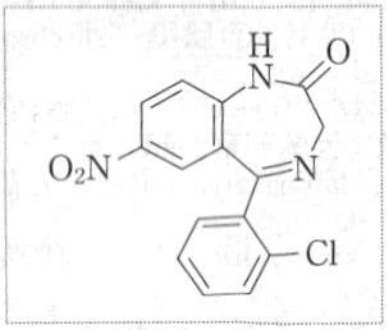

clone ［klóun］ クローン［医学］（単一原種から発生した植物個体の群属または単性生殖体から無性生殖的に発生したものの群属），分枝系．[形] clonal.
 c. cell クローン細胞［医学］．
 c. purification クローン純化［医学］．

cloned animal クローン動物．

cloned DNA クローン化 DNA［医学］．

cloned embryo クローン胚（除核未受精卵に培養体細胞を移植すると，同じ遺伝情報を持つ胚，つまりクローン胚ができる）．

clo·nic ［klóunik］ 間代性の［医学］，クローヌス性の．
 c. blepharospasm 間代性［眼］瞼痙攣，= nictatio.
 c. contraction 間代性収縮．
 c. convulsion 間代性痙攣［医学］．
 c. cramp 間代性痙攣［医学］．
 c. eye movement 間代性眼運動［医学］．
 c. jerk 間代性収縮［医学］．
 c. perseveration 間代性保続（運動が反復される状態）．
 c. seizure 間代性発作［医学］．
 c. spasm 間代性痙攣［医学］．
 c. spasm of iris 瞳孔変動．
 c.-tonic cramp 間代強直性痙攣［医学］．

clo·nic·i·ty [klounísiti] 間代性〔医学〕.
clon·i·co·ton·ic [klànikətánik] 間代緊張性の.
clonidine growth hormone stimulation test クロニジン成長ホルモン刺激試験.
clonidine hydrochloride クロニジン塩酸塩 [化] 2-(2,6-dichlorophenylimino)imidazolidine monohydrochloride $C_9H_9Cl_2N_3$・HCl：266.55（塩酸クロニジン．イミダゾリジン系脳幹 α_2 受容体興奮薬．抗高血圧薬）.

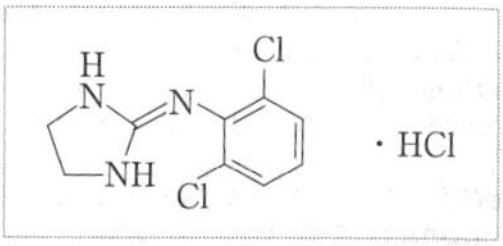

clon·ing [klóuniŋ] クローニング，クローン化〔医学〕（1個の細胞またはウイルス粒子から由来する，遺伝的に均一な集団を得る技術）.
c. inhibition factor (CLIF) クローニング阻止因子.
clo·nism [klóunizəm] 間代痙攣〔症〕，= clonismus.
clo·nix·in [klouníksin] クロニキシン [化] 2-(3-chloro-*o*-toluidino)nicotinic acid $C_{13}H_{11}ClN_2O_2$（鎮痛薬）.
clo·no·gen·ic [klounəʤénik] クローン産生性の.
c. cell クローン化可能細胞.
clon·o·graph [klánəgræf] クロノグラフ（痙攣運動および腱反射を描記する器械）.
clo·nor·chi·a·sis [kloùnɔ:káiəsis] 肝吸虫症〔医学〕，肝ジストマ症〔医学〕（肝吸虫 *Clonorchis sinensis* の感染症），= clonorchiosis，distomiasis.
clo·nor·chi·o·sis [kloùnɔ:kaióusis] 肝吸虫症〔医学〕，肝ジストマ症〔医学〕，= clonorchiasis.
Clo·nor·chis si·nen·sis [klounɔ́:kis sainénsis] 肝吸虫（成虫はヒトや哺乳動物の胆管に寄生する．第1中間宿主はマメタニシ，第2中間宿主は淡水魚で，ヒトは淡水魚を生食して感染する）.
clon·o·spasm [klánəspæ̀zəm] 間代痙攣.
clo·no·type [klóunətaip] クローン型〔医学〕，クロノタイプ（1つのクローンが抗原認識分子の可変部領域の構造によって，他のクローンと区別される特有の性質をいう）.
c. antibody クローン型抗体，クロノタイプ抗体（T細胞のクローンの抗体レセプターに反応するモノクローナル抗体）.
clo·nus [klóunəs] クローヌス，間代，= clonicity.
clo·pam·ide [kloupǽmaid] クロパミド [化] 4-chloro-*N*-(2,6-dimethylpiperidino)-3-sulfamoylbenzamide $C_{14}H_{20}ClN_3O_3S$（降圧薬）.
cloperastine hydrochloride クロペラスチン塩酸塩 $C_{20}H_{24}ClNO$・HCl：366.32（塩酸クロペラスチン．エーテル系鎮咳薬．咳中枢に直接作用して鎮咳作用を示す．緩和な抗ヒスタミン作用を有する）.

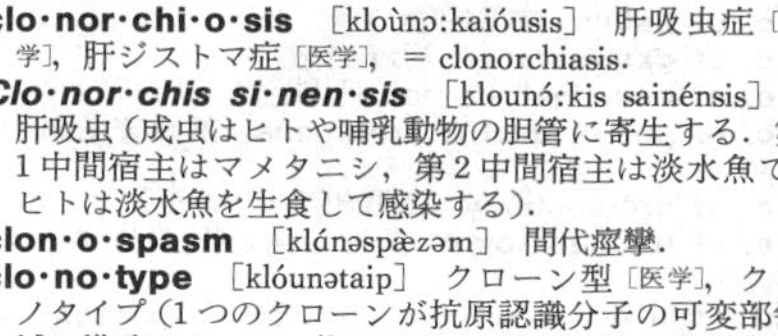

および鏡像異性体

Cloquet, Hyppolyte [kloukéi] クロケー（1787-1840，フランスの解剖学者）.
C. space クロケー腔.
Cloquet, Jules Germain [kloukéi] クロケー（1790-1883，フランスの外科医）.
C. canal クロケー管，= canal hyaloideus.
C. hernia クロケーヘルニア（血管裂口内のヘルニアで大腿動静脈の後方に位置する），= crural hernia.
C. septum クロケー中隔.
Cloquet needle sign クロケー針徴候（仮死状態において針を二頭筋中に穿通すると，生命があれば酸化する），= Laborde sign.
clor·az·e·pate [klɔ:rǽzipeit] クロラゼパート [化] 7-chloro-2,3-dihydro-2,2-dihydroxy-5-phenyl-1*H*-1,4-benzodiazepine-3-carboxylic acid $C_{16}H_{13}ClN_2O_4$（鎮静薬，精神安定薬）.
clor·pren·a·line hy·dro·chlo·ride [klɔ:prénəli:n hàidroukló:raid] 塩酸クロルプレナリン（気管支拡張薬）.
close-packed structure 最密構造〔医学〕（最密充填構造ともいう）.
close work 近業.
closed [klóuzd] 閉鎖した〔医学〕.
c. amputation 閉鎖切断〔術〕.
c. anesthesia 閉鎖麻酔〔法〕〔医学〕，閉鎖〔循環〕式麻酔（麻酔ガスを反復吸入させる方法で，呼気の CO_2 はソーダライムに吸着させる）.
c. angle glaucoma 閉塞隅角緑内障〔医学〕.
c. bed クローズドベッド（寝床としての準備が整ったベッド）.
c. bite 緊密（近接）咬合〔医学〕，閉咬〔医学〕，咬合低下，顎間垂直距離の短縮.
c. bite impression 咬合印象〔医学〕.
c. blood vessel system 閉鎖循環系〔医学〕.
c.-chain compound 閉鎖式化合物，環式化合物（主としてベンゼン環 C_6H_6 誘導物で，aromatic，cyclic，carbocyclic などの各化合物という）.
c.-chain series 閉鎖式化合物族.
c. chest cardiac massage 体外心〔臓〕マッサージ〔医学〕，非開胸心〔臓〕マッサージ〔医学〕.
c. chest heart massage 非開胸式心臓マッサージ（急性心停止 cardiac arrest に対してとりあえず行う心臓マッサージ法）.
c. circuit 閉路，閉鎖回路.
c. circuit anesthesia 閉鎖循環式麻酔.
c. circuit anesthetic gas machine 閉鎖〔式〕循環麻酔器〔医学〕.
c.-circuit grinding 閉回路粉砕〔医学〕.
c. circuit method 閉鎖循環法.
c.-circuit system 閉鎖循環〔方〕式〔系〕〔医学〕.
c. circular DNA 閉環状 DNA〔医学〕.
c. circulatory system 閉鎖循環系〔医学〕.
c. colony 閉鎖〔性〕集落〔医学〕.
c. colony animal 非近交系動物.
c. comedo 閉鎖面皰.
c. cup flash test 密閉式引火点試験〔医学〕.
c. dislocation 非開放脱臼，閉鎖脱臼.
c. drainage 閉鎖排液，閉鎖ドレナージ法〔医学〕.
c. ecological system 閉鎖的生態系〔医学〕.
c. fracture 非開放性骨折〔医学〕，閉鎖骨折，= simple fracture.
c. gland 内分泌腺.
c. head syndrome 頭蓋内脳障害症候群.
c. healing 閉鎖性治癒〔医学〕.
c. heart valvotomy 非開心弁切開〔医学〕.
c. hemorrhoidectomy 閉鎖的痔核切除〔医学〕.
c. hospital 閉鎖式（型）病院（所属医のみにより診療が許されるもので，大学病院はその例）.
c. hydronephrosis 閉塞性水腎症.
c. injury 非開放性損傷〔医学〕.
c. intramedullary nailing 閉鎖式髄内釘〔法〕.
c. irrigation 閉鎖式潅注.
c. laparoscopy 閉鎖開腹〔医学〕.
c. lavage 閉腹洗浄〔医学〕.

c. loop クローズドループ，閉ループ（コンピュータ用語で自動制御のための原形をなすものだが，医学上の応用としては自動制御型人工呼吸器，血圧コントロールシステムなどが試みられている）．
c. method 閉鎖法〔医学〕．
c. mold 密閉型〔医学〕．
c. nailing 閉鎖式髄内釘〔法〕．
c. plaster treatment 閉鎖石膏療法（外科手術による切創を庇護するため，ワセリンガーゼの上からギプスの包帯を利用する方法）．
c. pneumothorax 閉鎖〔性〕気胸〔医学〕．
c. population 封鎖（閉鎖）人口〔医学〕．
c. pulmonary valvotomy 非開心肺動脈弁切開術〔医学〕．
c. question 単回答強制質問〔医学〕．
c. reduction 徒手整復〔術〕，非観血的整復〔術〕〔医学〕．
c. shell 閉殻（電子殻が電子で満たされている状態）．
c. surgery 非観血的手術．
c. system 閉鎖系〔医学〕，閉鎖〔方〕式〔医学〕．
c. treatment 閉鎖療法〔医学〕．
c. tuberculosis 閉鎖結核〔症〕〔医学〕，閉鎖性肺結核．
c. wedge osteotomy 閉じ合わせ楔状骨切り術．
c. wound 非開放性損傷〔医学〕，閉鎖性創傷．

clos·ing [klóuziŋ] 閉鎖の〔医学〕．
c. capacity 閉鎖時容量〔医学〕．
c. contraction 電極閉鎖収縮．
c. membranes 閉鎖膜．
c. plate 閉鎖板（主として内臓溝と嚢とを区別する開口部を閉塞する二層板）．
c. shock 閉〔鎖〕電撃．
c. tetanus 閉鎖〔時〕強縮（強直）〔医学〕．
c. twitch 閉鎖〔時〕収縮〔医学〕．
c. volume 気道閉塞時肺気量．

clo·sir·a·mine a·cet·u·rate [klɔːsíramiːn əsétʃureit] アセツール酸クロシラミン [化] 8-chloro-11-[2-(dimethylamino) ethyl]-6,11-dihydro-5*H*-benzo[5,6]cyclohepta[1,2-b]pyridine と *N*-acetylglycine 1：1の化合物 $C_{18}H_{21}ClN_2$-$C_4H_7NO_3$（抗ヒスタミン薬）．

clos·trid·ia [klɑstrídiə] クロストリジウム（clostridium の複数）．

clos·trid·i·al [klɑstrídiəl] クロストリジウム属細菌の．
c. cellulitis クロストリジウム性蜂巣炎．
c. myonecrosis クロストリジウム性筋壊死，＝gas gangrene.
c. vaccine クロストリジウムワクチン（トキソイドをワクチンとしている．市販されているのは破傷風トキソイドだけである）．

clos·tri·di·form [klɑstrídifɔːm] 紡錘形．

Clos·trid·i·um [klɑstrídiəm] クロストリジウム属（嫌気性のグラム陽性桿菌．主に土壌に分布する）．
C. botulinum ボツリヌス菌（ボツリヌス症（中毒）の原因となる．神経毒であるボツリヌス毒素を産生し，その抗原性により8型に分けられる）．
C. butyricum 酪酸菌（両端の丸い桿菌で，時には短い連鎖をなし，運動性，卵形の胞子をつくり，空気中の窒素を固定する．初めはチーズから分離されたが，発酵した牛乳または植物中に見い出され，腐植土の多量にある場所に繁殖する）．
C. chauvoei ショベイ菌，気腫疽菌（ウシや他の動物の気腫疽，黒脚症の病原菌）．
C. difficile クロストリジウム・ディフィシレ（化学療法剤を投与中の患者に偽膜性大腸炎を起こし，下痢をきたす）．
C. fallax クロストリジウム・ファラックス（戦争外傷，虫垂炎，ヒツジの気腫疽から分離されたもの）．
C. histolyticum クロストリジウム・ヒストリチカム（Weinberg および Seguin により1915年に軍人の戦傷から分離されたもので，組織溶解性を示す）．
C. novyi クロストリジウム・ノビイ（Novy により1891年に発見された）．
C. perfringens クロストリジウム・パーフリンジェンス（ガス壊疽，食中毒の原因となる．Veillon と Zuber による命名で，Welch および Nuttal によって1892年に発見された非運動性の桿菌 *Bacillus aerogenes capsulatus* または Fraenkel が *B. phlegmones emphysematosa* と呼んだもの），＝*Clostridium welchii*.
C. septicum クロストリジウム・セプチカム，悪性水腫菌．
C. sordellii クロストリジウム・ソルデリイ．
C. sporogenes クロストリジウム・スポロゲネス．
C. tertium クロストリジウム・テルチウム（細長い不活発な嫌気性桿菌で，一端に卵円形の芽胞をつくる，ガス壊疽にみられる弱毒菌）．
C. tetani 破傷風菌（破傷風の原因となる．Nicolaier が1884年に実験的破傷風の病原菌として発見し，後に北里により純粋培養が得られた）．
C. welchii ウェルシュ菌，＝*Clostridium perfringens*.

clos·trid·i·um [klɑstrídiəm] クロストリジウム（クロストリジウム属細菌を指す）．[複] clostridia.

clo·sure [klóuʒər] ① 閉鎖，縫合（手術切開部の）．② 電気回路の閉鎖．③ 閉包．
c. of burst abdomen 腹壁離開閉鎖〔医学〕．
c. of colostomy 人工肛門閉鎖〔医学〕．
c. of fistula 瘻孔閉鎖〔医学〕．
c. of gastrostomy 胃瘻の閉鎖〔医学〕．
c. of intestinal stoma 腸瘻閉鎖〔医学〕．
c. of patent ductus arteriosus 動脈管閉鎖〔医学〕．
c. of proctostomy 直腸瘻閉鎖〔医学〕．
c. of tracheostomy 気管切開〔開窓〕部の閉鎖〔医学〕．

clo·sy·late [klóusileit] クロシラート（*p*-chlorobenzesulfonate の省略語）．

clot [klát] 〔クロット〕凝塊〔医学〕，血餅〔医学〕，〔凝〕血塊〔医学〕，＝coagulate. [形] clotting.
c. dissolution 血餅融解〔医学〕．
c. retraction 血餅収縮〔医学〕，血餅退縮（凝血完了後，時間の経過とともに，凝塊が縮小する現象）．
c. retraction test 血餅退縮試験（血液または血漿が凝固した後，凝塊は漸次収縮し，その程度は出血性疾患の診断に利用される．一般に用いられる方法は，凝血後に圧出された血清量を測り，それを百分率で表す．正常値は全血では20～65%，血漿では40～70%）．
c. retraction time 血餅退縮時間〔医学〕，血餅収縮時間（凝血後凝塊が37°Cにおいて固く収縮するまでの時間）．

cloth on face test ハンカチテスト（仰臥位の乳児の顔に布をかけると，5ヵ月頃の乳児は両手でもがいて偶然取り，6ヵ月頃では片手で取り除く反応をいう）．

clothespin bone graft 洗濯ばさみ骨片移植．

clothespin graft 閂固定（H型骨片移植法，洗濯ばさみ骨片移植〔法〕，ボスワース法など，特に腰仙部脊椎固定術に使用される），＝H-graft, Bosworth technique.

clothing climate 衣服気候〔医学〕．

clot·i·az·e·pam [klòtiǽzipəm] クロチアゼパム $C_{16}H_{15}ClN_2OS$：318.82（チエノジアゼピン系抗不安薬．心身症における身体症候ならびに不安・緊張・心気・抑うつ・睡眠障害に用いる）．（→ 構造式）

clo·trim·a·zole [kloutríməzoul] クロトリマゾール [化] 1-[(2-chlorophenyl)diphenylmethy]-1*H*-imida-

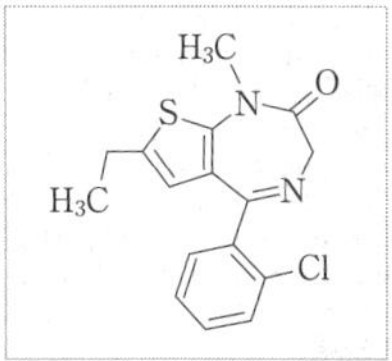

zole $C_{22}H_{17}ClN_2$：344.84（アゾール(フェニルイミダゾール)系抗真菌薬．白癬，カンジダ症に適用）．

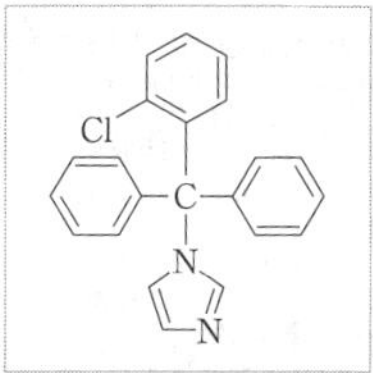

clot·ta·bil·i·ty ［klɑ̀təbíliti］ 凝固性［医学］，凝血性．
clot·tage ［klətɑ́:ʤ］ 凝血による閉鎖（尿道などの）．
clotted blood 凝固血［医学］．
clotting enzyme 凝血酵素，＝ coagulase．
clotting factor 凝固因子．
clotting of milk 乳汁凝固．
clotting time 凝固時間［医学］，＝ coagulation time．
cloud chamber 〔ウイルソン〕霧箱． → Wilson, Charles Thomson Rees.
cloud·i·ness ［kláudinis］ 曇り，陰影［医学］，混濁，乳白度，不透明度，濁り，濁度．
 c. of urine 尿混濁［医学］．
cloud·ing ［kláudiŋ］ 混濁［医学］，不透明［医学］．
 c. of consciousness 意識混濁［医学］，昏恍［医学］，昏迷［医学］，昏蒙［医学］．
 c. point 曇り点［医学］．
Cloudman, Arthur M. ［kláudmən］ クラウドマン（1901生，アメリカの病理学者）．
 C. melanoma クラウドマン黒色腫（DBA マウスに自然発生するメラノーマ）．
cloud·y ［kláudi］ 混濁の［医学］．
 c. sensorium 知覚中枢障害．
 c. swelling 混濁腫脹［医学］．
 c. urine 混濁尿［医学］．
Clough–Richter syn·drome ［klʌ́f ríktər síndroum］ クロー・リヒター症候群（1918年発表の気管支肺炎患者の赤血球が自家凝集を起こす感染性貧血）．
clove ［klóuv］ チョウジ［丁子］，丁香（*Syzygium aromaticum* の蕾．丁子油（精油）中に eugenol, chavicol, tannin を含む．芳香健胃薬），＝ flos caryophylli．
 c.–hitch knot 巻結び，とくり結び（索の２つの輪を患部に巻き付け，その両端が相互向かい合うように結ぶ方法で，脱臼の固定に利用する）．
 c. oil チョウジ［丁字］油，丁香油（乾燥花を水蒸気蒸留して得られ 80％以上のオイゲノールを含有する），＝ oleum caryophilli．
Clover apparatus クローヴァー器（膀胱結石破片を排除するもの）．
clover disease クローヴァー病．
clover leaf skull (syndrome) クローヴァー葉頭蓋〔症候群〕［医学］．
Clovis–Vincent syn·drome ［klóuvis vínsənt síndroum］ クロヴィス・ヴィンセント症候群，＝ spheno-cavernous syndrome．
clown·ism ［kláunizəm］ おどけ［医学］，ヒステリー性おどけ（道化者のような挙動をみせる体位）．
cloxacillin sodium クロキサシリンナトリウム $C_{19}H_{17}ClN_3NaO_5S \cdot H_2O$：475.88（クロキサシリンナトリウム水和物．メチルクロルフェニルイソキサゾリルペニシリンナトリウム．β-ラクタム系抗生物質，抗菌薬．グラム陽性菌，グラム陰性菌，放線菌およびレプトスピラに対して抗菌活性を有する）．

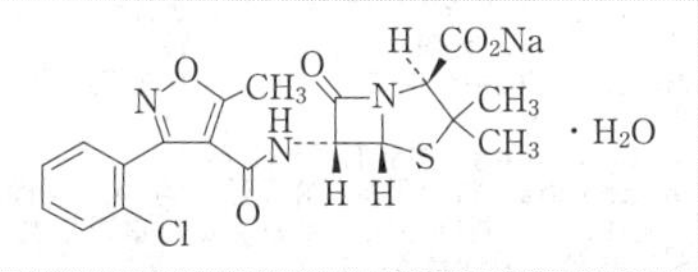

clox·a·zo·lam ［klɑ̀ksəzóuləm］ クロキサゾラム $C_{17}H_{14}Cl_2N_2O_2$：349.21（ベンゾジアゼピン系抗不安薬．神経症，心身症における不安，緊張，抑うつに用いる）．

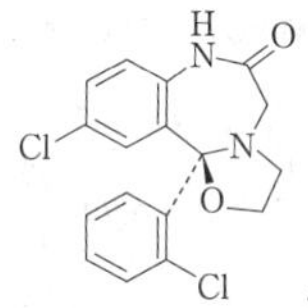

および鏡像異性体

clo·za·pine ［klóuzəpi:n］ クロザピン [化] 8-chloro-11-(4-methyl-1-piperazinyl)-5*H*-dibenzo[*b*,*e*][1,4]diazepine（抗精神病薬として統合失調症に用いられる）．
CLQ cognitive laterality quotient 認識左右差指数の略．
club ［klʌ́b］ 棍棒体［医学］．
 c. foot 内反足，＝ pes contortus, talipes．
 c. hair 棍〔状〕毛［医学］．
 c. hand 内反手（彎手ともいう．解剖学的な上肢の基本肢位は手掌を前方にしたもので，内反とは手関節が内方，すなわち尺骨側に曲がった形であるべきであるが，臨床的にはその逆に橈側に曲がった状態を内反手と呼んでいる．これは先天奇形の一つで，サリドマイド胎芽病で多くみられた），＝ talipomanus．
 c. motor （運動器成形組織），＝ plastic motor．
 c. pessary 子宮栓ペッサリー［医学］．
clubbed finger ヤモリ指，ばち状指（彎曲指），＝ Hippocratic finger．
clubbed nail 〔太鼓〕ばち〔状〕爪［医学］，棍棒状爪．
clubbed penis 彎曲陰茎（彎曲して勃起するもの）．
club·bing ［klʌ́biŋ］ 棍棒状．
 c. of fingers ヤモリ指（指先端が棍棒状に腫脹すること）．
clue cell クルー細胞．
clump ［klʌ́mp］ ① 塊．② 凝集する，凝集させる．
 c. cell 上皮性巨細胞（虹彩内の色素上皮細胞から分化したものと考えられ，3～12 個の核をもつ），＝ clumping cell．
clumping factor クランピング因子，凝集因子［医学］（結合型コアグラーゼ），＝ bound coagulase．
clum·si·ness ［klʌ́mzinis］ 不器用［医学］．
clu·nes ［klú:ni:z］ [L/TA] 殿部，＝ buttocks [TA]．[単] clunis．
clu·nis ［klú:nis］ 殿，尻．[複] clunes．[形] cluneal．
clu·pan·o·don·ic ac·id ［klupæ̀nədɑ́nik ǽsid］ イワシ［鰮］酸 $CH_3CH_2CH{=}CH(CH_2)_2CH{=}CHCH_2[CH{=}CH(CH_2)_2]_3COOH$（タラ，イワシなどの魚油から得られる不飽和酸で，グリセリドとして存在する）．
Clu·pea ［klú:piə］ ニシン［鰊］属（ニシン科 *Clupeidae* の一属）．

clu·pe·ine [klú:pi:in] クルペイン(ニシン *Clupea harengus* の精子に核タンパク質として存在するモノプロタミンで，αとして知られ，北海道産 *C. palasii* から得られるものはβと呼ばれる).

clus·ter [klʌ́stər] 菌株群〔医学〕，集落，クラスター(推計学の)，複合.

c. analysis 菌株群分析〔医学〕，クラスター分析(① 標本のもつ数値属性から標本間の距離を定義し，距離の近さに基づいて集団を構成しつつ分類を行う統計的手法. ② 地域，時期，疾患ともに特定し，その特定疾患の発生が集中発生であるかどうかを統計的に分析すること).

C

c. calcification 集簇石灰化〔医学〕.

c. headache 群発頭痛(群発期をもつ片側性頭痛で，同側に自律神経症状を伴い激しい頭痛を生じる. 20～40 歳代の男性に多い).

c. ion 複合イオン，クラスターイオン.

c. of differentiation (CD) ① 分化〔抗原〕の群別化(CD 分類は白血球分化抗原を認識するモノクロナール抗体の群別化からなされた). ② 変異群〔医学〕.

c. of differentiation antigen 細胞膜分化抗原，= CD antigen.

c. sample 集落標本，クラスターサンプル.

c. sampling 集落抽出法〔医学〕.

c. suicide 群発自殺(1 人の死が，その影響により複数の人の自殺を誘発することをいう).

clus·ter·ing [klʌ́stəriŋ] ① クラスタリング(グループ化). ② 菌株群作製.

Clute, Howard Merrill [klú:t] クルート(1890-1946，アメリカの外科医).

C. incision クルート切開(横隔膜ヘルニア整復手術に用いる切開法で，臍下部から上方左肋骨縁に至り，次いで5～8 肋骨軟骨融合部に沿い彎曲し，腹直筋および軟骨をも切開する方法).

clut·ter·ing [klʌ́təriŋ] クラッタリング，速話症〔医学〕，早口症〔医学〕(発声器官の器質的障害に基づく遺伝性発語困難症で，それに対する患者の機能的反応はやがて連発性吃音 stuttering に発展する傾向を示す).

Clutton, Henry Hugh [klʌ́tən] クラットン(1850-1909，イギリスの外科医).

C. joint クラットン関節(先天梅毒にみられる膝関節の両側性関節水症).

cluy·tian·ol [klʌ́itiənɔ:l] クルイチアノール $C_{29}H_{46}O(OH)_4$ (タンポポ［蒲公英］の根に存在する成分).

cly·sis [kláisis] ① 浣腸. ② 注液，= enema.

clys·ma [klízmə] ① 浣腸. ② 注液.

c. nutrientia 栄養注液.

clys·ter [klístər] 浣腸〔医学〕，浣腸剤〔医学〕.

c.-pump 浣腸用ポンプ〔医学〕.

clys·ter·ize [klístəraiz] 浣腸する.

cly·to·cy·bine [klàitousáibin] クライトサイビン(カビの一種 clytocybe giganta の培養液中に産生される抗生物質で，Hollande により1954年に単離され，結核菌および他の細菌に対し有効)，= clitocybine.

CM ① cardiomyopathy 心筋症の略. ② cause mortis 死因の略. ③ cell membrane 細胞膜の略. ④ chemotactic migration 化学的遊走の略. ⑤ Chirurgiae Magister 外科学修士の略. ⑥ chylomicron カイロミクロンの略. ⑦ clinical medicine 臨床医学の略. ⑧ cochlear microphonics 蝸牛マイクロホン効果の略. ⑨ cras mane 翌朝の略.

CM joint シーエム関節，= carpometacarpal.

Cm curium キュリウムの元素記号(原子番号96，原子量247).

cm centimeter センチメートルの記号(1 メートルの 1/100. 1cm＝0.3937 インチ).

CMA ① Canadian Medical Association カナダ医師会の略. ② Certified Medical Assistant 認定医学助手の略. ③ chromosomal microarray analysis 染色体マイクロアレイ解析の略. ④ chronic metabolic acidosis 慢性代謝性アシドーシスの略.

CMCC chronic mucocutaneous candidiasis 慢性粘膜皮膚カンジダ症，慢性皮膚粘膜カンジダ症の略.

CME cystoid macular edema 嚢胞様黄斑浮腫の略.

CMHC community mental health center (アメリカの)コミュニティメンタルヘルスセンター，地域精神衛生センターの略.

CMI ① cell-mediated immunity 細胞媒介免疫，細胞性免疫の略. ② Cornell medical index コーネル医学指数の略.

CMJ carpometacarpal joint 手根中手骨関節の略.

CML ① cell mediated lympholysis 細胞傷害性リンパ球溶解現象，細胞依存性リンパ球溶解の略. ② chronic myeloid leukemia 慢性骨髄性白血病の略.

CMMoL chronic myelomonocytic leukemia 慢性骨髄単球性白血病の略.

CMN group *Corynebacterium-Mycobacterium-Nocardia* group コリネバクテリウム属・マイコバクテリウム属・ノカルジア属菌群.

CMP cytidine monophosphate シチジル酸の略.

CMPGN chronic membranoproliferative glomerulonephritis 慢性膜増殖性糸球体腎炎の略.

CMRgl cerebral glucose metabolic rate 脳糖消費量の略.

$CMRO_2$ cerebral metabolic rate of oxygen 脳酸素消費量の略.

cms cras mane sumendus 翌朝服用の略.

CMV ① continuous mandatory ventilation 持続的強制換気の略. ② *Cytomegalovirus* サイトメガロウイルスの略，= *Human herpesvirus 5*.

CN ① central nerve 中枢神経の略. ② congenital nephrosis 先天性ネフローゼの略. ③ congenital nystagmus 先天的眼振の略. ④ cras nocte 翌夜の略. ⑤ cyanogen シアンの略.

CNA agar Columbia colistin-nalidixic acid agar CNA 血液寒天培地.

cne·mi·al [ní:məl] 脛の.

cnemic index 脛骨指数(栄養動脈孔平面において，脛骨の最大横径と最大背腹径との比で，次のような分類がある).

扁平脛骨	X－64.9	幅広顎骨	70.0－X
中庸脛骨	65.0－69.9		

cne·mis [ní:mis] 脛骨，脛(すね). 形 cnemial, cnemic.

cne·mi·tis [ni:máitis] 脛〔骨〕炎.

cne·mos·co·li·o·sis [nì:mouskoulióusis] 脚外屈.

cni·cin [náisin] クニシン $C_{14}H_{21}O_{10}$ (サントリソウ *Cnicus benedictus* にある苦味配糖体)，= cynisin, centaurin.

cni·da [náidə] 刺胞(刺胞類に特有な器官).

Cni·da·ria [naidέəriə] 刺胞動物門，= cnidarians.

Cni·di·an school [náidiən skú:l] クニドス学校(コス派と双璧をなすヒポクラテス以前からのギリシャ医学の一派).

Cni·di·um [náidiəm] センキュウ［川芎，芎藭］属(セリ科の一属. 中国原産の多年草で，根茎は温性強壮薬).

C. japonicum ハマゼリ.

C. monnieri 蛇床(蛇床子の原植物).

C. officinale センキュウ［川芎］(根茎は強壮薬).

cnidium rhizome センキュウ［川芎］(センキュウ *Cnidium officinale* の根茎を湯通ししたもの. 漢方では強壮，補血，鎮静，鎮痛などを目的として用いられる. 貧血，冷え症，月経障害などの婦人疾患に用いられる).
cni·do·blast [náidəblæst] 刺細胞.
cni·do·cil [náidəsil] 刺毛(動), 刺細胞突起.
cni·do·sis [naidóusis] じんま(蕁麻)疹, = urticaria.
CNM certified nurse-midwife (アメリカの)認定看護助産師, 公認看護師・助産師の略.
CNP C-type natriuretic peptide C型ナトリウム利尿ペプチドの略.
CNS ① central nervous system 中枢神経系の略. ② clinical nurse specialist クリニカルナーススペシャリスト, 専門看護師の略. ③ coagulase-negative *Staphylococcus* コアグラーゼ陰性ブドウ球菌の略. ④ sulfocyanate チオシアン酸の略.
CO carbon monoxide 一酸化炭素の記号.
CO-poisoning 一酸化炭素中毒.
CO_2 absorber 炭酸ガス吸収剤.
CO_2 absorption curve 炭酸ガス吸収曲線.
CO_2 capacity 炭酸ガス容量.
CO_2-combining power 炭酸ガス結合能.
CO_2 dissociation curve 炭酸ガス解離曲線.
CO_2 excess 炭酸過剰血症, 高炭酸血症.
CO_2 intoxication CO_2中毒.
CO_2 narcosis CO_2ナルコーシス.
CO_2 output 炭酸ガス排出〔量〕.
CO_2 retention 炭酸ガス蓄積〔状態〕.
CO_2-withdrawal seizure test 二酸化炭素除去痙攣誘発試験.
Co ① cobalt コバルトの元素記号(原子番号27, 原子量58.9332, 質量数59, 原子価2,3). ② coenzyme 補酵素の略.
^{60}Co cobalt-60 コバルト-60の略(放射性コバルト：癌治療に用いられる).
co- [kou] 双対, 共力, 補助などの意味を表す接頭語.
CoA 補酵素A (acyl 運搬に関与する補酵素), = coenzyme A.
co·ac·er·vate [kouǽsə:veit] 堆塊層, コアセルベート(堆塊現象において膠質系から分離したコロイド粒子の粘着性を示す部分).
co·ac·er·va·tion [kouæ̀sə:véiʃən] コアセルベーション, 堆塊現象(親水コロイドの溶液に凝結が起こると, コロイド粒子は密集して液から分離し, 時には粒子が中間的分散を示し, コロイドに乏しい層と, コロイドに富む層とに分離する現象).
co·ad·ap·ta·tion [kouæ̀dəptéiʃən] 共適応〔医学〕, 共同順応(2つの器官における相関変化).
co·ad·u·na·tion [kouæ̀djuːnéiʃən] 着生(2つの異なったものが1つに密着すること), = coadunition.
co·ae·val [kouíːvəl] 同時期の, = coeval.
c. with life 生命発生と同時期.
co·ag·glu·ti·na·tion [kòuəglùːtinéiʃən] 共同凝集〔反応〕〔医学〕(特異性凝集がそれ自体では凝集を起こさないが, 同群に属するもので凝集する現象), = group agglutination.
co·ag·glu·ti·nin [kòuəglúːtinin] 部分的凝集素〔医学〕, 共同凝集素(特異性凝集素で, 希釈度を低くすると同種または同属の血球または細菌にも凝集を起こし得るもの), = partial agglutinin, mitagglutinin, paralysin.
co·ag·u·la [kouǽgjulə] 凝塊(coagulum の複数).
co·ag·u·la·bil·i·ty [kouæ̀gjuləbíliti] 凝固性〔医学〕, 凝血性.
co·ag·u·la·ble [kouǽgjuləbl] 凝固性の〔医学〕, 凝固し得る.
co·ag·u·lant [kouǽgjulənt] 凝固薬(剤), 凝結薬.
co·ag·u·lase [kouǽgjuleis] 凝固〔促進〕酵素, コアグラーゼ(黄色ブドウ球菌により産生される酵素で, これを産生する菌は病原性をもつといわれ, 検出には滅菌ブイヨンで10倍に希釈したクエン酸塩加血漿に1:10の量で供試菌を加え, 37°Cの水浴中で3〜24時間観察し, 線維素の析出したものが陽性).
c.-negative *Staphylococcus* (CNS) コアグラーゼ陰性ブドウ球菌.
c. test コアグラーゼ試験(黄色ブドウ球菌が産生するコアグラーゼを検出する方法).
c. typing コアグラーゼ型別.
co·ag·u·late [kouǽgjuleit] 凝結する〔医学〕, 凝固する〔医学〕, = curdle.
coagulated albumin 凝固タンパク, 凝固アルブミン.
coagulated blood 凝固血〔医学〕.
coagulated protein 凝固タンパク質.
coagulating enzyme 凝固酵素(可溶性タンパク質を非溶性とするもの).
coagulating gland 凝固腺〔医学〕.
co·ag·u·la·tion [kouæ̀gjuléiʃən] ① 凝固(血液または乳汁のような膠質溶液が膠状化する現象で, 連続相からの分散度が減少するため膠状質は凝塊となって分離する). ② 凝結(疎水コロイドに少量の電解質を加えるとき起こる粒子の集合沈殿), = flocculation. ③ 凝縮, = condensation. 形 coagulable, coagulative.
c. band 凝固帯〔医学〕.
c. bath 凝固浴.
c. factor 凝固因子.
c. inhibitory substance 凝固阻止物質(抗凝固剤).
c. injection 凝固薬注射(動脈瘤内への).
c. necrosis 凝固壊死.
c. physiology 凝固生理学〔医学〕.
c. reaction 凝固反応〔医学〕, = coagulo reaction.
c. system 凝固系, = clotting s..
c. test 凝固試験(① タンパク尿の証明には, 酢酸を添加して加熱すると白色沈殿を生ずる. ② 血液凝固時間判定法には種々の方式がある).
c. thrombosis 凝固血栓症.
c. thrombus 凝固血栓〔医学〕.
c. time 凝固時間〔医学〕(採血時からの凝固完了時間).
c. valence 凝固価(プロトロンビンの log 濃度に対する凝固効果の直線図. Legler).
co·ag·u·la·tive [kouǽgjulətiv] 凝固性の.
c. necrosis 凝固壊死〔医学〕.
co·ag·u·lin [kouǽgjulin] コアグリン, 凝固素(凝血機序におけるトロンボプラスチンと同義に用いられ, また特異抗原を沈降させる抗体 precipitin の意に用いられる語).
co·ag·u·li·noid [kouǽgjulinɔid] コアグリノイド(加熱して活性凝固物質を破壊した凝固素).
co·ag·u·lo·cyte [kouǽgjuləsait] 凝固細胞(動物の血液が凝固する際にみられる血球の一種で, 偽足を突出して網状形成をなすもの), = coagulating cell.
co·ag·u·lo·gram [kouǽgjuləgræm] 凝固図(凝固過程を描画した記録).
co·ag·u·log·ra·phy [kouæ̀gjulágrəfi] 凝固描写法.
co·ag·u·lom·e·ter [kouæ̀gjulámitər] 凝固計.
co·ag·u·lop·a·thy [kouæ̀gjulápəθi] 凝血異常, 凝固障害〔医学〕.
co·ag·u·lot·o·my [kouæ̀gjulátəmi] 凝固切開〔術〕〔医学〕(電流による透熱性切開法で, 傷口に凝固を起こして止血する方法).
co·ag·u·lo·vis·co·sim·e·ter [kouæ̀gjuləvìskəsímitər] 凝固粘稠計(血液凝固時間を測定する器械).
co·ag·u·lum [kouǽgjuləm] 血餅〔医学〕, 凝血〔医学〕, 凝塊. 複 coagula.
c. pyelolithotomy コアギュラム(凝固物)腎盂切

石術〔医学〕.

Coakley, Cornelius Godfrey 〔kóukli〕 コークレー(1862-1934, アメリカの耳鼻咽喉科医).

C. operation コークレー手術(前頭洞の手術で, 掻爬により前壁を鼻管とともに切除抹擦した後肉芽形成により治癒させる方法).

coal dust 炭塵(じん)〔医学〕, 炭粉〔医学〕.

coal gas 石炭ガス〔医学〕.

coal-miner's lung 炭肺〔症〕〔医学〕, 炭鉱夫肺.

coal mining 採炭〔医学〕.

coal mining explosive 炭鉱爆薬〔医学〕.

coal oil 石油, = petroleum.

coal paste 石炭ペースト〔医学〕.

coal property 炭質〔医学〕.

coal tar 炭脂, コールタール, = pix carbonis.

coal tar compound コールタール化合物, = closed-chain compound.

coal tar dye コールタール染料〔医学〕.

coal tar dyestuff コールタール染料.

coal-tar naphtha れき(瀝)青ナフサ(ベンジン, トルエン, ザイリンなどの混合物).

coal tar ointment コールタール軟膏〔医学〕, 炭脂軟膏, = unguentum picis carbonis.

coal-tar remedies 炭脂製剤.

coal-tar solution 炭脂液, = liquor picis carbonis.

coal worker's pneumoconiosis 炭坑労働者の塵肺症, = anthracosilicosis.

co-alcoholic 共アルコール症〔者〕, 共アルコール症の.

co-alcoholism 共アルコール中毒.

co·a·les·cence 〔kòuəlésəns〕 凝結〔医学〕, 縮合〔医学〕, 凝縮〔医学〕, 融合, 癒着, 合着. 形 coalescent.

coalescent ovary 癒着卵巣.

coalescent pistil 合着心皮(雌蕊).

coal·i·fi·ca·tion 〔kòulifikéiʃən〕 石炭化〔医学〕.

coa·lite 〔kóulait〕 コーライト, 低温コークス, 半コークス(石炭の低温乾留により得られるコークス), = semi-coke.

co·a·li·tion 〔koulíʃən〕 癒合, 合同, 連立.

coa·ly lig·nite 〔kóuli lígnait〕 炭質亜炭〔医学〕.

co·apt 〔kouǽpt〕 接合する, 癒合する.

co·ap·ta·tion 〔kòuæptéiʃən〕 接合, 癒合(骨折端を整復し, あるいは創縁を接合すること).

c. splint 接合副子(同じ大きさの木片を多数に接合して, 完全な固定を施すもの).

c. suture 接合縫合〔医学〕, = coapting suture, apposition s..

coapting suture 接合縫合, = coaptation suture.

co·arc·tate 〔kouá:kteit〕 密集する, 縮窄する, 拘束された.

c. pupa タルサナギ(俵蛹), 囲蛹.

c. retina 漏斗状網膜(網膜が剥離して, 脈絡膜と網膜との間に漏出液がたまって, 漏斗状となること).

co·arc·ta·tion 〔kòuɑ:ktéiʃən〕 縮窄(狭窄)症, = stricture.

c. of aorta 大動脈狭窄症, 大動脈縮窄症(大動脈が左鎖骨下動脈の起始部以下で著しく狭められる異常. 先天的に大動脈の狭いもので, 上肢の高血圧を生じる).

co·arc·tot·o·my 〔kòuɑ:ktátəmi〕 狭(縮)窄部切開術.

coarse 〔kɔ́:s〕 ①粗な〔医学〕, 粗大, 荒い(目のあらいこと). ②野卑.

c. adjustment 粗調整.

c. bubbling rale 大水泡音〔医学〕.

c. crackle 水泡音.

c. dispersion 粗雑分散, = mechanical suspension.

c. grain 粗粒〔医学〕.

c. injection 粗大注射(大きな脈管にのみ解剖学的注射を行うこと).

c. lesion 粗大性病変, = molar lesion.

c. particle 粗粒子.

c. powder 粗末〔医学〕(目の開き0.84mmのふるいを通るもの).

c. tremor 動揺振戦〔医学〕, 粗大振戦.

co·ar·tic·u·la·tion 〔kòuɑ:tìkjuléiʃən〕 関節癒合症, = synarthrosis.

CoASH 補酵素A, = coenzyme A, CoA.

coast erysipelas 沿岸丹毒(グアテマラなど中央アメリカでみられる感染症で, 頭部に結節を生ずる), = erisipela de la costa.

coast memory 熱帯性健忘.

coat 〔kóut〕 ①外被物. ②上衣. ③外膜, = tunica.

c. protein 外皮タンパク, コートタンパク.

c.-sleeve amputation 衣袖切断(単一皮膚弁を長くつくり, その末端をテープで閉鎖して利用する輪状切断).

coated pit 被覆小窩(胞), 外膜小窩.

coated tongue 苔舌〔医学〕.

coated vesicle エンドソーム, 被覆小胞.

coat·ing 〔kóutiŋ〕 ①剤皮. ②〔舌〕苔. ③上衣類. ④被覆加工〔医学〕.

c. material 塗料.

c. of pills 丸薬を剤皮で被うこと.

c. of tongue 舌苔, 苔舌〔医学〕.

c. tablet 糖衣錠〔医学〕.

Coats, George 〔kóuts〕 コーツ(1876-1915, イギリスの眼科医).

C. disease コーツ病(滲出性網膜炎のこと. 網膜末梢血管から大量に灰白, 黄, 青緑色を呈する斑状または雲状滲出が起こって視力障害が伴う), = retinitis exudativa, retinitis hemorrhagica externa, exudative retinitis.

coaxial cable 同軸ケーブル〔医学〕.

coaxial needle electrode 同心型針電極〔医学〕.

coaxial system 共軸系統〔医学〕.

co·bal·a·mine 〔koubǽləmin〕 コバラミン(ビタミンB_{12}のシアン基を除いた部分で, コバルトとアミンを含むビタミンB_{12}分子の基本構造).

c. concentrate 濃縮コバラミン(コバラミンを産生する *Streptomyces* などの培養液から調製したもので, 1g中コバラミン作用のある物質500mg以上を含む).

co·bal·i·chrome 〔koubǽlikroum〕 コバリクロム(アクオコバラミン aquocobalamine のH_2OをNH_3で置換したもの).

co·balt (Co) 〔kóubɔ:lt〕 コバルト(原子番号27, 元素記号Co, 原子量58.9332, 質量数59, 原子価2,3. 鉄族に属する金属元素. 人工的に放射能を賦与して癌治療に用いる).

c.-60 (^{60}Co) コバルト-60(半減期5.27年, β壊変して最大エネルギー0.318MeVのβ線と1.17MeVと1.33MeVの2本のγ線を放出する. 放射線治療や核医学検査に用いられてきた).

c. acetate 酢酸コバルト $Co(CH_3COO)_2$-$4H_2O$(赤紫色物質), = cobaltous acetate.

c. ammonium phosphate リン酸コバルトアンモニウム $CoNH_4PO_4$-H_2O, = cobalt violet.

c. ammonium sulfate 硫酸コバルトアンモニウム $CoSo_4(NH_4)_2SO_4$-$6H_2O$.

c. black コバルトブラック, = cobalt oxide.

c. bloom コバルト華 $Co_3(ASO_4)_2$-$8H_2O$, = erythrine.

c. blue コバルトブルー, = Thénard blue.

c. carbonate, basic 塩基性炭酸コバルト(おおよそ $2CoCO_3$-$3Co(OH)_2$).

c. chloride 塩化コバルト $CoCl_2$–$6H_2O$（隠顕インキ，バロメータ，湿度計，吸収剤として用いられる），= cobaltous chloride.

c. cobaltic oxide 四三酸化コバルト Co_3O_4，= cobaltosic oxide, tricobalt tetroxide.

c. cyanide シアン化コバルト $Co(CN)_2$–$2H_2O$.

c. disulfide 二硫化コバルト CoS_2.

c. glass コバルト硝子（コバルトを含有する紫青色のガラス）.

c. histidine complex コバルトヒスチジン複合体［医学］.

c. hydroxide, cobaltic 水酸化第二コバルト $Co(OH)_3$.

c. hydroxide, cobaltous 水酸化第一コバルト $Co(OH)_2$.

c. hypersensitivity コバルト過敏症（金属アレルギーの一種）.

c. isotope コバルト同位体［医学］.

c. nitrate 硝酸コバルト $Co(NO_3)_2$–$6H_2O$，= cobaltous nitrate.

c. oxalate シュウ酸コバルト CoC_2O_4–$2H_2O$，= cobaltous oxalate.

c. oxide, cobaltic 酸化第二コバルト Co_2O_3，= cobaltosic oxide, cobaltic oxide, cobalt sesquioxide.

c. poisoning コバルト中毒，= cobalt toxicity.

c. phosphate リン酸コバルト $Co_3(PO_4)_2$–$8H_2O$.

c. potassium cyanide シアン化コバルトカリウム $K_3Co(CN)_6$.

c. potassium nitrite 亜硝酸コバルトカリウム ㊥ postassium cobaltnitrite $Co(NO_2)_3$–$3KNO_2$–$1\frac{1}{2}H_2O$，= cobalt yellow, Fisher yellow, Indian yellow.

c. radioisotope 放射性コバルト同位体［医学］.

c. radiotherapy コバルト照射療法.

c. reaction コバルト反応（肝機能検査に用いられ，塩化コバルト溶液を10本の試験管に逓減的に入れたものに被検血清0.1mLを混ぜ，凝固沈殿の発生をみる）.

c. salipyrine アンチピリンとサリチル酸コバルトとの合剤.

c. sulfate 硫酸コバルト $CoSO_4$–$7H_2O$，= cobaltous sulfate.

c. sulfide 硫化コバルト CoS，= cobaltous sulfide.

c. sulfocyanate = cobalt thiocyanate.

c. tartrate 酒石酸コバルト $CoC_4H_4O_6$，= cobaltous tartrate.

c.-60 teletherapy コバルト-60（^{60}Co）遠隔照射療法，大量コバルト外照療法，テレコバルト療法，= telecobalt therapy.

c.-60 teletherapy equipment コバルト-60遠隔照射装置.

c. therapy コバルト療法［医学］.

c. thiocyanate チオシアン酸コバルト $Co(SCN)_2$–$4H_2O$，= cobalt sulfocyanate, cobaltous thiocynate.

c. violet リン酸コバルトアンモニウム，= cobalt ammonium phosphate.

c. yellow 亜硝酸コバルトカリウム，= cobalt potassium nitrite.

co·balt·gra·phy ［kòubɔ:ltágrəfi］ コバルトグラフィ［医学］（コバルト-60遠隔照射を行うときに，照射照準を確認するため，実際に治療を行う装置の治療線束（ガンマ線）により照合撮影を行う方法）.

co·bal·tic ［koubɔ́:ltik］ 第二コバルト〔化合物〕.

c. oxide 酸化第二コバルト，= cobalt oxide, cobaltic.

co·bal·tine ［kóubɔ:ltain, –ti:n］ 輝コバルト鉱，= cobaltite.

co·bal·tite ［kóubɔ:ltait］ 輝コバルト鉱 CoS_2CoAs_2.

co·bal·tos·ic ox·ide ［kòubɔ:ltásik áksaid］ 四三酸化コバルト Co_3O_4，= cobalt cobaltic oxide.

co·bal·tous ［koubɔ́:ltəs］ 第一コバルト〔化合物〕.

c. acetate 酢酸コバルト.

c. carbonate 炭酸コバルト.

c. oxide 酸化第一コバルト CoO，= cobalt monoxide.

co·ba·mine ［kóubəmin］ コバミン，= cyanocobalamine.

co·ban·ic ［kóubənik］ コバニック（コバルト45とニッケル55との合金で，放射性コバルト ^{60}Co を用いて治療に供せられる）.

Cobb method コッブ法（脊椎彎曲の測定法）.

Cobb pigmentary fever コッブ着色熱（顔面に色素沈着を伴う急性熱病）.

Cobb, Stanley ［káb］ コッブ（1887–1968，アメリカの神経病理学者）.

C. syndrome コッブ症候群.

cobble stoning 敷石所見［医学］.

cobbler's chest 靴修繕工の胸（胸骨下端の陥凹）.

cobbler's suture 靴修繕工縫合，= doubly armed suture.

cobblestone appearance 敷石像［医学］.

cobblestone tongue 丸石様舌.

Cobbold, Thomas Spencer ［kábould］ コボルド（1826–1886，イギリスの寄生虫学者．*Filaria bancrofti* の名称を提唱したが（1877），現在では *Wuchereria bancrofti* と改名されている）.

co·bra ［kóubrə］ コブラ（インド産の毒ヘビで，怒るときは頸部を扁平に広げる），= *Naja naja*.

c. cardiotoxin コブラ心臓毒［医学］.

c. head phenomenon 蛇頭現象［医学］.

c. lecithid コブラレシチド（血液レシチンとコブラヘビ毒との結合物で溶血素）.

c. neurotoxin コブラ神経毒［医学］.

c. venom コブラ〔ヘビ〕毒［医学］.

c. venom factor (CVF, CoVF) コブラ毒因子（コブラ毒中にある補体活性化作用を有するタンパク．B因子と結合し，CVFBbを形成し強力なC3転換酵素活性を示す）.

c. venom test コブラ毒試験（梅毒患者の赤血球はコブラ毒の溶血に抵抗力があることを利用した試験），= Weil test.

co·bra·ism ［kóubrəizəm］ コブラヘビ毒症.

co·bral·y·sin ［koubrǽlisin］ コブラ溶血素.

cob·web ［kábweb］ クモの巣状菌糸［医学］，蛛網，クモの巣（家庭療法に用いられる解熱・鎮痙薬）.

COC cathodal opening contraction 陰極開放収縮の略.

Coca, Arthur Fernandez ［kóukə］ コカ（1875生，アメリカの免疫学者）.

C. solution コカ液（花粉に対する過敏症の診断液）.

coca ［kóukə］ コカ（南アメリカ産コカ樹の葉で，コカイン製造原料），= Cocae Folium.

co·caine ［koukéin］ コカイン ㊥ methylbenzoyl ecgonine $C_{17}H_{21}NO_4$（コカ樹から得られるアルカロイドで，塩酸塩として局所麻酔に用いられる）.

c. abuse コカイン乱用［医学］.

c. bug コカインバグ（コカイン中毒患者がコカインを禁断すると皮膚下に感ずる蟻走感）.

c. dependence コカイン依存〔症〕［医学］.

c. euphoria コカイン陶酔［医学］.

c. hydrochloride コカイン塩酸塩 $C_{17}H_{21}NO_4 \cdot HCl$：339.81（塩酸コカイン．エステル系局所麻酔薬．最初に見いだされた局所麻酔薬．毒性が強く，痙攣ショックなどの副作用があるため，現在では粘膜の表面麻酔としてのみ用いられる）.（→ 構造式）

c. poisoning コカイン中毒［医学］.

co·cain·i·dine ［koukéinidin］ コカイニジン ㊥ methyl-cocaine $C_{18}H_{23}NO_4$（コカのアルカロイド）.

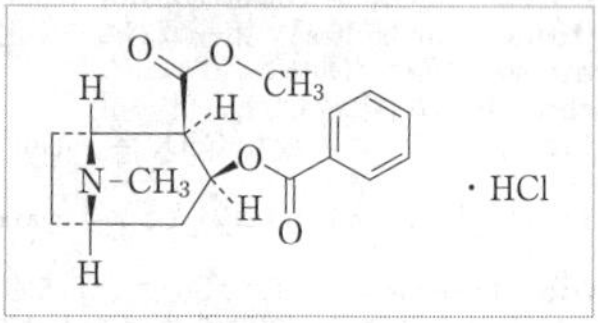

co·cain·ism ［kóukeinizəm］ コカイン中毒〔症〕.
co·cain·ist ［koukéinist］ コカイン中毒患者.
co·cain·i·za·tion ［koukeinizéiʃən］ コカイン麻酔法. 動 cocainize.
co·cain·o·ma·nia ［kòukeinouméiniə］ コカイン嗜好症.
co·cain·o·ma·ni·ac ［kòukeinouméiniæk］ コカイン嗜好症者.
co·cap·ping ［koukǽpiŋ］ 共キャップ形成, 共キャッピング（細胞膜上のある抗原に対する抗体でキャップ形成を誘導したとき, ほかの抗原も同時にキャップ形成を生じた場合をいう）.
co·car·box·yl·ase ［kòukɑ:báksileis］ コカルボキシラーゼ ㊗ diphospho-thiamine chloride（デカルボキシル酵素系の助酵素の一つで, ビタミンB_1の活性作用型）, = thiamine pyrophosphate.
co·car·cin·o·gen ［kòukɑ:sínəʤən］ 補発癌剤（組織に対し直接協力発癌作用を示して, 発癌物質の効果を増強する物質）.
co·car·ci·no·gen·e·sis ［koukà:sinəʤénisis］ 複合発癌機構［医学］.
co-catalyst 助触媒［医学］.
Coc·ca·ce·ae ［kakkéisii:］ 球菌科（旧分類）.
coc·cal ［kákəl］ 球菌の.
coc·ce·rin ［káksərin］ コクセリン（ベニムシ［臙脂虫］から得られるろう（蝋）で, 13-keto-*n*-dotriacontanoic acid と *n*-triacontanoic acid とのコクセリルアルコールエステル）.
coc·ci ［káksai］ 球菌（coccus の複数）.
Coc·cid·ia ［kaksídiə］ コクシジウム亜綱（原虫, 標準形は表皮細胞に寄生し, 胞子細胞嚢をもつ. アピコンプレックス門）.
coc·cid·ia ［kaksídiə］ コクシジウム, 球虫類（coccidium の複数. コクシジウム綱の原虫を指す）.
coc·cid·i·al ［kaksídiəl］ コクシジウムの.
c. enteritis コクシジウム性腸炎.
coc·cid·i·a·sis ［kaksidiəsis］ コクシジウム症, = coccidiosis.
coc·cid·i·oi·dal ［kaksìdiɔ́idəl］ コクシジオイデス属真菌の.
Coc·cid·i·oi·des ［kaksìdiɔ́idi:z］ コクシジオイデス属.
C. immitis コクシジオイデス・イミチス（コクシジオイデス症の原因となる真菌. 組織内で球状体をつくり, 内部に多数の内生胞子を形成する. 培養容易で, 白色綿毛状の集落を生じ, 有隔菌系は分節胞子となる. 高い感染性を有する）.
coccidioides granuloma コクシジオイデス肉芽腫.
coc·cid·i·oi·din ［kaksìdiɔ́idin］ コクシジオイジン（*Coccidioides immitis* の培養濾液から抽出されるコクシジオイデス症診断液. 皮内反応や血清反応に抗原として用いる）.
c. test コクシジオイジン試験（コクシジオイジンを皮内注射してコクシジオイド肉芽腫を診断する方法）.
coc·cid·i·oi·do·ma ［kaksìdiɔidóumə］ コクシジオイドーマ, コクシジオイデス腫.
coc·cid·i·oi·do·my·co·sis ［kaksìdiɔidoumaikóusis］ コクシジオイデス症（*Coccidioides immitis* による感染症）.
c. vaccine コクシジオイドワクチン［医学］.
coc·cid·i·o·sis ［kaksìdióusis］ コクシジウム症（コクシジウムによる原虫症. 各種動物で腸炎などを発症する. 人獣共通感染症）.
coc·cid·i·o·stat ［kaksídiəstæt］ コクシジウム抑制薬［医学］.
Coc·cid·i·um ［kaksídiəm］ コクシジウム属（旧称. *Eimeria* 属などに再分類された）, = *Sarcocystis Isospora*.
coc·cid·i·u·m ［kaksídiəm］ コクシジウム（コクシジウム綱の原虫を指す）. 複 coccidia.
coc·ci·gen·ic ［kàksiʤénik］ 球菌に原因する.
coc·cil·la·na ［kàksilǽnə］ コクシラナ, = cocillana.
coc·ci·nel·la ［kàksinélə］ コクシネラ（エンジムシ）, = cochineal.
coc·ci·nel·lin ［kàksinélin］ コクシネリン（エンジムシ（臙脂虫）から得られる紅色染料）, = carmine.
cocc(o)- ［kak(ou), -k(ə)］ 種子, 麦粒, 漿果などの意義を表す接頭語.
coc·co·bac·il·lary ［kàkoubǽsiləri］ 球桿菌性の, 球桿菌状の［医学］.
coc·co·ba·cil·lus ［kàkoubəsíləs］ 球桿菌. 複 coccobacilli.
coc·code ［kákoud］ 球状体.
coc·co·gen·ous ［kəkáʤənəs］ 球菌に由来する, = coccogenic.
coc·cog·nin ［kákəgnin, kəkág-］ コッコグニン $C_{29}H_{44}O_8$, $C_{20}H_{22}O_8$（セイヨウオニシバリ *Daphne mezereum* の果実にある苦味質）.
coc·coid ［kákɔid］ ① 球状, = globose. ② 球菌様の.
Coc·col·o·ba ［kəkáləbə］ コッコロバ属（タデ［蓼］科 *Polygonaceae* の一属で, 熱帯アメリカの海岸ブドウ［葡萄］*C. uvifera* は食用果実を結び, Jamaica kino と呼ばれる収斂薬が抽出される）.
coc·co·mel·as·ma ［kàkəmilǽzmə］ 顆粒性黒皮症.
Coc·cu·lus ［kákjuləs］（ツヅラフジ科 *Menispermaceae* の植物）.
C. laurifolius コウシュウウヤク［衡州烏薬］, イソヤマアオキ［磯山青木］（根は殺虫剤）.
C. trilobus アオツヅラフジ［木防已］.
coc·cus ［kákəs］ 球菌. 複 cocci. 形 coccal, coccoid.
coccy- ［káksi］ 尾骨の意味を表す接頭語.
coc·cy·al·gia ［kàksiǽlʤiə］ 尾骨痛［医学］.
coc·cy·ceph·a·lus ［kàksiséfələs］ 尾状頭体.
coc·cy·dyn·ia ［kàksidíniə］ 尾骨痛, = coccygodynia.
coc·cy·gal·gia ［kàksigǽlʤiə］ 尾骨痛, = coccygodynia.
coc·cyg·eal ［kaksíʤiəl］ 尾骨の［医学］.
c. body [TA]尾骨小体, = glomus coccygeum [L/TA].
c. bone 尾骨, = os coccygis.
c. cornu [TA] 尾骨角, = cornu coccygeum [L/TA].
c. fistula 尾骨瘻.
c. foveola [TA] 尾骨小窩*, = foveola coccygea [L/TA].
c. ganglion 尾骨神経節, = ganglion impar.
c. glabella 尾骨小窩, = foveola coccygea.
c. gland 尾骨腺, = glomus coccygeum.
c. ligament [TA] ① 硬膜部*, = pars duralis [L/TA]. ② 尾骨靱帯.
c. muscle 尾骨筋.
c. nerve [TA] 尾骨神経, = nervus coccygeus

[L/TA].
c. pain 尾骨痛，= coccygodynia.
c. part [TA] 尾部*，= pars coccygea [L/TA].
c. part of spinal cord 脊髄尾骨部，= pars coccygea medullae spinalis.
c. plexus [TA] 尾骨神経叢（第5仙骨神経，および第4仙骨神経の交通枝と尾骨神経とからなる），= plexus coccygeus [L/TA].
c. region 尾骨部.
c. segments〔1～3〕 [TA] 尾髄，= segmenta coccygea〔1～3〕[L/TA].
c. segments of spinal cord 脊髄尾骨部.
c. sinus 尾骨洞（尾骨の先端にある瘻孔または洞で，神経腸管の残遺物），= pilonidal cyst，postnatal dimple.
c. vertebra 尾椎，尾骨.
c. vestige 尾骨部残遺.
coc·cy·gec·to·my [kὰksiʤéktəmi] 尾骨切除〔術〕.
coccygeopubic diameter 尾骨恥骨直径（尾骨端から恥骨下端までの距離）.
coc·cy·ge·rec·tor [kὰksiʤəréktər] 尾骨伸筋，= extensor coccygeus.
coc·cy·ges [káksiʤi:z] 尾骨（coccyx の複数）.
coc·cyg·e·us [kɑksíʤiəs] [TA] 尾骨筋，= musculus coccygeus [L/TA]. 形 coccygeal.
coc·cy·go·dyn·ia [kὰksigədíniə] 尾骨痛 [医学]，= coccygodyny.
coc·cy·got·o·my [kὰksigátəmi] 尾骨骨切り術.
coc·cy·o·dyn·ia [kὰksiədíniə] 尾骨痛，= coccygodynia.
coccyx〔coccygeal vertebrae 1～4〕 [TA] 尾骨，= os coccygis [L/TA]，coccyx〔vertebrae coccygeae 1～4〕[L/TA].
coccyx〔vertebrae coccygeae 1～4〕 [L/TA] 尾骨，= coccyx〔coccygeal vertebrae 1～4〕[TA]. 複 coccyges. 形 coccygeal.
Coce cochleare (spoonful) 茶さじ1杯の略.
Cochin-China diarrhea コーチシナ下痢.
Cochin-China ulcer コーチシナ潰瘍，= Annam ulcer.
coch·i·neal [káʧini:l] ① ベニムシ，エンジムシ〔臙脂虫〕（サボテン，カシワ〔槲〕属植物の中のある種のものに繁殖する虫で，乾燥したものから紅色染料をつくる），= cochineal-insect. ② 洋紅，えんじ紅色.
coch·lea [kὰkli:ə] [L/TA] ① 蝸牛，= cochlea [TA]. ② 蝸牛管. 複 cochleae. 形 cochlear.
coch·le·ar [kákliər] 蝸牛の [医学].
c. aqueduct [TA] 外リンパ管，= aqueductus cochleae [L/TA].
c. area [TA] 蝸牛野，= area cochlearis，area cochleae [L/TA].
c. artery 蝸牛動脈.
c. articulation 滑車関節，= screw joint.
c. branch [TA] 蝸牛枝*，= ramus cochlearis [L/TA].
c. canal 蝸牛管（鼓室階，前庭階を含む）.
c. canaliculus [TA] ① 下垂体窩，= canaliculus cochleae [L/TA]. ② 蝸牛小管 [医学].
c. cell 蝸牛有毛細胞（蝸牛管のコルチイ器にある感覚性有毛細胞）.
c. communicating branch [TA] 蝸牛神経との交通枝*（蝸牛交通枝），= ramus communicans cochlearis [L/TA].
c. cupula [TA] 蝸牛頂，= cupula cochleae [L/TA].
c. deafness 迷路性難聴 [医学]，内耳性難聴 [医学].
c. duct [TA] 蝸牛管，= ductus cochlearis [L/TA].
c. dysplasia 蝸牛異形成.
c. fenster 蝸牛窓 [医学].
c. ganglion [TA] 蝸牛神経節，= ganglion cochleare [L/TA].
c. hair cells 蝸牛.
c. hearing loss 内耳性難聴.
c. implant 人工内耳 [医学]（内耳障害で聾となった患者の蝸牛を直接に電気刺激する方法である）.
c. involution 蝸牛角状反転，蝸牛状内反 [医学].
c. joint 蝸牛関節（左右運動をなし得る蝶番関節），ラセン関節.
c. labyrinth [TA] 蝸牛迷路*，= labyrinthus cochlearis [L/TA].
c. microphonic 蝸牛マイクロフォン電位，= cochlear potential，Wever-Bray phenomenon.
c. microphonic response 蝸牛マイクロフォン反応 [医学].
c. nerve [TA] 蝸牛神経，= nervus cochlearis [L/TA].
c. nuclei [TA] 蝸牛神経核，= nuclei cochleares [L/TA].
c. nucleus 蝸牛神経核（聴覚神経核の腹側部）.
c. part of vestibulocochlear nerve 蝸牛神経，= nervus cochlearis.
c. partition 蝸牛管体.
c. plexus 蝸牛血管叢.
c. potential 蝸牛電位，= cochlear microphonic.
c. recess [TA] 蝸牛陥凹（前庭卵円窓の下部にある楕円形の窩で，蝸牛管からの神経小枝が通る小孔をもつ），= recessus cochlearis [L/TA].
c. response 蝸牛反応 [医学]，= cochlear reaction，Weber-Bray phenomenon.
c. septum [TA] 蝸牛中隔*，= septum cochleae [L/TA].
coch·le·a·re [kὰkli:éəri:] さじ（匙）〔一杯分〕，= spoon.
c. of forceps 鉗子匙 [医学].
coch·le·ar·i·form [kὰkli:éərifɔ:m] さじ（匙）状の，カタツムリ状の.
c. process さじ（匙）状突起，= septum tubae.
coch·le·ate [kákli:eit] カタツムリ状.
c. uterus 蝸牛状子宮.
coch·le·i·tis [kὰkliáitis] 蝸牛炎.
cochleo-orbicular reflex 蝸牛眼瞼反射，= cochleopalpebral reflex.
coch·le·o·pal·pe·bral [kὰklioupǽlpəbrəl] 蝸牛眼瞼の.
c. reflex 蝸牛眼瞼反射 [医学]，= cochleo-orbicular reflex，auropalpebral r.，Gault r..
cochleopupillary reflex 蝸牛瞳孔反射（突然大きな音を聞かせることにより起こる瞳孔の収縮）.
cochleostapedial reflex 蝸牛アブミ骨反射（騒音によるアブミ骨筋の収縮）.
coch·le·o·top·ic [kὰkliətápik] 蝸牛向性.
coch·le·o·ves·tib·u·lar [kὰkliouvestíbjulər] 蝸牛前庭の.
Coch·li·di·on·i·dae [kὰklidiánidi:] 刺蛾科（鱗翅類の一科で，皮膚炎の原因となる）.
Coch·li·o·bo·lus [kὰkliəbóuləs] コクリオボラス属（子嚢菌．稲，麦に病害をもたらす）.
Coch·li·o·my·ia [kὰklioumáiə] コクリオミイア属（クロバエ科の一属．ヒトや哺乳動物の鼻孔内や口腔にウジが寄生し，ハエウジ症の原因となる．また，ヒトや生きた動物の腫物に産卵され孵化したウジは肉質に侵入し，screwworm として医学上重要）.
co·chli·tis [kɑkláitis] 蝸牛炎，= cochleitis.
Cochrane collaboration コクラン共同計画.
co·cil·la·na [kasílənə] コシラナ（*Guarea rusbyi* の樹皮で，流動エキスとして去痰薬に用いる）.
Cock, Edward [kák] コック（1805-1892，イギリ

スの外科医).

C. operation　コック手術(会陰正中線を切開する外部尿道切開手術).

C. peculiar tumor　コック特殊腫瘍(頭部の脂肪嚢胞が潰瘍を起こして上皮腫の外観を呈する).

cock's comb test　鶏冠試験(バッカクを雄ニワトリに投与すると，鶏冠が青色になることを利用するバッカク効力検査法).

cock's-foot grass　カモガヤ，= *Dactylis glomerata*.

cock's gait　鶏歩，= steppage gait.

cock up splint　手関節背屈副子(切創の癒着期間，手の機能を保護するため背伸の位置に固定するもの).

coc·kade　[kɑkéid]　コケード，バラの花かざり.

c. reaction　花形帽章反応，コケード反応(結核感染モルモットのツベルクリン反応で，皮内注射部位に出血生疱疹が起こる現象)，= Römer reaction.

Cockayne, Edward Alfred　[kɑkéin]　コケイン(1880-1956，イギリスの医師).

C. disease　コケイン病.

C. syndrome　コケイン症候群(常染色体性劣性遺伝の小人症，網膜萎縮，難聴を呈する症候群)，= progeria-like syndrome.

Cockcroft, John Douglas　[kákkrɑft]　コッククロフト(1897-1967，イギリスの物理学者．ケンブリッジ大学の Cavendish 研究所において E. T. S. Walton と協同で直流高圧電源を用いて，人工的に加速した陽子をつくり，原子核破壊に成功し，両氏は1951年にノーベル物理学賞を受けた).

C.-Walton apparatus　コッククロフト・ウォルトン装置(多数の整流器とコンデンサーとを組み合わせて高電圧をつくり，荷電粒子を加速する装置で，1932年これを用いて初めて原子核の人工破壊に成功した).

Cockett communicating perforating vein　コケット交通枝静脈(下腿内側で後方弓状静脈と後脛骨静脈を連絡する).

cockleburr crystal　ムギナデシコ状結晶(尿酸アンモニウム結晶でアルカリ性尿中にみられる).

cock·roach　[kákroutʃ]　ゴキブリ.

cockscomb ulcer　鶏冠状潰瘍.

cock·tail　[kákteil]　カクテル(いくつかの成分，薬物の混合物).

c. anesthesia　カクテル麻酔(人工冬眠ともいわれ，人工的に動物の冬眠に類似した状態を患者に作り出し，治療に応用したり，麻酔を行ったりする方法)，= artificial hibernation, induced hibernation.

c. therapy　カクテル療法 [医学].

COCl　cathodal opening clonus 陰極開放間代の略.

coc·lau·rin　[kɑklɔ́:rin]　コクラウリン $C_{17}H_{19}NO_3$(ツヅラフジ［防已］科植物 *Cocculus laurifolius* のアルカロイド).

coco　[kóukou]　ココ(いちご腫)，= yaws.

co·coa　[kóukou]　ココア，= cacao, theobroma.

c. butter　ココア乳脂，= oleum theobromatis.

co·con·scious　[koukánʃəs]　予備意識の，前意識の，= foreconscious, preconscious.

co·con·scious·ness　[koukánʃəsnis]　前意識，予備意識(現実意識に外れた領域にあるが，記憶に戻ることのできる部分の意識). 形 coconscious.

co·con·trac·tion　[kòukəntrǽkʃən]　協力収縮(伸筋，屈筋などが相互協力して体位を直立させる作用).

coconut oil　ヤシ〔果〕油(*Cocos nucifera* の果実にある油で，石ケン製造用の原料)，= oleum cocois.

coconut sound　ココナッツ音.

Cocos nucifera　ココヤシ(ヤシ科植物の一種で，果実はコプラ原料，化粧用，マーガリン，石ケン，ろうそく製造原料).

coct　coctio (boiling) 煮沸の略.

coc·tion　[kákʃən]　煮沸.

coc·to·la·bile　[kàktəléibail]　煮沸または加熱して崩壊する.

coc·to·pre·cip·i·tin　[kàktəprisípitin]　煮沸沈降素.

coc·to·sta·bile　[kàktoustéibail]　煮沸に耐える，= coctostable.

coc·u·line　[kákjulin]　コクリン，= sinomenine.

co·cul·ti·va·tion　[koùkʌltivéiʃən]　共生培養 [医学].

COD　chemical oxygen demand 化学的酸素要求量(必要量)の略.

cod　[kád]　タラ［鱈］，= *Gadus morhua*, codfish.

c. liver oil　タラ［鱈］肝油，肝油(タラ *Gadus morhua* の肝から得られる不揮発性油).

c. liver oil ointment　肝油軟膏.

co·da·mine　[kóudəmi:n]　コダミン $C_{20}H_{25}NO_4$(アヘンのアルカロイド).

code　[kóud]　コード，規約，シグナル.

c. converter　コード変換器 [医学].

c. number of enzyme　酵素番号(命名法)，= enzyme number.

c. of ethics　倫理成典，倫理綱目.

c. of medical ethics　(アメリカ医師会で規定された医師倫理要綱).

c. symbol　コード記号 [医学].

co·de·car·box·yl·ase　[kòudikɑ:báksileis]　コデカルボキシラーゼ 化 2-methyl-3-hydroxy-4-formyl-5-pyridyl-methylphosphoric acid (アミノ酸の合成過程におけるアミノ基転位補酵素).

coded aperture imaging　符号化開口イメージング [医学].

coded decimal　符号化十進(10進数の各けたを，例えば4ビットのコードで表したもの).

coded prescription　約束処方 [医学].

co·de·hy·dra·ses　[kòudiháidreisiz]　コデヒドラーゼ，= coenzyme Ⅰ, Ⅱ.

co·de·hy·dro·gen·ase　[kòudihaidrádʒəneis]　コデヒドロゲナーゼ(脱水素酵素の補酵素で完全脱水素酵素の一つ).

co·deine　[kóudi:in]　コデイン 化 methylmorphine $C_{18}H_{21}NO_3$(アヘンから得られる白色結晶アルカロイド)，= codeina.

c. methylbromide　$C_{19}H_{24}BrNO_3$(麻酔・鎮咳薬)，= eucodine.

c. phosphate　コデインリン酸塩 $C_{18}H_{21}NO_3 \cdot H_3PO_4 \cdot \frac{1}{2}H_2O$: 406.37 (リン酸コデイン．鎮咳薬，鎮痛薬，モルヒナン系止瀉薬(麻薬))，= codeinae phosphas.

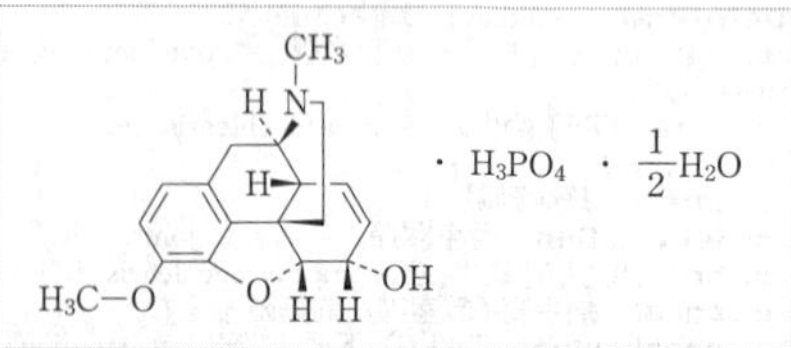

c. sulfate　硫酸コデイン $(C_{18}H_{21}NO_3)_2$-H_2SO_4-$5H_2O$，= codeinaesulfas.

cod·er　[kóudər]　符合機 [医学].

co·dex　[kóudeks]　処方集，公定書.

codfish vertebrae　タラ形椎.

Co·di·a·ce·ae　[kòudiéisii:]　ミル科(緑藻類).

cod·ing　[kóudiŋ]　符号化(コード付け).

c. region　コード領域(遺伝子DNA または mRNA の塩基配列のうえで，タンパク質のアミノ酸配列を支配している部分).

c. sheet　コーディング用紙 [医学].

c. theory 暗号説〔医学〕.

Codivilla, Alessandro ［koudivílə］ コディビラ (1816–1912, イタリアの外科医. 小児麻痺の外科的療法として腱移植手術を考案した).

Codman, Ernest Amory ［kάdmən］ コッドマン (1869–1940, アメリカの外科医).

C. sign コッドマン徴候（肩関節腱板の機能がない場合に, 三角筋収縮によって肩が突き出る).

C. triangle コッドマン三角（骨腫瘍が骨膜を押し上げるためにX線写真で三角形をなしてみえるものをいう).

C. tumor コッドマン腫〔瘍〕(軟骨芽細胞腫).

co·dol ［kóudɔ:l］ 松脂, 樹脂, = retinol, resinol.

co·dom·i·nant ［koudάminənt］ 相互優性の, 共優性〔医学〕(対立遺伝子 A_1 と A_2 が, 共に劣性の対立遺伝子 a に対して完全優性であり, A_1 と A_2 の間に優劣関係がないとき, A_1 と A_2 は相互優性であるという. ヒトの ABO 血液型の A・B 型を決定する遺伝子がこれにあたる).

c. inheritance 相互優性遺伝.

co·don ［kóudɑn］ コドン, 暗号単位（mRNA に含まれる3つの隣接するヌクレオチド. タンパク質合成において1つの特定のアミノ酸を指定する単位として機能し, どのアミノ酸がポリペプチド鎖のどの位置に入るかを決める).

c. usage コドン使用頻度.

Codonopsis lanceolata ツルニンジン（根茎を乾燥し, 朝鮮産沙参として市販される).

Codronchi, Giovanni Battista ［kɔdrɔ́:nki］ コドロンチ (1547–1628, イタリアの医師. 法医学の著者 (1597) で, 特に喉頭の疾病について造詣が深かった).

Coe virus （血清学的にはコクサッキーウイルスの A21 株と同一, ピコルナウイルス科に属する).

coe－ ［si:］ この形で始まる語は ce– の綴りの項を参照.

coecal fold 盲腸ヒダ.

coe·cum ［sí:kəm］ = cecum.

co·ef·fi·cient ［kòuifíʃənt］ ① 係数〔医学〕, 率. ② 乗数.

c. of absorption 吸収係数, = absorption coefficient.

c. of coincidence 併発係数〔医学〕.

c. of conductivity 伝導係数（温度差 1°C における熱伝導率).

c. of correlation 相関係数（2つの現象の間にある関係の大小を示す数で, 普通 r で表す).

c. of cubic expansion 体膨張率.

c. of cubical expansion 体膨張係数.

c. of delivery 庫出し係数〔医学〕.

c. of demineralization 無機塩類消失率, 無機分減少係数（尿中の乾燥物総量と無機物質との比で, 平均値は 30%).

c. of diffusion 拡散係数.

c. of discharge 流出係数〔医学〕.

c. of displacement 変位係数.

c. of distribution 分布係数, = coefficient of partition.

c. of excess air 過剰空気係数〔医学〕.

c. of expansion 膨張係数, 膨張率（物体の温度を 1°C 上昇させたときに起こる膨張量の数値).

c. of facility of outflow 〔眼〕房水流出率〔医学〕.

c. of fecundity 受精率（人口 1,000 の女性が結婚生活2ヵ年間に受精し得る率).

c. of fluidity 流動率（粘性率の逆数, Φ で表す).

c. of friction 摩擦係数〔医学〕(2つの物体が接触する面間に生ずる摩擦力と両面間の法線力との比).

c. of heat transfer 熱伝達係数〔医学〕.

c. of inbreeding 近交係数〔医学〕.

c. of kinematic viscosity 動粘性率.

c. of light extinction 吸光係数.

c. of linear contraction 線収縮率（係数）〔医学〕.

c. of linear expansion 線膨張率（係数）〔医学〕.

c. of means quare contingency 偶発関係係数 (ϕ^2).

c. of mutual inductance 相互インダクタンス.

c. of partage 分画係数（酸の水溶液からエーテルにより吸収される分量と, その水溶液中に残存する酸量との比率).

c. of partial correlation 偏相関係数.

c. of partition 分配係数（1物質が2つの異なった溶媒中に分布する差を表す数値), = distribution coefficient.

c. of racial likeness 品種相似係数〔医学〕.

c. of rebound 反発係数, = coefficient of restitution.

c. of recombination 再結合係数.

c. of refraction 屈折率（屈折角のサインと投射角のサインとの商で, 眼においては各媒質の屈折率により規定される. 屈折率は Gullstrand によると, 角膜 1.376, 前房水 1.336, 水晶体皮質 1.386, 水晶体核質 1.406, 硝子体 1.336 である).

c. of regression 回帰係数〔医学〕.

c. of relationship 近縁係数〔医学〕, 血縁係数.

c. of restitution 反発係数（弾性衝突における回復率), = coefficient of rebound.

c. of self-induction 自己誘導係数.

c. of solubility ガス溶解係数, = coefficient of absorption.

c. of thermal expansion 熱膨張率（係数）〔医学〕.

c. of transmission 透過率〔医学〕.

c. of variation 変異（動）係数（CV の字で表す統計学上の用語で, 散布度の一つ).

$$CV = \frac{\text{標準偏差}}{\text{平均値}} \times 100$$

c. of velocity 速度係数（所定量の物質が所定時間に起こす反応の速度).

c. of viscosity 粘性率〔医学〕(一定速度で平面の一定部を切線的に動かして, 粘性物質の一定層を介する他の平行面に移行し得る力の数量).

c. of vulcanization 加硫係数〔医学〕.

coe·la·ri·um ［si:léəriəm］ 体腔膜（体膜 exococlarium, および臓膜 endococlarium を含む), = mesothelium, coelomic epithelium.

－coele ［si:l］ = –cele.

Coe·len·ter·a·ta ［si:lèntəréitə］ 腔腸動物門（旧分類. 現在では刺胞動物門 *Cnidaria* と有櫛動物門 *Ctenophora* に分類される).

coelenterate venom 腔腸動物毒〔医学〕.

coe·len·ter·on ［si:léntərɑn］ 腔腸, = archenteron.

coe·li·ac ［sí:liæk］ = celiac.

c. branches [TA] 腹腔枝, = rami coeliaci [L/TA].

c. disease セリアック病, = celiac disease.

c. ganglia [TA] 腹腔神経叢, = ganglia coeliaca [L/TA].

c. nodes [TA] 腹腔リンパ節, = nodi coeliaci [L/TA].

c. plexus [TA] 腹腔神経叢, = plexus coeliacus [L/TA].

c. trunk [TA] 腹腔動脈, = truncus coeliacus [L/TA].

coeliacoduodenal part [TA]（腹腔十二指腸部*), = pars coeliacoduodenalis [L/TA].

coe·li·a·del·phus ［sì:liədélfəs］ 腹部結合体.

coe·li·ec·ta·sia ［sì:liektéiziə］ 腹腔異常膨大, = celiectasia.

coelio－ ［si:liə］ 腹腔との関係を表す接頭語.

coe·li·os·co·py [si:liáskəpi] 腹腔鏡検査.
coe·li·o·to·mia [sì:liətóumiə] 開腹術.
　c. vaginalis 腟式開腹術.
　c. ventralis 腹式開腹術.
coe·li·ot·o·my [sì:liátəmi] 開腹術.
coe·li·tis [si:láitis] 腹部炎.
coe·lo·dont [sí:lədɑnt] 中空歯〔型，性〕(ある種の爬虫類にみられる歯根の部分の空洞をもつもの).
coe·lo·gen·e·sis [sì:lədʒénisis] 空洞形成，= cavity formation.
coe·lom [sí:lɑm] 体腔，= celom.
coe·lo·ma [si:lóumə] 体腔，= celom.
Coe·lo·ma·ta [si:lóumətə] 体腔動物.
coe·lom·ep·i·the·li·o·ma [sì:loumèpiθìlióumə] 内皮癌，= endothelial cancer.
coe·lom·ep·i·the·li·um [sì:loumèpiθí:liəm] 体腔上皮.
coelomic cleft 体腔裂(胚の中胚葉を体層と臓層とに分ける空隙).
coelomic epithelium 体腔上皮.
coelomic pouch 体腔嚢(下等動物の原腸壁から生ずる陥凹で，胎児の中胚葉性体節をつくるもの).
coelomic sac 体腔嚢.
coe·lo·mo·cyte [sí:louməsàit] 体腔細胞.
coe·lo·my·ar·i·an [sì:loumaiɑ́:riən] 中空筋細胞性の，中空筋細胞型.
c(o)e·los·chi·sis [si:láskisis] 体腔分裂奇形.
coe·lo·thel [sí:ləθəl] 体腔上皮，= celothel.
coe·lo·the·li·o·ma [sì:louθì:lióumə] 中皮腫(体腔上皮腫).
　c. malignum peritonei 悪性腹膜中皮腫.
coe·lo·the·li·um [sì:louθí:liəm] 体腔上皮(胚の体腔内面を覆う中胚葉性上皮)，= mesothelium. 形 coelothelial.
coe·lo·zo·ic [si:louzóuik] 腔内寄生性.
　c. parasitism 腔内寄生.
coe·nes·the·sia [sì:nesθí:ziə] セネステジア(体感)，= cenesthesia.
coe·nes·thop·a·thy [sì:nisθɑ́pəθi] 体感異常，= cenesthopathy.
coeno- [si:nou, -nə] ①共有の，②新しい，③空虚な，を意味する接頭語. → ceno-.
coe·no·bi·um [si:nóubiəm] = cenobium.
coe·no·cyte [sí:nəsait] 多核体，ケノサイト(多核性の原形質塊)，= cenocyte.
coenocytic hypha 無隔菌糸〔医学〕.
coe·no·sarc [sí:nəsɑ:k] 共肉.
coe·no·site [sí:nəsait] = cenosite.
coe·no·spe·cies [sì:nouspí:ʃi:z] 共同種〔医学〕.
coe·nu·ri·a·sis [sì:nju:ráiəsis] 共尾〔嚢〕虫症.
coe·nu·ro·sis [sì:nju:róusis] 共尾〔嚢〕虫症(条虫の幼虫で，嚢内に数個の頭節がある共尾嚢虫 coenurus の寄生により生ずる疾病. ヒツジやヤギの脳に寄生し，旋回病を生ずる).
　c. cerebralis 脳共尾虫症.
coenurus 共尾虫.
co·en·zyme [kouénzaim] コエンザイム，補酵素(助酵素とも呼ばれ，酵素を賦活する耐熱性水溶性の非タンパク質部分)，= agone, coferment.
　c. I コエンザイムI(Co I)㊗ diphosphopyridine nucleotide (*d*-リボースとリン酸おのおの2分子とアデニンとニコチン酸アミドおのおの1分子を含有するヌクレオチド)，= codehydrase I, codehydrogenase I, cozymase.
　c. II コエンザイムII(Co II)(正確な構造は未確定であるが，coenzyme I のアデニル酸の五炭糖 C_3 (または C_2)に1分子のリン酸が結合したものと思われる triphosphopyridine nucleotide)，= Warburg coenzyme, codehydrase II, codehydrogenase II.
　c. A (CoA) コエンザイムA(パントテン酸とシステインの化合物 pantotheine が ATP と結合したもので，クエン酸の生体内合成に関与する補酵素).
　c. factor 補酵素因子，= diaphorase.
　c. of *d*-alanine = adenine-flavin dinucleotide.
　c. Q (CoQ) コエンザイムQ，補酵素Q(ミトコンドリア中の電子キャリアーの一つ. CoQ_{10} ($C_{59}H_{90}O_4$. 分子量863.36. 黄色〜橙黄色の結晶，水に不溶)はヒトの心，肝，腎に多く含まれ，酸素利用効率を改善する作用がある)，= ubiquinone.
　c. R (CoR) 補酵素R，= biotin.
co·er·cion [kouə́:ʒən, -sən] 強迫〔医学〕.
coercive force 強制力.
coe·ru·le(-us, -a, -um) [si:rú:li(əs, ə, əm)] [L] 青，青色の，= litmus.
coe·ru·le·um meth·yl·e·num [si:rú:liəm mèθilí:nəm] = methylene blue.
coeur [kə́:r] [F] 心臓，= heart.
　c. en sabot 木靴心〔医学〕，長靴心臓(Fallot 四徴候においてX線像にみられる長靴形をなす心臓影).
co·e·val [kouí:vəl] 同時期の，= coaeval.
co·ex·ci·ta·tion [koùiksaitéiʃən] 共同刺激.
co·ex·ist·ence [kouígzistəns] 共存〔医学〕.
co·fac·tor [koufǽktər] ①補助因子〔医学〕，助因子，補因子. ②余因数.
　c. of thromboplastin = proaccelerin.
co·fer·ment [koufə́:mənt] 補酵素(アゴン)，= agone, coenzyme.
Cof·fea [kɑ́fiə, kɔ́(:)fiə] コーヒーノキ属(アカネ科の一属で，種子はコーヒー，カフェインの製造原料)，= coffee.
　C. arabica コーヒーノキ(アラビア種コーヒー)，= coffee.
　C. canephora ロープスタ種コーヒー，= robusta coffee.
　C. liberica リベリアコーヒー.
cof·fee [kɑ́fi, kɔ́(:)fi] コーヒー(珈琲)(コーヒーノキ. またはその漿果で，主成分カフェイン1.2%を含む).
　c. bean sign コーヒー豆徴候〔医学〕.
　c.-ground vomit コーヒー残渣(かす)様吐物〔医学〕.
　c. test コーヒー試験(緑内障患者がコーヒーを摂取すると，眼圧が上昇する).
cof·fe·in·ism [kɑ́fi:inizəm] コーヒー中毒症.
cof·fer dam [kɑ́fər dǽm] 歯科用硬ゴム堰，= rubber dam.
Coffey, Robert Calvin [kɑ́fi] コッフェー(1869-1933, アメリカの外科医).
　C. operation コッフェー手術(尿管をS字腸へ吻合する手術)，= ureterosigmoidostomy.
Coffin, Grange S. [kɑ́fin] コフィン(1923生，アメリカの小児科医).
　C.-Lowry syndrome コフィン・ラウリー症候群〔医学〕.
　C.-Siris syndrome コフィン・シリス症候群(第五指と趾爪の形成不全).
cof·fin [kɑ́fin, kɔ́(:)-] ①棺. ②蹄槽(首蹄の窩部).
　c. bone 蹄骨(ウマの)(脚の末節骨で有蹄類では蹄骨という).
　c. formation 棺形成(神経食現象において衛生細胞が死滅した神経細胞の周囲に集まること).
　c. joint 馬蹄関節(第2指関節).
　c. lid crystal 柩蓋様結晶〔医学〕(アルカリ性尿中にみられる三重リン酸塩の結晶).
cofilin コフィリン(アクチン調整タンパク質).
cog wheel respiration 歯車性呼吸，= interrupted respiration.

Cogan, David Glendenning [kóugən] コーガン(1908-1993, アメリカの眼科医).
C. disease コーガン病(両眼非梅毒性角膜実質炎. 感音性難聴, 前庭機能障害を主徴とする).
C. oculomotor apraxia コーガン眼球運動失行症 〔医学〕.
C.-Reese syndrome コーガン・リース症候群(虹彩角膜内皮症候群 iridocorneal endothelial syndrome をいう), = ICE syndrome.
C. syndrome コーガン症候群〔医学〕(眼前庭聴覚症候群, 角膜実質炎とメニエール様症状を伴う).
co·gic ac·id [kóuʤik ǽsid] コウジ酸, = kojic acid.
cognate vascular bed 固有血管床(組織と同族の動脈により血液が供給されることで, 側副血管床と区別していう).
cog·ni·tion [kagníʃən] 認識〔力〕〔医学〕. 形 cognate.
c. disorder 認知障害〔医学〕, 認識障害〔医学〕.
cog·ni·tive [kágnitiv] 認識の, 認識的な, 認知の.
c.-behavior therapy 認知行動療法.
c. control of appetite 認知性食欲調節.
c. deficits 認知欠損.
c. dissonance 認知的不協和〔医学〕.
c. domain 認知領域.
c. dysfunction 認知機能障害.
c. ethology 認知動物行動学.
c. function 認知機能〔医学〕.
c. impairment 認知障害.
c. laterality quotient (CLQ) 認識左右差指数.
c. neuroscience 認知神経科学(認知の脳内機構を研究する分野).
c. psychology 認知心理学.
c. rehabilitation 認知リハビリテーション(注意, 認識, 思考, 学習, 記憶など認知機能障害に対応するリハビリテーションをいい, 機能回復手法と代償的手法がある. また広義には職業カウンセリングなどを含めた包括的な方法としても用いられる).
c. therapy (CT) 認知療法〔医学〕.
co·gra·di·ent [kougréidiənt] 共傾(コグレジェント).
cog·wheel [kághwi:l] 歯車, 車骨.
c. breathing 歯車音呼吸, 歯車様呼吸.
c. ore 車骨鉱, = bournonite.
c. phenomenon 歯車様徴候〔医学〕, 歯車現象(① Negro 現象ともいい, 緊張過度の筋肉を伸張する抵抗を示すが時として攣縮を示す. ② 振戦麻痺において筋肉を動かすと抵抗を示すが, これは時々調律的振戦振動によって中断される).
c. respiration 歯車様呼吸〔医学〕.
c. rigidity 歯車様硬直〔医学〕(振戦麻痺患者にみられる律動的運動).
c. sign 歯車(様)徴候〔医学〕, = cogwheel phenomenon.
co·hab·i·ta·tion [kòuhæbitéiʃən] 交尾〔医学〕, 性交〔医学〕.
Cohen, Stanley [kóuən] コーエン(1922年, ニューヨーク生まれの生化学者. 1962年, 雄マウス顎下腺に高活性の神経成長因子の存在を確認し, 同因子の精製過程で上皮成長因子(EGF)を分離同定した. さらに1976年, EGF 受容体の internalization (内在化)説を発表し, 細胞の成長, 分化の調節, さらに発癌機序の研究の展開に大きく貢献した. R. Levi-Montalcini とともに, 1986年度ノーベル医学・生理学賞を受けた).
C. sign コーエン徴候(眼突出のある患者が閉眼するとき, 強膜の辺縁が露出する).
co·her·ence [kouhíərəns] 一致性〔医学〕, 干渉性〔医学〕.
coherent scattered radiation 可干渉性散乱〔放射〕線, = Thomson radiation.
coherent scattering コヒーレント散乱〔医学〕, 可干渉性散乱.
coherent smallpox 合着痘瘡(膿疹が癒合しないで, その辺縁部が合着しているもの).
cohesion コヒーシン(タンパク質複合体で姉妹染色分体の接着機能に関与する).
co·he·sion [kouhí:ʒən] 凝集力, = cohesive force. 形 cohesive.
c. test 結合試験〔医学〕.
cohesive bandage 表面粘着性絆創膏(表面のみの癒着性をもつ絆創膏).
cohesive end 粘着末端〔医学〕.
cohesive foil 粘性箔.
cohesive site 粘着部位〔医学〕.
Cohn, Edwin J. [kóun] コーン(1892-1953, アメリカの物理化学者).
C. blood plasma fractions コーン血漿分画(エチルアルコールを用いて血漿のタンパク質を沈殿させたもので, I～VIに区別されている).
C. plasma protein fractionation コーン血漿タンパク分画法(温度, pH, イオン強度, 塩類濃度, タンパク濃度およびアルコール濃度の5条件を随意に変え, 血漿タンパク質の溶解度を利用してアルブミン, グロブリン, フィブリノーゲンなどを分離する方法).
Cohn, Ferdinand Julius [kóun] コーン(1828-1898, ドイツの細菌学者. 細菌が芽胞を形成することを発見したほか, *Bacillus* の名を発表し, 初期の細菌の分類学に貢献した).
C. law コーンの法則(細菌の特異性は固定した不変の基礎をもつ).
Cohn, Hermann Ludwig [kóun] コーン(1838-1906, ドイツの眼科医. 学校衛生学の泰斗で, 学童の視力検査を主張し, 色覚の検査に着色束糸を用いた).
C. test コーン試験(色盲の検査).
Cohnheim, Julius Friedrich [kóunhaim] コーンハイム(1839-1884, ドイツの病理学者).
C. areas コーンハイム野(固定の悪い筋線維の横断面にみられる筋原線維の暗調な多角形部分).
C. artery = terminal artery.
C. field コーンハイム野(筋線維横断面にみられる筋原線維の角柱状集団), = Cohnheim areas.
C. frog コーンハイムカエル(生理的食塩水で血液を置換して生存させたカエル).
C. theory コーンハイム説(① 腫瘍はすべて胚細胞の発育異常に基づく迷芽から発生するとしたもの. ② 炎症の本態を血管の変化により説明する説), = theory of stray germ.
co·ho·ba [kouhóubə] コホバ(ブラジル産 *Piptadenia* 種の莢果の種子からの麻酔性嗅薬. パリカ), = parica.
co·ho·ba·tion [kòuhoubéiʃən] 再蒸留, = redistillation.
co·hort [kóuhɔ:t] ① コ〔ー〕ホート(成員が共通の曝露を受けたり, 経験, 特性を共有している集団, 疫学研究で用いられる). ② 群(生物分類上 Vitzthum が節足動物, 蜘形綱, ダニ目, ヒゼンダニ亜目の一上群に用いた語).
c. analysis コ〔ー〕ホート分析〔医学〕.
c. label(l)ing コ〔ー〕ホート〔同〕群標識〔医学〕.
c. method コ〔ー〕ホート法〔医学〕.
c. observation コ〔ー〕ホート観察〔医学〕.
c. study コ〔ー〕ホート研究〔法〕〔医学〕(前向き prospective 研究, あるいは追跡 follow-up 研究とも呼ばれ, 疾患のない集団をある時点で設定し, その疾患の発生について追跡研究を行う方法).
co·hosh [kouháʃ] コホッシュ(アメリカ先住民アルゴンキン族の語で, 薬用植物の意).

co·i·cis se·men [kóuisis sí:men] ヨクイニン［薏苡仁］, ハトムギ(利尿, 健胃, 鎮痛, いぼ取りに用いられる), = cocin, coix.
coil [kɔ́il] コイル, 線輪.
c. gland 捲状腺, = sweat gland.
c. planet centrifuge method コイルプラネット遠心法, = CPC method.
coiled artery of uterus 子宮ラセン動脈.
coiled capillary コイル状毛細血管.
coiled condenser じゃ(蛇)管冷却器［医学］.
coiling of cord 臍帯巻絡［医学］.
coiling of umbilical cord 臍帯巻絡, = loop of umbilical cord.
coi·lo·nych·ia [kɔ̀ilənɪ́kiə] スプーン状爪, = koilonychia.
coin [kɔ́in] 貨幣.
c. catcher (食道に飲み込んだ貨幣を引き出す器械).
c. counting 丸薬まるめ運動(パーキンソン病患者にしばしばみられる症状で, 母指と食指との先端を交互に重ね合わせる運動).
c. lesion 限局性円形陰影, 銭型陰影［医学］.
c. sign 貨幣徴候, 貨幣現象, = coin test, Sierur sign.
c. test 貨幣試験, = Gairdner test.
co·in·ci·dence [kouínsidəns] 同時［医学］, 併発［医学］.
c. circuit 同時計数回路［医学］, 同時放電回路.
c. counting 同時計数法［医学］.
c. factor 同時計数因子(比)［医学］.
c. scanning 同時計測スキャン〔ニング〕［医学］.
c. system 同時〔計数〕回路系［医学］.
Coindet, Jean François [kɔwɑndéi] コワンデ(1774–1834, フランスの医師. ヨードを内服して甲状腺腫の療法とした最初の医師(1820)).
co·i·no·site [kouínəsait] = cenosite.
co·in·sur·ance [kòuinʃúərəns] 共同保険［医学］.
cointegrate structure 共統合構造, 融合体構造.
co·in·te·gra·tion [kouìntəgréiʃən] レプリコン複合体形成(共同統合, 相互統合).
co·iso·gen·ic [kouàisəʤénik] 類似遺伝子型の.
c. mouse コアイソジェニック系統マウス(ある特定の突然変異を有する近交系と, その元の突然変異遺伝子を有しない近交系の相互関係をさしていう).
co·i·tal [kóuitəl] 性交の, 交尾の.
c. age 性交齢［医学］.
c. exanthema virus こう(媾)疹ウイルス［医学］.
c. headache 性交頭痛.
c. injury 性交損傷［医学］.
c. pain 性交疼痛〔症〕［医学］.
Coiter muscle コイテル筋.
co·i·tion [kouíʃən] 交尾［医学］, 性交［医学］, = coitus.
co·i·to·pho·bia [kòuitəfóubiə] 性交恐怖〔症〕［医学］.
co·i·tus [kóuitəs] 交尾［医学］, 性交［医学］, = coition, copulation.
c. a la vache 獣位性交.
c. anterior 前腹位性交.
c. condomatosus コンドーム(サック)性交.
c. in ano 肛門性交(男色における).
c. inferior 下横位性交, = succumbo.
c. interruptus 中絶性交, = coitus incompletus, c. reservatus.
c. posterior 後背位性交［医学］, = coitus a tergo.
c. reservatus 保留性交, = karezza.
c. superior 上横位性交, = incubo.
Co·ix [kóuiks] ハトムギ属(イネ科 *Poaceae* の一属).
C. lacryma-jobi ジュズダマ, ハトムギ(種皮を除いた種子をヨクイニン［薏苡仁］Coicis Semen と呼び, 排膿, 利尿, 消炎薬), = Job's tears.
coix seed ヨクイニン［薏苡仁］(ハトムギ *Coix lacryma-jobi* の種子. 滋養, 強壮などに用いられ, 肌荒れにも効果があるといわれる. 漢方では利尿, 消炎, 鎮痛を目的として用いられる).
coix smut ハトムギ黒穂病.
coke [kóuk] コークス(石炭の高温乾留により得られる灰黒色多孔質の固体).
Co·ker·o·my·ces [kòukəroumáisi:z] コケロミセス属(糸状菌の一種).
co·ko [kóukou] ココ(フィジー人のフランベジア様疾患), = coco.
Col factor コル因子［医学］(コリシン産性を担う), = colicin factor.
col– [kɑl, kəl, koul] 共に, 共存の意味を表す接頭語. → con–.
col [kɑ́l] コル, 鞍部.
cola [kóulə] コラの木［医学］, コラ(アフリカ産コラ属植物 *Cola* の種子で, カフェインとテオブロミンとを含む. 先住民がそしゃく(咀嚼)し嗜好品として用いた. 強心, 神経興奮作用がある. 多くは飲料(コカコーラ coca-cola の原料)とする), = kola.
co·lal·gia [kouléelʤiə] 腸痛, 大腸痛.
co·la·mine [kóuləmin] コラミン [化] amino-ethanol $NH_2CH_2CH_2OH$ (セファリンの一部をなす物質), = ethanolamine.
co·la·tein [kóuləti:n] コラテイン $C_8H_{10}O_4$ (コラ種子のフェノル性結晶物).
co·la·tion [kouléiʃən] 布ごし［医学］, 濾過, 裏濾(うらごし. 篩の目を通すこと), = straining.
col·a·to·ri·um [kɑ̀lətɔ́:riəm] ① 篩(ふるい), 濾過器, = sieve, colander, strainer. ② 下垂体.
co·la·ture [kóulətʃər] 濾〔過〕液.
co·lau·xe [kəlɔ́:ksi] 腸拡張.
col·chi·cine [kɑ́ltʃisin] コルヒチン $C_{22}H_{25}NO_6$: 399.44 (イヌサフラン *Colchicum autumnale* の種子および球根に存在するアルカロイド. 細胞分裂に際し, 紡錘糸の作用を抑制し, 倍数染色体をもつ細胞を発生させる. 7員環, ベンゾヘプタレン系痛風治療薬. 急性痛風発作に対する特異的な抑制作用を有する), = colchicina.

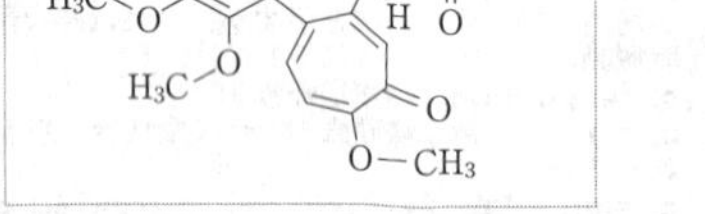

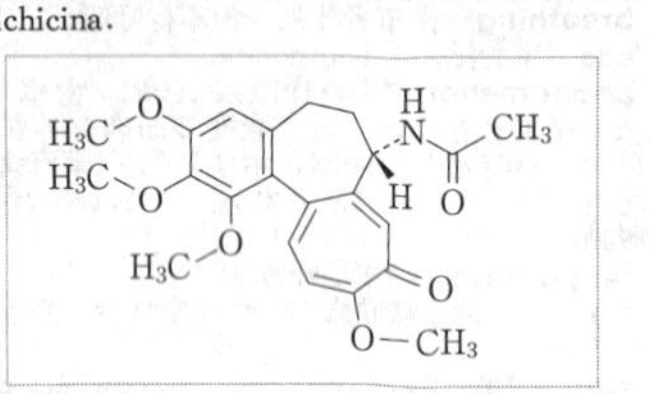

c. salicylate サリチル酸コルヒチン(黄色無定形性粉末).
col·chi·cum [kɑ́ltʃikəm] コルヒクム(イヌサフラン *Colchicum autumnale* の成熟した果実を乾燥したもの).
c. corm コルヒクム茎粉末.
c. seed コルヒクム子(流エキス剤およびチンキとして用いられる), = meadow-saffron seed.
c. wine コルヒクム酒(神経痛に用いる), = vinum colchici.
col·chi·ploid [kɑ́ltʃiplɔid] コルヒチン倍数体［医学］.
col·co·thar [kɑ́lkəθər] ベンガラ(鉄丹) Fe_2O_3 (強壮・収斂薬として用いる), = red oxide of iron, ferri oxidum rubrum.
COLD chronic obstructive lung disease 慢性閉塞性肺疾患の略.

cold [kóuld] ① 寒冷，寒性．② 生焼け．③ 感冒〔医学〕，かぜ（風邪）〔医学〕．
c. abscess 冷膿瘍〔医学〕（通常の炎症反応を伴わない膿瘍），＝abscessus frigidus.
c.-adapted mutant 低温適応〔突然〕変異体〔医学〕．
c. affusion 冷浴療法．
c. agglutination 寒冷凝集反応〔医学〕（寒冷凝集素により，赤血球が低温(0～5°C)で凝集する現象．病的寒冷凝集素は22°Cでも反応を起こし得る．マイコプラズマ肺炎やEBウイルス感染症およびリンパ球増殖性疾患で観察される）．
c. agglutinin 寒冷凝集素〔医学〕（4°C以下で自己赤血球や同型またはO型赤血球を凝集する自己抗体）．
c. agglutinin disease (CAD) 寒冷凝集素病（症）〔医学〕．
c. agglutinin-mediated autoimmune disease 寒冷凝集素性自己免疫疾患，寒冷凝集素性溶血性貧血，寒冷凝集素症．
c. agglutinin syndrome 寒冷凝集素症（寒冷凝集素を原因抗体とする疾患．特発性CADとマイコプラズマ肺炎など感染のあとに続発する続発性のものがある），＝cold agglutinin disease (CAD).
c. allergy 寒冷アレルギー〔医学〕（寒冷曝露によって肥満細胞や好塩基細胞からヒスタミンなどのケミカルメディエーターが遊離されて起こる過敏症）．
c. anesthesia 寒冷麻酔〔法〕〔医学〕，寒冷麻痺，冷却麻痺，＝refrigeration anesthesia.
c. antibody 寒冷（冷式）抗体〔医学〕．
c. bath 冷水浴，冷浴〔医学〕（室温以下の冷水を用うるもの）．
c. bend test コールドベンド試験．
c.-blooded 冷血，無情性，情性脱失．
c.-blooded animal 冷血動物〔医学〕．
c. calendering コールドカレンダリング（熱をかけずにつや出しをすること）．
c. cataplasm 冷湿布〔医学〕．
c. cautery 凍結腐食〔具〕，＝cryocautery.
c. center 寒冷中枢〔医学〕．
c. chain コールドチェーン．
c. climate 寒冷気候〔医学〕．
c. climate physiology 寒冷〔気候〕生理学〔医学〕．
c. compress 冷あん包〔医学〕，冷湿布．
c. compression 冷圧法〔医学〕．
c. cream コールドクリーム（美顔用），＝unguentum aquae rosae.
c. crushing strength 冷間圧縮の強さ．
c. cure 低温度療法．
c. diuresis 寒冷利尿〔医学〕．
c. drawing 冷間引き抜き．
c. efficiency 冷効率〔医学〕．
c. environment 低温環境〔医学〕．
c. erythema 寒冷紅斑．
c. ethanol fractionation 低温エタノール分画法．
c. flow 低温流れ〔医学〕．
c. flush 冷感〔医学〕．
c. foot bath 冷水足浴〔医学〕．
c. freckle 隠ぺい部雀卵斑．
c. front 寒冷前線〔医学〕．
c. glowing bacteria 低温増殖菌〔医学〕．
c. hardiness 耐寒性．
c. hemagglutination 寒冷〔赤〕血球凝集〔反応〕〔医学〕．
c. hemagglutinin 寒冷〔赤〕血球凝集素〔医学〕．
c. hemoglobinuria 寒冷ヘモグロビン尿〔医学〕，寒冷血色素尿症（冬季血色素尿），＝paroxysmal cold hemoglobinuria.
c. hemolysin 寒冷溶血素（発作性寒冷ヘモグロビン尿症患者血清中にみられる溶血素（抗赤血球抗体））．
c. hypersensitivity 寒冷過敏〔症〕性反応．
c. in local anesthesia 局所麻酔における低温〔医学〕．
c.-induced thermogenesis 寒冷誘導熱産生〔医学〕．
c. injury 寒冷損傷〔医学〕，寒冷傷害．
c. insulator 保冷材〔医学〕．
c. iron method 冷鉄療法，＝Percy cautery.
c. junction 冷接点〔医学〕．
c. knife conization 寒冷式円錐切除〔術〕．
c. lesion 低摂取病巣〔医学〕．
c. light 冷光灯（750ワット電球から発する光で，冷水の外套を備え直接組織に当てて診断治療に供する）．
c. mark 山模様．
c. mineral springs 冷泉〔医学〕．
c. molding 常温成形．
c. mordanting 冷媒染．
c. neutron 冷温中性子．
c. nodule 低摂取結節〔医学〕，コールドノジュール，陰性像．
c. pack 冷湿布〔医学〕，冷罨法．
c. panniculitis 寒冷脂肪織炎．
c. point 冷点（物体の表面が温暖感を与えない点）．
c. pour 冷間流動性．
c. press 冷圧．
c. pressor test 寒冷昇圧試験〔医学〕，＝Hines-Brown test.
c. pressure test 寒冷昇圧試験〔医学〕．
c. process soap 冷製石ケン．
c. puncture 冷穿刺（視床下部の穿刺で，体温を下降させる）．
c. quartz lamp 冷石英灯〔医学〕．
c. quartz mercury vapor lamp 冷石英水銀蒸気灯（低蒸気圧，低アンペア，高電圧アーク放電のある紫外線灯）．
c.-(reactive) antibody 冷式抗体，寒冷抗体（20°C以下の低温で抗原との反応性の高い抗体．ABO式血液型の抗A，抗B抗体，溶血性貧血の冷式抗赤血球抗体などがある）．
c. red-light lamp 冷赤光灯（ネオンアーク管をもつ灯）．
c. reflux 冷還流〔医学〕．
c. resistance 耐寒性．
c.-rigor point 冷硬直点（細胞が麻痺あるいは冬眠状態になる温度）．
c. sensation 冷〔感〕覚〔医学〕．
c. sensitive enzyme 低温感受性酵素．
c. setting adhesive 冷間硬化接着剤〔医学〕．
c. shot 冷塊，＝cold slug.
c. sludge 低温スラッジ〔医学〕．
c. sore 口唇ヘルペス，＝herpes labialis.
c. spot 冷〔覚〕点〔医学〕，コールドスポット（心臓核医学においてタリウム－201の取り込みが減少ないし消失した部分で，血流減少を示す）．
c. spring 冷泉〔医学〕．
c. stage 悪寒〔戦慄〕期〔医学〕．
c. storage 冷蔵〔医学〕，低温貯蔵．
c. stress 寒冷侵襲〔医学〕，寒冷ストレス．
c. stress center 寒冷中枢〔医学〕．
c. stretch 冷伸．
c. stroke 凍傷．
c. sweat 冷汗〔医学〕，冷や汗．
c. sweat of death 死汗〔医学〕．
c. test (in pregnancy) 寒冷試験（妊娠における），＝Randall sign.
c. therapy 寒冷療法〔医学〕，＝psychrotherapy.
c. tolerance 耐寒性〔医学〕．
c. ulcer 寒性潰瘍（肢（先）端に起こる栄養不良性潰

瘍).
c. urticaria 寒冷じんま(蕁麻)疹〔医学〕.
c. vascular reaction 寒冷血管反応(寒冷環境に曝露されたときの末梢血管の反応).
c. vasodilatation 寒冷血管拡張〔医学〕.
c. virus 感冒ウイルス.
c. vulcanization 冷加硫.
c. wave 寒波.
c. weather survival 寒冷気候生存〔医学〕.
c. working 冷間加工.
coldness of limb 四肢冷感〔医学〕.
coldness of lower extremity 下肢冷感〔医学〕.
Cole–Cecil murmur コール・セシル雑音.
Cole, Lewis Gregory [kóul] コール(1874–1954, アメリカの放射線学者).
C. sign コール徴候(十二指腸潰瘍にみられるX線像の変形).
Cole, Warren Henry [kóul] コール(1898生, アメリカの外科医. 1924年胆嚢造影法を開発).
cole– [koul, kɑl] = coleo–.
cole base 色素塩基〔医学〕.
cole of boil 膿栓(口蓋扁桃のくぼみにできる白塊. 細菌の死骸, 食物残渣などが溜まり臭い玉ともいう), = tonsillolith.
co·lec·ta·sia [kòulektéiziə] 結腸拡張.
col·ec·to·my [kouléktəmi] 結腸切除〔術〕〔医学〕.
colecystohepatic flexure adhesion syndrome 胆嚢肝曲癒着症候群, = Verbrycke syndrome.
co·le·i·tis [kòuliáitis] 鞘膜炎.
Coleman spectrophotometer コールマン分光光度計(回折格子を用いるもの).
Coleman, Warren [kóulmən] コールマン(1869–1948, アメリカの医師).
C. diet コールマン食(鶏卵, 乳脂, ココア, 乳糖, パン, バターからなる腸チフス患者用食事), = Coleman–Shaffer diet.
C.–Shaffer diet コールマン・シェーファー食(腸チフス患者食で, 高エネルギー流動食で, 少量ずつ数回にわたって投与する).
cole·ma·nite [kóulmənait] 灰硼石 $2CaO-3B_2O_3-5H_2O$.
coleo– [kɑliou, koul–, –liə] 腟または鞘膜との関係を表す接頭語.
co·le·o·cele [kɑ́liəsi:l] 腟ヘルニア.
co·le·o·cys·ti·tis [kɑliousistáisis] 腟膀胱炎.
Co·le·op·te·ra [kòuliɑ́ptərə] 鞘翅(甲虫)目(節足動物門, 昆虫綱, 新翅亜綱の一目で, 2対の翅をもち, 前翅は硬化されて体を保護し, 口部はそしゃくに適し完全変態を行う. 蠕虫類の中間宿主となるものが多い), = beetles.
co·le·op·tile [kòuliɑ́ptail] 子葉鞘.
co·le·op·to·sis [kɑ̀liɑptóusis] 腟脱〔症〕.
co·le·or·rhex·is [kɑ̀liəréksis] 腟披裂, 腟裂傷.
co·le·o·spas·tia [kɑ̀liəspǽstiə] 腟痙〔攣〕, = vaginismus.
co·le·ot·o·my [kɑ̀liɑ́təmi] 腟切開術.
co·les [kóuli:z] 陰茎, = penis.
c. femininus 陰核, = clitoris.
co·les·ti·pol [kouléstipɔ:l] コレスチポール 化 tetraethylenepentamine–epichlorhydrin copolymer (高脂血症治療薬, 消化管から吸収されずコレスチラミン類似の作用によりコレステロール血症を改善する).
Coley, William Bradley [kóuli] コーリー(1862–1936, アメリカの外科医).
C. fluid コーリー液(丹毒菌および奇異桿菌(霊菌)からの毒素液で, 肉腫の治療に用いたもの), = prodigiosus toxin.
coli– [kouli, kɑli] 大腸, 大腸菌の意味を表す接頭語.
co·li·bac·il·le·mia [kòulibæ̀silí:miə] 大腸菌血症〔医学〕.
co·li·bac·il·lo·sis [kòulibæ̀silóusis] 大腸菌症.
co·li·bac·il·lu·ria [kòulibæ̀siljú:riə] 大腸菌尿.
co·li·bac·il·lus [kòulibəsíləs] 大腸菌〔医学〕, = *Escherichia coli*. 複 colibacilli.
co·li·bac·te·rin [kòulibǽktərin] コリバクテリン(大腸菌ワクチン).
col·ic [kɑ́lik] ① 結腸の〔医学〕. ② 仙痛〔医学〕. 形 colicky.
c. angle 腸角(胎児の腸部および臍腸とが接合してつくられる角).
c. artery 結腸動脈〔医学〕.
c. branch [TA] 結腸枝, = ramus colicus [L/TA].
c. impression [TA] ① 結腸圧痕, = impressio colica [L/TA]. ② 結腸面, = facies colica [L/TA].
c. intussusception 結腸重積(結腸の一部が他の部分に嵌入したもの).
c. myxoneurosis 粘液仙痛.
c. surface of spleen 脾臓結腸面.
c. valve = ileocecal valve.
c. veins 結腸静脈.
col·i·ca [kɑ́likə] ① 仙痛. ② 結腸の, = colic.
c. dextra 右結腸動脈.
c. hepatica 肝〔臓〕仙痛, = gallstone colic.
c. media 中結腸動脈.
c. mucosa 粘液性結腸炎.
c. pictonum 鉛仙痛.
c. scortorum 卵管部仙痛.
col·i·cin [kɑ́lisin] コリシン(大腸菌が産出するバクテリオシン).
c. factor コリシン因子(コリシン産性因子), = Col factor, colicinogenic f..
c. tolerant コリシン寛容〔性〕の〔医学〕.
colicinogenic factor コリシン〔産生〕因子〔医学〕(コリシン産生を支配するプラスミド).
col·i·ci·no·gen·i·ci·ty [kɑlisinəʤənísiti] コリシン産生性〔医学〕.
col·i·ci·nog·e·ny [kɑ̀lisinɑ́ʤəni] コリシン産生性, = colicinogenicity.
col·icky [kɑ́liki] 仙痛の.
c. pain 仙〔疝〕痛〔医学〕.
col·i·co·li·tis [kɑ̀likəláitis] 大腸菌結腸炎.
col·i·co·ple·gia [kɑ̀likəplí:ʤiə] 鉛仙痛性麻痺.
co·li·cys·ti·tis [kòulisistáitis] 大腸菌〔性〕膀胱炎〔医学〕.
co·li·cys·to·py·e·li·tis [kòulisistəpaiəláitis] 大腸菌性膀胱腎盂炎.
co·li·e·mia [kòulí:miə] 大腸菌血症.
co·li·form [kóulifɔ:m] 大腸菌型の.
c. bacteria 大腸菌群〔医学〕, 大腸菌型細菌.
c. group 大腸菌群〔医学〕.
c. index コリフォーム指数〔医学〕.
co·lil·y·sin [koulílisin] 大腸菌融解素.
co·li·my·cin [kòulimáisin] コリマイシン(黒沢らが1946年に土壌菌の一種好気性芽胞ガス桿菌の培養液から抽出した抗生物質), = colistin–Lion.
col·in·e·ar·i·ty [kòuliniǽriti] 共直線性〔医学〕, コリニアリティー.
co·li·ne·phri·tis [kòulinefráitis] 大腸菌性腎炎.
co·li·ner·gic [kòulinə́:ʤik] コリン〔作用〕性の, = cholinergic.
co·li·pase [kóulipeis] コリパーゼ(膵液中に分泌されるタンパク質).
co·li·phage [kóulifeiʤ] 大腸菌ファージ〔医学〕.
co·li·pli·ca·tion [kòuliplikéiʃən] 結腸造襞術, = coloplication.

co·li·punc·ture [kòulipʌ́ŋkʧər] 結腸穿刺, = colocentesis.
co·li·py·e·li·tis [kòulipaiəláitis] 大腸菌性腎盂炎.
co·li·pyu·ria [kòulipjú:riə] 大腸菌尿〔症〕.
co·li·sep·sis [kòulisépsis] 大腸菌敗血症.
co·lis·ta·tin [kòulistéitin] コリスタチン(土壌から分離した芽胞菌から Gause が1946年に分離した抗生物質で，特に大腸菌に対し抗菌作用を示す).
co·lis·ti·meth·ate so·di·um [kòulistiméθeit sóudiəm] コリスチメテートナトリウム(コリスチンのメタンホン酸ナトリウム塩ポリペプチド系抗生物質．コリンメタンスホン酸ナトリムともいう), = colistin sodium methanesulfonafe.
co·lis·tin [koulístin] コリスチン(百日ぜきに対し有効といわれるポリミキシン類似の抗生物質), = colimycin.
c. sodium methanesulfonate コリスチンメタンスルホン酸ナトリウム(ポリペプチド系抗生物質．グラム陰性菌を特異的に阻止する．多剤耐性のグラム陰性桿菌による感染症に有効). (→ 付図)
colitic arthritis 潰瘍〔性〕結腸炎性関節炎.
co·li·tis [kouláitis] 大腸炎，結腸炎 [医学].
c. cystica profunda 大腸深在性濾胞症 [医学]，深在性嚢胞性大腸炎.
c. cystica superficialis 表在性嚢胞性大腸炎.
c. polyposa ポリープ様(茸腫様)大腸炎.
co·li·ti·ter [kòulitáitər] 大腸菌率 [医学].
co·li·tose [kálitous] コリトース(大腸菌やサルモネラ属細菌で血清型によりみられる多糖菌体抗原である糖).
co·li·tox·e·mia [kòulitɑksí:miə] 大腸菌毒血症.
co·li·tox·i·co·sis [kòulitɑ̀ksikóusis] 大腸菌中毒症.
co·li·tox·in [kòulitɑ́ksin] 大腸菌毒素.
co·li·u·ria [kòulijú:riə] 大腸菌尿症, = colibacilluria.
col·la [kálə] 頸，のどくび(collum の複数).
c. piscium 魚膠.
col·lab·o·ra·tion [kɑlæbəréiʃən] 共同研究.
c. for international health 国際保健協力.
collaborative drug therapy management (**CDTM**) 共同薬物治療管理業務(チーム医療の一環として特定の患者に対し医師と薬剤師が契約関係となり，契約の範囲内で薬剤師が主体的に薬物療法を行うこと．日本では2011年頃より開始されている).
col·la·cin [káləsin] コラシン(皮膚の膠様変性部に産生する物質).
collage therapy コラージュ療法(絵画療法などの芸術療法の一つ).
col·la·gen [kálədʒən] コラーゲン(動物の結合組織を構成する主要タンパク質成分．三重ラセン構造をとり，グリシンが1/3を占める．現在までのところⅠ〜XIII型まで知られている).
c. arthritis コラーゲン関節炎(Ⅱ型コラーゲンを動物に免疫して誘導される関節炎).
c. disease 膠原病 [医学]，結合〔組〕織病 [医学].
c. fiber 膠原線維.
c. implantation コラーゲン注入法.
c. injection コラーゲン注射.
c. lens コラーゲンレンズ.
c.-polymer composites コラーゲン高分子複合体 [医学].
c. thesaurismosis 膠原(コラーゲン)蓄積症 (von Gierke), = scleroderm.
c.-vascular diseases 膠原血管病.
col·la·gen·ase [koulǽdʒəneis] コラゲナーゼ(コラーゲンを分解するプロテアーゼ，動物性と細菌性の酵素がある).
col·la·ge·na·tion [koulæ̀dʒənéiʃən] コラーゲン化.
col·la·gen·ic [kɑ̀lədʒénik] 膠原〔性〕の [医学].
col·lag·e·no·lyt·ic [koulæ̀dʒənəlítik] コラーゲン溶解の.
col·lag·e·no·sis [koulæ̀dʒənóusis] 膠原病, = collagen disease.
col·lag·e·nous [koulǽdʒənəs] 膠原〔性〕の [医学]，コラーゲン〔性〕の.
c. colitis 膠原性大腸炎(慢性の下痢が認められるが，直腸所見は正常で，生検で固有粘膜層の慢性炎症と上皮下の厚い膠原組織の沈着が認められる疾患).
c. connective tissue 〔膠原〕線維性結合組織 [医学].
c. fiber 膠原線維(結合織の)，コラーゲン線維.
c. fibril 膠原原線維，膠原細線維.
c. tissue 膠原組織，〔膠原〕線維性結合組織.
col·lapse [kəlǽps] 虚脱 [医学]. 形 collapsable.
c. air 虚脱気量 [医学].
c. delirium 虚脱性せん(譫)妄 [医学].
c. induration 虚脱硬化, = atelectatic induration.
c. of nostril 鼻翼弛(し)緩〔症〕[医学].
c. pneumonia 虚脱性肺炎 [医学].
c. therapy 虚脱療法(肺結核の) [医学].
collapsible tube 押出しチューブ [医学].
collapsing pulse 水槌脈 [医学]，虚脱脈 [医学], = Corrigan pulse, water-hammer p..
collapsing typhus 虚脱性チフス，伝染性腸チフス.
col·lap·so·ther·a·py [kəlæ̀psəθérəpi] 虚脱療法.
col·lap·sus [kəlǽpsəs] 虚脱, = collapse.

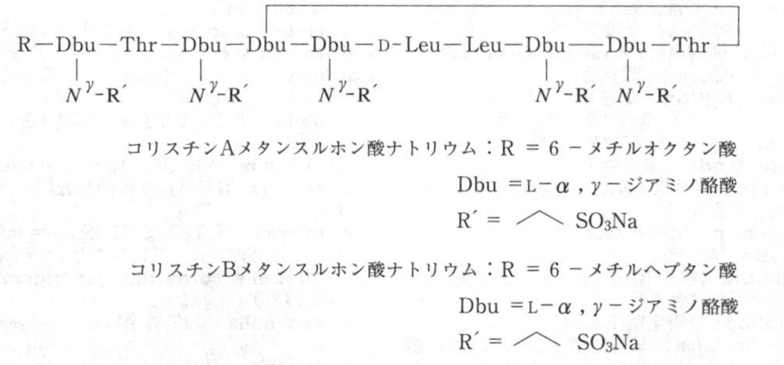

colistin sodium methanesulfonate 付図

c. bulbi 眼球虚脱.
col·lar [kálər] 襟(えり), 頸輪.
c. bone 鎖骨, = collarbone, clavicle.
c.-button abscess カラーボタン膿瘍.
c. crown カラー冠(自然歯に環状鉤を用いてかぶせたもの).
c. of Stokes ストークス頸輪(上大静脈閉鎖症にみられる頸部胸部の浮腫性腫脹).
c. spine 冠棘.
col·lar·bone [kálə:boun] 鎖骨, = clavicle.
collared flagellate 襟鞭毛虫亜門, = *Choanoflagellata*.
col·lar·ette [kàlərét] 襟(えり)〔医学〕, 小頸環, 小環.
col·las·tin [kəlǽstin] コラスチン(変性コラーゲン), = collacin.
col·lat·er·al [koulǽtərəl] ① 側副〔の〕〔医学〕, 並立の. ② 副軸索, 側軸索, = paraxon.
c. anemia 副血行性貧血.
c. artery 側副動脈.
c. (blood) circulation 側副〔血液〕循環〔医学〕.
c. branch [TA] 側副枝, = ramus collateralis [L/TA].
c. circulation 側副循環〔医学〕, 副枝血行, 側副血行(脈管が閉鎖されたとき, ほかの副枝路を通って行われる血液循環).
c. edema 副行性浮腫, 側副性浮腫〔医学〕.
c. eminence [TA] 側副隆起(大脳側脳室の下角と後角との間にある), = eminentia collateralis [L/TA].
c. fissure 側副裂.
c. ganglion 側副神経節(交感神経の).
c. hemiplegia 同側性片麻痺〔医学〕.
c. hyperemia 側副性充血〔医学〕, 側副路性充血, 側枝充血, 傍側性充血(主動脈の血流が阻止されて側枝の血流が増すことにより起こる).
c. immunization 側副免疫法〔医学〕(感染菌以外の菌による非特異性の免疫法).
c. inheritance 傍系遺伝〔医学〕.
c. ligaments [TA] 側副靱帯, = ligamenta collateralia [L/TA].
c. pathway 副行路〔医学〕, 側副路〔医学〕, 側副血行路.
c. respiration 副行呼吸〔医学〕, 側副呼吸〔医学〕.
c. sulcus [TA] 側副溝, = sulcus collateralis [L/TA].
c. symptom 随伴症状〔医学〕.
c. trigone [TA] 側副三角(側脳室下角下壁にあり, 後角にまで及ぶ三角状の拡大部), = trigonum collaterale [L/TA].
c. vascular bed 側副血管床.
c. vascular bundle 並立維管束.
c. vein sign 側副静脈徴候〔医学〕.
c. ventilation 側副(副行)換気〔医学〕.
c. vessel [TA] 側副脈管, = vas collaterale [L/TA].
col·lau·rum [kəlɔ́:rəm] 膠質金.
collected prescription 処方せん(箋)集〔医学〕.
collectin コレクチン(C型レクチンの一種).
collecting duct 集合〔尿細〕管〔医学〕.
collecting electrode 集電極〔医学〕.
collecting plate 集合板(電池の陰極板で水素などの分解物が集合する).
collecting system 集尿系〔医学〕.
collecting tube 集合管.
collecting tubule 集合管(尿細管から尿を輸送する細管で腎盂の小杯に至る).
collecting voltage 集電電圧〔医学〕.
col·lec·tion [kəlékʃən] 試料採集(蒐集)〔医学〕, 標本抽出〔医学〕.
c. of clinical case report 臨床症例報告集〔医学〕.
c. of urine 蓄尿〔医学〕, 採尿.
col·lec·tion·ism [kəlékʃənizəm] 収集癖〔医学〕.
col·lec·tive [kəléktiv] 集合の, 集団の.
c. consciousness 群集意識.
c. dose 集団線量〔医学〕.
c. dose equivalent 集団線量当量〔医学〕.
c. museum 総合博物館〔医学〕.
c. prophylaxis 集団的予防.
c. psychology 集合心理学.
c. unconscious 集団的無意識.
col·lec·to·ma·nia [kəlèktouméiniə] 収集癖.
col·lec·tor [kəléktər] 集合血管〔医学〕.
c. electrode コレクター電極〔医学〕.
c. itch 採集家瘙痒症, = schistosome dermatitis.
college of pharmacy 薬科大学(主として単科大学の).
Col·le·ma·ta·ce·ae [kəlèmətéisii:] イワノリ科(地衣類).
Col·lem·bo·la [kəlémbələ] 粘管(トビムシ)目(節足動物門, 六脚類), = springtails.
col·le·mia [kəlí:miə] 血液凝固〔医学〕, 凝血〔医学〕.
col·len·chy·ma [kəléŋkimə] 厚角組織. 形 collenchymatous.
c. cell 厚角細胞.
Coller, Frederick A. [kálər] コラー(アメリカの病理学者). → Astler-Coller classification.
Colles, Abraham [kális] コーレス(1773-1843, アイルランドの外科医).
C. fascia コーレス筋膜(会陰浅在筋層の深在層).
C. fracture コーレス骨折(手を背屈位にして転倒した際に生ずる橈骨遠位端骨折で, 下骨片が後方に転位してフォーク様奇形を呈するもの. 前方に転位する場合は逆コーレス骨 reverse Colles fracture または Smith fracture という), = silver-fork deformity.
C. law コーレス法則(先天梅毒児は, その母親が梅毒の臨床症状を呈しないとしても, 病毒を母体に伝播することがないという法則(1837)).
C. ligament コーレス靱帯, = ligamentum reflexum.
C. space コーレス腔(隙), = spatium perinei superficiale.
Collet, Frédéric-Justin [kəléi] コレ(1870-1966, フランスの耳鼻咽喉科医).
C.-Sicard syndrome コレ・シカール症候群〔医学〕(第9, 10, 11, 12脳神経の片側性障害).
C. syndrome コレ症候群(頭蓋後窩底の骨折に起こる症候群で, 第9, 10, 11, 12脳神経の麻痺による喉頭麻痺), = Villaret syndrome, Collet-Sicard s..
collicular artery [TA] 四丘体動脈*, = arteria collicularis [L/TA].
col·lic·u·lec·to·my [koulìkjuléktəmi] 精丘切除.
col·lic·u·li·tis [koulìkjuláitis] 精丘炎.
col·lic·u·lus [koulíkjuləs] [L/TA] 小丘, = colliculus [TA]. 複 colliculi.
c. bulbi 尿道丘(男子尿道の膜状部の周囲にある勃起組織).
c. caudalis 下丘(四丘体の), = inferior colliculus.
c. facialis [L/TA] 顔面神経丘, = facial colliculus [TA].
c. inferior [L/TA] ① 下丘, = inferior colliculus [TA]. ② 後四丘体(下丘のこと), = postgeminum.
c.-rostralis corporum quadrigeminorum 上丘(四丘体の).
c. seminalis [L/TA] 精丘, = seminal colliculus [TA].
c. superior [L/TA] 上丘, = superior colliculus [TA].
c. urethralis 尿道小丘(精丘), = colliculus semi-

nalis.
col·li·dine [kálidain] コリジン ㊥ 2,4,6-trimethylpyridine $C_8H_{11}N$ (腐敗した動物組織に発生するプトマインの一つ(2-methyl-4-ethyl pyridine を α-collidine, 4-methyl pyridine を β-collidine という)), = γ-collidine, sym-collidine.
Collier, James S. [káliər] コリアー(1870-1935, イギリスの眼科医).
C. sign コリアー徴候(びっくり眼(まなこ)).
C. tract コリアー路(内側縦束の被蓋部).
C. tucked lid sign コリアー眼瞼後退徴候.
collier's lung 炭坑夫肺.
col·li·fix·a·tion [kàlifikséiʃən] 子宮頸固定〔術〕[医学], = collopexia.
col·li·ga·tion [kàligéiʃən] 総括, 結合, 合成. 形 colligative.
colligative property 束一性 [医学].
collimating eyepiece 視準接眼鏡(ガウス接眼レンズ).
col·li·ma·tion [kàliméiʃən] 照準 [医学], 視準(レンズまたはそれを通過する光を平行にすること). 形 collimated.
c. axis 視準軸(光学系において対物レンズの中心と十字線の中糸線とを結ぶ線).
col·li·ma·tor [kàliméitər] コリメーター(視準器, 視準儀(望遠鏡の), 分光器の絞り).
Collin, Anatole [kálin] コリン(1831-1923, フランスの機械考案者).
C. osteoclast コリン破骨器.
Collip, James Bertram [kálip] コリップ(1892-1965, カナダの医師).
C. hormone コリップホルモン(パラソルモン), = parathormone.
C. method コリップ法(血清カルシウム定量変法), = Clark-Collip method.
C. unit (of parathyroid dosage) コリップ単位(上皮体の単位で, 体重20kgのイヌにおいて注射後15時間で血中カルシウム濃度を5mg増加させるのに必要な上皮小体抽出物の1/100量).
col·li·qua·tion [kàlikwéiʃən] 融解 [医学], 液化 [医学], 軟化. 形 colliquative.
c. necrosis 液化壊死.
colliquative albuminuria 回復期アルブミン尿.
colliquative diarrhea 水様性下痢 [医学], 液化下痢, = diarrhea atrophica.
colliquative necrosis 液化壊死 [医学], = liquefactive necrosis.
colliquative softening 液化性軟化症.
colliquative sweat 液化性発汗.
Collis, John Leighton [kális] コリス(1911生, イギリスの外科医).
C.-Belsey fundoplication コリス・ベルセー胃底ヒダ形成〔術〕, = Collis-Nissen fundoplication.
C.-Belsey procedure コリス・ベルセー法, = Collis-Nissen fundoplication.
C. horizontal reaction コリス水平反応(中枢性協調障害を診断するための Vojta の7つの姿勢反射の一つ).
C.-Nissen fundoplication コリス・ニッセン胃底ヒダ形成〔術〕.
C. vertical reaction コリス垂直反応(中枢性協調障害を診断するための Vojta の7つの姿勢反射の一つ).
col·li·sion [koulíʒən] 衝突 [医学] (運動する2つの物体が相互作用して撃力を及ぼし合う現象). 形 colliding.
c. cross-section 衝突断面積.
c. efficiency 衝突収量.
c. frequency 衝突〔度〕数.
c. loss 衝突損失.
c. stopping power 衝突阻止能 [医学].
c. tumor 衝突腫瘍.
c. wave 充満波 [医学].
col·li·tis [kouláitis] 膀胱三角炎, = trigonitis.
Colliver symp·tom [kálivər símptəm] コリバー症状(灰白脊髄炎の前麻痺期には, 全身に痙攣が起こる).
collodiaphyseal angle 頸体角 [医学].
col·lo·di·on [koulóudiən] コロジオン(綿火薬 pyroxylin 4gをエーテル75, アルコール25の混合液に溶解した局所塗布剤, 小創傷, 火傷などの包帯液), = collodium.
c. baby コロジオン児(魚鱗癬様紅皮症で, ニスを塗ったような外観で出生する).
c. cotton コロジオン綿 [医学], = pyroxylin.
c. film コロジオン膜 [医学].
c. membrane コロジオン膜 [医学].
c. particle コロジオン粒子 [医学].
c. wool コロジオン毛, = pyroxylin.
collodyaphyseal angle 頸骨幹角(頸体角ともいう. 大腿骨において頸部と骨体部の長軸がつくる角で, 通常約120°~130°).
col·log·nite [koulágnait] コログナイト $COCl_2$ (フォスゲンからなる毒ガス), = phosgene, D-stoff.
col·loid [kálɔid] 膠質 [医学], コロイド(物質が微粒子に分解して分散媒中に均等に分散し(disperse phase), 重力の影響によっては沈殿しない. 膠質粒子は晶質粒子よりははるかに大きく, 直径は1~500nmといわれる). 形 colloidal.
c. adenoma コロイド様腺腫 [医学], 膠様腺腫.
c. body コロイド体 [医学].
c. cancer 膠様癌, = mucinous carcinoma.
c. carcinoma 粘液癌 [医学], 膠様癌 [医学].
c. chemistry 膠質化学, コロイド化学 [医学].
c. corpuscle コロイド小体, = corpora amylacea.
c. cyst 膠様嚢胞 [医学], コロイド嚢胞 [医学].
c. cystoadenoma コロイド様嚢腺腫 [医学].
c. degeneration コロイド変性 [医学], 膠状変性, 膠様変性.
c. equilibrium 膠質平衡.
c. goiter コロイド甲状腺腫 [医学].
c. milium コロイド稗粒腫 [医学], 膠様稗粒腫(中老年期にみられる皮膚の膠様変性を主として発現する顔面の小稗粒腫).
c. mill コロイドミル [医学] (コロイド溶液をつくる目的で, 機械的分散法を行う場合に用いる装置).
c. osmotic pressure 膠〔質〕浸〔透〕圧 [医学].
c. osmotic pressure of blood 血液膠質浸透圧.
c. particle 膠質粒子(ゾル中に存在する粒子で, 大きさ(径)はほぼ0.1μm以下1μm以上のもの).
c. peritonitis 膠質性腹膜炎(Vidal).
c. reaction コロイド反応 [医学].
c. theory コロイド説 [医学].
c. tumor 膠様腫, 粘液腫.
col·loi·dal [koulɔ́idəl] コロイド状の [医学], 膠様の.
c. bearer 膠質担体(酵素作用機転における特異タンパク質), = pheron.
c. bismuth 膠状ビスマス.
c. calomel コロイド状甘汞, = calomelol.
c. catalyst コロイド触媒(触媒として用いられる金属コロイド).
c. chloroform 膠状クロロホルム(25%膠状クロロホルムで鎮痛薬として用いられた), = besalgin.
c. chromic phosphate コロイド状リン酸クロム.
c. dispersion コロイド分散, = colloid solution.
c. electrolyte コロイド電解質 [医学] (イオンの一

C

つがコロイドにより置換された物質).
c. gold (^{198}**Au**) 金コロイド〔医学〕.
c. gold reaction コロイド金反応〔医学〕, 金ゾル反応〔医学〕.
c. gold test コロイド状塩化金試験, = Lange test.
c. graphite コロイド黒鉛〔医学〕.
c. lead 膠状鉛(癌治療に用いる静注用分散薬).
c. mercury コロイド状水銀, = hyrgol.
c. metal コロイド状金属(金属のコロイド状溶液), = electrosol.
c. particle コロイド粒子〔医学〕.
c. radioactive gold コロイド状放射性金〔医学〕.
c. silver コロイド状銀, = protein silver.
c. silver chloride コロイド状塩化銀, = lunosol.
c. silver iodide コロイド状ヨウ化銀, = neosilvol.
c. solution 膠状液, コロイド溶液〔医学〕, = sol.
c. sulfur コロイド状イオウ.
c. suspension コロイド懸濁液〔医学〕.
col·loi·din [koulɔ́idin] コロイジン $C_9H_{15}NO_6$ (① 膠状変性により生ずる物質. ② 代用輸血に用いる輸液：NaCl 7g, KCl 0.1g, $CaCl_2$ 0.1g, 精製牛乳カゼイン30〜40g, $NaHCO_3$ 2.5g, 水1,000mL).
col·loi·do·cla·sia [kàlɔidəkléiziə] (コロイド分解によるアナフィラキシーの一型), = colloidoclasis, colloidoclastic shock.
col·loid·o·cla·sis [kàlɔidkléisis] コロイド異変〔医学〕.
colloidoclastic action コロイド破壊作用〔医学〕.
colloidoclastic crisis = colloidoclasia.
colloidoclastic shock 膠質破壊性ショック, = anaphylactoid shock, colloidclasia.
col·loi·do·gen [koulɔ́idəʤən] 膠質原(無機性物質を体内で膠状に保つといわれる物質).
col·loi·doph·a·gy [kàlɔidáfəʤi] 膠質食作用(甲状腺細胞がコロイドを貯蔵すること).
col·loi·do·plas·mat·ic [kàlɔidəplæzmǽtik] 膠質原形質の.
col·lo·ma [kouloúmə] 膠様癌, = colloid cancer.
col·lo·ne·ma [kàlɔní:mə] 粘液性脂肪腫.
collo·pex·ia [kàləpéksiə] 子宮頸固定〔術〕〔医学〕.
col·lox·y·lin [kouláksilin] 綿火薬, 火綿, = pyroxylin.
col·lum [káləm] [L/TA] 頸, = neck [TA]. 複 colla.
c. anatomicum [L/TA] 解剖頸, = anatomical neck [TA].
c. anatomicum humeri 上腕〔骨〕解剖頸.
c. chirurgicum [L/TA] 外科頸, = surgical neck [TA].
c. chirurgicum humeri 上腕〔骨〕外科頸.
c. costae [L/TA] 肋骨頸, = neck [TA].
c. dentis 歯頸, = cervix dentis.
c. distortum 斜頸, = torticollis.
c. femoris [L/TA] 大腿骨頸, = neck [TA].
c. fibulae [L/TA] 腓骨頸, = neck [TA].
c. glandis [L/TA] 亀頭頸, = neck of glans [TA].
c. mallei [L/TA] ツチ骨頸, = neck of malleus [TA].
c. mandibulae [L/TA] 下顎頸, = neck of mandible [TA].
c. pancreatis [L/TA] 膵頸*, = neck of pancreas [TA].
c. radii [L/TA] 橈骨頸, = neck [TA].
c. scapulae [L/TA] 肩甲頸, = neck of scapula [TA].
c. tali [L/TA] 距骨頸, = neck [TA].
c. valgum 外反股〔医学〕.
c. varum 内反股〔医学〕.
c. vesicae [L/TA] 膀胱頸, = neck of bladder [TA].
c. vesicae biliaris [L/TA] 胆嚢頸, = neck of gallbladder [TA].
c. vesicae felleae [L/TA] 胆嚢頸, = neck of gallbladder [TA].
col·lu·nar·i·um [kàljunέəriəm] 点鼻薬, = nasal douche. 複 collunaria.
c. epirenaminae compositum 複合エピレナミン点鼻液.
col·lu·to·ria [kàljutɔ́:riə] (collutorium の複数).
col·lu·to·ri·um [kaljutɔ́:riəm] うがい薬, 含そう(嗽)剤. 複 collutoria.
col·lu·tory [káljutəri] うがい薬, うがい剤〔医学〕, 含そう(嗽)剤〔医学〕, = collutorium.
col·lyr·i·um [koulíriəm] 洗眼薬, 点眼薬. 複 collyria.
c. zinci sulfatis 硫酸亜鉛点眼液(防腐, 収斂, 眼瞼炎, 慢性結膜炎など).
col·ma·scope [kálməskoup] コルマスコープ(偏光照射によりレンズにおける歪力を検査する装置).
col(o)- [koul(ou), -l(ə)] 結腸, 大腸との関係を表す接頭語.
col·o·bo·ma [kàloubóumə] 欠損〔症〕〔医学〕, 欠裂(先天性及び後天性). 複 colobomas, colobomata.
c. auris 耳介欠損, 耳介欠裂.
c. corporis ciliare 毛様体欠損.
c. iridis 虹彩欠損.
c. lentis 水晶体欠損〔医学〕.
c. lobuli 耳介欠裂, = coloboma auris.
c. nervi optici 視神経欠損.
c. of choroid 脈絡膜欠損.
c. of iris 虹彩欠損〔医学〕.
c. of vitreous 硝子体欠裂.
c. palpebrae 眼瞼欠損.
colobomatous microphthalmia 組織欠損性小眼球症.
co·lo·ce·cos·to·my [kòulousi:kástəmi] 盲腸結腸吻合術, = cecocolostomy.
co·lo·cen·te·sis [kòulousentí:sis] 結腸穿刺.
co·lo·cho·le·cys·tos·to·my [kòuloukòulisistástəmi] 胆嚢大腸吻合, = cholecystocolostomy.
co·lo·cly·sis [kòuloukláisis] 浣腸.
co·lo·clys·ter [kóuləklistər] 注腸.
co·lo·col·ic [kòuləkálik] 結腸-結腸の.
c. intussusception 結腸結腸重積〔医学〕.
co·lo·co·los·to·my [kòuloukoulástəmi] 結腸-結腸吻合術.
col·o·cynth [káləsinθ] コロシント爪〔医学〕, コロシント(ウリ科 *Cucurbitaceae* 植物. またはその漿果を乾燥したもので, 下剤として用いる), = colocynthis, bitter apple.
c. extract コロシントエキス, = extractum colocynthidis.
co·lo·cyn·thin [kàləsínθin] コロシンチン $C_{56}H_{84}O_{23}$ (コロシントの果実にある配糖体で黄色苦味質).
co·lo·cyn·this [kàləsínθis] コロシント, = colocynth.
co·lo·cys·to·plas·ty [kòulousístəplæ̀sti] 結腸膀胱形成術〔医学〕.
co·lo·dys·pep·sia [kòuloudispépsiə] 結腸性消化不良症.
co·lo·en·ter·i·tis [kòulouèntəráitis] 結腸小腸炎, = enterocotitis.
co·lo·fix·a·tion [kòuloufikséiʃən] 結腸固定術(結腸下垂病の).
col·o·gel [káləʤəl] コロジェル(methylcellulose 9% 溶液).
cologne spirit コロン精(エタノールのこと).
cologne water コロン水(数種の芳香物質をアルコ

ールに溶解して，酢酸エチルを加えた化粧水)，= eau de cologne，spiritusodoratus.

co·lo·hep·a·to·pexy [kòuləhépətəpèksi] 結腸肝臓固定術.

Cololabis saira サンマ［秋刀魚］(サンマ科 *Scomberesocidae* の一属)，= Pacific saury.

cololeiolytic drug 大腸平滑筋弛(し)緩薬 [医学].

co·lol·y·sis [koulálisis] 結腸剥離術.

Colombian tick fever コロンビアダニ熱(サンパウロ熱に類似の発疹熱).

Colombo, Matteo Realdo [kəlʌ́mbou] コロンボ (1516–1559，イタリアの解剖学者．パドワ大学の Vesalius の後任教授．小循環説を述べるが，それは Servestes の著書の剽窃と伝えられる(1559))，= Realdus Columbus.

co·lom·bo [kəlʌ́mbou] コロンボ，= calumba.

Colomiatti bacillus コロミアッチ菌，乾燥症菌，= *Corynebacterium xerosis*.

co·lon [kóulən] [L/TA] 結腸，= colon [TA]. 形 colonic.

c. ascendens [L/TA] 上行結腸，= ascending colon [TA].

c. bacillus 大腸菌(腸管内に生息する細菌という意味)，= *Escherichia coli*.

c. consciousness 大腸意識(特に便通に関する大腸菌の機能を意識すること).

c. cutoff sign 結腸遮断徴候 [医学]，コロンカットオフサイン.

c. descendens [L/TA] 下行結腸，= descending colon [TA].

c. dilatation 結腸拡張〔症〕[医学].

c. exclusion 結腸空置 [医学].

c. inflammation 結腸炎 [医学].

c. sigmoideum [L/TA] S状結腸，= sigmoid colon [TA].

c. transversum [L/TA] 横行結腸，= transverse colon [TA].

co·lon·al·gia [kòulənǽlʤiə] 結腸痛.

colonial spirit メチルアルコール.

co·lon·ic [koulánik] 結腸の [医学].

c. adenoma 大腸腺腫.

c. anesthesia 注腸麻酔〔法〕[医学].

c. atresia 結腸閉鎖 [医学].

c. cancer 結腸癌 [医学].

c. conduit 結腸導管 [医学].

c. disease 結腸疾患 [医学].

c. diverticulitis 結腸憩室炎 [医学].

c. diverticulosis 結腸憩室症 [医学].

c. fistula 結腸瘻(内腸瘻は器官と腸との瘻管をいい，外腸瘻とは腸と外面との瘻管をいう).

c. irrigation 洗腸 [医学].

c. neoplasm 結腸新生物(腫瘍) [医学].

c. stenosis 結腸狭窄 [医学].

c. tuberculosis 大腸結核 [医学].

co·lon·i·tis [kòulounáitis] 結腸炎 [医学].

col·o·ni·za·tion [kàlənizéiʃən] ① 転地群居(精神病患者などを一地区に移転して群居させる転地療法). ② 転移増殖(癌細胞が転移した個所で増殖すること)，= innidiation. ③ 累代飼育 [医学]. ④ 定着 [医学].

c. factor 定着因子 [医学].

c. factor antigen 定着因子抗原 [医学].

c. theory 転移説(異所造血巣 heterotopic hemopoietic focus に関する説).

Colonna, Paul [kəlánə] コロンナ(アメリカの整形外科医).

C. capsular arthroplasty コロンナ法(先天性股関節脱臼における，観血的先天性股関節脱臼整復法).

C. operation コロンナ手術(大腿骨頸被膜内骨折の整復手術).

co·lon·o·fi·ber·scope [kòulənəfáibə:skoup] 大腸(結腸)ファイバースコープ [医学].

co·lo·nom·e·ter [kòulənámitər] 集落計算器.

co·lon·op·a·thy [kòulənápəθi] 結腸疾患.

co·lon·o·pexy [kóulənəpeksi] 結腸固定術.

co·lon·or·rha·gia [kòulənəréiʤiə] 結腸漏.

co·lon·or·rhea [kòulənərí:ə] 結腸性下痢.

co·lon·o·scope [koulánəskoup] 結腸内視鏡 [医学]，大腸内視鏡.

co·lon·o·scop·ic po·ly·pec·tomy [kòulənəskápik pàlipéktəmi] 大腸(結腸)内視鏡的ポリープ(茸腫)切除〔術〕.

co·lon·os·co·py [kòulənáskəpi] 結腸内視鏡検査 [医学]，結腸鏡検査法.

col·o·ny [káləni] ① 集落 [医学]，コロニー [医学](細菌の). ② 群体(動植物の).

c. assay method コロニーアッセイ法(軟寒天，メチルセルロースなどの培地上で，1つの細胞を適当な刺激下に培養してクラスターを形成することをもって計測する方法).

c. count 集落数〔算定〕[医学]，コロニー数〔算定〕[医学].

c. counter 集落〔数〕算定器 [医学]，コロニー〔数〕カウンタ(計算器) [医学]，= colonometer.

c. formation assay コロニー形成能測定(細胞生存率測定)，= cell survival assay.

c. forming capacity コロニー形成能 [医学].

c. forming cell (CFC) コロニー形成細胞 [医学].

c. forming unit (CFU) コロニー形成単位 [医学]，集落形成単位 [医学](血球系細胞によって形成されるコロニーの前駆細胞(幹細胞)).

c. forming unit-blast (CFU-blast) 芽球コロニー.

c. forming unit erythroid (CFU-E) 後期赤芽球系前駆細胞，赤芽球系コロニー形成単位(エリスロポエチンに反応して赤芽球コロニーを形成する細胞)，= erythropoietin-dependent colony forming unit.

c. forming unit-granulocyte, erythroid, macrophage, megakaryocyte (CFU-GEMM) 顆粒球・赤芽球・マクロファージ・巨核球系コロニー形成単位.

c. forming unit-granulocyte, macrophage (CFU-GM) 顆粒球・マクロファージ系コロニー形成単位.

c. forming unit in culture (CFU-C) 培養コロニー形成単位(骨髄細胞を造血刺激因子の存在下に，半固形培地で培養したとき形成されるコロニーの前駆細胞).

c. forming unit in spleen (CFU-S) 脾コロニー形成単位(致死線量の放射線を照射したマウスに同系の骨髄細胞を移植したとき，脾臓に形成されるコロニーの前駆細胞).

c. forming unit-megakaryocyte (CFU-Meg) 巨核球系コロニー形成単位.

c. hybridization コロニーハイブリダイゼイション [医学].

c. inhibitory factor コロニー抑制因子(造血細胞のコロニー形成を抑制する因子).

c. of bacteria 細菌集落 [医学].

c. scope 集落鏡 [医学].

c. stimulating activity 集落刺激活性 [医学]，コロニー刺激〔形成〕活性 [医学].

c. stimulating factor (CSF) コロニー刺激因子，集落刺激因子 [医学](顆粒球，マクロファージが幹細胞から分化，増殖する際に必要な造血因子．CSF と略されGM(顆粒球，マクロファージ)-CSF，G(顆粒球)-CSF，M(マクロファージ)-CSFなどがあり，いずれも糖タンパクで細胞の分化，増殖，機能亢進などの作用があり，臨床応用されているものが多い).

C

c. stimulating factor producing tumor コロニー刺激因子産生腫瘍(コロニー刺激因子 CSF を産生する腫瘍．一部の甲状腺癌，肺癌，口腔癌では CSF も産生する)．
col·o·nych·ia [kàləníkiə] さじ状爪，＝ koilonychia.
co·lop·a·thy [kouláрəθi] 結腸疾患，＝ colonopathy.
co·lo·pex·os·to·my [kòuloupeksástəmi] 結腸固定吻合術．
co·lo·pex·ot·o·my [kòuloupeksátəmi] 結腸固定切開術．
col·o·pexy [kóuləpèksi] 結腸固定術〔医学〕．
col·o·phene [káləfi:n] コロフェン $C_{20}H_{32}$ (テルペン油から得られる無色炭化水素)．
co·lo·pho·ni·um [kòuləfóuniəm] マツやに，＝ colophony.
co·loph·o·ny [kouláfəni] 松脂(マツやに)，ロジン(小アジアの一都市 Colophony にちなむ)，＝ rosin, resina.
c. wax コロフォニウムろう(蝋)(白ろう 1 とコロフォニウム 4 との融合物)，＝ Krönig glass-cement.
co·lo·pli·ca·tion [kòulouplikéiʃən] 結腸造襞術．
co·lo·proc·tia [kòuləprákʃiə] ＝ colostomy.
co·lo·proc·ti·tis [kòuloupraktáitis] 結腸直腸炎．
co·lo·proc·tos·to·my [kòulouprαktástəmi] 結腸直腸吻合術，＝ colorectostomy.
co·lop·to·sis [kòulαptóusis] 結腸下垂〔症〕〔医学〕．
co·lo·punc·ture [kòuləpʌ́ŋktʃər] 結腸穿刺，＝ colocentesis.
col·or [kʌ́lər] ① 色，色彩．② 染料，＝ colour.
c. acid 色素酸〔医学〕．
c. agnosia 色失認〔医学〕，色彩失認(視覚失認の一つ)．
c. amblyopia 色盲(完全または不全)．
c. base 色塩基．
c. blindness 色盲〔医学〕(色の全部または一部に対し差別を感じない先天性異常，2 色覚)，＝ dichromatism.
c. blindness test chart 色盲検査表〔医学〕．
c. center 色覚中枢〔医学〕(後頭葉皮質にある)，色中心．
c. change 変色．
c. change test 変色テスト〔医学〕．
c. chart カラーチャート，色彩表，色表(文字色や背景色の色程度をチェックするための色見本．色名やカラーコード一覧表)．
c. cinematography 色彩映画．
c. circle 色彩輪〔医学〕，色相環．
c. comparison tube 比色管．
c. conditioning 色彩調節〔医学〕．
c. contrast 色〔の〕対比〔医学〕(接次的と同時的の対比をいう)．
c. contrast microscope 色対照顕微鏡．
c. coupler 発色剤〔医学〕．
c. cycle 色調圏．
c. development 発色現象．
c. difference 色差〔医学〕．
c. disc 色ごま(色独楽)〔医学〕，回転混色盤．
c. display カラー表示〔医学〕．
c. doctor カラードクター(線維)．
c. Doppler method カラードプラ〔法〕．
c. Doppler flow カラードプラ法(非観血的に弁膜の逆流や先天性心疾患の短絡血流が青，赤，緑の色で表示される．Doppler, C. J.)．
c. Doppler ultrasonography カラードプラ超音波検査〔法〕〔医学〕．
c. equation 色方程式〔医学〕．
c. excess 色超過．
c. fastness 耐変色性〔医学〕．
c. fastness to washing 洗濯堅ろう度〔医学〕．
c. feeling 色感．
c. field 色視野〔医学〕．
c. filler 顔料充填剤〔医学〕．
c. film カラーフィルム〔医学〕．
c. filter 色フィルタ〔医学〕．
c. fixing 色止め〔医学〕．
c. flow Doppler カラードプラ法(血流の方向と流速をカラー表示する方法)．
c. flow Doppler imaging カラードプラ法(非観血的に弁膜の逆流や先天性心疾患の短絡血流が青，赤，緑の色で表示される)．
c. former 発色剤．
c. harmony 色の調和〔医学〕．
c. hearing 色聴，＝聴覚性色感 chromatic audition.
c. identification test 呈色試験〔医学〕．
c. index ① 色素指数(係数)〔医学〕(血液のヘモグロビン量と赤血球数との比を，それぞれの正常値の比で除した商，平均値は約 0.85)．② 色指数((1)岩石中の有色鉱物の量の百分率比．(2)星の色の量的な尺度で，赤味が強い星ほど大きい値になる)．
c. induction 色〔の〕誘導〔医学〕．
c. mapping of pulmonary magnetism 肺磁界カラーマップ(肺内に沈着している磁性物質を外部から直流磁界で磁化したあとの，残留磁界による体表面上の磁束密度のマップのこと)．
c. match 色あわせ．
c. matching 色あわせ．
c. mixer 回転混色板．
c. mixing 色混合〔医学〕．
c. mixture 混色．
c. mutant 色彩〔突然〕変異体〔株〕〔医学〕．
c. number 色数〔医学〕．
c. of object 物体色〔医学〕．
c. perception 色覚〔医学〕．
c. perception test 色覚検査〔医学〕．
c. phase microscope 着色位相差顕微鏡．
c. photograph カラー写真，天然色写真，＝ natural color photograph.
c. pyrometer 色高温計．
c. radical 発色団，＝ chromophore.
c. reaction 呈色反応(発色あるいは変色の現象を伴う化学反応)．
c. readout カラー読出し〔医学〕．
c.-rendering property 演色性．
c. retention 保色性〔医学〕．
c. scan(ning) カラースキャン〔ニング〕〔医学〕．
c. scotoma 色暗点(視野の一部にある色盲)．
c. sensation 色〔感〕覚〔医学〕．
c. sense 色神(色感)，色覚(眼科においては異なった波長をもつ光線を分別する感覚)．
c. sensiting 色増感．
c. sensitivity 色感度〔医学〕．
c. sensitizer 色増感剤〔医学〕．
c. sensitizing 色増感〔医学〕．
c. separation 色分解．
c. solid 色立体．
c. stability 色彩安定性〔医学〕．
c. standard 色標系．
c. stimulus 色刺激〔医学〕．
c. temperature 色温度〔医学〕．
c.-throw 脱色(特にイオン置換体が溶液の流通により着色した場合の色素除去)．
c. tolerance 色許容差〔医学〕．
c. tone 色調〔医学〕，色調音〔医学〕．
c. triangle 色三角形〔医学〕，色三角(互いに補色でない少数の色を適当な比で混ぜると，すべての色ができるが，普通赤，緑，紫の基本色を三角形の頂点において配列すると，すべての色はこの三角の辺上および内部の1点を占めることになる．この配色用の3色を色三角という）．
c. valency 色価〔医学〕．
c. vision 色覚，色視，= color sense.
c. vision defect 色覚異常（旧，色盲），= color anomaly, dyschromatopsia.
c. vision testing 色覚検査法．
c.-wax 色ろう（蝋）（水酸基を含むカロチノイドと脂肪酸とのエステル）．
c. weakness 色弱〔医学〕．
c. wheel 色ごま，= color disc.
Colorado tick fever コロラドダニ熱（アメリカ・ロッキー山脈地帯に多くみられるウイルス性疾患で，発熱，筋肉痛などがみられ，皮疹は少なく（5～12%）予後も良好である．森林のダニ *Dermacenter andersoni* の刺咬により媒介される），= American mountain fever, mountain tick fever, nonexanthematous tick fever.
Colorado tick fever virus コロラドダニ熱ウイルス（レオウイルス科のウイルス）．
co·lor·a·tion [kʌ̀ləréiʃən] 着色，呈色〔医学〕．
co·lo·rec·tal [kòuləréktəl] 結腸直腸の（全大腸を指す）．
c. polyp 大腸ポリープ〔医学〕．
co·lo·rec·ti·tis [kòulourektáitis] 結腸直腸炎．
co·lo·rec·tos·to·my [kòulourektástəmi] 結腸直腸吻合．
colored discharge printing 着色抜染〔医学〕．
colored glass 色ガラス〔医学〕．
colored glaze 色ぐすり（薬）〔医学〕．
colored gustation 味覚的色感（一定の味覚による色感）．
colored person 有色人種〔医学〕．
colored resist printing 着色防染〔医学〕．
colored vision 色視〔症〕〔医学〕，着色視．
col·or·im·e·ter [kʌ̀lərímitər] 比色計〔医学〕，= chromoscope, chromatometer.
col·or·i·met·ric [kʌ̀lərimétrik] 比色法の，比色定量の．
c. analysis 比色分析．
c. caries susceptibility test 比色分析う蝕感受性試験．
c. method 比色法〔医学〕．
c. titration 比色滴定．
col·or·im·e·try [kʌ̀lərímitri] 比色分析〔医学〕，比色法，比色定量，= chromometry, measurement of color. 形 colorimetric.
coloring material 色材〔医学〕．
coloring matter ①染料〔医学〕，色素〔医学〕（物体に色を与える物質）．②着色料（食品に添加される色素．化学的合成の着色料と天然着色料がある）．
colorless interval 色なし区間〔医学〕．
co·lor·rha·phy [kouló:rəfi] 結腸縫合術．
co·lor·rhea [kòulərí:ə] 粘液結腸炎，= mucous colitis.
co·los·co·py [kouláskəpi] 大腸鏡法．
co·lo·sig·moi·dos·to·my [kòulousìgmɔidástəmi] 結腸S状結腸吻合術．
col·o·spasm [kóuləspæzəm] 結腸痙攣〔医学〕．
co·los·to·my [koulástəmi] 結腸瘻造設〔医学〕，人工肛門造設〔医学〕，人工肛門，結腸造瘻術（結腸を用いた人工肛門〔造設術〕）．
c. and enterostomy malfunction 結腸瘻あるいは小腸瘻機能障害〔医学〕．
c. bag 結腸瘻袋（人工肛門造設後に糞便を集めるため，人工肛門の上に装着する袋）．
colostral antibody 初乳抗体〔医学〕（初乳の中に高濃度に含まれる母体由来の抗体．分泌型IgAが主体を占める）．
colostral IgA 初乳IgA（分娩後の初乳中に含まれる分泌型IgA）．
colostral immunoglobulin 初乳免疫グロブリン（初乳は新生児に受動免疫を授ける抗体（IgA）を多く含む）．
co·los·tra·tion [kàləstréiʃən] 初乳病（症）（乳児が初乳を飲んだために起こる疾患）．
co·los·tror·rhea [kəlàstrərí:ə] 初乳漏．
co·los·trous [kəlástrəs] 初乳の．
co·los·trum [kəlástrəm] 初乳〔医学〕（分娩後に最初に分泌される母乳で新生児の受動免疫の一つを担うIgAを多量に含む）．形 colostric, colostral.
c. corpuscle 初乳球〔医学〕，初乳〔脂肪〕小体．
c.-deprived 初乳無摂取〔医学〕（初乳を飲ませていない）．
c. gravidarum 妊娠期初乳．
c. puerperarum 産褥期初乳．
co·lot·o·my [koulátəmi] 結腸切開術．
co·lo·ty·phoid [kòuloutáifɔid] 大腸チフス．
col·our [kʌ́lər] = color.
colovesical fistula 結腸膀胱瘻〔医学〕．
colp- [kalp] 腟との関係を表す接頭語，= colpo-.
col·pal·gia [kalpǽldʒiə] 腟痛〔医学〕．
col·pa·por·rhex·is [kàlpəpɔ:réksis] 腟円蓋裂傷．
col·pa·tre·sia [kàlpətrí:ziə] 腟閉鎖〔症〕〔医学〕，鎖腟，無孔腟．
col·pec·ta·sia [kàlpektéiziə] 腟拡張〔症〕．
col·pec·to·my [kalpéktəmi] 腟切除術．
col·pe·de·ma [kàlpidí:mə] 腟浮腫．
col·pem·phrax·is [kàlpemfrǽksis] 腟閉鎖〔症〕．
col·peu·ryn·ter [kàlpjuríntər] コルポイリンテル〔医学〕（腟内に挿入するゴム嚢）．
col·peu·ry·sis [kalpjú:risis] コルポイリンテル挿入〔法〕〔医学〕，コルポイリンテル挿置法（腟を拡張するためにゴム嚢を挿入する方法）．
col·pis·mus [kalpízməs] 腟痙，= vaginismus.
col·pi·tis [kalpáitis] 腟炎〔医学〕，= vaginitis, elytritis.
c. emphysematosa 気腫〔性〕腟炎，= cystic hyperplasia of vagina.
c. granulosa 顆粒性腟炎．
c.-mycotica 真菌性腟炎．
c. senilis 老人性腟炎，= colpitis vetularum.
c. simplex 単純腟炎．
c. trichomanadis トリコモナス腟炎．
colpo- [kalpou, -pə] 腟との関係を表す接頭語，= colp-.
col·po·cele [kálpəsi:l] 腟ヘルニア，腟瘤．
col·po·ce·li·ot·o·my [kàlpousì:liátəmi] 腟式開腹術．
col·po·ceph·a·ly [kàlpəséfəli] コルポセファリー〔医学〕．
col·po·clei·sis [kàlpoukláisis] 腟閉鎖術〔医学〕．
col·po·cys·ti·tis [kàlpousistáisis] 腟膀胱炎．
col·po·cys·to·cele [kàlpəsístəsi:l] 膀胱内膀胱瘤〔医学〕，腟膀胱ヘルニア．
col·po·cys·to·plas·ty [kàlpəsístəplæ̀sti] 膀胱腟形成術．
col·po·cys·to·syr·inx [kàlpousìstəsíriŋks] 腟膀胱瘻．
col·po·cys·tot·o·my [kàlpousistátəmi] 経腟〔的〕膀胱切開〔術〕〔医学〕．
col·po·cys·to·u·re·ter·ot·o·my [kàlpousìstouju:rìtərátəmi] 腟膀胱式尿管切開術．

col·po·cy·to·gram [kὰlpousáitəgræm] 腟内容細胞像.
col·po·des·mor·rha·phy [kὰlpoudezmɔ́:rəfi] 腟括約筋縫合術.
col·po·dyn·ia [kὰlpədíniə] 腟痛 [医学].
col·po·ep·i·si·or·rha·phy [kὰlpouèpisiɔ́:rəfi] 腟外陰〔側〕縫合術.
col·pog·ra·phy [kalpágrəfi] 腟造影術.
col·po·hy·per·pla·sia [kὰlpouhàipəpléiziə] 腟粘膜増殖.
 c. cystica 気瘤性腟粘膜増殖症.
 c. emphysematosa 気腫性腟粘膜増殖症.
col·po·hys·ter·ec·to·my [kὰlpouhìstəréktəmi] 子宮腟摘除術 [医学], 腟式子宮摘出〔術〕.
col·po·hys·ter·o·pexy [kὰlpouhístərəpeksi] 腟式子宮固定.
col·po·hys·ter·or·rha·phy [kὰlpouhìstərɔ́:rəfi] 腟式子宮縫合.
col·po·hys·ter·ot·o·my [kὰlpouhìstərátəmi] 腟式子宮切開術.
col·po·lap·a·rot·o·my [kὰlpoulæ̀pərátəmi] 腟式腹腔切開〔術〕, 腟式開腹〔術〕.
col·po·mi·cro·scope [kὰlpoumáikrəskoup] 腟顕微鏡.
col·po·mi·cros·co·py [kὰlpoumaikráskəpi] 腟顕微鏡診 [医学], 腟顕微鏡検査法.
col·po·my·co·sis [kὰlpoumaikóusis] 腟糸状菌症.
col·po·my·o·mec·to·my [kὰlpoumàiəméktəmi] 腟式筋腫摘出〔術〕.
col·po·my·o·mo·to·my [kὰlpoumàiəmátəmi] 腟式筋腫摘出〔術〕, = colpomyomectomy.
col·po·my·ot·o·my [kὰlpoumaiátəmi] 腟式筋切離術.
col·po·par·o·var·i·o·cys·tec·to·my [kὰlpoupæ̀rouvæ̀riousistéktəmi] 腟式副卵巣嚢胞切除〔術〕.
col·pop·a·thy [kalpápəθi] 腟疾患.
colpoperineal laceration 腟会陰裂傷 [医学].
colpoperineal suture 腟会陰縫合 [医学].
colpoperineal tear 腟会陰裂傷 [医学].
col·po·per·i·ne·o·plas·ty [kὰlpoupèriní:əplæ̀sti] 腟会陰形成〔術〕 [医学].
col·po·per·i·ne·or·rha·phy [kὰlpoupèriniɔ́:rəfi] 腟会陰縫合〔術〕 [医学], = perineauxesis.
col·po·per·i·ne·ot·o·my [kὰlpoupèriniátəmi] 腟会陰切開〔術〕 [医学].
col·po·pexy [kálpəpeksi] 腟腹壁固定 [医学], 腟壁固定術.
col·po·plasty [kálpəplæ̀sti] 腟形成〔術〕 [医学].
col·po·poi·e·sis [kὰpoupɔií:sis] 造腟術 [医学].
col·po·pol·y·pus [kὰpəpálipəs] 腟ポリープ (茸腫).
col·po·proc·to·cele [kὰlpəpráktəsi:l] 経腟直腸脱 [医学], = colporectocele.
col·po·pto·sis [kὰlpouptóusis, -papt-] 腟脱〔出症〕 [医学], 腟壁下垂.
col·po·rec·to·cele [kὰlpəréktəsi:l] 経腟直腸脱 [医学], 直腸瘤 [医学].
col·po·rec·to·pexy [kὰlpəréktəpeksi] 腟直腸固定術.
col·por·rha·gia [kὰlpəréidʒiə] 腟出血 [医学].
col·por·rha·phia [kὰlpərǽfiə] 腟壁縫合〔術〕, = colporrhaphy.
 c. anterior 前腟壁縫合術.
 c. anterior-posterior 前後腟壁縫合術.
col·por·rha·phy [kalpɔ́:rəfi] 腟壁縫合〔術〕 [医学], = colporrhaphia.
col·por·rhex·is [kὰlpəréksis] 腟裂傷 [医学], 腟断裂.
col·po·scope [kálpəskoup] 腟鏡, コルポスコープ [医学].
col·pos·co·py [kalpáskəpi] コルポスコピー [医学], 腟拡大鏡診, 腟〔拡大〕鏡検査〔法〕.
col·po·spasm [kὰlpəspǽzəm] 腟痙.
col·po·stat [kálpəstæt] 腟内薬物留置器.
col·po·ste·no·sis [kὰlpoustinóusis] 腟狭窄.
col·po·ste·not·o·my [kὰlpoustinátəmi] 腟閉鎖切開術.
col·po·sus·pen·sion [kὰlpousəspénʃən] 子宮体部吊上術.
col·po·therm [kálpəθə:m] 腟電気加温器.
col·pot·o·my [kalpátəmi] 腟切開〔術〕 [医学].
col·po·u·re·ter·o·cys·tot·o·my [kὰlpouju:rìtərousistátəmi] 腟式膀胱尿管切開.
col·po·ure·ter·ot·o·my [kὰlpouju:ritərátəmi] 腟式尿管切開.
col·po·xe·ro·sis [kὰlpouziróusis] 腟乾燥症 [医学].
colt distemper 腺疫, 子ウマジステンパー (腺疫菌による急性伝染病), = colt strangles.
colt ill (子ウマのカタル性伝染病).
Col·ti·vi·rus [káltivaiərəs] コルチウイルス属 (レオウイルス科の一属で, コロラドダニ熱ウイルスなどが含まれる).
colts·foot [kóultsfut] カントウ [款冬] (葉の形が子ウマの足に似ている), = *Tussilago farfara*.
Co·lu·bri·dae [kaljú:bridi:] ナミヘビ科 (有鱗目の一科), = colubrid snakes.
co·lu·brin [kəljú:brin] コルブリン (ストリキニンアルカロイドの一種).
Co·lum·ba [kəlʌ́mbə] カワラバト属 (鳥綱, 樹鳥類, ハト亜目, ハト科 *Columbidae* の一属).
 C. livia イエバト, = domestic pigeon, rock-dove.
 C. rupestris rupestris コウライバト [高麗鳩], = hill pigeon.
co·lum·ba·mine [kəlʌ́mbəmin] コルンバミン $C_{20}H_{21}NO_5$ (*Jateorhiza palmata* の根のアルカロイドで, 黄橙色針結晶の4級塩としてのみ単離される).
Columbia colistin-nalidixic acid agar CNA 血液寒天培地 (グラム陽性菌の培養に用いられる), = CNA agar.
Columbia SK virus コロンビア SK ウイルス (脳心筋炎ウイルス. Jungeblut-Sanders が1940年にポリオウイルス Yale-SK 株の動物実験中にサルから分離した).
Columbia unit コロンビア単位 (1,024 倍に希釈して肉汁培養液に加えると, 溶血性レンサ状球菌の発育を完全に阻止し得るバシトラシンの量).
Columbian spirit コロンビア精 (メタノールのこと).
co·lum·bin [kəlʌ́mbin] コルンビン $C_{28}H_{28}O_7$, (*Jateorhiza palmata* の根にある苦味質で, 赤痢の治療薬).
co·lum·bite [kəlʌ́mbait] コランブ石 (Fe, Mn)$(Nb,Ta)_2O_6$.
co·lum·bi·um [kəlʌ́mbiəm] コランビウム (アメリカではニオブ niobium の別名として元素記号 Cb を用いていた).
Columbus, Realdus [kəlʌ́mbəs] = Colombo, Matteo Realdo.
col·u·mel·la [kὰlju:mélə] ① 軸柱 [医学] (原生動物などにおいて胞子嚢を支える短柄). ② 小柱. ③柱状骨 (トカゲ類に特有), = epipterygoid. 複 columellae.
 c. cochleae 蝸牛軸, = modiolus.
 c. nasi 鼻小柱中隔下端部.
col·u·mel·li·za·tion [kὰljuməlizéiʃən] 支柱形成 [医学].
columello-labial angle 鼻柱口唇角 [医学].

co·lum·ing [káljumiŋ] 密栓腟タンポン挿入法(子宮脱の支持療法), = columnization.
col·umn [káləm] [TA] ① 柱, 脳弓柱, = columna [L/TA]. ② 列. ③ ずい(蕊)柱(植物の). 形 columnar.
c. cells 柱細胞.
c. chromatograpy カラムクロマトグラフィ〔ー〕〔医学〕.
c. diagram 柱状図(ヒストグラム), = histogram.
c. method カラム法〔医学〕.
c. of cartilage cell 軟骨細胞柱〔医学〕.
c. of fornix [TA] 脳弓柱*, = columna fornicis [L/TA].
c. of vagina 腟襞柱.
c. of vaginal rugae 腟〔皺〕柱〔医学〕.
c. operation 柱状操作(イオン交感樹脂を柱状に配置して, 溶液を流通させる手技).
c. plate カラムプレート〔医学〕.
c.-switching technique カラムスイッチング法.
c. type scrubber 塔式〔ガス〕清浄装置〔医学〕.
co·lum·na [koulʌ́mnə] [L/TA] 柱, 脳弓柱, = column [TA]. 複 columnae.
c. anterior [L/TA] 前柱, = anterior column [TA], ventral column [TA].
c. fornicis [L/TA] 脳弓柱*, = column of fornix [TA].
c. intermedia [L/TA] 中間柱*, = intermediate column [TA], intermediate zone [TA].
c. nasi 鼻柱(中隔の), = columella.
c. posterior [L/TA] 後柱, = posterior column [TA], dorsal column [TA].
c. rugarum anterior [L/TA] 前皺柱(前ヒダ柱), = anterior vaginal column [TA].
c. rugarum posterior [L/TA] 後皺柱(後ヒダ柱), = posterior vaginal column [TA].
c. vertebralis [L/TA] 脊柱, = vertebral column [TA].
columnae anales [L/TA] 肛門柱, = anal columns [TA].
columnae carneae 肉柱(心室の筋), = trabeculae carneae.
columnae griseae [L/TA] 灰白柱, = grey columns [TA], columns of gray matter [TA].
columnae renales [L/TA] 腎柱, = renal columns [TA].
columnae rugarum [L/TA] 皺柱(ヒダ柱), = vaginal columns [TA].
col·um·nar [kəlʌ́mnər] 円柱状の〔医学〕.
c. cell 円柱細胞, = cylindrical cell.
c.-cell epithelioma 円柱細胞上皮腫, = cylindrical-cell epithelioma.
c. cell papilloma 円柱上皮乳頭腫.
c. epithelioma 円柱細胞上皮腫〔医学〕.
c. epithelium 円柱上皮〔医学〕.
c. layer 円柱細胞層(網膜の小桿錐体層), = mantle layer.
c. organization 柱状構造〔医学〕.
co·lum·nel·la [kàləmnélə] 柱, = columella. 複 columnellae.
co·lum·no·some [koulʌ́mnəsoum] 小柱顆粒, 柱粒体(*Carassius auratus* の赤肉にみられる特異的顆粒で, 重複屈折性顆粒帯に一致する個所に存在する).
co·lum·not·o·my [kàləmnátəmi] 脊柱切除〔法〕.
co·ly·pep·tic [kòulipéptik] 消化抑制の.
co·lyt·ic [kəlítik] 抑制的, = inhibitory.
colza oil ナタネ油, = rape oil.
com- [kam, kəm, koum] 共に, 共存の意味を表す接頭語. → con-.
co·ma [kóumə] ① 昏睡〔医学〕(最高度の意識清明度の障害で, 一切の精神的活動と反応が失われる). ② コーマ(彗星形収差. 軸を外れた物点からの各方向への光線が明確に焦結しない球面収差). 形 comatose.
c. cast 昏睡円柱〔医学〕, = Kuelz cylinder.
c. due to diabetic ketoacidosis ケトアシドーシス性昏睡(重度のインスリン作用不足により代謝性アシドーシスをきたす. 重症の場合昏睡に陥る), = diabetic coma.
c. position 昏睡〔体〕位〔医学〕.
c. scale コーマ・スケール(意識障害の重症度を評価する基準. グラスゴー・コーマ・スケール, ジャパンコーマ・スケールなどがある).
c. vigil 覚せい(醒)昏睡(睡眠・覚醒のリズムと開閉眼と眼球の自動運動は保たれるが, 刺激に対する反応の力がない状態で, 失外套症候群や無動性無言語症にみられる).
co·ma·tose [kóumatous] 昏睡の〔医学〕, 昏睡状態の.
comb [kóum] ① 櫛. ② 肉垂, 肉冠(とさか). ③ 棘櫛(昆虫の).
c. disease 鶏冠病(鳥類の黄癬), = white-comb, lophophytosis.
c.-gill 櫛鰓.
c.-growth test 鶏冠成長試験.
c.-plate 櫛〔状〕板.
combat neurosis 戦争神経症〔医学〕, = war neurosis.
combat psychiatry 戦争心理〔医学〕.
combat survival 戦闘生存〔医学〕.
combatice reaction 戦闘反応〔医学〕.
combative sport 格闘技〔医学〕.
Combe, James Scarfe [kóum] クーム(1796-1883, スコットランドの医師. Thomas Addison に先立ち, 初めて悪性貧血の記載を発表した(1822)).
com·bi·na·tion [kàmbinéiʃən] ① 組み合わせ. ② 交配変異. ③ 併用(投薬の)〔医学〕. ④ 連結(化学). ⑤ 聚形(結晶).
c. accelerator 併用促進薬.
c. beat 連合収縮.
c. chemotherapy 多剤併用化学療法〔医学〕.
c. color 合成色〔医学〕.
c. denture 連合床義歯〔医学〕.
c. drug therapy 多剤併用療法〔医学〕.
c. filling 複合充填, 併合充填.
c. flap 組み合わせ皮弁〔医学〕.
c. intersystem 系間結合.
c. of medical impairment 複合欠陥〔医学〕.
c. stone 混成石〔医学〕, 複合石.
c. therapy 併用療法〔医学〕.
c. tone 結合音.
c. treatment 併用療法, 複合療法.
c. tumor 複合腫瘍.
combinatorial deversity 組合わせによる多様性〔医学〕.
com·bined [kəmbáind] 混合の〔医学〕.
c. anesthesia 併用麻酔(種々の麻酔薬の併用), = balanced anesthesia.
c. aphasia 合併性失語〔症〕.
c. approach tympanoplasty 併用〔的〕鼓膜形成〔術〕〔医学〕.
c. cathode 焼付け陰極.
c. deafness 混合性難聴〔医学〕.
c. deceleration 混合型一過性徐脈.
c. degeneration 混合性変性〔医学〕, 結合変性(脊髄後柱, 側柱の変性).
c. dysosmia 混合性嗅覚障害〔医学〕.
c. effect 併用効果〔医学〕.
c. flap 組み合わせ皮弁〔医学〕.

c. glaucoma 結合緑内障.
c. grip 複合握り.
c. heat transmission coefficient 複合伝熱係数〔医学〕.
c. immunity deficiency syndrome 複合型(合併型)免疫不全症候群〔医学〕.
c. immunization 複合免疫〔医学〕.
c. immunodeficiency 複合〔型〕免疫不全〔症〕(Bリンパ球, Tリンパ球双方の免疫欠損).
c. immunodeficiency disease 複合免疫不全症(T, B 両細胞系に欠損がある場合をいう).
c. immunodeficiency syndrome 複合型(合併型)免疫不全症候群〔医学〕.
c. malformation 合併奇形(奇形が複数ある場合, 主奇形に対して副奇形のことをいう).
c. manual reposition 双合用手還納法.
c.-mechanism glaucoma 混合型緑内障〔医学〕.
c. methods 混合法, = total communication.
c. modality therapy 併用治療様式〔医学〕, 集学的治療, = multidisciplinary therapy.
c. oral contraceptive 複合経口避妊薬〔医学〕.
c. pelvimetry 骨盤内外計測〔法〕.
c. plantar sign 混合性足底徴候〔医学〕, 連合性足底徴候(ヒステリーにおいて皮質性および脊髄性足底反射が同時に消失する現象).
c. podalic version 足位双合回転〔術〕.
c. pregnancy 子宮内外同時妊娠.
c. prophylactic 混合予防剤〔医学〕.
c. reaction of Schick test 複合シック反応〔医学〕.
c. resection 合併切除〔医学〕.
c. sclerosis 併合硬化症(脊髄の後索と側索との硬化).
c. sensation 複合感覚〔医学〕.
c. stone 合併結石〔医学〕.
c. system disease 脊髄索状変性〔医学〕.
c. tetanus and diphtheria toxoid 破傷風・ジフテリア混合トキソイド.
c. treatment 複合治療, 併用療法.
c. vaccine 混合ワクチン〔医学〕(2種類以上のワクチンを混合したもの. DPT ワクチン, MMR ワクチンなど).
c. valvular disease 連合弁膜症〔医学〕.
c. ventilatory impairment 混合性換気障害.
c. ventricular hypertrophy 両室肥大.
c. version 両極回転〔術〕〔医学〕, 内外併用回転〔術〕, = bimanual version.
c. waste water treatment 共同廃水処理〔医学〕.
c. water 混合水〔医学〕, 化合水.
combing (of nerve fibers) コーミング(神経線維遊離術), = hersage.
combining ability 結合活性, 結合能力〔医学〕.
combining site 結合部〔医学〕.
combining weight 化合量(水素または酸素の一定量と化合するほかの元素の量の前者に対する比).
com·bus·ti·bil·i·ty [kəmbʌ́stibíliti] 可燃性〔医学〕.
com·bus·ti·ble [kəmbʌ́stəbl] 可燃物〔医学〕.
c. gas 可燃ガス〔医学〕.
com·bus·tio [kəmbʌ́ʃiou] 熱傷(やけど), = burn, combustion.
c. bullosa 水疱性熱傷.
c. conjunctivae 結膜熱傷.
c. corneae 角膜熱傷.
c. erythematosa 紅斑性熱傷.
c. escharotica 壊死性熱傷.
c. palpebrae 眼瞼熱傷.
com·bus·tion [kəmbʌ́stʃən] 燃焼〔医学〕, 発光.
c. analysis 燃焼分析〔医学〕.
c. boat 燃焼ボート〔医学〕.
c. chamber 燃焼室〔医学〕.
c. control 燃焼管理〔医学〕.
c. efficiency 燃焼効率〔医学〕.
c. equivalent 燃焼当量(脂肪または炭水化物 1g を燃焼して得られる熱量).
c. furnace 燃焼炉〔医学〕.
c. gas 燃焼ガス〔医学〕.
c. heat 燃焼熱〔医学〕.
c. improver 燃料油助燃剤〔医学〕.
c. pipet(te) 燃焼ピペット〔医学〕.
c. quality 燃焼性〔医学〕.
c. test 燃焼試験〔医学〕.
c. tube 燃焼管〔医学〕.
c. zone 燃焼帯〔医学〕.
Comby, Jules [kóumbi] コンビー(1853–1947, フランスの小児科医).
C.-Filatov treatment コンビー・フィラトフ療法(大量ヒ素剤を用いる舞踏病の療法).
C. sign コンビー徴候(麻疹の初期にみられる頬および歯肉粘膜上の白斑).
co-med·i·cal [koumédikəl] 医療関係者〔医学〕, 医療補助者〔医学〕, コ・メディカル(医師の診療活動を補助するスタッフ. 看護師, 薬剤師, 臨床検査技師・衛生検査・臨床放射線技師および理学療法士, 作業療法士, 視能訓練士, 臨床工学技師, 義肢装具士, 言語療法士, 救急救命士など).
com·e·do [kámidou] 面ぽう(皰)〔医学〕(にきび), = comedon. 複 comedos, comedones.
c. carcinoma 面ぽう(皰)癌〔医学〕, コメド癌(乳癌の一種), = comedocarcinoma.
c. nevus 面皰母斑.
com·e·do·car·ci·no·ma [kàmidoukà:sinóumə, koumi:-] 面皰性乳癌.
com·e·do·gen·ic [kàmidəʤénik] 面皰形成性.
com·e·do·mas·ti·tis [kàmidoumæstáitis] 面皰性乳腺炎.
com·e·don [kámidən] 面ぽう(皰), = blackhead.
co·men·ic ac·id [kouménik ǽsid] コメン酸 $C_6H_4O_5$ (γ-pyrone の化合物の一つ).
comet-like echo コメット様エコー〔医学〕.
comet sign コメットサイン, = comet tail sign.
cometal cell 彗星状細胞, = caudate cell.
com·e·to·pho·bia [kàmitoufóubiə] 彗星恐怖症.
comet tail sign コメットテール徴候〔医学〕.
comfort station 公衆便所〔医学〕.
comfort zone 快感帯〔医学〕(室内温度が 13〜21°C で, 湿度が 30〜55%の環境).
comfortable posture 楽な姿勢.
comfortable temperature 快感温度〔医学〕.
comfortable zone 快感帯〔医学〕.
com·i·tans [kámitəns] 伴行性の.
comitant strabismus 共同斜視.
comma bacillus コンマ菌, = *Vibrio cholerae*.
comma bundle of Schultze シュルツェコンマ〔状〕束.
comma degeneration コンマ変性(脊髄のコンマ路の変性).
comma tract = fasciculus interfascicularis.
comma tract of Schultze シュルツェのコンマ路(野), = comma field of Schultze.
commaless code 無コンマ暗号〔医学〕.
command automatism 命令自動〔医学〕, 従命自動症.
command hallucination 命令幻覚.
commando operation コマンド手術(口腔癌に対する手術), = commando procedure.
com·mas·cu·la·tion [koumæ̀skjuléiʃən] 男色.
Commelina communis ツユクサ.

Com·me·li·na·ce·ae [kàməlinéisii:] ツユクサ科.
commemorative sign 記念徴候(既往症が残した瘢痕, 白線, 着色など).
com·men·sal [kəménsəl] ① 共生の〔医学〕, 共利の〔医学〕. ② 片利共生の, 片利共棲の. ③ 片利共生者, 片利共棲者.
c. parasite 共生寄生虫, 共生寄生体〔医学〕.
com·men·sal·ism [kəménsəlizəm] 片利共生(共棲)(真の共生 synbiosis と抗生 antibiosis との中間状態). 形 commensal.
com·ment [kámənt] 注釈〔医学〕.
commercial catalog 営業案内〔医学〕.
commercial drug 市販薬.
com·mi·nut·ed [káminju:tid] 粉砕した.
c. fracture 粉砕〔性〕骨折〔医学〕(複雑骨折), = periclasis.
com·mi·nu·tion [kàminjú:ʃən] 粉砕, 研和〔医学〕.
Com·mi·pho·ra [kamífərə] モツヤク〔没薬〕の樹(カンラン科 *Burseraceae* の一属でモツヤクの原植物).
commisioned judge 受命裁判官.
com·mis·sura [kàmiʃú:rə] [L/TA]① 交連, = commissure [TA]. ② 脳弓交連, = commissure [TA]. ③ 連合. 複 commissurae.
c. alba [NA] 白交連.
c. alba anterior [L/TA] 前白交連, = anterior white commissure [TA], ventral white commissure [TA].
c. alba posterior [L/TA] 後白交連, = posterior white commissure [TA], dorsal white commissure [TA].
c. anterior [L/TA] 前交連, = anterior commissure [TA].
c. anterior alba 白質前交連.
c. anterior grisea 灰白質前交連.
c. arcuata 弓状交連(後視神経交連).
c. brevis 短交連.
c. bulborum [L/TA] 会陰交連*(前庭球交連), = commissure of bulbs [TA].
c. caudalis 後交連.
c. cerebelli [L/TA] 小脳交連*, = cerebellar commissure [TA].
c. cerebri 大脳交連.
c. cochlearis pontis [L/TA] (橋蝸牛交連*), = auditory commissure of pons [TA].
c. colliculi inferioris [L/TA] 下丘交連, = commissure of inferior colliculus [TA].
c. colliculi superioris [L/TA] 上丘交連, = commissure of superior colliculus [TA].
c. epithalamica [L/TA] 後交連, = posterior commissure [TA].
c. fornicis 脳弓交連, = commissura hippocampi.
c. grisea 灰白交連.
c. grisea anterior [L/TA] 前灰白交連, = anterior grey commissure [TA], ventral grey commissure [TA].
c. grisea posterior [L/TA] 後灰白交連, = posterior grey commissure [TA], dorsal grey commissure [TA].
c. habenularum [L/TA] 手綱交連, = habenular commissure [TA].
c. hippocampi [L/TA] 海馬交連(脳弓交連), = hippocampal commissure [TA].
c. labiorum [L/TA] 唇交連, = labial commissure [TA].
c. labiorum anterior [L/TA] 前陰唇交連, = anterior commissure [TA].
c. labiorum oris 口唇交連.
c. labiorum posterior [L/TA] 後陰唇交連, = posterior commissure [TA].
c. labiorum pudendi 陰唇交連.
c. lateralis palpebrarum [L/TA] 外側眼瞼交連, = lateral palpebral commissure [TA].
c. magna 大交連(脳梁のこと), = corpus callosum.
c. media 正中交連(大脳の).
c. medialis palpebrarum [L/TA] 内側眼瞼交連, = medial palpebral commissure [TA].
c. mollis 軟交連(大脳の).
c. olivarum オリーブ交連.
c. palpebrarum lateralis 外瞼交連.
c. palpebrarum medialis 内瞼交連.
c. palpebrarum nasalis 鼻側交連.
c. palpebrarum temporalis 側頭交連.
c. posterior [L/TA] 後交連, = posterior commissure [TA].
c. posterior cerebri 大脳後交連.
c. posterior grisea 灰白後交連.
c. prostatae [L/TA] 前立腺交連*, = commissure of prostate [TA].
c. rostralis 前交連.
c. superior 上交連(Meynert).
c. supraoptica dorsalis [L/TA] 背側視交叉上交連, = dorsal supra-optic commissure [TA].
c. supraoptica ventralis [L/TA] 腹側視索上交連*, = ventral supra-optic commissure [TA].
c. supraopticae 視交叉上交連.
c. ventralis alba 脊髄白色腹交連.
commissurae valvularum semilunarium [L/TA]半月弁交連*, = commissures of semilunar cusps [TA].
com·mis·sur·al [kàmiʃú:rəl] 交連の.
c. cusps [TA] 弁交連*, = cuspides commissurales [L/TA].
c. fiber 交連線維(大脳の).
c. fibre [TA] 交連線維, = fibra commissuralis [L/TA].
c. fibres of telencephalon [TA] 終脳交連線維*, = fibrae commissurales telencephali [L/TA].
c. myelotomy 脊髄交連切開〔医学〕.
c. nucleus [TA] 交連核*(延髄にある核で, 孤立路と第四脳室後端との融合した部分), = nucleus commissuralis [L/TA].
c. nucleus of vagus nerve [TA] 迷走神経交連核*, = nucleus commissuralis nervi vagi [L/TA].
com·mis·sure [kámiʃuər] [TA] ① 交連, = commissura [L/TA]. ② 脳弓交連, = commissura [L/TA].
c. line 交連線.
c. of bulbs [TA] 会陰交連*(前庭球交連), = commissura bulborum [L/TA].
c. of fornix 脳弓交連.
c. of habenulae 手綱交連.
c. of inferior colliculus [TA] 下丘交連, = commissura colliculi inferioris [L/TA].
c. of lip of pudendum 陰唇交連〔医学〕.
c. of lips 唇交連.
c. of prostate [TA] 前立腺交連*, = commissura prostatae [L/TA].
c. of superior colliculus [TA] 上丘交連, = commissura colliculi superioris [L/TA].
c. of vestibular bulb 会陰交連.
commissures of semilunar cusps [TA] 半月弁交連*, = commissurae valvularum semilunarium [L/TA].
com·mis·sur·ot·o·my [kàmiʃərátəmi] 交連〔部〕切断術(器官の線維帯を切る手術).
commisural cell 交連細胞. → heteromeral cell.

com·mit·ment [kəmítmənt] 拘禁.
c. law 拘留法令 [医学].
c. of mentally ill 精神障害者〔の〕強制入院 [医学].
committed cell 〔免疫〕委任細胞 [医学], 拘束細胞, = primed cell.
committed dose equivalent 預託線量当量 [医学].
committed effective dose 預託実効線量.
committed equivalent dose 預託等価線量.
committed T cell 〔免疫〕委任 T 細胞 [医学].
com·mon [kámən] すべての, 普通の, 共通の.
c. acne 尋常性痤瘡 [医学].
c. acute lymphoblastic leukemia antigen (CALLA) 急性リンパ球性白血病共通抗原(ヒト白血球の膜表面に分布する糖タンパク質で, T 細胞白血病や小児の急性 B 細胞白血病患者のリンパ球に高発現している抗原をいう), = CD10.
c. antigen 共通抗原 [医学] (微生物においてある類縁関係の範囲内に共通の交叉反応性を示す抗原).
c. anular tendon [TA] 総腱輪, = anulus tendineus communis [L/TA].
c. arterial trunk 総動脈幹 [医学].
c. atrioventricular canal 共通房室口 [医学].
c. atrium 単心房 [医学].
c. baldness はげ [医学].
c. basal vein [TA] 総肺底静脈, = vena basalis communis [L/TA].
c. bile duct 総胆管, = ductus choledochus, choledochus.
c. bile duct calculi 総胆管結石症 [医学].
c. bony limb [TA]〔骨〕総脚, = crus osseum commune [L/TA].
c. cardinal veins 総主静脈.
c. carotid arteriography 総頸動脈造影 [医学].
c. carotid artery [TA] 総頸動脈, = arteria carotis communis [L/TA].
c. carotid plexus [TA] 総頸動脈神経叢, = plexus caroticus communis [L/TA].
c. caustic 苛性カリ.
c. channel 共通管 [医学].
c. cochlear artery [TA] 総蝸牛動脈*, = arteria cochlearis communis [L/TA].
c. cold 感冒 [医学], かぜ(風邪) [医学], 鼻感冒 [医学], = coryza.
c. cold syndrome かぜ症候群(ウイルス, マイコプラズマ, 細菌による上気道の炎症を主とした急性炎症性疾患の総称), = cold, c. syndrome, common c..
c. cold virus 感冒ウイルス [医学].
c. cordinal vein 総主静脈 [医学].
c. crus of semicircular ducts 膜半規管総脚.
c. difference 公差.
c. disease 日常病.
c. dog tapeworm 瓜実条虫.
c. drug 普通薬 [医学].
c. facial vein 総顔面静脈.
c. factor 共通因子 [医学], 共通因数〔子〕.
c. fibular nerve [TA] 総腓骨神経, = nervus fibularis communis [L/TA].
c. flexor sheath [TA]〔総〕指伸筋の総腱鞘, = vagina communis tendinum musculorum flexorum [L/TA].
c. fragile site 染色体脆弱部位(染色体上に存在する遺伝的不安定性をもつ特定領域).
c. hepatic arteriography 総肝動脈造影 [医学].
c. hepatic artery [TA] 総肝動脈, = arteria hepatica communis [L/TA].
c. hepatic duct [TA] 総肝管, = ductus hepaticus communis [L/TA].
c. house mosquito アカイエカ [赤家蚊].
c. iliac artery [TA] 総腸骨動脈, = arteria iliaca communis [L/TA].
c. iliac nodes [TA] 総腸骨リンパ節, = nodi iliaci communes [L/TA].
c. iliac vein [TA] 総腸骨静脈, = vena iliaca communis [L/TA].
c. interosseous artery [TA] 総骨間動脈, = arteria interossea communis [L/TA].
c. ion effect 共通イオン効果 [医学].
c.-law marriage 同棲結婚 [医学].
c. leukocyte antigen 共通白血球抗原(白血球全般に発現される膜貫通型糖タンパク質で, CD45 に分類されている. とくに T 細胞や B 細胞に高発現している).
c. logarithm 常用対数(底を 10 とする対数).
c. medicament 普通薬 [医学].
c. membranous limb [TA] 総脚, = crus membranaceum commune [L/TA].
c. migraine 普通型片頭痛 [医学].
c. modiolar vein [TA] 総蝸牛軸静脈*, = vena modioli communis [L/TA].
c. mole 尋常母斑, = intradermal nevus.
c. multiple 公倍数.
c. name 一般名 [医学], 普通名, 通俗名.
c. nasal meatus [TA] 総鼻道, = meatus nasi communis [L/TA].
c. opsonin = normal opsonin.
c. osseous crus 総脚 [医学].
c. palmar digital arteries [TA] 総掌側指動脈, = arteriae digitales palmares communes [L/TA].
c. palmar digital artery 総掌側指動脈 [医学].
c. palmar digital nerves [TA] 総掌側指神経, = nervi digitales palmares communes [L/TA].
c. peroneal nerve [TA] 総腓骨神経, = nervus peroneus communis [L/TA].
c. peroneal tendon sheath 腓骨筋総腱鞘.
c. pharyngeal duct 総咽頭管.
c. plantar digital arteries [TA] 総底側趾(指)動脈, = arteriae digitales plantares communes [L/TA].
c. plantar digital artery 固有底側指動脈 [医学], 総底側指動脈.
c. plantar digital nerves [TA] 総底側指神経, = nervi digitales plantares communes [L/TA].
c. pulmonal vein 総肺静脈 [医学].
c. ratio 公比.
c. salt 食塩.
c. salt springs 食塩泉(鉱泉 1.0kg 中に固形成分 1,000mg 以上含有し, 陰イオンとしては塩素イオン, 陽イオンとしてはナトリウムイオンとし, 結合して NaCl となるもの).
c. sensation 一般感覚 [医学], 全身感覚.
c. smartweed ヤナギタデ, = *Polygonum hydropiper*, water peper.
c. tendinous ring [TA] 総腱輪, = anulus tendineus communis [L/TA].
c. tendinous sheath of fibulares [TA] 腓骨筋の総腱鞘, = vagina communis rendinum musculorum fibularium [L/TA].
c. tendinous sheath of peronei [TA] 腓骨筋の総腱鞘, = vagina communis tendinum musculorum peroneorum [L/TA].
c. tendon 共通腱(1 個以上の筋に共通のもの).
c. thyme タチジャコウソウ(帯花の枝先および葉をタイム Thymi Herba と呼び, 香味料), = *Thymus vulgaris*.
c. treating facility 共同処理施設 [医学].
c. truncus 総動脈幹 [医学].

c. turpentine コモンテルペンチン(*Pinus sylvestris* などから得る).
c. variable immunodeficiency (**CVID**) 分類不能型免疫不全症(原因不明の免疫不全.成人でもみられる).
c. vent 総排泄腔, = cloaca.
c. ventricle 単心室〔医学〕.
c. wart 尋常性ゆうぜい.
c. water 常水.
com·mo·tio [kəmóuʃiou] 振とう(盪)〔症〕, = concussion, commotion, shock.
c. cerebri 脳振盪, = brain concussion.
c. labyrinthi 迷路振盪症.
c. retinae 網膜振盪症, = traumatic edema of retina, Berlin edema.
c. spinalis 脊髄振盪症, = railway spine.
com·mo·tion [kəmóuʃən] 振とう(盪)〔医学〕.
c. of heart 心臓振盪〔症〕.
c. of retina 網膜振盪〔症〕.
c. of thorax 胸部振盪〔症〕.
com·mu·ni·ca·bil·i·ty [kəmjù:nikəbíliti] 伝染性〔医学〕, 伝染力〔医学〕.
com·mu·ni·ca·ble [kəmjú:nikəbl] 伝染性の〔医学〕, 伝染力のある. 名 communicability.
c. disease 伝染病〔医学〕, 感染症〔医学〕.
c. disease control 伝染病予防〔医学〕.
c. disease nursing 伝染病看護〔医学〕.
c. disease pesticide control 伝染病殺虫剤対策〔医学〕.
c. disease prevention 伝染病予防〔医学〕.
c. period 伝染可能期間〔医学〕.
com·mu·ni·cans [kəmjú:nikənz] 交通, = communicating. 複 communicantes.
communicated insanity 感応精神病〔医学〕, 衝動精神病〔医学〕, = folie à deux.
communicated movement 共同運動.
com·mu·ni·cat·ing [kəmjú:nəkèitiŋ] 交通, 接続.
c. artery 交通動脈.
c. branch [TA] 交通枝, = ramus communicans [L/TA].
c. branch of nasociliary nerve with ciliary ganglion [TA] 毛様体神経節との鼻毛様神経の交通枝*, = ramus communicans nervus nasociliaris cum ganglio ciliare [L/TA].
c. branch with auricular branch of vagus nerve [TA] 迷走神経耳介枝との交通枝, = ramus communicans cum ramo auriculare nervi vagi [L/TA].
c. branch with auriculotemporal nerve [TA] 耳介側頭神経との交通枝, = ramus communicans cum nervo auriculotemporali [L/TA].
c. branch with chorda tympani [TA] 鼓索神経との交通枝, = ramus communicans cum chorda tympani [L/TA].
c. branch with ciliary ganglion [TA] 毛様体神経節との交通枝, = ramus communicans cum ganglio ciliari [L/TA].
c. branch with glossopharyngeal nerve [TA] 舌咽神経との交通枝, = ramus communicans cum nervo glossopharyngeo [L/TA].
c. branch with meningeal branch [TA] 下顎神経の硬膜枝との交通枝, = ramus communicans cum ramo meningeo [L/TA].
c. branch with recurrent laryngeal nerve [TA] 反回神経との交通枝, = ramus communicans cum nervo laryngeo recurrente [L/TA].
c. branch with tympanic plexus [TA] 鼓室神経叢との交通枝, = ramus communicans cum plexu tympanico [L/TA].
c. branch with ulnar nerve [TA] 尺骨神経との交通枝, = ramus communicans cum nervo ulnari [L/TA], ramus communicans ulnaris [L/TA].
c. branch with vagus nerve [TA] 迷走神経との交通枝, = ramus communicans cum nervo vago [L/TA].
c. branch with zygomatic nerve [TA] 頬骨神経との交通枝, = ramus communicans cum nervo zygomatico [L/TA].
c. branches with facial nerve [TA] 顔面神経との交通枝, = rami communicantes cum nervo faciale [L/TA].
c. branches with hypoglossal nerve [TA] 舌下神経との交通枝, = rami communicantes cum nervo hypoglosso [L/TA].
c. hydrocephalus 交通性水頭症〔医学〕(脳室に脳脊髄液が異常に貯留し, 髄液腔が拡大し髄液圧が高い状態を水頭症と呼ぶ. 交通性水頭症とは脳室外の髄液の通過障害を意味し, クモ膜下腔, 脳底槽の閉塞, クモ膜顆粒での髄液交通路の閉塞による水頭症を意味する).
c. hydrocephaly 交通性水頭症(クモ膜下腔と脳室との).
c. junction 交通性結合, = gap junction.
c. rami of spinal nerves 脊髄神経の交通枝.
c. vein 吻合静脈〔医学〕, 橋〔状〕静脈〔医学〕.
c. vessel 連通管.
com·mu·ni·ca·tion [kəmjù:nikéiʃən] 交通, 連通.
c. aid コミュニケーションエイド(コミュニケーションを補助する道具. トーキングエイド, パソコン, ワープロなどがある. 広義にはめがね, 補聴器も含む).
c. box コミュニケーションボックス.
c. disorder コミュニケーション障害.
c. gap 意志途絶〔医学〕.
communicative skill 伝達技術〔医学〕.
com·mu·nis [kamjú:nis] すべての, 普通の, 共通の, = common.
Community Health Law 地域保健法〔医学〕.
com·mu·ni·ty [kəmjú:niti] ① 群集(動物の), 群落(植物の). ② 共同〔団〕体, 地域社会. ③ 共通性(意見, 目的などの).
c.-acquired infection 市中感染, 市井感染.
c. acquired pneumonia 院外感染性肺炎〔医学〕, 市中肺炎, 市井肺炎(細菌性肺炎で, 健康な成人に発症する院外微生物による肺炎. 肺炎球菌, インフルエンザ菌, 黄色ブドウ球菌などによることが通常).
c. action 地域運動〔医学〕.
c. based rehabilitation 地域リハビリテーション.
c. care コミュニティケア, 地域ケア.
c. center コミュニティセンター, 地域社会センター, 市民文化会館.
c. dentistry 地域社会歯科学〔医学〕.
c. development 地域開発〔医学〕.
c. diagnosis 地区診断〔医学〕.
c. health 地域(公共)保健〔医学〕, コミュニティヘルス.
c. health activity 地域保健活動〔医学〕.
c. health aid 地域医療補助者〔医学〕.
c. health care 地域医療〔学〕〔医学〕.
c. health care information system 地域保健医療情報システム〔医学〕.
c. health center (**CHC**) 地域医療センター〔医学〕, コミュニティヘルスセンター.
c. health law 地域保健法.
c. health nurse コミュニティヘルスナース, 地域保健看護師, 保健師, = public health nurse.
c. health nursing 地域看護〔医学〕, 地域保健看護〔学〕.

c. (health) organization 地域〔保健〕組織〔化〕活動〔医学〕.
c. health service 地域保健業務〔医学〕.
c. hospital 地域〔社会〕病院〔医学〕.
c. immunity 地域免疫〔医学〕, = herd immunity.
c.-institutional relation 地域社会・公共団体間関係〔医学〕.
c. medicine 地域医療〔学〕〔医学〕, コミュニティ医療.
c. mental health center (CMHC) 地域精神衛生センター〔医学〕, コミュニティメンタルヘルスセンター(アメリカの).
c. mental health service 地域精神衛生医療業務〔医学〕.
c. noise 都市騒音〔医学〕.
c. nurse 保健師.
c. nutritionist 公衆栄養士〔医学〕.
c. pharmacy 地域社会の薬局〔医学〕.
c. pharmacy service 地域社会薬局業務〔医学〕.
c. physician 地域医師.
c. psychiatry 地域精神医学〔医学〕.
c. psychology 地域心理学.
c. rehabilitation 地域リハビリテーション〔医学〕.
c. screening program 一般住民スクリーニング計画〔医学〕.
c. size 地域社会の大きさ〔医学〕.
c. standard 地域水準〔医学〕.
Comolli sign [kámәli sáin] コモリ徴候(肩甲骨骨折により, その前後部に血液滞留により三角形の腫脹が現れる).
co·mon·o·mer [koumánәmәr] コモノマー〔医学〕(共重合体の一成分).
co·mor·bid·i·ty [kòumɔ:bíditi] 共存症(二つ以上の疾病の共存).
comp compositus, compound 複合の略.
com·pact [kәmpǽkt] 密な〔医学〕, 緻密な.
c. bone [TA] 緻密骨(質), = substantia compacta [L/TA].
c. layer 緻(ち)密質〔医学〕, 緻密層(月経周期の分泌相にみられる浅層), = stratum compactum.
c. method 簡潔法〔医学〕.
c. nucleus 充核.
c. osteoma 緻密骨腫, = osteoma eburneum.
c. part [TA] 緻密部, = pars compacta [L/TA].
c. subnucleus [TA] 緻密部, = pars compacta [L/TA].
c. tissue 緻密組織(骨皮質の).
c. zone 実質層.
com·pac·ta [kәmpǽktә] 緻密層.
companion cell 伴細胞.
companion shadow of rib 肋骨随伴陰影〔医学〕.
companion vein 伴行静脈.
comparable population 比較人口〔医学〕.
com·par·a·scope [kәmpǽrәskoup] 対比検査鏡(2個の被検切片を比較するための顕微鏡付属器).
com·par·a·tive [kәmpǽrәtiv] 比較的な.
c. anatomy 比較解剖学〔医学〕.
c. biology 比較生物学.
c. cognition 比較認知科学.
c. ecology 比較生態学.
c. genomic hybridization (CGH) 比較ゲノムハイブリダイゼーション(全染色体の不均衡型変化を解析する分子細胞遺伝学的解析法).
c. hematology 比較血液学(各種生物を通覧する立場からの血液学).
c. histology 比較組織学〔医学〕.
c. medicine 比較医学〔医学〕.
c. method 比較研究法.
c. mortality figure 比較死亡指数〔医学〕.
c. osteology 比較骨学〔医学〕.
c. pathology 比較病理学〔医学〕.
c. physiology 比較生理学〔医学〕.
c. psychiatry 比較精神医学〔医学〕.
c. psychology 比較心理学〔医学〕.
c. risk 比較危険度〔医学〕.
c. toxicology 比較毒性学〔医学〕.
com·par·a·tor [kámpәreitәr] 比較測定器(比較測長器とも呼ばれ, 物体の長さまたは物差しの長さを基準の長さと比較して測定する器具).
c. microscope 比較顕微鏡(被検物2個を同時に鏡検し, それらの相互関係および相違を比較し, また接眼レンズにより直接物体の大きさを測定し得る装置で, 法医学に広く利用される).
comparison spectrum 比較スペクトル.
com·part·i·men·ta [kәmpɑ̀:timéntә] [L/TA] 区画*, = compartments [TA].
com·par·ti·men·tum [kәmpɑ̀:timéntәm] [L/TA] 区画, = compartment [TA].
c. antebrachii anterius [L/TA] 前腕の前区画*, = anterior compartment of forearm [TA].
c. antebrachii extensorum [L/TA] 前腕の伸展区画*(伸筋・回外筋をいれる(伸筋区画)), = extensor compartment of forearm [TA].
c. antebrachii flexorum [L/TA] 前腕の屈曲区画*(屈筋・回内筋をいれる(屈筋区画)), = flexor compartment of forearm [TA].
c. antebrachii posterius [L/TA] 前腕の後区画*, = posterior compartment of forearm [TA].
c. brachii anterius [L/TA] 上腕の前区画*, = anterior compartment of arm [TA].
c. brachii extensorum [L/TA] 上腕の伸展区画*(伸筋をいれる(伸筋区画)), = extensor compartment of arm [TA].
c. brachii flexorum [L/TA] 上腕の屈曲区画*(屈筋をいれる(屈筋区画)), = flexor compartment of arm [TA].
c. brachii posterius [L/TA] 上腕の後区画*, = posterior compartment of arm [TA].
c. cruris anterius [L/TA] 下腿の前区画*, = anterior compartment of leg [TA].
c. cruris extensorum [L/TA] 下腿の前区画*(伸筋をいれる), = extensor compartment of leg [TA].
c. cruris fibularium [L/TA] 下腿の外側区画*, = fibular compartment of leg [TA].
c. cruris flexorum [L/TA] 下腿の後区画*(屈筋をいれる), = flexor compartment of leg [TA].
c. cruris laterale [L/TA] 下腿の外側区画*, = lateral compartment of leg [TA].
c. cruris peroneorum [L/TA] 下腿の外側区画*, = peroneal compartment of leg [TA].
c. cruris posterius [L/TA] 下腿の後区画*, = posterior compartment of leg [TA].
c. femoris adductorum [L/TA] 大腿の内側区画*(内転筋をいれる), = adductor compartment of thigh [TA].
c. femoris anterius [L/TA] 大腿の前区画*, = anterior compartment of thigh [TA].
c. femoris extensorum [L/TA] 大腿の前区画*(伸筋をいれる), = extensor compartment of thigh [TA].
c. femoris flexorum [L/TA] 大腿の後区画*(屈筋をいれる), = flexor compartment of thigh [TA].
c. femoris mediale [L/TA] 大腿の内側区画*, = medial compartment of thigh [TA].
c. femoris posterius [L/TA] 大腿の後区画*, = posterior compartment of thigh [TA].

c. superficiale perinei [L/TA] 浅会陰隙, = superficial perineal pouch [TA].
com·part·ment [kəmpɑ́:tmənt] [TA] ① 区 画, = compartimentum [L/TA]. ② 小室, コンパートメント.
c. analysis 区画分析 [医学].
c. syndrome 区画症候群, 仕切り症候群, コンパートメントシンドローム(前腕や下腿における強固な筋膜で区画された間隙, compartment 内の組織圧が上昇し, 神経や筋肉への循環不全が起こり, これらに重篤な機能障害が生じること).
compartmental localization コンパートメント(区画)描出〔法〕[医学].
com·part·men·ta·tion [kəmpɑ̀:tməntéiʃən] 分画(細胞質が膜に囲まれた細胞内器官に区分されること. ミトコンドリア, ゴルジ装置, リソゾームなどがその例).
com·part·ments [kəmpɑ́:tmənts] [TA] 区 画*, = compartimenta [L/TA].
compass gait らしん盤歩行(閉眼歩行試験で, 前庭・迷路障害者は前進した時の片寄りと後退した時の片寄りが逆になり, 歩行線上星形となるためこのようにいわれる. 別名星形歩行 démarche en étoile ともいう).
compass test 2点識別テスト[医学], コンパス試験(皮膚触覚の2点識別能の試験で, コンパス両脚の2点間の距離の大小によって判断する方法).
com·pat·i·bil·i·ty [kəmpæ̀tibíliti] ① 適 合〔性〕[医学](調剤または血液型の). ② 融和性(化合物の)[医学]. ③ 和合性. 形 compatible.
c. testing 交叉適合試験.
compensated acidosis 代償性アシドーシス[医学], 代償性酸〔性〕血症(血中酸度がアルカリにより是正された状態).
compensated alkalosis 代償性アルカローシス[医学]($H_2CO_3/NaHCO_3$ 比に変化ないもの).
compensated liver cirrhosis 代償性肝硬変[医学].
com·pen·sat·ing [kɑ́mpənseitiŋ] 代償〔性〕の.
c. calorimeter 代償熱量計.
c. coil 補償コイル.
c. current 補償電流.
c. curve 調節弯曲.
c. developer 調整現像液[医学].
c. emphysema 代償性気腫[医学].
c. filter 補償フィルタ[医学].
c. neurosis 願望神経症[医学].
c. ocular 補正接眼レンズ(軸収差を代償するようにつくったもの).
c. operation 代償手術(動眼筋の一つが麻痺を起こしたときの複視に対し拮抗筋の腱を切断する方法).
com·pen·sa·tion [kɑ̀mpənséiʃən] ① 代償[医学], 対償, 補償. ② 調整. 形 compensatory.
c. disability 補償不能[医学].
c. filter 調整フィルタ[医学].
c. for criminal violence 暴行〔に対する〕補償[医学].
c. for damage 損害賠償.
c. for worker's accidents 労災.
c. medicine 賠償医学.
c. method ① 補償法, 代償法[医学], 対償法. ② 相殺法(基準と比較して未知量を測定する場合, 既知量を加えて両者の差を相殺して未知量を知る方法).
c. neurosis 補償神経症[医学], 賠償神経症(心身に外傷を受けたとき, より多くの賠償・補償を得たいとの願望が動機となって生じる神経症), = revendication neurosis.
c. point 補償点.
compensative error 補償的誤差.
com·pen·sa·to·ry [kəmpénsətəri] 代償〔性〕の[医学].
c. atrophy 代償性萎縮.
c. change 代償性変化.
c. circulation 代償〔性〕循環, = collateral circulation.
c. curvature 代償弯曲.
c. curve 代償性弯曲.
c. emphysema 代償性〔肺〕気腫[医学].
c. eye movement 代償性眼〔球〕運動[医学].
c. hyperinflation 代償性過膨張[医学].
c. hypertrophy 代償〔性〕肥大[医学].
c. movement 代償運動[医学].
c. pause 代償〔性〕休止〔期〕[医学], 〔心〕代償休止(早期収縮の代償として比較的長い停止).
c. varix 代償性静脈瘤.
com·pe·tence [kɑ́mpitəns] 適応, 〔受容〕能力[医学].
c. for clinical problem solving 臨床的問題解決能力.
com·pe·tent [kɑ́mpətənt] 〔受容〕能力ある[医学].
c. cell コンピテント細胞(前処理して外部DNAを取り込む能力が上昇した細胞).
c. period 〔受容〕期[医学].
competing reaction 競争反応[医学].
com·pe·ti·tion [kɑ̀mpitíʃən] ① 競合[医学], 競争(せりあい), 争奪, 生存競争. ② 角遂(精神病の). 形 competitive.
c. in visual field 視野競争(両眼対抗).
c. of visual field 視野競合[医学].
com·pet·i·tive [kəmpétitiv] 競合的の[医学].
c. action 競合作用[医学].
c. agent 競合薬[医学].
c. antagonism 競合的拮抗[医学].
c. antagonist 競合的拮抗〔物〕質.
c. antagonists 競合的拮抗薬.
c. assay 競合測定〔法〕[医学].
c. behavior 競争行動[医学].
c. binding 競合的結合[医学].
c. detoxication 競合的解毒[医学].
c. drug 競合薬[医学].
c. enzyme immunoassay 競合的酵素免疫測定法.
c. ganglion blocking agents 競合的節遮断薬.
c. inhibition 競合的阻害(抑制)[医学].
c. inhibition test 競合阻止試験(抗原抗体反応が起こる条件で, あるものがその反応を阻害するとき, その阻害反応を解析する方法. 沈降反応の阻止試験など).
c. inhibitor 競合的抗動質(追い出し反応因子), 競合拮抗薬[医学].
c. protein binding analysis 競合的タンパク結合分析〔法〕.
c. protein binding assay (CPBA) 競合タンパク結合測定法(血清中のホルモン量を測定する方法である. 標識および非標識ホルモンが血清中のホルモン結合タンパクと競合的に結合することを利用している).
c. radioassay 競合的放射能定量[医学], 競合ラジオアッセイ, 競合的放射測定〔法〕.
com·plaint [kəmpléint] 病訴[医学], 訴え(症状の).
c. investigation 愁訴調査[医学].
com·ple·hen·sion [kɑ̀mplihénʃən] 包括[医学].
com·ple·ment [kɑ́mplimənt] 補体[医学].
c. activating enzyme 補体活性化酵素[医学].
c. activation 補体活性化[医学].
c. activation pathway 補体活性化経路(古典的経路と第2経路, レクチン経路がある).
c. binding antibody 補体結合抗体[医学].
c. binding assay 補体結合測定〔法〕(補体結合反

応), = complement fixation.

c. chemotactic factor 補体化学走性因子.

c. cleavage product 補体分解産物.

c. component 補体成分〔医学〕(補体第1成分 1st component of complement (C1) から第9成分9th component of complement (C9) までの9つが反応系の基幹となっている).

c. component profile 補体成分プロフィル〔医学〕.

c. consumption test 補体消費試験(テスト)〔医学〕.

c. control proteins 補体制御タンパク質.

c. cytolysis inhibitor 補体細胞溶解阻害薬.

c. deficiency 補体欠損〔症〕〔医学〕(先天性の補体異常症で,すべての補体成分の欠損症が知られている.ホモ接合体では易感染性,自己免疫疾患の合併を起こす場合もある).

c. deficiency state 補体欠損〔症〕状態〔医学〕.

c.-dependent cellular cytotoxicity (CDCC) 補体依存性細胞性細胞傷害〔作用〕(補体とキラー細胞による標的細胞の傷害反応).

c.-dependent cytotoxicity (CDC) 補体依存性細胞傷害(補体による細胞傷害で,抗体を要するものと,抗体の関与しないものがある).

c. deviation 補体偏位(抗体過剰のために,補体依存性溶血が阻止される現象).

c. deviation reaction 補体転向反応.

c. factor I 補体因子I.

c. fixation 補体結合〔医学〕(抗原抗体複合体は血清中の補体と結合し,単球・マクロファージの補体レセプターを介して細胞内にとり込まれる.補体結合反応は補体結合性を有する特異抗体の検出に利用される), = complement binding.

c. fixation avian leukosis test ニワトリ白血球補体結合試験.

c. fixation inhibition 補体結合阻止.

c. fixation inhibition test 補体結合阻止試験(溶血抗体に対応する抗原やハプテンによる溶血阻止反応をいう).

c. fixation reaction 補体結合反応〔医学〕.

c. fixation test 補体結合試験(抗原抗体結合物が補体を活性化し,消費することを利用して,抗原抗体反応の成否を判定する検出法).

c. fixation test for syphilis 梅毒補体結合試験, = Wasserman reaction.

c. fixing antibody 補体結合〔性〕抗体〔医学〕(抗原と結合したとき,補体の古典経路を活性化して細胞溶解などを引き起こす抗体. IgM, IgG1, IgG2, IgG3 抗体を通常さす).

c. fixing antigen 補体結合抗原〔医学〕.

c. inactivator 補体不活化因子,補体不活〔性〕化物質〔医学〕.

c. inhibitor 補体阻害薬,補体阻害物質〔医学〕.

c. pathways 補体経路.

c. receptor (CR) 補体レセプター(細胞表面の活性化された補体に対する糖タンパク質),補体受容体〔医学〕,補体結合レセプター〔医学〕.

c. receptor 1 (CR1) 1型補体レセプター(赤血球,食細胞,B細胞,リンパ濾胞樹状細胞に発現しCD35に分類される.ヒトCR1は分子量160,000~250,000の多形性をもつ一本鎖糖タンパク質.レセプターとしてC3b, C5aなどと結合し機能するが,C3b, C4bの補体活性化能を制御する機能もあり,制御タンパク質としても機能する).

c. receptor 2 (CR2) 2型補体レセプター(分子量150,000でCD21に分類される糖タンパク質.B細胞とリンパ濾胞樹状細胞に発現しており,抗原の結合に働くと考えられている.またEBウイルスのレセプターでもある).

c. receptor 3 (CR3) 3型補体レセプター(α鎖(CD11b)とβ鎖(CD18)からなる膜タンパク質. iC3b結合部位と糖鎖結合部位をもち,食作用と白血球の接着に働く).

c. receptor 4 (CR4) 4型補体レセプター(α鎖(CD11c)とβ鎖(CD18)からなる膜タンパク質).

c. receptor lymphocyte 補体受容体リンパ球〔医学〕.

c.-requiring neutralizing antibody 補体要求性中和抗体〔医学〕.

c. splitting 補体分解(活性溶血性補体を透析してグロブリンを沈殿させること).

c. system 補体系.

c. titer 補体価(血清,体液の補体活性を表す量.一定容量中で一定量の抗体感作赤血球を溶血させるのに必要な血清または体液量).

c. unit 補体単位(両受体とともに赤血球の一定量を溶解させる補体の最少量).

com·ple·men·tal [kàmpliméntəl] 予備の〔医学〕,補足的な〔医学〕,補充の〔医学〕.

c. air 予備吸気量〔医学〕,補気.

c. space 補足腔(肺により占められていない胸腔の部分), = pleural sinus.

c. tooth 補充歯〔医学〕.

com·ple·men·tar·i·ty [kàmplimentǽriti] 相補性〔医学〕.

c.-determining region 相補性決定領域〔医学〕.

com·ple·men·ta·ry [kàmpliméntəri] 予備の〔医学〕,補充の〔医学〕,補足的な〔医学〕,補足性の,代償性の, = complemental.

c. and alternative medicine (CAM) 補完・代替医療(相補代替医療ともいう.医師の処方しない生薬,サプリメント,指圧などの治療が含まれる概念).

c. angle 余角.

c. base pair 相補〔的〕塩基対(つい)〔医学〕.

c. base sequence 相補〔的〕塩基配列〔医学〕.

c. color 補色〔医学〕,余色.

c. determining region (CDR) 相補性決定領域(免疫グロブリンH鎖およびL鎖可変部(V_HおよびV_L)領域にある抗原との結合部位を形成している領域をいう).

c. DNA 相補DNA〔医学〕,補助DNA(mRNAを鋳型として,逆転写酵素を用いて作った一本鎖DNAのこと.相補的DNAともいう).

c. factor 補足因子〔医学〕, = pyridoxine.

c. feeding 離乳,補充栄養(乳児の栄養において,人乳を与えると同時に,その不足した分量を牛乳で補足する方法).

c. foods 離乳食.

c. gene 補足遺伝子〔医学〕(特定の表現型を支配し,相互に補足し合う非対立遺伝子).

c. induction 補正感応.

c. male 補雄(代雄).

c. medicine 相補医療,補完医療(ヨーロッパ系における代替医療を指す).

c. modulus 補母数.

c. opposition sign 補足的反対徴候(背臥位にて麻痺脚を他動的に挙上させるには大きな抵抗が感じられる), = Grasset, Caussel and Hoover sign.

c. recombinant 相補型組換え型(体)〔医学〕,相補性組換え型(組換えによって生じた新しい組み合わせをもつ個体のこと).

c. replacement 補足性置換像(両側の黄斑における補足点の一つを精神的に抑制して生ずる単一の物像), = total unitary replacement.

c. role 相補的役割.

c. set 補集合,余集合.

c. strand 相補ストランド〔医学〕.

c. structures 相補的構造.
c. transaction 相補的交流.
com·ple·men·ta·tion [kàmplimәntéiʃәn] 相補〔性〕[医学], 補足〔性〕, 補償(1つの遺伝形質に異なる突然変異をもつ2本の染色体またはその一部が同じ細胞内に共存するとき, 各突然変異により互いに欠損した機能を補い合い, 野生型またはそれに近い形質を発現すること).
c. group 相補群 [医学].
c. index 相補指数 [医学].
c. map 相補〔性〕地図 [医学] (あるシストロンに属する一連の突然変異の相補性の相互関係を示す地図).
c. test 相補〔性〕試験 [医学] (別名シストランステスト. 相互に独立した2つの遺伝子の突然変異が同一の遺伝子の同じ機能単位の内部で起こったものか否かを判定する方法).
com·ple·men·toid [kàmpliméntɔid] 類補体(補体の作用族が消滅した残存物であるが, 結合力には影響を受けないから, 抗原としての性質を保有し, これを注射すると抗補体を産生させる).
com·ple·men·to·phil(e) [kàmpliméntәfil] 補体親和性の(Ehrlich 側鎖説における双受体と結合し得る性質をいう).
c. group 補体結合群 [医学], 補体親和基, 対補体基(細胞親和基とともに側鎖説の結合基の一つ).
com·plete [kәmplí:t] ① 完全の(な) [医学], 全部の [医学], 全くの. ② 完備.
c. abortion 〔完〕全流産 [医学].
c. adjuvant 完全アジュバント [医学].
c. agglutinin 完全凝集素(生理食塩水中では抗原と反応して凝集塊をつくることができる抗体. おもに IgM 抗体).
c. amputation 完全切断(肢の一分節が完全に切断されること).
c. analysis 完全分析 [医学].
c. androgen insensitivity syndrome 完全型男性ホルモン不応性症候群.
c. anosmia 完全無嗅覚〔症〕[医学].
c. antibody 完全抗体(赤血球を凝集する抗体のうち, 生理食塩水中に浮遊した赤血球を室温で凝集させる抗体. おもに IgM クラス), 定型抗体 [医学].
c. antigen 完全抗原 [医学] (生体に単独で抗体産生などの免疫応答を誘導することのできる抗原. 一般にタンパク質, 分子量の大きな多糖類, 細菌やウイルスなどの微生物, 赤血球などが完全抗原として働く).
c. aphasia 全失語〔症〕[医学], 完全失語〔症〕.
c. arrhythmia 完全不整脈.
c. ascertainment 完全把握.
c. atrioventricular block 完全房室ブロック [医学], 完全房室解離.
c. atrioventricular dissociation 完全房室解離.
c. A-V block 完全房室ブロック, = atrioventricular block, complete atrioventricular dissociation, complete A-V d..
c. bed rest 絶対安静 [医学].
c. block ① 完全ブロック(房室間伝導が全くない状態). ② 完備型ブロック(推計学の実験計画法の用語).
c. blood (cell) count 全血球計算〔値〕[医学].
c. cataract 〔完〕全白内障, = total cataract.
c. cleft lip 完全唇裂 [医学].
c. cleft lip and palate 完全唇口蓋〔披〕裂 [医学].
c. contact 完全接触.
c. cure 完全治癒 [医学].
c. denture 総義歯, 全部床義歯 [医学], = complete denture prosthesis, full denture.
c. disinfectant 完全消毒薬(菌体および芽胞を撲滅する性能のあること).
c. dislocation 完全脱臼 [医学].
c. dissociation 完全解離.
c. dominance 完全優性 [医学].
c. double penis 完全重複陰茎 [医学], = complete duplicated penis.
c. endocardial cushion defect 完全型心内膜床欠損〔症〕[医学].
c. erythremia 完全赤血病, = chronic erythremia.
c. expectation of life 完全平均余命 [医学].
c. fistula 完全瘻孔.
c. flowers 完全花(花のすべての構成部を備えたもの).
c. fracture 完全骨折 [医学].
c. Freund's adjuvant 完全フロインド・アジュバント [医学].
c. gasification 完全ガス化 [医学].
c. heart block 完全(3度)房室ブロック(房室伝導が完全に廃絶し, 両者が独立して収縮する状態で, 心房拍数毎分 70 前後に対し, 心室は毎分 30〜40 の自動調律で収縮する).
c. hemianopsia 完全半盲.
c. hemiplegia 完全片麻痺.
c. hernia 完全ヘルニア [医学] (外鼡径輪を越えて脱出したもの).
c. hydatid mole 全胞状奇胎.
c. hydatidiform mole 全胞状奇胎.
c. induction 完全帰納法, = mathematical induction.
c. intestinal fistula 完全腸瘻.
c. inversion of uterus 全子宮内反〔症〕[医学].
c. iridoplegia 完全虹彩麻痺.
c. jaundice 完全黄疸(胆汁色素と胆汁酸塩との両者が血中にあるもの).
c. knee presentation 全膝位 [医学].
c. laryngectomy 喉頭〔全〕摘除 [医学].
c. left bundle branch block 完全左脚ブロック [医学].
c. life table 完全生命表 [医学].
c. luxation 完全脱臼 [医学].
c. mastoidectomy 完全乳突削開術, = simple mastoidectomy.
c. medium 完全培地.
c. mixing activated sludge process 完全混合活性汚泥(スラッジ)法 [医学].
c. ophthalmoplegia 全眼筋麻痺.
c. orthogonal system 完全直交系.
c. procidentia of uterus 全子宮脱 [医学].
c. prolapse of uterus 全子宮脱 [医学].
c. prolapse of vagina 全腟脱 [医学].
c. prosthesis 総義歯.
c. protein 完全タンパク質, = adequate protein.
c. (pubic) epispadias 完全(恥骨部)尿道上裂 [医学].
c. rebreathing 完全再呼吸 [医学].
c. remission 完全寛解 [医学].
c. resection 完全切除 [医学].
c. response (CR) 著効 [医学], 完全寛解.
c. rest 絶対安静.
c. retention 完全埋伏歯.
c. rupture of uterus 全子宮破裂 [医学].
c. segmentation 完全分割.
c. septate vagina 全中隔腟 [医学].
c. solution 完全解(微分方程式の).
c. survey 悉皆調査 [医学].
c. symblepharon 完全瞼球癒着.
c. tetanus 完全強縮 [医学], 完全強直.
c. transposition of great arteries 完全大血管転位 [医学].

c.（type）double ureter 完全重複尿管〔医学〕.
c.（type）double urethra 完全重複尿道〔医学〕.
c. urethral duplication 完全重複尿管〔医学〕.
c. urinary retention 完全尿閉〔医学〕.
c. uterovaginal prolapse 完全子宮腟脱〔医学〕.
c. vaginal septum 全腟中隔〔医学〕.
c. veneer crown 全部被覆冠.
completed fertility 妊娠可能期終了までの出生総数〔医学〕.
completed stroke 完成卒中〔医学〕.
completely impacted tooth 完全埋伏歯.
completeness of registration 登録の完全性〔医学〕.
completion pneumonectomy 遺残肺全摘術〔医学〕.
com·plex ［kámpleks］ ① 複合の〔医学〕. ② 錯性の（化合物などの）. ③ 複合〔体〕〔医学〕, 複体. ④ 観念複合体, コンプレックス（Freud 精神分析学では, 抑圧状態における精神生活に強い影響力をもつ観念や記憶の集合体をいう— Brill). ⑤ 群（心電図では心房または心室の収縮期に相当する棘波の群).
c. attention 複雑性注意.
c. carbohydrate 複合糖質, = glycoconjugate.
c. cavity 複雑窩洞〔医学〕.
c. compound 錯化合物, 錯体.
c. cyanide シアノ錯塩.
c. endometrial hyperplasia 複合〔性〕内膜増殖症.
c. ether 混成エーテル（R-O-R′においてRとR′が等しくないもの), = mixed ether.
c. febrile convulsion 複雑熱性痙攣.
c.-forming supporting electrolyte 錯生成支持電解質〔医学〕.
c. fracture 複雑骨折.
c. hapten 複合ハプテン〔医学〕（抗原抗体反応により沈降物を形成するハプテン).
c. hermaphrodism 複合半陰陽（内外両性器が両性を示すこと).
c. indicator コンプレックス指示（精神分析における).
c. ion 錯イオン〔医学〕.
c. joint [TA] 複関節, = articulatio composita [L/TA].
c. locus 複合座〔医学〕.
c. medium 複合培地.
c. membrane 重合膜.
c. molecule 錯体分子.
c. motor seizure 複雑運動発作.
c. mutation 複合〔突然〕変異〔医学〕.
c. NMU voltage （スパイク放電の振幅が漸減する現象).
c. number 複素数.
c. odontoma 複雑〔性〕歯牙腫〔医学〕.
c. pleural effusion 複雑性胸水.
c. polysaccharide 複合多糖類（単糖類およびその誘導体からなるもの), = heteropolysaccharide.
c. potential 複合電位〔医学〕.
c. precipitated epilepsy 複雑誘発てんかん.
c. radical 錯基〔医学〕, 錯根.
c. regional pain syndrome（CRPS） 複合性局所疼痛症候群（1994年国際疼痛学会は外傷や神経損傷後も数年にわたり持続疼痛を主訴とし, 疼痛過敏, アロディニアなどの知覚異常, チアノーゼ, 皮膚の蒼白, 萎縮などを示すものをCRPSと呼称し, type 1, 2に分類している).
c. salt 錯塩〔医学〕（1種以上の酸または金属基を含有する塩で, 溶液では2つのイオンに電離するもの).
c. sound 複合音〔医学〕, 複雑音.
c. tissue 複組織.
c. velocity 合成速度.
compleximetric titration 錯滴定〔医学〕.
com·plex·ion ［kəmplékʃən］ 顔色〔医学〕（血色).
com·plex·i·ty ［kəmpléksiti］ 複雑度〔医学〕.
com·plex·us ［kəmpléksəs］ 頭半棘筋（旧語), = musculi semispinalis capitis.
c. olivaris inferior [L/TA] 下オリーブ核群*, = inferior olivary complex [TA].
c. stimulans cordis [L/TA] 刺激伝導系, = conducting system of heart [TA].
com·pli·ance ［kəmpláiəns］ ① 服薬順守〔医学〕. ② コンプライアンス（(1)指示された治療法に患者が従う確かさ. (2)ひずみとそれを起こす外力との比（物理学)). 形 compliant.
c. chamber コンプライアンスチャンバ〔医学〕.
c. of heart 心臓のコンプライアンス.
c. of respiratory system 呼吸系のコンプライアンス〔医学〕.
c. of thorax 胸郭コンプライアンス〔医学〕.
compliant attitude 従属的態度, = submissive attitude.
compliant behavior 共力行動〔医学〕.
com·pli·ca·ta ［kàmplikéitə］ 併発性の, = complicated.
com·pli·cate ［kámplikeit］ 複雑な.
c. tooth ほうろう（琺瑯）積折歯（エナメルが歯の外部から内部に向かい陥入した有蹄類動物の歯).
com·pli·ca·ted ［kámplikèitid］ 併発した, 複雑な.
c. cataract 併発白内障.
c. fracture 複雑骨折.
c. infection 複雑性感染症〔医学〕.
c. labor 合併症を伴う分娩（子癇, 出血などを伴う).
c. pulp gangrene 複雑歯髄壊（え）疽〔医学〕.
c. urinary tract infection 複雑性尿路感染症〔医学〕.
complicating disease 合併症, 併発症.
com·pli·ca·tion ［kàmplikéiʃən］ ① 合併症〔医学〕, 併発症〔医学〕. ② 錯雑, 紛糾. 形 complicated.
c. of anesthesia 麻酔合併症（全身・局所麻酔中, 麻酔後に発生する合併症).
c. of diabetes 糖尿病合併症〔医学〕.
com·plon ［kámplɑn］ コンプロン（シストロンの最小機能単位で, 1シストロン中に10コンプロン前後が含まれると考えた旧概念).
com·po·nent ［kəmpóunənt］ 成分〔医学〕, = constituent.
c. of force 分力（合力に対していう).
c. of motion 運動成分.
c. of velocity 速度成分.
c. vaccine コンポーネントワクチン〔医学〕.
components of mastication そしゃく要素.
components of medical care charge 診療行為区分別医療費〔医学〕.
components of occlusion 咬合の構成要素.
com·port·ment ［kəmpɔ́:tmənt］ 態度〔医学〕.
com·pos men·tis ［kàmpəs méntis］ 正気, 健全精神, = sound mind.
com·pos·ite ［kəmpázit］ ① 複合の〔医学〕. ② 複合〔体〕〔医学〕.
c. cathode 複合陰極.
c. diabetes 混合型糖尿病（初めには肥満性で, 後にはるいそう（羸痩）性のもの).
c. egg 複合卵〔医学〕, 合成卵.
c. flap 複合皮弁〔医学〕.
c. fracture 複合骨折（1個の骨に数個所の骨折).
c. graft 複合グラフト〔医学〕, 複合移植〔片〕.
c. joint 複関節.
c. lymphoma 複合リンパ腫.

c. material 複合材料 [医学].
c. odontoma 複合性歯牙腫 [医学].
c. operation 〔2術式〕併用手術 [医学].
c. plasmid 複合プラスミド [医学], 混成プラスミド [医学].
c. plating 多層めっき [医学].
c. propellant 混合推進薬 [医学].
c. radical 複根.
c. resin 複合レジン (樹脂) [医学], コンポジットレジン (歯冠色修復材の一種で, レジンとフィラーが主成分).
c. tissue transplantation 複合組織移植.
c. tone 合成音.
c. tooth 複合歯 [医学].
c. wave 合一波 [医学].
com·po·si·tion [kàmpəzíʃən] ① 構成, 組成 [医学]. ② 調合品. ③ 構図 (写真の). ④ 作文.
c. of milk 乳汁の組成.
c. of population 人口組成.
c. powder 複方粉剤, = pulvis myricae compositus, compound powder of bayberry.
c. series 組成列.
c. tumor 複合腫瘍.
compositors' cramp 植字工痙攣.
com·post·ing [kámpoustiŋ] 堆肥化 [医学].
com·pound [kámpaund] ① 複合〔体〕. ② 複合の. ③ 化合物. ④ 複方. ⑤ 複式.
c. A 化合物A, = 11-dehydrocorticosterone.
c. acetylsalicylic acid paste 複合サリチル酸パスタ, = pasta acidi acetylsalicylici composita, dental anodyne paste.
c. action potential 複合活動電位 [医学].
c. aneurysm 複合性動脈瘤 (血管壁の一部が損傷し, その他は無傷である動脈瘤).
c. antimony pills アンチモン複合錠 (硫化アンチモンと甘汞とをそれぞれ0.03gを含む), = Plummer pills.
c. articulation 複関節 (2骨以上が協力するもの).
c. astigmatism 複〔性〕乱視 [医学].
c. B = corticosterone.
c. camphor cerate 複合ショウノウろう膏, = ceratum camphorad compositum, camphor ice.
c. camphor liniment 複合ショウノウ擦剤 (ショウノウ, ラヴェンダー油, アンモニア, アルコールからなる), = linimentum camphorae compositum.
c. cardamon spirit 複合ショウズク精 (ショウズク油10, 橙皮油10, ケイ皮油1, チョウジ油0.5, アネトール0.5, カールム油0.05をアルコールで100mLとしたもの. 芳香賦形薬).
c. cardamon tincture 複合カルダモンチンキ (カルダモン種子20, ケイ皮25, カラウェー12, 臙脂5をアルコールで1,000mLとしたもの).
c. cavity 複雑窩洞 [医学].
c. chalk powder 複合石灰末 (組成: prepared chalk 30, acacia 20, sucrose 50), = pulvis cretae compositus.
c. character 複合形質.
c. colocynth and jalap pills 複合コロシントおよびヤラップ丸薬 (植物下剤丸), = pillulae colocynthidis et jalapae.
c. creosol solution 複合クレオソール液 (クレオソール500, 植物油350, アルコール55, 苛性カリ73を水で1,000としたもの).
c. cyst 多房性嚢胞 [医学], 複合嚢胞, = multilocular cyst.
c. dislocation 複雑脱臼 [医学], 開放脱臼, = open dislocation.
c. E 化合物E, = 11-dehydro-17-hydroxycorticosterone (cortisone).
c. effervescent powders 複合沸騰散 (青包中には重曹27%と酒石酸カリソーダ73%の混合末9.5〜10.5g, 白包には酒石酸2.0〜2.4gが包まれ, 使用に当たり両者を水50mLに混ぜ沸騰するのを待って内服する), = Seidlitz powders.
c. ether 複合エーテル, = ester.
c. ether spirit 複合エーテル精 (エーテル32.5%を含む鎮痛薬), = Hoffmann anodyne.
c. exercise 複合運動.
c. eye 複視, 複眼 [医学].
c. F 化合物F, = 17-hydroxycorticosterone.
c. fertilizer 複合肥料 [医学].
c. flap 複合皮弁 [医学].
c. fracture 複雑骨折 [医学], 開放骨折, = open fracture.
c. G-11 化合物G-11, = hexachlorophene.
c. gambir tincture 複合ガンビールチンキ (ガンビール20%).
c. gentian tincture 苦味チンキ [医学], 複合龍胆チンキ (ゲンチアナチンキ, 苦味橙皮, カルダモンからなる), = tinctura gentianae composita.
c. gland 複合腺.
c. glycerophosphates elixir 複合グリセロリン酸エリキシル (グリセロリン酸のカルシウム, ナトリウム, 鉄塩とを主とするもの).
c. grain 複粒 (デンプンの).
c. granule cell 混合顆粒細胞 (貪食性小膠神経細胞). → scavenger cell.
c. hyperopic astigmatism 複性遠〔視〕性乱視.
c. hypophosphites syrup 複合次亜リン酸塩シロップ (次亜リン酸のカルシウム, カリウム, ナトリウム鉄塩を主剤とするもの).
c. inflorescence 複花序.
c. insanity 複合精神病.
c. interest curve 複利曲線.
c. iodine glyceride 複方ヨードグリセリン [医学].
c. joint 複〔雑〕関節 (関節で2個の骨からなるものを単関節 simple joint, 3個以上の骨からなるものを複〔雑〕関節という).
c. leaf 複葉.
c. lens 複合レンズ.
c. light 複合光.
c. lined flap 複合裏打ち皮弁.
c. lipid 複合脂質 (アルコールと脂肪酸に加えて, ほかの基を含有する脂肪酸エステル).
c. medicine 複合薬剤.
c. membrane 複式膜 (鼓膜のような2層以上のものを重合した膜).
c. menthol ointment 複合ハッカ軟膏 (メントール100, サリチル酸メチル100, 白ろう (蝋) 50, 含水羊脂750からなる), = unguentum mentholis compositum.
c. microscope 複式顕微鏡, 複合顕微鏡 (接眼鏡と対物鏡との2種類を組み合わせたもの).
c. monster 複体奇形 (1個体以上の部分からなる).
c. muscle action potential 複合筋活動電位.
c. myopic astigmatism 複〔合〕性近視性乱視.
c. myrcia spirit 複合ミルシア精 (ミルシア油, 橙皮油, ピメンタ油をアルコールと水で希釈したもの).
c. nevus 複合母斑 [医学].
c. nucleus 複合核.
c. odontoma 集合〔性〕歯牙腫 [医学].
c. opium and glycyrrhiza mixture 複合アヘン (阿片), カンゾウ混合液, 複合アヘン甘草合薬 (アヘンショウノウチンキ, 甘草流エキス, 吐酒石, 亜硝酸エチル精, グリセリン, 水からなる催吐薬), = mistura opii et glycyrrhizae composita, brown mixture,

compound glycyrrhiza mixture.
c. organism 複合生物.
c. paste of acetylsalicylic acid アセチルサリチル酸, 複合パスタ(泥膏. アスピリン錠), = pasta acidi acetylsalicylici composita, dental anodyne paste, tabellae acidi acetylsalicylici.
c. pendulum 複振子(物理的振子).
c. pepsin elixir 複合ペプシンエリキシル(ペプシン35, 乳酸1, グリセリン250, アルコール200, 橙油2, アマラント液14を水で1,000mLとする), = compound digestive elixir, lactated pepsin elixir, elixir pepsini compositum.
c. powder 複合散剤 [医学].
c. pregnancy 複合妊娠.
c. presentation 複合〔胎〕位(頭部とともに四肢が先進するもの).
c. proportion 複比例.
c. protein 複合タンパク質.
c. pustule 多房性膿疱.
c. raceme 複総状花序.
c. reciprocal retention 連合相反保定.
c. resorcinol ointment 複合レゾルシノール軟膏(レゾルシノール60, 亜鉛華60, 次硝酸ビスマス(蒼鉛)60, トショウ［杜松］タール20, 黄ろう(蝋)100, ワセリン200, 羊脂280, グリセリン130), = unguentum resorcinolis compositum.
c. rhubarb powder 苦土ダイオウ末(ダイオウ, 酸化マグネシウム, ショウガとの合剤で, グレゴリー散ともいわれ, 日本薬局方では小児散と呼ばれている), = pulvis rhei compositus, Gregory powder.
c. rosin cerate 複合ロージンろう(蝋)剤(ロージン23%, テルペンチン12%, 黄ろうなど), = ceratum resinae compositum, Deshler salve.
c. sarsaparilla syrup 複合サルサパリラシロップ(賦形薬として用いられる), = syrupus sarsaparillae compositus.
c. scan 複合走査(スキャン) [医学], コンパウンドスキャン(超音波診断における種々の走査法のうち2つ以上組み合わせて走査する手技をいう).
c. senna powder 複合センナ末(センナ180g, グリシライザ236g, 精製イオウ80g, フェンネル油4g, ショ糖500gの合剤), = pulvis sennae compositus.
c. serenoa and sandalwood elixir 複合セレノアおよびサンタルエリキシール, = elixir serenoae et santali compositum, saw palmetto and santal elixir, sabal-santal elixir.
c. sodium borate solution 複合ホウ酸ナトリウム液(組成は, ホウ酸ナトリウム15g, 重曹15g, 酸状フェノール3mL, グリセリン35mLを水で1,000mLまで希釈し, 含嗽薬として用いられる), = liquor sodii boratis compositus, Dobell solution.
c. soft soap liniment 複合軟石ケン擦剤(軟石ケン150gと, ジュニパー松脂20mLとをアルコールで1,000mLに希釈したもの), = linimentum saponis mollis compositum, compound green soap tincture.
c. specificity 化合物特異性.
c. spectacles 複式眼鏡.
c. spike 複穂状花序.
c. spirit of juniper 複合トショウ精.
c. spirit of orange 複合橙皮精, 複合オレンジ精(芳香剤).
c. squill syrup 複合カイソウシロップ(カイソウおよびセネガ流エキスおのおの80mL, 吐石2g, ショ糖720gを水1,000mLに溶かす), = syrupus scillae compositus.
c. stress 組合わせ応力 [医学].
c. sulfur ointment 複合イオウ軟膏(炭酸カルシウム10g, イオウ華15g, トショウ脂15g, 軟石ケン30g, petroxolin 30g), = unguentum sulfur cumpositum, Wilkinson ointment, Hebra itch ointment.
c. suture 小枕縫合 [医学].
c. tar ointment 複合タール軟膏(精留タール40, ベンゾインチンキ20, 亜鉛華30, 黄ろう(蝋)250, 豚脂320, 種子油340), = unguentum picis compositum.
c. tincture of catechu 5%カテキューチンキ.
c. tone 複合音.
c. umbel 複散形花序.
c. vesicle 多房性水疱 [医学].
c. white pine syrup 複合白松シロップ(去痰薬), = syrupus pini albae compositus.
c. white pine syrup with codeine コデイン含有複合白松シロップ, = syrupus pini albae compositus cum codeina.
com·pound·er [kəmpóundər] 調剤者 [医学].
com·pound·ing [kəmpóundiŋ] 配合する, 調剤する.
c. agent 配合剤(材) [医学].
c. fee 手数料 [医学], 調剤料 [医学].
c. ingredient 配合剤(材) [医学].
c. ratio 配合比 [医学].
com·pre·hen·sion [kàmprihénʃən] 了解 [医学].
com·pre·hen·sive [kàmprihénsiv] 総合の [医学], 包括の [医学].
c. child health care 包括的小児健康管理 [医学].
c. dental care 包括的歯科医療 [医学].
c. diagnosis 総合診断 [医学].
c. field irradiation 広範囲照射 [医学].
c. health care 包括医療 [医学], 総合保健〔活動〕[医学].
c. health insurance 包括的健康保険 [医学].
c. health planning 包括的保健計画 [医学], 包括的健康プラニング.
c. health planning agency 包括的保健医療計画機関 [医学].
c. medical care 総合保健医療 [医学], 包括医療 [医学].
c. medicine 包括医学 [医学], 包括医療(診断と治療を中心とする臨床的医学だけでなく, 健康増進や予防からリハビリテーションまでを含めた一連の過程の中で行われる医療).
c. nursing 包括看護 [医学], 総合看護 [医学].
c. psychology 了解心理学 [医学].
com·pre·hen·sive·ness [kàmprihénsivnis] 包括性 [医学].
com·press [kámpres] 罨(あん)法 [医学], 湿布.
compressed-air disease 圧搾空気病(潜函病).
compressed air illness 潜函病 [医学], = caisson disease, diver's paralysis.
compressed air intoxication 潜函病 [医学].
compressed-air sickness 潜函病, = caisson disease.
compressed gas 圧縮ガス [医学], 圧搾ガス.
compressed limit 圧縮限界.
compressed oxygen 圧縮酸素 [医学], 圧搾酸素.
compressed pill 圧縮丸剤 [医学].
compressed tablet 圧縮錠〔剤〕[医学].
compressed yeast 圧搾酵母(*Saccharomyces cerevisiae* の細胞を死滅させないで圧搾したもので, 転化酵素およびチマーゼの2種の酵素を含有する).
com·pres·si [kəmprési] 錠剤, = tablets.
com·pres·si·bil·i·ty [kəmprèsibíliti] 圧縮率, 圧縮性 [医学].
compressible cavernous bodies 圧縮性海綿体.
compressible fluid 縮む流体, 圧縮性流体 [医学].
compressing cabin 高圧装置 [医学], 加圧室 [医

学].
compressing chamber 加圧室〔医学〕.
com·pres·sio [kəmpréʃiou] 圧迫〔症状〕，圧痕，＝compression.
c. digitata 指状圧痕.
com·pres·sion [kəmpréʃən] ① 圧迫〔医学〕，加圧. ② 圧迫症. 形 compressible.
c. alopecia 結髪性脱毛〔症〕〔医学〕.
c. anesthesia 圧迫〔性〕麻痺〔医学〕.
c. arthrodesis 圧迫関節固定〔術〕.
c. atelectasis 圧迫性無気肺〔医学〕.
c. atrophy 圧迫〔性〕萎縮〔医学〕，＝pressure atrophy.
c. bandage 圧迫包帯〔医学〕.
c. bulla 圧迫性ブラ.
c. cabin 加圧室，＝compression chamber.
c. clamp 圧迫締め具.
c. clothes 加圧服〔医学〕.
c. cone 圧迫遮光器〔医学〕.
c. cough 圧迫咳（せき）〔医学〕.
c. dressing 圧迫被覆，圧迫包帯.
c. figure 圧像〔医学〕.
c. forceps 圧迫ピンセット〔医学〕.
c. fracture 圧迫骨折〔医学〕.
c. fracture of spine 脊椎圧迫骨折.
c. gangrene 圧迫性脱疽.
c. ignition 圧縮着火〔医学〕.
c. ileus 圧迫性イレウス〔医学〕.
c. limiting 圧縮制限.
c. massage じょうねつ法〔医学〕.
c. molding 圧縮成形〔医学〕.
c. myelitis 圧迫脊髄炎.
c. myelopathy 圧迫〔性〕脊髄症.
c. myelosis 圧迫性脊髄症〔医学〕，＝compression myelitis.
c. neuritis 圧迫性神経炎〔医学〕.
c. neuropathy 圧迫性ニューロパチー，圧迫性神経障害，＝entrapment neuropathy.
c. noise 圧迫音〔医学〕.
c. nystagmus 気圧性眼振〔医学〕（一側の外耳道に Politzer ゴム球を挿入して，これを圧縮または吸引するときに起こる眼振で，迷路骨殻の障害においてみられる），＝fistula symptom.
c. of brain 脳の圧迫〔医学〕.
c. of esophagus 食道圧迫〔医学〕.
c. of neak 頸部圧迫.
c. of spinal cord 脊髄の圧迫〔医学〕.
c. of vein 静脈圧迫〔医学〕.
c. osteosynthesis 圧迫骨接合術.
c. paralysis 圧迫麻痺〔医学〕，＝pressure paralysis.
c. phenomenon 圧排症候〔医学〕.
c. plate 圧迫板〔医学〕，圧迫プレート.
c. plate forceps 圧迫扁平鉗子〔医学〕.
c. pneumonia 圧迫〔性〕肺炎〔医学〕.
c. radiation 圧迫照射〔医学〕.
c. rod 圧迫棒〔医学〕，圧迫桿，圧迫棒.
c. shortening 加圧短縮〔医学〕.
c. sickness 圧迫性疾患〔医学〕.
c. sinus thrombosis 圧迫性〔静脈〕洞血栓症〔医学〕.
c. stenosis 圧迫性狭窄〔症〕〔医学〕.
c. syndrome 圧迫症候群〔医学〕，＝crush syndrome.
c. tamponing 圧迫タンポン法〔医学〕.
c. thrombosis 圧迫〔性〕血栓症〔医学〕.
c. thrombus 圧迫血栓〔医学〕.
c. trabecullа 圧迫骨梁〔医学〕.
c. tube 圧迫ゴム管〔医学〕.
c. ulcer 圧迫性潰瘍〔医学〕.
c. valve 圧迫弁〔医学〕.
compressive adenopathy 圧迫性腺症〔医学〕.
compressive force 圧縮力〔医学〕.
compressive myelopathy 圧迫性ミエロパチー.
compressive strength 圧縮強度〔医学〕.
compressive trabeculae 圧迫骨梁.
com·pres·som·e·ter [kàmpresámitər] 縮み計.
com·pres·sor [kəmprésər] ① 圧迫器，圧縮機（装置）〔医学〕. ② 圧縮筋.
c. hemisphericus bulbi 眼半球圧縮筋.
c. narium 鼻圧縮筋，＝compressor nasi.
c. oil コンプレッサ油〔医学〕.
c. urethrae（♀）[TA] 尿道圧迫筋，＝musculus compressor urethrae（♀）[L/TA].
com·pres·sor·i·um [kàmpresɔ́:riəm] 圧迫装置，＝compressor.
com·pro·mise [kámprəmaiz] 妥協，和解.
c. formation 折衷形成，妥協形成〔医学〕（理性と願望，現実と快感との間の妥協的症候発現機構に基づいて神経症症状が形成されるとする，精神分析用語）.
compromised host 易感染性宿主，＝immunocompromised host.
Compton, Arthur Holly [kámptən] コンプトン（1892–1962，アメリカの物理学者. 1927年にコンプトン効果を発見し，量子理論を展開してノーベル物理学賞受賞）.
C. effect コンプトン効果〔医学〕，＝Compton scattering.
C. electron コンプトン電子〔医学〕.
C. quadrant electrometer コンプトンの象限電気計（1915年）.
C. scatter tomography コンプトン散乱断層撮影〔法〕〔医学〕.
C. scattering コンプトン散乱〔医学〕（コンプトン衝突とも呼ばれ，光子と電子が衝突して，光子は一部の力を失い，電子を反跳させた後，他の方向に向かい散乱される現象），＝Compton collision.
C. spectrum コンプトン・スペクトル〔医学〕.
com·pul·sion [kəmpʌ́lʃən] 強迫〔衝動〕〔医学〕（冷静な判断または意志に反対する行動をとる衝動）. 形 compulsive.
c. neurosis 強迫神経症（自己の意志に反する行為をなす精神機能障害）.
com·pul·sive [kəmpʌ́lsiv] 強迫の，強迫的.
c. act 強迫行為〔医学〕，＝imperious act.
c. affect 強迫情動〔医学〕.
c. behavior 強迫的行動.
c. counting 計算癖〔医学〕.
c. drinking 心因性多飲〔症〕.
c. idea 強迫観念〔医学〕，強迫思考.
c. impulse 強迫欲動〔医学〕.
c. insanity 強迫精神病〔医学〕.
c. jacket 拘束服〔医学〕.
c. laughter 強迫笑い〔医学〕（器質的脳損傷を有する患者にみられやすい. 喜びの情動なしに笑いの表情運動が出る），＝forced laughter，obsessive l..
c.-obsessive phenomenon 強迫現象〔医学〕.
c.-obsessive syndrome 強迫症候群（強迫による思考，行為，感情などの症候群）.
c. overeating 強迫過食〔医学〕.
c. palilalia 反復強迫〔医学〕.
c. personality 強迫性格.
c. scruple 強迫疑惑〔医学〕.
c. state 強迫状態〔医学〕.
c. thinking 強迫思考〔医学〕.
com·pul·so·ry [kəmpʌ́lsəri] 強制の〔医学〕，強迫の，義務的な.
c. admission 強制入院.

c. autmobile insurance 自賠責保険，自動車損害賠償責任保険．
c. education 義務教育．
c. health examination 強制健康診断〔医学〕．
c. health insurance 強制健康保険〔医学〕．
c. idea 強迫観念．
c. immunization 強制予防接種〔医学〕．
c. inoculation 法定接種．
c. prepayment plan for medical service 強制医療保険制度〔医学〕．
c. treatment 強制治療〔医学〕．
c. vaccination 強制接種〔医学〕，法定接種〔医学〕．

C

computation system 加算法〔医学〕．
computed radiography (CR) コンピュータX線撮影〔法〕〔医学〕（X線による直接撮影の一種）．
computed scintigram コンピュータシンチグラム（シンチグラフィによって得られたイメージをシンチグラムといい，そのイメージの抽出，動態解析にはコンピュータシステムが必要である）．
computed tomogram コンピュータ断層〔撮影〕像．
computed tomographic angiography (CTA) コンピュータ断層血管撮影．
computed tomography (CT) コンピュータ断層撮影〔法〕〔医学〕，＝computerized axial tomography.
computed tomography scanning コンピュータ断層走査．
computed X-ray scanner コンピュータX線スキャナ〔医学〕．
com·pu·ter ［kəmpjú:tər］ 電算機，電子計算機〔医学〕，コンピュータ．
c.-aided diagnosis (CAD) コンピュータ支援診断．
c.-aided instruction コンピュータ支援教育〔医学〕．
c.-aided manufacturing コンピュータ〔利用〕生産〔医学〕．
c. analysis コンピュータ解析〔医学〕．
c. application in medicine コンピュータの医学的応用．
c.-assisted design コンピュータ〔利用〕計画〔法〕〔医学〕．
c.-assisted diagnosis コンピュータ診断〔法〕〔医学〕（患者から得られた所見や検査データをコンピュータで処理し，診断を行う方法．特に画像データ等の大量のデータ処理にはコンピュータが不可欠のものとなりつつある）．
c.-assisted instruction コンピュータ援助学習．
c.-based patient record 電子カルテ〔医学〕（診療関連の諸記録を電子化しデータベースに保存・管理する情報システム）．
c. classification コンピュータ分類〔医学〕．
c.-controlled conformation radiotherapy コンピュータ制御原体照射療法〔医学〕．
c. diagnostics コンピュータ診断．
c. network コンピュータ通信網〔医学〕．
c. simulation コンピュータシミュレーション法（思考実験，模擬実験を意味するシミュレーションにおいても，複雑なシステムでは通常コンピュータによる数値演算，論理演算が必要なのでこう呼ばれる）．
com·put·er·ized ［kəmpjú:təraizd］ コンピュータ〔化〕の〔医学〕．
c. axial tomography (CAT) コンピュータ断層撮影〔法〕〔医学〕，コンピュータ体軸断層撮影法．
c. medical record 電子カルテ〔医学〕．
c. patient medical record 電子カルテ〔医学〕．
c. radiography (CR) コンピュータX線撮影〔法〕，デジタルX線撮影〔法〕．
c. radiology コンピュータ放射線〔医〕学〔医学〕．
c. tomogram コンピュータ断層写真〔医学〕．
c. tomographic angiography (CTA) コンピュータ断層血管撮影〔法〕〔医学〕．
c. tomography (CT) コンピュータ断層撮影〔法〕〔医学〕，＝computerized axial tomography.
c. transaxial tomography (CTT) コンピュータ横断断層撮影〔法〕〔医学〕．
c. X-ray scanning コンピュータX線スキャン〔ニング〕〔医学〕．
computetional psychology 計算心理学（認知心理学において心を計算式で表現するもの）．
COMT catechol-*O*-methyltransferase カテコール-*O*-メチルトランスフェラーゼの略．
Con A concanavalin A の略．
con- ［kɑn］ 共に，共存の意味を表す接頭語（p，b，m の前で com，l の前で col となる）．
co·nal·bu·min ［kɑnǽlbju:min］ コナルブミン（オボトランスフェリン．卵白に約10%含まれる．分子量7万の糖タンパク質で血清トランスフェリンによく似ている）．
con·a·men ［kánəmən］ 自殺〔行為〕．
conariohypophyseal tract 松果体下垂体路（松果体と下垂体とを連結する胚子大脳洞の一部）．
co·nar·i·um ［kounéəriəm］ 松果体（円錐状をなすために与えられた名称）．形 conarial.
co·na·tion ［kounéiʃən］ 能動，努力．
co·na·tive ［kóunətiv］ 努力の，動態の，試行の．
con·a·van·ine ［kànəvǽnin］ コンアバニン（豆がゆから得られる塩基性アミノ酸）．
con·cam·e·ra·tion ［kɑnkæ̀məréiʃən］ 空洞連結〔術〕．
con·ca·nav·a·lin ［kànkənǽvəlin］ コンカナバリン（ナタマメから得られる単純タンパク質で，α-D-マンノース残基，α-D-グルーコース残基に親和性を有し，種々の糖タンパク質と沈降するレクチン．動物の赤血球を凝集する作用や白血球の幼若化を引き起こす作用があり，AとBとの2型に区別される）．
c. A (Con A) コンカナバリンA（*Canavalia ensiformis*（ナタマメ）から得られるタンパク質．リンパ球を幼若化させる働きをもつ（マイトゲン））．
c. A binding site コンカナバリンA結合部位．
c. A receptor コンカナバリンA受容体．
con·cas·sa·tion ［kànkəséiʃən］ 粉砕（木片または根茎などの成分を抽出するための）．
con·cat·e·mer ［kɑnkǽtimər］ コンカテマ〔ー〕〔医学〕（制限酵素 DNA 断片の直線状繰り返し構造体），＝concatamer.
con·cat·e·nate ［kɑnkǽtineit］ 連鎖の（特に頸部リンパ腺の鎖状連結についていう），＝concatanate.
con·cat·e·na·tion ［kɑnkæ̀tinéiʃən］ 繋合，連鎖（神経細胞が繋合して神経束をなすこと）．
Concato, Luigi Maria ［konká:tou］ コンカート（1825-1882，イタリアの内科医）．
C. disease コンカート病（悪性進行性漿膜炎），＝polyorrhymenitis, polyorrhomeningitis, polyserositis.
con·cave ［kánkeiv］ 凹〔形〕の〔医学〕，陥凹の．
c. grating 凹面格子〔医学〕．
c. lens 凹レンズ（くぼみレンズ）〔医学〕．
c. mirror 凹面鏡．
c. plasmolysis 凹型原形質分解，凹形原形質離解．
con·cav·i·ty ［kɑnkǽviti］ 〔陥〕凹面〔医学〕．
con·ca·vo·con·cave ［kɑnkèivoukɑnkéiv］ 両面凹の．
con·ca·vo·con·vex ［kɑnkèivoukɑnvéks］ 凹凸の（一面が凹，他面が凸のこと）．
c. lens 凹凸レンズ．
concealed bypass tract (CBT) 潜在的バイパス路（刺激を逆方向にしか伝えない房室結節外伝導路．WPW 症候群と異なりデルター波を作らないが，リエントリーによる上室頻拍の原因となる）．

concealed conduction 潜行伝導〔医学〕(刺激が途中まで伝導されて消滅してしまう状態).
concealed disc 潜伏〔椎間板〕ヘルニア.
concealed disc hernia 潜伏椎間板ヘルニア〔医学〕.
concealed hemorrhage 内出血.
concealed hernia 隠伏ヘルニア(触診で発見し得ないもの).
concealed penis 埋没陰茎〔医学〕.
concealed reflex 潜行反射.
concealed ulcer 隠ぺい(蔽)潰瘍.
concealed Wolff-Parkinson-White syndrome 潜在性ウォルフ・パーキンソン・ホワイト症候群〔医学〕.
concealment (of vein) 隠伏〔静脈〕(網膜静脈の).
con·ceive [kənsíːv] ① 案出する. ② 懐胎する.
con·cen·trate [kánsəntreit] ① 濃縮, 集中. ② 濃縮物〔医学〕. ③ 淘汰物.
concentrated feeding 濃厚栄養〔医学〕.
concentrated glycerin 濃グリセリン $C_3H_8O_3$.
concentrated milk 濃縮乳〔医学〕.
concentrated oleovitamin A and D 濃縮ビタミンA·D油(1g中ビタミンA5~6.5万単位, ビタミンD1~1.3万単位を含有する油剤), = oleovitamina A et D concentrata.
concentrated (patent) alum 濃厚ミョウバン.
concentrated red blood cells 赤血球濃厚液〔医学〕.
concentrated red cell (CRC) 濃厚赤血球.
concentrated rice water 濃厚重湯〔医学〕.
concentrated sulfuric acid 濃硫酸(純硫酸-93~98%).
concentrating ability 濃縮能(腎臓の)〔医学〕, = concentrating capacity.
concentrating capacity 濃縮能〔力〕(腎臓の), = concentrating ability.
concentrating capacity power 尿濃縮能〔医学〕.
concentrating column 濃縮カラム〔医学〕.
concentrating power 濃縮力(能).
con·cen·tra·tion [kànsəntréiʃən] ① 濃縮〔医学〕. ② 集中〔医学〕(心理学では注意力の, 物理学では応力の). ③ カーディナル数(数学の cardinal number). ④ 濃度(化学においては一般に溶液の組成を表す量のことであるが, その表示法には, 重量比, 体積比, mol モル数の比が用いられる. 溶液中の溶質の濃度は, 溶液1L中の溶質のモル数またはグラム当量数などで表される). 形 concentrative.
c.-activity relationship 濃度作用相関〔医学〕.
c. and dilution of urine 尿濃縮・希釈の機構.
c. camp 強制収容所〔医学〕.
c. cell 濃縮電池〔医学〕, 濃淡電池(極をつくる物質と電解液が極において等しく, 単にその濃度の相異により起電力が生ずるもの).
c. gradient 濃度勾配〔医学〕.
c. polarization 濃度分極〔医学〕.
c. power 集中力〔医学〕.
c. ratio 〔尿〕濃縮比〔医学〕.
c.-response curve 濃度-反応曲線〔医学〕(薬物濃度と反応の関係をグラフで表したもの).
c.-response relationship 用量-反応関係, = dose-response relationship.
c. technic 集積法.
c. test 濃縮試験(テスト)〔医学〕(腎の水濃縮力を尿によって検査する機能検査法で, Addis-Shevky, Fishberg, Lashmet-Newburg, Moschthal, Volhard-Fahr などの変法がある).
concentrative method 濃縮集卵法.
concentrative method for cyst 集シスト法, 集嚢子法.
concentrative method for ova 集卵法.
con·cen·tric [kənséntrik] 同心性の〔医学〕, 同軸の〔医学〕, 包囲の.
c. atrophy 同心性萎縮(洞状器官の中心に向かって萎縮した組織が移行し, 中心を共にするもの).
c. bone-atrophy 求心性骨萎縮.
c. bundle 包囲維管束(植物の).
c. cable 同軸ケーブル.
c. circle 同心円.
c. contraction 短縮性収縮〔医学〕, 同心性〔視野〕狭窄〔医学〕, 同心性収縮, 同心性狭小(視野欠損の一つ).
c. corpuscle 胸腺小体, = Hassall corpuscle.
c. corpuscle of Hassall ハッサル小体〔医学〕.
c. fibroma 同心性線維腫〔医学〕.
c. hypertrophy 求心性肥大〔医学〕.
c. hypertrophy of heart 求心性心〔臓〕肥大(心壁の肥大で, 大きさには影響なく, 内容量は減少する).
c. lamella (ハバース層板のこと(ハバース管の周囲にある緻密骨の層板)).
c. needle electrode 同心針電極.
c. vascular bundle 包囲維管束.
con·cept [kánsept] 概念. 形 conceptual.
c. formation 概念形成〔医学〕.
c. of amae 甘え理論(精神分析家土居健郎が提唱した精神分析理論).
con·cep·ta·cle [kənséptəkl] 生殖器巣.
con·cep·tio [kənsépʃiou] ① 受胎〔現象〕. ②概念.
c. arteficialis 人工受胎.
con·cep·tion [kənsépʃən] ① 受胎〔医学〕(受精卵が子宮内膜に着床すること), = conceptio. ② 概念〔医学〕, 見かた.
c. control 受胎調節〔医学〕(産児制限 birth control と区別していう).
c. of locality 部位概念, = eccentric sensation.
conceptual age 在胎年齢〔医学〕.
conceptual framework 概念枠組み.
conceptual model 概念モデル.
con·cep·tus [kənséptəs] 受胎産物〔医学〕.
concerted reaction 協奏反応〔医学〕.
con·cha [káŋkə] 甲介〔医学〕. 複 conchae.
c. auriculae [L/TA] 耳甲介, = concha of auricle [TA].
c. bullosa 水疱性甲介(慢性鼻炎にみられる).
c. nasalis 鼻甲介〔医学〕.
c. nasalis inferior [L/TA] 下鼻甲介, = inferior nasal concha [TA].
c. nasalis media [L/TA] 中鼻甲介, = middle nasal concha [TA].
c. nasalis superior [L/TA] 上鼻甲介, = superior nasal concha [TA].
c. nasalis suprema [L/TA] 最上鼻甲介, = supreme nasal concha [TA].
c. nasi inferior [L/TA] 下鼻甲介, = inferior nasal concha [TA].
c. nasi media [L/TA] 中鼻甲介, = middle nasal concha [TA].
c. nasi superior [L/TA] 上鼻甲介, = superior nasal concha [TA].
c. nasi suprema [L/TA] 最上鼻甲介, = highest nasal concha [TA].
c. of auricle [TA] 耳甲介, = concha auriculae [L/TA].
c. sphenoidalis [L/TA] 蝶形骨甲介, = sphenoidal concha [TA].
conchal cartilage 耳介軟骨.

conchal cell 鼻甲介細胞.
conchal crest [TA] 鼻甲介陵, = crista conchalis [L/TA].
conchal crest of maxilla 上顎骨鼻甲介稜.
conchal crest of palatine bone 口蓋骨鼻甲介稜.
con·chi·form [káŋkifɔ:m] 甲介状の(二弁貝殻の一つのような形をもつ).
con·chi·o·lin [kaŋkáiəlin] 甲介基質(軟体動物甲殻から得られる物質で, 骨素 ossein の異性体).
c. osteomyelitis 貝殻骨髄炎(真珠貝殻を扱う者にみられる), = conchiolinosteomyelitis.
con·chio·lin·os·teo·my·e·li·tis [kaŋkìəlinàstioumàiəláitis] 貝殻骨髄炎, 真珠職骨髄炎(真珠貝殻を扱う者にみられる骨髄炎).
con·chi·tis [kaŋkáitis] 甲介炎.
con·choi·dal [kaŋkɔ́idəl] 甲介状の, 貝殻様の.
c. bodies 甲介状〔小〕体.
con·cho·scope [káŋkəskoup] 鼻甲介鏡.
con·chos·copy [kaŋkáskəpi] 鼻甲介検査法.
con·cho·tome [káŋkoutoum] 甲介ばさみ(鋏)〔医学〕, 甲介切除器, コンコトーム.
con·chot·o·my [kaŋkátəmi] 下甲介切除〔術〕.
con·cil·i·a·tion [kənsìliéiʃən] 調停.
concis concisus 切断の略.
con·cli·na·tion [kànklinéiʃən] 輻輳〔性〕斜視(両眼の垂直径線が平行せずに, 上方に輻輳する状態—Tschermak), = convergent squint, adtorsion.
con·coc·tion [kənkákʃən] ① 混合調剤, 合わせ煮(物質を加熱して処理すること). ② 消化(消化の過程として混合すること).
con·com·i·tant [kənkámitənt] 共役の〔医学〕, 随伴〔性〕の, 共同の.
c. appendicitis 共存性虫垂炎.
c. boost irradiation 同時追加照射〔医学〕.
c. bradycardia 随伴〔性〕徐脈.
c. hemophilia 合併型血友病(2種以上の抗血友病性凝固因子の欠損による疾患).
c. immunity 併存免疫〔医学〕, 随伴〔性〕免疫.
c. infection 混合感染, 随伴感染.
c. movement 随伴運動.
c. sensation 随伴感覚(2次感覚の一つ).
c. squint 共動斜視(複視を訴えないもの).
c. strabismus 共動〔性〕斜視〔医学〕.
c. symptom 随伴症状〔医学〕.
c. vein 伴行静脈〔医学〕.
con·con·scious [kənkánʃəs] 精神解離(自己が意識しない分離意識に与えられた Prince の用語. 催眠術におけるもうろう状態をいう).
con·cor·dance [kənkɔ́:dəns] 一致〔医学〕, 同一性〔医学〕, なじみ.
c. rate 一致率〔医学〕.
con·cor·dant [kənkɔ́:dənt] 一致した〔医学〕, 同向性の.
c. alternans 調和性交代(心活動の電気的ないし機械的交代が大循環系と小循環系両方で起こる).
c. changes electrocardiogram 心電図上の協調変化.
c. xenograft コンコーダント(適合系)異種移植片〔医学〕.
con·cre·ment [kánkrimənt] 石〔医学〕, 結石〔医学〕, = concretion.
con·cres·cence [kənkrésəns] ① 合生, 融合, 癒合. ② 癒着(胚形成細胞が胚孔において輻合して腸胚期に胚軸をつくること. 歯科では隣接する2歯がセメント質によって結合すること). → convergence.
c. of teeth 癒合歯.
concrescent teeth 癒着歯〔医学〕.
con·crete [kənkrí:t] ① 具体的な. ② 結成石, 混凝土(コンクリート).
c.-operational period 具体的操作期〔医学〕.
c. operations 具体的操作〔期〕.
c. seborrh(o)ea 痂皮形成性脂漏.
con·cre·tio [kənkrí:ʃiou] 結石, 癒着, = concretion.
c. cordis 心膜癒着, = concretio pericardii.
con·cre·tion [kənkrí:ʃən] 石〔医学〕, 結石〔医学〕, = calculus.
con·cret·ism [kənkrí:tizəm, kánkri:-] 具体論(抽象論に対して).
con·cu·bi·tus [kənkjú:bitəs] 交接.
con·cur·rence [kənkʌ́rəns] 同時発生〔医学〕.
con·cur·rent [kənkʌ́rənt] 同時の〔医学〕.
c. disease 併発症〔医学〕.
c. disinfection 同時消毒法(伝染病患者が罹病中に直接触れたものを直ちに殺菌すること).
c. infection 同時感染〔医学〕.
c. interview 並行面接.
c. review 在院時審査〔医学〕.
c. treatment 併用療法〔医学〕.
concurve face 凹画〔医学〕.
con·cus·sio [kənkʌ́ʃiou] 振とう(盪)〔症〕.
c. retinae 網膜振盪.
con·cus·sion [kənkʌ́ʃən] 振とう(盪)〔症〕〔医学〕, 脳振盪.
c. blindness 振盪性盲.
c. cataract 振盪性白内障.
c. injury 振盪〔症〕.
c. myelitis 振盪脊髄炎.
c. neurosis 脳振盪神経症.
c. of brain 脳振盪〔症〕.
c. of labyrinth 迷路振盪〔症〕.
c. of spinal cord 脊髄振盪症, = commotio spinalis.
c. psychosis 脳振盪精神病.
c. syndrome 脳振盪症候群(外傷による脳症状).
con·cus·sor [kənkʌ́sər] 振とう(盪)器(マッサージにおける).
Condamin, René [kəndəmán] コンダマン(1863生, フランスの外科医).
C. operation コンダマン手術(膣式卵管卵巣破砕術), = salpingo-ovariotripsy.
con·den·sate [kəndénseit, kándəns-] 凝縮物(液)〔医学〕.
con·den·sa·tion [kàndenséiʃən] ① 凝縮〔医学〕, = coagulation. ② 圧縮度. ③ 凝結〔医学〕, 縮合〔医学〕, 融合〔医学〕.
c. and rarefaction 粗密.
c. compound 縮合化合物.
c. kettle 縮合器〔医学〕.
c. polymer 縮合重合体〔医学〕.
c. polymerization 縮合重合〔医学〕.
c. product 縮合物.
c. reaction 縮合反応(分子が結合する際に水などの簡単な分子がとれる反応).
c. resin 縮合樹脂〔医学〕.
con·den·sa·tor [kàndənséitər] 集光器〔医学〕.
con·densed [kəndénst] 濃縮した〔医学〕.
c. discharge 蓄電放電〔医学〕.
c. milk 練乳.
c. oxygen 濃縮酸素, 圧縮酸素.
c. phosphate 縮合リン酸塩.
c. ring 縮合環〔医学〕.
c. system 凝相系.
con·dens·er [kəndénsər] 集光器〔医学〕, 集光鏡, 凝縮機, 冷却機.

c. chamber コンデンサー形電離箱（万年筆型ポケットイオンチェンバーのような，充電した電離箱によって，放射能と放射線量とを検定する装置の総称）.
c. discharge 蓄電機放電.
c. discharge apparatus 蓄電器放電式X線装置〔医学〕.
condensing enzyme 縮合酵素.
condensing iliac osteitis 硬化性腸骨〔骨〕炎〔医学〕.
condensing lens 集光レンズ.
condensing osteitis 硬化性骨炎〔医学〕，沈着骨炎，緻密化骨炎，= formative osteitis, sclerotic o..
con·di·ment [kándimənt] 調味料〔医学〕.
con·di·tio sine qua non [kəndíʃiou sínə kwá nón] 絶対必要条件.
con·di·tion [kəndíʃən] 状態〔医学〕，容態〔医学〕，条件〔医学〕，状況. 形 conditional.
c. of patient 病状〔医学〕.
con·di·tion·al [kəndíʃənəl] 条件の〔医学〕.
c. disease 条件病（何らかの因子の作用により発病する潜伏性伝染病）.
c. gene 条件遺伝子〔医学〕.
c. lethal mutant 条件致死〔突然〕変異体〔医学〕.
c. lethal mutation 条件致死〔突然〕変異〔医学〕（特定の条件下でのみ変異遺伝子の表現型が現れ細胞，ウイルスなどを増殖不可能にするが，別の条件下では野生型と同じ生育を許す突然変異）.
c. mutation 条件〔突然〕変異〔医学〕.
c. stimulus 条件刺激〔医学〕.
con·di·tion·ed [kəndíʃənd] 条件〔付き〕の〔医学〕，仮定的な，暫定的な.
c. behavior 条件行動〔医学〕.
c. emotional response 条件情動反応〔医学〕.
c. hemolysis 条件溶血，= immune hemolysis.
c. hemolysis test 条件付溶血テスト〔医学〕.
c. inhibition 条件抑制〔医学〕.
c. inhibitor 条件抑制物.
c. inhibitory reflex 条件抑制反射〔医学〕.
c. medium 調整培地〔医学〕，順化培地〔医学〕.
c.-orientation reflex audiometry 条件詮索反射聴力検査〔法〕〔医学〕.
c. pathogen 条件付病原体〔医学〕.
c. reflex 条件反射〔医学〕（1911年 Pavlov の提唱による用語で，先天性の本能に対しては無条件反射というのに対立して訓練，経験または連合などにより起こる反射をいう），= conditional reflex. ↔ unconditioned reflex.
c. response 条件反応〔医学〕.
c. stimulus 条件刺激〔医学〕.
c. suppression 条件抑制〔医学〕.
c. weight 正量〔医学〕.
con·di·tion·ing [kəndíʃəniŋ] ①更生（古いものを新しくすること，または運動により身体を鍛えること）. ②条件づけ.
c. shock 条件づけ刺激.
c. therapy 条件づけ療法.
con·di·tions [kəndíʃənz] 前提条件〔医学〕.
condivergent nystagmus 集散眼振〔医学〕.
con·dom [kándəm] コンドーム〔医学〕，サック（性交時避妊の目的で陰茎を覆うゴム袋）.
condominant inheritance 相互優性（2つの遺伝子の優性度が等しく，特に個体の表現型として表れる遺伝（血液のABO型でAとBの遺伝子など））.
con·dro·mere [kándrəmiər] 軟骨椎（胚脊柱の軟骨節）.
conduct disorder 素行症，素行障害，行為障害〔医学〕（反社会性パーソナリティ障害といわれるもので，特に18歳未満に始まる怠学，家出，けんか，武器の使用，レイプ，動物の虐待，暴力，虚言，窃盗，強盗などをくり返す行動障害）.
con·duc·tance [kəndʌ́ktəns] コンダクタンス〔医学〕（抵抗の逆数で，その単位は mho）.
c. cell 〔電気〕伝導〔度〕測定セル〔医学〕.
c. water 伝導度水，= conductivity water.
con·duc·ti·bil·i·ty [kəndʌktibíliti] 導電性.
conductimetric titration 〔電気〕伝導〔度〕滴定〔医学〕.
con·duc·tim·e·try [kàndəktímətri] 〔電気〕伝導〔度〕測定〔法〕〔医学〕.
conducting artery 伝導動脈（内径の大きい主要動脈）.
conducting polymer 導電性高分子（導電性を示す高分子物質のこと）.
conducting system of heart [TA] 刺激伝導系，= complexus stimulans cordis [L/TA], systema conducente cordis [L/TA].
con·duc·tion [kəndʌ́kʃən] 伝導〔医学〕（熱または電気が物体内を移動する現象）. 形 conductive.
c. anesthesia 伝達麻酔〔医学〕（神経遮断法），= block anesthesia.
c. aphasia 伝導〔性〕失語〔症〕〔医学〕，= commissural aphasia.
c. band 伝導帯.
c. block 伝導ブロック〔医学〕.
c. deafness 伝音〔性〕難聴〔医学〕，音伝導性難聴.
c. defect 刺激伝導障害〔医学〕.
c. disturbance 伝音障害〔医学〕.
c. of nerve impulse 神経伝導〔医学〕.
c. serum 刺激漿液〔医学〕.
c. spinal 脊髄伝導〔医学〕.
c. system 興奮伝導系〔医学〕.
c. time 伝導時間〔医学〕.
c. velocity 伝導速度〔医学〕，伝達速度.
con·duc·tive [kəndʌ́ktiv] 伝導の〔医学〕.
c. airway 伝導気管支〔医学〕，誘導気管支，= conducting airway.
c. bundle （刺激伝導系ヒス束）.
c. deafness 伝音〔性〕難聴〔医学〕.
c. floor 電導床〔医学〕.
c. hearing impairment 伝音〔性〕難聴〔医学〕，= conductive hearing loss.
c. hearing loss 伝音難聴（外耳道や中耳など音が伝達する器官の障害による難聴）.
c. heat 伝導熱〔医学〕.
c. heating 伝導加温〔医学〕.
c. rubber 導電性ゴム〔医学〕.
c. tissue 通道組織.
con·duc·tiv·i·ty [kàndʌktíviti] 伝導性，伝導率，伝導度〔医学〕（物体が電気を通過させる能力であり，抵抗の逆数がその値である．金，銀，銅の伝導力は高い）.
c. water 伝導度水（水溶液の電気伝導率を測るときの基準として用いる純化した水），= conductance water.
conductometric analysis 〔電気〕伝導〔度〕分析〔医学〕.
conductometric titration 伝導率滴定.
con·duc·tom·e·try [kàndəktámitri] 電導率分析法〔医学〕.
con·duc·tor [kəndʌ́ktər] ①〔伝〕導体（電気または熱の）〔医学〕，良導体，導手. ②遺伝形質保有者（非顕性遺伝因子の）. ③指揮者（音楽）.
con·duit [kándjuit] 導管〔医学〕.
c. repair 導管修復〔医学〕.
c. urinary diversion 導管型尿路変向術〔医学〕.
con·du·pli·ca·to cor·pore [kandjù:plikéitou

C

kɔ́:pɔ:r]〔児体〕重折分娩，= Roederer obliquity.

con·du·ran·gin [kàndjurǽnʤin] コンズランギン $C_{35}H_{54}(OCH_3)_2O_{14}$ (*Marsdenia condurango* の皮にある黄色配糖体).

con·du·ran·go [kàndjurǽŋgou] コンズランゴ(南アメリカ産植物 *Marsdenia condurango* の樹皮で，苦味健胃薬).

con·du·rite [kándjurait] コンズライト $C_6H_6(OH)_4$ (*Marsdenia condurango* のアルコール性結晶物).

Condy, Henry Bollmann [kándi] コンディー(イギリスの医師).

C

C. fluid コンディー液(過マンガン酸カリウムおよびナトリウムの溶液で消毒薬).

con·dy·lar [kándilər] 顆〔状〕の，顆の.
 c. angle 顆角(脳基底溝と後頭孔との平面がなす角).
 c. axis 顆軸.
 c. canal [TA] 顆管(後頭骨顆窩にある小管で顆導出静脈が通る)，= canalis condylaris [L/TA].
 c. emissary vein [TA] 顆導出静脈，= vena emissaria condylaris [L/TA].
 c. fossa [TA] 顆窩，= fossa condylaris [L/TA].
 c. fracture 顆部骨折.
 c. hinge position 顆ちょうつがい位.
 c. joint [TA] ① 楕円関節，= articulatio ellipsoidea [L/TA]. ② 顆状関節 〔医学〕.
 c. path 顆路(下顎頭が表す運動経路).
 c. process [TA] 関節突起，= processus condylaris [L/TA].

con·dy·lar·thro·sis [kàndilɑ:θróusis] 顆〔状〕関節(楕円形関節)，= ellipsoid arthrosis.

con·dyle [kándil] [TA] ① 顆，= condylus [L/TA]. ② 関節丘. ③ 下顎頭，= condylus. 形 condylar.
 c. of humerus [TA] 上腕骨窩，= condylus humeri [L/TA].
 c. path 顆路.

con·dy·lec·to·my [kàndiléktəmi] 顆切除〔術〕〔医学〕.

con·dyl·i·cus [kəndílikəs] 顆の，骨頭の.

con·dyl·i·on [kəndíliən] コンジリオン(下顎顆状突起の近位面または側面の点).

condyl(o)- [kɑndil(ou), -l(ə)] 顆状突起との関係を表す接頭語.

con·dy·loid [kándilɔid] 顆状の.
 c. articulation 顆関節(楕円関節とも呼ばれ卵形関節面〔顆〕が楕円形面に接合する全動関節)，= ellipsoid articulation.
 c. foramen 踝状孔(舌下神経の通る後頭骨の孔).
 c. fossa 顆状窩(後頭骨の).
 c. joint 顆状関節，楕円関節，= ellipsoidal joint.
 c. process 関節突起 〔医学〕.
 c. tubercle 顆結節(下顎骨関節突の外側靱帯が付着した結節).

con·dy·lo·ma [kàndilóumə] 湿疣，コンジローム(マ)〔医学〕. 複 condylomata. 形 condylomatous.
 c. acuminatum 尖圭(形)コンジローマ(ヒトパピローマウイルスによる性感染症で，陰部，肛門周囲に鶏冠状の良性腫瘍をきたす)，= acuminata，pointed condyloma，verruca.
 c. latum 扁平コンジローマ，= flat condyloma，mucous patch，plaque muqueuse.
 c. subcutaneum 皮下コンジローマ，= molluscum contagiosum.

con·dy·lo·ma·ta [kàndilóumətə] コンジローマ(condyloma の複数).
 c. ani 肛門コンジローマ.

con·dy·lo·ma·toid [kàndilóumətɔid] コンジローマ様の.

con·dy·lo·ma·to·sis [kàndilòumətóusis] コンジローム(マ)症〔医学〕.

con·dy·lom·a·tous [kàndilóumətəs] コンジローム(マ)様の〔医学〕，コンジローマ性の.

con·dy·lot·o·my [kàndilátəmi] 顆切離〔術〕，関節顆切離〔術〕〔医学〕.

con·dy·lus [kándiləs] [L/TA] 顆，= condyle [TA]. 複 condyli.
 c. fibularis 腓側顆(外側顆のこと).
 c. humeri [L/TA] 上腕骨顆，= condyle of humerus [TA].
 c. lateralis [L/TA] 外側顆，= lateral condyle [TA].
 c. mandibulae [L/TA] 下顎頭，= head of mandible [TA].
 c. medialis [L/TA] 内側顆，= medial condyle [TA].
 c. occipitalis [L/TA] 後頭顆，= occipital condyle [TA].
 c. tibialis 脛側顆(内側顆のこと).

cone [kóun] ① 錐〔状〕体，円錐体(眼球網膜中心部にある感光細胞で，黄斑部に密集し，明るい光と色視覚を司る). ② 歯冠の円錐. ③ 丘. ④ 球果.
 c. biopsy 円錐切除診〔医学〕.
 c. bipolar 錐状体双極細胞(網膜錐状体視細胞の終末とシナプスする双極神経細胞).
 c. cell 錐状体細胞(網膜の)，錐〔状〕体視細胞〔医学〕.
 c. cell of retina 網膜錐〔状〕体細胞.
 c. degeneration 錐体変性症.
 c. down コーンダウン.
 c. down technique 照射野縮小法.
 c. dystrophy 錐体ジストロフィー.
 c. fiber 錐状体線維(網膜の外顆粒層と錐状体を結ぶもの).
 c. granule 錐状体顆粒(網膜錐状体に連続する外縁核層における視細胞の核).
 c. monochromatism 錐体1色覚(旧，錐体1色型色覚).
 c.-nose サシガメ(甲虫の一種，吸血虫)，= cone-nosed bug.
 c. of light 光錐(鼓膜の)，= Politzer cone.
 c. of radiation 放射線錐〔医学〕.
 c.-rod retinal dystrophy 錐体-杆体網膜ジストロフィ.
 c.-shaped 錐体状の〔医学〕.
 c.-shaped tooth 円錐歯〔医学〕，= dens conoideur.
 c. spooling コーン巻〔医学〕.
 c. vision 錐体視〔医学〕.

conective tissue hyalin 結合組織性硝子質.

coned down compression view コーン圧迫像〔医学〕.

co·nes·si·mine [kənésimin] コネシミン $C_{23}H_{38}N_2$ (キョウチクトウ科植物 *Holarrhena antidysenterica* (Kurchi)から得られるアルカロイドで，4型の異性体がある).

co·nes·sine [kounésain] コネシン $C_{24}H_{40}N_2$ (キョウチクトウ科植物 *Holarrhena antidysenterica* (Kurchi)から得られるアルカロイドで，その塩酸塩はアメーバ赤痢の治療薬として古くからインドそのほか東洋諸国で用いられる)，= neriin，wrightine.

co·nex·us [kənéksəs] 結合. 複 conexus.

con·fab·u·la·tion [kànfæbjuléiʃən] 作話〔症〕〔医学〕(Korsakoff 精神病などの器質精神病者にみられる記憶の間隙. 健忘を埋めるために捏造される談話)，= fabrication，fabulation pseudoreminiscence.

con·fec·tio [kənfékʃiou] 糖剤. 複 confectiones.
 c. opii アヘン(阿片)糖剤(麻酔用).
 c. scammonii スカモニア糖剤(下薬).
 c. sennae センナ糖剤.
 c. sulfuris イオウ糖剤(下薬).

c. terebinthinae テレビン油糖剤(駆風，止血).
con·fec·tion [kənfékʃən] 糖〔菓〕剤〔医学〕，舐剤，= confectio，conserve，electuary.
con·fer·ence [kánfərəns] 検討会，カンファレンス〔医学〕，委員会.
con·fer·t(−us, −a, −um) [kənfə́:t(əs, ə, əm)] 融合性の，集合性の(播種の反対). ↔ disseminatus.
con·fes·sion [kənféʃən] 自白〔医学〕.
con·fi·dence [kánfidəns] 信頼. 形 confidential.
c. belt 信頼帯.
c. ellipse 信頼楕円〔医学〕，= confidence ellipsoid.
c. interval 信頼区間〔医学〕.
c. limit 信頼限界.
c. region 信頼域〔医学〕.
c. set 信頼集合〔医学〕.
confidential duty 〔職業上〕秘密厳守義務〔医学〕.
con·fi·den·ti·al·i·ty [kànfidènʃiǽliti] 秘密〔医学〕.
con·fig·u·ra·tion [kənfìgjuréiʃən] 立体配置，配置，外形〔医学〕，形像〔医学〕(化学では分子中の原子が空間に配列したこと，形像心理学では全体の存在物の意味で，それを構成する部分の和以上のもの). 形 configurational.
c. adaptability 構造適合性〔医学〕，立体配置〔医学〕.
c. interaction 配置相互作用.
c. space 配置空間，位置座標空間.
confined environment 拘禁環境〔医学〕.
con·fine·ment [kənfáinmənt] ① 引籠(病床特に産褥にあること). ② 分娩. ③ 拘束〔医学〕.
con·fir·ma·tion [kànfə:méiʃən] 確認〔医学〕.
confirmatory incision 確認的切開.
confirmatory medium 確認培地(1種類の培地だが，複数の生化学的性状の検査が可能な培地をいい，クリグラー Kligler，SIM (sulfide indole motility)，TSI (triple sugar iron)培地などがある).
confirmed diagnosis 診断の確認.
confirmed fatigue 慢性疲労〔医学〕，確認疲労.
con·flict [kánflikt] 葛藤〔医学〕，いざこざ，矛盾，闘争，衝突(力の強さがほぼ等しい2つあるいはそれ以上の欲求が相反的に対立している状態で，精神分析学ではこの葛藤から不安が生じ神経症形成に至るという).
con·flu·ence [kánfluəns] 合流〔医学〕，交会〔医学〕(コンフルエント confluent の状態)，= confluens.
c. of sinuses [TA] 静脈洞交会，= confluens sinuum [L/TA].
c. stone 合流部結石〔医学〕，融合結石.
con·flu·ens [kənflú:əns] 合流，交会(静脈が相互合流する部分).
c. sinuum [L/TA] 静脈洞交会(内後頭骨突起の前方において横静脈洞，上矢状静脈洞，直静脈洞，後頭静脈洞が合流する部)，= confluence of sinuses [TA].
c. venarum 静脈交会.
con·flu·ent [kánfluənt] 融合〔性〕の，融合した〔医学〕，コンフルエント(単層培養した細胞が容器の表面を覆い細胞同士が接している状態).
c. articulation 融合性構音.
c. kidney 先天融合腎.
c. lysis 密集化細胞融解，全面溶菌〔医学〕.
c. measles 融合性麻疹〔医学〕(発疹が融合した麻疹).
c. reticular papillomatosis 融合性細網状乳頭腫症.
c. smallpox 合流性痘瘡(膿疹が2個以上癒合して大膿疹を形成するもの).
con·fo·cal [kənfóukəl] 同焦点の，共焦点の.
c. conics 同焦点円錐曲線(焦点を共有する円錐曲線系).
c. laser scanning microscope 共焦点レーザー顕微鏡.
c. microscope 共焦点顕微鏡.
conform ferment 同型酵素(生産した物自体を分解する細菌酵素).
conformal radiation therapy 原体照射法〔医学〕.
con·for·ma·tion [kànfɔ:méiʃən] 配座，立体配座〔医学〕，コンフォメーション(分子を単結合を軸として回転するときにできる原子の空間配列を表す用語).
c. disease コンフォメーション病(病因タンパクのコンフォメーション変化が中心とされる神経変性疾患の総称. プリオン病，アルツハイマー病，パーキンソン病，ポリグルタミン病，筋萎縮性側索硬化症などがある).
c. radiation therapy 原体照射法.
c. radiotherapy 原体照射〔医学〕.
con·for·ma·tio·nal [kànfɔ:méiʃənəl] 配座の〔医学〕.
c. analysis 配座解析〔医学〕.
c. isomer 配座異性体〔医学〕.
c. transition 配座遷移〔医学〕.
con·for·mator [kánfɔ:meitər] 頭蓋測定器.
con·form·er [kánfə:mər] コンフォーマー，配座異性体〔医学〕.
con·for·tan·tive [kànfɔ:tǽntiv] 強壮薬，= confortantis.
con·for·ta·tion [kànfɔ:téiʃən] 強固，強壮.
con·found·ing [kənfáundiŋ] 交絡，まぎれこませる.
c. factor 交絡因子〔医学〕.
con·fri·ca·tion [kànfrikéiʃən] (薬物を細末に粉砕すること).
con·fron·ta·tion [kànfrəntéiʃən] 対診.
c. method 対診法.
c. test 対座法〔医学〕.
con·fused [kənfjú:zd] 錯乱した〔医学〕.
c. mania 錯乱そう(躁)病〔医学〕.
c. stage 分散期〔医学〕.
con·fu·sion [kənfjú:ʒən] 錯乱，錯乱状態，支離滅裂. 形 confusional，confused.
c. colors 錯乱色(色盲患者が分別できない色の組み合わせ).
c. letters 錯乱字(C，G，O または FPT のような区別の困難な文字の組み合わせ).
con·fu·sio·n·al [kənfjú:ʒənəl] 錯乱性の.
c. episode 錯乱性挿話.
c. insanity 精神錯乱.
c. state 錯乱状態〔医学〕.
cong congius (ガロン gallon)の略.
congealing point 凝結点.
con·ge·la·tio [kànʤəléiʃiou] 凍傷，= congelation.
c. bullosa 水疱性凍傷.
c. erythematosa 紅斑性凍傷.
c. escharotica 壊死性凍傷.
c. ulcerans 潰瘍性凍傷.
con·ge·la·tion [kànʤeléiʃən] ① 凍傷〔医学〕，凍瘡〔医学〕. ② 氷結.
c. of teeth 軋歯.
c. urticaria 凍傷じんま疹，寒冷じんま疹.
con·ge·ne·ic [kànʤəní:ik] 類遺伝子性〔医学〕. → congenic.
c. mouse strain 類似遺伝子型マウス系〔統〕〔医学〕.
con·ge·ner [kánʤinər] ① 協同作用物. ② 協同筋. ③ 同族元素(元素の周期表の同じ族に属し縦方向に並ぶ元素). 形 congeneric，congenerous.
congenic [kənʤénik] 共通遺伝子系の〔医学〕，遺伝子相同的な〔医学〕.
c. mouse コンジェニック系統マウス(突然変異や

変異した特定の遺伝子以外の遺伝子を近交系などのもどし交配により導入，置換したマウス系統）.

c. strain コンジェニック系統，類遺伝子系統，共通遺伝子系（2つの系の動物間の遺伝子構成の差が，1つの遺伝子の違いにある系統をいう．当初はマウスのH-2遺伝子複合体について組織適合抗原の検討に用いられた）.

con·gen·i·tal [kəndʒénitəl] 先天性の.

c. abnormality 先天〔性〕異常［医学］.

c. abnormality of bone 先天性骨異常［医学］.

c. abnormality of uterus 子宮の重複奇形.

c. absence 先天性欠損［医学］，先天性欠如症（身体の部分，器官などの）.

c. absence of auricle 先天性耳介欠損.

c. absence of pericardium 先天性心膜欠損〔症〕［医学］.

c. absence of pulmonary valve syndrome 先天性肺動脈弁欠損症候群［医学］.

c. absence of umbilical artery 臍動脈欠損［医学］.

c. achromia 先天的皮膚色素欠乏〔症〕，＝albinism.

c. adhesion 先天性癒着［医学］.

c. adhesion of gallbladder 先天性胆嚢癒着［医学］.

c. adhesion of intestine 先天性腸癒着［医学］.

c. adrenal enzyme deficiency 先天性副腎皮質酵素欠損症，＝congenital adrenal enzyme defect.

c. adrenal hyperplasia (CAH) 先天性副腎皮質過形成症.

c. adrenal lipoid hyperplasia リポイド過形成.

c. adrenocortical hyperplasia 先天性副腎皮質過形成［医学］.

c. adrenogenital syndrome 先天性副腎性器症候群.

c. allergy 先天性アレルギー［医学］.

c. alopecia 先天性脱毛［医学］，先天性禿頭病［医学］.

c. alveolar dysplasia 先天〔性〕肺胞異形成［医学］，先天性肺胞形成不全.

c. amblyopia 先天〔性〕弱視［医学］.

c. amputation 先天性切断［医学］，自然切断（胎児の一部が切断されること）.

c. anal stenosis 先天性肛門狭窄〔症〕.

c. analgesia 先天性痛覚脱失（消失）症［医学］.

c. anemia of newborn 先天性新生児貧血.

c. aneurysm 先天性動脈瘤［医学］.

c. aniridia 先天性無虹彩〔症〕（部分的中心窩の形成不全症を伴うことが多い）.

c. anodontia 先天性無歯症.

c. anomaly 先天〔性〕奇形［医学］，先天〔性〕異常.

c. anomaly of foot 足〔の〕先天〔性〕異常［医学］.

c. anterior panhyperpituitarism 先天性汎下垂体前葉機能亢進症，＝Pende syndrome.

c. aortic aneurysm 先天性大動脈瘤［医学］.

c. aortic dilatation 先天性大動脈拡張［医学］.

c. aortic discrete subvalvular stenosis 先天性大動脈弁下膜型狭窄［医学］.

c. aortic insufficiency 先天性大動脈弁閉鎖不全［医学］，＝congenital aortic regurgitation.

c. aortic stenosis 先天性大動脈弁狭窄［医学］.

c. aortic subvalvular stenosis 先天性大動脈弁下狭窄［医学］.

c. aortic supravalvular stenosis 先天性大動脈弁上狭窄［医学］.

c. aortic valvular stenosis 先天性大動脈弁狭窄［医学］.

c. aphakia 先天性無水晶体.

c. aplasia of thymus 先天性胸腺形成不全〔症〕.

c. arteriovenous aneurysm 先天性動静脈瘤［医学］.

c. arteriovenous fistula 先天性動静脈瘻［医学］.

c. arthromyodysplasia 先天性関節筋異形成症［医学］.

c. arthromyodysplastic syndrome 先天性関節筋異常症候群［医学］，＝Rossi syndrome.

c. astigmatism 先天性乱視［医学］.

c. atonic pseudoparalysis 先天性アトニー性偽麻痺，＝amyotonia congenita.

c. atransferrinemia 先天性無トランスフェリン血症，先天性トランスフェリン欠乏〔症〕［医学］（鉄輸送タンパクであるトランスフェリン欠乏による高度の小球性低色素性貧血をきたす常染色体性劣性遺伝による先天性疾患）.

c. atresia of aortic valve 先天性大動脈弁閉鎖〔症〕［医学］.

c. atrichosis 先天性無毛症.

c. aural fistula 先天耳瘻［医学］.

c. biliary atresia (CBA) 先天性胆道閉鎖〔症〕［医学］.

c. biliary cyst 先天性胆管嚢胞［医学］.

c. biliary dilatation (CBD) 先天性胆道拡張症［医学］，先天性胆管拡張症（主に肝外嚢管が嚢胞状，紡錘状に拡張する），＝choledochal cyst.

c. biliary hypoplasia 先天性胆道低形成〔症〕［医学］.

c. biscuspid valve 先天性二尖弁.

c. blind loop syndrome 先天性盲管症候群［医学］.

c. brain tumor 先天性脳腫瘍.

c. brevicollis 先天短頸［医学］.

c. bronchiectasis 先天性気管支拡張症［医学］.

c. cardiomyopathy 先天性心筋症［医学］.

c. cardiovascular anomaly 先天〔性〕心〔臓〕血管奇形［医学］.

c. cardiovascular malformation 先天〔性〕心〔臓〕血管奇形［医学］.

c. cataract 先天性白内障.

c. cause 先天的原因［医学］.

c. cerebellar ataxia 先天性小脳性運動失調［医学］.

c. cerebellar atrophy 先天性小脳萎縮〔症〕.

c. cerebral aneurysm 先天性脳動脈瘤.

c. cervical fistula 先天頸瘻［医学］.

c. Chagas disease 先天性シャーガス病.

c. choledochal cyst 先天性総胆管嚢胞［医学］.

c. chorea 先天性舞踏病.

c. chylothorax 先天性乳び胸.

c. clasped thumb 先天性握り母指〔症〕［医学］.

c. cloaca 先天性総排出腔（肛門が性尿管に開くもの）.

c. color vision defect 先天色覚異常.

c. complete atrioventricular block 先天性完全房室ブロック［医学］.

c. constriction ring syndrome 先天性絞扼輪症候群［医学］.

c. contracture 先天性拘縮.

c. coronary artery aneurysm 先天性冠状動脈瘤［医学］.

c. cyst 先天性嚢胞［医学］.

c. cystic adenomatoid malformation (CCAM) 先天性嚢胞状腺腫様形成異常［医学］，先天性嚢胞性腺腫様奇形.

c. cystic bronchiectasis 先天性嚢状気管支拡張症［医学］.

c. cystic dilatation of common bile duct 先天性総胆管拡張症［医学］.

c. cystic disease of kidney 先天性嚢胞性腎疾患［医学］.

c. cystic disease of lung 先天性肺嚢胞性疾患

〔医学〕.
c. cystic lung 先天性嚢胞肺〔医学〕.
c. cytomegalovirus infection 先天性サイトメガロウイルス感染症〔医学〕.
c. deafness 先天性難聴〔医学〕.
c. debility 先天〔性〕弱質〔医学〕, 生活力薄弱.
c. defect 先天〔性〕欠損〔医学〕.
c. defect of clavicle 先天性鎖骨欠損症(鎖骨・頭蓋異形成症 cleidocranial dysplasia の部分症状として現れることが多い).
c. defect of finger 欠指症.
c. defects of neutrophil function 先天性好中球機能不全症.
c. deformity of ear 先天性奇形耳.
c. deformity of hand 手指奇形, = congenital malformation of hand.
c. dermal sinus 先天性皮膚洞〔医学〕, 先天性皮膚盲管(神経管の閉鎖障害の一つ).
c. diaphragmatic hernia 先天性横隔膜ヘルニア〔医学〕.
c. dilatation of bile duct 先天性胆道拡張〔症〕〔医学〕.
c. dilatation of colon 先天結腸拡張〔症〕, = Hirschsprung disease.
c. dilatation of common bile duct 先天性総胆道拡張〔医学〕.
c. disease 先天性疾患〔医学〕.
c. disease of brain 先天性脳疾患〔医学〕.
c. dislocation 先天〔性〕脱臼〔医学〕.
c. dislocation of hip (CDH) 先天股脱〔医学〕, 先天性股関節脱臼〔医学〕(特別な外傷や感染とは関係なく, 大腿骨頭が脱臼している場合をいう).
c. diverticulum 先天性憩室.
c. dolichocolon 先天性過長結腸〔医学〕.
c. duodenal atresia 先天性十二指腸閉鎖〔症〕, = congenital duodenal occlusion.
c. dyserythropoietic anemia (CDA) 先天性赤芽球異常性貧血.
c. dyslexia 先天性失読症〔医学〕, 先天性読字障害〔医学〕.
c. dysmenorrhea 先天性月経困難症, 一次性月経困難症, = functional dysmenorrh(o)ea, primary d..
c. dysplasia 先天性形成異常〔医学〕.
c. dystrophy 先天性異栄養症〔医学〕.
c. ectodermal defect 先天〔性〕外胚葉〔性〕欠損〔症〕〔医学〕, = hereditary ectodermal dysplasia.
c. entropion 先天性眼瞼内反〔医学〕.
c. epulis 先天性エプーリス〔医学〕.
c. epulis of newborn 新生児の先天性エプーリス.
c. error of amino acid metabolism 先天性アミノ酸代謝異常〔医学〕.
c. erythropoietic porphyria (CEP) 先天性骨髄性ポルフィリア.
c. esophageal atresia 先天性食道閉鎖〔症〕〔医学〕(胎生4週頃の前腸から気管と食道が分離する過程の形成異常. 食道の閉鎖と離断をきたす).
c. esophagobronchial fistula 先天性気管支瘻〔医学〕.
c. familial cholemia 先天性家族性胆血症, = acholuric familial jaundice, Chauffard-Minkowski syndrome.
c. fetal atelectasis 先天性胎児無気肺〔医学〕.
c. fiber type disproportion 先天性筋線維タイプ不均等症.
c. fissure of tongue 先天性被裂舌〔医学〕.
c. fistula 先天性瘻〔医学〕.
c. fistula of salivary gland 唾液腺先天性瘻孔〔医学〕.
c. flatfoot 先天性扁平足.
c. fracture 子宮内骨折〔医学〕, 先天性骨折〔医学〕, = intrauterine fracture.
c. funicular hernia 先天性精索ヘルニア〔医学〕.
c. fusion of rie 先天性肋骨癒合〔医学〕.
c. general hydrops 先天性胎児〔全身〕水腫.
c. glaucoma 先天性緑内障.
c. glomerulocystic kidney 先天性糸球体嚢胞腎.
c. glycoprotein metabolic defect 先天性糖タンパク代謝異常.
c. goiter 先天性甲状腺腫.
c. heart block 先天性心伝導障害.
c. heart defect 先天性心〔臓〕欠損〔医学〕.
c. heart disease 先天〔性〕心〔臓〕疾患〔医学〕, 先天性心臓病(心臓奇形).
c. hemolytic anemia 先天性溶血性貧血〔医学〕.
c. hemolytic jaundice 先天性溶血性黄疸.
c. hepatic fibrosis (CHF) 先天性肝線維症〔医学〕.
c. hereditary endothelial dystrophy 先天性遺伝性内皮ジストロフィ.
c. hernia 先天ヘルニア〔医学〕(主として陰嚢ヘルニア).
c. hip dislocation 先天性股関節脱臼〔医学〕.
c. hip dysplasia 先天性股関節形成異常〔医学〕.
c. honeycomb lung 先天性蜂巣状肺〔医学〕.
c. hormone biosynthesis defect 先天性ホルモン合成障害.
c. hydrocele 先天水瘤.
c. hydrocephalus 先天性水頭症〔医学〕(2次性の水頭症より高頻度で, 1万の出産に約8人の発生率があるといわれる).
c. hydronephrosis 先天性水腎〔症〕〔医学〕.
c. hydroureteronephrosis 先天性水腎水尿管〔症〕〔医学〕.
c. hypoplasia of umbilical artery 臍動脈低形成〔医学〕.
c. hypoplastic anemia 先天性低形成性貧血.
c. hypothyroidism 先天性甲状腺機能低下症〔医学〕.
c. ichthyosiform erythroderm(i)a 先天〔性〕魚りんせん状紅皮症〔医学〕, = erythroderma ichthyosiforme cogenitum.
c. ichthyosis 先天〔性〕魚りんせん〔医学〕.
c. idiopathic chylous 先天性特発性乳び(糜)腹水〔医学〕.
c. ileal atresia 先天性回腸閉鎖〔症〕, = congenital ileal occlusion.
c. immunity 先天性免疫, 子宮内免疫〔医学〕, 胎盤免疫〔医学〕, 自然免疫, = natural immunity.
c. immunodeficiency 先天性免疫不全〔症〕〔医学〕(生下時, すでに発症していると考えられる原発性免疫不全).
c. immunological deficiency syndrome (CIDS) 先天性免疫不全症候群〔医学〕(出生時からすでに発症する免疫不全症. 多くは原発性免疫不全症).
c. infection 先天性感染.
c. insensitivity to pain with anhidrosis 先天性無痛無汗症.
c. insufficiency of aortic valve 先天性大動脈弁閉鎖不全〔症〕〔医学〕.
c. intestinal atresia 先天性腸閉塞症.
c. intrahepatic ductal dilatation 先天性多発性肝内胆管拡張症, = Caroli disease.
c. jejunal atresia 先天性空腸閉鎖〔症〕, = congenital jejunal occlusion.
c. layngeal web 先天性喉頭膜様狭窄〔医学〕.
c. leucopathy 先天性白皮症, = albinism.
c. leukemia 先天性白血病.
c. lobar emphysema 先天性肺葉性肺気腫〔医学〕.

c. lordosis 先天性前弯〔症〕[医学].
c. lues 先天梅毒.
c. lymphedema 先天性リンパ浮腫 [医学], 先天性リンパ水腫, = Milroy disease.
c. macular degeneration 先天性網膜変性, = Best disease.
c. malformation 先天異常, 先天〔性〕奇形 [医学].
c. malformation of intestine 先天〔性〕腸奇形 [医学].
c. megacalycosis 先天性巨大腎杯〔症〕[医学].
c. megacolon 先天性巨大結腸〔症〕[医学] (生後の便秘と腹部膨満を主徴としたものであるが, その後の研究でこの名称は不適当とされ, Hirschsprung disease あるいは aganglionosis を用いるべきとされている).
c. mesoblastic nephroma 先天性中胚葉性腎腫 [医学].
c. microcolon 先天性倭小結腸 [医学].
c. microvillus atrophy 先天性微絨毛萎縮, = microvillus inclusion disease.
c. mitral insufficiency 先天性僧帽弁閉鎖不全〔症〕[医学].
c. mitral stenosis 先天性僧帽弁狭窄〔症〕[医学].
c. multiple epiphyseal dysplasia 先天性多発性骨端形成異常 [医学].
c. musclar torticollis 先天性筋性斜頸.
c. muscle atrophy 先天性筋萎縮症 [医学].
c. muscular dystrophy 先天性筋ジストロフィ〔ー〕〔症〕[医学].
c. muscular torticollis 先天性筋性斜頸.
c. myasthenia 先天性筋無力症 [医学].
c. myogenic wry neck 先天性筋性斜頸 (一方の側の胸鎖乳突筋の拘縮によって生ずる斜頸).
c. myopathy 先天性ミオパチー (ミオパチーのうち出生時か, 生後6ヵ月以内に発症する疾患群).
c. myotonia 先天性ミオトニア [医学], 先天性筋強直症, 先天性筋硬直症, = myotonia congenita.
c. myotonic dystrophy 先天性筋強直性ジストロフィー.
c. myotony 先天性筋緊張症.
c. myxedema 先天性粘液水腫, = cretinism.
c. nephrogenic diabetes insipidus 先天性腎性尿崩症 [医学].
c. nephrosis 先天性ネフローゼ [医学].
c. nephrotic syndrome 先天性ネフローゼ症候群 [医学].
c. neutropenia 先天性好中球減少症.
c. nevus 先天性母斑.
c. non X-linked agammaglobulinemia 先天性非X〔染色体〕連鎖性無ガンマグロブリン血症 (分類不能型免疫不全症 (CVID) に含まれる).
c. nonocclusion 先天性開咬.
c. nonspherocytic hemolytic anemia 先天性非球状赤血球性溶血性貧血 [医学].
c. nystagmus 先天性眼振 [医学].
c. obstruction of duodenum 先天性十二指腸閉塞 [医学].
c. ocular motor apraxia 先天性眼球運動失行 [医学].
c. ophthalmoplegia 先天眼筋麻痺.
c. pain insensitivity 先天性痛覚脱失 (消失) 症 [医学].
c. pancreatic cyst 先天性嚢胞 [医学].
c. paramyotonia 先天性パラミオトニー.
c. phebectasia 先天性静脈拡張〔症〕[医学].
c. pneumonia 先天性肺炎.
c. polycystic lung 先天性多房嚢胞肺 [医学].
c. pseudarthrosis of leg bones 先天性下腿偽関節, = congenital pseudarthrosis of tibia.
c. ptosis 先天性瞼下垂 (上眼瞼挙筋の不完全発生または麻痺によるもの).
c. pulmonary alveolar proteinosis 先天性肺胞タンパク症.
c. pulmonary arteriovenous fistula 先天性肺動静脈瘻 [医学].
c. pulmonary atresia 先天性肺動脈閉鎖症 [医学].
c. pulmonary infundibular stenosis 先天性肺動脈漏斗部狭窄 [医学].
c. pulmonary insufficiency 先天性肺動脈弁閉鎖不全 [医学], = congenital pulmonary regurgitation.
c. pulmonary lymphangiectasia 先天性肺リンパ管拡張症.
c. pulmonary valve dysplasia 先天性肺動脈弁異形成 [医学].
c. pulmonary valve insufficiency 先天性肺動脈弁閉鎖不全 [医学], = congenital pulmonary valve regurgitation.
c. pulmonary (valve) stenosis 先天性肺動脈〔弁〕狭窄 [医学].
c. pyeloureteral junction stenosis 先天性腎盂尿管移行部狭窄.
c. pyloric atresia 先天性幽門閉鎖 [医学].
c. pyloric stenosis 先天性幽門狭窄〔症〕[医学].
c. radioulnar synostosis 先天性橈尺骨癒合症.
c. renal anomaly 先天性腎奇形 [医学].
c. renal artery stenosis 先天性腎動脈狭窄 [医学].
c. renal disease 先天性腎疾患 [医学].
c. retinal fold 先天〔性〕網膜ヒダ.
c. rhabdomyoma of heart 先天性心臓横紋筋腫 (過誤腫の一つ).
c. rubella syndrome 先天性風疹症候群 [医学] (風疹ウイルスによる疾患で, 妊婦から胎児へ感染し, 難聴, 白内障, 心奇形などをきたす), = Gregg syndrome.
c. scoliosis 先天性側弯〔症〕[医学].
c. sebaceous hyperplasia 先天性脂腺増生症.
c. short esophagus 先天性短食道.
c. spastic paraplegia 先天性強直性対麻痺, = infantile spastic paraplegia, cerebral diplegia, Little disease.
c. spherocystic anemia 先天性球状性赤血球性貧血 [医学].
c. spontaneous chylothorax 先天性特発性乳び (糜) 胸 [医学].
c. spontaneous chylous ascites 先天性特発性乳び (糜) 腹水 [医学].
c. sporadic agammaglobulinemia 先天性散発型無ガンマグロブリン血症 (分類不能型免疫不全症に含まれる).
c. stenosis 先天性狭窄.
c. stenosis of aortic valve 先天性大動脈弁狭窄 [医学].
c. stenosis of inferior vena cava 下大静脈の先天性狭窄 [医学].
c. stenosis of superior vena cava 上大静脈の先天性狭窄 [医学].
c. strabismus 先天斜視 [医学].
c. stridor 先天性喘音.
c. subaortic stenosis 大動脈弁下狭窄〔症〕[医学].
c. sucrosuria 先天性ショ糖尿症.
c. supravalvular aortic atenosis 大動脈弁上狭窄〔症〕[医学].
c. supravalvular aortic stenosis 大動脈下膜型狭窄〔症〕[医学].
c. syphilis 先天〔性〕梅毒 [医学] (妊娠中母体からの感染による新生児の疾患で, 病変は性器以外の臓器に起こり, 晩発性 syphilis tarda の場合もある),

= syphilis congenita.
c. thymic aplasia 先天性胸腺形成不全〔医学〕.
c. thyroxine binding globulin deficiency 先天性 TBG 欠損症.
c. thyroxine binding globulin increase 先天性 TBG 増加症.
c. tolerance 先天性免疫寛容(自己寛容ともいう. 自分の体内に存在する抗原(自己成分)に対して，免疫応答を示さない状態)，= self tolerance.
c. tooth 先天歯〔医学〕.
c. torticollis 先天性斜頸〔医学〕.
c. total lipodystrophy 先天性全脂肪異栄養症.
c. toxoplasmosis 先天性トキソプラズマ症〔医学〕(妊婦の初感染により，胎盤感染としてタキゾイトが胎児に移行し，出生後に発症するもの).
c. tracheal stenosis 先天性気管狭窄症〔医学〕.
c. transmission 先天的伝播.
c. tricuspid insufficiency 先天性三尖弁閉鎖不全〔症〕〔医学〕，= congenital tricuspid regurgitation.
c. tricuspid stenosis 先天性三尖弁狭窄〔症〕〔医学〕.
c. tumor 先天性腫瘍(胎生期に腫瘍の発生があるもの. 先天性白血病，神経芽細胞腫，Wilms 腫瘍など).
c. universal fetal hydrops 先天胎児全身水腫〔医学〕.
c. unresponsiveness to ACTH ACTH不応症(鉱質コルチコイドの生成分泌は正常だが ACTH 支配下のコルチゾールとアンドロゲンの生成分泌に障害のある家族性疾患をいう)，= ACTH unresponsiveness.
c. ureteral dilation 先天性尿管拡張症(術)〔医学〕，= congenital ureteral dilatation.
c. ureteropelvic junction obstruction 先天性腎盂尿管移行部通過障害.
c. urethral stenosis 先天性尿道狭窄〔症〕〔医学〕，= congenital urethral stricture.
c. urethral valve 先天性尿道弁(尿道前立腺部の粘膜ヒダで，尿閉の原因をなすことがある).
c. valve 先天性弁.
c. varicella syndrome 先天性水痘症候群〔医学〕.
c. virilizing adrenal hyperplasia 先天性男性化副腎過形成.
congenitally athymic mouse 先天性胸腺欠損マウス(ヌードマウスのこと. T細胞機能を欠き，胸腺免疫不全のモデル動物として使われる).
congenitally athymic rat 先天性胸腺欠損ラット，= nude rat.
con·ge·ries [kɑnʤí:ri:z] 集塊，叢.
c. of blood vessels 血管叢.
c. of cells 細胞叢.
con·gest·ed [kənʤéstid] 充血した.
c. gallbladder うっ滞性胆嚢〔医学〕.
c. kidney うっ血腎.
c. lung うっ血肺〔医学〕，肺うっ血，= pulmonary congestion.
c. nose 鼻閉〔医学〕.
con·ges·tin [kənʤéstin] コンジェスチン(イソギンチャクから得られる毒性成分で皮膚刺激性がある).
con·ges·tion [kənʤésʧən] ① 滞留〔医学〕，うっ滞〔医学〕. ② うっ血〔医学〕，充血〔医学〕，= hyperemia. 形 congestive.
c. infarct うっ血梗塞.
c. kidney うっ血腎〔医学〕.
c. of circumference 周囲のうっ血〔医学〕.
c. of lymph リンパうっ滞.
c. spleen うっ血脾〔医学〕.
c. therapy うっ血療法〔医学〕.
con·ges·tive [kənʤéstiv] うっ血性の〔医学〕，充血性の〔医学〕.
c. abscess うっ積膿瘍，滞留膿瘍〔医学〕.
c. apoplexy うっ血性出血.
c. ascites うっ血性腹水.
c. atelectasis うっ血性無気肺〔医学〕.
c. atrophy うっ血性萎縮.
c. bronchiolitis うっ血性気管支炎〔医学〕.
c. cardiomyopathy (CCM) うっ血性心筋症〔医学〕.
c. catarrh うっ血性カタル〔医学〕.
c. chill 充血性悪寒(悪性マラリア熱で胃腸充血と下痢を伴う型).
c. cirrhosis うっ血性肝硬変.
c. dysmenorrhea 充血性月経困難症，= plethoric dysmenorrh(o)ea, vascular d..
c. edema うっ血性水腫(浮腫)〔医学〕，心臓〔性〕水腫(浮腫)〔医学〕.
c. glaucoma うっ血性緑内障〔医学〕，炎性緑内障.
c. headache 充血性頭痛〔医学〕，= hyperemic headache.
c. heart うっ血心〔医学〕.
c. heart failure (CHF) うっ血性心不全〔医学〕(持続的に全身の組織への血液循環が障害される状態).
c. hydrops うっ血性水症.
c. hyperemia うっ滞充血〔医学〕，うっ血性充血.
c. insufficiency うっ血性機能不全〔症〕〔医学〕.
c. liver うっ血肝〔医学〕.
c. (liver) cirrhosis うっ血性肝硬変〔医学〕(慢性うっ血性心不全により生ずる広汎な肝線維症. 肝小葉の中心静脈周囲の瘢痕形成が特徴で，小葉間には線維結合がみられる).
c. organs 臓器うっ血.
c. skin 皮膚充血，= dermathemia.
c. spleen うっ血脾.
c. splenomegaly うっ血性巨脾〔症〕〔医学〕(脾性貧血，バンチ病など).
c. transudate うっ血性漏出液.
con·gi·us [kánʤiəs] ガロン，= gallon.
con·glo·bate [kángləbeit, kənglóub–] 円塊形成の，凝塊形成の〔医学〕.
con·glo·ba·tion [kàngloubéiʃən] ① 凝塊，団塊，円球(丸状に集合すること). ② 凝集作用〔医学〕.
c. reaction 球状反応〔医学〕，円球反応，= Müller–Oppenheim reaction.
con·glom·er·ate [kənglámərеit] ① 集合〔医学〕，凝塊〔医学〕. ② 蛮岩ばんがん，礫岩れきがん(礫の凝固したもの).
c. gland 複合腺(旧語)，= acinous gland.
c. mass 癒合性腫瘤〔医学〕.
c. silicosis 集合性ケイ粉症(限局性の点状陰影がX線像にみられる以外に，結核様結節が集合した状態).
conglomerate(d) tubercle 集合〔性〕結核結節(多数の結核が集まったもの).
con·glom·er·a·tion [kənglàməréiʃən] ① 集合，集積. ② 凝集作用〔医学〕.
con·glu·ti·nant [kənglú:tinənt] ① 癒着の. ② 粘着剤.
conglutinating complement absorption test 膠着補体吸収試験〔医学〕(補体反応を利用する抗体検出法で，ウシコングルチニンによるコングルチネーションを指標とする).
conglutinatio orificii externi 外子宮口癒着.
con·glu·ti·na·tion [kənglù:tinéiʃən] ① コングルチネーション，膠着反応(コングルチニンによる凝集反応). ② 癒着〔医学〕.
c. of external (uterine) os 外子宮口癒着〔医学〕.
c. reaction 膠着反応〔医学〕(凝集素を吸収した後，免疫血清に膠着素を含むウシ血清を加えて起こる反応).

c. thrombus 膠着血栓〔医学〕.

con·glu·ti·nin [kənglúːtinin] コングルチニン，膠着素〔医学〕(ウシなどの血清中に含まれる因子で，補体と反応した感作赤血球上のC3dに結合して凝集を起こす).

c. binding test コングルチニン結合試験(免疫複合体の定量法の一つ．免疫複合体に補体活性化の結果沈着しているiC3bとウシコングルチニンが結合する性質を利用している).

c. phenomenon 膠着現象.

con·glu·tin·o·gen [kàngluːtínəʤən] コングルチノゲン，膠着素(免疫複合体と補体の結合物を凝集させるタンパク質).

c. activating factor (CAF) コングルチノゲン活性化因子〔医学〕, = factor I.

Congo blue [káŋgou blúː] コンゴブルー, = trypan blue.

Congo floor maggot (ナイジェリアおよびコンゴにすむ家バエの一種で，その幼虫は吸血を行う).

Congo red コンゴレッド(赤) ㊗ sodium diphenyldiazo-*bis*-d-naphthylaminesulfonate (酸性アニリン性アゾ色素で，組織染色，類デンプン質証明，血液血漿総量測定などに用いられる赤色染料), = cotton red A, B, C, direct red C, R, Y.

Congo red paper コンゴレッド紙(コンゴレッド0.1%溶液に浸した紙), = Riegel paper, Herzberg paper.

Congo red test コンゴ赤試験(① アミロイド症の検査法で，コンゴ赤を静注し，その60%以上が1時間以内に消失すれば陽性．② 胃塩酸検査法), = Riegler test, Bennhold test.

Congolese red fe·ver [kaŋgəlíːz réd fíːvər] コンゴ赤熱, = Congolian red fever, murine typhus.

Congolian red fever コンゴ赤熱, = murine typhus.

con·gress [káŋgrəs] 会議〔医学〕, 検討会〔医学〕, = congressus.

con·gres·sion [kəngréʃən] 流行期患者の集合.

con·gres·sus [kəngrésəs] ① 会合，議会．② 性交, = coitus.

con·gru·ence [káŋgruːəns] ① 合同(2個の物体が重なり合うこと)．② 相(数の).

c. expression 合同式.

con·gru·en·cy [káŋgruənsi] 適合〔性〕.

congruent articulation 相合関節(形と曲面とが合致するもの).

congruent melting 一致溶融〔医学〕.

congruent points 対応点.

congruous hemianopsia 相合性半盲(各視野の欠損が対称的な同側半盲).

con·hy·drine [kənháidrain] コンヒドリン(ドクニンジン *Conium maculatum* から得られる結晶アルカロイドで猛毒薬), = hydroxyconiine.

coni [kóunai] (conus の複数).

c. epididymidis [L/TA] 精巣上体円錐, = conical lobules of epidiymis [TA].

co·ni·a·sis [kənáiəsis] 胆道塵埃症(結石と区別するための術語).

con·ic [kánik] ① 円錐の．② 円錐曲線, = conical.

c. cornea 円錐角膜.

c. section 円錐曲線.

con·i·cal [kánikəl] 三角の，円錐形の〔医学〕.

c. beaker コニカルビーカー，三角ビーカー.

c. catheter 円錐状カテーテル.

c. cornea 円錐角膜, = keratoconus.

c. flask 三角フラスコ.

c. lobules of epidiymis [TA] 精巣上体円錐, = coni epididymidis [L/TA].

c. papilla 円錐乳頭〔医学〕.

c. pendulum 円錐振子.

c. quartering 円錐四分法〔医学〕.

c. refraction 円錐屈折.

c. stump 錐状断端(筋攣縮のため錐状を呈したもの), = sugar loaf stump.

c. surface 錐面.

c. tooth 円錐歯〔医学〕.

con·id [kánid] ① コニード，円錐小体〔医学〕. ② 下顎の〔歯牙〕咬頭.

co·nid·ia [kounídiə] (conidium の複数).

co·nid·i·al [kounídiəl] 分生子の.

c. head 分生子頭〔医学〕.

conidi(o)- [kounidi(ou), -di(ə)] 分生子 conidium との関係を表す接頭語.

co·nid·i·o·phore [kounídiəfɔːr] 分生子柄〔医学〕(分生子を生ずる真菌の菌糸の枝).

co·nid·i·o·spore [kounídiəspɔːr] 分生胞子, = conidium.

co·nid·i·um [kounídiəm] 分生子〔医学〕(分生子柄頂端が分割して生じる無性芽胞). 複 conidia.

co·nif·er·ase [kouníf əreis] コニフェリン分解酵素.

co·nif·er·in [kouníf ərin] コニフェリン $C_{16}H_{22}O_8$-$2H_2O$ (モミ〔樅〕の新生組織からの樹液に含まれている主要配糖体で，分解してブドウ糖とコニフェリルアルコールを生ずる), = abietin, laricin.

co·nif·er·yl al·co·hol [kouníf əril ǽlkəhɔːl] コニフェリルアルコール ㊗ 3-methoxy-4-hydroxy-cinnamic alcohol $C_{10}H_{12}O_2$ (酸化してバニリンとなる), = coniferol.

co·nif·er·yl ben·zo·ate [kouníf əril bénzoueit] 安息香酸コニフェリル(シャム安息香の成分).

co·ni·ine [kóuniin] コニイン ㊗ dextro-α-propylpiperidine $C_8H_{17}N$ (ドクニンジンのアルカロイドで，鎮痛・鎮痙薬), = conicine, cocutin.

c. animal = cadaverine, pentamethylene-diamine.

c. hydrobromide 臭酸コニイン $C_8H_{17}N$-HBr.

c. hydrochloride 塩酸コニイン $C_8H_{17}N$-HCl.

co·ni·ism [kóuniizəm] コニイン中毒.

co·nim·e·ter [kounímitər] 塵埃計算器.

coning oil コーニング油〔医学〕.

coni(o)- [kouni(ou), -ni(ə)] 塵埃との関係を表す接頭語.

co·ni·o·cor·ti·cal [kòunioukɔ́ːtikəl] 顆粒皮質の(大脳皮質の一部で顆粒の多い鳥距溝，有線領，中心溝後壁，側頭葉上面などを総称していう).

co·ni·o·fi·bro·sis [kòunioufaibróusis] 塵埃線維症.

co·ni·ol·o·gy [kòuniáləʤi] 塵埃学.

co·ni·o·lymph·sta·sis [kòuniəlímfstəsis] 塵埃性リンパ管閉鎖症，炭粉症，鉄粉症など.

co·ni·om·e·ter [kòuniámitər] 粉塵計, = konometer.

co·ni·o·phage [kóuniəfeiʤ] 塵埃食細胞.

co·ni·o·sis [kòunióusis] 塵症〔医学〕, 粉塵症〔医学〕, 塵肺〔症〕〔医学〕(塵埃吸入による肺疾患), = pneumoconiosis.

co·ni·o·spor·i·o·sis [kòuniouspɔ̀ːrióusis] コニオスポリウム症〔医学〕.

co·ni·ot·o·my [kòuniátəmi] 円錐靱帯切開術(輪状甲状軟骨を通る気管切開), = intercricothyreotomy.

co·ni·o·tox·i·co·sis [kòunioutɑ̀ksikóusis] 塵埃中毒症.

Co·ni·um [kounáiəm] ドクニンジン属.

C. maculatum ドクニンジン(セリ科，未熟果および葉にはコニイン，メチルコニインなどの有毒アルカロイドが存在し，古代ギリシャではその滲出液が毒薬

として使用された)，= poison hemlock.
con·i·za·tion [kòunizéiʃən] 円錐切除〔術〕(子宮頸部の)〔医学〕.
c. of cervix 子宮腟部円錐切除術.
con·join·ed [kənʤɔ́ind] 連合した.
c. anastomosis 連合吻合.
c. asymmetric twins 非対称性接着双生児，= conjoined unequal twins.
c. asymmetrical twins 接続した非対称性双胎.
c. clinical course 連合臨床課程(臨床学科がすべて含まれている医学課程).
c. equal twins 均等接着双生児.
c. movements 連合運動(両眼がいずれの方向においても合目的に相伴い回転するような運動).
c. nerve roots 結合神経根〔医学〕.
c. symmetric twins 対称性接着双生児，= conjoined equal twins.
c. symmetrical twins 均等接着双生児.
c. twins 結合体〔医学〕，接着双胎(二重体奇形で分離せず，連絡している二重体)，= diplopagi.
c. unequal twins 不等接着双生児.
c. ureterostomy 合流式尿管瘻術.
conjoint psychotherapy 同席精神療法〔医学〕.
conjoint tendon [TA] 結合腱(腹横筋と内腹斜筋との併合腱で白線と恥骨筋線に達する凧径鎌状膜)，= tendo conjunctivus [L/TA].
conjoint therapy 同席療法.
conjointed manipulation 両手処置.
con·ju·gal [kánʤugəl] 夫婦の.
c. cancer 夫婦癌(ほとんど同時に夫婦発生するもの).
c. diabetes 夫婦糖尿病.
c. psychosis 配偶者精神病〔医学〕.
con·ju·gant [kánʤugənt] 接合体.
con·ju·gata [kànʤugá:tə, -géi-] 結合線(主として骨盤計測法に用いる)，= conjugate.
c. anatomica [L/TA] 解剖学的真結合線*，= anatomical conjugate [TA].
c. diagonalis [L/TA] 対角結合線*，= diagonal conjugate [TA].
c. externa [L/TA] 外結合線*，= external conjugate [TA].
c. lateralis 側結合線(一側の腸骨前上棘と同側の腸骨後上棘との距離).
c. mediana [L/TA] 正中径*，= median conjugate [TA].
c. recta [L/TA] 直径*，= straight conjugate [TA].
c. vera [L/TA] 真結合線，= true conjugate [TA].
c. vera anatomica 解剖〔学〕的真結合線.
c. vera obstetrica 産科〔学的〕真結合線.
con·ju·gate [kánʤugeit] ① 共役，共役の〔医学〕，共同の〔医学〕，随伴性の〔医学〕. ② 配合体，接合体〔医学〕，抱合体(化合物の). ③ 結合線〔医学〕(特に骨盤産道にある直径についていう). 形 conjugated.
c. acid 共役酸〔医学〕(陽子の授受から，酸⇄塩基+陽子によって表され，酸と塩基とは対応関係におかれるので，これを共役酸および共役塩基と呼ぶ).
c. acid-base pair 共役酸・塩基対.
c. acid-conjugate base pair 共役酸－塩基対.
c. angle 共役角.
c. arc 共役弧.
c. axis ① 骨盤の結合直径. ② 副軸(双曲線の).
c. base 共役塩基〔医学〕.
c. deviation ① 共役偏位. ② 共同偏視〔医学〕.
c. diadyc 共役ダイアック.
c. diameter ① 結合径(骨盤入口の前後径)，= anteroposterior diameter of pelvic inlet. ② 共役径.
c. diameter of pelvic inlet 〔骨盤入口の〕結合径.
c. element 共役元.
c. eye movement 共同眼〔球〕運動〔医学〕.
c. field 共役体.
c. focus 共役焦点〔医学〕.
c. foramen 共役孔.
c. gaze 共同注視〔医学〕.
c. glycuronates test 抱合グルクロン酸塩試験.
c. hyperbola 共役双曲線.
c. kernel 共役核.
c. lateral paralysis 側方共同麻痺.
c. ligament 結合靱帯.
c. movement 共同運動〔医学〕，共役運動.
c. movement of eyes 共同眼球運動.
c. of pelvic inlet 骨盤入口径線.
c. paralysis 共役(共同)麻痺(眼球の平行運動を行う能力が消失したこと).
c. point 共役点.
c. protein 複合タンパク.
c. rays 共役光線.
c. solution 共存溶液(2つの溶液を十分に混合しても，なお2液相が存在し相互溶解して，それぞれ飽和平衡を保つもの).
con·ju·gat·ed [kánʤəgèitid] = conjugate.
c. antigen 接合抗原〔医学〕(不完全抗原(ハプテン)に抗原性を与えるキャリアータンパクを結合させたもの)，= conjugated hapten.
c. bile acids 抱合胆汁酸.
c. bilirubin 抱合型ビリルビン〔医学〕.
c. compound 抱合体〔医学〕，共役化合物.
c. double bond 共役二重結合〔医学〕.
c. estrogen 抱合卵胞ホルモン.
c. estrogenic substance 抱合エストロジェン作用物質〔医学〕.
c. hyperbilirubinemia 直接型高ビリルビン血症，高直接ビリルビン血症，= direct reacting hyperbilirubinemia.
c. protein 複合タンパク質(アミノ酸の結合に加えて，補欠分子族を含有するもので，単純タンパク質 simple protein に対立する).
c. sulfate 抱合性硫酸塩，= ester sulfate.
c. system 共役系〔医学〕.
conjugating tube 接合管.
con·ju·ga·tion [kànʤugéiʃən] ① 接合〔生殖〕. ② 共役，抱合(2つの化合物が結合して別の物質をつくること).
c. nucleus 交接核，= segmentation nucleus.
conjugative (donor) pili 接合線毛〔医学〕.
conjugative plasmid 接合性プラスミド〔医学〕，伝達性プラスミド，= transmissible plasmid，infectious p..
conjugative plasmid-specific phage 接合性プラスミド特異ファージ〔医学〕.
con·junc·tion [kənʤʌ́ŋkʃən] 結合〔医学〕，連結〔医学〕.
con·junc·ti·va [kànʤʌŋktáivə] [TA] 結膜(眼瞼結膜 palpebral c. および眼球結膜 bulbar または ocular c. とからなる薄い粘膜)，= tunica conjunctiva [L/TA]. 複 conjunctivae.
con·junc·ti·val [kànʤʌŋktáivəl] 結膜，結膜の〔医学〕.
c. arteries 結膜動脈，= arteria conjunctivalis anterior，arteria conjunctivalis posterior.
c. cul-de-sac 結膜円蓋.
c. cyst 結膜嚢胞.
c. discharge 眼脂(めやに).
c. fold 結膜ヒダ，結膜弛緩.
c. glands [TA] 結膜腺，= glandulae conjunctivales [L/TA].

c. hemorrhage 結膜出血 [医学].
c. injection 結膜充血 [医学].
c. oxygen tension 結膜酸素分圧.
c. phlyctenule 結膜フリクテン [医学].
c. pleating 球結膜弛緩.
c. reaction 結膜反応 [医学], 眼反応 [医学], = ophthalmic reaction.
c. reflex 結膜反射 [医学], 眼瞼反射 [医学], 結膜瞳孔反射 (前眼部への痛覚刺激による瞳孔反射), = corneal reflex.
c. ring [TA] 結膜輪, = anulus conjunctivae [L/TA].
c. sac [TA] 結膜嚢 (眼瞼結膜の反回によってなる部分), = saccus conjunctivalis [L/TA].
c. scraping 結膜上皮擦過.
c. spot 結膜斑.
c. test 結膜試験 〔法〕 [医学], = conjunctival reaction.
c. tubule 結合管 (遠位尿細管が集合管に移行する部分).
c. veins [TA] 結膜静脈, = venae conjunctivales [L/TA].
c. xerosis 結膜乾燥 〔症〕 [医学].
con·junc·tiv·ec·to·my [kɑnʤʌŋktivéktəmi] 結膜輪状切除 〔術〕 [医学].
con·junc·ti·vi·plas·ty [kɑnʤʌ́ŋktiviplæsti] 結膜形成術, = conjunctivoplasty.
con·junc·ti·vi·tis [kənʤʌŋktiváitis] 結膜炎 [医学].
c. aestivalis 夏季結膜炎.
c. arida 乾性結膜炎.
c. medicamentosa 薬物性結膜炎.
c. necroticans infectiosus 伝染性壊死性結膜炎.
c. petrificans 石化性結膜炎, = calcareous conjunctivitis.
c. piscinalis プール性結膜炎, = pool conjunctivitis.
c. tularensis 野兎病性結膜炎.
con·junc·ti·vo·chal·a·sis [kɑnʤʌ̀ŋktivəkǽləsis] 結膜弛緩症.
con·junc·ti·vo·dac·ry·o·cys·tos·to·my [kɑnʤʌ̀ŋktivoudæ̀kriousistástəmi] 結膜涙嚢吻合術 (涙道造成術の一方法).
con·junc·ti·vo·ma [kɑnʤʌ̀ŋktivóumə] 結膜腫 [医学].
con·junc·ti·vo·plasty [kɑnʤʌ́ŋktivəplæ̀sti] 結膜形成 〔術〕, = conjunctiviplasty.
con·junc·ti·vo·rhi·nos·to·my [kɑnʤʌ̀ŋktivourainástəmi] 結膜鼻管吻合術 (涙道造成術の一方法).
con·junc·ti·vum [kənʤʌ́ŋktivəm] 小脳上皮の上脚.
Conn, Jerome W. [kán] コン (1907–1981, アメリカの内分泌学者).
C. syndrome コン症候群 (原発性アルドステロン症), = primary aldosteronism.
con·na·tal [kənéitəl] 先天性の, = congenital.
c. collodium skin 先天性コロジオン皮膚症.
con·nate [káneit] 合着.
c. disease 先天病, = congenital disease.
c. tooth 双生歯, = geminate tooth.
connecting cartilage 結合軟骨 (不動関節の).
connecting fiber 連結糸, 結合糸, = continuous fiber.
connecting filament 連絡糸.
connecting peptide 結合ペプチド [医学], C–ペプチド.
connecting stalk 付着茎 [医学].
con·nec·tion [kənékʃən] ① 接続, 連結 [医学], 連絡, 結合 [医学]. ② 相関 [医学], 関係 [医学], 関連性 [医学], = connexion. 形 connected.
con·nec·tive [kənéktiv] ① 縦連合, 連結, 結合. ② 結合の [医学].
c. tissue 結合組織.
c. tissue aging 結合組織 〔の〕 老化 [医学].
c. tissue cell 結合組織細胞.
c. tissue disease 結合組織病 [医学] (筋・骨格系や間質の結合組織に病変が生じる疾患をいう. 汎発性結合組織病は膠原病とほぼ同義である), 膠原病 [医学].
c. tissue fiber 結合組織線維 [医学].
c. tissue hair–follicle 結合組織性毛包 [医学].
c. tissue hyalin 結合織硝子質.
c. tissue massage 結合組織マッサージ [医学].
c. tissue neoplasm 結合組織新生物 (腫瘍) [医学].
c. tissue nevus 結合織母斑.
c. tissue test 結合織試験, = Adolf Schmidt test.
c. tissue tumor 結合織腫瘍.
c. tumor 結合組織腫瘍.
con·nec·tiv·i·ty [kànektíviti] 連結度 [医学].
con·nec·tor [kənéktər] 連結器, 連結体, 介在ニューロン (受容器と奏効器とを連結する神経弓の部分).
c. neuron 介在ニューロン [医学].
Connell, Frank Gregory [kánəl] コンネル (1875–1968, アメリカの外科医).
C. suture コンネル縫合 (2列の縫合を利用し, 外部は連続して切開した漿膜のみを輪状に縫合する方法).
con·nex·in [kənéksin] コネクシン [医学].
con·nex·on [kənéksən] コネクソン [医学].
connexus intertendinei [L/TA] 腱間結合, = intertendinous connections [TA].
connexus interthalamicus 中間質 (間脳の), = massa intermedia.
con(o)– [koun(ou), –n(ə)] 円錐, 錐状体の意味を表す接頭語.
co·noid [kóunɔid] ① 円錐状, = coniform. ② 揮発油を浸した円錐状綿栓 (鼻腔挿入用). ③ コノイド, 円錐体.
c. cervix 錐状 〔子宮〕 頸.
c. ligament [TA] 円錐靱帯 (烏口鎖骨靱帯の内側にあるもの), = ligamentum conoideum [L/TA].
c. process 錐状結節, = conoid tubercle.
c. tubercle [TA] 円錐靱帯結節 (鎖骨の烏口粗面の内側にあって, 円錐靱帯の付着する点), = tuberculum conoideum [L/TA].
Conolly, John [kánəli] コノリー (1794–1866, イギリスの精神科医. 精神病者を人道的に取り扱う療法の開祖 (1839)).
co·no·my·oi·din [kòunəmaiɔ́idin] コノマイオイジン (網膜桿状体細胞の原形質で, 光線の影響による拡張または収縮により錐状体を移動させる).
con·oph·thal·mus [kòunafθǽlməs] 円錐状ぶどう腫, = staphyloma of cornea.
Conor–Bruch dis·ease [kóunər brúk dizí:z] コノル・ブルッフ病 (ブートニュース熱, ボタン熱のこと), = boutonneuse fever.
co·no·scope [kóunəskoup] コノスコープ (偏光顕微鏡に集光鏡を装置した場合の名).
conotruncal anomaly face (**CAF**) 円錐動脈幹異常顔ぼう (貌).
conotruncal anomary face syndrome (**CAFS**) 円錐動脈幹異常顔ぼう (貌) 症候群.
con·phas·e·olin [kənféisiəlin] コンファセオリン (Waterman らがインゲンマメから抽出した α グロブリン).
con·quas·sa·tion [kànkwəséiʃən] 圧潰, 挫傷.
con·quin·a·mine [kankwínəmin] コンキナミン $C_{19}H_{24}N_2O_2$ (シンコナ皮から得られるアルカロイドで

quinamine の異性体).
con·quin·ine [kankwíni:n] コンキニン, = quinidine.
Conradi, Andrew Christian [kanrá:di] コンラジ(1809-1869, ノルウェーの医師).
C. line コンラジ線(胸骨剣状突起から心尖に達する線で, 肝左葉の濁音境界線).
Conradi-Drigalski agar [kanrá:di drigálski éiga:r] コンラジ・ドリガルスキ寒天培地(クリスタルバイオレットを加えたラクムスヌトローゼ寒天培地で, チフス菌は帯青色, 大腸菌は赤色の集落をつくる), = Drigalski-Conradi agar.
Conradi, Erich [kanrá:di] コンラジ(1882-1968, ドイツの医師).
C. disease コンラジ病(X線写真で, 骨端部, 関節周囲の組織や成長枝に点刻状の石灰化像がみられる骨形成不全症), = chondro dysplasia punctate, punctate epiphyseal dysplasia.
C.-Hünermann disease コンラジ・ヒューネルマン病(点状軟骨異形成症 chondrodystrophia punctata のこと).
C.-Hünermann syndrome コンラジ・ヒューネルマン症候群, = chondrodysplasia calcificans congenita.
C. syndrome コンラジ症候群(点状軟骨異形成. 常染色体優性遺伝病).
consanguineous marriage 近親〔結〕婚 [医学].
consanguineous parents 血縁の両親 [医学].
con·san·guin·i·ty [kànsæŋgwíniti] 血縁, 血族 [医学], 同族 [医学], 血族性(同血族者の結婚). 形 consanguineous.
con·science [kánʃəns] ① 意識. ② 良心.
c. morbide 病的意識.
c. musculaire 筋性意識.
con·scious [kánʃəs] 意識のある [医学].
c. hallucination 心性幻覚.
con·scious·ness [kánʃəsnis] 意識 [医学], 知覚作用(感覚による印象が知覚として応答すること), = sensorium. 形 conscious.
c. disorder 意識障害 [医学].
c. of disease 病識.
consealed tear 潜伏断裂.
con·sec·u·tive [kənsékjutiv] 逐次の, 連続した, 続発〔性〕の [医学].
c. abscess 継発性膿瘍.
c. amputation 連続切断(化膿期またはその直後に行う切断).
c. aneurysm びまん性動脈瘤.
c. angi(i)tis 波及性脈管炎 [医学], 延長性脈管炎 [医学].
c. dislocation 漸進性脱臼.
c. hemorrhage 連続性出血(外傷によらない出血).
c. infection 続発性感染.
c. reaction 逐次反応, 続発反応 [医学].
c. series 連続〔系〕列.
c. symptom 続発症状 [医学].
con·sen·su·al [kənsénʃuəl] 共感性の [医学].
c. light reaction 共感性〔対〕光反応 [医学].
c. light reflex 共感性対光反射(光線に対し縮瞳が同側のみでなく他側の眼にも起こること).
c. pupillary reaction 共感性瞳孔反応 [医学].
c. reaction 共感性反応 [医学], 共感反応(交差反応. 意志とは無関係に起こる反応).
c. reflex 共感性反射(交差反射とも呼ばれ, 刺激反対側の体部に反射が起こること), = crossed reflex.
consensus sequence コンセンサス配列 [医学] (合意配列).
con·sent [kənsént] ① 内縁(法医). ② 同意 [医学].
c. form for autopsy 剖検同意書.
c. of victim 被害者の承諾.
con·se·quence [kànsikwéns] ① 結果 [医学]. ② 転帰 [医学].
con·ser·va [kənsə́:və] 糖剤.
con·ser·van·cy [kənsə́:vənsi] 厚生管理法令の総称.
con·ser·va·tion [kansə:véiʃən] 保存 [医学].
c. of energy 力学的エネルギーの保存則.
c. of natural resources 自然保護 [医学].
con·ser·va·tive [kənsə́:vətiv] 保存的.
c. dentistry 歯科保存学 [医学].
c. field 保存的力場.
c. medication ひ(庇)護投薬(体力をつくるための).
c. neck dissection 機能保存頸部郭清〔術〕[医学].
c. operation 保存的手術 [医学].
c. replication 保存的複製 [医学].
c. surgery ひ(庇)護的(保存的)外科.
c. therapy 保存療法 [医学], 保存的治療, 姑息的治療.
c. treatment 保存的治療 [医学], 保存療法.
c. tympanoplasty 保存的鼓膜形成〔術〕[医学].
con·serve [kánsə:v] 糖剤, 舐剤しざい, ジャム剤 [医学].
conserved blood 保存血〔液〕[医学].
conserved name 保存名 [医学].
conserved sequence 保存配列 [医学].
conserved serum 保存血清 [医学].
con·sil·ia [kənsíliə] コンシリア(15〜17世紀の医師は疾病の症候および治療を書簡の形で公表した. その書簡集).
consistance of standing 確立性 [医学].
con·sis·ten·cy [kənsístənsi] ① 硬度 [医学], 軟度(セメントの). ② 無矛盾性.
c. meter 硬度計 [医学], 軟度計.
con·sis·tent [kənsístənt] 一致した.
c. statistic 一致統計量.
con·so·ci·a·tion [kənsouʃiéiʃən] 優群集.
con·sole [kánsoul] 操作卓 [医学].
con·sol·i·dant [kənsálidənt] ① 癒合する. ② 癒合薬.
con·sol·i·da·tion [kənsàlidéiʃən] ① 硬着. ② 固質化(肺炎にみられる肺の所見で, 硬変とも呼ばれる). ③ 硬化像, 融合像.
c. of table 合算 [医学].
c. therapy 地固め療法 [医学].
con·so·lute [kánsəlju:t] 完全混合.
c. point 共溶点.
c. temperature 共溶点 [医学].
con·so·nance [kánsənəns] 協音, 協和〔音〕[医学].
con·so·nant [kánsənənt] 子音 [医学] (母音 vowel と複合して初めて発せられる語音で, その発声機序に準じ, 狭窄子音と閉鎖子音とが区別され, また構音部分の相違により唇音, 舌音, 口蓋音などがある).
c. articulation 子音明瞭度 [医学].
c. stammering 子音どもり [医学].
consonating rale 有響性ラ音 [医学], 共鳴ラ音.
con·so·na·tion [kànsənéiʃən] 共鳴音(有響性ラ音).
con·sor·tism [kansɔ́:tizəm] 共生, = symbiosis.
con·sor·ti·um [kansɔ́:tiəm] 集合体 [医学], 共同体.
con·spe·cif·ic [kànspisífik] 同種の.
con·sper·ga·tive [kanspə́:gətiv] 散布剤(丸衣の) [医学].
con·stance [kánstəns] 恒存度, 常在度. 形 constant.
con·stan·cy [kánstənsi] 定常性, 安定度, = continuity.
con·stant [kánstənt] ① 定数 [医学], 常数(値の変

わらない数で，変数 variable に対立する）．② 一定の〔医学〕，不変の．

c. baryta 硫化バリウム，= barium sulfate.

c. carrier 永続保菌者〔医学〕，永続的排菌者．

c. current 平流（直流，ガルバニズム），= glavanism.

c. domain 定常部（領域）〔医学〕．

c. error 恒常誤差〔医学〕，定誤差．

c. extra risk 恒常性危険〔医学〕．

c. field assumption 定電場仮説．

c. field equation 定常場方程式（イオンの膜透過性と膜の両側のイオン濃度を使って膜電位を求める式）．

c. field hypothesis 定電流仮説〔医学〕．

c. fraction reabsorption 定比率再吸収〔医学〕．

c. friction joint 定摩擦継手〔医学〕．

c. mechanical friction knee 定摩擦膝〔医学〕．

c. region ① 定常部〔医学〕．② 定常部領域（免疫グロブリンのＬ鎖を構成するアミノ酸のＣ末端半分，およびＨ鎖のＣ末端側約3/4の部分．常にアミノ酸配列が一定しており，定常部領域といわれる）．

c. region gene 定常部領域遺伝子，= C region gene.

c. strabismus 持続性斜視，= permanent strabismus.

c. tachycardia 持続性〔心〕頻拍（脈）症．

c. temperature 一定温度〔医学〕．

c. term 定数項，= absolute term.

c.-value control 定値制御〔医学〕．

c. volume 定積，定容（一定の条件の下で，体積が変わらなくなったときにいう）．

c. weight 恒量〔医学〕．

con·stan·tan ［kánstəntæn］ コンスタンタン（ニッケル40%と銅60%との合金で，熱電対に用いる針金），= constantin.

Constantinus Africanus ［kɑnstǽntinəs］ コンスタンチヌス（1015–1087，カーセジの修道僧でイタリアの医師．ギリシャ，アラビア，ユダヤの医書をラテン語に訳してヨーロッパ医学に多大の影響を与えた），= Constantine.

con·stel·la·tion ［kànstəléiʃən］ ① コンステレーション（(1)ある現象に参与するすべての因子を考慮して，その作用または効果を統合する解釈法．(2)精神分析学においては，抑圧されない感情の一群）．② 星座（天文学）．

con·sti·pat·ed ［kánstipeitid］ 便秘〔性〕の．

con·sti·pa·tion ［kànstipéiʃən］ 便秘〔医学〕，= constipatio, obstipatio.

c. in pregnancy 妊婦便秘〔医学〕．

con·stituens ［kənstítʃuəns］ 賦形薬，= vehicle.

con·stit·u·ent ［kənstítʃuənt］ ① 成分〔医学〕．② 賦形剤（薬）〔医学〕．

c. analysis 成分分析〔医学〕．

con·sti·tu·tion ［kànstitjú:ʃən］ ① 体質〔医学〕，素質〔医学〕（身体の構成または機能性）．② 構造〔医学〕，組成（化合物の分子中にある原子の成分）．③ 表現型，= genotype. 形 constitutional.

con·sti·tu·tion·al ［kɑnstitjú:ʃənəl］ ① 構成〔状態〕の．② 体質〔性〕の〔医学〕．

c. abnormality 体質異常〔医学〕．

c. depression 抑うつ体質〔医学〕，体質性うつ病．

c. diagram 状態図〔医学〕．

c. disease 体質〔性〕疾患〔医学〕，体質病．

c. disposition 体質的素因．

c. dysmenorrhea 体質性月経困難症．

c. excitement 体質性興奮．

c. factor 体質性要因〔医学〕．

c. formula 構造式〔医学〕，= structural formula.

c. hyperbilirubinemia 体質性高ビリルビン血〔症〕〔医学〕．

c. isomer 構造異性体〔医学〕．

c. jaundice 体質性黄疸〔医学〕．

c. leucorrhea 体質性帯下〔医学〕，体質性白〔色〕帯下．

c. medicine 体質医学．

c. neurasthenia 体質性神経衰弱〔症〕〔医学〕，= nervousness.

c. psychology 体質心理学．

c. psychopathic personality 精神病質人格〔医学〕．

c. psychopathic state 体質性精神病質状態．

c. reaction 体質反応（アレルゲンの接種後異なった部位に発現する反応で，局所反応または原発症状とは独立したもの）．

c. rest 全体残屑．

c. symptom 全身症状，= general symptom.

c. thrombopathy 体質的栓球機能異常症（先天性血液凝固異常症の一種），= von Willebrand-Jürgens disease.

c. ulcer 体質性潰瘍（全身病の局所的一症候）．

c. Zyklothymie 循環素質（Kahlbaum）．

con·sti·tu·tive ［kànstitjú:tiv, kənstítju–］ 構成性の．

c. enzyme 構成酵素〔医学〕（その基質のいかんを問わないで，細菌が産生するもの）．

c. synthesis 構成性合成〔医学〕．

constrained motion 束縛運動．

constrained prosthesis 拘束式人工関節．

constrained respiration いきみ呼吸〔医学〕．

constricted dental arch 狭窄歯列弓，= contacted dental arch, narrow dental arch.

constrictio bronchoaortica ［L/TA］気管支大動脈狭窄*，= broncho-aortic constriction [TA].

constrictio diapharagmatica ［L/TA］横隔狭窄*，= diaphragmatic constriction [TA].

constrictio partis thoracicae ［L/TA］食道の胸狭窄*（中食道狭窄），= thoracic constriction [TA].

constrictio pharyngooesophagealis ［L/TA］咽頭食道狭窄*（上食道狭窄），= pharyngo-oesophageal constriction [TA].

constrictio phrenica ［L/TA］食道の横隔狭窄*（下食道狭窄），= diaphragmatic constriction [TA].

con·stric·tion ［kənstríkʃən］ ① 狭窄，絞扼〔医学〕，収斂．② 絞〔窄〕輪．形 constrictive.

c. band syndrome 絞扼輪症候群（手足の形成が完成する胎生後約11週を過ぎてから，何らかの原因で複数個所にくびれを生じたり，手足の指が癒着したり欠損したりして起こる奇形）．

c. furrow 索溝（頸部外表の索痕でとくに溝状に陥凹したもの．縊頸の場合は縊溝ともいう）．

c. hyperemia （ビア法によって生ずる充血），= Bier hyperemia.

c. in chest 絞扼感〔医学〕．

c. mark 索痕（索状物が頸部外表に残した痕跡をいう）．

c. of visual field 視野狭窄〔医学〕．

c. ring 絞扼輪〔医学〕．

constrictive bronchiolitis 狭窄性細気管支炎．

constrictive cardiomyopathy 拘束型心筋症〔医学〕．

constrictive pericarditis 収縮性心膜炎〔医学〕，= Pick disease.

con·stric·tor ［kənstríktər］ ① 括約筋，収縮筋．② 圧迫器．

c. vaginae 腟括約筋（球海綿体筋），= musculus bulbocavernosus.

constringing pain 収縮痛．

con·struc·tion ［kənstrʌ́kʃən］ 構造〔医学〕．

C

c. bite 構造咬合 [医学].
c. of artificial larynx 人工喉頭造設 [医学].
c. of artificial vagina 人工造腟術.
constructional apraxia 構成失行 [医学].
constructive apraxia 構成失行 [医学] (視覚による認識欠如).
constructive metabolism 同化, = anabolism.
con·sul·tant [kənsʌ́ltənt] 立会い医, 相談役.
con·sul·ta·tion [kɑ̀nsəltéiʃən] 立会い診察, 対診 [医学], 相談.
c.-liaison psychosomatic medicine コンサルテーション・リエゾン心身医学.
c. of occupation 職業相談 [医学].
c. room 診察室 [医学], = consulting room.
consulting room 診察室[医学], = consultation room.
consulting staff 顧問医員.
con·sum·er [kənsjúːmər] 消費者 [医学].
c. health education 消費者保健教育 [医学].
c. risk 消費者危険.
consummatory behavior 完了行動 [医学].
con·sump·tion [kənsʌ́mpʃən] ① 消費, 消耗 [医学]. ② 肺痨, 肺結核. ③ 接取 (栄養物などの利用). 形 consumptive.
c. coagulopathy 消費性凝固障害〔症〕[医学] (血液凝固に必要な血液凝固因子が異常に消費されてしまうため血液凝固障害を起こしている病態).
c. of inedible objects 異食.
c. rate 消耗率.
c. test 消費試験 (テスト) [医学].
con·sump·tive [kənsʌ́mptiv] 〔肺〕結核患者.
cont rem [L] continuenter remedia 薬を継続せよ, 治療継続せよの略.
con·tact [kɑ́ntækt] 近接性 [医学], 疎通性 [医学], 親近関係 [医学], 接近性 [医学], 接触 [医学]. 形 contactile, contactual.
c. acne 接触痤瘡.
c. action 接触作用.
c. adhesive コンタクト接着剤 [医学].
c. allergy 接触アレルギー [医学] (アレルゲンに直接接触することによって生じる皮膚反応).
c. anesthesia 接触麻酔〔法〕[医学].
c. angle 接触角 [医学].
c. area 接触域.
c. bed process 接触濾床法 [医学].
c. bleeding 接触出血[医学] (不正性器出血の一型).
c. blepharitis 接触性眼瞼炎 [医学].
c. cancer 接触癌 [医学].
c. carrier 接触保虫者, 接触保菌者.
c. catalysis 接触触媒.
c. ceptor 接物受体.
c. cheilitis 接触〔性〕口唇炎.
c. compound scan 接触複合走査 (スキャン)[医学].
c. corrosion 接触腐食 [医学].
c. dermatitis 接触皮膚炎 [医学].
c. dermatitis due to nickel ニッケル皮膚炎, = nickel hypersensitivity.
c. dissolution of stones 結石溶解 [医学].
c. eczema 接触湿疹 [医学].
c. factor 接触因子 [医学].
c. glass(es) コンタクトレンズ, 接触レンズ, = contact lens.
c. goniometer 接触測角器 (角度定規), = bevel protractor.
c. heat burn 接触熱傷 [医学].
c. hemolysis 接触溶血 (表面との接触により, 溶血が促進されること).
c. hypersensitivity 接触過敏〔症〕性反応 (抗原と接触することにより惹起されるⅣ型アレルギー反応), 接触過敏症 [医学].
c. hysteroscope 接触型子宮鏡.
c. illumination 接触照明 (角膜と結膜に接触する機械による眼の照明).
c.-induced activation 接触相活性化 [医学].
c. infection 接触感染 [医学], 接触伝染.
c. inhibition 接触抑制 (阻止) [医学], 接触阻害 (増殖している正常細胞が近接した細胞と接触するとアメーバ様運動が停止すること).
c. killing 接触致死 [医学].
c. laminating 接触積層 [医学].
c. lens コンタクトレンズ [医学] (眼球の前面に直接接触させる薄いガラス, プラスチック製のレンズ).
c. litholysis 結石溶解 [医学].
c. mass 接触剤.
c. metastasis 接触転移 (腫瘍が接触する部分へ接種されて増殖すること).
c. percolation 接触濾過 [医学].
c. photosensitivity 接触光 (ひかり) 感受性 [医学].
c. plating 接触メッキ.
c. point 接触点 [医学], 接点.
c. point zone 接触点帯 (歯の咬合帯と歯頸帯との中間にある歯冠帯の中心三分の一).
c. poison 接触毒 [医学].
c. potential 接触電位差 (異種の物質が接触したとき, その接触面に現れる電位差).
c. potential difference 接触電位差 [医学].
c. print 密着印画 [医学].
c. reaction 接触反応, = contact test.
c. receptor 〔接〕触受容器 [医学].
c. reflex 接触反射 (足背を刺激すると脚が屈曲して挙上する反射).
c. ring 接触輪 (接射創による射入口).
c. scan 接触走査 [医学].
c. scanning 接触走査法 [医学].
c. sensation 近感覚 [医学].
c. sensitization 接触感作 [医学].
c. sensitizer 接触感作物質 [医学] (接触アレルギー (アレルギー性接触性皮膚炎) を誘導する化学物質).
c. series 接触金属列 (金属の配列が, 次から次へと正電荷を起こし得るもの).
c. shooting 接射.
c. skin sensitivity 接触皮膚過敏症 [医学].
c. splint 内副子.
c. stabilization process 接触安定法 [医学].
c. stomatitis 接触口内炎 [医学].
c. substance 触媒, = catalyst.
c. surface 接触面, = proximal surface.
c. test 接触試験, = patch test, contact reaction.
c. therapy 近接照射〔法〕[医学].
c. thermography コンタクトサーモグラフィ, 接触式サーモグラフィ.
c. transformation 接触変換.
c. transmission 接触伝播.
c. transmission of disease 疾病〔の〕接触伝播 [医学].
c.-type dermatitis 接触〔皮膚炎〕型皮膚炎.
c. ulcer 接触潰瘍 [医学].
c. urticaria 接触じんま疹.
c. zone [TA] 接触域*, = area contingens [L/TA].
con·tac·tant [kəntǽktənt] 接触物 [医学], 接触原 (アレルギー症状を接触により誘発する抗原性物質).
con·ta·gio [kəntéiʤiou] 伝染.
c. ad distans 空気伝染.
c. per contactum 接触伝染.
c. per fomitem 媒介物伝染.
con·ta·gion [kəntéiʤən] 接触伝染 (病にかかっている人がほかの人と接触してその病原体を伝播するこ

C

とで感染 infection と区別する). 形 contagious.
con·ta·gi·os·i·ty [kəntèiʤiάsiti] 接触伝染性, 接触感染性〔医学〕, 伝播性.
con·ta·gious [kəntéiʤəs] 感染(伝染)性の, 接触感染性の〔医学〕, 伝達性の.
c. abortion 伝染性流産〔医学〕(ブルセラ症などによる).
c. disease 接触感染症〔医学〕, 接触伝染病(感染症 infectious disease とはやや異なった意味を表し, 病原体の侵入は前提ではあるが, とくに自然感染により爆発的流行性の強い疾患群の総称).
c. ecthyma 感染性膿瘡〔医学〕.
c. epithelioma 伝染性上皮腫〔医学〕(ヒツジ, ヤギに起こる伝染性嚢瘡), = orf.
c. impetigo 伝染性膿か(痂)疹〔医学〕.
c. pustular dermatitis 伝染性膿疱性皮膚炎.
con·ta·gium [kəntéiʤiəm] 伝染〔病〕毒, 伝染病病原体〔医学〕, 感染病原体〔医学〕.
c. animatum 生物性伝染毒, = contagium vivum.
c. vivum fluidum 液性の生きた伝染物(M. W. Beijerinck が1898年にタバコの斑点病のウイルスについて唱えた用語).
contained disk herniation 包含椎間板ヘルニア.
con·tain·er [kəntéinər] 容器〔医学〕.
containment level 封じ込めレベル.
con·tam·i·nant [kəntǽminənt] 汚染物〔医学〕.
contaminated wound 汚染創〔医学〕.
con·tam·i·na·tion [kəntæ̀minéiʃən] ① 汚染〔医学〕, 感染. ② 詞語混同(Freud). 形 contaminative.
con·tem·pla·tio [kὰntəmpléiʃiou] ① 性欲妄想狂. ② 有頂天, = ecstasy.
con·tem·pla·tive [kəntémplətiv] ① 性欲妄想患者(想像により性欲を満足させる性的変節者). ② 静観的, 瞑想的.
contemporary control 同時対照〔法〕〔医学〕.
contempt of court 裁判所侮辱罪.
con·tent [kάntent] ① 内容〔物〕〔医学〕, 含量. ② 容量, = capacity.
c. analysis 内容分析.
c. of consciousness 意識内容〔医学〕.
c. validity 内容妥当性.
c. volume 受け容積〔医学〕.
con·ten·tious·ness [kənténʃəsnis] 訴訟癖〔医学〕.
conterminal nucleus = retropyramidal nucleus.
con·test [kάntest] 競合〔医学〕.
contig map コンティグ地図(一連の巨大で重複するDNA断片(コンティグ)の物理的地図).
con·ti·gu·i·ty [kὰntigjú:iti] 接近, 接触〔医学〕. 形 contiguous.
con·tig·u·ous [kəntígjuəs] 近接の〔医学〕.
c. gene (deletion) syndrome 隣接遺伝子〔欠失〕症候群.
c. receptor 近接受容器〔医学〕, 〔接〕近受容器.
contin remed continuetur remedium 投薬を続けよの略.
con·ti·nence [kάntinəns] 禁制〔医学〕, 自制(特に禁欲). 形 continent.
c. urinary diversion 禁制尿路変向(更)〔術〕.
continent diversion urinary 禁制尿路変向(更)〔術〕, = continence urinary diversion.
continent urinary diversion 禁制型尿路変向(更)術.
continent urinary reservoir 禁制型尿リザボア(代用膀胱)〔医学〕.
continental climate 大陸気候〔医学〕.
continental method 大陸法〔医学〕.
con·tin·gen·cy [kəntínʤənsi] ① 偶然性, 偶発事項. ② 分割表.
c. angle 続角.
c. table 2×2分割表〔医学〕, 分割表, 相関表, 定性的相関表.
contingent negative variation 随伴陰性変動〔医学〕.
continual infusion 持続注入, = infusio continuus.
continuance rate 継続率〔医学〕.
continuation rate 継続率〔医学〕.
con·tin·ued [kəntínju:d] 連続した.
c. fever 持続熱〔医学〕, 稽留熱〔医学〕.
c. fraction 連分数.
c. ratio 連比.
c. stay review 継続入院審査〔医学〕.
c. training 連続トレーニング〔医学〕.
continuing education 卒後教育〔医学〕, 生涯教育〔医学〕.
continuing education in nursing 看護卒後教育〔医学〕.
continuing medical education 〔医師〕生涯教育〔医学〕.
con·ti·nu·i·ty [kὰntinjú:iti] 連続, 連続性〔医学〕. 形 continuous.
c. of patient care 患者介護継続〔医学〕.
con·tin·u·ous [kəntínjuəs] 遷(せん)延〔性〕の〔医学〕, 連続の.
c. absorption 連続吸収.
c. ambulatory peritoneal dialysis (CAPD) 持続性自己管理腹膜透析〔医学〕, 持続携帯式腹膜透析法, 持続的外来腹膜透析法.
c. anesthesia 持続麻酔〔医学〕.
c. arrhythmia 持続性不整脈, = perpetual arrhythmia.
c. arteriovenous hemofiltration (CAVH) 持続的動静脈血液濾過〔医学〕.
c. asthma 持続性喘息〔医学〕.
c. back cross 連続もどし交雑〔医学〕.
c. bath 持続浴〔医学〕, 連続浴.
c. beam 連続梁.
c. bleeding 持続出血〔医学〕.
c. capillary 無窓毛細血管, 連続毛細血管.
c. castration 持続去勢〔法〕〔医学〕.
c. caudal analgesia 持続〔性〕仙骨麻酔(鎮痛).
c. caudal anesthesia 持続〔性〕仙骨麻酔(注射針または細いカテーテルを留置して随時麻酔薬を注入する方法).
c. chart 帯状図紙(計器用).
c. contact lamination 連続接触積層〔医学〕.
c. culture 連続培養〔医学〕.
c. current 平流(定常電流).
c. cyclic peritoneal dialysis 持続性周期的腹膜透析〔医学〕.
c. distillation 連続蒸留〔医学〕.
c. drainage 持続排液〔医学〕, 持続的排液法(膿または髄液の).
c. drip injection 持続点滴注射〔医学〕, = continuous drip infusion.
c. epidural analgesia 持続〔性〕硬膜外麻酔(鎮痛)(硬膜外腔に細いカテーテルを留置し, 鎮痛薬を持続的(または間欠的)に注入して長時間の鎮痛を得る方法).
c. epidural anesthesia 持続〔性〕硬膜外麻酔〔法〕〔医学〕, = cotinuous epidural analgesia.
c. epilepsy 持続性(部分的)てんかん(まれにみられる病型. 前中心回の運動領野の一部の病巣から発する焦点運動発作が長時間続くもので, 病巣に対応した体部の強直または間代痙攣やミオクロニーの形をとる), = epilepsia partialis continua, Kozhevnikow (Kojevnikov) epilepsy.

c. eruption 持続的萌出(歯冠の).
c. extrusion molding 連続押出し成形.
c. fiber 連結〔紡錘〕糸(有糸分裂の際現れる紡錘糸のうち，両極にまで達するもの).
c. flow analyzer 連続フロー型分析装置.
c. group 連続群.
c.-gum denture 陶装白金床義歯(連続陶材義歯).
c. hemodiafiltration (**CHDF**) 持続的血液濾過透析.
c. hemodialysis (**CHD**) 持続的血液透析.
c. hemofiltration (**CHF**) 持続性血液濾過法〔医学〕，持続的血液濾過.
c. in vitro cultivation 連続培養法.
c. inhalation 持続吸入〔医学〕.
c. intravenous infusion 持続点滴静注〔医学〕，持続静脈内注入.
c. irrigation 持続洗浄(滌)〔医学〕，継続潅注.
c. label(l)ing method 持続標識法〔医学〕.
c. loop wiring 継続係蹄状結紮法(顎骨の骨片を針金で，適宜の歯に結んで固定する方法).
c. machinery murmur 連続〔性〕機械様雑音〔医学〕(動脈管開存〔症〕で収縮期から拡張期にかけて連続的に生ずる機械が回転するように聞こえる雑音).
c. mandatory ventilation (**CMV**) 持続的強制換気(すべての吸気に強制吸気を用いる換気法).
c. molding 連続成形〔医学〕.
c. monitoring 持続的監視.
c. murmur 連続〔性〕雑音〔医学〕.
c. otoacoustic emission 持続耳音響放射.
c. otorrhea 持続性耳漏(みみだれ)〔医学〕.
c. pain 持続痛〔医学〕.
c. peritoneal dialysis (**CPD**) 持続式携帯型腹膜透析法〔医学〕.
c. phase 連続相(コロイド溶液の).
c. positive airway pressure (**CPAP**) 持続〔的〕気道陽圧〔法〕〔医学〕.
c. positive pressure 持続陽圧〔医学〕.
c. positive pressure breathing (**CPPB**) 持続〔性〕陽圧呼吸〔医学〕.
c. positive pressure ventilation (**CPPV**) 持続〔的〕陽圧換気〔法〕.
c. quality improvement 継続クオリティ・インプルーブメント〔医学〕.
c. radiation 連続放射線.
c. rale 連続性ラ音.
c. reinforcement 持続(毎回)強化方式〔医学〕.
c. rotatography 連続回転撮影法.
c. scouring 連続練り〔医学〕.
c. sedation 持続的鎮静(セデーションの一方法．持続的に意識の低下を図る).
c. series 連続数列.
c. simplex 曲単体，= singular simplex.
c. sleep therapy 持続睡眠療法.
c. sleep treatment 持続睡眠療法〔医学〕(薬物を用いて患者を1日15～20時間睡眠状態におく精神科治療法の一つ).
c. spectrum 連続スペクトル〔医学〕.
c. spinal anesthesia 持続脊椎麻酔〔医学〕.
c. spinal infusion 持続脊椎注入〔法〕〔医学〕.
c. sterility 持続不妊〔医学〕.
c. still 持続蒸留器〔医学〕.
c. subcutaneous insulin infusion (**CSII**) インスリン皮下持続注入，持続皮下インスリン注入.
c. subcutaneous insulin injection 持続インスリン皮下注入療法〔医学〕.
c. suction apparatus 持続吸引器〔医学〕.
c. suction drainage 持続吸引排液〔法〕〔医学〕，持続的吸引ドレナージ.
c. suture 連続縫合〔医学〕.
c. system 連続式〔医学〕，連続システム.
c. traction 持続牽引.
c. tremor 持続性振戦.
c. variable 連続量.
c. variation ① 連続変異〔医学〕. ② 継続的変位.
c. wart 伝染性ゆうぜい.
c. wave Doppler echocardiography 連続波ドプラー心エコー法(連続的にドプラーを送受信する方法で，高速血流に対する制約はないが，サンプルボリュームの深さを設定できない). → pulsed Doppler echocardiography.
c. wave laser 〔連続波〕レーザー.
con·tor·tion [kəntɔ́:ʃən] 捩転，歪曲，蛇行〔医学〕.
contortous seminiferous tubuleo 曲精細管〔医学〕.
con·tour [kɑ́ntuər] 輪郭〔医学〕，外形.
c. feather おおばね.
c. filling 輪郭充填.
c. line ① 輪郭線〔医学〕. ② 等高線(Owen).
c. map display 等高線表示〔医学〕.
c. perception 外形覚〔医学〕.
con·toured [kɑ́ntuərd] 不規則輪郭をもつ(細菌の集落).
contouring pliers 豊隆成形鉗子.
contra- [kɑntrə] 逆，反対の意味を表す接頭語.
con·tra-an·gle [kɑ́ntrə ǽŋgl] 反対屈曲.
con·tra-ap·er·ture [kɑ́ntrə ǽpə:ʧər] 対照孔，対口(膿瘍の排膿を促進するために反対側に第2の孔を開けること).
con·tra·cep·tion [kɑ̀ntrəsépʃən] 避妊〔法〕〔医学〕，産児制限，= birth control.
c. behavior 避妊行為〔医学〕.
c. ring 避妊リング〔医学〕.
con·tra·cep·tive [kɑ̀ntrəséptiv] 避妊薬〔医学〕.
c. agent 避妊薬〔医学〕.
c. cream 避妊クリーム〔医学〕.
c. device 避妊〔器〕具〔医学〕.
c. diaphragm 避妊用隔膜.
c. jelly 避妊ジェリー(ゼリー)〔医学〕.
c. pill 避妊ピル〔医学〕.
contracoup encephalitis コントルクー脳炎(外傷性脳底出血).
con·tract [kəntrǽkt] ① 収縮する. ② 獲得する. ③ 契約書〔医学〕.
c. for treatment 診療契約.
c. practice 契約診療.
c. research organization (**CRO**) 受託試験機関(医薬品開発の業務受託機関).
c. service 契約業務〔医学〕.
con·tract·ed [kəntrǽktid] 萎縮した〔医学〕.
c. bladder 萎縮膀胱〔医学〕.
c. dental arch 狭窄歯列弓〔医学〕.
c. jaw 歯列狭窄〔医学〕，顎狭小〔症〕.
c. kidney 萎縮腎〔医学〕(慢性糸球体性腎炎，細動脈性腎硬化症，慢性腎盂炎の末期).
c. liver 萎縮肝〔医学〕.
c. pelvis 狭〔窄〕骨盤〔医学〕.
c. pulse 縮小脈〔医学〕，収縮脈(小さい硬い脈).
c. pupil 縮瞳，瞳孔縮小〔医学〕.
con·trac·tile [kəntrǽktil] 収縮性の〔医学〕.
c. collodion 硬性コロジオン，= collodium.
c. component 収縮要素〔医学〕.
c. element 収縮要素〔医学〕.
c. fiber cell 収縮線維細胞.
c. organ 収縮器官〔医学〕.
c. protein 収縮性タンパク.
c. ring 収縮環(動物の細胞質分裂の際に，形成される微小繊維の束).
c. stricture 収縮性狭窄〔医学〕, 攣縮性狭窄(拡張することはできるが, ただちに元のように狭窄するもの), = recurrent stricture.
c. tentacle 吸触手, 吸管.
c. tissue 収縮性組織.
c. vacuole 拍動小胞〔医学〕, 収縮〔空〕胞(単細胞生体の原形質内にみられる小空洞で, 周期的に収縮または膨張を起こし, 呼吸または排泄機能を営むと思われるもの).
con·trac·til·i·ty [kàntræktíliti] 収縮性〔医学〕.
con·trac·tin [kəntrǽktin] コントラクチン, = γ-myosin.
con·trac·tio [kəntrǽkʃiou] 縮小, 狭小.
c. concentrica 同心性狭小(視野の).
con·trac·tion [kəntrǽkʃən] 収縮, 攣縮〔医学〕.
c. band 収縮帯.
c. band necrosis 収縮帯壊死〔医学〕.
c. entropion 収縮性内反(眼瞼下筋の収縮による).
c. heat 収縮熱〔医学〕.
c. of area 絞り〔医学〕.
c. phase 収縮相〔医学〕, 収縮期.
c. remainder 収縮残留〔医学〕, 収縮残遺.
c. ring 収縮輪, = Bandl ring.
c. scale 縮み尺.
c. stress test (CST) コントラクションストレステスト(ハイリスク妊娠などによる潜在性胎児仮死を診断する方法の一つである).
c. time 収縮時間〔医学〕.
c. wave 収縮波(筋肉の).
contractual capacity 行為能力, = civile competence.
contractural diathesis 攣縮性素質(ヒステリーの).
con·trac·ture [kəntrǽktʃər] 拘縮〔医学〕, 攣縮.
c. of deltoid muscle 三角筋拘縮症(三角筋の一部が線維化し, 筋肉が伸展性を失って短縮するために起こる疾患).
c. of gluteal muscle 殿筋拘縮症(殿筋の一部が線維化することによって起こる疾患).
c. of hip joint 股関節拘縮.
c. of jaw 顎拘縮〔医学〕.
c. of joint 関節拘縮〔医学〕.
con·tra·dic·tion [kàntrədíkʃən] 矛盾〔医学〕.
con·tra·ex·ten·sion [kàntrəiksténʃən] 対償牽引, 反対伸展, = counterextension.
con·tra·fis·sura [kàntrəfíʃurə] 対側骨折(打撲が加えられた部位と反対側の骨折), = contrafissure.
con·tra·in·ci·sion [kàntrəinsíʒən] 対孔切開, = counteropening.
con·tra·in·di·cant [kàntrəíndikənt] 禁忌症候.
con·tra·in·di·ca·tion [kàntrəìndikéiʃən] 禁忌〔医学〕.
c. of lactation 授乳禁忌.
con·tra·in·su·lar [kàntrəínsjulər] 島組織分泌抑制的の(膵臓の).
con·tra·lat·er·al [kàntrəlǽtərəl] 対側の, 交叉的な, 〔反〕対側性〔医学〕(同側に対立する語). ↔ ipsilateral.
c. associated movement 反対側随伴運動.
c. hemiplegia 対(反対)側片麻痺〔医学〕, 反側性片麻痺.
c. reflex 対側反射(髄膜炎において一側下肢を股関節で曲げると他側下肢が曲がること), = Brudzinski sign.
c. routing of signals hearing aid CROS型補聴器(クロス型補聴器).
c. sign 〔反〕対側徴候〔医学〕(髄膜炎において, 一側の脚を挙上すると, 他側の脚が追従する), = Brudzinski sign.
contralecithal egg 中黄卵.
con·tra·pa·ret·ic [kàntrəpərétik] ① 痙攣抑制の. ② 鎮痙薬の.
contrary effect 副作用〔医学〕, 反対作用, 逆効果, 有害効果(薬の), 有害反応〔医学〕.
contrary sexual 性倒錯(同性に対する渇望), = sexual invert.
con·tra·se·lec·tion [kàntrəsilékʃən] 逆淘汰.
con·tra·sex·u·al·i·ty [kàntrəsèksjuǽliti] 倒錯性欲.
con·trast [kántræst] ① 対比〔医学〕, 対照〔医学〕(比較によってその差が目立つこと). ② 対照法〔医学〕(写真の明暗部分の相対的な差異).
c. agent 造影剤, = contrast media.
c. arthrography 関節造影法〔医学〕.
c. bath 交代浴〔医学〕(温湯と冷水とを交互するもの).
c. color 対比色.
c. developer 硬調現像液〔医学〕.
c. douche 交代圧注法〔医学〕.
c. echocardiogram コントラスト心エコー図(エコー源となる物質を注入して, それを心エコー図でとらえ, 短絡, 逆流等の検出に利用する方法).
c. echography コントラストエコー法(超音波造影剤を用いた血流造影法).
c. enema 造影注腸〔医学〕.
c. enhancement ① 造影強化(X 線の). ② 対照度増強(工学での). ③ 造影増強(CT 用語), 造影剤強調〔法〕.
c. factor コントラスト因子〔医学〕.
c. material 造影剤〔医学〕.
c. meal 造影がゆ〔医学〕.
c. media 造影剤〔医学〕.
c. medium 造影剤〔医学〕.
c. nephropathy 造影剤腎症〔医学〕(中毒性腎症の一つ).
c. perception 対比認知〔医学〕.
c. radiography 造影(対照)X 線撮影法〔医学〕, 造影 X 線写真.
c. ratio 明度比〔医学〕.
c. resolution コントラスト分解能〔医学〕.
c. sensitivity testing コントラスト感度試験.
c. solution 対照液〔医学〕.
c. stain(ing) 対比染色〔法〕〔医学〕.
c.-to-noise ratio コントラストノイズ比〔医学〕.
con·trast·er [kàntrǽstər] 対照度強調器〔医学〕.
con·tra·stim·u·lant [kàntrəstímjulənt] ① 反対刺激の. ② 鎮静薬.
con·tra·stim·u·lism [kàntrəstímjulizəm] 鎮静療法.
con·tras·tol [kəntrǽstɔ:l] コントラストル(臭化油を主薬とする X 線造影剤).
contrasuppressor cells コントラサプレッサー細胞(サプレッサー T 細胞の機能を阻止する T 細胞).
con·tra·vo·li·tion·al [kàntrəvəlíʃənəl] ① 意志に反する. ② 不随意の.
con·tra·yer·va [kàntrəjə́:və] コントラエルバ(*Dorstenia brasiliensis* の根. 強壮薬として用いる).
con·tre·coup [kántrəku:] [F] ① 反衝(間接性振盪体液が存在する器官に衝撃が加えられたとき, その部の反対側に傷害が現れること), = counterstroke. ② 頭蓋〔骨〕反衝骨折〔医学〕.
c. fracture 対側骨折〔医学〕.
c. hemorrhage 対側出血〔医学〕.
c. injury 対側衝撃損傷〔医学〕, 体側打撃(衝撃を受けた側と反対側に起こる損傷).

c. injury of brain 脳の対側衝撃損傷(衝撃を受けた側と反対側の頭蓋内に起こる損傷).
con·trec·ta·tion [kɑ̀ntriktéiʃən] 異性接触欲, 女性抱擁欲(男女が異性を接触愛撫すること).
con·trec·tion [kəntrékʃən] 触診.
con·trol [kəntróul] ① 対照 [医学], 対照法 [医学], 対比 [医学] (実験的観察において所見を比較するために採用される目標または標準で, 生物学的実験では, 人, 動物などが選ばれ, 化学においては観察目標自体を除いてはほかのすべての処置および条件が同一であるものをいう). ② 制御, 防除, 調整, 管理. 形 controlled, controlling.
c. animal 対照動物 [医学].
c. chart 管理図 [医学].
c. effect 防除効果.
c. efficiency コントロール効率 [医学].
c. equipment 制御装置 [医学].
c. experiment 対照実験 [医学], 対照試験 [医学].
c. group 対照群 [医学] (比較対照試験において, 試験群と並んで同一の実験に組み込まれているが, 実験の目的とされている処置が加えられていない群).
c. inspection 管理検査.
c. level 管理水準.
c. limit 管理限界〔値〕[医学].
c. of atmospheric condition 大気環境規制 [医学].
c. of bleeding 止血法.
c. of epidemics 防疫, = control of communicable diseases.
c. of hemorrhage 止血 [医学].
c. of hospital-acquired infection 院内感染対策 [医学].
c. of nosomial infection 院内感染対策 [医学].
c. of operation 作業管理 [医学].
c. program 駆除対策, 防除対策, 防圧対策.
c. region 調節領域 [医学].
c. release suture コントロールリリース縫合糸.
c. serum 対照血清 [医学].
c. study 対照試験 [医学], 対照実験 [医学].
c. test 対照試験 [医学], 対照実験 [医学].
c. theory 制御理論 [医学].
c. total 制御数 [医学].
c. valve 調節弁 [医学].
con·trol·la·ble [kəntróuləbl] 調節可能な [医学].
con·trol·led [kəntróuld] 管理された [医学], 調節された [医学].
c. area 管理区域(放射線の) [医学].
c. association 統制連想 [医学].
c. clinical study 無作為化臨床試験 [医学].
c. delivery コントロール・デリバリー(麻薬, けん銃などの不正取引きにおける関連被疑者全てを検挙する目的で行われる捜査手法).
c. diffusion development 浸透制限現像 [医学].
c. dropping electrode 強制滴下電極 [医学].
c. environment 人工環境 [医学].
c. hibernation 人工冬眠 [医学].
c. hypotension 低血圧法 [医学], 低血圧麻酔〔法〕[医学] (全身麻酔中に血管拡張などを併用して血圧を低下させ, 手術中の出血量を減少させる方法), = induced hypotension.
c. pneumoencephalography 調節気脳撮影 [医学].
c. potential electrolysis 定電位電解 [医学].
c. release 放出制御 [医学].
c. respiration 調節呼吸〔法〕(麻酔時の), = artificial ventilation, controlled ventilation.
c. substance 規制物質.
c. trial 比較試験 [医学].
c. ventilation 調節換気, 調節呼吸(麻酔中に行う人工呼吸 artificial ventilation を呼ぶ語), = controlled respiration.
control(ling) element 調節要素 [医学].
con·trude [kəntrú:d] ① 叢生する. ② 押し詰める(特に歯を押し詰めること). 形 contrusion.
con·tund [kəntʌ́nd] 打撲, 挫傷.
con·tuse [kəntjú:z] 打撲傷 [医学], 挫傷 [医学].
contused-lacerated wound 挫裂創.
contused wound 挫創 [医学], 打撲創.
con·tu·si·form [kəntjú:sifɔ:m] 打撲傷状の [医学].
con·tu·sion [kəntjú:ʒən] 挫傷 [医学], 打撲傷 [医学]. 動 contuse. 形 contused.
c. cataract 外傷性白内障 [医学], 挫傷性白内障.
c. of brain 脳挫傷 [医学].
c. of external genital organs 外性器の挫傷 [医学].
c. of fallopian tube 卵管圧挫傷 [医学].
c. of phrenic nerve 横隔神経挫傷 [医学].
c. pneumonia 外傷性肺炎 [医学], 挫傷性肺炎.
con·u·lar [kɑ́njulər] 円錐状の, 円錐形の.
con·u·lid [kɑ́njulid] コヌリド, 小錐.
co·nus [kóunəs] ① 錐状〔体〕. ② コーヌス(高度近視にみられる視神経板の周囲にある黄色半月状斑点). 複 coni.
c. affection 円錐疾患 [医学].
c. anularis 輪状円錐.
c. arteriosus [L/TA] 動脈円錐*, = conus arteriosus [TA], infundibulum [TA].
c. branch [TA] 円錐枝, = ramus coni arteriosi [L/TA].
c. dermoideus 皮様嚢腫円錐.
c. elasticus [L/TA] 弾性円錐, = conus elasticus [TA], cricovocal membrane [TA].
c. medullaris [L/TA] 脊髄円錐(脊髄最末端の円錐状をなした部), = conus medullaris [TA], medullary cone [TA].
c. medullaris syndrome 脊髄円錐症候群.
c. myopicus 近視性円錐.
c. scleralis 強膜円錐.
c. syndrome 〔脊髄〕円錐症候群 [医学] (脊髄円錐の損傷により尿尿失禁, 生殖器障害, 会陰部, 大腿内側などを侵す特有な知覚消失を含む症候群).
c. terminalis 終末円錐(脊髄円錐), = conus medullaris.
c. tumor 円錐腫瘍 [医学].
c. vasculosus 円錐形細精管球(精巣上体頭部の).
con·va·les·cence [kɑ̀nvəlésəns] 回復期. 形 convalescent.
c. after surgery 術後回復期 [医学].
con·va·les·cent [kɑ̀nvəlésənt] ① 回復期の [医学]. ② 回復期患者 [医学], = convalescent patient.
c. blood 回復期血液 [医学].
c. carrier 回復期保菌者 [医学], 回復期保有者, 回復期保虫者.
c. diet 回復食 [医学].
c. hospital 回復期病院 [医学].
c. phase 回復期 [医学].
c. serum 回復期血清 [医学] (今回の感染により出現した抗体か既存の抗体か区別するときに急性期血清と比較し用いられる). ↔ acute phase serum.
c. stage 回復期 [医学].
con·val·la·mar·e·tin [kɑ̀nvæləméəritin] コンバラマレチン(convallamarin および convallin の水解により得られる物質).
Con·val·lar·i·a [kɑ̀nvəléəriə] スズラン属(ユリ科の一属).
C. majalis キミカゲソウ〔君影草〕, スズラン〔鈴

蘭］（根は利尿・強心薬），= lily of valley.
con·val·lar·in ［kànvəléərin］ コンバラリン $C_{34}H_{62}O_{11}$（コンバラリアから得られる瀉下性配糖体）.
con·val·la·tox·i·gen·in ［kànvælətàksiʤénin］ コンバラトキシンの水解産物.
con·val·la·tox·in ［kànvælətáksin］ コンバラトキシン $C_{29}H_{42}O_{10}$（キミカゲソウに存在するラムノース配糖体で，おそらく純物質ではなく，3成分の混合物と考えられ，配糖体性心臓毒のうち最強のもの）.
con·val·lin ［kənvǽlin］ コンバリン $C_{34}H_{62}O_{11}$（キミカゲソウに存在する配糖体）.
con·vec·tion ［kənvékʃən］ 対流［医学］（流体中に温度の差により流動が起こること）. 形 convective.
c. current ① 温流［医学］，対流〔電流〕［医学］. ② 携帯電流，運搬電流.
c. electrode 対流電極［医学］.
c. nozzle 先細ノズル［医学］.
c. tube 対流管［医学］.
convective discharge 対流放電.
convective heat 対流熱［医学］（対流によって運ばれる熱）.
convective heating 対流加温［医学］.
convenience form 便宜形態［医学］.
con·ven·ient ［kənví:njənt］ 便利な.
conventional animal 普通動物［医学］，通常飼育動物.
conventional antibody 普通抗体［医学］.
conventional diathermy 通常ジアテルミー（500～3,000kHz で，600～1,000m 波長を用いる）.
conventional medicine 通常医学.
conventional signs 定式記号.
con·ver·gence ［kənvə́:ʤəns］ ① 輻輳（湊），収斂，収束［医学］（同一の近点注視の際，両眼が1焦点に向かう眼球の運動）. ② 集中像［医学］. ③ 胚分子接合，= concrescence. ④ 相似（昆虫の幼生が形態上2次的近似を呈すること），= convergency. 形 convergent.
c. center 輻輳中枢（動眼核の内側細胞群）.
c. circle 収束円.
c. excess 輻輳過度.
c. insufficiency 輻輳不全.
c. lens 収束レンズ［医学］.
c. near point 輻輳近点，= relative near point.
c. nucleus of Perlia ペルリア輻輳核.
c. nystagmus 輻輳眼振.
c. of mucosal fold ヒダ集中像.
c. paralysis 輻輳麻痺.
c. radius 収束半径.
c. reaction 輻湊反応［医学］.
c. reflex 輻輳反射.
c. stimulus adduction 輻輳刺激性内転.
con·ver·gen·cy ［kənvə́:ʤənsi］ 収束［医学］，集中像［医学］，輻湊［医学］.
c. paralysis 輻湊麻痺［医学］.
con·ver·gen·t ［kənvə́:ʤənt］ 収束の［医学］，輻湊の［医学］.
c. adaptation 収束適応［医学］.
c. beam 収斂光束.
c. dislocation 交差脱臼.
c. esotropia 輻湊内斜視［医学］.
c. evolution （起源の異なる相似性発現）.
c. improvement 収束育種［医学］.
c. method 集光照射法（体外の線源をある面上で走査しながら，放射線束はつねに体内の病巣に集中させる運動照射法の一方式で，200kV 程度のX線照射に利用された）.
c. ray 収束線.
c. squint 〔輻湊〕内斜視［医学］，= esotropia.
c. strabismus 内斜視，= esotropia.
converging collimator 集束型コリメータ［医学］.
converging fold 集中ヒダ.
converging lens 収束レンズ［医学］，収斂レンズ，= convex lens.
converging meniscus 実性メニスカスレンズ，= positive meniscus.
con·ver·gi·om·e·ter ［kanvə̀:ʤiámitər］ 潜伏斜視計.
con·ver·sion ［kənvə́:ʃən］ 転換，変換［医学］，転化，変調.
c. accelerator 転化促進素（プロトロンビンの）.
c. coefficient 転換係数［医学］.
c. disorder 転換性障害.
c. electron 転換電子（内部転換電子），= internal conversion electron.
c. factor ① 転化因子（血液凝固の）. ② 換算係数［医学］.
c. factor into adult 成人換算率［医学］.
c. factor into calorie エネルギー換算係数［医学］.
c. factor of nitrogen-protein 窒素・タンパク質換算係数.
c. hysteria 転換ヒステリー（転換症状と徴候とを主とする型）.
c. hysteria neurosis 転換ヒステリー神経症.
c. neurosis 変換神経症［医学］，転換神経症（運動性や感覚性にほかの器官の症状を生じる神経症），= conversion hysteria.
c. of anastomosis 吻合の変換［医学］.
c. ratio 転換比［医学］.
c. reaction 転換反応［医学］（転換ヒステリー）.
c. symptom 転換症状.
conversive heat 交換熱［医学］，変（転）換熱（高周波が組織を透過するとき，組織の抵抗により生ずる熱）.
conversive heating 転換加温［医学］.
con·ver·tase ［kánvə:teis］ コンベルターゼ，転換酵素（補体成分を分解する酵素）.
con·vert·er ［kənvə́:tər］ 陽転者［医学］.
con·ver·tin ［kənvə́:tin］ コンバルチン（プロトロンビンをトロンビンに転化させるのに必要な促進因子で，プロコンバルチンがカルシウムとともにトロンビンにより活性化されたもの. Owren），= cofactor VI.
converting enzyme 変換酵素［医学］.
con·ver·zyme ［kənvə́:zaim］ 転化酵素.
con·vex ［kánveks］ 凸（とつ），凸形の［医学］，凸面の［医学］. 名 convexity.
c. function 凸関数.
c. lens 凸レンズ［医学］.
c. mirror 凸面鏡.
c. plasmolysis 凸型原形質分離，凸形原形質離解.
c. sole 凹状足底，下垂足底（ウマの），= dropped sole.
con·vex·i·ty ［kanvéksiti］ 円蓋，凸面.
c. meningioma 大脳穹窿部髄膜腫.
con·vex·o·ba·sia ［kanvèksoubéisiə］ 後頭骨前傾.
con·vex·o·con·cave ［kanvèksoukánkeiv］ 凸凹（一面が凸状で，他面が凹状の）.
c. lens 凸凹レンズ［医学］.
con·vex·o·con·vex ［kanvèksoukánveks］ 凸凸（両面が凸状の）.
con·vi·cin ［kánvisin］ コンビシン $C_{10}H_{15}N_3O_8$-H_2O（サヤマメ［莢豆］*Vicia sativa* またはエンドウ［豌豆］から得られる塩基で，dialuric acid のアミノグルコシッドと考えられる）.
con·vo·lut·ed ［kánvəlu:tid］ ① 回旋. ② 片巻き.
c. bone 屈曲した骨.
c. part of distal tubule 遠位曲尿細管［医学］.

c. part of kidney lobule 〔腎皮質小葉〕曲部, = pars convoluta lobuli corticalis renis.
c. part of proximal tubule 近位曲尿細管 [医学].
c. renal tubule 曲尿細管 [医学], = convoluted tubule.
c. seminiferous tubules [TA] 曲精細管, = tubuli seminiferi contorti [L/TA].
c. tubule 曲細管(精細管または尿細管の屈曲する部分), 曲尿細管.
c. tubule of kidney 曲尿細管.
con·vo·lu·tion [kànvəlú:ʃən] ① 回, 脳回 [医学] (溝により区別される大脳の屈曲), = gyrus. ②屈曲, 回旋, 渦巻. ③ たたみこみ, くりこみ. 形 convolutional, convolutionary.
c. method 重畳積分法 [医学].
convolutional marking 脳回圧痕 [医学], = digital impression.
convolutions of aortic arch 大動脈弓屈曲 [医学], = kinking of aortic arch.
convolutous artery 曲動脈 [医学].
con·vol·vine [kənválvin] コンボルビン $C_{16}H_{21}NO_4$ (ヒルガオ科 *Convolvulus* 属植物から得られるアルカロイド).
Con·vol·vu·la·ce·ae [kənvàlvjuléisii:] ヒルガオ科.
con·vol·vu·lin·ic ac·id [kànvəlvjulínik ǽsid] コンボルブリン酸 $CH_3(CH_2)_3CH(OH)(CH_2)_9COOH$ (アサガオ科植物種子に存在する酸).
Con·vol·vu·lus [kənválvjuləs] セイヨウヒルガオ属(ヒルガオ科の一属).
con·vul·sant [kənvʌ́lsənt] ① 痙攣患者 [医学]. ② 痙攣〔発現〕薬 [医学] (中枢神経興奮薬の一種), = convulsive drugs.
c. poison 痙攣毒.
c. threshold 痙攣閾値, = seizure threshold.
con·vul·sin [kənvʌ́lsin] コンブルシン(ツヅラフジ〔漢防已〕に含まれているアルカロイド).
con·vul·sion [kənvʌ́lʃən] 痙攣 [医学] (随意筋が激烈な不随意収縮を起こす状態で, 緊張性 tonic, または間代性 clonic である). 形 convulsive, convulsionary.
c. center 痙攣中枢 [医学] (延髄第四脳室床にある中枢).
c. in childhood 小児痙攣.
c. in infancy 小児痙攣 [医学].
c. in pregnancy 妊娠時痙攣 [医学].
con·vul·si·vant [kənvʌ́lsivənt] 痙攣毒.
con·vul·sive [kənvʌ́lsiv] 痙直性の [医学].
c. asthma 痙〔攣〕性喘息 [医学].
c. attack 痙攣発作 [医学].
c. bronchitis 痙攣性気管支炎, = whooping cough.
c. disorders 痙攣性疾患 [医学].
c. drugs 痙攣薬, = convulsants.
c. fit 痙攣発作 [医学].
c. laughter 痙笑 [医学].
c. pulse 不整脈.
c. rabies 躁狂, 痙攣性狂犬病.
c. reflex 痙攣性反射(個々の筋または筋群が痙攣性に, または間代性にまちまちに収縮すること).
c. shock therapy 痙攣ショック療法 [医学].
c. state 痙攣状態.
c. susceptibility 痙攣準備性 [医学].
c. therapy 痙攣療法 [医学].
c. tic 顔面痙攣 [医学], 顔面〔神経〕チック [医学], 痙攣性チック.
c. tremor (散在性筋ミオクローヌス), = paramyoclonus multiplex.
c. uremia 痙攣性尿毒症 [医学] (脳内脈管の充血および痙攣によるもの).
con·y·rine [kánirin] コニリン 化 α-propyl-pyridine N (コニインの酸化物).
cooing murmur ハトの鳴くような雑音.
Cooke, William Edmund [kúk] クック(1881–1939, イギリスの医師).
C. count クック血球像(Arneth の好中球の核分葉による分類の変法), = Cooke formula, Cooke index, Cooke-Ponder method.
cooked urine 煮沸尿 [医学].
cook·er·y [kúkəri] 調理法 [医学].
c. science 調理科学 [医学].
cooking device 調理器具 [医学].
cool bath 冷〔水〕浴 [医学] (室温程度の沐浴).
cool-down [kú:l dáun] クールダウン(ウォームアップの逆).
cool flame 冷炎 [医学].
cool place 冷所 [医学].
cooled-knife method 凍結切片製作法.
cool·er [kú:lər] 冷却器 [医学].
Cooley, Thomas Benton [kú:li] クーリー(1871–1945, アメリカの小児科医).
C. anemia クーリー貧血 [医学] (サラセミア遺伝子の同型接合による重症貧血, 乳児期より腹部症状, 貧血, 肝脾腫, 頭蓋骨の菲薄化が出現し, 標的赤血球などの奇形赤血球増加を伴う小球性低色素性貧血がみられる), = erythroblastic anemia, Mediterranean anemia, thalassemia.
Coolidge, William David [kú:liʤ] クーリッジ(1873–1974, アメリカの物理学者).
C. tube クーリッジ〔放射〕管(陰極に白熱タングステン製ラセン線条を, 陽極に塊状タングステンを用いた X 線発生管).
cool·ing [kú:liŋ] 冷却 [医学], 冷却する.
c. agent 冷却剤, 寒剤.
c. bath 冷却浴 [医学].
c. curve 冷却曲線.
c. effect 冷却効果 [医学].
c. mold 冷やし型 [医学].
c. power 冷却力 [医学].
c. taste 清涼味 [医学].
c. test 冷却試験 [医学].
c. tower 冷却塔 [医学].
c. water 冷却水 [医学].
cool·om·e·ter [ku:lámitər] (衣服の熱学的測定を行う器械. Weeks).
Coombs, Carey Franklin [kú:mz] クームズ(1879–1932, イギリスの医師).
C. murmur クームズ雑音(リウマチ熱により房室弁に炎症をきたした時に起きる拡張期雑音).
Coombs, Robin. R. A. [kú:mz] クームス(1921 生, イギリスの医師).
C. antiglobulin test クームス〔抗グロブリン〕試験(不完全抗体の検出法, クームス血清(抗ヒトグロブリン血清)による凝集反応).
C. consumption test クームス消費試験 [医学], = antiglobulin consumption test.
C. serum クームス血清(ウサギで作った抗ヒト免疫グロブリン血清), = antihuman globulin serum.
C. test クームス試験(抗体の検出法. 直接法と間接法がある), = antiglobulin test.
Cooper, Astley Paston [kú:pər] クーパー(1768–1841, イギリスの外科医).
C. disease クーパー病(慢性嚢胞性乳腺炎).
C. fascia クーパー筋膜, = cremasteric fascia, クーパー腱膜(挙睾筋腱膜).
C. hernia クーパーヘルニア(内ヘルニアの一つで上十二指腸陥凹に腸が陥入するヘルニア), = retro-

peritoneal hernia.
C. irritable breast 乳房神経痛.
C. irritable testicle クーパー精巣(睾丸)痛.
C. ligaments クーパー靱帯.
C. method クーパー法(上腕骨脱臼整復法), = Charles White method.
C.-Rand artificial larynx クーパー・ランド人工喉頭.
C. tendon クーパー腱(腹横筋の腱膜の半月状前延長で, しばしば深在脚弓に達する).
C. tumor クーパー腫瘍(乳癌).
co·op·er·a·tion [kouὰpəréiʃən] 共力[医学], 協力[医学].
co·op·er·a·tive [kouάpərətiv] 共力的な[医学], 協力的な[医学].
c. behavior 共力行動[医学].
co·op·er·a·tive·ness [kouάpərətivnis] 共同性[医学].
Coo·pe·ria [ku:pí:riə] クーペリア(哺乳類の小腸, ときにウシの第四胃に寄生する線虫の一属).
Coopernail, George Peter [kú:pəneil] クーパーネール(1876-1962, アメリカの医師).
C. sign クーパーネール徴候(骨盤骨折においてみられる会陰および隣接部組織の溢血).
co·or·di·nate [kouɔ́:dineit] 座標, 対等にする, 整合する.
c. bond 配位結合[医学].
c. convulsion 協調性痙攣.
c. expression 協調的発現(同調的遺伝子発現. 染色体上の位置の異なる複数の遺伝子の発現が, 同一の誘導因子により調節され, 協調的に機能すること), = coordinate gene expression.
c. linkage 配位結合.
c. system 座標系.
coordinated enzyme 被一律調節酵素群[医学].
coordinated ionic polymerization 配位イオン重合[医学].
coordinated movement 調和運動.
coordinated reflex 協調反射(数種の筋が規則的な運動を生ずるような反射).
coordinated repression 被一律抑制[医学].
co·or·di·na·tion [kouɔ̀:dinéiʃən] ① 協調[医学], 対等関係. ② 配位(化学). 形 coordinated, coordinating.
c. compound 配位化合物[医学].
c. disturbance 協調運動障害[医学].
c. number 配位数[医学].
c. theory 配位説[医学].
co·or·di·na·tor [kouɔ́:dineitər] コーディネーター, 調整者.
co-o·ri·en·ta·tion [kóu ɔ:riəntéiʃən] 共立移行[医学].
Coors filter コールス濾過器(円柱状の素焼き磁器を用いたもの).
co-os·si·fi·ca·tion [kóu ὰsifikéiʃən] 共同骨化.
co-os·si·fy [kóu άsifai] 骨化に伴う.
Coote-Hunauld-Cooper syn·drome [kú:t hʌ́nɔ:ld kú:pər síndroum] クート・フーノールド・クーパー症候群(前斜角筋症候群), = scalenus anticus syndrome.
Coote syn·drome [kú:t síndroum] クート症候群, = Coote-Hunauld-Cooper syndrome.
COP cryptogenic organizing pneumonia 原因不明の器質化肺炎の略.
co·pa·hu·vic ac·id [kòupəhjú:vik ǽsid] コパイバ酸, = copaivic acid.
co·pai·ba [koupáibə] コパイバ(① コパイバ樹脂が揮発性油に溶解しているもの. ② マメ科 *Copaifera* 属植物の樹脂バルサム), = balsam of copaiba (copaiva), copaiva.
c. balsam コパイババルサム, = copaiba.
c. mixture コパイバ合剤(コパイバ 125, 亜硝酸ナトリウム 3, ラヴェンダーチンキ 125, 苛性カリ液 30, シロップ 300, アカシア 35 を水 1,000mL に加えたもの), = Lafayette mixture.
c. oil コパイバ油(カリオフィリンを主成分とする), = oleum copaibae.
co·pai·bo-co·pal [koupáibou kóupəl] コパイバコパル.
Co·pai·fe·ra [koupáifirə] コパイフェラ属(マメ科の一属), = copaiba.
co·pai·vic ac·id [koupáivik ǽsid] コパイバ酸(コパイバ樹脂とほとんど同一の酸), = copahuvic acid, copaibic acid.
co·par·af·fi·nate [koupǽrəfineit] コパラフィネート(非水溶性イソパラフィン酸の部分的に hydroxybenzyldialkylamines で中和された軟膏で粘状暗褐色の液体. 比重 0.970〜0.980), = iso-par.
COPD chronic obstructive pulmonary disease 慢性閉塞性肺疾患の略.
Cope law [kóup lɔ́:] コープ法則(特異性の少ない種族は多種の生体を発生するが, 分化した種族は生物変種を産生することはまれである).
Cope, Sir Vincent Z. [kóup] コープ(1881-1974, イギリスの外科医).
C. femoral test コープ大腿試験(虫垂炎または回盲部の病変において, 右側のスカルパ三角部で右股動脈を圧迫すると, 骨盤までの筋緊張が起こり疼痛がある).
C. sign コープ徴候(虫垂炎の際, 大腿を伸展して腰筋の緊張が増すと疼痛が起こる).
C. test コープ試験(仰臥位において右下腿を屈曲し内転すると虫垂に炎症があると下腹部に疼痛を訴える), = obturator test.
cope [kóup] 上型(鋳造の型取に使われるフラスコの上半, 歯科補てつでフラスコの上半部あるいは窩洞側を指す).
Copenhagen heart コペンハーゲン心臓(強力嗅ぎタバコを常習とする者にみられる心臓で, 軽度の運動で僧帽弁閉鎖不全を起こす).
Copenhagen method = Nielsen method.
cope·pod [kóupipɑd] 橈脚類(ミジンコなど. 裂口条虫またはドラクンクルス媒介をする).
Co·pep·o·da [koupépədə] 橈脚亜綱(カイアシ類)(節足動物門, 甲殻亜門, 顎脚綱の一亜綱で, 発生中 nauplius 期と, copepodid の幼生期を経過する), = copepods.
co·pep·o·did [koupépədid] コペポジド(カイアシ類の発生中の幼生で, nauplius に続く時期).
co·pho·sis [koufóusis] ろう(聾), 難聴.
co·phos·pha·tase [koufάsfəteis] コホスファターゼ(ホスファターゼ補酵素で, pyrophosphorylase 以外の P 化合物を含み, それが酵素と基質との共鳴因子として作用する).
co·phos·pho·ryl·ase [kòufɑsfárileis] リン酸化酵素補酵素(リン酸化酵素の活動体), = adenosine-triphosphoric acid.
cop·ing [kóupiŋ] ① コーピング, 対応(ストレスや脅威に直面したとき, 積極的に対処し克服しようとする個人の適応力). ② コーピング, 根面板(薄い金属のおおい).
c. behavior 対処行動[医学], コーピング行動.
co·pi·o·pia [kὰpióupiə] 眼精疲労, = copiopsia, ophthalmocopia.
c. hysterica ヒステリー性眼精疲労.
copious expectoration 多量喀痰.

coplanar-PCB コプラナPCB（ダイオキシンと類似した構造をもち，毒性も強い．ダイオキシン類の一つ）．
co·pla·nar·i·ty ［kòupleinǽriti］ 共平面性［医学］．
Coplin jar ［káplin ʤár］ コプリンびん（切片を染色するときに載せガラスを縦に立てかけるように溝のついたびん）．
co·po·dys·ki·ne·sia ［kàpədìskiníːziə］ 疲労性運動障害，職業神経症，= occupational neurosis.
co·pol·y·mer ［koupálimər］ 共重合体［医学］（butadiene-styrene のような物質），コポリマー（数種類の α-アミノ酸をランダムに直線状重合させたもの）．
co·pol·y·mer·i·za·tion ［koupàlimərizéiʃən］ 共重合［医学］（2種以上の異なる単量体（モノマー）が重合し，各成分を含む重合体ができる反応）．
copolymerized oil 共重合油．
co·pos ［kóupəs］ ① 病後衰弱．② 腓腹筋痙攣（こむらがえり）．
cop·per (Cu) ［kápər］ 銅（原子番号29，元素記号Cu，原子量63.546，原子価1.2，質量数63，65，天然に遊離して産することもある金属で，赤色光沢があり，展性延性をもつ．第一銅塩は概して不安定である）．形 coppery.
c. abietinate アビエチン酸銅（獣医学で駆虫薬として用いられる）．
c. acetate 酢酸銅 $Cu(C_2H_3O_2)_2$-H_2O（収斂剤）．
c. acetoarsenite 酢酸亜ヒ酸銅（染料，殺虫剤），= Paris green.
c. alum 銅礬（硫酸銅，硝石，ミョウバン，カンフルからなる収斂剤），= lapis divinus.
c. amalgam 銅アマルガム（銅と水と銀との合金）．
c. arsenite 亜ヒ酸銅 $CuHAsO_3$.
c. bronze 銅粉．
c. calorimeter 銅熱量計．
c. chloride 塩化銅 $CuCl_2$-$2H_2O$.
c. citrate クエン酸銅 $Cu_3(C_6H_5O_7)_2$.
c. colic 銅仙痛（銅職工にみられる）．
c. corrosion test 銅腐食試験［医学］．
c. coulometer 銅電量計．
c. deficiency 銅欠乏．
c. dichloride 塩化第二銅，= cupric chloride.
c. enzyme 含銅酵素．
c. glycinate グリシン酸塩銅，= cupric aminoacetate.
c. inhibitor 銅害防止剤，銅抑制剤．
c. intrauterine device 銅子宮内避妊器具［医学］．
c. kettle 銅製湯わかし〔器〕［医学］．
c. lactate 乳酸銅 $Cu(C_3H_5O_3)_2$-$2H_2O$.
c. line 銅線（銅中毒の）．
c. monoxide 酸化銅 CuO，= black copper oxide, cupric oxide.
c. nitrate 硝酸銅．
c. nose 赤鼻（酒飲みの），= acne rosacea.
c. nucleinate 核酸銅，= cuprol.
c. number 銅価［医学］．
c. oleate オレイン酸銅 $Cu(C_{18}H_{33}O_2)_2$.
c. oxyphosphate 酸リン酸銅（銅セメント）．
c. pheasant ホンシュウヤマドリ．
c. phenolsulfonate フェノールスルホン酸銅 $(C_6H_4(OH)SO_3)_2Cu$-$6H_2O$，= copper sulfocarbolate, cupric phenolsulfonate.
c. pheophytin （クロロフィル分子のマグネシウムが銅により置換された化合物）．
c.-point 硫酸銅棒．
c. poisoning 銅中毒［医学］．
c. protein 銅タンパク．
c. pyrite 黄銅鉱．
c. salvarsan サルバルサン鉛（アルスフェナミンと銅との化合物で，Ehrlich が原虫症に用いたもの）．
c. soap test 銅石ケン試験．
c. stencil printing 銅板捺染．
c. sulfate 硫酸銅 $CuSO_4$-$5H_2O$，= blue vitriol, cupri sulfas.
c. sulfide 硫化銅（硫化第一銅 Cu_2S，硫化第二銅 CuS）．
c. sulfocarbolate = copper phenolsulfonate, cupric phenolsulfonate.
c. sulphate method 硫酸銅法（既知の比重をもつ硫酸銅液をいろいろの濃度でつくり，それに血液1滴を落として，それが浮くか沈むかまたは停止するかによって血液の比重を判定する方法）．
c. sulphate test for Hb concentration 硫酸銅液血液比重測定法［医学］．
c. undecylenate $[CH_2=CH(CH_2)_8COO]_2Cu$（白癬菌に有効）．
c. wire artery 銅線状動脈（動脈硬化症患者の網膜にみられる銅線のような光沢のある動脈）．
c. xanthogenate キサントゲン酸銅，= cupric xanthogenate.
cop·per·as ［kápərəs］ 緑礬（りょくはん）$FeSO_4$-$7H_2O$（消毒・防臭剤），= ferrous sulfate, green vitriol.
cop·per·head ［kápəhed］ カッパーヘッド（アメリカ東部産毒ヘビ），= *Agkistrodon contrortrix*.
Coppet, Louis Cas de ［kəpéi］ コペー（1841-1911，フランスの医師）．
C. law コペー法則（同一の氷点をもつ溶液は互いに等分子量をもつ）．
copra itch コプラかゆみ〔症〕，コプラ瘙痒症（粉ダニの寄生による）．
coprecipitating antibody 共同沈降抗体［医学］（完全抗体によって凝集塊が形成される際に同一の抗原に対する不完全抗体が存在すると，ともに沈降される．この不完全抗体のことをいう）．
co·pre·cip·i·ta·tion ［kòuprisìpitéiʃən］ 共沈［医学］（① 化学的に類似した物質が同一溶液中からの沈殿物中に共存する現象．② 可溶性の抗原抗体複合物に Fc フラグメントに対する2次抗体あるいはプロテインA を加えて沈殿を生じさせることをいう）．
co·pre·cip·i·tin ［kòuprisípitin］ 共〔副〕沈降素．
co·prem·e·sis ［kaprémisis］ 吐糞症［医学］．
co·pre·mia ［kapríːmiə］ 便秘〔性〕中毒症［医学］，= kopraemia.
co·prime ［kóupraim］ 互いに素（2つの整数が1以外の共通の約数をもたないこと），= relatively prime.
Cop·ri·nus ［káprinəs］ ヒトヨタケ〔属〕．
copr(o)- ［kapr(ou), -(ə)］ 糞便との関係を表す接頭語．
cop·ro·an·ti·body ［kàprouǽntibadi］ 糞便抗体（消化管内，糞便中の分泌型 IgA を主とする抗体）．
cop·ro·an·ti·gen ［kàprouǽntiʤən］ 糞便内抗原．
cop·ro·dae·um ［kàproudíːəm］ 排便道（排便に参与する直腸およびその隣接の腸管部），= coprodeum.
cop·ro·lag·nia ［kàprəlǽgniə］ 弄糞ろうふん［医学］（性倒錯の一種で，糞尿を舐めたり食べたりして性欲の満足を得ること）．
cop·ro·la·lia ［kàprəléiliə］ 穢言わいげん，汚言〔症〕［医学］（強迫行為の一種で，汚言や卑猥な言葉を強迫的に口に出すこと）．
cop·ro·la·lo·ma·nia ［kàproulæ̀louméiniə］ 不浄語狂，汚言症．
cop·ro·lith ［kápərliθ］ 糞石（腸石の一つ），= fecal calculus.
co·prol·o·gy ［kapráləʤi］ ① 糞便検査．② 糞便学．形 coprological.
cop·ro·ma ［kapróumə］ 糞〔便〕腫．

cop·ro·pha·gia [kàproufé iʤiə] 食糞〔医学〕.
co·proph·a·gous [kəpráfəgəs] 食糞性の.
co·proph·a·gy [kəpráfəʤi] 食糞〔症〕〔医学〕, = coprophagia.
cop·ro·phe·mia [kàprəfí:miə] 淫猥言語, 猥褻(わいせつ)談話.
cop·ro·phil [káprəfil] ① 好糞性菌. ②好糞性の.
cop·ro·phil·ia [kàprəfíliə] 嗜糞症〔医学〕.
cop·ro·phil·ic [kàprəfílik] ① 好糞性菌. ② 好糞性の.
cop·ro·pho·bia [kàprəfóubiə] 恐糞症〔医学〕.
cop·ro·phra·sia [kàproufréiziə] = coprolalia.
cop·ro·phyte [káprəfait] 糞生植物.
cop·ro·plan·e·sis [kàprəplǽnisis] 瘻孔からの糞便漏出.
cop·ro·por·phyr·ia [kàproupɔ:fíliə] コプロポルフィリン症.
cop·ro·por·phy·rin [kàproupɔ́:firin] コプロポルフィリン(ポルフィリン生合成系の中間代謝物質. I～Ⅳ型がある).
c. Ⅲ コプロポルフィリンⅢ ㊗ 1,3,5,8-tetramethyl-2,4,6,7-tetrapropionic acid porphin $C_{36}H_{38}N_4O_8$ (生物学的に有用なⅠおよびⅢの2種異性体が区別され, 両者ともメチル基とプロピオン酸おのおの4個の側鎖をもつ. 肝臓によりプロトポルフィリンから生成されると考えられる), = coproporphin.
cop·ro·por·phy·rin·o·gen [kàprəpɔ̀:firínəʤən] コプロポルフィリノーゲン(酸化によってコプロポルフィリン(ポルフィリンの一種)を生じる物質).
cop·ro·por·phy·rin·u·ria [kàproupɔ̀:firinjú:riə] コプロポルフィリン尿〔症〕.
cop·ro·stane [kəprástein, kɑp–] コプロスタン $C_{27}H_{48}$ (コプロステリンに相当する飽和炭化水素で, コレスタンの立体異性体).
co·pros·ta·nol [kəprástənɔ:l, kɑp–] コプロスタノール, = coprosterol.
cop·ros·ta·sis [kɑprástəsis] 便秘, 宿便, = constipation, obstipation.
cop·ro·sta·so·pho·bia [kàproustèisoufóubiə] 便秘恐怖症.
cop·ros·ter·in [kəprástərin, kɑp–] コプロステリン, = coprosterol.
cop·ros·ter·ol [kəprástərɔ:l, kɑp–] コプロステロール $C_{27}H_{47}OH$ (主として糞便中に排泄される飽和性ステロールで, コレステリンの5, 6間の二重結合が cis 型に水素化されたもの), = coprosterin.
cop·ro·zoa [kàprouzóuə] 糞便原生動物(体外の糞便に生殖するが, 体内には寄生しない原虫). ㊟ coprozoic.
coprozoic ameba 糞便アメーバ(*Mastigamoeba*, *Hartmannella*, *Naegleria*, *Vahlkampfia*などがある).
coprozoic organism 糞生生物.
cop·ro·zo·ite [kàprouzóuɑit] 糞虫.
coptic lung 織布肺.
Cop·tis [káptis] オウレン［黄蓮］属(キンポウゲ科 *Ranunculaceae* の一属), = goldthread.
C. japonica オウレン［黄蓮］(根茎 Coptidis Rhizoma は苦味健胃・整腸薬), =Japanese goldthread.
C. trifolia ミツバオウレン.
cop·ti·sine [káptisin] コプチシン $C_{19}H_{15}NO_5$ (コプチスアルカロイドの一種で, *Coptis japonica*, *Chelidonium majus* の根茎に存在する).
cop·to·sa·pel·ta [kàptousəpéltə] = prual.
cop·to·sys·to·le [kàptəsístəli:] 心室収縮音遮断.
cop·u·la [kápjulə] ① 接合子(構造上連結している部分). ② 底鰓節〔医学〕, 結合節〔医学〕(第2鰓裂の融合により生ずる正中隆起で, 将来舌に発育する組織), = copula linguae. ③ 双受体.
cop·u·la·tion [kàpjuléiʃən] ①融合, 性的結合〔医学〕, 性交能〔力〕〔医学〕, 交接(後生動物の受精現象). ② 核癒合(発生学の). ㊟ copulatory.
c. canal 接合管.
c. impotence 〔性交〕不能〔症〕, 陰萎〔医学〕, インポテンス〔医学〕, 生殖不能〔医学〕, 繁殖不能(動物の), = copulative impotence.
c. plug 膣栓, = vaginal plug.
copulative impotence 性交不能〔医学〕.
copulative power 性交能〔力〕〔医学〕.
copulatory bursa 交接嚢.
copulatory organ 交接器, 交尾器.
copulatory pouch 交尾嚢.
cop·u·lines [kápjuli:nz] 性交因子.
copy choice 複写選択〔医学〕, 選択複写〔医学〕.
copy choice hypothesis コピーチョイス仮説(遺伝的組換えメカニズムを説明するモデルの一つ).
copy error 写し違い〔医学〕.
copy mutant コピー数〔突然〕変異体〔医学〕.
copy number コピー数〔医学〕.
copying process 複写処理〔医学〕.
cop·y·right [kápirait] 著作権〔医学〕, 版権〔医学〕.
CoQ coenzyme Q (補酵素Q)の略(ubiquinone. ベンゾキノン誘導体で呼吸鎖の脂溶性成分として広く生物界に存在する).
Coq coque 煮沸せよの略.
Coquille pla·no lens [koukíl pléinou lénz] コキール平面レンズ(1面は+8D, 他面は−8Dのレンズ).
co·quille [kóukil] コキールレンズ.
cor [L/TA] 心臓, = heart [TA].
c. adiposum 脂肪心.
c. biloculare 二腔心(心房中隔と心室中隔が欠損して2腔のみとなっている先天性心疾患).
c. bovinum 牛心, 高度肥大心, = ox heart.
c. dextrum 右心, = cor venosum.
c. hirsutum 絨毛心(心膜炎にみられる), = cor villosum.
c. juvenum 若年者心(起立性タンパク尿に伴う動悸, 不整脈, 収縮期雑音などの心症状).
c. mobile 移動心, 遊走心.
c. nervorum 心臓神経症.
c. pendulum 振子〔様〕心.
c. planum 扁平心(背腹直径の短いもの).
c. pulmonale (**CP**) 肺性心〔医学〕(肺循環系の抵抗が増加したために肺高血圧を生じ右心室に圧負荷が加わって, それが肥大拡大した状態. 慢性気管支炎, 気管支喘息, 肺気腫, 肺線維症などの慢性肺疾患および急性には肺塞栓症においてみられる), = pulmonary heart disease.
c. pulmonale syndrome 肺性心症候群(肺動脈圧上昇により右心室に負荷がかかり, 右室拡大と右心不全, 肺動脈第Ⅱ音の亢進, 奔馬調律, 疼痛, 咳嗽, チアノーゼを起こし, 急性型は肺塞栓症において発現する).
c. renale 腎臓心(慢性腎病変に基づく心電図の異常).
c. sinistrum 左心.
c. taurinum 牛心(高度の), = cor bovinum.
c. tomentosum 絨毛心, = cor villosum.
c. triatriatum 三心房心〔医学〕, 三房心.
c. triatrium trilocutare 三腔三房心.
c. triculare biatriatum 二心房三腔心〔医学〕.
c. triloculare 三腔心.
c. triloculare biatriatum 三心腔二心房〔症〕.
c. triloculare biatrium 三腔二房心, = cor triloculare biauriculare.
c. triloculare biventriculare 三腔二室心.
c. villosum 絨毛心(心嚢炎にみられる心臓表面が

凹凸に変化したもの).
cor·a·cem·i·ase [kɔ̀:rəsémieis] ラセミアーゼ補酵素(ラセミアーゼと共同して酵素作用を示し，アセトンの50～90%溶液では沈殿し，最大吸収は260μm，アデニン系の新しい核酸化合物と考えられる).
cor·a·cid·i·um [kɔ:rəsídiəm] コラシジウム，有繊虫(条虫類のうち擬葉類の卵内で形成され，水中に遊出した幼虫，六鉤幼虫とそれを包む胚膜からなり，第1中間宿主体内への侵入を待つ).
coraco- [kɔ:rəkou-] 烏口との関係を表す接頭語.
cor·a·co·a·cro·mi·al [kɔ̀:rəkouəkróumiəl] 烏口肩峰の.
c. arch 烏口肩峰アーチ，烏口肩峰弓.
c. ligament (**CAL**) [TA] 烏口肩峰靱帯，= ligamentum coracoacromiale [L/TA].
coracobrachial bursa [TA] 烏口腕筋〔の滑液〕包，= bursa musculi coracobrachialis [L/TA].
coracobrachial muscle 烏口腕筋.
cor·a·co·bra·chi·a·lis [kɔ̀:rəkoubreìkiéilis] [TA] 烏口腕筋，= musculus coracobrachialis [L/TA].
cor·a·co·cla·vic·u·lar [kɔ̀:rəkoukləvíkjulər] 烏口鎖骨の.
c. ligament [TA] 烏口鎖骨靱帯，= ligamentum coracoclaviculare [L/TA].
cor·a·co·hu·mer·al [kɔ̀:rəkouhjú:mərəl] 烏口上腕骨の.
c. ligament [TA] 烏口上腕靱帯，= ligamentum coracohumerale [L/TA].
cor·a·coid [kɔ́:rəkɔid] 烏口状の.
c. ligament 烏口靱帯(烏口と肩峰を結ぶもの).
c. process [TA] 烏口突起，= processus coracoideus [L/TA].
c. tuberosity 烏口粗面.
cor·a·coi·di·tis [kɔ̀:rəkɔidáitis] 烏口炎.
cor·a·co·ra·di·a·lis [kɔ̀:rəkouréidiəlis] 上腕二頭筋短筋.
cor·a·co·ul·nar·is [kɔ̀:rəkouʌlnéəris] 上腕二頭筋腱膜(前腕筋膜に付着する二頭筋の腱(膜状になる)).
coral calculus サンゴ(珊瑚)状結石(腎盂にみられる).
coral dermatitis サンゴ皮膚炎.
coral snake サンゴヘビ［珊瑚蛇］(アメリカ産の美しい色の小ヘビで，毒は神経毒)，= *Micrurus*.
coral thrombus サンゴ状血栓.
co·ral·li·form [kɔ:rǽlifɔ:m] サンゴ(珊瑚)状の，= coralloid.
c. cataract サンゴ［珊瑚］状白内障.
cor·al·lin [kɔ́:rəlin] コラリン ㊗ *p*-rosolic acid (黄赤色の脂肪色素で，黄色コラリンともいう).
c. soluble 可溶性コラリン(ロゾール酸ナトリウム).
c. yellow コラリンイエロー(ロソリン酸ナトリウム).
Co·ral·li·na·ce·ae [kɔ̀:rəlinéisii:] サンゴモ科(紅藻類).
cor·al·lite [kɔ́:rəlait] サンゴ化石，サンゴポリプ骸骨.
Cor·al·lo·coc·cus [kɔ̀rəloukákəs] コラロコッカス属(*C. coralloides* などを含む球菌の一属).
Cor·al·lo·rhi·za [kɔ̀:rəlouráizə] サンゴネラン属(ラン科植物の一属. *Corallorhiza odontorhiza* の根は解熱発汗薬)，= coral-root, dragon's claw.
cor·asth·ma [kɔ:ǽzmə] 枯草熱，= hay fever.
Corbus, Budd C. [kɔ́:bəs] コルバス(1876-1954，アメリカの泌尿科医).
C. disease コルバス病(壊疽性亀頭炎).
cor·chor·ge·nin [kɔ:ʧɔ́:ʤənin] コルチョルゲニン(心臓毒性アグリコンでゲニンの一つ).
cor·chor·in [kɔ́:ʧərin] コルチョリン $C_{22}H_{36}O_8$ (*Corchorus capsularis* の種子にある配糖体).
Cor·cho·rus cap·su·lar·is [kɔ́:kərəs kæpsjuléəris] ツナソ(茎の線維はジュート jute と称し，外科用包帯に利用される).
corch·sul·ar·in [kɔ:ʧsjúlərin] コルチスラリン $C_{30}H_{57}O_2$ (コウマ［黄麻］の種子 jute seed にある成分).
cord [kɔ́:d] 索，帯，腱，靱帯，脊髄，束.
c. axis 原条.
c. bladder 脊髄膀胱［医学］，脊髄性膀胱〔機能障害〕.
c. blood 臍帯血［医学］(胎児由来の臍帯血管遺残の血液).
c. blood bank 臍帯血バンク(骨髄移植の代わりに臍帯血を用いる試みが実用化されてきたため産婦の了解のもとに臍帯血を採取し凍結保存する).
c. blood lymphocyte 臍帯血リンパ球.
c. blood stem cell transplantation (**CBSCT**) 臍帯血幹細胞移植.
c. blood transplantation (**CBT**) 臍帯血移植［医学］.
c. factor 脊髄因子，コードファクター(因子)(結核菌に存在する毒性物質で，化学的には trehalose-6, 6′-dimycolate に相当する).
c. formation コード形成［医学］.
c. of brachial plexus 腕神経叢神経束.
c. of umbilical artery [TA] 臍動脈索，= chorda arteria umbilicalis [L/TA].
c. potential 脊髄ポテンシャル(脊髄にみられる電位変動で，反射性のものと自発性のものとがある).
c. sign 脊髄徴候.
c. symptom 脊髄症状.
cor·date [kɔ́:deit] 心臓形の，= cordiform.
c. pelvis 心臓形(ハート形)骨盤［医学］，心〔臓〕状骨盤，= cordiform pelvis.
cor·dec·to·my [kɔ:déktəmi] 声帯切除〔術〕［医学］.
cor·dial [kɔ́:diəl] ① 強心薬. ② 興奮性飲料，強壮剤［医学］.
cor·di·a·nine [kɔ́:diənin] コルジアニン，= allantoin.
Cordier treat·ment [kɔ́:diər trí:tmənt] コルディエー療法(濾過した空気を患部に注射する坐骨神経痛の療法).
cor·di·form [kɔ́:difɔ:m] 心臓形の.
c. tendon of diaphragm 腱中心(横隔膜にある心臓形の腱).
c. uterus 心臓形子宮.
cording strand コード鎖［医学］.
cor·dite [kɔ́:dait] 紐状火薬(一種の無煙爆破火薬).
cor·di·tis [kɔ:dáitis] 精索炎.
cord·like [kɔ́:dlaik] 索状の［医学］.
cor·do·cen·te·sis [kɔ̀:dousentí:sis] 臍帯穿刺.
c. pericutaneous umbilical blood sampling 胎児採血，臍帯穿刺.
cor·don [kɔ́:dən] コルドン，ひも，警戒線.
c. sanitaire (伝染病発生域を取り囲む検疫警戒線).
cor·do·pexy [kɔ́:dəpeksi] 声帯固定術.
cor·dot·o·my [kɔ:dátəmi] 声帯切除〔術〕［医学］，脊髄索切断［医学］，コルドトミー，= tractotomy.
cords [kɔ́:dz] [TA] 神経束*，= fasciculi [L/TA].
Cordus, Euricius [kɔ́:dəs] コルドゥス(1486-1535，ドイツの医師・植物学者. 発汗症または粟粒熱の記載がある(1529)).
Cordus, Valerius [kɔ́:dəs] コルドゥス(1515-1544，ドイツの薬物学者. 世界最初の公定薬局方著者(1546)).
cordy pulse 圧の高い硬い脈拍，= tense pulse.
core- [kɔ:ri] 眼の瞳孔との関係を示す接頭語，

= coreo-, coro-.
core [kɔ́:r] ① 核〔医学〕, 心線. ② ウシ, ヒツジの乳房腫瘍.
c. block 中子ブロック(樹脂の).
c. conduction model 核電導体模型.
c. conductor model 核電導体模型〔医学〕.
c. cooling 中心冷却〔医学〕.
c. curriculum コア・カリキュラム〔医学〕.
c.-graft 芯接ぎ〔医学〕.
c. pin コアピン.
c. pneumonia 中心性肺炎〔医学〕, = central pneumonia.
c. region [TA] 外側部*, = pars lateralis [L/TA].
c. temperature 深部体温〔医学〕, 核心温度.
cor·e·cli·sis [kɔ̀:rikláisis] 瞳孔閉塞〔医学〕, = iridencleisis.
cor·ec·ta·sis [kəréktəsis] 病的散瞳.
co·rec·to·me·di·al·y·sis [kɔ:rèktoumìdiǽlisis] 剥離的瞳孔形成術(毛様靱帯から虹彩を剥離して人工瞳孔を形成する手術).
cor·ec·to·pia [kɔ̀:rektóupiə] 瞳孔変位, 瞳孔偏位, = ectopia papillae, malposition of pupil.
cored vesicle 有芯小胞〔医学〕, 暗小胞〔医学〕.
cor·e·di·al·y·sis [kɔ̀:ridaiǽlisis] 虹彩剥離術(虹彩の外縁を毛様体から剥離して仮瞳孔をつくる手術).
cor·e·di·as·ta·sis [kɔ̀:ridaiǽstəsis] 瞳孔拡大〔症〕.
co-reductase [kóu ridʌ́kteiz] 還元補酵素, = coenzyme I.
co·reg·o·nine [korégənin] コレゴニン(アメリカ産白マス white fish の精子に存するプロタミン).
co·rel·y·sis [kɔ:rélisis] 瞳孔剥離術(特に水晶体から虹彩の瞳孔縁癒着を剥離する手術).
coremetamorphosis [kɔ̀:rimètəmɔ:fóusis] 瞳孔変態(盃形の), = dyscoria.
co·re·mia [kɔ:rí:miə] 集束菌糸〔医学〕(coremium の複数).
co·re·mium [kɔ:rí:miəm] 分生子柄束, = synnema. 複 coremia.
cor·e·mor·pho·sis [kɔ̀:rimɔ:fóusis] 瞳孔形成術(虹彩切除によって人工瞳孔をつくる方法).
cor·en·cli·sis [kɔ:rénklisis] 虹彩結合術, = iridencleisis.
cor·e·om·e·ter [kɔ̀:riámitər] 瞳孔〔距離〕計, = corometer, pupillometer.
cor·e·on·cion [kɔ̀:riánsiən] (二重鉤を備えたもので虹彩ピンセットの一種).
cor·e·o·plasty [kɔ́:riəplæ̀sti] 虹彩形成術, 瞳孔形成〔術〕〔医学〕, = coreplasty.
cor·e·op·sin [kɔ̀:riápsin] コレオプシン(フラボノイド色素の一つ).
cor·e·ot·o·my [kɔ̀:riátəmi] 瞳孔切開術, = iridotomy.
cor·e·par·el·ky·sis [kɔ̀:ripərélkisis] 瞳孔形成術, = coremorphosis.
cor·e·prax·ia [kɔ̀:ripræ̀ksiə] 瞳孔整復〔術〕.
co·re·pres·sor [kòuriprésər] コレプレッサー, 補リプレッサ〔医学〕, 抑制補体〔医学〕(調節遺伝子の産物と結合して, レプレッサーを活性化または不活性化したりする低分子物質のこと).
cor·e·pthi·sis [kɔ̀:ripθáisis] 瞳孔癆.
cor·e·ste·no·ma [kɔ̀:ristinóumə] 狭瞳〔症〕.
c. congenita 先天性狭瞳症(瞳孔の周囲に贅肉が増殖して散瞳が縮小された先天性疾病).
co·ret·o·my [kɔ:rétəmi] 虹彩切開術, = corotomy, iridotomy.
Cori, Carl Ferdinand [kɔ́:ri] コリ(1896-1984, チェコ生まれのアメリカの生化学者. ワシントン大学教授. 夫人 Gerty Theresa Cori とともに生体内の炭水化物の代謝を研究した業績により, 1947年度ノーベル医学・生理学賞を受けた).
C. cycle コリ回路(サイクル)(ブドウ糖-乳酸塩回路のことで, 筋肉の糖原が, 乳酸, 肝糖原, 血糖に分解され, 再び筋糖原に合成される化学過程).
C. disease コリ病(3型糖原病. 分枝グリコーゲン分解酵素アミロ-1, 6-グルコシダーゼの欠損による糖原貯蔵症で肝臓, 筋肉に異常な糖原が蓄積し, 肝腫, 低血糖, 酸血症, 成長阻害, 人形様顔貌等を伴う), = type 3 glycogenosis.
C. ester コリエステル ㊗ *α*-glucopyranose-6-phosphoric acid (解糖あるいはブドウ糖のアルコール発酵過程における第1段階の中間物).
Cori, Gerty Theresa [kɔ́:ri] コリ(1896-1957, アメリカの生化学者. Carl Ferdinand Cori の妻で共同研究者として1947年夫とともにノーベル医学・生理学賞を受けた).
co·ri·a·ceous [kɔ̀:riéiʃəs] 革質の(細菌培養が革のように硬いことをいう).
Corialis-Purkinje phe·nom·e·non [kɔ́:riəlis pɔ́:kinje finámінən] コリアリス・プルキンエ現象(身体の回転を知覚するには, 一定の回転角閾値がある).
co·ri·al·ler·go·sis [kɔ̀:riæ̀lə:góusis] 真皮アレルギー症(じんま疹, 多形性滲出性紅斑, 血管神経性輪紅斑, 結節性紅斑, 急性痒疹などを含む).
co·ri·a·myr·tin [kɔ̀:riəmə́:tin] コリアミルチン $C_{15}H_{18}O_5$, $C_{30}H_{36}O_{10}$ (ドクウツギ *Coriaria myrtifolia* の果実や茎にある苦味柱状結晶で, ピクロトキシン様の痙攣作用をもつ).
co·ri·an·der [kɔ̀:riǽndər] コエンドロ〔胡荽〕(セリ科植物コエンドロ *Coriandrum sativum* の果実で, 精油をつくる原料), = coriander seed.
c. oil コリエンドロ油, コリアンダー油(*Coriandrum sativum* の揮発油で, リナロールとピネンが主成分), = coriandrol, *d*-linalooel, oleum coriandri.
co·ri·an·drol [kɔ̀:riǽndrɔ:l] コリアンドロール $C_{10}H_{18}O$ (コエンドロ果から得られる精油), = *d*-linalool.
Coriandrum sativum コエンドロ(果実はコズイシ〔胡荽子〕Coriandri Fructus と呼び, 香味料), = coriander.
Co·ri·a·ria [kɔ̀:riéəriə] ドクウツギ〔毒空木〕属(ドクウツギ科 *Coriariaceae* の一属).
Co·ri·ar·i·a·ce·ae [kɔ̀:rièəriéisii:] ドクウツギ〔毒空木〕科.
co·ri·ar·ic ac·id [kɔ̀:riǽrik ǽsid] コリアリア酸 $C_{10}H_8C_7$ (ドクウツギ葉に存在する酸).
co·ri·fi·ca·tion [kɔ̀:rifikéiʃən] コリフィケーション(金属製の棺桶中に10年以上密閉された死骸に起こる皮膚変化).
co·ri·in [kɔ́:rin] コリイン $C_6H_{10}O_5$ (結合織をアルカリで処置して得られる物質).
Corin-Stockis stain·ing meth·od [kɔ́:rin stákiz stéiniŋ méθəd] コリン・ストッキス染色法(Corin-Stockis 液はエリトロシン2gを25%アンモニア水200mLに溶かしたもので, これに被検物を3〜30秒間浸して鏡検すると, 精子は微紅色に染まる).
co·ri·nan·the·ine [kɔ̀:rinǽnθi:in] コリナンテイン $C_{22}H_{28}N_2O_4$ (ヨヒンベ皮のアルカロイド).
coring of cervix 頸管内腔処理(電気焼灼器などを用いて頸管の内腔を処理すること).
co·ri·o·al·ler·go·sis [kɔ̀:riouæ̀lə:góusis] 真皮過敏症(じんま疹, 神経皮膚症などを含む).
Coriolis, Gustave Gaspard [kɔ:rióuləs] コリオリ(1792-1843, フランスの応用力学者, 物理学者).
C. acceleration コリオリ加速度〔医学〕.
C. effect コリオリ効果〔医学〕.
C. force コリオリ力〔医学〕.

C. stimulation コリオリ刺激［医学］.
co·ri·ose ［kɔ́:rious］ コリオース $C_6H_{12}O_6$（ドクウツギ茎に存在するケトヘキソース）.
co·ri·um ［kɔ́:riəm］ ［L/TA］ 真皮，＝ corium ［TA］. 複 coria.
corkscrew appearance コルク栓ぬき像［医学］.
corkscrew esophagus コルク栓ぬき食道［医学］.
corkscrew vessels コルク栓ぬき状血管，＝ hairpin vessels.
Corlett py·o·sis ［kɔ́:lit paióusis］ コーレット化膿〔症〕，＝ impetigo contagiosa bullosa.
corm ［kɔ́:m］ 球茎（植物の地下茎で，球状に膨大したもの），＝ cormus.
Cormack, Allan MaCleod ［kɔ́:mæk］ コーマック（1924–1998，南アフリカのヨハネスブルグ生まれ．1956年アメリカに渡る．コンピュータ制御によるX線断層撮影装置の開発により，G. N. Hounsfield とともに1979年度ノーベル医学・生理学賞を受けた）.
cor·mus ［kɔ́:məs］ 茎葉体.
corn ［kɔ́:n］ ①トウモロコシ［玉蜀黍］. ②べんち（胼胝）（たこ），鶏眼［医学］（うおのめ）.
c. cockle ムギナデシコ（ナデシコ科植物），＝ *Agrostemma githago*.
c.-cockle poisoning ムギナデシコ中毒，＝ githagism.
c. flour トウモロコシ粉，＝ cornmeal.
c. oil トウモロコシ油（*Zea mays* の定油で，食用および溶媒に用いられる），＝ oleum maydis.
c. plaster べんち（胼胝）硬膏，＝ emplastrum salicylicum compositum.
c. silk トウモロコシの毛（利尿作用がある）.
c. smut 黒穂症，トウモロコシ黒穂病，＝ *Ustilago maydis*.
c. spirit トウモロコシ精.
c. starch トウモロコシデンプン，コーンスターチ.
c. sugar コーンシュガー，＝ dextrose.
c. syrup トウモロコシシロップ，＝ Karo syrup.
Cor·na·ce·ae ［kɔ:néisii:］ ミズキ科，＝ dogwood family.
cor·nage ［kɔ́:niʤ］ ①喘鳴（ウマの）. ②牛税.
Cornaro, Luigi ［kɔ:rná:rou］ コルナロ（1467–1566，イタリア・ベニスの住人）.
C. diet コルナロ食養法（パン，肉，卵黄を毎日12オンスとらせる食事），＝ Cornaro method.
cor·nea ［kɔ́:niə］ ［L/TA］ 角膜（眼の外層の前面をおおう透明な組織で，結膜の延長した部分である角膜上皮 corneal epithelium，固有質 substantia propria，後弾力板 posteriorelastic lamina，および前房の内皮との4層からなる），＝ cornea ［TA］. 形 corneal.
c. farinata 穀粒状角膜.
c. globosa 球状〔巨大〕角膜，＝ megalocornea.
c. guttata 滴状角膜.
c. opaca 不透明角膜.
c. plana 扁平角膜，＝ flat cornea.
cor·ne·al ［kɔ́:niəl］ 角膜の［医学］.
c. abrasion 角膜剥離.
c. abscess 角膜膿瘍［医学］.
c. abscission 角膜切除術.
c. acne 角質性痤瘡（アクネ）［医学］.
c. applanation 扁平角膜〔症〕［医学］.
c. astigmatism 角膜乱視［医学］.
c. bath 角膜浴.
c. blood staining 角膜染血症.
c. burns 角膜熱傷［医学］.
c. cell 角膜細胞.
c. chemical injury 角膜化学外傷（酸性物質，アルカリ性物質により角膜が傷害される病態をいう）.
c. cicatrization 角膜瘢痕［医学］.
c. clouding 角膜混濁［医学］，角膜白斑.
c. corpuscle 角膜小体［医学］（角膜の固有質板間にあるセメント様物質で，線維芽細胞が吻合して星状をなすもの）.
c. curette 角膜鋭ひ（匙）［医学］.
c. degeneration 角膜変性［医学］.
c. dermatoma 角膜皮膚腫（動物にみられる角膜上の腫瘍で，表面に毛を発生する）.
c. disease 角膜疾患［医学］.
c. dystrophy 角膜異栄養症［医学］.
c. ectasia 角膜拡張〔症〕.
c. endothelium 角膜内皮［医学］.
c. epithelial cell transplantation 角膜上皮移植〔術〕.
c. epithelial stem cell 角膜上皮幹細胞.
c. epithelium ［TA］ 角膜上皮，＝ epithelium anterius ［L/TA］.
c. fatty degeneration 角膜脂肪変性［医学］.
c. fistula 角膜瘻［医学］.
c. graft 角膜移植〔片〕.
c. grafting 角膜移植［医学］.
c. hemorrhage 角膜出血.
c. hernia 角膜ヘルニア［医学］.
c. herpes 角膜疱疹［医学］.
c. infiltrate 角膜浸潤〔物〕［医学］.
c. layer of epidermis 〔表皮〕角質層.
c. lens 角膜レンズ.
c. limbal transplantation 角膜輪部移植（角膜輪部上皮に存在する角膜上皮の幹細胞を移植する方法）.
c. limbus ［TA］ 角膜縁，＝ limbus corneae ［L/TA］.
c. loupe 角膜ルーペ.
c. macula 角膜斑［医学］.
c. margin 角膜縁［医学］.
c. microscope 角膜顕微鏡.
c. opacity 角膜混濁［医学］.
c. pannus 角膜パンヌス［医学］.
c. plaque 角膜プラーク.
c. reaction 角膜反応［医学］.
c. reflex 角膜反射［医学］，＝ conjunctival reflex.
c. response 角膜反応［医学］.
c. ring 角膜輪［医学］.
c. rupture 角膜破裂［医学］.
c. scissors 角膜ばさみ（鋏）［医学］.
c. space 角膜隙（角膜固有質の板層間の間質性セメント質）.
c. spot 角膜斑，白斑，＝ leukoma.
c. staphyloma 角膜ぶどう腫［医学］.
c. test 角膜試験［医学］.
c. thermal injury 角膜熱傷.
c. transplant 角膜移植片［医学］.
c. transplantation 角膜移植［医学］（視力改善を目的として角膜を移植すること．死体の眼の提供による同種移植が行われている）.
c. trepanation 角膜穿孔〔術〕［医学］，角膜開孔術.
c. trephine 角膜穿孔器［医学］.
c. tube 角膜管.
c. ulcer 角膜潰瘍［医学］.
c. vertex ［TA］ 角膜頂，＝ vertex corneae ［L/TA］.
c. xanthosis 角膜乾燥〔症〕［医学］.
cor·ne·i·tis ［kɔ̀:niáitis］ 角膜炎［医学］，＝ keratitis.
Cornelia de Lange syn·drome ［kɔ:nəlíə də lá:ng(ə) síndroum］ コルネリアドランゲ症候群（精神遅滞に伴う先天性の症候群）.
Cornelian cor·ner ［kɔ:ní:liən kɔ́:nər］ コルネリアコーナー会（Scipio Africanus の娘で Gracchi の母である Cornelia は，寡婦となっても再婚を断念し，12名の子女の養育に身を捧げたので，母親の規範とみなされた．1942年デトロイト市で組織された会の名称としてこの名が採用され，会の目的は，分娩後母と新生児とを隔離せずに，授乳を奨励することである)，= rooming-in plan.

Cornell, Ethel Letitia [kɔ́:nəl] コーネル(1892生，アメリカの心理学者).

C.-Coxe test コーネル・コックス試験(言語障害者の知能検査に用いる無言語試験法).

C. Medical Index コーネル医学指数 [医学].

Cornell sign [kɔ́:nil sáin] コーネル徴候(マラリアの一徴候で，横隔膜神経領域に相当した斜角筋前方に圧痛点があるのは，肝脾症候群の場合と同様である).

C

Cornell u·nit of ri·bo·fla·vin [kɔ́:nil jú:nit əv ràibouflévin] リボフラビンのコーネル単位(ニワトリの発育におけるリボフラビン1μg).

corneo- [kɔ:niou, -niə] 角膜との関係を表す接頭語.

cor·ne·o·bleph·a·ron [kɔ̀:niəbléfərɑn] 眼瞼角膜癒着.

cor·neo·cyte [kɔ́:niəsàit] 角質細胞 [医学].

cor·ne·o·iri·tis [kɔ̀:niouairáitis] 角膜虹彩炎.

corneomandibular reflex 角膜下顎反射(開口して一眼の角膜を刺激すると，反対側に向かって下顎が偏屈する)，= corneopterygoid reflex.

corneoretinal potential 角膜網膜電位 [医学].

cor·ne·o·scle·ra [kɔ̀:niousklíərə] 角強膜.

cor·ne·o·scle·ral [kɔ̀:niousklíərəl] 角強膜の.

c. junction [TA] 角膜縁，= limbus corneae [L/TA].

c. part [TA] 角膜強膜部，= pars corneoscleralis [L/TA].

c. part of trabecular reticulum 小柱網の角膜強膜部.

c. trabecula 強角膜線維柱〔帯〕[医学].

cor·ne·ous [kɔ́:niəs] 角質の，角化状の，= horny.

Corner, Edred Moss [kɔ́:nər] コーナー(1873-1950，イギリスの外科医).

C. tampon コーナータンポン(胃または腸の外傷に挿入する大網のタンポン).

Corner, George Washington [kɔ́:nər] コーナー(1889-1981，アメリカの解剖学者).

C.-Allen test コーナー・アレン試験(ウサギの妊娠後18時間で卵巣を切除し，被検プロゲステンを注射して子宮内膜の変化をみる試験法).

C.-Allen unit コーナー・アレン単位(プロゲスチン単位．プロゲステロン活性の単位).

corner of mouth 口角 [医学].

corner of wound 創角，= end of wound.

corner tooth 〔口〕角歯(ウマの第3歯すなわち側切歯).

Cornet, George [kɔ́:nit] コルネット(1858-1915，ドイツの細菌学者).

C. forceps コルネット鉗子(カバーガラスの取り扱いに用いる鉗子).

cor·ne·um [kɔ́:niəm] 皮膚角質層，= stratum corneum.

cor·nic·u·late [kɔ:níkjuleit] 小角状の.

c. cartilage [TA] 小角軟骨，= cartilago corniculata [L/TA].

c. tubercle [TA] 小角結節(喉頭入口に近く小角軟骨の上方にある円隆起)，= tuberculum corniculatum [L/TA].

corniculopharyngeal ligament 小角咽頭靱帯.

cor·nic·u·lum [kɔ:níkjuləm] 小角，角状突起.

c. laryngis 喉頭軟骨(Santorini)，= corniculate cartilage.

cornificated stratified flattend epithelium 角化重層扁平上皮 [医学].

cor·ni·fi·ca·tion [kɔ̀:nifikéiʃən] 角化 [医学]，角質化．動 cornify.

c. index 角化係数 [医学].

c. of amniotic epithelium 羊膜上皮角化.

c. phase 角化期 [医学].

cor·ni·fied [kɔ́:nifaid] ケラチン化の.

c. cell 角質細胞.

c. layer of nail 爪角質層.

cor·nin [kɔ́:nin] コルニン(アメリカヤマボウシ *Cornus florida* (ハナミズキ)の樹皮からつくられた配糖体で，強壮薬として用いられる).

Corning, James Leonard [kɔ́:niŋ] コーニング(1855-1928，アメリカの神経学者．1885年脊髄麻酔法(Bier spinal anesthesia)を考案した).

C. anesthesia コーニング麻酔(硬膜下に局所麻酔薬を注射する方法．コーニングは硬膜外麻酔の創始者であるが，脊椎麻酔も行った).

C. puncture コーニング穿刺法，= lumbar puncture.

cornmeal agar medium コーンミール寒天培地.

cornmeal disease コーンミール病.

cornoid lamella 角梢(汗孔角化症のときにみられる特有な角質増殖).

cornstalk disease コーンストーク病(穀物の茎病)，= staggers.

cor·nu [kɔ́:nju] 角，= horn．複 cornua．形 cornual.

c. accessorium 副角(双角子宮の).

c. ammonis [L/TA] アンモン角(① 海馬脚の切断面に現れる雄ヒツジの角にたとえられる部．② 大海馬)，= Ammon horn [TA].

c. anterius [L/TA] 前角，= anterior horn [TA], ventral horn [TA].

c. coccygeum [L/TA] 尾骨角，= coccygeal cornu [TA].

c. cutaneum 皮角.

c. frontale [L/TA] 前角，= frontal horn [TA].

c. humanum 皮角(頭と顔にしばしばみられる角質増殖).

c. inferius [L/TA] 下角(脳側室の下角)，= inferior horn [TA].

c. laterale [L/TA] 側角，= lateral horn [TA].

c. majus [L/TA] 大角(舌骨の)，= greater horn [TA].

c. majus ossis hyoidei [NA] 舌骨の大角.

c. medium = medicornu.

c. minor 小角(舌骨の).

c. minus [L/TA] 小角，= lesser horn [TA].

c. minus ossis hyoidei [NA] 舌骨の小角.

c. occipitale [L/TA] 後角，= occipital horn [TA].

c. of spinal cord 脊髄角.

c. ossi hyoidei 舌骨角.

c. posterius [L/TA] 後角，= posterior horn [TA], dorsal horn [TA].

c. sacrale [L/TA] 仙骨角，= sacral cornu [TA], sacral horn [TA].

c. superius [L/TA] 上角，= superior horn [TA].

c. superiuscartilaginis thyroideae [NA] 甲状軟骨の上角.

c. temporale [L/TA] 側頭角*，= temporal horn [TA].

c. ustum 煆製角剤(角を焼いてつくった粉末で，一時制酸薬として用いられた).

c. uteri [L/TA] 子宮角*，= uterine horn [TA].

cor·nua [kɔ́:njuə] 角(cornu の複数).

c. cartilaginis thyroideae 甲状軟骨角.

c. coccygea 尾骨角(仙骨角に相対する2個の鉤状突起).

c. of hyoid bone 舌骨の角.

c. of lateral ventricle 側脳室の角.

c. of thyroid cartilage 甲状軟骨の角.

c. sacralia 仙骨角(最下仙骨弓から下方にのびた

2 個の鉤状突起).

cornual pregnancy 単角妊娠〔医学〕, 一角妊娠, 副角妊娠(双角子宮の一角に起こる妊娠).

cornual sphincter 子宮角括約筋, 卵管括約筋.

cor·nu·com·mis·sur·al [kɔ̀:njukəmíʃurəl] 角交連の.

c. bundle 角交連束, = Bruce bundle.

c. nucleus 角交連核(脊髄の全部にわたって左右両側にある神経細胞柱で, 前後角の中側を上下し, 中央部を交差して衝動を仲介する機能をもつと考えられている).

c. tract 角交連路(脊髄後束の前部にある線維で, 腰仙部まで達するもの).

cor·nu·co·pia [kɔ̀:nju:kóupiə] コルヌコピア(第四脳室の側窩へ延長する脈絡膜叢).

cornuradicular zone 角根帯(Burdach 束の外層).

Cor·nus [kɔ́:nəs] ミズキ属(ミズキ科 *Cornaceae* の一属. アメリカヤマボウシ *Cornus florida* (ハナミズキ)は庭園, 街路に植えられる).

C. officinalis サンシュユ[山茱萸](種子を除いた果肉を Corni Fructus と称し, 滋養強壮・収斂薬), = Japanese cornel.

cornus fruit サンシュユ[山茱萸](サンシュユ *Cornus officinalis* の偽果の果肉. モノテルペノイド配糖体, タンニン, 有機酸を含む. 滋養強壮, 止血などに用いられる).

coro– [kɑrou, kɔ:–, –r(ə)] 眼の瞳孔との関係を表す接頭語, = core–, coreo–.

cor·o·clei·sis [kɔ̀:roukláisis] 瞳孔閉塞, = coreclisis.

co·rod·e·nin [kɔ:rádinin] コロデニン [化] 8–ethoxyquinoline–5–sulfonic acid $C_9H_5N(SO_3H)OC_2H_5$ (光線を吸収する効力がある).

co·ro·di·as·ta·sis [kɔ̀:roudaiǽstəsis] 瞳孔拡大〔症〕, = corediastasis.

co·rol·la [kərálə] 花冠.

corometer [kɔ:rámitər] 瞳孔距離計, = coreometer, pupillometer.

co·ro·na [kəróunə] 冠(① 光冠(光環). ② 小花冠(植物)). [複] coronae, coronas.

c. ciliaris [L/TA] 毛様体冠(ヒダ部), = corona ciliaris [TA].

c. clinica [L/TA] 臨床歯冠, = clinical crown [TA].

c. dentis [L/TA] 歯冠, = crown [TA].

c. discharge コロナ放電(空気中で 2 個の導体間の電圧を高めると, 火花の発する前に微量の電流が通ること).

c. glandis [L/TA] 亀頭冠, = corona of glans [TA].

c. line コロナ線.

c. mortis 死冠(閉鎖動脈 arteria obturatoria が内腸骨動脈の枝としてではなく, 下腹壁動脈 arteria epigastrica inferior の枝となっている異常で, 鼡径ヘルニアの手術に際し出血死を招くことがあるためこの名がある).

c. of glans [TA] 亀頭冠, = corona glandis [L/TA].

c. radiata [L/TA] 放線冠(卵胞において卵子に接近した細胞が放線状に配列したもの), = corona radiata [TA].

c. spectrum コロナスペクトル.

c. veneris 花柳冠, 冠状梅毒疹(第 2 期にみられる梅毒疹で, 前額に発生する).

cor·o·nad [kárənæd, kɔ́:–] 冠方へ.

cor·o·nal [kəróunəl] [TA] ① 冠状, = coronalis [L/TA]. ②〔歯〕冠側の. ③ 冠状縫合の.

c. image 冠状断像〔医学〕.

c. planes [TA] 前額面, = plana coronalia [L/TA].

c. pulp 歯冠〔歯〕髄〔医学〕, 冠部歯髄.

c. pulp chamber 歯冠部歯髄腔.

c. restoration 歯冠修復.

c. section 前額(冠状)断〔医学〕(鉛直前額面の切断で, 頭蓋の矢状縫合と 90° (直角)をなすもの).

c. sulcus 冠状縫合〔医学〕, 冠状溝〔医学〕.

c. suture [TA] 冠状縫合, = sutura coronalis [L/TA].

c. synostosis 冠状縫合癒合〔医学〕.

c. trusion 歯冠変位.

c. zone 歯冠帯(唇頬面の全部で, 咬合帯, 接触点帯および歯頸帯の 3 部に区別される).

cor·o·nale [kàrənéil, kɔ̀:–] ① 冠状縫合点(最大前頭直径部の頂点にある冠状縫合点). ② 前頭骨.

cor·o·na·lis [kàrounéilis] [L/TA] ① 冠状, = coronal [TA]. ② 冠.

cor·o·na·men [kàrounéimən, kɔ̀:–] 蹄冠(ウマの).

cor·o·na·ria [kàrounéəriə, kɔ̀:–] 冠状動脈.

c. ventriculi ① 胃冠状静脈(左胃静脈と右胃静脈, 幽門前静脈が合してできる静脈のループで, 胃の小彎に沿って走行し, 門脈に合流する). ② 胃冠状動脈(左胃動脈と右胃動脈が合してできる動脈のループで, 胃の小彎に沿って走行する).

cor·o·na·ri·tis [kàrounəráitis] 冠〔状〕動脈炎.

cor·o·na·rog·ra·phy [kàrounərágrəfi] 冠〔状〕動脈造影(撮影)〔法〕〔医学〕.

cor·o·nary [kárənəri, kɔ́:–] 冠〔状〕の〔医学〕.

c. angiography (CAG) 冠〔状〕動脈造影〔法〕.

c. angioscopy 冠動脈内視鏡.

c. arterial bypass 冠動脈バイパス.

c. arterial thrombosis 冠動脈塞栓症.

c. arteriography 冠〔状〕動脈造影〔医学〕.

c. arteriosclerosis 冠〔状〕動脈硬化症〔医学〕.

c. arteriovenous fistula 冠〔状〕動静脈瘻〔医学〕.

c. arteritis 冠〔状〕動脈炎〔医学〕.

c. artery 冠〔状〕動脈〔医学〕.

c. artery aneurysm 冠〔状〕動脈瘤〔医学〕.

c. artery bypass 冠〔状〕動脈バイパス手術〔医学〕.

c. artery bypass graft = coronary artery bypass grafting.

c. artery bypass grafting (CABG) 冠状動脈バイパス移植〔術〕(冠状動脈狭窄に対し患者自己の大伏在静脈, 内胸動脈などを用いてバイパスを作成し, 心筋血流回復手術を行う). → percutaneous transluminal coronary angioplasty (PTCA).

c. artery disease (CAD) 冠〔状〕〔動脈〕疾患〔医学〕.

c. artery dissection 冠〔状〕動脈解離〔医学〕.

c. artery embolism 冠〔状〕動脈塞栓〔医学〕.

c. artery fistula 冠〔状〕動脈瘻〔医学〕.

c. artery sclerosis 冠〔状〕動脈硬化〔症〕〔医学〕.

c. artery spasm 冠〔状〕動脈攣縮〔医学〕.

c. artery stenosis 冠〔状〕動脈狭窄〔医学〕.

c. artery thrombosis 冠〔状〕動脈血栓〔医学〕.

c. atherosclerosis 冠〔状〕動脈粥状硬化〔症〕〔医学〕.

c. band 冠状帯〔医学〕.

c. blood flow (CBF) 冠〔状〕〔動脈〕血流量〔医学〕(主に血流は拡張期に流れ, 左室心筋 1g に対して毎分 0.7〜0.9mL である).

c. bone 繋(つなぎ)(前肢の中手骨, 後肢の中足骨), = pastern bone.

c. care unit (CCU) 冠〔状〕〔動脈〕疾患集中治療室(病棟)〔医学〕.

c. cataract 冠状白内障〔医学〕.

c. cineangiography 冠動脈シネアンギオグラフィ.

c. circulation 冠〔状動脈〕循環〔医学〕.

c. cushion 冠状帯〔医学〕, 馬蹄輪, 冠状軟甲(馬蹄の表皮角層), = coronary ring.

c. death 〔急性〕冠〔状〕動脈死〔医学〕.

c. disease 冠〔状〕〔動脈〕疾患〔医学〕.

c. embolism 冠〔状〕動脈塞栓〔医学〕.

c. endarterectomy 冠〔状〕動脈内膜切除術 [医学].
c. failure 冠〔状〕〔動脈〕不全.
c. groove 冠状溝, = atrioventricular groove, a. sulcus, sulcus coronarius.
c. heart disease 冠〔状〕〔動脈〕性心疾患 [医学].
c. infarction 冠〔状〕〔動脈〕梗塞 [医学].
c. insufficiency 冠〔状循環〕不全, 冠〔状〕〔動脈〕不全 [医学], = coronary failure.
c. intervention 冠血管インターベンション(バルーンを用いた血管形成術で, 1977年 Gruntig らにより初めて施行された. 虚血性心疾患の治療法の一つ).
c. ligament [TA]〔肝〕冠状間膜(肝と横隔膜間にある腹膜の反回で, その右縁は肝右三角靱帯, 左縁は肝左三角靱帯という), = ligamentum coronarium [L/TA].
c. ligament of knee 膝冠状靱帯.
c. ligament of liver 肝冠状間膜, = ligamentum coronarium hepatis.
c. node 冠状結節.
c. occlusion 冠〔状〕閉塞 [医学], 冠〔状〕動脈閉塞症.
c. odontoma 歯冠〔歯牙〕腫 [医学].
c. ostial stenosis 冠状動脈口狭窄〔症〕.
c. perfusion pressure 冠潅流圧(冠状動脈潅流圧, 冠循環の要因の一つ).
c. perfusion pump 冠〔状〕〔動脈〕潅流ポンプ [医学].
c. plexus 冠状動脈神経叢(心臓神経叢の継続で, 左右冠状動脈に随行する).
c. reflex 冠動脈反射, = intercoronary reflex.
c. ring 冠状帯 [医学], 冠状輪, = coronary cushion.
c. risk factor 冠〔疾患〕危険因子 [医学], 冠動脈硬化促進因子.
c. sclerosis 冠〔状〕〔動脈〕硬化 [医学], 冠状動脈硬化症.
c. sinus [TA] 冠状静脈洞(心臓の横隔膜にある冠状溝に相当する部分の大きい静脈洞), = sinus coronarius [L/TA].
c. sinus septal defect 冠状静脈洞中隔欠損 [医学].
c. spasm 冠スパズム, 冠〔動脈〕攣縮.
c. steal 冠〔状〕血管盗流現象 [医学], 冠〔状〕血管盗血現象(冠動脈に狭窄があるとき冠動脈拡張を起こさせた際, 狭窄のない血管の血流が増加し, 狭窄部では虚血が強まる現象).
c. steal phenomenon 冠盗血現象(冠動脈拡張作用が健常部で大きく, かえって虚血部での血流低下をまねく現象).
c. stenosis 冠〔状〕〔動脈〕狭窄 [医学].
c. sulcus [TA] 冠状溝, = sulcus coronarius [L/TA].
c. T wave 冠性 T 波(心電図における深くて尖った陰性 T 波, 重大な心筋虚血でみられる).
c. tendons 冠状腱(心臓動脈孔の).
c. thrombosis 冠〔状〕動脈血栓症.
c. thrombus 冠〔状〕動脈血栓 [医学].
c. valve 冠状静脈弁(冠状静脈の開口部にある右房の内膜ヒダ), = Thebesian valve.
c. vascular resistance (CVR) 冠〔状〕血管抵抗 [医学] (冠循環の要因の一つ).
c. vasculopathy 冠血管症(心臓移植後に生じ, 晩期死因として重要).
c. vasodilator 冠拡張薬, 冠〔状〕血管拡張薬 [医学].
c. vein 冠状静脈.
c. vessel 冠〔状〕血管 [医学], 冠血管抵抗.
c. vessel anomaly 冠〔状〕血管先天異常 [医学].

Co·ro·na·tae [kàrənéiti:] カンムリクラゲ〔冠水母〕目.

Co·ro·na·vir·i·dae [kəròunəvíridi:] コロナウイルス科(一本鎖 RNA ウイルスで, かぜ症候群の原因となるウイルスが含まれる).

Co·ro·na·vi·rus [kəròunəváiərəs] コロナウイルス(かぜ症候群や SARS (重症急性呼吸器症候群)の原因ウイルス).

co·ro·ne [kəróuni] 〔下顎骨〕烏口突起(筋突起が一般的な名称).

co·ro·nene [kɔ́:rəni:n] コロネン [化] hexabenzobenzene $C_{24}H_{12}$ (黄色針状結晶).

cor·o·ner [kɔ́:rənər] 検察医, 検死官 [医学].
c. inquest 検屍裁判.
c. jury 検死陪審.
c. system コロナー制度(検屍裁判官制度).

cor·o·net [kɔ́:rənit] 蹄冠(ウマの足首の下部で, 蹄と皮膚との接合点), = coronamen.

Cor·o·nil·la [kàrəníla] オウゴンハギ属(マメ科の一属).

co·ro·nil·lin [kɔ̀:rənílin] コロニリン $(C_7H_{12}O_5)n$ (コロニラの種子から採れる黄色苦味配糖体).

co·ro·ni·on [kəróuniən] コロニオン(下顎鉤状突起頭で, 頭蓋測定点の一つ), = koronion.

cor·o·ni·tis [kàrounáitis, kɔ̀:-] ウマの蹄冠炎.

coronodental cyst = odontocele.

coronofrontal index 冠前頭指数(頭の最大前頭幅と冠状縫合の最大横径との比).

cor·o·noid [kárənɔid, kɔ̀:-] ① 鉤状の. ② 烏口の. ③ 冠状の.
c. fossa [TA] 鉤突窩, = fossa coronoidea [L/TA].
c. fossa of humerus 鉤突窩.
c. process [TA] 筋突起, 鉤状突起, = processus coronoideus [L/TA].

cor·o·noi·dec·to·my [kàrənɔidéktəmi] 鉤状突起切除〔術〕.

co·ro·pa·rel·cy·sis [kɔ̀:roupərélsisis] 角膜混濁矯正術(部分的角膜混濁症において, 瞳孔を透明部に押し寄せて縫合する仮瞳孔形成術).

co·ro·phthi·sis [kɔ̀:rɑfθáisis] 角膜癆(悪液質における慢性縮瞳).

co·ro·plasty [kɔ́:rəplæ̀sti] = coreoplasty.

co·ro·scope [kɔ́:rəskoup] 検影器(他覚的に屈折を検査する器械), = retinoscope, skiascope.

co·ros·copy [kəráskəpi] 検影法(眼の屈折力を試験する陰影法), = retinoscopy, skiascopy.

co·rot·o·my [kərátəmi] 虹彩切開術, = coretomy, iridotomy.

cor·po·ra [kɔ́:pərə] 体, 腺(corpus の複数). [形] corporal, corporeal.
c. albicantia 白体, = copus albicans.
c. allata アラタ体, = corpus allatum.
c. amylacea デンプン様小体, アミロイド小体, = starchy bodies.
c. arantii アランチウス小体, = bodies of Arantius.
c. arenacea 脳砂, 砂腫状体, = sand bodies.
c. atretica 閉鎖黄体.
c. bigemina ① 二丘体(鳥類以下の脊椎動物において高等動物の中脳の四丘体に相当するのであるが, 下丘の高まりがないため, このように呼ばれる), = optic lobe of lower vertebrates. ② 2 対体 [医学].
c. candicantia 白体.
c. cavernosa 海綿体, = cavernous bodies.
c. cavernosa recti 直腸海綿〔状〕体, = anal cushions.
c. flava 黄体.
c. libera 遊離体(腹膜偽結節の).
c. mammillaria 乳頭体.
c. olivaria オリーブ体.
c. oryzoidea 米粒体(結核性増殖性腱鞘炎などにみられる).
c. paraaortica [L/TA] 大動脈旁体, = para-aortic

bodies [TA].
c. quadrigemina 四丘体(中脳の背方部にあり，上下左右に4つの円みのある高まりがあって，上の1対を上丘 colliculus rostralis，下は下丘 colliculus caudalis と呼ぶ).
c. restiformia 索状体(髄小脳脚)，= rope-like bodies.
c. santoriana サントリニ小体，= cornicula laryngis.
c. striata 線条体.
c. versicolorata = corpora amylacea.
cor·po·ra·tion [kɔ̀:pəréiʃən] 法人.
cor·po·re·al [kɔ:pɔ́:riəl] 体の.
c. cesarean section 子宮体部帝王切開〔術〕.
cor·por·ic [kɔ:pɔ́:rik] 身体的な，肉体的な.
cor·po·rin [kɔ:pɔ́:rin] コルポリン(旧語)，= progesterone.
corps [kɔ́:r] [F] ① 体，物体，死体. ② 団，隊，陣.
c. innominé [F] 無名体，= Giraldès organ.
c. ronds 円体(毛胞性角化症にみられる円形細胞. Darrier).
corpse [kɔ́:ps] 死体 [医学]，= cadaver.
c. inspection record 死体見分調書.
cor·pu·lence [kɔ́:pjuləns] 肥満〔症〕，= corpulency, obesity, polysarcia. 形 corpulent.
cor·pus [kɔ́:pəs] [L/TA] ① 蝶形骨体，脳弓体，尾状核体，= body [TA]. ② 体. ③ 内体(植物の). 複 corpora. 形 corporeal.
c. adiposum buccae 頬脂肪体，= buccal fat pad.
c. adiposum fossae ischioanalis [L/TA] 坐骨直腸窩脂肪体，= fat body of ischio-anal fossa [TA].
c. adiposum infrapatellare [L/TA] 膝蓋下脂肪体，= infrapatellar fat pad [TA].
c. adiposum orbitae [L/TA] 眼窩脂肪体*，= retrobulbar fat [TA], orbital fat body [TA].
c. adiposum pararenale [L/TA] 腎旁脂肪体*，= paranephric fat [TA], pararenal fat body [TA].
c. adiposum preepiglotticum [L/TA] 喉頭蓋前脂肪体*，= pre-epiglottic fat body [TA].
c. albicans [L/TA] 白体(黄体が退縮して硝子状を呈するもの)，= corpus albicans [TA].
c. albicans-cyst 白体囊胞 [医学].
c. alienum 異物，= foreign body.
c. allatum アラタ体 [医学].
c. amygdaloideum [L/TA] 扁桃体*，= amygdaloid body [TA], amygdaloid complex [TA].
c. amylaceum デンプン様〔小〕体，アミロイド小体，= amyloid corpuscle. 複 corpora amylacea.
c. amyloideum 類デンプン体.
c. anococcygeum [L/TA] 肛門尾骨小体*，肛門尾骨体，= anococcygeal body [TA].
c. aorticum 大動脈小体.
c. arantii アランチウス体(半月弁結節).
c. arenaceum ① 脳砂. ② 砂粒大デンプン体.
c. atreticum 閉鎖体.
c. callosotomy 脳梁切離 [医学].
c. callosum [L/TA] ① 脳梁(大脳半球の互いに相接する皮質の間を結ぶ交連線維の集まったもの)，= corpus callosum [TA]. ② べんち(胼胝)体(脳梁の旧名. 大脳半球の互いに相接する皮質の間を結ぶ交連線維の集まったもの).
c. callosum fibres [TA] 脳梁線維*，= fibrae corporis callosi [L/TA].
c. callosum radiation 脳梁放線.
c. callosum syndrome 脳梁症候群，= Bristow syndrome.
c. carcinoma 子宮体部癌.
c. cavernosum 海綿体 [医学].
c. cavernosum clitoridis [L/TA] 陰核海綿体，= corpus cavernosum of clitoris [TA].
c. cavernosum of clitoris [TA] 陰核海綿体，= corpus cavernosum clitoridis [L/TA].
c. cavernosum penis [L/TA] 陰茎海綿体，= corpus cavernosum penis [TA].
c. cavernosum urethrae 尿道海綿体.
c. cerebelli [L/TA] 小脳体*，= body of cerebellum [TA].
c. ciliare [L/TA] 毛様体，= ciliary body [TA].
c. claviculae [L/TA] 鎖骨体，= shaft of clavicle [TA], body of clavicle [TA].
c. clitoridis [L/TA] 陰核体，= body of clitoris [TA].
c. coccygeum 尾骨〔小〕体.
c. costae [L/TA] 肋骨体，= body [TA], shaft [TA].
c. dentatum 歯状核，= nucleus dentatus.
c. epididymidis [L/TA] 〔精巣上体〕体(副睾丸)，= body of epididymis [TA].
c. femoris [L/TA] 大腿骨体，= shaft of femur [TA], body of femur [TA].
c. fibrosum 線維体(炎症を起こした卵巣縁に突出する硬組織).
c. fibulae [L/TA] 腓骨体，= shaft [TA], body [TA].
c. fimbriatum 采状体，= fringed body.
c. fornicis 脳弓体.
c. gastricum [L/TA] 胃体，= body of stomach [TA].
c. geniculatum 膝状体.
c. geniculatum laterale [L/TA] 外側膝状体，= lateral geniculate body [TA].
c. geniculatum mediale [L/TA] 内側膝状体，= medial geniculate body [TA].
c. glandulae sudoriferae 汗腺体.
c. glandulosum 腺状体(女性尿道口周囲にある海綿状隆起).
c. haemorrhagicum 出血体(排卵後卵胞内にみられる血塊).
c. highmori ハイモー体，= corpus highmorianum.
c. highmorianum 精巣縦隔，= mediastinum testis.
c. humeri [L/TA] 上腕骨体，= body of humerus [TA], shaft of humerus [TA].
c. hypothalamicum 視床下部.
c. incudis [L/TA] キヌタ骨体，= body of incus [TA].
c. interpedunculare 脳脚間体，= ganglion interpedunculare.
c. juxtarestiforme [L/TA] 索状旁体*，= juxtarestiform body [TA].
c. linguae [L/TA] 舌体，= body of tongue [TA].
c. luteum [L/TA] 黄体，= corpus luteum [TA].
c. luteum atreticum 閉鎖黄体 [医学].
c. luteum cyst 黄体囊胞 [医学]，= luteal cyst.
c. luteum deficiency syndrome 黄体機能不全症候群.
c. luteum graviditatis 妊娠黄体.
c. luteum hematoma 黄体血腫.
c. luteum hormone 黄体ホルモン，= progesterone, progestin.
c. luteum hormone unit 黄体ホルモン単位.
c. luteum maintenance 黄体維持 [医学].
c. luteum menstruationis 月経黄体.
c. luteum of menstruation 月経黄体 [医学].
c. luteum of pregnancy 妊娠黄体 [医学].
c. luteum regression 黄体退行(退化) [医学].
c. luysii ルイ体(視床下核).

C

c. mamillare 乳頭体.
c. mammae [L/TA] 乳房体, = body of breast [TA].
c. mammillare [L/TA] 乳頭体, = mammillary body [TA].
c. mandibulae [L/TA] 下顎体, = body of mandible [TA].
c. maxillae [L/TA] 上顎体, = body of maxilla [TA].
c. medullare cerebelli [L/TA] ① 髄体, = white substance of cerebellum [TA]. ② 小脳白質.
c. mucosum 粘液体, = rete mucosum.
c. nigrum 黒体.
c. nuclei caudati 尾状核体.
c. oryzoideum 米粒〔状小〕体, = rice body.
c. ossi hyoidis 舌骨体.
c. ossis femoris 大腿骨体.
c. ossis hyoidei [L/TA] 体, = body of hyoid bone [TA].
c. ossis ilii [L/TA] 腸骨体, = body of ilium [TA].
c. ossis ischii [L/TA] 坐骨体, = body [TA].
c. ossis metacarpalis 中手骨体.
c. ossis metacarpi [L/TA] 体, = body [TA], shaft [TA].
c. ossis metatarsi [L/TA] 体, = body [TA], shaft [TA].
c. ossis pubis [L/TA] 恥骨体, = body [TA].
c. ossis sphenoidalis 蝶形骨体.
c. pampiniforme つる(蔓)状体.
c. pancreatis [L/TA] 膵体, = body of pancreas [TA].
c. papillare 乳頭体.
c. para-aortica 大動脈傍体.
c. parabigeminum 二丘傍体.
c. penis [L/TA] 陰茎体, = body of penis [TA].
c. perineale [L/TA] 会陰体, = perineal body [TA].
c. phalangis [L/TA]〔末節骨の〕体,〔指節骨の〕体, = body of phalanx [TA], shaft of phalanx [TA].
c. pineale [L/TA] 松果体, = pineal body [TA].
c. pontobulbare 脳橋球体.
c. pyramidale 錐体.
c. radii [L/TA] 橈骨体, = shaft [TA], body [TA].
c. restiforme [L/TA] 索状体*(脊髄小脳脚 crus medullocerebellare), = restiform body [TA].
c. rhomboidale 菱形体, = corpus dentatum.
c. rubrum [L/TA] 赤体, = corpus rubrum [TA].
c. spongiosum penis [L/TA] 尿道海綿体, = corpus spongiosum penis [TA].
c. spongiosum pili 毛嚢海綿体.
c. spongiosum urethrae 尿道海綿体.
c. spongiosum urethrae muliebris 女性尿道海綿体.
c. sterni [L/TA] 胸骨体, = body of sternum [TA].
c. striatum [L/TA] 線条体, = corpus striatum [TA].
c. striatum syndrome 線条体症候群, = Vogt syndrome.
c. striatum ventrale [L/TA] 腹側線条体*, = ventral striatum [TA].
c. subthalamicum 視床下部.
c. suprarenale 腎上体, 副腎.
c. tali [L/TA] 距骨体, = body [TA].
c. tibiae [L/TA] 脛骨体, = body [TA], shaft [TA].
c. trapezoideum [L/TA] 台形体, = trapezoid body [TA].
c. triticeum 麦粒体(甲状靱帯の).
c. ulnae [L/TA] 尺骨体, = body [TA], shaft [TA].
c. unguis [L/TA] 爪体, = body of nail [TA].
c. uteri [L/TA] 子宮体, = body of uterus [TA].
c. ventriculi 胃体.
c. vertebrae [L/TA] 椎体, = vertebral body [TA].
c. vesicae [L/TA] 膀胱体, = body of bladder [TA].
c. vesicae biliaris [L/TA] 胆嚢体, = body of gallbladder [TA].
c. vesicae felleae [L/TA] 胆嚢体, = body of gallbladder [TA].
c. vesicae urinariae 膀胱体部.
c. vitreum [L/TA] 硝子体, = vitreous body [TA].
c. wolffianum ウォルフ体.

cor·pus·cle [kɔ́:pəsl] 小体〔医学〕, 球, = corpusculum. 形 corpuscular.
c. of Golgi-Mazzoni ゴルジ・マッツォニ小体〔医学〕.
c. of Ruffini ルフィニ小体〔医学〕.

corpuscles of Key and Retzius キー・レチウス小体(ある鳥類の嘴の皮膚にみられる感覚神経の終末点).

cor·pus·cu·la [kɔ:pʌ́skjulə] (corpusculumの複数).

cor·pus·cu·lar [kɔ:pʌ́skjulər] 血球の, 小体の, 粒子の.
c. beam 粒子線.
c. hemoglobin 赤血球(個々の)ヘモグロビン.
c. radiation 粒子〔放射〕線(電子, 陽子, 中性子, 重陽子, アルファ線などの).
c. ray 粒子線〔医学〕.
c. theory 粒子説.
c. volume 赤血球(個々の)容積.

cor·pus·cu·lum [kɔ:pʌ́skjuləm] 小体, 球. 複 corpuscula.
c. articulare mobile 移動関節小体, = arthrolith.
c. bulboideum 球状小体, = Krause body.
c. lamellosum 葉状小体, = Pacini corpusculum.
c. nervorum articulare 関節神経球.
c. nervorum genitale 陰部神経小体.
c. Prowazeki プロワゼク小体.
c. renis 腎小体, = malpighian corpuscle.
c. tactus 触覚小体, = Meissner corpuscle.
c. Wrisbergi リスベルグ小体, = cartilago cuneiformis.

cor·ra·di·a·tion [kɔ̀:rədíeiʃən] 集束放射線.

cor·rec·tant [kəréktənt] 矯正薬, 補正薬, = corrective, corrigent.

corrected birth rate 標準化出生率〔医学〕.

corrected index (CI) 補正指数〔医学〕.

corrected natural increase rate 標準化自然増加率〔医学〕.

corrected position 矯正位〔医学〕.

corrected transposition of great arteries 修正大血管転位〔症〕〔医学〕.

corrected vision 矯正視力〔医学〕.

corrected visual acuity 矯正視力.

cor·rec·tion [kərékʃən] ① 補正, 矯正〔医学〕. ② 校正, 修正.
c. curve 補正曲線.
c. exercise 矯正運動〔医学〕.
c. factor 補正率.
c. of coarctation of aorta 大動脈縮窄症根治術〔医学〕.
c. of interrupted aortic arch 大動脈弓離断症再建〔医学〕.
c. of malpresentation 胎位矯正〔医学〕.
c. of pectus carinatum 鳩(はと)胸矯正.
c. of pectus excavatum 漏斗胸矯正.
c. of syndactyly 合指症修正〔医学〕.
c. value 補正値〔医学〕.

correctional medicine 矯正医学〔医学〕(矯正精神医学. 犯罪や, 非行を対象とする学問分野), = orthopsychiatry.

cor·rec·tive [kəréktiv] 矯正薬(剤) [医学], 香味物質 [医学], 矯味薬, = corrigent, corrigentia.
c. action 修正処置.
c. cast 矯正ギプス包帯.
c. coating 矯味矯臭コーチング [医学].
c. emotional experience 修正情動体験.
c. orthodontics 矯正歯科学 [医学].
c. shoe 矯正靴 [医学].
c. surgery 矯正手術 [医学], 整容外科(形成外科の一分野. 局部的な意味を表す美容外科 cosmetic surgery に対し全身的な審美を指す広範な意味を有している).
correlated atrophy 相関萎縮.
correlated curriculum 相関カリキュラム [医学].
correlated state 相関状態(力学的平衡).
correlated variation 相関変異.
cor·re·la·tion [kɔ̀:riléiʃən] ① 関係 [医学], 関連性 [医学], 相関(ある事象の変化が他の変化に影響を与えるとき, 両変量間に相関性があること). ② 対比. 形 correlative.
c. between parent-offspring 親子相関 [医学].
c. coefficient 相関係数 [医学].
c. diagram 相関図形.
c. energy 相関エネルギー [医学].
c. matrix 相関行列 [医学].
c. neuron 相関ニューロン.
c. ratio 相関比(エータ η で表す).
c. table 相関表.
correlational method 相関法.
correlational research 相関研究.
correlative differentiation 相関性分化(体外因子による分化).
correlative sensation 相関感覚(単一神経線維により伝えられる大脳の刺激).
cor·re·la·tor [kɔ́:rilèitər] 相関計 [医学].
cor·rel·o·gram [kəréləgræm] コレログラム [医学](自己相関関数, 相互相関関数を表わした図).
Correra line [kəréra láin] コレラ線(胸部X線像でみられる胸郭と肺野との境界線).
cor·re·spon·dence [kɔ̀:rispándəns] ① 相応, 応答 [医学], 対応. ② 文通(書面連絡).
c. course 通信講座 [医学].
c. principle 対応原理.
corresponding point 対応点 [医学].
corresponding state 対応状態 [医学].
corresponding vaccine 同種菌ワクチン(患者から分離したものでなく, 同種菌を利用してつくった死菌ワクチン).
corridor disease コリダー病 [医学], 回廊病 [医学](ダニによって媒介されるウシの病気).
Corrigan, Dominic John [kɔ́:rigən] コリガン(1802-1880, アイルランド・ダブリンの医師).
C. button コリガンボタン(鉄製焼灼器).
C. cautery コリガン焼灼具, = button cautery.
C. cirrhosis コリガン硬変(気管支拡張症にみられる肺の硬変).
C. disease コリガン病(大動脈弁不全症).
C. pulse コリガン脈 [医学](大動脈弁不全症に現れる脈拍), = water-hammer pulse.
C. respiration コリガン呼吸 [医学](軽度の発熱時に起こる浅く頻繁な呼吸), = cerebral respiration.
C. sign コリガン徴候.
cor·ri·gen·da [kɔ̀:ridʒéndə] 訂正名 [医学].
cor·ri·gen·dum [kɔ̀:ridʒéndəm] 訂正名 [医学].
cor·ri·gent [kɔ́:ridʒənt] ① 矯正の [医学]. ② 矯正剤 [医学]. ③ 香味物質 [医学], = corrective.
cor·rin [kɔ́:rin] コリン核, コリン環(還元された4つのピロール環が, その α 位で3つのメチル基と1つの直接結合によりつながって形成する15員環をコリン環という. corrin はビタミン B_{12} の中心をなすという意味), = corrinring.
corroborative investigation 裏付け捜査.
corroding ulcer 侵食性潰瘍.
cor·ro·sion [kəróuʒən] 腐食 [医学], 侵食 [医学].
c. allowance 腐れ代(しろ) [医学].
c. anatomy 腐食解剖学(腐食を利用して行う解剖学).
c. control (chemical) 腐食防止〔剤〕 [医学].
c. form 腐食形.
c. inhibitor 腐食抑制剤 [医学], 腐食防止剤.
c. preparation 腐食標本(腐食剤を用いてつくった解剖標本).
c. resistance 耐〔腐〕食性 [医学].
c. test 腐食試験 [医学].
cor·ro·sive [kəróusiv] ① 腐食〔性〕の. ② 腐食剤.
c. action 腐食作用.
c. esophagitis 腐食性食道炎 [医学].
c. gastritis 腐食性胃炎 [医学].
c. poison 腐食毒 [医学].
c. poisoning 昇汞中毒.
c. preparation 腐食解剖標本, 鋳型標本.
c. sublimate 昇こう(汞) [医学](塩化第二水銀 $HgCl_2$), = mercuric chloride.
c. ulcer 侵食性潰瘍.
cor·ro·val [kəróuvəl] コロバル(南アメリカの矢毒で, 心臓麻痺薬).
cor·rov·a·line [kərávəlin] コロバリン(コロバル毒のアルカロイド).
corrugated tube 蛇管 [医学].
cor·ru·ga·tor [kár(j)u:geitər] 皺筋, 皺眉筋.
c. cutis ani 肛門皺皮筋.
c. cutis muscle of anus 肛門皺筋.
c. glabellae = corrugator supercilii.
c. muscle 皺眉筋.
c. supercilii [TA] 皺眉筋, = musculus corrugator supercilii [L/TA].
c. supercilii muscle 皺眉筋.
cor·set [kɔ́:sit] コルセット(整形外科用), = surgical corset.
c. cancer コルセット癌, = cancer en cuirasse.
c. liver 絞扼肝 [医学], コルセット肝 [医学](コルセットを着けるために起こる肝前表面の溝状陥凹).
c. stomach コルセット胃(コルセット着用の結果, 変形したもの).
Corsican fever コルシカ熱(コルシカ島のマラリア).
Corson al·loy [kɔ́:sn əlɔ́i] コルソン合金(Ni 2.7〜5.0%, Si 0.7〜1.0%, 残部は Cu).
cor·tex [kɔ́:teks] [L/TA] ① 皮質(器官の髄質に対していう), = cortex [TA]. ② 皮類, 皮層(植物の). 複 cortices. 形 cortical.
c. canella 白ケイ皮(*Canella alba* から得られる).
c. cerebelli [L/TA] 小脳皮質, = cerebellar cortex [TA].
c. cerebri [L/TA] 大脳皮質, = cerebral cortex [TA].
c. corticis [L/TA] 腎皮層*, = cortex corticis [TA].
c. glandulae suprarenalis 副腎皮質.
c. gossypi 綿根皮(*Gossypium herbaceum* から得られる).
c. granati ザクロ [石榴] 皮(*Punica granatum* の根皮).
c. juglandis クルミ [胡桃] 皮(*Juglans regia* の根皮).
c. lentis [L/TA] 水晶体皮質, = cortex of lens [TA].
c. nodi lymphatici リンパ節皮質, = cortex of

lymph node.
c. of hair 毛皮質〔医学〕.
c. of lens [TA] 水晶体皮質, = cortex lentis [L/TA].
c. of lymph node リンパ節皮質.
c. of thymus [TA] ① 皮質, = cortex thymi [L/TA]. ② 胸腺皮質.
c. ovarii [L/TA] 卵巣皮質, = ovarian cortex [TA].
c. periamygdaloideus [L/TA] 扁桃体周囲皮質*, = periamygdaloid cortex [TA].
c. renalis [L/TA] 腎皮質, = renal cortex [TA].
c. renis 腎皮質.
c. striatus 線状皮質(2次的にできた層がいくつかあるもの).
c. thymi [L/TA] 皮質, = cortex of thymus [TA].
cor·tex·less [kɔ́:teksles] 皮質欠損〔性〕の.
Corti, Alfonso [kɔ́:ti] コルチ(1822–1888, イタリアの組織学者).
C. arch コルチ弓(コルチ器内柱細胞の形をいう), = arch of Corti.
C. auditory teeth コルチ聴歯.
C. canal コルチ管, = Corti tunnel.
C. cells コルチ細胞(コルチ器の外側有毛細胞).
C. ganglion コルチ神経節(ラセン神経節), = ganglion spirale.
C. membrane コルチ膜, = membrana tectoria.
C. organ コルチ器官, = organon spirale.
C. pillars コルチ柱細胞.
C. rods コルチ線維, = Corti fibers.
C. teeth コルチ聴歯(骨ラセン板の内壁), = auditory teeth, Huschke teeth.
C. tunnel コルチトンネル(コルチ器内の細胞間の隙間).
corticae stimulation 皮質刺激〔医学〕.
cor·ti·cal [kɔ́:tikəl] ① 皮質性の,〔腎〕皮質〔の〕〔医学〕, 大脳皮質性の. ② 木皮の, 樹皮の, 皮層の(植物).
c. achromia ① 大脳皮質神経節細胞消失. ② 皮質性皮膚無色症.
c. adenoma 皮質腺腫.
c. agenesis 皮質無発育〔医学〕.
c. alexia 皮質〔性〕失読〔医学〕.
c. amaurosis 皮質盲〔医学〕.
c. amygdaloid nucleus [TA] 皮質扁桃体核*, = nucleus amygdalae corticalis [L/TA].
c. aphasia 皮質〔性〕失語〔症〕〔医学〕.
c. apraxia 皮質性失行〔医学〕.
c. arch 皮質弓(腎臓錐体基底の周囲にある構造).
c. area 皮質野〔医学〕.
c. arteries 皮質動脈.
c. ataxia 皮質性〔運動〕失調〔医学〕.
c. atrophy 皮質萎縮〔医学〕.
c. blindness 皮質盲〔医学〕.
c. blood flow 〔腎〕皮質血流量〔医学〕.
c. bone [TA] 皮質, = substantia corticalis [L/TA].
c. bone screw 皮質骨スクリュー, 皮質骨ねじ, 皮質骨螺子.
c. branch 皮質枝〔医学〕.
c. bundle 皮層維管束.
c. cataract 皮質白内障〔医学〕, 皮質部白内障.
c. cell 皮質細胞〔医学〕.
c. center 皮質中枢〔医学〕.
c. cerebellar atrophy (CCA) 皮質性小脳萎縮症.
c. collecting duct 〔腎〕皮質集合管〔医学〕, = cortical collecting tubule.
c. congenital hyperostosis 先天性骨増殖症〔医学〕.
c. cord 皮質索〔医学〕.
c. deafness 皮質性難聴〔医学〕, 皮質性聾.
c. degeneration 皮質変性(不全麻痺), = paresis.
c. desynchronization 皮質性非同期化〔医学〕.
c. dysrhythmia 皮質性律動異常.
c. encephalitis 皮質〔性〕脳炎〔医学〕.
c. epilepsy 皮質〔性〕てんかん〔医学〕, = Jacksonian epilepsy.
c. evoked potential 皮質誘発電位.
c. field 皮質野〔医学〕, 皮質領.
c. function 皮質機能〔医学〕.
c. glomerulus 皮質糸球体.
c. graft 皮質骨移植〔片〕.
c. hemiplegia 皮質性片麻痺〔医学〕.
c. hormone 副腎皮質ホルモン(cortin などをいう).
c. hypnotics 皮質性催眠薬.
c. implantation 皮質着床.
c. inhibition 皮質性抑制.
c. labyrinth [TA] ① 皮質迷路*, = labyrinthus corticis [L/TA]. ② 腎皮質迷路.
c. layer 皮質層, 皮層(大脳または卵巣の浅層).
c. layer of ovary 卵胞帯〔医学〕.
c. lesion 皮質障害〔医学〕.
c. lobules 皮質小葉〔医学〕.
c. lobules of kidney 腎皮質小葉.
c. membrane 皮膜.
c. motor (ataxic) aphasia 皮質運動〔失調〕性失語〔医学〕.
c. negative voltage 皮質の負〔の〕電圧〔医学〕.
c. obliteration 皮質無色症(神経節細胞が消失した部分が散在する大脳皮質の状態), = cortical achromia.
c. osteitis 骨膜炎, = periostitis.
c. paralysis 〔大脳〕皮質性麻痺〔医学〕.
c. part 皮質部, = pars corticalis.
c. part of middle cerebral artery 中大脳動脈の皮質部.
c. person 皮質性人格.
c. plate 皮質板(歯槽突起の表面部).
c. plate of alveolar bone 白線.
c. potential 皮質脳波電位, = electrocortical potential.
c. psychic blindness 皮質精神盲.
c. radiate arteries [TA] 放射皮質動脈*(小葉間動脈), = arteriae corticales radiatae [L/TA].
c. radiate veins [TA] 放射皮質静脈*(小葉間静脈), = venae corticales radiatae [L/TA].
c. representation 皮質再現(復元)〔医学〕, 皮質対応部分〔医学〕.
c. retina 皮質性網膜(大脳皮質の視覚中枢である線条領への網膜点の投射で, 末梢部のそれに比べて黄斑の投射は大きいが, これは鳥距溝に相当する).
c. sensation 皮質性感覚.
c. sensibility 皮質感覚.
c. sensory (receptive) aphasia 皮質感覚性〔受容〕失語〔症〕〔医学〕.
c. sequestrum 皮質腐骨(外層のみを侵すもの).
c. sinus リンパ節皮質洞.
c. steroid 副腎皮質ステロイド.
c. substance 皮質.
c. synchronization 皮質性同期化〔医学〕.
c. total aphasia 皮質全失語〔症〕〔医学〕.
c. tuber 皮質結節〔医学〕.
c. undercutting 皮質下切除術.
c. venous thrombosis 皮膚静脈血栓〔症〕〔医学〕.
cor·ti·cal·i·za·tion [kɔ̀:tikəlizéiʃən] 皮質化〔医学〕.
cor·ti·cal·os·te·ot·o·my [kɔ̀:tikəlɑ̀stiɑ́təmi] 骨皮質切除術.
cor·ti·cec·to·my [kɔ̀:tiséktəmi] 〔脳〕皮質切除術

(精神外科の一手技で，脳回切除術 gyrectomy および前頭葉回切除術 topectomy を含む)，＝decortication.

cor·ti·ces [kɔ́:tisi:z] 皮類，皮部(cortex の複数．生薬においては植物の幹茎および根にある形成層 cambium の外側に位置する部位).

c. angusturae アングスツラ皮.

c. aurantii fructus トウ［橙］皮，＝bitterorange peel.

c. azedarach アゼダラック皮(マルゴザ皮).

c. canellae 白ケイ皮.

c. cascarillae カスカリラ皮，＝cascarilla.

c. chinae キナ皮，＝cinchona bark.

c. cinnamomi ケイ皮，＝cassia bark.

c. citri fructus クエン［枸櫞］皮，＝lemon peel.

c. condurango コンズランゴ皮，＝condurango bark.

c. copalchi コパルヒ皮(カスカリラ皮と錯誤されることがある).

c. coto コト皮.

c. eleuterii エリウテリアム皮，＝cascarilla.

c. frangullae フラングラ皮(クロウメモドキ科植物 *Rhamnus frangula* の樹皮．緩下薬).

c. gossypii 綿根皮.

c. granati ザクロ皮，＝pomegranate bark.

c. juglandis クルミ皮.

c. mezerei セイヨウオニシバリ皮，＝mezereon bark.

c. musenae ムゼナ皮(マメ科アビシニアノキの樹皮，条虫駆除薬)，＝musenna.

c. piscidiae ピスチジア皮(マメ科 *Piscidia erythrina* の根皮，鎮痛薬).

c. quebracho ケブラチョー皮，＝quebracho.

c. quillajae キラヤ皮(バラ科 *Quillaja saponaria* の内樹皮)，＝quillaja bark.

c. rhamni purshianae ラムヌスプルシアナ皮(カスカラサグラダ)，＝cascara sagrada.

c. simarubae シマルバ皮.

c. viburni ビブルヌム皮(アメリカ産キョウレン［莢蓮］皮．キョウレンはスイカズラ科，ガマズミ属の一属).

cor·ti·chlo·ron [kɔ̀:tiklɔ́:rən] コルチクロロン(酢酸コルチソンとクロルトリメトンの合剤で，点鼻用).

cor·ti·cif·u·gal [kɔ̀:tisífjugəl] 皮質遠心性の.

cor·ti·cip·e·tal [kɔ̀:tisípitəl] 皮質求心性の.

cortico- [kɔ:tikou, -kə] 皮質，樹皮との関係を表す接頭語.

cor·ti·co·af·fer·ent [kɔ̀:tikouǽfərənt] 皮質求心的の.

cor·ti·co·au·to·nom·ic [kɔ̀:tikouɔ̀:tənɑ́mik] 皮質自律性の.

corticobasal degeneration 〔大脳〕皮質基底核変性〔症〕.

cor·ti·co·bul·bar [kɔ̀:tikoubʌ́lbər] 皮質延髄の.

c. fiber 皮質核線維.

c. tract 皮質延髄路(大脳皮質から脳神経運動核に達する線維).

corticocancellous graft 皮質海綿骨移植.

corticocerebellar tract ＝corticopontile tract.

cor·ti·co·ef·fer·ent [kɔ̀:tikouéfərənt] 皮質遠心的の.

corticohypothalamic tract 皮質視床下路［医学］.

cor·ti·coid [kɔ́:tikɔid] 副腎皮質ホルモン［医学］，コルチコイド(副腎皮質ホルモンおよび類似物質の総称で，特に生物学的活性を示すものは6種であって，糖質コルチコイド glucocorticoid と鉱質コルチコイド mineralocorticoid の2群に大別される)，＝adrenal cortical steroid, corticosteroid.

corticomesencephalic fibres [TA] 皮質中脳線維*，＝fibrae corticomesencephalicae [L/TA].

corticonuclear fibers 皮質核線維.

corticonuclear fibres [TA] 皮質核線維*，＝fibrae corticonucleares [L/TA].

corticopontile tract 皮質橋核路，＝corticopontine tract.

corticopontine fiber 皮質橋線維.

corticopontine fibres [TA] 皮質橋線維，＝fibrae corticopontinae [L/TA], tractus corticopontinus [L/TA].

corticopontine tract 皮質橋〔核〕路［医学］.

cor·ti·co·pon·to·cer·e·bel·lar [kɔ̀:tikoupɑ̀ntəsèribélər] 皮質橋小脳の.

c. pathway 皮質橋小脳路［医学］.

c. system 皮質橋小脳系，＝extrapyramidal system.

corticoreticular fiber 皮質網様体線維.

corticoreticular fibres [TA] 皮質網様体線維*，＝fibrae corticoreticulares [L/TA].

corticorubral fibers 皮質赤核線維.

corticorubral fibres [TA] 皮質赤核線維，＝fibrae corticorubrales [L/TA].

corticorubral tract 皮質赤核路.

cor·ti·co·spi·nal [kɔ̀:tikouspáinəl] 皮質脊髄の.

c. fiber 皮質脊髄線維.

c. fibres [TA] 皮質脊髄線維，＝fibrae corticospinales [L/TA].

c. tract 錐体路，皮質脊髄路，＝pyramidal tract.

cor·ti·co·ster·oid [kɔ̀:tikoustérɔid, -stíər-] コルチコステロイド(コレステロールの側鎖切断により生成するプレグネノロンを出発点として副腎皮質において産生・分泌されるステロイド・ホルモンの総称．構成炭素数により C_2 (glucocorticoid および mineralocorticoid)，C_{19} (androgen)，C_{18} (estrogen)がある)，＝corticoid.

c.-binding globulin (CBG) コルチコステロイド結合グロブリン.

c.-binding protein コルチコステロイド結合タンパク.

c. cataract ステロイド白内障［医学］.

c. glaucoma ステロイド緑内障［医学］.

c. phobia ステロイド忌避.

cor·ti·cos·ter·one [kɔ̀:tikɑ́stiroun] コルチコステロン [化] Δ^4-pregnene-11,21-diol-3,20-dione $C_{21}H_{30}O_4$ (副腎皮質ホルモンの結晶性有効成分で，糖コルチコイドの一つ)，＝Kendall compound B, Reichstein substance H.

cor·ti·co·stri·ate [kɔ̀:tikoustráieit] 皮質線条体(皮質に起始点をもち，線条体に達する神経線維についていう).

c. fiber 皮質線状体線維(錐体外路系の一部).

c. radiation 皮質線条体放線.

cor·ti·co·su·pra·re·no·ma [kɔ̀:tikous(j)ù:prərinóumə] 副腎皮質腫，＝corticosuprarenaloma.

corticotectal fibres [TA] 後頭視蓋線維，＝fibrae corticotectales [L/TA].

cor·ti·co·tha·lam·ic [kɔ̀:tikouθəlǽmik] 皮質視床の.

c. fescicle 皮質視床路［医学］.

c. fiber 皮質視床線維(2次性感覚路からの輸入インパルスに対する視床の受容性を実現させると考えられるもの).

c. fibres [TA] 皮質視床線維，＝fibrae corticothalamicae [L/TA], fibrae corticothalamici [L/TA].

c. tract 皮質視床路.

cor·ti·cot·o·my [kɔ̀:tikɑ́təmi] 皮質切開［医学］，皮質骨切術［医学］.

cor·ti·cotroph [kɔ́:tikətrouf] 副腎皮質刺激ホルモ

C

ン〔分泌〕細胞，副腎皮質刺激ホルモン産生細胞．
corticotrophic endocrine cells 副腎皮質刺激ホルモン産生細胞〔医学〕．
cor·ti·co·tro·phin [kɔ̀:tikətróufin] コルチコトロピン，= corticotropin.
cor·ti·co·trop·ic [kɔ̀:tikətrápik] 〔副腎〕皮質刺激性の〔医学〕．
c. hormone 向副腎皮質ホルモン．
cor·ti·co·tro·pin [kɔ̀:tikətróupin] 副腎皮質刺激ホルモン〔医学〕，コルチコトロピン（ヒツジ，ブタなどの下垂体前葉からタンパク体として単離されたホルモン作用をもつ物質で，多数のアミノ酸からなり，分子量4,500〜6,000．生体内では副腎皮質ホルモンの分泌を促進する），= ACTH acthar, adrenotrophin, corticotrophic hormone, corticotrophin.
c.-A コルチコトロピンA（ブタ下垂体エキスから得られ，39個のアミノ酸からなる）．
c.-B コルチコトロピンB（下垂体エキスから加水分解により得られ，分子量6,000〜7,000）．
c. gel コルチコトロピン膠剤（フェノール0.5%を含む注射剤）．
c. releasing factor (CRF) 副腎皮質刺激ホルモン放出因子．
c. releasing hormone (CRH) 副腎皮質刺激ホルモン放出ホルモン，コルチコトロピン放出ホルモン．
cor·ti·lymph [kɔ́:tilimf] コルチリンパ〔液〕（内耳コルチ(Corti)器官内にある外リンパ液）．
cor·tin [kɔ́:tin] コルチン（副腎皮質に存するホルモンの有効成分）．
c. unit コルチン単位（副腎切除を行ったイヌに毎日注射して7〜10日間生存させるに必要なコルチンの体重1kg当たりの最小量）．
cor·ti·sol [kɔ́:tisɔ:l] コルチゾル（副腎皮質ホルモンの一種，糖質コルチコイド），= hydrocortison.
cor·ti·sone [kɔ́:tisoun] コルチゾン ㊉ 17-hydroxy-11-dehydrocorticosterone $C_{21}H_{28}O_5$（副腎皮質ホルモンの一つで，1936年，Kendall により単離され，Reichstein により合成された），= Kendall compound E, Reichstein substance Fa, Wintersteiner and Pfiffner compound F.
c. acetate コルチゾン酢酸エステル ㊉ 17,21-dihydroxypregn-4-ene-3,11,20-trione 21-acetate $C_{23}H_{30}O_6$: 402.48（酢酸コルチゾン．プレグナン系合成副腎皮質ホルモン．膠原病や腎疾患，気管支喘息，アレルギー疾患，血液疾患，炎症性疾患など適応は極めて広い），= cortone acetate, cortogen acetate.

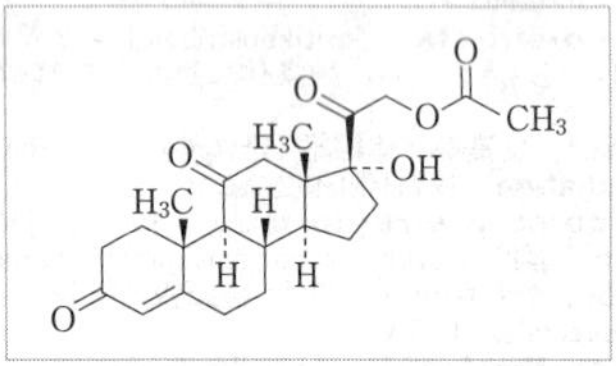

c. glucose tolerance test コルチゾンブドウ糖負荷試験，= CGTT.
c.-resistant thymocyte コルチゾン抵抗性胸腺細胞（コルチゾンなどのグルココルチコイドを投与したとき生き残る胸腺細胞のこと．主に成熟T細胞．成熟T細胞を採取する最も簡便な方法として用いられることがある）．
co·run·dum [kərʌ́ndəm] 鋼玉（天然の Al_2O_3 歯科用研磨剤），= crystalline aluminum oxide.
cor·us·ca·tion [kɔ̀:rəskéiʃən] 眼前閃輝〔症〕．
Corvisart des Marets, Jean Nicolas [kɔ̀:vizá:r, -sá:r] コルヴィザール（1755-1821，フランスの医師．心臓機能障害，呼吸困難の機序に関する研究があり，心臓病の症候学の基礎を築いたといわれる）．
C. disease コルヴィザール病（慢性特発性心臓肥大）．
C. facies コルヴィザール顔貌（心臓衰弱者の顔貌で頬部の紅色斑，青色の口唇，鋭い眼光，緩徐な呼吸を呈する）．
Corvisart, Lucien [kɔ̀:vizá:r, -sá:r] コルヴィザール（1824-1882，フランスの医師．膵臓分泌による消化，および乳児テタニーの研究に名がある）．
co·ry·ban·tism [kɔ̀:ribǽntizəm] 不眠性せん妄，= corybantiasm.
co·ry·bul·bine [kɔ̀:ribʌ́lbin] コリブルビン $C_{21}H_{25}NO_4$（*Corydalis* 属植物の塊茎のアルカロイド）．
co·ry·cav·a·mine [kɔ̀:rikǽvəmin] コリカバミン $C_{21}H_{21}NO_5$（*Corydalis* 属植物のプロトピン系アルカロイド）．
co·ry·cav·i·dine [kɔ̀:rikǽvidin] コリカビジン $C_{22}H_{25}NO_5$（*Corydalis* 属植物のプロトピン系アルカロイド）．
co·ry·cav·ine [kɔ̀:rikǽvin] コリカビン $C_{21}H_{21}NO_5$（*Corydalis* 属植物のアルカロイド成分）．
co·ryd·a·line [kərídəli:n] コリダリン $C_{22}H_{27}NO_4$（*Corydalis* 属植物の根に存在するアルカロイド）．
Co·ryd·a·lis [kərídəlis] エンゴサク属（ケマンソウ科 *Fumariaceae* の一属）．
co·ryd·a·lis [kərídəlis] コリダリス（コマクサ属植物の球根で，多くのアルカロイドを含み強壮薬，変質剤として用いられる），= squirrel corn, turkey corn.
c. tuber エンゴサク〔延胡索〕（*Corydalis* 属植物の塊茎．エキスには鎮痛作用，アルデヒド類に中枢作用，抗消化器潰瘍作用がある）．
co·ry·dine [káridin] コリジン $C_{20}H_{23}NO_4$（*Corydalis* 属植物のこぶにあるアルカロイド）．
co·ry·line [kárili:n] コリリン（シラカバ科植物ハシバミ *Corylus avellana* の実にあるグロブリンで，硫酸マグネシウム飽和により一部沈殿する）．
corylocercous cercaria 杯尾セルカリア．
co·rymb [kárimb] 散房花序．
co·rym·bi·form [kərímbifɔ:m] 散房花状（病巣の花弁状配列）．
c. syphilid 散房花状梅毒疹，花環状梅毒疹（中央にある大丘疹周囲に多数の小丘疹のあるもの），= corymbose syphilid.
co·ry·na [kəráinə] 気管分枝．
co·ry·nan·thine [kɔ̀:rinǽnθi:n] コリナンチン $C_{21}H_{26}N_2O_3$（アルカロイド yohimbine の左旋性異性体）．
cor·y·ne·bac·te·ria [kɔ:rìnibæktí:riə]（corynebacterium の複数）．
Cor·y·ne·bac·te·ria·ce·ae [kɔ:rìnibæktì:riéisii:] コリネバクテリア科．
cor·y·ne·bac·te·ri·o·sis [kɔ:rìnibæktì:rióusis] コリネバクテリア症．
Cor·y·ne·bac·te·ri·um [kɔ:rìnibæktí:riəm] コリネバクテリウム属（好気性〜嫌気性のグラム陽性桿菌）．
C. acnes（旧称）．→ *Propionibacterium*.
C. amycolatum コリネバクテリウム・アミコラツム（皮膚に常在する）．
C. bovis コリネバクテリウム・ボビス（牛乳およびウシの乳房から分離される）．
C. diphtheriae ジフテリア菌（ジフテリアの原因となる．Klebs が1883年にジフテリア患者の偽膜をメチレンブルー液で染色して発見し，翌年 Yersin は毒素を抽出し，Behring-Kitasato は1890年に抗毒素療法を樹立した）．

C. equi (旧称). → *Rhodococcus equi*.
C. hofmannii コリネバクテリウム・ホフマンニイ(旧称). →*Corynebacterium pseudodiphtheriticum*.
C. infantisepticum コリネバクテリウム・インファンチセプチカム(旧称). → *Listeria monocytogenes*.
C. jeikeium コリネバクテリウム・ジェイケイウム(日和見感染菌. 薬剤耐性をもつ).
C. kutscheri ネズミコリネ菌.
C. matruchotii コリネバクテリウム・マトルコティイ(口腔に常在する).
C.-Mycobacterium-Nocardia group コリネバクテリウム属・マイコバクテリウム属・ノカルジア属菌群, = CMN group.
C. ovis (旧称. Nocard が1889年に, Preisz が1894年にヒツジの仮性結核症から分離した). →*Corynebacterium pseudotuberculosis*.
C. parvum コリネバクテリウム・パルバム(旧称), = *Propinibacterium acnes*.
C. pseudodiphtheriticum 偽ジフテリア菌(von Hoffmann により1888年に健康人の咽喉から分離した).
C. pseudotuberculosis ヒツジ偽結核菌.
C. renale コリネバクテリウム・リナーレ(Enderien (1809-1891)がウシの腎盂炎の膿から分離した).
C. xerosis 乾燥症菌, ゼローシス菌.

cor·y·ne·bac·te·ri·um [kɔːrìnibæktíːriəm] コリネバクテリウム(コリネバクテリウム属またはコリネバクテリウム科の細菌を指す). 複 corynebacteria.
coryneform bacteria コリネ型細菌群(コリネバクテリウムと類似の形態をもつ細菌を指す).
coryneform bacterium コリネ型細菌(類ジフテリア菌).
coryneform group コリネ型菌群[医学].
co·ry·nine [kɔ́ːrinin] = yohimbine.
cor·y·no·my·co·len·ic ac·id [kɔːrinoumàikəlénik ǽsid] コリノミコレン酸 化 (+)-2-tetradecanoic-3-hydroxyoleic acid (コリノミコール酸の誘導体で, 試験管ではパルミチン酸1分子とパルミトオレイン酸1分子とを縮合して得られる).
co·ryp·al·line [kərípəlin] コリパリン $C_{11}H_{15}NO_2$ (*Corydalis pallida* から得られるアルカロイド).
co·ry·pal·mine [kɔ̀ːripǽlmin] コリパルミン 化 tetrahydrojateorrhizine $C_{20}H_{23}NO_4$ (*Corydalis tuberosa* から得られるアルカロイド).
cor·y·tu·ber·ine [kɔ̀ːritjúbəriːn] コリツベリン $C_{19}H_{21}NO_4$-$5H_2O$ (*Corydalis tuberosa* 中のアルカロイド).
co·ry·za [kəráizə] 感冒[医学], かぜ[医学], 鼻感冒(はなかぜ), = common cold.
c. acuta 急性はなかぜ.
c. foetida 悪臭性鼻炎, = ozena.
c. neonatorum 新生児鼻炎.
c. of horses ウマの鼻炎, = strangles.
c. syphilitica 梅毒性鼻炎.
c. vasomotoria 血管運動(アレルギー)性鼻炎.
c. virus はなかぜウイルス[医学].
Coschwitz, Georgius Daniel [kɑ́ʃvits] コシュウィッツ(1679-1729, ドイツの医師).
C. duct コシュウィッツ管(舌背部に弓をなす唾液管と仮定されたが, 後 Haller はこれが静脈であることを証明した).
cos·cin·i·um [kəsíniəm] コスシニウム(インドの草 *Coscinium fenestratum* の乾燥幹で, カルンバに似た苦味薬).
co·sen·si·tize [kəsénsitaiz] 共感作する, 共感染する(2つ以上の病原体によること).
cos·me·sis [kɑzmíːsis] 美容術.
cos·met·ic [kɑzmétik] ① 美容の[医学]. ② 化粧剤の.
c. correction 美容矯正[医学].
c. dentistry 美容歯科学[医学], 整容歯科.
c. dermatitis 化粧品皮膚炎.
c. diet 美容食[医学].
c. operation 美容〔外科〕手術[医学].
c. surgery 美容外科[医学].
cos·me·tol·o·gy [kɑ̀zmitɑ́lədʒi] 美容学[医学], 化粧学(特に清潔を主とする).
cos·mic [kɑ́zmik] 宇宙の. 名 cosmos.
c. identification 宇宙同一視(宇宙と自我とは同一であると考え, 自己の全能を偏執する統合失調症).
c. noise 宇宙雑音.
c. radiation 宇宙線[医学].
c. ray 宇宙線[医学](宇宙の空間を通ってあらゆる方向に放散する透過性の高い放射線), = Millikan rays, ultra-x rays, penetrating radiation of atmosphere.
cos·mid [kɑ́zmid] コスミド(コス部位をもつプラスミドでλファージDNAのコス部位をもつプラスミドベクター. 細菌への効果的な導入のためのファージ粒子に詰められるプラスミドをつくる).
c. vector コスミドベクター(λファージの cos 部位をもったプラスミドのこと).
cos·mo·chem·is·try [kɑ̀zməkémistri] 宇宙化学[医学](分光分析などによって, 宇宙に存在する物質の化学組成, 構造, および変化を研究する化学の一分野).
cos·mo·pol·i·tan [kɑ̀zməpɑ́litən] 普遍の.
c. species 普遍種.
cos·o·tox·in [kɑ̀sətɑ́ksin] = kosotoxin.
Cossio op·er·a·tion [kɑ́ʃiou ɑ̀pəréiʃən] コッシォ手術(代償不全性心臓病における下大静脈結紮法).
cost accounting 原価計算[医学].
cost and benefit analysis 費用・便益分析(医療のニュー・テクノロジー・アセスメントの一つ. 技術-結果を金額に換算する).
cost-benefit analysis 費用便益分析[医学].
cost-effectiveness analysis 費用効果分析.
cost sharing insurance 填(てん)補責任分担保健[医学].
cost-utility analysis 費用効用分析(質を調整した生存年 QALY; quality-adjusted life-years を用い, QALY1年延長あたりの費用で比較する).
cos·ta [kɑ́stə] [L/TA] ① 肋骨, = rib [TA]. ② 基条, 肋条. 複 costae. 形 costal.
c. cervicalis [L/TA] 頸肋*, = cervical rib [TA].
c. colli [L/TA] 頸肋〔骨〕, = cervical rib [TA].
c. lumbalis [L/TA] 腰肋〔骨〕*, = lumbar rib [TA].
c. prima〔Ⅰ〕 [L/TA] 第一肋骨, = first rib〔Ⅰ〕[TA].
c. secunda〔Ⅱ〕 [L/TA] 第二肋骨, = second rib〔Ⅱ〕[TA].
costae〔1～12〕 [L/TA] 肋骨, = ribs〔1～12〕[TA].
costae fluctuantes〔11～12〕 [L/TA] ① 浮遊肋*(浮遊弓肋), = floating ribs〔11～12〕[TA]. ② 浮動肋.
costae spuriae〔8～12〕 [L/TA] 仮肋(胸骨に達しない下位5本の肋骨. 浮遊肋), = false ribs〔8～12〕[TA].
costae verae〔1～7〕 [L/TA] 真肋(胸骨と連結する上位7本の肋骨), = true ribs〔1～7〕[TA].
cos·tal [kɑ́stəl] 肋骨の.
c. angle 肋骨角.
c. arch [TA] 肋骨弓, = arcus costalis [L/TA].
c. arch reflex 肋骨弓反射.
c. bone 肋骨[医学].
c. breathing 肋骨〔筋〕呼吸[医学], 胸〔式〕呼吸

〔医学〕, = thoracic breathing.
c. caries 肋骨カリエス〔医学〕.
c. cartilage [TA] 肋軟骨, = cartilago costalis [L/TA].
c. chondritis 肋〔骨〕軟骨炎〔医学〕.
c. fovea 肋骨窩〔医学〕.
c. groove [TA] 肋骨溝, = sulcus costae [L/TA].
c. groove for subclavian artery 〔第一〕肋骨の鎖骨下動脈溝.
c. impression 肋骨陥凹〔医学〕.
c. line of pleural reflection 胸膜像の肋骨線.
c. margin [TA] ① 肋骨弓, = arcus costalis [L/TA]. ② 肋骨縁.
c. notches [TA] 肋骨切痕, = incisurae costales [L/TA].
c. part [TA] 肋骨部, = pars costalis diaphragmatis [L/TA], 肋骨胸膜, = pars costalis [L/TA].
c. part of diaphragm 〔横隔膜〕肋骨部, = pars costagea.
c. pit 下肋骨窩, = fovea costalis inferior.
c. pleura 肋骨胸膜, = parietal pleura.
c. pleurisy 肋骨胸膜炎〔医学〕.
c. process [TA] 肋骨突起, = processus costiformis [L/TA], processus costalis [L/TA].
c. respiration 胸式呼吸〔医学〕, 肋骨〔筋〕呼吸〔医学〕, = thoracic respiration.
c. stigma 肋骨徴候〔医学〕, = Stiller costal sign.
c. surface [TA] 肋骨面, = facies costalis [L/TA], 前面, = facies anterior [L/TA].
c. surface of lung 〔肺の〕肋骨面.
c. surface of scapula 〔肩甲骨の〕肋骨面.
c. tubercle 肋骨結節(肋骨の頸部と体部との連結部にあって脊椎の横突起と連結をなす).
c. tuberculosis 肋骨結核〔医学〕.
c. tuberosity 肋骨粗面〔医学〕.
c. type 胸式型〔医学〕.
cos·tal·gia [kastǽlʤiə] 肋骨痛, = costagra.
cos·tate [kásteit] 肋骨状の.
Coste, Jean Jacques Marie Cyprien Victor [kástə] コステ(1807-1873, フランスの発生学者. 動物卵子の胚芽点を発見した(1837)).
cos·tec·to·my [kastéktəmi] 肋骨切除〔術〕〔医学〕, = costatectomy.
Costen, James Bray [kástən] コステン(1895-1962, アメリカの耳鼻咽候科医).
C. syndrome コステン症候群(カタル性難聴, めまい(眩暈), 耳鳴, 関節痛, 耳痛などの神経性症候群で, おそらく顆頭と関節浅窩面との異常関係に基づくものであろう. 側頭下顎症候群ともいう), = temporomandibular syndrome.
cos·ten [kástən] コステン $C_{15}H_{24}$ (オオグルマ〔土香〕の根から得られる精油の成分で, アルファおよびベータの2型がある).
cos·ti·car·ti·lage [kàstiká:tiliʤ] 肋軟骨.
cos·ti·cer·vi·cal [kàstisə́:vikəl] 肋頸の.
cos·tif·er·ous [kastífərəs] 肋骨支柱(胸椎についていう).
cos·ti·form [kástifɔ:m] 肋骨形の.
costimulatory molecule コスティミュラトリー分子, 共刺激分子, 補助膜刺激分子(T細胞がTCRを介して抗原提示細胞上のMHCクラスII分子に結合した抗原エピトープを認識する際, 両細胞の接着を強め, 補助シグナルをT細胞内に伝達する接着分子をいう).
costimulatory signal 共刺激シグナル〔医学〕, 副刺激シグナル, = accessory signal.
cos·ti·spi·nal [kàstispáinəl] 肋骨脊髄の.
cos·tive [kástiv] 便秘の.
cos·tive·ness [kástivnis] 秘結, 便秘. 形 costive.
costo- [kastou, -tə] 肋骨との関係を表す接頭語.
costoabdominal reflex 肋骨腹壁反射〔医学〕.
costoabdominal type 胸腹式〔呼吸〕, 胸腹式型〔医学〕.
costoaxillary vein 肋腋窩静脈(肋間静脈と外側胸静脈あるいは胸腹壁静脈を連絡する).
cos·to·cen·tral [kàstəséntrəl] 肋骨脊椎中心の.
c. joint 肋骨頭関節.
costocervical artery 肋頸動脈.
costocervical trunk [TA] 肋頸動脈, = truncus costocervicalis [L/TA].
cos·to·chon·dral [kàstəkándrəl] 肋軟骨の.
c. joints [TA] 肋骨肋軟骨連結, = articulationes costochondrales [L/TA].
c. syndrome 肋軟骨症候群.
cos·to·chon·dri·tis [kàstoukandráitis] 肋軟骨炎〔医学〕.
cos·to·cla·vic·u·lar [kàstoukləvíkjulər] 肋骨鎖骨の.
c. compression syndrome 肋鎖圧迫症候群.
c. ligament [TA] 肋鎖靱帯, = ligamentum costoclaviculare [L/TA].
c. line 胸骨傍線, = linea parasternalis.
c. syndrome 肋骨鎖骨症候群(鎖骨と第1肋骨との間隙狭窄のため鎖骨下動脈, ときには下位上腕神経叢が圧迫されるもの).
cos·to·co·lic [kàstoukóulik] 肋骨結腸の.
c. fold 肋結腸ヒダ.
c. ligament 横隔結腸ヒダ, = ligamentum phrenicocolicum.
cos·to·cor·a·coid [kàstoukɔ́:rəkɔid] 肋骨烏口の.
costodiaphragmatic recess [TA] 肋骨横隔洞, = recessus costodiaphragmaticus [L/TA].
cos·to·gen·ic [kàstəʤénik] 肋骨から発生する.
cos·to·in·fe·ri·or [kàstouinfí:riər] 下部肋骨の.
costomediastinal recess [TA] 肋骨縦隔洞, = recessus costomediastinalis [L/TA].
costomediastinal sinus 肋骨縦隔洞.
cos·to·phren·ic [kàstəfrénik] 肋骨横隔膜の.
c. angle 肋骨横隔膜角〔医学〕.
c. septal lines (胸部X線像にて肋骨横隔膜角の2〜3cm上方に現出する1.5〜2cm長の微細な水平方向の線状影(肺小葉間中隔の浮腫または浸潤による肥厚)), = Kerley B lines.
c. sulcus 肋骨横隔膜陥凹.
cos·to·pleu·ral [kàstəplú:rəl] 肋骨胸膜の.
cos·to·pneu·mo·pexy [kàstounjú:məpeksi] 肋骨肺固定術.
cos·to·scap·u·lar [kàstəskǽpjulər] 肋肩甲骨の.
cos·to·sca·pu·la·ris [kàstouskæpjuléiris] 前鋸筋.
cos·to·ster·nal [kàstoustə́:nəl] 肋胸骨の.
c. joint [TA] 胸肋軟骨結合*, = synchondrosis costosternalis [L/TA].
cos·to·ster·no·plasty [kàstoustə́:nəplæsti] 肋胸骨形成〔術〕.
cos·to·su·pe·ri·or [kàstous(j)u:pí:riər] 上部肋骨の.
cos·to·tome [kástətoum] 肋骨切り.
cos·tot·o·my [kəstátəmi] 肋骨切開〔術〕〔医学〕.
cos·to·trans·verse [kàstətrǽnsvə:s] 肋横突起の.
c. foramen [TA] 肋横突孔(脊髄神経の肋間枝の通る前後肋横靱帯間の孔), = foramen costotransversarium [L/TA].
c. joint [TA] 肋横突関節, = articulatio costotransversaria [L/TA].
c. ligament [TA] 肋横突靱帯, = ligamentum cos-

totransversarium [L/TA].

cos·to·trans·ver·sec·to·my [kàstoutrænsvə:séktəmi] 肋骨横突起切除〔術〕［医学］.

costoversion thoracoplasty 肋骨反転胸形成術（数本の肋骨を切除し，それらを反転置換し，その1本を垂直位に支柱として，肺の恒久虚脱を行う方法）.

cos·to·ver·te·bral [kàstouvə́:tibrəl] 肋骨脊椎の.

c. angle (**CVA**) 肋骨脊柱角［医学］，肋椎角.

c. joints [TA] 肋椎関節，= articulationes costovertebrales [L/TA].

cos·to·xi·phoid [kàstouzáifɔid] 肋骨剣状突起.

c. angle 肋剣状角，= xiphocostal angle.

c. ligaments [TA] 肋剣靱帯，= ligamenta costoxiphoidea [L/TA].

co·syn·tro·pin [kòusintróupin] コシントロピン（合成副腎皮質刺激薬．副腎機能検査に用いられる．テトラコサクチドともいう），= tetracosactide.

Cot a·nal·y·sis [kát ənǽlisis] コット分析（解析）［医学］.

cot death ゆりかごの死（乳幼児突然死症候群の名称の前には原因不明のためこのようにいわれていた）．→ SIDS.

co·ta·cro·tism [kòutəkróutizəm] 下行脚隆起脈（特に異常波動を示すこと）.

Cotard, Jules [kətá:r] コタール（1840–1887，フランスの神経科医）.

C. syndrome コタール症候群（退行期うつ病の重症型にみる否定妄想，被害妄想，不死の観念に悩まされる状態）.

co·tar·nine [koutá:ni:n] コタルニン $C_{12}H_{15}NO_4$（アヘン中に存在するナルコチンの酸化物で，収斂薬として用いる）.

c. hydrochloride 塩酸コタルニン $C_{12}H_{15}NO_3Cl\text{-}2H_2O$，= cotarniae chloridum，stypticin.

c. phthalate フタル酸コタルニン $(C_{12}H_{14}NO_3)_2C_6H_4(COOH_2)$，= styptol.

COTe cathodal opening tetanus 陰極開放強直の略.

Cote d'Ivoire Ebola virus コートジボワールエボラウイルス（フィロウイルス科のウイルスで，エボラ出血熱の原因となる）.

cot·el·lin [kátəlin] コテリン $C_{20}H_{20}O_6$（コト皮の苦味質）.

co–throm·bo·plas·tin [kóu θràmbəplǽstin] コトロンボプラスチン（第Ⅶ因子といわれる．組織トロンボプラスチンにより活性化され，第Ⅹ因子を活性化する因子である．プロコンバーチンともいわれる．第Ⅶ因子欠乏症は，常染色体性劣性，出血傾向は比較的軽度で，鼻出血，皮下出血，性器出血などが認められる），= autothrombin Ⅰ，factor Ⅶ，stable factor，proconvertin.

co·ti·nine [kóutini:n] コチニン（ニコチンの主要無毒化産物の一種）.

co·to [kátou] コト（ボリビア産植物の一種 *Aniba coto* の樹皮で制瀉薬）.

c. bark = coto.

cot·o·in [kátɔin] コトイン ㊓2,6–dihydroxy–4–methoxybenzophenone $C_{14}H_{12}O_4$（コト樹から得られる黄色結晶性苦味質）.

co·ton·e·tin [kətánitin] コトネチン $C_{20}H_{16}O_5$（コトの一成分）.

co·trans·duc·tion [kòutrænsdʌ́kʃən] 同時形質導入［医学］.

co–trans·mit·ter [kóu trænsmítər] コトランスミッター（自律神経系，中枢神経系において古典的化学伝達物質と共存し，同時に放出される物質）.

co·trans·port [koutrǽnspɔ:t] 〔同方向〕共輸送［医学］（1輸送系で2物質を同方向に輸送する）.

cottage hospital 別棟式病院（病舎が別々に小さい建物に設計されたもので，特に結核療養所などの類）.

cottage rose 白バラ（バラ油の原植物）.

Cotte, Gaston [kát] コット（1879–1951，フランスの外科医）.

C. operation コット手術（前仙骨神経切除術），= presacral neurectomy.

Cotting, Benjamin E. [kátiŋ] コッチング（1812–1898，アメリカの外科医）.

C. operation コッチング手術（爪刺の手術）.

Cotton, Frank A. [kátən] コットン（1930生，アメリカの化学者）.

C. effect コットン効果［医学］（光学活性の一種で，直線偏光を楕円偏光に変える性質）.

Cotton, Frederick Jay [kátən] コットン（1869–1938，アメリカの外科医．骨折に関する研究の大家で，特に腕および手首の骨折治療に名がある．橈骨骨端の骨折において，前腕をやや屈曲させ手を腕の上に外反させる位置をコットン位置という）.

Cotton process ether (**aether**)（エーテル不純物を除去した有効純化物を添加し，これにエチレン2%，$CO_2$0.5%，エチルアルコール1%を加えた麻酔薬）.

cot·ton [kátən] 綿，ワタ（草綿 *Gossypium herbaceum* の種から集めた織物の原料）.

c. applicator 綿棒，= cotton swab.

c. ball 綿球［医学］.

c. candy lung 綿菓子肺［医学］.

c. carrier 綿棒［医学］.

c. fiber 綿花.

c.–fiber embolism 綿線維塞栓症.

c. flock 綿フロック［医学］.

c. lint 木綿リント布.

c.–mill fever 紡績工場熱，= byssinosis.

c. oil 綿油，= cottonseed oil.

c. plug 綿栓［医学］.

c. roll 巻綿（綿を巻いたもので歯科用品）.

c. root bark 綿根皮（*Gossypium* 属植物の根皮で催吐，分娩促進薬）.

c. seed 綿実［医学］.

c. seed oil 綿実油［医学］，= cottonseed oil.

c. spinning 綿紡績［医学］.

c. tampon 綿タンポン［医学］.

c. wool キワタ［棉］，= raw cotton.

c.–wool appearance 綿花像［医学］.

c. wool patch 綿〔花〕状白斑（網膜の神経線維層に発生した限局性乏血，すなわち限局性の急性梗塞により発生する網膜白斑の一型）.

c.–wool spot 綿花状白斑（高血圧性網膜症における重要所見で，眼底の滲出により生じ，KWⅢ 型に分類される）.

c. worker's lung 綿花肺［医学］.

cottonmouth snake（北アメリカ産ミズヘビ［水蛇］の一種）.

cot·ton·pox [kátənpɑks] ①良性痘瘡，= alastrim．②小痘瘡，= variola minor.

cottonseed oil 綿実油（*Gossypium* 属植物の種子から得られる不揮発性油），= oleum gossypii seminis.

Cottrell precipitator コットレル集じん（塵）器.

Cotugno, Dominico [kətú:njo] コトゥーニョ（1736–1822，イタリアの解剖学者．コツニアスともいう．最初に脊髄液について記載した(1764)．坐骨神経痛と神経性関節炎はコツニアス病と呼ばれ，また前庭水道 aquaeductus vestibuli を発見した(1761)），= Cotunnius.

Co Tui, Frank Wang [kóu túi] コツイ（アメリカの外科医）.

C. treatment コツイ療法（タンパク質水解物を内服させる胃潰瘍療法）.

C

Cotunnius [koutʌ́niəs] コツニアス，＝Cotugno, Dominico.
C. canal コツニアス管．
C. disease コツニアス病．
C. liquid コツニアス液．
C. space コツニアス腔（隙），＝saccus endolymphaticus.
cot·win [kátwin] 双児の相手（双児の１人）．
cot·y·le·don [kàtilí:dən] ① 胎盤分葉〔医学〕．② 子葉（植物の）．③ 絨毛叢〔医学〕．
cotyledonary placenta 胎盤葉胎盤．
cotyledonary villus 子葉絨毛（反芻動物の子葉胎盤のように，無毛絨毛膜により区別されているもの）．
cotylo– [kɑtilou, –lə] 盃状，寛骨臼の意味を表す接頭語．
cot·y·loid [kátilɔid] 盃状，＝cup–shaped.
c. cavity ① 寛骨臼，＝acetabulum．② 盃状窩（寛骨臼の）．
c. foramen 盃状孔（寛骨臼縁と横靱帯との間にある孔）．
c. joint [TA] 臼状関節，＝articulatio cotylica [L/TA].
c. ligament 盃状靱帯（寛骨臼縁にある），＝labrum acetabulare.
c. notch 寛骨臼切痕，＝incisura acetabuli.
cot·y·lo·pu·bic [kàtiloupjú:bik] 寛骨臼恥骨の．
cot·y·lo·sac·ral [kàtilouséikrəl] 寛骨臼仙骨の．
couch [káutʃ] 床（特に軽便用の）．
couch·grass [káutʃgræs] ハマムギ（*Triticum* 属植物の根茎は泌尿器の緩和薬）．
couch·ing [káutʃiŋ] 白内障圧下法，＝cataractopoiesis.
Coude tip catheter クーデチップ・カテーテル〔医学〕，＝hollow olive tip catheter.
Coué, Émile [ku:é] クーエ（1857–1926，フランスの薬剤師）．
C. treatment クーエ療法（自己暗示療法），＝autosuggestion.
cough [kɔ́f] せき（咳）〔医学〕，咳嗽がいそう．
c. belt せき（咳）ベルト〔医学〕．
c. center 咳中枢（延髄孤束核を中心とした神経回路網）．
c. droplet せき（咳）飛沫〔医学〕．
c. fracture 咳〔による〕骨折．
c. machine 人工咳嗽器（気管内分泌物を喀出するだけの咳ができない肺不全患者，特に慢性肺気腫などの患者のために Barach らにより考案された，咳に近い状態をつくり気道分泌物を排出させる装置）．
c. plate 咳嗽平板（百日咳患者の口の前で咳嗽飛沫を受けて病原菌の検出に用いる平面培地）．
c. plate method せき（咳）平板法〔医学〕．
c. reflex 咳嗽反射〔医学〕，咳反射．
c. remedy 鎮咳薬〔医学〕．
c. resonance 咳嗽共鳴音（せきをするときに聴取される）．
c. suppressant 鎮咳薬．
c. syncope せき（咳）失神〔医学〕，咳嗽性失神．
c. variant asthma (CVA) 咳嗽異型喘息〔医学〕，咳喘息（喘鳴や呼吸困難を伴わず，慢性乾性咳嗽を唯一の症状とする疾患である）．
cough·ing [kɔ́fiŋ] せき（咳）〔医学〕，催咳法．
c. reflex 吐水反射（魚類の）．
c. sign 咳嗽徴候，＝Huntington sign.
Couinaud classification クイノーの分類（肝区域．全肝を尾状葉から右側，中心，左側裂溝によって分け，反時計軸にⅠ～Ⅷに区分けした）．
Coulomb, Charles Augustin de [kú:loum] クーロン（1736–1806，フランスの物理学者）．
C. energy クーロン・エネルギー〔医学〕．
C. force クーロン力．
C. law クーロン法則（2つの点電荷間の電気力は両電気量の乗積に比例し，両者間の距離の自乗に反比例する）．
cou·lomb [ku:lóum] クーロン（SI 単位系における電荷の単位．1アンペアＡの電流が1秒間に流れたとき運ばれる電荷量が 1C（クーロン）である）．
cou·lom·e·ter [ku:lámitər] 電解電量計，クーロメーター，電量計〔医学〕（ボルタメーター voltameter ともいい，電気分解を利用して通過電気量を測る装置），＝coulombmeter.
coulometric analysis 電量分析〔医学〕．
coulometric titration 電量滴定〔医学〕．
Coulter counter コールターカウンター〔医学〕．
cou·ma·lin [kú:məlin] クマリン ㊧ α–pyrone（ベンゼン核と融合して coumarin を形成する）．
cou·ma·rane [kú:mərein] クマラン ㊧ dihydrocoumarone C_8H_8O.
cou·ma·ric ac·id [kumǽrik ǽsid] クマル酸 o–$OHC_6H_4CH{=}CHCOOH$（クマリンからの酸で，サリチル酸に変化しやすい）．
cou·ma·ril·ic ac·id [kù:mərílik ǽsid] クマリル酸 ㊧ 2–benzofurancarboxylic acid $O_9H_6O_3$.
cou·ma·rin [kú:mərin] クマリン ㊧ 1,2–benzopyrone, o–oxycinnamic lactone $C_9H_6O_2$（トンカマメ *Dipteryx odorata* などに存在する芳香性無色結晶物で，α–pyrone とベンゼンとが融合したもの），＝cumaric anhydride, cumarin, Tonka bean camphor.
cou·ma·rin·ic an·hy·dride [kù:mərínik ænhái-draid] ＝c(o)umarin.
cou·ma·ron [kú:mərɑn] クマロン ㊧ benzofurane C_8H_6O（無色の油で，還元するとクマランとなる）．
c. resin クマロン樹脂（主としてクマロンおよびインデンの重合体からなる）．
Coumel tachycardia クーメル頻拍症．
Coun·cil on Phar·ma·cy and Chem·is·try [káunsl ən fá:məsi ənd kémistri] 薬剤化学協議会（アメリカ医師会の専門委員会の一例で，市販される薬剤について，その許可を審議する）．
Council on Population Education 人口問題協議会〔医学〕．
Councilman, William Thomas [káunsilmən] カウンシルマン（1854–1933，アメリカの病理学者．H. A. Lafleur との共同研究において，アメーバ赤痢の術語を提唱した（1890））．
C. body カウンシルマン小体〔医学〕（黄熱患者の肝にみられる非炎症性硝子状壊死で，原形質内に濃厚な酸好性物質の蓄積を起こす），＝Councilman hyaline, Councilman lesion.
C. cell カウンシルマン細胞（黄熱患者の肝にみられる円形細胞）．
C. lesion カウンシルマン病変．
coun·sel·(l)ing [káunsəliŋ] カウンセリング，相談，助言．
c. psychology カウンセリング心理学．
coun·sel·(l)or [káunsələr] 相談員〔医学〕，カウンセラー，助言者，相談相手，顧問．
count [káunt] ① 計数〔医学〕，計算〔値〕．② 番手（繊維の）．
c. density 計数密度〔医学〕．
c. per hour 計数毎時〔医学〕．
c. per minute 計数毎分〔医学〕．
c. per second 計数毎秒〔医学〕．
c. printer 計数プリンタ〔医学〕．
c. range 計数範囲〔医学〕．
c. rate meter 計数率計〔医学〕．
c. rate performance 計数率特性〔医学〕．

counter- ［kauntə(:)］ 反対の意味を表す接頭語，= contra-.
count·er ［káuntər］ ① 計数管，計数器〔医学〕（ガスを充満した金属管で，その中を放射線のような電離作用をもつ粒子が通ると気体放電が起こり，ネオン管を発光させ，または機械的計数器を発動させる装置）. ② 反対の，対向の.
c. array 計数管列.
c.-die 対陽型盤，= female die.
c. diffusion 相互拡散〔医学〕.
c. electrode 対〔向〕電極〔医学〕.
c. regulation 逆調節〔医学〕.
c. scale 上皿ばかり〔医学〕.
c. shock 電気ショック，カウンターショック（心室細・粗動，心房細・粗動，発作性頻拍症に際し，直流通電を行って，これら不整脈を停止する方法をいう），= electrical defibrillation.
c. stain(ing) 対比染色〔法〕〔医学〕.
c. tube 計数管〔医学〕.
count·er·ac·tion ［kàuntərǽkʃən］ 反作用，逆作用，拮抗作用.
count·er·bal·ance ［kàuntə:bǽləns］ 平衡量，平衡錐，つりあいおもり.
count·er·blow ［káuntə:blou］ 反衝，= counter-coup.
count·er·clock·wise ［kàuntə:klákwaiz］ 逆時計式，左まわり（右から左への方向をいう）.
c. rotation 反時計方向回転〔医学〕.
count·er·coup ［káuntə:ku:p］ 反衝，= contre-coup [F].
c. injury 対側衝撃損傷.
count·er·cur·rent ［kàuntə:kʌ́rənt］ 逆流，〔対〕向流.
c. distribution 向流分配〔法〕〔医学〕.
c. exchange 〔対〕向流交換〔医学〕.
c. exchanger system 対向流交換系〔医学〕.
c. extraction 向流抽出法.
c. hypothesis 対向流仮説〔医学〕.
c. immunoelectrophoresis 対向流免疫電気泳動〔法〕〔医学〕，= counter immunoelectrophoresis，IEOP.
c. mechanism 対向機構.
c. multiplier system 対向流増幅系〔医学〕.
c. system 対向流系〔医学〕.
count·er·die ［káuntə:dai］ 陰型（歯科用）.
count·er·e·lec·tro·mo·tive force ［kàuntə:ilèktroumóutiv fɔ́:s］ 逆起電力.
count·er·ex·ten·sion ［kàuntə:iksténʃən］ 対償牽引，反対伸展，反対牽引〔法〕〔医学〕，= contraextension.
count·er·feit ［káuntə:fit］ 虚偽，仮性，贋造.
c. disease 仮病，詐病.
c.-sex 性交不能.
count·er·fis·sure ［kàuntə:fíʃər］ 対側骨折，= contrafissure.
count·er·flow ［káuntə:flou］ 〔対〕向流〔医学〕.
count·er·im·mu·no·e·lec·tro·pho·re·sis ［kàuntə:ìmjunouilèktroufərí:sis］ 対向免疫電気泳動〔法〕，交差（対向流）免疫電気泳動法，免疫電気向流法（抗原と抗体の反応を支持体上で単に拡散によってでなく，電気的に会合させる方法），= crossover electrophoresis，IEOP，immunoelectrosyneresis.
count·er·in·ci·sion ［kàuntə:insíʒən］ 対（つい）切開，副切開，対孔切開〔医学〕（最初の切開に隣接した第２の切開）.
count·er·in·vest·ment ［kàuntə:invéstmənt］ 反対表出.
count·er·ion ［kàuntə:áiən］ 対イオン〔医学〕（コロイドイオン，コロイド粒子，および強電解質イオンの周囲に反対電荷の小イオンが集まることがあるが，この小イオンをいう）.
count·er·ir·ri·tant ［kàuntə:íritənt］ 反対刺激薬，反対側（誘導）刺激薬〔医学〕.
count·er·ir·ri·ta·tion ［kàuntə:ìritéiʃən］ 反対〔側〕刺激〔医学〕，誘導発疱（発赤）.
count·er·o·pen·ing ［kàuntə:óupəniŋ］ 対孔切開〔医学〕，= contraincision.
count·er·pho·bic ［kàuntə:fóubik］ 逆恐怖の，恐怖に対抗した.
count·er·poise ［káuntə:pɔiz］ 置換の.
count·er·poi·son ［kàuntə:pɔ́izən］ 解毒性毒素〔医学〕，拮抗毒〔医学〕.
count·er·pres·sure ［kàuntə:préʃər］ 対圧.
count·er·pul·sa·tion ［kàuntə:pʌlséiʃən］ カウンタパルセイション（心不全治療における機械的自動補助手段，大動脈バルーンパンピング法）.
count·er·punc·ture ［kàuntə:pʌ́ŋktʃər］ 対孔穿刺.
countershock treatment カウンターショック療法〔医学〕.
count·er·stain ［káuntə:stein］ 対比染色.
count·er·stroke ［káuntə:strouk］ 反衝，= contre-coup.
count·er·sug·ges·tion ［kàuntə:sədʒéstʃən］ 反対暗示〔医学〕.
count·er·trac·tion ［kàuntə:trǽkʃən］ 反対牽引〔法〕.
count·er·trans·fer·ence ［kàuntə:trǽnsfərəns］ 逆転移〔医学〕.
count·er·trans·port ［kàuntə:trǽnspɔ:t］ 対向輸送〔医学〕.
c. immunoelectrophoresis 対向免疫電気泳動〔医学〕.
counting cell 血球計算室.
counting chamber 血〔球計〕算板〔医学〕，計算盤，血球計算室.
counting fingers (CF) 指数弁.
counting register 度数計.
countrate meter 計数率計.
coup ［kú:(p)］ [F] 打撃，= stroke.
c. de fouet 足底筋肉破裂と鋭痛，= lawn tennis leg，whip lash injury.
c. de glotte 声門衝撃（発声時の衝撃的硬起音）.
c. de sang 脳充血，= congestion of brain.
c. de soleil 日射病，= sun-stroke.
c. injury 衝撃側損傷〔医学〕，直接打撃.
c. injury of brain 脳の衝撃側損傷（衝撃を受けた側の頭蓋骨の直下に起こる損傷）.
c. sur coup (csc) （治療薬を少量ずつ頻繁に投与すること）.
cou·ple ［kʌ́pl］ ① ２個，夫婦. ② 偶力，力対（物理学）. ③ 連星（天文），= binary star. 形 coupled.
c. psychotherapy 夫婦療法.
coupled beat 連結拍動，= bigeminal pulse.
coupled extrasystole 連結性期外収縮〔医学〕（先行正常心拍と心室性期外収縮両者の RR 間隔すなわち連結期が常に固定しているもの）.
coupled oscillation 連成振動.
coupled pulse 二連脈〔医学〕，二段脈〔医学〕，= bigeminal pulse.
coupled reaction 連関反応〔医学〕（連関した反応群）.
coupled rhythm 連結性律動（第２心拍は脈拍として感じないことがある）.
coupled transport 共役輸送〔医学〕.
cou·pling ［kʌ́pliŋ］ ① 連結期（心臓期外収縮とその前の正常収縮との間の時間をいう）. ② 相引（遺伝子相互の牽引力 (Bateson)）. ③ 配偶，共役〔医学〕，結合，抱合(化合物の). ④発色現象.

c. assay 共役活性測定〔医学〕.

c. color カップリング染料(分子内にある種の構造があって，染色後ジアゾ基が加わると，新しいアゾ基が誘導されるような性状をもつ顕色染料).

c. defect 縮合障害.

c. factor 共役因子.

c. interval 連結期〔医学〕，連結間隔.

c. phase 相引相.

c. process カップリング法〔医学〕，結合過程.

c. scheme 結合方式.

c. site 共役部位〔医学〕.

cou·rap [kú:rəp, ku:rǽp] (インドでみられる皮膚瘙痒症).

cour·ba·ture [ku:rbətú:r] [F] ①筋痛. ②潜函病.

Cournand, Andre Frederic [ku:rnán] カーナンド(1895-1988，フランス出身の内科医．クールナンともいう．心肺機能の権威者．心臓カテーテル法を臨床的に応用し，また心疾患の鑑別診断にその有用性と安全性を立証し，今日広く行われている標準的方法に発展させた．その功績により D. W. Richards, W. T. O. Forssmann とともに1956年度ノーベル医学・生理学賞を受けた).

course [kɔ́:s] ①経過〔医学〕，過程. ②道順. ③課目(学校の).

c. of fever 熱経過〔医学〕.

c. of long duration 長い経過〔医学〕.

c. of short duration 短い経過〔医学〕.

cour·ses [kɔ́:siz] 月経，= menses.

Courtoi sign [ku:rtwá sáin] クールトア徴候(大脳性昏睡において，仰臥位で頭部を胸に向かい前屈させると病巣側の下肢が曲がる).

court-plaster 絆創膏〔医学〕.

court·ship [kɔ́:ʧip] 求愛〔医学〕.

Courvoisier, Ludwig G. [kù:rvwaziéi] クールヴォアジエ(1843-1918，フランスの外科医).

C. gallbladder クールヴォアジエ胆嚢(胆管慢性閉鎖性の拡張した胆嚢).

C. law クールヴォアジエ法則(胆管が結石により閉鎖されても胆嚢の拡張はまれにしか起こらないが，他の原因で閉鎖されるときはしばしば起こる)，= Courvoisier sign.

C. sign クールヴォアジエ徴候(黄疸を伴う胆嚢の腫大は，膵頭の癌が原因であることが多い).

C.-Terrier syndrome クールヴォアジエ・テリエー症候群(ファーター膨大部の腫瘍に起こる症候群で，胆嚢膨張，貯留性黄疸，白色糞便などを伴う).

Coutard, Henri [ku:tá:r] クータール(1876-1949，フランスの放射線学者．喉頭癌のX線療法および遷延分割照射療法を考案した).

Couton dis·ease [kú:tən dizí:z] クートン病(結核性脊椎症).

cou·vade [ku:vá:d] クーバード(妻の産褥期中，夫が病を装う民俗的習慣).

c. syndrome クーバード症候群.

Couvelaire, Alexandre [ku:vəléər] クーベレーア(1873-1948，フランスの産科医).

C. uterus クーベレーア子宮〔症〕(胎盤溢血とも呼ばれ，子宮筋層内に出血をきたし，子宮漿膜面が暗赤紫色にみえる状態)，= uterine apoplexy, uteroplacental apoplexy.

cou·ver·cle [kú:və:kl] [F] 血管外凝血(血餅).

cou·veuse [ku:vjú:z] [F] ①保温期(育児用の). ②孵卵期.

Cova point [kóuvə pɔ́int] コバ点(妊娠性腎盂炎では肋骨腰椎角の頂点に圧痛がある).

co·va·lence [kouvéiləns] 共有原子価〔医学〕.

co·va·lent [kouvéilənt] 共有結合〔形〕の.

c. bond 共有結合〔医学〕.

c. bonding 共有結合形成〔医学〕.

c. modification 共有結合修飾〔医学〕.

covalently closed circular DNA 共有結合閉環状DNA〔医学〕.

co·var·i·ance [kouvéəriəns] 共分散〔医学〕.

co·var·i·a·tion [kouvèəriéiʃən] 共変動(統計用語).

cove plane 弓状平面.

cov·el·lite [kávəlait] 銅藍 CuS, = covelline.

coveplane T wave 弓面T波，= coronary T wave.

cov·er [kʌ́vər] ①被覆する. ②引き受ける. ③被覆〔医学〕.

c. cell 被覆細胞.

c. coat 矯味薬.

c. dentin(e) 外被デンチン.

c. glass かぶせグラス〔医学〕，カバーグラス，覆いガラス(顕微鏡標本の切片の上から封入するときに用いる薄いガラス).

c. mold 前型(樹脂の).

c. slip かぶせグラス〔医学〕，= cover glass.

c. slip impression preparation かぶせグラス捺(なつ)印標本〔医学〕.

c.-slip preparation 覆いガラス標本(血球またはほかの鏡検用標本を覆いガラスを用いてつくったもの)，= coverglass preparation.

c. test 遮蔽試験(眼筋機能を検査するため一方の目を覆うこと).

c.-uncover test 遮蔽-非遮蔽試験.

covered anal stenosis 被覆性肛門狭窄〔医学〕.

cov·er·ing [kʌ́vəriŋ] 被覆〔医学〕.

c. disease ウマの性病，包皮病，= dourine.

c. effect 被覆効果〔医学〕.

c. epithelium 被蓋上皮〔医学〕.

c. factor 被覆因子.

c. gene 被覆遺伝子〔医学〕.

c. operation 対称操作.

c. power 被覆力〔医学〕.

covert sensitization 潜在的感作.

CoVF cobra nenom factor コブラ毒因子の略.

cow [káu] カウ〔医学〕.

c. bezoar 牛黄ごおう(ウシの胆嚢に生じた結石で，解熱・強壮薬)，= bezoar bonis, oriental bezoar.

c. gait ウシ歩行(膝内反によるウシのような動揺性歩行).

c.-hocked ウシ踝関節をもつ(ウマの踝関節がウシのそれのように異常に接近しているものについていう).

c.-lot itch = ground itch.

c. milk 牛乳.

c. milk anemia 牛乳貧血(小児の鉄欠乏性貧血の一種).

c. milk protein intolerance 牛乳タンパク不耐症.

c. parsley ヤマニンジン.

c. tail = mare's tail.

Cowden disease カウデン病(多発性過誤腫症候群．Cowden は初めて報告された患者の名前)，= multiple hamartomasyndrome.

Cow·dria [káudriə] カウドリア属(リケッチア科 *Rickettsiaceae* の一属，家畜の心水病 heartwater の病原体 *C. ruminantium* は *Ambloyomma* 属のダニによって媒介される).

Cowdry, Edmund V. [káudri] カウドリー(1888-1975，アメリカの解剖学動物学者．1925年にヒツジの血色素尿症 heartwater の病原体を発見し，その業績に基づき，リケッチア科の一属 *Cowdria* が命名された).

C. type A inclusion bodies カウドリーA型封入〔小〕体.
cowl [kául] 頭布，僧帽，= pilleus.
c.-muscle 僧帽筋，= cucullaris, musculus trapezius.
Cowling for·mu·la [káuliŋ fɔ́:mjulə] カウリング式（小児に投与する薬品の分量を計算する式は次のようになる），= Cowling rule.

$$\frac{\text{成人量} \times \text{小児の年齢}}{24} = (\text{小児量})$$

Cowper, William [káupər] カウパー（1666–1709, イギリスの外科医，解剖学者）.
C. cyst カウパー嚢腫（カウパー腺の停滞によるもの）.
C. gland カウパー腺（男性尿道球部の両側にある粘液腺すなわち球尿道腺），= bulbourethral gland, Méry gland.
C. ligament カウパー靱帯（大腿筋膜の恥骨櫛に付着している部分）.
cow·pe·ri·an [kaupí:riən] （Cowper に関する，または彼の記した）.
cow·per·i·tis [kàupəráitis] カウパー腺炎〔医学〕.
Cowpox virus 牛痘ウイルス（ポックスウイルス科のウイルスで，搾乳などでウシから感染し，皮疹，潰瘍をきたす）.
cow·pox [káupɑks] 小痘瘡〔医学〕，乳痘〔医学〕，牛痘〔医学〕，= vaccinia bovis.
c. vaccine 牛痘ワクチン〔医学〕.
COX cyclooxygenase シクロオキシゲナーゼの略.
Cox, Herald Rae [káks] コックス（1907生，アメリカの細菌学者）.
C. treatment コックス療法（等張食塩水を静注するコレラの療法）.
C. vaccine コックスワクチン（卵黄嚢の培養により得た *Rickettsia prowazekii* からつくったもの）.
C. yolk-sac method コックス卵黄嚢培養法（発育鶏卵の卵黄嚢に直接リケッチアを接種して培養する方法）.
coxa [káksə] ① 寛骨〔部〕，= hip. ② 股関節部，= hip joint. 複 coxae. 形 coxal.
c. adducta 内反股，= coxa vara.
c. magna 大股，過大〔大腿〕骨頭（大腿骨頭が病的に肥厚した状態）.
c. plana 扁平股.
c. valga 外反股〔医学〕（大腿骨の頸部の軸と大腿骨骨幹軸のなす角度（頸体角）が正常より大きいもの. 内反股 coxa vara の反対）.
c. vara 内反股〔医学〕（大腿骨の頸体角が正常より小さいもの），= coxa adducta, c. flexa.
c. vara luxans 脱臼性内反股.
cox·ag·ra·phy [kɑksǽgrəfi] 股関節造影（撮影）〔法〕〔医学〕.
coxal bone [TA] 寛骨，= os coxae [L/TA].
coxal gland 基節腺.
cox·al·gia [kɑksǽlʤiə] 股関節痛〔医学〕，= coxalgy.
coxalgic luxation 結核性股関節脱臼.
coxalgic pelvis 股関節痛骨盤.
cox·an·ky·lom·e·ter [kàksənkilámitər] 股関節病測定器.
cox·ar·thria [kɑksá:θriə] 股関節炎，= coxitis.
cox·ar·thri·tis [kàksɑ:θráitis] 股関節炎，= coxitis.
cox·ar·thro·ca·ce [kàksɑ:θrəkéisii:] 股関節真菌症.
coxarthrolisthetic pelvis 股関節すべり症骨盤.
cox·ar·throp·a·thy [kàksɑ:θrápəθi] 股関節病.
cox·arth·ro·sis [kàksɑ:θróusis] 変形性股関節症〔医学〕.
Coxe, Warren Winfield [káks] コックス（1886生，アメリカの心理学者）.
Cox·i·el·la [kàksiélə] コクシエラ属（1菌種 *C. burnetii* のみが含まれる. かつてはリケッチアに分類されていたが，現在では遺伝学的にレジオネラ属の近縁とされている. 接種実験を初めて報告したアメリカ細菌学者 Herald R. Cox にちなんで命名された）.
C. burnetii Q熱コクシエラ（偏性細胞内寄生性の細菌で，人獣共通感染症であるQ熱の原因となる）.
cox·i·tis [kɑksáitis] 股関節炎〔医学〕.
c. cotyloidea 寛骨臼股関節炎.
c. fugax 一過性良性股関節炎.
cox·o·dyn·ia [kàksədíniə] 股関節痛〔医学〕，= coxalgia.
cox·o·fem·o·ral [kàksəfémərəl] 股大腿の.
cox·op·o·dite [kɑksápoudait] 基節（昆虫の），底節，= coxa.
cox·ot·o·my [kɑksátəmi] 股関節切開〔術〕〔医学〕.
cox·o·tu·ber·cu·lo·sis [kàksoutjubə̀:kjulóusis] 股関節結核.
Cox·sack·ie·vi·rus [kɑksǽki:vaiərəs] コクサッキーウイルス（ピコルナウイルス科のウイルスで，A群とB群に分けられる. かぜ症候群，無菌性髄膜炎を起こすほか，A群は手足口病，ヘルパンギーナ，B群は心筋炎，流行性筋痛症などの原因となる. アメリカ・ニューヨーク州コクサッキー町に在住していた2名の患者から Dalldorf と Sickles が1948年に分離したウイルス）.
co·zy·mase [kouzáimeis] コチマーゼ，〔発酵〕補酵素，= coenzyme I, codehydrogenase I, diphosphopyridine nucleotide.
Cozzolino zone [kouzóulinou zóun] コゾリーノ帯，= fissula ante fenestram.
CP ① candle power 燭光力の略. ② cerebral palsy 脳性麻痺の略. ③ chemically pure 化学的純粋の略. ④ clitical path クリティカルパスの略. ⑤ cor pulmonale 肺性心の略. ⑥ creatine phosphate クレアチンリン酸の略.
Cp （ルテチウム（Lu）の旧名：cassiopeium の元素記号），= Lu.
CPA ① cardiopulmonary arrest 心肺停止の略. ② cyclophosphamide シクロフォスファミドの略.
CPAOA cardiopulmonary arrest on arrival 来院時心肺停止状態の略.
CPAP continuous positive airway pressure 持続的気道陽圧の略.
CPBA competitive protein binding assay 競合タンパク結合測定法の略.
CPC clinicopathological conference 臨床病理検討会の略.
CPCR cardiopulmonary-cerebral resuscitation 心肺脳蘇生法の略.
CPD ① cephalopelvic disproportion 児頭骨盤不均衡の略. ② citrate-phosphate-dextrose solution クエン酸-リン酸-デキストロース液の略.
CPE cytopath(ogen)ic effect 細胞変性効果の略.
CPEO chronic progressive external ophthalmoplegia 慢性進行性外眼筋麻痺〔症〕の略.
CPH chronic paroxysmal hemicrania 慢性発作性片側頭痛の略.
CPK creatine phosphokinase クレアチンリン酸酵素の略.
CPM ① central pontine myelinolysis 橋中心髄鞘崩壊症の略. ② continuous passive motion 持続他動運動の略.
cpm ① cycles per minute サイクル毎分の略. ② counts per minute カウント毎分の略.

CPP ① cyclopenteno-phenanthrene formula の略. ② cerebral perfusion pressure 脳灌流圧の略.
CPPB continuous positive pressure breathing 持続陽圧呼吸の略.
CPPD calcium pyrophosphate deposition disease カルシウムピロリン酸沈着症の略.
CPPV continuous positive pressure ventilation 持続的陽圧換気法の略.
CPR ① cardiopulmonary resuscitation 心肺蘇生法の略. ② computer based patient record 健康情報のコンピュータ管理の略.
cps cycles per second サイクル毎秒の略.
CPT ① critical path team クリティカルパスチームの略. ② Current Procedural Terminology 最新専門用語集の略(アメリカ医師会より公表).
CPTE chronic pulmonary thromboembolism 慢性肺血栓塞栓症の略.
CR ① complement receptor 補体レセプターの略. ② complete response 完全寛解の略. ③ computerized radiography コンピュータX線撮影〔法〕の略.
C/R cardiothoracic ratio 心胸〔郭〕比の略(X線上, 心臓の最大幅と胸部の比. 心拡大の指標).
CR lead 胸部右手誘導(不関電極を右手に置く胸部誘導).
Cr chromium クロムの元素記号.
Crab Orchard salt [krǽb ɔ́:tʃəd sɔ́:lt] クラブオーチャード塩(アメリカ・ケンタッキー州の Crab Orchard に湧出する水を蒸発させて得られる錯塩).
crab [krǽb] カニ[蟹](甲殻類, 軟甲類, 十脚目, 短尾群のものの俗称).
c. apple 野生リンゴ[林檎].
c.-eating monkey カニクイザル〔医学〕.
c. eye カニ眼石(ザリガニの胃中にある結石で, 眼異物の除去に用いる).
c. louse ケジラミ[毛虱], = morpion, *Phthirus pubis*.
c. stone カニ石(ザリガニの胃壁にみられる円板状結石).
c. yaws カニ状フランベジア, カニ状イチゴ腫(足底の角化とイチゴ腫との併発症で亀裂と潰瘍を生じ, カニのような歩行にちなむ名称).
Crabtree, Herbert [krǽbtri:] クラブトリー(イギリスの生化学者).
C. effect クラブトリー効果(逆パスツール効果ともいう. 細胞の酵素消費がグルコース添加により抑制される現象).
cra·chote·ment [kraʃotmɑ́n] [F] 放唾困難〔症〕.
crack [krǽk] ① ひび割れ, 亀裂〔医学〕. ② つまわれ, = sand crack. ③ クラック(精製結晶コカインの俗称).
c. baby クラックベビー(薬物中毒者から生まれた障害児を意味する).
c. cocaine クラックコカイン(コカインの誘導体吸入で短期間, 強力な幸福感をきたす. 比較的安価で習慣性もきたしやすい).
cracked [krǽkt] 分解した〔医学〕.
c. gas 分解ガス〔医学〕.
c. gasoline 分解ガソリン〔医学〕.
c. heel 亀裂踵, = keratodermia plantare sulcatum.
c. nipple 乳頭亀裂.
c.-pot note 破壷様呼吸音.
c.-pot resonance 破壷共鳴音, = cracked-pot sound.
c. pot sign 破壷音徴候.
c.-pot sound 破壷音(気管に通ずる空洞上を打診するときに聴取される音響).
c. residue 分解残油〔医学〕.
c. tooth syndrome ひび割れ歯牙症候群〔医学〕.
crack·ing [krǽkiŋ] クラッキング(沸点の高い石油成分を分解し, 分子量の小さい炭化水素にすること).
c. distillation 分解蒸留〔医学〕.
c. sound 乳化音〔医学〕.
c. test 亀裂試験〔医学〕.
crac·kles [krǽklz] パチパチ音〔医学〕, クラックル(断続性ラ音の一つ).
crackling jaw 慢性顎関節脱臼.
crackling rale 破裂性ラ音〔医学〕, 有響性ラ音, = subcrepitant rale.
cra·dle [kréidl] ① 離被架(傷口から寝具を離れさせるための装置). ② 揺籃(ゆりかご).
c. cap 乳児頭部脂漏性湿疹, 乳痂(脂肪と垢からなる乳児頭頂の帽状滲出物), = crusta lactea.
c. pessary 揺籃式ペッサリー.
Crafoord, Clarence [krǽfuə:d] クラフォード(1899–1984, スウェーデンの外科医. ヨーロッパにおける心臓外科の創始者の一人. 1945年動脈縮窄症に対する切除手術に世界で初めて成功. 1953年 Björk-Crafoord の心房中隔欠損周囲結紮閉鎖手術を発表し, 1954年アメリカの Gibbon と同時に初めて人工心肺を使用し心房中隔欠損の直視下手術に成功した).
Craft, Leo M. [krɑ́:ft] クラフト(1863–1938, アメリカの神経学者).
C. test クラフト試験(錐体路疾患において, 脚を伸ばし筋肉を弛緩して, 踝部を上方に軽く撫でると, 足の母指が背屈する).
craft palsy 職業麻痺.
Craigie tube クレイギー管〔医学〕.
Cramer, Friedrich [kréimər] クレーマー(1847–1903, ドイツの外科医).
C. splint クレーマー副子(針金副子).
C. wire splint クレーマー線副子.
cramp [krǽmp] 痙攣〔医学〕, 痙直(こむら返り).
c. bark クランプ皮, キョウレン[莢蓮]皮(スイカズラ科ガマズミ属のカンボク *Viburnum opulus* の皮, 月経困難症など子宮の機能障害に用いる).
c. of bladder 膀胱痙攣.
c. of swallowing 嚥下痙攣, = deglutition cramp.
c. pains 痙攣陣痛〔医学〕.
cram·pi [krǽmpi] こむら返り, 痙直.
Crampton, Charles Ward [krǽmptən] クランプトン(1877–1964, アメリカの医師).
C. test クランプトン試験(健康状態の試験法で, 仰臥および直立位置における血圧および脈拍の差を求め, 75以上は良, 65以下は不良とする).
Crampton, Sir Philip [krǽmptən] クランプトン(1777–1858, アイルランドの外科医).
C. line クランプトン線(総腸骨動脈の位置を腹壁上に知る線で, 最下肋軟骨先端から腸骨稜に達し, 上前腸骨棘の直下に至る線).
C. muscle クランプトン筋(強膜に停止する毛様体筋の部分), = Brücke muscle.
cranberry bark = *Viburnum*.
Crandall, Barbara F. [krǽndɔ:l] クランダル(アメリカの医師).
C. syndrome クランダル症候群(性機能低下, 聴力障害, 捻転毛など常染色体劣性遺伝).
crani- [kreini] 頭蓋との関係を表す接頭語.
cra·ni·ad [kréiniæd] 頭の方に.
cra·ni·al [kréiniəl] [TA] ① 頭方, = cranialis [L/TA]. ② 上〔方〕の, 頭蓋の.
c. arachnoid 脳クモ膜.
c. arachnoid mater [TA] 脳クモ膜, = arachnoidea mater cranialis [L/TA], arachnoidea mater encephali [L/TA].
c. arteritis 頭蓋動脈炎, 側頭動脈炎, = giant cell arteritis, temporal arteritis.

c. autonomic system 頭部自律〔神経〕系〔医学〕.
c. base [TA] 頭蓋底, = basis cranii [L/TA].
c. bones 頭蓋骨, = ossa cranii.
c. capacity 頭蓋内容量.
c. cartilaginous joints [TA] 頭蓋の軟骨結合, = juncturae cartilagineae cranii [L/TA].
c. cavity [TA] 頭蓋腔, = cavitas cranii [L/TA].
c. conduction 頭蓋骨伝導.
c. cracked-pot sound 頭〔蓋〕内破壺音〔医学〕, 頭蓋破壺音, = Macewen sign.
c. dura mater [TA]〔脳〕硬膜, = dura mater cranialis [L/TA], dura mater encephali [L/TA].
c. epidural space 脳硬膜上腔.
c. fibrous joints [TA] 頭蓋の線維性の連結, = juncturae fibrosae cranii [L/TA].
c. flexure 脳弯曲.
c. fossa 頭蓋窩.
c. gaps 〔先天性〕頭蓋裂孔.
c. genital fold 胚種腺前ヒダ, = progonal fold.
c. index 頭蓋指数(頭蓋長広係数とも呼ばれ, 頭蓋の最大広×10を最大長で除した比で, 次の種類が区別される).

超長頭蓋	X－64.9	長頭蓋	70.0－74.9
過長頭蓋	65.0－69.9	中頭蓋	75.0－79.9
短頭蓋	80.0－84.9	超短頭蓋	90.0－X
過短頭蓋	85.0－89.9		

c. meningocele 頭蓋髄膜瘤(二分頭蓋により, 髄膜が嚢胞をつくって突出しているもの).
c. mesonephros 頭側中腎.
c. nerve injury 脳神経障害.
c. nerve neoplasm 脳神経新生物(腫瘍)〔医学〕.
c. nerve nuclei 脳神経核〔医学〕.
c. nerve palsy 脳神経麻痺(脳に存在する左右一対ずつの視神経など各神経が, 何らかの原因で単数または複数麻痺を生じた場合をいう).
c. nerves [TA] 脳神経, = nervi craniales [L/TA].
c. part [TA] 頭部*, = pars cranialis [L/TA].
c. pia mater [TA]〔脳〕軟膜, = pia mater cranialis [L/TA], pia mater encephali [L/TA].
c. polyneuritis 多発脳神経炎〔医学〕.
c. reflex 脳神経反射.
c. root [TA] 延髄根, = radix cranialis [L/TA].
c. segment 頭蓋節(頭頂, 後頭, 前頭の一つ).
c. sensory ganglion [TA] 感覚性脳神経節*(脳神経の感覚性神経節), = ganglion sensorium nervi cranialis [L/TA].
c. sinus 硬膜静脈洞, 頭蓋静脈洞, = sinus duraematris.
c. sinus thrombosis 硬膜静脈洞血栓症〔医学〕.
c. sound 頭蓋音〔医学〕.
c. stenosis 頭蓋狭窄〔症〕〔医学〕.
c. sutures [TA] 頭蓋の縫合, = suturae cranii [L/TA].
c. synchondroses [TA] 頭蓋の軟骨結合, = synchondroses cranii [L/TA].
c. syndesmoses [TA] 頭蓋の靱帯結合, = syndesmoses cranii [L/TA].
c. synovial joints [TA] 頭蓋の滑膜性連結, = articulationes cranii [L/TA].
c. vertebra 頭蓋顔面骨(脊椎の残遺物と考えられている).
cra·ni·a·lis [krèiniéilis] [L/TA] 頭側, = cranial [TA].
cra·ni·am·phit·o·my [krèiniæmfítəmi] 頭蓋周囲切開(脳内圧を除去するため).
Cra·ni·a·ta [krèiniéitə] 有頭動物類〔脊椎動物門〕, = Vertebrata.
cra·ni·ec·to·my [krèiniéktəmi] 頭蓋骨切除〔術〕〔医学〕.
cranio- [kréiniou] 頭蓋との関係を表す接頭語.
cra·ni·o·au·ral [krèiniouɔ́:rəl] 頭蓋と耳の.
cra·ni·o·ba·sal [krèinioubéisəl] 頭蓋基底〔鼻根〕線の, = basinasal.
craniobuccal cyst ラトケ嚢の嚢胞.
craniobuccal pouch 頭蓋頬嚢(口道の背側憩室で, 下垂体の上皮部または口部に発育するもの), = Rathke pouch.
craniocardiac reflex 脳神経心臓反射.
craniocaudal view 頭尾像〔医学〕.
cra·ni·o·cele [kréiniəsi:l] 頭蓋瘤〔医学〕, 頭蓋ヘルニア〔医学〕(頭蓋内容のヘルニア).
cra·ni·o·ce·re·bral [krèiniousərí:brəl] 頭蓋と大脳の.
cra·ni·o·cer·vi·cal [krèiniousə́:vikəl] 頭蓋頸椎の.
c. part [TA] 頭部と頸部, = pars craniocervicalis [L/TA].
cra·ni·oc·la·sis [kreiɑ́kləsis] 砕頭術, 胎児砕頭〔術〕〔医学〕, = cranioclasty.
cra·ni·o·clasm [kréiniəklæzəm] 砕頭術, = cranioclasty.
cra·ni·o·clast [kréiniəklæst] 砕頭器.
cra·ni·o·clast·y [kréiniəklæ̀sti] 砕頭〔術〕.
cra·ni·o·clei·do·dys·os·to·sis [krèiniəklàidoudàisɑstóusis] 鎖骨頭蓋骨形成不全〔症〕, = cleidocranial dysostosis.
craniodiaphyseal dysplasia 頭蓋・骨幹異形成症.
cra·ni·o·did·y·mus [krèinioudídiməs] 二頭奇形.
cra·ni·o·fa·cial [krèinioufèiʃəl] 頭蓋顔面の.
c. angle 頭蓋顔面角(篩骨蝶形骨縫合中央で顔底軸と脳底軸とがなす角).
c. axis 頭蓋基底軸.
c. disjunction 頭蓋顔面分離〔医学〕.
c. dysostosis 頭蓋顔面骨形成不全〔症〕〔医学〕, 頭蓋骨顔面異骨症(頭蓋骨と同時に顔面骨縫合の早期癒合が起こった状態), = Crouzon disease, hereditary craniofacial dysostosis, ocular hypertelorism.
c. dysraphism 頭蓋顔面縫合不全〔医学〕.
c. microsomia 小頭蓋顔面症〔医学〕.
c. surgery 頭蓋顔面外科〔学〕〔医学〕.
cra·ni·o·fe·nes·tria [krèinioufənéstriə] 頭蓋有窓症, 頭蓋骨欠損〔症〕〔医学〕.
cra·ni·og·no·my [krèiniɑ́gnəmi] 頭蓋骨相学.
cra·ni·o·graph [kréiniəgræf] 頭蓋撮影装置(各種の頭蓋撮影法を正確に行うために, 頭部の固定傾斜角やX線照射方向を高精度で設定できる装置で, 頭蓋の諸径, 角度などの測定も可能).
cra·ni·og·ra·phy [krèiniɑ́grəfi] 頭蓋描画法.
cra·ni·o·la·cu·nia [krèinioulәkjú:niə] 頭蓋裂孔〔医学〕.
cra·ni·ol·o·gy [krèiniɑ́lədʒi] 頭蓋学〔医学〕(骨相学), = phrenology.
cra·ni·o·ma·la·cia [krèinioumәléiʃiə] 頭蓋骨軟化〔症〕(くる病の), = craniotabes.
craniomaxillofacial surgery 頭蓋顎顔面外科〔医学〕.
cra·ni·o·me·nin·go·cele [krèiniouminíŋgəsi:l] 頭蓋髄膜瘤.
craniometaphyseal dysplasia 頭蓋・骨幹端異形成症.
cra·ni·om·e·ter [krèiniɑ́mitər] 頭蓋計測器.
cra·ni·o·met·ric [krèiniəmétrik] 頭蓋計測の.
c. diameter 頭蓋測定直径.
c. points 頭蓋測定(計測)点(頭蓋骨測定に用いる固定点, すなわち鼻棘点 acanthion, 歯槽点 alveolar point (prosthion), 対外後頭隆起 antinion, 星状点 asterion, 耳点 auricular point, 基底点 basion, 前頂

bregma，コロニオン coronion，涙骨点 dacryon，エントミオン entomion，眉間 glabella，下顎点 gnation (pogonion，mental point)，顎角点 gonion，ホルミオン hormion，外後頭隆起 inion，頬角点 jugale，ラムダ lambdo，頬骨点 malar point，後頭点 occipital point，前頭点 metopion，鼻根点 nasion，オベリオン obelion，眉間中点 ophryon，オピスシオン opisthion，プテリオン pterion，鼻孔点 rhinion，鼻下点 subnasal point，ステファニオン stephanion，耳上点 supraauricular point，縫線点 symphysion，頭頂 vertex).

cra·ni·om·e·try [krèiniámitri] 頭〔蓋〕計測法. 形 craniometric.

cra·ni·op·a·gus [krèiniápəgəs] 頭蓋結合体 [医学] (頭蓋癒着性重複児).

c. frontalis 頭蓋前頭結合体，= metopagus.

c. occipitalis 頭蓋後頭結合体.

c. parasiticus 寄生的頭蓋結合体，頭蓋結合寄生体.

c. parietalis 頭蓋頭頂結合体.

cra·ni·op·a·thy [krèiniápəθi] 頭蓋病，頭蓋骨障害 [医学].

cra·ni·o·pha·ryn·ge·al [krèinioufərínʤiəl] 頭蓋咽頭管の.

c. canal 頭蓋咽頭管 (胚における咽頭から下垂体前葉に至る).

c. duct 頭蓋咽頭管.

c. duct tumor 頭蓋咽頭管腫瘍，= craniopharyngioma.

cra·ni·o·pha·ryn·gi·o·ma [krèinioufərìnʤióumə] 頭蓋咽頭腫 [医学]，クラニオファリンジオーマ (下垂体下部の下垂体管から発生する良性の混合腫瘍で，嚢腫性と充実性とに区別される)，= Erdheim tumor.

cra·ni·o·phore [kréiniəfɔ:r] 頭蓋支持器 (頭蓋計測に用いるもの).

cra·ni·o·plas·ty [kréiniəplæsti] 頭蓋形成〔術〕[医学].

cra·ni·o·punc·ture [krèiniəpʌ́nkʧər] 頭蓋穿刺.

cra·ni·or·rha·chis·chi·sis [krèiniourəkískisis] 頭蓋脊椎〔披〕裂 [医学].

craniorrhachial schisis 頭蓋脊椎〔披〕裂 [医学].

cra·ni·o·sa·cral [krèiniouséikrəl] 頭蓋仙骨の.

c. nervous system 脳仙髄神経系.

cra·ni·os·chi·sis [krèiniáskisis] 頭蓋破裂，二分頭蓋 [医学] (潜在性と嚢胞性に分類される).

cra·ni·o·scle·ro·sis [krèiniəskliəróusis] 頭蓋骨硬化〔症〕(くる病の).

cra·ni·os·co·py [krèiniáskəpi] 頭蓋診察，頭蓋観察 [医学].

craniosinus fistula 頭蓋洞瘻.

cra·ni·o·spi·nal [krèiniəspáinəl] 頭蓋脊柱の.

c. arachnoid 脳脊髄クモ膜.

c. ganglia 脳脊髄神経節 [医学].

c. pia mater 脳脊髄軟膜 [医学].

c. sensory ganglion [TA]〔感覚性〕脳脊髄神経節，= ganglion craniospinale sensorium [L/TA].

cra·ni·o·stat [kréiniəstæt] 頭蓋固定器 (頭蓋計測用).

cra·ni·o·ste·no·sis [krèinioustinóusis] 狭頭症 [医学] (頭蓋骨縫合早期癒合症による)，= craniosynostosis.

cra·ni·o·sto·sis [krèiniαstóusis] 頭蓋縫合早期骨化 [医学] (craniosynostosis の原因).

cra·ni·o·syn·os·to·sis [krèiniousìnαstóusis] 頭蓋骨〔早期〕癒合症 [医学]，頭蓋縫合早期癒合〔症〕[医学]，(oxycephaly，scaphocephaly，acro-cephaly などを含む奇形頭蓋の原因).

cra·ni·o·ta·bes [krèinioutéibi:z] 頭蓋癆 [医学]，頭蓋軟化症，= craniomalacia. 形 craniotabetic.

cra·ni·o·tome [kréiniətoum] 開頭器 [医学].

cra·ni·ot·o·my [krèiniátəmi] 開頭〔術〕[医学].

c. scissors 開頭鋏 (S 字状の刃を備えた強い鋏)，= Smellie scissors.

cra·ni·o·to·nos·co·py [krèinioutənáskəpi] 頭蓋聴打診法.

cra·ni·o·to·pog·ra·phy [krèinioutəpágrəfi] 頭蓋局所解剖学 [医学].

cra·ni·o·trac·tor [krèiniətræktər] 頭蓋牽引器.

cra·ni·o·trip·so·tome [krèiniətrípsətoum] 開頭トレパン.

cra·ni·o·try·pe·sis [kreinioutripí:sis] 開頭〔術〕[医学] (トレパンによる開頭. この用語は現在使われない).

cra·ni·o·tym·pan·ic [krèiniətimpǽnik] 頭蓋鼓室の.

cra·ni·tis [kreináitis] 頭蓋炎.

cra·ni·um [kréiniəm] [L/TA]頭蓋 (ズガイ)，= cranium [TA]. 複 crania. 形 cranial.

c. bifidum 頭蓋破裂 [医学]，二分頭蓋 [医学].

c. bifidum cysticum 嚢胞性二分頭蓋 [医学].

cran·ter [krǽntər] 智歯 (第3臼歯で，これが生歯すると歯弓が完成される).

crap·u·lence [krǽpju:ləns] 宿酔，乱酔. 形 crapulent，crapulous.

crapulent amblyopia 酩酊〔性〕弱視 [医学].

crapulent colic 暴食仙痛.

crapulous diarrhea 暴飲〔食〕性下痢.

cra·sis [kréisis] ① 素質，気質. ② 母音合約.

craspedote tapeworm 片節重合条虫.

cras·sa·men·tum [kræsəméntəm] 血餅，凝血塊，= coagulun，blood clot，cruor.

cra·tae·gin [krətí:ʤin] クラテーギン (サンザシの葉および枝に含まれている苦味結晶成分).

Cra·tae·gus [krətí:gəs] サンザシ属 (バラ科 *Rosaceae* の一属).

C. cuneata サンザシ (偽果をサンザシ [山査子] *Crataegi Fructus* と呼び，止瀉，消化，駆瘀血薬).

C. oxyacantha セイヨウサンザシ，= hawthorn.

cra·ter [kréitər] かけめ (欠目)，噴火口 [医学]，弾孔，= niche. 形 crateriform.

c. formation クレータ形成 [医学].

c. hole クレータ構造，= crater ring.

c. nipple 陥凹乳頭 (乳頭が陥没して噴火口の形をなすこと).

c.-shaped 噴火口状の [医学].

cra·ter·i·form [kreitérifɔ:m] 噴火口状の [医学]，= crater-shaped.

c. ulcer 噴火口状潰瘍 [医学]，火口状潰瘍 (顔面上皮腫の一型).

cra·ter·i·za·tion [krèitərizéiʃən] 穿頭術 (噴火口状の骨片を切除する方法).

crau·nol·o·gy [krɔ:náləʤi] 治療鉱泉学，= crenology.

crau·no·ther·a·py [krɔ̀:nəθérəpi] 鉱泉水治療，= crenotherapy.

crau·ro·sis [krɔ:róusis] 萎縮症，= kraurosis.

cra·vat [krəvǽt] (三角布の先端を基底部へ向かって折った包帯).

c. bandage 三角包帯.

Craven dis·ease [kréivən dizí:z] クレーベン病，= Felty syndrome.

cra·ving [kréiviŋ] 依存〔症〕[医学]，嗜 (し) 癖 [医学].

craw-craw [krɔ́: krɔ:] クロークロー (回旋糸状虫によるアフリカ先住民の皮膚病)，= onchocersiasis.

crawl·ing [krɔ́:liŋ] 腹這い [医学]，爬行.

cray·fish [kréifiʃ] ザリガニ.

craz·ing [kréiziŋ] ひび(陶器の), 小割れ(樹脂の).
c. glaze ひび薬.
cra·zy [kréizi] 精神障害の〔医学〕, 精神錯乱の〔医学〕, 狂気の〔医学〕.
c. chick disease ひなの脳軟化症.
CRC ① concentrated red cell 濃厚赤血球の略. ② clinical research coordinator 治験コーディネーターの略.
CRD chronic respiratory disease 慢性呼吸病の略.
cream [krí:m] ① 乳脂. ② 乳剤. ③ 精華(粋).
c. of bismuth ビスマス乳剤, 蒼鉛乳剤, = cremor bismuthi.
c. of lime 石灰クリーム〔医学〕.
c. of tartar 酒石英.
cream·a·lin [krí:məlin] 水酸化アルミニウム製剤, = colloidal aluminum hydroxide.
creamed latex クリームラテックス〔医学〕.
cream·ing [krí:miŋ] クリーム分離〔医学〕.
cream·like [krí:mlaik] クリーム様の〔医学〕.
cream·om·e·ter [kri:mámitər] 乳脂〔測定〕計(牛乳中の脂肪量を百分率で測る器械).
cream·y [krí:mi] クリーム様の〔医学〕.
c. vulvitis 粘液性外陰炎(濃厚なクリーム状滲出液を伴うもの).
crease [krí:s] ① しわ〔医学〕. ② 生折れ.
c. proof 耐しわ性.
c. proofing 防しわ(皺)加工〔医学〕.
c. resist 防しわ処理.
cre·a·sote [krí:əsout] = creosote.
creatic nausea 食肉嫌忌.
cre·a·ti·nae·mia [kriətiní:miə] クレアチン血症, = creatinemia.
cre·at·i·nase [kri:ǽtineis] クレアチナーゼ, クレアチン分解酵素(クレアチンを尿素とアンモニアとに分解する酵素).
cre·a·tine [krí:ətin] クレアチン, 肉汁素 ㊗ α-methyl guanidino acetic acid (哺乳類の筋肉組織中にあり, またリン酸塩としても存在する).
c. index クレアチン指数(クレアチン忍容力(耐性)ともいい, 標準条件の下に摂取したクレアチンを保留し得る能力を表し, 甲状腺機能高進症では低値, 機能低下では高値を示す).
c. kinase (CK) クレアチンキナーゼ(Lohman が筋肉内に発見した酵素で, クレアチンリン酸の合成分解を触媒する), = creatine phosphokinase (CPK).
c. kinase isoenzymes クレアチンキナーゼアイソエンザイム(クレアチンキナーゼの同位酵素で, CK-BB, -MB, -MM が知られている).
c. phosphate リン酸クレアチン, = creatine phosphoric acid, phosphocreatine, phosphagen.
c. phosphokinase (CPK) クレアチンリン酸分解酵素(筋から逸脱する酵素, 心筋由来のものは CK-MB 分画).
c. phosphoric acid クレアチンリン酸(1927年, Eggleton により発見されたフォスファゲンの一つ), = phosphocreatine.
c. system クレアチン系(筋肉の解糖作用と攣縮系との間のリン酸移動の諸反応を営む化学的系統).
cre·a·ti·ne·mia [kriətiní:miə] クレアチン血症(血中クレアチンが3mg%以上), = creatinaemia.
cre·a·ti·ni·nase [kriətíninineis] クレアチニン酵素, クレアチニナーゼ(クレアチニンを尿素としメチルグリココルに分解する酵素).
cre·at·i·nine (Crt) [kriǽtini:n] クレアチニン(クレアチンの脱水物(メチルグリコシアミジン) $C_4H_7N_3O$ で, 生体内では筋肉・脳でクレアチンリン酸から非可逆的非酵素的脱水反応により生成されたり, クレアチンの脱水により生成される. クレアチニンは血流中に出現し腎糸球体から濾過されほとんど再吸収されることなく, 約0.25%の割合で尿中へ排出される).
c. clearance (Ccr) クレアチニンクリアランス〔医学〕(1分間に尿中に排泄された内因性クレアチニンを含む血漿量. 糸球体濾過率の評価に使われる), = creatinine clearance test.
c. coefficient クレアチニン係数(体重(kg)当たり1日に排出されるクレアチニン量(mg). 血中の正常値1〜2mg).
cre·a·ti·no·mu·tase [kri:ætinəmjú:teis] クレアチノムターゼ(クレアチン転移酵素).
cre·a·tin·u·ria [krì:ætinjú:riə] クレアチン尿〔症〕.
creative imagination 創造観念.
cre·a·tive·ness [kriéitivnis] 創造性〔医学〕, 独創性〔医学〕.
cre·a·tor·rhea [krì:ætərí:ə] 筋線維便(不消化筋肉線維が糞便に排泄されること).
creb·u·ria [kri:bjú:riə] 放尿頻回, 尿意頻数, = pollakiuria, pollakisuria.
crèche [kréʃ] [F] 託児所, 保育所.
Credé, Benno C. [krədé:] クレーデ(1847-1929, ドイツの外科医).
C. antiseptic クレーデ滅菌薬(クエン酸銀), = itrol, silver citrate.
C. ointment クレーデ軟膏(コラルゴル15, 水5, 白ろう(蝋) 10, 安息香豚脂70からなる消毒薬).
C. soluble silver クレーデ水溶性銀, = collargol.
C. treatment クレーデ療法(膠様銀剤を外科に導入した), = Credé argentum.
Credé, Karl Sigmund Franz [krədé:] クレーデ(1819-1892, ドイツの産婦人科医).
C. expression クレーデ胎盤圧出法(後産期出血が多いとき, または後産娩出が2時間以上遷延するとき, 腹壁を通して子宮底を把握し, 胎盤を圧出する方法).
C. incubator クレーデ恒温器(早産児用の恒温装置).
C. maneuver クレーデ法〔医学〕.
C. method クレーデ〔点眼〕法(新生児の淋菌性結膜炎予防のために, 1〜2%硝酸銀溶液を点眼した後, 食塩水で洗浄する方法).
cre·den·tial·ing [kridénʃəliŋ] 信頼調査, 資格調査.
creek [krí:k] 室(脳または心臓の).
c. dots 網膜上小斑点.
creep [krí:p] ほふく(匍匐), クリープ.
creep·ing [krí:piŋ] 四つ這い〔医学〕.
c. chill は(爬)行性悪寒.
c. discharge 沿面放電.
c. disease 皮膚ふく(匐)行疹〔医学〕, 皮膚爬行症〔医学〕, 蚓線病いんせんびょう, 蚯線病きゅうせんびょう, 蛆隧症そついしょう(ウマバエの仔虫が皮膚組織内をふく行するために発現する線状疹で, 時には, タラ[鱈], コチ[鯒]などの生食により, その筋肉などに被嚢仔虫として寄生する有棘顎口虫が経口的に感染し, 仔虫は胃, 腹腔, 筋肉を穿って皮下, 皮内を匐行するためにも顕症する), = creeping eruption, creeping sickness, dermatitis linealis migrans, gnathostomiasis cutanea, hyponomoderma, stand-worm disease.
c. eruption 皮膚ふく(匐)行疹〔医学〕, 皮膚爬行症, 移動性線状疹, = creeping disease.
c. in 潜入〔医学〕.
c. movement ほふく(匍匐)運動.
c. myiasis ハエ幼虫皮膚爬行症(ハエ幼虫が皮下を移動することにより生ずる疾病), = larva migrans.
c. out 忍び出し〔医学〕.
c. palsy (進行性筋萎縮症), = progressive muscular atrophy.
c. paralysis (脊髄癆), = locomotor ataxia.
c. substitution 漸次置換.

C

c. thrombosis 移行性血栓症〔医学〕，匍匐性血栓症．
c. thyme 百里香，イブキジャコウソウ〔伊吹麝香草〕（セルピルムソウ），= herba serpylli.
c. ulcer 蛇行性潰瘍〔医学〕，= serpiginous ulcer.
cre·mas·ter ［kriːmǽstər］［TA］① 精巣挙筋，= musculus cremaster（♂）［L/TA］．② 懸垂体．形 cremasteric.
c. muscle 精巣挙筋，挙睾筋（精巣挙筋の旧名）．
c. reflex 精巣挙筋反射〔医学〕，挙睾〔筋〕反射〔医学〕．
crem·as·ter·ic ［krìːmæstérik］ 精巣挙筋の．
c. artery（♂）［TA］精巣挙筋動脈（挙睾筋動脈），= arteria cremasterica（♂）［L/TA］．
c. contraction 精巣挙筋収縮〔医学〕，挙睾筋収縮〔医学〕．
c. fascia ［TA］精巣挙筋筋膜，= fascia cremasterica［L/TA］．
c. muscle 精巣挙筋〔医学〕，挙睾筋〔医学〕．
c. reflex 挙睾筋反射〔医学〕，精巣挙筋反射（大腿内側上部の皮膚を軽く刺激すると，同側の精巣が反射的に吊り上がる．その中枢は $L_{1\text{-}2}$ で，錐体路の障害では消失または減弱する）．
Crem·as·tra ［kriːmǽstrə］ サイハイラン〔采配蘭〕属（ラン科の一属）．
C. appendiculata サイハイラン（日本産サレップ根 Salep Tuber（緩和薬）の原植物）．
cre·ma·tion ［kriːméiʃən］ 火葬〔医学〕．
crem·a·tor·i·um ［krèmətɔ́ːriəm］ 火葬場，= crematory.
crem·a·tory ［krémətəri］ 火葬場〔医学〕．
crem·no·carp ［krémnəkɑːp］ 双懸果．
crem·no·cele ［krémnəsiːl］ 陰唇ヘルニア，= labial hernia.
crem·no·pho·bia ［krèmnoufóubiə］ 懸崖恐怖症，絶壁恐怖〔症〕〔医学〕．
cre·mor ［kríməːr］ クリーム．→ cream.
crem·ule ［krémjul］ クレムール（少量のチョコレートを加えた賦形薬）．
cre·na ［kríːnə］ 裂，溝，隙．複 crenae.
c. analis ［L/TA］殿裂*，= intergluteal cleft［TA］．
c. ani ［L/TA］殿裂，= natal cleft［TA］．
c. clunium 殿裂，= crena ani.
c. cordis 心裂（心室を左右に区分する表面の溝），= sulcus longitudinalis cordis.
c. interglutealis ［L/TA］殿裂，= natal cleft［TA］．
cre·nate ［kríːneit］ 溝の，裂の．
cre·nated ［kríːneitid］ 溝の，裂の．
c. cell 金米糖状赤血球〔医学〕．
c. erythrocyte 鈍鋸歯状赤血球，= crenocyte.
cre·na·tion ［kriːnéiʃən］ 円鋸歯状物，こんぺいとう（金米糖）状鋸歯形成（特に赤血球の辺縁部が収縮して凹凸を呈する状態）．形 crenate，crenated.
c. degeneration 鈍鋸歯（金米糖）状変性（granuloma fungoides にみられる真皮の変化）．
creniospinal dura mater 脳脊髄硬膜〔医学〕．
cre·no·cyte ［kríːnəsait］ こんぺいとう（金米糖）状赤血球，= crenated erythrocyte.
cre·no·cy·to·sis ［krìːnousaitóusis］ 鈍鋸歯状赤血球症．
cre·nol·o·gy ［krinálədʒi］ 治療鉱泉学．
cre·no·ther·a·py ［krìːnəθérəpi］ 鉱泉水治療．
cre·nu·la·tion ［krènjuːléiʃən］（卵形マラリア原虫が寄生して，赤血球の辺縁が鈍鋸歯状を呈すること）．
creola body クレオラ体〔医学〕．
cre·oph·a·gism ［kriəféidʒizəm］ 肉食〔主義〕，= creophagy.
cre·o·sol ［kríːəsɔːl］ クレオソール 化 4-hydroxy-3-methoxy-1-methylbenzene $C_8H_{10}O_2$（黄色油状液で，防腐剤），= homoguaiacol.
creosotal kefir クレオソート加馬乳酒．
cre·o·sote ［kríːəsout］ クレオソート $OHC_6H_4OCH_3 + OHC_6H_3CH_3OCH_3$（木タールを乾留して得られる石炭酸，クレゾール，グアヤコール（主成分）の混合物で，無色または黄色の油状液，ひなくさい香を放ち辛味を与え，結核の治療または腸管防腐剤として用いる），= creasote，creosotum，wood creosote.
c. carbonate 石炭クレオソート，= creosoti carbonas.
c. formaldehyde クレオソートホルムアルデヒド，= creosoform.
c. oil クレオソート油．
c. phenylpropionate フェニルプロピオン酸クレオソート，= proposote.
c. phosphate リン酸クレオソート，= phosote.
c. phosphite 亜リン酸クレオソート（クレオソート亜リン酸エステル），= phosphotal.
c. valerate 吉草酸クレオソート，= creosote valerianate.
cre·o·tox·i·sm ［kriətáksizəm］ = kreotoxism.
crepitant rale 捻髪音〔医学〕，コツコツ音〔医学〕．
crepitant synovitis of wrist 手くび轢音性腱鞘炎．
crep·i·ta·tion ［krèpitéiʃən］ 捻髪音〔医学〕，コツコツ音〔医学〕，咿軋音いあつおん（歯科）．形 crepitant.
crep·i·tus ［krépitəs］ 捻髪音，あつ（軋）音．
c. indux 浸潤期捻髪音（肺炎の）．
c. redux 融解期捻髪音（肺炎の）．
cre·pus·cu·lar ［kripʌ́skjulər］ 薄明の，朦朧の．
c. retina 薄明（黄昏）網膜（色覚および色消視覚の両者の作用を示す網膜の部分）．
crepy skin ちりめんじわ（縮緬皺）〔医学〕．
crescendo angina クレッセント狭心症，増強型狭心症．
crescendo murmur 漸強（増）性〔心〕雑音〔医学〕．
crescendo sleep 漸増〔性〕睡眠〔医学〕．
cres·cent ［krésənt］ ① 半月形，半月体〔医学〕，鎌．② コーヌス（眼の）．③ マラリア原虫の半月形期．形 crescentic.
c. cell 半月状細胞．
c.-cell anemia 半月状細胞貧血，= sickle-cell anemia.
c. form 半月型．
c. formation 半月形成〔医学〕．
c. operation 半月手術（外陰のみを含む会陰裂傷の手術で，外陰膣口に半月状の皮膚を剥離し，その角は溝まで達する）．
c. sign 三日月徴候〔医学〕，クレスセントサイン（骨頭軟骨下骨折線），= meniscus sign.
c. ulcer of cornea 鎌状角膜潰瘍．
crescentic glomerulonephritis 半月体〔形成〕性糸球体腎炎〔医学〕（急速進行性糸球体腎炎）．
crescentic lobule 小脳方形小葉．
crescentic lobules of cerebellum 小脳の半月小葉．
crescentic sign 半月状サイン〔医学〕．
cres·co·graph ［kréskəgræf］ 発育描画器（植物の）．
cre·sol ［kríːsɔːl］ クレゾール 化 methyl-phenol（フェノール核に結合したメチル基の位置により，オルト，メタ，パラの3異性があるが，一般に cresol とはこの3者の混合物をいう．消毒薬），= cresylic acid，hydroxy toluence，tolyl hydroxide.
c. compound solution 複合クレゾール液，= liquor cresolis saponatus.
c. naphthol クレゾールナフトール（粘性褐色の殺菌薬）．
c. red クレゾール赤 化 *o*-cresolsulfonphthalein

$(CH_3C_6H_3OH)_2CC_6H_4SO_2ONa$ (pH7.2では黄，8.8では赤となる指示薬).
cre·so·lase [krísəleis] クレゾラーゼ(*p*-cresol に作用する酵素), = tyrosinase.
cres·o·ma·nia [krìsouméiniə] 巨財幻覚.
cres·o·naph·tha·lein [krìsənǽfθəli:n] クレゾナフタレイン(pH7.2では無色，8.8では赤色を呈する指示薬).
cre·sor·cin [krisɔ́:sin] クレゾルシン $C_7H_8O_2$, = ditoluene.
cre·sot·ic ac·id [krisátik ǽsid] クレソチン酸 [化] homosalicylic acid, hydroxytoluic acid $CH_3C_6H_3(OH)COOH$ (*o*-, *m*-, *p*- の3異性体がある), = cresotinic acid.
cre·sot·i·nic ac·id [krisátinik ǽsid] クレソチニン酸, = cresotic acid.
cres·o·toyl [krísətɔil] クレゾトイル基($HO(CH_3)C_6H_3CO$-).
cre·sox·y·di·ol [krisáksidiəl] = mephenesin.
CREST syndrome クレスト症候群(汎発性強皮症の一型．石灰沈着 calcinosis (C)，レイノー症状 Raynaud phenomenon (R)，食道病変 esophageal dysmotility (E)，肢端硬化症 sclerodactylia (S)，毛細血管拡張症 telangiectasia (T)を特徴とする).
crest [krést] [TA] ①稜, = crista [L/TA]. ②肋骨頭稜, = crista capitis costae [L/TA]. ③肋骨頸稜, = crista colli costae [L/TA]. ④肋骨稜, = crista costae [L/TA]. ⑤櫛，冠. ⑥山(波の), = wave crest, crista.
c. load 限界負荷〔医学〕.
c. of alveolar bone 歯槽頂, = alveolar crest, alveolar ridge.
c. of alveolar ridge 歯槽堤稜.
c. of cochlear opening 蝸牛窓稜.
c. of fenestrae cochleae 蝸牛窓稜.
c. of greater tubercle [TA] 大結節稜, = crista tuberculi majoris [L/TA].
c. of head of rib 肋骨頭稜, = crista capituli costae.
c. of lesser tubercle [TA] 小結節稜, = crista tuberculi minoris [L/TA].
c. of nail bed 爪床小稜.
c. of neck of rib 肋骨頸稜, = crista colli costae.
c. of palatine bone 口蓋稜, = palatine crest.
c. of round window [TA] 蝸牛窓稜, = crista fenestrae cochleae [L/TA].
c. of scapular spine 肩甲棘稜.
c. of wave 波の山.
cres·ta [kréstə] 冠状体.
crestal pit 頂窩(咬合面の).
cres·yl [krésil] クレシル(①クレサロール. = cresalol. ②クレシル基(トリル基に同じ). = tolyl).
c. blue クレシルブルー, = brilliant cresyl blue.
c. hydrate 抱水クレシル, = cresol.
c. salicylate サリチル酸クレゾール $HOC_6H_4COOC_6H_4CH_3$, = cresalol.
c. violet クレシルバイオレット(オキサジン族の塩基色素で，異染色性が強く，神経または腫瘍組織の染色に用いる), = cresyl echt violet, cresyl fast v..
cres·yl·ate [krésilit] クレシル酸塩(クレゾール分子の OH 基が，塩基により置換されたもの).
Cresylecht violet stain クレシルバイオレット染色〔法〕.
cre·syl·ic ac·id [kresílik ǽsid] クレゾール酸, = cresol.
cre·ta [krí:tə] 生石灰, = chalk. [形] cretaceous.
c. praeparata 精製石灰, = elutriated calcium carbonate.
Cretan button 東洋腫, = oriental sore.
cre·tin [krí:tin] クレチン病患者. [形] cretinoid, cretinous.
cre·tin·ism [krí:tinizəm] クレチン症〔医学〕, 乳児粘液水腫.
cre·tin·is·tic [kri:tinístik] クレチン病の，クレチン病患者の, = cretinous.
cre·tin·oid [krí:tinɔid] クレチン病様の〔医学〕.
c. edema クレチン病様浮腫(Gull), = myxedema.
c. idiocy クレチン病性白痴, = cretinism.
cre·tin·ous [krí:tinəs] クレチン病の，クレチン病患者の, = cretinistic.
Creutzfeldt, Hans Gerhard [krɔ́itzfəlt] クロイツフェルト(1885-1964，ドイツの精神科医).
C.-Jakob disease (CJD) クロイツフェルト・ヤコブ病〔医学〕(プリオン PrP が原因とされる亜急性の痴呆が主徴候であり，通常発症後1年以内に死亡することが多い．神経系の変性疾患をひき起こし，海綿状変性脳症をきたし進行的で致死的な疾患である．全身倦怠，筋緊張，運動緩徐，協同運動障害，嚥下困難，構音不能などの症状が特徴), = Creutzfeldt-Jakob syndrome.
C.-Jakob syndrome クロイツフェルト・ヤコブ症候群.
crev·ice [krévis] 間隙(すきま)，凹部. [形] crevicular.
crevicular epithelium 歯肉溝上皮.
crevicular exudate 歯肉溝滲出液〔医学〕.
CRF ① corticotropin releasing factor 副腎皮質刺激ホルモン放出因子の略. ② chronic renal failure 慢性腎不全の略. ③ chronic respiratory failure 慢性呼吸不全の略.
CRH corticotropin releasing hormone コルチコトロピン(副腎皮質刺激ホルモン)放出ホルモンの略.
cri-du-chat syndrome ネコ鳴き症候群, = cat-cry syndrome, Lejeune s..
crib [kríb] ①寝台(周囲に横木をつけた乳児用の). ②格状矯正装置(歯科用).
c. death ゆりかご死〔医学〕，ベビーベッド死〔医学〕，クリブデス, = sudden infant death syndrome.
crib·ra [kríbrə] ふるい(篩)(cribrum の複数). [形] cribral, cribrate.
c. alveolaria 歯槽篩.
crib·ra·tion [kribréiʃən] ふるい分け.
crib·ri·form [kráibrifɔ:m, kríb-] ふるい(篩)状の, = cribrate, cribrose, sieve-like.
c. area [TA] 篩状野, = area cribrosa [L/TA].
c. compress ふるい(篩)状湿布.
c. fascia [TA] 篩状筋膜, = fascia cribrosa [L/TA].
c. foramina [TA] 篩孔, = foramina cribrosa [L/TA].
c. hymen 篩状処女膜〔医学〕.
c. lamina 篩板〔医学〕, = cribriform plate.
c. plate [TA] 篩板(篩骨の), = lamina cribrosa [L/TA].
c. plate of ethmoid bone 篩骨篩板.
c. spot 篩状斑(前庭神経線維が通過する前庭の小孔), = maculae cribrosae.
c. tissue 篩状組織, = areolar tissue.
cribrose cell 櫛状細胞.
crib·rum [kríbrəm] 篩板，ふるい(篩). [複] cribra.
c. benedictum 篩状野, = area cribrosa.
Cri·cet·i·nae [krisétini:] キヌゲネズミ亜科(齧歯目，リス亜目に属し，*Cricetulus*, *Cricetus*, *Mesocricetus*, *Phodopus* 属などハムスターを含む), = hamsters.
Cri·ce·tu·lus [krisí:ʧuləs] キヌゲネズミ属(キヌゲネズミ亜科の一属で，チャイニーズハムスター *C.*

griseus などを含む).
Cri·ce·tus [krisí:təs] クリセタス属(キヌゲネズミ亜科の一属で,クロハラハムスター *C. cricetus* を含む).
Crichton–Browne sign [kráitən bráun sáin] クリヒトン・ブラウン徴候(眼および唇の外角が振戦を起こす症状で,麻痺性痴呆の初期にみられる).
Crick, Francis Harry Compton [krík] クリック(1916–2004, イギリスの生物学者. 核酸の分子構造に関する研究で, J. D. Watson, M. H. F. Wilkins とともに1962年度ノーベル医学・生理学賞を受けた).
C
crick [krík] 筋肉(関節)痙攣.
cricket thigh クリケット大腿(クリケットまたはフットボールの競技においてみられる大腿隣接筋肉の腱裂).
cricking of temporomandibular joint 顎関節雑音.
cri·co·ar·y·te·noid [kràikouærití:nɔid] 輪状披裂の.
c. articular capsule 輪状披裂関節包.
c. articulation 輪状披裂関節.
c. joint [TA] 輪状披裂関節, = articulatio cricoarytenoidea [L/TA].
c. ligament [TA] 輪状披裂靱帯, = ligamentum cricoarytenoideum [L/TA].
cri·co·ar·y·te·noi·de·us [kràikouæriti:nɔ́idiəs] 輪状披裂〔筋〕.
cri·co·der·ma [kràikoudə́:mə] 輪状皮膚症.
cricoesophageal compression 輪状軟骨食道圧迫法〔医学〕.
cricoesophageal tendon 輪状食道腱(食道の横紋筋起始点にある).
cri·coid [kráikɔid] 輪状の.
c. cartilage [TA] 輪状軟骨, = cartilago cricoidea [L/TA].
c. pressure 輪状軟骨圧迫〔医学〕.
c. split operation 輪状軟骨分割術.
cri·coi·dec·to·my [kràikɔidéktəmi] 輪状軟骨切除.
cri·coi·dyn·ia [kràikɔidíniə] 輪状軟骨痛.
crico–oesophageal tendon [TA] 輪状食道腱束, = tendo cricooesophageus [L/TA].
cri·co·pha·ryn·ge·al [kràikoufəríndʒiəl] 輪状咽頭の.
c. achalasia 輪状咽頭アカラシア.
c. cartilage 輪状咽頭軟骨〔医学〕.
c. constriction 輪状軟骨狭窄部〔医学〕.
c. crescent 輪状咽頭半月〔医学〕.
c. ligament [TA] 輪状咽頭靱帯, = ligamentum cricopharyngeum [L/TA].
c. myotomy 甲状咽頭筋切断〔医学〕.
c. part [TA] 輪状咽頭部, = pars cricopharyngea [L/TA].
c. part of inferior pharyngeal constrictor 下咽頭収縮筋の輪状咽頭部.
cri·co·pha·ryn·ge·us [kràikoufərindʒí:əs] [TA] 輪状咽頭筋*, = musculus cricopharyngeus [L/TA].
cricosantorinian ligament 輪状サントリーニ靱帯.
cri·co·thy·reo·tomy [kràikouθairéktəmi] 輪状甲状軟骨切開術.
cri·co·thy·roid [kràikouθáirɔid] [TA] ① 輪状甲状筋, = musculus cricothyroideus [L/TA]. ② 輪状甲状の.
c. artery 輪状甲状筋動脈, = ramus cricothyroideus.
c. articular capsule 輪状甲状関節包.
c. articulation 輪状甲状関節.
c. branch [TA] 輪状甲状枝, = ramus cricothyroideus [L/TA].
c. joint [TA] 輪状甲状関節, = articulatio cricothyroidea [L/TA].
c. ligament 輪状甲状靱帯, = ligamentum cricothyroideum.
c. membrane 輪状甲状帯膜.
c. muscle 輪状甲状筋.
cri·co·thy·roi·dec·to·my [kràikouθàirɔidéktəmi] 輪状甲状軟骨切除〔医学〕.
cri·co·thy·roi·de·us [kràikouθairɔ́idiəs] 輪状甲状筋.
cri·co·thy·roi·dot·o·my [kràikouθàirɔidɑ́təmi] 輪状甲状軟骨切開〔術〕.
cri·co·thy·rot·o·my [kràikouθairɑ́təmi] 輪状甲状膜切開〔術〕, 輪状甲状靱帯切開〔医学〕.
cri·cot·o·my [kraikɑ́təmi] 輪状軟骨切開〔術〕〔医学〕.
cri·co·tra·che·al [kràikoutréikiəl] 輪状気管の.
c. ligament [TA] 輪状気管靱帯, = ligamentum cricotracheale [L/TA].
cri·co·tra·che·ot·o·my [kràikoutrèikiɑ́təmi] 輪状気管切開.
cricovocal membrane [TA] 弾性円錐(輪状声帯膜), = conus elasticus [L/TA].
Crigler, John Fielding Jr. [kríglər] クリグラー(1919生, アメリカの小児科医).
C.–Najjar disease クリグラー・ナジャー病(常染色体性劣性遺伝による家族性非溶血性黄疸で, グルクロン酸転移酵素の欠損に基づく. 血中の間接型ビリルビンは著しく増加し, 中枢神経系の重篤な障害をきたし得る), = Crigler–Najjar syndrome.
C.–Najjar syndrome クリグラー・ナジャー症候群〔医学〕.
Crile, George Washington [kráil] クライル(1864–1943, アメリカの外科医).
C. theory クライル説(外科手術におけるショック発生論).
crime [kráim] 犯罪〔医学〕.
c.–scene search 実況見分.
c. victim benefit system 犯罪被害者等給付金制度.
Crimean–Congo hemorrhagic fever (CCHF) クリミア・コンゴ出血熱(クリミア・コンゴ出血熱ウイルスによる疾患. 一類感染症).
Crimean–Congo hemorrhagic fever virus クリミア・コンゴ出血熱ウイルス(ブニヤウイルス科のウイルス).
crim·i·nal [kríminəl] ① 犯罪者. ② 犯罪の.
c. abortion 堕胎〔医学〕, 犯罪〔的〕流産.
c. abortion due to occupational cases 業務上堕胎.
c. and defective sterilization 犯罪者・欠陥者不妊法〔医学〕.
c. anthropology 犯罪人類学〔医学〕.
c. anthropometry 犯罪者人体計測〔法〕〔医学〕.
c. artificial abortion 違法人工流産〔医学〕.
c. biology 犯罪生物学〔医学〕.
c. degeneracy 犯罪的変性症.
c. insanity 犯罪精神障害.
c. investigation 犯罪鑑識.
c. investigation through interviews with citizens 聞き込み捜査.
c. irresponsibility ① 責任能力喪失〔医学〕. ② 心神喪失(精神の障害のため事物の是非善悪を弁別する能力, 行動のない状態をいう).
c. justice 刑事裁判〔医学〕.
c. law 刑法〔医学〕.
c. of forethought 予謀犯罪者〔医学〕.
c. of passion 激情犯罪者.

c. psychology 犯罪心理学 [医学].
c. responsibility 責任能力(刑罰の責任をとれない者(責任無能力者)であるかの判定は生物学的要因と心理学的要因の認定が必要とされる).
c. violence victim's compensation 暴行被害者補償 [医学].
crim·i·nal·oid [kríminəlɔid] ① 犯罪型. ② 犯罪素質.
crim·i·nol·o·gy [krìminálədʒi] 犯罪学 [医学].
crim·i·no·sis [krìminóusis] 犯罪性神経症.
crimped staple 牽縮ステープル [医学].
cri·nin [krínin] クリニン(腺分泌促進物).
cri·nis [krínis] 毛髪. 複 crines.
c. capitis 頭髪.
c. pubis 陰毛.
crin·kle [kríŋkl] しわ [医学].
crin·o·gen·ic [krìnədʒénik] 分泌促進性の.
crin·oph·a·gy [krináfədʒi] 分泌胞消化(分泌胞がリソソームとの融合によって除かれ, ついでその複合物が分解される自食作用の変形).
crin·o·sin [krínəsin] クリノシン $C_{38}H_{79}NO_5$ (脳組織に存在し, 毛様線維にあるアミノ脂肪体), = krinosin.
cri·nos·i·ty [krinásiti] 有毛性, 多毛性. 形 crinose.
crins de Florence [krìnz də flɔ́:rəns] 馬毛(唾液腺造影法に利用される).
Cri·num [krínəm] ハマオモト[文珠蘭]属(ヒガンバナ科 *Amaryllidaceae* 植物).
C. asiaticum ハマユウ[浜木綿], ハマオモト[浜万年青](球根に毒をもつ), = Asiatic poisonbulb.
C. latifolium インドハマユウ.
crip·ple [krípl] 身体障害者, 肢体不自由者 [医学].
crippled child 肢体不自由児 [医学].
Cripps, William Herrison [kríps] クリップス(1850–1923, イギリスの外科医).
C. obturator クリップス閉鎖器(胃瘻閉鎖器).
C. operation クリップス手術(腸骨部における腸切開術).
cri·sis [kráisis] ① 分利 [医学](疾病の経過中の頂点または急激な変化で, 主として軽快に向かう時期をいう). ② 発症(発作性の症状が発現すること). 複 crises. 形 critical.
c. call 危機の訴え [医学].
c. intervention 危機介入 [医学](精神的危機への2次的予防. 早期発見と再発予防).
c. of bladder 膀胱発症.
c. singultus しゃっくりクリーゼ [医学].
Crisp aneurysm クリスプ動脈瘤(脾動脈瘤, 旧語), = aneurysm of splenic artery.
cris·pa·tion [krispéiʃən] ① 攣縮性蟻走感. ② とりはだ(鳥肌).
cris·pat·u·ra [krispǽtʃurə] 痙縮, = contracture, puckering.
c. tendinum 手腱膜痙縮(デュピュイトラン痙縮), = Dupuytren contracture.
criss·cross [krískrɑs] ① 十字形. ② そご(齟齬), 矛盾, 食い違い.
c. heart 交差心.
c. inheritance 筋(すじ)かい遺伝 [医学], 十〔文〕字遺伝 [医学].
cris·ta [krístə] [L/TA] 稜, = crest [TA], ridge [TA]. 複 cristae. 形 cristate.
c. acoustica 聴稜(平衡稜), = crista statica.
c. ampullaris [L/TA] 膨大部稜, = ampullary crest [TA].
c. arcuata [L/TA] 弓状稜, = arcuate crest [TA].
c. arcuata cartilaginis arytenoideae [NA] 弓状稜.
c. basilaris [L/TA] 基底稜, = basal crest [TA].
c. basilaris ductus cochlearis [NA]〔蝸牛管の〕基底稜.
c. buccinatoria 頬筋稜.
c. capitis costae [L/TA] 肋骨頭稜, = crest [TA].
c. choanalis vomeris [L/TA] 鋤骨後鼻孔稜, = vomerine crest of choana [TA].
c. colli costae [L/TA] 肋骨頸稜, = crest [TA].
c. conchalis [L/TA] 鼻甲介稜(口蓋骨および上顎骨の), = conchal crest [TA].
c. costae [L/TA] 肋骨稜, = crest [TA].
c. deltoidea 三角稜.
c. dentalis 歯稜.
c. dividens 分割稜(胎児の卵円孔の上縁の部分で, 下大静脈からの血流を2方向に分ける).
c. ethmoidalis [L/TA] 篩骨稜, = ethmoidal crest [TA].
c. ethmoidea 篩骨稜.
c. falciformis 鎌状稜 [医学].
c. femoris 大腿骨稜(粗線), = linea aspera.
c. fenestrae cochleae [L/TA] 蝸牛窓稜, = crest of round window [TA].
c. frontalis [L/TA] 前頭稜, = frontal crest [TA].
c. galli [L/TA] 鶏冠(篩骨垂直層の球状前部), = crista galli [TA].
c. helicis 耳輪稜, = crus helicis.
c. iliaca [L/TA] 腸骨稜, = iliac crest [TA].
c. iliopectinea 腸恥骨稜, = linea arcuata.
c. infratemporalis [L/TA] 側頭下稜, = infratemporal crest [TA].
c. infrazygomatica 頬骨下稜.
c. intertrochanterica [L/TA] 転子間稜, = intertrochanteric crest [TA].
c. lacrimalis anterior [L/TA] 前涙嚢稜, = anterior lacrimal crest [TA].
c. lacrimalis posterior [L/TA] 後涙嚢稜, = posterior lacrimal crest [TA].
c. mammaria 乳稜.
c. marginalis [L/TA] 辺縁稜, = marginal ridge [TA].
c. medialis [L/TA] 内側稜, = medial cresta [TA].
c. musculi supinatoris [L/TA] 回外筋稜, = supinator crest [TA].
c. nasalis [L/TA] 鼻稜(口蓋骨および上顎骨の), = nasal crest [TA].
c. obliqua [L/TA] 斜稜*, = oblique ridge [TA].
c. obturatoria [L/TA] 閉鎖稜, = obturator crest [TA].
c. occipitalis externa [L/TA] 外後頭稜, = external occipital crest [TA].
c. occipitalis interna [L/TA] 内後頭稜, = internal occipital crest [TA].
c. palatina [L/TA] 口蓋稜, = palatine crest [TA].
c. palatopharyngea [L/TA] 口蓋咽頭稜*, = palatopharyngeal ridge [TA].
c. phalica 尿道稜, = crista urethralis.
c. pubica [L/TA] 恥骨稜, = pubic crest [TA].
c. pubis = crista pubica.
c. quarta 第四稜.
c. renalis [L/TA](腎稜*), = renal crest [TA].
c. sacralis [NA] 仙骨稜.
c. sacralis lateralis [L/TA] 外側仙骨稜, = lateral sacral crest [TA].
c. sacralis media 仙骨中稜.
c. sacralis medialis [L/TA] 内側仙骨稜, = intermediate sacral crest [TA].
c. sacralis mediana [L/TA] 正中仙骨稜, = me-

C

dian sacral crest [TA].
c. septi nasi 鼻中隔稜.
c. sphenoidalis [L/TA] 蝶形骨稜, = sphenoidal crest [TA].
c. spiralis [L/TA] ラセン稜, = spiral crest [TA].
c. supracondylaris lateralis [L/TA] 外側顆上稜, = medial supracondylar ridge [TA].
c. supracondylaris medialis [L/TA] 内側顆上稜, = medial supracondylar ridge [TA].
c. supraepicondylaris lateralis [L/TA] 外側顆上稜, = medial supraepicondylar ridge [TA].
c. supraepicondylaris medialis [L/TA] 内側顆上稜, = medial supraepicondylar ridge [TA].
c. supramastoidea [L/TA] 乳突上稜, = supramastoid crest [TA].
c. suprastyloidea [L/TA] 茎状突起上稜*, = suprastyloid crest [TA].
c. supravalvularis [L/TA] (弁上稜*), = supravalvular ridge [TA].
c. supraventricularis [L/TA] 室上稜, = supraventricular crest [TA].
c. temporalis [L/TA] 側頭稜*, = temporal crest [TA].
c. terminalis [L/TA] 分界稜, = crista terminalis [TA].
c. transversa [L/TA] 横稜(内耳道の), = transverse crest [TA].
c. transversalis [L/TA] 横走稜線, = transverse ridge [TA].
c. triangularis [L/TA] 三角稜線, = triangular ridge [TA].
c. tuberculi majoris [L/TA] 大結節稜, = crest of greater tubercle [TA].
c. tuberculi minoris [L/TA] 小結節稜, = crest of lesser tubercle [TA].
c. tympanica 鼓室稜.
c. urethralis [L/TA] 尿道稜, = urethral crest [TA].
c. verticalis [L/TA] 垂直稜*, = vertical crest [TA].
c. vestibuli [L/TA] 前庭稜, = vestibular crest [TA].
cristae cutis [L/TA] 皮膚小稜, = dermal ridges [TA], papillary ridges [TA].
cristae matricis unguis [NA] 爪床小稜.
cristae of mitochondria クリスタ, 内板, = cristae mitochondriales.
cristae sacrales articulares 仙骨関節稜.
cristae sacrales laterales 外側仙骨稜.
Cristaspirella caviae (モルモットの腸から分離された原虫).
Cris·tis·pi·ra [krìstəspáirə] クリスチスピラ属(スピロヘータ科 *Spirochaetaceae* の一属で, 体の縦径に沿い膜性構造のラセンをもつのが特徴).
Critchet, George [krítʃət] クリチェット(1817-1882, イギリスの眼科医).
C. operations クリチェット手術(斜視, 眼球摘出, 円錐角膜, ぶどう膜腫, 流涎などの手術).
Critchley, Macdonald [krítʃli] クリッチュリー(1900-1997, イギリスの神経科医). → Ferguson-Critchley ataxia.
cri·te·ria [kraitíːriə] 基準 [医学].
c. for drug resistance 耐性基準 [医学].
c. of brain death diagnosis 脳死判定基準(脳死臨調(臨時脳死及び臓器移植調査会, 1990年発足)によって検討された結果, 脳死が個体の死の一つの型であることが結論づけられ, これに基づいて臓器移植法が制定され, 1997年10月16日から施行された. この際に適用される判定基準をいう).
cri·te·ri·on [kraitíːriən] 判定基準. 複 criteria.
crith [kríθ] クリス(ガス重量の単位で, 温度0°C, 気圧760mmにおける水素ガス1Lの重量).
Cri·thid·ia [kriθídiə] クリシジア(① 原生動物, キネトプラスト目, トリパノソーマ科の一属, 主に昆虫の腸管に寄生. ② 昆虫宿主の体内のトリパノソーマ発育型).
crithidial form クリシジア型.
crithidial stage クリシジア期.
crit·i·cal [krítikəl] 臨界の [医学], 危険の [医学].
c. abscess 危機的膿瘍.
c. age 更年期, = climacteric age.
c. angle 臨界角(異なった密度の媒介体を通る光線が屈折から完全な反射に変わるときの迎角).
c. band 臨界帯(域) [医学].
c. care 救命救急診療 [医学].
c. care medicine 救急医学 [医学].
c. care nurse 〔危急〕重症患者看護師.
c. care nursing 集中看護.
c. care physician 重症患者担当医, 救急医.
c. closing pressure 臨界閉鎖圧 [医学].
c. community size 限界集団サイズ, 限界人口規模(ウイルス感染症の疫学で, ある人口集団中に流行が成立するために必要な集団の大きさ), = critical population size.
c. concentration 臨界濃度 [医学].
c. condition 重態 [医学], 危篤〔状態〕 [医学], 重体 [医学] (危険な状態).
c. damping 臨界制動.
c. depolarization 臨界脱分極 [医学].
c. diarrhea 危篤期下痢 [医学].
c. flicker frequency 決定的揺光頻度(交代閃光が短時間隔で起こると, 持続的輝度が感じられるので, その頻度についていう語), = critical fusion frequency.
c. flicker fusion 限界(臨界)ちらつき融合 [医学].
c. fusion frequency 限界(臨界)融合頻度 [医学].
c. hemorrhage 危険出血.
c. illumination 臨界照明(小さい光の像が顕微鏡の台上の物体に正確な焦点を結ぶこと).
c. incident stress (**CIS**) 惨事ストレス(消防隊員, 救急隊員などが災害や事件現場へ出動した際, 被害者と同様な心的衝撃を受けストレス反応を引き起こすこと).
c. increment 臨界加量.
c. level 臨界水準 [医学].
c. limb ischemia (**CLI**) 重症虚血肢, 重症下肢虚血(糖尿病性の足病変. 6ヵ月～1年以内に患肢切断になると予測されたもの. ドプラ血流計により, 足関節部動脈圧50～70mmHg以下, 足趾動脈圧30～50mmHg以下, 経皮的組織酸素分圧30～50mmHg以下のいずれかの条件を満たすものと定義している).
c. limit 危険限界.
c. load 臨界荷重.
c. Mach number 臨界マッハ数.
c. membrane potential 臨界膜電位 [医学].
c. micelle concentration 臨界ミセル濃度 [医学].
c. opalescence 臨界タンパク光.
c. organ 決定器官 [医学], 決定臓器 [医学], 臨界臓器 [医学].
c. path (**CP**) クリティカルパス(アメリカで考案された医療費削減のための管理方式. 入院から退院まで一覧表にした治療計画). → clinical path.
c. path team (**CPT**) クリティカルパスチーム.
c. pathway クリティカルパスウェイ, 決定経路 [医学].
c. period 臨界期 [医学] (ある刺激が生理的あるいは薬理的に作用しうる特定の期間または時期).
c. perturbation 分利直前昇熱 [医学].
c. phenomenon 臨界現象.

c. point 臨界点(温度などの)〔医学〕.
c. point drying method 臨界点乾燥法〔医学〕.
c. potential 臨界電位(動性と非動性とのイオン層の間にある起電力の差が，電解質の添加により2層が消滅して粒子が集合沈殿する点．イオン化ポテンシャル).
c. pressure 臨界圧〔力〕〔医学〕(ガスまたは蒸気が臨界温度において液化されるときの圧力).
c. reflex 臨界反射，= epigastric reflex.
c. region 臨界域〔値〕〔医学〕，棄却域〔値〕〔医学〕(統計用語).
c. relative humidity 臨界相対湿度〔医学〕.
c. solution temperature 臨界共溶温度〔医学〕.
c. state ① 重体〔医学〕，危篤〔状態〕〔医学〕，重態〔医学〕．② 臨界状態.
c. temperature 臨界温度〔医学〕.
c. theory 危機理論.
c. tissue 決定組織〔医学〕.
c. value ① 臨界値〔医学〕．② 緊急異常値(生命に危険が迫っているとされる検査値)，= panic value.
c. velocity 臨界速度(光速度定数).
CRL crown rump length 頭殿長の略.
CRM ① certified reference material 認証標準物質の略．② cross-reacting material 交差反応物質の略.
CRNA certified registered nurse anesthetist 認定麻酔専門登録看護師の略.
CRO contract research organization 受託試験機関(医薬品開発の)の略.
cro·ce·ic ac·id [krousí:ik ǽsid] クロセイン酸 [化] 2-naphthol-8-sulfonic acid $HOC_{10}H_6SO_3H$, = Bayer acid.
cro·cein or·ange [króusi:n ɔ́:rindʒ] クロセインオレンジ(サフラン染料の一種).
cro·ce·o salt [krəsí:ou sɔ́:lt] クロセオ塩 $[Co(NH_3)_4(NO_2)_2]Cl$ (コバルトの錯塩で造血刺激薬).
cro·ce·tin [króusitin] クロセチン $C_{18}H_{22}(COOH)_2$ (サフラン雌蕊しずぃに含まれているカロチノイド色素の一つで，crocin の分解により生ずる)，= gamma-crocetin.
cro·cic ac·id [króusik ǽsid] クロシック酸，= croconic acid.
cro·cid·ism [króusidizəm] ① 瀕死のもがき〔医学〕．② 摸床〔医学〕，撮空摸床(せん妄患者が空をつかみ，シーツを掻く).
cro·ci·dis·mus [kròusidízməs] 摸床，瀕死のもがき，= carphology.
cro·cid·o·lite [krousídəlait] 青石肺〔医学〕.
cro·cin [króusin] クロシン(カロチノイド色素の一種で，protocrocin の分解産物 $C_{44}H_{64}O_{26}$).
Crocker sarcoma 180 クロッカー肉腫 180.
crocodile skin ワニ皮様皮膚.
crocodile tears そら涙(空涙)，味覚催涙反射(食物をそしゃくするときの流涙で，顔面神経麻痺による眼瞼下垂にみられる)，= gastolacrimal reflex.
crocodile tongue ワニ皮様舌，= scrotal tongue.
cro·coi·site [krəkɔ́isait] 赤鉛鉱 $PbCrO_4$, = crocoite.
cro·con·ic ac·id [krəkánik ǽsid] クロコン酸 $C_5O_3(OH)_2$-$3H_2O$ (黄色結晶酸)，= crocic acid.
croc·ose [krákous] クロコース $C_6H_{12}O_6$ (クロシンの分解物で，白色結晶糖類).
Crocq, Jean [krák] クロック(1868-1925，ベルギーの医師).
C. disease クロック病(手，まれに足が冷たくチアノーゼを示す循環障害)，= acrocyanosis.
Cro·cus [króukəs] サフラン〔蕃紅花〕属(アヤメ科 *Iridaceae* の一属).
C. sativus サフラン(柱頭をサフランと呼び，通経，鎮静，鎮痛薬)，= saffron crocus.
cro·cus [króukəs] ① 金属酸化物の磨粉．② サフラン，= saffron.
c. martis adstringens 赤色酸化鉄(ベンガラ).
c. metallorum = crocus of antimony.
c. of antimony アンチモンサフラン(酸化アンチモンと酸硫化アンチモンの混合物)，= antimony saffron, hepar of antimony.
c. of copper 酸化銅.
c. veneris 亜酸銅.
Crohn, Burrill Bernard [krɔ́:n] クローン(1884-1983，アメリカの内科医).
C. disease クローン病(急性限局性小腸炎のことで，回腸終末 20〜35cm の部分に慢性腸炎が起こり瘢痕化する)，= regional ileitis.
C. disease of large intestine 大腸クローン病〔医学〕.
Crombie ul·cer [krámbi: ʌ́lsər] クロンビー潰瘍(熱帯下痢にみられ第2，第3大臼歯間の歯肉に現れる).
cro·mo·lyn so·di·um [króuməlin sóudiəm] クロモリンナトリウム(抗アレルギー薬．喘息発作の予防，アレルギー性鼻炎等に用いられる．クロモグリク酸ナトリウムともいう)，= sodium cromoglycate.
Cronkhite, Leonard Wolsey Jr. [kráŋkait] クロンカイト(1919生，アメリカの内科医).
C.-Canada syndrome クロンカイト・カナダ症候群〔医学〕(広範な脱毛と爪の形成異常を伴う胃腸のポリープ).
Crooke, Arthur Carleton [krúk] クルック(1905生，イギリスの内科医).
C. cell クルック細胞(Cushing 症候群において認められる下垂体病変に伴う変性した下垂体前葉細胞で顆粒が全部または一部消失し，その原形質が塩基性を呈するもの).
C. changes クルック病変(下垂体前葉塩基性顆粒細胞原形質の硝子状変性または消失，核の膨大，および細胞核の分葉肥大を認める).
C. hyaline degeneration クルック硝子変性(下垂体前葉好塩基細胞の)，= Crooke changes.
crooked nose 斜鼻〔医学〕.
Crookes, Sir William [krúks] クルックス(1832-1919，イギリスの物理学者).
C.-Hittorf tube クルックス・ヒットルフ管.
C. lens クルックスレンズ(紫外線および赤外線には不透明であるが，光線には透明なレンズ).
C. space クルックス空間(排気したX線管に電流を通ずるとき陰極に生ずる暗黒部)，= cathodal dark space.
C. tube クルックス管(真空放電の研究に用いられた 0.1mmHg 以下の真空度をもち，Röntgen がこれを用いてX線を発見した)，= Hittorf tube.
crop [kráp] そのう(嗉嚢).
c. gland そのう(嗉嚢)腺(鳥類の).
c. milk そのう(嗉嚢)乳.
cro·prop·a·mide [krəprápəmaid] クロプロパミド [化] α-(N′-crotonyl-N′-propyl)amino-N,N-dimethylbutyramide.
Crosby-Cooney op·er·a·tion [krázbi kú:ni àpəréiʃən] クロスビー・クーニー手術(腹腔から腹水を，ガラス管を通して皮下の嚢中へ導き，そこでリンパ管に吸収させる手術で，肝硬変症に起こる腹水対策).
Crosby, Willam Holmes, Jr. [krázbi] クロスビー(1914生，アメリカの血液学者).
C. capsule クロスビーカプセル.
C. test クロスビー試験(発作性夜間血色素(ヘモグロビン)尿症患者に対する赤血球抵抗試験の一つ).

Cross-Bevan re·a·gent [krás bí:vən riéidʒənt] クロッス・ベバン試薬(濃塩酸2容と塩化亜鉛1容との混合液で，セルロースを溶解するために用いる).
Cross, Harold Eugene [krás] クロス(1937生，アメリカの遺伝学者).
C. syndrome クロス症候群(常染色体劣性遺伝疾患. 小眼球，色素の減少，精神遅滞などを呈する).
cross [krás] ① 交差(交叉)〔医学〕，交配〔医学〕. ② 十字形.
c. ability 交雑能力〔医学〕.
c. absorption 交差吸収〔医学〕.
c. agglutination 交差凝集反応(特定の粒子に対する抗体が共通抗原を有する別種の粒子を凝集する反応).
c. anastomosis of nerve 神経交差吻合〔医学〕.
c. arm flap 腕交差皮弁〔医学〕.
c. band 石灰横帯，石灰予備層(X線図で長管骨末端部に横走する陰影).
c. binding 交差連結〔医学〕.
c. birth 横位分娩，= transverse presentation.
c. breeding 交雑育種〔医学〕(品種あるいは系統を異にする場合の交配)，= hybridization.
c.-bridge 連結橋〔医学〕.
c.-bun head 四角頭(前頭部が突出し，頭頂部がやや扁平でやや大きく四角ばってみえる状態で，くる病にみられる).
c.-bun skull 十字頭(くる病にみられる).
c. circulation 交差循環〔実験〕〔医学〕.
c. combination 交雑組合わせ〔医学〕.
c.-copulation 他家交接.
c. correlation 相互相関〔医学〕.
c. correlation function 相互相関関数〔医学〕.
c.-cultural comparison 比較文化〔医学〕.
c. dyeing クロス染め〔医学〕.
c. examination 反対尋問(裁判官のほかに，弁護士，検事らから種々の聴取を受けること).
c. eye 内斜視〔医学〕，= esotropia.
c. face nerve graft 顔面交差神経移植〔医学〕.
c. fertilization 他家受精〔医学〕，交差受精.
c. finger flap 指交差皮弁〔医学〕，交差指皮膚弁(指形成術に用いる隣接指の皮膚弁).
c.-fire irradiation 十字火照射〔医学〕.
c. flow 十字流〔医学〕.
c.-foot 内転足，= talipes varus.
c. grating 二次元格子.
c. grid クロスグリッド(X線撮影時の散乱線除去装置の一つ).
c. heredity 交差性遺伝.
c. immunity 交差免疫〔法〕〔医学〕(同族異種細菌や近似した毒素の接種による免疫. 現在使われない).
c. immunization 交差免疫〔法〕.
c. incompatibility 交雑不和合性〔医学〕.
c. infection 交差感染〔医学〕(病室内などで患者が2種以上の病原菌を相互に交換感染すること).
c. inheritance 交差遺伝.
c.-initiation 交媒開始〔反応〕〔医学〕.
c. late 隔板〔医学〕.
c.-leg flap 下腿交差皮弁〔医学〕.
c.-leg pedicle graft 下腿交差有茎植皮.
c. leg sitting あぐら座〔位〕.
c.-level bias クロスレベルバイアス.
c.-link site 橋かけ結合点〔医学〕.
c. linkage 架橋〔医学〕.
c. linked fibrin 架橋フィブリン〔医学〕.
c.-linking 架橋，架橋結合(鎖状高分子の分子間に橋をかけるように化学結合を形成すること)，= bridged bond.
c. linking density 架橋密度〔医学〕.
c. match 交差〔適合〕試験〔医学〕.
c. matching 交差〔適合〕試験〔法〕(輸血に際し，供血受血の適合性を検査する方法)，= crossmatch.
c. matching test 交差〔適合〕試験〔医学〕，= blood compatibility test.
c.-over ① 交配，交差，交差法〔医学〕，入れ換え〔医学〕. ② 交差組(交差型)，= crossing-over.
c.-over design 交配法，交差法〔医学〕.
c.-over immunoelectrophoresis クロスオーバー免疫電気泳動法〔医学〕.
c.-over trial 交差試験.
c.-over value 交差価(交差率，乗換率).
c.-physical dependence 交差身体依存性〔医学〕.
c. pollination 他家受粉〔医学〕.
c. ratio 非調和比，= unharmonic ratio.
c.-reacting 交差反応性の.
c.-reacting agglutinin 交差反応性凝集素(異なった種類の粒子が有する共通抗原に対する特異的凝集素)，= group agglutinin.
c.-reacting antibody 交差反応〔性〕抗体〔医学〕(免疫した抗原とは異なる抗原にも反応する抗体).
c.-reacting antigen 交差反応〔性〕抗原(近縁の細菌間，あるいは種を超えて広く自然界に存在する共通抗原をいう)，= common antigen, Forssman antigen.
c.-reacting idiotype 交差反応性イディオタイプ(異なる抗原特異性をもつ抗体の可変部が1つの抗イディオタイプ抗体で認識される場合，交差反応性イディオタイプをもつという).
c. reacting material (CRM) 交差反応物質〔医学〕.
c. reaction 交差反応〔医学〕(ある抗原で免疫して得られた抗血清(あるいは抗体)が別の抗原とも反応すること)，= cross reactivity.
c. reactivation 交差再活性化〔医学〕，交差回復〔医学〕.
c.-reactive idiotype 交差反応性イディオタイプ〔医学〕.
c. reactivity 交差反応性〔医学〕(ある抗原に対する抗血清が別の抗原にも反応することをいう)，= cross reaction.
c. resistance 交差耐性〔医学〕，交差抵抗性〔医学〕.
c. section 断面〔医学〕，横断面〔医学〕.
c. section radiography 横断X線撮影〔法〕(横断断層像を撮影する方法).
c.-sectional echocardiography 断層心エコー図法(心臓超音波断層法)，= two-dimentional echocardiography.
c.-sectional method 横断的方法.
c.-sectional study 断面調査，横断的調査法，クロスセクショナル研究(単一の調査集団に対して1回限りの調査を実施する統計的調査法)，= synchronic study.
c. sensitivity 交差感受性〔医学〕，交差過敏性(ある抗原物質で感作された動物が，それと交差反応するほかの抗原物質と接することで起こる過敏反応).
c. sensitization 交差感作(交差反応性の抗原を用いて，別のある抗原に対して感作すること).
c. sterility 交雑不妊〔医学〕，交雑不稔(交雑により生まれた F_1 が不稔あるいは不妊となること).
c.-striated muscle fiber 横紋筋線維〔医学〕.
c. striation 横紋.
c. striation of enamel rod エナメル横線〔医学〕.
c. suckling 交差哺乳(養母が授乳を交互交換すること).
c. talk (ペースメーカー装着時，心室リードが心房ペーシングの電位を感知して作動しなくなる現象).
c. talk correction 相互干渉補正〔医学〕.
c.-taper クロステーパー.

c. thermocouple method 交差熱電対法〔医学〕.
c. thigh flap 大腿交差皮弁〔医学〕.
c. tolerance ① 交差寛容〔医学〕(ある抗原に対して免疫寛容を誘導したとき，その抗原と交差反応性を示す抗原に対しても免疫寛容が成立していること). ② 交差耐性(薬物の).
c. training 交差訓練〔医学〕.
c. vein 横脈(昆虫類の).
c. way 交差路，岐道.
c. wire 十字線.

crossbar symptom かんぬき(閂)症状(透視に際し胃小弯曲に蠕動が胃潰瘍に相当して現れること. Fränkel).

cross·bite [krásbait] 交差咬合.
c. teeth 交差咬合〔配列〕用人工歯，交差咬合用臼歯.

crossed [krást] 交差した〔医学〕, = decussating.
c. adductor reflex 交差性内転的反射.
c. akinesia 交差性無動症.
c. amblyopia 交差性弱視〔医学〕，一眼弱視(片無感覚を伴う脳中枢性の弱視), = amblyopia cruciata.
c. analgesia 交差性無痛覚〔症〕.
c. anesthesia 交差性知覚麻痺〔医学〕，交差性無感覚症.
c. aphasia 交差性失語〔症〕.
c. callosal tract 脳梁交差路(視床から出て，脳梁において交差して大脳皮質に達する線維).
c. cerebellar diaschisis 対側小脳機能解離〔医学〕，交差性遠隔性小脳機能障害.
c. cerebral diaschisis 対側大脳機能解離〔医学〕.
c. cylinder 交差円柱〔医学〕(直角に2個の円柱を支えて乱視の検査に用いるもの).
c. diplopia 交差〔性〕複視〔医学〕, = diplopia decussata.
c. dispersion 交差分散.
c. double image 交差性複像.
c. dystopic kidney 交差変位腎.
c. ectopia with fusion 交差性融合腎〔医学〕.
c. ectopia without fusion 交差性腎変(偏)位〔医学〕.
c. electroimmunodiflusion 交差電気免疫拡散法.
c. embolism 交差〔性〕塞栓症〔医学〕(開存卵形孔または動脈管を通過して生じた塞栓).
c. embolus 交差性塞栓〔医学〕.
c. extension reflex 交差伸展反射.
c. extensor reflex 交差性伸展反射〔医学〕.
c. eyes 斜視.
c. finger maneuver 指交差法〔医学〕.
c. flexion reflex 交差性屈曲反射.
c.-fused kidney 交差性融合腎〔医学〕.
c. fused renal ectopia 交差性癒合性異所性腎〔医学〕.
c. hemianalgesia 交差性片側痛覚脱出.
c. hemianesthesia 交差性片側感覚消失，交差性片無感覚症.
c. hemianopsia 交差半盲.
c. hemiplegia 交差性片麻痺〔医学〕，交代性片麻痺, = alternating hemiplegia.
c. immunoelectrophoresis 交差免疫電気泳動〔法〕〔医学〕(電気泳動法と免疫電気拡散法を組み合わせた二次元電気泳動〔法〕), = two dimensional immunoelectrophoresis.
c. jerk 交差反射(膝蓋反射を検診するとき，反対側の脚が動くこと).
c. knee reflex 交差性膝反射.
c. laterality 交差性一側優位.
c. leg position あぐら座位〔医学〕.
c. leg sitting あぐら座位〔医学〕.
c. marginal tract = fasciculus dorsolateralis.
c. metastasis 交差転移(動脈から静脈への転移で，肺を通過しないときにいう).
c. nicols 十字ニコル，直交ニコル〔医学〕(ニコルプリズムを用いる偏光子と検光子とを，それぞれの偏光面が互いに垂直になるように組み合わせたもの).
c. parallax 交差視差〔医学〕, = heteronymous parallax.
c. paralysis 交差麻痺〔医学〕(一側の上下肢の麻痺に，対側の顔面または動眼神経の麻痺を伴うもの).
c. phrenic phenomenon 交差横隔膜現象.
c. product 接合積.
c. pyramidal tract 錐体側索路〔医学〕.
c. reflex 交差反射(反射中枢の緊張亢進あるいは抑制が低下して起こる反射), = consensual reflex, indirect r..
c. reflex of pelvis 骨盤の交差反射.
c. renal ectopia 交差性腎転位〔医学〕，交差性異所〔性〕腎〔医学〕，交差性変位腎.
c. spino-adductor reflex 交差性腸骨棘内転筋反射.
c. test 交差試験(昇圧試験 pressor test に続いて，2分後降圧試験 depressor t. を行うことで，本態性高血圧症では初期においてのみ陽性).
c. transaction 交差的交流.

crossfire method 十字火照射法(外部照射で身体の異なった入射口から照射を行うが，体内では同一の病巣を目標とする交差照射法).

crossfire treatment 交射療法(深部X線治療において，異なった方向から病巣部を照射し，皮膚の負担を軽減する方法).

cross·gra·phy [krásgrəfi] 横断断層撮影〔法〕.

cross·im·mu·no·e·lec·tro·pho·re·sis [kràsimjùnouilèktroufərí:sis] 交差(対向流)免疫電気泳動法〔医学〕.

cross·ing [krásiŋ] 交配，交差，交雑〔医学〕，異種交配〔医学〕，横断〔医学〕.
c. over 交差，乗換〔え〕〔医学〕(連関 linkage が破れて遺伝子の新結合が形成される現象).
c.-over frequency 交差度数，乗り換え度数.
c.-over of chromosome 染色体交差.
c. over suppressor 交差抑制因子〔医学〕.
c.-over value 交差価〔医学〕，交差価した(交差した生殖細胞の全生殖細胞に対する百分率).

Crossostephium chinensi (台湾産の植物でマラリアの治療薬).

crosspin tooth クロスピン義歯(ピンを水平に付けた入歯).

Crosti, Agostino [krásti] クロスティ(1896-1966, イタリアの皮膚科医). → Gianotti-Crosti disease.

Cro·ta·lar·ia [kròutəlέəriə] タヌキマメ属(マメ科植物で，多数の属があり，有毒のものも多い).

cro·ta·lid [króutəlid] ガラガラヘビ.
c. venoms ガラガラヘビ毒.

Cro·tal·i·nae [kroutǽlini:] マムシ[蝮]亜科(マムシ属 *Agkistrodon*，ガラガラヘビ属 *Crotalus*，ハブ属 *Trimeresurus* などを含む), = pit vipers.

cro·ta·lin(e) [krátəlin] クロタリン(ヘビ毒でてんかんの治療に用いられる).

cro·tal·ism [króutəlizəm] クロタラリア(タヌキマメ)中毒(ウマがタヌキマメ rattlebox を食べて中毒を起こす疾病), = bottom disease.

cro·ta·lo·tox·in [kroùtələtáksin] クロタロトキシン(ガラガラヘビ毒素).

Crot·a·lus [krátələs] ガラガラヘビ[響尾蛇]属(マムシ亜科の一属で，多数の毒ヘビを含む).
C. adamanteus トウブダイヤガラガラヘビ(北アメリカ産で本属中最大のガラガラヘビ), = eastern diamondback rattlesnake.

C. atrox セイブダイヤガラガラヘビ(北アメリカ南西部に分布するガラガラヘビ), = western diamondback rattlesnake, Texas rattler.
C. durissus (亜種 *durissus*, *terrificus* などに分けられる), = tropical rattlesnake.
C. horridus (アメリカ産で最も多い種類のガラガラヘビ), = banded rattler, timber rattler.
C. molossus クロオガラガラヘビ(北アメリカ南西部産ガラガラヘビ), = blacktail rattlesnake.
C. ruber アカダイヤガラガラヘビ, = red diamond rattlesnake, red rattler.
C. scutulatus (アメリカ西部に多くみられるガラガラヘビ), = Majave rattlesnake.
C. viridis (亜種 *cerberus*, *concolor*, *helleri*, *lutosus*, *viridis* などに分けられる), = western rattlesnake.

cro·taph·i·on [krətǽfiən] クロタフィオン(頭蓋計測の1点で, 蝶形骨大翼の先端).

crotch itch (股部白癬), = tinea cruris.

crot·chet [krɑ́tʃit] クロッチェット(砕頭後胎児をはさみ出す鉤).

cro·teth·a·mide [krətéθəmaid] クロテサミド ㊗ α-(N′-crotonyl-N′-ethyl) amino-N,N-dimethylbutyramide.

cro·tin [króutin] クロチン(crotonalbumin と crotonglobulin との混合物で, 抗原性を示す).

Cro·ton [króutən] ハズ[巴豆]属(トウダイグサ科 *Euphorbiaceae*).
C. tiglium ハズ[巴豆](種子をハズ Crotonis Semen と呼び, ハズ油の製造原料).

croton bug チャバネゴキブリ[蜚蠊], = *Blatella germanica*, cockroach.

croton-chloral hydrate = butyl chloral hydrate.

croton oil ハズ[巴豆]油(*Croton tiglium* の種子から得られる不揮発性油), = oleum tiglii.

cro·ton·al·bu·min [kroùtənælbjú:min] クロトンアルブミン(ハズ[巴豆]の毒性タンパク質), = crotonallin.

cro·ton·al·de·hyde [kroùtənǽldihaid] クロトンアルデヒド ㊗ β-methylacrolein $CH_3CH{=}CHCHO$ (刺激臭のある無色の液体で, 催涙性).

cro·ton·a·rin [krətɑ́nərin] クロトナリン(クロトン油の固形物).

cro·ton·ase [krɑ́təneis] クロトン酵素(フマル酵素に類似の酵素).

cro·ton·be·ta·ine [kroùtənbí:təi:n] クロトンベタイン $(CH_3)_3N^+CH_2CH{=}CHCOO^-$ (Liebig 肉エキスから分離された不飽和ベタイン).

cro·ton·glob·u·lin [kroùtənglɑ́bjulin] クロトングロブリン(ハズ *Croton* から得られる毒性アルブミノイド).

cro·ton·ic ac·id [kroutɑ́nik ǽsid] クロトン酸 ㊗ methylacrylic acid $CH_3CH{=}CHCOOH$ (クロトン油に存在する不飽和脂肪酸で, シス型とトランス型とに区別される), = *trans*-2-butenoic acid.

crot·o·nism [krɑ́tənizəm] クロトン油中毒.

crot·o·nol [krɑ́tənɔ:l] クロトノール $C_4H_6O_2$ (クロトン油から得られるアセチレン系毒性酸), = crotonolic acid.

crot·o·no·le·ic ac·id [kroùtənəléik ǽsid] クロトンオレイン酸(クロトン油に存在する不飽和脂肪酸).

cro·ton·ol·ic ac·id [kroùtənɑ́lik ǽsid] クロトノール酸, = crotonol.

cro·ton·o·side [krətɑ́nəsaid] クロトノシド ㊗ 2-oxy-6-aminopurine-riboside (ハズ油に存在する配糖体).

cro·to·nyl [krɑ́tənil] クロトニル基 $CH_3CH{=}CHCO$, = crotonoyl.
c. alcohol クロトンアルコール $CH_3CH{=}CHCH_2OH$, = crotyl alcohol.

cro·ton·y·lene [krətɑ́nili:n] クロトニレン ㊗ dimethylacetylene $CH_3C{\equiv}CCH_3$ (比較的低位のアセチレン系炭化水素誘導体).

cro·tox·in [krətɑ́ksin] クロトキシン(ガラガラヘビ *Crotalus terrificus* のヘビ毒の一成分で, Slotta および Fränkel-Conrat により1939年に分離され, ホスホリパーゼA_2活性がある. 少なくとも18種のアミノ酸を含有する).

cro·tyl [króutil] クロチル基, = 2-butenyl.
c. alcohol クロチルアルコール, = crotonyl alcohol.

crouch·ing [kráutʃiŋ] 蹲踞そんきょ, うずくまり.

croup [krú:p] クループ(窒息性呼吸困難, 喉頭痙攣などを特徴とする呼吸器病で, ときには偽膜形成がみられる). 形 croupy, croupous.
c.-associated virus クループ関連ウイルス, = *Human parainfluenza virus 2*.
c. bronchitis クループ性気管支炎.
c. kettle 肺炎やかん, 蒸気吸入器(絶えず水蒸気を発生する釜で, 使用する水に鎮静薬を混ぜることもある), = bronchitis kettle.

croup·ine [krú:pi:n] 喉頭痙攣, = laryngismus stridulus.

croup·ous [krú:pəs] クル〔ー〕プ性の [医学] (線維素性の滲出を特徴とする).
c. angina クルプ性アンギナ [医学].
c. bronchiolitis 線維素〔性〕気管支炎 [医学].
c. bronchitis クループ性気管支炎.
c. conjunctivitis クループ性結膜炎.
c. cystitis クループ性膀胱炎(偽膜性膀胱炎).
c. inflammation クル〔ー〕プ性炎〔症〕 [医学].
c. laryngitis クル〔ー〕プ性喉頭炎 [医学] (喉頭ジフテリア).
c. membrane クループ膜.
c. otitis 偽膜性中耳炎(線維性を形成する中耳炎の一型).
c. pneumonia クル〔ー〕プ性肺炎 [医学] (線維素性肺炎).
c. rhinitis 〔偽〕膜性鼻炎 [医学], クループ性鼻炎.

croupy [krú:pi] クループ様の.

Crouzon, Octave [kru:zɑ́n] クルーゾン(1874-1938, フランスの神経科医).
C. disease クルーゾン病 [医学] (頭蓋顔面骨形成不全症), = dysostosis craniofacialis, hypertelorism.
C. syndrome クルーゾン症候群 [医学].

Crow, R. S. [króu] クロウ(イギリスの医師).
C.-Fukase syndrome クロウ・深瀬症候群(多発性神経症 polyneuropathy, 器官巨大症 organomegaly, 内分泌異常症 endocrinopathy, M タンパク M protein, 皮膚変化 skin changes を主徴とする症候群 (POEMS症候群), 高月病, 単クローンを伴う末梢神経炎).

crowd psychology 集団心理学 [医学], 群衆心理学 [医学].

crowded malalignment 叢生不正歯列, 歯列不正, = malalinement.

crowded teeth 叢生歯.

crowd·ing [kráudiŋ] 叢生 [医学], 密集.
c. of teeth 歯牙叢生.
c. phenomenon 混み合い現象, 読み分け困難.

Crowe, Samuel James [króu] クロー(1883生, アメリカの内科医).
C.-Davis mouth gag クロー・デーヴィス開口器.
C. sign クロー徴候(静脈洞血栓症において健側の

頸静脈を片側性に圧迫すると網膜血管の怒張を生ずる現象).
crowing convulsion 笛吹喉頭痙攣.
crown [kráun] [TA] ① 歯 冠, = corona dentis [L/TA]. ② 冠 [医学], 頂, 樹冠.
c. articulator 歯冠咬合器.
c. capsule 歯嚢 [医学].
c. cavity 歯冠腔.
c. cementum 歯冠セメント質 [医学].
c. glass クラウンガラス(硬質ガラスの一種で, ナトリウムまたはカリウムのケイ酸塩に石灰とアルミナを加えてつくったもの).
c.-heel length (CH, CHL) 頂踵長.
c. height 歯冠長, = crown length.
c. mark 歯冠象徴.
c. of head 頭冠.
c. of Venus 花柳冠.
c. prosthesis 歯冠補てつ(綴).
c. prosthodontic 歯冠補てつ(綴)学(術) [医学].
c. pulp [TA] 歯冠髄(歯冠歯髄), = pulpa coronalis [L/TA].
c. restoration 歯冠修復 [医学].
c. ring 冠帯環 [医学].
c. rump length (CRL) 頭殿長.
c. saw ① 穿口器, 穿孔器 [医学]. ② 穿頭器 [医学] (トレパンの一種).
c. scissors 金冠ばさみ(鋏) [医学].
c. stump 被殻金冠, = Morrison crown.
c. tooth 冠歯 [医学].
c. tubercle 歯冠結節.
c. work 歯冠補てつ(綴)学(術) [医学], 歯冠補てつ(綴).
crown·ing [kráuniŋ] 発露 [医学] (娩出期に胎児先進部最大周囲径が陰裂間に現れた状態), = delivery of head.
CRP ① C-reactive protein C 反応性タンパク質の略. ② cAMP receptor protein サイクリック AMP 受容タンパク質の略.
CRPC castration-resistant prostate cancer 去勢抵抗性前立腺癌の略.
CRPS complex regional pain syndrome 複合局所性疼痛症候群の略.
CRST syndrome CRST 症候群, = CREST syndrome.
CRT cathode-ray tube 陰極線管(ブラウン管)の略.
Crt creatinine クレアチニンの略.
cru·ces [krú:si:z] (crux の複数).
c. pilorum [L/TA] 毛十字, = hair crosses [TA].
Cruchet, René [kru:ʃéi] クルシェー(1875生, フランス・ボルドーの医師).
C. disease クルシェー病(流行性灰白脊髄炎).
cru·cial [krú:ʃəl] ① 十字〔形〕の [医学]. ② 決定的, 断定的.
c. anastomosis 十字形吻合(股動脈結紮後副血行形成の目的で行われる, 大腿近位部の下殿, 中側大腿回旋, 外側大腿回旋, および第1穿孔動脈の吻合術).
c. bandage 十字〔形〕包帯 [医学], 丁字形包帯.
c. experiment 決定実験, = check experiment.
c. incision 十字切開 [医学].
c. ligament 十字靱帯.
c. test 決定的試験(実験), = crucial experiment.
cru·ci·ate [krú:ʃieit] 十字形の.
c. corolla 十字形花冠.
c. eminence 十字形隆起(内後頭隆起. 後頭骨の脳面にある).
c. flower 十字花.
c. ligament 十字靱帯(下腿, 環椎, 手指, 足指などにある), = cruciform ligament.
c. ligament of atlas [TA] 環椎十字靱帯, = ligamentum cruciforme atlantis [L/TA].
c. ligaments of knee 膝十字靱帯, = ligamenta cruciata genus.
c. muscle 交叉筋.
cru·ci·ble [krú:sibl] るつぼ(坩堝) [医学].
c. steel るつぼ鋼.
c. tongs るつぼ鋏.
cru·cif·er·ous [kru:sífərəs] アブラナ科植物の.
crucifixion attitude 磔刑(たくけい)姿勢(両腕を伸展したヒステリーてんかん症にみられる姿勢).
cru·ci·form [krú:sifɔ:m] 十字形の.
c. eminence [TA] ① 十字隆起, = eminentia cruciformis [L/TA]. ② 十字嘔吐 [医学].
c. ligament of atlas 環椎十字靱帯, = cruciate ligament of atlas, ligamentum cruciforme atlantis.
c. part [TA]〔線維鞘の〕十字部, = pars cruciformis vaginae fibrosae [L/TA].
c. part of fibrous digital sheath 指線維鞘十字部.
c. part of fibrous sheath [TA]〔線維鞘の〕十字部, = pars cruciformis vaginae fibrosae [L/TA].
crud [krʌ́d] クラド(兵士間の潰瘍の俗称).
crude [krú:d] 夾雑の, 粗〔製〕の [医学].
c. ash 粗灰分 [医学].
c. birth rate 粗出生率 [医学], 普通出生率(特定期間の出生のその期間の中央の人口に対する比率).
c. copper 粗銅 [医学].
c. death rate 粗死亡率 [医学] (特定期間中の死亡総数の中央人口総数に対する比率).
c. drug 生薬 [医学], 粗製薬.
c. efficiency 総効率, = industrial efficiency.
c. expectation of life 粗(普通)平均余命 [医学].
c. extract 粗抽出液.
c. fat 粗脂肪 [医学].
c. fertility rate 一般産生率, 一般妊孕率(生殖可能年齢の女性 1,000 人に対する出産率).
c. fiber 粗繊維 [医学].
c. natural increase rate 普通自然増加率 [医学].
c. nitric acid 粗製硝酸(HNO_3 61%).
c. oil 原油 [医学].
c. petroleum 原油.
c. protein 粗タンパク.
c. rate 粗率.
c. rubber 生ゴム [医学].
c. still birth rate 普通死産率 [医学].
c. tar 粗タール [医学].
c. tubercle 乾酪性結核(黄色結核ともいう).
c. turpentine 生松やに [医学].
c. urine 希薄尿 [医学] (固形物を少量に含み, 沈渣物の少ない尿).
cruel sexual deviation 残忍性性欲異常.
cruelty to animals 動物虐待 [医学].
cru·fo·mate [krú:fəmeit] クルホメート(獣医学で用いる駆虫薬).
Cruikshank, William Cumberland [krúkʃæŋk] クルクシェンク(1745-1800, イギリスの外科医. 皮膚から炭酸ガスが排泄されることを証明し, またリンパ系およびウサギ[家兎]受精に関する研究がある).
crunch [krʌ́ntʃ] バリバリ音.
cruor [krú:ər] 〔凝〕血塊, 血餅, = coagulated blood, crassamentum. 複 cruores.
crup·per [krʌ́pər] ウマの殿部, しりがい.
cru·ra [krú:rə] 脚(crus の複数).
c. ampullaris 膨大脚.
c. anthelicis 対耳輪脚.
c. antihelicis [L/TA] 対輪脚, = crura of antihelix [TA].

c. membranacea ampullaria [L/TA] 膨大部脚, = ampullary membranous limbs [TA].
c. membranacea ampullaria ductus semicircularis [NA] 膜半規管膨大部脚.
c. of antihelix [TA] 対輪脚, = crura antihelicis [L/TA].
c. of bony semicircular canals 骨半規管脚.
c. of diaphragm 横隔膜脚部(横隔膜と脊柱とを結ぶ2つの筋束).
c. ossea ampullaria [L/TA]〔骨〕膨大部脚, = ampullary bony limbs [TA].
cru·rae·us [kru:rí:əs] 中間広筋, = vastus intermedius.
cru·ral [krú:rəl] 脚の, 下腿の, すねの.
c. arcade 大腿弧(鼡径靱帯).
c. arch 脚弓.
c. canal 大腿管(大腿ヘルニアの通路となる), = femoral canal.
c. fascia 下腿筋膜, = fascia cruris.
c. fossa 脚窩, = femoral fossa.
c. hernia 股ヘルニア, 大腿ヘルニア, = femoral hernia.
c. interosseous nerve [TA] 下腿骨間神経, = nervus interosseus cruris [L/TA].
c. paralysis 大腿麻痺.
c. plexus 大腿神経叢, = femoral plexus.
c. ring 大腿輪, = femoral ring.
c. septum 大腿中隔, = septum femorale.
c. sheath 下腿筋膜, = femoral sheath.
c. triangle 脚三角(下腹部, 鼡径部, 陰部および大腿内面からなる領域).
c. ulcer 下腿潰瘍〔医学〕.
cru·rec·to·my [kru:réktəmi] 脚切断〔医学〕.
cru·re·us [kru:rí:əs] 中間広筋, = musculus vastas intermedius.
cru·rin [krú:rin] クルーリン, = bismuth-chinolinum rhodanatum.
crus [krʌ́s] [L/TA] ① 下腿, = leg [TA]. ② 脳弓脚, = crus [TA]. 複 crura. 形 crural.
c. antecurvatum 下腿前弯〔症〕.
c. anterius [L/TA] 前脚*(内包の前頭部にある), = anterior limb [TA].
c. anterius capsulae internae [NA] 内包前脚.
c. ascendens 上行脚(Henle のループの).
c. breve [L/TA] 短脚(キヌタ骨などの), = short limb [TA].
c. breve incudis [NA] キヌタ骨短脚.
c. cerebelli 小脳脚.
c. cerebri [L/TA] 大脳脚, = cerebral crus [TA].
c. clitoridis [L/TA] 陰核脚(陰核海綿体の両脚で, 後方に分岐して恥骨に付着している), = crus of clitoris [TA].
c. commune 総脚(内耳にある前半規管と後半規管の単脚があわさったもの).
c. corporis cavernosi penis 陰茎海綿体脚.
c. curvatum 下腿弯曲〔症〕.
c. descendens 下行脚(Henle 係蹄の).
c. dextrum [L/TA] 右脚, = right bundle [TA], right crus [TA].
c. dextrum diaphragmatis [NA] 横隔膜右脚.
c. fornicis 脳弓脚(弓隆脚).
c. helicis [L/TA] 耳輪脚, = crus of helix [TA].
c. horizontale [L/TA] 水平翼*, = horizontal limb [TA].
c. inferius [L/TA] 下角, = inferior horn [TA].
c. intermedium 中間脚(横隔膜の).
c. laterale [L/TA] 外側脚(鼻端軟骨, 皮下鼡径輪, 横隔膜), = lateral crus [TA].
c. longum [L/TA] 長脚, = long limb [TA].
c. longum incudis [NA] キヌタ骨長脚.
c. mediale [L/TA] 内側脚, = medial crus [TA].
c. mediale nasi 鼻正中隔.
c. membranaceum commune [L/TA] 総脚, = common membranous limb [TA].
c. membranaceum commune ductus semicircularis [NA] 膜半規管総脚.
c. membranaceum simplex [L/TA] 単脚, = simple membranous limb [TA].
c. of antihelix 対輪脚.
c. of clitoris [TA] 陰核脚, = crus clitoridis [L/TA].
c. of fornix 脳弓脚〔医学〕.
c. of helix [TA] 耳輪脚, = crus helicis [L/TA].
c. of penis [TA] 陰茎脚(海綿体の後脚), = crus penis [L/TA].
c. olfactorium 嗅球脚.
c. osseum commune [L/TA]〔骨〕総脚, = common bony limb [TA].
c. osseum simplex [L/TA]〔骨〕単脚, = simple bony limb [TA].
c. penis [L/TA] 陰茎脚, = crus of penis [TA].
c. posterius [L/TA] 後脚*(内包の後頭部), = posterior limb [TA].
c. posterius capsulae internae [NA] 内包後脚.
c. primum lobuli ansiformis〔H Ⅶ A〕 [L/TA] 係蹄葉第一脚*, = first crus of ansiform lobule〔H Ⅶ A〕[TA].
c. rectilineum 直脚.
c. recurvatum 下腿後弯〔症〕.
c. secundum lobuli ansiformis〔H Ⅶ A〕 [L/TA] 係蹄葉第二脚*, = second crus of ansiform lobule〔H Ⅶ A〕[TA].
c. simplex 単脚.
c. sinistrum [L/TA] 左脚, = left crus [TA], left bundle [TA].
c. sinistrum diaphragmatis [NA] 横隔膜左脚.
c. valgum 外反下腿.
c. varum 内反下腿.
c. varus 内反下腿, = crus varum, tibia vara.
c. verticale [L/TA] 垂直翼*, = vertical limb [TA].
crush [krʌ́ʃ] 圧挫, 挫傷, 圧潰.
c. ability 粉砕性〔医学〕.
c. fracture 圧壊骨折〔医学〕, 挫滅骨折.
c. fracture-luxation 圧迫脱臼骨折.
c. injury 圧挫〔医学〕, 挫傷〔医学〕, 圧挫〔損〕傷〔医学〕, 挫滅〔損傷〕.
c. kidney 挫傷腎.
c. nephritis 挫滅腎炎(体表の激しい挫傷を受けて発生する特異腎炎で, 筋肉からミオグロビンが遊離し, これに対するアレルギー性抗体反応といわれる), = crush syndrome, lower nephron nephritis.
c. syndrome 挫滅症候群〔医学〕, 圧挫症候群〔医学〕(四肢の筋肉が圧潰された後数時間のうちに発現する一連の全身的反応で, 血液濃縮, 血圧下降, 嘔気, 嘔吐, 乏尿に続いて無尿症または尿毒症のために患者は数日後死亡するか, または徐々に回復する. 剖検では腎臓尿細管の遠位部はカリウムおよびミオグロビンなどの影響による下部ネフロン腎臓炎が証明される), = compression syndrome, release s., traumatic anuria.
c. wound 圧挫創〔医学〕.
crushed chest 胸部挫傷〔医学〕.
crushed preparation 圧挫標本〔医学〕.
crushed wound 挫滅創.
crush·er [krʌ́ʃər] 粉砕機〔医学〕.
crush·ing [krʌ́ʃiŋ] 圧挫法〔医学〕.
c. clamp 圧挫鉗子〔医学〕.

c. forceps 圧挫鉗子［医学］，破砕鉗子.
c. injury 圧挫傷［医学］.
c. of phrenic nerve 横隔神経圧挫〔術〕［医学］.
c. of fallopian tube 卵管圧挫法［医学］.
c. of tooth 歯牙破折［医学］.
c. roll 破砕ロール［医学］.
c. symptom 圧挫症状［医学］(外傷等で筋組織が挫滅し，横紋筋融解をきたし，放出されたミオグロビンによって生ずる腎障害).
c. technique 砕石術［医学］.
c. trauma 圧挫外傷［医学］.
crust ［krʌ́st］ 痂皮［医学］，かさぶた，= crusta. 形 crustal, crustose.
c. formation 痂皮形成［医学］.
crus·ta ［krʌ́stə］ [L] 痂皮，= crust scab, eschara, scurf. 複 crustae.
c. adamantina dentium 歯牙エナメル質，= dental enamel.
c. lactea 乳痂，= cradle cap, milky tetter.
c. petrosa 歯牙セメント質，= dental cementum.
c. phlogistica 血液淡黄層(血塊表面に生ずるもの)，= buffy coat, yellow layer.
Crus·ta·cea ［krʌstéisi:］ 甲殻亜門(節足動物門. 体は頭，腹，胸の3部からなるが，そのうち2部は癒合し，頭胸部の背面は背甲 carapace で被われ，頭部には1対の複眼，1対の小触角 antennula，1対の触角 antenna をもち，口器には大顎 mandible，第1および第2小顎 maxilla がある)，= crustaceans.
crus·ta·ce·o·ru·bin ［krʌstèisiourú:bin］ クラスタセオルビン(エビ甲殻および卵に存在する暗褐色の色素タンパク質)，= tetraerythrin, zoonerythrin. → vitellorubin.
crus·ta·ceous ［krʌstéiʃəs］ 固着の.
c. eruption 痂疹.
c. lichen 固着地衣.
crust(ac)ous eczema 結痂性湿疹［医学］.
crusted ringworm 痂皮性白癬(黄癬のこと)，= favus.
crusted scabies カキ殻状疥癬，= Norwegian scabies.
crusted tetter 膿痂疹，= impetigo.
crutch ［krʌ́ʧ］ 松葉杖［医学］，かせづえ(枠杖).
c. gait 松葉杖歩行［医学］，松葉杖.
c. glasses 支え眼鏡(上眼瞼下垂症に用いる支え眼鏡).
c. palsy 松葉杖麻痺(松葉杖の使用による腋窩神経の圧迫麻痺).
c. paralysis 松葉杖〔様〕麻痺［医学］.
c. walking 杖歩行［医学］.
Crutchfield, William Gayle ［krʌ́ʧfi:ld］ クラッチフィールド(1900生，アメリカの神経外科医).
C. tongs クラッチフィールド鉗子(脊椎上部の骨折において頭を支持するための牽引鉗子).
Cruveilhier, Jean ［krúvailiər］ クリュヴェイエ(1791-1874，フランスの病理学者. Bichat の考えを病理学に導入し，その著 Anatomie pathologique du corps humain (1829-1842)はその領域における名著. 静脈炎が全病理学を左右すると主張した).
C. atrophy クリュヴェイエ萎縮，= progressive muscular atrophy.
C.-Baumgarten disease クリュヴェイエ・バウムガルテン病(先天異常により出現する Cruveilhier-Baumgarten 症候群をとくに――病という).
C.-Baumgarten murmur クリュヴェイエ・バウムガルテン雑音.
C.-Baumgarten sign クリュヴェイエ・バウムガルテン徴候.
C.-Baumgarten syndrome クリュヴェイエ・バウムガルテン症候群(肝硬変症の際，門脈圧の亢進の結果，臍傍静脈が再開通して腹壁静脈を介して大静脈に流入するために腹壁に静脈蛇行を形成した状態(メズサの頭))，= caput medusae.
C. disease クリュヴェイエ病(脊髄性筋萎縮)，= Duchenne-Aran muscular atrophy.
C. fascia クリュヴェイエ筋膜(浅会陰筋膜)，= superficial perineal fascia.
C. fossa クリュヴェイエ窩.
C. joint クリュヴェイエ関節，= atlanto-odontoid joint.
C. ligament クリュヴェイエ靱帯(中足指関節の足底面にある)，= ligamenta plantaria.
C. plexus クリュヴェイエ神経叢，= posterior cervical plexus.
C. sign クリュヴェイエ徴候(伏在静脈瘤において，患者の咳嗽により鼡径部の膨隆を触知されること).
C. ulcer クリュヴェイエ潰瘍(単純性胃潰瘍).
crux ［krʌ́ks］ 十字. 複 cruces.
c. pilorum 毛十字.
Cruz, Osvaldo Goncalves ［krú:z］ クルーズ(1872-1917，ブラジルの細菌学者).
C. disease クルーズ病(アメリカトリパノソーマ症)，= Chagas disease.
cry ［krái］ 叫び泣き，叫声，号叫［医学］.
c. reflex 啼泣反射.
cry·aes·the·sia ［kràiesθí:ziə］ 寒冷感覚.
cry·al·ge·sia ［kràiælʤí:ziə］ 寒冷痛.
cry·an·es·the·sia ［kraiænisθí:ziə］ 寒冷麻痺，= refrigeration anesthesia.
Cryer, Matthew H. ［kráiər］ クライヤー(1840-1921，アメリカの外科医).
C. elevator クライヤー抜除器(歯根抜除器).
cry·es·the·sia ［kràiesθí:ziə］ ① 寒冷感〔覚〕，冷覚. ② 寒冷過敏症.
cry·ing ［kráiiŋ］ 泣き［医学］.
c. baby 号泣児［医学］.
c. fit 叫び痙攣［医学］.
c. vital capacity 啼泣時肺活量［医学］.
crym- ［kraim］ 寒冷の意味を表す接頭語.
crymo- ［kraimou, -mə］ = crym-.
cry(o)- ［krai(ou), krai(ə)］ = crym-.
cry·o·ab·la·tion ［kràiouæbléiʃən］ 冷凍切除［医学］，冷凍切離［医学］.
cry·o·aer·o·ther·a·py ［kràioueərəθérəpi］ 冷気療法.
cry·o·an·al·ge·sia ［kràiouænəlʤí:ziə］ 冷凍無痛法［医学］.
cry·o·an·es·the·sia ［kràiouænisθí:ziə］ 寒冷麻酔〔法〕，冷凍麻酔〔法〕(表面冷却麻酔ともいう. 末梢神経を冷却して神経伝導を遮断し，鎮痛をえる方法)，= cryoanalgesia, (surface) refrigeration anesthesia.
cry·o·bi·ol·o·gy ［kràioubaiálədʒi］ 低温生物学［医学］.
cry·o·cau·tery ［kràioukɔ́:təri］ 凍結腐食器(剤)，冷凍焼灼［医学］.
cry·o·chem ［kráiəkəm］ 凍結乾燥法(親液法)の一つ. → lyophile process.
cry·ocon·i·za·tion ［kràioukounizéiʃən］ 冷凍円錐切除［医学］.
cry·o·ex·trac·tion ［kràiouikstrǽkʃən］ 凍結抽出.
cry·o·ex·trac·tor ［kràiouikstrǽktər］ 凍結抽出器.
cry·o·fi·brin·o·gen ［kràioufaibrínəʤən］ クリオフィブリノーゲン(寒冷線維素原. 低温において沈殿し，室温で液状に還元される異常タンパク質).
cry·o·fi·brin·o·gen·e·mia ［kràioufaibrìnəʤəní:miə］ 寒冷線維素原血症，寒冷フィブリノーゲン血症.

cry·o·frac·ture [kràioufrǽktʃər] クリオフラクチャー法(電子顕微鏡用試料の作製法).
cry·o·gen [kráiəʤən] 凍結剤.
cry·o·gen·ic [kràiəʤénik] 寒冷発生の.
c. congelation 凍結凝固法〔医学〕.
c. tonsillectomy 冷凍(凍結)扁桃摘出〔術〕〔医学〕.
cry·o·gen·ics [kràiəʤéniks] 冷凍学, 低温学(一般に酸素が液化される温度, すなわち −183°C から絶対温度(−273°C)の範囲で行われる低温研究).
cry·o·glob·u·lin [kràiəglάbjulin] 寒冷グロブリン〔医学〕, クリオグロブリン〔医学〕(冷却して沈殿する血液グロブリン).
cry·o·glob·u·lin·e·mia [kràiouglὰbjuliníːmiə] 寒冷グロブリン血〔症〕〔医学〕, クリオグロブリン血〔症〕〔医学〕(白血病, 骨髄腫などにみられ, 寒冷グロブリンが血中に増加する状態).
cryoglobulinemic purpura クリオグロブリン血〔症〕性紫斑〔医学〕, = purpura cryoglobulinemica.
cry·o·hem·or·rhoid·ec·to·my [kràiouhèmərɔidéktəmi] 凍結痔核切除〔医学〕.
cry·o·hy·drate [kràiouháidreit] 〔含〕氷晶〔医学〕(共融混合物の一つで, 水と塩類とからなる2成分系を冷却すると氷晶点で塩類結晶と氷とが同時に析出するもの).
c. point 含氷晶点.
cry·o·hy·poph·y·sec·to·my [kràiouhaipάfisektəmi] 凍結下垂体切除〔術〕.
cry·o·im·mu·nol·o·gy [kràiouimjunάləʤi] クリオイムノロジー, 寒冷(低温)免疫学〔医学〕.
cry·o·lite [kráiəlait] 氷晶石〔医学〕.
cry·om·e·ter [kraiάmitər] クリオメーター(低温を測る温度計).
cryopathic hemolytic syndrome 寒冷溶血性症候群〔医学〕.
cry·op·a·thy [kraiάpəθi] 寒冷病.
cry·o·phil·ia [kràiəfíliə] 寒冷親和性, 好寒冷性(細菌が低温でよく発育すること).
cry·o·phil·ic [kràiəfílik] 好寒冷〔性〕の, 寒冷親和性の, 好低温〔性〕〔医学〕.
cry·o·phy·lac·tic [kràioufailǽktik] 寒冷抵抗性の(細菌の).
c. agent 凍害防止剤〔医学〕.
cry·o·pre·cip·i·tate [kràiouprisípiteit] 低温型沈降物〔医学〕(可溶性物質を冷却したときに生じる沈殿物. 特に正常血漿に生じる沈殿物を意味し, 第Ⅷ因子を多く含有する), 寒冷〔型〕沈降物〔医学〕.
cryoprecipitated plasma 凍結沈降後血漿〔医学〕.
cry·o·pre·cip·i·ta·tion [kràiouprisìpitéiʃən] 寒冷沈降反応, 寒冷(低温)型沈降〔医学〕.
cry·o·pres·er·va·tion [kràiouprìzəːvéiʃən] 凍結保存〔医学〕, 低温保存法(切除した組織, 器官を生かしたまま極低温で保存すること).
cry·o·probe [kráiəproub] 凍結探針(凍結外科で用いる器具).
cry·o·pro·tec·tant [kràiouprətéktənt] 不凍剤, 凍害保護薬, 凍結保護剤, 凍害防止(防御)剤〔医学〕, 低温保護剤, = cryoprotective agent.
cryoprotective agent 凍害保護薬〔医学〕, 凍結保護剤, 凍害防御剤, 低温保護剤.
cry·o·pro·tein [kràiouprόutiːn] クリオタンパク〔質〕, 寒冷タンパク〔質〕(冷却すると溶液から沈殿し, 温めると再溶解するタンパク).
cry·o·scope [kráiəskoup] 氷点計.
cryoscopic method 氷点〔降下〕法〔医学〕.
cry·os·co·py [kraiάskəpi] 凝固点降下法, 氷点測定〔医学〕, 結氷降下度測定(医学では溶液の浸透圧の測定に利用され, 普通 Beckmann 装置が用いられる). 形 cryoscopic.
cry·o·stat [kráiəstæt] 低温槽〔医学〕.
cry·o·sur·gery [kràiousə́ːʤəri] 冷凍外科〔学〕, 凍結外科〔学〕, 凍結手術〔医学〕, 冷凍手術〔医学〕(液体窒素, または二酸化炭素による凍結温度を用いて組織を破壊する外科的療法).
c. by liquid nitrogen 液体窒素療法〔医学〕.
c. by solid carbon dioxide ドライアイス凍結療法〔医学〕.
cry·o·thal·a·mec·to·my [kràiouθæləméktəmi] 凍結視床切除〔術〕.
cry·o·ther·a·py [kràiəθérəpi] ① 寒冷療法. ②〔皮膚〕凍結療法〔医学〕.
cry·o·tol·er·ant [kràiətάlərənt] 低温許容性の, 耐寒性の.
cry·o·ul·tra·mi·crot·o·my [kràiouʌltrəmaikrάtəmi] 凍結超薄切片法〔医学〕.
crypt [krípt] 陰窩, 小嚢腺, 窩, 腺窩, 裂孔(裂口), = crypta.
c. abscess 陰窩膿瘍〔医学〕.
c. orifice 腺窩開口部〔医学〕.
cryp·ta [kríptə] 陰窩, = crypt. 複 cryptae.
cryptae tonsillae [L/TA] 扁桃陰窩, = tonsillar crypts [TA].
cryptae tonsillares [L/TA] 扁桃陰窩, = tonsillar crypts [TA].
cryp·tal [kríptəl] クリプタル $(CH_3)_2CHC_6H_8CHO$ (*Eucalyptus* 属植物から得られるテルペンアルデヒド).
crypt·am·ne·sia [krìptəmníːziə] 潜在記憶, = cryptomnesia, kryptamnesia.
crypt·an·am·ne·sia [krìptənæmníːziə] 潜在記憶, = cryptamnesia.
cryp·tan·ti·gen(s) [krìptǽntiʤən(z)] 潜在抗原(正常細胞では認識しえない抗原分子で, 何らかの原因によって細胞上に露出するものをいう. 赤血球のT抗原などがある).
cryp·tec·to·my [kriptéktəmi] 陰窩切除〔医学〕, 腺切除術.
cryp·ten·a·mine [kripténəmiːn] クリプテナミン(*Veratrum viride* アルカロイド誘導物の塩類で, 酢酸塩とタンニン酸塩とが用いられている).
c. acetate 酢酸クリプテナミン(*Veratrum viride* の非水溶性エキスのエステルアルカロイド混合物の酢酸塩), = unitensin acetate.
cryp·tes·the·sia [kriptesθíːziə] 潜在感覚.
cryp·tic [kríptik] 隠れた, 潜在の.
c. angioma 潜在性血管腫〔医学〕, 微小血管腫.
c. arteriovenous malformation 潜在性動静脈奇形〔医学〕.
c. deletion 潜在欠失〔医学〕.
c. determinant 潜在決定基(近傍構造によって適切な科学的立体構造をとれず, 抗体と結合できない抗原決定基).
c. enzyme 潜在酵素〔医学〕.
c. growth 潜在増殖〔医学〕.
c. nostalgia 潜在郷愁(召集された陸海軍兵士にみられる郷愁).
c. occult 潜在の〔医学〕.
c. plasmid 潜在プラスミド〔医学〕.
c. prophage 潜在プロファージ〔医学〕.
c. translocation 潜在転座〔医学〕.
cryp·ti·tis [kriptáitis] 陰窩炎, 腺炎.
crypt(o)‐ [kript(ou), ‐t(ə)] 陰窩または隠ぺい(蔽)(潜在)の意味を表す接頭語.
cryp·to·an·ti·gen [krìptəǽntiʤən] 潜在性抗原(ある種の細菌で汚染された赤血球表面に露出する抗原をいう. ヒト血清中に存在する自然抗体によって汎

凝集反応を起す).
cryp·to·ceph·a·lus [krìptəséfələs] 隠頭奇形(目立たない頭部をもつ胎児).
cryp·to·chrome [kríptəkroum] クリプトクローム.
cryptococcal meningitis クリプトコッカス〔性〕髄膜炎〔医学〕(酵母様真菌 *Cryptococcus neoformans* による髄膜炎で健康な人でもみられるが細胞性免疫能が低下した宿主に発症することが多い).
cryp·to·coc·co·sis [krìptoukɑkóusis] クリプトコッカス症〔医学〕(*Cryptococcus neoformans* などクリプトコッカス属真菌による疾患).
Cryp·to·coc·cus [krìptəkákəs] クリプトコッカス属(*C. neoformans* などクリプトコッカス症の原因となる真菌が含まれる).
C. histolyticus クリプトコッカス・ヒストリチカス(旧称). → *Cryptococcus neoformans*.
C. hominis クリプトコッカス・ホミニス(旧称). → *Cryptococcus neoformans*.
C. neoformans クリプトコッカス・ネオフォルマンス.
cryp·to·crys·tal·line [krìptəkrístəli:n] 潜晶質(結晶の集合物でありながらその結晶粒が微細であるため一見結晶質と認め難いもの).
cryp·to·cys·tis [krìptəsístis] クリプトシスチス(陰尾嚢尾虫).
cryp·to·de·ter·min·ant [krìptouditə́:minənt] 潜在決定基〔医学〕.
cryp·to·did·y·mus [krìptədídiməs] 封入奇形胎(胎児中の胎児), = fetus in fetus.
cryp·to·em·py·e·ma [krìptouempaií:mə] 潜在性膿胸.
cryp·to·gam [kríptəgæm] 隠花植物〔類〕〔医学〕. 形 cryptogamic, cryptogamous.
cryp·to·ge·net·ic [krìptəʤənétik] 潜在原〔の〕〔医学〕.
cryp·to·gen·ic [krìptəʤénik] 潜原性の, 特発性の.
c. cirrhosis 特発性肝硬変.
c. epilepsy 潜伏てんかん〔医学〕, 原因不明性てんかん, = idiopathic epilepsy.
c. fibrosing alveolitis (CFA) 特発性線維化肺胞炎, 原因不明の線維化胞隔炎〔医学〕(原因不明の線維化性肺胞炎と解される. idiopathic interstitial pneumonia と類縁), = idiopathic pulmonary fibrosis.
c. infection 不顕性感染症〔医学〕.
c. nephrosis 潜原性ネフローゼ.
c. organizing pneumonia (COP) 原因不明の器質化肺炎.
c. organizing pneumonitis 原因不明の器質化肺臓炎〔医学〕.
c. pyemia 隠ぺい(蔽)性膿血症.
c. sepsis 特発性敗血症.
c. septic(a)emia 特発性敗血症.
c. septicopyemia 特発性膿敗血症, = spontaneous septicopyemia.
c. tetanus 潜源性破傷風(感染巣がなく起こる破傷風).
cryp·to·gli·o·ma [krìptouglaióumə] 潜在性神経膠腫.
cryp·to·gram [kríptəgræ̀m] 暗号〔医学〕.
cryp·to·leu·ke·mia [krìptoulju:kí:miə] 不顕性白血病(末梢血液中に白血病を思わせる病的血球の出現しないものの総称).
cryp·to·lith [kríptəliθ] 陰窩結石.
cryp·to·men·or·rhea [krìptoumènərí:ə] 潜伏月経〔医学〕, = amenorrhea spuria.
Cryp·to·me·ria ja·pon·i·ca [krìptoumí:riə ʤəpánikə] スギ〔杉〕, = Japanese cedar.
cryptomeric inheritance 潜在遺伝〔医学〕.
cryp·to·me·ri·ol [krìptəmériəl] クリプトメリオール(スギ葉の精油に存在するセスキテルペンアルコール).
cryp·to·me·rism [kríptəmərizəm] クリプトメリズム(互変異性 tautomerism において, 誘導物にラクチム型とラクタム型がある場合, その一つのみが知られ, またその母体化合物の構造が不明である場合をいう).
cryp·to·me·ro·rha·chis·chi·sis [krìptoumì:rourəkískisis] 潜在性脊柱裂.
cryp·tom·ne·sia [krìptəmní:ziə] 潜在記憶〔医学〕, = cryptamnesia, cryptanamnesia.
cryp·tom·ne·sis [krìptəmní:sis] 潜在記憶, = cryptanamnesia.
cryp·ton [kríptɑn] クリプトン, = krypton.
cryptopatch クリプトパッチ(腸管陰窩部位にみられるリンパ球の小集積).
cryp·toph·thal·mia [krìptɑfθǽlmiə] 潜在眼球症〔医学〕.
cryp·toph·thal·mos [krìptɑfθǽlməs] 潜伏眼球〔医学〕, 潜在眼球.
c. syndrome 潜在眼球症候群〔医学〕, = Fraser syndrome.
cryp·toph·thal·mus [krìptɑfθǽlməs] 潜在眼球〔症〕〔医学〕(先天性完全眼瞼癒着), = cryptophthalmia, cryptophthalmos.
c. syndrome 潜在眼球症候群.
cryp·to·pine [kríptəpi:n] クリプトピン $C_{21}H_{23}NO_5$(アヘンおよびコマクサから得られるアルカロイドで, 鎮痛・催眠薬), = emetoidine.
cryp·to·plas·mic [krìptəplǽzmik] 潜伏型の(細菌などが隠れたことをいう).
cryp·to·po·dia [krìptoupóudiə] 隠足症(足背および下腿が膨隆して足底のみが残る状態).
cryp·top·o·rous [kriptápərəs] 隠孔性の.
cryp·to·psy·chism [krìptousáikizəm] 超心理学. → parapsychology.
cryp·to·ra·di·om·e·ter [krìptourèidiámitər] (X線の透過力を測定する装置).
cryp·tor·chid [kriptɔ́:kid] 潜伏精巣, 潜伏睾丸, = cryptorchis.
cryp·tor·chi·dec·to·my [kriptɔ̀:kidéktəmi] 潜伏精巣(睾丸)切除.
cryp·tor·chi·dism [kriptɔ́:kidizəm] 潜伏精巣(睾丸)〔症〕, 停留精巣〔医学〕, = enorchia.
cryp·tor·chi·do·pexy [kriptɔ̀:kidəpéksi] 潜伏精巣(睾丸)固定術.
cryp·tor·chi·dy [kriptɔ́:kidi] 潜在精巣〔症〕〔医学〕.
cryp·tor·chism [kriptɔ́:kizəm] 潜伏精巣(睾丸)〔症〕, 停留精巣〔医学〕.
cryp·tor·rhea [krìptərí:ə] 内分泌異常. 形 cryptorrheic.
cryp·tor·rhet·ic [krìptərétik] ① 内分泌の. ② 内分泌異常の.
cryp·to·scope [kríptəskoup] 蛍光透視鏡, = fluoroscope.
cryp·to·spo·ri·di·a·sis [krìptouspɔ̀:ridáiəsis] クリプトスポリジウム症.
cryp·to·spo·rid·i·o·sis [krìptouspɔ̀:ridióusis] クリプトスポリジウム症〔医学〕(*Cryptosporidium* 属の原虫によって生じる腸疾患. AIDS 患者など免疫不全者で, 激しい下痢症状を起こすことで, 医学的に重要).
Cryp·to·spo·rid·i·um [krìptouspɔrídiəm] クリプトスポリジウム属(原虫. オーシストに直接4個の

スポロゾイトが形成される).

C. parvum クリプトスポリジウム・パルブム(免疫不全者の消化管に寄生し,激しい下痢を生じる).

cryp·to·ste·rol [krìptəstérɔ:l] クリプトステロール $C_{30}H_{50}O$ (羊毛脂から得られるテルペン系アテロール), = lamosterol.

cryp·to·sto·ma [krìptoustóumə] 隠口,毛巣.

cryptostructural change 微小染色体変化[医学].

cryp·to·tia [kriptóuʃiə] 埋没耳[医学](袋耳,隠耳症ともいう.先天性の奇形,耳介上部が頭皮下に隠れる状態).

cryp·to·tox·ic [krìptətáksik] 潜在毒性の.

cryp·to·xan·thin [krìptəzǽnθin] クリプトキサンチン $C_{40}H_{55}OH$ (黄トウモロコシから得られるカロチノイド色素で,体内でビタミンAを形成するので,プロビタミンAの一つと考えられている.構造はベータカロチンのRにOH基が1個付着している).

cryp·to·zo·ite [krìptouzóuait] クリプトゾイト(トリのマラリア *Plasmodium gallinaceum* でスポロゾイトが赤血球内に侵入する前に網内系細胞内に寄生する時期があり,この時期の虫体をいう).

cryp·to·zy·gous [krìptouzáigəs] (頭蓋が顔幅よりは大きいため,頂から見ると,顔が全く隠れること).

crypts of Lieberkühn リーベルキューン腺(腸腺),リーベルキューン陰窩, = Lieberkühn glands.

crypts of tongue 舌陰窩.

crys·tal [krístəl] 結晶[医学]. 形 crystalline.

c. anisotropy 結晶異方性.

c. arthritis 結晶〔誘発〕性関節炎[医学].

c. cell 結晶細胞.

c. chemistry 結晶化学.

c. counter 結晶計数体.

c. druses 集晶[医学].

c. face 結晶面.

c. filter 結晶フィルター.

c. form 結晶形[医学].

c. habit 晶癖.

c.-induced arthritis 結晶〔誘発〕性関節炎.

c.-induced synovitis 結晶〔誘発〕性滑膜炎[医学].

c. lattice 結晶格子[医学].

c. optics 結晶光学.

c. phosphorus 結晶リン光体(結晶が急激に生成されるときに発する光).

c. protein 結晶タンパク.

c. rash 汗疹(あせも).

c. sand 砂晶.

c. structure 結晶構造[医学].

c. synovitis 結晶〔誘発〕性滑膜炎.

c. system 結晶系[医学].

c. varnish 結晶ワニス[医学].

c. violet クリスタルバイオレット(トリフェニルメタン系の紫色染料),クリスタル紫[医学] 化 hexamethyl-*p*-rosaniline chloride, = gentian violet, methylrosaniline chloride.

c. violet vaccine クリスタルバイオレットワクチン.

c. water 結晶水[医学].

crys·tal·bu·min [krìstəlbjúmin] ①水晶体アルブミン.②結晶性アルブミン.

crystalizable fragment 結晶〔化〕フラグメント(IgGのFc領域), = Fc fragment.

crys·tal·li [kristǽli] 水痘, = chickenpox.

crys·tal·lif·e·rous [krìstəlífərəs] 結晶をもつ.

c. cell 結晶細胞.

crys·tal·lin [krístəlin] クリスタリン(水晶体から希酢酸で抽出されるタンパク質).

crys·tal·line [krístəli:n] 結晶性の[医学],結晶質の.

c. capsule 水晶体包.

c. cone 円錐晶体.

c. corneal dystrophy 結晶状角膜ジストロフィ〔ー〕[医学].

c. germ 結晶核, = crystalline nucleus.

c. granule 結晶性塊[医学],結晶性顆粒.

c. graphite リン状黒鉛.

c. humor 水晶体, = crystalline lens.

c. inclusion 結晶封入体[医学].

c. insulin 結晶性インスリン(100単位中亜鉛0.016~0.04mgを含有する).

c. insulin zinc 結晶性インスリン亜鉛水性懸濁液.

c. lens 水晶体(眼球の).

c. polymer 結晶性重合体[医学].

c. style 晶体.

c. substance 結晶質[医学].

c. zinc insulin (CZI) 結晶性亜鉛インスリン[医学].

crys·tal·lite [krístəlait] 微結晶[医学],晶子(顕微鏡でみられる小さい結晶).

crys·tal·li·tis [krìstəláitis] 水晶体炎, = phacitis.

crystallizable fragment 結晶形成フラグメント.

crystallizable fragment of antibody 抗体の結晶形成フラグメント[医学].

crys·tal·li·za·tion [krìstəlaizéiʃən] 晶出[医学],結晶化[医学](結晶を形成すること).

c. point 結晶点.

crystallized verdigris 結晶化緑青, = cupri acetas neutralis, distilled verdigris.

crystallizing dish 結晶皿[医学].

crys·tal·log·ra·phy [krìstəlágrəfi] 結晶学[医学].

crys·tal·loid [krístəlɔid] クリスタロイド,晶質[医学],類結晶(膠質 colloid に対立する語).

c. inclusion 結晶様封入体[医学].

c. solution 晶質液(食塩水,リンゲル液など).

crys·tal·loi·di·tis [krìstəlɔidáitis] 水晶体炎, = phakitis.

crys·tal·lo·lu·mi·nes·cence [krìstəloul(j)u:minésəns] 結晶発光(物体が結晶して発するルミネッセンス).

crys·tal·lo·pho·bia [krìstəloufóubiə] ガラス恐怖症.

crys·tal·lu·ria [krìstəljú:riə] 結晶尿〔症〕[医学](サルファピリジンなどの結晶物が過剰に排泄されること).

crys·tal·luri·dro·sis [krìstəljùridróusis] 晶汗症(汗に含まれている尿成分が皮膚表面で結晶する状態).

CS ①central supply 中央材料室の略.②chemical sensitivity 化学物質過敏症の略.

Cs cesium セシウムの元素記号(原子番号55,原子量132.9054,質量数133).

^{137}Cs cesium-137 セシウム-137の記号(核分裂生成物の主要成分の一つ).

CSA ①clinical skills assessment 臨床技能評価の略.②colony-stimulating activity コロニー刺激活性の略.

CSAHS central sleep apnea-hypopnea syndrome 中枢性睡眠時無呼吸低呼吸症候群の略.

CSAS central sleep apnea syndrome 中枢型(性)睡眠時無呼吸症候群の略.

csc coup sur coup の略(治療薬を少量ずつ頻繁に投与すること).

CSD cat scratch disease ネコひっかき病の略.

CSF ①cerebrospinal fluid 〔脳脊〕髄液の略.②colony stimulating factor コロニー刺激因子の略.

CSF producing tumor CSF産生腫瘍(colony-stimulating factor (CSF) コロニー刺激因子を産生する

腫瘍).
CSIF cytokine synthesis inhibitory factor サイトカイン産生抑制因子の略, = interleukin 10 (IL-10).
CSII continuous subcutaneous insulin infusion 持続皮下インスリン注入の略.
Csiky, Josef von [ʃíki:] シッキー(1881-1929, ハンガリーの神経科医).
C. symptom シッキー症状(脊髄癆において, 筋弛緩症が高度にあるときは下脚を曲げることなく, 躯幹を屈曲させるとき, 第7胸椎が大転子よりも低位をとる).
Csillag dis·ease [ʃíləg dizí:z] シラッグ病(慢性萎縮性苔癬様皮膚炎).
CSM ① cerebrospinal meningitis 脳脊髄膜炎の略. ② cervical spondylotic myelopathy 頸椎症性ミエロパチー(脊髄症)の略.
CSR cervical spondylotic radiculopathy 頸椎症性神経根症の略.
CSS Churg-Strauss syndrome チャーグ・ストラウス症候群の略.
CST ① contraction stress test コントラクションストレステストの略. ② convulsive shock therapy 痙攣ショック療法の略.
cSt centistoke センチストークの略(1/100 ストーク).
CT ① calcitonin カルシトニンの略. ② cerebral tumor 脳腫瘍の略. ③ chemotaxis 化学走(趨化)性の略. ④ cholera toxin コレラ毒素の略. ⑤ computed tomography コンピュータ断層撮影〔法〕の略, = computerized axial tomography. ⑥ cytotoxicity test 細胞傷害試験の略. ⑦ eel calcitonin ウナギカルシトニンの略.
C/T cardiothoracic ratio 心胸〔郭〕比の略.
CT angiography CT 血管造影 [医学].
CT arteriography CT 動脈造影 [医学].
CT-guided stereotactic surgery CT 誘導定位手術 [医学].
CT myelography CT 脊髄造影 [医学].
CT number CT 値, = Hounsfield number.
CT pelvimetry CT 骨盤計測.
CT scan CT スキャン [医学], コンピュータ断層撮影.
CT unit CT 単位.
Ct celtium セルチウムの元素記号(ハフニウム(Hf)の旧名), = Hf.
CTA computed tomographic angiography コンピュータ断層血管撮影の略.
CTCL cutaneous T cell lymphoma 皮膚 T 細胞リンパ腫の略.
CTD cumulative trauma disorders 蓄積外傷疾患の略.
CTE cytotoxic effect 細胞傷害効果, 細胞傷害活性の略.
CTEPH chronic thromboembolic pulmonary hypertension 慢性血栓塞栓性肺高血圧症の略.
Cte·nar·ia [ti:néəriə] くし板類. → *Ctenophora*.
Cte·no·ce·phal·i·des [tì:nousifǽlidi:z] (ヒトノミ科の一属).
C. canis イヌノミ, = dog flea.
C. felis ネコノミ, = cat flea.
Cte·no·dac·ty·lus [tì:nədǽktiləs] テノダクチルス属(ヤマアラシの一属).
C. gondii (北アフリカ産ヤマアラシの一種. 1908年この動物から胞子虫類トキソプラズマが初めて発見された).
ctenoid scale 櫛形鱗くしがたうろこ.
Cte·no·my·ces [tì:nəmáisi:z] テノマイセス属(皮膚糸状菌).
Cten·oph·o·ra [tinɑ́fərə] 有櫛動物門(クシクラゲ〔櫛水母〕類), = ctenophores.
cte·tol·o·gy [ti:tɑ́lədʒi] 獲得形質学(後天性特徴を研究する学問).
cte·to·some [tí:təsoum] 過剰染色体. → heterochromosome.
CTG ① cardiotocogram 胎児心拍陣痛図の略. ② cardiotocography 胎児心拍数記録法の略.
CTL cytotoxic T lymphocyte 細胞傷害性 T リンパ球の略.
CTP cytidine 5′-triphosphate シチジン 5′-三リン酸の略.
CTR cardiothoracic ratio 心胸郭比の略(胸部 X 線写真で心臓の直径と胸郭の比をいう).
CTT computerized transaxial tomography コンピュータ横断断層撮影〔法〕の略.
CTV clinical target volume 臨床標的体積の略.
CTZ ① chemoreceptive (emetic) trigger zone 化学受容〔性〕〔嘔吐〕引金帯の略. ② chemoreceptor trigger zone 化学受容器(体)引き金帯の略.
Cu copper 銅の元素記号(原子番号 29, 原子量 63.546, 原子価 1.2, 質量数 63, 65).
cua·jan·i [kwəhǽni] クアハニ(*Prunus occidentalis* からつくった去痰薬).
Cuban itch キューバ瘙痒症(軽症性痘瘡).
cu·beb [kjú:beb] クベブ [蓽澄茄] (クベブ実) (*Piper cubeba* の未熟果の乾燥物で刺激利尿作用がある), = cubebs, cubeba.
c. camphor クベブショウノウ $C_{15}H_{24}$-H_2O.
c. oil クベブ油(ジャワコショウから得られる揮発油で, 利尿薬), = oleum cubebae.
c. oleoresin クベブ樹脂油.
cu·be·bene [kjú:bebi:n] クベベン $C_{15}H_{24}$ (クベブ油から得られる揮発成分エレオプテン).
cu·beb·ic ac·id [kju:bébik ǽsid] クベブ酸 $C_{13}H_{14}O_7$ (利尿・瀉下薬).
cu·be·bin [kjú:bəbin] クベビン $(C_{10}H_{10}O_3)_2$ (クベブの非活性の結晶成分で左旋性苦味質).
cu·beb·ism [kjú:bəbizəm] クベバ(ジャワコショウの実)中毒.
cubed diet 固形飼料 [医学].
cu·bic [kjú:bik] 立方の [医学].
c. centimeter (cc) 立方センチメートル(1cc =1mL).
c. corpuscle 結晶性小体.
c. mean boiling point 三乗平均沸点 [医学].
c. symmetry 立方体対称 [医学].
c. system 立方晶系 [医学].
cubical epithelial cancer 立方上皮癌.
cubical epithelium 立方上皮, = cuboidal epithelium.
cubical expansion 体膨張.
cu·bi·cle [kjú:bikl] 小〔病〕室(病院または学校宿舎で相互の寝台が低い仕切りで分けられている小区画で, 隔離病院では交差感染の予防に利用される).
c. method 小室隔離法(ガラス隔壁で囲んだ小室内に伝染病患者を隔離する方法).
cu·bi·lose [kjú:bilous] キュビロース(アナツバメ *Collocalia esculenta* の胃から分泌される粘稠性滋養物).
cu·bi·tal [kjú:bitəl] 肘の [医学].
c. anastomosis [TA] 肘関節網, = rete articulare cubiti [L/TA].
c. fossa [TA] 肘窩, = fossa cubitalis [L/TA].
c. joint 肘関節.
c. lymph nodes 肘リンパ節, = lymphonodi cubitales.
c. nerve 尺骨神経, = nervus ulnaris.
c. nodes [TA] 肘リンパ節, = nodi cubitales [L/TA].
c. region [TA] 肘部, = regio cubitalis [L/TA].
c. tunnel 肘〔部〕管.

c. tunnel syndrome 肘部管症候群〔医学〕(外顆骨折後の外反肘，骨棘形成，神経脱臼，筋膜による絞扼などで尺骨神経麻痺を起こすこと).
cu·bi·ta·lis [kjù:bitéilis] 肘の，= cubital，ulnaris.
c. anterior = cubitalis internus，flexor carpi ulnaris.
c. gracilis = flexor palmaris longus.
c. posterior = cubitalis externus，extensor carpi ulnaris.
c. Riolani = anconeus.
cu·bi·ti [kjú:bitai] 肘 (cubitus の複数).
cu·bi·tus [kjú:bitəs] [L/TA] ① 肘，= elbow [TA]. ② 肘脈 (昆虫の). ③ 尺骨，= ulna. 複 cubiti.
c. valgus 外反肘〔医学〕.
c. valgus deformity 外反肘.
c. varus 内反肘〔医学〕，= bow elbow.
c. varus deformity 内反肘，= gunstock deformity.
cubo– [kju:bou, –bə] 立方または肘の意味を表す接頭語.
cu·boid [kjú:bɔid] [TA] ① 立方骨，= os cuboideum [L/TA]. ② 立方形，= cuboidal.
c. bone 立方骨，= os cuboideum.
c. cell 立方細胞 (上皮の)，= cuboidal cell.
c. tuberosity 立方骨粗面.
cu·boi·dal [kju:bɔ́idəl] 立方体様の〔医学〕.
c. articular surface of calcaneus 〔踵骨の〕立方骨関節面.
c. carcinoma 立方上皮癌，= cloacogenic carcinoma.
c. epithelium 立方上皮細胞〔医学〕.
cuboideo– [kju:bɔidou, –diə] 立方骨との関係を表す接頭語.
cuboideonavicular joint 立方舟関節.
cuboideonavicular ligament 立方舟靭帯，= ligamentum cuboideonaviculare.
cuboidodigital reflex 足背〔立方骨〕反射〔医学〕，メンデル反射，= dorsocuboidal reflex.
cu·bo·ma·nia [kjù:bouméiniə] 遊戯狂，賭博狂，冒険狂.
Cu·bo·med·u·sae [kjù:boumədjú:si:] 立方水母目 (鉢虫綱の目).
cu·cul·lar [kjú:kjulər] ① 頭布をかぶった，僧帽状. ② 僧帽筋，= cucullaris.
cu·cum·ber [kjú:kʌmbər] キュウリ〔胡瓜〕(*Cucumis sativus* の果実).
c. shin 前反下腿，キュウリ脛 (後方に彎曲した脛).
Cu·cu·mis [kjú:kəmis] ウリ〔瓜〕属 (ウリ科 *Cucurbitaceae* の一属).
C. melo メロン，= muskmelon.
C. melo* var. *conomon シロウリ〔越瓜〕，= oriental pickling melon.
C. sativus キュウリ〔胡瓜〕，= cucumber.
Cu·cur·bi·ta [kju:kə́:bitə] カボチャ〔蕃南瓜〕属 (ウリ科 *Cucurbitaceae* の一属).
C. moschata カボチャ，トウナス，= pumpkin.
Cu·cur·bi·ta·ce·ae [kju:kə̀:bitéisii:] ウリ科.
cucurbitasin ククルビタシン (ウリ科の植物に含まれる苦味の成分).
cu·cur·bi·ta·xan·thin [kju:kə̀:bitəzǽnθin] ククルビタキサンチン $C_{40}H_{56}O_2$ (カボチャの果肉に存在する結晶性カロチノイド色素).
cu·cur·bi·ten [kju:kə́:bitən] ククルビテン $C_{40}H_{56}$ (カボチャの果肉に存在する結晶性カロチノイド色素).
cu·cur·bi·tol [kju:kə́:bitɔ:l] ククルビトール $C_{24}H_{38}O_2(OH)_2$ (スイカの種子にあるフィトステロール配糖体).
cu·cur·bit·u·la [kjù:kə:bítʃulə] 吸角 (すいだま. ガラス製)，= cupping glass.
c. cruenta 瀉血用吸角，= wet cup.
c. sicca 乾性吸角，= dry cup.
cu·cur·bo·cit·rin [kjukə̀:bəsítrin] ククルボシトリン (スイカ種子からの抽出物で，高血圧症に用いられる).
cud·bear [kʌ́dbeər] 地衣類の色素 (地衣 *Lacanora tartarea* から得られる紫色染料)，= persio，red indigo.
cued speech キュー〔ド〕スピーチ (聾者との会話手段).
cuff [kʌ́f] ① カフ (カフス状の構造). ②〔肩〕腱板，半月. ③ 腕支え. ④ 袖口. ⑤ 手錠.
c. around anastomosis 箭まき神経吻合.
c. spreader カフ鉗子〔医学〕.
c. tear arthropathy 腱板断裂〔性〕関節症.
c. test うっ血帯試験 (左腕に血圧測定用マンシェットを当て，5分間収縮期血圧より50mmHgの高さに加圧して乏血を起こさせると，狭心症性発作を誘発する).
cuf·fing [kʌ́fiŋ] 袖口様白血球集合 (血管周囲に白血球が袖口のように集合することで感染，炎症などで認められる).
Cuignet, Ferdinand Louis Joseph [kwi:néi] キーネー (1823生，フランスの眼科医).
C. test キーネー試験 (片目を装うものを摘発する試験で，書物を読ませ，目と書物の中間に鉛筆を垂直に立てても，読書ができれば詐病).
cui·rass [kwirǽs] ① 胴甲，胸鎧. ② 胸鎧様胸部包帯.
c. cancer 胸部皮膚癌 (転移性乳癌または胸膜癌を含む).
c. ventilater クウィラス式〔鎧型〕人工呼吸器〔医学〕.
c. ventilator 胴よろい型呼吸器.
cul–de–sac [kʌ́l də sǽk] 盲嚢，盲管. 複 culs–de–sac.
cul·do·cen·te·sis [kʌ̀ldəsentí:sis] ダグラス窩穿刺〔術〕〔医学〕.
cul·do·scope [kʌ́ldəskoup] クルドスコープ，骨盤腔鏡〔医学〕(1944年 Decker の創案によるもので，それを用いる検査法を culdoscopy という).
cul·dos·co·py [kʌldáskəpi] クルドスコピー，骨盤腔鏡検査〔法〕〔医学〕(後腟円蓋を通して内視鏡を挿入し，直腸腟窩および骨盤内臓器を視診すること).
cul·dot·o·my [kəldátəmi] ダグラス窩切開〔術〕〔医学〕.
cu·le·ate [kjú:lieit] くさび形の，楔状の.
Cu·lex [kjú:leks] イエカ属 (カ〔蚊〕科の一属. 吸血時に体を面と平行に保つ. フィラリアや日本脳炎を媒介する).
C. nigripalpus (セントルイス脳炎の媒介カ).
C. pipiens pallens アカイエカ (日本で最も普通にみられる種，糸状虫症や日本脳炎を媒介する).
C. tarsalis (コガタアカイエカ近似種).
C. tritaeniorhynchus コガタアカイエカ (アカイエカに似るがやや小形，日本脳炎の媒介者として重要).
C. whitmorei セジロイエカ (糸状虫症を媒介する).
Cu·lic·i·dae [kju:lísidi:] カ〔蚊〕科 (ハマダラカ亜科 *Anophelinae*，ナミカ亜科 *Culicinae*，オオカ亜科 *Toxorhynchitinae* に分かれる)，= mosquitos.
cu·li·ci·dal [kjù:lisáidəl] カ〔蚊〕を殺すような.
cu·li·cide [kjú:lisaid] 殺蚊剤 (かとりぐすり)，= culicicide.
cu·lic·i·fuge [kjú:lisifju:ʤ, kju:lísi–] 防蚊剤 (薬) (カ，ハエの襲来を予防するために身体に塗布する薬品).

Cu·li·ci·ni [kjù:lisáinai] イエカ族(カ科，ナミカ亜科の一族で，イエカ属，ヤブカ属，ヌマカ属など医学上重要な種を含む).
Cu·li·coi·des [kjù:likɔ́idi:z] ヌカカ属(ヌカカ科の一属で，ヒトを吸血する．常在糸状虫を媒介する).
Cu·li·se·ta [kjù:lisí:tə] ハボシカ属(カ科，ナミカ亜科の一属).
Cullen, Thomas Stephen [kʌ́lən] カレン(1868–1953，アメリカの外科医).
C. sign カレン徴候〔医学〕(子宮外妊娠破裂時にみられる臍周辺部の着色で，急性膵臓炎にもみられる)，= Hellendall sign.
Cullen, William [kʌ́lən] カレン(1710–1790，スコットランドの内科医．臨床講義の開拓者で，臨床医学の一講座としての治療学の基礎を築いた).
cul·let [kʌ́lət] カレット〔医学〕.
cul·men〔Ⅳ et Ⅴ〕 [kʌ́lmən] [L/TA] 山頂(小脳葉の最も隆起した部分)，= culmen〔Ⅳ and Ⅴ〕[TA]. 複 culmina.
culmen monticuli 小山頂(小脳最高葉).
Culp pyeloplasty カルプ〔・スカルディノ〕腎盂形成〔術〕(拡張した余剰の腎盂壁を利用して狭窄部を補填し，腎盂尿管の連続性を保ったまま行う腎盂形成術)，= Culp–Scardino pyeloplasty.
cult [kʌlt] 祈禱療法(疾病は単一の原因により起こると考え，単純な同一療法で万病を治癒させようとする邪道医術).
cul·ti·var [kʌ́ltivər] 栽培品種〔医学〕.
cul·ti·vate [kʌ́ltiveit] 培養する〔医学〕.
cultivated corneal epithelial cell transplantation 培養角膜上皮移植(角膜上皮幹細胞の培養シートを作製し移植する．重症眼表面疾患に対して行われる).
cultivated species 栽培種〔医学〕.
cul·ti·va·tion [kʌ̀ltivéiʃən] 培養〔法〕〔医学〕(細菌を人工的に増殖させること).
cul·tur·al [kʌ́lʧərəl] 文化の〔医学〕.
c. anthropology 文化人類学〔医学〕.
c. characteristics 文化的特徴〔医学〕.
c. deprivation 文化剥奪(遮断)〔医学〕.
c. disadvantagement 文化的不利益〔医学〕.
c. psychiatry 文化精神医学〔医学〕.
c. shock カルチャー・ショック，文化ショック.
cul·ture [kʌ́lʧər] 培養〔医学〕，栽培.
c.-bound syndrome 文化結合症候群〔医学〕.
c. dish 培養皿〔医学〕.
c. flask 培養フラスコ〔医学〕.
c. fluid 培養液.
c. in egg 卵培養〔医学〕.
c. medium 培養基，培地，= culture media.
c. method of eggs 虫卵培養法.
c. of medicinal plant 薬用植物栽培〔医学〕.
c.-permeability theory 細胞透過性説〔医学〕.
c. plate 培養平板，培養皿〔医学〕.
c. shock カルチャーショック(文化ショック．適応障害に含まれる).
c. solution 培養液.
c. tube 培養試験管〔医学〕.
cultured cell 培養細胞〔医学〕.
cultured skin 培養皮膚(皮膚の一部を体外で培養し，移植可能な皮膚を作成すること).
cum [kúm] ～とともに.
Cu·ma·cea [kju:méiʃiə] クマ［空摩］目(節足動物門，甲殻亜門，軟甲綱真軟甲亜綱，フクロエビ上目の一目).
cu·ma·rin [kjú:mərin] クマリン，= coumarin.
c. embryopathy クマリン胎芽病〔医学〕.
cumarone resin クマロン樹脂〔医学〕.
cu·mene [kjú:mi:n] クメン(クモールともいい，イソプロピルベンゼンにあたる).
cu·men·yl [kjú:minil] クメニル基($(CH_3)_2CHC_6H_4$–．*o*–，*m*–，*p*–の3型がある).
cu·mic ac·id [kjú:mik ǽsid] クミン酸 ㊌ *p*–isopropylbezonic acid (板晶)，= cuminic acid.
cu·mic al·co·hol [kjú:mik ǽlkəhɔ:l] クミンアルコール ㊌ *p*–isopropylbenzyl alcohol，= cuminol，cuminyl alcohol.
cu·mi·dine [kjú:midi:n] クミジン ㊌ *p*–isopropyl aniline.
cu·mi·di·no [kjú:midinou] クミジン基 *p*–$(CH_3)_2CHC_6H_4NH$–.
cu·min [kjúmin] クミン，ジラ［蒔蘿］(*Cuminum cyminum* の果は駆風薬)，= cummin，Kümmel.
c. aldehyde クミンアルデヒド $(CH_3)_2CHC_6H_4CHO$.
cu·mi·nal [kjú:minəl] ①クミナル ㊌ *p*–isopropylbenzaldehyde $(CH_3)_2CHC_6H_4CHO$，= cuminaldehyde. ②クミナル基 ㊌ *p*–isopropylbenzylindene.
cu·min·ic ac·id [kju:mínik ǽsid] クミン酸，= cumic acid.
cu·mi·nol [kjú:minɔ:l] クミノール，= cumic alcohol.
cu·min·yl [kjú:minil] クミニル基 ㊌ *p*–isopropylbenzyl.
c. alcohol クミニルアルコール，= cumic alcohol.
cu·mi·nyl·i·dene [kjù:minílidi:n] = cuminal.
Cumming meth·od [kʌ́miŋ méθəd] カミング法(狂犬病ワクチンの製法で，固定ウイルスをホルマリン処置後，水に対して透析する).
cu·moyl [kjú:mɔil] クモイル基 ㊌ *p*–isopropylbenzoyl.
Cumulative Index Medicus 万国医学文献集(アメリカ医師会で年4回 Quarterly の発行).
cu·mu·la·tive [kjú:mjulətiv] 累積の〔医学〕，累積性.
c. action 蓄積作用〔医学〕.
c. distribution 累積分布.
c. distribution function 累積分布関数〔医学〕.
c. dosage 蓄積量.
c. dose 蓄積量〔医学〕，集積線量.
c. double bond 集積二重結合〔医学〕.
c. effect 蓄積効果〔医学〕.
c. error 累積誤差.
c. fertility 累積出生率〔医学〕.
c. frequency 累積度数〔医学〕.
c. frequency curve 累積度数曲線〔医学〕.
c. gene 集積遺伝子〔医学〕.
c. heredity 累代遺伝.
c. ionization 累積イオン化.
c. probability of paternity exclusion 父権の総合排除率.
c. sum method 累積和法.
c. survial rate 累積生存率〔医学〕.
c. trauma disorders (CTD) 蓄積外傷疾患.
cu·mu·lus [kjú:mjuləs] 小丘，丘. 複 cumuli.
c. oophorus 卵丘，= discus proligerus.
c. oviger(-era, -erum) 卵丘.
c. ovigerus 卵丘，= discus oophorus.
cu·myl·ic ac·id [kju:mílik ǽsid] クミル酸 ㊌ durylic acid.
cu·ne·ate [kjú:nieit] 楔(せつ，けつ)状の.
c. convolution 楔状回(脳半球内面にある後頭小葉).
c. fasciculus [TA] 楔状束，= fasciculus cuneatus [L/TA].

c. nucleus [TA] 楔状束核(延髄背側にある神経細胞群で，楔状束の終止点で，同時に内側毛帯の起始点をなし，旧名は Burdach 核と呼ばれた)，= nucleus cuneatus [L/TA].
c. tubercle [TA] 楔状束結節，= tuberculum cuneatum [L/TA].
cu·ne·i·form [kju:ní:ifɔ:m] 楔状の〔医学〕，= cuneate, wedge-shaped.
c. bone 楔状骨.
c. cartilage [TA] 楔状軟骨，= cartilago cuneiformis [L/TA].
c. cataract 楔状白内障〔医学〕.
c. nucleus [TA] 楔状核，= nucleus cuneiformis [L/TA].
c. osteotomy 楔状骨切術.
c. part of vomer [TA] 鋤骨楔状部，= pars cuneiformis vomeris [L/TA].
c. tooth 楔状歯〔医学〕.
c. tubercle [TA] 楔状結節，= tuberculum cuneiforme [L/TA].
c. vertebra 楔状椎〔医学〕.
cu·ne·i·hys·ter·ec·to·my [kju:nì:ihìstəréktəmi] 楔状子宮組織切除〔術〕〔医学〕，楔状子宮摘出〔術〕(子宮前屈症の療法としての).
cuneo- [kju:ni:ou, -niə] 楔状の意味を表す接頭語.
cuneocerebellar fibres [TA] 楔状束小脳線維*，= fibrae cuneocerebellares [L/TA].
cuneocerebellar tract 楔状束小脳路.
cu·ne·o·cu·boid [kjù:nioukjú:bɔid] 楔状立方骨の.
c. interosseous ligament [TA] 骨間楔立方靱帯，= ligamentum cuneocuboideum interosseum [L/TA].
c. joint 楔立方関節.
c. ligament 楔立方靱帯，= ligamentum cuneocuboideum.
cuneometatarsal interosseous ligaments [TA] 骨間楔中足靱帯，= ligamenta cuneometatarsalia interossea [L/TA].
cu·ne·o·na·vic·u·lar [kjù:niounəvíkjulər] 楔状舟状骨の.
c. articulation 楔舟関節.
c. joint [TA] 楔舟関節，= articulatio cuneonavicularis [L/TA].
c. ligaments 楔舟靱帯，= ligamenta cuneonavicularia.
cu·ne·o·scaph·oid [kjùniouskǽfɔid] 楔状舟状骨，= cuneonavicular.
cuneospinal fibres [TA] 楔状束脊髄線維*，= fibrae cuneospinales [L/TA].
cu·ne·us [kjuní:əs, kjú:niəs] [L/TA] 楔部，= cuneus [TA]. 複 cunei.
c. fibres [TA] 楔状束*，= fibrae cuneatae [L/TA].
cu·nic·u·li [kju:níkjulai] 三半規管(内耳の)(cuniculus の複数).
cu·nic·u·lus [kju:níkjuləs] (ヒゼンダニ，疥癬虫 *Sarcoptes hominis* の潜行した隧道(トンネル)).
cun·ni·linc·tion [kʌ̀nilíŋkʃən] クニリングス〔医学〕，外陰(陰核)舐癖，= cunnilingus.
cun·ni·lin·guist [kʌ̀nilíŋwist] 外陰舐癖者(女性陰門を舌で触れる異常性欲患者).
cun·ni·lin·gus [kʌ̀nilíŋgəs] クニリングス，舐陰，女性性器接吻.
Cunningham, Alastair J. [kʌ́niŋgəm] カニンガム(オーストラリアの微生物学者).
C. plaque technique カニンガムプラーク法〔医学〕(抗体産生細胞を検出する方法．寒天を用いずに，微小室内に単層の赤血球および細胞層を毛細管現象を用いてつくり，溶血斑(プラーク)を観察する方法)，= Cunningham technique.
cun·nus [kʌ́nəs] 外陰，陰門，女陰，= vulva.
cu·or·in [kú:ərin] クオリン(心臓組織に存在する不純なホスファチジルエタノールアミン).
cup [kʌ́p] ① 杯，コップ．② 吸角(すいだま)．③ 結び，= join.
c.-and-ball osteotomy 凹凸状骨切術(近位骨端は凹状に，遠位骨端は凸状にする方法).
c. arthroplasty カップ関節形成〔術〕〔医学〕.
c. method カップ法〔医学〕.
c. pessary 杯状ペッサリー〔医学〕.
cu·pel [kjú:pəl] 灰吹ざら(皿)〔医学〕.
cu·pel·la·tion [kjù:pəléiʃən] 灰吹法〔医学〕.
cup·fer·ron [kʌ́fərɑn] クプフェロン ㊥ ammonium salt of *N*-nitrosophenyl-hydroxylamine (黄色結晶で，酸性またはアンモニア性溶液中でアンモニウム基の代わりに種々の金属が置換して沈殿するので，Fe, Ti, Zr などの分析試験に用いられる).
Cupid's bow キューピッド弓.
cu·po·la [kjú:pələ] 杯，頂，= cupula.
cupped [kʌ́pt] 杯状の，凹んだ.
c. disk 杯状乳頭.
c. forceps 鋭ひ(匙)鉗子〔医学〕.
cup·ping [kʌ́piŋ] ① 吸角法，吸出法〔医学〕．② 杯形成.
c. glass ガラス吸角.
cu·pral·lyll so·di·um [kjú:prəlil sóudiəm] クプラリルナトリウム ㊥ cuproallyl thiourea sodium benzoate(金療法の代用薬).
cu·pram·mo·nia [kjùprəmóuniə] クプランモニア(水酸化銅のアンモニア溶液で，セルロースの溶媒)，= Schweitzer reagent.
cu·prea-bark [kjú:priə bá:k] 銅色キナ皮(キナに類似の物質で *Remijia purdieana* の樹皮).
cu·pre·ine [kjú:pri:in] クプレイン $C_{19}H_{22}N_2O_2$ (アカネ科植物 *Remijia pedunculata*，キナの一種 *China cuprea* の樹皮から得られるアルカロイド).
cu·pre·mia [kju:prí:miə] 銅血症.
Cu·pres·sa·ce·ae [kjù:priséisii:] ヒノキ[檜]科，= cypress family.
cu·pric [kjú:prik] 第二銅の(2価銅の化合物).
c. acetate 酢酸第二銅 $Cu(CH_3CO_2)_2$-H_2O.
c. aminoacetate アミノ酸第二銅 $Cu(NH_2CH_2CO_2)_2$-H_2O，= copper glycinate, glycocoll-copper.
c. arsenate ヒ酸第二銅 $Cu_3(AsO_4)_2$-$4H_2O$.
c. arsenite 亜ヒ酸第二銅 $CuHAsO_3$，= Scheele mineral, Swedish green.
c. benzoate 安息香酸第二銅 $Cu(C_6H_5CO_2)_2$-$2H_2O$.
c. borate ホウ酸第二銅 CuB_4O_7.
c. bromide 臭化第二銅 $CuBr_2$.
c. butyrate 酪酸第二銅 $Cu(C_4H_7O_2)_2$-$2H_2O$.
c. carbonate 〔塩基性〕炭酸第二銅 ㊥ copper subcarbonate $CuCO_3Cu(OH)_2$-H_2O (緑色の化合物で，リンの解毒，収斂，花火，顔料，殺虫などの目的に用いられる)，= artificial malachite, azure blue, Bremen, Burnswick, Mineral, Verditer green, Verditer blue.
c. chlorate 塩素酸銅 $Cu(ClO_3)_2$-$4H_2O$.
c. chloride 塩化第二銅 $CuCl_2$-$2H_2O$.
c. chromate クロム酸銅 $CuCrO_4$-$2CuO$-$2H_2O$.
c. citrate クエン酸第二銅 $Cu_2C_6H_4O_7$-$2(1/2)H_2O$，= cuprocitrol.
c. electrolysis 電気銅.
c. ferrocyanide フェロシアン化第二銅 $Cu_2Fe(CN)_6$-$7H_2O$，= Hatchett brown, mahogany brown.
c. formate ギ酸銅 $Cu(CHO_2)_2$-$4H_2O$，= tubercuprose.

c. gluconate グルコン酸銅 $Cu[CH_2OH(CHOH)_4CO_2]_2$-H_2O.
c. hydroxide 水酸化第二銅 $Cu(OH)_2$.
c. lactate 乳酸銅 $Cu(C_3H_5O_3)_2$-$2H_2O$.
c. nitrate 硝酸銅 $Cu(NO_3)_2$-$3H_2O$.
c. nitroprusside ニトロプルシッド銅 ㊗ cupric nitroprussiate $CuFe(CN)_5(NO)2H_2O$, = cupric nitroferricyanide.
c. oxalate シュウ酸銅 CuC_2O_4-(½)H_2O.
c. oxide 酸化第二銅 CuO, = black copper oxide.
c. oxychloride 酸塩化銅 $3CuOCuCl_2$-$3H_2O$, = Brunswick green.
c. phenolsulfonate フェノールスルホン酸銅 $Cu[C_6H_4(OH)SO_2]_2$-$6H_2O$.
c. phosphate リン酸銅 $Cu_3(PO_4)_2$-$3H_2O$.
c. potassium chloride 塩化銅カリウム $CuCl_2$-$2KCl$-$2H_2O$.
c. salicylate サリチル酸銅 $Cu[C_6H_4(OH)CO_2]_2$-$4H_2O$.
c. sulfate 硫酸銅 $CuSO_4$-$5H_2O$, = blue stone, blue vitriol, Roman vitriol, Salzburg vitriol.
c. sulfate ammoniated アンモニア硫酸銅 $[Cu(NH_3)]_4SO_4$-H_2O.
c. sulfide 硫化第二銅 CuS.
c. xanthogenate キサントゲン酸銅 $Cu(C_2H_5OCS_2)_2$, = copper xanthate.
cupro-ammonium rayon 銅アンモニアレーヨン.
cuprophane クプロファン.
cu·prous [kjú:prəs] 第一銅(1原子価銅の化合物).
c. bromide 臭化第一銅 CuBr.
c. chloride 塩化第一銅 CuCl.
c. cyanide シアン化第一銅 CuCN, = cupricin.
c. iodide ヨウ化第一銅 CuI.
c. oxide 酸化第一銅 Cu_2O, = red copper oxide.
c. potassium cyanide シアン化第一銅カリウム $KCu(CN)_2$.
c. salt 第一銅塩 [医学].
c. sulfide 硫化第一銅, 亜酸化銅 Cu_2S.
c. thiocyanate チオシアン化第一銅 CuSCN.
cupshaped stomach 杯(さかずき)状胃 [医学].
Cu·pu·la [kjú:pjulə] カクト[殻斗], = cupule.
cu·pu·la [kjú:pjulə] 杯, 頂, 膨大部頂. 複 cupulae.
c. ampullaris [L/TA] 膨大部頂, = ampullary cupula [TA].
c. cochleae [L/TA] 蝸牛頂, = cochlear cupula [TA].
c. gelatinosa ゼラチン頂(小帽) [医学], = cupula ampullaris.
c. oculi 眼杯.
c. of pleura 胸膜頂, = cervical pleura.
c. pleurae [L/TA] 胸膜頂, = cervical pleura [TA], dome of pleura [TA], pleural cupula [TA].
c. terminalis 終末頂.
cu·pu·lar [kjú:pju:lər] 杯の, 頂の.
c. blind sac 頂盲端.
c. caecum [TA] 頂盲端*, = caecum cupulare [L/TA].
c. cecum 頂盲端 [医学].
c. cecum of cochlear duct 頂盲端.
c. part [TA] 頂部, = pars cupularis [L/TA].
c. part of epitympanic recess 鼓室上陥凹の頂部.
cupuliform cataract 皿状白内障 [医学], 杯状白内障.
cu·pu·lo·gram [kyúpjuləgræm] クプログラム(クプロメトリーにより測定された後感覚および眼振の持続時間を片対数表で表した記録で, 毎秒60度以下の生理的刺激では, Weber の法則に従う. その形, 傾き, 基線との交点(閾値), 左右, 眼振と感覚などを比較して, 半規管およびその中枢路の機能を判定する).
cu·pu·lo·li·thi·a·sis [kjù:pjulouliθáiəsis] クプロリティアシス(後半規管のクプラに結石ができ, 良性発作性頭位めまい症を起こす).
cu·pu·lom·e·try [kjùpjulámitri] クプロメトリー(内耳半規管の回転刺激による機能検査の一法で, 感覚器上のクプラ cupula の生理的変位は角加速度の物理的性質に規定されるねじり振子の性質をもち, しかもその変位が迷路反応の発現と密接な時間的量的関連を有するという原理に基づく. 閾値下等角加速度で所定の回転速度に達した後, 急停止して, 一定方向の単一刺激を加え発現する後感覚および眼振の持続時間を測定する).
cu·ra·ça·loin [kjùrəsá:lɔin] クラサロイン(クラソ(蘆薈)の一成分).
cur·a·bil·i·ty [kjùərəbíliti] 治癒可能性 [医学], 根治可能性 [医学].
cur·a·ble [kjúərəbl] 治療(根治)可能な [医学].
c. gastrectomy 治癒的胃切除〔術〕[医学].
Curacao aloe キュラソウ・アロエ, = *Aloe vera*.
cu·rage [kurá:ʒ, kjú:ridʒ] [F] 掻は(爬)(子宮またはほかの傷創の).
cu·ra·re [kju:rá:ri:] クラーレ, クラーリ(ホミカ(*Strychnos* 属植物)からの猛毒乾燥成分で, 先住民が毒矢として用いたもの. 現在は, 有効成分の *d*-tubocurarine が薬理学研究および麻酔時の補助筋弛緩薬として用いられている), = ourari, urari, wourara, worari.
c. poisoning クラーレ中毒.
cu·ra·ri [kju:rá:ri:] = curare.
cu·ra·ri·form [kjurǽrifɔ:m] クラーレ様(作用の).
c. action クラーレ様作用 [医学].
cu·ra·rine [kjú:rərain, -ri:n] クラリン(Böhm により1898年にクラーレから分離されたアルカロイドである).
cu·ra·ri·za·tion [kjùrərizéiʃən] クラーレ化 [医学](発声と運動力は消失するが, 痛覚は残存する). 動 curarize.
cu·ra·tio pa·raf·fin·i [kjuréiʃiou pærəfíni] パラフィン包帯, = paraffin dressing.
cur·a·tive [kjú:rətiv] ① 治効ある. ② 治癒的な.
c. dose (**CD**, CD_{50}) 治癒線量 [医学], 治癒量, 治効量.
c. effect 治療効果 [医学].
c. inoculation 治療〔的〕接種 [医学].
c. neck dissection 治癒的頸〔部〕郭〔清〕[医学].
c. operation 根治手術 [医学].
c. ratio 治癒率 [医学], = therapeutic ratio.
c. resection 治癒的切除〔術〕[医学].
c. surgery 治癒手術 [医学].
c. treatment 治癒〔的〕処置 [医学].
curb [kə́:b] ① 飛節後腫(ウマの踵骨結節下に生ずる腫瘤で跛行の原因となる). ② くつわ鎖.
c. tenotomy 抑制切腱術.
curby hock 飛節後腫, = curb.
Cur·cas [kə́:kəs] (トウダイグサ科 *Euphorbiaceae* 植物で, ヒマシ(蓖麻子)油に類似の瀉下用油を含有する種子を産する), = Barbados nuts, purging nut.
Curchman stain [kə́:tʃmən stéin] カルチマン染色(細菌莢膜の染色法で, Wright 液を注ぎ, ほとんど蒸発乾燥するまで放置して水洗する).
Cur·cu·ma [kə́:kjumə] ウコン[鬱金]属(ショウガ科の一属).
C. aromatica キョウオウ[薑黄], ハルウコン, = wild turmeric.
C. longa ウコン, = turmeric.
C. zedoaria ガジュツ[莪朮], = zedoary.

curcuma paper クルクマ紙〔医学〕(クルクミンに浸した紙で，薑黄(きょうおう)紙ともいい，リトマス紙の代用品)，= turmeric paper.
cur·cu·men [kə́:kjumən] クルクメン $C_{15}H_{24}$ (キョウオウ〔薑黄〕にある有効成分で，防腐および利胆作用がある).
cur·cu·min [kə́:kjumin] クルクミン $C_{21}H_{20}O_6$ (キョウオウに存在する黄色結晶物質で，染料または指示薬として用いられる)，= turmeric yellow.
curd [kə́:d] 凝乳(主としてカゼインの)〔医学〕，凝結物. 形 curdy.
c. soap 凝乳石ケン，家庭石ケン(動物脂肪と水酸化ナトリウムとでつくったもの)，= animal soap, sapo domestcus.
c. tension カード張力〔医学〕.
curdl·ing [kə́:dliŋ] 凝固〔医学〕.
c. enzyme 凝乳酵素，= rennin.
c. ferment 凝乳酵素，= rennin.
curdy precipitation 凝乳状沈殿〔医学〕.
curdy stool 顆粒便.
cure [kjúər] ①治癒〔医学〕. ②療法〔医学〕，治療〔医学〕，医療薬. ③保存(乾燥，燻製，塩漬などによる). 形 curative.
c.-all 万能薬〔医学〕，= panacea.
c. of vocal silence 沈黙療法〔医学〕.
cured meat 塩づけ(漬)肉〔医学〕.
cu·ret [kjurét] 有窓鋭ひ(匙)，= curette.
cu·ret·tage [kjùritá:ʒ] [F] 掻は(爬)〔術〕〔医学〕.
c. cartilage 軟骨の掻は(爬)〔医学〕.
c. of bone 骨掻爬.
cu·rette [kju:rét] ①掻は(爬)器〔医学〕. ②有窓鋭ひ(匙)〔医学〕，= curet.
cu·rette·ment [kjurétmənt] 掻は(爬)〔術〕〔医学〕，= curettage.
Curie, Marie Sklodowska [kjú:ri:] キュリー(1867-1934，フランスに住んだポーランドの化学者. フランス化学者 Pierre Curie (1895)と結婚後，夫との共同研究においてラジウムおよびポロニウムを発見し，金属ラジウムの分離に成功し(1902)，ノーベル物理学賞(1903)，ノーベル化学賞(1911)を受けた. 主著には Recherches sur les substances radioactives (1904)；Traité de radioactivité，2巻(1910)，L'isotopie et les éléments isotopes (1924)がある).
Curie, Pierre [kjú:ri:] キュリー(1859-1906，フランスの物理化学者. パリ大学教授として圧電気，結晶生成などを研究し，夫人 Marie Curie とともに放射性物質を研究し，磁性に関する Curie-Weiss 法則を実験的に発見し，Becquerel および夫人とともにノーベル物理学賞(1903)を受けた).
C. law キュリー法則(ラジウムの壊変により生じるすべての物質は放射性で，これらの物質を放射線を通さない容器に収めておくと，放射能は長期に持続される).
C. point キュリー点〔医学〕.
curie (Ci) [kjú:ri:] キュリー(放射能の単位. 毎秒3.70×1010位の壊変に等しい. 以前はラジウム1gと放射平衡を保つラドンの量で定義したが，現在はSI単位のベクレル(単位時間に1つの壊変)に変更された).
cu·rie·gram [kjú:rigræm] ラジウム放射線像，= radium actinogram.
cu·rie·ther·a·py [kjù:riθérəpi] キュリー療法，= radium therapy.
cur·ing [kjú:riŋ] ①硬化する(樹脂の). ②除去(プラスミドの). ③塩漬(肉の)〔医学〕.
c. agent 硬化剤.
c. catalyst 硬化触媒.
c. temperature 硬化温度.
cu·ri·os·i·ty [kjùəriásiti] 好奇心〔医学〕.
cu·ri·um (Cm) [kjú:riəm] キュリウム(原子番号96，元素記号Cm，原子量247，ウランおよびプルトニウムからサイクロトロンにより，G. T. Seaborg, R. A. James, A. Ghiorso が1944年に得た元素で，^{242}Cm の半減期は150日).
Curling, Thomas Bilzard [kə́:liŋ] カーリング(1811-1888，イギリスの外科医).
C. factor カーリング因子，= griseofulvin.
C. ulcer カーリング潰瘍〔医学〕(広範な皮膚火傷に際し生ずる胃または十二指腸潰瘍).
curly hair 巻毛〔医学〕，縮毛〔医学〕.
curpus geniculatum 膝状体.
currant jelly stool イチゴゼリー状便，スグリゼリー様便.
currant test スグリ実試験(赤スグリの実を摂取後24時間経ても，その種子が排便中に見いだされなければ消化管運動の不全).
Cur·rent Pro·ce·du·ral Ter·mi·nol·o·gy (CPT) [kʌ́rənt prəsí:djurəl tə̀:minálədʒi] 最新専門用語集(アメリカ医師会より公表されるすべての医学に関する専門用語集).
cur·rent [kʌ́rənt] ①流動. ②電流. ③風潮.
c. balance 電流秤(Kelvin の秤，Rayleigh の秤など).
c. circuit 電流回路.
c. concentration 電流濃度〔医学〕.
c. condenser 電流凝縮機(感応電流の).
c. density 電流密度〔医学〕.
c. efficiency 電流効率〔医学〕.
c. electricity 動電気，= dynamic electricity.
c. gauge 電流計.
c. life table 同時生命表〔医学〕.
c. marking 電流痕〔医学〕.
c. meter 流速計.
c. observation 同時観察〔医学〕.
c. population 毎月人口〔医学〕.
c.-potential curve 電流電位曲線〔医学〕.
c. scanning polarography 電流規制ポーラログラフィ〔一〕〔医学〕.
c. sensitivity 電流感度.
c. spread 電流波及〔医学〕，電流滑走.
c. stabilizer 電流安定装置.
Curschmann, Heinrich [kə́:ʃmən] クルシュマン(1846-1910，ドイツの内科医).
C. disease クルシュマン病(糖衣肝).
C. spirals クルシュマンラセン〔体〕(気管支喘息発作の際，喀出されるラセン小体).
C. spirals body クルシュマンラセン体(気管支喘息患者の喀痰中に見られる).
C. test クルシュマン試験(虫垂炎患者で，末梢血中の白血球数が6,000程度であれば手術に適応する).
C. trocar クルシュマン針，= Southey trocar (tube).
Curschmann-Steinert dis·ease [kə́:ʃmən stáinə:t dizí:z] クルシュマン・スタイネルト病(強直性筋萎縮症).
curse [kə́:s] たたり，のろい.
cursorial leg 走肢(鳥類の).
cur·sus [kə́:səs] 過程〔医学〕.
curtailed inspection 省略検査.
curtain sign カーテン徴候〔医学〕(迷走神経麻痺により咽頭反射の消失によって生じる徴候. 口を開いてアーと声を出した時，咽頭後壁がカーテンを引くように健常側に引っ張られる).
curtate expectation of life 余命年数.
Curtis, Arthur H. [kə́:tis] カーチス(1881-1955，アメリカの婦人科医. 1930年淋菌による卵管炎と肝周囲炎を合併する病態を報告. Fitz-Hugh and Curtis

syndrome).
C. disease カーチス病(偽粘液腫性腫瘍を呈する皮膚病).
cur·to·sis [kəːtóusis] 尖峰症(〔脊柱〕後弯〔症〕), = cyrtosis, kyphosis.
cur·va·tor [kə́ːveitər] 弯曲筋.
cur·va·tu·ra [kəːvətʃúːrə] 弯曲. 複 curvaturae.
c. major [L/TA] 大弯, = greater curvature [TA].
c. minor [L/TA] 小弯, = lesser curvature [TA].
c. primaria [L/TA] 第一弯曲*, = primary curvature [TA].
c. unguium 爪弯曲, = Hippocratic finger.
curvaturae secundariae [L/TA] 第二弯曲*, = secondary curvatures [TA].
cur·va·ture [kə́ːvətʃər] ① 弯曲〔医学〕, 屈曲. ② 曲率(屈折の).
c. ametropia 〔眼球〕曲面性非正視, 屈折性非正視.
c. effect 曲率効果〔医学〕.
c. mark 弯曲象徴.
c. miopia 屈折性近視.
c. movement 屈曲運動.
c. myopia 弯曲性近視〔医学〕, 曲面性近視〔医学〕.
c. of hyperopia 屈折性遠視.
c. of penis 陰茎弯曲〔症〕〔医学〕.
c. tensor 曲率テンソル.
curve [kə́ːv] 曲線〔医学〕.
c. fitting 曲線あてはめ.
c. of buoyance 浮力曲線.
c. of Carus カールス曲線(骨盤出口部の正常骨盤誘導線).
c. of constant breadth 定幅曲線.
c. of cornea 角膜弯曲〔医学〕.
c. of dark adaptation 暗順応曲線.
c. of death 死亡数曲線〔医学〕.
c. of error 誤差曲線, = gaussian curve, normal curve.
c. of flotation 浮遊曲線.
c. of frequency 度数曲線.
c. of occlusion 咬合弯曲〔医学〕.
c. symbol 弯曲徴〔医学〕.
c. tracing 曲線の追跡.
curvea occlusalis [L/TA] 咬合曲線*, = occlusal curves [TA].
curved brick 曲面れんが〔医学〕.
curved bristle 曲刺.
curved scissors 弯曲はさみ〔医学〕, 弯鋏刀, 弯剪刀.
curved tooth 弯曲歯〔医学〕.
cur·vi·lin·ear [kəːvilíniər] 曲線の.
c. coordinates 曲線座標, = spherical coordinates.
c. correlation 曲線性相関.
c. integral 線積分.
cus·cam·i·dine [kəskǽmidiːn] クスカミジン(クスコ皮に存在する無定形性アルカロイド).
cus·ca·mine [kʌ́skəmiːn] クスカミン(クスコ皮に存在する結晶性アルカロイド).
Cusco, Edouard Gabriel [kʌ́skou] クスコ(1819–1894, フランスの外科医).
C. speculum クスコ腟鏡(上下両弁をねじで調節できるもの).
cus·co·bark [kʌ́skəbɑːk] クスコ皮(アカネ科 *Rubiaceae* の植物キナ *Cinchona pubescens* の樹皮で, キノリン族アルカロイドを含む).
cus·co·hy·grine [kʌskəháigrin] クスコヒグリン $C_{13}H_{24}NO_2$ (コカ葉のアルカロイド), = cuskhygrine.
cus·con·i·dine [kəskɑ́nidiːn] クスコニジン $C_{23}H_{26}N_2O_4$ (アカネ科植物キナのアルカロイド).
cus·co·nine [kʌ́skənin] クスコニン $C_{23}H_{26}N_2O_4$–$2H_2O$ (アカネ科植物キナのアルカロイド).
Cus·cu·ta [kʌskjúːtə] ネナシカズラ属(ヒルガオ科 *Convolvulaceae*).
C. japonica ネナシカズラ(種子をトシシ[菟絲子]と呼び強壮薬).
Cushing, Harvey Williams [kúʃiŋ] クッシング(1869–1939, アメリカの脳外科医).
C. disease クッシング病〔医学〕, クッシング症候群(〔脳〕下垂体性好塩基細胞より発する下垂体前葉腫瘍により, 肥満症, 多毛症, 高血圧, 性器機能不全, 衰弱, 過血糖, 骨質多孔症などの病状を起こす症候群), = Cushing syndrome, pituitary basophilism.
C. disease of omentum 大網性クッシング病.
C. effect クッシング効果(頭蓋内圧亢進による血圧上昇), = Cushing phenomenon.
C. law クッシング法則(頭蓋内圧上昇はそれ以上の血圧上昇を起こすが, これは脳循環を保持するためである).
C. phenomenon クッシング現象(頭蓋内圧上昇のため全身血圧が上昇すること).
C. syndrome クッシング症候群, = Cushing disease.
C. syndrome medicamentosus 薬物性クッシング症候群.
C. thermic reaction クッシング熱反射(脳下垂体前葉エキス1〜2mLを皮下注射し, 体温が1°C以上上がれば, 下垂体機能低下を示す).
C. ulcer クッシング潰瘍〔医学〕(ストレス潰瘍の一つ. 脳疾患時に発症する).
Cushing, Hayward Warren [kúʃiŋ] クッシング(1859–1934, アメリカの外科医).
C. suture クッシング縫合(直角に連続する腸線縫合で, 結紮すると, 外部からは縫線が見えなくなる).
cush·ing·oid [kúʃiŋgɔid] クッシング様の(Cushing 病または Cushing 症候群に似た).
c. face クッシング〔様〕顔貌(満月様顔貌).
cush·ion [kúʃən] ① クッション(ざぶとん). ② 葉枕(植物). ③ 軟肉. ④ 馬蹄の軟甲.
c. of epiglottis 喉頭蓋襞.
c. of glomerulus 糸球体近接装置(糸球体傍装置あるいは傍糸球体装置), = juxtaglomerular apparatus.
Cushny, Arthur Robertson [kúʃni] クシュニィ(1866–1926, スコットランドの内科医, 薬理学者. 主として心臓病理に関する研究を行い, 初めて心房細動を認め, ジギタリスを研究し, 尿排泄濾過説(Ludwig)を発展させた).
cusp [kʌ́sp] [TA] ① 歯冠尖頭(尖頭), = cuspis dentis [L/TA]. ② 弁尖*, = valvula [L/TA], cupsis [L/TA]. ③ 咬(尖)頭(歯の). ④ 心臓弁膜尖. ⑤ 先点. 形 cuspate, cuspated.
c. angle 咬頭傾斜角.
c.-combination 尖頭連合.
c. height 咬頭高(咬頭尖端と基底平面との最短距離).
c. of tooth 〔歯牙〕咬頭〔医学〕.
cus·pad [kʌ́spæd] 咬頭の方へ(歯の).
cuspal interference 咬合干渉.
cus·pid [kʌ́spid] [TA] ① 歯冠尖頭(咬頭), = cuspis dentis [L/TA]. ② 尖頭の〔医学〕, 尖, 犬歯, = canine. 形 cuspidal, cuspidate.
c. tooth 犬歯〔医学〕.
cus·pi·date [kʌ́spideit] 凸形の, 尖頭の〔医学〕, 犬歯の.
c. fetus 尖状胎児, = sympus.
cuspides commissurales [L/TA] 弁交連*, = commissural cusps [TA].

cus·pis [kʌ́spis] [L/TA] 弁尖*, = cusp [TA].
c. accessoria [L/TA] 副歯冠尖頭*, = accessory cusp [TA].
c. anterior [L/TA] 前尖, = anterior cusp [TA].
c. buccalis [L/TA] 頬側尖頭*, = buccal cusp [TA].
c. dentis [L/TA] 歯冠尖頭(咬頭), = cusp [TA], cuspid [TA].
c. distalis [L/TA] 遠心咬頭*, = distal cusp [TA], ハイポコニュリド*(下顎大臼歯の第5尖頭), = hypoconulid [TA].
c. distobuccalis [L/TA] 遠心頬側咬頭*, = distobuccal cusp [TA].
c. distolingualis [L/TA] 遠心舌側咬頭*, = distolingual cusp [TA].
c. distopalatinalis [L/TA] 遠心口蓋側咬頭*, = distopalatal cusp [TA].
c. lingualis [L/TA] 舌側尖頭*, = lingual cusp [TA].
c. mesiobuccalis [L/TA] 近心頬側咬頭*, = mesiobuccal cusp [TA].
c. mesiolingualis [L/TA] 近心舌側咬頭*, = mesiolingual cusp [TA].
c. mesiopalatalis [L/TA] 近心口蓋側咬頭*, = mesiopalatal cusp [TA].
c. palatinalis [L/TA] 口蓋側尖頭*, = palatal cusp [TA].
c. paramolaris [L/TA] 小臼歯尖頭*, = paramolar cusp [TA].
c. posterior [L/TA] 後尖, = posterior cusp [TA].
c. septalis [L/TA] 中隔尖, = septal cusp [TA].
cuspless tooth 無咬頭〔人工〕歯.
cus·so [kúsou] クーソ花(駆虫薬. *Hagenia abyssinica* の雌性花本を落花後に採集乾燥したもの), = brayera, kousso.
Custer cell カスター細胞(網内系疾患におけるリンパ節のリンパ球に代わって発生する原形質突起をもつもの).
Custer method カスター骨髄切片染色法(A液はエオジンYの0.1%水溶液, B液はアズールⅡの0.1%水溶液, C液はA液20mL, B液10mLとを水80mLで希釈して濾過したもの), = Custer stain.
custodial care 療護〔医学〕.
custodial case 監守患者(社会から隔離して監守を要する者).
cus·tom [kʌ́stəm] 習慣〔医学〕.
customary law 慣習法.
cu-sum meth·od [kú sʌ́m méθəd] キューサム法(累積和法).
cut [kʌ́t] 切る, 切開〔医学〕.
c. back operation 背側切開〔術〕〔医学〕.
c. film カットフィルム.
c. glass カットグラス.
c. growth 切り傷生成.
c.-off frequency 遮断周波数〔医学〕, カットオフ周波数.
c.-off point 中止時点〔医学〕.
c.-point カットポイント, 切点.
c. resistance 切り傷抵抗(ゴムの).
c. thread 角糸ゴム.
c. wound 割創, 切創, = chop wound, incised wound.
cu·ta·ne·o·mu·co·sal [kju:tèinioumju:kóusəl] 皮膚粘膜の.
cutaneomucous muscle 皮膚粘膜筋.
cutaneomucouveal syndrome 皮膚粘膜ブドウ膜症候群.
cu·ta·ne·ous [kju:téiniəs] 皮膚の〔医学〕.
c. allergy 皮膚アレルギー〔医学〕.
c. amebiasis 皮膚アメーバ症〔医学〕, = cutaneous amebiosis.
c. amputation 皮膚切断(皮膚のみの皮膚弁を利用する).
c. amyloidosis 皮膚アミロイドーシス〔医学〕.
c. anaphylaxis 皮膚アナフィラキシー〔医学〕.
c. apoplexy 皮膚出血.
c. artery 皮膚動脈.
c. artifact 自傷性皮膚症〔医学〕.
c. aspergillosis 皮膚アスペルギルス症.
c. asthma 皮膚〔反射性〕喘息.
c. basophil(e) hypersensitivity (CBH) 皮膚好塩基球性過敏〔症〕性反応, 皮膚好塩基球過敏症〔医学〕, = Johns-Mote type hypersensitivity.
c. branch [TA] 皮枝, = ramus cutaneus [L/TA].
c. calculus 稗粒腫, = milium.
c. cancer 皮膚癌.
c. candidiasis 皮膚カンジダ症〔医学〕.
c. carbolism 皮膚石炭酸中毒症(石炭酸壊疽).
c. carcinoma 皮膚癌〔医学〕.
c. cervical nerve 頸皮神経.
c. chordee 皮膚性尿道索〔医学〕.
c. concretion 皮内結石.
c. cryptococcosis 皮膚クリプトコッカス症.
c. cyst 皮膚嚢胞. → dermoid cyst.
c. flap 皮弁〔医学〕.
c. fungus 皮膚糸状菌, = *dermatomyces*.
c. gangrene 皮膚壊疽〔医学〕, = decubital gangrene.
c. gland 皮腺.
c. gland cell 皮腺細胞.
c. gumma 皮膚ゴム腫.
c. helminthiasis 皮膚寄生蠕虫症, 皮膚爬行症, = creeping disease.
c. horn 皮角〔症〕〔医学〕, 人角, = cutaneous humanus.
c. infection 皮膚感染.
c. larva migrans 皮膚幼虫移行症.
c. layer of tympanic membrane 鼓膜の皮膚層.
c. leishmaniasis 皮膚リーシュマニア症〔医学〕(*Leishmania tropica* の感染による疾病), = cutaneous leishmaniosis, dermal leishmaniasis, oriental sore.
c. leishmaniasis granuloma 皮膚リーシュマニア肉芽腫.
c. leprosy 皮膚らい, = lepromatous leprosy.
c. leptomeningeal angiomatosis 皮膚軟〔髄〕膜血管腫症〔医学〕.
c. lupus erythematodes 皮膚エリテマトーデス〔医学〕.
c. lupus erythematosus (CLE) 皮膚エリテマトーデス(皮膚症状を主徴とするSLE).
c. meningioma 皮膚髄膜腫.
c. mixed tumor (皮膚にみられる混合腫瘍).
c. muscle [TA] 皮筋(皮膚に付着する筋), = musculus cutaneus [L/TA].
c. mycosis 皮膚真菌症.
c. myiasis 皮膚ハエウジ症.
c. necrotizing vasculitis 皮膚壊死性血管炎〔医学〕, = cutaneous necrotizing angiitis.
c. nephrostomy 腎皮膚瘻〔術〕〔医学〕.
c. nerve 皮〔膚〕神経, = nervus cutaneus.
c. paragonimiasis 皮膚肺吸虫症.
c. paraneoplastic syndrome 腫瘍随伴性皮膚症候群〔医学〕.
c. photosensitization 皮膚光(ひかり)感作〔医学〕.
c. polyarteritis 皮膚多発〔性〕動脈炎〔医学〕.
c. pseudolymphoma 皮膚偽リンパ腫.
c. pupillary reflex 皮膚瞳孔反射, = ciliospinal re-

flex.
c. pyelostomy 腎盂皮膚瘻〔術〕[医学].
c. reaction 皮膚反応 [医学], = cutireaction.
c. reflex 皮膚反射 [医学] (足底反射, Babinski 反射, Oppenheim 反射, 精巣挙筋反射, 腹壁反射などの総称).
c. respiration 皮膚呼吸 (皮息) [医学].
c. reticulosis 皮膚細網症.
c. schistosomiasis 住血吸虫性皮膚炎 [医学].
c. sensation 皮膚感覚, = dermal sensation.
c. sensitization 皮膚感作 [医学], 接触性皮膚炎 (抗原と皮膚を通して接触することによって誘導される過敏性反応).
c. syphilis 皮膚梅毒 [医学].
c. T cell lymphoma (**CTCL**) 皮膚 T 細胞リンパ腫 (節外性リンパ腫の一つ).
c. tallow 皮脂.
c. test 皮膚テスト (試験).
c. test for allergy アレルギー皮膚試験 (即時型アレルギーの診断として抗原をプリックス, クラッチ, 皮内注射して, 15〜20 分後の発赤, 膨疹反応で判定する. 遅延型アレルギーの診断として皮内注射後 24〜48 時間後の発赤, 硬結反応で判定する).
c. tuberculin test 皮膚ツベルクリン試験.
c. tuberculosis 皮膚結核 [医学].
c. ureterostomy 尿管皮膚瘻〔術〕[医学].
c. vascular territory 血管皮膚支配領域 [医学].
c. vasculitis 皮膚血管炎, = allergic vasculitis, leukocytoclastic vasculitis.
c. vein [TA] 皮静脈, = vena cutanea [L/TA].
c. vesicostomy 膀胱皮膚瘻〔術〕[医学].
c. zygomycosis 皮膚接合菌症.
cutch [kʌ́ʧ] カッシュ (① ヒルギ科植物の樹皮で鞣皮料, 織物染料. ② イネ科の根茎が横に広がる種類の総称. 下痢の収れん薬になる).
cut·down [kʌ́tdaun] 静脈切開 [医学].
cute [kjú:t] (熱帯白斑性皮膚病), = pinta.
Cu·te·reb·ra [kjù:tərí:brə] (ヒツジバエ科の一属. 温血動物の皮膚より侵入し, 寄生する).
Cu·te·reb·ri·dae [kjù:tirébridi:] ヒフバエ亜科 (昆虫綱, 双翅目の一科. 哺乳動物の皮下に寄生する多くの種を含み, それらのうちヒトヒフバエ *Dermatoloia hominis* はヒトのハエウジ症の病原体である).
cuti- [kju:ti] 皮膚の意味を表す接頭語.
cu·ti·cle [kjú:tikl] 小皮 [医学], クチクラ [医学], 角皮, 表皮, = epidermis. 形 cuticular.
c. of root sheath 根鞘小皮 [医学].
cu·tic·o·lor [kju:tíkələr] 皮膚色の (主として化粧品の色調を表すのに用いる).
cu·tic·u·la [kju:tíkjulə] ① 小皮, 小麦皮. ② クチクラ, 表皮膜 (植物皮部の). ③ 角皮 (回虫などの), = cuticle. 複 cuticulae. 形 cuticular.
c. dentis 歯小皮 (エナメル小皮とセメント小皮とを含む), = Nasmyth membrane.
c. pili 毛表皮, = hair cuticle.
c. vaginae pili 毛根鞘表皮, = root sheath cuticle.
cu·tic·u·lar [kju:tíkjulər] 小皮の [医学].
c. border 小皮縁 [医学], 線条縁 [医学] (小腸上皮細胞の微繊毛を示す光学顕微鏡レベルの用語).
c. cyst 類皮嚢胞. → dermoid cyst.
c. layer ① 小皮層, 角皮層. ② (柱状細胞の自由端にある成層, ガラス状屈折性の層).
c. plate 小皮板, クチクラ板 [医学] (コルチ器の支持組織にある).
c. spine 皮棘.
c. villus 角皮絨毛.
cu·tic·u·lar·i·za·tion [kju:tìkjulærizéiʃən] 小表皮増殖, クチン化 (切創の表皮増殖による治癒).
cu·ti·dure [kjú:tidjuər] 表皮角層 (馬蹄の軟甲), = coronary cuschion.
cu·ti·du·ris [kjù:tidjú:ris] 表皮角層, = cutidure.
cu·ti·fi·ca·tion [kjù:tifikéiʃən] 表皮形成 [医学].
cutigeral cavity (馬蹄の上内部にある窩洞).
cu·tin [kjú:tin] クチン (① 植物の表皮で, ろう様粘膜. ② 雄ウシ腸からつくった腸線).
cu·ti·ni·za·tion [kjù:tinizéiʃən] ① 角皮化作用 (角質沈着のこと). ② クチン化 (切創または瘻孔を皮膚で被う手術).
cu·ti·re·ac·tion [kjù:tiriækʃən] 皮膚反応 [医学] (アレルギー性疾患の診断に利用する反応で, 特に結核菌感染に対する反応を指すことが多い), = cutaneous reaction.
c. test 皮膚反応試験.
cu·tis [kjú:tis] [L/TA] ① 皮膚, = skin [TA]. ② 真皮.
c. anserina 鳥肌 [医学], 鵞皮, = goose-flesh.
c. elastica 弾力性皮膚.
c. graft 真皮移植片.
c. hyperelastica ゴム様皮膚 [医学], = cutis laxa.
c. laxa ① 弛緩性皮膚 [医学], ゴム様皮膚. ② 皮膚弛緩症.
c. laxa syndrome 皮膚弛緩症候群 [医学].
c. marmorata 大理石様皮膚 [医学] (皮斑), = livedo reticularis, marbled skin.
c. marmorata telangiectatica congenita 先天性血管拡張性大理石様皮斑, 先天性血管拡張性大理石様皮膚.
c. palpebrae 眼瞼.
c. pendula 懸垂皮膚. → fibroma molluscum.
c. plate 皮板, = dermatome.
c. reticularis 細網状皮膚.
c. rhomboidalis nuchae 項部菱形皮膚, = pachydermie vorticellee [F].
c. tensa chronica 慢性緊張皮膚, = scleremia universale.
c. testacea 殻皮症 (新生児にみられる全身脂漏症で, 鱗屑と痂皮とが密生する).
c. unctuosa 油性皮膚.
c. vagantium 浮浪人皮膚, シラミ皮膚, = vagabond skin.
c. vera 真皮.
c. verticis gyrata 脳回状頭皮 [医学], 脳回転状皮膚, = bulldog scalp.
cu·ti·sec·tor [kjù:tiséktər] 表皮摘出器.
cu·ti·tis [kju:táitis] 皮膚炎, = dermatitis.
cutituberculin reaction ツベルクリン反応.
cu·ti·vac·ci·na·tion [kjù:tivæksinéiʃən] 皮膚〔予防〕接種 (ワクチンの), 皮下接種 [医学].
cutivisceral reflex 皮膚内臓反射.
cu·ti·za·tion [kjù:tizéiʃən] 表皮転換 (移行) (粘膜が表皮に移行すること).
Cutler-Power-Wilder test [kʌ́tlər páuər wíldər tést] カトラー・パワー・ワイルダー試験 (アジソン病の補助診断法で, 食塩と水とを制限した後カリウムを投与すると, 尿中食塩の排泄が増加する).
Cutola test [kjutóulə tést] クトラ試験 (ヨウ素を含有する 50% 塩酸溶液はセルロースを青色に変ずる).
cut·ting [kʌ́tiŋ] 切離 [医学].
c. die 抜き型 [医学].
c. edge 切縁.
c. forceps 切断鉗子.
c. needle 角針 [医学].
c. oil 切削油 [医学].
c. plate 歯板.
c. teeth 切歯.

c. wound 切創〔医学〕.
cuttle fish oil イカ(烏賊)油.
cu·vette [kju:vét] ① クベット(分光比色計の吸収管), = absorption tube. ② キュベット〔医学〕, 小容器〔医学〕.
Cuvier, Georges Leopold Chretien Frederic Dagobert [ku:vié:r] クーヴィエー(1769–1832, フランスの科学者).
C. veins クーヴィエー静脈.
cuvierian vein = cardiac vein.
CV ① cardiac volume 心〔臓〕容量の略. ② cardiovascular 心臓血管のの略. ③ closing volume 閉鎖容積の略. ④ coefficient of variation 変動係数の略.
CV lead 胸部結合電極誘導(関電極を胸部に, また右手, 左手, 左足を結合して不関電極に用いる誘導), = CT lead.
CVA ① cerebrovascular accident 脳血管障害, 脳卒中の略. ② costovertebral angle 肋椎角の略. ③ cough variant asthma 咳喘息の略.
CVD ① cerebrovascular disease 脳血管疾患の略. ② cerebrovascular disorder 脳血管障害の略. ③ chemical vapor deposition 化学蒸着法の略. ④ color–vision–deficiency 色覚異常の略. ⑤ combined valvular disease 連合弁膜症の略.
CVF cobra venom factor コブラ毒因子の略.
CVID common variable immunodeficiency 分類不能型免疫不全症の略.
CVP central venous pressure 中心静脈圧の略.
CVR ① cerebral vascular resistance 脳血管抵抗の略. ② coronary vascular resistance 冠血管抵抗の略.
CVS ① cardiovascular system 心〔臓〕血管系の略. ② chorionic villi sampling 絨毛穿刺の略. ③ cyclic vomiting syndrome 周期性嘔吐症の略.
CWS ① cell wall skeleton 細胞壁骨格の略. ② corticosteroid withdrawal syndrome ステロイド離脱症候群の略.
Cy ① cyanogen シアンの略. ② cyclonium 合成元素の略(現在は使われていない).
CYA cyclosporin A シクロスポリン A の略.
cy·am·e·lide [saiǽmilaid] シアメリド $C_3H_3N_3O_3$ (カルビミドの重合物).
cy·an [sáiən] シアン, = cyanogen.
cy·a·nae·mia [sàiəní:miə] 紫藍血〔症〕(チアノーゼ), = cyanemia.
cy·an·ae·tho·lin [sàiəní:θəlin] シアンエソリン $(C_2H_5OCN)_3$ (青酸のエチルエステル).
cy·an·al·co·hol [sàiənǽlkəhɔ:l] シアンアルコール, = cyanhydrin.
cy·an·a·mide [saiǽnəmaid] シアナミド(① H_2N–CN アルデヒド脱水素酵素阻害薬, ニトリル系嫌酒薬. 慢性アルコール中毒者および過飲酒者に対する断酒療法に用いられる. ② $N{\equiv}CNH_2$ または NH=C=NH. 尿素の無水物), = carbamic acid nitril.
cy·a·nate [sáiəneit] CNO 基を含有するシアン酸塩.
cy·a·na·to [sàiənéitou] シアン酸基 $N{\equiv}CO$–.
Cyanea capillata キタユウレイクラゲ(鉢水母綱).
cy·an·ein [saiǽni:n] シアネイン(クラゲの青色色素).
cy·a·ne·mia [sàiəní:miə] 紫藍血〔症〕, 青色血〔症〕(チアノーゼなど動脈血が静脈血に似た状態についていう), = cyanaemia.
cy·a·neph·i·dro·sis [sàiənifidróusis] 青汗〔症〕, = blue sweat.
cy·an·he·ma·tin [sàiənhí:mətin] シアンヘマチン(シアンとヘマチンとの化合物).
cy·an·he·mo·glo·bin [sàiənhì:məglóubin] シアンヘモグロビン(青酸の作用により起こる血色素化合物で, 血液を鮮紅色に変える).
cy·an·hi·dro·sis [saìənhidróusis] 青汗〔症〕, = cyanephidrosis.
cy·an·hy·dric ac·id [sàiənháidrik ǽsid] 青酸, シアン化水素酸, = hydrocyanic acid.
cy·an·hy·drin [saiənháidrin] シアンヒドリン

$$(>C<{}^{OH}_{CN}$$ 基をもつ有機化合物)

c. synthesis シアンヒドリン合成法(アルデヒドまたはケトンからシアンヒドリンをつくり, これを水解してα–オキシ酸をつくる合成法で, 炭素原子の増成に利用される).
cy·an·ic ac·id [saiǽnik ǽsid] シアン酸 HOCN (低温で安定性の発泡剤で, 雷酸の異性体).
cy·a·nide [sáiənaid] シアン化物(1価基 –CN を含有する塩).
c. goiter 青酸塩性甲状腺腫(甲状腺ホルモンの欠乏による).
c.–nitroprusside test 〔シアン〕ニトロプルシド試験.
c. poisoning 青酸中毒, シアン〔化物〕中毒〔医学〕.
c. process 青化法(金, 銀の湿式製錬法).
cy·an·i·din chlo·ride [saiǽnidin klɔ́:raid] 塩化シアニジン $C_{15}H_{11}O_6Cl$ (塩化物はアントシアニジン系の色素で, 多くの花に存在する色素のアグリコンをなし, pH7〜8 範囲の指示薬として用いられる).
cy·a·nine [sáiəni:n] シアニン(① クマリンの配糖体 $C_{27}H_{31}O_{16}Cl$. = cyanidin glucoside. ② キノリン染料に属する感光色素の一類. = quinoline blue).
c. dye シアニン染料〔医学〕.
c. dye T_7 ㊗ 12–[w–5–brom–pyridyl–(2′)–amino–vinyl]–6–methyl–pyridine–1–ethyl–l–iodide $(Br)C_5H_3NNHCH{=}CHC_5H_3N(CH_3)(C_2H_5)(I)$ (ウサギの被毛発育増進作用を示す物質).
cy·an·met·he·mo·glo·bin [sàiənmethí:mougloubin] シアンメトヘモグロビン(低温で青酸がメトヘモグロビンに作用するか, 体温で酸素ヘモグロビンに作用して生ずる結晶性物質).
c. method シアンメトヘモグロビン法(血色素測定法の一つで, 最もよく用いられている方法), = HiCN method.
cyano– [saiənou, –nə] 「青」の意の接頭語.
cy·a·no [saiǽnou] シアン基 $(N{\equiv}C$–).
cy·a·no·ace·tic ac·id [sàiənouəsí:tik ǽsid] シアン酢酸 $CNCH_2COOH$ (マロン酸のモノニトリル).
cy·a·no·au·rate [sàiənouɔ́:reit] 金シアン錯塩.
Cy·a·no·bac·te·ria [sàiənoubæktí:riə] 藍細菌門, 青緑色細菌門, シアノバクテリア, = blue–green algae.
cy·a·no·bac·te·ria [sàiənoubæktí:riə] 青緑色細菌〔医学〕.
Cy·a·no·bac·te·ri·um [sàiənoubæktí:riəm] シアノバクテリウム属(藍藻).
cyanobacterium–like bodies 藍藻様小体.
cy·a·no·blep·sia [sàiənəblépʃiə] 緑色盲.
cy·a·no·chro·ia [sàiənoukrɔ́iə] 紫藍症, 皮膚青色症, = cyanosis.
cy·a·no·co·bal·a·min [sàiənoukoubǽləmi(:)n] シアノコバラミン ㊗ Coα–[α–(5,6–dimethylbenz–1*H*–imidazol–1–yl)]–Coβ–cyanocobamide $C_{63}H_{88}CoN_{14}O_{14}P$: 1355.37 (ビタミンB_{12}. 増血薬 : ヌクレオチド–コバルトキレート. ビタミンB_{12}欠乏症の予防および治療), =bevidox, rametin, rubramin. (→ 構造式)
cy·a·no·crys·tal·lin [sàiənoukrístəlin] シアノクリスタリン(十脚類から得られる青色染料).
cy·a·no·form [saiǽnəfɔ:m] シアノホルム $CH(CN)_3$ (シアン化カリがクロロホルムに作用して生ずる結晶化合物).
cy·an·o·gen [saiǽnədʒən] シアン $(CN)_2$.

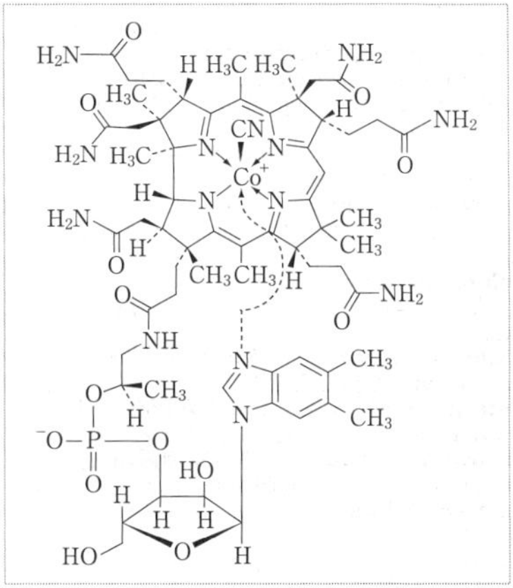

c. bromide 臭化シアノジェン BrCN（催涙性毒ガス）.
c. chloride 塩化シアノジェン ClCN（発煙性消毒薬）.
c. iodide ヨウ素シアノジェン ICN（剥製用防腐剤）.

cy·a·no·gen·e·sis ［sàiənəʤénisis］ シアン発生，青酸生成．形 cyanogenetic.

cyanogenic glycosid(e) シアン生成性配糖体（シアン担体，シアンヒドリン，シアン酸配糖体などを含む）.

cy·a·no·her·mi·din ［sàiənouhə́:midi:n］ シアノヘルミジン（青色色素でヘルミジンの酸化における中間生成物．水素受動体として作用する）.

cy·a·no·hy·drin ［sàiənouháidrin］ シアノヒドリン，= acetone cyanohydrin.

cy·a·no·lo·phia ［sàiənəlóufiə］ 鳥ペスト，= avian pest.

cy·a·no·met·he·mo·glo·bin ［sàiənəmeθi:mouglóubin］ = cyanmethemoglobin.

cy·a·no·my·co·sis ［sàiənoumaikóusis］ 緑膿菌症．

cy·a·nop·a·thy ［saiənápəθi］ 青色症［医学］，= cyanosis.

cy·an·o·phil ［saiǽnəfil］ 好青性の（組織または細胞が青色に染まること），= cyanophilous.

cy·a·noph·i·lous ［saiənáfiləs］ （青色に染まる性質をもつことを指す），= cyanophil.

cy·a·no·pho·ric ［sàiənoufɔ́:rik］ 青酸含有の（水解によりシアン酸を発生する配糖体についていう）.
c. glycosid(e) 青酸発生性配糖体．

cy·a·no·phose ［sáiənəfouz］ 青光点自覚症，= blue phose.

Cy·a·no·phy·ce·ae ［sàiənoufáisii:］ 藍藻綱［医学］.

Cy·a·noph·y·ta ［saiənáfitə］ 藍藻植物門［医学］.

cy·a·no·pia ［saiənóupiə］ 青〔色〕視症［医学］，= blue vision, cyanopsia.

cy·a·nosed ［sáiənouzd］ チアノーゼの，= cyanotic.

cy·an·o·sine ［saiǽnəsi:n］ シアノシン 化 tetrachloro-tetrabrom-fluorescein, = phloxine B.

cy·a·no·sis ［saiənóusis］ チアノーゼ［医学］（主として赤血球の酸素欠乏による）．形 cyanotic.
c. bulbi 眼球青色症（① Liebisich の先天強膜紫斑症．② Hirschfeld の強膜青藍症）.
c. lienis 脾チアノーゼ，脾うっ血．
c. retinae 網膜うっ血．
c. tardiva 晩発〔性〕チアノーゼ（先天性心疾患で緩徐に出現するチアノーゼ）.

cy·a·not·ic ［saiənátik］ チアノーゼの［医学］.
c. atrophy 紫藍性萎縮（長期にわたるうっ血により肝が萎縮すること）.
c. atrophy of liver チアノーゼ性肝萎縮．
c. heart disease チアノーゼ性心疾患．
c. induration 紫藍色硬化（腎臓の充血）.
c. kidney うっ滞腎．
c. spleen 充血脾．

cy·a·nu·ria ［sàiənjú:riə］ 青尿〔症〕.

cy·a·nu·ric acid ［sàiənjú:rik ǽsid］ シアヌル酸 $C_3H_3N_3O_3$（エノール型はシアヌル酸，ケト型はイソシアヌル酸という）.

cy·a·nu·ric chlo·ride ［sàiənjú:rik klɔ́:raid］ 塩化シアヌル．

cy·a·nu·ric cy·a·nide ［sàiənjú:rik sáiənaid］ = hexacyanogen.

cy·aph·e·nine ［saiǽfəni:n］ シアフェニン 化 2,3,6-triphenyl-1,3,5-triazine.

cy·ar·sal ［saiá:səl］ シアルサル HOC_6H_3-HgCNCOONa.

cy·as·ma ［sáiəzmə］ 妊娠色素沈着（妊娠時，皮膚に色素が沈着すること）.

Cy·a·the·a·ce·ae ［sàiæθiéisii:］ ヘゴ科（シダ類）.

cy·a·thus ［sáiəθəs］ 大脳漏斗管．

cy·ber·knife ［sáibərnaif］ サイバーナイフ（定位放射線治療システム，1993 年に開発（Adler 社，Cyber Knife）された）.

cybernation therapy サイバネーション療法．

cy·ber·net·ics ［sàibə:nétiks］ 自動制御学［医学］，サイバネティクス（動物と機械における制御と通信を総括的に取り扱う学問．N. Wiener が多方面の研究における共通点を総合する新しい学問として1947年頃命名したもので，ギリシャ語の舵手の意味に由来する）.

Cybister japonicus ゲンゴロウ（吸虫類幼虫の第 2 中間宿主）.

cy·borg ［sáibɔ:g］ cybernetic organism サイボーグの略（SF 小説に登場する改造人間のほかに，身障者の廃絶した部分に置き換えうる，健常人に近い機能をもつ高度な義肢などのこともいう），= artificial organ, robot.

Cy·ca·da·ce·ae ［sìkədéisii:］ ソテツ科．

Cycas revoluta ソテツ（ソテツ科の一種で，種子はサイカシン（有毒配糖体）を含む）.

cy·ca·sin ［sáikəsin］ サイカシン $C_8H_{16}N_2O_7$（日本産ソテツの種子に存在する有毒配糖体で，その非糖質成分は macrozomin のそれと同一といわれる）.

cy·cla·mate ［síkləmeit, sáik-］ シクラメート（甘味剤 cyclohexylsulfamate の公定名），= sucaryl.
c. calcium カルシウムシクラメート（15%の溶液で強力な甘味がある），= sucaryl calcium.
c. sodium ソジウムシクラメート，= sucaryl sodium.

cy·clam·ic ac·id ［siklǽmik ǽsid］ シクラミン酸．

cy·clan·de·late ［siklǽndileit］ シクランデレート 化 3,3,5-trimethylcyclohexanol α-phenyl-α-hydroxyacetate（脳血管および末梢血管拡張作用を有する）.

cy·clar·thro·di·al ［sìklɑ:θróudiəl］ 環状関節の．

cy·clar·thro·sis ［sìkləθróusis］ 環状関節（環軸関節），= lateral ginglymus, rotatory diarthrosis.

cy·clase ［sáikleis］ シクラーゼ．

cy·cla·zo·cine ［sàikləzóusi:n］ シクラゾシン 化 3-(cyclopropylmethyl)-1,2,3,4,5,6-hexahydro-6,11-dimethyl-2,6-methano-3-benzazocin-8-ol（麻酔拮抗薬）.

cy·cle ［sáikl］ ①周期［医学］，サイクル［医学］（繰り

返して起こる現象).② 輪行,回路.③ 輪体.④ 輪(花の).⑤ 輪業.⑥ 周波数,ヘルツ(Hz).㊎ cyclic.
c. control サイクル制御〔医学〕.
c. length alternans 交互性周期長.
c. neutropenia 周期性好中球減少〔医学〕.
c. of generation 世代周期(生時から生殖期までの個体の変化過程.Haeckel).
c. of labor pains 陣痛周期〔医学〕.
c. of matter 物質循環(全地球的における物質の循環).
c. of pains 陣痛周期.
c. per minute 毎分サイクル数〔医学〕.
c.-specific agent 細胞周期特異的物質.
c. time 周期時間〔医学〕.

cy·clec·to·my [saikléktəmi, sik-] ① 毛様体切除.② 眼瞼睫毛切除.

cy·clen·ce·pha·lia [sàiklensifǽliə] 輪状脳半球癒着奇形,= cyclencephalus.

cy·cler·gom·e·ter [sàiklə:gámitər] 自転車エルゴメータ(検査に際して運動を負荷する装置).

cy·clic [sáiklik] ① 周期の,環式(閉鎖化合物のこと).② 循環〔性〕の〔医学〕,周期〔性〕の〔医学〕.
c. abulia 周期的無為症.
c. ADP ribose (**CADPR**) サイクリック ADP リボース.
c. albuminuria 周期〔性〕タンパク尿〔症〕,周期性アルブミン尿,= physiologic albuminuria, simple albuminuria.
c. AMP (**cAMP**) サイクリック(環状) AMP〔医学〕 ㊍ adenosine 3′,5′-cyclic phosphate, = cyclic adenosine 3′,5′-monophosphate.
c. AMP receptor サイクリックAMP (cAMP)受容体〔医学〕.
c. AMP receptor protein サイクリックAMP受容タンパク〔質〕.
c. compound 環式化合物〔医学〕,= closed-chain compound.
c. constant 循環定数.
c. diathermy 毛様体ジアテルミー〔医学〕.
c. distribution 巡回型分布(季節病のようなものの分布).
c. edema 周期性浮腫〔医学〕.
c. encephalia 輪状脳症〔医学〕.
c. esotropia 周期性内斜視.
c. ester 環状エステル〔医学〕.
c. flowers 輪生花,環生花(輪状花,有輪花).
c. GMP (**cGMP**) サイクリック(環状) GMP〔医学〕(ホルモンなどの細胞外刺激を細胞内に伝える機能をもつと考えられる),= cyclic guanosine monophosphate.
c. headache 周期性頭痛〔医学〕(月経に関連するもの).
c. hemorrhage 周期〔性〕出血〔医学〕.
c. hydrocarbon 環状炭化水素〔医学〕.
c. insanity 循環性精神病,= circular insanity.
c. neutropenia 周期性好中球減少〔症〕〔医学〕(2〜6 週間程度の間隔で反復再発する好中球減少症.原因不明の疾患で,脾摘により軽減する.Reimann),= periodic neutropenia.
c. nucleotide サイクリック・ヌクレオチド〔医学〕,環状ヌクレオチド〔医学〕.
c. peptide 環状ペプチド〔医学〕.
c. polyalcohol 環状多価アルコール.
c. process 循環過程〔医学〕.
c. proteinuria 周期性タンパク尿.
c. psychosis 躁うつ病〔医学〕,周期性精神病〔医学〕.
c. strabismus 周期〔性〕斜視〔医学〕,= intermittent strabismus.
c. thrombocytopenia 周期性血小板減少症.
c. vomiting 周期〔性〕嘔吐〔症〕〔医学〕(主として小児にみられるもの),= periodic vomiting.
c. vomiting syndrome (**CVS**) 周期性嘔吐症,= syndrome of periodic ACTH・ADH discharge.

cy·cli·cot·o·my [sìklikátəmi] 毛様体切開〔術〕,= cyclotomy.

cyclin サイクリン(増殖性細胞核抗体).
c. D サイクリンD.
c. dependent kinase (**CDK**) サイクリン依存性キナーゼ(CDK1 遺伝子によりコードされるタンパク質).

cyclitic membrane サイクリティックメンブラン(毛様体から硝子体基底部にかけての病変に伴って形成される).

cy·cli·tis [sikláitis] 毛様体炎〔医学〕.
c. serosa 漿液性毛様体炎.

cy·cli·za·tion [saiklizéiʃən] 環形成〔医学〕.

cy·cli·zine [sáiklizi:n] シクリジン.
c. hydrochloride シクリジン塩酸塩 ㊍ diphenylmethylpiperazine hydrochloride (抗ヒスタミン薬).
c. hydrochloride lactate シクリジン乳酸塩(注射用).

cycl(o)- [saikl(ou), -l(ə)] 輪または毛様体との関係を表す接頭語.

cy·clo·ad·di·tion [sàiklouədíʃən] 付加環化〔医学〕.

cy·clo·an·e·mi·za·tion [sàiklouænimizéiʃən] 毛様体貧血法(緑内障の療法として長毛様動脈を焼灼する手術.Kettesy).

cy·clo·bar·bi·tal [sàikloubá:bitæl] シクロバルビタール ㊍ 5-(1-cyclohexenyl)-5-ethylbarbituric acid $C_{12}H_{16}N_2O_3$ (白色苦味の鎮静・催眠薬).

cy·clo·ben·za·prine hy·dro·chlo·ride [sàikloubénzəpri:n hàidrouklɔ́:raid] 塩酸シクロベンザプリン ㊍ 3-[(5*H*-dibenzo[*a,d*]cyclohepten-5-ylidene) propyl] dimethylamine-HCl (骨格筋弛緩薬),= proheptatrien.

cy·clo·bu·tyl [sàikloubjú:til] シクロブチル基 (C_4H_7-).

cy·clo·ce·pha·lia [sàiklousifǽliə] 馬蹄形脳半球癒着(まれな奇形).

cy·clo·ceph·a·lus [sàikləséfələs] 馬蹄形脳半球癒着体(単眼体の場合もある),= cyclocephaly, cyclops.

cy·clo·ceph·a·ly [sàikləséfəli] 馬蹄形脳半球癒着症〔医学〕.

cy·clo·cho·roid·i·tis [sàikloukɔ̀:rɔidáitis] 毛様体脈絡膜炎.

cy·clo·cry·o·ther·a·py [sàikloukràiəθérəpi] 毛様体冷凍凝固術(緑内障の難治例に行う房水産生抑制手術).

cy·clo·cu·ma·rol [sàikloukjúmərɔ:l] シクロクマロール ㊍ 2-methyl-2-methoxy-4-phenyl-5-oxodihydropyrono-(3,2-c)(1)benzopyron (ダイクマロールと同一の目的に用いられる抗凝血薬),= 4-hydroxycoumarin anticogulant No.63, BL-5.

cy·clo·de·hy·dra·tion [sàikloudìhaidréiʃən] 脱水環化〔医学〕.

cy·clo·dex·trin [sàiklədékstrin] サイクロデキストリン(環状オリゴ糖,シクロデキストリン).

cy·clo·di·al·y·sis [sàikloudaiǽlisis] 毛様体解離〔医学〕,毛様体剥離術.

cy·clo·di·a·ther·my [sàikloudáiəθə:mi] 毛様体ジアテルミー(緑内障における毛様体の部分的焼灼).

cy·clo·di·plo·pia [sàikloudaiplóupiə] (回旋性に起こった複視).

cy·clo·duc·tion [sàiklədʌ́kʃən] 眼球回旋(動脈斜筋による眼球の回転).

cy·clo·elec·trol·y·sis [sàiklouìlektrálisis] 毛様体

電気分解（緑内障の難治例に行う房水産生抑制術），= cyclodiathermy.

cy·clog·e·ny ［saikládʒəni］ 発育周期説（細菌はおのおの一定の生活環をもつという説）.

cy·clo·gram ［sáikləgræm］ ① 視野計描画図. ② 周期計（酸素代謝を測るため）. ③ 描画図（排卵期，妊娠などの診断補助）.

cy·clo·guan·il pam·o·ate ［sàiklogwá:nil pǽmoueit］ パモ酸シクログアニル（持続性抗マラリア薬），= chlorguanidetriazine pamoate, cycloguanil embonate.

cy·clo·gyl hy·dro·chlo·ride ［sáikləʤil hàidroukló:raid］ = cyclopentolate hydrochloride.

cy·clo·hep·tane ［sàikləhéptein］ シクロヘプタン，= heptamethylene.

cy·clo·hep·tyl ［sàikləhéptil］ シクロヘプチル基（C_7H_{13}−）.

2,4−cy·clo·hex·a·di·en·yl ［− sàiklouhèksədáiənil］ 2,4−シクロヘキサジエニル基.

2,5−cy·clo·hex·a·di·e·nyl·i·dene ［− sàiklouhèksədaiəníli di:n］ 2,5−シクロヘキサジエニリデン基.

cy·clo·hex·ane ［sàikləhéksein］ シクロヘキサン (化) hexamethylene, hexahydrobenzene C_6H_{12}（石油中にあるシクロパラフィンの一種）.

　c. carboxylic acid シクロヘキサンカルボン酸 $C_6H_{11}COOH$, = hexahydrobenzoic acid, naphthenic acid.

　c.−pentol シクロヘキサンペントール，= quercitol.

cy·clo·hex·ane·sul·fam·ic ac·id ［sàiklouhèkseinsʌlfǽmik ǽsid］ シクロヘキサンスルファミン酸.

cy·clo·hex·a·nol ［sàikləhéksənɔ:l］ シクロヘキサノール (化) hexahydrophenol $C_6H_{11}OH$（殺虫剤），= hexalin.

cy·clo·hex·a·sil·an·yl ［sàiklouhèksəsílənil］ シクロヘキサシラニル基.

cy·clo·hex·e·lene ［sàikləhéksəli:n］ シクロヘキセレン基（$-C_6H_{10}-$）.

cy·clo·hex·ene ［sàikləhéksi:n］ シクロヘキセン (化) tetrahydrobenzene C_6H_{10}（シクロオレフィンの一種）.

　c. oxide 酸化シクロヘキセン $C_6H_{10}O$.

cy·clo·hex·en·yl ［sàikləhéksənil］ シクロヘキセニル基（C_6H_9−）.

cy·clo·hex·e·ny·lene ［sàiklouheksénili:n］ シクロヘキセニレン基（$-C_6H_8-$）.

cy·clo·hex·e·nyl·i·dene ［sàiklouhèksənílidi:n］ シクロヘキセニリデン基.

cy·clo·hex·i·mide ［sàikləhéksimaid］ サイクロヘクシミド（放線菌の産生する抗生物質で，真核細胞のタンパク質合成阻害剤），= actidione.

cy·clo·hex·yl ［sàikləhéksil］ シクロヘキシル基（C_6H_{11}−）.

　c. bromide 臭化シクロヘキサン (化) bromocyclohexane $C_6H_{11}Br$.

　c. carbinol シクロヘキシルカルビノール $C_6H_{11}CH_2OH$.

　c. chloride 塩化シクロヘキサン (化) chlorocyclohexane $C_6H_{11}Cl$.

cy·clo·hex·yl·a·mine ［sàiklouheksíləmin］ シクロヘキシルアミン (化) hexahydroaniline $C_6H_{11}NH_2$（乳濁剤，染色中間体）.

cy·clo·hex·yl·ben·zene ［sàiklouhèksilbénzi:n］ シクロヘキシルベンゼン (化) phenylcyclohexane $C_6H_5C_6H_{11}$.

cy·clo·hex·yl·i·dene ［sàiklouheksílidi:n］ シクロヘキシリデン基.

cy·clo·hex·yl·phe·nol ［sàiklouhèksilfí:nɔ:l］ シクロヘキシルフェノール $HOC_6H_4C_6H_{11}$.

cy·clo·hex·yl·pro·pyne ［sàiklouhèksilpróupain］ シクロヘキシルプロピン $C_6H_{11}CH_2C{\equiv}CH$.

cy·cloid ［sáiklɔid］ ① 循環病質，躁うつ病質（気分の爽快と憂うつが循環的に現れる素質）. ② 環状化合物の，環式の.

　c. personality 循環性人格.

　c. scale 丸形鱗（リン）.

　c. type ① 肥満体型［医学］. ② 循環型（Kretschmer），= pyknic type.

cy·clo·ker·a·ti·tis ［sàikloukèrətáitis］ 毛様体角膜炎［医学］.

cy·clol ［sáiklɔl］ （タンパク質の分子構造がポリペプチド鎖の六角形からなると考え，これらを cyclol units という）.

　c. hypothesis サイクロル単位仮説（Wrinch が複雑なタンパク質分子構造をサイクロル単位により説明しようとした仮説）.

cy·clo·mas·top·a·thy ［sàikloumәstápəθi］ 周期性乳腺症（生成刺激または病的退縮の象徴として，結合組織または腺組織が異常に増殖する乳腺疾患）.

cy·clo·mere ［sáikləmiər］ 環状体節.

cy·clo·meth·y·caine hy·dro·chlo·ride ［sàikləméθikein hàidroukló:raid］ シクロメチカイン塩酸塩 (化) 3−(2−methylpiperidino)propyl−*p*−cyclohexyloxybenzoate hydrochloride（局所麻酔薬），= surfacaine, topocaine.

cy·clo·meth·y·caine sul·fate ［sàikləméθikein sʌ́lfeit］ 硫酸シクロメチカイン (化) 3−(2−methylpiperidino) propyl *p*−cyclohexyloxybenzoate sulfate （局所麻酔薬）.

cyclone dust collector サイクロン集じん（塵）器［医学］.

cy·clo·nite ［sáiklənait］ サイクロナイト (化) cyclotrimethylenetrinitramine（爆発性白色結晶）.

cy·clo·non·ane ［sàiklənánein］ シクロノナン C_9H_{18}.

cy·clo·nop·a·thy ［sàiklənápəθi］ 周期性不快（湿気の多い悪天候の際，特に起こる不快感）.

cy·clo·no·sis ［sàiklounóusis］ 低気圧症［医学］.

cy·clo−oc·ta·dec·a·none ［sáiklou àktədékənoun］ シクロオクタデカノン $C_{18}H_{34}O$.

cy·clo−oc·ta·di·ene ［sáiklou àktədáii:n］ シクロオクタジエン C_8H_{12}.

cy·clo−oc·tane ［sáiklou áktein］ シクロオクタン，= octamethylene.

cy·clo−oc·ta·none ［sáiklou áktənoun］ シクロオクタノン $C_8H_{14}O$, = azelaone.

cy·clo−oc·ta·triene ［sáiklou àktətráii:n］ シクロオクタトリエン C_8H_{10}.

cy·clo−ole·fine ［sáiklou óulifin］ シクロオレフィン（C_nH_{2n-2} の一般式で表され，エチレン結合1個をもち，環式構造をなす不飽和化合物の総称）.

cy·clo−ox·y·gen·ase (COX) ［sáiklou áksiʤəneis］ シクロオキシゲナーゼ.

　c. inhibitor シクロオキシゲナーゼ阻害薬（阻害物質）［医学］.

cy·clo·par·af·fine ［sàikləpǽrəfin］ C_nH_{2n}（メチレン基 $-CH_2-$ が3個以上連結している環式化合物），= cyclane, polymethylene.

cyclope eye 単眼，= cyclopean eye, cyclopia.

cy·clo·pen·ta·di·ene ［sàikloupèntədáii:n］ シクロペンタジエン，= pentol.

cy·clo·pen·ta·di·en·yl ［sàikloupèntədáiinil］ シクロペンタジエニル基（C_5H_5−）.

cy·clo·pen·ta·di·en·yl·i·dene ［sàikloupèntədàiinílidi:n］ シクロペンタジエニリデン基.

cy·clo·pen·ta·mine hy·dro·chlo·ride ［sàikləpéntəmin hàidrouklɔ́:raid〕 塩酸シクロペンタミン ㊗ *N*,*α*–dimethylcyclopentane–ethylamine hydrochloride（交感神経興奮薬）.

cy·clo·pen·tane 〔sàikləpéntein〕 シクロペンタン，= pentamethylene.

cy·clo·pen·ta·nol 〔sàikləpéntənɔ:l〕 シクロペンタノール C_5H_9OH.

cy·clo·pen·ta·none 〔sàikləpéntənoun〕 シクロペンタノーン（運動中枢神経麻痺薬）.

cy·clo·pen·tene 〔sàikləpénti:n〕 シクロペンテン C_5H_8.

cy·clo·pen·te·no–ben·zan·threne 〔sàikləpéntinou benzǽnθri:n〕 シクロペンテノベンザンスレン ㊗ 5,6–cyclopenteno–1,2–benzanthrene（発癌性，発情性を示す化合物）.

1,2–cy·clo·pen·te·no–phen·an·threne 〔– sàikləpéntinou finǽnθri:n〕 シクロペンテノフェナントレン $C_{17}H_{14}$（3個のベンジン環と1個のシクロペンテーンが融合した炭化水素の一つで，ステロールおよびステロイド化合物の基礎構造）.

cyclopenteno–phenanthrene formula (**CPP**)（シクロペンテンとフェナントレンとの関係を示すステロイドの炭水化物式），= hydrocarbon formula.

cy·clo·pen·ten·yl 〔sàikləpéntənil〕 シクロペンテニル基（C_5H_7–）.

2–cy·clo·pen·ten·yl·i·dene 〔– sàikloupèntəníli-di:n〕 2–シクロペンテニリデン基.

cy·clo·pen·thi·a·zide 〔sàikloupenθáiəzaid〕 シクロペンチアジド ㊗ 6–chloro–3–cyclopentylmethyl–3,4–dihydro–7–sulfamoyl–(2*H*)–1,2,4–benzothiadiazine–1,1–dioxide（チアジド系降圧利尿薬）.

cy·clo·pen·to·late hy·dro·chlo·ride 〔sàikləpéntəleit hàidrouklɔ́:raid〕 シクロペントラート塩酸塩 $C_{17}H_{25}NO_3 \cdot HCl$: 327.85（塩酸シクロペントラート．フェニルアルキル酢酸アミノアルコールエステル系副交感神経遮断薬．アトロピンと類似の抗ムスカリン様作用薬でアセチルコリンの作用を遮断する．散瞳薬として眼科領域で用いられる）.

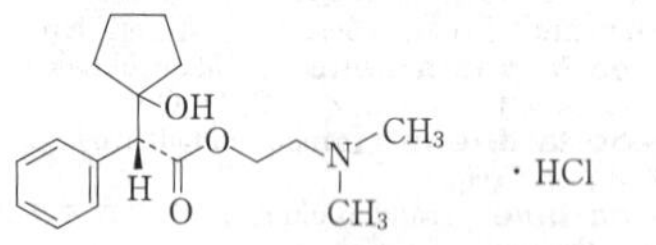

および鏡像異性体

cy·clo·pen·tyl 〔sàikləpéntil〕 シクロペンチル基（C_5H_9–）.

cy·clo·pen·ty·lene 〔sàikləpéntili:n〕 シクロペンチレン基（–C_5H_8–）.

cy·clo·pen·tyl·i·dene 〔sàikloupentílidi:n〕 シクロペンチリデン基.

cy·clo·pep·tide 〔sàikləpéptaid〕 環状ペプチド［医学］.

cy·clo·phen·a·zine hy·dro·chlo·ride 〔sàikloufénəzi:n hàidrouklɔ́:raid〕 塩酸シクロフェナジン ㊗ 10–[3–(4–cyclopropyl–1–piperazinyl) propyl]–2–(trifluoromethyl) phenothiazine–HCl（向精神薬），= ciclofenazine.

cy·clo·phil·in 〔sàikləfílin〕 サイクロフィリン，シクロフィリン（細胞活性化において重要な役割をするプロテインカイネースである．細胞質に存在するイソメラーゼで，免疫抑制薬サイクロスポリンはサイクロフィリンと結合しカルシニューリンの活性を阻害することで効果を現す），= immunophilin.

cy·clo·pho·rase 〔sàikloufɔ́:reis〕 シクロフォラーゼ（Krebs のクエン酸サイクルを触媒する酸化酵素の総称で，アコニターゼ，イソクエン酸デヒドロゲナーゼ，Co II，オキサルコハク酸デカルボキシラーゼ，コハク酸デヒドロゲナーゼ，フマラーゼ，リンゴ酸デヒドロゲナーゼ，Co I を含む）.

cy·clo·pho·ria 〔sàikloufɔ́:riə〕 まわし斜位［医学］，〔眼球〕斜位［医学］，回転斜位（凝視線の軸の回りに回旋する斜視），= rotation heterophoria.

cy·clo·pho·rom·e·ter 〔sàikloufərámitər〕 回転斜位計.

cy·clo·phos·pha·mide (**CPA**) 〔sàikloufásfəmaid〕 シクロホスファミド $C_7H_{15}Cl_2N_2O_2P \cdot H_2O$: 279.10（シクロホスファミド水和物．クロロエチルアミノ系（ナイトロジェンマスタード系）抗悪性腫瘍薬（アルキル化））.

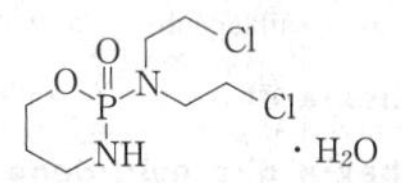

cy·clo·phre·nia 〔sàikloufrí:niə〕 循環気質，= cyclothymia，Zyklothymie（Kahlbaum）.

Cy·clo·phyl·lid·ea 〔sàikloufilídiə〕 円葉目（条虫綱 *Cestoda* の一目で，頭部に4個の吸盤をもち，生殖器は各節に1～2組を備え，生殖門は体節の側縁または亜側縁にある．人体寄生のものは条虫科 *Taeniidae*，ダヴェネア条虫科 *Davaineidae*，膜様条虫科 *Hymenolepididae*，裸頭条虫科 *Anoplocephalidae* に含まれる）.

cy·clo·pia 〔saiklóupiə〕 単眼症［医学］，先天両眼癒合症（一つ目奇形），= cyclops.

cyclopian eye 単眼（単眼症の眼）.

cy·clo·ple·gia 〔sàiklouplí:ʤiə〕 毛様〔体〕筋麻痺［医学］，調節麻痺．形 cycloplegic.

cy·clo·ple·gic 〔sàiklouplí:ʤik〕 ① 毛様体筋麻痺の［医学］．② 毛様体筋麻痺薬［医学］.

cy·clo·pol·ic ac·id 〔sàikləpálik ǽsid〕 シクロポル酸（*Penicillium cyclopium* から得られる物質で，cyclopaldic acid の前駆化合物と考えられる）.

cy·clo·pro·pane 〔sàikləpróupein〕 シクロプロパン ㊗ trimethylene（Freund が1882年に発見し，Waters により1933年に初めて用いられた無色特異臭可燃爆発性気体で吸入麻酔薬），= cyclopropanum.

cy·clo·pro·pyl 〔sàikləpróupil〕 シクロプロピル基（C_3H_5–）.

c. etyl–ether シクロプロピルエチルエーテル $C_5H_{10}O$（麻酔薬）.

c. methyl–ether シクロプロピルメチルエーテル C_4H_8O（麻酔薬）.

cy·clops 〔sáiklɑps〕 キクロプス，単眼体［医学］.

c. sign 単眼サイン［医学］.

Cy·clop·te·ri·dae 〔sàiklɑptéridi:〕 ダンゴウオ〔団子魚〕科（カサゴ目，カジカ亜目，ダンゴウオ上科の一科），= lumpfishes，lumpsuckers.

cy·clop·te·rin 〔saiklɑ́ptərin〕 シクロプテリン（ダンゴウオ *Cyclopterus lumpus* の精子から得られるプロタミン）.

cy·clo·rub·ber 〔sàiklərʌ́bər〕 環化ゴム.

cy·clo·scope 〔sáikləskoup〕 ① ドンダース視野計，毛様体鏡（この機械でつくった描画図を cyclogram または endocrinogram という），= Donders cycloscope．② 酸素代謝観察用の分光器.

cy·close 〔sáiklous〕 シクローゼ（糖様環状化合物，たとえば inositol，phytol など）.

cy·clos·er·ine 〔saiklásərin〕 サイクロセリン ㊗ (4*R*)–4–aminoisoxazolidin–3–one $C_3H_6N_2O_2$: 102.09（イソキサゾリジノン系抗生物質，抗結核薬．抗酸菌，

とくにヒト型結核菌に強く作用するが，他のグラム陽性・陰性菌に対する作用は弱い).

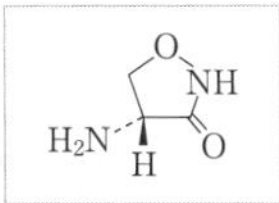

cy·clo·sis [saiklóusis] 細胞質環流〔医学〕(細胞内の原形質循環).

cy·clo·spasm [sáikləspæzem] 毛様体筋痙攣〔医学〕，調節痙攣(毛様筋が痙攣性収縮を続けて，水晶体が肥厚し，屈折性近視の状態を起こすので，この近視状態を偽近視 pseudomyopia と呼ぶ).

cy·clo·spas·mol [sàikləspǽzməl] シクロスパスモル(3,5,5-trimethlcyclohexanol のマンデル酸塩で腸管および子宮の強力な鎮痙薬)，= BS 572.

Cy·clo·spo·ra [sàiklouspɔ́:rə] サイクロスポーラ属(胞子虫類の一種).

C. cayetanensis サイクロスポーラ・カエタネンシス(腸管寄生原虫．感染すると下痢を主徴とするサイクロスポーラ症を引き起こす).

cy·clo·spor·in A (**CYA**) [sàiklouspɔ́:rin] シクロスポリンA ㊥ cyclo[[(E)-(2S,3R,4R)-3-hydroxy-4-methyl-2-(methylamino)-6-octenoyl]-L-2-aminobutyryl-*N*-methylglycyl-*N*-methyl-L-leucyl-L-valyl-*N*-methyl-L-leucyl-L-alanyl-*N*-methyl-L-leucyl-*N*-methyl-L-leucyl-*N*-methyl-L-valyl]，= ciclosporin A，cyclosporine.

cy·clo·spor·ine [sàiklouspɔ́:ri:n] シクロスポリン(免疫担当細胞(ヘルパーT細胞)の免疫応答を阻止する働きのある免疫抑制薬(環状オリゴペプチド)である)，= ciclosporin A，cyclosporin A.

c. nephrotoxity シクロスポリン腎毒性〔医学〕.

cy·clo·stage [sáikləsteiʤ] 球菌状期(球菌または類球菌状を呈する細菌発育期に当たる芽胞期).

cy·clo·stat [sáikləstæt] 回転筒(身体の長軸の周囲に実験動物を回転するガラス円筒).

cyclostome 円口類.

cy·clo·ther·a·py [sàikləθérəpi] 回転式放射線療法，回転照射法.

cy·clo·thi·a·zide [sàiklouθáiəzaid] シクロチアジド ㊥ 6-chloro-3,4-dihydro-3-(5-norbornen-2-yl)-7-sulfamoyl-(2*H*)-1,2,4-benzothiadiazine-1,1-dioxide (降圧利尿薬).

cy·clo·thy·mia [sàikləθáimiə] 循環気質〔医学〕，循環症，気分循環症(憂うつと爽快の軽い気分変動を繰り返す周期性精神病)，=cyclothymosis (Southard)，Zyklothymie (Kahlbaum). 形 cyclothymic.

cy·clo·thy·mi·ac [sàikləθáimiæk] 循環気質者〔医学〕.

cy·clo·thy·mic [sàikləθáimik] 循環気質の〔医学〕.

c. disorder 循環病.

c. personality 循環気質〔医学〕.

c. personality disorder 循環性人格障害.

c. psychosis 循環気質性精神病〔医学〕，循環病性精神病.

c. temperament 循環気質.

cy·clo·thy·mo·sis [sàikləθaimóusis] 循環気質，= cyclothymia.

cy·clo·tia [saiklóuʃiə] 単耳奇形(無下顎児における両眼両耳が癒着した奇形).

cy·clo·tol [sáiklətɔ:l] シクロトール ㊥ polyhydroxy-cycloxane $(CHOH)_6$ (イノシトールのような化合物の総称).

cy·clo·tome [sáiklətoum] 毛様体筋剥離刀〔医学〕.

cy·clot·o·my [saiklátəmi] ① 毛様体切開〔術〕〔医学〕(緑内障の療法). ② 円分法. 形 cyclotomic.

cy·clo·tron [sáiklətrɑn] サイクロトロン(アメリカのE. O. Lawrence と M. S. Livingston が1930年に創案したイオン加速器で，磁石の間に真空にした金属製容器の内部に半円状またはD状電極を数cmの間隔で向かい合わせ，電極間に高周波電圧をかけると，電極は強力な磁場中におかれる．その真空槽中にイオンを徐々に入れると電位差によりイオンは動き，磁極の影響により円運動をなし，さらに電極を出る瞬間に加速される．このような加速が反復されてついに20,000〜30,000エレクトロンボルトから数百万エレクトロンボルトに加速される).

c. product サイクロトロン生産物〔医学〕.

cy·clo·tro·pia [sàikloutróupiə] 回転斜視，まわし斜視〔医学〕.

cy·clo·tus [saiklóutəs] 耳癒着体(無下顎とともに両耳が癒着した奇形)，= synotus.

cy·cri·mine hy·dro·chlo·ride [sáikrimi:n hàidroukl5:raid] シクリミン塩酸塩 ㊥ α-cyclopentyl-α-phenyl-1-piperidine-propanol hydrochloride (アトロピンの作用に類似するアミノプロパノールの一つで，パーキンソン症の対症療法に用いられる).

Cyd cytidine シチジンの略.

Cy·do·nia [saidóuniə] マルメロ[榲桲]属(バラ科の一属．マルメロ *Cydonia oblonga* を含む).

cy·do·ni·um [saidóuniəm] (マルメロ属植物の種子．粘漿剤の原料).

cy·e·ma [saií:mə] 胎児.

cy·e·ma·to·car·dia [saiì:mətouká:diə] 胎児心音.

cy·e·mol·o·gy [saiimáləʤi] 発生学，胎生学.

cy·e·se·de·ma [saiìsidí:mə] 妊娠浮腫.

cy·e·si·og·no·sis [saiì:siɑgnóusis] 妊娠診断，= diagnosis of pregnancy.

cy·e·si·ol·o·gy [saiì:siáləʤi] 妊娠学，妊娠論.

cy·e·sis [saií:sis] 妊娠，= pregnancy.

cy·es·tein [saiéstein] シエステイン(妊娠尿を放置したとき，その表面に生ずる皮膚様形成物)，= cyesthein，gravidin，kyestein.

cyg·nine [sígnin] シグニン $C_{19}H_{22}N_2O_3$ (マメ科植物 *Gastrolobium calycinum* のアルカロイドで，痙攣毒).

cy·hep·ta·mide [saihéptəmaid] シヘプタミド ㊥ 10,11-dihydro-5*H*-dibenzo[*a,d*]cycloheptene-5-carboxamide (抗てんかん薬).

cyl·i·cot·o·my [sìlikátəmi] 毛様筋切開術.

cyl·in·der [sílindər] ① 注射筒(注射外筒)〔医学〕. ② 気筒. ③ 円筒. ④ 円柱〔医学〕，= cast. ⑤ 円柱レンズ. 形 cylindric，cylindrical.

c. cast 筒状ギプス包帯〔医学〕.

c. drying シリンダー乾燥〔医学〕.

c. oil シリンダー油〔医学〕.

c. plate method 円筒カップ平板法〔医学〕.

cylindral grip 筒状握り.

cyl·in·drar·thro·sis [sìlindrɑ:θróusis] 円柱関節(関節面が円柱をなすもの).

cyl·in·dri·cal [silíndrikəl] 円柱状の〔医学〕.

c. articulation 円柱関節.

c. bougie 円筒状ブジー(切断すると円形を呈するブジー).

c. bronchiectasia 円柱性気管支拡張症.

c. bronchiolitis 円柱状気管支炎〔医学〕.

c. bronchitis 円柱状気管支炎.

c. cell 円柱細胞. → columnar cell.

c. cell carcinoma 円柱細胞癌.

c. cell papilloma 円柱上皮細胞性乳頭腫.

c. coordinates 柱座標.

c. epithelial carcinoma 円柱上皮癌〔医学〕.

c. epithelioma 円柱細胞上皮腫〔医学〕.

c. epithelium 円柱上皮，= columnar epithelium.

c. fetus 封入奇形胎，= cryptodidymus，fetus cylindricus，f. in feto.
c. function 円柱関数.
c. joint [TA] 円柱関節*，= articulatio cylindrica [L/TA].
c. layer 円柱層.
c. lens 円柱レンズ〔医学〕(円柱の一部を，その軸と並行に切ったもので，一側は扁，他側は凸または凹).
c. surface 柱面.
cy·lin·dri·form [silíndrifɔ:m] 円柱形の.
cylindr(o)- [silindr(ou)，-r(ə)] 円柱の意味を表す接頭語.
cylindrocellular carcinoma 円柱細胞性癌〔医学〕，類表皮癌.
cylindroepithelial carcinoma 円柱上皮癌.
cy·lin·droid [silíndrɔid] 類円柱〔体〕，円柱様体，= false cylinder.
c. aneurysm 円柱状動脈瘤.
c. mucous cast 円柱様粘液円柱(円柱様体に同じ).
cyl·in·dro·ma [sìlindróumə] ① 円柱腫〔医学〕(基質が円柱状の硝子状物質からなる腫瘍)，= siphonoma. ② ビルロート腫(Billroth が涙腺から発生した眼窩内の特異な腫瘍に円柱腫の名を与えた).
cylindromatous carcinoma 円柱腫様癌，= colloid carcinoma.
cyl·in·dro·sar·coma [sìlindrousɑ:kóumə] 円柱腫様肉腫.
cyl·in·dro·sis [sìlindróusis] シリンドローシス(眼窩下孔や鼻涙管下部にみられるように，血管，神経などを通過させる管状構造を呈する窩溝あるいは管をつくる骨の連結).
cyl·in·dru·ria [sìlindrjú:riə] 円柱尿〔症〕〔医学〕.
cyl·ite [sílait] シライト，= benzyl bromide.
cyl·lo·sis [silóusis] 彎脚.
cyl·lo·so·ma [sìləsóumə] (下腹裂と脱腸とに加えて，同側下脚の欠如あるいは不全を伴う奇形)，= cyllosomus.
cyl·lum [síləm] 膝内反.
cy·ma·rin [sáimərin] シマリン $C_{30}H_{44}O_9$ (カナダタイマ根に存在する配糖体)，= new apocynamarin.
cy·ma·rose [sáimərous] シマロース $C_7H_{14}O_4$ (シマリンまたはストロファンチンから誘導される糖).
cym·ba [símbə] 艇. 形 cymbiform.
c. auriculae 耳介艇.
c. conchae [L/TA] 耳甲介舟，= cymba conchae [TA].
cym·bal·a·rin [simbǽlərin] シンバラリン(ゴマノハグサに存在する苦味質).
Cymbidium mosaic virus シンビジウムモザイクウイルス(植物ウイルス).
cym·bi·form [símbifɔ:m] 船状の.
cymbo- [simbou，-bə] 艇形の意味を表す接頭語.
cym·bo·ceph·a·ly [sìmbəséfəli] 舟状頭蓋，= scaphocephaly. 形 scaphocephalic，scaphocephalous，cymbocephalic，cymbocephalous.
Cym·bo·po·gon [sìmbəpóugɑn] カルカヤ属(イネ科の一属).
C. citratus レモングラス(草)(レモングラス油原料)，= lemon grass.
C. flexuosus マラバールグラス(レモングラス油原料).
C. Winterianus シトロネラソウ(シトロネラ油原料).
cyme [sáim] 集散花序(しゅうさんかじょ). 形 cymose.
cy·mene [sáimi:n] シメン 化 isopropyltoluene (シソ科植物 *Thymus vulgaris*，*Monarda punctata* などに存在する芳香物で，*m*-，*o*-，*p*- の異性体がある).
cy·me·nyl [sáimənil] シメニル基($C_{10}H_{13}$-，シメンから誘導の)，= cymyl.
cy·mo·graph [sáiməgræf] キモグラフ，運動記録器，= kymograph.
cy·mol [sáiməl] = *p*-cymene.
cy·mol·sul·fa·mide [sàiməlsʌ́lfəmaid] シモルスルファミド $CH(CH_3)_2CH_3C_6H_3CH_3SO_2NH_2$.
cy·nan·che [sainǽŋki:] 重症咽喉炎(切迫性窒息を伴う咽喉疾患).
c. maligna 悪性咽喉炎.
c. sublingualis 舌下咽喉炎，= Ludwig angina.
c. tonsillaris 急性扁桃腺炎.
cy·nan·cho·tox·in [sàinəŋkətɑ́ksin] シナンコトキシン(イケマ *Cynanchum caudatum* の根に存在する苦味質).
Cy·nan·chum [sinǽŋkəm] イケマ属(イケマ *Cynanchum caudatum* などの根はゴヒショウコン［牛皮消根］と称し，利尿薬).
cy·nan·thro·pia [sàinənθróupiə] イヌつき，犬身妄想〔医学〕.
cy·nan·thro·py [sainǽnθrəpi] 犬身妄想，イヌつき，= cynanthropia.
cy·na·pine [sáinəpi:n] シナピン(一種の毒草 fool's parsley から得られる有毒結晶アルカロイド).
Cynara scolymus チョウセンアザミ，アーティチョーク(キク科植物)，= artichoke.
cy·na·rase [sáinəreis] シナラーゼ(チョウセンアザミから得られる酵素).
cy·nar·rho·di·um [sàinəróudiəm] バラ状果.
cy·ni·at·ria [sìniǽtriə] 犬病獣医学，= cyniatrics.
cyn·ic [sínik] イヌのような，皮肉な，= cynical.
c. spasm 痙笑(顔面片側の痙攣で，歯を露出する症状).
cyn(o)- [sain(ou)，-n(ə)] イヌとの関係を表す接頭語.
cy·no·bex [sáinəbeks] 青春期咳嗽(思春期にみられる神経性吠声様咳嗽).
c. hebetica 吠声様咳嗽(Clark)，= hebetic cough.
cy·no·ce·phal·ic [sàinousefǽlik] イヌ様頭蓋の.
cy·no·ceph·a·lus [sàinəséfələs] イヌ様頭蓋.
cy·noc·to·nine [sainɑ́ktəni:n] シノクトニン $C_{36}H_{55}N_2O_{13}$ または $C_{32}H_{44}N_2O_8$ (トリカブト *Aconitum septentrionale* から得られる有毒無定形性アルカロイド).
cy·no·dont [sáinədɑnt] 犬歯〔型〕，= cynodontes.
cy·no·glos·si·dine [sàinəglɑ́sidi:n] シノグロシジン(ムラサキ科オオルリソウ［大瑠璃草］属植物 *Cynoglossum officinale* の根にある苦味質).
cy·no·lys·sa [sàinəlísə] 恐水病(狂犬病)，= hydrophobia，rabies.
cynomolgus monkey カニクイザル.
cy·no·pho·bia [sàinoufóubiə] イヌ恐怖症，狂犬症〔医学〕，狂犬病恐怖症，= pseudohydrophobia.
cy·no·rex·ia [sàinəréksiə] 過食，= bulimia.
cy·no·spasm [sàinəspǽzəm] 犬歯筋痙攣.
cy·no·tox·in [sàinətɑ́ksin] シノトキシン $C_{20}H_{28}O_6$ (キョウチクトウ科植物 *Apocynum cannabium* の苦味質).
cy·nu·rin [sainjúrin] サイニュリン HOC_9H_6N (キヌレン酸とシンコニンから分離される苦味無色結晶物).
cy·o·gen·ic [sàiəʤénik] ① 妊娠する. ② はらませる.
Cyon, Elie de [síən] シーオン(1843-1912，ロシアの生理学者. 1866年血管運動反射を発見した. ウサギ［家兎］において迷走神経が心臓に分布する部分は Cyon nerve と呼ばれ血圧降下作用を営む).

C. nerve シーオン神経，= aortic nerve.
cy·o·nin [sáiənin] シオニン（胎盤に由来する生殖腺刺激ホルモンの総称）.
cy·o·pho·ria [sàioufɔ́:riə] 妊娠，= gestation, pregnancy. 形 cyophoric.
cy·o·pho·rin [sàioufɔ́:rin] シオフォリン，= cyestein, gravidin, kyestein.
cy·o·pin [sáiəpin] 膿緑素（膿に青色を与える物質）.
cy·ot·ro·phy [saiɑ́trəfi] 胎児栄養.
CYP cytochrome P–450 enzymes シトクロム P–450 酵素の略.
cy·pe·rol [sáipərɔ:l] シペロル $C_{15}H_{24}O$（ハマスゲ［香附子］精油の一成分）.
Cy·pe·rus [sáipərəs] カヤツリグサ属（カヤツリグサ科 *Cyperaceae* の一属）.
C. papyrus カミカヤツリ，紙草（古代エジプトの製紙原料）.
C. rotundus ハマスゲ（細根を除いた根茎をコウブシ［香附子］Cyperi Rhizoma と称し，鎮痛，通経，浄血薬）.
cyperus rhizome コウブシ［香附子］（ハマスゲ *Cyperus rotundus* の根茎．漢方では胃痛，腹痛，月経痛，食欲不振などに用いられる）.
cy·per·vit·ri·ol [sàipə:vítriəl] 胆バン（礬）$CuSO_4$ $-5H_2O$.
cy·pho·nau·tes [sàifənɔ́:tiz] キフォナウテス幼生（裸口類の幼生）.
cy·phos·co·li·o·sis [sàifouskòulióusis]〔脊柱〕後側弯，= kyphoscoliosis.
cy·pho·sis [saifóusis]〔脊柱〕後弯，= kyphosis.
cypress oil イトスギ油（百日ぜきの治療薬），= oleum cupressi.
cyprethylene ether $CH_2CH_2CHOCH{=}CH$（麻酔薬）.
cy·pri·dol·o·gy [sàipridɑ́lədʒi] 性病学，= venereology.
cy·pri·dop·a·thy [sàipridɑ́pəθi] 性病.
cy·pri·do·pho·bia [sàipridoufóubiə] ① 性病恐怖症 [医学]，= venereophobia. ② 性交恐怖症.
Cy·prin·i·dae [saiprínidi:, sipr–] コイ（鯉）科.
cy·pri·pho·bia [sàiprifóubiə] = cypridophobia.
cyproheptadine hydrochloride シプロヘプタジン塩酸塩 $C_{21}H_{21}N \cdot HCl \cdot 1\frac{1}{2}H_2O$: 350.88（塩酸シプロヘプタジン．ジベンゾシクロヘプテン－ピペリジン系抗ヒスタミン薬．ヒスタミンおよびセロトニンと拮抗し，強い抗ヒスタミン作用を示す）.

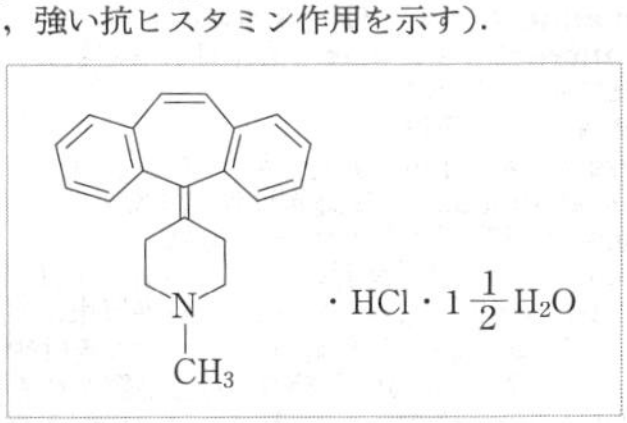

cy·pro·ter·one ac·e·tate [sàipróutiroun ǽsiteit] 酢酸シプロテロン 化 6-chloro-17-hydroxy-1α,2α-methylenepregna-4,6-diene-3,20-dione acetate（抗アンドロゲン薬）.
Cyprus fe·ver [sáiprəs fí:vər] キプロス熱 [医学]，= brucellosis, Malta fever.
cyreth ether $CH_2CH_2CHOC_2H_5$（麻酔薬），= cycloproply ethyl-ether.
Cyriax syn·drome [síriæks síndroum] シリアックス症候群（肋骨前軟骨が転位変形したため起こる疼痛感），= splitting ribcartilage.
cyrto– [sə:tou, siət–, –tə] 曲面，曲線，弯曲の意味を表す接頭語.
cyr·to·ceph·a·lus [sə̀:tousέfələs] 頭蓋奇形.
cyr·to·cor·y·phus [sə̀:toukɔ́:rifəs] 尖峰性頭頂（絶対凸面角 122～130°）.
cyr·to·graph [sə́:təgræf] 胸郭運動測定器.
cyr·toid [sə́:tɔid] 突背様の，尖峰様の.
cyr·tom·e·ter [sə:tɑ́mitər] 胸囲計，弯曲計（胸部弯曲測定計のことで，これを用いる検査を cyrtometry という．Woillez）.
cyr·to·me·to·pus [sə̀:toumitóupəs] 尖峰性前頭（前頭凸面角が120～130.5°のもの）.
cyr·to·pis·tho·cra·ni·us [sə̀:toupìsθoukréiniəs] 尖峰性後頭（後頭凸面角が 117～139.9° のもの）.
cyr·to·sis [sə:tóusis] 尖峰症（骨とくに脊柱の弯曲に用いる語），= kyphosis.
cyr·tu·ra·nus [sə̀:tʃuréinəs] 口蓋弓が高い者（その角 132～147.5° のもの）.
Cys cysteine システインの略.
cyst [síst] ① シスト，被嚢．② 嚢胞，嚢腫．③ 包子，包嚢，嚢子（アメーバ赤痢の病原体にみられる）. 形 cystic.
c. after softening 軟化嚢胞.
c. carrier 嚢子保有者 [医学].
c. fluid 嚢胞液.
c. formation 嚢子形成.
c.–nucleus ratio シスト－核指数.
c. of Bartholin gland バルトリン腺嚢胞 [医学].
c. of bone 骨嚢胞.
c. of canal of Nuck ナック管の嚢胞 [医学].
c. of iris 虹彩嚢腫.
c. of jaw 顎骨嚢胞.
c. of kidney 腎嚢胞 [医学].
c. of ovary 卵巣嚢胞 [医学].
c. of pancreas 膵嚢胞 [医学].
c. of Rathke pouch ラトケ嚢嚢胞 [医学].
c. of ureter 尿管嚢腫 [医学].
c. of vitellin duct 卵黄管嚢胞.
cyst·ad·e·no·car·ci·no·ma [sistædinoukɑ:sinóumə] 嚢胞腺癌 [医学].
cyst·ad·e·no·lym·pho·ma [sistæ̀dinoulimfóumə] 嚢腺リンパ腫.
cyst·ad·e·no·ma [sìstædinóumə] 嚢腺腫 [医学]，嚢胞腺腫 [医学].
c. adamantinum エナメル上皮性嚢腺腫，= cystic adamantioma.
c. mucinosum〔卵巣〕粘液性嚢胞腺腫，= mucinous cystadenoma.
c. of epididymis 精巣上体嚢胞腺腫 [医学].
c. papilliferum 乳頭状嚢腺腫.
c. proliferum 増殖性嚢腺腫.
c. pseudomucinosum 偽粘液〔素〕〔性〕嚢腺腫 [医学].
c. serosum 漿液〔性〕〔嚢〕腺腫 [医学].
cyst·ad·e·no·sar·co·ma [sistæ̀dinousɑ:kóumə] 嚢腺肉腫.
cyst·a·lgia [sistǽldʒiə] 膀胱痛.
cys·ta·thi·o·nase [sìstəθáiəneis] シスタチオナーゼ.
cys·ta·thi·o·nine [sìstəθáiəni:n] シスタチオニン $COOHCH(NH_2)(CH_2)_2SCH_2CH(NH_2)COOH$（システインまたはメチオニンの代謝中間産物で，ホモシステインとセリンの結合により生成され，分解してシスチンを生ずる）.
c. beta(β)–synthase シスタチオニン β–シンターゼ（シスタチオニンのセリン，ホモシステインへの加水分解を触媒する酵素）.
c. gamma(γ)–synthase シスタチオニン γ–シンターゼ（*O*–スクシニルホモセリン（チオール）–リアーゼ．微生物のメチオニン合成系で *O*–スクシニルホモセリンとL-システインからシスタチオニンとコハク酸を生ずる反応を触媒する酵素), = O-succinylhomoserine(thiol)-lyase.

cys·ta·thi·o·nin·u·ria [sìstəθaìouninjú:riə] シスタチオニン尿〔症〕〔医学〕(シスタチオニン血症. γ-シスタチオナーゼが欠損する疾患で, 常染色体性劣性に遺伝する), = cystathioninemia.

cys·ta·tin [sístətin] シスタチン.

cys·ta·tro·phia [sìstətróufiə] 膀胱萎縮〔医学〕.

cys·tau·che·ni·tis [sìstɔ:kináitis] 膀胱頸部炎.

cys·tau·che·not·o·my [sìstɔ:kinátəmi] 膀胱頸部切開術.

cys·tau·xe [sistɔ́:ksi] 膀胱腫脹.

cys·te·a·mine [sistí:əmən] システアミン(sulfhydryl 化合物. 放射線防護剤として用いられる).
  c. hydrochloride システアミン塩酸塩.

cys·tec·ta·sia [sìstiktéiziə] 膀胱拡張〔医学〕, = cystectasy.

cys·tec·to·my [sistéktəmi] 膀胱切除(摘除)〔術〕〔医学〕, 嚢胞摘除〔医学〕, 嚢腫切除〔医学〕.

cys·te·ic ac·id [sìstí:ik ǽsid] システイン酸 ㊗ β-sulfoalanine $HOOCCH(NH_2)CH_2SO_2OH$ (システインの酸化により生ずる酸).

cys·te·ine [sísti:in] システイン ㊗ α-amino-β-thiolpropionic acid $HSCH_2CH(NH_2)COOH$ (システインに酸化されやすく, 塩酸塩として皮膚潰瘍薬に用いられる).
  c. conjugation システイン抱合(解毒機構の一つ).
  c. desulfhydrase システイン脱硫化水素酵素.
  c. hydrochloride 塩酸システイン $C_3H_7NO_2S$-HCl.
  c. oxidase システイン酸化酵素.
  c. oxidase A (システインイオウ分子を硫酸に酸化する酵素).
  c. oxidase B (システインをシステイン酸に酸化する酵素).

cys·te·ine·sul·fen·ic ac·id [sisti:insʌlfénik ǽsid] システインスルフェン酸 $HOOCCH(NH_2)CH_2SOH$ (システインの酸化過程に生ずる不安定酸), = cysteinesulfinic acid.

cys·tei·nyl [sísti:nil] システィニル基($CH_2(SH)CH(NH_2)CO$-).

cys·tel·co·sis [sìstilkóusis] 膀胱潰瘍.

cys·ten·ceph·a·lus [sìstinséfələs] 先天性嚢胞状脳(大脳の代わりに膜性嚢胞のある胎児奇形).

cys·ten·de·sis [sìstindí:sis] 膀胱(胆嚢)縫合術.

cyst·er·e·thism [sistériθizəm] 膀胱興奮性.

cysthepatic duct 肝胆嚢管, = hepatocystic duct.

cys·thus [sísθəs] 肛門, 陰門.

cyst·hy·per·sar·co·sis [sisthàipə:sɑ:kóusis] 膀胱筋層肥厚症.

cysti- [sisti] 嚢または膀胱との関係を表す接頭語, = cyst(o)-.

cys·tic [sístik] 嚢胞性の〔医学〕.
  c. acne 嚢胞性痤瘡.
  c. adenoma 嚢〔腫〕状腺腫.
  c. adenomatoid malformation (CAM) 嚢胞性腺腫様奇形.
  c. adenomatoid malformation of lung 肺嚢胞性腺腫様形成異常〔医学〕.
  c. adventitial degeneration 嚢状外膜変性〔症〕〔医学〕.
  c. ameloblastoma 嚢胞性エナメル上皮腫〔医学〕.
  c. arachnoiditis 嚢胞性クモ膜炎.
  c. artery [TA] 胆嚢動脈, = arteria cystica [L/TA].
  c. bile 〔胆〕嚢胆〔汁〕, = bladder bile.
  c. breast 嚢胞性乳腺症〔医学〕.
  c. calculus 膀胱結石.
  c. canal 胆嚢管, = cystic duct.
  c. cancer 嚢胞癌.
  c. carcinoma 嚢胞癌〔医学〕.
  c. cataract 嚢腫性白内障, = Morgagnian cataract.
  c. cystitis 嚢胞性膀胱炎〔医学〕, = cystitis cystica.
  c. degeneration 嚢胞〔状〕変性〔医学〕.
  c. diathesis 嚢胞素質.
  c. diseases of kidney 嚢胞性腎疾患〔医学〕.
  c. duct [TA] 胆嚢管, = ductus cysticus [L/TA].
  c. echinococcosis 単胞性エキノコックス症〔医学〕.
  c. echinococcosis of liver 肝単胞性エキノコックス症〔医学〕.
  c. fibroadenosis 嚢胞性線維腺症〔医学〕.
  c. fibrosis 嚢胞性線維症〔医学〕(慢性呼吸不全, 膵外分泌腺機能不全, 汗の電解質濃度の異常を三大主徴とする常染色体劣勢遺伝病).
  c. fibrosis of pancreas 膵嚢胞性線維症(膵臓腺嚢胞および膵管の拡張, 肺および腸粘液腺, 胆管などには半固形化した粘液分泌が蓄積し, 慢性の場合には線維化が起こる), = mucoviscidosis.
  c. goiter 嚢胞性甲状腺腫〔医学〕.
  c. hernia 膀胱脱出, = cystocele.
  c. hydrops 水嚢胞〔医学〕.
  c. hygroma 頸部嚢胞水腫, 嚢胞性ヒグローマ〔医学〕.
  c. hyperplasia 嚢胞性増殖〔症〕, 嚢胞性過形成.
  c. hyperplasia of breast 乳房嚢胞性過形成.
  c. infarct 嚢胞状梗塞〔医学〕.
  c. kidney 嚢胞腎〔医学〕.
  c. kidney disease 嚢胞性腎疾患〔医学〕.
  c. liver 嚢胞肝〔医学〕.
  c. lung 嚢胞肺〔医学〕, = honey-comb line.
  c. lymphangioma 嚢胞性リンパ管腫〔医学〕.
  c. mamma 乳腺嚢胞〔医学〕.
  c. mastitis 膿腫性乳腺炎, = cystadenoma mammae.
  c. medial necrosis 嚢胞性中膜壊死〔医学〕, 嚢状中膜壊死.
  c. mole 胞状奇胎, = hydatid mole.
  c. myxoma 嚢腫性粘液腫, = cystoid myxoma.
  c. neuroma 嚢状神経腫.
  c. node [TA] 胆嚢リンパ節, = nodus cysticus [L/TA].
  c. odontoma 嚢胞性歯牙腫〔医学〕.
  c. ovarian tumor 嚢胞性卵巣腫瘍〔医学〕.
  c. pancreatic fibrosis 嚢胞性膵線維症.
  c. pattern 嚢胞性パターン〔医学〕.
  c. plexus 胆嚢神経叢.
  c. pyeloureteritis 嚢胞性腎盂尿管炎〔医学〕.
  c. renal disease 腎嚢胞性疾患〔医学〕.
  c. tumor 嚢胞性腫瘍〔医学〕, 嚢腫.
  c. vein [TA] 胆嚢静脈, = vena cystica [L/TA].

cys·ti·cer·coid [sìstisɔ́:kɔid] 擬嚢尾虫, シスチセルコイド(条虫綱, 円葉類のうち, 小型条虫や縮小条虫などの六鉤幼虫が中間宿主に侵入後にできる発育期, 頭節の形成に伴い, 六鉤幼虫の中央部が胞嚢状に広がり, 前端がその中に引き込まれる. 尾部は膨状し, 鉤が残る).

cys·ti·cer·co·sis [sìstisə:kóusis] 胞虫症, 有鉤嚢虫症, 嚢虫症〔医学〕(有鉤条虫などの幼虫である嚢尾虫の寄生により生じる疾病).
  c. bovis ウシ嚢虫症.
  c. cellulosae 有鉤嚢虫症.
  c. cellulosae hominis ヒト有鉤嚢虫症, 人体有鉤嚢虫症.
  c. cerebri 脳有鉤嚢虫症.
  c. hepatis 肝嚢虫症.
  c. hominis ヒト嚢虫症.

Cys·ti·cer·cus [sìstisə́:kəs] (嚢尾虫．条虫綱円葉類のうち，有鉤条虫や無鉤条虫の六鉤幼虫が中間宿主に侵入後に形成される幼虫を指し，便宜上用いられている属名)．

C. acanthrotrias 三鉤嚢尾虫(ヒト脳膜にみられる)．

C. bovis 無鉤嚢虫(*Taenia saginata* (= *Taeniarhynchus saginatus*) の幼虫)．

C. cellulosae 有鉤嚢虫，結合織嚢虫(*Taenia solium* の幼虫)．

C. fasciolaris 帯状嚢尾虫．

C. ovis ヒツジ嚢尾虫(ヒツジ条虫 *Taenia ovis* の幼虫)．

C. pisiformis (豆状条虫 *Taenia pisiformis* の幼虫)．

C. racemosus ブドウ状嚢虫．

C. tenuicollis 細頸嚢尾虫(胞状条虫の幼虫)．

cys·ti·cer·cus [sìstisə́:kəs] シスチセルクス，嚢尾虫．複 cysticerci．

c. cellulosae 有鉤嚢尾虫．

c. cellulosae hominis 人体有鉤嚢尾虫．

c. disease 嚢虫症，= cysticercosis．

cystico– [sistikou–, –kə] 胆嚢管との関係を表す接頭語．

cys·ti·co·li·thec·to·my [sìstikòuliθéktəmi] 胆嚢管結石切除術．

cys·ti·co·li·tho·trip·sy [sìstikoulíθətripsi] 胆嚢管結石破砕術．

cys·ti·cor·rha·phy [sìstikɔ́:rəfi] 胆嚢管縫合術．

cys·ti·cot·o·my [sìstikátəmi] 胆嚢管切開〔術〕．

cys·tid [sístid] 包体．

cys·ti·des [sístidi:z] (cystisの複数)．

cystido– [sistidou, –də] 膀胱との関係を表す接頭語，= cyst(o)–．

cys·ti·do·ce·li·ot·o·my [sìstidousì:liátəmi] 開腹膀胱切開術，= cystidolaparotomy．

cys·ti·do·lap·a·rot·o·my [sìstidoulæ̀pərátəmi] 開腹膀胱切開術．

cys·ti·do·tra·chel·ot·o·my [sìstidoutrèikilátəmi] 膀胱頸部切開術．

cys·ti·fel·lot·o·my [sìstifəlátəmi] 胆嚢切開〔術〕．

cys·tif·er·ous [sistífərəs] 嚢腫をもつ，= cystigerous．

cys·ti·form [sístifɔ:m] 嚢胞状の，= cystomorphous, encysted．

cystigenous gland 被嚢腺．

cys·tig·er·ous [sistíʤərəs] 嚢腫をもつ，= systiferous．

cys·ti·nae·mia [sìstiní:miə] シスチン血症，= cystinemia．

cys·tin·a·mine [sistínəmin] シスチンアミン(シスチン分子からカルボキシル基を2個除去して得られるジアミンで，消炎性を示す)．

cys·tine [sísti:n] シスチン 化 3,3′-dithiobis (2-amino propionic acid) $C_6H_{12}N_2O_4S_2$ (多数のタンパク質に含まれているアミノ酸で，システインの2分子がS-S結合しており，還元されてシスチンとなる)，= paniltin．

c. aminopeptidase (CAP) シスチンアミノペプチダーゼ．

c. bridge システイン架橋．

c. calculus シスチン結石(シスチンからなる軟性膀胱結石)．

c. disease シスチン病，= Lignac disease．

c. disulfoxide シスチンジスルフォキシド．

c. stone シスチン結石〔医学〕，= cystine calculus．

c. storage disease シスチン蓄積症．

cys·ti·ne·mia [sìstiní:miə] シスチン血症，= cystinaemia．形 cystinemic．

cys·ti·no·sis [sistinóusis] シスチノーシス，シスチン蓄積症．形 cystinotic．

cystinotic leukocyte シスチン〔蓄積〕性白血球．

cys·tin·u·ria [sìstinjúriə] シスチン尿〔症〕(シスチンの結晶がそのまま尿中に排泄されるまれな遺伝病)．形 cystinuric．

cys·tiph·er·ous [sistífərəs] 嚢腫をもつ，= cystiferous．

cys·tir·rha·gia [sìstiréiʤiə] 膀胱出血，= cystorrhagia．

cys·tir·rhea [sìstirí:ə] 膀胱膿漏，= cystorrhea．

cys·tis [sístis] ① 膀胱．② 嚢腫．複 cystides．

c. fellea 胆嚢．

c. urinaria 膀胱．

cys·ti·stax·is [sìstistǽksis] 膀胱粘膜出血，= cystostaxis．

cys·ti·tis [sistáitis] 膀胱炎〔医学〕．

c. cystica 嚢胞性膀胱炎〔医学〕．

c. dissecans gangraenescens 壊疽性剥離性膀胱炎，= exfoliatio vesicae．

c. emphysematosa 気腫性膀胱炎〔医学〕．

c. exfoliativa 上皮剥離性膀胱炎〔医学〕．

c. exsudativa 滲出性膀胱炎〔医学〕．

c. follicularis 濾胞性膀胱炎〔医学〕．

c. gangraenosa 壊疽性膀胱炎．

c. glandularis 〔粘液〕腺性膀胱炎〔医学〕．

c. granulomatosa 肉芽腫性膀胱炎〔医学〕．

c. papillomatosa 乳頭腫性膀胱炎．

c. parenchymatosa 実質性膀胱炎〔医学〕．

c. pseudomembranacea 偽膜性膀胱炎．

c. senilis feminarum 老婦膀胱炎．

c. tuberculosa 結核性膀胱炎〔医学〕，膀胱結核〔医学〕．

cys·ti·tome [sístitoum] ① 水晶体被膜切開刀．② 切嚢刀〔医学〕．

cys·tit·o·my [sistítəmi] ① 水晶体被膜切開術．→ capsulotomy．② 切嚢〔術〕〔医学〕．

cyst·je·ju·nos·to·my [sìstʤiʤu:nástəmi] 嚢胞空腸吻合〔医学〕．

cyst(o)– [sist(ou), –t(ə)] 嚢または膀胱との関係を表す接頭語．

cys·to·ad·e·no·ma [sìstouæ̀dinóumə] 嚢腺腫．

cys·to·blast [sístəblæst] 羊膜腔胚質(胚子の外層側にあって羊膜腔をつくる細胞層)．

cys·to·blen·nor·rhea [sìstoublènərí:ə] 膀胱膿漏症．

cys·to·bu·bon·o·cele [sìstoubju:bánəsi:l] = cystocele inguinalis．

cys·to·car·ci·no·ma [sìstoukà:sinóumə] 嚢腫性癌腫，嚢胞癌〔医学〕，嚢癌腫．

cys·to·carp [sístəkɑ:p] 嚢果体．

cys·to·cele [sístəsi:l] ① 嚢瘤．② 膀胱〔嚢〕瘤，膀胱嚢胞〔医学〕，膀胱ヘルニア〔医学〕．

c. inguinalis 鼡径部膀胱ヘルニア．

c. perineales 会陰膀胱ヘルニア．

c. vaginalis 腟内膀胱下垂，腟膀胱ヘルニア．

cystocercous cercaria 嚢尾セルカリア．

cys·to·chrome [sístəkroum] シストクローム(腎機能試験試薬で，indigo carmine と methenamine との混合物)．

cys·to·chro·mos·co·py [sìstoukroumáskəpi] 色素膀胱鏡検査〔法〕．

cystocolic anastomosis 膀胱結腸吻合〔術〕〔医学〕．

cys·to·co·los·to·my [sìstoukoulástəmi] 胆嚢大腸吻合〔術〕，膀胱結腸吻合〔医学〕．

cys·to·di·a·pha·nos·co·py [sìstoudàiəfənáskəpi] (膀胱内に設置し，腹部を通し照らす器具を表す．廃語)．

cystoduodenal ligament 胆嚢十二指腸ヒダ．

cys·to·dyn·ia [sìstədíniə] 膀胱痛〔医学〕.
cys·to·en·ter·o·cele [sìstouéntərəsi:l] 膀胱腸瘤.
cys·to·e·pip·lo·cele [sìstouepípləsi:l] 膀胱大網瘤.
cys·to·ep·i·the·li·o·ma [sìstouèpiθì:lióumə] 膀胱上皮腫.
cys·to·fi·bro·ma [sìstoufaibróumə] 囊胞性線維腫.
cys·to·gas·tros·to·my [sìstougæstrástəmi] 膵囊胞胃開口(吻合)術, 囊胞胃吻合〔医学〕.
cys·to·gram [sístəgræm] 膀胱造影像, 膀胱造影図〔医学〕.
cys·tog·ra·phy [sistágrəfi] 膀胱造影〔法〕〔医学〕.
cystohepatic triangle [TA] 胆肝三角*(Calot の三角), = trigonum cystohepaticum [L/TA].
cys·toid [sístɔid] 囊腫様の, 胞状の.
c. degeneration 類囊胞状変性, = Blessig cyst.
c. macular edema (CME) 囊胞様黄斑浮腫〔医学〕(内眼手術後および眼底疾患に伴って生じる).
c. spore 包膜胞子, 胞子(狭義).
cys·to·je·ju·nos·to·my [sìstouʤèʤu:nástəmi] 膵囊胞空腸開口(吻合)術.
cys·to·lith [sístəliθ] 膀胱結石〔医学〕.
cys·to·li·thec·to·my [sìstouliθéktəmi] 膀胱結石切除〔術〕〔医学〕, 膀胱結石摘出〔医学〕.
cys·to·li·thi·a·sis [sìstouliθáiəsis] 膀胱結石症〔医学〕.
cys·to·lith·ic [sìstəlíθik] 膀胱結石の.
cys·to·lithol·a·pax·y [sìstouliθáləpæksi] 膀胱抽石術〔医学〕.
cys·to·li·thot·o·my [sìstouliθátəmi] 膀胱切石術〔医学〕.
cys·tolith·o·trip·sy [sìstəlíθətrìpsi] 膀胱砕石術〔医学〕.
cys·to·lu·tein [sìstoulјú:ti:n] 卵巣囊腫黄色素.
cys·to·ma [sistóumə] 囊腫〔医学〕(囊胞性腫瘍). 形 cystomatous.
c. colossale 巨大囊腫.
c. dermoideum 皮様囊腫.
c. evertens 外反性囊腫.
c. invertens 内反性囊腫.
c. multiloculare 多房性囊腫.
c. of kidney 腎囊腫〔医学〕.
c. ovarii 卵巣囊腫.
c. papilliferum 乳頭状囊腫〔医学〕.
c. pseudomucinosa 偽ムチン卵巣囊腫.
c. serosum 漿液囊腫.
c. uniloculare 単房性囊腫, = cystoma oligoloculare.
cys·to·ma·ti·tis [sìstoumətáitis] 囊腫炎〔医学〕.
cys·tom·e·ter [sistámitər] 膀胱計〔医学〕, 膀胱内圧計(膀胱の内圧および容積を測定して神経筋肉機能を検査する器械, これを用いる検査法を cystometry という).
cys·to·met·ro·gram [sìstəmétrəgræm] 膀胱内圧測定図, 膀胱内圧曲線〔医学〕(膀胱内圧測定法 cystometrography により描画された曲線).
cys·to·me·trog·ra·phy [sìstoumitrágrəfi] 膀胱内圧測定〔法〕〔医学〕.
cys·tom·e·try [sistámitri] 膀胱内圧測定〔医学〕(膀胱の内圧と容量の関係を測定する方法).
cys·to·mor·phous [sìstoumɔ́:fəs] 囊腫様の, 膀胱様の.
cys·to·my·o·ma [sìstoumaióumə] 囊腫様筋腫〔医学〕.
cys·to·myx·o·ad·e·no·ma [sìstoumìksouædinóumə] 囊胞状粘液腺腫.
cys·to·myx·o·ma [sìstoumiksóumə] 粘液囊腫, 膀胱粘液腫〔医学〕.
cys·to·ne·phro·sis [sìstounifróusis] 囊胞状腎症〔医学〕, 囊腫様腎症(腎臓の囊腫様肥大).
cys·to·neu·ral·gia [sìstounju:rælʤiə] 膀胱神経痛.
cys·to·pa·ral·y·sis [sìstoupərælisis] 膀胱麻痺.
cys·top·a·thy [sistápəθi] 膀胱症.
cystoperitoneal shunt 囊胞腹腔シャント〔医学〕.
cys·to·pexy [sìstəpéksi] 膀胱ヘルニア固定術〔医学〕.
cys·to·phore [sístəfɔ:r] 囊胞担体. 形 cystophorous, cystiphorous.
cystophorous cercaria 有包セルカリア.
cys·to·pho·tog·ra·phy [sìstoufətágrəfi] 膀胱内部写真術.
cys·toph·thi·sis [sistáfθisis] 膀胱結核〔医学〕.
cys·to·plas·ty [sístəplæ̀sti] 膀胱形成〔術〕〔医学〕.
cys·to·ple·gia [sìstəplí:ʤiə] 膀胱麻痺〔医学〕.
cys·to·proc·tos·to·my [sìstouprαktástəmi] 膀胱直腸瘻設置術, = cystorectostomy.
cys·to·pros·ta·tec·to·my [sìstouprὰstətéktəmi] 膀胱前立腺摘(切)除〔術〕〔医学〕.
cys·to·pros·ta·to·u·re·threc·to·my [sìstouprὰstətoujù:riθréktəmi] 膀胱前立腺尿道摘(切)除〔術〕〔医学〕.
cys·top·to·sis [sìstαptóusis] 膀胱下垂〔症〕(膀胱粘膜が尿道へ脱出すること).
cys·to·py·e·li·tis [sìstoupàiəláitis] 膀胱腎盂炎〔医学〕.
cys·to·py·e·log·ra·phy [sìstoupàiəlágrəfi] 膀胱腎盂造影〔法〕〔医学〕.
cys·to·py·e·lo·ne·phri·tis [sìstəpàiəlounifráitis] 膀胱腎盂腎炎〔医学〕.
cys·to·ra·di·og·ra·phy [sìstourèidiágrəfi] 膀胱X線検査.
cys·to·rec·tos·to·my [sìstourektástəmi] 膀胱直腸瘻設置術.
cys·tor·rha·gia [sìstəréiʤiə] 膀胱出血〔医学〕.
cys·tor·rha·phy [sistɔ́:rəfi] 膀胱縫合術.
cys·tor·rhea [sìstərí:ə] 膀胱膿漏〔医学〕.
cys·to·sar·co·ma [sìstousa:kóumə] 囊腫〔状〕肉腫.
c. phyllo(i)des 葉状囊〔胞〕肉腫〔医学〕(内部が花キャベツ様の結合織増殖を示す囊腺腫).
cys·tos·chi·sis [sistáskisis] 膀胱〔披〕裂〔医学〕.
cys·to·scir·rhus [sìstəskírəs] 膀胱硬性癌.
cys·to·scle·ro·sis [sìstouskliəróusis] 硬〔化〕性囊腫, 膀胱萎縮〔症〕.
cys·to·scope [sístəskoup] 膀胱鏡〔医学〕.
cystoscopic electrocoagulation 膀胱鏡下電気凝固〔医学〕.
cystoscopic surgery 膀胱鏡的外科学〔医学〕.
cystoscopic ulcer 膀胱鏡性潰瘍.
cystoscopic urography 膀胱鏡的尿路造影術, = retrograde urography.
cys·tos·cop·ic·al·ly [sìstəskápikəli] 膀胱鏡的に〔医学〕.
cys·tos·co·py [sistáskəpi] 膀胱鏡検査〔法〕〔医学〕. 形 cystoscopic.
cys·tose [sistóus] 囊腫様の, 囊腫を包含する.
cys·to·spasm [sístəspæzəm] 膀胱痙攣〔医学〕.
cys·to·sper·mi·tis [sìstouspə:máitis] 精囊炎.
cys·tos·tax·is [sìstəstǽksis] 膀胱粘膜出血, = cystistaxis.
cys·to·ste·a·to·ma [sìstoustiətóumə] 脂肪囊腫.
cys·tos·tome [sístəstoum] = peristome.
cys·tos·to·my [sistástəm] 膀胱瘻形成〔医学〕, 膀胱造瘻術.
cys·to·tome [sístətoum] ①膀胱切開器, 膀胱切開刀〔医学〕. ②水晶体被膜切開器, = cystitome.
cys·tot·o·my [sistátəmi] 膀胱切開〔術〕.
cys·to·trach·e·lot·o·my [sìstoutrèikilátəmi] 膀

胱頸部切開術.

cys·to·ure·ter·i·tis [sìstouju:rì:təráitis] 膀胱尿管炎 [医学].

cys·to·ure·ter·o·gram [sìstouju:rí:tərəgræm] 尿管膀胱 X 線写真.

cys·to·u·re·ter·o·py·e·li·tis [sìstouju:rìtəroupaiəláitis] 膀胱尿管腎盂炎.

cys·to·u·re·ter·o·py·e·lo·ne·phri·tis [sìstouju:rìtəroupaìəlounifráitis] 膀胱尿管腎盂腎炎 [医学].

cystourethral syndrome 膀胱尿道症候群 [医学].

cys·to·ure·thri·tis [sìstoujù:riθráitis] 膀胱尿道炎 [医学].

cys·to·ure·thro·cele [sìstouju:rí:θrəsi:l] 膀胱尿道脱(女性の).

cys·to·ure·thro·gram [sìstoujú:riθrəgræm] 膀胱尿道 X 線写真.

cys·to·ure·throg·ra·phy [sìstoujù:riθrágrəfi] 膀胱尿道造影〔法〕.

cys·to·ure·thro·scope [sìstoujú:riθrəskoup] 膀胱尿道鏡.

cys·to·u·re·thros·copy [sìstoujù:riθráskəpi] 膀胱尿道鏡検査 [医学].

cys·tous [sístəs] 嚢胞性の.

cys·to·zo·ite [sìstouzóuait] シストゾイト.

cys·tyl [sístil] シスチル基 ([–COCH(NH_2)–,CH_2S]$_2$).

Cyt cytosine サイトシンの略.

cyt– [sait] 細胞との関係を表す接頭語, = cyto–.

cy·ta·pher·e·sis [sàitəfərí:sis] 血液細胞採取 [医学], サイタフェレーシス, 血球分離, 血球アフェレーシス(供血者よりまず採血し, 必要な細胞成分を分離採取した後, 血漿および残りの血液成分は供血者に返血する手法).

cy·tar·a·bine [saitǽrəbì:n] シタラビン [化] 4-amino-1-*β*-D-arabinofuranosylpyrimidin-2(1*H*)-one $C_9H_{13}N_3O_5$: 243.22 (ヌクレオシド系抗悪性腫瘍薬(DNA 合成阻害). 急性白血病に用いられる. 消化器癌, 肺癌, 乳癌, 女性性器癌などに対しては他の抗腫瘍薬との併用に限り用いられる).

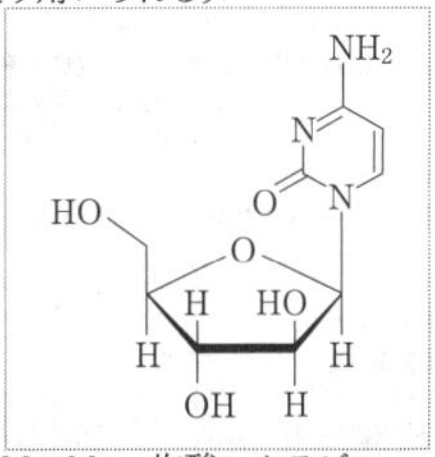

c. hydrochloride 塩酸シタラビン.

cy·tase [sáiteis] チターゼ(① カルボヒドラーゼの一種で, ヘミセルロースと呼ばれている炭水化物の加水分離に関与するポリアーゼの総称. ② Metchnikoff の補体は酵素と考えられたので, これをチターゼということがある), = hemicellulase.

cy·tas·ter [saitǽstər] 星形期, = aster.

Cy·taux·zo·on [sàitɔ:kzóuən] サイトークスゾーン(胞子虫, テイレリア科の一属).

cy·taux·zo·on·o·sis [sàitɔ:kzòuənóusis] サイトークスゾーン症.

Cyte cytochrome シトクロム(チトクロム)の略.

–cyte [sait] 細胞を表す接尾語(これに前接する結合形が細胞の種類を示す. 例えば erythrocyte や leukocyte).

cyt·he·mol·y·sis [saithi:málisis] 溶血, = hemocytolysis.

cytherean shield (コンドーム, サック), = condom.

cy·ther·o·ma·nia [sàiθərouméiniə] 女子色情症, = nymphomania.

cyt·i·dine (**Cyd**) [sáitidi:n] シチジン(核の分解により得られるシトシンを塩基とするリボヌクレオチド).

c. deaminase シチジン脱アミノ酵素(シチジンをウリジンとアンモニアに分解する).

c. 5′–diphosphate choline シチジン5′–二リン酸コリン(CDP コリン. ヌクレオチド誘導体).

c. phosphate リン酸シチジン, = cytidylic acid.

c. 5′–triphosphate (**CTP**) シチジン5′–三リン酸(高エネルギーリン酸結合をもつヌクレオチド).

cy·ti·dyl·ic ac·id [sàitidílik ǽsid] シチジル酸(酵母核酸から得られるピリミジン, ヌクレオチドの一つで, *α* および *β* の2型がある).

cyt·i·sine [sítisain, sáitisin] シチシン $C_{11}H_{14}N_2O$ (エニシダ, キングサリの有毒アルカロイド), = baptitoxine, laburnine, sophorine, ulexine.

Cytisus scoparius エニシダ [金雀花] (マメ科植物. 子宮収縮増強, 子宮出血治療薬スパルテイン sparteine を含む), = broom.

cyto– [saitou, –tə] 細胞との関係を表す接頭語, = cyt–.

cytoalbuminic dissociation タンパク細胞解離.

cy·to·an·a·lyz·er [sàitouǽnəlaizər] 細胞分析器(血液・尿などの体液, または体液を塗抹した標本上に含まれる細胞を分類(分析)するための光学電子機器. 白血球分類装置, 尿沈渣測定装置, 細胞診断装置, リンパ球サブセット測定用フローサイトメーターなどがある).

cy·to·ar·chi·tec·ton·ic [sàitouà:kitektánik] 細胞構築学.

cytoarchtecture 細胞構造.

cy·to·ar·chi·tec·tur·al [sàitoùɑ:kitékʧurəl] 細胞構造〔学〕の.

cy·to·ar·chi·tec·ture [sàitouá:kitekʧər] 細胞構造, 細胞構築 [医学] (特に大脳皮質についていう).

cy·to·bi·ol·o·gy [saitoubaiáləʤi] 細胞生物学[医学].

cy·to·bi·o·tax·is [sàitoubaiətǽksis] 細胞喚起, = cytoclesis.

cy·to·blast [sáitoublæst] ① 微生子(Schleiden), = micelle. ② 細胞核(Schleiden), = bioblast.

cy·to·blastema [sàitoublæstí:mə] 液性原形質(細胞を発生させる液性母体. Schleiden).

cy·to·blas·to·ma [sàitoublæstóumə] = meristoma.

cy·to·cen·trum [sàitəséntrəm] 細胞中心体 [医学], = attraction sphere.

cy·to·ce·ras·tic [saitousirǽstik] 細胞進化の, = cytokerastic.

cytochalasin サイトカラシン(菌類の代謝産物で, 高等生物の細胞分裂などミクロフィラメント系の関与する現象や糖輸送体を可逆的に阻害する一群の物質).

cytochemical localization 細胞化学的局在.

cy·to·chem·ism [sàitəkémizəm] 細胞の化学的作用.

cy·to·chem·is·try [sàitəkémistri] 細胞化学 [医学].

cy·to·chor·ism [sàitoukɔ́:rizəm] 細胞分離 (cytarme により結合した細胞が自然に離れること. Roux), = cytochorismus.

cy·to·chro·ma·tin [sàitoukróumətin] チトクロマチン(Nissl 小体のように, 細胞体内に出ている染色質).

cy·to·chrome (**Cyte**) [sáitəkroum] シトクロム, チトクロム(動植物の組織中にある電子伝達ヘムタンパク質).

c. *b*$_5$ シトクロム *b*$_5$ (プロトヘムをもつ *b* 型シトクロムの一つで膜に結合しているミクロソーム電子伝達系の成分).

c. *c* シトクロム*c*（溶液として，また純結晶として酵母から抽出されたもの）.
c. *c* oxidase シトクロム*c*オキシダーゼ（還元型シトクロム*c*を酸化し，酸素を4電子還元して水を生成するヘムタンパク質）.
c.–*c* oxidase deficiency チトクロ〔ー〕ム*c*酸化酵素欠損症〔医学〕.
c. cell シトクロム細胞（ニッスル顆粒は欠損して，少量の原形質のある神経細胞）.
c. oxidase シトクロム酸化酵素（ヘミン系シトクロムに作用する酵素で，媒質はおそらく黄色酵素であろう），= indophenol oxidase.
c. P–450 シトクロムP-450（還元型が一酸化炭素と結合して450nm付近に吸収を示す一群のプロトヘムタンパク質）.
c. P–450 enzymes (CYP) シトクロムP-450酵素.
c. peroxidase シトクロムペルオキシダーゼ（還元型シトクロム*c*を過酸化水素によって酸化型にする酵素）.
c. reductase シトクロム還元酵素（酵母から分離された酵素系で，補酵素 II を酸化すると同時にシトクロムCを還元する黄色酵素），= flavoprotein.
c. test チトクロ〔ー〕ムテスト〔医学〕.

cy·to·chy·le·ma [sàitəkilí:mə] 硝子形質，透明形質，= hyaloplasm.

cy·to·ci·dal [sàitəsáidəl] 細胞破壊性の.
c. virus 細胞破壊ウイルス〔医学〕.

cy·to·cide [sáitəsaid] 細胞破壊薬.

cy·to·ci·ne·sis [sàitousiní:sis] 細胞質分裂，= cytokinesis.

cy·toc·la·sis [saitákləsis] 細胞破壊〔医学〕，細胞壊死〔医学〕.

cy·to·clas·tic [sàitəklǽstik] 細胞破壊〔性〕の.

cy·to·cle·sis [sàitouklí:sis] 細胞間相互作用，細胞喚起（細胞接着分子による細胞認識の働き. Jones, F. Wood によって導入された用語. 1細胞がほかの細胞に及ぼす影響），= call of cell to cell.

cy·to·cry·ol·y·sis [sàitoukraiálisis] 細胞の凍結融解〔作用〕（寒冷療法の一様式）.

cy·to·cu·pre·in [sàitoukjú:pri:n] シトクプレイン.

cy·to·cyst [sáitəsist] 細胞嚢胞（メロゾアイトを包含する宿主の細胞）.

cy·tode [sáitoud] 無核〔原始〕細胞，擬細胞（真細胞 cell に対立していう. Haeckel）.

cy·to·den·drite [sàitoudéndrait] 細胞樹枝（軸索樹枝 axodendrite と区別する）.

cy·to·derm [sáitədə:m] 細胞壁（植物学で）.

cy·to·des·ma [sàitədézmə] 細胞橋帯（細胞間の橋状結合帯）.

cy·to·di·ag·no·sis [sàitədaiəgnóusis] 細胞診〔医学〕，細胞診断学.

cytodiagnostic sputum 喀痰細胞診，= sputum cytology.

cy·to·di·ag·not·ics [sàitədaiəgnátiks] 細胞診断学〔医学〕.

cy·to·di·er·e·sis [sàitədaiérisis] 間接細胞分裂.

cy·to·dis·tal [sàitədístəl] 細胞遠位の（中心細胞から遠心的の）.

cy·to·fib·ril [sàitəfíbril] 細胞糸.

cy·to·fla·vin [sàitoufléivin] チトフラビン（心筋から分離されたリボフラビンのリン酸エステルで，水素交換現象に作用する物質. Szent-Györgyi），= riboflavine phosphoric acid ester.

cy·tog·a·my [saitágəmi] 細胞質融合〔医学〕.

cy·to·gene [sáitəʤi:n] 細胞遺伝子，= plasmagene.

cy·to·gen·e·sis [sàitəʤénisis] 細胞発生〔医学〕，細胞遺伝. 形 cytogenous, cytogenic.

cy·to·ge·net·i·cist [sàitouʤənétisist] 細胞遺伝学者.

cy·to·ge·net·ics [sàitouʤənétiks] 細胞遺伝学. 形 cytogenetic.

cy·to·gen·ic [sàitəʤénik] 細胞発生の.
c. anemia 進行性悪性貧血.
c. gland 細胞分泌腺（精巣，卵巣のような器官をいうがあまり用いられない）.
c. reproduction 細胞性生殖（受精体からの）〔医学〕.

cy·tog·e·ny [saitáʤəni] 細胞発生，= cytogenesis.

cy·to·glu·co·pe·nia [sàitouglù:koupí:niə] 血球内糖減少，細胞内糖減少〔症〕.

cy·tog·o·ny [saitágəni] 細胞性生殖.

cy·to·his·to·gen·e·sis [sàitouhìstəʤénisis] 細胞構造の形成.

cy·to·his·tol·o·gy [sàitouhistáləʤi] 細胞組織学.

cy·to·hor·mone [sàitouhɔ́:moun] 細胞ホルモン.

cy·to·hy·a·lo·plasm [sàitouháiələplæ̀zəm] 細胞硝子質，細胞透明質.

cy·to·hy·dro·list [sàitouháidrəlist] 細胞膜水解酵素.

cy·toid [sáitɔid] 細胞様の.
c. bodies 細胞様（サイトイド）小体（網膜深層にみられる神経線維の瘤状膨大したものか，また Frienwald は死滅した単核遊走細胞の球状に集合したものであると考えたが，組織学的には脂肪を含む滲出液の集合が認められる）.

cy·to·in·hi·bi·tion [sáitouìnhibíʃən] 細胞抑制（貪食した異物の破壊を防御する食細胞の作用）.

cy·to·ke·ras·tic [sàitoukirǽstik] 細胞進化の（下等から高等への細胞進化）.

cy·to·kine [sáitəkain] サイトカイン（かつてはリンパ球の産生するリンホカインと，単核性食細胞の分泌するモノカインの総称. 現在は広く細胞の産生する免疫応答調節性，抗腫瘍性，増殖分化調節性などの高分子物質をいう）.
c. network サイトカイン・ネットワーク（サイトカインが互いに誘導・抑制する相互関係）.
c. receptor サイトカインレセプター（サイトカインが結合する細胞側のレセプター）.
c. synthesis inhibitory factor (CSIF) サイトカイン産生抑制因子，= interleukin 10 (IL–10).

cy·to·ki·ne·sis [sàitoukainí:sis] 細胞〔質〕分裂〔医学〕，= cytodieresis.

cy·to·ler·gy [sáitoulə:ʤi] 細胞活力，= cell activity.

cy·to·list [sáitəlist] = cytolysin.

cytologic diagnosis 細胞診〔医学〕.

cytologic finding 細胞所見〔医学〕.

cytologic sex 細胞学的性〔医学〕.

cytological fixation 細胞学的固定〔医学〕.

cytological map 細胞学的地図〔医学〕.

cytological technique 細胞学的技法〔医学〕.

cy·tol·o·gist [saitáləʤist] 細胞学者.

cy·tol·o·gy [saitáləʤi] 細胞学〔医学〕，細胞診断学. 形 cytologic, cytological.
c. of endometrium 子宮内膜細胞診.

cy·to·lymph [sáitəlimf] 透明質，= hyaloplasm.

cy·tol·y·sate [saitáliseit] 細胞溶解物.

cy·tol·y·sin [saitálisin] 細胞溶解素〔医学〕.

cy·tol·y·sis [saitálisis] ①細胞崩解〔医学〕. ②細胞溶解〔反応〕〔医学〕. 形 cytolytic.

cy·to·ly·so·some [sàitouláisəsoum] 粗大ライソソーム〔医学〕.

cy·to·lyt·ic [sàitəlítik] 細胞溶解性〔の〕，細胞傷害性〔の〕.
c. antibody 細胞溶解〔性〕抗体〔医学〕（細胞表面抗原に対する抗体のうちで補体結合性があり，結合した細胞を補体依存性に破壊し得る抗体），= cytotoxic

antibody.
c. factor 細胞傷害性因子，細胞溶解因子〔医学〕，= cytotoxic factor.
c. type allergy 細胞融解型アレルギー〔医学〕.
cy·to·ma [saitóumə] 細胞腫（単離した細胞が独立した腫瘍性を表すもので，吉田肉腫 Yoshida sarcoma はその一例）.
cy·to·mach·ia [sàitəmǽkiə] 細胞闘争（細胞と侵襲物との間の）.
cytomedicine 細胞性製剤（細胞そのものの製剤素材）.
cytomegalic cells 巨大細胞.
cytomegalic inclusion 巨細胞性封入体（唾液腺またはほかの臓器の上皮細胞が膨大して，その核および原形質内に多数の封入体が発見される疾患についていう）. → inclusion disease, submaxillary gland virus.
cytomegalic inclusion (body) disease 巨細胞性封入体病〔医学〕，細胞肥大性封入体病（乳児にみられるウイルス性疾患で，早産，黄疸，貧血および血小板減少性紫斑などを特徴とし，内臓には弱塩基性輪状を呈する核内封入体が発見され，このような細胞は尿沈渣中にも証明される）.
***Cy·to·meg·a·lo·vi·rus* (CMV)** [sàitoumègəlouváiərəs] サイトメガロウイルス（ヘルペスウイルス科のウイルスで，ヒトヘルペスウイルス5型などが含まれる．易感染性宿主に肺炎，網膜炎などをきたすほか，妊婦の初感染では胎児に先天性巨細胞封入体症を起こすことがある）.
***C.* mononucleosis** サイトメガロウイルス感染性単核球症（サイトメガロウイルスにより生じる感染性単核球症）.
***C.* retinitis** サイトメガロウイルス網膜炎〔医学〕.
cy·to·mere [sáitəmier] ① 原形質（特に精子の），= chondriosome, plastosome. ② コクチジアン分節（各分節が桑実体の形成を行う）.
cy·to·met·a·pla·sia [sàitoumètəpléiziə] 細胞化生（形態または機能の）〔医学〕.
cy·tom·e·ter [saitámitər] 細胞計算器（特に血球計算器），= hemocytometer.
cy·tom·e·try [saitámitri] 血球計算〔医学〕，細胞計算，= blood counting, hemocytometry.
cy·to·mi·cro·some [sàitoumáikrəsoum] 細胞微粒体（染色質の）.
cy·to·mi·tome [sàitoumáitoum] 細胞質内の細線維様構造.
cy·to·mix·is [sàitəmíksis] 原形質混合〔医学〕.
cy·to·mor·phol·o·gy [sàitoumɔ:fáləʤi] 細胞形態学〔医学〕.
cy·to·mor·pho·sis [sàitoumɔ:fóusis] 細胞変態〔医学〕，細胞化生〔医学〕.
cy·to·my·co·sis [sàitoumaikóusis] サイトマイコーシス，= histoplasmosis.
cy·ton(e) [sáitən] 神経元の細胞体.
cy·to·path·ic [sàitəpǽθik] 細胞障害〔性〕の.
c. effect (CPE) 細胞変性効果（ウイルス感染や化学物質作用により細胞の剝離・円形化，細胞間隔の増大などの変化を示すことをいう）.
cy·to·path·o·gen·ic [sàitoupæθəʤénik] 細胞病原性の.
c. effect (CPE) 細胞変性効果〔医学〕，= cytopathic effect.
c. virus 細胞変性ウイルス.
cy·to·path·o·ge·nic·i·ty [saitoupæ̀θouʤənísiti] 細胞変性原性（ウイルス感染により細胞の形態学的変化を惹起する性質）.
cy·to·path·o·log·i·c(al) [sàitoupæ̀θəláʤikəl] 細胞病理学的，細胞病理学の.
cy·to·pa·thol·o·gist [sàitoupəθáləʤist] 細胞病理学者.
cy·to·pa·thol·o·gy [sàitoupəθáləʤi] 細胞病理学〔医学〕，= cellular pathology.
cy·to·pe·nia [sàitəpí:niə] 血球減少〔症〕〔医学〕，細胞減少〔症〕（循環血液の血球成分が減少する状態の一般名称）.
cy·to·per·me·a·bil·i·ty [sàitoupə̀:miəbíliti] 細胞〔膜〕透過性，細胞選択透過性〔医学〕.
Cy·toph·a·ga [saitáfəgə] サイトファガ属（好気性のグラム陰性菌で，土壌から得られるものにはデンプンを利用し得るもの4種と，利用し得ないもの2種があり，海水から得られるものにはセルロースに黒色色素を沈殿させるものと，無色のものと，寒天を液化するものとが区別される）.
cytophagic histiocytic panniculitis 組織球貪食性脂肪〔組〕織炎.
cytophagic index 白血球食指数（標準としての白血球の食作用と患者の白血球食作用との比）.
cy·to·phag·o·cy·to·sis [sàitoufæ̀gousaitóusis] 細胞捕食〔医学〕，細胞食作用，= cytophagy.
cy·toph·a·gous [saitáfəgəs] 食細胞性の，細胞食作用性の.
cy·toph·a·gy [saitáfəʤi] 細胞食作用〔医学〕.
cy·to·phar·ynx [sàitəfǽriŋks] 細胞咽頭（滴虫類が食物を摂取する部分）.
cy·to·phil [sáitəfil] 細胞親和性（双受体の），= cytophilic.
c. group 細胞親和基，対細胞基（Ehrlich 側鎖説において，溶血素，溶菌素および補体結合性抗体のもつ2つの結合基の一つで，ほかは補体親和基である）.
cytophilic antibody 細胞親和性抗体〔医学〕（細胞表面のFcレセプターを介してマクロファージや白血球に結合する抗体）.
cy·to·pho·tom·e·try [sàitoufoutámitri] 細胞測光法〔医学〕，サイトフォトメトリ.
cy·to·phy·lac·tic [sàitoufailǽktik] 細胞防衛の.
cy·to·phy·lax·is [sàitoufailǽksis] ① 細胞防衛. ② 細胞作用増強.
cy·to·phy·let·ic [sàitoufailétik] 細胞世代の.
cy·to·phys·ics [sàitəfíziks] 細胞物理学〔医学〕.
cy·to·phys·i·ol·o·gy [sàitoufiziáləʤi] 細胞生理学〔医学〕.
cy·to·pig·ment [sàitəpígmənt] 細胞色素.
cy·to·pi·pette [sàitoupaipét] サイトピペット，細胞ピペット（細胞検査用の膣分泌物を採取するために用いられる）.
cy·to·plasm [sáitəplæ̀zəm] 細胞質，細胞形質（原形質とも呼ばれ，細胞核を除いた細胞構成成分で，粘性の半流動性物質．核質に対立する語）. ↔ nucleoplasm. 形 cytoplasmic.
c.-nucleus asynchronism 核原形質不同時成熟.
cy·to·plasma [sáitəplæ̀zmə] 細胞質，= cytoplasm.
cy·to·plas·mic [sàitəplǽzmik] 細胞質の，原形質の.
c. bridge 細胞質間橋〔医学〕.
c. constriction 細胞質くびれ〔医学〕.
c. cross-plate 細胞質〔隔〕板〔医学〕.
c. cycle 細胞原形質内生活環（原虫寄生の）.
c. fibril 細胞質〔内〕細線維〔医学〕.
c. glia 原形質性神経膠.
c. granule 細胞質顆粒〔医学〕.
c. inclusion body 細胞質封入体〔医学〕.
c. incompatibility 細胞質不和合性〔医学〕.
c. inheritance 細胞質遺伝〔医学〕.
c. matrix 細胞質基質〔医学〕，細胞質マトリックス.
c. membrane 細胞膜〔医学〕.
c. microtubule 細胞質微小管.

C

c. polyhedrosis virus 細胞質多角体病ウイルス〔医学〕.
c. region 細胞質領域(細胞表面タンパクのなかで細胞質に埋没している部分. 細胞内にシグナルを伝えたりする役割を有する場合がある).
c. stream 原形質流動(細胞内を原形質が流れる現象).
c. streaming 細胞質流動〔医学〕.
cy·to·plast [sáitəplæst] 細胞質体〔医学〕, サイトプラスト(細胞原形質).
cy·to·plas·tin [sáitəplæstin] サイトプラスチン(細胞形成素).
cy·to·poi·e·sis [sàitoupɔií:sis] 細胞形成〔医学〕.
cy·to·proct [sáitəprɑ̀kt] 細胞肛門.
cy·to·pro·tec·tion [sàitouprətékʃən] 細胞保護〔医学〕(細胞保護作用, 胃粘膜細胞保護作用).
cy·to·pro·tec·tive [sàitouprətéktiv] 細胞保護的な〔医学〕.
cy·to·prox·i·mal [sàitəprɑ́ksiməl] 細胞近位の.
cy·to·pyge [sáitəpàiʤ] 細胞肛門.
cy·to·py·gi·um [sàitoupáiʤiəm] 排泄口(単細胞動物の), = cytopyge.
cytoreductive surgery 腫瘍細胞削減(減少)手術.
cytoreductive therapy 細胞減少療法.
cy·to·re·tic·u·lum [sàitəritíkjuləm] 細胞網状体.
cy·tor·rhyc·tes [sàitɔ:ríkti:z] 細胞封入体.
→Guarnieri bodies, Paschen body, inclusion bodies.
c. aphtharum 口足病封入体.
c. cocci 球菌封入体(Siegel), = Siegel organism.
c. Guarnieri ガルニエリ小体, = cytorrhyctes vacciniae, c. variolae.
c. luis 梅毒封入体.
c. scarlatinae 猩紅熱封入体.
c. vacciniae 痘瘡封入体(ガルニエリ小体), = cytorrhyctes Guarnieri.
c. variolae 痘瘡封入体, = Borreliota.
cy·to·ryc·tes [sàitəríkti:z] 細胞封入体, = cytorrhyctes.
cy·tos·co·py [saitɑ́skəpi] 細胞検査〔医学〕, 細胞診断学, = cytodiagnosis.
cy·to·screen·er [sàitouskrí:nər] 細胞検査士.
cy·to·sid·er·in [sàitəsídərin] シトシデリン(鉄代謝異常により生ずる細胞内色素).
cy·to·sine (Cyt) [sáitəsi:n] シトシン, サイトシン [化] 4-amino-2-oxo-1,2-dihydropyrimidine(核酸の分解産物で, ピリミジン塩基の一つ, 互変異性体を形成する. この物質のリボシドは, シチジン cytidine と呼ばれる).
c. arabinoside (Ara-C) シタラビン.
c. desoxy-riboside シトシンデスオキシリボシド.
c. desoxyribo-nucleotide サイトシンデスオキシリボヌクレオチド, = desoxyribo-cytidylic acid.
c. nucleotide シトシンヌクレオチド.
c. test シトシン試験, = Wheeler and Johnson test.
cy·to·sis [saitóusis] サイトーシス(白血球の核の状態により Arneth は同形核 isocytosis, 大小不同核 anisocytosis, 大形核 hypercytosis, 小形核 hypocytosis, 正形核 normocytosis の5種類に分類した).
cytoskeletal protein 細胞骨格タンパク〔質〕.
cy·to·skel·e·ton [sàitouskélitən] 細胞骨格〔医学〕, サイトスケルトン(細胞質の微小管, 中間フィラメントなどにより構成される網目状や糸まり状の構成体の総称).
cy·to·sol [sáitəsɔ:l] 細胞分可溶成分〔医学〕, 細胞質基質, サイトゾル(細胞質から細胞器官 organelles と不溶性成分を除いた可溶性成分).
cy·to·sol·ic [sàitəsɑ́lik] 細胞質基質の, サイトゾルの.
cy·to·some [sáitəsoum] 細胞質体〔医学〕.
cy·to·spon·gi·um [sàitəspɑ́nʤiəm] 細胞海綿質.
cy·tost [sáitəst] サイトスト(細胞破損により生ずる物質で, 細胞作用を変化させるもの).
cy·tos·ta·sis [saitɑ́stəsis] 〔毛細血管〕細胞性塞栓.
cy·to·stat·ic [sàitəstǽtik] 細胞増殖抑制性の, 細胞抑制(停止)性〔医学〕.
c. activity 細胞分裂阻止活性〔医学〕.
c. chemotherapy 増殖抑制性化学療法.
c. effect 細胞静止作用(細胞の分裂や増殖を抑制する作用).
cy·to·ste·a·to·ne·cro·sis [sàitoustìətounikróusis] 脂肪壊死性細胞塞栓. → adiponecrosis subcutanea neonatorum.
cytostomal cleft 細胞口裂.
cy·to·stome [sáitəstoum] 口器(原虫の細胞口).
cy·to·stro·mat·ic [sàitoustroumǽtik] 細胞基質の.
cy·to·tac·tic [sàitətǽktik] 細胞走性の.
cy·to·tax·ia [sàitətǽksiə] 細胞走性(刺激物に対して近づくまたは反発すること), = cytotaxis, cytotropism.
cy·to·tax·i·gen [sàitətǽksiʤən] サイトタキシゲン(サイトタキシンの前駆物質).
cy·to·tax·in [sàitətǽksin] サイトタキシン(ケモタキシン, 走化性因子と同義), = chemotactic factor, chemotactin.
cy·to·tax·is [sàitətǽksis] サイトタキシス, 細胞走性〔医学〕(走化性現象のこと), = chemotaxis.
cy·to·tax·on·o·my [sàitətæksɑ́nəmi] 細胞分類学.
cy·to·tech·nol·o·gist [sàitouteknɑ́ləʤist] 細胞検査士, = cytoscreener.
cy·toth·e·sis [saitɑ́θisis] 細胞整復, 細胞復位.
cy·to·ton·ic [sàitətɑ́nik] 細胞緊張性〔医学〕, 細胞賦活性〔医学〕.
cy·to·tox·ic [sàitətɑ́ksik] 細胞毒性〔医学〕.
c. antibiotic 細胞毒性抗生物質〔医学〕.
c. antibody 細胞傷害〔性〕抗体〔医学〕, = cytolytic antibody.
c. chemotherapy 細胞障害性化学療法.
c. drug 細胞傷害性薬剤〔医学〕.
c. drug therapy 制癌剤療法〔医学〕.
c. edema 細胞毒性浮腫〔医学〕.
c. effect (CTE) 細胞傷害効果〔医学〕, 細胞傷害活性.
c. factor 細胞傷害〔性〕因子, 細胞毒性因子〔医学〕(キラーT細胞, NK細胞, LAK細胞が標的細胞を破壊する際に用いられる因子. パーフォリンもその一つ).
c. index 細胞毒〔性〕指数〔医学〕, 細胞傷害指数〔医学〕.
c. reaction 細胞傷害反応(溶解(反応)ともいう. 標的細胞が免疫学的因子によって破壊される反応をいう).
c. substance 細胞毒性物質〔医学〕.
c. T cell 細胞傷害性T細胞〔医学〕, キラーT細胞(MHC拘束性に標的細胞を認識し, パーフォリンやTNFにより細胞傷害性を示すT細胞. $CD8^+$ のものと $CD4^+$ のものがある), = CTL, killer T cell.
c. T lymphocyte (CTL) 細胞傷害性T細胞, 細胞傷害〔性〕Tリンパ球〔医学〕.
c. type allergy 細胞障害型アレルギー〔医学〕.
cy·to·tox·ic·i·ty [sàitoutɑksísiti] 細胞毒性〔医学〕.
c. negative-absorption positive 細胞毒性陰性・吸収陽性〔医学〕.
c. test (CT) 細胞傷害試験〔医学〕(標的細胞にNK細胞などのエフェクター細胞, または特異抗体などを反応させて, 標的細胞の傷害を in vitro で測定する方法. クロム放出試験など).
cy·to·tox·in [sàitətɑ́ksin] 細胞毒〔素〕〔医学〕.

cy·to·tro·chin ［sáitətròukin, sàitoutróuk–］ 細胞導入体〔医学〕.

cy·to·troph·o·blast ［sàitətráfəblæst］ 細胞栄養層，栄養膜細胞層〔医学〕（着床したヒト卵子を包む上皮層），= Langhans layer.

cytotrophoblastic cells 細胞栄養層細胞.

cy·to·trop·ic ［sàitətrápik］ 細胞向性の〔医学〕.

c. antibody 細胞親和性抗体〔医学〕（好塩基球や肥満細胞に親和性を示す抗体．IgE）.

c. antibody test 細胞親和性抗体試験.

cy·tot·ro·pism ［saitátrəpizəm］ 細胞親和性，向細胞性，細胞向性〔医学〕. 形 cytotropic.

cy·to·zo·ic ［sàitouzóuik］ 細胞内寄生の，細胞内寄生性.

c. parasitism 細胞寄生.

cy·to·zo·on ［sàitəzóuən］ 細胞寄生原虫. 形 cytozoic.

cy·to·zyme ［sáitəzaim］ 細胞性酵素（凝血機序におけるトロンボプラスチン），= thrombokinase, thromboplastin.

cyt·tar·rha·gia ［sìtəréiʤiə］ 歯腔出血.

cyt·u·la ［sítjulə, sáit–］ 受精卵子.

cyt·u·lo·plasm ［sítjuləplæzəm］ 受精卵精子.

cy·tu·ria ［saitjú:riə］ 細胞尿〔症〕.

Czapek, Friedrich J. F. ［tsá:pek］ ツァペック（1868–1921，旧チェコの植物学者）.

C.–Dox agar ツァペック・ドックス寒天〔医学〕，ツァペック・ドックス培地（カビ検出用の人工培地）.

C.–Dox medium ツァペック・ドックス培地.

Czaplewski, Eugen ［ʧɑ:plú:ski］ ツァプレウスキー（1865生，ポーランドの細菌学者）.

CZE capillary zone electrophoresis キャピラリーゾーン電気泳動の略.

Czermak, Johann Nepomuk ［ʧá:mək］ チェルマーク（1828–1873，ボヘミアの生理学者．頸動脈洞を圧迫すると心拍数が減少することを発見し（1865），咽頭鏡による診断法を考案し，咽頭鏡を初めて用いたといわれる．C.–Hering 頸動脈洞圧迫試験とも呼ばれる）.

C. spaces チェルマーク空隙，= interglobular spaces.

Czerny, Adalbert ［ʧá:ni］ チェルニー（1863–1941，ドイツの小児科医）.

C. anemia チェルニー貧血（栄養不良性貧血）.

C. diathesis チェルニー素質（滲出性体質），= exudative diathesis.

Czerny, Vincenz ［ʧá:ni］ チェルニー（1842–1916，ドイツの外科医．腟からの子宮摘出および子宮筋腫切除を初めて行い，腸縫合（Lembert 縫合の変法）および扁桃腺腫瘍，鼡径ヘルニア根治手術などに名がある）.

C.–Lembert suture チェルニー・ランベール縫合（Czerny 縫合と Lembert 縫合の2層の腸縫合法）.

C. suture チェルニー縫合.

CZI crystalline zinc insulin 結晶性亜鉛インスリンの略.

D

Δ, δ デルタ(delta．ギリシャ語アルファベットの第4字)．→delta．

D ① da, detur 与えよの略．② dead space gas 死腔気の略．③ deciduous 脱落性のの略．④ density 密度，比重の略．⑤ deuterium 重水素の略．⑥ dexter 右の略．⑦ diagnosis 診断の略．⑧ diameter 直径の略．⑨ didymium ジジミウムの略．⑩ died 死んだの略．⑪ diffusing capacity 拡散能の略．⑫ distal 遠位の，末梢のの略．⑬ diopter ジオプトリーの略．⑭ dorsal 背部のの略．⑮ dosis 投与量の略．⑯ duration 期間の略．⑰タラの肝油のビタミンD活性の記号．

D antigen D抗原(Rh血液型を構成している抗原の一つで，最も強い免疫原性を示すため臨床的に重要である．この抗原をもっている場合をRh陽性，もっていない場合をRh陰性という)．

D-Bil direct bilirubin 直接型ビリルビンの略．

D cell D細胞(デルタ細胞．膵島にあるソマトスタチンを分泌する)．

D colony dwarf colony 矮小集落(微細集落)．

D-dimer Dダイマー，= D-D dimer．

D-dimer test Dダイマー試験．

D enzyme D酵素．

D gene 免疫グロブリンH鎖遺伝子上にあるDNA断片〔群〕(この中から1つが選ばれVDJ連結を形成し可変部領域をコードする)．

D-hypervitaminosis ビタミンD過剰症，= vitamin D toxicosis．

D myeloma protein D骨髄腫タンパク．

D region D領域(マウスMHC (H-2複合体)の一領域)，= H-2 complex D region．

D-resistant rickets ビタミンD抵抗性くる病．

D wave D波(網膜筋電図で刺激終了後に起こる波)．

D- 小さい頭文字で化合物の性状を表す記号．標準D-glyceraldehyde に相当することを示し，炭水化物では最高の番号で呼ばれる不斉炭素原子，アミノ酸では1947年の申し合わせで，最低番号の不斉炭素原子が属する配列族を示し，L-に対立して用いる．

***d*-** ①右旋性の dextro の略で，左旋性 levo(*l*-) に対立する．②+または−を付随させるときは，アミノ酸の2-炭素原子または*α*-炭素原子の配置族において，特定溶媒中の旋光性を示す．

d-transposition of great arteries d型大血管転位．

DA ① degenerative arthritis 変形性関節炎の略．② delayed action 遅延作用の略．③ dental apprentice 歯科見習士の略．④ developmental age 発達年齢の略．⑤ dopamine ドパミンの略．

DA pregnancy test 直接凝集妊娠試験．

Da Fano stain ダファーノ染色〔法〕．

dA deoxyadenosine デオキシアデノシンの略．

da deca-(10を意味する接頭語)の記号．

DAA dissecting aneurysm of aorta 解離性大動脈瘤の略．

Daae dis·ease [dɑ́:i dizi:z] ダーエ病，= epidemic pleurodynia．

DAAs direct-acting antiviral agents 直接作用型抗ウイルス薬の略．

DAB ① Deutsche Arzneibuch ドイツ薬局方の略．② diamino benzene ジアミノベンゼンの略．③ diffuse aspiration bronchiolitisびまん性嚥下性細気管支炎の略．

Da·boia [dəbɔ́iə] ラッセルマムシ〔蝮〕属(クサリヘビ科 *Viperidae* の一属で主にアジアに分布する)．

da·boia [dəbɔ́iə] ダボイア，= Russell viper．

da·car·ba·zine (DTIC) [dəkɑ́:bəzi:n] ダカルバジン [化] 5-(3,3-dimethyl-1-triazeno) imidazole-4-carboxamide(アルキル化剤で，悪性黒色腫に用いる)．

dac·no·ma·nia [dæknəméiniə] 殺人狂．

DaCosta, Jacob Mendes [dəkɑ́stə] ダコスタ(1833-1900，アメリカの外科医)．

D. disease ダコスタ病(痛風の一型で，関節よりはむしろ内臓を侵すもの)，= retrocedent gout．

D. syndrome ダコスタ症候群(1861〜1865年の南北戦争に当たり兵隊心臓 soldier's heart，または努力症候群 effort syndrome と呼んだもので，現在では心臓循環無力症 neurocirculatory asthenia として知られている)，= effort syndrome．

dacrastic seizure 泣き発作(視床下部過誤腫の一徴候)．

dac·ron [dǽkrɑn, dei-] ダクロン(テレフタル酸とエチレングリコールからつくったポリエステル繊維)，= terylene．

dacry- [dækri] 涙または涙腺との関係を示す接頭語，= dacryo-．

dac·ry·ad·e·nal·gia [dækriædinǽlʤiə] 涙腺〔疼〕痛．

dac·ry·ad·e·no·scir·rhus [dækriædinəskírəs] 涙腺硬腫．

dac·ry·a·gog·a·tre·sia [dækriəgàgətrí:ziə] 涙管閉鎖〔症〕．

dac·ry·a·gogue [dǽkriəgɑg] ①催涙の，導涙の．②催涙促進薬，= dacryoagog．

dac·ry·cys·ti·tis [dækrisístisis] 涙嚢炎．

dac·ry·el·co·sis [dækrielkóusis] 涙器潰瘍，= dacryohelcosis．

dac·ry·ge·lo·sis [dækriʤelóusis] 泣笑交代症(泣き笑い)．

dac·ry·o·ad·e·nal·gia [dækriouædinǽlʤiə] 涙腺痛．

dac·ry·o·ad·e·nec·to·my [dækriouædinéktəmi] 涙腺切除．

dac·ry·o·ad·e·ni·tis [dækriouædináitis] 涙腺炎〔医学〕，= dacryadenitis．

dac·ry·oa·gog [dǽkriouəgɑ̀g] ①催涙の．②催涙薬，= dacryagogue．

dac·ry·o·blen·nor·rhea [dækrioublènərí:ə] 涙嚢漏，慢性涙嚢炎．

dac·ry·o·can·a·lic·u·li·tis [dækrioukænəlìkjuláitis] 涙管炎．

dac·ry·o·cele [dǽkriəsì:l] 涙嚢ヘルニア，涙嚢脱，= dacryocystocele．

dac·ry·o·cyst [dǽkriəsìst] 涙嚢〔医学〕，= saccus lacrimalis, lacrimal sac．

dac·ry·o·cys·tal·gia [dækriousistǽlʤiə] 涙嚢痛．

dac·ry·o·cys·tec·ta·sia [dækriousìstəktéiziə] 涙嚢拡張〔医学〕．

dac·ry·o·cys·tec·to·my [dækriousistéktəmi] 涙嚢切除．

dac·ry·o·cys·ti·tis [dækriousistáitis] 涙嚢炎〔医学〕．

d. acuta 急性涙嚢炎．

d. chronica 慢性涙嚢炎．

dac·ry·o·cys·ti·tome [dækriəsístitoum] 涙嚢切開刀，= dacryocystotome．

dac·ry·o·cys·to·blen·nor·rhea [dækriəsìstəblè-

nərí:ə] 涙嚢膿漏〔医学〕, 涙嚢漏(慢性涙嚢炎), = chronic dacryocystitis.
dac·ry·o·cys·to·cele [dæ̀kriousístəsi:l] 涙嚢ヘルニア.
dac·ry·o·cys·tog·ra·phy [dæ̀kriousistágrəfi] 涙嚢造影〔医学〕.
dac·ry·o·cys·top·to·sis [dæ̀kriousìstaptóusis] 涙嚢下垂〔症〕.
dac·ry·o·cys·to·rhi·no·ste·no·sis [dæ̀kriousìstouràinoustinóusis] 涙嚢鼻腔狭窄〔医学〕, 涙嚢鼻腔閉鎖症.
dac·ry·o·cys·to·rhi·nos·to·my [dæ̀kriousìstourainástəmi] 涙嚢鼻腔吻合術〔医学〕, = Toti operation.
dac·ry·o·cys·to·rhi·not·o·my [dæ̀kriousìstərainátəmi] 涙嚢鼻腔切開術.
dac·ry·o·cys·to·ste·no·sis [dæ̀kriousìstoustinóusis] 涙嚢閉鎖症.
dac·ry·o·cys·tos·to·my [dæ̀kriousistástəmi] 涙嚢開口術.
dac·ry·o·cys·to·sy·rin·got·o·my [dæ̀kriousìstousìriŋgátəmi] 涙嚢管切開術, 涙嚢瘻切開術.
dac·ry·o·cys·tot·o·my [dæ̀kriousistátəmi] 涙嚢切開術.
dac·ry·o·gen·ic [dæ̀kriəʤénik] 催涙〔性〕の, 催涙性〔医学〕.
dac·ry·o·hel·co·sis [dæ̀kriouhəlkóusis] 涙器潰瘍.
dac·ry·o·he·ma·tor·rhea [dæ̀kriouhì:mətərí:ə] 血涙〔症〕〔医学〕.
dac·ry·o·hem·or·rhea [dæ̀kriouhì:mərí:ə] 血涙流出, 血涙〔症〕〔医学〕.
dac·ry·o·lith [dǽkriəlìθ] 涙〔結〕石〔医学〕(涙道結石), = lacrymal calculus, tear-stone.
dac·ry·o·li·thi·a·sis [dæ̀kriouliθáiəsis] 涙〔結〕石症〔医学〕.
dac·ry·ol·o·gy [dæ̀kriáləʤi] ダクリオロジー(臨床涙液学).
dac·ry·o·ma [dæ̀krióumə] 涙管腫, 涙器腫瘍, 涙点閉鎖(閉鎖した涙管に貯留する涙液).
dac·ry·on [dǽkrian] 涙骨点〔医学〕(鼻根において涙骨, 前頭骨, 上顎骨が出合う頭蓋測定点), = lacrimal point.
dac·ry·ops [dǽkriaps] 涙線嚢腫〔医学〕(涙点狭窄による眼内涙液貯留).
dac·ry·op·to·sis [dæ̀kriaptóusis] 涙嚢下垂, = dacryocystoptosis.
da·cry·o·py·or·rhea [dæ̀krioupàiərí:ə] 膿様流涙.
dac·ry·o·py·o·sis [dæ̀kroupaióusis] 涙器化膿症.
dac·ry·o·rhi·no·cys·tot·o·my [dæ̀kriouràinousistátəmi] 涙嚢鼻腔吻合術(涙道造術の一方法), = dacryocystorhinostomy.
dac·ry·or·rhea [dæ̀kriərí:ə] 涙流過多(多涙症), 流涙〔医学〕.
dac·ry·o·scin·tig·ra·phy [dæ̀kriousintígrəfi] 涙道シンチグラフィ.
dac·ry·o·so·le·ni·tis [dæ̀kriousòulináitis] 涙管炎.
dac·ry·o·steg·ma [dæ̀kriəstígmə] 涙漏.
dac·ry·o·ste·no·sis [dæ̀krioustinóusis] 涙管閉鎖症, 涙道狭窄〔医学〕.
dac·ry·o·syr·inx [dæ̀kriəsíriŋks] 涙管瘻〔医学〕, 涙瘻.
dac·ry·o·u·ria [dæ̀krioujú:riə] ヒステリー症にみられる流涙放尿症.
dac·ti·no·my·cin [dæ̀ktinoumáisin] ダクチノマイシン(抗癌性抗生物質で, ウイルムス腫瘍, 絨毛上皮腫, 破壊性胞状奇胎に用いる).
dactyl- [dæktil] 手指, 足趾との関係を表す接頭語.
dac·tyl [dǽktil] ① 指(手または足). ② ナツメヤシ〔棗椰子〕の果実, = dactylus.
dac·ty·lag·ra [dæktilǽgrə] 指痛(旧語).
dac·ty·late [dǽktileit] 指状の.
dac·tyl·e·de·ma [dæ̀ktilidí:mə] 指浮腫.
dac·tyl·i·on [dæktíliən] 合指症, 蹼指症(手足の指間に蹼(みずかき)のあること).
dac·ty·li·tis [dæ̀ktiláitis] 指炎(手足の)〔医学〕.
d. strumosa = dactylitis tuberculosa.
d. syphilitica 梅毒性指炎.
d. tuberculosa 結核性指炎, = spina ventosa.
dac·tyl·i·um [dæktíliəm] 合指症, = dactylion.
dactylo- [dæktilou] 手足と指との関係を表す接頭語.
dac·ty·lo·camp·so·dyn·ia [dæ̀ktiləkæ̀mpsədíniə] 彎曲性指痛.
dac·ty·lo·gram [dǽktiləgræ̀m] 指紋, = finger print.
dactylographers' cramp タイピスト痙攣(タイピストにみられる職業性痙攣).
dac·ty·log·ra·phy [dæ̀ktilágrəfi] ① 指話術. ② 指紋学(finger-print). ③ タイプライティング(type-writing).
dac·ty·lo·gry·po·sis [dæ̀ktilougripóusis] 指彎曲症, 鉤状指〔医学〕.
dac·ty·lol·o·gy [dæ̀ktiláləʤi] 指話術.
dac·ty·lol·y·sis [dæ̀ktilálisis] ① 指離断症. ② 蹼指離開術.
d. spontanea 特発性指趾離断症〔医学〕, 特発性指趾切断症, = ainhum.
dac·ty·lo·me·ga·lia [dæ̀ktiloumigéiliə] 巨〔大〕指〔症〕〔医学〕.
dac·ty·lo·meg·a·ly [dæ̀ktiləmégəli] 巨指症, 巨〔大〕指〔医学〕(手足の).
dac·ty·lo·pha·sia [dæ̀ktiloufέiziə] 指話術.
dac·ty·lop·o·dite [dæ̀ktilápədait] 指節〔医学〕.
dac·ty·los·co·py [dæ̀ktiláskəpi] 指紋〔検査〕法〔医学〕. 形 dactyloscopic.
dac·ty·lo·spasm [dǽktiləspæzəm] 指痙攣〔医学〕.
dac·ty·lo·sym·phi·sis [dæ̀ktiləsímfisis] 指癒着症.
dac·ty·lo·sym·phy·sis [dæ̀ktiləsímfisis] 合趾〔症〕〔医学〕, 合指(し)〔症〕, = syndactylism.
dac·ty·lo·the·ca [dæ̀ktilouθí:kə] 指嚢(ゴム製の).
dac·ty·lus [dǽktiləs] ① 指(特に足の). ② 海ナツメ(ナツメヤシ *Phoenix dactylifera* の果実), = dactyl.
DAD ① diffuse alveolar damage びまん性肺胞障害の略. ② delayed afterdepolarization 遅延後脱分極の略.
dAdo deoxyadenosine デオキシアデノシンの略.
DAEC diffusely adherent *Escherichia coli* 均一付着性大腸菌の略.
DAF decay accelerating factor 崩壊促進因子の略.
Daffy, Thomas [dǽfi] ダッフィ(1680生, イギリスの牧師).
D. elixir ダッフィエリキシール(複方センナチンキ), = tinctura sennae composita.
Dagnini, Giuseppe [dægní:ni] ダグニニ(1866-1928, イタリアの医師. ダニーニともいう).
D. reflex ダグニニ反射〔医学〕(伸展内転反射), = extension-adduction reflex.
da·guerre·o·type [dəgérətàip] ダゲレオタイプ.
DAH disordered action of heart 心活動障害の略.
Dah·lia [déiliə, dá:-] ダリア属(キク科の一属).
D. pinnata テンジクボタン〔天竺牡丹〕.
D. variabilis (メキシコ産の多年草で, 塊根はイヌリンを多量に含有する).
dah·lia [déiliə, dá:-] ダーリア ㊥ triethylrosaniline chloride $C_2H_5NH(CH_3)C_6H_3C(C_6H_4{=}NHC_2H_5)_2Cl$ (トリフェニルメタン系の紫色染料), = Hoffmann violet, iodine violet.
d. B ダーリアB, = gentian violet.
d. paper ダーリア試験紙(酸性では赤, アルカリ性では緑).
d. violet ダーリアバイオレット, = pyoktanin.
dah·lin [dá:lin] ダーリン(mauvein をヨウ化エチルで処理して得られる赤紫色染料), = inulin.
dahll·ite [dá:lait] ダーライト $CaCO_3$-$3Ca_3(PO_4)_2$ (骨および歯の主成分である錯塩).
DAI diffuse axonal injury びまん性軸索損傷の略.
dai·ly [déili] 毎日の, 日々の, = quotidian.
d. activity index 生活活動強度指数(エネルギー所要量の計算のため, 生活強度の類型ごとの1日エネルギー消費量を基礎代謝量の倍率として示した指数).
d. benefit during hospitalization 入院給付.
d. consumption 1日消費量 [医学].
d. dietary allowance 1日栄養所要量 [医学], = dietary allowance.
d. difference 日差.
d. dose 日用量, 1日量 [医学].
d. guidance 日記指導.
d. hassles 日常のいらだち事.
d. living activity test 日常活動試験 [医学].
d. living utensil 日常生活用具.
d. metabolism 一日中の物質代謝.
d. mortality 日死亡率.
d. output 1日排泄量 [医学].
d. periodicity 日周期性 [医学].
d. pressure fluctuation 日内圧変動 [医学].
d. requirement 1日必要量 [医学].
d. secretion rate 1日分泌量 [医学].
d. variation 日変動 [医学], 日間変動 [医学], 日差, = daily difference.
dairy product 乳製品.
dai·sy [déizi] (四日熱マラリア原虫の分裂相を表す).
Dakin, Henry Drysdale [déikin] デーキン(1880–1952, アメリカの化学者).
D. antiseptic デーキン殺菌薬, = surgical solution of chlorinated soda.
D.–Carrel solution デーキン・カレル液, = Dakin solution.
D.–Carrel treatment デーキン・カレル療法.
D. solution デーキン液(石灰 calx chlorinata 14, 無水炭酸 20, 水 1,000mL を混合溶解濾過後ホウ酸 4 を加えたもの), = Dakin–Carrel solution.
da·ki·ni·za·tion [dèikinizéiʃən] デーキン処理(次亜塩素酸ナトリウム(Dakin)の溶液で消毒すること).
dak·ry·on [dǽkriɑn] 涙骨点, = dacryon.
Dalby carminative ダルビーの駆風薬(アヘン(阿片)を含む駆風薬).
Dale, Henry Hallett [déil] デール(1875–1968, イギリスの生理学者. 1906年 G. Barger, F. H. Carr とともにエルゴトキシンを分解し, ピツイトリンおよびヒスタミンの研究で有名. また1926年 H. W. Dudley とともに動物の脾からアセチルコリンを分離し, Schultz–Dale 現象に関する業績がある. 1936年 O. Loewi とともに神経刺激の化学的伝播に関する研究によりノーベル医学・生理学賞を受けた).
D.–Feldberg law デール・フェルドバーグの法則.
D. reaction デール反応(子宮などの平滑筋細片が, その組織特異抗原にさらされたときに収縮する反応をいう).
Dalen, Johan A. [dá:lən] ダーレン(1866–1940, スウェーデンの眼科医).
D.–Fuchs nodule ダーレン・フックス結節 [医学].
Dalgarno, Lynn [dælgá:rnou] ダルガルノ(1935生, オーストラリアの生化学・分子生物学者). → Shine–Dalgarno sequence.
dalibour water (硫酸銅, 硫酸亜鉛混合水), = alibour water.
Dalrymple, John [dǽlrimpl] ダルリンプル(1804–1852, イギリスの眼科医).
D. disease ダルリンプル病(毛様体角膜炎).
D. sign ダルリンプル徴候(中毒性甲状腺腫でみられる. バセドウ病で眼裂の大きく開くのは, 上瞼が異常に後転しているため), = Stellwag sign.
Dalton, John [dǽltən] ダルトン(1766–1844, イギリスの物理化学者).
D.–Henry law ダルトン・ヘンリーの法則, = Dalton law.
D. laws ダルトン法則(1805年. ① 混合ガスの全圧はその組成ガスの部分圧の和に等しい. ②化学的変化の起こらない限り, 混合したガスの各組成分は, その全混合物の総圧ではなく, 各ガスの部分圧に比例して溶媒の一定量に吸収される), = Dalton–Henry law.
dal·ton [dǽltən] ダルトン(質量の単位, 酸素原子の質量の 1/16).
dal·ton·ism [dǽltənizəm] 赤緑色盲.
DALYs disability–adjusted life years 障害調整生存年数の略.
Dam, Henrik Carl Peter [dǽm] ダム(1895–1976, デンマークの生化学者. 1928年以来コペンハーゲン大学生化学教授として脂肪, 栄養, 血液凝固などの研究業績が多く, ビタミンKを発見(1934). Doisy とともにノーベル医学・生理学賞を受けた(1943)).
D. unit ダム単位(ビタミンKの単位).
dam [dǽm] ① ダム(歯科防湿ゴム), = coffer dam, rubber dam. ② 母獣, 種雌 [医学], 子持ち女.
dam·age [dǽmidʒ] 損害, 損傷 [医学].
d. from medicines 薬害.
d. of tooth 歯の損傷.
d. risk criteria 許容基準 [医学].
dam·ar [dǽmər] ダンマル脂, = dammar.
damask rose ダマスクバラ(バラ油の原植物).
Dameshek, William [déimʃek] デイムシェク(1900–1969, アメリカの内科医. 免疫血液学の諸問題を研究し, 特に抗原抗体反応による血球崩壊現象ならびに血管壁の病変を実験的に証明し, 溶血性貧血, 白血球減少症, 紫斑病などの成因を明らかにした. さらに脾機能亢進症の概念を樹立し, また血液学を中心とする月刊雑誌 BLOOD の初代主筆として世界的貢献を遂げ, 多数の著述もある).
da·mi·a·na [dəmiǽnə] ダミアナ(メキシコ産 *Turnera diffusa* の乾燥葉で, 強壮・利尿薬).
dam·mar [dǽmər] ダンマル脂(フタバガキ科 *Shorea* 属植物から得られる透明樹脂で, 顕微鏡切片の封入材), = damar, dammara.
d. varnish ダンマル脂 [医学].
Damocrates, Servilius [dəmɑkrətí:z] ダモクラテス(AD 500年頃イタリア・ローマに住んだギリシャの医師).
D. confection ダモクラテス糖剤, ダモクレート糖剤(ハラタケ, 乳香, 没薬など 30 種の薬品を混ぜた糖剤). → confection.
Damoiseau, Louis Hyacynthe Céleste [dɑ:mwɑ:zóu] ダモアソー(1815–1890, フランスの医師).
D. curve ダモアソー曲線 [医学], ダモアソー線(胸膜炎滲出液の上限界を示すS字線), = Damoiseau line, Ellis curve, Ellis–Garland line.
dAMP deoxyadenosine monophosphate デオキシアデノシン一リン酸の略.
damp [dǽmp] ① 有毒ガス(鉱山の). ② 湿気.
damped current 減衰電流, = oscillating current.
damped oscillation 減衰振動.
damp·ing [dǽmpiŋ] ① 給湿, 減衰, 減退 [医学]. ② 制動.
d. coefficient 減衰係数 [医学], 減衰定数.

d. device 制動装置〔医学〕.
d. oil 制動油.
d. oscillation 減衰振動.
Damus−Stancel−Kaye anastomosis ダムス・スタンセル・ケイ吻合.
Dana, Charles Loomis [dǽnə] デーナ(1852−1935, アメリカの神経科医).
D. operation デーナ手術(脊髄神経後根切断〔術〕), = posterior rhizotomy.
D. syndrome デーナ症候群(脊髄の側索および後索の硬化症), = Putnam–Dana syndrome, Putnam type of spinal sclerosis.
dan·a·ger [dǽnəgər] ダンアガール(血液寒天培地の一種で, 55°C で凝結する).
dan·a·zol [dǽnəzɔːl] ダナゾール [化] 17α–pregn–a–2,4–dien–20–yno[2,3–d]isoxazol–17–ol(エチステロン誘導体. 下垂体からのゴナドトロピン分泌抑制および男性ホルモン作用があり, 子宮内膜症に用いる).
dan·bu·rite [dǽnbjurait] ダンブリ石 $CaO–B_2O_3–2SiO_2$.
Dance, Jean Baptiste Hippolyte [dǽns] ダンス(1797−1832, フランスの医師).
D. sign ダンス徴候(腸重積症において右腹部にみられる陥凹).
dance [dǽns] 舞踏, 躍動.
d. of arteries 動脈躍動(大動脈弁不全症にみられる心臓鼓動).
Dancel treat·ment [dǽnsəl tríːtmənt] ダンセル療法(水分を制限する肥満症の療法).
danc·er's foot [dǽnsərz fút] ダンサー足(舞踏者に起こる足底第1中足部の肥厚).
danc·ing [dǽnsiŋ] 舞踏〔医学〕.
d. chorea ダンス舞踏病, = saltatory chorea.
d. disease 舞踏病, = tarantism.
d. eye ダンス目〔医学〕.
d. mania 舞踏性躁病〔医学〕, = choromania.
d. spasm 跳躍性痙縮, 跳躍性痙攣.
dan·der [dǽndər] 鱗屑〔医学〕(鳥羽または獣毛から出る).
d. antigen 鱗屑抗原〔医学〕.
dan·druff [dǽndrəf] 頭部粃糠疹(ふけ), = scurf.
Dandy, Walter Edward [dǽndi] ダンディ(1886−1946, アメリカの脳外科医. 脳室造影法および種々の手術法, 特に椎間板ヘルニアの整復術を考案し, 脳水腫の診断において泉門または頭蓋穿刺により脳側室に空気を注入してX線像をつくる方法をダンディ法という).
D. operation ダンディ手術, = third ventriculostomy, trigeminal rhizotomy.
D.−Walker cyst ダンディ・ウォーカー嚢胞〔医学〕.
D.−Walker syndrome ダンディ・ウォーカー症候群〔医学〕(小脳虫部の欠損か低形成と低形成小脳の前上方への移動, 第四脳室の嚢胞化, 水頭症の合併の3つを特徴とする), = Dandy–Walker cyst.
dan·dy [dǽndi] 負傷兵の寝棄, = litter.
d. fever ダンディ熱, デング熱, = dengue.
d. roving 再紡〔医学〕.
Dane, D. S. [dein] デーン(イギリスのウイルス学者).
D. particle デーン粒子〔医学〕(B型肝炎ウイルスの感染性粒子).
Dane stain デーン染色〔法〕.
Danforth, William Clark [dǽnfɔːθ] ダンフォース(1878−1949, アメリカの産婦人科医).
D. sign ダンフォース徴候.
danger signal 警告兆候〔医学〕.
dangerous behavior 危険な行動〔医学〕.
dangerous drugs 劇薬.
dangerous universal donor 危険万能ドナー〔医学〕.
dangerous weapon 凶器.
dangerously ill 危篤〔医学〕.
dan·gle foot [dǽŋgl fút] 下垂足, 垂足(腓骨神経と足根屈筋の麻痺), = drop foot.
Daniel bi·op·sy [dǽniəl báiɑpsi] ダニエルの生検(前斜角筋リンパ節生検. Daniel, A. C.), = scalene node biopsy.
Daniell, John Frederick [dǽniəl] ダニエル(1790−1845, イギリスの物理学者).
D. cell ダニエル電池(金属亜鉛と, 硫酸銅液とからなる), = Daniell element.
dan·iell [dǽniəl] ダニエル(起電力の単位. 1ダニエル=1.124ボルト).
Danielssen, Daniel Cornelius [dǽniəlsən] ダニエルセン(1815−1894, ノルウェーの医師).
D.−Boeck disease ダニエルセン・ベック病.
D. disease ダニエルセン病(麻痺性ハンセン病), = Danielssen–Boeck disease.
Danlos, Henri Alexandre [dɑːnlɔ́ːs] ダンロス(1844−1912, フランスの皮膚科医).
D. syndrome ダンロス症候群(関節過度伸張性, 皮膚過度弾力性, 皮膚破壊性, 仮性腫瘍の4徴), = Ehlers–Danlos syndrome.
dansyl amino acid ダンシルアミノ酸(DNS–アミノ酸).
dansyl chloride method ダンシルクロライド法(微量のタンパク質のN末端アミノ酸残基を決定する方法).
dan·syl·a·tion [dӕnsiléiʃən] ダンシル化.
dan·thron [dǽnθrɑn] ダンスロン [化] 1,8–dihydroxyanthraquinone, = chrysazin.
D'Antoni stain [dantóuni stéin] ダントニ染色液(正確に標準化された1%ヨウ化カリウム液に結晶性ヨードを加えた腸管寄生虫とその幼虫を染める試薬).
dan·tro·lene [dǽntrəliːn] ダントロレン [化] 1–〔[5–(*p*–nitrophenyl) furfurylidene] amino〕hydantoin(骨格筋弛緩薬).
d. sodium ダントロレンナトリウム $C_{14}H_9N_4NaO_5 \cdot 3\frac{1}{2}H_2O$: 399.29(ダントロレンナトリウム水和物. アミノヒダントイン系骨格筋弛緩薬. 骨格筋における興奮−収縮連関に直接作用する).

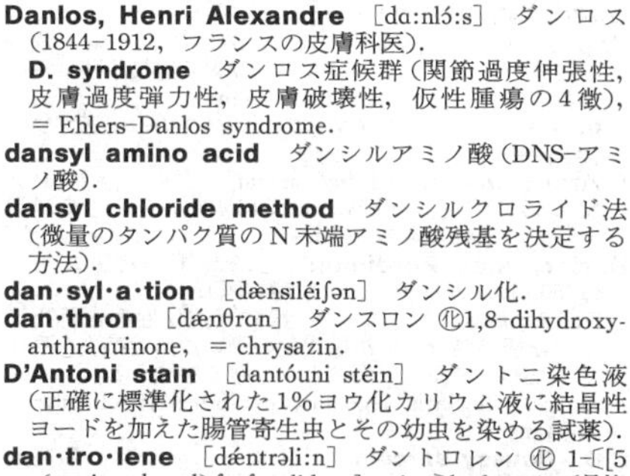

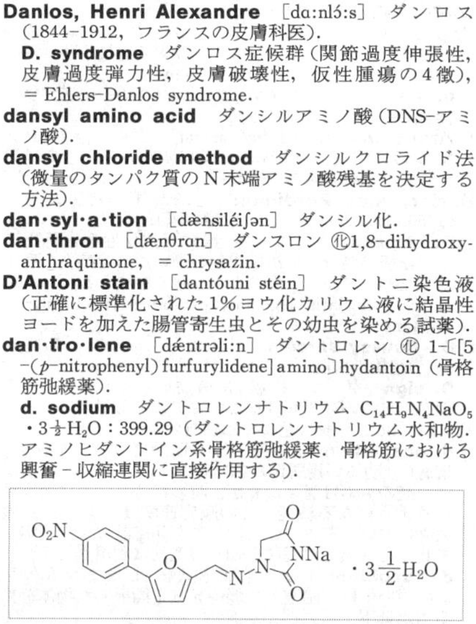

Danube fever ドナウ熱(ドナウ河地方の弛張熱病).
Danubian endemic familial nephropathy ドナウ〔川〕地方病性家族性腎症.
Danysz, Jean [dɑ́ːniʃ] ダーニス(1860−1928, フランスに住んだポーランドの医師).
D. bacillus ダーニス菌(ネズミチフス菌), = *Salmonella* Typhimurium.
D. effect ダーニス効果(毒素を抗毒素で中和するとき, 一度に加えると中和できる量の抗毒素抗体を少量ずつ加えると, 毒素が中和されずに残る現象), = Danysz phenomenon.
D. phenomenon ダーニス現象〔医学〕, = Danysz effect.
D. vaccine ダーニスワクチン(腸管内細菌の多種類からつくったワクチンで, 過敏性疾患の除感作に用いる).
Danzer−Hooker meth·od [dǽnzər húkər méθəd] ダンザー・フッカー法(毛細血管血圧測定法で, 毛細

血管顕微鏡下で血流の停止するときの血圧測定法).

DAP draw-a-person test 人物画テストの略.

Daph·ne [dǽfni] ジンチョウゲ属(ジンチョウゲ科 *Thymeleaceae* の一属).

D. genkwa フジモドキ(ツボミをゲンカ[芫花]と呼び,利尿・鎮咳薬).

D. mezereum セイヨウオニシバリ(ビャクズイコウヒ[白瑞香皮],メゼレオン皮 mezereon bark の原植物), = mezereon.

D. odora ジンチョウゲ[沈丁花,瑞香].

daph·ne·tin [dǽfnitin] ダフネチン ㊥ 7,8-dihydroxycoumarin $C_9H_6O_4$ (ダフニンの非糖質).

Daph·nia [dǽfniə] ミジンコ[微塵子]属.

D. pulex (生物学的実験に用いる), = water fleas.

daph·nin [dǽfnin] ダフニン $C_{15}H_{16}O_9$–H_2O (セイヨウオニシバリ *Daphne mezereum* から得られる揮発性辛辣味のある配糖体).

daph·nism [dǽfnizəm] ジンチョウゲ中毒.

DAPI 4′6-diamidino-2-phenylin-dole-2HClの略(DNAを染める蛍光色素).

DAPI stain DAPI染色〔法〕.

dap·sone [dǽpsoun] ダプソン(ハンセン病,疱疹状皮膚炎の治療,あるいはマラリアの感染予防に用いられる), = diaminodiphenyl sulfone.

d. neuropathy ダプソンニューロパチー,ダプソン神経障害.

D'Arcet met·al [dɑ:rséi métəl] ダルセ合金(ビスマス49.2%,鉛32.2%,スズ18.4%からなる歯科用合金で,易融合金の一種).

Darier, Jean Ferdinand [dǽriər] ダリエー (1856-1925,フランスの皮膚科医).

D. disease ダリエー病[医学](遺伝性毛嚢角化症で,丘疹が融合して汚穢褐色の硬い角質性痂皮を形成するため,表面は粗面のような感じを与える), = keratosis follicularis vegetans, parapsoriasis follicularis vegetans.

D.-Roussy sarcoid ダリエー・ルーシー類肉腫(皮膚線維性肉腫), = dermatofibrosarcoma.

D. sign ダリエー徴候(皮膚描記症ともいう.色素性じんま疹の皮膚病変をこすって起こる膨疹).

dark [dɑ́:k] 暗(色または場所の).

d. adaptation 暗所視[医学],暗順応[医学],暗調応,暗適応(明るい場所から急に暗い所に入ると,最初は弱い光のものは見えないが,時の経過とともに漸次見えるようになる機能.この順応速度はビタミンAの欠乏において遅れるので,これを順応計により測定してビタミン欠乏の程度を知る検査法に利用される).

d. adaptation test 暗順応試験(ビタミンA欠乏症においては,暗室内で弱い光線を照射した物体を見る力が低下する).

d.-adapted eye 暗順応眼[医学].

d. apparatus 暗所視.

d. cell 暗細胞[医学].

d. chief cell 暗主細胞[医学].

d. colorbottle 暗色びん[医学].

d. current 暗電流[医学].

d. discharge 暗放電.

d. field 暗視野[医学], = dark ground.

d.-field condenser 暗視野集光鏡,暗視野集光器.

d.-field examination 暗視野検査[医学].

d.-field illumination 暗視野〔照明〕法[医学],暗視野照射(中心の光線は遮断され,側面からの光線のみが,反射,屈折,または散乱により物体を照射するため,暗視野に対し物体が明らかに認められる).

d.-field microscope 暗視野顕微鏡[医学].

d.-field microscopy 暗視野鏡検法,暗視野顕微鏡〔検査〕〔法〕[医学].

d. fluid blood 暗赤色流動性血液.

d. germinator 暗発芽種子.

d. ground illumination 暗視野〔照明〕〔法〕[医学].

d.-growth 暗生(成)長.

d.-growth reaction 暗生(成)長反応.

d. reaction 暗反応[医学].

d. repair 暗回復[医学].

d. rigor 暗酔.

d. room 暗室.

d. space 暗黒部(放電における).

d. vision 暗視.

dark·ness [dɑ́:knəs] 暗さ[医学].

d. acuity 暗所明瞭度.

d. fright 暗所恐怖〔症〕[医学].

d. liking 暗所嗜(し)好〔症〕[医学],暗所眼振, = darkness nystagmus.

d. nystagmus 暗所眼振[医学], = darkness tremor.

d. taste 暗所し(嗜)好〔症〕[医学].

d. tremor 暗所振戦(動物の).

d. value 暗所値[医学].

Darkshevitch, Liverius Osipovich [dɑ:kʃéivitʃ] ダークシェヴィッチ(1858-1925,ロシアの神経学者), = Darkschewitch.

D. fiber ダークシェヴィッチ線維(視束から手綱核に達する神経線維).

D. nucleus ダークシェヴィッチ核(第三脳室上水道の上部にある神経細胞群で,その室壁に達し,後交連と後縦束とに連絡する).

Darling, Samuel Taylor [dɑ́:liŋ] ダーリング (1872-1925,アメリカの医師).

D. disease ダーリング病[医学](ヒストプラズマ症), = histoplasmosis.

dar·mous [dɑ́:məs] フッ素中毒(北アフリカにみられる.リン酸塩とカルシウム分子の濃厚な地方に起こる生歯障害で歯質の異常硬度が特徴であるが,実験的にはリン酸塩の同化異常が主因であり,歯質はむしろ希薄化を示す).

Darnall, Carl Roger [dɑ́:nəl] ダーナル(1868-1925,アメリカの軍医).

D. filter ダーナル濾過器(沈殿剤で処理した水を機械的にフランネルを通して濾過する飲用水フィルター).

D. method of water purification ダーナル浄水法(亜塩素酸ナトリウムを用いる浄水法).

dar·nel [dɑ́:nəl] ドクムギ(イネ科ドクムギ[毒麦]属), = *Lolium*, ryegrass.

Darrow, Daniel Cody [dǽrou] ダロー(1895生,アメリカの小児科医).

D. solution ダロー液(塩化カリ2.7g,食塩3g,1モル乳酸ソーダ50mL,水1,000mL), = potassium saline solution.

d'Arsonval current ダルソンバル電流(電気療法に用いられる,低ボルト高アンペアの高周波電流).

d'Ar·son·valism [dɑ:sənvɑ́:l] 高周波電流療法, = Arsonvalism, arsonvalization.

d'Ar·son·val·i·za·tion [dɑ:sənvɑilizéiʃən] 高周波電流療法, = Arsonvalism, arsonvalization.

dar·to·ic [dɑ́:tɔik] 肉様の, = dartoid.

d. tissue 肉様組織.

dartoid tissue 肉様組織.

dar·tos [dɑ́:təs] 肉様筋(陰嚢皮下の平滑筋を含む収縮性組織), = tunica dartos.

d. fascia [TA] 肉様膜, = tunica dartos [L/TA].

d. muliebris 肉様筋(女性大陰唇皮膚下にある), = woman's dartos.

d. muscle [TA] 肉様膜, = musculus dartos [L/TA].

d. muscle reflex 肉様筋反射(会陰に寒冷刺激を加えると,肉様筋が蛇行状に収縮する.股を広く開いて直立した位置で最も明瞭に観察される)，= scrotal reflex.

dar·tre vo·lante [dá:tər vəlánt] [F] 飛走性疱疹，= pityriasis simplex faciei.

dar·trous [dá:trəs] 疱疹性の，= herpetic.

d. diathesis 疱疹性素質(皮膚疹の発生しやすいこと)，= rhemic diathesis.

Darwin, Charles Robert [dá:win] ダーウィン(1809-1882，イギリスの科学者). 形 darwinian.

D. ear ダーウィン耳(耳輪をなさずに上縁が直立した形の耳介)，= darwinian ear.

D. theory ダーウィン〔学〕説(自然淘汰の影響により低級生物より高級生物に進化するという説で，一般に進化論と呼ばれる)，= darwinian theory.

D. tubercle ダーウィン結節(耳輪後上部にある)，= darwinian tubercle, tuberculum auricula.

dar·win·i·an [dɑ:wíniən] ダーウィンに関する.

d. ear ダーウィン耳，= Darwin ear.

d. medicine ダーウィン医学，= evolutionary medicine.

d. psychology ダーウィン心理学，= evolutionary psychology.

d. reflex ダーウィン反射.

d. theory ダーウィン〔学〕説(Darwin により提唱された．自然淘汰の影響により下等生物より高等生物に進化するという説で一般に進化論と呼ばれる).

d. tubercle ダーウィン結節，= Darwin tubercle.

dar·win·ism [dá:winizəm] ダーウィン進化論，= darwinian theory.

DAS dextrose-amigen-solution デキストロースアミジェン液の略.

da·se·ther·a·py [dəsi:θérəpi] 松柏林間療法.

dashboard injury ダッシュボード損傷〔医学〕.

Dastre, Albert [dǽstər] ダストル(1844-1917，フランスの生物学者).

D.-Morat law ダストル・モラー法則(内臓血管の収縮は皮膚血管の拡張を起こし，この逆も同一であるという法則).

da·sym·e·ter [dəsímitər] ガス密度計.

Das·y·proc·ta [dæ̀sipráktə] アグーチ属(ヤマアラシ類の一属でトリパノソーム症の病原虫(*Trypanosoma cruzi*)を媒介する保有宿主)，= agouti.

Das·y·pus [dǽsipəs] ココノオビ［九帯］アルマジロ属(トリパノソーマ原虫を媒介する).

da·ta [déitə] データ，資料.

d. accumulation データ蓄積(集積)〔医学〕.

d. acquisition データ収集〔医学〕.

d. bank データバンク〔医学〕.

d. base 基礎データ，データベース，情報.

d. carrier データ記憶媒体〔医学〕.

d. display データ表示〔医学〕.

d. presentation データ提示〔医学〕.

d. processing データ処理〔医学〕.

d. processing system for dynamic image 動態イメージ解析装置.

d. protection of health care information 保健医療情報のデータ保護〔医学〕.

d. sheet データシート.

d. smoothing 平滑処理〔医学〕.

d. storage データ格納〔医学〕.

date [déit] ① 日付，年齢. ② ナツメヤシ［棗椰子］の果実.

d. boil 東洋腫，= oriental sore.

d.-cavity 年齢窩(ウマの切歯の咬合面にある窩で，磨耗により消失するので，年齢を推定する目標となる).

d.-fever デング熱，= dengue.

dating of endometrium 子宮内膜日付診，= diagnosis of endometrium.

dative bond 供与結合〔医学〕，半極性結合，配位結合.

da·tum [déitəm] ① 基準. ② データ，資料. 複 data.

d.-line 基準線.

d. plane 基準面(頭蓋測定法の記録において基準として用いる平面).

d.-point 基準点.

Da·tu·ra [deitjú:rə] チョウセンアサガオ属(マンダラゲ［曼陀羅華］．ナス科 *Solanaceae* の一属で，種子にはスコポラミン，ヒヨスチアミン，アトロピンそのほか脂肪油を含む重要生薬の原植物).

D. arborea コダチチョウセンアサガオ(全草有毒植物).

D. stramonium シロバナチョウセンアサガオ.

da·tu·rine [deitjú:rin] タツーリン(白花チョウセンアサガオ *Datura stramonium* の種子に存在するアルカロイド)，= hyoscyamine.

da·tu·rism [deitjú:rizəm] ストラモニウム中毒，= stramonium poisoning.

Daubenton, Louis Jean Marie [dɔ:bəntán] ドウバントン(1716-1799，フランスの医師).

D. angle ドウバントンの角(後頭脳底線 opisthiobasion と後頭鼻底線 opisthionasion とのなす角).

D. line ドウバントン線(opisthion から basion に至る線).

D. plane ドウバントン平面(opisthion と眼窩下端とを含む平面).

Daufresne so·lu·tion [dó:fresn səl(j)ú:ʃən] ドウフレスン液(漂白剤200g を水5,000mL に溶解し，別に乾燥炭酸ナトリウム100g と重曹90g とを水5,000mL に溶かし，濾過後両液を混ぜる)，= modified Dakin solution.

daugh·ter [dɔ́:tər] 娘.

d. cell 娘細胞，子細胞(母細胞 mother-cell の分裂により生ずる細胞で，嬢細胞ともいう).

d. chromatid 娘染色分体〔医学〕.

d. chromosome 娘染色体〔医学〕.

d. colony 娘コロニー〔医学〕，娘集落(種々の細菌がその集落上につくる乳頭状 papilla の集落で，二次集落 secondary c. とも呼ばれる).

d. cyst 娘包嚢，娘包，子嚢胞(胞虫の母嚢胞 mother-cyst から生ずる二次性嚢胞)，= deutoscolex.

d. element 娘元素〔医学〕，子元素.

d. isotope 娘核種.

d. nodule 娘結節〔医学〕.

d. nucleus 娘核〔医学〕，嬢核.

d. nuclide 娘核種〔医学〕.

d. redia 娘レジア.

d. sporocyst 娘スポロシスト.

d. tumor 娘腫瘍〔医学〕.

d. wreath 娘花環(表面から見た双星体).

dau·no·my·cin [dɔ̀:nəmáisin] ダウノマイシン(daunorubicin の別名).

dau·no·ru·bi·cin (DNR) [dɔ̀:nərú:bisin] ダウノルビシン(抗腫瘍性抗生物質で，急性白血病に用いる).

Dausset, Jean [dɔ:sét] ドーセ(1916年生，フランス・ツールーズ生まれ．免疫反応を調節する細胞表面の遺伝的に決められた構造についての研究により，B. Benacerraf および G. D. Snell とともに1980年度ノーベル医学・生理学賞を受けた).

Davaine, Casimir Joseph [dəváin] ダヴァイン(1812-1882，フランスの医師．1863年炭疽菌を培養し動物から動物への感染に成功して，疾病の細菌説を確立した).

D. bacillus ダヴァイン菌(炭疽菌)，= *Bacillus anthracis*.

Da·vai·ne·i·dae [deiveiní:idi:] ダヴェン条虫科

(扁形動物，条虫綱，円葉目の一科で，人体に寄生するライエチナ属 *Raillietina* を含む).

Davenport al·co·hol·ic sil·ver ni·trate meth·od [dǽvənpɔ:t æ̀lkəhɔ́:lik sílvər náitreit méθəd] ダベンポートアルコール硝酸銀法，= Ramón y Cajal staining methods.

David, Jean Pierre [déivid] ダヴィド (1737-1784, フランスの医師．脊椎結核についてPottと同年 (1779) に有名な著書がある).

Davidoff, M. von [dá:vidɔf] ダヴィドフ (ドイツの組織学者).

D. cell ダヴィドフ細胞，= Paneth cell.

D

Davidsohn, Hermann [déividsɔ:n] ダヴィドゾーン (1842-1911, ドイツの医師).

D. reflex ダヴィドゾーン反射 (暗所で小灯を口中に入れて口を閉じさせると瞳孔部を通じて光が反射する).

D. sign ダヴィドゾーン徴候 (口腔に電球を挿入すると，上顎洞に炎症または腫瘍があれば，その側の瞳孔からの照明度が他側に比べて劣っている).

Davidsohn, Israel [déividsɔ:n] デビドソン (1895-1979, アメリカの病理学者).

D. differential test デビドソン鑑別試験 (ポール・バンネル試験を改良したもので，ポール・バンネル試験の後に血清をウシ赤血球かフォルスマン抗原で吸収し，再度ヒツジ赤血球との反応をみる．伝染性単核症ではウシ赤血球に吸収されるが，フォルスマン抗原には吸収されない).

D. presumptive test デビドソン推定試験.

Daviel, Jacques [dɑ:viél] ダヴィエル (1696-1762, フランスの眼科医).

D. operation ダヴィエル手術 (水晶体嚢外摘出術).

D. spoon ダヴィエルさじ (水晶体切除さじ).

Davies, J. N. P. [déivi:z] デーヴィス (1915生, アメリカの病理学者).

D. disease デーヴィス病 (心内膜心筋線維症).

Davis crown [déivis kráun] デービス冠 (歯冠と自然根の間に挿入したピンによるもの).

Davis, John Staige [déivis] デービス (1872-1946, アメリカの外科医).

D. graft デービス植皮術 (小深層移植法で，採取皮膚を鉤状針で挙上し，表皮と真皮を完全に含むように 0.2～0.5cm で，形はやや楕円形とする).

Davis, Nathan Smith [déivis] デービス (1817-1904, アメリカの医師．医学行政の先駆者で，アメリカ医師会の結成に功あり (1846)，同医師会雑誌を編集し (1883～1889)，医学教育に関する名著がある (1851)).

Davis porcelain crown デービス〔歯〕冠，= Davis crown.

Davis purpura デービス紫斑 (遺伝性で若い女子に起こる下肢の斑状出血．皮下脂肪織内の出血で青黒色を呈する．女子深在性紫斑).

Davis sign デービス徴候 (死徴の一つで，動脈には拍動はなく空虚に感じられ，同時に動脈経路が黄白色を帯びる).

Davy, Humphry [déivi] デービー (1778-1829, イギリスの化学物理学者．産業衛生の先駆者で，石炭鉱夫の安全灯を発明し (1815)，酸化窒素 (笑気) の麻酔効果を発表した (1800)).

Dawbarn sign [dɔ́:bɑ:n sáin] ドウバーン徴候 (急性肩峰下嚢炎)，= acute subacromial bursitis.

dawn phenomenon 暁現象 [医学]，早朝現象.

Day factor デイ因子 (サル *Macacus* の栄養に必須なビタミンMとして Day が報告したもので，現在は葉酸と呼ばれる).

Day, Kenneth Mosier [déi] デイ (1896生, アメリカの耳鼻科医).

D. operation デイ手術 (電気焼灼による迷路破壊手術で，メニエール Ménière 症候群の一治療法).

Day, Richard Hance [déi] デイ (1813-1892, アメリカの医師).

D. test デイ試験 (血液の検出法．被検液にグアヤクチンキを加え，さらに過酸化水素を加えると，血液が存在すると青色になる).

Day, Richard Lawrence [déi] デイ (1905-1989, アメリカの小児科医). → Riley-Day syndrome.

day [déi] 日，昼.

d. blindness 昼盲〔症〕[医学]，= hemeralopia.

d. care 昼間介護 [医学]，デイケア [医学].

d. care center デイケアセンター.

d. care hospital デイケア病院 [医学]，昼間病院 [医学].

d. dream 白日夢 [医学]，白昼夢 (覚醒夢)，= idle reverie.

d.-dreaming 白日夢，= reverie.

d. hospital デイホスピタル [医学] (デイケア．精神障害者が昼間集まり，医療を受けるだけでなく種々の活動をする施設)，= day care.

d. length 日照時間 [医学].

d. lighting 昼光照明 [医学].

d.-mare 覚醒時夢魔.

d. nursery 託児所 (昼間乳児をあずかって世話をする所).

d. population 昼間人口 [医学].

d. sight 昼視 (夜盲)，= night blindness, nyctalopia.

d. surgery デイ・サージェリー，日帰り手術.

d. terrors 日中驚悸，昼驚症 [医学]，= pavor diurnus.

d. to day variation 日日変動 [医学].

d.-vision 昼間視，= photopia.

daylight apparatus 明所視器.

daylight vision 明所視，= photopic vision.

daytime incontinence 昼間遺尿 [医学].

Db dubnium ドブニウムの元素記号.

dB decibel デシベルの記号.

db dry bulb 乾球の略.

DBA dibenamine ジベナミンの略.

DBP vitamin D-binding protein ビタミンD結合タンパクの略.

DBS ① deep brain stimulation 深部脳電気刺激法の略. ② despeciated bovine serum 非特異化ウシ血清の略.

DC ① dendritic cell 樹状細胞の略. ② direct current 直流の略.

DC defibrillator 直流除細動器.

D&C dilation and curettage〔頸管拡張〕子宮内膜掻爬術の略.

DCA directional coronary atherectomy 方向性冠動脈粥 (じゅく) 腫切除術の略.

DCI dichloroisoproterenol ジクロロイソプロテレノールの略.

DCL diffuse cutanaeous leishmaniasis 汎発性皮膚リーシュマニア症の略.

DCM dilated cardiomyopathy 拡張型心筋症の略.

dCMP deoxycytidylic acid デオキシシチジン一リン酸の略.

DCS dorsal column stimulation〔脊髄〕後角電気刺激法の略.

DCT drug challenge test ドラッグチャレンジテストの略.

DD differential diagnosis 鑑別診断の略.

D-D dimer D-Dダイマー (D-ダイマー)，= D-dimer.

DDAVP 1-deamino-8-D-arginine vasopressin 合成アルギニンバソプレシンの略，= desomopressin.

DDD dense deposit disease デンスデポジット病の略.

DDD pacemaker デュアルチャンバーペースメーカ(心房と心室との両方でペーシングとセンシングを行うタイプのペースメーカ).
ddi didanasine ジダノシンの略.
DDM ① *p,p′*-dichlorodiphenylmethane の略. ② Doctor of Dental Medicine 歯科医の略.
DDR diastolic descent rate 僧帽弁前尖拡張期後退速度の略.
DDS ① 4,4′-diamino-diphenyl sulfone ジアミノジフェニルスルホンの略. ② Doctor of Dental Surgery アメリカ歯科医学士の略. ③ drug delivery system 薬物送達システムの略.
DDS syndrome DDS症候群.
DDT dichloro-diphenyl-trichloroethane ジクロロジフェニルトリクロロエタンの略, = chlorophenothane.
DDVP dichlorvos ジクロボスの略.
DE dose equivalent 線量当量の略.
D&E dilation and evacuation 子宮内容除去術の略.
De denebium (thulium)の元素記号(現在は使われていない).
de- [di(:)] 分離, 隔離, 脱, 除, 全, 逆などの意味を表す接頭語.
de Brun dis·ease [də brʌ́n dizí:z] ダブルン病(マラリアによる肺の疾患で, 両側肺尖部に固化性病変を起こすもの).
de Clerambault [də klerá:mbou] ド・クレランボー(1872–1934, フランスの精神科医).
d. C. syndrome ド・クレランボー症候群.
de Duve, Christian René [də dú:v] ドデューブ(1917年生, イギリス・テムズディットン生まれのベルギーの細胞学者. A. Claude, G. E. Palade らとともに1974年度ノーベル医学・生理学賞を受けた).
de la Boë [də lə bá:] デラボー(François de la Boë のこと), = Sylvius, Franciscus.
de la Camp sign [də lə kǽmp sáin] デラカンプ徴候(気管支・肺門腺の結核症でみられる打診濁音).
De la Fourettes dis·ease [də lə fu:réts dizí:z] デラフーレット病(舞踏病の後遺症で痙攣, 強迫性言語を症状とする神経症).
de Lange, Cornelia [dəlá:ŋg] ドランゲ(1871–1950, オランダの小児科医).
d. L. syndrome ドランゲ症候群, = Cornelia de Lange syndrome.
De Laval centrifuge ド・ラバル遠心機 [医学].
De Lima op·er·a·tion [də líma àpəréiʃən] デリマ手術(上顎骨経由篩骨〔洞〕切除術), = transmaxillary ethmoidectomy.
de lu·nat·i·co in·qui·ren·do [də ljunǽtikou ìnkwairéndou] 精神鑑定機関(または委員会).
De Morgan, Campbell [də mɔ́:gən] デモルガン(1811–1876, イギリスの医師).
D. M. spots デモルガン斑点(老人の皮膚に発生する母斑様紅斑), = ruby spots.
de Morsier, Georges [dəmɔ:rsiéi] ド・モルシェ(1894生, スイスの神経学者).
d. M. syndrome ド・モルシェ症候群(内分泌の異常, てんかんを呈する).
de Musset sign ド・ミュッセ徴候(大動脈弁閉鎖不全のとき, 心拍動に一致して頭部に躍動様運動が認められる徴候で, これは本症で死亡した詩人 Louis Charles Alfred de Musset (1810–1857)の名を Delpeuch が命名したもの), = Musset sign.
de novo デノボ, 新規〔の〕 [医学].
de novo cancer デノボ癌 [医学] (前癌病変なしで正常粘膜より発生する癌のこと).
***de novo* synthesis** デノボ合成 [医学] (新規の代謝物が新たに生合成される特別の生合成経路をいう).
de Pezzer cath·e·ter [de pétsər kǽθitər] デペッフェルカテーテル(先端に球を備えた留置カテーテル).
de Quervain, Fritz [də kɛ:rvɛ́n] ド・ケルヴァン(1868–1940, スイスの外科医).
d. Q. disease ド・ケルヴァン病(母指を過度に使うことによって起こる長母指外転筋腱および短母指伸筋腱の腱鞘炎で, 母指の機能障害を生ずる), = tenosynovitis stenosans.
d. Q. syndrome ド・ケルヴァン症候群 [医学].
d. Q. tendovaginitis ド・ケルヴァン腱鞘炎 [医学].
d. Q. tenosynovitis ド・ケルヴァン腱鞘炎.
De Salle line [də sál láin] デサル線(鼻翼の上縁から口角を回って口輪筋に至る線), = linea nasalis, nasal line.
De Sanctis, Carlo [də sǽŋktis] ドゥサンクティス(1888生, イタリアの精神科医).
D. S.-Cacchione syndrome ドゥサンクティス・カッキオーネ症候群(色素性乾皮症の一型で知能障害, 精神神経症状, 性腺発育不全を伴う. 常染色体劣性遺伝性疾患である).
De Toni, G. [də tóuni] ドゥトニー.
D. T.-Debré-Fanconi syndrome ドゥトニー・デブレ・ファンコニー症候群, = Debré-De Toni-Fanconi syndrome.
D. T.-Fanconi syndrome ドゥトニー・ファンコニー症候群(シスチン〔蓄積〕症. Lignac-Fanconi 症候群ともいい, 伴性劣性遺伝による先天性尿細管疾患. 各臓器へのシスチンの沈着が著明).
de Vries, Hugo [də vri:] ドフリース(1848–1935, オランダの植物学者. 名著The Mutation Theory (1900–1903)において多数の実験に基づく突然変異の現象を明らかにした).
d. V. theory ドフリース〔突然変異〕説, = theory of mutations (sports).
de·ac·cli·ma·ti·za·tion [dì(:)æklìmətizéiʃən] 脱順化 [医学], 脱順応.
de·acet·y·la·tion [dì(:)æsì:tiléiʃən] 脱アセチル [医学].
de·a·cid·i·fi·ca·tion [dì(:)æsìdifikéiʃən] 脱酸, 中和.
de·ac·ti·va·tion [di(:)æ̀ktivéiʃən] ① 非活性化 [医学], 失活 [医学]. ② 放射能崩壊.
de·ac·ti·va·tor [di(:)ǽktiveitər] 不活〔性〕化剤 [医学].
de·ac·yl·ase [di(:)ǽsileis] デアシラーゼ, 脱アシル酵素.
de·ac·yl·a·tion [di(:)æ̀siléiʃən] 脱アシル.
dead [déd] ① 死んだ. ② 沈黙の(死んだように).
d. arm syndrome デッドアーム症候群.
d. birth 死産 [医学], = stillbirth.
d. body 死体 [医学].
d.-born 死産の.
d.-burn 死焼する.
d. fetus 死胎〔児〕 [医学].
d. fetus syndrome 死胎児症候群 [医学], 子宮内胎児死亡症候群.
d. finger ろう(蝋)状指 [医学], 死指 [医学], = digiti mortui.
d. hand 白ろう(蝋)病 [医学] (手指蒼白発作. 震動性の器機を用いる者にみられる手の疾患で, 暗紫色を呈し, 冷気に当てると蒼白となり, 疼痛を感じる).
d.-in-bed syndrome ベッド内死亡症候群.
d. nerve 失活神経.
d. nettle (オドリコソウ属植物を指す), = *Lamium*.
d. on arrival (DOA) 来院時既死亡 [医学], 死亡入院.
d. point 死点 [医学].

d. pulp 失活歯髄〔医学〕.
d. room 無響室.
d. space 死腔(①切創を閉鎖した後に残存する隙. ②ゲス交換に関与しない気道腔, 解剖学的・生理学的死腔).
d. space effect 死腔効果〔医学〕.
d. time 不感時間〔医学〕.
d. time correction 不感時間補正〔医学〕.
d. tooth 死歯〔医学〕, 失活歯.
d. tracts 死帯.
d. vaccine 死菌ワクチン(ホルマリン添加あるいは加熱処理によって微生物を不活化したワクチンをいう. 不活化ワクチンともいう), = inactivated vaccine.
d. voice 無共鳴声〔医学〕.
d. water 死水.
d. weight おもり.
dead·limb [dédlim] 痺れ脚.
dead·ly night·shade [dédli náitʃeid] ベラドンナ, = belladonna.
deadly poison 毒薬〔医学〕.
deadly quartet 死の四重奏(上半身肥満, 耐糖能障害, 高血圧, 高トリグリセリド血症をいう. 現在はメタボリックシンドロームの概念に含まれる).
deaerated water 脱気水〔医学〕.
de·aer·a·tor [di(:)éəreitər] 脱気装置〔医学〕.
deaf [déf] ろう(聾)の〔医学〕, 難聴の.
d. and dumb 聾唖.
d.-blindness ろう(聾)盲〔医学〕.
d.-ferentation pain 求心路遮断痛〔医学〕.
d. field 難聴点, 聾域(音叉の振動を聴き得ない耳に近い部分), = deaf point.
d.-mute 聾唖者.
d.-mutes teaching ろうあ(聾唖)教育〔医学〕.
d.-mutism 聾唖〔症〕, = deaf-dumbness, deafmuteness, surdomutitas.
d. point 不聴点(外耳道の1点で, 音叉の振動が聞こえない点), = deaf field.
d. spot 聾点, = deaf point.
d. teaching ろう(聾)教育〔医学〕.
de·af·fer·en·ta·tion [di(:)æfərəntéiʃən] 求心路遮断, 輸入路遮断, 輸入路切断.
d. pain 求心路遮断痛.
deaf·ness [défnis] 聴覚消失〔医学〕, ろう(聾)〔医学〕, 難聴〔医学〕(完全または部分的聴覚麻痺).
d. gene 難聴遺伝子.
deaggregated γ-globulin 非凝集γグロブリン(補体活性化やその他のアレルギー反応の原因となる凝集γグロブリンを除去したγグロブリン製剤), = deaggregated IgG.
deaggregated IgG 非凝集 IgG.
de·al·ba·tion [dì(:)ælbéiʃən] 漂白, = bleaching.
de·al·co·hol·i·za·tion [di(:)ælkəhɔ̀:lizéiʃən] 脱アルコール.
d. agent 脱アルコール薬.
de·al·kyl·a·tion [di(:)ælkiléiʃən] 脱アルキル.
de·al·ler·gi·za·tion [di(:)ælərdʒizéiʃən] 脱アレルギー.
de·am·bu·la·tion [di(:)æmbjuléiʃən] 軽運動(散歩のような).
de·am·i·dase [di(:)æmideis] 脱アミド酵素, デアミダーゼ(アミダーゼのうち, 酸アミドからのアミノ基の水解離脱を触媒する酵素で, グルタミナーゼ, アスパラギナーゼ, ウレアーゼなど).
de·am·i·da·tion [di(:)æmidéiʃən] アミド分解, = deamidization.
de·am·i·di·za·tion [di(:)æmidizéiʃən] アミド分解(アミドからアンモニアを遊離すること).
de·am·i·dize [di(:)æmidaiz] アミド分解を起こす, = diamidize.
deamidizing enzyme 脱アミノ基酵素〔医学〕(化合物から $-NH_2$ を落脱させたのち, 二次性酸化を行うもの), = demination enzyme.
de·am·i·nase [di(:)æmineis] 脱アミノ酵素(有機化合物からアミノ基を遊離する酵素).
de·am·i·na·tion [di(:)æminéiʃən] 脱アミノ〔反応〕〔医学〕, 脱アミノ作用, = deaminization.
de·am·i·ni·za·tion [di(:)æminizéiʃən] 脱アミノ〔作用〕, = deamination.
1-deamino-8-D-arginine vasopressin (**DDAVP**) 合成アルギニンバソプレシン, = desomopressin.
Dean, Henry Trendley [di:n] ディーン(1893-1962, アメリカの歯科医).
D. fluorosis index ディーンフッ素症指数.
Dean-Webb optimal ratio ディーン・ウェッブ最適比(最も速く沈降物が生成する抗原と抗体の相対濃度).
Dean-Webb titration ディーン・ウェッブ滴定(定量的沈降反応の一種. 抗原の希釈度によって抗血清の抗体含量(抗体価)を表す方法).
de·a·nol ac·et·a·mi·do·ben·zo·ate [díənəl æsitæmidoubénzoeit] デアノールアセタミドベンゾエート(抗うつ薬).
de·aq·ua·tion [dì(:)ækwéiʃən] 脱水, = dehydration.
de·ar·te·ri·al·i·za·tion [dì(:)ɑ:tìriəlizéiʃən] 血液脱酸素, 血液酵素消失(動脈血を静脈血に変えること), = deoxygenation of blood.
dearth of ideas 観念抑制.
de·ar·tic·u·la·tion [dì(:)ɑ:tìkjuléiʃən] 関節剥離, 脱臼, 全動関節, = abarticulation.
de·as·phalt·ing [di(:)ǽsfɔ:ltiŋ] 脱アスファルト〔医学〕.
death [déθ] 死, 死亡.
d. adder オーストラリア産毒ヘビ, = *Acanthophis antarcticus*.
d. ash 死の灰〔医学〕.
d. bed 臨終〔の床〕〔医学〕.
d. by cold 凍死.
d. by electricity 感電死.
d. by hanging 縊死.
d. by strangulation 絞死.
d. by throttling 扼死.
d. certificate 死亡診断書, 死亡証明書〔医学〕, = certificate of death.
d. certification 死亡診断(証明)〔医学〕.
d. education 死への準備教育〔医学〕, デスエデュケーション〔医学〕(死を拒否したり黙殺したりせず, 死という現実や死にまつわる諸問題について正面から考える活動. 死生学), = thnatology.
d. from anesthesia 麻酔死.
d. from cold 凍死.
d. from drowning 溺死.
d. from electrocution 感電死.
d. from fire 焼死.
d. from starvation 〔飢〕餓死.
d. from suffocation 窒息死.
d. instinct 死の本能(有機体を本来の無機的状態へと還元する基本傾向. 衝動としては自己破壊の衝動として現れる一フロイトの本能論).
d. mask 死面, デスマスク(死後ギプスでつくるもの).
d. on arrival 来院時死亡〔医学〕.
d. penalty 死刑〔医学〕.
d. phase 死滅期〔医学〕.

d. rate 死亡確率〔医学〕，死亡率〔医学〕，＝ mortality rate.
d. ratio 死亡比〔医学〕.
d. rattle 死前喘鳴，臨終〔の〕喉声〔医学〕.
d. ray 死光線，殺人光線.
d. registration 死亡届〔医学〕.
d. registration area 死亡登録区域（アメリカ人口調査局の調査区域）.
d. rigor 死後硬直〔医学〕，死体硬直〔医学〕，死硬直.
d. roll 死亡登録〔医学〕.
d. spot 死斑〔医学〕.
d. warrant 死刑宣告書.
d. with dignity 尊厳死〔医学〕（人間としての尊厳を保ちつつ死を迎えること）.
d. wound 致命傷〔医学〕.
Deaver, John Blair ［díːvər］ ディーバー（1855–1931，アメリカの外科医）.
D. incision ディーバー切開（右側腹直筋膜を切開して，臍下部に達する）.
D. method ディーバー法.
DeBakey, Michael Ellis ［dibéikiː］ ディベイキー（1908生，アメリカの心臓外科医）.
D. classification ディベイキー分類.
de·band·ing ［di(ː)bǽndiŋ］ デバンディング，帯環撤去.
de·bil·i·tant ［dibílitənt］ 弱質薬，緩和薬，鎮静薬.
de·bil·i·tat·ing ［dibíliteitiŋ］ 消耗性の.
de·bil·i·ty ［dibíliti］ 消耗〔医学〕，衰弱，弱質，疲労，無気力. 形 debilitated，debilitating.
de·blur·ring ［di(ː)bləːriŋ］ ぼけ修正〔医学〕.
de·bouche·ment ［dəbuːʃmάn］ ［F］ 出口，流出.
debrancher deficiency 脱分枝酵素欠損症〔医学〕.
debranching enzyme 枝切り酵素（グルカン中の α-1→6 結合を分解して直鎖グルカンを生ずる酵素）.
debranching factors デブランチング因子.
Debré, Robert ［dəbréi］ デブレ（1882–1978，フランスの小児科医）.
D.–De Toni–Fanconi syndrome デブレ・ドゥトニー・ファンコニー症候群（近位尿細管の再吸収障害により，酸血症，低リン血性くる病，低カリウム血症などをみる．以前はファンコニー症候群として知られていたが，De Toni と Debré がそれより前に報告していたのでこのようにいわれる），＝ amine diabetes，chronic aminoaciduria.
D.–Fibiger syndrome デブレ・フィビゲル症候群（先天性副腎過形成症のことで，嘔吐，心臓循環虚脱，仮性陰陽症などを特徴とする）.
D. phenomenon デブレ現象.
D.–Sémélaigne syndrome デブレ・セミレーニュ症候群．→ Kocher–Debré–Sémélaigne syndrome.
dé·bride·ment ［debriːdmάn］ ［F］ デブリードマン，創傷清浄化〔医学〕，辺縁切除〔術〕，創縁切除〔医学〕，挫滅壊死組織除去.
de·brid·ing a·gent ［dəbráidiŋ éiʤənt］ 排膿促進薬〔医学〕.
de·bris ［dəbrí］ ［F］ 血液成分屑〔医学〕，壊死組織片，挫滅組織片，破片，汚物，残屑.
de·bris·o·quine ［debrísəkwin］ デブリソキン（アドレナリン作動ニューロン遮断薬の一つ）.
de·bro·mi·na·tion ［di(ː)bròuminéiʃən］ 脱臭素〔医学〕.
debt ［dét］ 負債.
de·bug·ging ［di(ː)bʌ́giŋ］ 誤り除去〔医学〕.
debulking operation 減量手術〔医学〕.
debulking surgery 減量手術〔医学〕.
dec(a)– ［dek(ə)］ 10 倍の意味を表す接頭語，＝ deka–.
dec·a·gram ［dékəgræm］ デカグラム（10 グラム (g)，トロイ量 154.32grains）.
dec·a·hy·dro·quin·o·line ［dèkəhàidrəkwínəlin］ デカヒドロキノリン $C_9H_{17}N$（シス型とトランス型との 2 種がある）.
de·cal·ci·fi·ca·tion ［di(ː)kælsifikéiʃən］ 脱灰〔医学〕（石灰質除去）.
d. technique 脱灰法〔医学〕.
de·cal·ci·fy ［di(ː)kǽlsifai］ 脱〔石〕灰する.
decalcifying fluid 脱灰液（ギ酸 50mL，10% ホルマリン 50mL との混合液で，骨組織の脱灰に用いる）.
dec·a·li·ter ［dékəlitər］ デカリットル（10 リットル (L)．10,000mL で，DL と略す）.
de·cal·vant ［dikǽlvənt］ 脱毛性の.
dec·a·me·ter ［dékəmiːtər］ デカメートル（10 メートル (m)）.
d. wave デカメートル波（波長 10～100m の電磁波で，短波 HF と略す），＝ high–frequency waves.
dec·a·me·tho·ni·um bro·mide ［dèkəmiθóuniəm bróumaid］ 臭化デカメトニウム 化 decamethylene–1,10–bistrimethylammonium dibromide $(CH_3)_3NBr(CH_2)_{10}NBr(CH_3)_3$（合成クラーレ様物質で，筋弛緩薬）.
dec·a·me·tho·ni·um io·dide ［dèkəmiθóuniəm áiədaid］ ヨウ化デカメトニウム（筋肉弛緩作用を示す薬物で，クラーレの代用品），＝ decamethylene–1, 10–bistrimethylammonium diiodide，C_{10}，hexamethonium.
dec·a·meth·yl·ene ［dekəméθiliːn］ デカメチレン基（$(CH_2)_{10}$–）.
d.–bis デカメチレンビス（クラーレ様の作用をもつ筋弛緩薬），＝ trimethylammonium bromide，C_{10}.
d. bromide 臭化デカメチレン $Br(CH_2)_{10}Br$.
d. diamine デカメチレンジアミン $NH_2(CH_2)_{10}NH_2$.
d. glycol デカメチレングリコール 化 1,10–decane–diol $HO(CH_2)_{10}OH$.
de·can·cel·la·tion ［di(ː)kænsiléiʃən］ 網状組織切除.
dec·ane ［dékein］ デカン $C_{10}H_{22}$（パラフィンから得られる炭化水素）.
dec·ane·di·o·yl ［dèkeindáiɔil］ デカンジオイル基（–$CO(CH_2)_8CO$–）.
de·can·nu·la·tion ［di(ː)kænjuléiʃən］ カニューレ抜去，抜管〔法〕〔医学〕（特に気管切開用）.
d. difficulty 気管カニューレ抜去困難〔医学〕.
dec·a·nol ［dékənɔːl］ デシルアルコール $C_{10}H_{21}OH$，＝ decyl alcohol.
dec·a·nor·mal ［dékənɔːməl］ デカノーマル（定規濃度の 10 倍溶液についていう），＝ 10N.
dec·a·no·yl ［dékənɔil］ デカノイル基（$CH_3(CH_2)_8CO$–），＝ caprinoyl，capryl.
de·can·ta·tion ［dì(ː)kæntéiʃən］ デカンテーション，傾捨，傾斜.
decanth larva 十鉤幼虫.
dé·ca·nule·ment ［dèkənjúːlmὰn］ ［F］ 抜管〔法〕〔医学〕.
de·ca·pac·i·ta·tion ［dìkjəpæsitéiʃən］ 受精能獲得抑制.
d. factor 受精能獲得抑制因子.
dec·a·pep·tid ［dèkəpéptid］ デカペプチド（アミノ基 10 個を含有するペプチド）.
de·cap·i·ta·tion ［di(ː)kæpitéiʃən］ ① 断頭〔術〕，馘首かくしゅ．② 骨頭除去〔医学〕.
d. hook 断頭鉤〔医学〕.
d. scissors 断頭はさみ〔医学〕.
d. secretion 断頭分泌.
de·cap·i·ta·tor ［di(ː)kǽpiteitər］ ① 断頭器．② 斬首者.
Dec·a·po·da ［dekǽpədə］ 十脚目（軟甲綱，真軟甲

亜綱，ホンエビ上目の一目で，寄生虫の中間宿主として重要なエビ，カニなどが含まれる背甲をもち，胸部の後部5対付属肢は脚となっている）．

de·cap·su·la·tion ［di(:)kæpsəléiʃən］ 被膜剥離〔術〕［医学］（特に腎被膜の）．

de·car·bo·ni·za·tion ［di(:)kɑ̀:bənizéiʃən］ 脱炭［医学］（酸素吸入により炭酸ガスと置換すること），= decarburation, decarburization.

de·car·bo·niz·ing ［di(:)kɑ̀:bənaiziŋ］ 脱カーボン［医学］，脱炭，除炭．

de·car·bon·yl·a·tion ［di(:)kɑ̀:bəniléiʃən］ 脱カルボニル［医学］．

de·car·box·yl·ase ［di(:)kɑ:bɑ́ksileiz］ 脱炭酸酵素［医学］，デカルボキラーゼ（カルボン酸のカルボキシル基を炭酸として脱離する酵素の総称）．

　d. deficiency 脱炭酸酵素欠損症［医学］．

decarboxylating enzyme 脱炭酸酵素（有機酸から CO_2 を分離する）．

de·car·box·yl·a·tion ［dì(:)kɑ:bɑ̀ksiléiʃən］ 脱炭酸［医学］，脱炭酸反応，脱カルボキシル化．

de·car·bu·ri·za·tion ［di(:)kɑ̀:bjurizéiʃən］ 脱炭（鋼を空気中で高温に熱すると，酸化鉄となり，表面の炭素は一酸化炭素に変わって脱出すること）．

de·car·ci·no·gen·e·sis ［dikɑ̀:sinouʤénəsis］ 脱癌〔現象〕．

de·cay ［dikéi］ ①腐敗．②減衰，衰退，崩壊（特に放射能の）．

　d. accelerating factor (DAF) 崩壊促進因子（血球細胞膜上に存在する補体反応制御因子．C4b2a や C3bBb の解離失活を促進する）．

　d. constant 崩壊定数［医学］，壊変定数（放射性物質の壊変の割合を示す定数）．

　d. correction 減衰（減弱）補正［医学］．

　d. curve 崩壊曲線，減衰曲線．

　d. factor 崩壊因子［医学］．

　d. of personality 人格崩壊．

　d. of variation 〔遺伝的〕変異の減退（遺伝的浮動．集団の遺伝的変異の量が，世代と共に減少していくことをいう），= genetic drift.

　d. time 減衰時間［医学］．

decayed tooth う（齲）歯［医学］，むしば［医学］．

de·cease ［disí:s］ 死亡する．形 deceased.

de·cel·er·a·tion ［di(:)sèləréiʃən］ ①減速度（加速度の反対）．②一過性徐脈［医学］．形 decelerative, decelerating.

decem- ［disem］ 10を表す接頭語．

de·cem·ip·a·ra ［disemípərə］ 10回目の分娩．

de·cen·ni·um ［diséniəm］ 10年期．

decentered lens 非共軸レンズ［医学］．

decentered spectacles 中心外眼鏡．

decentralised bladder 除中枢膀胱［医学］．

de·cen·tra·li·za·tion ［di(:)sèntrəlaizéiʃən］ 神経中枢隔離（神経節前線維の持続的隔離）．

decentralized autonomous bladder 除中枢自律性膀胱，= autonomic bladder.

de·cen·tra·tion ［dì(:)sentréiʃən］ ①中心を外れること．②非共軸（視軸とレンズ軸とが一致しない状態）．形 decentered.

de·ce·ra·tion ［dì(:)səréiʃən］ 脱ろう（蝋）（顕微鏡用切片からパラフィンを除去すること），= decerating.

de·cer·e·bel·la·tion ［di(:)seribəléiʃən］ 小脳除去．

decerebral tonus 除脳後緊張．

de·cer·e·brate ［di(:)séribreit］ ①除脳する，去脳する．②除脳の，去脳の．

　d. animal 除脳動物［医学］，去脳動物．

　d. rigidity 除脳固縮［医学］，除脳硬直（赤核の付近，ダイテルス核の上方を切断して，運動領と錐体外路との連結を破壊したときに起こる）．

　d. state 除脳硬直状態，除脳状態［医学］（脳幹の中脳・橋レベルの障害による意識障害で痛み刺激により上下肢の伸展硬直位を示す状態）．

de·cer·e·brat·ed ［di(:)séribreitid］ 除脳．

de·cer·e·bra·tion ［di(:)sèribréiʃən］ 大脳除去，除脳〔術〕［医学］．形動 decerebrate.

　d. level 除脳断位．

de·cer·e·brize ［di(:)séribraiz］ 除脳する．

de·chlo·ri·da·tion ［di(:)klɔ̀:ridéiʃən］ 無塩食事（餌）〔法〕．

de·chlo·ri·na·tion ［di(:)klɔ̀:rinéiʃən］ 脱塩素〔作用〕［医学］．

de·chlo·ru·rant ［di(:)klɔ́:rjurənt］ 尿中塩素低下薬（尿中塩素の減少を生じさせる薬剤）．

de·chlo·ru·ra·tion ［di(:)klɔ̀:rjuréiʃən］ 尿中塩素減少．

de·cho·les·ter·i·ni·za·tion ［dì(:)kəlèstirinizéiʃən］ 血液コレステリン抽出，= decholesterolization.

de·cho·les·ter·ol·i·za·tion ［dì(:)kəlèstirəlizéiʃən］ 血液コレステリン抽出．

deci- (d) ［desi］ 単位の1/10（0.1）を示す接頭語．

dec·i·bel (dB) ［désibel］ デシベル（電気信号や音響のレベル変化を表現するために用いられる単位．記号 dB を用いる．2つの信号の間のデシベル差はそれらの信号のパワー比の常用対数値の10倍（$10\log_{10}P_2/P_1$）と定義される）．

de·cid·ua ［disídjuə］ 脱落膜［医学］（妊娠期に発生する子宮粘膜で，分娩後脱落する）．形 decidual.

　d. basalis 床脱落膜，= decidua serotina.

　d. capsularis 被包脱落膜，= decidua reflexa.

　d. circumflexa 回旋脱落膜．

　d. insertionis 床脱落膜，= decidua basalis.

　d. marginalis 辺縁脱落膜．

　d. membrana 被包脱落膜，= decidua capsularis.

　d. menstrualis 月経性脱落膜．

　d. parietalis 壁〔側〕脱落膜，= decidua vera.

　d. reflexa 被包脱落膜，反転脱落膜，= decidua capsularis.

　d. serotina 〔基〕底脱落膜，= decidua basalis.

　d. vera 壁〔側〕脱落膜．

decidual cast 脱落円柱［医学］（子宮外妊娠に際し排泄される肉状円柱）．

decidual cell 脱落膜細胞（妊娠時に増殖を示す大型の子宮内膜に現れる結合織細胞）．

decidual endometritis 脱落膜炎［医学］．

decidual fissure 脱落膜裂．

decidual membrane 脱落膜［医学］．

decidual reaction 脱落膜反応（妊娠における子宮内膜の反応）．

decidual umbilicus 脱落膜瘢痕．

de·cid·u·ate ［disídjueit］ 脱落性の．

　d. placenta 脱落膜胎盤［医学］．

de·cid·u·a·tion ［disìdjuéiʃən］ 子宮粘膜脱落［医学］，脱落（月経中の）．

de·cid·u·i·tis ［disìdjuáitis］ 脱落膜炎，= decidualitis.

deciduocellular sarcoma 脱落膜細胞肉腫，= syncytioma malignum.

de·cid·u·o·ma ［disìdjuóumə］ 脱落膜腫，= syncytioma, chorioma.

　d. malignum 悪性脱落膜腫，= chorioma malignum.

de·cid·u·o·ma·to·sis ［disìdjuoumətóusis］ 脱落膜腫症（非妊娠時の脱落膜形成）．

de·cid·u·o·sar·co·ma ［disìdjuousɑ:kóumə］ 脱落膜肉腫，= chorioma malignum.

de·cid·u·ous ［disídju:əs］ ①落葉性の．②脱落性

の.
d. dental arch 乳歯列〔医学〕.
d. dentition 乳歯列.
d. forest 落葉樹林.
d. incisor 乳切歯.
d. membrane 脱落膜, = decidua.
d. molar (tooth) 乳臼歯〔医学〕, 乳歯の臼歯〔医学〕.
d. placenta 脱落膜胎盤.
d. skin 剥脱皮膚, 皮膚剥脱, = keratolysis.
d. teeth [TA] ① 乳歯, = dentes decidui [L/TA]. ② 脱落歯, = milk teeth.
d. tree 落葉樹.
de·cid·u·ous·bite [disídju:əsbait] 乳歯咬合〔医学〕.
dec·i·gram (dg) [désigræm] デシグラム (1/10 グラム. 1.544 grains).
dec·ile [désil] デシル (1/10 数).
dec·i·li·ter (dL) [désilitər] デシリットル (1 リットルの 1/10. 6.028 立方インチに相当する).
dec·i·mal [désiməl] ① 十進の, 十進法の, 1/10 の. ② 小数. 名 decimalism.
d. classification 十進分類法.
d. part 小数部.
d. system 十進法.
dec·i·me·ter [désimi:tər] デシメートル (1/10m).
d. waves デシメートル波 (波長 10cm〜1m の電磁波で, UHF と略す).
decimolar solution 1/10 モル液, = tenth molar solution.
dec·i·nem (dn) [désinəm] デシネム (1nem とは牛乳 1/10 グラムの栄養価).
dec·i·nor·mal [dèsinɔ́:məl] デシノルマル (0.1 規定. 0.1N と略す).
d. solution 1/10 規定液, = tenth normal solution.
de·cip·a·ra [desípərə] 10 回経産婦 (10 回分娩した女性).
de·ci·sion [disíʒən] 決断, 判定, 決定.
d. function 判定関数〔医学〕, 決定関数.
d. making 意思決定〔医学〕.
d. model 決定モデル〔医学〕.
d. problem 真偽決定問題〔医学〕.
d. rule 決定法則〔医学〕.
d. tree 決定樹〔医学〕, 意志決定樹.
decisional conflict 意志決定上の葛藤.
de·ci·tel·li·za·tion [dèsitəlizéiʃən] 野ネズミ駆除法 (ペスト予防の一法).
deck plate 被覆板 (胎児視床脳の正中にある組織で, 松果体, 脈絡膜叢および脈絡組織に分化する).
declamping phenomenon 血清遮断解離後現象, 脱鉗子現象.
declamping shock 遮断解除後ショック〔医学〕, デクランピングショック, = declamping phenomenon.
de·cli·ma·ti·za·tion [di(:)klàimətizéiʃən] 気候不順応〔医学〕, 気候不順化.
dec·lin·a·tor [déklineitər] 開離器 (髄膜などの組織を離し保つ器械).
de·cline [dikláin] ① 傾斜 (下方への), 低下. ② 衰退, 衰微.
d. of fever 下熱.
d. period 衰退期.
de·clive [dikláiv] [F] 山腹〔医学〕, = clivis monticuli, declivis.
d.〔Ⅵ〕 [L/TA] 山腹, = declive〔Ⅵ〕[TA].
d. of cerebellum 小脳山腹, = declivis cerebelli.
de·cli·vis [dikláivis] [L] 山腹, = declive.
de·coct [dikákt] 煎剤, 煎出, = decoctum.
de·coc·ta [dikáktə] 煎剤, = decoction.
de·coc·tion [dikákʃən] ① 煎剤〔医学〕, 煎出, = decoctum, apozema. ② 浸出液.
d. vessel 煎剤器〔医学〕.
de·cod·er [dikóudər] 解読器〔医学〕.
de·cod·ing [dikóudiŋ] 解読化〔医学〕.
de·col·la·tion [dì(:)kαléiʃən] 断頭〔術〕〔医学〕, = decapitation.
dé·colle·ment [dekɔlmɑ́n] [F] 臓器剥離術, 皮下剥離術.
d. traumatique 外傷性皮下剥離.
de·col·or·ing [di(:)kʌ́ləriŋ] 脱色〔医学〕.
d. assistant 脱色助剤〔医学〕.
d. carbon 活性炭, = activated charcoal.
de·col·or·(iz)·a·tion [di(:)kʌ̀lər(iz)éiʃən] 退色, 脱色〔医学〕.
de·col·or·iz·er [di(:)kʌ́ləraizər] 脱色剤〔医学〕.
decolorizing agent 脱色剤〔医学〕.
decompensated bladder 代償不全〔性〕膀胱〔医学〕.
decompensated liver cirrhosis 非代償性肝硬変.
de·com·pen·sa·tion [di(:)kàmpənséiʃən] 代償障害〔医学〕, 代償不全, 代償機能障害.
de·com·ple·men·ta·tion [di(:)kàmpliməntéiʃən] 補体除去, 非働化 (56°C 30 分間加熱処理で, 補体活性を除去すること. 加熱不活性化).
de·com·ple·men·tize [di(:)kámpliməntaiz] 非働化すること.
decomposing respiration 分解呼吸〔医学〕.
de·com·po·si·tion [di(:)kàmpəzíʃən] ① 消耗〔症〕〔医学〕. ② 分解, 解構. 動 decompose.
d. formula 分解式.
d. potential 分解電位.
d. pressure 分解圧〔医学〕.
d. product 分解産物〔医学〕, 分解生成物.
d. voltage 分解電圧〔医学〕.
de·com·pres·sion [dì(:)kəmpréʃən] 減圧〔術〕〔医学〕, 圧力減退, 除圧〔医学〕.
d. chamber 減圧室〔医学〕, 減圧槽.
d. illness 減圧病〔医学〕.
d. injury 減圧病, 潜函病, = caisson disease.
d. laminectomy 除圧椎弓切除〔術〕〔医学〕.
d. of nerve 神経減圧術.
d. operation 減圧〔手〕術, 開頭減圧術, = cerebral decompression.
d. sickness 空気塞栓症, 減圧病, = decompression injury.
d. surgery 減圧手術〔医学〕.
d. tube 減圧管.
decompressive craniectomy 減圧開頭術〔医学〕.
decompressive laminectomy 除圧椎弓切除〔術〕〔医学〕.
decompressive trepanation 減圧穿孔〔術〕〔医学〕.
de·com·pres·sor [dikəmprésər] 減圧器〔医学〕.
de·con·di·tion·ing [di(:)kəndíʃəniŋ] 脱条件づけ.
de·con·ges·tant [di(:)kənʤéstənt] ① 充血除去性の. ② 充血除去薬〔医学〕.
de·con·ges·tive [dì(:)kənʤéstiv] 充血除去.
de·con·tam·i·nant [dì(:)kəntǽminənt] 汚染除去薬.
de·con·tam·i·na·tion [dì(:)kəntæ̀minéiʃən] 浄化, 汚染除去〔医学〕.
decorticate animal 除皮質動物 (大脳皮質のみを除去した実験動物. 反射や情動の研究に用いられる).
decorticate rigidity 除皮質硬直〔医学〕(哺乳動物の大脳皮質を除去した際にみられる中程度の硬直のこと).
decorticate state 除皮質状態.
decorticating caries 剥脱性う蝕.
de·cor·ti·ca·tion [dikɔ̀:tikéiʃən] 皮質剥離, 剥皮

〔医学〕，被膜剥離〔医学〕.
de·cor·ti·za·tion ［dikɔ̀:tizéiʃən］ 剥皮，皮質剥離，= decortication.
decorum 礼儀正しさ.
decoy cells おとり細胞.
decreased attentiveness 注意力低下〔医学〕.
decreased visual acuity 視力低下.
decreasing current 漸減電流.
decreasing extra risk 逓減性危険〔医学〕.
dec·re·ment ［dékrimənt］ 減退，減衰，減少.
d. conduction 減衰伝導〔医学〕.
decremental conduction 減衰伝導（興奮伝導の進行中に次第に次の細胞を閾値まで脱分極させるに至らなくなる状態）.
decrementing response 漸減応答〔医学〕.
dec·re·ment·less ［dékriməntlis］ 不減衰.
d. conduction 不減衰伝導.
de·crep·i·ta·tion ［dikrèpitéiʃən］ ① 湿音，肺胞音，捻髪音. ② 発散.
de·crep·i·tude ［dikrèpitju:d］ 老衰.
decrescendo murmur 漸弱（減）性心雑音.
decrescent arteriosclerosis 老人性動脈硬化症，= senile arteriosclerosis.
de·cru·des·cence ［dì(:)krudésəns］ 漸弱（症状などの）.
de·crus·ta·tion ［dì(:)krʌstéiʃən］ 痂皮除去〔医学〕.
de·cu·ba·tion ［dìkjubéiʃən］ 回復期（伝染病にて症状の消失期から完全回復までの期間）.
de·cu·bi·tal ［dikjú:bitəl］ 褥瘡の.
d. gangrene 圧迫性壊疽（死）〔医学〕，じょく（褥）瘡〔医学〕.
d. induration 褥瘡性硬結.
d. ulcer 褥瘡性潰瘍.
de·cu·bi·tus ［di:kjú:bitəs］ ① 褥瘡〔医学〕，床ずれ〔医学〕（一定の部位に長時間圧力が加わって血行障害となり，皮膚組織が壊死となって生じた潰瘍である），= bedsore. ② 臥位〔医学〕.
d. calculus 臥床結石.
d. posture 側〔臥〕位〔医学〕.
d. ulcer 褥瘡性潰瘍〔医学〕，褥瘡，= decubital ulcer.
de·cur·rent ［dikʌ́rənt］ 下方へ延びる.
de·cur·tate ［di(:)kə́:teit］ 短縮する，省略する.
d. pulse 漸弱脈（ネズミの尾のように漸次に小さく弱くなる脈），= mouse-tail pulse, myurous p..
de·cus·sate ［dékəseit］ 十字形の，交差した〔医学〕.
decussating fiber 交差線維（左右の網膜を反対側の脳半球と連結しながら視神経の交差部中心で交差するもの）.
de·cus·sa·tio ［dèkəséiʃiou］ [L/TA] 交叉，= decussation [TA]. 複 decussationes.
d. brachii conjunctivi 結合腕交叉.
d. fibrarum nervorum trochlearium [L/TA] 滑車神経交叉，= decussation of trochlear nerve fibres [TA].
d. fontinalis 泉門交叉，= fountain decussation.
d. lemnisci medialis [L/TA]〔内側〕毛帯交叉，= decussation of medial lemniscus [TA], sensory decussation [TA].
d. lemniscorum 毛帯交叉.
d. nervorum trochlearum 滑車神経交叉.
d. pedunculorum cerebellarium superiorum [L/TA] 上小脳脚交叉，= decussation of superior cerebellar peduncles [TA].
d. pyramidum [L/TA] 錐体交叉，= motor decussation [TA], decussation of pyramids [TA].
d. supraoptica dorsalis 背側視神経上交叉.
d. tegmentalis anterior [L/TA] 前被蓋交叉，= anterior tegmental decussation [TA], ventral tegmental decussation [TA].
d. tegmentalis posterior [L/TA] 背側被蓋交叉，= posterior tegmental decussation [TA], dorsal tegmental decussation [TA].
d. tegmentorum 中脳被蓋交叉，= decussation of tegmenta.
de·cus·sa·tion ［dèkəséiʃən］ [TA] ① 交叉，= decussatio [L/TA]. ② 十字対生（植物），= decussatio.
d. of lemniscus 毛帯交叉（差）〔医学〕.
d. of medial lemniscus [TA]〔内側〕毛帯交叉，= decussatio lemnisci medialis [L/TA].
d. of pyramids [TA] 錐体交叉，= decussatio pyramidum [L/TA].
d. of superior cerebellar peduncles [TA] 上小脳脚交叉，= decussatio pedunculorum cerebellarium superiorum [L/TA].
d. of trochlear nerve fibres [TA] 滑車神経交叉，= decussatio fibrarum nervorum trochlearium [L/TA].
de·cus·sa·ti·o·nes ［dèkəseiʃióuni:z］ 交叉（差）（decussatio の複数）.
d. tegmentales [L/TA] 被蓋交叉，= tegmental decussations [TA].
de·den·ti·tion ［dì(:)dentíʃən］ 歯牙脱落〔医学〕，歯牙欠損〔医学〕，歯脱落，= loss of teeth.
de·dif·fer·en·ti·a·tion ［di:difərenʃiéiʃən］ 脱分化〔医学〕，逆分化，退化（癌化などにより見かけ上分化した細胞が未分化な性状に転換すること）.
de·do·la·tion ［dì(:)douléiʃən］ ① 肢脚瘡傷感. ② 斜面切断（皮膚の）.
dé·double·ment ［dedu:blmɑ́n］ [F] 分離縫合法.
deductive diagnosis 演繹（えき）的診断〔法〕.
deductive inference 演繹（えき）〔的〕推論.
deductive reasoning 演繹法.
de·ef·fer·en·ta·tion ［di(:)efərəntéiʃən］ 遠心路遮断〔医学〕，輸出路切断（遮断）.
de·em·a·nate ［di(:)émənеit］ 放射性を除去する（放射能の）.
deep ［dí:p］ 深い，深在の，深部の，= profound.
d. abdominal reflexes 深部腹壁反射.
d. anesthesia 深麻酔〔医学〕.
d. artery of arm [TA] 上腕深動脈，= arteria profunda brachii [L/TA].
d. artery of clitoris (♀) [TA] 陰核深動脈，= arteria profunda clitoridis (♀) [L/TA].
d. artery of penis (♂) [TA] 陰茎深動脈，= arteria profunda penis (♂) [L/TA].
d. artery of thigh [TA] 大腿深動脈，= arteria profunda femoris [L/TA].
d. artery of tongue 舌深動脈.
d. auricular artery [TA] 深耳介動脈，= arteria auricularis profunda [L/TA].
d. bite 過蓋咬合〔医学〕.
d. body temperature measurement 深部体温計測法（体温測定法の一つで，1970年 Fox らによって開発された，体表の一部分を断熱壁でおおった状態で皮膚温を測定する方法）.
d. brachial artery 上腕深動脈〔医学〕.
d. brain stimulation (DBS) 深部脳〔電気〕刺激〔法〕，脳深部刺激〔療法〕（不随意運動症に対する低侵襲手術療法）.
d. branch [TA] 深枝（下行肩甲動脈），= ramus profundus [L/TA].
d. breath 深呼吸.
d. breathing 深呼吸〔医学〕.
d. burn 皮下熱傷.
d. candidiasis 深在性カンジダ症.
d. cardiac plexus 深心臓神経叢.

d. caries 深在性う蝕.
d. cell 深細胞.
d. cellulitis 深在性蜂巣織炎〔医学〕.
d. cerebral veins [TA] 深大脳静脈, = venae profundae cerebri [L/TA].
d. cervical artery [TA] 深頸動脈, = arteria cervicalis profunda [L/TA].
d. cervical fascia 〔深〕頸筋膜.
d. cervical node 深頸リンパ節〔医学〕.
d. cervical vein [TA] 深頸静脈, = vena cervicalis profunda [L/TA], vena colli profunda [L/TA].
d. circumflex iliac artery [TA] 深腸骨回旋動脈, = arteria circumflexa ilium profunda [L/TA].
d. circumflex iliac vein [TA] 深腸骨回旋静脈, = vena circumflexa ilium profunda [L/TA].
d. coma 深昏睡〔医学〕.
d. culture 深部培養.
d. dermal burn 真皮深層熱傷.
d. dorsal sacrococcygeal ligament 深後仙尾靱帯.
d. dorsal vein of clitoris (♀) [TA] 深陰核背静脈, = vena dorsalis profunda clitoridis (♀) [L/TA].
d. dorsal vein of penis (♂) [TA] 深陰茎背静脈, = vena dorsalis profunda penis (♂) [L/TA].
d. external pudendal artery [TA] 深外陰部動脈, = arteria pudenda externa profunda [L/TA].
d. facial vein [TA] 深顔面静脈, = vena profunda faciei [L/TA].
d. fascia 深筋膜(体躯を被覆する膜で諸筋肉の被膜に連結するもの), = aponeurotic fascia.
d. fascia of arm 上腕の深筋膜.
d. fascia of forearm 前腕の深筋膜.
d. fascia of leg [TA] 下腿筋膜, = fascia cruris [L/TA].
d. fascia of penis 深陰茎筋膜.
d. fascia of thigh 大腿筋膜.
d. femoral arch 深大腿弓(大腿動脈鞘周囲の靱帯).
d. femoral artery 大腿深動脈〔医学〕.
d. femoral vein 大腿深静脈〔医学〕.
d. fibular nerve [TA] 深腓骨神経, = nervus fibularis profundus [L/TA].
d. flexor muscle of fingers 深指屈筋.
d. gland 深在腺.
d. gray layer of superior colliculus 上丘深白層.
d. grey layer [TA] 深灰白質層*, = stratum griseum profundum [L/TA].
d. head [TA] 深頭, = caput profundum [L/TA].
d. heating 深部加温〔医学〕.
d. hypothermia 低体温.
d. infrapatellar bursa [TA] 深膝蓋下包, = bursa infrapatellaris profunda [L/TA].
d. inguinal nodes [TA] 深鼡径リンパ節, = nodi inguinales profundi [L/TA].
d. inguinal ring [TA] 深鼡径輪, = anulus inguinalis profundus [L/TA].
d. investing fascia [TA] 深被覆筋膜(深腹腔周囲筋膜*), = fascia investiens profunda [L/TA].
d. keratitis 深層角膜炎〔医学〕, = interstitial keratitis.
d. layer [TA] 深葉, 深板, = lamina profunda [L/TA].
d. layer of levator palpebrae superioris 上眼瞼挙筋深板.
d. layer of levator palpebrae superioris muscle 上眼瞼挙筋深板.
d. layer of temporalis fascia 側頭筋膜深葉.
d. lingual artery [TA] 舌深動脈, = arteria profunda linguae [L/TA].
d. lingual vein [TA] 舌深静脈, = vena profunda linguae [L/TA].
d. lying placenta 低置(位)胎盤, = low lying placenta.
d. lymph vessel [TA] 深リンパ管*, = vas lymphaticum profundum [L/TA].
d. middle cerebral vein [TA] 深中大脳静脈, = vena media profunda cerebri [L/TA].
d. muscles of back 固有背筋, 深背筋.
d. mycosis 深在性真菌症.
d. nephron 深在ネフロン〔医学〕.
d. nodes [TA] 深前頸リンパ節, 深膝窩リンパ節, = nodi profundi [L/TA].
d. pain 深部痛〔医学〕, 深部疼痛.
d. pain sensation 深部痛覚.
d. palmar arch [TA] 深掌動脈弓(手掌で尺骨動脈と橈骨動脈との末梢吻合), = arcus palmaris profundus [L/TA].
d. palmar arterial arch 深掌動脈弓〔医学〕.
d. palmar branch [TA] 深掌枝, = ramus palmaris profundus [L/TA].
d. palmar venous arch 深掌静脈弓.
d. parotid nodes [TA] 深耳下腺リンパ節, = nodi parotidei profundi [L/TA].
d. part [TA] 深部, = pars profunda [L/TA], 深部*(ヒラメ筋部), = pars solealis [L/TA].
d. part of external anal sphincter 外肛門括約筋深部.
d. part of masseter muscle 咬筋深部.
d. part of parotid gland 耳下腺深部.
d. percussion 深部打診法〔医学〕.
d. perineal fascia [TA] 深会陰筋膜, = fascia investiens perinei superficialis [L/TA].
d. perineal laceration 深会陰裂傷〔医学〕.
d. perineal pouch [TA] 深会陰窩*, = saccus profundus perinei [L/TA].
d. perineal space [TA] 深会陰隙, = spatium profundum perinei [L/TA].
d. peroneal nerve [TA] 深腓骨神経, = nervus peroneus profundus [L/TA].
d. petrosal nerve [TA] 深錐体神経, = nervus petrosus profundus [L/TA].
d. plantar arch [TA] 深足底動脈弓, = arcus plantaris profundus [L/TA].
d. plantar artery [TA] 深足底動脈, = arteria plantaris profunda [L/TA].
d. posterior sacrococcygeal ligament [TA] 深後仙尾靱帯, = ligamentum sacrococcygeum dorsale profundum [L/TA].
d. pressure pain 深部圧痛覚.
d. process 深在突起(下顎腺の舌状突出部).
d. proprioceptive sensation 深部固有感覚.
d. pustuliform keratitis 深在膿疱性角膜炎〔医学〕.
d. Q wave 深いQ波(QRSにおいて深い病的Q).
d. reflex 深部反射〔医学〕(腱または骨膜反射のこと), = proprioceptive reflex.
d.-seated 深在性の〔医学〕.
d.(-seated) cancer 深在癌.
d. seated mycosis 深在性真菌症〔医学〕(皮膚および皮下組織を除く臓器, 組織に発生する真菌症の総称. 別名内臓真菌症), = visceral mycosis.
d.-seated pain 深在痛(体性痛のうち, 骨膜, 関節, 筋膜, 筋などに由来する痛み. 持続的鈍痛である).
d.-seated tumor 深在腫瘍〔医学〕.
d. sedation 深い鎮静.
d. sensation 深部〔感〕覚.
d. sensibility 深部感覚〔医学〕, 深部知覚, = bath-

yesthesia.
d. subcapillar venous plexus 深乳頭下静脈叢(そう)〔医学〕.
d. temporal artery 深側頭動脈〔医学〕.
d. temporal nerves [TA] 深側頭神経, = nervi temporales profundi [L/TA].
d. temporal veins [TA] 深側頭静脈, = venae temporales profundae [L/TA].
d. tendon reflex (DTR) 深部腱反射〔医学〕.
d. therapy 深部治療.
d.-therapy apparatus 深部治療〔用X線〕装置〔医学〕.
d. transitional gyrus 深部移行回.
d. transverse arrest (position) 低在横定位〔医学〕.
d. transverse inter-metacarpal ligament 深横中手靱帯.
d. transverse metacarpal ligament [TA] 深横中手靱帯, = ligamentum metacarpale transversum profundum [L/TA].
d. transverse metatarsal ligament [TA] 深横中足靱帯, = ligamentum metatarsale transversum profundum [L/TA].
d. transverse muscle of perineum 深会陰横筋.
d. transverse perineal muscle (♂) [TA] 深会陰横筋, = musculus transversus perinei profundus (♂) [L/TA].
d. transverse presentation 低在横定位, = deep transverse arrest, d. t. position.
d. trigone [TA] 深膀胱三角筋*, = musculus trigoni vesicae profundus [L/TA].
d. vein [TA] 深静脈, = vena profunda [L/TA].
d. vein of thigh [TA] 大腿深静脈, = vena profunda femoris [L/TA].
d. vein thrombosis (DVT) 深部静脈血栓症(血流停滞, 血管内膜損傷, 血液性状の変化が主な原因で多くは下肢深部静脈に発生する. 長期の臥床, 手術, 圧迫などが血流うっ滞の原因となる. エコノミークラス症候群と呼ばれるものは本症をさす).
d. veins of clitoris (♀) [TA] 陰核深静脈, = venae profundae clitoridis (♀) [L/TA].
d. veins of lower limb [TA] 下肢の深静脈*, = venae profundae membri inferioris [L/TA].
d. veins of penis (♂) [TA] 陰茎深静脈, = venae profundae penis (♂) [L/TA].
d. veins of upper limb [TA] 上肢の深静脈, = venae profundae membri superioris [L/TA].
d. venous palmar arch [TA] 深掌静脈弓, = arcus venosus palmaris profundus [L/TA].
d. venous thrombosis 深部静脈血栓症.
d. volar arch 深掌動脈弓, = deep palmar arch.
d. water 深水.
d. white layer [TA] 深白質層*, = stratum medullare profundum [L/TA].
d. white layer of superior colliculus 上近の深白質層.
d. X-ray irradiation X線深部照射〔医学〕.
d. X-ray therapy 深部X線治療.
d. X-ray therapy treatment X線深部療法(治療)〔医学〕.
de-ep·i·car·di·al·i·za·tion [di: èpikà:diəlizeíʃən] 心外膜破壊法.
deer fly [díər flái] メクラアブ(*Chrysops discalis* でアメリカの西部に多く, 野兎病を媒介する).
deer fly disease 野兎病.
deer fly fever 野兎病, = tularemia.
deer fly malady 野兎病, = tularemia.
deer mouse シロアシネズミ(特にアメリカ産シカシロアシネズミ *Peromyscus maniculatus* を指す).
Deetjen, Hermann [dí:tjən] デートイェン(1863-1915, ドイツの医師).
D. bodies デートイェン小体(血小板), = blood platelets.
def decayed, extracted, filled の略(歯のう(齲)蝕に罹患した状態を示す).
def caries index def う蝕指数.
de·fae·ca·tion [dèfikéiʃən] ① 排便. ② 浄化, = defecation.
de·fa·ma·tion [dèfəméiʃən] 名誉毀損, = libel and slander.
de·fat·i·ga·tion [di(:)fætigéiʃən] 過労, 衰憊すいはい, = weariness.
de·fat·ted [di(:)fætid] 脱脂した.
d. rice bran 脱脂米ぬか(糠)〔医学〕.
d. tuberculin 脱脂ツベルクリン, = Dreyer tuberculin.
d. vaccine 脱脂ツベルクリン, = Dreyer vaccine.
de·fat·ting [di(:)fætiŋ] 除脂術〔医学〕, 脱脂, 脂肪組織除去.
de·fault [difɔ́:lt] 債務不履行.
de·fau·nate [di(:)fɔ́:neit, -nət] 動物性集団排除, 宿主体内より寄生虫の駆除.
def·e·cal·ge·si·o·pho·bia [dèfikælʤèsioufóubiə] 排便通恐怖〔症〕.
def·e·ca·tion [dèfikéiʃən] ① 排便, 便通〔医学〕, 脱糞. ② 純化, 浄化, = defaecation.
d. center 排便中枢, 肛門脊髄中枢(排便反射を司る), = anospinal center.
d. desire 便意〔医学〕, = desire of defecation.
d. reflex 排便反射〔医学〕.
d. spermatorrhea 排便時精液漏.
de·fect [difékt] ① 欠損, 欠落, 欠陥, 欠如, 欠乏, 不足, 欠点. ② 奇形. 形 defective.
d. fracture 欠損破折〔医学〕.
d. of auricle 耳介欠損.
d. of memory 記憶障害.
d. symptom 欠損症状, = deficiency phenomenon.
de·fec·tive [diféktiv] 不良品.
d. gene 欠陥遺伝子〔医学〕.
d. interfering particle 欠損干渉粒子〔医学〕, DI 粒子(自己増殖に必要な遺伝子の一部を欠くウイルス).
d. mental development 精神発育遅延, 精神発育異常.
d. phage 欠損ファージ〔医学〕.
d. segregation 欠損分離〔医学〕.
d. virus 欠損ウイルス, 欠陥ウイルス〔医学〕.
d. vision 弱視, = dysopia, depraved vision.
de·fec·tus [diféktəs] 欠如, = absence, defect.
de·fem·i·na·tion [di(:)fèminéiʃən] 男性化, 脱女性, 女性性徴欠如〔症〕, = virilization, musculinization.
de·fem·i·ni·za·tion [di(:)fèminizéiʃən] 男性化, 脱女性, 女性(女子)性徴消失〔医学〕, = virilization, musculinization.
de·fence [diféns] = defense.
de·fen·dant [diféndənt] 被告〔の〕.
de·fense [diféns] 防衛, 防御.
d. enzyme 防衛(防御)酵素〔医学〕.
d. injury 防御(防衛)損傷〔医学〕.
d. mechanism 〔生体〕防衛機序, 防衛(防御)機構〔医学〕.
d. psychoneurosis 防衛(防御)精神神経症〔医学〕(Freud).
d. reaction 防衛反応〔医学〕.
d. reflex 防衛反射〔医学〕, 防御反射.

d. rupture 防御力破壊（炎症に対する抵抗性減退）.
d. substance 防御物質.
d. wound 防衛（防御）創〔医学〕.
défense musculaire [F] 筋性防御（防衛）.
de·fen·sin [difénsin] デフェンシン（好中球の顆粒中に存在する殺菌作用をもつ塩基性抗菌ペプチド）.
de·fen·sive [difénsiv] 防衛の〔医学〕, 防御の〔医学〕.
d. circle 防衛環.
d. driving 防衛運転.
d. medicine 防衛医療，保身医療，防御的医療〔医学〕（萎縮診療ともいわれ，医療過誤訴訟などを恐れ，リスクの高い疾患患者を忌避するような意味で用いられる）.
d. protein 防衛タンパク質（保護タンパク質）.
d. reflex 防御反射，回避反射（深部組織が外的刺激に対し防御の目的で行う反射）.
Defer meth·od [défə:r méθəd] デーフェル法（陰嚢水腫の治療に排液を行い，嚢を硝酸銀で焼灼する方法）.
def·er·ent [défərənt] ①輸出の，排泄の. ②〔輸〕精管の，= deferens.
d. canal 精管，= deferent duct, ductus deferens, vas deferens.
d. duct 〔輸〕精管〔医学〕，= ductus deferens.
de·fer·en·tec·to·my [dèfərəntéktəmi] 精管切除〔術〕〔医学〕，= vasectomy.
de·fer·en·tial [dèfərénʃəl] 精管の.
d. artery 精管動脈〔医学〕.
d. plexus [TA] 精管神経叢，= plexus deferentialis（♂）[L/TA].
de·fer·en·ti·tis [dèfərəntáitis] 精管炎〔医学〕.
deferoxamine mesilate デフェロキサミンメシル酸塩 $C_{25}H_{48}N_6O_8$・CH_4O_3S：656.79（メシル酸デフェロキサミン，酸アミド系解毒薬（鉄）. 3価の鉄イオンと結合して安定な水溶性のフェリオキサミンBを形成する. 原発性ヘモクロマトーシス，続発性ヘモクロマトーシス，慢性鉄過剰症における尿中への鉄排泄増加）.

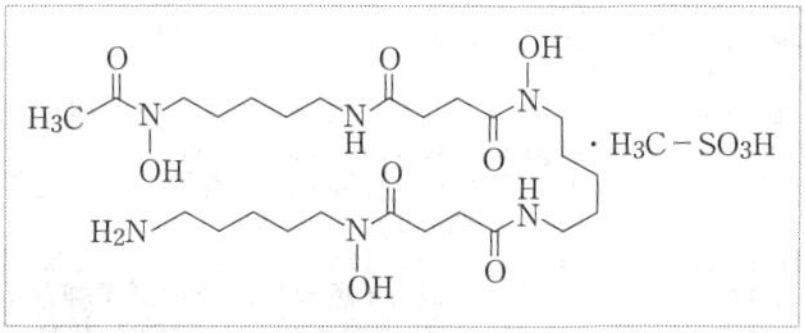

deferred shock 遅延性ショック，= delayed shock.
de·fer·ri·za·tion [di(:)fèrizéiʃən] 除鉄〔医学〕.
de·fer·ves·cence [dì(:)fə:vésəns] 解熱期〔医学〕，解熱，発熱停止.
de·fer·ves·cent [dì(:)fə:vésənt] ①解熱作用の. ②解熱薬.
d. stage 解熱期〔医学〕.
de·fi·bril·la·tion [di(:)fàibriléiʃən] ①除細動，細動除去〔医学〕. ②線維素分離.
de·fi·bril·la·tor [di(:)fíbrileitər] 細動除去器〔医学〕，除細動器.
defibrinated blood 脱線維素血〔医学〕.
de·fi·bri·na·tion [di(:)fàibrinéiʃən] 脱線維素〔医学〕，線維素除去. 形 defibrinated.
d. syndrome 脱線維素症候群〔医学〕，= disseminated intravascular coagulation.
de·fib·u·la·tion [di(:)fìbjuléiʃən] 陰部開放.
de·fi·cien·cy [difíʃənsi] ①不足，欠失，欠乏，欠落，脱落，不全. ②欠除次数.
d. anemia 欠乏性貧血（ビタミンその他栄養素の欠乏による）.
d. disease 欠乏〔性〕疾患〔医学〕，欠乏症，= deprivation disease.
d. of pancreatic body and tail 膵体尾部欠損〔医学〕.
d. of phosphofructokinase ホスホフルクトキナーゼ欠損症（運動筋の易疲労を主徴とした常染色体性劣性遺伝の代謝性ミオパチー. わが国で発見されたので垂井病ともいう）.
d. phenomenon 脱落症状，欠損症状（器官を切除したために現れる現象）.
d. symptom 欠落症状，欠乏症状〔医学〕（内分泌，ビタミンなどの）.
de·fi·cient [difíʃənt] 欠乏した，不足した.
d. diet 欠乏飼料〔医学〕.
d. intake 摂取不足〔医学〕.
d. pulse 脈拍欠損〔医学〕.
def·i·cit [défisit] 欠損，欠陥，欠落，不足，欠乏.
d. in orientation 見当識欠損.
defined-formula diet 成分規定食〔医学〕.
defined medium 特定培地〔医学〕.
definite diagnosis 確定診断〔医学〕.
definite duct 直乳管（乳房の）.
definite host 固有宿主.
definite inflorescence 有限花序，= cymose inflorescence, determinate i..
definite proportion 定比例.
def·i·ni·tion [definíʃən] ①定義. ②解像力（レンズの）.
de·fin·i·tive [difínitiv] 恒久性の，最終的な.
d. callus 確定性仮骨（骨折の両端間の滲出物）.
d. carrier 確定保因者〔医学〕.
d. compact bone 完成緻密骨〔医学〕.
d. diagnosis 確定診断〔医学〕.
d. erythroblast 恒久性赤芽球.
d. erythrocyte 恒久性赤血球.
d. fetal period 完成胎児期〔医学〕.
d. finger 完成指〔医学〕.
d. host 固有宿主〔医学〕，= final host.
d. kidney 後腎，= metanephros.
d. lysosome 恒久性リソソーム，= secondary lysosome.
d. method 基準法，絶対的標準法.
d. percussion 限定的打診法.
d. radiation therapy 根治的放射線治療〔医学〕.
d. series 恒久（二次）性血球系.
d. variation 定着変異.
d. yolk sac 〔完成〕卵黄嚢〔医学〕.
deflected nasal septum 鼻中隔彎曲症〔医学〕.
de·flec·tion [diflékʃən] ①反屈，反屈位. ②偏向，変角. ③動揺（心電図の），偏位（心電図の），= deflexio [L].
d. attitude 反屈姿勢.
d. of complement 補体転向，= complement deviation.
deflective occlusal contact 偏位性咬合接触.
de·flec·tom·e·ter [dì(:)flektámitər] たわみ計.
deflexion attitude 伸展胎勢〔医学〕.
de·floc·cu·la·tion [di(:)flàkjuléiʃən] 脱凝集〔医学〕.
de·flo·ra·tion [dèflɔ:réiʃən] 破瓜，破花（処女性を失うこと，女性の初回性交），= deflowering.
de·flo·res·cence [dèflɔ:résins] 発疹消退.
de·flu·vi·um [diflú:viəm] 排出，漏出，= defluxio.
de·flux·io [diflʌ́kʃiou] [L] 排出，流出，漏出，脱落，消失.
d. capillorum 脱毛症，= defluvium capillorum.
d. ciliorum 睫毛脱落.
de·flux·ion [diflʌ́kʃən] 排出，漏出〔医学〕，= de-

D

fluxio.
defoaming agent 消泡剤〔医学〕, あわ(泡)止め剤〔医学〕.
de·for·ma·bil·i·ty [di(:)fɔ̀:məbíliti] 変形能〔医学〕.
deformans arthritis 変形〔性〕関節炎.
deformans polyarthritis 変形性多発〔性〕関節炎〔医学〕.
de·for·ma·tio [dì(:)fɔ:méiʃiou] 奇形, = deformation, deformity, malformation.
d. cranialis 頭蓋奇形.
de·for·ma·tion [dì(:)fɔ:méiʃən] ① 変形〔医学〕, 奇形, = deformity. ② ひずみ, ゆがみ, = distortion.
de·form·ing [di(:)fɔ́:miŋ] 奇形生成性の, 変形性の.
d. bronchitis 変形〔性〕気管支炎.
de·for·mi·ty [difɔ́:miti] 変形, 奇形, 変態〔医学〕, 形質転換〔医学〕, 異常〔性〕〔医学〕, = malformation.
d. of lobule 耳垂変形.
d. of rib 肋骨変形.
d. of thorax 胸郭変形.
de·fun·da·tion [difʌndéiʃən] 子宮底部および卵管切除.
de·fun·dec·to·my [dìfʌndéktəmi] 子宮底切除〔術〕, = defundation.
de·fur·fur·a·tion [di(:)fə:fjuréiʃən] ぬか(糠)状形成, 粃糠疹.
de·fuse [di(:)fjú:z] 本能分離(2つの原始本能に分離することをいう精神分析学の術語).
de·gan·gli·on·ate [di(:)gǽngliəneit] 癤腫を切除する.
de·gas·i·fi·ca·tion [di(:)gæ̀sifikéiʃən] 脱気〔医学〕.
de·gas·sing [di(:)gǽsiŋ] ガス除去の.
d. mold ガス抜型(樹脂の).
d. treatment ガス中毒療法.
de·gen·er·a·cy [diʤénərəsi] ① 変性〔症〕. ② 退化, 重なり(固有値の).
de·gen·er·ate [diʤénəreit] ① 変質した, 退化した. ② 変性者, 変質者.
d. family 退化家系.
d. gas 退化気体.
de·gen·er·a·tio [diʤènəréiʃiou] 変性, = degeneration.
d. adiposogenitalis 脂肪性器性異栄養症, = dystrophia adiposogenitalis.
d. genitosclerodermica 性器硬皮性変性.
d. maculae luteae familiaris 家族性黄斑部変性(① Oatman 型(10歳以下に発病し, 白痴, てんかん様発作を伴う). ② Stargardt 型(12～15歳に発病して知能発育の遅れたもの)).
d. micans 光沢変性.
de·gen·er·a·tion [diʤènəréiʃən] ① 変性(病理)〔医学〕. ② 変質(精神病学), 偏異(精神病学). ③ 退化〔医学〕(主として細胞における原形質の変化をいうので, その実質が化学的変化であれば真性変性であるが, 単に異物が沈着または蓄積した場合には浸潤という. 組織における変性は死滅に至らしめることもある. 精神的変性は痴呆という). ④ 縮退, 縮重(物理, 数学). 形 degenerative.
de·gen·er·a·tive [diʤénərətiv] 退行性の, 変性の.
d. arthritis 変形性関節症〔医学〕, 変形性関節炎, = hypertrophic arthritis.
d. atrophy 変性萎縮(主として細胞の).
d. blood shift 変性血液移動(Schilling が用いた語で, 骨髄が未熟型の血球を末梢血中へ送り出すとともに白血球に退行変性が現れる状態).
d. chorea 変性舞踏病.
d. cyst 変性嚢胞.
d. disease 変性疾患〔医学〕.
d. encephalomyelopathy 変性脳脊髄症〔医学〕.
d. index 変性指数(毒性顆粒を含んだ好中球の割合).
d. intervertebral disc 椎間板変性〔症〕.
d. joint disease (DJD) 変性関節疾患〔医学〕, 変形性関節症.
d. myopia 変性近視〔医学〕.
d. nephritis 変性腎炎〔医学〕(腎症のこと), = nephrosis.
d. neuritis 退行性神経炎.
d. pannus 変性パンヌス〔医学〕.
d. psychosis 変質精神病(変質を基盤とする精神病で, 今日でいう非定型精神病), = psychosis of degeneration.
d. spondylolisthesis 変性脊椎すべり症〔医学〕.
d. tear 変性断裂.
d. tic 変性性チック(神経中枢の変性によるチック).
de·germ [di(:)ʤə́:m] 細菌除去.
de·glab·ra·tion [dì(:)glæbréiʃən] 脱毛化.
deglobulization crisis 血球減少発症(溶血性黄疸においてみられる急激な赤血球破壊).
de·glov·ing [di(:)glʌ́viŋ] 下顎露出術.
d. injury 剥脱損傷〔医学〕, ディグロービング損傷, 手袋状剥皮損傷(回転機械あるいは走行中の自動車のタイヤに四肢もしくは頭皮が巻き込まれ, 急激な牽引力により皮膚損傷を生じた状態をいう).
Deglut [L] 嚥下 deglutiatur の略.
deglutible electrode 嚥下導子(食道または胃内通電の目的の).
de·glu·ti·tion [dì(:)glu:tíʃən] 嚥下〔医学〕, 飲み込み, = swallowing. 形 deglutitive, deglutitory.
d. apnea 嚥下性無呼吸〔医学〕.
d. center 嚥下中枢〔医学〕.
d. disorder 嚥下障害〔医学〕.
d. pneumonia 吸引〔性〕肺炎〔医学〕, 嚥下性肺炎〔医学〕.
d. reflex 嚥下反射〔医学〕.
d. syncope 嚥下性失神, = swallow syncope.
deglutitive relaxation 嚥下性弛(し)緩〔医学〕.
Degos, Robert [dəgɔ́:] デゴス(1904生, フランスの皮膚科医).
D. disease デゴス病(悪性萎縮性丘疹症), = Degos syndrome, malignant atrophic papulosis.
D. syndrome デゴス症候群(悪性萎縮性丘疹症), = Degos disease, malignant atrophic papulosis.
deg·ra·da·tion [dègrədéiʃən] ① 劣化〔医学〕, 退化〔医学〕, 低下〔医学〕. ② 減成(複雑な化合物が単純なものに変化すること). ③ 退歩(器官が発達しないこと).
d. product 分解産物.
degraded liver 分画肝(ゴリラの肝に似て, 多葉に分画された肝).
de·gran·u·la·tion [di(:)grænjuléiʃən] 脱顆粒〔医学〕(刺激因子がレセプターを介してその刺激を細胞内に伝達した場合, 分泌顆粒膜と表面細胞膜が融合し, 顆粒内容物が細胞外に放出されること), = exosytosis.
d. of mast cell マスト細胞脱顆粒反応, 肥満細胞脱顆粒現象(マスト細胞が刺激をうけ, 好塩基顆粒内容物を放出する反応).
de·gree [digrí:] ① 程度, 度合い. ② 度((1)角の単位名で, 2直角の1/180は1度, 1度の1/60を1分, 1分の1/60を1秒といい, それぞれ °, ′, ″ の記号で表す. (2)温度の単位名で ° の符号を用いる). ③ 学位(修学を証明するための称号). ④ 次数.
d. centigrade 摂氏度, = °C.
d. Fahrenheit 華氏度, = °F.
d. of freedom ① 自由運動性(機械学における物

体などの）．② 自由変異性（物理化学における化学系の）．③ 自由度（統計学用語）．
d. of freedom of motion 運動自由度．
d. of invalidity 障害等級〔医学〕．
d. of kidship 親等．
d. of labor 労作強度．
de·growth ［digróuθ］ 成長減退（成長期後の体重減退）．
degumming enzyme 解膠酵素（ペクチン分解酵素の一つ）．
de·gus·ta·tion ［dì(:)gʌstéiʃən］ 賞味，試味．
de·hab ［dí:hɑ:b］ スラ，= surra．
de·he·ma·tize ［dihí:mətaiz］ ① 乏血．② 瀉血する．
de·he·mo·glo·bin·ize ［di(:)hì:mouglóubinaiz］ ヘモグロビンを除去する（赤血球から）．
dehepatized animal 除肝動物．
Dehio, Karl Konstantinovitch ［déhiou］ デヒオ（1851-1927，ロシアの医師）．
D. test デヒオ試験（徐脈試験法でアトロピンを注射して是正される場合は迷走神経の機能障害であるが，変化を起こさなければ心筋の器質的障害），= atropine test．
de·his·cence ［dihísəns］ ① 披裂，裂開．② 骨間隙（骨管洞の境界の欠損）．㊎ dehiscent．
dehiscent fruit 裂開果．
de·hu·man·i·za·tion ［di(:)hjù:mənizéiʃən］ 人間性喪失（人間性がなくなること（ある種の精神病における））．
de·hu·mid·i·fi·ca·tion ［dì(:)hju:mìdifikéiʃən］ 除湿〔医学〕．
de·hu·mid·i·fy·ing ［dì(:)hju:mídifaiiŋ］ 減湿〔医学〕．
de·hy·da·sal ［diháidəsəl］ デハイダサル（プリスコルに類似の作用を示す抗ヒスタミン薬で，末梢脈管症，高血圧の治療に用いられる），= diethylaminoethanol．
de·hy·drase ［di(:)háidreis］ 脱水素酵素，= dehydrogenase．
de·hy·dra·tase ［di(:)háidrəteis］ 脱水酵素，デヒドラターゼ．
de·hy·drate ［di(:)háidreit］ ① 脱水物．② 脱水する．
de·hy·drat·ed ［di(:)háidreitid］ 脱水〔医学〕．
d. alcohol 無水アルコール〔医学〕，= absolute alcohol，alcohol dehydratum．
d. castor oil 脱水ひまし油〔医学〕．
d. creatine 脱水クレアチン，= creatinine．
d. food 乾燥食品〔医学〕．
de·hy·drat·er ［di(:)háidreitər］ 脱水機〔医学〕．
dehydrating agent 脱水剤〔医学〕．
dehydrating press 脱水プレス〔医学〕．
dehydrating tower 脱水塔〔医学〕．
de·hy·dra·tion ［dì(:)haidréiʃən］ ① 脱水（物体の水分を除去すること）．② 脱水症〔医学〕．
d. fever 脱水熱〔医学〕，渇熱（一過性脱水状態における発熱），= transitory fever．
d. proteinuria 脱水性タンパク尿．
d. reaction 脱水反応（脱水時にナトリウムとクロールは血漿濃度が上昇するにもかかわらず，さらに尿細管から再吸収される現象）．
dehydr(o)- ［di(:)haidr(ou), -dr(ə)］ 脱水または水素除去の意味を表す接頭語．
de·hy·dro·a·cet·ic ac·id ［di(:)hàidrouæsí:tik ǽsid］ デヒドロ酢酸（防腐剤）．
de·hy·dro·an·dros·ter·one ［di(:)hàidrouændrástəroun］ デヒドロアンドロステロン ㊍ 3-trans-dihydro-xy-17-ketoandrostene $C_{19}H_{32}O_2$，= dehydroisoandrosterone．
de·hy·dro·a·scor·bic ac·id ［di(:)hàidrouæskó:bik ǽsid］ 酸化〔型〕アスコルビン酸 $C_6H_6O_6$（アスコルビン酸分子から水素2分子が除かれた酸化型で，比較的無効物）．
de·hy·dro·bil·i·ru·bin ［di(:)hàidroubìlirú:bin］ デヒドロビリルビン，= biliverdin．
de·hy·dro·cho·lan·er·e·sis ［di(:)hàidroukàlənérisis］ デヒドロコール酸排泄増加（胆汁中の脱水胆汁酸生成亢進）．
de·hy·dro·cho·late ［di(:)hàidrəkáleit］ デヒドロ胆汁酸塩．
d. test デヒドロコール酸塩試験（血液循環時間の測定方法で，デヒドロコール酸を肘静脈に注射し，舌に苦味を感ずるまでの時間で正常値は13秒）．
7-de·hy·dro·cho·les·ter·ol ［- di(:)hàidroukəléstərɔ:l］ 7-デヒドロコレステロール，7-デヒドロコレステリン $C_{27}H_{44}O$（皮膚に存在するコレステリンの一種で，紫外線照射により活性ビタミン D_3 に変化する），= provitamin D_3．
de·hy·dro·cho·lic ac·id ［di(:)hàidrəkálik ǽsid］ デヒドロコール酸 ㊍ 3,7,12-trioxo-5β-cholan-24-oic acid $C_{24}H_{34}O_5$：402.52（コール酸系利胆薬．胆汁うっ滞を伴う胆疾患に用いる），= decholin，dehychol．

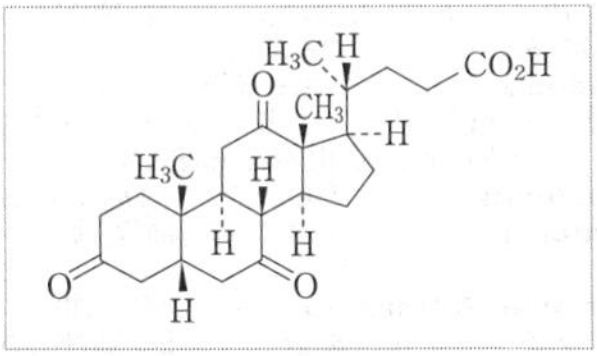

11-de·hy·dro·cor·ti·cos·ter·one ［- di(:)hàidroukɔ̀:tikástəroun］ 11-デヒドロコルチコステロン $C_{21}H_{28}O_4$（副腎皮質ホルモンのうち糖コルチコイドの一つ），= Kendall compound A．
de·hy·dro·co·ryd·a·line ［di(:)hàidroukərídəlin］ デヒドロコリダリン $C_{22}H_{23}NO_4$（エンゴサク［延胡索］（*Corydalis* 属植物）根茎に存在する黄色結晶アルカロイド）．
de·hy·dro·cy·cli·za·tion ［di(:)hàidrousàiklizéiʃən］ 脱水素環化〔医学〕．
de·hy·dro·ep·i·an·dros·ter·one (DHEA) ［di(:)hàidrouèpiændrástəroun］ デヒドロエピアンドロステロン（正常ヒト尿中に存在する 17-ketosteroid の一種），= dehydroisoandrosterone．
de·hy·dro·gen·ase ［di(:)háidrəʤəneis, -haidrá-］ 脱水素酵素〔医学〕（生体内で行われる反応において水素を放出するときに触媒し，放出された水素は水素受容体 hydrogen acceptor と結合して，それを還元する），= dehydrase．
d. deficiency 脱水素酵素欠損症〔医学〕．
de·hy·dro·gen·a·tion ［di(:)hàidrouʤənéiʃən］ 脱水素化〔作用〕〔医学〕（水素受容体の反応による脱水素性間接酸化）．㊐ dehydrogenate．
de·hy·dro·hal·o·gen·a·tion ［di(:)hàidrouhæləʤənéiʃən］ 脱ハロゲン化水素〔医学〕．
de·hy·dro·i·so·an·dros·ter·one ［di(:)hàidrouàisouændrástəroun］ デヒドロイソアンドロステロン $C_{19}H_{28}O_2$（尿中に排泄される17-ケトステロイドの一種で，弱い男性ホルモン作用を示し，テストステロン合成の中間体として重要な化合物）．
de·hy·dro·mor·phine ［di(:)hàidroumɔ́:fin］ デヒドロモルフィン $C_{34}H_{36}N_2O_6$-$3H_2O$（モルフィンの酸化物で，モルフィンと同様の化学作用を示す無毒物），= oxydimorphine，phormine，pseudomorphine．
de·hy·dro·pep·ti·dase ［di(:)hàidrəpéptideis］ デヒドロペプチダーゼ（グリシルデヒドロフェニルアラニンを分解してアンモニア，フェニル焦性ブドウ酸およびグリシンを生ずる．腎臓酵素で Bergman と Schleich の命名(1932)による．Ⅰ型，Ⅱ型が区別されている)．

de·hy·dro·ret·i·nol [di(:)hàidrərétinɔ:l] デヒドロレチノール，ビタミンA（ビタミンAはビタミンA_1とA_2に大別されるが，A_2に属するビタミンであり，A_1であるレチノールの3位で脱水素されたもの）．

deicing agent 氷結防止剤〔医学〕．

de·io·din·a·tion [di(:)àiədinéiʃən] 脱ヨード〔医学〕，脱ヨウ素〔化〕．

de·i·on·i·za·tion [di(:)àiənizéiʃən] イオン消失，イオン交換，脱イオン〔化〕〔医学〕．動 deionize.

d. time イオン消失時間，脱イオン時間．

D

deionized water 脱イオン水〔医学〕，イオン置換水．

dei·rid [dáirid] 頸乳頭．

dei·ter·al [dáitərəl] ダイテルス核の．

deiterospinal tract ダイテルス核脊髄路．

Deiters, Otto Friedrich Karl [dáiterz] ダイテルス（1834–1863，ドイツの解剖学者）．

D. cells ダイテルス細胞（① コルチ器官の外支持細胞で，基底板に固着し，外有毛細胞を支える．②神経膠の星状またはクモ状細胞．③ 神経突起が長く，樹状突起の短いタイプの神経細胞）．

D. nucleus ダイテルス核（第四脳室床にある灰白質塊で，索状体の内側にあり，聴神経の正中根の起始をなす），= lateral vestibular nucleus.

D. phalanges ダイテルス節，= Deiters cells.

D. process ダイテルス突起（神経軸），= neuraxone.

D. terminal frames ダイテルス終末板（コルチ器官内にあるダイテルス細胞とヘンセン細胞とを連結する板状構造）．

D. tract ダイテルス路，= vestibulospinal tract.

dé·jà [déʒa] [F] すでに，既往の．

d. entendu 既聴体験〔感〕．

d. éprouvé 既証体験．

d. reconté 既述体験（記憶錯誤），= paramnesia.

d. vécu 既体験感〔医学〕．

d. vu 既視感〔医学〕，= déjà pansée.

d. vu phenomenon 既視現象．

de·jec·ta [diʤéktə] 排泄物，廃物．

de·jec·tion [diʤékʃən] ① 排便，排出．② 憂うつ，消沈，阻喪．③ 拒否．

Déjerine, Joseph Jules [dèʤərín] デジェリン（1849–1917，フランスの神経科医）．

D. disease デジェリン病（進行性肥厚性間質ニューロパチー）．

D. hand phenomenon デジェリン手現象．

D.–Landouzy atrophy デジェリン・ランドゥジー筋萎縮症，= facioscapulohumeral atrophy.

D.–Lichtheim phenomenon デジェリン・リヒトハイム現象（皮質下運動性失語症においては，発語は不能であるが，文字の音節を指で表すことができる現象）．

D. peripheral neurotabes デジェリン末梢神経癆（末梢性神経癆で，髄性と区別していう）．

D. reflex デジェリン反射．

D.–Roussy syndrome デジェリン・ルシー症候群（視床症候群），= thalamic syndrome.

D. sign デジェリン徴候（神経根炎の症状が咳嗽などによる緊張のため悪化する徴候）．

D.–Sottas disease デジェリン・ソッタス病（神経原性筋萎縮症の一型），= progressive hypertrophic interstitial neuropathy.

D.–Sottas type of atrophy デジェリン・ソッタス型萎縮（小児肥厚性間質ニューロパチー）．

D. syndrome デジェリン症候群（① 皮質性感覚障害症候群で，立体覚，強度，差異などの感覚消失を特徴とする．② 延髄症候群で，上部の病変により，同側の第12脳神経の全麻痺，対側には片麻痺を起こし，下部の病変は喉頭と口蓋の麻痺を起こす．③ 神経根炎の症候群で，その神経分布部よりはむしろ神経根あるいはその分節部の痛覚，運動，知覚などの障害を起こす．④ 脊髄後柱の長根線維症候群で，深部感覚は消失するが触覚は正常である脊髄癆様症状を特徴とする）．

Déjerine–Klumpke, Augusta [dèʒərín klú:mpki] デジェリンクルンプケ（1859–1927，フランスの神経学者，Déjerine, J. J. の妻）．

D.–K. palsy デジェリンクルンプケ麻痺．

D.–K. paralysis デジェリンクルンプケ麻痺（腕神経叢，第8頸神経，第1胸神経の病変による萎縮性麻痺），= brachial birth palsy.

D.–K. syndrome デジェリンクルンプケ症候群．

deka– [dekə] 10倍の意味を表す接頭語，= deca–.

dek·a·nem [dékənim] デカネム．→ nem.

Del Castillo syndrome デルカスティーヨ症候群．

delacerating teeth 彎曲歯．

de·lac·er·a·tion [di(:)læsəréiʃən] 切裂．

de·lac·ri·ma·tion, de·lac·ry·ma·tion [di(:)lækriméiʃən] 流涕，催涙，流涙．

de·lac·ta·tion [dì(:)læktéiʃən] 離乳〔医学〕，乳ばなれ〔医学〕，断乳，= weaning.

Delafield, Francis [déləfi:ld] デラフィールド（1841–1915，アメリカの病理学者）．

D. fluid デラフィールド液（1%オスミウム酸10 mL，0.2%クロム酸100mL，酢酸1mL，95%アルコール100mLの混合液で，繊細な組織標本の固定に用いる）．

D. hematoxylin デラフィールドヘマトキシリン（ヘマトキシリン，アンモニアミョウバン，無水アルコール，メタノール，グリセリン，水とを混ぜた液を3〜4日間日光にさらして成熟させたものの濾液にグリセリンとアルコールとを加えた染色液）．

D. hematoxylin staining solution デラフィールドヘマトキシリン液（アンモニアミョウバン，ヘマトキシリン，アルコール，グリセリン，メタノール，水，調製にはまずアンモニアミョウバンを水に，またヘマトキシリンはアルコールに溶かしたものを混ぜて，日光に4日間さらして濾過したものにグリセリンとメタノールを加え，密栓びんに2ヵ月以上貯蔵したうえ用いる）．

de·lam·i·na·tion [dilæminéiʃən] ① 分離形成層（胞胚壁が内胚葉と外胚葉に分離すること）．② 離層法．

de·lay [diléi] 遅らせる，遅延，遅滞．

de·layed [diléid] 遅延の，遅発の．

d. action 遅延作用．

d.–action preparation 徐放性製剤，遅効性製剤〔医学〕．

d. adolescence 思春期遅発症，= delayed puberty.

d. allergy 遅延型アレルギー〔医学〕（感作されたT細胞によって伝達される遅延型の過敏症（Ⅳ型アレルギー反応）．アレルゲンと接触して24〜48時間で最大の反応を生じる）．

d. apoplexy 後発性卒中．

d. asphyxia 遅延窒息．

d. blanch phenomenon 〔アセチルコリン〕遅発蒼白反応（アセチルコリン皮内注射後，3〜5分で蒼白斑を生ずる現象．アトピー性皮膚炎に特徴的）．

d. cell–mediated reaction 遅延型細胞媒介反応〔医学〕．

d. climacteric 遅発更年期〔医学〕．

d. climacterium 遅発更年期．

d. closure 遅延閉鎖．

d. conditioned reflex 遅延条件反射〔医学〕，延滞条件反射〔医学〕．

d. conduction 遅延伝導（房室伝導の時間が正常値より0.2秒以上遅延するときにいう），= first degree A-V block.
d. cutaneous hypersensitivity 遅延型皮膚過敏反応（皮膚でみられるⅣ型アレルギー反応）.
d. death 遅延死〔医学〕.
d. delivery 遅延分娩〔医学〕.
d. dentition 遅発性生歯〔医学〕.
d. dominance 遅発優性（優性形質であっても個体発生初期には発現せず，後期になって初めて発現するもの）.
d. echolalia 遅発反響言語〔医学〕.
d. effect 遅発効果.
d. ejaculation 射精遅延，遅延射精〔医学〕.
d. eruption 萌出遅延，= retarded eruption.
d. fertilization 遅延受精〔医学〕.
d. fixation 二次的固定〔医学〕.
d. flap 遷延交差皮弁，遷延皮弁〔医学〕.
d. graft 遅延移植.
d. growth 成長遅延，発育遅延〔医学〕.
d. heat 後期熱（回復熱），遅延熱〔医学〕.
d. hemolytic reaction 遅発性溶血性副作用，= delayed hemolytic transfusion reaction.
d. hemolytic transfusion reaction 遅発性溶血性輸血副作用（輸血後1週間前後に出現する溶血症状）.
d. hemorrhage 遅発出血.
d. hypersensitivity 遅延型過敏症〔医学〕.
d. hypersensitivity T cell 遅延型過敏症惹起T細胞（遅延型過敏症を誘起する感作されたT細胞），= T_D.
d. implantation 遅延着床〔医学〕.
d. inheritance 後発遺伝〔医学〕，遅発遺伝〔医学〕.
d. intradermal reaction 遅延型皮内反応.
d. ischemic neurological deficits (DIND) 遅発性虚血神経脱落症状.
d. labor 遅産〔医学〕.
d. menarche 遅発月経.
d. menopause 遅発閉経.
d. menstruation 遅発月経〔医学〕，晩発月経〔医学〕，= delayed mensesonset.
d. motor development 運動発達遅滞〔医学〕.
d. mutation 遅発〔突然〕変異〔医学〕.
d. nephrogram 遅延性腎造影図〔医学〕.
d. neuronal loss 遅延性神経細胞消失〔医学〕，= delayed neuronal death.
d. nidation 着床遅延〔医学〕.
d. ovulation 遅延排卵〔医学〕.
d. pain 後発痛〔医学〕.
d. palsy 遅発〔性〕麻痺〔医学〕.
d. porosis 仮骨形成遅延〔医学〕.
d. primary closure 繰り延べ一次創閉鎖.
d. primary suture 遅延一次縫合〔医学〕，繰り延べ一次縫合.
d. puberty 晩発思春期〔医学〕，思春期遅発症，= delayed adolescence.
d. radiation injury 遅発性放射線障害，= late injury.
d. radiation necrosis 遅発性放射線脳壊死.
d. reaction 遅延反応〔医学〕，遅延型反応（刺激または抗原の接種ののち，これに対する反応が遅延すること）.
d. reflex 遅延反射〔医学〕.
d. reinforcement 遅延強化〔医学〕.
d. scan (image) 遅延スキャン〔像〕〔医学〕.
d. sensation 遅延感覚.
d. sleep phase syndrome (DSPS) 睡眠相後退症候群（慢性的に睡眠相が睡眠時間帯から遅れるという睡眠障害．思春期から青年期に多く，昼夜逆転生活が発症の要因となることも多い）.
d. speech development 言語発達遅滞〔医学〕，発達性言語障害（発達性失語），= developmental aphasia.
d. splenic rupture 遅延性脾破裂.
d. suture 遅延縫合〔医学〕，繰り延べ縫合，待機縫合.
d. symptom 後発症状〔医学〕，遅延症状.
d. toxicity 遅発（後発）毒性〔医学〕.
d. traumatic intracerebral hematoma (DTICH) 遅発性外傷性脳内血腫.
d. type allergy 遅延型アレルギー〔医学〕.
d.(-type) hypersensitivity 遅延〔型〕過敏反応（感作されたT細胞により伝達されるⅣ型アレルギー反応）.
d.(-type) hypersensitivity reaction 遅延〔型〕過敏症，遅延〔型〕過敏反応（Ⅳ型アレルギー）.
d. ulnar nerve palsy 遅発性尺骨神経麻痺（肘部での尺骨神経外傷後，緩徐に麻痺が出現する）.
d. union 遷延治癒〔医学〕，遷延癒合.
d. urogram 遅延性尿路造影.
Delbet, Paul ［dəlbéi］ デルベー（1866-1924，フランスの外科医）.
Delbet, Pierre L. E. ［dəlbéi］ デルベー（1861-1925，フランスの外科医）.
D. sign デルベー徴候（主動脈の動脈瘤の場合，拍動がなくなっても末梢部の栄養が維持されていれば副側血行が十分である）.
D. solution デルベー液（1,000mLの水に12.1gの無水塩化マグネシウムを溶解したもので，創傷の洗浄に用いる）.
Delbrück, Max ［débrik］ デルブリック（1906-1981，ドイツ生まれでアメリカに帰化した微生物学者．ウイルスの増殖機構と遺伝学的な構造の研究により，A. D. Hershey および S. E. Luria とともに1969年度ノーベル医学・生理学賞を受けた）.
de-lead ［di(:) léd］ 鉛除法（鉛中毒者にヨウ化カリウムを与える拮抗療法）.
deleading therapy 脱鉛療法（鉛中毒などにおいてカルシウム塩を調節しながら上皮小体，甲状腺に塩化アンモニアを投与する方法）.
DeLee, Joseph Bolivar ［dilí:］ ドリー（1869-1942，アメリカの産科医．産科，特に手術および母性保護のため多大の貢献があり，著書Principles and Practice of Obstetrics は教科書または参考書として有名である．DeLee forceps は Simpson forceps を改良したもの）.
del·e·te·ri·ous ［dèlití:riəs］ 有害な.
d. gene 有害遺伝子.
de·le·tion ［dilí:ʃən］ ①欠失（染色体や遺伝子の）．②削除，抹殺.
d. loop 欠失ループ〔医学〕.
d. map 欠失地図〔医学〕.
d. mutant 欠失変異体〔医学〕.
d. of chromosome 染色体欠失.
d. syndrome 欠失症候群〔医学〕.
Delhi sore 東方腫，皮膚リーシュマニア症，デリー潰瘍，= Oriental sore.
del·i·cate ［délikət］ ①敏感な（天秤などの）．②繊細な，菲薄な（組織構造の）．③蒲柳ほりゅうの，虚弱な（体質などの）.
de·lict ［dilíkt, dí:li-］ 犯罪〔医学〕.
del·i·ga·tion ［dèligéiʃən］ ①結紮．②包帯.
Delille, Arthur ［dəlí:jə, -lí:llə］ デリル（1876-1950，フランスの医師）.
D. syndrome デリル症候群（Rénon との共著で発表した下垂体機能異常 dyspituitarism で，低血圧，速脈，乏尿，不眠，多汗症などの症候群），= Rénon-Delille syndrome.

de·lim·ing [di(:)láimiŋ] 脱灰〔医学〕.
de·lim·i·ta·tion [dilìmitéiʃən] 限界決定. 形 delimiting.
delimiting keratotomy 限界角膜切開術(匐行性潰瘍の前進縁に接線的切開を施し, 他側の同様位置に達するような方法. Gifford).
de·lin·e·a·scope [di(:)líniəskoup] ① 指示器. ② 投射器(幻灯映写器の一種).
de·lin·quen·cy [dilíŋkwənsi] 犯罪〔医学〕.
de·lin·quent [dilíŋkwənt] 犯罪者〔医学〕.
del·i·ques·cence [dèlikwésəns] 潮解〔医学〕, 融化(空気中に放置した固体物質が空気中の水分を吸収し, その水に溶解して水溶液になる現象. 乾燥剤として利用される). 形 deliquescent.
de·liq·u·i·um [delíkwiəm] 放神, 精神衰退.
d. animi 気絶, 卒倒, = syncope.
delire chronique 慢性妄想病〔医学〕.
delire de revendication 復権妄想〔医学〕.
de·lir·ia [dilíəriə] (delirium の複数).
de·lir·i·ant [dilíriənt] ① せん(譫)妄者. ② せん妄〔発生〕薬〔医学〕.
de·lir·i·fa·cient [dilìriféiʃənt] ① せん(譫)妄発生. ② せん妄発生薬, = deliriant.
de·lir·i·ous [dilíriəs] せん(譫)妄性の〔医学〕, 精神錯乱の〔医学〕.
d. shock せん妄性ショック.
de·lir·i·um [dilíəriəm] せん(譫)妄〔医学〕, うわごと〔医学〕(中等度の意識混濁に妄想, 幻覚, 錯覚, 活発な感情変動, 運動性不安などの出現を特徴とする. 器質精神病, 症状精神病, 中毒精神病, 高齢者などにおいてみられる). 複 deliria. 形 delirious.
d. cordis 心臓乱動(心臓機能不全による).
d. epilepticum てんかん性せん妄.
d. furibundum 躁暴せん妄.
d. metabolicum 代謝性せん妄.
d. mussitans 呟語性せん妄.
d. of negation 虚無せん妄.
d. of persecution 被害せん妄.
d. of ruin 滅亡せん妄.
d. potatorum 酒客せん妄.
d. sine delirio 無せん妄性せん妄.
d. tremens 振戦せん(譫)妄〔医学〕.
del·i·tes·cence [dèlitésəns] ① 突然消失(症状の突然消失). ② 潜伏期(中毒または病毒の潜伏期).
delivering prescription 処方せん(箋)の交付〔医学〕.
de·liv·ery [dilívəri] ① 分娩, 出産. ② 導出, 摘出. 動 deliver.
d. accelerating drug 分娩促進薬〔医学〕.
d. at term 正期産〔医学〕.
d. before arrival 急産〔医学〕.
d. of head 児頭娩出.
d. of multiple fetuses 多胎分娩〔医学〕.
d. of placenta 胎盤娩出〔医学〕.
d. of sitting position 座位分娩.
d. pain 〔分娩〕陣痛.
d. pipe 導出管.
d. room 分娩室〔医学〕.
d. tube 誘導管〔医学〕.
dell [dél] 谷(特に細胞核にみられる小陥凹部).
Della Croce, Giovanni Andrea (Cruce) [délə krɔ́:tʃe] デラクローチェ(1514-1575, イタリアの医師. 冠状鋸手術による頭蓋の外科的手術に関する著書で有名).
del·le [dél] 凹窩(染色した赤血球の中央にみられる透明部).
del·len [délən] 角膜陥凹(涙液層の破壊による角膜の菲薄化).
Delmege sign [delmí:dʒi sáin] デルメゲ徴候(肺結核の初期に三角筋が平坦になること).
de·lo·cal·i·za·tion [di(:)lòukəlaizéiʃən] 非局在化〔医学〕.
del·o·mor·phous [dèloumɔ́:fəs] 定形の, 形態判然たる(境界明瞭な).
d. cell (塩酸分泌に関係する壁細胞のこと), = acid cell, oxyntic c., parietal c..
de·lous·ing [di(:)láuziŋ] シラミ〔虱〕駆除.
Delpech ab·scess [délpəʃi ǽbses] デルペッシュ膿瘍(急性無熱性膿瘍).
del·phi meth·od [délfai méθəd] デルファイ法(ある課題について専門家の見解を集約するための質問調査法の一つ).
Delphian node デルフィのリンパ節(頸部前方の喉頭前リンパ節. 甲状腺疾患により腫大する. Delphi は古代ギリシャ中部の町の名).
del·phi·nine [délfinain, -nin] デルフィニン $C_{34}H_{47}NO_9$ (*Delphinium staphisagria* に存在するアルカロイドで, 外用鎮痛薬).
Del·phin·i·um [delfíniəm] ヒエンソウ〔飛燕草〕属(キンポウゲ科 *Ranunculaceae* の一属で, 有毒アルカロイドを含む植物).
del·phi·noi·dine [dèlfinɔ́idin] デルフィノイジン $C_{25}H_{42}NO_4$ (*Delphinium staphisagria* から得られるアルカロイド).
del·phi·sine [délfisin] デルフィシン $C_{31}H_{50}NO_7$ (*Delphinium staphisagria* のアルカロイド).
del·ta, Δ, δ [déltə] ① デルタ(ギリシャ語アルファベットの第4字). ② 三角〔形〕のもの.
d.-aminobutyric acid amino transferase デルタ-アミノ酪酸アミノトランスフェラーゼ.
d.-aminolevulinate dehydratase デルタ-アミノレブリンデヒドラターゼ.
d.-aminolevulinic acid デルタ-アミノレブリン酸(縮合によりポルフィリノゲンに転換する物質), = delta-aminolevulic acid.
d. antigen デルタ抗原(D 型肝炎ウイルスのマーカー抗原であり, コアの RNA ゲノムより構成されている).
d. cell デルタ細胞(膵島または下垂体前葉の細胞).
d. cell of anterior lobe of hypophysis 下垂体前葉デルタ細胞.
d. cell of pancreas 膵デルタ細胞.
d. chain デルタ鎖(免疫グロブリン IgD の H 鎖を δ 鎖と呼ぶ).
d. chain immunoglobulin デルタ鎖免疫グロブリン〔医学〕.
d. fibers デルタ線維.
d. fornicis 弓隆三角(海馬交連), = commissura hippocampi, lyra.
d. function デルタ関数〔医学〕.
d. granule デルタ顆粒(膵臓デルタ細胞の顆粒, またはアズール顆粒).
d. hepatitis デルタ型肝炎.
d. ray デルタ線〔医学〕(アルファ線が通過するとき, 気体中に生ずる二次ベータ線).
d. ray track デルタ線飛跡〔医学〕.
d. rhythm デルタリズム〔医学〕, デルタ波(周波数 0.5〜3.5Hz の脳波で, 正常睡眠時の波).
d. rhythm electroencephalography デルタリズム脳波記録法(検査法)〔医学〕.
d.-sulfur (δ-S) デルタ-イオウ(イオウの同素体の一つで, 単斜晶系に属し, 準安定である).
d.-tocopherol デルタ-トコフェロール $C_{27}H_{46}O_2$ (最も強力な抗酸化作用を示す).
d. wave デルタ波〔医学〕(① 脳波において 4Hz 未満の周波数を示すもの. ② Wolff-Parkinson-White 症候群の心電図でみられるゆっくりとした Δ 型の QRS

波の立ち上がり).

del·ta·cism [déltəsizəm] ダ行発音不全, ダ行構音障害 [医学].

Del·ta·ret·ro·vi·rus [dèltərètrouváiərəs] デルタレトロウイルス属(レトロウイルス科の一属で, ヒトTリンパ球向性ウイルスなどが含まれる).

Del·ta·vi·rus [dèltəváiərəs] デルタウイルス属(一本鎖RNAウイルスで, D型肝炎ウイルスが含まれる. ウイルス科は未定).

del·toid [déltɔid] [TA] ① 三角筋, = musculus deltoideus [L/TA]. ② 三角(△)形の.

d. branch [TA] 三角筋枝, = ramus deltoideus [L/TA].

d. contracture 三角筋拘縮症.

d. crest 三角稜, 三角筋粗面, = tuberositas deltoidea.

d. eminence 三角筋隆起, 三角筋粗面, = deltoid impression, tuberositas deltoidea.

d. fascia [TA] 三角筋膜, = fascia deltoidea [L/TA].

d. impression 三角稜, = deltoid crest.

d. ligament [TA] 三角靱帯, = ligamentum deltoideum [L/TA].

d. muscle 三角筋, = musculus deltoideus.

d. region [TA] 三角筋部, = regio deltoidea [L/TA].

d. ridge 三角筋稜.

d. spine 三角筋棘, = deltoid tubercle.

d. tubercle [TA] 三角筋結節*(三角筋の付着する鎖骨の隆起), = tuberculum deltoideum [L/TA].

d. tuberosity [TA] 三角筋粗面, = tuberositas deltoidea [L/TA].

deltoideus contracture 三角筋拘縮症.

deltopectoral flap 三角筋部皮弁 [医学], 三角筋胸筋皮弁, = DP flap.

deltopectoral groove 三角筋胸筋溝.

deltopectoral nodes [TA] 三角筋胸筋リンパ節, = nodi deltopectorales [L/TA].

deltopectoral triangle [TA] 三角胸筋三角, = trigonum deltopectorale [L/TA].

de·lu·sion [dil(j)ú:ʒən] 妄想 [医学] (理論やほかの証拠によっては変えることのできない誤った確信). 形 delusional.

d. of amnesty 赦免妄想, 赦罪妄想.

d. of belittlement 微小妄想(ミクロマニー, 微小狂), = micromania.

d. of control 影響妄想, させられ妄想, = delusion of being controlled.

d. of culpability 罪業妄想 [医学], 自責妄想 [医学].

d. of dermatozoiasis 皮膚寄生虫妄想.

d. of foreign influence 影響妄想 [医学].

d. of grandeur 誇大妄想〔狂〕[医学].

d. of guilt 自責妄想 [医学], 罪業妄想 [医学], = delusion of sin.

d. of imagination 想像妄想 [医学].

d. of influence 被影響妄想, 影響妄想, = delusion of being influenced.

d. of interpretation 解釈妄想 [医学].

d. of invention 発明妄想 [医学].

d. of jealousy 嫉妬妄想 [医学].

d. of negation 否定妄想 [医学].

d. of notice 注視妄想 [医学].

d. of observation 注察妄想 [医学] (注視妄想ともいい, 周囲から自分が注目されていると確信する. 統合失調症に多くみられる).

d. of persecution 被害妄想 [医学], 追跡妄想, 迫害妄想(一般に被害妄想といわれているもの).

d. of physical persecution 物理的被害妄想.

d. of poisoning 被毒妄想 [医学] (被害妄想の一種).

d. of posession けだもの妄想, 憑依妄想, つきもの妄想 [医学], 狐つき, 狼化妄想, 犬化妄想, 獣化妄想.

d. of poverty 貧困妄想 [医学].

d. of pursuit 追跡妄想 [医学], 迫害妄想 [医学].

d. of reference 関係妄想 [医学] (被害妄想).

d. of robbery 盗害妄想 [医学].

d. of self-accusation 自責妄想 [医学], 罪業妄想.

d. of sin 罪業妄想.

d. of transformation 変身妄想 [医学].

de·lu·sion·al [dilú:ʒənəl] 妄想的な, 妄想の [医学].

d. disorder 妄想〔性〕障害.

d. idea 妄想様観念 [医学].

d. imagination 妄想様構想 [医学].

d. insanity 妄想精神病.

d. interpretation 妄想様解釈 [医学].

d. intuition 妄想着想.

d. mood 妄想気分 [医学].

d. perception 妄想知覚 [医学].

d. remembrance 妄想追想 [医学].

d. representation 妄想表象 [医学].

d. stupor 妄想性昏迷.

delusive inspiration of thought 思考吹入(自分のものでない考えが外部から吹き込まれるという体験).

delusive manufacture of thought させられ思考, 作為体験(日本以外では使用することが少ない表現).

delusory parasitism 偽寄生〔現象〕.

delusory parasitosis 偽寄生虫症.

de·lus·ter·ing [di(:)lʌ́stəriŋ] つや消し [医学].

d. agent つや消し剤 [医学].

demagnetization coefficient 反磁場係数.

demagnetizing field 反磁場.

demagnetizing force 消磁力.

de·mand [dimǽnd] ① 要求する. ② 要求.

d. curve 需要曲線.

d. pacemaker デマンド型ペースメーカー(心臓自体の電気活動が起こるとペースメーカーからの電気刺激が抑えられる人工ペースメーカー).

d. pacing デマンド型ペーシング.

de·man·gan·i·za·tion [di(:)mæ̀ŋgənizéiʃən] 除マンガン [医学].

de·mar·ca·tion [dì(:)mɑ:kéiʃən] 分画 [医学], 分界(組織が局所的に死滅した場合, その壊死巣の周辺部において起こる過程).

d. current 限界電流(健全な組織から損傷組織に向かい流れる電流).

d. line of retina 網膜の境界線.

d. membrane 分画膜 [医学].

d. potential 傷害電位 [医学], 分画電位, 損傷電位 [医学] (負傷を受けた神経または筋の断端とその縦軸面との間に生ずる電位差).

Demarquay, Jean Nicholas [dəmɑ:kéi] ドマルケー(1811-1875, フランスの外科医).

D. symptom ドマルケー症状(常染色体優性遺伝病. 口唇小窩, 口蓋裂を呈する).

de·mas·cu·lin·i·za·tion [di(:)mæ̀skjulìnizéiʃən] 男性特徴消失, 男性性徴消失 [医学], 脱男性 [医学] (精巣(睾丸)萎縮と前立腺退縮による).

de·mat·i·a·ceous [di:mæ̀tiéiʃəs] 暗色の.

d. fungi 黒色真菌(不完全菌類のうち, 培地上で暗色のコロニーを形成する真菌の総称).

deme [dí:m] デーム(自然の中の限局的な領域で交配を行う非常に類似した生物集団).

dem·e·car·i·um bro·mide [dèmi:kéiriəm bróu-

maid〕臭化デメカリウム [化] (*m*-hydroxyphenyl) trimethylammonium bromide decamethyl enebis (methylcarbamate) ester (緑内障, 調節性内斜視に用いる).
dem·e·clo·cy·cline [dèmiklousáikli:n] デメクロサイクリン [化] 7-chloro-4-dimethylamino-1,4,4a,5,5a,6,11,12a-octohydro-3,6,10,12,12a-pentahydroxy-1,11-dioxo-2-nophthacenecarboxamide HCl (テトラサイクリン系抗生物質).
de·med·i·ca·tion [di(:)mèdikéiʃən] 薬物効果除去法〔医学〕.
de·men·tia [di(:)ménʃiə] 痴呆〔医学〕(脳の器質的変化による後天性の回復不能の知能障害), 認知症 (痴呆症の用語は侮蔑的意味をもつとして, 2004年, 厚生労働省の検討会により「認知症」に呼称を変更することになった. DSM-5 より dementia は neurocognitive disorder 神経認知障害と呼称). [形] dement, demented.
d. arteriosclerotica 脳動脈硬化性認知症.
d. infantilis 幼年認知症, = Heller syndrome.
d. paralytica 麻痺性認知症〔医学〕(慢性梅毒性髄脳炎で, 全身麻痺を起こす進行性認知症), = cerebral tabes, general paresis, paretic dementia, syphilitic meningoencephalitis.
d. paranoides 妄想認知症.
d. praecox 早発〔性〕認知症〔医学〕(少〜青年期にみられる精神病の総称名で, 場所, 時間, 方向などの錯誤, 事実からの隔離, 人格の分裂などが特徴で, 破瓜病, 緊張病, 偏執病などの病型がある), = schizophrenia (Bleuler).
d. praesenilis 初老〔期〕認知症, = presenile dementia.
d. pugilistica 拳闘家認知症, ボクサー認知症, = punch drunk.
d. senilis 老年〔性〕認知症, = senile dementia.
d. simplex 単純認知症〔医学〕, 単一性認知症 (統合失調症の破瓜病型のうち, 特に軽症慢性のもの).
d. with Lewy bodies (DLB) レビー小体型認知症 (レビー小体の出現により生じる認知症).
dementic elderly person 認知症老人.
demerit system デメリットシステム〔医学〕.
de·meth·an·iz·ing [di(:)méθənaiziŋ] 脱メタン.
de·meth·yl·ase [di(:)méθileis] メチル基分解酵素 (α-*N*-methyl-L-amino acid を分解してホルムアルデヒドと母体のL-アミノ酸を産生させる酵素で, ウサギおよびモルモットの骨に多量に存在する).
de·meth·yl·a·tion [di(:)mèθiléiʃən] 脱メチル基.
demi- [demi] 半数, 半分の意味を表す接頭語.
Demianoff sign [démiənɑf sáin] デミアノフ徴候 (腰痛と坐骨神経痛との鑑別に利用するための Lasègue 徴候の変型. 患者の骨盤を固定し, ほかの手で同側の下肢をあげ, 股関節で直角となっても痛みはないが, 骨盤を固定しなければ激痛を訴え, 坐骨神経痛のみある場合, その側では陰性).
dem·i·bain [démibən] [F] 座浴, 行水, = half bath, hip bath, sitz bath.
dem·ic [démik] ヒトの (動物の zootic に対していう).
demicircular canal = semicircular.
dem·i·fac·et [dèmifǽset] 半関節面 (2骨と関節をなすのに適合した関節面の半ば).
dem·i·gaunt·let [dèmigɔ́:ntlit] デミゴーントレット (手と指に施す包帯).
d. bandage 半籠手包帯 (指を除いた手の包帯).
dem·i·lune [démil(j)u:n] 半月〔体〕, 漿液半月〔医学〕, 半月状の, = crescent.
d. body 半月体〔医学〕(赤血球の融解後, 血色素が細胞外に放出されて固定された形態).
d. cell 半月細胞 (顎下腺や舌下腺の粘液腺終末部にある漿液細胞が半月状を呈するためこの呼び方がある), = cell of Giannuzzi.
dem·i·mon·stros·i·ty [dèmimɑnstrɑ́siti] 軽度奇形 (機能を阻害しない程度の奇形).
de·min·er·al·i·za·tion [di(:)mìnərəlaizéiʃən] 鉱質消失, 脱灰〔医学〕, 無機分減少 (結核または癌患者にみられる).
de·min·er·al·iz·er [di(:)mínərəlaizər] 純水製造器〔医学〕, 脱塩水製造器.
deming cycle デミングサイクル〔医学〕.
dem·i·pen·ni·form [dèmipénnifɔ:m] 半翼性の (筋肉の2辺の中その一つが羽毛状をなすこと), = demipectinate.
de·mise [dimáiz] 死 (とくに高貴な身分に用いる), 崩御, 逝去.
dem·i·toxin [demitɑ́ksin] 部分活性毒素〔医学〕, デミトキシン.
Democritus of Abdera [dəmɑ́kritəs əv əbdérə] デモクリトス (BC 460-370年頃, ギリシャの哲学者. 哲学原子説を説き, カメリオンの解剖学および流行病の病因学を述べた).
dem·o·dec·tic [dèmoudéktik] 毛包虫の, 毛嚢虫の.
d. acariasis 毛包虫症 (ニキビダニ *Demodex folliculorum* の寄生による毛嚢炎. 鼻, 眼瞼近くの毛嚢内に寄生し, 外耳道からもよく検出される).
d. blepharitis 毛嚢虫眼瞼炎.
d. mange (毛嚢虫によるイヌの毛根または皮脂腺の疾患).
Dem·o·dex [démoudeks] ニキビダニ属 (胴後半部が伸長してウジ虫様の形態を呈する).
D. folliculorum ニキビダニ, 毛包虫, 毛嚢虫 (ヒトの毛包内に寄生. 過剰増殖により種々の程度の皮膚炎を起こす), = follicule mite, pimple mite.
Dem·o·dic·i·dae [dèmoudísidi:] ニキビダニ科 (ニキビダニ属 *Demodex* を含む), = follicle mites.
dem·o·dic·i·do·sis [dèmoudìsidóusis] 毛包虫症, 毛嚢虫症, ニキビダニ症 (ニキビダニ *Demodex folliculorum* が毛包内に寄生して生ずる皮膚炎).
de·mo·graph·ic [dèməgrǽfik] 人口統計〔学〕の.
d. statistics 人口統計.
d. transition 人口転換.
de·mog·ra·phy [dimɑ́grəfi] 人口学, 人口統計学〔医学〕(特に地理的分布および物理的環境を研究する学問で, その結果の記載を demograph という).
Demoivre formula デムアヴル寿命式 (ヒトの寿命はその年齢と80との差の2/3).
de·mo·ni·ac [dimóuniæk] 狂乱の, 精神異常の.
de·mon·o·ma·nia [dì:mənouméiniə] 悪魔憑依妄想, 鬼身妄想.
de·mon·o·mel·an·cho·lia [dì:mənoumèlənkóuliə] 憂うつ狂.
de·mon·op·athy [dì:mənɑ́pəθi] 悪魔憑依妄想, = demonomania.
de·mon·o·pho·bia [dì:mənoufóubiə] 悪魔恐怖〔症〕〔医学〕.
Demons-Meigs syn·drome [dí:mənz méigz síndroum] デモンス・メーグス症候群 (通常卵巣線維腫による卵巣腫瘍で, 腹水と胸水とが併発する. Demons, A. J. O.), = Meigs syndrome, Meigs-Coss syndrome, Ovarian-Ascites-Pleural Effusion syndrome.
de·mon·stra·tion [dèmənstréiʃən] 供覧〔医学〕.
dem·on·stra·tor [démənstrèitər] ① 実習指導教員 (主として教授の補佐役として, 標本などを学生に指示する助手). ② 人さし指, 食指.
de·mor·phin·i·za·tion [di(:)mɔ̀:finizéiʃən] ① 脱モルヒネ法 (アヘンからモルヒネを除くこと). ② モルヒネ中毒漸減療法.
Demours, Antoine Pierre [dəmú:r] ダムール

(1702–1795，フランスの眼科医).
D. membrane ダムール膜（角膜の後弾力層），= Descemet membrane, Duddell membrane.
de·mu·co·sa·tion ［di(:)mjùkəzéiʃən］ 粘膜切除.
d. of intestine 腸粘膜切除，= demucosatio intestini.
de·mul·cent ［dimʌ́lsənt］ 保護剤，包摂剤，粘滑剤（膠状粘着性の製剤で，特に粘膜皮膚面の保護の目的に用いられる緩和薬），= demulcentia.
de·mu·ti·za·tion ［di(:)mjùtizéiʃən］ 聾唖教育法.
Demyanovich treat·ment ［dèmiənəvítʃi trí:tmənt］ デミアノヴィッチ療法（40%チオ硫酸塩溶液で皮膚を摩擦した後，5%塩酸を塗布する疥癬の療法).
demyelinating disease 脱髄疾患［医学］.
de·my·e·li·na·tion ［di(:)màiəlinéiʃən］ 脱髄［医学］，= demyelinization.
de·my·e·lin·i·za·tion ［di(:)màiəlinizéiʃən］ 脱髄，髄鞘脱落，髄鞘除去.
DeMyer, William ［dimáiər］ デマイヤー（アメリカの神経科医).
D. syndrome デマイヤー症候群（第一鰓弓症候群），= first branchial arch syndrome.
de·nar·co·tize ［di(:)nɑ́:kətaiz］ 麻薬除去する.
denarcotized opium 脱臭アヘン（石油・ベンジンを用いて催吐性を除去したアヘン），= deodorized opium.
de·na·tal·i·ty ［dì:nətǽliti］ 出産率低下.
de·na·to·ni·um ben·zo·ate ［dì:nətóuniəm bénzoueit］ デナトニウム安息香酸塩.
de·na·tur·ant ［di(:)néitʃurənt］ 変性剤.
de·na·tur·a·tion ［di(:)nèitʃuréiʃən］ 変性［医学］，変質（天然タンパク質が種々の原因によって，単一構造を変えて理化学的または生物学的性状に異常をきたすこと），= denaturization.
de·na·tured ［dinéitʃə:d］ 変性した，= denaturated.
d. alcohol 変性アルコール［医学］，= alcohol denaturatum.
d. antibody 変性抗体，= aggregated antibody.
d. protein 変性タンパク〔質〕（理学的影響により構造と外観の変化したもの).
de·na·tur·ing a·gent ［di(:)néitʃəriŋ éidʒənt］ 変質剤（薬).
denaturing gradient gel electrophoresis 変性剤濃度勾配ゲル電気泳動法.
denaturizing agent 変性剤［医学］.
den·drax·on(a) ［dendrǽksən(ə)］ デンドラキソン（神経細胞の付近で末端枝に分裂する樹状軸索），= neuropodion.
den·dri·cep·tor ［dèndriséptər］ 樹状受容体（ほかの神経細胞からの伝達刺激を受ける鋭敏な樹状突起).
den·drif·i·ca·tion ［dendrifikéiʃən］ 樹状化［医学］.
den·dri·form ［déndrifɔ:m］ 樹〔枝〕状の［医学］.
d. keratitis 樹枝状角膜炎［医学］，= dendritic keratitis, keratitis arborescens.
d. ulcer 樹枝状潰瘍（多方向へ広がる角膜潰瘍），= dendritic ulcer.
den·drim·er ［déndrimər］ デンドリマー（樹木状多分岐高分子のこと).
den·drite ［déndrait］ 樹状突起（神経細胞の），= neurodendron.
d. cell 樹状細胞［医学］.
den·drit·ic ［dendrítik］ 樹状の［医学］，枝状の.
d. calculus 樹〔枝〕状結石，= coral calculus.
d. cancer 樹枝状様癌（乳頭状癌).
d. cataract 樹枝状白内障.
d. cell (DC) 樹〔枝〕状細胞［医学］，樹状突起細胞［医学］.
d. corneal ulcer 樹枝状角膜潰瘍.
d. fiber 樹状線維（皮質から Schwann 白質に至るもの).
d. keratitis 樹枝状角膜炎［医学］.
d. leukocyte 樹〔枝〕状白血球（骨髄幹細胞由来の非リンパ系細胞．脾臓やリンパ節に分布する樹状細胞のほか，皮膚ランゲルハンス細胞を含めることもある），= dendritic cell.
d. macrophage 樹枝状マクロファージ［医学］.
d. potential 樹状突起電位［医学］.
d. process 樹状突起.
d. reticular cell 樹枝状細網細胞［医学］，= dendritic reticulum cell.
d. reticulum cell 樹〔枝〕状細網細胞.
d. spine 樹状突起棘［医学］.
d. ulcer 樹枝状潰瘍.
d. vegetation 樹枝状いぼ［医学］，樹枝状ゆう腫（特に癌の).
den·dro·bin ［déndrəbin］ デンドロビン $C_{16}H_{23}NO_2$（ラン科植物セッコウ［石斛］に含まれるアルカロイド).
den·dro·do·chi·o·tox·i·co·sis ［dèndrədàkiətàksikóusis］ デンドロドキオ中毒症.
den·dro·gram ［déndrəgræm］ 枝分かれ図［医学］，デンドログラム，樹状図.
den·droid ［déndrɔid］ 樹枝様の.
Den·dro·li·mus spec·ta·bi·lis ［dendrálimǝs spèktəbílis］ マツカレハ［松枯葉］（カレハガ科のガ［蛾］で，幼虫がマツの葉を食害，枯死を起こす．幼虫のもつ毒針毛に触れると皮膚炎を生じる），= pine moth.
den·dron ［déndrɑn］ 樹状突起，= dendrite.
den·dro·phag·o·cy·to·sis ［dèndrəfægəsaitóusis］ ミクログリア細胞の食作用（小膠細胞が，崩壊した星状細胞の破片を貪食する現象).
Deneke, Theodor Karl August ［dénəkə］ デネケ（1860生，ドイツの細菌学者).
D. bacillus デネケ菌（1885年チーズから分離した，1本の鞭毛をもつ運動性グラム陰性菌），= Deneke spirillum.
de·ner·vate ［di(:)nə́:veit］ 神経除去.
de·ner·va·tion ［dì(:)nərvéiʃən］ 神経支配除去，神経切除［医学］，除神経［医学］（神経節後線維の持続的隔離).
d. kidney 除神経腎［医学］.
d. supersensitivity 神経除去性過敏［医学］，脱神経性過敏（交感神経あるいは副交感神経が切断された後に代償機能が作動して外分泌腺や平滑筋の効果器が化学伝達物質に過敏に反応する状態).
Dengue virus デングウイルス（フラビウイルス科のウイルスで，デング熱，デング出血熱の原因となる).
den·gue ［déŋgei, -gi］ デング熱，= dengue fever.
d. fever (DF) デング熱（カリブ海諸国で流行した発熱，関節痛がみられる疾患で，スワヒリ語で Ri denga pepo がスペイン語の同音異語の dengue となったといわれる．ヤブカであるネッタイシマカ *Aedes aegypti*，ヒトスジシマカ *A. albopictus* により媒介されるデングウイルスによる疾患），= breakbone fever, dengue.
d. hemorrhagic fever (DHF) デング出血熱（デングウイルスによる疾患).
d. shock syndrome (DSS) デングショック症候群（デングウイルスによる疾患で，デング出血熱に加え循環障害によるショックを伴う病型).
d. virus デング熱ウイルス.
de·ni·al ［dináiəl］ 拒絶.
d. of food 拒食症.
d. of illness 疾病否認［医学］.
d. psychology 否定心理学［医学］，否認心理学［医学］.
den·i·da·tion ［dènidéiʃən］ 子宮内膜剥離（月経期

における子宮粘膜表面の剥離排出).

Denis Browne splint デニスブラウンスプリント, デニスブラウン副子(先天内反足用治療具. Sir Denis John Browne はイギリスの外科医, 1892–1967).

Denis, Jean Baptiste [dénis] デニス(1704没, フランスの医師. 子ヒツジの血液を用いてヒトにおける最初の輸血を行ったが(1667), その後の輸血は不成功に終わった).

de·ni·tra·tion [dì(:)naitréiʃən] 脱硝.

de·ni·tri·fi·ca·tion [di(:)nàitrifikéiʃən] 脱窒, 脱窒素〔法〕[医学].

d. in soil 土壌脱窒素作用.

de·ni·tri·fy [di(:)náitrifai] 脱窒素.

denitrifying bacteria 脱窒素菌(植物に有効な硝酸型窒素を有害な窒素ガスに変化させ得るもの).

de·ni·tro·gen·a·tion [di(:)nàitrədʒənéiʃən] 脱窒素 [医学], 脱窒素法(潜函病などにおける血液窒素の除去法).

Denker, Alfred [déŋkər] デンケル(1863–1941, ドイツの耳鼻科医).

D. operation デンケル手術(デンケル法とも表記する. 上顎洞炎に対する手術の一方法).

Denman, Thomas [dénmən] デンマン(1733–1815, イギリスの産科医).

D. method デンマン型自己娩出, = Denman spontaneous evolution.

D. spontaneous evolution デンマン自回娩出(横位妊娠においてまれにみられる自然整位).

Dennett diet デンネット食(小児下痢食).

Dennie, Charles Clayton [déni] デニー(1883–1971, アメリカの皮膚科医).

D. infraorbital fold デニーヒダ.

D. line デニー線.

D.–Morgan fold デニー・モルガン皺壁.

Denny-Brown, Derek Ernest [déni bráun] デニーブラウン(1901–1981, ニュージーランド生まれ. イギリス, アメリカで活躍した医師).

D.–B. syndrome デニーブラウン症候群(内頸動脈閉塞症とも呼ばれ, 比較的若年者に認められ, 心臓病, 感染症などの原因なく, てんかん様発作, 軽度の言語障害, 半身不随などの症状を特徴とし, 脳動脈撮影により, 頸動脈の閉塞が証明される. 現在使われていない用語), = occlusion of internal carotid artery.

denominate number 名数.

de·nom·i·na·tor [dinámìnèitər] 方位点(胎児下向部の), = point of direction.

Denonvilliers, Charles Pierre [dənɔnviljé:r] ダノンビリエー(1808–1872, フランスの外科医).

D. aponeurosis ダノンビリエー腱膜(膀胱後筋膜で, 直腸と前立腺との中間にある), = rectovesical fascia, septum rectovesicale, Tyrell fascia.

D. fascia ダノンビリエー筋膜.

D. ligament ダノンビリエー靱帯.

dens [déns] [TA] ① 歯突起, = dens axis [L/TA]. ② 歯, 歯牙, = tooth. 複 dentes.

d. acutus 切歯, = incisor tooth.

d. adultus 永久歯, = permanent tooth.

d. angularis 犬歯, 角歯, = dens caninus.

d. axis [L/TA] 歯突起, = dens [TA].

d. bicuspidatus 小臼歯, = dens bicuspidus.

d. buccalis 頬歯, 小臼歯.

d. caninus [L/TA] 犬歯, = canine tooth [TA].

d. cariosus う歯(むしば), = carious tooth.

d. columbellaris 臼歯, = molar tooth, multicuspidatur.

d. cuspidatus 犬歯, = dens caninus.

d. deciduus 乳歯, = dens infantilis, dens lacteus, first tooth, milk tooth.

d. exsertus 出歯(特に犬歯についていう).

d. in dente 歯内歯, 重積歯(歯髄内にほかの歯様構造の存在すること), = dens invaginatus.

d. incisivus [L/TA] 切歯, = incisor tooth [TA].

d. lacteus 乳歯脱落歯, = dens decidius, dens deciduous, densinfantilis, milk tooth.

d. molaris [L/TA] 大臼歯, = molar tooth [TA].

d. molaris tertius [L/TA] 第三大臼歯, = third molar tooth [TA].

d. ordens 犬歯.

d. permanens 永久歯, = permanent tooth.

d. premolaris [L/TA] 小臼歯, = premolar tooth [TA].

d. primoris 前歯, 切歯, = incisor tooth.

d. sapientia 智歯, = dentia serotinus.

d. serotinus [L/TA] 智歯, = wisdom tooth [TA].

d. sophroneticus 智歯, = dens serotinus.

d. succedaneus 継承歯, 継続歯.

d. supernumeraris 過剰歯.

d. tomici 切歯, = incisor tooth.

d. tortilis 捻転歯.

d. vitalis 生活歯.

dense bodies 濃染顆粒.

dense body 高電子密度小体 [医学], デンスボディ.

dense connective tissue 強靱結合組織, 密性結合織.

dense deposit 高電子密度沈着物 [医学].

dense deposit disease (**DDD**) デンスデポジット病 [医学] (膜性増殖性糸球体腎炎のⅡ型で, 基底膜内に高電子密度沈着物を認める疾患. C3 腎炎因子の関与が考えられている半月体形成をよく伴う).

dense plaque 濃密プラク [医学].

dense sinusoid terminal 終末緻(ち)密シヌソイド(洞様) [医学].

dense spirem(e) 密糸球 [医学].

den·sim·e·ter [densímitər] 密度計, 比重計(線維用).

densimetric analysis 密度分析(溶液の比重を測定し, その成分を分析すること).

den·si·tom·e·ter [dènsitámitər] 濃度計 [医学], 密度計(特に細菌に対する防腐作用について密度を測定する器械).

den·si·tom·e·try [dènsitámitri] 密度計測 [医学].

den·si·ty [dénsiti] 密度, 濃度(写真の) [医学].

d. curve 濃度曲線 [医学].

d. effect 密度効果 [医学].

d. function 密度(濃度)関数 [医学].

d. gradient centrifugation 密度勾配遠心分離法 [医学].

d. gradient electrofocusing 密度勾配等電点分画電気泳動〔法〕[医学].

d. matrix 密度行列.

d. mutant 密度〔突然〕変異体 [医学].

d. resolution 濃度分解能 [医学].

d. type 濃度式(録音の).

den·so·gram [dénsəgræm] 濃度描写図 [医学].

den·sog·ra·phy [denságrəfi] 濃度描写〔法〕, 濃度記録〔法〕[医学] (光電管により X 線像の対比濃度を測定する装置).

Den·so·vir·i·nae [dènsəvírini:] デンソウイルス亜科(パルボウイルス科の亜科).

dent– [dent] 歯との関係を表す接頭語, = denta–, denti–, dentia–, dento–, odonto–.

dent [dént] 刻み目きず(樹脂).

denta– [dentə] 歯との関係を表す接頭語, = dent–.

den·tag·ra [dentǽgrə] ① 歯痛. ② 抜歯鉗子.

Dental Act 歯科医師法 [医学].

den·tal [déntəl] 歯〔性〕の, 歯科の.

d. abrasion 磨耗〔症〕，= abrasion, attrition.
d. abscess 歯性膿瘍.
d. acid etching 歯牙酸エッチング〔医学〕.
d. age 歯牙年齢〔医学〕.
d. air turbine 歯科用エアタービン〔医学〕.
d. alloy 歯科用合金〔医学〕.
d. alveolar 歯槽.
d. alveoli [TA] 歯槽，= alveoli dentales [L/TA].
d. amalgam 歯科用アマルガム（合金）〔医学〕（銀およびスズと水銀との）.
d. ankylosis 歯強直.
d. anlage 歯牙原基〔医学〕.
d. annular ligament 歯周靱帯.
d. anodyne 歯科用鎮痛薬〔医学〕.
d. antisepsis 歯科防腐〔法〕〔医学〕.
d. antrum 歯洞（歯髄）.
d. aplasia 歯牙無形成〔症〕〔医学〕，歯牙発育不全.
d. apparatus そしゃく器.
d. arch 歯列弓，= arcus dentalis.
d. arch index 歯列弓指数（歯列弓の広さ×100を歯列弓の長さで除した値）.
d. arm 歯科用アーム〔医学〕.
d. arsenic paste 歯科用亜ひ（砒）酸糊剤〔医学〕.
d. arthritis 歯牙関節炎（象牙質周囲の炎症）.
d. articulation 咬合.
d. articulator 歯科用咬合器〔医学〕.
d. asepsis 歯科無菌法〔医学〕.
d. atrophy 歯牙萎縮〔症〕〔医学〕.
d. attrition 歯牙咬耗〔症〕〔医学〕.
d. auxiliary 歯科〔医療〕補助者〔医学〕.
d. bonding 歯牙接着法〔医学〕.
d. branches [TA] 歯枝，= rami dentales [L/TA].
d. bridge 橋〔架工〕義歯〔医学〕.
d. bulb 歯乳頭.
d. bur 歯科用バー〔医学〕.
d. calculus 歯石〔医学〕，= odontolith, tartar.
d. canaliculus 象牙〔質〕細管.
d. canals 歯根管，= root canal.
d. capsule 歯嚢〔医学〕.
d. care デンタルケア，歯科医療〔医学〕.
d. caries う（齲）歯〔医学〕，う（齲）蝕〔症〕，= caries dentium, dental decay, odontonecrosis.
d. caries activity test う（齲）歯活性〔度〕試験〔医学〕.
d. caries susceptibility う（齲）蝕感〔受〕性.
d. cast 歯科鋳造〔医学〕，歯科模型.
d. casting investment 歯科用キャスト埋没材〔医学〕.
d. casting technique 歯科鋳造法〔医学〕.
d. cavity う（齲）蝕窩.
d. cavity lining 窩洞裏装〔医学〕.
d. cavity preparation 〔歯牙〕窩洞形成〔医学〕.
d. cement 歯科用セメント〔医学〕.
d. chart 歯型図，デンタルチャート.
d. check up 歯科検診〔医学〕.
d. clinic 歯科診療所〔医学〕.
d. clinical record 歯科診療録.
d. cone 歯科用円錐〔医学〕.
d. cord 歯索.
d. cornu 歯角（歯の先端へ歯髄が延長したもの）.
d. crest 歯稜.
d. crown 歯冠〔医学〕.
d. crypt 歯陰窩.
d. curve 歯弓.
d. cusp 咬頭〔医学〕.
d. cuticle 歯小皮〔医学〕（生歯に際し，エナメル質の表面を被う抵抗性のある薄い膜），= Nasmyth membrane.
d. cyst 歯牙嚢胞〔医学〕，= radicular cyst.
d. deposit 歯の沈着物〔医学〕.
d. diagnosis 歯科診断〔医学〕.
d. diameter 歯冠頬舌径，唇舌径.
d. disease 歯牙疾患〔医学〕.
d. disinfection 歯科消毒〔法〕〔医学〕.
d. enamel hypoplasia エナメル質形成不全〔症〕〔医学〕.
d. enamel permeability エナメル質透過性〔医学〕.
d. enamel protein エナメル質タンパク.
d. enamel solubility エナメル質溶解度〔医学〕.
d. endosseous implantation 歯内移植〔法〕〔医学〕.
d. engine 歯科用エンジン，歯科用旋盤.
d. equipment 歯科器械〔医学〕.
d. erosion 歯牙侵食〔症〕〔医学〕.
d. esthetics 歯科美容学〔医学〕，審美歯科学.
d. etching 歯牙エッチング〔医学〕.
d. excavation 歯削掘法.
d. exostosis 歯根外骨症，白亜質肥大.
d. extracting forceps 抜歯鉗子〔医学〕.
d. fee 歯科医療費〔医学〕.
d. film 歯科用フィルム〔医学〕.
d. fistula 歯瘻〔医学〕，歯フィステル.
d. floss デンタルフロス，歯牙用アサ糸，糸ようじ，塗ろう（蝋）絹糸（歯間の清掃に用いる）.
d. fluorosis フッ素歯〔沈着〕症，歯のフッ素症.
d. focal infection 口腔病巣感染〔医学〕，歯性病巣感染.
d. follicle 歯嚢，= dental sac.
d. foramen 歯槽管孔（① 上顎孔 = foramina alveolaria maxillae, superior foramen. ② 下顎孔 = foramina mandibulae, inferior foramina）.
d. forceps 抜歯鉗子，= extracting forceps.
d. formula 歯式〔医学〕（上下顎にある乳歯，永久歯の種類別の様式）.

①乳歯式：切歯 $\dfrac{2-2}{2-2}$ 犬歯 $\dfrac{1-1}{1-1}$ 臼歯 $\dfrac{2-2}{2-2}=20$

②永久歯式：切歯 $\dfrac{2-2}{2-2}$ 犬歯 $\dfrac{1-1}{1-1}$ 小臼歯 $\dfrac{2-2}{2-2}$

大臼歯 $\dfrac{3-3}{3-3}=32$

d. fovea 歯突起窩〔医学〕.
d. furrow 歯溝〔医学〕.
d. germ 歯胚，= tooth germ.
d. granuloma 歯性肉芽腫〔医学〕，歯根肉芽腫.
d. groove 歯溝.
d. hard tissue 歯牙硬組織〔医学〕.
d. headache 歯性頭痛〔医学〕.
d. health 歯科衛生〔医学〕.
d. high speed equipment 歯科用高速切削器具〔医学〕.
d. high speed technique 歯科高速切削法〔医学〕.
d. hygiene 口腔衛生〔学〕.
d. hygienist 歯科衛生士〔医学〕，歯科保健士，口腔衛生士.
d. hypnosis 歯科催眠法〔医学〕.
d. hypoplasia 歯牙発育不全〔医学〕.
d. identification 歯科学的識別.
d. impaction 歯牙埋伏〔症〕〔医学〕.
d. implantation 歯牙移植〔術〕〔医学〕.
d. impression material 歯科用印象材〔医学〕.
d. impression technique 歯科印象採取法〔医学〕.
d. inclusion 歯牙封入（骨組織が周囲に増殖して生歯困難な状態）.
d. index 臼歯列指数（歯の長さ×100と基底鼻根線の長さとの比．次の式で求める）.

$$\frac{(\text{歯の長さ})\times 100}{\text{基底鼻根線}}$$

d. interlocking 歯の咬合〔医学〕.
d. investment 歯科埋没材.
d. jurisprudence 法歯学.
d. laboratory 歯科技工室〔医学〕.
d. lamina 歯板，歯堤〔医学〕(発育する歯にエナメル器を形成する上皮の顎骨突入部)，= lamina dentalis, tooth band.
d. ledge 歯堤，= dental shelf.
d. length 歯長，歯牙長径〔医学〕(第1大臼歯の近心面から同側第3大臼歯遠心面に達する距離).
d. ligament 歯靱帯〔医学〕.
d. line 歯状線〔医学〕.
d. liniment 歯科用擦剤(歯根炎に用いる擦剤で，クロロホルム6，ヨードチンキ30，メントール1.3).
d. malpractice 歯科診療過誤〔医学〕.
d. manikin 歯科用顎骨模型〔医学〕.
d. material 歯科材料.
d. medicine 歯科〔医〕学〔医学〕.
d. metallurgy 歯科冶金術(学)〔医学〕.
d. mirror 歯科用ミラー，デンタルミラー，歯鏡〔医学〕，口腔鏡，= mouth mirror.
d. model 歯科用模型〔医学〕.
d. mold 歯科鋳型〔医学〕.
d. neck 歯頸〔医学〕，= neck of tooth.
d. nerve 歯槽神経，歯の神経(上 superior または下 inferior)，= nervus alveoralis.
d. neuralgia 歯牙神経痛〔医学〕.
d. occlusion 歯科咬合〔医学〕.
d. organism 歯牙組織.
d. orthopedics 歯科矯正学.
d. pain 歯痛，= dentalgia, toothache.
d. papilla [TA] 歯乳頭，= papilla dentis [L/TA].
d. paste 歯科用軟膏〔医学〕.
d. perimeter 歯牙周囲計.
d. periostitis 歯根膜炎.
d. phenomenon 歯痛現象(歯痛のある際，身体の感覚鋭敏線を電流で刺激すると，歯肉に温度または触覚を感ずること).
d. phobia 歯科治療恐怖症.
d. pin 歯科用ピン(合釘)〔医学〕.
d. plaque 歯垢〔医学〕，= tooth coating, bacterial plaque.
d. plaster 歯科用石膏〔医学〕.
d. plate 歯床.
d. plexus 歯神経叢(上下顎骨の歯槽管にある神経叢で，上顎のものは眼窩下神経から，下顎のものは下歯槽神経の線維からなる).
d. plugger 歯牙充填器〔医学〕.
d. polish 歯科用研磨材〔医学〕.
d. porcelain 歯科用陶材〔医学〕.
d. process 歯槽突起，= alveolar process, processus alveolaris.
d. prophylaxis 歯科予防学〔医学〕，予防歯科医学.
d. prosthesis 義歯〔医学〕.
d. prosthesis design 義歯設計〔医学〕.
d. prosthesis neurosis 義歯不適応症，義歯神経症，義歯ノイローゼ.
d. prosthesis repair 義歯修理〔医学〕.
d. prosthetics 歯科補てつ(綴)〔学(術)〕〔医学〕.
d. pseudoactinomycosis 歯性偽放線菌症(難治の上頬部皮下膿瘍. Mayrhofer).
d. pulp [TA] 歯髄(髄室と歯根管とを充満している柔らかく血管に富んだ組織で，その浅在層は歯牙母細胞としてデンチン管の内部へ枝状突起を出す)，= pulpa dentis [L/TA].
d. pulp autolysis 歯髄自己溶解〔医学〕.
d. pulp calcification 歯髄石灰化〔医学〕.
d. pulp capping 覆髄法〔医学〕.
d. pulp devitalization 歯髄失活法〔医学〕.
d. pulp disease 歯髄疾患〔医学〕.
d. pulp exposure 露髄〔医学〕.
d. pulp extraction 抜髄.
d. pulp gangrene 歯髄壊疽〔医学〕.
d. pulp stone 歯髄結石〔医学〕.
d. pulp test 歯髄試験法〔医学〕.
d. pump 唾液排除器〔医学〕，排唾器，= saliva ejector.
d. record 歯科記録〔医学〕.
d. reflector 口内鏡，= dental mirror.
d. ridge 歯〔牙〕隆線，歯堤〔医学〕.
d. sac 歯嚢〔医学〕(発育しつつある歯を包む結合織)，= dental follicle, dentinal sac.
d. scaling 歯石除去法〔医学〕.
d. shelf 歯架(歯隆線により形成される上皮嵌頓でその下方に歯乳頭が発生する)，= dental ledge.
d. sinusitis 歯性上顎洞炎〔医学〕.
d. socket 歯槽〔医学〕，= alveolus, dental alveolus.
d. soldering 歯科ろう(鑞)付け〔医学〕.
d. splint 歯の副子〔医学〕.
d. staff 歯科医療要員〔医学〕.
d. stress analysis 歯科圧力分析〔医学〕.
d. supporting tissue 歯牙支持組織〔医学〕.
d. surgeon 歯科医〔師〕〔医学〕.
d. syringe 歯科用水銃〔医学〕.
d. tartar 歯石〔医学〕.
d. technician 歯科技工士〔医学〕.
d. tissue 象牙組織，デンチン，= dentinal tissue.
d. tophus 歯垢.
d. trephine 歯科用円のこ(鋸)〔医学〕.
d. tubercle 歯冠結節〔医学〕，咬頭〔医学〕，= dental cusp, dental tubercule.
d. tubules 象牙細管.
d. ulcer 歯性潰瘍(歯の破傷面により刺激されて起こる舌の潰瘍).
d. unit 歯単位(1個の歯).
d. varnish 歯科用樹脂〔医学〕.
den·ta·le [dentá:li] 歯骨，= dentary bone.
den·tal·gia [dentǽlʤiə] 歯痛〔医学〕，= dental pain, dolor dentis, odontalgia, tooth ache.
den·tal·is lap·is [dentǽlis lǽpis] 歯石.
den·tal·ism [déntəlizəm] デンタリズム(歯音に転化すること).
den·tals [déntəlz] 歯〔擦〕音，= sibilant.
den·ta·phone [déntəfoun] 歯音器(歯の介在により聾者が聴覚を得る器械)，= dentiphone.
den·tar·pa·ga [dentá:pəgə] 抜歯器.
dentary center 下顎骨核.
den·ta·ta [dentéitə] 軸椎(頭の回転軸となる歯突起をもつ第2頸椎 axis のこと)，= vertebra dentata.
den·tate [dénteit] 歯状の，= cogged, notched, toothed.
d. cerebellar atrophy 歯状核小脳萎縮〔症〕〔医学〕.
d. convolution 歯状回(海馬の).
d. fissure 海馬裂，= hippocampal fissure.
d. fracture 歯状骨折，鋸歯状骨折.
d. gyre 歯状回，= dentate convolution.
d. gyrus [TA] 歯状回，= gyrus dentatus [L/TA].
d. ligament 歯状靱帯(脊髄の背腹根を隔離するもの).
d. line 恥骨筋線，= pectinate line.
d. margin 歯状縁，= pectinate line.
d. nucleus [TA] 歯状核(小脳白質中央部にある不規則な形をなす核で，小脳結合腕を構成する線維の起

始点)，= nucleus dentatus [L/TA].
d. nucleus of cerebellum 小脳歯状核.
d. suture 歯状縫合.
dentatorubral cerebellar atrophy with polymyoclonus 多発ミオクローヌスを伴う歯状核赤核小脳萎縮〔症〕.
dentatorubral fibers 室頂核脳幹線維.
dentato-rubro-pallido-luysian atrophy (**DRPLA**) 歯状核赤核淡蒼球ルイ体萎縮症(内藤・小柳病)，= Naito-Koyanagi disease.
dentatothalamic fibers 歯状核視床線維.
dentatothalamic tract 歯状核視床路.
den·ta·tum [dentéitəm] 歯状核(小脳の)，= nucleus dendatus.
den·te·la·tion [dèntiléiʃən] 歯状突起〔装備〕.
den·tes [dénti:s] [L/TA] 歯(ラテン語 dens の複数)，= teeth [TA].
d. acustici [L/TA] 聴歯，= acoustic teeth [TA].
d. canini 犬歯.
d. concreti 癒着歯.
d. confusi 融合歯.
d. decidui [L/TA] 乳歯，= deciduous teeth [TA].
d. geminati 双胎歯，双生歯.
d. incisivi 切歯.
d. lactei 乳歯.
d. molares 臼歯，大臼歯.
d. permanentes [L/TA] 永久歯，= permanent teeth [TA].
d. praemolares 小臼歯，臼前歯.
d. serotini 智歯.
denti- [denti] 歯との関係を表す接頭語，= dent-.
dentia- [denʃiə] = dent-, denti.
den·tia pr(a)e·cox [dénʃiə príkαks] 早期〔発〕生歯(出生時歯の生えている状態)，= early eruption of tooth, premature dentition.
den·tia·ski·a·scope [dènʃiəskáiəskoup] 歯牙検査用X線装置.
den·ti·cle [déntikl] ① 小歯，小歯状突起 〔医学〕. ② 象牙〔質〕粒〔医学〕(石灰化した髄石)，= pulp stone.
denticular hymen 歯状処女膜 〔医学〕.
den·tic·u·late [dentíkjulət] 小歯のある.
d. ligament [TA] 歯状靱帯，= ligamentun denticulatum [L/TA].
d. ring 歯輪.
d. suture [TA] 鋸歯状縫合*，= sutura denticulata [L/TA].
denticulous ridge 小歯状隆起.
den·tic·u·lus [dentíkjuləs] 矮小歯.
den·ti·fi·ca·tion [dèntifikéiʃən] 生歯，歯牙発生 〔医学〕.
den·ti·form [déntifɔ:m] 歯状の.
den·ti·frice [déntifris] 歯磨剤，歯みがき剤 〔医学〕，磨歯剤(普通用いられる粉剤，練剤，クリーム剤などの代表的組成は，過ホウ酸ソーダ，石ケン粉，ショ糖，精製石灰，沈降炭酸カルシウム，チョウジ油，ケイ皮油，サリチル酸メチル，バプチシン流エキスからなる)，= dental powder, dentifricium.
dentifricial electuary 錬性磨舐剤.
den·tig·er·ous [dentíʤərəs] 有歯の，歯をもつ.
d. cyst 含歯性嚢胞 〔医学〕，歯牙嚢腫.
d. follicular cyst 濾胞性歯牙嚢腫.
den·ti·la·bi·al [dèntiléibiəl] 歯唇の.
den·ti·lin·gual [dèntilíŋgwəl] 歯舌の.
den·tim·e·ter [dentímitər] デンチメーター，歯頸測定器.
den·tin [déntin] [TA] ゾウゲ(象牙)質，デンチン(歯の基礎組織で，露出部はエナメル，顎骨に埋まった部分はセメントで囲まれ，内部には歯髄がある．充実性組織で石灰質に富み，多数の樹枝状小管がある)，= dentinum [L/TA], dentine. 形 dentinal.
d. anesthesia 象牙質麻酔〔法〕 〔医学〕.
d. bridge 象牙質橋.
d. cartilage 象牙質軟骨 〔医学〕，= dentinal cartilage.
d. dysplasia 象牙質異形成症 〔医学〕.
d. globule 象牙質球.
d. lamella 象牙質層板 〔医学〕.
d. matrix 象牙基質 〔医学〕.
d. permeability 象牙質透過性 〔医学〕.
d. solubility 象牙質溶解性 〔医学〕.
d. splinter 象牙質削片 〔医学〕.
d. wall 象牙質壁 〔医学〕.
den·ti·nal [déntinəl] 象牙質の.
d. canals 歯牙管(歯髄からデンチンおよびエナメルに達する小管).
d. cartilage デンチン軟骨(酸によりデンチンが溶解した後に残存する).
d. cell 象牙芽細胞，= odontoblast.
d. fiber 象牙線維，= dental fiber, Tomes f..
d. papilla 歯乳頭.
d. process 象牙突起 〔医学〕.
d. sheath 象牙細管鞘，= Neumann sheath.
d. tissue 象牙組織 〔医学〕.
d. tubule 象牙細管，歯細管.
den·ti·nal·gia [dèntinǽlʤiə] 象牙質知覚過敏〔症〕，= dentinal hypersensitivity, dentin(e) hyperesthesia, hyperesthesia dentin(e), pain in dentin(e).
den·tine [déntin] = dentin.
den·tin·i·fi·ca·tion [dèntinifikéiʃən] デンチン形成，象牙質形成作用，= dentinogenesis.
den·ti·ni·tis [dèntináitis] 歯質小管炎.
den·ti·no·blast [déntinəblæst] 歯質芽細胞.
dentinocemental junction 象牙〔質〕セメント〔質〕境界，デンチンセメント連結.
den·tin·o·don·to·ma [dèntinoudαntóumə] 象牙歯牙腫.
dentinoenamel junction 象牙〔質〕エナメル〔質〕境界.
den·tin·o·gen·e·sis [dèntinəʤénisis] 象牙質形成 〔医学〕. 形 dentinogenic.
d. imperfecta 象牙質(デンチン)形成不全〔症〕 〔医学〕，= dentin(e) hypoplasia.
d. imperfecta hereditaria 遺伝的象牙質形成不全症，= hereditary dentin(e) hypoplasia.
dentinogenic fiber 造歯線維(造歯細胞間の前膠原線維で，象牙質まで達してその母床の線維部をなす)，= Korff fiber.
den·ti·noid [déntinɔid] ① デンチノイド，= predentine. ② デンチン様の，象牙質様の 〔医学〕.
den·ti·no·ma [dèntinóumə] 象牙〔質〕腫 〔医学〕.
den·ti·nos·te·oid [dèntinάstiɔid] デンチンオステオイド，= dentinoid.
den·ti·num [déntinəm] [L/TA] ゾウゲ質(象牙質)，= dentine [TA].
den·tip·a·rous [dentípərəs] 歯牙形成の.
den·tist [déntist] 歯科医〔師〕 〔医学〕.
d. license 歯科医師免許.
den·tis·try [déntistri] 歯科〔医〕学 〔医学〕.
d. medicine 歯科〔医〕学 〔医学〕.
dentitic tarda 萌出遅延 〔医学〕.
den·ti·tio [dentíʃiou] [L] 生歯，= tooth eruption.
d. connatalis 先天生歯.
d. difficilis 生歯困難.
d. difficilis dentis sapientiae 智歯難生.
d. praecox 早期萌出 〔医学〕，早期生歯.
d. tarda 萌出遅延，晩期萌出.

d. tertia 第3生歯.
den·ti·tion [dentíʃən] ① 歯生, 歯の萌出〔医学〕, 生歯〔医学〕. ② 歯列〔医学〕, 歯群〔医学〕, = dentitio, teethig, tooth eruption.
d. fever 生歯熱, = teething fever.
d. of newborn 出生時生歯〔医学〕.
d. period 生歯期〔医学〕, 歯牙萌出期〔医学〕.
d. tertia 第3生歯〔医学〕.
d. ulcer 萌出性潰瘍.
den·ti·um [dénʃiəm] 歯.
d. caverna 歯槽, = dental alveolus.
d. cortex エナメル, = enamel.
d. dolor 歯痛, = dental pain, dentalgia, toothache.
d. nitor エナメル.
d. sculptura 歯肉切開.
d. vacillantia 歯牙弛緩.
dento- [dentou, -tə] 歯との関係を表す接頭語, = dent-.
den·to·al·ve·o·lar [dèntouælví:ələr] 歯と歯槽の.
d. abscess 歯槽膿瘍, = alveolar abscess.
d. osteitis 歯槽骨炎.
d. syndesmosis [TA] 歯歯槽関節, = syndesmosis dentoalveolaris [L/TA].
den·to·al·ve·o·li·tis [dèntouælviəláitis] 歯槽膿漏〔医学〕, 歯槽炎〔医学〕, = alveolar pyorrhea, pyorrhea alveolaris.
den·to·blast [déntəblæst] 造歯細胞.
dentofacial disharmony 歯〔牙〕顔〔面〕不調和.
dentofacial orthopedics 歯科顔ぼう(貌)矯正学.
dentofacial relation 歯槽顔面関係.
dentofacial zone 歯牙顔面帯(歯と歯槽とからなる顔面の部分).
dentogingival lamina 歯肉堤, = dental lamina.
den·tog·ra·phy [dentágrəfi] 歯牙記載.
den·toid [déntɔid] 歯状の, = dentiform, odontoid.
den·toi·din [dentɔ́idin] デントイジン(歯の有機性またはアルブミン性基礎質).
den·to·le·gal [dèntəlí:gəl] 歯科法制の.
den·to·li·va [dèntouláivə] オリーブ核, = oliva, olivary body.
den·tol·o·gy [dentáləʤi] 歯〔科〕学, = odontology.
den·to·ma [dentóumə] 歯質腫(デンチンからなる歯牙腫).
den·ton·o·my [dentánəmi] 歯牙分類学.
den·tu·lous [dénʧuləs] 有歯の, 有自然歯の.
den·ture [dénʧər] 義歯〔医学〕(入れ歯), = dental prosthesis.
d. base 義歯床〔医学〕.
d.-bearing area 義歯の支持部, = denture foundation area.
d. brush 義歯用ブラシ〔医学〕.
d. fibroma 義歯性線維腫〔症〕〔医学〕.
d. foundation area 義歯負担域, 義歯の基底域.
d. foundation surface 義歯基底面.
d. guidance 咬合誘導.
d. hyperplasia 義歯性線維症.
d. impression surface 義歯印象面.
d. liner 義歯裏装材〔医学〕, 義歯用ライナー.
d. marking 義歯刻印法.
d. occlusal surface 義歯咬合面.
d. pattern 歯牙型〔医学〕.
d. polished surface 義歯研磨面.
d. rebasing 義歯改床法〔医学〕.
d. relining 床再裏装法〔医学〕.
d. retention 義歯維持〔力〕〔医学〕.
d. service 補てつ(綴)治療.
d. sore mouth 義歯性口内炎.
d. space デンチャースペース.
d. stability 義歯安定〔医学〕.
d. stomatitis 義歯性口内炎〔医学〕.
d.-supporting area 義歯床の支持域.
d.-supporting structures 義歯維持構造.
den·tur·ist [dénʧurist] デンチュリスト, 入歯師.
Denucé, Jean Henri Maurice [dənjuséi] デヌセー(1859-1924, フランスの外科医).
D. ligament デヌセー靱帯(橈尺骨末端を結ぶ手首の靱帯), = ligamentum quadratum.
de·nu·cle·a·tion [di(:)njù:kliéiʃən] 脱核(赤芽球の核が成熟して細胞外に脱出すること). 形 denucleating, denucleated.
de·nu·da·tion [dìnu:déiʃən] 裸化, 皮膚磨剥, 表皮剥落〔医学〕.
de·nude [dinjú:d] 切除する〔医学〕.
denumerable character 計数特性, 計数尺度.
de·nu·tri·tion [dì(:)nju:tríʃən] 栄養失調〔症〕〔医学〕, 栄養障害〔医学〕, 栄養不足〔医学〕, 栄養欠乏〔医学〕.
Denver classification デンバー方式分類(ヒト染色体の分類, 記述法. アメリカのデンバー市, コロラド大学で開催された国際人類染色体研究会議において, ヒト染色体の分類, 記述法に関する国際的コンセンサスが得られたことに由来する).
Denver developmental screening test デンバー発達スクリーニング検査〔医学〕.
Denver scale デンバースケール(主として乳幼児の発達の程度を知るための種々のテストをいう).
Denys-Drash syndrome デニス・ドラッシュ症候群(WT1遺伝子異常による外性器異常, 腎症, ウィルムス腫瘍を伴う), = Drash syndrome.
Denys, Joseph [dénis] デニス(1857-1932, ベルギーの細菌学者).
D.-Leclef phenomenon デニス・レクレフ現象.
D. tuberculin デニスツベルクリン(ヒト結核菌の肉汁培養液を濾過してつくる).
de·ob·stru·ent [di(:)ábstruənt] ① 障害物除去の. ② 下薬, 開通薬.
de·o·dor·ant [di(:)óudərənt] 脱臭剤〔医学〕.
d. solution 防臭液(硫酸亜鉛, ナフトール, チーム油, 亜リン酸からなる).
de·o·dor·iz·a·tion [di(:)òudəraizéiʃən] 脱臭〔医学〕.
de·o·dor·ize [di(:)óudəraiz] 脱臭する.
deodorized oil 脱臭油〔医学〕.
de·o·dor·iz·er [di(:)óudəraizər] 防臭剤.
de·oil·ing [di(:)ɔ́iliŋ] 脱油〔医学〕.
de·o·lep·sy [di(:)oulépsi] デオレプシー, 憑神妄想(神に憑かれたという信念または妄想).
de·on·tol·o·gy [dì(:)antáləʤi] 義務論, = ethics.
de·op·pi·la·tion [diàpiléiʃən] 障害除去, 開通. 形 depoppilant, deoppilative.
de·or·al·i·ty [diɔ:rǽliti] デオーラリティー(口談により本能的欲望を変転させること).
de·or·sum [diɔ́:səm] 下方へ, = downward.
d. vergent squint 下斜視.
de·or·sum·duc·tion [diɔ̀:səmdʌ́kʃən] 下方回転.
de·or·sum·ver·gence [diɔ̀:səmvə́:ʤəns] 下転(眼球などの).
deorsumvergent strabismus 下斜視, = hypotropia.
de·or·sum·ver·sion [diɔ̀:səmvə́:ʒən] 下方偏視.
de·os·si·fi·ca·tion [diàsifikéiʃən] 骨質吸収, 骨石灰質脱失〔医学〕.
de·ox·i·da·tion [di(:)àksidéiʃən] 脱酸〔素〕〔医学〕, 還元(脱酸素の意味で, 化合物中に存在する酸素を無害な酸化物に置換する操作).
de·ox·i·dize [di(:)áksidaiz] 脱酸素する.
deoxy- [di(:)aksi] 脱酸素〔還元〕の意味を表す化合物に用いる接頭語, = desoxy-.

de·ox·y·a·den·o·sine (dA, dAdo) [di(:)àksiədénəsi:n] デオキシアデノシン(デオキシリボヌクレオシドの一つでアデニンを含む．DNA の構成成分で，加水分解で得られる)．
de·ox·y·ad·e·nyl·ic ac·id (dAMP) [di(:)àksiædinílik ǽsid] デオキシアデニール酸，デオキシアデノシン一リン酸(デオキシアデノシンのリン酸エステルであるヌクレオチド)．
de·ox·y·cho·late (DOC) [di-(:)àksikóuleit] デオキシコール酸塩．
de·ox·y·chol·ic ac·id [di(:)àksikálik ǽsid] デオキシコール酸 ㊥ 3,12-dihydroxycholanic acid $C_{24}H_{40}O_4$ (非結合性胆汁酸の一つ)，= choleic acid, desoxycholic acid.
de·ox·y·cor·ti·cos·ter·one (DOC) [di(:)àksikɔ̀:tikástəroun] デオキシコルチコステロン ㊥ Δ^4-pregnene-21-ol-3,20-dione $C_{21}H_{30}O_3$ (副腎皮質ホルモンのうちコルチコステロンの11位炭素に OH の代わりに H が結合している鉱質コルチコイドである．普通は酢酸塩として用いられる)，= desoxycorticosterone, desoxycortoine.
d. acetate (DOCA) 酢酸デオキシコルチコステロン(アジソン病の治療に用いられたことがある)，= deoxycorticosteroni acetas, desoxycortone acetate, deoxycostone acetate.
de·ox·y·cy·ti·dine [di(:)àksisáitidi:n] デオキシシチジン(DNA ヌクレオシドの一つ)．
de·ox·y·cy·ti·dyl·ic ac·id (dCMP) [di(:)àksisàitidílik ǽsid] デオキシシチジル酸，デオキシシチジン一リン酸(デオキシシチジンのリン酸エステルであるヌクレオチド)．
de·ox·y·cy·to·sine nu·cle·o·tide [di(:)àksisáitəsi:n njú:kliətaid] デオキシシトシンヌクレオチド．
***d*-de·ox·y·e·phed·rine** [di(:)àksifédri:n] *d*-デオキシエフェドリン，= methamphetamine.
de·ox·y·gen·a·tion [di(:)àksidʒənéiʃən] 脱酸素〔化〕[医学]，酸素脱失，還元．動 deoxidize.
de·ox·y·gua·no·sine [di(:)àksigwá:nəsi:n] デオキシグアノシン(DNA ヌクレオシドの一つ)．
de·ox·y·gua·nyl·ic ac·id (dGMP) [di(:)àksigwa:nílik ǽsid] デオキシグアニル酸，デオキシグアノシン一リン酸(デオキシグアノシンのリン酸エステルであるヌクレオチド)．
de·ox·y·he·mo·glo·bin [di(:)àksihì:mouglóubin] デオキシヘモグロビン(還元ヘモグロビン)．
de·ox·y·ri·bo·nu·cle·ase (DNase, DNAse, DNA ase) [di(:)àksiràibounjú:klieis] デオキシリボヌクレアーゼ(チモヌクレアーゼ．DNA 加水分解酵素ともいう．DNA のエンドヌクレアーゼの一種で 5′ 末端にリン酸基をもったジヌクレオチドおよびオリゴヌクレオチドを生じる)．
de·ox·y·ri·bo·nu·cle·ic ac·id (DNA) [di(:)àksiràibounju:klí:ik ǽsid] デオキシリボ核酸(D-2-デオキシリボースを糖成分とする核酸)．
de·ox·y·ri·bo·nu·cle·o·pro·tein (DNP, Dnp) [di(:)àksiràibounjù:kliouprόuti:n] デオキシリボ核タンパク質(DNA とタンパク質の複合体をいう．SLE 患者に抗 DNP が検出される)，= deoxyribonucleoprotein antibody.
de·ox·y·ri·bo·nu·cle·o·side [di(:)àksiràibounjú:kliəsaid] デオキシリボヌクレオシド(DNA を加水分解して得られる化合物で，プリン塩基またはピリミジン塩基とデオキシリボースからなる)．
de·ox·y·ri·bo·nu·cle·o·tide [di(:)àksiràibounjú:kliətaid] デオキシリボヌクレオチド(プリン塩基またはピリミジン塩基とデオキシリボース，リン酸からなる化合物．デオキシリボヌクレオシドのリン酸エステル)．
de·ox·y·ri·bose [di(:)àksiráibous] デオキシリボース $C_5H_{10}O_4$ (通常は 2-デオキシ-D-リボースのことをいう．DNA 中に含まれるペントース)．
de·ox·y·ri·bo·vi·rus [di(:)àksiràibouváiərəs] デオキシリボウイルス，= DNA virus.
de·ox·y·sug·ar [di(:)àksiʃúgər] デオキシ糖(母体の単糖類から酸素1原子を除去した糖の総称)，= deoxysugur.
de·ox·y·thy·mi·dyl·ic ac·id (dTMP) [di(:)àksiθàimidílik ǽsid] デオキシチミジル酸，デオキシチミジン一リン酸(デオキシチミジンのリン酸エステルであるヌクレオチド)．
de·o·zon·ize [di(:)óuzənaiz] オゾン除去を行う．
dep depuratus 精製の略．
de·pan·cre·a·tize [dipǽŋkriətaiz] 膵臓摘出を行う．形 depancreatized.
de·part·ment [dipá:tmənt] 部門，専門領域，学部．
de·pen·dence [dipéndəns] 依存〔症〕[医学] (薬物の作用による快楽を得るため，あるいは離脱による不快を避けるために，有害であることを知りながらその薬物を続けて使用せずにはいられなくなった状態)．形 dependent.
de·pen·den·cy [dipéndənsi] 依存〔症〕[医学]，嗜(し)癖 [医学]．
dependent beat 依存収縮．
dependent differentiation 依存的分化，= correlative differentiation.
dependent edema 就下性水腫(浮腫)，依存部水腫(浮腫)(身体や手足の下部に限局して生じる)．
dependent elderly 要介護老人 [医学]．
dependent lung 下部肺領域．
dependent opacity 重力依存濃度 [医学]．
dependent personality disorder 依存性パーソナリティ障害，依存性人格障害．
dependent population 従属人口 [医学]．
dependent strain 依存株 [医学]．
dependent variable 従属変数．
De·pen·do·vi·rus [dipèndouváiərəs] ディペンドウイルス属(パルボウイルス科の一属で，アデノ随伴ウイルスが含まれる)．
de·per·son·al·i·za·tion [di:pə:sənəlaizéiʃən] 離人症 [医学]，離情〔症〕(人格感喪失，有機感喪失)．
d. disorder 離人症性障害．
d. neurosis 離人神経症．
d. syndrome 離人症候群．
de·phas·ing [diféiziŋ] デファジング(磁気共鳴診断の際，スピンの位相が横緩和や傾斜磁場の印加などのため散らばること)．
de·phleg·ma·tion [dì(:)flegméiʃən] 蒸留脱水法，分縮 [医学]．
de·phleg·ma·tor [di(:)flégmətər] 分留器 [医学]．
de·phlo·gis·ti·cat·ed [dì(:)flədʒístikeitid] 燃素(フロギストン)を除去した．
d. air 燃素を除去した空気(Priestley が1777年に空気から分離した酸素を命名したもの)，= oxygen.
de·phos·pho·ryl·a·tion [di(:)fàsfəriléiʃən] 脱リン〔酸基〕．
de·pig·men·ta·tion [di(:)pìgməntéiʃən] 色素脱失 [医学]，脱色．
d. edema クワシオルコル，= kwashiorkor.
dep·i·late [dépileit] 脱毛する．
dep·i·la·tion [dèpiléiʃən] 脱毛，抜毛 [医学]，禿髪．
d. dose 脱毛線量，= epilation dose.
de·pil·a·to·ry [dipílətəri] 脱毛薬(剤) [医学]，除毛剤，= depilatoria.
dep·i·lous [dépiləs] 無毛の，= hairless.
de·plas·mol·y·sis [dì(:)plæzmálisis] 原形質分離回復．

de·ple·tion [diplíːʃən] 除去，消耗，喪失［医学］，枯渇（水分欠乏状態）.
d. layer 枯渇層［医学］.
d. of blood 瀉血.
de·plet·or [diplíːtər] 枯渇薬［医学］.
de·plu·ma·tion [dì(ː)pl(j)uːméiʃən] 睫毛消失（疾病により）.
de·po·lar·i·za·tion [di(ː)pòulərizéiʃən] 脱分極［医学］，消極（電解質溶液内に起こる分極を妨げて，その進行を阻止すること）.
d. block 脱分極ブロック［医学］.
de·po·lar·ize [di(ː)póuləraiz] 脱分極する.
de·po·lar·iz·er [di(ː)póuləraizər] 減極剤［医学］，消極剤（電池または電解槽の分極を妨げ，その復極を促すために加える物質）.
depolarizing agent 脱分極薬［医学］.
depolarizing block 脱分極〔性〕遮断，脱分極性ブロック.
depolarizing blocker 脱分極抑制薬［医学］.
depolarizing electrode 脱分極電極（回路におかれた物体の一部よりも抵抗の高いもの）.
depolarizing ganglion blocking agents 脱分極性節遮断薬.
depolarizing muscle relaxant 脱分極性筋弛緩薬［医学］.
de·pol·y·mer·ase [dì(ː)pəlíməreis] デポリメラーゼ（解重合酵素）.
de·pol·y·mer·i·za·tion [diːpɑliməizéiʃən] 脱重合，解重合［医学］（重合と反対の現象）.
depolymerized rubber 解重合ゴム［医学］.
depolymerizing agent 解重合剤［医学］.
de·pon·ti·na·tion [di(ː)pɑ̀ntinéiʃən] 除橋（大脳橋を切除すること）.
de·pos·it [dipɑ́zit] ①沈着物［医学］，沈渣．②被覆物（金属などの）.
d. gauge 沈降煤塵（ばいじん）計［医学］.
d. glycogen 貯蔵グリコーゲン（不安定グリコーゲン）.
d. of fat 脂肪蓄積.
d. of opaque dots 角膜後面沈着物.
d. protein 貯蔵タンパク質，= reserve protein.
dep·o·si·tion [dìpəzíʃən] 沈着（組織細胞内に物質が異所的に多量に固着すること）.
d. potential 析出電位［医学］.
de·pot [dépou] [F] ①貯留物．②貯蔵所［医学］，貯留槽［医学］.
d. action 持続作用［医学］.
d. bag 貯留槽［医学］.
d. fat 貯蔵脂肪［医学］，= deposit fat，stored f..
d.-forming adjuvant 貯蔵形成アジュバント［医学］.
d. injection 蓄積注射.
d. metabolism 貯留物代謝.
d. preparation デポー〔製〕剤［医学］.
d. reaction 貯留反応（ツベルクリンを注射した部位の試薬貯留による発赤）.
d. therapy デポー療法［医学］，貯蔵療法.
dep·ra·va·tion [dì(ː)prəvéiʃən] 悪化，転倒（機能の），= deterioration，perversion．形 depraved.
de·pre·ci·a·tion [diprìːʃieiʃən] 減価償却［医学］.
d. expense 減価償却費［医学］.
de·pre·men·tia [dìpriménʃiə] うつ（鬱）病（自己中毒症により憂うつ，記憶障害などを起こす精神状態）.
de·pres·sant [diprésənt] ①抑制薬［医学］．②抑制〔作用〕の［医学］.
de·pressed [diprést] ①陥凹の．②抑うつの.
d. feeling 消沈.
d. fracture 陥凹（没）骨折［医学］，陥没骨折（頭蓋骨の）.
d. fracture of orbital floor 眼窩底陥没骨折［医学］.
d. marrow 機能低下性骨髄.
d. metabolism 代謝低下［医学］.
d. scar 陥凹瘢痕［医学］.
d. skull fracture 頭蓋骨陥没骨折［医学］.
d. state 抑うつ状態.
depressing chamber 減圧室（航空）.
depressio sine depressione 抑うつなきうつ病（仮面うつ病のこと．H. Weitbrechtの概念），= masked depression.
de·pres·sion [dipréʃən] ①陥凹〔部〕［医学］，凹窩．②降下（沸点，結氷点などの），低圧域．③低下（物質成分の減少）．④抑うつ〔症〕［医学］，うつ病（メランコリー）［医学］．⑤減圧，低気圧．形 depressed，depressive.
d. effect 抑制効果［医学］.
d. immunity 抑圧免疫［医学］，抑制免疫（病原菌を殺さずにその毒性を緩和する免疫）.
d. of cataract 白内障圧下術，= couching.
d. of freezing point 氷点降下［医学］，凝固点降下（ある溶媒に溶質を溶かすと，溶媒の凝固点が純粋のときより低くなる現象）.
d. of optic disc [TA] 円板陥凹，= excavatio disci [L/TA].
d. of skull 頭蓋骨陥没［医学］.
d. of vapor pressure 蒸気圧降下［医学］.
d. of visual field 視野沈下［医学］.
d. with flight of ideas 思考奔逸性うつ病.
de·pres·sive [diprésiv] 抑うつ〔性〕の［医学］，抑うつ者［医学］.
d. delusion 抑うつ妄想.
d. hallucination 幻うつ症［医学］，うつ病性幻覚.
d. insanity うつ病，= melancholia.
d. lesion 抑制的病変（機能の）.
d. mood 憂うつ気分.
d. neurosis 抑うつ神経症［医学］（ICD–10 では気分変調症 dysthymia に改められている）.
d. pseudodementia うつ病性仮性痴呆.
d. psychopath 抑うつ性精神病質者.
d. psychopathic 抑うつ性精神病質者.
d. psychosis 抑うつ精神病，うつ病［医学］.
d. reaction 抑うつ反応［医学］.
d. state 抑うつ状態.
d. stupor 抑うつ性昏迷［医学］.
de·pres·so·mo·tor [diprèsoumóutər] ①運動抑制〔の〕．②運動抑制薬［医学］.
de·pres·sor [diprésər] ①減圧〔物〕，圧迫具［医学］．②降圧薬．③抑圧薬．④下引筋，下制筋［医学］．⑤減圧神経.
d. anguli oris [TA] 口角下制筋，= musculus depressor anguli oris [L/TA].
d. anguli oris muscle 口角下制筋.
d. fiber 減圧〔神経〕線維［医学］（血管収縮中枢からの刺激を緩和して，血圧降下を起こさせるもの）.
d. labii inferioris [TA] 下唇下制筋，= musculus depressor labii inferioris [L/TA].
d. labii inferioris muscle 下唇下制筋.
d. muscle 抑制筋.
d. muscle of eyebrow 眉毛下制筋.
d. muscle of lower lip 下唇下制筋.
d. muscle of mouth angle 口角下制筋［医学］.
d. muscle of septum 鼻中隔下制筋.
d. nerve ①減圧神経［医学］（刺激により血圧降下を起こす機能をもつ．大動脈神経のこと）．②抑制神経［医学］.
d. nerve of Ludwig ルートヴィヒ抑制神経.

d. reflex 減圧反射〔医学〕, 降圧反射〔医学〕(大動脈弓および心基部にある減圧神経受容器の刺激により起こる反射で, 末梢血管拡張と心抑制による血圧低下をきたす), = cardiac depressor reflex.
d. septi muscle 鼻中隔下制筋.
d. septi nasi [TA] 鼻中隔下制筋, = musculus depressor septi nasi [L/TA].
d. substance 降圧物質〔医学〕(下垂体の分泌物で, 血圧下降を起こす).
d. supercilii [TA] 眉毛下制筋, = musculus depressor supercilii [L/TA].
d. supercilii muscle 眉毛下制筋.
d. test 降圧試験.
dep·ri·mens oc·u·li [dépriməanz ákjulai] 眼球下直筋, = musculus rectus inferior.
dep·ri·va·tion [dèprivéiʃən] ① 遮断〔医学〕. ② 奪取. ③ 欠損.
d. amblyopia 遮断弱視〔医学〕.
d. dwarfism 愛情遮断性小人症〔医学〕, 愛情剥脱による小人症, 情緒遮断性小人症.
d. of thought 考想奪取〔医学〕, 思考奪取.
d. short stature 情緒遮断性低身長症(母性的な養育の欠如によりみられる成長障害. 1967年 Powel らにより記載), = deprivation dwarfism.
d. syndrome 剥奪症候群〔医学〕, 愛情剥奪症候群, = maternal deprivation syndrome.
de·pro·pan·iz·ing [di(:)próupənaiziŋ] 脱プロパン〔医学〕.
deproteinated blood 除タンパク血.
de·pro·tein·i·za·tion [di(:)pròuti:nizéiʃən] 除タンパク, 脱タンパク.
dep·side [dépsaid] デプシド(数個のフェノール酸が, 一方のカルボキシル基と他方の水酸基とによりエステル結合をなす化合物の総称で, 含有するフェノール基の数により, ジデプシド didepside, トリデプシド tri–, テトラデプシド tetra– などと呼ばれる).
depth [dépθ] 深さ, 奥行.
d. development 深部現像〔医学〕.
d. dose 深部線量〔医学〕.
d. dose distribution 深部線量分布〔医学〕.
d. EEG 深部脳波.
d. electrode 深部電極〔医学〕.
d. electrode EEG 深部電極脳波〔医学〕.
d. electroencephalogram 深部脳波〔医学〕.
d. intoxication 潜水中毒〔医学〕.
d. of anesthesia 麻酔深度〔医学〕, 麻酔の深さ(現在使用される指標は MAC(肺胞濃度)の倍数として表現), = anesthetic depth.
d. of carbonization 炭化深度.
d. of field 被写体深度.
d. of focus 視点深度〔医学〕.
d. of respiration 呼吸の深さ〔医学〕.
d. perception 距離知覚(感覚)〔医学〕, 奥行知覚(感覚)〔医学〕.
d. person 祖先性人格(F. Kraus の Tiefen-person).
d. psychology 深層心理学〔医学〕.
d. thermometer 深部温度計(カニューレを通して組織内に挿入するもの).
d. threshold 奥行閾値.
dep·u·ce·la·tion [dèpjusiléiʃən] 処女性凌辱.
dep·u·la [dépjulə] デプラ期(胚子発育において胚胞形成の直後で, 腸胚形成の直前の時期).
de·pu·li·za·tion [di(:)pjùlizéiʃən] 殺蚤, ノミ駆除.
dep·u·rant [dépjurənt] 浄化薬〔医学〕, 浄血薬.
depurated oyster 清浄化カキ〔医学〕.
dep·u·ra·tion [dèpjuréiʃən] 清掃, 浄化〔医学〕, 純化, = purification. 形 depurated.
dep·u·ra·tive [dépjurətiv] ① 浄化性の. ② 浄化薬, = depurant, pellant.
deputy center 副中枢〔医学〕(補助または連合中枢).
de·qua·lin·i·um [di(:)kwɔ:líniəm] デカリニウム.
der·a·del·phus [dèrədélfəs] 頭頸結合体(頭胸癒合重複児), = cephalothoracopagus.
der·ad·e·ni·tis [derædənáitis] 頸リンパ腺炎.
der·ad·e·non·cus [derædənáŋkəs] 頸リンパ腺腫.
de·ran·dom·i·za·tion [di(:)rændəmizéiʃən] 非乱数化〔医学〕.
der·an·en·ce·pha·lia [deræninsifæliə] 頭頸椎不全奇形.
de·range·ment [diréinʤmənt] 障害(精神または身体部分の)〔医学〕.
d. interne 〔関節〕内障.
d. of carbohydrate metabolism 糖質代謝異常(主にインスリン作用不足とグリカゴン分泌亢進によって引き起こされる体内糖質処理の異常).
derby hat fracture ダービー帽骨折, = skull fracture.
Derbyshire neck [dá:biʃər nék] 甲状腺腫, ダービーシアー頸, = goiter.
Dercum, Francis Xavier [dá:kəm] ダーカム(1856–1931, アメリカの神経科医).
D. disease ダーカム病〔医学〕(1888年に記載した疼痛性肥満症で, 顔面, 手足を除き躯幹, 四肢に異常の脂肪症が起こり, 疼痛と知覚過敏を伴う), = adipositas dolorosa.
de·re·al·i·za·tion [di(:)rìəlaizéiʃən] 現実感消失〔医学〕(知覚界の疎隔感で, 外界対象を生き生きと知覚できない外界精神離人症とみられる).
de·re·ism [di(:)rí:izəm] 非現実性, 幻想狂(事実から完全に隔離した精神病). 形 dereistic.
der·en·ceph·a·lo·cele [dèrinséfələsi:l] 頸椎裂からの脳ヘルニア.
der·en·ceph·a·lus [dèrenséfələs] 頭頸不全体.
de·re·pres·sion [dì(:)ripréʃən] 抑制解除〔医学〕, 脱抑制.
der·ic [dérik] 外皮の, = dermic.
der·i·cin [dérisin] デリシン(ヒマシ油から得られる淡色油).
derinquent minors 非行少年.
der·ism [dérizəm] 非現実性, = dereism.
der·i·vant [diráivənt, déri–] 誘導薬, 誘導体〔医学〕, = derivative, derivantia.
der·i·van·tia [dèrivǽnʃiə] 誘導体〔医学〕.
der·i·va·tion [dèrivéiʃən] ① 誘導(心電図の)〔医学〕, = lead. ② 吸引. ③ 導出〔医学〕.
de·riv·a·tive [dirívətiv] ① 誘導体, 誘導薬. ② 導関数. ③ 派生物〔医学〕.
d. chromosome 誘導染色体.
d. circulation 誘導循環(毛細血管を経ずに動脈が静脈へ移行すること).
d. polarograph 微分ポーラログラフ〔医学〕.
d. substitution 置換〔誘導〕体〔医学〕.
d. toxin 誘導毒素〔医学〕.
der·i·va·ti·za·tion [dèrivætizéiʃən] 誘導体化.
derived albumin 誘導性アルブミン, 変性アルブミン.
derived current 誘導電流.
derived emotion 派生情動〔医学〕.
derived function 導関数.
derived line 派生系統〔医学〕.
derived protein 誘導タンパク〔質〕(酸, アルカリ, 酵素, 熱などの作用によりタンパク質から生ずる物質).
derived unit 誘導単位.
derived working limit 誘導実用〔作業〕限度〔医学〕.

derm- [də:m] 皮膚に関する接頭語，= dermat-.
derma- [də:mə] 皮膚との関係を表す接頭語.
derma [də́:mə] 真皮，= corium, derm.
d.-fat-fascia graft 真皮・脂肪・筋膜移植.
der·ma·bra·der [də̀:məbréidər] 皮膚剥削器，削皮器［医学］.
der·ma·bra·sion [də̀:məbréiʒən] 剥皮術(母斑，痤瘡瘢痕などを剥離する方法).
Der·ma·cen·tor [də̀:məséntər] カクマダニ属(マダニ科の一属．哺乳類やヒトに寄生，病原リケッチアを媒介する).
D. andersoni アンダーソン・カクマダニ(美麗な赤褐色の森林ダニ［壁蝨］の一種で，ヒトにロッキー山熱，野兎病を伝播し，その第1および第2宿主はリス，第3宿主は家畜およびヒトである).
D. marginatus (ロッキー山熱を媒介する).
D. nitens (中央アメリカのウマダニ).
D. occidentalis (イヌに寄生するダニ).
D. parumapertus (野ウサギに寄生するダニ).
D. reticulatus (ヒツジ,ウシなどに寄生するダニ).
D. variabilis (アメリカ東部産のイヌに寄生するダニ．ロッキー山熱および野兎病を伝播する).
Der·ma·coc·cus [də̀:məkɑ́kəs] 皮膚球菌属.
der·mad [də́:mæd] 皮膚の方へ向かう.
der·ma·drome [də́:mədroum] デルマドローム(内臓病変の皮膚表現をいう).
der·ma·he·mia [də̀:məhí:miə] 皮膚充血，= dermathemia.
der·mal [də́:məl] ① 皮膚の［医学］. ② 被包〔組織〕(植物).
d. bone 皮膚骨［医学］(皮膚の骨化による).
d. cylindroma 皮膚円柱腫(スピーグラー腫瘍)，= Spiegler tumor.
d. duct tumor 真皮内汗管腫瘍.
d. fat flap 真皮脂肪弁［医学］.
d. fat graft ① 真皮脂肪移植片［医学］. ② 真皮脂肪移植術(皮膚真皮層に皮下脂肪をつけて移植する方法)，= dermal fat grafting.
d. flap 真皮弁［医学］.
d. gill 皮膚えら.
d. gland 皮膚腺.
d. graft 真皮移植術(全層皮膚のうち，表皮と皮下脂肪を除去して真皮層だけを移植する方法).
d. hair follicle 真皮性毛包［医学］.
d. leishmaniasis 皮膚リーシュマニア症，= dermal leishmaniosis.
d. malasseziosis 皮膚マラセジア症.
d. melanocyte 真皮メラノサイト.
d. melanocytosis 真皮メラノサイトーシス.
d. papillae 真皮乳頭，= dermal papilla, papillae dermis.
d. papillary layer 真皮乳頭層.
d. pathology 皮膚病理学.
d. pneumonia 皮膚性肺炎(強毒性の肺炎菌を皮下注射して起こるウサギ(家兎)の肺炎).
d. respiration 皮膚呼吸.
d. reticular layer 真皮網状層.
d. ridge pattern 皮膚隆線模様［医学］.
d. ridges [TA] 皮膚小稜，= cristae cutis [L/TA].
d. sense 皮膚感〔覚〕(熱，寒，痛，圧などを末梢器を通して感ずるもの).
d. sinus 皮膚洞.
d. skeleton 皮膚骨格，外部骨格，= exoskeleton.
d. system 皮膚系，= dermoid system.
d. test 皮膚テスト.
der·ma·lax·ia [də̀:məlǽksiə] 皮膚弛緩症，= cutis laxa, dermatolysis.
der·mal·ler·go·sis [də:mæ̀lə:góusis] 皮膚アレルギー，アレルギー性皮膚症.
der·ma·met·rop·a·thism [də̀:məmitrɑ́pəθizəm] 皮膚病測定法(皮膚を鈍尖針で摩擦し，その反応により疾病を測定する方法).
dermamyiasis linearis migrans oestrosa 皮膚ハエウジ症，= cutaneous larva migrans.
der·ma·na·plasty [də́:mənəplæ̀sti] 植皮術.
Der·ma·nys·si·dae [də̀:mənísidi:] ワクモ［鶏蜱］科(ダニの一科).
Der·ma·nys·sus [də̀:mənísəs] ワクモ属(ワクモ科の一属).
D. gallinae ワクモ，ニワトリダニ(ニワトリや飼鳥，軒下に営巣する鳥に寄生し，吸血する．しばしばヒトの刺症例もある．北アメリカで脳炎ウイルスが分離されている).
der·ma·pos·ta·sis [də̀:məpɑ́stəsis] 皮膚膿瘍，化膿性皮膚症.
Der·map·te·ra [də:mǽptərə] ハサミムシ目，革翅目(節足動物，昆虫綱，新翅亜綱の一目)，= earwigs.
dermat- [də:mət] 皮膚との関係を表す接頭語，= derma-.
der·mat·a·gra [də̀:mətǽgrə] ① ペラグラ. ② 皮膚痛，= dermagra.
der·ma·tal·gia [də̀:mətǽlʤiə] 皮膚疼痛.
der·ma·tan sul·fate [də́:mətæn sʌ́lfeit] デルマタン硫酸(コンドロイチン硫酸B，β-ヘパリン．グリコサミノグリカンの一種で，主にN-アセチル-D-ガラクトサミン4-硫酸とL-イズロン酸からなる二糖の繰り返し構造をとる).
der·ma·ter·go·sis [də̀:mətə:góusis] 職業性皮膚症，= occupational dermatosis.
der·mat·ic [də:mǽtik] 皮膚の，= dermal.
der·mat·ica [də:mǽtikə] 皮膚病薬.
der·ma·tit·i·des [də̀:mətáitidi:s] 皮膚炎(dermatitis の複数).
der·ma·ti·tis [də̀:mətáitis] 皮膚炎［医学］(皮膚の炎症). 形 dermatitic.
d. acuta 急性皮膚炎.
d. aestivalis 夏季湿疹.
d. ambustionis 熱性皮膚炎(熱傷または日射による皮膚炎).
d. artefacta 人工〔的〕皮膚炎.
d.-arthritis-tenosynovitis syndrome 皮膚炎-関節炎-腱鞘炎症候群.
d. atrophicans 萎縮性皮膚炎.
d. atrophicans diffusa progressiva 汎発進行性萎縮性皮膚炎.
d. atrophicans idiopathica diffusa acquisita 汎発特発性後天性萎縮性皮膚炎.
d. atrophicans maculosa 斑状萎縮性皮膚炎.
d. atrophicans necroticans diabetica ① 糖尿病壊死性萎縮性皮膚炎，= Oppenheim-Urbach disease. ② 糖尿病性リポイド類壊死症，= necrobiosis lipoidica diabeticorum.
d. autophytica 自虐性皮膚炎.
d. bullosa 水疱性皮膚炎.
d. calorica 熱性皮膚炎，= burn.
d.-causing caterpillar 皮膚炎誘発性毛虫.
d. coccidioides 球虫菌性皮膚炎.
d. coccogenes 円球菌性皮膚炎.
d. combustionis 熱傷性皮膚炎，火傷性皮膚炎.
d. congelationis 凍傷皮膚炎.
d. continue 匐行性皮膚炎，= dermatitis repens.
d. contusiformis 挫傷様皮膚炎.
d. dysmenorrheica 月経困難性皮膚炎.
d. escharotica 腐食性皮膚炎.
d. essentialis neurotica 神経性真性皮膚炎.
d. exfoliativa 剥脱性皮膚炎.

d. exfoliativa labiorum 剥脱性口唇炎，= cheilitis exfoliativa.
d. exfoliativa neonatorum 新生児剥脱性皮膚炎〔医学〕，= SSSS.
d. exfoliativa universalis 汎発性剥脱性皮膚炎，= erythroderma exfoliativum generalisatum, SSSS.
d. factitia 人工皮膚炎，偽皮膚炎，= factitial dermatitis.
d. fibrinosa faciei 線維性顔面皮膚炎.
d. gangraenosa 壊疽性皮膚炎.
d. gangraenosa infantum 乳児壊疽性皮膚炎.
d. herpetiformis 疱疹性（状）皮膚炎〔医学〕（デューリング・ブロック病）.
d. hiemalis 冬季皮膚炎.
d. hypostatica 沈降性皮膚炎.
d. infectiosa eczematoides 湿疹様感染性皮膚炎，= Engman disease.
d. lichenoides pruriens 瘙痒性苔癬状皮膚炎.
d. linearis 線状皮膚炎〔医学〕（アオバアリガタハネカクシの体物質の接触性皮膚炎）.
d. linearis migrans 蚯（きゅう）線病，= creeping disease.
d. medicamentosa 薬物性皮膚炎.
d. micropapulosa erythematosa hyperidrotica 鼻部紅色顆粒症.
d. multiformis 多型皮膚炎，多形性皮膚炎（ヘルペス様）.
d. nodosa 結節性皮膚炎.
d. nodularis necrotica 壊死性結節性皮膚炎.
d. of eye lid 眼瞼皮膚炎.
d. papillaris capillitii 頭部乳頭状皮膚炎〔医学〕，= acne keloidica nuchae, folliculitis keloidea occipitalis.
d. papulosa neonatorum 新生児丘疹性皮膚炎.
d. pediculoides ventricosus 巨大ダニ皮膚炎.
d. photoelectrica 電光皮膚炎.
d. polymorpha dolorosa 疼痛性多形皮膚炎，= dermatitis herpetiformis.
d. psoriasiformis nodularis 結節性乾癬様皮膚炎.
d. repens 匐行性〔拡大性〕皮膚炎，= acrodermatitis perstans.
d. rimosa 股部白癬，= tinea cruris.
d. seborrheica 脂漏性皮膚炎，= seborrheic dermatitis.
d. simplex 単純皮膚炎（紅斑）.
d. skiagraphica X線皮膚炎.
d. solaris 日光皮膚炎.
d. syphilogenes 梅毒性皮膚炎，= dermatitis papulosa neonatorum.
d. toxica 中毒性皮膚炎〔医学〕.
d. traumatica 外傷性皮膚炎.
d. vegetativa 増殖性皮膚炎，= dermatitis vegetans.
d. venenata 毒物性皮膚炎.
d. verrucosa いぼ状皮膚炎，= chromoblastomycosis.

dermato- [də:mətə] 皮膚との関係を表す接頭語.
der·mat·o·ar·thri·tis [də̀:mətouɑ:θráitis] 皮膚関節炎.
der·mat·o·au·to·plasty [də̀:mətouɔ́:təplæ̀sti] 自己植皮〔術〕〔医学〕.
Der·ma·to·bia [də̀:mətóubiə] ヒフバエ属（ヒツジバエ科の一属．皮膚ハエウジ症を起こすことで医学上重要）.
D. hominis ヒトヒフバエ（中南アメリカ産，ヒトや獣の皮下に寄生し，局所の腫脹，疼痛を起こす），= human botfly, tropical warble fly.
der·ma·to·bi·a·sis [də̀:mətoubáiəsis] 皮膚ハエウジ症（ヒトヒフバエの皮下寄生による疾病，四肢，顔面など露出部に多く，局所は腫脹し，疼痛がある．脳に入り，致命的なこともある）.
der·mat·o·cele [də́:mətəsi:l] 皮膚瘤.
d. lipomatosa 脂肪腫性皮膚瘤（有茎脂肪腫の変性したもの）.
der·mat·o·cel·lu·li·tis [də̀:mətousìljuláitis] 皮下蜂巣織炎，皮下結合織炎.
der·mat·o·cha·la·sis [də̀:mətəkǽləsis, -kəléi-] 皮膚弛緩症，= chalazodermia.
der·mat·o·cho·lo·sis [də̀:mətoukoulóusis] 皮膚黄疸.
der·ma·toc·ly·sis [də̀:mətɑ́klisis] 浮腫様皮膚，= edema skin.
der·mat·o·coc·cus [də̀:mətəkɑ́kəs] 皮膚球菌（象皮病患者の皮膚から分離されたもの）.
der·mat·o·co·ni·o·sis [də̀:mətoukouniόusis] 皮膚塵埃症〔医学〕，= dermato koniosis.
der·mat·o·con·junc·ti·vi·tis [də̀:mətoukɑnʤʌ̀ŋktiváitis] 眼囲皮膚結膜炎.
der·mat·o·cyst [də́:mətəsist] 皮膚嚢胞.
der·mat·o·dyn·ia [də̀:mətədíniə] 皮膚痛.
der·mat·o·dys·pha·sia ver·ru·ci·for·mis [də̀:mətoudisféiziə vərʌ́sifɔ:mis] 全身性いぼ状発疹症.
der·mat·o·fi·bro·ma [də̀:mətoufaibróumə] 皮膚線維腫〔医学〕.
d. lenticulare 結節性皮膚線維腫，= fibroma durum.
d. protuberans 隆起性皮膚線維肉腫，= dermatofibrosarcoma protuberans.
der·mat·o·fi·bro·sar·coma [də̀:mətoufàibrousɑ:kóumə] 皮膚線維肉腫〔医学〕，= Lévy-Roussy syndrome.
d. protuberans 隆起性皮膚線維肉腫〔医学〕，= dermatofibroma protuberans.
der·mat·o·fi·bro·sis [də̀:mətoufaibróusis] 皮膚線維腫症.
d. lenticularis disseminata 播種性結節性皮膚線維腫症.
d. protuberans et progrediens 進行性隆起性皮膚線維腫症，= dermatofibrosarcoma protruberans.
der·mat·o·gen [də:mǽtəʤən] ① 表皮原．②デルマトゲン（皮膚病に関係のある抗原で，皮膚側からの病因をなすもの）.
der·ma·to·gen·ic [də̀:mətəʤénik] 皮膚原性の〔医学〕.
d. cataract 皮膚原性白内障〔医学〕.
d. contracture 皮膚性拘縮.
der·ma·tog·e·nous [də̀:mətɑ́ʤənəs] 皮膚原性の〔医学〕.
der·mat·o·glyph [də:mǽtəglif, də́:mətə-] 皮紋.
der·mat·o·glyph·ics [də̀:mətəglífiks] ① 皮紋判定法（皮膚面特に足底手掌にある皮溝および皮紋とその判定法）．② 皮膚紋理〔学〕〔医学〕.
der·mat·o·graph [də:mǽtəgræf] ① 皮膚面標記器．② 皮膚描画，= dermograph.
der·mat·o·graph·ia [də̀:mətəgrǽfiə] 皮膚描記症，= dermographia.
der·ma·tog·ra·phism [də̀:mətɑ́grəfiz(ə)m] 皮膚描記症，= dermographia.
der·ma·tog·ra·phy [də̀:mətɑ́grəfi] 皮膚描記症，= dermography.
der·mat·o·het·er·o·plasty [də̀:mətəhétərəplæ̀sti] 異種植皮〔術〕〔医学〕.
der·mat·o·hy·per·tro·phia [də̀:mətouhàipə:tróufiə] 皮膚肥厚〔症〕.
d. vasomotorica 血管運動性皮膚肥厚.
der·ma·toid [də́:mətɔid] 皮膚様の，類皮〔医学〕，

類皮の，= desmoid.
der·mat·o·ke·li·do·sis [dəːmətoukìlidóusis] 斑状皮膚症，皮膚斑点症，= ephelides, freckle.
dermatologic reflex 皮膚反射.
dermatologic(al) agent 外皮用薬［医学］.
dermatologic(al) microscope 皮膚顕微鏡［医学］.
dermatologic(al) paste 皮膚用パスタ.
dermatological therapy (therapeutics) 皮膚科治療〔学〕［医学］.
der·mat·o·log·ics [dəːmətəláʤiks] 外皮用薬［医学］.
der·ma·tol·o·gist [dəːmətáləʤist] 皮膚科医［医学］，皮膚病学者.
der·ma·tol·o·gy [dəːmətáləʤi] 皮膚科学［医学］，= dermatologia.
der·ma·tol·y·sis [dəːmətálisis] 皮膚弛緩〔症〕(先天性)［医学］，= chalazodermia, cutis laxa, cutis pendula, dermalaxia, loose skin, pachydermatocele.
d. palpebrarum 眼瞼〔皮膚〕弛緩症，= blepharochalasis.
der·ma·to·ma [dəːmətóumə] 皮膚腫.
der·mat·o·ma·la·cia [dəːmətouməléiʃiə] 皮膚軟化.
der·ma·tome [dɔ́ːmətoum] ①皮板，皮膚節，皮膚分節［医学］，皮膚知覚帯［医学］(各1対の脊髄後根によって支配される皮膚知覚領域). ②皮膚切除器(植皮用)，デルマトーム［医学］. 形 dermatomic.
der·mat·o·meg·a·ly [dəːmətəmégəli] 皮膚巨大〔症〕，皮膚弛(し)緩症［医学］.
der·mat·o·mere [dɔ́ːmətəmìər] 〔胎生〕皮節.
der·mat·o·mi·cro·fi·lar·i·a·sis [dəːmətoumàikroufilərάiəsis] 皮膚ミクロフィラリア症(ウマの夏癬).
der·mat·o·mu·co·so·my·o·si·tis [dəːmətoumjùːkəsoumàiousáitis] 粘膜皮膚筋炎，= Oppenheim-Urbach disease.
der·mat·o·mus [dɔ́ːmətəməs] 皮板［医学］.
der·mat·o·my·ces [dəːmətoumáisiːz] 皮膚糸状菌，= dermatophyte.
der·mat·o·my·co·sis [dəːmətoumaikóusis] 皮膚糸状菌症，皮膚真菌症［医学］(糸状菌の寄生による伝染性疾患).
d. furfuracea でん(癜)風，= pityriasis versicolor.
d. microsporina 小芽胞菌性皮膚症，= tinea versicolor.
d. trichophytina 白癬菌性皮膚症，= tinea trichophytina.
der·ma·to·my·ia·sis [dəːmətoumaiáiəsis] 皮膚ハエウジ(蝿蛆)症.
d. linearis migrans oestrosa 皮膚ハエウジ(蝿蛆)症(蚓線病または蚯線病とも呼ばれ，種々の仔虫，すなわちウマバエ *Gastrophilus*，十二指腸虫，有棘顎口虫などの仔虫の皮膚侵入により，瘙痒，潮紅，腫脹などに続いて線状疹が生じ，不規則に迂曲進行する状態)，= creeping disease, larva migrans.
der·mat·o·my·o·ma [dəːmətoumaióumə] 皮膚筋腫［医学］.
der·mat·o·my·o·si·tis (DM) [dəːmətoumàiousáitis] 皮膚筋炎［医学］(筋肉の炎症を主病変とするリウマチ性疾患の一種)，= multiple myositis, pseudotrichinosis.
der·mat·o·neu·rol·o·gy [dəːmətounjuːráləʤi] 皮膚神経学.
der·mat·o·neu·ro·sis [dəːmətounjuːróusis] 皮膚神経症［医学］.
der·mat·o·no·sis [dəːmətounóusis] 皮膚病，皮膚症，= dermatonosus, dermatopathy, dermatosis.
der·mat·o·no·sol·o·gy [dəːmətounəsáləʤi] 皮膚病分類学.
der·mat·o-oph·thal·mi·tis [dɔ́ːmətou àfθælmáitis] 皮膚眼炎.
dermatopathic lymphadenitis 皮膚病性リンパ節炎.
der·mat·o·pa·thol·o·gy [dəːmətoupəθáləʤi] 皮膚病学.
der·mat·o·path·o·pho·bia [dəːmətoupæθəfóubiə] 皮膚病恐怖症.
der·ma·top·a·thy [dəːmətápəθi] 皮膚障害.
Der·ma·toph·a·goi·des [dəːmətὰfəgɔ́idiːz] ヒョウヒ〔表皮〕ダニ属(チリダニ科の一属で，室内塵に生息し，ダニアレルゲンとして医学上重要である).
D. farinae コナヒョウヒダニ，= American house dust mite.
D. pteronyssinus ヤケヒョウヒダニ，= European house dust mite.
der·mat·o·phi·li·a·sis [dəːmətəfiláiəsis] 皮膚スナノミ症(スナノミ chigo または jigger の侵入による皮膚症).
der·ma·to·phi·lo·sis [dəːmətoufailóusis] デルマトフィルス症［医学］.
Der·ma·toph·i·lus [dəːmətáfiləs] デルマトフィルス属(好気性〜通性嫌気性のグラム陽性細菌).
der·mat·o·phy·lax·is [dəːmətoufilǽksis] 皮膚病予防.
der·mat·o·phyte [dɔ́ːmətəfàit] 皮膚糸状菌(皮膚，爪，毛髪に感染する近縁の真菌群を指す総称).
der·mat·o·phy·tid [dəːmətáfitid] 白癬疹(皮膚糸状菌によるアレルギー性続発疹).
d. reaction 皮膚糸状菌皮疹反応［医学］.
der·mat·o·phy·to·sis [dəːmətoufaitóusis] 皮膚糸状菌症［医学］(皮膚糸状菌による表在性真菌症で，白癬，黄癬，渦状癬を指す).
der·mat·o·plas·tic [dəːmətəplǽstik] 植皮〔術〕の.
der·mat·o·plas·ty [dɔ́ːmətəplæ̀sti] 植皮術，造皮術.
der·mat·o·pol·y·neu·ri·tis [dəːmətəpὰlinjuːráitis] ①皮膚多発〔性〕神経炎. ②肢端疼痛症(ピンク病ともいう)，= acrodynea.
der·ma·top·tic [dəːmətáptik] 外皮視(軟体動物ヒカリニオガイ *Pholas dactylus* における知覚といわれる).
dermatorheumatismal syndrome 皮膚リウマチ症候群(sclerodermia, exanthematous lupus erythematosus, dermatomyositis, periarteritis nodosa (Küssmaul) を含む症候群で，膠原病 collagen disease の別名).
der·ma·tor·rha·gia [dəːmətəréiʤiə] 皮膚出血，血汗，= skin hemorrhage.
d. parasitica ウマの寄生虫性皮膚出血.
der·ma·tor·rhea [dəːmətəríːə] 皮膚漏(多汗症).
der·ma·tor·rhex·is [dəːmətəréksis] 皮膚毛細血管破裂，皮膚弛緩.
der·mat·o·scle·ro·sis [dəːmətouskliəróusis] 皮膚硬化症，強皮症，全身性強皮症［医学］，= scleroderma.
der·ma·tos·co·py [dəːmətáskəpi] 皮膚鏡検法(特に浅在性毛細血管の毛細管顕微鏡的検査法).
der·ma·to·ses [dəːmətóusiːz] 皮膚疾患(dermatosis の複数).
der·mat·o·si·o·phobe [dəːmətousáiəfoub] 皮膚外傷恐怖者，= dermatophobe.
der·mat·o·si·o·pho·bia [dəːmətousaiəfóubiə] 皮膚病恐怖症，= dermophobia.
der·ma·to·sis [dəːmətóusis] 皮膚疾患［医学］，皮膚病. 複 dermatoses.
d. due to pregnancy 妊娠皮膚症［医学］.
d. kaposi カポジ皮膚病(色素性乾皮症).
d. medicamentosa 薬物性皮膚炎.
d. papulosa nigra 黒色丘疹性皮膚症.
der·mat·o·some [dɔ́ːmətəsòum] デルマトソーム(細胞分裂における紡錘線維の赤道部にある膨大結

節).

der·ma·to·sto·ma·ti·tis [də:mətoustòumətáitis] 皮膚口内炎〔医学〕.

der·ma·to·trop·ic [dərmətoutrápik] 皮膚向性の.

der·ma·to·zo·on [də:mətouzóuən] 皮膚寄生動物〔医学〕.

der·ma·tro·phia [də:mətróufiə] 皮膚萎縮〔医学〕, = dermatrophy.

der·men·chy·sis [də:ménkisis] 皮下注射(薬物の).

der·me·pen·the·sis [də:məpənθí:sis] 植皮術, = dermatoplasty, skin-grafting.

der·mer·e·this·tica [də:məriθístikə] 皮膚刺激薬〔医学〕.

dermic graft 植皮, = skin graft.

der·mis [dǝ́:mis] [L/TA] 真皮, = dermis [TA]. 形 dermic.

der·mi·tis [də:máitis] 皮膚炎, = dermatitis.

dermo– [də:mou, –mə] 皮膚に関する接頭語, = dermato–.

der·mo·an·er·gy [də̀:mouǽnə:ʤi] 皮膚感受性不全, 皮膚アレルギー欠如.

der·mo·au·to·plas·ty [də̀:mouɔ́:təplæ̀sti] 自己植皮〔術〕〔医学〕.

der·mo·blast [dǝ́:məblæst] 皮膚芽細胞(発育して真皮となる中胚葉の一部).

der·mo·chrome [dǝ́:məkroum] 着色皮膚病図鑑.

der·mo·cy·ma [də̀:mousáimə] 皮下重複奇形(副体が遺物様に完全に発育した主体の皮下に存在する奇形), = fetus in fetu.

der·mo·cy·mus [də̀:məsáiməs] 皮下重複奇形, = dermocyma.

der·mo·de·sis [də̀:moudí:sis] 皮膚縫縮制動〔術〕.

der·mo·ep·i·der·mal [də̀:mouèpidǝ́:məl] 表皮, 真皮の.

d. junction 表皮真皮接合部, 表皮真皮境界部.

der·mo·flu·o·rom·e·ter [də̀:moufluərámitər] 皮膚毛細血管透過性測定器.

der·mo·glyph·ics [də̀:məglífiks] 皮紋判定法, = dermatoglyphics.

der·mo·graph·ia [də̀:məgrǽfiə] 皮膚描記症(皮膚を爪尖のような鈍尖で掻くときに起こる隆起線で, 皮膚の感受性を表すが, 必ずしもじんま疹を伴わない), = dermographism autographism. 形 dermographic.

d. elevata 隆起性皮膚描記症.

d. factitia 人工じんま疹, = urticaria factitia.

d. oedematosa 浮腫性皮膚描記症.

dermographic urticaria 機械性じんま疹.

der·mo·graph·ism [də̀:məgrǽfizəm] ① 皮膚描記法, 皮膚描記試験〔医学〕. ② 皮膚描記症〔医学〕, 皮膚紋画症〔医学〕, = dermographia.

der·mog·ra·phy [də:mágrəfi] ① 皮膚描記法. ② 皮膚描画症〔医学〕, 皮膚描記症〔医学〕, = dermographia.

der·moid [dǝ́:mɔid] ① 皮様腫, 類皮腫〔医学〕. ② 皮膚様の.

d. cancer 類皮癌〔医学〕.

d. cyst 類皮嚢胞〔腫〕〔医学〕, 皮様嚢〔胞〕腫(主として外胚葉, 時にはほかの胚葉により形成される重複奇形), = cuticular cyst.

d. inclusion cyst 類皮封入嚢腫〔医学〕.

d. of ovary 卵巣類皮腫, = Küstner sign.

d. tumor 類皮腫, = dermoid cyst.

der·moi·dec·to·my [də̀:mɔidéktəmi] 類皮嚢胞切除術, 皮様腫切除術.

der·mo·lec·tion [də̀:məlékʃən] ダーモレクション(目を閉じた患者の手の皮膚に文字の輪郭を書き, それを患者が正確に知覚し得るかを検査することで, 神経精神病患者では知覚障害が認められる).

der·mo·li·po·ma [də̀:məlaipóumə] 皮膚脂肪腫.

der·mol·y·sin [də:málisin] デルモリジン(皮膚融解作用を示す血液中の物質).

der·mol·y·sis [də:málisis] 皮膚壊死, 皮膚融解.

dermolytic bullous dermatosis 皮膚融解性水疱症.

der·mom·e·ter [də:mámitər] 皮膚抵抗測定器.

der·mom·e·try [də:mámitri] 皮膚抵抗測定法.

der·mo·my·co·sis [də̀:moumaikóusis] 皮膚糸状菌症, = dermatomycosis.

der·mo·ne·cro·sis [də̀:mənikróusis] 皮膚壊死.

dermonecrotic factor 皮膚壊死因子〔医学〕.

dermonecrotic toxin 皮膚壊死〔性〕毒素〔医学〕(ブドウ球菌により産生され, 皮膚壊死を起こすもの).

der·mo·neu·ro·sis [də̀:mounju:róusis] 皮膚神経症.

der·mo·no·sol·o·gy [də̀:mounəsáləʤi] 皮膚病分類学.

der·mo·phy·lax·is [də̀:moufilǽksis] 皮膚防衛(外界の影響から皮膚病を予防すること).

der·mo·phy·ma [də̀:moufáimə] 皮膚瘤腫.

d. venereum 梅毒性皮膚瘤腫.

der·mo·phyte [dǝ́:məfait] 皮膚糸状菌, = dermatophyte.

der·mo·plas·ty [dǝ́:məplæ̀sti] 植皮術, 皮膚表面形成術〔医学〕.

der·mo·re·ac·tion [də̀:məriǽkʃən] 皮膚反応〔医学〕.

der·mo·skel·e·ton [də̀:məskélitən] 体外骨格(無脊椎動物類の甲殻), = exoskeleton.

der·mo·ste·no·sis [də̀:moustinóusis] 皮膚緊張, 皮膚収縮.

der·mo·stitch [dǝ́:məstiʧ] 真皮縫合〔医学〕.

der·mos·tosis [də̀:moustóusis] 真皮骨化, 皮膚化骨.

der·mo·syn·o·vi·tis [də̀:mousàinəváitis] 皮下滑液嚢炎(足底の).

d. plantaris ulcerosa 足蹠潰瘍性皮下滑液嚢炎(べんち(胼胝)から発生).

der·mo·syph·i·lis [də̀:məsífilis] 皮膚梅毒〔医学〕.

der·mo·syph·i·lop·a·thy [də̀:mousìfilápəθi] 皮膚梅毒症, 梅毒疹.

der·mo·tac·tile [də̀:mətǽktil] 皮膚感覚の.

der·mo·tox·in [də̀:mətáksin] デルモトキシン(ブドウ球菌がつくる皮膚壊死毒).

der·mo·trop·ic [də̀:mətrápik] 皮膚向性の, 皮膚親和性の.

dermotuberculin reaction 皮膚ツベルクリン反応, = Pirquet reaction.

der·mo·vac·cine [də̀:məvǽksi:n] デルモワクチン(皮膚に接種して得た痘苗).

der·mo·vas·cu·lar [də̀:məvǽskjulər] 皮膚血管〔の〕〔医学〕.

der·mo·vi·rus [də̀:mouváiərəs] = dermovaccine.

der(o)– [der(ou), –r(ə)] 頸の意味を表す接頭語.

der·o·did·y·mus [dèrədídiməs] 二頭二頸体, = derodymus.

der·o·mel·us [dèrəméləs] 頸肢体(過剰肢が頸または下顎に付着している奇形).

de·ron·cus [dərάŋkəs] 頸部腫脹(甲状腺または頸リンパ腺その他の).

de·ro·ta·tion [di(:)routéiʃən] 減捻.

d. osteotomy 減捻骨切り術.

derrengadera de caderas デレンガデラデカデラス(パナマ地方にみられるウマの疾病で, *Trypanosoma* の感染による).

Der·ris [déris] デリス属(マメ科の一属).

D. elliptica デリス, トバ(根は農業用殺虫剤ロテノン rotenone の製造原料).

Derzsy disease デルジィ病.
DES ①diethylstilbestrol ジエチルスチルベステロールの略. ②drug-eluting stent 薬剤溶出性ステントの略.
DES daughter DES 被災女児, = diethylstilbestrol daughter.
des- [des, dis] 作用の分離, 逆転の意味を表す接頭語で, 特に化合物の命名には母音の前に用いる. → de-.
des·ag·gre·ga·tion [disæ̀grigéiʃən] 散解(多糖類などを無水または熱分解すること), = deassociation.
de·sal·i·na·tion [di(:)sæ̀linéiʃən] 除塩〔法〕, 脱塩〔法〕[医学] (海水から塩類を除去して飲用水とする方法).
de·sal·i·va·tion [di(:)sæ̀livéiʃən] 唾液除去.
desalted water 脱塩水 [医学].
de·salt·ing [di(:)sɔ́:ltiŋ] 脱塩 [医学].
des·am·i·nase [disǽmineis] デスアミナーゼ(デスアミダーゼとも呼び, アミダーゼのうち, 酸アミド以外のアミノ化合物の C-N 結合を水解してアンモニアまたはアミンを遊離させる加水分解酵素).
des·am·i·na·tion [disæ̀minéiʃən] 脱アミノ基.
des·an·i·ma·nia [disæ̀niméiniə] アメンチア, 痴呆〔狂〕, = amentia, dementia.
de·sat·u·ra·tion [di(:)sæ̀tʃuréiʃən] 不飽和化 [医学] (水素除去による).
d. deamination 不飽和的脱アミノ〔作用〕[医学].
Désault, Pierre Joseph [dəsóː] デソー(1744–1795, フランスの外科医).
D. apparatus デソー大腿骨折副子, デソー包帯(鎖骨骨折の固定に用いるもので, 3条の巻軸帯と1個の楔状枕子を利用する), = Désault bandage.
D. bandage デソー包帯〔法〕(腕を胸部に固定する包帯で鎖骨骨折に用いる).
D.-Küster operation デソー・キュステル手術(上顎洞前壁を切除する蓄膿症手術).
D. ligature デソー結紮(膝窩動脈瘤のときに行う).
D. operation デソー手術(口腔から上顎洞の前壁を開く手術).
D. sign デソー徴候(大腿骨被膜内骨折の場合には, 大転子の回転による線は弦ではなく, 大腿骨先端として動く).
Descartes, René [deikáːrt] デカルト(1596–1650, フランスの自然科学, 哲学者).
D. body デカルト体(松果体), = pineal body.
D. law デカルトの法則(与えられた2つの相接触した溶質においては, 入射角の正弦は屈折角の正弦と一定の比をもち, その比は溶質の相違により異なる), = Snell law.
Descemet, Jean [dəsméi] デスメー(1732–1810, フランスの解剖学者).
D. membrane デスメー膜(角膜固有質と角膜内皮の間にある), = lamina elastica posterior, lamina limitans posterior corneae.
des·ce·me·ti·tis [dèsimitáitis] デスメー膜炎(角膜後面にあるデスメー膜の仮性炎症), = serous iritis, cyclitis, keratitis punctata.
des·ce·met·o·cele [dèsimétəsiːl] デスメー〔膜〕瘤, デスメー膜ヘルニア, = keratocele.
de·scend·ant [diséndənt] 子孫.
de·scen·dens [diséndəns] 下行性の.
de·scend·ing [diséndiŋ] 下行〔性〕の, 降下, 下向き.
d. aorta [TA] 下行大動脈, = aorta descendens [L/TA], pars descendens aortae [L/TA].
d. aortography 下行大動脈造影 [医学].
d. artery of knee 下行膝動脈.
d. boundary 降下界面.
d. branch [TA] 下行枝(下行前〔上葉〕動脈), = ramus descendens [L/TA].
d. chromatography 下降クロマトグラフィ〔ー〕[医学].
d. colon [TA] 下行結腸, = colon descendens [L/TA].
d. comma tract 下行コンマ路(ブルダッハ束の中心部にある小線維束).
d. current 下向き電流.
d. degeneration 下行変性(脊髄の) [医学].
d. genicular artery [TA] 下行膝動脈, = arteria descendens genus [L/TA].
d. infection 下行〔性〕感染 [医学].
d. invagination 下行性腸重積〔症〕[医学].
d. limb 下行脚(腎臓細尿管の).
d. limb of Henle loop ヘンレ係蹄(ループ)下行脚 [医学].
d. mesocolon [TA] 下行結腸間膜, = mesocolon descendens [L/TA].
d. myelitis 下行性脊髄炎 [医学].
d. myelography 下行性脊髄造影法(硬膜下に比重の重い造影剤を注射して行う方法).
d. neuritis 下行性神経炎 [医学].
d. optic nerve atrophy 下行性視神経萎縮.
d. optic neuritis 下行〔性〕視神経炎 [医学].
d. palatine artery [TA] 下行口蓋動脈, = arteria palatina descendens [L/TA].
d. palatine canal 下行口蓋管, 口蓋上顎管, = palatomaxillary canal.
d. part [TA] 下行部(十二指腸, 脊髄後索の), = pars descendens [L/TA].
d. part of duodenum 十二指腸下行部.
d. part of facial canal 顔面神経管の下行部.
d. process 下行突起(涙骨の下縁から下方に突出した部分で, 下鼻甲介と関節連絡するもの).
d. pyelography 下行腎盂撮影法.
d. scapular artery 下行肩甲動脈.
d. spica bandage 下行麦穂帯 [医学].
d. tetanus 下行性破傷風 [医学].
d. tract 下行路(中枢から末梢に至る線維).
d. urography 下行式尿路造影術, = excretory urography, intravenous u..
d. vasa recta 下行直血管 [医学].
de·scen·sus [disénsəs] 下垂, 降下, = ptosis.
d. aberrans 異常降下(精巣の).
d. incompleta 不全降下(主に精巣について用いられる).
d. ovarii 卵巣下垂.
d. testis 精巣(睾丸)降下(下降).
d. uteri 子宮下垂, = forelying of uterus.
d. ventriculi 胃下垂, = gastroptosis.
de·scent [disént] ①下降(降下). ②下垂〔症〕. ③家系, 血統.
d. delusion 血統妄想 [医学].
d. of diaphragm 横隔膜下降 [医学].
d. of stomach 胃下垂 [医学].
d. of testicle 精巣下降(睾丸下降) [医学].
d. of uterus 子宮下垂 [医学], = uterine ptosis.
Deschamps, Joseph François Louis [dəʃáːn] デシャン(1740–1825, フランスの外科医).
D. needle デシャン針(先端近くに針孔をもつ縫合針で, 深部動脈結紮に用いる).
de·scrip·tion [diskrípʃən] 記載.
descriptive anatomy 記載解剖学(各部の), 記述解剖学 [医学].
descriptive bibliography 記述書誌 [医学].
descriptive embryology 記載発生学(人体解剖学の一分野).
descriptive epidemiology 記述疫学.

descriptive myology 筋運動記録法，= myography.
descriptive psychiatry 記述精神医学（精神症状を客観的，自然科学的精神に基づき，厳格なやり方で記述することを目的とした学問領域．E. Kraepelin (1856–1926) によりその基礎が築かれた）．
descriptive research 記述的研究．
descriptive statistics 記述統計〔学〕〔医学〕．
de·sen·si·tiz·a·tion [di(:)sènsitizéiʃən] 脱感作〔療法〕〔医学〕，感度低下〔医学〕．
d. therapy 脱感作療法〔医学〕．
de·sen·si·tize [di(:)sénsitaiz] 脱感作する〔医学〕，除感作する〔医学〕．
de·sen·si·tiz·er [di(:)sénsitaizər] 減感剤〔医学〕．
desensitizing dose 脱感作量〔医学〕．
desensitizing dye 減感色素〔医学〕．
desensitizing substance 脱（除）感作物質〔医学〕．
de·ser·pi·dine [disə́:pidin] デセルピジン（*Rauwolfia* 属植物から Schlittler が1954年に抽出したアルカロイドで，レセルピンのA環にメトキシ基のない降圧薬）．
desert climate 砂漠気候〔医学〕．
desert fever 砂漠熱，= coccidioidomycosis.
desert plant 砂漠植物〔医学〕．
desert rheumatism 砂漠リウマチ，= coccidioidomycosis.
desert sore 砂漠潰瘍，= veldt sore.
desert survival 砂漠生存〔医学〕．
de·sert·i·fi·ca·tion [dizə̀:tifikéiʃən] 砂漠化（砂漠が拡大していく現象）．
des·e·tope [dí:sitoup] ディセトープ（抗原提示細胞上の MHC クラスⅡ分子に存在する抗原エピトープが会合する部位をいう．determinant selection に由来する）．
de·sex·u·al·i·za·tion [di(:)sèkʃuəlizéiʃən] 非性化〔医学〕．
des·fer·ri·ox·a·mine [dìsferiáksəmi:n] デスフェリオキサミン（鉄のキレート作用をもつ薬剤）．
des·flu·rane [desflú:rein] デスフルラン CHF_2–O–CHF–CF_3（揮発性吸入麻酔薬，麻酔作用の発現がきわめて速い吸入麻酔薬）．
des·heathed [dishí:ðd] 脱鞘した．
d. nerve 脱鞘神経〔線維〕．
des·hy·dre·mia [dìshaidrí:miə] 脱水血症．
des·ic·cant [désikənt] 乾燥薬〔剤〕．
des·ic·cate [désikeit] 乾燥する，乾燥させる．
desiccated anterior pituitary 乾燥脳下垂体前葉．
desiccated liver 乾燥肝臓製剤（1g 中リボフラビン 50mg，ニコチン酸 250mg，コリン 10mg を含む）．
desiccated placenta 乾燥プラセンタ薬．
desiccated posterior pituitary 乾燥脳下垂体後葉．
desiccated stomach 分泌不全胃〔医学〕，機能不全胃．
desiccated thyroid gland 乾燥甲状腺〔医学〕．
desiccated whole pituitary 乾燥全脳下垂体．
desiccating agent 乾燥剤，= desiccant.
des·ic·ca·tion [dèsikéiʃən] ① 乾燥〔医学〕．② 脱水〔症〕〔医学〕，= dehydration.
des·ic·ca·tive [désikətiv] 乾燥させる（働きがある）．
des·ic·ca·tor [désikeitər] デシケーター，乾燥器〔医学〕．
desickling agent 鎌状貧血治療薬〔医学〕．
de·sign [dizáin] 設計，計画，デザイン．
d. of experiment 実験計画〔法〕〔医学〕．
designated judicial police official 指定司法警察員．
designated organaized crime group 指定暴力団．
designated physician 指定医師．
designer drug デザイナードラッグ（合成麻薬を意味する．既成の物質より分子構造などがわずかに異なるように合成したもの．植物から精製されるものより強力なことが多い）．→ synthetic narcotic drug.
de·si·pra·mine [di(:)síprəmi:n] デシプラミン．
d. hydrochloride 塩酸デシプラミン [化] 5-(3-methylaminopropyl)-10,11-dihydro-(5*H*)-dibenza[*b*,*f*]azepine（うつ病，うつ状態に用いる三環系抗うつ薬）．
desire to move 運動心迫〔医学〕．
desire to urinate 尿意〔医学〕．
desired loading dose 必要負荷量〔医学〕．
desired maintenance dose 必要維持量〔医学〕．
desireurge 尿意．
de·siz·ing [di(:)sáiziŋ] のり抜き，湯通し．
d. by ferment 酵素のり抜き．
d. mangle のり抜きマングル．
des·lan·o·side [dislǽnəsaid] デスラノシド $C_{47}H_{74}O_{19}$：943.08（強心薬．うっ血性心不全，頻脈などに用いる）．

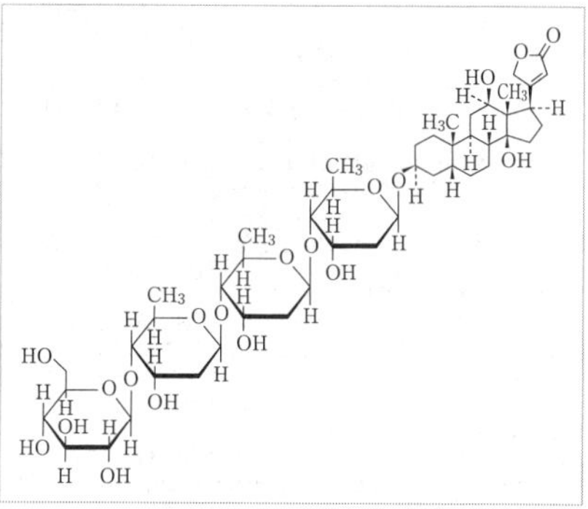

desm– [desm] 線維，結合または靱帯を意味する接頭語，= desmo–.
Desmarre, Louis Auguste [desmá:r] デスマール（1810–1882，フランスの眼科医）．
D. dacryolith デスマール涙石（*Nocardia* の菌塊が涙管に貯留すること）．
D. law デスマール法則（視軸を交差すると視像は交差しないが，視軸が交差しなければ，視像は交差する）．
des·mec·ta·sia [desmektéiziə] 靱帯緊張，= desmectasis.
des·mep·i·the·li·um [desmèpiθí:liəm] 靱帯上皮（脈管，滑液腔管などの内皮または表皮層）．
des·min [désmin] デスミン（中間フィラメントに存在するタンパクであり，筋肉腫瘍マーカーとなっている）．
des·mi·og·nath·us [dèsmiounǽθəs, –miagnǽ–] 頭部寄生体，= dicephalus parasiticus.
des·mi·tis [desmáitis] 靱帯炎．
desmo– [desmou, –mə, dez–] 靱帯との関係を表す接頭語．
des·mo·cra·ni·um [dèsmoukréiniəm] [L/TA] 靱帯頭蓋*（胚脊索の一端にある中胚葉群で，将来頭蓋に発育するもの），= desmocranium [TA].
des·mo·cyte [désməsait] 線維細胞，= fibrocyte.
des·mo·cy·to·ma [dèsmousaitóumə] 靱帯腫瘍，= fibroma.
des·mo·den·ti·um [dèsmoudénʃiəm] [TA] 歯根膜

線維*, = desmodontium [L/TA].
des·mo·don·ti·um [dèsmoudánʃiəm] [L/TA] 歯根膜線維*(歯周線維), = desmodentium [TA], periodontal fibre [TA].
Des·mo·dus [dézmədəs] チスイコウモリ［吸血蝙蝠］属.
D. rotundus (トリニダッドおよび南アメリカのチスイコウモリ. 狂犬病を媒介する).
des·mo·dyn·ia [dèsmədíniə] 靱帯痛.
desmogenic contracture 結合織性拘縮.
des·mog·e·nous [desmáʤənəs] 靱帯原性 [医学] (靱帯の異常による奇形などについていう).
desmoglein デスモグレイン(細胞同士の結合に関与する細胞間接着分子).
des·mog·ra·phy [desmágrəfi] 靱帯学.
des·mo·he·mo·blast [dèsmouhí:məblæst] 間葉織, = mesenchyme.
des·moid [désmɔid] ① デスモイド, 靱帯様の. ② 類腱腫 [医学].
d. reaction 靱帯様反応, 靱帯消化反応(ゴム性組織で作った小袋にメチレン青を入れ, 腸線で結紮して患者に嚥下させると, 正常胃は5~6時間後腸線を消化して, 内容が吸収後尿中に色素が排泄される), = Sahli desmoid reaction.
d. tumor 類腱腫, 硬性線維腫(皮下組織または筋の腫瘍性病変), = fibroma durum.
d. tumor of mediastinum 縦隔洞硬性線維腫(細胞に乏しい結合織からなる腫瘍で, 形が大きくなって局所的に侵襲することはあるが転移は起こらない).
des·mo·lase [désməleis] 酸化還元酵素(広義には加水分解酵素に対立する一群の酵素で, 加水分解によって生ずる低分子化合物に作用し, ≡C-C≡結合が開裂し, 生体エネルギーを起こす代謝にあずかる. また狭義には ≡C-C≡ 結合にあずかるアルドラーゼ, カルボキシラーゼ, アミノ酸カルボキシラーゼ, カルボリガーゼなどをいう), = oxidoreductase.
des·mol·o·gy [desmáləʤi] 靱帯学.
des·mo·ma [desmóumə] 結合織腫瘍, 線維腫.
des·mo·ne·o·plasm [dèsmouní:ouplæzəm] 結合織新生物(腫瘍).
des·mo·pa·thol·o·gy [dèsmoupəθáləʤi] 結合織病理学.
des·mop·a·thy [desmápəθi] 靱帯病 [医学].
des·mo·pex·ia [dèsməpéksiə] 子宮円靱帯固定術.
des·mo·phlo·go·sis [dèsmouflәgóusis] 靱帯炎.
des·mo·pla·sia [dèsməpléiziə] 線維形成.
des·mo·plas·tic [dèsməplǽstik] 結合織形成(癒着).
d. fibroma 類腱線維腫 [医学].
d. malignant melanoma 線維硬化性.
d. reaction 結合組織形成反応.
d. small cell tumor 結合組織形成性小細胞腫瘍.
des·mo·pres·sin [dèsməprésin] デスモプレシン(抗利尿ホルモン antidiuretic hormone (バソプレシン vasopressin)の誘導体で 1-desamino-8-D-arginine vasopressin の構造をもつ).
d. acetate デスモプレシンアセテート(抗利尿ホルモンの一種で, アルギニンバゾプレシンの1位のシスティンを脱アミノ化し, 8位のL-アルギニンをD-アルギニンに置換した合成ペプチドで, 中枢性尿崩症の治療や腎性尿崩症の診断に用いられる点鼻薬), = desamino-D-arginine vasopressin (DDAVP).
des·mo·pyk·no·sis [dèsmoupiknóusis] 子宮円靱帯固定術(腟前壁に縫合する方法), = desmopycnosis, Dudley operation.
des·mor·rha·phy [desmɔ́:rəfi] 靱帯縫合〔術〕.
des·mor·rhex·is [dèsməréksis] 靱帯破裂, 靱帯断裂 [医学].
des·mo·sine [désməsi:n] デスモシン(エラスチンの架橋を形成している物質).
des·mo·sis [desmóusis] 結合組織疾患 [医学].
des·mo·some [désməsoum] 接着斑, デスモソーム(細胞間接着装置の一種で主に上皮細胞にある).
des·mos·te·rol [desmástərɔ:l] デスモステリン(24-デヒドロコレステロール)($C_{27}H_{44}O$ からなるコレステロールの生合成前駆物質).
des·mot·o·my [desmátəmi] 靱帯切離〔術〕, 筋膜切開術 [医学].
des·mo·tro·pism [dèsmətróupizəm] デスモトロピズム(ケトエノル互変異性のように原子位置はそれほど変わらず, 結合様式だけが異なる現象), = desmotropy, tautomerism.
des·mur·gia [desmɔ́:ʤiə] 包帯法, 結紮法, = desmurgy.
Desno, Louis Joseph [dénou, désnou] デーノー(1828-1893, フランスの医師).
D. disease デーノー病(線維素性大葉性肺炎で肺臓の脾様化を伴うもの), = Grancher disease, splenopneumonia.
des·o·la·tion [dèsəléiʃən] 荒廃 [医学], 衰退 [医学].
des·ole·o·lec·i·thin [desòuliəlésiθin] デスオレオレシチン(コブラヘビ毒によりレチチンが分解されて生ずる一成分で, 他の成分はオレイン酸).
de·so·lu·tion [dìsəljúʃən] 溶質分離.
desomatization and resomatization 脱身体化と再身体化.
des·o·mor·phine [dèsəmɔ́:fin] デソモルフィン, = dihydrodesoxymorphine.
des·o·nide [désənaid] デソニド ㊗ 11β,16α,17,21-tetrahydroxypregna-1,4-diene-3,20-dione cyclic 16,17-acetal with acetone (抗炎症性コルチコステロイド).
Desor, E. [dézər] デゾー(1811-1882, スイスの動物・地質学者).
D. larva デゾー幼生(ある種の異紐虫類の幼生で, 帽形幼生から退化したものと思われる). ㊞ desorb.
de·sorp·tion [di(:)sɔ́:pʃən] 脱着, 脱離.
des·ose [disóuz] デスオキシ糖, = desoxysugar.
des·ox·i·da·tion [disɑ̀ksideiʃən] 還元〔脱酸素〕, = desoxydation.
des·ox·i·met·a·sone [disɑ̀ksimétəsoun] デスオキシメタゾン ㊗ 9-fluoro-11β-21-dihydroxy-16α-methylpregna-1,4-diene-3,20-dione (抗炎症性コルチコステロン).
desoxy- [disɑ́ksi] 脱酸素〔還元〕の意味を表す化合物に用いる接頭語(現在ほとんど使用されない), = deoxy-.
des·ox·y·cor·tone [disɑ̀ksikɔ́:toun] デスオキシコルトン, = deoxycorticosterone.
des·ox·y·da·tion [disɑ̀ksidéiʃən] 還元〔脱酸素〕, = desoxidation.
des·ox·y·e·phed·rine [disɑ̀ksiifédrin] デスオキシエフェドリン, = methamphetamine hydrochloride.
des·ox·yn [disɑ́ksin] デスオキシン, = methamphetamine.
des·ox·y·ri·bo-ad·e·nyl·ic ac·id [disɑ̀ksiráibou ædinílik ǽsid] デスオキシリボアデニル酸. → deoxyadenylic acid (dAMP).
des·ox·y·ri·bo-cyt·i·dyl·ic ac·id [disɑ̀ksiráibou sàitidílik ǽsid] デスオキシリボシチジル酸. → deoxycytidylic acid (dCMP).
des·ox·y·ri·bo-gua·nyl·ic ac·id [disɑ̀ksiráibou gwənílik ǽsid] デスオキシリボグアニル酸. → deoxyguanylic acid (dGMP).
des·ox·y·ri·bo·nu·cle·ase [disɑ̀ksiràibounjú:klieiz] デスオキシリボヌクレアーゼ. → deoxyribonu-

clease (DNase, DNAse, DNAase).
des·ox·y·ri·bo·nu·cle·ic ac·id (DNA) [disɑksiraibounju:kléik ǽsid] デスオキシリボ核酸. → deoxyribonucleic acid (DNA).
des·ox·y·ri·bose [disɑ̀ksiráibous] デスオキシリボース. → deoxyribose.
d. nucleoprotein デオキシリボース核タンパク, = desoxyribonucleic acid.
despeciated antitoxin 異種抗原性除去毒素(血清療法に用いられる異種動物抗血清(免疫グロブリン)から固有の異種抗原性を適当な方法で除去されたもので, 複数回投与されても重症のアレルギー反応を起こさない).
despeciated bovine serum (DBS) 非特異化ウシ血清(ウシの血清を非特異化したもので, アナフィラキシーを発現させないもの).
despeciated serum 非種物異化血清(種特異性を失った血清).
de·spe·ci·a·tion [di(:)spèsiéiʃən] ① 非特異化. ② 非種特異化 [医学]. 形 despeciated.
de·spec·i·fi·ca·tion [di(:)spèsifikéiʃən] 非種特異化(血清療法に用いられる異種抗血清タンパクから種に固有の抗原性を除去することをいう), = despeciation.
D'Espine, Jean Henri Adolphe [dəspí:n] デスピーン(1844-1931, フランスの内科医).
D. sign デスピーン徴候(肺門リンパ腺炎における聴診所見).
de·spi·ral·i·za·tion [di(:)spàirəlizéiʃən] ラセン解体.
des·pu·ma·tion [dìspjuméiʃən] うきかす(浮滓)除去(液の表面から浮滓を取り去ること).
desquamatio furfuraced 糠状落屑 [医学].
desquamatio neonatorum 新生児皮膚落屑.
des·qua·ma·tion [dèskwəméiʃən] 剥離 [医学], 剥脱, 落屑らくせつ [医学]. 形 desquamative.
d. phase 〔子宮〕内膜剥脱期.
d. stage 剥脱期 [医学].
des·qua·ma·tive [deskwǽmətiv] 剥離の [医学], 落屑性の.
d. catarrh 剥離性カタル.
d. esophagitis 剥離性食道炎 [医学].
d. exfoliative erythema 剥落性紅斑, = erythema scarlatiniforme.
d. gingivitis 剥離性歯肉炎 [医学].
d. herpes 剥離性疱疹 [医学].
d. interstitial pneumonia (DIP) 剥離性間質性肺炎 [医学].
d. nephritis 落屑性腎炎.
d. otitis 落屑性耳炎.
d. phase 剥脱期 [医学].
d. pneumonia 剥離性肺炎 [医学].
des·sert·spoon·ful [dizə́:tspù:nful] 中さじ量[医学].
Dessoille wak·ing dream [dəswáj wéikiŋ drí:m] ドスアユ空想法(患者に, 空想の旅行における事件その他の経験を語らせる精神分析法または精神療法), = Dessoille directed dream.
dest [L] destilla (distill), destillata (distilled) 蒸留の略.
de·ster·nal·i·za·tion [di(:)stə̀:nəlizéiʃən] 胸骨からの剥離.
des·thi·o·bi·o·tin [dìsθaioubáiətin] デスチオビオチン 化 5-methyl-2-*oxo*-4-imidazolidine-caproic acid $C_{10}H_{18}N_2O_3$ (Raney ニッケルをビオチンに作用させて得られる無含硫性ビオチンで, アスコルビン酸の競争的相似物).
des·to·na·tion [dèstənéiʃən] 低調発声(調子外れ) [医学].
de·stro·ma·ti·za·tion [di(:)stroùmətizéiʃən] 脱礎質, 膜質除去(溶血性赤血球の間質または礎質を除去すること). 形 destromatized.
destroyed lung 荒蕪肺 [医学].
de·struc·tion [distrʌ́kʃen] 破壊, 砕石〔術〕.
d. of phrenic nerve 横隔神経破壊術.
de·struc·tive [distrʌ́ktiv] 破壊性の.
d. cholioepithelioma 破壊性絨毛上皮腫 [医学].
d. distillation 分解蒸留 [医学], 乾留, 破壊蒸留.
d. growth 破壊性成長(発育) [医学].
d. hydatidiform mole 侵入〔胞状〕奇胎 [医学].
d. luxation 破壊性脱臼.
d. metabolism 異化, = catabolism.
d. mole 破壊性〔胞状〕奇胎 [医学].
d. operation of fetus 胎児縮小術 [医学] (胎児死亡, 生存の望みがなく, 産道に対して児頭が大きい場合などに行われる).
d. spondyloarthropathy (DSA) 破壊性脊椎関節症.
d. urge 破壊的衝動 [医学].
de·stru·do [distrú:dou] デストルド(死滅または破壊本能に関連する基礎力).
de·stru·ens [distrú:ənS] 腐食(蝕)性, 破壊性.
de·sulf·hy·drase [dì(:)sʌlfháidreis] 脱硫化水素酵素(システインなどの含硫化合物を分解して硫化水素を放出させる反応の触媒を営む), = thionase.
De·sul·fo·vib·rio [di(:)sʌ̀lfəvíbriou] デサルフォビブリオ属(やや屈曲した菌体はしばしばラセン菌に類似し, 活発に運動を示す. 硫酸塩を硫化水素に還元する通性嫌気菌. 代表型 *D. desulfuricans* などを含む).
de·sul·fu·rase [di(:)sʌ́lfjureis] 脱硫酵素.
de·sul·fu·riz·er [di(:)sʌ́lfjuraizər] 脱硫器 [医学].
desultory thought 支離滅裂.
de·sum·ver·gence [dìsəmvə́:ʤəns] 下転, = deorsumvergence.
de·swell·ing [di(:)swéliŋ] 解膨潤 [医学].
de·syn·ap·sis [di(:)sinǽpsis] 不対合 [医学].
de·syn·chro·ni·za·tion [di(:)sìŋkrənaizéiʃən] 脱同期 [医学].
d. syndrome 非同期症候群(時差ボケ, ジェット症候群), = jet syndrome.
DET diethyltryptamine ジエチルトリプタミンの略.
det detur 投与させるの略.
det in dup detur in deplex 2倍量を与えよの略.
det in 2plo detur in deplex 2倍量を与えよの略.
de·tach·a·ble [ditǽʧəbl] とりはずし式の [医学].
d. balloon 離脱式バルーン [医学].
detached retina 網膜剥離.
de·tach·ment [ditǽʧmənt] 剥離 [医学], 離解, = ablatio.
d. choroid 剥離脈絡膜 [医学].
d. of placenta 胎盤剥離, = ablatio placentae.
d. of retina 網膜剥離 [医学] (網膜色素上皮層から感覚網膜が離れること), = ablatio retinae.
d. of retinal pigment epithelium 網膜色素上皮剥離 [医学].
detail inspection 細部検査.
detail vision 明細視.
detailed examination 精密検査 [医学].
de·tec·ta·bil·i·ty [ditèktəbíliti] 検出感度, 検出能 [医学].
de·tec·tion [ditékʃən] 検出 [医学], 発見.
d. efficiency 検出効率 [医学].
d. of asymptomatic brain disease 脳ドック (MRIの普及によりわが国で行われるようになったが, この概念に相当する英語はまだない. 脳の血流検査などを行い, 脳動脈瘤などの発見に役立っている), = medical checkup of brain.
d. threshold 検知閾値.

detective threshold 検知閾値.
de·tec·tor [ditéktər] 検出器〔医学〕, 指示器.
d. tube method 検知管法〔医学〕.
de·te·lec·ta·sis [dìtəléktəsis] 虚脱(膨張状態の瓦解).
detension basin 滞留池〔医学〕.
detension time 滞留時間〔医学〕.
de·ter·gen·cy [ditə́:ʤənsi] 界面活性〔医学〕.
de·ter·gent [ditə́:ʤənt] 洗浄剤, 浄化薬, 清拭薬, 界面活性剤〔医学〕.
d.-dispersant 清浄分散剤〔医学〕.
d. worker's disease 洗剤作業者病〔医学〕.
de·ter·ges·cence [dìtə:ʤésəns] 清浄〔状態〕.

D

deteriorating disease 精神荒廃性疾患.
de·te·ri·o·ra·tion [ditì:riəréiʃən] ① 荒廃〔医学〕, 頽廃. ② 劣化〔医学〕. ③ 痴呆(精神科).
de·ter·mi·nant [ditə́:minənt] ① 決定〔因〕子〔医学〕, 決定基(抗原の)〔医学〕, 決定群〔医学〕, = antigenic determinant. ② 行列式, = determining factor.
determinate cleavage 既定分割(同等の発育能をもつ割球を生ずる分裂), = mosaic cleavage.
determinate evolution 進化直進, = orthogenesis.
determinate reflex 限定反射(刺激を加えた部位に限定するもの).
de·ter·mi·na·tion [ditə:minéiʃən] 決定, 測定, 定量.
determinative bacteriology 同定細菌学〔医学〕.
de·ter·min·er [ditə́:minər] 決定〔因〕子, = determinant.
determining inclination 決定傾向.
de·ter·min·ism [ditə́:minizəm] 定命説, 命数論.
de·ter·mi·nis·tic [ditə̀:minístik] 確定的な.
d. effect 確定的影響〔医学〕.
d'Eternod, Auguste François Charles [detə:nóu] デテルノード(1854-1932, スイスの組織学者).
d. sinus デテルノード洞(脈絡膜と卵嚢下面とにある脈管を連絡する環状の血管).
de·ter·sive [ditə́:siv] 洗浄剤, = detergent.
de·thy·roid·ism [di(:)θáiroidizəm] 脱甲状腺症.
Detmold, William [détmould] デトモルド(1808-1894, アメリカの外科医. 脳膿瘍の手術的療法として側脳室を切開した最初の記録で有名である(1850)).
de·to·na·tion [detənéiʃən] ① 爆燃, 爆鳴, 爆ごう. ② 失調発声(調子外れ).
d. deafness 強い音響による難聴〔医学〕.
de·tor·sion [di(:)tɔ́:ʃən] 捻転整復〔術〕, 減捻〔医学〕.
d. of omentum 大網の捻転整復術.
d. of spermatic cord 精巣捻転症の整復術.
detoxicated vaccine 減毒ワクチン.
de·tox·i·ca·tion [di(:)tɑ̀ksikéiʃən] 解毒〔医学〕, 無毒化.
de·tox·i·fi·ca·tion [di(:)tɑ̀ksifikéiʃən] 解毒, = detoxication.
de·tox·i·fy [di(:)tɑ́ksifai] 解毒する, = detoxicate.
de·train·ing [di(:)tréiniŋ] 脱トレーニング〔医学〕.
det·ri·ment [détrimənt] 障害〔医学〕.
detrimental gene 障害遺伝子〔医学〕.
detrimental mutation 障害突然変異〔医学〕.
de·tri·tion [di(:)tríʃən] ① 減損, 挫滅. ② 磨耗(歯の).
de·tri·tus [ditráitəs] ① デトリタス, 退廃物〔医学〕(生体の一部が壊れて生じる物質). ② 歯垢〔医学〕.
de·trun·ca·tion [dì(:)trʌŋkéiʃən] 断頭, 断頸, = decapitation, decollation.
de·tru·sor [di(:)trú:zər] [TA] ① 排尿筋*, = musculus detrusor vesicae [L/TA]. ② 圧迫筋(特に排尿筋のこと). ③ 圧下器.
d. muscle 排尿筋〔医学〕.
d. muscle of urinary bladder 膀胱の排尿筋.
d.-sphincter dyssynergia 排尿筋・括約筋協調不全〔医学〕(排尿時に尿道括約筋が弛緩しない状態).
d.-urethral dyssynergia 排尿筋・尿道協調不全〔医学〕.
d. overactivity incontinence 排尿筋過活動性尿失禁(不随意排尿筋の収縮による尿失禁).
d. reflex 排尿筋反射.
d. urinae 排尿筋(膀胱の縦筋線維).
d. vesicae 膀胱排尿筋.
de·tru·sor·rha·phy [di:trù:sɔ́:rəfi] 利尿筋修正術.
de·tu·ba·tion [dì(:)tjubéiʃən] 挿管抜出〔法〕(気管内の).
de·tu·mes·cence [dì(:)tju:mésəns] ① 腫脹減退. ② 勃起鎮止.
deut- [dju:t] 第2, 2回, 重複の意を表す接頭語, = deutero-.
deu·tan [djú:tən] 第2色覚者(緑色盲と緑色弱との総称), = protan.
d. defect 2型色覚(旧, 第2色覚異常).
deu·ta·no·pia [djù:tənóupiə] 第2色盲〔医学〕.
deu·ten·ceph·a·lon [djù:tənséfələn] 第二脳(間脳), = diencephalon, tween-brain.
deuteranomal 2型3色覚者.
deu·ter·a·nom·al·ia [djù:tərənəmǽliə] 第2色弱(赤色を黄色に平衡させるために正常以上の緑を必要とする比較的赤色視), = deuteranomalopia.
deu·ter·a·nom·a·lo·pia [djù:tərənàməlóupiə] 第2色弱, = deuteranomalia.
deu·ter·a·nom·a·ly [djù:tərənɑ́məli] 2型3色覚(旧, 第2色弱, 緑色弱).
deu·ter·an·ope [djú:tərənoup] 2型2色覚者, 第2色盲, 緑色盲者.
deu·ter·a·no·pia [djùtərənóupiə] 2型2色覚(第2色盲, 緑色盲), = green color blindness.
deu·ter·an·op·ic [djù:tərənɑ́pik] 第2色盲の, 緑色盲の.
deu·ter·a·nop·sia [djù:tərənɑ́psiə] 第2色盲〔医学〕, 緑色盲(緑に対する視覚が特に悪い状態), = deuteranopia von Kries.
deu·ter·en·ceph·a·lon [djù:tərenséfəlɑ̀n] 続脳(次脳ともいう.脳管のうち脊索のある尾側半をいう).
deu·te·ri·on [dju:tí:riən] 二重子, 重陽子, = deuteron.
deu·te·rip·a·ra [djùtərípərə] 2回経産婦.
deu·te·ri·um (D) [dju:tí:riəm] 重水素(水素の同位元素の一つで, 化学記号Dまたは ^{2}H, 原子量2.0136, 質量数2, 1932年, Urey により初めて分離された.水素中には約1/5,000の比で存在する), = diplogen, heavy hydrogen.
d. oxide 酸化デューテリウム, 重水 D_2O, = heavy water.
deuter(o)- [dju:tər(ou), -r(ə)] 第2(二)または第2(二)型の意味を表す接頭語.
deu·ter·o·al·bu·mose [djù:tərouǽlbju:mous] 第2アルブモーゼ.
deu·ter·o·cele [djú:tərəsi:l] 第二体腔(真体腔).
deu·ter·o·cer·e·brum [djù:tərousirí:brəm] 中大脳.
deu·ter·o·cone [djú:tərəkoun] 上顎第二円錐(上顎乳臼歯の).
deu·ter·o·con·id [djù:tərəkɑ́nid] 下顎第二円錐(下顎前臼歯の).
deu·ter·o·co·ni·di·um [djù:tэroukounídiəm] デュテロコニジウム, 二次分生子(原体分生子から発生する無性生殖要素).

deu·ter·o·e·las·tose [djù:təroui:lǽstous] デュテロエラストーゼ(弾力素の分解物), = elastin peptone.
deu·ter·o·fat [djú:tərəfæt] デュテリウム脂肪.
deu·ter·o·fi·bri·nose [djù:təroufáibrinous] デュテロフィブリノーズ(血液線維素の分解物).
deu·ter·o·gen·ic [djù:tərəʤénik] 二次性の.
deu·ter·o·glob·u·lose [djù:tərəglábjulous] デュテログロビュロース(パラグロブリンの分解物).
deu·ter·o·hem·in [djù:tərəhémin] ヘミン誘導物 $C_{30}H_{28}O_4N_4FeCl$.
deu·ter·o·he·mo·phi·lia [djù:tərouhì:məfíliə] 第2血友病(トロンボプラスチン活性化に必要な血漿トロンボプラスチン因子 PTC の欠乏による血友病の一型), = Christmas disease, hemophilia B, PTC-deficiency.
deu·ter·o·hy·dro·gen [djù:tərouháidrəʤən] 重水素, = deuterium (D).
deu·ter·o·my·ce·tes [djù:təroumaisí:ti:z] 不完全菌〔類〕(有性胞子の形成が確認されていない真菌).
Deu·te·ro·my·co·ta [djù:təroumaikóutə] 不完全菌門.
deu·ter·on [djú:tərən] 二重子, 重陽子〔医学〕(重水素核), = deutron, deuton, diplon.
deu·ter·o·par·a·site [djù:tərəpǽrəsait] 第二次寄生者.
deu·ter·o·path·ic [djù:tərəpǽθik] 続発性の(病巣が該当個所以外にある場合についていう).
d. insanity 脳外性精神病.
d. tuberculosis of kidney 続発性腎臓結核(原発性 protopathic に対する名称).
deu·ter·op·a·thy [djù:tərápəθi] 二次性疾患, 後発症, 続発症. 形 deuteropathic.
deu·ter·o·plasm [djú:tərəplæ̀zəm] 卵黄質〔医学〕, = deutoplasm.
deu·ter·o·plas·mol·y·sis [djù:tərouplæzmálisis] 卵黄溶解〔医学〕.
deu·ter·o·por·phy·rin [djù:təroupɔ́:firin] デューテロポルフィリン, 重ポルフィリン(ポルフィリン誘導体).
deu·ter·os·co·py [djù:tərάskəpi] 第2視覚, 想像視.
deu·ter·o·some [djú:tərəsoum] デューテロソーム(中心球に現れ, 中心子や基底小体の形成に関与する球状で線維性の顆粒).
deu·ter·o·sto·ma [djù:təroustóumə] 第二胚門.
deu·ter·o·syn·cy·ti·um [djù:tərousinsíʃiəm] 卵黄合胞体.
deu·ter·o·to·cia [djù:təroutóuʃiə] デュテロトキア(両性を発生する雌の無性生殖), = deuterotoky.
deu·ter·o·tox·in [djù:tərətáksin] 分解毒素〔医学〕.
deu·thy·a·lo·some [dju:θáiələsoum] 卵子の成熟期.
deu·ti·o·dide [dju:táiədaid] 二ヨウ化塩, = biniodide.
deu·tip·a·ra [dju:típərə] 2回経産婦, = secundipara, deuteripara.
deu·ti·um [djú:tiəm] 重水素, = deuterium (D).
deuto- [dju:tou, -tə] 第2, 重複, 2回の意味を表す接頭語.
deu·to·broch·al [djù:təbrákəl] 卵子発育の第2期(拡大した核は卵形をなし, 染色質は粗雑な網状を呈する).
deu·to·bro·mide [djù:toubróumaid] 二臭化物.
deu·to·cer·e·brum [djù:tousirí:brəm] 中脳.
deu·to·chlo·ride [djù:toukló:raid] 二塩化物, = bichloride.
deu·to·hy·dro·gen [djù:touháidrəʤən] 重水素, = deuterium (D).
deu·to·io·dide [djù:touáiədaid] 二ヨウ化物, = deutiodide, diiodide.
deu·tom·er·ite [dju:támirait] 後房(族胞子虫の), 後節.
deu·ton [djú:tan] 二重子, 重陽子, = deuteron.
deu·to·neph·ron [djù:tounéfrən] 中腎, = mesonephron, Wolffian body.
deu·to·nymph [djú:tənimf] 第二ニンフ, 第二若虫(寄生ダニの幼生で, 第2期にあるもの. 第1期のものを protonymph という).
deu·to·plasm [djú:təplæ̀zəm] 卵黄質〔医学〕(卵黄またはほかの貯蔵栄養物のこと), = metaplasm, vitellus nutritivus.
deu·to·plas·mol·y·sis [djù:təplæzmálisis] 卵黄溶解.
deu·to·psy·che [djù:tousáiki] 中脳, = diencephalon.
deu·to·sco·lex [djù:touskóuleks] 条虫の胞虫型, = daughter cyst.
deu·to·sper·ma·to·blast [djù:touspə́:mətəblæst] 二次精芽細胞.
Deutsch, Eugen [dɔ́iʧ] ドイチ(1866生, ドイツの産科医).
D. maneuver ドイチ手技(内峡に陥った胎児を内転する用手操作法), = Levret maneuver.
Deutschländer, Carl Ernst Wilhelm [dɔ́iʧlendər] ドイチレンデル(1872-1942, ドイツの外科医).
D. disease ドイチレンデル病(中足骨腫), = tumor of a metatarsal bone.
Deutschmann, Richard Heinrich [dɔ́iʧmən] ドイチマン(1852-1935, ドイツの眼科医).
D. serum ドイチマン血清(酵母の注射による免疫ウマ血清).
DEV duck embryo rabies vaccine アヒル胚狂犬病ワクチンの略.
Devarda met·al [divá:də métəl] デバルダ合金(鋼50, アルミニウム45, 亜鉛5の合金).
de·vas·a·tion [di(:)vəséiʃən] 血管破損, 血管硬化.
de·vas·cu·lar·i·za·tion [di(:)væ̀skjulərizéiʃən] 脈管切除, 血行郭清〔医学〕(組織内血行を除去する方法).
dev·as·ta·tion [dèvəstéiʃən] 変質〔医学〕, 衰退〔医学〕, 荒廃〔医学〕.
DeVega, N. G. [devéga] デヴェガ(スペインの心臓外科医).
D. method デヴェガ法(三尖弁輪縫縮術).
developable surface 可展面, = applicable surface.
developed color 顕色染料.
developing follicle 発育卵胞.
de·vel·op·ment [divéləpmənt] ① 発生〔医学〕. ② 発達〔医学〕, 発育. ③ 展開. ④ 現像(写真). 形 developmental.
d. center 現像核.
d. factor 現像係数〔医学〕.
d. history 発育歴.
d. of dental germ 歯牙発生.
d. of speech and language 言語発達(幼児の).
d. research 開発研究〔医学〕.
d. slow starter 発育開始遅延者〔医学〕.
d. velocity 発育速度.
de·vel·op·men·tal [divèləpméntəl] 発育の.
d. age (DA) 発達年齢〔医学〕.
d. anomalies 発育異常.
d. anomaly 発生異常〔医学〕.
d. aphasia 発達性失語.
d. arithmetic disorder 発達性計算障害〔医学〕.
d. arrest 発育停止.

D

d. articulation disorder 発達性構音障害〔医学〕.
d. balance theory 発育平衡説.
d. biology 発生生物学〔医学〕.
d. bone disease 骨発育異常〔医学〕.
d. care ディベロップメンタル・ケア(新生児の発育に対して有害な因子を取り除く．ストレスを付加させないために人工的な光の遮断や保育器に減音措置をするなど工夫されている).
d. condition 発育状態〔医学〕.
d. coordination disorder 発達性協調運動症，発達性協調運動障害〔医学〕.
d. crisis 発達的危機.
d. cyst 発育性嚢胞(腸管性嚢腫).
d. defect 発育欠陥〔医学〕.
d. disorder 発達障害〔医学〕, = developmental disability.
d. dysgraphia 発達性書字障害〔医学〕.
d. dyslexia 発育性読字障害〔医学〕, = reading disability.
d. dyslexia and dysgraphia 発達性読み書き障害.
d. engineering 発生工学〔医学〕.
d. form 発育型〔医学〕.
d. genetics 発生遺伝学〔医学〕.
d. glaucoma 発達異常緑内障〔医学〕.
d. groove 発育溝(エナメル質にあって原始歯葉の連接部を表す).
d. hip dysplasia 発育的股関節形成異常.
d. history (DH) 発育歴〔医学〕.
d. homeostasis 発育安定性〔医学〕.
d. idiocy 発育不全性白痴.
d. language delay 発達性言語遅滞(言葉以外は全般的な発達は正常のものをいう), = speech retardation.
d. language disorder 発達性言語障害〔医学〕.
d. lines 発育融合線，発育線(歯の表面にある縦線), = developmental grooves.
d. mechanism 発生機序〔医学〕.
d. myopia 発達異常近視〔医学〕.
d. ovarian cyst 周産期嚢胞〔医学〕.
d. pharmacology 発達(発生)薬理学〔医学〕.
d. psychology 発達心理学〔医学〕.
d. quotient (DQ) 発達指数〔医学〕.
d. reading disorder 発達性読字障害〔医学〕.
d. screening 発達スクリーニング〔医学〕(乳幼児期の運動，社会性，言語などの発達に遅れがないかなど，乳幼児の発達指導に用いられるもの).
d. screening test 発達スクリーニング検査〔医学〕.
d. space 発育空隙〔医学〕.
d. spinal canal stenosis 発育性〔脊柱管〕狭窄.
d. stenosis 発育性〔脊柱管〕狭窄.
d. tasks 発達課題.
d. tests 発達検査.
d. toxicology 発生毒性学.
d. toxicity 発生毒性〔医学〕.
d. zero 発達零点〔医学〕，発育零点〔医学〕.
Deventer, Hendrik [dəvéntər] デベンテル(1651–1724，オランダの産科医).
D. diameter デベンテル直径(骨盤縁の斜径).
D. method デベンテル法(骨盤位分娩において胎児の肩を遊離する前に肩の位置を直す方法), = Arthur Müller maneuver.
D. pelvis デベンテル骨盤(背腹直径の短い骨盤).
Devergie attitude デベルジー姿勢(手足四肢を屈曲した死人の態勢).
Devergie, Marie Guillaume Alphonse [dəverʒíː] デベルジー(1798–1879，フランスの皮膚科医).
D. disease デベルジー病(毛孔性紅色粃糠疹), = pityriasis rubra pilaris.
de·vi·ant [díːviənt] ① 異常の，変異的の〔医学〕. ② 異常者.
de·vi·ate [díːvieit] ① 逸脱する，偏する. ② 異常者. ③ 偏差値.
deviated food habit 偏食〔医学〕, = biased feeding, biased nutrition.
deviated nose 斜鼻〔医学〕.
de·vi·a·tio [dìːviéiʃiou] 偏位，偏向，彎曲，偏視.
d. conjugata 共同偏視.
d. latante 潜伏偏視.
d. primaria 第1偏位.
d. secundaria 第2偏位.
d. septi nasi 鼻中隔彎曲症.
de·vi·a·tion [dìːviéiʃən] ① 偏位〔医学〕，偏移〔医学〕，偏心〔医学〕，偏差，かたより. ② 斜位(眼科では動眼筋の不平衡により視軸が線列を脱することをいう).
d. in writing 偏書〔医学〕.
d. nystagmus 偏位眼振.
d. of nasal septum 鼻中隔彎曲〔医学〕.
d. of ureter 尿管偏位〔医学〕.
de·vi·a·to·mia na·si [dìːvieitóumiə náːsi, néisai] 鼻中隔彎曲切除術.
de·vi·a·to·my [dìːviéitəmi] 彎曲切除術.
Devic, Eugéne [dəvíːk] デビック(1869–1930，フランスの内科医).
D. disease デビック病〔医学〕(急性播種性視神経脳脊髄炎), = acute disseminated encephalomyelitis, neuromyelitis optica.
de·vice [diváis] 装置.
dev·il's grip [dévəlz gríp] 悪魔の感冒，流行性胸膜痛(ボルンホルム病), = Bornholm disease, epidemic pleurodynia.
dev·il's pin·ches [dévəlz píntʃiz] (女性においてみられる紫斑病の一症候で，軽度の外傷により皮下出血が起こること).
Devine, Hugh Berchmans [diváin] ディヴァイン(1878–1959，オーストリアの外科医．胃底の部分的切除術で名がある).
D. exclusion ディヴァイン空置術(十二指腸潰瘍の治療法．幽門洞空置的胃切除術(1925)).
de·vi·om·e·ter [dìːviámitər] 斜視偏位測定計.
de·vis·cer·a·tion [di(ː)vìsəréiʃən] 内臓摘出, = evisceration.
de·vi·tal·i·za·tion [di(ː)vàitəlizéiʃən] ① 乾燥変性. ② 除活〔法〕，失活〔法〕〔医学〕. 動 devitalize.
d. of pulp 歯髄失(除)活〔法〕.
devitalized pulp 失活歯髄〔医学〕，除活髄(疼痛を避けるために腐食させた歯髄).
devitalized tooth 失活歯〔医学〕，除活歯.
dev·o·lu·tion [dèvəlúːʃən] ① 退化. ② 相伝, = catabolism, degeneration. 形 devolutive.
Devonshire colic デボンシャー仙痛(鉛仙痛).
dev·o·ra·tive [dévərətiv] 貪食的，嚥下性の(咀しゃくせずに食物を嚥下すること).
de·vul·ca·ni·za·tion [divʌ̀lkənizéiʃən] 脱硫(ゴム).
devulcanizing agent 脱硫剤.
Dew, James Harvie [djúː] デュー(1843–1914，アメリカの医師).
dew [djúː] 露.
d. cure 水治療法.
d. itch 肥まけ.
d. point 露点〔医学〕.
d. point determination apparatus 露点計〔医学〕.
d. point hygrometer 露点湿度計.
Dewar, James [djúːwər] デューア(1842–1923，イギリスの化学・物理学者．低温における種々の物性の研究を行い，1896年に空気，1898年に水素の液化，その翌年に固化に成功した).
D. vessel デューアびん(魔法びんのことで,1893年の発明).
de·wa·ter·ed [diwɔ́:tə:d] 脱水した.
d. sludge 脱水汚泥.
de·wa·ter·ing [diwɔ́:təriŋ] 乾燥 [医学], 水〔分〕欠乏, 脱水 [医学].
dewaxed oil 脱ろう(蝋)油 [医学].
de·wax·ing [diwǽksiŋ] 脱ろう(蝋) [医学].
Dewey, Melvil Louis Kossuth [djú:i] デューイ(1851–1931, アメリカの教育家. 十進法に基づく図書分類法 Decimal Classification System を1876年に発表し, 世界的に採用されているので, 一般には Universal Decimal Classification (UDC) と呼ばれている).
dew·lap [djú:læp] 咽喉垂皮(ウシ, ウマの頸から前肢間に垂れた皮膚のヒダ).
de·worm·ing [diwə́:miŋ] 駆虫.
dex·a·meth·a·sone [dèksəméθəsoun] デキサメタゾン ㊌ 9–fluoro–11β,17,21–trihydroxy–16α–methylpregna–1,4–diene–3,20–dione $C_{22}H_{29}FO_5$: 392.46 (デキサメサゾン. 合成副腎皮質ホルモン).

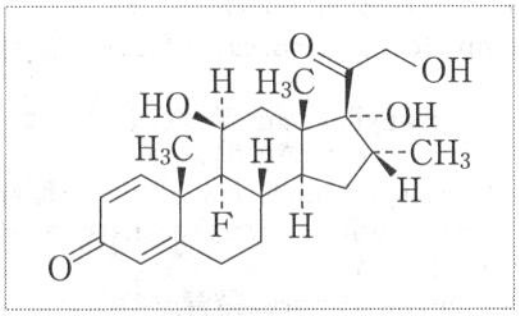

d. suppression test (DST) デキサメタゾン抑制試験.
dex·am·phet·a·mine [dèksæmfétəmi:n] デキスアンフェタミン.
d. sodium phosphate デキサンフェタミンリン酸ナトリウム.
dex·brom·phen·ir·a·mine ma·le·ate [dèksbrɑmfenírəmi:n mǽli:eit] d–マレイン酸ブロムフェニラミン ㊌ (+)–2–[p–bromo–α–(2–dimethylaminoethyl) benzyl]pyridine maleate (抗ヒスタミン薬).
dex·chlor·phen·ir·a·mine ma·le·ate [dèksklɔ:fenírəmi:n mǽli:cit] d–マレイン酸クロルフェニラミン ㊌ (+)–2–[p–chloro–α–(2–dimethylaminoethyl) benzyl]pyridine maleate (抗ヒスタミン薬).
dex·i·o·car·dia [dèksiouká:diə] 右胸心, = dextrocardia.
dex·i·o·trop·ic [dèksioutrápik] 右方巻きの(左から右へ向かって巻いたこと).
dex·o·val [déksəvəl] デクソバル, = methamphetamine.
dex·pan·the·nol [dekspǽnθənɔ:l] デクスパンテノール ㊌ D–(+)–2,4–dihydroxy–N–(3–hydroxypropyl) 3,3–dimethylbutyramide (コリン作用性の薬剤).
dex·ter [dékstər] [L/TA] 右, = right [TA].
dex·ter·i·ty [dekstériti] 技能 [医学].
dex·trad [dékstræd] 右方.
d. writing 右方書字.
dex·tral [dékstrəl] ① 右方の, 右側の. ② 右利きの.
dex·tral·i·ty [dekstrǽliti] ① 右利き, = right handedness. ② 右巻き性 [医学].
dex·tran [dékstræn, -rən] デキストラン ㊌ (α–1, 6–glucan) $(C_6H_{10}O_5)x$ (加水分解によりブドウ糖を生ずる高分子性多糖類で, サツマイモからは *Leuconostoc mesenteroides* により生成され, 約20万倍分子のブドウ糖が主として1:6結合により連結し, 分子量は30,000〜40,000といわれる血漿増量薬 plasma expander として用いられている. グリコゲンまたはデンプンのような1:4結合ではないため, アミラーゼによって分解されず, 持続的効果を示す. また1:6結合と1:4結合との比が血漿増量剤としての効果を左右し, 良品では1:6結合が約95%を占めるといわれる), = expander, gentran, plavolex.
d. 40 デキストラン40 (ショ糖の発酵によって生産された多糖類を部分分解したもの. 血漿増量薬として用いられる).
d. 70 デキストラン70 (ショ糖の発酵によって生産された多糖類を部分分解したもの. 子宮鏡検査用潅流液として用いられている).
d. coated charcoal デキストランチャコール〔炭末〕(放射性同位元素標識免疫測定法 RIA 用吸着剤の一種), = dextran charcoal.
d. fermentation デキストラン発酵(六炭糖がデキストランに重合する反応).
d. hemoglobin complex デキストランヘモグロビン複合体 [医学].
d. nephropathy デキストラン腎症 [医学].
d. sulfate 硫酸デキストラン(デキストランの硫酸エステルでイオウ約15%を含み, 静注によりヘパリン作用があるといわれるもの).
dex·tran·su·crase [dèkstrənsʌ́kreis] デキストラン分解酵素(デキストランをブドウ糖に分解する酵素).
dex·trase [dékstreis] デキストレーゼ(ブドウ糖を乳酸に転化させる酵素).
dex·trau·ral [dekstrɔ́:rəl] 右耳の.
dex·tri·fer·ron [dèkstriférɑn] デキストリフェロン(部分的に加水分解されたデキストリンと複合した水酸化鉄のコロイド溶液).
dex·trin [dékstrin] デキストリン(糊精)(デンプンが水解される過程において生ずる種々の中間産物の混合物で, その反応の程度によりアミロデキストリン, エリスロデキストリン, アクロデキストリン, マルトデキストリンなどに区別される).
d. bandage デキストリン包帯(溶液として用い乾燥後固形化する).
dex·tri·nase [dékstrineis] デキストリナーゼ(デンプンを isomaltose に分解する酵素).
dextrinizing time デンプン転化時間(唾液がデンプンを糖に転化する時間).
dextrinogenic amylase 糊精化アミラーゼ.
dex·tri·nose [dékstrinouz] デキストリノース, = isomaltose.
dex·tri·no·sis [dèkstrinóusis] デキストリン蓄積〔症〕, = glycogenosis.
dex·tri·num [dékstrinəm] デキストリン, = dextrin.
d. album 白色デキストリン, = white dextrin.
dex·trin·u·ria [dèkstrinjú:riə] デキストリン尿〔症〕.
dextr(o)– [dekstr(ou), -r(ə)] ① 右側との関係を表す接頭語. ② 化合物の命名法では右旋性(+)を示す. ↔ levo–.
dextro–amphetamine 右旋性アンフェタミン, = dexedrine.
dextro–amphetamine sulfate 右旋性硫酸アンフェタミン ㊌ d–1–phenyl–2–aminopropane sulfate (ラセミ形化合物である硫酸アンフェタミンと同一の作用があるが, 中枢神経系に対する刺激性が大きい), = amphetamine sulfate, dexedrine sulfate.
dextro–arabinose 右旋性アラビノース.
dex·tro·car·dia [dèkstrouká:diə] 右胸心 [医学], 右心〔症〕(胸郭内右に位置する心臓), = dexiocardia.
dex·tro·car·di·o·gram [dèkstrouká:diəgræm] 右心電図, 右心図 [医学].
dex·tro·cer·e·bral [dèkstrəséribrəl] 右脳の.
dex·tro·cli·na·tion [dèkstrouklinéiʃən] 右旋斜位, 右方回旋(右眼の不随意的外転と左眼の内転), = dex-

trocycloduction, dextrotorsion.
dex·troc·u·lar·i·ty ［dèkstrɑkjulǽriti］ 右眼利き. 形 dextrocular.
dex·tro·cy·clo·duc·tion ［dèkstrousàikləd ʌ́kʃən］ 右旋斜位, 右方回旋, = dextroclination.
dex·tro·duc·tion ［dèkstrədʌ́kʃən］ 右反.
dex·tro·form ［dékstrəfɔ:m］ ① 右旋型. ②（ホルムアルデヒドとデキストリンとの混合物で, ヨードホルムの代用薬）.
dex·tro·gas·tria ［dèkstrəgǽstriə］ 右胃症.
dex·tro·glu·cose ［dèkstrouglú:kous］ 右旋性ブドウ糖, = dextrose.
dex·tro·gram ［dékstrəgræm］ 右心電図, = dextrocardiogram.
dex·tro·gy·ra·tion ［dèkstrouʤairéiʃən］ 右旋, = dextrorotation.
dex·tro·man·u·al ［dèkstroumǽnjuəl］ 右手利きの, = right handed.
dex·tro·men·thol ［dèkstrəménθɔ:l］ 右旋メントール（メントールの酸化物）.
dextromethorphan hydrobromide デキストロメトルファン臭化水素酸塩 $C_{18}H_{25}NO \cdot HBr \cdot H_2O$: 370.32（臭化水素酸デキストロメトルファン. モルヒナン系鎮咳薬. 咳嗽に対して用いられる）.

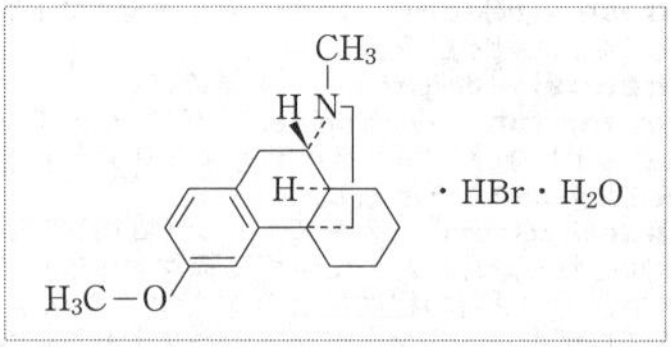

dex·tro·mor·a·mide ［dèkstroumɔ́:rəmaid］ デキストロモラミド.
dex·trop·e·dal ［dekstrɑ́pədəl, -strəpédəl］ 右足利きの.
dex·tro·pho·bia ［dèkstroufóubiə］ 右〔方〕恐怖〔症〕.
dex·tro·pho·ria ［dèkstroufɔ́:riə］ 右旋斜位.
dex·tro·po·si·tion ［dèkstroupəzíʃən］ 右偏［医学］, 右位, = right-sidedness.
d. of aorta 大動脈右方偏位［医学］.
dex·tro·pro·pox·y·phene ［dèkstrouproupɑ́ksifi:n］ デキストロプロポキシフェン.
dex·tro·ro·ta·ry ［dèkstrouróutəri］ 右旋性〔の〕［医学］.
dex·tro·ro·ta·tion ［dèkstrouroutéiʃən］ 右旋［医学］. 形 dextrorotatory.
dex·tro·ro·ta·to·ry ［dèkstrouróutətɔri］ 右旋性の［医学］.
dex·trose ［dékstrous］ デキストロース（D-グルコース）, = dextrosum.
d.-amigen-solution (DAS) デキストロースアミジェン液（ブドウ糖 100g, アミジェン 100mL, $MgCl_2$ 0.875g, 乳酸カルシウム 3.45g と乳酸カリウム 0.545g とを水で 1,000mL としたもの）.
d. gelatin(e) デキストロースゼラチン（デキストロース 2% を含む）.
d. hydrate 抱水ブドウ糖（水 1 分子を含むデキストロース）, = monohydrated dextrose.
d. in normal saline (D/NS) ブドウ糖生理的食塩水.
d. in saline (D/S) ブドウ糖食塩水.
d. in water (D/W) ブドウ糖液.
d.-nitrogen ratio ブドウ糖窒素比（尿中のブドウ糖と窒素量との比で, 完全な糖尿病では 3.65 といわれ, 糖類を摂取しなくとも, タンパク質が炭水化物に変化することを示す）, = D/N ratio.
d. solution ブドウ糖液.
dex·tro·si·nis·tral ［dèkstrousinístrəl］ ① 右から左への（方向または運動についていう）. ② 右手使いの左手利き（左利きの人が特殊の作業に右手を使うことを覚えたことをいう）.
dex·tro·su·ria ［dèkstrousjú:riə］ ブドウ糖尿〔症〕.
dex·tro·thy·rox·ine so·di·um ［dèkstrouθairɑ́ksi:n sóudiəm］ デキストロサイロキシンナトリウム 化 (+)-3,5,3′,5′-tetraiodo thyronine sodium（高コレステロール症用薬の一種）.
dextro-torsio 右方捻転, 右反.
dextro-versio 右傾.
dex·tro·ver·sion ［dèkstrouvə́:ʒən］ 右方偏視［医学］.
d. of uterus 子宮右傾［医学］.
DF ① dengue fever デング熱の略. ② decayed, filled う蝕, 充填のある歯の略.
df caries index df う蝕指数.
DFP diisopropyl-fluorophosphate フツリン酸ジイソプロピルの略.
DG diacylglycerol ジアシルグリセロールの略.
Dg- 炭水化物に用いる記号（g は glyceraldehyde）.
dg decigram デシグラムの略.
DGI disseminated gonococcal infection 播種性淋菌感染症の略.
dGMP deoxyguanylic acid デオキシグアニル酸, デオキシグアノシン一リン酸の略.
DGS DiGeorge syndrome ディジョージ症候群の略.
dGTP deoxyguanosine-5′-triphosphate デオキシグアノシン三リン酸の略.
DH developmental history 発育歴の略.
dhad ［dɑ́:d］ 北インドにみられる皮膚病.
Dharmendra antigen ダルメンドラ抗原［医学］（らい菌からクロロホルムとエーテルで抽出した抗原でレプロミン皮内反応に使われる. 判定法には接種 48 時間後に判定するフェルナンデス反応と 4 週間後に判定する光田反応がある）, = lepromin.
DHEA dehydroepiandrosterone デヒドロエピアンドロステロンの略.
DHEAS sulfate salt of dehydroepiandrosterone デヒドロエピアンドロステロン硫酸塩の略.
d'Hérelle, Felix Hubert ［dərél］ デレル（1873-1949, カナダ生まれの細菌学者で, ロシアおよびフランスで研究した）.
d'H. phenomenon デレル現象, = Twort-d'Hérelle phenomenon.
DHF dengue hemorrhagic fever デング出血熱の略.
dhobie itch 頑癬（インドの洗濯婦にみられる接触皮膚炎で, 洗濯物の符号を書くために用いる樹脂の接触性疾患）, = dhobie mark dermatitis.
dhobie mark 洗濯夫マーク.
dhobie mark dermatitis 洗濯夫マーク皮膚炎.
dhur·rin ［djú(:)rin］ デュリン $C_{14}H_{17}NO_7$-H_2O（モロコシ［蜀黍］*Sorghum* から得られる配糖体で, 分解して青酸を生ずる）, = durrin.
DHy, DHg Doctor of Hygiene 衛生学博士の略.
DI discomfort index 不快指数の略.
di- ［di］ 二重の意味を表す接頭語.
Di[a] Diego blood factor ディエゴ血液因子の略.
dia- ［daiə］ 通過, 隔離などの意味を表す接頭語.
di·ab·a·sis ［daiǽbəsis］ 移行, 通過. 形 diabasic.
di·a·be·tes ［dàiəbí:ti:z］ 糖尿病［医学］（多尿と飢渇とを特徴とする代謝性疾病で, 一般には糖尿病 diabetes mellitus と同意義に用いられる）. 形 diabetic.
d. albuminicus タンパク尿性糖尿病.
d. albuminurinicus タンパク尿性糖尿病.
d. alternans 交代性糖尿病（タンパク尿と糖尿とが交代に出現する病型）.
d. aminoacidus et aminicus アミン〔性〕糖尿

病，= amine diabetes.
d. decipiens 偽性糖尿病（特徴を呈しないもの）.
d. in pregnancy 妊娠糖尿病［医学］.
d. innocens 無害性糖尿病［医学］（膵臓の病変を伴わないもの）.
d. inositus イノシトール糖尿，= inosituria.
d. insipidus 尿崩症［医学］（高度の飢渇と多量の排尿が特徴で，糖尿はみられない）.
d. intermittens 間代性糖尿病（糖尿が間代性に出現するもの）.
d. mellitus 糖尿病［医学］（膵ランゲルハンス島のインスリン分泌不全または標的組織でのインスリン作用の減弱の結果，多尿・尿糖などの特徴を示す疾患である），= pancreatic diabetes.
d. mellitus in children 小児の糖尿病（急激に発症し，インスリンの絶対的欠乏による若年性糖尿病 IDDM が多い）.
d. renalis 腎性糖尿病［医学］.
di·a·bet·ic ［daiəbétik］ ① 糖尿病〔性〕の［医学］. ② 糖尿病患者.
d. acidosis 糖尿病性アシドーシス［医学］.
d. amyotrophy 糖尿病性筋萎縮.
d. angiopathy 糖尿病性血管障害［医学］.
d. anlage 糖尿病素因（Naunyn）.
d. arthropathy 糖尿病性関節症［医学］.
d. asthenopia 糖尿病性視力低下［医学］.
d. biscuit 糖尿病ビスケット.
d. bulla 糖尿病性水疱症.
d. cardiomyopathy 糖尿病性心筋症.
d. cataract 糖尿病〔性〕白内障［医学］.
d. collapse 糖尿病性虚脱［医学］.
d. coma 糖尿病性昏睡［医学］.
d. complication 糖尿病合併症［医学］.
d. cookery 糖尿病食調理法［医学］.
d. cystopathy 糖尿病性膀胱症［医学］.
d. dermopathy 糖尿病性皮膚障害［医学］.
d. diarrhea 糖尿病性下痢［医学］.
d. diet 糖尿病食［医学］.
d. edema 糖尿病性水腫［医学］.
d. erectile dysfunction 糖尿病性勃起障害（機能性（心理的要因）と器質性（糖尿病性神経障害，動脈硬化など）に大別され勃起機能検査により診断する），= diabetic sexual impotence.
d. foot 糖尿病性足病変.
d. gangrene 糖尿病性壊疽［医学］.
d. gastropathy 糖尿病性胃障害［医学］.
d. gingivitis 糖尿病性歯肉炎.
d. glomerulosclerosis 糖尿病性糸球体硬化症［医学］.
d. glycosuria 糖尿病性糖尿.
d. iritis 糖尿病〔性〕虹彩炎［医学］.
d. ketoacidosis 糖尿病性ケトアシドーシス［医学］（血中ケトン体の蓄積と酸血症に代表される糖尿病の代謝異常の極限状態で，20 歳未満のインスリン依存性糖尿病患者にしばしばみられる）.
d. lipemia 糖尿病性脂血症.
d. macroangiopathy 糖尿病性大血管障害.
d. maculopathy 糖尿病黄斑症［医学］.
d. microangiopathy 糖尿病〔性〕細小血管症.
d. milk 糖尿病乳（乳糖の含有量が低いもの）.
d. myopathy 糖尿病性筋疾患［医学］，糖尿病性ミオパチー.
d. nephropathy 糖尿病性腎障害［医学］，糖尿病性腎症，= diabetic glomerulosclerosis.
d. nephrosclerosis 糖尿病性腎硬化症［医学］.
d. neuritis 糖尿病神経炎［医学］.
d. neuropathy 糖尿病性神経障害［医学］，糖尿病性ニューロパチー（糖尿病の代謝異常または血管障害の結果，2 次的に生じる神経障害）.
d. papillopathy (DP) 糖尿病乳頭腫.
d. polyneuritis 糖尿病性多発神経炎.
d. polyneuropathy (DPN) 糖尿病性多発ニューロパチー.
d. pseudotabes 糖尿病性偽脊髄癆［医学］.
d. puncture 延髄糖尿中枢穿刺，糖〔穿〕刺［医学］（人工的糖尿を起こさせるための第四脳室床の特定部の穿刺），= Bernard (sugar) puncture.
d. retinitis 糖尿病性網膜炎［医学］，= retinitis glycosurica.
d. retinopathy 糖尿病網膜症［医学］.
d. scleredema 糖尿病性浮腫性硬化症.
d. sexual impotence 糖尿病性インポテンス，= diabetic erectile dysfunction.
d. tabes 糖尿病性脊髄癆，= diabetic neurotabes.
d. triopathy 糖尿病〔性〕トリオパチー.
d. ulcer 糖尿病性潰瘍［医学］.
d. urine 糖尿病性尿［医学］（過剰の糖類を含むもの）.
d. vulvitis 糖尿病性外陰炎.
d. xanthosis 糖尿病性黄変〔症〕［医学］.
di·a·bet·id ［dàiəbétid］ 糖尿疹（糖尿病の皮膚症状）.
di·a·be·to·gen ［dàiəbí:təʤən］ 糖尿病誘発物質［医学］.
di·a·be·to·gen·e·sis ［dàiəbì:təʤénisis］ 糖尿病発生［医学］.
di·a·be·to·gen·ic ［dàiəbì:təʤénik, -betə-］ 催糖尿病性の，糖尿病誘発〔性〕の［医学］.
d. action 糖尿病誘発作用［医学］.
d. factor 催糖尿病因子（下垂体後葉から抽出され，イヌに注射すると糖尿病を発現させる）.
d. hormone 糖尿病発生ホルモン（① 下垂体前葉ホルモンで，インスリンに拮抗して血糖を上昇させるもの. ② 下垂体前葉ホルモンで尿中ケトン体の産生を促進するもの）.
di·a·be·tog·e·nous ［dàiəbi:táʤənəs］ 糖尿病に基づく.
di·a·be·to·graph ［dàiəbí:təgræf］ 糖尿測定器（Fehling 液中に被検尿が滴下する装置）.
di·a·be·tom·e·ter ［dàiəbi:támitər］ 糖尿計（糖尿を測定する偏光計）.
di·a·be·to·pho·bia ［dàiəbì:təfóubiə］ 糖尿恐怖症.
di·a·be·to·ther·a·py ［dàiəbì:təθérəpi］ 糖尿病療法.
di·a·bo·lep·sy ［dàiəbəlépsi］ 悪鬼憑依妄想.
di·a·bro·sis ［dàiəbróusis］ 侵食［医学］，びらん［医学］，腐食，= arrosion, corrosion.
di·a·bro·tic ［dàiəbrátik］ 腐食剤.
di·a·cele ［dáiəsi:l］ 第三脳室，= diacoele, third ventricle.
di·ac·e·tate ［daiǽsiteit］ 二酢酸塩，アセト酢酸塩.
di·ac·e·te·mia ［daiæ̀sití:miə］ 二酢酸血〔症〕（アシドーシスの一種）.
di·a·ce·tic ac·id アセト酢酸，= acetoacetic acid.
di·ac·e·ton·a·mine ［daiæ̀sitánəmin］ ジアセトンアミン $(CH_3)_2C(NH_2)CH_2COCH_3$.
di·ac·e·tone al·co·hol ［daiǽsitoun ǽlkəhɔ:l］ ジアセトンアルコール ㊗ 4-hydroxy-2-keto-4-methylpentane $(CH_3)_2C(OH)CH_2COCH_3$.
di·ac·e·ton·u·ria ［daiæ̀sitənjú:riə］ アセト酢酸尿〔症〕，= diaceturia.
di·ac·e·tu·ria ［daiæ̀sitjú:riə］ アセト酢酸尿，= diacetonuria.
di·a·ce·tyl ［daiǽsitil］ ジアセチル ㊗ 2,3-butanedione（バター様の臭気をもつ黄緑色液体），= biacetyl, 2,3-diketobutane, dimethylglyoxal.
d.-dioxyphenylisatin ビサチン $C_{24}H_{19}NO_5$，= bisatin, bisatinum.
d. peroxide 過酸化ジアセチル $CH_3COOOCOCH_3$

(消毒薬).

d. test ジアセチル試験(尿素検出法で, 被検物に濃塩酸とジアセチルモノオキシムを加えると, 黄色が発生する).

di·a·ce·tyl·a·mi·no [daiæ̀sitiləmí:nou] ジアセチルアミノ基 ($(CH_3CO)_2N$–).

di·a·ce·tyl·cho·line [daiǽsitilkóuli:n] ジアセチルコリン, = succinylcholine.

di·a·ce·tyl·ene [daiǽsitilin] ジアセチレン系 $CH \equiv C–C \equiv CH$.

di·a·ce·tyl·meth·ane [daiæ̀sitilméθein] ジアセチルメタン, = acetylacetone.

di·a·ce·tyl·mor·phine [daiæ̀sitilmɔ́:fin] ジアセチルモルフィン $C_{21}H_{23}NO_5$, = diacetylmorphina, diamorphine, heroin.

d. hydrochloride 塩酸ジアセチルモルフィン $C_{21}H_{23}NO_5$–HCl–H_2O, = diacetylmorphinae hydrochloridum.

di·a·ce·tyl·tan·nic ac·id [daiæ̀sitiltǽnik ǽsid] ジアセチルタンニン酸, = acetyltannin.

di·a·che·sis [daiəkí:sis] 錯乱状態.

di·a·cho·re·ma [dàiəkərí:mə] 糞便, = excrement, feces.

di·a·cho·re·sis [dàiəkərí:sis] 便通, 排便, = defecation.

diachronic study 経時的研究, 追跡研究, = longitudinal study.

di·ach·y·lon [daiǽkilən] 鉛〔丹硬〕膏, 単鉛硬膏, = emplastrum plumbi oleatis, Hebra ointment, lead plaster.

d. ointment オレイン酸鉛軟膏, = lead oleate ointment.

d. plaster 単鉛硬膏 [医学], = lead plaster.

di·ac·id [daiǽsid] 二〔価〕酸. 形 diacidic.

d. base 二酸塩基.

diacidic base 二酸塩基.

di·a·clast [dáiəklæst] 児頭破砕器.

diaclastic amputation 破骨切断.

di·a·coele [dáiəsi:l] 第三脳室, = diacoelia.

di·a·co·la·tion [dàiəkəléiʃən] 振出法(薬物の流エキスをつくる方法), = fluidextract.

diacondylar fracture 通顆骨折 [医学], = transcondylar fracture.

di·ac·ri·nous [daiǽkrinəs] 濾出性(腎臓の腺様細胞から濾過器を通るように直接排泄することについていう), = exocrine.

di·ac·ri·sis [daiǽkrisis] ① 診断(特に鑑別の). ② 分泌性疾患. 形 diacritic, diacritical.

di·ac·tin [daiǽktin] 二放体(海綿の骨片で三軸型の極度に変形したもの).

di·ac·tin·ic [dàiæktínik] 化学線透射性の.

di·ac·tin·ism [daiǽktinizəm] 化学線透徹. 形 diactinic.

di·a·cy·clo·throm·bop·a·thy [daiəsàiklouθrəmbápəθi] 円形血小板病(血小板が円形で凝集を起こさないのを特徴とする出血性疾患).

di·a·cyl·glyc·er·ol (DG) [daiəsilglísərɑl] ジアシルグリセロール, ジグリセリド.

di·ad [dáiæd] ① 2価の. ② 2価原子. ③ 二集染色体, = dyad.

di·a·del·phous [daiədélfəs] 二体雄ずい(蕊)の.

d. stamens 二体雄ずい.

di·a·derm [dáiədə:m] 二層胞胚(外胚葉と内胚葉とからなる胞胚壁), = diblastula.

di·a·der·mic [daiədə́:mik] 経皮〔性〕の [医学].

di·ad·o·cho·ki·ne·sia [daiæ̀doukoukainí:siə] 拮抗〔運動〕反復 [医学] (内転外転などの交互運動を迅速に行い得る機能), = diadochocinesia, diadochokinesis. 形 diadochokinetic.

di·a·don [dáiədɑn] 二つ組染色体.

di·ae·re·sis [dɑii:rí:sis] 分離, 分割, = dieresis.

di·af·fin·i·ty [daiəfíniti] 二親和性.

di·a·fil·tra·tion [dàiəfiltréiʃən] 血液透析濾過 [医学].

di·ag·nose [dáiəgnous] [G] 診断, = Diag.

di·ag·no·sis [daiəgnóusis] ① 診断 [医学]. ② 鑑別(疾病の). ③ 標徴(分類学). ④ 記相(植物). 形 diagnostic.

d. by exclusion 除外〔的〕診断〔法〕[医学].

d. of pregnancy 妊娠診断法.

d. procedure combination (DPC) 診断群分類(診療報酬の包括払いの新しいシステム. 病気の重症度分類ごとに1日の診療報酬が定額となる包括払いのためのシステム).

d. related group (DRG) 診断別疾病分類 [医学], 診断関連グループ(病院に対する患者の医療費償還(PPS)のために, 患者の年齢, 診断名, 外科処置などに基づいて作成された467種類の診断・治療グループ分類. 支払額は各グループごとに決まり, 個々の患者の実際の医療費や入院期間は考慮しない).

d. related group/prospective payment system (DRG/PPS) 診断群別定額支払方式(1983年アメリカのメディケアの入院医療費支払いに導入された方式. 限定的出来高払いでなく診断群別に定額で支払う方式).

Diagnostic and Statistical Manual (DSM) 精神障害の診断と統計のためのマニュアル(手引き), = Diagnostic and Statistical Manual of Mental Disorders.

di·ag·nos·tic [dàiəgnɑ́stik] 診断〔上〕の [医学].

d. agent 診断〔用〕薬 [医学].

d. agent representative (DR) 診断薬情報担当者(診断薬MRともいう. 診断用医薬品を扱う医薬情報担当者). → medical representative (MR).

d. antibody 診断用抗体 [医学].

d. cardiac catheterization 診断用カテーテル検査.

d. cast 診断用模型, 研究用模型.

d. character 特徴(診断上の).

d. criteria 診断基準.

d. curettage 診断的掻爬(そうは)術 [医学].

d. definition 診断的定義 [医学].

d. drug 診断〔用〕薬 [医学].

d. efficacy 診断的有効度 [医学].

d. error 誤診 [医学].

d. evaluation 診断的評価.

d. examination 検査.

d. imaging 画像診断.

d. imaging center 中央画像診断部門.

d. impression 診断的印象, = Dx Imp..

d. kit 診断用キット.

d. lavage 診断的洗浄 [医学].

d. pericardial aspiration 心膜腔診査吸引 [医学].

d. plan 診断計画.

d. pneumomediastinum 診断的気縦隔 [医学].

d. pneumoperitoneum 診断的気腹 [医学].

d. reagent 診断試薬 [医学].

d. reagent kit 診断用試薬キット [医学].

d. reference level 診断参考レベル(放射線医療被爆の).

d. service 診断業務 [医学].

d. skin test 診断的皮膚試験.

d. surgery 診断的手術 [医学].

d. tuberculin 診断用ツベルクリン(旧ツベルクリン用の培養菌を多少濃縮してウシ結核ツベルクリンを混合したもの), = Moro tuberculin.

d. X-ray 診断用X線 [医学].

di·ag·nos·ti·cate [dàiəgnástikeit] 診断を下す，疾病を見分ける，= diagnose.
di·ag·nos·tic·ian [dàiəgnəstíʃən] 診断専門家，診断医〔医学〕.
di·ag·nos·tics [dàiəgnástiks] 診断学〔医学〕.
di·ag·o·nal [daiǽgənəl] 対角〔線〕の，斜の.
d. band [TA] 対角帯（ブローカ三角帯），= stria diagonalis [L/TA].
d. conjugate [TA] 対角結合線*，= conjugata diagonalis [L/TA].
d. conjugate diameter 対角結合径（仙骨の岬角と恥骨結合下縁とを結ぶ）.
d. diameter 対角径〔医学〕.
d. element 対角線要素（成分）.
d. line 対角線.
d. matrix 対角行列.
d. nystagmus 対角性眼振〔医学〕，斜〔性〕眼振.
d. ridge 対角隆線.
d. sum 固有和，= trace.
d. suture 対角縫合.
di·a·gram [dáiəgræm] 図表，図形，図示．形 diagrammatic.
di·a·graph [dáiəgræf] ① 輪郭描画器（頭蓋計測用）．② 分度尺.
di·a·ki·ne·sis [dàiəkainí:sis] 貫動期，移動期〔医学〕（減数分裂において染色体の接着部がゆるみ，各染色体は縦列する時期）.
di·al [dáiəl] ダイアル（時計面）.
d. 110 call system 110番制度.
d. gauge ダイアルゲージ（厚さ，長さなどを測るもの）.
d. osteotomy 円弧状骨切り術.
d. thermometer ダイアル温度計.
d. with urethane ダイアルウレタン合剤.
di·al·de·hyde [daiǽldihaid] ジアルデヒド（OHC−を2個もつ化合物で，グリオキサール OHCCHO はその一例）.
d.-ethane ジアルデヒドエタン $OHCCH_2CH_2CHO$，= succinic dialdehyde.
di·a·lec·trol·y·sis [dàiəlektrálisis] 電離療法，= ionization treatment.
Di·a·lis·ter [diəlístər] ジアリスタ〔一〕属（嫌気性のグラム陰性桿菌．*D. pneumosintes* などを含む）.
di·al·kyl sul·fate [daiǽlkil sʌ́lfeit] 硫酸ジアルキル（中性硫酸エステルの一つ）.
di·al·lele cross [daiəlí:l krás] ダイアレルクロス，総当たり交雑〔医学〕.
di·al·lyl [dáiəlil] ジアリル，= 1,5-hexadiene.
di·al·lyl·a·mine [dàiəlíləmin] ジアリルアミン $(CH_2{=}CHCH_2)_2NH$.
di·al·lyl·bar·bi·tu·ric ac·id [daiæ̀lilbà:bitjú:rik ǽsid] ジアリルバルビツール酸 ㊗5,5-diallylmalonylurea $C_{10}H_{12}N_2O_3$，= dial.
di·al·u·ram·ic ac·id [dàiəlju:rǽmik ǽsid] ジアルウラミン酸，= uramilic acid.
di·al·u·rate [daiǽljureit] ジアルリン酸塩 dialuric acid の塩.
di·a·lu·ric ac·id [dàiəljú:rik ǽsid] ジアルル酸 ㊗ 5-hydroxybarbitaric acid（尿酸を硝酸で酸化すると得られる），= tartronylurea.
di·al·y·pet·a·lous [dàiəlipétələs] 離弁の，= polypetalous.
di·al·y·sance [dàiəláisəns] ダイアリサンス（血液透析または腹膜透析でのクリアランス）.
di·al·y·sate [daiǽlizət, -seit] 透析物，透析液〔医学〕，= dialyzate.
d. composition 透析液組成〔医学〕.
di·al·y·sep·a·lous [dàiəlisépələs] 多がく（萼）片の.
di·al·y·sis [daiǽlisis] 透析〔医学〕．形 dialytic.
d. amyloidosis 透析アミロイドーシス〔医学〕（長期透析患者に認められる β_2-ミクログロブリン（β_2-MG）を原因とするアミロイドーシス）.
d. arthropathy 透析関節症〔医学〕.
d. dementia 透析痴呆〔医学〕.
d. disequilibrium syndrome 透析平衡不全症候群，透析不均衡症候群〔医学〕（透析導入時，急速に透析が行われ，血液中と脳脊髄液中の溶質の濃度差に不均衡が生じ発生する症状．頭痛，嘔気，不安，せん妄などが生じる）.
d. encephalopathy 透析脳症〔医学〕.
d. encephalopathy syndrome 透析性脳症症候群（透析痴呆症候群，進行性透析脳症，透析痴呆），= dialysis dementia.
d. fluid 透析液〔医学〕.
d.-induced deficiency syndrome 透析性欠乏症候群〔医学〕.
d. membrane 透析膜〔医学〕.
d. resistant complications 透析治療抵抗性合併症.
d. retinae 網膜裂開（鋸状縁における），= disinsertion (Gonin).
d. shoulder 透析肩〔医学〕.
d. test 透析試験，= Abderhalden reaction.
d. time 透析時間〔医学〕.
d. tolerance 透析耐容性〔医学〕.
dialytic medication 透析投薬（人造鉱泉水を用いる方法）.
dialytic osteopathy 透析性骨障害.
dialyzable transfer factor (TFd) 透析性伝達（移入）因子〔医学〕，透析性トランスファーファクタ（溶質，物質の透析に係る因子）.
dialyzed iron 透析鉄（塩化鉄溶液にアンモニア水を加えて透析したもの）.
dialyzed milk 透析乳（透析により糖分を除去したもの）.
di·a·lyz·er [dàiəláizər] 透析器〔医学〕.
di·a·mag·net·ic [dàiəmægnétik] 反磁性.
d. body 反磁性体.
d. substance 反磁性体.
di·a·mag·net·ism [dàiəmǽgnitizəm] 反磁性〔医学〕（物体が外部磁場と反対またはそれと直角の向きに磁化されること）.
di·am·e·ter [daiǽmitər] 直径，径線．形 diametral, diametrical.
d. obliqua [L/TA] 斜径，= oblique diameter [TA].
d. obliquus externus 外斜径.
d. transversa [L/TA] 横径，= transverse diameter [TA].
di·am·ide [daiǽmid] 2個のアミド基を含む化合物，= hydrazine.
di·am·i·dine [daiǽmidi:n] ジアミジン（アミジン基 $N{=}C(CH_2)$- 2個を含む化合物）.
di·a·mine [dáiəmi:n] ① ジアミン．② 硫酸ヒドラジン $(NH_2)_4$-H_2SO_4（アミノ基2個を含む化合物）.
d. blue ジアミンブルー，= trypan blue.
d. oxidase ジアミン酸化酵素，= histaminase.
d.-oxyhydrase ジアミン酸素還元酵素，= histaminase.
di·a·mi·no ac·id [daiǽminou ǽsid] ジアミノ酸（アミノ基 NH_2 2個を含む酸）.
di·a·mi·no·ac·ri·dine [daiæ̀minouǽkridi:n] ジアミノアクリジン，= proflavine.
1,4-di·a·mi·no·an·thra·quin·one [– daiæ̀minouæ̀nθrəkwínoun] ジアミノアントラキノン $C_{14}H_{10}N_2O_2$.

D

di·a·mi·no·az·o·ben·zene [daiæminouæzəbénzin] ジアミノアゾベンゼン $C_{12}H_{12}N_4$.
d. hydrochloride ジアミノアゾベンゼンヒドロクロライド $C_{12}H_{13}N_4Cl$, = chrysoidine Y.
di·a·mi·no·ben·zo·ic ac·id [daiæminoubenzóuik ǽsid] ジアミノ安息香酸 $HOOCC_6H_3(NH_2)_2$.
di·a·mi·no·ben·zo·phe·none [daiæminoubènzəfinóun] ジアミノベンゾフェノン $(NH_2)C_6H_4COC_6H_4(NH_2)$.
di·a·mi·no·bi·u·ret [daiæminoubaibjurét] ジアミノビウレット $NH(CONHNH_2)_2$.
di·a·mi·no·ca·pro·ic ac·id [daiæminoukɑːpróuik ǽsid] ジアミノカプロン酸, = lysine.
di·a·mi·no·chlo·ro·ben·zene [daiæminouklɔːrəbénziːn] ジアミノクロロベンゼン $ClC_6H_3(NH_2)_2$.
di·a·mi·no·di·hy·drox·y·ar·se·no·ben·zene [daiæminoudàihaidràksiàːsinəbénzin] ジアミノデヒドロキシアルセノベンゼン, = arsphenamine.
di·a·mi·no·di·phen·yl·sul·fone [daiæminoudaifénilsʌ́lfoun] ジアミノジフェニルスルフォン [化] p,p'-sulfonyldianiline $NH_2C_6H_4SO_2C_6H_4NH_2$ (抗酸菌感染に対する抗菌物質でハンセン病の治療に用いられる), = DDS, dapsone.
di·a·mi·no·di·phos·pha·tide [daiæminoudaifásfətid] ジアミノジフォスファチド (1分子中に窒素2原子とリン素1原子とを含むリン脂質).
di·a·mi·no·stil·bene [daiæminəstílbiːn] ジアミノスチルベン $H_2NC_6H_4CH=CHC_6H_4NH_2$.
di·a·mi·no·tol·u·ene [daiæminətáljuiːn] ジアミノトルエン $CH_3C_6H_3(NH_2)_2$.
di·a·mi·nox·y·dase [daiæminάksideiz] ジアミノキシデース, = histaminase.
di·a·min·u·ria [daiæminjúːriə] ジアミン尿〔症〕.
di·am·mo·ni·um-hy·dro·gen phos·phate [daiæmóuniəm háidrəʤən fásfeit] リン酸水素アンモニウム, リン酸二アンモニウム $(NH_4)_2HPO_4$, = dibasic ammonium phosphate.
di·am·ni·ot·ic [daiæmniátik] 二羊膜性の.
d. twin 二羊膜双胎.
Diamond, Lois Klein [dáiəmənd] ダイヤモンド (1902-1995, アメリカの医師).
D.-Blackfan syndrome ダイヤモンド・ブラックファン症候群 (先天性の赤芽球形成不全).
D. TYM medium ダイヤモンド TYM 培地.
di·a·mond [dáiəmənd] ダイヤモンド (炭素の同素体).
d. fuchsin(e) ダイヤモンドフクシン, 塩基性フクシン, = basic fuchsin(e).
d. green ダイヤモンドグリーン, = malachite green.
d. green B ダイヤモンドグリーンB, = malachite green.
d. green G ダイヤモンドグリーンG, = brilliant green.
d. ink ダイヤモンドインク (フッ化水素と硫酸バリウム, フッ化物の混合物).
d. inlay graft 菱形埋め込み〔骨〕移植.
d. mortar 鋼乳鉢.
d.-shaped murmur ダイヤモンド形雑音.
d. skin ダイヤモンド様皮膚.
d. skin disease 菱形皮膚病.
di·a·monds [dáiəməndz] ダイヤモンズ (ブタ丹毒症で四角形またはひし形の病変部が皮膚に現れる).
di·a·mor·phine [dàiəmɔ́ːfiːn] ジアモルフィン, = diacetylmorphine.
di·a·mor·pho·sis [dàiəmɔ́ːfəsis] 正常形態〔発生〕.
di·a·mo·to·sis [dàiəmətóusis] 包帯で充填すること.
di·am·yl·ene [daiǽmilin] ジアミレン, = dipentene.
Diana complex ダイアナコンプレックス (女性における男性的心理傾向).
di·an·dry, di·an·dria [dáiændri daiǽndriə] ジアンドリア (2倍体精子が1個の卵細胞に受精したときに生じる現象).
di·an·hy·dro-an·ti·a·ri·gen·in [dàiənháidrou æntiæriʤénin] ジアンヒドロアンチアリゲニン $C_{23}H_{28}O_5$ (アンチアリンから得られる非糖質).
di·a·nis·i·dine [dàiənísidin] ジアニシジン [化] 3,3'-dimethoxybenzidine $C_{14}H_{16}N_2O_2$.
di·a·no·et·ic [dàiənouétik] 推理的な.
di·an·te·bra·chia [daiæntibréikiə] 重複前腕症 [医学].
di·an·thra·cene [daiǽnθrəsiːn] ジアントラセン $(C_{14}H_{10})_2$ (アントラセン2分子の縮合体), = paranthracene.
diantibody 二重特異性抗体.
di·a·pa·son [dàiəpéizən] 音叉, = tuning-fork.
di·a·pause [dáiəpɔːz] ① 休止, 休眠 [医学]. ② 発生休止.
di·a·pe·de·sis [dàiəpiːdíːsis] 漏出, 血管外漏出, 血管外遊出 (血液成分が無傷の血管を通り抜ける現象, 特に血球が血管壁を通過して血管外に遊出する現象を漏出性出血という). [形] diapedetic.
d. of liquid 液漏出.
di·a·per [dáiəpər] おむつ [医学].
d. cover おむつカバー.
d. dermatitis おむつ皮膚炎 [医学], = ammonia rash, diaper rash, Jacquet erythema, napkin rash.
d. erythema おむつ紅斑, = diaper dermatitis.
d. rash おむつかぶれ [医学], おむつ負け, おむつ皮膚炎 (乳児のおむつが尿のため湿って刺激を与えるときに発する), = diaper dermatitis.
di·a·phane [dáiəfein] ① 徹照用小灯. ② 顕微鏡標本封入剤.
di·a·pha·ne·i·ty [daiæfəníːiti] 透明性, 透徹性, = transparency.
di·a·pha·nom·e·ter [daiæfənámitər] 透度計 (ガラスまたは液体の透光力を測定する器械).
diaphanometric scale 徹照法 (綿状反応などにおいて混濁度または透明度を測る目盛).
di·a·pha·nom·e·try [daiæfənámitri] 透度測定法.
di·aph·a·no·scope [daiǽfənəskòup] 徹照器, 透照器 [医学] (強い光束を用いて眼球内や他の器官の内部を照射観察するための器械). [形] diaphanoscopic.
di·aph·a·nos·co·py [daiæfənáskəpi] 徹照〔診断〕法 [医学], 透視法, = transillumination.
di·aph·e·met·ric [daiæfimétrik] 触覚測定の.
di·aph·o·rase [daiǽfəreis] ジアフォラーゼ, ジヒドロリポアミドデヒドロゲナーゼ (ジヒドロリポアミドデヒロゲナーゼが NADH による色素の還元反応を触媒するときジアフォラーゼ活性と呼ぶことがある).
di·a·pho·re·sis [dàiəfəríːsis] ① 発汗〔作用〕. ② 発汗療法 [医学], = perspiration.
di·a·pho·ret·ic [dàiəfərétik] 発汗薬〔剤〕, = hidrotica, sudorifica.
di·a·phragm [dáiəfræm] [TA] ① 横隔膜 (膜様の筋肉および腱からなる主要呼吸補助筋肉で, 体腔を胸腔と腹腔とに区分する), = diaphragma [L/TA]. ② 格子 (X線照射に用いる光線調節用遮断装置). ③ 隔膜 (化学的透析に用いる半透過性の薄膜). ④ 絞り (カメラ, または顕微鏡の光路に置いて光線の強弱を調節する装置). [形] diaphragmatic.
d. of pelvis 骨盤隔膜 [医学].
d. pessary 膜状ペッサリー [医学].
d. phenomenon 横隔膜現象 [医学], = Litten dia-

phragmatic sign, diaphragmatic phenomenon.
d. reflex 横隔膜反射〔医学〕.
d. resection 横隔膜の切除〔医学〕.
di·a·phrag·ma [dàiəfrǽgmə] [L/TA] 横隔膜, = diaphragm [TA].
d. laryngis 喉頭横隔膜症.
d. pelvis [L/TA] 骨盤隔膜, = pelvic diaphragm [TA], pelvic floor [TA].
d. sellae [L/TA] 鞍隔膜, = diaphragma sellae [TA], sellar diaphragm [TA].
d. urogenitale 尿生殖隔膜.
di·a·phrag·mal·gia [dàiəfrægmǽlʤiə] 横隔膜痛〔医学〕, = diaphragmodynia.
di·a·phrag·mat·ic [dàiəfrægmǽtik] 横隔膜の.
d. arthritis 狭心症, = angina pectoris.
d. chorea 横隔膜性舞踏病, = Schrötter chorea.
d. constriction [TA] 食道の横隔狭窄*(下食道狭窄), = constrictio diapharagmatica [L/TA], constrictio phrenica [L/TA].
d. crisis 横隔膜発症〔医学〕.
d. dome 横隔膜ドーム〔医学〕.
d. eventration 横隔膜内臓挙上〔医学〕, 横隔膜性内臓転位〔医学〕, 横隔膜脱出症.
d. fascia [TA] 横隔膜筋膜, = fascia diaphragmatica [L/TA].
d. flutter 横隔膜粗動〔医学〕.
d. hernia 横隔膜ヘルニア〔医学〕.
d. ligament 横隔膜靱帯(尿生殖ヒダの帯状部で, 横隔膜から中腎の残遺部に達し, 卵巣支持靱帯の一部をなす).
d. ligament of mesonephros 中腎横隔膜靱帯.
d. movement 横隔膜運動〔医学〕.
d. myocardial infarction 横隔膜壁心筋梗塞, 横隔膜梗塞, = inferior myocardial infarction.
d. nodes 横隔リンパ節〔医学〕.
d. pain 横隔膜痛〔医学〕.
d. paralysis 横隔膜麻痺〔医学〕.
d. part [TA] 横隔胸膜, = pars diaphragmatica [L/TA].
d. peritonitis 横隔腹膜炎〔医学〕.
d. phenomenon 横隔膜現象(体壁上から観察される横隔膜の運動. Litten), = Litten shadow, phrenic phenomenon, phrenic wave, diaphragm phenomenon.
d. pinching of esophagus 〔食道〕横隔膜狭窄部〔医学〕.
d. pleura 横隔胸膜.
d. pleurisy 横隔膜胸膜炎.
d. plexus 横隔神経叢(下横隔動脈をとりまき, 横隔膜下面にある神経叢で横隔神経の枝の横隔腹枝と交感神経の枝よりなる).
d. relaxation 横隔膜弛(し)緩症〔医学〕.
d. respiration 横隔膜呼吸〔医学〕, = abdominal respiration.
d. surface [TA] 横隔面, = facies diaphragmatica [L/TA].
d. tic 横隔膜チック〔医学〕, = respiratory tic.
di·a·phrag·ma·ti·tis [dàiəfrægmətáitis] 横隔膜炎〔医学〕, = diaphragmitis.
di·a·phrag·mat·o·cele [dàiəfrægmǽtəsi:l] 横隔膜ヘルニア.
di·a·phrag·mi·tis [dàiəfrægmáitis] 横隔膜炎〔医学〕, = diaphragmatitis.
di·a·phrag·mo·dyn·ia [daìəfrægmədíniə] 横隔膜痛, = diaphragmalgia.
diaphyseal aclasia 骨幹病的組織結合(多発生外骨症).
diaphyseal dysplasia 骨幹異形成症.
diaphyseal shortening 骨幹短縮〔術〕.
di·a·phys·ec·to·my [dàiəfiséktəmi] 骨幹部切除〔術〕〔医学〕(長管骨の).
di·aph·y·ses [daiǽfisi:z] 骨幹(diaphysisの複数).
diaphysial center 骨幹中心.
diaphysial juxtaepiphysial exostosis 骨端線部外骨症.
di·aph·y·sis [daiǽfisis] [L/TA] 骨幹, = diaphysis [TA]. 形 diaphysary, diaphyseal, diaphysial.
di·aph·y·si·tis [dàiəfisáitis] 骨幹炎.
di·a·pi·re·sis [dàiəpirí:sis] 漏出, 血管外遊出, = diapedesis.
di·a·pla·cen·tal [dàiəpləséntəl] 胎盤を経由する, = transplacental.
d. passage 胎盤移行〔医学〕.
di·ap·la·sis [daiǽpləsis, -əpléisis] 整復(骨折または脱臼の), = diorthosis. 形 diaplastic.
di·a·ple·gia [dàiəplí:ʤiə] 両側麻痺.
di·a·plex [dáiəpleks] 第三脳室脈絡叢, = diaplexus. 形 diaplexal.
diaplyte tuberculin 脱脂結核ワクチン(結核菌をホルムアルデヒドで処置した後, アセトンで抽出してつくったワクチン), = Dreyer antigen, Dreyer vaccine.
di·ap·nea [daiǽpniə] 軽度発汗, 無覚発汗, = diapnoe. 形 diapnoic.
di·a·poph·y·sis [dàiəpáfisis] 横突起関節部(脊椎骨の).
di·a·pos·i·tive [dàiəpázitiv] 透明陽画〔医学〕.
di·a·py·e·ma [dàiəpaií:mə] 膿瘍.
di·a·py·e·sis [dàiəpaií:sis] 化膿, = suppuration.
di·arch [dáiɑ:k] 二原型.
di·a·rhe·mia [dàiərí:miə] ヒツジ水血症(寄生虫の感染によるヒツジの水血症), = diarrhemia, diarrhaemia.
di·ar·rhea [dàiərí:ə] 下痢〔医学〕(ヒポクラテスの定義では異常に頻繁に水様便を排泄すること), = diarrhoea. 形 diarrheal.
d. ablactatorum 離乳児下痢.
d. alba 白痢(熱帯地方のフィラリア症), = white flux.
d. atonica 弛緩性下痢.
d. atrophica 萎縮性下痢.
d. chylosa 乳び(糜)下痢, = celiac disease.
d. dentientium 生歯下痢.
d. following gastrointestinal surgery 胃腸手術後下剤〔医学〕.
d. in children 小児下痢症〔医学〕.
d. infectiosa avium ヒナ伝染性下痢(濾過性ウイルスによる急性疾患), = pullet disease.
d. neonatorum 新生児下痢.
d. pancreatica 膵臓性下痢.
d. praemonitoria 予告性下痢, 前駆性下痢.
d. stool 下痢便.
d. sudoralis 発汗性下痢.
d. uraemica 尿毒性下痢.
d. urinosa 多尿症, = polyuria.
diarrheagenic *Escherichia coli* 下痢原性大腸菌(下痢の原因となる大腸菌で, 腸管病原性大腸菌, 毒素原性大腸菌, 腸管組織侵入性大腸菌, 腸管出血性大腸菌, 凝集付着性大腸菌, 均一付着性大腸菌の6種に分けられる).
di·ar·rhe·al [dàiərí:əl] 下痢の, = diarrheic. 名 diarrhea.
d. disease 下痢症.
d. diseases caused by *Escherichia coli* 大腸菌性下痢症.
d. stool 下痢便〔医学〕.
d. toxin 下痢原因毒素〔医学〕.

D

di·ar·rhe·tic [dàiərí:tik] = diarrheal.
di·ar·rhoea [dàiərí:ə] 下痢, = diarrhea.
diarrhogenic toxin 下痢原性毒素〔医学〕.
diarthrodial cartilage 関節軟骨.
diarthrodial joint 可動関節, = diarthrosis.
di·ar·thro·sis [dàiɑ:θróusis] [L/TA] 可動結合*, = diarthrosis [TA]. 形 diarthric.
d. rotatoria 回転可動関節(枢軸様の運動をなし得るもの).
di·ar·tic·u·lar [dàiɑ:tíkjulər] 2関節の, = biarticular, diarthric.
di·as·chi·sis [daiǽskisis] ① 機能解離〔医学〕(神経機能的連続性の解離). ② 遠隔機能障害. ③ 横分裂(二裂体または四裂体が横に分裂すること).
di·a·scope [dáiəskoup] ガラス圧診器〔医学〕.
di·as·co·py [daiǽskəpi] ① ガラス圧診〔医学〕, 圧視法. ② 徹照法.
di·a·sos·tic [dàiəsɑ́stik] ① 衛生的の. ② 強壮薬, = hygienic.
di·as·pi·ro·nec·ro·bi·o·sis [daiæ̀spirənèkroubaióusis] 播種性類壊死.
di·as·pi·ro·nec·ro·sis [daiæ̀spirənikróusis] 播種性壊死.
di·as·pore [dáiəspɔr] ジアスポール Al_2O_3–H_2O.
di·a·stal·sis [dàiəstǽlsis] 波状ぜん(蠕)動(蠕動運動に伴う下向性収縮運動で, その直前に運動の抑制がみられる). 形 diastaltic.
di·a·stase [dáiəsteis] ジアスターゼ, デンプン酵素, = amylase, diastasum, vegetable diastase. 形 diastatic.
d. test ジアスターゼ試験, = Wohlgemuth test.
di·a·stas·e·mia [dàiəsteisí:miə] ① 赤血球離開. ② ジアスターゼ血症.
di·a·sta·sic [dàiəstéisik] ① 離開の. ② デンプン酵素の, = diastatik.
di·a·stas·im·e·try [dàiəsteisímitri] デンプン酵素測定法.
di·as·ta·sis [daiǽstəsis] ① 離開〔医学〕. ② 心拍静止期(収縮直前の).
d. of straight muscle of abdomen 腹直筋離開〔医学〕.
d. recti abdominis 腹直筋〔正中〕離開.
di·a·stas·u·ria [dàiəsteisjú:riə] ジアスターゼ酵素尿〔症〕.
di·a·stat·ic [dàiəstǽtik] ① 離開の. ② デンプン酵素の, = diastasic.
d. action 糖化作用, = diastasic action.
d. enzyme 糖化酵素.
d. ferment 糖化酵素〔医学〕.
d. fermentation デンプン発酵, 糖化発酵.
d. fracture 縫合離開性骨折〔医学〕.
di·a·ste·ma [dàiəstí:mə] [L/TA] ① 歯隙, = diastema [TA]. ② 正中離開(特に先天性の). ③ 間隙〔医学〕.
di·a·ste·ma·tia [daìəsti:méiʃiə] 縦裂, 長軸離開.
di·a·ste·ma·to·ar·ter·y [dàiəstì:mətouɑ́:təri] 分裂動脈〔医学〕.
di·a·ste·ma·to·chei·lia [dàiəstì:mətoukáiliə, -stem-] 口唇離開.
di·a·ste·ma·toch·ia [dàiəstì:mətɑ́kiə] 〔口〕唇〔披〕裂〔医学〕, 兎唇〔医学〕.
di·a·ste·ma·to·cra·nia [dàiəstì:mətoukréiniə] 頭蓋正中離開, 分裂頭蓋〔医学〕.
di·a·ste·ma·to·glos·sia [dàiəstì:mətəglɑ́siə] 舌正中離開.
di·a·ste·ma·to·gna·thia [dàiəstì:mətounéiθiə, -tɑg-] 顎正中離開.
di·a·ste·ma·to·me·tria [dàiəstì:mətoumí:triə] 子宮正中離開.
di·a·ste·ma·to·my·e·lia [dàiəstì:mətoumaií:liə] 脊髄正中離開〔医学〕, 割髄症〔医学〕, 脊髄披裂〔医学〕.
di·a·ste·ma·to·py·e·lia [dàiəstì:mətoupailí:liə] 骨盤正中離開〔医学〕.
di·a·ste·ma·tor·rhi·nia [dàiəstì:mətouráiniə] 鼻正中離開.
di·a·ste·ma·to·sta·phyl·ia [dàiəstì:mətoustəfíliə] 口蓋垂正中離開.
di·a·ste·ma·to·ster·nia [dàiəstì:mətoustə́:niə] 胸骨正中離開.
di·as·ter [daiǽstər] 双星〔体〕(核分裂の)〔医学〕, = amphiaster.
di·a·ste·re·o·i·so·mer [dàiəstìəriouáisoumər] ジアステレオマー, ジアステレオ異性体〔医学〕(不斉原子または分子不斉が2個以上存在する分子の立体異性の中で, 互いに対掌体の関係にない異性体同士の関係のこと), = diastereomer.
di·a·ste·re·o·mer [dàiəstìərióumər] ジアステレオマー(立体異性体の一つ).
di·a·stim·e·ter [dàiəstímitər] 距離測定計.
di·as·tole [daiǽstɔ:l] 〔心〕拡張〔期〕〔医学〕. 形 diastolic.
di·a·stol·ic [dàiəstɑ́lik] 拡張期の(心拍の)〔医学〕.
d. arrest 拡張期停止〔医学〕.
d. augmentation 拡張期増強〔医学〕.
d. blood pressure 拡張期〔血〕圧〔医学〕, = minimal blood-pressure.
d. collapse 弛(し)緩期陥凹〔医学〕, 弛緩期虚脱(静脈波や心房波のy谷).
d. descent rate (DDR) 僧帽弁前尖拡張期後退速度(僧帽弁Mモード心エコー図のEF勾配(EF slope), 僧帽弁狭窄症で勾配が低下, その他, 左室拡張期圧上昇時や左室コンプライアンス低下時にも低値となる).
d. failure 拡張不全.
d. filling 拡張期充満〔医学〕.
d. heart sound 拡張期心音〔医学〕.
d. hypertension 拡張期高血圧〔医学〕.
d. murmur 拡張期雑音〔医学〕.
d. phase 拡張期〔医学〕.
d. potential 拡張期電位〔医学〕.
d. pressure 拡張期血圧(最小血圧)〔医学〕.
d. reserve 拡張期予備量〔医学〕.
d. rumble 拡張期ランブル〔医学〕(房室弁狭窄域で拡張中期につくられる低調の雑音).
d. shock 拡張性ショック.
d. sound 拡張期音(Ⅲ・Ⅳ音のこと. いずれも心室拡張期に生じ心室充満に関係する).
d. standstill 拡張期心停止〔医学〕.
d. thrill 拡張期振戦〔医学〕.
d. volume 拡張期容積〔医学〕.
di·as·to·li·za·tion [daiəstəlizéiʃən] ① 拡張, 弛緩. ② 肥大性鼻炎〔の〕拡張療法.
di·as·tol·o·gy [daiæstɑ́lədʒi] 拡張期学.
di·as·to·mo·to·ris [daiæ̀stəmóutris] 開口器.
di·as·to·my·e·lia [daiæ̀stəmaií:liə] 脊髄披裂, = diastematomyelia.
diastraphic dwarf 奇形性小人症〔医学〕.
di·as·treph·ia [dàiəstréfiə] 凶暴性精神病.
diastrophic dysplasia 捻曲性骨異形成症, 褶曲性骨形成異常.
di·a·tax·ia [dàiətǽksiə] 両側運動失調〔症〕〔医学〕.
di·a·te·la [dàiətélə] 第三脳室脈絡組織, = diatele, tela chorioidea ventriculi tertii, velum interpositum.
di·a·te·le [dàiətéli] 第三脳室脈絡組織, = diatela, tela chorioidea ventriculi tertii, velum interpositum.

di·a·te·ret·ic [dàiətərétik] 衛生上の，保健上の．

di·a·ter·ma [dàiətə́:mə] 第三脳室床の一部（背腹方向にある部分）．

di·a·ther·mal [dàiəθə́:məl] 透熱性の，= diathermic．

di·a·ther·man·cy [dàiəθə́:mənsi] 透熱性（熱せられた金属などの出す赤外線に対する透過能を意味する慣用語）．

di·a·ther·ma·nous [dàiəθə́:mənəs] 透熱性の，= diathermal，diathermic．

di·a·ther·mia [dàiəθə́:miə] ジアテルミー，= diathermy．

di·a·ther·mic [dàiəθə́:mik] ジアテルミーの，透熱性の．

d. current ジアテルミー電流［医学］．

d. therapy ジアテルミー療法［医学］（高周波療法），= high frequency therapy．

di·a·ther·mo·co·ag·u·la·tion [dàiəθə̀:moukouæ̀gjuléiʃən] 外科的電気透熱療法．

di·a·ther·mom·e·ter [dàiəθə:mɑ́mitər] 透熱度計．

di·a·ther·my [dáiəθə̀:mi] ジアテルミー〔療法〕，熱透過〔法〕［医学］，透熱療法［医学］（高周波電流が組織を通過する際に発する温熱を利用し，疼痛，痙攣などに好影響を与えようとする療法）．

di·ath·e·sis [daiǽθisis] 素質［医学］，素因［医学］（体質と同義の語で，ある疾病に対する特異的感受性が遺伝的に存在すること），= constitution．形 diathetic．

di·a·thet·ic [dàiəθétik] 素質の．

d. abscess 体質性膿瘍．

d. disease 体質〔性〕疾患［医学］．

di·a·tom [dáiətəm] 珪藻類（ケイ酸質被殻をもつ微生物性海藻）．形 diatomaceous．

d. earth 珪藻土［医学］．

d. method 珪藻法（溺死の診断に用いる検査法），= acid digestion method．

di·a·to·ma·ceous earth [dàiətouméiʃəs ə́:θ] ケイ藻土，= infusorial earth．

di·a·tom·ic [dàiətɑ́mik] ① 2原子の．② 二塩基性の．③ ケイ藻土の．

d. alcohol 2原子 (OH) アルコール，2価アルコール，= dihydric alcohol．

d. earth ケイ藻土，= diatomaceous earth．

d. gas 2原子気体．

d. molecule 2原子分子．

di·at·o·mite [daiǽtəmait] ケイ藻土，= diatomaceous earth．

diatonic scale 全音階．

di·a·to·ric [dàiətɔ́:ric] 有孔の（歯床の基底に孔を備え，これに流し込んで陶歯とともに加硫した陶歯についていう）．

d. tooth 有孔陶歯，= pinless tooth．

di·a·tri·zo·ate so·di·um [dàiətrizóueit sóudiəm] ジアトリゾエートナトリウム 化 sodium *N,N*-diacetyl-3,5-diamino-2,4,6-triiodobenzoate（静注用腎盂造影剤），= hypaque，urogratin．

di·auch·e·nos [daiɔ́:kinəs] 二頭二頸体．

diaxial monster 二軸奇形．

di·ax·on(e) [daiǽksoun] 二軸索（二軸索をもつ神経細胞）．

Diaz de Isla [díαθ] デアズ（1462–1542，スペインの外科医．コロンブスのアメリカ大陸発見に際し，その部下に発現した梅毒について記載を公にし (1493)，この疾病は新大陸から起こったものと考えられるとした），= Rodrigo Ruiz．

di·az·e·pam [dàiæzipæm] ジアゼパム $C_{16}H_{13}ClN_2O$: 284.74（抗不安薬，ベンゾジアゼピン系抗てんかん薬．神経症における不安・緊張・抑うつ・うつ病における不安・緊張に用いる．さらに脳脊髄疾患に伴う筋痙攣や疼痛における筋緊張を軽減するために用いられる）．

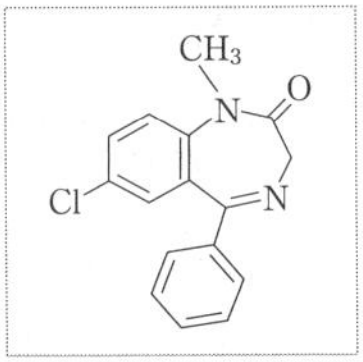

di·a·zine [dáiəzin] ジアジン（ピリミジン，ピラジン，ピリダジンのような窒素2原子を含む複素式環状化合物で，*o*-，*m*-，*p*-の3異性体がある）．

d. green ジアジングリーン，= Janus green B．

diaz(o)- [daieiz(ou), -æz, -əz, -z(ə)] ジアゾ基（-N=N-，または $-N^+{\equiv}N$）．

diazo reagent ジアゾ試薬，= Ehrlich reagent．

diazo stain for argentaffin granules ジアゾ化合物による嗜銀性顆粒染色〔法〕．

diazo test ジアゾ試験，= Ehrlich diazo reaction．

di·a·zo·a·mi·no [daiæ̀zouəmí:nou] ジアゾアミノ基（-N=NNH-）．

d. compound ジアゾアミノ化合物［医学］．

di·a·zo·a·mi·no·ben·zene [daiæ̀zouəmì:nəbénzin] ジアゾアミノベンゼン（$C_6H_5N{=}NNHC_6H_5$）．

di·a·zo·ben·zene [daiæ̀zəbénzin] ジアゾベンゼン（1原子価有機基 $C_6H_5N_2$-）．

di·a·zo·ben·zene·sul·fon·ic ac·id [daiæ̀zoubènzinsʌlfánik ǽsid] ジアゾベンゼンスルフォン酸 化 sulfanilic acid diazide（白色または淡紅色結晶で，乾燥時加熱衝撃により爆発する．アゾ染料の製造およびフェノール，ブドウ糖，アルデヒド，アルブミンの検出用試薬）．

di·a·zo·car·box·yl·ic ac·id es·ter [daiæ̀zoukɑ̀:baksílik ǽsid éstər] ジアゾカルボン酸エステル．

di·a·zo·com·pound [daiæ̀zəkɑ́mpaund] ジアゾ化合物（一般式 $Ar{-}N_2{-}X$ なる式をもつ化合物で，Ar は芳香族 X がハロゲンまたは酸基のときはジアゾニウム塩，-ONa または -OK であればジアゾテートという）．

di·az·o·dyes [daiǽzədaiz] ジアゾ染料（アゾ基2個をもつアゾ染料の一種）．

di·az·ole [daiǽzoul] ジアゾール（窒素原子2個をもつ五節異項環性化合物で，その窒素原子の位置に従って pyrazole および imidazole の2系統がある）．

di·a·zo·ma [dàiəzóumə] ジアゾーマ，= diaphragm．

di·a·zo·meth·ane [daiæ̀zouméθein] ジアゾメタン $CH_2{=}N^+{=}N^-$（猛毒性黄色ガスで有機化合物の合成に用いる），= azimethylene．

di·az·o·nal [daiǽzənəl] 硬化帯上にある．→ sclerozone．

di·a·zone [dáiəzoun] ① 暗色帯（白色帯 parazone と交番して歯の横断面にみられるエナメル稜の層）．② ダイアゾン，=sulfoxone sodium．

di·a·zo·ni·um [dàiəzóuniəm] ジアゾニウム基（$N^+({\equiv}N)$-）．

d. salt ジアゾニウム塩［医学］（水酸化ジアゾニウム $C_6H_5N^+{\equiv}N(OH)$-）．

diazoprotein ジアゾタンパク質（低分子物質（ハプテン）をジアゾ結合によって導入して作った人工タンパク質），= azo-protein．

di·a·zo·re·ac·tion [daiæ̀zouriǽkʃən] ジアゾ反応（スルファニル酸 1g，純塩酸 50mL，水 950mL，0.5%硝酸ナトリウム液1滴を混合した試薬 4mL と被検尿 4mL とを混和，1/8容積のアンモニアを加えると，紅色の現れるのが陽性反応).
di·a·zo·sal·i·cyl·ic ac·id [daiæzousælisílik ǽsid] ジアゾサリチル酸.
di·a·zo·sul·fo·ben·zol [daiæzousʌ̀lfəbénzɔ:l] ジアゾスルフォベンゾール(尿中でアニリン色素を生ずる物質).
di·az·o·tate [daiǽzəteit] ジアゾテート(ジアゾ化合物 ArN_2X において X が–ONa または–OK である場合の化合物).
di·az·o·ta·tion [daiæzətéiʃən] ジアゾ化 [医学].
di·az·o·ti·za·tion [daiæzətizéiʃən] ジアゾ化 [医学], = diazotation.
di·az·o·tize [daiǽzətaiz] ジアゾ化する.
diazotized *p*–aminoacetophenone test solution (苛性ナトリウムと亜硝酸ナトリウム液を混ぜてつくる).
di·az·o·type [daiǽzətaip] ジアゾ型 [医学].
di·az·o·ura·cil [daiæzəjúrəsil] ジアゾウラシル(ショ糖の試薬として用いる物質).
di·az·ox·ide [dàiəzáksaid] ジアゾキシド ㊗ 7–chloro–*o*–3–methyl(2*H*)–1,2,4–benzothiadiazine 1,1–dioxide (降圧薬).
di·ba·sic [daibéisik] 二塩基の(塩基で置換し得る水素2個をもつもの).
d. acid 二塩基酸(1分子中に金属原子によって置換され得る水素原子2個をもつ酸), = diprotic acid.
d. calcium phosphate 第二リン酸カルシウム, = secondary calcium phosphate, リン酸水素カルシウム $CaHPO_4$–$2H_2O$ (下薬, 食品添加薬), = calcium hydrogen phosphate.
d. potassium phosphate リン酸水素二カリウム K_2HPO_4, = dipotassium hydrogen phosphate, dipotassium phosphate.
d. sodium phosphate リン酸ナトリウム Na_2HPO_4–$12H_2O$ (第二リン酸ナトリウム, リン酸水素二ナトリウム), = disodium hydrogen phosphate, sodium phosphate.
dibekacin sulfate ジベカシン硫酸塩 $C_{18}H_{37}N_5O_8 \cdot xH_2SO_4$ (硫酸ジベカシン. アミノグリコシド系抗生物質. 細菌のタンパク質合成を阻害し, 殺菌的に作用する).

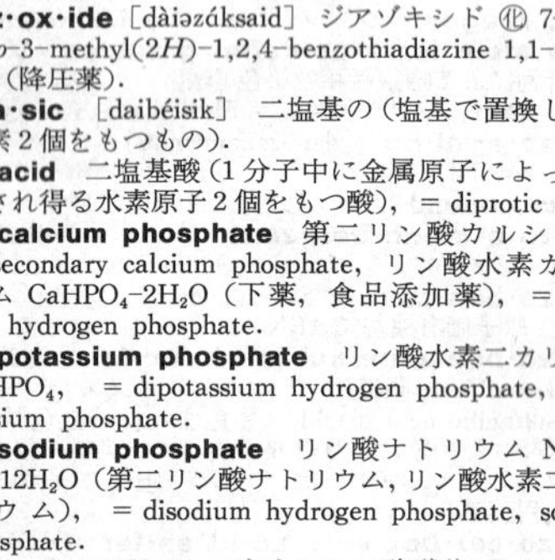

di·ben·a·mine (DBA) [daibénəmin] ジベナミン ㊗ dibenzyl–*β*–chlorethylamine hydrochloride (交感神経遮断薬).
di·ben·za·mide [daibénzəmaid] ジベンズアミド $C_{14}H_{11}NO_2$.
di·ben·zan·thra·cene [dàibenzǽnθrəsi:n] ジベンズアントラセン ㊗ 1:2,5:6–dibenzanthracene $C_{22}H_{14}$ (芳香性環状炭化水素で発癌作用がある).
di·ben·zan·throne [dàibenzǽnθroun] ジベンズアントロン, = indanthrene dark blue BO.
di·benz·car·ba·zol [dàibenzká:bəzɔ:l] ジベンズカルバゾル ㊗ 3:4,5:6–dibenzcarbazol (発癌性をもつ).
di·benz–di·bu·tyl an·thra·qui·nol [dáibenz daibjútil ænθrəkwínɔ:l] ジベンズジブチルアントラキノール ㊗ 1,2,5,6–dibenz–9,10–di–*n*–butyl anthraquinol (発癌および発情作用を示す物質).
di·benz·e·pin hy·dro·chlo·ride [daibénzipin hàidroukló:raid] 塩酸ジベンゼピン ㊗ 10–(2–dimethylaminoethyl)–5,10–dihydro–5–methyl–(11*H*)–dibenzo[*b*,*e*] [1,4]diazepin–11–one HCl (抗うつ薬).
di·ben·zo·fu·ran [daibènzoufjú:rən] ジベンゾフラン ㊗ diphenylene oxide $C_{12}H_8O$.
di·ben·zo·thi·a·zine [daibènzouθáiəzin] ジベンゾチアジン, = phenothiazine.
Di·blas·te·ria [dàibləstí:riə] 二胚葉動物, = Cnidaria.
di·blas·tic [daiblǽstik] 二元性の(原因が2つの異なった因子によることについていう).
d. theory 二元性病因論.
di·blas·tu·la [daiblǽstʃulə] 二胚板胞胚, 重複胞胚, 二層胞胚(内胚葉および外胚葉の両者をもつ胞胚).
di·bo·rane [daibɔ́:rein] ジボラン B_2H_6, = boroethane.
di·both·ri·o·ceph·a·li·a·sis [daibàθriousèfəláiəsis] 裂頭条虫症 [医学], = diphyllobothriasis.
Di·both·ri·o·ceph·a·lus [daibàθriouséfələs] 裂頭条虫属(旧称). → *Diphyllobothrium*.
di·brom·di·ni·tro·flu·o·res·ce·in so·di·um [daibrὰmdainàitrouflu:ərésein sóudiəm] ジブロムジニトロフルオレセインナトリウム, = eosine I bluish.
di·brom–ether [dáibrəm í:θər] ジブロムエーテル $BrCH_2OCH_2Br$ (催涙性毒ガス).
dibromethyl ether ジブロムエチルエーテル(毒ガスの一種).
di·bro·mide [daibróumaid] 二臭化塩.
di·bro·mine [daibróumin] ジブロミン ㊗ dibromobarbituric acid (活性臭素 54.8%を含む消毒薬).
9,10–di·bro·mo·an·thra·cene [– daibròumouǽnθrəsi:n] ジブロモアントラセン.
di·bro·mo·bar·bi·tu·ric ac·id [daibròumoubà:bit(j)úrik ǽsid] ジブロモバルビツール酸, = dibromine.
di·bro·mo·ben·zene [daibròuməbénzin] ジブロモベンゼン $C_6H_4Br_2$ (*o*–, *m*–, *p*–の3異性体がある).
di·bro·mo·ke·tone [daibròumoukí:toun] ジブロモケトン $CH_3COCHBrCH_2Br$ (毒ガス).
di·bro·mo·meth·yl ether [daibròuməméθil í:θər] ジブロモメチルエーテル $BrCH_2OCH_2Br$ (肺を刺激し, 半規管機能に障害を与える毒ガス).
di·bro·mo·phe·nol–sul·fon·phthal·ein [daibròumoufí:nɔ:l sʌ̀lfən(f)θǽlein] ジブロモフェノール・スルホンフタレイン, = bromphenol red.
di·bro·mo·thy·mol–sul·fon·phthal·ein [daibròumouθáimɔ:l sʌ̀lfən(f)θǽlein] ジブロモチモール・スルホンフタレイン, = bromthymol blue.
di·brom·sa·lan [daibrámsəlæn] ジブロムサラン ㊗ 3–bromo–6–hydroxybenz–*p*–bromanilide (消毒薬).
di·bro·myx·o·ma [dàibroumiksóumə] 線維粘液腫 [医学].
dibucaine hydrochloride ジブカイン塩酸塩 $C_{20}H_{29}N_3O_2 \cdot HCl$: 379.92 (塩酸ジブカイン, 塩酸シンコカイン. アミド(キノリンカルボキサミド)系局所麻酔薬. 感覚・求心神経線維の Na^+ チャンネルを遮断することにより局所麻酔作用を発現する. 効力, 持続性，毒性いずれも最も強い局所麻酔薬である）．

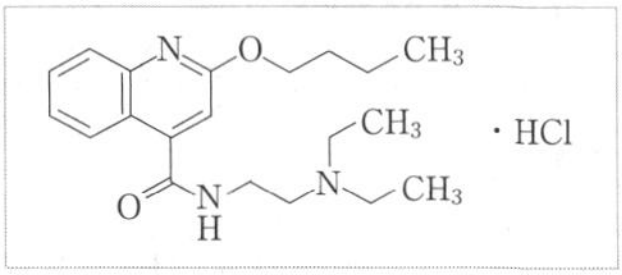

Dibulafoy aspirator デュラフォア吸引器（ピストンを備え，2個の開孔のある吸引器で，その一つは穿刺針，ほかは排膿びんに直結する）．

di·bu·to·line sul·fate ［daibjú:təli:n sʌ́lfeit］ 硫酸ジブトリン ㊍ (2-dibutylcarbamoyoxylethyl)ethyldimethylammonium sulfate（抗コリン作用薬）．

di·bu·tyl ［daibjú:til］ ジブチル $(C_4H_9)_2$（鉱油に存在する炭化水素）．

d. phthalate フタル酸ジブチル $C_{16}H_{22}O_4$（合成樹脂の可塑性を増強するために用いられる可塑剤）．

di·bu·tyl·a·mine ［dàibju:tíləmin］ ジブチルアミン $(C_4H_9)_2NH$．

di·bu·tyl·ar·sine ［daibjù:tilɑ́:sin］ ジブチルアルシン $(CH_3)_2$=AsN，$(CH_3)_2$=AsAs=$(CH_3)_2$（空気中では自然発煙発光する），= cacodyl，dicacodyl．

DIC ① drip infusion cholangiography 点滴〔静注〕胆道造影（撮影）〔法〕の略．② disseminated intravascular coagulation 播種性（汎発性）血管内凝固〔症候群〕の略．

DIC syndrome disseminated intravascular coagulation syndrome 播種性血管内血液凝固症候群．

di·cac·o·dyl ［daikǽkədil］ ジカコジル，カコジル，= cacodyl．

di·cal·ci·um ［daikǽlsiəm］ 二カルシウム．㊎ dicalcic．

d. orthophosphate 第二リン酸カルシウム $CaHPO_4$-$2H_2O$，= calcium hydrogen phosphate．

d. phosphate リン酸カルシウム $Ca_2H_2(PO_4)_2$．

di·cam·phen·di·on ［dàikæmféndiən］ ジカンフェンジオン $(C_{10}H_{14}O)_2$（ブロムショウノウにナトリウム元素を作用させて得られる物質）．

di·cam·phor ［daikǽmfər］ ジカンフル $(C_{10}H_{15}O)_2$（dicamphendion をつくるとき，同時に生ずる産物）．

di·car·bon·ate ［daikɑ́:bəneit］ 重炭酸塩，= bicarbonate．

dicarboxylate carrier ジカルボン酸輸送系．

di·car·box·yl·ic ac·id ［dàikɑ:bɑksílik ǽsid］ ジカルボン酸（2個のカルボキシル基 -COOH をもつ有機酸）．

dicarboxylic acid cycle ジカルボン酸サイクル（トリカルボン酸サイクルのうちのジカルボン酸を含む部分），= succinic-malic system．

di·car·y·on ［daikέəriən］ 二核相〔医学〕，二核〔共存〕体〔医学〕．

di·ce·lous ［daisí:ləs］ ① 両面凹状の．② 空洞が2つある，= dicoelous．

Di·cen·tra ［daiséntrə］ コマクサ［駒草］属（ケマンソウ科 *Fumariaceae* の一属）．

di·cen·tric ［daiséntrik］ 2動原体〔性〕の〔医学〕．

d. chromosome 双着糸染色体，二〔重〕動原体染色体〔医学〕．

di·ceph·a·lous ［daiséfələs］ 二頭体の（対称性接着双生児で，独立した2個の頭をもつ）．

di·ceph·a·lus ［daiséfələs］ 二頭体〔医学〕．

d. diauchenos 二頸二頭体．

d. monauchenos 一頸二頭体，= atlodymus．

d. parasiticus 頭部寄生体．

d. tetrabrachius 四腕二頭体（臍以下で癒合した双胎奇形），= psodymus．

d. tribrachius 三腕二頭体．

di·ceph·a·ly ［daiséfəli］ 二頭〔症〕，= dicephalism．

di·cha·si·um ［daikéiziəm］ 二出集散花序．

di·chas·ta·sis ［daikǽstəsis］ 特発性分裂．

di·chei·lia ［daikáiliə］ 重複唇，= dichilia．

di·chei·lus ［daikáiləs］ 重複唇（粘膜のヒダにある），= dichilus．

di·chei·ria ［daikáiriə］ 重複指，= dichiria．

di·chi·rus ［daikáirəs］ 重複腕（完全または不全の）．

di·chlo·ral·phen·a·zone ［daiklɔ̀:rəlfénəzoun］ ジクロラールフェナゾン．

dichloramine-M ジクロラミンM，= methyldiphenylmethyl-dichloramine．

dichloramine-T ジクロラミンT ㊍ *p*-toluenesulfonedichloramide（淡黄色結晶で，強力な消毒作用をもつ）．

di·chlor·di·ox·y·di·am·i·do-ar·se·no·ben·zol ［daiklɔ̀:daiɑ̀ksidaiəmí:dou ɑ̀:sənəbénzɔ:l］ ジクロルジオキシジアミド・アルセノベンゾール，= arsphenamine．

di·chlor·hy·drin ［dàiklɔ:háidrin］ ジクロルヒドリン，= α-dichlorohydrin．

di·chlo·ride ［daiklɔ́:raid］ 二塩化物，= bichloride．

di·chlo·ri·sone ［daiklɔ́:risoun］ ジクロリゾン ㊍ $9\alpha,11\beta$-dichloro-17α,21-dihydroxypregna-1,4-diene-3,20-dione（局所抗瘙痒薬）．

di·chlor·meth·ane ［dàiklɔ:méθein］ ジクロルメタン CH_3Cl_2，= methylene bichloride．

di·chlor·meth·yl·e·ther ［dàiklɔ:mèθilí:θər］ ジクロルメチルエーテル $(CH_2Cl)_2O$（mustard gas の一種）．

di·chlo·ro·a·ce·tic ac·id ［daiklɔ̀:rouəsí:tik ǽsid］ ジクロル酢酸 $CHCl_2COOH$（2種の結晶形があり，無色の液体または固体の腐食剤）．

di·chlo·ro·ben·zene ［daiklɔ̀:rəbénzin］ ジクロロベンゼン $C_6H_4Cl_2$（*o*-，*m*-，*p*-の3異性体があり，*p*-体は衣類防虫剤），= dichlorbenzen．

di·chlo·ro·di·eth·yl sul·fide ［daiklɔ̀:roudaiéθil sʌ́lfaid］ 硫化ジクロロジエチル $(CH_2ClCH_2)_2S$（マスタードガス mustard gas の一種），= yperite，lost，yellow cross．

di·chlo·ro·di·flu·o·ro·meth·ane ［daiklɔ̀:roudaiflùərəméθein］ ジクロロジフルオロメタン CCl_2F_2（冷却剤，寒剤），= f-12（freon）．

di·chlo·ro·di·phen·yl tri·chlo·ro·eth·ane ［daiklɔ̀:roudaifénil triklɔ̀:rouéθein］ ジクロロジフェニルトリクロロエタン，= DDT．

di·chlo·ro·for·mox·ime ［daiklɔ̀:roufɔ:mɑ́ksim］ ジクロロホルモキシム CCl_2=NOH（窒息を起こす毒ガス）．

di·chlo·ro·hy·drin ［daiklɔ̀:rouháidrin］ ジクロロヒドリン（無水グリセリンを酢酸および塩酸とともに加熱するとき得られる無色液体で，樹脂の溶剤），= *sym*-glycerol dichlorohydrin．

di·chlo·ro·i·so·pro·te·re·nol (DCI) ［daiklɔ̀:rouàisouproutérinɔ:l］ ジクロロイソプロテレノール（イソプロテレノールと同じ作用をもつ）．

di·chlo·ro·phen ［daiklɔ́:rəfən］ ジクロロフェン ㊍ 2,2′-dihydroxy-5,5′-dichlorodiphenylmethane（動物用駆虫薬）．

2,4-dichlorophenoxy acetic acid 2,4-ジクロロフェノキシ酢酸 ㊍ 2,4-dichlorophenoxyacetic acid（植物発育調整因子で，除草薬として用いられる），= 2,4-D．

1,2-dichloropropane 1,2-ジクロロプロパン $C_3H_6Cl_2$（有機化合物で溶剤などに用いられた．発癌性物質であり胆管癌を発症した事例により特定化学物質となっている).

2,2-di·chlo·ro·pro·pane [– daiklɔ̀:roupróupein] 2,2-ジクロロプロパン $CH_3CCl_2CH_3$.

di·chlo·ro·tet·ra·flu·o·ro·eth·ane [daiklɔ̀:routètrəflùərouéθein] ジクロロテトラフルオロエタン [化] tetrachlorodichoroethane (寒剤, 清涼剤), = f-114 (freon).

di·chlor·phen·a·mide [dàiklɔ:fénəmaid] ジクロルフェナミド [化] 1,2-dichloro-3,5-disulfamoylbenzene (炭酸脱水素酵素阻害薬の一種).

di·chlor·vos (DDVP) [daiklɔ́:vəs] ジクロルボス (駆虫薬. 有機リン剤で農薬として用いられていたが, ベンチュウ [鞭虫] に対しすぐれた効果のあることが報告された. しかし, 安全性に問題があり, 使用されていない).

di·chog·a·my [daikágəmi] 雌雄異熟 (同花中の雌雄ずい(蕊)が成熟期を異にすること).

di·cho·ri·al [daikɔ́:riəl] 二絨毛膜の.

d. twins 二卵性双胎, = bi(n)ovular twins.

dichorionic diamniotic placenta 二絨毛膜二羊膜胎盤.

dichotic listening test 両耳分離聴能検査 [医学], 二語同時聴取テスト [医学].

di·chot·o·mous [daikátəməs] 二分した [医学].

d. branching 二肢分枝.

di·chot·o·my [daikátəmi] ① 二分, 二〔叉状〕分岐 (叉状分岐), 二分類法, 二股. ② 診療料の二分. [動] dichotomize. [形] dichotomous.

Dichroa febrifuga ジョウザン [常山], ショクシツ [蜀漆] (アジサイ科の植物で, 根茎は dichroin という配糖体を含み, 漢方ではマラリア薬として賞用される).

dichroic fog 二色かぶり [医学].

di·chro·ism [dáikrouizəm, daikrɔ́izəm] 2色性 [医学] (1色は反射光, ほかは透過光で見えること). [形] dichroic.

di·chro·ma·sia [dàikrouméiziə] 2色型色覚 (原色の種類のみを知覚すること), = diachromatopsia.

di·chro·ma·sy [daikróuməsi] 二色型色覚, = dichromasia.

di·chro·mat [dáikrəmət] 2原色系者, 二色型色覚者 [医学], = dichromate.

di·chro·mate [daikróumət] 重クロム酸塩 $M_{21}Cr_2O_7$ (二クロム酸塩), = bichromate.

di·chro·mat·ic [dàikrəmǽtik] 2色〔性〕の [医学].

d. photography 2色写真.

d. system 2原色系, 2色性系統 [医学].

di·chro·ma·tism [daikróumətizəm] 2色覚 (旧, 2色型色覚. 色覚の3要素のうち1つが欠損しているもの), = dyschromatopsia.

di·chro·ma·top·sia [daikrəmətápsiə] 2色型色覚 [医学], 部分色盲.

di·chrome A [dáikroum ei] ダイクロムA (ポリビニルアルコール皮膜をヨウ素・ヨウ化カリウム液に浸してヨウ素を均一吸着させてつくった人造偏光板), = polaroid H.

di·chrom·e·try [daikrámitri] 二クロム酸塩滴定.

di·chro·mic [daikróumik] 2色の.

di·chrom·ism [daikrámizəm] 二色性, = dichroism.

di·chro·mo·phil(e) [daikráməfil] 二染色性の (酸および塩基の) [医学].

di·chro·moph·i·lism [dàikrəmáfilizəm] 二染色性.

di·chro·na·tion [dàikrənéiʃən] 時間感覚障害.

di·chro·salt [dáikrəsɔ:lt] ジクロ塩 ([$Co(NH_3)_3(H_2O)Cl_2$] X (X = Cl, NO_3, HSO_4) 型のコバルト錯塩).

di·chro·scope [dáikrəskoup] 二色鏡 (鉱物の軸色を調べる器械).

di·ci·at·ria [dàisaiǽtriə] 裁判医学.

Dick, George Frederick [dík] ディック (1881–1967, アメリカの内科医).

Dick, Gladys R. H. [dík] ディック (1881–1963, アメリカの細菌学者で, G. F. Dick の妻).

D. method ディック法 (A群溶血性レンサ球菌のブイヨン培養濾液を1,000倍に薄め0.1mL 皮内注射後, 18〜22時間で1〜5cmの紅斑が見られる).

D. test ディック試験 (A群溶血性レンサ球菌の産生する Dick toxin に対する皮内反応で, 猩紅熱に対する感受性を検査する反応), = Dick reaction.

D. toxin ディック毒素 [医学] (猩紅熱患者から分離されるA群溶血性レンサ球菌のブイヨン培養濾過液).

di·cli·di·tis [dìklidáitis] 心弁炎.

di·cli·dot·o·my [dìklidátəmi] 直腸弁切除術, = valvotomy.

diclofenac sodium ジクロフェナクナトリウム [化] monosodium 2-(2,6-dichloroanilino)phenylacetate $C_{14}H_{10}Cl_2NNaO_2$: 318.13 (抗炎症薬, フェニル酢酸系解熱鎮痛薬. 解熱・鎮痛に用いられる).

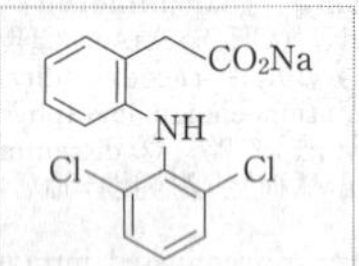

di·clo·fe·na·mide [dàikloufénəmaid] ジクロフェナミド [化] 4,5-dichlorobenzene-1,3-disulfonamide $C_6H_6Cl_2N_2O_4S_2$: 305.16 (ジクロルフェナミド. 炭酸脱水酵素阻害薬, スルホンアミド系緑内障治療薬. 緑内障に用いられる).

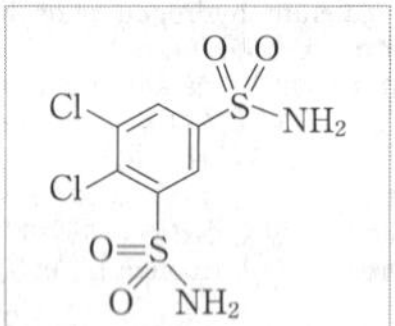

diclonal 2クローン性.

di·clox·a·cil·lin so·di·um [daiklàksəsílin sóudiəm] ジクロキサシリンナトリウム $C_{19}H_{16}Cl_2N_3NaO_5S \cdot H_2O$: 510.32 (ジクロキサシリンナトリウム水和物. メチルジクロロフェニルイソキサゾリルペニシリンナトウリム. β-ラクタム系抗生物質).

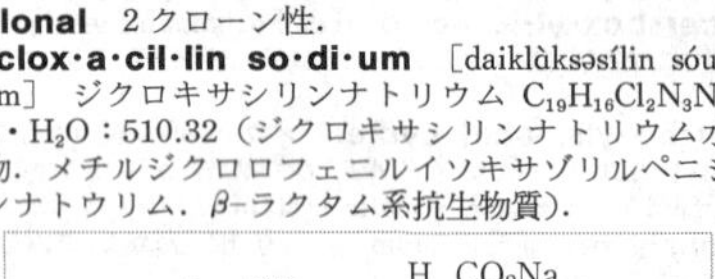

di·coe·lous [dɑisí:ləs] 両面凹状の, 空洞が2つある, = dicelous.

di·co·phane [dáikəfein] ジコファン [化] 1,1,1-trichloro-2,2-*bis*(*p*-chlorophenyl)ethane with a proportion of 1,1,1-trichloro-2-(*o*-chlorophenyl)-2-(*p*-chlorophenyl)ethane (殺虫剤), = dichlorodiphenyltrichloroethane, chlorophenothane.

di·co·ria [daikɔ́:riə] 重複瞳孔, = diplocoria.

di·cou·ma·rin [daikú:mərin] ジクマリン [化] 3,3′-

methylene-*bis*-(4-hydroxycoumarin)（アマウマゴヤシ sweet-clover が腐敗して生ずるクマリンの誘導体，抗凝固薬），＝ bishydroxycoumarin，dicumarol，melitoxin.

di·cro·coe·li·a·sis［dàikrousi:láiəsis］二腔吸虫感染症，槍形吸虫症［医学］（*Dicrocoelium* 属の感染により生じる疾患で，代表種槍形吸虫は草食獣，まれにヒトの胆管，胆嚢に寄生し，槍形吸虫症の原因となる）.

Di·cro·coe·li·i·dae［dàikrousəláiidi:］二腔吸虫科（吸虫の一科で，*Dicrocoelium* 属などを含む）.

Di·cro·coe·li·um［dàikrousí:liəm］二腔吸虫属（二腔吸虫科の一属で，草食獣および雑食獣の胆管に寄生する）.

D. dendriticum ヤリガタ［槍形］吸虫（ヒツジ，ヤギ，ウシなどの胆管に寄生，まれにヒトの胆管に寄生することがある）.

D. hospes（スーダン，ナイジェリア，黄金海岸のウシ，ヒナコウモリの胆管に寄生）.

di·crot·ic［daikrátik］重複〔拍〕の，重複〔拍〕波の.

d. elevation 重複〔拍〕波隆起，重複隆起［医学］（重複〔拍〕波の隆起の増強した動脈波）.

d. notch 重複切痕［医学］（脈波の用語）.

d. pulse 重複脈［医学］，重拍脈，＝ dicrotic.

d. wave ① 拡張早期隆起波．② 重拍（複）脈波，重複〔拍〕波.

di·cro·tism［dáikrətizəm］重複脈波（大きな収縮期波と大きな拡張早期隆起によって重複した動脈波を形成したもの）.

dic·tam·nic ac·id［diktǽmnik ǽsid］ジクタムニン酸.

Dic·tam·nus al·bus［diktǽmnəs ǽlbəs］ハクセン［白鮮］（ミカン科 *Rutaceae*，根皮をハクセンピ［白鮮皮］Dictamni Cortex といい皮膚病，黄疸に用いる）.

dic·tion［díkʃən］言葉使い，措語，用語選択.

dictyate stage 網糸期［医学］.

dic·ty·i·tis［dìktiáitis］網膜炎，＝ retinitis.

dic·ty·o·cau·li·a·sis［dìktioukɔ:láiəsis］肺虫病（線虫 *Dictyocaulus* 属の寄生により生じる疾病．ヒツジやヤギの気管支に寄生する糸状肺虫，ウシやシカに寄生する牛肺虫，ウマやロバに寄生する馬肺虫がその原因となる．いずれも咳，気管支炎を主徴とする）.

Dic·ty·o·cau·lus［dìktioukɔ́:ləs］デクチオカウラス属（線虫の一属．草食獣の気管支に寄生）.

D. filaria 糸状肺虫（ウシ，ヤギ，ヒツジの気管支に寄生）.

D. viviparus ウシ肺虫（ウシ，シカ，ブタ，ヒツジの気管，気管支に寄生），＝ bovine lungworm.

dic·ty·o·ki·ne·sis［dìktioukainí:sis］精子移動（および娘細胞への分布）.

dic·ty·o·ma［diktióumə］網膜腫.

Dic·ty·op·te·ra［dìktiáptərə］網翅類.

dic·ty·o·some［díktiəsoum］① 精子，＝ spermatomere．② 網状体［医学］.

dic·ty·o·spore［díktiəspɔ:r］石垣状胞子［医学］.

dic·ty·o·stele［díktiəsti:l］網状中心柱.

Dic·ty·o·ste·li·um［dìktioustí:liəm］ジクチオステリウム属（粘菌の一つ，タマホコリカビ）.

dic·ty·o·tene［díktiəti:n］ディクティオテーン期，網状期，網糸期［医学］.

d. stage 網糸期［医学］.

di·cy·an［daisáiən］ジシアン N≡CC≡N，＝ cyan，cyangas，cyanogen.

di·cy·a·nine［daisáiənin］ジシアニン ㊌ 1,1′-diethyl-2,4′-dimethyl-6,6′-diethoxy-4,2′carbocyanine（感光色素 carbocyanine の一つ）.

di·cy·a·no·co·bal·a·mine［daisàiənoukoubǽləmin］ジシアノコバラミン（2 個のシアン基 CN-CN- をもつビタミン B_{12} の誘導体）.

di·cy·a·no·di·am·ide［daisàiənoudaiǽmid］ジシアンジアミド $H_2NC(=NH)NHCN$，＝ cyanoguanidine.

di·cy·a·no·di·am·i·dine sul·fate［daisàiənoudaiǽmidi:n sʌ́lfeit］硫酸ジシアンジアミジン ㊌ biuretamidine sulfate（ニッケルの検出，定量に用いる試薬），＝ Grossmann reagent，guanylurea sulfate.

di·cyclic［daisíklik］二環の（中心柱の）.

di·cy·clo·mine hy·dro·chlo·ride［daisáikləmin hàidrouklɔ́:raid］ジサイクロミン塩酸塩 ㊌ diethylamino-carhethoxy bicyclohexyl hydrochlorid（鎮痛薬），＝ dicycloverine.

Di·cy·e·ma［dàisií:mə］二胚虫属（中生動物．タコ，イカなどの腎嚢に寄生する）.

Di·cy·e·mi·da［dàisií:midə］二胚虫目（中生動物，菱形動物門の一目）.

di·cyn·o·dont［daisínədɑnt, daisáin-］二犬歯〔性，型〕.

di·cys·te·ine［daisísti:in］ジシスチン，シスチン，＝ cystine.

di·cy·to·sis［dàisaitóusis］二種白血球増多症（特に単球と分核好中球の）.

DID dissociative identity disorder 解離性同一症 / 解離性同一性障害の略.

di·dac·tic［didǽktik, dai-］教説的（臨床実習的に対立していう）.

d. lecture 講義（臨床実習に対する）.

di·dac·ty·lism［daidǽktilizəm］二指奇形［医学］.

di·dan·a·sine (ddi)［daidǽnəsi:n］ジダノシン（抗 HIV 剤），＝ 2′,3′-dideoxyinosine(DDI).

Dide-Boteazo syndrome ディド・ボッチーゾ症候群（皮質盲に健忘症候群と道順障害である地誌見当識障害を伴うもの）.

di·del·phic［daidélfik］二子宮の，重複子宮の，複子宮性（型），双子宮性（型）.

Di·del·phis［daidélfis］オポッサム属（哺乳綱，オポッサム目，オポッサム科の一属で，完全な育仔袋をもつ）.

di·der·mo·ma［dàidə:móumə］二胚葉性混合腫瘍，＝ bidermoma.

Didot, Alphonse［didóu］ディドウ（ベルギーの外科医）.

D. operation ディドウ手術（蹼指の標準手術で，背面の皮膚弁は 1 本の指から，掌面のものはほかの指からのものを利用する方法）.

di·duc·tion［daidʌ́kʃən］両部外反.

didym-［didim-］精巣の意を表す接頭語.

did·y·mal·gia［dìdimǽlʤiə］精巣痛［医学］，睾丸痛［医学］，＝ orchidalgia.

did·y·mi·tis［dìdimáitis］精巣炎［医学］，睾丸炎［医学］，＝ orchitis.

did·y·mo·dyn·ia［dìdimoudí:niə］精巣（睾丸）痛，＝ didymalgia.

did·y·mus［dídiməs］① 精巣．② 双子奇形.

didynamous stamens 二長雄ずい.

die［dái］金属陽型，鋳型，ダイス型，＝ testis.

d. plate 陽型盤，陽型板（被殻金冠をつくるときに用いる）.

d. shrinkage 成形収縮（樹脂の）.

dieb alt［L］diebus alternis 隔日にの略.

di·ech·o·scope［daiékouskoup］二音聴診器（2 種の異なった音を同時に聴取し得るもの）.

di·e·cious［daií:siəs］雌雄異体の（各個体がそれぞれの性をもつこと），＝ dioecious.

Dieffenbach, Johann Friedrich［dí:fənbɑ:k］ディーフェンバッハ（1792-1847，ドイツの外科医）.

D. amputation ディーフェンバッハ切断術（股関節の輪状切断術），＝ Dieffenbach operation.

D. method ディーフェンバッハ法.
Diego an·ti·gen [diégou ǽntiʤən] ディエゴ抗原(Diego 血液型を構成する抗原でモンゴル人種に特有である).
Diego blood factor ディエゴ血液因子(Levine らがベネズエラ・カラカスに在住の一婦人の抗 Di[a] の血清との反応により1953年に発見した個人性因子で, 1：513 希釈液により抗グロブリン試験においてのみ凝集を起こし, 主としてモンゴル人種の血液に存在し, 溶血性疾患の因子となることがある).
Diego blood group ディエゴ血液型(ベネズエラで胎児赤芽球症の原因として発見された抗 Di[a] 抗体と, その後発見された抗 Di[b] 抗体によって決められる血液型. Di[a] 抗原はモンゴル人種に特有な抗原である).
Diego blood group system ディエゴ式血液型(抗原は Di[a], Di[b] で表される).
di·e·lec·tric [dàiiléktrik] 誘電性の, 電媒性の.
d. after-effect 誘電余効.
d. breakdown 絶縁破壊 [医学].
d. constant 比誘電率 [医学], 誘電率, 電媒定数(イプシロン ε で表す), = inductivity.
d. loss 誘電損失 [医学].
d. polarization 誘電分極 [医学], 電媒分極.
d. remanence 誘電残留.
d. strength 絶縁耐力 [医学].
d. substance 誘電体.
di·e·lec·trol·y·sis [dàiilektrálisis] [薬物]電解療法(病巣に電流を通じて薬効を引き出す方法).
Diels-Alder re·ac·tion [dí:lz ɔ́:ldər riǽkʃən] ジールス・アルダー反応, ジエン合成反応, = diene synthesis.
Diels, Otto [dí:lz] ディールス(1876-1954, ドイツの有機化学者. 1950年ノーベル化学賞受賞).
D. hydrocarbon ディールス炭化水素 ㊥ 3′-methyl-1,2-cyclopentano-phenanthrene $C_{18}H_{16}$ (雪白色の小板結晶で, ステロイド化合物の骨組).
di·em·bry·ony [daiémbriəni] 双胎発生, = twinning.
di·en·ce·phal·ic [daiènsifǽlik] 間脳の [医学].
d. albuminuria 間脳性タンパク尿[症].
d. amenorrhea 間脳性無月経 [医学].
d. animal 間脳動物(間脳から上部の中枢神経系を切除したもの).
d. autonomic epilepsy 間脳自律神経てんかん(興奮, 散瞳, 多汗, 流涙, 流涎, 速脈, 振戦, 無呼吸などの自律神経系の発作で, 第三脳室底部の病変による).
d. epilepsy 間脳性てんかん.
d.-pituitary dysfunction 間脳下垂体機能障害.
d.-pituitary system 間脳・下垂体系 [医学].
d. syndrome 間脳症候群 [医学](視床症候群と視床下部症候群との総称).
di·en·ceph·a·lo·hy·po·phy·si·al [dàiensèfəlouhàipəfísiəl] 間脳下垂体の.
di·en·ceph·a·lon [dàienséfəlɑn] [L/TA] 間脳(終脳 telencephalon と中脳 mesencephalon との中間に位置する部分), = diencephalon [TA]. ㊊ diencephalic.
d. hypophyseal system 間脳下垂体系 [医学].
di·en·ceph·a·lo·sis [dàiensèfəlóusis] 間脳症 [医学].
di·ene [dáii:n] ジエン ㊥ $\Delta^{4,6}$ dehydrocortisone(コーチゾンの合成過程に産生されるステロイド).
d. polymer ジエン重合体 [医学].
d. synthesis ジエン合成 [医学](共役二重結合物に対して, 主として陰性の基により活性化された二重結合または三重結合の基を含む化合物類が定量的に, 1,4 に付加して環状化合物を生成する反応), = Diels-Alder reaction.
d. value ジエン価 [医学].
die·ner [dí:nər] 小使, 雑役者.
di·en·es·trol [dàii:néstrɔ:l] ジエネストロール ㊥ 4,4′-(diethylideneëthylene) diphenol(経口用合成発情ホルモンでジエチルスチルベストロールに比べて副作用が軽い), = dienoestrol.
Di·ent·a·moe·ba [dàientəmí:bə] 二核アメーバ属(*D. fragilis* はヒトやサルに寄生, ながらくアメーバの一種と考えられてきたが, 電顕的研究の結果, トリコモナスのグループと考えられるようになった. 通常, 非病原性).
***D.* diarrhea** 二核アメーバ下痢.
D. fragilis 二核アメーバ.
di·ent·a·moe·bi·a·sis [daièntəmi:báiəsis] 二核アメーバ症 [医学].
di·er·e·sis [daiérisis] ① 分離. ② 分割(外科手術による), = diaeresis. ㊊ dieretic.
Dierk lay·er [díə:k léiər] ジールク層(月経周期の中間において最も肥厚した腟粘膜の角化層).
diesel exhaust particulates (DEP) ディーゼル排気粒子(ディーゼルエンジンにより軽油と潤滑油が不完全燃焼して生じる浮遊粒子状物質の一つ).
di·e·soph·a·gus [daiisɑ́fəgəs] 二食道, 重複食道, = dioesophagus.
di·es·trum [daiéstrəm] 発情期間, = diestrus.
di·es·trus [daiéstrəs] 発情間期 [医学], 発情静止期(休止期, 中間期), = diestrum, dioestrus.
di·et [dáiət] ① 食, 食事(日常の飲食物) [医学]. ② 患者食(医師の処方によるもの). ㊊ dietary.
d. adjustment 食事調節 [医学].
d. cure 食事(餌)療法 [医学].
d. diary 食物日誌 [医学].
d. food 減量食 [医学].
d. for gout 痛風食 [医学].
d.-induced thermogenesis 食事性体温産生 [医学].
d. quality index 食事品質指数.
d. survey 食事調査 [医学].
d. therapy 食事(餌)療法 [医学].
d. therapy with saltless diet 無塩食事療法 [医学].
di·e·tary [dáiətəri] 食事の [医学], 食品の [医学], 食事由来の, 食事性の.
d. allowance 栄養所要量 [医学](1日に食事から摂るべきエネルギー量と各種栄養素の量), = dietary nutritional allowances.
d. behavior 食行動 [医学].
d. calcium 食事性カルシウム [医学].
d. changes 食行動の変化.
d. cholesterol 食品コレステロール [医学].
d. composition 食品構成 [医学].
d. deficiency 食事障害 [医学].
d. fat 食事脂肪 [医学].
d. fiber 栄養線維, 食物線維 [医学].
d. formula 食事献立 [医学].
d. guideline 食事指針 [医学], 食生活指針 [医学].
d. habit 食習慣 [医学].
d. history 食事歴.
d. indiscretion 食傷 [医学], 食あたり [医学].
d. intake 食事摂取量 [医学].
d. life 食生活 [医学].
d. management of diabetes mellitus 糖尿病の食事療法.
d. negativism 拒食症 [医学], 嫌食症, 恐食症.
d. pattern 食事構成 [医学].
d. protein 食品タンパク.

d. recept 食事箋.
d. recipe 食事せん(箋)〔医学〕.
d. recommendation 食事(餌)推奨量〔医学〕.
d. reference intakes (**DRIs**) 食事摂取基準(栄養所要量に第7次改定から代わるわが国の名称).
d. restriction 食事(餌)制限〔医学〕.
d. service 治療食業務〔医学〕.
d. standard 栄養基準量〔医学〕(過去に日本で用いられていた国民1人当たりの所要量. カナダでは栄養所要量を指す(canadian dietarys)).
d. supplement 栄養補助食品.
d. survey 食事調査〔医学〕.
d. therapy 食事療法〔医学〕.
Dieterle stain ディーテルレ染色〔法〕.
di·e·tet·ic [dàiətétik] 食事〔性〕の〔医学〕.
d. albuminuria 食事性タンパク尿, 食事性アルブミン尿, = digestive albuminuria.
d. department in hospital 病院給食部〔医学〕.
d. diarrhea 食事性下痢〔医学〕.
d. food 食事療法食〔医学〕.
d. therapy 食事療法〔医学〕.
d. treatment 食事療法〔医学〕.
di·e·tet·ics [dàiətétiks] 食養〔学〕〔医学〕, 食事療法〔医学〕. 形 dietetic.
di·eth·a·nol·a·mine [dàieθənáləmin] ジエタノールアミン 化 2,2′-dihydroxydiethylamine $HN(CH_2CH_2OH)_2$.
di·eth·a·zine [daiéθəzin] ジエタジン 化 10-(2-diethylaminoethyl)-phenothiazine (パーキンソン病または輸血副作用の予防に用いられる抗ヒスタミン薬), = 2987 RP.
di·eth·yl [daiéθil] ジエチル基 ($=(C_2H_5)_2$).
di·eth·yl·ace·tic ac·id [daièθiləsí:tik ǽsid] ジエチル酢酸 $(C_2H_5)_2CHCOOH$.
di·eth·yl·al·ly·a·ce·ta·mide [daièθiləliəsí:təmaid] 催眠薬, = novonal.
di·eth·yl·a·mine [daieθíləmin, -eθilǽ-] ジエチルアミン $NH(C_2H_5)_2$ (腐敗した魚肉または腸詰から発生する液状プトマイン).
d. acetarsone アセタルソン(5価のヒ素剤. 腸アメーバー症の治療には経口的に, え死性潰瘍性歯肉炎には経口的, 局所的, また腟トリコモナス症には局所的に用いられる), = acetylarsan.
di·eth·yl·a·mi·no·eth·a·nol [daièθiləmìnouéθənɔ:l] ジエチルアミノエタノール $(C_2H_5)_2NCH_2CH_2OH$ (プロカインが体内で分解されて生ずる).
di·eth·yl·bar·bi·tu·ric ac·id [daièθilbà:bitjú:rik ǽsid] ジエチルバルビツール酸, = barbital.
di·eth·yl·car·bam·a·zine [daièθilkɑ:bǽməzi:n] ジエチルカルバマジン, = hetrazan.
d. citrate ジエチルカルバマジンクエン酸塩 化 *N*, *N*-diethyl-4-methylpiperazine-1-carboxamide monocitrate $C_{10}H_{21}N_3O \cdot C_6H_8O_7$: 391.42 (クエン酸ジエチルカルバマジン. ピペラジン系抗原虫薬(抗フィラリア). フィラリアの駆除).

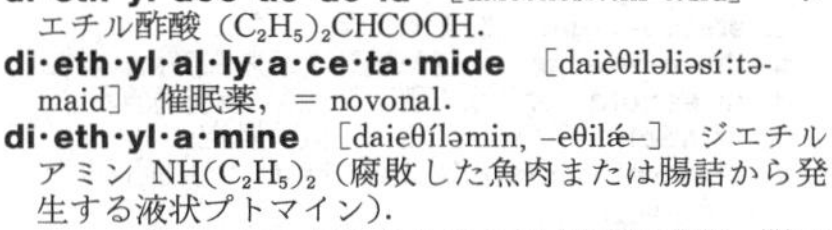

di·eth·yl·ene [daiéθili:n] ジエチレン $(CH_2CH_2)_2$.
d.-diamine ジエチレンジアミン, = piperazine.
d. glycol ジエチレングリコール(内服禁忌の溶媒), = diglycol stearate.
d. oxide ジエチレン酸化物, = dioxane.
d.-*p*-phenylenediamine ジエチレンパラフェニレンジアミン(発色現象に用いられる現像薬で, 普通塩酸塩として用い, ジエチルパラミンと略する).
di·eth·yl·e·ther [dàieθilí:θər] ジエチルエーテル, = ether.
di·eth·yl-lis·er·ga·mide [daiéθil lisə́:gəmaid] リゼルギン酸ジエチルアミド(エルゴノビン ergonovine (ergobasine)に近似の半合成剤で, バッカクアルカロイドに属し, 間脳症を引き起こす薬剤), = diethylamide of lisergic acid.
di·eth·yl·mal·o·nyl·u·rea [daièθilmæləniljú:riə] ジエチルマロニル尿素, = barbitalum.
di·eth·yl-*p*-ni·tro·phen·yl·thi·o·phos·phate (**DNTP**) [daiéθil - naìtroufènilθàiafásfeit] ジエチル-*p*-ニトロフェニルチオホスファーテ(パラチオン), = nitrostigminum, parathion.
di·eth·yl·par·a·mine [daièθilpǽrəmi:n] ジエチルパラミン, = diethylene-*p*-phenylenediamine.
di·eth·yl·pro·pi·on hy·dro·chlo·ride [daièθilpróupiən hàidrouklɔ́:raid] 塩酸ジエチルプロピオン 化 2-diethylaminopropiophenone (食欲抑制薬), = amfepramone.
di·eth·yl·stil·bes·trol (**DES**) [daièθilstilbéstrɔ:l] ジエチルスチルベストロール 化 4,4′-dihydroxy-α-, β-diethylstilbene $C_{18}H_{20}O_2$ (合成女性ホルモン), = cyren B, stilbestrol.
d. dipalmitate スチルベストロールジパルミチン酸エステル, = stilpalmitate.
d. dipropionate ジプロピオン酸ジエチルスチルベストロール $CH_3CH_2CO_2C_6H_4(CC_2H_5)_2C_6H_4CO_2CH_2CH_3$.
di·eth·yl·sul·fate [daiéθilsʌ́lfeit] ジエチル硫酸, 硫酸ジエチル(硫酸エステルの一つ).
di·eth·yl·sul·fon-di·meth·yl·meth·ane [daièθilsʌ́lfən daimèθilméθein] ジエチルスルホンジメチルメタン(催眠薬), = sulfonal, sulfonmethane.
di·eth·yl·sul·fon-meth·yl·eth·yl·meth·ane [daièθilsʌ́lfən mèθilèθilméθein] ジエチルスルホンメチルエチルメタン(催眠薬), = sulfonethylmethane.
di·eth·yl·sul·fon-pro·pane [daièθilsʌ́lfən próupein] ジエチルスルホンプロパン 化 diethylsulfone-dimethylmethane $(CH_3)_2C(SO_2C_2H_5)_2$, = sulfonmethane.
di·eth·yl·tol·u·am·ide [daièθiltɑljú:əmaid] ジエチルトルアミド 化 *m*-methylbenzdiethyl (昆虫忌避薬).
di·eth·yl·tryp·ta·mine (**DET**) [daièθiltríptəmi:n] ジエチルトリプタミン(幻覚誘発薬).
Dietician Act (**Law**) 栄養士法〔医学〕.
di·et·ics [daiétics] 食事療法〔医学〕.
di·et·ist [dáiətist] 栄養士〔医学〕, = dietitian.
di·e·ti·tian [daiətíʃən] 栄養士〔医学〕, = dietician, dietist.
Dietl, Jósef [dí:təl] ディートル(1804-1878, ポーランドの内科医).
D. crisis ディートルクリーゼ, ディートル発症(嘔気, 嘔吐やショック症状を伴った激しい仙痛).
di·e·to·ther·a·py [dàiətəθérəpi] 食事(餌)療法〔医学〕.
Dieudonné, Adolf [dju:dáne] デュドンネ(1864-1945, ドイツの血清学者).
D. medium デュドンネ培養法(3%寒天7容とIN NaOH液と牛血との混合液3容からなる培地で, コレラ菌の分離に用いられる).
Dieulafoy, Georges [dju:ləfɔ́ə] デュラファ(1839-1911, フランスの医師).
D. aspirator デュラファ〔胸腔貯留液〕吸引器.
D. erosion デュラファびらん(糜爛)(急性孤立性胃びらん).

D

D. lesion デュラファ病変.
D. theory デュラファ説(虫垂炎は虫垂管が虫垂洞に転化した結果であるとの説).
D. triad デュラファ三徴(皮膚過敏症, 反射性筋肉攣縮, McBurney 点の圧痛の3徴で, 虫垂炎にみられる).
D. ulcer デュラファ潰瘍(胃体部に発生するきわめて浅い辺縁明瞭な潰瘍で, 潰瘍底に血管断端がみられる), = Dieulafoy erosion.
Diez op·er·a·tion [dí:z àpəréiʃən] ジーズ手術(腰部交感神経節切除術).
difenidol hydrochloride ジフェニドール塩酸塩 [化] 1,1-diphenyl-4-piperidin-1-ylbutan-1-ol monohydrochloride $C_{21}H_{27}NO \cdot HCl$: 345.91 (塩酸ジフェニドール. ピペリジノブタノール系抗めまい薬. アンジオテンシンⅡにより収縮した脳底動脈を弛緩させ血流量を増加させる).

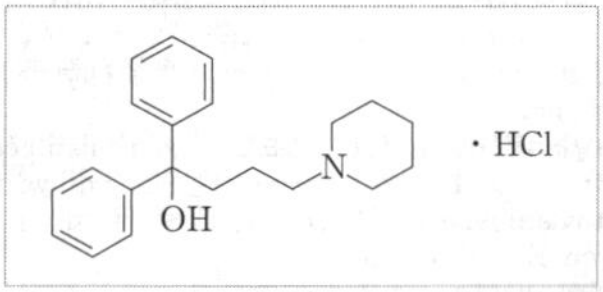

di·fen·ox·in [dìfenáksin] ジフェノキシン [化] 1-(3-cyano-3,3-diphenylpropyl)-4-phenylisonicopetic acid (止瀉薬).
DiFerrante syndrome ディ・フェランテ症候群.
dif·fer·ence [dífərəns] 差, 較差 [医学], 差分, 隔差. [形] different.
d. circuit 差分(差動)回路 [医学].
d. color 差色.
d. limen for frequency (**DLF**) 周波数弁別閾〔値〕(聴覚の分解能のことで, 不連結知覚量のうち最小の識別が可能な値, ⊿F/F).
d. of humidity saturation 飽和湿差(飽差).
d. set 差集合.
d. spectrum 差スペクトル [医学].
d. tone 差音 [医学].
different electrode 関〔係〕電極 [医学], 差別電極 [医学], 関導子, 探査電極, = exploring electrode.
different group blood transfusion 異型輸血.
different pressure method 異圧法 [医学].
dif·fer·en·tial [dìfərénʃəl] ① 鑑別の, 差動の. ② 示差. ③ 微分.
d. absorption rate 吸収率較差 [医学].
d. anesthesia 分離脊椎麻酔〔法〕 [医学].
d. blood count 白血球分画 [医学], 〔白血球〕百分率数, 鑑別血球計算.
d. blood platelet count 血小板〔計算〕数 [医学].
d. bronchospirometry 鑑別気管支呼吸計測法.
d. capacity 微分容量 [医学].
d. centrifugation 分画遠沈法 [医学], 分画遠心法.
d. count 微分計数 [医学].
d. counting 微分計数法 [医学].
d. cutireaction 鑑別皮膚反応(結核ではヒトおよびウシ結核菌からつくったツベルクリンを同時に皮内注射して感染菌株を鑑別する方法).
d. determination of paternity 親子鑑別 [医学].
d. diagnosis (**DD**) 鑑別診断 [医学], = DDx.
d. discriminator 微分ディスクリミネータ(選別器) [医学].
d. fertility 差別出生力(率) [医学].
d. heat of dissolution 微分溶解熱.
d. host 判別宿主 [医学].
d. inhibition 分化抑制 [医学].
d. interference contrast microscope 微分干渉顕微鏡(ノマルスキー顕微鏡), = Nomarski microscope.
d. interference microscope 微分干渉顕微鏡(干渉顕微鏡の一種で, シアリング干渉顕微鏡 shearing phase-contrast microscope における波面の横ずらし量を対物レンズの分解能以下のオーダーにしたもの).
d. leucocyte count 白血球百分率, 白血球分画.
d. limen 識別閾値 [医学], 弁別閾値 [医学].
d. linearity 微分直線性 [医学].
d. lung ventilation (**DLV**) 分離肺換気 [医学], 左右肺独立換気.
d. manometer 示差圧力計, 圧力差計(差圧計), 差動マノメータ(Recknagel).
d. medium 鑑別培地 [医学] (純培養された未同定の菌の生化学的性状を調べるために用いられる培地).
d. method 示差法.
d. pairing 差別対合 [医学].
d. per minute count 計数毎分 [医学], 1分間のカウント [医学].
d. polarograph 示差ポーラログラフ [医学].
d. quotient 微分商.
d. reactor 微分反応器 [医学].
d. renal function test 分腎機能検査.
d. rheotome 鑑別断流器(筋電流の陰性変動を示すもの).
d. scanning calorimetry 示差スキャニング熱量測定法 [医学].
d. segment 分化部分 [医学].
d. species 識別種.
d. spinal anesthesia 分離〔脊椎〕麻酔〔法〕 [医学].
d. stain 鑑別染料, 鑑別染色.
d. staining 分別染色法.
d. stethoscope 鑑別聴診器.
d. thermometer 示差寒暖計, 示差温度計 [医学].
d. threshold 弁別閾〔値〕 [医学], 識別閾値.
d. titration 示差滴定 [医学], 微分滴定.
d. ureteral catheterization test 〔分別〕尿管カテーテル検査.
differentiated cell 分化細胞 [医学].
differentiating titration 逐次滴定 [医学].
dif·fer·en·ti·a·tion [dìfərènʃiéiʃən] ① 分化 [医学], 分別, 鑑別 [医学]. ② 岐化(化学). ③ 微分(数学).
d. antigen 分化抗原 [医学].
d.-inducing therapy 分化誘導療法.
d. of bacteria 細菌の鑑別.
dif·fi·cult [dífikʌ̀lt] 困難な.
d. delivery 難産 [医学].
d. dentition 生歯困難, 歯牙難生(智歯, 永久歯などの) [医学], = difficult eruption.
d. dentition of wisdom tooth 智歯難生〔症〕 [医学].
d. labor 難産 [医学], = dystocia.
d. menstruation 月経困難〔症〕.
d. peer relationship 交友困難 [医学].
dif·fi·cul·ty [dífikʌlti] 困離, 障害.
d. in chewing そしゃく(咀嚼)困離.
d. in concentration 〔精神〕集中困難 [医学].
d. in falling asleep 入眠困難 [医学].
d. in speech 言語障害 [医学], 発語困難 [医学].
d. in swallowing 嚥下困難 [医学].
d. of breathing 呼吸困難.
d. of decannulation カニューレ抜去困難症.
d. of mastication 咀嚼困難.
dif·flu·ence [díflu:əns] 潮解, 溶化, = deliquescence.
dif·fra·ction [difrǽkʃən] 回折 [医学].

d. fringe 回折縞.
d. grating 回折格子.
d. micrometer 回折マイクロメータ.
d. pattern 回折図形.
d. ring 回折輪(血液塗抹標本を halometer で検査するときにみられる輪).
d. spectrum 回折スペクトル〔医学〕.

dif·fu·sate [difjú:zeit] 透析質, = dialysate.

dif·fuse [difjú:z] びまん性の, 汎発性の, 広範性の, 散漫性の, 散在性の.
d. abscess びまん性膿瘍.
d. alopecia = alopecia diffusa.
d. alpha(α)pattern 広汎アルファ波型〔医学〕.
d. alveolar damage (DAD) びまん性肺胞障害, = adult respiratory distress syndrome.
d. aneurysm 広汎性動脈瘤, = consecutive aneurysm.
d. arterial ectasia びまん性動脈拡張, = cirsoid aneurysm.
d. arteriosclerosis びまん性動脈硬化症, = arteriocapillary sclerosis, diffuse hypertrophic sclerosis.
d. aspiration bronchiolitis (DAB) びまん性嚥下性細気管支炎.
d. axonal injury (DAI) びまん性(広汎性)軸索損傷.
d. brain injury 広汎性脳損傷〔医学〕, びまん性脳損傷.
d. bronchiolitis びまん性細気管支炎.
d. calcinosis びまん性石灰〔沈着〕症, = calcinosis universalis.
d. cellulitis びまん性蜂巣織炎.
d. centromere 分散動原体〔医学〕.
d. cerebral sclerosis 散在性脳硬化症〔医学〕, 汎発性脳硬化症.
d. choroiditis びまん性脈絡膜炎, = disseminated choroiditis.
d. collagen disease 膠原病, = collagen disease.
d. crescentic glomerulonephritis びまん性半月体形成性糸球体腎炎(多くの糸球体で Bowman 嚢上皮細胞が著しく増殖し, 半月体を形成することを特徴とする糸球体腎炎. 急性進行性糸球体腎炎でよく認められる).
d. cutaneous leishmaniasis (DCL) 汎発性皮膚リーシュマニア症, = diffuse cutanaeous leishmaniosis.
d. cyst びまん性嚢胞.
d. cystic breast びまん性嚢胞性乳腺症, 散在性嚢胞性乳腺症〔医学〕.
d. deep keratitis 広汎性深在角膜炎.
d. density 散光濃度〔医学〕.
d. diabetic glomerulosclerosis 散在性糖尿病性糸球体硬化症〔医学〕.
d. disease びまん性疾患.
d. endocapillary proliferative glomerulonephritis 管内性増殖性糸球体腎炎.
d. endothelioma of bone 散在性骨内皮腫〔医学〕.
d. epithelioma 散在性上皮腫〔医学〕, びまん性上皮腫.
d. esophageal spasm びまん性食道痙攣, 散在性食道痙攣〔医学〕, 汎発性食道痙攣.
d. external otitis 散在性外耳炎〔医学〕.
d. extracapillary proliferative glomerulonephritis びまん性管外性増殖性糸球体腎炎, = diffuse crescentic glomerulonephritis.
d. fasciitis with eosinophilia びまん性好酸球性筋膜炎, 好酸球性散在性筋膜炎〔医学〕.
d. fibroadenosis 散在性線維腺症〔医学〕.
d. ganglion 汎発性結節(広汎性結節腫, 広汎性ガングリオン).
d. peritonitis 汎発腹膜炎, = general peritonitis.
d. genuine phlebectasia びまん性真性静脈拡張症.
d. glomerular lesion 散在性糸球体病変〔医学〕.
d. glomerular sclerosis 散在性糸球体硬化症〔医学〕.
d. goiter びまん性甲状腺腫.
d. hemorrhage 散在性出血〔医学〕.
d. hepatic necrosis 散在性肝壊死〔医学〕.
d. hyaline membrane deposition びまん性(散在性)ヒアリン膜浸潤沈着〔症〕.
d. hyperkeratosis of palms and soles 手掌足底のびまん性過角化, = Unna-Thost syndrome.
d. hyperplasia びまん性過形成.
d. hyperplastic sclerosis (汎発性脳硬化症), = generalized arteriolar sclerosis.
d. idiopathic skeletal hyperostosis 散在性特発性骨増殖症〔医学〕.
d. infantile familial sclerosis 広汎性小児家族性〔脳〕硬化〔症〕.
d. inflammation びまん性炎症.
d. interstitial amyloidosis びまん性肺胞隔壁型アミロイドーシス.
d. interstitial keratitis 散在性角膜実質炎〔医学〕.
d. interstitial pneumonia びまん性間質性肺炎(現在は特発性間質性肺炎として用いられている). →idiopathic interstitial pneumonia.
d. interstitial pneumonitis びまん性間質性肺臓炎〔医学〕.
d. interstitial pulmonary fibrosis びまん性(散在性)間質性肺線維症.
d. intramural diverticulosis びまん性壁内憩室症.
d. intramural pseudodiverticulosis びまん性壁内偽憩室症.
d. intravascular coagulation 散在性血管内凝固〔医学〕.
d. kinetochore 分散型動原体(非局在性動原体), = diffuse centromere, nonlocalized centromere, nonlocalized kinetochore.
d. labyrinthitis 散在性迷路炎〔医学〕.
d. leishmaniasis 汎発性リーシュマニア症.
d. Lewy body disease (DLBD) びまん性レビー小体病, = Lewy body dementia.
d. lymphoblastic lymphoma びまん性リンパ芽球性リンパ腫.
d. lymphoma びまん性リンパ腫.
d. nervous system 散在神経系〔医学〕.
d. nodular cirrhosis びまん性結節性肝硬変症.
d. non-Hodgkin lymphoma びまん性非ホジキンリンパ腫.
d. osteoporosis 散在性骨粗鬆症〔医学〕.
d. panbronchiolitis (DPB) びまん性(散在性)汎細気管支炎.
d. parenchymal liver disease びまん性実質性肝疾患.
d. pericementitis びまん性歯根膜炎.
d. perihepatitis びまん性肝周囲炎.
d. peritonitis びまん性腹膜炎.
d. phlegmon(e) びまん性蜂巣〔織〕炎, = phlegmonous cellulitis.
d. pigmented villonodular synovitis びまん性(散在性)色素性絨毛結節性滑膜炎.
d. placenta 散在胎盤〔医学〕.
d. plane xanthoma びまん性扁平黄色腫.

d.-porous wood 散孔材.
d. projection system 広汎性投射系〔医学〕.
d. proliferative lupus nephritis 散在性増殖性ループス腎炎〔医学〕.
d. psoriasis びまん性乾癬(せん).
d. pulmonary fibrosis びまん性肺線維症.
d. reflection 拡散反射〔医学〕.
d. retinitis (漿液性網膜炎), = retinitis serosa.
d. scattering びまん性散乱.
d. scleroderma びまん性強皮症, 汎発性強皮症(皮膚と血管の病変を特徴とする原因不明の結合組織疾患. 基本病態は間質の線維化, 小血管の肥厚, 実質系細胞の萎縮, 単核球の浸潤).
d. sclerosis びまん性硬化症, 汎発性硬化症(脳と脊髄との), 広汎性硬化症.
d. swelling びまん性腫脹.
d. symmetrical lipomatosis びまん性対称性脂肪腫症(男性に多くみられる上身部の脂肪腫症).
d. symmetrical scleroderma びまん性対称性強皮症, = sclerema adultorum.
d. syphilitic chorioiditis びまん性梅毒性脈絡膜炎.
d. system 広範性系列.
d. thalamocortical projection system 散在性視床皮質投射系〔医学〕.
d. trachoma びまん性トラコーマ(大形の顆粒を生ずるもの).
d. unilateral subacute neuroretinitis (DUSN) びまん性片側性亜急性神経網膜炎.
d. villus びまん性絨毛.
d. waxy spleen びまん性ろう(蝋)脾.
diffused aeration 散気式エアレーション〔医学〕.
diffused daylight 拡散昼光〔医学〕.
diffused light 〔拡〕散光〔医学〕.
diffused nucleus 分散核〔医学〕.
diffused reflex 拡散反射.
diffusely adherent *Escherichia coli* (DAEC) 均一付着性大腸菌.
dif·fus·i·bil·i·ty [difjù:zibíliti] ① 拡散性(化学)〔医学〕, 分散性〔医学〕. ② 拡散率(物理). 形 diffusible.
d. of gases ガス拡散率.
diffusible pigment 可溶性色素〔医学〕.
diffusible stimulant 拡散性興奮薬〔医学〕.
diffusing capacity 拡散能力, 拡散量, 拡散能〔力〕〔医学〕, = diffusion capacity.
diffusing factor 拡散因子.
dif·fu·si·om·e·ter [difjùziámitər] 拡散計(ガス類の拡散を測る器械).
dif·fu·sion [difjú:ʒən] 拡散〔医学〕.
d. anoxia 拡散性低酸素〔症〕〔医学〕, 拡散性無酸素症.
d. capacity 拡散能〔力〕.
d. chamber 拡散チェンバー, 拡散箱〔医学〕.
d. circle 拡散円〔医学〕, 散乱圏, 散乱輪.
d. coefficient ① 拡散係数〔医学〕, 拡散定数, = diffusion constant. ② 拡散率.
d. constant 拡散定数〔医学〕.
d. controlled current 拡散律速電流〔医学〕.
d. current 拡散電流〔医学〕.
d. factor 拡散因子, = spreading factor.
d. hypoxia 拡散性低酸素症〔医学〕.
d. icterus 拡散性黄疸〔医学〕, び(瀰)散性黄疸(体液全体にび散するもの).
d. identity 自我同一性拡散〔医学〕.
d. image 散乱像.
d. impairment 拡散障害〔医学〕.
d. layer 拡散層〔医学〕.
d. method 拡散法(細菌培養の)〔医学〕.
d. oxygenation 拡散性酸素化.
d. potential 拡散電位〔医学〕(液間起電力).
d. pump 拡散ポンプ〔医学〕.
d. respiration 拡散〔性〕呼吸〔医学〕.
d. shell 拡散殻, 半透過膜, = diffusion thimble.
d. spot 散乱輪, = diffusion circle.
d. stasis 拡散性うっ血〔医学〕.
d. vacuole 拡散空胞(着色した液の中で細胞を観察するとき, その液が細胞原形質内に吸収されたと思える小空胞).
diffusional operation 拡散操作.
dif·fu·siv·i·ty [dìfju:síviti] 拡散率〔医学〕.
d. of heat 熱拡散率(温度伝導率).
di·flu·cor·to·lone [dìflu:kɔ́:təloun] ジフルコルトロン ㊥ 6α,9-difluoro-11β,21-dihydroxy-16α-methylpregna-1,4-diene-3,20-dione(合成糖質コルチコステロイド類似化合物).
di·flu·ni·sal [diflú:niɔ:l] ジフルニサール ㊥ 2′,4′-difluoro-4-hydroxy-3-biphenylcarboxylic acid(サリチル酸誘導体).
di·for·ma·zan [daifɔ́:məzən] ジホルマザン(塩化ジテトラゾリウムが脱水酵素の水素受容体として作用するときに生成される).
dig up がさ(刑事用語で被疑者や証拠金品などを捜索すること).
di·gal·lic ac·id [daigǽlik ǽsid] 二没食子酸, = *m*-galloylgallic acid, Tannic acid.
di·ga·met·ic [dàigəmétik] ① 両性配偶子の(両性配偶子を形成する). ② 異型配偶子の.
di·gas·tric [daigǽstrik] [TA] ① 顎二腹筋, = musculus digastricus [L/TA]. ② 二腹の.
d. branch [TA] 二腹筋枝, = ramus digastricus [L/TA].
d. fossa [TA] 二腹筋窩, = fossa digastrica [L/TA].
d. groove 二腹筋溝.
d. line 二腹筋線.
d. lobe 腹葉(小脳下面の).
d. muscle 二腹筋, 顎二腹筋.
d. triangle 二腹筋三角, = submaxillary triangle.
di·gas·tri·cus [daigǽstrikəs] 二腹筋, = digastric muscle.
Di·ge·nea [daiʤí:niə] 二生亜綱(吸虫綱 *Trematoda* の一目), = flukes.
di·gen·e·sis [daiʤénisis] 複世代(世代交番). 形 digenetic.
di·ge·net·ic [dàiʤənétik] 二生的.
d. trematode 二生吸虫.
di·gen·ic [daiʤénik] ① 二遺伝子型の. ② 二遺伝子により決定される.
d. diminution 二遺伝子削減〔医学〕.
digenmic species 二基種〔医学〕.
di·gen·o·mous [daiʤénəməs] 二因子系の.
DiGeorge, Angelo Mario [diʤɔ́:ʤ] ディジョージ(1921生, アメリカの小児科医).
D. syndrome (DGS) ディジョージ症候群(胸腺と上皮小体の先天性欠除. 第Ⅲ・Ⅳ鰓弓症候群ともいう), = DiGeorge anomaly.
di·gest [diʤést, dai-] ① 消化する. ② 消化物(分解物). ③ 抄録〔集〕.
di·ges·tant [diʤéstənt, dai-] 消化薬〔剤〕〔医学〕, = digestiva.
di·ges·ter [diʤéstər, dai-] 温浸器, 消化槽〔医学〕, ダイジェスター(高圧高熱を加えて物質を分解させる器械).
di·gest·i·bil·i·ty [diʤèstibíliti, dai-] 消化率, 消化力〔医学〕.
digestible energy 可消化エネルギー〔医学〕.
digesting assistant 消化補助剤, 蒸解助剤〔医学〕.

digesting kettle 蒸解タンク〔医学〕.
di·ges·tion [didʒéstʃən, dai–] ① 消化〔作用〕〔医学〕. ② 温浸.
d.–absorption rate 消化吸収率〔医学〕.
d. gas 消化ガス〔医学〕.
d. tank 消化槽(分離した汚物を腐敗させるが，残余のものの臭気を抑制し得るように工夫された槽)，= Emsher tank, Imhoff t..
d. trial 消化試験(テスト)〔医学〕.
d. weakness 消化機能減退〔医学〕.
di·ges·tive [didʒéstiv, dai–] ① 消化薬〔剤〕〔医学〕. ② 消化〔性〕の〔医学〕，分解の.
d. apparatus 消化器〔医学〕.
d. canal 消化管，= gastrointestinal tract, alimentary canal.
d. crude protein 可消化粗タンパク質.
d. diseases 消化器〔系〕疾患〔医学〕.
d. enzyme 消化酵素〔医学〕.
d. ferment 消化酵素.
d. fever 不消化性熱病，消化熱〔医学〕(食物を消化するときの軽微熱).
d. gastrosuccorrh(o)ea 食事性胃液漏.
d. gland 消化腺〔医学〕.
d. leukocytosis 食事性白血球増加〔症〕〔医学〕，消化時(性)白血球増加〔症〕(食物摂取後の白血球増加)，= post-prandal leukocytosis.
d. liquor 上澄(うわずみ)液〔医学〕，上清液〔医学〕.
d. organ 消化器〔医学〕，消化器官.
d. symptom 消化器症状〔医学〕.
d. system 消化器系〔医学〕，= alimentary system.
d. tract 消化管〔医学〕，胃腸管〔医学〕，= alimentary tract.
d. tract hormone 消化管ホルモン〔医学〕.
d. tube 消化管.
d. ulcer 消化性潰瘍，= peptic ulcer.
di·ges·tiv·i·ty [dìdʒestíviti, dai–] 消化吸収率〔医学〕.
dig·i·fol·ein [dìdʒifóulein] ジギホレイン(Tscheshe, R. が1955年に報告した C_{21} 系の非糖質をもつ非強心性配糖体で，*Digitalis purpurea* の葉中に存在する).
dig·il·a·nides [didʒílənaidz] ジギラニド(ジギタリスの一種 *Digitalis lanata* の葉にある植物性強心配糖体で，A型 $C_{49}H_{76}O_{19}$，B型 $C_{49}H_{76}O_{20}$，C型 $C_{49}H_{76}O_{20}$ の3種がある)，= lanatoside.
dig·i·nin [dídʒinin] ジギニン $C_{28}H_{40}O_7$ (*Digitalis purpurea* の葉中に存在する非強心性配糖体の一つ).
dig·i·nose [dídʒinous] ジギノース $C_7H_{14}O_4$ (diginin の弱い水解により生ずる. 無色針状晶，水，アセトン，アルコールに易溶，エーテルに難溶，Fehling 溶液を還元する).
dig·i·pro·side [dìdʒiprásaid] ジギプロシド ㊥ digitoxigenin-mono-fucoside $C_{29}H_{44}O_8$ (*Digitalis purpurea* 葉中に存在する無色針状晶配糖体で，強心作用は強い).
dig·i·pur·pu·ri·dase [dìdʒipə:pjúrideis] ジギプルプリダーゼ(ジギタリス葉にある酵素で，配糖体 purpurea glycoside から1分子のブドウ糖を放って ditoxin または digitoxin を生じさせる).
dig·i·pur·pu·rin [dìdʒipə́:pjurin] ジギプルプリン(Tscheshe, R. が1955年に *Digitalis purpurea* 葉から抽出した配糖体で，佐藤の報告した purpurin に類似した物質).
dig·it [dídʒit] ① 指. ② 桁(数の).
dig·i·tal [dídʒitəl] ① 指〔頭〕の. ② 計数的な，デジタル方式の.
d. block 指ブロック〔医学〕(オベルスト伝達麻酔ともいい，指の伝達麻酔として小手術に使用される). → Oberst, Maximilian.
d. camera デジタルカメラ，= digital scintillation camera.
d. cavity 脳側室の後角.
d. compression 指圧〔医学〕，指状圧痕.
d. computer デジタル電子計算機，計数型電子計算機.
d. count-rate meter デジタル計数率計.
d. data デジタルデータ.
d. dilatation 手指拡張法.
d. display デジタルディスプレー，デジタル表示.
d. examination 指診〔医学〕，指頭診〔法〕.
d. filter デジタルフィルター.
d. fossa ① 大転子窩，= fossa trochanterica. ②(乳頭突起内面基底部の陥凹).
d. furrow 指溝.
d. grip 指つまみ.
d. hearing aid デジタル補聴器.
d. image デジタル画像.
d. impression 指状圧痕，指圧痕〔医学〕(骨内板の陥凹が頭蓋骨X線上に表われたもの. 骨が薄いことを示す)，= digitate impression, impressio digitata.
d. marking 指圧痕〔医学〕(頭蓋骨X線撮影上，指を押しつけたような陰が多く見られる場合，骨が薄いことを示す).
d. mucous cyst 指趾粘液嚢腫.
d. pelvimetry 手指骨盤計測〔法〕.
d. plethysmograph 手指プレチスモグラフ.
d. presentation デジタル表示.
d. pulp 指頭髄(手足の指の末端にある柔らかい部分).
d. radiography (DR) デジタルX線撮影法，デジタルラジオグラフィ(CR でないすべてのデジタル画像作製法をいう).
d. reflex 指反射(爪を急激に叩打するか，または強く弾くと，指の末節が屈曲する)，= Johann Hoffmann sign, Tröemner sign.
d. scanner デジタルスキャナ.
d. scanning デジタルスキャニング.
d. subtraction angiography (DSA) 減算血管撮影〔法〕〔医学〕，デジタルサブトラクション血管造影(撮影)〔法〕，デジタル差分〔X線〕動脈映像法(造影剤注入後の画像から造影剤注入前の画像を引き算することにより鮮明な造影を与得る方法).
d. tonometry 眼圧触診〔医学〕，指式眼圧測定法.
d. veins 指の静脈.
d. wart 指状疣贅(尋常性疣贅の一つ)，= fibrillar wart.
d. webbing 指間翼状片〔医学〕.
digitalate pulse 2連脈，= bigeminal pulse.
dig·i·ta·lig·e·nin [dìdʒitəlídʒənin] ジギタリゲニン $C_{23}H_{30}O_3$ (植物心臓毒ジギタリンの水解産物で，ギトシゲニンの脱水物).
dig·i·tal·in [dídʒitəlin, didʒít–] ジギタリン(ゴマノハグサ科 *Digitalis purpurea* の種子にある強心配糖体)，= gitoxin, Schmiedeberg digitalin.
d. test ジギタリン試験，= Grandeau test.
dig·i·tal·i·num [dìdʒitǽlinəm] = digitalin.
d. verum 真性ジギタリン $C_{36}H_{56}O_{14}$.
Dig·i·tal·is [dìdʒitéilis, –tǽlis] ジギタリス属(オオバコ〔大葉子，車前〕科植物で，葉には強心作用をもつ配糖体の数種が含まれている).
D. lanata ケジギタリス(バルカン産. digoxin および lanatoside の原植物).
D. purpurea ジギタリス，キツネノテブクロ，= common foxglove.
dig·i·tal·is [dìdʒitǽlis] ジギタリス(*Digitalis purpurea* の葉を乾燥したもの).
d.–induced arrhythmia ジギタリス不整脈.

d. intoxication ジギタリス中毒〔医学〕(ジギタリス服用者で消化器症状(食欲不振，下痢，嘔気)，眼症状(暗点，黄視)，神経症状(不眠，頭重)などがみられることがある．房室ブロック，不整脈などが出現した場合はすみやかに投与を中止する)．
d. therapy ジギタリス療法〔医学〕．
d. unit ジギタリス単位(ジギタリス粉末0.1g)．
dig·i·tal·ism [díʤitəlizəm] ① ジギタリス効果．② ジギタリス中毒．
dig·i·tal·i·za·tion [dìʤitəlaizéiʃən] ① ジギタリス飽和〔医学〕，ジギタリス化(ジギタリスを投与しその有効血中濃度を維持させること)．② ジギタリス適用〔医学〕．
digitally reconstructed radiograph (**DRR**) 合成頭蓋骨像．
dig·i·tal·oid [díʤitəlɔid] ジギタリス様の．
dig·i·tal·ose [díʤitəlous] ジギタロース ㊗ 3-methyl-D-fucose (ジギタリンの水解により得られる六炭糖)．
dig·i·tate [díʤiteit] 指状突起のある．
d. cell 指状突起細胞．
d. dermatosis 指状皮膚症．
d. impressions 指状圧痕．
dig·i·ta·tion [dìʤitéiʃən] ① 指状突起(筋肉などの)〔医学〕．② 指形成術(中手骨間を分裂し，断端を利用する切断法)．
dig·i·ta·ti·o·nes hip·po·cam·pi [diʤitéiʃənis hipoukǽmpi] [L/TA] (海馬足*)，= hippocampal digitations [TA]．
dig·i·ti [díʤitai] 指(digitus の複数)．
d. manus [L/TA] 手の指，= digits of hand [TA]，fingers including thumb [TA]．
d. pedis [L/TA] 足の指，= digits of foot [TA]，toes [TA]．
dig·i·ti·form [díʤitifɔːm] 指状の，= finger-shaped．
d. intercellular junction 指状細胞間連結〔医学〕．
dig·i·ti·grade [díʤitigreid] 趾行型，爪先歩きの〔医学〕(イヌ，ネコの前後肢，ウサギの前肢でみられる指骨(趾骨)部を着地して歩く様式)．
dig·i·tin [díʤitin] ジギチン(ジギタリスの無効成分)，= digitonin．
dig·i·tog·e·nin [dìʤitáʤənin] ジギトゲニン $C_{27}H_{44}O_5$ (ジギトニンのアグリコン)．
dig·it·o·nide [diʤítənaid] ジギトニド(天然のステリンのように第三位炭素にβの遊離水酸基をもつステロイドとジギトニンとの間に生ずる難溶性の分子化合物)．
dig·i·to·nin [diʤitánin] ジギトニン $C_{56}H_{92}O_{29}$ (*Digitalis purpurea*から得られるサポニン)，= digitin．
d. reaction ジギトニン反応(天然に存在するステロールと化合すると固形の沈殿を起こす．血漿，胆汁，組織中のコレステロールの定量に試薬として用いられる)．
dig·i·tox·i·gen·in [dìʤitàksiʤénin] ジギトキシゲニン $C_{23}H_{34}O_4$ (ジギトキシンから糖質 digitoxose 3分子を除去して得られる非糖質．ゲニン体)．
d.-monodigitaloside $C_{30}H_{46}O_8$-H_2O，= odoroside H..
dig·i·tox·in [dìʤitáksin] ジギトキシン $C_{41}H_{64}O_{13}$: 764.94 (コール酸ラクトン三グリコシド系強心薬．先天性心疾患，弁膜疾患，高血圧症などの心疾患，腎疾患などに用いられる)．(→ 構造式)

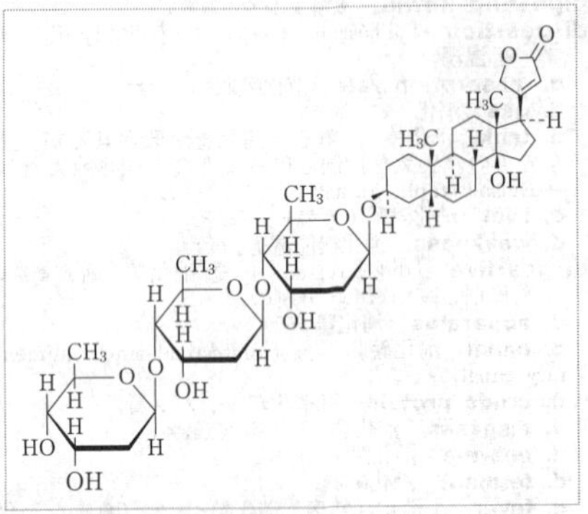

dig·i·tox·ose [dìʤitáksous] ジギトキソース ㊗ 2-desoxy-D-altromethylose $C_6H_{12}O_4$ (ジギタリスの糖成分で，デスオキシ六炭糖)．
digits of foot [TA] 足の指，= digiti pedis [L/TA]．
digits of hand [TA] 手の指，= digiti manus [L/TA]．
dig·i·tus [díʤitəs] 指(ゆび，手と足の)．複 digiti．
d. annularis 輪指(第4指)，= digitus dedicus．
d. anularis [L/TA] 薬指，= ring finger [TA]．
d. auricularis 耳指(小指)，= little finger．
d. extensus 伸指．
d. flexus 屈指．
d. manus 手指，= finger．
d. (manus) primus 手の第一指．
d. medicus 薬指(第4指)，= digitus medicinalis．
d. medius [L/TA] 中指(第3指)，= middle finger [TA]．
d. minimus [L/TA] 小指，= little finger [TA]，little toe [TA]．
d. mortuus 死指(ライル死者．指の動脈の発作性レン縮により，第2指関節より末梢部が蒼白，冷たくなる)，= Reil finger．
d. pedis 足指，= toe．
d. primus〔Ⅰ〕[L/TA] 第1指，= great toe〔Ⅰ〕[TA]，thumb [TA]．
d. quartus〔Ⅳ〕[L/TA] 第4指，= fourth toe〔Ⅳ〕[TA]，ring finger [TA]．
d. quintus〔Ⅴ〕[L/TA] 第5指，= fifth toe〔Ⅴ〕[TA]，little finger [TA]．
d. recellens = trigger finger．
d. secundus〔Ⅱ〕[L/TA] 第2指，= index finger [TA]，second toe〔Ⅱ〕[TA]．
d. tertius〔Ⅲ〕[L/TA] 第3指，= middle finger [TA]，third toe〔Ⅲ〕[TA]．
d. valgus 外反指(趾)(手足の)〔医学〕．
d. varus 内反指(趾)(手足の)〔医学〕．
di·glos·sia [daiglásiə] 複舌〔症〕〔医学〕．
di·glos·sus [daiglásəs] 複舌〔奇形〕体．
di·glu·ta·thi·one [dàiglutəθáioun] 酸化型グルタチオン(還元型の2分子が水素2分子を失って結合した型)．
di·glyc·er·ide [daiglísəraid] ジグリセリド，二グリセリン酸塩(脂肪酸2分子を含むグリセリン酸塩)．
di·gly·co·coll hy·dro·i·o·dide-i·o·dine [daigláikəkəl hàidrouáiədaid áiədin] ヨウ素酸ジグリココルヨード $2(HOOCCH_2NH_2HINH_2CH_2COOH)+I_2$ (ジグリココルの2分子がヨード2原子量と結合した薬品で，活性ヨード30〜32%を含み，用水の消毒に用いられる)．
di·gna·thus [dainéiθəs, dig-] 複顎〔奇形〕体〔医学〕．
dignity of death 死の尊厳．
dignity of life (**DOL**) 生命の尊厳．
di·go·sin [dáigəsin] ジゴシン，= digitoxin．
di·gox·i·gen·in [dìʤɑksíʤənin] ジゴキシゲニン $C_{23}H_{34}O_5$ (digoxin のアグリコン)．

di·gox·in [diʤáksin] ジゴキシン $C_{41}H_{64}O_{14}$：780.94（コール酸ラクトン三グリコシド系強心薬．心不全と頻脈の予防治療に用いられる）．

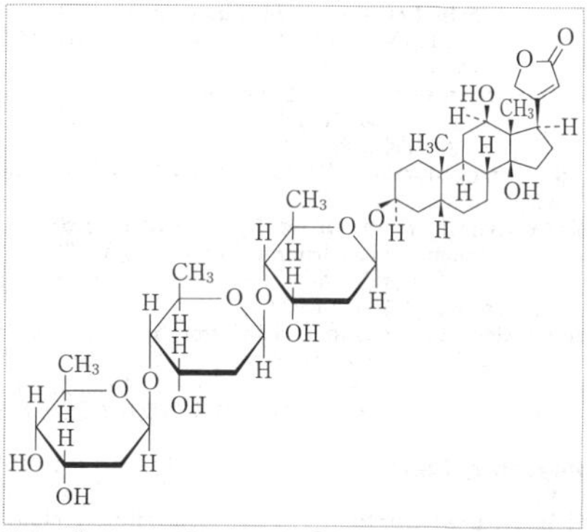

DiGuglielmo, Giovanni [digjù:liélmou] ディ・グリエルモ（1886–1961，イタリアの医師）．

D. disease ディ・グリエルモ病（赤血病性骨髄症 erythremic myelosis とも呼ばれ，高度の貧血，発熱，著明な脾腫，肝腫などを特徴とし，急性の経過をとる．末梢血液中には異型性赤芽球 paraerythroblast が多数に出現する），= acute erythremia，erythromyelosis maligne.

D. syndrome ディ・グリエルモ症候群（赤血症性骨髄症の一タイプ）．

di·gy·ny, di·gy·nia [díʤini, diʤíniə] 2倍体卵細胞が受精した状態（その結果3倍体接合体を生ずる）．

dihedral angle 二面角［医学］．

di·het·er·o·zy·gote [daihètərouzáigout] 二重異型接合体（遺伝子2対に対する異型接合子）．

di·hex·ag·o·nal [daiheksǽgənəl] 十二角の．

d. pyramid 十二角錐．

di·hex·a·he·dron [daihèksəhí:drən] 六方錐．

di·hex·ose [daihéksous] 二糖類，= disaccharide.

di·hex·yl ke·tone [daihéksil kí:toun] ジヘクシルケトン，= oenanthone.

DIHN drug-induced hypersensitivity nephritis 薬物(薬剤)過敏性腎炎の略．

di·ho·mo·cin·cho·nine [daihòuməsíŋkənin] ジホモシンコニン $C_{38}H_{44}N_4O_2$（シンコナ皮のアルカロイド）．

DIHS drug-induced hypersensitivity syndrome 薬剤性過敏症症候群の略（ディースと略称される）．

di·hy·brid [daiháibrid] 両性雑種，二因子雑種，二性質雑種，二遺伝子雑種［医学］（両親が1対の性質において異なるときに生ずる雑種）．

di·hy·dral·a·zine [dàihaidrǽləzin] ジヒドララジン ㊗ 1,4-dihydrazinophthalazine（降圧薬），= dibitartrate sulfate.

di·hy·drate [daiháidreit] 2水和物（水2分子を含む化合物）．

di·hy·dric [daiháidrik] 2価の（各分子に2水素もつこと）．

d. alcohol 2価アルコール，= diatomic alcohol.

d. phenol 二価フェノール［医学］．

dihydro- [daihaidrou, -drə] 1分子に水素2原子が結合している化合物の接頭語．

dihydro F penicillin ジヒドロFペニシリン（ペニシリンの一般構造式において $R{=}C_5H_{11}CO-$ (caproic) であるもの）．

di·hy·dro·ag·ro·cla·vine [daihàidrouæ̀grəkléivin] ジヒドロアグロクラビン $C_{16}H_{20}N_2$．

di·hy·dro·a·lan·to·lac·ton [daihàidrouəlæ̀ntəlǽktoun] ジヒドロアラントラクトン $C_{15}H_{22}O_2$（土木香の根に存在する精油の一成分）．

di·hy·dro·cho·les·ter·ol [daihàidroukəléstərɔ:l] ジヒドロコレステロール $C_{27}H_{48}O$（組織に存在するステロール），= cholestanol，dihydrocholesterin.

di·hy·dro·co·deine [daihàidroukóudi:n] ジヒドロコデイン $C_{18}H_{23}NO_3$（白色結晶性の鎮痛薬で，codeine よりは強く，morphine よりは弱い）．

d. bitartrate 酒石酸ジヒドロコデイン $C_{18}H_{23}NO_3$–$C_4H_6O_6$–H_2O，= paracodin tartrate.

d. phosphate ジヒドロコデインリン酸塩 ㊗ (5*R*, 6*S*)-4,5-epoxy-3-methoxy-17-methylmorphinan-6-ol monophosphate $C_{18}H_{23}NO_3 \cdot H_3PO_4$：399.38（リン酸ジヒドロコデイン，リン酸ヒドロコデイン．鎮咳薬，鎮痛薬，モルヒナン系止瀉薬(麻薬)），= dihydroneopine，paracodin.

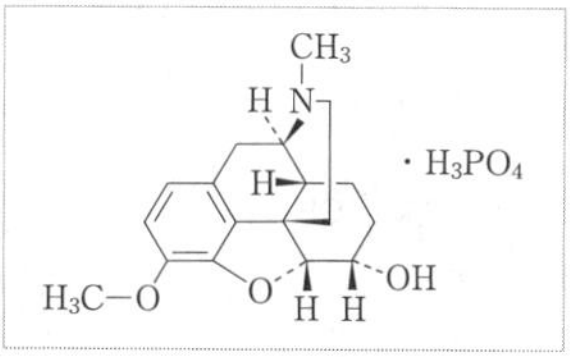

di·hy·dro·co·de·i·none [daihàidroukóudi:noun] ジヒドロコデイノン（合成鎮痛薬），= dicodid，hycodan.

d.-bitartrate 重酒石酸ジヒドロコデイノン $C_{18}H_{21}NO_3C_4H_6O_6$–2½$H_2O$（鎮咳薬），= hycodan bitartrate.

d. enol acetate 鎮咳・鎮痛薬，= thebacon.

di·hy·dro·co·en·zyme [daihàidroukouénzaim] 二水素化補酵素（脱水酵素 dehydrogenase に存する補酵素 coenzyme が触媒作用を営んだ結果，2分子の水素を摂受したもので，coenzyme I の場合を dihydrocoenzyme I と呼ぶ）．

di·hy·dro·col·li·dine [daihàidrəkálidin] ジヒドロコリジン $C_8H_{11}NH_2$（腐敗した魚肉に生ずる油状塩基性プトマイン）．

di·hy·dro·cor·ti·sone [daihàidroukɔ́:tizoun] ジヒドロコルチゾン，= hydrocortisone.

di·hy·dro·cos·tus·lac·ton [daihàidroukàstəslǽktoun] ジヒドロコスツスラクトン $C_{15}H_{22}O_2$（土木香の根に存在する精油の一成分）．

di·hy·dro·des·ox·y·mor·phine [daihàidroudisàksimɔ́:fi:n] ジヒドロデスオキシモルヒネ（デソモルヒネとも呼ばれる麻薬），= desomorphine.

di·hy·dro·er·go·cor·nine [daihàidrouə̀:goukɔ́:nin] ジヒドロエルゴコルニン（バッカクアルカロイドの一種で，methanesulfonate として片頭痛，降圧に用いられる），= dihydroergocon，DH0180.

di·hy·dro·er·go·cris·tine [daihàidrouə̀:gəkrístin] ジヒドロエルゴクリスチン（バッカクアルカロイドの一種）．

di·hy·dro·er·go·kryp·tine [daihàidrouə̀:gəkríptin] ジヒドロエルゴクリプチン（バッカクアルカロイドの一種）．

di·hy·dro·er·got·a·mine [dahàidrouə̀:gátəmin] ジヒドロエルゴタミン（バッカク誘導体でアドレナリンの昇圧作用を抑制する）．

d. mesilate ジヒドロエルゴタミンメシル酸塩 $C_{33}H_{37}N_5O_5 \cdot CH_4O_3S$：679.78（メシル酸ジヒドロエルゴタミン，交感神経 α_2 受容体遮断薬(α_1 興奮)，血管収縮薬(昇圧)，ジヒドロエルゴタマン系鎮痛薬(片頭

痛). 片頭痛(血管性頭痛), 起立性低血圧に適用).

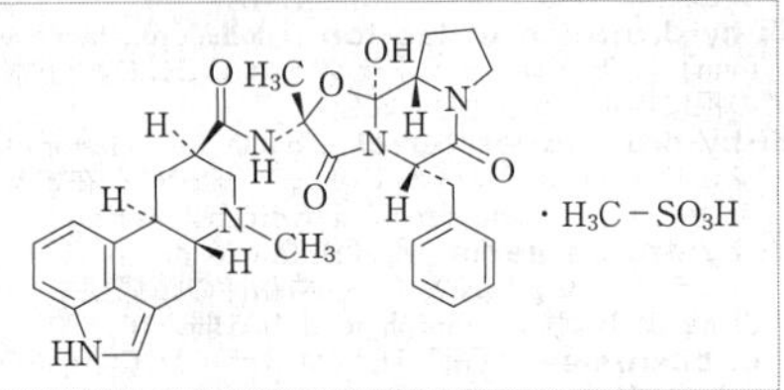

dihydroergotoxine mesilate ジヒドロエルゴトキシンメシル酸塩(メシル酸ジヒドロエルゴトキシン, 交感神経 α_2 受容体遮断薬(α_1 興奮), 脳機能改善薬, ジヒドロエルゴタマン系抗高血圧薬).

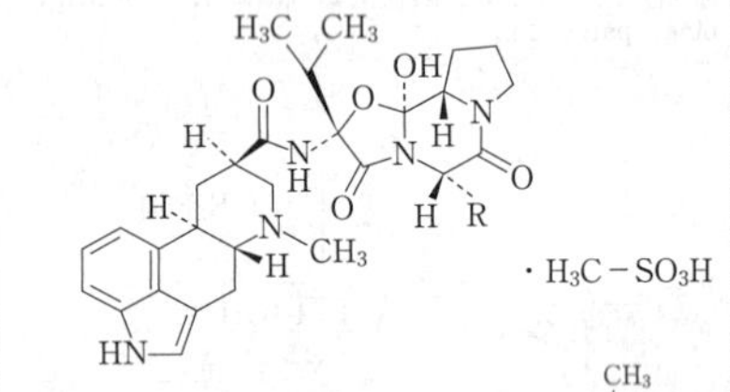

メシル酸ジヒドロエルゴコルニン: $C_{31}H_{41}N_5O_5 \cdot CH_4O_3S$: 659.79

メシル酸ジヒドロ-α-エルゴクリプチン: $C_{32}H_{43}N_5O_5 \cdot CH_4O_3S$: 673.82

メシル酸ジヒドロ-β-エルゴクリプチン: $C_{32}H_{43}N_5O_5 \cdot CH_4O_3S$: 673.82

メシル酸ジヒドロエルゴクリスチン: $C_{35}H_{41}N_5O_5 \cdot CH_4O_3S$: 707.84

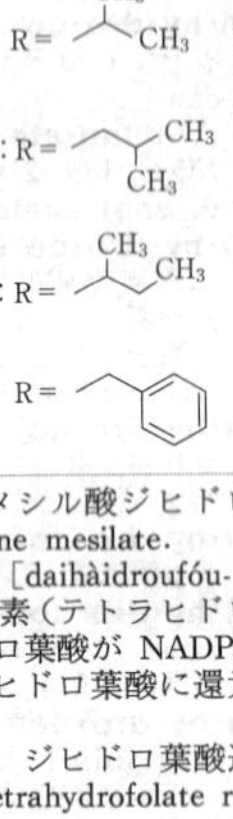

dihydroergotoxine mesylate メシル酸ジヒドロエルゴトキシン, = dihydroergotoxine mesilate.

di·hy·dro·fo·late re·duc·tase [daihàidroufóuleit ridʌ́kteis] ジヒドロ葉酸還元酵素(テトラヒドロ葉酸デヒドロゲナーゼ. 7,8-ジヒドロ葉酸が NADPH を電子供与体として 5,6,7,8-テトラヒドロ葉酸に還元される反応に関与する酵素).

dihydrofolate reductase gene ジヒドロ葉酸還元酵素遺伝子(thfr 遺伝子), = tetrahydrofolate reductase gene.

di·hy·dro·fol·lic·u·lin [daihàidroufəlíkjulin] ジヒドロホリクリン, = estradiol.

di·hy·drol [daiháidrɔ:l] ジヒドロール($(H_2O)_2$ の構造をもつ水の連接型).

di·hy·dro·lip·o·am·ide ace·tyl·trans·fer·ase [daihàidroulìpouǽmid, -ǽmaid əsi : tiltrǽnsfəreiz, ǽsitil-] ジヒドロリポアミドアセチルトランスフェラーゼ(リポ酸アセチルトランスフェラーゼ, チオールトランスアセチラーゼ A. ピルビン酸デヒドロゲナーゼ複合体を構成する 3 酵素の一つ. リポアミド基に与えられたアセチル基を CoA に転移させる作用をもつ).

di·hy·dro·lip·o·am·ide de·hy·dro·gen·ase [daihàidroulìpouǽmid, -ǽmaid di(:)hàidrádʒəneiz] ジヒドロリポアミド脱水素酵素, ジヒドロリポアミドデヒドロゲナーゼ(リポアミドレダクターゼ, リポイルデヒドロゲナーゼ, ピルビン酸デヒドロゲナーゼ複合体を構成する 3 酵素の一つ. ジヒドロリポアミド基に酸化する反応を触媒する), = diaphorase.

di·hy·dro·lu·ti·dine [daihàidrəlú:tidin] ジヒドロルチジン $C_7H_{11}N$ (酸敗した肝油から生ずる油状有毒腐食性塩基).

di·hy·dro·mor·phine [daihàidroumɔ́:fin] ジヒドロモルフィン $C_{17}H_{21}NO_3$-H_2O (モルフィンに比べて麻酔持続性は短く, 毒性は強い).

d. hydrochloride 塩酸塩 $C_{17}H_{21}NO_3$-HCl, = paramorphan.

di·hy·dro·mor·phi·none hy·dro·chlo·ride [daihàidroumɔ́:finoun hàidrouklɔ́:raid] 塩酸ジヒドロモルフィノン(塩酸モルフィンの水酸基の一つが酸化されてケトンとなったもの).

di·hy·dro-or·o·tase [daihàidrou ɔ́:rəteiz] ジヒドロオロターゼ(カルバモイルアスパラギン酸デヒドラーゼ. *N*-カルバモイルアスパラギン酸を脱水的に閉環し, ジヒドロオロト酸を生成する反応を触媒する酵素).

dihydropyridine receptor ジヒドロピリジン受容体.

di·hy·dro·strep·to·my·cin [daihàidroustrèptoumáisin] ジヒドロストレプトマイシン(ストレプトマイシン分子のストレプトースにある -CHO が触媒還元により水素 2 原子を付加された $-CH_2OH$ で置換されたもの).

d. sulfate 硫酸ジヒドロストレプトマイシン(市販されているもの).

di·hy·dro·tach·ys·te·rol [daihàidroutəkístərɔ:l] ジヒドロタキステロール(タキステロールの誘導体で上皮小体性テタニーの治療薬), = AT10, dihysterolum.

di·hy·dro·tes·tos·ter·one [daihàidroutestástiroun] ジヒドロテストステロン(合成男性ホルモン), = androstanolone, stanolone.

di·hy·dro·theel·in [daihàidrouθí:lin] ジヒドロテーリン, = estradiol.

dihydroxy- [daihaidrάksi] 二水酸基の(-OH 2 個をもつ化合物についていう).

di·hy·drox·y·ac·e·tone [dàihaidràksiǽsitoun] ジヒドロキシアセトン $CH_2(OH)COCH_2OH$ (最も簡単なケトースで青酸解毒薬).

d. phosphate リン酸三炭糖 $CH_2(OH)COCH_2OPO(OH)_2$ (筋肉代謝において果糖 1,6-二リン酸塩の分解により生ずる).

2,8-di·hy·drox·y·ad·e·nine [dàihaidràksiǽdini:n] 2,8-ジヒドロキシアデニン.

di·hy·drox·y·a·lu·mi·num ami·no·ac·e·tate [dàihaidràksiəlú:minəm æminouǽsiteit] アミノ酢酸ジヒドロキシアルミニウム ㊗ basic aluminum glycinate (アミノ酢酸の塩基性アルミニウム塩で, 少量の水酸化アルミニウムとアミノ酢酸とが混合しているもの. 胃酸過多症に用いる経口用制酸薬).

dihydroxyaluminum aminoacetate magma アミノ酢酸ジヒドロキシアルミニウム泥剤(有効成分 35%).

di-(4-hydroxycoumarinyl-3-) propanone ジ-4-ヒドロキシクマリル-3-プロパノン(ジクマロールに比べてはるかに強力な抗凝血性を示し, 高度のプロトロンビン低下症を起こす).

di·hy·drox·y·es·trin [dàihaidràksiéstrin] ジヒドロキシエステリン, = estradiol.

di·hy·drox·y·ma·lon·ic ac·id [dàihaidràksiməlánik ǽsid] ジヒドロキシマロン酸 ($HOOCC(OH)_2COOH$ の構造をもつメゾシュウ酸), = mesoxalic acid, oxomalonic acid oxopropanedioic acid.

di·hy·drox·y·phen·yl·al·a·nine [dàihaidràksi-

fènilǽlənin〕 ジヒドロキシフェニルアラニン ㊗3,4-dihydroxy-α-aminopropionic acid $C_9H_{11}NO_4$（ドパオキシダーゼの検出試薬），＝dopa.
dihydroxypropyl– 〔dàihaidràksipróupil〕 ジヒドロキシプロピル基.
di·hy·drox·y·tes·tos·ter·one 〔dàihaidràksitestástəroun〕 ジヒドロキシテストステロン（5α-ジヒドロテストステロン）.
di·hy·per·cy·to·sis 〔daihàipə:saitóusis〕 超血球増加症，＝hyperhypercytosis.
di·hyp·ry·lone 〔daihípriloun〕 ジヒプリロン，＝Nu 1510，piperidione.
di·hys·te·ria 〔dàihistí:riə〕 二子宮症.
di·i·o·dide 〔daiáiədaid〕 二ヨウ化物，＝biniodide.
di·i·o·dine te·trox·ide 〔daiáiədin tetráksaid〕 四二酸化ヨウ素 I_2O_4（二酸化ヨウ素）.
di·i·o·do·car·ba·zol 〔daiàiədouká:bəzɔ:l〕 ジヨードカルバゾル $(C_6H_3I)_2NH$（防腐剤）.
di·i·od·o·form 〔daiaiádəfɔ:m〕 ジヨードホルム C_2I_4，＝iodethylene，tetraiodoethylene.
di·i·o·do·hy·drox·y·quin 〔daiàiədouhaidráksikwin〕 ジヨードヒドロキシキン ㊗5,7-diiodo-8-quinobinol（抗原虫薬）.
di·i·o·do·hy·drox·y·quin·o·lin 〔daiàiədouhaidràksikwínəlin〕 ジヨードヒドロキシキノリン ㊗5,7-diiodo-8-quinolinol（アメーバ赤痢治療薬）.
di·i·o·do·thy·ro·nine 〔daiàiədouθáirənin〕 ジヨードチロニン $C_{15}H_{13}NO_4I_2$（チロキシン合成の中間産物で，チロキシンの代用薬）.
di·i·o·do·ty·ro·sine 〔daiàiədoutáirəsin〕 ジヨードチロシン ㊗3,5-diiodotyrosine（サンゴ，カイメンなどのタンパク質に存在するアミノ酸で，甲状腺機能亢進症に用いる），＝iodogorgic acid，iodogorgoic acid.
diiopathic hypercatabolic hypoproteinemia 特発性過異化作用性低タンパク血症.
di·i·so·pro·pyl–flu·o·ro·phos·phate (DFP) 〔daiàisəpróupil flùərəfásfeit〕 フツリン酸ジイソプロピル $[(CH_3)_2CHO]_2POF$（イギリスで開発された毒ガスの一つで，コリンエステラーゼの作用を抑制し，緑内障および重症性筋無力症の治療に利用されている），＝dyflos，fluostigming.
di·ka·ry·on 〔daikǽriən〕 ①二核相（二単相をもつ細胞を生ずる菌糸発育期）．②二核共存体〔医学〕.
di·ke·pho·bia 〔dàiki:fóubiə〕 正義恐怖症.
di·ke·tene 〔daikí:ti:n〕 ジケテン ㊗acetylketene $C_4H_4O_2$.
di·ke·to·gu·lon·ic ac·id 〔daikì:təgjulánik ǽsid〕 ジケトグロン酸（アスコルビン酸の還元物で，ビタミンCの還元型 dehydroascorbic acid とともに尿中に排泄される）.
di·ke·tone 〔daikí:toun〕 ジケトン基（C=O 2個を含むケトン体）.
di·ke·to·pi·per·a·zine 〔daikì:toupipérəzin〕 ジケトピペラジン（アミノ酸2分子が結合し，それぞれのカルボキシル酸基がほかのアミノ基と結合したもので，CO 基の位置により3種の異性体がある）.
dik·ty·i·tis 〔dìktiáitis〕 網膜炎.
dik·ty·o·ma 〔dìktióumə〕 網膜上皮腫（胚網膜組織に由来する毛様上皮腫），＝medulloepithelioma，neuroepithelioma.
dik·wak·wadi 〔dikwǽkwədi〕 ジクワクワジ，＝witkop.
dil 〔díl〕 ①dilue (dilute) 希釈せよの略．②dilutus (diluted) 希薄のの略.
di·lac·er·a·tio 〔dilæ̀siréiʃiou〕 切裂法.
  d. cataractae 白内障切裂術（白内障の中央部を穿刺し，内側を切除する手術）.
di·lac·er·a·tion 〔dailæ̀səréiʃən〕 ①切裂〔法〕〔医学〕（特に白内障の手術で水晶体を切開する方法）．②挫傷．③弯曲歯（外傷および歯の転位による歯根の奇形）.
dilantin syndrome ディランチン症候群〔医学〕.
di·lap·sus 〔dilǽpsəs〕 分解，融解.
dilatable bougie 拡張用ブジー〔医学〕，＝dilating bougie.
di·la·tan·cy 〔dailéitənsi, dailətǽnsi〕 ディラタンシー（海辺の砂が圧力により固化する現象）.
dilatant flow ダイラタント流動〔医学〕.
dil·a·ta·tio 〔dìlətéiʃiou〕 拡張.
  d. cordis 心拡張.
  d. oesophagei 食道拡張〔症〕.
dil·a·ta·tion 〔dìlətéiʃən, dáil–〕 ①拡張〔症〕〔医学〕，拡大，開散，弛緩．②拡張法．③膨張度．④開大〔度〕（子宮頸管の）.
  d. and curettage (D&C) 〔頸管拡張〕子宮内膜掻爬〔術〕，子宮内容除去〔術〕.
  d. and evacuation (D&E) 子宮内容除去〔術〕.
  d. and extraction (D&X) （妊娠中絶に用いられる方法の一つ）.
  d. and suction curettage 吸引掻爬〔術〕，＝suction curettage.
  d. of esophagus 食道拡張.
  d. of heart 心拡張.
  d. of pulmonary vessels 肺血管拡張.
  d. of ureter 尿管拡張.
  d. thrombosis 静脈拡張性血栓症〔医学〕.
dilatational wave （拡張による体積変化の波）.
dil·a·ta·tor 〔díləteitər〕 ①拡大，＝dilator．②散大筋〔医学〕.
  d. reflex 瞳孔散大筋反射〔医学〕.
dil·a·ta·to·ri·um 〔dìlətətɔ́:riəm〕 拡張器，＝dilator.
  d. cervicale 頸管拡張器（ヘーガル）.
di·late 〔dailéit〕 拡張する.
dilated cardiomyopathy (DCM) 拡張型心筋症〔医学〕（左室または両心室の収縮不全であり，心室拡張と壁運動低下を特徴とする疾患群），＝congestive cardiomyopathy.
dilated pore 毛孔拡大腫.
dilated pupil 散瞳〔医学〕，瞳孔散大.
dilated stomach 拡張胃〔医学〕.
dilating pain 開口期陣痛〔医学〕，拡張痛（子宮頸部の）.
di·la·tion 〔dailéiʃən〕 ＝dilatation.
  d. and curettage (D&C) 〔頸管拡張〕子宮内膜掻爬〔術〕，子宮内容除去〔術〕.
  d. and evacuation (D&E) 子宮内容除去〔術〕.
  d. and extraction (D&X) （妊娠中絶に用いられる方法の一つ）.
  d. and suction curettage 吸引掻爬〔術〕，＝suction curettage.
  d. of anus 肛門拡張法.
  d. of bronchus 気管支拡張術.
  d. of cervical canal 頸管拡張術.
  d. of rectum 直腸拡張法.
dil·a·tom·e·ter 〔dàilətámitər〕 膨張計〔医学〕．㊊dilatometric.
di·la·tor 〔dailéitər〕 ①拡張器．②拡張筋，散大筋〔医学〕.
  d. conchae 耳介拡張筋.
  d. iridis 散瞳筋，＝delator pupillae.
  d. muscle [TA]散大筋，＝musculus dilatator[L/TA].
  d. muscle of ileocecal sphincter 回盲開大筋.
  d. muscle of pupil 散瞳筋〔医学〕.
  d. muscle of pylorus 幽門開大筋.
  d. naris 鼻腔拡張筋.
  d. pupillae [TA]瞳孔散大筋，＝musculus dilata-

tor pupillae [L/TA].

d. pupillae muscle 瞳孔散大筋.

d. tubae 耳管拡張筋，= tensor palati.

dilazep hydrochloride ジラゼプ塩酸塩 $C_{31}H_{44}N_2O_{10}$・2HCl・H_2O：695.63（塩酸ジラゼプ．エステル（没食子酸－ジアゼピン）系虚血性心疾患治療薬．冠動脈，脳動脈，腎動脈の血流量増加作用，側副血行路の形成を促す）．

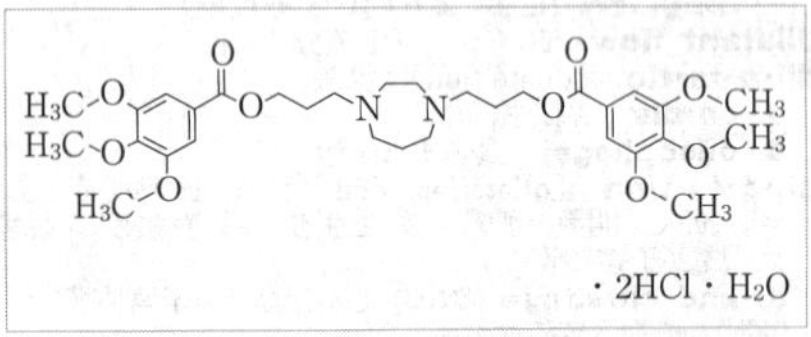

di·le·ca·nus ［dailəkéinəs］ 複骨盤奇形，= dipygus.

dileptic seizure ディレプティック発作．

dill ［díl］ ジラ［時羅］（イノンド *Anethum graveolens* の果実で，香味料），= anethum.

d. oil ウイキョウ（ライキョウ）油（*Anethum graveolens* の揮発油），= oleum anethi.

dil·ti·a·zem hy·dro·chlo·ride ［diltíəzəm hàidroukló:raid］ ジルチアゼム塩酸塩 $C_{22}H_{26}N_2O_4S$・HCl：450.98（塩酸ジルチアゼム．ベンゾチアゼピン系カルシウム拮抗薬．血管平滑筋，心筋におけるカルシウムチャンネルのブロックにより，心筋の酸素需給バランスの改善，心筋保護作用を示し，狭心症治療薬，抗高血圧薬として用いられる）．

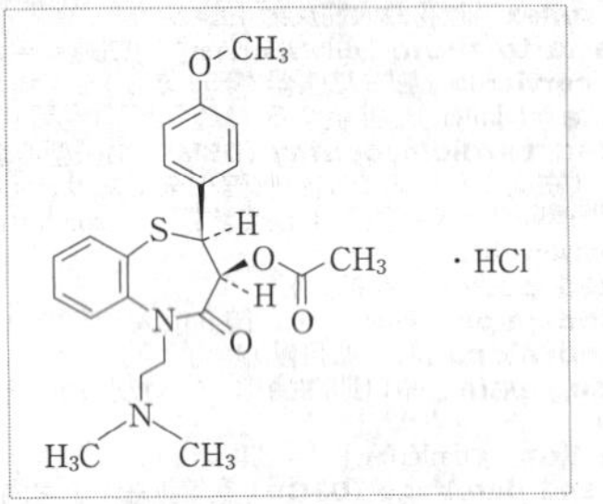

Diluc diluculo 夜明けにの略．

dil·u·ent ［dílu:ənt］ 希釈剤［医学］，希釈液，希釈分．

Di·lut, di·lut dilutus 希釈する，希釈したの略．

di·lute ［dailú:t］ 希薄の．

d. acid 希酸［医学］．

d. alkali 希薄アルカリ．

d. hydrochloric acid 希塩酸［医学］．

d. milk 希釈乳［医学］．

d. nitric acid 希硝酸（HNO_3 10%）．

d. phosphoric acid 希リン酸（H_3PO_4 の10%水溶液），= acidum phosphoricum dilutum.

d. solution 希薄溶液［医学］．

d. sulphuric acid 希硫酸［医学］．

diluted acetic acid 希酢酸（6％水溶液）．

diluted alcohol 希アルコール（50%水溶液），= alcohol dilutum.

diluted hydriodic acid 希ヨウ化水素酸（HI の約10%溶液で，HIH_2O_2 0.6～1.0 を含む）．

diluted hydrobromic acid 希臭〔化水素〕酸（臭化水素10%希釈液），= acidum hydrobromicum dilutum.

diluted hydrochloric acid 希塩酸（HCl の10%溶液）．

diluted hydrocyanic acid 希青酸液（2%水溶液），= diluted prussic acid.

diluted lead subacetate solution 希次酢酸鉛液（塩基性酢酸鉛 $2(CH_3COO)_2Pb$–$Pb(OH)_2$ の溶液を30倍に薄めたもの），= lead water.

diluted nitrohydrochloric acid 希硝塩酸（硝塩酸22mL を水で100mL に希釈したもの）．

diluted sodium hypochlorite solution 希次亜塩素酸ナトリウム（100mL 中 NaOCl 約0.5g を含み，塩素有効率は0.43～0.48g に相当する），= liquor sodii hypochloratis dilutus.

diluted sulfuric acid 希硫酸（H_2SO_4 の10%水溶液），= acidum sulfuricum dilutum.

di·lut·er ［dailú:tər］ 希釈棒（器）［医学］．

diluting agent 賦形剤［医学］，希釈薬．

diluting capacity (power) 〔尿〕希釈能［医学］．

diluting fluid 希釈液［医学］．

diluting mechanism 希釈機序（尿の）［医学］．

di·lu·tion ［dailú:ʃən］ 希釈〔度〕［医学］．

d. acidosis 希釈性アシドーシス［医学］．

d. anemia 希釈〔性〕貧血［医学］．

d. curve 希釈曲線［医学］．

d. discharge 希釈放流法［医学］．

d. effect 希釈効果［医学］．

d. endpoint method 希釈終末点法［医学］．

d. law 希釈の法則［医学］，希釈律（1価2元電解質の溶液において，電解モル数の2乗は非電解モル数および希釈度に比例する）．

d. limit 希釈限界［医学］．

d. method 希釈法［医学］．

d. of milk 牛乳希釈〔法〕［医学］．

d. phenomenon 希釈現象［医学］（ウイルスの中和抗体とウイルスとの無毒結合物の溶液を単に希釈するとき，解離により活性ウイルスが得られること）．

d. ratio 希釈率［医学］．

d. test 希釈試験［医学］（水試験による腎臓機能またはアジソン病の診断法）．

d. unit 希釈単位（生物学的単位ともいい，ペニシリンの場合には，50mL のブイヨン希釈液に接種した特定ブドウ球菌の発育を完全に阻止する最小量で，1mg＝1,650 オクスフォード単位），= biologic unit, Oxford u..

d. volume computer 循環血液量希釈測定器［医学］．

d. water 希釈水［医学］．

dim ［dím］ ① dimidius 半数，半量の略，= half. ② 薄明の．

d. vision 薄明視．

di·mar·ga·rin ［daimá:gərin］ ジマルガリン（マルガリン酸2分子を含みグリセリン1分子と結合したグリセリン酸塩）．

di·me·fline ［dáiməflin］ ジメフリン（呼吸促進，血圧上昇を引き起こす）．

di·meg·a·ly ［daimégəli］ 二大性（ことに精子が2つの大きさを示すこと）．

di·me·lia ［daimí:liə］ 重複肢〔症〕．

dimemorfan phosphate ジメモルファンリン酸

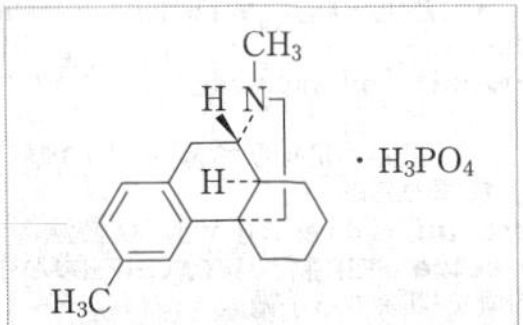

塩 (化) (9*S*,13*S*,14*S*)-3,17-dimethylmorphinan monophosphate $C_{18}H_{25}N \cdot H_3PO_4$: 353.39 (リン酸ジメモルファン．モルヒナン系鎮咳薬).

di·men·hy·dri·nate [dàimənháidrineit] ジメンヒドリナート $C_{17}H_{21}NO \cdot C_7H_7ClN_4O_2$: 469.96 (抗めまい薬，アミノエチルエーテル－キサンチン系鎮吐薬．動揺病，メニエール症候群，放射線宿酔などにともなう悪心嘔吐，めまい，または手術後の悪心・嘔吐に用いる).

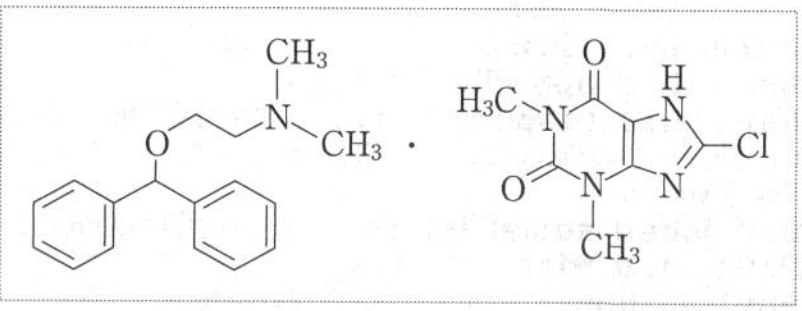

di·men·sion [diménʃən] 次元 [医学]，元，ディメンション．[形] dimensional.

dimensional analysis 次元解析 [医学].

3 dimensional image 三次元像(立体画像法)，= 3-D image.

dimensional stability 寸法安定性 [医学].

dimensionless number 無次元数 [医学].

di·mer [dáimər] 二節，二量体 [医学] (2個の分子が結合してなる化合物)，= dimeride. [形] dimeric.

di·mer·cap·rol [dàimə:kǽprɔ:l] ジメルカプロール (化) (*RS*)-2,3-disulfanylpropan-1-ol $C_3H_8OS_2$: 124.23 (ジチオール系解毒薬(重金属)．ヒ素，水銀，鉛，銅，金，ビスマス，クロム，アンチモンの中毒に対して用いられる)，= BAL, british-anti-lewisite, dimercaptopropanol.

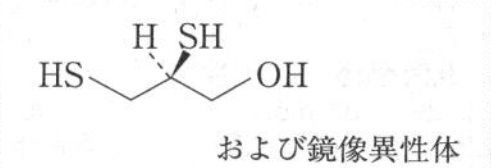

および鏡像異性体

di·mer·cap·to·pro·pa·nol [dàimə:kæptəprápənɔ:l] ジメルカプロール．→ dimercaprol.

di·mer·cur·i·on [dàimə:kjúriən] 2価水銀イオン.

dim·er·ism [dímərizəm, dáim-] 2型性(多型性 polymerism の一つ)，= dimorphism.

di·mer·i·za·tion [dàimərizéiʃən] 二量重合，二量〔体〕化 [医学] (化合物の2分子が相互に反応して結合すること).

dim·er·ous [dímərəs] 二原列の，= dimeric.

d. theory 二原列説.

di·mer·the·o·ry [dàimə:θíəri] 二歯原列説 [医学].

di·me·tal·lic [dàimitǽlik] 二金属の(1分子に金属元素2原子を含む化合物についていう).

di·meth·i·cone [daiméθikoun] ジメチコーン(皮膚吸着性，水排除性のあるシリコン油で dimethylsiloxane 重合体，その性状を利用して軟膏賦形薬として用いられる).

di·meth·in·dene ma·le·ate [dàimeθíndi:n mǽli:eit] マレイン酸ジメチンデン (化) 2-〔1-[2-(2-dimethylaminomethyl) inden-3-yl]ethyl〕pyridine (抗ヒスタミン薬，止痒薬).

di·me·thi·so·quine hy·dro·chlo·ride [dàiməθáisəkwin hàidrouklɔ́:raid] 塩酸ジメチソキン (化) 3-butyl-1-(2-dimethylaminoethoxy) isoquinoline hydrochloride (表面活性麻酔薬)，= quotane hydrochloride.

di·me·this·ter·one [dàiməθístəroun] ジメチステロン(合成黄体ホルモン).

di·me·thox·a·nate hy·dro·chlo·ride [dàimiθáksəneit hàidrouklɔ́:raid] 塩酸ジメトキサネート (化) 2-(2-dimethylaminoethoxy)ethyl phenothiazine-10-carboxylate HCl (非麻薬性鎮咳薬).

2,5-di·me·thox·y-4-meth·yl·am·phet·a·mine (**DOM**) [- daimiθáksi - méθilæmfètəmain, -mi:n] 2,5-ジメトキシ-4-メチルアンフェタミン(幻覚薬).

di·meth·yl [daiméθil] ジメチル基(2個のメチル基を含む化合物).

d. ether (**DME**) ジメチルエーテル CH_3OCH_3 (沸点 −24°C の気体でスプレーの噴射に用いられる．麻酔作用がある)，= dimethyl aether.

d. ketone ジメチルケトン.

d. morphine ジメチルモルヒネ，= thebaine.

d. sarcosine ジメチルサルコシン(ベタイン)，= betaine.

d. sulfate ジメチル硫酸，硫酸ジメチル $(CH_3)_2SO_4$ (メチル化剤)，= methyl sulfate.

d. sulfoxide (**DMSO**) ジメチルスルホキシド $(CH_3)SO$ (非プロトン性極性溶媒).

d. xanthine ジメチルキサンチン，= theobromine.

di·meth·yl·ac·e·tal [daimèθilǽsitəl] ジメチルアセタール (化) 1,1-dimethoxyethane $CH_3CH(OCH_3)_2$，= ethylidene dimethyl ether.

***N,N*-di·meth·yl-α-naph·thyl·a·mine** [- daiméθil - næfθíləmin] *N,N*-ジメチル-α-ナフチルアミン $C_{10}H_7N(CH_3)_2$.

di·meth·yl·a·mine [dàiməθíləmin] ジメチルアミン $(CH_3)_2NH$ (アンモニアに似た臭気をもつ気体).

di·meth·yl·a·mi·no [daimèθiləmí:nou] ジメチルアミノ基 ($(CH_3)_2N$-).

di·meth·yl·a·mi·no·an·ti·py·rine [daimèθiləmì:nouǽntipáirin] ジメチルアミノアンチピリン，= aminopyrine.

di·meth·yl·a·mi·no·az·o·ben·zene [daimèθiləmì:nouǽzəbénzi:n] ジメチルアミノアゾベンゼン(アゾ化合物の誘導体で，木下らは強力な発癌作用のあることを報告した)，= butter yellow.

d. test ジメチルアミノアゾベンゼン試験(胃内容の濾液の少量に0.5%ジメチルアミノアゾベンゼン液1滴を加えると，遊離塩酸があればただちに赤色を発する).

di·meth·yl·a·mi·no·phen·a·zone [daimèθiləmì:nəfénəzoun] ジメチルアミノフェナゾン，= aminopyrine.

di·meth·yl·an·i·line [daimèθilǽnilin] ジメチルアニリン $C_6H_5N(CH_3)_2$ (溶剤，色素，染料).

2,3-di·meth·yl·an·thra·qui·none [- daimèθilǽnθrəkwínoun] 2,3-ジメチルアントラキノン(昇華性黄色針状結晶で，亜鉛末とアルカリで赤色を呈する).

di·meth·yl·ar·sin·ic ac·id [daimèθilɑ:sínik ǽsid] ジメチルアルシニン酸(カコジル酸).

9,10-di·meth·yl-1,2-benz·an·thra·cene [- daiméθil - benzǽnθrəsi:n] 9,10-ジメチル-1,2-ベンツアントラセン(発癌物質の一つ).

di·meth·yl·ben·zene [daimèθilbénzi:n] ジメチルベンゼン，= xylol.

2,4-di·meth·yl·ben·zo·ic ac·id [- daimèθilbenzóuik ǽsid] 2,4-ジメチル安息香酸 $(CH_3)_2C_6H_3COOH$，= xylic acid.

di·meth·yl·ben·zo·yl [daimèθilbénzɔil] ジメチルベンゾイル基 ($(CH_3)_2C_6H_3CO$-).

3,5-di·meth·yl·ben·zyl [- daimèθilbénzil] 3,5-ジメチルベンジル基 (3,5-$(CH_3)_2C_6H_3CH_2$).

3,3′-di·meth·yl·bi·phe·nyl [- daimèθilbaifí:nil] 3,3′-ジメチルビフェニル $CH_3C_6H_4C_6H_4CH_3$，= ditol-

D

yl.

2,3-di·meth·yl·buta·di·ene [-daimèθilbjù:tədáii:n] 2,3-ジメチルブタジエン $CH_2=C(CH_3)C(CH_3)=CH_2$.

di·meth·yl·car·bi·nol [daimèθilká:binɔ:l] ジメチルカルビノール, = isopropyl alcohol.

di·meth·yl·croc·e·tin [daimèθilkrásitin] ジメチルクロセチン $C_{22}H_{28}O_4$（接合素として作用し, trans- と cis- との2型がある）.

di·meth·yl·di·sul·fa·nil·a·mide [daimèθildaisʌlfəníləmaid] ジメチルジスルファニルアミド $NH_2C_6H_4SO_2NHC_6H_4SO_2N(CH_3)_2$（淋病に用いる）, = uleron.

di·meth·yl·eth·yl al·le·nol·ic ac·id [daimèθiléθil ælənálik ǽsid] ジメチルエチルアレノール酸 [化] β-ethyl-6-hydroxy α,α-dimethyl-2-naphthalene-proprionic acid.

di·meth·yl·gly·ox·i·me [daimèθilglaiáksim] ジメチルグリオキシム [化] diacetyldioxime（ニッケル塩は赤色, また Pd の定量, Bi の検出などの試薬）.

di·meth·yl·gua·ni·dine [daimèθilgwá:nidin] ジメチルグアニジン $CH_3NHC(=NH)NHCH_3$（尿中のプトマインの一つ）.

di·meth·yl·hy·dan·toin [daimèθilhaidǽntɔin] ジメチルヒダントイン, = acetonyl-urea.

2,5-di·meth·yl·man·del·ic ac·id [-daimèθilmændélik ǽsid] 2,5-ジメチルマンデル酸 $(CH_3)_2C_6H_3CH(OH)COOH$.

2,3-di·meth·yl·ni·tro·ben·zene [-daimèθilnàitrəbénzi:n] 2,3-ジメチルニトロベンゼン [化] 3-nitro-*o*-xylene $(CH_3)_2C_6H_3NO_2$.

di·meth·yl·nor·nar·co·tin [daimèθilnɔ:ná:kətin] ジメチルノルナルコチン（アヘン有効成分の一つ）.

di·meth·yl·phen·an·threne [daimèθilfənǽnθri:n] ジメチルフェナントレン（発癌性, 発情性作用を示す化合物）.

di·meth·yl·phen·yl·a·mine [daimèθilfènilǽmin] ジメチルフェニラミン, = dimethylaniline.

di·meth·yl·phthal·ate [daimèθil(f)θǽleit] フタル酸ジメチル $C_6H_4(COOCH_3)_2$（カ, ブヨ, ハエなどの防虫薬）, = DMP.

di·meth·yl·pi·per·a·zine tar·trate [daimèθilpipérəzin tá:treit] 酒石酸ジメチルピペラジン $C_{10}H_{20}N_2O_6$（痛風に用いる医薬）.

2,2-di·meth·yl·pro·pyl [-daimèθilpróupil] 2,2-ジメチルプロピル基 $(CH_4C(CH_3)_2CH_2-)$, = neopentyl.

di·meth·yl·pyr·role [daimèθilpíroul] ジメチルピロール $CH_3(C_4H_3N)CH_3$.

2,4-di·meth·yl·qui·no·line [-daimèθilkwínəli:n] 2,4-ジメチルキノリン, = kryptidine.

di·meth·yl·suc·cin·ic ac·id [daimèθilsəksínik ǽsid] ジメチルコハク酸（対称型にはラセミ体とメソ型とがあり, ラセミ体は *d*-および *l*-の2型が含まれる）.

2,4-di·meth·yl·thi·a·zole [-daimèθilθáiəzoul] 2,4-ジメチルチアゾール.

di·meth·yl·thi·o·u·rea [daimèθilθàiəjú:riə] ジメチルチオ尿素 [化] dimethylthiocarbamide $CH_3NHCSNHCH_3$.

***N,N*-di·meth·yl·tryp·ta·mine (DMT)** [-daimèθiltríptəmin] *N,N*-ジメチルトリプタミン（幻覚薬）.

di·meth·yl·tu·bo·cu·ra·rine chlo·ride [daimèθiltjù:boukú:rərin klɔ́:raid] 塩化ジメチルツボクラリン [化] *o*-dimethyl-*d*-tubocrarine chloride（塩化ツボクラリンまたはヨウ化ジメチルツボクラリンと同一作用のある筋弛緩薬）, = mecostrin chloride.

di·meth·yl·tu·bo·cu·ra·rine i·o·dide [daimèθiltjù:boukú:rərin áiədaid] ヨウ化ジメチルツボクラリン（ヨウ化ツボクラリンのジメチルエステルで, 塩化ジメチルツボクラリンと同様の作用をもち, その構造における塩素がヨウ素1分子により置換したもの）, = metubin iodide.

di·me·tria [daimí:triə] 二子宮〔症〕, = dihysteria.

dimidiate hermaphrodism 側半陰陽, = lateral hermaphrodism.

dimidiate placenta 二重胎盤〔医学〕, 二分胎盤〔医学〕, 二葉胎盤〔医学〕.

di·min·ish [dimíniʃ] 減少する, 縮小する.

diminished appetite 食欲減退.

diminished responsibility 心神耗弱（刑法用語, 心神喪失には至らないが, 責任能力が低下している場合をいう）.

diminished social interest 社会的関心の低下.

diminished triad 減三和音.

dim·i·nu·tion [diminjú:ʃən] 縮小〔医学〕, 下降, 減少. [形] diminutive.

d. of intraocular tension 眼内圧下降.

d. of vision 視力減退〔医学〕.

diminutive hymenolepis 縮小条虫, 小形条虫〔医学〕, = *Hymenolepis dimunuta*.

Dimitri, Vincente [dimítri] ディミトリ（1885-1955, オーストリアの皮膚科医）.

dimlight vision 暗順応〔医学〕, 暗所視, 杆体視, = scotopic vision.

Dimmer, Friedrich [dímər] ディンメル（1855-1926, オーストリアの眼科医）.

D. keratitis ディンメル角膜炎（貨幣状角膜炎）, = keratitis nummularis.

di·morph [dáimɔ:f] 二形（型）性〔医学〕.

dimorphic anemia 二形性貧血（大球性貧血が小球性貧血と共存する状態で, 赤血球直径の分布の山が2ヵ所に現れる）.

dimorphic fungus 二相性真菌.

di·mor·phism [daimɔ́:fizəm] ① 二形〔態〕, 二形（型）性〔医学〕. ② 同質二像. ③ 雌雄異体（植物）. [形] dimorphic.

di·mor·pho·bi·ot·ic [daimɔ̀:foubaiátik] 二形態発育環の（発育環に寄生性と非寄生性とがある世代交番を示すことについていう）.

di·mor·phol·a·min [dàimɔ:fóuləmin] ジモルホラミン [化] *N,N'*-ethylenebis(*N*-butylmorpholine-4-carboxamide) $C_{20}H_{38}N_4O_4$: 398.54（カルバミン酸モルホリンアミド系呼吸興奮薬. 新生児仮死, ショック, 催眠剤中毒, 溺水, 肺炎, 熱性疾患, 麻酔薬使用時の呼吸障害および循環機能低下に用いられる）.

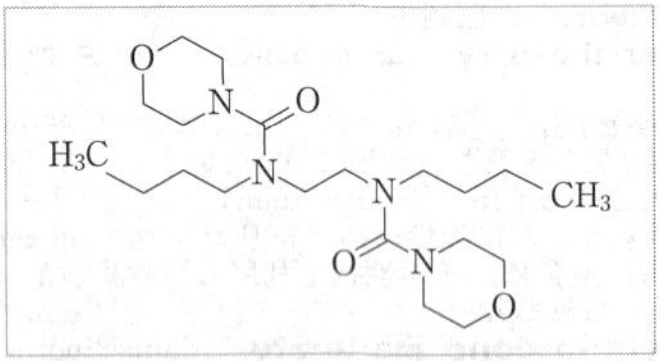

di·mor·phous [daimɔ́:fəs] 二形態の, 2つの形の, 二相（二形）性の〔医学〕, = dimorphic.

d. type 境界型〔医学〕, 両極型〔医学〕.

dim·ple [dímpl] ① えくぼ. ② 小凹点.

d. sign えくぼ徴候.

dimpled corpuscle （標的細胞）, = target cell.

dim·pling [dímpliŋ] えくぼ形成〔医学〕, えくぼ症状〔医学〕, 陥凹形成.

di·naph·thol [dainǽfθɔ:l] ジナフトール [化] di-α-naphthol $HOC_{10}H_6C_{10}H_6OH$ (di-β-naphthol の異性体

がある).

DIND delayed ischemic neurological dificits 遅発性虚血神経脱落症状の略.

di·ner·ic [dainérik] ① 渦動する, = eddying, whirling. ② 不混和性2溶液の混合の.

d. interface 不混和性界面(相互不混和性の2液間に生ずる層).

d. interspace 不混和性2溶液間層, 液相間腔.

di·neu·ric [dainjú:rik] 二軸索の(神経細胞の).

din·i·cal [dínikəl] ① めまい(眩暈)の. ② めまい緩和薬, = dinic.

di·ni·trate [daináitril] 二硝酸塩.

di·ni·tro·ben·zene [dainàitroubénzi:n] ジニトロベンゼン $C_6H_4(NO_2)_2$ (*o*–, *m*–, *p*–の3異性体がある).

di·ni·tro·cel·lu·lose [dainàitrəséljulous] ジニトロセルロース, 綿(火)薬, = pyroxylin.

di·ni·tro·chlo·ro·ben·zene (DNCB) [dainàitrouklɔ̀:rəbénzi:n] ジニトロクロロベンゼン.

d. reaction ジニトロクロロベンゼン反応 [医学].

d. test ジニトロクロロベンゼン試験 [医学].

di·ni·tro·cre·sol [dainàitrəkrí:sɔ:l] ジニトロクレゾール $CH_3C_6H_2(NO_2)_2OH$ (saffron 代用物).

2,4–di·ni·tro·flu·o·ro·ben·zene [– dainaìtrouflù:ərəbénzi:n] ヒスタミン定量用試薬.

di·ni·tro·gen mon·ox·ide [daináitrəʤən mənάksaid] 一二酸化窒素 N_2O.

dinitrogen oxide 一酸化二窒素.

di·ni·tro·gen te·trox·ide [daináitrəʤən tərάksaid] 四二酸化窒素(空気中では NO_2 と平衡状態にある).

2,4–di·ni·tro·phe·nol (DNP) [– dainàitroufí:nɑ:l] 2,4–ジニトロフェノール.

dinitrophenylhydrazine test ジニトロフェニルヒドラジン試験.

di·ni·tro·sor·e·sor·ci·nol [dainàitrəsòurizɔ́:sinɔ:l] ジニトロソレソルシノル(レソルシンを亜硝酸で処理して得られる緑色染料で, 変性神経細胞の染色に用いられる), = fust green, resorcin green.

dinner pad 腹当て(腹部にギプスを施すとき食事による腹部膨満に備えるためのパッド).

dinner pill 食後用丸薬, = pilulae ad prandium.

Di·no·don [dáinədɑn] マダラヘビ [斑蛇] 属(ナミヘビ科の一属).

D. orientale シロマダラ〔ヘビ〕.

dinoflagellate toxin 渦鞭毛藻類毒素, 渦鞭毛虫毒素 [医学].

di·no·flag·el·late [dàinouflæʤəléit] 渦鞭毛虫〔の〕.

di·no·ma·nia [dàinouméiniə] ① 舞踏狂. ② 流行性舞踏病.

di·no·pho·bia [dàinoufóubiə] めまい(眩暈)恐怖症.

di·no·prost [dáinəproust] ジノプロスト $C_{20}H_{34}O_5$: 354.48 (プロスタグランジン $F_{2\alpha}$. 子宮収縮薬, プロスタグランジン $F_{2\alpha}$ 腸管ぜん(蠕)動亢進薬. 妊娠末期における陣痛誘発・促進・分娩促進および治療的流産に用いられる).

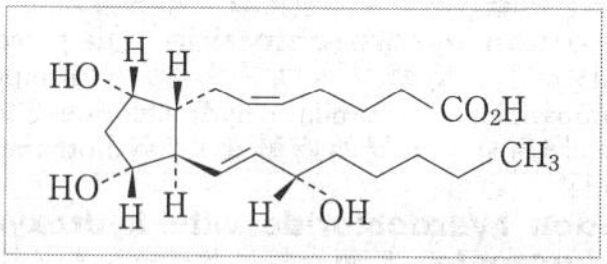

di·no·pros·tone [dàinəpróustoun] ジノプロストン, プロスタグランジン E_2 (分娩促進薬).

di·nor·mo·cy·to·sis [dainɔ̀:məsaitóusis] 正常白血球数百分率状態, = isonormocytosis, normonormocytosis.

di·nu·cle·o·tide [dainjú:kliətaid] ジヌクレオチド(分子のヌクレオチドからなる).

d. fold ジヌクレオチド折りたたみ.

di·nus [dáinəs] めまい, 眩暈, = vertigo, dizziness.

Diocles of Carystos [diάkli:s] ディオクレス(BC 4世紀のギリシャの医師. 養生書を著す. 第2のヒポクラテスと呼ばれた人. ドグマティスト).

Di·oc·to·phy·ma [daiὰktoufáimə] ジオクトフィーマ属(線虫の一属. 鳥類, 哺乳類に寄生し, 口の周囲にある吸盤を欠く).

D. renale ジンチュウ [腎虫] (線虫. イヌ, キツネ, ときにヒトの腹腔内や腎臓など内臓諸器官に寄生).

di·oc·to·phy·mo·sis [daiὰktoufaimóusis] 腎虫症.

di·oc·tyl cal·ci·um sul·fo·suc·ci·nate [daiάktil kǽlsiəm sʌ̀lfəsʌ́ksineit] スルホコハク酸ジオクチルカルシウム ㊌ *bis*(2–ethylhexyl) calcium sulfosuccinate (下剤, 界面活性剤), = docusate sodium.

di·oc·tyl so·di·um sul·fo·suc·ci·nate [daiάktil sóudiəm sʌ̀lfəsʌ́ksineit] スルホコハク酸ジオクチルソジウム ㊌ *bis*–(2–ethylhexyl) sodium sulfosuccinate (湿潤剤), = aerosol OT dry, decresol OT, dioctylis sulfosuccinas sodium.

diode ダイオード(半導体素子).

Di·o·don [dáioudɑn] ハリセンボン属(フグ目, ハリセンボン科の一属).

D. holocanthus ハリセンボン [針千本].

di·o·do·quin [dàioudάkwin] ジオドキン, = diiododohydroxyquinolin.

di·o·e·cious [dàiouí:siəs] 雌雄異体の [医学], 雌雄異株の, = diecious.

di·o·es·trus [dàiouéstrəs] 発情間期, = diestrus.

di·og·e·nism [daiάʤənizəm] ジオゲネス主義(ギリシャ哲学者 Diogenes にちなみ, 文明の環境を脱して自然と親しむ生活法).

-diol [daiɔ:l] ステロイド化合物の構造において -OH 基2個あることを示す接尾語.

di·ol·a·mine [daiάləmi:n] ジオラミン(diethanolamine の USAN 承認の短縮名).

di·ol·an·drone [dàiəlǽndroun] ジオランドロン, = methandriol, methylandrostenediol.

di·ol·e·fine [daiάləfin] ジオレフィン(一般式 C_nH_{2n-2} で, 二重結合2個をもつ不飽和炭化水素の総称).

di·op·sim·e·ter [dàiɑpsímitər] 視野計(Houdin).

di·op·ter [daiάptər] ジオプトリ〔一〕, ダイオプター, 曲光度 [医学] (レンズ焦点距離の単位. d によって表し, 1m 距離における屈折力をいう), = dioptre. ㊊ diopteric, dioptral.

di·op·tom·e·ter [dàiɑptάmitər] 屈折計, = dioptrometer.

di·op·tom·e·try [dàiɑptάmitri] 眼屈折機能測定, 視野検査法.

di·op·tos·co·py [dàiɑptάskəpi] 曲光度測定〔法〕.

di·op·tre [daiάptər] ジオプトリー, = diopter.

di·op·tric [daiάptrik] ① 透過および反射光線の. ② ジオプトリー.

d. aberration 曲光収差(球面収差), = spherical aberration.

d. anamorphosis 屈折光を用いる異常結像の矯正.

d. apparatus 通光器.

d. medium 通光質.

d. system ジオプトリー系屈折システム(光線の屈折を調査するためのレンズまたはほかの回折媒からなる系).

di·op·trics [daiάptriks] 通光学 [医学], 〔屈〕曲光学

(眼のような透明体を通過する光線の屈折を研究する光学の分野), = anaclastics.

di·op·trom·e·ter [dàiɑptrámitər] 屈折計［医学］, = dioptimeter, dioptometer.

di·op·trom·e·try [dàiɑptrámitri] 眼屈折機能測定, = dioptometry.

di·op·tros·co·py [dàiɑptráskəpi] 曲光度測定〔法〕, = dioptoscopy.

di·op·try [daiáptri] ジオプトリー［医学］, = diopter.

di·or·chic [daiɔ́:kik] 複精巣性, 複精巣型.

di·or·tho·sis [daiɔ:θóusis] 整復, 整形, = diaplasis.

D

Di·os·co·rea [dàiɑskɔ́:riə] ヤマノイモ属(ヤマノイモ科の一属. 山薬(周皮を除いた根茎)は強壮薬).

D. batatas ツクネイモ［仏掌藷］, ナガイモ［薯蕷］.

D. japonica ヤマノイモ, ジネンジョウ［自然生］, = Japanese yam.

Dioscorides, Pedanios [dàiɑskɔ́:ridi:z] ジオスコリデス(AD 1世紀頃, シシリーの薬物学者, 軍医.「ギリシャ本草」の著者).

D. granule (乳糖とアラビアゴムを混ぜた小丸薬).

di·ose [dáiouz] ジオース, 二炭糖(炭素原子2個をもつ単糖類で, 最も簡単なアルドース CH_2OHCOH glycol aldehyde のみがある).

di·os·gen·in [dàiɑsʤénin] ジオスゲニン $C_{27}H_{42}O_3$ (ジオスシンのようにラムノースと結合してオニドコロ中に存在する成分).

di·os·mo·sis [dàiɑsmóusis] 浸透(膜を通過して物質が拡散する現象).

di·os·py·ro·be·zoar [daiɑ̀spairəbí:zɔ:r] 柿胃石(胃石のうち植物胃石の一つ).

Di·os·py·ros [dàiɑspáirəs] カキノキ属(カキノキ科 *Ebenaceae* の一属).

D. kaki カキノキ(成熟した果実(柿)の宿存がくをシテイ［柿蒂］Kaki Calyx と呼び, しゃっくり(吃逆)を止める薬).

D. lotus マメガキ.

D. virginiana アメリカガキ.

di·ot·ic [daiátik] 両耳の, 両耳同時刺激, = binaural.

d. listening 両耳同意［医学］, 両耳聴取.

di·oundé [diu:ndé] [F] (黄熱に類似の西アフリカの疾患).

di·ov·u·la·to·ry [daiávjulətɔ:ri, -təri] 二排卵性の.

d. species 二排卵種.

di·ox·ane, di·ox·an [daiáksein, -sən] ジオキサン ㊗ 1,4-diethylene dioxide (主として組織切片製作に際して用いる脱水透徹剤).

di·ox·ide [daiáksaid] 二酸化物［医学］(酸素2原子と金属元素との化合物).

di·ox·in [daiáksin] ダイオキシン(2,3,7,8-テトラクロロジベンゾ-*p*-ダイオキシンのこと. 急性毒性が強く, また催奇性, 発癌性もある. ダイオキシン類として PCDF, PCDD, coplanar-PCB がある), = dioxins.

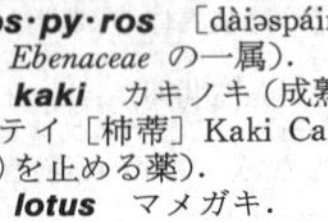

PCDDs

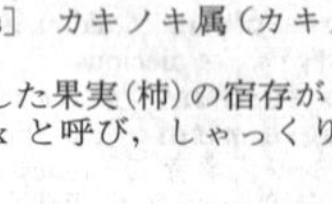

PCDFs

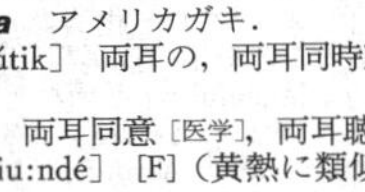

coplanar-PCBs

di·ox·in·dole [dàiɑksíndoul] ジオキシインドール(無色柱状結晶).

dioxy- [daiɑksi] ジオキシ, 二水酸基の, = dihydroxy-.

di·ox·y·ac·e·tone [daiɑ̀ksiǽsitoun] $HOCH_2COCH_2OH$ (グリセリンの酸化生成物で, グリセロースの一種).

di·ox·y·an·thra·nol [daiɑ̀ksiǽnθrənɔ:l] ジオキシアントラノール, = anthrarobin.

di·ox·y·ben·zene [daiɑ̀ksibénzi:n] ジオキシベンゼン, = hydroquinone.

di·ox·y·di·ami·do·ar·se·no·ben·zol [daiɑ̀ksidaiæ̀midouɑ̀:sinəbénzɔ:l] ジオキシジアミドアルセノベンゾール, = arsphenamine.

di·ox·y·flu·o·ran [daiɑ̀ksiflú:əræn] ジオキシフルオラン, = fluorescein.

di·ox·y·gen·ase [daiáksiʤəneis] ジオキシゲナーゼ, 二原子酸素添加酵素(2原子の分子状酸素を基質に導入する反応を触媒するオキシゲナーゼの一種).

di·ox·y·phen·yl·al·a·nine [daiɑ̀ksifènilǽləni:n] ジオキシフェニルアラニン, = dopa.

di·ox·y·tol·u·ene [daiɑ̀ksitáljui:n] ジオキシトルエン, = orcine.

DIP ① desquamative interstitial pneumonia 剥離性間質性肺炎の略. ② distal interphalangeal 遠位指骨間の略. ③ drip infusion pyelography 点滴静注腎盂造影〔法〕の略.

DIP joint distal interphalangeal joint 遠位指節間関節.

dip [díp] ①ディップ(谷状の曲線のこと). ②伏角(特に磁針伏角), = depression.

d. and plateau (心室コンプライアンス低下により, 心室圧波が拡張早期に急降し, ついで急昇して平坦波となること), = root wave.

d. dying 浸染.

d. method 浸漬(し)法［医学］.

d. phenomenon ディップ現象.

d. sector 俯角計, = dipsector.

di·pal·mi·to·ste·a·rin [daipæ̀lmitoustéərin] ジパルミトステアリン $C_3H_5(OCOC_{15}H_{31})_2(OCOC_{17}H_{35})$ (天然脂肪の一つで, パルミチン酸2分子, ステアリン酸1分子とグリセリンからなるエステル).

di·pax·in [daipǽksin] ダイパキシン ㊗ 2-diphenylacetyl-1,3-indanedione (トロメキサンよりは遅く, ダニロンよりは早く奏効するプロトロンビン減少作用で, 抗凝固薬として用いられる).

di·pen·tene [daipénti:n] ジペンテン(リモネン limonene のラセミ体で, テレビン油, ショウノウ油に多量含まれている).

di·pen·tene·gly·col [daipènti:ngláikɔ:l] 抱水テルピン, = terpin hydrate.

di·pep·ti·dase [daipéptideiz] ジペプチダーゼ(ジペプチドをアミノ酸に分解する酵素).

di·pep·tide [daipéptaid] ジペプチド(ペプチド基を含むアミノ酸2分子の結合物), = dipe.

di·pep·ti·dyl car·box·y·pep·ti·dase [daipéptidil kɑ:bɑ̀ksipéptideis] ジペプチジルカルボキシペプチダーゼ(ペプチドのC末端から加水分解によりジペプチドを遊離させる反応を触媒する酵素).

di·per·o·don hy·dro·chlo·ride [daipérədən hàidroukló:raid] 塩酸ジペロドン ㊗ 3-(1-piperidyl)-1,2-propandiol dicarbanilate hydrochloride (コカイン類似の作用を示す局所麻酔薬), = diothane hydrochloride.

diperodon hydrochloride with hydroxyquinoline benzoate 安息香酸ヒドロキシキノリン加ジペロドン(局所麻酔薬).

Di·pet·a·lo·ne·ma [daipètəlouní:mə] ディペタロネーマ〔属〕［医学］.

di·pha·lan·gia [dìfəlǽnʤiə] 二指(趾)節〔症〕［医学］.

diphallia penis 重複陰茎〔医学〕.

di·phal·lus [daifǽləs] 重複陰茎〔医学〕, 二陰茎体.

di·pha·sic [daiféizik] 二相〔性〕の, 両相性(菌の), = biphasic.

d. antigen 二相抗原(サルモネラ属の菌の特異抗原と群抗原の2種類の抗原).

d. complex 二相性波形.

d. curve 二相曲線.

d. fungus 二相性真菌〔医学〕.

d. variation 二相性変動(筋や神経などの興奮が活動電位を帯び, それが伝導されるときに起こる方向の変動が二相をなすこと).

di·phe·ma·nil meth·yl·sul·fate [daifémənil mèθilsʌ́lfeit] メチル硫酸ダイフェマニル ㊥ 4-diphenylmethylene-1,1-dimethylpiperidinium methyl sulfate (アトロピン代用薬の一種で鎮痙作用, 胃酸分泌作用は強いが, 散瞳作用を欠く. 4級アンモニウム構造のため神経節遮断作用が加わる), = prantal methylsulfate.

di·phen·a·di·one [daifènədáioun] ジフェナジオーン ㊥ 2-diphenylacetyl-1,3-indandione (内服用抗凝固薬).

di·phen·an [dífənən] ジフェナン ㊥ benzylphenyl carbamate (駆虫薬), = carbaurinum.

di·phen·hy·dra·mine [dáifenháidrəmi:n] ジフェンヒドラミン ㊥ *N*-(2-benzhydryloxyethyl)-*N*,*N*-dimethylamine $C_{17}H_{21}NO$: 255.35 (エーテル系抗ヒスタミン薬(H_1 受容体遮断薬). じんま疹, 湿疹, 小児ストロフルス, 皮膚瘙痒症, 虫さされなどの患部に用いられる).

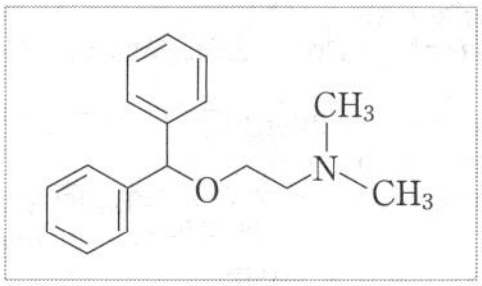

d. hydrochloride ジフェンヒドラミン塩酸塩 ㊥ *N*-(2-benzhydryloxyethyl)-*N*,*N*-dimethylamine monohydrochloride $C_{17}H_{21}NO \cdot HCl$: 291.82 (塩酸ジフェンヒドラミン. エーテル系抗ヒスタミン薬(H_1 受容体遮断薬). 最も使用頻度の高い抗ヒスタミン薬の一つ. H_1 受容体でヒスタミンと競合的に拮抗し, また histamine-releaser によるヒスタミンの遊離抑制作用も示す. じんま疹や皮膚炎などの瘙痒, アレルギー性鼻炎などに用いられる).

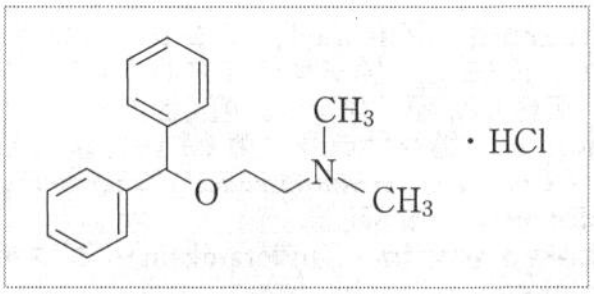

d. tannate タンニン酸ジフェンヒドラミン(抗ヒスタミン薬(H_1 受容体拮抗薬). ジフェンヒドラミンを水に不溶性のタンニン酸塩とすることにより, 塩酸塩の麻痺性をなくしたもの).

di·phe·nic ac·id [daifí:nik ǽsid] ジフェン酸 ㊥ *o,o'*-bibenzoic acid $C_{14}H_{10}O_4$.

di·phen·i·dol [daifénidɔ:l] ジフェニドール ㊥ α-α-diphenyl-1-piperidinebutanol (鎮吐薬).

di·phe·nox·y·late hy·dro·chlo·ride [dàifenáksileit hàidroukló:raid] 塩酸ジフェノキシラート ㊥ 1-(3-cyano-3,3-diphenylpropyl) 4-phenylpiperidine-4-carboxylic acid ethyl ester HCl (止瀉薬).

di·phen·yl [daifénil] ジフェニル ㊥ phenylbenzene $C_6H_5C_6H_5$ (炭脂に存在する化合物で, ポリ塩化ビフェニル類として用いられる), = biphenyl.

d. ether ジフェニルエーテル ㊥ phenyl ether $C_6H_5OC_6H_5$.

di·phen·yl·a·mine [daifènilǽmi:n] ジフェニルアミン ㊥ *N*-phenylaniline $C_6H_5NHC_6H_5$ (硝酸および塩素の定量試薬).

d. orange ジフェニルアミンオレンジ, = trop(a)eolin OO.

di·phen·yl·a·mine·ar·sine chlo·ride [daifènilæmi:ná:sin kló:raid] 塩化ジフェニルアミンアルシン $NH(C_6H_5)_2AsCl$ (毒ガス), = adamsite, DM.

di·phen·yl·an·thra·nil·ic ac·id [daifénilænθrənílik ǽsid] ジフェニルアントラニル酸 $(C_6H_5)_2NC_6H_4COOH$ (加熱すると CO_2 を放出してトリフェニルアミンを生ずる).

di·phen·yl·chlor·ar·sine [daifènilklɔ:rá:sin] ジフェニルクロルアルシン $(C_6H_5)_2AsCl$ (毒ガス), = Clark Ⅰ, DA.

di·phen·yl·cy·an·ar·sine [daifenilsaiəná:sin] ジフェニルシアンアルシン $(C_6H_5)_2AsCN$ (毒ガス), = Clark Ⅱ, DC.

di·phen·yl·hy·dan·to·in so·di·um [daifènilhaidǽntɔin sóudiəm] ジフェニルヒダントインナトリウム ㊥ 5,5-diphenylhydantoin (抗てんかん薬. 強直・間代性発作, 複雑部分発作に適用される), = alepsin, diphenylhydantoinum sodium, eptoin, phenytoin, solantoin.

di·phen·yl·ke·tone [daifènilkí:toun] ジフェニルケトン $C_6H_5COC_6H_5$, = benzophenone.

di·phen·yl·meth·yl [daifènilméθil] ジフェニルメチル基 ($(C_6H_5)_2CH-$).

di·phen·yl·meth·yl·ene [daifènilméθili:n] ジフェニルメチレン基 ($(C_6H_5)_2C-$).

di·phen·yl·pol·y·ene [daifènilpálii:n] ジフェニルポリエン ($C_6H_5(-CH{=}CH-)_nC_6H_5$ のような一般式をもつ一連の不飽和ジフェニル化合物).

di·phen·yl·pyr·a·line hy·dro·chlo·ride [daifènilpírəli:n hàidrouklɔ:raid] 塩酸ジフェニルピラリン ㊥ 4-diphenylmethoxy-1-methylpiperidine HCl (抗ヒスタミン薬).

di·phen·yl·sul·fone [daifènilsʌ́lfoun] ジフェニルスルホン ㊥ sulfobenzide $(C_6H_5)_2SO_2$.

di·phen·yl·thi·o·car·ba·sone [daifènilθàiouká:bəsoun] ジフェニルチオカルバゾン, = dithizone.

di·phen·yl·u·rea [daifèniljú:riə] ジフェニル尿素 ㊥ diphenylcarbamide $C_6H_5NHCONHC_6H_5$, = carbanilide.

di·pho·nia [daifóuniə] 複音症, = double voice.

di·phos·gene [daifásdʒi:n] ジホスゲン ㊥ trichlormethyl-chloroformate $ClCOOCCl_3$ (phosgene に類似の肺臓刺激性毒ガス), = perstoff, superpalite, surpalite.

di·phos·pha·tase [daifásfəteiz] ジホスファターゼ, = pyrophosphatase.

di·phos·phine [daifásfin] ジホスフィン P_2H_4 (液状リン化水素).

1,3-di·phos·pho·glyc·er·ate [- daifɑsfəglísəreit] 1,3-ジホスホグリセリン酸 (1,3-P2Gri).

2,3-di·phos·pho·glyc·er·ate [- daifɑsfəglísəreit] 2,3-ジホスホグリセリン酸 (2,3-P2Gri).

2,3-di·phos·pho·glyc·er·ic ac·id [- daifàsfəglisérik ǽsid] 2,3-ジホスホグリセリン酸.

di·phos·pho·pyr·i·dine nu·cle·o·tide (DPN) [daifàsfəpíridin njú:kliətaid] ジホスホピリジンヌクレオチド(ニコチンアミドアデニンジヌクレオチド(NAD, 還元型は NADH)の旧名称. 酸化還元酵素に関与する補酵素の一つ．ニコチン酸アミド1 mol，アデニン1 mol，リボース2 mol およびリン酸2 mol からなる)，= codehydrogenase Ⅰ．

di·phos·pho·rus tet·ra·i·o·dide [daifásfərəs tètrəáiədaid] ① 四ヨウ化二リン P_2I_4．② 二ヨウ化リン PI_2，= phosphorus diiodide.

di·phos·pho·thi·a·min [daifàsfəθáiəmin] ジホスホチアミン．

diph·the·ria [difθí:riə] ジフテリア(ジフテリア菌による疾患で，主に鼻咽頭に偽膜を形成する．菌体から産生された毒素が血中に入ると心，腎，肝，神経などの障害を引き起こす)．形 diphtherial，diphtheric.

d. and tetanus pertussis vaccine ジフテリア・破傷風・百日咳3種混合ワクチン．

d. and tetanus toxoids ジフテリア破傷風〔混合〕トキソイド〔医学〕，= combined diphtheria and tetanus toxoid.

d. and tetanus toxoids, alum precipitated ミョウバン沈降性ジフテリア破傷風混合トキソイド．

d. and tetanus toxoids, aluminum hydroxide adsorbed 水酸化アルミニウム吸着ジフテリア破傷風混合トキソイド，= al-hydrox.

d. and tetanus toxoids and pertusis vaccine ジフテリア・破傷風・百日ぜき三種混合ワクチン(ジフテリアトキソイド，破傷風トキソイド，百日ぜき(咳)不活化ワクチンからなるワクチン)，= DTP vaccine.

d. and tetanus toxoids and pertussis vaccine alum-precipitated 沈降ジフテリア破傷風トキソイド百日ぜき混合ワクチン，= infagen，trivanac.

d. antitoxin ジフテリア抗毒素〔医学〕(ジフテリア菌 *Corynebacterium diphtheriae* のジフテリア毒素に反応する抗毒素をいう)．

d. antitoxin unit ジフテリア抗毒素単位．

d. bacillus ジフテリア菌，= *Corynebacterium diphtheriae*.

d. carrier ジフテリア保菌者．

d. cutis 皮膚ジフテリア，= cutaneous diphtheria.

d. faucium 咽頭ジフテリア〔医学〕．

d. fulminans 電撃性ジフテリア〔医学〕．

d. of esophagus 食道ジフテリア〔医学〕．

d. of newborn 新生児ジフテリア〔医学〕．

d. paralysis ジフテリア麻痺〔医学〕．

d. pertussis vaccine ジフテリア・百日咳(ぜき)混合ワクチン〔医学〕．

d. tetanus and pertussis vaccine ジフテリア・破傷風・百日咳(ぜき)3種混合ワクチン〔医学〕．

d. toxin ジフテリア毒素〔医学〕，ジフテリアトキシン(ジフテリア菌(*Crynebacterium diphteriae*)が産生する細菌外毒素の一種)．

d. toxin normal ジフテリア標準血清〔医学〕．

d. toxoid ジフテリアトキソイド〔医学〕(ジフテリア毒素をホルマリンで処理し，その抗原性を損わないように無毒化したトキソイド．ジフテリア予防に用いられる)．

d. toxoid, alum precipitated ミョウバン沈降性ジフテリアトキソイド(ジフテリア菌の培養により産生される外毒素をミョウバンにより沈殿したトキソイドの懸濁液で，モルモットには毒性作用を示さずに自動免疫を賦与するもの)．

d. toxoid, aluminum hydroxide adsorbed 水酸化アルミニウム吸着ジフテリアトキソイド(水酸化アルミニウムにより吸着されたジフテリア類毒素で，モルモットには無害であるが自動免疫には有効)．

d. toxoid, aluminum phosphate adsorbed リン酸アルミニウム吸着ジフテリアトキソイド(リン酸アルミニウム処置によりつくられたトキソイドで，水酸化アルミニウムを用いた場合と同一の作用と効力をもつ)．

d. toxoid and pertussis vaccine combined ジフテリアトキソイド百日ぜきワクチン合剤，= diptussis.

d. toxoid and pertussis vaccine combined, alum precipitated ミョウバン沈降性ジフテリアトキソイド百日ぜき合剤．

d. toxoid and pertussis vaccine combined, aluminum hydroxide adsorbed 水酸化アルミニウム吸着ジフテリアトキソイド百日ぜきワクチン合剤，= alhydrox，diptussis.

d. vaccine ジフテリアワクチン(ジフテリアに対するトキソイド．百日ぜきワクチン，破傷風ワクチンと混合して用いることが多い)．

diph·the·ri·al [difθériəl] ジフテリア性，= diphtheritic.

d. pseudomembrane ジフテリア偽膜．

diph·the·ri·a·phore [difθériəfɔ:r] ジフテリア菌保菌者，= diphtheria bacilli carrier.

diph·the·ric [difθérik] ジフテリアの〔医学〕．

d. angina ジフテリア性アンギナ〔医学〕．

d. croup ジフテリア性喉頭炎〔医学〕．

d. gastritis ジフテリア性胃炎〔医学〕．

d. laryngitis ジフテリア性喉頭炎．

d. myocarditis ジフテリア性心筋炎〔医学〕．

d. neuritis ジフテリア神経炎〔医学〕．

d. pseudomembrane ジフテリア偽膜〔医学〕．

d. stomatitis ジフテリア性口内炎〔医学〕．

diph·the·rin [dífθərin] ① ジフテリア菌毒素．② 多価性ジフテリア抗原(アナフィラキシー皮膚反応用)，= diphtheria toxin.

diph·the·ri·ol·y·sin [dìfθəriálisin] ジフテリア溶菌素．

diph·the·ri·tic [difθerítik] ジフテリアの，ジフテリア性，= diphtheria.

d. conjunctivitis ジフテリア性結膜炎．

d. croup ジフテリア性喉頭炎，= laryngeal diphtheria，membranous croup.

d. membrane ジフテリア膜，= false membrane.

d. neuropathy ジフテリア〔性〕ニューロパチー．

d. paralysis ジフテリア麻痺．

d. pharyngitis ジフテリア性咽頭炎，= croupous pharyngitis.

d. ulcer ジフテリア性潰瘍．

d. vulvitis ジフテリア性外陰炎(偽膜を発生するもの)．

diph·the·ri·tis [dìfθəráitis] ジフテリア炎(Bretonneauがジフテリアに対して与えた名称)，= diphtheria.

diph·the·roid [dífθərɔid] ① ジフテリア様の．② ジフテロイド〔医学〕，偽ジフテリア(ジフテリア菌によらない疾患)．③ 類ジフテリア菌(毒素を産生しない)．

d. bacillus 偽ジフテリア菌(毒素を産生しないもの)，= *Corynebacterium pseudodiphtheriticum*.

d. sclerosis 偽膜硬結．

diph·the·ro·tox·in [dìfθərətáksin] ジフテリア毒素，= diphtheria toxin.

diph·thong [dífθaŋ] 二重母音〔医学〕．

diph·thon·gia [difθánʤiə] 複音，重声，= diphonia.

di·phy·cer·cy [dáifisə:si] 二叉ひれ(鰭)．形 diphycercal.

Diphylla ecaudata 吸血コウモリの一種，= blood-suckling bat，vampire.

Di·phyl·li·dea [dàifilídiə] 二葉目(条虫の一目．サメの寄生虫を含む)．

di·phyl·lo·both·ri·a·sis [daifìloubɑθráiəsis] 裂頭条虫症〔医学〕．

d. lata 広節裂頭条虫症(広節裂頭条虫 *Diphyllobothrium latum* の成虫の腸管内寄生による疾患)．

d. nihonkaiensis 日本海裂頭条虫症.
Di·phyl·lo·both·ri·i·dae [daifiloubɑθríidi:] 裂頭条虫科(条虫の一科．魚類，ときに爬虫類，鳥類，哺乳類に寄生).
Di·phyl·lo·both·ri·um [daifiloubáθriəm] 裂頭条虫属(裂頭条虫科の一属).
D. latum 広節裂頭条虫(成虫はヒトの小腸に寄生).
D. nihonkaiense 日本海裂頭条虫(日本海回遊サケから感染する裂頭条虫種).
di·phy·o·dont [dífiədɑnt] 一換性歯，二生歯〔医学〕，二生歯性の.
di·phy·o·don·tia [dìfiədánʃiə] 二生歯〔型，性〕，換歯性(人間のように乳歯が永久歯に生え代わること).
diphyodontic gemination 一歯槽の二歯発生.
di·phy·o·don·ty [dìfiədánti] 二生歯，二生歯型(性)〔医学〕.
di·pi·cryl·a·mine [dàipikríləmin] ジピクリラミン [化] 2,4,6,2′,4′,6′-hexanitrodiphenylamine, = hexyl.
DIPJ distal interphalangeal joint 遠位指(趾)節間関節の略, = DIP joint.
dip·la·cu·sia [dìpləkú:ziə] 複聴〔医学〕, = diplacusis.
dip·la·cu·sis [dìpləkú:sis] 複聴，二重聴.
d. binauralis 両耳複聴.
d. dysharmonica 不調和複聴.
d. echotica 反響性複聴.
d. monauralis 単耳複聴.
di·plas·mat·ic [dàiplæzmǽtik] 両細胞質性の(原形質以外の物質を含む細胞についていう).
di·plas·tic [daiplǽstik] 二形質性(2種の物質が原形質に含まれている細胞についていう).
di·ple·gia [daiplí:ʤiə] 両〔側〕麻痺〔医学〕. [形] diplegic.
d. superior 上肢両麻痺.
dipl(o)- [dipl(ou), -l(ə)] 複，重，双などの意味を表す接頭語.
dip·lo·al·bu·min·u·ria [dìplouælbjù:minjú:riə] 二重タンパク尿症(生理的および病的なアルブミン尿).
diplobacillary conjunctivitis 双桿菌性結膜炎, = Morax-Axenfeld conjunctivitis.
Dip·lo·ba·cil·lus [diploubəsíləs] 双桿菌(旧称), = *Moraxella*.
D. Morax-Axenfeld モラー・アクセンフェルド双桿菌(結膜炎にみられる細菌), = *Moraxella lacunata*.
dip·lo·ba·cil·lus [dìploubəsíiəs] 双桿菌. [複] diplobacilli.
dip·lo·bac·te·ria [dìploubæktí:riə] 双細菌.
dip·lo·bac·te·ri·um [dìploubæktí:riəm] 双桿菌類. [複] diplobacteria.
dip·lo·bi·ont [dìploubáiənt] 複相生物.
dip·lo·bi·on·tic [dìploubaiántik] 両世代交代の.
dip·lo·blas·tic [dìpləblǽstik] 双胚葉性の.
dip·lo·car·dia [dìploukɑ́:diə] 二心臓体.
dip·lo·ceph·a·lus [dìpləséfələs] 二頭体, = dicephalus.
dip·lo·ceph·a·ly [dìpləséfəli] 二頭奇形.
dip·lo·chei·lia [dìploukáiliə] 二重唇.
dip·lo·coc·ce·mia [dìploukɑksí:miə] 双球菌血症〔医学〕.
dip·lo·coc·ci [dìpləkáksai] 双球菌(diplococcusの複数).
dip·lo·coc·coid [dìpləkákɔid] ① 双球菌様の．② 双球菌状細菌.
Dip·lo·coc·cus [dìpləkákəs] 双球菌属(旧称．現在では他属に分類される).
D. constellatus = *Streptococcus constellatus*.
D. gonorrhoeae = *Neisseria gonorrhoeae*.
D. intracellularis = *Neisseria meningitidis*.
D. mucosus = *Neisseria mucosa*.
D. pneumoniae = *Streptococcus pneumoniae*.
dip·lo·coc·cus [dìpləkákəs] 双球菌. [複] diplococci.
d. pneumoniae 肺炎双球菌.
dip·lo·co·ria [dìploukɔ́:riə] 複瞳孔〔症〕.
Dip·lo·din·i·um [dìplədíniəm] ジプロジニウム属(繊毛虫の一属．家畜の胃，特に反芻胃内に寄生し，その代謝により動物性タンパク質因子およびビタミン B_{12} を産生する).
dip·loe [díploi] [L/TA] 板間層(頭蓋骨の内外両板間の海綿質の部分), = diploe [TA]. [形] diploetic, diploic.
Dip·lo·gas·ter [dìpləgǽstər] ジプロガスター属(糞便内に生活する原虫で，鉤虫，糞線虫などの検査に混乱をきたすことがある).
dip·lo·gen [dípləʤən] ジプロゲン(Rutherfordが重水素 deuterium に対して用いた語).
dip·lo·gen·e·sis [dìpləʤénisis] 二体発生，双生.
dip·lo·gon·o·po·ri·a·sis [dìplougɑ̀nəpouráiəsis] 大複殖門条虫症.
Dip·lo·go·nop·o·rus [dìplougounápərəs] 大複殖門条虫属(条虫の一属．各体節に2対の生殖器をもつ．クジラなど海産哺乳類の寄生虫).
dip·lo·gram [dípləgræm] 重複撮影X線像.
dip·lo·hap·lont [dìpləhǽplənt] 複単相生物.
dip·lo·hy·dro·gen [dìplouháidrəʤən] 重水素, = deuterium.
di·plo·ic [diplóuik] 板間層の.
d. branch [TA] 板間層枝*, = ramus diploicus [L/TA].
d. canals [TA] 板間管, = canales diploici [L/TA].
d. cyst 板間嚢胞〔医学〕.
d. veins [TA] 板間静脈, = venae diploicae [L/TA].
dip·loid [díplɔid] 二倍体〔医学〕，全数(染色体が2倍数を示す正常の状態). [名] diploidy.
d. cell 二倍体細胞〔医学〕.
d. chromosome 倍数染色体.
d. fibroblast strain 二倍体線維芽細胞株〔医学〕.
d. generation 全数世代，複相世代〔医学〕.
d. intersex 二倍体間性.
d. merogony 双性卵片発生(卵核をもち受精したもの).
d. mitosis 倍数核分裂.
d. nucleus 2倍体核(正常の2倍体の染色体をもつ細胞核).
d. number 二倍数(2x)〔医学〕，複相数(2n)〔医学〕.
d. organism 全数生物，倍数生物，複相生物〔医学〕.
d. parthenogenesis 複相単為生殖〔医学〕，倍数単為生殖.
d. phase 全数相.
d. plant 複相植物(核相交番は行うが，世代交番を行わず，有性生殖のみを営むもの).
dip·loid·i·za·tion [dìplɔidizéiʃən] 複相比〔医学〕.
dip·loi·dy [díplɔidi] 二倍性〔医学〕.
dip·lo·kar·y·on [dìpləkǽriən] 二複相染色体核(複相染色体の数が2倍ある核).
dip·lo·mate [dípləmeit] ディプロメイト(医師国家試験あるいは専門医の免状をもつ医師).
dip·lo·me·lia [dìploumí:liə] 〔重〕複肢〔症〕〔医学〕.
dip·lo·mel·li·tu·ria [dìploumèlitjú:riə] 複糖尿〔症〕(尿中にブドウ糖およびその他の糖を排出する状態).
Dip·lo·mo·nad·i·da [dìploumənǽdidə] 重複鞭毛虫類，ディプロモナス目(肉質鞭毛虫門), = diplomonads.

D

dip·lo·mo·ne·cia [dìploumənί:siə] 複相性雌雄同株.
dip·lo·my·e·lia [dìploumaiί:liə] 二重脊髄〔症〕[医学](縦軸裂開のため外観上2本の脊髄があるような奇形).
dip·lon [díplɑn] 重水素核, 二重子, = deuteron.
dip·lo·ne·ma [dìplounί:mə] 複糸期(減数分裂において染色体が2個相接したことが明瞭になる時期).
dip·lo·neu·ral [dìplounjú:rəl] 二重神経性の(2つの神経支配を受ける).
dip·lont [díplənt] ① 全数体, 複相植物. ② 重複奇形体.
dip·lop·a·gus [diplɑ́pəgəs] 重複体(ある器官を共通にもつ双子結合奇形).
dip·lo·phase [dípləfeiz] 複相核期, 全数世代(植物における全数相 diploid phase).
dip·lo·pho·nia [dìploufóuniə] 二重〔音〕声 [医学], 複音, = diphthongia.
di·plo·pia [diplóupiə] 複視 [医学], 二重視, = ambiopia, double vision, monodiplopia.
d. heteronyma 異名複視 [医学].
d. homonyma 同名複視 [医学].
d. testing 複像検査(外眼筋麻痺の検査法).
di·plo·pi·om·e·ter [diplòupiɑ́mitər] 複視計.
Dip·lo·po·da [diplɑ́pədə] 倍脚綱(節足動物の一綱. ヤスデの類で, 各体節に2対ずつの肢を有する. 体液は黄褐色で刺激臭があり, 皮膚につくと痛みを感じ, ときに水疱をつくる), = millipedes.
dip·lo·po·dia [dìploupóudiə] 重複趾〔症〕.
di·plo·scope [dípləskoup] ① 両眼視測定器. ② 測穴器.
dip·lo·sis [diplóusis] 複相染色体発生(受精において単相2対が融合すること).
dip·lo·so·ma [dìplousóumə] 双心子(完全に発育した2体の結合), = diplosomatia, diplosomia.
dip·lo·so·ma·tia [dìplousouméiʃiə] 結合体 [医学].
dip·lo·some [dípləsoum] 双心子 [医学], 複中心体.
dip·lo·so·mia [dìplousóumiə] 結合体 [医学].
dip·lo·staph·y·lo·coc·cus [dìploustæfiləkɑ́kəs] 双ブドウ球菌(やや卵形のブドウ球菌2個が向き合った菌塊).
Diplostephanus nidulans = *Aspergillus nidulans*.
dip·lo·strep·to·coc·cus [dìpləstrèptəkɑ́ksəs] 複レンサ球菌, 双球状レンサ球菌(多数の対をなすもの).
dip·lo·tene [díplətiːn] 複糸期 [医学], 双糸期 [医学], デプロテン期(染色体糸球が明らかに重複している分裂の一期), = diplotene stage.
d. stage 複糸期 [医学].
dip·lo·ter·a·tol·o·gy [dìploutèrətɑ́lədʒi] 重複(結合)奇形学.
Dip·noi [dípnouai] 肺魚下綱, = lungfishes.
di·po·dia [dipóudiə] 重複足.
di·po·lar bath [dipóulər bǽθ] 二極電気浴 [医学], 〔白熱〕電光浴.
dipolar interaction 双極子相互作用 [医学].
dipolar ion 双性イオン [医学], 双極子イオン, = amphion, zwitterion.
di·pole [dáipoul] 双極子 [医学], 二重極(磁気または電気モーメントをもつ微粒子のことで, 正と負との電荷またはNとSの磁極が, 一定の距離を隔てて相対立する), = doublet. 形 dipolar.
d.-dipole interaction 双極子-双極子相互作用 [医学].
d.-dipole relaxation 双極子-双極子緩和 [医学].
d. molecule 双極分子.
d. moment 双極〔子〕モーメント [医学](電場または磁場にある微粒子の分極のモーメント).
d. radiation 双極放射.
d. theory 双極説(心電図を心臓の中心におかれた双極子を使って説明する理論. 空間的ベクトル心電図の基礎をなしている).
d. tracing 双極子追跡 [医学].
di·po·tas·si·um phos·phate [dàipətǽsiəm fɑ́sfeit] リン酸水素二カリウム, = potassium phosphate.
Dippel, Johann Konrad [dípəl] ジッペル(1673–1734, ドイツの医師・錬金学者).
D. animal oil ジッペル動物油(動物の骨, 角などの組織から分解蒸留法によりつくった油), = oleum animale aethereum.
dip·ping [dípiŋ] ① ディッピング(腹部に急圧を加えて肝臓を触診する方法). ② 動物の沐浴. ③ 液浸 [医学], 浸漬.
d. former 浸漬型 [医学].
d. method 液浸法 [医学], ディッピング法(液状の原子核乳剤を使ってオートラジオグラフィを行う方法の一つ).
d. refractometer 液浸屈折計.
dip·pol·dism [dipɑ́ldizəm] 鞭打(ドイツ教師 Dippold にちなむ), = flagellation.
di·pro·par·gyl [dàiprəpɑ́:dʒil] ジプロパルジル $CH{\equiv}CCH_2CH_2C{\equiv}CH$.
di·pro·pyl·bar·bi·tu·ric ac·id [daipròupilbɑ̀:bitjú:rik ǽsid] ジプロピルバルビツール酸 $(C_3H_7)_2C(CONH)_2CO$, = dipropylmalonylurea.
di·pro·sop·a·gus [dàiprəsɑ́pəgəs] 顔重複結合体 [医学].
di·pro·so·pia [dàiprəsóupiə] 二顔奇形, = diprosopy.
di·pros·o·pus [daiprɑ́səpəs, -prousóup-] 二顔体 [医学].
d. dirhinus 二鼻二顔体.
d. parasiticus 二顔寄生体(二顔の一つが小さく発育不全なもの).
d. tetrophthalmus 四眼二顔体, = iniodymus.
d. tetrotus 四耳二顔体.
d. unicephalus 一頭二顔体(二重体に属する奇形の一つ).
di·prot·a·mine [daiprɑ́təmin] ジプロタミン(塩基アミノ酸としてのアルギニンとヒスチジン, またはアルギニンとリジンを含む2種類がある).
di·prot·ic [daiprɑ́tik] 二塩基の, = dibasic.
d. acid 二塩基酸, = dibasic acid.
dips [díps] 腕立て伏せ, = push-ups.
dip·sec·tor [dipséktər] 俯角針.
dip·se·sis [dipsí:sis] 口渇, 高度口渇(かつ) [医学], 善渇. 形 diplsetic.
dip·so·gen [dípsədʒən] 口渇誘発薬.
dip·so·ma·nia [dìpsouméiniə] 渇酒症, 渇酒癖 [医学], 発作性大酒症.
dip·sop·a·thy [dipsɑ́pəθi] 大酒性障害.
dip·so·pho·bia [dìpsoufóubiə] 飲酒恐怖〔症〕[医学].
dip·sor·rhex·ia [dìpsəréksis] 慢性酒精中毒症, 慢性アルコール中毒症, = chronic alcoholism.
dip·so·sis [dipsóusis] はん(煩)渇, 大渇, = morbid thirst.
dip·so·ther·a·py [dìpsəθérəpi] 水分制限療法, = thirst-cure.
dip·stik [dípstik] ディップスチック(細長いプラスチックまたは濾紙に一箇所または数箇所, 測定試薬を浸み込ませ乾燥したものを被検液に浸けて一定時間反応後発色程度を観察する. 定量的または半定量的に測定できる).
Dip·te·ra [dípterə] 双翅目(昆虫綱の一目で, 医学節足動物学において重要な位置を占め, 体は頭, 胸,

腹の3部からなり，比較的大きい可動性の頭部の両側に複眼があり，さらにその後方に3個の単眼がある．胸部では中胸が発達し，複雑な硬板で被われ，1対の翅をもつ，腹部の7〜10節は産卵管または外生殖器となる)，= flies.

Dip·ter·o·car·pus [dìpterəkɑ́:pəs] フタバガキ〔双葉柿〕属（フタバガキ科 *Dipterocarpaceae* の一属．同科にはラワン材などの有用材および香料，薬用にする龍脳などを製造する有用植物が多い)．

dip·ter·ous [díptərəs] 双翅の，= two-winged.

dip·treyx [díptreiks] トンコ豆，= tonka, tonka bean.

Di·pus sa·gi·ta [dáipəs] キタタミユビトビネズミ（ペスト菌を媒介する)，= Northern three-toed jerboa.

di·pus [dáipəs] 裂足体，= bifid foot, double feet.

di·py·gus [daipáigəs] 二殿体〔医学〕（体の上半身が一体で殿部以下が重複している奇形)．

d. parasiticus 寄生性二殿体，= gastrothoracopagus dipygus.

d. tetrapus 四脚二殿体．

d. tripus 三脚二殿体．

dip·y·li·di·a·sis [dìpilidáiəsis] 瓜実条虫症〔医学〕．

Dipylidium caninum 瓜実条虫，イヌ条虫（条虫の一種．楕円形の条虫で，長さ25〜30cmにも達し，イヌ，ネコ，まれにヒトの小腸に寄生)，= double-pored dog tapeworm.

di·pyr·id·am·ole [dàipirídəmoul] ジピリダモール $C_{24}H_{40}N_8O_4$: 504.63（ピペリジン-ピリミドピリミジン系虚血性心疾患治療薬．狭心症，心筋梗塞，うっ血性心不全などに用いられる)．

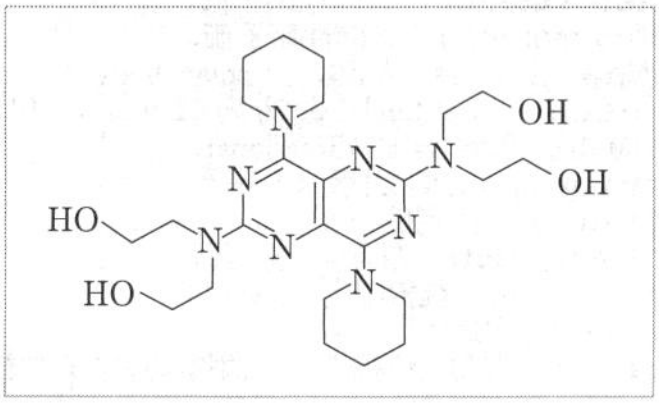

di·pyr·i·dine [daipíridin] ジピリジン（ピリジン環2個の結合したもの)，= bipyridine.

di·pyr·i·dyl [daipíridil] ジピリジル $(C_5H_4N)_2$（2個のピリジル核が単結合で結ばれた化合物の総称で，特にα,α'型は酸性溶液からFe^{2+}イオンとともに溶けて錯塩をつくり，赤色を呈するが，F^{3+}との塩は無色であるので，呈色反応試薬として用いられる)．

di·py·rone [daipáiroun] ディピロン，= sulpyrin.

di·quat [dáikwɑt] ジクワット（除草剤の一つ)．

di·quin·ol [daikwínɔ:l] ジキノール，= perparine.

dir prop [L] directione propria 適切な方向への略．

Dirck fibers ジルク線維（細線維，動脈筋層線維)，= Dirck fibrils.

di·rect [dirékt, dai-] 直接の〔医学〕，直達の．

d.-acting antiviral agents (DAAs) 直接作用型抗ウイルス薬（IFNを用いない(IFNフリー) C型肝炎の経口薬)．

d. action 直接作用〔医学〕．

d. anastomosis 直接吻合〔医学〕．

d. antagonist 直接拮抗〔物〕質．

d. anticoagulant 直接抗凝固薬〔医学〕．

d. antiglobulin test 直接抗グロブリン試験〔医学〕（生体内で既に赤血球に結合している不完全抗体を検出する試験．被検赤血球に直接，抗グロブリン血清を加えて，凝集の有無をみる)，= direct Coombs test.

d. astigmatism 直乱視（横主径線より縦主径線の屈折の大きい場合)．

d. auscultation 直接聴診〔法〕〔医学〕（聴診器を用いない方法)，= immediate auscultation.

d. bilirubin (D-Bil) 直接〔型〕ビリルビン〔医学〕．

d. bonding method ダイレクトボンディング〔法〕（一般的に矯正用ブラケット類を歯のエナメル質表面に直接接着する方法)．

d. calorimetry 直接的カロリー計測〔医学〕，直接熱量測定．

d. (cell) division 直接細胞分裂〔医学〕．

d. cerebellar tract = spinocerebellar tract.

d. closure 直接閉鎖〔医学〕．

d. closure of coronary artery fistula 冠状動脈瘻直接閉鎖〔医学〕．

d. closure of patent foramen ovale 卵円孔開存直接閉鎖〔医学〕．

d. color 直接染料〔医学〕．

d. compression tabletting 直接打錠法〔医学〕．

d. contact 直接伝染，= immediate contact.

d. contact infection 直接接触感染（伝染)〔医学〕．

d. contagion 〔直接〕接触伝染，= immediate contagion.

d. Coombs test 直接クームステスト (Coombs, R. R. A.)．

d. cross-matching 直接交差〔適合〕試験（輸血の適合性を確認するため，供血者の血液と，受血者のそれとを直接混合して凝集反応の有無を調べる方法で，供血者の赤血球を受血者の血清に加える方法を主試験，受血者の赤血球を供血者の血清に混ぜる方法を副試験と呼ぶ)．

d. crossgraphy 直接横断断層撮影〔法〕．

d. current (DC) 直流〔医学〕．

d. current countershock 直流電気ショック〔医学〕．

d. current defibrillator 直流細動除去器〔医学〕．

d. current shift 直流偏位〔医学〕．

d. current shock 直流通電ショック〔医学〕．

d. development 直接発生〔医学〕，直接発育．

d. diuretic 直接利尿薬．

d. division 直接分裂〔医学〕．

d. drug sensitivity test 直接法耐性検査〔医学〕．

d. dye 直接染料〔医学〕．

d. effect 直接効果．

d. electrization 直接通電法（一極を筋肉に当て，他極を不関部位に置いて行う方法)．

d. embolism 直接塞栓症（循環方向に一致して発生する塞栓症)．

d. emetic 直接催吐薬．

d. emmenagog(ue) 直接通経薬（性器に直接作用するもの)．

d. excitation 直接刺激〔作用〕〔医学〕，直接興奮．

d. fire 直火．

d. flame sterilization 直接火炎滅菌〔法〕〔医学〕．

d. flap 直接皮弁〔医学〕．

d. fluorescent antibody technique 直接蛍光抗体法（蛍光抗体法のうち，抗原に直接反応する抗体を蛍光標識して用いる方法)．

d. force 直達外力．

d. forward grouping test おもて検査．

d. fracture 直達骨折〔医学〕．

d. fulguration 直接法（金属先端を備えた絶縁放電電極を高周波器の1端子に連結し，治療部位に放電を行う方法)．

d. gangrene 直達壊疽．

d. glare 中心性眩輝（物体の像が中心窩に落ちるもの)．

d. gold restoration 直接金修復〔医学〕．

d. hemolysin 直接溶血毒〔医学〕．

d. hemoperfusion 直接血液潅流〔医学〕．

d. illumination 直接照明〔法〕[医学].
d. image 直立像, = erect image.
d. immunofluorescence 直接蛍光抗体法 [医学].
d. immunofluorescent method 直接蛍光抗体法 [医学].
d. infection 直接感染 [医学].
d. (inguinal) hernia 直接〔鼡径〕ヘルニア [医学].
d. inhibition 直接抑制 [医学].
d. intermaxillary anchorage 直接顎間固定 [医学].
d. irritation 直接刺激.
d. isotope dilution method 同位体直接希釈法 [医学].
d. laryngoscopy 喉頭直達鏡検査〔法〕[医学], 直達喉頭検査法.
d. lateral tract 直達外側路(脊髄の上行または感覚伝導線維), = dorsolateral tract.
d. lead 直接誘導 [医学].
d. light reflex 直接対光反射 [医学] (光線を直接に網膜にあてると, 瞳孔括約筋が収縮する).
d. lighting 直接照明〔法〕[医学].
d. lytic factor 直接溶血因子 [医学].
d. metaplasia 直接化生 [医学].
d. metastasis 直接転移.
d. method 直像検査法.
d. method for making inlays インレー作製の直接法.
d. method surgery 直達療法 [医学].
d. murmur 直接性心雑音(心内膜面が粗くなり, かつ弁口面積が狭くなったために生ずる心雑音).
d. (nuclear) division 直接〔核〕分裂 [医学].
d. obsteric death 直接産科的死亡.
d. obsterical death 直接産科学的死亡.
d. ophthalmoscopy 直像検眼法.
d. parallax 直接視差.
d. percussion 直接打診〔法〕[医学], = immediate percussion.
d. plaque forming assay 直接プラーク法(免疫担当臓器中に存在する抗体産生細胞を溶血反応により検出する法), = direct plaque assay.
d. platelet count 直接血小板算定〔法〕(血球計算盤による 1μL 中の血小板数).
d. product 直積.
d. proportion 正比例.
d. pyramidal tract = fasciculus cerebrospinalis anterior.
d. radiography 直接撮影(通常行われている胸部単純 X 線撮影).
d. ray 直接線, = primary ray.
d. reaction 直接反応 [医学].
d. reading balance 直示てんびん [医学].
d. reading instrument 直読計器.
d. recorded electroencephalogram 直接導出脳波.
d. recording oscillograph 直記式オッシログラフ [医学].
d. reducing sugar 直接還元糖 [医学].
d. reflex 直接反射.
d. repeats 正位反復(配列) [医学], 同方向くり返し [医学].
d. respiration 直接呼吸(アメーバのように呼吸性血液をもたない生体が直接ガス交換を行うこと).
d. saturation analysis 直接飽和分析 [医学].
d. sensory tract 直達感覚路(小脳の球状核付近から第四脳室の外壁に達するもの).
d. sequencing method ダイレクトシーケンス法.
d. smear 直接塗抹 [医学].
d. smear examination 塗抹検査 [医学].
d. smoking 直接喫煙 [医学], 能動喫煙 [医学].
d. stimulus 直接刺激 [医学].
d. stroboscope 直接ストロボスコープ, = phenakistoscope.
d. sum 直和.
d. symptom 直接症状 [医学] (疾病が直接に誘発させる症状).
d. technique 直接法.
d. template theory 直接鋳型説 [医学], = template theory.
d. testing おもて検査(正規判定法. ABO 式血液型検査法の一つ. 被検血球上の A 型, B 型抗原を抗 A, 抗 B 血清を用いて検出するものであり, 赤血球が抗 A 血清により凝集すれば A 型と判定する), = forward testing.
d. titration 直接滴定.
d. tracheobronchoscopy 気管気管支直達鏡検査〔法〕[医学].
d. tracheoscopy 直達気管鏡法.
d. transfusion 直接輸血 [医学], = immediate transfusion.
d. traumatic perforation 直達外傷穿孔.
d. vision 直視下の [医学], 直〔接〕視 [医学].
d. vision biopsy 直視下生検 [医学].
d. vision prism 直視プリズム.
d. vision spectroscope 直視分光器 [医学].
d. wet mount examination 湿潤封入検査法.
d. writing recorder 直接記録計器.
directed donation 指定献血 [医学].
directed valence 方向性原子価.
directed valency 方向性原子価.
directing globule 極体, = polar body.
di·rec·tion [dirékʃən] ① 方向 [医学]. ② 用法 [医学]. ③ 指示, 命令. 形 directional.
d. changing 方向交代性の [医学].
d. fixed 方向固定性の [医学].
d. of easy flow 順方向(整流器の).
d. of fixation 視線固定方向 [医学].
d. ratio 方向比.
d. ray 方向光線(注視点から網膜に達する光線の経路).
directional coronary atherectomy (**DCA**) 方向性冠動脈粥(じゅく)腫切除術.
directional counter 示向計数器 [医学].
directional dose equivalent 方向性線量当量.
directional focusing 方向集束.
directional preponderance 方向優位性 [医学].
directional preponderance of nystagmus 眼振方向優位性 [医学].
directional weakness 方向性の減弱.
di·rec·tive [diréktiv] ① 方向性の, 指示的の. ② 指示.
d. action 指示的行為.
d. corpuscle 極体, = polar bodies.
d. counseling 指示的助言.
d. counselor 指示的助言者.
d. interview 指示的面接.
d. method 指示法.
d. suggestion 指示的示唆.
di·rec·tiv·i·ty [dìrektíviti] 指向性(アンテナ, 音響機器などの方向による感度の違い).
directly ionizing particle 直接電離粒子 [医学].
directly observed therapy 直接監視下治療.
di·rec·tor [diréktər] ① 導子 [医学]. ② 所長, 院長.
d. curve 導線.
d. of nursing 総看護師長, 看護部長, = nurse director.

directory of hospitals 病院要覧〔医学〕.
directory of poison control centers 毒物〔コントロール〕センター要覧〔医学〕.
di·rec·to·scope [diréktəskoup] 直達鏡（反射鏡を用いずに身体開口部に直接挿入して内部の病変を観察する器械で，これを用いる検査法を直達鏡検査 directoscopy または autoscopy という），= autoscope.
di·rec·trix [diréktriks] 準線.
di·rhi·nus [dairáinəs] 二鼻体，= dirhynus. 形 dirhinic, dirhynic.
dir·i·ga·tion [dìrigéiʃən] 随意制御化（不随意機能に対する精神的随意支配）.
dir·i·go·mo·tor [dìrigoumóutər] 筋作用支配の，筋運動調節の.
Di·ro·fil·a·ria [dàiroufiléəriə] ディロフィラリア属（線虫の一属．哺乳類の心臓，結合織に寄生）.
D. immitis イヌ糸状虫（イヌの心臓に寄生，ときに幼虫がヒトの肺などに寄生することで医学的に重要．トウゴウヤブカなどのカ（蚊）が媒介），= dog heartworm nematode.
D. repens （イヌの皮下組織に寄生する）.
di·ro·fil·a·ri·a·sis [dìroufìləráiəsis] ディロフィラリア症，イヌ糸状虫症（線形動物門，線虫綱，糸状虫目，糸状虫科の一種，イヌ糸状虫 *Dirofilaria immitis* の寄生により生ずる疾病．成虫はイヌの心臓に寄生するがヒトがたまたま蚊に刺されて感染すると，幼虫や幼若成虫が肺や皮下に寄生し，種々の症状を起こす）.
dirt-eating [də́:t í:tiŋ] 土食〔症〕，= geophagia.
dirt test 塵埃試験（石綿板を通して牛乳を濾過し，その板上に残る塵埃を観察する方法）.
dirt·y [də́:ti:] 泥状の〔医学〕.
dis- [dis] 分離，反対，逆の意味を表す接頭語.
dis·a·bil·i·ty [dìsəbíliti] 障害，能力障害〔医学〕，能力低下〔医学〕.
d.-adjusted life years (**DALYs**) 障害調整生存年数.
d. evaluation 身体障害度の判定〔医学〕.
d. insurance 廃疾保険〔医学〕.
d. rate 廃疾率〔医学〕.
Disabled People's International (**DPI**) 障害者インターナショナル.
dis·abled [diséibld] 障害者〔医学〕.
d. person 障害者.
dis·a·ble·ment [diséiblmənt] 不能〔状態〕〔医学〕，作業不能〔医学〕，廃疾〔医学〕.
d. benefit 障害補償〔医学〕.
di·sac·cha·ri·dase [daisæ̀kəráideis] 二糖類分解酵素〔医学〕.
di·sac·cha·rid(e) [daisǽkəraid, -rid] 二糖類（一般式 $C_n(H_2O)_{n-1}$，または $C_{12}H_{22}O_{11}$ の構造をもつ糖質で，水解して2分子の単糖類 monosaccharide になるもの），= disaccharose.
d. intolerance 二糖類不耐症.
dis·a·cid·i·fy [dìsəsídifai] 脱酸する，中和する.
dis·ag·gre·ga·tion [disæ̀grigéiʃən] ① 分離〔症〕（ヒステリー患者が新しい感覚を互いに結びつけること，特に眼のそれと連結させることのできない状態で，二重意識の発端となることがある）. ② 離解.
dis·al·ler·gi·za·tion [disæ̀lə:dʒizéiʃən] アレルギー性中和作用.
dis·am·i·dize [disǽmidaiz] アミノ分解を起こす，= deamidize.
dis·ap·pear·ance [dìsəpíərəns] 消失，消退.
d. of nucleus 〔細胞〕核消失.
d. of symptoms 症候消失.
d. rate 消失率〔医学〕.
disappearing bone disease 消失骨病，骨消失症.
disappearing core 歯のろう（蝋）性充填物.
dis·ar·thral [disɑ́:θrəl] 2関節にまたがる（筋肉についていう）.
dis·ar·tic·u·late [disɑ:tíkjuleit] 解体する，関節をはずす.
dis·ar·tic·u·lat·ed [disɑ:tíkjuleitid] 解体された.
dis·ar·tic·u·la·tion [dìsɑ:tìkjuléiʃən] 関節離断〔術〕〔医学〕.
dis·as·sim·i·la·tion [dìsəsìmiléiʃən] 異化〔医学〕，退行性代謝，= retrograde metabolism.
disassimilatory hormone 異化ホルモン.
dis·as·so·ci·a·tion [dìsəsòusiéiʃən] 分離（特に加熱による分子の分離および除熱による再結合）.
Disaster Relief Law 災害救助法（災害にあった者の保護と社会の秩序の保全をはかることを目的に，1947年に制定された法律）.
dis·as·ter [dizǽstər] 大災害，= catastrophe.
d. medicine 災害医学.
d. planning 災害対策〔医学〕.
disazo- [disæzou, -zə] アゾ基2個の意味を表す接頭語.
disc- [disk] 円板との関係を表す接頭語，= disco-, disk-, disko-.
disc [dísk] 円板，盤，= disk.
d. electrode 円板電極.
d. electrophoresis ディスク電気泳動〔法〕〔医学〕.
d. fan 円盤扇風機.
d. ga(u)ge 円板ゲージ〔医学〕.
d. gel electrophoresis ディスクゲル電気泳動〔法〕〔医学〕.
d. hernia 椎間板ヘルニア〔医学〕.
d. herniation 椎間板ヘルニア〔医学〕.
d. oxygenator 〔回転〕円板型人工肺〔医学〕.
d. prolapse 椎間板脱出〔症〕〔医学〕.
d. protrusion 椎間板突出〔症〕〔医学〕.
d. solid-phase radioimmunoassay ディスク固相ラジオイムノアッセイ〔法〕〔医学〕.
d. transfer rate ディスク転送速度〔医学〕.
d. valve ディスク型人工弁.
disc·ec·to·my [diséktəmi] 椎間板切除〔医学〕.
dis·cern·i·ble [disə́:nibl] 識別し得る〔医学〕.
dis·charge [distʃɑ́:dʒ] ① 放電〔医学〕. ② 排泄物. ③ 流量. ④ 消色，抜染. ⑤ 発射〔医学〕，分泌〔医学〕. ⑥ 退院〔医学〕. 形 dischargeable.
d. note 退院記録〔医学〕.
d. planning 退院計画〔医学〕.
d. planning coordinator (**DPC**) 退院後治療計画コーディネーター.
d. rate ① 放電率〔医学〕. ② 退院率.
d. test 放電試験〔医学〕.
d. to sea 海洋投棄〔医学〕.
d. tube 放電管.
d. zone 発射帯〔医学〕.
discharging lesion 放出性病変（運動性腎動を頻発させるような大脳の病変）.
discharging tubule 排泄細管（腎の）.
dis·chro·ma·sia [dìskrouméisiə] 色盲症，= dischromatopsia.
dis·chro·ma·top·sia [dìskroumətɑ́psiə] 色盲症，= dischromatopsy.
dis·chro·na·tion [dìskrounéiʃən] 時識錯乱.
dis·ci [dísai] 円板（discus の複数）.
dis·ci·form [dísifɔ:m] 円板（盤）状の〔医学〕.
d. degeneration 〔黄斑〕円板状変性，= Kuhnt-Junius disease.
d. keratitis 円板状角膜炎〔医学〕.
d. macular degeneration 円板状黄斑変性〔医学〕.
disciforming retinitis 円板形成網膜炎〔医学〕，円板状網膜炎.

dis·ci·pline [dísiplin] しつけ（躾）〔医学〕.
dis·cis·sio [disíʃiou] 切離〔術〕, 切割〔術〕, = discission.
　d. cervicis 外子宮口切割〔術〕.
dis·cis·sion [disíʃən] 切割〔術〕〔医学〕, 切離術（軟性白内障の療法として水晶体の穿刺破砕）.
　d. needle 白内障用針状刀.
　d. of cataract 白内障切開.
dis·ci·tis [dissáitis] 椎間板炎〔医学〕, = diskitis.
dis·cli·na·tion [dìsklinéiʃən] 両眼外反, = abtorsion.
disclosing solution 顕示液, 歯垢染色液, 歯苔染め出し液（歯の表面に塗布して, 歯石, 汚物, 沈着物などを曝露させる液）.
dis·clo·sure [disklóuʒər] 告知.
disco– [diskou, –kə] 円板との関係を表す接頭語, = disc–, disk–, disko–.
dis·co·blas·tic [dìskəblǽstik] 盤割卵の（卵黄の板状分裂）.
dis·co·blas·tu·la [dìskəblǽstjulə] ① 盤状胞胚. ② 局胚型〔医学〕.
discobolus attitude 円盤投げ体位〔医学〕, 円板投手態勢（半規管の刺激による）.
dis·co·carp [dískəkɑ:p] 板果, = apothecium.
dis·co·cyte [dískəsàit] 円板状細胞.
dis·co·gas·tru·la [dìskəgǽstrulə] 板状腸胚〔医学〕.
dis·co·gen·ic [dìskəʤénik] 椎間板に原因する, = discogenetic.
dis·co·gram [dískəgræm] 椎間板造影像.
dis·cog·ra·phy [diskágrəfi] 椎間板造影〔法〕〔医学〕.
dis·coid [dískɔid] ① 円板（盤）状の. ② ディスコイド（円板を備えた剔子）.
　d. atelectasis 円盤状無気肺〔医学〕, 板状無気肺〔医学〕, = plate atelectasis.
　d. cataract 円板状白内障〔医学〕.
　d. cleavage 盤割.
　d. lupus erythematosus (**DLE**) 円板状紅斑性狼瘡〔医学〕, 慢性円板状エリテマトーデス（ディスコイド疹を特徴とした SLE の亜型）.
　d. meniscus 円板状メニスクス〔医学〕, 円板状〔関節〕半月〔板〕〔医学〕.
　d. placenta 板状胎盤, 盤状胎盤〔医学〕.
　d. psoriasis 円板状乾癬（せん）〔医学〕.
dis·coid·al [diskɔ́idəl] 円板（盤）状の〔医学〕.
　d. cleavage 盤〔状分〕割〔医学〕（胚板における局割分裂）.
　d. segmentation 板割, 盤割.
dis·col·or [diskʌ́lər] 退色する〔医学〕.
dis·col·or·a·tion [diskʌ̀ləréiʃən] 退色（褪色）〔医学〕, 蒼白.
　d. of skin 皮膚変色.
　d. of tooth 歯の変色〔医学〕.
discolored f(a)eces 糞便変色〔医学〕.
discolored tooth 変色歯〔医学〕.
dis·col·y·sis [diskálisis] 椎間板溶解〔医学〕.
dis·com·e·try [diskámitri] 椎間板内圧測定〔法〕〔医学〕.
dis·com·fort [diskʌ́mfə:t] 不快感.
　d. index (**DI**) 不快指数〔医学〕（空気調節による蒸し暑い不快の程度を示す指数. わが国では1961年より気象通報に用いられている）.
dis·con·ju·gate eye move·ment [diskánʤugeit ái mú:vmənt] 非共役（軛）眼〔球〕運動, 非共同眼〔球〕運動〔医学〕.
disconjugate movement of eyes 非共同性眼球運動.
disconnection syndrome 離断症候群〔医学〕.
discontinuance rate 中止率〔医学〕.
discontinuation syndrome 中断症候群（抗うつ薬中断症候群）.
discontinuation test 投薬中止試験.
discontinued sample 中途うち切り標本〔医学〕.
discontinuous epitope 不連続性抗原決定基〔医学〕.
discontinuous phase 不連続相〔医学〕.
discontinuous rale 断続性ラ音〔医学〕.
discontinuous rotatography 断続回転撮影法.
discontinuous tracing 不連続脳波〔医学〕.
discontinuous variation 不連続変異〔医学〕.
dis·cop·a·thy [diskápəθi] 椎間板症〔医学〕.
dis·co·pho·rous [dìskoufɔ́:rəs] 円板状器官のある.
dis·co·pla·cen·ta [dìskoupləséntə] 板状胎盤.
dis·co·plasm [dìskəplǽzəm] 赤血球基質（海綿状無色基質）, = stroma, discostroma.
dis·cord [diskɔ́:d] ① 不協音, 不調和. ② 不機嫌, むずかり. 形 discordant.
dis·cor·dance [diskɔ́:dəns] 不一致〔医学〕, 不調和, 不整合.
dis·cor·dant [diskɔ́:dənt] ① 不一致の（双胎で両児間に発育差が認められる）. ② 逆行〔性〕の〔医学〕.
　d. alternans 不調和性交代（心活動の電気的ないし機械的交代が大循環系ないし小循環系のいずれかで起こる）.
　d. changes electrocardiogram 心電図上の非協調性変化.
　d. xenograft ディスコーダント（不適合系）異種移植片.
dis·co·ria [diskɔ́:riə] 瞳孔異常, = dyscoria.
dis·co·stro·ma [dìskoustróumə] 赤血球基質, = discoplasm.
dis·crete [diskrí:t] ① 離散の（融合 confluent の反対）. ② 個々別々の（とびとびの. 連続 cotinuous の反対（数学））.
　d. analyzer 分離型分析装置.
　d. character 離散特性.
　d. distribution 離散分布.
　d. Fourier transform 間欠フーリエ変換〔医学〕.
　d. series 不連続数列.
　d. smallpox 限局性痘瘡.
　d. speckled pattern 散剤斑紋型.
　d. subaortic stenosis 大動脈弁下膜型狭窄〔医学〕.
　d. system ディスクリートシステム, 独立分離方式（検体ごとに別個の反応容器を用いることを特徴とする, 自動分析装置の一方式）.
　d. variable 離散量（離ればなれの値をとる変量）.
dis·cre·tion [diskríːʃən] 自由裁量〔医学〕.
dis·crim·i·nant [diskríminənt] 鑑別の〔医学〕, 判別の〔医学〕.
　d. analysis 判別分析〔医学〕.
　d. function 判別関数〔医学〕.
　d. stimulus 識別刺激, 弁別刺激.
　d. test 鑑別試験〔医学〕.
dis·crim·i·na·tion [diskrìminéiʃən] 区別, 判別, 識別〔医学〕, 弁別〔医学〕. 形 discriminating.
　d. learning 識別学習〔医学〕.
　d. of identity 個人識別.
　d. score 語音弁別能.
　d. test 鑑別試験〔医学〕, 弁別試験〔医学〕.
　d. threshold 弁別閾値〔医学〕.
dis·crim·i·na·tor [diskrímineitər] 識別器〔医学〕.
dis·cus [dískəs] 円板, = disc. 複 disci.
　d. articularis [L/TA] 関節円板, = articular disc [TA].
　d. intercalatus 介在板.
　d. interpubicus [L/TA] 恥骨間円板, = interpubic disc [TA].
　d. intervertebralis [L/TA] 椎間円板, = interver-

tebral disc [TA].
d. nervi optici [L/TA] 視神経円板, = optic disc [TA].
d. oophorus 卵丘, = cumulus ovigerus.
d. proligerus 卵丘, = cumulus oophorus.
d. thrower position 円盤投げ体位 [医学].
dis·cus·sive [diskʌ́siv] 散らし薬, 消散剤, = discutient.
dis·cu·ti·ent [diskjú:ʃiənt] 散らし薬, 消散剤(はれものなどを散らして治す薬), = discussive.
dis·di·a·clast [disdáiəklæst] ジスジアクラスト, 重屈折性物質(筋肉の攣縮質の重屈折性物質).
dis·ease [dizí:z] 病〔気〕[医学], 疾病 [医学], 疾患 [医学](全身またはその一部の構造・機能などが健康な正常性を失った状態), = illness, sickness. 形 diseased.
d. carrier 病原保有者 [医学].
d. caused by rickettsia リケッチア病 [医学].
d. classification of type of pulmonary tuberculosis 肺結核病型分類.
d. control 疾病管理 [医学].
d. entity 疾病.
d. free interval 無症候期間 [医学].
d. in twins 双生児の疾患 [医学].
d. management 疾病管理.
d. model 疾病モデル [医学].
d. model animal 疾病モデル動物 [医学].
d.-modifying antirheumatic drugs (DMARDs) 病態修飾性抗リウマチ薬 [医学], 疾患修飾性抗リウマチ薬(関節リウマチの薬物療法. 免疫の異常, 病態の改善を目的とする).
d. not prescribed by regulations 法規外疾患 [医学].
d. of adaptation 適応症候群, = adaptation syndrome.
d. of brain 脳疾患 [医学].
d. of children 小児疾病 [医学].
d. of ethnic group 民族(種族)集団疾患 [医学].
d. of geographic area 風土病 [医学], 地方病 [医学].
d. of metabolism 代謝〔性〕疾患 [医学].
d. of nails 爪疾患 [医学].
d. of sarcomere サルコメア病(肥大型心筋症の常染色体優性遺伝を示すものは収縮タンパク遺伝子の異常があり, これらはサルコメア病と考えられている).
d. outbreak 疾病の発生 [医学].
d. potential 罹患条件(一地方における不健康な因子の総称で, 罹患率に直接関係あるもの).
d. rate 疾病率 [医学].
d. registry 疾病登録.
d. reservoir 疾病保有者 [医学].
d. resistance 疾病抵抗性 [医学].
d. severity 重症度 [医学].
d. structure in a population 疾病構造 [医学].
d. telling 病名告知.
d. vector 疾病媒介動物 [医学].
dis·eased [dizí:zd] 罹患した, 病的な, 異常な.
dis·en·do·cri·ni·a·sis [disèndoukrináiəsis] 内分泌障害.
dis·en·gage·ment [dìsengéiʤmənt] 〔胎児〕排出.
dis·e·qui·lib·ri·um [disi:kwəlíbriəm] ① 平衡障害 [医学], 平衡異常 [医学], 平衡失調 [医学], = dysequilibrium. ② 不均衡, 不安定, = instability.
d. syndrome 不均衡症候群 [医学] (血液透析療法に伴う合併症の一つ).
disergastic reaction 機能性精神病.
dis·es·the·sia [dìsesθí:ziə] 不快感.
dis·es·trus [diséstrəs] 無発情期, = disoestrus.
dis·fa·cil·i·ta·tion [disfæsilitéiʃən] 脱促通 [医学].
dis·fi·brin·o·ge·ne·mia [dìsfaibrìnouʤəní:miə] 異常フィブリノ〔ー〕ゲン血症 [医学].
dis·flu·en·cy [disflú:ənsi] 非流暢.
dis·flu·ent [disflú:ənt] 非流暢な.
dis·func·tion [disfʌ́ŋkʃən] 機能停止.
dis·ger·mi·no·ma [disʤə:minóumə] 未分化胚細胞腫 [医学], = dysgerminoma.
dis·gre·ga·tion [dìsgrigéiʃən] 分離.
disgressive thinking 迂遠思考, 冗長思考(まわりくどい話し方の思路様式).
dish [díʃ] 皿.
d. development 皿現像.
d. face 皿状顔 [医学](前頭および上唇下顎の突出, 顔中央部の陥凹した奇形), = dished face, facies scaphoidea.
d.-like cancer 平皿状癌 [医学].
dis·har·mo·ny [dishá:məni] 不調和 [医学].
dished face 皿状顔 [医学].
di·si·lane [dáisilein] ジシレイン Si_2H_6, = silicoethane.
di·sil·a·noxy [dàisilənáksi] ジシラノキシ基(H_3SiSiH_2O–).
di·sil·a·nyl [daisílənil] ジシラニル基(H_3SiSiH_2–).
di·sil·a·nyl·a·mi·no [daisìlənilәmí:nou] ジシラニルアミノ基(H_3SiSiH_2NH–).
di·sil·an·yl·ene [dàisilǽnili:n] ジシラニレン基(–SiH_2SiH_2–).
di·sil·a·nyl·thi·o [daisìlənilθáiou] ジシラニルチオ基(H_3SiSiH_2S–).
di·sil·a·za·noxy [daisìləzənáksi] ジシラザノキシ基($H_3SiNHSiH_2O$–).
di·sil·az·a·nyl [dàisilǽzənil] ジシラザニル基($H_3SiNHSiH_2$–).
di·sil·az·a·nyl·a·mi·no [dàisilæzənilәmí:nou] ジシラザニルアミノ基($H_3SiNHSiH_2NH$–).
dis·il·lu·sion [dìsil(j)ú:ʒən] 覚醒, 幻滅.
di·si·lox·a·nox·y [dàisilɑ̀ksənáksi] ジシロキサノキシ基($H_3SiOSiH_2O$–).
di·si·lox·a·nyl [dàisiláksənil] ジシロキサニル基($H_3SiOSiH_2$–).
di·si·lox·a·nyl·a·mi·no [dàisilɑ̀ksənilәmí:nou] ジシロキサニルアミノ基($H_3SiOSiH_2NH$–).
di·si·lox·an·yl·ene [dàisilɑksǽnilin] ジシロキサニレン基(–SiH_2OSiH_2–).
di·si·lox·a·nyl·thi·o [dàisilɑ̀ksənilθáiou] ジシロキサニルチオ基($H_3SiOSiH_2S$–).
di·sil·thi·a·nox·y [dàisilθàiənáksi] ジシルチアノキシ基($H_3SiSSiH_2O$–).
di·sil·thi·a·nyl [dàisilθáiənil] ジシルチアニル基($H_3SiSSiH_2$–).
di·sil·thi·a·nyl·thi·o [dàisilθàiənilθáiou] ジシルチアニルチオ基($H_3SiSSiH_2S$–).
di·sil·yl·sil·a·nyl [daisìlilsílənil] ジシリルシラニル基($(H_3Si)_3Si$–).
dis·im·mu·ni·ty [dìsimjú:niti] 脱免疫, 除免疫. 形 disimmune.
dis·im·pac·tion [dìsimpǽkʃən] 埋伏骨片除去(骨折における).
dis·in·fect [dìsinfékt] 消毒する. 名 disinfection.
dis·in·fec·tant [dìsinféktənt] 殺菌薬, 消毒薬 [医学], 〔非生体〕消毒薬(人体には用いない).
d. agent 消毒薬 [医学].
d. soap 消毒用石ケン(フェノール, クレゾール, 昇汞などを混ぜたもの).
dis·in·fec·tion [dìsinfékʃən] 消毒 [医学], 殺菌.
d. by boiling water 煮沸(ふつ)消毒.

d. for organ transplantation 臓器移植消毒〔法〕［医学］.
d. of dead body 死体消毒〔法〕［医学］.
dis·in·fes·ta·tion ［dìsinfestéiʃən］ 殺虫，有害動物駆除［医学］.
dis·in·hi·bi·tion ［dìsinhibíʃən］ 脱抑制［医学］.
di·si·nom·e·nine ［dìsináminin］ ジシノメニン $(C_{19}H_{22}NO_4)_2$–$2CH_3OH$（シノメニンの酸化により生ずるアルカロイド）.
dis·in·sec·tion ［dìsinsékʃən］ 駆虫〔法〕，＝ disinsectization.
dis·in·sec·tor ［dìsinséktər］ 駆虫器.
dis·in·ser·tion ［dìsinsə́:ʃən］ ① 腱付着部破裂. ② 辺縁部網膜剥離，＝ retinodialysis.
disintegrated cell 崩壊細胞.
dis·in·te·gra·tion ［disintigréiʃən］ ① 崩壊（分析の）［医学］. ② 異化. ③ 壊変（放射性核種の）［医学］.
d. constant 壊変定数［医学］.
d. per minute 毎分崩壊〔数〕［医学］.
d. per second 毎秒崩壊〔数〕［医学］.
d. rate 壊変率.
d. test 崩壊試験法［医学］.
disintegrative psychosis 崩壊性精神病.
dis·in·te·gra·tor ［disíntigreitər］ ① 崩壊剤［医学］，膨化剤（錠剤の崩壊を助長するために用いるデンプン，重曹の類）. ② 破壊器［医学］.
dis·in·tox·i·ca·tion ［dìsintὰksikéiʃən］ ① 解毒［医学］，毒素中和，＝ detoxication. ② 中毒者治療.
dis·in·vag·i·na·tion ［dìsinvæ̀ʤinéiʃən］ 嵌頓整復，重積解除，腸重積解離［医学］.
disjoined pyeloplasty 分離腎盂形成〔術〕，分割腎盂形成術，＝ Anderson–Hynes pyeloplasty, dismembered p..
dis·joint ［disʤɔ́int］ 関節離断，関節解離［医学］，＝ disarticulate.
dis·junc·tion ［disʤʌ́ŋkʃən］ 分離［医学］. 形 disjunctive.
disjunctive absorption 分離吸収.
disjunctive nystagmus 分離性眼振［医学］（左右両側方向に運動するもの）.
disjunctor cell 解離細胞.
disk– ［disk］ 円板との関係を表す接頭語，＝ disc–, disco–, disko–.
disk ［dísk］ 板，円板，盤，＝ disc.
d. diffusion method ディスク拡散法.
d. flower 中心花.
d. forceps 強膜円盤鉗子.
d. gate 円板ゲート［医学］.
d. gel electrophoresis ディスクゲル電気泳動.
d. hernia 椎間板ヘルニア.
d. herniation 椎間板ヘルニア［医学］.
d. hypoplasia 乳頭低形成.
d. kidney 円板（盤）腎［医学］，板状腎（一側の腎が他側のものの上に重なり合った融合腎）.
d.–like 円板状.
d.–like keratitis 円板状角膜炎，＝ ceratitis disciformis.
d. mold test 円板成形試験（テスト）［医学］.
d. neovascularization 乳頭血管新生.
d. prolapse 椎間板脱出［医学］.
d. protrusion 椎間板突出［医学］.
d. sensitivity ディスク感受性［医学］.
d. sensitivity method 感〔受〕性ディスク法.
d.–shaped cataract 円板状白内障.
d. space 椎間腔.
d. syndrome 椎間板症候群.
dis·ki·tis ［diskáitis］ 椎間板炎［医学］，＝ discitis.
disko– ［diskou, –kə］ 円板を表す接頭語，＝ disc–, disco–, disk–.
dis·ko·gram ［dískəgræm］ 椎間板造影像［医学］.
dis·kog·ra·phy ［diskágrəfi］ 椎間板造影〔法〕［医学］.
dislike value 嫌忌量［医学］.
dis·lo·cate ［dislóukeit］ 脱臼させる，関節をはずす.
dis·lo·ca·tio ［dìsloukéiʃiou］ 転位，脱臼，＝ luxatio.
d. ad axim 軸転〔位〕.
d. ad latus 横転〔位〕.
d. ad longitudinem 縦転〔位〕.
d. ad longitudinem cum contractione 短縮〔性〕縦転位.
d. ad longitudinem cum distractione 延長〔性〕縦転位.
d. ad peripheriam 周転〔位〕.
d. erecta 直立脱臼（肩関節浅窩面下の脱臼で，腕は直立位置に，手は頭上に位置するもの）.
d. glandulae lacrimalis 涙腺転位.
d. organum genitalium 性器転位.
d. uteri 子宮転位.
dis·lo·ca·tion ［dìsloukéiʃən］ ① 脱臼［医学］，転（変）位［医学］，転座，＝ luxation. ② 転位理論.
d. fracture 脱臼骨折［医学］，骨折脱臼，＝ fracture–dislocation.
d. of ankle 足関節脱臼［医学］.
d. of elbow 肘関節脱臼［医学］.
d. of elbow joint 肘関節脱臼.
d. of finger 指関節脱臼［医学］.
d. of foot 足関節脱臼［医学］.
d. of hip 股関節脱臼［医学］.
d. of jaw 顎関節脱臼［医学］.
d. of knee 膝関節脱臼［医学］.
d. of lens 水晶体レンズ偏位，水晶体転位.
d. of nerve 神経脱臼.
d. of shoulder 肩関節脱臼［医学］.
d. of spinal column 脊椎脱臼.
d. of spine 脊椎脱臼［医学］.
d. of temporomandibular joint 下顎脱臼.
d. of tendon 腱脱臼.
d. of testicle 精巣転（変）位〔症〕［医学］，睾丸転（変）位〔症〕［医学］，＝ ectopia testis.
d. of wrist 手関節脱臼［医学］.
dis·lodg·ing ［dislάʤiŋ］ ペースメーカー電極離脱.
dis·mem·ber ［dismémbər］ 四肢切断.
dis·mem·ber·ment ［dismémbə:mənt］ ① 解体（人体，その他の構造を分解すること），＝ dismembration. ② 四肢切断［医学］.
dis·mu·ta·gen ［dismjú:təʤən］ 変異原破壊物質，抗変異原性.
dis·mu·tase ［dismjú:teiz］ ジスムターゼ，不均化酵素［医学］（2個の同一の分子から異なる2種の分子を生成する不均化反応を触媒する酵素）. → mutase.
dis·mu·ta·tion ［dìsmju:téiʃən］ ① 不同変化，不均化（カニツェロ反応により，アルデヒドの1分子が酸に酸化され，ほかの1分子がアルコールに還元される変化）. ② 逆突然変位.
dis·ob·lit·er·ate ［dìsαblítəreit］ 閉鎖を開放する.
dis·oc·clude ［dìsəklú:d］ 咬合除去.
di·so·dic ［daisóudik］ 二ナトリウム化合物の.
di·so·di·um ［daisóudiəm］ 二ナトリウム（2個の Na 原子を含有する化合物）.
d. aurothiomalate オーロチオリンゴ酸二ナトリウム $C_4H_3O_4SAuNa$–H_2O.
d. calcium ethylenediamine tetracetic acid エチレンジアミン四酢酸カルシウム二ナトリウム.
d. citrate クエン酸二ナトリウム $C_3H_4COOH(COONa)$.
d. cromoglycate クロモグリク酸二ナトリウム.
d. ethylenediamine tetracetic acid エチレンジ

アミン四酢酸二ナトリウム（保存血に用いる最適の抗凝固薬．Ca^{2+}，Mg^{2+} と化合して錯塩をつくるので，これら元素の定量の試薬として用いられる），= complexion Ⅲ，disodium-EDTA，sequestrene，trilon B.

d. hydrogen phosphate リン酸ナトリウム Na_2HPO_4-$12H_2O$（第二リン酸ナトリウム，リン酸水素二ナトリウム），= dibasic sodium phosphate.

d. methylarsenate メチルアルシン酸塩二ナトリウム $CH_3AsO_3Na_2$-H_2O，= arrhenal.

d. monocalcium ethylenediamine tetracetate (EDTA-Ca) エチレンジアミン四酢酸カルシウム（キレート化合物の一つで，原爆障害症において放射性元素の脱汚染薬として有望）.

d. orthophosphate オルトリン酸二ナトリウム，= disodium hydrogen phosphate.

d. triglycollamate トリグリコラメート二ナトリウム（bistrimate の一成分）.

d. versenate ベルセン二ナトリウム塩，= sequestrene.

dis·oes·trus [diséstrəs] 無発情期，= disestrus.

di·so·ma·ta [daisóumətə] 二体奇形，= disomus.

di·some [dáisoum] 二染色体.

di·so·mic [daisóumik] 二染色体の，二染色性の〔医学〕.

di·so·mus [daisóuməs] 二体奇形，= disoma.

di·so·pyr·a·mide [dàisoupírəmaid] ジソピラミド ㊗ (*RS*)-4-diisopropylamino-2-phenyl-2-(pyridin-2-yl)butanamide $C_{21}H_{29}N_3O$：339.47（アミド系抗不整脈薬．不整脈による期外収縮や頻脈に用いられる）.

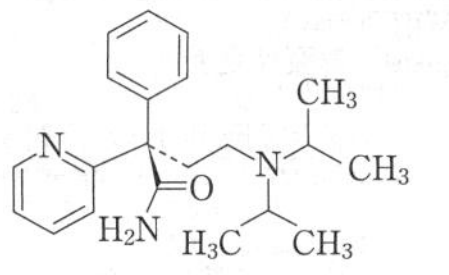

および鏡像異性体

dis·or·der(s) [disɔ́:dər(z)] ① 障害，異常〔症〕，疾病．② 無秩序.

d. of amino acid metabolism アミノ酸代謝異常〔症〕.

d. of differentiation 分化異常.

d. of digestion 消化不良（障害）.

d. of fructose metabolism 果糖代謝異常症.

d. of gonadal differentiation 性腺分化異常〔医学〕.

d. of heart beat 心拍異常〔医学〕.

d. of metabolism 代謝異常〔症〕，代謝障害.

d. of nucleic acid metabolism 核酸代謝異常症.

d. of secretion 分泌異常〔症〕.

d. of sensation 感覚異常.

d. of sexual preference 性嗜好障害（フェチシズム，サディズム，マゾヒズム，小児性愛，露出症など）.

d. of thyrocalcitonin secretion 甲状腺カルシトニン分泌異常.

d. of tryptophan metabolism トリプトファン代謝異常（トリプトファンの吸収または代謝障害により，ニコチンアミドアデニンジヌクレオチド（NAD）の合成が障害される）.

dis·or·ga·ni·za·tion [disɔ̀:gənizéiʃən] ① 解体〔医学〕，分裂〔医学〕，組織崩壊〔医学〕．② 改造，変構.

dis·o·ri·en·ta·tion [disɔ̀:rientéiʃən] 見当識障害〔医学〕，非定位性.

dis·orp·tion [disɔ́:pʃən] 吐き出し.

disostosis cleidocranialis 鎖骨頭蓋異骨症〔医学〕.

dis·ox·i·da·tion [dìsɑksidéiʃən] 脱酸素，= deoxidation.

Disp dispensatory 薬局方注解の略.

dis·pa·cer [dispéisər] ディスペーサ，薬液槽〔医学〕.

dis·pa·dol [díspədɔ:l] 塩酸メペリジン，= meperidine hydrochloride.

dis·par [díspər] 非対称的な，不同の，= unequal.

dis·par·ate [díspəreit] 非相対性の，非対称の.

d. point 非対応点〔医学〕，不対点（正確な対応を示さない網膜上の点で視像が空間中の異なった点に投射される点）.

dis·par·e·u·nia [dìspər(j)ú:niə] 性交疼痛〔症〕，= dyspareunia.

dis·par·i·ty [dispǽriti] 不等，不同〔医学〕.

d. angle 固視ずれ角.

dis·pen·sa·ry [dispénsəri] ① 外来診療室．② 薬局．③ 健康相談所〔医学〕，= dispensatorium.

dis·pen·sa·to·ry [dispénsətəri] ① 薬局方注解，= dispensatorium．② 薬品説明書〔医学〕，調剤手引書〔医学〕.

dis·pense [dispéns] 投薬する，調剤する.

dis·pen·ser [dispénsər] 調剤者〔医学〕.

dis·pens·ing [dispénsiŋ] 調剤〔医学〕（処方箋により医薬品を調製すること）.

d. chemist 調剤師.

d. counter 調剤台〔医学〕.

d. error 調剤過誤〔医学〕.

d. fee 調剤料金〔医学〕.

d. label 用法紙〔医学〕.

d. optician 眼鏡調製商（医師の処方によって眼鏡を合わせる商人）.

d. pharmacy 調剤学〔医学〕.

d. sieve 調剤用ふるい〔医学〕.

d. solution 調剤用予製液〔医学〕.

d. tablet 調剤錠〔医学〕.

d. triturate 調剤用倍散〔医学〕.

dispeptic urine 消化不良性尿（シュウ酸カルシウムを比較的多量に含有する尿で，消化不良症にしばしばみられる）.

dis·per·min(e) [daispə́:min] ディスペルミン，= piperazine.

di·sper·my [dáispə:mi] 二精〔子性〕，二精子受精〔医学〕（2精子が1卵子に突入すること）.

dis·per·sal [dispə́:səl] 分散.

dis·perse [dispə́:s] ① 分散させる，散布する．② 分散子.

d. dye 分散染料〔医学〕.

d. placenta 分散胎盤.

dis·persed [dispə́:st] 播種性の〔医学〕，散在〔性〕の〔医学〕，散発〔性〕の〔医学〕，散乱〔性〕の〔医学〕.

d. phase 分散相〔医学〕.

d. system 分散系〔医学〕.

dis·per·si·bil·i·ty [dispə̀:sibíliti] 分散性〔医学〕.

dis·per·si·dol·o·gy [dispə̀:sidɑ́ləʤi] コロイド化学.

dispersing agent 分散剤〔医学〕.

dispersing electrode 分散電極，= indifferent electrode，silent electrode.

dispersing element 分散体〔医学〕.

dispersing lens 発散レンズ〔医学〕，= concave lens.

dis·per·sion [dispə́:ʒən] ① 分散〔現象〕〔医学〕，散乱．② 散布度.

d. circle 分散円，散乱圏，= dissipation circle.

d. colloid 分散膠質，分散コロイド，= dispersoid.

d. divergency 注意散乱.

d. medium 分散媒〔医学〕.

d. of light 分散（光の）.

d. phase 分散相.

d. photometer 分散光度計〔医学〕.
d. power 分散率〔医学〕.
d. radius 〔昆虫〕分散域.
d. system 分散系（膠質溶液は代表的なもの）.
dis·per·si·ty [dispə́siti] 分散度（コロイドの）.
dis·per·sive [dispə́:siv] 分散性の. 名 dispersity.
d. power 分散能（物質が光を分散する能力を示す量）.
d. replication 分散的複製〔医学〕.
dis·per·soid [dispə́:sɔid] 分散体, 分散質.
d. analysis 粒子分析.
dis·per·son·al·i·za·tion [dispə̀:sənəlizéiʃən] 人格解体（自己人格の存在を否定し, または身体の部分的欠損を認識せず, それが他人のものと考える精神錯乱症）.
dis·pert [díspə:t] ジスパート（有効成分を冷温抽出乾燥し, その効力価を制定した薬品）.
di·sphe·noid [daisfí:nɔid] 八面の.
di·spi·ra [daispáirə] 双ラセン期（dispirem の複数）.
di·spi·rem(e) [daispáirim] 双ラセン期（核分裂の）.
dis·place·a·bil·i·ty [displèisəbíliti] 置換能力.
dis·plac·ed peo·ple [displéist pí:pl] 被災民（自然災害, 民族的あるいは宗教対立, 大災害, 広範囲にわたる公害などのため, 本来の生活場所で生存の継続ができなくなった人々）, = affected people.
displaced person's disease 移転者病（ビタミン欠乏性）.
displaced teeth 転位歯.
displaced testicle 転位精巣（睾丸）, = ectopic testicle.
displaced ureteric orifice 尿管開口部位置異常〔医学〕.
dis·place·ment [displéismənt] ① 変位, 遷移, 移動〔医学〕, 置換〔医学〕, 転位〔医学〕. ② 振出し（薬品の）. ③ 圧排, = repression.
d. law 変位の法則〔医学〕.
d. of intervertebral disc 椎間板変位〔医学〕.
d. of tooth 歯牙転位〔症〕〔医学〕.
d. of ureter 尿管変位〔医学〕.
d. of uterus 子宮位置異常〔医学〕.
d. operator 変位演算子.
d. osteotomy 移動骨切り術〔医学〕.
d. principle 変位の原理（副鼻洞の検査において試薬が洞内に浸入しないで, 他所に変位するのは病変のためであるとの理）.
d. thickness おしのけ厚さ, 排除厚.
d. threshold 偏位閾値.
d. threshold acuity 変位閾鋭敏度.
display unit 表示装置〔医学〕.
disposable dialyzer 使い捨て透析器〔医学〕.
disposable equipment 1回使用器具, ディスポーザブル器具, 使い捨て器具（用具）〔医学〕.
dis·pos·al [dispóuzəl] 廃棄〔医学〕, 投棄, 処理, 使い捨て.
d. of dead 死体処理〔医学〕.
dis·posed [dispóuzd] 素因のある.
dis·po·si·tion [dìspəzíʃən] 素因〔医学〕, = predisposition.
d. in aestivation かさなり.
d. of tissue 組織素因, = dispositio telarum.
dis·pro·por·tion [dìsprəpɔ́:ʃən] 不均衡〔医学〕.
dis·pro·por·tion·ate [dìsprəpɔ́:ʃənit] 不均衡な, 不相応な.
d. dwarfism 不均衡性小人症〔医学〕.
d. enlargement 不均衡増大〔医学〕.
disproportionating enzyme 不均化酵素, 枝作り酵素（1,4-α-グルカン鎖の一部を6位に転移して直鎖型多糖から分枝多糖をつくる酵素）, = 1,4-α-glucan branching enzyme.
dis·pro·por·tio·na·tion [dìsprəpɔ̀:ʃənéiʃən] 不均化〔医学〕. 形 disproportionate.
disputed neurogenic thoracic outlet syndrome 反論のある神経原性胸郭出口症候群.
disputed paternity 父子鑑別〔医学〕.
disqualifiing condition 欠格事由.
dis·ro·ta·to·ry [disròutətɔ́:ri, -routéitəri] 逆旋的の〔医学〕.
dis·rup·ter [disrʌ́ptər] 崩壊させる, 混乱させる.
dis·rup·tion [disrʌ́pʃən] 破壊, 破滅. 形 disruptive.
d. potential 破壊電位.
disruptive behavior disorder 破壊的行動障害, 崩壊性行動障害（行為障害, 反抗挑戦性障害をさす）.
disruptive selection 分断選択〔医学〕.
Disse, Josef [dísə] ディッセ（1852-1912, ドイツの解剖学者）.
D. space ディッセ腔（肝細胞と類洞壁面との間に存在する組織間隙. 肝リンパ生成の場と考えられている）, = perisinusoidal lymph-space.
dis·se·cans [dísəkəns] 離断的の, = dissecting.
dis·sect [disékt] ① 解剖する〔医学〕. ② 分裂する, 遊離する〔医学〕.
dis·sect·ing [diséktiŋ] ① 解剖〔医学〕. ② 解離の〔医学〕.
d. aneurysm 解離性動脈瘤〔医学〕, = intramural aneurysm.
d. aneurysm of aorta 解離性大動脈瘤〔医学〕.
d. chart 解剖図〔医学〕.
d. esophagitis 亀裂性食道炎.
d. forceps 解剖ピンセット〔医学〕, 無鉤鉗子〔医学〕, 無鉤ピンセット〔医学〕, 剥離鉗子（無鉤鉗子）.
d. glossitis 溝状亀裂性舌炎, = glossitis dissecans, lingua plicata.
d. instrument 解剖器具〔医学〕.
d. metritis 解離性子宮〔筋層〕炎〔医学〕.
d. microscope 実体顕微鏡, 解剖顕微鏡〔医学〕.
d. room 解剖室〔医学〕.
d. scissors 剥離はさみ（鋏）〔医学〕.
d. tweezers 無鉤ピンセット〔医学〕.
dis·sec·tion [disékʃən] ① 解剖〔医学〕（ラテン語原で狭義の解剖を意味し, ギリシャ語原の anatomy は広義の解剖学を意味する）. ② 離断, 郭清〔医学〕, 切離〔医学〕, 剥離〔医学〕.
d. manual 解剖便覧〔医学〕.
d. of aorta 大動脈解離〔医学〕.
d. table 解剖台〔医学〕, 剖検台〔医学〕.
d. tubercle 死体結節〔医学〕, = verruca necrogenica.
d. view 解剖所見〔医学〕, 剖検所見.
d. wound 離断創.
dis·sec·tor [diséktər] ① 解剖者〔医学〕. ② 切開用器.
dis·sem·i·na·ted [disémәneitid] 播種性〔の〕〔医学〕, 散発〔性〕の〔医学〕, 散在〔性〕の〔医学〕.
d. aspergillosis 播種性アスペルギルス症.
d. candidiasis 播種性カンジダ症.
d. choroiditis 播種性脈絡膜炎.
d. cutaneous leishmaniasis 播種性皮膚リーシュマニア症, = disseminated cutaneous leishmaniosis.
d. encephalitis 散在性脳炎, 播種性脳炎〔医学〕.
d. eosinophilic collagen disease 播種性好酸球性膠原病〔医学〕.
d. fibrous ost(e)itis 散在性線維性骨炎〔医学〕.
d. focus 散布巣〔医学〕.
d. follicular lupus 播種状痤瘡性狼瘡（主として顔面に限られ, 痤瘡の発生部位に丘疹を形成する）,

= acnitis.
d. gonococcal infection (**DGI**) 播種性淋菌感染症.
d. histoplasmosis 播種性ヒストプラスマ症.
d. inflammation 播種性炎症.
d. intravascular coagulation (**DIC**) 播種性血管内〔血液〕凝固〔医学〕(悪性腫瘍，感染症，産科疾患，外傷などに伴って，広範な血管壁の損傷や凝固促進因子の血管内流入などにより微小血管に広範な血管内凝固を起こす病態．血小板や血液凝固因子が異常に消費されて出血症状を呈す).
d. intravascular coagulation syndrome 播種性血管内〔血液〕凝固症候群〔医学〕(血液凝固亢進状態のため全身に血栓形成し二次的に線溶系も亢進し激しい出血傾向を示す症候群．重症感染症，悪性腫瘍など基礎疾患に引き続き生じる).
d. intravascular coagulopathy 播種性血管内凝固異常症〔医学〕.
d. lesion 散布巣〔医学〕，散布性病巣〔医学〕.
d. lupus erythematosus 全身性紅斑性狼瘡〔医学〕，播種性エリテマトーデス，播種性紅斑性狼瘡，= disseminated erythematodes.
d. miliary sarcoid 播種粟粒性類肉腫(多発性で血管周囲に結合織が増殖して結節をつくるもの)，= miliary lupoid, multiple benign sarcoid.
d. myelitis 播種性脊髄炎〔医学〕.
d. necrotizing periarteritis 播種性壊死性動脈周囲炎〔医学〕.
d. neuritis 播種性神経炎，= segmental neuritis.
d. neurodermatitis 播種性神経皮膚炎〔医学〕.
d. sclerosis 多発〔性〕硬化〔症〕〔医学〕，= multiple sclerosis.
d. shadow 散布性陰影〔医学〕.
d. trophoneurosis 播種性栄養神経症(強皮症)，= scleroderma.
d. tuberculosis 播種性結核〔症〕〔医学〕，= acute miliary tuberculosis.
d. zygomycosis 播種性接合菌症.
dis·sem·i·na·tion [disèminéiʃən] 播種〔医学〕，散乱〔医学〕，伝染．形 disseminated.
d. by aspiration 吸引性播種〔医学〕.
dis·sep·i·ment [disépimənt] 隔壁，隔膜，= partition.
dissertations in medicine 医学学位論文〔医学〕.
dis·sim·i·la·tion [disìmiléiʃən] 異化(作用または機能)〔医学〕，= catabolism．形 dissimilative.
dis·sim·u·lation [disìmjuléiʃən] 疾患隠ぺい(蔽)〔医学〕.
dissipated part [TA] (放散部*)，= pars dissipata [L/TA].
dissipated subnucleus [TA] (放散部*)，= pars dissipata [L/TA].
dis·so·ciant [disóuʃ(i)ənt] 変株(母菌株から変わった娘菌株).
dis·so·ci·at·ed [disóuʃieitid] 解離の〔医学〕.
d. anesthesia 解離性感覚(知覚)麻痺〔医学〕(触覚を残す痛覚温覚の麻痺)，= dissociation anesthesia.
d. diet 分離食〔医学〕(炭化水素とタンパク質とを分離するもの).
d. horizontal deviation 解離性水平偏位.
d. jaundice 解離性黄疸〔医学〕(肝臓内で形成される胆汁色素および胆汁酸塩が，胆管から血管，またはリンパ管内へ分路するために起こる黄疸).
d. nystagmus 解離性眼振〔医学〕(左右両眼の眼振が不同の場合をいう).
d. personality 分離性人格〔医学〕，= split personality.
d. sensory disturbance 解離性感覚障害〔医学〕.
d. sensory impairment 解離性感覚(知覚)障害.
d. vertical deviation 交代性上斜位〔医学〕，解離性垂直偏位.
dis·so·ci·a·tion [disòuʃiéiʃən] 解離〔医学〕(① 化合物が分子に可逆的に分解する現象．② 細菌の解離．変種が母細菌とは異なった集落を生ずること．③ 精神病理において心的機能の統合が失われて，独自活動を営む現象)．形 disociable, dissociated.
d. by interference 干渉解離〔医学〕.
d. constant 解離定数〔医学〕.
d. curve 解離曲線〔医学〕.
d. exponent 解離指数〔医学〕.
d. of bacteria 細菌解離，= microbic dissociation.
d. of personality 人格分裂〔医学〕，人格解離，= splitting of personality.
d. pressure 解離圧.
d. sensibility 感覚解離.
d. symptom 解離症状〔医学〕，解離徴候(脊髄空洞症において，触覚と筋覚は正常であるが，痛覚，温度覚が消失すること).
d. test 解離試験，= elution test.
dis·so·ci·a·tive [disóuʃətiv] 分離，解離，電離，= dissociation.
d. adsorption 解離吸着〔医学〕.
d. amnesia 解離性健忘(通常の物忘れをこえた個人情報の想起不能を特徴とする).
d. anesthesia 解離麻酔〔法〕.
d. anesthetic 解離性麻酔薬(中枢神経を部分的に麻酔する薬剤をいう．その代表的麻酔薬であるケタミンは，錐体外路系を麻酔しないため，意識は消失するが錐体外路症状が誘発される).
d. disorder 解離性障害.
d. fugue 解離性遁走(突然予期せぬ放浪に出ることが特徴).
d. hysteria 解離ヒステリー，= dissociative disorder.
d. identity disorder (**DID**) 解離性同一症，解離性同一性障害(多重人格性障害といわれていたもの).
d. reaction 解離反応(精神の)〔医学〕.
d. trance 解離性トランス.
dis·sog·e·ny [disáʤəni] 双態生殖(幼虫期と成熟期と，2つの性的成熟を現すこと).
dis·sol·e·cule [disálikju:l] デソリキュール(溶解物質の沸点における分子量).
dis·so·lu·tion [disəl(j)ú:ʃən] ① 溶解〔医学〕．② 分解，解体〔医学〕.
d. equilibrium 溶解平衡(溶質が溶媒に溶けて溶液になる溶解現象に関する平衡状態).
d. wave 溶出波〔医学〕.
dis·solve [dizálv] 溶解する.
dis·solved [dizálvd] 溶解の〔医学〕.
d. oxygen (**DO**) 溶解酸素〔医学〕，溶存酸素〔医学〕.
d. oxygen determination 溶存酸素定量〔医学〕.
d. oxygen sag curve 溶存酸素減少曲線〔医学〕.
d. solid 溶解性物質〔医学〕.
dis·sol·vent [dizálvənt] 溶媒，= solvent.
dissolving pulp 溶解パルプ〔医学〕.
dis·so·nance [dísənəns] 不協和〔音〕〔医学〕.
dis·sym·me·try [disímətri] 不均斉〔医学〕.
dis·tad [dístæd] 遠位に，遠心方向へ.
dis·tal [dístəl] [TA] ① 遠位，= distalis [L/TA]．② 遠位の，遠心性の，末端の.
d. accessory ridge 遠心副隆線.
d. angle 遠心角(歯冠の遠心面がほかの表面と接合してつくられる角).
d. bite 遠心咬合(下顎の)〔医学〕.
d. caries 遠心面う蝕.
d. convoluted tubule 遠位曲尿細管〔医学〕.
d. cusp [TA] ① 遠心咬頭*，= cuspis distalis [L/TA].

② 遠心咬合面.
d. esophageal motor dysfunction 食道下部運動機能異常 [医学].
d. finger crease 遠位指〔皮〕線 [医学].
d. fossa 遠心小窩.
d. fovea [TA] 遠心窩*, = fovea distalis [L/TA].
d. gastrectomy 幽門側胃切除術.
d. groove 遠心溝.
d. ileitis 末梢性回腸炎. → regional ileitis.
d. interphalangeal (DIP) 遠位指骨間 [医学] (中節骨と末節骨の間).
d. interphalangeal joint (DIPJ) 遠位指(趾)節間関節 [医学], = DIP joint.
d. intestinal obstructive syndrome 遠位小腸閉塞症候群.
d. kidney tubule 遠位尿細管.
d. latency 遠位潜時 [医学].
d. lateral striate branches [TA] 遠位外側線条体動脈*, = rami distales laterales striati [L/TA].
d. margin 遠心縁.
d. medial striate artery [TA] 遠位内側線条体動脈*, = arteria striata medialis distalis [L/TA].
d. movement 遠心移動 [医学].
d. muscle 遠位筋 [医学].
d. myopathia 末梢性ミオパチー, 末梢〔性〕筋障害(筋自体の障害(ミオパチー)は近位筋優位に障害が現れるものが多いが遠位筋優位の障害が例外的にある. 三好型, Welander 型, Rimmed-Vacuole 型(遠位筋ジストロフィ)などがある).
d. myopathy 遠位型(性)ミオパチー [医学] (筋疾患中で四肢の遠位部から始まる遠位部優位群の総称. 三好ミオパチー, Welander 型, 脛骨筋ジストロフィーなどがある), 遠位型筋障害.
d. nephron 遠位ネフロン [医学].
d. node [TA] 遠位深鼡径リンパ節*, = nodus distalis [L/TA].
d. occlusion 遠心咬合(咬合線の後側における咬合).
d. palmar axial triradius 軸三叉高位 [医学].
d. palmar crease 遠位手掌皮線 [医学].
d. pancreatectomy 膵体尾部切除術 [医学].
d. part [TA] ① 遠位部*, = pars distalis [L/TA]. ② 末端部 [医学].
d. part anterior lobe of hypophysis 脳下垂体前葉遠位(末端)部, = pars distalis lobi anterioris hypophyseos.
d. partial gastrectomy 幽門側胃切除術 [医学].
d. phalanx [TA] 末節骨, = phalanx distalis [L/TA].
d. radioulnar articulation 下橈尺関節.
d. radio-ulnar joint [TA] ① 下橈尺関節, = articulatio radioulnaris distalis [L/TA]. ② 遠位橈尺関節.
d. renal tubular acidosis 遠位尿細管性アシドーシス [医学].
d. root [TA] 遠心根*, = radix distalis [L/TA].
d. root canal 遠心根管.
d. splenorenal anastomosis 遠位脾静脈腎静脈吻合術 [医学].
d. stenosis 末梢(側)狭窄 [医学].
d. stenosis of urethra 遠位尿道狭窄 [医学].
d. straight tubule 遠位直尿細管 [医学].
d. surface [TA] 遠心面(歯の正中線から遠ざかった部分), = facies distalis [L/TA].
d. tingling on percussion (DTP) 叩打時遠位刺痛, = Tinel sign.
d. transverse arch of foot [TA] 遠位横足弓, = arcus pedis transversus distalis [L/TA].
d. triangular groove 遠心三角溝.
d. tubular acidosis 遠位尿細管性アシドーシス [医学].
d. tubule 遠位尿細管 [医学].
d. ureteral atresia 下位尿管閉塞 [医学].
d. urethral stenosis 尿道末梢部狭窄 [医学].
dis·ta·lis [distéilis] [L/TA] 遠位, = distal [TA].
distally based flap 遠位(側)茎皮弁 [医学].
dis·tance [dístəns] 距離 [医学], = distantia. 形 distant.
d. between anterior iliac spine and ankle malleolus 棘果間距離(下肢長 lower limb length を計測するときに基本となる距離).
d. between anterior superior spine 棘間径 [医学].
d. ceptor 遠隔受体.
d. control 距離制御 [医学].
d. indication 距離指示.
d. of malleolus 果(踝)間距離 [医学].
d. of mouth opening 開口度.
d. perception 距離感覚 [医学].
d. receptor 遠隔受容器 [医学], 遠距離受容器 [医学], 遠受容器.
d. thermometer 遠隔温度計 [医学].
dis·tant [dístənt] 遠隔の [医学].
d. action 遠隔作用 [医学].
d. bullet wound 遠射創 [医学].
d. control 遠隔制御 [医学].
d. effect 遠隔(遠達)効果 [医学], = remote effect.
d. flap 遠隔皮弁(形成外科の) [医学].
d. metastasis 遠隔転移 [医学].
d. noise 遠達雑音 [医学].
d. pedicle skin flap 遠隔〔有茎〕皮弁.
d. reaction 遠隔反応.
d. sensation 遠隔感覚.
d. skin pedicle 遠隔皮弁 [医学].
dis·tan·tia [distǽnʃiə] 距離, 直径, = distance, diameter.
d. cristarum 櫛間径(両側腸骨櫛間の最大距離).
d. intercristalis [L/TA] 左右の腸骨稜間の距離*, = intercristal diameter [TA], intercristal distance [TA].
d. interspinosa [L/TA] 左右の上前腸骨棘間の距離*, = interspinous diameter [TA], interspinous distance [TA].
d. intertrochanterica [L/TA] 左右の大転子間の距離*, = intertrochanteric diameter [TA], intertrochanteric distance [TA].
d. spinarum 棘間径(左右上前腸骨棘間の距離).
d. spinarum posterior 後棘間径(両側上後腸骨棘間の距離).
d. trochanterica 大転子間径(両側の脚を伸ばし, 両膝を密着させたときの両側大転子間の最大距離).
d. tuberorum ossis ischii 坐骨結節間径(両側坐骨結節間の距離).
distantial aberration 距離収差.
dis·tem·per [distémpər] ジステンパー [医学] (イヌジステンパーウイルスによって起こる病気で, イヌ科, イタチ科の動物が発病する).
d. vaccine ジステンパーワクチン(イヌのジステンパーに対する弱毒生ワクチン).
dis·tem·per·oid [distémpərɔid] 減毒性ジステンパーウイルス.
distended abdomen 膨隆腹 [医学].
dis·ten·si·bil·i·ty [distènsibíliti] 伸展性, 拡延性, 膨張性 [医学]. 形 distensible.
dis·ten·sion [disténʃən] 拡張 [医学], = distention.
d. luxation 拡延〔性〕脱臼 [医学].
dis·ten·tion [disténʃən] 拡張, 拡延, 膨満, = distension, distentio.

d. cyst 拡張性嚢腫，= dilatation cyst.
d. ulcer 拡張性潰瘍.
dis·tich·ia [distíkiə] 睫毛重生，= distichiasis. 形 distichous.
dis·ti·chi·a·sis [dìstikáiəsis] 睫毛重生〔医学〕，二重まつげ〔医学〕.
distigmine bromide ジスチグミン臭化物（臭化ジスチグミン．カルバミン酸オキシピリジンエステル系（第四級アンモニウム）コリンエステラーゼ阻害薬，重症筋無力症治療薬，緑内障治療薬．重症筋無力症，手術後および神経因性膀胱などの低緊張性膀胱による排尿困難に用いられる）.

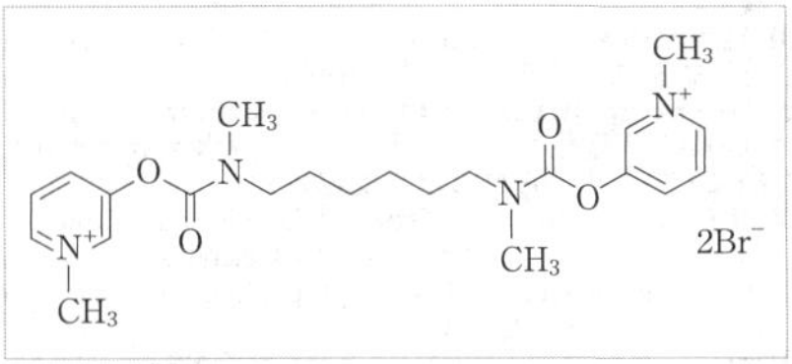

dis·till, dis·til [distíl] 蒸留する.
dis·til·land [dístilænd] 蒸留物.
dis·til·late [dístileit] 留出物〔医学〕.
dis·til·la·tion [dìstiléiʃən] 蒸留〔法〕〔医学〕.
d. loss 蒸留減〔医学〕.
d. still 蒸留がま，蒸留缶.
dis·til·la·tor [dístileitər] 蒸留装置〔医学〕.
dis·til·la·to·ry [distílətəri] 蒸留器，= distiller.
distilled liquor 蒸留アルコール飲料.
distilled oil 蒸留油，= volatile oil.
distilled water (DW) 蒸留水〔医学〕.
dis·til·lers' sol·u·bles [distílərz sáljublz] 醸造家の可溶成分（NH_4FHF を含む）.
dis·til·ling [distíliŋ] 蒸留する.
d. column 蒸留塔〔医学〕.
d. rate 蒸留速〔医学〕，留速，留出速度.
d. tube 蒸留管〔医学〕，分留管.
di·stin·chy [daistíŋki] 二列性.
distinct vision 明視〔医学〕.
dist(o)– [dist(ou), –t(ə)] 遠位，遠心の意味を表す接頭語.
dis·to·buc·cal [dìstəbʌ́kəl] 遠心頬側の.
d. cusp [TA] 遠心頬側咬頭*，= cuspis distobuccalis [L/TA].
d. groove 遠心頬側溝（下顎大臼歯の）.
dis·to·buc·co–oc·clu·sal [dìstəbʌ́kou əklú:səl] 遠心頬側咬合の.
dis·to·buc·co·pul·pal [dìstəbʌ̀kəpʌ́lpəl] 遠心面頬側髄側の.
distocclusal angle 遠心咬合角（遠心および咬合面の接合によりつくられる大小臼歯の角で，その咬合面の遠心縁端突起を形成する）.
dis·toc·clu·sion [dìstɑklú:ʒən] 遠心咬合，= distal bite, distal occlusion, posterior occlusion.
dis·to·cep·tor [dìstəséptər] 距離受容体，= distance receptor.
dis·to·cer·vi·cal [dìstousə́:vikəl] 遠心側歯頸側の.
dis·to·cia [distóuʃiə] 第2児分娩，= distokia.
dis·to·clu·sal [dìstouklú:səl] 遠心咬合の.
disto–eccentric projection 偏遠心投影〔法〕〔医学〕.
dis·to·gin·gi·val [dìstəʤínʤivəl] 遠心側歯肉側の.
distoincisal angle 遠心切除隅角.
dis·to·la·bi·al [dìstouléibiəl] 遠心唇側の.
dis·to·lin·gual [dìstoulíŋgwəl] 遠心舌側面の.
d. cusp [TA] 遠心舌側咬頭*，= cuspis distolingualis [L/TA].
d. line angle 遠心舌側線角.
d. surface 遠心舌側面.
d. triangular groove 遠位舌側三角溝.
dis·to·lin·guo–oc·clu·sal [dìstoulíŋguou əklú:səl] 遠心舌側咬合面の.
d. point angle 遠心舌側咬合面尖角.
Dis·to·ma [dístəmə] ジストマ属，二口虫属（旧称．現在では他属に分類される吸虫類）.
D. haematobium ビルハルツ住血吸虫，= *Schistosoma haematobium*.
D. hepaticum 肝蛭，= *Fasciola hepatica*.
D. spatulatum 肝吸虫，= *Clonorchis sinensis*.
distomarginal ridge 遠位縁隆線.
dis·to·ma·to·sis [dàistoumətóusis, dist–] ジストマ症〔医学〕，= distomiasis, paragonimiasis.
d. hepatis 肝ジストマ症〔医学〕，肝吸虫症〔医学〕.
d. paragonimiasis 肺ジストマ症.
d. pulmonum 肺ジストマ症〔医学〕.
distome cercaria 二口セルカリア.
di·sto·mia [daistóumiə] 先天性二口〔症〕，= congenital duplication of mouth.
dis·to·mi·a·sis [dàistoumáiəsis] ジストマ症〔医学〕，= distomatosis.
dis·to·mo·lar [dìstoumóulər] 臼後歯〔医学〕.
d. cusp 臼後結節〔医学〕.
d. tooth 臼後歯.
dis·to·mus [dístəməs] 二口〔奇形〕体.
dis·to·na·tion [dìstənéiʃən] 高調発声（調子はずれ）.
distopalatal cusp [TA] 遠心口蓋側咬頭*，= cuspis distopalatinalis [L/TA].
dis·to·place·ment [dìstəpléismənt] 遠心変位（歯の）.
dis·to·pul·pal [dìstəpʌ́lpəl] 遠心髄面の.
dis·tor·sion [distɔ́:ʃən] 捻挫〔医学〕，= distortion.
distorted circle 脱円.
dis·tor·tion [distɔ́:ʃən] ① 捻挫．② 歪曲（ゆがみ，ひずみ）．③ ディストーション（超自我に不愉快な物体をほかの無意味なもので置き換える機構），= distorsion.
d. of image 視像の歪み（変視症）.
d.–product otoacoustic emission 歪成分耳音響放射.
d. under heat 加熱ひずみ〔医学〕.
dis·tor·tor or·is [distɔ́:tər ɔ́:ris] 小頬骨筋（拡口筋，歪口筋），= musculus zygomaticus minor.
dis·to·ver·sion [dìstouvə́:ʒən] 遠心転位（歯の）〔医学〕.
dis·tract·a·bil·i·ty [distræ̀ktəbíliti] 〔精神〕集中困難〔医学〕.
dis·tract·i·bil·i·ty [distræ̀ktibíliti] 伸延性，転導性〔医学〕.
dis·trac·tion [distrǽkʃən] ① 伸延，延展法（骨折の療法）．② 散乱〔医学〕．③ 注意逸散，錯乱〔医学〕，= absent–mindedness.
d. osteogenesis 伸延骨形成〔術〕.
d. rod 伸延桿，伸延棒〔医学〕.
dis·tress [distrés] 窮迫，困難〔医学〕.
distributed chromatin 分布染色質，核外染色質，= chromidia, extranuclear chromatin.
distributed effort 分散努力.
distributing artery 分布動脈（伝導動脈から細動脈に血液を送る動脈の部分）.
dis·tri·bu·tion [dìstribjú:ʃən] 分布〔医学〕，配分.
d. coefficient 分布係数.
d. curve 分布曲線〔医学〕.

d. dynamism 疫学的特性.
d. factor 分布係数〔医学〕.
d. function 分布関数〔医学〕.
d. law 分布律.
d. leukocytosis 分布性白血球増加〔症〕〔医学〕(増加した白血球の分布が不均一なもの).
d. of inspired gas 肺内吸入気分布.
d. pattern 分布型.
d. phase 分布相〔医学〕.
d. rate into three meals 三食配分比率〔医学〕.
distributive analysis 分布分析(患者の病歴と現症とを精神生物学的に分析すること).
dis·trib·u·tor [distríbjutər] 分配器〔医学〕.
dis·trich·ia [distríkiə] 睫毛重生, = districhiasis.
dis·tri·chi·a·sis [dìstrikáiəsis] 睫毛重生〔症〕.
district health department 地方(地区)衛生部(衛生局)〔医学〕.
district heating 地域暖房〔医学〕.
district hospital 地方病院〔医学〕.
district nurse 地域看護師, = community nurse.
dis·trix [dístriks] 毛分裂(先端の), = splitting of hair.
dis·tro·pin [distróupin] = dystrophin.
distruptive discharge 破裂放電.
dis·tur·bance [distə́:bəns] 障害〔医学〕.
d. of adolescent voice change 声変わり障害, 変声障害〔医学〕.
d. of attention 注意障害.
d. of consciousness 昏恍〔医学〕, 昏迷〔医学〕, 意識障害〔医学〕.
d. of excursion 可動域制限〔医学〕.
d. of identification 認知障害.
d. of inner speech 内言語障害.
d. of memorization 記銘力低下〔医学〕, 記銘力障害.
d. of ocular motility 眼球運動障害〔医学〕.
d. of opening mouth 開口障害.
d. of recognition 認知障害.
d. of salivary secretion 唾液分泌障害〔医学〕.
d. of sensation 知覚障害〔医学〕, 感覚障害〔医学〕.
d. of sleep induction 入眠障害〔医学〕.
d. of sound sleep 熟眠障害〔医学〕.
d. of speech 言語障害.
d. of sweating 発汗障害.
disturbed child 障害児〔医学〕.
disturbed metabolism 代謝障害〔医学〕.
di·sul·fa·nil·a·mide [daisʌ̀lfənílǝmaid] ジスルファニルアミド ㊗ N^4-sulfanilyl-sulfanilamide.
di·sul·fate [daisʌ́lfeit] 二硫酸塩 $H_2S_2O_7$, = pyrosulfuric acid.
di·sul·fide [daisʌ́lfaid] 二硫化物, = bisulfide.
d. bond ジスルフィド結合(硫黄-硫黄の単結合 -S-S- のこと).
d. bridge ジスルフィド架橋.
d. linkage ジスルフィド結合, = S-S bond, S-S linkage.
di·sul·fi·ram [daisʌ́lfirəm] ジスルフィラム ㊗ tetraethylthiuram disulfide $C_{10}H_{20}N_2S_4$: 296.54 (アルデヒド脱水素酵素阻害薬, チオニトリル系嫌酒薬. 慢性アルコール中毒に対する抗酒療法に用いられる), = ethyldithiouromum, teturam, TTT.

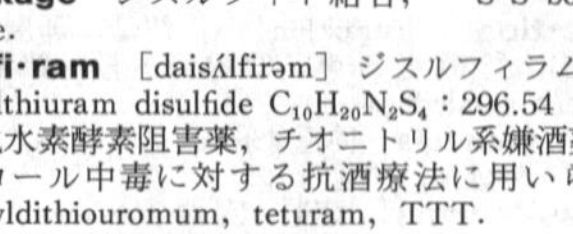

di·sul·fu·rase [daisʌ́lfjureis] ジスルフラーゼ(システインを硫化水素, アンモニアおよび焦性ブドウ酸とに分解する酵素).
di·sul·fu·ric ac·id [dàisʌlfjúrik ǽsid] 二硫酸, = pyrosulfuric acid.
dis·use [disjú:z] 廃用〔医学〕.
d. atrophy 不用萎縮〔医学〕, 廃用〔性〕萎縮, 無動〔性〕萎縮.
d. syndrome 廃用症候群〔医学〕.
disused bladder 廃用膀胱〔医学〕.
dis·vo·lu·tion [dìsvəljú:ʃən] 退行, 破壊的変質.
di·ta bark [dí:tə bá:k] ジタ樹皮(インド産 *Alstonia scholaris* の皮で, 周期性疾患に用いられる強壮薬).
di·ter·pene [daitə́:pi:n] ジテルペン($(C_6H_8)_4$ の分子式を有するテルペン類の総称).
di·tet·ra·zo·li·um chlo·ride [daitètrəzóuliəm klɔ́:raid] 塩化ジテトラゾリウム(脱水素酵素作用機転において用いられる水素受容体).
di·thi·az·a·nine i·o·dide [dàiθaiǽzəni:n áiədaid] ヨウ化ジチアザニン ㊗ 3-ethyl-2-[5-(3-ethyl-2-benzothiazolinylidene)-1,3-pentadienyl] benzothiazolium iodide (駆虫薬).
dithio- [daiθaiou, -aiə] ジチオ基(-SS-).
di·thi·o·bi·u·ret [daiθaioubàijurét] ジチオビウレット $NH_2CSNHCSNH_2$ (動物実験において可逆性運動神経麻痺を起こさせる薬品).
di·thi·o·car·box·y·meth·yl [daiθàiouka:bàksiméθil] ジチオカルボキシメチル, = dithiocarboxyphenyl.
di·thi·o·car·box·y·phen·yl [daiθàiouka:bàksifénil] ジチオカルボキシフェニル (Anderson, H. H. が1947年に合成した抗アメーバ剤の一つ), = carboxyphenyl thiocarbarsone oxide, thiocarbamisin.
di·thi·ol [daiθáio:l] ジチオール ㊗ 4-methyl-1,2-dimercapto-benzene (スズの特殊試薬).
di·thi·o·nate [daiθáiəneit] 二チオン酸塩 $M^I{}_2S_2O_6$.
di·thi·on·ic ac·id [dàiθaiánik ǽsid] 二チオン酸 $H_2S_2O_6$ (水溶液としてのみ存在する二塩基酸).
di·thi·o·nous ac·id [daiθáiənəs ǽsid] ジチオ酸, 不安定酸 $H_2S_2O_3$, = hyposulfurous acid, thiosulphuric acid.
di·thi·o·pro·pa·nol [daiθaiə̀próupənɔ:l] ジチオプロパノール $CH_2(OH)CH(SH)CH_2SH$, = BAL.
di·thi·o·sal·i·cyl·ic ac·id [daiθaiəsæ̀lisílik ǽsid] ジチオサリチル酸 OHC_6H_4CSSH.
dithiothreitol (**DTT**) ジチオスレイトール.
di·thi·zone [daiθáizoun] ジチゾン ㊗ diphenylthiocarbazone $C_6H_5NHNHCSN{=}NC_6H_5$ (青黒色粉末で, 水には不溶, 有機性溶媒に可溶, 実験動物の糖尿病 dithizone diabetes を起こす作用がある).
d. test for lead (日本薬局方に規定されている鉛の定量法).
di·thy·mol-di·i·o·dide [dáiθimɔ:l daiáiədaid] ヨウ化〔ジ〕チモール, = thymol iodide.
dit·o·cous [dítoukəs, dáitə-] 双生児分娩の, = ditokous.
dit·o·kous [dítoukəs, dáitə-] 双生児分娩の, 2種胎児産生の, = ditocous.
Dittrich, Franz [dítrik] ディットリッヒ (1815-1859, ドイツの病理学者).
D. plugs ディットリッヒ栓子(肺壊疽または腐敗性気管支炎患者の喀痰にみられる暗黄または灰色の栓子).
D. stenosis ディットリッヒ狭窄〔症〕(動脈円錐の狭窄), = stenosis of conus arteriosus.
DIU drip infusion urography 点滴尿路造影(撮影)〔法〕の略.
di·u·ra·nate [daijú:rəneit] 重ウラン酸塩 $M^I{}_2U_2O_7$

(正しくは二ウラン酸塩).
di·u·re·ide [daijú:ri:aid] ジウレイド(キサンチン塩基でカフェイン,テオブロミンなどをいう).
di·u·re·sis [dɑijərí:sis] 利尿作用,利尿〔医学〕.
di·u·ret·ic [dàijurétik] 利尿薬〔剤〕〔医学〕, = diuretica.
d. agent 利尿薬〔医学〕.
d. drug 利尿薬〔医学〕.
d. salt 利尿塩(酢酸カリウム).
di·u·ria [daijú:riə] 昼間放尿頻繁.
di·ur·nal [daiə́:nəl] ① 昼間〔の〕〔医学〕,昼行の. ② 日毎の,日周〔医学〕,日内〔医学〕.
d. animal 昼行〔性〕動物〔医学〕.
d. cycle 日内サイクル〔医学〕.
d. enuresis 昼間遺尿症〔医学〕, = enuresis diurna.
d. epilepsy 昼間てんかん〔医学〕.
d. frequency 昼間頻尿〔医学〕.
d. inequality of tide 日潮不等.
d. migration 昼夜移動〔医学〕.
d. periodicity 昼間定期出現性,昼間出現性.
d. pollution 覚せい(醒)時遺精〔医学〕, 昼間遺精〔医学〕, = pollutio nimiae.
d. retina 昼間網膜(錐状体により色視覚をつかさどる網膜の部分).
d. rhythm 日内リズム〔医学〕, 日周リズム〔医学〕, 日周期.
d. rotation 日周運動(地球の).
d. urinary frequency 昼間頻尿〔医学〕.
d. urine 昼間尿〔医学〕.
d. variation 日内変動〔医学〕(通常,うつ病における病状の早朝の増悪と夕方の改善との一日内の変化をいう).
di·ur·nule [daiə́:nju:l] 1日の投与量.
di·u·tin(-us, -a, -um) [daijú:tin(-əs, -ə, -əm)] 長経過の,長期の.
DIV drip infusion of vein 点滴静脈内注射の略.
div divide 分割せよの略.
di·va·ga·tion [dàivəgéiʃən] ① 彷徨. ② 言語混迷.
di·va·lent [dáivələnt, daivéi-] 二価の, = bivalent.
d. cation 二価陽イオン〔医学〕.
di·var·i·ant [daivǽriənt] 二変性の.
d. system 二変〔量〕系.
di·var·i·cate [daivǽrikeit] 開出の.
di·var·i·ca·tio [daivæ̀rikéiʃiou] 開離.
d. palpebrarum 眼瞼外反, = ectropion.
di·var·i·ca·tion [daivæ̀rikéiʃən] 分岐,開離, = diastasis, separation.
di·var·i·cator [daivǽrikətər] 開筋.
dive-bomb diaphragm 急降下爆撃横隔膜症(爆撃飛行士が急降下するときに起こる横隔膜破裂).
dive-bomber sound 急降下爆撃音〔医学〕.
diver's disease 潜水〔夫〕病〔医学〕.
diver's ear ダイバー耳(空圧の変化により潜水夫に起こる空気性中耳炎).
diver's neurosis 潜水夫病, = diver's paralysis.
diver's palsy 潜函病, = caisson disease.
diver's paralysis 潜函麻痺〔医学〕, 潜水夫病, = caisson disease.
di·ver·gence [divə́:ʤəns] 開散〔医学〕, 発散〔医学〕, 相離,開度,ひらき. 形 divergent.
d. excess 開散過多〔医学〕.
d. excess exotropia 開散過多型外斜視.
d. fracture 開散骨折〔医学〕.
d. insufficiency 開散不全〔医学〕.
d. insufficiency exotropia 開散不全型外斜視.
d. nystagmus 開散眼振〔医学〕.
d. palsy 開散麻痺〔医学〕.
d. paralysis 開散麻痺〔医学〕.
d. paresis 開散不全麻痺.
d. weakness 開散衰弱〔医学〕.
di·ver·gent [divə́:ʤənt] 発散した,開散した.
d. adaptation 発散適応〔医学〕.
d. beam 発散光束.
d. dislocation 開散脱臼〔医学〕, 分散脱臼,離開脱臼.
d. pencil of rays 発散光線束.
d. rays 発散光線,開散光線(無限点よりは近い点からくる光線).
d. root 歯根離開〔医学〕.
d. squint 外斜視〔医学〕, = exotropia.
d. strabismus 外斜視〔医学〕, = exotropia.
di·ver·gen·tia [dàivə:ʤénʃiə] 開散〔医学〕, 発散〔医学〕, = divergence.
diverging collimator 拡散型コリメータ〔医学〕.
diverging dislocation 離開脱臼〔医学〕, 分散脱臼(尺骨と橈骨との別々の脱臼).
diverging lens 発散レンズ〔医学〕, = concave lens.
diverging meniscus 虚性メニスカスレンズ, = negative meniscus.
di·ver·sine [daivə́:sin] ジベルシン $C_{16}H_{16}(NCH_3)(OCH_3)_2(OH)_2CO$ (オオツヅラフジ *Sinomenium acutum* などの根に含まれるアルカロイド), = parasinomenine.
diversion operation 分流手術(膵液と胆汁の流れを分離する手術).
di·ver·sion·al [daivə́:ʒənəl] 気分転換的〔医学〕.
d. occupational therapy 気晴し的作業療法〔医学〕.
di·ver·si·ty [daivə́:siti] 多様性〔医学〕(生物的に多様であること).
d. of antibody 抗体〔の〕多様性〔医学〕.
di·ver·tic·u·la [dàivə:tíkjulə] 憩室(diverticulum の複数).
d. ampullae [L/TA] 膨大部憩室, = diverticula of ampulla [TA].
d. of ampulla [TA] 膨大部憩室, = diverticula ampullae [L/TA].
d. of uterine tube 卵管憩室〔医学〕.
di·ver·tic·u·lar [dàivə:tíkjulər] 憩室の.
d. calculus 憩室石〔医学〕.
d. disease 憩室症〔医学〕, 憩室性疾患.
d. disease of intestine 腸管憩室症〔医学〕.
d. hemorrhage 憩室性出血〔医学〕.
d. hernia 憩室ヘルニア.
d. peritonitis 憩室性腹膜炎〔医学〕.
di·ver·tic·u·la·tion [dàivə:tìkjuléiʃən] 憩室〔形成〕, = diverticulization.
di·ver·tic·u·lec·to·my [dàivə:tìkjuléktəmi] 憩室切除〔術〕〔医学〕.
di·ver·tic·u·li·tis [dàivə:tìkjuláitis] 憩室炎〔医学〕.
d. of colon 大腸憩室炎〔医学〕.
di·ver·tic·u·lo·gram [dàivə:tíkjuləgræm] 憩室X線像.
di·ver·tic·u·lo·pexy [dàivə:tíkjuləpèksi] 憩室固定術.
di·ver·tic·u·losis [dàivə:tìkjulóusis] 多発性憩室症(内臓に多数存在する憩室), 憩室症〔医学〕.
d. of colon 大腸憩室症〔医学〕.
di·ver·ti·cu·lot·o·my [dàivə:tìkjulátəmi] 憩室切開〔術〕〔医学〕.
di·ver·tic·u·lum [dàivə:tíkjuləm] 憩室(主幹に連結する小嚢), 盲嚢. 複 diverticula. 形 diverticular.
d. duodeni 十二指腸憩室, = papilla duodeni.
d. formation 憩室形成〔医学〕.
d. ilei [L/TA] 回腸憩室*(メッケル憩室), = ileal diverticulum [TA].
d. of anterior urethra 前部尿道憩室〔医学〕.

d. of bladder 膀胱憩室〔医学〕.
d. of bronchus 気管支憩室〔医学〕.
d. of colon 結腸憩室〔医学〕.
d. of gallbladder 胆嚢憩室〔医学〕.
d. of intestine 腸憩室〔医学〕.
d. of large intestine 大腸憩室〔医学〕.
d. of left ventricle 左室憩室〔医学〕.
d. of pharynx 咽頭憩室〔医学〕.
d. of small intestine 小腸憩室〔医学〕.
di·vic·ine ［daivísin］ ジビシン $C_4H_6O_2$ (vicine の水解によって得られる塩基で中毒症 lathyrism の原因物).
divided administration 分割投与〔医学〕.
divided dental splint 分割歯牙副子(下顎骨の骨折に際し，舌側と頬側との部分を針金などに連結したもの).
divided difference 差分商.
divided dose 分割用量，分割量〔医学〕.
divided nevus 分離母斑.
divided percolation 分割量パーコレーション〔医学〕.
divided root 分岐根〔管〕.
divided spectacles 二焦点眼鏡，＝ Franklin glasses.
divided vertical banded gastroplasty 垂直離断胃形成術(重症肥満に対する外科療法の一つ).
di·vid·ing ［diváidiŋ］ 分割分包〔医学〕.
di·vi-di·vi ［dívi dívi］ ジビジビ(マメ科植物 *Caesalpinia coriaria* のさや(莢)で，タンニンを含む収斂薬).
diving-bell 潜函〔医学〕.
diving goiter 遊走甲状腺腫〔医学〕.
diving reflex 潜水反射試験〔医学〕，潜水反応.
diving suits 潜水服〔医学〕.
di·vi·nyl ［daivínil］ ジビニル CH_2=CHCH=CH_2，＝ 1, 3-butadiene, erythrene.
d. benzene ジビニルベンゼン CH_2=CHC_6H_4CH=CH_2.
d. ether ジビニルエーテル CH_2=CHOCH=CH_2 (Semmler が1887年に発見し，Gelfan らが1933年に初めて用いた無色，特異臭，引火爆発性の麻酔薬).
d. oxide 酸化ジビニル，＝ divinyl ether.
di·vi·sio ［divíʒiou］ 分裂，分割.
d. aequationis 等数分裂.
d. autonomica [L/TA] 自律神経の区分*，＝ autonomic division [TA].
d. lateralis dextra [L/TA] 右外側区*，＝ right lateral division [TA].
d. lateralis musculus erectoris spinae lumborum [L/TA] 腰部，＝ lateral division of lumbar erector spinae [TA].
d. lateralis sinistra [L/TA] 左外側区*，＝ left lateral division [TA].
d. medialis dextra [L/TA] 右内側区，＝ right medial division [TA].
d. medialis musculus erectoris spinae lumborum [L/TA] 腰部，＝ medial division of lumbar erector spinae [TA].
d. medialis sinistra [L/TA] 左内側区，＝ left medial division [TA].
di·vi·sion ［divíʒən］ ① 分裂，分割，切離〔医学〕. ② 目盛. ③ 割り算，除法. ④ 区. ⑤ 門〔医学〕(生物分類の).
d. delay 分裂遅延〔医学〕.
d. of adhesions 癒着剥離〔術〕〔医学〕.
d. of anal sphincter 肛門括約筋切離術〔医学〕.
d. of bone 骨分割〔医学〕.
d. of brachial plexus 腕神経叢分枝部.
d. of chordae tendinae 腱索切離術〔医学〕.
d. of chordae tendineae 腱索切離〔医学〕.
d. of nerve 神経断裂(外傷によって神経の連続性が断たれた状態のこと).
d. of nerves to adrenal glands 副腎神経切離〔術〕〔医学〕.
d. of nucleus 核分裂〔医学〕.
d. of papillary muscle 乳頭筋切離術〔医学〕.
d. of peritoneal adhesions 腹膜癒着切離〔術〕〔医学〕.
d. of thyroid isthmus 甲状腺峡切離術〔医学〕.
d. potential 分裂能〔力〕(細胞などの分裂能).
divisional block 分枝ブロック，＝ hemiblock.
divisiones anteriores [L/TA] 前部，＝ anterior divisions [TA].
divisiones posteriores [L/TA] 後部，＝ posterior divisions [TA].
divorce rate 離婚率〔医学〕.
di·vulse ［daivʌ́ls, di-］ 裂開する.
di·vul·sion ［divʌ́lʃən, dai-］ 裂開(強制拡張).
di·vul·sor ［divʌ́lsər, dai-］ 尿道拡張器.
Dix, M. R. ［diks］ ディックス(イギリスの耳科医).
D.-Hallpike maneuver ディックス・ホールパイク操作.
Dixon Mann sign ［díksən mǽn sáin］ ディクソンマン徴候，＝ Mann sign.
Dixon tuberculin ディクソンツベルクリン(生菌をエーテルで処理して水で抽出したもの).
di·zy·got·ic ［dàizaigátik］ 二接合体性の〔医学〕，二卵性，二接合子の.
d. twins 二卵〔性〕双胎，二卵性双生児〔医学〕，＝ biovular twins.
diz·zi·ness ［dízinis］ めまい〔医学〕，眩暈(空間における身体に対する見当識障害．動揺感，不安定感，眼前暗黒感で，非回転性めまいで仮性めまいともいわれる．真性めまい vertigo (周囲が上下，左右に揺れ動く回転性めまい)と区別している)，＝ giddiness. 形 dizzy.
diz·zy ［dízi］ めまいの.
d. spell めまい発作.
DJD degenerative joint disease 変性関節疾患の略.
djen·kol ［ʤéŋkɔ:l］ ジエンコル，＝ jengkol.
djen·kol·ic ac·id ［ʤəŋkálik ǽsid］ ジエンコル酸 $CH_2[SCH_2CH(NH_2)COOH]_2$ (ジエンコルマメから得られるアルファジアミノ酸).
DL- ① ラセミ体を表す接頭語. ② 右旋性グリセリンアルデヒドから誘導されるものを D-，左旋性グリセリンアルデヒドからのものを L-で表す．すなわち D-と L-は化合物の立体配置上の系列を示す記号であり，両者の混合物を DL-で表す.
dL deciliter デシリットルの略.
***dl*-** 1対の対掌体が等量混合されていることを示す化学的接頭語で，光学的分画を行わずに合成された場合またはラセミ化法により合成される場合に適用される.
***dl*-arabinose** ラセミアラビノース.
DLB dementia with Lewy bodies レビー小体型認知症の略.
DLBD diffuse Lewy body disease びまん性レビー小体病の略.
DLE discoid lupus erythematosus 円板状紅斑性狼瘡，慢性円板状エリテマトーデスの略.
DLF difference limen for frequency 周波数弁別閾〔値〕の略.
DLI donor leukocyte infusion ドナー・リンパ球輸注療法の略.
DLST drug lymphocyte stimulation test 薬剤リンパ球刺激試験の略.
DLV differential lung ventilation 左右肺独立換気の略.

DM ① dermatomyositis 皮膚筋炎の略. ② diabetes mellitus 糖尿病の略. ③ diastolic murmur 拡張期雑音の略. ④ Doctor of Medicine 内科学博士の略. ⑤ double minute chromosome 微小染色対の略.
DMARDs disease-modifying antirheumatic drugs 病態修飾性抗リウマチ薬,疾患修飾性抗リウマチ薬の略.
DMAT Disaster Medical Assistance Team の略(ディーマット. 災害派遣医療チーム).
DMD ① Doctor of Dental Medicine 歯科医学士の略. ② Duchenne muscular dystrophy デュシェンヌ型筋ジストロフィの略.
DME dimethyl ether ジメチルエーテルの略.
dmel·cos [dmélkəs] ドメルコス(デュクレー菌の培養物で,軟性下疳の診断に用い,また高熱を出させるため麻痺患者に注射する薬品), = dmelcos vaccine, Ito and Reenstierna vaccine.
DMF decayed, missing because of decayed, filled の略(う蝕に罹患した状態を示す記号として,研究,調査において用いられる. 未処置う歯,う蝕を原因とする喪失歯,う蝕のための処置歯).
DMF (dmf) index DMF (dmf) 指数(若い人の集団のう蝕罹患状態を把握するための指数. 乳歯は dmf で表す).
DMFs (dmfs) caries index う蝕の指標.
DMHISS Disaster Mental Health Information Support System の略(ディーミス. 災害精神保健医療情報支援システム).
DMP dystrophia musculorum progressiva 進行性筋異栄養症,進行性筋萎縮症,進行性筋ジストロフィの略.
DMPP dimethyl-phenylpiperazinium ジメチルフェニルピペラジニウムの略.
DMSO dimethyl sulfoxide ジメチルスルホキシドの略.
DMT *N,N*-dimethyltryptamine *N,N*-ジメチルトリプタミンの略.
DN ① diabetic neuropathy 糖尿病性神経病の略. ② dibucaine number ジブカイン数の略.
dn decinem デシネムの略.
DNA deoxyribonucleic acid, desoxyribonucleic acid デオキシリボ核酸の略.
DNA analysis DNA 分析.
DNA bank DNA バンク.
DNA base composition DNA 塩基組成 [医学].
DNA binding protein DNA 結合タンパク〔質〕.
DNA clone DNA クローン(DNA クローニングによってクローン化された DNA).
DNA cloning DNA クローニング(遺伝子クローニング. 膨大な量,種類のゲノム DNA の中より特定の DNA を1種類選び出す技術), = gene cloning.
DNA damage DNA 損傷 [医学].
DNA data bank DNA データバンク(DNA (または RNA) 塩基配列データは定められた規準により,収集・編集されコンピュータに登録されている. わが国では国立遺伝学研究所の DDBJ がある).
DNA-delayed mutation DNA 合成遅滞変異[医学].
DNA denaturation map DNA 変性地図 [医学].
DNA-dependent RNA polymerase DNA 依存 RNA ポリメラーゼ [医学].
DNA diagnosis DNA 診断〔法〕(遺伝病や癌およびウイルス感染などの疾患において,病因となる遺伝子の分析に基づいて行う診断).
DNA-DNA hybridization DNA-DNA ハイブリダイゼイション [医学].
DNA fingerprint DNA 指紋 [医学], DNA フィンガープリント.
DNA fragment DNA 断片.
DNA gyrase DNA ジャイレース [医学].
DNA helix DNA ラセン, = Watson-Crick DNA model.
DNA homology DNA 相同性 [医学].
DNA hybridization DNA ハイブリダイゼーション.
DNA isolation DNA 抽出法.
DNA library DNA ライブラリー [医学].
DNA ligase DNA リガーゼ [医学].
DNA linker DNA リンカー [医学].
DNA-mediated gene transfer DNA 媒介遺伝子移入 [医学].
DNA modification enzyme DNA 修飾酵素 [医学].
DNA nicking-closing protein DNA 切断閉環タンパク.
DNA polymerase DNA ポリメラーゼ [医学], DNA 重合酵素.
DNA polymerase chain reaction DNA ポリメラーゼ増殖反応 [医学].
DNA polymerase enzyme DNA 複製酵素.
DNA polymerase gene DNA 複製酵素遺伝子, DNA ポリメラーゼ遺伝子.
DNA polymorphism DNA 多型 [医学].
DNA primer DNA プライマー.
DNA probe DNA プローブ [医学] (特定の遺伝子や核酸の塩基配列を検索するために,その部分と相補性のある1本鎖の DNA を可視化できる物質で標識したもの).
DNA rearrangement DNA 再編成(体細胞レベルでゲノム DNA の特定の領域にその切断と再結合が起こること. 遺伝子再構成).
DNA relaxing enzyme DNA 緩和酵素 [医学].
DNA repair DNA 修復 [医学] (細胞が受けた DNA 損傷を補修する機能).
DNA repair enzyme DNA 修復酵素 [医学].
DNA replication DNA 複製 [医学].
DNA restriction enzyme DNA 制限酵素 [医学].
DNA-RNA hybridization DNA-RNA ハイブリダイゼーション [医学].
DNA sequencing method DNA 塩基配列決定法.
DNA synthesis DNA 合成 [医学].
DNA synthesis inhibitor DNA 合成阻害剤 [医学].
DNA topoisomer DNA トポロジー異性体, = topological isomer.
DNA topoisomerase DNA トポイソメラーゼ (DNA トポロジー異性体の相互交換を行う酵素).
DNA transfection DNA トランスフェクション(動物の組織培養細胞へ DNA を直接取り込ませる手法), = gene transfection.
DNA tumor virus DNA〔型〕腫瘍ウイルス [医学].
DNA turnover DNA 交替 [医学].
DNA typing DNA タイピング, DNA 型判定 [医学] (HLA タイピングを HLA 遺伝子レベルで行うこと).
DNA untwisting enzyme DNA 巻き戻し酵素 [医学].
DNA unwinding protein DNA 巻き戻しタンパク質, DNA ほどき一本鎖タンパク, = DNA untwisting protein.
DNA vaccine DNA ワクチン.
DNA virus DNA ウイルス [医学] (ゲノムに DNA をもつウイルスの総称).
DNAase, DNAse, DNase deoxyribonuclease デオキシリボヌクレアーゼ (DNA 分解酵素) の略.
DNase test agar DNA 培地 (DNA 分解試験に用いられる).
DNCB 2,4-dinitro-1-chlorobenzene 2,4-ジニトロ-1-クロロベンゼンの略.
DNCB patch test DNCB パッチテスト(接触アレルギーの実験,免疫不全の有無をみる臨床検査に用いられる. DNCB を用いた遅延型アレルギー反応).
DNP, Dnp deoxyribonucleoprotein デオキシリボ核タンパク質の略.

DNP method DNP法（サンガー法とも呼ぶタンパク質のN末端残基の決定法）.

DNR ① do not resuscitate 救命不可能の略（明らかに回復の見込みのない患者に対して救命処置（治療）を行わないこと）. ② daunorubicin ダウノルビシンの略.

DNS dysplastic nevus syndrome ディスプラスチックニーバス症候群（異型母斑症候群）の略, = FAM-M syndrome, FAMMM syndrome, B-K mole syndrome.

D/NS dextrose in normal saline ブドウ糖生理的食塩水の略.

DNTP diethyl-*p*-nitrophenylthiophosphate ジエチル-*p*-ニトロフェニルチオホスファーテ（パラチオン）の略, = parathion, nitrostigminum.

D

DO ① diploma in ophthalmology 眼科資格〔免状〕の略. ② dissolved oxygen 溶存酸素の略. ③ doctor of osteopathy 整骨医学博士の略.

DOA ① date of admission 入院日の略. ② dead on arrival 死亡入院の略.

Dobell, Horace Benge [dóubel] ドーベル（1828–1917, イギリスの内科医）.

D. enema ドーベル栄養注腸（肉面をかき集めて得られる筋肉細片に, デンプン汁, 膵臓乳剤, ペプシンなどを混ぜた v. Leube の栄養注腸の変法）.

D. solution ドーベル液（含嗽薬）, = compound solution of sodium borate (liquor sodii boras compositus).

Döbereiner, Johann Wolfgang [dəː bərainər] デーベライネル（1780–1840, ドイツの化学者）.

D. triads デーベライネル3元素群（臭素の原子量は塩素とヨウ素との平均値にほぼ等しいので, これらを3元素群と呼んだが, ほかにも同様の関係をもつものはリチウム, ナトリウム, カリウムがあり, これに続いてJ. A. R. Newlands は8元素法則を公にし, ついに Mendeléeff により周期律元素表がつくられた）.

Dobie, William Murray [dóubiː] ドービー（1828–1915, イギリスの内科医）.

D. layer ドービー層（Z線あるいはZ帯のことで, 横紋筋明帯の中央に位置する）, = Dobie line, Krause membrane, Z disk.

D. line ドービー線（Krause 膜のこと）.

Dobrava-Belgrade virus ドブラバ・ベルグラードウイルス（ブニヤウイルス科のウイルスで, 腎症候性出血熱の原因となる）.

do·bu·ta·mine [doubjúːtəmiːn] ドブタミン ㊗ 4-{2-〔[3-(*p*-hydroxyphenyl)-1-methylpropyl]amino〕ethyl}pyrocatechol（交感神経作動薬）.

d. hydrochloride ドブタミン塩酸塩 $C_{18}H_{23}NO_3 \cdot HCl$: 337.84（塩酸ドブタミン. カテコールアミン系交感神経 β_1 受容体興奮薬. 心筋のアドレナリン β_1 受容体に作用し, 心収縮力を増大させる）.

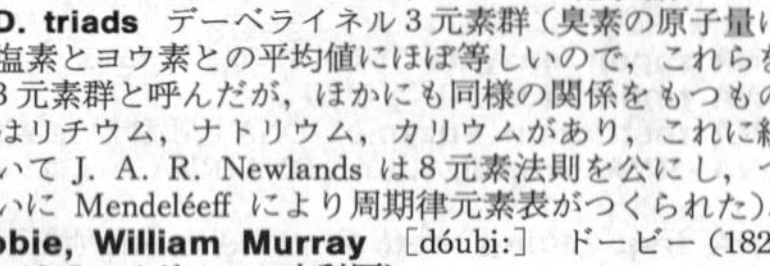

および鏡像異性体

DOC ① deoxycholate デオキシコール酸塩の略. ② deoxycorticosterone デオキシコルチコステロンの略.

DOCA deoxycorticosterone acetate 酢酸デオキシコルチコステロンの略.

Dochez, Alphonse Raymond [dɑʃeí] ドシェー（1882生, アメリカの医師）.

D. antitoxin (serum) ドシェー抗毒素（Streptococcus pyogenes 産生の発赤毒をウマに注射して得た免疫血清）, = Dick serum.

Dochez-Goennert vi·rus [dɑʃéi génəːt váiərəs] ドシェー・ゲンネルトウイルス（Dochez ら（1937）および Goennert（1941）により記載されたハツカネズミのウイルス病原体）.

doch·mi·a·sis [dɑkmáiəsis] 鉤虫症, 十二指腸虫症, = ancylostomiasis, dochmiosis, uncinariasis.

doch·mi·o·sis [dɑkmaióusis] 鉤虫症, 十二指腸虫症, = ancylostomiasis, dochmiasis, uncinariasis.

dock [dák] （タデ科ギシギシ属 *Rumex* 植物）.

docking protein ドッキングタンパク.

docosahexaenoic acid ドコサヘキサエン酸.

doc·o·syl [dákəsil] ドコシル基（$CH_3(CH_2)_{20}CH_2$–）.

Doctor's Reparation Insurance System 医師賠償責任保険制度.

doc·tor [dáktər] ① 医師 〔医学〕（MD の称号をもち, 政府から開業免状を受けたもの）. ② 博士.

d. attending 非常勤医, 担当医師, 受け持ち医師.

d. blade ドクターブレード〔医学〕.

d.'s car ドクターズカー（医師, 看護師が同乗し, 重症治療室と同じ治療ができるように設計され, 重症患者の救急治療に必要な薬剤, 装置を搭載した救急車）.

d.'s duty of calling on patient 応召の義務.

d. in charge 主治医〔医学〕.

d.-patient confidentiality 守秘義務〔医学〕.

d.-patient relationship 医師・患者関係〔医学〕.

doc·tor·al [dáktərəl] 医師〔の〕〔医学〕.

doctorless areas 無医地区.

doctrine of Rasori ラソリ説（反撃的刺激を与えて, 原発性刺激を緩和すると, 興奮状態が減退するという説. Rasori, G.）, = Rasorianism.

doc·u·sate cal·ci·um [dákjuseit kǽlsiəm] ドキュセートカルシウム（下剤）.

doc·u·sate so·di·um [dákjuseit sóudiəm] ドキュセートナトリウム（下剤, 界面活性剤として用いる）.

Dodd communicating perforator vein ドッド交通枝静脈（大腿内側で大伏在静脈と大腿静脈をつなぐ）.

dodec(a)- [doudek(ə)] 12の数を表す接頭語.

do·dec·a·dac·ty·li·tis [dòudekədæktiláitis] 十二指腸炎.

do·dec·a·dac·ty·lon [dòudekədǽktilɑn] 十二指腸, = duodenum.

do·de·cane [dóudikein] ドデカン $C_{12}H_{25}$.

do·dec·an·o·yl [doudékənɔil] ドデカノイル基（$CH_3(CH_2)_{10}CO$–）.

do·de·co·ic ac·id [dòudikóuik ǽsid] ドデカン酸, = lauric acid.

do·de·cyl [dóudisil] ドデシル基（$CH_3(CH_2)_{10}CH_2$–）.

d. alcohol ドデシルアルコール, = *n*-lauryl alcohol.

d. sulfate 硫酸ドデシル（溶血作用がある）.

Döderlein, Albert Siegmund Gustav [dəːdəːliːn] デーデルライン（1860–1941, ドイツの産科医）.

D. bacillus デーデルライン〔腟〕桿菌（腟に常在する乳酸桿菌属の細菌群を指す）.

DOE dyspnea on exertion 運動性呼吸困難, 労作性呼吸困難の略, = exertional dyspnea.

Doe, Orlando Witherspoon [dóu] ドー（1843–1890, アメリカの医師）.

D. method ドー人工呼吸法.

Doebner vi·o·let [débnər váiəlit] デブネル紫（細菌染色剤）.

doeg·lic ac·id [déglik ǽsid] ディーグル酸 $C_{19}H_{39}O_2$（ディーグリング油の脂肪酸）.

Doerfler, Leo G. [dáːrflər] デルフラー（1919–2004, アメリカの聴覚機能訓練士）.

D.-Stewart test デルフラー・スチュアート試験(精神性難聴の試験法として，ろう(聾)者の言葉知覚閾を50%減少させるのに必要な裏面音響を測定する方法).
dog ear イヌ耳状の，ドッグイヤー，余剰皮膚，縫合端皮膚変形.
dog's ear sign イヌの耳徴候.
dog flea イヌノミ，= *Ctenocephalides canis*.
dog heartworm イヌ糸状虫.
dog hookworm イヌ鉤虫.
dog-nose 大鼻症，= goundou.
dog tapeworm 瓜実条虫.
dog unit イヌ単位(副腎切除を行ったイヌに毎日投与して7〜10日間生存させるのに必要な副腎皮質ホルモンの体重1kg当たりの最小量).
Dogiel, Jan von [dágiːl] ドギール(1830-1905，ロシアの生理学者).
D. cells (腸管壁内または交感神経節細胞(第1型 Type I 多極神経細胞．第2型 Type II 多極，単極，双極神経細胞)).
D. corpuscle ドギール小体(クラウス小球，マイスネル小体などに類似し，鼻，口，眼，性器粘膜にみられる知覚神経終末).
dog·ma·tist [dágmətist, dɔ́ː-] 独断論者，教条主義者.
Dog·ma·tists [dágmətists] 独断医学派(思弁的医学を重んじた一派．ヒポクラテス後の思弁に重きを置き医学を生理学，解剖学，養生学，症候学および治療学の5科に分類した).
dogwood bark ドッグウッド樹皮(ミズキ属 *Cornus* 植物の皮).
Doherty, Peter C. [dáhəːti] ドハティー(1940生，オーストラリア生まれのアメリカの医師，免疫学者．1996年，細胞性免疫防御の研究で Rolf M. Zinkernagel とともにノーベル医学・生理学賞受賞).
Döhle, Karl Gottfried Paul [dɔ́ːlə] デーレ(1855-1928，ドイツの病理学者).
D. bodies デーレ〔小〕体.
D.-Heller aortitis デーレ・ヘルレル大動脈炎(梅毒性大動脈中膜炎)，= mesoarteritis syphilitica，Welch aortitis.
D. inclusion bodies デーレ小体(好中球原形質内の青色封入体で，以前には猩紅熱の病原体と考えられた).
D. inclusions デーレ封入体.
Doisy, Edward Adelbert [dɔ́izi] ドイジー(1893-1986，アメリカの生化学者．1923年以来セントルイス大学の教授としてビタミン，ホルモンに関する研究業績が多く，1929年発情ホルモンの一種であるエストロンを，また1939年ビタミン K_2 の分離およびビタミン K_1 の合成に成功し，1943年 Dam とともにノーベル医学・生理学賞を受けた).
DOL dignity of life 生命の尊厳の略.
dol [dál] ドル(痛覚強度の単位).
do·lab·rate [douléбreit] 斧形の［医学］.
do·lab·ri·form [doulǽbrifɔːm] 斧形の［医学］，鉞(まさかり)形の，= ax-shaped，dolabrate.
Dolbeau, Henri Ferdinand [dəlbóu] ドルボー(1830-1877，フランスの外科医).
D. operation ドルボー手術(膀胱結石切開術で，尿道の正中腺に沿い切開し，砕石器で膀胱内結石を粉砕した後破片を除去する方法).
Doléris, Jacques Amádée [doléri:] ドレリ(1852-1938，フランスの婦人科医).
D. method ドレリ手術(子宮円靱帯を切断し，その両端を腸骨棘の上部腹直筋の穿孔により固定する子宮後転症の治療法)，= Doléris operation.
dolich(o)- [dalik(ou), -k(ə)] 細長いことを表す接頭語.
dol·i·cho·cephalia [dàlikousifǽliə] 長頭〔蓋〕〔症〕［医学］.
dol·i·cho·ce·phal·ic [dàlikousifǽlik] 長頭体の，= dolichocephalous.
d. head 長頭［医学］.
dol·i·cho·ceph·a·lus [dàlikəséfələs] 長頭〔蓋〕体［医学］.
dol·i·cho·ceph·a·ly [dàlikəséfəli] 長頭〔蓋〕体〔症〕，長頭〔症〕［医学］(長広指数75.9以下のもの，また長高指数69.9以下のもの)，= dolichocephalism. 形 dolichocephalic，dolichocephalous.
dol·i·cho·cham·ae·cra·nial [dàlikəkǽmiːkréiniəl] 長頭低弓の(長広指数74.9以下，長高指数69.9以下のものについていう).
dol·i·choc·ne·mic [dàlikou(k)níːmik] 長脛の(脛骨大腿骨指数83以上のものについていう).
dol·i·cho·co·lon [dàlikoukóulən] 長結腸，過長結腸［医学］.
dol·i·cho·cra·ni·al [dàlikoukréiniəl] 長頭蓋の.
dol·i·cho·de·rus [dàlikoudíːrəs] 長頸体.
dol·i·cho·e·soph·a·gus [dàlikouiːsáfəgəs] 食道過長［医学］.
dol·i·cho·eu·ro·me·so·ceph·a·lus [dàlikoujùːroumèsəséfələs] 長頭広側頭体.
dol·i·cho·eu·ro-op·is·tho·ceph·a·lus [dàlikoujúːrou oupìsθəséfələs] 長頭長後頭体.
dol·i·cho·eu·ro·pro·ceph·a·lus [dàlikoujùːrouprəséfələs] 長頭長前頭体.
dol·i·cho·fa·cial [dàlikouféiʃəl] 長顔の.
dol·i·cho·gas·try [dàlikəgǽstri] 長胃症(胃下垂症).
dol·i·cho·hi·er·ic [dàlikouhaiérik] 長仙骨の(仙骨の長幅指数が99.9以下のもの).
dol·i·cho·ker·kic [dàlikoukə́ːkik] 長腕の(上腕骨橈骨指数が80以上のもの).
dol·i·cho·kne·mic [dàlikou(k)níːmik] 長脛の，= dolichocnemic.
dol·i·chol [dálikɔːl] ドリコール(イソプレノイドの一種で，真核生物に広く分布．脊椎動物に存在するものは，18〜20個のイソプレンが頭一尾で結合したものの末端に飽和イソプレンが結合した構造となっている．CTP によりリン酸化されたものはリン酸ドリコール phosphoryl dolichol (ドリコールリン酸 dolichol phosphate)と呼ばれ，糖タンパク質が合成される際に，糖のキャリアーとして糖鎖転移反応に関与する).
dol·i·cho·lep·to·ceph·a·lus [dàlikəlèptəséfələs] 長狭頭〔蓋〕体.
dol·i·cho·meg·a·co·lon [dàlikoumègəkóulən] 長巨大結腸.
dol·i·cho·mor·phic [dàlikoumɔ́ːfik] 細長型の(体型)，= microscler.
dol·i·cho·pel·lic [dàlikoupélik] 長径骨盤の(骨盤指数95以上).
d. pelvis 長径骨盤，= anthropoid pelvis.
dol·i·cho·pel·vic [dàlikoupélvik] 長径骨盤の，= dolichopellic.
dol·i·cho·plat·y·ceph·a·lus [dàlikəplæ̀tiséfələs] 長扁平頭体.
dol·i·cho·pro·sop·ic [dàlikouprəsápik] 長顔の，= dolichoprosopous.
dol·i·chor·rhine [dálikərain, -riːn] 長鼻の.
Dolichos biflorus ヒマラヤフジマメ.
***Dolichos biflorus* lectin** フジマメレクチン(抗A特異性を有する).
dol·i·cho·sig·moid [dàlikousígmɔid] 長S状結腸症.

D

dol·i·cho·sten·o·me·lia [dɑ̀likoustènoumíːliə] クモ〔状〕肢，= arachnodactyly.
dol·i·ch(o)·u·ran·ic [dɑ̀lik(ə)juːrǽnik] 歯槽長型の（上顎歯槽指数 109.9 以下のもの）.
dol·i·o·la·ria [dɑ̀liəlέəriə] ドリオラリア幼生（ナマコの幼生）.
doll's eye maneuver 人形の目手技［医学］.
doll's eye phenomenon 人形の目現象.
doll's eye sign 人形の眼徴候（眼と頭との運動間の解離で，頭を上げるとき眼を下げる Cantelli 徴候と，眼球突出と眼瞼の運動が遅鈍となる Widowitz 徴候とはジフテリアの診断に利用される）.
doll's eye test 人形の目試験［医学］.
doll's head anesthesia 身体上部無感覚症.
Döllinger, Johann Ignaz Josef [dɔ́ːliŋgər] デーリンゲル（1770–1841，ドイツの生理学者）.
D. tendinous ring デーリンゲル腱輪（デスメー膜が角膜周囲に肥厚した部分）.
Dollos law [dɑ́ləs lɔ́ː] ドロス法則（種族発生は非可逆的であるから，先祖返りは不可能である）.
Dolman test [dɑ́lmən tést] ドルマン試験（20 フィートの距離に固定された棒から同距離で動く棒による深さ（遠さ）の試験法），= Howard–Dolman depth perception test.
do·lo·mite [dóuləmait] 苦灰石 $MgCO_3$–$CaCO_3$（炭酸マグネシウムと炭酸カルシウムとの化合物）.
d. clinker ドロマイトクリンカー（ドロマイト（苦灰石）を焼成しクリンカーとしたもの）.
do·lor [dóulər] 疼痛，= pain. 複 dolores.
d. capitis 頭痛，= headache.
d. compressionis 圧痛.
d. intermenstrualis 生理痛，排卵痛.
d. mictionis 排尿痛.
d. ovulationis 排卵痛，= dolor intermenstrualis.
d. post extractionem 抜歯後疼痛症.
d. sub coitu 性交疼痛.
d. temrinalis 排尿終末痛.
do·lo·res [doulɑ́ris] 痛（dolor の複数）.
d. consequassantes 共圧陣痛.
d. osteocopi nocturni 夜間骨痛.
d. parturientum 陣痛.
d. praesagientes 一過性陣痛（分娩数日前に起こる）.
do·lo·rif·ic [dòulərífik] 疼痛〔性〕の.
do·lo·rim·e·ter [dòulərímitər] 痛覚計.
do·lo·rim·e·try [dòulərímitri] 疼痛測定〔法〕.
do·lor·o·gen·ic [doulɔ̀ːrəʤénik] 疼痛発生の.
d. zone 発痛帯，= trigger zone.
dolorous anesthesia 有痛〔性〕感覚（知覚）消失（脱失），有痛〔性〕知覚麻痺［医学］（触覚や温度覚の過敏は痛みや異常感覚を惹起する．有痛性感覚消失は触覚鈍麻があるのに痛覚過敏を呈する状態）.
dolphin oil イルカ油.
dolus eventualis 未必の故意.
DOM 2,5-dimethoxy-4-methylamphetamine 2,5-ジメトキシ-4-メチルアンフェタミンの略（幻覚薬）.
Domagk, Gerhard [dɑ́mɑːk] ドーマック（1895–1964，ドイツの化学者．1932年 IG 染料工業会社において，プロントジルが致死量のレンサ球菌によるハツカネズミの死を阻止したので，これを1935年人体に応用して成功し，サルファ薬発展の基礎を築き，1939年ノーベル医学・生理学賞を受けた）.
D. method ドーマック法（グラム陽性レンサ球菌の培養法で，15〜30 分以内に死亡したネズミの股静脈中へ生理的食塩水に混ぜて注射する）.
do·main [douméin, də–] 分子内領域，領域［医学］，分域，ドメイン［医学］（生体高分子の構造上または機能上の単位を表す領域をいう．110〜120 個のアミノ酸からなり，機能や構造上一つのまとまりをもつ領域で構造領域とも呼ばれる．免疫グロブリンはドメイン構造をもつ代表的なタンパク分子）.
do·ma·to·pho·bia [dòumətoufóubiə] 〔家屋内〕閉鎖恐怖症，屋内恐怖〔症〕［医学］，閉所恐怖，= claustrophobia.
Dombrock blood group [dɑ́mbrək blʌ́d grúːp] ドンブロック血液型（抗 Do[a] 抗体との反応性によって決められる血液型）. → blood group.
dome [dóum] ① 庇面（斜方結晶系，単斜結晶系，三斜結晶系において結晶上下軸とほかの 1 軸とに交わって残りの 1 軸に平行な面）. ② 円蓋.
d. cell ドーム細胞（胎児表皮を構成する大型細胞）.
d. of bladder 膀胱頂部［医学］.
d. of pleura [TA] 胸膜頂，= cupula pleurae [L/TA].
d. resection 円蓋切除〔術〕［医学］.
d.-shaped molar 円蓋状臼歯（梅毒により変形した小型第 1 臼歯），= Fournier molar, Moon m..
do·mes·tic [dəméstik] ① 家庭の［医学］. ② 国内の［医学］.
d. allergen 家庭内アレルゲン，室内アレルゲン［医学］（家の中に存在するアレルゲン）.
d. animal 家畜［医学］.
d. fowl 家禽［医学］.
d. garbage 家庭ごみ［医学］，厨芥［医学］.
d. measure 家庭用計量［医学］.
d. medicine 家庭医学［医学］，家庭療法，家庭薬.
d. refuse 家庭ごみ［医学］，厨芥［医学］.
d. science 家政学.
d. sewage 家庭下水［医学］.
d. violence (DV) 配偶者間暴力，ドメスティック・バイオレンス（家庭内の暴力をさすが，夫から妻へ（恋人同士の場合も）の心身の暴力で，欧米では1970年代より社会問題となっていた．暴力からの一時避難所（シェルター）の活動も行われてきたが，わが国では DV 防止法（配偶者からの暴力の防止及び被害者の保護に関する法律）が2001年10月13日施行された）.
d. waste water 家庭廃水［医学］.
do·mes·ti·ca·tion [dəmèstikéiʃən] 順化［医学］.
dom·i·cile [dɑ́misail] 入院隔離する.
dom·i·ciled [dɑ́misaild] 入院隔離［医学］.
dom·i·cil·i·ary [dɑ̀misíliəri] ① 家庭の，家宅の. ② 包被の，殻の（動物学）.
d. midwife 訪問助産師.
d. oxygen therapy 家庭酸素療法，= home oxygen therapy (HOT).
d. services 在宅治療，在宅医療.
d. treatment 在宅治療［医学］，家庭療法，= home treatment.
dom·i·cil·i·um [dɑ̀misíliəm] 気室（希薄または圧搾空気などを入れる室または容器）.
dom·i·nance [dɑ́minəns] ① 優性［医学］，優位［医学］. ② 支配［医学］. 形 dominant.
d. deviation 優性偏差［医学］.
d. inheritance 優位遺伝［医学］.
d. ratio 優性比［医学］.
d.-subordination 支配・服従関係［医学］.
d. variance 優性分散［医学］.
dom·i·nan·cy [dɑ́minənsi] 優性度［医学］.
dom·i·nant [dɑ́minənt] 優性の，優占の，優位〔の〕［医学］. 名 dominance.
d. character 優性形質.
d. effect 優性効果［医学］.
d. eye 利き眼.
d. gene 優性遺伝子［医学］（遺伝子の組み合わせがヘテロで現れる形質をいう）.
d. hemisphere 優性半球，優位〔脳〕半球［医学］（右手利き者における左半球，またはその逆）.

d. idea 優格観念〔医学〕, = idea of superior value.
d. inheritance 優性遺伝〔医学〕(雑種の両親の一方が有する対立形質で, 他方の親からの対立形質を排して F_1 に出現する形質).
d. mutation 優性突然変異〔医学〕.
d. negative effect 優性阻害効果〔医学〕.
d. optic atrophy 優性遺伝性視神経萎縮.
d. receptor 優性受容体(薬物が作用する部で結合すると思われる生理学的な受容体で, これと結合することによって薬物は生理的機能を働かせることができる).
d. species 優占種〔医学〕, 優性種.
d. trait 優性素質.
d. wave length 主波長(色の)〔医学〕.
dom·i·na·tion [dàminéiʃən] 優性化, 優性〔医学〕.
dom·i·na·tor [dámineitər] 優性成分〔医学〕(網膜の単一線維に起こる活動電流値からみて広い範囲の刺激に反応する部分).
Dominici, Henri [dɔminí:si] ドミニチ(1867–1919, フランスの医師).
D. stain ドミニチ染色法(エオジン0.5%, オレンジG 0.5%水溶液に5～7分間浸漬, 水洗後, トルイジンブルー0.5%水溶液で30秒後染し, 水でゆすいで95%アルコールで分別する方法).
D. tube ドミニチ管(β線およびγ線のみを透過させる銀製のラジウム照射用の管).
dom·i·no [dáminou] ドミノ式多臓器移植(心肺同時移植の際, レシピエントから摘出した臓器のうち, 移植可能な心臓のみを他の心臓移植を必要としている患者に移植するもの), = domino donation.
d. liver transplantation ドミノ肝移植(ある患者に肝臓を移植する際に, その患者から摘出した肝臓を第2の末期肝疾患患者に移植する方法), = sequential liver transplantation.
d. transplantation ドミノ移植.
do·mi·phen bro·mide [dámifən bróumaid] 臭化ドミフェン ㊕dodecyldimethyl-(2-phenoxyethyl) ammonium bromide(殺菌, 口腔内, 咽喉の消毒や炎症の治療).
Don Juan [dán hwán, ʤú:ən] 性的放縦(男性の).
Donaggio re·ac·tion [dənæʤiou riǽkʃən] ドナジオ反応(1936年に発表された疲労測定法に利用され, 尿または脊髄液にチオニン色素液およびモリブデン酸アンモニウム液を加えると色素は沈殿するが, 疲労者の体液では沈殿が阻止される), = Donaggio test.
Donald, Archibald [dánəld] ドナルド(1860–1919, イギリスの外科・婦人科医).
D. operation ドナルド手術(子宮脱の手術で, 腟縫合と子宮頸部の切断法. 後年 W. E. Fothergill の変法が公にされた).
Donaldson meth·od [dánəldsən méθəd] ドナルドソン法(糞便中の原虫嚢胞の証明法. エオジン, ヨード, ヨードカリ液を加えて鏡検する).
Donath, Julius [dóna:t] ドナート(1870–1950, オーストリアの内科医).
D.-Landsteiner antibody ドナート・ランドシュタイナー抗体〔医学〕.
D.-Landsteiner autoantibody ドナート・ランドシュタイナー自己抗体.
D.-Landsteiner hemolytic anemia ドナート・ランドシュタイナー溶血〔性〕貧血〔医学〕.
D.-Landsteiner phenomenon ドナート・ランドシュタイナー現象(発作性寒冷ヘモグロビン尿症患者の血液を4～5°Cに冷却した後, 再び加温すると溶血が起こる).
D.-Landsteiner test ドナート・ランドシュタイナー試験〔医学〕.
Donath, Willem Frederik [dóna:t] ドナート(1889–1957, オランダの医師・生化学者).
D.-Jansen aneurin ドナート・ヤンセンアノイリン(1926年に分離したビタミン B_1).
donation plasmapheresis 供血者採漿〔法〕〔医学〕.
don·a·tism [dánətizəm] ドナティズム(模倣に基づく一種の催眠術).
do·na·tor [dóuneitər, -néi-, da-] 供与体〔医学〕, 提供者〔医学〕(受容体 acceptor に対立する語), = donor.
do·nax·ine [dənǽksin] ドナキシン(ダンチク〔蘆竹〕*Arundo donax*から得られるアルカロイド), = gramine.
don·da ud·u·gu [dándə údugu] ドンダウズグ(アフリカ先住民の疾病で, 脚に浮腫が起こり後に壊死を生ずる).
Donders, Franz Cornelius [dándərz] ドンデルス(1818–1889, オランダの眼科医. Utrecht 大学教授として, 19世紀の眼科革新時代に Helmholz, Graefe らとともに偉大な功績を残し, 1864年"眼の調節と屈折の異常"と題する著書を刊行した).
D. glaucoma ドンデルス緑内障(単性萎縮性緑内障).
D. law ドンデルス法則(① 眼精疲労の起こる年齢は遠視度を表す分数の分母にほぼ一致する. ② 眼球の回転は物体の正中面からの距離と水平線とにより決定される. ③ 眼球の各主径線には, 水平と垂直の指南感が常に付随する(眼位と眼球運動の法則)).
D. pressure ドンデルス圧(死体の気管に挿入された圧力計で胸部を開放するとき, 約6mmHg の増圧がある).
D. rings ドンデルス輪(緑内障にみられる色輪).
D. schematic eye ドンデルス要式眼.
D. test ドンデルス試験(着色ガラス灯を用いて色覚を検査する方法).
do·nee [douní:] 受血者(輸血を受ける患者), 受容者〔医学〕, 被移植者〔医学〕, = recipient.
Donnan, Frederick George [dánən] ドナン(1870–1956, イギリスの化学者).
D. equilibrium ドナン膜平衡(2つの溶液が半透膜を隔てて放置される場合, 両側の溶液には異なったイオンが存在し, ついに平衡状態に達する. この化学平衡をいう. このとき両溶液間には電位差が生じる).
D. membrane equilibrium ドナンの膜平衡〔医学〕.
D. membrane potential ドナン膜電位〔医学〕.
Donné, Alfred [dɔnéi] ドンネ(1801–1878, フランスの医師).
D. corpuscle ドンネ球, ドンネ小球(乳び小球), = colostrum corpuscle.
Donnelly sign [dánəli sáin] ドネリー徴候(盲腸後部の虫垂炎を示す徴候で, 患者の腰筋を隆起させて右下肢を伸展外転させ, マックバネー点またはその直下を圧迫すると疼痛を感ずる).
Donohue, William Leslie [dánəhju] ドナヒュー(1906–1984, カナダの病理学者).
D. disease ドナヒュー病(妖精病. アイルランドの伝説に出てくる小さい妖精に外見が似ていることから付けられた病名), = leprechaunism.
D. syndrome ドナヒュー症候群, = Donohue disease, leprechaunism.
do·nor [dóunər] ① 供給者, 提供者〔医学〕, ドナー〔医学〕, 供血者. ② 供給体, 授体, 供与体〔医学〕.
d. apheresis 成分採血〔医学〕.
d. card 提供者カード〔医学〕, ドナーカード(脳死に陥ったとき臓器提供をしますという意思表示のカード).
d. hepatectomy ドナー肝摘徐〔医学〕.
d. insemination 非配偶者間人工授精(夫以外の男性から採った精子を授精すること), = AID (artificial

insemination with donor's semen), heterologous i..
d. kidney ドナー腎[医学], 提供腎[医学].
d. leukocyte infusion (DLI) ドナー・リンパ球輸注療法.
d. leukocyte transfusion 供血者リンパ球輸血.
d. lymphocyte infusion ドナーリンパ球輸注療法(同種造血幹細胞移植後, 白血病の再発に対してGVL効果を発揮させるため, ドナーからリンパ球を輸注する細胞療法).
d. nephrectomy 提供腎摘出術[医学].
d. set 採血セット(採血管, 採血針などの組み合わせで, 供血者の血液を採るために用いるもの).
d. side 採取側[医学].
d. site 供与部.
d. specific (blood) transfusion 提供者〔血〕特異的輸血[医学], ドナー特異的輸血[医学].
d. specific buffy-coat transfusion ドナー特異的バフィーコート〔軟層〕輸血[医学].
d.-specific phage ドナー特異ファージ[医学].
d.-specific transfusion (DST) 提供者特異的輸血(ヒトの腎移植において, 提供者の血液を移植前に受容者に輸血すること. 腎の生着を延長させるとの説がある).
d. specific unresponsiveness ドナー特異的無反応性[医学].
d. splicing site ドナー部位[医学].
d. ureter 提供〔者〕側尿管[医学].
do-not-resuscitate 蘇生不用[医学], 救命不可能.
Donovan, Charles [dánəvən] ドノバン(1863-1951, インド衛生課勤務のアイルランドの医師).
D. body ドノバン小体(カラアザールの病原体), = *Leishmania donovani*.
Donovan, Edward [dánəvən] ドノバン(1798-1837, イギリスの薬学・化学者).
D. solution ドノバン液(1%亜ヒ酸ヨード液と1%ヨード水銀液との混合物), = liquor arseni et hydrargyri iodidi.
Don·o·va·nia [dànəvéiniə] ドノバニア属(旧称. 最初に記載した C. Donovan (1905)にちなんで命名された細菌の一属).
D. granulomatis 鼡径肉芽腫菌, = *Klebsiella granulomatis*.
don·o·va·nosis [dànəvənóusis] ドノバン症, = granuloma contagiosum, granuloma Donovani, granuloma inguinale, granuloma venereum.
Doose, H. [dú:z] ドゥーズ(ドイツの小児科医).
D. syndrome ドゥーズ症候群(原発性全身性ミオクローヌスてんかん).
DOPA 3,4-dihydroxyphenylalanine ドーパ, = dopa.
do·pa [dóupə] ド〔ー〕パ $(OH)_2C_6H_3CH_2CH(NH_2)COOH$ (3,4-dihydroxyphenylalanine の略称. ノルアドレナリン, アドレナリン, メラニンの生合成, チロジン, フェニルアラニンの異化の中間産物. L-ドーパはパーキンソン病治療薬).
d. decarboxylase inhibitor ドーパ脱炭酸酵素阻害薬[医学].
d. oxidase ドーパ酸化酵素(ドーパだけを酸化してメラニンを生ずるオキシダーゼ).
d. reaction ドーパ反応(ドーパ酸化酵素の作用によりドーパ(dihydroxyphenylalamine)がメラニンに転化する反応), = Bloch reaction, DOPA reaction.
d. responsive dystonia ドーパ反応性ジストニア[医学].
do·pa·mine [dóupəmi:n] ドパミン(ノルアドレナリン, アドレナリンの前駆物質であると共に, それ自体も中枢神経系の刺激伝導物質である. チロジン代謝にも関係).
d. hydrochloride ドパミン塩酸塩 [化] 4-(2-aminoethyl)benzene-1,2-diol monohydrochloride $C_8H_{11}NO_2 \cdot HCl$: 189.64(塩酸ドパミン. カテコールアミン系交感神経興奮薬. 末梢性に投与されたドパミンは低用量では血管拡張を引き起こしナトリウムイオン利尿を起こす. 高用量では心収縮力, 心拍出量を増加させ強心薬として作用する. ドパミンは錐体外路系中枢機能の調節物質であり, パーキンソン病治療にも適用されるがドパミン自体は血液脳関門を通過できないので, その前駆体であるドパが用いられる).

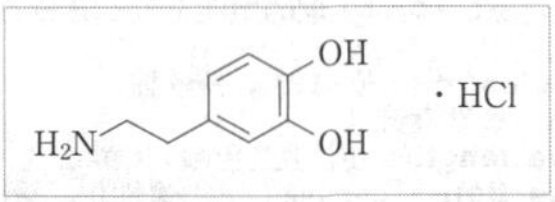

d. β-hydroxylase ドパミンβ-ヒドロキシラーゼ(ドパミンをノルアドレナリンに変換する酵素).
d. β-monooxygenase ドパミンβ-モノオキシゲナーゼ.
d. receptor ドパミン受容体[医学].
d. transporter uptake ドパミントランスポーター取り込み.
do·pa·min·er·gic [dòupəminə́:ʤik] ド〔ー〕パミン作用〔性〕の.
d. cells [TA] ド〔ー〕パミン作動性細胞*, = cellulae dopaminergicae [L/TA].
d. cells in arcuate nucleus〔A12〕 [TA] 脳弓核のド〔ー〕パミン作動性細胞*, = cellulae dopaminergicae nuclei arcuati〔A12〕[L/TA].
d. cells in medial zone and anterior area of hypothalamus〔A14〕 [TA] 視床内側と前部のド〔ー〕パミン作動性細胞*, = cellulae dopaminergicae zonae medialis et areae anterioris hypothalamicae〔A14〕[L/TA].
d. cells in olfactory bulb〔A15〕 [TA] 嗅球のド〔ー〕パミン作動性細胞*, = cellulae dopaminergicae bulbi olfactorii〔A15〕[L/TA].
d. cells in posterior hypothalamus〔A11〕 [TA] 視床後部のド〔ー〕パミン作動性細胞*, = cellulae dopaminergicae areae hypothalamicae posterioris〔A11〕[L/TA].
d. cells in zona incerta〔A13〕 [TA] 不確帯のド〔ー〕パミン作動性細胞*, = cellulae dopaminergicae zonae incertae〔A13〕[L/TA].
do·pase [dóupeis] ドパーゼ, ドーパ酸化酵素, = dopa-oxidase.
dope [dóup] ① 麻薬(俗). ② 濃厚液, 半流動物.
d. fiend 麻薬(アヘン)中毒者.
do·pi·ness [dóupinis] 薬物性昏迷[医学].
dop·ing [dóupiŋ] ドーピング[医学](覚醒剤, 興奮剤, 麻薬などを用いて本来の力以上を出そうとする). → blood doping, gene doping.
d. test ドーピング試験(テスト).
Doppler, Christian Johann [dáplər] ド〔ッ〕プラ〔ー〕(1803-1853, オーストリアの物理学者).
D. echocardiography ドプラ心エコー法(運動体に超音波を当てるとドプラ効果によって反射波は速度に比例した周波数偏位をうける. これを利用して血流速度を求める方法. continuous wave D. e. と pulsed D. e. がある), = Doppler ultrasonography.
D. effect ドプラ効果, = Doppler phenomenon.
D. phenomenon ドプラ現象(音源の振動数が一定でも聴取振動数は音源対聴取者間の相対運動に関係して変わる), = Doppler effect, Doppler principle.
D. polypathia ドプラ現象, = Doppler effect.
D. shift ドプラ偏移.
D. ultrasonography ドプラ超音波法.
D. ultrasound ドプラ超音波.

D. velocimetry ドプラ速度計測.

Doppler, Karl [dáplər] ド〔ッ〕プラ〔ー〕(オーストリア・ウィーンの外科医).

D. operation ドプラ手術(生殖腺への交感神経の切断，またはその隣接組織へのフェノール注射によりホルモン分泌を促進し，性的回春をもたらす手術)，= sympathicodiaphtheresis.

Dor, Vincent [dɔ́:r] ドール(モナコの外科医．心筋梗塞など虚血性心筋症に対する左心室の縮小(内側より巾着様に縫縮)術を開発).

D. fundoplication ドール胃底ヒダ形成〔術〕.

D. operation ドール手術(心臓の容積を縮小して機能を高める虚血性心筋症の手術).

do·ra·pho·bia [dɔ̀:rəfóubiə] 毛皮恐怖症，獣皮恐怖〔症〕[医学].

Dorello ca·nal [dɑrélou kənǽl] ドレロ管(側頭骨の小管で外転神経を通すもの).

Dorendorff, H. [dɔ́:rəndɔ:f] ドーレンドルフ(1866生，ドイツの医師).

D. sign ドーレンドルフ徴候(大動脈弓部の動脈瘤においては鎖骨上窩部が健側に比べて隆起する).

Dorfman, Maurice [dɔ́:rfmən] ドーフマン(イスラエルの皮膚科医).

D.-Chanarin syndrome ドーフマン・チャナリン症候群.

dor·man·cy [dɔ́:mənsi] 休止[医学]，休眠，潜伏(細菌学では細菌が発育を始める前の休止または潜伏期). 形 dormant.

dormant state 休眠状態[医学].

Dorn ef·fect [dɔ́:n ifékt] ドルン効果(電気運動学的現象の一つで，液体内の微粒子が落下するとき電流を生ずること．この場合には流動電位の場合とは逆に，液相が固定し，固相が移動するのでその電荷により電流を生じ，そのため液の両端に電位差ができる．この電位差を泳動電位 migration potential といい，電気泳動とは逆の効果である).

Dorn-Sugarman test [dɔ́:n sjúgə:mən tést] ドルン・シュガーマン試験(妊娠尿をウサギに注射してその精巣に起こる変化から胎児の性を判定する法).

dor·nase [dɔ́:neis] deoxyribonuclease の短縮形で廃語.

Dorner spore stain [dɔ́:nər spɔ́:r stéin] ドルナー芽胞染色法(染色液はニグロシン，ホルマリンの水溶液で，まず Ziehl-Neelsen カルボルフクシンで染め(加温)，95%アルコール脱色，水洗，ニグロシン飽和水溶液で後染色を施すと，芽胞は赤色でほかの部分は無色，背景は暗灰色).

Dorno, Carl Wilhelm [dɔ́:nou] ドルノ(1865-1942，スイスの気候学者).

D. rays ドルノ線(波長289nm 以下の生物学的な活性紫外線)，= vital ultraviolet rays.

do·ro·ma·nia [dɔ̀:rouméiniə] 贈与狂.

Dorothy Reed cell ドロシーリード細胞，= Reed cell, Sternberg cell.

Dorrance, George Morris [dárəns] ドランス(1877-1949，アメリカの外科医).

D. operation ドランス手術(伸展法による軟口蓋の整復術).

dors- [dɔ:s-] 肺側の，肺のの意を表す接頭語.

dor·sa [dɔ́:sə] 背(せなか．dorsum の複数).

dor·sad [dɔ́:sæd] 背方へ，後方へ.

dor·sal [dɔ́:səl] [TA] ① 背側，= dorsalis [L/TA]. ② 背側の，背面の.

d. accessory olivary nucleus [TA] 背側副オリーブ核(下オリーブ核の背側にある細長い核)，= nucleus olivaris accessorius posterior [L/TA].

d. acoustic stria [TA] 後聴条*，= stria cochlearis posterior [L/TA].

d. aorta ① 背側大動脈．② 原始大動脈，= primitive aorta.

d. artery of clitoris (♀) [TA] 陰核背動脈，= arteria dorsalis clitoridis (♀) [L/TA].

d. artery of foot [TA] 足背動脈，= arteria dorsalis pedis [L/TA].

d. artery of nose 鼻背動脈，= arteria dorsalis nasi.

d. artery of pancreas 膵背動脈(背膵動脈).

d. artery of penis (♂) [TA] 陰茎背動脈，= arteria dorsalis penis (♂) [L/TA].

d. aspect 背側観.

d. branch [TA] 背枝，手背枝，= ramus dorsalis [L/TA].

d. branch to corpus callosum [TA] 背側脳梁枝，= ramus corporis callosi dorsalis [L/TA].

d. branches [TA] 背枝，= rami dorsales [L/TA].

d. calcaneocuboid ligament [TA] 背側踵立方靱帯，= ligamentum calcaneocuboideum dorsale [L/TA].

d. carpal arch [TA] 背側手根動脈網，= rete carpale dorsale [L/TA].

d. carpal branch [TA] 背側手根枝，= ramus carpalis dorsalis [L/TA].

d. carpal tendinous sheaths [TA] 手背手根腱鞘，= vaginae tendinum carpales dorsales [L/TA].

d. carpometacarpal ligaments [TA] 背側手根中手靱帯，= ligamenta carpometacarpalia dorsalia [L/TA].

d. cochlear nucleus [TA]〔背側〕蝸牛神経核，= nucleus cochlearis posterior [L/TA].

d. column [TA] 後柱，= columna posterior [L/TA].

d. column stimulation (DCS) ① 後索電気刺激法[医学]，〔脊髄〕後角電気刺激法(痛覚伝導路である脊髄後角または後根を刺激して痛みを減弱させる鎮痛法．1967年に Shealy らによって開発された．主に硬膜外腔に電極を挿入して電気刺激する方法が行われている)，= spinal cord electrical stimulation. ② 硬膜外通電法，= epidural spinal cord stimulation.

d. cord 背索.

d. cornu 後角(背角).

d. cuboideonavicular ligament [TA] 背側立方舟靱帯，= ligamentum cuboideonaviculare dorsale [L/TA].

d. cuneocuboid ligament [TA] 背側楔立方靱帯，= ligamentum cuneocuboideum dorsale [L/TA].

d. cuneonavicular ligament [TA] 背側楔舟靱帯，= ligamenta cuneonavicularia dorsalia [L/TA].

d. digital aponeurosis 指背腱膜[医学].

d. digital arteries [TA] 背側指動脈，= arteriae digitales dorsales [L/TA].

d. digital branches [TA] 背側指神経，= nervi digitales dorsales [L/TA].

d. digital nerves [TA] 背側指神経，= nervi digitales dorsales [L/TA].

d. digital nerves of foot [TA] 足背指神経，= nervi digitales dorsales pedis [L/TA].

d. digital nerves of hand 背側指神経.

d. digital veins [TA] 背側指静脈，= venae digitales dorsales pedis [L/TA].

d. digital veins of foot 足の背側指静脈.

d. digital veins of toes 背側指静脈.

d. esophageal gland 背食道腺.

d. expansion 指伸筋腱〔膜様〕拡大〔部〕.

d. external arcuate fibres [TA] 後外弓状線維，= fibrae arcuatae externae posteriores [L/TA].

d. fascia of foot [TA] 足背筋膜，= fascia dorsalis pedis [L/TA].

d. fascia of hand [TA] 手背筋膜，= fascia dor-

salis manus [L/TA].
d. fascicles 後索 〔医学〕.
d. fasciculus proprius [TA] 後索固有束, = fasciculus proprius posterior [L/TA].
d. fin 背鰭せびれ.
d. flexion 背屈 〔医学〕.
d. flexure 中背曲（胚子の）.
d. funiculus [TA]後索, = funiculus posterior [L/TA].
d. grey commissure [TA] 後灰白交連, = commissura grisea posterior [L/TA].
d. horn [TA] 後角, = cornu posterius [L/TA].
d. hypothalamic area [TA] 背側視床下部野*, = area hypothalamica dorsalis [L/TA].
d. hypothalamic region [TA] 背側視床下部野*, = area hypothalamica dorsalis [L/TA].
d. induction 背側誘導 〔医学〕.
d. intercarpal ligaments [TA] 背側手根間靱帯, = ligamenta intercarpalia dorsalia [L/TA].
d. intercuneiform ligament [TA] 背側楔間靱帯, = ligamenta intercuneiformia dorsalia [L/TA].
d. intermediate sulcus [TA] 後中間溝, = sulcus intermedius posterior [L/TA].
d. interossei [TA] 〔足の〕背側骨間筋, = musculi interossei dorsales [L/TA].
d. interosseous muscle of hand 手の背側骨間筋.
d. interosseous muscles of foot 足の背側骨間筋.
d. interosseous nerve 背側〔前腕〕骨間神経.
d. lamella [TA]背側板*, = lamella posterior [L/TA].
d. lateral cutaneous nerve 外側足背皮神経.
d. lateral geniculate nucleus [TA] 外側膝状体後核*, = nucleus dorsalis corporis geniculati lateralis [L/TA].
d. line 背線 〔医学〕.
d. lingual branches [TA] 舌背枝, = rami dorsales linguae [L/TA].
d. lingual veins [TA] 舌背静脈, = venae dorsales linguae [L/TA].
d. lip 原口〔背〕唇 〔医学〕, 背唇.
d. lobe 背葉.
d. longitudinal fascicle 背側縦束 〔医学〕.
d. longitudinal fasciculus [TA] 背側縦束, 後縦束*, = fasciculus longitudinalis dorsalis [L/TA].
d. medial cutaneous nerve 内側足背皮神経.
d. median cord 背部正中索.
d. median septum [TA] 後正中中縦隔, = septum medianum posterius [L/TA].
d. median sulcus [TA] 後正中溝, = sulcus medianus posterior [L/TA].
d. medullary veins [TA] 後延髄静脈*, = venae medullares dorsales [L/TA].
d. mesocardium 背側心間膜（胚の背側心間膜で, 消失して心外膜横洞となる）.
d. mesogastrium 背側胃間膜 〔医学〕.
d. metacarpal arteries [TA] 背側中手動脈, = arteriae metacarpales dorsales [L/TA].
d. metacarpal ligaments [TA] 背側中手靱帯, = ligamenta metacarpalia dorsalia [L/TA].
d. metacarpal vein [TA] 背側中手静脈, = venae metacarpales dorsales [L/TA].
d. metatarsal arteries [TA] 背側中足動脈, = arteriae metatarsales dorsales [L/TA].
d. metatarsal ligaments [TA]背側中足靱帯, = ligamenta metatarsalia dorsalia [L/TA].
d. metatarsal veins [TA] 背側中足静脈, = venae metatarsales dorsales [L/TA].
d. midbrain syndrome 背側中脳症候群, = Parinaud syndrome.
d. motor nucleus of vagus 迷走神経背側運動核（延髄の第四脳室底にある神経細胞柱で, 迷走神経の前神経節線維を送る部分）.
d. muscles 背部の筋.
d. nasal artery [TA] 鼻背動脈, = arteria dorsalis nasi [L/TA].
d. nerve of clitoris (♀) [TA] 陰核背神経, = nervus dorsalis clitoridis (♀) [L/TA].
d. nerve of penis (♂) [TA] 陰茎背神経, = nervus dorsalis penis (♂) [L/TA].
d. nerve of scapula 肩甲背神経, = nervus dorsalis scapulae.
d. nerves of toes 足の背側指神経.
d. nuclei of thalamus [TA] 視床背側核*, = nuclei dorsales thalami [L/TA].
d. nucleus [TA] 後核*, = nucleus dorsalis [L/TA], nucleus posterior [L/TA], 背側核*, = nucleus dorsalis [L/TA], 視床背側核*, = nucleus dorsalis hypothalami [L/TA].
d. nucleus of Clarke クラーク背核（脊髄後角の底部にある核で, 後脊髄小脳路の起始点）, = Clarke column.
d. nucleus of glossopharyngeal nerve 舌咽神経背側核 〔医学〕.
d. nucleus of lateral lemniscus [TA] 外側毛帯後核*, = nucleus posterior lemnisci lateralis [L/TA].
d. nucleus of trapezoid body 台形体背側核.
d. nucleus of vagus nerve [TA] 迷走神経背側核, = nucleus dorsalis nervi vagi [L/TA].
d. pallidum [TA] 背側淡蒼球*, = pallidum dorsale [L/TA].
d. pancreas 背側膵臓（胎生期の）.
d. pancreatic artery [TA] 後膵動脈, = arteria pancreatica dorsalis [L/TA].
d. pancreatic duct 背側膵〔臓〕管（膵臓の原基として背, 腹の2個できるうちの一方）.
d. papilla 背乳頭.
d. parafloccularis〔H Ⅷ B〕 [TA] 背側旁片葉, = lobulus parafloccularis dorsalis〔H Ⅷ B〕[L/TA].
d. paragigantocellular reticular nucleus [TA] 後巨大細胞旁核*, = nucleus paragigantocellularis posterior [L/TA].
d. paramedian nucleus [TA] 後正中旁核*（延髄網様体の背側にある核で, 第四脳室全部の上衣の直下にある）, = nucleus paramedianus posterior [L/TA].
d. part [TA] 背側部*, = pars dorsalis [L/TA], 後部*, = pars posterior [L/TA].
d. part〔Ⅲ〕 [TA] 後部*, = pars dorsalis〔Ⅲ〕[L/TA].
d. part〔H Ⅲ〕 [TA] 後部, = pars dorsalis〔H Ⅲ〕[L/TA].
d. part〔Ⅴ〕 [TA] 後部*, = pars dorsalis〔Ⅴ〕[L/TA].
d. part〔H Ⅴ〕 [TA] 後部, = pars dorsalis〔H Ⅴ〕[L/TA].
d. part of pons 橋背側部, = pars dorsalis pontis.
d. parts [TA] 後部, = partes dorsales [L/TA].
d. phthisis 脊髄癆.
d. placenta 背位胎盤 〔医学〕.
d. plate 背板（胎生の背部にある隆起で後に神経管をつくる）.
d. point 背側点（肋間腔第4～5, 正中線から2～3cmの点で, 脊椎棘突起と肩甲骨右縁との間にある圧痛点）, = Pauly point.
d. position 背位 〔医学〕（背部を下にした位置）.
d. premammillary nucleus [TA] 背側乳頭体前域*, = nucleus premammillaris dorsalis [L/TA].
d. primary ramus of spinal nerve 脊髄神経後

枝.
d. radiocarpal ligament [TA] 背側橈骨手根靱帯, = ligamentum radiocarpale dorsale [L/TA].
d. rami [TA] 後枝(肋間神経), = rami dorsales [L/TA].
d. raphe nucleus [TA] 背側縫線核, = nucleus raphes posterior [L/TA].
d. ray 背肋.
d. recumbent position 背臥位(尾底(骶)背位, 臥背位).
d. reflex 背筋反射〔医学〕(脊椎伸筋上の皮膚刺激によって背部筋群が収縮する), = erector spinae reflex.
d. region of foot [TA] 足背部, = regio dorsalis pedis [L/TA].
d. root [TA] 後根, = radix sensoria [L/TA].
d. root ganglia 脊髄後根神経節〔医学〕.
d. root ganglion [TA] 脊髄神経節, = ganglion sensorium nervi spinalis [L/TA].
d. root potential 後根電位〔医学〕.
d. root reflex 後根反射〔医学〕.
d. sacrococcygeal muscle 後仙尾筋.
d. sacrococcygeus muscle 背側仙尾筋.
d. sacroiliac ligaments 後仙腸靱帯.
d. scapular artery [TA] 肩甲背動脈*, = arteria dorsalis scapulae [L/TA].
d. scapular nerve [TA] 肩甲背神経, = nervus dorsalis scapulae [L/TA].
d. scapular vein [TA] 背側肩甲静脈(肩甲背静脈), = vena scapularis dorsalis [L/TA].
d. sclerosis 背側硬化〔症〕〔医学〕.
d. scoliosis 胸〔部〕側弯.
d. sensory nucleus of vagus 迷走神経背側知覚核(迷走神経背側運動核付近にある核で, 孤立路の終止点).
d. septal nucleus [TA] 背側中隔核*, = nucleus septalis dorsalis [L/TA].
d. slit of prepuce 包皮背面切開〔術〕〔医学〕.
d. solitary nucleus [TA] 後孤束核*, = nucleus solitarius posterior [L/TA].
d. spine 胸椎, 脊柱〔医学〕.
d. spinocerebellar tract [TA] 後脊髄小脳路, = tractus spinocerebellaris posterior [L/TA].
d. striatum [TA] 背側線条体*, = striatum dorsale [L/TA].
d. subdivision [TA] 背側部*, = pars dorsalis [L/TA].
d. subnucleus [TA] 後部*, = pars posterior [L/TA].
d. supra-optic commissure [TA] 背側視交叉上交連, = commissura supraoptica dorsalis [L/TA].
d. surface [TA] 後面, = facies dorsalis [L/TA].
d. surface of digit 指背面.
d. surface of sacrum 〔仙骨〕後面.
d. surface of scapula 〔肩甲骨〕背側面.
d. surfaces of fingers [TA] 指背面, = facies dorsales digitorum [L/TA].
d. surfaces of toes [TA] 背側面, = facies dorsales digitorum [L/TA].
d. tabes 脊髄癆〔医学〕.
d. talonavicular bone 背側距舟骨.
d. talonavicular ligament 〔背側〕距舟靱帯.
d. tarsal ligaments [TA] 背側足根靱帯, = ligamenta tarsi dorsalia [L/TA].
d. tarsometatarsal ligaments [TA] 背側足根中足靱帯, = ligamenta tarsometatarsalia dorsalia [L/TA].
d. teeth 背側歯.
d. tegmental decussation [TA] 背側被蓋交叉, = decussatio tegmentalis posterior [L/TA].
d. tegmental nucleus [TA] 後被蓋核, = nucleus tegmentalis posterior [L/TA].
d. thalamus [TA] 視床*, = thalamus [L/TA].
d. thoracic artery 胸背動脈.
d. thoracic nucleus [TA] 背核, = nucleus dorsalis [L/TA].
d. trigeminothalamic tract [TA] 後三叉神経視床路*, = tractus trigeminothalamicus posterior [L/TA].
d. tuber 後部隆起(下虫部の最も後方にある分節), = tuber posticum.
d. tubercle [TA] 背側結節*, = tuberculum dorsale [L/TA].
d. tubercle of radius 背側結節.
d. ulnocarpal ligament [TA] 背側尺骨手根靱帯, = ligamentum ulnocarpale dorsale [L/TA].
d. vein [TA] 背の静脈*, = vena dorsalis [L/TA].
d. vein of corpus callosum [TA] 後脳梁静脈*, = vena dorsalis corporis callosi [L/TA].
d. veins of clitoris 陰核背静脈.
d. veins of penis 陰茎背静脈.
d. venous arch of foot [TA] 足背静脈弓, = arcus venosus dorsalis pedis [L/TA].
d. venous network of foot [TA] 足背静脈網, = rete venosum dorsale pedis [L/TA].
d. venous network of hand [TA] 手背静脈網, = rete venosum dorsale manus [L/TA].
d. vertebra 胸椎, = thoracic vertebra.
d. vessel ① 背脈管(昆虫の心臓と大動脈をあわせていう語). ② 背部脊柱側弯. ③ 背管〔医学〕.
d. white commissure [TA] 後白交連, = commissura alba posterior [L/TA].
dor·sal·gia [dɔ:séilʤiə] 背痛〔医学〕, = notalgia, rachialgia.
dor·sa·lis [dɔ:séilis] [L/TA] 背側, = dorsal [TA].
d. pedis 足背動脈.
d. pedis artery [TA] 足背動脈, = arteria dorsalis pedis [L/TA].
Dorset culture egg medium ドルセット卵培地.
dor·si·col·umn [dɔ̀:sikáləm] 脊髄背側柱.
dor·si·com·mis·sure [dɔ̀:sikámiʃər] 脊髄後交連.
dor·si·cor·nu [dɔ́:sikɔ:nju] 脊髄後角.
dor·si·duct [dɔ́:sidʌkt] 背転, 背反.
dor·si·ex·ten·sion [dɔ̀:siikstén∫ən] 背伸.
dor·si·flex·ion [dɔ̀:siflékʃən] 背屈〔医学〕.
d. bumper 背屈バンパー〔医学〕.
dor·si·mes·al [dɔ̀:simésəl] 背中の.
dor·si·mes·on [dɔ̀:simésən] 背中線.
dor·si·scap·u·lar [dɔ̀:siskǽpjulər] 肩甲〔骨〕背の.
dor·si·spi·nal [dɔ̀:sispínəl] 背脊髄の.
d. vein 脊椎背静脈(脊椎周囲の血管網を形成する).
dor·si·ven·tral [dɔ̀:sivéntrəl] 背腹の(表裏の).
dorso- [dɔ:sou, -sə] 背側の, 背のの意を表す接頭語.
dor·so·an·te·ri·or [dɔ̀:souæntí:riər] 背前位(胎児の).
d. position 背前位〔医学〕.
dor·so·ceph·a·lad [dɔ̀:souséfəlæd] 後頭方向へ.
dorsocuboidal reflex 足背〔立方骨〕反射〔医学〕, メンデル反射(足背を叩打すると第2〜5指が背屈するが, 異常の場合は底屈する), = Bekhterev-Mendel reflex.
dor·so·dyn·ia [dɔ̀:sədíniə] 背痛, = notalgia.
dor·so·in·ter·cos·tal [dɔ̀:souìntə:kástəl] 背肋骨間の.
dor·so·lat·er·al [dɔ̀:səlǽtərəl] 背側の.
d. fasciculus 背側束, = fasciculus dorsolateralis.
d. nucleus [TA] 背外側核, = nucleus posterior lateralis [L/TA], nucleus posterolateralis [L/TA].

D

d. part [TA] 背外側部*, = pars dorsolateralis [L/TA].
d. placode 背外側板.
d. plate 外背板(神経管の縦軸に沿う帯で，後に脊髄灰白質および脳の感覚中枢に発育するもの), = alar plate, epencephalic region, wing p..
d. solitary nucleus [TA] 後外側孤束核*, = nucleus solitarius posterolateralis [L/TA].
d. sulcus [TA] 後外側溝, = sulcus posterolateralis [L/TA].
d. tract [TA] 後外側路, = tractus posterolateralis [L/TA].
dor·so·lum·bar [dɔ̀:səlʌ́mbər] 背腰の.
dorsomedial nucleus [TA] 後内側核, = nucleus posterior medialis [L/TA], nucleus posteromedialis [L/TA], 内側背側核*, = nucleus mediodorsalis [L/TA], 背内側核*, = nucleus dorsomedialis [L/TA].
dorsomedial part [TA] 後内側部*, 背内側部*, = pars dorsomedialis [L/TA].
dor·so·me·di·an [dɔ̀:soumí:diən] 背中線の.
d. tract = Goll column.
dor·so·pos·te·ri·or [dɔ̀:soupɑstí:riər] 背後位.
d. position 背後位〔医学〕.
dorsosacral position 背仙位〔医学〕(背位で，下脚を屈曲し，大腿を腹上に屈曲してやや外反した姿勢).
dor·so·ven·trad [dɔ̀:səvéntræd] 背腹方向の，背腹(後前)の〔医学〕.
dor·so·ven·tral [dɔ̀:səvéntrəl] 背腹〔の〕〔医学〕, 背腹方向の.
d. axis 背腹軸(身体長軸の垂直線).
d. view 背腹像〔医学〕.
dor·so·ven·tral·i·ty [dɔ̀:souventrǽliti] 背腹性〔医学〕.
dor·sum [dɔ́:səm] [L/TA] 背, = back [TA].
複 dorsa.
d. ephipii 鞍背(蝶形骨の一部), = dorsum sellae.
d. linguae [L/TA] 舌背, = dorsum of tongue [TA].
d. manus [L/TA] 手背, = dorsum of hand [TA].
d. nasi [L/TA] 鼻背, = dorsum of nose [TA].
d. of foot [TA] 足背, = dorsum pedis [L/TA].
d. of hand [TA] 手背部, = dorsum manus [L/TA], regio dorsalis manus [L/TA].
d. of nose [TA] 鼻背, = dorsum nasi [L/TA].
d. of penis [TA] 陰茎背, = dorsum penis [L/TA].
d. of tongue [TA] 舌背, = dorsum linguae [L/TA].
d. pedis [L/TA] 足背, = dorsum of foot [TA].
d. pedis reflex 足背反射.
d. penis [L/TA] 陰茎背, = dorsum of penis [TA].
d. scapulae 肩甲〔骨〕背.
d. sellae [L/TA] 鞍背, = dorsum sellae [TA].
dor·sum·duc·tion [dɔ̀:səmdʌ́kʃən] 下斜位，下方回転(眼球の), = subduction.
Dortmund tank ドルトムンド槽(汚物から泥を除去するためのもの).
dos Santos method ドス・サントス法〔医学〕(1946年 dos Santos J. C. により開発された血管内膜除去術).
dos·age [dóusidʒ] ① 用量決定，投薬量，用量〔医学〕，適量(処方に従って薬物を与えること), = posology. ② 線量(X線の)〔医学〕.
d. effect 量効果〔医学〕.
d. form 剤形〔医学〕(医薬品製剤の形態．薬効とも関連する).
d. meter 線量計，放射線〔量〕計, = dosimeter.
d.-regimen 投与方式〔医学〕.
d.-regimen adjustment 投与方式調整〔医学〕.
d.-regimen calculation 投与方式設定〔医学〕.
dose [dóus] ① 投与量〔医学〕,〔服〕用量(薬物の)〔医学〕. ② 線量〔医学〕(治療光線の照射量で，X線の治療単位は一過性脱毛を起こす線量で，普通これを10Xという).
d. and fractionation factor 時間線量分割因子〔医学〕.
d. calculation 線量計算.
d. constraints 線量拘束値.
d.-dependent kinetics 用量依存動態〔医学〕.
d. distribution 線量分布〔医学〕.
d. effect relationship 線量・効果関係〔医学〕, 量・効果関係〔医学〕.
d. equivalent (DE) 線量当量〔医学〕.
d. equivalent commitment 線量当量預託〔医学〕.
d. equivalent index 線量当量指標〔医学〕.
d. equivalent limit 線量当量限度〔医学〕.
d. for child 小児薬用量〔医学〕.
d. limiting factor 線量制限因子〔医学〕.
d. limits 線量限度〔医学〕.
d. metameter 用量メタメータ(薬物の致死量が用量xの対数log xについて正規分布するとき，LD_{50}の計算にはy=log xを用いる．このyをいう).
d. modifying factor 線量修飾係数〔医学〕.
d. motality curve 用量一死亡率曲線.
d. rate ① 用量，適用量．② 線量率〔医学〕.
d.-rate effect 線量率効果〔医学〕.
d.-rate response 線量率効果特性〔医学〕.
d. reciprocity theorem 線量相反定理〔医学〕.
d. reduction factor 線量減少〔保護効果〕係数〔医学〕.
d. response 用量反応〔医学〕.
d. response curve 用量一反応曲線〔医学〕(用量を横軸に対数目盛でとり，縦軸に反応〔率〕をとるとS字状曲線となる．50%反応する量を50%有効量という).
d.-response relationship 用量・反応(効果)関係〔医学〕.
d. time relationship 線量一時間関係.
d. volume histogram 線量体積ヒストグラム〔医学〕.
do·sem·e·ter [dousímitər] 線量計, = dosimeter.
do·sim·e·ter [dousímitər] 線量計〔医学〕(放射線量の測定器で，器体には電離槽，検電器，荷電部，顕微鏡などを備える), = quantimeter.
dosimetric system of therapeutics 治療量(薬量)体系〔医学〕.
do·sim·e·try [dousímitri] 線量計測法〔医学〕.
dosing interval 投与間隔〔医学〕.
do·sis [dóusis] 投与量，線量, = dose.
d. curativa 治癒量，治療線量.
d. curativa minima 最小治効量〔医学〕.
d. letalis 致死量，致死線量.
d. lethalis 致死量〔医学〕.
d. reactans minima 最小反応量〔医学〕.
d. reagens minima 最小反応量〔医学〕.
d. refracta 分画量，不応量.
d. submedicamentosa 無効量(薬物の).
d. tolerata 耐容量(薬物，X線などの).
d. tolerata magna 最大耐量〔医学〕.
d. toxica 中毒量〔医学〕.
dos·sier [dɑ́siər] [F] 病歴を書き入れる.
dot [dɑ́t] 点，斑点.
d. blot technique ドットブロット法(ニトロセルロースやナイロン膜などにタンパク，RNA，DNAなどを小円状の形に転写する技法).
d. blotting ドットブロッティング.
d. hemorrhage 点状出血〔医学〕.
d. product 点乗積.
dot·age [dóutidʒ] 老衰(特に精神の衰弱), = dotardness.

dot·ard [dóutɑ:d] 老衰者(特に精神の).
do·thi·en·en·te·ria [dɑ̀θiənentí:riə] 腸チフス, = dothienenteritis, thphoid fever.
do·thi·e·ne·sia [dɑ̀θiəní:siə] フルンケル症, せつ(癤)腫症, = furunculosis.
do·tri·a·con·tyl [dɑ̀triəkɑ́ntil] ドトリアコンチル基($CH_3(CH_2)_{30}CH_2-$).
DOTS directly observed treatment, short course 直接監視下における短期化学療法の略(ドッツと呼ばれる).
dotted tongue 点状舌, = stippled tongue.
Dotter catheter ドッターカテーテル(硬性カテーテルで, 1964年下肢動脈狭窄の拡張に成功した(C. T. Dotter, M. P. Judkins). その原理は Grüntzig catheter に応用されている).
dot·ter·wall [dɑ́tə:wɔ:l] 卵黄堤 [医学].
dou·ble [dʌ́bl] 重複, 二重.
d.-action joint 複動継手 [医学].
d. antibody immunoassay 二抗体〔免疫測定〕法.
d. antibody method 二〔重〕抗体法 [医学].
d. antibody radioimmunoassay 二抗体放射標識免疫検査法 [医学].
d. aorta 重複大動脈(第4左右動脈弓の永続するもの).
d. aortic arch 重複大動脈弓 [医学].
d. aortic knob 重複大動脈隆起 [医学].
d. aortic stenosis 二重大動脈狭窄〔症〕.
d. arthrodesis 二重関節固定〔術〕 [医学].
d. athetosis 両側アテトーシス [医学].
d. backing 二重裏装.
d. bag 二連バッグ [医学].
d. balloon 二連球 [医学].
d. barrelled capillary electrode 二連毛細管電極 [医学].
d. barrelled colostomy 二孔性結腸瘻造設 [医学].
d. base propellant ダブルベース推進薬 [医学].
d. bind ダブルバインド, 二重拘束(Bateson, G. が統合失調症の成因に関する家族研究に際し展開した概念).
d. bind theory 二重拘束説 [医学].
d. bladder 重複膀胱 [医学], = duplicated bladder.
d. blind clinical trial 二重盲検〔臨床〕試験(実薬とそれと外見のすべて同じ無効薬(プラセボ)を無作為に患者に割りつけ, 暗示効果, 自然治癒などを差し引いた薬効を検定する方法. 患者も医師もともにいずれの薬物がどの患者に割りつけられたか知らないので二重盲検法と呼ばれる).
d. blind experiment 二重盲検法(薬の臨床試験法の一つで, 試験者も被験者も投与された薬の活性の真偽を知らない), = double blind study.
d. blind study 二重盲検試験.
d.-blind test 二重盲検試験 [医学], 二重盲検法 [医学], = double blind clinical trial.
d. bond 二重結合 [医学], = double linkage.
d. breasted suture 重ね縫合.
d. breech presentation 複殿位 [医学].
d. bubble sign ダブルバブル徴候(サイン) [医学], 二泡像 [医学].
d. cancer 重複癌 [医学].
d. cervix 重複頸.
d.-channel catheter 二重管カテーテル, 二管腔カテーテル.
d. clasp 双歯鉤 [医学].
d. coating 二重塗布 [医学].
d. coiled spiral 複ラセン.
d. common bile duct 二重総胆管 [医学].
d. conducting 両方向〔性〕伝導の [医学].
d. conduction 両側性伝導.
d. congenital athetosis 先天性両側(下半身)アテトーゼ, = infantile spasmodic paraplegia.
d. consciousness 二重意識 [医学], 二重人格.
d. consonant 二重子音 [医学].
d. continued fever 重複稽留熱(中国におけるチフス様熱病).
d. contour 二重〔輪郭〕像 [医学].
d. contour sign 二重輪郭徴候 [医学].
d. contrast arthrography 関節二重造影(撮影)〔法〕 [医学].
d. contrast gastrography 胃二重造影(撮影)〔法〕 [医学].
d. contrast radiography 二重造影〔法〕 [医学].
d. contrast roentgenography 二重X線造影法 [医学].
d. contrast technique 二重造影法.
d. cross 複交雑 [医学].
d. crossing over 二重乗換え [医学], 重複交差.
d. crown 二重冠 [医学].
d. decomposition 二重分解, 複分解 [医学].
d. diffusion 二重拡散〔法〕 [医学].
d. disharmonic hearing 複聴, = diplacusis.
d. dislocation 重複脱臼.
d. displacement mechanism 二重置換機構.
d. dissemination 二重解離 [医学].
d. distilled water 再蒸留水 [医学].
d.-edged knife 両刃刀.
d. elevator palsy 二重上転麻痺.
d. emulsion 複乳剤 [医学].
d. emulsion adjuvant 両乳剤型アジュバント.
d.-end graft 双端移植(茎状または管状移植).
d.-ended curette 両頭鋭ひ(匙) [医学], 両側鋭ひ(匙).
d. existence 二重生活 [医学].
d. exposure 二重露光 [医学].
d. extension 二段伸び.
d. eyelid formation 重瞼術 [医学].
d. eyelid operation 重瞼術 [医学].
d. fertilization 重複受精 [医学], 二重受精.
d. film theory 二重境膜説 [医学].
d. filter plasmapheresis 二重濾過膜血漿交換〔法〕 [医学].
d. filtration plasmapheresis 二重濾過膜血漿交換〔法〕 [医学].
d. first cousin 二重いとこ [医学].
d. flap amputation 二弁切開 [医学], 二弁切断.
d. floor 二重底.
d. fluid cell 二液電池 [医学].
d. foci X-rays tube 二重焦点管.
d. focus 二重焦点 [医学].
d. focus fixed anode X-ray tube 固定陽極二重焦点X線管 [医学].
d.-fold eyelid 二重瞼.
d. fold operation 重瞼術(二重瞼を形成する手術).
d. footling presentation 全足位 [医学].
d. formation 二重体, = duplicitas.
d. fracture 重複骨折 [医学], 二重骨折(同一の骨に2個所に起こるもの).
d. framed splint 二重線副子 [医学].
d. gallbladder 重複胆嚢 [医学].
d. gel diffusion ゲル内二重拡散法 [医学].
d. (gel) diffusion precipitin test in one dimension 一次元二重〔ゲル〕拡散沈降試験.
d. (gel) diffusion precipitin test in two dimensions 二次元二重〔ゲル〕拡散沈降試験.
d. gel-diffusion technic ゲル内二重拡散法.
d. gestation ① 双胎妊娠. ② 子宮内子宮外妊娠.
d. green ダブルグリーン, = methyl green.

d. harelip 重複兎唇（正中線の両側にある唇裂）.
d. helix 二重ラセン.
d. hinge joint 複式蝶番関節〔医学〕.
d. hip spica 両股ギプス.
d. image 二重像〔医学〕, 複像.
d. immunodiffusion 二重免疫拡散法〔医学〕.
d. immunodiffusion in one dimension 一次元二重免疫拡散法, = one dimensional double immunodiffusion.
d. immunodiffusion in two dimension 二次元二重免疫拡散法, = two dimensional double immunodiffusion.
d. impression 二重印象〔医学〕.
d. infection 重複感染〔医学〕, 二重感染.
d. innervation 二重神経支配〔医学〕（随意筋が脳脊髄神経と交感神経とに支配されること）.
d. innominate osteotomy 腸恥両骨骨切り術.
d. inspiration 二段吸気〔医学〕.
d. intussusception 二重腸重積〔症〕〔医学〕, 重複重積症.
d. isotope derivative method 二重アイソトープ希釈誘導体法〔医学〕.
d. isotope dilution derivative 二重アイソトープ希釈誘導体法〔医学〕.
d. isotope dilution method 同位体二重希釈法〔医学〕.
d. J catheter ダブルJカテーテル.
d. kidney 重複腎〔医学〕.
d. knee presentation 全膝位〔医学〕.
d. knot 二回転結び〔医学〕, 二重結紮, = friction knot.
d. labeling 二重標識〔医学〕, = double labelling.
d. labeling method 二重標識法〔医学〕, = double labelling method.
d. layer 二重層, 重層.
d. layer filter 二重濾過器〔医学〕.
d. layer fluorescent antibody technique 二層蛍光抗体法〔医学〕.
d. layer method 重層法〔医学〕.
d. leaflet prolapse 二重〔小葉〕逸脱〔医学〕.
d. ligature 二重結紮〔法〕〔医学〕.
d. linear marks 二重条痕（二重出血帯）, = tramline bruises.
d. lip 二重唇〔医学〕, 重唇.
d. loop hernia 二重係蹄ヘルニア.
d. loop strangulation 二重かん（嵌）頓〔医学〕.
d. lumen catheter 二重管カテーテル〔医学〕, ダブルルーメンカテーテル〔医学〕.
d. lumen endobronchial catheter 二重管気管支カテーテル〔医学〕, ダブルルーメン気管支カテーテル.
d. lumen tube ダブルルーメンチューブ, 二腔チューブ〔医学〕.
d. lung transplantation 両肺移植（脳死肺移植による）.
d. malformation 重複奇形〔医学〕.
d. masked experiment 二重盲検法, = double blind experiment.
d. melting point 複融点〔医学〕.
d. membrane 二重膜.
d. minute chromosome (DM) 微小染色対.
d. monochromator 複式モノクロメータ.
d. monster 双体奇形, 二重体〔医学〕.
d. murmur 重複雑音〔医学〕.
d. nasal blindness 両鼻側半盲.
d.-normal solution 2倍規定液, = 2N solution.
d. olfactometer 重嗅覚計.
d. orientation 二重見当識, 二重指南力（正しい見当識と誤った見当識とが共存する状態）.
d. outlet left ventricle 両大血管左室起始〔医学〕.
d. outlet right ventricle 両大血管右室起始〔医学〕.
d. ovum twin 二卵性双胎, = bioval twin.
d. pain 二重痛覚〔医学〕.
d. para-proteinemia 二重パラプロテイン血症（2つの異常増殖クローンから生じた免疫グロブリンが多量に血中に認められるもの, 2クローン性Mタンパク血症. Apitz）.
d. pass spectrometer 複光路分光計〔医学〕.
d. pedicle flap 双茎皮弁〔医学〕.
d. penis 重複陰茎〔医学〕, = duplicated penis.
d. perception 二重知覚.
d. personality 二重人格〔医学〕.
d. plate 二重床.
d. pneumonia 両側〔性〕肺炎〔医学〕.
d. point 二重点.
d. point threshold 二点閾（二点が一点と知覚される最小距離）.
d.-pored dog tapeworm = *Dipylidium caninum*.
d. product 二重積（心拍数と収縮期血圧の積で心筋酸素消費量の指標）.
d. promontory 重複岬角（仙椎の第1節と第2節により形成された2個の隆起）.
d. pylorus 重複幽門〔医学〕.
d. quartan 二重四日熱（2日継続して発作の起こるマラリア熱）.
d. quartan fever 重複四日熱（1日隔ごとに2日間の発熱を示すマラリアの一型）.
d. quotidian 毎日2回起こる.
d. radial nerve palsy 両側性橈骨神経麻痺.
d. reciprocal innervation 二重相反性神経支配.
d. redness 二重発赤〔医学〕.
d. refraction 複屈折〔医学〕（横断する光線の方向に従って, 屈折率が1以上を示す性状で, ガラス, 線維などにあるが, 等軸結晶にはない. 投射光線はこの性状により2つの屈折光線となるから, 複像として認められる）, = birefringence.
d. refraction of flow 流動複屈折.
d. renal pelvis 重複腎盂〔医学〕, = duplicated renal pelvis.
d. resonance 二重共鳴〔医学〕.
d. reversal 二重反彩.
d. right angle procedure 二重直角法〔医学〕.
d. right angle suture 〔腱〕二重直角縫合.
d. ring sign 二重リングサイン.
d. rosette 二重ロゼット〔医学〕.
d. salt 複塩〔医学〕（酸の水素基が2種の金属基で置換されたもので, 水溶液では容易にイオン化される）.
d. sampling 二重抽出法〔医学〕, 2回抽出法, 2回抜き取り〔法〕.
d. scale 二重目盛.
d. sensation 二重感覚（知覚）〔医学〕, 重複感覚.
d. sensitivity 二重感受性〔医学〕.
d. serum 二重血清（ウシとウマとの抗血清を混合したもので, 抗体の増強を目的としたもの）.
d.-shot molding 二段成形〔医学〕.
d. sign 疑徴.
d. spica 両股ギプス〔医学〕.
d. stain 二重染色.
d. staining 二重染色〔法〕〔医学〕.
d. staining method 二重染色法, = double staining technique.
d. staining technique 二重染色法（蛍光抗体法のうち, 蛍光波長の異なる色素で標識した2種類の抗体を用いて, 同一標本中の2種の抗原を同時に検出する方法）.
d. strand 二本鎖〔医学〕.
d.-stranded DNA 二本鎖DNA〔医学〕.

d.-stranded helix 二重束ヘリックス〔医学〕，二重〔束〕ラセン．
d.-stranded RNA 二本鎖 RNA．
d. suicide 心中〔医学〕．
d. superphosphate of lime 重過リン酸石灰．
d. support 両脚支持〔医学〕．
d. tachycardia 二重頻拍．
d. temporal blindness 両耳側半盲．
d. tertian 重複三日熱．
d. thought （思考化声），＝ phoneme of thought．
d. thread spiral 2本糸ラセン．
d. tongue 二裂舌，分裂舌，＝ bifid tongue．
d. toning 二重調色〔医学〕．
d. touch （腟および直腸に挿入した双手の触診）．
d. tracer technique 二重トレーサ法〔医学〕．
d. track sign ダブルトラックサイン．
d. tract anastomosis ダブルトラクト吻合〔医学〕．
d. upright bar 両側〔縦〕支柱〔医学〕．
d. ureter 重複尿管〔医学〕，二重尿管，＝ duplicated ureter．
d. urethra 重複尿道〔医学〕，＝ duplicated urethra．
d. uterus 重複子宮〔医学〕，＝ uterus duplex．
d. vagina 重複腟〔医学〕．
d. valve replacement 二弁置換〔医学〕．
d. variation 二重変動（感応電流が通るときの筋の二重電流）．
d. vertical fracture of pelvis 二重垂直骨盤骨折〔医学〕．
d. vision 複視〔医学〕，＝ diplopia．
d. wall 二重壁〔医学〕．
d. wall socket 二重ソケット〔医学〕．
d. weighing 二重はかり法〔医学〕，二重秤量，交換秤量．
d. weight 厚手．
d. window 二重窓〔医学〕．
doubleheaded roller bandage 二頭巻包帯．
dou·blet [dʌ́blit] ① 二重線〔医学〕，二重項〔医学〕，双極．② 複レンズ，双焦点レンズ．
dou·bling [dʌ́bliŋ] 倍加〔医学〕．
d. dilution 倍加希釈〔法〕〔医学〕．
d. dose 倍加線量〔医学〕．
d. time 倍加時間〔医学〕（腫瘍や細菌の数が2倍になるのに要する時間）．
doubly armed suture 両端針縫合糸．
doubtful name 疑義名〔医学〕．
doubtful reaction 疑陽性〔医学〕．
doubtful sign 疑徴〔医学〕．
doubting insanity 疑惑癖，＝ folie de doute．
doubting mania 疑惑癖〔医学〕，＝ folie de doute．
douche [dú:ʃ] [F] 洗浄，潅注法〔医学〕，潅注浴．
d. bath 注入浴．
d. massage 潅注浴マッサージ，圧注マッサージ〔医学〕．
d. pan 洗浄用受皿〔医学〕．
douch·ing [dú:ʃiŋ] 圧注法〔医学〕（身体局部あるいは体腔内へ向かってノズルから噴出させた水，蒸気，空気を当て，マッサージ効果を得ること）．
dough·nut [dóunʌt] ドーナツ管（ベータトロンに使用される電子の加速管）．
d. kidney ドーナツ腎〔医学〕（回転期以前に腎臓原基の双極性融合による奇形），＝ donut kidney．
d. pessary ドーナツ状ペッサリー〔医学〕．
d. sign ドーナツ徴候〔医学〕（テクネチウム－99 ピロリン酸を用いた心筋シンチグラフィで，心筋梗塞の辺縁部がドーナツ型の陽性画像を示す徴候）．
d. theory ドーナツ説（細胞膜上で活性化された C5b 以下の補体成分が順次集合して膜侵襲複合体が形成されると，それらが管状またはドーナツ状に集合して細胞膜に貫入し，細胞破壊をもたらす）．
dough·y [dóui] のり（糊）状の〔医学〕．
Douglas, Beverly [dʌ́gləs] ダグラス（1891生，アメリカの美容外科医．ふるい（篩）植皮術 sieve graft の考案で有名）．
D. graft ダグラス移植，＝ sieve graft．
Douglas, Claude Gordon [dʌ́gləs] ダグラス（1882-1963，イギリスの生理学者）．
D. bag ダグラスバッグ〔医学〕（呼吸機能検査のために用いるゴム製袋で，患者の肩上に備えて，呼気を貯蔵する）．
Douglas, James [dʌ́gləs] ダグラス（1675-1742，スコットランドの解剖学者）．
D. abscess ダグラス〔窩〕膿瘍〔医学〕．
D. cavum ダグラス窩〔医学〕．
D. cry ダグラス叫声（子宮手術においてダグラス窩を清掃するとき患者の発する叫声）．
D. cul-de-sac ダグラス窩（直腸子宮窩），＝ excavatio rectouterina，retrouterine excavation．
D. fold ダグラスヒダ，＝ plica rectouterina．
D. line ダグラス線，＝ lines semicirculars．
D. pouch ダグラス窩（直腸子宮窩）．
D. pouch abscess ダグラス窩膿瘍〔医学〕．
D. pouch hematocele ダグラス窩血嚢腫〔医学〕．
D. pouch hematoma ダグラス窩血腫〔医学〕．
D. sign ダグラス徴候，＝ Douglas cry．
D. uterorectal fossa ダグラス子宮直腸窩〔医学〕．
Douglas, John Cuppage [dʌ́gləs] ダグラス（1777-1850，アイルランドの産科医）．
D. mechanism ダグラス機序，＝ Douglas method，D. version．
D. method ダグラス型自己娩出（横位において極めてまれにみられる自然分娩の一種で，Douglas により記載された），＝ Douglas mechanism，D. version．
D. spontaneous evolution ダグラス自己娩出．
doug·la·scele [dʌ́gləsi:l] 後腟ヘルニア，＝ posterior vaginal hernia．
doug·la·si·tis [dʌ̀gləsáitis] ダグラス窩炎．
dou·rine [dú:ri:n] こう（媾）疫〔医学〕，ウマ梅毒，交疫（ウマにおける *Trypanosoma equiperdum* の感染症），＝ equine syphilis，mal de coit．
dove tail form 鳩尾形〔医学〕．
Dover, Thomas [dóuvər] ドーバー（1660-1742，イギリスの内科医）．
D. powder ドーバー散（アヘントコン散．アヘン末100g，トコン細末100g，適当な賦形薬からなる），＝ ipecac and opium powder，Pulvis Doveri．
D. syrup ドーバーシロップ，＝ syrupus ipecacuanhae et opii．
D. tincture ドーバーチンキ剤，＝ ipecac and opium tincture．
dovetail stress-broken abutment 鳩尾形緩圧型アバットメント．
dovetail undercut 鳩尾形添窩．
dow·cide [dáusaid] ドウサイド [化] 2,4,5-trichlorophenol．
dow·el [dáuəl] 合釘〔医学〕（歯冠を付着するための），＝ pin，pivot，post．
d. bone graft 骨栓移植．
d. crown 継続歯，＝ post crown．
d. graft 骨栓移植．
d. interbody fusion 骨栓〔移植〕椎体間固定〔術〕．
Down, John Langdon Haydon [dáun] ダウン（1828-1896，イギリスの医師）．
D. syndrome ダウン症候群（第21染色体の異常によって起こる．知能障害（IQ25～50）や短頭，40％程度に先天性心疾患を合併する）．
down hair 生毛（うぶ毛）〔医学〕．

down regulation 〔受容体〕減少作用［医学］，ダウンレギュレーション，下方調節（作用物質によるレセプター数の負の調節のこと）．

Downes, Andrew J. ［dáunz］ ダウンス（アメリカの医師）．

D. separate-urine syphon ダウンスサイフォン（左右尿管から採尿する器械）．

Downey, Hal ［dáuni］ ダウニー（1877-1959，アメリカの解剖・血液学者）．

D. cell ダウニー細胞．

D. neounitarian theory (blood formation) ダウニー新一元説（“All blood cells are derived from stem cells which are identical and originate in reticuloendothelial cells” すべての血液細胞は，〔細〕網内〔皮〕系細胞に由来する同一の幹細胞から発生する）．

D

down·growth ［dáungrouθ］ 下方増殖，ダウングロース（下方へ成長）．

downhill varix 下行性静脈瘤［医学］．

dow·ni·ness ［dáuninis］ うぶ毛［医学］．

Down·is·mus ［dàunízməs］ ダウン症候群．

down·spout ［dáunspàut］ 溢（いつ）流管［医学］．

down·stream ［dáunstri:m］ 下流［医学］．

down·take ［dáunteik］ 降液管［医学］．

downy hair [TA] ① 生毛（ウブゲ），= lanugo [L/TA]．② 毳（ぜい）毛．

Dowsing bath ダウシング浴（高温電気光線空気浴）．

dox·a·pram ［dáksəpræm］ ドキサプラム（呼吸促進，血圧上昇を惹起する）．

d. hydrochloride ドキサプラム塩酸塩 $C_{24}H_{30}N_2O_2 \cdot HCl \cdot H_2O$：432.98（塩酸ドキサプラム．ピロリドン-モルホリン系呼吸興奮薬．呼吸中枢に選択的に作用し，換気量を増加し呼吸を促進する）．

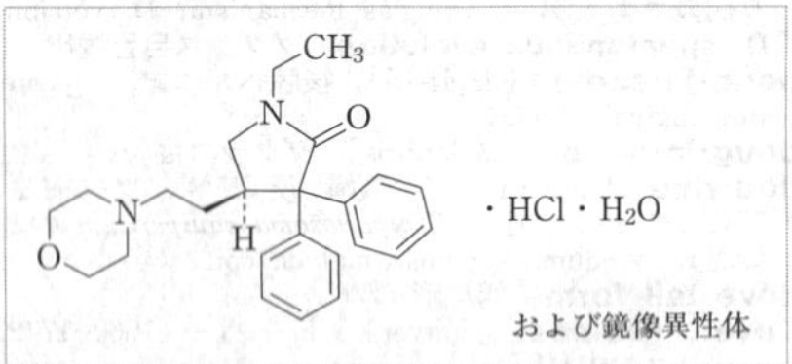

dox·e·pin hy·dro·chlo·ride ［dáksəpin hàidroukló:raid］ 塩酸ドキセピン ㊗ 11(6*H*)-(3-dimethylaminopropylidene)-6,11-dihydrodibenz[*b*,*e*]oxepine（抗うつ剤）．

dox·o·ru·bi·cin ［dàksərú:bisin］ ドキソルビシン ㊗ (1S,3S)-3-glycolyl-1,2,3,4,6,11-hexahydro-3,5-12-trihydroxy-10-methoxy-6,11-dioxo-1-naphthacenyl 3-amino-2,3,6-trideoxy-α-L-lyxo-hexapyranoside（抗腫瘍性抗生物質．悪性リンパ腫，肺癌，消化器癌，乳癌，骨肉腫に用いる），= adriamycin．

d. hydrochloride ドキソルビシン塩酸塩 $C_{27}H_{29}NO_{11} \cdot HCl$：579.98（塩酸ドキソルビシン．アントラサイクリン系抗生物質．抗悪性腫瘍薬．腫瘍細胞のDNA と複合体を形成してDNA 複製やRNA 合成を阻害し腫瘍細胞の増殖を抑制）．（→ 構造式）

dox·y·cy·cline ［dàksisáikli:n］ ドキシサイクリン ㊗ 4-(dimethylamino)-1,4,4a,5,5a,6,11,12a-octahydro-3,5,10,12,12a-pentahydroxy-6-methyl-1,11-dioxo-2-naphthacene-carboxamide monohydrate（テトラサイクリン系抗生物質．ブドウ球菌，レンサ球菌，肺炎球菌，淋菌，肺炎桿菌，大腸菌，赤痢菌，クラミジアに有効）．

d. hydrochloride ドキシサイクリン塩酸塩 $C_{22}H_{24}N_2O_8 \cdot HCl \cdot \frac{1}{2}C_2H_5OH \cdot \frac{1}{2}H_2O$：512.94（塩酸ドキ

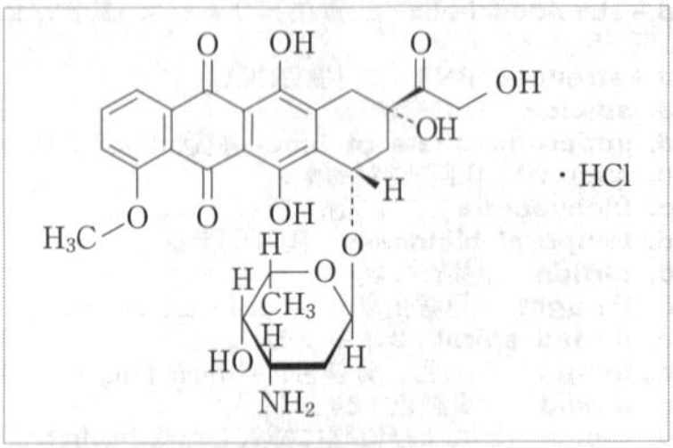

シサイクリン．テトラサイクリン系抗生物質．グラム陽性，陰性菌に強く作用し，リケッチア，クラミジアにもすぐれた作用を示す．アシネトバクターなど他の抗生物質が無効である病原菌にも作用する）．

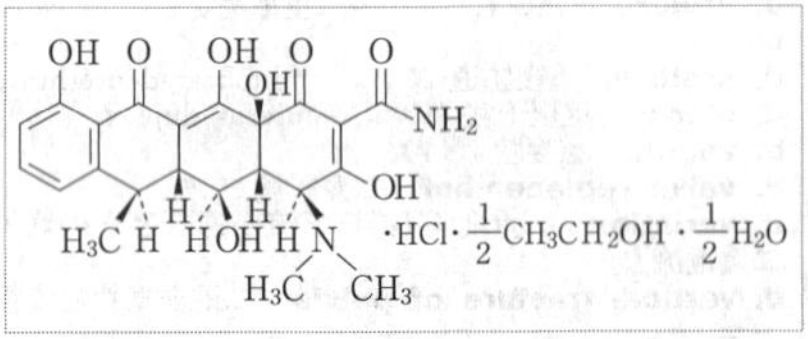

dox·yl·a·mine suc·ci·nate ［dəksíləmin sʌ́ksineit］ コハク酸ドキシルアミン ㊗ 2-[α-(2-dimethylaminoethoxy)-α-methylbenzyl]pyridine succinate（抗ヒスタミン薬），= decapryn succinate．

Doyen, Eugène Louis ［dwajə́n］ ドワヤン（1859-1916，フランスの外科医）．

D. operation ドワヤン手術（胸骨の正中切開および心膜穿刺法）．

Doyère, Louis ［dwaέ:r］ ドワエー（1811-1863，フランスの生理学者）．

D. eminence ドワエー隆起（神経線維が筋肉に入る部分の隆起で，主として肉膠 sarcoglia からなる），= Doyère hillock (papilla, tuft)．

D. hillock ドワエー小丘，= Doyère eminence．

Doyle J. B. ［dóil］ ドイル（1907生，アメリカの婦人科医）．

D. operation ドイル手術．

Doyne, Robert Walter ［dɔ́in］ ドワン（1857-1916，イギリスの眼科医）．

D. choroiditis ドワン脈絡膜炎（家族性蜂巣様脈絡膜炎ともいい，乳頭および黄斑部に淡色斑点の出現する遺伝性変性脈絡膜炎）．

DP ① diabetic papillopathy 糖尿病乳頭腫の略．② Doctor of Pharmacy アメリカ薬剤学士の略．③ donor's plasma 供給者血漿の略．④ driving pressure 動圧力の略．

DP flap 胸三角筋部皮弁，DP 皮弁，= deltopectoral flap．

DP physician 移住医師（DP は displaced persons の略で，戦争または迫害のため故郷から追放されてアメリカへ移住した医師）．

DPAT Disaster Psychiatric Assistance Team の略（ディーパット．大規模災害時における精神疾患患者や被災者など精神疾患発症予防に対応する専門家のチーム）．

DPB diffuse panbronchiolitis びまん性汎細気管支炎の略．

DPC ①diagnosis procedure combination〔日本版〕診断群分類の略．②discharge planning coordinator 退院後治療計画コーディネーターの略．

dp/dt (心室圧の一次微分値で心収縮性指標として用いられる).
DPH ① diphenyl hydantoin ジフェニルヒダントインの略. ② diaphragm 横隔膜の略. ③ Doctor (or Diploma) of Public Health アメリカ公衆衛生学士の略.
DPI Disabled People's International 障害者インターナショナルの略.
DPM ① Diploma in Psychological Medicine 精神科専門医資格の略. ② Doctor of Podiatric Medicine 足病学博士の略.
DPN ① diabetic polyneuropathy 糖尿病性多発ニューロパチーの略. ②diphosphopyridine nucleotide ジホスホピリジンヌクレオチドの略.
DPN H_2 (コチマーゼの還元型), = NADH.
DPT ① diphtheria, pertussis and tetanus〔vaccine〕ジフテリア, 百日ぜき, 破傷風トキソイドよりなる三種混合ワクチンの略. ② dipropyltryptamine 幻覚薬の略.
DQ developmental quotient 発達指数の略.
DR ① delivery room 分娩室の略. ② diabetic retinopathy 糖尿病性網膜症の略. ③ digital radiography デジタルX線撮影法の略. ④ reaction of degeneration 変性反応の略. ⑤ diagnostic agent representative 診断薬情報担当者の略.
DR antigen HLADR 抗原(ヒト白血球抗原のなかのクラスⅡ抗原の一種で, HLA-D 遺伝子領域内に同定されている).
Dr doctor 医師の略.
Dr PH doctor of public health 公衆衛生学博士の略.
dr drachm, dram ドラムの略.
Draba nemorosa イヌナズナ[葶藶](アブラナ科植物. その種子は漢方では利尿薬).
drachm [drǽm] ドラム, = dram.
dra·cil·ic ac·id, dra·cyl·ic ac·id [dræsílik ǽsid] ドラシル酸, = *p*-aminobenzoic acid.
dra·con·ic ac·id [drækánik ǽsid] ドラコン酸, = anisic acid.
drac·on·ti·a·sis [drækəntáiəsis] メジナ虫症, = dracunculiasis.
drac·on·ti·so·mus [drækəntisóuməs] 龍体奇形(胸腹正中裂と脊椎彎曲, 肋骨張出とを合した奇形).
dra·cun·cu·li·a·sis [drəkʌ̀ŋkjuláiəsis] メジナ虫症[医学](*Dracunculus medinensis* の寄生により起こる疾病. 感染ケンミジンコを含む水を飲んで感染し, 皮膚の潰瘍などが生じる), = dracunculosis, guinea worm infestation.
Dra·cun·cu·loi·dea [drəkʌ̀ŋkjulɔ́idiə] 蛇状線虫上科.
dra·cun·cu·lo·sis [drəkʌ̀ŋkjulóusis] メジナ虫症[医学](*Dracunculus medinensis* の感染症), = dracunculiasis, guinea worm infestation.
Dra·cun·cu·lus [drəkʌ́ŋkjuləs] 蛇状線虫属, ドラクンクルス属(脊椎動物の体組織内に寄生する線虫).
  D. medinensis メジナ虫(アフリカ, 中近東などに分布, ヒト, サル, イヌなどの皮下結合織に寄生, 虫体が成熟すると皮膚近くに移行し, 局所性の潰瘍を形成する), = dragon worm, guinea worm, medina worm.
draft [drǽft, drá:–] ① 飲料, = potion. ② 通風[医学], 通気[医学]. ③吃水(物体が水上に浮き上がるとき, その最下部から水面までの鉛直距離). ④ ひと飲み(飲みの量), = a drink. ⑤ 1回分(水薬の1回の内服量), = dose.
  d. chamber ドラフト・チャンバ[医学], 通風室.
  d. furnace 通風炉.
  d. gage 通風計[医学].
  d. gauge 通風計.
  d. of Riverius リベリウス飲料, = liquor sodii citratis.
drag [drǽg] 抵抗係数(流体中を運動する物体に働く抵抗).
  d. coefficient 抵抗係数, 抗力係数(流体力学).
  d. gait 引きずり歩行.
  d. resistance 抵抗.
dra·gée [drəʤéi] 糖剤, 糖衣錠, = sugar coated tablet.
Dragendorff, Johann Georg Noël [drá:gəndɔ:f] ドラゲンドルフ(1836-1898, ドイツの医師).
  D. test (for bile) ドラゲンドルフ試験(陶土でつくった皿に被検尿を入れると吸収されるが, このとき硝酸を加えると, 胆汁色素が含まれていると, 着色輪が発現する).
Drager, Glenn Albert [dréigər] ドレーガー(1917生, アメリカの神経科医. Shy-Drager syndrome).
dragging coefficient 引きずり係数(光学相対論における).
dragging injuries 引きずり損傷.
dragging pain 牽引痛[医学].
dra·gon blood [drǽgən blʌ́d] キリン(麒麟)血(スマトラ産龍血樹 *Dracaena draco* から得られる樹脂, 赤褐色を呈し, 色ワニスの着色剤), = resina draconis.
dragon worm = *Dracunculus medinensis*.
Dragstedt, Lester Reynold [drǽgstet] ドラッグステッド(1893生, アメリカの外科医).
  D. graft ドラッグステッド式植皮, アコーディオン式植皮, = accordion graft.
  D. lipocaic ドラッグステッドライポケイック(向脂肪性膵臓ホルモン).
  D. operation ドラッグステッド手術(胃潰瘍の胸膜および横隔膜切開による迷走神経切断療法).
drain [dréin] 流出管, 排水管, ドレーン, 排液管[医学].
drain·age [dréiniʤ] ドレナージ[医学], 排液〔法〕[医学], 排膿法, 導膿法.
  d. bronchus 誘導気管支[医学], 潅注気管支(肺の空洞内に開口している気管支で, 肺結核においては重要な排菌路をなす).
  d. canal 排液管.
  d. fiber 排液線維[医学].
  d. gauze 排液用ガーゼ[医学].
  d. monitoring 排水モニター.
  d. of abscess 膿瘍排膿[医学].
  d. of appendix abscess 虫垂炎性膿瘍排膿[医学].
  d. of intrahepatic bile duct 肝内胆管誘導[医学].
  d. of splenic abscess 脾膿瘍排膿[医学].
  d. tube 排液管[医学], 排膿管[医学].
Drake, Daniel [dréik] ドレーク(1785-1852, アメリカの医師. 北アメリカ中部の渓谷に流行する疾患に関する著述 Systematic Treatise on the Principal Diseases of the Interior Valley of North America (1850-1854) で有名).
dram [drǽm] ドラム(薬用度量衡法では 60 グレーン(1/8 オンス), 常衡法では 27.34 グレーン(1/16 オンス), メートル法では約 3.9g に相当する重量の単位で, 記号は ʒ), = drachm.
  d.-trap stomach (水止め胃), = water-trap stomach.
drama therapy in psychiatry 精神演劇療法[医学].
drama type 演出型[医学].
dram·a·tism [drǽmətizəm] 演技的挙動(精神病者の).
drank·ard [drǽŋkə:d] 酩酊者[医学].
Dransart, Henri Narcisse [drɑnsá:r] ドランサルト(1847-1930, フランスの眼科医).

D

D. operation ドランサルト手術(眼瞼下垂症の療法で，眼輪筋および挙筋膜を埋没させる方法).
drape [dréip] 滅菌した布で包む(手術の準備に).
Draper, John William [dréipər] ドレイパー(1811–1882, イギリス・アメリカの化学物理学者).
D. effect ドレイパー効果(連鎖反応として進行し量子効果が大きく，速度の大きい光化学反応においては，反応熱による温度上昇のために，光を当てた直後に圧力増加を伴う現象).
D. law ドレイパーの法則(光化学反応においては，反応物に光を当てた直後に，反応熱による温度上昇のために圧力が上昇する).
drap·e·to·ma·nia [drəpì:touméiniə] 徘徊症，出奔症.
drap·ing [dréipiŋ] ドレーピング，布覆い.
Drash, Allan Lee [drǽʃ] ドラッシュ(1931生, アメリカの小児科医).
D. syndrome ドラッシュ症候群. →Denys-Drash syndrome.
dras·tic [drǽstik] 峻下薬，= drastica.
d. cathartic 峻下薬[医学]，= drastic purgative.
d. purgative 峻下薬[医学].
draught [drǽft, drɑ:-] = draft.
draw-a-person test (**DAP**) 人物〔描〕画テスト[医学].
draw blood 採血する.
draw sheet 横シーツ.
draw·back [drɔ́:bæk] 弱点，障害，故障.
drawer sign ドローワー徴候，引き出し症状[医学](膝関節十字靱帯損傷時にみられる症候).
drawer test 引き出し試験.
drawing test 描画テスト.
drazo dye ニアゾ染料(-N=N-基2個を含む)，= disazo dye.
dread [dréd] 恐怖〔症〕[医学]，驚愕[医学].
dream [drí:m] 夢. 形 dreamy.
d. deprivation 夢遮断[医学]，夢妨害[医学].
d. interpretation 夢解釈[医学]，夢分析.
d.-pain 夢痛.
dreamy state 夢幻状態，夢様状態[医学](てんかんの精神運動発作または精神発作の一型. Jackson, J. H. が1876年に用いた言葉で，鉤回発作時の状態).
dreamy state epilepsy 夢幻状態性てんかん(側頭葉の病変)，= déjà vu.
Dreifuss, Fritz E. [dréifəs] ドレフュス(1926生，イギリスの医師，ドライフスとも表記される. Emery-Dreifuss muscular dystrophy).
drench [dréntʃ] 飲薬(ウシ，ウマなどの口中に水薬を流し入れること).
drep·a·no·cyte [drépənəsait] 鎌状〔赤〕血球[医学]，= crescentocyte, meniscocyte, sickle-cell.
drep·a·no·cy·the·mia [drèpənousaiθí:miə] 鎌状〔赤〕血球貧血，= sickle-cell anemia.
drep·a·no·cyt·ic [drèpənəsítik] 鎌状〔赤〕血球の.
d. anemia 鎌状赤血球貧血，= sickle-cell anemia.
drep·a·no·cy·to·sis [drèpənousaitóusis] 鎌状〔赤〕血球症，= meniscocytosis, sicklemia.
Dresbach, Melvin [drésbɑ:x] ドレスバッハ(1874–1946, アメリカの医師).
D. anemia ドレスバッハ貧血，= sickle-cell anemia.
D. syndrome ドレスバッハ症候群(鎌状〔赤〕血球貧血)，= sickle cell anemia.
Dresel-Falk mod·i·fied meth·od [drésəl fɔ́:k mɑ́difaid méθəd] ドレセル・フォーク変法(尿中ポルフィリンの簡易定量法).
dress hygiene 衣服衛生[医学].
dres·ser [drésər] 包帯係.
dress·ing [drésiŋ] ①包帯[医学]，包帯剤(外傷を保護するために用いるもの). ②調味.
d. activity 着衣動作[医学].
d. apraxia 着衣失行[医学].
d. change 包帯交換[医学]，ガーゼ交換.
d. forceps 麦粒鉗子[医学](創面用，包帯用).
d. materials 包帯材(外傷をおおったり保護するために用いる材料).
d. trolley 包〔帯〕交〔換〕車[医学].
Dressler dis·ease [dréslər dizí:z] ドレスレル病(発作性ヘモグロビン尿症，Dressler はドイツの医師)，= paroxysmal hemoglobinuria.
Dressler, William [dréslər] ドレスラー(1890–1969, アメリカの医師).
D. beat ドレスラー収縮.
D. syndrome ドレスラー症候群[医学](心筋梗塞後症候群，心筋梗塞後数日～数週で発生する心膜炎)，= postmyocardial infarction syndrome.
Dreulofoy lesion ドゥルロフォイ病変.
Dreyer, Georges [dráiər] ドライアー(1873–1934, イギリスの医師).
D. formula ドライアー公式(肺活量を体表面の関数で表す式. 現在は使われていない).
DRG ① diagnosis related group 診断関連グループの略. ② dorsal root ganglion 後根神経節の略.
DRG/PPS diagnosis related group / prospective payment system 診断群別定額支払方式の略.
drib·ble [dríbl] ①た(垂)らす(よだれを少量ずつ絶えずたらすこと)，= drool. ②滴下する(淋疾患者が小刻みに排尿すること).
drib·bling [dríbliŋ] 滴下(膀胱括約筋緊張減退により尿が滴下すること).
d. of urine 尿滴下[医学].
dried albumen 乾燥卵白[医学].
dried aluminum hydroxide gel 乾燥水酸化アルミニウムゲル(制酸薬. 胃・十二指腸潰瘍，胃炎，上部消化管機能異常における制酸作用と症状の改善および尿中リン排泄増加に伴う尿路結石の発生予防のため用いられる).
dried gypsum 焼石膏，硫酸カルシウム半水和物 $CaSO_4$-½H_2O, = exsiccated calcium sulfate, plaster of Paris.
dried human serum 乾燥ヒト血清.
dried milk 粉乳[医学].
dried plasma 乾燥血漿[医学].
dried skim milk 脱脂粉乳[医学].
dried vaccine 乾燥ワクチン[医学].
dried whole egg 乾燥全卵[医学].
dried whole milk 全(脂)粉乳[医学].
dried yeast 乾燥酵母[医学](*Saccharomyces cerevisiae* の細胞を乾燥してつくったもので，ビール酵母ともいう).
dried yolk 乾燥卵黄[医学].
dri·er [dráiər] 乾燥器[医学].
drift [dríft] ドリフト[医学]，変動，流動(偶然的).
d. velocity 流動速度.
Drigalski, Wilhelm von [drigálski] ドリガルスキー(1871–1950, ドイツの細菌学者).
D.-Conradi medium ドリガルスキー・コンラディ培地(ヌトローゼ，クリスタルバイオレットをリトマス乳糖寒天に加えたもので，大腸菌は赤，チフス菌は青となる)，= litmus nutrose agar.
drill [dríl] きり[医学]，ドリル(穿孔器，鑽孔器).
d. bit きり先.
d. chuck ドリルチャック.
d. guide ドリル誘導子.
d. sleeve ドリル鞘.
drill·ing [dríliŋ] 穿孔〔術〕.
d. of tooth 歯牙穿孔〔術〕[医学].

drin insecticide ドリン剤〔医学〕.
drink test 飲水試験〔医学〕, = drinking test.
drink·a·ble [dríŋkəbl] 飲用できる〔医学〕.
Drinker, Philip [dríŋkər] ドリンカー(1894-1972, アメリカの産業衛生学者).
D.-Collins resuscitation ドリンカー・コリンス蘇生(新生児に用いる陰圧式人工呼吸器).
D. respirator ドリンカー呼吸保護器(俗に鉄の肺として知られている), = iron lung.
drink·er [dríŋkər] 飲酒者〔医学〕.
d.'s fetor 飲酒者口臭〔医学〕.
drink·ing be·hav·ior [dríŋkiŋ bihéivjər] 水飲み行動.
drinking center 飲水中枢〔医学〕.
drinking cure 飲用療法〔医学〕, 飲泉療法.
drinking test 飲水試験(緑内障の診断法で, 朝食前水を急いで飲ませると眼圧が30分以内に8~15mmHg上昇する).
drinking treatment 飲泉療法〔医学〕.
drinking water 上水, 飲料水〔医学〕, 飲用水〔医学〕.
drinking water quality standard 飲料水基準.
drinks [dríŋks] 飲物〔医学〕.
drip [dríp] 滴注〔法〕, 点滴.
d. chamber 点滴筒〔医学〕.
d. infusion 点滴注入〔医学〕, 点滴注射.
d. infusion cholangiography (DIC) 点滴〔静注〕胆道造影(撮影)〔法〕〔医学〕.
d. infusion cholecystography 点滴〔静注〕胆嚢造影〔医学〕.
d. infusion of vein (DIV) 点滴静脈内注射.
d. infusion pyelography 点滴〔静注〕腎盂造影(撮影)〔法〕〔医学〕.
d. infusion urography (DIU) 点滴尿路造影(撮影)〔法〕〔医学〕.
d. method 点滴法〔医学〕.
d. transfusion 点滴輸液〔医学〕, 点滴輸血〔医学〕.
d. treatment 滴注療法, 点滴療法.
drip·ping [drípiŋ] 点滴注入〔医学〕.
drive [dráiv] 衝動〔医学〕.
d. reduction 衝動消失〔医学〕.
driven equilibrium 強制平衡〔医学〕.
driven mad 気が狂いそう〔医学〕.
drivers' thigh 運転士の坐骨神経痛.
driv·ing [dráiviŋ] 駆動〔医学〕.
d. force 推進力〔医学〕.
d.-point impedance 駆動点インピーダンス.
d. under influence of alcohol 酒気帯び運転.
dromedary curve 単峰曲線(熱型の一つ).
dromedary gait ラクダ歩行(筋緊張異常症にみられるラクダ様歩行), = camel's walk.
drom·ic [drámik] 流れの, 流れの方向に.
drom·o·graph [drámәgræf] 血流速度計.
drom·o·ma·nia [dràmouméiniә] 徘徊症.
dro·mom·e·los [drәmámilәs] 走肢.
drom·o·pho·bia [dràmәfóubiә] 疾走恐怖症.
dro·mo·stan·o·lone pro·pi·o·nate [dròumәstǽnәloun, -mástәn- próupiәneit] プロピオン酸ドロモスタノロン ㊎ 2-α-methylandrostan-17β-ol-3-one (抗腫瘍薬).
drom·o·trop·ic [dràmәtrápik] 変伝導の〔医学〕.
d. action 変伝導作用〔医学〕.
dro·mot·ro·pism [droumátrәpizәm] 変伝導(神経線維の).
droop·ing [drú:piŋ] 下垂〔医学〕.
drop [dráp] ① 滴〔医学〕. ② 滴下. ③ 球薬, 点滴薬.
d. arm sign 腕落下徴候(関節嚢の回旋筋蓋が全摧裂を起こしたときの症状).
d. arm test 腕落下テスト.
d. attack 倒れ発作〔医学〕.
d. bottle 滴瓶〔医学〕.
d.-by-drop urination 尿滴下〔医学〕.
d. culture 懸滴培養, 小滴培養〔医学〕, = hanging drop culture.
d. finger つち指〔医学〕, 下垂指〔医学〕(指伸筋の麻痺により, 伸張することのできない槌状になった指), = hammer finger, mallet-finger.
d. foot 下垂足〔医学〕, 垂れ足(腓骨神経麻痺の症状の一つ), = dangle foot.
d. hammer test ドロップハンマー試験(テスト)〔医学〕.
d. hand 垂手〔医学〕, 下垂手〔医学〕, 垂れ手, = wrist drop.
d. head 首下がり病.
d. heart 心下垂症, 滴状心〔医学〕, = cardioptosis, pendulous heart.
d. jaw 下顎下垂〔症〕〔医学〕, オトガイ(頤)下垂症(イヌの狂犬病の麻痺期にみられる特徴), = dumb rabies.
d. lock 落し止め〔医学〕.
d. metastasis 滴下転移〔医学〕.
d. out 〔中途〕脱落〔者〕〔医学〕.
d. phalangette 爪節下垂, 下垂手, = drop-finger.
d. pipette 滴下ピペット〔医学〕.
d. serene 黒内障, = amaurosis, gutta serena.
d. shoulder 肩甲下垂.
d. test 滴下(落下)試験〔医学〕.
d. toe 下垂趾〔医学〕.
dro·per·i·dol [droupéridɔ:l] ドロペリドール $C_{22}H_{22}FN_3C_2$: 379.43 (全身麻酔薬. 意識消失のない麻酔薬として, フェンタニルと併用される).

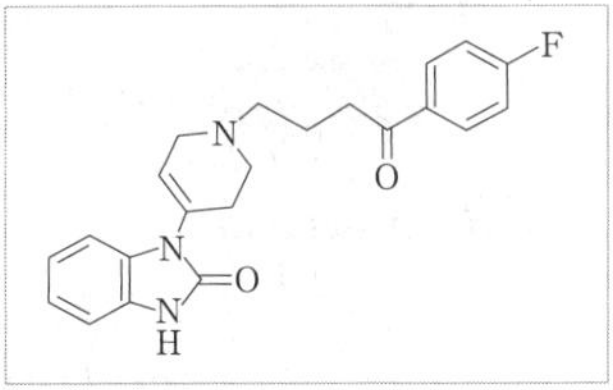

drop·let [dráplit] 飛沫, 小滴.
d. infection 小滴感染, 飛沫感染〔医学〕.
d. nuclei 飛沫核〔医学〕.
dropped beat 脱落拍動〔医学〕, 欠滞拍動(房室ブロックのため心拍動が脱落すること).
dropped-beat pulse 欠代(欠滞)脈〔医学〕, 脱落脈, = intermittent pulse.
dropped mamma 乳房下垂〔症〕〔医学〕, 下垂乳房〔医学〕.
dropped stomach 下垂胃〔医学〕.
drop·per [drápər] ドロッパー(点滴用ピペット).
drop·ping [drápiŋ] ① 滴下〔医学〕, 下垂. ② 糞便, 糞(鳥獣等の).
d. bottle 滴びん〔医学〕.
d. electrode 滴下電極.
d. funnel 滴下漏斗〔医学〕.
d. injection 点滴注射〔医学〕.
d. mercury electrode 滴下水銀電極〔医学〕.
d. point 滴点〔医学〕.
drop·si·cal [drápsikәl] 水症の, = hydropic.
d. nephritis 水腫性腎炎(浮腫が著明に起こるもの).
d. ovum 水腫卵(胚子が分解して羊膜に多量の水が貯留すること).
drop·sy [drápsi] 水症(組織液が異常に多く組織内または体腔内に溜まった状態で, 組織内のときは水腫

edema，皮下組織内のものを全身浮腫 anasarca，体腔内のものは腔水症という），= hydrops. 形 dropsical.
dropwise condensation 滴状凝縮〔医学〕.
Dro·se·ra [drásərə] モウセンゴケ［毛氈苔］属（モウセンゴケ科 *Droseraceae* の一属），= sundews.
D. rotundifolia モウセンゴケ（食虫植物）.
Dro·ser·a·ce·ae [dràsəréisii:] モウセンゴケ科.
dros·e·rin [drásərin] ドロセリン（食虫植物の消化分泌液中にあるペプシン様酵素）.
Drosin four pos·tures [dróuzin fɔ́r póustʃərz] ドロージン四姿勢（虫垂炎の診断における患者の姿勢で，① 仰臥位で臍と剣状突起とを結ぶ線の中点を呼気の終わりに右方へ圧迫すると疼痛があれば虫垂癒着．② Sims 位で盲腸と虫垂を右方に圧迫すると疼痛がある．③ 仰臥位で下肢を膝で支え，左下肢を伸展し，盲腸を上方へ押すと抵抗がある．④ 腹部を弛緩させ，左右両壁から圧診すると抵抗の差が認められる）.
Dro·soph·i·la [drousáfilə] ショウジョウバエ［猩々蝿］属（ショウジョウバエ科の一属），= fruit flies.
D. melanogaster キイロショウジョウバエ（Morgan が遺伝学の研究に用いた種類）.
D. virilis クロショウジョウバエ.
Dro·soph·il·i·dae [dròusəfílidi:] ショウジョウバエ［猩々蝿］科.
dro·soph·i·ly [drousáfili] （ショウジョウバエを用いて研究を行う遺伝学の分野．この専門学者を drosophilist と呼ぶ）.
drostanolone propionate ドロスタノロンプロピオン酸エステル 化 2α-methyl-3-oxo-5α-androstan-17β-yl propionate $C_{23}H_{36}O_3$：360.53（プロピオン酸ドロスタノロン，プロピオン酸ドロモスタノロン，合成男性ホルモン．乳腺症に適用）.

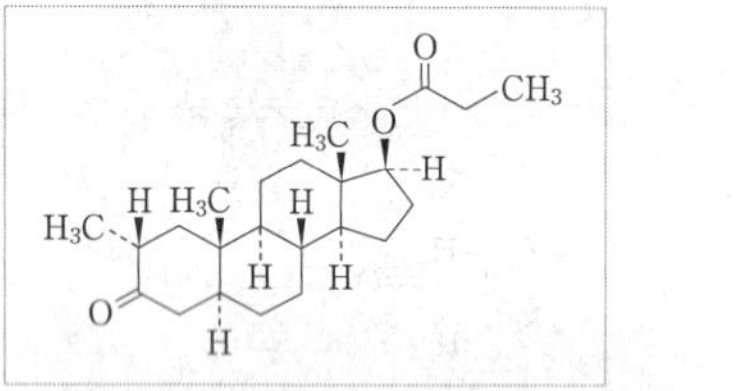

dro·tic ac·id [dróutik ǽsid] ドロト酸 化 = 2,6-dioxyphrimidine-4-carboxylic acid（*Lactobacillus delbrueckii* subsp. *bulgaricus* の発育因子）.
drought resistance 耐乾燥性.
drowned lung 溺肺〔医学〕，溺死肺（広範な肺の拡張不全）.
drown·ing [dráuniŋ] 溺死〔医学〕，= death by drowning.
d. resuscitation 溺者蘇生〔医学〕.
drows·i·ness [dráuzinis] うとうと状態，嗜（し）眠状態〔医学〕.
drow·sy [dráuzi] 嗜（し）眠〔の〕〔医学〕.
DRPLA dentato-rubro-pallido-luysian atrophy 歯状核赤核淡蒼球ルイ体萎縮症の略，= Naito-Koyanagi disease.
DRR digitally reconstructed radiograph 合成頭蓋骨像の略.
drug [drʌ́g] 薬〔医学〕，薬剤，医薬品〔医学〕，薬物〔医学〕，= medicine.
d. absorption 薬物吸収〔医学〕.
d. abuse 薬物乱用〔医学〕.
d. accumulation 薬物蓄積〔医学〕.
d. acne 薬物性痤瘡（アクネ）〔医学〕.
d. action 薬物作用，薬効〔医学〕.
d. activity 薬効〔医学〕.
d. addict 薬物嗜癖者.
d. addiction 薬物耽溺，薬物嗜（し）癖〔医学〕.
d. adjuvant 製剤添加剤〔医学〕.
d. administration 投薬〔医学〕，薬剤投与〔医学〕.
d. administration method 投薬法〔医学〕，薬剤投与法〔医学〕.
d. administration route 薬剤投与経路〔医学〕.
d. administration schedule 投薬計画〔医学〕.
d. adulteration 薬物不純物混和〔医学〕.
d. affecting blood 血液作用薬〔医学〕.
d. affecting coagulation 凝固系作用薬〔医学〕.
d. allergy 薬物〔誘発〕アレルギー〔医学〕（治療目的で使用される薬物によって起こる過敏症反応．ある薬物がアレルゲンとなった異常反応）.
d. analysis 薬物分析〔医学〕.
d. antagonism 薬物拮抗〔作用〕〔医学〕.
d. benefit plan 薬剤費給付計画〔医学〕.
d. challenge test（**DCT**）ドラッグチャレンジテスト（臨床薬理学的判別試験．慢性疼痛など機序に関係する薬物を少量投与し，その機序に関与するか調べる）.
d. choice 薬物選択〔医学〕.
d. classification 薬物分類〔医学〕.
d. collection 薬物収集〔医学〕.
d. combination 配合製剤〔医学〕.
d. committee 薬事委員会〔医学〕.
d. compliance 服薬順守（遵守）〔医学〕.
d. compounding 調剤〔医学〕.
d. concentration 薬物濃度〔医学〕.
d. conjugation 薬物抱合，= conjugation of drug molecules.
d. contamination 薬物汚染〔医学〕.
d. counterfeiting 薬事法違反〔医学〕.
d. delivery system（**DDS**）薬物送達システム〔医学〕.
d. dependence 薬物依存〔医学〕，薬剤依存.
d. design ドラッグ・デザイン〔医学〕.
d. development 医薬品開発〔医学〕.
d. discovery in outer space 宇宙創薬，= drug discovery in zero-gravity.
d. disease 薬症，薬物病，薬物性疾患.
d. dose-response relationship 薬物用量反応関係〔医学〕.
d. efficacy assay 薬効検定〔医学〕.
d. elimination 薬物消去〔医学〕，薬物排泄（経路としては尿，大便，呼気，汗，乳汁，涙，唾液などがある）.
d.-eluting stent（**DES**）薬剤溶出性ステント.
d. eruption 薬疹〔医学〕，= dermatitis medicamentosa.
d. evaluation 薬物評価〔医学〕.
d. exanthem(a) 薬疹〔医学〕.
d. excretion 薬物排泄〔医学〕.
d.-fast 薬物耐性の〔医学〕，= drug-resistant.
d. fastness 薬剤耐性〔医学〕.
d. fever 薬物熱〔医学〕，薬剤熱.
d. for ameliorating dementia 抗痴呆薬.
d. habit 薬物依存〔医学〕，麻酔薬嗜癖（耽溺）.
d. habituation 薬物習慣性〔医学〕.
d. history 薬歴〔医学〕.
d. holiday 休薬.
d. hypersensitivity 薬物過敏症〔医学〕.
d. hypersensitivity test 薬物過敏性試験.
d. hypnotic for sleep induction 入眠薬〔医学〕，= drug for sleep induction.
d. idiosyncrasy 薬物特異体質〔医学〕.
d. implants 植え込み錠〔医学〕.
d. incompatibility 薬物配合禁忌〔医学〕.
d.-induced 薬物誘発性の〔医学〕.

d.-induced abnormality 薬物性奇形〔医学〕.
d.-induced acute interstitial nephritis 薬物性急性間質性腎炎〔医学〕.
d.-induced anaphylactic shock 薬物誘発アナフィラキシーショック〔医学〕.
d.-induced asthma 薬物喘息，薬剤誘起性喘息〔医学〕.
d.-induced cholestasis 薬物(起因)性胆汁うっ滞〔医学〕.
d.-induced chorea 薬剤誘発性舞踏病〔医学〕.
d.-induced diabetes 薬剤性糖尿病.
d.-induced disease 薬物性疾患.
d.-induced dyscinesia 薬物性運動異常症，薬物性ジスキネジー(遅発性ジスキネジアとも呼ばれ，抗精神病薬の連用により現れる．口・舌を含む顔面の不随意運動，体幹四肢の舞踏運動が多くみられる．線条体ド〔ー〕パミン受容体の supersensitivity が発生機序と考えられている)，= drug-induced dyskinesia.
d.-induced dyskinesia 薬物性運動異常症〔医学〕.
d.-induced esophagitis 薬剤性食道炎〔医学〕.
d.-induced granulocytopenia 薬剤誘発性顆粒球減少症〔医学〕.
d.-induced hepatic injury 薬物性肝障害〔医学〕.
d.-induced hepatitis 薬剤〔誘発〕性肝炎〔医学〕，薬物性肝炎.
d.-induced hypersensitivity nephritis (DIHN) 薬物(薬剤)過敏性腎炎(腎障害，薬剤によるアレルギー性尿細管・間質性腎炎，糸球体腎炎を伴うこともある).
d.-induced hypersensitivity syndrome (DIHS) 薬剤性過敏症症候群(重症薬疹の一つ．以前は DDS 症候群ともいわれた).
d.-induced immune hemolytic anemia 薬剤惹起性免疫溶血性貧血，薬物誘発免疫性溶血性貧血〔医学〕(薬剤と抗体とで形成された免疫複合体が赤血球表面に沈着することによって溶血が生じる場合(免疫複合体型)，薬剤が直接赤血球膜に結合する場合(ペニシリン型)，薬剤によって赤血球に対する自己免疫が誘導される場合(α-メチルドーパ型)がある).
d.-induced liver injury 薬剤誘発性肝傷害.
d.-induced lupus 薬剤誘発性エリテマトーデス.
d.-induced lupus-like syndrome 薬剤性全身性エリテマトーデス様症候群(薬剤により全身性エリテマトーデス様の症状または免疫現象がみられる症候群．ヒドララジン，プロカインアミドによるものがよく知られている).
d.-induced pancreatitis 薬物〔起因〕性膵炎〔医学〕.
d.-induced parkinsonism 薬剤性パーキンソニズム.
d.-induced photosensitivity 薬剤誘発性光線感受性(薬剤によって皮膚や組織の光線感受性が生じること).
d.-induced pneumonitis 薬剤誘起性肺炎(薬剤投与によって起こる間質性肺炎).
d.-induced shock 薬物性ショック〔医学〕.
d.-induced suffering 薬害.
d.-induced tolerance 薬剤誘導寛容(同種移植時に十分量の適切な免疫抑制薬をレシピエントに投与することにより免疫寛容に誘導すること).
d. industry 製薬工業〔医学〕.
d. information 医薬品情報〔医学〕.
d. information activities 医薬品情報提供活動〔医学〕.
d. information service 医薬品情報サービス〔医学〕.
d. insurance 薬剤費保険〔医学〕.
d. interaction 薬物干渉，薬物相互作用〔医学〕.
d. interference 薬物干渉〔医学〕.
d. intoxication 薬物中毒〔医学〕.
d. labeling 薬品ラベル標示〔医学〕.
d. legislation 薬事法制〔医学〕.
d. loading test 薬物負荷試験〔医学〕.
d. lymphocyte stimulation test (DLST) 薬剤リンパ球刺激試験.
d. management 薬品管理〔医学〕.
d. manufacturing fraud 薬〔剤〕製造詐欺行為〔医学〕.
d. metabolism ① 異物代謝，= foreign substance metabolism. ② 薬物代謝〔医学〕，= drug biotransformation.
d.-metabolizing enzyme 薬物代謝酵素.
d. nephropathy 薬物性腎症〔医学〕.
d. of abuse 乱用性医薬品〔医学〕.
d. packing 薬物包装〔医学〕.
d. packing paper 薬包紙〔医学〕.
d. patent 薬物特許〔医学〕.
d. phobia 薬物恐怖症.
d. plant 薬草〔医学〕.
d. potency assay 効力検定(薬物の).
d. potentia(liza)tion 薬物相乗作用〔医学〕.
d. prescription 薬物処方〔医学〕.
d. preservation 薬物保存〔医学〕.
d. product inventory control 薬品在庫管理〔医学〕.
d. product purchasing control 薬品購入管理〔医学〕.
d. product supply control 薬品供給管理〔医学〕.
d. product use control 薬品使用管理〔医学〕.
d. prophylaxis 薬剤的予防.
d. psychosis 薬物性精神病〔医学〕.
d. rash 薬疹〔医学〕，= medicinal rash.
d. receptor 薬物受容体〔医学〕.
d. relieving body temperature 解熱薬〔医学〕.
d. removal 薬物消去〔医学〕.
d. removal rate 薬物消去率〔医学〕.
d. resistance 薬物耐性〔医学〕，薬剤耐性，薬剤抵抗性.
d. resistance bacterium 薬剤耐性菌.
d. resistance factor 薬剤耐性因子〔医学〕.
d. resistance plasmid 薬剤耐性プラスミド〔医学〕.
d. resistant bacteria 薬剤耐性菌(抗生物質などの薬剤を加えても死なない細菌のこと).
d. resistant bacterium 薬剤耐性菌〔医学〕.
d. resistant malaria 薬剤耐性マラリア.
d. resistant *Pseudomonas aeruginosa* 薬剤耐性緑膿菌.
d. screening 薬物スクリーニング〔テスト〕〔医学〕.
d. seeking behavior 薬物探索行動〔医学〕.
d. sensitivity 薬物感受性〔医学〕.
d. sensitivity test 薬物感受性試験.
d. shock 薬物ショック〔医学〕.
d. stability 薬物安定性〔医学〕.
d. standardization 薬物標準化〔医学〕.
d. storage 薬物貯蔵〔医学〕.
d. store 薬局.
d. susceptibility 薬物感受性〔医学〕.
d. susceptibility test 薬剤感受性試験〔医学〕.
d. symptom 薬物症状〔医学〕(ホメオパチー homeopathy に用いる用語で薬物を試用している人に現れるどの症状に対しても用いる).
d. synergism 薬物共力作用〔医学〕.
d. targeting ドラッグターゲティング〔医学〕.
d. tariff 薬価表，薬価令〔医学〕.
d. tariff standard 薬価基準(保険診療で使用できる医薬品の範囲，診察報酬算定の基準となる価格．わが国では1957年に定められその後改正が行われてい

る).
d. tetanus 薬物性攣縮.
d. therapy 薬物療法〔医学〕.
d. therapy of pulmonary tuberculosis 肺結核薬物療法〔医学〕.
d. tolerance 薬物耐性〔医学〕.
d. toxicity 薬物毒性〔医学〕.
d. transporter 薬物トランスポーター.
d. treatment 薬物療法, = pharmacotherapy.
d. use evaluation (DUE) 薬物使用評価.
d. utilization 薬剤使用状態〔医学〕.
d. utilization review 薬剤利用審査.
d. weight and measure 薬物秤量〔医学〕.
d. withdrawal 休薬.
d. withdrawal symptom 薬物離脱症状〔医学〕.
drug·ged·ness [drʌ́gidnis] 薬物性傾眠〔医学〕.
drug·gist [drʌ́gist] 薬剤師(アメリカ), = pharmacist, chemist(イギリス).
d.'s scale 上皿天秤(薬局で用いる天秤で, 化学天秤を用いる必要のない程度の秤量に用いる).
drum [drʌ́m] ① 鼓, 鼓室, = tympanum (ear). ② 円筒〔医学〕.
d. belly 鼓腸.
d. drying 円筒乾燥〔医学〕.
d. head 鼓膜, =drumhead.
d. membrane 鼓膜, = membrane tympani.
d. membrane cavity 鼓室〔医学〕, = drum cavity.
drum·head [drʌ́mhed] 鼓膜, = drum-membrane.
Drummond, Sir David [drʌ́mənd] ドラモンド(1852-1932, イギリスの医師).
D. light ドラモンド〔石灰〕光(石灰または白亜の1片に爆鳴ガスの炎を当て白熱したときに放つあざやかで美しい光).
D.-Morison operation ドラモンド・モリソン手術(腹水の療法で, 開腹後腹膜面を摩擦清浄し, 大網を縫合する方法).
D. sign ドラモンド徴候(大動脈瘤において呼吸時に口辺で聞こえる吹音), = oral whiff.
drum·stick [drʌ́mstik] 太鼓ばち, 性染色質小体〔医学〕.
d. bacillus 太鼓ばち菌(芽胞期の形状が太鼓のばちに似ている, *Clostridium tetani* などをいう).
d. finger ばち状指〔医学〕, = clubbed finger.
d. leukocyte ドラムスティック〔陽性〕白血球〔医学〕.
drunkard 酩酊者.
drunk·en bread [drʌ́ŋkən bréd] ドランクンブレッド(カビのついたパンで, シベリアでは急性食事性出血熱を起こす食糧と考えられているもの).
drunken disease 酩酊症〔医学〕.
drunken gait 酔っぱらい歩行〔医学〕.
drunk·en·ness [drʌ́ŋkənnis] ① 酩酊〔医学〕(種々の神経毒の中毒においてみられる症状で, 大脳の高等機能の自制を失った状態). ② 飲酒癖〔医学〕.
drunk·om·e·ter [drʌŋkámitər] 酔度計.
drupe [drú:p] 石果(外果皮は薄く, 中果皮は厚く, 種子を包む内果皮は硬い果実(モモの類)).
Druse [drú:z] [G] ドルーゼ(硫黄顆粒ともいい, 放線菌症 actinomycosis やノカルジア症 nocardiosis の病巣部組織内または膿汁中に認められる顆粒状小体), = sulfur granule.
druse [drú:z] ① 結晶腔, 晶洞(デスメー膜付近の脈絡膜に起こる炎症性肥厚で, ドイツ語の腺 drüsen とは別個の名称), = colloid bodies, druse of optic nerve, hyaline bodies. ② 菌塊. ③ イオウ顆粒, = Druse. 複 drusen.
dru·sen [drú:zin] ドルーゼ〔医学〕, 菌塊〔医学〕(druse の複数形).

dry [drái] 乾燥した, 乾性.
d. abscess 乾性膿瘍〔医学〕.
d. air sterilization 乾熱滅菌〔法〕〔医学〕.
d. amputation 無血性切断術, = bloodless amputation.
d. arthritis 乾性関節炎〔医学〕.
d. ashing 乾式灰化〔医学〕.
d. assay 乾式定量〔医学〕.
d. basis 乾燥量基準〔医学〕.
d. battery 乾電池〔医学〕.
d. blending 乾式混合〔医学〕.
d. body ドライボディ(比較的筋肉量の少ない人は水分の貯留が低く熱中症になりやすいといわれる).
d. bronchitis 乾性気管支炎〔医学〕.
d. carbon dioxide bath 炭酸ガス浴〔医学〕.
d. caries 乾性う(齲)蝕〔医学〕.
d. catarrh 乾性カタル〔医学〕(結膜充血).
d. cell 乾電池.
d. chemistry 固相化学〔分析〕.
d. cholera 乾性コレラ〔医学〕, = cholera sicca.
d. coated tongue 乾性舌苔〔医学〕.
d. complex 合併乾燥症〔医学〕.
d. cough 虚咳, 乾性咳〔医学〕, 乾性咳嗽(からせき. 喀痰を伴わない咳).
d. cup (皮膚表面に充血を起こすための吸角法).
d. curing 乾塩法〔医学〕.
d. diet 乾燥食〔医学〕.
d. distillation 乾留〔医学〕.
d.-distilled wood turpentine 松根油〔医学〕.
d. dyeing 乾式染め〔医学〕.
d. eczema 乾性湿疹〔医学〕.
d. extract 乾燥抽出物〔医学〕.
d. eye 眼乾燥〔医学〕, ドライアイ.
d. eye syndrome 眼〔球〕乾燥症候群〔医学〕, ドライアイ症候群(涙液量あるいは質の異常によって角結膜上皮に障害を生じている状態をいう).
d. field technique 防湿法〔医学〕.
d. finishing 乾式仕上げ〔医学〕.
d. flowmeter 乾式流量計〔医学〕.
d. fruit ドライフルーツ.
d. gangrene 乾性壊疽〔医学〕.
d. gas 乾性ガス〔医学〕.
d. granulating 乾式製粒法〔医学〕.
d. heat 乾性温熱〔医学〕, 乾熱.
d. heat sterilization 乾熱滅菌〔法〕〔医学〕, = hot air sterilization.
d. hernia 乾性ヘルニア(ヘルニア嚢とその内容が癒着したもの).
d. ice ドライアイス〔医学〕, = carbon dioxide snow.
d. ice therapy ドライアイス圧抵療法.
d. joint 乾性関節炎, = chronic villous arthritis-articulatio cubiti.
d. labor 乾性分娩〔医学〕(羊水過少または早期破水の).
d. laryngitis 乾性喉頭炎〔医学〕(咽喉の灼熱感, 慢性の咳嗽, 時には声枯れを特徴とする), = laryngitis sicca, Tuerck trachoma.
d. matter 乾燥分〔医学〕.
d. mounting technique 乾式マウント法〔医学〕.
d. mouth 口内乾燥〔症〕〔医学〕, 口腔乾燥症, = xerostomia.
d. natural gas 乾性天然ガス〔医学〕.
d. nurse 子守り, 保母.
d. pack 乾パック〔医学〕, 乾罨法.
d. pannus 乾性パンヌス〔医学〕.
d. papule 乾性丘疹〔医学〕(原発下疳).
d. pericarditis 乾性心膜炎.
d. pharyngitis 乾性咽頭炎〔医学〕.

d. pleurisy 乾性胸膜炎〔医学〕, = pleurisy sicca.
d. point 乾点〔医学〕.
d. preparation 乾燥標本〔医学〕.
d. process 乾式法〔医学〕.
d. quenching 乾式消化〔コークス〕〔医学〕.
d. rale 乾性ラ音〔医学〕(気管支狭窄部を空気が流れるときに発生する連続性の異常呼吸音).
d. reaction 乾式反応.
d. rot 乾腐症(植物病理).
d.-shelled cataract 乾燥介殻状白内障, = siliculose cataract.
d. skin 乾燥皮膚〔医学〕.
d. socket 乾燥抜歯窩〔医学〕, ドライソケット(1890年に Crowford により提唱された抜歯創治癒異常).
d. spinning 乾式紡糸〔医学〕.
d. sterilization 乾燥滅菌.
d. strength 乾燥強さ〔医学〕.
d. synovitis 乾性滑膜炎.
d. system 乾燥系〔医学〕.
d. tack 乾燥粘着性〔医学〕.
d. tap 無効穿刺〔医学〕(特に脊髄液を採るときの失敗).
d. tongue 乾舌〔医学〕.
d. tumbling 乾式たる磨き.
d. vomiting 空嘔吐〔医学〕(嘔気はあるが, ガスのみを吐出するもの).
d. way 乾法.
d. weight 乾燥重量〔医学〕, ドライウェイト(透析患者の体内水分量の基準となる体重).
d. wine ドライワイン(味のかれたブドウ酒. 甘味のないもの). ↔ sweet wine.
d. yeast 乾燥酵母〔医学〕.
dry·er [dráiər] 乾燥器〔医学〕.
drying agent 乾燥剤〔医学〕.
drying basin 乾燥ざら(皿)〔医学〕.
drying bed 乾燥床〔医学〕.
drying chamber 乾燥室〔医学〕.
drying effect 乾燥効果〔医学〕.
drying liniment 乾燥性擦剤, 乾燥性リニメント〔剤〕〔医学〕.
drying oil 乾性油〔医学〕(リノール酸, リノレン酸などの不飽和度の高い, したがってヨウ度価の高いもので, ペイントに多く用いられる).
drying temperature 乾燥温度〔医学〕.
drying time 乾燥時間〔医学〕.
dry·ness [dráinis] 乾燥〔医学〕, 脱水〔医学〕.
Dry·o·bal·a·nops [dràioubǽlənɑ̀ps] リュウノウジュ[龍脳樹]属(フタバガキ科植物. リュウノウジュ *D. aromatica* の材はマホガニーの代用, 心材からボルネオショウノウ(龍脳)を製造).
Dry·op·ter·is [draiɑ́ptəris] オシダ[雄羊歯]属(オシダ科の一属で, 北半球の温帯域森林に広くみられるシダ植物).
D. crassirhizoma オシダ(根茎はメンマ[綿馬]根と呼ばれ, 条虫駆除薬となる).
Drysdale, Thomas Murray [drísdeil] ドリスデール(1831-1904, アメリカの婦人科医).
D. corpuscles ドリスデール〔卵巣〕小体(卵巣嚢腫の内容中に発見された小体で, 病原との関係が重視されている).
D/S dextrose in saline ブドウ糖食塩水の略.
Ds- (アミノ酸に用いる記号(s は serine)).
DSA ① destructive spondyloarthropathy 破壊性脊椎関節症の略. ② digital subtraction angiography ディジタルサブトラクションアンギオグラフィ, ディジタル差分〔X〕線動脈映像法の略.
DSc, DS Doctor of Science 理学博士の略.
DSM Diagnostic and Statistical Manual 精神障害の診断と統計のためのマニュアルの略.
DSM-Ⅳ Diagnostic and Statistical Manual of Mental Disorders, 4th Edition 精神障害のための診断と統計のマニュアル第4版の略.
DSPS delayed sleep phase syndrome 睡眠相後退症候群の略.
DSR dynamic spatial reconstructor 動的立体映像構成装置の略.
DSS dengue shock syndrome デングショック症候群の略.
DST ① dexamethazone suppersion test デキサメサゾン抑制試験の略. ② donor-specific transfusion ドナー(提供者)特異的輸血の略.
DT ① delirium tremens 振戦せん(譫)妄の略. ② diphtheria toxoid ジフテリアトキソイドの略. ③ duration tetany 持続性テタニーの略.
dT deoxythymidine デオキシチミジンの略.
DTaP diphtheria, tetanus, and acellular pertussis vaccine の三種混合ワクチンの略.
dTDP thymidine 5′-diphosphate の略.
DTH delayed type hypersensitivity 遅延型過敏症の略.
DTIC dacarbazine ダカルバジンの略.
DTICH delayed traumatic intracerebral hematoma 遅発性外傷性脳内血腫の略.
dTMP deoxythymidylic acid デオキシチミジル酸, デオキシチミジン一リン酸の略.
DTN^{1}M^{250} Behring の規定ジフテリア毒素溶液(D, Diphtheria＋T, toxin, ＋N^1, normal solution, ＋M^{250}, Meerschweinchen (guinea-pig) weighting 250 grams の略).
DTP ① digital tingling on percussion 打診における指の震動の略(チネル徴候), = Tinel sign, formication sign. ② diphteria and tetanus toxoids and pertusis vaccine ジフテリア(D), テタヌストキソイド(T), 百日咳(P)ワクチンの略.
DTR deep tendon reflex 深部腱反射の略, = myotatic reflex.
dTTP thymidine 5′-triphosphate の略.
D^u antigen D^{u}抗原(Rh抗原変異型の一つ. weak D).
dual asthmatic response 二相性喘息反応〔医学〕.
dual A-V pathway 二重房室経路(房室伝導路が, 伝導が遅く不応期の短い経路と, 伝導が速く不応期の長い経路の2種からなるもの. リエントリーにより頻拍発作を起こす原因となる).
dual block 二重ブロック〔医学〕.
dual block action 二重ブロック作用〔医学〕.
dual block effect 二相性ブロック効果〔医学〕.
dual blood flow 二相血流〔医学〕.
dual channel detection system 二チャンネル検出系〔医学〕.
dual control 複式制御〔医学〕.
dual disintegration 二岐壊変(1種類の放射性同位元素が二様の壊変をする現象).
dual effect 二重効果〔医学〕.
dual function catalyst 二元機能触媒〔医学〕.
dual head scanner 二検出器スキャナ〔医学〕.
dual head scanning system 二検出器スキャニング系〔医学〕.
dual onlay graft 二重上乗せ〔骨〕移植.
dual personality 二重人格〔医学〕, = double personality.
dual pollination 二重受粉〔医学〕.
dual probe system 二検出器測定系〔医学〕.
dual recognition hypothesis 二重認識仮説〔医学〕(T細胞の抗原認識時に非自己と自己がおのおの独立したレセプターで認識されるという仮説).

dual response 二相性反応．

du·al·ism ［djúːəlizəm］ 二元説（① 血球はすべて2種の異なった幹細胞，すなわちリンパ系と骨髄系から分化すると考える説．② 人間は2つの独立した系統，すなわち肉体と精神とからなり，おのおのはその性質を異にするという説）．形 dualistic.

dualistic theory 二元説［医学］（血球の発生および分化は骨髄性とリンパ性との2種の芽細胞に由来するとの説）．

dualmedia filter 二重濾過器［医学］．

Duane, Alexander ［djúːein］ デュエーン（1858-1926，アメリカの眼科医）．

D. syndrome デュエーン症候群（先天性眼筋麻痺）．

D. test デュエーン試験（燭光を用いて斜位を測る方法）．

Dubard sign ［djúːbɑːd sáin］ デュバード徴候（虫垂炎では右頸部で迷走神経をその走行路に沿って圧迫すると痛みがある）．

Dubin, I. Nathan ［djúːbin］ デュビン（1913-1980，アメリカの病理学者）．

D.-Johnson disease デュビン・ジョンソン病（生後間もなく現れ，慢性間欠性黄疸を特徴とする家族性疾患で，肝の脂肪化を伴う）．

D.-Johnson syndrome デュビン・ジョンソン症候群［医学］．

Dubini, Angelo ［djubíːni］ ズビニ（1813-1902，イタリアの医師）．

D. chorea ズビニ舞踏病，= electric chorea.

D. disease ズビニ病（電撃性舞踏病），= electrical chorea.

D. hookworm ズビニ鉤虫，= *Ancylostoma duodenale*.

dub·ni·um (Db) ［dʌ́bniəm］ ドブニウム（ytterbium (Yb) の旧名．原子番号105．超アクチノイド元素の一つ．質量数262の同位体が最も長い半減期（35s）をもつ）．

DuBois, Eugene Floyd ［djubwɑ́ː］ デュボア（1882-1959，アメリカの生理学者）．

D. diet デュボア食（牛乳食）．

D. formula デュボア公式．→DuBois surface area formula.

D. standards デュボア基礎代謝標準表（身長と体重との関係から1時間$1m^2$の表面積に対するカロリー数で表した表），= Aub-DuBois standards.

D. surface area formula デュボア体表面積表（$A = W^{0.425} \times H^{0.725} \times 71.84$〔A：表面積（$cm^2$），W：体重（kg），H：身長（cm）〕）．

Dubois, Jacques ［djubwɑ́ː］ デュボア，= Sylvius, Jacobus.

Dubois, Marie Eugène François Thomas ［djubwɑ́ː］ デュボア（1858-1940，オランダの解剖・古生物学者．有史以前のジャワ人 Pithecanthropus erectus (1892) の発見で有名）．

Dubois, Paul ［djubwɑ́ː］ デュボア（1795-1871，フランスの産科医）．

D. disease デュボア病（扁平上皮で区切られた胸腺の小嚢腫．先天性梅毒にみられるといわれたが，梅毒によらない場合もある），= Dubois abscess.

Dubois, Paul Charles ［djubwɑ́ː］ デュボア（1848-1918，スイスの精神科医）．

D. method デュボア療法（精神病患者にその病状を詳しく説明して理解を求め，その協力を得る療法），= Dubois treatment.

Du·boi·sia ［djubɔ́isiə］ ズボイシア属（ナス科 *Solanaceae* の一属）．

D. myoporoides （スコポラミンの原植物）．

du·boi·sine ［djuːbɔ́isin］ デュボイシン $C_{17}H_{23}NO_3$（*Duboisia myoporoides* の葉から得られるヒオスチアミンとスコポラミンの混合物）．

DuBois-Reymond, Emill Heinrich ［djubwɑ́ː réimənd］ デュボアレーモンド（1818-1896，ドイツの生理学者）．

D.-R. coil デュボアレーモンドコイル（患者に電気ショックを与えるための感応電気線輪）．

D.-R. law デュボアレーモンド法則（神経，筋の興奮は，加える電気刺激の絶対値ではなく，その強度の変動による），= law of excitation.

Dubos, René Jules ［djúbɑs］ デュボス（1901-1982，フランス生まれ，アメリカの微生物学者）．

D. culture medium デュボス培地（結核菌培養用），= Tween 80-albumin medium.

D. enzyme デュボス酵素，= tyrothricin.

D. lysin デュボスリジン，デュボス酵素，= Dubos enzyme.

D. medium デュボス培地［医学］．

Duboscq, Jules ［djubɑ́sk］ デュボスク（1817-1886，フランスの光学者）．

D. colorimeter デュボスク比色計（微量比色計）．

Dubowitz, Victor ［djubɑ́wits］ デュボヴィッツ（1931生，南アフリカ系イギリス人の小児科医）．

D. (maturity) scoring system デュボヴィッツ〔成熟度〕評価法［医学］．

D. syndrome デュボヴィッツ症候群［医学］．

Dubreuil-Chambardel, Louis ［djuːbrjuːréi ʃɑːmbɑːrdél］ デュブルーユシャンバルデル（1879-1927，フランスの歯科医）．

D.-C. syndrome デュブルーユシャンバルデル症候群（上顎切歯の同時性う蝕）．

Dubreuilh precancerous melanosis デュブレー前癌性黒色症．

Duchenne, Guillaume Benjamin Amand, de Boulogne ［djuʃə́ːn］ デュシェンヌ（1806-1875，フランスの神経学者）．

D.-Aran disease デュシェンヌ・アラン病（進行性脊髄性筋萎縮のことで，前角細胞の変性に基づく），= progressive spinal muscular atrophy.

D. disease デュシェンヌ病［医学］（① 脊髄癆 = tabes dorsalis. ② 球麻痺 = bulbar paralysis）．

D. dystrophy デュシェンヌ〔型筋〕ジストロフィー（偽〔性〕肥大性筋ジストロフィー）．

D.-Erb paralysis デュシェンヌ・エルプ麻痺，= Duchenne-Erb plexus paralysis.

D.-Erb plexus paralysis デュシェンヌ・エルプ分娩麻痺［医学］．

D.-Erb syndrome デュシェンヌ・エルプ症候群（外傷または炎症による上腕神経叢の麻痺），= Erb syndrome.

D.-Griesinger disease デュシェンヌ・グリージンゲル病（仮性肥大を伴う小児進行性筋異栄養症），= dystrophia musculorum progressiva.

D.-Landouzy type デュシェンヌ・ランズージー型（顔面肩甲上腕の筋萎縮を起こす進行性筋萎縮症）．

D. muscular dystrophy (DMD) デュシェンヌ〔型〕筋ジストロフィー［医学］．

D. palsy デュシェンヌ麻痺（進行性球麻痺），= Duchenne paralysis.

D. sign デュシェンヌ徴候（横隔膜麻痺，心膜水腫などにおいて，呼気時に上腹心窩部が陥凹すること）．

D. syndrome デュシェンヌ症候群（前部脊髄麻痺に多発性神経炎を併発する）．

duck ［dʌ́k］ アヒル，カモ［鴨］．

d. embryo origin vaccine (DEV) ふ化カモ卵ワクチン．

d. form アヒル形．

d. gait アヒル歩行（アヒルのようなヨチヨチ歩き），= waddling gait.

d. heart カモ心（大動脈弁閉鎖不全症にみられ，心尖が左方に拡大するため心臓がカモ形を示すX線像）.
d. sickness 腸詰菌の感染によるカモの麻痺.
duckbill speculum 鴨嘴鏡（二弁のあるもの）.
duckbilled platypus カモノハシ（鴨嘴）.
duck·er·ing ［dʌ́kəriŋ］（炭疽菌に対する毛および羊毛の消毒法）.
duck·mole ［dʌ́kmoul］ カモノハシ（鴨嘴）.
Duckworth, Sir Dyce ［dʌ́kwəːθ］ ダックウォルス（1840–1927，イギリスの医師）.
D. phenomenon ダックウォルス現象（脳疾患による心停止の前にくる呼吸停止）.
Ducrey, Augusto ［dʌ́krei］ デュクレー（1860–1940，イタリアの皮膚科学者）.
D. bacillus デュクレー桿菌［医学］（軟性下疳菌），= *Haemophilus ducreyi*.
D. test デュクレーテスト（試験）［医学］.
duct ［dʌ́kt］ ①管．②管路.
d. cancer 導管癌.
d. carcinoma 管癌（特に乳腺導管の）.
d. of Arantus アランチウス〔静脈〕管，= ductus venosus Arantii.
d. of Bellini ベリニ管［医学］.
d. of bulbo–urethral gland ［TA］尿道球腺管，= ductus glandulae bulbourethralis ［L/TA］.
d. of epididymis ［TA］精巣上体管，= ductus epididymidis ［L/TA］.
d. of sweat glands 汗腺管.
d. sign 管徴候（流行性耳下腺炎においてステンセン管の開口部に発赤のあること）.
duc·tal ［dʌ́ktəl］ 管の.
d. aneurysm 動脈管動脈瘤，= ductus diverticulum.
d. carcinoma 管癌［医学］.
d. hyperplasia 導管過形成.
duc·tile ［dʌ́ktil］ 延性（強靱な）．名 ductility.
d. metal 引き伸ばしやすい金属（アルミニウムの例）.
duc·til·i·ty ［dʌktíliti］ 延性（力を加えても，破壊されずに変形する性質）.
duc·ti·lom·e·ter ［dʌ̀ktilámitər］ 伸度計［医学］.
duc·tion ［dʌ́kʃən］ ①伝導．②回転作用（眼科学における眼球の回転）.
duct·less ［dʌ́ktlis］ 無管（内分泌腺についていう）.
d. gland 内分泌腺，= endocrine gland.
ducts of Cuvier クーヴィエー管（胎児の初期に体壁の静脈の主幹をなす部分．Cuvier, G. L. C. F. D.），= truncus transversus.
ducts of Skene glands スキーン腺管.
duc·tule ［dʌ́ktjuːl］ 細管，小管.
duc·tu·li ［dʌ́ktjulai］ 小管（ductulus の複数）.
d. aberrantes ［L/TA］迷管，= aberrant ductules ［TA］.
d. biliferi ［NA］集合胆管.
d. efferentes testis ［L/TA］精巣輸出管，= efferent ductules ［TA］.
d. excretorii ［L/TA］排出管（涙腺の），= excretory duct ［TA］.
d. excretorii glandulae lacrimalis ［NA］〔涙腺の〕排出管.
d. interlobulares ［NA］小葉間胆管.
d. paroophori 卵巣傍体小管.
d. prostatici ［L/TA］前立腺管，= prostatic ducts ［TA］.
d. transversi ［L/TA］横小管，= transverse ductules ［TA］.
d. transversi epoophorii 卵巣上体横小管.
duc·tu·li·tis ［dʌ̀ktjuláitis］ 細管炎.
duc·tu·lus ［dʌ́ktjuləs］ 小管．複 ductuli.
d. aberrans inferior ［L/TA］下迷管，= inferior aberrant ductule ［TA］.
d. aberrans superior ［L/TA］上迷管，= superior aberrant ductule ［TA］.
d. aberrantes (testis) 迷〔小〕管（精巣の）.
d. alveolaris 肺胞管．複 ductuli alveolares.
d. paraurethralis 尿道側管.
d. prostatici 前立腺小管.
d. rectus 直細管（精巣の）.
duc·tus ［dʌ́ktəs］ 管，= duct．複 ductus.
d. alveolaris 肺胞管.
d. arteriosus 動脈管（ボタロー管），= duct of Botallo, Botallo duct.
d. arteriosus Botalli 動脈管，ボタロー管.
d. biliaris ［L/TA］総胆管，= bile duct ［TA］.
d. biliferi 集合胆管.
d. biliferi interlobulares ［L/TA］小葉間胆管，= interlobular bile ducts ［TA］.
d. caroticus 頸動脈管.
d. choledochus ［L/TA］総胆管，= bile duct ［TA］.
d. cochlearis ［L/TA］蝸牛管，= cochlear duct ［TA］.
d. cysticus ［L/TA］胆嚢管，= cystic duct ［TA］.
d. deferens ［L/TA］精管，= ductus deferens ［TA］, vas deferens ［TA］.
d. deferens vestigialis ［L/TA］精管痕跡，= vestige of ductus deferens ［TA］.
d. diverticulum 動脈管憩室.
d. ejaculatorius ［L/TA］射精管，= ejaculatory duct ［TA］.
d. endolymphaticus ［L/TA］内リンパ管，= endolymphatic duct ［TA］.
d. epididymidis ［L/TA］精巣上体管，= duct of epididymis ［TA］.
d. epoophori longitudinalis 卵巣上体縦管.
d. excretorius ［L/TA］排出管，= excretory duct ［TA］.
d. excretorius vesiculae seminalis 排出管.
d. glandulae bulbourethralis ［L/TA］尿道球腺管，= duct of bulbo–urethral gland ［TA］.
d. hemithoracicus 半胸管.
d. hepaticus 肝管.
d. hepaticus communis ［L/TA］総肝管，= common hepatic duct ［TA］.
d. hepaticus dexter ［L/TA］右肝管，= right hepatic duct ［TA］.
d. hepaticus sinister ［L/TA］左肝管，= left hepatic duct ［TA］.
d. incisivus ［L/TA］切歯管，= incisive duct ［TA］.
d. lactiferi ［L/TA］乳管，= lactiferous duct ［TA］.
d. lingualis 舌管.
d. lobi caudati dexter ［L/TA］右尾状葉胆管，= right duct of caudate lobe ［TA］.
d. lobi caudati sinister ［L/TA］左尾状葉胆管，= left duct of caudate lobe ［TA］.
d. longitudinalis ［L/TA］卵巣上体管，= longitudinal duct ［TA］.
d. lymphaticus dexter ［L/TA］右リンパ本幹，= right lymphatic duct ［TA］.
d. mesonephricus 中腎管.
d. nasofrontalis 鼻前頭管.
d. nasolacrimalis ［L/TA］鼻涙管，= nasolacrimal duct ［TA］.
d. nodes 動脈管リンパ節.
d. omphalomesentericus 臍腸管.
d. pancreaticus ［L/TA］膵管，= pancreatic duct ［TA］.

D

d. pancreaticus accessorius [L/TA] 副膵管, = accessory pancreatic duct [TA].
d. paramesonephricus 中腎傍管.
d. paraurethrales [L/TA] 尿道旁管, = para-urethral ducts [TA].
d. paraurethralis 尿道側管.
d. parotideus [L/TA] 耳下腺管, = parotid duct [TA].
d. parotidicus 耳下腺管.
d. perilymphaticus 外リンパ管.
d. pharyngobranchialis Ⅲ 第3咽頭鰓管.
d. pharyngobranchialis Ⅳ 第4咽頭鰓管.
d. prostatici 前立腺管, = ductuli prostatici.
d. reuniens [L/TA] 結合管, = ductus reuniens [TA].
d. saccularis [L/TA] 球形嚢管*, = saccular duct [TA].
d. semicirculares [L/TA] 半規管, = semicircular ducts [TA].
d. semicircularis anterior [L/TA] 前半規管, = anterior semicircular duct [TA].
d. semicircularis lateralis [L/TA] 外側半規管, = lateral semicircular duct [TA].
d. semicircularis posterior [L/TA] 後半規管, = posterior semicircular duct [TA].
d. semicircularis superior 上半規管.
d. Stenonianus ステノン管, ステンセン管, = ductus parotideus. → Stensen, Niels.
d. sublinguales minores [L/TA] 小舌下腺管, = minor sublingual ducts [TA].
d. sublingualis major [L/TA] 大舌下腺管, = major sublingual duct [TA].
d. submandibularis [L/TA] 顎下腺管, = submandibular duct [TA].
d. submaxillaris 顎下腺管(ワルトン管. Whartoni).
d. sudoriferus 排汗管.
d. thoracicus [L/TA] 胸管, = thoracic duct [TA].
d. thoracicus dexter [L/TA] 右胸管, = right thoracic duct [TA].
d. thyr(e)oglossus 甲状舌管.
d. thyroglossalis [L/TA] 甲状舌管, = thyroglossal duct [TA].
d. utricularis [L/TA] 卵形嚢管*, = utricular duct [TA].
d. utriculosaccularis [L/TA] 連嚢管, = utriculosaccular duct [TA].
d. venosus [NA] 静脈管.
d. venosus Arantii アランチウス〔静脈〕管.
d. vitellointestinalis 卵黄腸管.

Duddell, Benedict [dʌ́dəl] ダデル(イギリスの医師).
D. membrane ダデル膜(デスメー膜), = Descemet membrane, lamina elastica posterior.

Dudgeon sphyg·mo·graph [dʌ́ʤən sfígməgræf] ダッジョン脈波計(脈波描記装置).

Dudley, Emilius Clark [dʌ́dli] ダッドレー(1850-1928, アメリカの婦人科医).
D. operation ダッドレー手術(① 子宮円靱帯固定術. ② 子宮頸部の後面縦切開を行う月経困難症と不妊症との治療法).

Dudley, Harold Ward [dʌ́dli] ダッドレー(1887-1935, イギリスの生理・生化学者. エルゴノビン ergonovine および脾臓からアセチルコリンを分離).

DUE drug use evaluation 薬物使用評価の略.

due process 正当な法の手続き〔医学〕.

Duerer, Albrecht [djúərər] デューラー(1471-1528, ドイツの画家. 人体解剖の比率を明確に描画. 木版図は初代医学図画の精を尽くしたものといわれる).

Duffy antigen [djúfi ǽntiʤən] ダッフィー抗原, = Duffy blood group.

Duffy blood group ダッフィー式血液型〔医学〕(Cutbush らが1950年に血友病患者の姓にちなんで命名した赤血球血液型で, 優劣のない Fy^a, Fy^b 遺伝子と無定形態遺伝子 *Fy* の対立遺伝子により制御され, 表現型は Fy(a+b+), Fy(a+b−), Fy(a−b+), Fy(a−b−) がある).

Duffy blood group system ダッフィー式血液型システム.

Dugas, Louis Alexander [djú:gəs] デューガス(1806-1884, アメリカの外科医).
D. test デューガス試験(肩関節脱臼においては, 患側の手を他側の肩上におくと, その肘で胸壁に触れることができない).

Duggar, Benjamin M. [dʌ́gər] ダガー(1872-1956, アメリカの植物生理学者. 1948年, 抗生物質 aureomycin を発見した).

Duguet ul·cer·a·tion [djugéi ʌ̀lsəréiʃən] デュゲー潰瘍形成(腸チフスにみられる咽喉扁桃腺部の潰瘍形成).

Duhamel, Bernard Georges [djuəmél] デュアメル(1917生, フランスの外科医).
D. operation デュアメル手術(Hirschsprung 病の手術法の一つ).

Duhring, Louis Adolphus [djú:riŋ] デューリング(1845-1913, アメリカの皮膚科医).
D. disease デューリング病(1889年に記載した疱疹状皮膚炎で, 発熱, 瘙痒症などの前駆症状とともに定型的皮疹を発する. これは環状に配列する小水疱からなり, 紅斑を伴い, 治癒後は色素沈着または脱色が起こるため, 皮膚変化は多彩である), = dermatitis herpetiformis.
D. herpetiform dermatitis デューリング疱疹状皮膚炎〔医学〕.

Dührssen, Alfred [də́:rsən] デュールセン(1862-1933, ドイツの婦人科医).
D. incision デュールセン切開術(子宮頸部を深く切開して胎児を娩出させる方法), = hysterostomatotomy.
D. operation デュールセン手術(子宮の腟固定法).
D. tampon デュールセンタンポン法(子宮出血に対するヨードホルムガーゼタンポン法).

du·ip·a·ra [duípərə] 2回経産婦.

Duke, William Waddell [djú:k] デューク(1882-1946, アメリカの病理学者).
D. bleeding time test デューク出血時間.
D. test デューク試験(皮膚毛細血管からの出血時間測定法で, 耳朶を約4mmの深さに小刀で切開し, その切創からの出血を濾紙片で30秒ごとに吸い取りながら止血するまでの時間を観察する. 正常時間は3分程度で, 10分以上の遅延は出血性素因を思わせる).

Duke-Elder, Sir William Stewart [djú:k éldər] デュークエルダー(1898-1978, イギリスの眼科医).
D.-E. device デュークエルダー装置, = stenopaic.
D.-E. lamp デュークエルダー灯(眼科紫外線灯).

Dukes, Clement [djú:ks] ジュークス(1845-1925, イギリスの医師).
D. disease ジュークス病(フィラトウ・ジュークス病. 第四病. 第一病は麻疹, 第二病は風疹, 第三病は猩紅熱で, これらと異なる急性伝染病紅斑症として記載されたので第四病という), = exanthem subitum, Filatov-Dukes disease, fourth disease, parascarlatina.

Dukes, Cuthbert E. [djú:ks] デュークス(1890-1977, イギリスの病理学者).
D. classification デュークスの分類〔医学〕(大腸癌の組織学的分類).

Dulbecco, Renato [du:lbékou, dʌl-] ダルベッコ

(1914–2012，イタリア・カタンザロ生まれのアメリカの微生物学者．癌ウイルスと細胞の遺伝物質との相互作用に関する発見により，弟子の Temin, H. M. および Baltimore, D. とともに1975年度ノーベル医学・生理学賞を受けた）．

D. modified ダルベッコ変法（イーグル培地）．

dul·ca·ma·ra ［dʌ̀lkəmǽrə］ ズルカマラ（ナス科植物 *Solanum dulcamara* の若枝で利尿・発汗薬），= bittersweet，poisonberry，wolf-grape.

dul·cet ［dʌ́lsit］ 糖剤，糖衣錠．

dul·cin ［dʌ́lsin］ ズルチン ㊗ *p*-phenetolcarbamide-4-ethoxy-phenylurea（ショ糖に比べて250倍の甘味をもつ白色針状体），= glucosine，sucrol，valzin.

dulcite ［dʌ́lsait］ ダルシト $CH_2OH(CHOH)_4CH_2OH$（植物性多価アルコール），= dulcitol，dulcose，euonymit，melampyrite.

dul·ci·tol ［dʌ́lsitɔ:l］ = dulcite.

dul·cose ［dʌ́lkous］ = dulcin，dulcite，dulcitol.

dull ［dʌ́l］ ①暗い．②鈍な．

d. finish マット仕上げ．

d. headache 頭重感［医学］．

d. pain 鈍痛［医学］．

d. percussion sound 股音［医学］．

d. surface つや消し面［医学］．

dull·ness ［dʌ́lnis］ ①濁音〔界〕．②鈍麻（精神の），感情鈍麻［医学］，= dulness. 形 dull.

d. of emotion 感情鈍麻．

dul·ness ［dʌ́lnis］ = dullness.

Dulong, Pierre Louis ［djulɔ́:ŋ］ デュロン（1785–1838，フランスの化学者）．

D.–Petit law デュロン・プティの法則（固体元素において比熱と原子量との積，いわゆる原子熱はすべての元素において相等しい）．

dulse ［dʌ́ls］ 紅藻（食用）．

du·mas ［djú:məs］ パランジ（伝染性熱帯病），= foot yaws.

dumb ［dʌ́m］ おし（唖），= mute.

d. ague 悪寒のないおこり（瘧），無悪寒期マラリア．

d. rabies 狂犬病麻痺期，麻痺性狂犬病，= drop-jaw，sullen rabies.

dumbbell crystal 亜鈴状結晶（酸性尿中にみられるシュウ酸または尿酸塩，あるいはアルカリ性尿中の炭酸カルシウム結晶）．

dumbbell stomach 亜鈴状胃［医学］（胃壁に硬性癌の発生した場合，その侵襲度および侵襲部位により，胃の形が変わるが，その狭窄された上下が嚢状を呈するようになったことをいう）．

dumbbell tumor ダンベル（亜鈴）状腫瘍，= hourglass tumor.

dumb·ness ［dʌ́mnis］ おし（唖），無言症［医学］．

dumdum fever ダムダム熱［医学］，黒熱病［医学］，= visceral leishmaniasis.

dum·my ［dʌ́mi］ ①プラセボ，プラシーボ（偽薬）［医学］，= placebo. ②ダミー（架工歯）．③ダミー（替玉人形）．④唖者．

d. package 空（偽装）包装［医学］．

d. source 非放射性線源［医学］．

d. treatment プラセボによる治療（処置）．

d. variable ダミー変数．

Dumontpallier, Alphonse ［djumɔnpajlér］ デュモンパリエー（1826–1898，フランスの医師）．

D. pessary デュモンパリエーペッサリー（弾力性ペッサリー），= Mayer pessary.

du·mor·ti·er·ite ［dju:mɔ́:tiərait］ デュモルティエ石 $Al_8BSi_3O_{10}$.

dump·ing ［dʌ́mpiŋ］ 急速移動，ダンピング（胃切除術または胃腸吻合術後，食物摂取に際して胃から空腸への迅速な食物移動が起こり，その結果衰弱感，温感，冷汗，心拍亢進，および昇圧が起こること），= dumping syndrome，early postprandal s.，jejunal s..

d. stomach 放下胃，落下胃［医学］（胃腸吻合術後，胃内容が迅速に落下して腸症状を誘発する）．

d. syndrome ダンピング症候群［医学］，落下症候群（胃切除術後にみられる胃痛，不愉快な冷温の体感，前頭の冷汗，動悸などの症候群），= dumping stomach.

Dunant, Jean Henri ［djunán］ デュナン（1828–1910，スイスの慈善博愛家．Sorferino 従軍中の経験の記載（1859）により有名となり，Geneva Convention（1864）において国際赤十字同盟を組織した）．

Dunbar, William Philips ［dʌ́mbər］ ダンバー（1863–1922，ハンブルグで開業のアメリカの医師）．

D. serum ダンバー血清，= pollantin.

Duncan–Bird sign ［dʌ́ŋkən bɔ́:d sáin］（肺の包虫症でみられ，呼吸徴候の消失とともに濁音域がある），= Bird sign.

Duncan, Charles H. ［dʌ́ŋkən］ ダンカン（1880生，アメリカの医師）．

D. method ダンカン法（自己療法），= autotherapy.

Duncan dis·ease ［dʌ́ŋkən dizí:z］ ダンカン病（特定の免疫機構にのみ欠陥があり，本症では EB ウイルス，カンジダなど一部の抗原にのみ反応しえない．Duncan はこの疾病が最初に記載された患者の姓），= X-linked lymphoproliferative syndrome.

Duncan, James Mattews ［dʌ́ŋkən］ ダンカン（1826–1890，イギリスの婦人科医）．

D. fold ダンカンヒダ（分娩直後，子宮を包む腹膜のゆるいヒダ）．

D. mechanism ダンカン機転（下縁がまず現れる胎盤の脱出）．

D. placenta ダンカン型胎盤娩出．

D. position ダンカン位（剥離された胎盤の母体面を外部に現して腟外に出す様式）．

D. ventricle ダンカン脳室（透明中隔腔），= cavum septi pellucidi，fifth ventricle.

Dunfermiline scale ［dʌnfə́:milin skéil］ ダンファーミリン分類（小児栄養度の分類法で，4種に分けられる）．

dung ［dʌ́ŋg］ 糞（牛馬等の）．

Dunglison, Robley ［dʌ́ŋglisən］ ダングリソン（1798–1869，アメリカの生理学者．アメリカ最初の医学辞典を編纂した（1833））．

dunking method 嵌入法［医学］．

Dunn–Thompson stain ［dʌ́n támpsən stéin］ ダン・トムソン染色法（塗抹標本の血色素染色法で，酸を含まないミョウバンヘマトキシリンで15分間染め，水洗後，4%鉄ミョウバンで1分間媒染，水洗してピクロフクシン液で15分間染める．ピクロフクシン液は1%酸性フクシン液13mL，ピクリン酸飽和水溶液87mL を混ぜてつくる）．

duochrome method 2色検査法（緑色板と赤色板とを用いて眼の屈折を測る方法）．

duocondylar knee replacement 〔人工〕膝両顆置換〔術〕．

duocondylar replacement 〔人工〕膝両顆置換〔術〕．

du·o·crin·in ［djuóukrinin］ ズォクリニン（十二指腸粘液中に存在する胃腸ホルモン）．

duoden– ［dju:oudi:n–］ 十二指腸との関係を表す接頭語．

du·o·de·nal ［djù:oudí:nəl, dju:ádin–］ 十二指腸の［医学］．

d. ampulla 十二指腸膨大部．

d. antrum 十二指腸洞（十二指腸球部．十二指腸近位部にみられる），= duodenal cap.

d. atresia 十二指腸閉鎖［医学］．

d. branches ［TA］十二指腸枝，= rami duodena-

les [L/TA].
d. bulb 十二指腸球(造影X線像にみられる幽門に接する十二指腸の球状陰影部), = duodenal cap.
d. cap [TA]〔十二指腸〕球部, = bulbus [L/TA].
d. carcinoma 十二指腸癌〔医学〕.
d. content 十二指腸内容物〔医学〕.
d. delay 十二指腸遅延(食物通過の).
d. disease 十二指腸疾患〔医学〕.
d. diverticulum 十二指腸憩室〔医学〕.
d. fossa 十二指腸窩.
d. gland of Brunner ブルンネル十二指腸腺〔医学〕.
d. glands [TA] 十二指腸腺, = glandulae duodenales [L/TA].
d. impression [TA] 十二指腸圧痕, = impressio duodenalis [L/TA].
d. juice 十二指腸液〔医学〕.
d. obstruction (ileus) 十二指腸閉塞〔症〕〔医学〕.
d. papilla 十二指腸乳頭, = papil of Vater.
d. perforation 十二指腸穿孔〔医学〕.
d. pump 十二指腸ポンプ〔医学〕.
d. recess 十二指腸陥凹〔医学〕.
d. reflex 十二指腸反射(腹壁正中線の表面をつねると起こる十二指腸の微痛).
d. regurgitation 十二指腸逆流〔医学〕.
d. stenosis 十二指腸狭窄.
d. tube 十二指腸ゾンデ.
d. ulcer 十二指腸潰瘍〔医学〕, = ulcus duodeni.
d. wall 十二指腸壁〔医学〕.
du·o·de·nec·ta·sia [djù:oudinektéiziə] 十二指腸拡張症.
du·o·de·nec·to·my [djù:oudinéktəmi] 十二指腸切除〔術〕〔医学〕.
du·o·de·ni·tis [djù:oudináitis] 十二指腸炎〔医学〕, = dodecadactylitis.
duodeno- [dju:oudi(:)nou, -nə] 十二指腸との関係を示す接頭語.
du·o·de·no·cho·lan·g(e)i·tis [djù:oudì:noukoulænʤáitis] 十二指腸総胆管炎.
du·o·de·no·cho·le·cys·tos·to·my [djù:oudì:noukòulisistástəmi] 十二指腸胆嚢吻合術.
du·o·de·no·cho·led·o·chot·o·my [djù:oudì:noukòuledəkátəmi] 十二指腸総胆管切開.
du·o·de·no·col·ic [djù:oudì:nəkálik] 十二指腸結腸の.
du·o·de·no·cys·tos·to·my [djù:oudì:nousistástəmi] 十二指腸胆嚢吻合術.
du·o·de·no·du·o·de·nos·to·my [djù:oudì:noudjù:oudinástəmi] 十二指腸十二指腸吻合〔医学〕.
du·o·de·no·en·ter·os·to·my [djù:oudì:nouèntərástəmi] 十二指腸小腸吻合術.
du·o·de·no·gram [djù:oudí:nəgræm] 十二指腸X線像.
du·o·de·nog·ra·phy [djù:oudi:nágrəfi] 十二指腸造影(撮影)〔法〕〔医学〕.
du·o·de·no·he·pat·ic [djù:oudì:nouhipǽtik] 十二指腸肝臓の.
du·o·de·no·il·e·os·to·my [djù:oudì:noùiliástəmi] 十二指腸回腸吻合術.
duodenojejunal angle 十二指腸空腸角.
duodenojejunal flexura 十二指腸空腸曲〔医学〕.
duodenojejunal flexure [TA] 十二指腸空腸曲, = flexura duodenojejunalis [L/TA].
duodenojejunal fold [TA] 十二指腸空腸ヒダ, = plica duodenojejunalis [L/TA].
duodenojejunal fossa 十二指腸空腸窩, = fossa duodenojejunalis.
duodenojejunal hernia 十二指腸空腸ヘルニア, = Treitz hernia.
duodenojejunal recess 十二指腸空腸陥凹, = duodenojejunal fossa.
du·o·de·no·je·ju·nos·to·my [djù:oudì:nouʤèʤu:nástəmi] 十二指腸空腸吻合〔術〕〔医学〕.
du·o·de·nol·y·sis [djù:oudinálisis] 十二指腸剥離術.
duodenomesocolic fold [TA] 十二指腸結腸間膜ヒダ, = plica duodenomesocolica [L/TA].
du·o·de·no·pan·cre·a·tec·to·my [djù:oudì:noupæŋkriətéktəmi] 十二指腸膵臓切除.
du·o·de·no·plasty [djù:oudí:nəplæsti] 十二指腸形成術.
duodenorenal ligament 腎十二指腸間膜, = ligamentum duodenorenale.
du·o·de·nor·rha·phy [djù:oudinɔ́:rəfi] 十二指腸縫合術.
du·o·de·nos·co·py [djù:oudináskəpi] 十二指腸〔直達〕鏡〔検査法〕.
du·o·de·nos·to·my [djù:oudinástəmi] 十二指腸開口術, 十二指腸造瘻術, 十二指腸瘻造設術〔医学〕.
du·o·de·not·o·my [djù:oudinátəmi] 十二指腸切開〔医学〕.
du·o·de·num [djù:oudí:nəm] [L/TA] 十二指腸(小腸の近位部で, 12横指の長さがある), = duodenum [TA]. 複 duodena. 形 duodenal.
d. mobile 移動十二指腸〔症〕〔医学〕.
d.-preserving pancreas head resection 十二指腸温存膵頭切除〔医学〕.
du·o·par·en·tal [djù:oupəréntəl] 両親からの.
Duplay, Emanuel Simon [djupléi] デュプレー(1836-1924, フランスの外科医).
D. disease デュプレー病(肩甲関節周囲炎ともいわれ, 疼痛と関節挙上運動の制限を呈するもの), = scapulo-humeral periarthritis, subacromial or subdeltoid bursitis.
du·plex [djú:pleks] 複式〔医学〕.
d. inheritance 両親遺伝, = amphigonous i..
d. kidney 重複腎.
d. matrix 双葉隔壁.
d. placenta 二重胎盤〔医学〕, 二裂胎盤.
d. therapy 二重電気療法(ジアテルミーと直流電流との合併法).
d. transmission 二重伝達(一つの神経が2方向へインパルスを伝達すること).
d. uterus 重複子宮.
d. zygote 複相接合子(ある優性形質に対し, 2個の遺伝子をもつもの).
duplicate factor 重複因子〔医学〕.
duplicate gene 重複遺伝子〔医学〕.
duplicate sampling 重複抜き取り.
duplicate separator 硬膜分離子〔医学〕.
duplicated bladder 重複膀胱〔医学〕, = double bladder.
duplicated cervix 重複〔子宮〕頸〔医学〕.
duplicated film 両面塗布フィルム〔医学〕.
duplicated genes 重複遺伝子〔医学〕.
duplicated penis 重複陰茎〔医学〕, = double penis.
duplicated renal pelvis 重複腎盂〔医学〕, = double renal pelvis.
duplicated thinking 二重思考.
duplicated ureter 重複尿管〔医学〕, = double ureter.
duplicated urethra 重複尿道〔医学〕, = double urethra.
duplicating film 複製用フィルム〔医学〕.
duplicating process 複製処理〔医学〕.
du·pli·ca·tion [djù:plikéiʃən] ① 重複. ② 複製.
d.-deletion syndrome 重複・欠失症候群〔医学〕.

d. of anus 肛門重複〔症〕［医学］.
d. of chromosome 染色体複製，染色体重複［医学］.
d. of intestine 腸管重複症［医学］.
d. of ureter 重複尿管［医学］.
du·pli·ca·tor ［djú:plikeitər］ 複製機［医学］.
du·pli·ca·tus ［djú:plikeitəs］ 二重体.
du·plic·i·tas ［dju:plísitəs］ 二重体（頭部または骨盤部の結合した双児）.
d. aparalella 非平行二重体.
d. asymmetros 非対称性二重体，= duplicitas parasiticus.
d. cruciata 十字重複奇形（は（爬）虫類の二細胞期に逆転したものに移植してつくる実験的二重体）.
d. paralella 並行癒着奇形.
d. parasiticus 寄生性二重体.
d. symmetros 対称性二重体.
d. uteri 子宮重複〔奇形〕.
d. ventralis 腹面二重体.
du·plic·i·ty ［dju:plísiti］ 二重性［医学］.
d. theory 二元説，二重説，二原基説（網膜の杆状体が暗順応あるいは明順応により互いにその機能を交代するという説）.
du·pli·tized ［djú:plitaizd］ 両面塗りの（X線用フィルムについていう）.
d. film 両面塗りフィルム.
Dupont test ［djúpən tést］ デュポン試験（検死法の一つで，アトロピンを点眼して観察する方法．正常では散瞳するが，死体には反応がない）.
dupp ［dʌ́p］ ドゥップ（心尖部第2心音（Ⅱ音）の表現に用いる語）.
Dupré ［djúprei］ デュプレ（17世紀のフランスの外科医，解剖学者）.
D. muscle デュプレ筋.
Dupré, Ernest Pierre ［djúprei］ デュプレ（1862-1921，フランスの医師）.
D. disease デュプレ病（感情性精神神経症），= emotional psychoneurosis.
D. syndrome デュプレ症候群（無菌性脳脊髄膜炎またはメニンギスムス），= meningismus.
Dupuis, Edmund ［djúpjui］ デュプイス（1839-1892，ドイツの医師）.
D. cannula デュプイス小管（T字形気管カニューレ）.
Dupuy-Dutemps, Louis ［dju:pwí dju:tá:］ デュピュイデュタン（1871生，パリの眼科医）.
D.-D. operation デュピュイデュタン手術，= dacryorhinostomy.
Dupuytren, Guillaume ［djupjuitrán］ デュピュイトラン（1777-1835，フランスの外科医）.
D. abscess デュピュイトラン膿瘍（子宮傍結合織炎によって起こるもの）.
D. amputation デュピュイトラン切断術（法）（肩関節からの上肢切断），= Lisfranc amputation.
D. canal デュピュイトラン管.
D. contracture デュピュイトラン拘縮［医学］（上肢に起こるリウマチ性関節炎の一症状），= contracture palmaris.
D. delirium デュピュイトランせん（譫）妄（神経性せん妄）.
D. disease of foot 足デュピュイトラン病.
D. enterotome デュピュイトラン腸切開刀（人工肛門形成に用いる切断用鉗子）.
D. fascia デュピュイトラン筋膜.
D. fracture デュピュイトラン骨折［医学］（腓骨下端の骨折），= Pott fracture.
D. hydrocele デュピュイトラン水腫（腹膜へ延長する陰嚢水腫）.
D. pseudocontracture デュピュイトラン偽拘縮（手掌筋膜の損傷による指の拘縮）.
D. sign デュピュイトラン徴候（① 先天股関節脱臼にみられる大腿骨頭部の上下運動．② ある種の肉腫のある場合，骨を圧迫すると摩擦音を感じる）.
D. splint デュピュイトラン副子（① 腓骨下端骨折副子．② 手首骨折用副子）.
D. suture デュピュイトラン縫合（連続 Lembert 縫合）.
D. tourniquet デュピュイトラン圧迫帯（腹部大動脈圧迫帯）.
du·ra ［djú:rə］ 硬膜．形 dural.
d. clip 硬膜クリップ，= brain clip.
d. mater [L/TA] 硬膜（脳および脊髄の外膜），= dura mater [TA].
d. mater cranialis [L/TA]〔脳〕硬膜，= cranial dura mater [TA].
d. mater encephali [L/TA]〔脳〕硬膜，= cranial dura mater [TA].
d. mater spinalis [L/TA] 脊髄硬膜，= spinal dura mater [TA].
durable cell 耐久細胞.
durable milk 成〔熟〕乳.
du·ral ［djú:rəl］ 硬膜の，= dura matral.
d. arteriovenous malformation 硬膜動静脈奇形［医学］.
d. cavernous sinus fistula 硬膜海綿静脈洞瘻.
d. cul-de-sac 硬膜嚢末端.
d. cyst 硬膜嚢胞［医学］.
d. ectasia 硬膜拡張［医学］.
d. endothelioma 硬膜内皮腫.
d. exothelioma 髄膜外皮腫，= meningioma.
d. hematoma 硬〔脳〕膜血腫［医学］，= hematoma durae matris.
d. part [TA] 硬膜部*（硬膜終系），= pars duralis [L/TA].
d. poisoning ジュラルミン中毒（航空兵士の）.
d. sac 硬膜嚢［医学］.
d. scissors 硬膜ばさみ（鋏）［医学］.
d. sheath 視神経硬膜.
d. sinus 硬膜静脈洞，= sinus durae matris.
d. sinus thrombosis 硬膜静脈洞血栓症［医学］.
d. venous sinuses [TA] 硬膜静脈洞，= sinus durae matris [L/TA].
du·ral·u·min ［djù:rəlú:min］ ジュラルミン（Wilm の発明した合金で，Al に Cu 35〜4.5%，Mg 0.5〜1.0%，Mn 0.5〜1.0% を加えた硬質の軽合金）.
du·ra·ma·tral ［dju:rəméitrəl］ 硬〔髄〕膜の.
Durand, J. ［djurǽn］ デュラン（1876生，フランスの医師．Nicolas および Favre との共著で鼡径リンパ肉芽腫 lymphogranuloma inguinale の記載を発表した（1913）），= Durand-Nicolas-Favre disease, fourth venereal disease, Frei disease.
D.-Nicolas-Favre disease デュラン・ニコラス・ファーブル病（第四性病），= fourth venereal disease.
Duran-Reynals, Francisco ［djurǽn réinəlz］ デュランレナールス（1899-1958，アメリカの医師，細菌学者）.
D.-R. permeability factor デュランレナールス透過因子，= hyaluronidase.
D.-R. phenomenon デュランレナールス現象（病原性をもつ細菌には拡散因子があって，それが組織の透過性を高めるので，それら細菌の感染が増強される）.
D.-R. spreading factors デュランレナールス拡散因子（動物の精巣エキスをウイルスとともに実験動物に注射すると，その症状が急速に現れるので，現在この精巣因子を D-R の拡散因子という．ある種の細菌もこの因子を分泌するといわれ，これを hyaluroni-

dase と称する).

Durante, Francesco [djurǽnt] デュランテ(1845-1934, イタリアの医師).

D. method デュランテ療法(結核病巣にヨードを注射する外科的療法).

du·ra·plas·ty [djú:rəplæ̀sti] 硬膜形成〔術〕[医学].

du·ra·tion [dju:réiʃən] 〔持続〕期間 [医学].

d. of contraction 収縮持続時間 [医学], 収縮期間.

d. of gestation 妊娠期間 [医学].

d. of labor 分娩所要時間(分娩開始から胎盤娩出までの時間).

分娩所要時間

分娩時間	初産婦	経産婦
第1期(開口期)	10〜12時間	4〜6時間
第2期(娩出期)	2〜3時間	1〜1.5時間
第3期(後産期)	15〜30分	10〜20分
計	12〜15時間	5〜8時間

d. of life 寿命 [医学].

d. of marriage 婚姻〔持続〕期間 [医学].

d. of menstruation 月経持続期間 [医学].

d. of pregnancy 妊娠〔持続〕期間(最終月経初日から分娩までの期間で, 概算して 280 日, または 40 週と考えられている).

d. of symptom 病悩期間 [医学].

d. tetany (DT) 持続性テタニー(変性筋肉に強力な持続電流を通ずるときに起こる).

Dürck, Hermann [dǝ́:k] デュルク(1860-1941, ドイツの病理学者).

D. nodes デュルク結節(血管周囲のリンパ組織の細胞浸潤. トリパノソーマ感染に際して脳や髄膜に出現する).

du·re·ma·to·ma [djùrimətóumə] 硬膜血腫.

Duret, Henri [djuréi] デュレー(1840-1921, フランスの神経外科医).

D. hemorrhage デュレー出血(中脳, 橋にみられるテント切痕ヘルニアによる二次的出血).

D. lesion デュレー病変.

Durham, Arthur Edward [dǝ́:hæm] ダーラム(1834-1895, イギリスの外科医).

Durham, Herbert Edward [dǝ́:hæm] ダーラム(1866-1945, イギリスの細菌学者).

D. reaction ダーラム反応(腸チフスの抗体反応で1896年の発表. 後年の Widal 反応はこれを基礎としたもの), = Gruber-Durham reaction.

D. tube ダーラム管(① 気管切開に用いる気管チューブ. ② 菌のガス生成の有無を調べるための管), = Durham fermentation.

du·ri·met [djú:rimit] ジュリメット(ニッケルクロムケイ素鋼で, 耐酸合金の一つ).

du·ri·ron [djú:rirən] ジュリロン(硫酸に対して最も優秀な耐酸合金で, Cu (0.2〜0.6%の炭素を含む) と Si 14〜15%とからなる).

du·ri·tis [djù:ráitis] 硬膜炎, = pachymeningitis.

du·ro·a·rach·ni·tis [d(j)ù:rouəræknáitis] 硬〔膜〕クモ膜炎.

du·ro·den·tin [d(j)ù:rədéntin] 硬デンチン(エイ〔鱝〕などの板状歯の外層をなす中胚葉性物質).

du·rom·e·ter [d(j)u:rámitər] 硬度計, 軌条硬度計.

du·ro·qui·none [d(j)ù:rəkwínoun] ズロキノン ㊗ tetramethylbenzoquinone $(CH_3)_4C_6O_2$.

du·ro·sar·co·ma [d(j)ù:rousɑ:kóumə] (髄膜腫の一種).

Duroziez, Paul Louis [djurouziéi] デュロジェー(1826-1897, フランスの医師).

D. disease デュロジェー病(先天性僧帽弁狭窄症), = congenital stenosis of mitral valve.

D. murmur デュロジェー雑音.

D. sign デュロジェー徴候.

D. symptom デュロジェー重複雑音(大動脈不全症において聴診される大腿動脈上の重複雑音), = Duroziez murmur (sign).

dur·rin [djú(:)rin] デュリン, = dhurrin.

du·ryl·ic ac·id [dju:rílik ǽsid] ズリル酸 ㊗ trimethyl benzoic acid $(CH_3)_3C_6H_2COOH$, = cumylic acid.

Dusart, Lucien O. [djusɑ́:r] ジューサル(フランスの医師).

D. syrup ジューサルシロップ, = syrup of lactophosphate of lime.

DUSN diffuse unilateral subacute neuroretinitis びまん性片側性亜急性神経網膜炎の略.

dust [dʌst] 粉塵(じん), 塵埃(じんあい) [医学] (空気中の浮遊微粒子の総称. ダストは固形状の物質をいう).

d. ability 飛散性 [医学].

d. asthma 塵埃喘息.

d. ball ダストボール(動物の胃腸内にみられる粉塵塊).

d.-borne 塵埃媒介性の.

d. borne infection 塵埃感染 [医学], = dust infection.

d. catcher 集塵器 [医学].

d. cell 塵埃細胞 [医学] (肺胞マクロファージ), = alveolar macrophage.

d. coal 微粉炭 [医学].

d. collection 集塵 [医学].

d. collector 集塵器 [医学].

d. core 圧粉〔磁〕心.

d. corpuscle 塵埃(血液の), = hemoconia.

d. count ① 塵埃数(空気中などの). ② 計塵法(空気の単位中に存在する塵数を計算すること).

d. counter 粉塵計 [医学] (単位面積の空気中に存在する細塵または凝結核の数を測定する器械).

d. counting 粉塵計数 [医学].

d. disease 塵埃〔吸入〕疾患 [医学], 塵肺症.

d. ear 耳石, 聴石, = otolith.

d. explosion 粉体爆発 [医学].

d. fall 降下煤塵 [医学].

d. fever 塵埃熱 [医学] (ブルセラ病).

d. figure 粉像.

d. hazard 粉塵障害 [医学].

d. infection ほこり感染.

d. inhalation 塵埃吸入 [医学].

d. mask 粉塵マスク [医学].

d. monitor 塵埃モニタ(監視装置) [医学], ダストモニター(空気中の放射線汚染を監視するための測定装置).

d. removing 除塵 [医学].

dust·ing [dʌ́stiŋ] 散粉 [医学].

d. powder 散布粉剤 [医学].

dus·try a·gent [dʌ́stri éiʤənt] 打粉(ゴム).

Dutch cap (子宮頸部を被覆する避妊用の膜(ペッサリー)), = cervical cap.

Dutch gold 模造金(銅 11 と亜鉛 2 との合金).

Dutch pessary ダッチ・ペッサリー [医学], = Dutch cap.

Dutemps-Cestan sign [djutémps séstən sáin] デュタンセスタン徴候, = Cestan sign.

Dutrochet, René Joachim Henri [djutrɔʃéi] デュトロシェ(1776-1847, フランスの生理学者. 浸透圧に関する著作において, 外浸透 exosmosis および内浸透 endosmosis の術語を提唱した).

Dutton, Joseph Everett [dʌ́tən] ダットン(1876

-1905，イギリスの医師）.

D. disease ダットン病，＝relapsing fever.

D. relapsing fever ダットン回帰熱（*Borrelia duttonii* の感染によるもの）.

Dut·to·nel·la ［dʌ̀tənélə］ ＝*Trypanosoma*.

du·ty ［djú:ti］ 義務.

d. not to deny medical consultation 応招義務［医学］.

d. of confidentiality 守秘義務.

d. of medical care 診療義務［医学］.

d. of water 用水量［医学］.

Duval, Charles Warren ［djúvəl］ デュバル（1876生，アメリカの医師）.

D. bacillus デュバル菌，ソンネ菌，＝*Shigella sonnei*.

Duval, Mathias Marie ［djúvəl］ デュバル（1844-1907，フランスの解剖学者）.

D. nucleus デュバル核（延髄の舌下神経核から腹側方に位置する多極神経細胞群）.

Duvenhage virus ドゥーベンハーゲウイルス（ラブドウイルス科リッサウイルス属，狂犬病関連ウイルス）.

Duverney, Joseph Guichard ［djuvənél］ デュベルネ（1648-1730，フランスの解剖学者）.

D. fissures デュベルネ裂〔溝〕.

D. foramen デュベルネ孔（網嚢孔），＝Winslow foramen.

D. fracture デュベルネ骨折（腸骨前上棘直上部の骨折）.

D. gland デュベルネ腺（大前庭腺，バルトリン腺），＝Bartholin gland.

D. muscle デュベルネ筋.

DV domestic violence ドメスティック・バイオレンスの略.

dvi- ［dvai］ ドヴィ（2の意味をもつ接頭語で，メンデレーフ元素周期表の空位に入るべき第2の元素についていう．第1は eka-）.

dvi·man·ga·nese ［dvaimǽŋgəni:z］ レニウム，＝rhenium.

DVM Doctor of Veterinary Medicine アメリカ獣医学博士の略.

DVT deep vein thrombosis 深部静脈血栓〔症〕の略.

DW distilled water 蒸留水の略.

D/W dextrose in water ブドウ糖液の略.

dwarf ［dwɔ́:f］ ①小人（矮小者，侏儒）［医学］．②萎縮．名 dwarfism.

d. colony 矮小集落，小コロニー［医学］.

d. kidney 矮小腎［医学］，＝miniature kidney.

d. pelvis こびと骨盤［医学］，小人症骨盤，＝pelvis nana.

d. pine needle oil マツ葉油（*Pinus mugo* の葉を蒸留して得られ，酢酸ボルニル，リボピニン，シルベストリンを含む），＝oleum pini pumilionis.

d. tapeworm 矮小条虫，小形条虫［医学］，＝*Hymenolepis nana*，*Vampirolepis nana*.

d. tooth 小歯［医学］，矮小歯.

dwarfed tooth 矮小歯［医学］.

dwarfish kidney 小腎［医学］.

dwarf·ism ［dwɔ́:fizəm］ 小人症（侏儒症）［医学］，＝dwarfishness，nanism.

DWB dementia with Lewy bodies レビー小体型認知症の略.

Dwyer, Frederick ［dwáiər］ ドワイヤー（1920-1975，イギリスの整形外科医）.

D. osteotomy ドワイヤー式骨切り術.

Dx Imp. diagnostic impression 診断的印象の略.

Dy dysprosium ジスプロシウムの元素記号（原子番号66，原子量162.50，質量数156，158，160～164，希土類元素）.

dy·ad ［dáiæd］ ①2価元素，＝bivalent element．②ディヤード（2つのベクトルaおよびbを並べて書いたときの ab）．③二分染色体.

d. nucleus 二分子核.

Dyak hair ulcer ダイアック毛状潰瘍（基底が毛状に拡張する腸粘膜の潰瘍であり，アメーバ赤痢にみられる）.

dy·clo·nine hy·dro·chlo·ride ［dáiklounin haidroukl ɔ́:raid］ ジクロニン塩酸塩 ㊥ 4-*n*-butoxy-β-(1-piperidyl)propio-phenone hydrochloride（局所麻酔薬），＝dyclone.

dy·dro·ges·ter·one ［dàidrouʤéstəroun］ ジドロゲステロン ㊥ 9β,10α-pregna-4,6-diene-3,20-dione $C_{21}H_{28}O_2$：312.45（プレグナン系合成黄体ホルモン．黄体機能不全による諸症状に対して用いられる）.

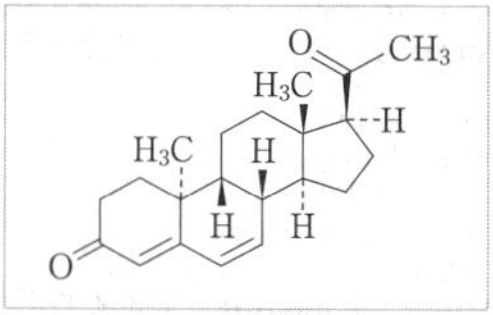

dye ［dái］ ①色素［医学］．②染料［医学］（主として有機性のものをいい，鉱物性のものは顔料という），＝dyestuff.

d. base 色素基［医学］.

d. dilution method 色素希釈法.

d. dilution technique 色素希釈法［医学］.

d. dilution test 色素稀釈試験［医学］.

d. disappearance test 色素消失試験.

d.-exclusion test 色素排除試験［医学］（細胞傷害試験の一つ．傷害された細胞は色素などに対する膜の透過性が亢進し，排除能は低下する．トリパンブルーなどで細胞が青染したか否かで細胞の生死を判断する）.

d. laser 色素レーザー［医学］.

d.-shock 色素衝撃（陰電性色素 trypan blue の静脈内注射により起こるイヌのショック）.

d. test 色素試験（トキソプラズマ感染症の血清診断法の一つで，1948年に Sabin と Feldman が創案），＝Sabin-Feldman dye test.

d. toning 染料調色［医学］.

d. transfer process 転染法［医学］.

d.-workers' cancer 染料職人癌（多くアニリン工場にみられる）.

dyeing power 染色力［医学］.

dyeing property 染着性［医学］.

dyeing test 染色試験［医学］.

dye·stuff ［dáistʌf］ 染料，＝dye.

Dyggve, Holger ［dígvi:］ ディグヴェ（1913-1984，デンマークの小児科医）.

D.-Melchior-Clausen dysplasia ディグヴェ・メルヒオール・クラウゼン骨異形成症.

D.-Melchior-Clausen syndrome ディグヴェ・メルヒオール・クラウゼン症候群.

dy·hor·mo·gen·e·sis ［daihɔ̀:məʤénəsis］ ホルモン合成障害［医学］.

dy·ing ［dáiiŋ］ 臨死［医学］.

d. patient 臨死患者（回復の見込みなく，死を待つだけの患者）.

d. with dignity 尊厳死，＝death with dignity.

dyl·his·tra ［dailhístrə］ ＝methapyrilene (hydrochloride).

dy·nam·ic ［dainǽmik］ 動的［医学］，動力的，運動性［医学］.

d. action 動力作用〔医学〕.
d. air dilution method 連続臭気希釈法〔医学〕.
d. alignment 動的アライメント〔医学〕, 動的心合わせ〔医学〕.
d. aorta 動的大動脈（神経症で腹部大動脈の拍動が顕著なもの）.
d. ataxia 運動失調〔医学〕, = locomotive ataxia.
d. block 動的遮断（脊髄クモ膜下遮断麻酔）, = spinal block.
d. characteristics 動的特性〔医学〕.
d. compliance 動的コンプライアンス〔医学〕.
d. compliance of lung 肺の動的コンプライアンス.
d. computed tomography 動的（経時的）コンピュータ断層撮影〔医学〕.
d. CT 動態CT, 動態コンピュータ断層撮影, = dynamic computed tomography.
d. demography 動態人口学（衛生統計を含む民勢生理学）.
d. disease 機能病.
d. dystocia 動的難産.
d. elasticity 動的弾性〔医学〕.
d. electricity 動電気〔学〕.
d. endurance 動的持久力〔医学〕.
d. endurance of muscle 動的筋持久力〔医学〕.
d. equilibrium 動的平衡〔医学〕.
d. exercise 動的運動〔医学〕（自転車エルゴメーターやトレッドミル試験のように伸展屈曲を律動的に行う運動）.
d. function study 動態〔機能〕検査〔医学〕.
d. fusiometer fiber 動的紡錘運動線維〔医学〕.
d. graciloplasty ダイナミック・グラチロプラスティー.
d. ileus 力学的イレウス〔医学〕（腸管の痙攣による腸の閉塞）, = hyperdynamic ileus.
d. image 動的画像, 動態像〔医学〕.
d. image processing 動態像処理〔医学〕.
d. isomerism 互変異性.
d. jaundice 動力性黄疸.
d. meter ダイナミックメートル（地表上の重力ポテンシャルの単位で, $10^5 cm^2/s^2$）.
d. murmur 力学的〔心〕雑音（弁膜病変以外の原因によって生ずる雑音）.
d. organization 組織の動態化〔医学〕.
d. pelvis 活動（分娩中）骨盤.
d. posture 動的姿勢〔医学〕.
d. posturography 動的姿勢図検査〔法〕, 動的重心計検査〔法〕.
d. pressure 動圧.
d. psychiatry 力動精神医学〔医学〕.
d. psychology 動的心理学〔医学〕, 力動心理学.
d. range ダイナミックレンジ（検知される信号強度の最高値と最低値の比）.
d. refraction 動的屈折, 動態屈折（調節器の作用によって獲得される屈折が静態屈折に加わったもの）.
d. school 内動力説（生物現象はすべて自動力によるもので, 外力的のものではないという学説）.
d. scintigraphy 動態シンチグラフィ〔ー〕〔医学〕.
d. spatial reconstructor (**DSR**) 動的立体映像構成装置〔医学〕.
d. splint 動的副子〔医学〕, = active splint, functional splint.
d. statistics 動態統計学.
d. strabismus 動的斜視〔医学〕, = latent strabismus.
d. study 動態検査〔医学〕.
d. system 動的系（イオン置換において溶液が流動する状態）.
d. tenodesis 動的腱固定〔術〕〔医学〕.
d. therapeutics 動的治療学.
d. viscosity 動的粘性〔医学〕.
dy·nam·ics [dainǽmiks] ① 動力学（物体の運動と力との関係を研究する力学の一部門で, 静力学に対立する）. ② 力学. ③ 動態〔医学〕, = mechanics.
dy·na·mite [dáinəmait] ダイナマイト（ニトログリセリンをケイ藻土, 鋸屑などに吸収させてつくった爆破薬）.
d. encephalosis syndrome ダイナマイト脳症症候群（ダイナマイト製造工に起こるニトログリセリン中毒症で, 発汗, 頭痛, 咳嗽, 運動亢進, 不安状態, 貧血などを主徴とし, ときには精神症状を伴うことがある）.
d. head ダイナマイト頭痛（鉱夫がダイナマイトを使用した結果起こる症候群）.
d. headache ダイナマイト頭痛（ダイナマイト取り扱い業者にみられる頭痛）, = dynamite head, powder-head.
dy·nam·i·za·tion [dainæ̀mizéiʃən] ダイナミゼーション（希釈または粉砕による効力増強）.
dynamo oil ダイナモ油〔医学〕.
dy·na·mo·gen·e·sis [dàinəməʤénisis] 動力発生. 形 dynamogenic.
dy·na·mog·e·ny [dàinəmáʤəni] 動力発生, 運動発生, = dynamogenesis.
dy·na·mo·graph [dáinəməgræf] 力量記録器〔医学〕.
dy·na·mom·e·ter [dàinəmámitər] ① 力量計, 筋力計〔医学〕, 握力計〔医学〕（筋群の収縮力を測る装置）. ② 拡度計（望遠鏡の）, = dynameter. ③ 動力計.
dy·nam·o·scope [dainǽməskoup] 筋聴診器.
dyne [dáin] ダイン（力の cgs 単位, すなわち1gの質量に $1cm/sec^2$ の加速度を生じさせる大きさの力の量で, mks 単位の 10^{-7} ジュールに当たる）.
d. in arm 運動腕〔医学〕.
dyn·ein [dáini:n] ダイニン（真核生物の繊毛や鞭毛に存在する ATP アーゼ活性をもったタンパク質）.
-dynia [diniə] 「痛み」の意の接尾語.
dy·nor·phin [dáinɔ:fin] ダイノルフィン（オピオイドの一種. 脊髄から分泌され, かゆみを抑える物質と考えられる）.
dy·phyl·line [daifílin] ダイフィリン ㊗ 7-(2,3-dihydroxypropyl) theophylline（白色, 苦味無定形固体, 水には易溶, エーテルにはほとんど不溶）.
dyp·none [dípnoun] ジプノン $C_6H_5(CH_3)C{=}CHCOC_6H_5$.
dys- [dis] 変質, 異常の意味を表す接頭語.
dys·a·cou·sia [disəkú:siə] 聴覚不全〔医学〕.
dys·a·cu·sis [dìsəkú:sis] 異聴覚〔症〕, 聴覚不全, 聴力不全〔医学〕, = dysacousia, dysacousis, dysacousma.
dys·ad·ap·ta·tion [dìsədæptéiʃən] 調節異常（虹彩および網膜の）, = dysaptation.
dys·ad·re·nia [dìsædrí:niə] 副腎機能不全.
dys·ae·mia [disí:miə] 病的血質, 血液異常, = dysemia.
dys·aes·the·sia [dìsesθí:ziə] 異〔常〕感覚〔症〕, 感覚異常〔医学〕, 知覚異常〔医学〕, = dysesthesia.
dys·al·bu·mose [disǽlbju:mous] 不溶性変性アルブモース.
dys·al·ge·sia [dìsælʤí:ziə] 異痛覚〔症〕, 痛覚不全〔医学〕.
dys·al·li·log·na·thia [disæ̀lilounéiθiə] 顎骨不適合.
dys·an·ag·no·sia [disæ̀nəgnóusiə] 単語錯誤〔症〕〔医学〕.
dys·an·ag·no·sis [dìsænəgnóusis] 語盲症, 誤読症.
dys·an·ti·graph·ia [dìsæntigræ̀fiə] 写字困難症, 誤写字症.

dys·a·phia [diséifiə] 異触覚〔症〕.
dys·ap·o·ca·tas·ta·sis [disæ̀poukətǽstəsis] 病的不安不満症.
dys·ap·o·not·o·cy [disæ̀pounátəsi] 無陣痛分娩困難.
dys·ap·ta·tion [dìsæptéiʃən] 調節異常(虹彩および網膜の).
dys·ar·te·ri·ot·o·ny [dìsɑ:tì:riátəni] 血圧異常.
dys·ar·thria [disá:θriə] 構音障害［医学］(どもり). 形 dysarthric.
d.-clumsy hand syndrome 構音障害-手不器用症候群.
d. literales 訥語症, 舌たらず(一字ずつの発語が困難な構語障害), = stammering.
d. syllabaris spasmodica 吃舌症(一字の中の音節を発音することが困難なこと), = stuttering.
d. training 構音訓練［医学］.
dys·ar·thro·sis [dìsɑ:θróusis] ①関節異常［医学］, 偽関節［医学］. ②錯語症.
dys·au·to·no·mia [dìsɔ:tounóumiə] 自律神経障害(失調)［医学］.
dys·ba·rism [disbá:rizəm] 潜函病, 減圧病［医学］.
dys·ba·sia [disbéiziə] 歩行困難症, 歩行不全［医学］(特に神経性のもの).
d. angiosclerotica 動脈硬化性歩行障害, = angiosclerotic dysbasia.
d. angiospastica 血管痙攣性歩行困難症, = intermittent claudication.
d. intermittens angiosclerotica 血管硬化性間欠性歩行困難症, = intermittent claudication.
d. lordotica progressiva 進行性脊椎前弯性歩行困難症, = torsion neurosis.
dys·bo·lism [dísbəlizəm] 代謝異常(必ずしも病的ではない).
dys·b(o)u·lia [disbú:liə] 意志障害［医学］. 形 dysbulic.
dys·cal·cu·lia [dìskælkjú:liə] 計算障害［医学］.
dys·ceph·a·ly [diséfəli] 頭蓋顔面奇形, = dyscephalia.
dys·chei·ria [diskáiriə] 体側知覚困難症, = dyschiria.
dys·che·zia [diskí:ziə] 排便困難〔症〕(直腸性便秘)［医学］, = dyscheisia, dyschizia.
dys·chi·a·sia [dìskaiéiziə] 異局所感覚〔症〕, 局所感覚障害, = dyschiasis.
dys·chi·ria [diskáiriə] 体側知覚困難症(知覚障害の一種で, 感覚は欠損していないが, 刺激を加えられた体側を認識することの困難症), = dyscheiria. 形 dyschiric, dyscheiric.
dys·chiz·ia [diskíziə] 排便困難症, = dyschezia.
dys·cho·lia [diskóuliə] 胆汁変質, 胆汁異常［医学］.
dys·chon·dro·pla·sia [dìskandroupléiziə] 軟骨発育不全症, 軟骨形成不全［医学］(長管骨骨幹部軟骨の発育異常に伴い, 骨化部に軟骨腫または骨腫が発現する状態), = diaphyseal aclasia, hereditary deforming chondrodysplasia, multiple cartilaginous exostosis, Ollier disease, skeletal enchondromatosis.
dys·chon·dros·te·o·sis [dìskandràstióusis] 軟骨骨形成異常(不全)［医学］(小肢症を誘発し得る軟骨発育不全症).
dys·chroa [diskróuə] 色素異常, = dyschroia, dyschromia.
dys·chro·ma·sia [dìskrouméiziə] 異色症.
dys·chro·ma·to·der·mia [diskròumətoudə́:miə] 皮膚異色症.
dys·chro·ma·top·sia [diskròumətápsiə] 部分色盲(2色型色覚), 色覚異常［医学］, 色弱［医学］, = dichromatism, incomplete color blindness, partial color blindness.
dys·chro·ma·to·sis [diskròumətóusis] 色素異常症, 色素沈着不全［医学］.
d. idiopathica 特発性色素異常症.
d. symmetrica hereditaria 遺伝性対側性色素異常症(遠山), = acropigmentatio symmetrica.
d. universalis hereditaria 遺伝性汎発性色素異常症.
dys·chro·mia [diskróumiə] 色素異常症.
dys·chro·mo·der·mia [diskròumoudə́:miə] 色素異常, = dyschroa.
dys·chro·na·tion [dìskrounéiʃən] 不同時, 異期.
dys·chro·nism [diskróunizəm] 不同時, 異期, = dyschronation.
dys·chy·lia [diskáiliə] 乳び(糜)異常.
dys·ci·ne·sia [dìsiní:siə] 運動障害, = dyskinesia, dyskinesis.
d. algera 疼痛性運動障害.
d. intermittens 間欠性運動不全症(四肢の循環障害によるもの).
dys·coi·me·sis [dìskɔimí:sis] 就眠困難症, = dyskoimesis.
dys·co·or·di·na·tion [dìskouɔ́:dineiʃən] 共協〔運動〕不全(障害)［医学］(筋力は正常に保たれていても, 随意運動がうまくできず, また体位および姿勢を正常に保つのに必要な随意的あるいは反射的な筋の収縮が障害された状態. 小脳疾患, 脊髄後索障害で現れる).
dys·co·ria [diskɔ́:riə] 瞳孔異常(構造および機能の)［医学］.
dys·cra·sia [diskréiziə] ①障害, 疾病. ②悪液質［医学］. 形 dyscrasic, dyscratic.
dys·cra·sic [diskréisik] 障害の［医学］, 悪液質の［医学］.
d. albuminuria 悪液質性アルブミン尿.
d. fracture 衰弱性骨折.
dyscratic autointoxication 悪液性自己(家)中毒.
dys·crin·ism [diskrínizəm] 内分泌異常症.
dys·cy·clia [disáikliə] 循環障害.
dys·cy·e·sis [disaií:sis] 異常妊娠, 妊娠経過異常.
dys·des·mo·sis [dìsdesmóusis] 結合織発育異常症.
dys·di·ad·o·cho·ci·ne·sis [dìsdaiæ̀dəkousiní:sis] 交互運動機能障害, 運動変換困難症, = adiadochocinesis.
dys·di·ad·o·cho·ki·ne·sia [dìsdaiæ̀dəkoukainí:siə] 拮抗運動反復障害, 変換運動〔反復〕障害［医学］, = dysdiadochocinesia, dysdiadochokinesis.
dys·di·a·do·cho·ki·ne·sis [dìsdaiæ̀dəkoukainí:sis] 拮抗(変換)運動反復障害, = dysdiadochocinesis.
dysdialysis syndrome 透析困難症候群.
dys·dip·sia [disdípsiə] 飲食困難, 飲食障害.
dys·eco·ia [dìsəkɔ́iə] 難聴, 異聴覚症.
dys·em·bry·o·ma [disèmbrióumə] (胚の生殖細胞発育異常に由来する奇形腫).
dys·em·bry·o·pla·sia [disèmbrioupléiziə] 胎生期発育不全, 奇形.
dys·e·me·sia [dìsimí:ziə] 疼痛性嘔吐, = retching.
dys·em·e·sis [disémisis] 疼痛性嘔吐, = dysemesia.
dys·e·mia [disí:miə] 病的血質, 血液異常, = dysaemia.
dys·en·ce·pha·lia splanch·no·cys·ti·ca [disènsifǽlia splæ̀ŋknasístikə] 内臓嚢胞腎, 肝腎多嚢胞性髄膜脳瘤［医学］.
dys·en·do·crin·ia [disèndəkríniə] 内分泌異常症, = dysendocrisiasis.

D

dys·en·do·cri·ni·a·sis ［disèndoukrináiəsis］ 内分泌異常症，= dysendocrisiasis.
dys·en·doc·ri·nism ［disèndákrinizəm］ 内分泌異常症，= dysendocrisiasis.
dys·en·do·cri·si·a·sis ［disèndəkrisáiəsis］ 内分泌異常症.
dys·en·te·ria ［dìsəntí:riə］ 赤痢，= dysentery.
dysenteric diarrhea 赤痢性下痢.
dys·en·tery ［dísəntəri］ 赤痢〔医学〕（腸管，特に結腸の炎症性疾患で，高熱，腹痛，しぶり，頻繁な粘液血便の排泄などの症候が現れる．原因は化学的刺激物，細菌，原虫，寄生虫など種々であるが，最も普通には赤痢菌およびアメーバ原虫によるものをいう）．形 dysenteric.
d. antitoxin 抗赤痢毒素，抗志賀毒素（赤痢菌 *Shigella dysenteriae* の細胞毒（志賀毒素）に反応する抗毒素をいう），= anti shiga toxin.
d. bacillus 赤痢菌〔属〕〔医学〕.
dys·ep·u·lot·ic ［disèpju:látik］ 瘢痕形成不全.
dys·e·qui·lib·ri·um ［dìsi:kwilíbriəm］ 平衡障害（浮遊感，めまい感，眼前暗黒感などさまざまの愁訴であるが，前庭機能障害による平衡障害がもっとも多い）.
dys·er·e·the·sia ［disèriθí:ziə］ 感覚または刺激感覚性鈍麻.
dys·er·e·thism ［diséríθizəm］ 感受性鈍麻，= dyserethesia.
dys·er·ga·sia ［dìsə:géisiə］ 症状精神病（精神医学において，尿毒症，アルコール中毒などの有害因子により誘発された精神病状態）.
dys·er·gia ［disə́:ʤiə］ 異作動，作動不全〔医学〕，ジスエルギー（特に感染に対する抵抗力の低下をいう），= dysergy.
dys·e·ryth·ro·chlo·rop·sia ［disirìθrouklɔ:ráspiə］ 赤緑色弱〔症〕〔医学〕.
dys·e·ryth·ro·poi·e·sis ［disirìθroupɔií:sis］ 赤血球形成異常〔症〕（赤血球形成の過程に障害があり（幹細胞の異常，分化，増殖に必要な物質の欠乏など），赤芽球や赤血球の減少や形態異常を惹起する病態．しばしば無効造血を伴う）.
dys·es·the·sia ［dìsesθí:ziə］ 知覚異常〔症〕〔医学〕，感覚（知覚）不全〔症〕〔医学〕，錯感覚〔医学〕，異〔常〕感覚〔症〕〔医学〕，= dysaesthesia.
dys·fi·brin·o·ge·ne·mia ［dìsfaibrìnouʤəní:miə］ フィブリノ〔ー〕ゲン異常血〔症〕〔医学〕，線維素原異常血〔症〕.
dys·func·tion ［disfʌ́ŋkʃən］ 異機能，機能障害（不全）〔医学〕.
d. of masticatory そしゃく（咀嚼）障害.
d. of nasopharyngeal closure 鼻咽腔閉鎖不全.
dysfunctional uterine bleeding 不正子宮出血〔医学〕，機能不全性子宮出血.
dys·ga·lac·tia ［dìsgəlǽkʃiə］ 乳汁分泌異常〔医学〕.
dys·gam·ma·glob·u·lin·e·mia ［disgæ̀məglòubjuliní:miə］ 異常γグロブリン血〔症〕，γグロブリン異常血〔症〕〔医学〕.
d. type Ⅰ (Rosen) 〔ローゼンの〕Ⅰ型異常γグロブリン血症（IgM 増加を伴う免疫グロブリン欠乏症）.
dys·ge·ne·sia ［dìsʤəní:ziə］ 生殖障害.
dys·gen·e·sis ［disʤénisis］ 発育不全，奇形，発生障害〔医学〕，異発生〔医学〕.
dysgenetic gonad 異常発生性腺〔医学〕.
dysgenetic male pseudohermaphroditism 性腺異常発生性男性仮性半陰陽〔医学〕.
dys·gen·ic ［disʤénik］ 非優生学的な，逆選択の，劣性の（遺伝的に危険なあるいは有害な，人種あるいは品種の遺伝的性質にとって有害な）.
dys·gen·ics ［disʤéniks］ 逆淘汰〔医学〕，人種頽廃学（優生学の反対）.
dys·gen·i·tal·ism ［disʤénitəlizəm］ 異性器症，性器発育異常〔医学〕.
dys·ge·nop·a·thy ［dìsʤənápəθi］ 身体発育異常.
dys·ger·mi·no·ma ［dìsʤə:minóumə］ 未分化胚細胞腫〔医学〕，卵巣精上皮腫（卵巣に発生する未分化胚細胞腫で，硬い弾力性があり，普通は被膜をもたず，また転移を示す腫瘍で，30歳前に生ずることが多く，放射線感受性が高い），= disgerminoma, seminoma ovarii.
dys·geu·sia ［disgjú:siə］ 異味覚〔症〕，味覚異常〔医学〕.
dys·gland·u·lar ［disglǽndjulər］ 〔内〕分泌腺異常性の.
d. syndrome 内分泌腺失調症候群（それぞれの内分泌腺障害による症候群）.
dys·glob·u·lin·e·mia ［disglàbjuliní:miə］ 異常グロブリン症（血漿中のグロブリンに異常を呈する状態）.
dys·gly·ce·mia ［dìsglaisí:miə］ 血糖代謝異常，糖代謝障害〔医学〕.
dys·gna·thia ［disnéiθiə］ 顎骨発育不全，顎骨異常.
dys·gnath·ic ［disnǽθik］ 顎骨異常の.
dys·gno·sia ［disnóusiə］ 知能異常.
dys·go·ne·sis ［dìsgouní:sis］ 生殖器障害.
dys·gon·ic ［disgánik］ 増殖緩慢の（特に細菌培養についていう）.
d. colony 発育不良集落〔医学〕，繁殖微弱集落.
d. organism 発育不良菌〔医学〕.
d. resistance 増殖の遅い耐性.
dys·gram·ma·tism ［disgrǽmətizəm］ 誤文法症，文法錯誤〔症〕〔医学〕，= dysgrammatismus.
dys·gran·u·lar ［disgrǽnjulər］ 異常顆粒性の.
dys·graph·ia ［disgrǽfiə］ 書字障害〔医学〕，書痙.
dys·gra·phy ［dísgrəfi］ 書字錯誤〔医学〕.
dys·gry·phia ［disgrífiə］ 不眠症〔医学〕.
dysharmonious retinal correspondence 不調和性網膜異常対応.
dys·hem·(a·t)o·poi·e·sis ［dishì:m(ət)oupɔií:sis］ 造血異常.
dys·hem·(a·t)o·poi·et·ic ［dishì:m(ət)oupɔiétik］ 造血異常の.
dys·he·pa·tia ［dishipéiʃiə］ 肝機能障害，= dyshepatism.
dys·hid·ria ［dishídriə］ 汗疱，異汗症，= dyshidrosis, dysidria, dysidrosis.
dys·hi·dro·sis ［dishidróusis］ 異汗症，発汗異常症，汗疱〔医学〕，= dyshidria, pompholyx.
dyshidrotic eczema 汗疱状湿疹〔医学〕，異汗性湿疹，= dyshidrosis.
dys·hor·mo·nism ［dishɔ́:mənizəm］ 内分泌異常症，内分泌障害〔医学〕，内分泌不全〔医学〕.
dys·hor·mo·no·gen·e·sis ［dishɔ̀:mounəʤénisis］ 内分泌〔機能〕不全〔医学〕，内分泌〔機能〕障害〔医学〕.
dys·hy·dro·sis ［dishaidróusis］ 発汗障害〔医学〕.
dys·hy·po·phy·sia ［dishàipoufíziə］ 下垂体異常症，= dyshypophysism, dyspituitarism.
dy·sid·ria ［disídriə］ 汗疱，異汗症，= dyshidria, dyshidrosis.
dys·i·dro·sis ［disidróusis］ 汗疱，異汗症，= dyshidrosis.
dys·im·mu·ni·ty ［disimjú:niti］ 不適免疫，異常免疫.
dys·im·mu·ni·za·tion ［disimjù:nizéiʃən］ 異常免疫〔医学〕.
dys·im·mu·no·glob·u·lin·e·mia ［disìmjunouglàbjuliní:miə］ 免疫グロブリン異常血〔症〕〔医学〕，異常免疫グロブリン血症，= dysgammaglobulinemia.

dys·in·su·lin·ism [disínsjulinizəm] インスリン分泌異常.
dys·in·su·li·no·sis [disìnsjulinóusis] インスリン分泌異常, = dysinsulinism.
dys·junc·tion [disʤʌ́ŋkʃən] 接合異常.
dys·kar·y·o·sis [diskæ̀rióusis] 不良核形成（細胞質に異常なく，過色素性の核や不規則な染色質などの核異常がみられる．これに引き続いて悪性腫瘍の発生することがある）.
dys·kar·y·ot·ic [dìskæriátik] 不良核形成の，異常核変化促進性の.
d. cell 核異常細胞，核形成異常細胞，核異型細胞〔医学〕.
dys·ker·a·to·ma [diskèrətóumə] ジスケラトーマ.
dys·ker·a·to·sis [diskèrətóusis] 異常角化，角化不全〔症〕〔医学〕.
d. congenita 先天性角化異常症，= Cole-Engman syndrome.
dys·ker·a·tot·ic [diskèrətátik] 異常角化〔性〕の.
dys·ki·ne·sia [dìskainí:siə] ジスキネジア〔医学〕，運動機能異常〔医学〕，運動障害，= dyscinesia.
d. of esophagus 食道ジスキネジー〔医学〕.
dys·ki·ne·sis [diskainí:sis] 運動障害〔医学〕.
dys·ki·ness [diskáinis] 奇異性運動（心室壁の）.
dys·ki·net·ic [dìskainétik] ジスキネジーの.
d. syndrome ① 運動障害症候群〔医学〕. ② 心運動障害症候群（うっ血性心不全に伴う）.
dys·koi·me·sis [dìskɔimí:sis] 就眠困難症，= dyscoimesis.
dys·la·lia [disléiliə] 発音不全，構音障害〔医学〕（発音器の障害によるもの），= delayed speech，lisping. → paralalia.
d. dentalis 歯性構音障害.
d. guttularis 口蓋性構音障害.
d. labialis 唇性構音障害.
d. lingualis 舌性構音障害.
dys·lex·ia [disléksiə] 失読症〔医学〕，ディスレクシア，読書障害（機能の障害はない），読み書き障害.
dyslipidemia 脂質異常症（血中に含まれる脂質が過剰もしくは不足している状態．2007年，高脂血症の名称は脂質異常症に変更された），= hyperlipemia.
dys·lip·i·do·sis [dislìpidóusis] 異脂肪症.
dys·lo·chia [dislóukiə] 悪露異常.
dys·lo·gia [dislóuʤiə] ① 思考障害，論理障害〔医学〕. ② 談話困難〔医学〕.
dys·ma·se·sis [dìsməsí:sis] そしゃく（咀嚼）障害，= dysmasesia，dysmastesis.
dys·ma·tu·ri·ty [dìsmətjú:riti] 異成熟.
dys·meg·a·lop·sia [dismègəlápsiə] 変形巨視.
dys·me·lia [dismí:liə] 異肢症.
dysmenorrheal membrane （膜性月経困難症に排泄される膜）.
dys·men·or·rh(o)ea [dismènərí:ə] 月経モリミナ〔医学〕，月経困難〔症〕〔医学〕，= molimina menstrualis.
d. intermenstrualis 周期間月経困難症.
d. membranacea 膜様月経困難〔症〕〔医学〕.
d. nasalis 鼻性月経困難症.
d. neoplasmatica 腫瘍性月経困難症.
dysmeric growth 不調和的成長.
dys·mer·o·gen·e·sis [dismèrəʤénisis] 不均等分裂.
dys·me·tria [dismí:triə] ①ディスメトリア，ジスメトリー，測定障害〔医学〕（距離測定障害．小脳性運動失調の一つ．測定過多が基本）. ② 共同運動障害（小脳性運動失調の一つで，ある一つの意志運動をさせるとき，運動の速度，範囲，力の見当を誤るため，その目的にはずれること）. 形 dysmetric，dysmetrical.
dysmetric eye movement 測定障害性眼球運動〔医学〕.
dys·me·tro·pia [dìsmətróupiə] 視測障害（物体の大きさに対する知覚異常）.
dys·mim·ia [dismímiə] 手話障害，態話障害，表情障害〔医学〕.
dys·mne·sia [disní:ziə] 記憶障害.
dysmnesic psychosis 記憶障害精神病.
dysmnesic syndrome 記憶障害症候群.
dys·mor·phia [dismɔ́:fiə] 異形症〔医学〕.
dys·mor·phism [dismɔ́:fizəm] 異形症，異態症〔医学〕，= allomorphism，dysmorphia.
dys·mor·pho·kar·y·o·cyte [dismɔ̀:fəkǽriəsait] 変形核白血球（単核性白血球の核が分葉に類似するような不規則変形を呈するものについて Pittaluga が提唱した名称）.
dys·mor·phol·o·gy [dìsmɔ:fáləʤi] 異〔常〕形〔態〕学，臨床奇形学〔医学〕.
dys·mor·pho·pho·bia [dismɔ̀:foufóubiə] 醜形恐怖〔症〕〔医学〕.
dys·mor·phop·sia [dìsmɔ:fápsiə] 錯視症.
dys·mor·phy [dísmɔ:fi] 異形症.
dysmyelinating disease 髄鞘形成不全疾患.
dys·my·e·li·na·tion [dismaiələnéiʃən] 髄鞘形成不全（異常）〔医学〕.
dys·my·o·to·nia [dìsmaioutóuniə] 筋緊張異常.
dys·neph·ria [disnéfriə] 腎機能障害.
dys·neu·ria [disnjú:riə] 神経機能障害.
dys·no·mia [disnóumiə] 名義失語症，= nominal aphasia.
dys·nys·tax·is [dìsnistǽksis] 半睡状態.
dys·o·dia [disóudiə] 悪臭症〔医学〕.
dys·o·dia·os·mia [dìsoudiəásmiə] 嗅覚不全〔症〕〔医学〕，嗅覚障害〔症〕〔医学〕.
dys·o·don·ti·a·sis [dìsoudɑntáiəsis] 生歯困難〔医学〕，生歯異常.
dys·oe·mia [disí:miə] 原因不明死（法医学）.
dy·so·lex·i·a [dìsouléksiə] 不整食欲.
dys·on·to·gen·e·sis [dìsɑntəʤénisis] 異個体発生，個体発生異常（腫瘍の成り立ちの説明に Schwalbe の用いた語）. 形 dysontogenetic.
dys·on·to·ge·net·ic [dìsɑntəʤənétik] 異個体発生の，個体発生異常の.
d. vertebral block 異個体発生性脊椎ブロック.
dys·op·sia [disápsiə] 弱視（部分盲），= amblyopia，dysopia，obececation.
dys·o·rex·ia [dìsɔ:réksiə] 食欲欠乏，食欲異常〔医学〕.
dys·or·ga·no·pla·sia [disɔ̀:gənəpléiziə] 器官発育異常.
dys·o·ria [disɔ́:riə] ジスオリア（急性肝炎においてはしばしば糸球体性および尿細管性腎症の併存が認められ，ときにはびまん性間質性腎炎を伴うことがあるが，これら糸球体および間質組織の病変についていう術語）.
dys·os·mia [disásmiə] 異嗅覚，嗅覚異常〔医学〕.
dys·os·te·o·gen·e·sis [disɑ̀stiəʤénisis] 異骨発生，= dysostosis.
dys·os·te·o·scle·ro·sis [disɑ̀stiouskliəróusis] 異骨性骨硬化症.
dys·os·to·sis [dìsɑstóusis] 異骨症〔医学〕，骨形成不全〔医学〕（骨および軟骨の発育不全）.
d. hypophysaria = Schüller disease.
d. mandibulo-facialis 下顎顔面異骨症（先天性症候群で，眼瞼と頬骨の奇形，耳の異常，下顎と歯の奇形および大口症などの症状とともに骨格および心臓の奇形を伴うことがある）.

d. multiplex 多発性骨形成不全〔症〕, = Hurler disease.
dys·o·var·ism [disóuvərizəm] 卵巣ホルモン分泌障害.
dys·ox·i·da·tive [disáksidətiv] 酸化異常.
d. carbonuria 酸化異常性炭酸〔ガス〕尿症.
dys·pan·cre·a·tism [dispǽŋkriətizəm] 膵臓機能障害.
dys·par·a·thy·roid·ism [dispæ̀rəθáirɔidizəm] 上皮小体機能異常, 副甲状腺機能異常.
dys·pa·reu·nia [dìspərjú:niə] 性交疼痛〔症〕[医学], = anorgasmy.
dys·pep·sia [dispépsiə] 消化不良〔症〕, 消化障害[医学], = disturbed digestion. 形 dyspeptic.
d. urinaria 尿性消化不良(前立腺肥大による蓄尿に伴うもの).
dys·pep·so·dyn·ia [dìspəpsədíniə] 胃痛.
dys·pep·tic [dispéptik] 消化不良の[医学], 不消化の[医学].
d. asthenopia 消化不良性視力低下[医学].
d. coma 消化不良性昏睡[医学].
d. diarrhea 消化不良性下痢[医学].
d. stool 消化不良便[医学].
d. toxicosis 消化不良性中毒症.
d. ulcer 消化不良性潰瘍[医学].
dys·per·i·stal·sis [dìspəristɔ́:lsis] ①蠕(ぜん)動不調, 蠕(ぜん)動不全[医学]. ②蠕(ぜん)動疼痛.
dys·per·ma·sia [dìspə:méiziə] 精液障害, 射精障害, = dyspermatism, dyspermia.
dys·pha·gia [disféiʤiə] 嚥下困難[医学], 嚥下障害[医学], = dysphagy.
d. constricta 狭窄性嚥下困難.
d. globosa ヒステリー球性嚥下困難, = globus hystericus.
d. lusoria 奇形性嚥下困難[医学].
d. nervosa 神経性嚥下困難.
d. rehabilitation 摂食・嚥下リハビリテーション(食物の認知, 摂食から嚥下の過程で, 誤嚥, 通過障害に対して機能の再獲得のための総合訓練).
d. spastica 痙攣性嚥下困難.
dys·pha·go·cy·to·sis [disfæ̀gousaitóusis] 食〔菌〕作用異常[医学].
dys·pha·sia [disféiziə] 神経性不全失語〔症〕, 発語障害[医学].
dys·phe·mia [disfí:miə] どもり[医学], 構音障害(舌たらず)[医学], 音声障害[医学], 発声障害[医学], 精神神経性構音障害, = nervous stammering, stuttering.
dys·pho·nia [dìsfóuniə] 音声障害, 発声困難.
d. phonatorica 発声困難症.
d. plicae ventricularis 仮声帯発声(仮声帯の内転による喉頭閉鎖した発声).
d. spastica 痙攣性音声障害(発声時の咽頭痙攣).
dys·pho·ria [disfɔ́:riə] 不快, 神経不安[医学], 身体違和〔感〕[医学].
dys·pho·tia [disfóutiə] 近視症, = near sightedness.
dysphrasia 連句障害.
dys·phre·nia [disfrí:niə] 機能性精神病, 二次性精神病.
dys·phy·lax·ia [dìsfilǽksiə] 早起症.
dys·pig·men·ta·tion [dispìgməntéiʃən] 色素〔沈着〕異常.
dys·pin·e·al·ism [dispíniəlizəm] 松果体機能不全.
dys·pi·tu·i·tar·ism [dìspitʃú:itərizəm] 下垂体機能不全[医学].
dys·pla·sia [displéiziə] 形成異常〔症〕[医学], 形成不全[医学], 異形成〔症〕[医学], ジスプラジー.
d. epiphysealis hemimelica 片肢性骨端異形成症.
d. epiphysealis multiplex 多発性骨端形成異常, = multiple epiphyseal dysplasia.
d. epiphysialis punctata 点状骨端形成異常[医学].
dys·plas·tic [displǽstik] 形成異常の[医学].
d. ear 形成異常耳[医学].
d. granulocythemia 顆粒球形成障害.
d. hip 臼蓋形成不全. → acetabular dysplasia.
d. kidney 異形成腎[医学].
d. nevus ディスプラスチックニーバス, 形成異常母斑.
d. nevus syndrome (DNS) ディスプラスチックニーバス症候群(異型母斑症候群), = familial atypical mole and melanoma (FAM-M) syndrome, familial atypical multiple mole-melanoma (FAMMM) syndrome, B-K mole syndrome.
d. type 発育不全〔体〕型[医学](体質論による身体構造類型の一例外型. Kretschmer).
dys·ploid [dísplɔid] 異数性[医学].
dysp·nea [díspniə] 呼吸困難〔症〕[医学], 息ぎれ[医学], = dyspnoea. 形 dyspneal, dyspneic.
d. at rest 安静時呼吸困難[医学].
d. on exertion (DOE) 運動性呼吸困難[医学], = exertional dyspnea.
dyspneic respiration 呼吸困難, = dyspnea.
dysp·neu·ma·to·sis [disnjù:mətóusis] 含気異常〔症〕.
dysp·noea [díspniə] 呼吸困難〔症〕, = dyspnea.
dysp·noe·neu·ro·sis [dìsni:nju:róusis] 神経性呼吸困難.
dys·po·ria [dispɔ́:riə] 便通異常, 排便障害.
d. entero-broncho-pancreatica congenitalis 先天小腸気管膵臓性便通異常症, = meconium ileus.
dys·pra·gia [dispréiʤiə] 疼痛性機能障害[医学], 運動機能不全症, = dyspraxia.
d. intermittens 間欠性は(跛)行症, = intermittent limping.
d. intermittens angiosclerotica intestinalis 間欠性血管硬化性腸運動不全症.
dys·prax·ia [dispræksiə] 統合運動障害, 失行[医学].
dys·pro·si·um (Dy) [dispróuziəm] ジスプロシウム(原子番号66, 元素記号 Dy, 原子量162.50, 質量数156, 158, 160～164, 希土類元素).
dys·pros·o·dy [disprásədi] 失音調[医学], ディスプロソディ〔ー〕(韻律の障害).
dys·pro·tein·e·mia [dispròuti:ní:miə] タンパク異常血〔症〕(血清タンパクの異常でグロブリン, アルブミンなどの質的・量的異常がある).
dys·pro·te·ose [dispróutious] ジスプロテオース(水処理により変性した heteroproteose).
dys·ra·phia [disréifiə] 縫合不全〔状態〕[医学], = dysraphism.
dysraphic state 神経管閉鎖不全〔症〕[医学], = dysraphism.
dys·ra·phism [disrǽfizəm] 癒合不全, = dysraphia, failure of fusion. 形 dysraphic.
dys·re·ac·tion [dìsriǽkʃən] 異反応(アレルギーおよび膠原病などを総称する語で, 血管実質性反応を主とするもの).
dys·reg·u·la·tion [disrègjuléiʃən] 調節異常〔症〕(器官などの調節の異常).
dys·rhyth·mia [disríðmiə] 律動異常(てんかんにおける脳波の)[医学].
dys·se·ba·cea [dìssibéiʃiə] 脂漏異常, = seborrheic.
dys·se·ba·cia [dìssibéiʃiə] 皮脂異常症, 脂漏異常, = dyssebacea.
dyssocial behavior 非社会的行動[医学].
dys·som·nia [dissámniə] 睡眠異常.

dys·sper·mia [disspə́:miə] 精液障害，= dyspermasia.
dys·spon·dy·lism [disspɑ́ndilizm] 脊椎異常（第一鰓弓症候群などの合併奇形にみられる）.
dys·sta·sia [disstéisiə] 起立困難，定位異常.
dys·stat·ic [disstǽtik] 起立困難.
dys·syl·la·bia [dìsilǽbiə] 綴字困難，綴字錯誤［医学］.
dys·sym·bo·lia [dìsimbóuliə] 概念化困難（概念的思考欠如による構語障害），= dyssymboly.
dys·sym·me·try [disímitri] 生化学的不整.
dys·syn·er·gia [dìsinə́:ʤiə] 筋失調，共同運動障害［医学］.
d. cerebellaris myoclonica ミオクローヌス性小脳性筋失調，ミオクローヌス性小脳性協働収縮異常症［医学］（小脳性筋失調と間代性筋痙攣とてんかんとを特徴とする状態），= Hunt disease.
d. cerebellaris progressiva 進行性小脳性筋失調（筋緊張性と筋協調の障害が伴う全身振戦）.
dys·sys·tole [disístəli:] 〔心〕収縮障害（特に不全収縮），収縮期障害［医学］.
dys·tax·ia [distǽksiə] 部分的運動失調（随意運動障害）.
d. agitans 振戦性部分的運動失調.
dys·tec·tia [distékʃiə] 神経管閉鎖障害（神経弓門の閉鎖障害）.
dys·tel·ec·ta·sis [dìstəléktəsis] 拡張不全［医学］.
dys·te·le·ol·o·gy [distèliɑ́ləʤi] 無目的論.
dys·tha·na·sia [dìsθənéisiə] 苦悶死.
dys·ther·mo·es·the·sia [disθə̀:mouesθí:ziə] 温度〔感〕覚異常〔症〕［医学］，= dysthermesthesia.
dys·ther·mo·sia [dìsθə:móusiə] 発熱異常.
dys·the·sia [disθí:ziə] ① 健康不良. ② 不機嫌，= fretfulness.
dys·thy·mia [disθáimiə] ① 気分変調症（軽症あるいは中等症の慢性的抑うつ気分で，抑うつ神経症や神経症性うつ病の概念と共通するもの）. ② 胸腺〔分泌〕障害［医学］，胸腺不全［医学］. 形 dysthymic.
dysthymic disorder 気分変調性障害.
dys·thy·re·o·sis [disθàirióusis] 異甲状腺症，甲状腺不全［医学］，= dysthyroidism.
dys·thy·roid [disθáirɔid] 甲状腺機能不全［医学］.
d. myopathy 甲状腺異常によるミオパチー，= thyrotoxic myopathy.
d. orbitopathy 甲状腺機能異常眼窩症.
dysthyroidal infantilism 甲状腺機能不全性幼稚症.
dys·thy·roid·ism [dìsθairɔ́idizəm] 異甲状腺症，甲状腺不全［医学］，= dysthyreosis，dysthyroidea.
dys·tim·bria [distímbriə] 音質異常.
dys·tith·ia [distíθiə] 哺乳困難.
dys·to·cia [distóuʃiə] 難産，異常分娩［医学］.
d.-dystrophia syndrome 難産異栄養症候群（児が発育過剰で児頭が嵌入せず，後方後頭位で経腟分娩が困難になるものをいう．未産婦のことが多く体格はがっちりして肥満で，男性型骨盤，小さい頸管，狭小な腟といった特徴をもつ）.
dys·to·mia [distóumiə] 文章錯誤［医学］.
dys·to·nia [distóuniə] ジストニー，異緊張症，〔筋〕緊張異常［医学］（筋の持続的収縮による不随意運動の一種）. 形 dystonic.
d. colica 大腸運動失調症.
d. musculorum deformans 変形性筋ジストニア［医学］，捻転ジストニア［医学］，変形性筋異緊張症（進行性の強直捻転を示す小児病で，特発慢性破壊性の視床線条体の変性疾患で，単一筋肉群を侵し，横紋筋全部の緊張性痙攣を起こす），= Schwalbe-Ziehen-Oppenheim disease，torsion spasm.
dystonic movement 筋緊張異常運動（アテトーゼ様運動）.
dystonic symptom-complex 筋緊張異常症候群［医学］，= striatum syndrome.
dys·to·pia [distóupiə] 異所〔症〕［医学］（正常位置を離れた場所に器官などが発生すること）. 形 dystopic.
dystopic kidney 変位腎.
dys·to·py [dístəpi] 異所〔症〕，= dystopia.
dys·tro·gly·can [dìstrougláikən] ディストログリカン（laminin，agrin，perlecan の細胞表面レセプタータンパク質）.
dys·tro·phia [distróufiə] ジストロフィー，異栄養〔症〕［医学］，発育異常，栄養失調〔症〕. 形 dystrophic.
d. adiposogenitalis 脂肪性器性異栄養症［医学］，性器萎縮性肥満症（フレーリッヒ症候群）.
d. adiposus corneae 原発性角膜変性.
d. brevicollis 短頸異栄養症（Nielsen または Klippel-Feil 症候群）.
d. brevicollis congenita 先天性短頸異栄養症［医学］.
d. diffusa びまん性歯槽膿漏.
d. endothelialis corneae 角膜内皮性異栄養症（点状角膜），= cornea guttata.
d. epithelialis corneae 角膜上皮性異栄養症（フック型），= Fuch dystrophy.
d. hypophysopriva chronica 慢性下垂体〔ホルモン〕欠乏性異栄養症.
d. marginalis 角膜辺縁部異栄養（老人弓）.
d. musculorum progressiva (DMP) 進行性筋異栄養症，進行性筋萎縮症，進行性筋ジストロフィー.
d. myotonica 筋緊張性異栄養症，= myotonia atrophica.
d. periostalis hyperplastica familiaris 家族性骨膜増殖性異栄養症.
d. reticularis laminae pigmentosae retinae 網膜色素板網状異栄養症（聾唖を伴う遺伝性眼疾患），= Sjögren disease.
d. simplex 単純性異栄養症（栄養失調症）.
d. unguium 爪ジストロフィー，爪異栄養〔症〕.
d. unguium mediana canaliformis 正中溝状爪異栄養症（爪板の中心裂が対称的に発現する状態）.
d. ungulae 爪異栄養症.
dys·troph·ic [distrɑ́fik] 異栄養の［医学］.
d. calcification 栄養障害性石灰化，異栄養性石灰化.
d. calcinosis 栄養障害性石灰沈着症.
d. epidermolysis 栄養障害性表皮剥離［医学］，栄養障害性表皮水疱症.
dys·tro·phin [dístrəfin] ジストロフィン［医学］（ジストロフィンは筋細胞膜に局在し，膜の裏打ち構造をなしている．デュシェンヌ型筋ジストロフィーの場合は，ジストロフィン遺伝子に異変があるためにジストロフィンが筋細胞膜で完全に欠損している．ベッカー型筋ジストロフィーの場合はジストロフィンは量的に少なく，分子量の異常も伴っている）.
d. protein ジストロフィンタンパク（デュシェンヌ型筋ジストロフィーの原因遺伝子産物）.
dys·tro·phy [dístrəfi] ジストロフィ〔ー〕［医学］，異栄養〔症〕［医学］，= dystrophia.
d. of vulva 外陰ジストロフィー，= valvar dystrophies.
dys·tro·py [dístroupi] 異常行動.
dys·tryp·sia [distrípsiə] トリプシン性異栄養.
dys·u·re·sia [dìsjurí:siə] 排尿障害，= dysuria.
dys·u·ria [disjú:riə] 排尿障害［医学］，排尿困難［医学］（尿閉と疼痛とを感じる），= dysury.
d.-frequency syndrome 排尿痛頻尿症候群［医学］.
dys·u·ri·ac [disjú:riæk] 排尿障害患者.

D

dys·u·ric [disjú:rik] 排尿障害の.

dys·u·ry [dísju:ri] 排尿障害，= dysuria.

dys·vi·ta·min·o·sis [disvàitəminóusis] ビタミン欠乏症.

dys·xan·tho·cy·a·nop·sia [diszæ̀nθousàiənápsiə] 青黄色弱，紫色弱.

dys·zo·o·a·myl·ia [diszòuouəmíliə] 動物性デンプン（糖原）蓄積異常.

dys·zo·o·sper·mia [diszòuouspə́:miə] 精子形成異常.

D

E

ε イプシロン(epsilon. ギリシャ語アルファベットの第5字). → epsilon.
η イータ(エータ)(eta. ギリシャ語アルファベットの第7字). → eta.
E ① einstein (6.06×10^{23} quanta)アインシュタイン単位の略. ② elastance 弾性の略. ③ electromotive force 起動の略. ④ emmetropia 正視眼の略. ⑤ epinephrine エピネフリンの略. ⑥ estrogen エストロゲンの略. ⑦ ether エーテルの略. ⑧ exa エクサの略. ⑨ experimenter 実験者の略. ⑩ extinction 消滅の略. ⑪ eye 眼の略.
E_3 maternal urnary excretion of estriol 母子尿中エストリオール〔排泄量〕の略.
E antigen E抗原(Rh式血液型を構成している抗原の一つである).
E-rosette E-ロゼット(ヒトT細胞, 胸腺細胞はヒツジ赤血球(E)を結合するEレセプターをもつ. Eとの反応で, 細胞周囲にバラの花弁状にEが結合したものをいう).
E-rosette test E-ロゼットテスト.
E-selectin E-セレクチン(セレクチンファミリーに属する接着因子で, IL-1やTNFにより血管内皮細胞表面に発現する), = ELAM-1.
E-viton Eビトン(生物学的に有効な紫外線量の単位).
e- 無, 外, より等の意味を表す接頭語.
e electron 電子, またはその電荷の符号.
EA educational age 教育年齢の略.
EA-rosette EAロゼット(抗体を結合させた赤血球(EA)はFcレセプターを発現する細胞の周囲に付着してバラ花様の細胞集塊を形成する).
EA-rosette forming cell (EA-RFC) EAロゼット形成細胞.
Ea [éid:] (バビロンとアッシリアの神で, 最も古い伝説にある医神).
ead eadem 同じの略.
EAE ① experimental allergic encephalomyelitis 実験的アレルギー性脳脊髄炎の略. ② experimental autoimmune encephalomyelitis 実験的自己免疫性脳脊髄炎の略.
EAEC enteroadherent *Escherichia coli* 腸管付着性大腸菌の略.
EAggEC enteroaggregative *Escherichia coli* 凝集付着性大腸菌の略.
Eagle, Harry [í:gl] イーグル(1905-1992, アメリカの医師).
  E. basal medium イーグル基礎培地.
  E. effect イーグル効果(大量のペニシリン投与を行うと逆に効果が落ちること).
  E. minimum essential medium イーグル最少必須培地, MEM培養液(細胞培養液の一種).
  E. test イーグルテスト(梅毒反応. ウシ心臓のアルコール性抗原にコレステロールとシトステロールを飽和して強化したもの1mLに4%食塩水1.3mLを加えて30分間放置し, その0.04mLを試験管に採り, 被検血清0.4mLを混ぜる. 振盪器で2分間振って37°C以上の湯槽中で4時間作用させた後, さらに食塩水1.2mLを加えて綿状反応を観察する).
Eagle, Watt W. [í:gl] イーグル(アメリカの耳鼻咽喉科医).
  E.-Barrett syndrome イーグル・バレット症候群.
  E. syndrome イーグル症候群(過長茎状突起症).
EAHF complex EAHF 複合症(湿疹 eczema, 喘息 asthma, 枯草熱 hay fever を含むアレルギー性症候群).
Eales, Henry [í:lz] イールス(1852-1913, イギリスの医師).
  E. disease イールス病(再発性網膜および硝子体出血).
EAMG experimental autoimmune myasthenia antigen 実験的自己免疫性筋無力症の略.
EAN experimental allergic neuritis 実験的アレルギー性神経炎の略.
EAP employee assisted programs 従業員支援プログラムの略(1940年代に, アルコール依存となった従業員とその家族への援助プログラムとして, アメリカで始められた. その後, 従業員の福祉, 援助のために多様な支援プログラムが用意されている).
EAR Entartungsreaktion 電気変性反応の略, = electric reaction of degeneration.
ear [íə, íər] [TA] 耳(聴覚器で, 解剖学的には内耳, 中耳, 外耳の3部に区別され, 内耳は聴覚神経の末端をなす), = auris [L/TA].
  e. auricle 耳介〔医学〕.
  e. block 耳遮断(圧搾空気を取り扱う職人にみられる耳の炎症性疼痛).
  e. bones 耳小骨(ツチ骨, キヌタ骨, アブミ骨の3骨).
  e. bougie ① 耳消息子〔医学〕. ② 耳坐薬, 耳坐剤.
  e. canal 外耳道〔医学〕.
  e. concha 耳甲介〔医学〕.
  e. cough 耳性せき(咳)〔医学〕, 耳性咳嗽.
  e. crystal 耳石, = otolith.
  e. discharge 耳漏〔医学〕, みみだれ〔医学〕.
  e. disease 耳疾患〔医学〕.
  e. douche 耳洗浄.
  e. drops 点耳剤〔医学〕.
  e. drum 鼓膜〔医学〕, = eardrum.
  e. dust 耳石, 粉末様耳石, = otoconia.
  e. examination 耳検査〔医学〕.
  e. faint 耳性気絶(耳疾患においてまれにみられる卒倒).
  e.-like appendage 耳状附属物.
  e. lobe みみたぶ, 耳朶, = ear lappet.
  e.-minded 耳性記憶, 聴覚記憶.
  e. muff 耳おおい〔医学〕.
  e. neoplasm 耳の新生物(腫瘍)〔医学〕.
  e. noise 耳鳴〔医学〕, みみなり〔医学〕.
  e.-nose plane 鼻聴道平面〔医学〕.
  e. ossicles 耳小骨〔医学〕.
  e. oximeter 耳介酸素濃度計.
  e. oximetry 耳介酸素濃度測定法.
  e. phone イヤホン〔医学〕, = earphone.
  e. physiology 耳生理学〔医学〕.
  e. pit 耳小窩〔医学〕, 耳瘻孔.
  e. plug 耳栓〔医学〕, = earplug.
  e. polyp 耳たけ(茸)〔医学〕, 耳ポリープ〔医学〕.
  e. preparation 耳科用薬〔医学〕.
  e. protective device 耳の保護具〔医学〕.
  e. protector 耳保護器〔医学〕, 遮音保護具〔医学〕.
  e. ringing 耳鳴〔医学〕, みみなり〔医学〕.
  e. specialist 耳科医〔医学〕.
  e. speculum 耳鏡〔医学〕.

e. sponge 耳スポンジ(耳を洗うときに用いる).
e. syringe 耳洗〔浄〕器 [医学].
e.-to-row test 一穂一列検定 [医学].
e.-trumpet 耳筒，補聴器.
e. tubercle = Darwin tubercle.
e. washing 耳洗浄 [医学].
ear·ache [íəreik] 耳痛，= otalgia.
ear·can·ker [iə:kǽŋkər] 耳疥癬.
ear·conch [íə:kɑŋk] 耳殻.
ear·drum [íə:drʌm] 鼓膜，= tympanum.
Earl, Wilton R. [ə́:l] アール(1902-1962, アメリカの病理学者).
E. solution アール〔溶〕液(組織培養用の平衡塩類溶液. 塩化カルシウム，硫酸マグネシウム，塩化カリウム，炭酸水素ナトリウム，塩化ナトリウム，リン酸二水素ナトリウム，グルコースを含む).
ear·ly [ə́:rli] 初期に.
e. abortion 早期流産 [医学] (妊娠満12週未満の流産).
e. adolescence 青年前期 [医学].
e. allergic response 早発アレルギー反応.
e. ambulation 早期離床 [医学].
e. antigen 早期抗原 [医学].
e. asthmatic response 早期喘息反応(気管支喘息患者に抗原吸入誘発を行ったとき早期に起こる反応).
e. cancer 早期癌 [医学].
e. carcinoma 早期癌，初期癌.
e. case detection 早期発見 [医学].
e. childhood 学齢前期 [医学].
e. childhood education 幼児教育.
e. climacteric age 早期更年期 [医学].
e. congenital syphilis 乳児梅毒.
e. deceleration 早発一過性徐脈.
e. delivery 早産 [医学].
e. diagnosis 早期診断 [医学].
e. diagnosis of pregnancy 妊娠早期診断法.
e. diastolic murmur 拡張早期雑音 [医学].
e. discharge 早期退院.
e. dumping syndrome 早朝ダンピング症候群，= dumping syndrome.
e. eclampsia 早期子かん(癇) [医学].
e. effect 早期効果 [医学].
e. ejaculation 早漏 [医学].
e. eruption 早期萌出 [医学].
e. excision 早期切除 [医学].
e. exposure アーリーエクスポージャー(早期臨床体験).
e. fetal death 早期胎児死 [医学]，早期胎児死亡.
e. gastric cancer 早期胃癌 [医学].
e. gastric carcinoma 早期胃癌 [医学].
e. gene 初期遺伝子(ウイルスの感染初期に発現する遺伝子).
e. gestation 妊娠初期 [医学].
e. infantile autism 早期幼児自閉症 [医学] (1943年 Kanner が「情緒的接触の自閉的障害」と題する論文を発表し，1944年に命名された)，= Kanner syndrome.
e. infantile epileptic encephalopathy with suppression burst サプレッションバーストを伴う早期乳児てんかん性脳症 [医学].
e. infiltrate 早期浸潤(結核の) [医学].
e. infiltration 初期浸潤 [医学]，早期浸潤 [医学].
e. latent syphilis 早期不顕性梅毒.
e. loss 早期欠損 [医学]，早期喪失 [医学].
e. menopause 早期閉経.
e. mobilization 早期可動 [医学].
e. myoclonic encephalopathy 早期ミオクローニー脳症 [医学].
e. neonatal death 新生児早期死亡 [医学].
e. operation 早期手術 [医学].
e. paralysis 早発麻痺 [医学].
e. posttraumatic epilepsy 早期外傷後てんかん.
e. protein 初期タンパク.
e. protozoa 原始原生動物 [医学].
e. (radiation) injury 早発性障害(放射線照射による).
e. reaction 早期反応 [医学] (即時反応. 感作された同じ抗原に再びさらされたあと，約1時間以内に発生する局所または全身の反応)，= immediate reaction.
e. receptor potential (ERP) 早期視細胞電位.
e. recovery 早期回復 [医学].
e. repolarization 早期再分極(興奮消退過程が早期から始まる心電図で，正常範囲のST上昇を示す).
e. responding tissue 早期応答組織 [医学].
e. response 早期反応(I型アレルギーにて，IgE依存的に活性化されたマスト細胞から隔離した種々の化学物質が抗原曝露後15〜30分を最大に平滑筋収縮や血管透過性をひき起こすこと).
e. rickets 早期くる病 [医学].
e. rupture of membranes 早期破水.
e. scan 早期スキャン [医学].
e. stage 早期 [医学]，初期 [医学].
e. stromal invasive carcinoma 初期間質内浸潤癌 [医学].
e. study 初期試験 [医学].
e. symptom 早期症状 [医学].
e. syphilis 早期梅毒 [医学].
e. syphilitic meningoencephalitis 早期梅毒性髄膜脳炎.
e. temperature sensitive mutant 初期温度感受性〔突然〕変異体 [医学].
e. treatment 早期治療 [医学].
e. trophozoite 早期栄養体.
e. urethral obstruction sequence 早期尿道閉塞症候群.
e. venous drainage 早期静脈還流 [医学].
e. waking 早期覚せい(醒) [医学].
ear·phone [íə:foun] イヤホン，受話器(電話，ラジオなどのレシーバー).
ear·piece [íə:pi:s] 耳栓.
ear·plug [íə:plʌg] 耳栓(雑音または海水の侵入を防ぐもの)，イヤープラグ.
earth [ə́:θ] ① 地，土壌. ② 土類. ③ アース(接地).
e. acid 土酸類.
e. capacity 対地容量.
e. crust 地殻.
e.-current meter 地電流計.
e.-eating 土食〔症〕，= geophagy.
e. metal 土類金属.
e.-resistance 接地抵抗.
e.-resistance meter 接地抵抗計.
e. wax 地ろう(蝋)，= ceresin，mineral wax.
earth·ing [ə́:θiŋ] 接地，= grounding.
earthnut oil ラッカセイ油，= arachis oil.
earth·worm [ə́:θwə:m] ミミズ.
earth·y [ə́:rθi] 土の.
e. degeneration 土質変性，= calcareous degeneration.
e. graphite 土状黒鉛 [医学].
e. springs 重炭酸土類泉(重炭酸カルシウムと重炭酸マグネシウムを主成分とするもの).
e. tongue 土様舌.
e. water 地水.
ear·wax [íə:wæks] 耳垢(みみあか)，= cerumen.

E

easily fatigued 易疲労性.
easily infective 易感染性.
easiness to grind 練和性〔医学〕.
East-African sleeping sickness 東アフリカ睡眠病.
East Coast fever 東海岸熱(アフリカ東海岸熱), = Rhodesian fever.
Eastern equine encephalitis virus 東部ウマ脳炎ウイルス(トガウイルス科のウイルスで，ヒトにも感染し脳炎の原因となる).
eas·y [í:zi] 容易な〔医学〕.
e. birth 正常分娩〔医学〕, 安産〔医学〕.
e. bruisability 易傷性〔医学〕, 受攻性〔医学〕.
e. contactability 易接触性〔医学〕.
e. delivery 安産〔医学〕, 正常分娩〔医学〕.
e. fatigability 易疲労性〔医学〕.
e. labor 安産〔医学〕.
e. position 安易姿勢〔医学〕.
eat·a·ble [í:təbl] 食用の〔医学〕.
eatin tetter 狼瘡, = lupus.
eat·ing [í:tiŋ] 摂食〔医学〕.
e. as diversion 代理摂食.
e. behavior 摂食行動〔医学〕.
e. disorder 摂食障害〔医学〕.
e. epilepsy 摂食てんかん.
e. habits 食習慣〔医学〕.
e. poison 食物毒〔医学〕.
Eaton, Lealdes (Lee) Mckendree [í:tən] イートン(1905–1958, アメリカの神経科医).
E.-Lambert syndrome イートン・ランバート症候群(筋無力症候群．とくに悪性腫瘍に伴い発症することが多い), = myasthenic syndrome.
Eaton, Monroe D. [í:tən] イートン(1904生, アメリカの微生物学者).
E. agent イートン病原体.
E. agent pneumonia イートン因子肺炎.
E. virus イートンウイルス(非定型原発性肺炎のウイルス).
EB ① elementary body 基本小体の略. ② epidermolysis bullosa 表皮水疱症の略. ③ evans blue (dye) エバンスブルーの略.
EB virus EB ウイルス(エプスタイン・バーウイルス), = Epstein-Barr virus.
EBA extent of bioavailability 生体内利用率の略.
Ebbinghaus, Hermann [ébiŋhaus] エビングハウス(1850–1909, ドイツの心理学者).
E. method エビングハウス知能試験法(ある字句を削除した文章を与えて，それらに適当な字句を挿入させる試験), = Ebbinghaus test.
E. test エビングハウス試験(精神病の).
Ebers, Georg Moritz [ébə:z] エーベルス(1837–1898, ドイツのエジプト研究者．エーベルスパピルスの発見者).
E. papyrus エーベルスパピルス(エジプト医学の最古の記録で，BC 1502年頃のものといわれる古書).
Eberth, Karl Joseph [əbə:θ] エーベルト(1835–1926, ドイツの病理学者．1880年 Koch とともに発見した腸チフス菌は当初 *Eberthella typhosa* と呼ばれた).
E. bacillus エーベルト〔桿〕菌, = *Salmonella* Typhi.
E. lines エーベルト線(顕微鏡的な心筋細胞境界におけるはしご状断裂).
eberthian strumitis 腸チフス菌性甲状腺〔腫〕炎.
EBM evidence-based medicine 根拠に基づいた医療の略(コンピュータの普及とともに疾患の検査および診断にも，いろいろな情報を当たり的確に捉え，感度・特異度といった定量的なデータに基づいた検査の方が効果的であり，科学的根拠に基づいた客観的な診療を進めることができるという見解が，EBM という用語で表現されるようになってきた).
EBN evidence based nursing 科学的根拠に基づく看護実践の略.
EBNA Epstein-Barr virus-determined nuclear antigen の略(EB ウイルス特異的核内抗原をいう).
Ebner, Victor von [ébnər] エブネル(1842–1925, オーストリアの組織学者).
E. dentin fibril エブネルデンチン細線維(象牙質およびセメント質の微細線維).
E. glands エブネル腺(舌後部の有郭乳頭に連なる漿液分泌腺).
E. reticulum エブネル網状組織(精管粘膜の網状のヒダ).
Ebola haemorrhagic fever (EHF) エボラ出血熱(エボラウイルスによる疾患．1976年，スーダンのヌザラで初めて発見された．インフルエンザ様症状，出血傾向をきたす．ヒトからヒトへの伝染力が強い).
Ebola-like viruses エボラ様ウイルス属(フィロウイルス科の一属で，エボラウイルスが含まれる).
Ebola virus エボラウイルス(フィロウイルス科のウイルスで，エボラ出血熱の原因となる．*Cote d'Ivoire Ebola virus*, *Reston Ebola virus*, *Sudan Ebola virus*, *Zaire Ebola virus* が分離されている).
e·bo·na·tion [ì:bənéiʃən] 骨片除去(創傷からの).
eb·o·nite [ébənait] エボナイト〔医学〕, 硬質ゴム(生ゴムにイオウ 30～50% を用いてつくる), = hard rubber, vulcanite.
e.-clad battery エボナイトクラッド電池〔医学〕.
ébranle·ment [ebrɑnlmɑ́n] [F] 捻転(ポリープの茎部を萎縮するようにねじること), = ebralement.
e·bri·e·ca·tion [ibràiəkéiʃən] アルコール中毒性精神病.
e·bri·e·tas [ibráiətəs] 慢性アルコール中毒, = drunkenness, ebriety, inebriety.
e·bri·e·ty [ibráiəti] アルコール中毒, = ebriosity.
Ebstein, Wilhelm [ébstain] エプスタイン(1836–1912, ドイツの内科医).
E. angle エプスタイン角, = cardiohepatic angle.
E. anomaly エプスタイン奇形〔医学〕(先天性心奇形で三尖弁中隔尖および後尖の心室壁付着部位が右室心側へ偏位している．重症例では乳児期に死亡する).
E. disease エプスタイン病〔医学〕.
E. lesion エプスタイン病〔巣〕(糖尿病にみられる腎尿細管の硝子様変性).
E. pseudoleukemia エプスタイン偽白血病(高熱を伴う多発性リンパ血管腫).
E. sign エプスタイン徴候(心膜腔内に多量の液が貯留してくると心臓肝臓角が次第に鈍角となってくる).
E. treatment エプスタイン療法(肥満症の療法としてすべての炭水化物の摂取を禁ずる方法.), = Ebstein diet.
EBT electron beam tomography 電子ビーム断層撮影法の略.
eb·ul·li·om·e·ter [ibʌliɑ́mitər] 沸点計.
ebullioscopic method 沸点上昇法〔医学〕.
eb·ul·li·os·co·py [ibʌliɑ́skəpi] 沸点法(溶媒の沸点は溶質の添加により上昇し，希薄溶液ではその同モル数に対し同一であるから，氷点降下と同様にこの関係を分子量の測定に応用する方法). 形 ebullioscopic.
eb·ul·li·tion [èbəlíʃən] 沸騰〔医学〕, = boiling.
e·bur [ébə:] 象牙.
e. dentis 象牙質, = dentin(e).
eb·ur·ine [ébjurin] 人造象牙.
eb·ur·na·tion [èbə:néiʃən, i:bə:–] ① 化骨性骨炎, = condensing osteitis. ② 象牙質化. ③ 緻(ち)密化

〔医学〕.
e. of dentin 象牙質の象牙化.
ebur·ne·ous [ebə́:niəs] 象牙のような.
eb·ur·ni·tis [èbə:náitis] ① 象牙質炎〔医学〕. ② エナメル硬化.
EBUS endobronchial ultrasonography 気管支腔内超音波断層法の略.
EBV ① effective blood volume 有効血液量の略. ② Epstein–Barr virus エプスタイン・バーウイルスの略.
EC ① effective concentration 有効濃度の略. ② Enzyme Commission 酵素委員会の略. ③ escherichia coli 大腸菌の略. ④ esophageal carcinoma 食道癌の略. ⑤ expiratory center 呼息中枢の略.
ECA enterobacterial common antigen 腸内細菌共通抗原の略.
é·car·teur [ekɑ:tjúr] [F] 開創器(retractor の一種).
ecau·date [í:kɔ:deit] 無尾の, = tailless.
ECBO virus ECBO ウイルス(enteric cytopathogenic bovine orphan ウイルス).
ec·bol·ic [ekbálik] ① 堕胎の. ② 堕胎薬, 陣痛促進薬〔医学〕, = oxytocic.
e. folliculitis 脱落性毛嚢炎, = Grindon disease.
ec·bo·line [ékbəlin] エクボリン(エルゴトキシン), = ergotoxine.
ECC ① emergency cardiac care 救急心血管治療, 心臓急迫症管理の略. ② external cardiac compression 胸壁外心〔臓〕圧迫の略(人工心肺により人工的に生体外回路との間で血液循環を行う方法).
ec·cen·tric [ikséntrik] ① 離心の, 偏心の, 中心外の. ② 偏心輪(工学), = excentric.
e. amputation 偏心切断〔術〕(縫合部が骨断端を外れている切断).
e. angle 離心角, 偏心角.
e. anomaly 離心近点角.
e. atrophy 遠心性萎縮(中心から外部へ向かい進行する萎縮).
e. contraction 伸張性収縮〔医学〕, 遠心性収縮〔医学〕.
e. growth 偏心成長.
e. hypertrophy 遠心性肥大(心筋細胞内で筋節が主として縦方向に新生するので心内腔は拡大する).
e. implantation 偏心着床.
e. interocclusal record 偏心咬合記録.
e. limitation 偏心限界(視野の), 中心外限界(視野の限定された状態で, 辺縁部はほかと比べて著明である).
e. nystagmus 離心性眼振〔医学〕.
e. occlusal position 偏心咬合位.
e. occlusion 偏心咬合〔医学〕(下顎が安静位置から動いたときの咬合で, 動作時咬合ともいう).
e. position 偏位, = eccentric relation.
e. projection 偏心投影〔法〕〔医学〕, 中心外投影〔医学〕.
e. scotoma 中心外暗点, 副中心暗点.
e. sensation 共心感覚(部位の概念).
ec·cen·tric·i·ty [èksentrísiti] ひねくれ〔症〕〔医学〕.
ec·cen·tro·chon·dro·pla·sia [iksèntroukàndroupléiziə] 外軟骨形成.
ec·cen·tro-os·te·o·chon·dro·dys·pla·sia [ikséntrou àstiəkàndroudispléiziə] 中心外性多発骨軟骨発育異常(モルキオ病), = Morquio disease, 偏在性骨軟骨形成異常〔症〕〔医学〕.
ec·cen·tro·pi·e·sis [iksèntroupaií:sis] 内より外への圧力.
ec·ce·pha·lo·sis [èksefəlóusis] 〔胎児〕大脳切除(分娩困難な場合の手術), = cephalotomy, excerebration.
ec·chon·dro·ma [èkəndróumə] 外軟骨腫〔医学〕(軟骨または骨膜下に発生する真性腫瘍).
ec·chon·dro·sis [èkəndróusis] 外軟骨症〔医学〕(Virchow が提唱した名称で, 軟骨組織から発生する増殖症).
ec·chon·dro·tome [ikándrətoum] 軟骨切除刀.
ec·chor·do·sis [èkɔ:dóusis] 脊索腫症(下垂体斜台から頭蓋内部に突出する膠質状脊索の部分).
e. physaliformis 胞状脊索腫, = ecchordosis physaliphora. → chordoma.
e. physaliphora 胞状脊索腫.
ec·chy·moid [ékimɔid] 斑状出血の, = ecchymotic.
ec·chy·mo·ma [èkimóumə] 〔皮下〕血腫.
ec·chy·mo·ses [èkimóusi:z] 斑状出血(ecchymosis の複数).
ec·chy·mo·sis [èkimóusis] 斑状出血, 皮下溢血〔医学〕, 溢血斑(点状出血より大きく, 1～2cm 直径程度の皮下溢血斑). 複 ecchymoses. 形 ecchymotic.
e. conjunctivae 結膜出血.
e. palpebrae 眼瞼皮下出血.
e. subconjunctivalis 結膜下出血.
ec·chy·mot·ic [èkimátik] 斑状出血の, = ecchymoid.
e. mask 紫斑面(外傷性窒息にみられる).
Eccles, Sir John Carew [ékəlz] エックルズ(1903生, オーストラリアの生理学者. 神経細胞膜の研究により A. L. Hodgkin および A. F. Huxley とともに1963年度ノーベル医学・生理学賞を受けた).
ec·co·prot·ic [èkouprátik] 〔緩〕下薬, = cathartic.
ec·crine [ékri:n] エクリン(分泌物が液状成分のみで, その細胞を含まずに漏出する分泌様式についていう), = exocrine.
e. duct adenoma エクリン汗管腺腫.
e. duct carcinoma エクリン汗管上皮腫.
e. gland エクリン腺〔医学〕, 小汗腺, 顆粒分泌腺, 水液腺(主に水分を分泌する腺. アポクリン腺と対立していう).
e. gland carcinoma エクリン腺癌.
e. hidrocystoma エクリン汗嚢腫.
e. nevus エクリン母斑.
e. porocarcinoma 表皮内汗管癌.
e. poroma エクリン汗孔〔上皮〕腫, = eccrine poroepithelioma, eccrine poroacanthoma.
e. spiradenoma エクリンラセン腫.
e. sweat エクリン汗.
e. sweat apparatus エクリン汗腺〔医学〕.
e. sweat apparatus tumor エクリン器官腫瘍(エクリン汗腺腫瘍), = eccrine sweat gland tumor.
ec·cri·nol·o·gy [èkrinálədʒi] 分泌排泄学.
ec·cri·si·ol·o·gy [èkriziálədʒi] 分泌排泄学, = eccrinology.
ec·cri·sis [ékrisis] 排出(廃棄物の).
ec·cri·tic [ekrítik] 排泄薬, 催泌剤, 排出性の, 排出を促進する.
ec·cy·e·sis [èksaií:sis] 子宮外妊娠.
ECD endocardial cushion defect 心内膜床欠損〔症〕, 一次孔心房中隔欠損症の略.
ec·dem·ic [ikdémik] 異所性疾患の.
ec·de·mo·ma·nia [èkdəméiniə] 徘徊症, = ecdemonosus.
ec·der·on [ékdərən] 表皮, = epidermis.
ecdysial glands 脱皮腺.
ec·dys·i·asm [ekdáisiəzəm] 脱衣狂, 脱衣嗜好症.
ec·dy·sis [ékdisis] 脱皮, 蛻(ぜい)皮, 脱殻, = desquamation, molting.
ec·dy·sist [ékdisist] エクディシスト.

ec·dy·sone [ekdáisoun] エクジソン（節足動物の脱皮や変態を誘導する脱皮ホルモン）.
e·ce·sis [isí:sis] 定着，土着，定住（生物の）.
ECF ① eosinophil chemotactic factor 好酸球走化〔性〕因子の略. ② extracellular fluid 細胞外液の略.
ECF-A eosinophil chemotactic factor of anaphylaxis アナフィラキシー好酸球走化因子，好酸球走化〔性〕因子の略.
ECFE endocardial fibroelastosis 心内膜弾性線維症の略.
ECFMG Educational Commission for Foreign Medical Graduates（アメリカで医業を行う際に資格認定を行う機関）.
ECG ① electrocardiogram 心電図の略，= EKG. ② electroencephalography 脳波の略. ③ movement electrocardiogram 運動負荷心電図の略.
ECG gated cardiac scintigraphy 心電図同期心シンチグラフィ.
ec·go·ni·dine [ekgóunidin] エクゴニジン，= anhydroecgonine.
ec·go·nine [ékgənin] エクゴニン ㊗ tropine carboxylic acid $C_9H_{15}NO_3$（コカイン分子の一構成成分をなす苦味質）.
echelle grating エシェル格子 [医学].
ech·e·lon [éʃələn] 階段，梯（てい）列.
e. grating 階段格子（赤外線スペクトル分析に用いるもの），= echelette grating.
ech·e·o·sis [èkióusis] 高音神経症（高声または雑音などの持続的影響により生ずる神経症）.
Echette grating エシェット格子（赤外線スペクトル分析に用いるもの）.
e·chid·na [ikídnə] ハリモグラ.
e·chid·nase [ikídneis] エキドナーゼ（ヘビ毒に含まれている催炎性酵素）.
e·chid·nin [ikídnin] ヘビ毒（またはヘビ毒により生ずる窒素含有成分），= viperin.
Echi·na·cea [èkinéiʃiə] エキナセア属（キク科植物の一属，*Echinacea pallida* などは強壮薬）.
ech·i·nate [ékineit] 刺状（細菌培養についていう），= echinulate.
e·chin·e·none [ikínənoun] エキネノン（ウニの性腺から分離されるカロチノイドプロビタミンで体内でビタミンAに分解する）.
echino- [ikainou, iki-, -nə] ① ウニ［海胆］との関係を表す接頭語. ② とげのあるという意味の接頭語.
Echi·no·chas·mus [ikainəkǽzməs] エキノカスマス属（吸虫の一属. 鳥類，哺乳類の腸管に寄生）.
e·chi·no·chrome A [ikáinəkroum ei] エキノクロームA $C_{12}H_{10}O_7$（棘皮動物 *Echinodermata* のウニの体腔に含まれている触媒性色素で，ヘミン系を含む細胞の呼吸増進因子または生殖における受精促進因子），= gynogamone I.
e·chi·no·coc·ci·a·sis [ikàinəkɑksáiəsis] 包虫症，= echinococcosis.
e·chi·no·coc·co·sis [ikàinəkɑkóusis] 包虫症 [医学]，エキノコックス症 [医学]，包条虫症（*Echinococcus granulosus* および *E. multilocularis* の幼虫が寄生して生じる疾患で，単房性の場合は慢性の経過をとるが，多房性包虫では結合織膜ができないで，多発性転移を起こす. 侵入臓器により症候は異なる），= hydatid disease.
e. hepatis 肝包虫症.
e. pulmonum 肺包虫症.
E·chi·no·coc·cus [ikàinəkɑ́kəs] エキノコッカス属（条虫の一属. イヌ，キツネ，オオカミ，ネコなどの小腸に寄生，幼虫はヒトの肝臓などに寄生し，包虫症の原因となる）.
E. granulosus 単包条虫，単包包虫 [医学]，単包猬粒条虫（幼虫はヒトの肝臓などに寄生し単包虫症の原因となる），= hydatid tapeworm.
E. multilocularis 多包条虫（イヌ，ネコ，キツネなどの小腸に寄生，幼虫はヒトの肝臓などに寄生し，多包虫症の原因となる）.
e·chi·no·coc·cus [ikàinəkɑ́kəs] 包虫 [医学]，エキノコックス，包条虫.
e. cyst 包虫嚢胞 [医学].
e. disease エキノコックス病.
e. polymorphus 多型包虫.
e·chi·no·cyte [ikáinəsait] エキノサイト（棘状の赤血球）.
e·chi·no·derm [ikáinədə:m] 棘皮動物.
E·chi·no·der·ma·ta [ikàinoudə́:mətə] 棘皮動物門（ウニ類，ヒトデ類，ナマコ類などを含む体腔動物の一門. すべて海産で，群体を構成するものはない），= echinoderms.
E·chi·noi·dea [èkinɔ́idiə] ウニ［海胆］綱（棘皮動物の一綱），= sea urchins.
e·chin·oph·thal·mia [ikàinɑfθǽlmiə] 睫毛性眼瞼炎（睫毛の突出する眼炎）.
e·chi·no·plu·te·us [ikaìnəplú:tiəs] エキノプルテウス（ウニ［海胆］類のプルテウス幼生）.
e·chi·nop·sine [èkinɑ́psin] エキノプシン（キク科ムラサキバレンギク *Echinops ritro* の種子に存在するアルカロイド）.
E·chi·no·rhyn·chus [ikàinəríŋkəs] エキノリンカス属（鉤頭虫の一属）.
ech·i·no·sis [èkinóusis] 棘状赤血球症，= crenation.
E·chi·no·sto·ma [ikàinoustóumə, -nɑ́stəmə] 棘口吸虫属（前端近くに1～2列の棘からなる頭冠をもち，脊椎動物の腸管，ときに胆管に寄生. ヒトの腸管寄生例も報告されている）.
E. hortense 浅田顎口吸虫（浅田順一，1891-1967）.
E·chi·no·sto·ma·ti·dae [ikàinoustoumǽtidi:] 棘口吸虫科（体前端近くに1～2列の棘からなる頭冠をもつ. 爬虫類，鳥類，哺乳類の腸管，ときに胆管，輸尿管に寄生する. *Echinostoma*，*Echinoparyphium* などの属を含む）.
echinostome cercaria 棘口セルカリア.
e·chi·no·sto·mi·a·sis [ikàinəstòumáiəsis] 棘口吸虫症，棘口吸虫感染症 [医学]（棘口吸虫の寄生により生ずる疾病，ドジョウの生食などによる寄生例が増えている. 腸管に寄生し，強い上腹部痛，下痢，好酸球増加などを示す）.
e·chin·u·late [ikínjuleit] ヒゲの多い.
Ech·is [ékis] （クサリヘビ科の一属で，インド産毒ヘビ）.
E. carinatus （鋸状鱗のある毒ヘビ），= phoorsa, saw-scaled viper.
e·chit·a·mine [ikítəmin] エキタミン $C_{22}H_{29}N_2O_4$（アルストニア皮のアルカロイド），= ditaine.
e·chit·e·in [ikítəin, -ti:n] エキテイン $C_{42}H_{70}O_2$（アルストニア皮の苦味質）.
e·chit·e·nine [ikítinin] エキテニン $C_{20}H_{27}NO_4$（dita bark から得られる褐色無結晶性アルカロイド）.
ech·i·tin [ékitin] エキチン $C_{32}H_{52}O_2$（*Alstonia scholaris* 樹皮にある苦味質）.
ECHO virus ECHOウイルス（enteric cytopathogenic human orphan ウイルス），= echovirus.
ech·o [ékou] エコー，反響，山彦，= reverberation.
e. beat 回帰収縮.
e. cardiography 心エコー検査，超音波心臓検査〔法〕，= echocardiography.
e. encephalogram 脳エコー図 [医学].
e. encephalography 脳エコー検査〔法〕[医学]，

= echoencephalography.

e.-free エコーフリー，無エコー（内部エコーがないこと．超音波の照射において無反射の状態で，超音波検査によって描出された臓器の一部に内部エコーがないこと．充満した膀胱，胆嚢，血管，胸・腹水，各種嚢胞性病巣などは無反射となりエコーがない），= sonolucent.

e.-free space エコーフリースペース［医学］，無エコー域（心エコー図では，ふつう心膜液貯留を意味する）.

e. level エコーレベル［医学］.

e. pattern エコーパタン［医学］.

e. planar imaging (EPI) エコープラナー撮像法［医学］，超高速撮像.

e.-poor 低エコー〔レベル〕［医学］.

e.-rich 高エコー〔レベル〕［医学］.

e. sign 反響徴候（失語症において不随意的に文章の終わりを繰り返すこと），= echololia.

e. sign of hydatid cyst 胞虫嚢胞の反響徴候（嚢胞部位を打診しながら聴診するとき聞こえる反響様の雑音）.

e. speech 反響言語，= echolalia.

e. symptom 反響症状［医学］.

e. time エコー時間［医学］.

ech·o·a·cou·sia ［èkouəkú:siə］ 反響様複聴症，= diplacusis echotica.

ech·o·car·di·o·gram ［èkouká:diəgræm］ 心エコー図［医学］.

ech·o·car·di·o·graph ［èkouká:diəgræf］ 心エコー計［医学］.

ech·o·car·di·og·ra·phy ［èkoukà:diágrəfi］ 心臓超音波検査法，心エコー図検査法［医学］.

ech·o·en·ceph·a·log·ra·phy ［èkouensèfəlágrəfi］ 脳エコー検査，超音波脳検査法（大泉門より冠状断，矢状断の2方向の断層面を描出．血流速度計はパルスドプラを用いる．新生児の頭蓋内構造・病変，脳血流の経時的描出．頭蓋内出血，虚血性病変，脳室周囲白質軟化症，水頭症などの診断に有用）.

ech·o·gen·ic ［èkouʤénik］ エコー源性（内部に超音波を反射する面を有すること）.

ech·o·gen·i·ci·ty ［èkouʤənísiti］ エコー反射性［医学］（超音波反射の程度）.

ech·o·gram ［ékougræm］ エコー図［医学］（超音波の照射により各組織からの反射波の差を電気的信号に変換し画像化されたもの．心エコー図，胆嚢，肝臓，胎児などの状態が観察される）.

ech·o·graph·ia ［ekəgræfiə］ 反響書字（目にした文字や耳にした言葉を書く現象．視覚性反響書字，聴覚性反響書字がある），反響模写.

echog·ra·phy ［ekágrəfi］ 超音波検査法［医学］（パルス状の超音波を放出し，組織からの反射波を画像化する方法．エコー法診断装置により，通常1〜20メガヘルツ(MHz)程度の高周波が用いられる）.

echoic memory エコイックメモリー（聴覚刺激における感覚記憶）.

ech·o·ki·ne·sia ［èkoukainí:siə］ 保続〔症〕［医学］.

ech·o·ki·ne·sis ［èkoukainí:sis］ 反響運動［医学］，反響動作，= echokinesia.

ech·o·la·lia ［èkouléiliə］ 反響言語［医学］，エコラリア（不自然な復唱で，お名前は…と問えば，お名前は…と反復する）.

ech·o·la·lus ［èkouléiləs］ （精神病者が無意味な話を反復すること）.

ech·o·lo·ca·tion ［èkouloukéiʃən］ 反響定位［医学］，反射定位（反響位置判断，コウモリが飛ぶ時に行う）.

e·cho·ma·tism ［ekóumətizəm］ 反響〔症〕，= echomimia, echomotism, echopraxia.

ech·o·mim·ia ［èkoumímiə］ 反響表情，動作模倣症［医学］.

ech·o·mo·tism ［èkoumóutizəm］ 反響動作（他人の動作を不随意的に模倣すること），= echopraxia.

ech·o·pal·i·la·lia ［ekoupæləléiliə］ 反響反復言語.

e·chop·a·thy ［ikápəθi］ 反響動作〔症〕（同じ言葉，行動を意味なく繰り返すことを特徴とする反響現象を呈する），= echolalia, echopraxia.

ech·o·prax·ia ［èkoupræksiə］ 反響動作〔症〕（他者の言動を取捨選択することなく自動的に模倣すること）.

échor·ché ［ekɔ:ʃéi］ [F] 筋肉体模型（筋肉系を学ぶために皮膚をはいだもの）.

ech·o·thi·o·phate io·dide ［èkouθáiəfeit áiədaid］ ヨウ化エコチオフェート（強力な有機リン化合物で，コリンエステラーゼ阻害作用をもつ．緑内障の治療に用いる）.

ech·o·to·mog·ra·phy ［èkoutəmágrəfi］ 超音波断層法.

ech·o·vi·rus ［èkouváiərəs］ エコーウイルス（ピコルナウイルス科のウイルスで，かぜ症候群，無菌性髄膜炎などの原因となる．enteric cytopathogenic human orphan virus の頭文字をとって命名された）.

ech·u·gin ［ékjuʤin］ エクギン $(C_5H_8O_2)_n$（アフリカ産 *Adenium boehmianum* の乳液にある毒性配糖体），= echujin.

e·ci·o·ma·nia ［èsiouméiniə］ = ecomania, oeciomania.

Eck, Nikolai Vladimirovich ［ék］ エック（1847–1908，ロシアの生理学者）.

E. fistula エック瘻（門脈と下大静脈の間の人工的連絡路）.

E. in reverse fistula 逆エック瘻（体背部からの血液を肝臓に導く手術）.

Ecker, Alexander ［ékər］ エッケル（1816–1887，ドイツの解剖学者）.

E. convolution エッケル回〔転〕，= posterior occipital convolution.

E. corpuscle エッケル小体（胸腺にみられる），= Hassall corpuscle.

E. fissure エッケル溝（paroccipital fissure の一部．後頭横裂）.

Ecker, Enrique Eduardo ［ékər］ エッカー（1887–1966，アメリカの細菌学者）.

E. diluting fluid エッカー希釈液（血小板の直接計算のとき用いる希釈液で，クエン酸ナトリウム3.8%水溶液にホルマリン液0.2mLと1%ブリリアントクレジルブルー液0.1mLとを加えたもの），= Rees and Ecker fluid.

ECLA extracorporeal lung assist 体外式肺補助の略.

ec·la·bi·um ［ikléibiəm］ 唇外反，外反唇［医学］.

ec·lamp·sia ［iklǽmpsiə］ 子癇（しかん）［医学］，急癇，痙攣発作（主として末梢神経の急激な痙攣発作）. 形 eclamptic.

e. gravidarum 妊娠子癇，= eclampsia of pregnancy.

e. in labor 分娩子癇［医学］.

e. nutans 点頭痙攣，= convulsion, nodding spasm, salaam.

e. of pregnancy 妊娠子癇［医学］.

e. parturientium 分娩子癇.

e. puerperalis tardissima 遅発性産褥子癇.

e. rotans 頭部回転痙攣.

e. without convulsion 無痙攣子癇［医学］.

ec·lamp·sism ［iklǽmpsizəm］ 類子癇症［医学］（痙攣発作はないがほかの中毒症状を有する産褥子癇）.

ec·lamp·tic ［iklǽmptik］ 子癇の.

e. amaurosis 子癇性黒内障.

e. attack 子癇発作［医学］，= eclamptic fit.

e. coma 子癇性昏睡〔医学〕.
e. fit 子癇発作.
e. idiocy 子癇性白痴(子癇による痙攣によって発現した白痴).
e. seizure 子癇発作〔医学〕.
e. toxemia 子癇性妊娠中毒症，＝eclamptogenic toxemia.
e. uremia 子癇性尿毒症〔医学〕.
ec·lamp·tism [iklǽmptizəm] 妊娠痙攣(妊娠中毒症の一種).
ec·lamp·to·gen·ic [iklæ̀mptəʤénik] 子癇誘発の，＝eclamptogenetic，eclamptogenous.
ec·lec·tic [ikléktik] 折衷の(取捨選択の).
ec·lec·ti·cism [ikléktisizəm] 折衷説(主義)〔医学〕，折衷派医学(各派の診療の最良法を折衷する学派)，＝eclectic medicine，eclectic practice，eclectic school.
e·clipse [iklíps] 日食，暗黒現象．[形] ecliptic.
e. blindness 日食盲〔医学〕.
e. injury of retina 日食性網膜損傷(盲点の発現が特徴).
e. period 暗黒期〔医学〕，エクリプス期.
e. phase エクリプス期，暗黒期.
e. plumage 冬羽.
e. red (赤色アゾ色素でpH2.0～4.0の指示薬)，＝benzopurpurin 4B，cotton red 4B.
ec·lo·gite [ékləʤait] エクロジャイト，榴輝石(ハンレイ(斑糲)岩 gabbro に類似の岩石で緑色の輝石と赤色のザクロ石とからなる).
ECLS extracorporeal cardiopulmonary support 体外式心肺補助の略.
ec·ly·sis [éklisis] エクリシス，軽度虚脱(軽症な失神).
ECM ① erythema chronicum migrans 慢性遊走性紅斑の略．② external cardiac massage 体外心マッサージの略．③ extracellular matrix 細胞外基質，細胞外マトリックスの略.
ec·mne·sia [ekmní:ziə] 新規健忘〔医学〕(以前の事件を記憶するが，最近のことを忘れる健忘)，＝ecmnesis.
ECMO extracorporeal membrane oxygenator 体外膜型酸素化(付加)装置の略.
ECMO virus ECMOウイルス(サル腎から分離されたピコルナウイルスの一つ)，＝enteric cytopathogenic monkey orphan virus.
eco·clea·tion [i:koukli:ʃən, èk–] ① 蝸牛切除．② 摘出.
ECoG electrocorticogram 脳電図，皮質脳波，皮質電図の略.
e·coid [í:kɔid] 赤血球基質，＝oecoid，stroma of red cells.
ecologic study 地域相関研究，生態学的研究.
e·co·log·i·cal [i:kəlάʤikəl, èk–] 生態学的の〔医学〕.
e. balance 生態的均衡〔医学〕.
e. distribution 生態分布.
e. ectocrine 生態学的エクトクリン(ある種族において生合成される化学物質).
e. genetics 生態遺伝学〔医学〕.
e. succession 生態〔学的自然〕更新〔医学〕.
e. system 生態系，＝ecosystem.
e·col·o·gy [ikάləʤi, ek–] ① 生態学(生物の環境と生活環とを研究する学問)．② 環境衛生学，＝environmental hygiene，bionomy．[形] ecological.
eco·ma·nia [ikouméiniə, èk–] エコマニア(権威者をあがめ崇拝し，家人を軽蔑し，いばりちらす態度)，＝domestic perversity，eciomania.
e·con·o·met·rics [ikὰnəmétriks] 計量経済学〔医学〕.
ec·o·nom·ic [èkənάmík] 経済〔学〕の.
e. barrier 経済的障壁.
e. blindness 経済盲(視力を要する仕事の不能).
e. botany 実用植物学〔医学〕.
e. coefficient 利用係数(効果).
e. cure 経済的療法.
Economo, Constantin von [ikάnəmou, ek–] エコノモ(1876–1931，オーストリアの神経学者).
E. disease エコノモ病(ウイルス性脳炎といわれて，眼球運動の障害を症状ともする．嗜眠性脳炎)，＝von Economo disease.
E. encephalitis エコノモ脳炎．→ von Economo encephalitis.
econ·o·my [ikάnəmi, ek–] ① 経済．② 新陳代謝.
e. class syndrome エコノミークラス症候群(深部静脈血栓症，急性肺動脈血栓塞栓症．飛行機などの狭いシートに長時間同じ姿勢で座ることにより，脚の静脈に血栓を生じ，肺塞栓などを発症する．時間が長いほど発生率が高い．旅行者血栓症ともいう)，＝deep vein thrombosis.
e. quotient 経済商(水平衡の表現として摂取した水の分量とその排泄との比).
eco·par·a·site [ì:kəpǽrəsait, èk–] 内部寄生虫，＝ecosite，oecoparasite.
eco·pho·bia [ì:koufóubiə, èk–] 住居恐怖症，＝oecophobia，oikophobia.
ecos·tate [ikάstət, –steit] 無肋骨の.
ec·o·sys·tem [í:kəsistem, ék–] 生態系.
ec·o·tax·is [ì:kətǽksis, ék–] 指向現象〔医学〕.
ecothiopate iodide エコチオパートヨウ化物 [化] *N*–[2–(diethoxyphosphorylsulfanyl) ethyl]–*N*, *N*, *N*–trimethylammonium iodide $C_9H_{23}INO_3PS$: 383.23 (ヨウ化エコチオパート，ヨウ化エコチオフェイト，コリンエステラーゼ阻害薬，第四級アンモニウム－チオリン酸エステル系緑内障治療薬).

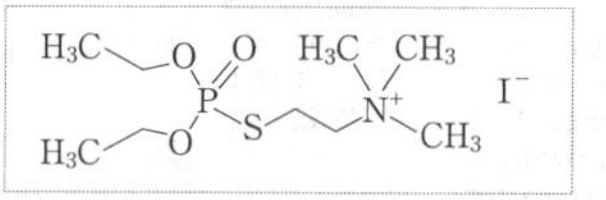

e·co·tope [ékoutòup] エコトープ，生態環境(生物群集の環境をいう).
ec·o·tox·i·col·o·gy [ì:koutὰksikάləʤi, èk–] 生態毒性学.
ec·o·trop·ic [ì:koutrάpik, èk–] 同種指向性〔医学〕.
e. virus エコトロピックウイルス(マウス細胞にしか感染しないウイルス).
ec·o·type [í:kətaip, ék–] 生態型〔医学〕.
écou·vil·lon [íku:vijɔ́n, ék–] [F] エクービヨン(気管挿入管，洗浄器，掃除器などをいうので，それを用いる方法を écouvillonage と呼ぶ).
ECP ① eosinophil cationic protein 好酸球由来陽性タンパク質，好酸球カチオン性タンパクの略．② external counterpulsation 胸壁外カウンターパルゼーション法の略.
ec·phlys·is [eklísis] 小水疱疹，水癬.
ec·pho·ria [ekfɔ́:riə] 記憶喚起，＝ecphory.
ec·pho·rize [ékfɔ:raiz] 喚起する，記憶再生する.
ec·phy·a·dec·to·my [ekfàiədéktəmi] 虫垂切除術，＝appendectomy.
ec·phy·a·di·tis [ekfàiədáitis] 虫垂炎，＝appendicitis.
ecphylactic region 無防御部位(感染の).
ec·phy·lax·is [èkfailǽksis] 無防衛．[形] ecphylactic.
ec·phy·ma [ekfáimə] 皮膚腫瘍.

e. globulus 結節性皮膚腫（アイルランドの結核性皮膚病），= button scurvy.
ec·phy·se·sis [èkfaisí:sis] 急速呼吸.
ec·py·e·tic [èkfaiétik] 化膿促進の.
écra·seur [ekrəzjú:r] [F] 絞断係蹄（輪状にきつく結び，その輪の中を切断する器具）.
ECSO virus ECSO ウイルス（enteric cytopathogenic swine orphan virus）.
ec·sta·sis [ékstəsis] 恍惚，恍惚大悦，= ecstasy.
ec·sta·sy [ékstəsi] エクスタシー（合成麻薬：メチレンジオキシメタアンフェタミンの俗称），恍惚〔医学〕，恍惚大悦（もうろう状態の一つ）. 形 ecstatic.
ec·stat·ic [ekstǽtik] 恍惚の.
e. trance 恍惚性トランス.
ec·stro·phia [ekstróufiə] 外反（主として眼瞼外反症 ectropion の意味に用いられる），= ecstrophy.
e. vesicae 膀胱外反，= exstrophy of bladder.
ECT ① electroconvulsive therapy 電気痙攣療法の略. ② electroshock treatment 電気ショック療法の略. ③ emission computed tomography エミッションCT，放射形コンピュータ断層撮影法の略.
ec·ta·co·lia [ektəkóuliə] 結腸拡張，= dilatation of colon, ectacoly.
ec·tad [éktæd] 外面へ，= outward.
ec·tal [éktəl] 表面の，外面の，= external.
ec·ta·sia [ektéiziə] 拡張〔症〕，= ectasis, ectasy. 形 ectatic.
e. cordis 心臓拡張症.
e. iridis 虹彩変位による縮瞳.
e. sclerae 強膜拡張（ブドウ腫）.
e. sclerae totalis 全強膜拡張.
e. ventriculi paradoxa 逆性胃拡張（漏刻胃），奇異胃拡張症，= hourglass stomach.
ec·ta·sis [éktəsis] 拡張〔症〕，拡張〔法〕，= ectasia.
ec·tat·ic [ektǽtik] 拡張性の.
e. aneurysm 拡張性動脈瘤.
e. emphysema 拡張性気腫（肺胞の）.
ec·ten·tal [ekténtəl] 内外胚葉の.
e. line 内外胚葉境界線.
ec·ter·o·gaph [ékterəgræf] 腸蠕（ぜん）動描画器.
ec·teth·moid [ektéθmɔid] 外篩（篩骨外側の気胞群）.
e. bone 篩骨外側部（篩骨迷路），= labyrinthus ethmoidalis.
e. cartilage = paranasal cartilage.
ec·thy·ma [ekθáimə] 膿瘡〔医学〕（化膿菌による深部膿痂疹）. 形 ecthymatous.
e. contagiosum ヒツジ痘（ポックスウイルスによるヒツジ，ヤギの感染症でヒトにも伝播し，感染部位の水疱，潰瘍を形成する），= bovine pustular dermatitis, orf, sore mouth.
e. gangraenosum 壊疽性膿瘡〔医学〕.
e. gangraenosum cachecticorum 悪液性壊疽性膿瘡.
e. simplex 単純性膿瘡.
e. syphiliticum 梅毒性膿瘡，= ecthymatous syphilide.
e. terebrans infantum 小児侵食性膿瘡.
e. vulgare 尋常性膿瘡，= ecthyma simplex.
ecthymatous syphilid(e) 深膿痂疹性梅毒疹.
ecthymiform syphilid(e) 膿瘡性梅毒疹〔医学〕.
ec·thy·re·o·sis [ekθàirióusis] 甲状腺機能欠如.
ec·ti·ris [ektáiris] 虹彩表層，= Zinn membrane.
ect(o)- [ekt(ou), -t(ə)] 外の意味を表す接頭語.
ec·to·an·ti·gen [èktouǽntidʒən] 外抗原，エクトアンチゲン（① 細菌の外膜により遊離する抗原. ② 細菌外膜に結合した抗原），= exoantigen.
ec·to·bat·ic [èktəbǽtik] 輸出の，放出の，= efferent.
ec·to·blast [éktəblæst] ① 外胚葉，上胚葉，= epiblast. ② 外膜.
ec·to·car·dia [èktouká:diə] 心臓偏位，心臓転位〔医学〕.
ec·to·cer·vi·cal [èktousə́:vikəl] 子宮腟部の.
ec·to·cer·vix [èktousə́:viks] 子宮頸部外膜.
ec·to·cho·roi·dea [èktoukɔ:rɔ́idiə] 脈絡膜外被.
ec·to·ci·ne·rea [èktousiní:riə] 灰白質.
ec·to·co·lon [èktoukóulɑn] 結腸拡張.
ec·to·co·los·to·my [èktoukoulɑ́stəmi] 腹式結腸造口〔術〕.
ec·to·con·dyle [èktəkɑ́ndil] 外顆（骨の）.
ec·to·cor·nea [èktoukɔ́:niə] 角膜外被.
ec·to·cra·ni·al [èktoukréiniəl] 頭蓋外の.
ec·to·crib·ral [èktəkríbrəl] 外篩の.
ec·to·crine [éktəkri:n] エクトクリン（植物の生活に影響を与える化合物の総称）.
ec·to·cu·ne·i·form [èktoukju:ní:ifɔ:m] 外楔状骨.
ec·to·cyst [éktəsist] 皮様嚢腫外膜，外シスト.
ec·to·dac·tyl·ism [èktədǽktilizəm] 指欠如.
ec·to·derm [éktədə:m] 外胚葉（胚子の原始胚芽層のうち最も外層をなす部分で，表皮とその誘導組織である爪，毛髪，皮腺，および神経系，感覚器，肛門と口腔の粘膜とに発育分化する. 他の部分である内胚葉 entoderm および中胚葉 mesoderm と区別していう），= ectoderma. 形 ectodermal, ectodermic.
ec·to·der·mal [èktoudə́:məl] 外胚葉の〔医学〕，外胚葉性.
e. amnion raphe 外胚葉羊膜縫線〔医学〕.
e. cloaca 外胚葉総排出腔（排泄腔膜破裂後肛門道が嵌頓して生ずる部分）.
e. defect 外胚葉性欠損〔症〕〔医学〕.
e. dysplasia 外胚葉異形成〔症〕〔医学〕.
e. dysplasy 外胚葉性異形成〔医学〕.
e. mesoderm 外胚葉系中胚葉.
ec·to·der·mic [èktoudə́:rmik] 外胚葉の，= ectodermal.
e. cavity 外胚葉腔〔医学〕.
e. neurotrope 向外胚葉性神経性ウイルス（脳脊髄炎の病原体に対して1929年に Levaditi が与えた術語）.
ectodermogenic neurosyphilis 外胚葉性神経梅毒（大脳，脊髄，神経の梅毒）.
ec·to·der·mo·sis [èktoudə:móusis] 外胚皮膚症，= ectodermatosis.
e. erosiva pluriorificialis 多口びらん性外胚葉症（発熱をともなう開口部粘膜のびらん性疾患. Rendu-Fiessinger），= dermatostomatitis, Stevens-Johnson syndrome.
ec·to·en·tad [èktouéntæd] 外より内へ，= from outside inward.
ec·to·en·zyme [èktouénzaim] 外酵素〔医学〕，細胞外酵素（細胞から周囲に分泌されるもの）.
ec·to·eth·moid [èktouéθmɔid] 外篩〔骨〕.
ec·to·gen·e·sis [èktədʒénisis] 体外発生，体外受精〔医学〕.
ec·to·gen·ic [èktədʒénik] 外因〔性〕の〔医学〕.
e. teratism 〔先天性〕部分欠損性奇形.
ec·tog·e·nous [ektɑ́dʒənəs] 外生〔性〕の，外因〔性〕の，外原〔性〕の，= ectogenic.
e. panophthalmitis 外因性全眼球炎，= ectogenous purulent chorioiditis.
ec·tog·lia [ektɑ́gliə] 外神経膠膜（胚脊髄管の外層）.
ec·to·glob·u·lar [èktəglɑ́bjulər] 血球外〔性〕の.
ec·to·glu·te·us [ektouglu:tí:əs] 大殿筋.
ec·tog·o·ny [ektɑ́gəni] エクトゴニー（発育中の胎

児が母体に及ぼす影響).
ec·to·hor·mone [èktouhɔ́:moun] エクトホルモン(生態学的に意義をもつパラホルモン様化学伝達物質).
ec·to·ke·los·to·my [èktouki:lástəmi] 腹式ヘルニア整復術.
ec·to·lec·i·thal [èktəlésiθəl] 卵黄偏位.
ec·to·loph [éktəlɑf] 外隆起(ウマの上顎大臼歯の外側隆起).
ec·tol·y·sis [ektálisis] 外形質融解.
ec·to·me·ninx [èktəméninks] 外髄膜.
ec·to·mere [éktəmiər] 割球外胚葉.
ec·to·mes·en·chyme [èktəmésəŋkaim] 外胚葉性中胚葉, 外胚葉性間葉織, 外胚葉性間葉〔医学〕.
ec·to·mes·o·blast [èktəmésəblæst] 外中胚葉(外胚葉または中胚葉に分化しない細胞層), = mesectoblast.
ec·to·mes·o·derm [èktəmésədə:m] 外胚葉性中胚葉.
ec·to·morph [éktəmɔ:f] 外胚葉型.
ec·to·mor·phic [èktəmɔ́:fik] 外胚葉型の.
ec·to·mor·phy [éktəmɔ:fi] 外胚形体(細長型), 外胚葉型〔医学〕.
-ectomy [ektəmi] 器官やその一部を切除することを表す接尾語.
ec·to·my [éktəmi] 切除(外科的), = surgical removal (excision).
ec·to·neu·rol·y·sis [èktounju:rálisis] 神経外剥離術(神経線維の外部またはその周囲にある組織を剥離する手術).
ec·top·a·gus [ektápəgəs] 胸壁結合奇形体, = thoracopagus tribrachius.
ec·top·a·gy [ektápəʤi] 胸部結合奇形, = ectopagia.
ec·to·par·a·site [èktəpǽrəsait] 外〔部〕寄生虫, = ectosite.
ectoparasitic infestation 外寄生虫侵入〔医学〕, 外部寄生虫感染(ダニや昆虫など外部寄生虫による感染).
ec·to·par·a·sit·ism [èktəpǽrəsaitizəm] 外〔部〕寄生, = infestation.
ec·to·pec·to·ra·lis [ektoupektəréilis] 大胸筋.
ec·to·per·i·to·ni·tis [èktoupèritənáitis] 外腹膜炎(腹膜の外壁側の炎症).
ec·to·phy·lax·i·na·tion [èktoufilæksinéiʃən] 体外産生免疫体の転移.
ec·to·phyte [éktəfait] ① 外寄生植物. ② 植物性外寄生虫.
ec·to·pia [ektóupiə] 転位, 逸所〔症〕, 変位, 異所〔医学〕, 脱出, = ectopy.
e. cloacae 総排泄腔外反〔症〕, = cloacae extrophy.
e. cordis 心臓転位症, 心臓脱〔出〕(心臓の先天性位置異常), = ectocardia.
e. lentis 水晶体転位症〔医学〕, 水晶体偏位.
e. lentis et pupillae 水晶体および瞳孔偏位.
e. maculae 黄斑偏位.
e. pupillae 瞳孔偏位, = corectopia.
e. renis 腎転位症, 腎外翻症.
e. testis 精巣変位, 睾丸変位, 異所性精巣(睾丸).
e. visceralis 内臓転位症, = ectopia viscerum.
ec·top·ic [ektápik] 異所性〔医学〕, 異所性の.
e. ACTH syndrome 異所性 ACTH 症候群.
e. ascariasis 異所性回虫症.
e. beat 異所性拍動〔医学〕, 異所性収縮〔医学〕(洞房結節以外の刺激によるもの), 期外収縮.
e. bone formation 異所〔性〕骨形成.
e. calcification 異所性石灰化(骨以外の組織にカルシウム沈着をきたすこと. しばしば炭酸カルシウムまたはリン酸カルシウムが沈着する).
e. eruption 異所萌出.
e. eyelash 異所性まつげ.
e. fetation 子宮外妊娠, = extrauterine gestation.
e. focus 異所性始点〔医学〕.
e. gastric mucosa 異所性胃粘膜〔医学〕.
e. gestation 子宮外妊娠.
e. gray matter 異所性灰白質.
e. hormone 異所性ホルモン.
e. hormone-producting tumor 異所性ホルモン産生腫瘍〔医学〕.
e. hormone production 異所性ホルモン産生〔医学〕.
e. impulse 異所性衝動(洞房節以外の個所から起こるもの).
e. impulse formation 異所性刺激生成〔医学〕.
e. kidney 異所性腎〔医学〕, 変位腎〔医学〕, = dystopic kidney.
e. mammary gland 異所性乳腺.
e. myelopoiesis 異所性造血〔医学〕(成人において骨髄以外の組織に造血現象が起こること), = extramedullary myelopoiesis.
e. organ 異所器官(臓器)〔医学〕.
e. ossification 異所性骨化〔医学〕.
e. pacemaker 異所性ペースメーカ(洞房結節以外のもの).
e. pancreas 異所性膵〔医学〕, 異所性膵組織.
e. parasite 異所寄生虫.
e. parasitism 異所寄生.
e. pinealoma 異所性松果体腫瘍〔医学〕.
e. placentation 子宮外胎盤形成〔医学〕, 異所〔性〕胎盤形成.
e. pregnancy 子宮外妊娠〔医学〕, 異所〔性〕妊娠〔医学〕.
e. rhythm 異所性調律〔医学〕, 異所性リズム(洞以外の部位の刺激による心拍リズム), = ectopic beats.
e. site 異所.
e. tachycardia 異所性頻拍.
e. teratism 異所性奇形(先天的に部分または器官が転位したもの).
e. testicle 転位精巣(睾丸), 精巣(睾丸)転位〔症〕〔医学〕.
e. testis 異所性精巣(睾丸)〔医学〕, 変位精巣(睾丸)〔医学〕.
e. thyroid 異所性甲状腺〔医学〕.
e. thyroid tissue 異所性甲状腺組織〔医学〕.
e. tissue 異所性組織(組織奇形の一つ).
e. tooth 列外歯.
e. tooth eruption 歯牙異所萌出〔医学〕.
e. ureter 異所性尿管〔医学〕.
e. ureterocele 異所性尿管瘤〔医学〕.
ec·to·pism [éktəpizəm] 奇行症(風変わりな挙動をする癖), = anatopism.
ec·to·pla·cen·ta [èktoupləséntə] 栄養膜(胎盤外膜), = trophoderm.
ec·to·pla·cen·tal [èktouplæséntəl] 栄養膜の(胎盤外膜の).
e. cavity 胎盤外腔(偽羊膜腔), = false amniotic cavity.
e. cone 外胎盤円錐.
ec·to·plasm [éktəplæzəm] 外〔形〕質, 外肉, 細胞外質, 細胞外膜, = ectoplast, exoplasm, plasma membrane.
ec·to·plas·mat·ic [èktəplæzmǽtik] 外形質の(光顕だけの時代には細胞質を, 小器官の多い内形質と小器官は少ないが突起などの多い外形質の2部分に分けていた), = ektophlastic, ektoplasmic.

ec·to·plast [éktəplæst] 外形質, = ectoplasm.
ec·to·pot·o·my [èktəpátəmi] エクトポトミー(子宮外妊娠における胎児切除).
ec·to·py [éktəpi] 脱出〔医学〕, 転位, = ectopia.
e. of testis 精巣転位症〔医学〕.
ec·to·ret·i·na [èktərétinə] 網膜外被.
ec·to·sarc [éktəsɑ:k] 外肉(アメーバ, グレーガリニーダなど原虫の外膜).
ec·tos·co·py [ektáskəpi] 外診法(胸壁または腹壁の運動をみることによる内臓疾患の診断法).
ec·to·site [éktəsait] 外部寄生虫, = ectoparasite.
ec·to·skel·e·ton [èktəskélitən] 〔体〕外骨格, = exoskeleton.
ec·to·so·mat·ic [èktousoumǽtik] 体外の.
ec·to·sphe·noid [èktousfí:nɔid] 外楔状骨.
ec·to·sphere [éktəsfiər] 中心球の外帯.
ec·to·spore [éktəspɔ:r] 外生胞子.
ec·tos·te·al [ektástiəl] 骨外表の.
ec·tos·to·sis [èktɑstóusis] 骨外生, 軟骨外生(軟骨膜下化骨), 外骨化.
ec·to·stou·sis [èktoustóusis] 骨外生, 軟骨外生(軟骨膜下化骨), 外骨化.
ec·to·sug·ges·tion [èktousəʤésʧən] 外因性暗示.
ec·to·thrix [éktəθriks] 毛外菌(毛髪幹の外面に寄生する白癬菌).
ec·to·tox·e·mia [èktətɑksí:miə] 外因性毒血症.
ec·to·tox·in [èktətáksin] 外毒素, = exotoxin.
ec·to·tri·ceps [èktoutráiseps] 三頭筋外側頭.
ec·to·troph·ic [èktətráfik] 外生の.
e. mycorrhiza 外生菌根, 外菌根.
ectotrophoblastic cavity 外胚葉栄養芽層間腔.
ec·to·zo·a [èktouzóuə] 外部寄生虫.
ec·to·zo·on [èktouzóuən] 外皮寄生虫(ectoparasite の一種). 複 ectozoa.
ec·tri·mma [ektrímə] 擦傷性潰瘍, 褥瘡.
ectro- [ektrou, -trə] 先天性欠如を表す接頭語.
ec·tro·dac·tyl·ia [èktroudæktíriə] 欠指(欠趾)〔医学〕, 無指(趾)症〔医学〕, = ectrodactylism.
ec·tro·dac·ty·ly [èktroudǽktili] 欠指(趾)〔症〕〔医学〕, 趾欠損〔症〕, 指欠損〔症〕.
e.-ectodermal dysplasia-clefting syndrome 欠指-外胚葉異形成-裂隙症候群.
ec·trog·e·ny [ektráʤəni] 先天性形成欠如, 先天性形成欠落〔医学〕.
ec·tro·ma [ektróumə] 早産胎児.
Ectromelia virus エクトロメリアウイルス(ポックスウイルス科のウイルスで, マウスに四肢欠損をきたす. その封入体の中に基本小体が直接密集し, 感染細胞に胞体内封入体をつくり, 全身組織またはすべての臓器に親和性を示す. マウス痘ウイルス), = mousepox virus.
ec·tro·me·lia [èktroumí:liə] 欠肢症〔医学〕, エクトロメリア, 奇肢症(ハツカネズミの四肢, とくに下脚を不全とする病気).
ec·tro·mel·ic [èktrəmélik] 奇肢体の, 欠肢体の.
ec·trom·e·lus [ektrámiləs] 奇肢体(四肢の発育不全または欠如による奇形体). 形 ectromelic.
ec·trom·e·ly [ektrámili] 欠肢症〔医学〕.
ec·tro·pi·on [ektróupiən] 外反〔症〕, = ectropium.
e. cicatricum 瘢痕性外反症.
e. luxurians 増殖性外反〔症〕, = ectropion sarcomatosum.
e. of conjunctiva 結膜外反〔医学〕.
e. of external uterine os 外子宮口外反〔医学〕.
e. of lids 眼瞼外反〔医学〕.
e. palpebrae 眼瞼外反.
e. paralyticum 麻痺性外反症.
e. sarcomatosum 肉腫性外反症.
e. spasticum 痙攣性外反症.
e. uveae ぶどう膜外反症.
ec·tro·pi·on·i·za·tion [ektroùpiənizéiʃən] 眼瞼外反法.
ec·tro·pi·um [ektróupiəm] 外反〔症〕, = ectropion.
e. cervicis lacerationis 裂傷性頸管外反〔症〕.
ec·tro·po·dism [èktroupóudizəm] 先天性足指欠損.
ec·trop·o·dy [ektrápədi] 欠足症〔医学〕, 足欠損〔症〕.
ec·tro·sis [ektróusis] 堕胎, 流産, = abortion.
ec·tro·syn·dac·ty·ly [ektròusindǽktli] 無指合指症(無指症と合指症との共存).
ec·trot·ic [ektrátik] 頓挫的, 堕胎の.
ec·ty·lot·ic [èktilátik] 去ゆう(疣)剤, いぼとり薬〔医学〕.
ec·tyl·u·rea [èktiljú:riə] エクチル尿素(精神安定薬の一種), = nostyn.
ec·type [éktaip] ① 異例. ② 模型.
ECUM extracorporeal ultrafiltration method 体外限外濾過〔法〕の略.
ec·ze·ma [ékzimə] 湿疹〔医学〕. 形 eczematous.
e. ani 肛門湿疹.
e. caloricum 温熱性湿疹〔医学〕, 温性湿疹.
e. craquelé ひび割れ湿疹, = winter eczema.
e. crustosum 結痂性湿疹.
e. diabeticorum 糖尿病性湿疹.
e. en plaque 局面性湿疹.
e. epilans 脱毛性湿疹.
e. epizooticum ① 動物性湿疹. ② 足口病, = foot-and-mouth disease.
e. erythematosus 紅斑性湿疹.
e. extremitatum 四肢湿疹.
e. fissum 亀裂性湿疹, = eczema rhagadiformis.
e. flexuarum 屈側部湿疹, = neurodermatitis.
e. guttatum 点状湿疹.
e. herpeticatum 疱疹性湿疹, = pustulosis herpetica infantum (Kaposi).
e. herpeticum ヘルペス性湿疹〔医学〕.
e. hypertrophicum 増殖性湿疹(皮膚乳頭の恒久増殖).
e. impetiginosum 膿痂疹性湿疹.
e. infantile 乳児湿疹, = eczema infantum.
e. intertrigosum 間擦疹性湿疹.
e. lichenificatum 苔癬化湿疹.
e. lichenoides 苔癬様湿疹.
e. madidans びらん性湿疹, = eczema rubrum.
e. marginatum 頑癬〔医学〕, = trichophytia eczematosa (marginata).
e. mycoticum faciei 糸状菌性顔面湿疹.
e. nervosa 神経性湿疹, = eczema herpetoides.
e. neuriticum 神経炎性湿疹.
e. nummulare 貨幣状湿疹.
e. of mouth 口囲湿疹〔医学〕.
e. of newborn 新生児湿疹〔医学〕.
e. orbicularis oris rubrum 口囲赤色湿疹.
e. papulosum 丘疹性湿疹, = lichen agrius.
e. parasticum 膿疱性湿疹.
e. petaloides et circumcisum 花弁環切状湿疹.
e. pityrodes 粃糠状湿疹.
e. polonica ポーランド湿疹, = plica polonica.
e. pruriginosum 痒疹性湿疹.
e. pustulosum 膿疱性湿疹.
e. rhagadiforme 亀裂性湿疹.
e. rimosum 亀裂性湿疹.
e. rubrum 赤色湿疹, = eczema madidans.
e. sclerosum 角化湿疹, = keratosis.

e. seborrhoicorum 脂漏性湿疹.
e. seborrhoicum 脂漏性湿疹, = dermatitis seborrheica, lichen annulatus serpiginosus, seborrhoea circinata.
e. seborrhoicum magnareatum flavum et fulvum 黄褐色大斑性脂漏性湿疹.
e. seborrhoicum petaloides 花弁状脂漏性湿疹.
e. serpiginosum 蛇行性湿疹.
e. solare 日光湿疹, 太陽疹.
e. sordidum 塵埃湿疹, 不潔湿疹.
e. squamosum 落屑性湿疹, 鱗屑性湿疹.
e. sudamen 汗疹性湿疹.
e. sycosiforme 毛瘡状湿疹, = eczema sycomatosum.
e. trichophyticum 白癬状湿疹.
e. tropicum 熱帯性湿疹, = lichen tropicus.
e. tuberculatum 小結節性湿疹, = granuloma fungoides, mycosis fungoides.
e. tyloticum べんち(胼胝)性湿疹.
e. unguium 爪甲湿疹.
e. universale 全身湿疹.
e. vaccinatum ワクシニア〔性〕湿疹, 種痘性湿疹.
e. verrucosum いぼ(疣)状湿疹.
e. vesiculosum 小水疱性湿疹.
e. vestibuli nasi 鼻前庭湿疹.
e. vulgaris 尋常性湿疹.

ec·zem·a·tid [ekzémətid] 湿疹様発疹(アレルギー性の).

eczematiform vulvitis 湿疹状外陰炎.

ec·zem·a·ti·za·tion [ekzìmətizéiʃən] 湿疹〔様変〕化, 湿疹化 [医学].

ec·zem·a·to·gen·ic [ekzìmətəʤénik] 湿疹発生の.

ec·zem·a·toid [ekzémətɔid] 類湿疹の, 湿疹様の, 湿疹様発疹 [医学].
e. seborrh(o)ea 湿疹様脂漏.

ec·ze·ma·to·sis [ekzìmətóusis] 湿疹症 [医学].

ec·zem·a·tous [ekzémətəs] 湿疹〔性〕の.
e. conjunctivitis 湿疹性結膜炎 [医学], = phlyctenular conjunctivitis.
e. keratalgia 湿疹性角膜痛.
e. pannus 湿疹性パンヌス [医学].

ED ① effective dose 有効量の略. ② electrodesiccation 電気乾燥術の略. ③ elemental diet 成分栄養食の略. ④ erectile dysfunction 勃起障害, 勃起不全の略. ⑤ erythema dose X線紅斑〔線〕量の略.

ED_{50} median effective dose 50%有効量, 平均有効量, 効果量の略(最大効果の50%の反応を起こす量).

edath·a·mil [idǽθəmil] エダサミル ㊐ ethylene bisiminoacetic acid, = edetate, EDTA.
e. calcium-disodium エダサミルカルシウムジソジウム(鉛中毒解毒薬).
e. disodium エダサミルジソジウム, = sequestrene.
e. tetrasodium エダサミルテトラソジウム, = calsol, nullapons, versene.

EDC expected date of confinement 分娩予定日の略.

Eddowes, Alfred [édous] エッドウズ(1850–1946, イギリスの医師).
E. disease エッドウズ病(症候群)(青色強膜, 骨硬化症, 骨ぜい弱症を特徴とする家族性症候群), = Adair-Dighton syndrome, Eddowes syndrome.

ed·dy [édi] 渦.
e. current 渦電流.
e. sounds 渦動音.

e·dea [i:déə] 性器, = aedea, external genitalia.

Edebohls, George Michael [édəbɔ:lz] エデボールス(1853–1908, アメリカの外科医).
E. operation エデボールス手術(慢性腎臓炎の外科的療法として腎皮質の剥離を1899年に初めて行った), = nephrocapsectomy.
E. position エデボールス位(背位で, 膝と大腿とを屈曲し, 脚は大腿に固定して腹上におき, 股をあげ, 大腿を外反する体位), = Simon position.

e·de·i·tis [ì:diáitis] 性器炎(陰門炎, 亀頭炎), = aedeitis, balanitis, vulvitis.

Edelman, Gerald Maurice [í:dəlmən] エデルマン(1929年, ニューヨーク生まれ. 抗体の化学構造に関する発見により, R. R. Porter とともに1972年度ノーベル医学・生理学賞を受けた).

Edelmann, Adolf [édəlmən] エーデルマン(1885–1939, オーストリアの医師).
E. anemia エーデルマン貧血(慢性伝染性貧血).
E. cell エーデルマン細胞, = kinetocyte.
E. great toe phenomenon エーデルマン母指(趾)現象(下肢を膝で伸ばし腰部で大腿を曲げると母指の背屈が起こるが, これは脳水腫や髄膜に刺激がある場合にみられる).

Edelmann, Max Theodor [édəlmən] エーデルマン(1845–1913, ドイツの科学者).
E.-Galton whistle エーデルマン・ガルトン笛(聴力試験に用いるガルトン笛を改良したもの).

e·de·ma [idí:mə] ① 浮腫 [医学] (外から見える部位のもの). ② 水腫 [医学] (組織間隙に異常に多量の水分が蓄積した状態). ㊊ edematous.
e. cutis circumscripta acutum 急性限局性皮膚浮腫, = angioneurotic edema (Quincke).
e. disease 浮腫病 [医学].
e. ex vacuo 補腔性浮腫.
e. fluid 浮腫液 [医学].
e. frigidum 寒性浮腫, = non-inflammatory edema.
e. fugax 一過性浮腫, = transcient edema.
e. glottidis 声門水腫, = glottic edema.
e. indurativum 硬結性浮腫, = edema scleroticum.
e. malignum 悪性浮腫, 悪性水腫, = malignant edema.
e. neonatorum 新生児浮腫.
e. nervosum 神経性浮腫.
e. of brain 浮腫脳 [医学].
e. of glottis 呼吸浮腫.
e. of larynx 喉頭水腫 [医学].
e. of optic disc 視神経乳頭浮腫(頭蓋内圧亢進以外の原因による視神経乳頭の浮腫. 頭蓋内圧亢進による両側性の papilledema とは区別される).
e. of skin 全身水腫(浮腫) [医学].
e. pulmonum inveteratum 慢性肺浮腫.
e. scleroticum 硬化性浮腫, = edema indurativum.
e. skin 皮膚浮腫, = dermatoclysis.

e·dem·a·ti·za·tion [idì:mətizéiʃən] 浮腫化 [医学], 水腫化.

e·dem·a·tous [idémətəs] 浮腫状 [医学], 浮腫状の.
e. and swollen 硬性浮腫.
e. swelling 浮腫性腫脹 [医学].
e. urticaria 水腫(浮腫)性じんま(蕁麻)疹 [医学].

E·den·ta·ta [ì:dentá:tə, -téitə] 貧歯目(ナマケモノ, アリクイ, アルマジロを含む哺乳類の一目).

e·den·tate [í:denteit] 無歯.

e·den·tia [i:dénʃiə] 無歯〔症〕, 貧歯症, = anodontia, congenital anodontia.

e·den·tu·lous [i:déntjuləs] 無歯の(無歯顎の), = edentulate, toothless.
e. follicular cyst 無歯性濾胞性歯嚢胞 [医学].
e. jaw 無歯顎 [医学].
e. maxilla 上顎無歯.
e. mouth 無歯症 [医学].

e·de·ol·o·gy [ì:diáləʤi] 性器学, = aedoelogy.

Eder met·al [édəːr métəl] 貴合金（Pb，Cd，Zn からなる）.

Eder-Pustow bougie エーデル・プストウブジー（食道に用いる金属性のブジー）.

e·des·tin [idéstin] エデスチン（大麻 *Cannabis sativa* の実にあるグロブリン性の植物タンパク質で，分子量は 50,000）.

ed·e·tate [éditeit] エデト酸塩（ナトリウム塩は高カルシウム血症の治療に，また金属中毒の解毒などに用いられる．キレート剤）.

e·det·ic ac·id (EDTA) [idétik ǽsid] エデト酸（エチレンジアミン四酢酸，多くの金属と安定な水溶性の錯塩を形成することから，金属の容量分析やマスキング剤に用いられる．医療にナトリウム塩が使われている）.

EDG electrodermogram 皮膚電気抵抗図，皮膚電位図の略.

edge [éʤ] 縁.

e. cutting へり切り［医学］.

e. effect 縁効果.

e. enhancement エッジ強調［医学］.

e. of crown 創縁.

e. sealing 端封.

e.-strength 縁端強度（強さ）（破砕しようとする力に対する充填物縁の抵抗力）.

e.-to-edge bite 切縁（端）咬合，= edge-to-edge occlusion, end-to-end bite.

e.-to-edge bite arrangement 切縁咬合配列.

e.-to-edge occlusion 切端咬合，切縁咬合.

ed·i·ble [édibl] 食用の［医学］.

e. mushroom 食用キノコ.

e. oil 食用油［医学］.

e. part 可食部［医学］.

e. plant 食用植物［医学］.

edidural space [TA] 硬膜上腔，= spatium epidurale [L/TA], spatium extradurale [L/TA], 硬膜周囲腔*，= spatium peridurale [L/TA].

Edinger, Ludwing [édiŋgər] エジンゲル（1855–1918，ドイツの神経科医）.

E. law エジンゲル〔消耗〕法則（神経単位に対する刺激を漸増すると，発育が旺盛となるが，不規則的または過度の刺激は萎縮と変性を起こす）.

E. nucleus エジンゲル核（エジンゲル・ウェストファール核とも呼ばれ，動眼神経核の背側正中部にある中脳の核で縮瞳筋および水晶体の毛様筋に対する神経節前の副交感神経線維の起始点），= Edinger-Westphal nucleus, pupilloconstrictor center.

E. tract エジンゲル路（腹側脊髄視床路），= ventral spinothalamic tract.

E.-Westphal nucleus エジンゲル・ウェストファール核（中脳の動眼神経核の一つで副交感性運動線維を虹彩筋，毛様体筋に送る）.

ed·i·pism [édipizəm] エディピズム（眼球の故意的損傷．Thebes の王 Oedipus は自己の眼球を摘出したという故事にちなんだ語），= oedipism.

e·dis·y·late [iːdísileit] イディシレート（1,2-ethanedisulfonate の USAN 承認の短縮名）.

Edkins, John Sydney [édkinz] エドキンズ（1863–1940，イギリスの医師．胃分泌素 gastrin の発見者（1905））.

Edman, Pehr [édmən] エドマン（1916–1977，オーストラリアの化学者．Edman degradation, E. method, E. reagent）.

E. degradation エドマン分解.

E. method エドマン法（タンパク質やペプチドのアミノ酸配列を分析する方法），= Edman degradation.

E. reagent エドマン試薬（phenylisothiocyanate（PITC）でエドマン分解に用いる）.

Edmunds, Charles Wallis [édməndz] エドムンズ（1873–1941，アメリカの医師．Cushny とともに心房細動を発見した（1901））.

EDN eosionophil-derived neurotoxin 好酸球由来ニューロトキシンの略.

EDP ① end-diastolic pressure〔心〕拡張末期圧の略．② epidural pressure 硬膜外圧の略.

EDRF endothelium-derived relaxing factor 血管内膜由来弛緩因子，血管内皮〔細胞〕由来し（弛）緩因子，〔血管〕内皮〔細胞〕由来放出因子の略.

Edridge-Green, F. W. [édriʤ gríːn] エドリッジグリーン（イギリスの眼科医）.

E.-G. lamp エドリッジグリーン灯（色感を検査する装置）.

E.-G. theory of color blindness エドリッジグリーン色盲説（色盲とは視覚の中枢が発育不全のため光線の波長を差別する能力がないとの説）.

edrophonium chloride エドロホニウム塩化物 ㊋ *N*-ethyl-*N*-(3-hydroxyphenyl)-*N*-*N*-dimethylammonium chloride $C_{10}H_{16}ClNO$：201.69（塩化エドロホニウム．コリンエステラーゼ阻害薬，第四級アンモニウム系機能検査薬（重症筋無力症））.

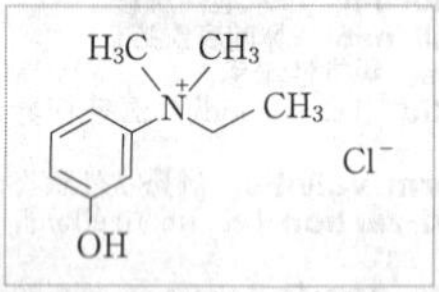

edrophonium test エドロホニウム試験（重症筋無力症の診断に用いる．塩化エドロホニウムの静注により眼瞼下垂，外眼筋麻痺などの筋力低下改善をみる．重症筋無力症であれば症状は著明に改善する．Tensilon test，Antilex test とも呼ばれる）.

EDS Ehlers-Danlos syndrome エーラース・ダンロス症候群の略.

EDSS expanded disability status scale 拡大身体障害状態スケールの略.

EDTA ① edetic acid エデト酸の略．② ethylenediaminetetraacetic acid エチレンジアミン四酢酸の略.

EDTA-Ca disodium monocalcium ethylenediamine tetracetate エチレンジアミン四酢酸カルシウムの略.

ed·u·cat·ed [eʤəkéitid] 訓練した（教育のある，熟練した）.

e. corpuscle （生体の防衛に訓練された細胞．特に白血球についていう）.

e. phagocyte 仕込まれた食細胞（母細胞の食菌力の影響を受けた幼若食細胞）.

e. T cell （抗原刺激をうけ感作されたT細胞をいう），= educated thymus cell.

ed·u·ca·tion [eʤəkéiʃən] 教育.

e. hospital 教育病院［医学］.

ed·u·ca·tion·al [eʤəkéiʃənəl] 教育の.

e. admission 教育入院［医学］.

e. age (EA) 教育年齢［医学］.

e. blindness 教育盲（教育による知能発達不能）.

e. psychology 教育心理学［医学］.

e. quotient (EQ) 教育指数［医学］.

e. rehabilitation 教育的リハビリテーション.

e. status 学歴［医学］.

e. therapy (ET) 訓練療法［医学］.

e. therapy in psychiatry 精神医学の教育療法.

Educational Commission for Foreign Medical Graduates (ECFMG) （アメリカで医業を行う際に資格認定を行う機関．アメリカ，カナダ以外の

国の医学部出身者で，国際基準で認証された者）.

e·duct [í:dʌkt] 抽出物，遊離体（組成に変化を与えないで分離されるもので，産物 product の反対），= extract.

e·dul·co·rant [idʌ́lkərənt] 甘味剤，= sweetening agent.

e·dul·co·rate [i:dʌ́lkəreit] ① 甘くする. ② 洗浄する（水で洗って酸，塩分，不純物を除く）.

Edwards, James Hilton [édwə:z] エドワーズ（1928生，イギリスの遺伝学者）.

E. syndrome エドワーズ症候群（乳児に認められ，47の染色体をもち，E群の18番目に過剰染色体がある．18-トリソミー，1960年報告）.

Edwards, Robert Geoffrey エドワーズ（1925-2013，イギリスの生理学者．1969年，ヒトの卵巣から採卵した卵子を培養液中で精子と受精させることに成功，産婦人科医 Patric C. Steptoe とともに研究を進め，1978年，体外で受精させた受精卵を子宮に戻して妊娠を達成することで初の体外受精児（いわゆる試験管ベビー test tube baby）を誕生させた．体外受精技術を開発した業績により，2010年度ノーベル医学・生理学賞を受けた）.

Ed·ward·si·el·la [èdwə:dsiélə] エドワージエラ属（腸内細菌科の一属で，通性嫌気性のグラム陰性桿菌）.

E. tarda エドワージエラ・タルダ（胃腸炎などの原因となる）.

EEE ① eastern equine encephalitis 東部ウマ脳炎の略. ② eastern equine encephalomyelitis 東部ウマ脳脊髄炎の略.

EEG ① electroencephalogram 脳波の略. ② electroencephalograph 脳波計の略.

eel [í:l] ウナギ.

e. calcitonin (CT) ウナギカルシトニン.

e. serum lectin ウナギ血清レクチン.

eel·worm [í:lwə:m] 回虫，ウナギ状線虫，= *Ascaris*.

e. of vinegar （酢に生ずるウナギ状線虫），= *Turbatrix aceti*.

EENT eye, ear, nose, throat 眼・耳鼻咽喉科の略.

ef·face·ment [iféismənt] ① 展退〔医学〕. ② 頸管成熟度，子宮腟部展退度（元の長さに比した短縮度を%表示）.

ef·fect [ifékt] 効果，作用. 形 effective.

e. of offset 相殺効果〔医学〕.

e. of selection 選択効果〔医学〕.

ef·fec·tive [iféktiv] 有効の，実効の.

e. alveolar air 有効肺胞気〔医学〕.

e. alveolar ventilation 機能的肺胞換気量.

e. aperture 有効口径.

e. charge 有効電荷.

e. cross section 有効断面積.

e. current 有効電流.

e. cut-off frequency 実効カットオフ周波数.

e. diameter 有効〔直〕径.

e. diaphragm 有効絞り，= effective stop.

e. dose 有効量〔医学〕，実効線量〔医学〕（平成13年4月，法令改正により実効線量当量からこの用語に変更された），= effective dose equivalent.

e. dose 50 (ED_{50}) 50%有効量.

e. dose equivalent 実効線量当量〔医学〕.

e. energy 実効（有効）エネルギー〔医学〕.

e. error 実効誤差分散.

e. erythropoiesis 有効造血〔医学〕.

e. film 有効境膜〔医学〕.

e. filtration pressure 有効濾過圧〔医学〕.

e. focal distance 有効焦点距離〔医学〕.

e. focal plane 有効焦点面〔医学〕.

e. half life 実効半減期〔医学〕，有効半減期〔医学〕.

e. head 有効落差，= net head, available h..

e. heat production 有効産熱量〔医学〕.

e. hepatic blood flow 有効肝血流量.

e. liver blood flow 有効肝血流量〔医学〕.

e. mass 有効質量.

e. membrane capacitance 有効膜容量〔医学〕.

e. membrane resistance 有効膜抵抗〔医学〕.

e. power 有効電力.

e. publication 有効公表〔医学〕.

e. pulmonary blood flow 有効肺血流量〔医学〕.

e. radiation surface 有効放射〔体〕表面〔医学〕.

e. radiation temperature 感覚放射温度.

e. rate 有効率〔医学〕.

e. refractory period 有効不応期.

e. renal blood flow 有効腎血流量〔医学〕.

e. renal plasma flow 有効腎血漿流量〔医学〕.

e. risk age 実効〔危険度〕余命〔医学〕.

e. size of population 有効人口集団〔医学〕.

e. stroke 有効打〔医学〕，有効運動.

e. temperature 有効温度〔医学〕，奏効温度，実効温度（温感に対し，同一効果を示す総合的表現に用いる温度）.

e. temperature chart 有効温度図〔医学〕.

e. temperature index 効果的温度指数（空気の温度，気流および湿度に影響される暖かさの指数）.

e. value 有効値，実効値（ある効果において他の基準的な場合と同等となるような値）.

e. ventilation 有効換気量〔医学〕，有効換気.

e. voltage 有効電圧（交流においては最高電圧の0.707）.

e. wave-length 実効波長，= equivalent wavelength.

e. width 有効幅.

effectiveness factor 有効係数〔医学〕.

ef·fec·tor [iféktər] ① 作動因子，エフェクター，作動体〔医学〕. ② 効果器（筋肉，臓器などに分布される神経終末器）.

e. cell 奏効細胞，効果〔器〕細胞，エフェクター細胞（① 自律神経効果器官で神経末端部に局在し，伝達物質の受容体が存在する細胞. ② 抗原排除を司るような免疫担当細胞），= immunologically performing cell.

e. cell blockade 作動細胞遮断〔医学〕.

e. cell to target cell ratio (E:T) エフェクター細胞 / 標的細胞比（E/T とも略記．細胞傷害試験の際の細胞傷害活性をもつエフェクター細胞数と標的細胞数の比）.

e. ceptor 奏効受体.

e. function of Fc region Fc 領域のエフェクター機能（免疫グロブリン Fc 領域が有する免疫学的機能）.

e. nerve （遠心性神経），= efferent nerve.

e. organ 効果器.

e. site 作用部位.

ef·fem·i·na·tion [ifèminéiʃən] 女性化〔医学〕（男性が女性の感情と趣味をもつこと），= eviration.

ef·fer·ence [éfərəns] 遠心（神経インパルスが中枢から末梢に伝達されること）.

e. copy 遠心模写（中枢からのインパルスが末梢に伝達される過程において起こる作用の変化）.

ef·fer·ent [éfərənt] 導出〔性〕の，輸出〔性〕の，遠心〔性〕の，= efferential.

e. arteriole 輸出細動脈〔医学〕.

e. duct 輸出管，= efferent ductule.

e. duct of testis 精巣輸出管〔医学〕.

e. ductule 輸出小管，= efferent duct, lobule of epididymus, vascular cone.

e. ductules [TA] 精巣輸出管，= ductuli effer-

E

entes testis [L/TA].
e. ductules of testis 精巣輸出管.
e. fiber 遠心性線維.
e. glomerular arteriole [TA] 輸出〔糸球体〕細動脈, = arteriola glomerularis efferens [L/TA].
e. impulse 遠心性インパルス.
e. lymphatic 〔リンパ〕輸出管.
e. lymphatic venule 輸出リンパ管, 流出リンパ管(リンパ節の髄質部から流出するリンパ管), = efferent lymph venule.
e. lymphatic vessel 輸出リンパ管 [医学].
e. nerve 遠心性神経.
e. nerve fibres [TA] 遠心性〔神経〕線維, = neurofibrae efferentes [L/TA].
e. neuron 遠心性ニューロン [医学], 輸出ニューロン(中枢から反応器へ興奮を導くもの).
e. path 遠心経路.
e. pathway 遠心性回路 [医学].
e. peripheral nerve 遠心性末梢神経 [医学].
e. vessel 輸出管 [医学].
e. vessel of renal glomerulus 腎糸球体輸出管 [医学].
ef·fer·en·ta·tion [èfərəntéiʃən] 輸出機能, 遠心作用(体液または神経刺激などを中心から遠ざかる方向に導くこと).
ef·fer·ves·cence [èfə:vésəns] 泡立ち [医学], 起沸(火力を加えず, 化学作用により沸騰する現象).
ef·fer·ves·cent [èfə:vésənt] 沸騰性の, 起泡性の.
e. artificial Kissingen salt 沸騰性人工キッシンゲン塩(人工キッシンゲン塩400g, 重曹406g, 酒石酸94g, クエン酸250g).
e. bath 炭酸浴.
e. draft 発泡飲料(重曹と酒石酸との混合飲料).
e. potassium citrate 沸騰クエン酸カリウム(クエン酸カリウム20%を含む), = potassii citras effervescens.
e. powder 沸騰散, 沸騰〔散〕〔剤〕 [医学], = pulvis effervescens.
e. salt 沸騰塩(起泡性塩基と, それに作用して沸騰を起こす酒石酸またはクエン酸との混合物).
e. sodium phosphate 沸騰性リン酸ナトリウム, リン酸ナトリウム沸騰散(リン酸二水素ナトリウムにクエン酸, 酒石酸および炭酸水素ナトリウムなどを加えたもの), = sodii phosphas effervescens.
e. tablet 沸騰錠 [医学].
effervescing mixture 沸騰〔散〕〔剤〕 [医学].
ef·fi·ca·cy [éfikəsi] 効力(薬物の効果), 効果 [医学], 効能 [医学], 有効度 [医学].
e. management 能率管理 [医学].
ef·fi·cien·cy [ifíʃənsi] 利用率 [医学], 効率(作業などの).
e. counting 計数効率 [医学].
e. of plating プラ〔ー〕ク形成効率 [医学], 平板効率 [医学].
efficient statistic 有効統計量.
ef·fleu·rage [efləráʒ] [F] 按撫法, 軽擦法(マッサージ療法の), 摩擦(まさつ) [医学].
ef·flo·res·cence [eflərésəns] ① 発疹, 皮疹. ② 風解, 風化(結晶性化合物が空気に曝露され, 結晶水を失って粉末状態に変化すること). ③ 開花期.
ef·flo·res·cent [èflərésənt] 発疹の.
ef·flu·ent [ɛflú:ənt] 流出の(廃棄物, 排出物).
e. disposal 放流処理 [医学].
e. gas 排ガス [医学].
e. standard 放流基準 [医学].
e. stream 放流河川 [医学].
ef·flu·via [iflú:viə] 悪臭(effluvium の複数).
ef·flu·vi·um [iflú:viəm] ① 悪臭 [医学], = body odor. ② 発散(微粒子の), = emanation. ③ 脱落. 複 effluvia.
e. capillorum 脱毛.
e. symptomaticum 症候性脱毛症, = alopecia symptomatica.
ef·flux [éflʌks] 排出 [医学], 外向き流束 [医学].
ef·fort [éfət] 努力.
e. angina 労作性狭心症 [医学], = angina of effort.
e. dependent 努力依存性.
e. independent 努力非依存性.
e.-induced thrombosis 努力起因性血栓症.
e. phlebitis 過労性静脈炎 [医学].
e. syndrome 努力症候群 [医学](神経性循環系無力症とも呼ばれ, 動作の際, 疲労, 呼吸促迫, 心悸亢進, 心臓部痛を特徴とする血管運動神経系の機能障害), = DaCosta syndrome, neurocirculatory asthenia.
e. thrombosis 努力血栓症, = primary thrombosis.
e. ventilation 努力呼吸 [医学].
ef·frac·tion [ifrǽkʃən] 裂開, 衰弱.
ef·fuse [ifjú:z] まばらに広がった(細菌培地表面の性質について).
ef·fu·si·ometer [ifjù:ziámitə] ガス比重計, ガス流出比重計 [医学].
ef·fu·sion [ifjú:ʒən] 滲出液. 形 effusive.
e. into body cavity 腔水症.
ef·fu·sive [ifjú:siv] 滲出性の(噴出性の).
e. constrictive pericarditis 滲出性収縮性心外膜炎 [医学].
e. rock 噴出岩.
ef·u·nic·u·late [ìfjuníkjuleit] 無臍帯の, 無索の.
EG encounter group エンカウンター・グループの略.
eg·a·grop·i·lus [ìgəgrápiləs] 胃毛球〔腫〕, = hair ball of stomach.
eg·a·lec·i·thal [ìgəlésiθəl] 大卵黄の, = polylecithal, telolecithal.
e·ger·sim·e·ter [igə:símitər] エガーシメータ(神経および筋の電気興奮性などを測定する器械).
e·ger·sis [igə́:sis] エガーシス, 異常覚醒(極度の敏活または覚醒).
e·ges·ta [iʤéstə] 排泄物, = dejecta, excreta.
EGF epidermal growth factor 上皮増殖因子の略.
EGFR epidermal growth factor receptor 上皮増殖因子レセプターの略.
EGG electrogastrography 胃〔筋〕電図検査法, 胃電図の略.
egg [ég] 卵, 卵子, = ovum.
e. albumin 卵アルブミン, = ovalbumin.
e. antigen 虫卵抗原.
e. apparatus 卵装置.
e. batch 卵塊 [医学].
e. beater あわだて器 [医学].
e.-ball 卵球(原卵子を包む細胞群で, 将来原始卵胞に発育するもの).
e.-boat 卵舟(カにおける卵の集合).
e. capsule 卵嚢.
e. cell 卵細胞.
e. culture medium 卵培地 [医学], 卵培養基 [医学].
e. deposition 産卵.
e. drop syndrome 軟卵症候群.
e. embolism 卵塞栓症(寄生虫の卵によるもの).
e. granuloma 虫卵肉芽腫, = egg tubercle.
e. hatching technic 卵孵化法.
e. identification 虫卵同定.
e.-laying 産卵.
e. mass 卵塊 [医学].
e. maturation 卵成熟.
e. membrane 卵膜(卵子をおおう膜の一つ).
e.-nest 卵球, = egg-ball.

e. per day (**EPD**) 1日当たりの排卵数，= eggs per day.
e. per female per day (**EPFPD**) 雌1隻の1日当たりの総産卵数，= eggs per female per day.
e. per gram (**EPG**) 糞便1g当たりの虫卵数，= eggs per gram.
e. per gram per female (**EPGPF**) 雌1隻の糞便1g当たりの虫卵数，= eggs per gram per female.
e.-plant ナス.
e. pouch 卵嚢.
e. powder 卵粉〔医学〕.
e. product 卵製品〔医学〕.
e. protein 卵タンパク.
e. sac 卵嚢.
e. score 卵価〔医学〕.
e. shaped 卵〔円〕形の〔医学〕.
e. tooth 卵歯(鳥のひなに存在する前上顎骨の歯状角質突起).
e. tubercle 虫卵結節(虫卵肉芽腫)，= egg granuloma.
e.-tubes 卵管，= Pflüger tubes.
e. white 卵白.
e. white injury 卵白障害，卵白症(ビオチン欠乏症).
e.-white syndrome 卵白症候群(卵白障害とも呼ばれ，ビオチン欠乏症のこと)，= egg-white injury.
e. yolk 卵黄.
e.-yolk agar 卵黄寒天培地.
e.-yolk sputum 卵黄色痰.
Eggleston, Cary [églstən] エグルストン(1884-1966，アメリカの医師).
E. method エグルストン法(ジギタリス飽和法).
E. method of digitalization エグルストンのジギタリス投与法(大量を短間隔に内服させる突撃飽和法).
egg·shell [égʃél] 卵殻〔医学〕.
e. calcification 卵殻状石灰化〔医学〕.
e. nail ①卵殻爪〔医学〕，卵殻様爪. ②軟爪症.
e. precursor protein 卵殻前駆体タンパク質.
e. thinning phenomenon 卵殻薄弱化現象〔医学〕.
eg·i·lops [íʤiləps] エジロプス(眼内角(内側眥部)の穿孔性膿瘍)，= aegilops.
eg·lan·du·lar [iglǽndjulər] 無腺の，= aglandular, eglandulouse.
eg·lan·du·lous [iglǽndjuləs] 無腺性の.
Egli glands [égli glǽndz] エグリ腺(尿管の粘液腺).
e·go [í:gou, ég-] 自我(意識をもつ精神状態で，真実を認識し得る部分，精神分析学では最重要概念).
e.-alien 自我異質的.
e. boundary 自我境界.
e. development 自我発達.
e.-dystonic 矛盾した，自我の目的と一致しない.
e. erotism 自己愛，= narcissism.
e. ideal 自我理想(個人が自己愛によって理想化した手本，模範).
e. identity 自我同一性，自我同一(自己同一性の感覚).
e. instinct 自我本能.
e. libido 自我リビドー，自己愛(自我に対する性欲)，= narcissism.
e. psychology 自我心理学.
e. strength 自我の強さ.
e. structure 自我構造.
e.-syntonic 自己中心の.
e·go·bron·choph·o·ny [ì:goubrɑŋkɑ́fəni] 羊鳴性気管支音(胸膜炎に聴取されるヤギ声様の呼吸音).
e·go·cen·tric [ì:gouséntrik] 自己中心性の〔医学〕，自我中心性〔医学〕.
e·go·cen·tri·cal [ì:gouséntrikəl] 自我中心の〔医学〕.
e·go·cen·tric·i·ty [ì:gousentrísiti] 自己中心主義(他人中心主義の反対)，= egocentrism. ↔ allocentricity.
e·go·gram [i:gəgræm] エゴグラム.
e·go·ma·nia [ì:gouméiniə] 自己優越症，自己優越狂〔医学〕，独善狂.
eg·o·nol [égnɔ:l] エゴノル $C_{19}H_{18}O_5$ (エゴノキ果皮中にある脂肪油の不けん化物質).
e·goph·o·ny [igɑ́fəni] ヤギ声(聴診音の一つ)，= aegophony.
eg·o·sap·o·nin [ègəsǽpənin] エゴサポニン $C_{61}H_{92}O_{28}$ (エゴノキ〔齊墩果〕の果皮に存在するサポニン).
e·go·trop·ic [ì:goutrɑ́pik] 自己中心の，= introspective, self-centered.
Egyp·tian [iʤípʃən] エジプトの.
E. chlorosis エジプト萎黄病〔医学〕(十二指腸虫性貧血)，= ancylostomiasis.
E. conjunctivitis エジプト結膜炎(Larry, 1802. トラコーマ).
E. ophthalmia エジプト眼炎(トラコーマ).
E. rat エジプトネズミ，= roof rat.
E. splenomegaly エジプト脾腫.
Eh, eH 酸化還元電位の符号.
EHC ① enterohepatic circulation 腸肝循環の略. ② environmental health criteria 環境保健クライテリアの略.
EHEC enterohemorrhagic *Escherichia coli* 腸管出血性大腸菌の略.
EHF Ebola haemorrhagic fever エボラ出血熱の略.
EHG electrohysterography 子宮筋電図検査〔法〕，子宮筋電記録〔法〕の略.
Ehlers, Edvard Lauritz [éilə:rz] エーラース(1863-1937，デンマークの皮膚科医).
E.-Danlos syndrome (**EDS**) エーラース・ダンロス症候群〔医学〕(皮膚の過弾力性と可橈性，関節の過伸，皮膚被傷性，脈管萎縮などを特徴とする遺伝性全身性結合〔組〕織疾患の一群).
Ehrenritter, Johann [éirənrìtər] エーレンリッテル(1790没，オーストリアの解剖学者).
E. ganglion エーレンリッテル神経節(舌咽神経の頸神経節)，= ganglion jugulare.
Ehret, Heinrich [éiret] エーレット(1870生，ドイツの医師).
E. paralysis エーレット麻痺(足内側の外傷により，屈筋の痙縮性拘縮と外側筋の機能的麻痺の起こる状態).
E. phenomenon エーレット現象(血圧計のカフ圧を下げたとき突然上腕動脈上に触診される拍動で，拡張期血圧を指示する).
Ehrlich, Paul [ɑ́:lik] エールリッヒ(1854-1915，ドイツの化学者. 化学研究に没頭し，アニリン染料に関する知識を血液細胞の究明に応用し，免疫学においては有名な側鎖説を提唱し，さらに性病についての治療薬として1909年サルバルサンの効力を証明した. 1908年 E. Metchnikof とともにノーベル賞を受けた).
E. acid hematoxylin エールリッヒ酸性ヘマトキシリン液(ヘマトキシリン結晶1gをアルコール300 mLに溶解したものに，グリセリンと水おのおの50 mLを，さらに過剰のミョウバンと氷酢酸4mLとを加え，日光に当てながら2週間放置して，濃赤色に変化した後用いる).
E. acid hematoxylin stain エールリッヒ酸性ヘマトキシリン染色.
E. aldehyde test エールリッヒアルデヒド試験

(Watson らで開発した尿ウロビリノーゲンの簡易定性・定量法).

E. anemia エールリッヒ貧血(無形成貧血), = Ehrlich-Lazarus anemia.

E. aniline crystal violet staining solution エールリッヒアニリンクリスタルバイオレット液(クリスタルバイオレット, アニリン, アルコール, 水).

E. aniline oil stain エールリッヒアニリンオイル染色〔液(法)〕, = Koch-Ehrich stain.

E. ascites tumor エールリッヒ腹水癌〔医学〕.

E. biochemical theory エールリッヒ生化学説(生体細胞には特異的に化合物に対し働く特異性がある).

E. carcinoma エールリッヒ癌〔医学〕.

E. diazo reaction エールリッヒジアゾ反応(体液中のビリルビン量を定量する基礎となる), = diazo reaction.

E. finger test エールリッヒ指指数(寒冷凝集素症(CAD)発作性寒冷ヘモグロビン尿症(PCH)の冷式抗体による血管内溶血を証明するための検査法).

E.-Hata preparation エールリッヒ秦製剤, = arsphenamine.

E. hematoxylin エールリッヒヘマトキシリン(酸性ヘマトキシリン液. ヘマトキシリン結晶2gを無水アルコール60mLに溶解し, アンモニアミョウバンで水, 氷酢酸, グリセリンそれぞれの60mLを混合液に飽和させたものに加え, 日光に当てた後貯蔵する).

E. inner body エールリッヒ内〔小〕体(溶血性貧血にみられる赤血球内の好酸性小体).

E. method エールリッヒ法(結核菌染色法. 加熱アニリン水ゲンチアナ紫で3～5分染め, 33%硝酸で脱色後, 60%アルコールで脱色を完了し, メチレン青で後染色を施す).

E.-Neubauer urobilinogen reaction エールリッヒ・ノイバウエルウロビリノーゲン反応(エールリッヒウロビリノーゲン試薬を被検尿に加えると常温で赤色の出る場合を陽性, 加熱後発色すれば弱陽性, 加熱しても発色しなければ陰性), = aldehyde reaction.

E. phenomenon エールリッヒ現象〔医学〕.

E. postulate エールリッヒ説, = Ehrlich side-chain theory.

E. preparation エールリッヒ製剤, = arsphenamine.

E. reaction エールリッヒ反応(① ジアゾ反応(ある種の疾患において尿中に排泄される芳香性物質が, ジアゾベンゼンスルフォン酸とアンモニアにより発現する淡赤色反応で, 腸チフス, 麻疹の診断, および結核症の予後判定に利用される). = diazo reaction. ② ウロビリノーゲン検出反応(試薬として *p*-dimethyl-amino-benzaldehyde 2gを濃塩酸50mLに溶かし, 水50mLを加えたものを, 尿中ウロビリノーゲンのエーテル滲出液に加えると美しい紫色が現れる). ③ インドール誘導体と芳香族アルデヒドの反応. = aldehyde reaction).

E. reagent エールリッヒ試薬(① エールリッヒジアゾ試薬(A液：硝酸ナトリウム5gを水1Lに溶解する. B液：スルファニル酸5gと塩酸50mLを水1Lに溶かす. 使用に際しA液1容とB液50～100容とを混ぜる). = diazo reagent. ② エールリッヒ試薬(ウロビリノーゲン検出試薬で, *p*-dimethyl-amino-benzaldehyde 10g, 濃塩酸75mL, 水75mLからなる)).

E. side-chain theory エールリッヒの側鎖説(細胞表面には毒素や外来タンパク質などに結合する側鎖(ハプトホラ)があり, これらが結合するとそのハプトホラ, すなわち抗体過剰に再生される. その後遊離のハプトホラが剥離して体液中に放出されるという説).

E. solution エールリッヒ液(純アニリン4g, ゲンチアナ紫飽和アルコール溶液11mLと水100mLを加えた細菌染色液).

E. stains エールリッヒ染色液(① 中和染色液(メチレンブルーの飽和溶液1容と酸フクシン飽和溶液5容との混合液で, 赤血球はフクシン色, 核は暗紫色, 好酸性顆粒は赤色, 好中性顆粒は紫色, 白血球核は暗黒色に染まる). ② 三色グリセリン液(エオジン2, インズリン2, アウランチア2をグリセリン30mLに溶解した染色液で赤血球は橙色, 白血球は緑, 核は暗灰色, 好酸性顆粒は紅に染まる. 特に好酸球顆粒の証明に用いられる). ③ 三酸染色液(Kardosの作り方はチメルグリーン3.4g, オレンジG 4.2g, 酸フクシン3.0gを水100mLに溶かし, 2～3日間35°Cで加温すると原溶が得られ, 使用時その5mLを弱酸性水95mLに希釈する)).

E. theory エールリッヒ説.

E. triacid stain エールリッヒ三酸染色〔法〕.

E. triple stain エールリッヒ三重染料.

E.-Türk line エールリッヒ・チュルク線.

E.-Weigert method エールリッヒ・ワイゲルト法(結核菌の染色法で, メチル紫飽和アルコール溶液1.1容, 無水アルコール1容, アニリン水10容の混合液で標本を浸し, 蒸気の立つ程度に加温し, 2～5分間放置後25%硝酸水で脱色し, 再び60%アルコール, 次いで水で洗う).

Ehr·lich·ia [ə:líkiə] エーリキア属(リケッチアの一属で, ダニにより媒介され, 哺乳類の単核細胞内で増殖し, 菌はダニ間で経卵感染する).

E. canis (イヌから分離され, ヒトでは熱性疾患の原因となる).

E. chaffeensis (熱性疾患の原因となる).

E. japonica 日本紅斑熱.

E. ovina (ヒツジ血色素尿症の病原体).

E. ruminantium (心水病のウシから発見された菌種), = heartwater rickettsia.

E. sennetsu エーリキア・センネツ(腺熱(伝染性単核症)類似疾患で, 土佐熱(高知県), 鏡熱(熊本県), 日向熱(宮崎県)などと呼ばれる地方病の原因となる. 旧名 *Rickettsia sennetsu*).

ehr·lich·i·o·sis [ə:likióusis] エーリキア症(エーリキア属細菌による感染症).

Ehrmann, Rudolph [é:mən] エールマン(1879生, アメリカの内科医).

E. alcohol test breakfast エールマンのアルコール試験食(7%アルコール50mL).

E. pancreatic efficiency test エールマン膵機能試験, エールマン膵臓消化能試験(パルミチン試験. 脂肪とタンパクの試験混食後胃液を採集してリパーゼおよびトリプシンの消化能を検査する方法), = palmitin test.

EIA ① early infantile autism 早期幼児自閉症の略. ② enzyme immunoassay 酵素免疫測定法, エンザイムイムノアッセイの略. ③ exercise-induced asthma 運動誘発喘息の略.

EIAB extracranial intracranial arterial bypass 頭蓋外内動脈吻合術の略.

EIB exercise induced bronchoconstriction 運動誘発気道収縮の略.

Eichhorst, Hermann Ludwig [áikhɔ:st] アイヒホルスト(1849-1921, スイスの医師).

E. corpuscle アイヒホルスト血球(悪性貧血にみられる特殊小赤血球).

E. neuritis アイヒホルスト〔間質性〕神経炎(神経鞘の病変が筋肉の間質組織に影響を与えるもの), = neuritis fascians.

E. type アイヒホルスト型(進行性筋萎縮症の大腿脛骨型で, 足指の拘縮を起こす).

Eichstedt, Karl Ferdinand [áiksted] アイヒステッド(1816-1892, ドイツの医師).

E. disease アイヒステッド病(*Malassezia furfur* の感染による癜風).

Eicken, Karl von [aíkən] アイケン(1873–1960, ドイツの耳鼻科医).

E. method アイケン法(咽頭の下部を診察するため環状軟骨を前方に引き寄せる方法).

ei·co·nom·e·ter [àikənάmitər] 〔網膜〕不等像測定器, 眼像計 [医学], = aniseikometer, eikonometer.

ei·co·sane [àikəséin] エイコサン [医学], アイコサン $C_{20}H_{42}$ (パラフィン系炭化水素の一つ).

***n*-ei·co·sa·no·ic ac·id** [–àikousənóuik ǽsid] *n*-エイコサン酸 $CH_3(CH_2)_{18}COOH$ (アラキン酸, アラキジン酸. 炭素数 20 の飽和直鎖脂肪酸), = arachic acid, arachidic acid, eicosanoic acid.

ei·co·sa·noids [aikóusənɔid] エイコサノイド(炭素数 20 の高度不飽和脂肪酸であるアラキドン酸, ビスホモ-γ-リノレン酸, エイコサペンタエン酸から生成される種々の生理活性物質の総称. プロスタグランジン, トロンボキサン, ロイコトリエンが代表的なものであり, 主要なエイコサノイドはアラキドン酸由来).

ei·co·sa·pen·ta·e·no·ic ac·id (EPA) [àikousəpèntəi:nóuik æsid] エイコサペンタエン酸.

ei·co·syl [aíkəsil] アイコシル基 ($CH_3(CH_2)_{18}CH_2$–).

ei·det·ic [aidétik] 直観者(過去に目撃した事柄または物体を正確に思い出すことのできる状態または人, 五官印象を視覚印象として記憶し得る人).

e. image 直観像(昔見たり, 想像したりした事物を記憶したり, 視覚化する能力をもつ者が経験する現実感に富んだ像).

e. imagery 直観像 [医学].

ei·do·gen [áidəʤən] アイドゲン(胚発育において誘導が起こった後に, 器官などの形態を変化する作用を示す化学的物質).

ei·dop·tom·e·try [àidəptάmitri] 視力測定法(視覚尖鋭度を測ること).

EIEC enteroinvasive *Escherichia coli* 腸管組織侵入性大腸菌の略.

eigen– [aigən] ドイツ語から英語に取り入れられた固有を意味する接頭語.

ei·gen·func·tion [àigənfʌ́ŋkʃən] 固有関数, = characteristic function.

eigenmaechitige heilbehandlung 専断的治療行為.

ei·gen·val·ue [àigənvǽlju:] 固有値 [医学], = characteristic value.

ei·gen·vec·tor [àigənvéktə:] 固有ベトクル, = characteristic vector.

eight–hours shift 8 時間勤務交替制.

eighth cranial nerve (CN Ⅷ) 第Ⅷ脳神経.

eighth nerve 第Ⅷ神経, 第Ⅷ脳神経, 内耳神経(聴神経), = nervus acusticus, portio mollis, vestibulocochlear nerve.

eighth nerve tumor 第Ⅷ神経腫.

ei·gon(e) [áigoun] アイゴン(ヨウ素とアルブミンとの化合物の総称).

Eijkman, Christiaan [áikmən] アイクマン(1858–1930, オランダの生理学者. ニワトリにおける脚気様疾患を実験的に発生させ, 抗多発神経性ビタミンを発見. 1929年ノーベル医学・生理学賞を受けた).

E. test アイクマン試験(① フェノル検出法で, 被検液にエーテル数滴を加え, 次いで硝酸 1 容, 濃硫酸 2 容を混ぜると赤色を発生する. ② 大腸菌はブドウ糖肉汁中に 43～45°C で培養するとガスを産生するが, ガス発生菌は産生しない).

Ei·ken·el·la [àikənélə] エイケネラ属(通性嫌気性のグラム陰性桿菌).

E. corrodens (ヒトの消化管, 鼻口腔に常在し, 日和見感染症の原因となる).

ei·ko·nom·e·ter [àikənάmitər] 〔網膜〕不等像測定器, = aniseikometer, eiconometer.

ei·loid [áilɔid] コイル様の.

e. tumor コイル様腫瘍(皮膚の).

Ei·me·ria [aimí:riə] アイメリア属(ドイツ動物学者 Gustav Heinrich Theodor Eimer (1843–1898) の名にちなむ寄生原虫で, アピコンプレクサ門, コクシジウム綱, アイメリア目, アイメリア科の一属. 家畜, 家禽の消化器に寄生し, 下痢, 血便などの原因となる).

ei·me·ri·a·sis [àiməráiəsis] アイメリア症, = eimeriosis.

Einarson gallocyanin–chrome alum stain アイナーソンのガロシアニン・クロムミョウバン染色〔法〕.

Einhorn bead test アインホルン小球試験法 [医学].

Einhorn tube アインホルン管 [医学].

Einstein, Albert [áinstain] アインシュタイン(1879–1955, ドイツの理論物理学者. 1914年アメリカに亡命し, プリンストン大学の高等科学研究所の所員となった. 光電効果の研究により1921年ノーベル物理学賞を受けた. 1922年初版の名著 The Meaning of Relativity がある).

E. theory of gravitation アインシュタイン万有引力論.

E. theory of relativity アインシュタイン相対性理論(1905年に発表した特殊相対性理論 special theory と, 1915～1916年に完成した一般相対性理論 general theory との 2 つがある).

ein·stein·i·um (Es) [ainstáiniəm] アインシュタイニウム(原子番号 99, 元素記号 Es, 原子量 252 の人工放射性超ウラン元素).

Einthoven, Willem [aintóuvən] アイントーヴェン(1860–1927, オランダの生理学者で, 1924年ノーベル医学・生理学賞受賞).

E. equation アイントーヴェン式, = Einthoven law.

E. formula アイントーヴェン方程式(標準肢誘導Ⅰ, Ⅱ, Ⅲにおいて記録される QRS の電位差は心臓を中心とし各誘導を 3 辺とする下向きの正三角形(Einthoven triangle)の各辺に投影されたと仮定しうる. その各辺の QRS ベクトルを e^1, e^2, e^3 とすると, $e^2=e^1+e^3$ となる), = Einthoven equation, E. law.

E. law アイントーヴェンの法則(心電図四肢誘導で, 第 1 誘導の電位と第 3 誘導の電位との和は第 2 誘導の電位に等しい).

E. string galvanometer アイントーヴェン絃電流計(強い電磁石の両極間の磁場に垂直に銀付けした水晶線を張ったもので, 心電図を得るために利用される), = chord galvanometer.

E. triangle アイントーヴェン三角 [医学] (心電誘導ⅠおよびⅢの電位差の総和は誘導Ⅱのそれに等しいことを示す模型 ($e^1+e^3=e^2$)).

EIRG electrointraretinogram 網膜内電図の略.

eis·an·the·ma [aisǽnθəmə] 粘膜疹(内発疹), = enanthema.

Eiselberg, Anoton Freilherr von [áisəlbə:g] アイゼルベルグ(1860–1939, オーストリアの外科医. 神経外科の大家で, 実験動物において副甲状腺摘出によりテタニーを発現させた(1892)).

Eisenia foetida シマミミズ〔縞蚯蚓〕(世界に広く分布する), = common brandling worm.

Eisenlohr, Carl [áisənlɔ:r] アイゼンロール(1847–1896, ドイツの医師).

E. symptom–complex アイゼンロール症候群(四肢の衰弱および無感覚, 関節症, 唇, 舌, 口蓋の麻痺で, Duchenne 球麻痺に類似する).

E. syndrome アイゼンロール症候群.
Eisenmenger, Victor [áizənmèŋgər] アイゼンメンゲル(1864–1932, ドイツの医師).
E. complex アイゼンメンゲル複合〔医学〕.
E. defect アイゼンメンゲルの欠損.
E. disease アイゼンメンゲル病.
E. syndrome アイゼンメンゲル症候群(元来は, 高位心室中隔欠損, 大動脈騎乗位, 肺高血圧, 右室肥大をもつチアノーゼ疾患のこと. 広義では心房や心室中隔の欠損, 動脈管開存などによって, 肺高血圧症と逆シャントを生じたチアノーゼ疾患).
E. tetralogy アイゼンメンゲル四徴, = Eisenmenger syndrome.
ei·sod·ic [aisádik] 輸入の, 求心の, = isodic.
ei·sop·tro·pho·bia [aisàptroufóubiə] 鏡恐怖症.
e·jac·u·late [iʤǽkjuleit] 射精する.
e·jac·u·la·tio [iʤæ̀kjuléiʃiou] 射精, = ejaculation.
e. deficiens 射精不全〔医学〕, 不全射精.
e. praecox 〔精液〕早漏〔医学〕, 早期射精〔医学〕.
e. retardata 遅延性射精, 遅漏.
e. seminis 射精.
e·jac·u·la·tion [iʤæ̀kju:léiʃən] 射精〔医学〕.
e. center 射精中枢, = erection center.
e·jac·u·la·to·ry [iʤǽkjulətɔ:ri, –təri] 射精の.
e. duct [TA] 射精管, = ductus ejaculatorius [L/TA].
e. duct seminal vesiculography 射精管精嚢造影〔法〕〔医学〕.
e. dysfunction 射精障害〔医学〕.
e. gland 射精腺.
e. incompetence 射精不全〔症〕〔医学〕.
e·jec·ta [iʤéktə] 排泄物, = dejecta, egesta.
e·jec·tion [iʤékʃən] ① 駆出, 拍出. ② 駆虫, 排除. ③ 突き出し(樹脂).
e. click 駆出性クリック.
e. fraction 駆出率, 駆出分画(1回心拍出量と心室拡張終期容量の比, Starling 曲線上行脚勾配を意味し, 心収縮機能の指標として好んで用いられる).
e. murmur 駆出性雑音〔医学〕.
e. period ① 駆出(血)期, = sphygmic period, ejection phase. ② 娩出期〔医学〕.
e. phase ① 駆血期, 駆出期(心臓の). ② 娩出期.
e. sound 駆出音〔医学〕.
e. time 駆出時間〔医学〕.
e·jec·tor [iʤéktər] 突き出し器, 放射器, 排出器.
e. box 突き出し箱.
e. pin 突き出しピン.
e. rod 突き出し棒.
EJP excitatory junctional potential 興奮性シナプス電位, 接合部電位の略.
eka– [i:kə] メンデレーエフ元素周期律において, 一つの元素の次に位すべき未知元素を表す接頭語(エカ. 梵語では1または第1の意).
e·ka–alu·mi·num [í:kə əlú:minəm] エカアルミニウム, = gallium.
e·ka·bo·ron [ì:kəbɔ́:rən] エカボロン, = scandium.
e·ka·el·e·ment [ì:kəélimənt] エカ元素(メンデレーエフ元素表の空位に相当する位置に入るべき元素).
e·ka·i·o·dine [ì:kəáiədi:n] エカヨウ素, = astatine.
e·ka·man·ga·nese [ì:kəmǽŋgəni:z] エカマンガン, = technetium.
e·ka·sil·i·con [ì:kəsílikɑn] エカシリコン, = germanium.
e·ka·tan·ta·lum [ì:kətǽntələm] エカタンタルム, = protoactinium.
Ekbom, Karl Axel [ékbəm] エクボム(1907–1977, スウェーデンの神経科医).
E. syndrome エクボム症候群(むずむず脚症候群), = restless leg syndrome.
Ekehorn, Jol. Gustav [ékəhɔ:n] エケホルン(1857–1938, スウェーデンの外科医).
E. operation エケホルン手術(経皮単一縫合を用いる直腸固定術).
EKG Elektrokardiogramm 心電図の略, = electrocardiogram (ECG).
e·ki·ri [ekíri, i:káirai] [J] 疫痢〔医学〕(和語. 幼小児にみられる細菌性赤痢の重症型).
e·kis·tics [ikístiks] 〔人間〕居住学〔医学〕.
ek·pho·rize [ékfəraiz] 喚起, 記憶再生(潜伏記憶を想出して意識に加えること).
EKY electrokymogram 心〔性〕波動図の略.
El de·bab [el débæb] エルデバブ(アルジェリアにおけるウマおよびラクダの睡眠病. *Trypanosoma* による).
El Tor cholera エルトールコレラ(エルトールとはエジプトのエルトール検疫所の名称. 1905年エルトール型コレラとして発見されたためこの名がある).
El Tor cholera vibrio エルトール型コレラ菌.
e·lab·o·ra·tion [ilæ̀bəréiʃən] ① 加工. ② 同化〔作用〕. ③ 精錬〔医学〕, 生産.
el·a·cin [éləsin] エラシン(弾力素 elastin の分解産物).
E·lae·ag·na·ce·ae [ìli:ægnéisii:] グミ科.
E·lae·ag·nus [ìli:ǽgnəs] グミ属(グミ科の一属).
E. multiflora ナツグミ[木半夏], = goumi.
E. pungens ナワシログミ(果実は漢方で収斂・止瀉薬として用いる).
E. umbellata アキグミ, = autumn olive.
elaeo– [eliou, eliə] 油脂との関係を表す接頭語, = eleo–.
el·ae·o·mar·gar·ic ac·id [èlioumɑ:gǽrik ǽsid] オレイン酸, = oleic acid.
elae·o·pho·ria·sis [ili:oufɔ:ráiəsis] エレオフォリアーシス(ヒツジの住血糸状虫症, 成虫はウシやヒツジなど反芻動物の大動脈に寄生し, 成虫による害はほとんどないが, ミクロフィラリアは皮膚炎の原因となる).
e·lae·op·tene [ili:ápti:n] 精油分, エレオプテン, = eleoptene.
e·lae·o·sac·cha·rum [ilì:əsǽkərəm] 油糖剤, = oleosaccharum.
e·la·ic ac·id [iléik ǽsid] = oleic acid.
el·a·id·ic ac·id [èləídik ǽsid] エライジン酸(トランス型) $CH_3(CH_2)_7CH{=}CH(CH_2)_7COOH$ (シス型オレイン酸の幾何異性体で不飽和脂肪酸).
e·lai·din [iléidin] エライジン $C_{57}H_{104}O_6$ (オレインの異性体).
e. test エライジン試験(オレイン酸またはそのエステルに亜硝酸を加えて固体のエライジン酸またはそのエステルを生じさせる定性試験).
e·lai·di·na·tion [ilèidinéiʃən] エライジン化.
e·lain [iléin] = olein.
e·lai·o·ma [ileióumə] 油腫, = eleoma.
e·lai·om·e·ter [ìleiámitər] 油脂比重計, = eleometer.
e·lai·o·path·ia [ilèioupǽθiə] 脂肪浮腫, = eleopathy.
e·lai·op·a·thy [ileiápəθi] 脂肪浮腫(Blondi の用いた名称で, 挫傷により下肢関節部にびまん性脂肪浮腫が起こるが, これは皮下組織への脂肪性物質の蓄積に基づくものといわれる).
e·lai·o·plast [iléiəplæst] 脂肪形成細胞.
ELAM–1 endothelial–leukocyte adhesion molecule–1 内皮細胞–白血球間接着分子–1 の略.
El·a·phe [éləfi:] ナメラ属(ナミヘビ科の一属).
E. climacophora アオダイショウ.
E. quandrivirgata シマヘビ.

el·a·pid [éləpid] コブラ(コブラ科のヘビの総称).
E·lap·i·dae [ilǽpidi:] コブラ科.
El·ap·i·nae [èləpáini:] サンゴヘビ亜科(コブラ科の一亜科. 毒ヘビで, コブラ属 *Naja* などが含まれる).
e·las·mo·branch [i:lǽsməbræŋk] 板鰓類.
E·las·mo·branchi·i [ilæ̀zməbrǽŋkiai] 板鰓亜綱(軟骨魚綱の一亜綱, サメおよびエイの類などを含む. 絶滅した種も多い).
el·as·so·sis [èləsóusis] エラソシス(胸腺の小細胞に起こる特徴的な有糸分裂).
e·las·tance [ilǽstəns] エラスタンス, 弾性(変形を生ずる圧を除いたとき, 元に戻ろうとする性質. 圧力に対する容積変化の比例定数(圧縮率)であるコンプライアンスの逆数).
e·las·tase [ilǽsteis] エラスターゼ(エラスチンを分解する酵素).
e·las·tic [ilǽstik] 弾力性の, 弾性の [医学].
e. artery 弾性動脈.
e. bandage 弾性包帯, 弾力包帯.
e. bougie 弾力性ブジー [医学].
e. cartilage 弾性軟骨(エラスチンというタンパク質からなる弾性線維を多量に含み黄色を呈す), = yellow cartilage.
e. collision 弾性衝突 [医学].
e. collodion 弾性コロジオン, = flexible collodion.
e. cone 弾性円錐 [医学].
e. connective tissue 弾性結合組織 [医学].
e. constant 弾性定数.
e. corset 弾性コルセット [医学].
e. curve 弾性曲線, = elastic line.
e. deformation 弾性変形 [医学].
e. fatigue 弾性疲労(弾性力が弱ること).
e. fiber 弾性線維, 弾力線維, = yellow fiber.
e. fibrocartilage 弾性軟骨.
e. finish 弾性仕上げ [医学].
e. fixation ばね様固定 [医学], 弾性固定.
e. force 弾力.
e. hysteresis 弾性ヒステリシス, 弾性履歴現象(物体が外力により破壊する前には歪みの一部は永久歪みとして残り, 歪みと歪力との関係はその物体の経過した履歴により異なること).
e. instability 弾性不安定.
e. lamella 弾性層板, 弾性網.
e. laminae of arteries 〔動脈の〕弾性板.
e. layers of arteries 動脈の弾性膜.
e. ligation 弾性材料結紮 [医学].
e. ligature 弾力性結紮糸 [医学] (生ゴムの結紮糸で, 圧力を加えて漸次, 組織を切断するもの).
e. limit 弾性限度 [医学].
e. lung recoil 肺弾性収縮力.
e. manometer 弾性圧力計.
e. membrane 弾性膜.
e. modulus 弾性率 [医学], 弾性係数.
e. movement 弾性運動.
e. pelvis 弾性骨盤.
e. plaster 弾性硬膏, = rubber plaster.
e. potential 弾性ポテンシャル.
e. pulse 弾力脈 [医学].
e. scattering 弾性散乱.
e. skin 弾力性皮膚 [医学], ゴム様皮膚, = cutis laxa.
e. stability 弾性安定.
e. stocking 弾性靴下(ゴムを織り込んだもので, 下肢静脈瘤などのひ護に用いる).
e. theory 弾力説 [医学].
e. tissue 弾性組織(弾力結合織).
e. tourniquet 緊縛止血帯 [医学].
e. traction 弾力牽引〔法〕 [医学].
e. typed artery 弾性型動脈 [医学].
e. wave 弾性波, 弾力波.
elas·ti·ca [ilǽstikə] ① 弾性ゴム, エラスチカ, = gum elstic, caoutchouc. ② 弾力層(血管の).
e. aftereffect 弾性余効.
e·las·ti·cin [ilǽstisin] 弾力素, 弾性素, = elastin.
e·las·tic·i·ty [ìlæstísiti] 弾〔力〕性 [医学]. 形 elastic.
e. test 弾性試験 [医学].
e·las·tin [ilǽstin] 弾力素, 弾性素(弾性組織の特殊成分をなす硬タンパク質), = elasticin.
e·las·tin·ase [ilǽstineis] 弾力素融解酵素.
e·las·to·fi·bro·ma [ilæ̀stoufaibróumə] 弾性線維腫.
e·las·to·gel [ilǽstədʒəl] 弾力性ゲル, 弾性膠質.
e·las·toid [ilǽstɔid] ① 弾質様, 弾力素様の. ② エラストイド(血管弾力層の硝子様変性により生じる物質).
e. degeneration 類弾力変性, 弾質様変性(動脈弾力組織の類デンプン変性で分娩後子宮血管に起こる).
e·las·tol·y·sate [ìlæstáliseit] 弾力線維溶解物, エラスチン溶解物.
e·las·tol·y·sis [ìlæstálisis] 弾力線維分解, エラスチン分解.
e·las·to·ma [ìlæstóumə] 弾力線維腫, = pseudoxanthoma elasticum.
e·las·to·mer [ilǽstəmər] エラストマー(H. L. Fischer が1939年に弾性の高分子物質に与えた名称で, これに対し可塑性が高いものを plastomer と呼ぶ).
e·las·tom·e·ter [ìlæstámitər] 弾力計 [医学].
e·las·to·mu·cin [ilæ̀stoumjú:sin] エラストムチン(D. A. Hall の記述(1952)によると, 弾力線維の基本的構造は, プロエラスチンと多糖類とが結合したもので, エラスターゼによりこの結合は破壊される).
e·las·top·a·thy [ìlæstápəθi] 弾力線維欠乏.
e·las·to·plast [ilǽstəplæst] エラストプラスト(ウンナ粘剤を塗った包帯).
e·las·tor·rhex·is [ilæ̀stəréksis] 弾性線維断裂.
e·las·tose [ilǽstous] エラストース(エラスチンを酵素, 酸またはアルカリで処理して得られるアルブモーゼ).
e·las·to·sis [ìlæstóusis] 弾力線維症, 弾性線維症 [医学].
e. atrophicans 萎縮性弾力線維症, = pseudoxanthoma elasticum.
e. colloidalis conglomerata 集簇性膠様弾力線維症, = colloid milium.
e. dystrophica 異栄養性弾力線維症(Bruch 膜が変性して眼底に血管腫様線条を起こす).
e. perforans serpiginosa 蛇行状穿孔性弾力線維症.
e. senilis 老年性弾力線維症(皮膚弾力組織の変性する老人の皮膚症).
elastotic degeneration 弾性症変性.
el·a·ter [iléitər] 弾糸(植物).
el·a·tera [ìleitérə] 弾糸.
ela·tion [iléiʃən] 意気高揚, 自得(感情の興奮による活発な動作).
e·laun·in [i:lɔ́:nin] エラウニン.
Elaut, Leon J. S. [í:laut] エーラウト(ベルギーの病理学者).
E. triangle エーラウト三角.
el·a·yl [élei(i)l] エチレン, = ethylene.
el·bow [élbou] [TA] 肘, = cubitus [L/TA].
e.-block 肘ブロック [医学].
e. bone 肘骨(尺骨), = ulna.
e.-cap 肘蓋骨, = patella cubiti.

e. crutch 肘杖［医学］，ロフストランドクラッチ．
e. disarticulation 肘関節離断〔術〕．
e. disarticulation prosthesis 肘〔離断〕義手．
e. hinge 肘継手［医学］．
e.-jerk 肘反射（三頭筋反射），= triceps reflex．
e. joint [TA] 肘関節，= articulatio cubiti [L/TA]．
e. lameness 肘跛行（ウマの肘関節部の異常に際して起こる異常歩行）．
e. lock 肘ロック［医学］．
e. reflex 肘反射［医学］，= triceps reflex．
e. unit 肘ユニット［医学］．
elbowed catheter 彎曲カテーテル（近部に45°の角度をもつもの）．
el·ca·to·nin ［èlkətóunin］ エルカトニン $C_{148}H_{244}N_{42}O_{47}$：3363.77（合成カルシトニン誘導体，骨粗鬆（しょう）症治療薬，ポリペプチド系高カルシウム血症改善薬）．（→ 付図）
el·co·sis ［elkóusis］ 潰瘍形成［医学］，= helcosis．
el·der ［éldər］ ① ニワトコ［接骨木］．② 年長の．
e. abuse 老人虐待［医学］，= elderly abuse．
e. berry ニワトコ果実．
eld·er·ly ［éldə:li］ 高年［医学］，老年［医学］，老人［医学］．
e. abuse 高齢者虐待（老人の虐待．身体的，心理的，経済・物理的，怠慢などがある）．
e. primigravida 高年初妊婦［医学］（35歳以上の初産婦）．
e. primipara 高年初産婦［医学］．
el·drin ［éldrin］ エルドリン（セイヨウニワトコの花に存在する物質で，rutin と同一物である）．
el·e·cam·pane ［èlikæmpéin］ オオグルマ［土木香］（キク科植物 *Inula helenium*．根は強壮薬で，果実はイヌリンを含有する），= inula．
elect electuary，electuarium し（舐）剤の略．
electile dysfunction 性機能改善薬（男性勃起障害治療薬をさす）．
e·lec·tion ［ilékʃən］ 選択．
e·lec·tive ［iléktiv］ 選択的な．
e. affinity 選択的親和性（選択作用）．
e. amnesia 選択健忘［医学］．
e. cesarean section 選択的帝王切開［医学］．
e. localization 選択的局在［医学］．
e. mutism 選択緘黙症［医学］，選択無言症（場面緘黙）．
e. neck dissection 選択的頸部郭清〔術〕［医学］．
e. operation 待期的手術［医学］，予定手術．
e. staining 選択的染色．
e. surgery 待期的手術［医学］．
electoronic patient record 電子カルテ［医学］．
Electra com·plex ［iléktrə kámpleks］ エレクトラコンプレックス（父に対する愛情と母への憎悪を中心として発展する女児の精神的症候群で，特にペニス羨望によって開始され，それをどう対処するかでその性格形成が特徴づけられていく．ギリシア神話にちなんだ名称），→Oedipus complex．
e·lec·tric ［iléktrik］ 電気の，= electrical．
e. anesthesia 電気麻酔〔法〕［医学］．
e. arc 電弧，アーク．
e. arc furnace アーク炉［医学］．
e. arm 電動義手［医学］．
e. attraction 電気引力．
e. aura 電流性前兆（静電気発生時に触れる）．
e. axis 電気軸（心電図の）．
e. bone saw 電動骨鋸．
e. burn 電気熱傷［医学］（高圧電気による熱傷）．
e. cabinet bath 電気箱風呂．
e. capacity 電気容量（静電容量ともいう）．
e. cataract 電気〔性〕白内障［医学］．
e. cauterization 電気焼灼［医学］．
e. cautery 電気焼灼器［医学］，= galvanic cautery．
e. charge 電荷［医学］．
e. chorea 電撃性舞踏病［医学］．
e. clock 電気時計．
e. coagulation 電気凝固．
e. conductance 電気導伝度，電導度．
e. conduction 電気伝導（物体の中を電流が流れる現象），= electrical conduction．
e. conductivity 電気伝導度，電気伝導率（導電率）［医学］．
e. countershock 直流電撃療法［医学］．
e. current 電流［医学］（通常電荷の運動をいう）．
e. defibrillation 電気的除細動［医学］．
e. defibrillator 電気除細動器（細動除去器．心臓に電気的ショックを加えて心室細動を制御する器械）．
e. desiccation 電気乾燥療法（腫瘍の）．
e. detonator 電気雷管［医学］．
e. diathermy 電気的ジアテルミー［医学］．
e. dipole 電気双極子（正負の相等しい電荷が，きわめて小さい距離を隔てて存在するもので，電場中で電気モーメントが働く）．
e. dipole transition 電気双極子遷（せん）移［医学］．
e. discharge 放電．
e. displacement 電束密度，電気変位．
e. dissociation 電離，電気解離．
e. dosage 電気療法適量．
e. double layer 電気的2重層．
e. eel 電気ウナギ．
e. endosmosis 電気浸透［医学］．
e. eye-bath 電気眼浴［医学］．
e. fan 扇風機．
e. field 電界［医学］，電場．
e. fish 電気魚［医学］．
e. flicker 電気閃光．
e. flux 電束．
e. force 電気力．
e. four-cell bath 電気四槽浴［医学］．
e. furnace 電気炉［医学］．
e. fustigation 感応電気笞鞭打法．
e. hand エレクトリックハンド（電極として用いる手）．
e. health record 電子カルテ．
e. hearing aid 電気補聴器［医学］．
e. induction 電気誘導，= electric displacement．
e. injury 電気傷［医学］，電撃損傷．

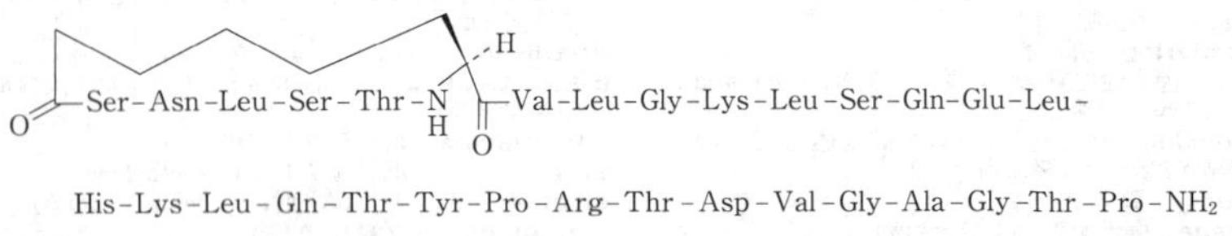

elcatonin 付図

e. insulating treatment 電気絶縁処理［医学］.
e. insulation 電気絶縁性.
e. irritability 電気的興奮性.
e. katathermometer 電気カタ温度計 (Hill).
e. knife 電気メス, = electrotome scalpel, 吸熱刀, = endotherm knife.
e. luminous bath 〔白熱〕電光浴［医学］.
e. mallet 電気槌.
e. mark 電流痕［医学］.
e. milk-pump 電気搾乳器.
e. moxibustion 電熱灸（もぐさの代わりに電気でヒーターを温めその熱をスポット状にしてして穴に当てて, 灸の代わりにする).
e. ophthalmia 電気性眼炎. → ophthalmia nivalis.
e. ophthalmitis 電気性眼炎［医学］.
e. optic atrophy 電撃性視神経萎縮［医学］.
e. organ 発電器, 電気器官［医学］.
e. osmosis 電気浸透［医学］.
e. photometer 光電比色計［医学］.
e. plate 電気板［医学］.
e. polarization 電気分極［医学］.
e. potential 電位［医学］.
e. potential difference 電位差［医学］.
e. potential gradient 電位の傾き［医学］.
e. power 電力［医学］.
e. power plant 発電装置［医学］.
e. precipitator 電気集塵（じん）器［医学］, 電気吸塵器（表面間に高度の電圧を生じさせて, 塵埃粒子を付着させる).
e. prostration 電光へばり（疲はい）［医学］.
e. pulp tester 電気歯髄診断器［医学］.
e. pulp testing apparatus 電気歯髄診断器［医学］.
e. quadrupole 電気四重極.
e. quadrupole transition 電気四重極子遷（せん）移［医学］.
e. reaction 電気反応.
e. reaction of degeneration 電気変性反応［医学］.
e. resistance 電気抵抗［医学］.
e. resonance 共振, 同調.
e. response audiometry 誘発反応聴力検査.
e. shock ① 電気ショック［医学］, 電撃［医学］, 感電［医学］. ② 電撃療法.
e. shock therapy (EST) 電気ショック療法［医学］.
e. shock treatment 電気ショック療法, = shock therapy.
e. silence 電気的休止［医学］.
e. singeing 電気毛焼き［医学］.
e. skin resistance 皮膚電気抵抗［医学］.
e. sleep 電気〔性〕睡眠［医学］.
e. spark 電気火花［医学］.
e. stimulation 電気刺激［医学］.
e. stimulation therapy of bone 骨の電気刺激療法.
e. stimulus 電気刺激.
e. susceptibility 電気感受率.
e. synapse 電気シナプス［医学］.
e. taste 電気〔の〕味［医学］.
e. tension 起電力, 電圧.
e. thermometer 電気温度計［医学］（熱電対を利用するもの).
e. thermostat 電気サーモスタット.
e. unit 電気単位（アンペア(A), クーロン(C), ファラッド(F), オーム(Ω), ボルト(V), ワット(W) などの総称).
e. welding 電気熔接法［医学］.
e. wheel chair 電動車椅子.
e. wire 電線.
e·lec·tri·cal [iléktrikəl] 電気の［医学］.
e. alternans 電気的交代（心電図上, ふつうは心室波群が心拍ごとに交互に代わる. P波に起こることはまれ).
e. axis 電気軸（心電図の）［医学］, = mean electric axis.
e. axis deviation 電気軸偏位.
e. conduction 電気伝導（物体の中を電流が流れる現象), = electric conduction.
e. conductivity 電気伝導率（電気の流れやすさを表す量のこと).
e. device 電動式調理用具［医学］.
e. dipole 電気的双極子［医学］.
e. double layer 電気二重層［医学］.
e. dust precipitator 電気集塵（じん）器［医学］.
e. field 電場.
e. heart position 電気的心臓軸位.
e. hypersensitivity 電磁波過敏症（パソコンや電子レンジ, 携帯電話など微量な電磁波を浴びることで頭痛, めまい, 吐き気などを起こす病態. アメリカの医師ウィリアム・レイにより命名).
e. injury 電撃損傷［医学］.
e. lobe 電気葉（電気魚の).
e. phosphene 電気〔的〕閃光.
e. property 電気的性質［医学］.
e. silence 電気的静止［医学］.
e. stimulation 電気刺激［医学］.
e. synapse 電気シナプス.
e. transmission 電気的伝達［医学］.
e·lec·tric·i·ty [ilèktrísiti] 電気［医学］（電荷および電荷の流れとしての電流を総称していう. 自然界における基本的な物理量で, 電子および陽子によって保有される). 形 electric.
e. paralysis 電撃麻痺.
e. surgery 電気外科〔学〕［医学］.
e·lec·tri·fi·ca·tion [ilèktrifikéiʃən] 通電法［医学］.
e·lec·tri·za·tion [ilèktrizéiʃən] 通電法（電気療法), = electrotherapy.
electro– [iléktrou, –trə] 電気との関係を表す接頭語.
electroacoustic impedance test 電気音響インピーダンス・テスト［医学］.
e·lec·tro·a·cous·tics [ilèktrouəkú:stiks] 電気音響学.
electroactive substance 電気活性物質［医学］.
e·lec·tro·a·f·fin·i·ty [ilèktrouəfíniti] 電気親和力（イオンがその電荷を保持する力で, 記号は E_0).
e·lec·tro·an·al·ge·sia [ilèktrouænəlʤí:ziə] 電気無痛法（金属針に微弱電流を流して痛みを減弱させる疼痛治療法. 経皮的電気刺激法 transcutaneous electrical nerve stimulation (TENS, テンス), 硬膜外電気刺激法などが用いられる).
e·lec·tro·a·nal·y·sis [ilèktrouənǽlisis] 電気分析.
e·lec·tro·a·nas·to·mo·sis [ilèktrouənæ̀stəmóusis] 電気腸吻合術（電気を応用する腸吻合術).
e·lec·tro·an·es·the·sia [ilèktrouænisθí:ziə] 電気局所麻酔法. → Leduc, Stephane Armand Nicolas.
e·lec·tro·au·di·o·graph [ilèktrouɔ́:diəgræf] 電気聴力計［医学］.
e·lec·tro·au·ric·u·lo·gram [ilèktrouɔ:ríkjuləgræm] 電気心房図.
e·lec·tro·ba·so·graph [ilèktroubéisəgræf] 電気歩調計.
e·lec·tro·bi·ol·o·gy [ilèktroubaiɑ́ləʤi] 電気生物学.
e·lec·tro·bi·os·co·py [ilèktroubaiɑ́skəpi] 電気検死法（電気を利用する生命観察法).
electrocaloric effect 電気熱量効果.
e·lec·tro·cal·o·rim·e·ter [ilèktroukæ̀lərímitər] 電気熱量計.

e·lec·tro·cap·il·lar·i·ty [ilèktroukæpilǽriti] 界面電気現象，電気毛管現象〔医学〕(毛管中の接触した2つの液体間に電圧を加えると，界面張力の変化により界面が移動すること).
electrocapillary action 電気毛〔細〕管作用.
e·lec·tro·car·di·o·gram [ilèktroukáːdiəgræm] 心電図〔医学〕.
e·lec·tro·car·di·o·graph [ilèktroukáːdiəgræf] 心電計〔医学〕.
electrocardiographic curve 心電図曲線.
electrocardiographic pattern 心電図パターン.
electrocardiographic wave 心電図波.
e·lec·tro·car·di·og·ra·phy [ilèktroukàːdiágrəfi] 心電図記録〔法〕，心電図検査〔法〕〔医学〕.
e·lec·tro·car·di·o·pho·no·gram [ilèktroukàːdioufóunəgræm] 電気心音図.
e·lec·tro·car·di·o·pho·no·graph [ilèktroukàːdioufóunəgræf] 電気心音計.
e·lec·tro·car·di·o·pho·nog·ra·phy [ilèktroukàːdioufounágrəfi] 電気心音図記録〔法〕.
e·lec·tro·car·di·os·co·py [ilèktroukàːdiáskəpi] 心電直視法(陰極線振動計を用いる心電図記録法).
electrocast product 電鋳品〔医学〕.
electrocast refractory 電鋳耐火物.
e·lec·tro·cas·ted [ilèktrəkǽstid] 電鋳性の.
e·lec·tro·cast·ing [ilèktrəkǽstiŋ] 電鋳〔医学〕.
e·lec·tro·ca·tal·y·sis [ilèktroukətǽlisis] 電気触媒〔医学〕.
e·lec·tro·cau·ter·iz·er [ilèktroukɔ́ːtəraizər] 電気メス〔医学〕，電気焼灼器〔医学〕.
e·lec·tro·cau·tery [ilèktroukɔ́ːtəri] 電気焼灼器，電気焼灼〔術〕〔医学〕.
electrocerebral silence 平坦脳波〔医学〕，無脳波活動〔医学〕.
e·lec·tro·chem·i·cal [ilèktrəkémikəl] 電気化学の.
e. equivalent 電気化学当量〔医学〕(1クローンの電荷が析出させる原子のグラム数).
e. passivation 電気化学的不動態化〔医学〕.
e. polarization 電気化学的分極.
e. potential 電気化学的電位(粒子の表面から溶液へのすべてのイオン層を通る電位の降下)，= epsilon potential.
e. potential gradient 電気化学ポテンシャル勾配〔医学〕.
e. series 電気化学剤.
e·lec·tro·chem·is·try [ilèktrəkémistri] 電気化学〔医学〕.
e·lec·troch·e·my [ilektrákəmi] 電気的物理療法.
e·lec·tro·cho·le·cys·tec·to·my [ilèktroukòulisistéktəmi] 電気的胆嚢切除(電気焼灼による胆嚢切除).
e·lec·tro·cho·le·cys·to·cau·sis [ilèktroukòulisìstəkɔ́ːsis] 胆嚢電気焼灼術.
e·lec·tro·ci·sion [ilèktrousíʒən] 電気切開.
e·lec·tro·co·ag·u·la·tion [ilèktroukouæ̀gjuléiʃən] 電気凝固〔法〕.
e·lec·tro·coch·le·o·gram [ilèktrəkákliəgræm] 蝸〔牛〕電図〔医学〕.
e·lec·tro·coch·le·o·graphy [ilèktroukàkliágrəfi] 蝸電図法〔医学〕.
e·lec·tro·con·duc·tiv·i·ty [ilèktroukàndʌktíviti] 電気伝導性.
e·lec·tro·con·trac·til·i·ty [ilèktroukàntræktíliti] 電気収縮性.
e·lec·tro·con·vul·sion [ilèktroukənvʌ́lʃən] 電気痙攣.
e·lec·tro·con·vul·sive [ilèktroukənvʌ́lsiv] 電気痙攣の.
e. therapy (**ECT**) 電気ショック療法〔医学〕，電気痙攣療法.
e. treatment 電気痙攣療法(電気ショック療法，電撃療法，痙攣療法)，= electroshock therapy.
electrocortical potential 皮質脳波電位(大脳皮質の表面からの誘導により得られる電位差)，= cortical potential.
e·lec·tro·cor·ti·co·gram (**ECoG**) [ilèktroukɔ́ːtikəgræm] 皮質脳波〔医学〕，皮質電図，脳電図.
e·lec·tro·cor·ti·cog·ra·phy [ilèktroukɔ̀ːtikágrəfi] 皮質脳波記録法，皮質脳波検査〔医学〕.
e·lec·tro·cor·tin [ilèktroukɔ́ːtin] エレクトロコルチン，= aldosterone.
e·lec·tro·cryp·tec·to·my [ilèktroukriptéktəmi] 扁桃腺陰窩電気焼灼法.
e·lec·tro·crys·tal·li·za·tion [ilèktroukrìstəlizéiʃən] 結晶電析〔医学〕.
e·lec·tro·cu·tion [ilèktrəkjúːʃən] 電殺，電気殺害，電気死刑〔医学〕，感電死.
electrocyclic reaction 環状電子反応〔医学〕.
electrocyclic rearrangement 環状電子転位〔医学〕.
e·lec·tro·cys·tog·ra·phy [ilèktrousistágrəfi] 膀胱電図記録法(膀胱から電流を記録すること).
e·lec·tro·cys·to·scope [ilèktrəsístəskoup] 電光膀胱鏡(膀胱鏡による電気検査法).
e·lec·trode [iléktroud] ① 電極〔医学〕(電流を導体中に導き入れ，または外へ導き出す目的で，これに接続させる金属または特殊の導体で，陰陽の2個が必要). ② 電導子(電気治療または心電図において，電気を体内に導く点または面についていう)，= lead.
e. knife 電極ナイフ，電気メス.
e. potential 電極電位〔医学〕.
e. reaction 電極反応〔医学〕.
e. roller 回転導子〔医学〕.
e·lec·trode·less [ilétroudles] 無電極の.
e·lec·tro·de·po·si·tion [ilèktroudipəzíʃən] 電着〔医学〕，電気的沈着(電気分解により電極に物質が析出してその表面に付着すること).
e·lec·tro·der·mal [ilèktroudə́ːməl] 皮膚の電気的性質の，皮膚電気抵抗の変化の.
e. point 皮雷点〔医学〕.
e. response 皮膚電気反応〔医学〕.
e·lec·tro·der·ma·tome [ilèktroudə́ːmətoum] 電動式デルマトーム.
e·lec·tro·der·mo·gram (**EDG**) [ilèktroudə́ːməgræm] 皮膚電気抵抗図，皮膚電位図〔医学〕.
e·lec·tro·des·ic·ca·tion [ilèktroudèsikéiʃən] 電気乾燥法〔医学〕.
e·lec·tro·di·ag·no·sis [ilèktroudàiəgnóusis] 電気診断〔法〕〔医学〕.
electrodiagnostic medicine 電気診断医学.
e·lec·tro·di·ag·nos·tics [ilèktroudàiəgnástiks] 電気診断法〔医学〕，= electrodiagnosis.
e·lec·tro·di·al·y·sis [ilèktroudaiǽlisis] 電気透析〔医学〕.
e·lec·tro·di·aph·a·ke [ilèktroudaiǽfəkiː] 水晶体焼灼器.
e·lec·tro·di·aph·a·ny [ilèktroudaiǽfəni] 電気徹照法，= diaphanoscopy.
e·lec·tro·dis·so·lu·tion [ilèktroudisəljúːʃən] 電溶〔医学〕.
electrodynamic action 電気力学的作用.
e·lec·tro·en·ceph·a·lo·gram (**EEG**) [ilèktrouenséfələgræm] 脳波(脳電図)〔医学〕(ヒトの脳細胞に由来する電気発生の模様を増幅描記した周期的波動図で，誘導法としては前頭部と後頭部など2個所の部位の電位差を記録する双極導出法と，耳朶に中性極をおき，ほかの任意部とをつなぐ単極導出法とがある．波動には安静時に起こるα波，知覚刺激時にみられるβ波のほか，遅い周波数のθ波やδ波などが区別されている．Berger により1929年に創案されたもの）．
e. audiometry 脳波聴力検査〔法〕〔医学〕．
e·lec·tro·en·ceph·a·lo·graph (EEG) ［ilèktrouenséfələgræf］ 脳波計〔医学〕．
e·lec·tro·en·ceph·a·log·ra·phy (ECG) ［ilèktrouensèfəlάgrəfi］ 脳波記録，脳波検査〔医学〕，脳波．
e·lec·tro·en·dos·mo·sis ［ilèktrouèndəsmóusis］ 電気浸透（固定した固体に対して液体が電圧により移動する現象），＝electro-osmosis. 形 electro-endosmotic.
e·lec·tro·en·ter·os·to·my ［ilèktrouèntərάstəmi］ 電気外科的腸造瘻術．
e·lec·tro·flu·o·ros·co·py ［ilèktrouflù:ərάskəpi］ 透視心電図検査法．
e·lec·tro·fo·cus·ing ［ilèktroufóukəsiŋ］ エレクトロフォーカシング，等電点分画電気泳動法〔医学〕．
electroformed die 電気めっき歯型〔医学〕．
e·lec·tro·form·ing ［ilèktroufɔ́:miŋ］ 電形法（樹脂）．
e·lec·tro·gas·tro·gram ［ilèktrəgǽstrəgræm］ 胃筋電図〔医学〕．
e·lec·tro·gas·tro·graph ［ilèktrəgǽstrəgræf］ 胃電図記録（胃筋電計により記録されたもの）．
e·lec·tro·gas·trog·ra·phy (EGG) ［ilèktrougæstrάgrəfi］ 胃〔筋〕電図検査法（胃筋の運動を電気的に記録すること）．
e·lec·tro·gen·e·sis ［ilèktrəʤénisis］ 発電．
e·lec·tro·genic ［ilèktrəʤénik］ 起電性．
e. pump 電気発生性ポンプ〔医学〕．
e. sodium pump 起電性 Na^+ ポンプ．
e·lec·tro·gram ［iléktrəgræm］ 電気〔記録〕図〔医学〕，電位図．
e·lec·tro·graph ［iléktrəgræf］ 電気〔記録〕図，＝electrogram.
electrographic analysis エレクトログラフ分析〔医学〕．
e·lec·trog·ra·phy ［ilektrάgrəfi］ ① 電位記録法．② 電位測定法（脳手術における）．
electrogravimetric analysis 電解重量分析〔医学〕．
e·lec·tro·gra·vim·e·try ［ilèktrougrəvímətri］ 電解重量分析〔医学〕．
e·lec·tro·gra·ving ［ilèktrougréiviŋ］ 電気彫（食）刻〔医学〕．
e·lec·tro·gus·tom·e·try ［ilèktrougʌstάmitri］ 電気味覚検査法〔医学〕．
e·lec·tro·he·mos·ta·sis ［ilèktrouhi:mάstəsis］ 電気止血法〔医学〕．
electrohydraulic shock wave 電気水圧衝撃波〔医学〕．
e·lec·tro·hyp·not·ic ［ilèktrouhipnάtik］ 電気睡眠の．
e·lec·tro·hys·ter·o·gram ［ilèktrouhístərəgræm］ 子宮筋電図〔医学〕．
e·lec·tro·hys·ter·og·ra·phy (EHG) ［ilèktrouhìstərάgrəfi］ 子宮筋電図検査〔法〕〔医学〕，子宮筋電記録〔法〕．
e·lec·tro·im·mu·no·as·say ［ilèktrouìmjunouəséi］ 電気免疫測定〔法〕〔医学〕．
e·lec·tro·im·mu·no·dif·fu·sion ［ilèktrouìmjunoudifjú:ʒən］ 電気免疫拡散〔法〕〔医学〕，免疫電気泳動法，＝immunoelectrophoresis, rocket electroimmunodiffusion.
e·lec·tro·in·tra·ret·i·no·gram (EIRG) ［ilèktrouìntrərétinəgræm］ 網膜内電図〔医学〕．
e·lec·tro·i·on·ic ［ilèktrouaiάnik］ 電気イオンの．
electrokinetic phenomenon 界面動電現象〔医学〕．
electrokinetic potential 界面動電位〔医学〕（Freundlich により導入された固体－液体の境界面における電位差），＝zeta potential.
e·lec·tro·ki·net·ics ［ilèktroukainétiks］ 電気運動学．
e·lec·tro·ky·mo·gram ［ilèktroukáiməgræm］ 電気キモグラム〔医学〕．
e·lec·tro·ky·mo·graph ［ilèktroukáiməgræf］ 心波動撮影器，電気キモグラフ〔医学〕（心臓ないし幹部血管の運動を詳細に記録する装置）．
e·lec·tro·ky·mog·ra·phy ［ilèktroukaimάgræfi］ 心波動撮影法，電気キモグラフィ〔ー〕〔医学〕（X線透視で見える心臓血管の周辺部を捕捉し，その拍動現象，心臓陰影の濃淡現象などを鋭感光電管で受け，その陰影部の増減が電圧変化となって取り出されたものを絃電流計で記録する方法で，その図を心波動図 electrokymogram という）．
e·lec·tro·lep·sy ［iléktrəlepsi］ 電気舞踏病，＝Bergeron chorea.
e·lec·tro·lith·o·trip·sy ［ilèktrəlíθətripsi］ 電気切石〔術〕，電気砕石〔術〕．
e·lec·tro·li·thot·ri·ty ［ilèktrouliθάtriti］ 電気砕石器．
e·lec·tro·lu·mi·nes·cence ［ilèktroulù:minésəns］ エレクトロルミネセンス〔医学〕．
e·lec·trol·y·sis ［ilektrάlisis］ 電〔気分〕解．形 electrolytic.
e·lec·tro·lyte ［iléktrəlait］ 電解質〔医学〕（水に溶けてその溶液が電気伝導性をもつような物質）．
e. analyzer 電解質分析計．
e. and acid-base balance 電解質・酸塩基平衡異常〔医学〕．
e. and acid-base balance modulator 電解質・酸塩基〔平衡〕調整薬．
e. balance 電解質平衡〔医学〕．
e. deficiency syndrome 電解質欠乏症候群〔医学〕．
e. disturbance 電解質障害〔医学〕．
e. imbalance 電解質平衡障害〔医学〕，電解質不均衡．
e. interrupter 電解質電流断続器．
e. metabolism 電解質代謝〔医学〕．
e. replenisher 電解質補充薬〔医学〕．
e·lec·tro·lyt·ic ［ilèktrəlítik］ 電解の．
e. analysis 電解分析〔医学〕．
e. bath 電解槽，電解浴．
e. bleaching 電解漂白．
e. capacitor 電解コンデンサー．
e. cell 電解槽〔医学〕，＝electrolyser.
e. cleaning 電解洗浄〔医学〕．
e. concentration 電解質濃度〔医学〕．
e. copper 電気銅（電気的に精製された純銅）．
e. dissociation 電解〔医学〕，電離〔医学〕，電気分解．
e. dissociation constant 電離定数．
e. extraction 電解抽出〔医学〕．
e. formation 電解化成〔医学〕．
e. oxidation 電解酸化〔医学〕．
e. pickling 電解酸洗い〔医学〕．
e. polarization 電解分極．
e. polishing 電解研磨（電気分解の際，陽極金属が溶解することを利用した研磨法）．
e. potential 標準単極電位．
e. rectifier 電解整流器．
e. reduction 電解還元〔医学〕．
e. refining 電解精錬．
e. scouring 電解精錬．
e. separation 電解分離〔医学〕．
e. solution 電解液〔医学〕（電気を導く液体で，電

E

気分解・電池，めっきなどで用いられるもの）．

e. solutional tension 電浴圧，＝electrolytic solutional pressure．

e. tattooing 電解文身法（平流電気の陰極を病巣に挿入する皮膚病の療法）．

e. winning 電解採集．

e·lec·tro·lyt·i·cal·ly ［ilèktrəlítikəli］ 電解的に．

e. generated hydrogen clearance method 電解式水素ガスクリアランス法［医学］．

e·lec·tro·lyz·er ［iléktrəlaizər］ 電解槽，電解浴．

e·lec·tro·mag·net ［ilèktrəmǽgnit］ 電磁石（軟鉄の鉄心の周囲に巻いたコイルに通電して得られる一時性磁石）．㊎ electromagnetic．

electromagnetic balance 電磁平衡．

electromagnetic field 電磁場［医学］．

electromagnetic flowmeter 電磁流量計［医学］（冠血流量の定量測定に用いられる）．

electromagnetic induction 電磁誘導．

electromagnetic moment 電磁モーメント［医学］．

electromagnetic oscillograph 電磁オシログラフ（電磁気力により振動波形を記録する装置）．

electromagnetic radiation 電磁放射〔線〕［医学］．

electromagnetic spectrum 電磁スペクトル．

electromagnetic units (emu) 電磁単位（電磁系で表される電気の基本単位の一つ）．

electromagnetic wave 電磁波．

e·lec·tro·mag·net·ism ［ilèktrəmǽgnitizəm］ 電磁気．

e·lec·tro·ma·nom·e·ter ［ilèktroumənámitər］ ① 電気血圧計［医学］．② 電気圧力計．

e·lec·tro·mas·sage ［ilèktroumәsá:ʤ］ 電気マッサージ［医学］．

electromechanical dissociation 電気機械解離（機械的収縮を伴わない心臓の電気活動の持続，心破裂にみる）．

e·lec·tro·melt·ing ［ilèktrəméltiŋ］ 電融［医学］．

e·lec·tro·met·al·lur·gy ［ilèktrəmétələ:ʤi］ 電気冶金［医学］．

e·lec·trom·e·ter ［ilektrámitər］ 電位計［医学］．

electrometric effect エレクトロメトリー効果，＝mesomeric effect．

electrometric titration 電気滴定［医学］．

e·lec·tro·met·ro·gram ［ilèktrəmétrəgræm］ 子宮筋電図．

e·lec·tro·mold·ing ［ilèktroumóuldiŋ］ 電鋳．

e·lec·tro·mo·til·i·ty ［ilèktroumoutíliti］ 電気的運動性．

e·lec·tro·mo·tive ［ilèktroumóutiv］ 起電の，電動の．

e. force (emf) 起電力［医学］．

electromuscular sensibility 筋電感覚［医学］（電気刺激による筋覚）．

e·lec·tro·my·e·lo·gram ［ilèktroumáiələgræm］ 脊髄電図［医学］．

e·lec·tro·my·e·lo·graph ［ilèktroumáiələgræf］ 脊髄電計［医学］．

e·lec·tro·my·o·gram (EMG) ［ilèktroumáiəgræm］ 筋電図［医学］（随意運動による筋の活動電位（AP）を直接記録する方法と外的刺激によって誘発される電位を記録する方法がある．前者は針電極や表面電極を用いる．後者は誘発筋電図と呼ばれ，運動神経伝導速度 motor nerve conduction velocity (MCV)，知覚神経伝導速度 sensory nerve conduction velocity (SCV)，反復刺激試験，瞬目反射試験などが含まれる）．

e. of smooth muscle 平滑筋筋電図［医学］．

e·lec·tro·my·o·graph ［ilèkroumáiəgræf］ 筋電計［医学］（筋より発生する電気信号を増幅し，表示・記録する機器．電気，光および音刺激装置をもつ筋電計は誘発電位測定器と呼ぶ）．

e·lec·tro·my·og·ra·phy ［ilèktroumaiágrəfi］ 筋電図検査〔法〕［医学］（筋肉に電流を通じ，その刺激により起こる活動電位を記録し，運動神経の病変を観察する方法）．

e·lec·tron ［iléktran］ ① 電子（素粒子の一種．電荷 -4.8029×10^{-10}esu（絶対静電単位）＝1.602×10^{-19} クーロン，質量 9.1096×10^{-28} グラム．導体中に流れる電子は電流，また放射性物質からはβ線として放出され，原子核周囲の軌道に回転してその原子の理化学的性状を左右する．記号は e で表す）．② 電子の．㊎ electronic．

e. affinity 電子親和度，電子親和力．

e. analysis 電気分析［医学］．

e. attractive 電子求引性の［医学］．

e. avalanche 電子なだれ．

e. balance 電子ばかり［医学］．

e. beam 電子線［医学］，電子ビーム．

e. beam holography 電子線ホログラフィ〔ー〕［医学］．

e. beam therapy 電子線療法，＝electron irradiation，電子線治療．

e. beam tomography (EBT) 電子ビーム断層撮影法．

e. capture 電子捕獲．

e. cascade 電子カスケード（多段）［医学］．

e. cloud 電子雲．

e. collision 電子衝突．

e. configuration 電子配置．

e.-deficient molecule 電子不足分子［医学］．

e. dense 電子密度の濃い［医学］．

e. dense deposit 高電子密度沈着物［医学］．

e. density 電子密度．

e. diffraction 電子回折［医学］．

e.-diffraction camera 電子回折カメラ（速い電子線の細束を調整して試料に当て，その回折像を蛍光画面上で観察し，あるいは写真乾板により記録する装置）．

e. diffraction pattern 電子回折像．

e. donor 電子供与体．

e. emission 電子放出．

e. gas 電子ガス．

e. gun 電子銃．

e. histochemistry 電顕組織化学．

e. hole 電子〔空〕孔［医学］，電子のあな．

e. isomer 電子異性体．

e. lens 電子レンズ．

e. less dense 電子密度の薄い［医学］．

e. micrograph 電子顕微鏡写真．

e. microprobe analysis 電子線微小部分析，電子顕微分析［医学］（分析電子顕微鏡による元素分析をいい，電顕下の構造物についてその構成元素を検出する方法）．

e. microscope 電子顕微鏡（光源として電子線を利用し，これを磁場で屈折させて蛍光板または写真乾板に拡大像を結像させる）．

e. microscopic autoradiogram 電顕オートラジオグラム［医学］．

e. microscopic autoradiography 電顕オートラジオグラフィ〔ー〕［医学］．

e. microscopy 電子顕微鏡検査〔法〕［医学］．

e. multiplier 電子増倍管［医学］．

e. optics 電子光学（電磁場で調節した電子を光学的に応用する学問であり，電子顕微鏡に利用される）．

e. orbit 電子軌道．

e. pair 電子対［医学］．

e.-pair bond 電子対結合（共有結合）．

e. pair production 電子対生成［医学］（陽電子と陰電子との対がつくられる過程）．

e. paramagnetic resonance 電子常磁性共鳴〔医学〕.
e. probe microanalysis 電子プローブ微量分析〔医学〕.
e. probe X-ray microanalyzer 電子プローブX線マイクロアナライザ〔医学〕.
e. radiography エレクトロンラジオグラフィ(加速器から放射される電子線による1〜数cm厚の物質の撮影).
e. rays 電子線.
e. repelling 電子反発性の，電子供与性の〔医学〕.
e. shell 電子殻〔医学〕.
e. spin 電子スピン.
e. spin resonance 電子スピン共鳴〔医学〕.
e. staining 電子染色〔法〕〔医学〕.
e. synchrotron 電子シンクロトロン(強いX線を発射させ，強烈な透視力で物質の構造を調べる装置).
e. temperature 電子温度.
e. theory 電子論，電子説，= electronic theory.
e. transfer 電子伝達〔医学〕.
e.-transfer spectrum 電子移動スペクトル〔医学〕.
e. transfer system 電子伝達系〔医学〕(ミトコンドリアや葉緑体内で電子の伝達によって行われる一連の酸化還元反応．水素伝達系ともいう).
e. transparence 電子線透過度〔医学〕.
e. transport 電子伝達〔医学〕.
e.-transport chain 電子伝達鎖.
e. transport system 電子伝達系〔医学〕.
e. tube 電子管〔医学〕，熱電子管.
e. volt (eV) 電子ボルト〔医学〕(エネルギーの単位で，1個の電子と同等の電荷をもつ粒子が，1ボルトの電位差で得られるエネルギー，1.602×10^{-19}ジュールに相当する).

e·lec·tro·nar·co·sis [ilèktrounɑ:kóusis] 電気麻酔〔法〕〔医学〕(精神病者に用いる).

e·lec·tro·nas·ty [ilèktrənǽsti] 傾電性.

e·lec·tro·na·tion [ilèktrounéiʃən] 電子添加(元素に電子を付加することで還元を意味する)，= electronization.

e·lec·tro·neg·a·tive [ilèktrənégətiv] 電気陰性の.
e. element 陰性元素，= negative element.

e·lec·tro·neg·a·tiv·i·ty [ilèktrounegətíviti] 電気陰性度〔医学〕. 形 electronegative.

e·lec·tro·neu·ro·gram [ilèktrounjú:rəgræm] 神経電気記録図.

e·lec·tro·neu·rog·ra·phy [ilèktrounju:rágrəfi] 神経電気検査〔法〕(末梢神経を経皮的に電気刺激し，誘発される反応波から伝導速度を求める検査法．複合筋活動電位(M波)を指標として測定されるのが運動神経伝導速度 motor nerve conduction velocity (MCV)，知覚神経活動電位SNAPを指標とするのを知覚神経伝導速度 sensory nerve conduction velocity (SCV)という)，= nerve conduction studies.

e·lec·tro·neu·rol·y·sis [ilèktrounju:rálisis] 電気神経剥離〔術〕.

e·lec·tro·neu·ro·my·og·ra·phy [ilèktrounjù:roumaiágrəfi] 電気神経筋検査法(clinical electromyography, electrodiagnosis と同義．一般にこれらの用語が用いられる．筋に針電極を挿入し，安静時および随意収縮時に記録される電位から神経原性変化，筋原性変化などを判定する検査法．伝導速度検査との組み合わせにより，脊髄病変・末梢神経障害などの電気生理学的診断が可能).

e·lec·tro·neu·tral [ilektrounjú:trəl] 非起電性.

e·lec·tron·ic [ilektránik] 電子の，高周波の.
e. breakdown 電気的絶縁破壊.
e. cell counter 電子細胞計数器，〔電子〕自動血球計数器.
e. charge 電子電荷.
e. circuit 電子回路〔医学〕.
e. computer 電子計算機〔医学〕.
e. configuration 電子配置(原子の持っている電子の原子軌道の所属).
e. control duplicating 電子〔管〕制御複製.
e. data processing 電子データ処理〔医学〕.
e. data processing system 電子式データ処理システム〔医学〕.
e. data processing system in medicine 医療のEDPS化，医療のシステム化.
e. densitometer 電子密度計.
e. diffraction 電子回折〔医学〕.
e. endoscopy 電子内視鏡〔医学〕.
e. heat sealer 高周波熱封機，高周波ヒートシーラー.
e. heating 高周波加熱.
e. linear scan リニア電子走査(スキャン)〔医学〕，電子リニア走査(スキャン).
e. medical record (EMR) 電子カルテ〔医学〕(電子化診療録)，= computer-based patient record.
e. number 価電子数.
e. polarization 電子分極.
e. preheating 高周波予熱.
e. scan 電子走査〔医学〕，電子スキャン.
e. state 電子状態.
e. sterilization 電子滅菌法.
e. stimulator 電子刺激装置〔医学〕.
e. structure factor 電子構造因子.
e. theory 電子説(有機化学において，分子中の原子は共有結合でつながり，その反応では共有結合が切断されて新しい結合ができる，すなわち反応は結合をつくっている電子の原子間でのやりとりであると解釈する説)，= electron theory. → anionoid, cationoid.

e·lec·tron·ics [ilektrániks] 電子工学〔医学〕.

e·lec·tron·o·graph [ilektránəgræf] 電子顕微鏡写真.

e·lec·tro·nys·tag·mo·gram (ENG) [ilèktrounistǽgməgræm] 電気眼振〔記録〕図〔医学〕.

e·lec·tro·nys·tag·mo·graph [ilèktrounistǽgməgræf] 電気眼振計〔医学〕.

e·lec·tro·nys·tag·mog·ra·phy (ENG) [ilèktrounìstægmágrəfi] 電気眼振計検査〔法〕〔医学〕(眼球の角膜と網膜間に存在する角膜網膜電位を利用して，眼振および眼球運動を電気的に記録する方法).

e·lec·tro-oc·u·lo·gram [iléktrou ákjuləgræm] 電気眼球〔運動〕図〔医学〕.

e·lec·tro-oc·u·log·ra·phy (EOG) [iléktrou àkjulágrəfi] 電気眼球〔運動〕図記録〔法〕，眼電図記録〔法〕(網膜静止上電位の変化を利用した眼球運動の記録，網膜疾患，外眼筋疾患の診断に用いられる).

e·lec·tro-ol·fac·to·gram (EOG) [iléktrou ɑlfǽktəgræm] 電気嗅覚図，嗅覚電図〔医学〕.

e·lec·tro-op·tics [iléktrou áptiks] 電気光学，電力光学.

e·lec·tro-os·mo·sis [iléktrou ásmousis] 電気浸透現象，= iontophoresis.

electro-osmotic flow 電気浸透流.

e·lec·tro·par·a·cen·te·sis [ilèktroupærəsentí:sis] 電気眼球穿刺〔医学〕.

e·lec·tro·pa·thol·o·gy [ilèktroupəθálədʒi] 電気病理学.

e·lec·tro·phar·ma·col·o·gy [ilèktroufà:məkálədʒi] 電気薬理学〔医学〕.

e·lec·tro·pher·o·gram [ilèktrəférəgræm] 電気泳動図(電気泳動によって物質が分離された濾紙から得られる濃度計のパターン).

e·lec·tro·phil·ic [ilèktrəfílik] 求電子〔性〕の〔医

学], 親電子的の, = cationoid.
e. substitution 求電子置換 [医学].
e·lec·tro·pho·bia [ilèktrəfóubiə] 電気恐怖症.
e·lec·tro·phon·ic [ilèktrəfánik] 電気聴覚の.
e. effect 電気聴覚(頭部に電流を通ずるときに得られる音感で, Stevens が用いた術語).
e·lec·tro·pho·no·car·di·o·graph [ilèktroufòunouká:diəgræf] 心音心電計 [医学].
e·lec·tro·pho·noide [ilèktroufóunɔid] 電気発声器(慢性難聴者の治療に用いる), = Zuend-Burquit apparatus.
e·lec·tro·pho·re·sis [ilèktroufərí:sis] 電気泳動〔法〕[医学](電気運動学的現象の一つで, コロイド溶液内において電極に電圧を加えると, その粒子が一方の極に向かって移動し, ドルン効果と逆の現象を示す. また粒子の形や大きさによっても異なるので, タンパク質の分析に利用され, Tiselius の装置はこの目的のため重要な分析手段として用いられている), = cataphoresis. 形 electrophoretic.
e. apparatus 電気泳動装置 [医学].
e. method ① 電気泳動法(Tisslius 装置またはほかの器械を用いてタンパク質を分析する方法). ② 誘導接種法(抗原を電気誘導法により皮内に接種する方法).
e·lec·tro·pho·ret·ic [ilèktrəfərétik] 電気泳動の.
e. mobility 電気泳動移動度 [医学](電気泳動易動度と表記することもある).
e. mobility shift assay (**EMSA**) 電気泳動度移動検定(ゲルリターデイションアッセイ), = gel retardation assay.
e. pattern 電気泳動像 [医学].
e·lec·tro·pho·ret·o·gram [ilèktroufərétəgræm] 電気泳動図, = electropherogram.
E·lec·tro·pho·ri·dae [ilèkrəfáridi:] デンキウナギ[電気鰻]科.
e·lec·tro·pho·ro·gram [ilèktroufɔ́:rəgræm] 電気泳動[描写]図.
E·lec·troph·o·rus [ilektráfərəs] デンキウナギ[電気鰻]属(デンキウナギ科の一属で, 体長2mに達し, 発電魚族中最強力の発電能をもつ).
E. electricus デンキウナギ, = electric eel.
e·lec·troph·o·rus [ilektráfərəs] 電気盆(静電誘導を利用して電気を得る最も簡単な装置).
e·lec·tro·pho·tog·ra·phy [ilèktroufətágrəfi] 電子写真 [医学].
e·lec·tro·pho·to·lu·mi·nes·cence [ilèktroufòutoul(j)ùminésəns] 電気発光, エレクトロフォトルミネセンス(発光体に電場をかけることにより発するルミネセンス).
e·lec·tro·pho·to·ther·a·py [ilèktroufòutəθérəpi] 電光療法.
e·lec·tro·phren·ic [ilèktrəfrénik] 横隔神経電気刺激の.
e. respiration 横隔神経電気刺激呼吸.
electrophysiological study 電気生理学.
e·lec·tro·phys·i·ol·o·gy [ilèktroufiziálədʒi] 電気生理学 [医学].
e·lec·tro·pism [ilektróupizəm] 向電性, = electrotropism.
electroplated sample 電着試料 [医学].
e·lec·tro·plat·ing [ilèktroupléitiŋ] 電気メッキ(鍍金).
e·lec·tro·pneu·ma·to·ther·a·py [ilèktrounjù:mætəθérəpi] 電気呼吸治療〔法〕(喉頭に感応電流を通して弱声を治療する方法).
e·lec·tro·pneu·mo·graph [ilèktrounjú:məgræf] 電気呼吸運動描写器.
e·lec·tro·pol·ish·ing [ilèktrəpáliʃiŋ] 電解研磨.
e·lec·tro·por·a·tion [ilèktroupɔ:réiʃən] 電気穿孔〔法〕[医学], エレクトロポレーション(形質転換法の一つ).
e·lec·tro·pos·i·tive [ilèktrəpázitiv] 陽電性の.
e. element 陽性元素, = positive element.
e·lec·tro·prog·no·sis [ilèktroupragnóusis] 電気予後判定法.
e·lec·tro·punc·ture [ilèktrəpʌ́ŋktʃər] 電気穿刺法 [医学], 電針術, = electropuncturation, galvanopuncture.
e·lec·tro·py·rex·ia [ilèktroupairéksiə] 電気発熱療法 [医学].
e·lec·tro·ra·di·ol·o·gy [ilèktrourèidiálədʒi] 電気放射線〔医〕学.
e·lec·tro·ra·di·om·e·ter [ilèktrourèidiámitər] 放射線検電器.
e·lec·tro·re·cep·tor [ilèktrouriséptər] 電気受容器 [医学], = electroceptor.
e·lec·tro·re·sec·tion [ilèktrourisékʃən] 電気切除 [医学].
e·lec·tro·ret·i·no·gram (**ERG**) [ilèktrərétinəgræm] エレクトロレチノグラム, 網膜電図 [医学](網膜の活動電位を描写したもので, 内面と外面に電極をおいて照射すると, 網膜の電位変動が証明される).
e·lec·tro·ret·i·no·graph [ilèktrərétinəgræf] 網膜電計 [医学].
e·lec·tro·ret·i·nog·ra·phy [ilèktrourètinágrəfi] 網膜電図検査〔法〕(光刺激を用いた網膜機能の他覚的検査法).
e·lec·tro·sal·i·vo·gram [ilèktrəsælivəgræm] 唾液腺電図 [医学].
e·lec·tro·scis·sion [ilèktrəsíʃən] 電気焼灼切断.
e·lec·tro·scope [iléktrəskoup] 検電器 [医学](物体の帯電およびその程度を調べる装置).
e·lec·tro·sec·tion [ilèktrousékʃən] 電気切開〔術〕.
e·lec·tro·se·le·ni·um [ilèktrousilí:niəm] 電気セレン(コロイド状セレン).
e·lec·tro·sen·si·bil·i·ty [ilèktrəsènsibíliti] 電気感受性.
e·lec·tro·shock [iléktrəʃak] 電気ショック, 感電 [医学], 電撃 [医学](Ceretti および Bini の創案による統合失調症の治療法で, 約80~120V, 100~200mAの電流を前額部に3秒以内通電する).
e. therapy 電気ショック療法 [医学].
e·lec·tro·sleep [iléktrəsli:p] 電気睡眠 [医学].
e·lec·tro·sol [iléktrəsɔ:l] 電気性ゾル(電気を応用して得た金属のコロイド状分散体), = colloidal metal.
e·lec·tro·some [iléktrəsoum] 電質子(細胞原形質内にある化学的作用を営む粒体子).
e. theory 電子質説(ミトコンドリアは細胞の特異的化学反応中心で, 原形質を利用して物質を合成する. Regaud).
e·lec·tro·spec·tro·gram [ilèktrouspéktrəgræm] 脳波分析図.
e·lec·tro·spec·trog·ra·phy [ilèktrouspektrágrəfi] 電気スペクトル記録法, 電気分光描写器(脳波に現れる波長を記録する機械).
e·lec·tro·sphyg·mo·bar·om·e·ter [ilèktrousfigmoubərámitər] 電気眼底血圧計.
e·lec·tro·spi·no·gram [ilèktrouspáinəgræm] 脊髄電図 [医学].
e·lec·tro·stat·ic [ilèktrəstǽtik] 静電の.
e. bond 静電結合.
e. generator 起電機, 静電発電機.
e. induction 静電誘導.
e. influence 静電誘導.
e. oscillograph 静電オシログラフ.

e. potential 静電ポテンシャル，静電位.
e. pressure 静電圧（帯電導体の表面に，その荷電の相互部分間に働く反発力により表面を外方に膨らませようとする圧力）.
e. sampler 電気集塵（じん）器〔医学〕.
e. type 静電形.
e. unit (esu) cgs 静電単位，静電単位〔医学〕（電磁系で表される電気の基本単位の一つ．等量の点電荷が真空中 1cm の距離で働き合う力が 1 ダインである電気量）.
e. voltmeter 高電位差計測器.
e·lec·tro·stat·ics ［ilèktrəstǽtiks］ 静電気学.
e·lec·tro·ste·nol·y·sis ［ilèktroustinálisis］ 細隙電解（電位差の高い膜を隔てて起こる両側溶液間の酸化還元反応）.
e·lec·tro·ster·il·i·za·tion ［ilèktroustèrəlizéiʃən］ 電気滅菌，電気消毒〔医学〕.
e·lec·tro·steth·o·graph ［ilèktrəstéθəgræf］ 電気聴診器（主として心音の）.
e·lec·tro·steth·o·phone ［ilèktrəstéθəfoun］ 電気聴診拡声器.
e·lec·tro·stim·u·la·tor ［ilèktroustímjuleitər］ 電気刺激装置〔医学〕.
e·lec·tro·stri·at·o·gram ［ilèktroustraiǽtəgræm］ 線条体脳波.
e·lec·tro·stric·tion ［ilèktrəstríkʃən］ 電気歪（電場において起こる物体の体積変化）.
e·lec·tro·sur·gery ［ilèktrousə́:ʤəri］ 電気外科学.
electrosurgical knife 電気メス，電気焼灼器，＝ radio knife.
electrosurgical unit 電気メス（電気メスの対応英語は electrotome など数種あるが，専門用語としては electrosurgical unit が用いられる）.
e·lec·tro·syn·er·e·sis ［ilèktrousìnərí:sis］ 電気栓状沈殿，電気離漿，エレクトロシネレシス〔医学〕.
e·lec·tro·syn·the·sis ［ilèktrəsínθisis］ 電気合成〔医学〕.
e·lec·tro·tax·is ［ilèktrətǽksis］ 走電性，電気走性，電気向性〔医学〕，電走性〔医学〕（電気刺激に対する走性）.
e·lec·tro·thal·a·mo·gram ［ilèktrəθǽləməgræm］ 視床脳波〔医学〕，視床電〔気記録〕図.
e·lec·tro·thal·a·mo·graph ［ilèktrəθǽləməgræf］ 視床電計〔医学〕.
e·lec·tro·tha·na·sia ［ilèktrouθənéisiə］ 感電死，＝ electrocution.
electrotherapeutic sleep 電気療法的睡眠.
electrotherapeutic sleep therapy 電気療法的睡眠療法.
e·lec·tro·ther·a·peu·tics ［ilèktrouθèrəpjú:tiks］ 電気治療学，電気療法，＝ electrotherapy.
e·lec·tro·ther·a·py ［ilèktrəθérəpi］ 電気療法〔医学〕，電気治療.
e·lec·tro·therm ［iléktrəθə:m］ ① 電熱器．② 電熱切開器．③ 電熱治療器.
electrothermal burn 電撃熱傷〔医学〕，電撃火傷.
e·lec·tro·ther·mics ［ilèktrouθə́:miks］ 電熱工学〔医学〕，電熱化学.
e·lec·tro·ther·mom·e·ter ［ilèktrouθə:mámitər］ 電子体温計.
e·lec·tro·ther·mo·ther·a·py ［ilèktrouθə̀:məθérəpi］ 電熱療法.
e·lec·tro·throm·bo·sis ［ilèktrouθrambóusis］ 電気血栓法〔医学〕.
e·lec·tro·tome ［eléktrətoum］ 電気メス，電気切開用ナイフ.
e. scalpel 電気メス.
e·lec·trot·o·my ［ilektrátəmi］ 〔熱〕電気切開〔術〕.
e·lec·tro·ton·ic ［ilèktrətátik］ 電気緊張の.
e. current 電気緊張電流（隣接する細胞の興奮により生ずる局所的電流）.
e. potential 電気緊張性電位（① 神経や筋が直流により刺激されるとき二極電極から電位計により誘導される電位差．② 代謝作用の結果細胞により発生される電位差で，周囲組織を回路とするもの）.
e. spread 電気緊張性波及〔医学〕.
e·lec·tro·to·nom·e·ter ［ilèktroutounámitər］ 電気眼圧計〔医学〕.
e·lec·trot·o·nus ［ilektrátənəs］ 電気興奮性〔医学〕，電気緊張〔性〕（神経に電気を通じたときに起こる生理学的，または物理学的緊張）．形 electrotonic.
e·lec·tro·tre·phine ［ilèktrətrí:fin］ 電気円鋸.
e·lec·trot·ro·pism ［ilektrátrəpizəm］ 電気向性〔医学〕，電走性〔医学〕，向電性（電流の影響による細胞の運動），＝ electropism.
electrovalent bond 異極結合〔医学〕.
electroviscous effect 電気粘性効果〔医学〕.
e·lec·tro·win·ning ［ilèktrəwíniŋ］ 電解採取〔医学〕.
e·lec·tu·ar·y ［ilékʧuəri］ なめぐすり，し（舐）剤〔医学〕，れん（煉）薬（砂糖を混ぜてつくった薬剤），＝ confection，electuarium.
el·e·doi·sin ［elidɔ́isin］ エレドイシン（頭足類の毒牙腺で形成されるペプチド．多くの生理活性ペプチドの前駆物質で血管拡張，血圧低下作用，脈管外平滑筋興奮作用を有する）.
el·e·i·din ［ilí:idin］ エレイジン（表皮透明層にある半固形性好酸性物質）.
Elek, Stephen ［élik］ エレク（イギリスの細菌学者）.
E. (gel-precipitin) test エレク〔ゲル内沈降素〕テスト〔医学〕.
E. method エレク法（ジフテリア菌 *Corynebacterium diphtheriae* の毒素産生能を寒天ゲル内免疫沈降反応によって試験する方法）.
E. plate エレク平板〔医学〕.
el·e·ment ［élimənt］ ① 元素〔医学〕（既知の 103 個の基本物質で周期律として配列される）．② 要素，元，基本．③ 電池．形 elemental，elementary.
e. 85 元素 85（アスタチン），＝ astatine.
e.-convertible resin 乾性樹脂.
e. integration 要素統合（精神科における創造療法の一相として，連想によらない芸術の分析法を利用し，絵画を潜在意識により，あるいは自発的または無意識的に理解する自発経験）.
elemental analysis 元素分析.
elemental diet 成分栄養〔素〕〔医学〕，成分栄養法〔医学〕.
elemental hallucination 要素幻覚.
elemental organ 基体（器）.
el·e·men·ta·ry ［eliméntəri］ 元素的，要素的，基本的.
e. analysis 元素分析〔医学〕.
e. body (EB) 基本小体（クラミジアの感染・増殖過程でみられる形態の一つ）.
e. charge 原電荷.
e. color 原色〔医学〕.
e. composition 元素組成.
e. constituent 基礎成分（有機性薬物の主成分で，C，H，O，N などをいう）.
e. corpuscle （血小板．Hayem），＝ blood platelet.
e. diet 成分栄養〔医学〕.
e. fibril of chromosome 染色体基本線維（染色糸や染色体を構成する基本線維）.
e. function 初等関数.
e. hallucination 要素幻覚〔医学〕.
e. particles 素粒子（陽子，中性子，陰子などの重電子と，陰電子，陽電子，ニュートリノなどの軽電子をいう総称）．
e. process 素反応〔医学〕．
e. quantum 素量．
e. species 基本種〔医学〕．
e. substance 単体．
e. sulfur 元素イオウ．
e. wave 要素波，素波．
el·e·mi ［élimi］ マニラエレミ（カンラン科 *Canarium* 属植物の樹幹から得られる樹脂で，皮膚病の軟膏に用いる），= Manila elemi.
e.-bitter エレミ苦味（エレミの苦味質）．
el·e·mi·cin ［ilémisin］ エレミシン $(CH_3O)_3C_6H_2CH_2CH{=}CH_2$（エレミ油の主成分），= trimethoxy allyl benzene.
el·e·mol·ic ac·id ［èlimálik ǽsid］ エレモル酸 $C_{27}H_{42}O_3$（マニラエレミに存在する樹脂成分）．
eleo- ［eliou, -liə］ 油脂との関係を表す接頭語．
el·e·o·ma ［èlióumə］ 油腫，= oil tumor.
el·e·om·e·ter ［èliámitər］ 油脂比重計．
el·e·o·my·en·chy·sis ［èliomaiénkisis］ 油剤筋注，パラフィン注入成形術．
el·e·op·a·thy ［èliápəθi］ 脂肪浮腫，= elaiopathy.
el·e·o·plast ［elíːəplæst］ 脂肪含有細胞．
el·e·op·tene ［èliápti:n］ エレオプテン（揮発油の揮発成分）．↔ stearoptene.
el·e·o·stear·ic ac·id ［èlioustiǽrik ǽsid］ エレオステアリン酸，= oleostearic acid.
el·e·o·ther·a·py ［èliəθérəpi］ 油療法，= oleotherapy.
el·e·o·tho·rax ［èliouθɔ́:ræks］ 油胸術，= oleothorax.
elephant man's disease 象人間病．
el·e·phan·ti·a·sis ［èlifəntáiəsis］ 象皮症（糸状虫 filaria の寄生による皮膚および全身の慢性疾患）．形 elephantiasic, elephantiac.
e. arabum アラビア象皮症（真性象皮症）．
e. asturiensis アスツリアン象皮症（ペラグラ），= pellagra.
e. cruris 下肢象皮症．
e. dura 硬性象皮症．
e. filariensis 糸状虫性象皮症．
e. gingiva 歯肉象皮病〔医学〕．
e. gingivae 歯肉象皮症．
e. glabra 平滑性象皮症，= macrogingivae.
e. graecorum 真性ハンセン病，= true leprosy.
e. mollis 軟性象皮症．
e. neuromatosa 神経腫性象皮症．
e. nostras 自国象皮症（慢性レンサ球菌リンパ浮腫），= chronic streptococcic lymphedema.
e. oculi 眼瞼象皮症．
e. of lower extremity 下肢象皮病．
e. papillaris 乳頭状象皮症．
e. scroti 陰嚢象皮症．
e. telangiectodes 血管拡張性象皮症．
e. tropica 熱帯性象皮症．
e. tuberosa 結節性象皮症．
e. verrucosa いぼ（疣）状象皮症．
e. vulvae 外陰象皮症．
el·e·phan·toid ［èlifǽntɔid］ 象皮症様の．
e. fever 象皮症熱，フィラリア象皮病様熱．
Elettaria cardamomum ショウズク［小豆蔻］，カルダモン（ショウガ科植物で果実をショウズク［小豆蔻］，カルダモン cardamon と呼び，芳香性，健胃・駆風薬）．
el·eu·ther·o·ma·nia ［iljù:θərouméiniə］ 自由希求症（病的な自由希求）．
elevated fracture of orbitalfloor 眼窩底上昇骨折〔医学〕．
elevated scapula 上位肩甲骨（先天性の），肩甲高位〔症〕〔医学〕．
elevated serum cholesterol 血清コレステロール高値（値上昇）〔医学〕．
el·e·vat·ing ［èlivéitiŋ］ 挙上式〔医学〕．
el·e·va·tion ［èlivéiʃən］ ① 挙上〔医学〕，隆起，揚起．② 高位，上位．
e. of blood pressure 血圧上昇〔医学〕．
e. of body temperature 体温上昇〔医学〕．
e. of boiling point 沸点上昇〔医学〕（ある溶媒に不揮発性の溶質を溶かすと溶媒の沸点は純粋なときより高くなる現象）．
e. of diaphragm 横隔膜高位〔医学〕．
e. of hilum 肺門挙上〔医学〕．
e. of optic canal 視神経管隆起〔医学〕．
e. of trochanter 大転子高位（Roser-Nélation 線よりも大転子が頭側へ移動した位置にあること）．
e. of uterus 子宮上昇〔医学〕．
e. of venous pressure 静脈圧上昇〔医学〕．
el·e·va·tor ［éliveitər］ ① エレベータ（昇降機）．② 起子，てこ．③ 剥離子〔医学〕．
e. disease 昇降器（機）病（穀物用のエレベータで作業する人にみられる塵肺症）．
e. muscle of prostate 前立腺挙筋．
e. muscle of thyroid gland 甲状腺挙筋．
e. muscle of upper eyelid 上眼瞼挙筋．
e. muscle of upper lip 上唇挙筋，眼窩下筋．
e. muscle of upper lip and wing of nose 上唇鼻翼挙筋，眼角筋．
e. reaction エレベータ反応〔医学〕，昇降反応，= elevator reflex.
e. reflex エレベータ反射〔医学〕，昇降反射（身体の急速な上下運動により起こる反応）．
el·e·va·to·ri·um ［èliveitɔ́:riəm］ 骨膜起子．
eleventh cranial nerve (CN Ⅺ) 第Ⅺ脳神経．
elfin face 妖精顔貌〔医学〕．
elfin facies syndrome 妖精顔症候群，= Williams syndrome.
Elford mem·brane ［élfɔ:d mémbrein］ エルフォルド膜（濾過性ウイルスの大きさを測定するコロジオン膜）．
el·i·ci·ta·tion ［ilìsitéiʃən］ 誘発〔医学〕．
el·ic·iti·ng ［ilísitiŋ］ 誘発〔医学〕．
e. injection 誘発注射〔医学〕．
eligibility determination 資格審査〔医学〕．
eligible couple 対象夫婦〔医学〕．
e·lim·i·nant ［ilíminənt］ ① 排泄促進の．② 除去促進薬．
e·lim·i·na·tion ［ilìminéiʃən］ ① 除去，排除，放出，排泄〔医学〕．② 消去（数学）．③ 脱離（化学）．
e. diet ① 除外食（アレルギー患者に対し，抗原となる物質を除外して与えるもの）．② 瀉下食事．
e. half-life 除去半減期．
e. phase 消去相〔医学〕．
eliminative behavior 排泄行動（動物の）〔医学〕．
e·lin·gua·tion ［elìngjuéiʃən］ 舌切除術．
el·i·nin ［élinin］ エリニン（多量(40～50%)の脂質を含む赤血球外膜の主成分で，Rh，A，B 血液型物質の作用を示すといわれる）．
Elion, Gertrude Belle ［éliən］ エリオン（1918–1999，アメリカの生化学者．正常細胞と癌細胞，原虫，細菌，ウイルスとの核酸代謝の相違を探究し，Hitchings とともに1951年抗白血病薬6-メルカプトプリン，1957年免疫抑制薬アザチオプリン（イムラン），1977年抗ヘルペス薬アシクロビル，さらにエイズ治療薬アジドチミジンを開発した．両者は1988年度ノーベル医学・生理学賞を共同受賞した）．
ELISA enzyme-linked immunosorbent assay エライ

ザ，酵素標識免疫吸着測定法，固相化酵素免疫測定法，酵素抗体法の略.

ELISPOT assay エリスポット法（ELISA 法を応用して抗体またはサイトカイン産生細胞を発色させて，その細胞数（スポット数）を肉眼的に測定する方法である）.

elite plant 優良株〔医学〕.

e·lix·ir ［ilíksər］ エリキシル（主薬の悪味を隠蔽する目的で，香料と甘味剤とを混合したアルコール性液剤），= elixira.

e. ad longam vitam 長命エリキシル（aloe のチンキ製剤）.

e. alurate アルレートエリキシル（0.9%）.

e. of sodium bromid(e) 臭化ナトリウムエリキシル，= alixir sodii bromidi.

e. of vitriol 芳香硫酸.

e. phenobarbital フェノバルビタールエリキシル（1L 中フェノバルビタール 4g を含有する），= elixir phenobarbitali.

Elkind, Mortimer M. ［elkáind］ エルカインド（アメリカの放射線科医）.

E. recovery エルカインド回復〔医学〕.

E. type repair エルカインド型回復（亜致死障害からの回復．この場合放射線治療の時間的線量配分が重要とされている），= repair of sublethal damage.

el·ko·sis ［elkóusis］ 潰瘍形成，= helcosis.

el·lag·ic ac·id ［elǽʤik ǽsid］ エラグ酸 $C_{14}H_6O_8$（胆汁中にある淡黄色無味無臭の粉末で，没食子酸から生成される糞石の成分），= gallogen, benzoaric acid.

Ellermann-Erlandsen method エレルマン・エルランドセン〔ツベルクリン価判定〕法.

Ellestad protocol エレスタッドプロトコール（トレッドミルテストの多段階負荷プロトコールの一種．比較的短時間で仕事量の増加が少ない）.

Ellik, Milo ［élik］ エリック（1905生，アメリカの泌尿器科医）.

E. evacuator エリック吸出（排出）器（経尿道的切除術に際して，膀胱内に貯留した組織片や凝血塊を洗浄排除する器具）.

Ellinger meth·od ［éliŋgər méθəd］ エリンガー法（インジカン証明法で，被検尿に塩基性酢酸塩を加え，濾液に Obermayer 試薬を加え，クロロホルムで抽出し，クロロホルムを蒸発させた残渣を過酸化マンガン液で滴定する）.

Elliot, George Thompson ［éliət］ エリオット（1851-1935，アメリカの皮膚科医）.

E. paste エリオットパスタ（泥膏）（皮膚庇護糊剤），= bassorin, dextrin, glycerin in water.

E. sign エリオット徴候（① 皮膚梅毒疹の辺縁部硬結．② 盲点から延長する暗点）.

Elliot, John Wheelock ［éliət］ エリオット（1852-1925，アメリカの外科医）.

E. position エリオット体位（手術体位の一つ．肝胆道系手術に用いられる．背臥位下，胸背部に支持物（パット，枕など）を挿入した体位）.

Elliot, Robert Henry ［éliət］ エリオット（1864-1936，イギリスの眼科医）.

E. operation エリオット手術（円鋸術，緑内障の眼圧亢進を緩和するために行う），= trephining.

Elliott, Charles Robert ［éliət］ エリオット（アメリカの婦人科医）.

E. treatment エリオット療法（骨盤炎症の療法として，腟内にゴム袋を挿入し，その内部に持続的に温湯を循環させる）.

Elliott, Thomas R. ［éliət］ エリオット（1877-1961，イギリスの医師）.

E. law エリオット法則（アドレナリンの活性は交感神経終末の刺激による）.

el·lip·se ［ilíps］ 長円，楕円，楕円体．形 elliptic.

el·lip·sin ［ilípsin］ エリプシン（細胞の可溶性タンパク質を除去して残存する不溶性成分）.

el·lip·sis ［ilípsis］ 文字省略症（精神分析の過程でみられる）.

el·lip·soid ［ilípsɔid］ ① 楕円体〔医学〕，長円体，長円面．② 管莢，莢組織（脾の）．形 ellipsoidal.

e. articulation 楕円関節，= condyloid articulation.

e. joint ［TA］ 楕円関節，= articulatio ellipsoidea ［L/TA］.

e. of inertia 慣性楕円体.

ellipsoidal joint 楕円関節，= articulatio ellipsoidea.

el·lip·tic ［ilíptik］ 楕円形の〔医学〕.

e. amputation 楕円切断〔術〕（切断面が楕円形をなす切断）.

e. coordinates 楕円座標.

e. function 楕円関数.

elliptical anastomosis 楕円吻合.

elliptical polarization 楕円偏光.

elliptical recess ［TA］ 卵形嚢陥凹，= recessus ellipticus ［L/TA］.

el·lip·to·cyte ［ilíptəsait］ 楕円赤血球，卵形赤血球，= ovalocyte．形 elliptocytic, elliptocytary.

elliptocytic anemia 楕円形赤血球の存在が特徴の貧血，= elliptocytary anemia, elliptocytotic anemia.

el·lip·to·cy·to·sis ［ilìptəsaitóusis］ 楕円赤血球症，= ovalocytosis．形 elliptocytotic.

elliptocytotic anemia 楕円赤血球貧血〔医学〕.

Ellis, Arthur William Mickel ［élis］ エリス（1883生，イギリスの内科医）.

E. treatment エリス療法（スウィフト・エリス療法），= Swift-Ellis treatment.

Ellis, Calvin ［élis］ エリス（1826-1883，アメリカの内科医）.

E.-Damoiseau line エリス・ダモアソー曲線，= Damoiseau line, Ellis-Garland line.

E. fascia エリス靱帯（膀胱から直腸の両側に達する靱帯）.

E. line エリス線（滲出性胸膜炎で出現），= Ellis curve, E.-Garland line, Damoiseau line.

Ellis, Henry Havelock ［élis］ エリス（1859-1939，イギリスの心理学者．性の心理学的研究における権威）.

Ellis, Richard W. B. ［élis］ エリス（1902-1966，イギリスの医師）.

E.-van Creveld syndrome エリス・ヴァンクレベルド症候群（軟骨異栄養，多指症，外胚葉異形，先天性心臓奇形からなる遺伝性疾患の症候群．van Creveld, Simon はオランダの医師（1894生）），= chondroectodermal dysplasia.

Ellison, Edwin H. ［élisən］ エリソン（1918-1970，アメリカの医師）．→ Zollinger-Ellison syndrome.

Ellman reagent エルマン試薬〔医学〕（SH 基の定量に用いる）.

Ellsworth, Read McLane ［élswə:θ］ エルスワース（1899-1970，アメリカの医師）.

E.-Howard test エルスワース・ハワード試験（上皮小体機能不全とてんかんとの鑑別法で，パラソルモンのリン酸塩の利尿効果の有無により判定する）.

elm bark ニレ樹皮，= *Ulmus*.

Eloesser, Leo ［elésə:r］ エレッサー（1881-1976，アメリカの外科医）.

E. flap エレッサー皮弁.

E. procedure エレッサー法.

elongated kidney 長軸腎.

elongated stomach 伸長胃〔医学〕，長胃.

elongated styloid process 過長茎状突起〔症〕〔医学〕.

E

elongated tooth 延長歯〔医学〕.
e·lon·ga·tio [ìːlaŋgéiʃiou, ilɔːn–] 延長.
e. colli 子宮頸延長, = cervical elongation.
e·lon·ga·tion [ìːlaŋgéiʃən, ilɔːn–] ① 延長〔術〕, 拡張〔法〕〔医学〕. ② 伸び, = dilation. ③ 伸長（成長などにおいて）. ④ 牽引〔法〕〔医学〕.
e. factor 伸長因子〔医学〕, 延長因子.
e. of Achilles tendon アキレス腱延長術（足関節尖足位拘縮において, 拘縮を手術的に改善するためにアキレス腱を延長する必要があり, 一般には Z 型延長法が用いられる）.
e. of tendons 腱延長術.
e. of tooth 歯牙挺出〔医学〕.
e. of uterine cervix 子宮頸延長症.
Elschnig, Anton [élʃnig] エルシュニッヒ（1863–1939, ドイツの眼科医. Koerber-Salus-E. syndrome）.
E. bodies エルシュニッヒ小体（白内障の膜外摘出後, 水晶体被膜の残遺部細胞の増殖による水疱群）, = Elschnig pearl.
E. spots エルシュニッヒ斑〔点〕.
el·sholt·zia·ke·tone [elʃàltziəkíːtoun] エルショルチアケトン $C_{10}H_{14}O_2$（コウジュ［香薷］の帯花に含まれているケトン）.
Elsner, Christophorus Fredericus [élsnər] エルスネル（1749–1820, ドイツの医師）.
E. asthma エルスネル喘息（狭心症）, = angina pectoris.
Elsner, Moritz [élsnər] エルスネル（1861–1935, ドイツの細菌学者）.
E. medium エルスネル培地（ジャガイモゼラチン培養基）.
el·u·ant [éljuənt] 溶出剤〔医学〕.
el·u·ate [éljueit] 溶出液, 溶離液〔医学〕.
e. factor 溶出因子.
el·u·ent [éljuənt] 溶出剤〔医学〕, 溶出液, = eluant.
el·u·ro·pho·bia [ìːljuroufóubiə] ネコ恐怖症, = aelurophobia.
elusive ulcer 逸失性潰瘍（潰瘍性間質性膀胱炎）, = Hunner ulcer, panmural fibrosis.
e·lu·tion [il(j)úːʃən] 溶出〔医学〕, 溶離.
e. pattern 溶出パターン〔医学〕.
e. profile 溶出像〔医学〕.
e. test 開離試験, 溶出試験, = dissociation test.
e·lu·tri·a·tion [il(j)ùːtriéiʃən] 水ひ（簸）, 傾瀉法, 溶出法, ふるい（物質を粉砕して水に浮遊させ, その比重の差により分析する方法）, = levigation.
el·ux·a·tion [ìlʌkséiʃən] 脱臼, 転位.
Elvehjem, Conrad Arnold [élveːm] エルベーム（1901生, アメリカの生化学者. ニコチン酸が抗ペラグラ性ビタミンであることを発見した）.
Ely, Leonard W. [éli] エリー（1868–1944, アメリカの整形外科医）.
E. sign エリー徴候（試験）（横臥位の患者が, 腿部を脚で屈曲するとき, 殿部が弓状に試験台から離れ, 股関節において脚が外反すれば, 大腿筋膜の痙縮がある）, = Ely test.
Ely table of duration of pregnancy エリーの妊娠週数表.
el·y·tra·tre·sia [èlitrətríːziə] 腟閉.
el·y·treu·ryn·ter [élitruːrintər] コルポイリンテル, = colpeurynter.
el·y·tri·tis [èlitráitis] 腟炎〔医学〕, = colpitis, vaginitis.
elytr(o)– [elitrou, –trə] 腟または鞘との関係を表す接頭語, = colpo–.
e·lyt·ro·blen·nor·rhea [elìtroublènəríːə] 腟淋, 腟漏.
e·lyt·ro·cele [elítrəsiːl] 腟脱, 腟ヘルニア, = colpocele.
e·lyt·ro·ce·li·ot·o·my [elìtrousìːliátəmi] 腟式開腹術.
e·lyt·ro·cla·sia [elìtroukléiziə] 腟破裂.
e·lyt·ro·clei·sis [elìtroukláisis] 腟閉鎖, = elytroclisia.
e·lyt·ro·lap·a·rot·o·my [elìtroulæpərátəmi] 腟式開腹術, = elytroceliotomy.
e·lyt·ro·ni·tis [elìtrounáitis] ① 被嚢炎. ② 腟炎.
e·lyt·ro·plasty [elítrəplæsti] 腟形成〔術〕.
el·y·trop·tosis [èlitraptóusis] 腟壁下垂, = coploptosia.
el·y·tror·rha·phy [èlitrɔ́ːrəfi] 腟壁縫合〔術〕.
e·lyt·ro·ste·no·sis [elìtroustinóusis] 腟狭窄, = colpostenosis.
el·y·trot·o·my [èlitrátəmi] 腟切開, = colpotomy.
Elzholz, A. [éltshɔlts] エルツホルツ（1863–1925, オーストリアの精神科医）.
E. bodies エルツホルツ小体（変性神経細胞にみられる小体）.
EM epsilon marker の略.
E–M syndrome E–M 症候群.
Em ① emmetropia 正視眼の略. ② radium emanation ラジウムエマナチオンの略.
em– [em] 内部, 内側の意を表す接頭語.
EMA epithelial membrane antigen 上皮膜抗原の略.
e·ma·ci·a·tion [imèiʃiéiʃən] やせ, 瘠瘦せきろう, 痩衰そうすい, るいそう（羸痩）, = tabetification.
e·mac·u·la·tion [imækjuléiʃən] そばかす（雀斑）除去法.
e·mail·lo·blast [iméiləblæst] エナメル芽細胞, = ameloblast.
e·mai·loid [iméilɔid] ①エナメル腫. ② エナメル腫様の.
em·an [émən] エマン（溶液中にあるエマナチオンの質量単位, 1/10 ミリミクロキュリーのラジウムエマナチオンが 1L の水または空気中にあるときの濃度で, 3.7 ベクレルに等しい）.
em·a·na·tion [èmənéiʃən] ① エマナチオン, エマネーション〔医学〕（ウラン系列などの放射性元素の壊変過程中に生成される原子番号 86 の放射性不活性気体元素）. ② 放散, 発散〔医学〕, = effluvium, exhalation. ③ 流出〔医学〕.
e. therapy 放散療法（放射性物質による）.
e. water 放射性水.
em·a·na·tor [èmənéitər] エマナチオン治療器.
em·a·na·tor·i·um [èmənətɔ́ːriəm] エマナチオン治療院, ラドン吸入室〔医学〕.
e·man·ci·pa·tion [imænsipéiʃən] 解放.
em·a·nom·e·ter [ìmənámitər] エマナチオン計.
em·a·no·ther·a·py [ìmənəθérəpi] エマナチオン療法（ラジウムおよびほかの放射元素治療法）.
e·man·sio men·sis [imǽnsiou ménsis] 無月経, 月経欠如.
e·mar·gi·na·tion [imàːdʒinéiʃən] ① 凹形（縁を切り込んだ形）. ② 切痕, = incisura. 形 emarginated.
e·mas·cu·la·tion [imæskjuːléiʃən] 男性器除去, 去勢〔医学〕（精巣（睾丸）および陰茎切除）, = castration, eviration.
Emax [iːmǽks] E マックス（maximum elastance の略. 収縮終〔末〕期最大圧容積比. 心室の圧－容量曲線のループを画き, 負荷を変えて収縮終期の点を結ぶと直線になり, この直線の匂配は心筋収縮性を表す）.
EMB medium eosinmethylene blue agar medium エオジンメチレンブルー培地.
em·balm·ing [imbáːmiŋ] エンバーミング, 死体防腐保存, 死体防腐処置〔医学〕（香料, 香剤, 防腐剤を注射または塗布して死体を保存すること）.

em·bar·ras gas·trique ［embára gástrik］［F］急性胃痛.
embarrassment confabulation 当惑作話［医学］.
Embden, Gustav G. ［émbdən］ エムデン（1874–1933, ドイツの生化学者）.
E. ester エムデンエステル ㊗ α-glucopyranose-6-phosphoric acid（アルコール発酵の中間産物で, Robison エステルの70%を占めることがあるので, Robison-Embden エステルと呼ばれることがある), = fructose-6-phosphate.
E.-Meyerhof（glycolytic）pathway エムデン・マイヤーホフ〔解糖〕経路［医学］.
embedded tonsil かん（嵌）入扁桃［医学］, 埋没（陥没）扁桃［医学］.
em·bed·ding ［imbédiŋ］ 埋没, 包埋［医学］（組織の顕微鏡標本をつくるための), = imbedding.
e. agents 包埋剤.
em·be·lin ［émbəlin］ エンベリン ㊗ 2,5-dihydroxy-3-lauryl-*p*-benzoguinone（ヤブコウジ *Embelia ribes* の実にある成分で, 駆虫薬), = embelic acid.
Em·bi·op·tera ［èmbiáptərə］ 紡脚目（シロアリモドキ類).
em·boite·ment ［ɑnbwatmán］ 入れ子（前成説の一つ).
em·bo·lae·mia ［èmboulí:miə］ 塞栓血症, = embolemia, embolimia.
em·bo·la·lia ［èmbouléiliə］ 冗語挿入症, = embololalia.
em·bo·le ［émbəli:］ 脱臼肢整復術, エンボリ, = emboly. 形 embolic.
em·bo·lec·to·my ［èmbəléktəmi］ 塞栓切除術, 塞栓除去［医学］.
em·bo·le·mia ［èmboulí:miə］ 塞栓血症［医学］, = embolimia.
em·bo·li ［émbəlai］（embolus の複数).
em·bo·lia ［embóuliə］ 塞栓症, = embolism.
e. arteriae centralis retinae 網膜中心動脈塞栓症.
em·bol·ic ［embálik］ 塞栓性［医学］.
e. abscess 塞栓性膿瘍［医学］.
e. aneurysm 塞栓性動脈瘤［医学］.
e. apoplexy 塞栓性卒中［医学］.
e. gangrene 塞栓性壊疽［医学］.
e. infarct 塞栓性梗塞［医学］.
e. infarction 塞栓性梗塞［医学］.
e. necrosis 塞栓性壊死.
e. occlusion 塞栓性閉塞［医学］.
e. pneumonia 塞栓性肺炎［医学］.
e. retinitis 塞栓性網膜炎.
e. thrombosis 塞栓性血栓症［医学］.
em·bol·i·form ［embálifɔ:m］ ①塞栓様の. ②楔状の.
e. nucleus ［TA］栓状核（歯状核の内側にあり, 歯状核口に対して栓のように位置する核で, 小脳皮質のプルキンエ細胞からの輸入線維を受け, 上小脳脚（旧結合腕）へ輸出線維を送る), = nucleus emboliformis ［L/TA］.
em·bo·lism ［émbəlizəm］ 塞栓症［医学］（循環する血液により運ばれた栓子が血管内腔を閉鎖した状態). 形 embolic.
em·bo·li·za·tion ［èmbɑlizéiʃən］ 塞栓形成〔法〕［医学］（止血あるいは悪性腫瘍に対する治療（栄養動脈を閉塞する）のためにゼラチンスポンジあるいは金属コイルなどを目的とする動脈内にカテーテルを通して注入し血管を閉塞させる手技).
e. of arteries 動脈塞栓［医学］.
e. of feeding artery 流入動脈塞栓［医学］.
e. therapy 塞栓療法［医学］.
em·bo·lo·la·lia ［èmbəlouléiliə］ 冗語挿入症（無意味な言語を談話に挿入する習慣), = embolalia.
em·bo·lo·my·cot·ic ［èmbəloumaikátik］ 塞栓糸状菌性の.
e. aneurysm 塞栓細菌性動脈瘤.
em·bo·lo·phra·sia ［èmbəloufréiziə］ 冗語挿入症, = embololalia.
em·bo·lus ［émbələs］ ①塞栓〔子〕［医学］, 栓子. ②栓状菌. 複 emboli. 形 emboliform, emboloid.
em·bo·ly ［émbəli］ まくれこみ, 陥入（胞胚が重積して腸胚を形成すること), = embole.
em·bouch·ment ［ɑmbuʃmán］［F］血管開口（一つの血管がほかの血管に開口すること).
embrace reflex 抱擁反射［医学］（交尾期に雄のカエルが物体に触れて, 雌のカエルを抱く姿勢をとること), = clasping reflex.
em·bra·sure ［embréiʒər］ 鼓形空隙（歯の傾斜面が両側にあって鼓形に開いていること).
e. hook 歯間鉤.
em·brit·tle·ment ［embrítlmənt］ ぜい（脆）弱化［医学］.
em·bro·ca·tion ［èmbroukéiʃən］ ①塗擦［医学］（外面に薬液を塗布すること). ②外用塗擦薬（擦剤, 液膏剤, リニメント剤).
em·bry·nec·to·my ［èmbrinéktəmi］ 胎芽切除（子宮外妊娠における).
embryo- ［embriou, -riə］ 胚, 胎との関係を表す接頭語.
em·bry·o ［émbriou］ ①胚［医学］, 胚子, 胚芽. ②胎児（哺乳類の）［医学］. 形 embryonal, embryonic.
e. culture 胚培養［医学］（無菌状態で摘出した動植物の胚を, 適当な実験条件下で培養し, 個体へと成長させること).
e. extract 胎児エキス（抽出物）［医学］.
e. manipulation 胚操作.
e. resorption 胎芽吸収［医学］.
e. stage 胚子期［医学］, 胎芽期［医学］.
e. transfer（ET） 胎芽移植［医学］, 胚移植〔法〕［医学］（卵移植), = ovum transfer.
em·bry·o·blast ［émbriəblæst］ 胎芽胚葉（胎児の身体を形成する組織), 体胚芽葉［医学］, 胚結節［医学］.
em·bry·o·car·dia ［èmbriouká:diə］ 胎児〔性〕心音［医学］, 胎児調律（重症心筋障害に出現し, Ⅰ音とⅡ音が同質で等間隔のもの), = fetal rhythm, pendulum rhythm.
em·bry·oc·to·ny ［èmbriáktəni］ 殺胎術, = feticide.
em·bry·o·gen·e·sis ［èmbriəʤénisis］ 胚形成（発生), 胚胎発育（胚子が成熟すること).
em·bry·o·gen·ic ［èmbriəʤénik］ ①胚胎発育の. ②胚形成の. ③胎児由来細胞［医学］.
em·bry·og·e·ny ［èmbriáʤəni］ 胚〔子〕形成（発生), 受胎.
em·bry·o·graph ［émbriəgræf］ 胚子描写器（顕微鏡と明箱とを合併したもの).
em·bry·og·ra·phy ［èmbriágrəfi］ 胚胎論.
em·bry·oid ［émbriɔid］ ①胚子様の, 胎児様の, = embryonoid. ②類胚芽腫［医学］.
em·bryo·ism ［émbriɔizəm］ 胚胎状態, = embryonism.
em·bry·o·lem·ma ［èmbriəlémə］ 胚子被膜, 胚膜［医学］.
embryologic vestige 胎児性痕跡臓器［医学］.
embryological abnormality 発生異常［医学］.
embryological genetics 発生遺伝学［医学］.
em·bry·ol·o·gist ［èmbriáləʤist］ 発生学者, 胚培養士, エンブリオロジスト.
em·bry·ol·o·gy ［èmbriáləʤi］ 胎生学［医学］, 発生

E

学(受精生物の発育初期の状態を研究する学問).
e. atlas 発生学図譜 [医学].
e. education 発生学教育 [医学].
e. laboratory manual 発生学実験マニュアル(便覧) [医学].
em·bry·o·ma [èmbrióumə] 胚芽腫 [医学] (機能的分化を示さないで形態的に成熟した数種の組織からなる奇形腫).
e. of testicle 精巣(睾丸)胚芽腫.
em·bry·o·mor·phous [èmbrioumɔ́:fəs] 胚子形の.
em·bry·o·nal [èmbri:óunəl] 胚の, 胎芽の.
e. abortion 胎芽(胚子)流産 [医学] (妊娠2ヵ月以前の流産), = embryonic abortion.
e. adenosarcoma 胎生性腺肉腫, = Wilms tumor.
e. antigen 胎児性抗原.
e. carcinoma 胎児性癌 [医学], 胎生〔期〕癌, = seminoid carcinoma.
e. cartilage 胎生期軟骨.
e. leukemia 幹細胞性白血病, = stem cell leukemia.
e. neoplasm 胎児性新生物(腫瘍) [医学].
e. nuclear cataract 胚核性白内障.
e. sarcoma 胎芽性肉腫 [医学].
e. sympathoma 交感神経産生細胞腫, = sympathogonioma.
e. tumor 胎児性腫瘍(腔の腫瘍), = embryonic tumor.
e. tumor of ciliary body 毛様体の胚芽腫.
em·bry·o·nate [émbrìəneit] ① 胚子様の. ② 胚子含有の. ③ 受胎の, 受精の, = embryonal, embryonary.
embryonated egg ふ(孵)化〔鶏〕卵 [医学], 胚形成卵, 幼虫形成卵, 幼包蔵卵, 仔虫包蔵卵, 成熟卵, 幼虫期卵.
embryonated egg culture 発育鶏卵培養, ふ化鶏卵培養.
embryonated hen's egg ふ化鶏卵(ウイルスの培養に用いられる).
em·bry·on·ic [èmbriánik] 胚の, 胎芽の.
e. adnexa 胎児付属物.
e. age 胎齢 [医学].
e. anlage 胚子原基 [医学], 胚盤.
e. arch 胚弓, = fetal arch.
e. area 胚〔子〕部 [医学], 胎域, = embryonic disk, germinal disk.
e. axis 胚軸(胎体の頭端と尾端とを結ぶ長軸方向の仮想直線).
e. blastoderm 胚盤葉, = embryonic disk, e. shield.
e. carcinosarcoma 胚性癌肉腫, 胎生期癌肉腫(15歳以下の小児の腎臓に発生する), = embryoma, embryonal nephroma, Wilms tumor.
e. cataract 胎生白内障.
e. cell 胚細胞(胎児性の細胞), = embryonal cell.
e. circulation 胚循環.
e. competence 胚子適応(発育促進因子または誘導因子に対して正常な感応性を示すこと).
e. connective tissue 胎児結合組織(膠様組織), = mucoid tissue.
e. determination 胚発生決定 [医学] (多元性胚組織が決定的な特殊発育に向かうこと).
e. development 胚発生 [医学].
e. digestive tube 胚子消化管.
e. disk 胚盤 [医学], 胚板(哺乳類の), = area embryonalis, area germinativa, embryonic blastoderm, embryonic disc.
e. ectoderm 胚性(胚内)外胚葉 [医学].
e. endoderm 胚性(胚内)内胚葉 [医学].
e. germ cell 胚〔性〕生殖細胞 [医学], = EG cell.
e. hemoglobin 胎児ヘモグロビン, = fetal hemoglobin (HbF).
e. induction 胚誘導 [医学].
e. kidney 胎生腎.
e. knob 胚瘤(哺乳動物の胚にみられる瘤で, 卵黄嚢を形成する内胚葉が移動した後の内外両胚葉の内細胞塊).
e. life 胚胎生活.
e. line 胚胎線(胚芽域中心にある原索).
e. membrane 幼虫被膜.
e. nephroma 胎児腎腫, = embryonic carcinosarcoma.
e. period 胎芽期 [医学], 胚子期 [医学].
e. region 胚〔体〕域.
e. rudiment 胚原基, 胚結節(胚盤, 割盤, 胚丘).
e. sac 胚嚢, = blastodermic vesicle.
e. sheath 胚〔子被〕膜 [医学], 胎〔児被〕膜 [医学].
e. shield 胎楯(透明領内に出現する細胞増殖による暗色部で, 原索の発生する部分).
e. spot 胚斑(卵子の小核), = area germinativa.
e. stem cell 胚〔性〕幹細胞 [医学], ES 細胞 [医学], = ES cell.
em·bry·on·i·form [èmbriánifɔ:m] 胚様の, = embryonoid.
em·bry·on·i·za·tion [èmbriənizéiʃən] 胚子退行(組織または細胞の).
em·bry·o·noid [émbriənɔid] 胚子様の, 胎児様の, = embryoid.
em·bry·o·num [émbriənəm] 胎脂, = vernix caseosa.
em·bry·o·ny [émbriəni] 胚形成, 胚状態.
em·bry·o·path·ia [èmbriəpǽθiə] 胎芽病(子宮内胎芽期に起こる病変), = embryopathy.
e. diabetica 糖尿病性胎芽病(主として絨毛膜の内分泌異常により, 胎児発育不全を招来すること).
e. rubeolosa 麻疹性胎芽病(妊娠経過中母体が麻疹に罹患した結果, 胎児の原始線維が破壊されて, 眼および耳の奇形が発生する).
em·bry·o·path·ic [èmbriəpǽθik] 胎芽症性の [医学].
e. cataract 胎児性白内障.
em·bry·o·pa·thol·o·gy [èmbrioupəθáləʤi] 胎生病理学 [医学].
em·bry·op·a·thy [èmbriápəθi] 胎芽病 [医学].
em·bry·o·phore [émbriəfɔ:r] 胎虫層, 幼虫被殻 [医学] (裂頭条虫の卵細胞がAおよびB細胞に分かれ, 反復分体して生ずる内体の最外層で, 最初の殻が脱落した後に二次性胎殻ができる).
em·bry·o·phyte [émbrioufàit] 有胚植物.
em·bry·o·plas·tic [èmbriəplǽstik] 胚形成の.
e. tumor 胚葉腫.
em·bry·o·plas·ty [émbriəplæ̀sti] 胎芽形成.
em·bry·o·sac [émbriəsæk] 胚嚢 [医学].
e. cell 胚嚢細胞(胚嚢のもとになる細胞).
e. mother cell 胚嚢母細胞 [医学].
em·bry·o·scope [émbriəskoup] ① 胎芽鏡. ② 胚子鏡(鶏胚の発達を観察する装置).
em·bry·o·to·cia [èmbrioutóuʃiə] 流産, 堕胎.
em·bry·o·tome [émbriətoum] ① 切胎刀. ②胚板.
em·bry·ot·o·my [èmbriátəmi] 切胎〔術〕 [医学].
em·bry·o·tox·ic·i·ty [èmbrioutaksísiti] 胎芽毒性, 胎児毒性 [医学].
em·bry·o·tox·on [èmbriətáksin] 胎生環 [医学] (角膜周辺の先天性の輪状混濁), = arcus juvenilis.
em·bry·o·troph(y) [émbriətrouf(embriátrəfi)] 胎芽栄養.
em·bry·sec·to·my [èmbriséktəmi] 胎児摘出術 [医学].
em·bry·ul·cia [èmbriʌ́lsiə] 子宮内容除去.

em·bry·ul·cus [èmbriʌ́lkəs] 切胎用鉗子.
EMDR eye movement desensitization and reprocessing 眼球運動による脱感作と再処理法の略.
emed·ul·late [imédjuleit] 骨髄を切除する.
em·ei·o·cy·to·sis [ìmi:ousaitóusis] ① エメイオサイトーシス(分泌顆粒を細胞から放出する過程), = exocytosis. ② 吐出作用 [医学].
emend [iménd] emended 改訂した，修正したの略(細菌の性状などを記載するときに，その研究家の姓名に付記する).
emerald green エメラルドグリーン，= malachite green.
e·mer·gence [imə́:ʤəns] ① 羽化. ② 脱出. ③ 覚せい(醒) [医学].
e. excitement 覚せい(醒)時興奮 [医学].
e·mer·gen·cy [imə́:ʤənsi] ① 突発事故. ② 救急〔の〕[医学]. 形 emergent.
e. and critical care center 救命救急センター.
e. bandage 応急包帯 [医学].
e. call 救急呼び出し [医学].
e. cardiac care (ECC) 救急心血管治療，心臓急迫症管理.
e. cardiovascular care (ECC) 救急心血管治療.
e. care 救急医療 [医学]，救急看護 [医学]，= emergency health care.
e. care physician 救急医療医師.
e. cart 救急カート [医学].
e. case 救急〔症〕例 [医学].
e. complex 複合災害，= complex emergency，complex humanitarian emergency.
e. cricothyroidotomy 緊急輪状甲状軟骨切開 [医学].
e. department 救急部 [医学].
e. dispatch 緊急配備.
e. dose ① 応急注射量(外傷の場合，ワクチンまたは血清). ② 緊急時線量 [医学].
e. endoscopic examination 緊急内視鏡検査 [医学].
e. food 非常食糧(食料) [医学].
e. health care 救急看護 [医学]，= emergency care.
e. health service 救急医療業務 [医学].
e. hormonal contraception 緊急避難ピル，= morning after pill.
e. laboratory 緊急検査室 [医学].
e. life guard 救急救命士.
e. life support team 救命治療班 [医学].
e. light reflex 緊急対光反射(光線の刺激が強いときには，縮瞳とともに閉眼と眉毛下降が起こる).
e. maternity care 救急産院 [医学]，= emergency maternity and infant care.
e. medical care 救急治療 [医学].
e. medical care standard 救急治療指針 [医学].
e. medical center 救命救急センター(重篤な救急患者に対し，高度医療を提供できる医療機関).
e. medical information system 救急医療情報システム [医学].
e. medical service (EMS) ① 救急医療施設 [医学]. ② 救急医療 [医学].
e. medical service system (EMSS) 救急医療システム [医学].
e. medical study group for quality (EMSQ) 救急医療の質.
e. medical system (EMS) 救急医療体制.
e. medical tag 救急医療用標識 [医学].
e. medical technician (EMT) 救急隊員.
e. medicine 救急医療 [医学].
e. operation 緊急手術 [医学]，救急手術.
e. outpatient unit 救急外来部門 [医学].
e. ration 非常食糧(食料) [医学].
e. reaction 緊急反応 [医学]，危急応答.
e. room (ER) 救急治療室，救急室 [医学].
e. room laparotomy (ERL) 救急室開腹.
e. room thoracotomy (ERT) 救急室開胸.
e. service 救急業務 [医学].
e. splint 応急副子 [医学]，緊急副木 [医学].
e. surgery 救急外科学 [医学].
e. test 救急〔時〕検査.
e. theory 緊急動員説，緊急説(緊急の場合には交感神経により副腎髄質が刺激されて分泌する).
e. tracheo(s)tomy 救急気管切開〔術〕[医学].
e. transfusion 緊急輸血 [医学].
e. treatment 救急処置 [医学]，救急療法.
e. ward 救急病棟 [医学].
e. washout 救急処置室 [医学].
emergent admission 救急入院 [医学].
emergent evolution 偶発性進化 [医学].
emerging disease 新興感染症 [医学]，= emerging infectious disease.
emerging fungal infection 新興真菌感染症(近年易感染宿主の増加に伴い，従来ほとんど報告をみなかった日和見感染型の深在性真菌症が世界的に増加している. 起因菌となるものは *Trichosporon*，*Rhodotorula*，*Saccharomyces cerevisiae*，*Malassezia*，*Paecilomyces*，*Acremonium*，*Pseudallescheria boydii* などで，いずれも環境中や生体内などにしばしばみられる真菌であり，これらによる真菌症をいう).
emerging infectious disease 新興感染症 [医学].
emerging virus 出現ウイルス，顕現性ウイルス.
em·er·in [émərən] エメリン(核膜に局在するアミノ酸からなるタンパク).
Emery, Alan Eglin Heathcote [éməri] エメリー(1928生，イギリスの遺伝学者).
E.-Dreifuss muscular dystrophy エメリー・ドライフス筋ジストロフィ.
E.-Dreifuss syndrome エメリー・ドライフス症候群 [医学].
em·ery [éməri] 金剛砂，鑽鉄(鋼玉の不純のもの).
e. cloth 布やすり.
e. paper 紙やすり.
e. wheel といし車.
e·me·sia [imí:ziə] 嘔吐，= emesis.
em·e·sis [émisis, imí:–] 嘔吐 [医学]，= vomiting.
e. basin 嘔吐用ベースン，膿盆.
e. gravidarum つわり [医学]，妊娠嘔吐 [医学]，= morning sickness，vomiting of pregnancy.
e. index 嘔吐指数 [医学].
e. of pregnancy 妊娠嘔吐 [医学].
e·met·a·mine [imétəmin] エメタミン $C_{29}H_{36}N_2O_4$(吐根にある結晶性アルカロイド).
em·e·ta·tro·phia [èmitətróufiə] 嘔吐性萎縮.
e·met·ic [imétik] ① 吐剤，催吐薬，= emetica. ② 催吐性 [医学].
e. cough 嘔吐性せき(咳) [医学].
e. drug 催吐薬 [医学].
e. tartar 吐酒石 $KOOC(CHOH)_2COO(SbO)\text{-}\frac{1}{2}H_2O$(酒石酸アンチモニルカリウム)，= antimony and potassium tartrate.
e. toxin 嘔吐毒素 [医学].
e. weed ロベリア.
em·e·ti·col·o·gy [imètikáləʤi] 嘔吐学，吐剤学，= emetology.
e·met·i·na [imétinə] エメチン，= emetine.
e. periodidum 過ヨウ素酸エメチン.
emetinae hydrochloridum 塩酸エメチン.
em·e·tine [émitain, –tin] エメチン $C_{29}H_{36}N_2O_4$(吐根 Radix ipecacuanhae に存在する白色粉末状の

E

アルカロイド．生体細胞毒であり，特にアメーバ赤痢の治療に用いられる）．

e. bismuth iodide ヨウ化ビスマスエメチン $C_{29}H_{36}N_2O_4 2HIBiI_2–H_2O$（エメチン含有量は17〜23%で，ビスマスは15〜20%）．

e. hydrochloride 塩酸エメチン $C_{29}H_{40}N_2O_4–2HCl$.

e. hydrochloride injection 塩酸エメチン注射液．

em·e·tism ［émitizəm］ 吐根中毒症〔医学〕．

emet(o)– ［emit(ou), imi:–, –t(ə)］ 嘔吐または吐剤との関係を表す接頭語．

em·e·to·ca·thar·sis ［èmitoukəθá:sis］ 嘔吐瀉下，吐瀉，= emetocathartic.

em·e·to·ca·thar·tic ［èmitoukəθá:tik］ ①吐瀉薬．②吐瀉の．

em·e·toi·din ［èmitɔ́idin］ エメトイジン（アカネ科 *Uragoga ipecacuanha* の根にあるアルカロイド），= cryptopine.

em·e·tol·o·gy ［èmitálədʒi］ 嘔吐学，吐剤学，= emeticology.

em·e·to·ma·nia ［èmitouméiniə］ 嘔吐狂．

em·e·to·mor·phine ［èmitoumɔ́:fin］ エメトモルフィネ，アポモルフィネ，= apomorphine.

em·e·to·pho·bia ［èmitəfóubiə］ 嘔吐恐怖〔症〕〔医学〕．

EMF ① electromagnetic flow meter 電磁血流計の略．② electromotive force 起電力の略．③ endomyocardial fibrosis 心内膜心筋線維症の略．④ erythrocyte maturation factor 赤血球成熟因子の略．

EMG electromyogram 筋電図の略．

EMG syndrome EMG 症候群（常染色体性劣性遺伝で，臍ヘルニア exomphalos，大舌症 macroglossia，巨人症 gigantism のこと），= Beckwith–Wiedemann syndrome.

–emia ［i:miə］ 血液を意味する接尾語，= –aemia, –hemia, –haemia.

e·mic·tion ［imíkʃən］ 放尿，尿意頻数．

e·mic·to·ry ［imíktəri］ 利尿剤．

em·i·cy·ma·rin ［èmisáimərin］ エミサイマリン $C_{30}H_{46}O_9$（*Strophanthus emini* の配糖体で，強心作用を示す）．

emigrated cell 遊走細胞．

em·i·gra·tion ［èmigréiʃən］ 遊出〔医学〕．

e. theory 遊走説，遊出説（炎症の特徴は白血球が血管外に移動することである．Cohnheim）．

em·i·nence ［éminəns］［TA］隆起，= eminentia ［L/TA］．

e. of concha 耳介隆起．

e. of scapha 舟状窩隆起．

e. of triangular fossa of auricle 耳介三角窩隆起．

em·i·nen·tia ［èminénʃiə］［L/TA］隆起，= eminence [TA]．複 eminentiae.

e. abducentis 外転神経隆起，= eminentia medialis.

e. acustica 蝸牛神経核隆起（第四脳室内面）．

e. annularis 環状隆起，= pons varolii.

e. arcuata ［L/TA］弓状隆起，= arcuate eminence [TA].

e. articularis ossis temporalis 側頭骨関節結節．

e. capitata 骨頭隆起（特に上腕骨頭部の）．

e. carpi radialis 橈側手根隆起．

e. carpi ulnaris 尺側手根隆起．

e. cinerea 灰白隆起，= lamina cinerea.

e. collateralis ［L/TA］側副隆起，= collateral eminence [TA].

e. conchae ［L/TA］甲介隆起，= eminentia conchae [TA].

e. cruciata 十字形隆起（後頭骨上面にある）．

e. cruciformis ［L/TA］十字隆起（後頭骨内の），= cruciform eminence [TA].

e. facialis 顔面神経丘．

e. fallopii ファロピウス隆起（顔面神経に相当する鼓室内稜）．

e. fossae triangularis ［L/TA］三角窩隆起（耳介の後面），= eminentia fossae triangularis [TA].

e. frontalis ［L/TA］前頭隆起，= frontal eminence [TA].

e. gracilis 薄束隆起，= clava.

e. hypoglossi 舌下隆起（第四脳室内下面にある舌下神経核に相当する隆起），= trigonum hypoglossi.

e. hypothenaris ［L/TA］小指球，= hypothenar eminence [TA].

e. iliopectinea 腸恥隆起，= iliopectineal eminence.

e. iliopubica ［L/TA］腸恥隆起，= iliopubic ramus [TA].

e. intercondylaris ［L/TA］顆間隆起，= intercondylar eminence [TA].

e. jugularis 頸静脈隆起．

e. lateralis 外側隆起（環状軟骨が甲状軟骨前面角と関節をなす隆起）．

e. lateralis meckelii メッケル外側隆起，副蹠，= pes accessorius.

e. maxillae ［L/TA］上顎結節*，= maxillary tuberosity [TA].

e. medialis ［L/TA］正中隆起*（外転神経核と顔面神経膝とによりなる），= medial eminence [TA], median eminence [TA].

e. orbitalis ossis zygomatici ［NA］頬骨の眼窩隆起．

e. papillaris 乳頭隆起（鼓室の錐体）．

e. parietalis ［L/TA］頭頂隆起，= parietal eminence [TA].

e. pyramidalis ［L/TA］錐体隆起（中耳の），= pyramidal eminence [TA].

e. restiformis 索状隆起．

e. scaphae ［L/TA］舟状窩隆起，= eminentia scaphae [TA].

e. styloidea 茎状隆起（鼓室後壁）．

e. symphysis 結合隆起（顎中央部の隆起）．

e. teres 〔第四脳室〕内側隆起，= eminentia medialis.

e. thenaris ［L/TA］母指球，= thenar eminence [TA].

e. triangularis 三角窩隆起，= eminentia fossae triangularis.

e. trigemini 三叉神経隆起（延髄外側面の隆起で三叉神経脊髄路核の下端部をいれる），= grey tubercle.

e. vagi 迷走神経三角，灰白翼，= ala cinerea.

em·i·o·cy·to·sis ［ì:miousaitóusis］ エメイオサイトーシス，= exocytosis.

em·is·sar·i·um ［èmiséəriəm］ 導出静脈（導血管），= emissaria, emissary (vein)．複 emissaria.

e. condyloideum 顆導出静脈．

e. foraminis laceri 破裂孔導出静脈．

e. mastoideum 乳突導出静脈．

e. occipitale 後頭導出静脈．

e. parietale 頭頂導出静脈．

em·is·sary ［émisəri］ ①導出部．②輸出孔．

e. foramen 導出静脈孔．

e. vein ［TA］導出静脈（頭蓋の小孔を通る静脈で，頭蓋内の硬膜静脈洞と頭蓋外の静脈との交通路），= vena emissaria [L/TA].

e·mis·sion ［imíʃən］ ①放出，射出〔医学〕．②精漏（後部尿道に精液の放出），= seminal emission. ③白帯下，= discharge, flow.

e. computed tomography (ECT) エミッション

CT，放射形コンピュータ断層撮影法，= emission CT.

e. of radiation 放射放出.

e. scanning 放射スキャン〔ニング〕[医学]，= emission scan.

e. spectral analysis 発光分光分析 [医学]，= emission spectrochemical analysis.

e. spectrochemical analysis 発光分光分析[医学].

e. spectrography 放出分光写真法(原子または分子の状態遷移によって放出される放射光のスペクトルを撮影記録する方法).

e. spectrum 発光スペクトル [医学]，放電スペクトル(吸収スペクトルの反対).

e. standard 排出基準 [医学].

emissive power 放射能.

e·mis·siv·i·ty [imisíviti] 放射率 [医学] (物体の放射性エネルギーの放射能とそれと同一温度の黒体のものとの比)，= emissive power.

EMIT enzyme-multiplied immunoassay technique 競合的酵素免疫分析法の略(エミット).

e·mit·ter [imítər] 放出体 [医学].

Emmanuel move·ment [imǽnjuəl mú:vmənt] エマヌエル運動(アメリカのボストン市エマヌエル聖公会で始められた宗教的療法).

em·men·a·gog·ic [imènəgáʤik] 月経促進の.

em·men·a·go·gue [imènəgág, -gɔ́:g] 月経促進薬 [医学]，通経薬〔剤〕[医学]，= emmenagoga.

em·men·ia [iménia, imí:-] 月経，= menses, catamenia. 形 emmenic.

em·men·ic [iménik] 月経の.

e. monster 月経異常奇形.

em·men·i·op·a·thy [imèniápəθi] 月経異常，= menstrual disorder.

em·me·nol·o·gy [èminálәʤi] 月経学.

Emmerich, Rudolf [émərik] エンメリッヒ(1852-1914，オーストリアの細菌学者).

E. bacillus エンメリッヒ菌，= *Escherichia coli*.

Emmet, Thomas Addis [émit] エンメット(1828-1919，アメリカの婦人科医).

E. operation エンメット手術(① 子宮頸管裂傷縫合〔術〕，= trachelorrhaphy. ② 腟式膀胱切開術).

E. perineorrhaphy エンメット会陰縫合術(分娩後の会陰および子宮頸部の縫合術).

em·me·trope [émətroup] 正視者.

em·me·tro·pia (E, Em) [èmətróupiə] 正視眼，正〔常〕視 [医学]. 形 emmetropic.

Emmons, Chester Wilson [émәns] エンモンス(1900生，アメリカの真菌学者).

E. classification エンモンス分類法(形態を基礎とした糸状菌の分類法).

Em·mon·sia [imánsiə] エモンシア属(真菌の一属).

em·o·din [émədin] エモジン 化 4,5,7-trihydroxy-2-methylanthraquinone $C_{15}H_{10}O_5$ (ダイオウ［大黄］，センナ，フラングラなどに存在する橙赤色針結晶で，瀉下薬)，= frangulaemodin, frangulic acid.

e·m·ol [émɔ:l] エモル(スコットランドの Perthshire 産の石ケン用鉱物の緩和薬で，皮膚病に用いる).

emol·li·ent [imáliənt] ① 緩和薬(剤) [医学]，皮膚軟化薬(剤)[医学] (粘漿薬 mucilago の一種)，= emollientia, malagma. ② 緩和性の [医学].

e. bath 緩和浴 [医学]，= bland bath.

e. cataplasm 緩和剤パップ [医学]，緩和性罨法.

e. cataplasma 緩和薬罨法.

e. cathartic 粘滑性下剤 [医学].

e. ointment 皮膚軟化剤.

e. species 緩和茶剤，= species emolientes.

e. tea 緩和茶剤 [医学]，= species emollientes.

e·mo·tion [imóuʃən] 感情 [医学]，情緒 [医学]，情動 [医学] (危険，欲求，思考，動作などの刺激により発現する一過性の強い感情反応). 形 emotional.

e·mo·tion·al [imóuʃənəl] 感情的(の) [医学]，情緒的(の) [医学]，情動的(の) [医学].

e. abuse 情緒的虐待 [医学]，心理的虐待(児童虐待の一つのタイプで，言葉による暴力などにより子どもの心に傷を負わせる). → child abuse.

e. amenorrhea 感動性無月経.

e. anemia 情動性貧血 [医学].

e. blush 情動赤面〔症〕[医学].

e. complex 情動複合 [医学].

e. concomitant 情緒的付随物.

e. condition 気分状態 [医学]，情緒的状態.

e. conflict 感情葛藤.

e. content 感情的内容.

e. convulsion 憤怒痙攣(呼吸性激情痙攣)，= breath-holding.

e. dejection 情動性憂うつ [医学].

e. depression 情動性うつ病.

e. deprivation 愛情遮断 [医学]，情緒剥奪 [医学].

e. deprivation syndrome 情緒剥奪症候群(環境との情緒的接触，交流が遮断された状況で生ずる症状群)，= reactive attachment disorder of childhood.

e. deterioration 感情荒廃 [医学]，感情消耗.

e. disease 情動障害，感情障害.

e. disharmony 感情不協和.

e. disorder 情動障害，感情障害，情緒障害.

e. disturbance 情緒障害 [医学]，感情障害.

e. element 情緒的要素.

e. evaluation 感情的評価.

e. exilaration 感情爽快.

e. expression 感情表現，感情表出.

e. glycosuria 情動性糖尿 [医学].

e. incontinence 感情失禁 [医学] (喜怒哀楽の情動抑制が障害されたこと).

e. independence 情緒的自律性.

e. indifference 情動不関〔性〕[医学].

e. insanity 感情精神病，= affective psychosis.

e. instability 情動不安定〔性〕[医学]，情緒不安症，感情不安定.

e. instability reaction 情緒不安定反応 [医学].

e. lability 情緒不安定 [医学]，情動不安定.

e. leukocytosis 情動性白血球増加〔症〕.

e. life 感情生活 [医学].

e. maladjustment 感情不適応 [医学].

e. monomania 感情的偏執症.

e. neurosis 情動神経症 [医学].

e. paralysis 情動麻痺.

e. pattern 情緒形式.

e. psychosis 情動精神病 [医学]，激情〔症〕[医学].

e. rash 情動性紅斑 [医学].

e. reaction 情動〔的〕反応.

e. relation 感情関係，情緒関係.

e. release 情動放出.

e. reorganization 情緒的再体制化.

e. response 情緒反応 [医学].

e. rigidity 感情硬直(統合失調症の際などにみられる感情鈍麻で，感情的共感性が欠損していること).

e. satisfaction 情緒的満足.

e. self 情緒的自我.

e. shift 感情転移.

e. spasm 情動痙攣 [医学].

e. speech 感情的言語.

e. stress 情動〔性〕ストレス [医学].

e. stupor 情動〔性〕昏迷 [医学] (突然強烈な情動体験に襲われたときにみられる精神機能の高度の障害).

E

e. sweating 精神性発汗.
e. tension 情緒性緊張.
e. upsurge 情動性興奮.
e·mo·tio·nal·i·ty [imòuʃənǽliti] 情動性〔医学〕.
emotionally disturbed child 情動障害児〔医学〕, 情緒障害児〔医学〕.
emotionally unstable personality disorder 情緒不安定性人格障害.
e·mo·ti·o·vas·cu·lar [imòuʃiəvǽskjulər] 情動性血管変化の.
e·mo·tive [imóutiv] 情動の〔医学〕, 情緒の〔医学〕, 感情の〔医学〕.
e·mo·tiv·i·ty [imoutíviti] 感情性, 情動性〔医学〕, 感動性. 形 emotive.
emp emplastrum 硬膏薬の略.
em·pale·ment [impéilmənt] 刺通, = impalement.
em·pasm [émpəzəm] 芳香散布剤, 化粧粉, = empasma, dusting powder.
em·pas·ma [impǽzmə] 芳香散布剤, = empasm.
empathic index 感情移入指数.
empathic understanding 共感的理解.
em·pa·thy [émpəθi] 共感〔医学〕, 感情移入(他人の中へ自分の感情を移し入れることで, Theodor Lipps が美学についてつくった語). 形 empathic. 動 empathize.
em·per·i·po·le·sis [èmperipoulí:sis] エンペリポレシス(ある細胞が別の細胞の細胞質内に入りこみ, そのまま通り抜ける現象をいう).
em·pha·sis [émfəsis] 強調〔医学〕.
em·phly·sis [émflisis] 痂皮疹, 小水疱疹.
em·phrac·tic [imfrǽktik] ① 毛孔閉鎖性の. ② 毛孔閉鎖剤.
em·phrag·ma sa·li·vare [imfrǽgmə sæ̀livéər] ガマ(蝦蟇)腫, = ranula.
em·phrax·is [imfrǽksis] ① 閉塞, 梗塞. ② 圧潰, 圧挫. 形 emphractic.
em·phy·ma [imfáimə, émfimə] 腫瘍, 腫瘤, = tumor.
em·phy·sa·ther·a·py [èmfizəθérəpi] 気体注入療法(器官内へ).
em·phy·se·ma [èmfisí:mə] 気腫, 肺気腫〔医学〕(組織または肺胞の). 形 emphysematous.
e. belt 肺気腫ベルト〔医学〕.
e. conjunctivae 結膜気腫.
e. palpebrarum 眼瞼気腫.
em·phy·sem·a·tous [èmfisémətəs] 気腫性〔医学〕.
e. abscess 気腫性膿瘍.
e. anthrax 気腫性炭疽.
e. asthma 肺気腫性喘息〔医学〕.
e. bleb 気腫性ブレブ〔医学〕.
e. bulla 気腫性嚢胞〔医学〕, = bulla.
e. chest 気胸.
e. cholecystitis 気腫性胆嚢炎〔医学〕(ガス産生細菌による急性胆嚢炎. 胆嚢壁には, 虚血性または壊疽性変化がみられる. ガスは胆嚢内, 胆嚢壁, 周囲組織にもみられる).
e. cystitis 気腫性膀胱炎〔医学〕.
e. dyspnea 気腫性呼吸困難, = pneumatodyspnea.
e. gangrene 気腫性壊疽.
e. pyelonephritis 気腫性腎盂腎炎.
e. vaginitis 気腫〔性〕腟炎〔医学〕, = gaseous vaginitis.
em·pir·ic [empírik] ① 経験的な. ② 経験主義者(医学の知識なくして, 単なる経験から診療を論ずる者).
e. risk 経験的危険率〔医学〕.
e. therapeutics 経験治療学.
e. therapy 経験的治療〔医学〕, エンピリックテラピー.
e. treatment 経験的療法.
em·pir·i·cal [empírikəl] 実験の, 経験の, = empiric.
e. administration 経験的投与〔医学〕, 経験的適用〔医学〕.
e. formula 実験式〔医学〕.
e. genetic prognosis 経験的遺伝予後〔医学〕.
e. horopter 実験的ホロプタ.
e. indicator 実験指針.
e. research 実験研究.
e. temperature 便宜温度.
em·pir·i·cism [empírisizəm] ① 経験診療法(山師医者の一派). ② 経験学説(知覚, 記憶, 心象, 感情, 動作などの相関経験が知識の基礎をなすという説).
em·pir·ics [empíriks] 経験医学派(ヒポクラテス後に起こった第2学派で, 独断医学派とは異なり, 疾病の直接原因をたずね, 症候の全体性に基づき治療の3原理として, ① 偶然の観察. ② 同僚の現在および過去の知識. ③ 相似的診断法を提唱した).
em·plas·trum [implǽstrəm] 硬膏〔医学〕, = plaster.
e. adhaesivum 絆創膏.
e. belladonnae ロート硬膏.
e. capsici トウガラシ硬膏.
e. hydrargyri 水銀硬膏.
e. (hydrargyri) cinereum 灰白(水銀)硬膏(水銀30, 脱水ラノリン15, 蜜ロウ15, 単鉛軟膏90).
e. lithargyri 鉛丹硬膏, 鉛膏, = diachylon.
e. medicinalis 薬剤硬膏.
e. opii アヘン(阿片)硬膏.
e. plumbi oleatis 鉛硬膏.
e. protectivum 被覆硬膏.
e. resinae 樹脂硬膏.
e. salicylicum compositum 複合サリチル酸硬膏.
e. saponato-salicylatum サリチル酸石ケン硬膏, = Pick plaster.
e. saponis 石ケン硬膏.
e. sinapis カラシ硬膏(紙, 綿布などに黒ガラシを貼り広げたもので, 100sq.cm 上に黒ガラシ 2.5g を載せたもの), = mustard paper, mustard plaster.
e. vesicatorium 発疱膏.
em·ploy·ed [implɔ́id] 就業人口〔医学〕, 就業者〔医学〕.
e. at work 従業中就業人口〔医学〕.
e. not at work 休業中就業人口〔医学〕.
e. physician 勤務医〔医学〕.
em·ploy·ee [implɔií:, -plɔ́ii:] 被用者〔医学〕.
e. assisted programs (EAP) 従業員支援プログラム.
e. grievance 被用者の苦情〔医学〕.
e. health benefit plan 被用者保健給付計画〔医学〕.
e. health service 被用者医療〔医学〕.
e. performance appraisal 被用者勤務評定〔医学〕.
em·ploy·er [implɔ́iər] 雇用者〔医学〕.
em·ploy·ment [implɔ́imənt] 雇用〔医学〕.
e. termination 雇用終結〔医学〕.
em·po·di·um [empóudiəm] 爪間盤(昆虫の脚の先端にある爪の間にみられる肉質の構造).
em·por·i·at·rics [empɔ̀:riǽtriks] 旅行医療専門家.
em·pres·mo·ma·nia [emprèsmouméiniə] 放火狂.
emprostho- [emprɑsθou, -θə] 前方の意味を表す接頭語.
em·pros·tho·cyr·to·ma [emprɑ̀sθousə:tóumə] 脊髄前屈.
em·pros·tho·ky·pho·sis [emprɑ̀sθoukaifóusis] 脊髄前屈.
em·pros·thot·o·nus [èmprɑsθɑ́tənəs] 前弯痙攣〔医学〕, 前弓緊張〔医学〕, 前方反張(テタヌスにみられ

る).
em·pros·tho·zy·go·sis [empràsθouzaigóusis] 前方結合双体奇形.
emp·syx·is [empsíksis] 肺出血，喀血.
emp·ty [émpti] 空の.
e. capsid 中空粒子 [医学].
e. delta (δ) sign 空三角徴候 [医学].
e. nest syndrome 空巣(からのす)症候群 [医学] (多忙で，夫・妻とも家庭の外に心を向けた状態).
e. proliferation 補空〔性〕増殖 [医学].
e. sella トルコ鞍空虚.
e. sella syndrome トルコ鞍空洞症候群 [医学]，空トルコ鞍症候群，鞍部空虚症候群，エムプティーセラ症候群(トルコ鞍内が空虚な状態で，気脳写，メトリザミド脳槽造影，MRI などで鞍内が髄液で満たされていることで診断される).
e. set 空集合.
emptying internal urethral orifice [TA] 排尿時内尿道口*，= ostium urethrae internum evacuans [L/TA].
emptying time 排出時間 [医学].
emp·tys·ma [emptízmə] ① 喀痰. ② 唾液.
em·py·e·ma [èmpaií:mə] ① 蓄膿. ② 膿胸 [医学]. 形 empyematic, empyemic.
e. articuli 関節蓄膿.
e. ethmoidale 篩骨蜂巣蓄膿症.
e. frontale 前頭洞蓄膿症.
e. interlobare 葉間膿胸 [医学].
e. maxillaris 上顎洞蓄膿症.
e. necessitatis 胸壁穿通性膿胸 [医学]，胸壁穿孔性膿胸，きんやく(窘厄)性膿胸(急性化膿性胸膜炎の経過中に，膿が胸壁を侵し破って，肋間腔から皮下に限局性膿瘍または蜂巣織炎を起こすもの)，= edema of necessity.
e. of pericardium 化膿性心嚢炎.
e. of thorax 膿胸 [医学].
e. sinus frontalis 前頭洞蓄膿症.
e. sinus sphenoidalis 蝶形洞蓄膿症.
e. thoracis 膿胸，= thoracic empyema, pyothorax.
e. tube 膿胸排膿管.
e. vesicae fellae 胆嚢蓄膿症.
e. with fistula 有瘻性膿胸 [医学].
em·py·e·sis [èmpaií:sis] ① 膿疱疹，膿疹. ② 虹彩蓄膿，眼前房蓄膿.
em·py·o·cele [émpiəsi:l] 臍膿腫.
em·py·reu·ma [èmpairú:mə, empi–] 焦臭(動植物を密閉して焼くときに発する). 形 empyreumatic.
empyreumatic odor ① 果香 [医学]. ② 焦臭 [医学]，= burnt odor.
empyreumatic oil 焦臭油(有機物の蒸留により得られる揮発油).
em·py·ro·sis [èmpairóusis] 火傷.
EMR ① electronic medical record 電子カルテ(電子化診療録)の略. ② endoscopic mucosal resection 内視鏡的粘膜切除術の略.
EMS ① electrical muscle stimulation 電気的筋刺激の略. ② emergency medical service 救急医療の略. ③ emergency medical system 救急医療体制の略. ④ eosinophila myalgia syndrome 好酸球増加・筋痛症候群の略.
EMSA electrophoretic mobility shift assay 電気泳動度移動検定の略.
Emsher tank エムシェル槽，= digestion tank.
EMSQ emergency medical study group for quality 救急医療の質の略.
EMSS emergency medical service system 救急医療システムの略.
EMT emergency medical technician 救急隊員の略.
emu electromagnetic units 電磁単位の略.
emul emulsum, emulsion 乳剤の略.
e·mul·gent [imʌ́lʤənt] ① 搾出する. ② 腎臓動静脈. ③ 排出機能促進剤(利胆，利尿など).
e. vein 排出静脈(左腎静脈における左精巣静脈の終末部).
e·mul·sa [imʌ́lsə] 乳剤，乳濁液(emulsum の複数).
e·mul·se·rol [imʌ́lsərɔ:l] エムルセロル(鉱油にビタミンAを配した浮遊剤).
e. with cascara (鉱油にビタミンAおよびカスカラを配したもの).
e·mul·sic acid [imʌ́lsik ǽsid] エムルシン酸(扁桃のアルブミンから得られる酸).
e·mul·si·fi·ca·tion [imʌ̀lsifikéiʃən] 乳化 [医学].
e. test 乳化試験 [医学].
emulsified lotion 乳剤性ローション.
e·mul·si·fi·er [imʌ́lsifaiər] 乳化剤 [医学]，= emulsifying agent.
e·mul·si·fy [imʌ́lsifai] 乳剤にする.
e·mul·si·fy·ing [imʌ́lsifaiiŋ] 乳化 [医学] (エマルションの状態にすること)，= emulsification.
e. oil 乳化性油 [医学].
e·mul·sin [imʌ́lsin] エムルシン(βグルコシドを加水分解する酵素で，アミグダラーゼ，プルナーゼ，オキシニトリラーゼなどからなる)，= amygdalase, synaptase.
e·mul·sion [imʌ́lʃən] 乳剤 [医学]，乳濁液(脂肪，脂肪油またはほかの薬品を水中に微細均等に分散させて乳状としたもの)，= emulsum.
e. albuminuria 乳剤様アルブミン尿(処置を加えても混濁が消失しないもの).
e. asphalt 乳剤用アスファルト [医学].
e. base 乳剤性基剤 [医学].
e. colloid 親水コロイド [医学]，乳濁コロイド [医学]，= hydrophilic colloid.
e. inversion 乳剤転相 [医学].
e. mortar 乳剤用乳鉢 [医学].
e. of liquid petrolatum 流動パラフィン乳剤(ワセリン50%をアカシア，シロップ，アルコールの混合液に浮遊させ，バニリンを香料として加えた緩下薬).
e. ointment 乳剤性軟膏.
e. polymerization 乳化重合 [医学].
e. stabilizer 乳剤安定剤 [医学].
e. wax 乳化ろう(蝋) [医学].
e·mul·sive [imʌ́lsiv] 乳剤化できる.
e·mul·soid [imʌ́lsɔid] 乳濁〔膠〕質，= emulsion colloid.
e·mul·sum [imʌ́lsəm] 乳剤，乳濁液，= emulsion. 複 emulsa.
e·munc·to·ry [imʌ́ŋktəri] ① 排泄の. ② 排泄器官，= excretory.
em·un·da·tion [ìmʌndéiʃən] 清浄，純化(薬品などの)，= cleaning, disinfection.
EMV eye (opening), motor (response), verbal (response) 開眼・運動反応・言語反応の略(グラスゴー・コーマスケール；意識障害の評価法に用いる).
e·myl·ca·mate [imílkəmeit, emilkǽmeit] エミルカメート 化 1-ethyl-1-methylpropyl carbamate (睡眠鎮静薬).
en– [en] 内，内部の意味を表す接頭語.
en [án] [F] ① = in. ② エチレンジアミン ethylenediamine の配位子を示す記号.
e. bissac 嵌頓ヘルニア整復術.
e. bloc 全体に.
e. bloc anchorage 一括固定〔法〕 [医学].
e. bloc dissection 一塊切除 [医学].

E

e. bloc resection 一括切除［医学］.
e. face niche 正面ニッシェ［医学］.
e. face view 正面像，真正面像［医学］.
e. placibis 両面性.
e. plaque ① 板状の. ② 局所性の. ③ 多発性の.
ENA extractable nuclear antigen 生食可溶性核抗原（抽出可能核抗原）の略.
en·al·la·chrome ［énələkroum］ エナラクローム，エスクリン，= esculin.
e·nam·el ［inǽməl］ ［TA］ ① エナメル質，= enamelum ［L/TA］. ② ほうろう（琺瑯）質，= substantia adamantina. ③ エナメルペイント，= enamel paint.
e. cap エナメル冠.
e. caries エナメル質う（齲）蝕.
e. cell エナメル細胞.
e. cleavage エナメル質分割.
e. column エナメル柱，= enamel rod.
e. cord エナメル索，= enamel septum.
e. crypt エナメル溝，= enamel niche.
e. cuticle エナメル質表面被（薄）膜，エナメル小皮［医学］（ナスミス膜の一部），= enamel membrane, Nasmyth membrane.
e. drop エナメル滴［医学］，= enamel nodule, enamel pearl, enameloma.
e. epithelium エナメル上皮.
e. fiber エナメル線維，エナメル柱，= enamel column.
e. fissure エナメル裂.
e. germ 歯胚，エナメル芽〔細胞〕［医学］（エナメル器の上皮残遺）.
e. groove エナメル溝（エナメル結節周囲の唇側舌側溝）.
e. hypoplasia エナメル質低（減）形成［医学］，エナメル質形成不全［医学］.
e. jelly エナメル・ゼリー［医学］，エナメル髄，= enamel pulp.
e. knot エナメル結節（歯胚の上皮細胞塊で，その下方に歯乳頭の原基が形成される），= enamel node.
e. lamella エナメル葉〔板〕，エナメル層板［医学］（歯のエナメル層から内部へ向かって沈着した有機物の薄膜で，歯の発育障害を示す）.
e. layer エナメル層，= ameloblastic layer.
e. ledge エナメル堤，= enamel shelf.
e. margin エナメル質縁［医学］.
e. membrane エナメル膜，= Nasmyth membrane.
e. navel エナメル臍［医学］.
e. niche エナメル陥凹［医学］，エナメル壁凹（外側歯堤，歯堤，エナメル器の間にある陥凹部，遠心と内側との2つがある）.
e. nodule エナメル結節［医学］，エナメル滴.
e. organ エナメル器［医学］（将来エナメル質の形成に関する上皮性歯胚部，内外エナメル上皮，——髄，中間層の4要素からなる）.
e. pearl エナメル滴［医学］，エナメル真珠［医学］，= enamel drop.
e. prism エナメル小柱［医学］（エナメル稜柱），= enamel rod.
e. pulp エナメル髄（エナメル器の内面と外面エナメル上皮の間にある細胞で，星状網組織と中間層とを含む）.
e. rod エナメル小柱［医学］（エナメル稜柱），= enamel prism.
e. rod sheath エナメル柱鞘.
e. sac エナメル嚢.
e. septum エナメル中隔.
e. spindle エナメル紡錘［医学］.
e. strial エナメル横線［医学］.
e. string ひも（紐）状エナメル質［医学］.
e. tuft エナメル叢（エナメル層の約1/3の深さに延長する不全石灰化したエナメル桿の束）.
e. wall エナメル質壁［医学］.
en·am·el·ins ［inǽməlinz］ エナメリン（エナメル質タンパク質）.
e·nam·el·o·blast ［inǽmələblæst］ エナメル芽細胞，= ameloblast.
e·nam·el·o·blas·to·ma ［inæ̀məloublæstóumə］ エナメル芽〔細胞〕腫，= adamantinoma.
e·nam·el·o·ma ［inæ̀məlóumə］ エナメル腫.
e·nam·e·lum ［inǽmələm］ ［L/TA］ エナメル質，= enamel ［TA］.
e·nan·thal ［inǽnθəl］ エナンタール，= heptoic aldehyde, oenanthal.
e·nan·thate ［inǽnθeit］ エナンテート（heptanoate $CH_3(CH_2)_5COO^-$ の短縮名）.
en·an·the·ma ［ènənθí:mə］ 粘膜疹［医学］，= eisanthema. 複 enanthemas, enanthemata.
en·an·them·a·tous ［ènənθémətəs］ 粘膜疹の.
en·an·the·sis ［ènənθí:sis］ （内科疾患に起因する皮疹）.
enanthic alcohol エナントアルコール，= heptanol, heptyl alcohol.
enanthic ether エナンチックエーテル，= pelargonic ether.
e·nan·thol ［inǽnθəl］ エナントール（エナントアルデヒド），= enanthaldehyde.
en·an·tho·tox·in ［inæ̀nθətáksin］ エナントトキシン，= oenanthotoxin.
e·nan·tho·yl ［inǽnθɔil］ エナントイル基，ヘプタノイル基，= heptanoyl.
e·nan·thrope ［inǽnθroup］ 内因病（疾病の原因が体内に存在すること）.
e·nan·thyl ［inǽnθil］ エナンチル基，ヘプタノイル基，= heptanoyl.
e·nan·thyl·ic ac·id ［ìnænθílik ǽsid］ エナンチル酸 $CH_3(CH_2)_5COOH$（脂肪に硝酸が作用して生ずる酸），= enanthic acid.
enantio- ［inæntiou, -tiə］ 反対，対抗，拮抗の意味を表す接頭語.
en·an·ti·o·bi·o·sis ［inæ̀ntioubaióusis］ 対抗生活，伴食生活.
en·an·ti·o·la·lia ［inæ̀ntiəléiliə］ 逆語症（実際の刺激により得たものと反対の言語を用いること）.
en·an·ti·o·mer ［inǽntiəmər］ エナンチオマー，鏡像〔異性〕体［医学］（天然に存在するいわゆる L-アミノ酸の鏡像性化合物で，癌組織にみられる特殊物質と仮定された（Koegl））.
en·an·ti·om·er·ism ［inæ̀ntiámərizəm］ 鏡像異性［医学］.
en·an·ti·o·morph ［inǽntiəmɔ:f］ 左右像，左右結晶，光学的対称体（結晶の半面像および四半面像の一種で，左右対称をなすもの）. 形 enantiomorphic.
en·an·ti·o·mor·phic ［inæ̀ntiəmɔ́:fik］ 鏡像関係の，左右像の，左右晶の.
e. crystal 左右晶（左右対称像をなすもの）.
en·an·ti·o·mor·phism ［inæ̀ntioumɔ́:fizəm］ 左右結晶〔体〕（有機化合物にみられる物体と，その鏡像とのような関係をもつことで，D-および L-として表される），= enantiomorphy.
en·an·ti·o·path·ia ［inæ̀ntiəpǽθiə］ ① 反対症（他の病気に対し治療的に働く疾患）. ② 拮抗療法，対症療法，姑息療法，= enantiopathy. 形 enantiopathic.
en·an·ti·o·tham·no·sis ［inæ̀ntiouθæmnóusis］ エナンチオタムス菌症.
e·nar·gite ［iná:ʤait］ 硫ヒ銅鉱 Cu_3AsS_4.
en·ar·thri·tis ［ènɑ:θráitis］ 球関節炎.
en·ar·thro·di·al ［ènɑ:θróudiəl］ 球関節の.

e. joint 球関節〔医学〕，臼状関節，杵臼関節（球窩関節），= ball-and-socket joint, enarthrosis, multiaxial j..

en·ar·thro·sis ［ènɑːθróusis］［L/TA］球（臼状）関節（全動関節の一型），= spheroidal joint [TA], ball-and-socket joint [TA].

e·na·tion ［iːnéiʃən］ヒダ，〔葉状〕突起〔医学〕（ウイルスの感染により起る葉の表面にできる小さなこぶ）.

en·can·this ［enkǽnθis］涙阜病（結膜および内涙丘の半月ヒダに生ずる赤色増殖物）.

en·cap·su·lat·ed ［enkǽpsjəleited］被膜に囲まれた，被包性〔医学〕.

e. abscess 被包膿瘍〔医学〕，被膜膿瘍.

e. caseous foci 被包乾酪巣.

e. caseous lesion 被包乾酪巣〔医学〕.

e. pleural fluid 被包化胸水〔医学〕.

e. pleurisy 被包性胸膜炎〔医学〕，嚢包性胸膜炎（胸腔内の滲出液が小嚢に限局されて吸引困難なもの），= encysted pleurisy, sacculated p..

e. pneumothorax 被包性気胸〔医学〕.

encapsulating peritoneal sclerosis (EPS) 被嚢性腹膜硬化症.

encapsulating peritonitis 被包性腹膜炎〔医学〕.

en·cap·su·la·tion ［enkæpsjəléiʃən］被嚢，被包〔形成〕〔医学〕，包囲. 形 encapsulated.

en·cap·suled ［enkǽpsjuːld］被膜に囲まれた，= encapsulated.

en·car·di·tis ［ènkɑːdáitis］心内膜炎，= endocarditis.

encased heart 慢性収縮（緊縮）性心膜炎，= constrictive pericarditis.

en·case·ment ［enkéismənt］口径不整像（血管造影像の），包み込み〔医学〕.

encasing cell 被覆細胞（特に味蕾の長い支持細胞）.

en·ca·tar·rha·phy ［ènkətɑ́ːrəfi］臓器包埋術，= enkatarrhaphy.

en·ceinte ［ɑnsǽnt］［F］妊娠した，= pregnant.

en·ce·li·al·gia ［ènsiːliǽldʒiə］腹部内臓痛，= encoelialgia, encoelitis.

en·ce·li·tis ［ènsiːláitis］腹部内臓炎，= enceliitis.

en·ceph·a·lae·mia ［ensèfəlíːmiə］脳充血，= encephalemia.

en·ceph·a·lal·gia ［ensèfəlǽldʒiə］頭痛，= cephalalgia, headache.

en·ceph·a·las·the·nia ［ensèfələsθíːniə］脳神経衰弱，= brain-tire, psychasthenia.

en·ceph·a·lat·ro·phy ［ensèfəlǽtrəfi］脳萎縮.

en·ceph·a·lauxe ［ensèfəlɔ́ːksiː］脳肥大，= hypertrophy of brain.

en·ceph·a·le·mia ［ensèfəlíːmiə］脳充血，= congestion of brain, encephalaemia.

en·ce·phal·ic ［ènsifǽlik］脳の.

e. angioma 脳〔内〕血管腫〔医学〕.

e. arachnoid 脳クモ膜.

e. asymmetry 脳半球左右不同（非対称）.

e. tremor 脳炎性振戦〔医学〕.

e. vesicle = telencephalic vesicle.

en·ceph·a·lin ［enséfəlin］エンセファリン（脳実質から得られるという窒素含有成分）.

encephalithogenic protein 起脳炎タンパク.

en·ceph·a·lit·i·des ［ensèfəlítidiːz］脳炎，脳炎群〔医学〕（encephalitis の複数）.

en·ceph·a·li·tis ［ensèfəláitis］脳炎〔医学〕（特異病原体ウイルス性のものと，他疾患の後遺症との2型を含む）. 複 encephalitides. 形 encephalitic.

e. B B脳炎（軽症性脳炎で，脳神経麻痺や後遺症を現さない流行型）.

e. haemorrhagica superior 急性出血性〔灰白〕脳炎，= acute hemorrhagic poliomyelitis.

e. hyperplastica 増殖性脳炎，= Hayem type.

e. lethargica 嗜眠性脳炎〔医学〕，= Economo encephalitis.

e. neonatorum 新生児脳炎.

e. periaxialis 軸索周囲脳炎〔医学〕.

e. periaxialis diffusa びまん性軸索周囲脳炎.

e. periaxialis scleroticans 多発性硬化症，= multiple sclerosis.

e. siderans 電撃性脳炎.

e. subcorticalis chronica 慢性皮質下脳炎，= Binswanger encephalitis.

e. virus 脳炎ウイルス〔医学〕.

en·ceph·a·lit·o·gen ［ensèfəlítədʒən］脳炎誘発物質（実験的アレルギー性脳脊髄炎を誘発する物質をいう．ミエリンなど），= encephalitogenic factor.

en·ceph·a·li·to·gen·ic ［ensèfəlitədʒénik］脳炎誘発性の，= encephalitis-producing.

e. basic protein 脳炎誘発性塩基タンパク.

e. factor 脳炎誘発因子〔医学〕.

En·ceph·a·li·to·zo·on ［ènsifæ̀litouzóuən］エンセファリトゾーン（微胞子虫の一属）.

E. cuniculi （ウサギ脳灰白炎の病原体）.

E. intestinalis 腸エンセファリトゾーン.

en·ceph·a·li·za·tion ［ensèfəlaizéiʃən］大脳化〔医学〕（脳が脊髄機能を代行するまでに発育すること）.

encephal(o)- ［ensefəl(ou), -l(ə)］脳 encephalon との関係を表す接頭語.

en·ceph·a·lo·ar·te·ri·og·ra·phy ［ensèfəlouɑ̀ːtiːriɑ́grəfi］脳動脈写，脳動脈造影（撮影）〔法〕〔医学〕，脳血管撮影.

en·ceph·a·lo·cele ［enséfələsiːl］脳瘤〔医学〕，脳ヘルニア〔医学〕，脳脱（二分頭蓋による頭蓋骨の欠損部から脳が頭蓋外に脱出したもの）.

en·ceph·a·lo·coele ［enséfələsiːl］① 全頭蓋内腔（脳室およびほかの腔）. ② 脳ヘルニア.

en·ceph·a·lo·cys·to·cele ［ensèfəlousístəsiːl］脳嚢瘤〔医学〕（二分頭蓋による頭蓋骨欠損部から脳室の一部を伴って脳が脱出したもの）.

en·ceph·a·lo·cys·to·me·nin·go·cele ［ensèfəlousìstəminíŋgəsiːl］脳嚢髄膜瘤（脳嚢瘤の嚢胞壁の間に髄液腔のみられるもの）.

en·ceph·a·lo·di·al·y·sis ［ensèfəloudaiǽlisis］脳軟化症.

encephalo-duro-arterio synangiosis 脳硬膜動脈血管癒合〔医学〕.

en·ceph·a·lo·dys·pla·sia ［ensèfəloudispléiziə］〔先天性〕脳異形成〔症〕.

en·ceph·a·lo·gram ［inséfələgræm］気脳写図，脳造影図〔医学〕.

en·ceph·a·log·ra·phy ［ensèfəlɑ́grəfi］エンセファログラフィ，脳撮影（造影）法〔医学〕（脳写，気脳法とも呼ばれ，腰椎穿刺または脳室穿刺により髄液と空気とを置換した後，空気を陰性造影剤として脳室系をX線フィルム上に描写する方法．CT の出現以来，現在ではほとんど使われていない），= pneumoencephalography, pneumoventriculography. 形 encephalographic.

en·ceph·a·loid ［inséfəlɔid］① 脳様の. ② 脳様癌，= acute carcinoma.

e. carcinoma 脳様癌（旧語）.

e. sarcoma （円形細胞肉腫），= round-cell sarcoma.

en·ceph·a·lo·lith ［inséfələliθ］脳石，= cerebral calculus.

en·ceph·a·lol·o·gy ［ensèfəlɑ́lədʒi］大脳学〔医学〕.

en·ceph·a·lo·ma ［ensèfəlóumə］① 脳腫瘤〔医学〕.

② 脳髄様腫瘍.

en·ceph·a·lo·ma·la·cia ［ensèfəlouməléiʃiə］ 脳軟化〔症〕［医学］.

en·ceph·a·lo·men·in·gi·tis ［ensèfəloumènindʒáitis］ 脳髄膜炎，脳脊髄膜炎［医学］.

e. toxoplasmatica トキソプラズマ性脳髄膜炎.

en·ceph·a·lo·me·nin·go·cele ［ensèfəlouminíŋgəsi:l］ 脳髄膜瘤，脳脊髄膜瘤［医学］，= meningoencephalocele.

en·ceph·a·lo·men·in·gop·a·thy ［ensèfəloumèniŋgápəθi］ 脳髄膜疾患.

en·ceph·a·lo·mere ［inséfələmiər］ ① 脳節. ② 神経分節，= neuromere.

en·ceph·a·lom·e·ter ［ensèfəlámitər］ 脳髄計測器（皮質中枢の位置を頭蓋表面に表す装置）.

en·ceph·a·lo·my·e·li·tis ［ensèfəloumàiəláitis］ 脳脊髄炎［医学］（脳と脊髄の炎症）. 形 encephalomyelitic.

e. enzootica suis ブタの地方病性脳脊髄炎，= Teschen disease.

en·ceph·a·lo·my·e·lo·cele ［ensèfəloumáiələsi:l］ 脳脊髄瘤.

en·ceph·a·lo·my·e·lo·neu·rop·a·thy ［ensèfəloumàiəlounju:rápəθi］ 脳脊髄ニューロパチー.

encephalomyelonic axis 脳脊椎軸，= encephalospinal axis.

en·ceph·a·lo·my·e·lop·a·thy ［ensèfəloumàiəlápəθi］ 脳脊髄症［医学］，脳脊髄障害［医学］.

en·ceph·a·lo·my·e·lo·ra·dic·u·li·tis ［ensèfəloumàiəlouræ̀dikjuláitis］ 脳脊髄神経根炎〔症〕.

en·ceph·a·lo·my·e·lo·ra·dic·u·lo·neu·ri·tis ［ensèfəloumàiəlouræ̀dikjulounju:ráitis］ 脳脊髄神経根神経炎，= Guillain-Barré syndrome.

en·cepha·lo·my·e·lo·rad·i·cu·lop·a·thy ［ensèfəloumàiəlouræ̀dikjulápəθi］ 脳脊髄神経根障害.

Encephalomyocarditis virus 脳心筋炎ウイルス（ピコルナウイルス科のウイルス）.

en·ceph·a·lo·my·o·car·di·tis ［ensèfəloumàiouka:dáitis］ 脳心筋炎［医学］（1945年 Helwing と Schmidt がアメリカ・フロリダ州の動物園に生け捕られていたサルから分離したウイルスの感染による急性疾患で，主として神経症状を特徴とするが，全経過は4～5日の短期で回復する），= Columbia SK disease, Mengo encephalomyelitis, MM-virus infection.

en·ceph·a·lo·my·o·sy·nan·gi·o·sis ［ensèfəloumàiousinæ̀ndʒióusis］ 脳筋血管癒合〔術〕［医学］.

en·ceph·a·lon ［enséfəlàn］ [L/TA] 脳（頭蓋内にある神経系の組織および器官），= brain [TA].

en·ceph·a·lo·nar·co·sis ［ensèfəlouna:kóusis］ 脳性昏迷.

encephalo-ophthalmic syndorme 脳眼症候群［医学］.

en·ceph·a·lo·path·ia ［ensèfələpǽθiə］ 脳症.

e. alcoholica アルコール性脳症（障害），= polioencephalitis acuta haemorrhagica.

e. saturnina 鉛脳症（鉛脳障害），= lead encephalopathy.

en·ceph·a·lop·a·thy ［ensèfəlápəθi］ 脳症［医学］，脳疾患（変性を起こす脳の疾患）. 形 encephalopathic.

encephalophthalmic dysplasia 脳眼異形成症（母体胎児双方の相関性奇形で水晶体後方線維増殖と脳の異形成を伴う先天疾患）.

en·ceph·a·lop·sy ［ensèfəlápsi］ 脳性色覚（文字，数字，香味などを色覚に連合させる状態）.

en·ceph·a·lo·psy·cho·sis ［ensèfəlousaikóusis］ 脳性精神病［医学］（Southard）.

en·ceph·a·lo·punc·ture ［ensèfələpʌ́ŋktʃər］ 脳穿刺［医学］.

en·ceph·a·lo·py·o·sis ［ensèfəloupaióusis］ 化膿性脳症，脳膿瘍.

en·ceph·a·lo·ra·chid·i·an ［ensèfəlourəkídiən］ 脳脊髄の，= cerebrospinal.

en·ceph·a·lor·rha·gia ［ensèfələréidʒiə］ 脳出血.

en·ceph·a·lo·scle·ro·sis ［ensèfəlouskliəróusis］ 脳硬化〔症〕［医学］.

en·ceph·a·lo·scope ［enséfələskoup］ 脳鏡［医学］.

en·ceph·a·los·co·py ［ensèfəláskəpi］ 脳鏡検査〔法〕［医学］.

en·ceph·a·lo·sep·sis ［ensèfəlousépsis］ 脳壊疽.

en·ceph·a·lo·sis ［ensèfəlóusis］ 〔大〕脳症［医学］（変性を伴う大脳の器質的疾患）.

e. criminogenes 犯罪性脳症（Winkelman）.

en·ceph·a·lo·spi·nal ［ensèfəlouspáinəl］ 脳脊髄の.

en·ceph·a·lo·thlip·sis ［ensèfəlouθlípsis］ 脳圧迫，= encephalothlypsis.

en·ceph·a·lo·thlyp·sis ［ensèfəlouθlípsis］ 脳圧迫，= compression of brain.

en·ceph·a·lo·tome ［enséfələtoum］ 脳切開器［医学］.

en·ceph·a·lot·o·my ［ensèfəlátəmi］ 脳切開〔術〕［医学］.

encephalotrigeminal angiomatosis 〔大〕脳三叉神経性血管腫症［医学］，脳顔面血管腫症，= Parkes-Weber-Dimitri disease.

encephalotrigeminal vascular syndrome 大脳三叉神経血管症候群（大脳の多発性血管腫と三叉神経領の血管性母斑との合併症）.

en·chei·re·sis ［ènkairí:sis］ 挿入法（カテーテル，ブジー，ゾンデなどの）.

en·chon·dral ［enkándrəl］ 軟骨内の，軟骨性［医学］.

e. dysostosis 内軟骨性骨形成不全症［医学］.

e. layer 内軟骨性層［医学］.

e. ossification 軟骨内骨化［医学］.

en·chon·dro·ma ［ènkandróuma］ 〔真性〕軟骨腫，内軟骨腫［医学］（J. Mueller の提唱した名称で，chondroma 軟骨腫と同義に用いたが，Virchow は軟骨のない部位に発するものを名付けた）.

e. myxomatodes 粘液腫性軟骨腫.

e. petrificum 骨化軟骨腫，= osteoenchondroma.

en·chon·dro·ma·to·sis ［enkàndroumətóusis］ 内軟骨腫症［医学］.

e. with hemangioma 血管腫を伴う内軟骨腫症.

en·chon·dro·ma·tous ［ènkandróumətəs］ 内軟骨腫の.

en·chon·dro·sar·co·ma ［enkàndrousa:kóumə］ 軟骨肉腫.

en·chon·dro·sis ［ènkandróusis］ ① 軟骨発生，軟骨新生［医学］. ② 軟骨腫発生.

en·chy·le·ma ［ènkailí:mə］ 細胞原形質液，= hyaloplasm.

en·chy·ma ［enkáimə］ 細胞栄養液.

encircling fold はちまきヒダ.

en·clave ［énkleiv］ 包入物（異所に包入されたもの）.

en·clit·i·cism ［enklítisizəm］ 斜位（胎児の頭蓋面が骨盤面に平行しないこと），= inclination. ↔ synclitism, syncliticism. 形 enclitic.

en·cod·er ［enkóudər］ 符合器［医学］.

en·cod·ing ［enkóudiŋ］ コード化［医学］（記憶過程の中で貯蔵と想起に役立つ最初の段階）.

en·coe·li·al·gia, en·coe·li·tis ［ensì:liǽldʒiə, ènsi:láitis］ 腹部内臓痛，= encelialgia, encelitis.

en·col·pism ［inkálpizəm］ ① 腟座薬挿入法. ② 経腟用薬剤.

en·col·pi·tis ［ènkəlpáitis］ 腟粘膜炎，= endocolpitis.

en·cop·re·sis ［ènkəprí:sis］ 大便失禁［医学］，屎失

禁，遺糞症〔医学〕，= fecal incontinence.
encounter group (**EG**) 出会い集団〔医学〕，エンカウンター・グループ.
en·cra·ni·al [enkréiniəl] 頭蓋内の.
en·cra·ni·us [enkréiniəs] 頭蓋内奇形（自生体頭蓋内に存在する奇形腫性寄生体）. 形 encranial.
en·crus·ta·tion [ènkrəstéiʃən] 痂皮形成，= incrustation.
encrusted cystitis 結痂性膀胱炎〔医学〕.
encrusted pyelitis 被殻性腎盂炎.
encrusted tongue 結痂舌.
encu method 健常児相当量法.
en·cy·e·sis [ènsaií:sis] 妊娠，= pregnancy.
en·cy·o·py·e·li·tis [ensàioupaiəláitis] 妊娠腎盂炎.
en·cys·ta·tion [ènsistéiʃən] ① 被胞現象（原虫の生活環境が不良となる場合，体表から被膜を分泌し，嚢子を形成すること），= encystment. ② 被嚢. ③ 被嚢形成.
en·cyst·ed [ensístid] 被嚢した，被胞した，被嚢〔医学〕.
e. abscess 被嚢膿瘍〔医学〕.
e. bladder 嚢胞性膀胱.
e. calculus 嚢包性結石（膀胱壁により抱合された結石）.
e. hernia 被嚢ヘルニア（ヘルニア嚢水瘤の上部にさらにヘルニアが生じたもので，ヘルニア嚢は二重になっている）.
e. larva 被嚢幼虫〔医学〕，= metacercaria.
e. peritonitis 包嚢性腹膜炎〔医学〕.
e. pleurisy 被包性胸膜炎〔医学〕.
e. stage 被嚢期.
e. tumor 被嚢腫.
en·cyst·ment [ensístmənt] 被胞現象，被嚢現象，= encystation.
end- [end] 内，内部の意味を表わす接頭語，= endo-.
end [énd] 末端，終末.
e. absorption 端吸収.
e. artery 終動脈（分岐または吻合のないもの），= terminal artery.
e.-bearing 末端負荷式〔医学〕.
e.-bearing socket 断端負荷ソケット，末端負荷ソケット〔医学〕.
e. brush ① 神経細胞突起の末端刷毛. ② 終末分枝，= telodendrion.
e. bud ① 終末球，= end bulb. ② 尾芽〔医学〕.
e. bulb ① 終末球，= end bud. ② 終末小体，= corpusculum bulboideum, neuropodium.
e. cell ① 終末細胞〔医学〕. ② 端電池.
e.-club 末端棍棒体.
e. colostomy 一孔性結腸瘻造設〔医学〕.
e. correction 端の補正.
e.-diastole 拡張終期〔医学〕，〔心〕拡張末期.
e.-diastolic 拡張終期〔の〕，〔心〕拡張末期の.
e.-diastolic blood volume 拡張終期血液量〔医学〕.
e.-diastolic pressure (**EDP**) 拡張終期圧〔医学〕，〔心〕拡張末期圧.
e. diastolic volume 拡張終期〔心〕容量（通常 120～130mL，時に 200～250mL）.
e. dilution value 体外希釈値〔医学〕.
e. effect 末端効果〔医学〕.
e.-feet 終末球，= boutons terminaux, end bulb.
e.-flake 終板，= end plate.
e. foot 終足（神経線維の終末部の膨大部）.
e. group 末端基.
e.-group method 末端基法〔医学〕.
e. group spine 隅棘.
e.-gut 終腸，= hind-gut (colon, rectum).
e.-inspiratory pause 吸気後休止時間.
e. labeling 末端標識〔医学〕.
e. lobe 終葉（後頭葉），= occipital lobe.
e. measure 端度器.
e. nuclei 終止核，= terminal nuclei.
e. nucleus 終止核，= terminal nucleus.
e.-of-life care 終末ケア，末期医療ケア.
e. of wound 創端，= corner of wound.
e. organ ① 終末〔神経〕小体. ② 終末器〔官〕（感覚神経の膨大末端）.
e.-path 終路（反射弓の最終路），終末路〔医学〕.
e.-phalanx 指趾〔の〕末節〔医学〕.
e. phase 終期〔医学〕.
e. piece 末端部，末節，終片〔部〕（精子べん毛の）.
e. plate 終板（運動終板．運動神経線維が筋組織中に終わる部分），= endplate, endoplate.
e.-plate potential 終板電位〔医学〕.
e.-pleasure 後期快楽（性交前期の緊張に続いて起こる快楽感で前期快楽 forepleasure と区別していう）.
e. point 終〔止〕点〔医学〕，= endpoint.
e. point energy 終端エネルギー〔医学〕.
e.-point mutation 終点〔突然〕変異〔医学〕.
e.-position nystagmus 終末位眼振〔医学〕，遠位眼振〔医学〕.
e. product 最終産物〔医学〕，最終生成物〔医学〕，終局体（化学反応の最終生成物）.
e.-product inhibition 終末産物阻害〔医学〕.
e. spike 終期スパイク.
e. stage 末期.
e.-stage kidney 末期腎〔医学〕.
e.-stage lung 終末期肺.
e.-stage renal disease (**ESRD**) 末期腎疾患.
e.-stage renal failure 末期腎不全〔医学〕.
e.-systole 〔心〕収縮終（末）期〔医学〕.
e.-systolic blood volume 収縮終期血液量〔医学〕.
e.-to-end anastomosis 端々吻合〔医学〕，両断端吻合術（腸管外科手術において，切断した両断端を合わせて縫合する方法）.
e.-to-end implantation 断端吻合術.
e.-to-end suture 端端縫合.
e.-to-side anastomosis 端側吻合〔医学〕.
e. vertebra 終椎（干渉椎，斜め椎，〔側弯〕移行椎），= interference vertebra, (scoliosis) transitional vertebra.
e. window Geiger Müller counter 端窓型〔ガイガー・ミュラー〕カウンタ〔医学〕.
end·a·del·phus [èndədélfəs] 体内奇形（副体が主体に腫瘍状をなして寄生する双体奇形）.
end·a·me·bi·a·sis [èndəmi:báiəsis] アメーバ症，= amebiasis.
endamebic abscess アメーバ膿瘍，= entamebic abscess.
End·a·moe·ba [èndəmí:bə] エンドアメーバ〔属〕〔医学〕.
endangered species 絶滅危惧種，絶滅危機種.
end·an·gi·i·tis [endænʤiáitis] 血管内膜炎.
end·an·gi·um [endǽnʤiəm] 血管内膜.
end·a·or·ti·tis [èndeɔ:táitis] 大動脈内膜炎.
end·arch [éndɑ:k] 内原型.
end·ar·ter·ec·to·my [endà:tiréktəmi] 血管内膜切除〔術〕〔医学〕.
end·ar·te·ri·al [èndɑ:tí:riəl] 動脈内の.
end·ar·te·ri·ec·to·my [endà:tiriéktəmi] 動脈内容除去術.
end·ar·te·ri·tis [endà:tiráitis] 動脈内膜炎〔医学〕.
e. chronica nodosa 結節性慢性動脈内膜炎，= endarteritis chronica deformans.
e. deformans 変形性動脈内膜炎.

e. proliferans 増殖性動脈内膜炎.
e. syphilitica 梅毒性動脈内膜炎.
end·ar·te·ri·um [èndɑ:tí:riəm] 動脈内膜.
end·au·ral [endɔ́:rəl] 内耳の.
end·ax·o·neu·ron [endæksənjú:rɑn] 脊髄神経軸索(軸索が脊髄内にある神経細胞).
end·brain [éndbrein] 終脳, = telencephalon.
en·deic·tic [endáiktik] 症候性の, = symptomatic.
en·de·mia [endí:miə] 地方〔的〕流行〔病〕, = endemics.
en·dem·ic [endémik] ① 地方流行〔の〕, 常在流行(風土病的流行), 地方(風土)病性〔の〕[医学], 浸淫性の. ② 地方流行病.
e. colic 地方病性仙痛.
e. cretinism 地方病性クレチン病 [医学].
e. dental fluorosis 地方病性歯牙フッ素症.
e. disease 風土病, 地方病 [医学] (ある地方に限局して長期間にわたり発生する疾患をいう).
e. erythema 地方病性紅斑, = pellagra.
e. flea-borne typhus 地域性ノミ(蚤)媒介発疹チフス.
e. funiculitis 地方流行性精索炎(スリランカおよびインド南方にみられる流行病).
e. glandular fever 流行性腺熱, フグリ熱, = hugli fever.
e. goiter 地方〔病〕性甲状腺腫 [医学].
e. hematuria 地方流行性血尿, 地方病性血尿症(膀胱ビルハルチア症). → schistosomiasis.
e. hemoptysis 地方病性喀血. → paragonimiasis.
e. hypertrophy 地方病性肥大, = big heel.
e. index 地域流行指標 [医学], 浸淫指数, 地方病指数, 地方病的流行指数.
e. influenza 地方病性インフルエンザ.
e. multiple neuritis 流行性多発性神経炎 [医学].
e. mycosis 地域流行型真菌症(原因となる真菌が特定の地域に限られて生息するため, 原則として当該地域内でのみ感染が起こる真菌症).
e. neuritis 地方性神経炎(脚気), = beriberi.
e. osteochondroarthrosis deformans 地方性変形性骨軟骨関節症 [医学].
e. paralytic vertigo 地方病性麻痺性めまい, = Gerlier disease.
e. poliomyelitis 地方流行性灰白髄炎.
e. polyneuritis 地方病性多発神経炎 [医学], = beriberi.
e. prevalence 侵淫的.
e. species 地域種, 地域固有種, 固有種 [医学].
e. struma 地方病性甲状腺腫 [医学].
e. syphilis 地方病性梅毒.
e. typhus 発疹熱 [医学], 地方病性発疹熱(*Rickettsia typhi* による疾患), = flea-borne typhus.
e. ulcer 地方病性潰瘍.
e. urticaria 地方病性じんま(蕁麻)疹 [医学].
en·de·mic·i·ty [èndimísiti] 浸淫度 [医学], 浸淫性, = endemism.
en·dem·i·ol·o·gy [endìmiɑ́ləʤi] 地方流行病学.
en·dem·o·ep·i·dem·ic [èndimouèpidémik] 流行性地方病の(時には一般流行性となることもある).
en·de·my [éndəmi] 地方的流行 [医学], = endemia.
end·epi·der·mis [èndepidə́:mis] 上皮または表皮の内層.
end·er·gic [endə́:ʤik] 吸熱性(エネルギーの増加する化学的反応についていう). ↔発熱性 exergic.
end·er·gon·ic [èndə:gɑ́nik] エネルギー吸収性の.
e. reaction 吸エルゴン反応 [医学], 吸エネルギー性反応.
en·der·mic [endə́:mik] 経皮吸収作用の, 皮内の, = endermatic.
e. injection 皮内注射, = intracutaneous injection.
e. medication 電気泳動療法. → cataphoresis.
en·der·mism [endə́:mizəm] 皮内注射法(投薬の), = endermic medication.
en·der·mo·sis [èndə:móusis] ① 薬剤皮内注射. ② 粘膜疱疹.
en·der·on [éndərɑn] 真皮(外皮の内層で, 上皮または表皮と区別する), = corium. 形 enderonic.
Enders, John Franklin [éndərz] エンダーズ(1897-1985, アメリカの細菌・免疫学者. 急性灰白髄炎の病原ウイルスを試験管内で組織培養することに成功. その業績により T. H. Weller, F. C. Robbins とともに1954年度ノーベル医学・生理学賞を受けた).
endexpiratory pressure 呼気終末圧.
end·ing [éndiŋ] 末端 [医学], 終末(神経の) [医学].
en·din·i·on [endíniən] エンディニオン(頭蓋測定上の1点, ヒトにおいては外後頭結節すなわちイハオンに対応した高さにある内面の隆起で, 大脳テントの付着点).
en·dite [éndait] 内葉.
endless rechecking 確認強迫.
endmetrial cycle 子宮内膜周期.
endmetrial cystic glandular hyperplasia 〔子宮〕内膜嚢胞性腺増殖症.
endmetrial endnomatous hyperplasia 〔子宮〕内膜腺腫性増殖症.
endmetrial stromal sarcoma 子宮内膜間質肉腫.
Endo, Shigeru [éndo:] 遠藤繁(1869-1937, わが国の細菌学者).
E. medium 遠藤培地 [医学] (大腸菌およびサルモネラ菌の分離培地で, 3%中性寒天100mL, 10%炭酸ナトリウム液0.5〜1.0mLと乳糖0.5%を2〜3mLの水に溶かして混ぜ, フクシンのアルコール飽和溶液0.25mLを加え振る. 次に10%次亜硫酸ナトリウム液1.5mLを加えると, フクシンは還元されて退色する), = E. plate.
endo- [endou, -də] 内, 内部の意味を表す接頭語, = end-.
en·do·ab·dom·i·nal [èndouæbdɑ́minəl] 腹内の.
endo-abdominal fascia [TA] 腹壁内筋膜*, = fascia endoabdominalis [L/TA].
en·do·an·eu·rys·mor·rha·phy [èndouænjurizmɔ́:rəfi] 動脈瘤縫合術.
en·do·an·gi·i·tis [èndouænʤiáitis] 血管内膜炎 [医学], = endangiitis.
en·do·an·ti·gen [èndouǽntiʤən] 内抗原(Pennell と Huddleson が1938年に, ブルセラ菌をアセトン処理乾燥して分離した毒性・抗原性物質. ウシ, ヒツジ, ブタの3型があり, アレルギー性反応を起こす).
en·do·an·ti·tox·in [èndouæntitɑ́ksin] 細胞内抗毒素.
en·do·a·or·ti·tis [èndouèiɔ:táitis] 大動脈内膜炎, = endaortitis.
en·do·ap·pen·di·ci·tis [èndouəpèndisáitis] 虫垂粘膜炎(カタル性虫垂炎).
en·do·ar·te·ri·tis [èndouɑ̀:tiráitis] 動脈内膜炎 [医学], = endarteritis.
e. obliterans 閉塞性動脈内膜炎 [医学].
en·do·aus·cul·ta·tion [èndouɔ̀:skʌltéiʃən] 内部聴診法(胃内に挿入した聴診管を通じて胃および胸部器官の状態を聴診する方法).
en·do·bac·il·lary [èndəbǽsiləri] 細菌体内の.
en·do·bi·ot·ic [èndoubaiɑ́tik] 内生的な(宿主組織内の寄生).
en·do·blast [éndəblæst] 内胚葉, = entoderm.
en·do·bron·chi·al [èndoubrɑ́ŋkiəl] 気管支内〔の〕 [医学].

e. anesthesia 気管支〔内〕麻酔〔法〕[医学].
e. block 気管支内閉塞.
e. blocker 気管支内障害物.
e. catheter 気管支カテーテル.
e. pressure 気管内圧.
e. tube 気管支内挿入用チューブ(左右の分離肺換気を行うための片側の気管支内に挿入する2重の管).
e. tuberculosis 気管支結核 [医学].
e. ultrasonograhy (**EBUS**) 気管支腔内超音波断層法.
en·do·bron·chi·tis [èndoubraŋkáitis] 気管支上皮炎.
endocapillary proliferation 〔毛細血〕管〔係蹄〕内増殖 [医学].
endocapillary proliferative glomerulonephritis 管内増殖性糸球体腎炎 [医学].
en·do·car·di·ac [èndouká:diæk] ① 心臓内の. ② 心内膜の, = endocardial.
en·do·car·di·al [èndouká:diəl] 心内膜〔の〕[医学].
e. cushion 心臓内膜床(胚子房室管の).
e. cushion defect (**ECD**) 心内膜床欠損〔症〕[医学], 一次孔心房中隔欠損症(心房中隔下部と心室中隔膜性部は発生上心内膜床でつくられ, この部分に先天的欠損をもつもの, 僧帽弁閉鎖不全や三尖弁閉鎖不全も加わり, 種々の組み合わせを生ずる).
e. electrode 心内膜電極 [医学].
e. fibroelastosis (**ECFE**) 心内膜弾性線維症 [医学], 心内膜線維弾性症(アフリカなどの熱帯地方に多発する拘束型心筋症の一種).
e. murmur 心内膜性雑音.
e. pressure 心内圧.
e. ridge 心内膜隆線(胚の心球における内ラセン隆線で, 癒合して大動脈および肺動脈をつくり, 膜性中隔にも発育する).
e. scar 心内膜べんち(胼胝), = endocardial fibrosis.
e. sclerosis 心内膜硬化〔症〕.
e. tuber 心内膜隆起 [医学].
e. tumor 心内膜腫瘍 [医学].
en·do·car·dit·ic [èndouka:dítik] 心内膜炎の.
en·do·car·di·tis [èndouka:dáitis] 心内膜炎 [医学].
e. benigna 良性心内膜炎, = vegetative endocarditis.
e. chordalis 腱索性心内膜炎.
e. lenta 遅延性心内膜炎 [医学], 亜急性心内膜炎, = subacute bacterial endocarditis.
e. septica 敗血症性心内膜炎.
e. simplex 単純性心内膜炎(血栓性心内膜炎).
e. verrucosa 疣贅性心内膜炎 [医学].
en·do·car·di·um [èndouká:diəm] [L/TA] 心内膜, = endocardium [TA]. 複 endocardia.
en·do·cav·i·tary [èndəkǽvitəri] 空洞内の, = intracavitary.
e. aspiration 空洞吸引〔術〕[医学].
en·do·ce·li·ac [èndousí:liæk] 体腔内の.
en·do·cel·lu·lar [èndəséljulər] 細胞内の.
en·do·cer·vi·cal [èndousə́:vikəl] 子宮頸内膜の.
e. sinus tumor 悪性胚細胞性腫瘍.
en·do·cer·vi·ci·tis [èndousə:visáitis] 子宮頸内膜炎 [医学].
en·do·cer·vix [èndousə́:viks] 子宮頸内膜.
en·do·chon·dral [èndəkándrəl] 軟骨内の, 軟骨性 [医学], = enchondral, intracartilaginous.
e. bone (軟骨内骨化で発生した骨. 置換骨ともいう), = replacement bone.
e. ossification 内軟骨性骨化, 軟骨内骨化 [医学] (骨形成における2つの様式のうちの1つ).
en·do·cho·ri·on [èndoukɔ́:riən] 内絨毛膜.
en·do·chrome [éndəkroum] 細胞内色素.
endocochlear potential 蝸牛内〔直流〕電位 [医学], 内リンパ腔電位.
en·do·coe·lom [èndousí:ləm] 胚内体腔.
en·do·co·li·tis [èndoukouláitis] 大腸粘膜炎.
en·do·col·pi·tis [èndoukalpáitis] 膣粘膜炎.
en·do·cor·pus·cu·lar [èndoukɔ:pʌ́skjulər] 小体内(細胞または血球).
en·do·cra·ni·al [èndoukréiniəl] 頭蓋内の.
en·do·cra·ni·o·sis [èndoukrèinióusis] 頭蓋内面の骨過形成(Morgagni).
en·do·cra·ni·tis [èndoukreináitis] 硬膜炎, = pachymeningitis externa.
en·do·cra·ni·um [èndoukréiniəm] 硬膜, = pachymeninx.
en·do·cri·nas·the·nia [èndoukrìnəsθí:niə] 内分泌無力症(精神病または精神神経症の原因となる内分泌系の障害). 形 endocrinasthenic.
en·do·crine [éndəkrin, –krain] 内分泌の, 内分泌性 [医学]. 形 endocrinic, endocrinous.
e. adenomatosis 内分泌腺腫〔症〕[医学].
e. cataract 内分泌性白内障 [医学].
e. cell carcinoma 内分泌細胞癌(消化管の内分泌細胞性腫瘍. 肝転移をきたしやすいため予後不良が多い).
e. cystopathy in women 内分泌性膀胱症(女性ホルモン平衡失調による膀胱の過度緊張状態. Dreytus).
e. disease 内分泌腺疾患 [医学].
e. disruptors 内分泌障害物質, 環境ホルモン, 内分泌かく(撹)乱化学物質(内分泌系の機能に変化をもたらし, 個体, 集団, 子孫に有害な影響を引き起こす外因性の化学物質および混合物のこと. ホルモン様作用により微量で生体機能をかく乱し, 世代を超えて影響を及ぼすといわれ世界中で危惧されている. 環境ホルモンと通称されている).
e. drug 内分泌薬 [医学].
e. exophthalmos 内分泌性眼球突出〔症〕[医学] (甲状腺ホルモンによるものと甲状腺刺激ホルモン TSH によるものの2病型がある).
e. fracture 内分泌性骨折.
e. function 内分泌機能 [医学].
e. function of ovary 卵巣内分泌機能 [医学].
e. function of testis 精巣(睾丸)内分泌機能 [医学].
e. glands [TA] 内分泌腺, = glandulae endocrinae [L/TA].
e. hormones 内分泌性ホルモン.
e. obesity 内分泌性肥満症.
e. organ 内分泌臓器 [医学], 内分泌器官.
e. part of pancreas 膵臓内分泌部.
e. pharmacology 内分泌薬理学.
e. physiology 内分泌生理学 [医学].
e. preparation 内分泌製剤 [医学].
e. psychic syndrome 内分泌精神症候群.
e. shock 内分泌性ショック [医学].
e. system 内分泌系 [医学].
e. tuberculosis 内分泌系結核 [医学].
e. tumor 内分泌腫瘍 [医学].
en·doc·rin·ism [endákrinizəm] 内分泌障害, = endocrinopathy.
en·do·crin·i·um [èndəkríniəm] 内分泌系.
endocrinocytus myoideus 筋様内分泌細胞 [医学].
endocrinocytus pancreaticus 膵内分泌細胞 [医学].
en·do·cri·no·don·tia [èndoukrìnədánʃiə] 内分泌歯科学(内分泌と歯の形成および発育との関係を研究する学問).
endocrinological psychiatry 内分泌精神医学 [医

E

学].

en·do·cri·nol·o·gist [èndoukrinálədʒist] ① 内分泌学者. ② 内分泌病専門医.

en·do·cri·nol·o·gy [èndoukrinálədʒi] 内分泌学 [医学].

en·do·crin·o·path [èndəkrínəpæθ] 内分泌病患者.

en·do·crin·o·path·ic [èndoukrìnəpǽθik] 内分泌病の.

en·do·cri·nop·a·thy [èndoukrinápəθi] 内分泌病.

en·do·cri·no·sis [èndoukrinóusis] 内分泌機能障害.

en·do·cri·no·ther·a·py [èndoukrìnəθérəpi] 内分泌療法.

en·do·cri·no·trop·ic [èndoukrìnətrápik] 向内分泌性の.

en·do·crit·ic [èndəkrítik] 内分泌の, = endocrine.

en·do·cyc·lic [èndəsíklik] 環内の [医学], 環状の (結合が環内に起こる環状化合物についていう).

en·do·cy·ma [èndousáimə] 内生複体奇形 (寄生体が臓器中に存在する孖胎奇形). 形 endocymic.

endocymic monster 内生複体奇形 (子宮内に残存して腫瘍を形成する).

en·do·cyst [éndəsist] ① 嚢腫内膜. ② 膀胱内膜. ③ 内包. ④ 内シスト.

en·do·cys·ti·tis [èndousistáitis] 膀胱内膜炎 [医学], = cystitis.

endocytic vesicle エンドサイト小胞 [医学], 被覆小胞 [医学], エンドソーム.

en·do·cy·to·sis [èndousaitóusis] 細胞内取り込み [医学], 食作用, エンドサイトーシス (物質が形質膜の陥入により細胞内に摂取される過程).

en·do·derm [éndədə:m] 内胚葉, = entoderm.

en·do·der·mal [èndoudə́:məl] 内皮性〔の〕[医学], 内胚葉性〔の〕[医学].

e. cavity 内胚葉腔 [医学].

e. cells 内胚葉細胞.

e. cyst 内胚葉嚢腫.

e. sinus tumor 内胚葉洞腫瘍 [医学].

en·do·der·mic [èndoudə́:mik] 内胚葉性 [医学], 内皮性 [医学].

en·do·der·mis [èndoudə́:mis] 内皮 (植物皮部の), 木鞘.

En·do·der·mo·phy·ton [èndoudə:máfitan] 内皮菌属, エンドデルモフィトン属 (旧称. 現在では *Trichophyton* 属に分類される真菌).

en·do·der·mo·phy·to·sis [èndoudə:màfitóusis] 内皮菌症.

e. diascope 体腔X線管.

en·do·der·mo·re·ac·tion [èndoudə:mouriǽkʃən] 皮内反応 (皮内に穿刺注射するツベルクリン反応), = Trambusti reaction.

en·do·di·as·co·py [èndoudaiǽskəpi] 体腔X線撮影〔法〕.

en·do·di·as·tol·ic [èndoudaiəstálik] 拡張終期.

e. pressure 拡張終期圧.

e. volume 拡張終期容量.

en·do·don·tia [èndədánʃiə] 歯内療法学, = endodontics, endodontology.

endodontic endosseous implantation 歯骨内インプラント埋め込み [医学].

endodontic implant 歯内インプラント.

endodontic implantation 歯内移植〔法〕[医学].

endodontic stabilization 歯内インプラント安定化 [医学].

endodontic treatment 歯内療法.

en·do·don·tics [èndədántiks] ① 歯内療法学 [医学] (歯内治療学), = endodontia, endodontology. ② 歯内療法 [医学].

en·do·don·tist [èndədántist] 歯髄歯科学.

en·do·don·ti·tis [èndoudantáitis] 歯髄炎, = pulpitis.

en·do·don·tol·o·gist [èndoudantálədʒist] 歯内治療医, = endodontist.

en·do·don·tol·o·gy [èndoudantálədʒi] 歯内療法学 (歯内治療学), = endodontics.

en·do·duc·tion [èndədʌ́kʃən] 内転 (眼球角膜が内側に向かい移動する運動), = adduction.

en·do·dy·og·e·ny [èndoudaiádʒəni] 母細胞内二細胞発育, 内出芽二分裂 [医学], 内生出芽 (トキソプラズマ属など).

en·do·ec·to·thrix [èndouéktəθriks] 毛内外菌 (毛幹内外に芽胞を生ずる白癬菌).

en·do·en·ter·i·tis [èndouèntəráitis] 腸炎, = enteritis.

en·do·en·zyme [èndouénzaim] 内酵素, 細胞内酵素 [医学] (細胞外へ拡散しないもの).

en·do·ep·i·the·li·al [èndouèpiθí:liəl] 上内皮の.

e. gland 上皮内腺 [医学].

en·do·e·rep·sin [èndouirépsin] 細胞内エレプシン.

en·do·er·gic [èndouə́:dʒik] 吸熱.

endoerythrocytic form 赤内型.

en·do·e·soph·a·gi·tis [èndoui:sàfədʒáitis] 食道粘膜炎.

en·do·ex·o·ter·ic [èndouèksətérik] 体内体外の.

en·do·far·a·dism [èndoufǽrədizəm] 体内感応電気 (例えば胃の).

en·do·gal·va·nism [èndougǽlvənizəm] 体内化学電気 (例えば胃の).

en·dog·a·my [endágəmi] ① 配偶子接合 (同一祖先に属する細胞が接合する受精法), = pedogamy. ② 地域内結婚制, 族内婚 [医学] (ある地域内にのみ配偶を制限すること).

en·do·gas·tri·tis [èndougæstráitis] 胃粘膜炎.

endogeneous rhythm 内因性リズム (体内時計など).

en·do·gen·ic [èndədʒénik] 内因性〔の〕[医学], = endogenus.

e. eczema 内因性湿疹 [医学] (アトピー性皮膚炎).

e. metabolic disturbance 内因性代謝障害 [医学].

e. toxicosis 内因性中毒〔症〕[医学], = autointoxication.

en·do·ge·note [èndoudʒí:nout] エンドゲノート (微生物遺伝学において部分的接合体のうち受容菌のゲノムをいう). → exogenote.

en·dog·e·nous [endádʒənəs] 内源〔性〕の, 内因〔性〕の [医学], 内生の, 固有の, = endogenic.

e. allergen 内因性アレルゲン [医学].

e. aneurysm 内因性動脈瘤.

e. antigen 内因性抗原.

e. budding 内生出芽.

e. creatinine clearance 内因性クレアチニンクリアランス [医学].

e. cycle 宿主体内生活環, 体内生活期 (脊椎動物 (ヒト) における寄生虫 (マラリア) の発育期), = cycle of Golgi.

e. cytokine 内在性サイトカイン.

e. depression 内因性うつ病 [医学].

e. eczema 内因性湿疹 (アトピー性皮膚炎).

e. fiber 内線維, 髄内原性線維 [医学] (脊髄内の神経細胞から起こる線維).

e. hypothermia 内因性低体温〔症〕[医学].

e. infection 内因〔性〕感染 [医学].

e. intoxication 内因性中毒〔症〕[医学].

e. mental disorder 内因性精神障害 (生来の体質性素因に起因する精神障害).

e. metabolism 内因性代謝 [医学] (体内タンパク質

の代謝).
e. mycosis 内因性真菌症〔医学〕.
e. nitrogen 内因性窒素〔医学〕.
e. obesity 内因性脂肪〔過多〕症，内因性肥満症(代謝異常の)〔医学〕.
e. opioid 内因性オピオイド〔医学〕.
e. pigment 内因性色素.
e. psychosis 内因性精神病〔医学〕.
e. purine 内因性プリン体(体内で，ヌクレオチドの代謝分解により生ずるもの).
e. purulent chorioiditis 内因性化膿性脈絡膜炎(内因性全眼炎)，= endogenous panophthalmitis.
e. pyrogen 内因性発熱物質〔医学〕(IL–1，TNF，IL–6 などの発熱物質をいう．白血球性発熱物質).
e. reinfection 内因性再感染〔医学〕.
e. respiration 固有呼吸.
e. sporulation 宿主内胞子形成.
e. stimulation 内因性刺激〔医学〕.
e. tuberculosis 内因性結核〔症〕〔医学〕.
e. uveitis 内因性ぶどう膜炎〔医学〕.
e. virus 内在性ウイルス.
en·dog·e·ny [endádʒəni] 内生(内因性発育). 形 endogenic，endogenous.
en·do·gland [éndəglænd] 内腺(前立腺の肥大する部分).
en·do·glin [éndouglin] エンドグリン(内皮細胞表面に存在するタンパク).
en·do·glob·u·lar [èndəglábjulər] 赤血球内の，= endoglobar.
e. degeneration 赤血球内変性(諸種異常斑点などの出現).
en·do·gna·thia [èndounéiθiə, –dɑgnǽθ–] 顎狭小〔症〕，狭顎〔症〕〔医学〕.
en·do·gna·thi·on [èndounéiθiən, –dɑg–] 内顎骨(切歯骨の内節).
en·do·go·nid·i·um [èndougouníдiəm] 細胞内芽胞，= endogonium.
en·do·her·ni·ot·o·my [èndouhə̀:niátəmi] (ヘルニアを切開してその内孔を縫合する手術).
en·do·in·tox·i·ca·tion [èndouintàksikéiʃən] 内因性中毒〔症〕(内因性毒素による中毒をいう).
en·do·lab·y·rin·thi·tis [èndoulæbirinθáitis] 膜迷路炎.
en·do·la·ryn·ge·al [èndoulərínʤiəl] 喉頭内の〔医学〕.
e. microsurgery 喉頭微細手術〔医学〕.
en·do·lar·ynx [èndəlǽriŋks] 喉頭腔.
endolemniscal nucleus [TA] 毛帯内核*，= nucleus endolemniscalis [L/TA].
Endolimax nana 小型アメーバ(Wenyon と O'Conner が1917年に初めて報告したもので，熱帯地方に広く分布する．栄養形が小さいのが特徴で，核は比較的大きく不規則).
en·do·lymph [éndəlimf] [TA] 内リンパ，= endolympha [L/TA].
en·do·lym·pha [èndəlímfə] [L/TA] 内リンパ(内耳の膜迷路にある液体)，= endolymph [TA].
en·do·lym·phan·gi·tis [èndoulìmfænʤáitis] リンパ管内膜炎〔医学〕.
endolymphatic duct [TA] 内リンパ管，= ductus endolymphaticus [L/TA].
endolymphatic hydrops 内リンパ水腫〔医学〕，内リンパ〔性〕血水腫(メニエール病)，= Ménière disease.
endolymphatic sac [TA] 内リンパ嚢，= saccus endolymphaticus [L/TA].
endolymphatic sac surgery 内リンパ嚢手術.
endolymphatic shunt operation 内リンパ嚢開放術.
endolymphatic space [TA] 内リンパ隙，= spatium endolymphaticum [L/TA].
endolymphatic stromal myosis リンパ管内間質筋症.
en·dol·y·sis [endálisis] 原形質崩壊〔医学〕.
endomeatal incision 外耳道内切開〔術〕〔医学〕.
en·do·me·ninx [èndoumí:niŋks] 内髄膜〔医学〕. 複 endomeninges.
en·do·mes·o·derm [èndouméṣədə:m] 内中胚葉〔医学〕.
en·do·me·tria [èndoumí:triə] 子宮内膜(endometrium の複数).
en·do·me·tri·al [èndoumí:triəl] 子宮内膜の〔医学〕.
e. ablation 内膜剥離術.
e. antibodies 子宮内膜抗体(子宮内膜炎を起こす自己抗体をいう).
e. atrophy 子宮内膜萎縮〔医学〕.
e. biopsy 子宮内膜組織診〔医学〕.
e. carcinoma 子宮内膜癌〔医学〕，= endometrial cancer.
e. curettage 子宮内膜掻爬術〔医学〕.
e. cyst 子宮内膜嚢胞.
e. dating 子宮内膜日付診.
e. hyperplasia 子宮内膜増殖症〔医学〕(子宮内膜性月経過多症を誘発する).
e. polyp 子宮内膜ポリープ〔医学〕.
e. sarcoma 子宮内膜肉腫〔医学〕.
endometrioid carcinoma 類内膜癌.
endometrioid tumor 類内膜腫瘍.
en·do·me·tri·o·sis [èndoumì:triόusis] 子宮内膜症，エンドメトリオーシス(internal，external とに区別される).
e. heterotopica 異所性子宮内膜増殖症(子宮内膜異所的増殖症).
e. interna 内性子宮内膜症.
e. vesicae 膀胱子宮内膜増殖症.
en·do·me·tri·tis [èndoumitráitis] 子宮内膜炎〔医学〕(子宮内膜の炎症で，カタル性，ジフテリア性，糸状菌性，壊疽性，出血性，敗血症性などの臨床型と，頸部および体部との解剖学的区別がある).
e. deciduae 脱落膜性子宮内膜炎(脱落膜炎，妊娠子宮内膜炎)，= endometritis gravidarum.
e. deciduae diffusa 汎発脱落膜子宮内膜炎.
e. deciduae hemorrhagica 出血性脱落膜性子宮内膜炎.
e. deciduae tuberosa 結節性子宮内膜炎(ポリープ(茸腫)性子宮内膜炎)，= endometritis polyposa.
e. decidualis 脱落膜性子宮内膜炎，= endometritis deciduae.
e. dissecans 離断性子宮内膜炎(深在潰瘍を形成する傾向のあるもの).
e. necroticans 壊死性子宮内膜炎.
e. of uterinebody 子宮体内膜炎〔医学〕.
e. post abortum 流産後子宮内膜炎，= postabortal endometritis.
e. putrida 腐敗性子宮内膜炎.
e. vetratum 老人性子宮内膜炎，= endometritis senilis.
en·do·me·tri·um [èndoumí:triəm] [L/TA] 粘膜，= tunica mucosa [TA]，子宮内膜，= endometrium [TA]. 複 endometria. 形 endometrial.
en·dom·e·try [endámitri] 内腔容積測定法〔医学〕(体腔内容積を測定すること).
en·do·mi·to·sis [èndoumaitóusis] 核内分裂〔医学〕，= endopolyploidy.
en·do·mix·is [èndoumíksis] 単独混合，〔核の〕自家混合〔医学〕(原虫の核が崩壊し，また再生すること).
en·do·morph [éndəmɔ:f] 内胚葉型.
en·do·mor·phic [èndoumɔ́:fik] 内胚葉型の.
en·do·mor·phism [èndoumɔ́:fizəm] 内胚型(体格的に四肢に比して体幹が大きい), = endomorphy. 形 endomorphic.
en·do·mor·phy [éndəmɔ:fi] 内胚葉型〔医学〕.
En·do·my·ces [èndoumáisi:z] エンドミセス属(真菌の一属で, 4個の楕円形子嚢胞子をもつ).
En·do·my·ce·ta·ce·ae [èndoumàisi:téisii:] 有胞子酵母菌科, エンドミセス科(真菌の一科で, 子嚢内に8個またはそれ以下の胞子をもつもので, 病原性を示す).
En·do·my·ce·ta·les [èndoumàisi:téili:z] エンドミセス目.
en·do·my·co·sis [èndoumaikóusis] 鵞口瘡.
endomyocardial fibrosis (**EMF**) 心内膜心筋線維症〔医学〕.
en·do·my·o·car·di·tis [èndoumàiouka:dáitis] 心筋内膜炎.
en·do·my·o·me·tri·tis [èndoumàioumitráitis] 子宮筋層内膜炎.
endomysial connective tissue 筋内膜結合組織〔医学〕.
en·do·mys·i·um [èndoumísiəm] [L/TA] ① 筋内膜, = endomysium [TA]. ② 筋線維内鞘.
en·do·na·sal [èndounéizəl] 鼻内の.
e. ethmoidectomy 篩骨洞鼻内手術〔医学〕.
e. sphenoidectomy 蝶形骨洞内手術〔医学〕.
en·do·neph·ri·tis [èndounifráitis] 腎盂炎, = pyelitis.
en·do·neu·ral [èndounjú:rəl] 神経内の.
e. anesthesia 神経鞘下麻酔, = block anesthesia.
e. injection 神経内注射〔医学〕.
e. membrane 神経内膜(神経線維鞘), = neurilemma.
en·do·neu·ri·tis [èndounju:ráitis] 神経線維内鞘炎.
en·do·neu·ri·um [èndounjú:riəm] [L/TA] 神経内膜(周神経線維鞘), = endoneurium [TA], Henle sheath [TA]. 形 endoneurial.
en·do·neu·rol·y·sis [èndounju:rálisis] 神経内剥離術〔医学〕(神経幹内に刀を入れて, 神経線維間を分離する手術), = hersage.
en·do·nu·cle·ase [èndounjú:klieis] エンドヌクレアーゼ(ヌクレアーゼの一種. ポリヌクレオチド内部の3′,5′-ホスホジエステル結合を切断する加水分解酵素).
en·do·nu·cle·o·lus [èndounju:klí:ələs] 核小体内.
en·do–ox·i·dase [éndou áksideis] 内在酸化酵素(細胞または細菌の).
en·do·par·a·site [èndoupǽrəsait] 内部寄生虫〔医学〕.
en·do·par·a·sit·ism [èndoupǽrəsitizəm] 内部寄生〔医学〕.
endopeduncular nucleus [TA] 大脳脚内核*, = nucleus endopeduncularis [L/TA].
endopelvic fascia [TA] 骨盤内筋膜*, = fascia endopelvina [L/TA].
en·do·pep·ti·dase [èndoupéptideiz] エンドペプチダーゼ, = proteinase.
en·do·per·i·ar·te·ri·tis [èndoupèriɑ:tiráitis] 動脈内膜周囲炎.
en·do·per·i·car·di·tis [èndoupèrikɑ:dáitis] 心膜心内膜炎.
en·do·per·i·my·o·car·di·tis [èndoupèrimàioukɑ:dáitis] 心膜心内膜心筋炎, = perimyoendocarditis.
en·do·per·i·neu·ri·tis [èndoupèrinju:ráitis] 神経線維鞘内鞘炎(神経線維内鞘 endoneurium および神経鞘 perineurium の炎症).
en·do·per·i·to·ne·al [èndoupèritouní:əl] 腹腔内の.
en·do·per·i·to·ni·tis [èndoupèritounáitis] 腹腔漿膜炎(腹膜炎).
en·doph·a·gy [endáfəʤi] 屋内吸血性〔医学〕.
en·do·pha·lanx [èndouféilæyks] 指趾末節〔医学〕.
endopharyngeal insufflation 咽頭内通気法.
en·do·pha·sia [èndouféiziə] 口内発語(発声せずに言語を口内で再生すること).
en·doph·a·sy [endáfəsi] 内言語(言葉として表出される以前の思考作用をいう. 外言語に対比する用語).
en·doph·i·ly [endáfili, èndəfíli] 屋内嗜(し)好性〔医学〕.
en·do·phle·bi·tis [èndouflibáitis] 静脈内膜炎〔医学〕.
e. hepatica obliterans 閉塞性肝静脈内膜炎, = Budd–Chiari syndrome.
en·do·phrag·mal [èndoufrǽgməl] 内隔の.
e. skeleton 内甲.
en·doph·thal·mi·tis [èndɑfθælmáitis] 眼内炎〔医学〕(眼球の内部構造の炎症).
e. phacoanaphylactica 水晶体過敏性内眼球炎(白内障摘出の一眼に残存する水晶体物質によるアレルギー性内膜炎症).
en·do·phy·lax·i·na·tion [èndoufilæksineíʃən] 体内防衛(中毒に抵抗する動物体内の機能).
en·do·phyte [éndəfait] 内部寄生植物, 内部増殖細胞群, 内長体. 形 endophytic.
en·do·phyt·ic [èndəfítik] 内部寄生性生物の, 内向型〔医学〕.
e. carcinoma 内向発育癌〔医学〕, = carcinoma endophyticum.
e. glioma 内向発育網膜神経膠腫(網膜内層から発生するもの).
en·do·pig·ment [èndəpígmənt] 菌体内色素〔医学〕.
en·do·plasm [éndəplæzəm] 内〔形〕質, 内肉(滴虫の). 形 endoplasmic, endoplasmatic.
endoplasmic granule 内質顆粒.
endoplasmic reticulum (**ER**) 小胞体〔医学〕(細胞質内にあり, 膜につつまれた管状, 胞状, 嚢状構造物で, 互いに連絡し核膜やゴルジ装置ともつながる).
en·do·plast [éndəplæst] 原生動物中心体(細胞核に相当するもの).
en·do·plas·tic [èndəplǽstik] 内質の.
endoplate 終板, = endplate.
en·dop·o·dite [əndápədait] 内肢.
en·do·po·lyg·e·ny [èndoupəlíʤəni] 内出芽多分裂, 内生多出芽.
en·do·pol·y·ploid [èndəpáliplɔid] 核内〔多〕倍数性の.
en·do·pol·y·ploi·dy [èndəpáliplɔidi] 核内〔多〕倍数性〔医学〕.
en·do·proct [èndəprákt] 内肛動物.
endoproduct inhibition 最終産物阻害, = negative feedback.
en·do·pros·the·sis [èndouprɑsθí:sis] ① 体内プロテーゼ〔医学〕, 体内補綴物〔医学〕. ② 人工骨頭.
En·do·pter·y·go·ta [èndoutèrigóutə] 内翅類(完全変態類の別名).
en·do·py·e·lo·plas·ty [èndoupáiələplæsti] 内視鏡下腎盂形成術〔医学〕.
en·do·py·e·lot·o·my [èndoupàiəlátəmi] 内視鏡下腎盂切開術〔医学〕.
en·do·ra·di·og·ra·phy [èndoureidiágrəfi] 体腔X線撮影〔法〕.
endorectal coil 直腸内コイル〔医学〕.
en·do·re·du·pli·ca·tion [èndouridju:plikéiʃən]

核内倍加（核分裂前期と中期に染色体が2度倍数になり，各染色体に4つの糸状基ができることを特徴とする倍数性，あるいは倍数体の一形態）.

En·do·re·tic·u·la·tus [èndouretíkjulətəs] エンドレティクラタス属（真菌の一属）.

en·dor·hi·ni·tis [èndourainάitis] 鼻腔粘膜炎.

en·do·ro·ta·tio [èndouroutéiʃiou] [L/TA] 内旋*, = internal rotation [TA].

en·do·ro·ta·tion [èndouroutéiʃən] 内旋（眼球角膜が内側に向かい中心を回って回旋する運動）.

en·dor·phin [éndɔ:fin] エンドルフィン（1976年Guillemin と Li らによって動物の脳から抽出されたモルヒネ様の作用をもつ内因性物質，ペプチドである）.

en·dor·rha·chis [èndəréikis] 脊髄硬膜，= endorhachis.

en·do·sal·pin·gi·tis [èndousæ̀lpinʤáitis] 卵管内膜炎［医学］.

en·do·sal·pin·go·ma [èndousæ̀lpiŋgóumə] 卵管腺筋腫.

en·do·sal·pin·go·sis [èndousæ̀lpiŋgóusis] 卵管腺筋症，= tubal adenomyosis.

en·do·sal·pinx [èndəsǽlpiŋks] 卵管内膜.

en·do·sarc [éndəsɑ:k] 内形質，= endoplasm, entosarc.

en·do·scope [éndəskoup] 内視鏡［医学］.

en·do·scop·ic [èndəskάpik] 内視鏡の［医学］.

e. biliary drainage 内視鏡的胆道ドレナージ［医学］.

e. biopsy 内視鏡下生検［医学］.

e. dilator 内視鏡的拡張器［医学］.

e. drainage of pancreatic duct 内視鏡的膵管ドレナージ［医学］.

e. electrohydraulic lithotripsy 内視鏡的電気水圧截石術［医学］.

e. enucleation of submucosal tumor 内視鏡的粘膜下腫瘍核出術［医学］.

e. gastrostomy 内視鏡的胃瘻造設術（内視鏡により腹壁外と胃内腔との間に瘻孔を形成する）.

e. injection 内視鏡的注入［医学］.

e. injection sclerotherapy 内視鏡的硬化療法［医学］.

e. laser therapy 内視鏡的レーザー治療.

e. mechanical lithotripsy 内視鏡的機械的截石術［医学］.

e. mucosal resection (**EMR**) 内視鏡的粘膜切除術［医学］（病変部位の粘膜下層に薬液を注入し，膨隆部位にスネアーをかけ高周波電流にて切除する方法），= strip biopsy.

e. nasosinuectomy 内視鏡的鼻副鼻腔手術［医学］.

e. operation 内視鏡下手術［医学］，= endoscopic surgery.

e. pancreaticocholangiography 内視鏡的膵胆管造影〔法〕［医学］.

e. pancreatolithotripsy 内視鏡的膵石破砕術［医学］.

e. papillary balloon dilatation (**EPBD**) 内視鏡的乳頭バルーン拡張術.

e. papillary dilatation (**EPD**) 内視鏡的十二指腸乳頭拡張術（バルーンカテーテルを用い主に総胆管結石などの治療を目的とする）.

e. papillotomy 内視鏡的乳頭切開術［医学］.

e. plastic surgery 形成外科内視鏡〔下〕手術［医学］.

e. reduction 内視鏡的整復術［医学］.

e. repositioning 内視鏡的整復術［医学］.

e. retrograde biliary drainage 内視鏡的逆行性胆道ドレナージ［医学］.

e. retrograde biliary endoprosthesis 内視鏡的逆行性胆管内瘻術［医学］.

e. retrograde cholangiography 内視鏡的逆行性胆管造影（撮影）〔法〕［医学］.

e. retrograde cholangiopancreatography (**ERCP**) 内視鏡的逆行性胆管膵管造影（撮影）〔法〕.

e. retrograde gallbladder drainage 内視鏡的逆行性胆嚢ドレナージ［医学］.

e. snare polypectomy (**ESP**) 内視鏡的わなポリープ切除［医学］.

e. sphincterotomy (**EST**) 内視鏡的括約筋切開術［医学］，内視鏡的乳頭括約筋切開術（十二指腸乳頭部狭窄に対し内視鏡的に乳頭括約筋の切開を行う術式）.

e. spine surgery 鏡視下脊椎手術（多くは胸腔鏡や腹腔鏡を用いた手術で，最小侵襲手術手技としてアメリカで開発された）.

e. stone extraction technique 内視鏡的結石摘出術［医学］.

e. surgery 内視鏡手術，内視鏡治療，内視鏡下手術，= endoscopic operation.

e. therapy of gastrointestinal bleeding 内視鏡的止血法（内視鏡を用いた消化管出血の止血法の総称．薬剤局注，薬剤散布，熱凝固などがある）.

e. transpapillary endoprosthesis 内視鏡的胆管排液術［医学］.

e. ultrasonography 超音波内視鏡検査〔法〕［医学］，内視鏡〔的〕超音波検査（診断）.

e. variceal ligation (**EVL**) 内視鏡的静脈瘤結紮術［医学］（内視鏡による食道静脈瘤の治療法の一つ．1986年 Stiegman により開発された）.

en·do·scop·i·cal·ly [èndouskάpikəli] 内視鏡的に［医学］.

endoscopicultra-sonography 内視鏡的超音波検査［医学］.

en·dos·co·py [endάskəpi] 内視鏡検査〔法〕［医学］.

en·do·se·cre·to·ry [èndousi:krí:təri] 内分泌の.

en·do·sep·sis [èndəsépsis] 内因性敗血症.

en·do·site [éndəsait] = endoparasite.

endoskeletal lower limb prosthesis 骨格構造義足.

en·do·skel·e·ton [èndəskélitən] 〔体〕内骨格（脊椎動物の真性骨組織およびその付属軟骨組織からなるもの），= neuroskeleton.

e. type prosthesis 内骨格義肢［医学］.

en·dos·mom·e·ter [èndəzmάmitər] 浸入圧力計.

en·dos·mo·sis [èndəzmóusis] 内方浸透［医学］（物質が半透過膜を通して外部から体腔内部へ浸入する現象）. 形 endosmotic.

endosmotic equivalent 浸透当量（膜の両側にある物質の相互交換量）.

en·do·so·ma [èndousóumə] 赤血球内質.

en·do·some [éndəsoum] エンドソーム，被覆小胞［医学］，核小体（リソソームと融合可能な細胞膜由来小胞．液胞状または管状構造からなり，レセプトソームと同一である），= CURL.

en·do·son·og·ra·phy [èndousənάgrəfi] 超音波内視鏡検査［医学］.

en·do·so·nos·co·py [èndousənάskəpi] 内腔超音波検査（超音波画像診断法の一つ）.

endospecy test エンドスペーシィテスト（リムルス法や合成基質法などの従来の方法に比べて，エンドトキシンに対する特異性の高いエンドトキシン測定法）.

en·do·sperm [éndəspə:m] 内乳，胚乳［医学］（種子のタンパク質）.

en·do·spore [éndəspɔ:r] 内生胞子［医学］，内膜（胞子の）.

en·do·spor·ium [èndəspɔ́:riəm] 内膜，エンドスポリウム.

endosseous implantation 骨内インプラント埋め込み［医学］.

E

en·dos·te·al [endástiəl] 骨内膜の.
 e. chondroma 骨内膜性軟骨腫.
 e. hyperostosis 骨内性骨増殖症.
 e. layer 骨内層 [医学].
en·dos·te·i·tis [endàstiáitis] 骨内膜炎, = endostitis.
en·dos·te·o·ma [èndoustióumə] 骨内膜腫, = endostoma.
en·do·steth·o·scope [èndoustéθəskoup] 内聴診器(食道内に挿入して心音を聴診する機械).
en·dos·te·um [endástiəm] [L/TA] 骨内膜, = endosteum [TA], perimyelis [TA].
en·dos·ti·tis [èndastáitis] 骨内膜炎, = endosteitis.
en·dos·to·ma [èndastóumə] 骨内膜腫, = endosteoma.
en·dos·to·mi·um [èndastóumiəm] 〔内〕珠孔, = micropyle.
en·dos·to·sis [èndastóusis] 軟骨化骨, 軟骨内骨形成.
en·do·style [éndəstail] 内柱, 内栓.
en·do·sym·bi·ont [èndousímbiant] 内部共生体 [医学].
 e. theory 細胞共生説(1970年アメリカの女性生物学者 Lynn Margulis により発表された細胞進化の学説).
en·do·sym·bi·o·sis [èndousìmbióusis] 細胞共生, 内部共生 [医学](ある生物の細胞が他の生物の細胞に取り込まれて, それ自体が一体となって生活すること. 生物の進化に重要な役割を果たしている).
endosystolic volume 収縮終期容量(通常50〜60 mL, 時に10〜30mL).
en·do·ten·din·e·um [èndətendíniəm] 腱内結合織線維, = endotenon.
en·do·ten·on [èndəténən] 内腱鞘 [医学], = endotendineum.
endothel-derived releasing factor 〔血管〕内皮〔細胞〕由来放出因子 [医学].
en·do·the·lia [èndouθí:liə] 内皮(特に血管・リンパ管の).
en·do·the·li·al [èndouθí:liəl] 内皮の, 内皮性[医学].
 e. cancer 内皮癌 [医学](体腔漿膜表面の被覆細胞に由来する悪性腫瘍で, 特に胸膜腔に多く発生する), = endothelioma, mesothelioma.
 e. cell 内皮細胞.
 e. cell injury 内皮細胞障害.
 e. cyst 内皮性嚢胞.
 e. dystrophy of cornea 角膜内皮変性.
 e. lepidoma 内皮鱗状腫(脈管内皮から生ずるもの).
 e. leukocyte 内皮〔性白血〕球 [医学](単球の旧名. Mallory), = endotheliocyte.
 e. leukocyte adhesion molecule 〔血管〕内皮〔細胞〕白血球接着分子 [医学].
 e.-leukocyte adhesion molecule-1 (**ELAM-1**) 内皮細胞-白血球間接着分子-1.
 e. myeloma 内皮性骨髄腫, = Ewing tumor.
 e. phagocyte 〔血管〕内皮性食細胞, = endotheliocyte.
 e. progenitor cell (**EPC**) 血管内皮前駆細胞(虚血部位の血管新生に関わる).
 e. sarcoma 〔血管〕内皮肉腫 [医学].
 e. symptom 内皮徴候, = Rumpel-Leede phenomenon.
 e. tissue 内皮組織.
 e. tumor 内皮系腫瘍.
en·do·the·li·i·tis [èndouθi:liáitis] 内皮炎.
en·do·the·lin (**ET**) [èndouθí:lin] エンドセリン [医学](血管内皮細胞由来の血管収縮物質, ET-1, ET-2, ET-3 がある).
 e. receptor エンドセリン受容体.
endothelin$_A$ エンドセリン受容体A.
endothelin$_B$ エンドセリン受容体B.
endothelio- [endouθi:liou, -liə] 内皮との関係を表す接頭語.
en·do·the·li·o·an·gi·i·tis [èndouθi:liouæ̀nʤiáitis] 内皮血管炎(紅斑性狼瘡に類似した疾患).
en·do·the·li·o·blas·to·ma [èndouθi:lioublæstóumə] 内皮芽細胞腫.
endotheliochorial placenta 内皮絨毛膜性胎盤.
en·do·the·li·o·cyte [èndouθí:liəsait] 内皮細胞, = endothelial phagocyte.
en·do·the·li·o·cy·to·sis [èndouθì:0liəsaitóusis] 内皮細胞増多症.
endothelio-endothelial placenta 内皮内皮胎盤.
en·do·the·li·oid [èndouθí:liɔid] 内皮細胞様の.
 e. cell 内皮様細胞.
 e. habit 内皮細胞様傾向, 内皮細胞様状態 [医学](原形質量が多いのに核が比較的小さい状態).
en·do·the·li·o·in·o·ma [èndouθi:liouinóumə] 内皮線維腫.
en·do·the·li·ol·y·sin [èndouθi:liálisin] 内皮溶解素(一種の抗体), = endotheliotoxin.
en·do·the·li·o·ma [èndouθi:lióumə] 内皮腫 [医学](血管またはリンパ管内皮から発生する).
 e. capitis 頭部内皮腫(ターバン腫), = turban tumor.
 e. cylindromatosum 円柱腫性内皮腫.
 e. psammosum 砂腫性内皮腫.
en·do·the·li·o·ma·to·sis [èndouθi:lioumətóusis] 内皮腫症.
en·do·the·li·o·my·o·ma [èndouθi:lioumaióumə] 内皮筋腫 [医学].
en·do·the·li·o·myx·o·ma [èndouθi:lioumiksóumə] 内皮粘液腫.
en·do·the·li·o·sis [èndouθi:lióusis] ① 内皮〔増殖〕症. ② 非血小板減少性紫斑病.
en·do·the·li·o·tox·in [èndouθi:litáksin] 内皮毒素(血管内皮に特異的に作用して血管破裂出血を起こす因子). → hemorrhagin.
en·do·the·li·um [èndouθí:liəm] 内皮. 複 endothelia.
 e. camerae anterioris 角膜内皮.
 e. corneae 角膜内皮.
 e.-denuded 内皮除去の [医学].
 e.-derived relaxing factor (**EDRF**) 内皮性弛(し)緩因子 [医学], 血管内膜由来弛緩因子, 血管内皮〔細胞〕由来し(弛)緩因子.
 e.-derived releasing factor (**EDRF**) 〔血管〕内皮〔細胞〕由来放出因子.
 e. of anterior chamber [TA] 角膜内皮, = epithelium posterius [L/TA].
 e.-removed 内皮除去の [医学].
endotherm knife 吸熱刀(高周波電極を鋼鉄の針として組織を切断し, その切断面を焼灼する器具), = electric knife.
en·do·ther·mic [èndouθə́:mik] 吸熱の(熱を吸収して潜在エネルギーとする), = endothermal.
 e. change 吸熱変化 [医学].
 e. compound 吸熱性化合物(形成とともに熱を吸収するもの).
 e. reaction 吸熱反応 [医学].
en·do·ther·my [éndəθə:mi] 吸熱療法(高周波電流を体内に通すと組織に熱が発生する).
Endothia [éndouθiə] エンドチア属(植物に病害を

もたらす真菌．含有色素には endothianine および redicalisine などがある）．

endothoracic fascia ［TA］胸内筋膜（頸底にある円蓋状筋膜で，深頸筋膜が付着する），＝fascia endothoracica ［L/TA］.

en·do·thrix ［éndəθriks］ 毛内糸状菌（毛髪内において胞子連鎖をつくる）．

en·do·thy·re·o·pexy ［èndouθáiriəpeksi］ 内甲状腺固定術（甲状腺を気管から離して一側に固定する手術），＝endothyroidopexy，endothyropexy．

en·do·to·scope ［endóutəskoup］ 耳鏡，＝otoscope．

en·do·tox·e·mia ［èndoutaksí:miə］ 内毒素血症（血中にエンドトキシン（内毒素）が存在する状態）．

en·do·tox·ic ［èndətáksik］ 内毒素の．
  e. lipopolysaccharide 内毒素性リポ多糖体［医学］．
  e. shock 内毒素ショック．

en·do·tox·i·co·sis ［èndoutàksikóusis］ 内毒素中毒症．

en·do·tox·in ［èndoutáksin］〔菌体〕内毒素［医学］，内生毒素，エンドトキシン（グラム陰性菌の細胞壁外膜を構成するリポ多糖体（LPS）をいう）．
  e. shock エンドトキシンショック，内毒素性ショック（細菌内毒素によりひき起こされるショック）．

en·do·tox·oid ［èndoutáksɔid］ 内毒素トキソイド．

en·do·tra·che·al ［èndoutréikiəl］ 気管内〔の〕［医学］．
  e. anesthesia 気管内麻酔．
  e. catheter 気管内カテーテル．
  e. insufflation 気管内通気〔法〕［医学］．
  e. intubation 気管挿管［医学］．
  e. tube 気管内チューブ［医学］，気管挿入管．

en·do·tra·che·i·tis ［èndoutrèikiáitis］ 気管粘膜炎．

en·do·tra·che·li·tis ［èndoutrèikiláitis］ 子宮頸部内膜炎．

en·do·troph·ic ［èndətráfik］ 内生の．
  e. mycorrhiza 内生菌根．
  e. sporulation 内部栄養芽胞（胞子）形成［医学］．

en·do·tryp·sin ［èndətrípsin］ 酵母トリプシン（トリプシン様作用を示す）．

en·do·tryp·tase ［èndətrípteis］ 酵母トリプテース（zymase 分解作用がある）．

en·do·ure·thral ［èndouju:rí:θrəl］ 尿道内の．

en·do·uter·ine ［èndoujú:tərin］ 子宮内の．

en·do·vac·ci·na·tion ［èndouvæksinéiʃən］ 経口接種（ワクチンの）．

endovascular stent 血管内ステント［医学］．

endovascular treatment 血管内治療（経皮的にカテーテルを血管内に挿入し，血管の内腔より行う治療の総称．冠動脈の狭窄などの治療に用いられる）．

en·do·vas·cu·li·tis ［èndouvæskjuláitis］ 脈管内皮炎．

en·do·ve·ni·tis ［èndouvi:náitis］ 静脈内膜炎．

en·do·ve·nous ［èndouví:nəs］ 静脈内の．
  e. septum 静脈内中隔，＝septum endovenosum．

endoxan エンドキサン（抗癌剤や免疫抑制剤として用いる），＝cyclophosphamide．

en·do·zo·a ［èndouzóuə］ 内部寄生虫．

en·do·zo·ite ［èndouzóuait］ エンドゾイト．

end·plate ［éndplèit］ 終板［医学］，＝endoplate．

end·point ［éndpɔint］ 終点，端点，エンドポイント，区間の両端の点（数学）．

en·drin ［éndrin］ エンドリン（有機塩素剤に属する農薬で殺虫剤として広く使用される）．

ends ［éndz］ 目的，結末，先端．

end·tid·al ［endtáidəl］ 呼気終末〔の〕［医学］．
  e. position 呼気終末位．
  e. sample 呼吸終期試料．

en·dur·ance ［əndjú:rəns］ 持久性，耐久性（作業を長時間継続し得る能力）．
  e. exercise 持久運動［医学］．
  e. performance 持久運動能力［医学］．
  e. running 持久走［医学］．
  e. test 持久力テスト［医学］．
  e. training 持久性訓練［医学］．

en·du·re·thro·to·my ［endjù:riθrátəmi］ 尿道内切開術［医学］．

en·dy·ma ［éndimə］ 上衣，＝ependyma．

ENE ethylnorepinephrine エチルノルエピネフリンの略（ENS）．

-ene ［i:n］ 化合物の接尾語で，二重結合1個を含む不飽和炭水化物を表す．

en·ech·em·a ［enikímə］ 耳鳴．

ene·cia ［iní:ʃiə］ 稽留熱．

en·e·lec·trol·y·sis ［enilèktrálisis］ 毛髪電気焼灼法（脱毛後毛孔に電流を通して毛髪の再生を防ぐ方法）．

en·e·ma ［énimə］ 浣腸〔剤〕［医学］，注腸，＝clysis．複 enemas，enemata．
  e. can 浣腸かん（缶）［医学］．
  e. injection 注腸［医学］．
  e. syringe 浣腸器［医学］．

en·e·ma·tor ［èniméitər］ 浣腸器，注腸器［医学］．

en·ep·i·der·mic ［enìpidə́:mik］ 経皮的の（塗擦剤，散布剤，膏薬などの投与法をいう）．

energetic type 興奮型［医学］．

en·er·get·ics ［ènə:ʤétiks］ ①エネルギー論．②エネルギー学（物理学の一部門で，エネルギーとその現象の法則および条件などを研究する学問）．

en·er·gid ［énə:ʤid］ 活動単位（副核質と対立していう．Sacks）．↔ deutoplasm．

en·er·gi·tiz·er ［enə́:ʤitàizər］ 精神賦活薬［医学］．

en·er·giz·er ［énə:ʤàizər］ エネルガイザ，精神賦活薬［医学］，＝energitizer．

en·er·gom·e·ter ［ènə:gámitər］ ①エネルギー測定計．②脈拍計（脈波を消滅させるのに必要な圧力，血圧に対抗する巻腕帯の消費エネルギーなどを測定して脈拍エネルギーを測る装置）．

en·er·gom·e·try ［ènə:gámitri］ 活力測定［医学］．

Energy Research and Development Administration エネルギー研究開発局［医学］．

en·er·gy ［énə:ʤi］ エネルギー（エネルギー保存の原理によって規定される量で，仕事を行う能力．すべての形のエルネギーはそれがし得る仕事の量をもってエネルギー量とみなされ，したがってエネルギー単位は仕事単位で表される）．
  e. absorption エネルギー吸収［医学］．
  e. absorption coefficient エネルギー吸収係数［医学］．
  e. accumulation エネルギー集積［医学］．
  e. balance エネルギー出納（均衡）［医学］，エネルギー平衡，エネルギーバランス．
  e. barrier エネルギー障壁［医学］．
  e. calibration エネルギー校正［医学］．
  e. consumption エネルギー消費量．
  e. content エネルギー蓄積量．
  e. conversion エネルギー転換［医学］．
  e. dependency エネルギー依存〔特〕性［医学］．
  e. deposition event エネルギー沈積事象［医学］．
  e. dissipation distribution エネルギー散逸分布［医学］．
  e. expenditure エネルギー消費［医学］，エネルギー代謝．
  e. fluence エネルギーフルエンス［医学］．
  e. fluence rate エネルギーフルエンス率［医学］．
  e. flux density エネルギー束密度［医学］．
  e. imparted 付与されたエネルギー［医学］．

e. level エネルギー〔標〕準位〔医学〕.
e. level diagram エネルギー〔標〕準位図〔医学〕.
e. loss エネルギー損失〔医学〕.
e. metabolic rate エネルギー代謝率〔医学〕.
e. metabolism エネルギー代謝〔医学〕, = catabolism.
e. quantum エネルギー量子.
e. quotient エネルギー商〔医学〕(体重1kg当たり, 1日のエネルギー必要量. Heubner).
e. range エネルギー範囲〔医学〕.
e. requirement エネルギー必要量〔医学〕.
e. resolution エネルギー分解能〔医学〕.
e.-rich bond 高エネルギー結合〔医学〕.
e.-rich compound 高エネルギー化合物, = high-energy compound.
e. source エネルギー源〔医学〕.
e. spectrum エネルギースペクトル〔医学〕(放出粒子数をエネルギー成分に分類し, エネルギーの順に並べて表したもの).
e. subtraction エネルギーサブトラクション, エネルギー差分.
e. transfer エネルギー転移〔医学〕.
e. transfer coefficient エネルギー転移係数〔医学〕.
e. transmission エネルギー伝送〔医学〕.

en·er·va·tion [ènə:véiʃən] ① 神経衰弱, 無気力. ② 神経切除.

en·flag·el·la·tion [enflæʤəléiʃən] 鞭毛形成.

en·flu·rane [énflurein] エンフルラン ㊎ (*RS*)-2-chloro-1,1,2-trifluoroethyl difluoromethyl ether $C_3H_2ClF_5O$: 184.49 (ハロゲン化エーテル系全身麻酔薬. 強力な全身麻酔薬で麻酔の導入, 覚せいは速やかである. 麻酔中の心拍数はほぼ一定で, 不整脈の発現は少ない).

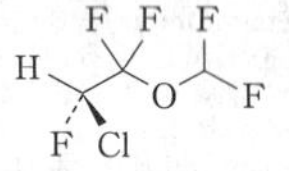

および鏡像異性体

ENG ① electronystagmogram 眼振図の略. ② electronystagmograph 眼振計の略. ③ electronystagmography 電気眼振計検査〔法〕の略.

en·gage·ment [engéiʤmənt] エンゲージメント(児頭の), 嵌入(分娩時, 児頭先進部が骨産道内で坐骨棘平面まで下降した状態).

en·gas·tri·us [engǽstriəs] 腹内双体奇形(副体が主体の腹腔内にあるもの).

Engel, Gerhard [éŋgəl] エンゲル(ドイツの医師).
E.-Recklinghausen disease エンゲル・レクリングハウゼン病, 全身嚢腫性線維性骨炎, = osteitis fibrosa cystica generalisata.

Engelmann, Guido [éŋgəlmən] エンゲルマン(1876生, ドイツの外科医).
E. disease エンゲルマン病(進行性骨幹過骨症, 小児多発性贅骨硬化性骨症), = progressive diaphyseal hyperostosis.
E. syndrome エンゲルマン症候群〔医学〕.

Engelmann, Theodor Wilhelm [éngəlmən] エンゲルマン(1843-1909, ドイツの生理学者).
E. disk エンゲルマン円板(筋線維の中心にある透明板), = Engelmann disc, Hensen disk, intermediate disc, Krause membrane.

en·gine [énʤin] エンジン, 機械.
e. cutting machine エンジン用切削機械.
e. oil エンジン油〔医学〕.

en·gi·neer·ing [ènʤiníəriŋ] 工学〔医学〕.
e. psychology 工学心理学〔医学〕.

Engler viscosity エングラー粘度〔医学〕.

Englisch sinus エングリッシュ洞.

Eng·lish [íŋgliʃ] イギリスの.
E. ACE mixture イギリス ACE 混合麻酔剤(アルコール1, クロロホルム2, エーテル3の割合).
E. cholera イギリスコレラ〔医学〕, = cholera morbus.
E. disease イギリス病(くる病), = rickets.
E. lock 英国ロック.
E. method 英国法〔医学〕.
E. plaster 鰾膠硬膏, = court plaster.
E. position 英国位〔医学〕, イギリス位(分娩位. 患者は左側臥位となり右大腿と膝を挙上する), = obstetrical position.
E. rhinoplasty イギリス造鼻術(頬からの皮片を利用する).
E. sweat イギリス発汗病, = sudor anglicus.
E. tin イギリススズ(白目. Sn 80+Pb 20の合金).
E. ton 英トン(2,240 ポンド).
E. yellow イギリス黄(オキシ塩化鉛).

en·globe [englóub] 貪食する.

en·globe·ment [englóubmənt] 貪食(細胞が細菌や異物を取り込むこと). 動 englobe.

Engman, Martin Feeney [éŋgmən] エングマン(1869-1953, アメリカの皮膚科医).
E. disease エングマン病(伝染性湿疹性皮膚炎), = dermatitis eczematodes infectiosa.

en·gobe [engóub] 化粧土, 化粧掛け.

en·gom·pho·sis [èngɑmfóusis] 釘状嵌入, 釘状固定.

en·gorged [engɔ́:ʤid] うっ積した, 充血した.
e. papilla うっ血乳頭, = choked disc.

en·gorge·ment [engɔ́:ʤmənt] 充血〔医学〕, 怒張〔医学〕, うっ血〔医学〕, = hyperemia, injection, congestion.
e. of breast 乳房うっ血〔医学〕.
e. of lung 肺充血(主として炎症性充血).

en·gram [éngræm] 潜在記憶〔医学〕, エングラム, 記憶痕跡(刺激によって生体に生じた持続的変化で, これによって記憶が保持される), = mnemic hypothesis.

en·graph·ia [engrǽfiə] エングラフィア(刺激は細胞原形質に潜伏記憶 engram を残し, その刺激が反復されると, ついには恒久的に残る), = formation of engrams.

en·gulf·ment [engʌ́lfmənt] 抱き込み〔医学〕.

enhanced computerized (axial) tomography 造影コンピュータ断層撮影〔医学〕.

en·hance·ment [enhǽnsmənt] 増強〔医学〕, 強化, 高揚(免疫学において, 対立する過程を抑制し, ある過程を延長すること. 造影剤の投与により, CT において病巣部特に腫瘍部分の陰影を増強すること).
e. phenomenon エンハンスメント現象〔医学〕.
e. ratio 増強比〔医学〕.

en·hanc·er [inhǽnsər] ① エンハンサー. ② 増強剤〔医学〕(一本のデオキシリボ核酸(DNA)鎖上の, すなわち cis の位置にある, 近傍の遺伝子の転写開始を促進する DNA 上の塩基配列部分(エンハンサー配列 enhancer suquence)).
e. sequence エンハンサー配列〔医学〕(遺伝子 DNA 上流域に見出される数十塩基対の長さの配列).

en·he·ma·to·spore [inhí:mətəspɔ:r] マラリア原虫メロゾイト(赤血球内に寄生したマラリア原虫が, 多数分裂の結果形成された虫体. 赤血球より脱出し, 新たな赤血球に侵入する), = enhemospore, merozoite.

en·he·mo·spore [enhéməspɔ:r, –hí:m–] マラリア原虫メロゾイト，= enhematospore.

en·hy·drous [enháidrəs] 含水の（結晶についていう）．

en·i·sol [énisɔ:l] エニソル $C_{14}H_{12}O_7$（エンジュ［槐］の実に存在する配糖体ソホリンの分解産物）．

en·is·so·pho·bia [enìsəfóubiə] 非難恐怖症（許されない罪悪に対する病的恐怖）．

en·ka·tar·rha·phy [ènkətǽrəfi] 臓器包埋術，= encatarrhaphy.

en·keph·a·lin [enkéfəlin] エンケファリン（1975年 Hughes らによりブタ脳中より抽出された，5個のアミノ酸からなる内因性モルヒネ様物質）．

enkephalinase エンケファリナーゼ（TNF-α やエンケファリンなどのペプチド結合を加水分解する）．

en·keph·a·lin·er·gic [enkèfəlinə́:ʤik] エンケファリン作用の（神経伝達物質エンケファリンの）．

enlarged adenoid 咽頭扁桃肥大［医学］．

enlarged hemilaryngectomy 拡大喉頭半側切除〔術〕［医学］．

enlarged lymph node リンパ節腫大［医学］．

enlarged Mariotte spot マリオット盲点拡大［医学］．

enlarged papilla 肥大乳頭［医学］．

enlarged pelvis 過広骨盤［医学］．

enlarged spleen 脾腫［医学］，= splenomegaly.

en·large·ment [enlá:ʤmənt] 拡大，腫大［医学］，腫脹．[形] enlarged.

e. of cardiac chamber 心室拡張．

e. of foramen ovale 卵円孔拡大［医学］．

e. of pelvic capacity 骨盤拡大術［医学］．

e. of tonsil 扁桃腫大［医学］．

e. of valvular annulus 弁輪拡大［医学］．

e. radiography 拡大撮影〔法〕［医学］．

e. ratio 拡大率［医学］．

enlarging fracture 拡大性骨折［医学］．

en·ne·a·car·bon·yl [eniəká:bənil] エンネアカルボニル．→ iron carbonyl.

en·neu·ro·sis [ènju:róusis] 神経支配，神経分布．

en·ni·a·tin A [ináiətin ei] エニアチン A $C_{24}H_{42}N_2O_6$（*Fusarium* 属真菌から1947年 Gaeumann らにより分離された抗生物質）．

enniatin B エニアチン B $C_{22}H_{38}N_2O_6$（Plattner らが1948年に分離した抗生物質）．

en·nui [ɑ:nwí:] 倦怠，退屈．

enol [í:nɔ:l] エノール（互変異性体の一つで，他のケト型からそのカルボニル基に隣接した炭素原子から水素が移動して生ずる化合物）．

e. form エノール形（型）［医学］．

eno·lase [í:nəleis] エノール酵素，エノラーゼ（リングリセリン酸をリン焦性ブドウ酸に変化する酵素）．

eno·ma·nia [ì:nouméiniə] ① アルコール中毒［医学］．② 飲酒狂．③ 振戦せん（譫）妄，= oenomania, oinomania.

en·oph·thal·mia [ìnɑfθǽlmiə] = enophthalmos.

en·oph·thal·mos [ìnɑfθǽlməs] 眼球陥凹［医学］，眼球陥没，眼球陥入，= enophthalmus.

e. congenitus 先天性眼球陥没．

e. traumaticus 外傷性眼球陥没．

en·oph·thal·mous [ènɑfθǽlməs] 眼球陥没〔症〕［医学］，= enophthalmos.

enoptic vision 内視現象［医学］．

en·or·chia [inɔ́:kiə] 潜伏精巣〔症〕，= cryptorchidism.

en·or·gan·ic [ènɔ:gǽnik] 有機体固有の．

e·nor·mi·tas [inɔ́:mitəs] 巨大症．

e. ventriculi 胃拡張症．

e·nor·mi·ty [inɔ́:miti] ① 巨大，莫大（非常な大きさを呈すること）．② 極罪．

eno·scle·ro·sis [ìnəskliəróusis] 内硬化〔症〕［医学］．

en·o·si·ma·nia [ènousiméiniə] 戦慄性恐怖病（極度の），= oenosimania.

en·os·to·sis [ènɑstóusis] 内骨症（骨髄内の骨発生）．

e·nox·a·cin [inɑ́ksəsin] エノキサシン [化] 1-ethyl-6-fluoro-1,4-dihydro-4-oxo-7-(piperazin-1-yl)-1,8-naphthyridine-3-carboxylic acid sesquihydrate $C_{15}H_{17}FN_4O_3 \cdot 1\frac{1}{2}H_2O$: 347.34（エノキサシン水和物．ピリドンカルボン酸系抗菌薬）．

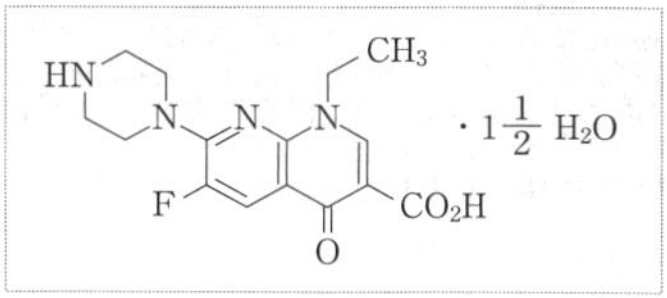

enox·i·dase [inɑ́ksideis] エノキダーゼ（腐敗洋酒に存在する酸化酵素），= oenoxidase.

en·quête [ɑnkɛ́:t] [F] 意見調査，= poll.

en·riched [enríʧt] 強化された．

e. material 濃縮物質［医学］．

e. medium 栄養強化培地．

enriching line 濃縮線［医学］．

en·rich·ment [enríʧmənt] ① 濃縮，強化（食品），促進［医学］．② 増菌法（細菌）．[形] enriched.

e. culture 増菌培養［医学］．

e. medium 強化培地［医学］，増菌培地［医学］．

e. uranium 濃縮ウラン［医学］．

en·roll·ment [enróulmənt] 登録．

Enroth sign [énrɑθ sáin] エンロート徴候（中毒性甲状腺腫にみられる眼瞼の浮腫）．

ENS ethylnorsuprarenin エチルノルエピネフリンの略，= ethylnorepinephrine (ENE).

ens mor·bi [éns mɔ́:bi] 疾病実体（原因とは区別された疾患の病理）．

ensheathed zoite 被鞘原虫．

ensheathing callus 鞘性仮骨．

en·si·form [énsifɔ:m] 剣状の，= xiphoid, sword-shaped.

e. cartilage 剣状軟骨，= xiphoid cartilage.

e. lobule 剣状小葉（半月小葉），= lobulus semilunari.

e. process 剣状突起（胸骨の），= xiphoid process.

en·sis·ter·num [ènsistə́:nəm] 胸骨剣状突起，= metasternum.

Enslin syn·drome [énslin síndroum] エンスリン症候群（1904年に発表された長頭と視神経萎縮の合併症）．

en·som·pha·lus [ensʌ́mfələs] 体躯結合二臍帯双児奇形，= xiphopagus.

en·sta·tite [énstətait] エンスタタイト $MgO-SiO_2$（ケイ酸マグネシウムの一種で，密度3.19の隕石成分）．

en·stro·phe [énstrəfi] 内反（特に眼瞼の），= entropion, inversion.

ensu method 健常男子相当量法．

ENT Ear, Nose, Throat 耳鼻咽喉科の略．

ent·a·cous·tic [èntəkú:stik] 内部聴器の．

en·tac·tin [entǽktin] エンタクチン（硫酸化カルシウム結合タンパク）．

en·tad [éntæd] 内方へ，= inward.

en·tal [éntəl] 内部の，中心の，= internal.

en·tal·a·ção [èntalaθáo] (*Trypanosoma cruzi* が原因と考えられる重症の嚥下障害を起こす疾患), = mal d'engasgo, tropical cardiospasm, tropical dysphagia.

ent·a·me·bi·a·sis [èntəmi:báiəsis] アメーバ症［医学］, = amebic dysentery, amebiasis, loeschiasis.

Ent·a·moe·ba [entəmí:bə] アメーバ属（赤痢アメーバなどヒトに寄生する数種を含む原虫の一属）.

E. coli 大腸アメーバ（ヒトには非病原性）.

E. dispar エントアメーバ・ディスパー（赤痢アメーバに形態類似の種，非病原性）.

E. gingivalis 歯肉アメーバ（人体寄生性のアメーバとして最初に発見されたもの）.

E. histolytica 赤痢アメーバ（Kösch により1875年に重篤赤痢患者から分離されたが，*Amoeba coli* として報告され，後年に至り，熱帯赤痢および熱帯肝膿瘍の原因であることが証明された）.

E

ent·a·moe·bi·a·sis [èntəmi:báiəsis] アメーバ症［医学］.

en·tangle·ment [entǽŋglmənt] もつれ合い［医学］，懸鉤（双胎児の）, = compaction, impaction, interlocking.

en·ta·sia [entéiziə] 強直性痙攣, = entasis, tonic spasm.

en·tel·e·chy [entéləki] ① 完全発達，円満実現（哲学）, = complete development. ② 生命現極（正しい生命支配力）.

ent·ep·i·con·dyle [entèpikʌ́ndail] 上腕骨内側上顆.

en·teque [entékə] エンテカ（南アメリカにみられる動物の肺臓に角化構造を生ずる病気）.

enter- [entər] 腸との関係を表す接頭語, = entero-.

en·ter·ad·en [intérədən] 腸腺, = intestinal gland.

en·ter·ad·e·ni·tis [èntərədináitis] 腸腺炎.

en·ter·al [éntərəl] ① 腸内〔の〕［医学］. ② 経腸〔の〕（薬剤の内服による）［医学］, = intestinal.

e. absorption 腸管内吸収, = internal absorption.

e. diarrhea 腸性下痢［医学］（腸管内の感染症）.

e. feeding 腸管栄養，経腸栄養［医学］, = enteral nutrition.

e. hyperalimentation 経腸的高カロリー投与［医学］，経腸的高カロリー栄養〔法〕.

e. nutrition 経腸栄養〔法〕［医学］.

en·ter·al·gia [èntərǽlʤiə] 腸痛［医学］，腸仙痛.

enteralgic crisis 腸仙痛.

en·ter·a·mine [entérəmin] エンテラミン ㊄ 5-hydroxytryptamine (Erspamer (1935-1954) らが脊椎動物の消化管粘膜の腸クロム親和性細胞系から抽出したインドールアルキルアミンで，Rapport らのセロトニンと同一物である), = serotonin.

en·ter·an·gi·em·phrax·is [èntəræ̀nʤiəmfrǽksis] 腸壁血管閉塞.

en·ter·aux·e [èntərɔ́:ksi:] 腸壁肥厚.

en·ter·ec·ta·sis [èntəréktəsis] 腸拡張，鼓腸.

en·ter·ec·to·my [èntəréktəmi] 腸切除.

en·ter·el·co·sis [èntərelkóusis] 腸潰瘍.

en·ter·e·pip·lo·cele [èntərepípləsi:l] 腸網ヘルニア, = enteroepiplocele.

en·ter·ic [entérik] 腸の，経腸〔の〕［医学］，腸内［医学］，腸溶性［医学］.

e. bacteria 腸内細菌［医学］.

e. capsule 腸溶カプセル〔剤〕［医学］.

e. coated 腸溶剤皮，腸溶コーティングの.

e.-coated tablet 腸溶性錠剤，腸溶錠.

e. coating 腸溶剤皮（錠剤の），腸溶コーティング［医学］，腸溶性の被膜.

e. cyst 消化管嚢胞［医学］，腸嚢腫［医学］，腸管性嚢胞, = enterogenic cyst.

e. cytopathogenic human orphan virus 腸管内皮細胞ヒト由来みなしごウイルス［医学］.

e. cytopathogenic suis orphan virus 腸管内細胞変性ブタ由来みなしごウイルス［医学］.

e. cytothatic equino orphan virus ECEO ウイルス［医学］.

e. drug 腸溶性製剤［医学］.

e. fever 腸熱（主として腸チフスをいう）, = parenteric fever.

e. ganglions 腸管神経節（筋層および粘膜下の）.

e. infection 腸管感染〔症〕［医学］.

e. intussusception 小腸重積症.

e. nervous system 腸壁神経系（叢）.

e. orphan viruses （ヒトやほかの動物から分離されたエンテロウイルス．ECBO virus., ECHO v., ECSO v. が含まれる）.

e. plexus [TA] 腸筋神経叢, = plexus entericus [L/TA].

e. redmouth disease レッドマウス病，エンテリックレッドマウス病（*Yersinia rickeri* を原因菌とする魚類の特定疾病．ニジマス，サケに発生しやすく，口部の発赤，内臓出血がみられ致死率が高い）.

e. tablet 腸溶錠［医学］.

e. tuberculosis 腸結核.

en·ter·i·coid [entérikɔid] 腸熱様の，腸チフス様の.

e. fever 腸チフス様熱病.

en·ter·i·tis [èntəráitis] 腸炎［医学］.

e. anaphylactica アナフィラキシー性腸炎.

e. apostematosa 化膿性腸炎.

e. colostralis 初乳性腸炎.

e. follicularis apostematosa 化膿性濾胞性腸炎.

e. necroticans 壊疽性腸炎.

e. nodularis 結節性腸炎.

e. polyposa ポリープ（茸腫）状腸炎.

enter(o)- [entər(ou), -r(ə)] 腸との関係を表す接頭語.

enteroadherent *Escherichia coli* (EAEC) 腸管付着性大腸菌（腸管上皮細胞に付着し，慢性下痢をきたす大腸菌）.

enteroaggregative *Escherichia coli* (EAggEC) 凝集付着性大腸菌.

en·ter·o·a·nas·to·mo·sis [èntərouənæ̀stəmóusis] 腸吻合術［医学］.

en·ter·o·an·the·lone [èntərouǽnθəloun] エンテロアンセロン.

en·ter·o·an·ti·gen [èntərouǽntiʤən] 腸性抗原.

en·ter·o·ap·o·clei·sis [èntərouæ̀pəkláisis] 腸広（曠）置術（腸の一部を手術的に除外すること）.

En·ter·o·bac·ter [èntərəbǽktər] エンテロバクター属（腸内細菌科の一属で，通性嫌気性のグラム陰性桿菌．*E. aerogenes*, *E. cloacae*, *E. sakazakii* などが含まれる．自然界，ヒト・動物の腸管に広く分布し，日和見感染症の原因となる）.

en·ter·o·bac·te·ria [èntəroubæktí:riə] 腸内細菌［医学］.

En·ter·o·bac·te·ri·a·ce·ae [èntəroubæktì:riéisii:] 腸内細菌科.

enterobacterial common antigen (ECA) 腸内細菌共通抗原.

enterobacterial drug metabolism 腸内細菌叢〔による〕薬物代謝［医学］.

entero-Behçet disease 腸管ベーチェット病（ベーチェット病でみられる回盲部の大きな深い下掘れ潰瘍．ベーチェット病の主症状に先行し腸管病変がみられることもある）.

en·ter·o·bi·a·sis [èntəroubáiəsis] 蟯（ぎょう）虫症［医学］, = oxyuriasis.

En·te·ro·bi·us [èntəróubiəs] 蟯虫属［医学］（線虫

の一属).

E. vermicularis 蟯虫(ヒトの腸管に寄生し，肛門周囲に産卵する)，= pinworm，seatworm，threadworm.

en·ter·o·blast [éntərəblæst] 腸胚葉.

en·ter·o·bro·sia [èntəroubróuziə] 腸穿孔.

enterobrosis of newborn 新生児腸管穿孔[医学].

en·ter·o·ca·tarrh [èntəroukətá:r] 腸カタル(腸炎)[医学].

en·ter·o·cele [éntərəsi:l] ① 脱腸，腸ヘルニア，腸瘤. ② 後部脱腟.

enterocelic pouch 腸体腔嚢(胎児の腸から生ずる憩室).

enterocelic pouche 中胚葉ヒダ.

en·ter·o·cen·te·sis [èntərousentí:sis] 腸穿刺(外科的な)[医学].

enteroceptive impulse 内受容性衝動.

en·ter·o·cho·le·cys·tos·to·my [èntəroukòulisistástəmi] 腸胆嚢吻合術.

en·ter·o·cho·le·cys·tot·o·my [èntəroukòulisistátəmi] 腸胆嚢切開術.

en·ter·o·chro·maf·fin [èntəroukróuməfin] 腸クロム親和性の.

e. cell 腸クロム親和性細胞(胃や小腸の上皮にある好銀性細胞で内分泌機能をもつ)，= enteroendocrine.

e. cell system 腸クロム親和性細胞系(脊椎動物消化器粘膜にあるクロム親和性細胞を主とし，爬虫類膀胱および卵巣，鳥類胸腺，八足類後唾液腺，軟体動物の後鰓小体，両生類の皮腺などにある細胞系の総称).

en·ter·o·chro·m(o)·ar·gen·taf·fine [èntəroukròum(ou)ɑ:ʤéntəfin] 腸好クロム銀性の(回腸部の炎症に際し発現する細胞についていう).

en·ter·o·ci·dal [èntərousáidəl] 抗寄生虫剤.

en·ter·o·ci·ne·sia [èntərousiní:siə] 腸蠕(ぜん)動，= peristalsis.

en·ter·o·clean·er [èntərouklí:nər] 腸洗浄器(沐浴中に用いるもの).

en·ter·o·clei·sis [èntərouklάisis] 腸管閉塞[医学].

en·ter·oc·ly·sis [èntəráklisis] 高位浣腸法[医学]，= enteroclysm.

En·ter·o·coc·cus [èntərəkákəs] エンテロコッカス属(通性嫌気性のグラム陽性球菌で連鎖状をなす．腸球菌とも呼ばれる．尿路・腹腔内感染，菌血症，心内膜炎の原因となる．バンコマイシン耐性エンテロコッカスは病院内感染の原因菌として問題となる．*E. faecalis*，*E. faecium* などが含まれる).

en·ter·o·coc·cus [èntərəkákəs] 腸球菌[医学](エンテロコッカス属細菌を指す)．複 enterococci.

en·ter·o·coele [éntərəsi:l] 腸体腔，結腔(胚胎の).

en·ter·o·co·lec·to·my [èntərəkouléktəmi] 小腸結腸切除〔術〕[医学].

en·ter·o·co·li·tis [èntəroukouláitis] 小腸結腸炎[医学]，腸炎.

en·ter·o·co·los·to·my [èntəroukoulástəmi] 小腸結腸吻合〔術〕[医学].

en·ter·oc·ri·nin [èntərákrinin] エンテロクリニン(小腸の分泌腺を刺激する物質で，動物の小腸から製造したもの).

enterocutaneous fistula 腸皮瘻孔.

en·ter·o·cyst [éntərəsist] 腸嚢腫，腸嚢胞[医学].

en·ter·o·cys·to·cele [èntərəsístəsi:l] 腸膀胱ヘルニア.

en·ter·o·cys·to·ma [èntərəsistóumə] 腸嚢腫[医学](臍腸管の残留により生ずる先天性嚢腫).

en·ter·o·derm [éntərədə:m] 腸胚葉，= enteroblast.

en·ter·o·dyn·ia [èntərədíniə] 腸痛[医学].

enteroendocrine cells 腸内分泌細胞.

en·ter·o·en·te·ros·to·my [èntərouèntərástəmi] 腸腸吻合〔術〕[医学]，小腸間吻合.

en·ter·o·e·pip·lo·cele [èntərouepíplәsi:l] 腸網ヘルニア.

en·ter·o·fec·tive [èntərəféktiv] 内効果性の[医学].

enterogastric inhibitory reflex 腸胃抑制反射[医学].

enterogastric reflex 小腸胃反射[医学]，胃腸反射(十二指腸受容器を刺激すると迷走神経による抑制が起こる).

en·ter·o·gas·tri·tis [èntərougæstráitis] 胃腸炎[医学].

en·ter·o·gas·tro·cele [èntərəgǽstrəsi:l] 胃腸ヘルニア.

en·ter·o·gas·trone [èntərəgǽstroun] エンテロガストロン[医学](ブタ小腸粘膜から抽出される消化ホルモンで，脂肪摂取による胃液分泌および胃腸運動を抑制する)，= urogastrone.

enterogenic albumosuria 腸原発性アルブモーゼ尿.

en·ter·og·e·nous [èntəráʤənəs] 腸性の(腸管内に原因のあること).

e. cyanosis 腸性チアノーゼ(H_2S などの腸からの吸収によりスルフヘモグロビン，メトヘモグロビンが生成されて起こる).

e. peptonuria 腸性ペプトン尿症.

en·ter·o·glu·ca·gon [èntərouglú:kəgɑn] エンテログルカゴン，腸管グルカゴン，腸性グルカゴン[医学].

en·ter·o·gram [éntərəgræm] 腸運動〔記録〕図[医学].

en·ter·o·graph [éntərəgræf] 腸運動記録器[医学].

en·ter·og·ra·phy [èntərágrəfi] 腸運動記録〔法〕[医学].

en·ter·o·hel·co·sis [èntərouhelkóusis] 腸潰瘍，= enterelcosis.

enterohemorrhagic *Escherichia coli* (**EHEC**) 腸管出血性大腸菌(O157 株などの，ベロ毒素を産生し出血性下痢をきたす大腸菌．重症化し溶血性尿毒症症候群や急性脳症を引き起こすこともある).

enterohepatic circulation (**EHC**) 腸肝循環(胆汁の).

en·ter·o·hep·a·ti·tis [èntərouhèpətáitis] 腸肝炎.

en·ter·o·hep·a·to·cele [èntərouhépətəsi:l] 腸肝ヘルニア(小児臍帯ヘルニアの一型).

en·ter·o·hy·dro·cele [èntərouháidrəsi:l] 脱腸水瘤.

en·ter·oi·dea [èntərɔ́idiə] 腸熱[医学]，= intestinal fever.

enteroinvasive *Escherichia coli* (**EIEC**) 腸管組織侵入性大腸菌(腸管上皮細胞に侵入し，赤痢様の下痢をきたす大腸菌).

en·ter·o·ki·nase [èntəroukáineis] エンテロキナーゼ(腸活素と訳されることもある．1899年，Schepowalnikow により発見されたものを Pavlov が命名した腸液酵素)．→ enteropeptidase.

en·ter·o·ki·ne·sia [èntəroukainí:siə] 腸蠕(ぜん)動，= enterocinesia.

en·ter·o·ki·net·ic [èntəroukainétik] 消化管運動の.

en·ter·o·lith [éntərouliθ] 腸〔結〕石[医学]，糞石.

e. impaction 糞石充塞.

en·ter·o·li·thi·a·sis [èntərouliθáiəsis] 腸石症.

en·ter·ol·o·gy [èntəráləʤi] 胃腸学，腸論，= gastroenterology.

en·ter·ol·y·sis [èntərálisis] 腸癒着剥離術.

en·ter·o·ma·la·cia [èntəroumәléiʃiə] 腸壁軟化症.

en·ter·o·me·ga·lia [èntəroumigǽliə, -géil-] 腸拡張，= enteromegaly.

en·ter·o·me·nia [èntəroumí:niə] 腸性月経(代償

性月経).
en·ter·o·mere [éntərəmiər] 腸節(胚胎の).
en·ter·o·mer·o·cele [èntəroumí:rəsi:l] 大腿ヘルニア, = femoral hernia.
en·ter·om·e·ter [èntərámitər] 腸管内孔測定器.
Enteromonas hominis ヒトエンテロモナス(まれにヒト腸管内に発見され,栄養型は前端丸く,後端は尖っていて,ほぼ西洋ナシ形をなす小さい鞭毛虫).
en·ter·o·my·co·der·mi·tis [èntəroumàikoudə:máitis] 腸粘膜炎.
en·ter·o·my·co·sis [èntəroumaikóusis] 腸真菌症 [医学].
en·ter·o·my·ia·sis [èntəroumaiáiəsis] 腸ハエウジ症.
en·ter·on [éntəran] 腸, 腸管, = intestine.
en·ter·o·neu·ri·tis [èntərounju:ráitis] 腸神経炎.
en·ter·o·ni·tis [èntərounáitis] 小腸炎, = enteritis.
en·ter·o·pa·ral·y·sis [èntərouparǽlisis] 腸麻痺 [医学].
en·ter·o·pa·re·sis [èntəroupərí:sis, –pǽri–] 腸不全麻痺 [医学] (腸壁筋層の弛緩と拡張).
enteropathic arthritis 腸疾患に基づく関節炎.
en·ter·o·path·o·gen [èntəroupǽθədʒən] 腸病原体.
en·ter·o·path·o·gen·ic [èntəroupæ̀θədʒénik] 腸病原性の.
e. *Escherichia coli* (EPEC) 腸管病原性大腸菌(腸管上皮細胞を傷害し水様下痢をきたす大腸菌).
en·ter·op·a·thy [èntərápəθi] 腸疾患, 消化器病 [医学].
en·ter·o·pep·ti·dase [èntəroupéptideis] エンテロペプチダーゼ(十二指腸粘膜,膵臓に存在するトリプシン活性化プロテアーゼで,トリプシノーゲンの6番目のリシンと7番目のイソロイシン間のペプチド結合を分解してトリプシンに変換する), = enterokinase.
en·ter·o·pexy [éntərəpeksi] 腸固定術, 腸狭窄拡張術 [医学].
en·ter·o·plas·ty [éntərəplæsti] 腸狭窄拡張術, 腸形成〔術〕[医学].
en·ter·o·ple·gia [èntərouplí:dʒiə] 腸麻痺.
en·ter·o·plexy [éntərəpleksi] 腸結合術.
En·ter·op·neu·sta [èntərapnjú:stə] 腸鰓綱(ギボシムシ類), = acorn worms.
en·ter·o·proc·tia [èntərəprákʃiə] 人工肛門, 腸瘻孔.
en·ter·op·to·sis [èntəraptóusis] 腸下垂症(胃下垂症に伴い,またほかの臓器の下垂が共存することがある), = enteroptosia, Glénard disease.
en·ter·op·tot·ic [èntəraptátik] 腸下垂の.
e. habitus 内臓下垂体質 [医学].
en·ter·o·re·nal [èntərourí:nəl] 腸腎の(腸と腎とに関する).
en·ter·o·rhex·is [èntərəréksis] 腸破裂.
en·ter·or·rha·gia [èntərəréidʒiə] 腸出血 [医学].
en·ter·or·rha·phy [èntərɔ́:rəfi] 腸縫合〔術〕[医学].
en·ter·or·rhea [èntərərí:ə] 下痢.
en·ter·or·rhex·is [èntərəréksis] 腸〔管〕破裂[医学].
en·ter·o·scope [éntərəskoup] 腸鏡, 小腸内視鏡.
en·ter·os·co·py [entəráskəpi] 小腸鏡検査 [医学].
en·ter·o·sep·sis [èntərəsépsis] 腸性敗血症.
en·ter·o·site [éntərəsait] 腸寄生虫 [医学].
en·ter·o·spasm [éntərəspæzəm] 腸痙攣 [医学].
en·ter·o·sta·sis [èntərástəsis, –roustéi–] 腸内容停滞.
en·ter·o·stax·is [èntəroustǽksis] 腸出血.
en·ter·o·ste·no·sis [èntəroustinóusis] 腸狭窄[医学].
en·ter·o·sto·ma [èntərəstóumə] 腸開合部(腹壁の),〔腹壁〕腸開口部 [医学].
enterostomal therapist (ET) スト〔ー〕マ療法士 [医学].
en·ter·os·to·my [èntərástəmi] 腸瘻管形成術, 腸瘻造設〔術〕[医学].
en·ter·o·tome [éntərətoum] 腸切開刀.
en·ter·ot·o·my [èntərátəmi] 腸切開〔術〕[医学].
en·ter·o·tox·e·mia [entəroutaksí:miə] 腸性中毒血症, 腸毒血症 [医学].
en·ter·o·tox·i·ca·tion [èntəroutàksikéiʃən] 腸性自家中毒症, = enterotoxism.
en·ter·o·tox·i·gen·ic [èntəroutàksidʒénik] 腸毒素産生性, エンテロトキシン産生性.
e. *Escherichia coli* (ETEC) 〔腸管〕毒素原性大腸菌(腸管毒を産生し,旅行者下痢症,コレラ様の下痢をきたす大腸菌).
en·ter·o·tox·in [èntərətáksin] 腸管毒, 腸毒素 [医学], エンテロトキシン [医学] (細菌の産生する下痢原性の菌体外毒素をいう. 食中毒の原因となる).
e. plasmid エンテロトキシンプラスミド [医学].
en·ter·o·tox·ism [èntərətáksizəm] 腸性自家中毒症.
en·ter·o·trop·ic [èntərətrápik] 腸向性 [医学], 向腸性.
en·ter·o·ty·phus [èntəroutáifəs] 腸チフス, = typhoid fever.
enteroureteric fistula 腸尿管瘻 [医学].
enterouterine anus 子宮直腸瘻.
en·ter·o·vac·ci·na·tion [èntərouvæksinéiʃən] 腸内〔予防〕接種(ワクチンの),ワクチン内服法[医学].
enterovaginal fistula 腸腟瘻.
enterovesical fistula 腸膀胱瘻.
en·ter·o·vio·form [éntərouváiəfɔ:m] エンテロビオホルム(スモンの原因薬剤の一つ), = iodochloroxy-quinoline.
En·ter·o·vi·rus [èntərouváiərəs] エンテロウイルス属(ピコルナウイルス科の一属で,ポリオウイルス,コクサッキーウイルス,エンテロウイルス,エコーウイルスなどが含まれる. エンテロウイルス70型は急性出血性結膜炎,71型は手足口病の原因となる).
en·ter·o·zo·on [èntərouzóuən] 腸寄生虫. 形 enterozoic.
en·ter·u·ria [èntərjú:riə] 糞尿〔症〕(腸管内に尿の成分が含まれていること).
en·thal·py [énθəlpi] 熱関数 [医学], エンタルピー [医学], 含熱量 (Gibbs の熱関数は含熱量 heat content とも呼ばれ,内部エネルギーをU,圧力をP,体積をVとすると H=U+PV で表される. 一定圧力下における発熱量Qは含熱量の変化で表すと Q=−ΔH となる. 化学反応の反応熱もQと同様に −ΔH で表すことがある).
en·the·o·ma·nia [ènθiouméiniə] 感霊狂, 宗教狂, = religious insanity.
en·the·sis [enθí:sis] ① 腱付着部 [医学], 靱帯付着部. ② 挿入術(生体欠損に無機物を用いる方法).
en·the·si·tis [ènθisáitis] 骨付着部炎(筋肉の付着した部位に生じる外傷性疾患).
en·the·sop·a·thy [ènθisápəθi] 腱付着部症 [医学], 靱帯付着部症(靱帯付着部位に生じる病変).
en·thet·ic [enθétik] 外因の.
en·thla·sis [énθləsis] 頭骨陥凹粉砕性骨折, = depressed skull fracture.
en·tire [entáiər] 全縁の.
e. colon aganglionosis 全結腸無神経節症 [医学], = total colon aganglionosis.
e. function 整関数.
en·ti·ris [entáiris] 虹彩後色素膜.
en·ti·ty [éntiti] ① 実体 [医学]. ② 単位(疾病などが

一つの独立した本体を備えていること).
ent(o)- [ent(ou), -t(ə)] 内または内部の意味を表す接頭語.
en·to·blast [éntəblæst] ① 内胚板，内胚葉 [医学], = endoblast, hypoblast. ② 核小体, = nucleolus.
en·to·cele [éntəsi:l] 内部ヘルニア，内臓転移.
en·to·cho·r(i·)oi·dea [èntoukɔ:r(i)ɔ́idiə] 脈絡膜内板(眼の).
en·to·ci·ne·rea [èntousiní:riə] 灰白内板(脳腔，脊髄腔の内面).
en·to·cne·mial [èntɑkní:miəl] 脛骨内側の.
en·to·coele [éntəsi:l] 内房.
en·to·con·dyle [èntəkɑ́ndil] 内顆.
en·to·cone [éntəkoun] エントコーン(上顎大臼歯の遠心舌側咬頭).
en·to·co·nid [èntəkóunid] 下顎内〔円〕錐 [医学] (下顎大臼歯の遠心舌側咬頭).
en·to·cor·nea [èntoukɔ́:niə] 内角膜，デスメー膜(角膜内面後部の膜), = Descemet membrane.
en·to·cra·ni·al [èntoukréiniəl] 頭蓋内の.
en·to·cu·ne·i·form [èntoukju:ní:ifɔ:m] 内側楔状骨(足の).
en·to·cyte [éntəsait] 細胞内容.
en·to·derm [éntədə:m] 内胚葉(胚子の原始形成細胞層のうち最も内部に位置するもので，咽頭，鼻腔を除く呼吸器，消化器，尿路の上皮を発生させる). 形 entodermal.
entodermal canal 内胚葉管(原腸となる卵黄腔), = primitive gut.
entodermal cells 内胚葉細胞.
entodermal cloaca 内胚葉総排出腔(後腸尾部から発生する排泄腔).
En·to·di·ni·o·mor·phi·da [èntədìnioumɔ́:fidə] エントディニオモルファ目(繊毛虫).
En·to·di·ni·um [èntədíniəm] エントジニウム属(繊毛虫の一属. ウシやヒツジの反芻胃に寄生する).
en·to·ec·tad [èntouéktæd] 内部から外部へ, = from inside outward.
en·to·lec·i·thal [èntəlésiθəl] 内黄卵の.
e. egg 内黄卵.
en·tome [éntoum] 尿道狭窄切開器.
en·to·mere [éntəmiər] エントメーア(内胚葉形成の分割細胞).
en·to·mes·o·derm [èntouméssədə:m] 内〔胚葉性〕中胚葉 [医学].
en·to·mi·on [entóumiən] エントミオン(頭頂骨乳突角先端が側頭骨の頭頂切痕に接合する点).
entomo- [entəmou, -mə] 昆虫との関係を表す接頭語.
En·to·mo·bry·a [èntəmoubráiə] トビムシ〔跳虫〕属(オーストラリア産の種類は刺激性皮膚炎を起こす), = springtails.
en·to·mog·a·my [èntəmɑ́gəmi] 虫媒生殖.
en·to·mog·e·nous [èntəmɑ́ʤənəs] 昆虫による，昆虫体内生の.
en·to·mol·o·gist [èntəmɑ́ləʤist] 昆虫学者.
en·to·mol·o·gy [èntəmɑ́ləʤi] 昆虫学 [医学].
en·to·moph·a·gous [èntəmɑ́fəgəs] 食虫性の.
en·to·moph·i·lous [èntəmɑ́filəs] 虫媒の(昆虫による植物の花粉媒介受精).
e. flower 虫媒花.
en·to·moph·i·ly [èntəmɑ́fili] 虫媒 [医学].
en·to·mo·pho·bia [èntəmoufóubiə] 昆虫恐怖症 [医学].
En·to·moph·tho·ra [èntəmɑ́fθərə] ハエカビ属，エントモフトラ属.
en·to·moph·tho·ra·my·co·sis [èntəmɑ̀fθərəmaikóusis] エントモフトラ症(エントモフトラ目 *Entomophthorales* の真菌による慢性肉芽腫性疾患).
En·to·mo·plas·ma [èntəmoupléæzmə] エントモプラズマ属(マイコプラズマの一種).
En·to·mo·pox·vir·i·nae [èntəmoupɑ̀ksvírini:] エントモポックスウイルス亜科(ポックスウイルス科の亜科).
en·to·my·i·a·sis [èntəmiáiəsis] 昆虫寄生病.
entopeduncular nucleus 脚内核 [医学].
en·toph·thal·mia [èntɑfθǽlmiə] 眼球内炎.
en·to·phyte [éntəfait] 内部寄生植物, = endophyte.
en·top·ic [entɑ́pik] 正常位置の.
e. gestation 子宮内妊娠(子宮外に対していう). ↔ ectopic gestation.
e. pregnancy 子宮内妊娠.
en·to·plasm [éntəplæzəm] 内形質.
en·to·plas·tic [èntəplǽstik] 内部形成の，内生的な.
en·to·plas·tron [èntəplǽstrɑn] 間鎖板.
en·to·pter·y·goi·dea [èntoutèrigɔ́idiə, -tɑp-] 内翼骨.
en·top·tic [entɑ́ptik] 眼内の，内視的な.
e. image 眼内像，内視像.
e. phenomenon 眼内現象(眼内部に起こる視覚).
e. pulse 内視脈(脈拍と同時に主観的に暗所に光を知覚する).
e. vision 内視現象 [医学].
en·top·tos·copy [èntəptɑ́skəpi] 眼内検査法.
en·to·ret·i·na [èntərétinə] 内網膜(網膜の神経内層), = Henle nervous layer, lamina vasculosa retinae.
ent·or·gan·ism [entɔ́:gənizəm] 内部寄生体.
en·to·sarc [éntəsɑ:k] 内形質, = endosarc.
entosis エントーシス(隣接の同種細胞に飲み込まれる上皮細胞の細胞死).
ent·os·te·o·sis [èntoustióusis] 軟骨内骨形成，骨内膜増殖症 [医学], = entostosis.
en·tos·tho·blast [entɑ́stəblæst] 小仁(核小体の中にみられる顆粒), = entoblast.
ent·os·to·sis [èntoustóusis] ① 軟骨内骨形成. ② 骨内膜増殖症, = endostosis, entosteosis.
en·to·thal·a·mus [èntəθǽləməs] 視床内部(視床内の灰白実質. Spitzka).
en·tot·ic [èntɑ́tik] 耳内の.
e. phenomenon 耳内現象 [医学] (歯を強くかみ，または唾液を飲み込むときに，耳内で音が聞こえる現象).
en·to·zoa [entouzóuə] (entozoon の複数).
en·to·zo·al [èntouzóuəl] 内部寄生動物の.
en·to·zo·on [èntouzóuən] 体内寄生虫，内部寄生動物 [医学]. 形 entozoal.
en·trails [entréilz] 臓腑.
en·train·ment [entréinmənt] 飛沫同伴 [医学].
entrance block 進入ブロック, = protective block.
entrance heart block 進入ブロック，保護ブロック(心室における自動中枢は，外界からの刺激の侵入から保護され，外界の調律により左右されない), = protective heart block.
entrance of bullet wound 射入口.
entrance of stab wound 刺入口.
entrance pupil 入射瞳.
entrance wound 射入口 [医学].
entrapment myelopathy 絞扼性ミエロパチー.
entrapment neuropathy 絞扼〔性〕ニューロパチー，絞扼〔性〕神経障害 [医学] (末梢神経が周囲の組織により局所的に絞扼され，初期には一過性の機能障害をきたすが，持続するとワーラー変性を示す. 手根管症候群，肘管症候群，胸郭出口症候群，総腓骨神経麻痺，足根管症候群などがある), = compression neuropathy.

E

entrapment peripheral neuropathy 絞扼性末梢神経障害.
en·trip·sis [entrípsis] 塗擦(油脂剤の), = inunction.
en·tro·pi·on [entróupiən] 眼瞼内反〔医学〕, = entropium.
e. forceps 挾瞼器〔医学〕.
e. of lids 眼瞼内反〔医学〕.
e. palpebrae 眼瞼内反.
e. uveae ぶどう膜内反.
en·tro·pi·on·ize [entróupiənaiz] 内反する.
en·tro·pi·um [entróupiəm] 眼瞼内反, = entropion.
e. cicatriceum 瘢痕性内反.
e. cutaneum 皮膚性内反.
e. senile 老人性内反.
e. spasticum 痙攣性内反.
en·tro·py [éntrəpi] 熱力関数, エントロピー(Claudius が1865年に用いた術語で, 物体の熱力学的状態を規定するのに要する状態変数の関数をいい, 仕事に転換し得ない熱力の大きさを表す), = thermodynamic function. 形 entropic.
e. constant エントロピー定数, = Boltzmann constant.
e. force エントロピー力〔医学〕.
e. of dilution 希釈エントロピー〔医学〕.
en·trust [entrʌ́st] 委託する〔医学〕.
en·try [éntri] 流入部〔医学〕.
e. exclusion 侵入排除〔医学〕.
e. zone 入口帯(脊髄後根にある帯で, 脊髄神経が入り込む部分).
en·ty·po·sis [èntipóusis] 肩甲骨関節窩(上腕骨を受けるもの).
en·ty·py [éntipi] 押刻, 痕跡, 模型.
e. of germinal area (哺乳動物の発育過程の現象で, 形成細胞が逆転し, 体腔が胚胞の表面に開かないで, 栄養膜の上部に残存する状態).
e·nu·cle·ate [injú:klieit] 摘出する, 核出する.
enucleated cell 核除去細胞, 除核細胞〔医学〕.
enucleatic myomectomy 筋腫核出〔術〕〔医学〕.
e·nu·cle·a·tio [injù:kliéiʃiou] 摘出, = enucleation.
e. bulbi 眼球摘出.
enu·cle·a·tion [injù:kliéiʃən] 〔核〕摘出〔術〕〔医学〕.
e. scissors 眼球摘出ばさみ〔医学〕.
e·nu·la [í:njulə] 歯肉内面.
en·u·re·sis [ènjurí:sis] 夜尿症〔医学〕, 遺尿症〔医学〕, = active incontinence.
en·ve·lope [énvəloup] エンベロープ(外膜, 被覆物, 外包).
e. antigen 莢膜抗原, エンベロープ抗原(細菌の菌体の周囲に分布する莢膜にある抗原をいう), = capsular antigen, K antigen.
e. crystal 亜鈴状結晶.
e. treatment 油袋療法, = Bunyan-Stannard envelope.
en·ven·o·ma·tion [envènəméiʃən] 毒物注入〔医学〕.
en·ven·o·mi·za·tion [ènvənàmizéiʃən] 昆虫刺咬毒(昆虫の刺咬などによる中毒).
enviomycin エンビオマイシン.
en·vi·ron·ment [enváirənmənt] 環境〔医学〕. 形 environmental.
e. design 環境設計〔医学〕.
e. impact assessment 環境影響評価〔医学〕.
e. of work 作業環境〔医学〕.
Environmental Law 環境基本法〔医学〕.
Environmental Pollution Dispute Settlement Act 公害紛争処理法〔医学〕.
Environmental Pollution Prevention Act 公害対策基本法〔医学〕.
en·vi·ron·men·tal [envàirəméntəl] 環境の, 周囲の.
e. air pollutant 環境性大気汚染物質〔医学〕.
e. amenorrhea 環境〔性〕無月経〔医学〕.
e. assessment 環境アセスメント〔医学〕.
e. carcinogenesis 環境性発癌.
e. chamber 人工環境室〔医学〕.
e. change 環境変化.
e. chemical 環境化学物質〔医学〕.
e. condition 環境条件〔医学〕.
e. control 環境調整, 環境的防除〔医学〕.
e. control systems 環境制御装置〔医学〕.
e. correlation 環境相関〔医学〕.
e. deprivation 環境妨害〔医学〕.
e. destruction 環境破壊〔医学〕.
e. deterioration 環境悪化〔医学〕.
e. disruption 環境破壊〔医学〕.
e. endocrine disruptor 内分泌撹乱化学物質.
e. engineering 環境工学〔医学〕.
e. exposure 環境曝露〔医学〕.
e. factor 環境因子, 環境〔的〕要因〔医学〕.
e. hazard 環境破壊, 環境障害〔医学〕, 公害, = environmental disruption.
e. health 環境衛生〔医学〕.
e. health criteria (EHC) 環境保健クライテリア.
e. health officer 環境保健(衛生)担当官.
e. hormone 環境ホルモン(わが国のマスメディアで使用された用語で, 内分泌撹乱化学物質と同義的に用いられた), = endocrine disrupter.
e. hygiene 環境衛生.
e. illness 環境性疾患.
e. insomnia 環境因性不眠〔症〕〔医学〕.
e. manipulation 環境操作〔医学〕.
e. medicine 環境医学〔医学〕.
e. monitoring 環境モニタリング〔医学〕.
e. mutagen 環境〔突然〕変異原〔医学〕(突然変異を誘発する因子).
e. pediatrics 環境小児科学.
e. physiology 環境生理学〔医学〕.
e. pollutant 環境汚染物質.
e. pollution 環境汚染〔医学〕.
e. pollution control 環境汚染防御〔医学〕.
e. preservation 環境保護〔医学〕.
e. protection 環境保護〔医学〕.
e. provocation test 環境誘発試験〔医学〕.
e. resistance 環境抵抗〔医学〕.
e. sanitation 環境衛生〔学〕〔医学〕.
e. sanitation bureau 環境衛生局〔医学〕.
e. science 環境科学〔医学〕.
e. standard 環境基準〔医学〕.
e. temperature 環境温度〔医学〕.
e. tobacco smoke (ETS) 環境タバコ煙(second-hand smoke ともいうべき受動喫煙の一つ).
e. variance 環境分散〔医学〕.
e. variation 環境変異〔医学〕.
en·vy [énvi] 羨望.
en·zo·ot·ic [ènzouátik] 動物の地方病性の, 家畜地方病性の.
e. ataxia 動物流行性運動失調症〔医学〕.
e. bovine hematuria 地方病性ウシ血尿症.
e. disease 家畜地方病.
e. encephalitis of horses 風土性ウマ脳炎, = equine encephalitis.
e. encephalomyelitis 地方流行性脳脊髄炎.
e. encephalomyelitis virus 動物流行性脳脊髄炎ウイルス〔医学〕.
e. hepatitis リフトバレー熱, 内部寄生虫性肝炎,

= Rift Valley fever.
e. marasmus 地方流行性衰弱(オーストラリアにみられる家畜の衰弱症で，コバルトまた銅などの微量元素の欠乏によるものと考えられる)，= bush sickness, pine, salt sickness.
e. pneumonia 地方病性肺炎.
e. porcine encephalomyelitis 流行性ブタ(豚)脳脊髄炎.
en·zy·got·ic [ènzaigάtik] 同一受精卵発生の，一卵〔性〕の〔医学〕(双胎児についていう).
e. twins 一卵〔性〕双生児，一卵性双胎〔児〕〔医学〕，= gemini aequales, identical twins, monochorionic twins, mono-ovular twins, monozygotic twins, similar twins, uniovular twins.
en·zy·mat·ic [ènzaimǽtik] 酵素〔の〕〔医学〕.
e. activity 酵素活性，酵素力〔医学〕.
e. adaptation 酵素順応，酵素的適応〔医学〕.
e. debridement 酵素的壊死組織除去〔法〕〔医学〕.
e. zonulolysis 〔酵素的〕毛様小帯溶解，酵素的毛様小体離断法〔医学〕.
En·zyme Com·mis·sion (EC) [énzaim kəmíʃən] 酵素委員会.
en·zyme [énzaim] 酵素，エンザイム(細胞や細菌から分泌されるタンパク質で，基質特異的に化学反応を誘発する触媒として作用するが，それ自体は化学反応を通して変化しない)，= ferment. 形 enzymatic, enzymic.
e. activation 酵素活性化〔医学〕.
e. activator 酵素活性薬〔医学〕.
e. activity 酵素活性〔医学〕.
e. adaptation 酵素適応.
e. defect 酵素欠損.
e. deficiency 酵素欠損症〔医学〕，= enzymopathy.
e. disease 酵素病(特に血液凝固に必須の酵素が欠乏している状態の総称名で，主として遺伝因子の異常に基づく血友病および類血友病性疾患についていう).
e. engineering 酵素工学〔医学〕.
e. glaucoma 酵素緑内障〔医学〕.
e. glucose sensor 酵素ブドウ糖センサー.
e. immunoassay (EIA) エンザイムイムノアッセイ，酵素免疫測定法，酵素イムノアッセイ〔医学〕，酵素免疫定量〔医学〕.
e. induction 酵素誘導〔医学〕(薬物の).
e. inhibition 酵素阻害〔医学〕(薬物の).
e. inhibitor 酵素阻害剤〔医学〕.
e. label(l)ed antibody 酵素標識抗体〔医学〕.
e.-label(l)ed antibody technique 酵素標識抗体〔法〕(組織切片中の抗原を酵素標識抗体により検出する免疫組織化学的方法の一つ).
e. label(l)ing 酵素標識〔医学〕.
e.-linked immunosorbent assay (ELISA) 固相酵素免疫測定法，エライザ，酵素結合免疫吸着検査法〔医学〕，酵素免疫測定法〔医学〕，酵素抗体法，酵素標識免疫吸着測定法(抗原あるいは抗体を固相化し，被検試料と反応後，酵素標識抗体を反応させた後，固相に結合した酵素活性から測定する方法).
e.-linked lectinosorbent assay 酵素結合レクチン吸着アッセイ〔医学〕.
e.-linked receptor 酵素結合レセプター.
e. method 酵素法〔医学〕.
e. multiplied immunoassay method 酵素増幅免疫測定法〔医学〕.
e.-multiplied immunoassay technique (EMIT) エミット，競合的酵素免疫分析法，酵素増幅免疫測定法(酵素標識リガンドと抗体とが結合すると酵素の不活性化を生じ，未標識リガンドの定量が可能となる測定法).
e. number 酵素番号(命名法)，= code number of enzyme.
e. poisons 酵素毒.
e. polymorphism 酵素多型〔医学〕.
e. precursor 酵素前駆体〔医学〕，= proenzyme.
e. protein 酵素タンパク.
e. reaction 酵素反応.
e. reactivator 酵素再活性物質〔医学〕.
e. replacement therapy 酵素補充療法〔医学〕.
e. repression 酵素抑制〔医学〕.
e. secretion 酵素分泌〔医学〕.
e. sensor 酵素センサー.
e. specificity 酵素特異性〔医学〕.
e.-substrate complex 酵素基質複合体〔医学〕.
e. test 酵素検査〔医学〕.
e.-trace substance theory 酵素痕跡物説(痕跡物質が生体において著明な作用を示すのは酵素作用の仲介による).
e.-treated red cells 酵素処理血球〔医学〕.
e. worker's lung 酵素作業者肺〔医学〕.
enzymic antagonist 酵素拮抗〔物〕質.
en·zy·mol·o·gy [ènzaimάləʤi] 酵素学〔医学〕.
en·zy·mol·y·sis [ènzaimάlisis] 酵素性分解〔医学〕.
en·zy·mop·a·thy [ènzaimάpəθi] 酵素病〔医学〕.
en·zy·mo·pen·ic [ènzaiməpénik] 酵素活性の減少した，酵素欠乏〔性〕の〔医学〕.
en·zy·mo·priv·ic [ènzaiməprívik] 酵素欠乏性の.
en·zy·mo·sis [ènzaimóusis] 酵素性発酵〔医学〕.
en·zy·mo·ther·a·py [ènzaiməθérəpi] 酵素治療，酵素療法〔医学〕.
en·zy·mu·ria [ènzaimjú:riə] 酵素尿〔症〕〔医学〕.
EOG ① electro-oculography 眼電位図，電気眼球〔運動〕図記録〔法〕の略. ② electro-olfactogram 〔電気〕嗅電図の略. ③ ethylene oxide gas エチレンオキサイドガスの略.
eol·y·pyle, eol·i·pyle [iάlipail] (焼灼器を加熱するために用いたアルコール灯).
EOM eye ocular movement 眼球運動の略.
eo·nism [í:ənizəm] エオニズム(男性が女性の衣裳を装うこと. Charles Genevieve Louis Augusto Andre Timothee, Chevalier d'Eon de Beaumont (1728–1810)にちなむ)，= sexoesthetic inversion, transvestitism.
eo·sin(e) [í:əsin] エオシン(堅牢度は低いが鮮麗な緋赤色のフタレイン染料で，レーキ顔料または赤インキの原料となる). 形 eosinic, eosinophilic.
e. I bluish エオシンIブルーイッシュ 化 dibromodinitro fluorescein sodium $C_{20}H_6N_2O_9Br_2Na_2$ (緑色蛍光を放つ赤色粉末で羊毛の染料).
e.-methylene blue agar (EMB agar) エオシン・メチレンブルー寒天培地(ペプトン10g，二塩基性リン酸カリウム2gと寒天15gを水溶中で水1,000mLに溶解し，15分間沸騰した後100mLに分注し，滅菌後20%乳糖溶液5mL，2%エオシンY溶液2mL，0.5%メチレンブルー溶液2mLを加える. 腸内細菌科の細菌培養に用いる. Levine).
e. yellowish エオシン黄 化 tetrabromo fluorescein sodium $C_{20}H_6O_5Br_2Na_2$ (強緑色蛍光を放つ赤色結晶で染色に用いる)，= bromo-eosine, tetrabromofluorescein soluble.
eo·sin·o·blast [í:əsinəblæst] 好酸芽球，好エオシン芽細胞.
eo·sin·o·cyte [ì:əsínəsait] 好酸球〔医学〕，= acidocyte, eosinophil.
eos·i·nol [i:άsinɔ:l] エオシノール(エオシンのcarbolxylol 溶液). → Krajian rapid staining.
eo·sin·o·pe·nia [ì:əsinoupí:niə] 好酸球減少症，好酸球.
eo·sin·o·phil [ì:əsínəfil] 好酸球〔医学〕，好酸性

[医学].

e. adenoma 〔好〕エオシン細胞性腺腫(巨端症を伴う〔脳〕下垂体前葉腺腫で,主細胞は好エオシン性),≒ growth hormone-producing adenoma (成長ホルモン産生腺腫).

e. apoptosis 好酸球の自滅,好酸球のアポトーシス.

e. cationic protein (ECP) 好酸球由来陽性タンパク質,好酸球カチオン性タンパク.

e. chemotactic factor 好酸球走化因子 [医学].

e. chemotactic factor of anaphylaxis (ECF-A) アナフィラキシー好酸球遊走因子,アナフィラキシー好酸球走化因子(破壊した肥満細胞から放出される因子.分子量500〜600のペプチドタンパク).

e.-derived neurotoxin 好酸球由来神経毒 [医学],好酸球由来ニューロトキシン [医学].

e. diathesis 好酸球性素質(過敏性素質).

e. diluting fluid 好酸球計算用希釈液(① アセトン希釈液. ② Randolph プロピリングリコール希釈液. ③ Manners 尿素希釈液).

e. granule 好酸性顆粒.

e. peroxidase 好酸球ペルオキシダーゼ [医学].

eo·sin·o·phile [i:əsínəfil, -nəfail] ① 好酸性の. ② 好酸性白血球 [医学],好酸球(白血球の分類の一種で,細胞質内に酸性色素エオシンで赤橙色に染まる大きい顆粒を有する.抗原抗体反応に際して抗原抗体複合物を貪食する).

e. cell 好酸球 [医学].

e. chemotactic factor of anaphylaxis アナフィラキシー好酸球走化性因子 [医学].

e. granule 好酸性顆粒.

e. granuloma 好酸球性肉芽腫 [医学].

e. progranulocyte 前好酸球 [医学].

e. promoting factor 好酸球増加症促進因子 [医学].

eo·sin·o·phil·ia [ì:əsìnəfíliə] 好酸球増加〔症〕,= eosinophilic leucocytosis.

e.-myalgia syndrome 好酸球増多・筋痛症候群 [医学].

eo·sin·o·phil·ic [ì:əsìnəfílik] 好酸性 [医学].

e. adenoma 好酸性腺腫 [医学].

e. bronchitis 好酸球性気管支炎 [医学].

e. chemotactic factor of anaphylaxis アナフィラキシー好酸球化学走性因子 [医学].

e. cystitis 好酸球性膀胱炎(尿中に多数の好酸球排泄のあるもの).

e. diathesis 好酸球性素質 [医学].

e. encephalitis 好酸球性脳炎 [医学].

e. endomyocardial disease 好酸球性心内膜疾患.

e. erythroedema 好酸球性紅斑性水腫(レフレル症候群),= Löffer syndrome.

e. fasciitis 好酸球性筋膜炎 [医学](外傷後,または誘因なく,四肢対側性に皮下硬結が出現する.葉間結合織の強皮症様変化と筋膜の肥厚がみられ,末梢血の好酸球増多がある.シャルマン症候群),= Shulman syndrome.

e. gastroenteritis 好酸球性胃腸炎 [医学].

e. granuloma 好酸球(エオシン好)性肉芽腫 [医学],好酸球性〔骨〕肉芽腫,好酸球肉芽腫.

e. granuloma of skin 皮膚好酸性肉芽腫(皮膚の組織にエオシン嗜好性細胞が増殖し,網状織肉芽腫群に属する疾患で,組織肥満細胞の増殖を伴うことが多い.原因は不明であるが,形態学的分類には次の5型が認められている. ① 顔面慢性好酸性肉芽腫. ② 皮膚好酸性網状織肉芽腫. ③ 単純性皮膚好酸性網状織肉芽腫. ④ 天疱瘡様好酸性肉芽腫. ⑤ 多様性皮膚好酸性肉芽腫).

e. inclusion body 好酸性封入体 [医学].

e. index 好酸性指数 [医学].

e. leukemia 好酸球性白血病 [医学],= eosinophilocytic leukemia.

e. leukocyte 好酸球 [医学],= acidophil leukocyte.

e. lung 好酸球肺症.

e. lung disease 好酸球性肺疾患.

e. lymphfolliculoid granuloma 好酸球性リンパ濾胞様増殖性肉芽腫.

e. lymphfolliculosis 好酸性リンパ濾胞症 [医学],好酸球性リンパ小節症 [医学].

e. lymphoid granuloma 好酸性リンパ肉芽腫 [医学].

e. meningitis 好酸球性髄膜炎.

e. meningoencephalitis 好酸球性髄膜脳炎. → angiostrongyliasis cantonensis.

e. metamyelocyte 好酸性後骨髄球.

e. myelocyte 好酸性骨髄球 [医学].

e. myositis 好酸球性筋炎 [医学].

e. pituitary tumor 好酸球性下垂体腫瘍 [医学].

e. pneumonia (EP) 好酸球性肺炎 [医学].

e. pustular folliculitis 好酸球性膿疱性毛包(嚢)炎.

e. spongiosis 好酸球性海綿状態.

eosinophilopoietic lymphokine 好酸球産生性リンホカイン [医学].

eo·sin·o·phil·o·tac·tic [ì:əsìnoufìlətǽktik] 走好酸球性の,= eosinotactic.

eo·sin·o·phil·u·ria [ì:əsìnoufiljú:riə] 好酸球尿症(好酸球が尿中に存在すること).

eosinophyl chemotactic factor 好酸球走化因子.

eo·sin·or·rhex·i·cyte [ì:əsìnəréksisait] 破壊型好酸球(好酸球が崩壊するときにみられる中間型で,原形質が顆粒とともに芽出するもの). 形 eosinorrhexicytic.

eo·sin·or·rhex·i·cy·to·sis [ì:əsìnərèksisaitóusis] 破壊型好酸球増加症.

eo·sin·or·rhex·in [ì:əsìnəréksin] 好酸球破壊素.

eo·sin·or·rhex·is [ì:əsìnəréksis] 好酸球破壊. 形 eosinorrhetic.

eo·sin·o·tac·tic [ì:əsìnətǽktik] 走好酸球性の,= eosinophilotactic.

eo·sol·ate [i:ásəleit] エオソリン酸塩.

eo·sol·ic ac·id [ì:əsálik ǽsid] エオソリン酸 化 acetyl-creosote-trisulfonic acid.

eo·so·pho·bia [ì:əsoufóubiə] 天明恐怖症,夜明け恐怖.

eo·tax·in [i:outǽksən] エオタキシン(chemokine の CC サブファミリーのサイトカイン. 74 個のアミノ酸からなり,ケモカインの中でも強い好酸球走化性誘導活性や好酸球の脱顆粒誘導活性がある).

EP ①endogenous pyrogen 内因性発熱物質の略. ②eosinophilic pneumonia 好酸球性肺炎の略.

EPA ① eicosapentaenoic acid エイコサペンタエン酸の略. ② fibrinopeptide A フィブリノペプチド A の略.

ep·ac·me [epǽkmi] 症状悪化期. 形 epacmastic.

ep·ac·tal [epǽktəl] 過剰の,= supernumerary.

e. bone 縫合骨,間挿骨,縫間骨,= sutural bones, wormian b..

e. cartilages 間挿軟骨(鼻翼状軟骨の上部にある軟骨小結節).

e. ossicle 縫間骨,= wormian bone.

epamniotic cavity 外胎盤腔.

EPAP expiratory positive airway pressure 呼気時気道陽圧の略.

ep·ar·sal·gia [èpɑ:sǽlʤiə] 過労痛 [医学],= eparsalgia.

ep·ar·te·ri·al [èpɑ:tí:riəl] 動脈上の(肺動脈に対

する右気管支の位置を示す言葉).
e. bronchus 動脈上気管支(右上葉気管支のこと).
ep·ax·i·al [epǽksiəl] 軸上の.
EPB fibrinopeptide B フィブリノペプチド B の略.
EPBD endoscopic papillary balloon dilatation 内視鏡的乳頭バルーン拡張術の略.
EPC endothelial progenitor cell 血管内皮前駆細胞の略.
EPD ① eggs per day 1日当たりの排卵数の略. ② endoscopic papillary dilatation 内視鏡的十二指腸乳頭拡張術の略.
EPEC enteropathogenic *Escherichia coli* 腸管病原性大腸菌の略.
ep·en·ceph·a·lon [èpənséfəlɑn] ① 上脳(脊椎動物の後脳の背側前端にある突起). ② 小脳. 形 epencephalic.
ep·en·dop·a·thy [èpəndɑ́pəθi] 上衣疾病.
ep·en·dy·ma [epéndimə] [L/TA] ① 上衣, = ependyma [TA]. ②〔脳室の〕上衣(上衣神経膠芽細胞から分化したもので,脳室上皮,体腔上皮とも呼ばれていた), = ependyma layer, ependymal layer, e. ventriculorum. 形 ependymal.
ep·en·dy·mal [epéndiməl] 上衣の.
e. cell 上衣細胞(① 発育中の神経弓の上衣層にあるもの. ② 脳脊髄中心管の内面にある膠細胞).
e. cyst 上衣性嚢胞(脳室腔の).
e. glioma 上衣〔神経〕膠腫(第四脳室に発生する).
e. layer 上衣層(原始神経管内壁の内層で,胚芽層を含有する).
e. spongioblast 上衣神経膠芽細胞(上衣芽細胞腫となる).
e. zone 脳室上衣帯(胚子の神経管の内層で脳室上衣細胞と未分化増殖細胞がある部分).
ep·en·dy·mi·tis [epèndimáitis] 〔脳室〕上衣炎 [医学].
ep·en·dy·mo·blast [epéndiməblæst] 〔脳室〕上衣芽細胞 [医学].
ep·en·dy·mo·blas·to·ma [epèndimoublæstóumə] 〔脳室〕上衣芽〔細胞〕腫 [医学] (上衣神経膠芽細胞の増殖による腫瘍).
ep·en·dy·mo·cyte [epéndiməsait] 〔脳室〕上衣細胞 [医学].
ep·en·dy·mo·ma [epèndimóumə] 〔脳室〕上衣〔細胞〕腫 [医学] (上衣細胞の増殖による).
ep·en·dy·mop·a·thy [epèndimɑ́pəθi]〔脳室〕上衣疾患, = ependopathy.
ep·er·sal·gia [èpə:sǽlʤiə] 過労痛, = eparsalgia.
Ep·e·ryth·ro·zo·on [èpiriθrouzóuən] エペリスロゾーン属(旧称. 現在では *Mycoplasma* 属に分類される).
E. ovis (ヒツジを侵す菌), = *Mycoplasma ovis*.
E. suis (ブタに感染する), = *Mycoplasma suis*.
E. wenyonii (家畜エペリスロゾーン感染症の病原体), = *Mycoplasma wenyonii*.
ep·e·ryth·ro·zo·on·o·sis [èpiriθrouzòuənóusis] エペリスロゾーン症(エペリスロゾーン属 *Eperythrozoon* による感染症).
EPFPD eggs per female per day 雌1隻の1日当たりの総産卵数の略.
EPG eggs per gram 糞便1g当たりの虫卵数の略.
EPGPF eggs per gram per female 雌1隻の糞便1g当たりの虫卵数の略.
EPH episodic paroxysmal hemicrania 反復発作性片側性頭痛の略.
eph·apse [ifǽps, éfæps] エファプス(2個以上の神経細胞突起が典型的なシナプスを形成せずに結合する場所).
eph·ap·sis [ifǽpsis] エファプシス,人工接触伝導(電気により刺激された神経線維で,神経接合部以外の部位から直接隣接する神経線維へ興奮が伝導されること). 形 ephaptic.
eph·ap·tic [ifǽptik] エファプシスの.
e. conduction 接触伝導(人工的に電気を通じて刺激された神経線維が,接近した他の線維を接触により興奮させること).
ep·har·mo·ny [ephɑ́:məni] 完全調和(環境と構造との関係が順調であること).
eph·e·bi·at·rics [ifi:biǽtriks] 青年期医学.
eph·e·bic [ifí:bik] 青春の,若年の.
eph·e·bo·gen·e·sis [ifi:bəʤénisis] 青春期体型変化. 形 ephebogenic.
eph·e·bol·o·gy [ifi:bɑ́ləʤi] 思春期学.
E·phed·ra [ifédrə] マオウ[麻黄]属(マオウ科の一属で,中国産の *E. sinica* や,*E. distachya* などの地上茎を乾燥したものにはアルカロイド ephedrine を含む).
ephedra herb マオウ[麻黄](*Ephedra sinica* または同属植物の地上茎. エフェドリンの原料となる. 漢方では鎮咳,発汗,解熱,利尿に用いられる).
e·phed·ri·na [ìfədrí:nə] エフェドリン, = ephedrine.
e. hydrochloridum 塩酸エフェドリン.
e. sicca 無水エフェドリン, = anhydrous ephedrine.
e. sulfas 硫酸エフェドリン.
e·phed·rine [éfədri:n, ifé–] エフェドリン 化 1-phenyl-2-methylaminopropanol $C_{10}H_{15}NO$ (長井長義によりマオウから発見されたアルカロイドで,エピネフリンと同様の作用を示し,気管支拡張薬として用いる), = bendrine, fedrin.
e. bitartrate 重酒石酸エフェドリン(点眼薬として用いる).
e. hydrochloride エフェドリン塩酸塩 化 (1*R*, 2*S*)-2-methylamino-1-phenylpropan-1-ol monohydrochloride $C_{10}H_{15}NO \cdot HCl$: 201.69 (塩酸エフェドリン. フェネチルアミン系交感神経興奮薬. アドレナリン α および β 受容体への直接作用と共に交感神経節後神経からのノルエピネフリン遊離を増強することにより局所血管収縮,気管支拡張,鎮咳,血圧上昇作用を持つ).

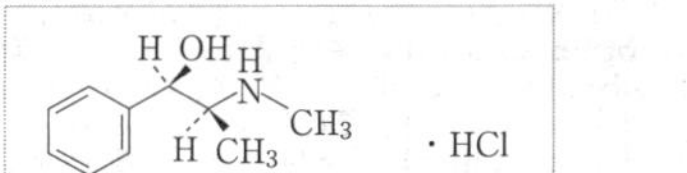

e. spray エフェドリン噴霧薬, = nebula ephedrinae.
e. sulfate 硫酸エフェドリン $(C_{10}H_{16}NO)_2H_2SO_4$.
e·phel·i·des [ifélidi:z] 雀卵斑 [医学] (そばかす), = freckles.
e·phe·lis [ifí:lis] 雀卵斑(そばかす. ephelides の単数).
e·phem·era bri·tan·nica [ifémərə britǽnikə] 粟粒疹熱(多汗と汗疹を特徴とする感染症), = miliary fever.
e·phem·er·al [ifémərəl] 一過性の,一時期性の(短期または暫時の意味をいう).
e. fever 一過性熱 [医学],一時熱,一日熱,一過熱, = stiff sickness.
e. fever of cattle ウシの流行熱(ラブドウイルスによって引き起こされる急性熱病. 強直および跛行を特徴とする).
e. fever virus 一日熱ウイルス.
e. pneumonia 一過性肺炎 [医学].
Eph·e·mer·i·dae [èfəméridi:] モンカゲロウ[紋

蜉蝣］科.

eph·e·mer·i·dal ［èfəméridəl］ カゲロウの.

e.-larva カゲロウ幼虫.

E·phe·mer·op·te·ra ［ifèmərɔ́ptərə］ カゲロウ［蜉蝣］目.

e·phen·a·mine ［efénəmin］ エフェナミン ㊗ *l*-*N*-methyl-1,2-diphenyl-2-hydroxyethylamine.

e. penicillin エフェナミンペニシリン（ペニシリンGのエフェナミン塩），= compennamine.

e·phet·on·al ［ifétənəl］ エフェトナール ㊗ 1-*p*-aminophenyl-1-hydroxy-2-methylaminopropane hydrochloride $NH_2C_6H_4CHOHCH(CH_3)NHCH_3$-HCl（遊離塩基は白色結晶）.

eph·i·dro·sis ［èfidróusis］ 多汗症，= excessive sweating, hyperidrosis.

e. cruenta 血汗症，= bloody sweat.

e. tincta 色汗症，= colored sweat.

e·phip·pi·um ［efípiəm］ ① トルコ鞍，= sella turcica. ② 卵殻包.

Ephrussi-Beadle so·lu·tion ［efrʌ́si bí:dl səl(j)ú:ʃən］ エフルッシ・ビードル液（NaCl0.75, KCl0.035, $CaCl_2$0.021, $NaHCO_3$0.002 を含む生理的溶液で，ショウジョウバエに用いる）.

E·phy·dri·dae ［ifíridi:］ ミギワバエ科.

e·phy·ra ［éfirə, ifái-］ エフィラ幼生（横分裂により発生するクラゲの発生期で，ギリシャ Ephyra 海の水精の意味）.

EPI echo planar imaging 超高速撮像の略.

ep(i)- ［ep(i)］ ① 上の，または上方の意味を表す接頭語. ② 化合物については置換基の位置を示す接頭語.

ep·i·an·dros·ter·one ［èpiændrástəroun］ エピアンドロステロン.

epiaxial part 軸上部［医学］.

ep·i·blast ［épiblæst］ 外胚葉. ↔ hypoblast.

ep·i·blas·tic ［èpiblǽstik］ 原外胚葉の，外胚葉の.

ep·i·blas·to·trop·ic ［èpiblæstətrápik］ 向胚盤葉上葉の.

e. reaction 外胚葉親和性反応（イチゴ腫においてみられるので，梅毒における全胚葉性に対立する現象）. ↔ panblastotropic reaction.

ep·i·bleph·a·ron ［èpibléfərɑn］ 眼瞼贅皮［医学］（下眼瞼皮膚にヒダがあり，睫毛が内側に向く）.

epibolic gastrula 被包腸胚.

e·pib·o·ly ［ipíbəli］ 被包（被覆ともいう. 原腸形式の際に円胚葉が外胚葉に包まれること）.

ep·i·bran·chi·al ［èpibrǽŋkiəl］ 鰓上の.

e. groove 鰓上溝.

e. placode 鰓上板.

e. segment 鰓上節（茎状舌骨弓の一節で，茎状靱帯に発育する）.

ep·i·bul·bar ［èpibʌ́lbɑr］ 眼球上の.

e. carcinoma 上眼球癌.

e. sarcoma 眼球上肉腫.

epicanthal fold 内眼角贅皮（内眥贅皮），蒙古ヒダ，= epicanthine fold, epicanthus.

ep·i·can·thus ［èpikǽnθəs］ 内眼角ぜい（贅）皮［医学］（鎌状皮膚ヒダ，モンゴル人ヒダ），= epicanthal fold, epicanthine f..

ep·i·car·dia ［èpiká:diə］ 噴門上部［医学］（噴門から食道裂口までの部分）.

epicardial electrode 心筋電極［医学］.

epicardial fat pad sign 心外膜下脂肪徴候［医学］.

epicardial lead 心筋リード［医学］.

ep·i·car·di·ec·to·my ［èpikà:diéktəmi］ 心外膜切除術（冠状動脈の障害により心筋循環が阻害されたときに行う手術で，心外膜から血管を移行させる）.

ep·i·car·di·ol·y·sis ［èpikà:diɑ́lisis］ 心外膜剥離術（心筋との癒着を剥離する）.

ep·i·car·di·um ［èpiká:diəm］ [L/TA] 心外膜（弾力線維と多少の脂肪細胞を含む結合組織からなる），= epicardium [TA]. 形 epicardial.

ep·i·cau·ma ［èpikɔ́:mə］ エピコーマ（眼の潰瘍または火傷）.

ep·i·cele ［épisi:l］ 第四脳室，= epicoelia.

ep·i·ce·re·bral ［èpiséribrəl, -sirí:-］ 脳外の.

e. lymph tract 脳膜リンパ路（軟膜と大脳との間にあるリンパ管）.

e. space 脳髄膜外腔，脳外隙（脳実質と軟膜との間隙）.

ep·i·chi·tos·a·mine ［èpikaitɑ́səmin］ エピキトサミン（マンノースを含有するグルコースアミンの相似体），= epiglucosamine.

epicholedochal arterial plexus 胆管周囲動脈叢［医学］.

ep·i·chor·dal ［èpikɔ́:dəl］ 脊索背側の.

e. encephalon 脊索後方に位置する脳.

ep·i·cho·ri·on ［èpikɔ́:riən］ 反転脱落膜（受精卵を包む子宮粘膜），= decidua capsularis.

ep·i·coe·lia ［èpisí:liə］ 第四脳室，= epicele.

ep·i·coe·lo·ma ［èpisi:lóumə］ エピセロマ（脊索に最も隣接する体腔）.

ep·i·col·ic ［èpikɑ́lik］ 腸上の.

e·pic·o·mus ［əpíkəməs］ 頭頂結合双胎奇形，= craniopagus parasiticus.

ep·i·con·dy·lal·gia ［èpikɑ̀ndilǽlʤiə］ 上顆痛.

ep·i·con·dy·lar ［èpikɑ́ndilər］ 顆上の［医学］.

e. fracture 顆上骨折［医学］，顆部骨折.

ep·i·con·dyle ［èpikɑ́ndail］ [TA] 上顆，= epicondylus [L/TA]. 形 epicondylar, epicondylian, epicondylic.

ep·i·con·dy·li ［èpikɑ́ndilai］ 上顆（epicondylus の複数）.

ep·i·con·dyl·i·an ［èpikɑndíliən］ 上顆の，= epicondylic.

ep·i·con·dyl·ic ［èpikɑndílik］ 上顆の，= epicondilian.

e. ridge 顆上隆線（顆から発する上腕骨の隆線）.

ep·i·con·dy·li·tis ［èpikɑ̀ndiláitis］ 上顆炎，= tennis elbow.

ep·i·con·dy·lus ［èpikɑ́ndiləs］ [L/TA] 上顆，= epicondyle [TA]. 複 epicondyli.

e. fibularis 腓骨上顆.

e. lateralis [L/TA] 外側上顆，= lateral epicondyle [TA].

e. medialis [L/TA] 内側上顆，= medial epicondyle [TA].

e. radialis 橈骨上顆.

e. ulnaris 尺骨上顆.

ep·i·cone ［èpikoun］ 上錐体.

ep·i·cor·a·coid ［èpikɔ́:rəkɔid］ 烏口突起上の.

ep·i·cor·ne·a·scle·ri·tis ［èpikɔ̀:niəskliəráitis］ 慢性強膜角膜炎.

epi·co·tyl ［epíkətil］ 上胚軸（植物の）.

epicranial aponeurosis [TA] 帽状腱膜，= galea aponeurotica [L/TA], aponeurosis epicranialis [L/TA].

epicranial muscle 頭蓋表筋.

ep·i·cra·ni·um ［èpikréiniəm］ 頭蓋外被［医学］，= galea capitis, scalp.

ep·i·cra·ni·us ［èpikréiniəs］ [TA] 頭蓋表筋，= musculus epicranius [L/TA].

ep·i·cri·sis ［èpikráisis］ ① 二次性分利. ② 分利後症状検討.

ep·i·crit·ic ［èpikrítik］ 判別性の，精密弁別の［医学］，断定的の（温度または触覚に対する，鋭敏かつ正確な識別を行う皮膚の感覚機能について，H. Head が protopathic 原始感覚と区別するために提唱した術語).

e. sensation 識別感覚〔医学〕，判別感覚.

e. sense 判別感覚.

e. sensibility 判別感覚(微妙な外因性感覚(触覚，温度覚)を区別し得るもので，原始感覚と区別するために Head が用いた語). ↔ protopathic sensibility.

ep·i·cur·ism [épikjurizəm] 快楽主義，食道楽，= epicureanism.

ep·i·cy·e·sis [èpisaiíːsis] 複妊娠，複胎.

ep·i·cys·ti·tis [èpisistáitis] 膀胱上組織炎〔医学〕.

ep·i·cys·tot·o·my [èpisistátəmi] 高位膀胱切開〔術〕，〔膀胱〕高位切開術〔医学〕(恥骨上膀胱切開)，= suprapubic cystotomy.

ep·i·cyte [épisait] ① 細胞外層部. ② 上皮. ③ 原虫の保護膜.

ep·i·cy·to·ma [èpisaitóumə] 上皮腫(悪性)，= epithelial-cell carcinoma，malignant epithelioma.

ep·i·de·mia [èpidíːmiə] 流行病〔医学〕.

ep·i·dem·ic [èpidémik] 流行，流行期，流行の，流行性〔医学〕.

e. bronchitis 流行性気管支炎，= bronchial influenza.

e. catarrh 流行性カタル〔医学〕，流行性感冒，= influenza，grip.

e. catarrhal fever 流行性カタル熱(インフルエンザのこと).

e. cerebrospinal meningitis 流行性脳脊髄膜炎〔医学〕(髄膜炎菌の感染による).

e. cholera 流行性コレラ〔医学〕.

e. chorea 流行性舞踏病.

e. conjunctivitis 流行性結膜炎〔医学〕.

e. constitution 流行病性組成(空気の成分が流行病を換起しやすいこと).

e. diaphragmatic pleurodynia 流行性横隔膜性胸膜痛(流行性筋痛).

e. diarrhea 流行性下痢〔症〕〔医学〕，伝染性下痢〔症〕〔医学〕.

e. diarrhea of infant mice 流行性マウス幼仔下痢〔症〕〔医学〕.

e. diarrhea of newborn 新生児流行性下痢症〔医学〕(産院において流行する新生児の腸炎).

e. disease 流行性疾患〔医学〕，流行病.

e. dropsy 流行性水腫(メキシコ産アルゲモン油の中毒症)，= famine dropsy，mustard oil poisoning.

e. dysentery 流行性赤痢.

e. encephalitis 流行性脳炎〔医学〕(倦怠，昏睡が著明な症状で，筋肉の進行性衰弱および脳神経麻痺が起こる．病型としては，① A 型または Economo 型，② B 型または日本型，③ C 型またはセントルイス型，④ Erro incognitus によるオーストラリア X 型および ⑤ Erro sylvestris によるロシア森林型が区別される).

e. enteritis 流行性腸炎(ウイルス病の一つ)，= epidemic diarrhea.

e. erythema 流行性紅斑，= erythredema polyneuroparth.

e. exanthem 伝染性発疹症.

e. factor filth 流行の要因汚物〔医学〕.

e. factor sanitary condition 流行病衛生状態〔医学〕.

e. gangrene 流行性脱疽，= ergotism.

e. gangrenous proctitis 流行性壊疽性直腸炎(南太平洋諸島にみられる疾患で，急激な直腸肛門部の潰瘍を起こし，発熱，血便，極度の衰弱をきたす)，= carib，icho.

e. gastroenteritis 流行性胃腸炎.

e. graft 表皮植皮〔医学〕.

e. hemoglobinuria 流行性血色素尿症(ウインケル病)，= maladie bronzée，Winckel disease.

e. hemoglobinuria of cattle 流行性家畜血色素尿症(*Neisseria* の感染による).

e. hemorrhagic conjunctivitis 流行性出血性結膜炎〔医学〕.

e. hemorrhagic fever 流行性出血熱〔医学〕(1938年，中国東北部に流行したウイルス出血熱で，発熱，出血傾向，腎障害を特徴とする．Korean hemorrhagic fever (韓国)，nephropathia epidemica (北欧)，hemorrhagic nephrosonephritis (ロシア) などいずれも同一あるいは類似疾患で，現在これらは hemorrhagic fever with renal syndrome (HFRS) 腎症候性出血熱と総称され，Hantaan virus による感染症でネズミによって媒介される).

e. hemorrhagic nephrosonephritis 流行性出血性腎症性腎炎〔医学〕，= epidemic hemorrhagic fever.

e. hepatitis 伝染性肝炎〔医学〕，流行性肝炎〔医学〕，= infectious hepatitis.

e. hiccup 流行性吃逆(インフルエンザにしばしば起こる症状).

e. hysteria 集団ヒステリー，= epidemic conversion，mass hysteria.

e. icterus 流行〔性〕黄疸〔医学〕.

e. index 流行指標〔医学〕.

e. infantile paralysis 流行性小児麻痺〔医学〕.

e. infectious conjunctivitis 流行性伝染性結膜炎(epidemickeratoconjunctivitis，trachoma などをいう).

e. jaundice 流行性黄疸(伝染性肝炎).

e. keratoconjunctivitis 流行性角結膜炎〔医学〕.

e. louse-borne typhus 流行性シラミ媒介〔性〕発疹チフス(リケッチア類による感染症の総称).

e. myalgia 流行性筋痛症，流行性内膜痛，流行性筋〔肉〕痛〔医学〕(流行性胸膜痛ともいうコクサッキーB群ウイルスにより起こる)，= Bornholm disease，epidemic diaphragmatic pleurodynia.

e. myalgic encephalomyelitis 流行性筋痛性脳脊髄炎.

e. myositis 流行性筋炎，= Bornholm disease.

e. nephrosonephritis 流行性腎症性腎炎(流行性出血熱，極東出血熱)，= epidemic hemorrhagic fever.

e. neuromyasthenia 流行性神経筋無力症.

e. outbreak 集団発生〔医学〕.

e. parotitis 流行性耳下腺炎〔医学〕(ムンプスウイルスによる疾患で，耳下腺の腫脹，発熱などをきたす．おたふくかぜとも呼ばれる)，= mumps，parotitis epidemica.

e. parotitis vaccine 流行性耳下腺炎生ワクチン，= live mumps vaccine.

e. pleurodynia 流行性筋痛症，流行性胸膜痛〔医学〕(コクサッキーウイルスB群による疾患で，発熱と筋肉痛をきたす)，= Bornholm disease，devil's grip，epidemic diaphragmatic pleurodynia，epidemic myalgia，epidemic myositis.

e. poliomyelitis 流行性灰白髄炎，= Heine-Medin disease.

e. polyarthritis 流行性多発関節炎.

e. prevalence 流行的発生.

e. roseola 流行性バラ疹(風疹)，= rubella.

e. stomatitis 流行性口内炎〔医学〕.

e. tetany 流行性テタニー，= rheumatic tetany.

e. tremor 流行性振戦.

e. typhus 〔流行性〕発疹チフス(*Rickettsia prowazekii* による疾患で，悪寒，発熱などから発病し，バラ疹が全身に広がり出血斑へと進行する．意識障害や頻脈，血圧異常などを発症する)，= classic typhus,

louse-borne typhus.
e. typhus vaccine 発疹チフスワクチン(抗原性の高い流行性発疹チフス菌 *Rickettsia prowazekii* を発育中の鶏卵黄の上で培養したものからつくったホルマリン不活化ワクチン), = typhus vaccine, vaccinum typhosum epidemicum.
e. urticaria 流行性じんま疹〔医学〕(ケムシの刺咬によるもの).
e. vertigo 流行性めまい, = epidemic nausea.
e. viral gastroenteritis 流行性ウイルス性胃腸炎(急性感染性胃腸炎で, 食欲不振, 嘔吐, 筋痛, 悪寒および倦怠を特徴とするが, 経過は2～3日で, Gordon などはウイルスが病原体であることを証明し, 新生児の流行性下痢症 epidemic diarrhea of newborn および小児の多向性小腸炎 polytropous enteronitis との関連も考えられる), = acute infectious gastroenteritis, winter-vomiting disease.
e. vomiting 流行性嘔吐症.
e. wave 流行波型.
e. winter vomiting 流行性冬季嘔吐症(ウイルス性疾患).
ep·i·de·mic·i·ty [èpidimísiti] 流行性.
ep·i·de·mi·og·ra·phy [èpidì:miágrəfi] 疫病論, 疫学論.
epidemiologic genetics 疫学遺伝学.
epidemiologic method 疫学的研究法〔医学〕.
ep·i·de·mi·o·log·i·cal [èpidì:miláʤikəl] 疫学〔的〕の〔医学〕.
e. gradient 疫学〔的〕勾配〔医学〕.
e. index 疫学指標〔医学〕.
e. model 疫学モデル〔医学〕.
e. research 疫学研究.
e. study 疫学調査.
e. survey 疫学調査〔医学〕.
ep·i·de·mi·ol·o·gist [èpidì:miáləʤist] 疫学者.
ep·i·de·mi·ol·o·gy [èpidì:miáləʤi] 疫学〔医学〕, 流行病学(人間集団を対象とし, 人間の健康およびその異常の原因を宿主・病因・環境の面から包括的に検討する学問).
ep·i·derm [épidə:m] 表皮〔医学〕, = epidermis, epiderma.
ep·i·der·mal [èpidə́:məl] 表皮の, 表皮性〔医学〕, 表面の.
e. appendage 表皮(皮膚)付属器〔医学〕.
e. atrophy 表皮萎縮.
e. burn 表皮熱傷.
e. cancer 表皮癌.
e. cell 表面細胞.
e. cyst 表皮嚢胞〔医学〕.
e. cyst of sole 足底表皮嚢腫.
e. dendritic cell 表皮樹状細胞.
e.-dermal junction 表皮真皮接合部.
e. ectoderm 表皮外胚葉.
e. gland 皮腺.
e. graft 表皮植皮術.
e. growth factor (EGF) 表皮成長因子〔医学〕, 上皮細胞成長因子〔医学〕, 上皮増殖因子(雄マウスの下顎腺から分離された耐熱性抗原性タンパク).
e. growth factor receptor (EGFR) 上皮成長因子レセプター(受容体), 表皮増殖因子レセプター, EGF レセプター(分子量 17,000 のタンパク質で, 上皮成長因子(EGF)と結合するとチロシンキナーゼが活性化され, チロシンをリン酸化させる).
e. horny layer 表皮角質層〔医学〕.
e. lipoidosis 上皮類脂症(上皮およびその付属器, 特に毛包などにおける脂肪代謝異常. Sutton).
e.-melanin unit 表皮メラニン単位.
e. nevus 表皮母斑〔医学〕, 硬母斑, 疣状母斑.
e. nevus syndrome 表皮母斑症候群(表皮母斑に精神神経症状, 骨病変, 眼病変などが合併しているもの).
e. organs 表皮性器官.
e. rete 表皮網, = rete mucosum.
e. rhabdoid 皮性桿状小体.
e. ridge 表皮隆線〔医学〕.
e. ridge count 皮膚隆線数.
e. structure 表皮構造.
e. system 表皮系.
e. tissue 表皮組織.
ep·i·der·mal·ler·go·sis [èpidə:mælə:góusis] 表皮敏感症, 表皮アレルギー症(湿疹のようなアレルギー性症状を特徴とする表皮疾患の皮膚性状).
ep·i·der·ma·to·my·co·sis [èpidə:mətoumaikóusis] 表皮糸状菌症, = dermatomycosis, epidermomycosis.
ep·i·der·mat·o·plasty [èpidə:mǽtəplæ̀sti] 表皮移植術.
ep·i·der·mic [èpidə́:mik] 表皮の, 表皮性〔医学〕, = epidermal, epidermatic, epidermatous.
e. cell 表皮細胞.
e.-dermic nevus 表皮真皮母斑.
e. graft 表皮移植.
e. method 表皮〔療〕法(表皮に薬剤を塗布して全身的効果を得る方法).
e. tissue 表皮組織〔医学〕.
ep·i·der·mic·u·la [èpidə:míkjulə] 小表皮(毛を覆うような菲薄な膜).
ep·i·der·mi·dal·i·za·tion [èpidə:midəlizéiʃən] 表皮化生〔医学〕(柱状細胞から重層上皮が化生すること).
ep·i·der·mi·dol·y·sis [èpidə:midálisis] 表皮剥離, = epidermolysis.
ep·i·der·mi·do·sis [èpidə:midóusis] 表皮症, = epidermosis.
ep·i·der·min [èpidə́:min] ① エピデルミン(表皮に存在する皮膚タンパク質で, 凝固により硬化して角質をつくるもの). ② 表皮庇護膏薬.
ep·i·der·mis [èpidə́:mis] [L/TA] ① 表皮(皮膚のもっとも外表面にある組織で, 角質層, 淡明層, 顆粒層, 有棘細胞層, 基底細胞層からなる), = epidermis [TA]. ② 周皮, = pellicula. 複 epidermides. 形 epidermal.
ep·i·der·mi·tis [èpidə:máitis] 表皮炎〔医学〕.
ep·i·der·mi·za·tion [èpidə:mizéiʃən] ① 表皮化. ② 植皮.
epidermo- [epidə:mou, -mə] 表皮との関係を表す接頭語.
ep·i·der·mo·dys·pla·sia [èpidə:moudispléiziə] 表皮発育異常.
e. verruciformis 疣贅状表皮発育異常症, = Lewandowsky-Luty disease.
ep·i·der·moid [èpidə́:mɔid] ① 類表皮の, 類表皮性〔医学〕, 表皮細胞の. ② 類表皮腫, = atheroma.
e. cancer 類表皮癌.
e. carcinoma 類上皮癌〔医学〕, 扁平上皮癌, 類表皮癌, 類癌.
e. cyst 類皮嚢腫〔医学〕, 類表皮嚢胞, 類表〔上〕皮嚢腫(先天性組織形成異常により表皮下に迷入した表皮組織が嚢腫をつくったもの).
ep·i·der·mol·y·sins [èpidə:málisinz] 表皮溶解物質〔医学〕.
ep·i·der·mol·y·sis [èpidə:málisis] 表皮剥離.
e. acquisita 後天性表皮剥離症.
e. bullosa 表皮水疱症〔医学〕, = acantholysis bullosa, Goldscheider disease.
e. bullosa acquisita 後天性表皮水疱症.

e. bullosa dystrophica 栄養障害型表皮水疱症.
e. bullosa hereditaria 遺伝性表皮水疱症〔医学〕, 先天性表皮水疱症, = pemphigus hereditarius.
e. bullosa hereditaria dystrophia 栄養障害型表皮水疱症.
e. bullosa hereditaria simplex 単純型表皮水疱症.
e. bullosa lethalis 致死型表皮水疱症.
epidermolytic hyperkeratosis 表皮剥離性角質増殖〔症〕, 表皮剥離性角化症.
epidermolytic toxin 表皮溶解性毒素〔医学〕.
ep·i·der·mo·my·co·sis [epidə:moumaikóusis] 表皮真菌症〔医学〕, = dermatomycosis, epidermatomycosis.
e. inguinalis 真菌性間擦疹.
ep·i·der·mo·phyt·ia [èpidə:məfíʃiə] 表皮糸状菌症, 表皮菌性白癬(せん)〔医学〕.
e. inguinalis 鼡径表皮糸状菌症.
ep·i·der·moph·y·tid [èpidə:máfitid] 表皮糸状菌性皮疹(表皮糸状菌 *Epidermophyton floccosum* の感染による皮疹).
ep·i·der·moph·y·tin [èpidə:máfitin] 表皮糸状菌ワクチン(*Epidermophyton* の培養からつくったワクチンで表皮菌症の予防に用いる).
Ep·i·der·moph·y·ton [èpidə:máfitɑn] 表皮〔糸状〕菌属, エピデルモフィトン属(皮膚糸状菌の一種. 培養は帯緑黄色, 放射状溝をつくり, 棍棒状の大分生子形成が特徴).
ep·i·der·mo·phy·to·sis [èpidə:moufaitóusis] 表皮糸状菌症, 皮膚糸状菌症〔医学〕.
e. cruris 下腿表皮糸状菌症, = Dhobie itch, eczema marginatum, tinea axillaris, tinea cruris, tinea inguinalis, tinea tropicalis, washer-woman's itch.
e. interdigitale 指趾間表皮糸状菌症.
e. of foot 足表皮糸状菌症, = Cantlie foot tetter.
ep·i·der·mo·sis [èpidə:móusis] 表皮腫症〔医学〕, = epidermidosis.
ep·i·der·mo·tec·to·gram [èpidə:mətéktəgræm] (皮疹の切線片を鏡検する検査法), = epidermotectoscopy.
epidermotropic carcinoma 表皮向性癌.
ep·i·der·mot·ro·pism [èpidə:mátrəpizəm] 表皮向性, 表皮親和性.
ep·i·de·sis [èpidí:sis] ① 包帯. ② 結紮.
ep·i·di·a·scope [èpidáiəskoup] 実体映写鏡.
ep·i·did·y·mal [èpidídiməl] 精巣上体の, 副睾丸の.
e. branches (♂) [TA] 精巣上体枝, = rami epididymales (♂) [L/TA].
e. cyst 精巣上体嚢胞〔医学〕.
e. duct 精巣上体管, = ductus epididymis.
ep·i·did·y·mec·to·my [èpidìdiméktəmi] 精巣上体切除術, 副睾丸切除術, 精巣上体(副睾丸)摘出〔術〕〔医学〕, 睾上体摘除術.
ep·i·did·y·mi·dec·to·my [èpidìdimaidéktəmi] 精巣上体切除術, 副睾丸切除術, 睾上体摘除術, = epididymectomy.
ep·i·did·y·mis [èpidídimis] [L/TA] 精巣上体(睾上体(解剖), 副睾丸(臨床慣用語)), = epididymis [TA]. 複 epididymides.
ep·i·did·y·mi·tis [èpidìdimáitis] 精巣上体炎〔医学〕, 副睾丸炎〔医学〕.
e. syphilitica 梅毒性精巣上体炎(副睾丸梅毒).
epididym(o)- [epididim(ou), -m(ə)] 精巣上体(副睾丸, 睾上体)との関係を表す接頭語.
ep·i·did·y·mo·def·er·en·tec·to·my [èpidìdimoudèfərentéktəmi] 精巣上体(副睾丸)精管切除〔術〕〔医学〕.
ep·i·did·ymo-or·chi·tis [èpidídimo ɔ:káitis] 精巣・精巣上体炎.
ep·i·did·y·mot·o·my [èpidìdimátəmi] 精巣上体(副睾丸)切開〔術〕〔医学〕.
ep·i·did·y·mo·vas·ec·to·my [èpidìdimouvæséktəmi] 精巣上体(副睾丸)精管切除〔術〕〔医学〕.
ep·i·did·y·mo·vas·os·to·my [èpidìdimouvæsástəmi] 精巣上体(副睾丸)精管吻合〔術〕〔医学〕.
ep·i·did·y·mo·ve·sic·u·lec·to·my [èpidìdimouvəsìkjuléktəmi] 精巣上体(副睾丸)精嚢切除〔術〕〔医学〕.
ep·i·drome [épidroum] 充血.
ep·i·du·ral [èpidjú:rəl] 硬膜外(上)の〔医学〕.
e. abscess 硬膜外膿瘍(脳脊髄の)〔医学〕.
e. analgesia 硬膜外麻酔(鎮痛).
e. anesthesia 硬膜外麻酔〔法〕〔医学〕, = extradural anesthesia.
e. ascending spinal paralysis 硬膜外上行性脊髄麻痺(硬膜の炎症で, 髄膜クモ膜静脈の血栓症を伴い背, 胸, 下肢の疼痛, 麻痺, 感覚障害, 失禁などの症状を発現する), = Spiller syndrome.
e. bleeding 硬膜外出血〔医学〕.
e. block 硬膜外ブロック, = epidural anesthesia.
e. cavity 硬膜上腔〔医学〕.
e. empyema 硬膜外蓄膿〔医学〕.
e. hematoma 硬膜外(上)血腫〔医学〕.
e. hematoma in posterior cranial fossa 後頭蓋窩硬膜外血腫.
e. hemorrhage 硬膜外(上)出血〔医学〕.
e. injection 硬膜外注射〔医学〕, = epidural infusion.
e. meningitis 硬膜外髄膜炎.
e. morphine 微量モルヒネ硬膜外注入法.
e. pachymeningitis 硬膜外硬〔髄〕膜炎.
e. pressure (EDP) 硬膜外圧.
e. space 脊髄硬膜外腔, 硬膜外(上)腔〔医学〕.
ep·i·du·rog·ra·phy [èpidju:rágrəfi] 硬膜外造影〔法〕.
ep·i·es·tri·ol [èpiéstriəl] エピエストリオール.
ep·i·fas·cial [èpifǽʃiəl] 筋膜上の.
e. injection 筋膜上注射.
ep·i·fol·li·cu·li·tis [èpifəlìkjuláitis] 毛嚢周囲炎(頭部の). → folliculitis.
Ep·i·ga·ea [èpidʒí:ə] イワナシ属(ツツジ科の一属. *E. repens* (trailing arbutus, mayflower)は利尿薬).
epig·a·mous [əpígəməs] 受胎後の(受胎後の発育環境により胚子の性決定が影響されるという説についていう).
ep·i·gas·ter [èpigǽstər] 後腸(結腸を形成する胚構造), = hind-gut.
ep·i·gas·tral·gia [èpigæstrǽldʒiə] 心窩部痛〔医学〕, 上腹部痛(消化性潰瘍に多い).
ep·i·gas·tric [èpigǽstrik] 心窩部の〔医学〕.
e. angle 上腹角(剣状突起と胸骨体との角).
e. artery 腹壁動脈〔医学〕.
e. aura 上腹部前兆(ヒステリー発作の).
e. distress 上腹部不快感〔医学〕, 胃部不快感.
e. fold [TA] ① 外側臍ヒダ*, = plica epigastrica [L/TA]. ② 上腹部ヒダ, 心窩部ヒダ.
e. fossa [TA] ① 上胃部, = regio epigastrica [L/TA], fossa epigastrica [L/TA]. ② 上腹窩(みずおち). ③ 尿嚢窩. ④ 胃窩.
e. hernia 上腹壁ヘルニア〔医学〕.
e. midline incision 上腹部正中切開〔医学〕.
e. nodes 腹壁リンパ節〔医学〕.
e. pain 心窩部痛.
e. plexus 上腹神経叢, = celiac plexus.
e. pulsation 心窩部拍動〔医学〕.
e. pulse 上腹脈.

E

e. puncture 上腹部穿刺, = Marfan method.
e. reflex 心窩部反射(心窩部の付近を刺激すると腹直筋上部に収縮が起こることで, 正常ではあるが, 脊髄癆のような運動失調の発症でよく発現するので臨界反射とも呼ばれる), = critical reflex.
e. region [TA] 上腹部, = epigastrium [L/TA].
e. sensation 上腹部感覚.
e. spot 上腹点(胸骨剣状突起上の圧痛点).
e. tabetic reflex 心窩部脊髄癆性反射(脊髄癆の激痛で, 広範な筋攣縮を伴う), = tabetic epigastric reflex.
e. veins 腹壁静脈.
ep·i·gas·tri·o·cele [èpigǽstriəsi:l] 前胃部ヘルニア, = epigastrocele.
ep·i·gas·tri·um [èpigǽstriəm] [L/TA] 上腹部, = epigastric region [TA].
ep·i·gas·tri·us [èpigǽstriəs] 上腹体〔医学〕, 上腹体奇形(主体前胃部に腫瘤として副体が寄生する双胎奇形), = epigastrius parasiticus, thoracopagus parasiticus.
ep·i·gas·tro·cele [èpigǽstrəsi:l] 前胃部ヘルニア, = epigastriocele.
ep·i·gas·tror·rha·phy [èpigæstrɔ́:rəfi] 前胃部縫合術.
ep·i·gen·e·sis [èpiʤénisis] 後成〔説〕〔医学〕(前定説 preformation に反対する考え方で, 胚子の発育はそのつど新たに開展するという個体新生説). 形 epigenetic.
epigenetic modification 後成的修飾〔医学〕.
ep·i·ge·net·ics [epiʤənétiks] エピジェネティクス, 後成遺伝学(DNA 配列以外の要因による遺伝現象について研究する分野).
epigenital tubule 上性器中腎細管(将来迷小管に発育する中腎の小管).
ep·i·gen·o·type [èpiʤénətaip] エピ遺伝子型〔医学〕.
epiglottal cartilage 喉頭蓋軟骨(喉頭軟骨の1つ), = epiglottic cartilage.
epiglottal gland 喉頭蓋腺〔医学〕.
ep·i·glot·tec·to·my [èpiglɑtéktəmi] 喉頭蓋切除〔術〕〔医学〕.
ep·i·glot·tic [èpiglɑ́tik] 喉頭蓋の, = epiglottidean.
e. cartilage [TA] 喉頭蓋軟骨, = cartilago epiglottica [L/TA].
e. folds 喉頭蓋ヒダ.
e. petiole 喉頭蓋茎〔医学〕.
e. tubercle [TA] 喉頭蓋結節, = tuberculum epiglotticum [L/TA].
e. vallecula [TA] 喉頭蓋谷, = vallecula epiglottica [L/TA].
ep·i·glot·ti·dec·to·my [èpiglɑ̀tidéktəmi] 喉頭蓋切除〔医学〕, = epiglottectomy.
ep·i·glot·tis [èpiglɑ́tis] [L/TA] ① 喉頭蓋, = epiglottis [TA]. ② のどぶた, 会厭かいえん. 形 epiglottidean.
ep·i·glot·ti·tis [èpiglɑtáitis] 喉頭蓋炎〔医学〕, 会厭軟骨炎, = epiglottiditis.
epig·na·thus [əpígnəθəs] 上顎体〔医学〕(duplicitas asymmetros 非対称性二重体における寄生体が自主体の上顎かその付近に結合しているもの).
e. parasiticus 寄生性上顎体(副体が主体の下顎または口腔に寄生する奇形).
epigonal fold 胚種腺上ヒダ(生殖稜の尾側部で, 卵巣または精巣帯が後に発生する場所).
ep·i·go·ni·um [èpigóuniəm] 胚子性腺. 形 epigonal.
ep·i·gua·nin(e) [èpigjuǽnin] エピグアニン $C_6H_7N_5O$(テオブロミン摂取後, 尿に排泄されるプリン体), = methyl guanine.
ep·i·gy·nous flow·er [ipíʤinəs fláuər] 子房下位花.
epihyal bone 茎突舌骨靱帯の骨化(茎突舌骨骨), = os stylohyoideum.
epihyal ligament 舌骨上靱帯(側頭骨茎状突起と舌骨小角との間にある).
ep·i·hy·drin·al·de·hyde [èpihàidrinǽldihaid] エピヒドリンアルデヒド(腐敗した脂肪に生ずる悪臭物質).
ep·i·hy·oid [èpiháiɔid] 舌骨上の.
epi·ker·a·to·pha·kia [èpikèrətouféikiə] エピケラトファキア(角膜移植によって屈折異常を矯正する手術).
ep·i·la·mel·lar [epiləmélər] 基底膜上の.
ep·i·late [épileit] 脱毛する.
epilating dose 脱毛線量, = epilation dose.
epilating forceps 抜毛鉗子.
ep·i·la·tion [èpiléiʃən] 脱毛〔医学〕, 抜毛〔医学〕. 形 epilatory.
e. dose 脱毛線量〔医学〕, = depilation dose, epilating dose.
e. forceps 抜毛鉗子〔医学〕, = epilating forceps.
epil·a·tory [əpílətəri] ① 脱毛薬(剤)〔医学〕. ② 抜毛性の.
ep·i·lem·ma [èpilémə] 終末神経線維鞘〔医学〕. 形 epilemmal.
ep·i·lep·i·do·ma [èpiləpidóumə] 外胚葉腫.
ep·i·lep·sia [èpilépsiə] てんかん(癲癇), = epilepsy.
e. cursiva 走行てんかん.
e. gravior 大てんかん, 大発作, = haut mal.
e. larvata 仮面てんかん, = masked epilepsy.
e. major 大てんかん, 大発作, = epilepsia gravior.
e. marmotante 多弁てんかん.
e. media 中てんかん.
e. mitior 小てんかん, 小発作, = petit mal.
e. partialis continua 持続性部分てんかん〔医学〕, = continuous epilepsy.
e. retinae 網膜性てんかん, = ischemia retinae.
e. tarda 遅発てんかん, =delayed epilepsy.
ep·i·lep·sy [épilepsi] てんかん(癲癇)〔医学〕(種々の原因によってもたらされる慢性の脳疾患であって, 大脳ニューロンの過剰な発射から由来する反復性の発作(てんかん発作)を主徴とし, 病巣に対応した体部に変異に富んだ臨床症状を呈する).
e. induced by taking bath 入浴てんかん.
e. of toxic origin 毒性てんかん, = toxic epilepsy.
e. with continuous spike-waves during slow wave sleep 徐波睡眠期持続性棘徐波てんかん〔医学〕.
e. with grand mal seizures on awakening 起床時大発作を伴うてんかん.
e. with myoclonic absences ミオクローヌス欠神を伴うてんかん.
e. with myoclonic-astatic seizures ミオクロニー失立発作てんかん〔医学〕.
epilepsyprone rat てんかん〔発作〕好発〔性〕ラット〔医学〕.
ep·i·lep·tic [èpiléptik] てんかん性〔の〕〔医学〕.
e. abnormal electroencephalogram てんかん性異常脳波.
e. acne てんかんアクネ(痤瘡)〔医学〕.
e. aura てんかん前兆(前駆症).
e. automatism てんかん性自動症.
e. coma てんかん性昏睡〔医学〕.

e. convulsion てんかん様痙攣, = epileptiform convulsion.
e. cry てんかん叫声 [医学].
e. delirium てんかん性せん(譫)妄 [医学].
e. dementia てんかん〔性〕認知症, = epileptic psychosis.
e. deterioration てんかん性認知症.
e. equivalent てんかん等価症 [医学], てんかん〔性〕代理症(痙攣, 失神発作の代わりに精神症状が発現する発作).
e. fugue てんかん性遁走.
e. hallucination てんかん性幻覚.
e. mania てんかん性躁病 [医学].
e. personality てんかん性格.
e. psychosis てんかん〔性〕精神病 [医学].
e. seizures てんかん発作 [医学].
e. spasm てんかん性痙攣, てんかん性痙縮.
e. state てんかん状態.
e. stroke てんかん発作 [医学].
e. stupor てんかん性昏迷 [医学].
e. sweat てんかん性発汗 [医学].
e. vertigo てんかん性めまい [医学].
ep·i·lep·ti·form [èpiléptifɔ:m] てんかん様の, = epileptoid.
e. attack てんかん様発作 [医学].
e. neuralgia てんかん様神経痛.
ep·i·lep·to·gen·ic [èpilèptəʤénik] てんかん原性の, てんかん発作の [医学], = epileptogenous.
e. zone てんかん発生帯 [医学] (刺激されると, てんかん発作を起こす区域).
ep·i·lep·to·ge·nic·i·ty [èpilèptouʤənísiti] てんかん原性 [医学].
ep·i·lep·toid [èpiléptɔid] ① てんかん病質〔者〕[医学]. ② てんかん様の.
e. character てんかん〔性〕性格 [医学].
e. psychopathy てんかん性精神病質.
e. tremor てんかん様振戦(振戦を伴う間代痙攣).
ep·i·lep·tol·o·gy [èpileptáləʤi] てんかん学.
ep·i·lep·to·sis [èpileptóusis] てんかん症(てんかんに類似する精神病).
ep·i·loia [èpilɔ́iə] エピロイア [医学], 結節性硬化症 [医学] (神経膠組織の増殖により脳の対称的肥大を伴う神経膠症), = hypertrophic nodular gliosis, neurogliosis gangliocellularis diffusa, tuberous gliosis, tuberous sclerosis.
epiluminescence microscopy エピルミネセンスマイクロスコープ(表面照明顕微鏡).
ep·i·man·dible [èpimǽndibl] 下顎上〔部〕.
ep·i·man·dib·u·lar [èpimændíbjulər] 下顎上の.
epimastical fever 頂〔性〕熱.
ep·i·mas·ti·gote [èpimǽstigout] エピマスティゴート(上鞭毛虫), 上鞭毛型 [医学], 上鞭毛体.
e. stage 上鞭毛期.
Epimedium grandiflorum イカリソウ[碇草, 淫羊藿, 三枝九葉草](メギ[小蘖]科植物で, 生薬は強精・強壮薬), = barrenwort.
ep·i·men·or·rha·gia [èpimènəréiʤiə] 月経過多.
ep·i·men·or·rhea [èpimènərí:ə] 頻発月経.
ep·i·mer [épimər] エピマー [医学] (単糖類において, α位の炭素原子におけるHとOHの位置のみが異なるジアステレオマーで, α位転位 α-inversion とも呼ばれる. そのほか, 一般に特定の1個の炭素上における置換基の配位が異なる2種のジアステレオマーをいう).
e·pim·er·ase [epíməreis] エピメラーゼ(エピマー間の相互変換を行う異性化酵素).
ep·i·mere [épimiər] 横体節(縦軸の断片に対していう), = epimera. ↔ metamere.
e·pim·er·ite [ipíməraít] 先房, 先節(グレガリア属胞子虫が宿主細胞に固着するための一小器官).
ep·i·mer·i·za·tion [epìməraizéiʃən] エピマー化 [医学] (単糖類がα位転位を起こして, 1対のエピマーの間に平衡を保つ状態).
e·pim·er·on [ipímərən] 後側板(昆虫の), 肢上部(甲).
e·pim·er·um [ipímərəm] 後胸側板.
ep·i·me·tab·o·ly [èpimətǽbəli] 微変態.
ep·i·mi·cro·scope [èpimáikrəskoup] 照明付顕微鏡(対物レンズの周囲に集光鏡のある顕微鏡. 透明でない微細な物質を調べるのに使われる).
ep·i·mor·pho·sis [èpimɔ:fóusis] 付加形成, 真再生(切断面からの組織再生), = neogenesis, regeneration.
ep·i·mu·cous [èpimjú:kəs] 粘膜表層性の.
ep·i·my·o·car·di·um [èpimàiouká:diəm] 心筋外膜.
epimyoepithelial islands 筋上皮島 [医学].
ep·i·mys·i·um [èpimísiəm] [L/TA] 筋上膜, = epimysium [TA].
e·pin·a·sty [ipínæsti] 上偏成長(先端が下向の傾向).
ep·i·neph·rec·to·my [èpinəfréktəmi] 副腎切除術.
epinephric cells in area postrema and anterior reticular nucleus〔C1, C2〕 [TA] 最後野及び前網様核のアドレナリン作動性細胞*, = cellulae adrenergicae areae postremae et nuclei reticularis anterioris〔C1, C2〕[L/TA].
ep·i·neph·rine [èpinéfrin] エピネフリン [化] (1*R*)-1-(3,4-dihydroxyphenyl)-2-(methylamino)ethanol $C_9H_{13}NO_3$: 183.20 (交感神経興奮薬, 昇圧薬, 局所血管収縮薬, 気管支拡張薬, 緑内障治療薬, カテコールアミン系副腎髄質ホルモン), = adrenaline.

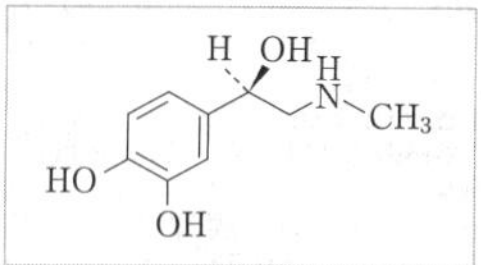

e.-fast 抗アドレナリン性の, = adrenaline-fast.
e. inhalation 吸入用エピレナミン, = inhalatio epinephrinae.
e. injection 塩酸エピレナミン注射液(0.1%), = injectio epinephrinae.
e. reversal エピネフリン逆転現象.
e. solution 塩酸エピレナミン液(0.1%の食塩水溶液), = liquor epinephrinae.
e. test エピネフリン試験(バセドウ病患者にエピネフリン1mgを注射すると, 迷走神経緊張者では血圧は降下し, 交感神経緊張者では上昇する), = Benda test.
ep·i·neph·ri·ne·mia [èpinèfriní:miə] アドレナリン血症.
ep·i·neph·ri·tis [èpinefráitis] 副腎炎.
ep·i·neph·ro·ma [èpinefróumə] 副腎腫, = hypernephroma.
ep·i·neph·ros [èpinéfrəs] 副腎, = suprarenal gland.
ep·i·neu·ral [èpinjú:rəl] 神経鞘の.
e. canal 神経外道.
e. suture 神経上膜縫合 [医学].
ep·i·neu·ri·al [èpinjú:riəl] 神経上膜の.
e. suture 神経上膜縫合.
ep·i·neu·ri·um [èpinjú:riəm] [L/TA] 神経上膜(神経外膜), = epineurium [TA].
ep·i·no·sic [èpinóusik] 二次性仮想症の.

ep·i·no·sis [èpinóusis] 二次性仮想症（原発病の二次性疾患を想像する精神病）. 形 epinosic.
ep·i·o·nych·i·um [èpiəníkiəm] 上爪皮，= eponychium.
ep·i·or·chi·um [èpiɔ́:kiəm] 精巣（睾丸）外膜，= lamina visceralis.
ep·i·ot·ic [èpiátik] 耳上の，上耳の，耳軟骨上の.
e. center 耳軟骨上骨核（乳突骨の）.
ep·i·ot·i·cum [èpiátikəm] 上耳骨（系統発生学的にみて硬骨頭蓋の迷路部を形成する骨の一つで，哺乳類では側頭骨を構成する骨の一部となる）.
ep·i·pa·la·tum [èpipəléitəm] 口蓋結合体（寄生体が自生体の口蓋に結合している重複奇形）.
ep·i·par·a·site [èpipǽrəsait] 体外寄生虫.
ep·i·par·o·nych·ia [èpipæ̀rəníkiə] エピパラニキア（上爪皮と爪囲炎（瘭疽）との併存症）.
ep·i·pas·tic [èpipǽstik] 散布薬.
ep·i·pe·phys·i·tis [èpipèfisáitis] 結膜炎，= conjunctivitis.
epipericardial ridge 心外膜上隆線（胚の心嚢の上方にある咽頭下の間葉織で，舌下神経が舌まで達する発育路をなす）.
epiperineur(i)al neurorrhaphy 神経上膜周膜縫合.
epipharyngeal carcinoma 上咽頭癌［医学］.
epipharyngeal pain 上咽頭痛［医学］.
ep·i·phar·yn·gi·tis [èpifæ̀rindʒáitis] 鼻咽腔炎，= nasopharyngitis.
ep·i·pha·ryn·go·scope [èpifəríŋgəskoup] 鼻咽腔直達鏡，上咽頭直達鏡［医学］.
ep·i·phar·yn·gos·co·py [èpifæ̀riŋgáskəpi] 上咽腔検査法，上咽頭検査〔法〕［医学］.
ep·i·phar·ynx [èpifǽriŋks] 上咽頭［医学］，鼻咽腔［医学］，= nasopharynx，rhinopharynx.
ep·i·pha·sic [èpiféizik] 上相性の（混溶しない2溶媒間で化合物の分配を行うとき，その下相液中に溶け込む性状をいう）.
ep·i·phe·nom·e·non [èpifinámінən] 副現象，付帯徴候（定型的病徴に付帯している副性，例外性または偶発性徴候）.
epiph·o·ra [epífɔ:rə] 涙漏［医学］，流涙〔症〕［医学］，= lacrimation，watering.
ep·i·phren·ic [èpifrénik] 横隔膜上部の［医学］，= epiphrenal.
e. diverticulum 横隔膜上憩室［医学］.
e. symptom-complex 横隔膜上部症候群（1932年，ベルグマンにより唱えられた胃および食道の異常による症候群）.
ep·i·phy·lax·is [èpifailǽksis] 正常防衛力増強. 形 epiphylactic.
ep·i·phys·e·al [èpifíziəl] ① 骨端の［医学］. ② 松果体の，= epiphysial.
e. acrodysplasia 〔多発性少年性〕骨端部形成不全（Thiemann が記載した指趾骨端に局在した骨化障害で，15 歳前後の思春期の男性に多い），= epiphyseal dysplasia of phalanx，Thiemann disease.
e. arch 松果弓（松果体および副松果体を形成する胚の第三脳室上部の構造）.
e. area 骨端部［医学］.
e. arrest 骨端線閉鎖［医学］，成長軟骨板閉鎖〔術〕，骨端骨幹癒合.
e. cartilage 骨端軟骨［医学］.
e. center 骨端核.
e. closing 骨端線閉鎖［医学］.
e. detachment 骨端離解.
e. disk 骨端板，= epiphyseal plate.
e. dysplasia of phalanx 多発性少年性骨端部障害. → epiphyseal acrodysplasia.
e. enchondral dysostosis 骨端軟骨内性異骨症，= Ribbing disease.
e. eye 上生眼.
e. fracture 骨端骨折［医学］.
e. fusion 骨端癒着［医学］.
e. growth 骨端成長.
e. line 骨端線［医学］.
e. necrosis 骨端〔部〕壊死.
e. nucleus 骨端核［医学］.
e. ossification center 骨端中心［医学］，骨端核（長〔管〕状骨の両端の骨端軟骨内に発生する骨化中心のことで，発生学的には 2 次骨核），= secondary ossification center.
e. plate 骨端板（① 椎体両端にある関節面で，骨端円板ともいう. ② 骨端と骨幹との間にある薄板で，長さの増す部分），= epiphyseal disk.
e. pouch 松果体嚢.
e. region 骨端部［医学］.
e. separation 骨端分離.
e. separation of vertebral body 椎体隅角分離，椎体辺縁分離.
e. stapling 成長軟骨板ステープル固定.
e. syndrome 松果体症候群，= Pellazzis syndrome，pineal syndrome.
ep·i·phys·e·od·e·sis [èpifìziádisis] 骨端固定〔術〕.
epiphyseodiaphyseal fusion 骨端癒合〔術〕［医学］.
ep·i·phys·e·ol·y·sis [èpifìziálisis] 骨端〔線〕離開，= epiphysiolysis.
ep·i·phys·e·op·a·thy [èpifìziápəθi] 骨端病.
e·piph·y·ses [ipífisi:z] 骨端部（epiphysis の複数）.
ep·i·phys·i·al [èpifíziəl] 骨端の［医学］，= epiphyseal.
e. cartilage [TA] 骨端軟骨，= cartilago epiphysialis [L/TA].
e. eye 上生眼，= parietal eye.
e. line [TA] 骨端線，= linea epiphysialis [L/TA].
e. plate [TA] 骨端板，= lamina epiphysialis [L/TA].
ep·i·phys·i·od·e·sis [èpifìziádisis] 骨端固定術.
ep·i·phys·i·ol·y·sis [èpifìziálisis] 骨端〔線〕離開［医学］，= epiphyseolysis.
ep·i·phys·i·op·a·thy [èpifìziápəθi] 骨端症［医学］.
e·piph·y·sis [ipífisis] [L/TA] ① 骨端（長〔管〕骨の両端），= epiphysis [TA]. ②〔骨〕突起［医学］. ③ 松果体. ④ 上生体. 複 epiphyses. 形 epiphyseal，epiphysial.
e. anularis [L/TA] 輪状骨端*（環状骨端），= anular epiphysis [TA].
e. cerebri 脳上生体（松果腺），= pineal body.
epiph·y·si·tis [epifisáitis] 骨端炎，骨端症［医学］.
ep·i·phyte [épifait] ① 着生植物. ② 寄生菌. 形 epiphytic.
ep·i·pi·al [èpipáiəl] 軟膜上の.
ep·i·pleu·ral [èpiplú:rəl] 胸膜突起の，胸膜上の.
epiplo- [epiplou, ipi-, -lə] 大網に関する接頭語.
e·pip·lo·cele [ipípləsi:l] 大網〔膜〕ヘルニア［医学］，= foraminal hernia，hernia epiploica.
e·pip·lo·ec·to·my [epìplouéktəmi] 大網膜切除，= omentectomy.
e·pip·lo·en·tero·cele [epìplouéntərəsi:l] 大網膜腸ヘルニア.
ep·i·plo·ic [èpiplóuik] 大網の，= omental.
e. abscess 大網膿瘍.
e. appendages 腹膜垂（結腸にみられる漿膜のフサ状のヒダ）.
e. appendagitis 腹膜垂炎［医学］.
e. appendix 腹膜垂.

e. foramen [TA] 網嚢孔, = foramen epiploicum [L/TA].
e·pip·lo·i·tis [epìplouáitis] 大網〔膜〕炎 [医学].
e·pip·lo·me·ro·cele [epìpləmérəsi:l] 大網膜大腿ヘルニア.
ep·i·plom·phal·o·cele [èpiplɑmfǽləsi:l] 大網膜臍ヘルニア.
e·pip·lo·on [ipíplouən] 大網 [医学], 大網膜, = omentum (great).
e·pip·lo·pexy [ipípləpeksi] 大網膜固定術, = Talma operation, omentopexy.
e·pip·lo·plas·ty [ipípləplæ̀sti] 大網膜形成術(腹部外科手術において大網膜を利用して, 切開傷を包む方法).
ep·ip·lor·rha·phy [èpipló:rəfi] 大網膜縫合術, = omentorrhaphy.
ep·ip·lo·sar·com·phal·o·cele [epìplousɑ̀:kəmfǽləsi:l] 大網肉腫性臍ヘルニア.
ep·ip·los·che·o·cele [èpiplɑ́skiəsi:l] 大網膜陰嚢ヘルニア.
e·pip·o·dite [ipípədait] 副肢.
ep·i·po·di·um [èpipóudiəm] 上足(軟体動物の足の上部の周囲の突出枠またはヒダ). 形 epipodial.
ep·i·pol·ic [èpipɑ́lik] 蛍光の.
ep·i·pter·ic [èpi(p)térik] 蝴蝶点上の.
e. bone プテリオン骨(蝶形骨大翼と頭頂骨, 前頭骨, 側頭骨との間にみられる縫合骨).
ep·i·pter·y·goid [èpi(p)térigɔid] 上翼骨.
ep·i·py·gus [èpipígəs] 殿肢体(殿部に過剰肢のある奇形), = pygomerus.
ep·i·pyr·a·mis [èpipírəmis] 上錐体骨(三角骨, 月状骨, 有鉤骨, 有頭骨の間にまれにみられる小過剰手根骨), = epitriquetrum.
epiretinal membrane 網膜前膜 [医学], 網膜上膜.
ep·i·rham·nose [èpirǽmnous] エピラムノース, = quinovose.
ep·i·ri·zole [epí:rizo:l] エピリゾール 化 4-methoxy-2-(5-methoxy-3-methyl-1*H*-pyrazol-1-yl)-6-methylpyrimidine $C_{11}H_{14}N_4O_2$: 234.25 (メピリゾール. ピラゾール-ピリミジン系鎮痛性消炎薬(塩基性)).

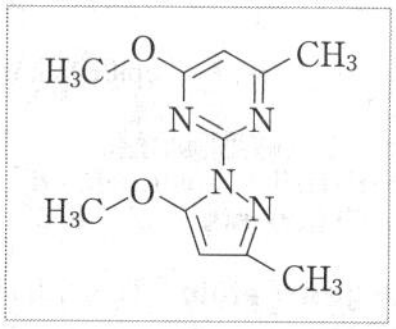

epirogenic movement 大陸発生運動(造陸運動).
ep·i·ro·tu·li·an [èpirətjú:liən] 膝蓋上の.
ep·i·sac·char·ic ac·id [èpisəkǽ:rik ǽsid] エピサッカリン酸(核酸を硝酸で水解するとき生ずるサッカリン酸で六炭糖の酸化物).
ep·i·sa·cro·il·i·ac [èpisəkrɔ́iliæk] 仙腸骨上の.
e. lipoma 仙腸骨上脂肪腫.
ep·i·sar·kin [èpisɑ́:krin] エピサルキン $C_4H_6C_3O$ (尿中に発見されるプリン塩基), = episarcin.
ep·i·scle·ra [èpisklíərə] 上強膜 [医学] (強膜と結膜との間にある疎性結合織). 形 episcleral.
e. leproma 上強膜レプローマ [医学].
ep·i·scle·ral [èpisklí:rəl] 上強膜の.
e. arteries [TA] 強膜上動脈, = arteriae episclerales [L/TA].
e. lamina 強膜上板.
e. layer [TA] 強膜上板, = lamina episcleralis [L/TA].
e. space [TA] 強膜外隙, = spatium episclerale [L/TA].
e. tissue 上強膜組織.
e. veins [TA] 強膜上静脈, = venae episclerales [L/TA].
ep·i·scle·rit·ic [èpiskliərítik] 上強膜炎性の.
e. nodule 上強膜炎性隆起.
ep·i·scle·ri·tis [èpiskliəráitis] 上強膜炎 [医学], = episclerotitis.
e. partialis fugax 一過性部分的上強膜炎.
e. periodica fugax 一過性定期上強膜炎.
ep·i·scope [épiskoup] 表皮鏡.
episio– [ipiziou, –ziə] 外陰, 会陰との関係を表す接頭語.
ep·i·si·o·cli·sia [ipìziouklάiziə] 外陰閉鎖術.
ep·i·si·o·ely·tror·rha·phy [ipìziouèlitró:rəfi] 外陰腟縫合術(腟脱の手術).
ep·i·si·o·per·i·ne·o·plas·ty [ipìzioupèriní:əplæ̀sti] 外陰会陰形成〔術〕.
ep·i·si·o·per·i·ne·or·rha·phy [ipìzioupèrinió:rəfi] 外陰会陰縫合〔術〕.
e·pis·io·plasty [ipíziəplæ̀sti] 外陰形成〔術〕.
ep·i·si·or·rha·gia [ipìziəréiʤiə] 外陰出血.
ep·i·si·or·rha·phy [ipìzió:rəfi] 外陰縫合〔術〕[医学].
ep·i·si·o·ste·no·sis [ipìzioustinóusis] 外陰狭窄症.
ep·i·si·ot·o·my [ipìziάtəmi] 会陰切開〔術〕[医学] (1810年 Michaelis が腟出口の小さい妊婦の分娩を容易にし, 大きい会陰裂傷を防ぐための手術として広く行われている), = perineotomia lateralis.
ep·i·sode [épisoud] エピソード, 挿話.
e. of care 挿入医療.
e. of illness 病悩期間(患者自身が疾病の症状を認知する期間).
ep·i·sod·ic [èpisάdik] 挿間的な [医学].
e. cluster headache 反復性群発頭痛.
e. dyscontrol syndrome 挿話的コントロール不能症候群.
e. hypertension エピソード性高血圧, = paroxysmal hypertension.
e. lymphopenia 偶発性リンパ球減少〔症〕[医学].
e. memory エピソード記憶 [医学].
e. paroxysmal hemicrania (EPH) 反復発作性片側頭痛(自律神経症状を伴う短時間持続型(1〜30 分)の頭痛).
e. twilight state 挿間もうろう状態.
ep·i·sod·i·cal [èpisάdikəl] 挿間的な [医学].
ep·i·so·ma [èpisóumə] 背体.
ep·i·some [épisoum] 遺伝子副体 [医学], エピソーム [医学] (宿主細菌の染色体へ可逆的に組み込まれるプラスミド. λ ファージや F 因子がその例. プラスミドはある細菌中では細菌染色体とともに複製し(エピソームとして), ほかの細菌中では通常のプラスミドとして細菌染色体とは独立して挙動する).
e·pis·o·mite [ipísəmait] 背原体節.
ep·i·spa·dia [èpispéidiə] 尿道上裂 [医学].
ep·i·spa·di·as [èpispéidiəs] 尿道上裂, = epispadia. 形 epispadiac, epispadial.
e. glandis 亀頭部上裂.
e. penis 陰茎上裂.
ep·i·spas·tic [èpispǽstik] 発疱薬 [医学], 皮膚刺激薬, = epispastica, vesicant.
ep·i·sphe·noid [èpisfí:nɔid] 蝶形骨上の.
ep·i·spi·nal [èpispáinəl] 脊髄外の, 脊椎外の.
e. space 脊髄柔膜外腔, 脊髄外隙(脊髄実質と軟膜との間隙).
ep·i·sple·ni·tis [èpispli:náitis] 脾外膜炎.
e·pis·ta·sis [ipístəsis] ① うっ滞(排膿などを抑制

すること). ② 浮渣, = scum. ③ 上位〔性〕〔医学〕(下位 hypostasis に対立する語で, 優劣の相対形質をもたない2個の異なった遺伝子が同一の形質に働く場合では, 1つの遺伝子がほかのものの発現を抑制または隠ぺいするような例が多因子形質性を示す遺伝現象中で起こること), = epistasy. 形 epistatic.

ep·i·stat·ic [èpistǽtik] 上位の〔医学〕.

ep·i·stax·is [èpistǽksis] 鼻出血, 衄血じくけつ, はなぢ〔医学〕, = nose bleed.

e·pis·te·mol·o·gy [epìsti:máləʤi] 認識学.

e·pis·te·mo·phil·ia [epìsti:məfíliə] 知識欲.

epistenocardiac pericarditis 限局性心外膜炎, = pericarditis epistenocardica.

ep·i·steph·a·nin [èpistéfənin] エピステファニン $C_{19}H_{21}NO_6$ (イヌカズラの根茎に存在する結晶性アルカロイドの一成分).

ep·i·ster·nal [èpistə́:nəl] 胸骨柄の.

e. bar 上胸骨稜(胚子にある将来胸骨柄となる部分).

e. bone 胸上骨(まれに胸骨の上部にみられる小骨).

e. cartilage 胸骨上軟骨〔医学〕.

e. impulse 胸骨上部〔大動脈〕衝動〔医学〕.

ep·i·ster·num [èpistə́:nəm] 胸骨〔把〕柄〔医学〕, 上胸骨, = manubrium sterni, presternum.

ep·is·thot·o·nus [èpisθátənəs] 前弯痙攣〔医学〕, 前弓緊張〔医学〕, 前方反張, = emprosthotonus.

ep·i·stome [épistoum] 口上突起.

ep·i·stro·phe·us [èpistróufiəs] 軸錐, 軸椎〔医学〕, 枢軸(第2頸椎), = axis.

ep·i·sym·pus di·pus [èpisímpəs dáipəs] 二肢膜状結合奇形.

ep·i·tar·sus [èpitá:səs] 結膜前垂(先天性翼状贅片), = congenital pterygium.

epit·a·sy [ipítəsi] 葛藤(発生学において, ある形質の存在がほかの形質の発現を拮抗的に抑制する現象), = epistasis.

ep·i·taxy [èpitǽksi] エピタクシー(腎結石, 胆石における相違する組成の交代層にみられる).

ep·i·ten·din·e·um [èpitèndiní:əm, -díniəm] 腱鞘, = epitenon.

e·pit·e·non [ipítənən] 腱鞘, = epitendineum.

ep·i·thal·a·mus [èpiθǽləməs] [L/TA] 視床上部(松果体, 手綱, 手綱交連, 手綱核, 視床髄条, 手綱三角を含む間脳の部分), = epithalamus [TA]. 形 epithalamic.

ep·i·tha·lax·i·a [èpiθəlǽksiə] 上皮脱落(Sanarelli 試験において起こる小腸粘膜のアナフィラキシー症状の一つ).

ep·i·the·ca [èpiθí:kə] 上殻(ケイ藻類細胞の被殻の外膜).

ep·i·the·lia [èpiθí:liə] (epithelium の複数).

ep·i·the·li·al [èpiθí:liəl] 上皮〔性〕の.

e. attachment 上皮付着部〔医学〕.

e. attachment of Gottlieb ゴットリーブの上皮付着, = junctional epithelium.

e. bladder 表皮性排泄嚢.

e. body 上皮小体, = parathyroid gland.

e. bud 上皮芽.

e. cancer 上皮癌, = epithelioma.

e. carcinoma 上皮癌.

e. cast 上皮性円柱〔医学〕.

e. cell 上皮細胞, = epithelium.

e. crescent 上皮性半月体〔医学〕.

e. cyst 上皮嚢胞〔医学〕, 類表皮嚢胞.

e. downgrowth 眼内上皮増殖〔医学〕, 上皮下向増殖〔症〕.

e. dystrophy 〔角膜〕上皮性ジストロフィー.

e. follicle 上皮性濾胞.

e. gland 上皮腺.

e. hair follicle 上皮性毛包〔医学〕.

e. hyaline 上皮性ヒアリン.

e. inlay 上皮〔形成〕インレー(チーリッシュ植皮弁で覆った空洞の模型を挿入縫合して, 10日後に型を除くと, 空洞内面は上皮で包まれている).

e. lamina 上皮板, = lamina epithelialis.

e. layers 上皮層.

e. membrane antigen (EMA) 上皮膜抗原.

e. myoepithelial carcinoma 上皮筋上皮癌.

e. nest 上皮巣〔医学〕, 上皮細胞巣, ブルン巣, = Brunn nest, epithelial pearl.

e. nevus 表皮母斑.

e. odontoma 上皮性歯牙腫〔医学〕.

e. outlay 上皮移植.

e. pearl ① 上皮真珠(エナメル真珠), = Bohn pearl, Epstein pearl. ② 上皮真珠(癌の), = epithelial nest.

e. plate 上皮板, = lamina epithelialis.

e. potential 上皮電位.

e. radical sheath 歯根上皮鞘〔医学〕.

e. rest 残存上皮, 上皮残屑(主として歯根膜にみられる細胞索で, エナメル器の上皮鞘の残遺), = embryonal rest, Malassez rest.

e. reticular cell 上皮性網状細胞.

e. sheath 上皮鞘(エナメル器の一部で, エナメルを形成せず, 歯根の型となる部分. Hertwig).

e. tissue 上皮組織.

e. tubercle 上皮結節(胚子陰茎にある尿道溝にみられる上皮性隆起).

e. tumor 上皮性腫瘍〔医学〕, 上皮腫, 上皮細胞腫.

e. xerosis 上皮乾燥.

ep·i·the·li·al·i·za·tion [èpiθi:liəlaizéiʃən] 上皮形成.

epithelio- [epiθi:liou, -liə] 上皮との関係を表す接頭語.

ep·i·the·li·o·blas·toma [èpiθi:lioublæstóumə] 上皮芽細胞腫(乳頭腫, 腺腫, 癌).

ep·i·the·li·o·cep·tor [èpiθi:liəséptər] 上皮受容体(神経線維の末梢器官から刺激を受容する腺の構造).

ep·i·the·li·o·cho·ri·al [èpiθi:liəkɔ́:riəl] 上皮絨毛膜の(子宮の).

e. placenta 上皮絨毛膜胎盤.

ep·i·the·li·o·fi·bril [èpiθi:liəfáibril] 上皮細胞線維.

ep·i·the·li·o·fi·bro·sis [èpiθi:lioufaibróusis] 上皮性線維症.

ep·i·the·li·o·gen·(et)ic [èpiθi:liəʤénik, -ʤənétik] 上皮発生の.

ep·i·the·li·o·glan·du·lar [èpiθi:liouglǽndjulər] 上皮腺〔の〕〔医学〕.

ep·i·the·li·oid [èpiθí:liɔid] 類上皮, 上皮様の.

e. cell 類上皮細胞〔医学〕, 上皮様細胞(結核および他の肉芽腫性組織にみられる巨大細胞).

e. cell granuloma 類上皮細胞肉芽腫〔医学〕.

e. cell nevus 類上皮細胞母斑.

e. cell sarcoma 類上皮細胞肉腫.

e. cell tubercle 類上皮細胞結節.

e. hemangioendothelioma 類上皮血管内皮腫.

e. leiomyosarcoma 類上皮平滑筋肉腫.

e. sarcoma 類上皮肉腫.

ep·i·the·li·ol·y·sin [èpiθi:liálisin] 上皮細胞溶解素(ほかの動物の上皮を注射して生ずる特異性抗体).

ep·i·the·li·ol·y·sis [èpiθi:liálisis] 上皮融解〔医学〕.

ep·i·the·li·o·lyt·ic [èpiθi:liəlítik] 上皮融解性の.

ep·i·the·li·o·ma [èpiθi:lióumə] 上皮腫〔医学〕(主として皮膚または粘膜の上皮から発生する良性ないし

E

悪性腫瘍), = cancer carcinoma.
e. adenoides cysticum 嚢状腺様上皮腫(多発性良性嚢腫様の基底細胞性上皮腫で,上皮細胞群が腺状または嚢状形成を呈し,主として顔面に現れる. Brooke), = acanthoma adenoides cysticum, Brooke tumor, rodent ulcer, spiradenoma, trichoepithelioma papulosum multiplex.
e. capitis 頭部上皮腫.
e. contagiosum 伝染性上皮腫(トリの伝染性疾患で,皮膚,鳥冠,肉髯などに上皮結節を生じ,呼吸器粘膜には偽膜を形成する), = fowlpox, sore-head.
e. curiculatum 孔道上皮腫.
e. myxomatodes psammosum 砂腫性粘液腫様上皮腫(第三脳室にみられる腫瘍で,砂腫を含有する粘液腫様の新生物).
e. planum cicatrisans 瘢痕性扁平上皮腫.
e. seminale 精上皮腫, = seminoma.
ep·i·the·li·o·ma·to·sis [èpiθì:lioumətóusis] 上皮腫症 [医学]. 形 epitheliomatous.
ep·i·the·li·o·sis [èpiθì:lióusis] 上皮症 [医学] (① 結膜上皮の増殖症. ② Borrel が報告した上皮組織に親和性を示すウイルス病).
e. atrophicans 萎縮性上皮症(ウイルス性疾患).
e. desquamative conjunctivae 結膜落屑性上皮症(サモア島にみられるトラコーマ様疾患), = Samoan eye disease.
ep·i·the·lite [ipíθəlait] 上皮疹(放射線照射により皮膚上皮が線維状滲出物に変わること).
ep·i·the·li·tis [èpiθəláitis] 上皮炎,粘膜炎(放射線の影響による).
e. corneae びまん性表面強膜炎,表層角膜炎.
ep·i·the·li·um [èpiθí:liəm] ① 上皮(構成する細胞の形と配列によって,単層扁平上皮・単層立方上皮・単層円柱上皮,多列上皮,重層扁平上皮,移行上皮などに分類されている). ② 被覆組織(植物). 複 epithelia.
e. anterius [L/TA] 角膜上皮, = corneal epithelium [TA].
e. anterius corneae 角膜上皮, = anterior epithelium of cornea.
e.-derived relaxing factor 上皮由来弛緩因子 [医学].
e. ductus semicircularis 半規管上皮(半規管の単層扁平上皮).
e. lentis [L/TA] 水晶体上皮, = lens epithelium [TA].
e. of choroid plexus 脈絡叢上皮 [医学].
e. of lens 水晶体上皮.
e. of semicircular duct 半規管上皮.
e. pigmentosum [L/TA] 虹彩内皮, = pigmented epithelium [TA].
e. posterius [L/TA] 角膜内皮, = endothelium of anterior chamber [TA].
ep·i·the·li·za·tion [èpiθì:lizéiʃən] 上皮化 [医学].
e·pith·e·ma [ipíθemə] ① エピテマ(Marchand の語で,1層ないし数層の細胞被覆をもつ構造の総称). ② ハップ(巴布),湿布.
ep·i·ther·mal [èpiθə́:məl] 超温度の.
e. neutron 熱外中性子 [医学],超温度中性子.
e·pith·e·sis [əpíθəsis] ① 外科的整復(奇形または屈曲肢の). ② 副子.
ep·i·thet [épəθèt] 形容語 [医学].
ep·i·thi·a·zide [èpiθíəzaid] エピサイアザイド 化 6-chloro-3,4-dihydro-7-sulfamoyl-3-(2,2,2-trifluoroethylthiomethyl)-1,2,4-benzothiadiazine 1,1-dioxide epitiazide, p2105, NSC108164 (降圧利尿薬).
ep·i·thi·o [èpiθáiou] エピチオ基(-S-. 別の方法ですでに結合している2価のイオウ基).
ep·i·to·nos, ep·i·to·nus [èpitóunəs] 過緊張. 形 epitonic.
ep·i·tope [épitoup] エピトープ [医学] (抗原決定基の基本構成単位),抗原決定基 [医学].
e. density エピトープ濃度 [医学],エピトープ密度(抗原である分子,細胞または微生物上のエピトープの分布密度).
ep·i·tox·in [èpitáksin] エピトキシン(抗毒素に対して弱い結合性を有する毒素のこと).
ep·i·tox·oid [èpitáksɔid] エピトキソイド(中和困難の毒素のことで,変態トキシンまたはトキソンとも呼ばれる), = toxon.
ep·i·tox·o·noid [èpitáksənɔid] エピトキソノイド(抗毒素との中和が最も困難な毒素).
epitrichial layer 胎児表皮層(胎児表皮の最浅層).
ep·i·trich·i·um [èpitríkiəm] ① 胎児表皮(胎児の表面膜で,毛の発生により漸次消失する). ② 角化表皮.
ep·i·tri·que·trum [èpitraikwétrəm] 上三角骨, = epipyramis.
ep·i·troch·lea [èpitrákliə] 滑車上部の(肘関節滑車上部のリンパ節に用いる). 形 epitrochlear.
e·pit·ro·phy [ipítrəfi] 傾上性.
ep·i·tu·ber·cu·lo·sis [èpitjubə̀:kjulóusis] エピツベルクローゼ,弱結核性浸潤 [医学] (ツベルクリン陽性の小児にみられる肺上葉の陰影と気管支閉塞性の結核性リンパ節浸潤との合併症で,臨床的所見はほとんど存在せず,また短期間で完全に消失する結核初期のアレルギー性症状. Eliasberg and Neuland), = bronchostenosing tuberculous lymphadenitis.
epituberculous infiltration エピツベルクローゼ性浸潤(結核病巣の周囲に側副性充血と炎症性浸潤が形成されること), = epituberculosis.
ep·i·tym·pan·ic [èpitimpǽnik] 鼓膜上部の,鼓室上の.
e. recess [TA] 鼓室上陥凹, = recessus epitympanicus [L/TA].
e. space 上鼓室, = attic of tympanum.
ep·i·tym·pa·num [èpitímpənəm] 上鼓室, = atticus.
ep·i·type [épitaip] エピタイプ(関連したエピトープの一群をいう).
ep·i·typh·li·tis [èpitifláitis] ① 虫垂炎, = appendicitis. ② 盲腸後部結合織炎, = paratyphlitis.
ep·i·typh·lon [èpitíflən] 虫垂〔突起〕, = processus vermiformis, vermiform appendix.
ep·i·vag·i·nal [èpivǽʤinəl] 神経鞘周囲の.
e. connective tissue 神経鞘周囲結合織(視神経の).
ep·i·zo·ic [èpizóuik] 体表寄生の.
ep·i·zo·i·cide [èpizɔ́isaid] 外寄生虫撲滅薬.
ep·i·zo·ol·o·gy [èpizouəálədʒi] 動物伝染病学,動物流行病学, = epizootiology.
ep·i·zo·on [èpizóuən] 外部寄生虫,外皮寄生虫 [医学]. 複 epizoa. 形 epizoic.
ep·i·zo·o·no·sis [èpizouənóusis] 外部寄生虫症,外皮寄生虫症 [医学].
ep·i·zo·ot·ic [èpizouátik] ① 動物(家畜)流行病性の,動物間流行性 [医学],外部寄生虫性の. ② 動物流行病(人類の流行病 epidemic に相当する).
e. aphthae 動物流行性アフタ [医学] (口蹄疫のこと. ヒツジ,ウシ,ブタ,ウマ,ときにヒトの口内および足部の水疱瘡), = aphthae pecordinae, epizootic stomatitis.
e. cerebrospinal meningitis 家畜流行性脳脊髄膜炎.
e. equine encephalomyelitis 流行性ウマ脳脊髄炎, = Eastern (Western) equine encephalitis.

e. erysipelas 外動物性丹毒，＝erysipeloid.
e. hemorrhagic disease 家畜（動物）流行性出血性疾患［医学］.
e. hemorrhagic disease of deer シカの伝染性出血性疾患.
e. hemorrhagic disease of deer virus シカの伝染性出血性疾患ウイルス.
e. hepatitis ハツカネズミの肝炎，＝Tyzzer disease.
e. keratoconjunctivitis 家畜（動物）流行性角結膜炎［医学］，動物間流行性角結膜炎（*Moraxella bovis* の感染による家畜の流行病）.
e. lymphagitis 家畜（動物）流行性リンパ管炎［医学］.
e. stomatitis 動物流行性口内炎［医学］，口蹄疫［医学］，＝foot-and-mouth disease.

ep·i·zo·ot·i·ol·o·gy ［èpizouὰtiáləʤi］ 動物伝染病学，動物流行病学.

éplu·chage ［epluʃáʒ］ エプルチャージ（感染創の汚染された組織をすべて除去すること）.

EPN ethyl-*p*-nitrophenyl-thionobenzenephosphate の略（有機リンを含む農薬）.

EPO exclusive provider organization 専属医療機関団体の略.

Epo, Ep erythropoietin エリスロポエチン，赤血球生成促進因子の略.

ep·o·nych·ia ［èpouníkiə］ 上爪皮膿疱.

ep·o·nych·i·um ［èpouníkiəm］ ［L/TA］ 上爪皮，＝eponychium ［TA］.

ep·o·nym ［épənim］ 冠名，名祖（命名者の名を冠するために用いる名称）. 形 eponymic, eponymous.

ep·o·nyms ［épənimz］ 冠名用語［医学］.

ep·o·oph·o·rec·to·my ［èpouὰfəréktəmi］ 卵巣上体摘出〔術〕.

ep·o·oph·o·ron ［èpouáfərən］ ［L/TA］ 卵巣上体，＝epoophoron ［TA］.

ep·o·prost·en·ol ［èpəprástənɔ:l］ エポプロステノール（子宮筋刺激作用のほかに血管拡張作用，血小板凝集抑制作用を有する），＝pG-X, prostacyclin, prostaglandin I_2 (PGI_2).

ep·or·ni·thol·o·gy ［èpɔ:niθáləʤi］ 鳥類流行病学.

ep·or·nit·ic ［èpɔ:nítik］ 鳥類流行病の.

e·pox·i·da·tion ［ipὰksidéiʃən］ エポキシ化［医学］.

e·pox·ide ［ipáksaid］ エポキシド（2価酸素結合物）.
e. hydratase エポキシド・ヒドラターゼ［医学］（加水酵素）.

ep·ox·y ［ipáksi］ エポキシ基（-O-. ほかに結合している2価の酸素基）.
e. resins エポキシ樹脂［医学］（1分子中にエポキシ基を2個以上含む高分子化合物，またはそのエポキシ基の開環反応によって生成した，熱硬化性合成樹脂 thermoset synthetic resins をいう）.

EPP erythropoietic protoporphyria 骨髄性プロトポルフィリアの略.

Eppinger pel·vis ［épiŋgər pélvis］ エピンゲル骨盤，＝Chrobak pelvis.

EPR ① electrophrenic respiration 横隔膜電気刺激性呼吸の略. ② electron paramagnetic resonance 電子常磁性共鳴の略. ③ exophthalmo(u)s producing reaction 催眼球突出反応，眼球突出惹起反応の略.

EPS ① electrophysiologic study 臨床電気生理学的検査の略. ② encapsulating peritoneal sclerosis 被嚢性腹膜硬化症の略. ③ exophthalmos-producing substance 催眼球突出物質の略. ④ extrapyramidal system 錐体外路系の略.

ep·si·lon, ε ［épsilαn］ イプシロン（ギリシャ語アルファベットの第5字）.
e. chain イプシロン鎖［医学］（免疫グロブリン IgE の H 鎖を ε 鎖と呼ぶ）.
e. chain immunoglobulin イプシロン鎖免疫グロブリン［医学］.
e. granule イプシロン顆粒（好中球の中性顆粒）.
e. potential 電気化学的電位，＝electrochemical potential.
e. wave イプシロン波.

Ep·si·lon·ret·ro·vi·rus ［èpsilənrètrouváiərəs］ イプシロンレトロウイルス属（レトロウイルス科の一属）.

ep·si·lo·tism ［épsilətizəm］ エ列発音不全，エ列構音障害（エ列吶）［医学］.

Epsom ［épsəm］ エプソム競馬場（イギリス Surrey にある競馬場）.
E. salt エプソム〔瀉痢〕塩 $MgSO_4$-$7H_2O$，＝magnesium sulfate.

EPSP excitatory postsynaptic potential 興奮性シナプス後電位，興奮性接合部後電位の略.

Epstein, Albert Arthur ［épstain］ エプスタイン（1880-1965，アメリカの内科医）.
E. nephrosis エプスタインネフローゼ（代謝異常に基づく慢性尿細管性腎臓炎で，小児および女子に頻発し，甲状腺またはほかの内分泌障害を伴う）.

Epstein, Alois ［épstain］ エプスタイン（1849-1918，ドイツの小児科医）.
E. disease エプスタイン病（偽ジフテリア），＝diphtheroid, Epstein-Pihl disease.
E. pearls エプスタイン真珠（新生児硬口蓋正中線の両側にみられる黄白色光輝性丘状斑点）.
E. sign エプスタイン徴候，＝Collier sign, setting sun sign.
E. stain エプスタイン染色（ジフテリア菌を染色する方法で，Loeffler メチレンブルーで染めた後グラム法を応用する）.
E. symptom エプスタイン症状.

Epstein, Charles J. ［épstain］ エプスタイン（アメリカの小児科医）.
E. syndrome エプスタイン症候群（腎炎，難聴，大血小板減少がみられる）.

Epstein, Michael Anthony ［épstain］ エプスタイン（1921生，イギリスのウイルス学者）.
E.-Barr virus (EBV) エプスタイン・バーウイルス，EBウイルス（ヘルペスウイルス科のウイルスで，伝染性単核症，バーキットリンパ腫などの原因となる. 1964年，Epstein がバーキットリンパ腫から発見した），＝*Human herpesvirus* 4.

e·pu·lis ［ipjú:lis］ 歯肉腫［医学］，エプーリス［医学］（歯肉部に生じた良性の限局性腫瘤を総括した臨床名）.
e. congenita 先天性エプーリス. 複 epulides.
e. fibromatosa 線維腫性エプーリス，線維腫性歯肉腫.
e. fibrosa 線維性エプーリス.
e. fissurata 分葉状エプーリス.
e. gigantocellularis 巨細胞性エプーリス，巨細胞性歯肉腫，＝giant cell epulis.
e. granulomatosa 肉芽腫性エプーリス，肉芽腫性歯肉腫.
e. gravidarum 妊娠性エプーリス，＝pregnancy epulis.
e. hemangiomatosa 血管腫性歯肉腫.
e. of newborn 新生児エプーリス.
e. osteoplastica 骨形成性エプーリス.
e. sarcomatosa 肉腫性エプーリス，肉腫性歯肉腫.

ep·u·lo·fi·bro·ma ［èpju:loufaibróumə］ 歯肉線維腫.

ep·u·loid ［épjulɔid］ 歯肉ポリープ（茸腫）様.

E

ep·u·lo·sis ［èpjulóusis］ 瘢痕形成，= cicatrization.
eput meter イプットメータ［医学］.
EQ educational quotient 教育指数の略.
e·qual ［í:kwəl］ 同等の，等しい.
e. cleavage 均等卵割分割［医学］，等割.
e. crossing-over 等交差［医学］.
e. division 等分裂.
e. loudness curve 音量等大曲線［医学］.
e.-number division 等数分裂.
e. pulse 整脈（すべての脈が同じ強さの拍動を示す）.
e. root 重根，= multiple root.
equalized or normalized cDNA library 均一化ライブラリー（遺伝子の）.
equalizing tank 調整槽［医学］.
e·quate ［i:kwéit］ 平衡させる（色の調合を平衡させること）.
e·qua·tion ［i:kwéiʃən］ ① 方程式. ② 均等.
e.-division 均等分裂.
e. of compatibility 両立の条件.
e. of continuity 連続の方程式.
e. of light 光差.
e. of motion 運動方程式（物体の運動を表す基礎的方程式. Newton の第2法則とも呼ばれる）.
e. of regression 回帰〔方程〕式.
e. of state 状態方程式［医学］，= characteristic equation.
e. of time 時差（真太陽時と平均太陽時との差）.
equational division 均等分裂［医学］.
equational separation 均等分別［医学］.
e·qua·tor ［i:kwéitər］ ［L/TA］ ① 赤道（球状体を2等分する大円），水晶体赤道，= equator ［TA］. ② 赤道部. ③ 等分画環，= aequator. 形 equatorial.
e. line 赤道線.
e. of cell 細胞分裂面の境界.
e. of eye 眼球赤道〔部〕［医学］，= equator bulbioculi.
e. of lens 水晶体赤道〔部〕［医学］（毛様体の2層間に水晶体周辺部が位置する），= equator lentis.
e·qua·to·ri·al ［i:kwətɔ́:riəl］ 赤道の［医学］.
e. bond エクアトリアル結合［医学］，エカトリアル結合.
e. cataract 赤道部白内障.
e. cleavage 赤道分割.
e. degeneration 赤道変性［医学］.
e. disk 赤道板，= equatorial plate.
e. division 赤道分裂.
e. plane 赤道面［医学］.
e. plate 赤道板.
e. spindle 赤道紡錘［医学］.
e. staphyloma 赤道ぶどう腫［医学］（赤道部にある強膜の隆起）.
equianalgesic dose 等鎮痛薬用量.
e·qui·ax·i·al ［ì:kwiǽksiəl］ 等軸の.
e·qui·ca·lor·ic ［ì:kwikəlɔ́:rik］ 等熱量の，等エネルギー量の，= isodynamic.
equid herpesvirus ウマヘルペスウイルス（ヘルペスウイルス科のウイルス）.
E·qui·dae ［ékwidi］ ウマ科（奇蹄目の一科で，ウマ属 *Equus* にはウマ horse，ロバ ass，シマウマ zebra などが含まれる），= horses.
equidominant eye 等優眼（両眼とも均等な優性をもつ）.
e·qui·lat·er·al ［ì:kwilǽtərəl］ 等辺の.
e. hemianopsia 同側半盲，= homonymous hemianopsia.
e. hyperbola 直角双曲線，等辺〔直角〕双曲線.
e. triangle 正三角形.
eq·ui·len·in(e) ［i:kwílinin］ エクイレニン 化 1,3,5=10,6,8-estrapentaen-3-ol-17-one $C_{18}H_{18}O_2$（妊娠雌ウマ尿中に発見された卵胞ホルモンで，発癌作用を示す物質の母体ともなる）.
equilibrating operation 代償手術（斜視において麻痺した筋の対称筋を切腱する方法）.
e·quil·i·bra·tion ［i:kwìlibréiʃən］ 平衡（2つの物の間に平衡が保たれること），= maintenance of equilibrium.
e·qui·lib·ri·um ［ì:kwilíbriəm］ 平衡〔状態〕［医学］，つりあい，= aequilibrium，balance，poise.
e. body temperature 平衡温.
e. constant 平衡定数［医学］.
e. density gradient centrifugation 平衡密度勾配遠〔心〕沈〔殿法〕［医学］.
e. diagram 平衡状態図［医学］.
e. dialysis 平衡透析［医学］.
e. distillation 平衡蒸留［医学］.
e. dose constant 平衡線量定数［医学］.
e. frequency 平衡頻度［医学］.
e. method 平衡時法［医学］.
e. multigate method 平衡時マルチゲート法［医学］.
e. musculare 筋平衡.
e. potential 平衡電位［医学］.
e. quotient 平衡商.
e. sense 平衡感覚，平衡知覚，= static sense.
e. test 平衡機能検査［医学］.
eq·ui·l(l)ine ［í:kwilin］ エクイリン 化 1,3,5,7-estratetraene-3-ol-17-one $C_{18}H_{20}O_2$（妊娠雌ウマの尿中に存在する結晶性卵胞ホルモン）.
e·qui·mo·lar ［ì:kwimóulər］ 等モルの（モルの等数を含むこと）.
e·qui·mo·lec·u·lar ［ì:kwiməlékjulər］ 等分子の（分子の等数を含む溶液についていう）.
e. solution 等分子溶液（① 溶液中にモル数の等しい数種の溶質を含むもの. ② n個の成分からなる溶液において任意の1成分のモル分率が1/nになるようなもの. ③ ある溶質についてそのモル数が等しい数種の溶液）.
e·qui·na·tion ［èkwinéiʃən］ 馬疫ウイルス接種.
Equine arteritis virus ウマ動脈炎ウイルス（アルテリウイルス科のウイルス）.
Equine encephalosis virus ウマ脳症ウイルス（レオウイルス科のウイルス）.
Equine infectious anemia virus ウマ伝染性貧血ウイルス（レトロウイルス科のウイルス）.
e·quine ［ékwain］ ウマの.
e. antitoxin ウマ抗毒素（ウマを毒素あるいは類毒素で免疫してつくる抗毒素）.
e. biliary fever ウマ黄疸熱（*Babesia equi* の感染による黄疸熱で，肝，リンパ節の腫脹を伴う），= equine piroplasmosis.
e. coital exanthema ウマ媾（交）疹.
e. cutaneous granuloma ウマ皮膚肉芽腫.
e. distemper ウマジステンパー.
e. encephalitis ウマ脳炎，= Borna disease，equine encephalomyelitis.
e. encephalomyelitis ウマ脳脊髄炎（トガウイルス科アルファウイルスによるウマの伝染性疾患で，東型と西型に大別され，またベネズエラ型も報告されている. このウイルスはカにより伝播される）.
e. gait 尖足歩行（ウマのような）.
e. gonadotropin 妊馬血清ゴナドトロピン［医学］，ウマ性腺刺激ホルモン，ウマゴナドトロピン，= pregnant mare serum gonadotropin.
e. gonadotropin unit ウマ性腺刺激ホルモン単位.
e. infectious anemia ウマ感染性貧血，ウマ伝染

性貧血（ウマ伝染性貧血ウイルスによるウマ科固有の慢性感染症で，回帰熱と貧血とを特徴とする），= infectious anemia of horses, swamp fever, Vallée disease.

e. malaria = infectious anemia of horses.

e. monocytic ehrlichiosis ウマの単球性エールリヒア症（リケッチア目に属するエールリヒアの感染によって発症する．発熱と貧血を主徴とする）．

e. nonthrombocytopenic purpura ウマの非血小板減少性紫斑病．

e. piroplasmosis ウマピロプラズマ症，= equine biliary fever.

e. rhinopneumonitis ウマ鼻肺炎（ウマヘルペスウイルス1型，4型の感染による）．

e. serum hepatitis ウマの血清肝炎．

e. smallpox 馬痘，= horse-pox.

e. strongyle infection ウマストロンギルス症，ウマ円虫症〔医学〕（ウマ円虫の寄生により生ずる疾病．ウマやロバの盲結腸に寄生し，貧血，栄養障害を起こす）．

e. syphilis ウマ梅毒（トリパノソーマ症），= dourine.

e. typhoid ウマチフス．

e·quin·ia [ekwíniə, iːk–] 鼻疽〔医学〕，馬鼻疽（ウシ，ロバ，ラバの感染症でのグラム陰性桿菌である *Burkholderia mallei* による．ヒトにも伝染し，主に皮膚と肺を障害する），= glanders, malleus, horse-pox.

e. mitis 軽症性馬鼻疽（人類の）．

e·qui·ni·sm [ékwinizəm, íːk–] 馬足症（下肢の外傷によりウマのように歩行すること）．

e·qui·no·ca·vus [èkwainoukéivəs, ìːk–] 外反尖足，= talipes.

e·qui·no·val·gus [ìːkwinouvǽlgəs, èk–] 外反尖足．

e·qui·no·va·rus [ìːkwainouvéirəs, èk–] 内反尖足〔医学〕，= club-foot.

e. foot 内反尖足〔医学〕．

e·qui·nus [ekwáinəs, iːk–] ①ウマの．②尖足の，= equine.

e. foot 尖足〔医学〕．

e. gait 尖足，尖足歩行．

e. position 尖足位〔医学〕．

e·quip·ment [iːkwípmənt] 装置〔医学〕．

e·qui·po·ten·tial [iːkwipouténʃəl] ①等能の．②等電の．

e. surface ①等電位面．②等磁位面．③等ポテンシャル面．

E·qui·se·ta·ce·ae [èkwisətéisiiː] トクサ科．

e·qui·se·tic ac·id [èkwisíːtik ǽsid] エキセト酸，= aconitic acid.

e·qui·set·o·nin [èkwisétənin] エキセトニン（スギナ *Equisetum arvense* の全草から得られるサポニン）．

e·qui·se·to·sis [èkwisətóusis] スギナ中毒症（ウマの）．

E·qui·se·tum [èkwisíːtəm] トクサ［木賊］属．

E. arvense スギナ，= field horsetail, jointed rush.

E. hiemale トクサ［木賊］，= Dutch rush.

e·quiv·a·lence [iːkwívələns] ①相等性，当量性．②等量，= quantivalence. ③当価（化合物の元素と置換し得る水素の量）．

e. point 当量点（容量分析において反応が定量的に完結する点）．

e. zone ①当量域（抗原に抗体を加え，抗原抗体複合物を沈殿させると，上清中には抗原も抗体も存在しないこと）．②等（同）価域〔医学〕．

e·quiv·a·lent [ikwívələnt] ①当量〔医学〕，同値（化学的）．②代理症〔医学〕，等価症（精神科）．

e. air 空気当量．

e. concentration 当量濃度（溶液1L中に含まれる溶質の量をグラム当量数で表した濃度）．

e. conductivity 当量伝導度〔医学〕，電気伝導度（溶質1グラム当量を含む溶液の体積Vに，その溶液の比伝導度を乗じた積）．

e. dose 等価線量〔医学〕．

e. electric circuit 電気等価回路．

e. electron 同等な電子．

e. extract エクウィバレントエキス，= valoid.

e. focus 相当焦点距離．

e. from reliability 等価型信頼度．

e. length 相当長さ〔医学〕．

e. of weight 等価量（重量単位で表された元素の分子量をその原子価で除した数値）．

e. point 最適点，等量点，同価点〔医学〕= optimal point.

e. position 等価の位置．

e. refraction 特異屈折力，= specific refractive power.

e. single dose 一回等価線量．

e. sound level 等値騒音レベル〔医学〕．

e. temperature 等価温度〔医学〕，相当温度．

e. voltage 実効電圧．

e. vulcanization 等価加硫〔医学〕．

e. weight 等重量〔医学〕（重量単位で表された元素の分子量をその原子価で割った数値），= gram equivalent.

equivocal symptom 不定症状〔医学〕（特異的でない症状）．

Eq·uus [ékwəs] ウマ［馬］属（哺乳綱，奇蹄目，ウマ亜目の一属）．

E. caballus ウマ（普通のウマで，雄ウマを stallion，雌ウマを mare，子ウマを colt と呼ぶ），= horse.

E. zebra ヤマシマウマ［斑馬］，= mountain zebra.

ER ① emergency room 救急室の略．② endoplasmic reticulum 小胞体の略．

Er erbium エルビウムの元素記号．

er·a [íːrə] 時代，年代．

e·rad·i·ca·tion [irædikéiʃən] 根絶〔医学〕，撲滅．

e. therapy 除菌治療（*Hericobacter pylori* の感染が明らかとなった消化性潰瘍に対して抗菌薬を用いる治療をいう）．

Eranko, Eino [irǽnkou] エランコ（1924生，フィンランドの解剖学者）．

E. fluorescence stain エランコ蛍光染色〔法〕．

e·ras·ing [iréiziŋ] 除去〔医学〕，消去〔医学〕．

e·ra·sion [iréiʒən] 刮削（掻爬による切除）．

e. of joint 関節切除，= arthrectomy.

Erasistratus [èrəsístrətəs] エルシストラッス（BC 310–250，アレキサンドリアの医学者．病理解剖学の先駆者で，血液が動脈から心臓へ流れると説いた．血液は身体の栄養物，空気は生活必須物質と考えた．前立腺 prostate gland を発見し命名したといわれる）．

E·ra·ty·rus [irətáirʌs] （サシガメ科の一属で，Chagas 病原体の媒介者）．

ERB essential renal bleeding 特発性腎出血，本態性腎出血の略．

Erb, Wilhelm Heinrich [ə́ːb] エルプ（エルブ）（1840–1921，ドイツの神経学者）．

E. atrophy エルプ筋萎縮〔症〕（仮性肥大性筋ジストロフィー），= Erb dystrophy, progressive muscular dystrophy.

E.–Charcot disease エルプ・シャルコー病（攣縮性運動失調），= spasmodic ataxia.

E. disease エルプ病（進行性筋ジストロフィー），= progressive muscular dystrophy.

E.–Duchenne paralysis エルプ・デュシェンヌ

麻痺(上部腕神経叢の損傷により生じた上肢の麻痺．エルプ麻痺ともいう)，＝upper arm type of brachial plexus palsy.

E. dystrophy エルプ筋ジストロフィー(仮性肥大性筋ジストロフィー)，＝pseudohypertrophic muscular dystrophy.

E. electrode エルプ導子(正規導子，刺激導子).

E.-Goldflam disease エルプ・ゴルドフラム病(仮性麻痺性重症筋無力症)，＝myasthenia gravis pseudoparalytica.

E.-Hoffmann phenomenon エルプ・ホフマン現象(テタニーにおいては筋肉，神経が電気刺激に対して鋭敏に反応すること)，＝Erb sign.

E.-Landouzy disease エルプ・ランドジー病，＝progressive muscular dystrophy.

E. obstetrical paralysis エルプ分娩麻痺［医学］.

E. palsy エルプ麻痺，分娩麻痺(生下時新生児に起こる腕神経叢麻痺)，＝birth palsy, obstetrical paralysis.

E. paralysis エルプ麻痺［医学］，＝Erb–Duchenne palsy.

E. phenomenon エルプ現象(破傷風でみられる末梢性運動神経の興奮).

E. plexus paralysis エルプ叢麻痺(腕神経叢の上腕麻痺．第5，第6頸神経根の病変によるもので，手先には麻痺が起こらない)，＝Duchenne–Erb paralysis.

E. point エルプ点，＝supraclavicular point.

E. reactions エルプ反応(① 変性反応．神経および筋肉が栄養中枢からの支配を失うときに起こる運動神経および筋肉の電気刺激に対する異常の反応．② 筋緊張反応).

E. sclerosis エルプ硬化症(原発性脊髄側索硬化症)，＝primary lateral spinal sclerosis.

E. sign エルプ徴候(テタニーの場合，筋肉が示す電気興奮性の増大).

E. spinal paralysis エルプ脊髄麻痺.

E. supraclavicular point エルプ鎖骨上点(鎖骨上2～3cmの点で，胸鎖乳突筋の外方，第6胸椎の横突起の高さにあり，電気刺激により上腕の諸筋に攣縮を起こす).

E. symptoms エルプ徴候(① テタニーにおける電気刺激に対する運動神経の興奮性の亢進状態．② 先端肥大症では胸骨柄を打診すると濁音を呈する)，＝Erb sign.

E. syndrome エルプ症候群，＝Duchenne–Erb syndrome.

E. waves エルプ波(かなり強い電流で刺激されたときに筋肉に起こる波状運動で，特に先天性筋緊張症にみられる).

E.-Westphal knee phenomenon エルプ・ウェストファール膝現象(膝蓋反射の減弱または消失).

E.-Westphal sign エルプ・ウェストファール徴候.

ERBF effective renal blood flow 有効腎血流量の略.

er·bi·um (Er) [ə́:biəm] エルビウム(希土類元素で，原子番号68，元素記号Er，原子量167.26，質量数162，164，166～168，170).

e. nitrate 硝酸エルビウム $Er(NO_3)_3$-$5H_2O$ (桃色結晶).

e. oxide 酸化エルビウム Er_2O_3 (淡赤色粉末)，＝erbia.

e. sulfate 硫酸エルビウム $Er_2(SO_4)_3$-$8H_2O$ (桃色結晶).

ERCP endoscopic retrograde cholangiopancreatography 内視鏡的逆行性胆管膵管造影〔法〕の略.

Erdheim, Jakob [ə́:dhaim] エールトハイム(1874–1937，オーストリアの医師).

E. disease エールトハイム病.

E. tumor エールトハイム腫瘍(頭蓋咽頭管腫瘍)，＝craniopharyngioma.

Erdmann, Hugo [ə́:dmən] エルドマン(1862–1910，ドイツの化学者).

E. reagent エルドマン試薬(硝酸10滴と硫酸20 mLからなるアルカロイド検出試薬).

E. salt エルドマン塩 $NH_4[Co(NH_3)_2(NO_2)_4]$.

E. test エルドマン試験(エルドマン試薬を用いるアルカロイド検出法).

erect illumination 垂直照明.

erect image 正立像.

erect position 立位［医学］.

e·rec·tile [iréktail] 拡張性の，直立性〔の〕［医学］，勃起性〔の〕［医学］.

e. carcinoma 勃起癌，＝hematoid carcinoma.

e. dysfunction (ED) 勃起障害，勃起不全.

e. disorder 勃起障害.

e. myxoma 勃起性粘液腫(血管腫に類似する).

e. tissue 勃起組織.

e. tumor 勃起組織腫.

e·rec·tile·lux·a·tion [irèktailʌkséiʃən] 直立脱臼［医学］.

e·rec·tion [irékʃən] 勃起［医学］. 形 erectile.

e·rec·tor [iréktər] 勃起筋，挙筋.

e. clitoridis (坐骨海綿体筋)，＝ischiocavernosus.

e. muscle of hair 立毛筋(哺乳類の皮膚にある毛の根元にある筋肉)，＝musculus arrector pilli.

e. muscle of spine 脊柱起立筋.

e. penis (坐骨海綿体筋)，＝ischiocavernosus.

e. pili 起毛筋，＝arrectores pilorum.

e. spinae [TA] ① 脊柱起立筋，＝musculus erector spinae [L/TA]. ② 仙棘筋，＝sacrospinalis.

e. spinae aponeurosis [TA] 脊柱起立筋腱膜，＝aponeurosis musculus erectoris spinae [L/TA].

e. spinae reflex 仙棘筋反射，＝dorsal reflex.

e·red·o·some [irédəsoum] エレドソム(赤血球網状基質を充満する無晶性血色素).

er·e·ma·cau·sis [èriməkɔ́:sis] 緩慢酸化(腐敗)作用，＝slow combustion or oxidation.

Er·e·mas·ca·ce·ae [èri:məskéisii:] エレマスクス科(子嚢菌類).

er·e·mi·o·pho·bia [èrimioufóubiə] 孤独(寂寞)恐怖症.

er·e·mo·pho·bia [èrimoufóubiə] 広場恐怖症.

Er·e·moth·e·ci·um [èrəməθí:siəm] エレモセシウム属(子嚢菌類).

e·rep·sin [irépsin] エレプシン(タンパク分解酵素の一つで，プロテオースとペプトンを完全にアミノ酸に分解する酵素の旧称)，＝ereptase.

e·rep·tase [irépteis] エレプテース，＝erepsin.

e·rep·tic [iréptik] エレプシン含有の.

er·e·thism [érəθizəm] 異常興奮，過敏.

er·e·this·mic [èrəθízmik] 異常興奮の，過敏性の.

e. oligophrenia 興奮性精神薄弱.

er·e·this·tic [èrəθístik] 過敏症〔性〕の［医学］.

e. idiot 興奮型白痴〔者〕［医学］，活動性白痴.

e. shock 急激反応ショック.

e. ulcer 過敏性潰瘍［医学］，(反応性潰瘍，炎性潰瘍)，＝irritable ulcer.

er·e·thi·zo·phre·nia [èrəθìzoufrí:niə] 異常興奮，＝erethisophrenia.

ereuth(o)- [erəθ(ou)] 赤色の意味を表す接頭語，＝erythr(o)-.

er·eu·tho·pho·bia [èrəθoufóubiə] ① 赤面恐怖症［医学］. ② 赤色恐怖症［医学］，＝erythrophobia.

ERFC erythrocyte rosette forming cell 赤血球ロゼット形成細胞の略(そのまわりに異種の赤血球が付着し

てロゼット模様をつくる細胞．ヒトの T 細胞はヒツジ赤血球とロゼットを形成する）．

Erfle oc·u·lar ［é:fl ákjulər］ エルフル接眼レンズ（視界 70° に及ぶ広角度接眼レンズで，ケルネル接眼レンズの前後のレンズの中間に 1 個の色消しレンズをおいたもの）．

ERG electroretinogram エレクトロレチノグラム，網膜電図の略．

erg ［ə́:g］ エルグ（仕事の単位で，物体に 1dyne の力が働いて 1cm の距離を動かす仕事の量）．

er·ga·sia ［ə:géisiə］ ① 精神活動の正働〔状態〕（精神身体的人間全体が完全に統合活動を示している状態を表す Meyer の述語）．② 体細胞作用の刺激物質．

er·ga·si·a·try ［ə:gəsáiətri］ 精神医学，＝ ergasiatrics．

E

er·ga·si·o·der·ma·to·sis ［ə:gəsioudə:mətóusis］ 産業皮膚症，＝ ergasidermatosis，industrial skin disease．

er·ga·si·ol·o·gy ［ə:gəsiáləʤi］ 精神生物学（客観的）（人間正常の行動を研究する学問で pathergasiology に対立する）．

er·ga·si·o·ma·nia ［ə:gəsiouméiniə］ 作業狂〔医学〕，手術〔希望〕狂〔医学〕．

er·ga·si·o·pho·bia ［ə:gəsioufóubiə］ 作業恐怖症，手術恐怖症．

er·gas·the·nia ［ə:gəsθí:niə］ 過労性衰弱．

er·gas·tic ［ə:gǽstik］ ① 潜勢力の（細胞，組織に貯蔵されている熱力源についていう）．② 体細胞刺激性の．

er·gas·to·plasm ［ə:gǽstəplæzəm］ 基底糸（chromidia その他の顆粒質の集合体），＝ archoplasm，kinoplasm．

er·gin ［ə́:ʤin］ 作動素（体内で抗原と化合してアレルギー症状を発現させる物質）．

erg·ine ［ə́:ʤi:n］ エルギン [化] lysergic acid amide $C_{16}H_{17}N_3O$（結晶性アルカロイド）．

erg(o)- ［ə:g(ou)，-g(ə)］ 仕事，作業との関係を表す接頭語．

er·go·cal·cif·er·ol ［ə:goukælsífərɔ:l］ エルゴカルシフェロール [化] (3*S*,5*Z*,7*E*,22*E*)-9,10-secoergosta-5,7,10(19),22-tetraen-3-ol $C_{28}H_{44}O$：396.65（エルゴステロール系ビタミン D_2，カルシフェロール）．

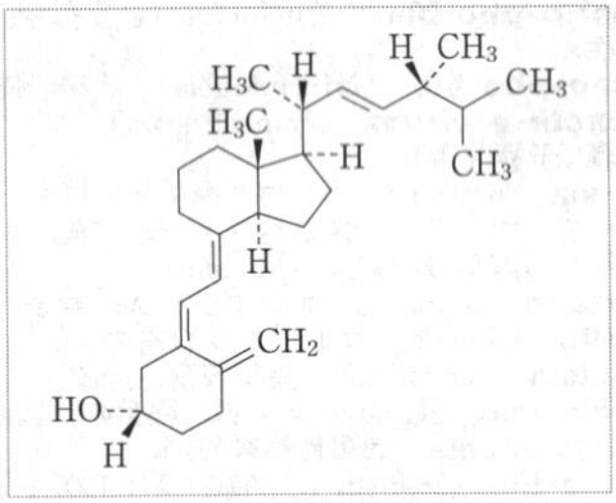

er·go·cor·nine ［ə:goukɔ́:ni:n］ エルゴコルニン $C_{31}H_{39}N_5O_5$（バッカクアルカロイドの一つで，エルゴタミンの類似物）．

er·go·cor·ni·nine ［ə:goukɔ́:ninin］ エルゴコルニニン（エルゴコルニンの立体異性体）．

er·go·cris·tine ［ə:gəkrístin］ エルゴクリスチン $C_{35}H_{39}N_5O_5$（バッカクアルカロイドの一つで，エルゴタミンに似た構造をもつ左旋性物質）．

er·go·cris·ti·nine ［ə:gəkrístinin］ エルゴクリスチニン（エルゴクリスチンの右旋性立体異性体）．

er·go·cryp·tin ［ə:gəkríptin］ エルゴクリプチン $C_{32}H_{41}N_5O_5$（バッカクアルカロイドの一つで，その立体異性体はエルゴクリプチニンで，ほとんど薬理作用の無い物質）．

er·go·cryp·ti·nine ［ə:gəkríptinin］ エルゴクリプチニン（エルゴクリプチンの立体異性体）．

er·go·der·ma·to·sis ［ə:goudə:mətóusis］ 産業皮膚症（工業毒によるもの）．

er·go·dy·nam·o·graph ［ə:goudainǽməgræf］ 作業筋力描写装置（筋攣縮による仕事力を描写する装置）．

er·go·es·the·si·o·graph ［ə:gouesθí:ziəgræf］ 筋覚描記装置（各種の刺激に対する筋の反応を図に記録する装置）．

er·go·fla·vin ［ə:goufléivin］ エルゴフラビン（バッカクの黄色色素）．

er·go·gen·ic ［ə:gəʤénik］ 仕事量増加の，＝ ergogenous．

er·go·gram ［ə́:gəgræm］ 作業曲線，エルゴグラム．

er·go·graph ［ə́:gəgræf］ 作業記録器〔医学〕．

er·go·graph·ic ［ə:gəgrǽfik］ 作業記録〔器〕の．

er·gol·o·gy ［ə:gáləʤi］ 人類動態学〔医学〕．

er·go·ma·nia ［ə:gəméiniə］ 作業狂，＝ ergasiomania．

er·go·ma·ni·ac ［ə:gəméiniæk］ 仕事狂患者．

er·gom·e·ter ［ə:gámitər］ 作業計，筋力計（筋肉活動力を測定する機器），＝ dynamometer．

er·go·met·rine ［ə:gəmétri:n］ エルゴメトリン，＝ ergonovine．

e. maleate エルゴメトリンマレイン酸塩 $C_{19}H_{23}N_3O_2 \cdot C_4H_4O_4$：441.48（マレイン酸エルゴメトリン，子宮収縮薬，リゼルギン酸アミド系止血薬．子宮収縮の促進ならびに子宮出血の予防および治療に用いる）．

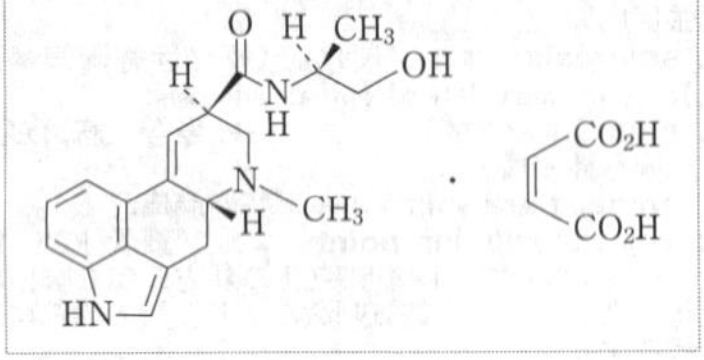

er·go·met·ri·nine ［ə:gəmétrinin］ エルゴメトリニン（エルゴメトリンの異性体）．

er·gom·e·try ［ə:gámitri］ エルゴメトリー〔医学〕．

er·go·mon·a·mine ［ə:gəmánəmin］ エルゴモナミン $C_{19}H_{19}NO_4$（バッカクアルカロイドの一つ）．

er·go·nom·ics ［ə:gənámiks］ 人間工学〔医学〕，エルゴノミクス．

er·gon·o·my ［ə:gánəmi］ 機能分化．

er·go·no·vine ［ə:gənóuvi:n］ エルゴノビン $C_{19}H_{23}N_3O_2$（Dudley により 1935 年に抽出されたバッカクアルカロイド．毒性の低い強力な分娩促進薬として利用され，経口的投与量は 0.2～0.4mg，注射量は 0.2mg），＝ ergobasine，ergometrine，ergostetrine，ergotocin．

e. maleate マレイン酸エルゴノビン（臨床に用いられるエルゴノビン薬），＝ ergotrate maleate．

er·go·pho·bia ［ə:goufóubiə］ 作業恐怖症，＝ ergasiophobia．

er·go·phore ［ə́:gəfɔ:r］ 毒素族，＝ toxophore．

e. group 作業団（Ehrlich の側鎖理論で），＝ toxophore．

er·go·plasm ［ə́:gəplæzəm］ エルゴプラズム，＝ archoplasm．

er·go·sine ［ə́:gəsin］ エルゴシン $C_{30}H_{37}N_5O_5$（バッカクの有効アルカロイドの一つ）．

er·gos·i·nine ［ə:gásinin］ エルゴシニン（エルゴシンの右旋性異性体で，薬理作用は無い）．

er·gos·ta·nol ［ə:gástənɔ:l］ エルゴスタノール

㊗ hexahydro-ergosterol $C_{28}H_{50}O$.

er·go·sten·ol [ə:gəsténɔ:l] エルゴステノール ㊗ $Δ^{8(14)}$ tetrahydro-ergosterol $C_{28}H_{48}O$（コレステリンと共存するステロールで，紫外線照射によりビタミンDに転化する）.

er·gos·ter·in [ə:gástərin] エルゴステリン，= ergosterol.

er·gos·ter·ol [ə:gástərɔ:l] エルゴステロール $C_{28}H_{44}O$（バッカク，酵母などに存在する不飽和性炭水化物で，Tanret により発見命名された．無色の結晶体で融点168°C，水には不溶性，有機性溶媒には可溶，スペクトル吸収線は260，271，281.5，293.5mμ．紫外線の照射により活性化されてビタミンD_2に転化する），= provitamin D_2.

er·go·stet·rine [ə̀:gəstétrin] エルゴステトリン，= ergometrine, ergonovine.

er·got [ə́:gət] ①バッカク[麦角]（バッカク菌 *Claviceps purpurea* の保続菌体すなわち菌核 selerotium で，とくにイネ[禾本]科植物ライムギ *Secale cereale* に寄生する．生薬としては小動脈および平滑筋線維を収縮する作用をもつ強力な堕胎薬，止血薬である），= secale cornutum. ②鳥距，= calcar avis.

e. alkaloid-associated heart disease バッカクアルカロイド性心疾患.

e. alkaloids バッカクアルカロイド（バッカク成分のうち最も主要な成分で，生理作用の強い左旋性と無力な右旋性の6対の異性体がある）.

e. aseptic 筋注用バッカク流エキス（投与量1～2mL）.

e. extract バッカクエキス，= extractum ergotae.

e. fluidextract バッカク流エキス（投与量0.5～1.0mL），= fluidextractum ergotae.

e. preparation バッカク剤（バッカク製剤で，薬理学的に有効なバッカク成分をもっている．分娩促進，分娩時の止血作用）.

er·go·ta [ə́:gətə] バッカク[麦角]，= rye smut, secale cornutum (clavatum), spurred rye.

er·got·a·mine [ə:gátəmi:n] エルゴタミン $C_{33}H_{35}N_5O_5$（Stoll により1920年に抽出されたバッカクの有効アルカロイド）.

e.-overuse headache エルゴタミン乱用性頭痛（薬剤乱用性頭痛の一つ）.

e. tartrate エルゴタミン酒石酸塩 $(C_{33}H_{35}N_5O_5)_2 \cdot C_4H_6O_6$: 1313.41（酒石酸エルゴタミン．交感神経 $α_1$ 受容体遮断および $α_2$ 受容体興奮薬，エルゴタミン系鎮痛薬（片頭痛）．片頭痛に対して用いられる）.

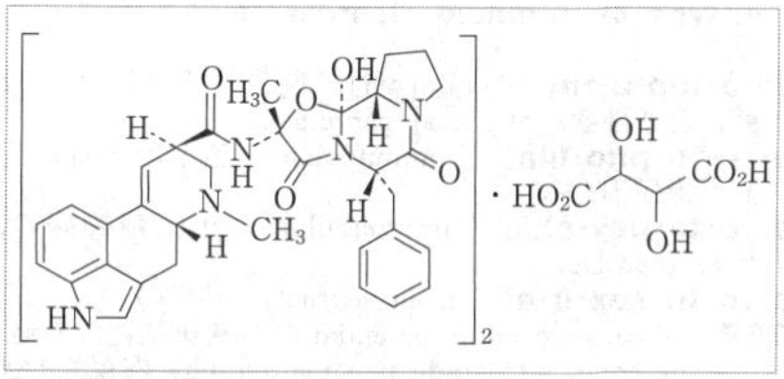

e. with caffeine （酒石酸エルゴタミンとカフェインとの合剤），= cafergot.

er·go·tam·i·nine [ə̀:gətǽminin] エルゴタミニン $C_{33}H_{35}N_5O_5$（エルゴタミンの光学異性体で，生理的作用はほとんどない）.

er·go·ther·a·py [ə:gəθérəpi] 作業療法.

er·go·thi·o·ne·ine [ə̀:gəθáiəni:in] エルゴチオネイン ㊗ thiohistidine trimethylbetaine $C_9H_{15}N_3O_2S$-$2H_2O$（バッカクの一成分で，癌患者尿中にも発見される），= sympectothiene, sympectothion, thioneine.

er·go·thi·o·none [ə̀:gəθáiənən] エルゴチオノン（バッカクから得られる含硫塩基）.

er·got·ic ac·id [ə:gátik ǽsid] エルゴチン酸，= ergotinic acid.

er·go·tin [ə́:gətin] エルゴチン（粗製バッカクエキス），= ergot extract.

er·go·tin·ic ac·id [ə̀:gətínik ǽsid] エルゴチン酸（バッカクから得られる酸で，内服では無毒であるが皮下注射では有毒），= ergotic acid.

er·got·i·nine [ə:gátinin] エルゴチニン $C_{35}H_{39}N_5O_5$（Tanret が1875年にバッカク中に発見した結晶性アルカロイド．エルゴトキシンの光学異性体で，生理的作用は微弱），= secaline.

e. citrate クエン酸エルゴチニン $C_{35}H_{39}N_5O_5$-$C_6H_8O_7$（皮下注射薬）.

er·got·ism [ə́:gətizəm] バッカク中毒，= ergot poisoning.

er·go·tized [ə́:gətaizd] バッカク中毒を受けた，バッカクを作用させた.

er·got·o·cine [ə:gátəsin] エルゴトシン，= ergometrine.

er·go·tox·ine [ə̀:gətáksi:n] エルゴトキシン $C_{35}H_{39}N_5O_5$（強力なバッカクアルカロイドで，子宮収縮薬），= ecbolin, ergotoxina.

e. ethanesulfonate エタンスルホン酸エルゴトキシン $C_{35}H_{39}N_5O_5C_2H_5SO_3H$-$2C_2H_5HO$（白色結晶，用量0.5～1.0mg），= ergotoxinae aethanosulfonas.

e. phosphate リン酸エルゴトキシン.

er·go·tro·pic [ə:goutrápik] 非特異向性の，仕事向性の.

e. circuit エネルギー発生回路［医学］.

e. therapy 刺激療法（非特異物質の注射）.

er·gu·sia [ə:gjú:siə] エルグーシア（細胞から遊離されてその表面張力を減じて細胞を移動させるといわれる仮定的なリポイド物質）.

Erichsen, John Eric [ériksən] エリックセン（1818-1896，イギリスの外科医）.

E. disease エリックセン病（外傷に起因する精神病で，ヒステリー，神経衰弱，うつ病などの類似症状が発現する），= railway brain, railway spine.

E. ligature エリックセン縫線（神経を結紮するための黒白の重複縫線）.

E. sign エリックセン徴候（仙腸骨疾患では腸骨を左右から中部に向かって強く押し合うと疼痛を感ずるが，股関節疾患では無痛）.

er·ich·thoi·di·na [èrikθɔ́idinə] エリクトイジナ幼生（節足動物，口脚類，特にトラシャコ属の幼生），= antizoea.

e·rich·thus [iríkθəs] エリクトウス幼生（節足動物，甲殻綱，口脚目，シャコ属の幼生で，alima に似たもの）.

er·i·gens [érid͡ʒəns] 勃起の，= erectile.

E·rig·e·ron [irid͡ʒərən] ムカシヨモギ属（キク科の一属）.

erigeron oil ムカシヨモギ油（α-limonene, terbineol などを含む）.

Erinaceus europaens ナミハリネズミ（黄熱のウイルスに対する感受性が高い）.

Eriobotrya japonica ビワ［枇杷］（バラ科の一種で，種子はアミグダリン族配糖体を含有する），= loquat.

Er·i·o·cau·la·ce·ae [èriouko:léisii:] ホシクサ科.

Er·i·o·cheir [érioukaiər] モクズガニ[藻屑蟹]属.

E. japonicus モクズガニ（ウェステルマン肺吸虫 *Paragonimus westermani* の第2中間宿主），= Japanese mitten crab.

E. sinensis シナモクズガニ，= Chinese mitten crab.

er·i·o·chrom black T [ériəkrəm blǽk ti:] エリオクロムブラックT（アゾ色素性指示薬で，pH6.3 以

下では赤，pH11.5までは青，それ以上はオレンジ色を呈する).

er·i·o·dic·ty·ol [èriədíktiɔ:l] エリオジクチオール $C_{15}H_{12}O_6$ (フラバノンの 5,7,3′,4′-テトラオキシ誘導体で，アメリカ産ハゼリソウ科植物 *Eriodictyon californicum* の葉にホモエリオジクチオールとともにあり，ビタミンP複合体のフラボン成分).

e.-L-rhamnoside (エリオジクチオールのラムノース配糖体).

Er·i·o·dic·ty·on [èriədíktiɑn] エルバサンタ (ハゼリソウ科の一属．イェルバサンタ *E. californicum* (yerba santa) の葉は去痰薬または苦味剤に加えて用いられる).

er·i·om·e·ter [èriámitər] エリオメータ (赤血球直径測定用の回折器).

E

eris·o·phake [erísəfeik] エリシフェーク，= erysiphake.

ERL emergency room laparotomy 救急室開腹の略.

Erlandsen, Alfred [ə́:ləndsən] エルランドセン (1878-1918，デンマークの衛生学者).

Erlanger, Joseph [ə́:læŋgər] アーランガー (1874-1965，アメリカの生理学者．H. S. Gasser との共同研究で，個々の神経線維が，高度に分化した特性をもつことを発見し，ノーベル医学・生理学賞を受けた (1944)).

Erlenmeyer, Emil [ə́:lənmàiər] エレンマイエル (1825-1909，ドイツの化学者．不飽和化合物の性質，反応機構を研究し，1866年 Graebe とともにナフタリンの構造式を決定した).

E. flask エレンマイエルフラスコ (三角フラスコ).

Erlenmeyer, F. A. [ə́:lənmàiər] エレンマイエル (1849-1926，ドイツの医師).

E. mixture エレンマイエル合剤 (ナトリウム，カリウム，アンモニウムの臭化物の等量混合薬).

Erlicki flu·id [ə́:liki flú:id] エルリッキ液 (二クロム酸カリウム 2.5g，硫酸銅 0.5g，水 100mL からなる固定液で，Mueller 液に似ているが作用は迅速である).

Ermengem, Emile Pierre Marie van [ə́:məndʒəm] エルメンゲム (1851-1923，ベルギーの医師．食物中毒症における腸詰菌 *Bacillus* (*Clostridium*) *botulinus* を発見した (1897)).

er·mine [ə́:min] オコジョ，テン [貂] (イタチ属 *Mustela* の一種で，夏季は赤褐色であるが冬季には全身純白，ただ尾端のみ純黒色を呈するので，毛衣をつくるために愛用される)，= stoat.

Erni sign [ə́:ni sáin] エルニ徴候 (肺尖空洞にみられる徴候).

Ernst, Paul [ə́:nst] エルンスト (1859-1937，ドイツの病理学者).

E. bodies エルンスト小体 (細菌の変色性顆粒)，= Babes-Ernst bodies.

erobic culture = aerobic culture.

e·rode [iróud] 腐食する，侵食する．名 erosion.

eroded surface 吸収面.

E·ro·di·um [iróudiəm] オランダフウロ属 (フウロソウ科の一属．*E. cicutarium* は利尿，子宮出血に用い，流エキス使用量 2.0～2.5mL).

erogenic zone 性感帯 [医学]，= erogenous zone.

erogenous zone 性感〔発生〕帯，= erotogenic zone.

er·o·neu·ro·sis [ɛərounju:róusis] 航空神経症，= aeroneurosis.

er·os [érəs, ɛ́ə-] 生命，愛の力 (Freud の死 thanatos に対する精神二元力の一つ).

e·rose [iróus] 咬み切ったような，不斉歯状縁のある，凹凸のある.

e·ro·sio [iróuʒiou] びらん (糜爛)，= erosion.

e. carcinomatosa 癌性びらん.

e. concentrica 同心性びらん.

e. corneae 角膜〔表皮〕剥離，= ablatio corneae.

e. corneae recidiva 再発性角膜表皮剥離.

e. excentrica 偏在性びらん.

e. follicularis 小胞状びらん.

e. interdigitalis 指間びらん，= intertrigo.

e. interdigitalis blastomycetica 醸母菌性指間びらん症 (Fabry の命名)，= erosio interdigitalis saccharomycetica.

e. papillaris 乳頭状びらん.

e. portionis 子宮腟部びらん，= cervical erosion.

e. simplex 単純びらん.

e·ro·sion [iróuʒən] ① びらん (糜爛) [医学] (ただれ．続発疹の一種．皮膚，粘膜の浅い組織欠損). ② 侵食．形 erosious.

e. of artery 動脈のびらん [医学].

e. of teeth 歯牙侵食症，= dental erosion.

erosious gland びらん (糜爛) 腺 (腟粘膜のびらんに際し，炎症性浸潤の持続により形成される粘液腺)，= glandula erosionis.

e·ro·sive [iróusiv] ① びらん (糜爛) 性の [医学]. ② 腐食剤.

e. aneurysm 腐食性動脈瘤.

e. esophagitis びらん性食道炎 [医学].

e. gastritis びらん性胃炎 [医学].

e·rot·ic [irátik] ① 色情的の．② 色情狂，= lustful.

e. delusion 色情妄想.

e. erection 色情勃起.

e. zoophilism 情欲性動物愛.

e·rot·i·ca [irátikə] 催淫薬 [医学].

e·rot·i·cism [irátisizəm] 好色症 [医学]，色情症，= erotism.

er·o·ti·co·ma·nia [iràtikouméiniə] 色情狂，= erotomania.

er·o·tism [érətizəm] 好色症，色情症，= eroticism. 動 erotize.

e·ro·to·gen·e·sis [iròutədʒénisis] 情欲挑発，性欲発生．形 erotogenic.

erotogenic zone 性感帯 [医学]，色情発生帯 (唇，陰部，肛門，乳頭など)，= erotogenous zone.

e·ro·to·graph·o·ma·nia [iròutəgræfouméiniə] ラブレター狂，艶書狂.

er·o·tol·o·gy [èrətálədʒi] 性愛学.

e·ro·to·ma·nia [iròutouméiniə] 色情狂 [医学]，恋愛妄想 [医学]，色情癖 [医学]，= eroticomania.

e·ro·to·ma·ni·ac [iròutəméiniæk] 色情狂者.

e. type of paranoid disorder 色情型妄想〔性〕障害.

er·o·top·a·thy [èrətápəθi] 性〔の〕倒錯〔症〕[医学]，変態性欲，= sexual perversion.

e·ro·to·pho·bia [iròutoufóubiə] 色情恐怖症，性愛恐怖症 [医学].

e·ro·to·psy·chic [iròutousáikik] 色情精神病の，= erotopathic.

e·ro·to·sex·u·al [iròutəsékʃuəl] 性愛の.

ERP ① early receptor potential 早期視細胞電位の略．② endoscopic retrograde pancreatography 内視鏡的逆行性膵管造影の略．③ event-related potential 事象関連電位の略.

ERPF effective renal plasma flow 有効腎血漿流量の略.

errant melancholia 徘徊性うつ病 [医学].

er·rat·ic [irǽtik] ① 迷走性の，奇異の，随伴性の，= eccentric. ② 偏心の.

e. parasite 迷入寄生虫.

e. parasitism 迷入〔寄生〕.

e. reaction 随伴反応.

er·rhine [érain] ① 鼻汁分泌増進の．② 鼻腔洗浄

剤，= sternuatory.

erroneous diagnosis 誤診.

erroneous perception 妄覚（知覚の錯誤).

erroneous projection 誤投影［医学].

er·ror ［érər］ 誤差［医学]，過誤（統計)，錯誤〔異常〕. 形 erroneous.

e. distribution 誤差分布.

e. model 誤差モデル［医学].

e. of collimation 視準誤差.

e. of first kind 第一種の過誤（統計的仮説検定において帰無仮説が正しい場合にそれを棄却する誤り)，= type I error.

e. of first type 第一種の過誤.

e. of mean square 二乗平均誤差.

e. of metabolism 代謝異常.

e. of refraction 屈折異常［医学]，屈折誤差（不正視の場合にいう).

e. of second kind 第二種の過誤（統計的仮説検定において帰無仮説が正しくない場合にそれを受容する誤り)，= type II error.

e.-prone 修復ミスの多い［医学].

e.-prone polymerase chain reaction 誤りがちのポリメラーゼ連鎖反応.

e.-proof 修復ミスのない［医学].

ERT emergency room thoracotomy 救急室開胸の略.

er·u·bes·cence ［ìru:bésəns］ 潮紅（皮膚の発赤)，= blushing.

e·ru·cic ac·id ［irú:sik ǽsid］ エルカ酸 $CH_3(CH_2)_7CH{=}CH(CH_2)_{11}COOH$（ブラシジン酸のシス型異性体でカラシ油にグリセリン塩として存在する).

e·ruc·ta·tio ［irʌktéiʃiou］ 噯気，おくび.

e. nervosa 神経性噯気，= aerophagia.

e·ruc·ta·tion ［irʌktéiʃən］ 噯気，おくび，= belching, ructation.

er·u·ga·tion ［ìrugéiʃən］ ヒダ除去法（フランス女医 Noël の手術). 形 erugatory.

e·rup·tion ［irʌ́pʃən］ ① 発疹［医学]，皮疹［医学]. ② 萌出（歯の). 形 eruptive.

e. gingivitis 萌出性歯肉炎.

e. of tooth 歯牙萌出［医学]，歯の萌出.

e. sequestrum 歯牙萌出性腐骨.

e·rup·tive ［irʌ́ptiv］ 発疹性［医学].

e. fever 発疹熱，= tick typhus.

e. phase 萌出段階.

e. pseudopodium 爆発的偽足.

e. stage 発疹期［医学].

e. xanthoma 発疹型黄色腫.

ERV expiratory reserve volume 予備呼気量の略.

Er·win·ia ［ə:wíniə］ エルウィニア属（腸内細菌科の一属. アメリカ植物病理学の開祖 Erwin F. Smith (1854-1927) にちなんだ名称. 主に植物の病原菌).

E·ryn·gi·um ［iríndʒiəm］ ヒゴタイサイコ属（セリ科の一属).

e·ryn·go ［iríŋgou］（ヒゴタイサイコ属植物を指す).

e·rys·i·min ［irísimin］ エリシミン $C_4H_7O_2$（エゾスズシロ種子から得られる配糖体で，ジギタリス様作用を示す).

E·rys·i·mum ［irísiməm］ エゾスズシロ属（アブラナ科).

er·y·sip·e·las ［èrisípiləs］ 丹毒［医学]（主にA群群溶レン菌による急性の皮膚感染症で，高熱，局所の有痛性で境界鮮明な発赤，腫脹がみられる. 顔面，次いで下肢に好発する). 形 erysipelatous.

e. bullosum 水疱性丹毒.

e. crustosum 結痂性丹毒.

e. desquamosum 落屑性丹毒.

e. fixtum 限局性丹毒.

e. gangraenosum 壊疽性丹毒.

e. grave internum 重症性内部丹毒（腟，子宮，腹膜などに発する病型で，産褥熱の一種).

e. habituelles 習慣性丹毒，= recurrent erysipelas.

e. internum 内丹毒（産褥時にみられるもので，腟，子宮，腹膜の丹毒. 産褥熱の一病型である).

e. perstans 固定丹毒，持続丹毒（紅斑性狼瘡に併発する).

e. perstans faciei 顔面固定丹毒.

e. pustulosum 膿疱性丹毒.

e. verrucosum いぼ（疣）状丹毒.

e. vesiculosum 小水疱性丹毒.

er·y·si·pel·a·tous ［èrisipélətəs］ 丹毒の.

e. carcinoma 丹毒様癌［医学].

er·y·sip·e·loid ［èrisípilɔid］ 類丹毒［医学]（ブタ丹毒菌による疾患で，皮膚に紅斑を生じ，痛みを伴う. 1887年記載された丹毒に類似の疾患)，= epizootic erysipelas.

Er·y·sip·e·lo·thrix ［èrisípələθrìks］ エリジペロトリックス属（通性嫌気性のグラム陽性桿菌).

E. erysipeloidis（旧称). → *Erysipelothrix rhusiopathiae*.

E. rhusiopathiae ブタ丹毒菌（ブタ丹毒，ヒトでは類丹毒の原因となる. ブタ以外にも哺乳類，鳥類，魚類に広く感染し，ヒトには感染動物に接触することで伝播する).

er·y·sip·e·lo·tox·in ［èrisìpirətɑ́ksin］ 丹毒素（丹毒病原菌から抽出した毒素).

e·rys·i·phake ［irísifeik］ 水晶体包（嚢）吸引器［医学]，エリシフェーク（白内障における吸引による水晶体除去器)，= erisophake.

er·y·the·ma ［èriθí:mə］ 紅斑［医学]（皮膚毛細管の炎症性の充血による病的発赤)，= rose rash. 形 erythematous.

e. ab acris 刺激物紅斑.

e. ab igne 温熱性紅斑（ひだこ).

e. and wheal reaction 紅斑膨疹反応［医学]（即時型皮膚反応（IgE を介するⅠ型アレルギー）のこと).

e. annulare 環状紅斑［医学].

e. annulare angioneuroticum 血管神経性環状紅斑.

e. annulare centrifugum 遠心性環状紅斑.

e. annulare rheumaticum リウマチ性環状紅斑（心内膜炎にみられる).

e. annulatum 環状紅斑，= erythema circinatum.

e. arthriticum epidemicum 流行性関節炎性紅斑，= Haverhill fever.

e. atrophicans 紅斑性狼瘡，= lupus erythematosus (LE).

e. blastomyceticum infantile 乳児寄生菌性紅斑.

e. brucellum ブルセラ性紅斑（ウシ流行性脱胎症に接触して生ずる紅斑).

e. bullosum 水疱性紅斑.

e. bullosum vegetans 増殖性水疱性紅斑，= pemphigus vegetans.

e. caloricum 熱紅斑.

e. centrifugum 遠心性紅斑.

e. chronicum migrans 慢性遊走性紅斑（Lyme 病でみられる. 感染後3日～1ヵ月でマダニ刺咬傷部を中心に丘疹紅斑から急速に拡大して環状となる紅斑).

e. circinatum 〔連〕環状紅斑，= erythema annulatum.

e. congestivum 充血性紅斑，= erythema simplex.

e. contusiforme 打撲症様紅斑，= erythema nodosum.

e. diffusum びまん性紅斑.

e. dose 紅斑量［医学]，皮膚紅斑線量.

e. dyschromicum perstans 色素異常性固定性紅斑.

E

e. elevatum diutinum 持久性隆起性紅斑.
e. exfoliativa 剥脱性紅斑.
e. exprofluviis 滲出性紅斑.
e. exsudativum multiforme 多形滲出性紅斑〔医学〕.
e. figuratum perstans 固定性地図状紅斑.
e. fugax 一過性紅斑.
e. gangraenosum 壊疽性紅斑.
e. gyratum 迂回状紅斑.
e. gyratum perstans 固定性迂回状紅斑.
e. hyperaemicum 充血性紅斑, = erythema simplex.
e. induratum 硬結性紅斑〔医学〕.
e. induratum Bazin バザン硬結性紅斑〔医学〕.
e. induratum scrophulosorum 腺病性硬結性紅斑.
e. infectiosum 伝染性紅斑（B19ウイルスによる疾患で, リンゴ病とも呼ばれる. 感冒様症状と頬部, 四肢の紅斑をきたす）, = fifth disease, Hutinel erythema.
e. intertrigo 間擦性紅斑, = intertrigo.
e. iracundiae 憤怒性紅斑.
e. iris 虹彩状紅斑（多形滲出性紅斑の中心部が青藍色を呈し, その周囲に同心性環状紅斑を現すもの）.
e. keratodes 角化性紅斑.
e. lupinosum 狼瘡紅斑, = lupus erythematosus.
e. marginatum 輪状紅斑〔医学〕, 有縁性紅斑, 図画性紅斑（中心が瘢痕となり, 辺縁部が広がりつつある多形性紅斑）.
e. medicamentosum 薬物性紅斑.
e. migrans 遊走性紅斑〔医学〕, = erysipeloid.
e. migrans linguae 遊走性舌紅斑, 地図状舌, = geographic tongue.
e. multiforme 多形性紅疹.
e. multiforme bullosum 水疱性多形紅斑, = erythema multiforme exudativum.
e. multiforme exudativum 多形滲出性紅斑.
e. mycoticum infantile 乳児寄生菌性紅斑.
e. neonatorum 新生児紅斑（一過性）.
e. neonatorum toxicum 中毒性新生児紅斑.
e. nodosum 結節性紅斑〔医学〕（主として下腿脛骨前面に現れる疼痛性紅斑を特徴とする疾患で, 時期をおい発現し, 数週日の経過をとる）.
e. nodosum arthritis 結節性紅斑関節炎〔医学〕.
e. nodosum leprosum 癩性結節性紅斑（熱瘤）.
e. nodosum-like rash 結節性紅斑様皮疹〔医学〕.
e. nodosum migrans 遊走性結節性紅斑.
e. nodosum rheumatica リウマチ性結節性紅斑.
e. nodosum syphiliticum 梅毒性結節性紅斑, = Mauriac disease.
e. nodosum trichophyticum 白癬性結節性紅斑.
e. nuchae 項部紅斑（新生児の）.
e. palmaris hereditarum 遺伝性手掌紅斑.
e. papulatum 丘疹性紅斑.
e. papulatum posterosivum びらん（糜爛）後丘疹性紅斑.
e. paralyticum 麻痺性紅斑.
e. paratrimma 褥瘡性紅斑（褥瘡の初期の皮膚炎症）.
e. pernio 凍瘡性紅斑, = pernio.
e. perstans 固定性紅斑.
e. perstans faciei 顔面固定性紅斑, = lupus erythematosus.
e. photoelectricum 電光性紅斑（電灯による紅斑）.
e. polymorphe 多形紅斑, = erythema exsudativum multiforme.
e.-producing rays 紅斑発生光線（波長およそ205〜310nm）.
e. psychicum 精神的紅斑.
e. pudicitiae 病的潮紅.
e. pudoris 羞恥性紅斑.
e. punctatum 点状紅斑.
e. scarlatiniforme 猩紅熱様紅斑, = erythema scarlatinoides.
e. serpens 蛇行状紅斑, = erysipeloid.
e. simplex 単純性紅斑.
e. simplex gyratum 花環状単純性紅斑.
e. simplex marginatum 輪郭状単純性紅斑, = erythema infectiosum.
e. solare 日光紅斑.
e. syphiliticum 梅毒性紅斑, = roseola syphilitica.
e. threshold 紅斑閾〔値〕.
e. toxicum 中毒性紅斑〔医学〕（中毒疹で紅斑を生ずるもの）.
e. toxicum neonatorum 新生児中毒性紅斑.
e. traumaticum 外傷性紅斑.
e. tuberculatum 結節性紅斑.
e. urticatum じんま（蕁麻）疹性紅斑, = erythema urticans.
e. vacciniforme 痘瘡状紅斑.
e. variolosum 瘢痕痘瘡性紅斑.
e. venenatum 毒物性紅斑, = erythema toxicum.
e. vesiculosum 小水疱性紅斑.
er·y·the·mat·o·des [èriθi:mǽtədi:z] エリテマトーデス, 紅斑性狼瘡, = lupus erythematosus.
er·y·them·a·to·sus [èriθi:mətóusəs] 紅斑性狼瘡, = lupus erythematosus.
er·y·them·a·tous [èriθémətəs] 紅斑性〔医学〕.
e. eczema 紅斑性湿疹〔医学〕.
e. eruption 紅斑疹.
e. stomatitis 紅斑性口内炎〔医学〕.
e. syphilid(e) 紅斑性梅毒疹.
e. tonsillitis 紅斑性扁桃炎, = catarrhal tonsillitis.
er·y·the·mo·gen·ic [èriθi:məʤénik] 紅斑発生の.
er·y·ther·mal·gia [èriθə:mǽlʤiə] 肢端紅痛症〔医学〕, 先端紅痛症, = erythromelalgia.
er·y·this·mus mer·cu·ri·a·lis [èriθísməs mə:kjùriéilis] 水銀中毒性精神病（他人の前で臆病になるのが特徴）.
e·ryth·ra [iríθrə] 紅斑, 潮紅.
er·y·thral·gia [èriθrǽlʤiə] 皮膚紅痛症〔医学〕, = erythromelalgia.
er·y·thras·ma [èriθrǽzmə] 紅色陰癬〔医学〕（*Corynebacterium minutissimum* による皮膚の表皮性感染症. 紅色の境界鮮明の斑で, 表面に細かい鱗屑がみられる. 陰嚢, 大腿などが好発部位）.
er·y·th·re·de·ma [èriθridí:mə] 紅色水腫.
e. polyneuropathy 多発神経病性紅色水腫〔症〕（血漿ナトリウム低下, 白血球増多症, 赤血症, 脈拍亢進, 弛緩期血圧上昇, 発熱, 発汗などを特徴とする）, = acrodynia, dermatopolyneuritis, pedionalgia epidemica, pink disease, Feer d., Selter d., Swift d., trophodermatoneurosis, vegetative neurosis.
er·y·thre·mia [èriθrí:miə] 真性多血症〔医学〕, エリトレミー（赤血球系の増殖を特徴とする状態で, 骨髄では異常な赤芽球の増殖があり, 脾腫がみられる. 急性型は Di Guglielmo の赤血病性骨髄症 erythremic myelosis と同義に用いられる）. 形 erythremic.
erythremic myelosis 赤血病性骨髄症〔医学〕（赤血球造血器を選択的に侵す全身性増殖症で, 網内症の一変型と考えられている）.
e·ryth·re·moid [iríθrimɔid] 類赤血病の.
e. reaction 類赤血病反応, 赤血球増加症様反応, = erythrocytosis.
e·ryth·re·mo·mel·al·gia [erìθriməmilǽlʤiə] 皮膚

紅痛症，= erythromelalgia.

e·ryth·rin ［iríθrin］ エリトリン $C_{20}H_{22}O_{10}$-½H_2O（① 地衣類の一種に存在する無色細微結晶性色素原で，レカノル酸のエリトリトルエステル．② 動物赤血球から分離された抗生物質．Zilber and Yakobson, 1946）.

E·ryth·ri·na ［eriθráinə］ エリスリナ属，デイゴ属（マメ科の一属．クラーレ様作用をもつ erythraline, erythroidine などのアルカロイドを含む）.

er·y·thrism ［ériθrizəm］ 赤髪症．形 erythristic.

e·ryth·rite ［iríθrait］ ① エリトリト（メゾ型）．② コバルト華，= cobalt bloom.

e·ryth·ri·tol ［iríθritɔ:l］ エリスリトール 化 meso-tetrahydroxy-butane（緑藻・地衣の一種にある4価アルコール），= erythrite, meso-erythritol, phycite.

e. tetranitrate 四硝酸エリスリトール $O_2NOH_2C(CHONO_2)_2CH_2ONO_2$.

e·ryth·ri·tyl ［iríθritil］ エリスリチル基（1価基 C_4H_9），= erythrol.

e. tetranitrate 四硝酸エリスリチル $C_4H_6(NO_3)_4$（希四硝酸エリトリチルは本剤と乳糖との約等量混合物），= diluted erythrityl tetranitrate, erythritylis tetranitras dilutus, nitroerythrite, tetranitrin, tetranitrol.

erythr(o)- ［iriθr(ou), -r(ə)］ 赤色の意味を表す接頭語.

erythro form エリトロ形［医学］.

erythroagglutinin 赤血球凝集素（血清中に含まれる赤血球を凝集する種々の因子をいう）.

e·ryth·ro·blast ［iríθrəblæst］ 赤芽球［医学］（骨髄中に存在する赤血球系の未熟細胞で，核を有しヘモグロビン合成が盛んである．成熟段階により種々命名されている），= prorubricyte.

e·ryth·ro·blas·te·mia ［iriθroublæstí:miə］ 赤芽球血病（症）［医学］.

e·ryth·ro·blas·tic ［iriθrəblǽstik］ 赤芽球性の.

e. anemia 赤芽球性貧血［医学］（幼年期にみられる貧血で，末梢血液中に多数の異常赤血球と赤芽球が循環し，肝脾腫とともに，骨梁に変化を起こす疾病），= Cooley anemia, Mediterranean anemia, thalassemia.

e. island 赤芽球島.

e. shower 赤芽球急激増加.

e·ryth·ro·blas·to·ma ［iriθroublæstóumə］ 赤芽球腫［医学］，= erythroblastomyeloma.

e·ryth·ro·blas·to·ma·to·sis ［iriθroublæ̀stoumətóusis］ 赤芽球腫症.

e·ryth·ro·blas·to·my·e·lo·ma ［iriθroublæ̀stoumàiəlóumə］ 赤芽球性〔骨髄〕腫，= erythromyeloblastoma.

e·ryth·ro·blas·to·pe·nia ［iriθroublæ̀stəpí:niə］ 赤芽球減少症［医学］.

e·ryth·ro·blas·to·sis ［iriθroublæstóusis］ ① 赤芽球症［医学］．② 鳥類の赤白血症，= avian erythroblastosis, erythroleukosis. 形 erythroblastotic.

e. chronica 慢性赤芽球症（Emil-Weil の造語で，骨髄癆性貧血に類似の疾患）.

e. fetalis 胎児赤芽球症（妊娠後期に胎児にみられる新生児溶血性疾患．Rh陰性の母体に Rh陽性の胎児が宿る場合，母体中の抗 Rh 抗体産生によって起こる．治療は抗 Rh 抗体陰性の血液を用いて交換輸血を行う），= erythroblastosis neonatorum.

e. of fetus 胎児赤芽球症［医学］.

e. of newborn 新生児赤芽球症［医学］.

e·ryth·ro·ca·tal·y·sis ［iriθroukətǽlisis］ 赤血球溶解［医学］，赤血球貪食，= erythrokatalysis.

e·ryth·ro·cen·tau·rin ［iriθrousentɔ́:rin］ エリスロセンタウリン $C_{27}H_{24}O_8$（センブリの苦味配糖体の成分で，swertiamarin の分解産物）.

eryth·ro·chlo·ro·pia ［iriθrouklɔ:róupiə］ 青黄〔色〕盲（赤と緑とは区別できるが，青と黄との分別はできないこと），= erythrochloropsia.

e·ryth·ro·chro·mia ［iriθroukróumiə］ 赤色髄液（出血に原因する）.

e·ryth·ro·chro·mic salt ［iriθrəkróumik sɔ́:lt］ エリスロクロム塩（正塩は $[(NH_3)_5CrNH_2Cr(NH_3)_4\text{-}H_2O]X_5$，塩基性塩は $[(NH_3)_5CrNH_2Cr(NH_3)_4\text{-}OH]X_4$）.

er·y·throc·la·sis ［èriθrάkləsis］ 赤血球崩壊.

e·ryth·ro·clas·tic ［iriθrəklǽstik］ 赤血球崩壊の.

e. glaucoma 溶血緑内障［医学］.

e·ryth·ro·conte ［iríθrəkɑnt］ 赤血球内桿状体［医学］（悪性貧血の末梢赤血球内に出現する小体）.

e·ryth·ro·cru·o·rin ［iriθroukrú:ərin］ エリトロクルオリン（海生昆虫類，およびミミズ，ヒルなどの無脊椎動物血漿中の赤色の血液色素タンパクに Svedberg がつけた名称で，脊椎動物の血色素に相当する機能がある）.

e·ryth·ro·cu·pre·in ［iriθroukjú:pri:n］ エリスロクプレイン，= cytocuprein.

e·ryth·ro·cy·a·no·ge·nia ［iriθrousàiənədʒí:niə］ 紅色チアノーゼ，= erythrocyanosis.

e·ryth·ro·cy·a·no·sis ［iriθrousàiənóusis］ 紅青色症［医学］，紅色チアノーゼ（うっ血紅斑），= erythrocyanogenesis.

e. crurum puellaris 下腿うっ血性紅斑（下腿が寒気に露出されるとき生ずる青紅変色），= erythrocyanosis frigida crurum puellarum, erythrocyanosis supramalleolaris.

e. cutis symmetrica 対側性皮膚うっ血性紅斑（破瓜期に起こるうっ血性紅斑）.

e·ryth·ro·cy·ta·phe·re·sis ［iriθrousàitəfərí:sis］ 赤血球成分採取〔血〕［医学］.

e·ryth·ro·cyte ［iríθrəsait］ 赤血球［医学］，= rubricyte. 形 erythrocytic.

e. adherence phenomenon 赤血球粘着現象.

e. adherence test 赤血球付着試験.

e. agglutination test 〔赤〕血球凝集試験［医学］.

e. aggregation 赤血球凝集［医学］.

e. aging 赤血球老化［医学］.

e. amboceptor 赤血球アンボセプタ〔ー〕［医学］，赤血球両受体［医学］.

e. amboceptor and complex 〔赤〕血球両受体・補体複合体［医学］.

e. cast 赤血球円柱［医学］.

e. count 赤血球数［医学］.

e. fragility test 赤血球ぜい弱性試験.

e. ghost 赤血球影［医学］，血影［医学］.

e. inclusion 赤血球封入体［医学］.

e. indices index 赤血球恒数.

e. maturation factor (EMF) 赤血球成熟因子［医学］（Castle 因子の一つ）.

e. membrane 赤血球膜［医学］.

e. rosette 赤血球ロゼット.

e. sedimentation 赤血球沈降.

e. sedimentation rate (ESR) 赤血球沈降速度［医学］，赤沈［医学］.

e. sedimentation reaction 赤血球沈降速度（抗凝固化血液を細いガラス管に入れて直立させておくと，赤血球は次第に沈降する．この反応を時間当たりの沈降速度で表す）.

e. sedimentation test 赤血球沈降試験，= Fahraeus test.

e. sialoglucoprotein 赤血球シアロ糖タンパク.

e. transfusion 赤血球輸血（赤血球成分輸血．貧血の改善を目的に行われる．全血輸血に比し，循環血液量は増加せず，心臓への負担が少ない）．
e. volume 〔循環〕赤血球量〔医学〕．
e·ryth·ro·cy·the·mia ［irìθrousaiθí:miə］ 真性赤血球増加〔症〕，赤血病〔医学〕．→ erythremia．
eryth·ro·cyt·ic ［ərìθrousítik］ 赤血球の．
e. cast 赤血球円柱〔医学〕．
e. cycle 赤内サイクル．
e. development 赤〔血球〕内発育．
e. form 赤内型．
e. phase 赤血球内生息期（マラリア原虫の）．
e. schizogony 赤内期シゾゴニー，赤血球内増殖，赤内分裂．
e. stage 赤内期．
e·ryth·ro·cy·tin ［irìθrousáitin］ エリトロサイチン（Quick が1957年に溶血赤血球からクロロホルム抽出により得た凝血因子）．
e·ryth·ro·cy·to·blast ［irìθrousáitəblæst］ 赤芽球，= erythroblast．
e·ryth·ro·cy·tol·y·sin ［irìθrousaitálisin］ 溶血素，= hemolysin．
e·ryth·ro·cy·tol·y·sis ［irìθrousaitálisis］ 溶血〔反応〕現象，= hemolysis．
e·ryth·ro·cy·tom·e·ter ［irìθrousaitámitər］ 血球計，= hemocytometer．
e·ryth·ro·cy·to-op·so·nin ［iríθrəsaitou ɑpsóunin］ 赤血球オプソニン（赤血球に対するオプソニン），= hemopsonin．
e·ryth·ro·cy·to·pe·nia ［irìθrəsàitoupí:niə］ 赤血球減少〔症〕．
e·ryth·ro·cy·to·poi·e·sis ［irìθrəsàitoupɔií:sis］ 赤血球形成〔医学〕，= erythropoiesis．
e·ryth·ro·cy·tor·rhex·is ［irìθrousàitəréksis］ 赤血球崩壊，= plasmorrhexis．
e·ryth·ro·cy·tos·chi·sis ［irìθrəsaitáskisis］ 赤血球円板状変性，= plasmoschisis．
e·ryth·ro·cy·to·sis ［irìθrousaitóusis］ 赤血球増加症〔医学〕（反応性のものを指す場合が多い）．
e. megalosplenica 脾腫性赤血球増加症，= erythremia．
e·ryth·ro·cy·to·trop·ic ［irìθrousàitətrápik］ 赤血球親和性の．
e·ryth·ro·cy·tu·ria ［irìθrousaitjú:riə］ 赤血球尿症〔医学〕，血尿〔医学〕．
e·ryth·ro·de·gen·er·a·tive ［irìθroudiʤénərətiv］ 赤血球変性の．
e·ryth·ro·der·ma ［irìθroudə́:mə］ 紅皮症〔医学〕（皮膚が異常に紅色を呈する状態）．→ erythema．形 erythrodermal，erythrodermic．
e. desquamativum 落屑性紅皮症．
e. generalisatum 汎発性紅皮症，= dermatitis exfoliativa universalis．
e. ichthyosiforme 〔先天性〕魚鱗癬様紅皮症〔医学〕，= ichthyosiform erythroderma．
e. maculosum perstan 固定性斑状紅皮症，= xanthoerythrodermia perstans．
e. primarium acutum 急性原発性紅皮症，= erythema scarlatiniforme desquamativum recidivans．
e. primarium subacutum 亜急性原発性紅皮症．
e. psoriaticum 乾癬性紅皮症．
e. squamosum 鱗屑状紅皮症．
e. Wilson-Brocq ウイルソン・ブロック型紅皮症（剥脱性皮膚炎の一型で，亜急性および慢性に分けられ，初め発熱とともに関節窩などに生ずる限局性紅斑が次第に拡大する），= erythroderma primarium subacutum．
e·ryth·ro·der·ma·ti·tis ［irìθroudə̀:mətáitis］ 紅斑性皮膚炎．
e·ryth·ro·der·mia ［irìθroudə́:miə］ 紅皮症〔医学〕，= erythroderma．
e·ryth·ro·dex·trin ［irìθrədékstrin］ エリスロデキストリン，赤色糊精（ヨードを加えると赤色に変わり，消化作用によりマルトースに分解する糊精）．
e·ryth·ro·di·a·pe·des ［irìθroudàiəpidí:s］ 赤血球漏出〔医学〕，= erythrodiapedesis．
e·ryth·ro·di·a·pe·de·sis ［irìθroudàiəpidí:sis］ 赤血球漏出（赤血球が障害のない血管壁を通り抜ける現象）．
e·ryth·ro·di·ol ［irìθroudáiɔ:l］ エリトロジオール（コカ樹果実から得られるテルペンステアリン酸塩）．
e·ryth·ro·don·tia ［irìθrədánʃiə］ 赤色歯（赤褐色に変化した歯）．
erythrodysesthesia syndrome 紅斑異感覚症候群．
e·ryth·ro·e·de·ma ［irìθrouidí:mə］ 紅色水腫症（紅色浮腫），= erythredema．
e·ryth·ro·gen ［iríθrəʤən］ エリスロジェン（病的胆汁から分離される脂肪状緑色結晶物）．
e·ryth·ro·gen·e·sis ［irìθrəʤénisis］ 赤血球生成．形 erythrogenic．
e. imperfecta 赤血球生成不全症，= congenital chronic hypoplastic anemia．
erythrogenic toxin 発赤毒〔医学〕，紅斑発生性毒素（化膿レンサ球菌の毒素で，その注射量の大小により全身または局所に紅斑を誘発するもの），= Dick toxin．
e·ryth·ro·gone ［iríθrəgoun］ 赤芽球母細胞（赤芽球のうち最も幼若な細胞で，核は繊細な核染質をもち，核小体は明瞭に認められ，原形質は濃青色でその量は少ない），= erythrogonium，rubriblast．
e·ryth·ro·gran·u·lose ［irìθrougrǽnjulous］ エリトログラヌロース（ヨウ素により赤変するデンプン性顆粒）．
er·y·throid ［ériθrɔid］ 赤色の，紅色の，赤血球の．
e. cell 赤血球系細胞．
er·y·throid·ine ［èriθrɔ́idin］ エリトロイジン $C_{16}H_{19}NO_3$（*Erythrina* 属植物から得られるアルカロイドで，β-erythroidine はクラーレ様作用を示す）．
e·ryth·ro·ka·tal·y·sis ［irìθroukətǽlisis］ 赤血球貪食．
e·ryth·ro·ker·a·to·der·ma ［irìθroukèrətədə́:mə］ 紅斑角皮症．
e. variabilis 変動性紅斑角皮症．
erythrokeratodermia progressiva 進行性紅斑角皮症．
e·ryth·ro·ker·a·to·sis ［irìθroukèrətóusis］ 紅斑角化〔症〕〔医学〕．
e·ryth·ro·ki·net·ics ［irìθroukainétiks］ 赤血球〔回転〕動態〔医学〕（赤血球寿命，鉄代謝などを測定して，赤血球の生成および破壊による貧血の機序を数量的に研究する方法）．
er·y·throl ［ériθrɔ:l］ エリスロール，= erythrite．
er·y·throl·ein ［èriθráləin, -li:n］ エリトロレイン（リトマスから得られる赤色染料）．
e·ryth·ro·leu·ke·mia ［irìθroulju:kí:miə］ 赤白血病〔医学〕（Di Guglielmo が1917年に用いた語で，骨髄で赤芽球，骨髄芽球双方の顕著な腫瘍性増殖が起こる），= erythroleukosis．
erythroleukoblastic anemia 赤白芽球性貧血．
e·ryth·ro·leu·ko·blas·to·sis ［irìθroulјù:kəblæstóusis］ 赤白芽球症．
e·ryth·ro·leu·ko·sis ［irìθroulju:kóusis］ 赤白血病，= erythroleukemia．
e·ryth·ro-leu·ko-throm·bo·cy·the·mia ［iríθrou ljú:kou θràmbousaiθí:miə］ 赤白栓球血病（赤血球系，白血球系および巨核球系諸組織の増殖の結果，末梢血液中にこれらの幼若型血球が放出される状態）．
e·ryth·ro·lit·min ［irìθroulítmin］ エリスロリトミ

ン（リトマスの赤色結晶性化合物）.

er·y·throl·y·sin ［ìriθrálisin］ 溶血素，= erythrocytolysin，hemolysin.

er·y·throl·y·sis ［ìriθrálisis］ 赤血球溶解［医学］，溶血〔反応〕現象，= erythrocytolysis，hemolysis.

e·ryth·ro·ma·nia ［irìθrouméiniə］ 潮紅傾向，赤面素質.

e·ryth·ro·mel·al·gia ［irìθrouməlǽlʤiə］ 肢端紅痛症［医学］，先端（皮膚）紅痛症，= acromelalgia，erythermalgia.

e. of head 頭部紅痛症［医学］，ヒスタミン性頭痛，= histamine headache.

e·ryth·ro·me·lia ［irìθroumí:liə］ 紅肢症［医学］（無痛性四肢伸筋表皮紅斑症）.

e·ryth·ro·my·cin ［irìθroumáisin］ エリスロマイシン $C_{37}H_{67}NO_{13}$：733.93（14員環マクロライド系抗生物質）.

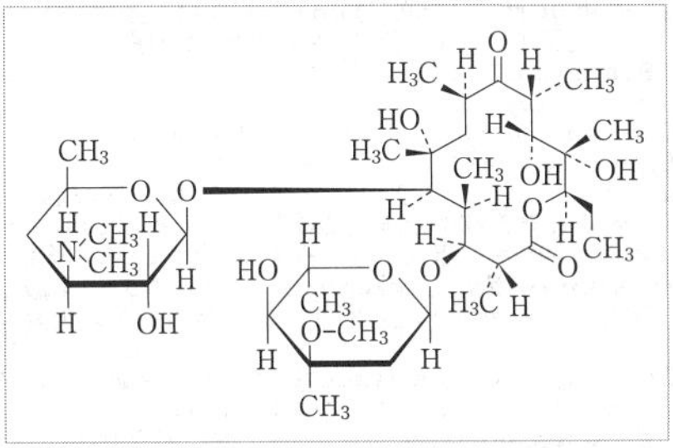

e. ethyl carbonate エチル炭酸エリスロマイシン.

e. ethylsuccinate エリスロマイシンエチルコハク酸エステル $C_{43}H_{75}NO_{16}$：862.05（エチルコハク酸エリスロマイシン，コハク酸エリスロマイシンエチル．マクロライド系抗生物質）.

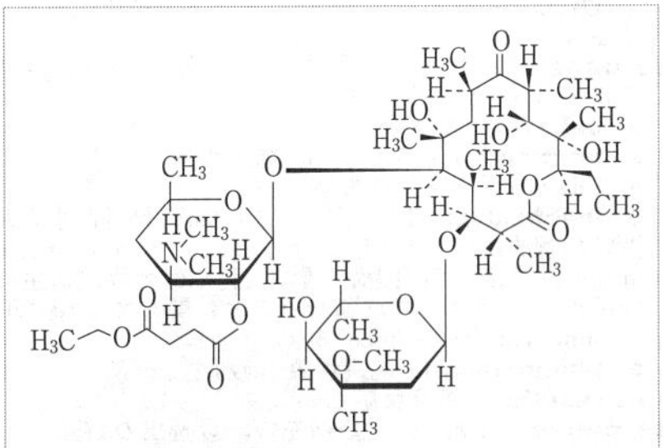

e. glucoheptonate グルコヘプトン酸エリスロマイシン.

e. lactobionate ラクトビオン酸エリスロマイシン.

e. stearate エリスロマイシンステアリン酸塩 $C_{37}H_{67}NO_{13}\cdot C_{18}H_{36}O_2$：1018.40（ステアリン酸エリスロマイシン．マクロライド系抗生物質）.（→ 構造式）

e·ryth·ro·my·e·lo·blas·to·ma ［irìθroumàiələblæstóumə］ 赤芽球性〔骨髄〕腫，= erythroblastomyeloma.

e·ryth·ro·my·e·lo·sis ［irìθroumàiəlóusis］ 赤血球骨髄症（幼若型の赤血球が末梢血液に増加する血液病で，骨髄内には赤芽球が異常に増殖し，骨髄外の造血臓器にも赤芽球の浸潤がみられる），= Di Guglielmo disease，erythromyelosis maligne.

er·y·thron ［ériθrɑn］ 赤血球組織系（赤血球の造血

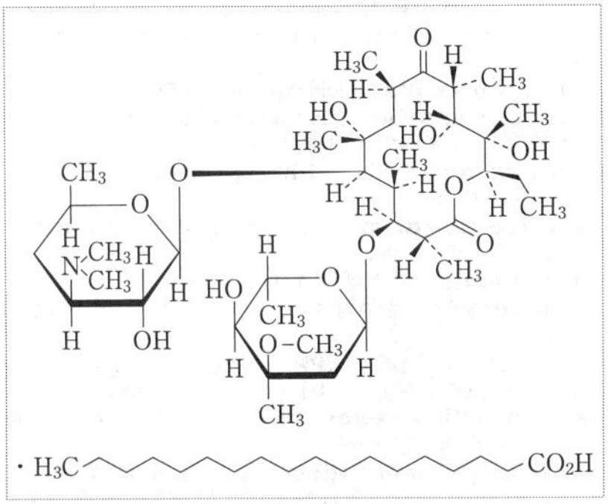

組織と循環赤血球とを含む系統の総称）.

e.-allergy 赤血球系アレルギー（赤血球リン脂質加ウシ血清により引き起こされるウサギのアレルギー）.

e·ryth·ro·ne·o·cy·to·sis ［irìθrounì:ousaitóusis］ 新生赤血球増加〔症〕.

Er·y·thro·ni·um ［èriθróuniəm］ カタクリ［片栗］属（ユリ科の一属，*E. americanum*，*E. japonicum* はカタクリデンプンの原植物）.

e·ryth·ron·o·clas·tic ［irìθrounəklǽstik］ 赤血球崩壊性の.

e. anemia 溶血性貧血，= hemolytic anemia.

erythronormoblastic anemia 正赤芽球性貧血，= hypochromic anemia.

e·ryth·ro·par·a·site ［irìθroupǽrəsait］ 赤血球寄生虫.

er·y·throp·a·thy ［èriθrápəθi］ 赤血球症（赤血球異常の総称）.

e·ryth·ro·pe·nia ［irìθrəpí:niə］ 赤血球減少〔症〕.

e·ryth·ro·phage ［iríθrəfeiʤ］ 赤血球食細胞［医学］.

e·ryth·ro·pha·gia ［irìθrouféiʤiə］ 赤血球貪食.

e·ryth·ro·phag·o·cy·to·sis ［irìθrəfægəsaitóusis］ 赤血球貪食作用（食細胞による自己赤血球の食作用），= erythrophagia.

e·ryth·ro·phil ［iríθrəfil］ 赤染性の，= erythrophilous.

e·ryth·ro·pho·bia ［irìθroufóubiə］ 赤面恐怖〔症〕［医学］（人前で緊張とともに赤面することを怖れ，身を退こうとする対人恐怖の代表的亜型），= ereuthophobia.

e·ryth·ro·phore ［iríθrəfɔ:r］ 赤色色素担体（アルコール非溶性の赤色または褐色の顆粒をもつ担色体），= allophore. 形 erythrophoric.

e. reaction 発赤反応（魚類 bitterling に性ホルモンを注射して発現する赤色調），= fish test，nuptial coloration.

e·ryth·ro·pho·ro·ma ［irìθroufəróumə］ 赤色腫（赤色の魚類に発生する）.

e·ryth·ro·phose ［iríθrəfouz］ 赤色感，= red phose.

e·ryth·ro·phthi·sis ［irìθrɑfθáisis，–θrouθái–］ 赤血球形成障害（高度の）.

e·ryth·ro·phtho·ric ［irìθrɑfθɔ́:rik，–θrouθɔ́:–］ 急激赤血球破壊の（溶血以外の）.

er·y·thro·pia ［èriθróupiə］ 赤視症，= erythropsia，red vision.

e·ryth·ro·pla·kia ［irìθrəplǽkiə］ 赤色斑（外陰部に発現する皮膚の色素性病変）.

e·ryth·ro·pla·sia ［irìθroupléiziə］ 紅色肥厚症［医学］（粘膜に生ずる紅色肥厚性増殖で，無痛性ではあるが悪化性の傾向があり，いわゆる前癌性変化で粘膜のボーエン病に相当する)，= benign syphiloid epithelioma，erythroplasia of Queyrat，papillary epithelioma.

er·y·throp·la·sis [ìriθrápləsis] 紅色肥厚症.

e·ryth·ro·plas·tid [iriθrouplǽstid] 無核赤血球(哺乳動物の成熟型赤血球).

e·ryth·ro·poi·e·sis [irìθroupɔií:sis] 赤血球生成，赤血球産生〔医学〕.

e·ryth·ro·poi·et·ic [irìθrəpɔiétik] 赤血球生成の，赤血球産生の〔医学〕.

e. hormone 赤血球造血ホルモン.

e. porphyria 赤血球生成(産生，新生)性ポルフィリン症〔医学〕.

e. protoporphyria (EPP) 骨髄性プロトポルフィリア，赤血球新生性プロトポルフィリン症.

e. stimulating factor (ESF) 赤血球形成(産生，新生)促進(刺激)因子〔医学〕.

e·ryth·ro·poi·e·tin (Epo，Ep) [irìθroupɔ́iətin] エリスロポエチン，赤血球生成促進因子(赤血球系細胞に作用する造血因子であり，赤血球系幹細胞から赤芽球への分化に必要である．分子量約34,000～38,000の糖タンパクで腎皮質の間質細胞，近位尿細管の細胞でつくられると考えられている．遺伝子組換えによるエリスロポエチンが臨床応用されており，ことに腎性貧血で有用である).

e. deficiency anemia エリスロポエチン欠乏性貧血〔医学〕.

e.-dependent colony forming unit エリスロポエチン依存性〔赤芽球〕コロニー形成細胞(エリスロポエチンに反応して赤芽球コロニーを形成する細胞)，= colony forming unit erythroid.

e·ryth·ro·pre·cip·i·tin [irìθrouprisípitin] 血色素沈降素.

e·ryth·ro·pros·o·pal·gia [irìθrouprὸusəpǽlʤiə] 顔面紅痛症(顔面血管神経症の一型).

er·y·throp·sia [èriθrápsiə] 赤〔色〕視〔症〕〔医学〕，= erythropia，red vision.

er·y·throp·sin [èriθrápsin] 視紅〔医学〕，エリスロプシン，= rhodopsin.

e·ryth·ro·pyk·no·sis [irìθroupiknóusis] 赤血球濃縮〔症〕，= erythrophknosis.

er·y·thro·rhi·zon [ìriθrɔ́:rizɑn] シコン(紫根)，= *Lithospermum*.

er·y·thror·rhex·is [ìriθrəréksis] 赤血球崩壊，= erythrocytorrhexis.

er·y·throse [iríθrouz] エリトロース $C_4H_8O_4$ (erythrit の酸化により生ずるアルド四炭糖の一つ)，= tetrose.

e·ryth·ro·sed·i·men·ta·tion [irìθrousèdiməntéiʃən] 赤血球沈降〔現象〕，= erythrocyte sedimentation.

e·ryth·ro·sine [iríθrəsi:n] エリスロシン ($C_{20}H_6O_5I_4Na_2$ tetraiodofluorescein の Na または K 塩)，= erythrosine B，bluish erythrosine，dianthin B，iodoeosine B，pyrosin B.

e. B エリスロシンB，= phloxine B.

e. yellowish 黄色エリスロシン，= dianthin G，diiodo fluorescein，erythrosine R or G，iodoeosine G，pyrosin J.

e·ryth·ro·sin·o·phil [irìθrəsínəfil] エリスロシン可染性.

er·y·thro·sis [èriθróusis] ① 全身紅色症．② 赤血症，造血症.

e·ryth·ro·sky·rin [irìθrouskáirin] エリトロスカイリン(黄変米に存在する色素で，毒性は弱い).

e·ryth·ro·thi·o·ne·ine [irìθrouθàiəní:in] エリスロチオネイン，= ergothioneine.

e·ryth·ro·throm·bo·mo·no·blas·to·sis [irìθrouθràmboumὸunoublæstóusis] 赤芽球栓芽球単芽球症.

E·ryth·ro·vi·rus [irìθrouváiərəs] エリスロウイルス属(パルボウイルス科の一属で，B19ウイルスが含まれる).

Er·y·throx·y·la·ce·ae [èriθrὰksiléisii:] コカ〔古柯〕科，= coca family.

er·y·throx·y·line [ìriθrouzáilin] エリスロキシリン(Gaedeke (1855)の命名によるコカインの別名).

er·y·throx·y·lon [ìriθrouzáilən] エリスロキシロン(コカ樹，*Erythroxylum* 属植物の葉で，コカインおよびハイグリンと呼ばれるアルカロイドを含む強壮薬).

L-e·ryth·ru·lose，D-e·ryth·ru·lose [iríθrulu:z] エリスルロース(エリトロールの酸化により得られるケトテトロースの一つで，L-erythrulose はその立体異性体).

er·y·thru·ria [èriθr(j)ú:riə] 赤尿症，赤血球尿〔医学〕，血尿〔医学〕(血色素(ヘモグロビン)尿).

ES antigen ES抗原(排泄・分泌抗原)，= excretory-secretory antigen.

ES cell embryonic stem cell 胚性幹細胞.

Es einsteinium アインシュタイニウムの元素記号.

es [es] エス(最初，ニーチェの用いた術語で，Freud は無意識的な本能的欲動をエスとして用いた．本能エネルギー組織に関する精神分析学の基本概念).

es·a·con·i·tin [esəkánitin] エサコニチン $C_{35}H_{49}NO_{12}$ (トリカブト〔烏頭〕の根に存在するアルカロイド).

Esbach, Georges Hubert [ésbɑ:k，-bɑ:x] エスバッハ(1843-1890，フランスの医師).

E. albuminometer エスバッハタンパク計.

E. method エスバッハタンパク尿検査法(被検尿にピクリン酸を混ぜると，タンパク尿の場合は，沈殿が生ずる).

E. reagent エスバッハ試薬(ピクリン酸1，クエン酸2を水100mLに溶解した溶液で，尿のアルブミンを沈殿し，またアルカロイドと化合して黄色沈殿をつくる).

es·cape [iskéip] ① 逃避〔医学〕，逸脱〔医学〕，回避〔医学〕．② 補充(心筋収縮の).

e. behavior 逃避行動〔医学〕.

e. contraction 逸脱収縮，補足収縮.

e. interval 補充収縮間隔.

e. mechanism 逃避機序，逃避機構(精神病患者が問題の解決に採る最も容易な方法)，= defense mechanism，〔免疫〕回避機構(腫瘍細胞や微生物が宿主の免疫反応を回避して増殖することに関与する機構)，= immunological escape.

e. phenomenon 逃避現象〔医学〕.

e. reaction 逃避反応〔医学〕.

es·caped [iskéipt] ① 補充の．② 逸出の(生物).

e. beat 補充収縮〔医学〕(正常収縮の脱落など心室収縮間隔延長後に起こる下位自動中枢からの収縮).

e. rhythm 補充リズム(調律)(異所性刺激が規則正しく生成されること).

e. species 逸出種.

e. ventricular contraction 逸脱性心室収縮，補充心室収縮.

Esch, Paul [éʃ] エシュ(1874生，ドイツの婦人科医).

E. medium エシュ培地(コレラ菌の培地).

es·char [éskɑ:r] 痂，結か(痂)〔医学〕，焼痂〔医学〕(かさ．火傷の後に発生する痂皮)，= scar.

es·cha·ro·sis [èskəróusis] 焼痂形成〔医学〕，結痂．形 escharotic.

es·cha·rot·ic [èskərátik] ① 腐食．② 腐食剤(薬)．③ 結痂性の，焼痂性〔医学〕.

e. burn 焼か(痂)性熱傷〔医学〕.

es·cha·rot·o·my [èskərɑ́təmi] 焼痂切開術.
Escherich sign [éʃərik sáin] エシェリッヒ徴候(上皮小体機能低下症の際，口角を刺激すると唇が突き出る).
Escherich, Theodor [éʃərik] エシェリッヒ(1857–1911，ドイツの細菌学者．腸内に寄生する細菌を研究した．腸内細菌の属名 *Escherichia* にその名が残っている).
Esch·e·rich·ia [éʃəríkiə] 大腸菌属［医学］，エシェリキア属(腸内細菌科の一属で，通性嫌気性のグラム陰性桿菌．ブドウ糖と乳糖を発酵させて酸とガスとを生成し，メチルレッド試験は陽性).
E. coli 大腸菌(動物，ヒトの腸管に常在する運動性を有する短桿菌で，病原性をもつものにより下痢や尿路感染症などをきたす).
***E. coli* enterotoxin** 大腸菌エンテロトキシン(毒素原性大腸菌の産生するエンテロトキシン).
***E. coli* factor** 大腸菌因子，= notatin，penatin.
***E. coli* phage** 大腸菌ファージ［医学］.
es·chro·la·lia [èskrouléiliə] 穢言，= coprolalia.
es·chro·my·the·sis [èskroumaiθí:sis] 猥語せん(譫)妄.
Eschscholzia californica ハナビシソウ(ケシ科の植物で，そのアルカロイドは催眠・鎮痛作用を示す)，= California poppy.
es·cig·e·nin [isíʤənin] エスキゲニン(トリテルペノイドサポゲニンの一つ).
es·cin [ésin] エスシン(トチノキ［七葉樹］から得られる強力溶血性サポニン).
es·co·qui·nine [èskəkwáinain] エスコキニン(トチノキ［七葉樹］の果にある配糖体とキナ［規那］との黄色化合物でキニーネと同一の目的で用いる).
es·cor·cin [iskɔ́:sin] エスコルシン $C_9H_8O_4$ (エスキュレチンをナトリウムアマルガムで還元するとき生じ，アルカリ溶液では褐色が緑色からただちに赤色を呈する．角膜に10～20%水溶液を滴下すると病変部が赤色に染まる)，= aescorcin，escorcinol.
Escudero, Pedro [eskudéro] エスクデロ(1877生，アルゼンチンの医師).
E. test エスクデロ試験(痛風患者に一定のプリン体を含有する試験食を与え，24～48時間後それを定量すると，その摂取量の50%以下の排泄がみられる).
es·cu·lent [éskjulənt] 食用の，食用に適する，= eatable，edible.
es·cu·le·tin [ìskjú:lətin] エスクレチン ㊗ 6,7-dihydroxycoumarin $C_9H_6O_4$ (エスクリンの分解により生ずる非糖質で，ゾクズイシ［続随子］に存在する発光性化合物)，= aesculetin，vitamin P_2.
es·cu·lin [éskjulin] エスクリン $C_{15}H_{16}O_9$ (トチノキ［七葉樹］*Aesculus hippocastanum* の樹皮に存在する配糖体で，紫外線を吸収する蛍光性があるので，日光および日光療法における庇護剤として用いられる)，= aesculin，biocolorin，enallachrome，esculinic acid，polychrome.
es·cu·lo·side [éskjuləsaid] エスクロサイド(エスクリンから誘導される糖類で phenyl-indane-dione による低プロトロンビン血症に拮抗する).
es·cutch·eon [eskʌ́ʧən] ① 陰毛部模型(男女恥毛の生え方の相違)．② 楯状の紋地.
ESD esterase D エステラーゼDの略.
e·sep·tate [isépteit] 無中隔の.
es·er·a·mine [isérəmin] エセラミン $C_{16}H_{25}N_4O_3$ (カラバル豆から得られる結晶性アルカロイド).
es·er·i·dine [iséridin] エセリジン ㊗ eserine oxide $C_{15}H_{21}N_3O_3$ (カラバル豆 Calabar bean から得られるアルカロイドでエゼリンと同様の作用を示し下薬としても用いられる)，= geneserine.
e. tartrate 酒石酸エセリジン.
es·er·ine [ésərain] エセリン(*Physostigma venenosum* の種子中に存在するアルカロイドで，抗コリンエステラーゼ薬として緑内障治療や骨格筋興奮薬として，筋無力症の治療に，またクラレ拮抗薬として使用される)，= physostigmine.
e. oxide 酸化エセリン，= eseridine.
es·er·o·line [isérəlin] エセロリン $C_{13}H_{18}N_2O$ (physostigmine を加熱して得られる結晶性アルカロイド).
ESF erythropoietic stimulating factor 赤血球形成(産生，新生)促進(刺激)因子の略.
-esis [isis, ə-] 状態(症)の意味を表す接尾語.
Esmarch, Johann Friedrich August von [ésmɑ:k] エスマルヒ(1823–1908，ドイツの外科医).
E. bandage エスマルヒ包帯(駆血帯)［医学］(四肢の手術において駆血の目的に用いるゴム製包帯).
E. mask エスマルヒマスク(エーテル吸入麻酔用マスク).
E. roll tube エスマルヒ回転管(細菌培養を回転させるための管).
E. rubber bandage エスマルヒ駆血帯.
E. strap tourniquet エスマルヒ駆血法(エスマルヒが初めて考案した駆血法で，その駆血に用いられるゴムバンドをエスマルヒ駆血帯 Esmarch bandage という).
E. tourniquet エスマルヒ止血帯.
eso- [esou, i:sou, -sə] 内部，内の意味を表す接頭語.
es·o·an·ti·phy·laxy [èsouæ̀ntifilǽksi] 抗エソフィラキシー，内分泌性防衛阻止(広範な皮膚病において，その表皮細胞の内分泌物の持続的影響が二次的に肝機能障害を起こすこと).
es·o·cat·a·pho·ria [èsoukæ̀təfɔ́:riə] 視軸下方内反.
es·o·cine [ésəsin] エソシン(サヨリ科魚 *Esox lucius* (shad)の精子に存在するプロタミン).
es·o·co·li·tis [èsoukəláitis] 結腸炎，赤痢.
es·o·de·vi·a·tion [èsoudìviéiʃən] 内方偏位(視線が並行せず，内方で交差すること)．→ esophoria.
es·od·ic [isɑ́dik] ① 求心性の，= centripetal．② 輸入の，= afferent.
e. nerve 求心性神経，= afferent nerve.
es·o·eth·moi·di·tis [èsouèθmɔidáitis] 篩骨洞炎.
es·o·gas·tri·tis [èsougæstráitis] 胃カタル.
e·soph·a·gal·gia [i:sɑ̀fəgǽlʤiə] 食道痛.
e·soph·a·ge·al [i:sɑ̀fəʤí:əl] 食道の［医学］.
e. achalasia 食道アカラシア［医学］，食道無弛緩症［医学］.
e. acid clearance 食道酸排出能［医学］.
e. antiperistalsis 食道内逆蠕(ぜん)動.
e. arteries 食道動脈，= rami esophageales.
e. atony 食道アトニー［医学］.
e. atresia 食道閉鎖［医学］.
e. bulb 食道球.
e. candidiasis 食道カンジダ症［医学］.
e. carcinoma 食道癌［医学］.
e. cardiogram 食道心拍曲線(胃管内の空気鼓動を観察して心左房の収縮を描画した図).
e. crisis 食道発症［医学］.
e. cyst 食道嚢胞［医学］.
e. dilatation 食道拡張［医学］.
e. dilation 食道拡張〔術〕［医学］.
e. dilator 食道拡張器［医学］.
e. disease 食道疾患［医学］.
e. diverticulum 食道憩室［医学］.
e. duplication 重複食道［医学］.
e. dysmotility 食道蠕動〔運動〕低下，食道運動障害.
e. dysphagia 食道性嚥下困難［医学］.
e. endbulb 食道後球.

E

e. fibril 食道支持線維.
e. fistula 食道瘻(内外両種の)〔医学〕.
e. foramen 食道裂孔, = hiatus esophageus.
e. forceps 食道鉗子.
e. glands 食道腺.
e. hemorrhage 食道出血〔医学〕.
e. hiatal hernia 食道裂孔ヘルニア〔医学〕.
e. hiatus 食道〔裂〕孔〔医学〕(食道と迷走神経とが通る横隔膜の裂孔).
e. hyperkeratosis 食道角化症〔医学〕.
e. impression 食道圧痕〔医学〕.
e. lead 食道誘導.
e. leiomyosarcoma 食道平滑筋肉腫〔医学〕.
e. median bulb 食道中球.
e. mucosal cancer 食道粘膜癌〔医学〕.
e. neoplasm 食道新生物(腫瘍)〔医学〕.
e. obstructor airway 食道閉鎖〔式〕エアウェイ〔医学〕.
e. obturator airway 食道閉鎖〔式〕エアウェイ〔医学〕.
e. perforation 食道穿孔〔医学〕.
e. piles 食道静脈瘤.
e. plexus 食道神経叢.
e. posterior bulb 食道後球.
e. probe 食道ゾンデ〔医学〕.
e. prosthesis 人工食道〔医学〕.
e. reconstruction 食道再建〔術〕.
e. reflux 食道逆流〔医学〕.
e. regurgitation 食道逆流〔医学〕.
e. rupture 食道破裂〔医学〕.
e. sarcoma 食道肉腫〔医学〕.
e. sound 食道ゾンデ.
e. spasm 食道痙攣〔医学〕.
e. speech 食道音声〔医学〕, 食道発声〔法〕〔医学〕, 食道発語.
e. sphincter 食道括約筋〔医学〕.
e. stenosis 食道狭窄〔医学〕.
e. stent 食道ステント〔医学〕.
e. stricture 食道狭窄〔医学〕.
e. temperature 食道温〔医学〕.
e. trauma 食道外傷〔医学〕.
e. tube 食道管, = feeding tube.
e. tumor 食道腫瘍〔医学〕.
e. ulcer 食道潰瘍〔医学〕.
e. varices 食道静脈瘤.
e. varix 食道静脈瘤〔医学〕, = esophageal varices.
e. veins 食道静脈.
e. voice 食道発声.
e. web 食道ヒダ.

e·soph·a·gec·ta·sia [iːsàfəʤektéiziə] 食道拡張〔医学〕, = esophagectasis.
e·soph·a·gec·to·my [iːsàfəʤéktəmi] 食道切除.
e·soph·a·gec·to·py [iːsàfəʤéktəpi] 食道変位, 食道異所症.
e·soph·a·gism [iːsáfəʤizəm] 食道痙攣〔医学〕, = esophagospasm, oesophagismus.
e·soph·a·gi·tis [iːsàfəʤáitis] 食道炎〔医学〕.
e. regurgitica 逆流性食道炎〔医学〕.
esophago– [iːsafəgou, –gə] 食道との関係を表す接頭語, = oesophago–.
esophagobronchial fistula 食道気管支瘻〔医学〕.
e·soph·a·go·cele [iːsáfəgəsiːl] 食道ヘルニア〔医学〕, 食道脱.
e·soph·a·go·du·o·de·nos·to·my [iːsàfəgoudjùːoudinástəmi] 食道十二指腸吻合.
e·soph·a·go·dyn·ia [iːsàfəgədíniə] 食道痛〔医学〕.
e·soph·a·go·en·ter·os·to·my [iːsàfəgouèntərástəmi] 食道小腸吻合術.
e·soph·a·go·gas·trec·to·my [iːsàfəgougæstréktəmi] 食道胃切除〔術〕〔医学〕.
esophagogastric hiatal hernia 食道〔胃〕裂孔ヘルニア〔医学〕, 裂孔ヘルニア.
esophagogastric junction 食道胃接合部〔医学〕.
esophagogastric varices 食道胃静脈瘤.
e·soph·a·go·gas·tro·a·nas·to·mo·sis [iːsàfəgougæstrouənæstəmóusis] 食道胃吻合〔術〕〔医学〕.
esophagogastroduodenoscopy 食道胃十二指腸鏡検査.
e·soph·a·go·gas·tro·my·ot·o·my [iːsàfəgougæstroumaiátəmi] 食道胃筋切開〔術〕〔医学〕.
e·soph·a·go·gas·tro·plasty [iːsàfəgougǽstrəplæsti] 食道胃形成〔術〕〔医学〕, = cardioplasty.
e·soph·a·go·gas·tros·co·py [iːsàfəgougæstráskəpi] 食道胃鏡検査法.
e·soph·a·go·gas·tros·to·my [iːsàfəgougæstrástəmi] 食道胃吻合術.
esophagogastrosuturing instrument 食道胃吻合器〔医学〕.
e·soph·a·go·gas·trot·o·my [iːsàfəgougæstrátəmi] 食道胃切開術.
e·soph·a·go·gram [iːsáfəgəgræm] 食道造影像(図).
e·soph·a·gog·ra·phy [iːsàfəgágrəfi] 食道造影〔法〕〔医学〕.
esophago–intestinal valve 食道腸間弁.
e·soph·a·go·je·ju·no·gas·tros·to·mo·sis [iːsàfəgouʤiʤùːnəgæstràstəmóusis] 食道空腸胃吻合術(空腸の一部を可動性にして, その近位部を食道に, その遠位部を胃に縫合する食道狭窄症の手術), = esophagojejunogastrostomy.
e·soph·a·go·je·ju·nos·to·my [iːsàfəgouʤiʤuːnástəmi] 食道空腸吻合〔術〕〔医学〕.
esophagol (pharyngeal) gastrostomy 食道(咽頭)胃吻合〔医学〕.
esophagol recontruction 食道再建術〔医学〕.
e·soph·a·gol·o·gy [iːsàfəgáləʤi] 食道病学.
e·soph·a·go·ma·la·cia [iːsàfəgouməléiʃiə] 食道軟化〔症〕.
esophagomediastinal fistula 食道縦隔瘻〔医学〕.
e·soph·a·gom·e·ter [iːsàfəgámitər] 食道計(食道の長さを測る器械).
e·soph·a·go·my·co·sis [iːsàfəgəmaikóusis] 食道真菌症.
e·soph·a·go·my·ot·o·my [iːsàfəgoumaiátəmi] 食道筋切開〔術〕〔医学〕.
e·soph·a·gop·a·thy [iːsàfəgápəθi] 食道疾患.
e·soph·a·go·plasty [iːsáfəgəplæsti] 食道形成〔術〕〔医学〕.
e·soph·a·go·pli·ca·tion [iːsàfəgouplikéiʃən] 食道ヒダ法.
e·soph·a·go·pto·sis [iːsàfəgouptóusis, –gapt–] 食道下垂症.
esophagorespiratoty fistula 食道気道瘻〔医学〕.
e·soph·a·gor·rha·gia [iːsàfəgəréiʤiə] 食道出血〔医学〕.
esophagosalivary reflex 食道唾液腺反射(食道の刺激による流涎), = Roger reflex.
esophagosalivary symptom 食道唾液症状(食道癌患者が唾液分泌亢進を呈すること).
e·soph·a·go·sal·i·va·tion [iːsàfəgousælivéiʃən] 食道性流涎(食道癌にみられる症状).
e·soph·a·go·scope [iːsáfəgəskoup] 食道鏡〔医学〕, 食道直達鏡(光源の位置は眼の近くにある Killian 式と, 管の先端に備えてある Jackson 式, Robert 式とがあり, 食道鏡検査法 esophagoscopy に用いる器械).

esophagoscopic bougienage 食道鏡下食道拡張〔術〕[医学].
e·soph·a·gos·co·py [i:sɑfəgáskəpi] 食道鏡〔検査〕[医学].
e·soph·a·go·spasm [i:sáfəgəspæzəm] 食道痙攣 [医学].
e·soph·a·go·ste·no·sis [i:sàfəgoustinóusis] 食道狭窄 [医学].
e·soph·a·go·sto·ma [i:sàfəgoustóumə] ① 食道瘻孔. ② エソファゴストーマ(円虫科の線虫), = *Oesophagostomum*.
e·soph·a·go·sto·mi·a·sis [i:sàfəgoustəmáiəsis] エソファゴストマム症(*Oesophagostomum* による感染症).
e·soph·a·gos·to·my [i:sàfəgástəmi] 食道瘻造設〔術〕[医学].
e·soph·a·go·tome [i:sáfəgətoum] 食道切開刀 [医学], 食道切開器.
e·soph·a·got·o·my [i:sàfəgátəmi] 食道切開〔術〕[医学].
esophagotracheal fistula 食道気管瘻.
e·soph·a·gram [i:sáfəgræm] 食道造影(撮影)像(X線像).
e·soph·a·gus [i:sáfəgəs] 食道, = oesophagus, gullet. 複 esophagi. 形 esophageal.
e. dysphagia 食道性嚥下困難 [医学].
e. pouch 食道嚢 [医学].
e. stethoscope 食道内聴診器 [医学].
es·o·pho·ria [èsoufɔ́:riə, i:s–] 〔眼球〕斜位 [医学], 内斜位(一眼をおおったときにのみ視線が内方に偏る潜伏性斜視). 形 esophoric.
es·o·phy·lax·ia [ì:soufilǽksiə] 対内〔性〕作用, = esophylaxis.
es·o·phy·lax·is [ì:soufilǽksis] エソフィラキシー [医学], 対内〔性〕作用(体液その他の内部器官が体内に侵入した病因を排除して身体を防衛すること. Hoffmann, E.). 形 esophylactic.
es·o·phy·lax·y [ì:soufilǽksi] エソフィラキシー, 内分泌性防衛(皮膚病において表皮細胞の内分泌物が肝および他の臓器機能を高進させる防衛作用).
es·o·sphe·noid·i·tis [ì:sousfìnɔidáitis] 蝶形骨炎.
es·o·ter·ic [èsətérik] ① 秘伝の. ② 内因性の, 内源性の.
es·o·tox·in [èsətáksin] 内毒素, = endotoxin.
es·o·tro·pia (ET) [èsoutróupiə, i:s–] 内斜位 [医学], 内斜視, = convergent strabismus. 形 esotropic.
ESP ① effective systolic pressure 有効収縮期圧の略. ② endoscopic snare polypectomy 内視鏡的わなポリープ切除の略. ③ end-systolic pressure 収縮期末圧の略. ④ extrasensory perception 超感覚的知覚の略.
esp·no·ic [ispnóik] 吸入の, 注射の(ガスまたは蒸気の), = espnoeic.
es·pon·ja [espɔ́nhə] (ブラジルのウマ皮膚病. *Habronema muscae* 幼虫の感染による).
es·pun·dia [ispjúndiə] エスプンディア, アメリカリーシュマニア症, 鼻咽頭リーシュマニア(*Leishmania braziliensis* の感染によるもので鼻, 口腔粘膜に広範囲の壊死を起こし重症である. ブラジルを中心に南アメリカでみられスナバエに刺されることによる), = leishmaniosis americana.
es·quil·lec·to·my [ìskwiléktəmi] 骨片除去〔術〕(銃創における骨折片の摘出術).
es·qui·nan·cea [ìskwinǽnsiə] 窒息感(咽頭の腫瘍などによる).
Esquirol, Jean Etienne Dominique [eskwirɔ́:l] エスキロール(1772-1840, フランスの精神科医. フランスにおける精神病患者の医療に貢献し, モノマニー monomanie の研究(1838)で有名).
ESR erythrocyte sedimentation rate 赤血球沈降速度の略.
ESRD end-stage renal disease 末期腎疾患の略.
es·sence [ésəns] ① 本体, 実質. ② 精, エッセンス剤 [医学] (揮発油のアルコール溶液).
e. of ginger ショウガ [生薑] 精, = tinctura gingiberis fortis Br.
e. of peppermint ハッカ精.
es·sen·tia [isénʃiə] 本質, = essence.
es·sen·tial [isénʃəl] ① 特発性 [医学], 本態性 [医学], 真性. ② 必須の. ③ 精製の.
e. acquired hemolytic anemia 本態性後天性溶血性貧血.
e. albuminuria 本態性タンパク尿〔症〕, 本態性アルブミン尿.
e. amino acid 必須アミノ酸 [医学], = indispensable amino acid.
e. amino acid supplement 必須アミノ酸療法(腎不全患者の食事療法で低タンパク食のタンパク利用効率を高めるため, 最も効率がよいと考えられる構成比率で必須アミノ酸を与える方法).
e. anemia 本態性貧血 [医学], = idiopathic anemia, primary a..
e. anosmia 本態性無嗅覚症.
e. asthma 体質性喘息, = nervous asthma, true a..
e. bleeding 特発性出血 [医学], 本態性出血 [医学].
e. blepharospasm 本態性眼瞼痙攣, 特発性眼瞼痙攣 [医学].
e. bradycardia 本態性徐脈.
e. cause 主因.
e. chorea 本態性舞踏病(症候性).
e. convulsion 真性痙攣, = central convulsion.
e. cryoglobulinemia 本態性クリオグロブリン血症 [医学].
e. cyclophoria 本態性回転斜位.
e. drug 必須医薬品.
e. dysmenorrh(o)ea 本態性月経困難症.
e. elements 必要元素.
e. familial hyperlipemia 本態性家族性高脂血症 [医学].
e. fatty acid 必須脂肪酸 [医学], 不可欠脂肪酸 [医学].
e. fever 本態〔性〕熱 [医学] (原因不明の場合をいう).
e. growth factor 必須発育因子 [医学].
e. hematuria 特発性血尿 [医学], 本態性血尿〔症〕.
e. hemorrhage 本態性出血 [医学].
e. hyperglobulinemia 本態性高グロブリン血症.
e. hyperkinesia 本態性運動亢進(過多)症.
e. hypertension 本態性高血圧症 [医学], = hyperpiesia.
e. hypochromic anemia 本態性低色素性貧血, = achylic chloranemia, primary hypochromic anemia.
e. hypotension 本態性低血圧症.
e. metabolite 必須代謝産物(物質) [医学] (細菌ビタミン, 必須増殖因子, 発育素 growth factor とも呼ばれ, 細菌の酵素系をつくる成分となる物質).
e. monoclonal gammopathy 本態性単クローン性免疫グロブリン血症.
e. nutrients 必須栄養素.
e. nystagmus 本態性眼振 [医学].
e. oil 芳香油 [医学], 精油, = volatile oil.
e. osteolysis 本態性骨溶解 [医学].
e. paralysis 本態性麻痺(神経実質に障害を伴わないもの).
e. phthisis 本態性眼球癆, = ophthalmomalacia.
e. phthisis bulbi 本態性眼球癆.
e. polyarteritis 特発性多発〔性〕動脈炎 [医学].
e. progressive atrophy of iris 本態性進行性虹

彩萎縮.

e. progressive deafness 特発進行性難聴(進行内耳性難聴).

e. renal bleeding (ERB) 特発性腎出血〔医学〕, 本態性腎出血〔医学〕.

e. resistance 内部抵抗(電池自体の内部における抵抗), = internal resistance.

e. surgery 必須手術〔医学〕.

e. tachycardia 特発性〔心〕頻拍(脈)症.

e. telangiectasis 本態性毛細管拡張症.

e. thrombocythemia (ET) 本態性〔多〕血小板血症.

e. thrombopenia 本態性血小板減少〔症〕, = thrombopenic purpura.

e. thrombophilia 本態性血栓形成傾向.

e. tremor 本態性振戦〔医学〕, 真性振戦.

e. trigeminal neuralgia 本態性三叉神経痛.

e. uterine hemorrhage 本態性子宮出血, = metropathia haemorrhagica.

e. vertigo 本態性めまい(原因不明ではあるが, おそらく脳性のもの).

Esser, Johannes Fredericus Samuel [ésər] エッセル(1877–1946, オランダの整形外科医).

E. graft エッセル移植〔片〕.

E. inlay エッセル嵌入(上皮嵌入植皮術), = inlay graft.

E. operation エッセル手術, = inlay graft.

Essig splint エッシヒ型副子(歯科で用いる).

EST ① electric shock therapy 電気ショック療法の略. ② endoscopic sphincterotomy 内視鏡的乳頭括約筋切開術の略.

established cell line 株化細胞, 株〔化〕細胞系〔医学〕(安定した状態で広く実験などに供することのできるようになった細胞株).

established cell strain 樹立細胞株(長期培養細胞系. 生体から取り出した細胞を培養系に移し, その細胞が無限増殖能を獲得したとき, 樹立細胞株〔系〕と呼ぶ), = long-term culture cell strain.

established neotype 確定新基準〔株〕〔医学〕.

es·taz·o·lam [estǽzələm] エスタゾラム ㊥ 8-chloro-6-phenyl-4*H*-[1,2,4] triazolo [4,3-*a*][1,4] benzodiazepine $C_{16}H_{11}ClN_4$: 294.74 (トリアゾロベンゾジアゼピン系催眠薬, 不眠症治療, 麻酔前投与に用いる).

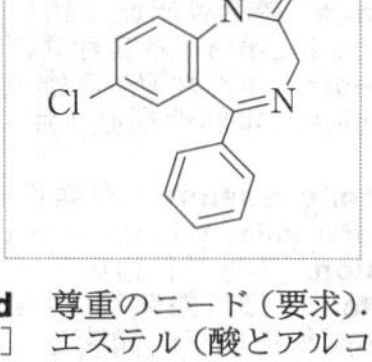

esteem need 尊重のニード(要求).

es·ter [éstər] エステル(酸とアルコールとから水1分子が脱出して生ずる化合物), = alcohol salt, compound ether, ethereal salt.

e. number エステル数, エステル価.

e. value エステル価〔医学〕(精油, ろう(蝋), 脂肪などの物質1g中のエステルをけん化するのに要する水酸化カリウムのミリグラム数).

es·ter·a·pe·nia [èstərəpí:niə] 血中コリンエステラーゼ減少〔症〕.

es·ter·ase [éstəreis] エステル分解酵素, エステラーゼ(エステルをその構成分の酸およびアルコールに分解させる酵素の総称).

e. D (ESD) エステラーゼD.

es·ter·i·fi·ca·tion [estèrifikéːʃən] エステル化〔医学〕.

esterified estrogen エストロゲンエステル.

es·ter·ize [éstəraiz] エステル化する.

es·ter·us [éstərəs] 発情現象〔医学〕.

es·ter·wax [éstəwæks] エステルろう(蝋)(合成ろうで, 菲薄切片をつくるために用いる).

Estes, William L. Jr. [ésti:z] エステース(1885–1940, アメリカの外科医).

E. operation エステース手術(卵巣を子宮角部に移植して排卵が直接子宮腔内に生ずるようにする手術).

es·the·ma·tol·o·gy [èsθemətáləʤi] 感覚器学.

es·the·sia [esθí:ziə] ① 感覚〔医学〕, 知覚〔医学〕. ② 感覚(知覚)神経症. 形 esthesic.

esthesio- [esθi:ziou, -ziə] 感覚, 知覚との関係を表す接頭語, = aesthesio-.

es·the·si·o·blast [esθí:ziəblæst] 神経節芽細胞(胚子の脊髄神経節細胞).

es·the·si·o·der·mia [esθì:ziədə́:miə] 皮膚知覚障害〔症〕〔医学〕, 触覚障害〔症〕.

es·the·si·od·ic [esθì:ziádik] 感覚インパルス伝導の, = esthesodic.

e. system 脊髄感覚系.

es·the·si·o·gen [èsθi:zíəʤən] 興奮原(接触により興奮症候を惹起する物質).

es·the·si·o·gen·e·sis [esθì:ziəʤénisis] 感覚発生(または異常興奮の発生). 形 esthesiogenic.

es·the·si·o·gen·ic [esθì:ziəʤénik] 感覚発生の.

es·the·si·og·ra·phy [esθì:ziágrəfi] ① 感覚および感覚器論. ② 皮膚感覚描画法(皮膚表面の触覚その他の感覚領を描画すること).

es·the·si·ol·o·gy [esθì:ziáləʤi] 感覚学〔医学〕.

es·the·si·o·ma·nia [esθì:zioumélniə] 異常感覚狂.

es·the·si·om·e·ter [esθì:ziámitər] 触覚計〔医学〕, 知覚計, = aesthesiometer.

es·the·si·om·e·try [esθì:ziámitri] 触空間閾値測定〔医学〕.

es·the·si·o·neure [esθí:ziənjuər] 感覚神経, = sensory neuron.

es·the·si·o·neu·ro·blas·to·ma [esθì:ziounjù:roublæstóumə] 鼻腔神経芽細胞腫.

es·the·si·o·neu·ro·sis [esθì:ziounju:róusis] 感覚神経症〔医学〕.

es·the·si·on·o·sus [esθì:ziánəsəs] 感覚神経症, = esthesioneurosis.

es·the·si·o·phys·i·ol·o·gy [esθì:ziəfiziáləʤi] 知覚生理学.

es·the·si·os·co·py [esθì:ziáskəpi] 皮膚痛覚領検査法.

es·the·sod·ic [èsθi:zádik] 感覚インパルス伝導の.

es·thet·ic [esθétik] 美学的の, 美容的の, 審美性.

e. dentistry 歯科美容学, 審美歯科学.

e. surgery 整容外科〔医学〕, 美容外科〔学〕, = cosmetic surgery.

e. unit 整容単位〔医学〕.

es·thet·i·co·ki·net·ic [esθètikoukainétik] 感覚運動性の.

es·thet·ics [esθétiks] 美学, 美容学.

es·thio·mène [èstiəménə, esθiámini:] [F] エスチオメーヌ(慢性女性外陰部潰瘍および象皮病), = ulcus chronicum vulvae et ani.

e. of vulva 外陰エスチオメーヌ〔医学〕.

es·tho·phys·i·ol·o·gy [èsθoufiziáləʤi] 感覚および感覚生理学.

Estienne, Charles [estiénə] エスティエンヌ(1504–1564, フランスの出版家. 解剖学図譜の出版物で著名(1545)), = Carolus Stephanus.

es·ti·mate [éstimeit] 推定値〔医学〕, 推定量〔医学〕.

estimated date of confinement (EDC) 分娩予

定日，= expected date of confinement.

estimated hepatic blood flow 推定肝血流量.

estimated population 推計人口〔医学〕.

estimated survival probability 予測生存確率〔医学〕.

es·ti·ma·tion [èstiméiʃən] 推定〔医学〕，予知〔医学〕.

es·ti·ma·tor [éstimeitər] 見積もり者，評価者，推定量〔医学〕.

es·ti·nyl [éstinil] エスチニル，= ethinyl estradiol.

es·ti·val [éstivəl] 夏季の，= aestival.

es·ti·va·tion [èstivéiʃən] 夏眠〔医学〕，= aestivation.

es·ti·vo·au·tum·nal [èstivouɔːtʌ́mnəl] 夏秋の，晩夏の（マラリア熱についていう），= aestivoautumnal.

e. fever 熱帯熱，夏秋熱（*Plasmodium falciparum* によるマラリア），= aestivo-autumnal fever，tropical malaria.

e. malaria (fever) 夏秋季マラリア〔医学〕，= tropical malaria.

Estlander, Jakob August [éstlændər] エストランデル（1831–1881，フィンランドの外科医）.

E. operation ① エストランデル手術（唇弁翻転法）．② エストランデル胸郭成形術（膿胸の手術療法で，肋骨を切除して膿洞を虚脱する考えが現在の胸郭成形術の基礎をなした）.

es·tra·di·ol [èstrədáiɔːl] エストラジオール [化] 3,17-dihydroxy-1,3,5-estratriene $C_{18}H_{24}O_2$（胎盤および卵胞から分泌される発情ホルモンで，エストロンの還元性原型），= dihydroestrone，dihydrotheelin.

e. antagonist 抗エストラジオール薬〔医学〕.

e. benzoate エストラジオール安息香酸エステル [化] estra-1,3,5(10)-triene-3,17β-diol 3-benzoate $C_{25}H_{28}O_3$：376.49（安息香酸エストラジオール．エストラン系合成卵胞ホルモン）.

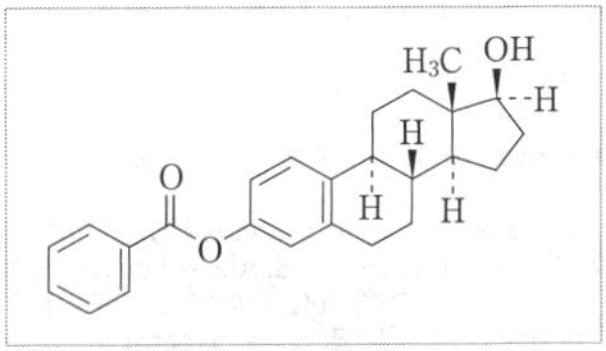

e. benzoate unit 安息香酸エストラジオール単位.

e.-binding protein エストラジオール結合性タンパク.

e. dipropionate ジプロピオン酸エストラジオール [化] Δ-1,3,5-estratriene-3,17-dipropionate（組織中にでき，ほかの女性ホルモンに比べて破壊され難いのが特徴），= ovocylin dipropionate.

e. undecylate ウンデシレン酸エストラジオール [化] estradiol 17-undecanoate（持効性卵胞ホルモン）.

e. valerate 吉草酸エストラジオール [化] estra-1,3,5(10)-triene-3,17β-diol 17-valerate（卵胞ホルモン）.

es·trane [éstrein] エストラン $C_{18}H_{30}$（飽和性結晶性発情ステロイドの母核）.

e.-diol [化] 3,17-dihydroxy estrane $C_{18}H_{30}O_2$（飽和性結晶性発情ステロイド）.

e.-triol [化] 3,16,17-trihydroxy estrane $C_{18}H_{30}O_3$（飽和性結晶性発情ステロイド）.

es·tra·nol [éstrənɔːl] エストラノール [化] 3-hydroxy estrane $C_{18}H_{30}O$（飽和性結晶性発情ステロイド）.

es·tra·pen·ta·ene [èstrəpéntəiːn] エストラペンタエン $C_{18}H_{20}$（二重結合5個とメチル基1個とをもつステロイド核）.

es·tra·tet·ra·ene [èstrətétrəiːn] エストラテトラエン $C_{18}H_{22}$（二重結合4個とメチル基1個とをもつステロイド核）.

es·tra·tri·ene [èstrətráiiːn] エストラトリエン $C_{18}H_{24}$（二重結合3個とメチル基1個とをもつステロイド核）.

es·tre·nol [éstrənɔːl] エストレノール [化] 3-hydroxy Δ1,3,5-estratriene $C_{18}H_{24}O$（結晶性発情ステロイド）.

es·tri·a·sis [estráiəsis] ウシハエウジ症，= oestriasis.

es·trin [éstrin] エストリン（Allen と Doisy が，1923年に初めて卵胞から分離したホルモンの名で，エストロン estrone という国際名で統一されている．エストロゲンの一種）.

es·trin·ase [éstrineis] エストリナーゼ（ジャガイモに存在する酵素で estrone を分解するもの）.

es·tri·ol [éstriɔːl] エストリオール [化] estra-1,3,5(10)-triene-3,16α,17β-triol $C_{18}H_{24}O_3$：288.38（卵胞ホルモン，エストラン系骨粗鬆（しょう）症治療薬）.

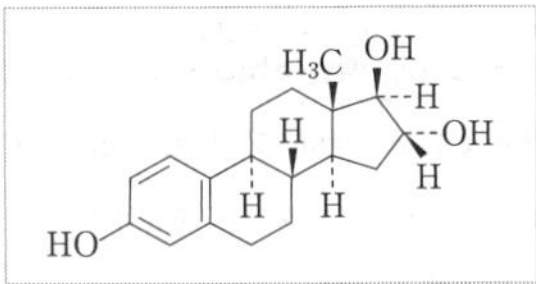

es·tro·gen [éstrəʤən] エストロゲン，エストロジェン〔医学〕，発情物質（発情ホルモン類の総称），= estrogenic hormone.

e. antagonist エストロジェン拮抗物質〔医学〕，抗エストロジェン薬〔医学〕.

e. deficient vaginitis エストロジェン欠乏性腟炎〔医学〕.

e. receptor エストロジェン受容体〔医学〕.

e. replacement therapy エストロジェン補充療法，= hormone replacement therapy.

e. withdrawal bleeding エストロジェン消退出血〔医学〕.

es·tro·gen·ic [èstrəʤénik] エストロジェンの.

e. action エストロジェン作用〔医学〕.

e. hormone エストロジェンホルモン〔医学〕，発情ホルモン，= estradiol，estriol，estrone.

e. phase エストロジェン期〔医学〕.

es·troid [éstrɔid] 類発情ホルモン.

es·trone [éstroun] エストロン〔医学〕 [化] 3-hydroxy-17-keto-Δ-1,3,5-estratriene $C_{18}H_{22}O_2$（妊娠動物尿から単離し得る主要な卵胞ホルモンの国際名でエストロゲンの一種），= estrin，estrugenone，estrusol，folliculin，theelin，thelestrin.

e. benzoate 安息香酸エストロン.

e. unit エストロン単位.

es·trous [éstrəs] 発情性の，= oestrous.

e. cycle 発情周期〔医学〕.

es·tru·al [éstruəl] 発情の，= oestrual.

es·tru·a·tion [èstruéiʃən] 動物の発情期，起水期，= oestruation，period of heat in animals，rutting.

es·tru·gen·one [estrúːʤənən] エストロジェノン，= estrone.

es·trum [éstrəm] 発情期，= estrus，oestrum.

es·trus [éstrəs] 発情期〔医学〕，発情〔現象〕〔医学〕（哺乳動物の雌の受精排卵の最も旺盛に起こる性周期，または実験動物において女性ホルモン注射の結果起こる性器の特異変化），= heat，oestrus，rut. [形] estrous，estrual.

e. cycle 発情周期〔医学〕，性周期.

E

e. detection 発情期鑑定法［医学］.
e. synchronization 発情同期化［医学］, 発情同調.
estuarine water 汽水［医学］.
es·tu·ar·i·um ［èsʧuǽriəm］ 蒸し風呂, = vapor bath.
esu electrostatic unit 静電単位（cgs）の略.
ESWL extracorporeal shock wave lithotripsy 体外衝撃波胆石破砕療法, 体外衝撃波切石（砕石）［術］の略.
es·y·late ［ésileit］ エシレート（ethanesulfonate, $CH_3CH_2SO_3^-$ の短縮名）.
ET ① educational therapy 訓練療法の略. ② embryo transfer 胚移植の略（卵移植）, = ovum transfer. ③ endothelin エンドセリンの略. ④ enterostomal therapist ストーマ療法士の略. ⑤ esotropia 内斜視の略. ⑥ essential thrombocythemia 本態性〔多〕血小板血症の略.
E/T ratio effector cell to target cell ratio エフェクター細胞 / 標的細胞比.
Et ethyl エチルの記号.
e·ta, η ［éitə, í:tə］ イータ（エータ）（ギリシャ語アルファベットの第7字）.
e·tae·rio ［etí:riou］ イチゴ状果.
et·a·fed·rine hy·dro·chlo·ride ［ètəfédrin hàidroukló:raid］ 塩酸エタフェドリン（交感神経興奮薬として気管支喘息の治療に用いられる）, = ethylephedrine.
et·a·late ［étəleit］ エタレート（オレイン酸エチルアミンとベンジルアルコールとを混合した硬化剤）.
Etappen treat·ment ［itǽpən trí:tmənt］ エタッペン療法（石膏包帯と矯正くさびを用いる脊脚の療法）.
é·tat ［etá］ ［F］ 状態, 素質, = condition, status.
e. criblé ふるい（篩）状態（腸チフスにおける）, = status cribrosus.
e. lacunaire 小窩状態（脳の）［医学］, = status lacunaris.
e. mammelonné 乳頭様状態（慢性胃炎における胃粘膜にみられる一変化）.
e. marbré 大理石状態（線条体の）, = marble state.
e. vermoulu 蚕食状態（脳動脈硬化症の）.
etching discharge 腐食抜染［医学］.
ETEC enterotoxigenic *Escherichia coli* 毒素原性大腸菌の略.
eth·a·cry·nate so·di·um ［èθəkríneit sóudiəm］ エタクリン酸ナトリウム（エタクリン酸のナトリウム塩）.
eth·a·cryn·ic ac·id ［èθəkrínik ǽsid］ エタクリン酸 ㊥［2,3-dichloro-4-(2-ethylacryloyl)phenoxy］acetic acid $C_{13}H_{12}Cl_2O_4$: 303.14（フェノキシ酢酸系ループ利尿薬, ナトリウム利尿作用. うっ血性心不全, 腎性浮腫, 肝性浮腫, 脳性浮腫, 脳圧上昇などに用いられている）.

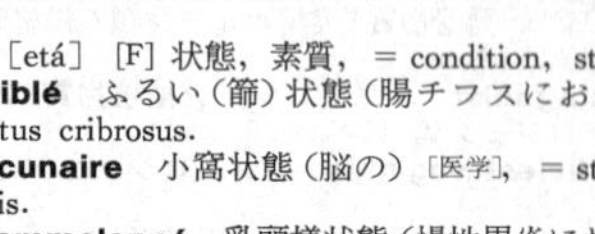

eth·al ［éθəl］ エタル, = cetyl alcohol.
eth·am·bu·tol ［iθǽmbjutɔ:l］ エタンブトール.
e. hydrochloride エタンブトール塩酸塩 ㊥ *N*, *N′*-ethylenebis［(2*S*)-2-aminobutanol］dihydrochloride $C_{10}H_{24}N_2O_2 \cdot 2HCl$: 277.23（塩酸エタンブトール. エチレンジアミノブタノール系抗結核薬）.（→ 構造式）
eth·am·i·van ［iθǽmivæn］ エタミバン ㊥*N*,*N*-diethylvanillamide（呼吸興奮薬）.

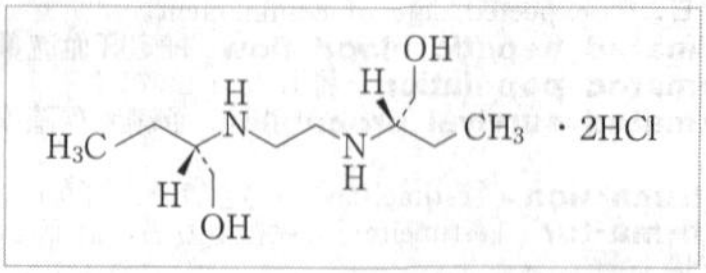

eth·am·sy·late ［iθǽmsileit］ エタムシレート（止血薬）, = cyclonamine, etamsylate, 141MD.
eth·a·nal ［éθənəl］ エタナール CH_3CHO（acetaldehyde の国際命名法用語）.
e. acid エタナール酸, = glyoxalic acid.
eth·an·a·mide ［iθǽnəmaid］ エタンアミド CH_3CONH_2.
eth·ane ［éθein］ エタン C_2H_6（メタン系炭化水素に属する無色無臭気体）, = methylmethane.
eth·ane·di·al ［èθeindáiəl］ エタンジアール CHO-CHO, = glyoxal, oxaladehyde.
eth·ane·di·a·mine ［èθeindáiəmi:n］ エタンジアミン, = ethylenediamine.
eth·ane·thi·ol ［èθeinθáiɔ:l］ エタンチオール（エチルメルカプタンともいう）.
eth·a·no·ic ac·id ［èθənóuik ǽsid］ 酢酸, = acetic acid.
eth·a·nol ［éθənɔ:l］ エタノール CH_3CH_2OH, = ethyl alcohol, grain alcohol.
eth·a·nol·a·mine ［èθənáləmi:n］ エタノールアミン ㊥ 2-hydroxyethylamine $NH_2CH_2CH_2OH$（メチオニンの作用により体内でメチル基転位を起こしてコリンを生ずる物質）, = aminoethanol, colamine, ethylolamine, monoethanolamine.
e. oleate オレイン酸エタノールアミン（硬化剤）, = monolate.
eth·a·nol·y·sis ［èθənálisis］ エタノール加分解（分解において水の代わりにエタノールを加えて起こる反応）.
eth·a·noyl ［éθənɔil］ エタノイル基 CH_3CO, = methane carbonyl.
e. chloride 塩化アセチル CH_3COCl, = acetyl chloride.
eth·av·e·rine ［iθǽvəri:n, etəvé:rin］ エタベリン ㊥ 6,7-diethoxyl-1-(3′,4′-diethoxybenzyl)-isoquinoline（パパベリンの類似化合物で, 狭心症の治療薬で, 塩酸塩として用いる）, = papetherine, perparin.
e. hydrochloride 塩酸エタベリン ㊥ 1-(3,4-diethoxbenzyl)-6,7-diethoxyisoquinoline hydrochloride（鎮痙薬, 狭心症治療薬）.
eth·chlor·vy·nol ［eθkló:vinɔ:l］ エチクロルビノール ㊥ 1-chloro-3-ethy-1-pentan-4-yn-3-ol（不眠症, 不安, 緊張状態時に鎮静薬として用いられる）.
eth·ene ［éθi:n, eθí:n］ エテン（ethylene の国際命名法用語）.
e. chloride 二塩化エテン（二塩化エチレン）, = ethylene dichloride.
eth·en·oid ［éθinɔid］ エテンまたはエチレン基を含むところの.
eth·en·yl ［éθinil］ エテニル, = vinyl.
eth·en·yl·ene ［éθinili:n］ エテニレン, = vinylene.
eth·en·zam·ide ［èθinzǽmaid］ エテンザミド ㊥ 2-ethoxybenzamide $C_9H_{11}NO_2$: 165.19（エトキシベンズアミド. サリチル酸系解熱鎮痛薬）.（→ 構造式）
eth·e·o·gen·e·sis ［èθiəʤénisis］ 雄配偶子における無性生殖.
e·ther ［í:θər］ ① エーテル ㊥ diethyl ether $C_4H_{10}O$: 74.12（製剤原料）.（→ 構造式）

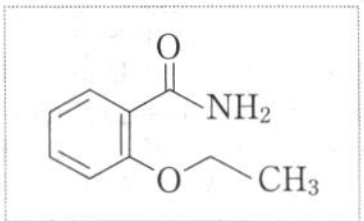

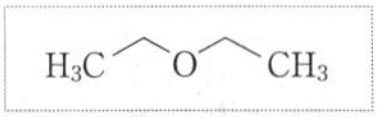

② 光エーテル，＝aether，luminiferous ether.

e. anesthesia エーテル麻酔〔医学〕.

e. bronchitis エーテル気管支炎.

e. cone エーテル麻酔吸入器.

e. convulsion エーテル性痙攣.

e.-dome イーサードーム（アメリカ・ボストン市 Massachusetts General Hospital に付属した円蓋外科手術室で，エーテル麻酔法を初めて公開実験した記念室）.

e. drunkenness エーテル酩酊（麻酔）.

e. inhaler エーテル吸入器（麻酔用）.

e. linkage エーテル結合〔医学〕（炭化水素基の炭素原子が酸素原子を間にはさんで結合したときの結合をいう）.

e. narcosis エーテル麻酔.

e. reflex エーテル反射（十二指腸内にエーテルを注入すると十二指腸液が多量に分泌される）.

e. sign エーテル徴候（死の徴候で，少量のエーテルを皮下注射すると，生体では吸収され，死体では流出する）.

e. spirit エーテル精（エーテル 32.5%），＝Hoffmann drops.

e. spray エーテル噴霧.

e. susceptibility エーテル感受性〔医学〕.

e. test エーテル試験（喘息の尿による検査法）.

e·the·re·al ［iθí:riəl］ ① エーテル性の. ② たちまち消える，＝ephemeral.

e. odor エーテル香〔医学〕.

e. oil ① エーテル油（エーテルとエナンチンエーテルとの合剤）. ② 精油，軽油，＝oleum aethereum.

e. solution エーテル溶液.

e. sulfate エーテル硫酸（抱合性硫酸またはエステル硫酸ともいわれ，尿中に排泄される硫酸のうち，フェノール，クレゾール，インドキシル，スカトキシルなどとエステル結合している硫酸で，成人 1 日の尿中排泄量は 0.1～0.6g，無機硫酸塩排泄量の約 1/10 にあたる），＝conjugated sulfate.

e. tincture エーテルチンキ（エーテルとアルコールとを含むチンキ）.

eth·er·ide ［éθəraid］ エテリド（ギ酸基とハロゲン塩との化合物の総称）.

e·ther·i·fi·ca·tion ［ì:θərifikéiʃən］ エーテル化〔医学〕. 動 etherify.

e·ther·ion ［ì:θəráiən］ エーテルイオン（① 大気中に発見されたガス体（1898）で，密度は水素の 1/1,000 で百万分の一の割合で存在するもの. ② エーテルを構成する微粒子（Mathews））.

e·ther·ism ［í:θərizəm］ エーテル嗜好症，＝etheromania.

e·ther·i·za·tion ［ì:θəraizéiʃən］ エーテル麻酔〔法〕〔医学〕. 動 etherize.

e·ther·o·ma·nia ［ì:θərouméiniə］ エーテル嗜好症，エーテル飲用中毒.

e·ther·om·e·ter ［ì:θərámitər］ エーテル定量吸入器（1 分間のエーテル投与量を正確に測る装置）.

eth·i·cal ［éθikəl］ 倫理学の.

e. committee 倫理委員会.

e. drug 医療用医薬品，処方せん医薬品，要指示医薬品（旧称），認可薬品〔医学〕（医師の処方によってのみ販売される薬）.

eth·ics ［éθiks］ 倫理学.

eth·i·dene ［éθidi:n］ エチデン基（2 原子価基 C_2H_4=），＝ethylidene.

e. chloride 二塩化エチデン CH_3CHCl_2（無色揮発性の麻酔薬）.

e. diamine エチデンジアミン $C_2H_8N_2$（魚肉から得られる有毒性プトマイン）.

e·thid·i·um ［i:θídiəm］ エチジウム（臭化ホミジウム，抗トリパノゾーマ剤として家畜の感染症に用いる），＝homidium bromide.

e·thin·a·mate ［i:θínəmeit］ エチナメート ㊗ 1-ethylcyclohexal carbomate（催眠薬），＝valamin，valmid.

eth·i·nyl ［éθinil］ エチニル基（-C-CH），＝ethynyl.

17-e. estradiol 17-エチニルエストラジオール $C_{20}H_{24}O_2$（エストロンのケトン基を還元して得る β-estradiol の 17 位置の C に付着している H を C≡CH で置換したもので，女性ホルモンの一種），＝estinyl，eticylol，orestralyn.

e. testosterone エチニルテストステロン，＝pregneninolone.

17-e. testosterone 内服用黄体ホルモン，＝anhydrohydroxy-progesterone.

eth·i·nyl·es·tra·di·ol ［éθinilèstrədáiɔ:l］］ エチニルエストラジオール ㊗ 17α-ethynylestra-1,3,5(10)-triene-3,17β-diol $C_{20}H_{24}O_2$：296.40（エストラトリエン系合成卵胞ホルモン）.

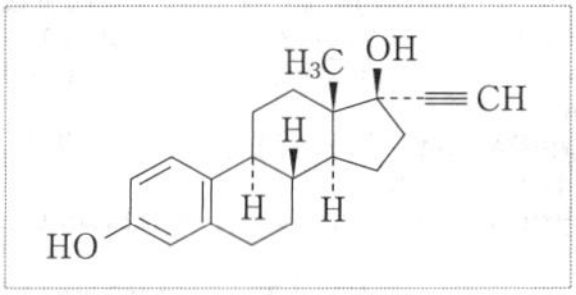

ethiodized oil エチルヨウ化油（ケシ種子油のヨウ化脂肪酸のエチルエステル. 気管支の造影剤），＝ethiodol.

eth·i·on·am·ide ［i:θaiənǽmaid，-θáiənə-］ エチオナミド ㊗ 2-ethylpyridine-4-carbothioamide $C_8H_{10}N_2S$：166.24（イソチオニコチン酸系抗結核薬）.

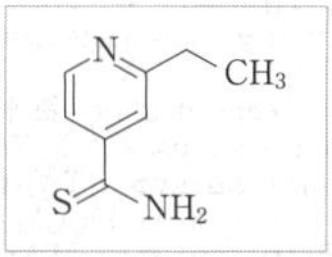

e·thi·o·nine ［i:θáiəni:n］ エチオニン ㊗ α-amino-ethylmercaptobutyric acid $C_2H_5S(CH_2)_2CH(NH_2)COOH$（ホモシステインのナトリウム塩からエチル化で得られる化合物でメチオニンのエチル同族体）.

Ethiopian diffuse cutaneous leishmaniasis エチオピア型汎発性リーシュマニア症，＝Ethiopian diffuse cutaneous leishmaniosis.

e·thi·o·pi·fi·ca·tion ［i:θàioupifikéiʃən］ 黒皮化（銀またはほかの金属で皮膚が黒色化すること）.

e·this·ter·one ［i:θístəroun］ エチステロン，＝anhydrohydroxyprogesteronum，ethinyl testosterone.

ethmo- ［eθmou，-mə］ ふるい（篩）状の意味を表す接頭語.

eth·mo·car·di·tis ［èθmouka:dáitis］ 心壁結合織の慢性炎症，＝cardiosclerosis.

eth·mo·ceph·a·lus [èθmouséfələs] 漏斗〔状〕頭〔蓋〕体［医学］.
eth·mo·ceph·a·ly [èθməséfəli] 漏斗〔状〕頭〔蓋〕症，篩頭症［医学］.
eth·mo·cra·ni·al [èθmoukréiniəl] 篩骨頭蓋の.
　e. angle 篩頭角，篩骨頭蓋角（篩骨板の平面の延長が頭蓋基底軸と交差してなす角）.
eth·mo·der·ma·ti·tis [èθmoudə̀:mətáitis] 皮膚硬化症，皮膚結合織炎.
eth·mo·fron·tal [èθməfrʌ́ntəl] 篩骨前頭骨の.
　e. suture 篩骨前頭縫合.
eth·moid [éθmɔid] [TA] ① 篩骨，= os ethmoidale [L/TA]. ② ふるい（篩）状の，= cribriform, sievelike.
　e. air cells 篩骨蜂巣.
　e. angle 篩骨角.
　e. bone 篩骨，= os ethmoidale.
　e. canals 篩骨前頭骨管.
　e. cell 篩骨蜂巣，= ethmoidal cell.
　e. cornu 篩骨角，= middle turbinate bone.
　e. sinus 篩骨洞.
　e. spine 篩骨棘.
eth·moi·dal [eθmɔ́idəl] 篩骨の.
　e. anfractuosity 篩状洞.
　e. antrum 篩骨洞，篩骨蜂巣.
　e. bone [TA] 篩骨，= os ethmoidale [L/TA].
　e. bulla [TA] 篩骨胞，= bulla ethmoidalis [L/TA].
　e. cells [TA] 篩骨洞，= cellulae ethmoidales [L/TA].
　e. cellulitis 篩骨洞炎［医学］，篩骨蜂巣炎.
　e. crest [TA] 篩骨陵，= crista ethmoidalis [L/TA].
　e. crest of maxilla 上顎骨篩骨稜.
　e. crest of palatine bone 口蓋骨篩骨稜.
　e. foramen 篩骨孔（前後の２種がある）.
　e. groove [TA] 篩骨神経溝，= sulcus ethmoidalis [L/TA].
　e. infundibulum [TA] 篩骨漏斗，= infundibulum ethmoidale [L/TA].
　e. labyrinth [TA] 篩骨迷路，= labyrinthus ethmoidalis [L/TA].
　e. notch [TA] 篩骨切痕，= incisura ethmoidalis [L/TA].
　e. process [TA] 篩骨突起，= processus ethmoidalis [L/TA].
　e. sinectomy 篩骨洞手術［医学］.
　e. sinus 篩骨洞［医学］.
　e. sinusitis 篩骨洞炎［医学］，篩骨蜂巣炎.
　e. veins [TA] 篩骨静脈，= venae ethmoidales [L/TA].
eth·moi·dec·to·my [èθmɔidéktəmi] 篩骨切除〔術〕，篩骨洞手術［医学］.
eth·moid·i·tis [èθmɔidáitis] 篩骨炎，篩骨洞炎［医学］，= ethmoid sinusitis.
ethmoidolacrimal suture [TA] 篩骨涙骨縫合，= sutura ethmoidolacrimalis [L/TA].
ethmoidomaxillary suture [TA] 篩骨上顎縫合，= sutura ethmoidomaxillaris [L/TA].
eth·moi·dot·o·my [èθmɔidátəmi] 篩骨洞切開.
eth·mo·lac·ri·mal [èθmoulǽkriməl] 篩骨涙骨の.
　e. suture 篩骨涙骨縫合.
eth·mo·max·il·lary [èθməmǽksiləri] 篩骨上顎骨の.
eth·mo·nas·al [èθmounéizəl] 篩骨鼻骨の.
eth·mo·pal·a·tal [èθməpǽlətəl] 篩骨口蓋骨の.
eth·mo·sphe·noid [èθmousfí:nɔid] 骨蝶形骨の.
　e. suture 篩骨蝶形骨縫合.
eth·mo·tur·bi·nal [èθmoutə́:binəl] 篩骨甲介骨の.
　e. concha 篩骨甲介［医学］.
eth·mo·vo·mer·ine [èθmouvóuməri:n] 篩骨鋤骨の.
　e. plate 篩骨鋤骨板（胎児における篩骨の中央部）.
eth·my·phi·tis [èθmifáitis] 蜂巣織炎，= cellulitis.
eth·nic [éθnik] 人種の，民族の.
　e. group 民族群［医学］，人種群［医学］.
eth·no·cen·trism [èθnəséntrizəm] 人種中心主義.
eth·nog·ra·phy [eθnágrəfi] 人種論.
eth·nol·o·gy [eθnálədʒi] 人種学，民族学［医学］.
eth·no·psy·chol·o·gy [èθnousaikálədʒi] 民族心理学［医学］，種族心理学［医学］.
eth·o·caine [éθəkein] エソカイン（procaine hydrochloride のイギリス局方名）.
eth·o·hep·ta·zine cit·rate [èθəhéptəzi:n sítreit] クエン酸エトヘプタジン（鎮痛薬），= heptacyclazine, Wy401.
eth·o·hex·a·diol [èθouheksǽdiɔ:l] エトヘキサジオール ㊍ 2-ethyl-1,3-hexanediol（防虫剤），= Rutgers 612.
ethol·o·gist [iθálədʒist] 動物行動学者.
ethol·o·gy [iθálədʒi] 動物行動学［医学］，動物習性学［医学］，生態学，= bionomics.
eth·o·mox·ane [èθəmáksein] エトモキサン ㊍ (±)-2-butylaminomethyl-8-ethoxy-1,4-benzodioxan（抗不安薬），= ethoxybutamoxane hydrochloride.
eth·o·phar·ma·col·o·gy [èθoufɑ̀:məkálədʒi] 行動（民族）薬理学（民族種，行動，習慣等社会的要因に対する薬理作用を研究する学問）.
eth·o·pro·pa·zine hy·dro·chlo·ride [èθəprápəzin hàidroukló:raid] エトプロパジン塩酸塩，= isothazine, profenamine hydrochloride.
eth·o·sux·i·mide [èθəsʌ́ksimaid] エトスクシミド ㊍ (*RS*)-2-ethyl-2-methylsuccinimide $C_7H_{11}NO_2$: 141.17（ピロリジンジオン系抗てんかん薬）.

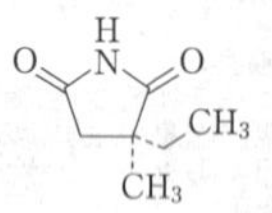

および鏡像異性体

e·tho·to·in [iθóutɔin, eθətóu-] エトトイン ㊍ 3-ethyl-5-phenylimidazolidine-2,4-dione（痙攣発作，強直・間代性発作に用いられる抗てんかん薬）.
e·thox·al·yl [iθáksəlil] エトキサリル基（$C_2H_5OOCCOO-$）.
e·thox·a·zene hy·dro·chlo·ride [iθáksəzi:n hàidrouklɔ:raid] 塩酸エトキサゼン ㊍ 4[(*p*-ethoxyphenyl)azo]-*m*-phenylenediamine hydrochloride ethoxazene hydrochloride, *p*-ethoxychrysoidine hydrochloride（尿路殺菌薬）.
ethoxy [iθɑksi] エトキシ基（C_2H_5O-）.
eth·ox·y·car·bon·yl [iθɑksikɑ́:bənil] エトキシカルボニル基（C_2H_5OOC-）.
eth·ox·yl [iθáksil] エトキシル基（C_2H_5O-. 置換基としてはエトキシ基 ethoxy-）.
eth·ox·y·meth·yl sa·lic·y·late [iθɑ̀ksiméθil səlísileit] サリチル酸エトキシメチル $OHC_6H_4CO_2CH_2OC_2H_5$（アスピリンと同一の目的で用いる. 投与量 1g）.
eth·ox·y·phen·yl [iθɑ̀ksifénil] エトキシフェニル基（$(C_2H_5O)C_6H_4-$）.
eth·yl [éθil] エチル基（1 価のアルキル基 CH_3CH_2-）.
　e. acetate 酢酸エチル $CH_3COOCH_2CH_3$，= acetic ether, aether aceticus.
　e. acetate test 酢酸エチル試験（アルコール検出法で，被検液に等量の硫酸と少量の酢酸ナトリウムを加えて加温すると，酢酸エチルの臭気を発する）.
　e. alcohol エチルアルコール C_2H_5OH，= ethanol, ethylhydroxide.

e. aminobenzoate アミノ安息香酸エチル ㊗ ethyl 4-aminobenzoate $C_9H_{11}NO_2$：165.19（アネスタミン，ベンゾカイン．エステル系局所麻酔薬）．

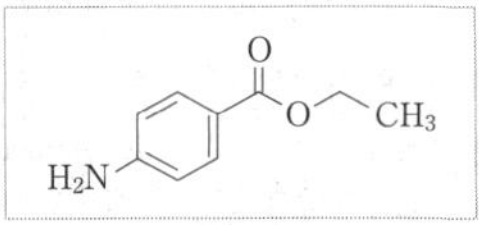

e. aminobenzoate ointment アミノ安息香酸エチル軟膏（有効成分 50 に白色軟膏 950 を加えたもの），= unguentum aethylis aminobenzoatis.

e. arachidonate アラキドン酸エチル，= tetraeonate.

e. benzene エチルベンゼン $C_6H_5C_2H_5$（キシレンの異性体）．

e. biscoumacetate ビスクマ酢酸エチル，= tromexan.

e. bromide 臭化エチル C_2H_5Br（鎮痛薬）．

e. bromoacetate ブロモ酢酸エチル $CH_2BrCOOC_2H_5$（催涙ガス）．

e. butyrate 酪酸エチル $C_3H_7COOC_2H_5$（エチルアルコールの酪酸エステル）．

e. cacodyl エチルカコジル $(C_2H_5)_2AsAs(C_2H_5)_2$，= arsenic diethyl，diarsenic tetraethyl.

e. carbamate エチルカルバメート，カルバミン酸エチル（ウレタン）$NH_2COOC_2H_5$，= aethylis carbamas，urethane.

e. carbilamine エチルカルビルアミン C_2H_5NC，= ethyl isocyanide.

e. carbinol エチルカルビノール，= propyl alcohol.

e. carbonate 炭酸エチル $C_2H_5OCOOC_2H_5$，= eufin.

e. cellulose エチルセルロース（新分散媒）．

e. chaulmoograte 大風子酸エチル（ハンセン病治療薬），= aethylischaulmoogras.

e. chloride 塩化エチル CH_3CH_2Cl（Glauber により1648年に発見された揮発性液体で，1894年に Carlson が初めて用いた局所麻酔薬），= aethylis chloridum，hydrochloric ether.

e. chlorosulfonate クロロスルフォン酸エチル $C_2H_5OSO_2Cl$（催涙性毒ガス）．

e. cyanide シアン化エチル C_2H_5CN（猛毒薬），= propionitril.

e. cystein エチルシステイン ㊗ S-ethylcystein $C_2H_5SCH_2CH(NH_2)COOH$.

e. L-cysteine hydrochloride L-エチルシステイン塩酸塩 ㊗ ethyl(2*R*)-2-amino-3-sulfanylpropanoate monohydrochloride $C_5H_{11}NO_2S \cdot HCl$：185.67（塩酸エチル L-システイン，塩酸エチルシステイン．気道粘膜正常化薬，システインエステル系去痰薬）．

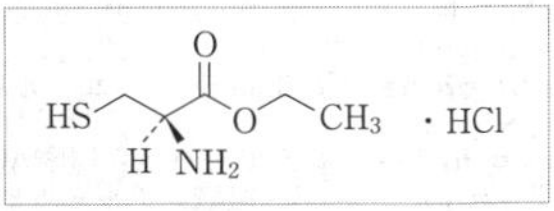

e. diacetate 二酢酸エチル，= acetoacetic ester.

e. dichloroarsine エチルジクロロアルシン $C_2H_5AsCl_2$（催嚏（くしゃみ）性ヒ素性気体）．

e. diiodobrassidate ジヨードブラシデート，= iodobrasside.

e. diiodosalicylate ジヨードサリチル酸エチル $OHC_6H_2I_2COOC_2H_5$（ヨードホルムと同一作用を示す）．

e. eosin(e) エチルエオシン $C_{22}H_{11}O_5Br_4K$（または Na）（エオジンのエチルエステル）．

e. ether エチルエーテル，= ether.

e. fluid エチル液（ガソリンのオクタン価向上剤）．

e. formate ギ酸エチル $HCOOC_2H_5$，= formic ether.

e. gas エチルガス，= tetraethyl lead.

e. green エチルグリーン，= brilliant green.

e. group エチル基［医学］．

e. hydrate エチルアルコール，= ethyl alcohol.

e. hydrocupreine エチルヒドロクプレイン $C_2H_5OC_9H_5NCHOH\text{-}C_7H_{11}NC_2H_5$（白色結晶体で肺炎，マラリアの治療薬），= ethyl hydrocupreine hydrochloride，optochin.

e. iodide ヨウ化エチル CH_3CH_2I（鎮痙としての投与量 1mL），= hydriodic ether.

e. 10-(*p*-iodophenyl)undecylate ヨードフェニルウンデシル酸エチル（κ-および ω-異性体の混合物で，脊髄造影剤），= pantopaque.

e. isothiocyanate イソシアン酸エチル C_2H_5NCS（反射刺激薬），= ethyl mustard oil.

e. isovalerate イソ吉草酸エチル $(CH_3)_2CHCH_2COOC_2H_5$（鎮静薬）．

e. lactate 乳酸エチル $CH_3CHOHCOOC_2H_5$（溶剤）．

e. maleate マレイン酸エチル．

e. malonate マロン酸エチル $CH_2(COOC_2H_5)_2$.

e. mandelate マンデル酸エチル $C_6H_5CHOHCOOC_2H_5$.

e. mercaptan エチルメルカプタン C_2H_5SH（糞便に特異的臭気を与えるチオアルコール．スカンクの肛門腺から分泌される悪臭の主成分），= thioalcohol.

e. nitrate 硝酸エチル $CH_3CH_2NO_3$.

e. nitrite 亜硝酸エチル C_2H_5ONO，= nitrous ether.

e. nitrite spirit ① 亜硝酸エチルのアルコール溶液（鎮痛薬），= spirit of nitrous ether，spiritus aethylis nitrosi，sweet spirit of niter. ② 亜硝酸エチル精（亜硝酸エチル 3.5～4.5% を含む．発汗薬，利尿薬），= spirit of nitrous ether，sweet spirit of niter.

e. oleate オレイン酸エチル．

e. orange エチルオレンジ $C_6H_4N(C_2H_5)_5N_2C_6H_4SO_2ONa$（pH2～4 に用いる指示薬）．

e. oxide 酸化エチル，= ether.

e. parahydroxybenzoate エチルパラヒドロキシベンゾエート．

e. pelargonate ペラルゴニン酸エチル $C_8H_{17}COOC_2H_5$.

e. phenylcinchoninate フェニルシンコニン酸エチル（尿酸排泄促進に用いられた黄色粉末）．

e. pyoktanin エチルピオクタニン（オーラミン誘導体で強力防腐剤）．

e. salicylate サリチル酸エチル $HOC_6H_4COOC_2H_5$（消炎薬），= sal ethyl，salicylic ether.

e. sebacate セバチン酸エチル $C_2H_5O_2C(CH_2)_8CO_2C_2H_5$.

e. succinate コハク酸エチル $C_2H_5O_2CCH_2CH_2CO_2C_2H_5$.

e. sulfide 硫化エチル $(C_2H_5)_2S$，= diethyl sulfide，thioethyl ether.

e.-sulfinic acid エチルスルフィン酸 CH_3CH_2SOOH，= ethane-sulphine.

e. sulfone エチルスルフォン ㊗ ethylsulfonyl-ethane $(C_2H_5)_2SO_2$.

e.-sulfonic acid エチルスルフォン酸 $CH_3CH_2SO_2OH$（スルホンメタン投与後尿中に排泄される酸），= ethane-sulphone.

e. susceptibility エチル効果．

e. tartrate 酒石酸エチル $C_2H_5OOC(CHOH)_2COOC_2H_5$.

e. thioalcohol エチルチオアルコール，= ethyl mercaptan.

e. thioether エチルチオエーテル $C_2H_5SC_2H_5$，= diethyl sulfide, ethyl sulfide.

e. trichloroacetate トリクロール酢酸エチル $CCl_3COOC_2H_5$.

e. urethane エチルウレタン $H_2NCOOC_2H_5$, = ethyl carbamate, urethane.

e. vanillin エチルバニリン ㊇ 3-ethoxy-4-hydroxy-benzaldehyde $C_2H_5O(HO)C_6H_3CHO$, = bourbonal, ethovan, vanillal, vanirome.

eth·yl·ac·e·tone [èθilǽsitoun] エチルアセトン, = methyl propylketone.

eth·yl·a·mine [èθilǽmi:n] エチルアミン ㊇ monoethylamine $C_2H_5NH_2$ (アンモニアに類似の臭気をもつ無色液体).

e. sulfonic acid エチルアミンスルホン酸, = taurine.

e. urate 痛風治療薬.

eth·yl·ami·no [èθilǽminou] エチルアミノ基 (C_2H_5NH-).

eth·yl·ate [éθileit] エチラート (エチルアルコールの OH 基の水素が塩基で置換された化合物), = alcoholate.

eth·yl·a·tion [èθiléiʃən] エチル化.

ethylbutyrate test 酪酸エチル試験 (膵リパーゼの検出法で, 酪酸エチルとリトマス液がリパーゼにより酪酸を発生して赤変される), = steapsin.

eth·yl·ene [éθili:n] エチレン $CH_2=CH_2$.

e. alcohol エチレンアルコール, = ethylene glycol.

e. bichloride 二塩化エチレン $C_2H_4Cl_2$ (麻酔作用はあるが, 普通用いられていない), = Dutch liquid, ethylene dichloride.

e. bromide エチレンブロマイド, = ethylene dibromide.

e. chlorohydrin エチレンクロロヒドリン $ClCH_2=CH_2OH$ (無色の油状液体で, エチレングリコールの原料).

e. cyanohydrin エチレンシアノヒドリン $HOCH_2CH_2CN$.

e. dibromide 二臭化エチレン (ガソリン添加剤, ラット, マウスでの発癌性のある殺虫剤).

e. glycol エチレングリコール $HOCH_2CH_2OH$ (最も簡単なグリコール), = ethylene alcohol, glycol.

e. lactic acid エチレン乳酸 ㊇ β-oxy-propionic acid $HOCH_2CH_2COOH$.

e. oxide エチレンオキシド.

e. oxide gas エチレンオキサイドガス [医学] (手術用機器, 器具の滅菌, 消毒に用いられる).

e. oxide gas sterilization エチレンオキサイドガス滅菌 [医学].

e. tetrachloride 四塩化エチレン Cl_2CCCl_2 (駆虫薬), = tetrachloroethylene.

e. thiourea エチレンチオ尿素.

e. union エチレン結合 (＞C＝C＜. エチレンにみられる炭素原子の二重結合), = ethylenic linkage.

e.-vinylalcohol copolymer エチレン-ビニルアルコール共重合体 [医学].

e.-vinylalcohol membrane エチレン-ビニルアルコール膜 [医学].

eth·yl·ene·di·a·mine [èθili:ndáiəmi:n] エチレンジアミン $NH_2CH_2=CH_2NH_2$ (無毒性塩基で, 強いアンモニア臭を放つ液体で, テオフィリンのような薬品の溶媒として, また lisydin, piperazin などの合成に利用される), = diaminoethane, ethanediamine.

e. cresol エチレンジアミンクレゾール (外用防腐剤), = ethylenediamine tricresol.

e. dihydrochloride 二塩酸エチレンジアミン (尿を酸性化するために用いられる).

e. isovalerate イソ吉草酸エチレンジアミン $C_{12}H_{28}N_2O_4$, = hypotonin.

e. mercuric sulfate 硫酸水銀エチレンジアミン $HgSO_4\text{-}2(CH_2NH_2)_2\text{-}2H_2O$.

e. tartrate 酒石酸エチレンジアミン $C_2H_4(NH_2)_2\text{-}C_4H_4O_6$ (フィルターに用いる圧電振動子の材料), = EDT.

eth·yl·ene·di·a·mine·tet·raa·ce·tic ac·id (EDTA) [èθili:ndáiəmi:ntètrəəsí:tik ǽsid] エチレンジアミン四酢酸 ㊇ ethylene-*bis*-iminodiacetic acid (白色の粉末で, 融点 240°C, 重金属, アルカリ土金属などと可溶性のきわめて安全なキレート化合物をつくり, 放射性元素の脱汚染, 水の硬度, 比色分析, 金属の容量分析などに用いられる. また貯蔵血液に加えて抗凝固性と保存期間の延長に用いる).

eth·yl·ene·di·ox·y [èθili:ndaiɑ́ksi] エチレンジオキシ基 ($-OCH_2CH_2O-$).

eth·yl·e·phed·rine [èθilifédrin] エチルエフェドリン ㊇ *l*-*N*-ethylephedrine hydrochloride, *l*-1-phenyl-2-methylethylaminopropan-1-ol-hydrochloride (白色無臭結晶化合物でエフェドリンと同様の作用を示すが, 中枢神経に対する効果はやや弱い).

eth·yl·es·tre·nol [èθiléstrənɔ:l] エチルエストレノール ㊇ 17α-ethyl-4-estren-17β-ol (高脂肪血症, 骨粗鬆症, 慢性腎疾患, 悪性腫瘍などに用いるタンパク同化ホルモン).

eth·yl·hex·ab·i·tal [èθilheksǽbitəl] エチルヘキサビタル ㊇ 5-cyclohexenyl-5-ethylbarbituric acid (バルビタール酸誘導体), = aethylhexabitalum, cyclobarbital, phanodorm.

eth·yl·i·dene [éθilidi:n] エチリデン基 ($CH_3CH=$), = ethidene.

e. bromide 臭化エチリデン ㊇ 1,1-dibromoethane CH_3CHBr_2.

e. chloride 塩化エチリデン ㊇ 1,1-dichloroethane CH_3CHCl_2.

e. diacetate 二酢酸エチリデン $(CH_3COO)_2CHCH_3$.

e. diamine エチリデンジアミン $CH_3CH(NH_2)_2$ (腐敗した魚肉にある毒性塩基).

e. diethyl ether エチリデンジエチルエーテル, = acetal.

e. diurethane エチリデンジウレタン $CH_3CH(NHCOOC_2H_5)_2$.

e. lactic acid エチリデン乳酸, = lactic acid.

e. succinic acid エチリデンコハク酸 $CH_3CH(COOH)_2$ (コハク酸の異性体), = methyl malonic acid.

3,3-ethylidene-*bis*-(4-oxycoumarin) 3,3-エチリデン-ビス-4-オキシクマリン (抗凝血性物質), = tromexan.

e·thyl·i·dyne [iθílidain] エチリジン基 ($CH_3C\equiv$).

eth·yl·io·do·ac·e·tate [èθilaiədouǽsiteit] エチルヨードアセテート $ICH_2CO_2C_2H_5$ (催涙性毒ガス).

eth·yl·ism [éθilizəm] アルコール中毒症, = alcohol addiction.

eth·yl·i·so·am·yl·bar·bi·tur·ic ac·id [èθilìsouæmilbɑ̀:bitjúrik ǽsid] エチルイソアミルバルビツール酸, = amytal.

eth·yl·mor·phine [èθilmɔ́:fi:n] エチルモルヒネ $C_{19}H_{23}O_3N$.

e. hydrochloride エチルモルヒネ塩酸塩 $C_{19}H_{23}NO_3 \cdot HCl \cdot 2H_2O$: 385.88 (塩酸エチルモルヒネ, ジオニン. 鎮咳薬, モルヒナン系鎮痛薬 (麻薬)). (→ 構造式)

eth·yl·nar·ce·ine hy·dro·chlo·ride [èθilnɑ́:si:in hàidrouklɔ́:raid] 塩酸エチルナルセイン $C_{23}H_{26}(C_2H_5)O_8N$ (催眠薬), = narcyl.

eth·yl·nor·ep·i·neph·rine (ENE, ENS) [èθilnɔ:rèpinéfri:n] エチルノルエピネフリン (幻覚薬, 交感神経興奮薬), = ethylnoradrenaline, ethylnorsuprarenin.

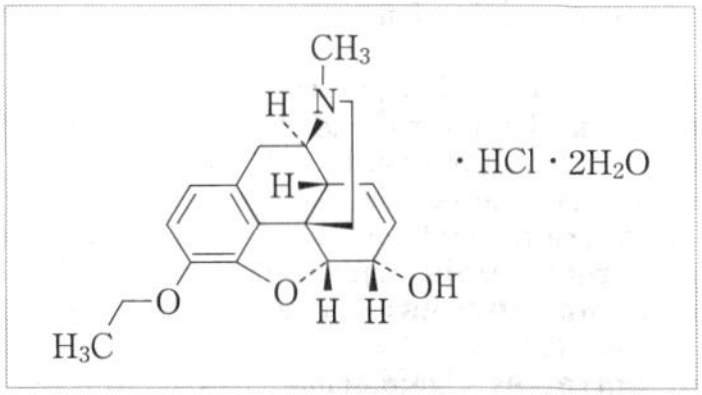

e. hydrochloride 塩酸エチルノルエピネフリン ㊍ racemic 1-(3,4-dihydroxyphenyl)-2-amino-1-butanol (エピネフリン様の合成化合物).

eth·yl·nor·su·pra·ren·in [èθilnɔ:s(j)ù:prərénin] エチルノルスプラレニン, = ethylnorepinephrine hydrochloride.

eth·yl·par·a·ben [èθilpǽrəben] エチルパラベン (食品や医薬品の防腐剤, 保存剤. パラオキシ安息香酸エチル), = ethyl paraoxybenzoate.

eth·yl·stib·a·mine [èθilstíbəmin] エチルスチバミン (*p*-aminophenylstibonic acid, *p*-acetylaminophenylstibonic acid, antimonic acid, diethylamine の4成分をそれぞれ1:2:1:3の比で混合したもので原虫感染症に用いる治療薬), = neostibosan.

eth·yl·sul·fu·ric ac·id [èθilsʌlfjú:rik ǽsid] エチル硫酸 $C_2H_5OSO_2OH$, = sulfethylic acid, sulfovinic acid.

eth·yl·thi·o [èθilθáiou] エチルチオ基 (CH_3CH_2S-).

eth·yne [éθi:n] エチン CH≡CH (acetylene の国際命名法用語).

e·thy·no·di·ol diacetate [iθàinoudáiɔ:l daiǽsiteit] 二酢酸エチノジオール.

eth·y·nyl [éθinil, iθái-] エチニル基 (CH≡C-), = acetenyl.

e. estradiol エチニルエストラジオール ㊍ 17-ethinyl-3,17-dihydroxy-Δ-1,3,5-estratriene (胃に入ってもエストラジオール分子の破壊が遅延されるので, 経口投与に適する女性ホルモン), = eticylol, estinyl, lynoral, oradiol orestralyn.

1-eth·y·nyl·cy·clo·hex·a·nol [- èθinilsàikləhéksənɔ:l] 1-エチニルシクロヘキサノール (シクロヘキサノン誘導物).

eth·y·nyl·ene [éθinili:n] エチニレン基 (-C≡C-).

e·ti·cy·clin [i:tisáiklin] エチシクリン (合成卵胞ホルモン), = oestrin.

e·ti·dro·nate di·so·di·um [ì:tidróuneit disóudiəm] エチドロン酸ナトリウム (Behçet disease や悪性腫瘍の高カルシウム血症などの治療に用いる).

e·ti·dron·ic ac·id [ì:tidránik ǽsid] エチドロン酸 ㊍ 1-hydroxyethylidenedi(phosphonic acid) (骨のカルシウムの調節作用をする. 治療にはナトリウム塩が用いられる).

etilefrine hydrochloride エチレフリン塩酸塩 ㊍ (*RS*)-2-ethylamino-1-(3-hydroxyphenyl)ethanol monohydrochloride $C_{10}H_{15}NO_2$・HCl : 217.69 (塩酸エチレフリン. 交感神経興奮薬, ヒドロキシフェネチルアミン系昇圧薬).

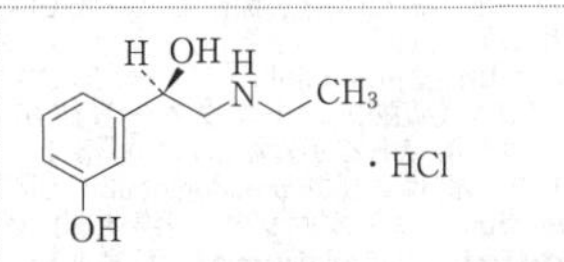

および鏡像異性体

e·ti·o·al·loch·o·lane [ì:tiouəlákəlein] エチオアロコラン, = androstane.

e·ti·o·cho·lan·o·lone [ì:tioukəlǽnəloun] エチオコラノロン ㊍ etiocholane-3(α)-ol-17-one $C_{19}H_{30}O_2$ (アンドロステロンの異性体で無効力. 健康者尿中に排泄される 17-ketosteroid の一つ).

e·ti·o·cho·lan·o·tone [ì:tioukəlǽnətoun] エチオコラノトン (尿中に排泄されるテストステロンの還元型).

e·ti·o·gen·ic [ì:tiəʤénik] 病因の.

e·ti·o·la·tion [ì:tiouléiʃən] 暗黄化 (日光の欠乏により葉緑素の合成が欠如して暗黄色を呈すること).

etiologic agent 病原体 [医学].

etiologic classification 発生原因.

e·ti·ol·o·gy [ì:tiáləʤi] 病因学, 病因, = aetiology. 形 etiologic, etiological.

e·ti·o·path·o·gen·e·sis [ì:tiəpæθəʤénisis] 疾病の原因論, 発生機序. 形 etiopathogenic.

e·ti·o·pa·thol·o·gy [ì:tioupəθáləʤi] 原因病理学, 病因論, = pathogenesis.

e·ti·oph·yl·lin [ì:tiáfilin] エチオフィリン (エチオポルフィリンⅢ).

e·ti·o·por·phy·rin [ì:tioupɔ́:firin] エチオポルフィリン $C_{32}H_{38}N_4$ (クロロフィルおよびヘマトポルフィリンの分解産物で4個のピロール核に CH_3 および C_2H_5 の側鎖をもち, それぞれの位置の相違により, Ⅰ〜Ⅳの4異性体が考えられる), = aetioporphyrin.

e·ti·o·trop·ic [ì:tiətrápik] 病因〔対〕向性の [医学] (原因と拮抗する治療薬についていう).

e·tom·i·date [itámideit] エトミデート ㊍ R-(+)-1-(α-methylbenzly) imidazole-5-carboxylate (静脈麻酔薬).

e·to·po·side [ì:təpóusaid] エトポシド ㊍ 4′-demethyl epipodophyllotoxin 9-(4,8-*o*-ethylidene-β-D-glucopyranoside) (ポドフィロトキシンから半合成された抗悪性腫瘍薬).

e·to·zo·lin [ì:təzóulin] エトゾリン ㊍ 3-methyl-4-oxo-5-piperidino-$\Delta^{2,\alpha}$-thiazolidineacetic acid ethyl ester (利尿薬).

et·ro·hys·ter·ec·tomy [ètrəhìstəréktəmi] 腹式子宮摘出〔術〕.

et·rot·o·my [etrátəmi] 骨盤切開〔術〕.

ETS environmental tobacco smoke 環境タバコ煙の略.

ETT eye tracking test 視標追跡調査の略.

et·y·mol·o·gy [etimáləʤi] 語原学 [医学].

Eu europium ユウロピウムの元素記号.

Eu blood factor = Rh(″).

eu- [ju:] 正常, 佳良, 適正の意味を表す接頭語.

eu·ad·re·nal [jù:ədrí:nəl] 副腎機能正常の.

e. state 正常副腎状態.

eu·an·gi·ot·ic [ju:ænʤiátik] (脈管が十分に分布されている).

euapolytic cestode 受精直後片節離脱条虫.

Eu·bac·te·ri·um [jù:bæktí:riəm] ユーバクテリウム属 (嫌気性, 非芽胞形成性のグラム陽性桿菌の一属. 水中, 土壌, ヒト・動物の口腔や腸管に常在する).

eu·bac·te·ri·um [jù:bæktí:riəm] (ユーバクテリウム属細菌を指す. また以前は真正細菌目 *Eubacteriales* の細菌を総称した).

eu·bi·ot·ics [jù:baiátiks] 健康生活学, 摂生法, = science of hygienic living.

eu·bo·lism [jú:bəlizəm] 正常代謝, = normal metabolism.

eu·ca·lyp·tol [jù:kəlíptɔ:l] ユーカリプトール ㊍ 1,8-cineol, cajeputol $C_{10}H_{18}O$ (ユーカリ油中にある成分で, ショウノウ臭のある局所刺激, 防腐, 鎮痙

薬).
Eu·ca·lyp·tus [jù:kəlíptəs] ユーカリノキ属(フトモモ科の一属).
E. globulus ユーカリノキ, = Australian fever-tree, blue gum.
eucalyptus kino ユーカリキノ, = eucalypti gummi.
eucalyptus oil ユーカリ油(ユーカリノキ *Eucalyptus globulus* またはそのほかの近縁植物の葉を水蒸気蒸留して得られる精油. 消炎, 清涼, 防腐薬, カ(蚊)の忌避薬, 賦香料), = oleum encalypti.
eu·can·thus [ju:kǽnθəs] 内眼角乳頭様増殖.
eu·cap·nia [ju:kǽpniə] 呼吸正常(血中炭酸ガスが正常に含まれていること).
eu·car·bon [ju:kɑ́:bən] ユーカルボン $C_{10}H_{14}O_5$(ウスバサイシン[細辛]の根に存在する精油の成分).
Eu·car·i·da [jù:kəráidə] ホンエビ上目.
Eu·ca·rya [jukǽriə] ユーカリア(3ドメイン説(Woese, 1990)におけるドメインのひとつで, 真核生物が含まれる), = *Eukaryota*.
eu·cary·o·cyte [jukǽriousait] 真核細胞.
eu·car·y·ote [ju:kǽriout] 真核生物(原核生物の対語), = eukaryote. ↔ procaryote.
eu·car·y·ot·ic [jù:kæriɑ́tik] 真核の, 真核細胞(生物)の.
e. cell 真〔正〕核細胞.
e. protista 真核原生生物界[医学].
eu·ca·sin [ju:kéisin] ユーカシン(カゼインを希薄アンモニア水で溶解した可溶性誘導物), = ammonium caseinate.
eu·cat·ro·pine hy·dro·chlo·ride [ju:kǽtrəpi:n hàidrouclɔ́:raid] 塩酸ユーカトロピン ㊌ 4-hydroxy-1,2,2,6-tetramethylpiperidine mandelate hydrochloride(ユーカインの構造類似体で, 散瞳薬), = eucatropina hydrochloridum, euphthalmine.
eu·ce·rin [jú:sərin] ユーセリン(羊脂からつくった親水性脂肪で, 軟膏賦形薬).
e. hydrous 含水ユーセリン, = unguentum aquosum.
Eu·ces·to·da [jù:sestóudə] 真正条虫亜綱.
eu·chlor·hy·dria [jù:klɔ:háidriə] 胃液塩酸正常〔状態〕[医学].
eu·cho·lia [ju:kóuliə] 胆汁正常〔状態〕.
Euchresta japonica ミヤマトベラ[深山海桐花](根(山豆根)は口に含んでその汁を嚥下すると咽頭の炎症を治すといわれる. 現在中国から輸入される山豆根は, 広豆根ともいう).
eu·chro·mat·ic [jù:kroumǽtik] 真正染色質の.
eu·chro·ma·tin [ju:króumətin] 真性染色質(凝縮度が低く, RNA への転写が行われている遺伝子担体部分).
eu·chro·ma·top·sy [ju:kròumətɑ́psti] 正常色視, 正常色覚[医学], = euchromatopsi.
eu·chro·mo·some [ju:króuməsoum] 常染色体[医学], = autosome.
eu·chyl·ia [ju:kíliə] 正常乳び(糜).
Eu·coc·ci·di·o·ri·da [ju:kɑ̀ksaidaiɑ́ridə] コクシジウム目(アピコンプレクサ門, コクシジウム綱).
eu·col·loid [ju:kɑ́lɔid] 真〔正〕コロイド[医学](分散粒子がおのおの単一の高分子からなり, その平均重合度が500以上のもの).
eu·col·loid·al·i·ty [ju:kɑ̀lɔidǽliti] 膠質正常性, 真性コロイド性.
Eucommia ulmoides 〔カラ〕トチュウ[杜仲, 唐杜仲](葉は漢方では強壮薬).
eu·co·na [jú:kounə] 正円錐眼(一般昆虫にみられる眼で, 硝子体をもつもの).
eu·co·phen [jú:kəfən] ユーコフェン, = cinchophen.
eu·co·pro·sis [jù:kəpróusis] 正常な糞便形成.
eu·cra·sia [ju:kréisiə] 健康正常〔状態〕[医学].
eu·cy·e·sia [ju:saií:siə] 正常妊娠[医学].
eu·cy·e·sis [jù:saií:sis] 正常妊娠.
eu·de·mo·nia [ju:dimóuniə] 多幸感, = euphoria.
eu·di·a·pho·re·sis [ju:dàiəfɔ:rí:sis] 発汗正常.
eu·di·e·mor·rhy·sis [ju:dàiəmɔ́:risis] 毛細血管循環正常〔状態〕.
eu·di·om·e·ter [ju:diɑ́mitər] ユージオメーター(水電量計などとも呼ばれ, 電気量を測定する装置である. 目盛付きガラスビュレットの封じた一端に白金電極を挿入し, これに通電して電気量に相当する気体を発生させ, その体積を測る装置).
eu·dip·sia [ju:dípsiə] 軽いのどの渇き.
eu·er·ga·sia [jù:ə:gǽsiə, -géi-] 正常精神状態[医学], = good mentality.
eu·es·the·sia [jù:esθí:ziə] 感覚正常[医学], 壮健感.
eu·fla·vine [ju:fléivin] ユーフラビン, = acriflavin(e).
Eu·ge·nia [ju:ʤí:niə] チョウジ[丁子]属(フトモモ科の一属).
Eugenic Protection Law 優生保護法[医学].
eu·gen·ic [ju:ʤénik] ① 優生学の. ② チョウジ[丁子]の.
e. abortion 優性保護的人工妊娠中絶.
e. acid オイゲノール, = eugenol.
e. sterilization (operation) 優生手術[医学], 優生不妊〔法〕[医学].
Eugenics Laboratory (London) 優生学研究室(ロンドン).
Eugenics Record office (New York) 優生記録局(ニューヨーク).
eu·gen·ics [ju:ʤéniks] 優生学, = eugenetics.
eu·gen·ism [jú:ʤinizəm] 優生, ユージェニズム(人間の健康および幸福な生存に対する最も有利な条件の全体をいう).
eu·gen·ol [jú:ʤənɔ:l] オイゲノール ㊌ 4-allyl-2-methoxy phenol $C_{10}H_{12}O_2$(チョウジ油の主成分で, 歯科鎮痛・局所麻酔薬), = eugenic (caryophyllic) acid.
e. benzoate 安息香酸オイゲノール $C_6H_3COOC_6H_3(OCH_3)CH_2CH{=}CH_2$.
e. cinnamate ケイ[桂]皮酸オイゲノール $C_6H_5CH{=}CHOOC_6H_3(OCH_3)CH_2CH{=}CH_2$.
e. iodide オイゲノールヨウ化物, = iodo-eugenol.
eu·ge·no·then·ics [jù:ʤənəθéniks] 人種優生学.
Eu·gle·na [ju:glí:nə] ミドリムシ属, ユーグレナ属.
E. gracilis* var. *bacillaris (体内に葉緑体を包含し, 1本の鞭毛で運動する淡水原生動物で, その成分にはビタミン B_{12} が必要である事実に基づき, このビタミンの生物学的検定に利用される).
E. viridis (よどんだ水たまりでみられる).
Eu·gle·ni·dae [ju:glí:nidi:] ユーグレニア科(原生動物, 有鞭毛亜門, 植鞭毛綱, ユーグレナ目の一科, 体は紡錘形または扁平状を呈し, 鞭毛は1本で咽頭から出る).
eu·glob·u·lin [ju:glɑ́bjulin] ユーグロブリン, 真性グロブリン(硫酸アンモニウムの半飽和で塩析され, 水には不溶であるが食塩水には可溶で, この性状に基づいて偽グロブリン pseudoglobulin と区別する).
e. lysis time ユーグロブリン溶解時間[医学].
eu·gly·ce·mia [jù:glaisí:miə] 正常血糖.
eu·gly·ce·mic [jù:glaisí:mik] 正常血糖の.
e. clamp 正常血糖クランプ〔法〕[医学].

e. glucose cramp 正常血糖クランプ法.
eu·gna·thia [ju:néiθiə] 下顎正常.
eu·gno·sia [ju:nóusiə] 知覚正常〔医学〕.
eu·gon·ic [ju:gánik] 発育良好の(細菌培養についていう).
e. organism 発育良好菌〔医学〕.
e. resistance 繁殖の速い耐性.
Eu·greg·a·rin·i·da [ju:grègərínidə] 真グレガリナ目(アピコンプレクサ門, グレガリナ綱).
eu·het·er·o·sis [ju:hètəróusis] 真正ヘテロ強勢〔医学〕.
eu·hy·dra·tion [jù:haidréiʃən] 体水分正常(身体の水分含量が正常の状態. 水分過剰も脱水もないこと).
Eu·kar·y·o·ta [ju:kærióutə] (3ドメイン説(Woese, 1990)におけるドメインのひとつで, 真核生物が含まれる), = eucaryotes.
eu·kar·y·ote [ju:kǽriət, -iout] 真核生物〔医学〕, 成熟核.
e. cell 成熟核細胞(有糸分裂を行い得る核をもつもの).
eu·kar·y·ot·ic [jù:kæriátik] 真核の, 真核に関する.
e. cell 真核細胞〔医学〕.
eu·ker·a·tin [ju:kérətin] 真正角素.
eu·ki·nase [ju:káineis] オイキナーゼ(ブタの十二指腸から抽出した消化酵素).
eu·ki·ne·sia [jù:kainí:siə] 正常運動〔医学〕.
eu·ki·ne·sis [jù:kainí:sis] 運動正常.
eu·la·chon [jú:ləkən] ユーラカン(北アメリカ近海産のアジ類の魚で, 肝油をつくる原料), = candlefish.
Eulenburg, Albert [ɔ́ilənbə:g] オイレンブルグ(1840–1917, ドイツの医師).
E. disease オイレンブルグ病(遺伝性先天性異常筋緊張症), = congenital paramyotonia.
Euler, Ulf Svante von [ɔ́ilər] オイラー(1905生, スウェーデン生まれの生理学者. 交感神経や副腎の作用物質であるノルアドレナリンを発見し, 神経末端から出ている液性伝達物質としては, 従来のアドレナリンよりは重要であることを明らかにした業績により, B. Katz, J. Axelrod とともに1970年度ノーベル医学・生理学賞を受けた).
Eu·me·ces [ju:mí:si:z] トカゲ［蜥蜴］属(トカゲ科の一属).
eu·men·or·rhea [jù:menərí:ə] 正常月経.
eu·me·tab·o·lism [jù:mitǽbəlizəm] 正常代謝〔医学〕.
eu·me·tria [ju:mí:triə] 神経衝動状態正常.
eu·mor·phics [ju:mɔ́:fiks] 整形術, 美容術.
eu·mor·phism [ju:mɔ́:fizəm] 正常形態(細胞の).
eu·my·ce·to·ma [jù:maisitóumə] 真正菌腫, = eumycotic mycetoma.
eu·my·cin [ju:máisin] ユーマイシン(枯草菌 *Bacillus subtilis* 数株の混合培養液から得られる抗生物質で, ジフテリア, 結核, 白癬などの病原菌に対して有効といわれる. Johnson と Burdon が1946年に分離したもの).
eumycotic maduromycosis 真菌性マズラ菌症.
eumycotic mycetoma 真菌性菌腫〔医学〕.
eu·noia [ju:nɔ́iə] 意志活発, 精神はつらつ.
eu·nuch [jú:nək] 宦官〔患者〕〔医学〕(去勢された人).
eu·nuch·ism [jú:nəkizəm] 宦官症〔医学〕, = agenitalism.
eu·nuch·oid [jú:nəkɔid] 類宦官〔の〕〔医学〕, 類宦官症(精巣(睾丸)発育不全のために起こった宦官様体質異常), = eunuchoidism.
e. gigantism 宦官様巨人症.
e. state 類宦官症状態, 宦官様体質異常, = hypogenitalism.
e. voice 宦官様音声〔医学〕, 宦官声(去勢された男子にみられる女性的な声).
eu·nuch·oid·ism [jú:nəkɔidizəm] 類宦官症〔医学〕(青春前期に精巣(睾丸)が双方とも除去されて, 生殖機能, 性ホルモン分泌が欠如し, 男らしくない, 女らしい男となった状態).
eu·ny·som [jú:nisəm] 広身〔体〕型, = lateral type.
eu·on·y·min [ju:ánimin] ユーオニミン(マサキ乾燥樹皮エキス), = extractum euonymi siccum, evonymin.
Eu·on·y·mus [ju:ániməs] ニシキギ［衛矛］属(ニシキギ科の一属).
eu·on·y·mus [ju:ániməs] ニシシギ(ニシシギ属植物を指す. または強壮薬として用いる和杜仲, *Euonymus japonicus* の乾燥樹皮のこと).
eu·os·mia [ju:ásmiə] ①嗅覚正常〔医学〕. ②芳嗅症.
eu·pan·cre·a·tism [ju:pǽŋkriətizəm] 膵臓機能正常.
eu·par·e·u·nia [jù:pərjú:niə] 正常性交(女性の).
eu·pa·rin [jú:pərin] オイパリン, ユーパリン $C_{12}H_{11}O_3$ (アメリカ産ヒヨドリバナ属の一種 *Eupatorium purpureum* の葉にある苦味質).
Eu·pa·ryph·i·um [jù:pərífiəm] ユーパリフィウム属(棘口吸虫で, ヒトの腸に寄生する).
eu·path·e·scope [ju:pǽθəskoup] 大気温度計(周囲の気温を測定する機械).
eu·pat·o·rin·ine [ju:pǽtərinin] オイパトリニン, ユーパトリニン $C_{42}H_{70}O_{20}$–H_2O (*Eupatorium cannabinum* などの葉にあるサポニン様苦味配糖体で, 発汗・強壮薬).
Eu·pa·to·ri·um [jù:pətɔ́:riəm] フジバカマ属, ヒヨドリバナ属(キク科の一属).
eu·pav·er·ine [ju:pǽvərin] オイパベリン $C_{19}H_{15}NO_4$ (パパベリンに類似の合成アルカロイドで, 塩酸塩は鎮痙薬).
eu·pep·sia [ju:pépsiə] 消化良好.
eu·pep·tic [ju:péptik] 消化良好の.
eu·per·i·stal·sis [ju:pèristǽlsis] 蠕(ぜん)動正常.
eu·pha·gia [ju:féidʒiə] 正常摂取〔食物〕.
Eu·phau·sia·cea [ju:fòusiéiʃiə] オキアミ目.
eu·phen·ics [ju:féniks] 真正表現型変換(交配制御以外の方法(例えば細胞内の核酸組成を変えるなど)により, 生体の表現型を変えること).
eu·pho·nia [ju:fóuniə] ①音声晴朗. ②スミレフウキンチョウ(中南米産のスズメ類).
Eu·phor·bia·ce·ae [ju:fɔ̀:biéisii:] トウダイグサ科.
eu·pho·ret·ic [jù:fɔ:rétik] ①多幸感をもたらす. ②陶酔薬, = euphoriant.
Euphoria longana リュウガン［龍眼］(生薬龍眼肉(福肉)は滋養剤に用いる).
eu·pho·ria [ju:fɔ́:riə] 多幸［症］〔医学〕, 上機嫌(脳器質障害や中毒性障害の際にみられる感情の病的高揚状態, 時には軽度の意識障害と運動不安を伴い, 児戯的な色彩を帯びる).
eu·pho·ri·ant [ju:fɔ́:riənt] 爽快薬, 強壮薬, 陶酔薬〔医学〕.
eu·phor·ic [ju:fɔ́:rik] 多幸感の〔医学〕.
eu·pho·rop·sia [jù:fərápsiə] 視覚正常.
Euphractus sexcinctus ムツオビ［六帯］アルマジロ(ブラジル産. *Typanosoma cruzi* の媒介者).
Eu·phra·sia [ju:fréiziə] コゴメグサ［小米草］属.
eu·phra·sia [ju:fréiziə] コゴメグサ(かつて眼疾の薬に用いられた).
eu·plas·tic [ju:plǽstik] 真原形質性の.
e. lymph 線維形成〔性〕リンパ(線維素〔性〕リンパ. 正常形成〔性〕リンパ), = fibrinous lymph.

eu·ploid [jú:plɔid] 倍数性，正倍数体〔医学〕(正確に倍数をもつ染色体)，= euploidy.

eu·ploid·y [ju:plɔ́idi] 正倍数性〔医学〕.

eup·n(o)ea [ju:pní:ə] 安静呼吸.

eu·prax·ia [ju:prǽksiə] 正常行為〔医学〕.

eu·pro·cin hy·dro·chlo·ride [ju:próusin hàidroukló:raid] 塩酸ユープロシン(キニーネの誘導体で局所麻酔薬，殺菌薬)，= eucupine isoamylhydrocupreine, isopentyl ester.

Eu·proc·tis [ju:práktis] ドクガ〔毒蛾〕属.

euproctis dermatitis 毒蛾皮膚炎.

eu·pro·tein·e·mia [ju:pròuti:ní:miə] 正常タンパク血〔症〕.

euproxic center 適正行動中枢.

eu·py·rene [ju:páiri:n] 正常核の(正常核または染色体をもつ精子についていう)，= eupyrous.

e. sperm 有核精子〔医学〕.

eu·py·rex·ia [jù:pairéksiə] 軽度発熱(感染初期に起こる良性発熱).

eu·qui·nine [ju:kwínin] ユーキニーネ，= quinine ethylcarbonate.

eu·rhyth·mia [ju:ríðmiə] ① 調和(身体ないし臓器発育の). ② 脈拍整斉，整調リズム〔医学〕.

eu·ro·bin [jú:rəbin] ユーロビン ㊗ chrysarobin triacetate (クロサロビンと同一の目的に用いるが，無刺激性，無着色性といわれる).

eu·ro·don·tia [jù:rədánʃiə] う(齲)歯症，= dental caries.

European bat lyssavirus ヨーロッパコウモリリッサウイルス(ラブドウイルス科リッサウイルス属，狂犬病関連ウイルス. *European bat lyssavirus 1*, ——*2*の2型がある).

European blastomycosis ヨーロッパブラストミセス症(クリプトコッカス属の真菌による感染症)，= Busse-Buschke disease, cryptococcosis.

European chigger ヨーロッパツツガムシ，ヨーロッパアキジラミ(jiggers または chigoes と区別することを要する).

European cholera ヨーロッパコレラ.

European foulbrood ヨーロッパ腐蛆病(*Melissococcus plutonius* によるミツバチの感染症).

European oak ヨーロッパ産カシワ，= *Quercus robur*.

European typhus ヨーロッパチフス，= louse-borne typhus.

eu·ro·phen [jú:rəfən] ユーロフェン ㊗ di-isobutyl-*o*-cresol iodide $C_{22}H_{29}O_2I$ (黄色無結晶性粉末で，ヨード28%を含む).

eu·ro·pi·so·ceph·a·lus [jù:roupàisəséfələs] 後頭骨拡大頭蓋.

eu·ro·pi·um (Eu) [ju:róupiəm] ユウロピウム(原子番号63，元素記号 Eu，原子量151.96，質量数151, 153，希土類元素テルビウムの一つ).

eu·ro·pro·ceph·a·lus [jù:rouprəséfələs] 前頭骨拡大頭蓋.

Eu·ro·ti·um [ju:róuʃiəm] ユーロチウム属(真菌).

E. amstelodami (黄変米の原因となる)，= *Aspergillus vitis*.

E. repens (食品にみられるカビ)，= *Aspergillus reptans*.

eury- [ju:ri] 幅広いことを表す接頭語.

eu·ryb·a·thous [ju:ríbəθəs] 広深性の.

eu·ry·bleph·a·ron [jù:ribléfərən] 眼瞼拡張症.

eu·ry·ce·phal·ic [jù:risifǽlik] 広頭の(頭蓋指数81〜85.4範囲の横の広い頭蓋)，= eurycephalous, eurycranial.

eu·ry·chas·mus [jù:rikǽzməs] 鼻咽頭拡大.

eu·ry·cne·mic [jù:ri(k)ní:mik] (脛骨指数が70以上のものについていう).

eu·ryg·na·thism [ju:rígnəθizəm] 巨大顎. 形 eurygnathic, eurygnathous.

eu·ry·hal·in·i·ty [jù:rihəlíniti] 広塩性(広い範囲内において塩の含有量の変化に耐え得ること). 形 euryhalous, euryhaline.

eu·ry·ion·ous [jù:riíənəs] 広イオン性の.

eu·ry·mer·ic [jù:rimérik] 広節の(大腿骨幹の近位部における切断面がほぼ円形であることをいう. 扁節指数は85.0〜99.5).

eu·ryn·ter [ju:ríntər] 拡張器.

eu·ry·on [jú:riən] ユーリオン(頭蓋の横幅最大部の両端の点).

eu·ry·o·pia [jù:rióupiə] ① 両眼開離(両眼が著しく離れていること). ② 瞼裂開大.

eu·ryph·a·gous [ju:rífəgəs] 広食性の(栄養物を広い範囲から摂取することについていい，狭食性に対立する語). ↔ stenophagous.

eu·ry·phot·ic [jù:rifátik] 広域明視〔医学〕(広範な照度範囲で正常に見えること).

eu·ry·so·mat·ic [jù:risoumǽtik] 横幅拡大体型の.

eu·ry·ther·mal [jù:riθə́:məl] 広温性の(温度の大変化に耐忍性のあること)，= eurythermic.

eu·ryth·mia [ju:ríðmiə] 整調リズム，= eurhythmia.

Eu·ry·tre·ma [jù:ritrí:mə] ユーリトレマ属(吸虫の一属. 体は幅広く，嚢平で卵円形ないし洋ナシ状を呈し，哺乳類の胆管，胆嚢，膵管に寄生する).

eu·ryx·e·nous [ju:ríksənəs] 多宿主性〔の〕.

eu·ryz·o·nous [ju:rízənəs] 広帯性の(広い垂直的分布をみる生物についていい，狭帯性に対立する語). ↔ stenozonous.

eu·scope [jú:skoup] 顕微鏡投射器.

eu·se·mia [ju:sí:miə] 予後良好，好兆.

Eu·sim·u·li·um [jù:simjú:liəm] (ブユ属 *Simulium* の亜属. *Onchocerca volvulus* を媒介する).

eu·sit·ia [ju:síʃiə] 正常食欲.

eu·splanch·nia [ju:splǽŋkniə] 内臓正常状態.

eu·sple·nia [ju:splí:niə] 脾機能正常.

eu·spo·ran·gi·um [jù:spərǽnʤiəm] 真嚢胞子嚢.

Eustace Smith sign [jú:steis smíθ sáin] ユースタス・スミス徴候，= Smith sign.

eu·sta·chi·an [ju:stéikiən] オイスタヒイの(耳管に関係している. B. Eustachio にちなむ形容詞).

e. canal 耳管(鼓室と咽頭を連絡する管).

e. catheter 耳管カテーテル〔医学〕，欧氏管カテーテル.

e. catheterization 耳管ブジー法〔医学〕，耳管カテーテル通気法.

e. cushion オイスタヒイ褥(耳管の後部海綿状襞).

e. diverticulum オイスタヒイ管憩室.

e. muscle オイスタヒイ筋(鼓膜張筋)，= laxator tympani.

e. salpingitis 耳管炎〔医学〕.

e. tonsil 耳管扁桃，= Gerlach tonsil.

e. tube 耳管，オイスタヒイ管，ユースタキス(オイスタキオ)管〔医学〕，= auditory tube, tuba auditiva.

e. tuber 耳管隆起，= eustachian cushion.

e. valve オイスタヒイ弁(下大静脈口にある)，= caval valve, valvula venae cavae inferioris.

Eustachio, Bartolommeo Eustachian [ju:stéikiou] オイスタヒイ(1524-1574，イタリアの解剖学者. Eustachius とも表記される). →eustachian canal, cushion, muscle, tonsil, tube, tuber, valve. 形 eustachian.

eu·sta·chi·tis [jù:stəkáitis] 耳管炎.

eu·sta·chi·um [ju:stéikiəm] 耳管.

eu·stele [jú:sti:l] 真正中心柱.

eus·the·nia [ju:sθí:niə] 体力正常.
eu·sys·to·le [ju:sístəli] 心収縮正常. 形 eusystolic.
Eu·tam·i·as [ju:téimiəs] (西洋のシマリス[縞栗鼠]で,ペスト菌を保有するノミを媒介する. 現在では *Tamias* 属に分類される), = chipmunk.
eu·tec·tic [ju:téktik] 共融の, 共晶の〔医学〕, 共晶〔医学〕.
e. alloy 共融合金〔医学〕.
e. crystals 共晶(共融混合物).
e. mixture 共融混合物〔医学〕.
e. point 共融点, 共晶点.
e. temperature 共融温度.
eu·tel·e·gen·e·sis [ju:tèləʤénisis] 優生学的人工授精〔医学〕(動物において1匹の優秀な雄を用いる人工授精法).
eu·tel·o·lec·i·thal [ju:tèlələ́siθəl] 端黄卵の(卵黄が原形質よりも多量にあることで, 鳥類などの卵子についていう).
eu·tex·ia [ju:téksiə] ① 安全融合. ② 易溶性(2つの固体が融合して液体を生じること).
eu·tha·na·sia [jù:θənéiziə] 安死術, 静死, 安楽死〔医学〕, 尊厳死〔医学〕(不治の病者を苦悶なく死なせること).
eu·then·ics [ju:θéniks] 優境学〔医学〕(環境の調節による人種の改良を確立する学問). 形 euthenic.
eu·ther·a·peu·tic [ju:θèrəpjú:tik] 適正療法の, 有効な.
Eu·the·ria [ju:θí:riə] 真獣類(哺乳綱の一大類で, 真正胎盤をもつ動物), = placentals. 形 eutherian.
eu·ther·mic [ju:θə́:mik] 発熱性の, = promoting warmth.
eu·thy·mia [ju:θáimiə] 愉快, 安寧, = joyfulness.
eu·thy·mism [ju:θáimizəm] 胸腺機能正常.
eu·thy·pho·ria [jù:θifɔ́:riə] 正常眼位(水平面と合致するように視面を調節することの正常状態).
eu·thy·roid [ju:θáirɔid] 甲状腺機能正常の〔医学〕.
e. Graves disease 甲状腺機能正常グレーブス病.
e. sick syndrome 甲状腺機能正常病態症候群.
eu·thy·roid·ism [jù:θairɔ́idizəm] 甲状腺機能正常〔医学〕. 形 euthyroid.
eu·to·cia [ju:tóuʃiə] 正常分娩, = easy normal childbirth.
eu·to·cy [jú:təsi] 正常分娩〔医学〕.
eu·tri·cho·sis [jù:trikóusis] 正常生毛, 毛髪正常.
eu·tro·phia [ju:tróufiə] 栄養良好, = eutrophy. 形 eutrophic.
eutrophic lake 富栄養湖〔医学〕.
eu·tro·phi·ca·tion [jù:troufikéiʃən] 富栄養化〔医学〕(各種排液に含まれる窒素やリンにより, 湖沼, 海水中のこれら栄養分が増加することをいう. 植物性プランクトンの増加に引き続き酸素不足によるヘドロの堆積など, 深刻な環境汚染の原因となる).
eu·vo·lia [ju:vóuliə] 正常水分量.
eu·xan·thic ac·id [ju:zǽnθik ǽsid] オイキサンチン酸 $C_{19}H_{16}O_{10}$ (インドのベンガル地方の染料ピウリの成分オイキサントンとグルクロン酸との化合物).
eu·xan·thone [ju:zǽnθoun] オイキサントン ㊥ dioxydiphenylene ketone oxide $C_{13}H_8O_4$ (暗黄色の結晶で, オイキサンチン酸の一成分), = purrenone, purrone.
eV, ev electron-volt 電子ボルトの記号.
e·vac·u·ant [ivǽkjuənt] 瀉下薬〔剤〕, 排泄薬〔医学〕, = evacuative, lapactic.
evacuated vial 真空バイアル〔医学〕.
e·vac·u·a·tion [ivæ̀kju:éiʃən] ① 瀉出. ② 排気. ③ 排便(大小便の). ④ 除去〔医学〕.
e. hospital 撤退病院(基地と連絡を保ち得る病院で, 野戦病院と兵站病院との中間施設).
e. of cyst 嚢胞内容液除去〔術〕〔医学〕.
e. of hematoma 血腫除去〔医学〕.
e. of parathyroid cyst 上皮小体嚢胞穿刺排液〔医学〕.
e. of thrombosed hemorrhoidectomy 血栓性痔核の除去〔医学〕.
e. of uterus 子宮内容除去〔術〕〔医学〕.
e·vac·u·a·tor [ivǽkju:eitər] 吸引器, 吸収器(膀胱砕石術を行った後結石破片を除去する器械).
evacuatory insufficiency 排出機能不全〔医学〕.
e·vag·i·na·tion [ivæ̀ʤinéiʃən] 膨出, 外反, 飜転(器官またはその一部の).
evaluating methods for maturation of neonates 新生児成熟度評価法.
e·val·u·a·tion [ivæ̀ljuéiʃən] 評価〔医学〕, 査定, 効果判定.
e. of consciousness disturbance 意識障害の評価法(意識障害を把握する方法として, 3-3-9度方式と Glasgow coma scale が広く用いられている).

意識障害の評価法 (3-3-9度方式, 太田ら)

Ⅲ群	刺激しても覚醒しない (deep coma, coma, semicomaに相当する)
300	痛み刺激にまったく反応しない
200	手足を少し動かしたり顔をしかめる (除脳硬直は除く)
100	はらいのける動作をする
Ⅱ群	刺激をすると覚醒する (stupor, lethargy, hypersomnia, somnolence, drowsinessに相当する)
30	痛み刺激を加えつつ呼びかけをくり返すとかろうじて開眼する
20	大きな声または体をゆさぶることにより開眼する
10	普通の呼びかけで容易に開眼する
Ⅰ群	覚醒している (confusion, senselessness, deliriumに相当する)
3	名前, 生年月日が言えない
2	見当識障害がある
1	大体意識清明だが今一つはっきりしない
付. R	不穏, I:糞便失禁, A:自発性喪失 相当する段階の数字で表し, 例えば不穏を伴っていれば, その数字に－Rを付記する (例30－R)

e. of health care services 医療機能評価〔医学〕.
e. of physical fitness 体力評価〔医学〕.
e. of quality of care 診療機能評価〔医学〕.
e. research 評価研究.
e. study 評価研究〔医学〕.
ev·a·nes·cent [èvənésənt] 消失性の, 不安定の, 一過性の, 即時消退性〔医学〕.
e. cutaneous reaction 即時消退〔性〕皮膚反応〔医学〕.
Evans, Herbert M. [évənz] エバンス(1882–1971, アメリカの解剖学者, 生理学者).
E. blue エバンスブルー ㊥ tetrasodium salt of 4,4′-*bis*[7-(1-amino-8-hydroxy-2,4-disulfonic acid)naphthylazo]-3,3′-bitolyl (青緑色または褐色量色性のジアゾ染料の一つで, 血液内に注入すると血漿アルブミンと堅固に結合し, 徐々に排泄されるので, 血漿－染料－ヘマトクリット法による総循環血液量の測定に利用されている).
E. blue method エバンスブルー試験法.

Evans, Martin J. エバンス(1941生，イギリスの分子生物学者．マウス初期胚からES細胞を分離，培養，またはそれに遺伝子導入する手法を開発した．ES細胞によるマウスの特定遺伝子改変の原理を発見した業績により，Capecchi，Smithies とともに2007年度ノーベル医学・生理学賞を受けた)．
Evans, R. D. [évənz] エバンス(アメリカの放射線医)．
E. expiratory breath analysis エバンス呼気分析法(ラジウム中毒症においては，患者の呼気にラドンおよびトロンが含有されているので，患者の呼気を特殊の容器に採集して，その含有量を測定する方法)．
Evans, Robert S. [évənz] エバンス(1912–1974，アメリカの医師)．
E. syndrome エバンス症候群(自己免疫性溶血性貧血に特発性血小板減少性紫斑病を合併した症候群)．
Evans, William A. [évənz] エバンス(アメリカの放射線科医)．
E. index エバンス指数(側脳室の大きさを表す指数)．
evaporated milk 脱水乳(約50%の水分を除去したもの)．
evaporating dish 蒸発皿[医学]，= evaporating pan.
e·vap·o·ra·tion [ivæ̀pəréiʃən] 蒸発[医学]，蒸着，蒸泄，= evaporization.
e. loss 蒸発減[医学]．
e. model 蒸発模型．
e. to dryness 蒸発乾固[医学]．
evaporative dry eye 蒸発〔亢進〕型ドライアイ．
e·vap·o·ra·tor [ivǽpəreitər] 蒸発器[医学]．
e·va·sion [ivéiʒən] 逃避．
EVC expiratory vital capacity 呼息肺活量の略．
Eve, Frank Cecil [í:v] イーヴ(1871–1952，イギリスの医師)．
E. method イーヴ人工呼吸法，= artificial respiration.
e·vec·tics [ivéktiks] 保健学(健康的習慣を獲得させることを研究する学問)．
even balance 上皿てんびん[医学]．
evening care イブニングケア．
evening temperature 夕刻体温[医学]．
event of life 生活事象[医学]．
event-related potential (ERP) 事象関連電位[医学]．
e·ven·tra·tio [ì:vəntréiʃiou] 内臓脱出〔症〕[医学]．
e·ven·tra·tion [ì:vəntréiʃən, e–] ① 内臓脱出，内臓突出(腹壁から内臓が脱出する状態)．② 横隔膜挙上症[医学]．
e. of diaphragm 横隔膜弛緩〔症〕[医学]，= diaphragmatic eventration, Petit disease.
e. treatment 開創照射療法(開腹または開胸して腫瘍を露出し，これに直接照射する放射線療法)．
evergreening エバグリーニング(医薬品などの特許保護期間の延長を図る方策．組成構造を変えて再度特許をとるなどの方法)，= evergreening strategy.
Everitt salt [évərit sɔ́:lt] エベリット塩(青酸鉄カリウム)，= iron and potassium cyanide.
e·ver·nic ac·id [ivə́:nik ǽsid] エベルニン酸 $C_{17}H_{16}O_7$(種々の地衣の成分)．
Eversbrsch, Oscar [évə:zbuʃ] エーフェルスブッシュ(1853–1912，ドイツの眼科医)．
E. operation エーフェルスブッシュ手術(眼瞼挙筋を短縮する眼瞼下垂症の手術)．
e·ver·sio [ivə́:ʒiou] 外反，= eversion.
e. puncti lacrimalis 涙点外反．
e·ver·sion [ivə́:ʃən] 外反，外転，外がえし[医学]．
e. of cervix 頸外反．
e. of eyelid 眼瞼反転[医学]．
e. osteotomy 外がえし骨切り術．
ev·er·sport·ing [èvə:spɔ́:tiŋ] 常習易変性の[医学]．
e·vert [ivə́:t] 外転する．
everted intestine 反転小腸[医学](裏返しになった)．
everted stoma 外反ストーマ[医学]．
everting suture 外反縫合(吻合術式の)[医学]．
e·ver·tor [ivə́:tər] 外転筋，= outward rotator.
every other day 隔日．
évide·ment [evidmɑ́n] [F] 切開掻は(爬)術(骨疽の)．
ev·i·dence [évədəns] エビデンス，証拠，根拠．
e.-based medicine (EBM) エビデンスに基づいた医学，根拠に基づいた医療．
e.-based nursing (EBN) 科学的根拠に基づく看護実践．
evidential material 証拠物件[医学]．
evidential material examination 証拠物件検査[医学]．
évi·deur [evidjú:r] [F] 切開掻は(爬)器．
e·vil [í:vəl] 罪悪，災厄．
e. spirits 悪霊，悪鬼．
evipan test エビパン試験(エビパン(ヘキソバルビタール)ナトリウムは正常人においてはわずかの血圧動揺を起こし，非固定高血圧症の血圧では低下させるが，腎性以外の固定高血圧症においても多少の低下を起こす)．
ev·i·ra·tion [èviréiʃən] ① 去勢，男勢除去，= castration, emasculation. ② 女性化妄想(男性が自分を女性と考え，また女性の行動を振舞うパラノイアの一型)．
e·vis·cer·a·tion [i:vìsəréiʃən] 内臓摘出〔術〕[医学]，内容物摘出術，= exenteration.
e. of eye 眼球除去(強膜のみを残す)．
e. of eyeball 眼球除去[医学]．
e. of orbit 眼窩内容物除去(骨膜をも掻爬する)．
e·vis·cer·o·neu·rot·o·my [i:vìsərounju:rɑ́təmi] 視神経切断的眼球除去．
EVL endoscopic variceal ligation 内視鏡的静脈瘤結紮術の略．
e·vo·ca·tion [èvoukéiʃən] 喚起(組織形成質の放出する科学的物質が奏効すること)．
ev·o·ca·tor [évəkeitər] 喚起体(組織形成質が放出する特異性化学物質)．
ev·o·den [évədən] エボデン $C_{10}H_{16}$(ゴシュユ[呉茱萸]の果にある芳香族鎖状テルペン)．
E·vo·dia [ivóudiə] ゴシュユ[呉茱萸]属．
evodia fruit ゴシュユ(ゴシュユの果実．漢方では健胃，鎮痛，利尿に用いられる)．
ev·o·di·a·mine [èvədáiəmin] エボジアミン $C_{19}H_{17}N_3O$(ゴシュユの果実に存在するアルカロイドで，発汗薬)．
ev·o·din [évədin] エボジン $C_{17}H_{20}O_6$(ゴシュユ果実のアルカロイド)．
e·voked [ivóukt] 誘発の[医学]．
e. electromyogram 誘発筋電図[医学]．
e. electromyography 誘発筋電図検査〔法〕．
e. otoacoustic emission 誘発耳音響放射．
e. potential 誘発電位[医学](与えられた感覚刺激を伝える神経系でみられる電気活性の変化．与えられる刺激によって視覚誘発電位，聴覚誘発電位などと呼ばれる)，= evoked response.
e. response 誘発反応[医学](感覚刺激によって起こる中枢神経系の部位の電気的活性変化．知覚(SER)，脳幹聴性(BAER)，視性(VER)誘発反応がある)，= evoked potential.
e. response audiometry 誘発反応聴力検査[医学]．
e. spinal cord potential 脊髄誘発電位[医学]．

ev·o·lu·tion [èvəljúːʃən] ① 進化〔医学〕, 進展. ② 娩出〔医学〕.
e. theory 進化論〔医学〕.
evolutionary biology 進化生物学.
evolutionary distance 進化距離(塩基およびアミノ酸の置換数により2つの配列間の違いを表す尺度).
evolutionary genetics 進化遺伝学〔医学〕.
evolutionary medicine 進化医学(医学と進化生物学が結びついたもので, 病気の究極要因を進化的起源まで求める).
evolutionary psychology 進化心理学(人間の心的活動の遺伝的基盤が進化の産物であるとの観点からみる心理学).
evolutionary tree 進化樹〔医学〕.
ev·o·mit·ion [èvəmíʃən] 嘔吐.
e·vul·sio [ivʌ́lʃiou] 摘出, 抉断, 抜去, = evulsion.
e. bulbi 眼球摘出, 眼球抉断.
e. nervi optici 視神経切断.
e·vul·sion [ivʌ́lʒən, -ʃən] 摘出, 抉断, 抜去, = evulsio.
Ewald, Carl Anton [éivɑːlt] エワルド(1845-1915, ドイツの医師. 消化器生理学の研究家で, 特に胃の機能について発表した業績が多い. Boas とともに試験朝食を考案した(1885)).
E. test エワルド試験(胃塩酸検査法, 胃運動機能の検査のため, 軽い食事後, サリチル酸フェニルを注入すると, 小腸で破壊されサリチル酸として尿中に排泄されるので, 塩化鉄で紫色反応を呈する), = salot test.
Ewald, J. R. [éivɑːlt] エワルド(ドイツの生理学者).
E. law エワルド法則(第1法則; 水平半規管は拡大部に向かう管内の内リンパの動きにより強く刺激され, 垂直半規管では外方に向かうものにより最も強く刺激される. 第2法則; 半規管に強い刺激を加えるときに起こる眼振は刺激側に向かう成分は迅速, 弱い刺激ではその逆の方が速い).
E. theory 音像説, = sound-picture theory.
Ewart, William [iwɔ́ːt] エワルト(1848-1929, イギリスの医師).
E. procedure エワルト法(気管の牽引を起こすために喉頭を2本の指で両側から上へあげる).
E. sign エワルト徴候(滲出性心膜炎にみられる徴候. 大きな心臓周囲の滲出液貯留がある際の濁音界と聴診音).
ewe [júː] 雌(牝)ヒツジ.
Ewing, James [júːiŋ] ユーイング(1866-1943, アメリカの病理学者).
E. sarcoma ユーイング肉腫〔医学〕, = Ewing tumor.
E. tumor ユーイング腫〔瘍〕(骨髄原発性肉腫), = angioendothelioma of bone, Ewing sarcoma.
Ewing, James H. [júːiŋ] ユーイング(1798-1827, 病理学者).
E. sign ユーイング徴候(① 心膜滲出があれば, 左肩甲骨下角側に濁音が聴取される. ② 前額洞閉鎖があれば, 眼窩上内角に疼痛がある).
ex- [eks] 外へ, まったく, から, などの意味を表す接頭語.
ex juvantibus diagnosis 治療的診断〔法〕〔医学〕(仮の診断に基づいて治療を行い, 効果があればその診断を正しいとする方法).
ex vivo 生体外で, 生体外の(生きたまま組織や細胞を生体から取り出すこと).
ex vivo surgery 体外手術〔医学〕.
exa (E) [éksə] エクサ(10^{18} の接頭語).
ex·a·ca·va·tio dis·ci [èksəkəvéiʃiou dísai] 乳頭陥凹(視神経乳頭の陥凹. 生理的なものと緑内障などによる病的なものがある).
ex·ac·er·ba·tion [igzæ̀səːbéiʃən] 追発, 増悪〔医学〕, 再燃, 病勢悪化(完全には治癒しない途中でまた元の状態に返るもの).
ex·ac·ri·nous [iksǽkrinəs] 外分泌の, 排泄の.
ex·ag·ger·ate [igzǽdʒəreit] 誇張する, 協調する.
exaggerated respiration 過大呼吸.
ex·al·bu·min·ous [ìksælbjúːminəs] 無胚乳の(種子の).
ex·al·ta·tion [ìgzɔːltéiʃən] ① 興奮, 高揚〔医学〕, 発揚〔医学〕(精神科で意識の欠けた気分の高揚). ② 超過(分子屈折の). ③ 亢進(ウイルス感染などの).
ex·am·i·na·tion [igzæ̀minéiʃən] ① 診察, 検診. ② 吟味, 検証〔医学〕. ③ 尋問. ④ 試験〔医学〕, 検定〔医学〕, 検査〔法〕〔医学〕, 実験〔法〕〔医学〕.
e. finding 検査所見〔医学〕.
e. of cardiovascular system 循環系機能検査.
e. of dead body 検屍〔医学〕.
e. of erectile function 勃起機能検査(エレクトロメータ, リジスキャン(夜間勃起現象測定), 簡易勃起機能テスト(切手を陰茎に付けて勃起を確認する)などがある).
e. of feces 検便〔医学〕.
e. of fungus 真菌検査法.
e. of sputum 喀痰検査.
e. of temporomandibular joint 顎関節検査.
e. of tooth 歯科検診〔医学〕.
e. of urine 検尿〔医学〕.
e. of water 水質検査〔医学〕.
e. question 試験問題〔医学〕.
e. table 診察台〔医学〕.
e. under anesthetic 麻酔下検査(診察)〔医学〕.
ex·am·ine [igzǽmin] ① 診察する. ② 検査する.
ex·am·i·nee [igzæ̀miníː] 受験者〔医学〕.
ex·am·in·er [igzǽminər] 試験委員, 検査員〔医学〕, 試験者.
examining table 検査台.
ex·an·gia [iksǽndʒiə] 血管拡張.
ex·a·nia [iksǽniə] 肛門脱, 脱肛.
ex·an·i·ma·tion [igzæ̀niméiʃən] 意識消失, 昏睡.
ex·an·them [iksǽnθəm, igz-] 発疹〔医学〕, 皮疹, = exanthema.
ex·an·the·ma [ìksænθíːmə, -θémə, igz-] 皮疹〔医学〕, 発疹, = eruptions. 複 exanthemas, exanthemata. 形 exanthematous.
e. criticum (突発性発疹), = exanthema subitum.
e. menstrualis 月経疹, = menstrual exanthema.
e. subitum 突発性発疹(ヒトヘルペスウイルス6型による感染症で, 6～18ヵ月の乳児にみられる. 突然に高熱が出現し, 3～4日持続したのち, 解熱とともに発疹が出現する), = Duke disease, exanthem subitum, roseola infantum, sixth disease, parascarlatina.
ex·an·them·a·ta [ìgzænθémətə] 発疹(exanthema の複数).
e. acuta 急性発疹(急性伝染病にみられる発疹).
exanthematic typhus 発疹チフス(リチッチア類による感染症の総称).
ex·an·the·ma·tol·o·gy [èksænθìːmətɑ́lədʒi, ègz-] 発疹学, 発疹病学.
ex·an·them·a·tous [èksænθémətəs, ègz-] 発疹〔性〕の〔医学〕.
e. disease 発疹性疾患.
e. fever マルセイユ発疹熱, = boutonneuse fever.
e. synovitis 発疹性滑膜炎.
e. typhus 発疹チフス〔医学〕, = exanthematic typhus.
ex·an·the·sis [ìgzænθíːsis] 発疹, = rash, erup-

tion.
e. arthrosia 関節性発疹, = dengue.
ex·an·thrope [igzǽnθroup] 外的病因(人間体内にない原因). 形 exanthropic.
ex·arch [éksɑ:k] 外原型.
ex·ar·te·ri·tis [eksɑ̀:tiráitis] 動脈外膜炎.
ex·ar·tic·u·la·tion [ìksɑ:tìkjuléiʃən] 関節離断〔術〕[医学], = exarticulatio.
ex·as·per·a·tion [igzæ̀spəréiʃən] 増悪 [医学].
ex·car·na·tion [èkskɑ:néiʃən] (標本から筋肉などの余分を削除すること).
ex·ca·vat·ing [ékskəveitiŋ] 摘削 [医学].
ex·ca·va·tio [èkskəvéiʃou] 陥凹, 窩, = excavation. 複 excavationes.
e. disci [L/TA] 円板陥凹*, = depression of optic disc [TA], physiological cup [TA].
e. papillae nervi optici 視束乳頭陥凹, = physiological excavation.
e. rectouterina (♀) [L/TA] 直腸子宮窩, = recto-uterine pouch (♀) [TA], ダグラス窩, = cavum Douglasi, Douglas cul-de-sac, Douglas pouch, rectogenital pouch, rectouterine pouch.
e. rectovesicalis (♂) [L/TA] 直腸膀胱窩, = recto-vesical pouch (♂) [TA].
e. vesicouterina (♀) [L/TA] 膀胱子宮窩, = vesico-uterine pouch (♀) [TA].
e. vesicouterine 膀胱子宮腔(レチウス腔), = cavum Retzii, vesicouterine(uterovesical)pouch.
ex·ca·va·tion [èkskəvéiʃən] ① 陥凹[医学], 窩 [医学], 腔窩. ② 削掘(歯の).
e. of disc 円板陥凹 [医学].
e. of optic disc 円板陥凹, = excavatio disci.
e. of optic nerve head 視神経乳頭陥凹 [医学].
ex·ca·va·tor [ékskəveitər] 穿孔器, 丸のみ [医学], 掘洞器.
ex·cel·sin [iksélsin] エキセルシン(ブラジルナッツ *Bertholletia excelsa* の主タンパク質をなすグロブリン).
ex·ce·men·to·sis [eksìməntóusis] ① セメント質増殖症, = hypercementosis. ② 白亜質腫(歯根の).
ex·cen·ter [éksentər] 傍心.
ex·cen·tric [ikséntrik] ① 偏心輪(工学), = eccentric. ② 偏心性 [医学].
e. implantation 偏心着床 [医学].
e. pain 放線痛(脊髄神経病の).
e. zone 離心域 [医学].
exceptional child 特殊児 [医学], 異常児 [医学].
exceptionally large baby 超巨大児 [医学].
exceptionally large infant 超巨大児 [医学](出生体重が4,500g以上の児).
ex·cer·e·bra·tion [iksèrəbréiʃən] 除脳(胎児切断術の際に脳を除去すること).
ex·cern [éksə:n] 排泄する, = excrete.
ex·cer·nant [iksə́:nənt] 排泄させる, = excretory.
Ex·cerp·ta Med·i·ca [iksə́:ptə médikə] (オランダのアムステルダムで発行される世界医学雑誌の論文を抄録した月刊誌で, 各専門に分類された刊行物).
ex·cess [iksés] 過剰 [医学], 過多, 過度.
e. air 過剰空気 [医学].
e. lactate 過剰乳酸 [医学].
e. mortality 超過死亡率.
e. mortality rate 超過死亡率.
e. oxygen 過剰酸素消費.
e. semiconductor 過剰形半導体.
e. sludge 過剰汚泥 [医学].
ex·ces·sive [iksésiv] 過度の, 過剰の.
e. accommodation 調節過度.
e. appetite 食欲亢進.
e. aspiration of amniotic fluid 羊水過度吸引 [医学].
e. blood cholesterol 血中コレステロール過多 [医学].
e. daytime sleepiness 昼間過眠 [医学].
e. distribution 高峰型分布(ガンマ型の特別の場合).
e. dose 過量 [医学].
e. granulation 肉芽過形成 [医学].
e. growth 発育過剰 [医学].
e. intake 摂取過剰 [医学].
e. movement 過剰運動.
e. myopia 最強度近視 [医学].
e. pernicious vomiting of pregnancy 妊娠悪阻, = serious vomiting of pregnancy.
e. sweating 多汗〔症〕[医学], = hyperidrosis.
e. thirst はん(煩)渇, = polydypsia.
e. thirst polydipsia 多渇 [医学].
e. torsion of umbilical cord 臍帯過捻転.
e. use 過用 [医学].
excessively large fetus 巨大児 [医学].
excessively large infant 巨大児.
excessively large pelvis 広骨盤 [医学].
excessively strong abdominal pressure 過強腹圧 [医学].
excessively strong pains 過強陣痛 [医学].
ex·ces·sus [iksésəs] 過剰, 過度, = excess.
e. invenere 荒淫.
ex·change [ikstʃéinʤ] 交換 [医学].
e. absorption 交換吸着 [医学].
e. current 交換電流 [医学].
e. degeneracy 交換縮退.
e. diffusion 交換拡散 [医学].
e. equilibrium 交換平衡 [医学].
e. integral 交換積分 [医学].
e. interaction 交換相互作用.
e. reaction 交換反応 [医学].
e. transfusion 置換輸血, 交換輸血 [医学](患者の血液を他人の血液と交換する方法), = replacement transfusion, substitution t..
e. transport 交換輸送 [医学].
e. vessel 交換血管 [医学].
exchangeable potassium 交換性カリウム [医学].
exchangeable sodium 交換性ナトリウム [医学].
exchangeable sodium potassium 交換性ナトリウム・カリウム [医学].
ex·chang·er [ikstʃéinʤər] 交換体, 置換体.
ex·chon·dro·os·to·sis [ekskɑ̀ndrouɑstóusis] 外軟骨腫 [医学], = exostosis.
excimer laser エキシマレーザー(強力紫外線レーザーで, 動脈硬化性病変の除去などに用いられる).
ex·cip·i·ent [iksípiənt] 賦形剤 [医学], 補形薬, 付形剤(水薬または錠剤を作る時に用いる無効成分), = constituens, excipiens, vehicle.
ex·cip·u·lum [eksípjuləm] 外皮層, = exciple.
ex·cise [eksáiz, éksa-] 切除する.
ex·ci·sio [eksíʒiou] 切除術, = excision.
e. probatoria 診断用切除術.
ex·ci·sion [eksíʒən] 切採〔術〕, 切除〔術〕[医学].
e. enzyme 除去酵素 [医学].
e. for gynecomastia 女性化乳房摘除 [医学].
e. of abdominal wall and umbilicus 腹壁および臍の切除 [医学].
e. of aberrant breast tissue 迷入乳腺摘除(切除)[医学].
e. of accessory breast tissue 副乳腺摘除(切除)[医学].
e. of accessory spleen 副脾摘除(切除)[医学].

e. of adenoma 腺腫摘除（切除）［医学］.
e. of adhesions or scar 癒着または瘢痕切除［医学］.
e. of akinetic area 非収縮部心筋切除［医学］.
e. of aneurysm 瘤切除［医学］.
e. of benign neoplasm 良性腫瘍摘除［医学］.
e. of bone lesion 骨病巣切除［医学］.
e. of branchial cleft vestiges 遺残鰓溝摘除［医学］.
e. of breast 乳房切除［医学］.
e. of bunionette バニオン摘除［医学］.
e. of bursa 滑液包切除［医学］.
e. of chest wall 胸壁病巣切除［医学］.
e. of chest wall lesion 胸壁病巣の切除［医学］.
e. of cyst 嚢胞摘除［医学］.
e. of cystic lymphangioma 嚢胞状リンパ管腫摘除［医学］.
e. of diverticulum 憩室摘除［医学］.
e. of duodenal diverticulum 十二指腸憩室切除［医学］.
e. of Dupuytren contracture デュプイトレン拘縮切除［医学］.
e. of ectopic parathyroid 異所性上皮小体摘除［医学］.
e. of external fistula 外瘻切除［医学］.
e. of fistula 瘻孔切除.
e. of hydrocele 水様嚢胞摘除［医学］.
e. of intervertebral disk 椎間板切除.
e. of larynx 喉頭切除［医学］.
e. of lateral cervical cyst 側頸嚢胞摘除［医学］.
e. of lateral cervical fistula 側頸瘻摘除［医学］.
e. of lesion 病巣切除［医学］.
e. of lesion of epiglottis 喉頭蓋病巣の切除［医学］.
e. of lesion of heart 心臓病巣の切除［医学］.
e. of lesion of neck 頸部病巣摘除［医学］.
e. of lesion of salivary gland 唾液腺病巣の摘除［医学］.
e. of lesion of vessel 血管病巣切除［医学］.
e. of lingual thyroid 舌甲状腺摘除［医学］.
e. of lingual tonsil 舌扁桃の切除［医学］.
e. of localized tumor 限局性腫瘍切除［医学］.
e. of lung and bronchus 肺・気管支切除［医学］.
e. of lymph node リンパ節摘除［医学］.
e. of lymphangioma リンパ管腫摘除［医学］.
e. of lymphedema リンパ浮腫切除［医学］.
e. of mammary lesion 乳腺病巣切除［医学］.
e. of mesentery 腸間膜の切除［医学］.
e. of nipple 乳頭切除［医学］.
e. of omphalomesenteric remnant 臍腸管遺残の切除［医学］.
e. of palate 口蓋切除［医学］.
e. of pancreatic cyst 膵嚢胞摘除［医学］.
e. of pelvic tumor 骨盤腫瘍摘除［医学］.
e. of peritoneum 腹膜切除［医学］.
e. of pilonidal sinus 毛巣嚢摘除.
e. of pleural lesion 胸膜病巣の切除［医学］.
e. of polyp ポリ〔ー〕プ切除［医学］.
e. of pterygium 翼状片切除［医学］.
e. of pyriform sinus fistula 梨状窩瘻摘除［医学］.
e. of rectal mucosa 直腸粘膜切除.
e. of redundant mucosa 余剰粘膜切除術［医学］.
e. of retroperitoneal tumor 後腹膜腫瘍摘出［医学］.
e. of sacrococcygeal tumor 仙尾部腫瘍摘除［医学］.
e. of semilunar cartilage of knee 膝半月板切除［医学］.
e. of single segment 単一区域切除［医学］.
e. of splenic lesion 脾病巣切除［医学］.
e. of subvalvular tissue 弁下組織切除［医学］.
e. of supernumerary breast 過剰乳腺摘除［医学］.
e. of thyroglossal tract 甲状舌管摘除［医学］.
e. of tonsil tag 扁桃垂切除［医学］.
e. of tumor 腫瘍摘出（摘除）［医学］.
e. of ulcer 潰瘍切除［医学］.
e. of urethra 尿道切除［医学］.
e. of vein for graft 移植のための静脈摘出［医学］.
e. of ventricular aneurysm 心室瘤切除［医学］.
e. of wrinkle しわ切除〔術〕［医学］.
e. repair 除去修復［医学］（DNA に生じた損傷を除去してから正常の塩基配列に補修しなおす酵素反応）.
excisional biopsy 摘出生検［医学］，切除生検.
excisional hemorrhoidectomy 手術による痔核切除［医学］.
ex·cit·a·bil·i·ty ［iksaitəbíliti］ 興奮性［医学］. 形 excitable.
excitable area 興奮野.
excitable membrane 興奮膜［医学］.
excitable tissue 興奮組織［医学］.
ex·cit·ant ［iksáitənt, éksi–］ 興奮薬〔剤〕，覚せい（醒）薬［医学］，= analeptic, excitantia.
ex·ci·ta·tion ［èksaitéiʃən］ ① 興奮［医学］. ② 励起（化学）. ③ 発揚（精神）. 形 excitatory.
e.-contraction coupling 興奮収縮連関.
e. filter 励起フィルタ［医学］.
e. function 励起関数.
e. potential 励起電位，共鳴ポテンシャル，= excitation voltage.
e. process 励起作用（活動電流の基本作用）.
e. secretion coupling 興奮分泌連関［医学］.
e. threshold 興奮閾値［医学］.
e. time 時値［医学］.
e. transfer 励起移動（エネルギー伝達），= energy transfer.
e. wave 興奮波［医学］（筋肉が収縮を起こす直前に発生する電波）.
excitatory junctional potential (EJP) 興奮性シナプス電位，接合部電位.
excitatory neurotransmitter 興奮性神経伝達物質.
excitatory postsynaptic potential (EPSP) 興奮性シナプス後電位［医学］，興奮性接合部後電位［医学］.
excitatory synapse 興奮性シナプス.
excitatory synaptic potential 興奮性シナプス電位.
excited molecule 励起分子［医学］.
excited state 励起状態［医学］（原子，分子，あるいはそれらの集合体が，そのもっとも安定な状態に比べてエネルギーを余分に持った状態）.
ex·cite·ment ［iksáitmənt］ ① 興奮［医学］. ② 励起［医学］.
e. of nerve 神経興奮［医学］.
e. stage 興奮期［医学］.
exciting electrode 関電極［医学］，刺激電極［医学］，探査電極［医学］.
exciting eye 起交感眼［医学］，刺激眼（交感性眼炎において外傷を受けて，他側の正常眼に異常を及ぼすもの）.
excito– ［iksaitou, –tə］ 促進，興奮，励起，刺激の意味を表す接頭語.
ex·ci·to·an·a·bol·ic ［iksàitouænəbálik］ 同化刺激性の，形成刺激性の.
ex·ci·to·cat·a·bol·ic ［iksàitoukætəbálik］ 異化刺激性の，分解刺激性の.
ex·ci·to·glan·du·lar ［iksàitəglǽndjulər］ 腺分泌刺

激性の.
ex·ci·to·met·a·bol·ic [iksàitəmètəbálik] 代謝促進性の.
ex·ci·to·mo·tor [iksàitoumóutər] ① 運動促進性の. ② 機能促進薬, = excitomotory.
e. area 随意運動野.
e. system 刺激運動系 [医学].
ex·ci·to·mus·cu·lar [iksàitəmʌ́skjulər] 筋興奮性の.
ex·ci·to·nu·tri·ent [iksàitounjú:triənt] 栄養促進性の.
ex·ci·tor [iksáitər] エクサイター(① 興奮神経. ② 励磁機. ③ 刺激導子, 励起子).
e. nerve 刺激神経, 興奮神経.
excitoreflex nerve 興奮反射神経, 刺激反射神経(内臓神経で, 刺激により反射を起こす).
ex·ci·to·se·cre·to·ry [iksàitousikrí:təri] 分泌刺激性の.
ex·ci·to·vas·cu·lar [iksàitəvǽskjulər] 血管刺激性の, 脈管(皮膚)刺激性の.
exclamation hair 感歎符毛.
ex·clave [éksklеiv] 分絶部分(甲状腺に対して副甲状腺のように器官から分絶孤立した部分), = detached.
ex·clu·sion [iksklú:ʒən] ① 除外, 排除 [医学]. ② 排他. ③ 空置術, 広置術. ④ 圧排法 [医学].
e. chromatography 排除クロマトグラフィ〔ー〕[医学].
e. of pupil 瞳孔遮断.
e. principle 排他原理 [医学], = Pauli principle.
exclusive provider organization (EPO) 専属医療機関団体.
ex·coch·le·a·tion [ekskòukliéiʃən] 掻は(爬)〔術〕[医学], = excochleatio.
ex·con·ju·gant [ikskánʤugənt] 経接合個体, 接合完了体 [医学](交接直後に分離した原虫).
excoriating gingivitis 剥脱性歯肉炎 [医学].
ex·co·ri·a·tion [ikskɔ̀:riéiʃən] ① 擦創, 蒼痕, 爪痕. ② 脱皮, 表皮剥離.
e. of nipple 乳頭表皮剥脱 [医学].
ex·cre·ment [ékskrimənt] 排泄物, 屎尿(しにょう). 形 excrementitious.
excrementitial absorption 排泄物吸収.
ex·cres·cence [ikskrésəns] 突出物 [医学], 病的増殖物(いぼや息肉など). 形 excrescent.
ex·cre·ta [ikskrí:tə] 排泄物(尿, 糞), = excrete.
ex·crete [ikskrí:t] 排泄物 [医学], 排泄する, 排泄される.
ex·cre·tin [ékskri:tin] エキスクレチン $C_{20}H_{36}O$ (人糞から得られる結晶性化合物で, secretin の成分中膵臓分泌を促進するもの).
ex·cre·tion [ikskrí:ʃən] 排出 [医学], 排泄. 形 excretory.
e. in bed 床上排泄.
e. of drug 薬物排泄 [医学].
e. pyelography 排泄性腎盂撮影法, 排泄(静脈)性腎盂造影〔法〕[医学], = intravenous pyelography.
e. rate 排泄率 [医学].
ex·cre·to·ry [ikskrí:təri] 排泄の, 排出の.
e. anuria 排泄性無尿.
e. bladder 排泄嚢.
e. bridge 排泄橋.
e. canal 排泄管.
e. cell 排出細胞 [医学], 排泄細胞.
e. concretion 排泄顆粒.
e. cystography 排泄性膀胱造影〔法〕[医学].
e. disorder 排泄障害 [医学].
e. duct [TA] ① 排出管(外分泌腺の導管のうち最終的に1本にまとまったもの), = ductus excretorius [L/TA]. ②〔腺〕導管, 排泄管.
e. duct of seminal vesicle 〔精嚢の〕排出管.
e. ducts of lacrimal gland 涙腺の排出管.
e. gland 排出腺, 排泄腺.
e. granule 排泄顆粒.
e. organ 排出器.
e. pore 排泄孔.
e.-secretory antigen 排泄・分泌抗原 [医学], ES 抗原.
e.-secretory product 分泌排泄物.
e. stem 排泄幹.
e. system 排出系 [医学].
e. tube 排泄管.
e. urethrography 排泄性尿道造影〔法〕[医学].
e. urography 排泄性尿路造影〔法〕[医学].
e. vesicle 排泄嚢.
e. vessel 排泄管.
ex·cru·ci·at·ing [ikskrú:ʃieitiŋ] 苦しい, 耐え難い.
e. pain 激痛(耐え難い疼痛).
ex·cur·rent [ikskʌ́rənt] ① 流出の, = excretory. ② 遠心性の. ③ 輸出性の, = efferent.
e. canal 流出管.
ex·cur·sion [ikskə́:ʃən] ① 可動域 [医学], 移動域 [医学]. ② 偏倚運動, 転移. 形 excursive.
ex·cur·va·tion [èkskə:véiʃən] 脊柱彎曲, = excurvature.
ex·cur·va·ture [ikskə́:vəʧər] 脊柱彎曲 [医学], = excurvation.
ex·cy·clo·pho·ria [iksàikloufɔ́:riə] 外旋斜位, 陽性回旋斜位(側頭方への回転斜位), = positive cyclophoria, plus cyclophoria.
ex·cy·clo·tro·pia [iksàiklətróupiə] 外旋斜視(側頭方への永続性回転斜位).
ex·cy·clo·ver·gence [iksàiklouvə́:ʤəns] 外方回旋(眼球の).
ex·cys·ta·tion [èksistéiʃən] 脱嚢, 包嚢脱出(寄生虫などが外包または被嚢から脱出すること).
executive ability 実行能力.
executive function 実行機能.
ex·e·dent [éksidənt] 腐食剤.
ex·el·cin [iksélsin] エキセルシン(ブラジル産クルミ中にあるグロブリン).
ex·el·co·sis [èksəlkóusis] 潰瘍.
ex·el·cy·mo·sis [èksəlsaimóusis] 抜出(歯などの), 抜歯 [医学], = extraction.
ex·e·mia [iksí:miə] 血液水分脱出, = hemoconcentration.
ex·empt [igzém(p)t] 免除の, 特免の.
e. preparation 免除製剤(麻薬および向精神薬取締法の適用を受けない薬剤).
ex·emp·tion [igzém(p)ʃən] 規制免除 [医学].
ex·en·ce·pha·lia [èksenseféiliə] 外脳症(頭蓋裂の一型. 脳ヘルニアともいう).
ex·en·ceph·a·lo·cele [ìksenséfələsi:l] 脳瘤(頭蓋骨の欠損部より脳脱の起こっている奇形), = exencephaly.
ex·en·ceph·a·lous [ìksenséfələs] 脳瘤の, 脳脱〔出症〕性.
ex·en·ceph·a·ly [ìksenséfəli] 脳瘤, = exencephalia. 形 exencephalous.
ex·en·ter·a·tio [iksèntəréiʃiou] 内容除去, = exenteration, evisceration.
e. bulbi 眼球内容除去.
e. orbitae 眼窩内容除去.
ex·en·ter·a·tion [iksèntəréiʃən] ① 内容除去. ② 臓器摘出(除臓術), = exenteratio, evisceration.
ex·en·ter·i·tis [iksèntəráitis] 腸外膜炎, 腸腹膜炎.
ex·er·cise [éksə:saiz] ① 運動 [医学], 体操(身体

の調子を良好にするための).② 練習.③ 労作〔医学〕.
e. adaptation 運動適応〔医学〕.
e. anemia 運動性貧血〔医学〕.
e. angina 労作性狭心症〔医学〕.
e. bath 運動浴〔医学〕.
e.-bone ① 練兵骨,乗馬骨〔医学〕(運動の結果筋肉または筋膜に起こる骨化).② 化骨性筋炎,= cavalry bone, reder's bone.
e. for back pain 腰痛体操〔医学〕.
e. for expectant mother 妊婦体操〔医学〕.
e.-induced anaphylaxis 運動誘発〔性〕アナフィラキシー〔医学〕.
e.-induced anemia 運動性貧血(激しい運動や運動量の増加などにより引き起こされる貧血).
e.-induced asthma (EIA) 運動誘発〔性〕喘息〔医学〕.
e. induced bronchoconstriction (EIB) 運動誘発気道収縮.
e.-induced bronchospasmus 運動誘発気管支痙攣〔医学〕.
e. intensity 運動強度〔医学〕.
e. metabolism 運動代謝〔医学〕.
e. pool 運動浴.
e. prescription 運動処方〔医学〕(疾病の予防,治療,健康増進などを考慮し,目的に合わせて適切な運動を決めること).
e. proteinuria 運動性タンパク尿.
e. stress testing 運動負荷試験.
e. study 運動負荷試験〔医学〕.
e. table 訓練台〔医学〕.
e. test 運動試験〔医学〕,運動負荷試験.
e. therapy 運動療法〔医学〕.
e. tolerance 運動耐性〔医学〕.
e. tolerance test 運動負荷試験(テスト)〔医学〕.
ex·er·e·sis [iksérəsis] 切除,捻除〔術〕〔医学〕,= excision.
ex·er·gic [iksə́:ʤik] 発熱性(エネルギーの減少を伴う化学的反応についていう).↔ endergic.
ex·er·gon·ic [ìksə:gánik] エネルギー発生の.
e. reaction 発エルゴン反応〔医学〕,エネルギー発生反応.
ex·er·tion [igzə́:ʃən] 労作〔医学〕.
ex·er·tion·al [igzə́:ʃənəl] 労作性〔医学〕,努力性〔医学〕.
e. angina 労作性狭心症.
e. dyspnea 労作時呼吸困難〔医学〕,労作性呼吸困難.
e. hypotension 運動性低血圧〔症〕〔医学〕.
e. rhabdomyolysis 労作性横紋筋融解〔症〕(筋肉労働に伴って発症するミオグロビン血症およびミオグロビン尿症のごとく骨格筋の破壊によって起こる病気).
ex·e·sion [igzí:ʒən] 表皮破壊.
ex·fe·ta·tion [èksfi:téiʃən] 子宮外妊娠,= extrauterine pregnancy, ectopic gestation.
ex·flag·el·la·tion [eksflæʤəléiʃən] 鞭毛放出(マラリア原虫の生殖母体が成熟して核の分裂とともに細胞質が伸長し,これに核が移行すると鞭毛状となって遊離する現象).
ex·fo·li·a·tin [eksfóuliətin] エキスフォリアチン(黄色ブドウ球菌のつくる皮膚剥離毒素).
ex·fo·li·at·ing [eksfóulièitiŋ] 剥脱性〔医学〕.
ex·fo·li·a·tio [eksfòuliéiʃiou] 剥脱,脱皮(葉状または膜状の落屑),= exfoliation.
e. areata linguae 剥脱性限局性舌炎(地図状舌),= lingua geographica.
e. vesicae 膀胱粘膜剥脱(壊疽性剥脱性膀胱炎),= cystitis dissecans gangraenescens.
ex·fo·li·a·tion [eksfòuliéiʃən] 剥脱〔医学〕,落屑,= exfoliatio.
e. glaucoma 落屑緑内障〔医学〕.
e. of lens 水晶体落屑(チン小帯の変性によって生じる水晶体前面への沈着物),= pseudoexfoliation of lens.
e. syndrome 水晶体落屑症候群〔医学〕,落屑症候群.
ex·fo·li·a·tive [eksfóuliətiv] 剥脱性〔医学〕,剥脱〔性〕の.名 exfoliation.
e. cheilitis 剥脱性口唇炎〔医学〕,= cheilitis exfoliativa.
e. colpitis 剥落腟炎〔医学〕.
e. cystitis 剥脱性膀胱炎.
e. cytodiagnosis 擦過細胞診(細胞診断学の一方法.ブラシなどを用い,病巣を擦過して細胞を採取する診断法).
e. cytology 剥離細胞診〔医学〕,剥脱細胞診断法,擦過細胞診(癌細胞などを検出するため細胞を採取して鏡検する診断法).
e. dermatitis 剥脱性皮膚炎〔医学〕,紅皮症.
e. dermatitis of newborn 新生児剥脱性皮膚炎〔医学〕.
e. endometritis 落屑性子宮内膜炎,= membranous dysmenorrhea.
e. erythroderma 剥脱性紅皮症,= dermatitis exfoliativa.
e. esophagitis 剥脱性食道炎〔医学〕.
e. fading 淡明化〔医学〕.
e. geographical glossitis 剥脱性地図舌炎〔医学〕.
e. glossitis 剥脱性舌炎〔医学〕,落屑性舌炎〔医学〕.
e. pemphigoid (新生児剥脱性皮膚炎.Ritter),= dermatitis exfoliativa neonatorum.
e. psoriasis 剥脱性乾癬.
e. toxin 表皮剥脱〔性〕毒素〔医学〕,表皮剥脱素(黄色ブドウ球菌の外毒素の一つで,表皮剥脱を生じブドウ球菌熱傷様皮膚症候群(SSSS)の原因となる),= epidermolytic toxin.
exgenital syphilis 性器外梅毒〔医学〕.
ex·ha·la·tion [èkshəléiʃən] ① 呼息,呼気〔医学〕,呼出.② 発散.③ 気化.
e. valve 呼気弁〔医学〕.
ex·hale [ekshéil] 呼出する.
ex·ha·lent [ekshéilənt] ① 呼出の.② 出水の.
e. siphon 出水管(腹足動物の).
exhaust boiler 排気ボイラ〔医学〕.
exhaust gas 排気ガス〔医学〕.
exhaust system 排出装置〔医学〕,排気システム.
exhaust ventilation ① 排気〔医学〕.② 吸引式換気法,排気式換気法.
ex·haust·ing [igzɔ́:stiŋ] 脱気〔医学〕.
ex·haus·tion [igzɔ́:stʃən] ① 疲憊〔医学〕,極度疲労,= prostration.② 排気.
e. atrophy 消耗性萎縮.
e. delirium 消耗性せん妄〔医学〕(栄養または代謝障害).
e. neurosis 消耗性ノイローゼ〔医学〕.
e. psychosis 消耗精神病,へばり精神病.
e. syndrome 疲憊症候群(アドレナリン分泌障害によるものと考えられる症候群で,筋肉,神経,循環系の無力症,食欲不振などを特徴とする),= hypoadrenalism.
exhaustive psychosis 消耗精神病〔医学〕,疲憊性精神病.
ex·hib [eksíb] exhibeatur 投与せよの略.
ex·hi·bi·tion [èksibíʃən] ① 薬物投与.② 展示.
ex·hi·bi·tion·ism [èksibíʃənizəm] 露出症〔医学〕(性器を露出して性欲を満足させる性倒錯の一つ).
ex·hi·bi·tion·ist [èksibíʃənist] ①〔性器〕露出症者.② 見世物師.

E

exhibitionistic disorder 露出障害.
ex·hu·ma·tion [èkshju:méiʃən] 発掘(死体を墓から取り出すこと), = disinterment.
exiciting electrode 刺激導子, = different electrode.
existential analysis 実存分析 [医学].
existential analytic 実存分析〔論〕.
existential depression 実存うつ病(1954年に H. Häfner が提唱した抑うつ状態像で, 全実存的投企の破滅により克服不能の憂うつ感に深く陥ったもの).
existential psychology 実存心理学 [医学].
ex·is·ten·tial·ism [ègzisténʃəlizəm] 実存主義.
ex·it [éksit, égz–] ① 出口. ② 射出.
e. block 進出ブロック [医学] (刺激が発生した点から出ることができないこと).
e. dose 射出部線量.
e. heart block 進出ブロック(刺激が発生した点から外に出ていくことができないこと).
e. interview 臨死面接.
e. of bullet wound 射出口.
e. of stab wound 刺出口.
e. pupil 射出瞳(望遠鏡, 顕微鏡などの像点において最小の視覚を挟む像界中の絞りまたは絞りの像).
e. window 射出窓.
e. wound 射出口 [医学].
ex·ite [éksait] 外葉 [医学].
ex·i·tus [éksitəs, égz–] ① 出口. ② 死亡, = exit.
e. pelvis 骨盤出口, = apertura pelvis minoris inferior.
Exner, Siegmund [éksnər] エクスネル(1846–1926, オーストリアの生理学者).
E. method エクスネル法(神経線維のミエリン鞘を染出する方法で, 1.5cm の厚さに切った組織を1%オスミウム酸溶液中に24時間浸漬し, 翌日新しいオスミウム酸液に替え, 脱水して切片をつくり, 少量のアンモニウムを加えたグリセリンで封入して鏡検すると, ミエリン鞘は暗灰色に見える).
E. plexus エクスネル神経叢(大脳皮質表面部の線維叢).
exo– [eksou, –sə] 外部, 外面, 外側の意味を表す接頭語.
ex·o·an·ti·gen [èksouǽntiʤən] ① 外抗原 [医学], = ectoantigen. ② 代謝産物抗原.
ex·o·car·dia [èksouká:diə] 心臓転移.
ex·o·car·di·ac [èksouká:diæk] 心臓外の, = exocardial.
exocardiae 心〔臓〕外.
exocardial murmur 心外性雑音.
ex·o·carp [éksəka:p] 外果皮.
ex·o·cat·a·pho·ria [èksoukætəfɔ́:riə] 外側回転斜位(視軸が外方と下方に回転する状態).
ex·oc·cip·i·tal [èksəksípitəl] 外後頭骨の.
e. bone ① 後頭骨盃状突起(ネコなどにみられる). ②〔大孔〕側後頭骨(大孔の両側にある後頭骨の分骨で, 乳児期には独立した小骨をなす).
exochorial pregnancy 絨毛膜外妊娠 [医学], 絨毛膜妊娠.
ex·o·cho·ri·on [èksoukɔ́:riən] 外絨毛膜(外胚葉から発生した絨毛膜外層).
ex·o·c(o)e·lom [èksousí:ləm] 胚子外体腔, = exocoeloma.
exocoelomic membrane 外腔膜.
ex·o·co·li·tis [èksoukəláitis] 結腸外膜炎.
ex·o·crine [éksəkrin, –krain] 外分泌〔の〕[医学](内分泌 endocrine の反対).
e. gland 外分泌腺.
e. pancreatic insufficiency 膵外分泌機能不全.
e. part of pancreas 膵臓外分泌部.
e. secretion 外分泌 [医学].
exocrinocytus parietalis 外分泌性壁細胞 [医学].
ex·o·cy·clic [èksousáiklik] 環外の [医学] (二重結合が側鎖にある環状化合物についていう).
ex·o·cyst [éksəsait] 膀胱脱.
exocystine desulfhydrase エキソシスチン脱硫化水素酵素.
ex·o·cy·to·sis [èksousaitóusis] エクソサイトーシス(分泌顆粒内容物を細胞外に放出すること).
ex·o·der·mis [éksədə:mis] 外皮.
ex·o·de·vi·a·tion [èksoudì:viéiʃən] 外偏位, 外斜視(眼科).
exod·ic [iksádik] 遠心性の, 輸出の, = efferent, centrifugal.
e. nerve 遠心性神経, = efferent nerve.
ex·o·don·tia [èksədánʃiə] ① 抜歯術 [医学]. ② 抜歯.
ex·o·don·tic [éksədántik] 抜歯術 [医学].
ex·o·don·tist [èksədántist] 抜歯専門家.
ex·o·don·tol·o·gy [èksoudantáləʤi] 抜歯学 [医学].
ex·o·duc·tion [èksədʌ́kʃən] 外転(眼球角膜が外側に向かい転位する運動), = abduction.
ex·o·e·lec·tron [èksouiléktran] エキソ電子 [医学].
ex·o·en·zyme [èksouénzaim] 〔細胞〕外酵素, = extracellular enzyme.
ex·o·ep·i·the·li·al [èksouèpiθí:liəl] 上皮外の.
e. gland 上皮外腺 [医学].
ex·o·er·gic [èksouə́:ʤik] 発熱の(物理).
ex·o·eryth·ro·cyt·ic [èksouiriθrəsítik] 赤血球外の(マラリア発育環において赤血球外で発育する時期についていう).
e. cycle 外赤血球期.
e. development 赤〔血球〕外発育.
e. form 赤外型.
e. schizogony 赤外期シゾゴニー, 赤血球外増殖, 赤外分裂.
e. stage ① 赤血球外期, 赤外期. ② 赤外型.
ex·o·fo·li·a·tin [èksoufóuliətin] 表皮剥脱素.
ex·og·a·my [ikságəmi] ① 外生殖(異なった細胞からできた配偶子の接合による原虫の受精). ↔ endogamy. ② 異性愛, = heterosexuality, hetero-erotism.
ex·o·gas·tri·tis [èksougæstráitis] 胃外膜炎.
ex·o·gas·tru·la [èksougǽstrulə] 外腸胚(原腸の突出後発育停止状態を示す異常胚子).
ex·o·gen·ic [èksəʤénik] 外因〔性〕[医学].
e. eczema 外因性湿疹 [医学] (主として接触皮膚炎を意味する).
e. metabolic disturbance 外因性代謝障害 [医学].
e. reinfection 外因性再感染.
e. toxicosis 外因性中毒症 [医学].
ex·og·e·note [iksáʤənout, eksouʤí:–] エキソゲノート(供与菌から受容菌に転移される遺伝質の断片). → endogenote.
ex·og·e·nous [iksáʤənəs] 外因〔性〕[医学], 外因性の, 外生の, = exogenic, exogenetic.
e. allergen 外因性アレルゲン.
e. aneurysm 外因性動脈瘤.
e. budding 外生出芽.
e. cycle 体外生活環, 外生期(住血原虫の脊椎動物以外の宿主においての発育環).
e. depression 外因性うつ病 [医学].
e. factors 外因栄養素(主として食物から得る窒素代謝の因子をいう).
e. fiber 髄外原性線維 [医学] (脊髄外の神経細胞から出る線維).
e. gene 外来遺伝子 [医学].
e. infection 外来性感染, 外因〔性〕感染 [医学].
e. intoxication 外因性中毒 [医学].

e. metabolism 外因性代謝(摂取物，特にタンパク質の代謝).
e. mycosis 外因性真菌症［医学］.
e. obesity 外因性肥満〔症〕(食事性)［医学］.
e. pigment 外来性色素［医学］.
e. psychosis 外因性精神病［医学］.
e. purine 外因性プリン体(食物から摂取したプリン塩基).
e. pyrogen 外因性発熱物質.
e. reinfection 外因性再感染［医学］.
e. siderosis 外来性鉄症.
e. sporulation 宿主外胞子形成.
e. toxin 外毒素.
e. tuberculosis 外因性結核〔症〕［医学］.
e. uveitis 外因性ぶどう膜炎［医学］.
ex·o·gland [éksəglænd] 外腺(前立腺などの).
ex·og·na·thia [èksɑgnéiθiə] 上顎前突〔症〕, = prognathia.
ex·og·na·thi·on [èksɑgnéiθiən] 上顎歯槽突起，外顎骨.
ex·o·he·mo·phy·lax·is [èksouhì:moufilǽksis] 体外血液防衛法(患者の血液にヒ素剤を混ぜて，それを再び注射する方法で，血液の敏感性を低下する目的に用いる方法).
ex·o·hys·ter·o·pex·y [èksəhístərəpeksi] 腹膜外子宮固定術［医学］(子宮底部を腹壁に固定する手術).
ex·o·le·at·ed [iksóulieitid] 脱脂した.
e. mustard 脱脂カラシ.
ex·o·lev·er [èksoulí:vər] 抜歯槓杆器.
ex·om·e·ter [iksɑ́mitər] エキソメーター(X線蛍光度を燭光力単位と比較して測定する器械).
ex·o·me·tri·tis [ìksoumitráitis] 子宮外膜炎.
ex·om·pha·los [iksɑ́mfələs] ① 臍ヘルニア［医学］. ② 内臓の臍帯への突出.
e. hernia 臍帯ヘルニア［医学］.
ex·o·mys·i·um [èksəmísiəm] 筋周膜, = perimysium.
ex·on [éksɑn] エキソン(真核細胞 DNA におけるコーディング配列部位．この配列は成熟メッセンジャー RNA 部分に対してコードする DNA 部分へと転写され，さらにタンパク質へと翻訳される．エキソンとイントロン(非翻訳介在配列部分)が真核細胞遺伝子を構成する).
e. trapping エクソントラッピング［医学］.
ex·o·nu·cle·ase [èksounjú:klieis] エキソヌクレアーゼ(ポリヌクレオチド鎖の一端から連続的にヌクレオチドを加水分解する酵素．3′→5′ exonuclease, 5′→3′ exonuclease, exonuclease Ⅲ, Ⅳ, Ⅴ などの種類がある).
ex·op·a·thy [iksɑ́pəθi] 外因病. 形 exopathic.
ex·o·pep·ti·dase [èksəpéptideis] エクソペプチダーゼ(タンパク質分解産物の終末連結部に作用するタンパク分解酵素で，以前は peptidase および ereptase と呼ばれていた).
exophagy 屋外吸血性.
ex·oph·a·sy [eksɑ́fəsi] 外言語(思考を言語を用いて言葉として表出されるものをいう).
Ex·o·phi·a·la [èksoufáiələ] エキソフィアラ属(黒色真菌の一種で，皮下真菌症の原因となる *E. dermatitidis* などが含まれる).
E. werneckii = *Hortaea werneckii*.
exophily 屋外嗜好性.
ex·o·pho·ria [èksoufɔ́:riə] 外斜位［医学］(視線の斜位の一つで，遮蔽された眼の視線が外方に偏るもの). 形 exophoric.
e.-tropia 外斜位斜視［医学］.
exophthalmic goiter 眼球突出性甲状腺腫［医学］(バセドウ病), = Basedow disease, Flajan d., Graves d., hyperthyroidism, Parry d., thyrotoxicosis.
exophthalmic ophthalmoplegia 眼球突出性眼筋麻痺［医学］.
ex·oph·thal·mom·e·ter [ìksɑfθælmɑ́mitər] 眼球突出〔測定〕計［医学］, = orthometer.
ex·oph·thal·mom·e·try [ìksɑfθælmɑ́mitri] 眼球突出度計測［医学］.
ex·oph·thal·mos [ìksɑfθǽlməs] 眼球突出〔症〕［医学］(眼球が前方へ異常に突出している状態), = exophthalmus. 形 exophthalmic.
e. intermittens 間欠性眼球突出.
e. paralyticus 麻痺性眼球突出.
e. periodicus 間欠性眼球突出, = exophthalmos intermittens.
e. pulsans 拍動性眼球突出(後方にある動脈瘤が眼球を突出させ，拍動と雑音とを起こす), = pulsating exophthalmos.
e. producing factor 眼球突出誘発因子［医学］.
e. producing reaction (EPR) 催眼球突出反応，眼球突出惹起反応［医学］.
e. producing substance (EPS) 催眼球突出物質［医学］.
ex·oph·thal·mus [ìksɑfθǽlməs] 眼球突出〔症〕［医学］, = exophthalmos.
ex·o·phy·lax·is [èksoufilǽksis] 対外〔性〕防衛(皮膚のような外面的組織が対外作用により疾病の侵入を防衛すること). 形 exophylactic.
ex·o·phyt·ic [èksəfítik] 外方増殖性の，外向型［医学］.
e. carcinoma 外方発育癌［医学］, 外向発育〔子宮〕癌.
e. glioma 外方増殖性網膜膠腫，外向発育性網膜神経膠腫(網膜外層から発生するもの).
ex·o·plasm [éksəplæzəm] 外形質, = ectoplasm.
ex·o·pneu·mo·pexy [èksounjú:məpeksi] 肺胸壁固定術(肺を胸壁に固定する手術).
exop·o·dite [iksɑ́pədait] 外肢.
ex·or·bit·ism [iksɔ́:bitizəm] 眼球突出, = exophthalmos, procidentia oculi.
ex·or·me·sis [èksɔ:mí:sis] 突出，乳頭状突出物［医学］.
ex·or·mia [iksɔ́:miə] 丘疹性皮膚症，丘疹蕾疹.
ex·o·ro·ta·tio [èksouroutéiʃiou] [L/TA] 外旋*, = external rotation [TA].
ex·o·ro·ta·tion [èksouroutéiʃən] 外旋(眼球角膜が外側に向かい中心を回って回旋する運動).
ex·o·sep·sis [èksəsépsis] 外因性敗血症.
ex·o·se·ro·sis [èksousiróusis] 漿液滲出，滲出機転.
ex·o·skel·e·ton [èksəskélitən] 〔体〕外骨格［医学］(昆虫類の甲殻，ワニ，カメなどの甲), = dermal skeleton, external skeleton.
e. type prosthesis 外骨格義肢［医学］.
ex·os·mose [éksɑsmous] 外方浸透, = exosmosis.
ex·os·mo·sis [èksɑsmóusis] 外方浸透(半透過膜を通して溶液中の物質が内方から外方へ交流する現象で，内方浸透に対立する). ↔ endosmosis.
ex·o·spe·cies [èksouspí:ʃi:z] 生態種［医学］.
ex·o·splen·o·pexy [èksousplénəpeksi] 脾腹壁固定術.
ex·o·spore [éksəspɔ:r] 外生〔芽〕胞子(桿菌の一端に生ずるもの).
ex·o·spo·ri·um [èksouspɔ́:riəm] 外膜(胞子の).
ex·os·tec·to·my [èksɑstéktəmi] 外骨腫切除〔術〕.
ex·os·to·sec·to·my [eksɑ̀stəséktəmi] 外骨切除術.
ex·os·to·ses [èksɑstóusi:z] 骨化過剰〔症〕［医学］, 外骨〔腫〕症［医学］, 外骨腫(exostosis の複数).
ex·os·to·sis [èksɑstóusis] 外骨症(骨腫)，骨化過

E

剰〔症〕〔医学〕，外軟骨腫〔医学〕．複 exostoses．形 exostotic．
e. bursata 嚢状外骨症（骨端から発生する外骨症で，骨および軟骨からなり，結合織の被膜が生じる）．
e. cartilaginea 軟骨性外骨腫．
e. of orbit 眼窩の外骨〔腫〕症〔医学〕．
e. of tooth 歯牙骨腫〔医学〕．
ex·o·ter·ic [èksətérik] 外部的な．
ex·o·the·ca [eksouθí:kə] 外莢．
ex·o·the·li·o·ma [eksouθi:lióumə] 髄膜腫，＝ meningioma．
ex·o·the·li·um [èksouθí:liəm] 外皮細胞（髄膜の）．
ex·o·ther·mal [èksouθə́:məl] 放熱性〔医学〕．
e. reaction 発熱反応（化学反応における）．
ex·o·ther·mic [èksouθə́:mik] 発熱の，放熱〔性〕〔医学〕，散熱的の，熱遊離的の，＝ exothermal．
e. change 発熱変化．
e. compound 発熱性化合物（形成により熱を発生するもの）．
e. reaction 発熱反応，放熱反応〔医学〕．
ex·o·thrix [éksəθriks] 毛外白癬菌（毛幹の外部に寄生するもの）．
ex·o·thy·mo·pexy [èksouθáiməpeksi] 胸腺変位固定術（胸腺を摘出して，胸骨上部に固定する手術）．
ex·o·thy·re·o·pexy [èksouθáiriəpeksi] 甲状腺外固定術，＝ exothyropexy．
ex·o·thy·roid·o·pexy [èksouθáirɔidəpeksi] 甲状腺外固定術，＝ exothyreopexy．
ex·o·thy·ro·pexy [èksouθáirəpeksi] 甲状腺外固定術（甲状腺を切開創外に出し固定萎縮させる手術），＝ exothyropexia．
ex·ot·ic [egzátik] 外国からの，外来性，異国的な．
e. disease 外来病〔医学〕，外国〔的〕疾患．
e. infectious disease 外来伝染病〔医学〕．
e. insect pest 侵入害虫〔医学〕．
e. pathology 外因性病理学．
e. plant 外来種植物．
e. species 外来種．
ex·ot·o·spore [iksátəspɔ:r]（マラリア原虫の針状スポロツォイトで赤血球に突入するもの），＝ oxyspore, rhaphidiospore．
ex·o·tox·ic [èksoutáksik] 外毒素の．
ex·o·tox·in [èksətáksin]〔菌体〕外毒素〔医学〕（真性毒素，可溶性毒素），＝ soluble toxin, true t..
ex·o·tro·pia (**XT**) [èksoutróupiə] 外斜視〔医学〕，＝ divergent strabismus, external squint．
expandable stent 拡張性ステント．
expanded disability status scale (**EDSS**) 拡大身体障害状態スケール．
expanded flap 伸展皮弁〔医学〕．
expanded shale 膨張シェール〔医学〕．
expanded slag 膨張スラグ〔医学〕．
ex·pan·der [ikspǽndər] 増量剤，膨張剤．
expanding lesion 拡張性病変〔医学〕，場所とり病変（腫瘍，血腫，膿瘍などの）．
ex·pan·sion [ikspǽnʃən] ① 膨張〔医学〕．② 誇大症（精神の）．③ 拡大（歯科の）〔医学〕．④ 展開．形 expansive．
e. appliance 拡大装置（矯正装置），＝ orthodontic appliance．
e. arch 拡大弓，拡大弦線（矯正歯科で用いる固定器）．
e. coefficient 膨張率〔医学〕（膨張係数ともいう）．
e. hood エクスパンションフード．
e. orthodontic appliance 拡大矯正装置〔医学〕．
e. ratio 膨張比．
e. test 膨張試験〔医学〕．
ex·pan·sive [ikspǽnsiv] 膨張〔性〕の〔医学〕．
e. delusion 誇大妄想．
e. growth 膨張性発育〔医学〕，膨張性増殖．
e. state 誇大状態．
e. type 誇大型（精神の）．
ex·pan·sive·ness [ikspǽnsivnis] 拡張性．
ex·pa·tient [ikspéiʃənt] 院外患者〔医学〕．
ex·pec·tan·cy [ikspéktənsi] 予期〔医学〕，予測〔医学〕，期待〔医学〕．
e. of life 寿命，余命．
expectant treatment 自然療法．
ex·pec·ta·tion [èkspektéiʃən] ① 期待，予期．② 期待値，＝ expected value．
e. anxiety 予期不安．
e. neurosis 期待ノイローゼ〔医学〕，予期神経症（予期不安の強い神経症）．
e. of life 寿命，余命〔医学〕，＝ life expectancy．
ex·pect·ed [ekspéktəd] 期待される．
e. count rate 予測計数率〔医学〕．
e. date of confinement (**EDC**) 分娩予定日〔医学〕，＝ estimated date of confinement．
e. date of delivery 分娩予定日〔医学〕．
e. death rate 予測（期待）死亡率〔医学〕．
e. error 期待誤差〔医学〕．
e. loss 期待的損失〔医学〕．
e. morbidity rate 予測（期待）罹病率〔医学〕．
e. mortality 予測（期待）死亡率〔医学〕．
e. rate 予測率〔医学〕，期待率〔医学〕．
e. value 期待値．
ex·pec·to·rant [ikspéktərənt] 去痰薬〔医学〕，＝ expectorantia．
e. drug 去痰薬〔医学〕．
e. mixture 去痰合剤（炭酸アンモニウム 18，セネガ流エキス 35，スクイル流エキス 35，アヘンショウノウチンキ 175，水 85，トルバルザンシロップを加えて 1,000mL とする），＝ mistura pectoralis, Stoke expectorant．
ex·pec·to·rate [ikspéktəreit] 喀出する．
ex·pec·to·ra·tion [ikspèktəréiʃən] 喀痰〔医学〕，喀出．
e. of retained secretions 排痰法（気道分泌物を気道から積極的除去し，気道を正常に保つ方法）．
ex·pe·di·tions [èkspədíʃənz] 探検〔医学〕．
ex·pe·ri·ence [ikspíəriəns] 経験，体験．
e. curriculum 経験カリキュラム〔医学〕．
e. life table 経験生命表〔医学〕．
e. of loss 喪失体験．
experienced death rate 実〔際〕死亡率〔医学〕，実〔測〕死亡率〔医学〕．
experiential aura 体験前兆．
experiential hallucination 経験性幻覚．
experiential learning 体験学習．
ex·per·i·ment [ikspérimənt] ① 実験〔法〕〔医学〕，検査〔法〕〔医学〕．② 検証〔医学〕，検定〔医学〕，試験〔医学〕．形 experimental．
e. association 試験連想，＝ test association．
ex·per·i·men·tal [ikspèriméntəl] 実験の〔医学〕．
e. adjuvant-induced arthritis 実験的アジュバント関節炎．
e. allergic aspermatogenic orchitis 実験的アレルギー性無精子産生性精巣（睾丸）炎．
e. allergic encephalomyelitis (**EAE**) 実験的アレルギー性脳脊髄炎（脱髄性アレルギー性脳脊髄炎で，脳組織が補助液とともに注入されることでつくられる）．
e. allergic neuritis 実験〔的〕アレルギー〔性〕神経炎〔医学〕（脱髄性ニューロパチーのモデルで，抗原として末梢神経組織とフロインドアジュバントを用いて作製する）．

E

e. allergic orchitis 実験アレルギー〔性〕精巣炎(睾丸炎)［医学］.
e. allergic thyroiditis 実験アレルギー〔性〕甲状腺炎［医学］.
e. animal 実験動物［医学］，= laboratory animal.
e. autoimmune disease 実験的自己免疫疾患.
e. autoimmune encephalomyelitis 実験的自己免疫性脳脊髄炎.
e. autoimmune myasthenia gravis 実験的自己免疫性重症筋無力症.
e. autoimmune neuritis 実験的自己免疫性腎炎.
e. autoimmune thyroiditis 実験的自己免疫性甲状腺炎(サイログロブリンあるいは甲状腺ペルオキシダーゼをフロイント完全アジュバントとともに動物に免疫させ発生させた甲状腺炎)，= experimental allergic thyroiditis.
e. autoimmune uveoretinitis 実験的自己免疫性ぶどう膜網膜炎［医学］.
e. behavior analysis 実験的行動分析.
e. behavioralogy 実験行動科学［医学］.
e. carcinogenesis 発癌実験.
e. definitive host 実験的固有宿主.
e. design 実験計画法.
e. diabetes mellitus 実験〔的〕糖尿病［医学］.
e. diet 試験食［医学］.
e. disease model 実験的疾患モデル.
e. embryology 実験発生学［医学］.
e. game 実験的ゲーム［医学］.
e. glomerulonephritis 実験〔的〕糸球体腎炎［医学］.
e. group 実験的グループ.
e. histology 実験組織学［医学］.
e. infection model 実験感染モデル［医学］.
e. leukemia 実験白血病［医学］.
e. liver cirrhosis 実験的肝硬変〔症〕［医学］.
e. material 実験材料［医学］.
e. medicine 実験医学［医学］.
e. method 実験的方法.
e. model 実験モデル［医学］.
e. neoplasm 実験的新生物(腫瘍)［医学］.
e. neurosis 実験ノイローゼ［医学］，実験神経症.
e. nystagmus 誘発眼振［医学］，試験眼振.
e. oncology 実験腫瘍学［医学］.
e. pathology 実験病理学［医学］.
e. pharmacology 実験薬理学［医学］.
e. physiology 実験生理学［医学］.
e. psychiatry 実験精神医学［医学］.
e. psychology 実験心理学［医学］.
e. psychosis 実験精神病［医学］(モデル精神病)，= model psychosis.
e. radiation injury 実験的放射線傷害［医学］.
e. sarcoma 実験的肉腫［医学］.
e. surgery 実験外科学［医学］.
e. teratogen 実験的催奇形因子［医学］.
e. teratology 実験奇形学［医学］.
e. ulcer 実験潰瘍.
e. zoology 実験動物学.
ex·per·i·ment·er [ikspérimәntәr] 実験者［医学］.
e.'s effect 実験者効果(実験者が自分の研究に与える影響).
expert opinion 鑑定書.
expert testimony 精神鑑定，専門家の証言［医学］(専門家が裁判官の要請に基づき，精神医学に関わる裁判で調査し意見を述べる(通常書面)．刑事，民事に区別される).
expert witness 鑑定証人［医学］.
ex·pi·ra·tion [èkspiréiʃәn] ①呼気［医学］，呼息(肺から空気を呼出すること)．②絶息，死．③終了(薬物有効期の消滅)．形 expiratory.
e. date 有効期限［医学］.
ex·pi·ra·to·ry [ekspáirәtɔ̀:ri, –tәri] 呼気〔性〕［医学］，呼気の.
e. center (EC) 呼息中枢.
e. dyspnea 呼息性呼吸困難.
e. film 呼気写真［医学］.
e. flow 呼気流量.
e. flow rate 呼気流量［医学］.
e. forced flow rate 努力呼息流量率［医学］.
e. gas 呼気ガス.
e. grunting 呼気性呻吟.
e. muscle 呼気筋.
e. neuron 呼息〔性〕ニューロン［医学］.
e. peak flow rate 最大呼気速度［医学］.
e. phase 呼気相［医学］.
e. positive airway pressure (EPAP) 呼気時気道陽圧.
e. pressure 呼息圧，呼気圧［医学］.
e. reserve 呼息予備.
e. reserve volume (ERV) 呼気予備量［医学］，予備呼気量.
e. resistance 呼気抵抗.
e. stenotic sounds 呼気性狭窄音.
e. stridor 呼気性喘鳴［医学］，呼気性狭窄音，= expiratory wheezing.
e. vital capacity (EVC) 呼息肺活量，呼気肺活量［医学］.
ex·pire [ikspáiәr] ①止息(死)する．②有効期〔限〕消滅．③息を吐く.
expired air 呼気［医学］.
expired air breathing 呼気吹き込み法(呼気吹き込み蘇生法ともいい，術者の呼気を患者の口，鼻より肺に吹き込んで行う人工呼吸法)，= expired air resuscitation.
expired air resuscitation 呼気吹込み蘇生〔法〕［医学］.
ex·pir·i·um [ikspíriәm] ①呼息，呼気［医学］．②終末，= expiration.
ex·pis·ca·tion [èkspiskéiʃәn] 精探，精査(症状，その他の所見を長期にわたり観察する診断法).
explanatory delusion 説明妄想.
ex·plant [éksplænt] ①体外移植組織．②体外に移植する.
ex·plan·ta·tion [èksplæntéiʃәn] 外〔移〕植［医学］(組織培養)，= tissue-culture.
ex·plas·ma [éksplæzmә] 外形質［医学］.
explicit function 陽関数.
ex·plo·ra·tio [èksplɔ:réiʃiou] 診査(診断的検査)，= exoploration.
e. bimanualis 双合診.
e. externa 外診.
e. interna 内診.
e. rectalis 直腸診.
e. rectoabdominalis 腹壁直腸双合診.
e. rectovaginoabdominalis 腹壁腟直腸双合診.
ex·plo·ra·tion [èksplɔ:réiʃәn] ①診断〔的〕切開［医学］．②診査.
e. for abdominal testis 腹腔内精巣試験切開術［医学］.
e. of adrenal glands 副腎試験切開術［医学］.
e. of common bile ducts 総胆管試験切開［医学］.
e. of sinus 嚢の試験切開［医学］.
ex·plor·a·to·ry [iksplɔ́:rәtәri] ①診査の．②試験的〔な〕［医学］.
e. behavior 探索行動［医学］.
e. biopsy 試験生検［医学］.
e. curettage 試験掻爬(そうは)［医学］，診査掻爬術.

e. date analysis 臨床検査分析.
e. excision 診査切採術，試験〔的〕切除〔術〕〔医学〕.
e. incision 試験切開〔医学〕，診査切開，診断的切開.
e. laparotomy 診断的開腹術，試験〔的〕開腹〔術〕〔医学〕.
e. operation 試験的手術〔医学〕，診査手術.
e. puncture 試験穿刺〔術〕〔医学〕，診断的穿刺法.
e. surgery 診査手術.
e. thoracotomy 試験開胸〔医学〕.
e. tympanotomy 試験的鼓室開放〔医学〕.
ex·plore [iksplɔ́:r] ① 調査する，探求する. ② 診察する.
ex·plor·er [iksplɔ́:rər] ① 研究器具. ② 探針.
exploring electrode 探査電極〔医学〕.
exploring needle 試験針〔医学〕，診断用套管針.
exploring trocar 試験穿刺針〔医学〕.
explosibility range 爆発範囲〔医学〕.
ex·plo·sion [iksplóuʒən] 爆発〔医学〕.
e. injury 爆傷.
e. limit 爆発限界〔医学〕.
e. pipet 爆発ピペット〔医学〕，= explosion pipette.
e. proof ① 爆風耐久度. ② 防爆性の〔医学〕.
e. risk 爆発危険性〔医学〕，爆風危険率.
e. trauma 気圧外傷〔医学〕.
e. wave 爆発波.
e. wound 爆創〔医学〕.
ex·plo·sive [iksplóusiv] ① 爆発剤，火薬，炸薬. ② 爆発〔性〕の〔医学〕. ③ 爆発人.
e. decompression 爆発性減圧〔医学〕(1 分間 1,500 m 以上の上昇率に相当する減圧で，ガスの爆発を起こす).
e. epidemic 爆発性流行.
e. mixture 爆発性混合物〔医学〕.
e. phase 爆発期(凝血機序においてトロンビンの生成とともにフィブリノーゲンのゲル化が促進される相).
e. psychopath 爆発性格.
e. psychopathic 爆発性精神病質者.
e. reaction 爆発反応〔医学〕.
e. speech 爆発性言語〔医学〕.
e. substance 爆発物〔医学〕.
e. wen 爆発性皮脂嚢腫(炎症を起こした後，悪性に変化するもの).
ex·po·nent [ikspóunənt] ① 例証者. ② 指数，= index. ③ べき(冪)数(べき指数)，= power.
ex·po·nen·tial [èkspənénʃəl] 指数の〔医学〕，指数関数の，指数型の.
e. curve 指数曲線〔医学〕.
e. distribution 指数〔型〕分布〔医学〕.
e. equation 指数方程式.
e. factor 指数因子〔医学〕.
e. family of distribution 指数分布表〔族〕〔医学〕.
e. function 指数関数〔医学〕.
e. growth 指数関数的発育〔医学〕.
e. growth phase 指数(関数)的発育期〔医学〕.
e. model 指数模型〔医学〕.
e. series 指数級数.
e. smoothing 指数平滑法〔医学〕.
e. theorem 指数定理.
ex·pose [ikspóuz] ① 曝す，曝露する，被曝する. ② 照射する.
exposed pulp 露出歯髄〔医学〕.
exposed surface 露出面〔医学〕.
exposed vessel 露出血管〔医学〕.
ex·po·si·tion [èkspəzíʃən] 曝露〔医学〕.
ex·po·sure [ikspóuʒər] ① 露出. ② 露光〔医学〕. ③ 露出量(照度×時間). ④ 被曝〔医学〕，曝露〔医学〕.
e. dose 照射線量〔医学〕，被曝線量，= exposure dosis.
e. index 露光指数〔医学〕.
e. keratitis 兎眼性角膜炎〔医学〕，露出性角膜炎.
e. keratopathy 兎眼性角膜症〔医学〕.
e. meter 露光計〔医学〕，露出計.
e. of person 身体露出.
e. rate 照射線量率〔医学〕.
e. rate constant 照射線量率定数〔医学〕.
e. situation 被曝状況.
e. suits 耐寒耐水服〔医学〕.
e. test 露出試験〔医学〕.
e. time 照射時間〔医学〕.
e. treatment 開放療法〔医学〕.
expressed almond oil 圧搾扁桃油，= oleum amygdalae expressum.
expressed nutmeg oil ニクズク圧搾油，= mace oil, nutmeg butter.
expressed oil 圧搾油，= fixed oil.
expressed prostatic secretion 前立腺圧出液〔医学〕.
ex·pres·sion [ikspréʃən] ① 表徴，表情〔医学〕，表現〔医学〕，容貌. ② 圧出(薬学，外科，産科で用いる). ③ 式. 形 expressive.
e. of breast milk 搾乳〔医学〕.
e. of fetus 胎児圧出〔法〕〔医学〕.
e. of one's will 意思表示〔医学〕.
e. of placenta 胎盤圧出〔法〕.
e. sequence tag 発現配列タグ〔医学〕.
e. therapy 表現療法.
e. vector 発現ベクター〔医学〕(微生物や細胞で RNA やタンパク質を効率よくつくらせるために，プロモーターを連結したベクター).
expressive aphasia 運動性失語〔医学〕，表現的失語〔症〕，= motor aphasia.
expressive language 表出性言語〔医学〕.
expressive psychotherapy 表明的精神療法.
ex·pres·siv·i·ty [èkspresíviti] ① 表現度(遺伝子の)，= penetrance. ② 発現度〔医学〕.
ex·pres·sor [iksprésər] 圧潰器(Kuhnt のトラコーマ顆粒を圧潰する器械).
ex·pul·sion [ikspʌ́lʒən] ① 駆除，排除，放逐. ② 娩出，圧出〔医学〕，排出. ③ 脱出，= expulsio. 形 expulsive.
e. bandage 除血包帯.
e.-crescent (肝硬変症にみられる血色素が脱出して鎌状を呈する赤血球).
e. neurosis 放逐神経症.
e. of head 児頭娩出〔医学〕.
e. of lens 水晶体脱出.
e. of placenta 胎盤排出〔医学〕.
e. period 娩出期〔医学〕.
ex·pul·sive [ikspʌ́lsiv] 駆逐性の，駆逐性〔医学〕.
e. bleeding 駆逐性出血〔医学〕.
e. force 娩出力〔医学〕，= power of expulsion.
e. gingivitis 排出性歯肉炎〔医学〕，脱出性歯肉縁炎(歯槽膿漏のこと).
e. gold 爆鳴金，雷金，雷酸金，= fulminating gold.
e. hemorrhage 駆逐性出血〔医学〕.
e. movement 圧出運動〔医学〕.
e. pain 排出痛(圧下痛).
e. pains 娩出期陣痛〔医学〕(分娩〔第〕2 期陣痛).
e. stage 娩出期.
e. stage (period) of labor 娩出期〔医学〕.
ex·san·gui·nate [eksǽŋgwineit] 瀉血する.
ex·san·gui·na·tion [eksæ̀ŋgwinéiʃən] 失血〔医学〕，瀉血〔医学〕. 動 exsanguinate. 形 exsanguinating.
e. transfusion 瀉血輸血法(患者の血液を採り出して他の血液を注輸する方法)，= exchange transfusion.

ex·san·guine [eksǽŋwin] 瀉血する.
ex·san·gui·no-trans·fu·sion [eksǽŋgwinou trænsfjú:ʒən] 瀉血輸血〔法〕, 交換輸血〔法〕(患者の血液を採取しつつ, 供血者の血液を注輸すること), = exchange transfusion, replacement t..
ex·sect [eksékt] 切除する.
ex·sec·tion [eksékʃən] 切除.
Ex·ser·o·hi·lum [èksərouháilən] エクセロヒルム属(真菌の一属).
ex·sheath·ment [eksʃí:θmənt] 脱鞘.
ex·sic·cant [éksikənt] 乾燥剤.
ex·sic·cate [éksikeit] 乾燥する, 乾燥させる.
ex·sic·ca·ted [éksikeitid] 乾燥した.
e. alum 焼きミョウバン, 枯礬, 乾燥ミョウバン $AlK(SO_4)_2$ (200°C で 4 時間乾燥したもの), = aluminum potassium sulfate, burnt alum, exsiccated.
e. ammonium alum 乾燥アンモニウムミョウバン(200°C で 4 時間乾燥したもの).
e. ferrous sulfate 乾燥硫酸鉄 $FeSO_4$, = ferri sulfas exsicatus.
e. potassium alum 乾燥カリミョウバン(200°C で 4 時間乾燥したもの).
e. sodium arsenate 乾燥ヒ酸ナトリウム Na_2HAsO, = dried sodium arsenate, sodii arsenas exsiccatus.
e. sodium phosphate 乾燥リン酸ナトリウム(105°C で 4 時間乾燥したもの).
e. sodium sulfate 乾燥硫酸ナトリウム(無水硫酸ナトリウム), = anhydrous sodium sulfate.
e. sodium sulfite 無水亜硫酸ナトリウム, 乾燥亜硫酸ナトリウム (Na_2SO_3 95%以上を含む).
ex·sic·ca·tion [èksikéiʃən] 乾燥, 脱水 [医学], 乾涸(特に結晶水の除去).
e. fever 渇(かつ)熱 [医学].
ex·sic·ca·tum [èksikéitəm] 焼ミョウバン, = alumen ustum.
ex·sic·co·sis [èksikóusis] 脱水症 [医学], = dehydration.
e. due to salt insufficiency 塩〔類〕欠乏性脱水〔症〕[医学].
ex·so·ma·tize [eksóumətaiz] 体外に移す.
ex·sorp·tion [iksɔ́:pʃən] 漏出する(血液から消化管腔に物質が移動すること).
ex·stir·pa·tio [èkstə:péiʃiou] 摘出〔術〕, = extirpation.
ex·stro·phy [ékstrəfi] 外反 [医学], = ecstrophia.
e.-epispadias complex 膀胱外反尿道上裂複合 [医学].
e. of bladder 膀胱外反〔症〕[医学], = vesical ectopia.
e. of cloaca 総排出腔外反症 [医学] (腸粘膜部分が二つの分離した膀胱にはさまれている奇形).
e. of urinary bladder 膀胱外反 [医学].
ex·su·da·tio [eks(j)u:déiʃiou] 滲出〔物〕, = exudation.
e. inflammatoria 炎症性滲出物.
ex·suf·fla·tion [èksʌfléiʃən] 強制呼吸.
ext extractum, extract エキスの略.
extemporaneous formula 臨時処方, 即席処方.
ex·tend·ed [eksténdid] 長期の(延長した).
e. care facility 延長療養施設 [医学].
e. cholecystectomy 拡大胆〔嚢〕摘〔出術〕[医学].
e. family therapy 拡大家族療法.
e. flap 拡大皮弁 [医学].
e. hysterectomy 準広汎子宮全摘出〔術〕, 拡大単純子宮全摘出〔術〕.
e. left hepatectomy 拡大〔肝〕左葉切除 [医学].
e. lobectomy 拡大〔肝〕葉切除 [医学].
e. lymphadenectomy 拡大リンパ節郭清 [医学].
e. mediastinoscopy 拡大縦隔鏡検査〔法〕.
e. molecule 伸張分子 [医学].
e. operation 拡大手術 [医学].
e. pattern 延長パターン [医学].
e. position 伸展位 [医学].
e. pyelolithotomy 広汎性腎盂切石(砕石)術 [医学].
e. pyelotomy 拡大腎盂切開〔術〕, = Gil-Vernet operation.
e. radical hysterectomy 広汎性子宮全摘出 [医学].
e. radical mastectomy 拡大根治的乳房切除〔術〕[医学].
e. radical operation 拡大根治手術 [医学].
e. right hepatectomy 拡大〔肝〕右葉切除 [医学].
e. simple mastectomy 拡大単純乳房切除術 [医学].
e.-spectrum β-lactamase (ESBL) 基質特異性拡張型 β ラクタマーゼ.
e. thymectomy 拡大胸腺摘出術, = maximal thymectomy.
ex·ten·der [iksténdər] 体質顔料, 増量剤 [医学].
extending agent 促進物質 [医学], 増量剤 [医学], 増補液 [医学].
ex·ten·si·bil·i·ty [ikstènsibíliti] 膨張性 [医学].
extensile approach 拡大進入〔法〕, 拡大進入路.
ex·ten·sio [iksténʃiou] [L/TA] 伸展, = extension [TA].
ex·ten·si·om·e·ter [ìkstenʃámitər] ① 伸張計(物質のヤング率その他の測定に当たり, 張力または圧縮力に伴う微細な長さの変化を測る器械). ② 伸縮計(地殻の微小な変化を測る器械).
ex·ten·sion [iksténʃən] [TA] ① 伸展, = extensio [L/TA]. ② 延長, 拡張 [医学], 牽引, 拡大, 伸張. 形 extensive.
e. adduction reflex 伸展内転反射 [医学] (手の背面の尺骨側を軽く打つと, 手関節で軽度の内転と伸展が起こる).
e. aid 伸展補助装置 [医学].
e. attitude 伸展姿勢, 伸展胎勢 [医学] (分娩開始とともに児頭が後方に伸展し, 頭部が胸部から遠ざかる胎勢).
e. bandage 牽引包帯 [医学], 伸展帯.
e. bed 伸展床 [医学].
e. bridge 延長ブリッジ, 延長橋義歯 [医学], 延長架工義歯.
e. contracture 伸展拘縮 [医学].
e. curve 伸展曲線 [医学].
e. effect 過剰効果 [医学].
e. for prevention 予防拡大 [医学], = preventive extension.
e. fracture 伸展骨折 [医学].
e. gene 拡張遺伝子 [医学].
e. injury 伸展損傷.
e. lag エクステンションラグ, 自動伸展不全.
e. movement 伸展運動 [医学].
e. nail 牽引釘 [医学].
e. reflex 伸展反射 [医学].
e. spasm 伸展痙攣 [医学].
e. splint 牽引副子 [医学].
ex·ten·sive [iksténsiv] 広範囲な.
e. anterior infarction 広汎前壁〔心筋〕梗塞 [医学].
e. anterior parietal bone presentation 前頭頂骨定位 [医学].
e. luxation 拡張性脱臼.
e. posterior parietal bone presentation 後頭頂骨定位 [医学].
e. property 示量性 [医学].
ex·ten·so·graph [iksténsəgræf] エキステンソグ

E

ラフ，伸展グラフ．

ex·ten·som·e·ter ［ìkstensámitər］ 伸び計，伸展計［医学］，歪曲計．

ex·ten·sor ［iksténsər］ ［L/TA］ ① 伸〔筋〕側，= extensor ［TA］． ② 伸筋．

e. aponeurosis 指背腱膜．

e. apparatus 伸展機構，伸展構造，伸展装置．

e. band 伸展バンド［医学］．

e. carpi radialis brevis ［TA］ 短橈側手根伸筋，= musculus extensor carpi radialis brevis ［L/TA］．

e. carpi radialis brevis muscle 短橈側手根伸筋．

e. carpi radialis longus ［TA］ 長橈側手根伸筋，= musculus extensor carpi radialis longus ［L/TA］．

e. carpi radialis longus muscle 長橈側手根伸筋．

e. carpi ulnaris ［TA］ 尺側手根伸筋，= musculus extensor carpi ulnaris ［L/TA］．

e. carpi ulnaris muscle 尺側手根伸筋．

e. compartment of arm ［TA］ 上腕の伸展区画*（伸筋をいれる（伸筋区画）），= compartimentum brachii extensorum ［L/TA］．

e. compartment of forearm ［TA］ 前腕の伸展区画*（伸筋・回外筋をいれる（伸筋区画）），= compartimentum antebrachii extensorum ［L/TA］．

e. compartment of leg ［TA］ 下腿の前区画*（伸筋をいれる），= compartimentum cruris extensorum ［L/TA］．

e. compartment of thigh ［TA］ 大腿の前区画*（伸筋をいれる），= compartimentum femoris extensorum ［L/TA］．

e. digiti minimi ［TA］ 小指伸筋，= musculus extensor digiti minimi ［L/TA］．

e. digiti minimi muscle 小指伸筋．

e. digitorum ［TA］ 指伸筋，= musculus extensor digitorum ［L/TA］．

e. digitorum brevis ［TA］ 短指伸筋，= musculus extensor digitorum brevis ［L/TA］．

e. digitorum brevis muscle 足の短指伸筋．

e. digitorum brevis muscle of hand 手の短指伸筋．

e. digitorum longus ［TA］ 長指伸筋，= musculus extensor digitorum longus ［L/TA］．

e. digitorum longus muscle 足の長指伸筋．

e. digitorum muscle 〔総〕指伸筋．

e. hallucis brevis ［TA］ 短母指伸筋，= musculus extensor hallucis brevis ［L/TA］．

e. hallucis brevis muscle 足の短母指伸筋．

e. hallucis longus ［TA］ 長母指伸筋，= musculus extensor hallucis longus ［L/TA］．

e. hallucis longus muscle 足の長母指伸筋．

e. hood エクステンサーフード．

e. indicis ［TA］ 示指伸筋，= musculus extensor indicis ［L/TA］．

e. indicis muscle 示指伸筋．

e. mechanism 伸展機構．

e. muscle ［TA］ 伸筋，= musculus extensor ［L/TA］．

e. muscle of little finger 小指伸筋．

e. plantar reflex 伸展性足底反射．

e. plantar response 伸展性足底反応，= Babinski reflex．

e. pollicis brevis ［TA］ 短母指伸筋，= musculus extensor pollicis brevis ［L/TA］．

e. pollicis brevis muscle 手の短母指伸筋．

e. pollicis longus ［TA］ 長母指伸筋，= musculus extensor pollicis longus ［L/TA］．

e. pollicis longus muscle 手の長母指伸筋．

e. realignment 〔指〕伸筋腱アライメント再建．

e. reflex 伸筋反射［医学］．

e. retinaculum ［TA］ 伸筋支帯，= retinaculum musculorum extensorum ［L/TA］．

e. side 伸側［医学］．

e. tendon realignment 〔指〕伸筋腱アライメント再建．

e. tetanus 伸筋性破傷風（主に伸筋が侵される破傷風）．

e. thrust 伸筋衝動（除脳動物の足底を充実面に接触させるとき反射性に起こる下肢伸筋の急激収縮）．

ex·tent ［ikstént］ 広がり（大きさ，広さ）．

e. of anesthesia 麻酔範囲，= anesthetic area, anesthetic region, level of anesthesia．

e. of bioavailability (EBA) 生体内利用量［医学］，生体内利用率．

ex·te·ri·or ［ikstí:riər］ 外の，外部の，= external．

ex·te·ri·or·i·za·tion ［ikstì:riərizéiʃən］ 前置術［医学］，有袋様手術，外在化．

e. of intestine 腸管前置術［医学］．

e. of pouch 開窓［医学］．

ex·te·ri·or·ize ［ikstí:riəraiz］（内臓を体外に転移すること）．

exterminal opening of wound 創口．

ex·ter·mi·na·tion ［ikstə̀:minéiʃən］ 根絶，絶滅，駆除．

ex·tern ［ékstə:n, ikstə́:n］ エキスターン（医学校の上級生または卒業生で，院外から通勤して臨床医学を習練するもの．院内宿直のインターンに対立していう）． ↔ intern．

ex·ter·nad ［ikstə́:næd］ 外部へ．

ex·ter·nal ［ikstə́:nəl］ ［TA］ ① 外，= externus ［L/TA］． ② 外部の，外の．

e. abdominal ring 外側腹壁鼡径輪（浅鼡径輪のこと），= abdominal inguinal ring．

e. absorption 消化管外吸収．

e. acoustic aperture ［TA］ 外耳孔，= porus acusticus externus ［L/TA］．

e. acustic foramen 外耳孔．

e. acoustic meatus ［TA］ 外耳道，= meatus acusticus externus ［L/TA］．

e. acoustic opening ［TA］ 外耳孔，= porus acusticus externus ［L/TA］．

e. acoustic pore ［TA］ 外耳孔，= porus acusticus externus ［L/TA］．

e. anal sphincter ［TA］ 外肛門括約筋，= musculus sphincter ani externus ［L/TA］．

e. aneurysm 外部動脈瘤（体腔外にあるもの）．

e. aperture of cochlear canaliculus 蝸牛小管外口．

e. aperture of vestibular aqueduct 前庭水管外口．

e. arcuate fiber 外側弓状線維，= Rolando fiber．

e. asphyxia 外窒息．

e. auditory canal 外耳道．

e. auditory foramen 外耳孔［医学］．

e. auditory meatus 外耳道［医学］．

e. auditory meatus reflex 外耳道反射［医学］，= Kisch reflex．

e. axis of bulbus 外眼球軸［医学］．

e. axis of eye 外眼球軸．

e. axis of eyeball ［TA］ 外眼球軸，= axis bulbi externus ［L/TA］．

e. beam irradiation 遠隔照射法，= teleroentgentherapy．

e. biliary drainage 外胆汁瘻造設［医学］．

e. biliary fistula 外胆汁瘻［医学］．

e. bleeding 外出血［医学］．

e. branch ［TA］ 外枝，= ramus externus ［L/TA］．

e. budding 外部出芽，外生出芽．
e. capsule [TA] 外包，= capsula externa [L/TA].
e. cardiac massage 体外心〔臓〕マッサージ［医学］.
e. carotid artery [TA] 外頸動脈，= arteria carotis externa [L/TA].
e. carotid nerves [TA] 外頸動脈神経，= nervi carotici externi [L/TA].
e. carotid plexus [TA] 外頸動脈神経叢，= plexus caroticus externus [L/TA].
e. carotis-internal carotis bypass 外頸内頸動脈バイパス［医学］.
e. cause 外因［医学］.
e. cephalohematoma 外頭血腫［医学］.
e. chest compression 体外〔式〕心マッサージ．
e. cholecystostomy 胆嚢外瘻術［医学］.
e. choledochostomy 総胆管外瘻［医学］.
e. chondroma 骨膜軟骨腫．
e. circumferential lamellae 外環状層板［医学］.
e. cloaca (外胚葉総排出腔)，= ectodermal cloaca．
e. collateral ligament of wrist 外側手根側副靱帯．
e. conditions 外的条件，外界条件．
e. condyle 外顆，大腿骨腓側顆．
e. conjugate [TA] 外結合線*，= conjugata externa [L/TA].
e. conjugate diameter 外結合径（第5腰椎棘突起尖と恥骨結合上縁の中央とを結ぶ線）.
e. convulsion 外的痙攣（随意筋の痙攣性収縮）.
e. cortical layer 外皮質層．
e. counting 外部計測，体外計数．
e. decompression 外減圧〔術〕［医学］.
e. defibrillator 体外式除細動器．
e. dental epithelium 外歯上皮，= external enamel epithelium．
e. dental fistula 外歯瘻［医学］.
e. dialysis 体外透析（人工腎臓のこと）.
e. drainage 外排液法［医学］.
e. drainage of extrahepatic bile duct 肝外胆管外瘻［医学］.
e. drainage of intrahepatic bile duct 肝内胆管外瘻［医学］.
e. ear [TA] 外耳，= auris externa [L/TA].
e. ear malformation 外耳奇形．
e. elastic membrane 外弾性膜．
e. enamel epithelium 外エナメル上皮［医学］.
e. enteric fistula 外腸瘻．
e. environment 外部環境．
e. esophagotomy 外食道切開〔術〕［医学］.
e. examination 外診［医学］.
e. exposure 外部被曝［医学］.
e. exudative retinopathy 外滲出性網膜症［医学］.
e. fecundation 体外受精．
e. female genital organs 女性外生殖器．
e. fistula 外瘻．
e. fistulization 外瘻造設［医学］.
e. fixation 外固定〔法〕，創外固定〔法〕.
e. fixator 〔創〕外固定器．
e. force 外力［医学］.
e. genitalia 外性器，= partes genitales externae．
e. genitalia agenesis 外性器完全欠損〔症〕［医学］.
e. granular layer〔layer II〕 [TA] 外顆粒層（小錐状細胞を含む脳の第2層．網膜視細胞の核を含む層），= lamina granularis externa〔lamina II〕[L/TA].
e. heart massage 体外心〔臓〕マッサージ［医学］.
e. hemorrhage 外出血．
e. hemorrhoids 外痔核［医学］.
e. hepatocholangiostomy 外部肝臓胆管瘻設置術，肝臓胆管外瘻造設術（腹壁外への）.
e. hernia 外ヘルニア［医学］，外側ヘルニア，= indirect hernia．
e. hordeolum 外麦粒腫［医学］.
e. hydrocephalus 外水頭症［医学］.
e. hydrocephaly 外水頭症，= external hydrocephaly．
e. iliac artery [TA] 外側仙骨動脈，= arteria iliaca externa [L/TA].
e. iliac lymphatic plexus 外腸骨リンパ管叢．
e. iliac nodes [TA] 外腸骨リンパ節，= nodi iliaci externi [L/TA].
e. iliac plexus 外腸骨リンパ管叢．
e. iliac vein [TA] 外腸骨静脈，= vena iliaca externa [L/TA].
e. indicator 液外指示薬，外部指示薬［医学］.
e. inguinal hernia 外鼡径ヘルニア［医学］.
e. inhibition 外抑制．
e. injury 外部損傷［医学］.
e. intercostal membrane [TA] 外肋間膜，= membrana intercostalis externa [L/TA].
e. intercostal muscle [TA] 外肋間筋，= musculi intercostales externi [L/TA].
e. irradiation 外部照射〔法〕，体外照射〔法〕.
e. jugular vein [TA] 外頸静脈，= vena jugularis externa [L/TA].
e. kinesioneurosis 外部運動神経症（外界に関係ある筋肉を侵す型）.
e. layer of optic cup 眼杯外層［医学］.
e. leaf crown 外歯冠．
e. limiting membrane 外限界膜，外境界膜［医学］.
e. longitudinal layer [TA] 外縦走筋層*，= stratum externum longitudinale [L/TA].
e. loss 体外漏出［医学］.
e. male genital organs 男性外生殖器．
e. malformation 外表奇形（肉眼で外表から見える奇形をいう）．→internal malformation．
e. malleolar sign 外踝徴候，= Chaddock reflex, Chaddock sign．
e. malleolus 外果，= lateral malleolus．
e. marginal epithelium 外縁上皮［医学］.
e. matrix 外基質．
e. maxillary antrotomy 鼻外上顎洞切開［医学］.
e. maxillary plexus 外側上顎神経叢．
e. measurement 外部測定［医学］.
e. medullary lamina [TA] 外側髄板*，= lamina medullaris lateralis [L/TA]，外髄板*，= lamina medullaris externa [L/TA].
e. memory 外部記憶〔装置〕［医学］.
e. migration 外走（卵子が子宮を通らずに対側の卵管に遊走すること）.
e. migration of ovum 卵子外走．
e. nasal artery [TA] 鼻背動脈，= arteria dorsalis nasi [L/TA].
e. nasal branches [TA] 外鼻枝，= rami nasales externi [L/TA].
e. nasal nerve [TA] 外鼻枝，= ramus nasalis externus [L/TA].
e. nasal veins [TA] 外鼻静脈，= venae nasales externae [L/TA].
e. neurolysis 神経外膜剥離〔術〕［医学］.
e. nose 外鼻［医学］.
e. nose plastic surgery 外鼻形成外科［医学］.
e. nucleus [TA] 外核*，= nucleus externus [L/TA], nucleus lateralis [L/TA].
e. oblique [TA] 外腹斜筋（一側の上後腸骨棘と他側の上前腸骨棘との間の距離），= musculus obliquus externus abdominis [L/TA].

e. oblique muscle 外腹斜筋.
e. oblique muscle of abdomen 外腹斜筋〔医学〕.
e. oblique reflex 外腹斜筋反射.
e. obturator muscle 外閉鎖筋〔医学〕.
e. occipital crest [TA] 外後頭陵(正中頂線), = crista occipitalis externa [L/TA].
e. occipital protuberance [TA] 外後頭隆起, = protuberantia occipitalis externa [L/TA].
e. occipitotemporal convolution 外後頭側頭回.
e. opening of carotid canal [TA] 頸動脈管外口*, = apertura externa canalis carotici [L/TA].
e. ophthalmopathy 外部眼病(結膜, 角膜, 付属器).
e. ophthalmoplegia 外眼筋麻痺〔医学〕.
e. os of uterus [TA]〔外〕子宮口, = ostium uteri [L/TA].
e. ostium of urethra 外尿道口〔医学〕.
e. otitis 外耳炎〔医学〕.
e. pacemaker 体外〔型〕ペースメーカ.
e. pachymeningitis 外硬〔髄〕膜炎.
e. palatine vein [TA] 外口蓋静脈, = vena palatina externa [L/TA].
e. parasitism 外部寄生.
e. pelvimetry 骨盤外計測〔法〕.
e. pericarditis 心外膜炎〔医学〕, 壁側心膜炎.
e. peritendineum 外腱周膜〔医学〕.
e. pharyngotomy 外咽頭切開術.
e. phase 外相〔医学〕, 分散媒.
e. piles 外痔核(肛門管歯状線の外にあるもの).
e. preparation 外用剤〔医学〕(皮膚, 粘膜などに用いる薬の総称).
e. pressure 外圧〔力〕〔医学〕.
e. pseudophthalmoplegia 仮性外眼筋麻痺.
e. pudendal artery 外陰部動脈〔医学〕.
e. pudendal veins [TA] 外陰部静脈, = venae pudendae externae [L/TA].
e. pyocephalus 髄膜化膿.
e. pyramidal layer〔layer Ⅲ〕 [TA] 外錐体層, = lamina pyramidalis externa〔lamina Ⅲ〕[L/TA].
e. radiation 外部被曝〔医学〕.
e. respiration 外呼吸〔医学〕(肺を通して行われる呼吸で, 組織の内呼吸に対していう).
e. respiratory nerve of Bell ベル外呼吸神経.
e. root sheath 外根鞘〔医学〕, 外毛根鞘.
e. rotation [TA] ① 外旋*, = exorotatio [L/TA], rotatio lateralis [L/TA]. ② 外回旋(児頭が顔面を後方または前方に向けて娩出されるとき, 骨盤入口面にある肩甲が回旋下降して腟外で回旋して, 顔面を母体大腿の内面に向ける運動).
e. secretion 外分泌.
e. seminal vesicle 外貯精嚢.
e. sensation 外因性感覚(外界から末梢感覚器を通って起こるもの), = objective sensation.
e. sheath of optic nerve 視神経外鞘.
e. shunt 外シャント〔医学〕.
e. skeletal fixation 創外固定〔術〕(骨片を金属針またはネジで外方から固定する方法).
e. skeleton 外骨格〔医学〕.
e. spermatic fascia [TA] 外精筋膜, = fascia spermatica externa [L/TA].
e. sphincter 外括約筋〔医学〕.
e. sphincter dysfunction 外括約筋機能障害〔医学〕.
e. sphincter muscle of anus 外肛門括約筋.
e. sphincter of anus 外肛門括約筋〔医学〕.
e. sphincterotomy 外括約筋切開〔術〕〔医学〕.
e. spiral sulcus 外ラセン溝.
e. standard source 外部標準線源〔医学〕.
e. strabismus 外斜視.
e. stye 外麦粒腫〔医学〕.
e. surface [TA] 外面, = facies externa [L/TA], paries externus [L/TA].
e. surface of cranial base [TA] 外頭蓋底, = basis cranii externa [L/TA].
e. surface of frontal bone 〔前頭骨〕外面.
e. surface of parietal bone 〔頭頂骨〕外面.
e. table [TA] 外板, = lamina externa [L/TA].
e. tarsorrhaphy 外側瞼板縫合術.
e. theca 外卵胞膜〔医学〕.
e. thrombosed hemorrhoids 血栓性外痔核〔医学〕.
e. tocometry 外測法〔医学〕.
e. transmigration 〔卵管〕外移行(卵子が一側からその卵管を経ずして他側の卵管に移行すること).
e. tunica 外層〔医学〕, 外膜〔医学〕.
e. ultraviolet 外部紫外線(波長290〜185nmの部分).
e.〔uterine〕os 外子宮口.
e. urethral meatus 外尿道口.
e. urethral orifice [TA] 外尿道口, = ostium urethrae externum [L/TA].
e. urethral sphincter [TA] 外尿道口括約筋, = musculus sphincter urethrae externus [L/TA].
e. urethroplasty 外尿道形成〔術〕〔医学〕.
e. urethrotomy 外尿道切開〔術〕〔医学〕.
e. urinary meatus [TA] 外尿道口, = ostium urethrae externum [L/TA].
e. use 外用(薬剤などの), = usus externus.
e. variance 外分散.
e. version 外回転〔術〕〔医学〕.
e. wandering of ovum 卵子外走〔医学〕.
e. wandering of sperm 精子外走〔医学〕.
e. work 外部仕事.
externale cloacal pit 外排泄腔窩〔医学〕.
ex·ter·na·lia [èkstənéiliə] 外性器, = external genitals.
ex·ter·nal·i·za·tion [ekstə:nəlizéiʃən] 外在化〔医学〕, 具現〔医学〕.
externally powered prosthesis 動力義肢〔医学〕.
externo-dorsal ray 外背肋.
externo-lateral ray 外側肋.
ex·ter·nus [ikstə́:nəs] [L/TA] ① 外, = external [TA]. ② 外の, 外部の.
ex·ter·o·cep·tion [èkstərəsépʃən] 外受容〔医学〕.
ex·ter·o·cep·tive [èkstərəséptiv] 外受容性の.
e. impulse 外受容性衝動.
e. nervous system 外界刺激受容系.
e. reflex 外受容反射.
e. stimulus 外受容性刺激.
ex·ter·o·cep·tor [èkstərəséptər] 外受容器(外界感覚受容器).
ex·ter·o·fec·tive [èkstərəféktiv] 随意的の, 外効果性の〔医学〕.
e. system 随意神経系, = voluntary nervous system.
ex·ter·o·re·cep·tor [èkstiərouriséptər] 外受容器〔医学〕.
ex·ti·ma [ékstimə] 外鞘(動脈の), = adventitia.
ex·tinc·tion [ikstíŋkʃən] ① 消衰, 消去, 除去〔医学〕. ② 絶滅(動植物の). ③ 吸光.
e. angle 消光角.
e. coefficient 消衰係数〔医学〕, 吸光係数〔医学〕.
e. effect 消衰効果.
e. of arc 消弧.
e. of species 種の絶滅(ある種に属する個体群が死に絶えること).
e. sign 消退徴候(猩紅熱発疹部に正常血清を注射

すると，発赤が消退する），= Schultz-Charlton test.
e. test 消滅試験，= blanching test.
e. time 消滅時間.
extinctive inhibition 消去抑制〔医学〕，消去抑止.
ex·tin·guish [ikstíŋgwiʃ] 消滅させる（火炎などを）.
ex·tir·pate [ékstə:peit] 摘出する.
ex·tir·pa·tion [èkstə:péiʃən] 摘除〔術〕〔医学〕，摘出〔術〕.
e. of pulp 抜髄〔医学〕，= pulp extirpation, pulpectomy.
Exton, William Gustav [ékstən] エクストン（1876–1943，アメリカの医師．タンパク尿の検査法を考案しブドウ糖認容試験を Rose と共同研究で発表）.
E. immiscible balance エクストン不混和式尿比重計（被検尿量が少ないとき，不混和性溶液に浮遊させて比重を測定する器械）.
E. one-hour test エクストン1時間試験（30分ごとにブドウ糖50gずつ2回経口投与し，Staub 効果を短時間で検出する方法で，健康人は糖を利用し得るが糖尿病患者は逆に利用が悪くなる），= Exton-Rose test.
E. reagent エクストン試薬（硫酸ナトリウム20g，スルホサリチル酸5gとを水100mLに溶解したもので，尿中タンパク質の定性反応に用いる．定量用の試薬は硫酸ナトリウム10gとスルホサリチル酸50g，ブロムフェノール青の0.4%水溶液を水で100mLまで希釈する）.
E. test エクストン法（塩析法を加味した尿タンパク定性検査法，スルホサリチル酸法の変法）.
ex·tor·sion [ikstɔ́:ʃən] 外反（角膜垂直経線上部の）.
ex·tort [ikstɔ́:t] 鉛直径線外反．→ tort.
extra- [ekstrə] 外の，以外の，以上に，などの意味を表す接頭語.
ex·tra sound [ékstrə sáund] 過剰心音.
ex·tra·am·ni·ot·ic [èkstrəæmniátik] 羊膜外の.
e. pregnancy 羊膜外妊娠.
ex·tra·an·a·tom·ic [èkstrəænətámik] 解剖外の（非解剖的）.
e. bypass 非解剖的バイパス形成〔医学〕.
ex·tra·an·throp·ic [èkstrəænθrápik] 外的病因の，= exanthropic.
ex·tra·ar·tic·u·lar [ekstrəɑ:tíkjulər] 関節外の.
e. arthrodesis 関節外〔関節〕固定〔術〕.
e. gout 関節外痛風〔医学〕，非関節性痛風〔医学〕.
e. rheumatic disease 関節外リウマチ性疾患〔医学〕.
e. symptom 関節外症状〔医学〕.
ex·tra·buc·cal [èkstrəbʌ́kəl] 口外の.
e. feeding 口腔外給食.
ex·tra·bul·bar [èkstrəbʌ́lbər] 延髄外の，球外の〔医学〕.
ex·tra·cal·o·ry [èkstrəkǽləri] 労作外熱量〔医学〕，格外熱量.
ex·tra·cam·pine [èkstrəkǽmpi:n] 域外の（主に幻覚 hallucination あるいは視覚とともに用いられ視野についてのみの域を意味する語であり，extramural と同義ではない）.
e. hallucination 域外幻覚.
e. vision 視野外幻視〔医学〕，域外幻視.
ex·tra·cap·il·lar·y [èkstrəkǽpilæri] 毛細血管外の.
e. cell 毛細血管外細胞〔医学〕.
e. flow type 毛細管外部潅流型〔医学〕.
e. hypercellularity 毛細血管外細胞増多〔医学〕.
e. proliferation 毛細血管外細胞増殖〔医学〕.
e. proliferative glomerulonephritis 管外増殖〔性〕糸球体腎炎〔医学〕，管外性増殖性糸球体腎炎.
ex·tra·cap·su·lar [èkstrəkǽpsjulər] 嚢外の，被膜外〔の〕〔医学〕，嚢外性〔医学〕.
e. ankylosis 〔関節〕包（嚢）外性強直〔症〕〔医学〕，嚢外強直，= false ankylosis, spurious a..
e. extraction of lens 水晶体嚢外摘出術〔医学〕.
e. fracture 関節包外骨折〔医学〕.
e. ligaments [TA] 関節〔包〕外靱帯，= ligamenta extracapsularia [L/TA].
e. rupture 外胎嚢破裂〔医学〕.
ex·tra·car·di·ac [èkstrəkɑ́:diæk] 心臓外〔の〕〔医学〕.
e. murmur 心外性雑音.
ex·tra·car·di·al [èkstrəkɑ́:diəl] 心臓外の.
ex·tra·car·pal [èkstrəkɑ́:pəl] 手根外の.
ex·tra·cel·lu·lar [èkstrəséljulər] 細胞外の.
e. cholesterosis 細胞外コレステリン沈着症.
e. electrode 細胞外電極.
e. enzyme 〔細胞〕外酵素〔医学〕，細胞外作用酵素（産生する細胞から抽出してもなお作用を営み得るもの），= unorganized ferment, lyoenzyme.
e. fluid 細胞外液〔医学〕（体重の約20%を占める間質液と血漿．狭義には組織液）.
e. iodophilia 細胞外ヨード親性顆粒（血小板に類似する血漿中の小体）.
e. matrix (ECM) 細胞外基質〔医学〕，細胞外マトリックス〔医学〕（コラーゲン，フィブロネクチン，ラミニン，プロテオグリカンなどの細胞の接着分子からなる細胞外の不溶性網目構造体物）.
e. parasite 細胞外寄生体〔医学〕.
e. pathogen 細胞外寄生性病原菌.
e. region 細胞外領域（細胞表面タンパクのなかで細胞外に表出している部分．ほかの分子との結合にあずかる場合がある）.
e. space 細胞外空間（隙）〔医学〕.
e. toxin 細菌外毒素，= exotoxin.
ex·tra·cer·e·bral [èkstrəséribrəl, -sərí:-] 脳外の.
ex·tra·cho·ri·al [èkstrəkɔ́:riəl] 絨毛膜外の.
e. pregnancy 絨毛膜外妊娠.
ex·tra·chro·mo·so·mal [èkstrəkrouməsóuməl] 染色体外の.
e. DNA 染色体外DNA.
e. factor 染色体外因子.
e. genetic element 染色体外（細胞質）遺伝因子（例えばプラスミドのような）.
e. inheritance 染色体外遺伝〔医学〕.
ex·tra·con·i·cal [èkstrəkánikəl] 円錐外の.
e. compartment 筋円錐外領域〔医学〕.
ex·tra·cor·po·re·al [èkstrəkɔ:pɔ́:riəl] 体外の.
e. cardiopulmonary bypass 人工心肺による体外循環〔医学〕.
e. cardiopulmonary support (ECLS) 体外式心肺補助.
e. circulation 体外循環.
e. dialysis 体外血液透析，体外透析〔医学〕（半透膜を介して血液中の溶質を拡散により透析する）.
e. knotting 体外結紮〔医学〕.
e. lithotripsy 体外的砕石術.
e. lung assist (ECLA) 体外呼吸補助〔医学〕，体外式肺補助（膜型肺，人工肺の装置）.
e. membrane oxygenation (ECMO) 膜型人工肺による呼吸循環補助（エクモ）.
e. membrane oxygenator (ECMO) 体外膜型酸素化（付加）装置（エクモ．体外式膜型人工肺）.
e. photopheresis 体外フォトフェレーシス.
e. respiratory assistant 体外補助呼吸装置〔医学〕.
e. shock wave lithotripsy (ESWL) 体外衝撃波砕石術〔医学〕，体外衝撃波胆石破砕療法.
e. ultrafiltration method (ECUM) 体外限外濾過〔法〕，体外超濾過法（液圧差を利用して，血液から水，溶質を体外に濾過する，血液浄化法の一つ）.

ex·tra·cor·pus·cu·lar [èkstrəkɔ:pʌ́skjulər] ① 血球外の. ② 細胞外の.
ex·tra·cra·ni·al [èkstrəkréiniəl] 頭蓋外の,頭外の.
e. arteritis 頭蓋外動脈炎.
e. bypass 頭蓋外バイパス [医学].
e. hematoma 頭蓋外血腫.
e.–intracranial arterial bypass (EIAB) 頭蓋外内動脈吻合術(外頸動脈系の血管を頭蓋内動脈と吻合して,脳内に新しく人工的な側副循環を作成するもの;エイアブ), = EC–IC bypass.
e.–intracranial bypass 頭蓋内外バイパス,外頸内頸動脈バイパス.
e. occlusion of internal carotid artery 頭蓋外内頸動脈閉塞症.
e. pneumatocele 頭蓋外気嚢腫 [医学].
ex·tract [ikstrǽkt] ① 抽出物. ② エキス〔剤〕(有効成分を抽出した固形または反固形薬), = extractum. ③ 抽出する.
e. of liquorice 甘草エキス.
e. spatula エキスへら [医学].
e. wool 炭化羊毛.
ex·tract·a·bil·i·ty [ikstræ̀ktəbíliti] 抽出性 [医学].
ex·trac·ta·ble [ekstrǽktəbl] 抽出した.
e. nuclear antigen 可溶性核抗原 [医学], 抽出可能核抗原 [医学].
extracted oil 抽出油 [医学].
extracting forceps 抜歯鉗子, = dental forceps.
ex·trac·tio [ikstrǽkʃiou] = extraction.
ex·trac·tion [ikstrǽkʃən] ① 抜出, 抜去 [医学], 摘出, 牽出 [医学], 牽引 [医学]. ② 抽出(化学). ③ 抜去術(歯の). ④ 娩出術(産科). 形 extractive.
e. column 抽出塔(カラム) [医学].
e. in breech presentation 殿位牽出術 [医学], 骨盤位分娩介助術.
e. of aftercominghead 後続児頭牽出術 [医学].
e. of cataract 白内障摘出.
e. of cholecystic stones 胆嚢結石摘出 [医学].
e. of cubic root 開立(立方根を求めること).
e. of extrahepatic bile duct stones 肝外胆管結石摘出 [医学].
e. of gallbladder stones 胆嚢結石摘出 [医学].
e. of intrahepatic stones 肝内胆管結石摘出 [医学].
e. of shoulder 肩甲牽出 [医学], 肩牽引 [医学].
e. of square root 開平(平方根を求めること).
e. of stones 結石摘出 [医学].
e. of tooth 抜歯〔術〕, = exodontia, tooth extraction.
e. rate 抽出率 [医学].
e. ratio 除去率 [医学], 抽出率.
ex·trac·tive [ikstrǽktiv] 抽出物, エキス.
e. distillation 抽出蒸留 [医学].
e. matter エキス分.
ex·trac·tor [ikstrǽktər] 摘出器, 抽出器.
ex·trac·tum [ikstrǽktəm] エキス, = extract. 複 extracta.
e. aloes アロエエキス.
e. aspidii メンマエキス.
e. carnis 牛肉エキス, = beef extract.
e. glycyrrhizae crudum カンゾウ粗エキス, = crude, extract, glycyrrhiza.
e. glycyrrhizae purum 甘草エキス, = extractum liquiritiae purum.
e. perpolitionum oryzae コメヌカエキス.
e. plycyrrhizae crudum 甘草粗エキス(甘草羔, ズボウトウ), = crude glycyrrhiza extract.
ex·tra·cys·tic [èkstrəsístik] 膀胱外の, 嚢胞外の, 胆嚢外の.
ex·tra·du·ral [èkstrədjú:rəl] 硬膜外の.
e. abscess 硬膜外膿瘍.
e. anesthesia 硬膜外麻酔〔法〕 [医学], = epidural anesthesia.
e. hematoma 硬膜外血腫 [医学], = epidural hematoma.
e. hemorrhage 硬膜外(上)出血, = epidural hemorrhage.
e. space [TA] 硬膜外腔*, = spatium epidurale [L/TA].
e. tumor 硬膜外腫瘍 [医学].
ex·tra·em·bry·on·ic [èkstrəèmbriánik] 胚体外の.
e. blastoderm 胚外胚〔盤〕葉.
e. celom 胚外体腔 [医学], 胎外体腔.
e. endothelium 胚外内皮(卵黄血管のような胚子の体外にある脈管の内皮).
e. membrane 胚外膜.
e. mesoderm 胚外中胚葉.
ex·tra·ep·i·phys·i·al [èkstrəèpifíziəl] 骨端外の.
ex·tra·e·ryth·ro·cyt·ic [èkstrəeriθrousítik] 赤外の.
e. form 赤外型.
e. stage 赤外期.
ex·tra·ex·pi·ra·to·ry [èkstrəikspáiərətɔ:ri, –təri] 強制呼吸の.
ex·tra·fas·cic·u·lar [èkstrəfəsíkjulər] 維管束外の.
e. cambium 維管束外形成層.
ex·tra·flo·ral [èkstrəflɔ́:rəl] 花外の.
extrafocal X–ray 焦点外X線, = off focus radiation.
ex·tra·fu·sal [èkstrəfjú:zəl] 錘外の.
e. muscle fiber 錘外筋線維.
ex·tra·gas·tro·in·tes·ti·nal [ekstrəgæ̀strouintéstinəl] 消化管外の.
e. anisakiasis 消化管外アニサキス症.
ex·tra·gen·ic [ekstrəʤénik] 遺伝子外〔性〕の.
e. suppressor mutation 遺伝子外抑圧〔突然〕変異 [医学].
ex·tra·gen·i·tal [èkstrəʤénitəl] 性器外の.
e. chancre 陰部外下疳 [医学].
e. cycle 性器外周期 [医学].
e. syphilis 性器外梅毒.
ex·tra·go·nad·al [èkstrəgounǽdəl] 性腺外の.
e. germ cell tumor 性腺外生殖細胞腫瘍 [医学].
ex·tra·he·pat·ic [èkstrəhipǽtik] 肝臓外の, 肝外の [医学].
e. bed block 肝外床部遮断(バンチ病において起こる脾静脈閉鎖).
e. bile duct 肝外胆管 [医学], 肝外嚢管.
e. biliary obstruction 肝外胆管閉塞 [医学].
e. blood flow 肝外血流量 [医学].
e. cholestasis 肝外胆汁うっ滞 [医学].
e. jaundice 肝外性黄疸 [医学].
e. metabolism 肝外代謝 [医学].
e. obstruction 肝外性閉塞 [医学].
e. obstructive jaundice 肝外閉塞性黄疸 [医学].
e. portal venous obstruction 肝外門脈閉塞症.
e. postsinusoidal obstruction 肝外肝静脈閉塞 [医学].
e. presinusoidal obstruction 肝外門脈閉塞 [医学].
ex·tra·in·su·lar [èkstrəínsjələr] 島外性の.
e. diabetes 島外性糖尿病 [医学].
ex·tra·in·tes·ti·nal [èkstrəintéstinəl] 腸〔管〕外の.
e. amebiasis 腸管外アメーバ症 [医学], 腸外アメーバ症(赤痢アメーバの腸病変から他臓器への転移によるもの. アメーバ性肝濃瘍など).
e. anisakiasis 腸管外アニサキス症.

ex·tra·lem·nis·cal [èkstrəlemnískəl] 毛帯外の.
e. sensory system 毛帯外路知覚系 [医学], 絨帯外路感覚系, = medial system.
ex·tra·lig·a·men·tous [èkstrəlìgəméntəs] 靭帯外の.
ex·tra·lo·bar [èkstrəloubɑ:r] 肺葉外の.
e. sequestration 肺葉外肺分画症 [医学].
ex·tra·lu·mi·nal [èkstrəlú:minəl] 管腔外の.
e. capillary oxygenator 外側潅流型人工肺 [医学].
e. infusion 脈管外潅流 [医学].
ex·tra·mal·le·o·lus [ekstrəməlí:ələs] 外果 (足関節の).
ex·tra·mam·ma·ry [èkstrəmǽməri] 乳房外の.
e. Paget disease 乳房外パジェット病 [医学].
ex·tra·mar·gi·nal [èkstrəmɑ́:ʤinəl] 意識限界下の.
ex·tra·mar·i·tal [èkstrəmǽritəl] 婚外の.
e. relation 婚外性交 [医学], = extramarital coitus.
ex·tra·mas·toi·di·tis [èkstrəmæ̀stɔidáitis] 乳突周囲炎.
ex·tra·max·il·lar·y [èkstrəmǽksilæri] 顎外の.
e. activation 顎外固定〔法〕 [医学].
e. anchorage 顎外固定.
e. retention 上顎外保定〔法〕 [医学].
ex·tra·med·ul·la·ry [èkstrəmédjuləri] 延髄外の, 骨髄外の.
e. erythropoietic activity 髄外赤血球造血能.
e. hematopoiesis 髄外造血 [医学], 骨髄外造血 (骨髄様化生). → myeloid metaplasia.
e. hemopoiesis 髄外造血.
e. plasmacytoma 髄外〔性〕形質細胞腫 (孤立性形質細胞腫の骨髄外病変).
ex·tra·mem·bra·nous [èkstrəmémbrənəs] 膜外の.
e. pregnancy 膜外妊娠.
ex·tra·me·nin·ge·al [èkstrəminínʤiəl] 髄膜外の.
e. bleeding 髄膜外出血 [医学].
extramortality ratio 超過死亡指数 [医学].
ex·tra·mu·ral [èkstrəmjú:rəl] 壁外の.
e. treatment 院外治療 [医学].
ex·tra·na·sal [èkstrənéizəl] 鼻外の.
e. frontal sinusectomy 鼻外前頭洞手術, 鼻外頭洞手術 (Killian 前頭洞手術).
ex·tra·ne·ous [ekstréiniəs] 外来の, 外生の, 異質の (生体外のもの).
e. pigmentation 外来性着色, = exogenous pigmentation.
extranodal lymphoma 節外性リンパ腫.
extranodal non-Hodgikin B-cell lymphoma 節外性非ホジキン性 B リンパ腫.
ex·tra·nu·cle·ar [èkstrənjú:kliər] 核外の.
e. inheritance 核外遺伝 [医学].
e. nucleolus 核外仁.
ex·tra·oc·u·lar [èkstrəɑ́kjulər] 眼球外の.
e. movement 外眼運動 [医学].
e. muscles [TA] 外眼筋, = musculi externi bulbi oculi [L/TA].
e. paralysis 外眼球性麻痺 (眼球外来筋の麻痺によるもの).
e. part [TA] 眼球外部*, = pars extraocularis [L/TA].
ex·tra·o·ral [èkstrəɔ́:rəl] 口外の [医学].
e. anchorage 口外固定, = extraoral fixation.
e. anesthesia 口腔外麻酔 (口腔外から注射して口腔内を麻酔する方法).
e. fixation 口外固定〔法〕 [医学].
e. traction appliance 顎外牽引装置 [医学].
ex·traor·di·nar·y [ekstrɔ́:dinæ̀ri] 異常に (特別に, 異例に).
e. crimes 特殊事件, = extraordinary offenses.
e. offenses 特殊犯, = extraordinary crimes.
e. ray 異常光線.
e. resistance 外部抵抗 (電池外の回路における抵抗), = external resistance.
e. traffic offences 交通特殊事件.
e. treatment 特別治療 [医学].
extraosseous calcification 骨外性石灰化.
extrapancreatogenic diabetes 膵外性糖尿病, = extrainsular diabetes.
ex·tra·pa·ren·chy·mal [èkstrəpəréŋkiməl] 実質外の.
ex·tra·pel·vic [èkstrəpélvik] 骨盤外の.
e. extravasation 腎盂外出血.
ex·tra·per·i·car·di·al [èkstrəpèrikɑ́:diəl] 心膜外の.
ex·tra·per·i·ne·al [èkstrəpèriní:əl] 会陰外の.
ex·tra·per·i·os·te·al [èkstrəpèriɑ́stiəl] 骨膜外の.
e. plombage 骨膜外充填 [医学].
ex·tra·per·i·to·ne·al [èkstrəpèritouní:əl] 腹腔外の.
e. caesarean section 腹膜外帝〔王〕切〔開〕〔術〕 [医学].
e. cesarean section 腹膜外帝王切開術 [医学].
e. drainage 腹膜外排液 [医学].
e. exploration 腹膜外試験切開術 [医学].
e. fascia [TA] 腹膜外筋膜 (腹膜下筋膜), = fascia extraperitonealis [L/TA].
e. fixation of uterus 腹膜外子宮固定術 [医学].
e. ligament [TA] 腹膜外靭帯 (腹膜下筋膜), = ligamentum extraperitoneale [L/TA].
e. space [TA] 腹膜外隙, = spatium extraperitoneale [L/TA].
ex·tra·pla·cen·tal [èkstrəpləséntəl] 胎盤外の.
ex·tra·plan·tar [èkstrəplǽntər] 足底面の.
ex·tra·pleu·ral [èkstrəplú:rəl] 胸腔外の, 胸膜外の.
e. fascia 胸膜外筋膜.
e. plombage 胸膜外充填術 [医学], = plombage filling.
e. pneumolysis 胸腔外焼灼術.
e. pneumothorax 胸膜外気胸 [医学].
e. sign 胸膜外徴候 [医学].
ex·tra·po·lar [èkstrəpóulər] 極外の.
extrapolated range 補外飛程, 外挿範囲.
ex·trap·o·la·tion [èkstrəpəléiʃən] 補外〔法〕 [医学], 外挿 [医学].
e. chamber 外挿電離箱 (放射線量計の一種).
e. number 補外数 [医学].
ex·tra·pros·tat·ic [èkstrəprɑstǽtik] 前立腺外の.
ex·tra·pros·ta·ti·tis [èkstrəprɑ̀stətáitis] 副前立腺炎, = paraprostatitis.
ex·tra·pul·mo·na·ry [èkstrəpʌ́lmənəri] 肺外の.
e. bronchus 肺外〔気管〕支 (周囲に肺実質のないもの), = primary bronchus.
e. tuberculosis 肺外結核 [医学].
ex·tra·py·ram·i·dal [èkstrəpirǽmidəl] 錐体外路の.
e. cerebral palsy 錐体外路性脳性麻痺.
e. disease 錐体外路系疾患 [医学].
e. motor area 錐体外運動野 (運動前野), = Brodmann area 6, 5, 19, 22.
e. motor fasciculus 錐体外運動束, = rubrospinal tract.
e. motor system disease 錐体外路運動系疾患.
e. poison 錐体外路毒 [医学].
e. sign 錐体外路徴候 [医学] (尾状核, 淡蒼球, 赤核, 黒質, 被殻, ルイ体などの基底核を中心にした錐体外路系の障害による徴候).
e. syndrome 錐体外路症候群 [医学] (線条体系の

疾患に際し，全身筋肉の緊張，身体の安定，運動の調和などの機能が低下する特異症候群で，線条体性症候群ともいう)，= striatum syndrome.
e. system　錐体外路系.
e. tract　錐体外路〔医学〕.
ex·tra·rec·tus　[èkstrəréktəs]　外側直筋(眼筋の一つ).
ex·tra·re·nal　[èkstrəríːnəl]　腎外〔性〕の.
e. albuminuria　腎外性アルブミン尿〔症〕，腎外性タンパク尿〔症〕，= extrarenal proteinuria.
e. azotemia　腎外性窒素血症(腎に病変が少ないにもかかわらず血中非タンパク性窒素が増加する状態)，= prerenal azotemia.
e. calyxes　腎外腎杯，= extrarenal calixes.
e. diuretic　腎外性利尿薬〔医学〕.
e. pelvis　腎外腎盂〔医学〕，外転位性腎盂(腎水腫にみられる状態で，腎盂の大部分が腎外部に転位したもの).
e. proteinuria　腎外性タンパク尿.
e. renin　腎外性レニン〔医学〕.
e. uremia　腎外性尿毒症〔医学〕(腎前性あるいは腎後性要因により生じた尿毒症).
extraresidual body　外残体.
extrasaccular hernia　滑出ヘルニア，= sliding hernia.
extrasensory perception　超感覚的知覚〔医学〕.
extraserosal fascia　[TA] 漿膜外筋膜，= fascia extraserosalis [L/TA].
ex·tra·se·rous　[èkstrəsíːrəs]　漿膜腔外の.
ex·tra·so·mat·ic　[èkstrəsouméːtik]　体外の.
extrasphincteric fistula　括約筋外瘻.
extraspinal plexus　脊髄外静脈叢.
ex·tra·syph·i·lit·ic　[èkstrəsìfilítik]　梅毒と重なった.
ex·tra·sys·to·le　[èkstrəsístəliː]　期外収縮〔医学〕(正常の調律とは独立に，正常の洞調律より早く洞房結節以外の異所的刺激によって心臓が収縮することをいう)，= premature beat, premature contraction.
extrasystolic arrhythmia　期外収縮性不整脈〔医学〕.
extraterrestrial environment　地球外環境〔医学〕，大気圏外環境〔医学〕.
ex·tra·tho·ra·cal　[èkstrəθɔ́ːrəkəl]　胸郭外の〔医学〕.
ex·tra·tho·rac·ic　[èkstrəθɔːrǽsik]　胸腔外の.
extrathymic　胸腺外の.
ex·tra·tra·che·al　[èkstrətréikiəl]　気管外の.
ex·tra·tu·bal　[èkstrətjúːbəl]　① 卵管外の. ② 耳管外の.
ex·tra·tym·pan·ic　[èkstrətimpǽnik]　鼓室外の.
extraurethral urinary incontinence　尿道外尿失禁(解剖学的以上による).
ex·tra·u·ter·ine　[èkstrəjúːtərin]　子宮外の.
e. asphyxia　子宮外仮死.
e. gestation　子宮外妊娠.
e. pregnancy　子宮外妊娠〔医学〕.
ex·trav·a·gant　[ikstrǽvəgənt]　浪費者〔医学〕，乱費者〔医学〕.
ex·tra·vag·i·nal　[èkstrəvǽʤinəl]　腟外の.
e. coitus　腟外性交〔医学〕.
e. torsion　鞘膜外捻転.
ex·tra·va·sal　[èkstrəvéisəl]　〔血〕管外の〔医学〕.
ex·trav·a·sate　[ikstrǽvəseit]　① 溢出する. ②〔血〕管外遊出物〔医学〕，溢出物.
ex·trav·a·sa·tion　[ikstræ̀vəséiʃən]　溢血〔医学〕，血液溢出，〔血〕管外遊出，溢出〔医学〕，滲出〔医学〕.
e. cyst　血液溢出嚢胞，出血性嚢胞.
e. of urine　尿溢流〔医学〕，尿浸潤〔医学〕，尿溢出〔医学〕，= Brodie sign.
ex·tra·vas·cu·lar　[èkstrəvǽskjulər]　脈管外の，〔血〕管外〔の〕〔医学〕.
e. compartment　血管外コンパートメント〔医学〕.
e. hemolysis　血管外溶血.
e. lung water　血管外肺水分量〔医学〕，血管外肺水分.
ex·tra·ven·tric·u·lar　[èkstrəventríkjulər]　心室外の.
ex·tra·ver·sion　[èkstrəvə́ːʒən]　外向性(① 精神を外へ表現する傾向. ② 歯弓の異常に広いこと).
ex·tra·vert　[ékstrəvəːt]　外向型，= extrovert.
extravesical triangle　膀胱外三角，= Pawlik triangle.
extravisual zone　視覚外帯(正確に光線の焦点を結び得ない光線屈折面または媒体).
ex·treme　[ikstríːm]　極度の.
e. capsule　[TA] ① 外包，= capsula externa [L/TA]. ② 極包.
e. dextroposition of aorta　大動脈高度右位症.
e. infrared rays　遠赤外線(赤外線のうちだいたい30μm 以上マイクロ波までの部分).
e. premature infant　超未熟児〔医学〕.
e.-pressure additive　極圧添加剤〔医学〕.
e. spindles　極度紡錘波〔医学〕.
e. ultraviolet　極紫外の〔医学〕.
e. ultraviolet rays　遠紫外線(紫外線のうち波長だいたい190nm 以下のもので，シューマン線，ライマン線，ミリカン線などを含む).
e. value　極値〔医学〕.
ex·treme·ly　[ikstríːmli]　極度に.
e. immature baby　極小未熟児，超低出生体重児.
e. immature infant　超早期産児〔医学〕，超早産児(妊娠満22～27週の早産児).
e. low birth weight　超低出生(産)体重〔医学〕.
e. low birth weight infant　超低出生体重児〔医学〕(出生体重が1,000g 未満の児).
e. preterm infant　超早産児〔医学〕.
ex·trem·i·tal　[ikstrémitəl]　四肢の.
ex·trem·i·tas　[ikstrémitəs]　端，四肢，= extremity. 複 extremitates.
e. acromialis　[L/TA] 肩峰端，= acromial end [TA].
e. acromialis claviculae　〔鎖骨の〕肩峰端.
e. anterior　[L/TA] 前端，= anterior extremity [TA].
e. anterior lienis　脾臓前端.
e. inferior　[L/TA] 下端，= inferior pole [TA], lower pole [TA].
e. inferior lienis　脾臓下端，= extremitas vertebralis lienis.
e. inferior renis　腎臓下端.
e. inferior testis　[NA] 精巣下端.
e. pelvina　下肢.
e. posterior　[L/TA] 後端，= posterior extremity [TA].
e. posterior lienis　脾臓後端.
e. sternalis　[L/TA] 胸骨端，= sternal end [TA].
e. sternalis claviculae　胸骨端(鎖骨の).
e. superior　[L/TA] 上端，= superior pole [TA], upper pole [TA].
e. superior lienis　脾臓上端.
e. superior renis　腎臓上端.
e. superior testis　[NA] 精巣上端.
e. thoracica　上肢.
e. tubaria　[L/TA] 卵管端(卵巣の上方で卵管に向かった極)，= tubal extremity [TA].
e. uterina　[L/TA] 子宮端(卵巣の下方で子宮に向かった極)，= uterine extremity [TA].
ex·trem·i·ty　[ikstrémiti]　① 体肢，四肢，手足. ② 端.

E

ex·trin·sic [ikstrínzik] 外因性の. ↔ intrinsic.
e. allergic alveolitis 外因性アレルギー性肺胞炎 [医学] (有機じん埃を繰り返し吸入することによって生じる過敏反応を伴うじん肺症).
e. asthma 外因性喘息 [医学] (吸入性刺激物(冷気, タバコ煙, オゾンなど)によって引き起こされる喘息).
e. deflection 外因性のふれ [医学], 外因性反屈.
e. factor 外因子(キャッスル因子の一つ), = Castle extrinsic factor, vitamin B_{12}.
e. incubation 外在性潜伏期.
e. incubation period 外部潜伏期.
e. mechanism 外因性機構 [医学].
e. muscle 外来筋, 外筋(起始点が器官の外部に, 付着点がその内部にあるもの).
e. muscles of eyeball [TA] 眼筋, = musculi externi bulbi oculi [L/TA].
e. nerve 外因性神経(交感神経節または中枢から器官へインパルスを伝達する神経で, 器官内の2次性神経細胞と連結することもある).
e. potential 外〔因〕性電位 [医学], 外来電位.
e. proteins 外因性タンパク.
e. resolution 外因性分解能 [医学].
e. sleep disorder 外在因性睡眠障害(睡眠障害国際分類では, 不適切な睡眠衛生, 環境因性睡眠障害, 適応性睡眠障害をあげている).
ex·tro·gas·tru·la·tion [èkstrəgæstru:léiʃən] 反腸胚形成(腸胚が内反せずに外反して生ずる胚子奇形).
extrophy 外反.
e. of bladder 膀胱外反.
ex·tro·spec·tion [èkstrəspékʃən] 外観尊重(皮膚その他の身体表面部を絶えず注意する潔癖).
ex·tro·ver·sion [èkstrouvə́:ʒən] ① 外反. ② 外向性, = extraversion.
e. type 外向型.
ex·tro·vert [ékstrəvə:t] 外向型(心を外界へ向ける社交家), = extravert.
extroverted personality 外向性人格(個人よりはむしろ外界に本能エネルギーが向かう性格).
ex·trude [ekstrú:d] 排出する.
extruded disk 椎間板脱出, 脱出椎間板 [医学], 逸脱椎間板 [医学], = extruded disc.
extruded teeth 挺出歯.
ex·tru·doc·lu·sion [ikstrù:dɑklú:ʒən] 挺出咬合.
ex·tru·sion [ikstrú:ʒən] ① 挺出(歯の), = elevation, elongation, overeruption. ② 突出. ③ 押出. 形 extrusive.
e. globule 極体, = polar body.
e. molding 押出成形〔樹脂〕.
e. of tooth 歯の挺出.
e. tooth 挺出歯 [医学].
ex·tu·ba·tion [èkstju:béiʃən] 抜管法. 動 extubate.
ex·tu·ber·ance [ikstjú:bərəns] 突起, 膨張. 形 extuberant, extrusive.
ex·tu·mes·cence [èkstju:mésəns] ① 膨張. ② 骨腫.
exuberant granulation 肉芽増殖(創傷部に肉芽組織が過剰増殖すること), = fungous granulation, proud flesh.
exuberant ulcer 繁殖性潰瘍(基底から肉芽腫が増殖するもの).
ex·u·ber·a·tion [igz(j)ù:bəréiʃən] 高度増殖, 豊富, 繁茂. 形 exuberant.
ex·u·date [éksjudeit] 滲出液 [医学].
e. cells 滲出細胞(滲出液の細胞成分).
e. macrophage 滲出性マクロファージ.
ex·u·da·tion [èksjudéiʃən] 滲出 [医学]. 形 exudative.
e. cell 滲出細胞.
e. cyst 滲出性嚢胞 [医学].
ex·u·da·tive [iksjú:dətiv] 滲出性の.
e. albuminuria 滲出性アルブミン尿(腎膜の濾過によるもの).
e. angina 滲出性アンギナ, = angina canina, croup.
e. arthritis 滲出性関節炎.
e. ascites 滲出性腹水 [医学].
e. bronchiolitis 滲出性細気管支炎.
e. calcifying fasciitis 石灰沈着症, = calcinosis.
e. choroiditis 滲出性脈絡膜炎.
e. cystitis 滲出性膀胱炎 [医学].
e. diathesis 滲出性素因 [医学], 滲出〔性〕素質(特に小児において湿疹, 間擦疹, 皮脂疹などが出現しやすく, 同時に舌粘膜の肥厚, リンパ節腫脹などを伴う体質), = Czerny diathesis.
e. discoid and lichenoid dermatitis 滲出性円板状苔癬様皮膚炎.
e. drusen 滲出性ドルーゼン.
e. eczematoid 滲出性類湿疹 [医学].
e. enteropathy 滲出性エンテロパチー, 滲出性腸症 [医学].
e. erythema 滲出性紅斑.
e. inflammation 滲出性炎 [医学], 滲出性炎症.
e. lesion 滲出性病変 [医学].
e. macrophage 滲出性マクロファージ(炎症などに伴い, 滲出性に出現するマクロファージ). ↔ resident macrophage.
e. nephritis 滲出性腎炎(血漿滲出を伴うもの).
e. otitis media 滲出性中耳炎 [医学].
e. pericarditis 滲出性心膜炎 [医学].
e. peritonitis 滲出性腹膜炎 [医学].
e. pharyngitis 分泌性咽頭炎.
e. pleurisy 湿性心膜炎, 滲出性胸膜炎 [医学], 湿性胸膜炎(胸膜に血清滲出液が多量に貯留する).
e. retinitis 滲出性網膜炎 [医学].
e. retinopathy 滲出性網膜症 [医学].
e. stomatitis 滲出性口内炎 [医学].
e. tuberculosis 滲出性結核.
e. vitreoretinopathy 滲出性硝子体網膜症.
ex·ul·cer·ans [eksʌ́lsərəns] 潰瘍性の, = ulcerating.
ex·ul·cer·a·tio sim·plex [eksʌlsəréiʃiou símpleks] 単純性(浅在性)胃潰瘍.
ex·ul·cer·a·tion [eksʌ̀lsəréiʃən] 潰瘍形成 [医学], 潰瘍化.
ex·um·bil·i·ca·tion [èksʌmbìlikéiʃən] 臍突出, 臍ヘルニア, = exomphalos.
ex·u·tory [iksjú:təri] 吸出剤(旧語).
ex·u·via [iksjú:viə] ① 死肉. ② 痂. ③ 脱皮(旧語). 複 exuviae. 形 exuvial.
exuvial fluid 脱皮液.
ex·u·vi·a·tion [iksjù:viéiʃən] 脱皮, 脱殻.
eye [ái] [TA] ① 目(視覚系の最も重要な部分で, 眼窩前部にあって, ほとんど球形をなす. 外層は角膜 cornea と強膜 sclera, 中層(ブドウ膜)は虹彩 iris, 毛様体 ciliary body および脈絡膜 choroid, 内層は網膜 retina である), = oculus [L/TA]. ② 眼 [医学].
e. and related structures [TA] 眼と副眼器, = oculus et structurae pertinentes [L/TA].
e. axis 眼軸.
e. bandage 眼帯 [医学].
e. bank アイバンク, 眼銀行, 眼球銀行, 角膜銀行 [医学] (新鮮なあるいは保存角膜を移植用に供する目的で設けられた施設で, 法によって許可された病院が, 提供者の角膜を移植または他施設と交換する).
e. bank procedures アイバンク〔の〕手順 [医学].

E

e. bath 眼浴〔医学〕.
e. brain 眼脳, = ophthalmencephalon.
e. burn 眼の熱傷〔医学〕.
e. capsule 眼球被膜.
e.-cells 眼被皿.
e. closure reflex 閉眼反射(眼窩上神経を打つと閉眼と眼輪筋収縮が起こる).
e. color 眼の色〔医学〕.
e. compression reflex 眼球圧迫反射(眼球を圧迫すると心拍が緩慢になり, 正常では5～10/分遅く, 迷走神経興奮状態があればさらに徐脈となる), = Aschner reflex, oculocardiac r..
e. contact 視線一致〔医学〕.
e. cup 洗眼器〔医学〕, 眼杯, 眼盃.
e. cup stalk 眼杯茎.
e. current 眼電流(光線の刺激により, 角膜から視神経に流れる電流).
e. deviation 眼球偏位〔医学〕.
e. dressing 眼帯〔医学〕.
e. drop 点眼薬, = collyrium.
e. drop bottle 点眼びん〔医学〕.
e. dropper 点眼びん〔医学〕.
e.-ear plane 耳眼平面, 眼耳平面, = Frankfurt horizontal plane.
e.-fissure 眼裂.
e. foreign body 眼の異物〔医学〕.
e. histology 眼の組織学〔医学〕.
e. injury 眼の損傷〔医学〕.
e. irritation 眼の刺激〔医学〕.
e. lens 接眼レンズ, = ocular lens.
e. lotion 洗眼剤〔医学〕.
e. magnet 眼磁石〔医学〕.
e. manifestation 眼症状〔医学〕.
e. massage 眼のマッサージ〔医学〕.
e. measure 目測, 目分量.
e. memory 視憶, 視覚記憶, = visual memory.
e.-minded 眼により記憶する.
e. movement 眼球運動〔医学〕.
e. movement desensitization and reprocessing (EMDR) (眼球運動による脱感作と再処理法).
e. ocular movement (EOM) 眼球運動.
e. of typhoon 台風の眼(強烈な台風の中心部にある半径数十キロメートル以内の静穏域).
e. ointment 眼軟膏〔医学〕.
e. opening 開眼〔医学〕(意識障害の評価の一つ. E : eye opening, M : motor response, V : verbal response).
e.-pad 仮包帯(眼の).
e. piece 接眼鏡〔医学〕, 接眼レンズ, = eyepiece.
e. piece micrometer 接眼測微計〔医学〕.
e. point 眼点(接眼鏡の上方にあって, 放射光線の大多数が交差する点).
e. protective agent 眼の保護剤〔医学〕.
e. protective device 保護めがね(眼鏡)〔医学〕.
e. protein 眼球タンパク.
e.-roving アイ・ロービング(不規則な眼球運動をいう).
e. shield 目庇(まびさし), = eye shade.
e. socket 眼窩〔医学〕.
e. solution 眼科用液剤〔医学〕.
e. speculum 開瞼器, 開眼器, = blepharostat.
e.-speed 眼球速度〔医学〕.
e.-speed recording 眼球速度記録〔医学〕.
e. syndrome 眼症候群, = syndrome of brittle bones and blue sclera.
e. tooth 〔上顎〕犬歯, = canine tooth of upper jaw, eyes tooth.
e. tracking test (ETT) 視標追跡調査(眼球運動検査のうち滑動性眼球運動の検査).
e. vesicle 眼胞.
e. vesicle stalk 眼胞茎.
e. wash 点眼薬, 洗眼剤〔医学〕, 洗眼薬, = collyrium.
e. worm 眼虫, ロア糸状虫, = *Loa loa*.
eye·ball [áibɔ̀:l] [TA] 眼球, = bulbus oculi [L/TA].

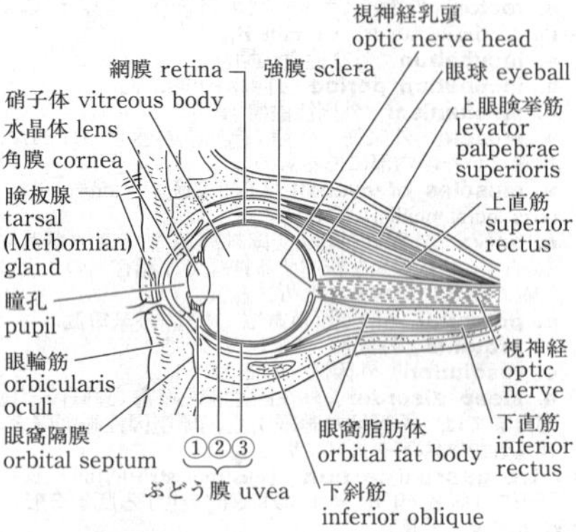

①毛様体 ciliary body ②虹彩 iris ③脈絡膜 choroid

眼　球

e. compression reflex 眼球圧迫反射, = eye compression reflex.
e.-heart reflex 眼球心臓反射.
e. pressure test 眼球圧迫試験〔医学〕(Aschnerが1908年に記載したもの. 眼球心臓反射), = Aschner test.
eye·brow [áibrau] [TA] 眉, = supercilium [L/TA].
eye·brows [áibrauz] [TA] 眉毛(マユゲ), = supercilia [L/TA].
eyed·ness [áidnis] 利き眼〔医学〕.
eye·glass·es [áiglæsiz] 眼鏡, = spectacles.
eye·ground [áigraund] 眼底, = fundus oculi.
eye·lash [áilæʃ] [TA] 睫毛, マツゲ, = cilia [L/TA]. 複 eyelashes.
e. reflex 睫毛反射.
e. sign 睫毛徴候.
eye·let [áilet] はとめ(鳩目), アイレット(矯正歯科の).
e. wiring 単式系蹄結紮法, = single loop wiring.
eye·lid [áilid] 眼瞼〔医学〕, まぶた〔医学〕.
e. closure 閉瞼〔医学〕.
e. closure reflex 眼瞼(閉瞼)反射〔医学〕, 瞬目反射〔医学〕.
e. conditioning 眼瞼条件づけ.
e. contagious granulation 接触感染性眼瞼肉芽〔医学〕, 眼瞼感染性顆粒増生.
e. imbrication 上眼瞼被覆症.
e. neoplasm 眼瞼新生物(腫瘍)〔医学〕.
e. ptosis 眼瞼下垂症〔医学〕.
e. reflex 眼瞼反射.
e. retractor 開眼器〔医学〕.
e. speculum 開瞼器〔医学〕.
e. tic 眼〔球〕運動チック〔医学〕.
e. twitching 眼瞼痙攣〔医学〕.
eye·lids [áilidz] [TA] 眼瞼(マブタ), = palpebrae [L/TA].
eye·pach [áipæʧ] 眼帯.

eye·piece ［áipi:s］ 接眼鏡，接眼レンズ（顕微鏡の光学系において眼に最も接近するレンズ），＝ ocular.
eye·spot ［áispɑ̀t］ 眼点（胎児における眼形成質），眼斑（胚子の痕跡眼）.
eye·stone ［áistòun］ 眼石（眼の異物を取り出すために用いる滑らかな貝殻状の石）.
eye·strain ［áistrèin］ 眼精疲労，＝ asthenopsia.

F

F ① faraday ファラデーの記号. ② Faraday constant ファラデー定数の記号. ③ force 力の記号. ④ free energy 自由エネルギーの記号.
F ① Fahrenheit カ(華)氏の略. ② female 女性(雌)の略. ③ field of vision 視野の略. ④ fluorine フッ素の元素記号. ⑤ formula 公式の略. ⑥ French フレンチ式(カテーテルの太さを示す)の略. ⑦ gilbert ギルバート(動磁力単位)の符合. ⑧ variance ratio 分散比の符号.
F_1 first filial generation 雑種第一代(式)の略.
F_2 second filial generation 雑種第二代(式)の略.
F-actin Fアクチン(アクチンのポリマーで二重らせん構造をとる).
F-ara-A fludarabine フルダラビンの略.
F body F小体.
F duction F導入, = sexduction.
F factor F因子(接合性の細菌の配偶型を決定するプラスミドで, 稔性(fertility)を支配する. F因子保有菌は供与体(雄)細菌となる), = F plasmid.
F_1 hybrid disease F_1ハイブリッド病, 交雑第1代病(F_1雑種世代に片親の免疫担当細胞を移植すると, F_1は移植片を拒絶しないが移植片による対宿主反応が起き, さまざまな障害を生じる).
F_1 hybrid mouse F_1交雑群マウス(2つの異なる系統間の交配によって得られる最初の世代のマウス).
F_2 hybrid mouse F_2交雑群マウス(2つの異なる系統間の交配によって得られる2世代目のマウス).
F-mode Fモード(超音波画像表示法の一種).
F plasmid Fプラスミド(Fは稔性 fertility の略. 細菌の性線毛の形成に関わる遺伝子をもつプラスミド), = F agent.
F′ plasmid F′プラスミド(F′とは染色体上の遺伝子を Fプラスミドが組換えなどにより取り込んだもの), = F′ agent.
F response F応答.
f wave f波(fibrillary waves. 心房細動において心電図基線上に現れる小さくて不規則な振動).
FA ① Fanconi anemia ファンコニー貧血症の略. ② fatty acid 脂肪酸の略.
FA virus FAウイルス(マウス脳脊髄炎ウイルスの一種).
FAB classification FAB分類(急性白血病の分類), = French-American-British classification.
Fab fragment Fabフラグメント(Fabと略記, 抗原結合フラグメント(antigen-binding fragment)の意味. 免疫グロブリンをパパイン消化して生じる可変部と定常部を含む一対のH鎖とL鎖より成る2個のフラグメント. 抗原に結合する活性をもつが, 抗原結合部位を1つしかもたないので沈降反応や凝集反応は起こさない), = Fab piece.
Fab′ fragment Fab′フラグメント(Fab′と略記, $F(ab')_2$を還元. アルキル化してジスルフィド結合を切断して生じるフラグメント).
Fab piece Fab断片(免疫グロブリンの断片化されたFab部分).
Fab region Fab領域(IgGのパパイン分解によって生じるN末端側のH鎖の一部とL鎖よりなるフラグメント), = fragment antigen-binding region.
$F(ab')_2$ fragment $F(ab')_2$フラグメント($F(ab')_2$と略記, 免疫グロブリンをペプシン消化して生じる可変部と定常部を含む一対のH鎖とL鎖がジスルフィド結合したフラグメント. 抗原に結合する部位を2つもつので沈降反応や凝集反応は起こすが, 補体系の活性化や食細胞のFcレセプターへの結合はできない).
fa·bel·la [fəbélə] 腓腹筋頭種子骨, ファベラ〔医学〕(腓腹筋外側頭に形成された種子骨). 複 fabellae.
fa·bel·lae [fəbéli:] ファベラ(fabella の複数).
Faber, Knud Helge [fá:bər] ファーバー(1862–1956, デンマークの医師).
F. anemia ファーバー貧血(無酸症性貧血).
F. syndrome ファーバー症候群(無酸症〔性〕貧血), = achlorhydric anemia.
fa·bere sign [féibiər sáin] ファベレ徴候(屈曲 flexion, 外転 abduction, 外旋 external rotation, 伸展 extension の頭文字を用いた造語で, これらの運動により疼痛が起こるのは股関節疾患の徴候), = Patrick sign.
Fa·bi·a·na [fèibiéinə, -biá:nə] ファビアナ. → pichi.
fa·bi·a·nine [fəbíənin] ファビアニン(*Fabiana imbricata* にあるアルカロイド).
fab·i·at·rin [fæbiǽtrin] ファビアトリン $C_{16}H_{18}O_9$ $-2H_2O$ (ペルー産ナス科植物 *Fabiana imbricata* の枝にある配糖体).
fab·ism [fǽbizəm] ソラマメ中毒, = fabismus, favism.
fa·bis·mus [fəbízməs] ソラマメ中毒, = fabism, favism.
fab·ri·ca·tion [fæbrikéiʃən] ① 生成, 製作〔医学〕. ② 虚談症, 虚構症〔医学〕.
Fabricius, Girolamo (Hieronymus ab Aquapendente) [fəbrísiəs] ファブリキウス(1537–1619, イタリアの解剖学者. bursa fabricii ; ファブリキウス嚢), = Girolamo Fabrizzi.
F. bursa ファブリキウス嚢.
Fabricius Hildanus [fəbrísiəs] ファブリキウス(1560–1634, ドイツの外科医. ドイツ外科学の開祖で, 熱傷の合理的分類を発表した(1607)).
Fabry, Johannes [fá:bri:] ファブリー(1860–1930, ドイツの皮膚科医).
F.-Anderson disease ファブリー・アンダーソン病〔医学〕.
F. disease ファブリー病(ヒトのスフィンゴ糖脂質代謝に関する遺伝病の一つで, *α*-ガラクトシダーゼ欠乏によるX染色体連鎖劣性欠損症. 主として血管を侵す家族性リン脂質貯蔵性疾患, 血管運動障害, 浮腫, 左室肥大, 血圧上昇, タンパク尿, 血尿, 皮膚病変, 筋束空胞などを生ずる), = angiokeratoma corporis diffusum.
fab·u·la·tion [fæbjuléiʃən] 作話〔症〕.
facal fistula 糞瘻.
Facb fragment Facbフラグメント(Facbと略記, 抗原・補体成分結合フラグメント(antigen and complement binding fragment)の意味. 免疫グロブリンをプラスミンで加水分解すると一部のH鎖を欠いた2本のH鎖と2本のL鎖から成るフラグメントを生じる. 抗原に結合する活性や補体活性化する性質をもつ).
FACD Fellow of the American College of Dentists アメリカ歯科学士院会員の略称.
face [féis] [TA] ① 顔, = facies [L/TA]. ② 面, 顔面〔医学〕. 形 facial.
f. ague 顔面の神経痛.
f. angle 面角.

f. bow 顔弓.
f.-centered cubic lattice 面心立方格子 〔医学〕.
f.-centered cubic structure 面心立方構造（同じ大きさの球を隙間なく積み上げてできる最密構造の一つ).
f.-centered lattice 面心格子.
f. down position 下向き姿勢，腹臥位 〔医学〕.
f. mask マスク〔医学〕，フェイスマスク，顔マスク(酸素吸入のための).
f. oral surgery 顔面口腔外科 〔医学〕.
f. phenomenon 顔面神経現象（Chvostek 症徴)，= facialis phenomenon, Chvostek sign.
f. position 顔〔面〕位.
f. powder 粉白粉 〔医学〕.
f. presentation 顔位.
f.-up position 背臥位.
face·om·e·ter [feisiámitər] 顔直径測定計.
fac·et [fǽsit] ① 小関節面. ② 咬合局（小）面. ③ 椎間関節突起 〔医学〕. ④ ファセッテ（角膜の一部欠損によって生じた陥凹部)，= corneal f., facette.
f. block 椎間関節ブロック.
f. eye 網眼.
f. for calcaneonavicular part of bifurcate ligament [TA] 二分靱帯の踵舟部関節面*，= facies articularis partis calcaneonavicularis ligamenti bifurcati [L/TA].
f. for dens [TA] 歯突起窩，= fovea dentis [L/TA].
f. for plantar calcaneonavicular ligament [TA] 底側踵舟靱帯関節面*，= facies articularis ligamenti calcaneonavicularis plantaris [L/TA].
f. fusion 椎間関節固定〔術〕〔医学〕.
f. interlocking 椎間関節嵌頓 〔医学〕.
f. joint 椎間関節 〔医学〕.
f. syndrome 関節面症候群（外傷により脊椎関節面がからみ合い，体位によって激痛を発現する関節症).
fac·e·tec·to·my [fæ̀sitéktəmi] 椎間関節切除〔術〕，椎間関節〔突起〕切除〔術〕〔医学〕.
fa·ce·tious·ness [fəsíːʃəsnis] ふざけ症 〔医学〕，遊戯症.
fa·cet·te [fəsét] ① 小関節面. ② 咬合小（局）面. ③ ファセッテ（角膜の一部欠損によって生じた陥凹部)，= corneal f., facet.
f. eye 複眼.
faceup position 背臥位 〔医学〕，仰臥位 〔医学〕.
fa·cial [féiʃəl] 顔面の 〔医学〕，顔の 〔医学〕.
f. anesthesia 顔面感覚麻痺.
f. angle 顔面角（顎の突出あるいは後退の角度を表すもので，nasion から pogonion に引いた線で決められる).
f. apraxia 顔面失行 〔医学〕.
f. arch 顔弓（舌骨弓，第2鰓弓のこと)，= hyoid arch.
f. area [TA] 眼面神経野，= area nervi facialis [L/TA].
f. artery [TA] 顔面動脈，= arteria facialis [L/TA].
f. aspect [TA] 顔面観*，= norma facialis [L/TA].
f. asymmetry 顔面非対称〔医学〕，顔面左右不同〔症〕〔医学〕.
f. atrophy 進行性顔面筋萎縮，= progressive facial atrophy.
f. axis 顔軸，= basifacial axis.
f. bones 顔面骨.
f. bow 顔弓 〔医学〕.
f. canal [TA] 顔面神経管，= canalis nervi facialis [L/TA].
f. center 顔面中枢（前頭葉上行回下部にある).
f. cleft 顔面披裂 〔医学〕，顔面裂（胚の顔面突起間の空隙. これらの融合不全により種々の奇形が生ずる).
f. colliculus [TA] 顔面神経丘，= colliculus facialis [L/TA].
f. coloboma 顔面欠裂，= facial cleft.
f. color 顔色，顔つき.
f. dermatosis 顔面皮膚疾患 〔医学〕.
f. diplegia 両側顔面神経麻痺 〔医学〕，顔面両麻痺，= double facial palsy.
f. eczema 顔面湿疹.
f. eminence 顔面神経丘，= colliculus facialis.
f. erysipelas 顔面丹毒.
f. expression 顔ぼう（貌）〔医学〕，顔の表情 〔医学〕.
f. fissure 顔裂，顔面裂 〔医学〕，顔面披裂 〔医学〕，= facial cleft.
f. flush 顔面紅潮.
f. furuncle 顔面せつ（癤)，面ちょう（疔).
f. hemiatrophy 顔面片側萎縮，顔面半側萎縮症（神経性のもので，時としては進行性)，= hemiatrophia facialis progressiva, localized facial atrophy.
f. hemihypertrophy 顔面片側肥大症 〔医学〕，顔面半側肥大症，= hemihypertrophia facialis.
f. hemiplegia 顔面片麻痺 〔医学〕.
f. index 顔面指数（両頬骨間の距離×100を眉間中点から歯槽点までの距離で除した比).
f. injury 顔面損傷 〔医学〕.
f. line 顔線（眉間と顔の下点とを連結する直線)，= Camper line.
f. lymph nodes 顔面〔動脈〕リンパ節，= lymphonodi faciales.
f. motor disorder 顔面運動障害.
f. muscles [TA] 顔面筋，= musculi faciei [L/TA].
f. myokymia 顔面ミオキミー.
f. nerve 顔面神経（第7脳神経)，= nervus facialis.
f. nerve〔VII〕 [TA] 顔面神経，= nervus facialis〔VII〕[L/TA].
f. nerve block 顔面神経ブロック 〔医学〕.
f. neuralgia 顔面神経痛 〔医学〕，= trifacial neuralgia, trigeminal n..
f. nodes [TA] 顔面リンパ節，= nodi faciales [L/TA].
f. nucleus 顔面神経核（網様体の外側部にある卵形細胞群で，顔面神経運動線維を送る)，= nucleus facialis, nucleus nervi facialis.
f. pain 顔面痛.
f. pallor 顔面蒼白 〔医学〕.
f. palsy 顔面神経麻痺〔医学〕，= Bell palsy, Bell paralysis, facial paralysis.
f. paralysis 顔面筋麻痺 〔医学〕，顔面〔神経〕麻痺.
f. plate 顔面板（胎児の鼻および上顎突起の前頭鼻および外側にあるもの).
f. plexus 顔面神経叢（顔面動脈の周囲にある).
f. prosthesis 顔面補てつ（綴)（顎顔面の機能および醜形を人工装着（飾）物により組織欠損部を補うほか，体内に埋入し醜形の改善を図る).
f. protector 顔面〔神経〕保護器（von Bourguet).
f. recess 顔面陥凹 〔医学〕.
f. recess approach 顔面神経窩到達法.
f. reflex 顔面筋反射，= bulbomimic reflex.
f. region [TA] 顔の部位（regiones faciei〔PNA〕)，= regio facialis [L/TA].
f. rhytidectomy 顔面しわとり 〔医学〕.
f. root 顔面神経根（顔面神経核から顔面神経丘に至り，さらに橋の下部腹側面に達する線維).
f. sign 顔面徴候，= Chvostek sign.
f. skeleton [TA] 顔面骨，= viscerocranium [L/TA].
f. sling for facial weakness 顔面吊り上げ〔医学〕.
f. spasm 顔面痙攣 〔医学〕，顔面神経痙攣，顔面〔神経〕攣縮.
f. tic 顔面筋チック 〔医学〕，顔面痙攣.

F

f. triangle 顔面三角（バシオンから鼻点と歯槽点へと引いた線で囲まれる）.
f. trophoneurosis 顔面片側萎縮症.
f. vein [TA] 顔面静脈, = vena facialis [L/TA].
f. vision （盲人が顔の皮膚に感ずる感覚で物の方向や距離などを判断し得ること）.
facialis phenomenon 顔面神経現象.
-facient [feiʃənt] ……の作用を引き起こすという意味を表す接尾語.
fa·ci·es [féiʃii:z] [L/TA] ① 顔, = face [TA]. ② 顔ぼう（貌）. ③ 面. 複 facies.
f. abdominalis （腸疾患にみられる特異的顔ぼう）.
f. anterior [L/TA] 前面, = anterior surface [TA], 胸肋面, = sternocostal surface [TA].
f. anterior brachii 上腕の前面.
f. anterior corneae 角膜の前面.
f. anterior cruris 下腿の前面.
f. anterior glandulae suprarenalis 副腎の前面.
f. anterior iridis 虹彩の前面.
f. anterior lateralis humeri 上腕骨の外側前面.
f. anterior lentis 水晶体の前面.
f. anterior medialis humeri 上腕骨の内側前面.
f. anterior palpebrae [L/TA] 眼瞼前面, = anterior surface of eyelid [TA].
f. anterior palpebrarum 眼瞼前面.
f. anterior pancreatis 膵臓の前面.
f. anterior partis petrosae [L/TA]〔錐体〕前面, = anterior surface of petrous part [TA].
f. anterior patellae 膝蓋骨の前面.
f. anterior prostatae 前立腺の前面.
f. anterior radii 橈骨の前面.
f. anterior renis 腎臓の前面.
f. anterior ulnae 尺骨の前面.
f. anteroinferior [L/TA] 前下面*, = antero-inferior surface [TA].
f. anterolateralis [L/TA] 外側前面, 前外側面, = anterolateral surface [TA].
f. anteromedialis [L/TA] 内側前面, = anteromedial surface [TA].
f. anterosuperior [L/TA] 前上面*, = anterosuperior surface [TA].
f. antonina アントニーヌス顔〔貌〕(ハンセン病(らい)末期にみられる顔ぼうで, 眼瞼外反, 眼球麻痺, 兎眼性角膜炎, 流涙欠如などを特徴とする円形眼による顔ぼう).
f. approximalis [L/TA] 隣接面*, = approximal surface [TA], interproximal surface [TA].
f. articulais talaris posterior [L/TA] 後距骨関節面, = posterior talar articular surface [TA].
f. articularis [L/TA] 関節面, = articular surface [TA].
f. articularis acromialis [L/TA] 肩峰関節面, = acromial facet [TA].
f. articularis acromialis claviculae 鎖骨の肩峰関節面.
f. articularis acromii 肩峰関節面.
f. articularis anterior [L/TA] 前関節面, = anterior articular facet [TA].
f. articularis arytenoidea [L/TA] 披裂関節面, = arytenoid articular surface [TA].
f. articularis calcanea anterior [L/TA] 前踵骨関節面, = anterior facet for calcaneus [TA].
f. articularis calcanea media [L/TA] 中踵骨関節面, = middle facet for calcaneus [TA].
f. articularis calcanea posterior [L/TA] 後踵骨関節面, = posterior calcaneal articular facet [TA].
f. articularis capitis costae [L/TA] 肋骨頭関節面, = articular facet [TA].
f. articularis capitis fibulae [L/TA] 腓骨頭関節面, = articular facet [TA].
f. articularis carpalis [L/TA] 手根関節面, = carpal articular surface [TA].
f. articularis clavicularis [L/TA] 鎖骨関節面* (Facies articularis acromii [PNA], 肩峰関節面), = clavicular facet [TA].
f. articularis cuboidea [L/TA] 立方骨関節面, = articular surface for cuboid [TA].
f. articularis cuboidea calcanei 踵骨の立方骨関節面.
f. articularis fibularis [L/TA] 腓骨関節面, = fibular articular facet [TA].
f. articularis fibularis tibiae 脛骨の腓骨関節面.
f. articularis inferior [L/TA] 下〔関節突起〕関節面*, = inferior articular facet [TA], 下関節面, = inferior articular surface [TA].
f. articularis inferior tibiae 脛骨の下関節面.
f. articularis ligamenti calcaneonavicularis plantaris [L/TA] 底側踵舟靱帯関節面*, = facet for plantar calcaneonavicular ligament [TA].
f. articularis malleoli fibulae 腓骨の外果関節面.
f. articularis malleoli lateralis [L/TA] 外果関節面, = articular facet [TA].
f. articularis malleoli medialis [L/TA] 内果関節面, = articular facet [TA].
f. articularis navicularis [L/TA] 舟状骨関節面, = navicular articular surface [TA].
f. articularis navicularis tali 距骨の舟状骨関節面.
f. articularis ossis ilii 腸骨の耳状面.
f. articularis ossis sacri 仙骨の耳状面.
f. articularis ossis temporalis 側頭骨の関節面.
f. articularis partis calcaneonavicularis ligamenti bifurcati [L/TA] 二分靱帯の踵舟部関節面*, = facet for calcaneonavicular part of bifurcate ligament [TA].
f. articularis patellae 膝蓋骨の関節面.
f. articularis posterior [L/TA] 後関節面, = posterior articular facet [TA].
f. articularis sternalis [L/TA] 胸骨関節面, = sternal facet [TA].
f. articularis sternalis claviculae 鎖骨の胸骨関節面.
f. articularis superior [L/TA] 上〔関節突起〕関節面*, = superior articular facet [TA], 上関節面, = superior articular surface [TA].
f. articularis superior tibiae 脛骨の上関節面.
f. articularis talaris anterior [L/TA] 前距骨関節面, = anterior talar articular surface [TA].
f. articularis talaris media [L/TA] 中距骨関節面, = middle talar articular surface [TA].
f. articularis thyroidea [L/TA] 甲状関節面, = thyroid articular surface [TA].
f. articularis tuberculi costae [L/TA] 肋骨結節関節面, = articular facet [TA].
f. auricularis [L/TA] 耳状面, = auricular surface [TA].
f. bovina 牛顔（奇形の）, = cow face.
f. buccalis [L/TA] 頬側面*, = buccal surface [TA].
f. cerebralis [L/TA] 大脳面, = cerebral surface [TA].
f. cholerica コレラ顔ぼう.
f. colica [L/TA] 結腸面, = colic impression [TA].
f. conjunctivalis palpebrae 眼瞼結膜面.
f. contactus 接触面.
f. contactus dentis 歯の接触面.

f. costalis [L/TA] 肋骨面, = costal surface [TA].
f. costalis pulmonis 肺の肋骨面.
f. costalis scapulae 肩甲骨の肋骨面.
f. cutanea palpebrae 眼瞼皮膚面.
f. diaphragmatica [L/TA] 横隔面, = diaphragmatic surface [TA].
f. distalis [L/TA] 遠心面, = distal surface [TA].
f. distalis dentis 歯の遠心面.
f. dolorosa 疼痛顔ぼう(重症疾患に罹患中の人または苦痛を現す人の顔ぼう).
f. dorsales digitorum [L/TA] 指背面, = dorsal surfaces of fingers [TA], 背側面, = dorsal surfaces of toes [TA].
f. dorsalis [L/TA] 後面, = dorsal surface [TA].
f. dorsalis ossis sacri 仙骨の後面.
f. dorsalis scapulae 肩甲骨の背側面.
f. externa [L/TA] 外面, = external surface [TA].
f. externa ossis frontalis 前頭骨の外面.
f. externa ossis parietalis 頭頂骨の外面.
f. facialis dentis 歯の顔面側面.
f. gastrica [L/TA] 胃面, = gastric impression [TA].
f. glutea [L/TA] 殿筋面, = gluteal surface [TA].
f. glutea ossis ilii 腸骨の殿筋面.
f. Hippocratica ヒポクラテス顔ぼう(死の前兆として現れる瀕死顔ぼう), = facies decomposita.
f. inferior [L/TA] 横隔面, = inferior surface [TA].
f. inferior cerebri 大脳下面.
f. inferior hemispherii cerebelli 小脳半球下面.
f. inferior linguae [L/TA]〔舌の〕下面(舌下面), = inferior surface of tongue [TA].
f. inferior pancreatis 膵臓の下面.
f. inferior partis petrosae [L/TA] 錐体下面, = inferior surface of petrous part [TA].
f. inferolateralis [L/TA] 下外側面, = inferolateral surface [TA].
f. inferolateralis prostatae 前立腺の下外側面.
f. infratemporalis [L/TA] 側頭下面, = infratemporal surface [TA].
f. infratemporalis maxillae 上顎骨の側頭下面.
f. interlobares pulmonis 肺の葉間面.
f. interlobaris [L/TA] 葉間面, = interlobar surface [TA].
f. interna [L/TA] 内面*, = internal surface [TA].
f. interna ossis parietalis 頭頂骨の内面.
f. intervertebralis [L/TA] 椎間面*, = intervertebral surface [TA].
f. intestinalis [L/TA]後面, = intestinal surface [TA].
f. intestinalis uteri 子宮の後面.
f. labialis [L/TA] 唇側面*, = labial surface [TA].
f. lateralis [L/TA] 外側面, = lateral surface [TA].
f. lateralis brachii 上腕の外側面.
f. lateralis cruris 下腿の外側面.
f. lateralis fibulae 腓骨の外側面.
f. lateralis ossis zygomatici 頬骨の外側面.
f. lateralis ovarii 卵巣の外側面.
f. lateralis testis 精巣(睾丸)の外側面.
f. lateralis tibiae 脛骨の外側面.
f. leontiana しし(獅子)面〔症〕, = leonine facies, leontiasis.
f. leontina しし〔様〕面.
f. lingualis [L/TA] 舌側面, = lingual surface [TA].
f. lingualis dentis 歯の舌面.
f. lunata [L/TA] 月状面, = lunate surface [TA].
f. lunata acetabuli 寛骨臼の月状面.
f. malleolaris lateralis [L/TA] 外果面, = lateral malleolar facet [TA].
f. malleolaris lateralis tali 距骨の外果面.
f. malleolaris medialis [L/TA] 内果面, = medial malleolar facet [TA].
f. malleolaris medialis tali 距骨の内果面.
f. masticatoria dentis 歯の咬合面, 歯のそしゃく(咀嚼)面.
f. maxillaris [L/TA] 上顎面, = maxillary surface [TA].
f. medialis [L/TA] 内側面, = medial surface [TA].
f. medialis cartilaginis arytenoideae 披裂軟骨の内側面.
f. medialis cerebri 大脳内側面.
f. medialis et inferior hemispherii cerebri [L/TA] 大脳半球の内側面と下面*, = medial and inferior surfaces of cerebral hemisphere [TA].
f. medialis fibulae 腓骨の内側面.
f. medialis ovarii 卵巣の内側面.
f. medialis pulmonis 肺の内側面.
f. medialis testis 精巣(睾丸)の内側面.
f. medialis tibiae 脛骨の内側面.
f. medialis ulnae 尺骨の内側面.
f. mediastinalis [L/TA] 縦隔部, = mediastinal surface [TA].
f. mesialis [L/TA] 近心面, = mesial surface [TA].
f. mesialis dentis 歯の近心面.
f. mitralis 僧帽弁不全患者の顔ぼう(皮膚毛細血管拡張による発赤), = mitrotricuspid facies.
f. myohyoidea linguae 舌下面.
f. myopathica ミオパチー様顔ぼう.
f. nasalis [L/TA] 鼻腔面, = nasal surface [TA].
f. nasalis maxillae 上顎骨の鼻腔面.
f. occlusalis [L/TA] 咬合面, = occlusal surface [TA].
f. occlusalis dentis 歯の咬合面.
f. orbitalis [L/TA] 眼窩面, = orbital surface [TA].
f. ovarica 卵巣病顔ぼう, = Spencer Wells facies.
f. palatina [L/TA] 口蓋面, = palatine surface [TA].
f. palatinalis [L/TA] 口蓋側面*, = palatal surface [TA].
f. palmares digitorum [L/TA] 指掌面, = palmar surface of fingers [TA].
f. pancreatica [L/TA] 膵面*, = pancreatic impression [TA].
f. patellaris [L/TA]膝蓋面, = patellar surface [TA].
f. patellaris femoris 大腿骨の膝蓋面.
f. pelvica [L/TA] 前面(骨盤面ともいう), = pelvic surface [TA].
f. pelvina ossis sacri 仙骨の前面.
f. plantares digitorum [L/TA] 底面, = plantar surfaces of toes [TA].
f. poplitea [L/TA] 膝窩面, = popliteal surface [TA].
f. poplitea femoris 大腿骨の膝窩面.
f. posterior [L/TA] 後面, = posterior surface [TA].
f. posterior cartilaginis arytenoideae 披裂軟骨の後面.
f. posterior corneae 角膜の後面.
f. posterior cruris 下腿の後面.
f. posterior fibulae 腓骨の後面.
f. posterior glandulae suprarenalis 副腎の後面.
f. posterior humeri 上腕骨の後面.
f. posterior iridis 虹彩の後面.
f. posterior lentis 水晶体の後面.
f. posterior palpebrae [L/TA] 眼瞼後面, = posterior surface of eyelid [TA].
f. posterior palpebrarum 眼瞼後面.
f. posterior pancreatis 膵臓の後面.
f. posterior partis petrosae [L/TA]〔錐体〕後面, = posterior surface of petrous part [TA].
f. posterior prostatae 前立腺の後面.

F

f. posterior radii 橈骨の後面.
f. posterior renis 腎臓の後面.
f. posterior tibiae 脛骨の後面.
f. posterior ulnae 尺骨の後面.
f. progenaea 顎突出顔, = progenia.
f. pulmonalis cordis 心臓の肺側面.
f. pulmonalis dextra [L/TA] 右肺面, = right pulmonary surface [TA].
f. pulmonalis sinistra [L/TA] 左肺面, = left pulmonary surface [TA].
f. rachitica くる病顔ぼう (Ragnault).
f. renalis [L/TA] 腎面, = renal surface [TA], renal impression [TA].
f. sacropelvica [L/TA] 仙骨盤面, = sacropelvic surface [TA].
f. sacropelvina ossis ilii 腸骨の仙骨盤面.
f. scaphoidea 舟状顔 (前頭部の突出, 顔の中央部と鼻の下半分の陥没, 上顎前突などを特徴とする顔の奇形).
f. sternocostalis [L/TA] 胸肋面, = anterior surface [TA].
f. sternocostalis cordis 心臓の胸肋面.
f. superior [L/TA] 上面, = superior facet [TA].
f. superior hemispherii cerebelli 小脳半球の上面.
f. superolateralis cerebri 大脳上側面.
f. superolateralis hemispherii cerebri [L/TA] 大脳上外側面, = superolateral face of cerebral hemisphere [TA].
f. symphysialis [L/TA] 恥骨結合面, = symphysial surface [TA].
f. temporalis [L/TA] 側頭縁, = temporal surface [TA].
f. tetanica 破傷風顔ぼう.
f. urethralis [L/TA] 尿道面, = urethral surface [TA].
f. urethralis penis 陰茎の尿道面.
f. uterina 子宮病顔ぼう.
f. vesicalis [L/TA] 前面, = vesical surface [TA].
f. vesicalis uteri 子宮の前面.
f. vestibularis [L/TA] 前庭面 (前庭側面, 顔面側面), = vestibular surface [TA].
f. vestibularis dentis 歯の前庭側面.
f. visceralis [L/TA] 臓側面, = visceral surface [TA].
f. visceralis hepatis 肝臓の臓側面.
f. visceralis lienis 脾臓の臓側面.
f. volaris 掌面.
facilitated diffusion 促通拡散, 促進拡散.
fa·cil·i·ta·tion [fəsìlitéiʃən] 疎通, 促通, 促進 (反射運動の際にみられる現象で, あらかじめ適当な刺激を加えておくと起こりやすくなる反射運動).
f. of intraocular circulation 眼内循環の促進 [医学].
f. of reflex 反射疎通.
f. technique 促通法 [医学].
fa·cil·i·ta·to·ry [fəsíliteitəri, -tətɔ:ri] 助長の, 促進の, 疎通の.
f. effect 促通効果 [医学].
f. pathways 促進経路.
fa·cil·i·ty [fəsiləti] 施設.
f. access 施設通路 [医学].
f. management 施設管理 [医学].
f. of outflow 〔眼〕房水流出能.
f. of radioisotope storage 放射性同位元素貯蔵施設.
fac·ing [féisiŋ] 前歯.
f. cast crown 前装鋳造冠.
f. crown 前装冠.
facio- [féiʃiou, -ʃiə] 顔との関係を表す接頭語.
fa·ci·o·bra·chi·al [fèiʃioubréikiəl] 顔腕の.
f. hemiplegia 顔面上腕片麻痺.
fa·ci·o·ceph·a·lal·gia [fèiʃiousefəlǽlʤiə] 顔頸神経痛 (交感神経症の一種).
fa·ci·o·cer·vi·cal [fèiʃiousə́:vikəl] 顔頸の.
fa·ci·o·lin·gual [fèiʃiəlíŋgwəl] 顔舌の.
f. hemiplegia 顔面舌片麻痺.
fa·ci·o·plas·ty [féiʃiəplæ̀sti] 顔面形成術, 美容術.
fa·ci·o·ple·gia [fèiʃiouplí:ʤiə] 顔面神経麻痺, = prosopoplegia.
fa·ci·o·scap·u·lo·hu·mer·al [fèiʃiəsskæ̀pjulouhjú:mərəl] 顔面肩甲上腕型 [医学].
f. atrophy 顔面肩甲上腕型筋萎縮症, = Landouzy-Déjerine dystrophy.
f. dystrophy 顔面肩甲上腕ジストロフィ〔ー〕[医学].
f. muscular dystrophy 顔面肩甲上腕型筋ジストロフィ〔ー〕(ミオパチー顔貌を示す代表的なもので, 本症では表情に乏しい, 笑顔がぎこちない, 発語不明瞭などを特徴とする), 顔面肩甲上腕筋異栄養〔症〕, = facioscapulohumeral atrophy, Landouzy-Déjerine dystrophy.
FACOG Fellow of the American College of Obstetricians and Gynecologists アメリカ産婦人科医師会員の略.
FACP Fellow of the American College of Physicians アメリカ内科医師会会員の略.
FACS ① Fellow of the American College of Surgeons アメリカ外科医師会会員の略. ② fluorescence activated cell sorter 蛍光細胞分析分離 (選別) 装置, 蛍光標示式細胞分取器の略.
FACSM Fellow of the American College of Sports Medicine アメリカスポーツ医学医師会会員の略.
factitial dermatitis 人工〔的〕皮膚炎, 自傷性皮膚炎.
factitial ulcer 分裂性潰瘍.
factitial urticaria 人工じんま疹, = mechanical urticaria.
fac·ti·tious [fæktíʃəs] 人工的な, 虚偽性 [医学].
f. disorder 作為症, 虚偽性障害 (ミュンヒハウゼン症候群など).
f. fever 詐病熱 [医学].
f. illness by proxy 代理人による詐病, = Munchausen syndrome by proxy.
f. purpura 人工紫斑.
f. urticaria 人工じんま疹 (皮膚を圧迫, 摩擦すると, その形に膨疹ができること), = dermatographia.
fac·tor [fǽktər] 因子, 要素, 動因, 因数.
f. I 第I因子 (① Jukes がピリドキシンに対してつけた名. ② Koller が凝血要素フィブリノーゲンに与えた名).
f. II 第II因子 (① Jukes がパントテン酸に対してつけた名. ② Koller がプロトロンビンに与えた名).
f. IIa 第IIa因子.
f. III 第III因子 (トロンボプラスチンのこと).
f. IV 第IV因子 (凝血機序におけるカルシウム).
f. V 第V因子 (Owren が1944年に発見した血漿中の因子で, 第VI因子の非活性前駆物質), = proaccelerin.
f. V deficiency 〔血液〕第5因子欠乏症 (パラ血友病).
f. Va 第Va因子.
f. V1a 第V1a因子.
f. VI 第VI因子 (第V因子が活性化されたもので, プロトロンビンがトロンビンに転化する反応を促進する. この因子の欠乏はパラ血友病を誘発する), = accelerin.

f. VII 第VII因子（Koller が1951年に安定因子に対してつけた名称で，プロトロンビン転化因子．Owren が1947年に cofactor V として報告したもの），= convertin，SPCA，stable factor．
f. VIII 第VIII因子（抗血友病因子），= antihemophilic factor．
f. VIII deficiency 第VIII因子欠乏症．
f. VIII inhibitor 第VIII因子インヒビター．
f. VIII-related antigen 第VIII因子関連抗原．
f. IX 第IX因子（血漿トロンボプラスチン因子），= Christmas factor，PTC．
f. IX deficiency 第IX因子欠乏症．
f. X 第X因子（ビタミンK欠乏症，ダイクマロール血漿，新生児などにおいて欠乏し，遺伝性疾患C型血友病に欠損するといわれる）．
f. XI 第XI因子．
f. XII 第XII因子（血液凝固因子．ガラス因子，Hageman 因子．ガラスにより活性化され，活性型第XIIの因子となる）．
f. XIII 第XIII因子（血液凝固因子．フィブリン安定因子，Laki-Lorand 因子，L-L 因子）．
f. A A因子．
f. analysis 因子分析〔法〕〔医学〕．
f. B B因子（補体副経路でC3bと結合した後，D因子により切断されて，C3転換酵素（C3bBb）とBaになる）．
f. construct rating scale 要因構造評価尺度〔医学〕．
f. D D因子（C3プロアクチベーター転換酵素ともいう．C3bBを切断してC3転換酵素（C3bBb）とBaを生成する）．
f. Gm Gm因子．
f. H H因子（biotinの旧名．ビタミンB_{12}同族体または前駆物質．C3bの活性を制御する糖タンパク質），= biotin，vitamin B_{12}．
f. I I因子（補体活性化を制御する因子．C3bやC4bを切断して不活化する）．
f. Inv Inv因子．
f. of determination 決定因子（遺伝形質の）．
f. of merit 標準感度．
f. of safety 安全要因〔医学〕．
f. P P因子（プロパージン，副経路のC3転換酵素の安定性に関与する）．
f. R R因子（葉酸またはビタミンB_{11}），= factor 3．
f. S S因子，= biotin．
f. serum 因子血清〔医学〕．
f. U U因子，= folic acid．
f. W W因子，= biotin．
f. X for *Haemophilus* ヘモフィルスX因子．
fac·to·ri·al [fæktɔ́:riəl] ①因子の，要因の．②階乗（数学）．
f. design 要因配置（推計学における実験のため処理する要因の配置）．
f. design of experiments 要因配置実験（推計学における実験計画の一つ）．
f. development 係数現象．
f. effect 要因効果．
f. experiment 要因分析，要因実験．
fac·to·ri·za·tion [fæktəraizéiʃən] 因数分解，因子分解．
fac·to·ry [fǽkt(ə)ri] 工場．
f. legislation 工場立法〔医学〕．
f. noise 工場騒音〔医学〕．
f. physician 工場医〔医学〕．
factual survey 実態調査．
fac·ul·tas [fǽkəltəs] 能力，= faculty．
f. reigendi 勃起力，= power of erection．
fac·ul·ta·tive [fǽkəltətiv] ①条件的の．②随意の．③通性の．④自制的の．
f. aerobe 通性好気性菌．
f. anaerobe 通性嫌気性菌，通性嫌気性生物〔医学〕，不偏性嫌気性寄生虫．
f. anaerobic bacteria 通性嫌気性細菌〔医学〕．
f. divergent strabismus 随意外斜視〔医学〕．
f. heterochromatin 機能性ヘテロクロマチン〔医学〕．
f. hypermetropia 随意遠視〔医学〕，仮性遠視，通性遠視，不全遠視（調節により矯正される遠視），= facultative hyperopia．
f. myiasis 機能的ハエ症．
f. parasite 不偏性寄生虫，通性寄生体（寄生虫）〔医学〕．
f. parasitism 条件寄生，不偏性寄生（自由生活を営む生物がほかの動物に取り込まれ，一定期間生活をする現象をいう）．→ obligatory parasitism．
f. parthenogenesis 偶発的単為〔処女〕生殖〔医学〕．
f. pathogen 通性病原体〔医学〕．
f. saprophyte 通性腐生菌．
f. sterility 随意不妊症（避妊法によるもの）．
f. strabismus 随意斜視〔医学〕．
f. symptom 任意症状〔医学〕．
fac·ul·ty [fǽkəlti] ①才能．②教職員（大学などの）．③学部．
FAD ①familial Alzheimer dementia 家族性アルツハイマー型痴呆の略．②flavine-adenine dinucleotide の略（demethylase などの補酵素）．
fad diet 気まぐれダイエット〔医学〕，気まぐれ減量食〔医学〕，流行食〔医学〕．
fad·dism [fǽdizəm] 酔狂，気まぐれ，熱狂症．
Faden suture ファーデン縫合糸．
fa·de·om·e·ter [fèidiɑ́mitər] 退色試験器〔医学〕．
fad·ing [féidiŋ] 退色，漸減〔医学〕．
fae·ces [fí:sis] 糞〔便〕，屎，= feces．
fae·num [fí:nəm] コロハ，= fenugreek，fenugrec．
fa·ex [féieks] 残渣，= fecula．
f. compressa 圧搾酵母．
f. medicinalis 乾燥酵母，= yeast．
Fag·ar·a [fǽgərə] イヌザンショウ属（ミカン科の一属），= *Zanthoxylum*．
fag·a·ram·ide [fægərǽmid] ファガラミド ㊌ piperonylacrylic acid isobutyramide $C_{14}H_{17}NO_3$（*Fagara*（Zanthoxylum）属植物の根皮にあるアルカロイド）．
fag·a·ram·i·dine [fægərǽmidin] ファガラミジン（イヌザンショウ（崖椒）の根から得られる化合物で，冷血動物においては麻酔作用がある）．
fag·a·rine [fǽgərin] ファガリン$C_{13}N_{11}NO_3$（*Fagara*（*Zanthoxylum*）属植物の枝葉にあるアルカロイドで，キニジンと同様の作用を示す），= γ-fagarine．
Faget, Jean Charles [faʒéi] ファジェー（1818-1884，フランスの医師）．
F. sign ファジェー徴候（黄熱に特徴的な徴候で，比較的徐脈で脈拍は減少するが，熱には変化をみない），= Faget law．
fag·got cell [fǽgət sél]（急性前骨髄球性白血病の白血病細胞にみられる異常で，針状の Auer 小体を細胞質内に多数有する細胞）．→ Auer body．
fag·o·py·rism [fægoupáirizəm, feigɑ́pi-] ソバ〔蕎麦〕中毒，= fagopyrysmus．
Fag·o·py·rum [fægoupáirəm] ソバ〔蕎麦〕属（タデ科 *Polygonaceae* の一属）．
F. esculentum ソバ〔蕎麦〕，= common buckwheat．
F. tataricum ダッタンソバ（ルチンの原料），= Tartarian buckwheat．
Fahr (F) Fahrenheit の略．→ Fahrenheit．
Fahr, Karl Theodor [fɑ́:r] ファール（1877-1945，

F

ドイツの医師).

F. disease ファール病(特発性非動脈硬化性脳内脈管石灰症，特発性(家族性)大脳基底核石灰化症)，= idiopathic non-arteriosclerotic intracerebral vascular calcifications, idiopathic (familial) calcification of basal ganglia.

F. test ファールテスト，= Volhard and Fahr test.

F.-Volhard disease ファール・フォルハルド病(① 細動脈性腎硬化症．② 悪性腎硬化症).

Fahraeus, Robin [fá:ri:əs] ファレーウス(1888–1968，スウェーデンの生理学者).

F.-Lindqvist effect ファレーウス・リンドクヴィスト効果(血液が直径 1 mm以下の血管を流れるときにみられる粘性の低下，毛細血管内では大血管内の粘性より半減している).

Fahrenheit, Gabriel Daniel [fá:renhait] ファーレンハイト(1686–1736，ドイツの物理学者).

F. scale ファーレンハイト(華氏)温度単位法(氷点 32° と沸点 212° との間隔を 180 度に分けた温度表示法で，中国語で華倫海の当て字を用いた)，= Fahrenheit thermometer.

F. temperature 華氏温度.

F. thermometer 華氏温度計(結氷点と沸騰点との間隔を 180°F に分割し，32°F をもって氷点とし，212°F をもって沸点としたもの).

fail·ure [féiljər] ① 不全〔症〕. ② 破損，障害 [医学].

f. action 失錯行為.

f. of lactation 授乳不能 [医学].

f. of memory 記憶力低下 [医学].

f. to thrive 発育不全 [医学]，体重増加不良 [医学].

faint [féint] ① 気絶，失神，= syncope. ② 微弱な.

f. odor 微臭 [医学].

faint·ing [féintiŋ] 気絶，卒倒，失神 [医学]，意識消失 [医学].

f. feeling 失神感 [医学].

f. fit 失神発作 [医学].

f. spells 失神発作.

f. type 失神型〔発作〕[医学].

faintly acid 微酸性 [医学] (pH5.0〜6.5).

faintly alkaline 微アルカリ性 (pH9.0〜11.0).

faint·ness [féintnis] 失神状態 [医学].

Fairbank, H. A. T. [féərbæŋk] フェアバンク(イギリスの医師).

F. disease フェアバンク病(多発性骨端骨異形成症)，= multiple epiphyseal dysplasia.

F. splint フェアバンク装具.

faith [féiθ] 信仰.

f. cure 信仰治癒 [医学]，信仰療法，信心療法，加持祈禱.

f. healer (信仰により病気を治療する者).

f. healing 信心療法.

Fajans law [fəjá:nz lɔ́:] ファヤンス法則(放射性物質がアルファ線を放散し終わったときは，2 個の原子価を失う).

Fajersztajn crossed sciatic sign フェジェルツタイン交差坐骨神経徴候(坐骨神経痛のあるとき下腿を曲げると，股関節で屈曲はできるが伸展位をとると曲げられない．健側下腿を伸ばして大腿を曲げると患側に疼痛がある).

fak·i·rism [fǽkirizəm] ファキリズム，= flagellantism.

fal·ca·di·na [fælkéidinə] ファルカディナ(アドリア海の Istria 半島においてみられる乳頭腫).

fal·cate [fǽlkeit] 鎌形の，= falciform.

fal·ces [fǽlsi:z] 鎌 (falx の複数).

fal·cial [fǽlsiəl] 鎌の.

fal·ci·form [fǽlsifɔ:m] 鎌状の.

f. bone 鎌状骨.

f. cartilage (膝関節の内側半月)，= semilunar cartilage.

f. crest 鎌状稜.

f. ligament [TA]〔肝〕鎌状間膜(肝腹側腸間膜で，横隔膜から臍に達し，肝円索を包含する)，= ligamentum falciforme [L/TA].

f. ligament of liver 肝鎌状間膜，= ligamentum falciforme hepatis.

f. ligament sign 鎌状間膜徴候 [医学].

f. margin [TA] 鎌状縁，= margo arcuatus [L/TA], margo falciformis [L/TA].

f. process [TA] 鎌状突起*(仙骨隆起靱帯が突出して坐骨枝部に達するもの)，= processus falciformis [L/TA].

f. retinal detachment 鎌状網膜剥離 [医学].

f. retinal fold 鎌状網膜ヒダ.

falciparum malaria 熱帯熱マラリア，= aestivoautumnal fever, falciparum f., malignant tertian f., malignant tertian malaria, pernicious m..

fal·cu·la [fǽlkjulə] ① 小脳鎌. ② 鉤爪，= falx cerebelli. 形 falcular.

Falk-Shukuris op·er·a·tion [fá:lk ʃukjú:ris àpəréiʃən] ファルク・シュクーリス手術(子宮両角を摘出する目的で，横の方向に腹壁を切開する子宮切除術).

fall [fɔ́:l] ① 転落. ② 発作.

f. injuries 墜落損傷 [医学].

fal·lac·ia [fəlǽʃiə] ① 錯覚. ② 幻覚.

fal·lec·to·my [fəléktəmi] 卵管摘出〔術〕，= salpingectomy.

fallen arch 扁平足(土踏まずを形成する足弓の消失).

fallen fragment sign 骨片落下徴候 [医学].

fall·ing [fɔ́:liŋ] 落下する.

f. ball viscometer 落球粘度計 [医学].

f. death 墜死 [医学].

f. drop method 滴下法(異なった比重をもち，なお相互混合性を示す 2 液の混合液柱内へ被検液を滴下し，一定の距離に達するまでの時間から比重を測定する方法).

f. of eyebrow 眉毛の脱毛 [医学].

f. of umbilical cord 臍帯脱落 [医学].

f. of womb 子宮脱，= prolapsus uteri.

f. off of cord 臍帯脱落 [医学].

f. off of umbilical cord 臍帯脱落.

f. palate 下垂口蓋垂(異常に長いもの).

f. phase 下降相 [医学].

f. reaction 転倒反応 [医学].

f. sickness てんかん，= fainting sickness, epilepsy.

f.-sphere viscosimeter 落〔下〕球粘度計，= falling-ball viscosimeter.

f. time 下降時間 [医学].

fal·lo·pian [fælóupiən] ファロピウスの. → Fallopius, Fallopio.

f. arch ファロピウス弓，= ligamentum teres uteri.

f. canal ファロピウス管，= canalis facialis.

f. duct ファロピウス管，卵管 [医学].

f. ligament ファロピウス靱帯，= ligamentum inguinale.

f. neuritis ファロピウス神経炎.

f. pregnancy 卵管妊娠，= tubal pregnancy.

f. tube ファロピウス管，卵管 [医学].

f. tube neoplasm 卵管新生物(腫瘍) [医学].

f. tube patency test 卵管疎通性検査法 [医学].

f. tube recanalization 卵管再開通 [医学].

Fallopio, Gabriele [fəloúpiou] ファロピオ(1523

–1562，イタリアの解剖学者）．形 fallopian.
F. aqueduct ファロピオ管（顔面神経管），＝aquaeductus Fallopii，canalis facialis.
F. arch ファロピオ靱帯，ファロピオ腱，＝Fallopio ligament.
F. canal ファロピオ管，＝Fallopio aqueduct.
F. hiatus ファロピオ裂孔（大錐体神経の通路）.
F. ligament ファロピオ腱，ファロピオ靱帯（鼡径靱帯），＝Poupart ligament，ligamentum inguinale.
F. neuritis ファロピオ神経炎（顔面神経炎）.
F. tube ファロピオ管，＝oviduct，tuba uterina.
Fallopius ［fælóupiəs］ ファロピウス．→Fallopio.
falloposcopic tuboplasty 卵管鏡下卵管形成術.
fal·los·to·my ［fəlɑ́stəmi］ 卵管開口術，＝salpingostomy.
Fallot, Etienne–Louis Arthur ［fəlóu］ ファロー（1850–1911，フランスの医師）.
F. tetrad ファロー四徴候（肺動脈弁口狭窄，心室中隔欠損，右〔心〕室肥大および大動脈の右方転位（大動脈騎乗）が併存する先天性心疾患の代表的症候群），＝tetralogy of Fallot.
F. tetralogy ＝Fallot tetrad.
F. trilogy ファロー三徴〔症〕［医学］.
fal·lot·o·my ［fəlɑ́təmi］ 卵管切開〔術〕，＝salpingotomy.
fall·out ［fɔ́:laut］ 降下物［医学］，降下塵.
Falls, Frederick Howard ［fɔ́:lz］ フォールス（アメリカの産婦人科医）.
F. test フォールス試験（初乳の希釈液を妊婦の前腕に皮内注射すると周囲に発赤のない真珠様隆起が生じる），＝colostrum test.
Falret, Jean Pierre ［fɑ:lréi］ ファルレー（1794–1870，フランスの精神科医）.
F. circular insanity ファルレー循環性精神病（躁うつ病，1854年の発表），＝Falret cyclic insanity.
FALS familial amyotrophic lateral sclerosis 家族性筋萎縮性側索硬化症の略.
false ［fɔ́:ls］ 仮性の，偽性の［医学］，仮の［医学］，偽の.
f. albuminuria 仮性タンパク尿，偽アルブミン尿，＝pseudoalbuminuria.
f. amnion 偽羊膜，＝serolemma.
f. amniotic fluid 偽羊水［医学］.
f. anemia 仮性貧血（顔面蒼白患者の外観的貧血状態）.
f. aneurysm 仮性動脈瘤［医学］，偽動脈瘤（脈管壁の破裂によるもの）.
f. angina 偽性狭心症［医学］，偽性アンギナ（心筋虚血がない時でも感じる狭心症様感覚），＝spurious angina，a. notha.
f. ankylosia 仮性強直症.
f. ankylosis 偽強直〔症〕［医学］，偽性強直，＝spurious ankylosis.
f. anorexia 偽性食欲不振.
f. anuria 偽性無尿［医学］，偽無尿症（腎後性無尿のこと）.
f. apophysis ＝epiphysis.
f. articulation 偽関節，＝pseudoarthrosis.
f. blepharoptosis 偽眼瞼下垂.
f. bottom 虚底.
f. branching 偽分枝発生（糸状菌の菌糸の末端細胞が断裂し，独立して分裂発生を営み，分枝として発育すること）.
f. bruit 偽性ブルイ（聴診器で圧迫したときのみに聴取される）.
f. cast 偽性円柱［医学］，＝pseudocast.
f. cataract 偽白内障［医学］.
f. channel 偽腔［医学］.
f. cholera 疑似コレラ［医学］.
f. chordae tendineae ［TA］偽腱索*，＝chordae tendineae falsae ［L/TA］，chordae tendineae spuriae ［L/TA］.
f. colonic obstruction 仮性結腸閉鎖症（痙攣性イレウス），＝Ogilvie syndrome.
f. contraction 仮性収縮（手掌筋膜の損傷による手掌と指の拘縮），＝Depuytren contracture.
f. corpus luteum 月経黄体［医学］.
f. crepitus ① 偽性捻髪音．② 関節摩擦音，＝joint crepitus.
f. croup ① 偽性クループ［医学］．② 痙攣性喉頭炎，＝spasmodic croup.
f. cyanosis 偽〔性〕チアノーゼ（血液中の異常色素によるチアノーゼ）.
f. cyst 偽〔性〕嚢胞.
f. denticle 偽性象牙質粒.
f. dentition 偽性生歯［医学］.
f. diagnosis 誤診［医学］.
f. diphtheria 偽ジフテリア，＝diphtheroid.
f. diverticulum 偽憩室［医学］.
f. epithelium 仮性上皮（内皮，中皮のこと）.
f. equilibrium 偽平衡.
f. fontanel 偽泉門［医学］.
f. glottis 仮声門（両側仮声帯の間にある空隙）.
f. hellebore 仮性ヘレボルス根，＝Adonis.
f. hematuria 仮性血尿〔症〕［医学］.
f. hermaphroditism 偽半陰陽［医学］.
f. hoof 偽蹄.
f. hybrid 偽雑種［医学］.
f. hypertrophy 仮性肥大［医学］.
f. image 仮像［医学］.
f. incontinence 仮性尿失禁.
f. inhibition 偽抑制［医学］.
f. joint 偽関節［医学］.
f. keloid 仮性ケロイド（瘢痕肥大），＝Alibert keloid，Hawkin k..
f. knot 偽結節（臍帯の）.
f. labor 偽〔性〕分娩［医学］，偽陣痛.
f. lumen 偽腔［医学］.
f. macula 仮点（斜視の場合固定黄斑と同一の印象を受ける黄斑外の点）.
f. melena 偽性メレナ［医学］.
f. membrane 偽膜.
f. memory フォールス・メモリー，偽りの記憶（心理療法において暗示，誘導で事実に反した記憶が植え付けられること）.
f. memory syndrome 偽記憶症候群.
f. molar 小臼歯.
f. mole 偽〔性〕奇胎［医学］，仮性奇胎.
f. myopia 偽〔性〕近視［医学］.
f. negative 偽陰性［医学］（検査結果に基づく病気の診断において，実際には病気である者の検査結果が陰性を示すこと）.
f. negative reaction 偽陰性反応［医学］.
f. neuroma 偽神経腫，＝pseudoneuroma.
f. nucleolus 偽小核，＝karyosome.
f. occlusion 不正咬合.
f. pain 偽陣痛（妊娠中の）.
f. paracusis 偽〔性〕錯聴，＝Willis paracusis.
f. passage （カテーテルを誤って尿道壁に穿通させて生じた仮性小孔）.
f. pelvis ［TA］大骨盤（分界線から上方の部分．上骨盤ともいう），＝pelvis major ［L/TA］.
f. phimosis 仮性包茎.
f. placenta 偽胎盤［医学］.
f. pocket 仮性ポケット.
f. positive 偽陽性［医学］.
f. positive reaction 偽陽性反応［医学］（誤って陽

性となった反応).

f. positive Schick reaction 偽陽性シック反応(ジフテリアに対する免疫の有無を調べるこの試験をシック試験という.注射後,数時間で発赤が生じ,2〜3日後には消えてしまうアレルギー反応は偽陽性シック反応という).

f. pregnancy 偽妊娠〔医学〕, = spurious pregnancy.

f. promontory 偽岬角, = double promontory.

f. ptosis 偽下垂症, = blepharochalasis.

f. reduction 偽整復〔医学〕,偽還納〔医学〕.

f. reflex 偽〔性〕反射.

f. ribs〔8〜12〕 [TA] 仮肋(第8肋骨から第12肋骨をいう.直肋に対する用語), = costae spuriae [8〜12] [L/TA].

f. ring-bone 仮性趾骨瘤(関節を侵さない病型).

f. spermatorrhea 仮性精液漏(精子の混在していない前立腺分泌液の排出), = prostatorrhea.

f. spikenard 偽甘松(*Smilacina racemosa* などをいう).

f. suture 偽縫合.

f. transmitter 偽伝達物質〔医学〕.

f. trigeminal neuralgia 仮性三叉神経症〔医学〕,仮性三叉神経痛.

f. tumor 偽腫.

f. vanilla 偽バニラ(北アメリカ産のキク科植物で,化粧水およびタバコの香料として用いる).

f. vertebra 偽脊椎(仙骨または尾骨).

f. vocal cords 偽声帯, = superior vocal cords.

f. voice ファルセット(裏声).

f. waters 偽羊水(羊膜と絨毛膜の間にたまった液が流出したもので羊膜は破綻していない).

fal·set·to [fɔ:lsétou] ファルセット(頭声),裏声〔医学〕(無理に張り上げた声), = vox capitis.

fal·si·fi·ca·tion [fɔ̀:lsifikéiʃən] 錯誤,虚偽.

Falta, Wilhelm [fá:ltə] ファルタ(1875生,ウィーンの内科医).

F. syndrome ファルタ症候群(下垂体前葉の線維性変性,甲状腺,卵巣,副腎の二次性萎縮,および門脈性肝硬変).

F. triad ファルタ三主徴(糖尿病の成因に関係する三器官,すなわち膵,肝,甲状腺).

fal·tam·ni·on [fɑ:ltǽmniən] ヒダ羊膜.

falx [fǽlks] 鎌.複 falces.

f. aponeurotica 鼡径鎌〔状膜〕, = falx inguinalis.

f. cerebelli [L/TA] 小脳鎌, = falx cerebelli [TA], cerebellar falx [TA].

f. cerebri [L/TA] 大脳鎌, = falx cerebri [TA], cerebral falx [TA].

f. inguinalis [L/TA] 鼡径鎌, = inguinal falx [TA].

f. laceration 鎌裂傷〔医学〕.

f. ligamentosa 鎌状靱帯, = falciform ligament.

f. meningioma 大脳鎌髄膜腫.

f. sign 大脳鎌徴候〔医学〕.

fam·es [fǽmi:z] 飢餓, = hunger.

f. bovina 牛飢, = bulimia.

f. canina 犬飢, = bulimia.

f. lupina 狼飢, = bulimia.

fa·mil·i·al [fəmíliəl] 家族性の.

f. accumulation 家族性集積〔医学〕.

f. acholuric jaundice 家族性無胆汁尿性黄疸, = hemolytic jaundice.

f. adenomatosis coli 家族性大腸腺腫症〔医学〕.

f. adenomatous polyposis (FAP) 家族性腺腫性ポリポ〔ー〕シス, = adenomatous polyposis coli.

f. aggregation 家族性集積〔医学〕.

f. aldosteronism 家族性アルドステロン症.

f. Alzheimer dementia (FAD) 家族性アルツハイマー型痴呆.

f. Alzheimer disease 家族性アルツハイマー病.

f. amaurotic idiocy 家族性黒内障性白痴〔医学〕.

f. aminoglycoside ototoxicity 家族性アミノ配糖体聴器毒性.

f. amyloid polyneuropathy (FAP) 家族性アミロイドポリニューロパチー〔医学〕.

f. amyloidosis 家族性アミロイド症〔医学〕,家族性アミロイドーシス.

f. amyloidotic (poly) neuropathy 家族性アミロイド〔ポリ〕ニューロパチー.

f. amyotrophic lateral sclerosis (FALS) 家族性筋萎縮性側索硬化症.

f. aortic ectasia syndrome 家族性大動脈拡張症候群.

f. benign chronic pemphigus 家族性良性慢性天疱瘡, = Hailey-Hailey disease.

f. benign neutropenia 家族性良性好中球減少症.

f. bipolar mood disorder 家族性双極性気分障害.

f. breast cancer 家族性乳癌.

f. cancer 家族〔性〕癌.

f. chronic neutropenia 家族性慢性好中球減少症.

f. chylomicronemia syndrome 家族性乳び血症症候群.

f. combined hyperlipidemia 家族性混合型高脂血症(Ⅱb 型)(家系内に VLDL または LDL または両者が増加する高脂血症が認められ,患者自身も高脂血症Ⅱa,Ⅱb,Ⅳ型に移行する), = familial multiple lipoprotein-type hyperlipidemia.

f. corneal dystrophy 家族性角膜異栄養症(格子状角膜炎), = lattice keratitis.

f. Creutzfeldt-Jakob disease (fCJD) 家族性クロイツフェルト・ヤコブ病.

f. deafness 家族性難聴.

f. diffuse sclerosis 家族性汎発性〔脳〕硬化〔症〕〔医学〕.

f. disease 家族病〔医学〕,家系病〔医学〕.

f. dysautonomia 家族性自律神経失調症,家族性自律神経異常症(ユダヤ人種にみられるまれな遺伝病で,行動異常,落涙不全,感情の不安定,反射機能低下,運動失調,低血圧,角膜潰瘍などを特徴とする).

f. endocrine adenomatosis 家族性内分泌性腺腫症〔医学〕.

f. endotheliosis with eosinophilia 好酸球増加を伴った家族性内皮症.

f. eosinophilia 家族性好酸球増加症.

f. erythroblastic anemia 家族性赤芽球性貧血(主として,地中海沿岸諸国に頻発し,脾,肝腫,モンゴル様顔ぼう,骨格の変化を見,流血中には多数の赤芽球が発現し,栄養不良も著しく,無抵抗性感染により倒れる), = thalassemia, Mediterranean anemia, Cooley a..

f. erythrophagocytic lymphohistiocytosis (FEL) 家族性血球貪食性リンパ組織球症, = familial hemophagocytic lymphohistiocytosis.

f. exudative vitreoretinopathy (FEVR) 家族性滲出性硝子体網膜症.

f. goiter 家族性甲状腺腫.

f. goitrous hypothyroidism 家族性甲状腺腫性甲状腺〔機能〕低下症.

f. hemolytic anemia 家族性溶血性貧血〔医学〕.

f. hemolytic icterus 家族性溶血性黄疸〔医学〕, = Chauffard-Minkowski disease.

f. hemolytic jaundice 家族性溶血性黄疸.

f. hemophagocytic lymphohistiocytosis (FMLH) 家族性血球貪食性リンパ組織球症, = familial erythrophagocytic lymphohistiocytosis.

f. hepatitis 家族性肝炎(進行性レンズ核変性症), = progressive lenticular degeneration.

f. hepatosteatosis 家族性脂肪肝〔医学〕.
f. hereditary tremor 家族性遺伝性振戦.
f. high density lipoprotein deficiency 家族性高比重リポタンパク欠損〔症〕.
f. hypercholesterolemia 家族性高コレステロール血症（Ⅱa 型）(常染色体優性遺伝形成をとり，成因はLDLレセプターの異常)，＝familial type Ⅱa hyperlipoproteinemia.
f. hyperglycerolemia 家族性高グリセロール血症.
f. hyperlipemia 家族性高脂血症（家族性高リポタンパク血症 familial hyperlipoproteinemia とほぼ同義で，家族性に発症する血中脂質濃度の増加を特徴とする疾患の一群).
f. hyperlipidemia (**FH**) 家族性高脂質血〔症〕〔医学〕，家族性脂質過剰血〔症〕.
f. hyperlipoproteinemia 家族性高リポタンパク血〔症〕，家族性高リポプロテイン血〔症〕.
f. hyperproinsulinemia 家族性高プロインスリン血症（糖忍容力正常で空腹時血中免疫学的インスリンが高値で，そのほとんどがプロインスリンである遺伝的な高プロインスリン血症).
f. hypertriglyceridemia 家族性高トリグリセリド血症（Ⅳ型）(Ⅳ型の高脂血症が家族内に多発する場合)，＝familial type Ⅳ hyperlipoproteinemia.
f. hypertrophic cardiomyopathy 家族性肥大型心筋症.
f. hypophosphatemia 家族性低リン酸血症.
f. icterus 家族性黄疸〔医学〕.
f. idiopathic splenomegaly 家族性特発性巨脾〔症〕〔医学〕.
f. immunity 家族免疫〔医学〕(家族に独特な免疫).
f. infantile myasthenia gravis 家族性乳児重症筋無力症（常染色体劣性遺伝による).
f. infection 家族内感染，家庭内感染.
f. jaundice 家族性黄疸〔医学〕.
f. lecithin cholesterol acyltransferase deficiency LCAT 欠損症（コレステロールのエステル化酵素である LCAT が，先天的に欠損していることによって起こるきわめてまれな常染色体劣性遺伝の疾患).
f. lipoprotein deficiency 家族性リポタンパク欠損症（先天的にリポタンパクが欠損している，常染色体劣性遺伝のきわめてまれな疾患).
f. lipoprotein lipase deficiency 家族性リポタンパクリパーゼ欠損症（Ⅰ型）(LPL が先天的に欠損している疾患で，頻度はきわめてまれ).
f. lipoprotein lipase inhibitor 家族性リポタンパクリパーゼ阻害因子.
f. lobular glomerulopathy 家族性分葉性糸球体症.
f. Mediterranean fever 家族性地中海熱（回帰性発熱，腹部，胸部および関節の痛みと丹毒に似た発疹を伴う家族性遺伝病).
f. microcytic anemia 家族性小〔赤血〕球性貧血〔医学〕.
f. myoglobinuria 家族性ミオグロビン尿症.
f. nephritis 家族性腎炎〔医学〕，＝hereditary nephritis.
f. nephrotic syndrome 家族性ネフローゼ症候群.
f. nonhemolytic jaundice 家族性非溶血性黄疸.
f. ovarian cancer 家族性卵巣癌.
f. pancreatitis 家族性膵炎〔医学〕.
f. paroxysmal rhabdomyolysis 家族性発作性横紋筋融解〔症〕(遺伝病とされている．骨格筋中の過度のホスホリラーゼ活性により起こる).
f. partial lipodystrophy 家族性部分性リポジストロフィ〔ー〕，＝Kobberling-Dunnigan syndrome.
f. periodic paralysis 家族性周期性四肢麻痺〔医学〕，家族性周期性麻痺（原因不明の遺伝病で，突然弛緩性麻痺が起こり，数日後自然に消失する病型).
f. pheochromocytoma 家族性褐色細胞腫〔医学〕.
f. pleonosteosis 家族性過剰骨化〔症〕〔医学〕.
f. polyposis 家族性ポリポーシス〔医学〕.
f. polyposis coli 家族性大腸ポリポーシス〔医学〕，大腸家族性ポリポ〔ー〕シス，＝familial adenomatous polyposis.
f. progressive lenticular degeneration 家族性進行性レンズ核変性（ウイルソン病).
f. progressive myoclonus epilepsy 家族性進行性ミオクロ〔ー〕ヌスてんかん〔医学〕.
f. pseudoinflammatory macular degeneration 家族性偽炎症性黄斑変性.
f. spastic spinal paralysis 家族性痙縮性脊髄麻痺.
f. spinal muscular atrophy 家族性脊髄性筋萎縮症〔医学〕，＝Werdnig-Hoffmann paralysis.
f. splenic anemia 家族性脾性貧血，＝Gaucher disease.
f. tauopathy 家族性タウパチー.
f. tendency 家族因子〔医学〕.
f. tremor 家族性振戦〔医学〕，＝essential tremor.
f. type Ⅰ hyperlipoproteinemia 家族性高リポタンパク血症Ⅰ型（高カイロミクロン血症，リポタンパクリパーゼ欠損症).
f. type Ⅱ hyperlipoproteinemia 家族性高リポタンパク血症Ⅱ型（高コレステロール血症).
f. type Ⅲ hyperlipoproteinemia 家族性高リポタンパク血症Ⅲ型（異常β-リポタンパクの増加を特徴とする，常染色体劣性遺伝疾患)，＝familial dyslipoproteinemia，broodbeta disease.
f. type Ⅳ hyperlipoproteinemia 家族性高リポタンパク血症Ⅳ型（高トリグリセリド血症).
f. type Ⅴ hyperlipoproteinemia 家族性高リポタンパク血症Ⅴ型（カイロミクロン＋VLDL の増加).
f. unconjugated hyperbilirubinemia 家族性非抱合型高ビリルビン血症（1960年 Lucey らにより報告され，ルーシー・ドリスコール症候群ともいう).

fam·i·ly [fǽmili] ① 家族（生態)，ファミリー〔医学〕，一族. ② 科（生物分類法における目と属の中間族).
f. care 家庭保護〔医学〕.
f. census 家族調査〔医学〕.
f.-centered care 家族中心のケア（医療）(家族全体を一つの単位として受けとめて実施するプライマリ・ケア).
f.-centered maternity care 家族中心の母性ケア.
f. characteristic 家族の特徴〔医学〕.
f. constellation 家族性発現〔医学〕.
f. doctor 家庭医〔医学〕(かかりつけ医).
f. dynamics 家族力動〔医学〕.
f. history (**FH**) 家族歴〔医学〕.
f. mean 家族平均〔医学〕.
f. medicine 家庭医学〔医学〕.
f. nurse practitioner (**FNP**) 家族ナースプラクティショナー.
f. painting therapy 家族絵画療法.
f. physician 家庭医〔医学〕，＝family doctor.
f. planning 家族計画〔医学〕，＝planned parenthood.
f. practice 家庭医療〔医学〕.
f. practitioner 家族プラクティショナー（家族医療に関わる保健医療専門家).
f. psychiatry 家族精神医学〔医学〕.
f. relation 家族関係〔医学〕.

F

f. relationship 家族関係［医学］.
f. schism 家族分裂［医学］.
f. selection 家系選択［医学］.
f. size 家族の大きさ［医学］.
f. system theory 家族システム論.
f. therapy 家族療法［医学］.
f. tree 家系，= pedigree.
f. way 妊娠（俗称）.
fam·ine ［fǽmin］ 飢饉，飢餓.
f. edema 飢餓浮腫［医学］，飢餓水腫.
f. fever 飢饉熱（回帰熱，または発疹チフスのこと），= relapsing fever.
f. psychosis 飢餓精神病［医学］（飢餓によるもの）.
fam·ished ［fǽmiʃt］ 飢えた，= starved.
fa·mo·ti·dine ［fəmóutidi:n］ ファモチジン $C_8H_{15}N_7O_2S_3$：337.45（抗ヒスタミン薬（H_2 受容体遮断薬），胃酸分泌抑制薬）.

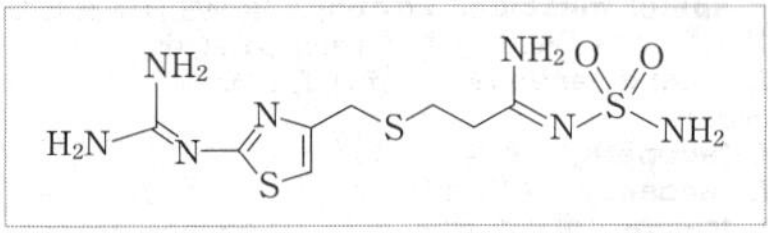

fam·o·tine hy·dro·chlo·ride ［fǽməti:n hàidrouklɔ́:raid］ 塩酸ファモチン ㊛ 1-[(*p*-chlorophenoxy)methyl]-3,4-dihydroisoquinoline hydrochloride $C_{16}H_{14}ClNO{-}HCl$（抗ウイルス薬）.
fan ［fǽn］ 扇，扇風機，ファン.
f. bath 扇風浴（扇を用いて体温を下げること）.
f. beam 扇状ビーム［医学］.
FANA fluorescent anti-nuclear antibody 蛍光抗核抗体の略.
fa·nat·ic ［fənǽtik］ 狂信的な.
f. psychopathic 狂信性精神病質者.
fa·nat·i·cism ［fənǽtəsiz(ə)m］ 狂信（熱狂，狂信的態度をいう）.
Fanconi, Guido ［fɑ:nkóuni］ ファンコニー（1892-1979，スイスの小児科医．チューリッヒ大学小児科教授で，先天性異常を伴う家族性無形成〔性〕貧血，シスチン病，アミノ酸尿症などにより名が知られている．ファンコニ，ファンコーニともいう）.
F. anemia ファンコニー貧血（先天性の再生不良性貧血で奇形を伴うことが多い．染色体にぜい（脆）弱性があり白血病発症例がある）.
F.-Hegglin syndrome ファンコニー・ヘグリン症候群（原発性非定型性肺炎）.
F. syndrome ファンコニー症候群（近位尿細管の多彩な再吸収障害による症候群で，先天性と後天性がある．後天性はシスチン沈着がなく予後良好）.
fang ［fǽŋ］ ①牙，内裂歯．②歯根.
fang·hole ［fǽŋhoul］ 漏斗，= infundibulum.
fan·go ［fáŋgou］ 温泉泥.
f. packing 温泉泥巻包法［医学］.
f. therapy 泥土療法［医学］（イタリアの温泉にある泥土を用いる療法），= fango treatment.
Fan·nia ［fǽniə］ ヒメイエバエ［姫家蝿］属（*Muscidae* の一属）.
F. canicularis ヒメイエバエ（幼虫がヒトの腸管内に寄生し幼虫病を起こす），= lesser housefly.
F. scalaris 便所バエ，= latrine fly.
fan·ning ［fǽniŋ］ 開扇（手，足の指が開くこと），開扇現象［医学］.
f. plume 扇形の煙［医学］.
f. reflex 開扇反射［医学］（錐体路障害にみる）.
f. sign 開扇現象［医学］，開扇徴候，扇徴候（Babinski 徴候の場合の足指の広がり．足底を刺激すると足指が扇のように散開する現象で，錐体路性症候にみられる）.
Fano, Giulio ［fá:nou］ ファーノ（1856-1930，イタリアの生理学者．循環生理および心臓の電気刺激現象を研究して，現在の心電図描画の基礎を築いた）.
fan·ta·scope ［fǽntəskoup］ ファンタスコープ（眼を輻輳させて両眼視の現象を観察する器械）.
fan·tast ［fǽntæst］ ①夢想病患者．②変人.
fan·tas·tic ［fæntǽstik］ 空想的な［医学］.
f. confabulation 空想的作話〔症〕［医学］.
f. pseudology 空想的虚言［医学］.
fan·tas·ti·can(s) ［fæntǽstikən(z)］ 幻覚薬［医学］.
fan·ta·sy ［fǽntəsi］ 幻想［医学］，空想［医学］，= phantasy.
Fantus, Bernard ［fǽntəs］ ファンタス（1874-1940，アメリカの薬理学者）.
F. antidote ファンタス解毒薬（硫化カルシウムの静注による水銀中毒療法）.
F. blood bank ファンタス血液銀行（アメリカ最初の血液銀行（1937））.
FAO Food and Agriculture Organization 国際連合食糧農業機構の略.
FAP ① familial adenomatous polyposis 家族性腺腫性ポリポ〔ー〕シスの略．② familial amyloid polyneuropathy 家族性アミロイドポリニューロパチーの略.
FAP gene FAP 遺伝子.
FAPA syndrome FAPA 症候群（fever 発熱，adenitis 腺炎，pharygitis 咽頭炎，aphthous ulcer アフタ性潰瘍を周期的に引き起こす）.
Far East hemorrhagic fever 極東出血熱.
Far Eastern Russian encephalitis 極東ロシア脳炎（ダニにより媒介されて起こるフラビウイルスによる脳炎で極東ロシアでみられる），= tick borne encephalitis (Eastern subtype).
far ［fá:r］ 遠い.
f. advanced cancer 高度進行癌［医学］.
f. advanced stage 極期［医学］.
f. advanced tuberculosis 高度進展（進行）型結核〔症〕［医学］，高度増進型結核症（アメリカ結核協会の分類において用いる術語）.
f.-and-near suture 遠近縫合［医学］.
f. field potential 遠隔（電場）電位［医学］.
f. focus limit 遠焦点限界［医学］.
f. gain ファーゲイン（遠距離エコーを増強する調整をいう）.
f. infrared 遠赤外の［医学］.
f. infrared rays 遠赤外線［医学］.
f. point 遠点［医学］（はっきりと物体が見える最遠点）.
f. point of convergence 輻輳遠点.
f. sight 遠視，= farsight，hyperopia.
f. sightedness 遠視，= farsightedness，hyperopia.
f. ultraviolet 遠紫外の［医学］，内部紫外線（波長 390～320nm の部分），= internal ultraviolet.
Farabeuf, Louis Hubert ［fà:rəbúf］ ファラビュフ（1841-1910，フランスの外科医．ファラブェフともいう）.
F. amputation ファラビュフ切断術（法）（大皮膚弁をつくり随意部で下肢を切断する方法）.
F. operation ファラビュフ手術（坐骨恥骨切開術），= ischiopubiotomy.
F. triangle ファラビュフ三角（内頸静脈，顔面静脈，舌下神経が囲む上頸部の三角）.
far·ad ［fǽrəd, -ræd］ ファラッド（電気容量の実用単位．Michael Faraday の名にちなんだ名称で，コンデンサに1クーロンの電気量を充電したとき1ボルトの電位差を生じるコンデンサの電気容量）.
Faraday, Michael ［fǽrədei］ ファラデー（1791-1867，イギリスの化学・物理学者）.

F. constant ファラデー定数（1価イオンの1モルを電解により遊離させるのに要する電流量）.
F. dark space ファラデーの暗部（Crookes 管中にみられる真空放電中の暗黒部の一つ）.
F. effect ファラデー効果（平面偏光が帯磁した等方性物質内を通るとき，その偏光面を回転する現象），= magnetorotation.
F. laws 電気分解の法則（ファラデー定数，電気分解により析出するイオンの重量は，その溶液を通る電流の電気量に比例する），= Faraday constant.
F.-Tyndall phenomenon ファラデー・チンダル現象（均一相液体中にある多数の微粒子に光線を入射させ，それを直角に見ると，著しく蛍光様の輝きが認められる現象）.
far·a·day ［fǽrədei］ ファラデー（電気分解において1g 相当量の元素を析離する電気量で，96,489 クーロンに等しい）.
fa·rad·ic ［fərǽdik］ 感応電流の，= faradaic.
f. bath 感応電気浴.
f. battery 感応〔電流〕電池.
f. brush 電気ブラシ，交流電気刷毛.
f. contractility 感応電気収縮性.
f. current 感応電流.
f. electricity ファラディー電流，誘導電気，= faradic current，induction electricity.
f. stimulus 強直刺激.
far·a·dim·e·ter ［fæ̀rədímitər］ 感伝電気計，感応電流計.
far·a·dism ［fǽrədizəm］ 誘導電流，感応電流.
far·a·di·za·tion ［fæ̀rədaizéiʃən］ 感応通電法.
far·a·do·con·trac·til·i·ty ［fæ̀rədoukɑ̀ntræktíliti］ 感応電気収縮性.
far·a·do·mus·cu·lar ［fæ̀rədəmʌ́skjulər］ 筋電流刺激の.
far·a·do·ner·vous ［fæ̀rədounə́:vəs］ 神経電流刺激の.
far·a·do·pal·pa·tion ［fæ̀rədoupælpéiʃən］ 電気触診〔法〕（知覚測定法）.
far·a·do·pun·cture ［fæ̀rədəpʌ́ŋktjər］ 感応電流穿刺，= faradipuncture.
far·a·do·ther·a·py ［fæ̀rədəθérəpi］ 感応電気療法.
Farant gum-glyc·er·ine ［fǽrənt gʌ́m glísərin］ ファラントゴムグリセリン封入剤（グリセリン，水，粉末アラビアゴム，亜ヒ酸からなる）.
Farber, Sidney ［fɑ́:bər］ ファーバー（1903–1973，アメリカの小児科医）.
F. disease ファーバー病（セラミダーゼの欠乏によるムコリピドーシスで，皮下結節，リンパ腺腫脹，関節腫脹があり，脂肪が病的細胞のリソゾーム内に蓄積している），= Farber syndrome，disseminated lipogranulomatosis.
F. syndrome ファーバー症候群（播種性脂肪肉芽腫症），= Farber disease.
F. test ファーバーテスト（消化管の閉塞が完全か不完全かを判定するテスト）.
far·ci·no·ma ［fɑ̀:sinóumə］ 馬鼻疽腫，= farcy-bud，farcy-button.
far·cy ［fɑ́:si］ 皮疽，鼻疽［医学］，馬鼻疽［医学］（*Burkholderia mallei* の感染症）.
f.-bud 馬鼻疽潰瘍，= farcy-button.
f.-button 馬鼻疽潰瘍.
f. oil 馬鼻疽腫滲出物.
f. pipe 馬鼻疽リンパ管.
far·del ［fɑ:dél］ 重荷（遺伝性疾患である個人に遺伝病が発現する結果受ける不利益の合計）.
f.-bound 便秘（反芻動物の第三胃内の食物貯留）.
far·fa·ra ［fɑ́:fərə］ ファルファラ葉（キク科植物フキタンポポ［宿根草］*Tussilago farfara* の葉），= coltsfoot leaves，tussilago leaves.
Farfel sign ［fɑ́:fəl sáin］ ファーフェル徴候（血圧計で最大と最小血圧を測ると，その中間位においては水銀柱の動揺が認められ，その上昇に一致して聴診されるのはⅠ音，下降に一致するものはⅡ音），= heart murmur timing sign.
fa·ri·na ［fəráinə］ 穀粉，= flour，meal.
f. avenae オートムギ挽割粉，= oatmeal.
f. tritici ムギ粉.
far·i·na·ceous ［fæ̀rinéiʃəs］ 穀粉様の，デンプン様の，= starchy.
Farley, St. Clair and Reissinger meth·od ［fɑ́:li séint kléər ənd raizíŋgər méθəd］ ファーレーセントクレーア・ライシンガー法（好中球の核形態に基づいて，有糸核と非有糸核との比を求める方法）.
farm household disease 農家病［医学］.
farmer's lung 農夫肺（過敏性肺臓炎の一種．かびた枯草・穀物に付着した微生物のアレルギー性肺胞炎）.
farmer's skin 農夫皮膚，= sailor's skin.
far·ne·sol ［fɑ́:nəsɔ:l］ ファルネソル $(CH_3)_2C{=}CH(CH_2)_2C(CH_3){=}CH(CH_2)_2C(CH_3){=}CHCH_2OHC_{15}H_{26}O$（ボダイジュ［菩提樹］花油，ジャコウソウ［麝香草］油，ライム油などにある芳香性オレフィンショウノウ類のセスキテルペンアルコール）.
Farnsworth, Dean ［fɑ́:rnzwə:rθ］ ファーンスワース（1902–1959，アメリカの海軍軍人）.
F.-Munsell color test ファーンスワース・マンセル色試験（色覚検査）.
faropenem sodium ファロペネムナトリウム $C_{12}H_{14}NNaO_5S \cdot 2\frac{1}{2}H_2O$: 352.34（ファロペネムナトリウム水和物，β ラクタム系抗生物質．細胞壁合成阻害）.

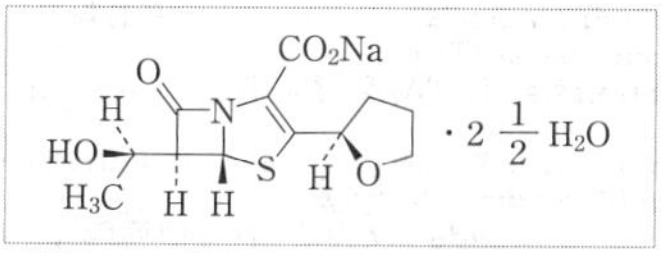

Farr, William ［fɑ́:r］ ファー（1807–1883，イギリスの医学統計学者で，人口動態調査の元祖．ファールともいう）.
F. law ファーの法則（減退はすべて伝染病の特性である．伝染病の流行において，疾病の進行は比較的急速であって，経過中には変化が少ないが，減退は進行期のそれよりもさらに急速の経路をとる）.
F. test ファー試験（ラジオイムノアッセイのうち，抗体量を測定する方法．放射性同位体で標識した過剰の抗原と測定すべき抗体とを反応させ沈降させる．沈降物の放射能活性から抗体の量を測定する）.
Farrant fluid ［fǽrənt flú:id］ ファラント液（アラビアゴム，グリセリン，ヒ素を含む溶液で，繊細な解剖学的標本の保存に用いる）.
Farre, Arthur ［fɑ́:r］ ファール（1811–1887，イギリスの産科医）.
F. line ファール線.
F. white line ファール白線（卵巣門部における卵巣間膜の付着部）.
Farre, John Richard ［fɑ́:r］ ファール（1775–1862，イギリスの医師）.
F. tubercles ファール結節（肝臓癌にみられる肝被膜下の結節で，触診により確認される）.
far·sight·ed·ness ［fɑ:sáitidnis］ 遠視，= hyperopia.
Fas ファス（APO-1，CD95 ともいい，広範な細胞に発現するデスレセプターの一種．Fas リガンドとの結合によりアポトーシスを誘導する）．→ Fas ligand.
F. antigen ファス抗原［医学］.

F. ligand ファスリガンド.
fascia- [fǽʃiə] 筋膜との関係を表す接頭語.
fas·cia [fǽʃiə, féi–] [TA] ① 筋膜, = fasciae [L/TA]. ② 膜(一般には筋膜という用語があてられている. しかし実際に示すものは筋肉の表面をおおう結合組織膜に限らず一般の層状になった結合組織膜を広く総称する用語で, 直接筋とは関係ない皮下脂肪層もその中に含まれる). ③ 歯状膜(海馬回の). ④ 包帯(外科). 複 fasciae, fascias.
f. abdominis [L/TA] 腹部の筋膜, = abdominal fascia [TA].
f. abdominis parietalis [L/TA] 腹部の壁側筋膜, = parietal abdominal fascia [TA].
f. abdominis visceralis [L/TA] 腹部の臓側筋膜, = visceral abdominal fascia [TA].
f. adherens 接着野(心筋の介在板にあって, 細胞間を結合する部位).
f. antebrachii [L/TA] 前腕筋膜, = antebrachial fascia [TA].
f. axillaris [L/TA] 腋窩筋膜, = axillary fascia [TA].
f. brachii [L/TA] 上腕筋膜, = brachial fascia [TA].
f. buccopharyngea [L/TA] 頬咽頭筋膜, = buccopharyngeal fascia [TA].
f. buccopharyngealis [L/TA] 頬咽頭筋膜, = buccopharyngeal fascia [TA].
f. bulbi 眼膜, = capsula bulbi, Tenon capsule.
f. capitis et colli [L/TA] 頭頸の筋膜, = fascia of head and neck [TA].
f. cervicalis [L/TA] 頸筋膜, = cervical fascia [TA].
f. cinerea 灰白筋膜.
f. clavipectoralis [L/TA] 鎖骨胸筋筋膜, = clavipectoral fascia [TA].
f. clitoridis [L/TA] 陰核筋膜, = fascia of clitoris [TA].
f. colli [L/TA] 頸筋膜, = cervical fascia [TA].
f. colli media 中頸筋膜.
f. colli profunda 深頸筋膜(椎前筋膜), = praevertebralis.
f. colli superficialis 浅頸筋膜.
f. cremasterica [L/TA] 精巣挙筋筋膜, = cremasteric fascia [TA].
f. cribrosa [L/TA] 篩状筋膜(① 卵円窩の. ② 大腿筋膜の表層), = cribriform fascia [TA].
f. cruris [L/TA] 下腿筋膜, = deep fascia of leg [TA].
f. deltoidea [L/TA] 三角筋膜, = deltoid fascia [TA].
f. dentata 歯状膜(大海馬回内縁下にある鋸状灰白質), = hippocampi, fascia Tarini.
f. dentata hippocampi 鋸歯状回転.
f. diaphragmatica [L/TA] 横隔膜筋膜, = diaphragmatic fascia [TA].
f. diaphragmatis pelvis inferior 下骨盤隔膜筋膜, = ischiorectal fascia.
f. diaphragmatis pelvis superior 上骨盤隔膜筋膜, = rectovesical fascia.
f. dorsalis manus [L/TA] 手背筋膜, = dorsal fascia of hand [TA].
f. dorsalis pedis [L/TA] 足背筋膜, = dorsal fascia of foot [TA].
f. endoabdominalis [L/TA] 腹壁内筋膜*, = endo-abdominal fascia [TA].
f. endopelvina [L/TA] 骨盤内筋膜*, = endopelvic fascia [TA].
f. endothoracica [L/TA] 胸内筋膜, = endothoracic fascia [TA].
f. extraperitonealis [L/TA] 腹膜外筋膜(腹膜下筋膜), = extraperitoneal fascia [TA].
f. extraserosalis [L/TA] 漿膜外筋膜, = extraserosal fascia [TA].
f. flap 筋膜弁 [医学].
f. graft 筋膜移植.
f. iliaca [L/TA] 腸骨筋膜, = fascia iliaca [TA], iliac fascia [TA].
f. iliopsoas [L/TA] 腸腰筋膜, = iliopsoas fascia [TA].
f. implantation 筋膜移植術(Lexer).
f. inferior diaphragmatis pelvis [L/TA] 下骨盤隔膜筋膜, = inferior fascia of pelvic diaphragm [TA].
f. infraspinata [L/TA] 棘下筋筋膜, = infraspinous fascia [TA].
f. intrapelvina 骨盤内筋膜.
f. investiens [L/TA] 被覆筋膜, = investing layer [TA].
f. investiens abdominis [L/TA] 腹部の被覆筋膜(腹腔周囲筋膜*), = investing abdominal fascia [TA].
f. investiens perinei superficialis [L/TA] 浅会陰筋膜, = superficial investing fascia of perineum [TA], 深会陰筋膜, = deep perineal fascia [TA].
f. investiens profunda [L/TA] 深被覆筋膜(深腹腔周囲筋膜*), = deep investing fascia [TA].
f. investiens superficialis [L/TA] 浅被覆筋膜(浅腹腔周囲筋膜*), = superficial investing fascia [TA].
f. lata [L/TA] 大腿筋膜, = fascia lata [TA].
f. masseterica [L/TA] 咬筋筋膜, = masseteric fascia [TA].
f. muscularis 筋筋膜(筋肉を包む膜), = investing fascia.
f. muscularis musculorum bulbi [NA] 眼筋筋膜.
f. musculi piriformis [L/TA] 梨状筋筋膜, = piriformis fascia [TA].
f. musculi quadrati lumborum [L/TA] 腰方形筋筋膜*, = quadratus lumborum fascia [TA].
f. nuchae [L/TA] 項筋膜(僧帽筋と菱形筋下の筋膜), = nuchal fascia [TA].
f. obturatoria [L/TA] 閉鎖筋膜(骨盤筋膜の体側面), = obturator fascia [TA].
f. of clitoris [TA] 陰核筋膜, = fascia clitoridis [L/TA].
f. of forearm 前腕筋膜.
f. of head and neck [TA] 頭頸の筋膜, = fascia capitis et colli [L/TA].
f. of individual muscle [TA] 筋の固有筋膜, = fascia propria musculi [L/TA].
f. of individual organ [TA] 器官固有の筋膜, = fascia propria organi [L/TA].
f. of leg 下腿筋膜.
f. of limbs [TA] 体肢の筋膜, = fasciae membrorum [L/TA].
f. of muscles [TA] 筋の筋膜, = fasciae musculorum [L/TA].
f. of neck 頸筋膜.
f. of penis [TA] 陰茎筋膜, = fascia penis [L/TA].
f. of Tarini タリヌス膜, = fascia dentata.
f. of Tenon テノン鞘, = fascia bulbi.
f. of trunk [TA] 体幹の筋膜, = fascia trunci [L/TA].
f. parietalis [L/TA] 壁側筋膜, = parietal fascia [TA].
f. parietalis thoracis [L/TA] 胸郭の壁側筋膜*, = parietal fascia of thorax [TA].
f. parotidea [L/TA] 耳下腺筋膜, = parotid fascia [TA].
f. pectoralis [L/TA] 胸筋筋膜, = pectoral fascia

[TA].
f. pelvica [L/TA] 骨盤筋膜, = pelvic fascia [TA].
f. pelvis [L/TA] 骨盤筋膜, = pelvic fascia [TA].
f. pelvis parietalis [L/TA] 壁側骨盤筋膜, = parietal pelvic fascia [TA].
f. pelvis visceralis [L/TA] 臓側骨盤筋膜, = visceral pelvic fascia [TA].
f. penis [L/TA] 陰茎筋膜, = fascia of penis [TA].
f. perinei [L/TA] 会陰筋膜, = perineal fascia [TA].
f. perinei superficialis 浅会陰筋膜, = superficial fascia of perineum.
f. pharyngobasilaris [L/TA] 咽頭頭底板, = pharyngobasilar fascia [TA].
f. pharyngobuccinatoria 咽頭頬筋膜.
f. phrenicopleuralis [L/TA] 横隔胸膜筋膜, = phrenicopleural fascia [TA].
f. precaecocolica [L/TA] 回盲前筋膜*, = precaecocolic fascia [TA].
f. presacralis [L/TA] 仙骨前筋膜, = presacral fascia [TA].
f. propria musculi [L/TA] 筋の固有筋膜, = fascia of individual muscle [TA], muscle sheath [TA].
f. propria organi [L/TA] 器官固有の筋膜, = fascia of individual organ [TA].
f. prostatae 前立腺筋膜.
f. recta 腹直筋筋膜.
f. rectoprostatica [L/TA] 前立腺後筋膜*, = rectoprostatic fascia [TA].
f. rectosacralis [L/TA] 直腸仙骨筋膜, = rectosacral fascia [TA].
f. rectovaginalis [L/TA] 直腸腟筋膜*, = rectovaginal fascia [TA].
f. reflex 筋膜反射.
f. renalis [L/TA] 腎筋膜, = renal fascia [TA].
f. retrorenalis 後腎筋膜(Zuckerkandl).
f. spermatica externa [L/TA] 外精筋膜, = external spermatic fascia [TA].
f. spermatica interna [L/TA] 内精筋膜, = internal spermatic fascia [TA].
f. spiralis ラセン包帯.
f. subperitonealis 腹膜下筋膜, = subperitoneal fascia.
f. superior diaphragmatis pelvis [L/TA] 上骨盤隔膜筋膜, = superior fascia of pelvic diaphragm [TA].
f. supraspinata [L/TA] 棘上筋筋膜, = supraspinous fascia [TA].
f. temporalis [L/TA] 側頭筋膜, = temporal fascia [TA].
f. thoracica [L/TA] 胸筋膜, = thoracic fascia [TA].
f. thoracolumbalis [L/TA] 胸腰筋膜, = thoracolumbar fascia [TA].
f. transversalis [L/TA] 横筋筋膜, = transversalis fascia [TA].
f. triangularis abdominalis 腹三角筋膜, = Colles reflex ligament, ligamentum inguinale reflexum.
f. trunci [L/TA] 体幹の筋膜, = fascia of trunk [TA].
f. umbilicalis [L/TA] 臍筋膜, = umbilical fascia [TA].
f. visceralis [L/TA] 臓側筋膜, = visceral fascia [TA].
fas·ciae [fǽʃii:] [L/TA] 筋膜, = fascia [TA].
f. investientes intermediae [L/TA] 中間被覆筋膜(中間腹腔周囲筋膜*), = intermediate investing fascia [TA].
f. membrorum [L/TA] 体肢の筋膜, = fascia of limbs [TA].
f. musculares [L/TA] 眼筋筋膜, = muscular fascia [TA].
f. musculorum [L/TA] 筋の筋膜, = fascia of muscles [TA].
f. orbitales [NA] 眼窩筋膜.
fas·cia·gram [fǽʃiəgræm] 筋膜のX線像.
fas·ci·ag·ra·phy [fæʃiǽgrəfi] 空気注入筋膜描写法.
fas·cial [fǽʃiəl] 筋膜〔性〕の.
f. flap 筋膜弁 〔医学〕.
f. graft 筋膜移植 〔医学〕.
f. hernia 筋膜ヘルニア.
f. patch 筋膜補てん(填) 〔医学〕.
f. reflex 筋膜反射 〔医学〕 (顔面筋膜反射).
f. sarcoma 筋膜肉腫(主として下肢の関節付近に発生する. Virchow).
f. sheath of eyeball [TA] 眼球鞘, = vagina bulbi [L/TA].
f. sheathes of extraocular muscles 外眼筋の筋膜鞘.
f. space 筋膜隙.
fas·cia·plas·ty [fǽʃiəplæsti] 筋膜形成術.
fas·ci·cle [fǽsikl] [TA] 神経束, = fasciculus [L/TA].
fas·cic·u·lar [fəsíkjulər] 線維束の, 維管束の.
f. block 分枝ブロック(左脚の2枝のいずれかの伝導がブロックされたもの). → hemiblock.
f. cambium 維管束内形成層.
f. contraction 線維束収縮 〔医学〕, 線維性攣縮.
f. degeneration 筋束変性.
f. graft 神経束状移植(神経線維束を組み合わせて, 別々に縫合すること).
f. keratitis 束状角膜炎 〔医学〕 (血管帯が周囲に発生するもの, 遊走フリクテンともいう).
f. neuroma 束状神経腫, 有髄神経腫, = medullated neuroma.
f. ophthalmoplegia 束性(脳橋)眼筋麻痺.
f. tremor (細動性振戦), = fibrillary tremor.
f. twitch 線維束性攣縮, = fibrillation.
f. twitching 筋束性単収縮 〔医学〕.
f. ulcer 束状潰瘍.
f. zone 束状帯.
fasciculata cell 索状層細胞, 束状帯細胞.
fas·cic·u·late [fəsíkjulət] 束性の, 束状の.
f. bladder 肥厚性膀胱(内面の筋層肥厚による).
fasciculated sarcoma (紡錘細胞肉腫), = spindle-cell sarcoma.
fasciculated zone 束状帯 〔医学〕.
fas·cic·u·la·tion [fəsìkjuléiʃən] ① 線維束形成. ② 筋線維束攣縮, 線維束〔性〕攣縮 〔医学〕.
f. potential (voltage) 線維束性拘縮(攣縮)電位.
f. voltage (脊髄前柱の病的変性により現れる).
fas·cic·u·la·tus [fəsìkjuléitəs] 束状の.
fas·cic·u·li [fəsíkjulai] [L/TA] 神経束*, = cords [TA].
f. longitudinales [L/TA] 縦束, = longitudinal bands [TA].
f. longitudinales pontis 橋〔錐体〕の縦束.
f. occipitales horizontales [L/TA] 水平後頭束*, = transverse occipital fasciculi [TA].
f. occipitales verticales [L/TA] 垂直後頭束*, = vertical occipital fasciculi [TA].
f. proprii 固有束, = fasciculus proprius.
f. rubroreticulares [NA] 赤核網様体路.
f. transversi [L/TA] 横束, = transverse fascicles [TA].
f. vasculares [L/TA] (血管索束*), = vascular bundles [TA].

fas·cic·u·li·tis [fəsìkjuláitis] 視束炎(視神経炎).
f. axialis 軸性視束炎.
f. retrobulbaris 球後視束炎.
fas·cic·u·lus [fəsíkjuləs] [L/TA] 神経束(筋, 神経の), = fasciculus [TA], fascicle [TA]. 複 fasciculi.
f. aberrans of Monakow モナコフ盲束, = rubrospinal tract.
f. anterior [L/TA] 前束*, = anterior fascicle [TA].
f. anterior proprius 固有前束.
f. anterolateralis superficialis 浅前側束(前脊髄小脳路), = fascia ventrolateralis superficialis, Gower tract.
f. arcuatus [L/TA] 弓状束*, = arcuate fasciculus [TA].
f. atrioventricularis [L/TA] 房室束, = atrioventricular bundle [TA].
f. cerebellospinalis 小脳脊髄束(脊髄の外側面に上行する線維で, 背核から下小脳脚を通り小脳に入る神経線維束), = Flechsig tract, direct cerebellar tract, tractus spinocerebralis dorsalis.
f. ciliaris [L/TA] 瞼縁束(睫毛束*), = ciliary bundle [TA].
f. circumolivaris pyramidis 錐体オリーブ周囲束.
f. cuneatus [L/TA] 楔状束(脊髄背束の外側部), = cuneate fasciculus [TA].
f. exilis 遠隔束(長母指屈筋と上腕骨内顆とを連結する筋束).
f. gracilis [L/TA] 薄束(脊髄後索の内側部), = gracile fasciculus [TA].
f. innominatus 無名束(円形索に続く延髄内の束).
f. interfascicularis [L/TA] 束間束, = interfascicular fasciculus [TA].
f. intermedius 中間束.
f. interstitiospinalis 間質脊髄束.
f. lateralis [L/TA] 外側神経束, = lateral cord [TA].
f. lateralis plexus brachialis 腕神経叢の外側神経束.
f. lateralis proprius 側索固有束, = Flechsig lateral fasciculus.
f. lenticularis [L/TA] レンズ核束, = lenticular fasciculus [TA].
f. longitudinalis dorsalis [L/TA] 背側縦束, 後縦束*, = dorsal longitudinal fasciculus [TA].
f. longitudinalis inferior [L/TA] 下縦束, = inferior longitudinal fasciculus [TA].
f. longitudinalis medialis [L/TA] 内側縦束, = medial longitudinal fasciculus [TA].
f. longitudinalis posterior [L/TA] 背側縦束, 後縦束*, = posterior longitudinal fasciculus [TA].
f. longitudinalis superior [L/TA] 上縦束, = superior longitudinal fasciculus [TA].
f. macularis 黄斑神経束.
f. mamillotegmentalis [NA] 乳頭被蓋路.
f. mammillotegmentalis [L/TA] 乳頭体被蓋束*, = mammillotegmental fasciculus [TA].
f. mammillothalamicus [L/TA] 乳頭体視床束*, = mammillothalamic fasciculus [TA].
f. marginalis ventralis 腹側縁束.
f. medialis [L/TA] 内側神経束, = medial cord [TA].
f. medialis plexus brachialis 腕神経叢の内側神経束.
f. medialis telencephali [L/TA] 終脳内側束*, = medial forebrain bundle [TA].
f. obliquus pontis 橋斜束.
f. occipitofrontalis 後頭前頭束(脳室の外角に沿う線維で, 放線冠の中, 尾状核の上, 脳梁の下ないし外, 帯状束およびブルダッハ束の中間にある大脳の線維. Dejerine).
f. occipitofrontalis inferior [L/TA] 下後頭前頭束*, = inferior occipitofrontal fasciculus [TA].
f. occipitofrontalis superior [L/TA] 上後頭前頭束*, = superior occipitofrontal fasciculus [TA].
f. of Goll ゴル束, = fasciculus gracilis.
f. of Meynert マイネルト束, = retroflex fasciculus.
f. of Rolando ロランド束(延髄灰白質後角の膨大部にある束).
f. papillofovealis 乳頭中心窩束.
f. papillomacularis 乳頭黄斑〔線維〕束.
f. peduncularis [L/TA] 脚束*, = fasciculus peduncularis [TA].
f. pedunculomammillaris 脚乳頭束(乳頭体から被蓋および大脳脚に達する線維), = pedunculus corporis mammillare.
f. posterior [L/TA] 後束*, = posterior fascicle [TA], 後神経束, = posterior cord [TA].
f. posterior plexus brachialis 腕神経叢の後神経束.
f. proprius 固有束(脊髄灰白質に接近する白質で, 連合線維を包含し, 前, 外側および後固有束に細別される), = fundamental bundle, ground b., basis b..
f. proprius anterior [L/TA] 前索固有束, = anterior fasciculus proprius [TA], ventral fasciculus proprius [TA].
f. proprius lateralis [L/TA] 側索固有束, = lateral fasciculus proprius [TA].
f. proprius of spinal cord 脊髄固有束〔医学〕.
f. proprius posterior [L/TA] 後索固有束, = posterior fasciculus proprius [TA], dorsal fasciculus proprius [TA].
f. pyramidalis 錐体束, = fasciculus cerebrospinalis.
f. pyramidalis anterior 前錐体束.
f. pyramidalis lateralis 外側錐体束.
f. retroflexus [L/TA] 反屈束*(手綱から脚間核に通ずる線維束), = fasciculus retroflexus [TA].
f. rotunda 孤束, = fasciculus solitarius.
f. rotundus = fasciculus rotunda.
f. semilunaris [L/TA] 半月束, = interfascicular fasciculus [TA].
f. septomarginalis [L/TA] 中隔縁束, = septomarginal fasciculus [TA].
f. subcallosus [L/TA] 脳梁下束*(梁下束), = subcallosal fasciculus [TA].
f. subthalamicus [L/TA] 視床下束*, = subthalamic fasciculus [TA].
f. sulcomarginalis [L/TA] 溝縁束*, = sulcomarginal fasciculus [TA].
f. tegmenti ventralis 腹側被蓋束(Spitzer).
f. teres 円束(内側隆起の旧名), = funiculus teres, medial eminence.
f. thalamicus [L/TA] 視床束*, = thalamic fasciculus [TA].
f. thalamomammillaris 視床乳頭束, = bundle of Vicq d'Azyr.
f. uncinatus [L/TA] 鉤状束*, = uncinate fasciculus [TA].
f. uncinatus cerebelli [L/TA] 小脳鉤束*, = uncinate fasciculus of cerebellum [TA].
f. ventrolateralis 前側束.
f. Vicq d'Azyr ヴィック・ダジール束(Gennari 線条).
fas·ci·ec·to·my [fæsiéktəmi] 筋膜切除〔術〕〔医学〕.
fas·ci·i·tis [fæsiáitis] 筋膜炎〔医学〕.

fas·ci·na·tion [fæsinéiʃən] 魅惑状態，陶酔感．
fas·ci·num [fǽsinəm] 視殺妄想．
fasciocutaneous flap 筋膜皮弁 〔医学〕．
fas·ci·od·e·sis [fæsiádisis] 筋膜固定術 〔医学〕．
fas·ci·o·gram [fǽsiəgræm] 筋膜造影像．
Fas·ci·o·la [fəsáiələ] ファスキオラ属（吸虫．大形扁平で幅広く，木ノ葉状．哺乳類，特に草食動物の胆管に寄生する）．
  F. gigantica 巨大肝蛭（非常に大形で竹葉状，肝蛭に似るが，腸管，精巣卵巣の分岐が複雑で，卵も肝蛭より大きい．キリン，シマウマ，ヤギ，ヒツジ，ウシ，ときにヒトの胆管に寄生する．アフリカ，アジアに広く分布する）．
  F. hepatica 肝蛭（体長18〜51mmの大形の吸虫，ウシ，ヒツジ，ヤギ，ときにヒトなどの胆管に寄生する），= liver fluke.
fas·ci·o·la [fəsáiələ] 小帯，= fasciole. 複 fasciolae. 形 fasciolar.
  f. cinerea 灰白小束（小帯回．歯状回の上方延長部），= fasciolar gyrus.
fasciolar gyrus [TA] 小帯回，= gyrus fasciolaris [L/TA].
fas·ci·o·li·a·sis [fæsiouláiəsis] 肝蛭病，肝蛭症 〔医学〕，= halzown, liver rot.
Fas·ci·ol·i·dae [fæsiálidi:] 蛭状吸虫科（吸虫綱に属する一科で，*Fasciola*，*Fasciolopsis* などヒトに寄生する属を含む）．
fas·ci·o·loi·di·a·sis [fæsiəlɔidáiəsis] 肥大吸虫症 〔医学〕．
fas·ci·o·lop·si·a·sis [fæsioulapsáiəsis] 肥大吸虫症（*Fasciolopsis buski* による肝蛭症）．
Fas·ci·o·lop·sis [fæsiəlápsis] 肥大吸虫属（吸虫．哺乳類の腸管に寄生する）．
  F. buski 肥大吸虫（ブタやヒトの十二指腸，空腸に寄生する）．
fas·ci·op·a·thy [fæsiápəθi] 筋膜症．
fas·ci·o·plas·ty [fǽsiəplæsti] 筋膜形成術．
fas·ci·or·rha·phy [fæsiɔ́:rəfi] 筋膜縫合術，= aponeurorrhaphy.
fas·ci·o·tome [fǽsiətoum] 筋膜刀．
fas·ci·ot·o·my [fæsiátəmi] 筋膜切開〔術〕〔医学〕．
fas·ci·tis [fəsáitis] 筋膜炎 〔医学〕，= fasciitis.
fast [fǽst] ① 急速な．② 耐抗，堅牢な．
  f. breeder reactor 高速増殖炉（高速中性子を用いて，ウランからプルトニウムへの転換率を1より大きくするように設計された原子炉）．
  f.-color dyeing 堅牢ぞめ．
  f. component of nystagmus 眼球振とうの急速成分．
  f. flow channel 急速流入路 〔医学〕．
  f. Fourier transform 高速フーリエ変換 〔医学〕．
  f. green ファスト・グリーン，= malachite green.
  f. green FCF (CC) ファスト・グリーンFCF（ジアミノトリフェニルメタン族の染料），= dinitrosoresorcinol.
  f. green J ファスト・グリーンJ，= brilliant green.
  f. kinetic drug 速動態薬 〔医学〕．
  f. muscle 速筋 〔医学〕．
  f. muscle fiber 速筋線維 〔医学〕．
  f. neutron 速中性子．
  f.-neutron radiation therapy 速中性子照射療法．
  f. pain 速痛 〔医学〕．
  f. pink BKS chlorazol ファストピンク BKS（動物実験に用いる抗凝固性染料）．
  f. red A ファストレッドA．
  f. red D ファストレッドD，= amaranthum.
  f. stain 迅速スメア（塗抹標本．女性性器から得た検体をスライドガラス上に塗抹，固定したもの）．
  f. twitch fiber 速筋線維 〔医学〕．
  f. wave 速波 〔医学〕（脳波の記載で用いられる）．
  f. wave sleep 速波睡眠 〔医学〕，= fast sleep.
  f. yellow ファストイエロー $(NC_6H_4SO_2ONa)_2NH$（骨組織の染色に用いる）．
fas·tid·i·ous [fæstídiəs] 選好性の，偏好性の．
fas·tid·i·um [fæstídiəm] ① 偏食．② 気むずかしいこと，好嫌（すききらい）．
  f. cibi 厭食，拒食．
fas·ti·ga·tum [fæstigéitəm] 被蓋核，= nucleus fastigii.
fastigial nucleus [TA] 室頂核（小脳第四脳室上端の背側にある核で，前庭神経および上前庭核から線維を受け，脳幹へ輸出線維を送る），= nucleus fastigii [L/TA].
fastigiobulbar fibers 歯状核赤核線維．
fastigiobulbar tract 室頂延髄路（室頂核から延髄に至る輸出線維），= cerebellotegmental tracts of bulb.
fastigiospinal fibers 室頂核脊髄線維．
fastigiospinal tract [TA] 室頂核脊髄路*，= tractus fastigiospinalis [L/TA].
fas·tig·i·um [fæstídʒiəm] [L/TA] ① 室頂（第四脳室の），= fastigium [TA]．② 病勢の極期．
fast·ing [fǽstiŋ] 断食，絶食 〔医学〕，= abrosia, nestia.
  f. blood glucose 空腹時血糖．
  f. blood glucose level 空腹時血糖値．
  f. blood sugar (FBS) 空腹時血糖 〔医学〕．
  f. blood sugar level 空腹時血糖値 〔医学〕．
  f. plasma glucose (FPG) 空腹時血漿グルコース．
  f. therapy 絶食療法 〔医学〕．
fast·ness [fǽstnis] 耐性 〔医学〕，抵抗性 〔医学〕．
  f. test 堅ろう（牢）度試験 〔医学〕．
fat [fǽt] ① 脂肪 〔医学〕，脂質 〔医学〕．② グリセロールのエステル．③ カドヘリンスーパーファミリーの一種．
  f. abdomen 脂肪腹 〔医学〕．
  f. absorption 脂肪吸収 〔医学〕．
  f. absorption study 脂肪吸収試験 〔医学〕．
  f. body 脂肪体．
  f. body of cheek 頬脂肪体．
  f. body of ischioanal fossa [TA] 坐骨直腸窩脂肪体，= corpus adiposum fossae ischioanalis [L/TA].
  f. body of ischiorectal fossa 坐骨直腸窩脂肪体．
  f. body of orbit 眼窩脂肪体．
  f. cell 脂肪細胞．
  f. coal 餅炭．
  f. column 脂肪柱（皮膚結合織から毛包および汗腺に達する脂肪組織），= columnae adiposae.
  f.-controlled diet 脂肪調整食 〔医学〕．
  f.-deficiency disease 脂肪欠乏症．
  f.-degeneration 脂肪変性．
  f. diabetes 肥満性糖尿病．
  f. embolism 脂肪塞栓〔症〕〔医学〕，= oil embolism.
  f. embolus 脂肪塞栓 〔医学〕．
  f. emulsion 脂肪乳剤．
  f.-fluid level 脂肪液面 〔医学〕．
  f.-free body mass (FFM) 除脂肪体重（体重より脂肪重量をひいたもの．骨，筋肉，水分などの重量）．
  f. globule 脂肪球 〔医学〕．
  f. graft ① 脂肪移植片 〔医学〕．② 脂肪移植．
  f. hernia 脂肪ヘルニア，= hernia adiposa.
  f. indigestion 脂肪便症，= steatorrhea.
  f. lime 豊石灰，富石灰（純度の高い生石灰）．
  f. metabolism 脂肪代謝．
  f. milk 脂肪乳（人乳の脂肪含有量以上の脂肪をもつ調整乳）．

F

f. necrosis 脂肪壊死［医学］，脂肪組織壊死（Balser）．
f. number 脂肪数（次の式で表される．ただしV＝脂肪摂取量，A＝脂肪排泄量）．

$$\log \frac{V}{A} \times 100$$

f. pad 脂肪パッド．
f. pad of ischioanal fossa 坐骨肛門窩脂肪体．
f. pad sign 脂肪パッド徴候［医学］．
f. rickets 肥満性くる病．
f.-soluble 脂溶性の［医学］．
f.-soluble vitamin 脂溶性ビタミン［医学］．
f. splitting 油脂分解［医学］，脂肪分解性．
f.-splitting enzyme 脂肪分解酵素，＝lipolytic enzyme.
f. stability 油脂安定度［医学］．
f. stool 石けん便，＝soap stool.
f.-storing cell 脂肪摂取細胞．
f. substituted 脂肪置換．
f. tapeworm ＝*Taenia saginata*.
f. thrill 脂肪振戦（腹壁の脂肪蓄積のため触診される）．
f. tide 脂肪時期（食物摂取による血液およびリンパ中の脂肪分が増加する時）．
fa·tal ［féitəl］ 致死の［医学］，致命的な［医学］．
f. disease 死病（致命症）．
f. dose 致死量，＝lethal dose.
f. familial insomnia (FFI) 致死性家族性不眠症（プリオン病の一種で，プリオンタンパク遺伝子変異による遺伝子病）．
f. sporadic insomnia (FSI) 致死性孤発性不眠症（プリオン病の一種）．
f. termination 致死．
f. wound 致命傷［医学］．
fa·tal·i·ty ［feitǽliti］ 宿命，致命［医学］，命数，不慮の死，致死．
f. rate 致死率［医学］，致命率［医学］．
fate of drug 薬物動態［医学］．
father-child relationship 父子関係．
father complex 父親コンプレックス，＝Electra complex.
fat·i·ga·bil·i·ty ［fæ̀tigəbíliti］ 疲労性［医学］，易疲労感［医学］．
fa·tigue ［fətí:g］ 疲労（つかれ）［医学］，倦怠．
f. contracture 疲労性拘縮［医学］．
f. curve 疲労曲線［医学］，＝curve of fatigue.
f. disease 疲労病（職業の），＝professional neurosis.
f. failure 疲れ破損［医学］．
f. fever 疲労熱［医学］（筋肉を長期または過度に使用した後に起こる発熱）．
f. fracture 疲労骨折［医学］，＝march fracture, stress fracture.
f. limit 疲れ限度．
f. neurasthenia 消耗神経症，へばり神経症（病後，産褥期，その他著しい疲労に引き続いて生ずる慢性の神経衰弱状態）．
f. neurosis 疲労神経症［医学］．
f. nystagmus 疲労眼振［医学］．
f. phenomena of tibia 脛骨過労性骨障害（過度の繰り返す力で脛骨にみられる疲労現象），＝fatigue fracture of tibia, shin splint.
f. poison 疲労毒．
f. quotient 疲労商（Mosso のエルゴグラフによる作業曲線において，引き上げ高の総和を回数で割ったもので，疲労の指数に用いる）．
f. reaction 疲労反応（筋運動により結核患者の体温上昇が起こること）．
f. spasms 疲労攣縮（ある部分に限局して起こる緊張性または間代性痙攣），＝business spasms, coordinated business neurosis, functional s., handicraft s., movement s., occupation s., professional s..
f. state 疲労状態（神経衰弱の特徴の一つ）．
f. stuff 疲労物質，疲労毒，＝fatigue toxin.
f. test 疲労検査（試験）［医学］（活動性結核では筋運動により体温上昇がみられる）．
f. tester 疲れ試験器．
f. toxin 疲労毒素（過労に際し産生されるもの），＝kenotoxin.
fat·ness ［fǽtnis］ 肥満［医学］，＝corpulence, adiposity.
Fat·sia ［fǽtsiə］ ヤツデ属（ウコギ［五加］科植物）．
F. japonica ヤツデ［八つ手］（葉が生薬として用いられる）．
fat·sia-sap·o·tox·in ［fǽtsiə sæ̀pətáksin］ ファッチァサポトキシン $C_{73}H_{62}O_{10}$（ヤツデ葉中のサポニン）．
fat·sin ［fǽtsin］ ファッチン $(C_{31}H_{51}O_{20})x$（ヤツデの葉中にあるサポニン）．
fat·ty ［fǽti］ 脂肪の［医学］．
f. acid 脂肪酸［医学］，脂酸．
f. acid binding protein 脂肪酸結合タンパク．
f. acid cyclooxygebase 脂肪酸シクロオキシゲナーゼ，＝cyclooxygebase.
f. acid dehydrogenase 脂肪酸脱水素酵素．
f. acid desaturase 脂肪酸脱飽和酵素［医学］．
f. acid ester 脂肪酸エステル［医学］．
f. acid metabolism 脂肪酸代謝．
f. acid oxidation 脂肪酸酸化．
f. acid oxidation cycle 脂肪酸酸化サイクル．
f. alcohol 脂肪族アルコール［医学］．
f. appendices of colon ［TA］腹膜垂，＝appendices adiposae coli ［L/TA］, appendices epiploicae ［L/TA］.
f. ascites 脂肪性腹水，＝ascites adiposus.
f. atrophy 脂肪萎縮［医学］，＝adipose atrophy.
f. ball of Bichat ビシャ脂肪塊（新生児の頬にある脂肪塊）．
f. body 脂肪体［医学］．
f. cardiopathy 脂肪性心臓病．
f. cast 脂肪円柱［医学］．
f. cirrhosis 脂肪性肝硬変．
f. compound 脂肪族化合物．
f. concrement 脂肪結石．
f. cyst 脂肪嚢胞．
f. degeneration 脂肪変性［医学］．
f. diarrhea 脂肪性下痢［医学］，＝Reimann disease.
f. diet 脂肪食［医学］．
f. droplet 脂肪滴［医学］．
f. fascia 脂肪層［医学］．
f. folds of pleura 胸膜の脂肪ヒダ．
f. granular cast 脂肪球円柱．
f. granule cell 脂肪顆粒細胞（脂肪を含有する小細経膠細胞）．
f. heart 脂肪心［医学］（肥満者心臓障害），＝adipositas cordis, fat heart.
f. infiltration 脂肪浸潤［医学］，＝fat infiltration.
f. kidney 脂肪腎［医学］．
f. layer ［TA］脂肪組織層，＝panniculus adiposus ［L/TA］.
f. layer of superficial fascia 〔腹部〕浅筋膜の脂肪層．
f. liver 脂肪肝［医学］．
f. liver syndrome 脂肪肝症候群．
f. marrow 脂肪髄［医学］（脂肪細胞が過剰のもの）．
f. metamorphosis 脂肪化，脂肪変性［医学］．

f. oil 脂肪油〔医学〕，脂油．
f. reaction 脂肪反応（組織細胞の）．
f. renal capsule 腎臓の脂肪被膜．
f. series 脂肪列，脂肪族（メタンおよびその相同化合物群）．
f. stool 脂肪便．
f. streak 脂肪線条，脂肪斑，脂肪縞（動脈硬化症の初期，動脈の内膜にみられる黄色の線状隆起）．
f. tissue 脂肪組織〔医学〕，＝adipose tissue．
f. tumor 脂肪腫〔医学〕，＝lipoma．
fa·tu·i·ty ［fətjúːiti］ 愚鈍，幼稚爽快状態，痴呆，＝moria．
fau·ces ［fɔ́ːsiːz］ ［L/TA］ ① 口峡，＝fauces［TA］．② 咽門．形 faucial．
Fauchard, Pierre ［fɔːʃɑ́ːr］ フォシァール（1678-1761，フランスの歯科医）．
F. disease フォシァール病（歯槽膿漏），＝alveolar periostitis，pyorrhea alveolaris，Rigg disease．
faucial paralysis 口峡麻痺．
faucial reflex 咽頭反射〔医学〕（咽頭を刺激すると，込み上げと嘔吐とを催す）．
faucial tonsil 口蓋扁桃〔医学〕，＝tonsilla palatina．
fau·ci·tis ［fɔːsáitis］ 咽門炎，口峡炎．
fault ［fɔ́ːlt］ 欠点〔医学〕，欠陥〔医学〕，欠乏〔医学〕，欠損〔医学〕，欠落〔医学〕，過失．
f. time 故障時間〔医学〕．
faulty union 非癒合性骨折．
faun tail nevus 牧神の尾状母斑．
fau·na ［fɔ́ːnə］ 動物相，動物群．
f. realm 動物分布区．
faunal areas 動物分布区．
Faust test ［fáust tést］ ファウスト試験（アメーバ嚢胞の検出法で，糞便塗抹標本を Schaudinn 液で固定し，アルコールヨード液，2%鉄ミョウバン液，0.5%ヘマトキシリン液の順で染色する）．
Fauvel, Sulpica Antoine ［fɔːvél］ フォーブル（1813-1884，フランスの医師）．
F. granules フォーブル顆粒（気管支周囲膿瘍），＝peribronchitic abscess．
fava bean ソラマメ，＝*Vicia fava*．
fa·vag·i·nous ［feivǽdʒinəs］ ① 黄癬様の．② 小窩様の．
fa·ve·o·late ［fəvíːəleit］ 小窩のある．
fa·ve·o·lus ［fəvíːələs］ 小窩．複 faveoli．
fa·vid ［féivid］ 黄癬（せん）疹〔医学〕．
fa·vi·des ［féividiːs］ 黄癬疹（黄癬にみられるアレルギー性皮疹）．単 favid．
favipiravir ファビピラビル $C_5H_4FN_3O_2$（RNA 依存性 RNA ポリメラーゼ阻害薬，抗インフルエンザウイルス薬．商品名アビガン．2014年に流行したエボラ出血熱の治療に用いられた）．
fa·vism ［féivizəm］ ソラマメ中毒〔症〕（ソラマメ *Vicia fava* の接触による中毒症で，アレルギー性中毒性溶血性症候群），＝fabism，fabismus．
fa·vor·ite ［féivərit］ 嗜（し）好品〔医学〕．
f. food 嗜（し）好食品〔医学〕．
Favre, Maurice Jules ［fɑ́ːvr］ ファーブル（1876-1954，フランスの皮膚科医）．
F. disease ファーブル病（1913年 Nicolas および Durand とともに鼡径リンパ肉芽腫の詳細報告を発表した），＝fourth venereal disease，lymphogranuloma inguinale，Nicolas-Favre d.．
F.-Durand-Nicolas disease ファーブル・デュラン・ニコラ病．
F.-Racouchot disease ファーブル・ラクショー病（日光性弾性線維変性．主として男性の顔に生ずる加齢性変化で，皮膚は全体に黄褐色となり，毛包性，面皰状の黒い点と皮内の大小さまざまの嚢腫とが混在する）．
F.-Racouchot syndrome ファーブル・ラクショー症候群．
F. syndrome ファーブル症候群（静脈うっ滞による紫斑病）．
fa·vus ［féivəs］ 黄癬〔医学〕，＝tinea favosa．
f. capillitii 頭髪部黄癬．
f. corporis 胎生毛（毳毛）部黄癬．
f. cup 黄癬陥凹．
f. honeycomb tetter 黄癬（せん）菌甲〔医学〕．
f. scutula 黄癬菌甲（菌甲ともいわれ，黄癬病巣にみられる菌集落）．
f. unguium 爪黄癬，＝onychomycosis favosa．
fay·al·ite ［féiəlàit］ 鉄かんらん石〔医学〕．
Fayer, Joseph ［féjər］ フェイヤー（1824-1907，イギリスの外科医．熱帯病の大家で，特にインドの毒ヘビについての著書がある（1872））．
Fazio, Eugenio ［fátziou］ ファチオ（1849-1902，イタリアの医師）．
F.-Londe atrophy ファチオ・ロンデ萎縮（乳幼児進行性延髄麻痺）．
F.-Londe disease ファチオ・ロンデ病（1894年 P. Londeにより報告された幼児に出現する進行性の球麻痺，四肢の筋萎縮，外眼筋麻痺をきたす疾患をいう）．
FB finger breadth 横指の略．
FBM fetal breathing movement 胎児呼吸様運動の略．
FBS fasting blood sugar 空腹時血糖の略．
Fc fragment Fc フラグメント（Fc と略記．免疫グロブリンをパパイン消化した際に，2 個の Fab と共に生成するフラグメント．H 鎖の一部から構成され，薄い塩濃度で結晶化するため結晶性フラグメントとも呼ばれる），＝Fc piece，cristallizable fragment．
Fc′ fragment Fc′ フラグメント（Fc′ と略記．Fc フラグメントをさらにパパインで分解して生ずるファラグメント）．
Fc piece Fc 断片（免疫グロブリンの断片化された Fc 部分）．
Fc receptor (FcR) Fc レセプター，Fc 受容体（免疫グロブリンの Fc 部分に対する細胞表面上のレセプター．この結合は免疫グロブリンのクラス特異的で，IgG には FcγR，IgM には FcμR，IgA には FcαR，IgE には FcεR の表記で示される）．
Fc region Fc 領域（IgG をパパイン分解して得られる 2 本の H 鎖のヒンジ領域より C 末端側のフラグメントとそれが占める構造上の位置），＝crystallizable fragment region．
FCA Freund's complete adjuvant フロイント完全アジュバントの略．
FCD focal cortical dysplasia 限局性皮質異型成の略．
FCM flow cytometry フローサイトメトリーの略．
FCMD Fukuyama type congenital muscular dystrophy 福山型先天性筋ジストロフィ〔ー〕の略．
FcR Fc receptor Fc レセプターの略．
FD functional dyspepsia 機能性ディスペプジアの略．
Fd fragment Fd フラグメント（Fd と略記．Fab フラグメントを構成する H 鎖と L 鎖間のジスルフィド結合を切断して解離した H 鎖をいう）．
Fd′ fragment Fd′ フラグメント（Fd′ と略記．Fab′ フラグメントを構成する H 鎖と L 鎖間のジスルフィド結合を切断して解離した H 鎖をいう）．
Fd region Fd 領域（パパイン分解して得られた IgG の Fab 部分を還元し，L 鎖と分離して得られる H 鎖の N 末端側，H鎖可変部と H 鎖）．
FDA Food and Drug Administration 食品医薬品局の略．
FDC follicular dendritic cells 濾胞樹状細胞の略．
FDI Federation Dentaire Internationale 国際歯科医学連盟の略．

FDP ① fibrin fibrinogen degradation product フィブリン・フィブリノゲン分解産物の略. ② fronto-dextra posterior 右額後位の略(胎位の一種).
FDT fronto-dextra transversa 右額横位の略(胎位の一種).
Fe iron (ferrum)金属元素，鉄の元素記号.
fear [fiər] 恐怖〔症〕〔医学〕，恐れ(認知できる原因に由来する強い恐れ)，苦悶，不安，驚愕.
f. conditioning 恐怖条件付け.
f. reaction 恐怖反応〔医学〕.
fearful anticipation 恐怖危惧〔医学〕.
feath·er [féðər] ① 羽，羽毛. ② 鳥.
f. field 翼区，= feather tract.
f. keel 羽幹.
f. papilla 羽乳頭.
f. shaft 羽心.
featural surgery 顔面形成手術.
feb·ri·cant [fébrikənt] ① 発熱性の. ② 発熱薬，= febrific, febrifacient.
feb·ri·cide [fébrisaid] 解熱薬，= febrifuge, antipyretic.
fe·bric·i·ty [fibrísiti] (熱のあること).
fe·bric·u·la [fibríkjulə] 軽熱，微熱，= simple continued fever.
feb·ri·fa·cient [fèbriféiʃənt] ① 発熱性の. ② 発熱薬.
fe·brif·ic [fibrífik] ① 発熱性の. ② 発熱薬，= febrifacient.
fe·brif·u·gal [fibrífjugəl] 消熱の，解熱の，解熱性の，= antipyretic.
feb·ri·fuges [fébrifju:ʤz] 解熱薬，= antipyretic, antifebrile.
feb·rif·u·gine [febrífjuʤin] フェブリフジン $C_{16}H_{19}N_3O_3$ (常山 *Dichroa febrifuga* から得られる抗マラリア性アルカロイド).
feb·rile [fébril, fí:b–] 熱性の〔医学〕.
f. abortion 有熱流産〔医学〕.
f. albuminuria 熱性アルブミン尿(発熱期の)，熱性タンパク尿〔症〕.
f. convulsion 熱性痙攣〔医学〕.
f. crisis 熱分利〔医学〕.
f. delirium 熱せん妄〔医学〕，= fever delirium.
f. herpes 熱性疱疹〔医学〕.
f. icterus 熱病性黄疸〔医学〕.
f. jaundice 熱病性黄疸(ワイル病)，= Weil disease.
f. plasma 熱性血漿.
f. proteinuria 熱性タンパク尿(機能性タンパク尿の一つで，腎疾患を伴わず高熱時に持続的に出現する良性のもの).
f. psychosis 熱病性精神病〔医学〕，= infection-exhaustion psychosis.
f. pulse 熱病脈〔医学〕.
f. reaction 発熱副作用〔医学〕.
f. seizure 熱性痙攣(38℃以上の発熱を伴う乳幼児期に生じる発作性疾患. 代謝異常，中枢神経感染，その他原因疾患のないものと定義される)，= febrile convulsion.
f. splenomegaly 熱性巨脾〔症〕〔医学〕(脾腫)，= tropical splenomegaly.
f. stage 発熱期〔医学〕.
f. state 発熱状態〔医学〕，発熱期.
f. symptom 発熱症状〔医学〕.
f. urine 熱性尿〔医学〕，熱病性尿(熱病にみられる尿で，暗褐色を呈し，臭気の強いもの).
f. urticaria 温熱じんま(蕁麻)疹〔医学〕，熱性じんま疹.
feb·ri·pho·bia [fèbrifóubiə] 発熱恐怖〔症〕〔医学〕，= pyrexiophobia.
fe·bris [fébris, fí:b–] 熱，熱病，= fever.
f. acmastica 稽留熱，= continued fever.
f. biliosa haemoglobinurica 黒水熱，= black water fever.
f. bullosa 有熱性水疱症，= pemphigus acuta.
f. colombensis コロンボ熱，= Colombo fever.
f. continua 稽留熱〔医学〕.
f. endemica roseola 紅斑性地方病性熱病(デング熱).
f. entericoides 腸性(腸チフス様)熱.
f. flava 黄熱，= yellow fever.
f. hectica 消耗熱.
f. lactea 乳熱，= milk fever.
f. melitensis 波状熱，= undulant fever.
f. miliaria 粟粒熱(汗疹)，= miliaria.
f. monopletica 稽留熱，= continued fever.
f. nosocomialis 発疹チフス，= typhus fever.
f. pallida 急性伝染性悪性心内膜炎(スイスの).
f. peptonuria 熱性ペプトン尿症.
f. quartana triplicata 三重四日熱.
f. quintana 塹壕熱，= trench fever.
f. recidiva 回帰熱，= febris recurrens.
f. recurrens 回帰熱，= relapsing fever.
f. remittens 弛張熱〔医学〕.
f. rubra 猩紅熱，= scarlatina.
f. sudoralis 波状熱，= undulent fever.
f. tritaea 間欠性三日熱，= tertian intermittent fever.
f. undulans bovina バング病，= brucellosis.
f. undulans caprina マルタ熱，波状熱，= Malta fever.
f. urethralis カテーテル熱，= catheter fever.
f. variolosa 痘瘡，= small-pox.
f. vesicatoria 水疱熱.
f. wolhynica 塹壕熱，= trench fever.
fe·cal [fí:kəl] 糞〔便〕の.
f. abscess 糞便〔性〕膿瘍〔医学〕，糞膿瘍(腸と連絡して糞便が混じる膿瘍)，= stercoraceous abscess.
f. bulk 糞塊〔医学〕.
f. calcinosis 糞石〔医学〕.
f. calculus 糞石.
f. coli 糞便大腸菌〔医学〕.
f. concentration 糞便濃縮法.
f. examination 糞便検査，検便〔医学〕.
f. fistula 糞瘻，= stercorous fistula.
f. impaction 糞便充塞〔医学〕，糞便埋伏(糞詰まり).
f. incontinence 大便失禁〔医学〕，便失禁.
f. mass 糞塊.
f. occult blood 便潜血〔医学〕.
f. odor 糞臭〔医学〕.
f. softener 便軟化薬〔医学〕.
f. stone 糞石，= fecalith.
f. tumor 糞石，= stercoroma.
f. ulcer 糞便性潰瘍.
f. vomiting 吐糞症〔医学〕，= stercoraceous vomiting.
fe·ca·lith [fí:kəliθ] 糞石，= coprolith.
fe·ca·loid [fí:kəlɔid] 糞便様の.
fe·ca·lo·ma [fi:kəlóumə] 糞石，= scatoma, coproma, stercoroma.
fe·cal·u·ria [fi:kəljú:riə] 糞尿〔症〕〔医学〕.
fe·ce·om·e·ter [fi:siámitər] 排糞測定器.
fe·ces [fí:sis] 糞〔便〕〔医学〕，= faeces, stool.
f. (stool) examination 便検査，検便.
FECG fetal electrocardiogram 胎児心電図の略.
Fechner, Gustav Theodor [féknər] フェヒネル(1801-1887, ドイツの物理・心理学者).
F.-Weber law フェヒネル・ウェーバー法則(心理物理学的法則とも呼ばれる. 感覚の強度Eは与えら

れた刺激強度Rの自然対数に正比例する).
fec·u·la [fékjulə] ①デンプン, = starch. ②残渣, = lees, sediment.
fec·u·lent [fékjulənt] 残渣のある, 排便性の, = excrementitious, fecal.
fe·cun·da·bil·i·ty [fi:kʌ̀ndəbíliti] 受胎確率〔医学〕.
fe·cun·date [fí:kəndeit] 受胎させる.
fe·cun·da·tion [fì:kəndéiʃən] 受精〔医学〕, = impregnation, fertilization.
fe·cun·di·ty [fi:kʌ́nditi] 生殖能〔力〕.
f. coefficient 受精率〔医学〕.
fed-fasted cycle 満腹-空腹サイクル.
Fede, Francesco [féde, fí:d] フェデ(1832-1913, イタリアの医師).
F. disease フェデ病(舌下乳頭腫), = Riga disease, sublingual papilloma.
Fédération Internationale Pharmaceutique (FIP) 国際薬剤師・薬学連合(薬剤師, 薬学者で構成され1912年設立された), = International Pharmaceutical Federation.
Federici, Caesare [fedəríʧi] フェデリチ(1832-1892, イタリアの医師).
F. sign フェデリチ徴候(胃腸穿孔により腹腔内にガス蓄積が起こると, 腹壁を通って心音が聴診される).
fee [fí:] ①診療代金(医師の請求するもの). ②会費(会員の負担するもの).
f. for medical services 診療報酬〔医学〕.
f.-for-service 診療報酬(保健医療サービスを受けた際の支払い金).
f.-for-service insurance 医療サービス費保険.
f. splitting (診療代を2人以上の医師が分割して取ること).
feeble-minded child 精〔神〕薄〔弱〕児〔医学〕, 精神遅滞児.
feeble-mindedness 精神薄弱〔医学〕(精神の発達遅滞による知能障害で, 白痴 idiot, 痴愚 imbecile, および魯鈍 moron の3種に分類される), = mental deficiency.
feeble respiration 弱呼吸(強度の減退したもの).
fee·ble·ness [fí:blnis] 倦怠〔感〕〔医学〕, 疲労感〔医学〕, 退屈感, 単調感.
feed [fí:d] 飼料〔医学〕.
f. consumption 飼料消費〔量〕〔医学〕.
f. efficacy 飼料効率〔医学〕.
f. hole 送り孔〔医学〕.
f. hopper 供給ホッパー〔医学〕.
f. intake 飼料摂取〔量〕〔医学〕.
f. lot 肥育場〔医学〕.
f.-unit 飼料単位〔医学〕.
feed·back [fí:dbæk] フィードバック〔医学〕, 帰還, 饋還きかん(電子回路や生体システムにおいて出力の一部を再び入力側に戻すこと).
f. control system フィードバック制御系.
f. inhibition フィードバック制御(抑制)〔医学〕, フィードバック阻害, = feedback regulation.
f. mechanism フィードバック機構〔医学〕.
f. study フィードバック研究〔医学〕.
feeder layer フィーダー〔細胞〕層, 栄養補給層.
feed·ing [fí:diŋ] 栄養, 給食, 哺乳〔医学〕.
f. artery 流入動脈〔医学〕, 栄養動脈.
f. behavior 食行動〔医学〕.
f. center 摂食中枢〔医学〕.
f. culture 流加培養〔医学〕.
f. cup ①吸いのみ〔器〕〔医学〕. ②給食コップ(精神病者に食物を強制的に摂取させるための).
f. disorder 摂食障害.
f. facility 給食施設〔医学〕.
f. interval 授乳間隔〔医学〕.
f. of children 小児給食〔医学〕.
f. of infant 乳児給食〔医学〕.
f. of sick 病人給食〔医学〕.
f. pattern 食事様式〔医学〕.
f. rate 喫食率〔医学〕.
f. reflex 食事反射.
f. standard 給食基準〔医学〕, 飼養標準〔医学〕.
f. threshold 摂食閾値.
f. trial 飼養試験〔医学〕.
f. tube 胃管〔医学〕, 栄養管.
feel·ing [fí:liŋ] 感じ〔医学〕, 感情.
f. of chest tightness 胸部圧迫感(狭心症などの症状表現).
f. of cold 冷え症.
f. of dizziness めまい(眩暈)感.
f. of drunkenness 酩酊感〔医学〕.
f. of heat 灼熱感.
f. of illness 病感〔医学〕.
f. of impending doom 消滅感〔医学〕.
f. of inferiority 劣等感.
f. of insufficiency 不全感〔医学〕.
f. of unsatisfied defecation 残便感〔医学〕.
f. tone 感情気分.
f.-type personality 感情型人格.
feelings of restlessness 情動不安感〔医学〕.
feelings of tension 緊張感〔医学〕.
Feer, Emil [féir] フェーア(1864-1955, スイスの小児科医).
F. disease フェーア病(チアノーゼ, 回帰発汗, 振戦, 不眠などを特徴とする小児の植物神経症(1923)で, 肢端疼痛症 acrodynia などの別名がある), = dermatopolyneuritis, erythredema polyneuropathy, Feer-Selter disease, pink disease.
F. sign フェーア徴候(猩紅熱にみられる爪甲横溝症で, 他の急性伝染病にもみられる).
Fehleisen, Friedrich [fe:láizən] フェールアイゼン(1854-1924, アメリカに帰化したドイツの医師).
F. streptococcus フェールアイゼンレンサ球菌, = *Streptococcus pyogenes*.
Fehling, Hermann [fé:liŋ] フェーリング(1847-1926, ドイツの産婦人科医).
F. operation フェーリング手術(腟前壁の裸剥面を銀針金で縫合する子宮脱手術).
Fehling, Hermann von [fé:liŋ] フェーリング(1812-1885, ドイツの化学者).
F. solution フェーリング液(第1液として硫酸銅を水に溶解し, 第2液には水酸化ナトリウムとロッシェル塩を水に溶解し, 使用に際し両液の等量を混合する. 還元糖の検出に用いる), = Fehling reagent.
feigned disease 仮病〔医学〕.
feigned eruption 人工〔的〕皮膚炎, = dermatitis artefacta.
feigning malingering 詐病〔医学〕.
Feil, André [féij] ファイル(1884生, フランスの医師).
F.-Klippel syndrome ファイル・クリッペル症候群(先天性頸椎癒合による短頸と頭部運動の不自由), = Klippel-Feil syndrome, Nielsen s..
Feiler circular cervical caries (of teeth) ファイラーの輪状歯頸う(齲)蝕(ノイマンの結核性輪状歯頸う蝕).
Feiss, Henry O. [fáis] ファイス(アメリカの整形外科医).
F. line ファイス線(踝内側から第1中足指関節の足底面に達する線).
FEL ① familial erythrophagocytic lymphohistiocytosis 家族性血球貪食性リンパ組織球症の略. ② free elect-

ron laser 自由電子レーザーの略.

fel [fél] 胆汁.

f. bovis 牛胆, = fel bovinum.

f. tauri inspissatum 濃厚牛胆.

feld·spar [féldspɑ:r] 長石, = feldspath, felspar.

feld·spath·oid [féldspæθɔid] 准長石(重要な造岩鉱物群の一つ. Ca, Na, Li などのアルミノケイ酸塩).

Feleki, Hugo von [féleki] フェレキ(1861-1932, ハンガリー・ブダペストの泌尿科医).

F. instrument フェレキ器械(前立腺マッサージ器).

Fe·li·dae [fél:di:] ネコ科(哺乳綱, 食肉目, 裂脚亜目の一科. ネコ属 *Felis* およびオオヤマネコ属 *Lynx* などを含む).

Feline immunodeficiency virus (**FIV**) ネコ免疫不全ウイルス(レトロウイルス科のウイルス).

Feline leukemia virus (**FeLV**) ネコ白血病ウイルス(レトロウイルス科のウイルス).

Feline panleukopenia virus ネコ汎白血球減少症ウイルス(パルボウイルス科のウイルス).

fe·line [fí:lain] ネコの.

f. ascariasis ネコ回虫症.

f. panleukopenia ネコ汎白血球減少症.

f. rhinotracheitis virus ネコ鼻〔腔〕気管炎ウイルス.

f. spongiform encephalopathy (**FSE**) ネコ海綿状脳症(動物のプリオン病の一つ).

f. viral rhinotracheitis ネコウイルス性鼻気管炎(ネコヘルペスウイルス1型によるネコの呼吸器病).

fe·li·no·sis [fi:linóusis] ネコひっかき熱, = cat scratch fever.

Fe·lis [fí:lis] ネコ属(ネコ科の一属).

F. catus イエネコ, = cat.

Felix, Arthur [fí:liks] フェリックス(1887-1956, チェコ・プラハの細菌学者. Weil-F. bacillus).

F.-Weil reaction フェリックス・ワイル反応, = Weil-Felix reaction.

Fell-O'Dwyer apparatus フェル・アドワイヤー喉頭内挿入管.

Fell-O'Dwyer method of artificial respiration フェル・アドワイヤー人工呼吸法(気管内にアドワイヤー管を挿入して, 器械的に空気を送り入れる方法で, 呼気は自然に肺の弾性により送出される).

fel·la·tio [fəléiʃiou] 口淫, 吸茎(陰茎を口でなめて性欲を満足させること), = fellatorism.

fel·la·tor [féleitər] 男性口淫者.

fel·la·tor·ism [félətərizəm] フェラトリズム, = irrumation.

fel·la·trice [felətrí:s] 女性口淫者.

fel·lic ac·id [félik ǽsid] フェル酸 $C_{23}H_{40}O_4$ (ヒト胆汁から得られる有機酸).

Fellow of the Royal Society (**FRS**) イギリス学士院会員.

fel·low [félou] ① 学術協会会員. ② 研究員(奨学金を受領して特殊研究に従事する者). ③ 相手, 対手, 片方(1組中の).

felo-de-se [félo də sí] 自殺者, = self-murder, suicide.

Felon u·nit [félən jú:nit] フェロン単位(抗肺炎菌単位).

fel·on [félən] ひょう(瘭)疽 [医学], = whitlow, paronychia, panaritium.

Felsen, Joseph [félsən] フェルセン(1892生, アメリカの病理学者).

F. treatment フェルセン療法(酸素を直腸に注入する赤痢療法).

Felsenreich ab·dom·i·nal band [félzənraik æbdáminəl bǽnd] フェルゼンライヒ腹帯(産褥時腹壁弛緩を防ぐもの).

Felton, Lloyd D. [féltən] フェルトン(1885-1953, アメリカの医師).

F. method フェルトン法(肺炎菌免疫血清の濃縮精製法).

F. phenomenon フェルトン現象.

F. serum フェルトン血清(フェルトン法でつくられた抗肺炎菌ウマ血清).

F. unit フェルトン単位(抗肺炎菌血清のハツカネズミ予防単位. 標準培養の100万致死量に拮抗する免疫血清量).

felt·work [féltwə:k] フェルト様神経組織(網組織以上に緻密な神経組織), = neuropilem.

Felty, Augustus Roy [félti] フェルティー(1895生, アメリカの医師).

F. syndrome フェルティー症候群(巨脾症および白血球減少症を伴うリウマチ様関節炎).

FeLV *Feline leukemia virus* ネコ白血病ウイルスの略.

fel·y·pres·sin [fèliprésin] フェリプレシン ㊗ 2-(L-phenylalanine)-8-L-lysinevasopressin $C_{46}H_{65}N_{13}O_{11}S_2$ (血管収縮薬).

FEM finite element method 有限要素法の略.

fe·male [fí:meil] 雌(めす), 雌性の [医学], 女性〔の〕[医学], 女子.

f. agaric (エブリコ), = larch agaric.

f. castration 女性去勢(両側卵巣切除), = spaying.

f. catheter 女性用カテーテル [医学] (金属製またはガラス製の短いもの).

f. circumcision 女子割礼, 女児割礼.

f. climacteric 女性更年期 [医学].

f. contraceptive agent 女性用避妊薬 [医学].

f. contraceptive device 女性用避妊具 [医学].

f. die 凹型盤, 陰型.

f. epispadias 女性尿道上裂.

f. external genitalia [TA] 女の外生殖器, = organa genitalia feminina externa [L/TA].

f. fern メシダ, = *Athyrium filix-foemina*, spleenwort.

f. fertility agent 女性用妊娠促進薬 [医学].

f. flowers 雌花.

f. gametangium 雌配偶子嚢.

f. gamete 雌配偶子.

f. genital mutilation (**FGM**) 女性器切除(女子割礼の意味で, アフリカの一部の風習).

f. genital system 女の生殖器系 [医学].

f. genital tuberculosis 女性性器結核 [医学].

f. genitalia 女性生殖器 [医学].

f. gonad 女性性腺.

f. granule 雌性顆粒(受精後卵子の前核が破砕して生ずるもの).

f. hermaphroditism 女性半陰陽.

f. homosexuality 女性同性愛 [医学].

f. hormone 女性ホルモン [医学].

f. hypospadias 女性尿道下裂 [医学].

f. infertility 女性不妊〔症〕[医学].

f. inflorescence 雌花序.

f. intersex 雌間性.

f. obstructing prostate syndrome 女性閉鎖性前立腺症候群(女性の膀胱刺激症を伴う排尿困難で, Folsom らは1943年には女性尿道後部にある腺は女性前立腺であることを立証した).

f. organ 雌器.

f. orgasmic disorder 女性オルガズム障害.

f. plant 雌株(めかぶ).

f. pronucleus 女(雌)性前核 [医学], = pronucleus

feminius.
f. pseudohermaphrodism 女性仮性半陰陽(生殖腺が卵巣の場合), = pseudohermaphroditismus femininus, gynandry.
f. pseudohermaphroditism 女性仮性半陰陽〔医学〕, 女性偽半陰陽, = female pseudohermaphrodism.
f. receptacle 雌器床.
f. reproductive system 女性生殖〔器〕系〔医学〕.
f. screw 雌ねじ. ↔ male screw.
f. secondary sex characteristics 女性二次性徴〔医学〕.
f. sex hygiene 女性性衛生〔医学〕.
f. sexual dysfunction 女性性機能不全.
f. sterility 女性不妊〔医学〕.
f. sterilization 女性不妊法〔医学〕, 不妊手術(女性の).
f. to male (FTM) 女性から男性へ(性転換手術の一法).
f. urethra [TA] ① 女の尿道, = urethra feminina [L/TA]. ② 女性尿道〔医学〕, = feminine urethra, urethra muliebris.
f. urinari-genital fistula 女性尿路性器瘻〔医学〕.
fem·i·nine [féminin] 雌性の〔医学〕.
f. character 女性(雌性)性徴.
f. sex character 女性性徴〔医学〕.
femininity complex 女性コンプレックス.
fem·i·nism [féminizəm] 〔男体〕女性化〔医学〕.
fem·i·ni·za·tion [fèminaizéiʃən] 女性化〔医学〕, 雌性化, = feminism.
feminizing syndrome 女性化症候群〔医学〕.
fem·i·no·nu·cle·us [fèminənjú:kliəs] 雌性原核, = thelyblast.
fem·o·ra [fémərə] 大腿骨(femur の複数).
fem·o·ral [fémərəl] 大腿の.
f. arch 鼡径靱帯.
f. artery [TA] 大腿動脈, = Arteria femoralis [L/TA].
f. biceps 大腿二頭筋.
f. branch [TA] 大腿枝, = ramus femoralis [L/TA].
f. canal [TA] 大腿管(プーパー靱帯とハンター管の後方にある大腿血管鞘の内側腔), = canalis femoralis [L/TA].
f. crest 大腿骨稜.
f. focal deficiency 大腿骨局在性欠損症.
f. fossa 大腿窩, = fovea femoralis.
f. fracture 大腿骨骨折〔医学〕.
f. head prosthesis 人工大腿骨頭.
f. head prosthetic replacement 〔人工〕大腿骨頭置換〔術〕.
f. hernia 大腿ヘルニア〔医学〕, = crural hernia.
f. muscle 大腿筋, = cruraeus, vastus intermedius.
f. neck 大腿骨頸部.
f. neck fracture 大腿骨頸部骨折〔医学〕.
f. neoplasm 大腿骨新生物(腫瘍)〔医学〕.
f. nerve [TA] 大腿神経, = nervus femoralis [L/TA].
f. neuropathy 大腿神経障害〔医学〕.
f. nutrient arteries [TA] 大腿骨栄養動脈, = arteriae nutriciae femoris [L/TA].
f. plexus [TA] 大腿動脈神経叢, = plexus femoralis [L/TA].
f. pore 大腿孔.
f. reflex 大腿反射〔医学〕(大腿の上方3分の1の伸側皮膚を刺激すると, 膝関節以下で下腿が伸び足が曲がる).
f. region [TA] 大腿部, = regio femoris [L/TA].
f. ring [TA] 大腿輪(大腿管で正常状態では大腿輪中隔と腹膜とにより閉鎖されている), = anulus femoralis [L/TA].
f. septum [TA] 大腿輪中隔, = septum femorale [L/TA].
f. sheath 大腿〔動脈〕鞘, = crural infundibuliform sheath.
f. triangle [TA] 大腿三角(外辺は縫工筋の内縁, 内辺は長内転筋の外縁, 上は鼡径靱帯で囲まれる), = trigonum femoris [L/TA], trigonum femorale [L/TA].
f. vein [TA] 大腿静脈, = venae femoralis [L/TA].
f. vessels 大腿血管.
fem·o·ro·cele [féməresi:l] 大腿ヘルニア, = femoral hernia.
femorofemoral bypass 大腿静動脈バイパス〔医学〕.
femorohumeral index 大腿上腕指数(上腕長×100を大腿長で除した値).
fem·o·ro·il·i·ac [fèmərouíliæk] 大腿腸骨の.
femoroischial transplantation 大腿坐骨骨移植〔癒合〕術.
femoropatellar joint 大腿膝蓋関節.
femoropopliteal occlusive disease 大腿膝窩動脈閉塞性疾患.
fem·o·ro·tib·i·al [fèmərətíbiəl] 大腿脛骨の.
f. angle (FTA) 膝外側角, 大腿脛骨角.
femto- [femtou] フェムト 10^{-15} 倍を意味する接頭語.
fe·mur [fí:mər] [L/TA] ① 大腿, = thigh [TA]. ② 大腿骨, = femur [TA]. ③ 腿節(昆虫の). 複 femora.
f. head 大腿骨頭〔医学〕.
f. head necrosis 大腿骨頭壊死〔医学〕.
f. neck 大腿骨頸〔部〕〔医学〕.
f. valgum 外反大腿.
f. varum 内反大腿.
FENa fractional excretion rate of sodium ナトリウム〔分画〕排泄率の略.
fen·bu·fen [fənbjú:fən] フェンブフェン 化 4-(biphenyl-4-yl)-4-oxobutanoic acid $C_{16}H_{14}O_3$: 254.28 (抗炎症薬, 解熱鎮痛薬. シクロオキシゲナーゼ阻害).

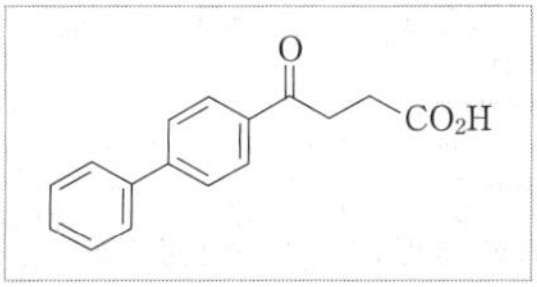

fen·cer stance [fénsər stǽns] フェンシング姿勢(第1斜位)〔医学〕, 闘士状姿勢.
fen·chyl [féŋkil] フェンキル基($C_{10}H_{17}$-).
fen·clo·nine [fénkləni:n] フェンクロニン 化 DL-3-(p-chlorophenyl) alanine $C_9H_{10}ClNO_2$ (セロトニン抑制薬).
fenestella of forceps 鉗子窓〔医学〕.
fe·nes·tra [finéstrə] 窓. 複 fenestrae.
f. cochleae [L/TA] 蝸牛窓(正円窓), = round window [TA].
f. ovalis 卵円窓, = fenestra vestibuli, oval window.
f. rotunda 正円窓, = round window, fenestra cochleae.
f. vestibuli [L/TA] 前庭窓(卵円窓), = oval window [TA].
fenestral otosclerosis 卵円窓耳硬化症〔医学〕.
fenestrate membrana 窓状膜.
fen·es·trat·ed [fénistreitid] 有窓の〔医学〕.
f. bandage 有窓包帯〔医学〕, 窓あき包帯.
f. capillary 有窓毛細血管.
f. curette 有窓鋭匙〔医学〕.

f. membrane 有窓膜.
f. sheath 有窓鞘.
f. skull 有窓頭蓋(頭蓋骨髄炎の結果としてみられる頭蓋多孔症).
fen·es·tra·tion [fènistréiʃən] ①開窓術, 造窓術, 穿孔術. ②有窓 [医学], 窓形成 [医学].
f. compress 有窓湿布.
f. of oval window 卵円窓開窓術 [医学].
f. of thyroid cartilage 甲状軟骨開窓術 [医学].
f. operation 開窓手術(耳硬化症において水平半規管を開口する方法).
fe·neth·a·zine [finéθəzin] フェネタジン ㊔ *N*-(*β*-dimethylaminoethyl)-phenothiazine (抗ヒスタミン薬), = lisergan, anergen.
fen·flur·a·mine hy·dro·chlo·ride [fenflú:rəmi:n hàidrouklɔ́:raid] 塩酸フェンフルラミン ㊔ *N*-ethyl-*α*-methyl-*m*-(trifluoromethyl)-phenethylamine hydrochloridne $C_{12}H_{16}F_3N$-HCl (食欲減退薬).
Fenger, Christian [féŋgər] フェンガー(1840-1902, デンマーク生れのアメリカの外科医. 胃幽門手術と同一の方法で, 尿管上部の狭窄手術をも考案した).
fen·i·tro·thi·on [fènitrouθáiən] フェニトロチオン.
Fenn, Wallace Osgood [fén] フェン(1893-1971, アメリカの生理学者).
F. effect フェン効果(筋肉の仕事量に伴い収縮反応の速度が上昇する効果).
fen·nel [fénəl] ウイキョウ[茴香](ウイキョウ属の植物 *Foeniculum vulgare* の乾燥果実, 健胃・鎮痛薬), = foeniculum.
f. oil ウイキョウ油(*Foeniculum vulgare* の水蒸気蒸留により得られる揮発油), = oleum foeniculi.
f. water ウイキョウ水(賦形薬の一つ), = aqua foeniculi.
Fenner, B. [fénər] フェンナー(アメリカの医師).
F. guaiac mixture フェンナーグアヤック合剤.
fen·o·pro·fen [fènoupróufən] フェノプロフェン.
fen·pla [fénplə] フェンプラ(フェノールと胎盤とからつくった組織療法用の製品で, Filatov 法以前から用いられた).
fentanyl citrate フェンタニルクエン酸塩 ㊔ *N*-(1-phenethylpiperidin-4-yl)-*N*-phenylpropionamide monocitrate $C_{22}H_{28}N_2O \cdot C_6H_8O_7$: 528.59 (クエン酸フェンタニル. プロピオン酸ピペリジルアニリド系麻酔用鎮痛薬(麻薬). 合成麻薬性鎮痛薬).

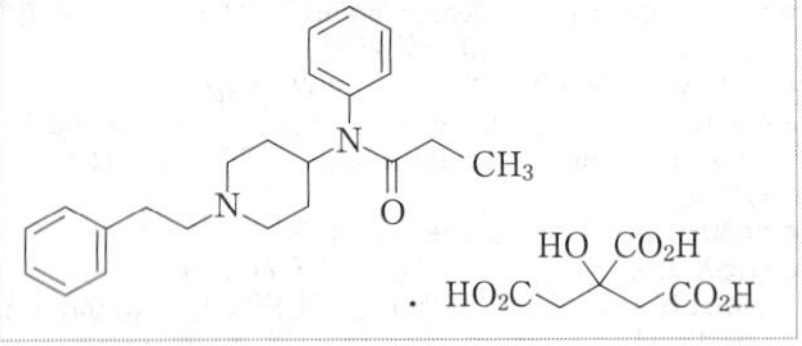

fen·ti·clor [féntiklɔ:r] フェンチクロル ㊔2,2'-thiobis[4-chlorophenol] $C_{12}H_8Cl_2O_2S$ (局所用抗感染薬).
fen·u·greek, fen·u·grec [fénju:gri:k, -grek] コロハ[胡盧巴]種子(ヨーロッパ産マメ科植物コロハ *Trigonella faenum-graecum* の種子で, 粘滑性苦味健胃薬として用いる), = faenum graecum.
Fenwick, Samuel [fénwik] フェンウィック(1821-1902, イギリスの医師).
F. disease フェンウィック病(特発性胃萎縮症), = idiopathic gastric atrophy.
F.-Hunner ulcer フェンウィック・ハンナー潰瘍, = Hunner ulcer.
fe·o·sol [fí:əsəl] フェオソル(第1硫酸鉄とビタミン B_{12} との混合錠剤).
fer-de-lance [fár də lá:ns] 三角頭毒ヘビ(中央アメリカおよびブラジル産). → *Bothrops atrox*.
fe·ral [fí:rəl] ①危険な, 致命的な. ②葬式の, 陰気な.
f. cycle 野外サイクル.
Ferenczian attitude フェレンツィ的態度.
Féréol, Louis Henri Felix [fereóul] フェレオル(1825-1891, フランスの医師).
F.-Graux ocular palsy フェレオル・グロー眼球麻痺(一側の正中動眼筋および他方の外側動眼筋との併発麻痺).
F. nodes フェレオル結節(リウマチ熱にみられる関節隣接部の結節), = Féréol nodosities.
F. ocular palsy フェレオル眼麻痺(一方の眼球外直筋と他方の内直筋とが同時に麻痺する状態), = Graux ocular palsy.
Ferguson, Alexander Hugh [fə́:gəsən] ファーガソン(1853-1911, カナダの外科医).
F. operation ファーガソン手術(鼡径ヘルニアの手術で, Bassini 手術の変法. 精索の移植を避けて連合腱を鼡径靱帯に縫合して, 外輪を閉鎖する), = Ferguson repair.
Ferguson, Fergus Robert [fə́:gəsən] ファーガソン(1900-1974, イギリスの神経科医).
F.-Critchley ataxia ファーガソン・クリッチュリー失調(多発性硬化症に類似した疾患で30〜45歳の年齢者に多くみられる), = Ferguson-Critchley syndrome.
Ferguson, J. K. W. [fə́:gəsən] ファーガソン(産科医).
F. reflex ファーガソン反射 [医学].
Ferguson plot [fə́:gəsən plát] ファーガソンプロット(ゲル電気泳動によるタンパク質分子量の簡易推定法).
fer·gu·so·nite [fə́:gəsənait] ファガソン石(希土元素, 特にイットリウムが (Nb,Ta)O_4 と化合したもの), = tyrite.
Fergusson, Sir William [fə́:gəsən] ファーガソン(1808-1877, スコットランドの外科医).
F. operation ファーガソン手術(上顎切除術), = Fergusson incision.
F. speculum ファーガソン子宮鏡(直線型子宮鏡).
fer·i·da [féridə] フェリダ, = espundia.
fer·ment [fə:mént] 酵素(生体の酸化還元反応を促進する触媒作用物質で, 無生酵母ともいう), = enzyme.
f. deviation 〔膵臓〕酵素偏位(膵臓疾患において膵臓酵素が血液および尿中に増加していること).
f. fever 酵素熱.
f. oil 発酵油.
f. poison 発酵毒 [医学].
f. thrombus 線維素酵素性血栓.
fermentable sugar 発酵性糖 [医学].
fer·men·ta·tion [fə̀:məntéiʃən] 発酵 [医学] (溶液中で酵母, 細菌, カビのような微生物によって複雑な糖類が分解されて簡単な物質を生成する過程で, その分解主成分の種類によって, いろいろな様式がある). 形 fermentative.
f. bung 発酵栓 [医学].
f. chemistry 発酵化学.
f. engineering 発酵工学 [医学].
f. factor 発酵因子.
f. fever 発酵熱.
f. *Lactobacillus casei* factor 乳酸菌発育因子.
f. recovery 発酵歩合 [医学].
f. saccharimeter 発酵検糖計.

f. test 発酵試験（被検物に圧搾酵母少量を入れて12時間加温し，発生するガス量からブドウ糖量を測定する）.

f. tube 発酵管.

fermentative bacteria 発酵菌［医学］.

fermentative diarrhea 発酵性下痢［医学］.

fermentative dyspepsia 発酵性消化不良［医学］，発酵性下痢.

fermented milk 発酵乳［医学］.

fer·ment·er ［fəːméntər］ 発酵槽［医学］.

fer·men·tum ［fəméntəm］ 酵母，= yeast.

Fermi, Claudio ［féːmi］ フェルミ（1862生，イタリアの医師）.

F. treatment of rabies フェルミ狂犬病療法（生存ウイルスとそのワクチンとで免疫したウマ血清とを用いる狂犬病療法）.

F. vaccine フェルミワクチン，= Semple vaccine.

Fermi, Enrico ［féːmi］ フェルミ（1901–1954，イタリア生まれのアメリカの物理学者．Pauli の中性微子 neutrino の説（1934）を基礎としてβ崩壊の理論を明らかにした．1938年ノーベル物理学賞を受けた後，アメリカに亡命し，1942年12月2日シカゴ大学においてウランパイル uranium pile による中性子増殖の連鎖反応を起こして原子炉の基本原理をたてた）.

fer·mi·um (Fm) ［féːmiəm］ フェルミウム（原子番号100，元素記号 Fm，原子量257の人工放射性元素）.

fern ［féːn］ シダ［羊歯］（メンマ［綿馬］の原植物）.

f.-leaf シダ葉.

f.-leaf like crystal シダ葉状結晶像.

f. leaf-like crystallization シダ状結晶形成，= fern leaf phenomenon.

f.-leaf pattern シダ〔状〕模様.

f.-leaf pattern tongue シダの葉模様舌.

f. leaf phenomenon シダ状結晶形成，= fern leaf-like crystallization.

f.-leaf tongue シダの葉模様舌.

f. oil シダ油（メンマエキス），= aspidium oleoresin.

f. test シダ試験.

Fernandez re·ac·tion ［fəːnáːndiːz riǽkʃən］ フェルナンデス反応［医学］（ハンセン病の病期を類別する皮膚テストであるレプロミン試験に用いる反応．Dharmendra 抗原の皮内注射部位にみられる遅延型過敏反応）.

Fernel, Jean Francois ［fəːnél］ フェルネル（1497–1558，フランスの医師．生理学 physiology および病理学 pathology を現代語の意義で用いた（1552）最初の学者で，虫垂炎および心内膜炎についての簡明な発表がある）.

fern·ing ［féːniŋ］ シダ状化.

f. of cervical mucus シダ状結晶形成.

fer·on ［férən］ 担体，= pheron.

ferooxidase フェロオキシダーゼ（銅結合性糖タンパク質），= ceruloplasmin.

fer·ral·bu·mose ［fərǽlbjumous］ 鉄アルブモーゼ塩.

Ferrata, Adolfo ［fəráːtə］ フェラタ（1880–1946，イタリアの医師，血液学者）.

F. cell フェラタ細胞，= hemohistioblast.

fer·rate ［féəreit］ 鉄酸塩（仮説上の$H_2Fe^{VI}O_4$の塩）.

fer·rat·ed tar·tar ［féreitid táːtər］ 鉄含有酒石，= ferrous potassium tartrate.

fer·ra·tin ［féərətin］ フェラチン（①体内貯蔵の有機鉄化合物．②合成鉄アルブミン塩で，生体組織のそれと同一の性状をもつもの）.

Ferraton, Louis ［fɛrətɔ́n］ フェラトン（フランスの整形外科医．Perrin とともに大腿筋膜が大転子と軋り合う状態 snapping hip を記載したので，これを Perrin-Ferraton disease と呼ぶ）.

fer·re·dox·in ［fèrədáksin］ フェレドキシン（鉄–硫黄タンパク質で電子伝達体として機能する）.

Ferrein, Antoine Aesculape ［fɛrén］ フェレイン（1693–1769，フランスの解剖学者）.

F. canal フェレイン管（閉じた眼瞼の縁によって形成されるといわれる管．睡眠中，涙点に涙を移す）.

F. cords フェレイン帯（真声帯），= true vocal cords.

F. foramen フェレイン裂孔，= hiatus of Fallopius.

F. ligament フェレイン靱帯（側頭上顎靱帯）.

F. pyramid フェレイン錐体，= processus Ferreini, pars radiata.

F. tubes フェレイン管（腎尿細管），= convoluted tubules of kidney.

fer·ret ［férit］ フェレット（黄色を帯びたイタチ［白鼬］で，ウイルス病の研究に用いる実験動物），= *Mustela nigripes*.

f. eyes 発疹チフス顔ぼう（貌），フェレット目，= typhus appearance.

ferri- ［feri, -rai］ 第二鉄（3価基鉄イオン，Fe^{3+}）を含む化合物の意味を表す接頭語.

fer·ric ［férik］ ①第二鉄塩．②鉄の，= ferruginous.

f. alum 鉄ミョウバン，= ferric ammonium sulfate.

f. ammonium citrate クエン酸鉄アンモニウム $Fe(NH_4)_2H(C_6H_5O_7)_2$，= ferri ammonii citras, iron and ammoniumcitrates, soluble ferric citrate.

f. ammonium sulfate 硫酸第二鉄アンモニウム $FeNH_4(SO_4)_2$-$12H_2O$，= ferric alum.

f. cacodylate カコジル酸鉄 $Fe[(CH_3)_2AsO_2]_3$.

f. chloride 塩化第二鉄 $FeCl_3$-$6H_2O$.

f. chloride（Ⅲ）reaction 塩化第二鉄反応.

f. chloride solution 塩化鉄液（塩化第二鉄10～11%を含む），= liquor ferri chloridi.

f. chloride test 塩化鉄試験（唾液中のチオシアン塩を検査する方法で，少量の塩化鉄を加えて塩酸で酸性化すると，赤色のチオシアン酸鉄が形成され，それに昇汞を加えると脱色される），= thiocyanate test.

f. citrate クエン酸第二鉄 $FeC_6H_5O_7$-$5H_2O$.

f. citrochloride tincture クエン酸塩化鉄チンキ（塩化鉄液350mL，クエン酸ナトリウム450g，アルコール150mLを水で1,000mLとしたもの）.

f. ferrocyanide フェロシアン化第二鉄，ヘキサシアノ鉄（Ⅱ）酸鉄（Ⅲ）$Fe_4[Fe(CN)_6]_3$，= Berlin blue, Prussian b., Chinese b., Paris b., mineral b..

f. fluoride フッ化第二鉄 FeF_3-$4\frac{1}{2}H_2O$.

f. formate ギ酸第二鉄 $Fe(HCOO)_3$-H_2O.

f. glycerophosphate 第二鉄グリセロリン酸 $Fe_2[C_3H_5(OH)_2PO_4]_3$-xH_2O，= ferri glycerophosphas.

f. hydroxide 水酸化鉄（ヒ素中毒の解毒薬）.

f. hydroxide with magnesium oxide 水酸化鉄乳剤，= magma ferri hydroxidi.

f. hypophosphite 次亜リン酸鉄 $Fe(H_2PO_2)_3$-xH_2O，= ferri hypophosphis.

f. oxide 赤色酸化鉄［医学］.

f. subsulfate solution 亜硫酸鉄液，= liquor ferri subsulfatis, Monsel solution.

fer·ri·chrome ［férikroum］ フェリクローム（有機性鉄錯塩で，*Pilobolus* 属真菌の発育因子および赤血球に対する造血作用がある），= coprogen.

fer·ri·cy·a·nide ［fèrisáiənaid］ フェリシアニド（三価基の陰イオン $[Fe(CN)_6]^{3-}$ を含む錯塩）.

fer·ri·cy·to·chrome ［fèrisáitəkroum］ フェリチトクロム，第二鉄チトクロム，= ferric cytochrome.

Ferrier, David ［fériər］ フェリエー（1843–1929，イギリスの神経科医．大脳機能の局所限定研究（1876）を行い，この方面の知識の基礎をなした）.

Ferrier, P. ［fériər］ フェリエー（フランスの医師）.

F. method フェリエー法（カルシウム塩を投与して結核病巣を石灰化させる方法）.

fer·rin ［férin］ フェリン（胆汁色素に存在する含鉄

化合物で，血色素の生成に利用される貯蔵鉄の一つ）．

fer·rite ［férait］ ① 亜鉄酸塩．②フェライト（α 鉄の組織名で，ある温度において強磁性となり，電子計算器の磁心などに用いられる）．

fer·ri·tin ［féritin］ フェリチン（鉄タンパク質ともいわれ，腸粘膜細胞内に吸収された2価の鉄がタンパク質アポフェリチンと水酸化第二鉄のような形で結合した物質で，おそらくヘモジデリンと理学的性状を異にした貯蔵鉄であろう）．

f. antibody technique フェリチン抗体法（鉄を多量に含むフェリチンを共有結合させた抗体（フェリチン抗体）を用いて細胞または組織内の抗原の局在は電顕下に観察する方法），= immunoferritin technique.

f.-label(l)ed antibody フェリチン標識抗体［医学］．

f. label(l)ing フェリチン標識［医学］．

ferro- ［ferou］ 2価基鉄（2価基鉄イオン，Fe^{2+}）を含む化合物の意味を表す接頭語．

fer·ro·alumen ［fèrouəlú:mən］ 硫酸鉄アンモニウム．

fer·ro·cene ［férəsi:n］ フェロセン $Fe(C_5H_5)_2$（ビス（シクロペンタジエニル）鉄（Ⅱ）の別名）．

fer·ro·ce·ri·um ［fèrousí:riəm］ フェロセリウム，= pyrophoric alloy.

fer·ro·che·la·tase ［fèroukí:ləteis］ フェロキレターゼ（プロトポルフィリン＋Fe^{2+}＝プロトヘム＋$2H^+$の反応を行うリアーゼ群の酵素）．

fer·ro·cho·li·nate ［fèroukóulineit］ フェロコリネート（クエン酸二水素コリンに等モルの新たに生成した塩化第二鉄を反応させて生じるキレートで，金属イオンは隠ぺい（蔽）され，分子中の環に固く結合している．鉄欠乏性貧血治療薬）．

fer·ro·chrome ［férəkroum］ クロム鉄（多量のクロムを含有する鉄の合金）．

fer·ro·cy·a·nide ［fèrousáiənaid］ フェロシアニド，フェロシアン化物（2価基 $[Fe(CN)_6]$ 陰イオンを含む塩）．

fer·ro·cy·an·o·gen ［fèrousaiǽnədʒən］ 4価基 $Fe(CN)^{6-}$．

fer·ro·cy·to·chrome ［fèrousáitəkroum］ 第一鉄チトクロム，= ferrous cytochrome.

fer·ro·e·lec·tric·i·ty ［fèrouilektrísiti］ 強誘電性［医学］．

fer·ro·he·me ［férouhi:m］ フェロヘム，= heme.

fer·ro·hy·dro·car·bo·nate ［fèrouhàidrouká:bəneit］ 重炭酸亜酸化鉄 $Fe(HCO_3)_2$（炭酸鉄泉の主要成分）．

fer·roin ［férɔin］ フェロイン（*o*-phenanthroline と Fe^{2+} との錯塩）．

fer·ro·ki·net·ics ［fèrəkainétiks］ 鉄動態［医学］（血液中の鉄の利用度を同位元素を用いた平衡指数により研究する学問）．

fer·ro·mag·net·ic body ［fèroumægnétik bádi］ 強磁性体．

ferromagnetic film 強磁性薄膜［医学］．

fer·ro·mag·ne·tism ［fèroumǽgnitizəm］ 強磁性，常磁性．

fer·ro·man·ga·nese ［fèroumǽŋgəneis］ フェロマンガン（マンガンを多量に含む鉄合金）．

fer·ro·mes·o·por·phy·rin ［féroumèsoupɔ́:firin］ 鉄メソポルフィリン．

fer·ro·pec·tic ［fèroupéktik］ 鉄固定性の．

fer·ro·phan·er·o·sis ［fèroufænəróusis］ 鉄出現，= phanerosis of iron.

fer·ro·pro·tein ［fèroupróuti:n］ 鉄タンパク質（呼吸酵素運搬体）．

fer·ro·pro·to·por·phy·rin ［fèroupròutoupɔ́:firin］ フェロプロトポルフィリン（酸素ヘモグロビン HbO_2，還元ヘモグロビン Hb，一酸化炭素ヘモグロビン HbCO に存在し，鉄は2価として結合して，電荷をもたない），= heme.

fer·ro·sil·i·con ［fèrəsílikən］ ケイ素鋼，フェロシリコン［医学］（鉄とケイ素との合金で弾力性の高いもの）．

fer·ro·sim·e·try ［fèrəsímitri］ 第一鉄塩滴定．

fer·ro·so·fer·ric ［fəròusouférik］ 第一鉄と第二鉄との化合の．

f. oxide 四三酸化鉄 [化] triirontetroxide Fe_3O_4（磁性酸化鉄）．

fer·ro·so·ma·tose ［fèrousóumətouz］ フェロソマトーゼ（ソマトーゼと鉄の混合強壮薬）．

fer·ro·styp·tin ［fèrəstíptin］ フェロスチピン（鉄ホルムアルデヒド収斂薬）．

fer·ro·ther·a·py ［fèrəθérəpi］ 鉄〔剤〕療法［医学］．

fer·ro·tung·sten ［fèrətʌ́ŋgstən］ 鉄タングステン．

fer·rous ［férəs］ 第一鉄（2価基 Fe^{2+}）．

f. ammonium bromide 臭化第一鉄アンモニウム $FeBr_2$-$2NH_4Br$（赤色または褐色粉末）．

f. ammonium sulfate 硫酸第一鉄アンモニウム $Fe(NH_4)_2(SO_4)_2$-$6H_2O$（淡青色結晶または粒子），= Mohr salt.

f. arsenate ヒ酸第一鉄 $Fe_3(AsO_4)_2$-$6H_2O$．

f. ascorbate アスコルビン酸第一鉄．

f. bromide 臭化第一鉄 $FeBr_2$-$2H_2O$．

f. carbonate mass 炭酸鉄塊，炭酸第一鉄錬剤（$FeCO_3$ 36～41％を含む造血薬），= massa ferri carbonatis, Vallet mass.

f. carbonate pills 炭酸鉄丸（ブロート丸），= Blaud pills, pillulae ferri carbonatis.

f. compound 鉄化合物［医学］．

f. gluconate グルコン酸第一鉄 $Fe(C_6H_{11}O_7)_2$-$2H_2O$，= ferri gluconas.

f. iodide pills ヨウ化鉄丸，= pilulae ferri iodidi, Blancard pills.

f. iodide syrup ヨウ化鉄シロップ（FeI_2 6.5～7.5％を含む），= syrupus ferri iodidi.

f. lactate 乳酸第一鉄 $Fe[CH_3CH(OH)CO_2]_2$-$3H_2O$．

f. oxalate シュウ酸第一鉄 FeC_2O_4-$2H_2O$．

f. phenolsulfonate フェノールスルホン酸第一鉄 $Fe[C_6H_4(OH)SO_3]_2$-$7H_2O$．

f. phosphate リン酸第一鉄 $Fe(PO_4)_2$-$8H_2O$．

f. phosphide リン化鉄 Fe_2P（灰青色粉末）．

f. potassium tartrate 酒石酸第一鉄カリウム $K_2Fe(C_4H_4O_6)_2$，= iron tartar.

f. sulfate ① 硫酸鉄 $FeSO_4$・$7H_2O$：278.01（貧血治療薬．鉄欠乏性貧血に適用）．② 硫酸第一鉄 $FeSO_4$-$7H_2O$，= green or iron vitriol, copperas.

f. sulfide 硫化第一鉄 FeS，= iron protosulfide, i. sulfuret.

f. sulphate 硫酸第一鉄．

f. tartrate 酒石酸第一鉄 $FeC_4H_4O_6$-H_2O．

f. thiocyanate チオシアン酸第一鉄 $Fe(SCN)_2$-$3H_2O$．

fer·ru·gi·nous ［fərú:dʒinəs］ ① 鉄の，含鉄の．② 含鉄薬，= chalybeate.

f. bodies 含鉄小体．

f. pills 含鉄丸，= Blaud pills (pillulae ferri carbonatis)．

fer·rule ［férəl, -ru:l］ 環状鉤．

fer·rum ［férəm］ 鉄，= iron.

f. candens 焼火箸，溶鉄（脊髄カリエスによる脊髄圧迫麻痺の治療に用いた．現在このような手法は使われていない）．

f. reductum 還元鉄，= reducted iron.

f. vitriolatum 硫酸第一鉄（緑バン（礬）），= ferri sulfas.

Ferry, Erwin S. ［féri］ フェリー（1868–1956，アメリカの物理学者）．

F

F.-Porter law フェリー・ポーターの法則(臨界融合頻度は網膜照度の対数に正比例する).

Ferry, Newell S. [féri] フェリー(1876生,アメリカの医師).

F. antitoxin フェリー抗毒素(髄膜炎の治療に用いるもの).

F. serum フェリー血清(麻疹患者血液から分離した α 溶血性レンサ球菌培養液から作った麻疹血清).

F. toxin フェリー毒素(麻疹毒素).

fer·tile [fə́:tail] ① 多産の,生殖能のある [医学].② 肥沃の.③ ねん(稔)性の.名 fertility.

f. frond 実葉,胞子葉.

f. period 妊孕期.

fer·til·i·ty [fə:tíliti] ① 妊孕性,受胎能,生殖能力 [医学],受精能 [医学].② 産卵数.

f. agent 受胎促進薬 [医学],妊娠促進薬 [医学].

f. control 出生抑制 [医学].

f. factor 妊性因子 [医学],受精能因子,= F plasmid.

f. index 妊娠率 [医学].

f. inhibition 妊性抑制 [医学].

f. limitation 出生制限 [医学].

f. rate 受精率 [医学],妊孕率,繁殖可能率.

f. table 出生力表 [医学].

fer·til·i·za·tion [fə̀:tilizéiʃən] 受精 [医学],= impregnation, fecundation.

f. blocking antibody 受精阻止抗体(抗精子抗体),= anti-sperm antibody.

f. canal 受精管.

f. cone 受精丘 [医学],= attraction cone.

f. membrana 受精膜.

f. membrane 受精膜.

f. nucleus 受精核,= synkaryon.

fertilized egg 受精卵(受精によって雌雄の配偶子が合体したもの).

fertilized ovum 受精卵 [医学].

fer·ti·liz·er [fə́:tilaizər] ① 肥料.② 受精促進物.

f. anemia 肥料製造者貧血.

fer·til·i·zin [fə:tílizin] 受精素(卵子にある仮定因子で,精子を凝集して2個の側鎖により受精を媒介する物質.Lillie).

fertilizing tube 受精管.

Ferula communis (アギ[阿魏]の原植物.セリ科植物で,根茎には抗凝固性物質が存在する).

fe·rul·ic ac·id [fərúlik ǽsid] フェルラ酸 化 *m*-methoxy-*p*-hydroxycinnamic acid $CH_3OC_6H_3(OH)(CH)_2COOH$ (アギ[阿魏]から酢酸鉛による沈殿法で得られる).

fer·ves·cence [fə:vésəns] 発熱,体温上昇.

fervescent stage 発熱期 [医学].

fer·vor [fə́:vər] 焦熱,熱烈.

FES ① functional electrical stimulation 機能的電気刺激の略.② functional endonasal surgery 内視鏡下副鼻腔手術の略.

Feser bacillus フェセー菌,気腫疽菌,= *Clostridium chauvoei*.

FESS functional endoscopic sinus surgery 機能的内視鏡〔的〕副鼻腔手術の略.

fes·ter [féstər] ① 化膿する.② 膿瘡(表皮潰瘍ともいい,瘻 fistula という原語の俗化したもの).

festering wound 膿創.

fes·ti·nant [féstinənt] 促進の,加速の,= rapid.

festinating gait 加速歩行 [医学].

fes·ti·na·tion [fèstinéiʃən] 加速歩調,加速歩行 [医学](振戦麻痺またはほかの神経疾患にみられる),= propulsion.

fes·toon [festú:n] フェストゥーン(① 歯肉縁の膨隆および彎曲.② 花采(づな)).

fes·tu·cin R [festúsin ɑ:r] フェスツシンR (Schlubach によりオオウシノケグサ *Festuca rubra* から抽出されたフルクタン).

fe·tal [fí:təl] 胎〔児〕の [医学],= foetal.

f. abortion 胎児流産 [医学].

f. age 胎齢 [医学].

f. alcohol effect (FAE) 胎児性アルコール効果(FAS (fetal alcohol syndrome) の3要素を満たさないものをいう.胎児性アルコール徴候ともいう),= fetal alcohol syndrome.

f. alcohol syndrome (FAS) 胎児〔性〕アルコール症候群 [医学](妊婦の大量アルコール摂取によって起こる.胎児の発育不全および外表奇形,心奇形などを認める出生前および後の成長障害,中枢神経系障害,頭部顔面の形成障害を呈するものをいう).

f. alcoholism 胎児アルコール症 [医学].

f. anoxia 胎児無酸素症 [医学].

f. antigen 胎児〔性〕抗原 [医学].

f. appendages 胎児付随物(臍,胎盤など).

f. asphyxia 胎児仮死 [医学].→ fetal distress.

f. aspiration syndrome 胎児吸引症候群.

f. attitude 胎勢 [医学].

f. blood 胎児血 [医学].

f. blood sampling 胎児採血.

f. blood transfusion 胎児輸血.

f. bovine serum (FBS) ウシ胎児血清.

f. breathing movement (FBM) 胎児呼吸様運動 [医学].

f. calf serum (FCS) ウシ胎児血清(哺乳類のみならずほかのさまざまな細胞を培養する際に合成培地に添加して広く使用されるウシ血清).

f. capsular rupture 胎嚢破裂 [医学].

f. capsule 胎嚢 [医学],= gestational sac.

f. cardiac rate 胎児心拍数.

f. cardiotocogram 胎児心拍陣痛図 [医学].

f. cartilage 胎生軟骨(一時性軟骨).

f. chondrodystrophy 胎児軟骨発育不全〔症〕.

f. circulation 胎児循環 [医学].

f. cranial diameters 胎児頭直径.

f. cretinism 胎児クレチン病.→ achondroplasia.

f. death 胎児死亡 [医学].

f. death rate 死産率.

f. diagnosis 出生前診断 [医学].

f. disease 胎児疾患 [医学].

f. disorder 胎児異常 [医学].

f. distress 胎児ジストレス,胎児切迫仮死 [医学](胎児・胎盤系における呼吸・循環不全を主徴とする症候群).

f. drug therapy 胎児薬物療法.

f. dystocia 胎児難産(胎児が原因の難産).

f. electrocardiogram (FECG) 胎児心電図 [医学].

f. electrocardiography 胎児心電図検査〔法〕[医学].

f. endocarditis 胎児心内膜炎,= right-side endocarditis.

f. erythroblastosis 胎児赤芽球症 [医学].

f. eye-fissure 胎生眼裂,胎児眼裂.

f. face syndrome 胎児顔面症候群.

f. fissure 胚裂,= choroid fissure.

f. growth curve 胎児発育曲線[医学] (Lubchenco).

f. growth restriction 胎児発育遅延,= intrauterine growth retardation.

f. growth retardation 胎児成長遅滞 [医学].

f. head 児頭 [医学] (胎児頭).

f. heart beat 〔胎〕児心拍 [医学].

f. heart rate (FHR) 胎児心拍数 [医学].

f. heart rate-baseline variability 胎児心拍数基線細変動.

f. heart sound 胎児心音〔医学〕，児心音〔医学〕．
f. heart tone 児心音〔医学〕，胎児心音〔医学〕，＝ fetal heart sound.
f. hemoglobin 胎児〔性〕ヘモグロビン〔医学〕．
f. hydantoin syndrome 胎児ヒダントイン症候群．
f. hydrops 先天性胎児全身水腫，胎児水腫〔医学〕（浮腫，腹水，腔水，低アルブミン血症，うっ血性心不全をきたす疾患．免疫性と非免疫性に大別される）．
f. hypoxia 胎児低酸素症．
f. inclusion 胎児封入〔医学〕，封入胎児（胎児内胎児），＝ fetus in fetu.
f. infection 胎児感染〔医学〕．
f. liver 胎生期肝臓．
f. lobulation 胎児性分葉（胎生期の腎小葉が不完全に癒合したもの），＝ fetal lobe of kidney.
f. macrophage 胎生マクロファージ．
f. malnutrition 胎児栄養失調症〔医学〕．
f. maternal medicine 胎児・母性医学．
f.-maternal transfusion 胎児－母体間輸血．
f. medicine 胎児医療．
f. membrane 胎児被膜，胎膜〔医学〕（羊膜，絨毛膜，尿膜など）．
f. membrane embryology 胎膜発生学〔医学〕．
f. membrane obstetrics 胎膜産科学〔医学〕．
f. Minamata disease 胎児性水俣病．
f. monitoring 胎児監視〔医学〕．
f. mortality 胎児死亡〔率〕〔医学〕．
f. movement (FM) 胎動〔医学〕．
f. part 胎児部分〔医学〕．
f. pelvis 胎児型骨盤．
f. phonocardiogram 胎児心音図．
f. phonocardiograph 胎児心音計〔医学〕．
f. placenta 〔胎〕児側胎盤〔医学〕，胎盤側胎盤．
f.-placental-maternal interrelation 胎児・胎盤・母体の相互関係〔医学〕．
f. pneumonia 胎児肺炎〔医学〕．
f. position 胎児位置．
f. presentation 胎位〔医学〕．
f. radiation injury 胎児放射線障害．
f. renal malformation 胎児腎形成異常〔医学〕．
f. respiration 胎児呼吸〔医学〕（胎盤を通って母体血液と胎児血液との間に起こるガス交換）．
f. rest 胚細胞残遺，＝ cell rest.
f. rhythm 胎児リズム（律動）〔医学〕，胎児心拍，＝ pendulum rhythm.
f. rickets 胎児くる病〔医学〕，＝ achondroplasia.
f. sac 胎嚢〔医学〕．
f. scalp stimulation 児頭圧迫刺激法．
f. skeleton 胎児骨格〔医学〕．
f. souffle 胎児心音．
f. suction obstetrical apparatus 胎児吸引遂娩器〔医学〕．
f. surface 胎児面〔医学〕．
f. surgery 胎児手術．
f. syphilis 胎児梅毒〔医学〕．
f. tachycardia 胎児頻拍．
f. therapy 胎児治療（胎児医療の分野で子宮内において発育する胎児が何らかの疾患に罹患している場合，直接・間接に治療すること）．
f. tolerance 胎生期免疫寛容（胎生期など免疫機能が十分発達していない段階での免疫寛容．自己抗原に反応する T 細胞は胸腺でアポトーシスにおちいり，自己免疫寛容の状態となる）．
f. tone (FT) 胎児筋緊張．
f. toxicology 胎児毒性学〔医学〕．
f. transfusion 胎児輸血〔医学〕．
f. trimethadione syndrome 胎児トリメタジオン症候群．
f. ultrasonic cardiography 胎児超音波心拍動記録〔法〕〔医学〕．
f. uterus 胎児〔様〕子宮〔医学〕．
f. vaccinia 胎児ワクシニア症（種痘による副作用の一つ），＝ neonatal vaccinia, congenital v..
f. viability 胎児〔生後〕生存能力〔医学〕．
f. vitality 胎児活力〔医学〕．
f. warfarin syndrome 胎児ワルファリン症候群．
fe·tal·ism [fí:təlizəm] 胎生症，胎児化（生後胎児の状態が持続すること）．
fe·ta·lom·e·try [fi:təlámitri] 子宮内胎児計測〔医学〕（特に X 線像による）．
fe·ta·tion [fi:téiʃən] 妊娠，懐妊，＝ pregnancy, gestation.
fe·ti·chism [fí:tikizəm] フェチキズム，＝ fetishism.
fe·ti·cide [fí:tisaid] 胎児殺し，堕胎．
fe·ti·cul·ture [fí:tikʌltʃər] 妊娠時衛生．
fet·id [fétid, fí:t-] 悪臭の，＝ foul-smelling.
f. atrophic rhinitis 悪臭性萎縮性鼻炎〔医学〕．
f. bronchiolitis 腐敗〔性〕気管支炎〔医学〕．
f. discharge 悪臭帯下〔医学〕．
f. perspiration 臭汗症，＝ bromhidrosis, bromohyperhidrosis.
f. pus 悪臭膿〔医学〕．
f. sputum 悪臭痰〔医学〕．
f. stomatitis 悪臭性口内炎．
f. sweat 臭汗〔医学〕，＝ bromhidrosis.
f. ulcer 悪臭性潰瘍〔医学〕．
fet·ish [fétiʃ] 拝物，呪物，物神，＝ fetich.
fet·ish·ism [fétiʃizəm] フェチシズム，性欲倒錯〔医学〕，拝物愛，対物性色欲異常症（異性の所持品，性器以外の身体の部分を眺め，または接触し，所持し，あるいは思い浮かべて性的満足を得る変態性欲の一種），＝ fetichism.
fet·ish·ist [fétiʃist] フェチシスト（異性の所有物を性欲の対象とする者）．
fetishistic disorder フェティシズム障害．
fet·lock [fétlɑk] 距毛（けづめげ），球節（ウマの）．
f. joint 球節（ウマの）．
feto- [fi:tə] 胎児の意を表す接頭語．
fetofetal transfusion 胎児間輸血〔医学〕．
fe·tog·ra·phy [fi:tágrəfi] 胎児〔体表〕造影〔法〕，＝ embryography.
fe·tol·o·gy [fi:táləʤi] 胎児学，＝ fetal medicine.
fetomaternal immunity 母子（児）免疫〔医学〕．
fetomaternal immunologie diseases 母児免疫病．
fetomaternal infection 母子（児）感染〔医学〕．
fetomaternal transfusion 胎児母体輸血，胎児母体間輸血．
fetomaternal transfusion syndrome 母子（児）間輸血症候群〔医学〕．
fe·tom·e·try [fi:támitri] 胎児計測〔医学〕．
fe·top·a·thy [fi:tápəθi] 胎児病〔医学〕．
fetopelvic disproportion 胎児骨盤不均衡．
fe·to·pla·cen·tal [fi:toupləséntəl] 胎児胎盤の．
f. disproportion 胎児胎盤不均衡〔医学〕．
f. function test 胎児胎盤機能検査〔法〕〔医学〕．
f. immaturus 未熟胎児〔医学〕．
f. unit 胎児胎盤系〔医学〕．
fe·to·pro·tein [fi:toupróuti:n] 胎児性タンパク，フェトプロテイン．
fe·tor [fí:tɔ:r] 臭気，悪臭〔医学〕，＝ foetor.
fe·to·scope [fí:təskoup] 胎児鏡（胎児観察に用いるファイバー内視鏡）．
fe·tos·co·py [fi:táskəpi] 胎児鏡検査〔医学〕（ファイバー内視鏡を用いた胎児異常の胎内診断）．
FETP field epidemiology training program-Japan 実

地疫学専門家養成コースの略.

fe·tu·in [fí:tjuin] フェチュイン〔医学〕(胎児血清のシアロ糖タンパク質. 分子量は40,000).

fe·tus [fí:təs] 胎児〔医学〕, = foetus.

f. blood 胎児血.

f. compressus 圧縮〔胎〕児〔医学〕(紙様〔胎〕児), = papyraceous fetus.

f. disproportion 胎児不均衡〔医学〕.

f. embryology 胎児発生学〔医学〕.

f. in fetu 胎児内胎児.

f. maceratus 浸軟児, = macerated fetus.

f. manipulation 胎児処置〔医学〕.

f. papyraceus 紙様〔胎〕児, = fetus compressus.

f. presentation 胎児胎位〔医学〕.

f. sanguinolentus 血性浸軟〔胎〕児〔医学〕(浸解した胎児).

f. version 胎児転位法〔医学〕.

Feulgen, Robert [fɔ́ilgən] フォイルゲン(1884-1955, ドイツの生化学者).

F. cytometry フォイルゲン細胞解析法.

F. nuclear staining フォイルゲン核染色〔医学〕.

F. reaction フォイルゲン反応(DNAの特異的染色法で, アルデヒドまたは酸化剤を含まない液で固定した切片を塩酸規定液で60°C 5分間水解し, 速やかに冷えたNHCl液および水で洗い, 亜硫酸フクシン液で1〜2時間染色した後, 2分間ずつ3回亜硫酸水で処理し, 水道の水で5分間洗って0.5% fast green 液で後染色を施す. 亜硫酸水をつくるには水200mLに10%亜硫酸ナトリウム液10mL, および NHCl 液10mLを加える. アルコール脱水, キシロール透徹, 封入).

F. stain フォイルゲン染色〔法〕.

FEV forced expiratory volume 努力呼出肺気量の略.

FEV$_{1.0\%}$ forced expiratory volume percent in one second 一秒率の略.

fe·ver [fí:vər] ①〔発〕熱〔医学〕(平温以上に体温が上昇すること), = pyrexia. ② 熱病(発熱を主徴とする疾患). 形 febrile, feverish.

f. attack 熱発作.

f. blister 〔単純〕疱疹. → coldsore, 口唇ヘルペス, = herpes simplex, h. labialis.

f. chart 体温表〔医学〕.

f. convulsion 熱性痙攣〔医学〕.

f. diet 〔有〕熱患者食〔医学〕.

f. of Conor and Bruch コノル・ブルッフ熱, = boutonneuse fever.

f. of tension 緊張熱(外傷の激痛により緊張をきたすときの発熱).

f. of undetermined origin 不明熱〔医学〕.

f. of unknown origin (FUO) 〔原因〕不明熱〔医学〕.

f. relieving drug 解熱薬, = fever drug.

f. stage 有熱期〔医学〕.

f. therapy 熱療法, 発熱療法〔医学〕, = pyretotherapy.

f. thermometer 体温計〔医学〕, = clinical thermometer.

f. treatment 熱療法, = pyretotherapy.

f.-tree 下熱木, フィーバーツリー(解熱剤となり, またそう信じられている木の総称).

f. type 熱型〔医学〕.

fe·ver·et [fí:vərit] ① インフルエンザ(グリップ). ② 一過熱, 軽熱, = febricula.

fe·ver·few [fí:vəfju:] 解熱ギクの花, = wild chamomile.

fe·ver·ish·ness [fí:vəriʃnis] 発熱状態〔医学〕, 有熱状態.

feverless measles 無熱性麻疹〔医学〕(発熱がみられない麻疹).

Fevold test フェヴォルド試験.

FEVR familial exudative vitreoretinopathy 家族性滲出性硝子体網膜症の略.

fex·ism [féksizəm] クレチン病, = cretinism.

ff wave ff波(心房細動 flutter-fibrillation waves), = f wave.

FFA free fatty acid 遊離脂肪酸の略.

FFD finger floor distance 指尖-床間距離の略.

FFI fatal familial insomnia 致死性家族性不眠症の略.

FFM fat-free body mass 除脂肪体重の略.

FFP fresh frozen plasma 新鮮凍結血漿の略.

FFQ food frequency questionnaire 食物摂取頻度調査票の略.

FGM female genital mutilation 女性器切除の略.

FGN focal glomerulonephritis 巣状糸球体腎炎の略.

FGS ① fibrogastroscopy 胃ファイバースコープ検査の略. ② focal glomerular sclerosis 巣状糸球体硬化症の略.

FH ① familial hyperlipidemia 家族性高脂質血〔症〕の略. ② family history 家族歴の略.

FHCS Fitz-Hugh-Curtis syndrome フィッツ・ヒュー・カーチス症候群の略.

FHR fetal heart rate 胎児心拍数の略.

FHR-baseline fetal heart rate baseline 胎児心拍数基線の略.

FHR-baseline variability 胎児心拍数基線細変動.

FIA fluorescent immunoassay 蛍光免疫測定法の略.

Fiamberti treat·ment [fiæmbə́:ti trí:tmənt] フィアンベルチ療法(解離性疾患または統合失調症に対する療法で, 臭酸アセチルコリン0.5gを静注すると, 咳嗽, 昏睡, 心臓麻痺の症状に続いて, 流涎, 発汗, 興奮, 痙攣を発した後治癒に向かうといわれる).

fi·ant [fáiənt] 作れ(fiat の複数変化), = let it be made.

fi·ber [fáibər] 線維, 線維組織, = fibre. 形 fibrous.

f. antigen ファイバー抗原〔医学〕.

f. baskets (網膜外郭膜から隣接の桿状体紡錘体に延長する線維).

f. cell 線維細胞.

f. electrometer 線電位計, = string electrometer.

f. gastroscope 胃ファイバースコープ〔医学〕.

f. grease ファイバーグリース〔医学〕.

f. of elastin 弾性線維〔医学〕.

f. optics 光ファイバー, = fiberoptics.

f. shortening 線維短縮〔医学〕.

f. spindle 紡錘糸.

f. structure 線維構造〔医学〕.

f. suspension 線維ずり.

f. tracheid 線維状仮道管.

f. tract 線維路(脊髄白質の線維で, すべて同一の起始点, 停止点および機能をもつ).

fi·ber·op·tic [fàibərɑ́ptik] 光ファイバーの.

f. bronchoscopy ファイバー気管支鏡検査〔医学〕.

fi·ber·op·tics [fàibərɑ́ptiks] 光ファイバー, ファイバーオプティックス.

fi·ber·scope [fáibə:skoup] ファイバースコープ〔医学〕.

Fibiger, Johannes [fí:bigər] フィビゲル(1867-1928, デンマークの病理学者. 1913年 *Spiroptera neoplastica* の寄生するアブラムシでネズミを飼育して胃癌を発生させ, またネコの条虫の幼虫でネズミに肝臓肉腫を起こさせた業績により1926年ノーベル医学・生理学賞を受けた).

F. rat cancer フィビゲルネズミ癌(ダイコクネズミの胃に円虫を寄生させて人工的に発生した胃癌).

fi·bra [fáibrə] [L/TA] 線維*, = fibre [TA]. 複 fibrae.

f. associationis [L/TA] 連合線維, = association fibre [TA].

f. auriculae 耳介.
f. commissuralis [L/TA] 交連線維, = commissural fibre [TA].
f. nasi 鼻翼.
f. primitiva 原始線維(神経元の軸索).
f. projectionis [L/TA] 投射線維, = projection fibre [TA].
f. sanguis 血液線維, = fibrin.
fi·brae [fáibri:] 線維, = fibers.
f. acriformes 弓状線維, = fibrae arcuatae.
f. ansatae 係蹄状線維(終板から視神経交差上を前進, 前方で下向し, 下面に沿って灰白結節に至る).
f. anuloolivares [L/TA] (オリーブ輪線維*), = anulo-olivary fibres [TA].
f. arcuatae 弓状線維 [医学].
f. arcuatae cerebri [L/TA] 弓状線維*, = arcuate fibres [TA].
f. arcuatae externae 外弓状線維(オリーブ体の下面で索状体から前外側溝に至る).
f. arcuatae externae anteriores [L/TA] 前外弓状線維, = anterior external arcuate fibres [TA], ventral external arcuate fibres [TA].
f. arcuatae externae posteriores [L/TA] 後外弓状線維, = posterior external arcuate fibres [TA], dorsal external arcuate fibres [TA].
f. arcuatae internae [L/TA] 内弓状線維(延髄の知覚係蹄線維), = internal arcuate fibres [TA].
f. associationis 連合線維.
f. associationis breves [L/TA] 短連合線維*, = short association fibres [TA].
f. associationis longae [L/TA] 長連合線維*, = long association fibres [TA].
f. associationis telencephali [L/TA] 終脳連合線維*, = association fibres of telencephalon [TA].
f. caudales [L/TA] 尾側束*, = caudal fibres [TA].
f. cerebelloolivares [L/TA] 小脳オリーブ線維*, = cerebello-olivary fibres [TA].
f. circulares [L/TA] 輪状線維, = circular fibres [TA].
f. commissurales telencephali [L/TA] 終脳交連線維*, = commissural fibres of telencephalon [TA].
f. corporis callosi [L/TA] 脳梁線維*, = corpus callosum fibres [TA].
f. corticomesencephalicae [L/TA] 皮質中脳線維*, = corticomesencephalic fibres [TA].
f. corticonucleares [L/TA] 皮質核線維, = corticonuclear fibres [TA].
f. corticonucleares bulbi [L/TA] 延髄皮質核線維, = bulbar corticonuclear fibres [TA].
f. corticonucleares mesencephali [L/TA] 中脳皮質核線維*, = mesencephalic corticonuclear fibres [TA].
f. corticonucleares pontis [L/TA] 橋皮質核線維*, = pontine corticonuclear fibres [TA].
f. corticopontinae [L/TA] 皮質橋線維, = corticopontine fibres [TA].
f. corticoreticulares [L/TA] 皮質網様体線維*, = corticoreticular fibres [TA].
f. corticorubrales [L/TA] 皮質赤核線維, = corticorubral fibres [TA].
f. corticospinales [L/TA] 皮質脊髄線維, = corticospinal fibres [TA].
f. corticotectales [L/TA] 後頭視蓋線維, = corticotectal fibres [TA].
f. corticothalamicae [L/TA] 皮質視床線維, = corticothalamic fibres [TA].
f. corticothalamici [L/TA] 皮質視床線維, = corticothalamic fibres [TA].
f. cuneatae [L/TA] 楔状束*, = cuneus fibres [TA].
f. cuneocerebellares [L/TA] 楔状束小脳線維*, = cuneocerebellar fibres [TA].
f. cuneospinales [L/TA] 楔状束脊髄線維*, = cuneospinal fibres [TA].
f. frontopontinae [L/TA] 前頭橋線維, = frontopontine fibres [TA].
f. geniculocalcarinae [L/TA] 視放線*, = geniculocalcarine fibres [TA].
f. geniculotemporales [L/TA] 聴放線*, = geniculotemporal fibres [TA].
f. gracilispinales [L/TA] 薄束脊髄線維*, = gracilespinal fibres [TA].
f. heterodesmoticae 非相対部灰白質連合線維(神経系統の不等灰白質の間に存在する白質線維).
f. homodesmoticae 相対部灰白質連合線維(中枢神経の同種灰白質間を走る白質線維).
f. hypothalamospinales [L/TA] 視床下部脊髄線維, = hypothalamospinal fibres [TA].
f. intercolumnares 脚間線維(外鼡径輪の上脚と下脚との間にある弓状腱線維), = fibrae intercrurales.
f. intercrurales [L/TA] 脚間線維, = intercrural fibres [TA].
f. intrathalamicae [L/TA] 視床間線維*, = intrathalamic fibres [TA].
f. laterales [L/TA] 外側束*, = lateral fibres [TA].
f. lentis [L/TA] 水晶体線維, = lens fibres [TA].
f. linguales [L/TA] (舌状束*), = lingual fibres [TA].
f. longitudinales [L/TA] 縦走線維, = longitudinal fibres [TA].
f. medullatae retinae 網膜有髄線維.
f. medulloreticulospinales [L/TA] 延髄網様体脊髄線維*, = medullary reticulospinal fibres [TA].
f. meridionales [L/TA] 経線状線維(Schlemm 管の後壁をなす櫛状靱帯), = meridional fibres [TA].
f. obliquae [L/TA] 斜線維(胃の最内筋層の線維), = oblique fibres [TA].
f. occipitopontinae [L/TA] 後頭橋線維, = occipitopontine fibres [TA].
f. occipitotectales [L/TA] 後頭視蓋線維, = occipitotectal fibres [TA].
f. olivospinales [L/TA] オリーブ脊髄路線維*, = olivospinal fibres [TA].
f. pallidae 毛様突起.
f. paraventriculohypophysiales [L/TA] 脳室周囲下垂体線維*, = paraventricular fibres [TA].
f. parietopontinae [L/TA] 頭頂橋線維, = parietopontine fibres [TA].
f. perforantes 穿通線維(角膜を穿って前進し, 前弾力板を穿つ神経線維).
f. periventriculares [L/TA] 脳室周囲線維*, = periventricular fibres [TA].
f. pontis longitudinales [L/TA] 橋縦線維, = longitudinal pontine fibres [TA].
f. pontis transversae [L/TA] 橋横線維, = transverse pontine fibres [TA].
f. pontocerebellares [L/TA] 橋小脳線維, = pontocerebellar fibres [TA].
f. postcommissurales [L/TA] 交連後線維*, = postcommissural fibres [TA].
f. precommissurales [L/TA] 交連前線維*, = precommissural fibres [TA].
f. pretectoolivares [L/TA] 前視蓋オリーブ線維*, = pretecto-olivary fibres [TA].
f. propriae cerebri 脳固有線維(アーノルド弓状線維), = fibrae arcuatae Arnoldi.
f. radiales [L/TA] 放射線維, = radial fibres [TA].

F

f. rectae 直線維.
f. reticulospinales [L/TA] 網様体脊髄線維, = reticulospinal fibres [TA].
f. rubroolivares [L/TA] 赤核オリーブ線維*, = rubro-olivary fibres [TA].
f. spinobulbares [L/TA] 脊髄延髄線維*, = spinobulbar fibres [TA].
f. spinocuneatae [L/TA] 脊髄楔状束線維*, = spinocuneate fibres [TA].
f. spinograciles [L/TA] 脊髄薄束線維*, = spinogracile fibres [TA].
f. spinohypothalamicae [L/TA] 脊髄視床下部線維*, = spinohypothalamic fibres [TA].
f. spinomesencephalicae [L/TA] 脊髄中脳線維*, = spinomesencephalic fibres [TA].
f. spinoolivares [L/TA] 脊髄オリーブ線維*, = spino-olivary fibres [TA].
f. spinoperiaqueductales [L/TA] 脊髄中脳水道周囲線維*, = spinoperiaqueductal fibres [TA].
f. spinoreticulares [L/TA] 脊髄網様体線維*, = spinoreticular fibres [TA].
f. spinotectales [L/TA] 脊髄視蓋線維*, 脊髄視蓋路, = spinotectal fibres [TA].
f. spinothalamicae [L/TA] 脊髄視床線維*, = spinothalamic fibres [TA].
f. striae terminalis [L/TA] 分界条線維*, = fibres of stria terminalis [TA].
f. supraopticohypophysiales [L/TA] 視索上線維*, = supra-optic fibres [TA].
f. suspensoriae lentis 水晶体小体線維.
f. tectoolivares [L/TA] 視蓋オリーブ線維*, = tecto-olivary fibres [TA].
f. tectopontinae [L/TA] 視蓋橋線維*, = tectopontine fibres [TA].
f. tectoreticulares [L/TA] 視蓋網様体線維*, = tectoreticular fibres [TA].
f. temporopontinae [L/TA] 側頭橋線維*, = temporopontine fibres [TA].
f. thalamoparietales [L/TA] 視床頭頂線維, = thalamoparietal fibres [TA].
f. transclavales 経梖線維.
f. transversales pontis 横橋線維.
f. zonulares [L/TA] 小帯線維, = zonular fibres [TA].

fi·bre [fáibər] [TA] ① 線維*, = fibra [L/TA]. ② 線維組織, = fiber. 形 fibrous.
fi·bre·mia [faibríːmiə] 線維素血〔症〕, = fibraemia, inosemia.
fibres of stria terminalis [TA] 分界条線維*, = fibrae striae terminalis [L/TA].
fibric acids フィブリン酸.
fi·bril [fáibril] 原線維, 筋原線維 [医学], 小線維 (微細な線維または糸), = minute fiber.
f. acid 〔神経〕線維酸 (神経線維に存在する無晶性無色角状の化合物で, 酸性アルコールに溶解し, トルイジン青で濃染する).
f. sheath 神経線維鞘.
fi·bril·la [faibrílə] 原線維, = fibril. 複 fibrillae.
fibrillar system 線維系.
fibrillar theory 原線維説 (破傷風菌毒素は侵入局所から血管系またはリンパ系を経て神経末梢に達し, ついで軸索に沿って中枢に昇るという学説. Meyer-Ransom).
fibrillar twitching 筋線維性単収縮.
fibrillar wart 糸状疣贅 (指状疣贅ともいわれる尋常性疣贅の一つ), = digital wart.
fibrillar zone 小線維帯.
fi·bril·lar·y [fáibriləri] 筋原線維の [医学].
f. astrocytoma 線維性星細胞腫 [医学], 原線維性星状細胞腫, = piloid astrocytoma, pilocystic a..
f. chorea 細動性舞踏病 [医学], = paramyoclonus.
f. contraction 線維性収縮 [医学], 細動性収縮.
f. glia 線維性神経膠細胞.
f. myoclonia 線維性ミオクローヌス, = myokymia.
f. neuroma 線維性神経腫, = plexiform neuroma.
f. tremor 細動性振戦 [医学].
f. twitching 原線維性攣縮.
f. waves 心房細動波.

fi·bril·lat·ed [fáibrileitid] ① 原線維からなる. ②細動性の.
fi·bril·la·tion [fàibriléiʃən] ① 原線維性. ② 細動 [医学] (心房または心室の心筋線維が相互不調和な活動を呈するため, 不整な痙攣様収縮を起こし, 心臓は極度に不規則な間隔と強さで拍動する). ③ 線維性攣縮 (筋の振戦). 形 fibrillary.
f.-flutter 細粗動 (細動と粗動との混合).
f. potential 細動電位 [医学], 線維自発電位.
f. threshold 細動閾値.
f. voltage 細動電位, 線維攣縮電位 (末梢神経の離断により安静時に現れる), 細動〔自発〕波 [医学], = fibrillation wave.
fibrillatory waves 細動波.
fi·bril·lo·blast [fáibriləblæst] 原線維芽細胞 (Thomes 線維を産生するもの. Hopewell and Smith), = odontoblast.
fi·bril·lo·gen·e·sis [faibrìləʤénisis] 原線維発生.
fi·brin [fáibrin] フィブリン [医学], 線維素 [医学] (血液凝固の機序において, 凝血酵素 thrombin が水溶性線維素原 fibrinogen に作用して生ずる水不溶性のゲルに転化して析出されるタンパク質で, セルロースを線維素と呼ぶ学者もあるが, これらは別個の物質である).
f. ball 線維素球 [医学].
f. calculus フィブリン結石.
f. clot フィブリン凝塊, 線維素凝塊 [医学].
f. degradation product (FDP) フィブリン変性産物, 線維素分解物 [医学].
f. factor フィブリン因子 (線維素原 (フィブリノゲン) およびパラグロブリン).
f. ferment 線維素酵素, フィブリン酵素, = thrombin.
f. fibrinogen degradation product (FDP) フィブリン・フィブリノゲン分解産物 [医学].
f. film 線維素フィルム (血漿から得る線維素を乾燥してつくった薄膜).
f. foam 線維素泡 (血漿線維素を海綿状の固形体に乾燥したもので, 吸収性止血に用いる).
f. glue フィブリン糊 [医学].
f. layer フィブリン層 [医学].
f. plate method フィブリン平板法.
f. plug 線維素塞栓子, = fibrinplug.
f. sponge 線維素海綿 (線維素を泡立ててつくった海綿で, 止血用).
f.-stabilizing factor (FSF) フィブリン安定化因子 [医学] (第XIII因子. トロンビン, トリプシンなどで活性化されトランスグルタミナーゼ活性が発現し, 物理的に強固なフィブリン形成にかかわる. 血漿中には 15〜20ng/L 含まれる), = factor XIII.
f. thrombus 線維素性血栓, フィブリン性血栓.
fi·brin·ae·mia [fàibriníːmiə] 線維素血症, = fibrinemia.
fi·brin·ase [fáibrineis] フィブリナーゼ, = factor XIII.
fi·bri·na·tion [fàibrinéiʃən] ① 線維素 (フィブリン) 形成. ② 病的線維素 (フィブリン) 増加.
fi·brin·e·mia [fàibriníːmiə] 線維素 (フィブリン) 血〔症〕, = fibrinaemia, fibremia, inosemia.
fibrin(o)- [fáibrin(ou), -n(ə)] 線維素との関係を

表す接頭語.

fi·bri·no·cel·lu·lar [fàibrinəséljulər] 線維素細胞性の.

fi·brin·o·clase [faibrínəkleis] 線維素(フィブリン)溶解酵素(膵臓から分離された酵素で, streptokinase, streptodornase 以上の強力な線維素溶解作用を示す物質).

fi·brin·o·gen [faibrínəʤən] 線維素原, フィブリノゲン, 血液凝固I因子(血漿中にある水溶性質で, 多くの炎症性疾患において著明に増加を示し, 赤血球沈降反応の速度を増強する. 凝血酵素トロンビンの作用によりフィブリノゲンAは賦活されて反応型のフィブリノゲンBに変じ, 続いて非可溶性の線維素 fibrin に転化して凝血現象を完成させる物質).

f. A フィブリノゲンA(トロンビンの作用により賦活されたもの).

f. B フィブリノゲンB(活性化されたフィブリノゲンの反応型で, Apitz の profibrin に類似するもの).

f. consumption test フィブリノゲン消費試験, 線維素原消費試験(凝血後の血清には正常ヒトでは線維素原は残存しないが, トロンビン形成不全に際して残存する線維素原を判定する方法).

f. deficiency フィブリノゲン欠乏症 [医学].

f. degradation product (FDP) フィブリノゲン分解〔産〕物 [医学], = fibrin degradation product.

f.-fibrin conversion syndrome フィブリノゲン・フィブリン転換症候群.

f. test 線維素原試験(肝機能が低下すると, 血漿フィブリノゲンが減少することがあるので, 2.5%塩化カルシウムを加え, その凝塊の硬度を検査する方法).

fi·brin·og·e·nase [fàibrinάʤəneis] 線維素原酵素(血中には非活性型として存在し, 血球の熱不安定性の非透析性因子により活性化される).

fi·brin·o·ge·ne·mia [faibrìnouʤəní:miə] 線維素原血〔症〕, フィブリノゲン血〔症〕.

fi·bri·no·gen·e·sis [fàibrinəʤénisis] 線維素生成, フィブリン生成.

fi·bri·no·gen·ic [fàibrinəʤénik] 線維素(フィブリン)生成の, = fibrinogenous.

fi·brin·o·ge·nol·y·sis [faibrìnouʤənάlisis] フィブリノゲン分解.

fi·brin·o·gen·o·pe·nia [faibrìnəʤènəpí:niə] 線維素原減少〔症〕, フィブリノゲン減少〔症〕 [医学].

fi·bri·nog·e·nous [fibrinάʤənəs] 線維素(フィブリン)生成の, = fibrinogenic.

fi·brin·oid [fáibrinɔid] ① フィブリン様の, 線維素様の. ② フィブリノイド, 類線維素.

f. degeneration 線維素様変性, フィブリノイド変性 [医学], = fibrinous degeneration, fibrinoid swelling.

f. necrosis フィブリノイド壊死 [医学] (リウマチ性疾患などで, 血管壁, 結合組織内病巣部に見いだされる特徴的病理所見. 周辺部に強い炎症性細胞浸潤を伴う. 壊死部には好酸性均質性タンパクである類線維素の染色をみる).

f. substance 類線維素質 [医学], フィブリン様質 [医学].

f. swelling 線維素様膨化 [医学] (初期のリウマチ性肉芽腫にみられる特有の変化).

fi·bri·no·ki·nase [fàibrinoukáineis] フィブリノキナーゼ(ヒト脳実質に存在するグロブリン分屑と関連ある物質で, 血清中の前線維融解素とともに線維素を分解する作用を示す. Astrup and Permin).

fi·bri·nol·y·sin [fàibrinάlisin] 線維素溶解素, フィブリン溶解酵素, フィブリノリジン(線維素溶解を起こすとともに, 線維素原を非活性化する作用があり, 前駆物 profibrinolysin が活性化されたもの), = plasmin, tryptase (serum), lysin.

fi·bri·no·ly·sin·(a)e·mia [fàibrinoulìsiní:miə] (線維素溶解素(フィブリノリジン)が血中に増加する状態).

fi·bri·nol·y·sis [fàibrinάlisis] 線維素溶解〔現象〕 [医学], フィブリン溶解.

f. system フィブリン溶解系, 線維素溶解系.

fi·bri·no·ly·so·ki·nase [fàibrinoulàisoukáineis] 線維素溶解素賦活酵素.

fi·bri·no·lyt·ic [fàibrinəlítik] フィブリノゲン分解の.

f. activity 線維素溶解活性 [医学].

f. agent 線維素溶解物質 [医学], 線溶物質.

f. purpura 線維素溶解性紫斑〔病〕 [医学] (Stefanini).

f. therapy 線維素溶解療法.

fi·bri·no·pe·nia [fàibrinoupí:niə] フィブリン減少〔症〕, 線維素減少〔症〕 [医学], = fibrinogenopenia.

fi·bri·no·pep·tide [fàibrinəpéptaid] フィブリノペプチド, 線維素ペプチド(トロンビンが線維素原に作用するとき, その分子が分解して生ずる産物で, 主としてアミノ酸からなる. Lorand が1950年に提唱した語), = co-fibrin.

f. A (EPA) フィブリノペプチドA.

f. B (EPB) フィブリノペプチドB.

fi·brin·o·plas·tic [fàibrinəplǽstik] 線維素形成の, フィブリン生成性, フィブリノプラスチン性の.

f. agents フィブリン形成薬.

fi·brin·o·plas·tin [fàibrinəplǽstin] パラグロブリン, = paraglobulin.

fi·bri·no·pu·ru·lent [fàibrinəpjú:rələnt] フィブリン(線維素)化膿性の.

fi·brin·o·sate [faibrínəseit] 線維素融解物(凝血後線維素が再び液化したもの).

fi·bri·nos·co·py [fàibrinάskəpi] 線維素診断法, = inoscopy.

fi·bri·no·se [fáibrinouz] フィブリノーゼ(線維素から得られるアルブモーゼ).

fi·bri·no·sis [fàibrinóusis] 線維素(フィブリン)症(血液中の病的線維素増加).

fi·brin·ous [fáibrinəs] 線維素性の, 線維〔性〕[医学].

f. adhesion 線維素性〔滲出液による〕軟性癒着.

f. angina 線維性アンギナ, = croupous angina.

f. bronchiolitis 線維素性気管支炎 [医学].

f. bronchitis 線維素性気管支炎, = plastic bronchitis.

f. calculus 線維素結石(凝血塊により形成された膀胱結石).

f. cast 線維素円柱 [医学], フィブリン円柱.

f. cataract 線維素性白内障(虹彩炎における水晶嚢体中への滲出による仮性白内障).

f. degeneration 線維素性変性.

f. exudate 線維素性滲出液.

f. gastritis 線維素性胃炎, = croupous gastritis, diphtheritic g., membranous g., pseudomembranous g..

f. inflammation 線維素性炎〔症〕 [医学].

f. iritis 線維素性虹彩炎.

f. pericarditis 線維素性心膜炎 [医学].

f. pleurisy 線維素性胸膜炎 [医学].

f. pneumonia 線維素性肺炎(大葉性肺炎).

f. polyp 線維素性ポリープ(子宮の).

f. purulent pleurisy 線維素性化膿性胸膜炎.

f. rhinitis 膜性鼻炎 [医学], 線維素性鼻炎(偽膜をつくる).

f. synovitis 線維性滑膜炎, = dry synovitis.

f. thrombus 線維素性血栓.

fi·brin·plug [fáibrinplʌg] 線維素栓子 [医学].

fi·brin·u·ria [fàibrinjú:riə] 線維素尿〔症〕.

fibro- [fáibrou, -rə] 線維または線維組織との関係を表す接頭語.
fi·bro·ad·e·nia [fàibrouædíniə] 線維腺症〔医学〕.
fi·bro·ad·e·no·ma [fàibrouædinóumə] 線維腺腫〔医学〕.
f. mammae 乳腺線維腺腫.
fi·bro·ad·e·no·sis [fàibrouædinóusis] 線維腺症.
fi·bro·ad·e·ny [fàibrouǽdəni] 線維腺症(腺の線維化の意で, Banti 病において, マルピギー小体の結合織が増殖しリンパ球が著しく減少する状態), = fibroadenia.
fi·bro·ad·i·pose [fàibrouǽdipous] 線維脂肪の.
fi·bro·an·gi·o·ma [fàibrouænʤióumə] 線維性血管腫〔医学〕.
fi·bro·a·re·o·lar [fàibrouərí:ələr] 線維蜂巣織性の.
fi·bro·blast [fáibrəblæst] 線維芽細胞〔医学〕, = fibroplast.
f. growth factor (**FGF**) 線維芽細胞増殖因子.
f. interferon 線維芽細胞型インターフェロン, = IFN-β.
fi·bro·blas·tic [fàibrəblǽstik] ① 線維芽細胞の. ② 線維増殖症の.
f. meningioma 線維芽細胞性髄膜腫〔医学〕.
fi·bro·blas·to·ma [fàibroublæstóumə] 線維芽〔細胞〕腫〔医学〕.
fi·bro·bron·chi·tis [fàibroubrɑŋkáitis] 線維性気管支炎.
fi·bro·cal·care·ous [fàibroukəlkéəriəs] 線維石灰性の.
fi·bro·car·ci·no·ma [fàibroukà:sinóumə] 線維癌腫.
fi·bro·car·ti·lage [fàibroukά:tiliʤ] 線維軟骨. 形 fibrocartilaginous.
fibrocartilaginous ring [TA] 線維軟骨輪, = anulus fibrocartilagineus [L/TA].
fibrocartilaginous ring of tympanic membrane 鼓膜の線維軟骨輪.
fi·bro·car·ti·la·go [fàibroukà:tilá:gou] 線維軟骨, = fibrocartilage. 複 fibrocartilagines.
f. interpubica [L/TA] 恥骨間線維軟骨*, = interpubic fibrocartilage [TA].
fi·bro·ca·seous [fàibroukéiʃəs] 線維乾酪性の.
fi·bro·cel·lu·lar [fàibrəséljulər] 線維と細胞との.
f. crescent 線維細胞性半月体〔医学〕.
f. tumor 線維腫, = fibroma.
fi·bro·chon·dri·tis [fàiboukɑndráitis] 線維軟骨炎.
fi·bro·chon·dro·ma [fàibroukɑndróumə] 線維軟骨腫〔医学〕.
fi·bro·cyst [fáibrəsist] 線維嚢胞.
fi·bro·cys·tic [fàibrəsístik] 線維嚢胞性の.
f. breast disease 線維嚢胞性乳腺症〔医学〕.
f. disease 〔乳腺〕線維嚢胞症.
f. disease of breast 乳房線維嚢胞症.
f. disease of pancreas 嚢胞性膵線維症〔医学〕, 膵線維嚢胞症.
f. mastopathy 線維嚢胞性乳腺症〔医学〕(乳腺症に対する多くの呼称の一つ).
fi·bro·cys·to·ma [fàibrousistóumə] 線維嚢腫.
fi·bro·cyte [fáibrəsait] 線維細胞〔医学〕, = fibroblast, desmocyte.
fi·bro·dys·pla·sia [fàibroudispléiziə] 線維性異形成.
f. ossificans progressiva 進行性骨化性線維異形成〔症〕.
fi·bro·e·las·tic [fàibrouilǽstik] 線維性弾性組織の.
f. cartilage 線維弾性軟骨.
f. membrane of larynx [TA] 喉頭弾性膜, = membrana fibroelastica laryngis [L/TA].
fi·bro·e·las·ti·ca [fàibrouilǽstikə] 線維弾性膜〔医学〕.
fi·bro·e·las·to·sis [fàibrouìlæstóusis] 線維弾性症〔医学〕.
fi·bro·en·chon·dro·ma [fàibrouènkɑndróumə] 線維軟骨腫.
fi·bro·en·do·the·li·o·ma [fàibrouèndouθì:lióumə] 線維性内皮腫〔医学〕.
fi·bro·ep·i·the·li·o·ma [fàibrouèpiθì:lióumə] 線維上皮腫〔医学〕(乳頭腫, 腺腫などで上皮腫とともに結合織が重要な構成要素とみなされる場合にいう).
fi·bro·fas·ci·tis [fàibroufəsáitis] 線維組織炎, 結合組織炎, = fibrositis.
fi·bro·fat·ty [fàibrəfǽti] 線維脂肪の.
fi·bro·gas·tros·co·py (**FGS**) [fàibrougæstrάskəpi] 胃ファイバースコープ検査.
fi·brog·lia [faibrάgliə] 線維性神経膠.
fi·bro·gli·o·ma [fàibrouglaióumə] 線維性神経膠腫.
fi·bro·ham·ar·to·ma [fàibrouhæ̀mɑ:tóumə] 線維過誤腫(腎の組織中, ことに髄質中の間質の血管に沿う個所に線維腫様の結節がみられるもので, これは一般に髄線維腫 medullary fibroma と呼ばれるが, むしろ奇形の一種である).
fi·bro·hem·or·rhag·ic [fàibrouhèmərǽʤik] 線維性出血性の.
fibrohyaline tissue = chondroid tissue.
fi·broid [fáibrɔid] フィブロイド, 類線維〔腫〕〔医学〕, = myoma uteri.
f. cataract 線維性白内障(被膜のみのもの).
f. degeneration 線維様変性〔医学〕.
f. heart 線維化心〔医学〕, フィブロイド性心筋炎.
f. induration 硬変(肺, 肝, 腎などの).
f. inflammation 線維様炎症. → atrophic inflammation.
f. lung 肺線維症.
f. phthisis ① 線維性結核. ② 間質性肺炎.
f. tuberculosis 線維性結核〔医学〕.
f. tumor 類線維腫(子宮の), 線維腫, = fibroma.
fi·broid·ec·to·my [fàibrədéktəmi] 類線維腫切除.
fi·bro·in [fáibrɔin] フィブロイン(硬タンパク質の一種で, セリシンとともに絹線維の主成分), = silk fibroin.
fibrolamellar hepatocellular carcinoma ファイブロラメラ肝細胞癌〔医学〕.
fibrolamellar hepatoma 線維性層板状肝癌〔医学〕.
fibrolamellar liver cell carcinoma 線維層板肝細胞癌.
fi·bro·lam·i·nar [fàibroulǽminər] 線維の層状の.
fi·bro·li·po·ma [fàibroulipóumə] 線維脂肪腫〔医学〕.
fibrolipomatous nephritis 線維脂肪性腎炎(腎周囲炎の一型で, 腎周囲の脂肪組織に変化を起こすもの).
fi·brol·y·sin [faibrάlisin] 線維融解素(瘢痕軟化薬).
fi·bro·ma [faibróumə] 線維腫〔医学〕, = fibroid tumor, inoma. 形 fibromatous.
f. adenocysticum 腺嚢胞性線維腫(卵巣腫瘍の一つ).
f. cavernosum 海綿状線維腫.
f. durum 硬性線維腫, = desmoid.
f. fungoides キノコ状線維腫, = mycosis fungoides.
f. lipomatoides 脂肪腫性線維腫, = xanthoma.
f. molle 軟性線維腫(アクロコルドン, 糸状線維腫), = acrochordon, skin tag.
f. molluscum 軟性線維腫, = fibroma molle.
f. molluscum multiplex 多発性軟性線維腫.
f. mucinosum 粘液変性線維腫.
f. myxomatodes 粘液腫性線維腫.
f. of uterus 子宮線維腫〔医学〕.
f. pendulum 下垂性線維腫.

f. sarcomatosum 肉腫性線維腫，= fibrosarcoma.
f. telangiectagicum et lymphangiectaticum 血管拡張性，リンパ管拡張性線維腫.
f. thecocellulare xanthomatodes ovarii 卵胞膜細胞腫（莢膜腫），= thecoma.
fi·bro·ma·toid ［faibróumətɔid］ 線維腫様の.
fi·bro·ma·to·ses ［fàibroumətóusi:z］ 線維腫症（fibromatosis の複数）.
fi·bro·ma·to·sis ［fàibroumətóusis］ 線維腫症，線維症［医学］. 複 fibromatoses.
f. gingivae 歯肉線維腫症［医学］.
f. ventriculi 胃の線維腫症（胃の硬癌），= linitis plastica.
fi·brom·a·tous ［fàibrámətəs］ 線維腫の.
f. epulis 線維腫性歯肉腫［医学］.
fi·bro·mec·to·my ［fàibrəméktəmi］ 線維腫切除.
fi·bro·mem·bra·nous ［fàibrouméｍbrənəs］ 線維膜性の.
fi·bro·mus·cu·lar ［fàibrəmáskjulər］ 線維筋性の.
f. dysplasia (**FMD**) 線維筋異形成［医学］，線維筋〔性〕形成異常〔症〕.
f. hyperplasia 線維筋性過形成（狭窄や拡張を主とする動脈の発育異常），= fibromuscular dysplasia.
fibromusculocartilaginous layer ［TA］（線維筋性軟骨層*），= tunica fibromusculocartilaginea [L/TA].
fi·bro·my·al·gia ［fàibroumaiǽldʒiə］ 線維筋痛〔症〕［医学］（関節，骨と付着している筋が痛み，頭痛，疲労感などを訴える症状を示す．原因は不明）.
f. syndrome (**FMS**) 線維筋痛症候群（全身の疼痛，こわばり，疲労感のほか，頭痛，睡眠障害，過敏性腸症候群などの症状をみる疾患）.
fi·bro·myec·to·my ［fàibrouméktəmi］ 線維腫切除.
fibromyelinic plaque 線維有髄斑（不全動脈硬化性壊死による脳皮質の有髄細胞の増殖）.
fi·bro·my·i·tis ［fàibroumaiáitis］ 筋線維炎（筋に炎症と線維変性がともに起こること）.
fi·bro·my·o·ma ［fàibroumaióumə］ 線維筋腫［医学］.
fi·bro·my·o·mec·to·my ［fàibroumàiəméktəmi］ 線維筋腫切除.
fi·bro·my·o·si·tis ［fàibroumàiousáitis］ 線維筋炎.
fi·bro·my·ot·o·my ［fàibroumaiátəmi］ 線維筋腫切開.
fi·bro·myx·o·chon·dro·ma ［fàibroumìksoukandróumə］ 線維粘液軟骨腫［医学］.
fi·bro·myx·o·li·po·ma ［fàibroumìksoulipóumə］ 線維粘液脂肪腫.
fi·bro·myx·o·ma ［fàibroumiksóumə］ 線維粘液腫［医学］.
fi·bro·myx·o·sar·co·ma ［fàibroumìksousa:kóumə］ 線維粘液肉腫.
fi·bro·nec·tin ［fàibrənéktin］ フィブロネクチン（ガラクトプロテインα，レッツ(LETS)タンパク質ともいう．細胞外マトリックスに存在する接着性の糖タンパク質でフィブリンやヘパリンと結合する領域，コラーゲン結合域，細胞表面やヘパリンと結合する領域からなる．細胞の接着・伸展や悪性化に関連がある）.
f. receptor フィブロネクチンレセプター（細胞膜にあるフィブロネクチン結合タンパク質．インテグリンファミリーの VLA-5 (CD49e/CD29) と同一分子）.
fi·bro·neu·ri·no·ma ［fàibrounjù:rinóumə］ 線維神経鞘腫［医学］.
fi·bro·neu·ro·ma ［fàibrounju:róumə］ 線維神経腫［医学］.
fi·bro·nu·clear ［fàibrounjú:kliər］ 有核線維の.
fi·bro-os·te·o·ma ［fáibrou astióumə］ 線維骨腫［医学］，= osteofibroma.
fi·bro·pap·il·lo·ma ［fàibroupæ̀pilóumə］ 線維乳頭腫.
fi·bro·per·i·car·di·tis ［fàibroupèrika:dáitis］ 線維心外膜炎.
fi·bro·pla·sia ［fàibroupléiziə］ 線維増殖〔症〕［医学］. 形 fibroplastic.
fibroplastic diathesis 線維性素質［医学］（ケロイド素質．切創などに瘢痕の増殖が起こりやすいもの），= fibrous diathesis.
fibroplastic sarcoma 線維形成肉腫［医学］.
fibroplastic tumor 線維形成性腫瘍.
fi·bro·plas·tin ［fàibroupléstin］ フィブロプラスチン，= paraglobulin.
fi·bro·plate ［fàibrəpleit］ 関節間線維軟骨.
fi·bro·pol·y·pus ［fàibrəpálipəs］ 線維ポリープ（茸腫）.
fi·bro·psam·mo·ma ［fàibrousæmóumə］ 線維性砂腫.
fi·bro·pu·ru·lent ［fàibroupjú:rələnt］ 線維〔化〕膿性の.
fi·bro·re·tic·u·late ［fàibrouritíkjuleit］ 線維網状の.
fi·bro·sar·co·ma ［fàibrousa:kóumə］ 線維肉腫［医学］.
f. of bone 骨線維肉腫（紡錘形細胞の増殖と膠原線維束の交錯からなる）.
f. ovarii mucocellulare carcinomatodes 癌様粘液細胞性卵巣線維肉腫，= Krukenberg tumor.
fi·brose ［fáibrouz］ 線維性の，= fibrous.
fi·bro·se·rous ［fàibrousí:rəs］ 線維漿膜性の.
f. membrane 線維性漿膜（腹膜，胸膜，心外膜など）.
fibrosing alveolitis 線維性胞隔炎［医学］.
fibrosing colonopathy 線維性大腸症.
fi·bro·sis ［faibróusis］ ① 線維症（線維組織の増殖）．② 線維形成，線維化［医学］. 形 fibrotic.
f. of lung following radiation 放射線肺線維症［医学］.
f. of pancreas 線維化膵［医学］.
f. uteri 子宮線維症.
fibrositic headache 結合組織炎性頭痛.
fibrositic node 結合組織炎結節［医学］.
fi·bro·si·tis ［fàibrousáitis］ 結合組織炎［医学］. 形 fibrositic.
f. syndrome 結合織炎症候群.
fi·bro·tho·rax ［fàibrouθɔ́:ræks］ 線維胸［医学］（胸膜腔の線維症）.
fi·bro·tu·ber·cu·lo·sis ［fàibroutjù:bə:kjulóusis］ 線維性結核.
fi·brous ［fáibrəs］ 線維の，線維性の［医学］，= fibrose.
f. adhesion 線維性癒着.
f. ankylosis 線維性強直〔症〕［医学］.
f. appendix of liver ［TA］ 線維付着，= appendix fibrosa hepatis [L/TA].
f. astrocyte 線維性星状膠細胞（おもに脳白質にある長い無分岐突起をもつ星状膠細胞），= fibrillary astrocyte.
f. attachment 線維性付着.
f. capsule ［TA］ 線維膜（被膜），= capsula fibrosa [L/TA], capsula [L/TA], tunica fibrosa [L/TA].
f. capsule of kidney 腎被膜.
f. capsule of liver 脈管周囲被膜，肝臓線維膜.
f. capsule of spleen 脾臓の線維膜.
f. capsule of thyroid gland 甲状腺の被膜.
f. cartilage 線維軟骨.
f. cavernitis 線維性海綿体炎［医学］，= Peyronie disease.
f. cell 線維細胞.
f. cone 放線冠，= corona radiata.

f. connective tissue 線維性結合織.
f. cortical defect 線維性骨皮質欠損，線維性皮質〔骨〕欠損〔症〕.
f. crescent 線維性半月体 [医学].
f. cystic ost(e)itis 嚢腫性線維性骨炎 [医学].
f. degeneration 線維性変性 [医学], = fibrosis.
f. diathesis 線維性素質 [医学].
f. digital sheath 指の線維鞘.
f. digital sheathes of foot 足指の線維鞘.
f. digital sheathes of hand 手指の線維鞘.
f. dysplasia 線維性異形成〔症〕 [医学].
f. dysplasia of bone 線維性骨形成異常症 [医学].
f. glass reinforced plastic ガラス線維強化プラスチック [医学].
f. goiter 線維性甲状腺腫 [医学], = fibrous goitre.
f. histiocytoma 線維性組織球腫 [医学].
f. infarct 線維性梗塞 [医学].
f. investment 線維性外被.
f. joint [TA] 線維性の連結, = junctura fibrosa [L/TA].
f. layer [TA] 線維膜, = membrana fibrosa [L/TA], 線維層, = stratum fibrosum [L/TA].
f. layer of eyeball [TA] 眼球線維膜, = tunica fibrosa bulbi [L/TA].
f. material 線維状物質.
f. membrane [TA] 線維膜*, = stratum fibrosum [L/TA].
f. membrane of joint capsule 〔関節包の〕線維膜.
f. meningioma 線維性髄膜腫 [医学].
f. myocarditis 線維性心筋炎 [医学].
f. myositis 線維性筋炎 [医学], = myositis fibrosa.
f. nephritis 線維性腎炎 [医学] (基質性腎炎).
f. ost(e)itis 線維性骨炎 [医学].
f. osteodystrophy 線維性骨異栄養〔症〕 [医学].
f. osteoma 骨化性線維腫 [医学].
f. pericardium [TA] 線維性心膜, = pericardium fibrosum [L/TA].
f. plaque 線維性硬斑 (脂肪線条が進行し，結合組織が増生した病変をいう).
f. pneumonia 線維性肺炎 [医学] (間質性肺炎).
f. polyp 線維性ポリープ [医学].
f. protein 線維性タンパク，線維状タンパク質.
f. retroperitonitis 線維性後腹膜炎 [医学].
f. ring 線維輪, = annulus fibrosus.
f. ring of heart 心臓の線維輪.
f. root ひげ根.
f. sheath [TA] 腱〔の〕滑液包, = stratum fibrosum [L/TA], 線維鞘, = vagina fibrosa [L/TA].
f. sheaths of digits of hand [TA]〔手の〕指の線維鞘, = vaginae fibrosae digitorum manus [L/TA].
f. sheaths of toes [TA]〔足の〕指の線維鞘, = vaginae fibrosae digitorum pedis [L/TA].
f. tendon sheath 腱の線維鞘.
f. tissue 線維組織, = connective tissue.
f. tubercle 線維結節 [医学] (細菌による反応性結節).
f. tunica 線維膜 [医学].
f. xanthoma 線維性黄色腫.
fi·bro·vas·cu·lar [fàibrəvǽskjulər] 維管の (植物).
fi·bro·xan·tho·ma [fàibrouzænθóumə] 線維黄色腫.
fib·u·la [fíbjulə] [L/TA] 腓骨, = fibula [TA].
fib·u·lar [fíbjulər] [TA] 腓側, = fibularis [L/TA].
f. artery [TA] 腓骨動脈, = arteria fibularis [L/TA].
f. articular facet [TA] 腓骨関節面, = facies articularis fibularis [L/TA].
f. articular surface of tibia 〔脛骨の〕腓骨関節面.
f. border of foot [TA] 外側縁, = margo fibularis pedis [L/TA].
f. collateral ligament [TA] 外側側副靱帯, = ligamentum collaterale fibulare [L/TA].
f. compartment of leg [TA] 下腿の外側区画*, = compartimentum cruris fibularium [L/TA].
f. margin of foot 足の腓側縁.
f. nodes [TA] 腓骨リンパ節, = nodus fibularis [L/TA].
f. notch [TA] 腓骨切痕, = incisura fibularis [L/TA].
f. nutrient artery [TA] 腓骨栄養動脈, = arteria nutricia fibulae [L/TA], arteria nutriens fibulae [L/TA].
f. reflex 腓骨筋反射 [医学].
f. tarsal tendinous sheaths [TA] 腓側足根腱鞘, = vaginae tendinum tarsales fibulares [L/TA].
f. trochlea [TA] 腓骨筋滑車, = trochlea fibularis [L/TA].
f. veins [TA] 腓骨静脈, = venae fibulares [L/TA].
fib·u·la·ris [fìbjulǽris, –léir–] [L/TA] 腓側, = fibular [TA].
f. brevis [TA] 短腓骨筋, = musculus fibularis brevis [L/TA].
f. longus [TA] 長腓骨筋, = musculus fibularis longus [L/TA].
f. tertius [TA] 第三腓骨筋, = musculus fibularis tertius [L/TA].
fib·u·lo·cal·ca·ne·al [fìbjuloukəlkéiniəl] 腓骨踵骨の.
fi·cin [fáisin] フィシン (① イチジクエキス. ② イチジク *Ficus* の液中にあるパパイン型のタンパク質分解酵素. 赤血球上のシアル酸を減少させる為に用いる酵素であり，この処理により赤血球凝集性が亢進する. Kidd, Ii, Rh, Lewis 式血液型判定に有効である), = ficin proteinase.
Fick, Adolf [fík] フィック (1829–1901, ドイツの生理学者. 筋肉，神経生理学の大学者で，筋緊張測定器 myotonograph および cosine lever を考案した (1864). またガス測定による心臓血流の計算法を発表した).
F. law of diffusion フィック拡散法則 (溶質がその溶媒中に拡散する速度は，拡散する物質の濃度差による).
F. method フィック法 (1分間の酸素消費量，並びに動脈および動静脈混合血の酸素含有量から次の式で心臓の血液拍出量が算出できる), = Fick principle.

$$\text{心拍出量} = \frac{\text{全酸素消費量}}{\text{動静脈血酸素差}} \times 100$$

F. principle フィックの原理 [医学].
Fick, Rudolph Armin [fík] フィック (1866–1939, ドイツの医師).
F. bacillus フィック菌, = *Proteus vulgaris*.
Ficke gold sol [fíki góuld só:l] フィッケ金ゾル (塩化金，新鮮ブドウ糖，炭酸カリウムからなるコロイド化学反応試薬).
Ficker, Philip Martin [fíkər] フィッケル (1868–1950, ドイツの細菌学者).
F. diagnosticum フィッケル診断用乳剤 (腸チフス死菌乳剤で Widal 反応に用いる), = typho-diagnosticum.
Ficoll–Hypaque technique フィコール・ハイパック法 (リンパ球分離の密度勾配遠心分離法).
fi·co·sis [faikóusis] 毛瘡, = sycosis.
FICS Fellow of the International College of Surgeons 国際外科医師会会員の略.
fictitious feeding 擬給食，みせかけ飼養, = sham feeding.

Fi·cus [fáikəs] イチジク［無花果］属（クワ［桑］科 *Moraceae* の一属）.
  F. carica イチジク，= common fig.
  F. elastica ゴムビワ，インドゴムノキ（樹液はゴムの原料），= Indian rubber fig.
  F. microcarpa ガジュマル（樹皮，根葉は創傷，打撲傷などに用いる），= Indian laurel fig.
fi·cus [fáikəs] ① イチジク［無花果］（イチジク *Ficus carica* の果実），= fig. ② 痔核，べんち（胼胝）腫，= condyloma.
  f. unguium 爪.
FID free induction decay 自由誘導減衰の略.
fidg·et·ing [fíʤətiŋ] もじもじする.
fi·du·cial [faidjú:ʃəl] 基準と認められた，標準の，信頼に基づく，= basal.
  f. interval 信頼区間（統計学）.
  f. limits 信頼限界（統計学）.
  f. line 起線，基線.
  f. point 基準点，基点，参照点.
fid·u·ci·nal·es [fid(j)ù:sinǽlis] 虫様筋（指の），= fiddle muscles, lumbricales of fingers.
fie·bre am·a·ril·la [fí:brə æ̀mərílə] 黄熱（スペイン語），= yellow fever.
Fiedler, Carl Ludwig Alfred [fí:dlər] フィードレル（1835-1921，ドイツの医師．フィードラーともいう）.
  F. disease フィードレル病（急性伝染性黄疸），= acute infectious jaundice, Weil disease.
  F. myocarditis フィードレル心筋炎（特発性または間質性の孤立心筋炎），= isolated diffuse myocarditis.
Field rapid stain フィールド迅速染色［法］.
Field stain フィールド染色法（1941年イギリスの Field がマラリア原虫の染色法として発表したもので，血液標本を第1液（水溶性エオジン 1g，第2リン酸ソーダ 5g，第1リン酸カリ 6.25g の水 500mL 溶液）に1〜3秒浸漬，水洗して第2液（メチレンブルー 1.3g，第2リン酸ソーダ 5g，第1リン酸カリ 6.25g の水 500mL 溶液）に1〜3秒浸漬後，水洗乾燥する）.
field [fí:ld] ① 野，場．② 領域．③ 体，= body. ④ 現地，野外.
  f. ambulance 野戦救急車.
  f. block 周囲麻酔法［医学］，手術野周囲遮断麻酔，区域遮断（手術部の周囲に麻酔剤を注射する局所麻酔法）.
  f. block anesthesia 周囲浸潤麻酔［法］［医学］.
  f. calibration 音場較正.
  f. carcinogenesis フィールド発癌.
  f.-dependence 外界依存（場依存性と訳される場合も多い）.
  f. dependence-independence 場依存独立［医学］.
  f. emission 電界放出，電界放射［医学］.
  f. emission tube 電界放出型X線管.
  f. emission type scanning electron microscope 電界放射型走査［型］電子顕微鏡［医学］.
  f. epidemiology training program-Japan (FETP) 実地疫学専門家養成コース，= FETP-J.
  f. fever 収穫熱（*Leptospira* による），= harvest fever, Canefield fever.
  f. force 領力（胚子の個性化作用に関与するといわれる仮定の力）.
  f. gradient 磁場勾配［医学］.
  f. hospital 野戦病院［医学］（前線にある診療施設で，負傷兵士を収容する設備はあるが移動し得るもの）.
  f.-ion microscope 電界イオン顕微鏡［医学］.
  f. lens 視野レンズ（双眼鏡）.
  f. linearity 視野直線性［医学］.
  f. mint ハッカ［薄荷］.
  f. mint oil ハッカ油，= peppermint oil.
  f. of consciousness 意識界.
  f. of fixation 注視野［医学］（頭を動かさず，眼だけを動かして明確に見える範囲）.
  f. of microscope 顕微鏡視野［医学］.
  f. of operation 手術野［医学］.
  f. of view 撮像視野［医学］.
  f. of vision 視野［医学］.
  f. potential 外界電位［医学］.
  f. ration 野戦用食糧.
  f. rodent ノネズミ.
  f. size 照射野［医学］.
  f. stop 視野絞り.
  f. strength 磁場強度［医学］.
  f. supervisor 現地指導員.
  f. survey 現場調査［医学］.
  f. test 野外試験，実地試験.
  f. tourniquet 野外用止血帯.
  f. trial 野外試験.
  f. uniformity 視野一様性［医学］.
  f. uniformity correction 感度［不］均一性補正［医学］.
  f. vole ハタネズミ，= field-mouse.
  f. work 実地調査，野外研究，フィールドワーク.
Fielding, George Hunsley [fí:ldiŋ] フィールディング（1801-1871，イギリスの解剖学者）.
  F. membrane フィールディング膜（側脳室の頭頂および側頭角外側壁にある線維膜．脳梁に連続する），= membrana vesicolor, tapetum.
Fiessinger, Noël Armand [fí:siŋgər] フェイサンジェル（1881-1946，フランスの医師）.
  F.-Leroy-Reiter syndrome フェイサンジェル・ルロワ・ライター症候群（尿道炎・虹彩毛様体炎・関節炎の3主徴）.
Fieux test [fjú:ks tést] フュークステスト，= antipyrine test.
fièv·re [fiévr] [F] 熱病，= fever.
  f. boutonneuse ブートニュース熱，= tick typhus.
  f. jaune 黄熱，= yellow fever.
  f. nautique 航海熱，= ship fever of Toulon, Brill disease.
fifth [fífθ] 第五（5）の.
  f. cranial nerve (CN V) 第V脳神経.
  f. digit syndrome 第五指症候群，= Coffin-Siris syndrome.
  f. disease 第五病［医学］（伝染性紅斑），= erythema infectiosum.
  f. finger 第5指，= little finger.
  f. nerve 第5脳神経，三叉神経，= nervus trigeminus.
  f. toe〔V〕 [TA] 第5指，= digitus quintus〔V〕[L/TA].
  f. venereal disease 第五性病，= venereal lymphogranuloma.
  f. ventricle 第五脳室（透明中隔の層間腔），= Duncan ventricle, cavum septipellucidi.
fiftieth-normal solution 1/50 規定液，= 0.02N solution.
fifty percent inhibitory concentration (IC_{50}) 50%抑制濃度［医学］.
fifty percent lethal threshold concentration 50%生存限界濃度［医学］，= fifty percent lethal conce.
fig [fíg] イチジク［無花果］（*Ficus carica* の果実），= ficus.
  f. wart 性病性ゆうぜい，尖圭湿疣，尖圭コンジローマ，= condyloma acuminata, verruca acuminata.

f.-wort (ゴマノハグサ［玄参］科 *Scrophulariaceae* の植物で，利尿薬として用いられる).

Figari, Franceso ［figɑ́:ri］ フィガリ(1870生，イタリアの病理学者).

F. hemo-antitoxin フィガリ血液抗毒素(結核の治療に用いる皮下注射用血清の一種).

fight and flight 攻撃と逃避.

fight-flight pattern 闘争-逃避パターン.

FIGLU formiminoglutamic acid ホルムイミノグルタミン酸の略.

Figueira syndrome フィゲーラ症候群.

figural aftereffect 図形残効［医学］.

fig·u·ra·t(-us, -a, -um) ［fìgjuréit(əs, ə, əm)］ 模様状の.

fig·ure ［fígər, fígjər］ ①形，姿，像，図形. ②数字，数値.

f.-of-eight bandage 8字形包帯.

f.-of-eight ligature 8の字結紮［医学］.

f.-of-eight suture 8字状縫合，= transfixion suture.

f. of merit 評価係数［医学］.

f. of motion (study) 動線図［医学］.

figured glass 形成ガラス［医学］.

fi·la ［fáilə］ 糸，線条(filum の複数).

f. anastomotica 吻合線維.

f. olfactoria ［L/TA］ 嗅神経，= olfactory nerves ［TA］.

f. radicularia ［L/TA］ 根糸，= rootlets ［TA］.

fi·la·ceous ［failéiʃəs］ 糸状の，線条の，= filamentous.

fil·a·men ［fíləmən］ フィラメン，= filamin.

fil·a·ment ［fíləmənt］ ①糸状体，索状体. ②線条，フィラメント［医学］. ③花糸. 形 filamentous.

f.-nonfilament count 分葉核・非分葉核計算(好中球分葉核と杆条核との百分率).

f. polymorphonuclear leukocyte 線条多形核球.

filamentary keratopathy 糸状角膜炎(症)(角膜上皮に糸状物を生じる角膜表層病変).

fil·a·men·ta·tion ［filəmentéiʃən］ 〔線〕糸形成(免疫血清中で細菌を培養するときにみられる特殊現象で，細菌が長い線糸を形成する. 腸チフス菌および変形菌の培養に現れる)，= Mandelbaum reaction, Pfaundler r., thread r..

filamented neutrophil 分葉核好中球［医学］，有糸好中球(核分葉が糸状物で連結されているもの).

fil·a·men·tous ［filəméntəs］ 線維状の［医学］，糸状の，線条の.

f. bacterial viruses 線維状細菌ウイルス.

f. keratitis 糸状角膜炎［医学］.

f. microorganism 線状菌［医学］.

f. nucleoplasma 糸状核質［医学］.

fil·a·men·tum ［filəméntəm］ 花糸(雄蕊 stamina の一構造). 複 filamenta.

fil·a·min ［fíləmin］ フィラミン(アクチン結合タンパク質)，= filamen.

fi·lar ［fáilər］ 糸状の，線維状の，= fibrillar, filamentous.

f. lipoma 終糸脂肪腫［医学］.

f. mass 線維体，網状体，= filar substance, reticular substance (structure), spongioplasm.

f. micrometer 糸状マイクロメータ.

fi·lar·e·mia ［filərí:miə］ 糸状虫血症.

Fi·lar·ia ［filéəriə］ 糸状虫属，フィラリア属(中間宿主として吸血昆虫を必要とする. 本属に属していた種は現在は他属に再分類されている).

F. bancrofti バンクロフト糸状虫(ヒトのリンパ管に寄生. イエカ，ヤブカにより媒介される)，= *Wuchereria bancrofti*.

F. immitis イヌ糸状虫，= *Dirofilaria immitis*.

F. juncea 矮小糸状虫，= *Mansonella ozzardi*.

F. loa ロア糸状虫，= *Loa loa*.

F. malayi マレー糸状虫，= *Brugia malayi*.

F. medinensis メジナ虫，ギネア虫，= *Dracunculus medinensis*, Medina-worm, Guinea-w..

F. perstans 常在糸状虫，= *Mansonella perstans*.

F. philippinensis バンクロフト糸状虫，= *Wuchereria bancrofti*.

F. sanguinis hominis バンクロフト糸状虫，= *Wuchereria bancrofti*.

F. volvulus 回旋糸状虫，= *Onchocerca volvulus*.

fi·la·ri·a ［filéəriə］ フィラリア，糸状虫(フィラリア属の一般名). 複 filariae.

f.-carrier フィラリア保有者.

f. worm 糸状虫(糸状虫目線虫の総称).

fi·lar·i·al ［filéəriəl］ フィラリアの.

f. abscess フィラリア膿瘍.

f. arthritis フィラリア性関節炎.

f. dermatosis フィラリア性皮膚炎.

f. fever クサフルイ(フィラリア熱発作の俗称で，クサまたはクッツアとも呼ばれる).

f. hydrocele 糸状虫(フィラリア)性水瘤［医学］.

fil·a·ri·a·sis ［filəráiəsis］ ①フィラリア症［医学］，糸状虫症. ②溷睛こんせい虫症(獣医)，= filariosis.

f. of esophagus 食道フィラリア症［医学］.

fi·lar·i·ci·dal ［filéərisaidəl］ フィラリア殺虫性の.

fi·lar·i·cide ［filǽrisaid］ フィラリア殺虫薬，殺フィラリア薬.

fi·lar·i·form ［filǽrifɔ:m］ フィラリア型(線虫類の幼虫のうち，体が細長く，食道も細長く食道球のない形態をもつ時期のものをいう).

f. larva フィラリア型幼虫.

Filatov, Nil Féodorowich ［filɑ́:tɔf］ フィラトフ(1846-1902，ロシア・モスクワの小児科医).

F. disease フィラトフ病(①第四病. = Dukes disease, fourth d.. ②ファイフェル病. = Pfeiffer disease).

F.-Dukes disease フィラトフ・デューク病.

F. spots フィラトフ斑〔点〕，= Koplick spots.

Filatov, Vladimir Petrovich ［filɑ́:tɔf］ フィラトフ(1875生，ロシアの眼科医).

F. method フィラトフ法(胎盤組織の懸濁液を用いる組織療法で，血管壁の弾力線維および筋線維を再生招来させるといわれる).

F. operation フィラトフ手術(角膜移植術).

Fildes law ［fíldz lɔ́:］ フィルズ法則(梅毒性反応素が胎児の血液中に存在するのは，胎児自体の梅毒よりはむしろ母体の梅毒を証明する).

file ［fáil］ ①ファイル. ②カード綴. ③鑢(やすり). ④鑢状器.

Filhos caustic フィルホス腐食剤(水酸化カリウム5と生石灰1との混合).

fil·i·al ［fíliəl］ 子の.

f. generation 子の世代.

Fil·i·cales ［filikéilis］ シダ［羊歯］目.

fi·lic·ic ac·id ［filísik ǽsid］ フィリシン酸，メンマ［綿馬］酸 化 1,1-dimethylcyclohexane-2,4,6-trione $C_8H_{10}O_3$ (オシダ［雄羊歯］から得られる無味無定形性白色物質で，その塩類は駆虫薬)，= filicic acid anhydride, filicin, filicinic acid, filixic acid.

fil·i·cin ［fílisin］ フィリシン，= filicic acid.

fil·i·cism ［fílisizəm］ メンマ［綿馬］中毒.

fi·li·form ［fáilifɔ:m］ 糸状の，毛状の，= piliform.

f. appendix 糸状虫垂.

f. bougie 糸状ブジー［医学］.

f. papilla 毛状乳頭.

f. papillae ［TA］ 糸状乳頭(舌の)，= papillae fili-

F

formes [L/TA].
f. pulse 糸様脈〔医学〕, 微脈.
filigree implantation 銀網移植術（銀網を用いて腹壁の欠損部を補う手術）, = McGavin method.
fi·ling [fáiliŋ] やすり仕上げ.
fil·i·oma [filióumə] 強膜線維腫.
fil·i·o·pa·ren·tal [filioupəréntəl] 親子の.
Filipendula ulmaria セイヨウナツユキソウ［西洋夏雪草］（バラ科 *Rosaceae* の一属で, サリチル酸の原料植物）.
Filipowicz, Casimir [filipouvíʧ] フィリポウィッチ（ポーランドの医師）.
F. syndrome フィリポウィッチ徴候（腸チフスにみられる手掌足底の黄色着色）, = Filipowicz sign. → palmoplantar phenomenon.
fil·i·punc·ture [filipʌ́nkʧər] 動脈瘤穿刺術.
fil·ix [fíliks] フィリクス（シダ［羊歯］類植物 *Dryopteris filix-mas* の根茎）. 複 filices.
f. femina メシダ, = female fern, spleenwort.
f. mas メンマ根, = male fern, aspidium.
fi·lix·ic ac·id [filíksik ǽsid] フィリキシン酸 $C_{35}H_{40}O_{12}$（オシダから得られる淡黄色板状結晶）.
filled tooth 充填歯〔医学〕.
fil·ler [fílər] ① 賦形剤（薬）〔医学〕（希釈剤 diluent ともいい, 錠剤に一定の大きさを与えるために添加するデンプン, 乳糖などをいう）, = vehicle. ② 充填剤. ③ 体質顔料.
f. graft 充填移植片.
f. specks 充填剤きず（傷）〔医学〕.
fil·let [fílit] ① 係蹄, = loop. ② 肉片（細長い）. ③ 毛帯, = lemniscus.
f. layer 絨帯層（毛帯）, = stratum lemnisci.
f. tract 毛帯路（ガワー路の毛帯外への延長）.
filleted flap 指骨抜き皮弁, 展開皮弁.
filliform wart 葉状ゆうぜい.
fill·ing [fíliŋ] 充満〔医学〕, 充填〔術〕〔医学〕. → plug.
f. defect 充満欠損〔医学〕, 陰影欠損（造影剤によるX線の）.
f. in 充満〔医学〕.
f. internal urethral orifice [TA] 膨満時内尿道口*, = ostium urethrae internum accipiens [L/TA].
f. material 添加物〔医学〕.
f. of tooth 歯牙充填〔術〕〔医学〕.
f. phase 充満期〔医学〕.
f. pressure 充満圧〔医学〕.
film [fílm] ① 皮膜, 薄膜. ② フィルム（写真またはX線用の）.
f. badge フィルムバッジ〔医学〕（フィルムの黒化度により被曝線量を測定するために用いる）.
f. boiling 膜沸騰〔医学〕.
f. coated tablet フィルムコート錠〔医学〕.
f. density フィルム黒化度〔医学〕.
f. drying apparatus フィルム乾燥器〔医学〕.
f. evaporator フィルム蒸発器〔医学〕.
f. gradient フィルム濃度勾配〔医学〕.
f. oxygenator フィルム型人工肺〔医学〕.
f. resistance 境膜抵抗〔医学〕.
f. yeast 産膜酵母〔医学〕.
fil·ma·ron [fílmərən] フィルマロン $C_{47}H_{54}O_{16}$（メンマの最も強力な有効成分）.
filmless radiography フィルムレスX線写真.
filmy tongue 膜様舌, = coated tongue.
Filobasidiella neoformans = *Cryptococcus neoformans*.
fil·o·ma [filóumə] 強膜線維腫, = filioma.
fil·o·po·dia [filoupóudiə] （filopodium の複数）.
fil·o·po·di·um [filoupóudiəm] 糸足, 糸状偽足, 糸状仮足, = filopod. 複 filopodia.
fi·lo·pres·sure [fáiləpreʃər] （糸にて血管を圧迫すること）.
fi·lo·var·i·co·sis [fàilouvèərikóusis] （神経軸索に発生する静脈瘤症）.
Fil·o·vir·i·dae [filouvíridi:, -váir-] フィロウイルス科（一本鎖RNAウイルスで, "Marburg-like viruses", "Ebola-like viruses" 属に分けられる）.
filrate nitrogen 残余窒素, = residual nitrogen.
filrinous pericarditis 絨毛心膜〔医学〕.
fil·ter [fíltər] ① 濾過器〔医学〕, フィルター. ② 濾液板（電磁気）. ③ 濾光器. ④ 濾過板（X線）.
f. aid 濾過助剤〔医学〕.
f. bed 濾床〔医学〕.
f. cake 濾過ケーキ〔医学〕.
f. cone 濾円錐（はめこみろうと）.
f. crucible 濾別るつぼ, 濾過るつぼ（坩堝）〔医学〕.
f. glass フィルターガラス〔医学〕.
f. layer 濾過層〔医学〕.
f. leaf 濾葉〔医学〕.
f. medium 濾過剤〔医学〕.
f. paper 濾〔過〕紙〔医学〕.
f. paper culture method 濾紙培養法.
f. paper disc-PCR 濾紙ＰＣＲ法.
f.-paper microscopic test 濾紙顕微鏡試験（梅毒患者の全血を濾紙に採り, それを乾燥したものにVDRL 抗原を加えて行う血液反応）.
f. plate 濾板〔医学〕.
f. press フィルタープレス〔医学〕, 濾窄器, 圧濾器.
f. pump 濾過ポンプ.
f. stick 濾過棒〔医学〕.
f. tube 濾〔過〕管〔医学〕.
fil·ter·a·ble [fíltərəbl] 濾過性の〔医学〕, = filtrable.
f. form 濾過型〔医学〕, = filtrable form.
filtered load 濾過負荷〔量〕〔医学〕.
filtering bleb 濾過胞, = filtering cicatrix.
filtering cicatrix 濾過性瘢痕.
filtering medium 濾材〔医学〕.
filtering operation 濾過手術〔医学〕.
filth-borne 汚物媒介性の.
filth disease 不潔病.
fil·tra [fíltrə] （filtrum の複数）.
fil·tra·bil·i·ty [filtrəbíliti] 濾過能〔医学〕.
fil·tra·ble [fíltrəbl] 濾過性の, = filterable.
f. virus 濾過性ウイルス.
fil·trate [fíltreit] 濾液〔医学〕.
f. factor 濾液因子（ビタミンB複合体の濾液に含まれているパントテン酸などをいう）, = filtrate factor Ⅱ.
f. nitrogen 濾過性窒素.
fil·tra·tion [filtréiʃən] 濾過〔医学〕, 濾別.
f. angle 透過角（虹彩角膜角）, = angulus iridocornealis.
f. coefficient 濾過係数〔医学〕.
f. constant 濾過定数〔医学〕.
f. end point 濾過終末点〔医学〕.
f. fraction 濾過分画〔医学〕, 濾過率.
f. rate 濾過率〔医学〕, 濾過値.
f. under pressure 加圧濾過〔医学〕.
f. under reduced pressure 減圧濾過〔医学〕.
fil·tros [fíltrəs] （ケイ砂を緊結して汚水を濾過する人工有孔石）.
fil·trum [fíltrəm] ① 濾過器, = filter. ② 陥凹, 窩. 複 filtra.
f. ventriculi 喉頭前庭窩（喉頭前庭の外側面にある小さい垂直に並んだ小陥凹で, 楔状軟骨と披裂軟骨との間にある）, = filta ventriculi, Merkel filtrum.

fi·lum ［fáiləm］ 糸．複 fila．
f. coronarium 冠状糸．
f. durae matris spinalis 脊髄硬膜糸．
f. olfactorium 嗅糸．
f. radiculare 脊髄根糸，= fila radicularis．
f. terminal 終糸．
f. terminale ［L/TA］終糸（脊髄の），= filum terminale［TA］, terminal filum［TA］．
f. terminale externum ［TA］外終糸*，= pars duralis［L/TA］．
f. terminale internum ［TA］内終糸*，= pars pialis［L/TA］．
fim·bria ［fímbriə］［TA］① 海馬采，= fimbria hippocampi［L/TA］．② 采（ふさ）(卵管の）．③ふさ状へり（植物），= fringe-like structure．④ 線毛．複 fimbriae．
f. hippocampi ［L/TA］海馬采，= fimbria of hippocampus［TA］, fimbria［TA］．
f. of hippocampus ［TA］海馬采，= fimbria hippocampi［L/TA］．
f. ovarica ［L/TA］卵巣采，= ovarian fimbria［TA］．
fim·bri·ae ［fímbrii:］［TA］卵管采，= fimbriae tubae uterinae［L/TA］．
f. tubae 卵管采．
f. tubae uterinae ［L/TA］卵管采，= fimbriae［TA］．
fimbrial antigen 線毛抗原［医学］（細菌の線毛に由来する抗原，主成分はピリンまたはフィンブリリンと呼ばれるタンパク質）．
fimbriate fold ふさ（采）状ヒダ．
fimbriate hymen ふさ（采）状処女膜［医学］．
fimbriated fold ［TA］采状ヒダ（舌下小帯の両側にある），= plica fimbriata［L/TA］．
fim·bri·a·tion ［fìmbriéiʃən］采形成（マラリア原虫寄生によって赤血球辺縁に凹凸ができること），= crenulation．
fim·bri·a·tum ［fìmbriéitəm］采体（① 卵管采．② 脳側室下角の采端），= corpus fimbriatum．
fim·bri·o·cele ［fímbriəsi:l］卵管采ヘルニア．
fimbriodentate sulcus ［TA］〔海馬〕采歯状回溝，= sulcus fimbriodentatus［L/TA］．
fim·bro·plas·ty ［fimbroupléesti］卵管采形成術（卵管形成術の一つ）．
fin ［fín］① ひれ（鰭）．② 魚類．
f. fold ひれ膜．
f.-ray 鰭条，ひれすじ．
fi·nal ［fáinəl］終末の，最終の［医学］．
f. cell 終末細胞．
f. clarification 最終浄化［医学］．
f. common pathway 最終共通経路，= final common path．
f. concentration 終末濃度［医学］．
f. container 終末容器（製薬などが市販されるときの）．
f. diagnosis 最終診断［医学］，= Final Dx．
f. discharge voltage 放電終期電圧［医学］．
f. disposal 最終処分［医学］．
f. effluent 〔最終〕放流水［医学］．
f. host 終宿主（寄生虫の生活史で，一生の間に2種類以上の宿主を必要とする間接生活史をもつ寄生虫が，成虫の時期に寄生する宿主）．
f. sedimentation 最終沈殿［医学］．
f. serum dilution 最終（終末）血清希釈度．
f. setting 凝結の終結（セメント）．
f. target 最終標的［医学］．
fi·nas·te·ride ［finéestəraid］フィナステリド．
Finchk, Johann ［fíŋk］フィンク（1873生，ドイツの精神科医）．
F. test フィンク試験（一般に知られている諺を患者に説明させる精神病診断法）．
find·er ［fáindər］見出し装置（顕微鏡などの視野で，対象を見いだすのに便利な仕掛け）．
find·ing ［fáindiŋ］所見［医学］．
f. on admission 入院時所見［医学］．
Findlay, Francis McRae ［findlei］フィンドレー（1898生，アメリカの外科医）．
F. operation フィンドレー手術（胃空腸結腸瘻縫合術）．
fine ［fáin］細い，微細な．
f. adjustment 細密調整．
f. anatomy 微細解剖学［医学］．
f. bubbling rale 小水泡音［医学］．
f. ceramics ファインセラミックス（ニューセラミックスともいう．人工の原料を用いて，人為的に熱処理をして製造された非金属の無機材料）．
f. crackle 細かいクラックル［医学］．
f. crystal 微細結晶［医学］．
f. grain 微粒子．
f. grain developer 微粒子現像液［医学］．
f. grinding 微粉砕．
f. index 細項目索引［医学］．
f. injection 微細脈管注射．
f. motor 微細運動［医学］．
f. needle aspiration cytology 穿刺吸引細胞診［医学］．
f. particle 微粒子．
f. powder 細末［医学］，細粉（生薬，化学製品などの粉末の大きさを区別するためにいう．目の開き0.25 mmのふるいを通るもの）．
f.-resolution collimator 高分解能コリメータ［医学］．
f. soil 細土．
f. structure 微細構造［医学］．
f. thread 細目ねじ．
f. tremor 微小振戦．
fine·ness ［fáinnis］こまかさ，粉末度，繊度．
f. gauge 粒ゲージ．
f. modulus 粗粒率［医学］．
finereain emulsion 微粒子乳剤［医学］．
fines ［fáinz］（イオン置換体の微粒子）．
fin·ger ［fíŋgər］手指，= digit (of hand)．
f. agnosia 〔手〕指失認〔症〕［医学］（Gerstman 症候群の症状の一つ）．
f.-and toe disease 根足病（根足虫 *Plasmodiophora brassicae* の感染による十字花植物，主にキャベツの疾患），= stump root．
f. breadth (FB) 横指．
f. cot 指サック（ゴム製の指頭保護袋），= finger-stall．
f. flexion reflex 手指屈曲反射（トレムナー反射）．
f. flexor reflex 手指屈曲反射（トレムナー反射，ワルテンベルク反射などがある）．
f. floor distance (FFD) 指尖－床間距離（胸腰部の前屈可動域の測定に利用される）．
f. fracture 指骨骨折［医学］．
f. injury 指の損傷［医学］．
f. joint replacement 〔人工〕指関節置換〔術〕．
f. joints 手指関節，= articulationes digitorum manus．
f. ladder 指はしご［医学］．
f. loop 指ループ［医学］．
f.-nose test 指－鼻試験（テスト）（患者が眼を閉じ，両腕を側方にあげさせた位置から水平に腕を動かして示指先端で鼻を押さえさせる．共同運動の検査に利用する）．
f. painting フィンガーペインティング．
f.-palm flap 指手掌皮弁［医学］．
f. phenomenon 手指現象（不全片麻痺において，

F

腕を挙上すると不随意的に手指が離れて伸びる現象), = Souques phenomenon.
f. plethysmograph 指プレチスモグラフ〔医学〕, 指容積脈波計〔医学〕, 手指血量計(脈拍周期において手指に血液の流れ込む量と流れ出る量とを同時に測定する器械), = digital plethysmograph.
f.-pressure therapy 指圧療法.
f. protector 指甲.
f. pulp 指腹〔医学〕.
f. reach span 指極〔医学〕.
f. sac 指サック〔医学〕.
f. sign 指徴候, = Souques sign.
f. spelling 指綴り〔医学〕, 指文字.
f. stall 指サック〔医学〕, = finger cot.
f. sucking 指しゃぶり〔医学〕, 吸指症.
f. thumb reflex 〔手〕指拇指反射, 基関節反射(手の第3, 4または5指を基関節で強く屈曲させると, 正常では母指は中手指節関節で内転, 対立, かつ指節間関節で伸展する. Mayer 反射ともいい, 錐体路障害ではこの反射が消失する), = basal joint reflex.
f.-to-ear test 指-耳試験.
f.-to-finger test 指-指試験(指鼻試験と同様の方法で, 示指先端を右と左から合わさせる法).
f.-to-nose test 指鼻試験〔医学〕.
f. toe 足指.
f. tone 指感音.
f. trap traciton ゆびあみ牽引.
f. trough 指受け〔医学〕.
fin·ger·nail [fiŋgə:néil] 指の爪.
fin·ger·print [fíŋgə:print] 指紋〔医学〕, = dactylography.
f. dystrophy 指紋萎縮症.
f. identification system 指紋制度.
f. photography 指紋写真.
f. record 指紋原紙.
f. region 指紋領域〔医学〕.
f. system 指紋系(Bertillon が初めて考案した個人の確認法として指紋を利用する学問).
fingerprints left at home 在宅指紋.
fingers including thumb [TA] 手の指, = digiti manus [L/TA].
fin·ger·tip [fíŋgərtìp] 指尖.
f. amputation 指尖切断〔術〕.
f. flap 指尖皮弁.
f. pinch 指尖つまみ.
fingertop plethysmogram 指尖容積脈波.
Finikoff meth·od [fínikɑf méθəd] フィニコッフ法(ヨード加ラッカセイ油を筋注し, 10%カルシウム塩溶液を静注する骨結核療法).
fin·ing [fáiniŋ] 精製〔医学〕.
fi·nite [fáinait] 有限の.
f. correction 有限修正.
f. decimal 有限小数.
f. difference 定差, 差分.
f. element method (FEM) 有限要素法.
f. growth 有限増殖.
f. multiplier 有限修正.
f. number 有限数.
f. part 有限部〔分〕.
f. population 有限集団〔医学〕, 有限母集団.
f. set 有限集合.
f. sum 有限和, 和分(差分法の).
Fink, R. P. [fínk] フィンク(アメリカの解剖学者).
F.-Heimer stain フィンク・ハイマー染色〔法〕.
Finkeldey, Wilhelm [fíŋkəldei] フィンケルデイ(ドイツの病理学者).
F. cell フィンケルデイ細胞(麻疹患者のリンパ組織にみられる多核巨細胞), = Warthin-Finkeldey giant cell.
Finkelstein, Heinrich [fíŋkəlʃtain] フィンケルスタイン(1865-1942, ドイツの小児科医).
F. albumin milk フィンケルスタインタンパク乳(牛乳を加温しながらレニンを用いて凝固させ, 水分を除去した後乾燥する), = protein milk, Eiweissmilch.
F. decomposition フィンケルスタイン〔小児〕消耗症, = infantile atrophy, marasmus.
F. feeding フィンケルスタイン栄養法(乳糖を減じた乳児食による栄養).
Finkler, Ditmar [fíŋklər] フィンクレル(1852-1912, ドイツの細菌学者).
F.-Prior spirillum フィンクレル・プリオル菌, = *Vibrio metschnicovii*.
F.-Prior vibrio フィンクレル・プリオル菌(腸炎から分離されるラセン菌), = *Vibrio proteus*.
Fin·la·ya [finléijə] (カ〔蚊〕亜属, ヤブカ属 *Aëdes* の一亜属で黄熱の伝播者).
finned tube ひれ付き管〔医学〕.
Finney, John Miller Turpin [fíni] フィニー(1863-1942, アメリカの外科医).
F. operation フィニー手術(十二指腸潰瘍に対して施行する幽門形成術のうちの一つの方法), = pylorotomy, pyloroplasty, gastroduodenostomy.
Finnish bath フィンランド〔式沐〕浴〔医学〕(加熱した室中で発汗させた後, 冷水刺激を行うサウナのこと).
Finochietto, Enrique [fi:noukiétou] フィノキエト(1881-1948, アルゼンチンの外科医).
F. stirrup フィノキエトアブミ(脚骨折に用いる牽引器).
Finsen, Niels Ryberg [fínsən] フィンゼン(1860-1904, デンマークの医師. 1903年にノーベル医学・生理学賞受賞).
F. apparatus フィンゼン光線治療器.
F. bath フィンゼン浴(全身の紫外線照射療法).
F. lamp フィンゼン灯(炭素弧灯の一種で, 50V, 50A の電流を用い, 光線が皮膚面1平方インチに集束するようにつくられ, 熱照射を防ぐための水冷式石英系と, 皮膚の充血を避けるための圧迫石英片が備えられている).
F. light フィンゼン光線(主としてスペクトルの紫外線部からなる光線で, 皮膚病の治療に用いる).
F. method フィンゼン療法(① 皮膚病の紫外線療法. ② 痘瘡患者を赤色光線で照射し, 臍状陥凹を予防する方法).
F.-Reya lamp フィンゼン・レーヤ灯(フィンゼン灯において電極を直角に配置したもの).
Finsterer, Hans [fínstərər] フィンステレル(1877生, オーストリアの外科医).
F. exclusion フィンステレル空置術(現在では歴史的なものとなっている).
F. operation フィンステレル手術(広置的胃切除術で, Pólya の部分的胃切除術の変法), = Hofmeister-Finsterer operation.
Fiocca stain for spores [fiákə stéin fɔr spɔ́:rz] フィオッカ胞子染色法(10%アンモニア液 20mL にアニリンのアルコール溶液15滴を加えたものに標本を10分間浸漬し, 硫酸で分別後水洗, アニリンの希釈水溶液で後染する).
FIP Fédération Internationale Pharmaceutique 国際薬剤師・薬学連合の略.
Fire, Andrew Z. ファイア(1959生, アメリカの遺伝学者. RNA 干渉の発見(1998)により, Mello とともに2006年度ノーベル医学・生理学賞を受けた).
fire [fáiər] ① 火, 火事. ② 熱, 炎症. ③ 焼成.
f.-back pheasant (腰背部の赤いキジ. 南方産).
f. brick 耐火レンガ.

f. burn 火炎熱傷〔医学〕.
f. clay 耐火粘土.
f. damp ① 坑内爆発性ガス〔医学〕, 坑気, 爆発ガス, = marsh gas. ② 炭化水素ガス, = methane.
f. extinguishing systems 消火システム〔医学〕.
f.-gun 射炎器(表面の消毒に用いる).
f. hazard 火〔炎〕災害〔医学〕.
f. point 燃焼点〔医学〕.
f.-proof 防火.
f.-proof paint 防火塗料〔医学〕.
f. proofing 防火加工〔医学〕, 防火処理.
f. proofing agent 防火物質.
f. resistance 耐火性〔医学〕.
f.-stone liver 火打ち石肝, = brimstone liver.
f. tube きせる〔医学〕, 煙管〔医学〕.
f. tube boiler 煙管ボイラー〔医学〕.
f.-work 花火.
firearm identification 銃器鑑定.
firearm wound 射創.
firefly squid ホタルイカ.
fire·man [fáiə:mən] 火夫〔医学〕.
firemen's cramp 消防士痙攣, = morbus britannicus.
firesetting behavior 放火行動〔医学〕.
fir·ing [fáiəriŋ] ① 焼成. ② 発射〔医学〕, 放電〔医学〕.
f. shrinkage 焼成収縮.
firm tamponade 強〔圧〕タンポン〔挿入法〕〔医学〕.
firm uterovaginal tamponade 子宮腟強タンポン法〔医学〕.
fir·pene [fə́:pi:n] フィルペン, = pinene.
first [fə́:st] 第1の, 最初の.
f. aid 応急処置〔医学〕, 応急手当て〔医学〕, 救急.
f. aid bandage 救急用包帯〔医学〕.
f. aid in emergency 応急手当〔医学〕.
f. aid kit 救急箱〔医学〕.
f. aid measure 救急処置.
f. aid packet 救急包.
f. aid post 応急救護所(大災害の際医療機関などが混乱し, 傷病者が医療の途を失った場合に, 傷病者が現場で応急手当を受けるため臨時に設置された医療所).
f. and second branchial arch syndrome 第一, 二鰓弓症候群.
f. arch syndrome 第1鰓弓症候群〔医学〕(第1鰓弓の誘導体の奇形の症候群を意味する).
f. bath 初浴〔医学〕.
f. blade of forceps 鉗子左葉〔医学〕.
f.-born child 第1子〔医学〕.
f. branchial arch syndrome 第1鰓弓症候群〔医学〕(胎生初期に第1および第2鰓弓に起こった障害であり, 原因は不明である), = first arch syndrome.
f. choice 一次選択〔医学〕.
f. circulation 第一循環(胎児へ酸素や栄養素を運搬するもの), = primitive circulation.
f. cousin いとこ.
f. cranial nerve (CN Ⅰ) 第Ⅰ脳神経.
f. crus of ansiform lobule〔H Ⅶ A〕 [TA] 係蹄葉第一脚*, = crus primum lobuli ansiformis〔H Ⅶ A〕[L/TA].
f. degree 一次.
f. degree A-V block 第一度房室ブロック, = atrioventricular block.
f. degree burn 第1度熱傷〔医学〕.
f. degree tear 第1度会陰裂傷〔医学〕.
f. dentition 一次生歯〔医学〕, 第一生歯, = primary dentition.
f. desire to void 初発尿意〔医学〕.
f. dialysis syndrome 初回透析症候群〔医学〕.
f. division segregation 第1分裂分離〔医学〕.
f. filial generation (F_1) 雑種第一式, 雑種第一代, 一代雑種〔医学〕.
f. finger 第1指, = thumb, pollex.
f. heart sound (S1) 第1心音〔医学〕.
f. heat of dissolution 溶解初熱.
f. intention 一次性癒着(外傷が肉芽組織を生じないで直接癒着すること), = first healing.
f. intermediate host 第一中間宿主.
f. labor stage 分娩第1期〔医学〕.
f. maturation division 第1成熟分裂〔医学〕.
f. meiotic division 第1減数分裂〔医学〕.
f. menstruation 初経〔医学〕, 初潮〔医学〕.
f. molar 第一大臼歯.
f. nerve 第1脳神経, = nervus olfactorius.
f. offender 初犯者.
f. order 一次レベル〔医学〕.
f. order decay 一次崩壊過程〔医学〕.
f. order neuron 第1次ニューロン, = neuron-Ⅰ.
f. order reaction 一次反応〔医学〕(反応の速度が変化する一反応物質の濃度に比例するような反応, すなわち反応次数 order of reaction が1である場合), = unimolecular reaction.
f. pain 一次痛〔医学〕.
f. pass 初回通過〔医学〕.
f. pass effect 初回通過効果〔医学〕, = first-pass metabolism.
f. pass metabolism 初回通過代謝.
f. pass method ファーストパス法〔医学〕.
f. pass study 1回循環法(静脈にRIを急速注入し, 最初の循環が右心および左心を通過する際にデータを採取する方法).
f. permanent molar 第一永久大臼歯.
f. pharyngeal pouch 第1咽頭嚢〔医学〕.
f. polar body 第1極体〔医学〕.
f. polocyte 第1極細胞(極体)〔医学〕.
f. position 第1位(頭位で, 後頭は母体左側に向かう位置), = left occipitocotyloid position.
f. posterior intercostal artery [TA] 第一肋間動脈, = arteria intercostalis posterior prima [L/TA].
f. pregnancy trimester 妊娠初期〔医学〕.
f. quarter 上弦.
f. rank symptoms (FRS) 1級症状.
f. respiration of newborn infant 新生児第一呼吸〔医学〕.
f. rib〔Ⅰ〕 [TA] 第一肋骨, = costa prima〔Ⅰ〕[L/TA].
f. set phenomenon 一次拒絶現象(第1回目の同種移植後に起きる拒絶反応で, 非自己の抗原性をもつ細胞を除去するための免疫反応).
f. set reaction 一次反応〔医学〕.
f. set rejection 一次拒絶反応(第1回目の異種, 同種移植後に起きる拒絶反応で1〜3週間で起こる).
f. sound of heart 心臓の第1音.
f. stage 第1期(分娩において子宮頸管が全開大するまでの時期).
f. stage of labor 分娩〔第〕1期.
f. stage pains 〔分娩〕第1期陣痛〔医学〕, 開口期陣痛.
f. toe 母趾〔医学〕, 第1趾〔医学〕.
f. use syndrome ファーストユース症候群(体外循環(人工心肺)で血液が異物に接してアナフィラキシー様反応を呈する症候群), = postperfusion syndrome.
f. visceral cleft 第一内臓裂.
f. walk 歩き初め〔医学〕.
f. washing 一番洗い〔医学〕.
f. word 始語〔医学〕.

Fischer, Edmond Henri [fíʃər] フィッシャー(1920生, 中国・上海生まれのアメリカの生化学者. タンパク質リン酸化酵素(プロテインキナーゼA)を発見, 近年タンパク質のリン酸化反応が免疫抑制剤(シクロスポリン)や細胞の癌化などのメカニズムにも関与していることがわかり, その業績が評価された.「生体制御機構としての可逆的タンパク質リン酸化の発見」によりE. Krebs とともに1992年度ノーベル医学・生理学賞を受賞した).

Fischer, Emil [fíʃər] フィッシャー(1852-1919, ドイツの化学者. 1902年ノーベル化学賞受賞).

Fischer, Hans [fíʃər] フィッシャー(1881-1945, ドイツの化学者. München 工業大学教授で, もっぱらピロール誘導体を研究し, ヘミン, クロロフィルなどの構造および先天性ポルフィリン尿症について重要な報告を発表. 1930年にノーベル化学賞を受けた).

F.-Brugsch method フィッシャー・ブルッグシュ法(尿中ポルフィリンの簡易定性検査法).

Fischer, Josef [fíʃər] フィッシャー(アメリカの外科医).

F. ratio フィッシャー比(アミノ酸バランスの比. 肝障害の重症度判定, 肝性脳症の判定の一基準として用いられる. 正常値3.5±0.5とされている).

Fischer, Louis [fíʃər] フィッシャー(1864-1944, アメリカの医師).

F. cerebral murmur フィッシャー脳雑音(乳児くる病では大泉門から心臓収縮期雑音が聴取される).

F. sign フィッシャー徴候(気管支リンパ節結核の際の特徴的な聴診音).

F. symptom フィッシャー徴候(心外膜癒着では弁膜症でない限り前収縮期雑音が聴取されることがある).

Fischer, Martin Henry [fíʃər] フィッシャー(1879生, アメリカの医師).

F. solution フィッシャー液(炭酸ナトリウム, 食塩, 水1,000mL からなり, 腎炎および尿毒症の治療に用いる).

Fischgold-Metzger line [fíʃgould métsgər láin] フィシュゴールド・メッツガー線(両乳様突起線), = bimastoid.

fi·se·tin [fisí:tin] フィゼチン ㊐ 3,7,3′,4′-tetrahydroxyflavone $C_{15}H_{10}O_6$ (ウルシ科 *Rhus* 属植物の材部にある黄色物質).

FISH fluorescence in situ hybridization 蛍光インサイチューハイブリダイゼーションの略.

fish [fíʃ] 魚, 魚類.

f. flour 魚粉 [医学].

f. gelatin(e) 魚肉ゼラチン(ゼラチン10%を加えて固化した魚汁ブイヨン).

f. glue にべ[魚膠](魚の浮袋からつくったもの), = isinglass.

f. guano 搾魚(〆粕).

f.-handler's disease 魚屋病, = erysipeloid.

f.-hook stomach 鉤状胃 [医学], 鉤〔針〕形胃.

f. liver oil 魚類肝油 [医学].

f. meal 魚粉 [医学].

f. meat 魚肉.

f. meat poisoning 魚肉中毒 [医学].

f. mouth 魚口 [医学].

f. mouth shape 魚口型 [医学].

f. oil 魚油 [医学].

f. products 魚類製品 [医学].

f. protein concentrate 魚類タンパク質濃縮物.

f. repellent 魚類忌避剤 [医学].

f.-scale gallbladder 鱗様胆嚢(粘膜に多発性嚢胞のあるもの).

f. skin 魚りんせん(鱗癬), = ichthyosis.

f. tank granuloma 鑑賞魚水槽肉芽腫, 魚槽肉芽腫(*Mycobacterium marinum* の経皮感染によって生じる肉芽腫. 熱帯魚の飼育槽から感染することが多いためにこの名がある), = swimming pool granuloma.

f. tapeworm and cobalamin deficiency 裂頭条虫由来ビタミン欠乏症.

f. test サカナ試験(性ホルモンを注射すると雄のサカナが赤色に変ずる), = erythrophore reaction.

f. venoms 魚毒 [医学].

f. vertebra 魚椎 [医学].

f. water 魚エキス培養液(魚肉, 食塩, 塩化カリウム, 塩化マグネシウムを水に混ぜ, 徐々に沸騰させ濾過滅菌したもの).

Fishberg, Arthur M. [fíʃbə:g] フィッシュバーグ(1898生, アメリカの医師).

F. (urine) concentration test フィッシュバーグ濃縮試験(水制限試験. 視床下部-下垂体-ADH系を正常としたときの腎の遠位尿細管, 集合管の機能検査法. 朝食を廃し, 昼夕食は腎臓食を与え, 夕食後1カップの水(200mL 以下)を許す. 翌朝6時ごろ完全排尿, その後1時間ごと2日排尿する. 尿比重が1日でも1.025以上であれば正常).

fish·berry [fíʃbəri] フィッシュベリー, = cocculus.

Fisher, C. Miller [fíʃər] フィッシャー(1910生, アメリカの神経科医).

F. grading フィッシャー分類(クモ膜下出血の程度と予後の関係をCT(出血後5日以内)を用いて4段階に分類したもの).

F. syndrome フィッシャー症候群 [医学](運動失調, 眼球運動麻痺, 腱反射消失).

Fisher, Frederick Richard [fíʃər] フィッシャー(1844-1932, イギリスの整形外科医).

F. bed フィッシャー床(脊髄疾患の治療に用いる脊髄懸垂床).

Fisher, Ronald A. [fíʃər] フィッシャー(1890-1962, イギリスの医学統計学者, 遺伝学者).

F. exact test フィッシャーの直接確率検定, フィッシャーの正確検定.

F.-Yates test フィッシャー・イェーツ検定 [医学].

fish·er·y [fíʃəri] 漁業 [医学].

fish·ing [fíʃiŋ] ① 釣菌〔法〕[医学](細菌の集落などから汚染せずに個々の種類を白金線で拾うこと). ② 魚釣り.

f.-frog アンコウ[鮟鱇], = angler.

Fishman-Lerner unit フィッシュマン・ラーナー単位(血清酸性ホスファターゼ活性単位. Fishman, W. H.).

fishmouth amputation 魚口状切断〔術〕.

fishmouth end-to-end suture 魚口状〔端端〕縫合.

fishmouth mitral stenosis 魚口僧帽弁〔狭窄〕(極度の閉鎖).

fishmouth suture 魚口状〔端端〕縫合.

fish·skin dis·ease [fíʃskin dizí:z] 魚鱗癬, 魚鱗病, = ichthyosis.

Fiske, Cyrus Hartwell [físk] フィスク(1890生, アメリカの生化学者).

F. method フィスク法(総固定塩基を定量する方法で, まず塩化鉄でリン酸塩を除去し, 硫酸を加えて固定塩基を硫酸塩に変化させ, 水に溶解したものを硫酸ベンチジンとして, アルカリで定量する), = fixed base method.

F.-Subbarow method フィスク・スバロー法(① 血中の酸溶解性リン酸塩を定量する方法で, 硝酸硫酸を加えて有機物を破壊した後, リン酸塩をリン酸マグネシウムアンモニウム塩として沈殿させ, アミノナフトルスルホン酸で還元し, 標準リン酸塩液とその青色度を比較する. ② 無機リンの定量には, リンモリブデン酸アンモニウムとして沈殿させた後, アミノナフトルスルホン酸で呈色比色する).

fis·sile [físil] 分裂し得る.

fis·sion [fíʃən] ① 卵〔分〕割〔医学〕. ②〔二〕分裂〔医学〕. ③ 核分裂. 形 fissionable.

f. fragment 核分裂片〔医学〕, 分裂の破片.

f. fungus 分裂〔真〕菌〔医学〕, = *Schizomycetes*.

f. product ① 核分裂生成元素(核が高エネルギーの衝撃により分裂して生ずる放射性同位元素). ②〔核〕分裂生成物〔医学〕.

f. yield 核分裂収率〔医学〕.

fis·si·par·i·ty [fisipǽriti] 分裂増殖, = schizogenesis, scissiparity. 形 fissiparous.

Fis·si·pe·dia [fìsipí:diə] 裂脚亜目(哺乳綱, 食肉目の一亜目).

fis·su·ra [fisú:rə, fíʃurə] 裂〔溝〕, = fissure. 複 fissurae.

f. ani 肛門裂肛.

f. ansoparamedianis [L/TA] 係蹄正中旁裂*, = ansoparamedian fissure [TA].

f. ante fenestram (破裂により外リンパが鼓室に漏出することがある. Cossolino).

f. anterior inferior [L/TA] 下前裂*, = anterior inferior fissure [TA].

f. antitragohelicina [L/TA] 対珠耳輪裂, = fissura antitragohelicina [TA].

f. auricularis 耳介裂, = fissura tympanomastoidea.

f. calcarina 鳥距溝, = calcarine fissure.

f. calcarinus 鳥距溝(大脳表面楔状回の後方にある), = sulcus calcarinus.

f. cerebri lateralis 外側大脳裂, = lateral cerebral fissure, fissure of Sylvius.

f. choroidea [L/TA] 脈絡裂, = choroidal fissure [TA].

f. collateralis 側副裂, = collateral fissure.

f. dentata 歯状裂, = dentate fissure, fissura hippocampi, hippocampal fissure.

f. hippocampi 海馬裂, = dentate fissure, hippocampal f..

f. horizontalis cerebelli 小脳水平裂.

f. horizontalis pulmonis dextri [L/TA]〔右肺の〕水平裂, = horizontal fissure of right lung [TA].

f. intercruralis [L/TA] 脚間裂*, = intercrural fissure [TA].

f. interhemispherica 半球間裂.

f. intrabiventralis [L/TA] 二腹小葉間裂, = intrabiventral fissure [TA].

f. intraculminalis [L/TA] 山頂間裂*, = intraculminate fissure [TA].

f. intratonsillaris [L/TA] (扁桃内裂*), = intratonsillar cleft [TA].

f. ligamenti teretis [L/TA] 肝円索裂, = fissure for ligamentum teres [TA], fissure for round ligament [TA].

f. ligamenti venosi [L/TA] 静脈管索裂, = fissure for ligamentum venosum [TA].

f. longitudinalis cerebri [L/TA] 大脳縦裂, = longitudinal cerebral fissure [TA].

f. lunogracilis [L/TA] (半月薄小葉裂*), = lunogracile fissure [TA].

f. mediana anterior [L/TA] 前正中裂, = anterior median fissure [TA], ventral median fissura [TA].

f. mediana anterior medullae oblongatae [NA]〔延髄の〕〔前〕正中裂.

f. mediana anterior medullae spinalis [NA]〔脊髄の〕〔前〕正中裂.

f. mediana posterior 後正中裂, = posterior median fissure of medulla oblongata.

f. obliqua [L/TA] 斜裂, = oblique fissure [TA].

f. occlusalis [L/TA] 咬合裂*, = occlusal fissure [TA].

f. orbitalis inferior [L/TA] 下眼窩裂, = inferior orbital fissure [TA].

f. orbitalis superior [L/TA] 上眼窩裂, = superior orbital fissure [TA].

f. palpebrarum 瞼裂.

f. parietooccipitalis 頭頂後頭裂, = parietooccipital fissure.

f. perpendicularis externa 外垂直裂, = external perpendicular fissure.

f. petrooccipitalis [L/TA] 錐体後頭裂, = petro-occipital fissure [TA].

f. petrosquamosa [L/TA] 錐体鱗裂, = petrosquamous fissure [TA].

f. petrotympanica [L/TA] 錐体鼓室裂, = petrotympanic fissure [TA].

f. portalis dextra [L/TA] (右門脈裂*), = right portal fissure [TA].

f. portalis principalis [L/TA](主門脈裂*), = main portal fissure [TA].

f. post clivalis [L/TA] 後斜台裂*, = post-clival fissure [TA].

f. postcentralis [L/TA] 中心後裂*, = post-central fissure [TA].

f. posterior superior [L/TA] 後上裂*, = posterior superior fissure [TA].

f. posterolateralis [L/TA] 後外側裂, = posterolateral fissure [TA].

f. postlingualis [L/TA] 後舌裂*, = post-lingual fissure [TA].

f. postpyramidalis [L/TA] 錐体後裂*, = post-pyramidal fissure [TA].

f. prebiventralis [L/TA] 前二腹小葉*, = prebiventral fissure [TA].

f. precentralis [L/TA] 中心前裂*, = precentral fissure [TA].

f. preclivalis [L/TA] (斜台前裂*), = preclival fissure [TA].

f. preculminalis [L/TA] 山頂前裂*, = preculminate fissure [TA].

f. prepyramidalis [L/TA] 錐体前裂*, = prepyramidal fissure [TA].

f. prima [L/TA] 第一裂, = primary fissure [TA].

f. prima cerebelli 小脳の第一裂.

f. pseudosylvia (外側溝肉食類の裂でヒト脳の島中心溝にあたる).

f. pterygoidea 翼状裂, = pterygoid notch.

f. pterygomaxillaris [L/TA] 翼上顎裂, = pterygomaxillary fissure [TA].

f. pudendi 陰裂, = rima pudendi.

f. rhinica 嗅裂.

f. secunda [L/TA] 第二裂, = secondary fissure [TA].

f. secunda cerebelli 小脳の第二裂.

f. sphenopetrosa [L/TA] 蝶錐体裂, = petrosphenoidal fissure [TA], sphenopetrosal f. [TA].

f. Sylvii シルヴィウス裂, = fissura cerebri lateralis.

f. telodiencephalica 終脳間脳裂.

f. tonsillaris [L/TA] (扁桃裂*), = tonsillar cleft [TA].

f. transversa cerebelli 小脳横裂, = transverse fissure of cerebellum.

f. transversa cerebri [L/TA] 大脳横裂, = transverse cerebral fissure [TA].

f. tympanomastoidea [L/TA] 鼓室乳突裂, = tympanomastoid fissure [TA].

F

f. tympanosquamosa [L/TA] 鼓室鱗裂, = tympanosquamous fissure [TA].
f. umbilicalis [L/TA] 臍静脈裂*(肝円索裂), = umbilical fissure [TA].
fissurae cerebelli [L/TA] 小脳溝, = cerebellar fissures [TA].
fissurae horizontalis [L/TA] 水平裂, = horizontal fissure [TA].
fis·sur·al [fíʃurəl] 溝の, 裂の.
f. angioma 〔胚〕裂口部血管腫.
f. cyst 顔裂性嚢胞 [医学], 顔〔面〕〔披〕裂嚢胞.
f. lymphangioma 胚裂リンパ管腫.
fissurated ulcer 子宮頸部びらん(糜爛).
fis·su·ra·tion [fiʃuréiʃən] 分裂〔現象〕.
fis·sure [fíʃər] ① 裂〔溝〕. ② 亀裂, 披裂 [医学] (皮膚続発疹の一種).
f. ante fenestram 前庭窓前小裂 [医学].
f. caries 裂溝う蝕.
f. for ligamentum teres [TA] 肝円索裂, = fissura ligamenti teretis [L/TA].
f. for ligamentum venosum [TA] 静脈管索裂, = fissura ligamenti venosi [L/TA].
f. for round ligament [TA] 肝円索裂, = fissura ligamenti teretis [L/TA].
f. fracture 亀裂骨折 [医学].
f. in ano 肛門裂傷 [医学], 裂肛 [医学].
f. of anus 肛門裂.
f. of epiglottis 喉頭蓋裂 [医学].
f. of gallbladder 胆嚢裂, = cystic fossa.
f. of glottis 声門裂 [医学].
f. of ligamentum venosum 静脈管索裂.
f. of optic cup 眼杯裂.
f. of optic stalk 眼茎裂.
f. of Rolando ローランド溝(中心溝), = rolandic fissure. → Rolando, Luigi.
f. of round ligament 肝円索裂.
f. of round ligament of liver 肝円索裂.
f. of venous ligament 静脈管索裂.
f. sealant 裂溝封鎖材.
f.-sealing 裂溝予防填塞.
f. sign フィッシャーサイン.
fis·su·rec·to·my [fiʃuréktəmi] 裂肛切除 [医学].
fis·sur·ed [fíʃə:d] 亀裂性の [医学], 裂ける.
f. chest 裂胸.
f. fracture 披裂骨折 [医学], 亀裂骨折, = fissure fracture.
f. labile 〔口〕唇〔披〕裂 [医学], 兎唇 [医学].
f. labium 唇裂 [医学].
f. nipple 乳頭裂, 亀裂乳頭.
f. pelvis 破裂骨盤, = pelvis fissa.
f. tongue 溝状舌 [医学], 亀裂舌 [医学].
f. ulcer 亀裂性潰瘍.
fissures of liver 肝裂溝.
fissures of lung 肺の裂溝.
fist-sized 手拳大の [医学].
fistilating operation 瘻孔造設術(造瘻術) [医学], 瘻形成術, フィステル形成術.
fis·tu·la [fístʃulə] 瘻〔孔〕 [医学], 瘻管, フィステル(管状の組織欠損). 複 fistulae. 形 fistulous.
f. auris congenita 先天性耳瘻孔, = ear pit.
f. belliniana 尿管瘻, = Bellini fistula.
f. bimucosa 両粘膜瘻(両端が粘膜面に開く完全瘻孔).
f. cervicovaginalis laqueatica 係蹄状子宮頸腟瘻.
f. cibalis 食道.
f. colli congenita 先天性頸瘻管(第2, 第3鰓裂).
f. corneae 角膜瘻.
f.-in-ano 痔瘻 [医学].
f. knife 瘻孔切開刀.
f. nervorum 神経線維鞘, = neurilemma.
f. nystagmus (気圧性眼振), = compression nystagmus.
f. of anus 肛門瘻.
f. of appendix 虫垂瘻 [医学].
f. of artery 動脈の瘻 [医学].
f. of intestine 腸瘻 [医学].
f. of lower lip 下口唇瘻 [医学].
f. of salivary gland 唾液腺瘻孔 [医学].
f. sacci lacrimalis 涙嚢瘻.
f. symptom 瘻症候(骨迷路壁に瘻孔が生じ, 気圧性眼振が発現すること).
f. test 瘻孔試験(外聴道内圧を増減すると鼓室骨壁にびらんがあれば眼振を起こすが, 迷路機能の異常のないときに限ってこの試験が成立する).
fis·tu·lae [fístʃuli:] 瘻孔(fistula の複数).
fistular symptom 瘻〔孔〕症状 [医学].
fis·tu·las [fístʃuləs] 瘻孔(fistula の複数).
fistulating operation 瘻〔孔〕造設術 [医学], 造瘻術 [医学].
fis·tu·la·tion [fistʃuléiʃən] 瘻管形成, = fistulization.
fis·tu·la·tome [fístʃulətoum] 瘻孔切開刀, = syringotome.
fis·tu·lat·o·my [fistjulǽtəmi] 瘻孔切開術, = syringotomy, fistulotomy.
fis·tu·lec·to·my [fistjuléktəmi] 瘻孔切除術 [医学].
fis·tu·li·za·tion [fistjulaizéiʃən] 瘻管形成, = fistulation.
fis·tu·lo·en·ter·os·to·my [fistjulouèntərάstəmi] 瘻孔腸管吻合術, 瘻管消化管吻合 [医学].
fis·tu·log·ra·phy [fistjulάgrəfi] 瘻〔管〕造影法 [医学].
fis·tu·lot·o·my [fistjulάtəmi] 瘻孔切開〔術〕, フィステル切開〔術〕, = fistulatomy.
fis·tu·lous [fístjuləs] 瘻の.
f. opening 瘻孔.
f. tract 瘻〔導〕管.
f. ulcer 瘻管潰瘍.
f. ulcus 瘻孔性潰瘍 [医学].
fit [fít] 発作(特にてんかんの), = ictus, attack, seizure.
f. of coughing せき(咳)発作 [医学].
f. of passion 憤怒発作 [医学].
f. of rage 狂暴発作 [医学].
FIT test FIT検査(fusion-inferred threshold test 融合閾値検査).
FITC fluorescein isothiocyanate フルオレセインイソチオシアネートの略.
fit·ness [fítnis] ① 適応度(値)(自然淘汰に対する個体の有利不利を表す基準), = adaptive value. ② 適性 [医学].
f. conditioning 運動処方.
f. for protection 防衛体力 [医学].
f. test 適性検査〔法〕 [医学].
fitter type 適合型 [医学].
fit·ting [fítiŋ] ① 装着. ② 適合 [医学].
f. band 帯環適合.
Fitz, Reginald Heber [fits] フィッツ(1843-1913, アメリカの医師).
F. syndrome フィッツ症候群(健康者が突然上腹部に激痛を覚え, 嘔吐, 虚脱をみ, その後上腹部の膨隆, 鼓腸に微熱を伴うのは急性膵臓炎の症候), = Fitz law.
Fitzgerald factor フィッツジェラルド因子(高分子キニノゲンのこと).

F

Fitzgerald trait フィッツジェラルド形質(先天性高分子キニノゲン欠乏症をさす).
Fitz-Hugh, T., Jr [fíts-hjúː] フィッツヒュー(1894-1963, アメリカの医師. 淋菌による卵管炎と肝周囲炎を合併する病態を報告した(1934)).
F.-H. and Curtis syndrome フィッツヒュー・カーチス症候群(Fitz-Hugh と Curtis が報告した卵管炎と肝周囲炎合併の病態を指したが, 現在は右上腹部痛, 癒着を伴う肝周囲炎と骨盤内感染を合併した病態をいう).
FIV ① *Feline immunodeficiency virus* ネコ免疫不全ウイルスの略. ② forced inspiratory volume 努力吸気肺気量の略.
five bromides elixir 五臭化塩エリキシル(NaBr 87, KBr 70, $CaBr_2$ 52, LiBr 35, NH_4Br 17 を芳香エリキシル 1,000mL 中に含むもの).
five-day fever 五日熱[医学](*Bartonella quintana* による疾患), = trench fever.
five-day treatment 5日療法(ヒ素剤の大量を滴注する初期梅毒の療法).
five-fingered hand 五指手症.
five-in-one repair 五者同時修復〔術〕.
five-kingdom theory 五界説(1960年, ホイッタカーが提唱した生物の系統に関する学説).
five-year survival rate 5年生存率[医学](癌治療後5年間腫瘍が認められなければ再発はまれとされるため, 癌統計上用いられる).
fix·a·teur [fìksətjúːər] フィクサツール(Metchnikoff の用いた語で, amboceptor の別名).
fix·a·tion [fikséiʃən] ① 固定〔術〕[医学]. ② 不動〔化〕[医学], 可動制限. ③ 定着(写真術). ④ 注視, 固視[医学]. ⑤ 固着[医学], 停止(精神の), = retention.
f. abscess 固定膿瘍(薬品の注射による).
f. apparatus 固定装置[医学].
f. contraction = Westphal contraction.
f. forceps 固定鉗子[医学].
f. hysteria 固定性ヒステリー[医学](器質病性ヒステリー).
f. movement 固視運動[医学], 注視運動.
f. muscle 固定筋(協力筋の一種), = fixing muscle.
f. neurosis 固着神経症(過去の外傷体験に固着する神経症).
f. nystagmus 定位眼振[医学], 注視眼振.
f. of impression 記銘力(新しく体験したことをとどめておく能力を記銘力という. 古いことをとどめておく記憶力に対比させている).
f. of intestine 腸固定[医学].
f. of spleen 脾固定[医学].
f. phenomenon 固定現象(補体結合反応のこと).
f. point 固視点[医学], 視線固定点[医学], 注視点, 凝視点.
f. reaction 補体結合反応[医学].
f. suppression 固視抑制.
f. surface 注視面.
f. villi 付着絨毛[医学].
f. villus 付着絨毛, = anchoring villus.
fixational ocular movement 眼球固視運動.
fix·a·tive [fíksətiv] ① 固定液[医学]. ② 固定剤.
fix·a·tor [fikséitər] ① 固定器. ② 固定筋.
f. muscle 固定筋[医学].
fixed [fíkst] 固定の, 固定した, 不動の, 固定された.
f. action pattern 固定行動様式[医学].
f. alkali 不揮発性アルカリ[医学].
f. alkaloid 固定性アルカロイド(C, H, N, O の元素を含む非揮発性のもの).
f. appliance 固定式矯正装置[医学].
f. area 固定部[医学].
f. base 固定塩基.
f. bed 固定床(層)[医学].
f. bridge 固定橋義歯[医学], 固定架工義歯.
f. carbon 固定炭素[医学].
f. contracture 固定した拘縮.
f. coupling 固定連結(連結期の一定なこと).
f. dressing 固定包帯[医学].
f. drug eruption 固定薬疹[医学].
f. end [TA] 支点*, = punctum fixum [L/TA].
f. exanthema 固定疹[医学].
f. field radiotherapy 固定照射法.
f. head disk 固定型ヘッドディスク[医学].
f. hypertonia 固定性高血圧〔症〕.
f. hypertony 固定〔性〕高血圧.
f. idea 固着観念[医学], 固定観念(自体に関する優格観念).
f. macrophage 固着性マクロファージ, 組織定着マクロファージ(疎性結合織または肝, 脾, 骨髄, リンパ節などの静脈洞の内皮に付着するもの).
f. mode 固定モード[医学].
f. oil 固定油[医学], 不揮発〔性〕油(動植物から得られる非揮発性油で, 固形 solid, 半液状 semisolid および液状 liquid に区別される), = expressed oil.
f. partial denture 固定橋義歯[医学].
f. phagocyte 固定食細胞.
f. point ① 定点. ② 固定点(国際実用温度目盛において規定された温度).
f. pupil 固定瞳孔[医学](光線に対する反射, 輻輳, 調節などの機能を示さないもの).
f. rate pacemaker 固定レートペースメーカ[医学](一定の周期で固定的に電気刺激が発生する人工ペースメーカ).
f. spasm 固定痙縮[医学], 固定攣縮(テタニーの).
f. splint 固定副子[医学].
f. splitting 固定性分裂[医学].
f. tentering frame 固定幅出器[医学].
f. uterus 固定子宮[医学].
f. virus 固定毒, 固定ウイルス[医学](動物体を通過させて, ウイルスの病毒性を増強したもので, 特に恐犬病ウイルスでは, その潜伏期が一定期間に固定されたもの). → street virus.
fix·ing [fíksiŋ] ① 固定(組織などを切片にする前に固定液で固めること). ② 定着(写真). ③ 固着(線維).
f. eye 注視, 直視(斜視における固定視).
f. fluid 固定液.
f. mark 定着むら.
f. solution 定着液.
fix·i·ty [fíksiti] 固定期(分娩において胎児の頭部が骨盤に突入した時期).
fix·u·ra [fíksjurə] 固定〔術〕.
f. vaginae 腟固定〔術〕, = fixation of vagina, colpopexy.
FJO functional jaw orthopedic appliance 機能的顎矯正装置の略.
FK506 エフケー506(*Streptomyces tukubaensis* が産生する免疫抑制薬でシスロスポリンAよりも強い作用を示す).
fl fluid 流体, 液性のの略.
fl oz fluid ounce 液量オンスの略.
flabby gum 軟弱歯肉[医学], フラビーガム(フラビーティシュー. 上下顎の顎粘膜のうち, 骨が吸収したところに軟組織が増殖した状態), コンニャク状顎堤, = flabby tissue.
flab·el·lum [fləbéləm] 扇状部(線条体の放線状線維).

F

flac·cid [flǽksid] 弛緩性の, = relaxed, flabby.
f. ectropion 弛緩性外反症, = blepharoptosis.
f. hemiplegia 弛緩性片麻痺.
f. palsy 弛緩〔性〕麻痺.
f. paralysis 弛緩〔性〕麻痺 [医学].
f. paraplegia 弛緩性対麻痺.
f. paresis 弛緩性不全麻痺 [医学].
f. part 弛緩部 [医学].
f. part of tympanic membrane 〔鼓膜〕弛緩部, = pars flaccida membranae tympani.
f. tongue 弛緩舌 [医学].
flac·cid·i·ty [flæksíditi] 弛緩性 [医学].
f. of joint 関節弛緩症(先天性または後天性に異常な弛緩と過可動性を示す関節をいう), = joint laxity.
fla·che·rie [flaʃríː] [F] フラシェリー病(細菌によるカイコ[蚕]の疾病).
Flack (4cm. Hg) test [flǽk test] フラック〔水銀4cm〕試験.
Flack, Martin William [flǽk] フラック(1882–1931, イギリスの生理学者).
F. node フラック結節(洞房結節), = node of Keith and Flack, sinoatrial node, nodus sinuatrialis.
Fla·court·i·a·ce·ae [flәkәːtiéisiiː] イイギリ科.
flag [flǽg] (ショウブ[菖蒲], イチハツ[鳶尾], アヤメ[渓蓀]などの総称名), = calamus.
f. sign 旗徴候(タンパク欠乏疾患が原因で出現する毛髪の縞状変色).
f. smut 黒穂病(ムギなどの).
flag·el·la [flǽʤәlә] 鞭毛(flagellum の複数).
f. stain(ing) 鞭毛染色〔法〕[医学].
flag·el·lan·tism [flæʤәlǽtizәm] フラジェランチズム(異性を鞭打することにより性欲を満足させることで sadism の一種), = fakirism.
fla·gel·lar [flәʤélәr] 鞭毛の.
f. agglutinin 繊毛凝集素(細菌の繊毛にのみ働くもの).
f. antibody combination 鞭毛抗体結合.
f. antigen 鞭毛抗原 [医学] (H抗原ともいう. 細菌の鞭毛に由来する抗原. 主成分はフラジェリンと呼ばれるタンパク質).
f. epithelial cell 鞍毛上皮細胞 [医学].
f. epithelium 鞭毛上皮 [医学].
f. movement 鞭毛運動.
f. pocket 鞭毛嚢.
f. stain 鞭毛染色.
flag·el·late [flǽʤәleit] 鞭毛のある, 有鞭毛の.
f. cell 鞭毛細胞 [医学].
f. diarrhea 鞭毛虫性下痢.
f. dysentery 鞭虫性赤痢(ランブル虫, トリコモナスなど).
f. epithelium 鞭毛上皮.
flag·el·lat·ed [flǽʤәleitid] 鞭毛を有する.
f. body 鞭毛体.
f. chamber 鞭毛室.
f. epithelium 鞭毛上皮.
f. stage 鞭毛虫期.
flag·el·la·tion [flæʤәléiʃәn] ① 鞭毛運動. ② 鞭打ち.
flag·el·li·form [flәʤélifɔːm] 鞭毛状の.
flag·el·lin [flǽʤәlin] フラジェリン [医学] (鞭毛を構成する球状タンパク質).
flag·el·lo·sis [flæʤәlóusis] 鞭毛虫症, = flagellasis.
flag·el·lo·spore [flәʤélәspɔːr] 鞭子, 鞭毛胞子, 鞭毛芽胞, = flagellula.
flag·el·lu·la [flәʤélulә] 鞭子.
flag·el·lum [flәʤélәm] 鞭毛(ある種の細菌がもつ可動性のある, らせん状の線維構造). 複 flagella. 形 flagellous.

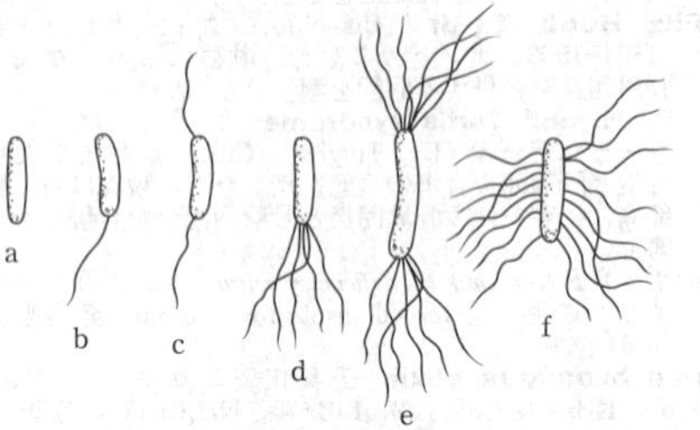

a. 無毛菌 atricha　b. 単鞭毛菌 monotricha
c. 双鞭毛菌 amphitricha　d. 束鞭毛菌 lophotricha
e. 双束鞭毛菌 amphilophotricha
f. 周鞭毛菌 peritricha

鞭毛菌の種類

Flagg re·sus·ci·ta·tion [flǽg risʌsitéiʃәn] フラッグ蘇生法(Flagg 器械により, 喉頭鏡を用いて空気の出入を起こす人工呼吸法).
flail [fléil] 連枷(からざお).
f. chest 胸郭動揺 [医学], 胸壁動揺, フレイルチェスト, 動揺胸郭(同側の3本以上の肋骨が折れ, 呼吸時に逆に動く胸壁のことで呼吸効率が低下する).
f. joint 連枷様関節, 動揺関節 [医学] (関節手術後過度に動くもの. 特に伸張方面に異常の運動性を示す).
f. knee 連枷様膝関節.
flailing motion はためき [医学].
Flajani, Giuseppe [flәjáːni] フラヤニ(1741–1808, イタリアの外科医).
F. disease フラヤニ病(眼球突出性甲状腺腫), = exophthalmic goiter, Basedow disease, Graves d., Parry d..
F. operation フラヤニ手術(角膜を通して挿入した針で虹彩を離断する方法).
flake [fléik] ① 剥片, 薄片. ② ウロコ. 形 flaky.
f. lead 炭酸鉛, = lead carbonate.
f. salt フレーク塩 [医学].
f.-white 片状鉛白(純粋白粉からつくった絵具).
flaky crystal うろこ状結晶 [医学], 薄片状結晶.
flame [fléim] ① 炎, 炎光, 火炎(2種の気体が相接して起こる熱および光). ② 紅斑(特に皮膚表面の).
f. analysis フレーム分析 [医学].
f. arc フレームアーク, 炎弧, 発炎アーク(アークの陰極および陽極周囲にみられる光).
f. arrester 火炎防止器 [医学].
f. cell 炎状細胞(吸虫の排泄管の線毛が振動するもの).
f. cell formula 炎細胞式.
f. cell pattern 炎細胞型.
f. cleaning 火炎清浄 [医学].
f. coating enamel 溶射ほうろう(エナメル)[医学].
f. fusion coating 火炎溶射 [医学].
f. ionization 水素炎イオン化 [医学].
f. ionization detector 水素炎イオン化検出器 [医学].
f. photometer 炎光〔分光〕光度計 [医学] (被検物質の一定量を燃焼し, その発生炎光を同様に処置した既知物質の炎光と比較する定量比色法).
f. photometer reaction 炎色反応 [医学].
f. proofing 防炎加工 [医学].
f. propagation 火炎伝搬 [医学].
f. reaction 炎色反応 [医学] (flame photometer の基礎原理で, アルカリ金属またはアルカリ土類金属の

F

酸化物をアルコールまたは石炭ガスのような無色光炎中に入れるときに発生する特有の色は金属の蒸気が熱せられて発する輝線スペクトル中で，ある波長の光が特に強いことによる).

f. resistance 耐炎性〔医学〕.

f. retardant 難燃〔性付与〕剤〔医学〕.

f. retarder 難燃〔性付与〕剤〔医学〕.

f. snuffer 火炎消滅器〔医学〕.

f. spectrochemical method 炎光光度法.

f. spectrophotometer 炎光光度計〔医学〕.

f. spectrum フレームスペクトル〔医学〕，炎光スペクトル(アルコール灯，ブンセン灯または酸水素炎などに揮発しやすい元素または塩類を入れて生じた光輝ある炎の光のスペクトル)，火炎スペクトル.

f. spots 火炎斑，炎点(悪性貧血末期にみられる網膜の出血斑点).

flameless stereotaxy フレームレス定位脳手術.

flam·ing [fléimiŋ] 火炎滅菌.

flam·ma·bil·i·ty [flæ̀məbíliti] 引火性〔医学〕，可燃性，興奮性.

f. range 引火範囲〔医学〕.

flammable gas 可燃性ガス.

flange [flǽnʤ] 凸縁，出縁，つば.

f. splint 凸縁副子(下顎骨骨折において，上顎の対歯に固定させる凸縁を備えた銀製の副子で，下顎の後部歯牙に骨片を付着させて用いる).

flank [flǽŋk] [TA] ① 側腹部，= latus [L/TA]. ② 脇腹(肋骨と腸骨との間の腹横部).

f. bone 腸骨，= os ilium.

f. pain 側腹部痛〔医学〕.

f. position 側腹位.

f. stripe sign 側腹線徴候〔医学〕.

flan·nel moth [flǽnəl mɔ́θ] ノミ蛾，= *Megalopyge*.

flan·nel-rash [flǽnəl rǽʃ] (フランネルにより刺激された結果生ずる皮疹).

flap [flǽp] 皮〔膚〕弁〔医学〕，弁，組織片.

f. amputation 弁状切断〔術〕〔医学〕.

f. artery 動脈皮弁〔医学〕.

f. extraction 弁状摘出〔術〕〔医学〕.

f. operation 歯肉皮弁術〔医学〕，皮〔膚〕弁切断法.

f. wound 弁状創〔傷〕.

flapless amputation 無弁切断.

flapping tremor 羽ばたき振戦〔医学〕，= asterixis.

flaps [flǽps] フラップス(ウマにみられる唇の浮腫).

Flaqué-Lowsley operation (for urinary incontinence) フラケー・ラウスレー尿失禁手術(会陰からの経路で尿道を露出し，肛門括約筋を分離し，尿道に隣接する括約筋の部分を切断し，その一部分を左の方へ，尿道の周囲まで切開する．その切断端を基の位置に縫合すると，尿道を整復することができ，短期の修錬により失禁が是正される).

flare [fléər] ① 発赤(膿瘍などの周囲に皮膚発赤が広がること)，紅斑〔医学〕. ② 再燃(肺結核などで病巣が新たに発生すること). ③ 張開(特にくる病にみられる季肋部が外方へ張開すること).

f. heel フレア踵〔医学〕.

f. reaction 再燃反応〔医学〕.

Flarer, Francesco [flaré:r] フラレール(1791-1850，イタリアの眼科医．毛様体線の剥離による睫毛乱生症および内皮の手術を考案した).

flar·ing [fléəriŋ] 開大〔医学〕.

flash [flǽʃ] 閃光〔医学〕.

f.-back 再燃，フラッシュバック(覚醒剤中毒で長期連用後，しばらく断薬していた者が，再び急性器質性症状群を呈すること).

f. back symptom 再燃症状〔医学〕.

f. blindness 閃光盲(網膜の適応能力を超えた強い光によって引き起こされる一過性の視力喪失).

f. burn 閃光熱傷〔医学〕，火薬熱傷，= powder burn.

f. crystallizer フラッシュ晶出装置〔医学〕.

f. distillation フラッシュ蒸留〔医学〕.

f. dryer 気流乾燥器〔医学〕.

f. evaporator フラッシュ蒸発器〔医学〕.

f. keratoconjunctivitis 紫外線角結膜炎〔医学〕.

f. lamp 閃光電球，フラッシュランプ.

f. line 食切り線(樹脂の).

f. method 閃光法(牛乳を178°F (81°C)まで加熱した後，急激に冷却する滅菌法).

f. pasteurization 瞬間殺菌法.

f. photolysis 閃光光分解〔医学〕.

f. point 引火点〔医学〕(可燃性液体の蒸気が燃焼し得る最低温度).

f. powder 閃光粉.

f. ridge 流出せき〔医学〕.

f. spectrum 閃光スペクトル〔医学〕.

f. temperature 引火温度〔医学〕.

flashing pain syndrome 閃光痛症候群.

flashless powder 消炎火薬〔医学〕.

flask [flǽsk] フラスコ，びん(瓶).

f. culture フラスコ培養〔医学〕.

f.-shaped heart フラスコ型心〔医学〕.

flask·ing [flǽskiŋ] フラスク埋没，埋没.

f. of trial denture フラスク内埋没.

flat [flǽt] ① 扁平の. ② 平調(写真の). 名 flatness.

f. back 平背.

f. bone [TA] 扁平骨，= os planum [L/TA].

f.-bottomed flask 平底フラスコ〔医学〕.

f. chest 扁平胸〔医学〕.

f. condyloma 扁平コンジローム〔医学〕.

f. cornea 扁平角膜〔症〕〔医学〕.

f. cure 平坦加硫〔医学〕.

f. ear 扁平耳.

f. EEG 平坦脳波〔医学〕.

f. electroencephalogram 脳波平坦化.

f. epithelium 扁平上皮.

f. field collimator フラット・フィールド〔型〕コリメータ〔医学〕.

f. foot 扁平足，= pes planus, splayfoot.

f. hand 扁平手，= manus plana.

f. mamma 扁平乳房〔医学〕.

f. muscle [TA] 扁平筋，= musculus planus [L/TA].

f. nipple 扁平乳頭〔医学〕.

f. papular syphilid(e) 扁平丘疹性梅毒疹.

f. pelvis 扁平骨盤〔医学〕(前後径はすべて短いが，横径はまったく正常なもの).

f. plate 単純X線写真.

f.-rate system 平価法〔医学〕.

f. retractor 扁平鉤.

f. scar 扁平瘢痕〔医学〕.

f. top talus 扁平距骨滑車〔医学〕.

f. top waves 扁平頂上波.

f. uniform field phantom 一様平面〔線源〕ファントム〔医学〕.

f. vault 平坦口蓋弓.

f. vertebra 扁平椎(カルヴェの)，= platyspondylia.

f. wart 扁平いぼ〔医学〕，扁平ゆうぜい(疣贅)，= verruca plana.

f. worm 扁虫〔医学〕，扁形動物，= flatworm, *Platyhelminthes*.

Flatau, Edward [flá:tou] フラトー(1869-1932，ポーランドの神経科医).

F. law (of eccentric situation of long tracts) フラトー法則(脊髄神経の長いものは中心から離れた部にある).

F.-Schilder disease フラトー・シルダー病(進

F

行性皮質下脳症).

flat·ness [flǽtnis] ① 濁音, = absolute dulness. ② 平面度, 扁平性, 平たさ, 平調 [医学].

f. of cornea 扁平角膜.

flattened pelvic 扁平骨盤〔の〕, = platypelloid pelvic.

flat·u·lence [flǽtʃuləns] 鼓腸, 風気, 放屁. 形 flatulent.

flat·u·lent [flǽtʃulənt] 鼓腸〔性〕の.

f. colic 鼓腸仙痛.

f. dyspepsia 鼓腸性消化不良.

flatuous melancholia 鼓腸性うつ病.

fla·tus [fléitəs] ① 膨満(胃腸内にガスまたは空気の充満すること). ② 放屁 [医学].

f. enema 鼓腸浣腸(硫酸マグネシウム15g, グリセリン30mL, 水120mLの混合液を用いる).

f. vaginalis 腟排気音, = garulitas vaginalis.

flat·worm [flǽtwəːm] 扁形動物, 扁虫, 扁形虫, = *Platyhelminthes*.

flav·a·dine [flǽvədin] フラバジン(ヒ素のアクリジン).

flav·a·none [flǽvənoun] フラバノン 化 2,3-dihydroflavone $C_{15}H_{12}O_2$(フラバノイド族の一つ).

fla·van·threne [fləvǽnθriːn] フラバントレン $C_{28}H_{12}N_2O_2$(褐黄斜晶), = flavanthrone.

flav·a·spid·ic ac·id [flæ̀vəspídik ǽsid] フラバスピド酸 $C_{24}H_{28}O_8$(メンマに存在する有効成分の一つ).

fla·ve·do [fləvíːdou] 黄色調(皮膚の).

fla·ves·cence [fləvésəns] 帯黄色, 黄色調.

fla·vi·an·ic ac·id [flèiviǽnik ǽsid] フラビアン酸 化 1-naphthol-2,4-dinitro-7-sulfonic acid(淡黄色針状結晶).

fla·vic·i·din [fləvísidin] フラビシジン(ペニシリンの一般構造式においてR=C_2CH=CHCH_2CH_2CO-(4-hexenoic)であって, *Penicillium* の産成する抗菌物質).

fla·vin [fléivin] フラビン(動植物界に広く分布している蛍光を放つ黄赤色の水溶性色素群の総称で, 脂溶性の lipochrome に対し lyochrome ともいう. それぞれの由来に準じて肝フラビン hepaflavin, 尿フラビン uroflavin, 植物の緑色フラビン verdoflavin などと呼び, リボースとの結合によりビタミンB_2となる), = flavine.

f. adenine dinucleotide (FAD) (アデニンとフラビンとがピロリン酸を介して結合したリボフラビン(ビタミンB_2)の補酵素型の一つ. フラビン酵素の多くはFADを補酵素とする).

f. adenine dinucleotide sodium フラビンアデニンジヌクレオチドナトリウム $C_{27}H_{31}N_9Na_2O_{15}P_2$: 829.51(補酵素型ビタミンB_2).

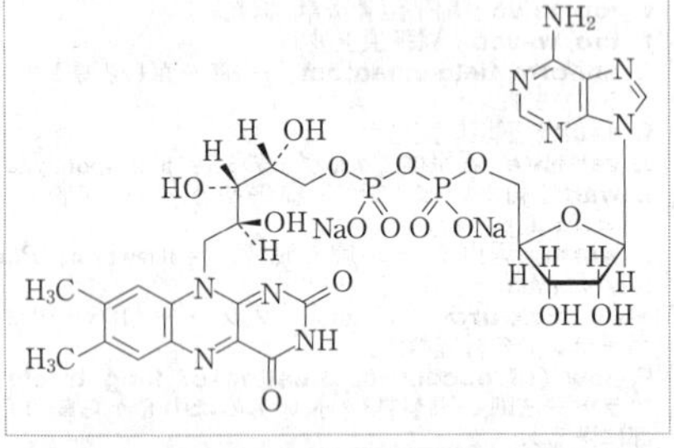

f. enzyme フラビン酵素(黄色酵素ともいい, フラビンモノヌクレオチドまたはフラビンアデニンジヌクレオチドのどちらかを補酵素とする酸化酵素の総称), = Warburg yellow enzyme.

f. jaundice フラビン黄疸(黄緑の色調を帯びるが, 胆汁色素と無関係のもの).

f. mononucleotide (FMN) フラビンモノヌクレオチド(リボフラビン5′-リン酸)(酸化・還元酵素の補酵素の一つ. cytochrome reductase の補酵素).

fla·vi·nic·ter·us [flèiviníktərəs] 淡黄〔色〕黄疸(肝前性).

fla·vism [fléivizəm] 黄毛症.

Fla·vi·vir·i·dae [flèivaivíridiː, -váir-] フラビウイルス科(一本鎖RNAウイルスで, *Flavivirus*, *Pestivirus*, *Hepacivirus* 属に分けられる).

Fla·vi·vi·rus [flèiviváiərəs] フラビウイルス属(フラビウイルス科の一属で, 黄熱ウイルス, デングウイルス, 日本脳炎ウイルス, ウエストナイルウイルスなどが含まれる).

flavo- [fléivou, -və] 黄色色素および, コバルトの黄色塩との関係を示す接頭語.

Fla·vo·bac·te·ri·um [flèivoubæktíːriəm] フラボバクテリウム属(培養基上黄色またはオレンジ色をつくるグラム陰性菌).

fla·vo·ki·nase [flèivoukáineis] フラボキナーゼ(リボフラビンキナーゼ. ビタミンB_2とATPとからFMNとADPとになる反応を触媒する酵素).

fla·von(e) [flǽvoun] フラボン 化 2-phenylbenzopyrone $C_{15}H_{10}O_2$(無色結晶物で黄色染料の母体).

fla·vo·noids [flǽvənɔidz] フラボノイド類(フラボノール, フラバノン, アントシアニジン, カルコンなどの総称で, 顕花植物に存在する色素族. 多くの場合配糖体として細胞液中に存在し, 抗出血性ビタミンPの作用を示す).

fla·vo·nol [flǽvənɔːl] フラボノール 化 3-oxyflavone $C_{15}H_{10}O_3$(黄色結晶物で, 濃硫酸溶液は紫蛍光を放つ).

fla·vo·none [flǽvənoun] フラボノーン 化 2,3-dihydroflavone $C_{15}H_{12}O_2$.

fla·vo·pro·tein [flèivouprоútiːn] フラビンタンパク質, 黄色タンパク質(フラビン酵素 yellow enzyme. リボフラビンを補欠分子族としてもつ複合タンパク質の総称), = flavoproteid.

fla·vo·pur·purin [flèivoupə́ːpjurin] フラボプルプリン 化 1,2,6-trihydroxy anthraquinone, 6-hydroxyalizarin $C_{14}H_8O_5$(黄色柱状結晶で, アントラキノン染料の一つ), = alizarin GI.

fla·vor [fléivər] 香味, 調味料, = flavour.

fla·vor·ing [fléivəriŋ] ① 香味物質 [医学]. ② 矯正剤 [医学].

f. agent 香味物質 [医学].

fla·vo·sky·rin [flèivouskáirin] フラボスカイリン(黄変米に存在する無毒性色素).

fla·vo·xan·thin [flèivəzǽnθin] フラボキサンチン $C_{40}H_{56}O_3$(黄色色素).

fla·vox·ate [fleivɑ́kseit] フラボキセート 化 2-piperidinoethyl-3-methyl-4-oxo-2-phenyl-4H-1-benzopyran-8-carboxylate(尿路平滑筋弛緩薬).

f. hydrochloride フラボキサート塩酸塩 $C_{24}H_{25}NO_4$・HCl : 427.92(塩酸フラボキサート. フラボン系頻尿治療薬. 膀胱充満時の筋の律動収縮を抑制すると共に, 膀胱支配神経興奮による膀胱収縮を寛解する. また膀胱平滑筋に対し排尿力を低下させることなく弛緩作用を示す). (→ 構造式)

flax [flǽks] アマ〔亜麻〕, = linum. 形 flaxen.

f.-dresser's disease 亜麻仕上げ工病.

f. lily ニュージーランドアサ, = flax bush.

f. seed アマニン〔亜麻仁〕, = flaxseed.

flax·e·dil [flǽksidil] フラキシジル 化 [v-phenenyl-

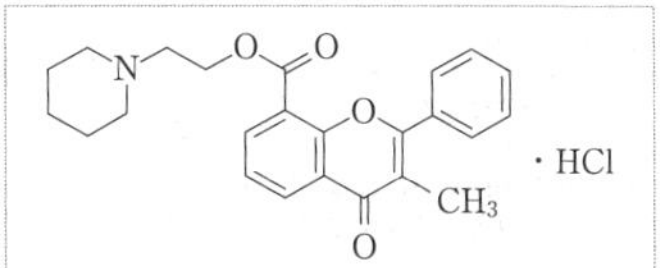

tris(oxyethylene)] *tris* [triethylammonium iodide]（合成クラーレ様物質で，静注用筋弛緩薬），＝sincurarine，gallamine triethiodide.

flax·seed [flǽksi:d] アマニン[亜麻仁]（アマ[亜麻] *Linum usitatissimum* の成熟した種を乾燥したもの），＝linseed，linum.

f. oil アマニン油，アマニ油，＝linseed oil.

flea [flí:] ノミ[蚤]，＝*Siphonaptera*.

f.-bites ノミの刺咬痕，小紅斑.

f.-bitten kidney 紅斑腎（塞栓性糸球体腎炎または腎硬化症においてみられる表面に紅色斑点のあるもの）.

f.-borne typhus ノミ〔媒介性〕チフス（発疹熱リケッチア *Rickettsia typhi* による疾患で，発熱，発疹などをきたす），＝endemic typhus，murine t..

f. repellent ノミ（蚤）忌避薬.

f. typhus ノミチフス，発疹熱，＝murine typhus.

fleabane oil エリゲロ油（*Erigeron canadensis* から得られる濃厚揮発油），＝oleum erigerontis.

fleam [flí:m] 静脈切開刀，＝phlebotome.

fle·cai·nide ac·e·tate [fli:kéinaid ǽsiteit] 酢酸フレカイニド ㊗ (2-piperidinylmethyl)-2,5-*bis*(2,2,2-trifluoroethoxy)benzamide monoacetate $C_{17}H_{20}F_6N_2O_3$-$C_2H_4O_2$（抗不整脈薬）.

Flecher standard フレッチャー基準（慢性気管支炎の病態基準．痰を伴った慢性，持続性の咳が1年間に連続して3ヵ月以上，2年以上続くもの）.

Flechsig, Paul Emil [fléksig] フレヒシッヒ（1847-1929，ドイツの精神科医）.

F. areas フレヒシッヒ領（迷走神経と舌下神経とにより限定される延髄の前，側，後の3領域）.

F. cuticulum フレヒシッヒ小皮（神経膠の外面にある扁平細胞層）.

F. fasciculus フレヒシッヒ索（① 前固有索．＝fasciculus anterior proprius. ② 側固有索．＝fasciculus lateralis proprius）.

F. ground bundles フレヒシッヒ固有束.

F. law フレヒシッヒ法則（発育中の脳の神経線維にミエリン鞘が発生するのは一定の順序に従い，一定の機能系に属するものには同時にミエリン鞘発生が起こる），＝myelogenetic law.

F. tract 後脊髄小脳路，＝fasciculus cerebellospinalis.

fleck dystrophy of cornea 角膜斑状ジストロフィー.

fleck retina of Kandori 神鳥斑点網膜.

flecked retina 斑点網膜.

flecked retina syndrome 斑点状網膜症候群.

flecked spleen 斑点脾（多発貧血性壊死のあるもの．Feitis）.

flec·tion [flékʃən] 屈曲，＝flexion.

fleece [flí:s] 羊毛，二次毛［医学］.

f. of Stilling （歯状核の周囲にある白色羊毛状線維）.

Flegel, Heinz [flégəl] フレーゲル（1923生，ドイツの皮膚科医）.

F. disease フレーゲル病（固定性扁豆状角化症）.

Fleischer, Bruno [fláiʃər] フライシャー（1874-1965，ドイツの眼科医）．→Kayser-Fleischer ring.

Fleischer, Richard [fláiʃər] フライシャー（1848-1909，ドイツの医師）.

F. ring フライシャー輪.

Fleischmann, Godfried [fláiʃma:n] フライシュマン（1777-1853，ドイツの解剖学者）.

F. bursa フライシュマン嚢（包）（舌下滑液嚢），＝bursa sublingualis.

F. hygroma フライシュマン水滑液嚢症（顎舌筋外方の口底にある滑液嚢の膨大）.

Fleischner, Felix [fláiʃnər] フライシュナー（1893-1969，オーストリア生まれのアメリカの放射線科医）.

F. line フライシュナー線［医学］.

Fleitmann, Th. [fláitma:n] フライトマン（ドイツの化学者）.

F. test フライトマン試験（ヒ素検出法で，被検液に水素ガスを通し，その上に硝酸銀に浸した濾紙をおおい加熱すると黒色に変わる），＝arsenic test.

Fleming, Alexander [flémiŋ] フレミング（1824-1875，イギリスの医師）.

Fleming, John Ambrose [flémiŋ] フレミング（1849-1945，イギリスの物理学者）.

F. left-hand rule フレミングの左手の法則（磁界の中で導線に電流を通ずるとき，電流に働く力の方向を示す法則）.

F. right-hand rule フレミングの右手の法則（磁界の中で導体を動かすとき，導体中に生ずる電流の方向を示す法則）.

Fleming, Sir Alexander [flémiŋ] フレミング（1881-1955，イギリスの細菌学者．新酵素リゾチーム lysozyme を分離(1922)，コウジカビ科の一種 *Penicillium notatum* の培養から抗生物質ペニシリンを発見，分離し(1929)，E. B. Chain，H. W. Florey とともに1945年度ノーベル医学・生理学賞を受けた）.

F. tincture of aconite フレミングアコニットチンキ，＝tinctura aconiti，Fleming.

Flemming, Walther [flémiŋ] フレミング（1843-1905，ドイツの解剖学者）.

F. fixing fluid フレミング固定液（クロム酸，オスミウム酸，氷酢酸，水，さらに強力な液には，1%クロム酸，2%オスミウム酸，氷酢酸を混合する）.

F. fluid フレミング液，＝Flemming solution. →fixing fluid.

F. germ center フレミング胚中心（リンパ濾胞の胚中心）.

F. interfibrillary substances フレミング原線維間物質（細胞原形質の液状部分），＝paramitome.

F. tingible corpuscle フレミング可染小体［医学］.

F. triple stain フレンミング三重染料，フレミング三重染色法（酢酸アルコールで固定した標本を1時間サフラニン飽和水溶液で染め，水洗後30分間メチル紫飽和水溶液で染めたものを水洗してオレンジ，アセトン液で後染色する）.

flesh [fléʃ] 肉.

f. fly ニクバエ.

f. mole 肉様奇胎［医学］，肉〔状奇〕胎［医学］.

f. poisoning 食肉中毒.

fleshy mole 肉状奇胎，＝mola carnosa.

fleshy polyp 粘膜下筋腫（子宮の）.

Fletcher factor フレッチャー因子［医学］（プリカリクレインのこと）.

Fletcher, Robert [flétʃər] フレッチャー（1823-1912，アメリカの外科医．Billings と共同で医学論文目録月刊 Index Medica を創刊し(1879)，またアメリカ軍医総監図書室のカタログ Index-catalogue of the Library of the Surgeon-General を発刊した）.

Fletcher trait フレッチャー形質（先天性血漿プリカリクレイン欠乏症）.

flet·cher·ism [flétʃərizəm] フレッチャー摂取法

(一定量の食物をよく咀しゃくして摂取する方法で，アメリカ栄養学者 Horace Fletcher (1849–1919)にちなんだ語).

flex [fléks] 屈曲する.
f. crack 曲げ割れ〔医学〕.
flexed position 屈〔曲〕位.
flex·i·bil·i·tas cerea [flèksibílitəs sériə, síːriə] ろう(蝋)屈症(緊張病または強硬症患者の四肢がいかなる位置でも置かれたままになること)，= catatonia.
flex·i·bil·i·ty [flèksibíliti] 可撓性〔医学〕，たわみ性，= pliability.
flex·i·ble [fléksibl] 弾性の，可撓性の〔医学〕，軟性の，= flexile, pliant.
f. bronchofiberscopy 可撓性(軟性)気管支ファイバースコープ〔医学〕.
f. bronecho fiberscope フレキシブルファイバー気管支鏡〔医学〕.
f. catheter 軟性カテーテル〔医学〕，= Nelaton catheter.
f. collodion 弾性コロジオン(コロジオン970gとヒマシ油30gとを混ぜた色帯剤)，= collodium flexile.
f. endoscope 軟性内視鏡.
f. fiberscope 軟性ファイバースコープ〔医学〕.
f. forceps 軟性鉗子〔医学〕.
f. gastroscope 軟〔性〕胃鏡〔医学〕.
f. hinge joint たわ(撓)み継手〔医学〕.
f. hysteroscope 可変型子宮鏡.
f. mold たわみ型(樹脂).
f. reamer 可撓性リーマ.
f. schedule 変量法〔医学〕.
flex·ile [fléksail] 弾性の，可撓性の，軟性の，= flexible, pliant.
flex·im·e·ter [fleksímitər] 屈曲測定計(関節の).
flexing resistance 曲げ抵抗〔医学〕.
flex·io [flékʃiou] [L/TA] 屈曲(子宮体と子宮頸とのなす角)，= flexion [TA].
flex·ion [flékʃən] [TA] ① 屈曲，= flexio [L/TA]. ② 屈位〔医学〕.
f. attitude 屈曲胎勢〔医学〕.
f. contracture 屈曲拘縮〔医学〕.
f. crease 屈曲線〔医学〕.
f.-extension injury 屈曲伸展損傷.
f. fracture 屈曲骨折.
f. injury 屈曲損傷.
f. position 屈曲胎勢〔医学〕.
f. reflex 屈曲反射(有害刺激に対する腕脚の屈曲).
f. vertebrae 屈曲性脊椎(第1，第2頸椎を除くすべての脊椎).
Flexner, Simon [fléksnər] フレキシネル(1863–1946，アメリカの細菌学者).
F. bacillus フレキシネル菌(赤痢菌の一型)，= *Shigella flexneri*.
F. dysentery フレキシネル赤痢(細菌性赤痢).
F.-Jobling method フレキシネル・ジョブリング法(抗髄膜炎菌血清を脊髄管内に注射する療法).
flexometalic tube 弾力性気管内チューブ〔医学〕.
flex·or [fléksər] [L/TA] ① 屈〔筋〕側，= flexor [TA]. ② 屈筋.
f. accessorius [TA] ① 副屈筋*，= musculus flexor accessorius [L/TA]. ② 足底方形筋〔医学〕.
f. carpi radialis [TA] 橈側手根屈筋，= musculus flexor carpi radialis [L/TA].
f. carpi radialis muscle 橈側手根屈筋.
f. carpi ulnaris [TA] 尺側手根屈筋，= musculus flexor carpi ulnaris [L/TA].
f. carpi ulnaris muscle 尺側手根屈筋.
f. compartment of arm [TA] 上腕の屈曲区画*(屈筋をいれる(屈筋区画))，= compartimentum brachii flexorum [L/TA].
f. compartment of forearm [TA] 前腕の屈曲区画*(屈筋・回内筋をいれる(屈筋区画))，= compartimentum antebrachii flexorum [L/TA].
f. compartment of leg [TA] 下腿の後区画*(屈筋をいれる)，= compartimentum cruris flexorum [L/TA].
f. compartment of thigh [TA] 大腿の後区画*(屈筋をいれる)，= compartimentum femoris flexorum [L/TA].
f. digiti minimi brevis [TA] 短小指屈筋，= musculus flexor digiti minimi brevis [L/TA].
f. digiti minimi brevis muscle of foot 足の短小指屈筋.
f. digiti minimi brevis muscle of hand 手の短小指屈筋.
f. digitorum brevis [TA] 短指屈筋，= musculus flexor digitorum brevis [L/TA].
f. digitorum brevis muscle 足の短指屈筋.
f. digitorum longus [TA] 長指屈筋，= musculus flexor digitorum longus [L/TA].
f. digitorum longus muscle 足の長指屈筋.
f. digitorum profundus [TA] 深指屈筋，= musculus flexor digitorum profundus [L/TA].
f. digitorum profundus muscle 深指屈筋.
f. digitorum superficialis [TA] 浅指屈筋，= musculus flexor digitorum superficialis [L/TA].
f. digitorum superficialis muscle 浅指屈筋.
f. hallucis brevis [TA] 短母指屈筋，= musculus flexor hallucis brevis [L/TA].
f. hallucis brevis muscle 足の短母指屈筋.
f. hallucis longus [TA] 長母指屈筋，= musculus flexor hallucis longus [L/TA].
f. hallucis longus muscle 足の長母指屈筋.
f. hingesplint 把持副子〔医学〕.
f. muscle [TA] 屈筋，= musculus flexor [L/TA].
f. plantar reflex 屈曲性足底反射〔医学〕.
f. pollicis brevis [TA] 短母指屈筋，= musculus flexor pollicis brevis [L/TA].
f. pollicis brevis muscle 手の短母指屈筋.
f. pollicis longus [TA] 長母指屈筋，= musculus flexor pollicis longus [L/TA].
f. pollicis longus muscle 手の長母指屈筋.
f. reflex 屈筋反射〔医学〕(足に強い痛み刺激を受けたときのくるぶし，膝，腰の屈曲).
f. retinaculum [TA]〔足の〕屈筋支帯，= retinaculum musculorum flexorum [L/TA].
f. retinaculum of lower limb 下肢の屈筋支帯.
f. spasm 屈曲発作〔医学〕.
f. tendon replacement 〔人工〕〔指〕屈筋腱置換〔術〕.
f. tetanus 屈筋性破傷風(主に屈筋が侵される破傷風).
f. tunnel 屈筋トンネル(手根を横断する手根横靱帯により形成される管で，屈筋腱と正中神経が通る．手根管のこと).
flex·or·plas·ty [fléksəːplæsti] 屈筋形成〔術〕.
flex·u·ose [flékʃuəs] 屈曲した.
flex·u·ra [flékʃurə] 曲，彎曲. 複 flexurae.
f. anorectalis [L/TA] 肛門直腸曲*，= anorectal flexure [TA].
f. coli dextra [L/TA] 右結腸曲，= right colic flexure [TA].
f. coli hepatica [L/TA] 右結腸曲*，= hepatic flexure [TA].
f. coli sinistra [L/TA] 左結腸曲，= left colic flexure [TA].

f. coli splenica [L/TA] 左結腸曲*, = splenic flexure [TA].
f. duodeni inferior [L/TA] 下十二指腸曲, = inferior duodenal flexure [TA].
f. duodeni superior [L/TA] 上十二指腸曲, = superior duodenal flexure [TA].
f. duodenojejunalis [L/TA] 十二指腸空腸曲, = duodenojejunal flexure [TA].
f. iliaca 腸骨曲.
f. inferior lateralis [L/TA] 外側下曲*, = inferior lateral flexure [TA].
f. inferodextra lateralis [L/TA] 外側右下曲*, = inferodextral lateral flexure [TA].
f. intermedia lateralis [L/TA] 外側中間曲*, = intermediate lateral flexure [TA].
f. intermediosinistra lateralis [L/TA] 外側左中間曲*, = intermediosinistral lateral flexure [TA].
f. of colon 結腸曲 [医学].
f. perinealis [L/TA] 会陰曲, = perineal flexure [TA].
f. perinealis recti 直腸会陰曲.
f. sacralis [L/TA] 仙骨曲, = sacral flexure [TA].
f. sacralis recti 直腸仙骨曲.
f. sigmoidea S字状曲, = colon sigmoideum.
f. superior lateralis [L/TA] 外側上曲*, = superior lateral flexure [TA].
f. superodextra lateralis [L/TA] 外側右上曲*, = superodextral lateral flexure [TA].
flexurae laterales [L/TA] 外側曲*, = lateral flexures [TA].
flex·ur·al [flékʃurəl] 彎曲の, 屈側の.
f. eczema 屈側湿疹, 屈面性湿疹 [医学].
f. psoriasis 間擦疹型乾癬.
f. rigidity 曲げ剛性.
flex·ure [flékʃər] 曲, 彎曲, = flection, flexus.
flick sign 払いのけ徴候(手根管症候群の診断に用いる).
flick·er [flíkər] 閃光, 揺光, 交照, 明滅(ちらつき. 光の不連続性刺激により起こる視覚で, しばたたきともいう).
f. effect ちらつき効果, 揺光効果.
f. fusion 閃光融合〔頻度〕.
f. fusion field 揺閃融像野, 閃光融合野.
f. fusion frequency ちらつき融合頻度(値) [医学].
f. fusion frequency technique フリッカー融合頻度法.
f. fusion threshold フリッカー値(臨界融合頻度).
f. meter 交照測光計, フリッカー測光器.
f. phenomenon 揺光現象(間欠光線が遮断の頻度により持続するかまたは明滅するかのように感じる視覚現象で, 持続性に感じさせるために要する1秒間の閃光数を揺光融合頻度という).
f. photometer 交照測光器, 交照光度計.
f. test 閃光試験(閃光融合閾値を測って, 高血圧, 心臓病, 血管攣縮に対する薬物の効果などを知る検査).
f. value ちらつき値 [医学].
flicking test 指弾試験(上腕に駆血帯を当て, 伸展した皮膚を指ではじくと, 紫斑病では点状出血が現れる).
Flieringa, Henri J. [flì:ríŋgə] フリーリンガ(1891生, オランダの眼科医).
F. ring フリーリンガ輪(眼内手術で用いられる眼球固定リング).
Fliess, Wilhelm [flí:s] フリース(1858–1928, ドイツの医師).
F. method of reflex therapy フリース反射療法(甲介骨の麻酔による月経痛または神経性胃痛の治療法).
flight [fláit] ① 奔逸. ② 夢幻. ③ 飛行.
f. blindness 飛行盲 [医学], = amaurosis fugax.
f. into illness 疾病逃避.
f. nurse フライトナース.
f. of ideas 思考心迫, 意想奔逸, 観念奔逸(躁状態に現れる思考形式の一障害), = idea chase.
f. range 飛翔範囲 [医学].
f. reaction 逃避反応, 逃走反応 [医学].
f. reflex 驚き反射 [医学], 逃避反射.
flinch [flíntʃ] 後ずさり [医学].
Flinders Island spotted fever フリンダース島紅斑熱.
flin·der·sine [flíndə:sin] フリンデルシン $C_{23}H_{26}N_2O_7$ (*Flindersia australis* のアルカロイド).
Flindt, N. [flínt] フリント(1843–1913, デンマークの医師).
F. spots フリント斑点, = Koplick spots.
Flint, Austin [flínt] フリント(1812–1886, アメリカの内科医).
F. murmur フリント雑音(大動脈弁閉鎖不全症において, 左房から流入する血液が逆流血液と衝突して心尖部に起こる拡張期雑音), = Flint presystolic rumble.
F. respiration フリント呼吸音(空洞のある肺から出る気管支音).
F. sign フリント徴候, = Flint murmur.
Flint, Austin Jr. [flínt] フリント(1836–1915, アメリカの生理学者).
F. arcade フリント弧, フリント弓状構造(腎錐体の底部にある動静脈弓).
F. law フリント法則(器官の個体発生はその器官の血液補給の系統発生である).
flint [flínt] 火打ち石, フリント(潜晶質石英の一種).
f. chalicosis ケイ肺〔症〕.
f. clay フリント粘土.
f. disease 火打ち病, ケイ肺症, 石灰肺, = chalicosis.
f. glass フリントガラス [医学] (鉛ガラス, 水晶ガラスともいう. ガラスの塩基性成分中のアルカリ土類金属の代わりに酸化鉛の入ったガラスで, 屈折率が大きいので, クラウンガラスと組み合わせて色消しの目的に用いられる).
flinty liver リン石状肝臓(先天性梅毒にみられる肝臓間質炎の).
flip angle フリップ角 [医学].
flip-flop フリップ・フロップ(生体膜の二重層間における脂質分子の膜の垂直方向の交換).
flip-flop model フリップ・フロップモデル(往復機構), = reciprocating.
flip-flop sign フリップ・フロップ・サイン.
flip-over disease フリップ・オーバー病.
flipper hand (変形性関節炎にみられる痙縮した手).
flipper position 鰭位(身体は硬直, 腕は伸張内反して, 手首は屈曲し, 脚も強直外反足を呈する. 脳出血の際みられる).
flit·ter·ing [flítəriŋ] 飛び回る, 転位性の.
f. scotoma 閃光状暗点, 閃輝暗点, = scintillating scotoma.
float [flóut] ① 浮子. ② 浮揚する. ③ 浮嚢(気泡体).
floa·ta·tion [floutéiʃən] 浮遊, = flotation.
f. technic 浮遊法, 浮遊集卵法.
float·ers [flóutə:z] 浮遊物(硝子体内の), フローター.
float·ing [flóutiŋ] 遊走する, 移動性の, 浮揚する.
f. aorta sign 浮遊大動脈徴候 [医学].
f. body 浮体.
f. bowel sign 浮遊腸管徴候 [医学].
f. cartilage 関節鼠 [医学], 浮遊軟骨(関節腔内に

できた遊離軟骨片), = loose cartilage.
f. cell 浮遊細胞〔医学〕.
f. elbow fracture 浮遊肘骨折.
f. forceps operation (産道入口上に胎児の先進部が位置する場合の鉗子手術).
f. forehead 浮上前額〔医学〕.
f. gallbladder 移動胆嚢.
f. gallstone 浮遊胆石〔医学〕.
f. head 浮動児頭〔医学〕.
f. island 浮島.
f. kidney 浮動腎, 遊走腎〔医学〕.
f. knee fracture 浮遊膝骨折.
f. liver 遊走肝〔医学〕, = wandering liver.
f. method 浮遊法.
f. patella 遊走膝蓋骨〔医学〕.
f. plant 浮水植物.
f. point 浮動小数点〔医学〕.
f. protein 遊走タンパク質(体内を循環移動して, ついには排泄されるもの).
f. ribs〔11〜12〕 [TA] 浮遊肋*(浮動肋, 浮遊弓肋), = costae fluctuantes〔11〜12〕[L/TA].
f. soap 浮き石ケン(溶融した石ケンを強く攪拌して細かい気泡を混ぜ, 直ちに冷却するとみせかけの比重が小さくなる).
f. spleen 遊走脾〔医学〕, = wandering spleen.
f. thrombus 浮遊血栓〔医学〕.
f. thumb ぶらぶら母指〔医学〕, 浮遊母指.
f. tooth 浮遊歯〔医学〕.

floats [flóuts] リン鉱粉.

float·stone [flóutstoun] 浮石, 軽石.

floc·cil·la·tion [flɑ̀ksiléiʃən] 瀕死のもがき, 撮空摸床(患者がシーツをつかみ, または空をつかむような真似をすること), = carphologia.

floc·cose [flɑkóus] 毛状の(特に細菌の培養にみられる繁殖状態についていう).

floc·cu·lar [flɑ́kjulər] 片葉の, 綿状の.
f. fossa 小葉窩, = fossa subarcuata.
f. lobe 片葉(小脳の).
f. lobule 片葉小葉(小脳半球の片葉結節の一部をなす下面の小葉).

floc·cu·la·tion [flɑ̀kjuléiʃən] ① 綿化, 絮出. ② 凝結(coagulation と同義にも用いられることがある). ③ 綿状反応, 絮状反応〔医学〕, フロキュレーション.
f. agent 凝集薬〔医学〕.
f. number reaction 定量的絮(じょ)数反応.
f. reaction 綿状反応(血清試験の)〔医学〕, 絮状反応.
f. test 凝塊反応, 綿状反応, 綿状試験〔医学〕, 絮状反応(毒素と抗毒素による沈降反応の一つ. 試験管内で毒素と過剰の抗毒素を反応させた時, ぼたん雪状の沈降物が生じる反応), = flocculation reaction, Sachs-Georgi test, Vernes t..

floc·cule [flɑ́kju:l] ① 片葉. ② 綿状沈降物〔医学〕. ③ フロキュール, = flocculus.

floc·cu·lent [flɑ́kjulənt] 綿状の, 絮(じょ)状の.
f. precipitate 綿状沈殿, 絮状沈殿.
f. precipitation 綿状沈殿〔医学〕.

flocculonodular lobe [TA] 片葉小節葉, = lobus flocculonodularis [L/TA].

floc·cu·lus [flɑ́kjuləs] ① 絮片. ② 小葉, 片葉, = floccule. 複 flocculi. 形 floccular.
f. iridis 虹彩絮片(瞳孔縁に生ずる先天奇形の一種).

flocculus〔HX〕 [L/TA] 片葉, = flocculus〔HX〕[TA].

floc·ta·fen·ine [flɑ̀ktəféni:n] フロクタフェニン 化 (*RS*)-2,3-dihydroxypropyl 2-[8-(trifluoromethyl)-quinoline-4-ylamino]benzoate $C_{20}H_{17}F_3N_2O_4$: 406.36 (鎮痛性消炎薬). (→ 構造式)

flomoxef sodium フロモキセフナトリウム $C_{15}H_{17}$

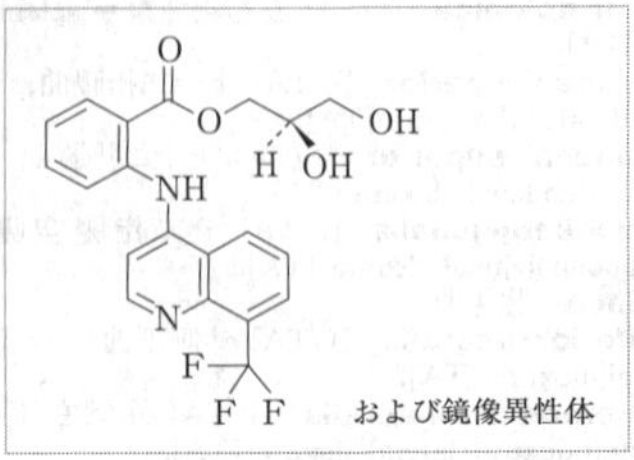

$F_2N_6NaO_7S_2$: 518.45 (オキサセフェム系抗生物質).

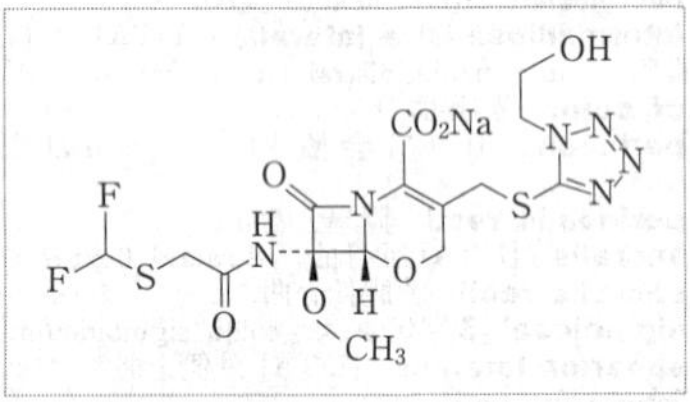

flon [flɑ́n] フロン(クロロフルオロカーボンの別名, 日本で製造したものの慣用名), = chlorofluorocarbon.

Flood, Valentine [flʌ́d] フラッド(1800-1847, アイルランドの外科医).
F. ligament フラッド靱帯(浅〔関節〕窩上腕靱帯).

flood [flʌ́d] ① 洪水. ② 潅注する, 氾濫する.
f. fever ツツガムシ病, 洪水熱, = tsutsugamushi disease.
f. labelling フラッド標識(オートラジオグラフ用語).

flood·ing [flʌ́diŋ] フラッジング(子宮からの多量出血).
f. effect 洪水効果.

floor [flɔ́:r] [TA] ① 下壁, = paries inferior [L/TA]. ② 頸静脈壁, = paries jugularis [L/TA]. ③ 床, 底.
f. cell 底細胞(コルチ器官の).
f.-maggot (熱帯アフリカバエの幼虫, *Auchmeromyia luteola*), = Congo floor-maggot.
f. monitor 病床監視装置〔医学〕, フロアモニター(放射線管理区域内の床面の表面汚染を監視する測定装置).
f. nurse 病棟看護師.
f. of fourth ventricle [TA] 菱形窩, = fossa rhomboidea [L/TA].
f. of mouth 口床, 口底, 口腔底.
f. of pelvis 骨盤底〔部〕.
f. of pulpchamber 髄室床底〔医学〕.
f. of tympanum 鼓室底〔医学〕.
f. plate 底板(胎児神経管の腹側板で, 上衣細胞性の構造を示す).
f. push up 腕立伏臥腕屈伸〔医学〕.
f. reaction 床反力〔医学〕.
f. reaction force 床反力.
f. screen 防護衝立〔医学〕.

flopping infant 筋緊張低下児〔医学〕.

flop·py [flɑ́pi] 柔軟な〔医学〕.
f. baby syndrome 低緊張児症候群.
f. infant 筋緊張低下児〔医学〕(ぐにゃぐにゃ幼児, フロッピーインファント), = flopping infant.
f. valve syndrome 弁逸脱症候群(左室の収縮期の間, 僧帽弁尖が僧帽弁口内へ逆行性にずれ僧帽弁逸脱を生ずる．Barlow 症候群の主要事項)．

flo·pro·pi·one [flouprόupioun] フロプロピオン [化] 1-(2,4,6-trihydroxyphenyl)propan-1-one $C_9H_{10}O_4$: 182.17 (平滑筋弛緩薬，鎮痙薬)．

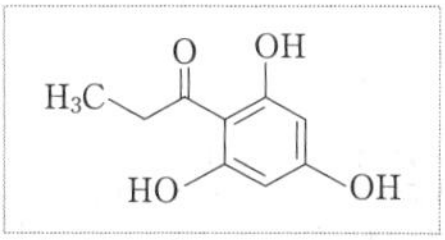

flo·ra [flɔ́:rə] 叢(そう)〔医学〕，植物相，植物区系，= plant life.

floral diagram 花式図．

floral organ 花器官(花を構成する器官)．

flor·an·ty·rone [flɔ:rǽntiroun] フロランチロン [化] 8-fluoranthenebutyric acid $C_{20}H_{14}O_3$ (胆汁希釈促進薬)．

Florence, Albert [flɔ́:rəns] フロレンス(1851-1927，フランスの医師)．

F. crystal フロレンス結晶(フロレンス試験をレシチンを含む精液などに加えたときに生ずる褐色結晶)．

F. flask フロレンスフラスコ．

F. reaction フロレンス精液検査法(被検液にヨードおよびヨードカリウムの濃厚液を加えると，精液であれば褐色の板状または針状沈殿を起こす)，= Florence test.

F. reagent フロレンス試薬(ヨード 2.45g とヨードカリウム 1.65g，水 30mL)．

F. test フロレンス検査法(精液斑の同定に用いられる方法)．

flor·en·tium [flɔ:rénʃiəm] フロレンチウム(原子番号61の元素(Rolla))，= promethium, illinium (Hopkins), cyclonium.

flo·res [flɔ́:ri:z] 華，花．[単] flos.

f. benzoini 昇華安息香，= benzoic acid.

f. sulfuris イオウ華，= sulfur sublimatum, flowers of sulfur.

f. unguium 爪甲白斑，= leuconychia.

f. zinci 亜鉛華 ZnO.

Florey, Sir Howard Walter [flɔ́:ri] フローリー(1898-1968，イギリスの薬理学者．E. B. Chain とともに抗生物質の組織的研究を行い，とくに A. Fleming の発見したペニシリンの研究，生産に関する業績で有名．前2者とともに1945年度ノーベル医学・生理学賞を受けた)．

F. unit フローリー単位(ペニシリンの Oxford unit のこと)．

flor·id [flɔ́:rid] 開花性の，病勢盛んな〔医学〕．

f. rickets 開花性くる病．

f. tongue 発赤舌〔医学〕．

flor·i·din [flɔ́:ridin] フロリジン(無脊髄動物の血液に存在する紫色素)．

flor·i·form [flɔ́:rifɔ:m] 開花状の〔医学〕．

f. cataract 花弁状白内障，= petalous cataract.

flor·i·gen [flɔ́:riʤən] 花素(開花ホルモン flower-forming hormone)．

flor·i·nef [flɔ́:rinif] フロリネフ，= fludrocortisone acetate.

flor·op·ryl [flɔ́:rəpril] フロロプリル，= isoflurophate.

Florschütz, George [flɔ́:rʃətz] フロルシュッツ(1859生，ドイツの医師)．

F. formula フロルシュッツ式(L：(2B－L)の式で肥満度を測定するために用いる．L は身長，B は腹囲で，正常値は5，5以上は肥満を示す)．

Flosdorf, Earl William [flásdɔ:f] フロスドルフ(1904生，アメリカの細菌学者．Stuart Mudd との共同研究で血漿，血清および細菌浮遊液の凍結乾燥法 lyophilization を発明した)．

floss [flás] 絹糸，= silk thread.

f. silk 塗ろう絹糸，= dental floss.

flo·ta·tion [floutéiʃən] 浮遊〔医学〕，浮泛，浮選，= floatation.

f. method 浮遊法(塩水集卵法)．

f. test 浮遊試験〔医学〕，浮選試験．

flour [fláuər] 穀粉〔医学〕．

f. mite コナダニ．

f. nourishment 穀粉栄養〔医学〕．

Flourens, Jean Pierre Marie [flu:rén] フルーラン(1794-1867，フランスの生理学者)．

F. law フルーラン法則(半規管に刺激を与えると，その管の平面と同一方向に眼振が起こる)．

F. theory フルーラン説(すべての精神作用には脳全体が関与するという説)．

Flournoy, Thomas [fláuə:nɔi] フラウアーノイ(1877生，アメリカの医師．Charles Norris および A. M. Pappenheimer とともにアメリカ回帰熱からスピロヘータを分離した(1906))．

flow [flóu] ① 流れ，流量〔医学〕．② 月経，多量月経，帯下〔医学〕．③ 気流〔医学〕．

f. ability 流動性〔医学〕．

f. coefficient 流量係数〔医学〕．

f. compensation 液流位相補正〔医学〕．

f. control valve 流量調節弁〔医学〕．

f. counter フロー計数器〔医学〕，流動計数管(気体を流しながら放射能を測定する装置)．

f. curve 血流曲線〔医学〕．

f. cytometry フローサイトメトリー〔医学〕，流動細胞光度測定法(レーザー光線で蛍光色素分子を励起することによって浮遊状態で細い通路を通過する染色した細胞から発する蛍光を測定する．細胞の大きさ，数，生存率，核酸含有量を測定できる)，= flow cytophotometry.

f. diagram フローダイアグラム．

f. elasticity 流動弾性〔医学〕．

f. mediated dilation (FMD) 血管依存性血管拡張反応．

f. meter 流量計，= flowmeter.

f. method 流通法〔医学〕．

f. of ideas ① 思路(観念の流れ)．② 表象流入(意識の中に次々に着想が流れ込んでくるためにはっきりした表象を行えない状態)，= incoherent ideation.

f. of milk 乳汁漏出症．

f. of thought 思路．

f. potential 流動電位〔差〕，= streaming potential.

f. rate (FR) 流速，流量〔医学〕．

f. resistance 血流抵抗〔医学〕．

f. system 流通系〔医学〕．

f. temperature 流れ温度〔医学〕．

f. test 流動試験〔医学〕．

f. velocity 血流速度．

f. void 液流無信号化〔医学〕．

f. volume curve フローボリューム曲線〔医学〕，流量・容積曲線．

f. volume loop studies フローボリュームループ検査．

flow·chart [flóuʧɑ:t] 流れ図，フローチャート．

Flower, Sir William Henry [fláuər] フラワー(1831-1899，イギリスの外科医)．

F. bone フラワー骨(プテリオンにまれにみられる縫合骨)．

F. dental index フラワー歯牙指数(次の式で求められる)．

$$\text{フラワー歯牙指数} = \frac{\text{歯の長さ} \times 100}{\text{基底鼻根線（長さ）}}$$

F. nasomalar index フラワー鼻頬指数（次の式で求められる）.

$$フラワー鼻頬指数 = \frac{鼻頬幅 \times 100}{両眼窩幅}$$

flow·er [fláuər] 花.

f. diagram 花式図.

f. forming hormone 開花ホルモン（広義には造花から開花までに必要な植物性ホルモンの総称で，狭義には造花ホルモン，生長ホルモン以外の因子で，J. von Sachs により1880年に予知されたもの），= florigens.

f. formula 花式.

f. of sulfur イオウ（硫黄）華〔医学〕，= sublimed sulfur.

f. oil 花精油〔医学〕.

f. organ 花器〔官〕.

f.-spray ending 散形終末，房状神経終末（筋紡錘に分布する知覚神経終末の1つ）.

f.-spray organ of Ruffini ルフィーニ散形器官.

flow·ers [fláuərz] ① 花（顕花植物の性器で，花被 perianth をもち，雄蕊 stamen，雌蕊 pistil からなり，花被は内被の花弁をもつ花冠 corolla および外被は萼片のある萼 calyx からなる）. ② 華（昇華物）. ③月経.

f. of antimony アンチモン華，= antimony trioxide.

f. of arsenic 三酸化ヒ素.

f. of benzoin 安息香酸.

f. of camphor 昇華したショウノウ粉.

f. of zinc 亜鉛華.

flowery odor 花香〔医学〕，花のような香.

flowing characteristic 流れ特性〔医学〕.

flowing hyperostosis 流動状骨増殖症，= rheostosis.

flowing steam 流通蒸気〔医学〕.

flow·me·ter [flóumitər] 流量計〔医学〕，流速計（ガスまたは液体の流動速度を測定する器械で，医学では血流の測定に利用される），= stromuhr.

flox·ur·i·dine (FUDR) [flaksjú:ridi:n] フロクスウリジン ㊎ 2′-deoxy-5-fluorouridine $C_9H_{11}FN_2O_5$（抗腫瘍薬，フルオロウラシル誘導体）.

Floyer, John [flɔ́jər] フロイヤー（1649-1734，イギリスの医師．脈拍数を時計により計算した最初の医師で，この目的で，1分間をさらに精分計測した）.

Flu, flu [flú:] かぜ〔医学〕，フルー，流行性感冒，= influenza.

flu·cry·late [flú:krileit] フルクリレート（手術後の組織接着剤）.

fluc·tic·u·li [fləktíkjulai] 小波（第三脳室の側壁，前交連の後方にある小さい波状突起）.

fluctionary congestion 波動性充血.

fluc·tu·a·tion [flʌ̀ktʃuéiʃən] ① 波動（特に体腔内に液体が貯留したときにみられる症状）. ② 彷徨変異. ③ 動揺，変動〔医学〕，変異〔医学〕，ゆらぎ. 形 fluctuating.

f. noise ゆらぎ雑音.

f. of radiation 放射動揺.

f. of temperature 体温動揺〔医学〕.

f. test 彷徨試験（1943年に S. Luria と M. Delbruck が考案した，微生物集団中に生じた変異が自然突然変異によるものかどうかを検定する方法），動揺試験（テスト）〔医学〕.

fluc·tus [flʌ́ktəs] 流動.

flu·cy·to·sine [flu:sáitəsi:n] フルシトシン ㊎ 4-amino-5-fluoropyrinidin-2(1H)-one $C_4H_4FN_3O$: 129.09（抗真菌薬，核酸合成阻害薬）.（→ 構造式）

flu·da·ra·bine (F-ara-A) [flu:dǽrəbi:n, -déər-] フルダラビン（デオキシアデノシンの誘導体で抗腫瘍薬）.

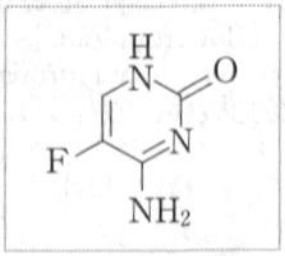

flu·di·az·e·pam [flù:daiǽzipæm] フルジアゼパム ㊎ 7-chloro-5-(2-fluorophenyl)-1,3-dihydro-1-methyl-2H-1,4-benzodiazepin-2-one $C_{16}H_{12}ClFN_2O$: 302.73（抗不安薬）.

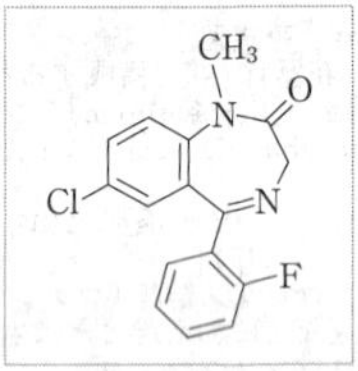

flu·dro·cor·ti·sone ac·e·tate [flù:droukɔ́:tizoun ǽsiteit] 酢酸フルドロコルチゾン ㊎9-α-fluorohydrocortisone acetate $C_{23}H_{31}FO_6$（炎症性皮膚疾患に用いる外用薬），= alflorone acetate, florinef.

flue [flú:] 煙道〔医学〕.

f. dust 煙塵（じん）〔医学〕.

f. gas 煙道ガス〔医学〕.

flu·ence [flú:əns] フルエンス〔医学〕.

f. rate フルエンス率〔医学〕.

flu·en·cy [flú:ənsi:] 流暢.

flu·ent [flú:ənt] 流暢な.

f. aphasia 流暢性失語〔症〕.

f. life table 世代生命表〔医学〕.

flu·fe·nam·ic ac·id [flù:finǽmik ǽsid] フルフェナム酸（鎮痛，消炎，解熱薬）.

fluffy powder 飛散性散剤〔医学〕.

Fluhmann, C. Frederick [flú:mən] フルーマン（1898生，アメリカの産婦人科医）.

F. test フルーマン試験（Allen-Doisy 試験の変法で，発情ホルモンの陽性反応には膣分泌液の粘液化を目標とする）.

Fluhrer, William Francis [flu:rər] フルーラー（1870-1923，アメリカの医師）.

F. probe フルーラー探針（アルミニウム製の探針で，脳の外傷部を探索するために用いる）.

flu·id [flú:id] ① 流体. ②〔溶〕液〔医学〕. ③ 液性の，= liquid.

f. acet-extract 酢酸流エキス（アルコールの代わりに酢酸を溶媒としてつくった流エキス）.

f. balance 〔体〕液平衡〔医学〕.

f. bed 流動床（層）〔医学〕.

f. catalyst 流動触媒〔医学〕.

f. cataract 液状白内障〔医学〕（水晶体が混濁牛乳様に変化した過熱白内障）.

f. cat-cracker 流動接触分解装置〔医学〕.

f. diet 流動食〔医学〕.

f. electrode 流体電極〔医学〕.

f. element 体液成分〔医学〕.

f. element of blood 血液の液状成分〔医学〕.

f. embolism 羊水塞栓〔症〕，= amniotic embolus.

f. equilibrium 水分平衡，= water balance.

f. extract 流〔体〕エキス〔剤〕〔医学〕，= fluidextract.

f. film 流体境膜〔医学〕.

f. friction 流体摩擦〔医学〕.

f. glycerate 流グリセリン剤〔医学〕.
f. intake 水分摂取〔量〕〔医学〕, 摂取水分.
f. intake and output record 水分出納.
f. lubrication 流体潤滑〔医学〕.
f. matrix 液床（細胞の周囲に存在する血液とリンパ液. Cannon).
f. mosaic model 流動モザイクモデル〔医学〕.
f. ounce 液量オンス, = fluidounce.
f. process 流動法〔医学〕.
f. replacement 補液〔医学〕.
f. resin 流し込みレジン.
f. restriction 水分制限.
f. rubber 流動ゴム〔医学〕.
f. therapy 輸液療法〔医学〕.
f. tumor リンパ管腫, = lymphangioma cysticum.
f. type 流動式〔医学〕.
f. virus 液内ウイルス〔医学〕.
f. vitreous 硝子体融解症, = synchysis corporis vitrei.
f. waste disposal 液性廃棄物処理〔医学〕.
f. wave 液体波.

flu·id·al [flú:idəl] 流動性の〔医学〕.

flu·id·ex·tract [flù:idékstrækt] 流エキス剤（粉砕して得た生薬の有効成分をアルコールまたはアルコール水で滲出した薬剤で, その1mL中には生薬1g中の可溶性成分が含有され, イギリス薬局方ではliquid extract と呼ばれる), = fluidextractum, diacolation.
f. Krameriae クラメリア流エキス.
f. of ipecac 吐根流エキス.

flu·id·ic [flú:idik] 流動性の〔医学〕.

flu·id·ism [flú:idizəm] 液体説, = humoralism.

flu·id·i·ty [flu:íditi] ① 流動率（度). ② 流動性.

flu·id·i·za·tion [flù:idizéiʃən] 流動化〔医学〕.

fluidized adsorption 流動吸着〔医学〕.

fluidized carbonization 流動乾留〔医学〕.

fluidized drying 流動乾燥〔医学〕.

fluidized gasification 流動ガス化〔医学〕.

flu·id·ounce [flú:idouns] フルイドオンス, 液量オンス（8フルイドラム fluidrams に相当).

flu·i·drachm [flú:idræm] フルイドラム, 液量ドラム（記号 f3. 約4mL に相当する調剤用量), = fluidram.

flu·i·dram [flú:idræm] = fluidrachm.

fluke [flú:k] 吸虫類（扁形動物門 *Plathelminthes*, 吸虫綱 *Trematoda* に属する動物の総称で, 住血吸虫 *Schistosoma*, 肺吸虫 *Paragonimus*, 肝吸虫 *Clonorchis* などを含む).
f. disease 肝蛭病かんてつびょう.
f. worm 吸虫.

flu·men [flú:mən] 流れ. 複 flumina.

flu·meth·a·sone [flu:méθəsoun] フルメタゾン 化 6α,9-difluoro-11-β,17,21-trihydroxy-16α-methylpregna-1,4-diene-3,20-dione $C_{22}H_{28}F_2S_5$（抗炎症性グルココルチコイド).

flu·me·thi·a·zide [flù:miθáiəzaid] フルメチアジド 化 6-trifluoromethyl-1,2,4-benzothiazine-7-sulfonamide-1,1-dioxide $C_8H_6F_3N_3O_4S_2$（利尿薬, 抗高血圧薬).

flu·mi·na [flú:minə] 流れ（flumen の複数).
f. pilorum [L/TA] 毛流, = hair streams [TA].

flu·nis·o·lide [flu:nísəlaid] フルニソリド 化 6α-fluoro-11β,21-dihydroxy-16α,17-[(1-methylethylidine)bis(oxy)] pregna-1,4-diene-3,20-dione $C_{24}H_{31}FO_6$（糖質コルチコイド).

flu·ni·traz·e·pam [flù:naitrǽzipæm, -tréiz-] フルニトラゼパム 化 5-(2-fluorophenyl)-1,3-dihydro-1-methyl-7-nitro-2H-1,4-benzodiazepin-2-one $C_{16}H_{12}FN_3O_3$: 313.28（催眠薬).

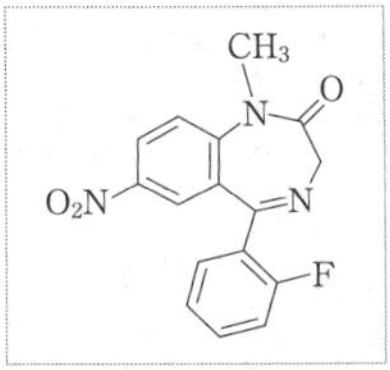

fluo- [flú:ou, -ə] フッ素との関係を表す接頭語.

flu·o·bo·rate [flù:oubɔ́:reit] フッ化ホウ素酸塩, フルオロホウ酸塩, ホウフッ化物.

flu·o·bo·ric ac·id [flù:oubɔ́:rik ǽsid] フッ化ホウ素酸 HBF_4.

fluocinolone acetonide フルオシノロンアセトニド $C_{24}H_{30}F_2O_6$: 452.49（合成局所用副腎皮質ホルモン).

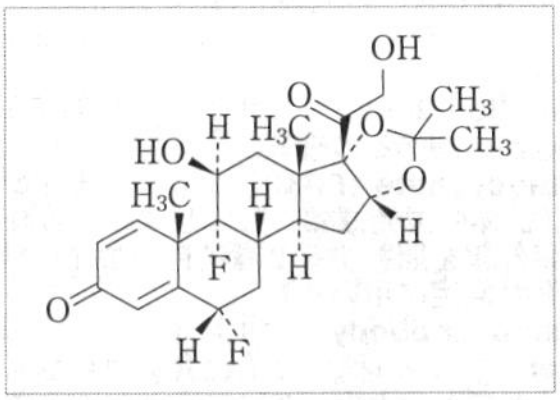

flu·o·cin·o·nide [flù:əsínənaid] フルオシノニド $C_{26}H_{32}F_2O_7$: 494.52（合成局所用副腎皮質ホルモン. 抗炎症作用).

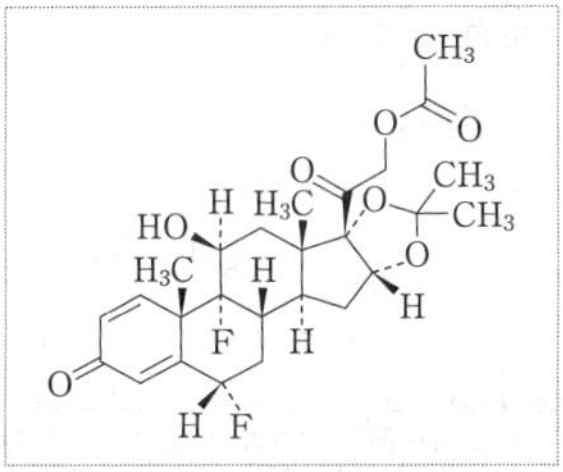

flu·o·cor·to·lone [flù:oukɔ́:təloun] フルオコルトロン 化 6α-fluoro-11β,21-dihydroxy-16α-methylpregna-1,4-diene-3,20-dione $C_{22}H_{29}FO_4$（抗炎症性グルココルチコイド).

flu·o·hy·dric ac·id [flù:ouháidrik ǽsid] フッ化水素酸, = hydrofluoric acid.

flu·o·ni·o·bate [flù:ounáiəbeit] フッ化ニオブ酸塩.

flu·or [flú:ər] 帯下〔医学〕, こしけ.
f. albus 白〔色〕帯下, = leucorrhea.
f. cervicalis 〔子宮〕頸管帯下.
f. corporalis 〔子宮〕体部帯下.
f. flavus 黄色帯下.
f. genitalis 帯下.
f. sanguinolentus 血性帯下.
f.-spar 蛍石 CaF_2, = calcium fluoride, Derbyshire spar, Blue John.
f. tubarius 卵管帯下.
f. vaginalis 腟帯下.

f. vulvaris 外陰帯下.

flu·o·rane [flú:ərein] フルオラン $C_6H_4O(C_6H_4CO)_2$ (フタレイン系染料の一つで，フルオレスシンおよびその誘導体を得る母体).

flu·or·ate [flú:əreit] フッ素酸塩.

2–flu·o·ren·a·mine [– flù:ərinǽmin] 2–フルオレナミン，= 2–aminofluorene.

flu·o·rene [flú:əri:n] フルオレン [化] 2,2′–methylenebiphenyl, diphenylenemethane $C_{13}H_{10}$ (タールから得られる固形炭化水素).

flu·o·re·none [flú:ərənoun] フルオレノン [化] fluorene ketone, diphenylene ketone $C_{13}H_8O$.

flu·o·ren·yl [flú:ərinil] フルオレニル基 ($C_{13}H_9$–).

flu·o·re·nyl·i·dene [flù:əriníl idin] フルオレニリデン基 ($C_{13}H_8$=).

flu·o·res·ce·in [flu:ərési:n] フルオレセイン [化] resorcinolphthalein, dihydroxyfluoran $C_{20}H_{12}O_5$ (最も簡単なフタレイン染料で，橙赤色の結晶粉末．溶液中に鮮緑色の蛍光を生じる．水流の速度を調べるのに用いる).

f. angiography 蛍光眼底造影〔法〕.

f. dye フルオレセイン染料，= pyronidine dye, Jones test.

f. instillation test フルオレセイン滴下試験 (涙器系の開放性を調べる検査).

f. isothiocyanate (FITC) フルオレセインイソチアネート (抗体の蛍光標識にしばしば用いられる蛍光色素で，紫外線を照射すると緑黄色の蛍光を発する．抗原の局在と同定に用いる).

f.–labeled antibody フルオレセイン標識抗体.

f. paper フルオレセイン紙 (黒い紙にフルオレセインを浸ませて乾かしたもので，アルカリに対し鋭敏)，= Zellner paper.

f. sodium フルオレセインナトリウム [化] disodium 2–(6–oxido–3–oxo–3H–xanthen–9–yl)benzoate $C_{20}H_{10}Na_2O_5$: 376.27 (機能検査薬．蛍光を発する色素．眼科領域で蛍光造影診断に用いられる).

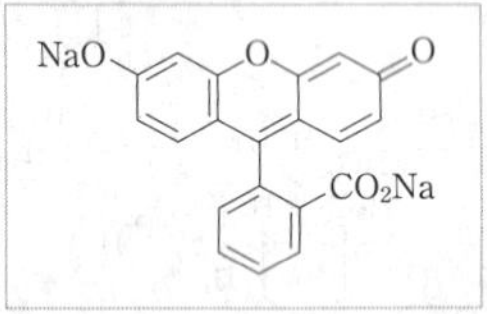

f. string test フルオレセイン細糸試験 (消化管出血の患者が細糸を飲み，フルオロセインを静脈内投与する．除去した細糸は蛍光を発すればフルオロセイン注入以降に出血した血液が付着していたことがわかり，出血部位の同定に用いられる).

flu·o·res·ce·in·u·ria [flu:ərìseinjú:riə] フルオレスセイン尿〔症〕.

flu·o·res·cence [flu:ərésəns] 蛍光 [医学] (ある物質が短波長の不可視光を吸収した結果励起され，初めての光 (励起光) より長波長の可視光を放射する現象). [形] fluorescent.

f. activated cell sorter (FACS) 蛍光細胞分析分離 (選別) 装置 (ファクス．フローサイトメトリーの原理を応用し，抗体などを用いて蛍光標識された細胞をレーザー光で励起し，選別，分散する装置の総称).

f.–activated cell sorter method 蛍光細胞分析分離法，= flow cytometry.

f.–activated cell sorting (FACS) 蛍光活性化セルソーター.

f. enhancement 蛍光増強 [医学].

f. fundus angiography 蛍光眼底血管撮影〔法〕[医学].

f. in situ hybridization 蛍光インサイチューハイブリダイゼーション [医学].

f. index 蛍光指数 [医学].

f. inhibition test 蛍光阻止試験 [医学].

f. microscope 蛍光顕微鏡 [医学] (蛍光の原理を利用し，超高圧水銀灯と励起フィルターの組み合わせによって，試料中の蛍光の有無，種類から微生物や抗原抗体の検出や組織細胞中の分布検索に使用する装置).

f. microscopy 蛍光顕微鏡検査法 [医学].

f. photography 蛍光撮影法 [医学].

f. plus Giemsa stain 蛍光ギームザ染色〔法〕.

f. polarization 蛍光偏光〔法〕[医学].

f. polarization immunoassay 蛍光偏光免疫検定〔法〕[医学].

f. quenching 蛍光消光〔法〕[医学].

f. spectrometry 蛍光分光測定法 [医学].

f. spectrophotometry 蛍光分光光度測定法 [医学].

f. spectrum 蛍光スペクトル.

f. stain 蛍光染色 [医学].

flu·o·res·cent [flu:ərésənt] 蛍光の [医学].

f. antibody 蛍光抗体 [医学].

f. antibody technic 蛍光抗体法.

f. antibody technique 蛍光抗体法 [医学] (蛍光色素を標識した抗体を用いて細胞，組織中の抗原を検出する方法).

f. antigen technique 蛍光抗原法 (抗体産生細胞や，組織切片標本中の特異抗体の存在を，蛍光標識した抗原を用いて検出する方法).

f. antinuclear antibody test 蛍光抗核抗体試験 [医学] (スライドグラス上に固定した細胞に患者血清を加え，反応後洗浄し，蛍光標識第2抗体を反応させ蛍光顕微鏡で観察する．細胞内の自己抗体を検出する).

f. dye 蛍光色素.

f. histochemical technique 蛍光組織化学法，= fluorescent antibody technique, fluorescent antigen technique.

f. imaging 蛍光イメージング [医学].

f. immunoassay (FIA) 蛍光免疫測定法，蛍光酵素免疫法 [医学].

f. in situ hybridization 蛍光原位置ハイブリッド形成.

f. indicator 蛍光指示薬 [医学].

f. indicator adsorption analysis 蛍光指示薬吸着分析〔法〕[医学].

f. ink 蛍光インキ [医学].

f. lamp 蛍光〔放電〕灯 [医学].

f. leprosy antibody absorption test らい (癩) 蛍光抗体吸収試験.

f. paint 蛍光塗料 [医学].

f. pigment 蛍光色素 (顔料) [医学].

f. radiation 蛍光放射〔線〕[医学].

f. scanning 蛍光スキャンニング [医学].

f. screen 蛍光板 [医学].

f. stain 蛍光染色 (オーラミンOで染色した標本を蛍光顕微鏡で検査し，結核菌を証明する方法に用いる).

f. substance 蛍光体.

f. treponemal antibody 蛍光梅毒トレポネーマ抗体 (蛍光標識二次抗体を用いた間接蛍光抗体法によって検出される血清中の梅毒トレポネーマ特異抗体)，梅毒トレポネーマ蛍光抗体 [医学].

f. treponemal antibody–absorption test 梅毒トレポネーマ蛍光抗体吸収試験 (検査) (間接蛍光抗体法による特異性の高い梅毒血清反応)，= FTA–ABS test.

f. whitening 蛍光増白 [医学].

f. whitening agent 蛍光増白剤 [医学].

f. X rays 蛍光X線 (二次X線のうち散乱X線のほ

かにX線が通過した物質から発生する二次固有X線).

f. yield 蛍光収量.

flu·o·res·cin [flu:ərésin] フルオレシン ㊗resorcinolphthalin $C_{20}H_{14}O_5$ (明黄色粉末).

fluoridated teeth フッ〔素〕化歯.

flu·o·ri·da·tion [flù:ərideíʃən] フッ化物添加〔法〕(飲用水にフッ化ナトリウム溶液またはフッ化水素酸などを混合して，う歯を予防する公衆衛生措置).

flu·o·ride [flú:ərid] フッ化物.

f. number フッ化物数(弗化物による擬コリンエステラーゼの阻害率，この酵素の標準型と不安定型を区別する).

f. poisoning フッ化物中毒.

flu·o·ri·di·za·tion [flù:əridizéiʃən] フッ素処理，フッ素化，フッ素添加.

fluorinated hydrocarbon フッ素化炭化水素.

fluorinated polymer フッ素化重合体.

fluorinated steroid フッ素化ステロイド.

flu·o·ri·na·tion [flù:ərinéiʃən] フッ化.

flu·o·rine (F) [flú:ərin] フッ素(原子番号9，元素記号F，原子量18.998403，質量数19をもつ非金属性気体元素で，ハロゲン元素の一つ).

f. dioxide 二酸化フッ素 O_2F_2.

flu·o·rite [flú:ərait] 蛍石 CaF_2.

f. objective 蛍石対物鏡(色収差を是正する性状を利用して蛍石を用いてつくった色消しレンズ).

flu·o·ro [flú:ərou] フルオロ基(F–).

flu·o·ro·a·ce·tic ac·id [flù:ərouəsí:tik ǽsid] フルオロ酢酸，= gifblaar poison.

flu·o·ro·ben·zene [flu:ərəbénzi:n] フルオロベンゼン C_6H_5F.

flu·o·ro·ben·zo·ic ac·id [flùəroubenzóuik ǽsid] フルオロ安息香酸 FC_6H_4COOH.

flu·o·ro·car·bon [flù:ərouká:bən] フルオロカーボン，フッ化炭化水素(① Simon と Black により1939年に水銀触媒の下でつくられたフッ素と炭素との化合物で，耐熱性は高く，化学的作用に抵抗力が強いので，原子エネルギーに関する研究に多量に用いられている．Teflon (C_2F_4 の重合体)，Kel-F (C_2F_3Cl の重合体)などはその例である．② 酸素溶解量が大きいことから人工血液として利用されている).

f. aerosol フッ化炭化水素エアゾール.

f. emulsion フッ化炭化水素乳剤.

f. polymers フッ素樹脂(フッ素を含む合成樹脂).

f. propellant フルオロカーボン噴霧剤〔医学〕.

f. resin フッ化炭素樹脂.

flu·o·ro·chrome [flú:ərəkroum] 蛍光色素(顔料)〔医学〕，フルオロクロム(acridine orange, trypaflavin などを含む色素の総称で，紫外線によって観察すると蛍光を発する物質)，= fluorchrome.

flu·o·ro·cyte [flú:ərəsait] ① 蛍光赤血球，蛍光球(血球素中にあるポルフィン性蛍光物をもつ幼若赤血球)．② 卵巣の蛍光性顆粒細胞.

flu·o·ro·form [flú:ərəfɔ:m] フルオロホルム ㊗ trifluoromethane CHF_3 (クロロホルムに似た臭気を放つ気体).

f. water フルオロホルム水，= fluoroformol.

flu·o·ro·for·mol [flu:əroufɔ́:mɔ:l] フルオロホルモル(CHF_3 の2.8%水溶液)，= fluoryl, fluoroform.

flu·o·ro·gen [flu:ɑ́rəʤən] 蛍光発生素，= fluorophore.

fluorogenic drug 蛍光薬〔医学〕.

fluorogenic drug reagent 蛍光薬物試薬〔医学〕.

flu·o·rog·ra·phy [flu:ərɑ́grəfi] 〔蛍光〕間接撮影〔法〕〔医学〕，蛍光写真法，= miniature fluorography, photo-roentgenography.

flu·o·ro·hy·dro·cor·ti·sone [flù:ərouhàidroukɔ́:tizoun] フルオロヒドロコルチゾン ㊗ fluorocortisone (Fried らにより1954年に合成されたステロイドホルモンで局所応用に用いられ，A環の炭素間の二重結合の種類により異性体が区別される).

flu·o·ro·im·mu·no·as·say (FIA) [flù:ərouìmjunouəséi, –ǽsei] 蛍光免疫測定法(生物試料中のホルモンや液性因子などを分離することなく抗原抗体反応を利用して測定，その検出に蛍光物質を用いる方法).

flu·o·rom·e·ter [flu:ərɑ́mitər] ① 蛍光計．② X線像判読器.

flu·o·ro·meth·o·lone [flù:ərouméθəloun] フルオロメトロン ㊗ 9-fluoro-11β,17-dihydroxy-6α-methylpregna-1,4-diene-3,20-dione $C_{22}H_{29}FO_4$: 376.46 (合成副腎皮質ホルモン．外眼部および前眼部消炎薬).

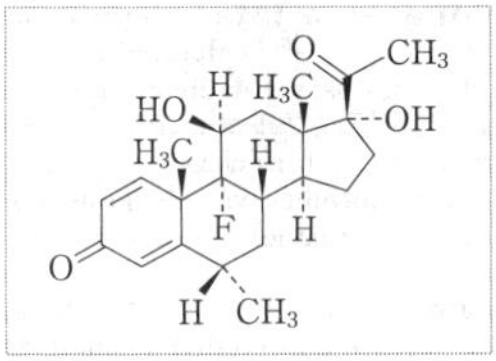

flu·o·rom·e·try [flu:ərɑ́mitri] 蛍光測定〔法〕〔医学〕，蛍光光度法(微量分析)，蛍光比色法.

flu·o·ro·phen·e·tol [flù:ərouféniتɔ:l] フルオロフェネトール(フッ素とフェネトールとの化合物).

flu·o·ro·phore [flú:ərəfɔ:r] 蛍光団(Meyer, R.)，= fluorogen.

flu·o·ro·pho·tom·e·ter [flù:əroufoutɑ́mitər] 蛍光分光器(波長365nmの放射線を被検物に投射して，その蛍光度を標準として比較する定量器).

flu·o·ro·pho·tom·e·try [flù:əroufoutɑ́mitri] 蛍光光度測定〔法〕(蛍光物質の発する光の測定).

flu·o·ro·quin·o·lones [flù:əroukwínəlounz] フルオロキノロン類，ニューキノロン系抗菌薬.

flu·o·ro·roent·gen·og·ra·phy [flù:ərourèntgənɑ́grəfi] X線蛍光撮影〔法〕〔医学〕，〔蛍光〕間接撮影〔法〕(蛍光板に投射されたX線透視像を写真フィルムに記録するもので，集団検診に用いられる)，= photofluorography, fluorography.

flu·o·ror·ub·ber [flù:ərərʌ́bər] フッ素ゴム.

flu·o·ro·scle·ro·sis [flù:ərouskliəróusis] フッ素性硬化症.

flu·o·ro·scope [flú:ərəskoup] 〔X線〕透視装置，= cryptoscope.

flu·o·ros·co·py [flu:ərɑ́skəpi] 蛍光透視検査〔医学〕，〔X線〕透視検査〔法〕.

flu·o·ro·sis [flu:əróusis] フッ素〔沈着〕症.

flu·o·ro·spec·tro·pho·tom·e·ter [flù:ərouspèktroufoutɑ́mitər] 蛍光分光光度計〔医学〕.

flu·o·ro·tol·u·ene [flù:ərətɑ́ljui:n] フルオロトルエン $CH_3C_6H_4F$.

flu·o·ro·u·ra·cil [flù:əroujú:rəsil] フルオロウラシル ㊗ 5-fluoropyrimidine-2,4(1H,3H)-dione $C_4H_3FN_2O_2$: 130.08 (抗悪性腫瘍薬，核酸合成阻害薬).

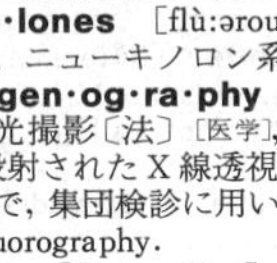

flu·o·sil·ic ac·id [flu:əsílik ǽsid] フルオロケイ酸，= hydrofluosilicic acid.

flu·o·si·lic·ic ac·id [flù:əsilísik ǽsid] フッ化ケイ素酸 H_2SiF_6，= silico-fluoric acid.

flu·ox·y·mes·ter·one [flu:àksiméstəroun] フルオキシメステロン (化) 9-fluoro-11β,17β-dihydroxy-17-methylandrost-4-en-3-one $C_{20}H_{29}FO_3$：336.44（合成男性ホルモン）.

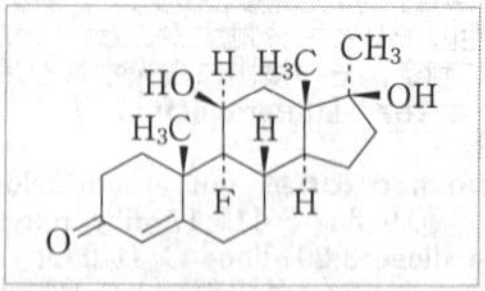

flu·per·o·lone ac·e·tate [flu:pérəloun æsiteit] 酢酸フルペロロン (化) 9-fluoro-11β,17α-dihydroxy-17-(S)-lactoylandrosta-1,4-dien-3-one-17β-acetate $C_{24}H_{31}FO_6$（抗炎症性グルココルチコイド）.

flu·phen·a·zine [flu:fénəzi:n] フルフェナジン (化) 4-〔3-[2-(trifluoromethyl) phenothiazin-10-yl]-propyl〕-1-piperazine ethanol（フェノチアジン系精神安定薬）.

f. enanthate フルフェナジンエナント酸エステル (化) 2-(4-{3-[2-(trifluoromethyl)phenothiazin-10-yl]propyl}piperazin-1-yl)ethyl heptanoate $C_{29}H_{38}F_3N_3O_2S$：549.69（エナント酸フルフェナジン．フェノチアジン系抗精神病薬）.

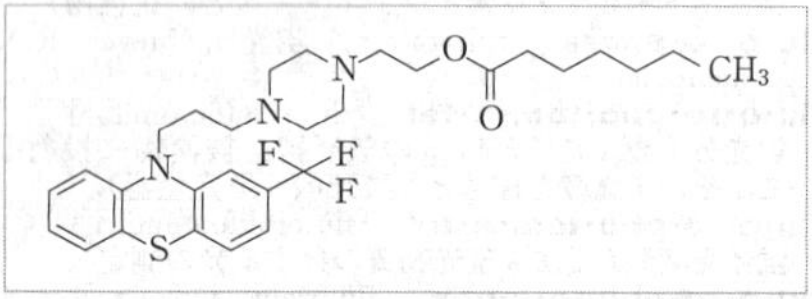

flu·pred·nis·o·lone [flù:predníseloun] フルプレドニゾロン (化) 6α-fluoro-11β,17,21-trihydroxypregna-1,4-diene-3,20-dione $C_{21}H_{27}FO_5$（抗炎症性グルココルチコイド）.

flur·an·dren·o·lide [flùərændrénəlaid] フルランドレノリド（グルココルチコイド）.

flur·az·e·pam [fluərǽzipæm] フルラゼパム $C_{21}H_{23}ClFN_3O$：387.88（催眠薬，抗不安薬）.

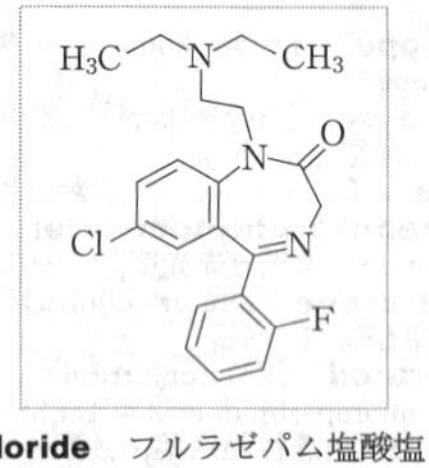

f. hydrochloride フルラゼパム塩酸塩 $C_{21}H_{23}ClFN_3O \cdot HCl$：424.34（塩酸フルラゼパム．ベンゾジアゼピン系催眠薬．抗不安，鎮静，催眠，抗痙攣，筋弛緩，麻酔薬，鎮痛薬の増強作用を示す．睡眠導入時間を短縮し，全睡眠時間を延長する）.

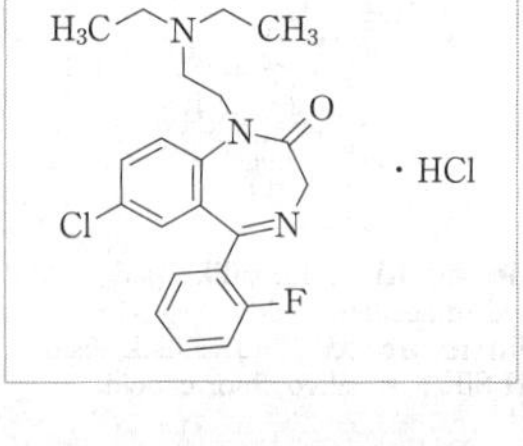

flur·bi·pro·fen [fluəbáiprəfən] フルルビプロフェン (化) (RS)-2-(2-fluorophenyl-4-yl)propanoic acid $C_{15}H_{13}FO_2$：244.26（抗炎症薬，解熱鎮痛薬）.

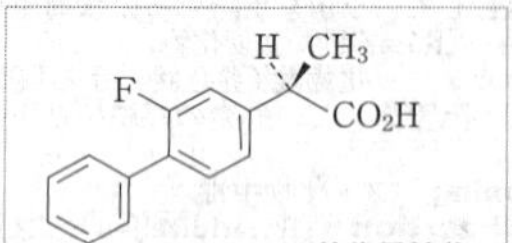

および鏡像異性体

flur·o·ges·tone ac·e·tate [flùərədʒéstoun ǽsiteit] 酢酸フルロゲストン（黄体ホルモン）.

flur·oth·yl [flúərəθil] フルロチル (化) bis(2,2,2-trifluoroethyl) ether（痙攣薬，向精神薬）.

flur·ox·ene [fluəráksi:n] フルロキセン（全身麻酔用吸入薬．1953年アメリカにおいて臨床に用いられたが，肝障害が強いために使用されなくなった（日本においてヒトに使用されたことはない））.

Flury strain vaccine フラリー株ワクチン．

flush [flʌ́ʃ] ① 淹水，水洗，瀉水．② 潮紅 [医学]，発熱，興奮．

f. reaction 潮紅反応 [医学].

f. tank sign 水洗槽徴候（水腎症では大量の排尿により腰部膨満が消失する）.

f. technique 潮紅法．

flush·ing [flʌ́ʃiŋ] 潮紅 [医学]（皮膚充血）.

f. dose 洗い流し量 [医学].

f. effect 飛出し効果 [医学].

flut·ter [flʌ́tər] ① 粗動 [医学]（心筋が速く振動する状態）．② 筋振動．

f.-fibrillation 粗細動．

f.-like oscillation はためき様眼球動揺 [医学].

flux [flʌ́ks] ① 融剤，溶剤．② 瀉剤，下痢．③ 磁束．④ 流量，流束 [医学].

f. density 〔線〕束密度 [医学].

f. line 素地面 [医学].

f. meter 磁束計．

f. of light 光流．

f. of magnetic force 磁束．

f. of magnetic induction 磁束．

fluxing action 侵食作用．

flux·ion [flʌ́kʃən] ① 病的充血．② 流動，流出（血液などの）．[形] fluxional, fluxionary.

fluxionary hyperemia 流動性充血，= active hyperemia.

fly [flái] ハエ [蝿]，= gnat.

f. agaric ベニテングタケ，ハエ毒キノコ，糲蕈らんじん（イボテン酸を含み，ハエ類に対し毒性をもつ）.

f.-blister 芫菁膏げんせいこう（ハンミョウ（スペインバエ Spanish fly）からつくった発疱膏，ハエ水疱），= cantharidal blister.

f. repellent ハエ忌避剤．

flying blister 水疱を生じない皮膚紅斑．

flying fatigue 航空疲労．

flying foetus 子宮内で，横位で，体が極度に伸張した胎児．

flying spot microscope フライングスポット顕微鏡．

flying thrombus 飛翔（しょう）血栓 [医学].

Flynn, P. [flín] フリン（アメリカの医師）.

F.-Aird syndrome フリン・エアード症候群．

F. phenomenon フリン現象（奇異瞳孔反射）.

FM frequency modulation 周波数変調の略.
Fm fermium フェルミウムの元素記号.
FMD ①fibromuscular dysplasia 線維筋性形成異常症の略. ②flow mediated dilation 血管依存性血管拡張反応の略.
fMet *N*-formylmethionine *N*-ホルミルメチオニンの略.
FMF familial Mediterranean fever 家族性地中海熱の略.
FMLH familial hemophagocytic lymphohistiocytosis 家族性血球貪食性リンパ組織球症の略.
FMN flavin(e) mononucleotide フラビンモノヌクレオチド(リボフラビン5′-リン酸)の略.
fMRI functional MRI 機能的 MRI の略.
FMS fibromyalgia syndrome 線維筋痛症候群の略.
FMS gene FMS遺伝子.
FMS receptor FMSレセプター.
FN fibronectin フィブロネクチンの略.
FNP family nurse practitioner 家族ナースプラクティショナーの略.
Foà, Pio [fɔá:] フォア(1848-1923, イタリアの病理学者).
F.-Kurloff cell フォア・クルロフ細胞(クルロフ体を含有するモルモット血液の単球またはリンパ球), = Kurloff body.
foal [fóul] 子ウマ, 幼駒.
f. teeth 乳歯, 初歯(子ウマの).
foal·foot [fóulfut] カントウ[款冬], フキ, = coltsfoot.
foam [fóum] 泡(あわ)[医学], 泡沫[医学].
f. bath 泡沫浴(サポニン水中にガスを通して泡沫を生じさせるもの), = Sandor foam bath.
f. breaker 泡切り剤[医学].
f. cell 泡沫細胞[医学].
f. concrete 泡コンクリート[医学].
f. degumming 泡練り.
f. glass 泡ガラス[医学], 多泡ガラス(ガラスとして用いられるプラスチック).
f. inhibitor 消泡剤[医学].
f. retardant 発泡遅延剤[医学](泡を発泡させ, その泡を保持する作用のある薬剤. 溶液中に安定な泡沫を形成させるために用いる石ケン類, サポニン, 界面活性剤など).
f. stability test 泡沫安定試験.
f. stabilizer 泡安定剤[医学].
f. suppressing 消泡, 泡止め[医学].
f. suppressor 消泡剤[医学].
f. test 泡沫試験(尿を試験管内で振盪すると, 胆汁色素のある場合には黄褐色の泡沫が生ずる).
f. treatment サポニン泡沫療法(空気泡沫療法).
foamed plastic 海綿状プラスチック[医学].
foam·ing [fóumiŋ] 泡立ち.
f. agent 発泡剤[医学], 起泡剤.
f. test 泡立ち試験[医学].
foam·y [fóumi] 泡状の[医学].
f. agent 発泡因子[医学].
f. cell 泡沫細胞(類脂質が充満したもの).
f. liver 泡沫肝, 気泡肝(熱性疾患での死亡などでみられる気泡の生じた肝).
f. organ 泡沫〔性〕器官[医学], 泡沫〔性〕臓器.
f. virus フォーミーウイルス[医学](ウイルスが増殖している細胞が泡状の様相を示すので命名された. レトロウイルス科スプーマウイルス属に属する).
fo·cal [fóukəl] ①病巣の, 巣状の. ②焦点の.
f. acrohyperkeratosisi 先端角化類弾力線維症, = acrokeratoelastoidosis.
f. adhesion 接着斑.
f. amyloidosis 限局性アミロイドーシス, = nodular amyloidosis.
f. appendicitis 限局性虫垂炎.
f. atelectasis 限局性無気肺.
f. brain injury 局所性脳損傷.
f. condensing osteitis 巣状硬化性骨炎.
f. constriction 限局性収縮[医学].
f. contact 細胞膜接触, 点接触(接着細胞がインテグリン-細胞外マトリックス結合を介して支持層に接着する点状部位をいう).
f. cortical dysplasia (**FCD**) 限局性皮質異型成(脳の形成異常で, てんかん原性といわれる).
f. depth 焦点深度[医学], = penetration.
f. dermal hypoplasia 局在性真皮形成不全症.
f. dermal hypoplasia syndrome 限局性真皮低形成症候群.
f. disease 限局性疾患.
f. distance 焦点距離[医学].
f. dose 病巣線量[医学].
f. embolic glomerulonephritis 巣状塞栓性糸球体腎炎.
f. epilepsy 焦点性てんかん[医学](運動中枢損傷性てんかん), = Jacksonian epilepsy.
f. epithelial hyperplasia 局所性上皮肥厚.
f. glomerular lesion 巣状糸球体病変[医学].
f. glomerular sclerosis (**FGS**) 巣状糸球体硬化症(細胞増殖を伴わずにメサンギウム基質の増加を示す糸球体病変. 1歳以上のどの年齢層にも発症し, 90%以上がネフローゼ症候群を呈する), = focal glomerulosclerosis.
f. glomerulonephritis (**FGN**) 巣状糸球体腎炎[医学](塞栓性化膿性巣状糸球体腎炎と非化膿性巣状分節状糸球体腎炎に大別される), = focal nephritis.
f. glomerulosclerosis 巣状糸球体硬化症[医学].
f. hemorrhage 限局性出血[医学].
f. illumination 斜照法, = illuminatio obliqua.
f. infection 病巣感染[医学].
f. inflammation 局所性炎症[医学], 巣状炎症.
f. interval (前焦点から後焦点までの距離), = Sturm interval.
f. length 焦点距離.
f. lesion 中心病変[医学], 巣性病変.
f. line 焦線.
f. lobar nephritis 巣状腎葉腎炎[医学].
f. lymphocytic thyroiditis 限局性リンパ球性甲状腺炎.
f. metastatic disease 局所性転移病変.
f. micrometer 焦点ミクロメーター.
f. motor seizure 局所運動発作.
f. necrosis 巣状壊死[医学].
f. nephritis 巣状腎炎[医学](病変が巣状にくるもの).
f. nodular hyperplasia 限局性結節性過形成[医学].
f. plane 焦平面, 焦点面[医学].
f. pneumonia 局所性肺炎, 巣状肺炎(肺炎の病理学的分類で気管支肺炎などが含まれる. 局所性肺炎ともいう).
f. point 焦点, = focus.
f. potential 限局電位[医学].
f. reaction 局所反応(接種部位に起こる反応), 病巣反応[医学].
f. sclerosing glomerulonephritis 巣状硬化性糸球体腎炎[医学].
f. sclerosis 巣状硬化〔症〕[医学], 病巣性硬化症(脳脊髄の限局性硬化).
f. segmental glomerular sclerosis 巣状分節性糸球体硬化症, = focal glomerular sclerosis.
f. segmental glomerulosclerosis (**FSGS**) 巣状分節性(状)糸球体硬化症[医学], 巣状糸球体硬化症.

F

f. segmental lesion 巣状分節状(性)病変[医学].
f. seizure 焦点発作[医学].
f. sign 〔病〕巣症状(脳の限局した一部の破壊によるもの).
f. spot 焦点[医学].
f. strength 焦域.
f. symptom 病巣症状[医学], 焦点症状[医学].
f. thyroiditis 局所性甲状腺炎[医学].
f. tonsil 病巣扁桃[医学].
f. visualization 注視.
Fochier, Alphonse [foʃiéi] フォシェー(1845–1903, フランスの婦人科医).
F. abscess フォシェー膿瘍, = fixation abscess.
fo·ci [fóusai] 病巣(focus の複数).
focile majus antibrachii 尺骨, = ulna.
focile majus cruris 脛骨, = tibia.
focile minus antibrachii 橈骨, = radius.
focile minus cruris 腓骨, = fibula.
fo·cim·e·ter [fousímitər] 焦点距離計(レンズ系の表面から主焦点に至る距離を測定する器械), = focometer.
fo·cus [fóukəs] ① 焦点. ② 病巣[医学]. 複 foci. 形 focal.
f. detector 焦点検出器[医学].
f.-film distance 焦点フィルム〔間〕距離[医学].
f. forming unit フォーカス形成単位[医学].
f. of necrosis 壊死巣[医学].
f.-skin distance (FSD) 焦点皮膚間距離.
focused beam 集束ビーム[医学].
focused collimator 焦点〔型〕コリメータ[医学].
focused point collimator 点焦点〔型〕コリメータ[医学].
focused slit collimator スリット焦点〔型〕コリメータ[医学].
fo·cus·ing [fóukəsiŋ] ① 鮮鋭化[医学], 集束, ピント合わせ. ② フォーカシング(カウンセリングにおける体験過程療法の技法).
f. coil 集束コイル.
f. collimator フォーカシング(焦点)コリメータ[医学].
f. effect 焦点効果[医学].
f. method 集束法.
Foderà, Michele [fódera:] フォデラ(1792–1848, イタリアの医師. 浸透圧の法則を初めて発表し(1822), 後年 Dutrochet により立証された).
Fodéré, François Emmanuel [fɔderéi] フォデレ(1764–1835, フランスの医師. 法医学の著書(1796)は半世紀にわたる権威書であった).
F. sign フォデレ徴候(塩素塩および尿素の貯留により発現する下眼瞼の浮腫).
Foe·nic·u·lum [fi:níkjuləm] ウイキョウ〔茴香〕属(セリ科の一属).
F. vulgare ウイキョウ, = fennel, fennel fruit, Foeniculum fructus.
foe·num grae·cum [fí:nəm grí:kəm] コロハ〔胡蘆巴〕(マメ科植物の果実), = fenugreek, *Trigonella foenum-graecum*.
Foerster, Richad [fé:stər] フェルステル(1825–1902, ドイツの眼科医).
F. diffuse retinochoriditis フェルステルびまん性網脈絡膜炎.
F. photometer フェルステル光覚計(被験者が物体を見るために要する最低光度を測る器械), = photoptometer.
F. shifting type フェルステル移動表.
F. uveitis フェルステルぶどう膜炎(全ぶどう膜の梅毒症).
foe·tal [fí:təl] 胎〔児〕の, = fetal.
foe·tor [fí:tər] 臭気, 悪臭, = fetor.
f. alcoholicus 酒精性悪臭.
f. ex nare 鼻臭.
f. ex ore 口〔内悪〕臭[医学], = halitosis, foetor oris.
f. ex vagina 悪臭帯下.
f. hepatica 肝〔性〕口臭(重症の肝臓病に特有な息のにおい. 血中に蓄積した芳香族物質による).
f. oris 口〔内悪〕臭, = halitosis.
foe·tus [fí:təs] 胎児, = fetus.
fog [fág] ① かぶり(写真の). ② 霧.
f. density かぶり濃度[医学].
f. fever 霧熱[医学].
Fogarty, Thomas J. [fóugə:ti] フォガーティ(1934生, アメリカの外科医).
F. balloon catheter フォガーティカテーテル(バルーン付きカテーテルの一種. 動脈塞栓, 大静脈の血栓除去, 胆管結石の除去に使用される).
F. embolectomy catheter フォガーティ〔塞栓摘除〕カテーテル.
fog·ging [fágiŋ] 雲霧法(凸レンズを用いて人工的近視状態にした後, 適応機転を休止させてから円柱レンズで検査を行う方法), = fogging system.
f. agent かぶり剤.
f. effect 霧〔状〕効果[医学].
f. oil 煙霧用油[医学].
fo·go sel·va·gem [fóugou sélvəʤem] ブラジル天疱瘡.
Föhn ill 南風病(南風 Föhn が吹くときに起こる頭痛, 倦怠, 憂うつの症状を呈する状態で, 洗浄した空気を吸入すると治る).
foil [fóil] 箔(歯の充填に用いる金またはスズの菲薄葉).
f. carrier 箔用鑷子, 箔輸送器.
f. carrier for foil filling 箔用ピンセット, = foil pliers for foil filling.
f. crimper 箔縄縮器.
f. dosimeter ホイル線量計[医学].
f. filling 箔充填[医学].
f. plugger 箔充填器, 金箔填塞器.
f. shears 箔用はさみ.
Foix, Charles [fwá] フォア(1882–1927, フランスの神経科医. 脳の局所解剖学, 特に脈管系の研究に貢献した).
F.-Alajouanine myelitis フォア・アラジュアニン脊髄炎.
F.-Alajouanine syndrome フォア・アラジュアニン症候群(亜急性壊死性脊髄症), = subacute necrotizing myelopathy.
F.-Chavany-Marie syndrome フォア・シャヴァニ・マリー症候群.
F. syndrome フォア症候群(① 海綿静脈洞側壁病変の症候で, 眼窩に分布される視神経を除くすべての神経および交感神経の麻痺. ② 赤核の病変に伴う症候で, 眼球麻痺を伴わない小脳性運動失調および半身舞踏病), = cavernous sinus syndrome.
Fol so·lu·tion [fál səl(j)ú:ʃən] フォル液(Flemming 固定液を改良したもので, 1%オスミウム酸液2容, 1%クローム酸液25容, 2%酢酸5容, 水68容).
fo·late [fóuleit] 葉酸塩, = folvite.
f. inhibitor 葉酸拮抗剤[医学].
fold [fóuld] ヒダ(皺襞)(しわ. 組織の構造が再屈曲するかまたは重複したこと), = plica.
f. convergence ヒダ集中.
f. of chorda tympani [TA] 鼓索ヒダ, = plica chordae tympani [L/TA].
f. of incus [TA] キヌタ骨ヒダ, = plica incudialis [L/TA].

f. of iris 虹彩ヒダ．

f. of laryngeal nerve 咽頭神経ヒダ．

f. of left vena cava [TA] 左下大静脈ヒダ，= plica venae cavae sinistrae [L/TA].

f. of retina 網膜のヒダ．

f. of stapedius [TA] アブミ骨ヒダ，= plica stapedialis [L/TA].

f. of superior laryngeal nerve [TA] 喉頭神経ヒダ，= plica nervi laryngei superioris [L/TA].

foldable intraocular lens 折りたたみ眼内レンズ，フォルダブル眼内レンズ．

folded filter paper 折りたたみ濾紙［医学］．

folded fundus gallbladder （X 線像で完全な曲または狭窄を示すもの），= Phrygian cap.

folded gallbladder 屈折胆嚢［医学］．

folded-lung syndrome たたみ込み肺症候群．

folded molecule 屈曲分子．

folded powder 分包散剤［医学］．

fold·ing [fóuldiŋ] ヒダ形成．

f. theory 折りたたみ説［医学］．

folds of iris [TA] 虹彩ヒダ，= plicae iridis [L/TA].

folds of uterine tube [TA] 卵管ヒダ，= plicae tubariae [L/TA].

Foley, Frederic Eugene Basil [fóuli] フォーレー（1891-1966，アメリカの泌尿器科医）．

F. catheter フォーレーカテーテル（先端にバルーンが付いた主として泌尿器科で使われるカテーテル）．

F. operation フォーレー手術（尿管腎盂接合部狭窄の手術法），= Y-plasty procedure.

F. Y-plasty pyeloplasty フォーレーＹ字形腎盂形成〔術〕（腎盂尿管移行部の狭窄部に縦切開を加え，Ｙ字状の腎盂片をその部に補填縫合して拡張をはかる方法）．

fo·lia [fóuliə] ① 葉類（生薬）．② 舌の味覚神経末端（味蕾が存在する葉状部粘膜のヒダ）．㊇ folium.

f. betulae カバノキ［樺木］葉（緩和・利尿薬）．

f. cerebelli [L/TA] 小脳回，= folia of cerebellum [TA].

f. daturae ダツラ（マンダラ葉），= stramonium.

f. jugrandis クルミ［胡桃］葉（腺病に用いた）．

f. of cerebellum [TA] 小脳回，= folia cerebelli [L/TA].

f. rutae ミカン［芸香］葉（洗口嗽水に用いる）．

f. scopoliae ロート葉，= scopola leaves.

f. vitis idaeae コケモモ，= cowberry.

fo·li·a·ceous [fòuliéiʃəs] 葉状の［医学］，= leaf-like.

f. lichen 葉状地衣．

f. papillae 葉状乳頭，= foliate papillae，papillae vallatae.

fo·li·an [fóuliən] （フォリウス Folius の形容詞型）．

f. process フォリ突起（フォリ前突起，ツチ骨の長突起），= processus anterior Folii，Rau process，anterior process of malleus.

fo·li·ar [fóuliər] 葉の．

f. bud 葉芽．

f. gap 葉げき（隙）．

f. trace 葉跡．

fo·li·ate [fóulieit] 葉状の．

f. papillae [TA] ① 葉状乳頭，= papillae foliatae [L/TA]．② 有郭乳頭，輪状乳頭，= vallate papilla.

fo·lic ac·id [fóulik ǽsid] 葉酸 ㊗ *N*-{4-[(2-amino-4-hydroxypteridin-6-ylmethyl)amino]benzoyl}-L-glutamic acid $C_{19}H_{19}N_7O_6$：441.40（ビタミンＢ群，プテリジン系増血薬．葉酸欠乏症の予防および治療，悪性貧血の補助療法などに用いる），ホール酸（Mitchell らが，1941年に菠薐草から乳酸菌 *Lactobacillus casei*，*Streptococcus lactis* R の発育因子として発見し，Angier らにより1945年に合成された抗貧血因子．生物体内には配糖体として存在する），= folvite，norite eluate factor，vitamin B_c，v. M.

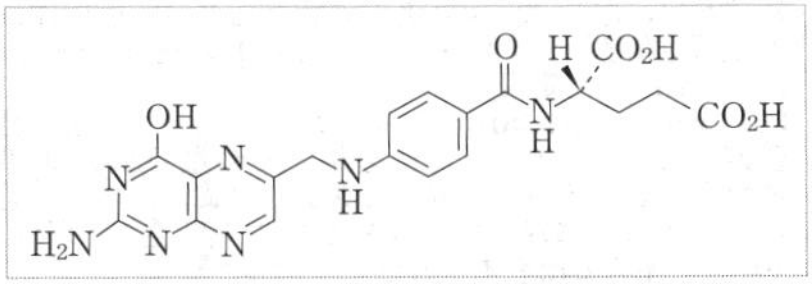

folic acid antagonists 葉酸拮抗薬，葉酸拮抗体，抗葉酸薬（アミノプテリン aminopterin，およびアメソプテリン amethopterin，およびアミノアンフォール amino-anfol などの総称）．

folic acid deficiency 葉酸欠乏症［医学］．

folic acid deficiency anaemia 葉酸欠乏性貧血［医学］．

fo·lie [fɔlíː] [F] ① 精神病．② 狂気，= insanity.

f. à deux 2人組精神病，感応精神病（一人の精神病者の影響を受けて類似の精神症状を呈するようになるもの），= communicated insanity.

f. alternate 交代精神病［医学］（循環精神病の典型で，躁状態とうつ状態が頻繁かつ規則的に交代する．rapid cycler の一型で，フランス語に由来）．

f. de doute [F] 疑惑癖（強迫神経症）．

f. du pourquoi 質問癖（強迫行為の一つ）．

f. gémellaire 双胎精神病．

f. raisonnante 解釈妄想〔症〕［医学］．

Folin, Otto K. O. [fálin] フォリン（1867-1934，スウェーデン生まれで，アメリカに移住した生化学者）．

F. acid molybdate reagent フォリン酸性モリブデン酸試薬（モリブデン酸ソーダ150g を 300mL の水に溶かし，濾過後ブロミン数滴，85％リン酸 80mL，25％硫酸 150mL，90％酢酸 75mL を加え，水で 1L に希釈する）．

F. alkaline copper tartrate reagent フォリンアルカリ性酒石酸銅試薬（酒石酸ナトリウム 12g，または Rochelle 塩 15g，無水炭酸ナトリウム 7g，重曹 20g とを水 600mL に溶かし，別に硫酸銅 5g を水 200mL に溶かしたものと混ぜ，1L に希釈する）．

F.-Benedict-Myer method フォリン・ベネディクト・マイヤー法（尿中のクレアチン定量法で，被検尿 120mL に等量の塩酸規定液を加え，120°C で 30 分間加温，中和してピクリン酸とアルカリで呈色させ，標準重クロム酸カリ液と比色する）．

F.-Berglund method フォリン・ベルグルンド法（正常尿中の糖分を検出するため，Lloyd のアルカロイド液を加え振盪して障害物を除去した後，Folin-Wu 法で定量する）．

F.-Cannon-Denis method フォリン・キャノン・デニス法（アドレナリン検出法で，Folin の尿酸リンタングステン酸試薬と炭酸ナトリウムとを加え，同様に処理した標準液と比色する）．

F.-Ciocalteu reagent フォリン・シオカルテユ試薬（タングステン酸ソーダ 100g，モリブデン酸ソーダ 25g，85％リン酸 50mL，濃塩酸 100mL を水 700mL に溶かしたもので，血中アルカリ性フォスファターゼ定量の試薬），= phenol reagent.

F.-Denis method フォリン・デニス法（① Bence Jones タンパク質定量法（尿を 60°C まで加熱，遠心し，沈殿をアルコールで洗い，乾燥秤量する方法）．② 尿中窒素定量法（タンパク分解後 Nessler 試薬で発色させて比色する）．③ 残余窒素定量法（塩化亜鉛とメタノールで除タンパクした後 Folin-Wu 法で実量する）．④ フェノール定量法（酸性乳酸銀液と膠状鉄液で干渉物を除去し，その濾液 20mL にリンタングステン酸リンモリブデン酸試薬5mLと炭酸ナトリウム飽和液15mLとを加えて比色する)．⑤尿素の定量(Folin-Pettibone 法と同一であるが，糖類の干渉を避けるため，尿を20〜100倍に希釈する)．⑥血中尿酸の定量(酢酸加熱で除タンパクしたものを Benedict-Hitchcock 法で定量する))．

F.-Farmer method フォリン・ファーマー法(総窒素定量法で，主として尿を用いる微量 Kjeldahl 変法を利用し，硫酸で分解したタンパク質にアルカリを加え，標準酸に対してアンモニアを蒸散させ，Nessler 液を加えて比色する)．

F.-Flander method フォリン・フランダー法(馬尿酸の定量法で，5%苛性ソーダ液10mLを尿100mLに加えて乾燥し，硝酸で水解し，クロロホルムで安息香酸を抽出し，フェノールフタレイン指示薬を用いてアルコール化ナトリウムで滴定する)．

F.-Hart method フォリン・ハルト法(アセトン体の検出には，まず Folin 法によりアセトンを定量した後，塩酸とともに残余物を熱すると，二酢酸はアセトンに変化するから，そのアセトンを再び定量する)．

F.-Looney test フォリン・ルーニー試験．

F.-Macallum method フォリン・マカラム法(アンモニア窒素を定量するには，尿に炭酸カリとシュウ酸カリを加え，標準酸に対してアンモニアを蒸散させ，Nessler 液を加えて比色する)．

F.-Malmros micromethod フォリン・マルムロス微量法(微量血糖定量法)．

F.-McEllroy-Peck method フォリン・マケロイ・ペック法(尿中のブドウ糖を検出する方法で，酸性5.9%硫酸銅液5mLと炭酸ナトリウム20%溶液1mLとの合液にリン酸塩，チオシアン塩混合物4〜5gを加え，加熱しながら混濁を生ずるに十分な被検尿を加える．ブドウ糖25mgはこの硫酸銅液5mLを還元する)．

F.-McEllroy reagent フォリン・マケロイ試薬(焦性リン酸100g，リン酸第二ナトリウム30g，無水炭酸ソーダ50gを水1Lに溶かし，これに硫酸銅13gを水200mLに溶かしたものを加える)．

F.-Pettibone method フォリン・ペチボーン法(尿素の微量測定法で，酢酸カリと酢酸を加えて尿素を分解し，苛性ソーダでアンモニアを標準酸液を介して蒸散させ，Nessler 液で比色する)．

F. reagent フォリン試薬(タングステン酸ナトリウム100g，85%正リン酸80mL，水750mLとを混ぜ，徐々に2時間煮る．冷却後1Lに水で希釈する)．

F.-Shaffer method フォリン・シェーファー法(尿酸を定量する方法で，まず硫酸アンモニウムと酢酸ウランの酢酸溶液で尿中のリン酸塩その他を除去し，尿酸を尿酸アンモニウムとして沈殿させて過マンガン酸カリで滴定する)．

F. sugar reagent フォリン糖試薬(第1液として，硫酸銅5gを熱湯に溶かし，冷却後グリセリン60〜70mLを加える．第2液には無水炭酸カリウム125gを水400mLに溶かす．第1液1容と第2液2容とを使用直前に混ぜる)．

F.-Svedberg method フォリン・スヴェドベルグ〔尿素定量〕法(血液濾液にウレアーゼを加えて炭酸アンモニアを生じさせた後，アンモニアを蒸留して，Nessler 法で定量する方法)．

F. tests フォリン試験〔法〕(①尿酸法(タングステン酸濾液をリンタングステン試薬と混じ，発生する青色を標準液と比色する方法)．②アミノ酸窒素法(ダニエルソン変法)(β-naphthoquinone-sulfonic acid により生じるアミノ酸の色調を標準と比色する方法)．③アンモニア定量法(アルカリにより遊離させた尿中のアンモニアを既知量の酸液に集めて滴定する方法)．④クレアチニン法(尿中のクレアチニンはアルカリ溶液ではピクリン酸により赤色を発するから，これを標準液と比べて定量する方法)．⑤タンパク質定量法(タンパク質を酢酸と熱とにより沈殿させ，遠心，水洗，乾燥，秤量する方法))，= Folin methods.

F. theory フォリン説(排泄される窒素の大部分は外界から体内に摂取されたものに由来するので，組織の代謝産物ではない)．

F.-Wright method フォリン・ライト法(尿中窒素の定量法で，塩化鉄補助剤としてリン酸塩酸混合液で分解し，遊離アンモニアを凝縮器を用いずに集める Kjeldahl 法)．

F.-Wu method フォリン・ウー法(①除タンパク血液濾液法(溶血を起こさせた血液にタングステン酸を加えて血液タンパクを沈殿させる方法)．②非タンパク性窒素定量法(血液濾液中の窒素を Kjeldahl 法により測定し，アンモニアは Nessler 法により比色する)．③血糖定量法(血液濾液を硫酸銅液とともに加熱し，リンモリブデン酸を加えて生じる青色を標準液に対して比色する方法)．④総酸度測定法(24時間蓄尿から25mLをフェノールフタレインを指示薬として0.1規定苛性ソーダ液を用いて滴定する))．

F.-Youngburg method フォリン・ヤングブルグ〔尿素定量〕法(尿からイオン交換樹脂ジオライトでアンモニアを除去し，尿素をウレアーゼで分解し，その濾液を Nessler 法で比色する)．

fo·lin·ic ac·id [foulínik ǽsid] フォリン酸 [化] 5-formyl-5,6,7,8-tetrahydropteroylglutamic acid (肝臓，酵母などにある作用因子で，ビタミン欠乏性貧血に対し，葉酸またはビタミン B_{12} 以上の効力があるといわれ，おそらく葉酸の体内活性型であり，Brockman らにより1950年に合成された)，= citrovorum factor, leucovorin.

fo·li·um [fóuliəm] ①葉(器官の)．②葉類(生薬の)．[複] folia.

f. cacuminis 虫部葉，= folium vermis.

f. farfarae ファルファラ葉，= coltsfoot leaves.

f. intergeniculatum [L/TA] (膝状体間葉*)，= intergeniculate leaf [TA].

f. of vermis 虫部葉 [医学].

f. of vermis〔Ⅶ A〕 [TA] 虫部葉，= folium vermis〔Ⅶ A〕[L/TA].

f. vermis 虫部葉(小脳の)．

f. vermis〔Ⅶ A〕 [L/TA] 虫部葉，= folium of vermis〔Ⅶ A〕[TA].

Folius, Caecilius [fóuliəs] フォリウス(1615-1650，イタリアの解剖学者)．[形] folian.

folk-disease 民族病(1国または1民族の一般多数の人が罹っている疾病の抽象的総称名)．

folk medicine 民間療法 [医学].

folk-tailed cercaria 岐尾セルカリア．

folk·lore [fóuklɔ:r] 民間伝承 [医学].

Folli, Francesco [fɔ́li] フォリ(1624-1685，イタリアの医師．フォリ輸血法を考案し(1654)，給血者の静脈には銀製管，受血者の静脈には動物の骨でつくった輸血管を挿入し，これらを連結するために動物の脈管を用いた)．

fol·li·cle [fálikl] ①小胞，卵胞，濾胞．②袋果．

f. atresia 卵胞閉鎖．

f. cell 濾胞細胞，卵胞細胞．

f. hormone 卵胞ホルモン，= follicular hormone, estrin.

f. mite ニキビダニ，毛包虫，毛嚢虫，= pimple mite.

f. nevus 毛包〔性〕母斑．

f. persistence 卵胞存続 [医学] (卵胞が排卵せずに機能を持続すること)．

f. stimulating hormone (FSH) 卵胞刺激ホルモン [医学] (下垂体前葉にあるホルモンで，Graefe 卵胞の成熟を促進し，精管細胞に刺激を与えるもの)，= prolan A, prosylan A, thylakentrin.

f. stimulating hormone-releasing factor (FRF, FSH-RF) 卵胞刺激ホルモン放出因子.

f. stimulating hormone-releasing hormone (FSH-RH) 卵胞刺激ホルモン放出ホルモン〔医学〕.

f.-stimulating principle 卵胞刺激成分, = prolan A.

fol·li·clis [fáliklis] 毛包疹, 毛孔疹(壊疽性丘疹状結核疹の一種で, ほかの一種は acnitis という), = sebaceous folliculitis.

fol·lic·u·lar [fəlíkjulər] 小胞の〔医学〕, 濾胞の〔医学〕.

f. abscess 濾胞性膿瘍.

f. adenocarcinoma 濾胞状腺癌〔医学〕.

f. adenoma 濾胞状腺腫, 小胞状腺腫〔医学〕.

f. angina 小胞性アンギナ〔医学〕, 濾胞性アンギナ〔医学〕.

f. artery 濾胞動脈(脾臓の).

f. atresia 卵胞閉鎖〔症〕〔医学〕.

f. bronchiolitis 濾胞性細気管支炎〔医学〕(膠原病などに伴う).

f. carcinoma 濾胞状癌〔医学〕.

f. cavity 卵胞腔.

f. cell 卵胞細胞, 濾胞細胞〔医学〕, 小胞細胞〔医学〕.

f. center 濾胞中心.

f. center cells 濾胞性中心細胞(B細胞増殖の場であるリンパ濾胞の胚中心にある B細胞).

f. conjunctivitis 小胞性結膜炎, 濾胞性結膜炎〔医学〕.

f. cyst ① 毛包嚢胞〔医学〕. ② 卵胞嚢胞.

f. cystoma 小胞腫〔医学〕.

f. dendritic cell (FDC) 濾胞樹状細胞〔医学〕(リンパ濾胞に存在する樹枝様形態の細胞で, より抗原特異性の高いB細胞の選別に関与すると考えられている).

f. dental cyst 歯嚢性〔歯牙〕嚢腫.

f. eczema 毛包性湿疹〔医学〕.

f. epithelial cell 卵胞〔上皮〕細胞〔医学〕, 濾胞上皮細胞.

f. epithelium 卵胞上皮, 濾胞上皮, 毛包上皮.

f. erosion 小胞性びらん〔医学〕.

f. fluid 卵胞液, = liquor folliculi.

f. gland 胞状腺, 嚢状腺.

f. goiter 濾胞性甲状腺腫〔医学〕(実質性甲状腺腫), = parenchymatous goiter.

f. hormone 卵胞ホルモン.

f. hyperplasia 濾胞性過形成, 濾胞増生〔医学〕.

f. ichthyosis 毛包性魚りんせん〔医学〕, 毛包(孔)性角化症, = keratosis follicularis.

f. impetigo 毛包性膿痂疹.

f. inflammation 濾胞炎症.

f. iritis 小胞性虹彩炎.

f. keratosis 毛包性角化症〔医学〕, = keratosis follicularis.

f. liquid 卵胞液〔医学〕, = liquor folliculi.

f. lutein cell →lutein cell.

f. lymphoblastoma 濾胞性リンパ芽球腫(リンパ節の濾胞が著しく巨大に増殖するが, 悪性度は低く, 放射線に対し高度の感受性を示す. 普通は巨大濾胞性リンパ節症 giant follicular lymphadenopathy と呼ばれている), = Brill-Symmers disease.

f. lymphoma 濾胞性リンパ腫〔医学〕.

f. mite ニキビダニ, 毛包虫, 毛嚢虫, = pimple mite.

f. nodular non-Hodgkin disease 濾胞性結節性非ホジキン病〔医学〕.

f. non-Hodgkin disease 濾胞性非ホジキン病〔医学〕.

f. odontoma 濾胞性歯牙腫.

f. ovarian cells 卵巣濾胞細胞, 卵胞細胞.

f. pharyngitis 濾胞性咽頭炎〔医学〕, = granular pharyngitis.

f. phase 卵胞期〔医学〕.

f. phase menstruation 卵胞期月経〔医学〕.

f. psoriasis 濾胞性乾癬(せん)〔医学〕.

f. ripening 卵胞成熟〔医学〕.

f. rupture 卵胞破裂, = rupture of follicle.

f. sheath 毛包上皮鞘, 嚢状鞘.

f. stigma 卵胞斑〔医学〕(卵胞破綻口).

f. stomatitis 濾胞性口内炎〔医学〕.

f. syphilid(e) 毛包〔性〕梅毒疹.

f. tonsil 濾胞性扁桃炎〔医学〕.

f. tonsillitis 濾胞性扁桃炎.

f. trachoma 濾胞性トラコーマ, = granular trachoma.

f. tumor 皮脂小胞腫.

f. ulcer 濾胞性潰瘍.

f. vulvitis 濾胞性外陰炎.

f. xeroderma 毛孔性乾皮症, = keratosis pilaris.

fol·lic·u·li [fəlíkjulai] 小胞, 毛嚢(folliculus の複数).

f. linguales 舌小胞, = folliculi linguae.

f. ovarici vesiculosi [L/TA] 胞状卵胞, = vesicular ovarian follicle [TA].

f. sennae センナ果, = fructus sennae.

fol·lic·u·lin [foulíkjulin] ホリクリン, = estrone.

f. hydrate ホリクリン水化物, = estriol.

fol·lic·u·li·tis [fəlìkjuláitis] 毛包炎, 毛嚢炎〔医学〕, 濾胞炎.

f. abscedens infantum 小児膿瘍性毛包炎.

f. agminata parasitaria 寄生虫性密集性毛包炎(生毛部の深部白癬), = trichophytia profunda corporis.

f. atrophicans 萎縮性毛包炎, = alopecia atrophicans.

f. barbae 白癬性毛瘡, = sycosis vulgaris.

f. decalvans 禿髪性毛包炎, = pseudoalopecia atrophicans crustosa, Quinpuand disease.

f. eczematosa 湿疹状毛包炎.

f. gonorrhoica 淋菌性濾胞炎(Littré 腺淋疾).

f. keloidea occiqitalis 後頭部ケロイド性毛包炎.

f. mercurialis 水銀性毛包炎.

f. nuchae scleroticans 項部硬化性毛包炎, = dermatitis papillaris capillitii Kaposi.

f. paraurethralis 副尿道炎性毛嚢炎.

f. rubra 紅色毛包炎(Wilson, E.), = keratosis pilaris faciei.

f. staphylogenes ブドウ球菌性毛包炎, = staphylodermia follicurum superficialis.

f. superficialis acuta 急性表在性毛包炎(ボックハルト膿痂疹).

f. trichophytica 白癬性毛包炎, = kerion celsi.

f. ulcerosa tropica 熱帯潰瘍性毛包炎, = Oriental boil.

fol·lic·u·lo·ma [fəlìkjulóumə] ① 濾胞腫(卵胞から発生する良性腫瘍). ② 毛包腫〔医学〕.

fol·lic·u·lo·sis [fəlìkjulóusis] 濾胞症〔医学〕, 小胞症.

f. conjunctivae 結膜濾胞症(濾胞性結膜炎).

folliculovestibular fistula 女子尿道周囲瘻孔.

fol·lic·u·lus [fəlíkjuləs] 小胞〔医学〕, 濾胞, 卵胞, = follicle. 複 folliculi.

f. lingualis 舌濾胞.

f. oophorus primarius 原始卵胞.

f. oophorus vesiculosus 発育卵胞(胞状卵胞), = graafian follicle.

F

f. pili [L/TA] 毛包, = hair follicle [TA].

f. solitarius 孤立リンパ小節, = nodulus lymphaticus solitarius.

Følling, Ivar A. [fɔ́liŋ] フォリング(1888-1973, ノルウェーの医師).

F. disease フォリング病(フェニル焦性ブドウ酸尿性魯鈍とも呼ばれ, 劣性因子として遺伝される疾患で, 極度の魯鈍, サル様挙動, 手指の固定的運動, 皮膚の光線過敏, 青色強膜, 美髪などを特徴とし, フェニルアラニン代謝異常の結果, 多量のフェニル焦性ブドウ酸を尿中に排泄する), = phenylketonuria.

fol·li·stat·in [fàlistǽtin] フォリスタチン.

Follmann bal·a·ni·tis [fálmən bæ̀lənáitis] フォルマン亀頭炎(硬結を伴わない亀頭包皮炎).

follow-on milk フォローアップミルク, = follow-up milk.

follow-through study 継続追跡調査 [医学].

follow-up 継続管理 [医学].

follow-up milk フォローアップミルク(鉄欠乏の予防を主目的として幼児に用いられる).

follow-up study 追跡調査 [医学].

following reaction to light 光追視反応 [医学].

fo·men·ta·tion [fòuməntéiʃən] 湿布, 湿布薬(剤).

fo·mes [fóumi:z] ① 媒介物(接触伝染における) [医学]. ② 保温物, = fomite. 複 fomites.

fo·mite [fóumait] 媒介物 [医学], = fomes.

fom·i·tes [fóumiti:z] 媒介物(fomes の複数).

fo·mi·vir·sen [fàməvə́:rsən] ホミビルセン(抗サイトメガロウイルス化学療法剤).

fo·na·zine mes·y·late [fánəzi:n mésileit] ホナジンメシレート ㊗ 10-[2-(dimethylamino)propyl]-*N*,*N*-dimethylphenothiazine-2-sulfonamide monomethanesulfonate $C_{20}H_{29}N_3O_5S_3$ (セロトニン阻害薬).

Fonio, A. [fóniou] フォニオ(1889生, スイスの血液学者).

F. solution フォニオ〔溶〕液(14%硫酸マグネシウム溶液で, 血小板の間接計算法において血液に混ぜて用いる).

F. thrombocytometry フォニオ栓球計算法(フォニオ液を皮膚面に点じ, その中央を穿刺して得られる血液を液と混和してガラス板の上に塗布した標本で, 赤血球1,000個に対する比を求める間接計算法).

Fon·se·caea [fànsi:sí:ə] フォンセカエア属(黒色真菌の一種. 1911年ブラジルの Pedroso により発見された皮下真菌症の原因菌 *F. pedrosoi* などが含まれる).

fon·tac·to·scope [fantǽktəskoup] フォンタクトスコープ(液体または気体の放射能を測定するのに用いる).

Fontaine classification フォンティーン分類(閉塞性動脈硬化症の分類. 1～4度まである).

fon·ta·mide [fántəmaid] ホンタミド ㊗ 1-sulfanyl-2-thiourea (サルファ剤の一つ), = badional.

Fontan, François M. [fɔ:ntán] フォンタン(1929生, フランスの胸部外科医).

F. operation フォンタン手術(三尖弁閉鎖, 肺動脈弁狭窄または閉鎖を合併した単心室に対する手術法, 右房と肺動脈を吻合, 三尖弁または肺動脈弁の修復を行う).

Fontana, Abada Felice [fɔntá:na] フォンタナ(1730-1805, イタリアの生理学者).

F. canal フォンタナ管(虹彩, 角膜, 強膜との接合点, 毛様管), = sinus venosus sclerae, canal of Schlemm, c. of Lauth.

F. mask フォンタナ仮面(切断した神経幹に出現する横ヒダ), = Fontana markings.

F. spaces フォンタナ間隙(櫛状靱帯の線維の間にある間隙で, 前眼房と静脈洞との連絡部), = spatia anguli iridis, space of iridocorneal angle.

Fontana, Arturo [fɔntá:na] フォンタナ(1873-1950, イタリアの皮膚科医).

F.-Masson silver stain フォンタナ・マソン銀染色〔法〕.

F. stain フォンタナ染色〔法〕, フォンタナ〔梅毒スピロヘータ〕染色液(① 固定液(氷酢酸1mL, ホルマリン2mL, 水100mL). ② 媒染剤(フェノール1mL, タンニン酸5g, 水100mL). ③ 0.25%硝酸銀溶液).

fontanel reflex 泉門反射, = Gruenfelder reflex.

fon·ta·nelles [fàntənélz] [TA] 泉門, = fonticuli cranii [L/TA].

Fonte meth·od [fánti méθəd] フォンテ法(抗酸菌染色法で, カルボルフクシン染色したものを無水アルコール1と酢酸2との混合液で脱色し, グラム法で処理し, ビスマルク褐で後染色する).

fonticuli cranii [L/TA] 泉門, = fontanelles [TA].

fon·tic·u·lus [fantíkjuləs] 泉門, = fontanel. 複 fonticuli.

f. anterior [L/TA] 大泉門, = anterior fontanelle [TA].

f. anterolateralis [L/TA] 前側頭泉門, = sphenoidal fontanelle [TA].

f. mastoideus [L/TA] 後側頭泉門, = mastoid fontanelle [TA].

f. posterior [L/TA] 小泉門, = posterior fontanelle [TA].

f. posterolateralis [L/TA] 後側頭泉門, = mastoid fontanelle [TA].

f. sphenoidalis [L/TA] 前側頭泉門, = sphenoidal fontanelle [TA].

fon·ti·nine [fántinin] ホンチニン(マスの一種の精子から得られるプロタミン).

Food and Drug Administration (FDA) 食品医薬品局(アメリカの保健人的サービス省の一部門).

Food Hygiene Law 食品衛生法 [医学].

food [fú:d] 食品, 食物 [医学], 栄養物, = aliment, nourishment.

f. account 食物摂取量計測 [医学].

f. additive 食品添加物 [医学](食品の製造過程, あるいは食品の加工や保存の目的で食品に添加, 混和される物質).

f. adulteration 食品不純物混和 [医学].

f. allergy 食物アレルギー(摂取した食物に含まれる物質によって起こる過敏症反応).

f. analysis 食品分析 [医学].

f. assimilation 食物同化〔作用〕 [医学].

f. asthma 食事(物)性喘息.

f. availability 食糧利用性 [医学].

f. aversion 食物忌避.

f. avoidance 食物忌避 [医学].

f. balance program 食糧需給計画 [医学].

f. balance sheet 食料需給 [医学].

f. ball 食物球, = phytobezoar.

f.-borne 食物媒介性の.

f.-borne botulism 食餌性ボツリヌス症.

f.-borne disease 食物性伝染疾患 [医学], 食物媒介疾患(病).

f.-borne infection 食物性感染, 食物媒介感染.

f. chain 食物連鎖 [医学].

f. chemistry 食品化学 [医学].

f. color 食用染料 [医学].

f. coloring agent 食用色素 [医学], 食品用着色料.

f. composition 食品組成 [医学].

f. composition table 食品成分表 [医学].

f. constitution 食品構成 [医学].

f. consumption 食品消費 [医学].

f. contamination 食品汚染〔医学〕.
f. conveyor 配膳車〔医学〕.
f. culture 食文化〔医学〕.
f. cycle 食物循環〔医学〕.
f. deficiency disease 食物欠乏疾患〔医学〕.
f. dependent exercise induced anaphylaxis 食物依存性運動誘発アナフィラキシー〔医学〕.
f. deprivation 摂食妨害〔医学〕.
f. deterioration 食品変敗〔医学〕.
f. digestion 食物消化〔医学〕.
f. ecology 食〔物〕生態学〔医学〕.
f. efficacy 飼料効率〔医学〕.
f. exchange list 食品交換表(栄養価の等しい食品の表).
f. fad 流行食〔医学〕.
f. fever 食事熱(消化不良による発熱).
f. flavor 食品香料〔医学〕.
f. for children 小児用食〔医学〕.
f. frequency questionnaire (FFQ) 食物摂取頻度調査票(食物リストと摂取頻度の質問紙法で栄養と慢性疾患の関連を疫学的に調査する).
f. groove 食溝.
f. group 食品群(おもな栄養素にしたがって食品を分類したもの).
f. habit 食性.
f. handling 食品処理〔医学〕.
f. hygiene 食品衛生〔医学〕.
f. hypersensitivity 食品性過敏症(性)〔医学〕, 食物過敏症(食物中のアレルゲンによる過敏症. I型アレルギーに属する).
f. idiosyncrasy 食物特異体質〔医学〕.
f. impaction 食片圧入.
f. industry 食品工業〔医学〕.
f. infection 食物伝染〔医学〕, 食物感染.
f. inspection 食品監視〔医学〕.
f. intake 摂食〔医学〕.
f. intolerance 食物不耐〔症〕〔医学〕.
f. irradiation 食品照射〔医学〕.
f. item 食〔品〕材料〔医学〕.
f. labeling 食品内容標示〔医学〕.
f. microbiology 食品微生物学〔医学〕.
f. nutritive value 食品栄養価〔医学〕.
f. packing 食品包装〔医学〕.
f. pattern 食〔生活〕パタン〔医学〕.
f. plant 食用植物〔医学〕.
f. poisoning 食中毒〔医学〕.
f. preferences 食物の嗜好〔医学〕.
f. preparation 食品調製〔医学〕.
f. preservation 食品保存〔医学〕, 食品貯蔵〔医学〕.
f. preservative 食品保存料〔医学〕, 食品用防腐剤.
f. processing 食品加工〔医学〕.
f. processing industry 食品加工業〔医学〕.
f. production 食糧生産〔医学〕, 食品生産〔医学〕.
f. residue 食物残渣〔医学〕.
f. safety 食品保健.
f. sanitation 食品衛生〔医学〕, = food hygiene.
f. sanitation inspector 食品衛生監視員〔医学〕.
f. sanitation manager 食品衛生管理者〔医学〕.
f. sanitation supervisor 食品衛生管理者.
f. science 食品科学〔医学〕.
f. selection 食物の選択〔医学〕.
f. sensitivity 食物感受性.
f. service 給食〔医学〕.
f. spoilage 食物汚損〔医学〕.
f. substitution table 食品交換表〔医学〕.
f. supply 食品供給〔医学〕.
f. table 食品表〔医学〕.
f. taboo 食物禁忌〔医学〕.
f. technology 食品工学〔医学〕.
f. vacuole 食胞〔医学〕(摂取した食物を貯える小胞), = digestive vacuole.
f. value 栄養価〔医学〕.
f. vending machine 食品自動販売機〔医学〕.
f. yolk 卵黄質, = deutoplasm.
food·stuff [fú:dstæf] 食品材料, 食糧品.
Foot-and-mouth disease virus 口蹄疫ウイルス(ピコルナウイルス科のウイルス).
Foot, N. C. [fút] フート(アメリカの病理学者).
F. methods フート法(① 網状線維の染色法で, Bielschowsky の変法. ② 神経線維の染色法で, Cajal の変法).
F. reticulin impregnation stain フット・レチクリン透浸染色〔法〕.
foot [fút] [TA] ① 足, = pes [L/TA]. ② フィート(ヤール・ポンド法における長さ, 距離の単位の一つで, 1ヤールの1/3).
f.-and-mouth disease 口蹄疫(ウシそのほかの偶蹄類を侵す急性伝染病で, 1898年に Loeffler と Frosch により発見されたウイルス病), = epizootic stomatitis.
f.-and-mouth disease virus vaccine 口蹄疫ワクチン(口蹄疫に対するペプチドワクチン).
f. bath 足浴, = pediluvium.
f. board 足板〔医学〕.
f.-candle フート燭(照度の単位で, 1燭光力の標準灯が1フィートの距離から表面を照らすときの照明の強さ. 1 foot-candle = 1.0764 milliphots).
f.-candle meter フート燭計, = lux meter.
f.-candle unit フート燭単位.
f. cell 足細胞.
f. clonus 足間代性痙攣〔医学〕, 足クローヌス, 足〔首〕間代, = ankle clonus.
f. clonus center 足間代中枢(第5腰髄と第1仙髄との間にある).
f. delivery 足位分娩〔医学〕.
f. disease 足部疾患〔医学〕.
f.-drop 下垂足, 垂足, = dangle foot.
f.-flat 足底接地(立脚期のうち, 踵接地後に同側の足底全体が床についた時点).
f. joint 足の関節〔医学〕.
f.-pad reaction (FPR) 足蹠(せき)反応(マウスやラットの足蹠に特異抗原を皮下や血管に入らないよう注射し, 24～48時間後に局所の発赤腫脹をみる. 遅延型アレルギーの in vivo 検出法である).
f. pat 足踏み運動〔医学〕.
f. phenomenon 足現象, = foot clonus.
f. plate ①アブミ骨底. ② 足板, = sucker apparatus, podium.
f.-pound (ft-lb) フットポンド(エネルギーの単位, 重力と反対方向へ1ポンドの重さの物体を1フィート動かすのに必要な力).
f.-pound-second unit FPS 単位(長さ foot, 質量 pound, 時間 second で表す単位), = FPS unit.
f. presentation 足位, = footling presentation.
f.-print ① 足跡(あしあと). ② 足底紋(乳児の足底紋で, 指紋と同一の目的に利用される), = ichnogram. ③ 足〔圧〕痕〔医学〕.
f. process 小足, = pedicle.
f. process disease 足突起病.
f. region [TA] 足の部位*, = regio pedis [L/TA].
f. rot 腐蹄〔症〕〔医学〕.
f. rot of cattle ウシ足腐敗症(*Fusobacterium necrophorum* の感染による).
f. rot of sheep ヒツジ足腐敗症(湿った牧場においてヒツジの足に *Fusobacterium necrophorum* が感染して発生する疾患).

f. sole 足のうら，足底.
f. spring 足ばね〔医学〕.
f. stasis 塹壕足，= trench foot.
f. stool 踏台〔医学〕.
f. valve フート弁〔医学〕.
football knee フットボール膝(フットボール競技者にみられる腫脹して柔らかく微痛のある膝).
football sign フットボール徴候〔医学〕.
foot·ed·ness [fútidnis] 利き足〔医学〕.
foot·ling [fútliŋ] 足位，足位分娩.
f. presentation 足位〔医学〕.
foot·plate [fútplèit] [TA] アブミ骨底，= basis stapedis [L/TA].
footprinting analysis フットプリント分析.
foo·ya·site [fú:jəsait] (等軸晶系に属する結晶形).
for disinfection 消毒用〔医学〕.
for·age [fáriʤ] ① 電気凝固法(細線状導子を用いて膀胱内手術を行い，または関節の隣接骨端を穿孔して排液を行うための鑽孔法. Luyr). ② 飼料(ウシ，ウマの)，まぐさ(秣).
f. disease まぐさ病，暈倒病，= staggers, leukoencephalitis.
f. poisoning まぐさ(秣)中毒(ウマの).
fo·ra·men [fɔ:réimən, fər-] 孔. 複 foramina.
f. apicis dentis [L/TA] 歯根尖孔，= apical foramen [TA].
f. caecum [L/TA] 盲孔，= foramen caecum [TA].
f. caecum linguae [L/TA] 舌盲孔，= foramen caecum of tongue [TA].
f. caecum medullae oblongatae [L/TA]〔延髄〕盲孔*，= foramen caecum of medulla oblongata [TA].
f. caecum of medulla oblongata [TA]〔延髄〕盲孔*，= foramen caecum medullae oblongatae [L/TA].
f. caecum of tongue [TA] 舌盲孔，= foramen caecum linguae [L/TA].
f. caecum posterius 後盲孔(延髄の前裂の終末により形成される橋端下の盲孔)，= foramen caecum of Vicq d'Azyr.
f. cecum ossis frontalis 前頭骨の盲孔(前頭稜と鶏冠の間に形成される盲孔).
f. centrale 中心窩，= fovea centralis.
f. costotransversarium [L/TA] 肋横突孔，= costotransverse foramen [TA].
f. diaphragmatis 鞍膜孔(トルコ鞍の)，= sellae.
f. epiploicum [L/TA] 網嚢孔，= epiploic foramen [TA].
f. ethmoidale anterius [L/TA] 前篩骨孔，= anterior ethmoidal foramen [TA].
f. ethmoidale posterius [L/TA] 後篩骨孔，= posterior ethmoidal foramen [TA].
f. herniation 大孔ヘルニア〔医学〕.
f. incisivum 切歯孔(顎骨間前方にあるY字状管)，= foramen of Stensen, lateral incisor f..
f. infraorbitale [L/TA] 眼窩下孔，= infra-orbital foramen [TA].
f. intermesocolica transversa 横行結腸間膜間孔.
f. interventriculare [L/TA] 室間孔，= interventricular foramen [TA].
f. intervertebrale [L/TA] 椎間孔，= intervertebral foramen [TA].
f. ischiadicum majus [L/TA] 大坐骨孔，= greater sciatic foramen [TA].
f. ischiadicum minus [L/TA] 小坐骨孔，= lesser sciatic foramen [TA].
f. jugulare [L/TA] 頸静脈孔，= jugular foramen [TA].
f. lacerum [L/TA] 破裂孔(頭蓋底において側頭骨の錐体すなわち岩様部と蝶形骨との間にある)，= foramen lacerum [TA].
f. lacerum anterius 前破裂孔，= fissura orbitalis superior.
f. lacerum medium 正中破裂孔.
f. lacerum posterius 後破裂孔，= jugular foramen.
f. magnum [L/TA] 大〔後頭〕孔，= foramen magnum [TA].
f. mandibulae [L/TA] 下顎孔，= mandibular foramen [TA].
f. mandibulare 下顎孔，= inferior dental foramen, mandibular f..
f. mastoideum [L/TA] 乳突孔，= mastoid foramen [TA].
f. mentale [L/TA] オトガイ孔，= mental foramen [TA].
f. nervosum 神経孔(蝸牛神経を通すラセン板の鼓室唇にある孔).
f. nutricium [L/TA] 栄養孔，= nutrient foramen [TA].
f. obturatum [L/TA] 閉鎖孔，= obturator foramen [TA].
f. occipitale magnum 大後頭孔(大孔ともいう).
f. of Bochdalek hernia ボホダレク孔ヘルニア.
f. of Luschka ルシュカ孔.
f. of Magendie マジャンディー孔(第四脳室の正中孔)，= median aperture of fourth ventricle.
f. of Monro(e) モンロー孔，= interventricular foramen.
f. of Morgagni モルガニー孔〔医学〕.
f. of Retzius レチウス孔(第四脳室外側口).
f. of sellar diaphragm 鞍隔膜孔，= foramen diaphragmatis sellae.
f. of superior recess of omental bursa 網嚢上窩孔，= foramen recessus superioris bursae omentalis.
f. of Winslow ウインスロー孔〔医学〕.
f. omentale [L/TA] 網嚢孔，= omental foramen [TA].
f. opticum 視神経孔.
f. ovale [L/TA] 卵円孔，= foramen ovale [TA], foramen ovale cordis [TA].
f. ovale cordis [L/TA] 卵円孔，= foramen ovale [TA].
f. palatinum majus [L/TA] 大口蓋孔，= greater palatine foramen [TA].
f. palatinum minus 小口蓋孔.
f. parietale [L/TA] 頭頂孔，= parietal foramen [TA].
f. petrosum [L/TA] 錐体孔(卵円孔の後方に時にみられる小孔で，小錐体神経が通る)，= foramen petrosum [TA].
f. processus transversi 横突孔(頸椎の両横突起にある孔で，上位6頸椎では椎骨動・静脈が通る).
f. pterygopalatinum 翼口蓋孔.
f. quadratum 方形孔，= foramen venae cavae.
f. repugnatorium 防衛孔.
f. rotundum [L/TA] 正円孔，= foramen rotundum [TA].
f. sclerale 強膜孔.
f. singulare [L/TA] 単孔(後半規管膨大部への神経を通す内耳道底部の下窩にある孔)，= foramen singulare [TA].
f. sphenopalatinum [L/TA] 蝶口蓋孔(口蓋骨の眼窩突起，および蝶形骨突起との間にある孔)，= sphe-

nopalatine foramen [TA].
f. spinosum [L/TA] 棘孔(蝶形骨後角に接する大翼の孔. 中硬膜動脈と三叉神経の硬膜枝が通る), = foramen spinosum [TA].
f. stylomastoideum [L/TA] 茎乳突孔, = stylomastoid foramen [TA].
f. supraorbitale 眼窩上孔, = supraorbital incisura.
f. thyroideum [L/TA] 甲状孔, = thyroid foramen [TA].
f. transversarium [L/TA] 横突孔, = foramen transversarium [TA].
f. venae cavae [L/TA] 大静脈孔, = caval opening [TA].
f. venae minimae 最小静脈孔.
f. venosum [L/TA] 静脈孔(蝶形骨静脈孔), = sphenoidal emissary foramen [TA].
f. vertebrale [L/TA] 椎孔, = vertebral foramen [TA].
f. vertebroarteriale 椎骨動脈孔(横突孔のこと).
f. zygomaticofacial [L/TA] 頬骨顔面孔, = zygomaticofacial foramen [TA].
f. zygomaticofaciale 頬骨顔面孔(頬骨前面にある孔. 頬骨顔面神経と血管が通る), = malar foramen, zygomaticofacial f..
f. zygomaticoorbitale [L/TA] 頬骨眼窩孔(各頬骨の眼窩面にある2個の孔で, 三叉神経頬骨枝を涙腺動脈枝が通る), = zygomatico-orbital foramen [TA].
f. zygomaticotemporale [L/TA] 頬骨側頭孔(頬骨の側頭表面にある孔で, 頬骨側頭枝が通る), = zygomaticotemporal foramen [TA].
foramens of Key-Retzius キー・レチウス孔(第四脳室の両側にある孔で, 大槽に開くもの), = foramens of Luschka.
fo·ram·i·na [fɔːrǽminə, fər–] 孔(foramen の複数).
f. alveolaria [L/TA] 歯槽孔, = alveolar foramina [TA].
f. cartilaginis meatus 外耳道軟骨孔, = incisura cartilaginis meatus acustici externi.
f. cribrosa [L/TA] 篩孔, = cribriform foramina [TA].
f. gubernacularia 導帯孔.
f. incisiva [L/TA] 切歯孔, = incisive foramina [TA].
f. interalveolaria 歯槽間孔.
f. intervertebralia [L/TA] 椎間孔, = intervertebral foramina [TA].
f. nasalia [L/TA] 鼻骨孔*, = nasal foramina [TA].
f. nervosa [L/TA] 神経孔*, = foramina nervosa [TA].
f. palatina minora [L/TA] 小口蓋孔, = lesser palatine foramina [TA].
f. papillaria [L/TA] 乳頭孔, = openings of papillary ducts [TA].
f. papillaria renis 腎乳頭孔(腎乳頭先端にある集合管が合流してできる乳頭管の開口).
f. parietalia permagna 過大頂頭孔, = congenital parietal lacunae.
f. sacralia 仙骨孔(前後がある).
f. sacralia anteriora [L/TA] 前仙骨孔, = anterior sacral foramina [TA].
f. sacralia dorsalia 後仙骨孔(仙骨背面上の4対の孔で, 仙骨神経の後枝が通る).
f. sacralia pelvina 前仙骨孔(仙骨の骨盤側表面にある4対の孔で, 仙骨神経の前枝が通る).
f. sacralia posteriora [L/TA] 後仙骨孔, = posterior sacral foramina [TA].
f. venarum minimarum [L/TA] 最小静脈孔, = openings of smallest cardiac veins [TA].
foraminal encroachment 椎間孔狭窄.
foraminal hernia 網嚢孔ヘルニア(ウィンスロー孔を通過する脱腸), = hernia epiploica.
foraminal herniation 大孔ヘルニア.
foraminal node 網嚢孔リンパ節, = nodus foraminis.
foraminal stenosis 椎間孔狭窄.
Fo·ram·i·nif·e·ra [fɔːræminífərə, fɔ́ːrəm–] 有孔虫目(根足虫綱の一目), = foraminifers.
fo·ram·i·nif·er·ous [fɔːræminífərəs] 有孔の.
for·am·i·not·o·my [fɔːræminátəmi] 椎間孔天蓋切除術(椎間孔の上板を切除する手術で, 脊髄神経の圧迫症に対する療法).
fo·ra·min·u·lum [fɔːrəmínjuləm] 小孔. 複 foraminula.
fo·ra·tion [fɔːréiʃən] 穿孔術, 円鋸術.
Forbes am·pu·ta·tion [fɔ́ːbz æmpjuːtéiʃən] フォーブス切断法(踵骨, 距骨, 舟状骨, および立方骨の一部を除く足の切断).
Forbes, A. P. [fɔ́ːbz] フォーブス(アメリカの医師).
F.-Albright syndrome フォーブス・オルブライト症候群(先端(肢端)巨大症を伴わない下垂体腫瘍).
Forbes, Gilbert B. [fɔ́ːbz] フォーブス(1915生, アメリカの小児科医).
F. disease フォーブス病〔医学〕, = type 3 glycogenosis.
Forbes, John [fɔ́ːbz] フォーブス(1787-1861, イギリスの医師).
F. emulsion of oil of turpentine フォーブス乳剤, = emulsio olei terebinthinae fortior.
for·bid·den [fɔːbídən] 禁止の, 禁制の.
f. clone 禁止クローン〔医学〕(生体での免疫系の発達過程で, 自己抗原に対応したリンパ球クローンは胸腺内で消去されるという説).
f. line 禁制線〔医学〕.
f. transition ① 禁制遷移. ② 禁制転移(核関係の場合).
force [fɔ́ːs] ① 力(ちから)〔医学〕(物体が加速度運動をするとき, この物体に力が作用するという). ② 動力, 活力, 精力, 効力, = power, strength. 形 forceful, forcible, forced.
f. constant 力の定数〔医学〕.
f. of gravity 重力.
f. of inertia 慣性の力(慣性抵抗).
f. of mortality 死力〔医学〕.
f. plate 板床反力測定プレート〔医学〕, 床反力測定板.
f. sense 力感覚.
f.-velocity curve 力・速度曲線〔医学〕.
f.-velocity length relations 力・速度・長さ関係.
forced [fɔ́ːst] 強迫した, 強制した.
f. alimentation 強制栄養〔法〕.
f. attitude 強制体位〔医学〕, 強制態勢(脳膜炎などにみられる病固有性態勢).
f. beat 強制拍動〔医学〕(人工的刺激により生ずる期外収縮).
f. breathing 努力呼吸〔医学〕, 強制呼吸.
f. circling 強制円運動〔医学〕.
f. circulation 強制循環〔医学〕.
f. convection 強制対流〔医学〕.
f. crying 強迫泣き〔医学〕, = forced weeping.
f. cycle 強制周期(強制拍動による心房あるいは心室の短縮周期).
f. delivery 強制分娩〔医学〕, 暴力分娩, 急速遂娩.
f. diuresis 強制利尿〔医学〕.

f. draft 強制通風〔医学〕.
f. duction 強制ひき運動, = passive duction.
f. expiration 深呼息〔医学〕, 強制呼出.
f. expiration curve 努力呼気曲線〔医学〕.
f. expiratory flow 努力呼気流量率〔医学〕.
f. expiratory flow percent 努力呼気流〔量〕率〔医学〕.
f. expiratory flow rate 努力呼気流〔量〕率〔医学〕, 強制呼気速度.
f. expiratory volume (FEV) 努力肺活量〔医学〕, 努力呼出肺気量.
f. expiratory volume in 1 second 一秒量(1秒間努力呼気容量).
f. expiratory volume percent in one second 一秒率.
f. feeding 強制栄養〔医学〕, 強制給食.
f. foot 行軍足〔医学〕(強行軍の後に起こる疼痛で, 多く第4足底骨の骨折による), = march foot.
f. grasping 強制把握, 強迫にぎり.
f. grasping reflex 強制にぎり反射〔医学〕, = forced grasp reflex.
f. hallucination 強迫幻覚〔医学〕.
f. inspiration 努力吸入〔医学〕.
f. inspiratory volume (FIV) 〔最大〕努力吸気肺活量〔医学〕.
f. laugh 強迫笑い.
f. laughter 強迫笑〔医学〕.
f. lubrication 強制潤滑〔医学〕.
f. movement 強制運動〔医学〕.
f. normalization 強制正常化〔医学〕.
f. nutrition 強制栄養法〔医学〕.
f. oscillation 強制振動.
f. posture 強制位〔医学〕, 強制姿勢〔医学〕, 強迫姿勢.
f. redressement 強制整復〔術〕〔医学〕.
f. respiration 強制呼吸〔医学〕(機械的に空気を肺に送り入れること).
f. spirometry 努力呼吸能測定.
f. tremor 強迫振戦〔医学〕, 残存性振戦(随意行動の後に残る神経中枢の律動的刺激によるもの).
f. ventilation 強制換気〔医学〕.
f. version 強制分娩〔医学〕(強行分娩, 強行遂娩), = accouchement forcée.
f. vibration 強制振動.
f. vital capacity (FVC) 努力肺活量〔医学〕.
f. yawn 強迫欠伸.
forceful respiration 努力呼吸.
for·ceps [fɔ́:seps] 鉗子〔医学〕, 摂(鑷)子. 形 forcipial.
f. biopsy 鉗子生検.
f. delivery 鉗子分娩〔術〕〔医学〕.
f. frontalis [L/TA] 小鉗子*, = frontal forceps [TA].
f. major [L/TA] 大鉗子, = major forceps [TA].
f. minor [L/TA] 小鉗子, = minor forceps [TA].
f. occipitalis [L/TA] 大鉗子*, = occipital forceps [TA].
f. operation 鉗子〔手〕術〔医学〕.
f. to aftercoming head 後続児頭鉗子遂娩術.
Forchheimer, Frederick [fɔ́:khaimər] フォルクハイマー(1853–1913, アメリカの医師).
F. sign フォルクハイマー徴候(風疹にみられる口蓋の紅斑).
forcible birth 強行遂娩〔医学〕.
forcible feeding 強制栄養〔医学〕.
forcible investigation 強制捜査.
forcible vomiting 強制嘔吐〔医学〕.
forcing cultivation 促成栽培〔医学〕.
for·ci·pate [fɔ́:sipeit] 鉗子状の.
For·ci·po·my·ia [fɔ̀:sipoumáiə] ホルシポミア〔属〕(ヌカカ〔糠蚊〕科の一属).
for·ci·pres·sure [fɔ̀:sipréʃər] 鉗子圧迫(止血の目的で).
for·cip·u·la [fɔ:sípjulə] 小鉗子.
forcular tourniquet 即席止血帯(ハンカチを棒に巻いてつくるもの), = Spanish windlass.
Ford lau·da·num [fɔ́:d lɔ́:dənəm] フォードラウダナム, = Sydenham laudanum, wine of opium.
Fordyce, John Addison [fɔ́:dais] フォアダイス(1858–1925, アメリカの皮膚科医).
F. condition フォアダイス状態(口腔粘膜に帽針頭大の白斑を生ずる疾患. 独立脂腺).
F. disease フォアダイス病.
F. spots フォアダイス斑〔点〕〔医学〕.
fore– [fɔ:(r)] 前の意味を表す接頭語.
fore [fɔ:(r)] 前方の.
f.-image 前像.
f.-pleasure 前快感(性交において快感に達するまでの期間).
fore·arm [fɔ́:ɑ:m] [TA] 前腕, = antebrachium [L/TA].
f. crutch 前腕〔支持〕杖〔医学〕.
f.-hand index 前腕手指数(手長×100を前腕長で除したもの).
f. sign 前腕徴候, = Leri sign.
f. wrist reflex 前腕反射, = Leri reflex.
fore·brain [fɔ́:brein] [TA] 前脳(終脳と間脳からなる), = prosencephalon [L/TA].
f. vesicle 前脳, 前脳小胞.
fore·care [fɔ́:kɛər] 予防〔法〕〔医学〕.
fore·con·scious [fɔ:kánʃəs] 前意識の, 予備意識の, = coconscious, preconscious.
fore·fin·ger [fɔ́:fiŋgər] 示指(ひとさしゆび), = second finger, index finger.
fore·flow [fɔ́:flou] 前駆流動〔医学〕.
fore·foot [fɔ́:fut] ① 前脚(四足獣の). ② 前足部〔医学〕.
fore·gut [fɔ́:rgʌt] 前腸(口側の腸管), = prosogaster.
fore·head [fɔ́:rid] [TA] 前頭, = sinciput [L/TA], 前額, = frons [L/TA].
f. advancement 前頭前進〔術〕〔医学〕.
f. flap 額皮弁〔医学〕.
f. lamp 額帯灯〔医学〕.
f. position 額位.
f. presentation 前頭位〔医学〕, 額位〔医学〕, = brow presentation.
for·eign [fɔ́(:)rən] 異質の.
f. body 異物〔医学〕.
f.-body appendicitis 異物性虫垂炎.
f. body embolism 異物塞栓症〔医学〕.
f. body giant cell 異物巨細胞.
f. body in airpassage 気道内異物.
f. body in ear 耳の異物〔医学〕.
f. body in eye 眼の異物〔医学〕.
f. body migration 異物の移動〔医学〕.
f. body needle 異物針〔医学〕.
f. body pneumonia 異物性肺炎〔医学〕.
f. body protein 異種タンパク.
f. body reaction 異物反応〔医学〕.
f. body removal 異物除去〔医学〕.
f. matter 異物〔医学〕.
f. protein 異種タンパク〔質〕.
f. protein therapy 異種タンパク〔質〕療法.
f. race 異民族〔医学〕.
f. serum 異種血清〔医学〕(他種の動物に注射する動物血清).

f. substance 異物〔医学〕.
fore·kid·ney [fɔ:kídni] 前腎, = pronephron, pronephros.
Forel, Auguste Henri [fɔ́:rəl] フォレル(1848-1931, スイスの精神医学者).
F. axis フォレルの大脳前後軸.
F. body フォレル体(視床下核, ルイ体, = Luy body, nucleus hypothalamicus.
F. commissure フォレル交連(後前頭前隙を横断して左右ルイ体を連結する線維構造).
F. decussation フォレル交差(泉門交差の前部).
F. field フォレル野(赤核の前端に接する有髄線維の集まりで, 間脳の後下部に著しい), = Forel campus.
F. fornix フォレル円蓋(脳梁を穿通して, 透明中隔を通る線維索), = fornix longus of Forel.
fore·leg [fɔ́:leg] 前脚〔医学〕.
fore·limb [fɔ́:lim] 前脚, 前肢〔医学〕.
fore·ly·ing [fɔ:rláiiŋ] 下垂, 前置.
f. arm 上肢下垂(分娩時の).
f. extremity 四肢脱出, = prolapse of extremity.
f. of arm 上肢下垂(分娩時の).
f. of cord 臍帯下垂〔医学〕.
f. of umbilical cord 臍帯下垂.
f. of uterus 子宮下垂〔症〕〔医学〕, = descensus uteri.
fore·milk [fɔ́:milk] ① 初乳〔医学〕, = colostrum. ② 前乳(搾乳の際最初に採るもの).
fo·ren·sic [fərénsik] 法医学の〔医学〕, 法廷上の.
f. autopsy 司法解剖, 法医解剖.
f. chemistry 裁判化学〔医学〕, 法医化学.
f. dentistry 歯科法医学〔医学〕.
f. examination of blood 血液法医学的検査〔医学〕.
f. medicine 医事法制〔医学〕, 法医学〔医学〕, = legal medicine, medical jurisprudence.
f. odontology 歯科法医学, 法歯学.
f. psychiatry 司法精神医学〔医学〕.
f. psychology 法医心理学〔医学〕, 司法心理学.
f. toxicology 法中毒学(裁判化学), = forensic chemistry, legal chemistry.
fore·pe·ri·od [fɔ́:pi:riəd] 前期(準備信号から刺激を加えるまでの予備期).
fore·play [fɔ́:plei] 前戯〔医学〕.
forequarter amputation 肩甲胸郭間上肢切断.
forequarter amputation prosthesis 肩甲帯〔離断〕義手〔医学〕.
fore·root [fɔ́:ru:t] 前根.
fore·shorten·ing [fɔ́:ʃɔ:tniŋ] フォレショトニング(X線像かX線照射の角度により実際よりも短くみえること).
fore·skin [fɔ́:skin] [TA] 包皮, = preputium penis [L/TA].
f. of penis 包皮, = prepuce of penis.
fore·spore [fɔ́:spɔ:r] 前胞子〔医学〕, 前芽胞.
f. membrane 前芽胞膜, 前胞子膜〔医学〕.
forest limit 森林限界(生育に不適な環境条件によって, 密な森林が成立できなくなる限界), = forest line.
forest line 森林限界, = forest limit.
forest-spring encephalitis 森林春脳炎, = Russian tick-borne encephalitis.
forest-tick encephalitis 森林ダニ脳炎(1937年シベリアで報告されたウイルス性脳炎でアルボウイルスによる).
forest treatment 森林療法, = dasetherapy.
forest yaws 皮膚いちご腫〔医学〕, 皮膚リーシュマニア症, = American leishmaniasis.
Forestier, Jacques [fɔ:restjéi] フォレスティエ(1890-1978, フランスのリウマチ学者).
F. disease フォレスティエ病.
fore·stom·ach [fɔ:stʌ́mək] 前胃.
fore·top [fɔ́:tɑp] 前髪(ウマの額毛).
fore·wa·ter [fɔ́:wɔ:tər] 前羊水〔医学〕(子宮頸管内腔にある羊水).
fore·wing [fɔ́:wiŋ] 前翅.
for·ger·y [fɔ́:ʤəri] 文書偽造.
for·get·ful·ness [fɔ:gétfulnis] 健忘〔医学〕.
fork [fɔ́:k] フォーク, 熊手状の器具.
f. deformity フォーク背状変形〔医学〕(Colles 型の橈骨遠位端骨折のとき, 末梢骨片が, 橈・背側に転位することにより生ずる変形をいう).
f. strap 二叉帯〔医学〕.
Forlanini, Carlo [fɔ̀:ləní:ni] フォルラニニ(1847-1918, イタリアの医師).
F. method フォルラニニ法(肺結核の治療法の一つ), = Forlanini-Morelli method.
-form [fɔ:m] 形状の意を表す接尾語.
form [fɔ́:m] ① 形状, 形態. ② 品種.
f. drag 形状抵抗.
f. elasticity 形状弾性.
f. factor 形状因子.
f. index 形態指数〔医学〕.
f. of heart 心臓形〔医学〕.
f. perception 形状知覚〔医学〕.
f. sense 形態(形状)感覚〔医学〕.
f. vision 形状視〔覚〕〔医学〕.
for·ma [fɔ́:mə] 形(かたち).
Formad, Henry F. [fɔ́:mæd] フォルマッド(1847-1892, アメリカの医師).
F. kidney フォルマッド腎(アルコール中毒患者にみられる拡大した腎臓).
formal charge 形式電荷〔医学〕.
formal concentration 式量濃度〔医学〕.
formal demography 形式人口学〔医学〕.
formal genesis 形態発生.
formal genetics 形式遺伝学〔医学〕.
formal operations 形式的操作〔期〕.
formal potential 見かけ電位〔医学〕.
form·al·de·hyde [fɔ:mǽldihaid] ホルムアルデヒド HCHO(最も簡単なアルデヒドで, 刺激臭をもつ無色気体. 一般にはその40%溶液をホルマリンという), = formaldehydum, formic aldehyde, methanal, methyl aldehyde.
f. acetamide ホルムアルデヒドアセトアミド, = formicin.
f. catgut (アルコールホルムアルデヒド液で煮沸したもの).
f. cresolatum (オルトクレゾール, ホルムアルデヒド水との混合液で歯科消毒薬), = cresolated formaldehyde.
f.-gelatin ホルムアルデヒドゲラチン(水不溶性の白色粉末), = glutoform, glutol.
f.-hydrosulfite ホルムアルデヒドヒドロ亜硫酸塩, = rongalit.
f.-like odor ホルマリン臭〔医学〕.
f. sodium sulfoxylate (昇汞中毒解毒薬), = sodium formaldehyde sulfoxylate, ron-galit, formopan, sodium sulfoxylate, formaldehyde hydrosulfite.
f. solution ホルムアルデヒド液(36%溶液で, メタノールとギ酸とを含む), = liquor formaldehydi, formalin.
f. water ホルマリン水.
form·al·de·hy·do·gen·ic [fɔ:mæ̀ldihàidəʤénik] ホルムアルデヒド発生性の.
for·ma·lin [fɔ́:məlin] ホルマリン(ホルムアルデヒドの37〜40%水溶液), = formol.
f.-ammonium bromide fixing fluid ホルマリン

F

臭化アンモニウム固定液（ホルマリン15mL，水85 mL，臭化アンモニウム2g）.

f.-ether sedimentation concentration ホルマリン・エーテル沈殿濃縮法.

f.-ether sedimentation technique ホルマリン・エーテル沈殿法.

f.-ethyl acetate sedimentation concentration ホルマリン・エチル酢酸沈殿濃縮法.

f. gel test 血清膠化反応.

f. gelatin(e) ホルマリンゼラチン，= glutol.

f. sterilizer ホルマリン消毒器［医学］.

f. test ホルマリン試験（① 梅毒血清にホルマリンを作用させてゲル化させる検査法. = Gate and Papacostas test. ② カラアザール血清1mLに30%ホルマリンを1滴滴下混和して振盪すると15分間で煮卵様に白色硬化する. = formol-gel test）.

for·ma·loin ［fɔ́:məlɔin］ ホルマロイン CH_2-$C_{17}H_{16}O_7$（黄色粉末で，ホルムアルデヒドとアロインの縮合物）.

for·ma·mide ［fɔ́:məmaid］ ホルムアミド $HCONH_2$（ギ酸のアミドで，無色油状液），= methanamide.

for·ma·mi·do ［fɔ̀:məmí:dou］ ホルムアミド基（OHCNH-）.

for·man ［fɔ́:mæn］ ホルマン ㊗chlormethylmenthyl ester $C_{10}H_{19}OCH_2Cl$（空気中の湿気により分解して，塩酸，ホルムアルデヒドおよびメントールを発生する）.

for·mant ［fɔ́:mənt］ フォルマント，形成音［医学］（声の場合音色を決定する一定の振動数帯で，特有的振動数帯である）.

f. region 示性音域［医学］.

for·mate ［fɔ́:meit］ ギ（蟻）酸塩（HCOO- 基）.

for·ma·tio ［fɔ:méiʃiou］ 形成，= formation. 複 formationes.

f. alba 白色体（網様体の内側部で，白色神経線維を多分に含むもの）.

f. bulbaris 嗅球体.

f. grisea 灰色体（灰色神経線維が主成分である網様体の外側部）.

f. reticularis ［L/TA］ 網様体，= reticular formation ［TA］.

f. reticularis spinalis ［L/TA］〔脊髄〕網様体，= spinal reticular formation ［TA］.

f. vermicularis 虫様体（小脳の小葉および扁桃を同一構造としての考え方. Bolk）.

for·ma·tion ［fɔ:méiʃən］ ① 形成，形成物，構造，体. ② 化成. ③ 群系.

f. cell 形成細胞［医学］.

f. constant 生成定数［医学］.

f. of fish vertebra 魚椎形成［医学］.

f. theory 生成説.

for·ma·ti·o·nes ［fɔ:mèiʃióuni:z］ 形成，構造，体（formatio の複数）.

for·ma·tive ［fɔ́:mətiv］ 形成の.

f. blastomere 胚形成性割球.

f. cell 胚細胞，形成細胞.

f. irritation 形成的刺激.

f. osteitis = condensing osteitis.

f. pole 形成極.

f. stimulation 形成刺激［医学］.

f. stimulus 形成的刺激.

f. yolk 形成卵黄.

for·ma·zan ［fɔ́:məzæn］ ホルマザン ㊗ *N*,*N′*-dipheny-formazyl-benzene（塩化トリフェニルテトラゾリウムが脱水素酵素触媒反応において水素と結合して生ずるもの）.

for·ma·zyl ［fɔ́:məzil］ ホルマジル基.

form·board ［fɔ́:mbɔ:d］ 型板（いろいろな異なった型の凹みを刻んだ板で，精神発達度の検査に用いるもの）.

forme ［fɔ́:m］ ［F］ 形，型.

f. fruste ［F］ 不完全型，頓挫型（疾病の諸徴候が十分に発現していない型）.

formed stool 有形便［医学］.

formed visual hallucination 有構造幻視.

for·mi·ate ［fɔ́:mieit］ ギ（蟻）酸塩（HCOO- 基），= formate.

for·mic ［fɔ́:mik］ ① アリの. ② ギ（蟻）酸の.

f. acid ギ（蟻）酸 HCOOH（Fischer が1670年にアリの蒸留物から得た酸），= acidum formicum.

f. aldehyde ホルムアルデヒド，ギ（蟻）酸アルデヒド，= formaldehyde.

f. dehydrogenase ギ（蟻）酸脱水素酵素.

f. ether ギ（蟻）酸エーテル（麻酔作用のある無色液体），= ethyl formate.

formicant pulse ギ（蟻）走脈（アリが歩くような感じの小さい弱い脈）.

for·mi·ca·tion ［fɔ̀:mikéiʃən］ ギ（蟻）走感（脊髄癆などにみられる症状の一つ），= Tinel sign, DTP sign.

f. sign ギ（蟻）走徴候，= Tinel sign.

for·mi·ci·a·sis ［fɔ:misáiəsis］ ギ（蟻）傷症，ギ（蟻）咬症.

For·mic·i·dae ［fɔ:mísidi:］ アリ（蟻）科（昆虫綱，膜翅目の一科. 女王中心のコロニーを営む）.

for·mi·cin ［fɔ́:misin］ ホルミシン ㊗ formaldehyde acetamide $CH_3CONHCH_2OH$.

formicoidea venoms アリ（蟻）毒.

for·mi·din ［fɔ́:midin］ ホルミジン ㊗ methylene di-(iodosalicylic acid) $C_{15}H_{10}O_6I_6$（黄赤色無味の結晶状粉末で，ヨードホルムの代用物）.

for·mi·lase ［fɔ́:mileis］ ギ（蟻）酸酵素（酢酸を不安定性ギ酸に変化させる酵素）.

for·mim·i·do·yl ［fɔ:mímidɔil］ ホルミミドイル基（HC (=NH)-）.

for·min ［fɔ́:min］ フォーミン.

f. salicylate サルチルサンホルミン，= methenamine salicylate.

forming hypothesis 仮説の設定［医学］.

for·mo·cre·sol ［fɔ:məkrí:sɔ:l］ ホルモクレゾール（ホルムアルデヒドとクレゾールとの混合薬で歯科消毒薬），= formaldehydum cresolatum.

for·mo·gua·na·min ［fɔ:mougwǽnəmin］ ホルモグアナミン $C_3H_5N_5$.

for·mol ［fɔ́:rmòul］ ホルモル（ホルマリンのこと），= formalin.

f.-gel test ホルモルゲル試験［医学］（カラアザール診断法の一つで，患者血清1滴をガラス板にとり，ホルムアルデヒド蒸気に暴露すると固化する）.

f.-Müller fluid ホルムアルデヒド添加ミュラー液（Müller 液に2%のホルムアルデヒドを加えたもの）.

f. reaction ホルマリン試験，= formalin test.

f. titration ホルモル滴定［医学］.

f. titration method ホルモル滴定法.

f. toxoid ホルモルトキソイド（ホルマリンにより無毒化した外毒素をいう）.

for·mol·age ［fɔ́:məliʤ］（2%ホルモルを用いて胞虫嚢を洗浄すること）.

formoterol fumarate ホルモテロールフマル酸塩 $(C_{19}H_{24}N_2O_4)_2 \cdot C_4H_4O_4 \cdot 2H_2O$: 840.91（ホルモテロールフマル酸塩水和物，フマル酸ホルモテロール，交感神経 β_2 興奮薬，気管支拡張薬）.（→ 構造式）

for·mu·la ［fɔ́:mjulə］ ① 公式［医学］，形式. ② 処方［医学］. ③ 組成. 複 formulas, formulae.

f. diet 規定食［医学］，= formulated food.

f. feeding 処方栄養［医学］.

f. for viscosity 粘稠度計算式，= viscosity formu-

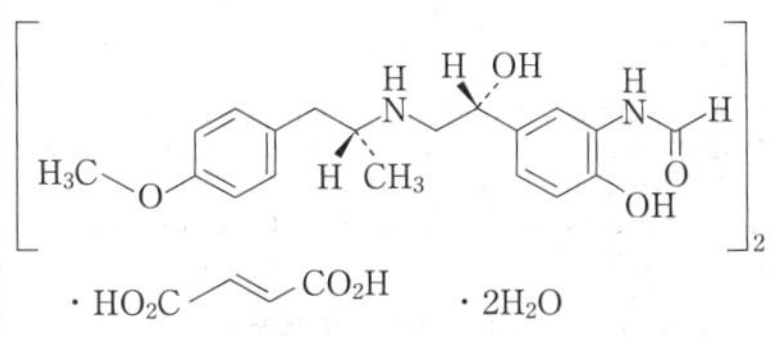

および鏡像異性体

la.

f. milk 調製粉乳〔医学〕.

f. preparation 処方準備.

for·mu·lary [fɔ́:mjuləri] 処方集〔医学〕, 公式集.

f. committee 処方集委員会〔医学〕.

for·mu·late [fɔ́:mjuleit] 公式化する.

for·myl [fɔ́:mil] ホルミル基 (HCO–).

f.-methionyl peptide フォルミルメチオニルペプチド (好中球やマクロファージに対して走化性を誘導するペプチド).

f. pteroic acid ホルミルプテロイック酸.

f. pteroyl glutamic acid ホルミルプテロイルグルタミン酸, = formyl folic acid.

for·myl·ky·nu·re·nine [fɔ̀:milkáinjurəni:n] ホルミルキヌレニン (トリプトファンの代謝中間産物).

for·my·loxy [fɔ̀:milɑ́ksi] ホルミルオキシ基 (OHCO–).

Fornet, Walter [fɔ́:nət] フォルネット (1877 生, ドイツの医師).

F. reaction フォルネット梅毒反応 (梅毒患者血清を進行麻痺患者の血清で重層すると, 綿状反応がそれらの接触面に現れる), = Fornet ring test.

for·ni·cate [fɔ́:nikeit] ① 弓状の. ② 姦通する.

f. convolution 脳梁回, 弓隆回.

for·ni·ca·tion [fɔ̀:nikéiʃən] 私通, 姦淫 (不義の性交).

for·ni·co·lumn [fɔ:nikɑ́ləm] 弓隆の前柱.

for·ni·com·mis·sure [fɔ̀:nikɑ́miʃər] ① 子宮円蓋の交連. ② 脳弓隆交連.

for·nix [fɔ́:niks] [L/TA] ① 脳弓, = fornix [TA]. ② 円蓋. ③ 弓隆. 複 fornices. 形 fornical.

f. cerebri 脳弓隆.

f. column 脳弓柱, = columnae fornicis.

f. conjunctivae 結膜円蓋.

f. conjunctivae inferior [L/TA] 下結膜円蓋, = inferior conjunctival fornix [TA].

f. conjunctivae superior [L/TA] 上結膜円蓋, = superior conjunctival fornix [TA].

f. gastricus [L/TA] 胃円蓋, = fornix of stomach [TA].

f. of lacrimal sac [TA] 涙嚢円蓋, = fornix sacci lacrimalis [L/TA].

f. of pharynx 咽頭円蓋〔医学〕.

f. of stomach [TA] 胃円蓋, = fornix gastricus [L/TA].

f. of vagina 腟円蓋〔医学〕.

f. pharyngis [L/TA] 咽頭円蓋, = vault of pharynx [TA].

f. sacci lacrimalis [L/TA] 涙嚢円蓋, = fornix of lacrimal sac [TA].

f. uteri 子宮円蓋.

f. vaginae [L/TA] 腟円蓋, = vaginal fornix [TA].

f. vestibuli mandibularis 下顎前庭円蓋.

for·o·blique [fɔ̀:rəblí:k] 前方斜位の (膀胱鏡の傾斜について).

Forrest fever フォレスト熱 (ラングーンにみられる熱病で, 放物線状の熱型が特徴で, 3～14 日後解熱する).

Forrester classification フォレスターの分類 (左室充満圧と心係数を使った心機能分類).

Forrester subset フォレスターの血行動態分類 (心筋梗塞の血行動態を肺動脈楔入圧 18mmHg と心係数 2.2L/min/m² によって 4 つのサブセットに分類する).

Forsius–Eriksson albinism フォルシウス・エリックソン白子〔症〕, = ocular albinism.

for·sko·lin [fɔ́:skəlin] フォルスコリン.

Forssell, Goesta [fɔ́:səl] フォルセル (1876–1950, スウェーデンの放射線学者).

F. sinus フォルセル胃洞 (X 線像にみられる胃粘膜ヒダ間の平滑部).

Forssman, John [fɔ́:smən] フォルスマン (1868–1947, スウェーデンの病理学者).

F. antibody フォルスマン抗体〔医学〕(フォルスマン抗原に対する異種抗体. Forssman 抗原陽性の動物 (ヒツジ, モルモット, ウマなど) 組織で陰性の動物 (ウサギなど) を免疫して得られる).

F. antigen フォルスマン抗原〔医学〕(モルモット腎とヒツジ赤血球に共通する抗原として見いだされた糖脂質. 動植物の系統発生学的位置とは無関係に分布するため, 異好抗原とも呼ばれる. 伝染性単核症患者血清中にはこの抗原と特異的に反応する異好抗体が出現する).

F. shock フォルスマンショック〔医学〕(フォルスマン抗体を含んだウサギの血清をフォルスマン抗原をもつモルモットなどの動物に投与したとき, その動物がアナフィラキシー様の症状を呈してショック状態となることをいう. 逆アナフィラキシーの例).

Forssmann, Werner Theodor Otto [fɔ́:smən] フォルスマン (1904–1979, ドイツの外科医. 心臓カテーテル法に関係した発見および血液循環系に与えた病理学上の修正により, A. F. Cournand および D. W. Richards とともに1956年度ノーベル医学・生理学賞を受けた).

F. carotid sinus syndrome 頸動脈洞症候群 (頸動脈洞の過剰刺激により, 血管拡張と心拍出遅延, 血圧低下がひき起こされること).

Förster, Otfried [fɔ́:stər] フェルステル (1873–1941, ドイツの神経科医).

F. operation フェルステル手術 (疼痛個所に相当する脊髄後根を切断する方法), = Förster–Penfield operation.

F. test フェルステル皮膚数字試験 (皮膚に数字を書きそれを認識させる感覚障害の局所診断的試験), = cutaneous numeral test.

for·ster·ite [fɔ́:stərait] ホルステライト $MgSiO_4$ (ケイ酸マグネシウムの一種で密度 3.26 の隕石成分).

For·sy·thia [fɔ:sáiθiə] レンギョウ〔連翹〕属 (モクセイ〔木犀〕科 *Oleaceae* の一属. 消炎, 利尿, 排膿, 解毒薬として用いられる漢方生薬. 有効成分は oleanolic acid と考えられている).

forsythia fruit レンギョウ〔連翹〕(レンギョウの果実. リグナン, フェネチルアルコール配糖体を含む. 漢方では消炎, 利尿, 解毒などを目的として用いられる).

Fort Bragg fever フォートブラッグ熱, = pretibial fever.

for·ti·fi·ca·tion [fɔ̀:tifikéiʃən] ① 強化. ② 砲塔. 形 fortified.

f. figure 砲台像 (片頭痛の前兆として, 閃光性の, または色彩をもつ凹凸光線が眼前に見えること).

f. figures 砲塔象徴 (片頭痛などに起こる視幻覚で, 閃光性色感が砲塔の上縁のように凸凹状に現れること).

f. spectrum 閃輝暗点, 閃光〔性〕暗点, = teichopsia, scintillating scotoma.

for·ti·fied [fɔ́:tifaid] 強化型の，強化された〔医学〕.

f. amino acid 強化アミノ酸〔医学〕.

f. food 強化食物〔医学〕, = enriched food.

f. medium 〔栄養〕強化培地〔医学〕.

f. milk 強化乳（脂肪または卵白を加えたもの）.

f. modified eagle medium 強化改変イーグル培地〔医学〕.

for·tu·i·tous [fɔ:tjú:itəs] 偶発性の.

for·ward [fɔ́:wə:d] 前方への，前方の〔医学〕.

f. current 順電流.

f. difference 前進差分.

f. dislocation of condyle 下顎前方脱臼.

f. failure 前方不全〔医学〕（心拍出量の低下により組織および臓器血行の減少症状が現れる心臓機能不全）.

f. heart-failure 前方不全（心不全で心臓から組織および臓器が必要とするだけの十分な血液を送れないこと）.

f. method 前進法〔医学〕.

f. mutation 正突然変異〔医学〕（野生型から突然変異型への遺伝子突然変異をさしていう）. ↔ reverse mutation.

f. reaction 正反応〔医学〕.

f. resistance 順抵抗.

f. testing おもて試験（正規判定法．ABO 式血液型検査をする場合，赤血球上に存在する抗原を検査する方法）, = direct testing.

fos gene フォス遺伝子（マウスの骨肉腫ウイルスの癌遺伝子）.

fos·car·net [fɑskɑ́:rnet] フォスカールネット（ピロリン酸の誘導体，抗ウイルス薬の一つ．単純ヘルペスウイルス，水痘・帯状疱疹ウイルス，サイトメガロウイルスに有効）.

Fosdick, Leonard S. [fɑ̀sdík] フォスディック（1903–1969，アメリカの化学者）.

F.-Hansen-Epple test フォスディック・ハンセン・エップル試験.

fos·fes·trol [fɑsféstrə:l] ホスフェストロール ㊗ (*E*)-4,4′-(1,2-diethylvinylene)bis(phenyl dihydrogen phosphate) $C_{18}H_{22}O_8P_2$: 428.31（リン酸ジエチルスチルベストロール，抗悪性腫瘍薬．前立腺癌に用いられる）.

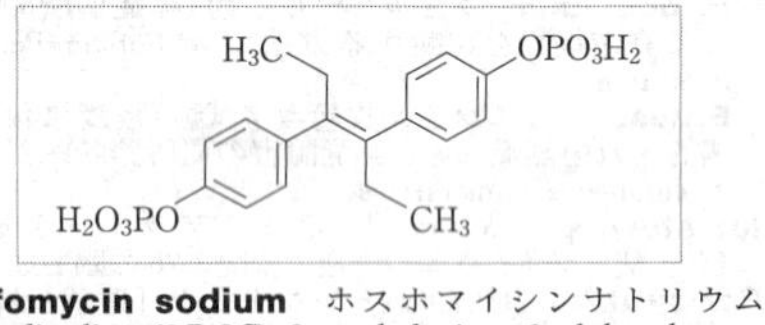

fosfomycin sodium ホスホマイシンナトリウム ㊗ disodium(2*R*,3*S*)-3-methyloxiran-2-ylphosphonate $C_3H_5Na_2O_4P$: 182.02（エポキシプロピルホスホン酸系抗生物質）.

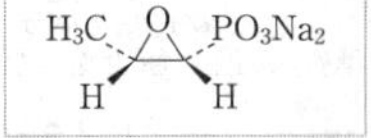

Foshay, Lee [fɑ́ʃei] フォッシエー（1896–1961，アメリカの細菌学者）.

F. reaction フォッシエー反応（感染症の診断法の一つ．患者が罹患している病原体に対する抗血清を皮内注射すると，同部位に浮腫，発赤，腫脹が見られる）.

F. serum フォッシエー血清（野兎病の治療に用いられていた血清）.

F. test フォッシエー試験〔医学〕（ネコひっかき病あるいは野兎病の皮内反応）.

fos·sa [fɑ́sə] [L/TA] 窩, = fossa [TA].

f. acetabuli [L/TA] 寛骨臼窩, = acetabular fossa [TA].

f. anthelicis 対耳輪窩, = triangular fossa.

f. antihelica [L/TA] 対輪窩, = fossa antihelica [TA], antihelical fossa [TA].

f. articularis [L/TA] 関節窩, = articular fossa [TA].

f. axillaris [L/TA] 腋窩（わきのした）, = axillary fossa [TA].

f. canina [L/TA] 切歯窩，犬歯窩*, = canine fossa [TA].

f. capitelli 小頭窩（ツチ骨小頭にある）.

f. capitis femoris 大腿骨頭窩（大腿骨頭靱帯が付着する）.

f. carotica 頸動脈窩.

f. cerebellaris [L/TA] 小脳窩, = cerebellar fossa [TA].

f. cerebralis [L/TA] 大脳窩, = cerebral fossa [TA].

f. cerebri lateralis 側大脳窩（シルヴィウス窩）, = fossa of Sylvius.

f. chordae ductus venosi 静脈管窩, = fossa ductus venosi.

f. condylaris [L/TA] 顆窩, = condylar fossa [TA].

f. coronoidea [L/TA] 鉤突窩, = coronoid fossa [TA].

f. coronoidea humeri [NA] 鉤突窩.

f. cranii anterior [L/TA] 前頭蓋窩, = anterior cranial fossa [TA].

f. cranii media [L/TA] 中頭蓋窩, = middle cranial fossa [TA].

f. cranii posterior [L/TA] 後頭蓋窩, = posterior cranial fossa [TA].

f. cranii temporalis 側頭蓋窩〔医学〕.

f. cubitalis [L/TA] 肘窩, = cubital fossa [TA].

f. digastrica [L/TA] 二腹筋窩, = digastric fossa [TA].

f. ductus venosi 静脈管窩.

f. duodenojejunalis 十二指腸空腸窩, = Jonnesco fossa.

f. epigastrica [L/TA] みずおち, = epigastric fossa [TA].

f. for gallbladder [TA] 胆嚢窩, = fossa vesicae biliaris [L/TA], fossa vesicae felleae [L/TA].

f. for lacrimal gland [TA] 涙腺窩, = fossa glandulae lacrimalis [L/TA].

f. for lacrimal sac [TA] 涙嚢窩, = fossa sacci lacrimalis [L/TA].

f. glandulae lacrimalis [L/TA] 涙腺窩, = fossa for lacrimal gland [TA], lacrimal fossa [TA].

f. helicis 耳輪窩.

f. hemielliptica 半楕円窩（迷路内壁の）.

f. hemispherica 半球窩（迷路根部の）.

f. hyaloidea [L/TA] 硝子体窩, = hyaloid fossa [TA].

f. hypophysialis [L/TA] 下垂体窩, = hypophysial fossa [TA].

f. ileocaecalis infima 下回盲腸窩（虫垂間膜と Tuffier 下靱帯との間にある腹膜窩）, = Hartmann groove.

f. iliaca [L/TA] 腸骨窩, = iliac fossa [TA].

f. iliacosubfascialis 腸骨筋膜下窩.

f. iliopectinea 腸〔骨〕恥〔骨〕窩.

f. incisiva [L/TA] 切歯窩, = incisive fossa [TA].

f. incudis [L/TA] キヌタ骨窩, = fossa of incus [TA].

f. infraclavicularis [L/TA] 鎖骨下窩, = infraclavicular fossa [TA].

f. infraspinata [L/TA] 棘下窩（肩甲骨の）, = in-

fraspinous fossa [TA].
f. infratemporalis [L/TA] 側頭下窩, = infratemporal fossa [TA].
f. inguinalis 鼡径窩(内外側の), = fovea inguinalis.
f. inguinalis lateralis [L/TA] 外側鼡径窩, = lateral inguinal fossa [TA].
f. inguinalis medialis [L/TA] 内側鼡径窩, = medial inguinal fossa [TA].
f. innominata 無名窩(仮声帯と披裂軟骨喉頭蓋との間にある).
f. intercondylaris [L/TA] 顆間窩, = intercondylar fossa [TA].
f. intercondyloidea 顆間窩(大腿骨の).
f. intermesocolia transversa 結腸間膜横窩.
f. interpeduncularis [L/TA] 脚間窩(大脳脚の内側と乳頭体との間にある), = interpeduncular fossa [TA].
f. ischioanalis [L/TA] 坐骨直腸窩, = ischio-anal fossa [TA].
f. ischiorectalis [NA] 坐骨直腸窩.
f. jugularis [L/TA] 頸動脈窩, = jugular fossa [TA].
f. lateralis 外側窩(シルヴィウス窩), = fossa of Sylvius.
f. lateralis cerebri [L/TA] 大脳外側窩(胎児の各大脳半球の側面にある陥凹部), = lateral cerebral fossa [TA].
f. longitudinalis hepatis 肝縦裂, = longitudinal fissure.
f. malleoli fibulae 腓骨踝窩, = digital fossa of fibula.
f. malleoli lateralis [L/TA] 外果窩, = malleolar fossa [TA].
f. mandibularis [L/TA] 下顎窩, = mandibular fossa [TA].
f. mentalis オトガイ窩.
f. musculi biventeris 二腹筋窩, = digastric fossa.
f. navicularis 舟状窩 [医学].
f. navicularis auriculae 〔耳介〕舟状窩, = fossa triangularis auriculae.
f. navicularis auris 〔耳介〕舟状窩, = scapha.
f. navicularis Cruveihier クルヴェイエー舟状窩, = fossa scaphoidea ossis sphenoidalis.
f. navicularis urethrae [L/TA] 舟状窩, = navicular fossa [TA].
f. navicularis vestibuli vaginae 腟前庭舟状窩.
f. occipitalis cerebellaris 小脳後頭窩, 小脳窩, = fossa cerebelli.
f. occlusalis [L/TA] 咬合窩*, = occlusal fossa [TA].
f. of anthelix 対輪窩.
f. of ductus venosus 静脈管窩.
f. of incus [TA] キヌタ骨窩, = fossa incudis [L/TA].
f. of lacrimal gland 涙腺窩, = lacrimal fossa.
f. of lacrimal sac 涙嚢窩.
f. of lateral malleolus 外果窩.
f. of oval window [TA] 前庭窓小窩, = fossula fenestrae vestibuli [L/TA].
f. of round window [TA] 蝸牛窓小窩, = fossula fenestrae cochleae [L/TA].
f. of Sylvius シルヴィウス窩.
f. of vestibule of vagina 腟前庭窩.
f. olecrani [L/TA] 肘頭窩, = olecranon fossa [TA].
f. ovalis [L/TA] 卵円窩(両心房の間にあるもの, または大腿の伏在裂孔), = fossa ovalis [TA], oval fossa [TA].
f. ovalis of thigh 伏在裂孔.
f. ovarica (♀) [L/TA] 卵巣窩*, = ovarian fossa (♀) [TA].
f. parajejunalis 空腸傍陥凹.
f. pararectalis [L/TA] 直腸旁陥凹, = pararectal fossa [TA].
f. paravesicalis [L/TA] 膀胱旁陥凹, = paravesical fossa [TA].
f. poplitea [L/TA] 膝窩(ひかがみ), = popliteal fossa [TA].
f. praenasalis 鼻前窩.
f. provesicalis 胆嚢頸窩, = fossa ileocaecalis infima, Hartmann pouch.
f. pterygoidea [L/TA] 翼突窩, = pterygoid fossa [TA].
f. pterygopalatina [L/TA] 翼口蓋窩, = pterygopalatine fossa [TA].
f. radialis [L/TA] 橈骨窩, = radial fossa [TA].
f. radialis humeri [NA] 上腕骨橈骨窩.
f. retromandibularis 後下顎骨窩.
f. retromolaris [L/TA] 臼歯後窩*, = retromolar fossa [TA].
f. rhomboidea [L/TA] 菱形窩, = rhomboid fossa, floor of fourth ventricle [TA].
f. sacci lacrimalis [L/TA] 涙嚢窩, = fossa for lacrimal sac [TA].
f. scaphoidea [L/TA] 舟状窩, = scaphoid fossa [TA].
f. scarpae major 大スカルパ窩, = Scarpa triangle, trigonum femorale.
f. subarcuata [L/TA] 弓下窩, = subarcuate fossa [TA].
f. subscapularis [L/TA] 肩甲下窩, = subscapular fossa [TA].
f. supraclavicularis major [L/TA] 大鎖骨上窩, = greater supraclavicular fossa [TA].
f. supraclavicularis minor [L/TA] 小鎖骨上窩, = lesser supraclavicular fossa [TA].
f. supraspinata [L/TA] 棘上窩, = supraspinous fossa [TA].
f. supratonsillaris [L/TA] 扁桃上窩, = supratonsillar fossa [TA].
f. supravesicalis [L/TA] 膀胱上窩, = supravesical fossa [TA].
f. temporalis [L/TA] 側頭窩, = temporal fossa [TA].
f. tonsillaris [L/TA] 扁桃窩, = tonsillar sinus [TA].
f. tonsillaris superior 上扁桃窩.
f. triangularis [L/TA] 三角窩, = triangular fossa [TA].
f. triangularis auriculae 耳介三角窩, = triangular fossa of auricle.
f. trochanterica [L/TA] 転子窩, = trochanteric fossa [TA].
f. trochlearis 滑車窩, = fovea trochlearis.
f. umbilicalis hepatis 肝臓臍窩.
f. venae cavae 大静脈窩.
f. venae umbilicalis 臍静脈窩(肝臓の).
f. venosa 静脈窩(十二指腸空腸連結部の腹膜ヒダ).
f. vesicae biliaris [L/TA] 胆嚢窩, = fossa for gallbladder [TA].
f. vesicae felleae [L/TA] 胆嚢窩, = fossa for gallbladder [TA].
f. vestibuli vaginae [L/TA] 腟前庭窩, = vestibular fossa [TA].

fos·sette [fɔsét] [F] ① 小窩, = small fossa. ② 角膜潰瘍.

fos·sil [fásil] 化石, 化骨.
f. resin 化石樹脂 [医学].

F

fos·sil·o·gy [fasíləʤi] 化石学.
fos·su·la [fáʃulə] 小窩, = fossette. 複 fossulae.
f. fenestrae cochleae [L/TA] 蝸牛窓小窩, = fossa of round window [TA].
f. fenestrae vestibuli [L/TA] 前庭窓小窩, = fossa of oval window [TA].
f. petrosa [L/TA] 錐体小窩, = petrosal fossula [TA].
f. post fenestram 前庭窓後小窩.
f. rotunda 正円小窩.
f. tonsillaris 扁桃小窩.
fossulae tonsillae [L/TA] 扁桃小窩, = tonsillar pits [TA].
fossulae tonsillares [L/TA] 扁桃小窩, = tonsillar pits [TA].
fos·su·late [fáʃuleit] 小窩のある, 溝のある.
Foster Kennedy syn·drome [fástər kénədi síndroum] フォスターケネディ症候群(脳腫瘍によって生じる一側の視神経萎縮と他側のうっ血乳頭を特徴とする症候群), = Kennedy syndrome.
Foster, Michael [fástər] フォスター(1836-1907, イギリスの生理学者. 心臓収縮の生理を研究し, 生理学教科書(1877)および生理学史(1901)の著書がある).
fos·ter [fástər] 養育の.
f.-child 養児.
f. home care 里親養護 〔医学〕.
f.-mother 養母.
f.-nurse 乳母, 保母.
f. nursing 里子哺育, 養母哺乳法(真の母親でない動物に幼若動物を哺乳させることで, 癌研究において行う実験的操作).
fos·ter·age [fástəriʤ] ① 助長, 奨励. ② 養育, 養家(養子先).
f. proliferation 養家増殖(ウイルスが寄生する血球の破片が食細胞に貪食された後にも集落様菌塊をつくって増殖を示す現象).
fos·ter·ing [fástəriŋ] 里子哺育 〔医学〕.
Fothergill, John [fáðə:gil] フォサギル(1712-1780, イギリスの内科医. フォザーギルともいう).
F. disease フォサギル病(① 三叉神経痛, ② アンギナ性猩紅熱), = tic douloureux.
F. neuralgia フォサギル神経痛, = trigeminal neuralgia.
F. sign フォサギル徴候.
Fothergill, William Edward [fáðə:gil] フォサギル(1865-1926, イギリスの婦人科医).
F. operation フォサギル手術(子宮脱に対する手術), = Manchester operation, Fothergill-Donald o..
fou·a·din [fú:ədin] ファジン, = fuadin.
Foubert test [fú:bə:t tést] フーベルト試験(死を確認する方法で, 肋間腔を切開し, 心拍動を触知すること).
Fouchet, A. [fu:ʃéi] フシェ(1894生, フランスの医師).
F. stain フシェ染色〔法〕.
F. test フシェ試験(血中ビリルビンの検出法で, 血清とトリクロル酢酸5g, 塩化第二鉄液2mLに水を20mLまで加えた試薬とを等量混和すると緑色を呈する).
fou·droy·ant [fu:drwaján] [F] 電撃様の(急性疾患において痙攣またはほかの神経症状を呈する型についていう), = fulminant.
f. gangrene 電撃性壊疽, = fulminating gangrene.
f. pest 電撃性ペスト, = fulminant pest.
foul odor 腐敗臭 〔医学〕.
foul smell 腐敗臭.
fou·lage [fu:láʒ] [F] あんま(按摩).
foul·brood [fáulbru:d] 腐蛆(そ)病(ミツバチの菌毒症, Shirach が1771年に命名した家畜の細胞感染症で, アメリカ型, ヨーロッパ型, パラ型の3種に区別され, ミツバチにより媒介される).
foul·ing [fáuliŋ] 粘液化.
Foulis cell ファウリス細胞(悪性卵巣嚢腫の貯留液中にみられる有核巨大上皮細胞).
foun·da·tion [faundéiʃən] 基礎 〔医学〕.
f. seed 原種〔植物〕〔医学〕.
f. stock 原種 〔医学〕.
found·er [fáundər] ① 腸炎(家畜の)(タンパク質の豊富な高カロリー性飼料の暴食による). ② 蹄葉炎, 馬蹄病.
f. effect ファウンダー効果, 創始者効果(祖先の人口が少ないため限定された数の遺伝子型や稀な対立遺伝子が, ある隔絶された生物種に生じること. まれな遺伝性疾患があるグループのなかに多く生じるメカニズムと考えられる).
found·ing [fáundiŋ] 精製 〔医学〕.
found·ling [fáundliŋ] 棄〔て〕児 〔医学〕.
foundryman's fever 鋳〔造〕工熱 〔医学〕(金属煙による中毒).
foun·tain [fáuntin] ① 泉. ② 噴火. ③ 泉門.
f.-decussation 泉門交差, = decussatio fontinalis.
f. syringe 動式注射器, 重力式注射器.
Four Corners disease (1993年, アメリカ南西部の4州(ニューメキシコ, アリゾナ, ユタ, コロラド)が接する地域で多発したのでこの名がある), = hantavirus pulmonary syndrome.
Four Corners virus フォーコーナーズウイルス, = *Sin Nombre virus*.
four-celled bath 〔電気〕四槽浴.
four-fold correlation 四つ目相関 〔医学〕.
four-headed muscle [TA] 四頭筋, = musculus quadriceps [L/TA].
four-point gait 4点歩行 〔医学〕.
four-tailed bandage 4尾包帯.
four·chet [fu:rʃét] ① 蹄の炎症, = foot rot. ② 陰唇小帯, = frenulum labiorum pudendi, fourchette.
four·chette [fu:rʃét] [TA] 陰唇小帯, = frenulum labiorum pudendi [L/TA].
Fourier, Jean Baptiste Joseph Baron de [fú:riər] フーリエ(1768-1830, フランスの数学者, 物理学者).
F. analysis フーリエ解析 〔医学〕, フーリエ分析(調和分析ともいい, 周期的信号を種々の振動数, 振幅, 位相をもつ正弦波信号の和に分解する信号解析法), = harmonic analysis.
F. transfer フーリエ変換.
F. transform フーリエ変換 〔医学〕, = Fourier analysis, Fourier transformation.
F. transformation フーリエ変換.
Fourmentin thoracic index フールマンタン胸指数(胸横径×100を胸背腹直径で除した値).
Fournier, Jean Alfred [fə:niéi, fú:rn-] フルニエー(1832-1914, フランスの皮膚科医).
F. disease フルニエー病(性器の電撃性壊疽).
F. molar フルニエー臼歯(先天梅毒の一徴候である円蓋形臼歯), = Moon tooth.
F. sign フルニエー徴候(① 梅毒疹の正常皮膚からの限界が明瞭なこと. ② 前弯性脛骨), = saber shin.
F. syndrome フルニエー症候群.
F. test フルニエー試験(患者に起立, 歩行, 停止を行わせて, 運動失調の状態を検査する方法).
F. tibia フルニエー脛骨, = Fournier sign.
F. tooth フルニエー歯.
F. treatment フルニエー療法(水銀剤を2ヵ月間投与し, 1ヵ月の休止後, 再び水銀剤を反復投与する梅毒療法).

fourth ［fɔ́:θ］ 第4の.
f. component 第4成分〔医学〕.
f. cranial nerve (CN Ⅳ) 第Ⅳ脳神経（滑車神経），= nervus trochlearis.
f. degree burn 第4度熱傷〔医学〕.
f. dimension 第四次元（長さ，幅，深さは他の次元）.
f. disease 第四病〔医学〕（伝染性紅斑，突発疹），= exanthema subitum, Dukes-Filatov disease.
f. finger 第4指〔医学〕，= ring finger.
f. heart sound (S4) 第4心音.
f. lumbar nerve 第四腰神経.
f. molar 第4〔大〕臼歯〔医学〕.
f. polocyte 第4極細胞〔医学〕.
f. position 第4位（頭位，後頭は左仙腸結合に向かう），= left occipitosacroiliac position.
f. stomach 第四胃，= abomasus.
f. toe〔Ⅳ〕 ［TA］ 第4指，= digitus quartus〔Ⅳ〕［L/TA］.
f. venereal disease 第四性病（鼡径リンパ肉芽腫），= lymphogranuloma inguinale.
f. ventricle ［TA］ 第四脳室（菱脳にあって，前方には延髄と橋があり，後方には小脳がある），= ventriculus quartus ［L/TA］.
fo·vea ［fóuviə］ 窩（杯状陥凹），= cup-shaped depression (pit). 複 foveae.
f. anterior 前窩（第四脳室の床上にある）.
f. articularis ［L/TA］〔橈骨頭〕関節面*，= articular facet ［TA］.
f. articularis capitis radii ［NA］ 橈骨頭関節窩.
f. articularis inferior atlantis 〔環椎〕下関節窩.
f. articularis superior atlantis 〔環椎〕上関節窩.
f. capitis femoris ［L/TA］ 大腿骨頭窩（大腿骨頭靱帯付着点），= fovea for ligament of head ［TA］.
f. capitis ossis femoris ［NA］ 大腿骨頭窩.
f. cardiaca 噴門窩（胚の前腸が原腸腔に開く点）.
f. centralis ［L/TA］ 中心窩，= fovea centralis ［TA］.
f. centralis retinae 網膜中心窩，= central pit.
f. coccygis 尾骨窩.
f. costalis inferior ［L/TA］ 下肋骨窩，= inferior costal facet ［TA］.
f. costalis processus transversi ［L/TA］ 肋横突窩，= transverse costal facet ［TA］.
f. costalis superior ［L/TA］ 上肋骨窩，= superior costal facet ［TA］.
f. costalis transversalis 横突肋骨窩.
f. dentis ［L/TA］ 歯突起窩，= facet for dens ［TA］.
f. dentis atlantis 環椎歯状窩.
f. distalis ［L/TA］ 遠心窩*，= distal fovea ［TA］.
f. elliptica 楕円窩，= recessus ellipticus.
f. ethmoidalis 篩骨窩.
f. femoralis 大腿窩，= femoral fossa, crural fossa.
f. for ligament of head ［TA］ 大腿骨頭窩，= fovea capitis femoris ［L/TA］.
f. hemielliptica 半楕円窩，= hemielliptical pit, recessus ellipticus.
f. hemisphaerica 半球窩，= hemispherical pit, recessus sphaericus.
f. inferior ［L/TA］ 下窩（第四脳室迷走部の），= inferior fovea ［TA］.
f. inguinalis interna 内側鼡径窩，= fovea supravesicalis.
f. inguinalis lateralis 外側鼡径窩，= external inguinal fossa.
f. inguinalis medialis 内側鼡径窩，= middle inguinal fossa.
f. jugularis 頸窩（胸骨乳突筋の起始点間の）.
f. limbica 縁窩，= fissura limbica.
f. mesialis ［L/TA］ 近心窩*，= mesial fovea ［TA］.
f. oblonga ［L/TA］ 楕円窩，= oblong fovea ［TA］.
f. oblonga cartilaginis arytenoideae 披裂軟骨長円窩.
f. of femoral head 大腿骨頭窩.
f. of radial head 橈骨頭〔関節〕窩.
f. ovalis 卵円窩，= fossa ovalis.
f. pharyngis 咽頭窩.
f. posterior 後窩（円索下端の）.
f. pterygoidea ［L/TA］ 翼突筋窩（関節突起の），= pterygoid fovea ［TA］.
f. rhinalis externa 外鼻窩，= fossa limbica.
f. rhomboidalis 菱形窩（延髄の）.
f. sphaerica 球窩，= recessus sphaericus.
f. sublingualis ［L/TA］ 舌下腺窩，= sublingual fossa ［TA］.
f. submandibularis ［L/TA］ 顎下腺窩，= submandibular fossa ［TA］.
f. submaxillaris 顎下腺窩.
f. superior ［L/TA］ 上窩（延髄の境界溝の上端にある），= superior fovea ［TA］.
f. supravesicalis 膀胱上窩，= fovea interligamentosa, internal inguinal fossa.
f. triangularis ［L/TA］ 三角窩，= triangular fovea ［TA］.
f. triangularis cartilaginis arytenoideae 披裂軟骨三角窩.
f. trigemini 上窩，= fovea superior.
f. trochlearis ［L/TA］ 滑車窩，= trochlear fovea ［TA］.
f. umbilicalis 臍窩.
f. vagi 下窩，= fovea inferior.
foveal region of retina 網膜中心窩部.
foveal vision 中心窩視，= central vision.
fo·ve·ate ［fóuvieit］ 窩状の，陥凹した，= pitted.
fo·ve·a·tion ［fòuviéiʃən］ 陥凹，= pitting.
fo·ve·o·la ［fouví:ələ］ ［L/TA］ ① 中心窩，= foveola ［TA］. ② 小窩.
f. coccygea ［L/TA］ 尾骨小窩*，= coccygeal foveola ［TA］.
f. ethmoidalis 篩骨小窩（前頭骨鼻部にある篩骨蜂窩の頂上）.
f. gastrica 胃小窩（胃粘膜面の）.
f. granularis 顆粒小窩（クモ膜の），= granular pit.
f. ocularis 眼小窩.
f. palatina 口蓋小窩.
f. papillaris 乳頭小窩.
f. retinae ［NA］ 網膜小窩.
f. suprameatalis ［L/TA］ 道上小窩，= suprameatal triangle ［TA］.
f. suprameatica ［L/TA］ 道上小窩，= suprameatal triangle ［TA］.
f. triangularis 三角小窩.
foveolae gastricae ［L/TA］ 胃小窩，= gastric pits ［TA］.
foveolae granulares ［L/TA］ クモ膜顆粒小窩，= granular foveolae ［TA］.
foveolar cells of stomach 胃小窩細胞.
foveolar reflex 中心窩反射.
fo·ve·o·late ［fouví:əleit］ 陥凹状の.
Foville, Achille Louis François ［fɔví:jə］ フォヴィユ（1799-1878，フランスの神経科医）.
F. oblique fasciculus 小脳脚.
F. peduncular syndrome フォヴィユ大脳脚症候群（脳橋頭側の麻痺による，眼と頭の同側性共同偏視不能，眼の側方注視不能，麻痺側と反対側への頭部外転麻痺）.
F. pontine syndrome フォヴィユ脳橋症候群（脳橋の病変により，交代性片麻痺に外転神経のみの麻痺

F

を合併する).

F. syndrome フォヴィユ症候群(交代性片麻痺の一型), = conjugate paralysis of eye muscles, gaze paralysis, crossed paralysis.

F. tract フォヴィユ路(脊髄の直接小脳路), = direct cerebellar tract of spinal cord.

fowl [fául] 家禽〔医学〕, 鳥禽.

f. adenovirus トリアデノウイルス.

f. cholera 家禽コレラ〔医学〕.

f. paralysis トリ麻痺症, 家禽麻痺.

f. paralysis virus トリ麻痺症ウイルス.

f.-pest 家禽ペスト, = fowl plague, Newcatsle virus disease.

f. plague 家禽ペスト, ニワトリペスト, = high pathogenic avian influenza.

f. plague virus 家禽ペストウイルス, ニワトリペストウイルス(オルトミクソウイルス科のウイルス).

f. pox 鶏痘〔医学〕(ウイルス性鳥類の伝染性上皮腫), = epithelioma contagiosum.

f. pox virus 鶏痘ウイルス〔医学〕.

f. sarcoma 鳥類肉腫.

f. septic(a)emia 家禽敗血症.

f. tuberculosis 鳥類結核症, = chicken tuberculosis.

f. typhoid 家禽チフス(*Salmonella* Gallinarum の感染による急性伝染病), = Klein disease.

Fowler, George Ryerson [fáulər] ファウラー(1848–1906, アメリカの外科医).

F. angular incision ファウラー角式切開(腹壁の外前側切開).

F.-Murphy method ファウラー・マーフィー法(ファウラー位において直腸を食塩水で徐々に洗腸する療法).

F. operation ファウラー手術(膿胸の治療法としての胸膜剝離術), = pleurectomy.

F. phenomenon ファウラー現象〔医学〕(感音系難聴の際, 可聴閾値以上のある大きさの音は伝音系難聴耳よりも大きく感ずる).

F. position ファウラー位(患者のベッドの頭部が水平よりも約50cm程度挙上する体位).

Fowler, Thomas [fáulər] ファウラー(1736–1801, イギリスの医師).

F. solution ファウラー液(亜ヒ酸カリウム液：亜ヒ酸10g, 炭酸カリウム7.6g, アルコール30mLに水適量を加えて1,000mLとする), = liquor potassii arsenitis.

Fowlpox virus 鶏痘ウイルス(ポックスウイルス科のウイルス).

Fox, George Henry [fáks] フォックス(1846–1937, アメリカの皮膚科医).

F.-Fordyce disease フォックス・フォアダイス病〔医学〕(アポクリン汗疹), = apocrine miliaria.

fox encephalitis キツネ脳炎(イヌの伝染性肝炎に類似のウイルス病).

fox encephalitis virus キツネ脳炎ウイルス.

Foxe re·flex [fáksi rifléks] フォックス反射(小指球をつねると母指の内転が起こる反射で, これは第5～6頸髄上方の錐体路障害による).

fox·glove [fáksglʌv] キツネのてぶくろ, ジギタリス(digitalis purpura の花をさす), = digitalis.

FP fresh plasma 新鮮液状血漿の略.

FPG fasting plasma glucose 空腹時血漿グルコースの略.

FPR foot-pad reaction 足蹠(せき)反応の略.

FR ① flocculation reaction (Sachs-Georgi test) 綿状反応の略. ② flow rate 流速の略. ③ framework region フレームワーク領域の略. ④ free radical フリーラジカル(遊離基)の略.

Fr francium フランシウムの元素記号.

Fracastoro, Girolamo [frakastó:rou] フラカストロ(1483–1553, イタリア Verona の医師で詩人. 著書 Syphilis sive Morbus Gallicus (梅毒すなわちゴール人病)において syphilis という病名を造語(1530)), = Fracastorius.

fractal dimensional analysis フラクタル次元解析.

fractalkine フラクタルカイン(CX3C ケモカインファミリーに属する).

frac·tio [frǽkʃiou] 断裂, 折症.

f. penis 陰茎折症(陰茎海綿体が外力により損傷されること), = fracture of penis.

frac·tion [frǽkʃən] ① 分画〔医学〕, 留分. ② 分数(数学), 割合(比)〔医学〕. ③ 端数. 形 fractional.

f. A prothrombin プロトロンビン転化促進因子(クエン酸塩加またはシュウ酸塩加血漿を空気中に放置しておくと, その作用を失う因子), = accelerator factor, labile factor, co-factor of thromboplastin, proaccelerin.

f. B prothrombin プロトロンビンB分画(ビタミンKの欠乏により著しく低下する部分).

f. collector 自動分取装置.

frac·tion·al [frǽkʃənəl] 分別的, 分割的, 分画〔の〕〔医学〕.

f. catabolite rate 分別異化率〔医学〕.

f. concentration ガス濃度.

f. condensation 分別凝結.

f. crystallization 分別結晶〔医学〕, = fractional crystalization.

f. cultivation 分割培養, 分別培養.

f. curettage 分別掻爬.

f. decomposition 分別分解〔医学〕.

f. dissolution 分別溶解〔医学〕.

f. distillation 分〔別蒸〕留〔医学〕.

f. dose 分割量〔医学〕.

f. equation 分数方程式.

f. excretion of sodium ナトリウム排泄分画.

f. excretion rate of sodium (FENa) ナトリウム〔分画〕排泄率.

f. expression 分数式.

f. extraction 分別抽出〔医学〕.

f. neutralization 分別中和.

f. pneumoencephalography 分画気脳写〔医学〕.

f. precipitation 分別沈殿〔医学〕, 分画沈殿(溶解度の差異に基づいて, 溶液から溶質分画沈殿すること).

f. replication 一部実施法(組み合わせの実験を行わずに一部のみの特定要因の検定精度を調べる分割法の一つ).

f. sterilization 間欠滅菌〔法〕〔医学〕, 分画滅菌法(胞子を成熟させるため加熱を間欠的に行う方法), = intermittent sterilization, tyndallization.

f. sublimation 分別昇華〔医学〕.

fractionate contraction 分割的収縮.

fractionated irradiation 分割照射〔法〕〔医学〕.

fractionated stretch reflex (深部反射), = deep reflex.

fractionating tower 分留塔〔医学〕.

frac·tion·a·tion [frӕkʃənéiʃən] 分別, 分画〔医学〕, 分割法.

f. radiation 分割照射法(放射線療法において線量を分割して照射すること).

frac·tu·ra [frǽktʃurə] 骨折, = fracture.

f. orbitae 眼窩骨折.

frac·ture [frǽktʃər] 骨折〔医学〕, 破損, = fractura [L].

f. appliance 骨折用具〔医学〕.

f. bed 骨折ベッド.

f. blister 骨折水疱.

F

f. box 骨折箱(脚部骨折部を静止させる木箱).
f. by contrecoup 反衝骨折(打撲を受けた部位と反対の側に起こる頭蓋骨折).
f. dislocation 脱臼骨折.
f. en coin V字形骨折.
f. enrave カブラ状骨折(表面は横に骨折があるが,内部ではそうでないもの).
f. fever 骨折熱〔医学〕.
f. fixation 骨折固定〔法〕〔医学〕.
f. healing 骨折治癒〔医学〕, 骨折治癒機転, = bone healing.
f. line 骨折線〔医学〕.
f. nail 骨折固定釘〔医学〕.
f. of acromion 肩峰〔突起〕骨折(比較的まれな肩甲骨骨折の一つ).
f. of alveolar process 歯槽突起骨折.
f. of base of skull 頭蓋底骨折〔医学〕.
f. of clavicle 鎖骨骨折.
f. of condylar process 顎関節突起骨折.
f. of dental root 歯根破折〔医学〕.
f. of distal radius 橈骨遠位端骨折.
f. of facial bones 顔面骨骨折.
f. of femur 大腿骨骨折.
f. of fibula 腓骨骨折〔医学〕.
f. of hyoid bone 舌骨骨折, = lingual fracture.
f. of labyrinth 迷路骨折.
f. of mandible 下顎骨骨折.
f. of maxillary bones 顎骨骨折, = fracture of jaw.
f. of olecranon 肘頭骨折.
f. of penis 陰茎折症〔医学〕.
f. of radius 橈骨骨折.
f. of ribs 肋骨骨折.
f. of spine 脊椎骨折.
f. of sternum 胸骨骨折.
f. of talus 距骨骨折.
f. of tooth 歯牙破折.
f. of vault of skull 頭円蓋部骨折〔医学〕.
f. of zygomatic arch 頬骨〔弓〕骨折.
f. pelvis 骨折骨盤.
f. reposition lever 骨折整復てこ〔医学〕.
f. table 骨折手術台〔医学〕.

fradiomycin sulfate フラジオマイシン硫酸塩 $C_{23}H_{46}N_6O_{13} \cdot 3H_2SO_4$: 908.88 (硫酸フラジオマイシン, 硫酸ネオマイシン. アミノグリコシド系抗生物質. 細菌のタンパク質合成を阻害し殺菌的に作用する). (→構造式)

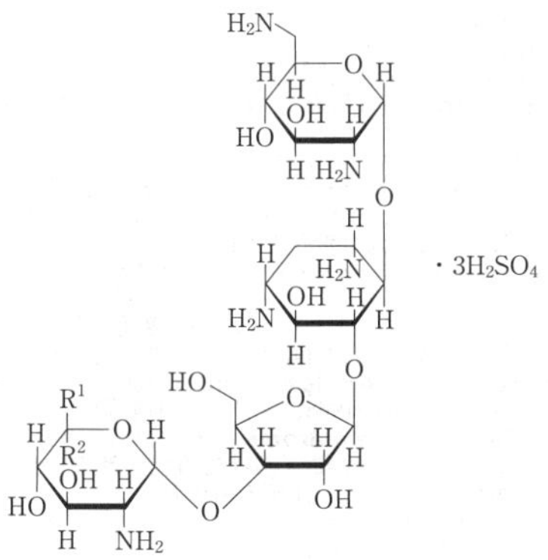

フラジオマイシン B : $R^1 = H$ $R^2 = CH_2NH_2$
フラジオマイシン C : $R^1 = CH_2NH_2$ $R^2 = H$

frae·nu·lum [frí:njuləm] 小帯, = frenulum, frenum.
frae·num [frí:nəm] 抱きとげ(抱棘), = frenulum, frenum.
frag·a·ria·nin [frægəríənin] フラガリアニン(エゾヘビイチゴ *Fragaria vesca* の根にある有色配糖体).
frag·a·rine [frǽgərin] フラガリン(raspberry の有効成分で, 子宮筋弛緩作用がある).
fragellate 鞭毛虫.
frag·i·form [frǽʤifɔ:m] イチゴ形の.
fragile site 〔染色体〕脆弱部位(染色体上に存在する遺伝的不安定性をもつ特定領域).
fragile X chromosome 脆弱X染色体.
fragile X syndrome 脆弱X症候群〔医学〕.
fra·gil·i·tas [frəʤílitəs] 脆弱症, = fragility, brittleness.
f. crinium 毛脆弱症, = brittleness of hair.
f. ossium 骨形成不全〔症〕, = osteopsathyrosis, brittleness of bones.
f. sanguinis 〔赤〕血球脆弱性, = erythrocyte fragility.
fra·gil·i·ty [frəʤíliti] 脆弱性〔医学〕. 形 fragile.
f. of blood 〔赤〕血球脆弱性, = erythrocyte fragility.
f. test 〔赤血球〕脆弱性試験(低張食塩水に対する赤血球の抵抗試験で, およそ0.45%濃度の食塩水で, 溶血が開始し, 0.33〜0.30%で完全に溶血する).
fra·gil·o·cyte [frəʤíləsait] 脆弱赤血球.
fra·gil·o·cy·to·sis [frəʤìlousaitóusis] 脆弱赤血球症.
frag·ment [frǽgmənt] 破片, 断片. 形 fragmentary.
f. chromosome 断片染色体〔医学〕.
fragmentary defecation 分割排便, 分画排便.
frag·men·ta·tion [frægmentéiʃen] ① 細分〔医学〕, 断裂, 砕片分離〔医学〕, 分断〔医学〕, = amitosis. ② 無糸分裂.
f. myocarditis 分節性心筋炎.
f. of myocardium 心筋断裂(心筋線維が断裂を示す状態), = fragmentatio myocardii.
fragmented red blood cell 破砕赤血球〔医学〕.
fragmented red cell 破砕赤血球.
frag·min [frǽgmin] フラグミン(粘菌のアクチン結合タンパク質).
fragrance of paint firm 塗膜片.
fraise [fréiz] 穿孔器(移植用骨小片を切除し, または円鋸孔を拡大するための錐状または球状のバー).
Fraley, Elwin E. [fréili] フレーリー(1934生, アメリカの泌尿器科医).
F. syndrome フレーリー症候群.
Fralick fluid フラリック消毒液(発生塩素とオゾンとからなる消毒液で, 結核症の治療に静注された).
fram·be·sia [fræmbí:ziə] フランベジア, イチゴ腫〔医学〕, 覆盆子(ふくぼんし)腫, = framboesia, yaws.
f. syphilitica 梅毒性フランベジア(第2期梅毒疹).
f. tropicalis 熱帯フランベジア, = polypapilloma tropicum, guinea-pox.
frambesiform syphilid(e) イチゴ腫状梅毒疹, = rupial syphilid.
fram·be·sin [fræmbí:sin] フランベシン(*Spirochaeta pertenue* の培養液を20°Cに加熱してつくった試薬で, イチゴ腫の診断に用いる).
frambesioid syphilid(e) イチゴ腫状梅毒疹.
fram·be·si·o·ma [fræmbì:zióumə] イチゴ腫.
fram·boe·sia [fræmbí:ziə] フランベジア, = frambesia.
frame [fréim] ① 構成物, 組織体. ② 枠, 框(わ

く). ③ 縁(眼鏡の).
f. mode フレーム方式〔医学〕.
f. rate フレームレート〔医学〕.
f. time フレーム時間〔医学〕.
frame·shift [fréimʃift] フレームシフト(遺伝暗号の枠組み).
f. mutation フレームシフト〔突然〕変異, 読み枠ずれ(塩基の挿入や欠失により, 遺伝子の配列がずれることで mRNA の広い範囲でコドンが変化し, 翻訳されるアミノ酸に変化を及ぼす).
frame·work [fréimwə:k] ① 外郭構造. ② 骨格, 骨組み.
f. region (FR) フレームワーク領域(超可変領域中, 相補性決定領域の間のペプチド配列をいう).
Franceschetti, Adolphe [frà:nʧeskéti] フランセスケッティ(1896–1968, スイスの眼科医).
F.-Jadassohn syndrome フランセスケッティ・ヤーダッソーン症候群(網様皮膚色素沈着, 発汗減少, 歯数不足, 手指・足底の角化症).
F. syndrome フランセスケッティ症候群〔医学〕(下顎顔面骨形成不全症).
F.-Valerios syndrome フランセスケッティ・ヴァレリオス症候群, = ectodermosis erosiva pluriorificialis.
F.-Zwahlens syndrome フランセスケッティ・ツワーレン症候群(眼瞼奇形, 虹彩欠損, 頬骨および下顎骨の発育不全, 耳介奇形, 巨大口, 剣状口蓋などの症候群), = mandibulofacial dysostosis.
Francis, Edward [frǽnsis] フランシス(1872生, アメリカの医師. 1925年, 野兎病は昆虫の媒介により齧歯類からヒトに伝染することを発見した).
F. disease フランシス病(野兎病), = tularemia.
Fran·ci·sel·la [frænsisélə] フランシセラ〔属〕(偏性好気性のグラム陰性桿菌).
F. tularensis 野兎病菌(人獣共通感染症である野兎病の原因となる).
fran·ci·um (Fr) [frǽnsiəm] フランシウム(原子番号 87, 元素記号 Fr, 原子量 223 をもつアルカリ金属元素で, 1939年, Perey により発見されたもの), = virginium.
Francke, Karl Ernst Hugo Theodor [frǽŋkə] フランケ(1859–1920, ドイツの医師).
F. needle フランケ針(バネを備えた針で, 毛細血管から採血するため皮膚を穿刺するもの).
F. sign フランケ徴候(肺尖部後面の深部知覚鋭敏).
F. symptom フランケ症状(インフルエンザにみられる歯肉縁の赤色線状).
Franco, Pierre [fráŋkou] フランコ(1500–1561, フランスの外科医. 1556年, 嵌頓ヘルニアの手術を行い, また恥骨上経由の膀胱切開を行ったのでフランコ手術 Franco operation として知られている).
fran·gu·la [frǽŋgjulə] フラングラ皮(クロウメモドキ科植物の樹皮で, 緩下薬として用いる), = cortex frangulae.
fran·gu·lae·mo·din [fræ̀ŋgjuləémədin] フラングラエモジン, = emodin.
fran·gu·lic ac·id [fræŋgjú:lik ǽsid] フラングラ酸, = emodin.
fran·gu·lin [frǽŋgjulin] フラングリン ㊗ rhamnoxanthin(e) $C_{21}H_{20}O_9$ (黄色針結晶で下薬として用いられる. クロウメモドキ科植物にある配糖体), = franguloside, avornin.
Frank, Alfred Erich [frǽŋk] フランク(1884生, ドイツの医師).
F. capillary toxicosis フランク毛細血管中毒〔症〕(非血小板減少性紫斑病).
F. sign フランク徴候(肝性偽血友病).
Frank, Ernest [frǽŋk] フランク(アメリカの医師).
F. lead system フランク誘導〔法〕(1956年 Frank により提唱されたベクトル心電図の誘導法の一つ).
Frank, Fritz [frǽŋk] フランク(1856–1923, ドイツの産婦人科医).
F. operation フランク手術(子宮後転症において, 広間膜を卵巣固有靱帯の上方で, 卵管峡下の卵管間膜で穿孔し, 左右子宮円索を子宮体後面に固定する方法), = Baldy operation.
Frank, Johann Peter [frǽŋk] フランク(1745–1821, ドイツの医師. 公衆衛生に尽力し, 尿崩症と糖尿病とを区別した).
F. segment capsule フランク弦膜嚢(圧力計に取りつけるタンブールの一種).
Frank, Otto [frǽŋk] フランク(1865–1944, ドイツの生理学者).
F.-Starling curve フランク・スターリング曲線〔医学〕, F–S 曲線.
F.-Starling law フランク・スターリング法則(収縮前静止長が伸展される程度に応じ心筋線維がより強い力で収縮すること. 臨床では, x 軸に LVEV (ときにLVEPで代用), y 軸に心拍出量, 心仕事量を用いると, まず直線の上行脚をつくり, ついで曲線部分を経て下行脚に移行する. 上行脚の勾配は心筋収縮性により変化する), = Starling law.
F.-Starling mechanism フランク・スターリング機転, F–S 機転.
Frank, Rudolph [frǽŋk] フランク(1862–1913, アメリカの外科医).
F.-Goldberger test フランク・ゴールドバーガー試験(妊娠反応の一つで, 妊娠尿から得た女性ホルモンを去勢ハツカネズミに注射して, その腟塗抹標本の変化により判定する方法).
F.-Nothmann test フランク・ノトマン試験(糖負荷後糖尿発生の有無により妊娠を診断する方法).
F. operation フランク手術(胃壁からとった錐状組織で弁をつくり, これを胸壁の切開部に縫合して管を挿入する胃瘻形成術), = Sabaneev–Frank operation, Sabaneev o..
frank [frǽŋk] 率直な, 隠し得ない, 明白な.
f. breech 単殿位(胎児の両脚が挙上された殿位).
f. breech presentation 単殿位〔医学〕.
f. pneumonia 真性肺炎(診断上疑わしい症状のない肺炎).
f. prolapse 完全脱出(子宮および腟が完全に脱出して, 両者が外陰外にある状態).
Franke, Felix [frǽŋk] フランケ(1860生, ドイツの外科医).
F. operation フランケ手術(脊髄癆患者の内臓性発作に対する肋間神経切除法).
Fränkel, Albert [fréŋkəl] フレンケル(1848–1916, ドイツの医師).
F. pneumococcus フレンケル肺炎菌, = *Streptococcus pneumoniae*.
F. sign フレンケル徴候(脊髄癆で腰関節緊張が消退する現象).
F.-Weichselbaum pneumococcus フレンケル肺炎球菌, = *Streptococcus pneumoniae*.
Fränkel, Bernhard [fréŋkəl] フレンケル(1837–1911, ドイツの咽喉学者).
F. gland フレンケル腺(声帯の直下にある混合腺).
F. speculum フレンケル鼻鏡.
F. test フレンケル試験(患者の頭を両脚間に降下させ, 被検鼻腔を上方へ向けると, 化膿性副鼻腔炎があれば, 中鼻道に膿漏が認められる).
Fränkel, Carl [fréŋkəl] フレンケル(1861–1915, ドイツの細菌学者).
F.-Gabbet stain フレンケル・ガベット結核菌染

色（アニリン水フクシンで染色した後，水，アルコール，硝酸とからなる液にメチレンブルーを飽和させたものに浸漬し，水または酢酸アルコールで脱色する）.

Fränkel leukemia フレンケル白血病（長形単核性リンパ球の出現する急性白血病）.

Frankel, Sam ［frǽŋkəl］ フランケル（アメリカの生化学者）. → Reitman-Frankel method.

Franken test ［frǽŋkən tést］ フランケン試験（分娩後胎盤を温水中に浸し，臍静脈から空気を注入すると，胎盤が完全であるか否かが観察される），＝ air test.

Frankenhäuser, Ferdinand ［frά:ŋkənhɔ̀izər］ フランケンホイゼル（1832-1894，ドイツの婦人科医）.

F. cyclonosis フランケンホイゼル周期症（低気圧が近づくと，これに関連して病兆を呈する症状）.

F. ganglion フランケンホイゼル神経叢（子宮頸神経節）.

F. plexus フランケンホイゼル神経叢（子宮頸部の後側方で仙骨子宮靱帯の子宮付着部のやや深部付近に存在する神経叢）.

Frankfort-mandibular incisor angle フランクフォルト下顎切歯角（Frankfort はドイツの都市名）.

Frankfort plane フランクフォルト平面.

Frankfurt horizontal plane フランクフルト水平面（ドイツ水平面．1877年 Munich で開かれた頭蓋測定会議で提唱され，1884年 Frankfurt-am-Main で招集された国際人類学者会議で決議された平面で，耳眼平面とも呼ばれ，頭と頭蓋との比較測定に最も便利な基準となる），＝ eye-ear plane.

Frankfurt-Marburg syndrome virus フランクフルト・マールブルグ症候群ウイルス［医学］.

frank·in·cense ［frǽŋkinsens］ 乳香，＝ olibanum.

Frankl-Hochwart, Lother von ［fréŋkəl hάkwə:t］ フレンケルホッホワルト（1862-1914，オーストリアの医師）.

F.-H. disease フレンケルホッホワルト病，＝ polyneuritis cerebralis menieriformis.

Franklin, Benjamin ［frǽŋklin］ フランクリン（1706-1790，アメリカの科学者，政治家）.

F. glasses フランクリン眼鏡（両焦点または割眼鏡），＝ bifocal glasses, divided spectacles.

Franklin, Edward C. ［frǽŋklin］ フランクリン（1928-1982，アメリカの医師・免疫学者）.

F. disease フランクリン病.

frank·lin·ic ［fræŋklínik］ フランクリン電気の.

f. electricity フランクリン電気，静電気，摩擦電気，＝ frictional electricity.

f. taste 電気性酢味（静電気を舌に通ずるときに感ずる酢味），＝ voltaic taste.

frank·lin·ism ［frǽŋklinizəm］ 静電気，＝ static electricity, frictional e..

frank·lin·i·za·tion ［fræ̀ŋklinizéiʃən］ 静電気療法，フランクリニゼーション（静電気を利用する電気療法）.

fran·ko·nite ［frǽŋkənait］ フランコナイト（ドイツ産の酸性白土に類似するケイ酸塩）.

Fräntzel, Oscar Maximilian Victor ［fréntsəl］ フレンツェル（1838-1894，ドイツの医師）.

F. murmur フレンツェル雑音.

F. sign フレンツェル徴候（僧帽弁狭窄症においては，雑音が心拡張期の初期と末期とに最も著明に聴取される），＝ Fräntzel murmur.

Frapolli, Francesco ［frapóli］ フラッポリ（1773没，イタリアの医師．ペラグラ pellagra（ニコチン酸の欠乏により種々の全身症状を呈する疾患）という名称を初めて用いた（1771））.

Fraser, Alexander ［fréizər］ フレーザー（1869-1939，カナダの病理学者）.

F.-Lendrum stain for fibrin フレーザー・レンドラムのフィブリン染色〔法〕.

Fraser, George R. ［fréizər］ フレーザー（イギリスの遺伝学者）.

F. syndrome フレーザー症候群（潜在眼球，男性化などの多発奇形），＝ cryptophthalmos syndrome.

Fraser, John ［fréizər］ フレーザー（1750-1817，イギリスの植物学者．アメリカ産 calumba の強壮作用を発見したので，その種の植物は *Frasera carolinensis* または *F. walteri* と称された）.

Fraser, Thomas Richard ［fréizər］ フレーザー（1841-1920，イギリスの薬理学者．ストロファンチンを医薬として提唱し（1892），コブラヘビ毒免疫を研究して，ついに antivenin を創製した（1895））.

fra·ser·in ［fréizərin］ フラセリン（アメリカコロンボ根から得られる流エキス）.

fraternal insurance 共済保険［医学］.

fraternal twins 二卵性双胎〔児〕［医学］，＝ binovular twins, dichorial t., dissimilar t., dizygotic t., heterologous t..

fra·ter·ni·ty ［frətə́:niti］ ① 兄弟〔関係〕. ② フラターニティー（アメリカの男子学生間に組織されている全国的な結社で，各大学には Chapter と称する支部があり，会員の宿泊する設備をもち，毎年全国的大会が開かれている．女子の同様組織を sorority と称する）. 形 fraternal.

frat·ri·cide ［frǽtrisaid］ 兄弟殺し.

fraud ［frɔ́:d］ 詐欺.

f. in manufacturing of drugs 薬製造詐欺行為.

Fraunhofer, Joseph von ［fráunhɔ:fər］ フラウンホーフェル（1787-1826，ドイツの物理学者）.

F. diffraction phenomenon フラウンホーフェル回折現象（平面平行格子に平行光線が入射した場合に生ずる回折現象）.

F. lines フラウンホーフェル線（太陽スペクトルの吸収線のことで，1814年に発見され，主な暗線に赤い方から A，B，C，…と符合がつけてある）.

frax·in ［frǽksin］ フラキシン $C_{16}H_{18}O_{10}$（トネリコなどの樹皮に含まれる苦味配糖体．水解によりフラキセチンとブドウ糖とを生ずる），＝ fraxinin, paviin.

Frax·i·nus ［frǽksinəs］ トネリコ［秦皮］属（モクセイ科の一属）.

F. ornus マンナノキ（マンナの原料植物）.

Frazier, Charles Harrison ［fréiʒər］ フレージアー（1870-1936，アメリカの医師）.

F. needle フレージアー針（持続的排液の目的で側脳室に挿入する管状針）.

F. operation フレージアー手術（三叉神経痛の療法として感覚根を頭蓋内で切断する方法），＝ Spiller operation.

F.-Spiller operation フレージアー・スピラー手術（三叉神経痛緩和の目的で行う）.

FRC functional residual capacity 機能的残気量の略.

Frc fructose 果糖，フルクトースの略.

FRCP ① Fellow of the Royal College of Physicians (of England) イギリス内科医師会会員の略（ほかに FRCP (Edinburgh)，FRCP (Ireland) の２つがある）. ② Royal College of Physician が発行する免許.

FRCPC Fellow of the Royal College of Physicians of Canada カナダ内科医師会会員の略.

FRCS ① Fellow of the Royal College of Surgeons (of England) イギリス外科医師会会員の略（ほかに FRCS (Edinburgh)，FRCS (Ireland) がある）. ② Royal College of Surgeon が発行する免許.

FRCVS Fellow of the Royal College of Veterinary Surgeons イギリス獣医医師会会員の略.

freak ［frí:k］ 奇形の生物，変種，＝ teratism.

f. of nature 造化の戯れ，＝ lusus naturae.

freck·le ［frékl］ 雀卵斑（そばかす）［医学］，＝ ephe-

lis, lentigo.
Frédéricq, Louis Auguste [frèderík] フレデリック(1815-1853, ベルギーの医師).
F. sign フレデリック徴候(肺臓疾患, 特に肺結核にみられる歯肉の赤色線).
Fredet, Pierre [frədéi] フレデー(1870-1946, フランスの外科医).
F.-Ramstedt operation フレデー・ラムステット手術(先天性幽門狭窄症に対する手術. 肥厚した幽門筋層を切開して内腔の拡大を図る方法), = pyloromyotomy.
free [fríː] ① 遊離の〔医学〕, 自由の〔医学〕. ②無料の.
f. acid 遊離酸〔医学〕.
f. acidity 遊離酸度〔医学〕.
f. air ionization chamber 開放電離箱〔医学〕.
f. airway 開放気道〔医学〕.
f. association 自由連想〔法〕〔医学〕.
f. band 自由ヒモ(間膜ヒモの反対側にある結腸ヒモの一つ).
f. base 遊離塩基〔医学〕.
f. bilirubin 遊離ビリルビン.
f. body 遊離体〔医学〕.
f. bond 遊離価.
f. border [TA] 自由縁, = margo liber [L/TA].
f. carbon dioxide 遊離二酸化炭素, 遊離炭酸〔医学〕.
f. cells of connective tissue 自由結合組織細胞〔医学〕.
f. coagulase 遊離コアグラーゼ〔医学〕.
f. convection 自然対流〔医学〕.
f. diffusion 遊離的拡散.
f. electricity 現電気, 自由電気.
f. electron 自由電子〔医学〕.
f. electron laser (FEL) 自由電子レーザー(自由電子シンクロトロン放射光を使用したレーザー).
f. electrophoresis 自由電気泳動.
f. enamel 遊離エナメル質〔医学〕.
f. energy 自由エネルギー〔医学〕(仕事に変わり得るエネルギー).
f. expansion 自由膨張.
f. fatty acid (FFA) 遊離脂肪酸〔医学〕.
f. flagellum 自由鞭毛, 遊離鞭毛.
f. flap 遊離〔血管柄付き〕皮弁〔医学〕.
f. flap transfer 遊離皮弁移動〔医学〕.
f.-floating anxiety 浮動性不安〔医学〕.
f.-flowing steam sterilization 流通蒸気滅菌法〔医学〕.
f. gingiva 遊離歯肉〔医学〕.
f. graft 遊離移植片〔医学〕, 遊離移植.
f. grafting 遊離移植〔医学〕.
f. induction decay (FID) 自由誘導減衰〔医学〕.
f. interval 無症状期〔医学〕.
f. intestinal transplantation 遊離腸管移植(主として下咽頭・頸部食道癌切除後の頸部食道再建に用いる自家腸管の遊離移植をいう).
f. joint 遊動継手〔医学〕.
f. joint articulator 自由運動咬合器〔医学〕.
f.-living 自由生活.
f.-living ameba 自由生活〔性〕アメーバ.
f.-living generation 自由世代, 自由生活世代.
f.-living nematode 自由生活〔性〕線虫.
f.-living protozoan 自由生活〔性〕原虫.
f.-living stage 自由世代.
f. macrophage 遊離大食細胞(炎症性病巣にみられる活動性食細胞), = inflammatory macrophage, polyblast.
f. mandibular movements 自由下顎運動.
f. margin 自由縁(卵巣, 精巣, 爪の).
f. nerve ending 自由神経終末〔医学〕.
f. nucleus 遊離核, 卵黄核.
f. oscillation 自由振動.
f. path 自由経路.
f. phagocyte 遊離食細胞.
f. pupa 裸サナギ, = pupa libera.
f. radical 遊離基, フリーラジカル〔医学〕(不対電子をもち, 連鎖反応的に酸化還元状態を変化させる分子・原子団).
f. radical initiation 遊離基開始反応〔医学〕.
f. radical scavenger フリーラジカル捕捉剤(化学反応性の高い遊離基と反応して, 反応性の低い遊離基や分子に変化させる物質).
f. receptor 遊離受容体(抗体, 凝集素, 溶血素など).
f. rotation 自由回転〔医学〕.
f. running rhythm 自走リズム〔医学〕.
f. silica 遊離シリカ(結合型に対立していう二酸化ケイ素で, quartz α, β, tridymite α, β_1, β_2, cristobalite α, β, 無定形シリカなどを含む).
f. skin graft 遊離植皮術.
f. sound field 自由音場〔医学〕.
f. state 遊離状態.
f. sulfur 遊離イオウ(硫黄).
f. surface 自由表面〔医学〕.
f. taenia [TA] 自由ヒモ, = taenia libera [L/TA].
f. tenia 自由ヒモ.
f. thyroxine index 遊離サイロキシン指数〔医学〕.
f. time 自由時間〔医学〕.
f. tissue transfer 遊離組織移植〔医学〕.
f. vascularized flap 遊離〔血管柄付き〕皮弁.
f. villi 自由絨毛〔医学〕.
f. water 自由水, 遊離水(結合水に対立していう).
f. water clearance 自由水クリアランス〔医学〕, 自由水清掃率.
f.-way space 安静〔位〕空隙, 自由路間隙(下顎骨が生理的安静にあるときの上下顎の歯牙の間の空隙).
freeble magnetism 弱磁性.
free·board [fríːbɔːd] フリーボード(イオン置換床の上澄で, 逆流に際して起こる膨張に備える).
freedom of will 意志の自由〔医学〕.
free·ing [fríːiŋ] 剥離〔医学〕.
freely movable joint 全動関節, = diarthrosis.
freely soluble 溶けやすい〔医学〕.
Freeman, Ernest Arthur [fríːmən] フリーマン(1900-1975, イギリスの整形外科医).
F.-Sheldon syndrome (FSS) フリーマン・シェルドン症候群(頭蓋手根骨足根骨ジストロフィ).
free·mar·tin [friːmáːtin] フリーマーチン(雄ウシと双生子として生まれた雌ウシで, 雌の生殖器の分化が異常で普通は不妊性).
freeze [fríːz] 凍らせる.
f.-dried food 凍結乾燥食品〔医学〕.
f.-dryer 凍結乾燥器〔医学〕.
f.-drying 凍結乾燥.
f.-drying apparatus 凍結乾燥器〔医学〕.
f.-drying method 凍結乾燥〔法〕〔医学〕.
f.-etching method 凍結食(蝕)刻〔法〕〔医学〕, フリーズエッチング〔法〕〔医学〕.
f. fracture technique 凍結割断法〔医学〕.
f.-fracturing method 凍結開裂〔法〕〔医学〕.
f. replica 凍結レプリカ〔医学〕, 凍結複製〔医学〕.
freez·er·burn [fríːzəːbəːn] 冷凍焼け〔医学〕.
freez·ing [fríːziŋ] ① 氷結, 凍結〔医学〕. ② 冷凍. ③ 凝固. ④ 凍え(こごえ).
f. agent 冷凍剤, 寒剤.
f. and drying 凍結乾燥(① 細胞化学・組織化学の研究に用いられている固定法の一つ. ② 酵素・血

清・細菌・食品などの長期保存法の一つ).
f. anesthesia 低温麻酔〔法〕〔医学〕.
f. dryer 真空凍結乾燥器〔医学〕.
f. microtome 凍結ミクロトーム(主として炭酸ガスまたはほかの凍結剤を用いて組織を固定して切るもの).
f. mixture 寒剤〔医学〕, 凍結剤〔医学〕, 起寒剤.
f. phenomenon すくみ足現象(パーキンソン病などで歩行などの反復運動が起こしにくい状態をいう).
f. point 氷点〔医学〕, 凝固点〔医学〕(純液体がその固相と平衡状態にある温度).
f. point depression 氷点降下〔医学〕.
f. point determination apparatus 凝固点(氷点)測定器〔医学〕.
f. point method 氷点法, 凝固点法.
f. temperature 氷結(凍結)温度, 凝固温度.
f. test 凍結試験〔医学〕.
f. thawing 凍結融解法〔医学〕.
Frei, Wilhelm Siegmund [frái] フライ(1885–1943, ドイツの皮膚科医).
F. antigen フライ抗原(鼡径リンパ肉芽腫症患者のリンパ節穿刺液を希釈したもの. 診断のためのフライ皮内反応に抗原として用いる).
F. bubo フライ横痃, = lymphogranulomatosis inguinalis.
F. disease フライ病(鼡径リンパ肉芽腫), = Durand-Nicolas-Favre disease.
F. test フライ試験, フライ反応(フライ横痃から得た無菌嚢を皮内注射すると, 赤色丘疹を発現する反応で, フライ病の診断に用いられる), = Frei reaction.
Freiberg, Albert Henry [fráibəːg] フライベルグ(1868–1940, アメリカの外科医).
F. disease フライベルグ病(中足骨の頭部の不全骨折, = Freiberg infraction of metatarsal head, Koehler disease.
Freiburg meth·od [fráibəːg méθəd] フライブルグ法(無痛分娩法で, スコポラミンとモルフィンとを皮下注射して, 鎮痛を起こす分娩法), = twilight sleep.
frej·ar·ol [frédʒərɔːl] フレジャロール(東インド産 frejar の樹から得られる芳香性揮発油で, 皮膚病に用いる).
Frejka, Bedrich [fréidʒkaː] フレーカ(1890–1972, チェコの整形外科医).
F. pillow splint フレーカ枕副子.
frem·i·tus [frémitəs] 振盪(とう)音〔医学〕(触診しうる低周波の振動音).
fre·na [fríːnə] 小体(frenum の複数).
fre·nal [fríːnəl] 小帯の.
French [fréntʃ] フランスの.
F.-American-British classification フランス・アメリカ・イギリス分類(急性白血病の), = FAB classification.
F. chalk タルク, = purified talc, soap stone.
F. curve 雲形定規.
F. digitalin 真性ジギタリン, = chloroformic digitalin, insoluble d., Homolle d..
F. galipot フランスマツヤニ(松脂(マツヤニ)の一種. 半固体樹脂で, ピマール酸を含有する).
F. measles 風疹, = rubella.
F. mixture フェノールヨード液(複合ヨード液15mL, 液状石灰酸6mL, グリセリン165mL, 水で1,000mLとする), = Boulton solution, liquor iodi phenolatus.
F. proof agar = Sabouraud agar.
F. rose フランスバラ, = *Rosa gallica*.
F. ton 仏トン(英トンの1.016倍).
fre·nec·to·my [friːnéktəmi] 小帯切除〔術〕〔医学〕.
fre·net·ic [frinétik] 精神病の.
Frenkel, Heinrich Simon [fréŋkəl] フレンケル(1860–1931, ドイツの神経学者).
F. exercise フレンケル体操(Frenkel の考案による失調症, 協調運動障害の回復を目的とした運動プログラム), = Frenkel method, Frenkel movement.
F. method フレンケル運動療法(運動失調症の), = Frenkel exercise treatment of ataxia.
F. symptom フレンケル徴候(脊髄癆における筋運動機能の低下).
fre·no·plas·ty [fríːnəplæsti] 〔舌〕小帯形成〔術〕.
fre·no·se·cre·to·ry [frìːnousikríːtəri] 分泌抑制の.
fre·not·o·my [friːnátəmi] 舌小帯切断〔術〕〔医学〕, 小帯切除術(短舌症に対する舌小帯切開).
fren·u·lo·tom [frénjulətəm] 小帯切除術, = frenectomy, frenotomy.
fren·u·lum [frénjuləm, fríːnju–] [TA] ① 包皮小帯, = frenulum preputii [L/TA]. ② 上髄帆小帯, = frenulum veli medullaris superioris [L/TA]. ③ 小帯, 繋帯. ④ 抱きとげ(昆虫の), = fraenulum. 複 frenula.
f. cerebelli 小脳小帯, = frenulum veli.
f. clitoridis [L/TA] 陰核小帯, = frenulum of clitoris [TA].
f. epiglottidis 喉頭蓋小帯.
f. labii inferioris [L/TA] 下唇小帯, = frenulum of lower lip [TA].
f. labii superioris [L/TA] 上唇小帯, = frenulum of upper lip [TA].
f. labiorum pudendi [L/TA] 陰唇小帯, = frenulum of labia minora [TA], fourchette [TA].
f. linguae [L/TA] 舌小帯, = frenulum of tongue [TA].
f. lingulae 小舌小帯.
f. of clitoris [TA] 陰核小帯, = frenulum clitoridis [L/TA].
f. of ileal orifice [TA] 回盲弁小帯, = frenulum ostii ilealis [L/TA].
f. of labia minora [TA] 陰唇小帯, = frenulum labiorum pudendi [L/TA].
f. of lower lip [TA] 下唇小帯, = frenulum labii inferioris [L/TA].
f. of superior medullary vellum [TA] 上髄帆小帯, = frenulum veli medullaris superioris [L/TA].
f. of tongue [TA] 舌小帯, = frenulum linguae [L/TA].
f. of upper lip [TA] 上唇小帯, = frenulum labii superioris [L/TA].
f. ostii ilealis [L/TA] 回盲弁小帯, = frenulum of ileal orifice [TA].
f. preputii [L/TA] 包皮小帯, = frenulum [TA].
f. preputii clitoridis 陰核小体, = frenulum clitoridis.
f. preputii penis 包皮小帯.
f. pudendi 陰唇小帯, = frenulum labiorum pudendi.
f. synoviale 滑液小帯(腱と鞘との間にある線維).
f. tectolabiale 口蓋唇小帯.
f. valvulae coli モルガニ小帯, = frenulum of Morgagni.
f. veli [L/TA] 髄帆小帯*, = frenulum veli [TA].
f. veli medullaris anterioris 前髄帆小帯.
f. veli medullaris superioris [L/TA] 上髄帆小帯, = frenulum of superior medullary vellum [TA], frenulum [TA].
fre·num [fríːnəm] 小体, = frenulum. 複 frena, frenums.
Frenzel, Hermann [fréntsəl] フレンツェル(1895–1967, ドイツの耳鼻科医).
F. glass フレンツェル眼鏡(頭位眼振などの検査

に用いられる15～20Dの凸レンズ).
fren·zy [frénzi] 狂暴な，逆上〔の〕[医学].
fre·quen·cy [frí:kwənsi] ①度数，頻度[医学]．②振動数．③周波数[医学].
f. analyser 周波数分析器.
f. analyzer 周波数分析装置(器)[医学].
f. audiometry 周波数聴力検査〔法〕[医学].
f. bandwidth 周波数帯域幅[医学].
f. converter 周波数変換器[医学].
f. curve 度数曲線.
f. distribution 度数分布，頻度分布[医学].
f. dysuria syndrome 頻尿・排尿痛症候群[医学].
f. equation 度数方程式.
f. factor 頻度因子[医学].
f. function 頻度関数.
f. matching 度数対応法[医学].
f. meter 周波数計.
f. modulation (FM) 周波数変調[医学].
f. of class 級頻度.
f. of death 死亡頻度[医学].
f. of feeding 授乳回数.
f. of firing 発射頻度[医学].
f. of occurrence 出現度数(頻度).
f. polygon 度数多角形(度数折線とも呼ばれる統計図の一つ).
f. spectrum 周波数スペクトル[医学](信号に含まれる周波数成分の分布を図示したもの).
f. surface 分布曲面.
f. table 度数分布表[医学].
fre·quent [frí:kwənt] 常習的な，普通の.
f. micturition 頻回排尿[医学]，尿意頻数，= thamuria, pollakiuria, urgency.
f. pulse 頻拍[医学]，頻脈(連脈)[医学].
f. urination 頻尿〔症〕[医学].
fre·quen·tic ac·id [fri:kwéntik ǽsid] フレクェンチン酸 $C_{14}H_{10}O_7$-$2H_2O$ (*Penicillium frequentans* の培養で得られる弱抗菌性代謝物．Wilkins, 1943), = citromycetin.
fresh [fréʃ] 新鮮な.
f. blood 新鮮血[医学](保存血に対していう). ↔ preserved blood.
f. food 生鮮食品[医学].
f. frozen plasma (FFP) 新鮮凍結血漿[医学].
f. gauge 新鮮空気測定器.
f. injury 新鮮創[医学].
f. plasma (FP) 新鮮液状血漿.
f. preparate examination method 生鮮標本検査法，直接検査法.
f. specimen 新鮮標本(固定標本に対立する).
f. water 淡水[医学].
f.-water crab サワガニ，淡水〔産〕カニ.
f. water fish 淡水魚[医学].
f.-water snail 淡水〔産〕貝.
f. whole blood-CPD CPD加新鮮血液，= WB-F.
f. wound 新鮮創[医学].
Fresnel, Augustin Jean [freinél] フレスネル(1788-1827，フランスの物理学者).
F. lens フレスネルレンズ.
fress·re·flex [frésri:fleks] [G] 吸飲反射[医学]，貪食反射(唇，頬をなでると律動的貪食運動を起こす反射), = eating reflex.
fre·tum [frí:təm] 狭窄．複 freta.
f. halleri (胚心臓の心房と心室との間にある狭窄).
Freud gold stain [frɔ́id góuld stéin] フロイト金塩染色法(Müller 液または Ehrlich 液で固定した神経線維切片を1%塩化金溶液と95%アルコールとの等量合液で染色し，苛性ソーダ1容を水6容に溶かした液で還元し，10%ヨウ化カリウム液中に10～15分間浸漬する).
Freud, Sigmund [frɔ́id] フロイト(1856-1939，オーストリアの精神科医．精神分析学の創始者で，潜在意識の存在を提唱した).
F. cathartic method フロイト精神浄化法，= psychocatharsis, abreaction.
F. theory フロイト説(ヒステリーの原因は主として精神的外傷を受け，それに対する反応が抑制され単に記憶性精神障害として残存するためとの説).
Freudenberg phe·nom·e·non [frɔ́idənbə:g finámінən] フロイデンベルグ現象(膀胱結核において腹背撮影を行って膀胱像をみると，正中線から結核腎側の半分は他側に比べて面積が小さく，その輪郭が直線状に傾斜する).
freud·i·an [frɔ́idiən] フロイト〔理論〕の.
f. attitude フロイト的態度.
Freund, Jules [frɔ́ind] フロイント(1891-1960，アメリカの細菌学者).
F. adjuvant フロイント補助液，フロイントアジュバント(結核菌の死菌を加えた完全アジュバントと，死菌を加えない不完全アジュバントがある).
F. complete adjuvant フロイント完全アジュバント.
F. incomplete adjuvant フロイント不完全アジュバント.
Freund, Wilhelm Alexander [frɔ́int] フロイント(1856-1939，ドイツの婦人科医).
F. anomaly フロイント奇形，フロイント異常(第1肋骨の短縮により上部胸腔の狭窄を起こすと，肺尖の拡張が不全になる).
F. law フロイント法則(卵巣腫瘍は骨盤内では子宮後方にあるが，増大すると骨盤外に出て子宮の上前方に達する).
F. operation フロイント手術(①子宮癌に対する手術．②フロイント奇形に対する手術).
Freundlich, Herbert Max Finley [frɔ́indlik] フロイントリッヒ(1880-1941，ドイツの物理化学者).
F. adsorption equation フロイントリッヒ吸着式(吸着される溶質量とその濃度との関係を表す式).
Frey-Gigon meth·od [fréi ʤígɑn méθəd] フライ・ジゴン法(Soerensen のアミノ酸窒素法を改良したもので，水酸化バリウムを加えた後アンモニアを集める方法).
Frey, Lucie [fréi] フライ(1889-1944，ポーランドの神経学者).
F. syndrome フライ症候群(そしゃく(咀嚼)に際し耳珠の前方に起こる発赤と疼痛を伴う発汗は耳下腺の化膿および瘻孔形成にみられる), = auriculotemporal nerve syndrome.
Frey, Max von [fréi] フライ(1852-1932，ドイツの医師).
F. hairs フライ毛.
F. irritation hairs フライ刺激毛(皮膚圧点の刺激感受性の存在および程度を測定するために用いる毛で，それぞれの毛の長さを加減して何グラムの重さに拮抗するかをあらかじめ調べてあるもの).
Freyer, Peter Johnston [fréiər] フライアー(1851-1921，イギリスの外科医，軍医).
F. operation フライアー手術(恥骨上からの切開による前立腺摘出法).
FRF follicle stimulating hormone-releasing factor 卵胞刺激ホルモン放出因子の略.
FRG function related group 機能に基づく患者分類法の略.
fri·a·ble [fráiəbl] もろい.
friar's balsam 安息香バルサム，= Turlington balsam.
fric·a·tive [fríkətiv] 摩擦音.

Frick, George [frík] フリック(1793-1870，アメリカの眼科医．アメリカにおける最初の眼科教科書を1823年に著した)．
F. operation フリック内反手術(側頭または頬からの皮膚弁を利用する眼瞼縫合術)．
Fricke do·sim·e·ter [fríki: dousímitər] フリッケ線量計〔医学〕(化学線量計のうち最もよく使用されるもので，硫酸第一鉄線量計ともいう)．
Fricke, Johann Karl [fríki:] フリッケ(1790-1841，ドイツの外科医)．
F. bandage フリッケ包帯(精巣(睾丸)炎および精巣上体(副睾丸)炎において陰嚢を絆創膏で包帯する方法)．
fric·tion [fríkʃən] ① 摩擦〔医学〕．② 塗擦薬(すりこみぐすり)，= inunctin. 形 frictional.
f. burn 擦過傷〔医学〕．
f. knot 二重結節〔医学〕，二重結索(索の両端を相互2回巻き合わせた後結ぶもの)．
f. loss 摩擦損失．
f. melanosis 摩擦黒皮症(ナイロンタオルなどによる慢性の摩擦の結果，肩甲骨，鎖骨の上の皮膚に起こる色素沈着)，= nylon towel melanosis, towel m..
f. murmur 摩擦音，摩擦性雑音(炎症を起こした漿膜が相互接触により起こるもの)，= friction rub.
f. neuritis 摩擦性神経炎〔医学〕．
f. resistance 摩擦抵抗．
f. rub 摩擦音〔医学〕．
f. sound 摩擦音．
f. test 摩擦試験(テスト)〔医学〕．
frictional electricity 摩擦電気，静電気．
frictional resistance 摩擦抵抗〔医学〕．
fric·tio·nes [fríkʃəni:s] 塗擦薬．
Fridenberg, Percy [fráidənbə:g] フリデンベルグ(1868生，アメリカの眼科医)．
F. stigmometric card test フリデンベルグ正視判定札検査法(視標試験)．→ stigmometric card.
Friderichsen, Carl [frìdəríksən] フリーデリックセン(1886生，デンマークの小児科医)．
F. syndrome フリーデリックセン症候群(電撃性髄膜炎球菌血症，電撃性紫斑症)，= Waterhouse-Friderichsen syndrome.
F. test フリーデリックセン試験(動眼神経反射を起こすのに要する最小光刺激を測定するビタミンA欠乏症の判定法)．
F.-Waterhouse syndrome フリーデリックセン・ウォーターハウス症候群(小児にみられる，髄膜炎球菌感染の激症型．全身に紫斑が出現し，副腎出血により急激にショックを起こし死に至る)．
Fried rule [frí:d rú:l] フリード法則(2歳以下の投薬量は，患児の月齢に成人量を乗じ，それを150で除して得る)．
Friedländer, Carl [frí:dlendər] フリードレンデル(1847-1887，ドイツの病理学者)．
F. bacillus フリードレンデル桿菌，= *Klebsiella pneumoniae*.
F. bacillus pneumonia フリードレンデル桿菌性肺炎．
F. cells フリードレンデル細胞(脱落膜にある巨大結合織細胞)．
F. pneumonia フリードレンデル〔桿菌性〕肺炎．
F. stain for capsules フリードレンデル菌莢膜染色法(① 覆いガラスに固定した標本を酢酸液で処理した後アニリン水，ゲンチアナ紫液で染色する．② 切片の場合には酢酸10，濃厚ゲンチアナ紫アルコール溶液50，水100の混合液に24時間浸漬した後，1%酢酸液で分別する)．
F. vaccine フリードレンデルワクチン(慢性鼻カタルおよび鼻孔炎の予防に用いるフリードレンデル菌からつくったワクチン)．
Friedländer, Max [frí:dlendər] フリードレンデル(1841生，ドイツの医師)．
F. disease フリードレンデル病(閉塞性動脈内膜炎)，= endarteritis obliterans.
Friedman, Maurice Henry [frí:dmən] フリードマン(1903生，アメリカの医師)．
F. (cervical dilatation time) curve フリードマン子宮口開大曲線．
F. test フリードマン妊娠試験法(Zondek-Aschheim 法の変法で，妊娠の疑いのある女性の尿4mLずつを毎日2回2日間，受精させていない成熟雌ウサギに静注して，剖検により卵巣に新生の黄体または出血性黄体が出現すれば陽性とされる)，= Friedman-Lapham test.
Friedmann, Franz [frí:dmən] フリードマン(1876生，ドイツの医師)．
F. treatment フリードマン療法(カメから採集した生きた無毒性結核菌を静注および筋注する結核治療法)．
F. vaccine フリードマンワクチン．
Friedmann, Max [frí:dmən] フリードマン(1858-1925，ドイツの神経科医)．
F. disease フリードマン病(小児における非てんかん性回帰性強直性脊髄麻痺と短時間の意識消失)，= relapsing infantile spastic spinal paralysis.
F. syndrome フリードマン症候群(外傷に由来する亜急性進行性脳症に基づく，頭部充満感，頭痛，めまい，過敏性，不眠，易疲労性，記憶障害などの症候群)，= vasomotor symptom-complex.
Friedreich, Nikolas [frí:drik] フリードライヒ(1825-1882，ドイツの医師)．
F. ataxia フリードライヒ〔遺伝性脊髄性〕運動失調症〔医学〕(運動失調，深部反射消失，眼振，内反足などの症状を主とする小児の進行性疾患で，脊髄側柱，後柱の退行変性に基づく)，= hereditary spinal ataxia，familial a.，juvenile a..
F. disease ① フリードライヒ病(多発性パラミオクローヌス)，= paramyoclonus multiplex. ② フリードライヒ失調症，= hereditary spinal ataxia.
F. foot フリードライヒ足(足指の過伸展を伴う凹足．フリードライヒ病にみられる)，= talipes cavus.
F. phenomenon フリードライヒ現象(肺空洞上の打診で聞かれる鼓音)．
F. sign フリードライヒ徴候(心膜の癒着のある際にみられる拡張期に頸静脈が虚脱する)．
F. tabes フリードライヒ癆，= Friedreich ataxia.
Friedrich, Paul Leopold [frí:drik] フリードリッヒ(1864-1916，ドイツの外科医)．
F. operation フリードリッヒ手術(肺虚脱療法としての胸膜肺剥離術)，= Friedrich-Brauer operation.
frien disease フリエンテ病，= friente.
Friend, Charhotte [frénd] フレンド(1921-1987，アメリカの微生物学者)．
F. disease フレンド病．
F. leukemia virus フレンド白血病ウイルス．
F. virus フレンドウイルス，= Friend leukemia virus.
fri·en·te [friéntə] フリエンテ(焼菌の一種 *Ustilago hypodytes* の感染による農夫，樵夫(きこり)などにみられる紅斑性皮膚症)．
fright [fráit] 驚愕，恐怖．
f. disease 恐怖症(イヌのヒステリー)．
f. neurosis 驚愕ノイローゼ〔医学〕，恐怖神経症．
f. reaction ① 驚愕反応(アセチルコリンの注射により除神経顔面筋が驚愕によるときにみられるような不随意性攣縮を起こすこと)．② 恐怖反応(動物が恐怖または激怒に際し，眼球外直筋が収縮する反応)．

frigid zone 寒帯［医学］.
fri·gid·i·tas ［friʤíditəs］〔性〕冷感性［医学］, = frigidity.
f. sexualis 無性欲症, 性交冷感症.
fri·gid·i·ty ［friʤíditi］ 冷感症（性行為における女性の）［医学］, = sexual coldness, frigiditas sexualis. 形 frigid.
frigidum bath 冷浴［医学］.
frig·o·la·bile ［frìgouléibil, -bail］ 寒冷不安定性の.
frig·o·rif·ic ［frìgərífik］ ① 寒冷を生ずる. ②寒剤.
frig·o·rim·e·ter ［frìgərímitər］ 冷凍測定器.
frig·o·rism ［frígərizəm］ 寒冷障害（寒さに長時間露出されたときに起こる血管性の障害）, = subcalorism.
frig·o·sta·bile ［frìgoustéibil, -bail］ 寒冷耐性の, = frigostable.
frig·o·ther·a·py ［frìgəθérəpi］ 寒冷療法, = cryotherapy.
frill ［fríl］ 襞縁（ひだべり）.
fri·na ［frínə］ 東洋化膿性毛包炎, = furunculosis orientalis.
fringe ［frínʤ］ ① 辺縁, 周域. ② 縞（光線の干渉により明暗の生ずる帯）. ③ 鋸歯状付属物.
f. benefits 付加給付［医学］.
f. joint 慢性絨毛性関節炎.
f. pattern 辺縁型（自己抗体の染色パターンの一つ）.
f. tree bark （ヒトツバタゴ属 *Chionanthus* の皮）.
fringed micelle 房状ミセル［医学］.
fringed tapeworm 有縁条虫, 鋸歯条虫.
Frisch, Anton Ritter von ［fríʃ］ フリッシュ（1849-1917, オーストリアの外科医, 細菌学者）. → von Frisch, Anton Ritter.
F. bacillus フリッシュ菌（鼻硬化症菌）, = von Frisch bacillus.
F. test フリッシュ試験（側副路検査法で, 障害部位から中枢の動脈を圧迫した場合, 末梢部位が通常の皮膚色を呈していれば, 側副血行路形成を示す）.
Frisch, Karl Ritter von ［fríʃ］ フリッシュ（1886-1982, ウィーンで生まれ,「ミツバチのダンス behavior of bees」で知られている. 昆虫生理学に画期的業績をもたらし, K. Lorenz, N. Tinbergen とともに1973年度ノーベル医学・生理学賞を受けた）.
frit ［frít］ フリット（① ガラス原料（反融溶した砂）. ② 義歯の表面をつくる着色塗料）.
Fri·til·la·ria ［frìtiléəriə, -lér-］ バイモ［貝母］属（ユリ科 *Liliaceae* の一属で, 鱗茎には数種のアルカロイドを含有し, 漢方では鎮咳・去痰薬として用いられる）.
fri·til·la·rin ［fritílərin］ フリチラリン $C_{19}H_{33}NO_2$（バイモ属植物の鱗茎にあるアルカロイド）.
fri·til·line ［fritílin］ フリチリン $C_{25}H_{41}NO_3$-H_2O（バイモ属植物の鱗茎にあるアルカロイド）.
Fritsch, Gustav Theodor ［fríʃ］ フリッシュ（1838-1927, ドイツの神経学者. Hitzig とともに大脳皮質の電気刺激による研究を行い, 前頭葉に運動領の存在することを証明した(1870)）.
Fritsch, Heinrich ［fríʃ］ フリッシュ（1844-1915, ドイツの婦人科医）.
F. catheter フリッシュ消息子, = Bozeman-Fritsch catheter.
Froehde, A. ［frə́:rd］ フレーデ（ドイツの化学者）.
F. reagent フレーデ試薬（モリブデン酸ナトリウムを濃硫酸に溶解した液でアルカロイドに対し種々の着色反応を示す）.
fro·flu·vi·um ［frouflú:viəm］ 漏泄, = flux, discharge.
f. alvi 下痢.
frog ［fróg］ ① カエル. ② 蹄叉（馬蹄の軟甲）.
f.-belly カエル腹（① 腹水のたまった腹. ② くる病患者にみられる腹部膨隆）, = pot belly.
f. breathing カエル呼吸.
f. child カエル児（肢端の屈曲と外反, 筋の痙攣性強直を特徴とし, おそらく線条体また錐体外路の病変によるものであろう）.
f. face カエル顔（顔貌）, カエル鼻（鼻たけ（茸）症にみられる鼻幅の広い状態）.
f. gait 跳歩（小児麻痺にみられる）.
f. in throat 嗄声（かれごえ）.
f.-leg position カエル足体位, ローレンツ第1肢位（先天性股関節脱臼整復後の固定肢位）.
f. ovulation test カエル排卵試験（南アフリカ産のガマ *Xenopus laevis* の雌の背リンパ嚢内に被験尿 2mL を注入してガラス器中に入れ, 4～12時間以内に多数の産卵が起これば, その尿は妊娠尿である）, = Hogben test, Bellerby test.
f. plaster カエル肢位ギプス固定, 開排位ギプス固定.
f. position カエル姿勢.
f. posture カエル〔型〕姿勢.
f. skin graft けい（蛙）皮移植.
f. spawn fermentation カエル産卵発酵.
f. stay 蹄叉（ウマの）, = bar.
f. tongue ガマ腫, = ranula.
f. venom カエル毒.
Fröhlich, Alfred ［flə́:lik］ フレーリッヒ（1871-1953, オーストリアの神経科医）.
F. syndrome フレーリッヒ症候群（脂肪性器異栄養症とも呼ばれ, 身体の発育障害, 外陰部の発達遅延, 第二次性徴は欠如し, 脂肪沈着は体幹に強く四肢には少ない. 視床下部の腫瘍などにより起こり, 脳下垂体機能低下はその主細胞性腺腫による）, = dystrophia adiposogenitalis, typus Fröhlich, Babinski-F. disease.
Frohn, Damianus ［fró:n］ フローン（1843生, ドイツの医師）.
F. reagent フローン試薬（亜硝酸ビスマス（蒼鉛）を水に混ぜて沸騰させた後, 塩酸とヨウ化カリウムを加えてつくったもので, アルカロイドおよび糖分の検出に用いる）.
Froin, Georges ［frowán］ フロアン（1874-1932, フランスの医師）.
F. sign フロアン徴候［医学］（脊髄腫瘍, 癒着性クモ膜炎, 椎間板ヘルニアなど脊髄クモ膜癒着による腔の閉塞により認められる徴候）.
F. syndrome フロアン症候群（髄液のタンパク含有量が極端に増加したとき採取後室温に放置しても凝固する現象. 脊髄腫瘍などで脊髄クモ膜下腔が閉塞されたときにみられる）, = loculation syndrome.
frôle·ment ［frɔ:lmán］ ① [F] 軽微摩擦音（心膜炎に聴取される）. ② 軽擦法（マッサージの一方法）.
from portal to portal pay 拘束労働時間制［医学］.
Froment, Jules ［fromán］ フロマン（1878-1946, フランスの医師）.
F. sign フロマン徴候（患者に1枚の紙をつかませ, その母指が示指の橈骨側に対して支持することができれば尺骨神経は正常であるが, そうでなければ尺骨神経は切断されている）, = Froment test, F. paper sign.
Frommann, Carl ［frámən］ フロンマン（1831-1892, ドイツの解剖学者）.
F. striae フロンマン横線（硝酸銀染色法により観察される有髄神経線維軸索にある横線）, = Frommann lines.
Frommel, Richard ［fráməl］ フロンメル（1854-1912, ドイツの産婦人科医）.
F. dilator フロンメル拡張器（Bossi 子宮頸部拡張器の改良型）.

F. disease フロンメル病(授乳が長期に継続するために起こる子宮の萎縮), = Chiari-Frommel disease.
F. operation フロンメル手術(子宮後屈において子宮仙骨靱帯を短縮する方法).
fron·dose [frɑndóus] 有毛の, 葉状体の, = thalloid.
frons [frɑ́nz] [L/TA] 前額, = forehead [TA]. 複 frontes.
front [frʌ́nt] ① 前線 [医学], 前面, 前方, 前額面. ② 土地, 面する.
f. focus 前側焦点.
f. of chest [TA] 前胸, = pectus [L/TA].
f. of developer 前端 [医学].
f. of solvent 前端 [医学].
f. tap (脚の前部にある筋肉を打つと, 脊髄性興奮性においては腓腹筋が収縮すること).
f. tap contraction フロントタップ収縮(脛骨前部を打つときの腓腹筋収縮), = Gowers contraction.
f. tap reflex 前方叩打反射, = front tap contraction.
front·ad [frʌ́ntæd] 前方へ.
fron·tal [frʌ́ntəl] [TA] ① 前頭側, = frontalis [L/TA]. ② 前頭の [医学].
f. abscess 前頭葉膿瘍.
f. adversive field 前葉対側野(第 6a 領にあって複雑な運動を起こす野).
f. analysis 前端分析 [医学].
f. angle [TA] 前頭角(nasion と bregma を通る直線上方の前頭骨の中央彎曲における最高点と, nasion と bregma とをそれぞれ連結して得る角), = angulus frontalis [L/TA].
f. apraxia 前頭葉性失行.
f. arc 前頭弓(ナジオンからブレグマまでの測定値).
f. area 前頭野.
f. artery 滑車上動脈, = arteria supratrochlearis.
f. aspect [TA] 前頭観, = norma frontalis [L/TA].
f. ataxia 前頭〔葉〕性運動失調〔症〕 [医学] (主として前頭葉腫瘍. 歩行蹣跚まんさく).
f. axis 前額軸(眼球中心を左右に通る線).
f. belly [TA] 前頭筋, = venter frontalis [L/TA].
f. bone [TA] 前頭骨, = os frontale [L/TA].
f. border [TA] 前頭縁, = margo frontalis [L/TA].
f. branch [TA] 前頭枝, = ramus frontalis [L/TA].
f. crest [TA] 前頭稜, = crista frontalis [L/TA].
f. diploic vein [TA] 前頭板間静脈, = vena diploica frontalis [L/TA].
f. eminence [TA] 前頭隆起(眉毛上稜の上方にある), = eminentia frontalis [L/TA].
f. eye field 前頭葉眼球運動野 [医学].
f. fontanel(le) 前泉門, = anterior fontanel(le).
f. foramen [TA] 前頭孔, = incisura frontalis [L/TA].
f. forceps [TA] 小鉗子*, = forceps frontalis [L/TA].
f. gland 頭腺.
f. grooves 前頭溝.
f. gyrectomy 前頭葉回切除術, = topectomy.
f. gyrus 前頭回(上前頭回, 中前頭回, 下前頭回).
f. headache 前頭痛 [医学].
f. herpes 前頭帯状疱疹.
f. horn [TA] 前角, = cornu frontale [L/TA].
f. leucotomy 前頭葉白質切断法.
f. leukotomy 前頭葉白質切断術(Egas Moniz により提唱された精神外科の手技).
f. lobe [TA] 前頭葉, = lobus frontalis [L/TA].
f. lobe epilepsy 前頭葉てんかん.
f. lobe syndrome 前頭葉症候群(前運動野と前頭前野の病変による症候群).
f. lobectomy 前頭葉切除 [医学], 前頭葉摘除術.
f. lobotomy 前頭葉切離術, 前頭葉〔白質〕切截術 [医学] (Moniz の原法であるが現在は行われない).
f. lucency sign 前頭部透明サイン [医学].
f. margin [TA] 前頭縁, = margo frontalis [L/TA].
f. mirror 額帯鏡, = head mirror.
f. nasal dysplasia 前額・鼻異形成症(1967年 de Myer により顔面中央裂症候群として報告されたが, 1970年表現型の詳細な分析によりこのように呼称されるようになった).
f. nerve [TA] 前頭神経, = nervus frontalis [L/TA].
f. notch [TA] 前頭切痕(前頭孔), = incisura frontalis [L/TA], foramen frontale [L/TA], frontal foramen [TA].
f. operculum [TA] 前頭弁蓋, = operculum frontale [L/TA].
f. part of corpus callosum 脳梁の前頭葉部.
f. plane ① 前平面(身体の長軸に平行し, 正中平面と直角をなす平面). ② 額面.
f. planes [TA] 前頭面, = plana frontalia [L/TA].
f. plate 前頭板(胎児の篩骨軟骨と蝶形骨小翼との間にある軟骨板).
f. pole [TA] 前頭極, = polus frontalis [L/TA].
f. process [TA] 前頭突起, = processus frontalis [L/TA].
f. process of maxilla 上顎骨前頭突起.
f. process of zygomatic bone 頬骨前頭突起.
f. protuberance 前頭隆起.
f. recessus 前頭陥凹 [医学].
f. region [TA] 前頭部, = regio frontalis [L/TA].
f. region of head 前頭部.
f. section 前頭切断(体または頭を背腹の両側に分画する切断).
f. sinus [TA] 前頭洞, = sinus frontalis [L/TA].
f. sinus aperture 前頭洞口.
f. sinusitis 前頭洞炎.
f. spine 前頭棘.
f. sulcus 前頭溝 [医学].
f. suture [TA] ① 前頭縫合, = sutura frontalis persistens [L/TA]. ② 額縫合線, = metopic suture.
f. triangle 前頭三角(前頭の最大直径と眉間の線で囲まれる).
f. tuber [TA] ① 前頭結節, = tuber frontale [L/TA]. ② 前頭隆起 [医学].
f. veins [TA] 前頭静脈, = venae frontales [L/TA].
f. view 頭部前面像 [医学], 前面像.
fron·ta·lis [frəntéilis, frʌn–] [L/TA] ① 前頭側, = frontal [TA]. ② 前頭の.
f. muscle 前頭筋.
frontier point 境界点, = boundary point.
fron·tip·e·tal [frəntípitəl, frʌn–] 前面方向に向いた.
frontoanterior position 前方前頭位.
frontocortical aphasia 前頭葉皮質性失語〔症〕.
frontoethmoidal suture [TA] 前頭篩骨縫合, = sutura frontoethmoidalis [L/TA].
frontoetmoidal foramen 前頭篩骨孔.
frontolacrimal suture [TA] 前頭涙骨縫合, = sutura frontolacrimalis [L/TA].
frontolateral laryngectomy 側喉頭部分切除〔術〕 [医学].
frontolenticular aphasia 前頭葉〔レンズ〕核性失語〔症〕.
fron·to·ma·lar [frʌ̀ntouméilər] 前頭頬部の.
f. suture 前頭頬骨縫合.
fron·to·max·il·lary [frʌ̀ntəmǽksiləri] 前頭上顎の.
f. suture [TA] 前頭上顎縫合, = sutura frontomaxillaris [L/TA].

F

fron·to·men·tal [frʌ̀ntəméntəl] 前頭オトガイの.

frontometaphyseal dysplasia 前頭・骨幹端異形成症.

fron·to·na·sal [frʌ̀ntənéizəl] 前頭鼻部の.
f. angle 鼻前頭角〔医学〕.
f. connection 前頭洞中鼻道交通〔医学〕.
f. duct 鼻前頭管.
f. plate 前頭鼻板(胎児の前頭突起).
f. polyp 前頭洞性鼻腔ポリ〔ー〕プ〔医学〕.
f. process 前頭鼻突起, = frontonasal elevation.
f. prominence 前頭鼻隆起〔医学〕.
f. suture [TA] 前頭鼻骨縫合, = sutura frontonasalis [L/TA].

fron·to–oc·cip·i·tal [frʌ̀ntouɑksípitəl] 前頭後頭の.
f. diameter 前後径(前頭後頭径).
f. fasciculus 前頭後頭束.

fronto–orbital area 前頭眼窩野.

frontopalpebral sulcus 前頭眼瞼溝.

fron·to·pa·ri·e·tal [frʌ̀ntəpəráiətəl] 前頭頭頂の.
f. suture 前頭頭頂骨縫合.

frontopolar sign 前頭極動脈徴候〔医学〕.

frontopontine fibres [TA] 前頭橋線維, = fibrae frontopontinae [L/TA], 前頭橋路*, = tractus frontopontinus [L/TA].

frontopontine tract 前頭橋核路(バロリ橋から上方に達し, 大脳脚の一部をなす線維).

frontoposterior position 後方前頭位.

frontosphenoid suture 前頭蝶形骨縫合.

fron·to·tem·po·ral [frʌ̀ntətémpərəl] 前頭側頭の.
f. degeneration 前頭側頭型変性症.
f. dementia 前頭側頭型認知症(前頭側頭葉優位の低下を示す非アルツハイマー型認知症群の総称).
f. lobar degeneration 前頭側頭葉変性症.
f. suture 前頭側頭骨縫合.

fron·to·tem·po·ra·le [frʌ̀ntoutèmpəréili] 前頭側頭点(前頭骨頬突起にある側頭上線上の一点で, 最も前内方に位置し, 左右両側の点から頭蓋の最小前額直径を測定する).

frontotransverse position 前頭横定位.

frontozygomatic suture [TA] 前頭頬骨縫合, = sutura frontozygomatica [L/TA].

frontrouting of signal hearing aid 外耳道型補聴器〔医学〕, = FROS hearin.

Froriep, Angust von [frɔ́:ri:p] フロリープ(1849–1917, ドイツの解剖学者).
F. ganglion フロリープ神経節(ヒト胚子における第4後頭節にある神経節).
F. law フロリープ法則(頭蓋骨は脊椎の併合により発生し, 頭部は頸部を利用して発育する).

Froriep, Robert [fróuri:p] フロリープ(1804–1861, ベルリンの外科医).
F. induration フロリープ硬結(線維性筋炎), = myositis fibrosa.

FROS hearin 外耳道型補聴器, = frontrouting of signal hearin.

Frosch, Paul [frɔ́ʃ] フロシュ(1860–1928, ドイツの医師. Loeffler との共同研究で口蹄疫は濾過性ウイルス病であることを発見した(1897)).

Frost, Albert D. [frɑ́st] フロスト(1889–1945, アメリカの眼科医).
F. suture フロスト縫合糸.

Frost, Wade H. [frɑ́st] フロスト(1880–1938, アメリカの疫学者). → Reed-Frost model.

Frost, William A. [frɑ́st] フロスト(1853–1935, イギリスの眼科医).
F.–Lang operation フロスト・ラング手術(眼球摘出後金属球を代用として挿入する方法).

frost [frɑ́st] 霜.
f. erythema 凍死紅斑.
f. gangrene 凍傷, = frostbite.
f. itch 冬季かゆみ〔症〕, 冬季瘙痒〔症〕, = pruritus hiemalis.

Frostberg in·vert·ed "3" sign [frɑ́stbə:g invə́:tid – sáin] フロストベルグサイン, = Frostberg phenomenon.

Frostberg phe·nom·e·non [frɑ́stbə:g finɑ́minən] フロストベルグ現象(X線像上, 十二指腸下行部が逆3の字状を呈し, その中間屈曲部は十二指腸乳頭に相当する場合をいい, 乳頭癌, 膵臓腫瘍, 慢性膵臓炎などに現れる), = Frostberg inverted "3" sign, reverse figure of 3 s..

frost·bite [frɑstbáit] 凍傷, しもやけ〔医学〕.
f. ointment 凍傷軟膏〔医学〕.
f. paint 凍傷液〔医学〕(凍傷の治療に用いられる).

frosted branch angiitis 霜状分枝血管炎.

frosted heart 糖衣状心臓〔医学〕(心膜が糖衣をかけたように肥厚したもの).

frost·ed liv·er [frɑ́stid lívər] 糖衣肝〔臓〕, = icing liver, perihepatitis. → hyaloserositis.

Frostig test フロスティッグ試験〔医学〕.

frost·ing [frɑ́stiŋ] 糖衣〔医学〕.

froth [frɔ́:θ] ① 泡(あわ)〔医学〕, 気泡, 泡立つ, 〔微細〕泡沫〔医学〕. ② 浅薄.
f. stabilizer 泡沫安定剤(水溶液に泡沫を生じさせ, これを安定させる物質).

froth·er [frɔ́:θər] 泡立て剤〔医学〕.

frot·tage [frətɑ́:ʒ] [F] フロタージ(① マッサージの摩擦運動. ② 陰部を他人に擦りつけて快感を得る性倒錯).

frot·teur [frətjú:r] [F] (フロタージ frottage を行う性倒錯患者).

frotteuristic disorder 窃触障害.

fro·zen [fróuzən] 凍結した, 凍結〔の〕〔医学〕.
f. attitude 凍結態勢(筋萎縮性側索硬化症などにみられる歩調強直).
f. blood 冷凍血液〔医学〕(血液の冷凍保存は, 多くはまれな血液型を有するものに対処するため, 健康時に採血, 保存し必要時に解凍して用いられる).
f. food 冷凍食品〔医学〕.
f. gait すくみ足〔医学〕, すくみ足歩行, = freezing of gait.
f. meat 凍結肉〔医学〕.
f. pelvis 固着骨盤〔医学〕(子宮円蓋が滲出物により充満されたもの).
f. section 凍結切片〔医学〕.
f. semen 凍結精子〔医学〕.
f. shoulder 凍結肩〔医学〕, 五十肩〔医学〕(内因性または外因性の肩関節機能障害で, 肩甲上腕関節周囲炎に類似の症候. 特に二頭筋管に相当する部分の疼痛が共通症状である).
f. skin 冷凍皮膚, = iced skin.
f. sleep 冷凍睡眠(低温を応用する癌治療法).
f. syringe (使用後洗浄することなく放置すると, 注射筒とピストンとが固着すること).
f. thawed red blood cell 凍結融解赤血球〔医学〕.
f. ultrathin section(ing) 凍結切片〔法〕〔医学〕, = frozen section(ing).

FRS ① Fellow of the Royal Society イギリス学士院会員の略. ② first rank symptoms 1級症状の略.

fruc·tan [frʌ́ktæn] フルクタン(主として, または全部フルクトースからなるケトヘキソサン), = fructosan.

fruc·ti·fi·ca·tion [frʌ̀ktifikéiʃən] ① 結実. ② 稔性, 子実体(シダまたは蘚苔類の生殖体). 形 fructiferous.

fruc·to·fu·ran·o·san [frʌ̀ktoufju:rǽnəzən] フル

クトフラノサン（果糖と結合した多糖類の一つ）.

fruc·to·fu·ra·nose [frʌ̀ktoufjú:rənous] フルクトフラノーゼ（α-フルクトフラノーゼ；ショ糖を形成するときの果糖の活性型で，第6位にリン酸1分子が結合してノイベルクエステルとなる）.

fruc·to·fu·ran·o·side [frʌ̀ktoufjurǽnəsaid] フルクトフラノシド（フルクトフラノースの配糖体）.

fruc·to·ki·nase [frʌ̀ktoukáineis] フルクトキナーゼ，果糖酵素（果糖とソルボースのリン酸添加反応を触媒する）.

f. deficiency フルクトキナーゼ欠損症 [医学].

fruc·tol·y·sis [frʌktálisis] 果糖分解.

fruc·to·py·ra·nose [frʌ̀ktoupáirənous] フルクトピラノース（α-フルクトピラノース；最も普通の果糖）.

fruc·to·sa·mine [frʌktóusəmin] フルクトサミン $C_6H_{12}NO_5$（グルコサミンのオサゾンの還元により生ずるアミノ糖），= i-glucosamine.

fruc·to·san [frʌ́ktəsæn] フルクトサン $C_6H_{10}O_5$（フルクトース無水物であるヘキソサンの一つ），= levulosan.

fruc·to·sa·zone [frʌktóusəzoun] フルクトサゾン，= levulosazone.

fruc·tose (**Frc**) [frʌ́ktous] ① フルクトース（ケトヘキソースの一つで，*d*-glucose とともに天然に存在し，左旋性αおよびβ型のほかに，不安定性のσ型がある．= levulose）．② 果糖 ㊗ β-D-fructopyranose $C_6H_{12}O_6$: 180.16（糖質補給薬，六炭糖系製剤原料．糖尿病および糖尿病状態時のエネルギー補給，薬物中毒，アルコール中毒に適用）.

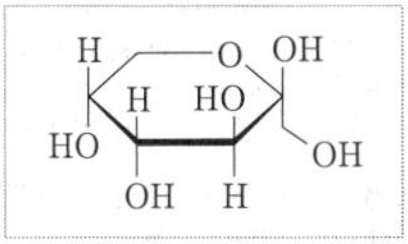

f.-bisphosphate aldolase フルクトース二リン酸アルドラーゼ（チモヘキサーゼ．フルクトース環をアルドール開裂して2つのトリオースに分解する反応を触媒する酵素）.

f. intolerance 果糖不耐症 [医学].

fruc·to·se·mia [frʌ̀ktousí:miə] 果糖血〔症〕.

fruc·to·sid·ase [frʌktóusideis] フルクトフラノシダーゼ，フルクトシダーゼ（スクロースおよびそのほかのフルクトフラノシドを加水分解してフルクトースを遊離する酵素）.

fruc·to·side [frʌ́ktəsaid] フルクトシド（フルクトース（果糖）の配糖体）.

fruc·to·su·ria [frʌ̀ktəsjú:riə] 果糖尿〔症〕[医学].

fructosyl [frʌ́ktəsil] フルクトシル基.

fruc·to·veg·e·ta·tive [frʌ̀ktəvéʤitətiv] 果実と野菜の.

fruc·tus [frʌ́ktəs] 果，果類.

fruit [frú:t] 果，果実.

f. body 子実体.

f. diet 果実食 [医学].

f. receptacle かたく（果托）.

f. sugar 果糖 [医学]，= fructose.

fruit·ar·i·an·ism [fru:tǽriənizəm] 果食主義.

fruiting body 子実体 [医学].

fruiting organ 結実器.

fruity odor 果香 [医学].

Frumusan dis·ease [frú:mjusən dizí:z] フルームサン病（脾腫を伴う肥大性無黄疸性肝硬変症），= hypertrophic anicteric liver cirrhosis with splenomegaly.

frus·e·mide [frʌ́simaid] フルセミド，= furosemide.

frus·trane [frʌ́strein] かすかに聞こえる.

frustrate contraction 無効収縮 [医学].

frustrate extrasystole 心室性期外収縮（心室性期外収縮の拍動が橈骨動脈に伝わらないことをいう）.

frustrate heart contraction 無脈心収縮（無効性の心収縮）.

frus·tra·tion [frʌstréiʃən] ① 挫折，頓挫，蹉跌．② 欲求不満 [医学]．動，形 frustrate.

frus·tule [frʌ́stju:l] 被殼（ケイ藻類の細胞質を包むケイ藻質性構造で，最も特徴的な部分）.

FSD focus-skin distance 焦点皮膚間距離の略.

FSE feline spongiform encephalopathy ネコ海綿状脳症の略.

FSF fibrin-stabilizing factor フィブリン安定化因子の略.

FSGS focal segmental glomerulosclerosis 巣状糸球体硬化症の略.

FSH follicle stimulating hormone 卵胞刺激ホルモンの略.

FSH-RH follicle stimulating hormone-releasing hormone 卵胞刺激ホルモン放出ホルモンの略.

FSI fatal sporadic insomnia 致死性孤発性不眠症の略.

FSS Freeman-Sheldon syndrome フリーマン・シェルドン症候群の略.

ft ① [L] fiat 作れの略．② foot フィートの略.

FTA femorotibial angle 膝外側角，大腿脛骨角の略.

FTA-ABS test 梅毒トレポネーマ蛍光抗体吸収試験，= fluorescent treponemal antibody-absorption test.

ft-lb foot-pound の略.

FTM female to male 女性から男性への略.

FTND full term and normal delivery 満期正常分娩の略.

FTSG full-thickness skin graft 全層植皮の略.

Fuchs, Alfred [fúks] フックス（1870-1927，ボヘミアの神経学者）.

F.-Rosenthal counting chamber フックス・ローゼンタール血球計算盤（深さ 0.2mm で 1mm 平方の 16 正方形を区別する三重の線があり，さらに一重の線に 16 個の細小正方形が区画してあるもの）.

F.-Rosenthal diluting fluid フックス・ローゼンタール希釈液（メチル紫と氷酢酸とを主成分とする液）.

Fuchs, Ernst [fúks] フックス（1851-1930，オーストリアの眼科医）.

F. atrophy フックス萎縮（視神経末梢部の萎縮）.

F. black spot フックス黒色斑.

F. coloboma フックス欠損症（視神経乳頭下縁部の脈絡膜欠損で近視眼にみられる），= Fuchs conus, F. black spot.

F. dystrophy フックスジストロフィー，フックス異栄養症（角膜上皮発育不全），= dystrophia epithelialis corneae.

F. endothelial dystrophy フックス内皮ジストロフィー.

F. epithelial dystrophy フックス上皮ジストロフィー.

F. syndrome フックス症候群（虹彩異色性虹彩毛様体炎ともいう．虹彩毛様体炎，角膜混濁，白内障を有する虹彩の異色症を特徴とする）.

Fuchs, Leonhard [fúks] フックス（1501-1566，ドイツの植物学者．ツリウキソウ fuchsias などのアメリカ植物の研究家）.

fuch·sin(e) [fúksin] フクシン ㊗ rosaniline monohydrochloride（Leonhard Fuchs にちなんだ名称），= magenta, rosein.

f. body フクシン小体（好酸性小滴を含有するプラ

ズマ細胞の変性型)，＝Russell body.

f. dye フクシン色素〔医学〕.

f.-number reaction フクシン価反応(膠質保護反応).

fuch·sin·o·phil(e) [fuksínəfil] 好フクシン性の，フクシン親和性の.

f. cell 好フクシン性細胞.

f. reaction 好フクシン〔性〕反応(フクシンで染色し，それがピクリン酸アルコール液で脱色を起こさないこと).

fuch·sin·o·phil·ia [fùksinəfíliə] 好フクシン性，フクシン親和性(フクシンに染まりやすい性質).

fuch·sin·o·phil·ic [fùksinəfílik] 好フクシン性の，フクシン親和性の，＝fuchsinophil(e).

fuch·sone [fúksoun] フクソン(トリフェニルメタン染料の一群で，ロゾール酸誘導体).

fu·coi·dan [fju:kɔ́idən] フコイダン(モズクなど海藻類に含まれるD-キシロース，L-フコースを主成分とした粘質な多糖類の一種).

fu·co·san [fjú:kəsən] フーコサン(海藻の細胞膜に存在するペントサン).

fu·cose [fjú:kous] フコース ㊋ galacto-methylose, 6-deoxygalactose $C_6H_{12}O_5$ (六炭糖のデオキシ糖の一つ).

fu·co·si·dase [fju:kóusideis] フコシダーゼ(非還元末端のフコース残基をエキソ様式で加水分解する酵素).

fu·co·si·do·sis [fjù:kousidóusis] フコース蓄積症〔医学〕.

fu·cos·ter·ol [fju:kástərɔ:l] フコステロール $C_{29}H_{48}O_2$ (藻類 *Fucus vesiculosus* などから得られるステロール).

fu·co·xan·thine [fjù:kəzǽnθin] フコキサンチン $C_{40}H_{56}O_6$ (ホンダワラ，コンブ，ワカメなどに含まれている赤褐色のカロチノイド).

Fu·cus [fjú:kəs] ヒバマタ属(ヒバマタ科 *Fucaceae* の褐藻類).

fucus bath 海藻浴.

FUDR floxuridine フロクスウリジンの略.

Fuehner so·lu·tion [fjú:nər səl(j)ú:ʃən] フューネル液(NaCl, KCl, $CaCl_2$, $NaHCO_3$, 尿素からなる生理的溶液で，海生軟骨魚に対する飼養液).

fuel-air ratio 燃料空気率〔医学〕.

fuel cell 燃料電池(燃料の酸化反応を利用して発電する電池).

fuel value 熱力価(食物の).

Fuelleborn, Friedrich [fjú:lbɔ̀:rn] フィレボルン(1866-1933, ドイツの寄生虫学者).

F. concentration method for eggs フィレボルン集卵法(食塩飽和液と比重1.25の塩化カルシウム液とを等量加えて泥状としたものに糞便の少量を混じ，30～40分放置した後，その表面を軽くカバーグラスで接触採集する).

Fuerbringer, Paul F. [fə́:briŋgər] フィルブリンゲル(1849-1930, ドイツの医師).

F. hand-disinfection フィルブリンゲル手消毒法(温湯で刷毛と石ケンとで3分間，70%アルコールで2分間，2%リゾール液で2分間摩擦する方法).

F. sign フィルブリンゲル徴候(横隔膜下膿瘍内に針先を挿入すると呼吸運動により針が動く).

Fuerstner, Carl [fə́:stnər] フィルストネル(1848-1906, ドイツの精神科医).

F. disease フィルストネル病(振戦を伴う仮性強直性麻痺).

fugacious amaurosis 一過性黒内障〔医学〕.

fu·gac·i·ty [fju:gǽsiti] フガシティー，逃散能，逸散能〔医学〕，揮発力，逸散度(溶液中の電解質およびイオンの性質を論ずる際に，活動度とともに導入された熱力学的関数. Lewis, G. N.). 形 fugacious.

-fugal [fjugəl] 前につく語の主要部分から離れることを示す接尾語.

fu·gax [fjú:gæks] 一過性の.

-fuge [fju:ʤ] 除虫，解除などを意味する接尾語.

fu·gin [fjú:ʤin] フギン(フグの臓器に存在する猛毒素)，＝tetrodotoxin.

fu·gi·tive [fjú:ʤitiv] 移動性の，遊走性の.

f. swelling ① 皮下フィラリア症(カラバル地方に多くみられる. ＝Calabar swelling). ② 一過性腫脹(ロア糸状虫症).

f. wart 消散性ゆうぜい.

fu·gu [fúgu] フグ〔河豚〕，＝blowfish, puffer.

f. poison フグ毒，＝tetrodotoxin.

f. toxin フグ毒.

fugue [fjú:g] ① 徘徊癖，遁走，失踪，＝poriomania. ② 夢幻，＝trance. ③ 記憶喪失症〔医学〕.

Fukala, Vincenz [fu:ká:lɑ] フカラ(1847-1911, オーストリアの眼科医).

F. operation フカラ手術(強度の近視において水晶体を切除する手術).

Fukase, Masaichi 深瀬政市(1914-1989, 日本の臨床免疫学者). →Grow-Fukase syndrome.

Fukuyama, Yukio [fukujá:mə] 福山幸夫(1928生，わが国の小児科医).

F. syndrome 福山症候群(常染色体劣性遺伝. 福山型先天性筋ジストロフィー).

F. type congenital muscular dystrophy (FCMD) 福山型先天性筋ジストロフィー〔医学〕.

ful·crum [fʌ́lkrəm] ① 支持台. ② 副器. ③ 支点. ④ 中膠. 複 fulcra, fulcrums.

f. line ① 鉤間線，＝interclasp line. ② 支点線. ③ 回転軸，＝rotation axis.

Fuld, Ernst [fúld] フルト(1873生，ドイツの内科医).

F.-Goss test フルト・ゴス試験(抗トリプシン試験)，＝Müller-Jochmann test.

ful·ger·ize [fʌ́lgəraiz] 閃光で処置する，＝fulgurize.

ful·gide [fúlʤaid] フルギド(フルゲン酸 $R_2C{=}C(COOH)C(COOH){=}CR_2$ の無水物の総称).

ful·gu·rant [fʌ́lgjurənt] 閃光性の，電光的な，＝ful gurating.

f. pain 電撃痛〔医学〕，＝lancinating pain, lighting p., shooting p..

fulgurating migraine 電撃性片頭痛.

ful·gu·ra·tion [fʌ̀lgjuréiʃən] 放電療法(放電電弧による組織の破壊. 直接，間接の2法がある).

ful·gu·rize [fʌ́lgəraiz] 閃光で処置する，＝fulgerize.

fu·lig·i·nous [fju:líʤinəs] 煤のような，＝smoke-like, soot-colored.

f. tongue 煤色舌〔医学〕.

fu·li·go [fju:láigou] 煤煙，煤色.

f. labiorum 煤色苔(腸チフスにみられる口唇の乾燥して黒色の痂皮に覆われること).

full [fúl] 緊満した〔医学〕.

f. agonists 完全活性化薬，フルアゴニスト.

f. bath 全身浴〔医学〕.

f. bladder technique 膀胱充満法〔医学〕.

f. breech presentation 複殿位〔医学〕.

f. cast crown 全部鋳造冠.

f. consciousness 膨満感〔医学〕.

f. cuff フル・カフ〔医学〕.

f. denture 総義歯，全部床義歯，＝full plate denture, complete d..

f. dose 総量〔医学〕.

f. gold denture 総金床義歯〔医学〕.

f. habit 充満性体型(多血肥満型).

f. immersion bath 全身浴〔医学〕.
f. iridectomy 全(総)〔幅〕虹彩切除〔術〕〔医学〕.
f. liquid diet 全流動食.
f. mouth examination 全顎検査〔医学〕.
f. mutation 完全変異〔医学〕.
f. pulse 強大脈, 充満脈.
f. radiator 完全放射体〔医学〕.
f. sib 完全同胞〔医学〕, = full sibling.
f. size 原寸〔医学〕, 実大〔医学〕.
f. size photograph 原寸撮影〔医学〕.
f. size test 実大試験(テスト)〔医学〕.
f. squat 深屈膝運動.
f. term 満期〔医学〕.
f. term and normal delivery (FTND) 満期正常分娩.
f. term birth 満期産〔医学〕.
f. term delivery 満期分娩〔医学〕.
f. term labor 正期産.
f. term maturity 成熟児判定基準.
f. term normal delivery 満期正常分娩〔医学〕.
f. term normal vaginal delivery 満期正常経腟産(分娩)〔医学〕.
f.-thickness burn 全層性熱傷.
f.-thickness graft 皮膚全層移植(皮下組織は含まない).
f.-thickness skin graft (FTSG) 全層植皮〔片〕〔医学〕.
f. wave rectification 全整流. → apparatus.
f. wave rectification apparatus 全波整流装置(X線発生装置に付属し, 交流を直流に変え Graetz 回路により, 両方向の電流を利用する).
f. weight bearing (FWB) 全荷重.
f. width at half maximum 半値〔全〕幅〔医学〕.
f. width at tenth maximum 1/10 値〔全〕幅〔医学〕.
Fuller, Eugene [fúlər] フラー(1858–1930, アメリカの泌尿器科医).
F. operation フラー手術(精管切開術).
ful·ler earth [fúlər ə́:θ] フラー土, 白土〔医学〕, ケイ酸白土(天然ケイ酸アルミニウム. カオリンに似た吸着用白土), = fuller's earth.
ful·ler·ene [fùlərí:n] フラーレン(C_{60}, サッカーボールの形をした炭素C だけからなる分子で1985年に発見された).
fullers' asthma 洗い張り屋喘息.
full·ness [fúlnis] 充実性, 充満, = fulness.
f. epigastric 心窩部膨満感〔医学〕.
f. of pulse 脈拍の虚実.
ful·mi·nant [fʌ́lminənt] ① 電撃性〔の〕〔医学〕, 閃光状の. ② 激症〔の〕〔医学〕, 劇症〔の〕〔医学〕, = fulgurant, foudroyant.
f. apoplexy 電撃性卒中〔医学〕.
f. dysentery 劇症赤痢〔医学〕, 電撃性赤痢, = malignant dysentery.
f. form 劇症型〔医学〕.
f. hepatitis 劇症肝炎〔医学〕.
f. hyperthermia 劇症高熱〔医学〕, 高体温〔医学〕.
f. pest 劇症ペスト〔医学〕.
f. purpura 電撃性紫斑病〔医学〕.
f. type 1 diabetes 劇症1型糖尿病.
ful·mi·nate [fʌ́lmineit] 雷酸塩.
ful·mi·nat·ing [fʌ́lmineitiŋ] ① 雷酸の. ② 閃光性の. ③ 爆発性の. ④ 劇症の〔医学〕, 電撃性の〔医学〕, = fulgurating.
f. apoplexy 電撃性卒中〔医学〕.
f. appendicitis 電撃性虫垂炎.
f. gangrene 電撃性壊疽〔医学〕.
f. gold 雷金 $Au_2O_34NH_2$.
f. mercury 雷酸水銀(雷汞) $Hg(CNO)_2$-½H_2O.
f. silver 雷銀 AgH_2N.
ful·min·ic ac·id [fʌlmínik ǽsid] 雷酸 HON≡C(青酸の不安定異性体で, その水銀塩は爆発剤), = paracyanic acid.
ful·ness [fúlnis] 充実性, 充満, = fullness.
Fulton, John Farquhar [fúltən] フルトン(1899生, アメリカの生理学者. 神経生理学の大家で, その著述には神経系統の生理機能に関する近代の学説を総説したもの(1943), Harvey Cushing 伝(1945)および生理学教科書などがある).
Fulton stain [fúltən stéin] フルトン法(胞子染色法), = Schaeffer–Fulton modification of Wirtz method.
ful·vene [fúlvi:n] フルベン C_6H_6(環状化合物であり, 側鎖の水素を炭化水素基などで置換した化合物だけが得られている).
ful·vic ac·id [fúlvik ǽsid] フルビン酸(腐食酸の一種).
fu·ma·gil·lin [fju:məʤílin] フマジリン $C_{26}H_{34}O_7$(Hanson and Eble により, ブドウ球菌のファージに作用する抗生物質として発見されたが, その後 McCowen らはアメーバ赤痢に特効をもつことを発表した), = fugillin.
fu·ma·ran·i·lo·yl [fjù:mərǽnilɔil] フマラニロイル基(C_6H_5NHCOCH=CHCO– (trans)).
fu·ma·rase [fjú:məreis] フマラーゼ(フマル酸+H_2O⇄リンゴ酸の平衡を触媒する酵素. クエン酸回路の関連酵素の一つでリンゴ酸, フマル酸のみに作用する特異性の高い酵素), = fumaric hydratase.
fu·ma·rate hy·dra·tase [fjú:məreit háidrəteis] フマル酸ヒドラターゼ(フマル酸とリンゴ酸の相互転換を触媒する酵素).
fu·mar·ic ac·id [fju:mǽrik ǽsid] フマル酸 ㊗ trans-ethylenecarboxylic acid(マレイン酸の異性体で, Krebs 回路を構成する一員), = allomaleic acid, boletic a..
fu·mar·ic am·i·nase [fju:mǽrik ǽmineis] フマル酸アミナーゼ(Jacobsohn), = aspartase.
fumaric hydratase フマル酸酵素, = fumarase.
fumaric hydrogenase フマル脱水素酵素(フマル酸をコハク酸に還元する黄色触媒酵素).
fu·ma·rine [fjú:mərin] フマリン $C_{20}H_{19}NO_5$(アヘンその他のケシ科およびフマリア属植物に存在するアルカロイド), = protopine, macleyine.
fu·ma·role [fjú:məroul] 噴気孔〔医学〕.
fu·mar·oyl [fjú:mərɔil] フマロイル基(–COCH=CHCO– (trans)).
fu·mar·yl chlo·ride [fjú:məril klɔ́:raid] 塩化フマリル ClOCCH=CHCCl.
fume [fjú:m] 燻蒸気〔医学〕, フューム(溶融金属のガス状物質が凝縮したもの).
f. incineration フューム焼却〔医学〕.
fu·mi·ga·cin [fjù:migéisin, –mígə–] フミガシン(Waksman, Horning, Spencer らにより1942年に発見された抗生物質で, *Aspergillus fumigatus* によってつくられ, グラム陰性菌に作用する), = helvolic acid.
fu·mi·gant [fjú:migənt] 燻蒸剤, 燻煙剤〔医学〕(消毒薬, 殺虫薬として用いる気化性物質).
fu·mi·gate [fjú:migeit] 燻蒸消毒する.
fu·mi·ga·tion [fjù:migéiʃən] 燻蒸(消毒上の).
fu·mi·nate [fjú:mineit] 雷酸塩〔医学〕.
fum·ing [fjú:miŋ] 発煙性の.
f. cupboard 通風室.
f. nitric acid 発煙硝酸〔医学〕(二酸化窒素を多量に含む濃硝酸水溶液).
f. spirit of Libavius 塩化第二スズ, = stannic chloride.
f. sulfuric acid 発煙硫酸〔医学〕.

functio laesa 機能障害.
func·tion [fʌ́ŋkʃən] ① 機能〔医学〕, 作用〔医学〕. ② 関数. ③ 機能を営む.
f. related group (**FRG**) 機能に基づく患者分類法.
f. test 機能試験(各種臓器の).
f. test of endocrine system 内分泌機能検査.
func·tion·al [fʌ́ŋkʃənəl] ① 機能の, 官能の, 機能的な〔医学〕. ② 汎関数.
f. abnormality 機能異常〔医学〕.
f. above-knee orthosis 機能的長下肢装具〔医学〕.
f. adaptation 機能的適応〔医学〕.
f. albuminuria 機能性アルブミン尿〔医学〕, = cyclic albuminuria.
f. amenorrhea 機能性無月経〔医学〕.
f. analysis 位相解析〔学〕, 関数解析.
f. antigen 機能抗原〔医学〕.
f. aphasia 機能的失語〔症〕〔医学〕.
f. aphonia 機能性失声〔症〕〔医学〕.
f. apoplexy 機能性卒中〔医学〕, = nervous apoplexy.
f. articulation 機能的構音障害〔医学〕.
f. articulation disorder 機能的構音障害〔医学〕.
f. assessment for hemiplegic patient 片麻痺機能テスト.
f. autonomy 機能自律性〔医学〕.
f. biology 機能生物学〔医学〕.
f. bleeding 機能的出血〔医学〕.
f. blindness 機能盲〔医学〕.
f. brace 機能〔的〕装具〔医学〕.
f. brain mapping 脳機能マッピング, = brain mapping.
f. brain surgery 機能的脳外科〔医学〕.
f. capacity 運動耐容能〔医学〕.
f. cardiovascular disease 機能性心血管疾患.
f. cloning ファンクショナルクローニング(cDNAライブラリーなどを用いたスクリーニングによって遺伝子を単離する方法の総称).
f. colonic disease 機能性結腸疾患〔医学〕.
f. congestion 機能的充血.
f. constipation 機能的便秘〔医学〕.
f. contracture 機能性拘縮〔医学〕.
f. correction 機能的修復〔医学〕.
f. dead space 機能的死腔〔医学〕, 生理的死腔〔医学〕.
f. deafness 機能性難聴〔医学〕.
f. determinant 関数行列式.
f. differentiation 機能的分化, = corporative differentiation.
f. disease 機能病, 機能性疾病.
f. disorder 機能不全, 機能障害〔医学〕.
f. disorders of gastrointestinal system 胃腸機能障害〔医学〕.
f. dysmenorrh(o)ea 機能性月経困難症〔医学〕, = primary dysmenorrh(o)ea.
f. dyspepsia (**FD**) 機能性ディスペプジア(症状はあるが明らかな胃病変がみられないもの), 機能性消化不良, 機能性胃腸症, = NUD (non-ulcer dyspepsia).
f. electrical stimulation (**FES**) 機能的電気刺激〔医学〕(ある機能の獲得を目的とし, 電気刺激を神経筋に与え, 複数筋の連続的協調運動を可能とする).
f. end-artery 機能的終動脈.
f. endonasal surgery (**FES**) 内視鏡下副鼻腔手術, 内視鏡下鼻内手術.
f. endoscopic sinus surgery (**FESS**) 機能的内視鏡〔的〕副鼻腔手術.
f. equation 関数方程式.
f. genomics 機能的遺伝学, 機能ゲノム科学(遺伝子機能の解読を研究する分野).
f. glycogen 作用グリコーゲン, = animal starch.
f. group 官能基〔医学〕, 機能群.
f. group analysis 官能基分析〔医学〕.
f. hallucination 機能幻覚〔医学〕.
f. headache 機能性頭痛.
f. healing 機能的治癒.
f. hearing impairment 機能性難聴.
f. hearing loss 機能性難聴, = non-organic hearing loss.
f. heart disease 機能的心〔臓〕疾患〔医学〕.
f. hypertrophy 機能性肥大〔医学〕, 作業肥大.
f. ileus 機能的イレウス.
f. immunity 機能免疫〔医学〕.
f. impotence 機能的性交不能症〔医学〕, 機能性インポテンス.
f. impression 機能印象〔医学〕.
f. irritation 機能的刺激〔医学〕.
f. jaw orthopedic appliance (**FJO**) 機能的顎矯正装置.
f. jaw orthopedics 機能的顎矯正法〔医学〕.
f. layer 機能層〔医学〕.
f. lesion 機能的病変.
f. loads 生理的負荷.
f. localization 機能局在〔医学〕.
f. long leg brace 機能的長下肢装具〔医学〕.
f. mandibular movements 機能的下顎運動.
f. mapping 脳活動解析〔装置〕.
f. meteorrhagia 機能性子宮出血〔医学〕.
f. motility disorders 運動機能障害〔医学〕.
f. motor paralysis 機能性運動麻痺, = hysterical paralysis.
f. MRI 機能的 MRI (NMR を利用した代謝機能診断法の一つ. 脳機能の領域を画像化するもの).
f. murmur 生理的雑音〔医学〕, 機能性雑音, = accidental murmur.
f. neck dissection 機能的頸部郭清〔医学〕, 保存的頸部郭清術, = limited neck dissection.
f. neurosis 機能神経症.
f. neurosurgery 機能的脳神経外科.
f. occlusion 機能〔的〕咬合(外傷を起こさない完全正常咬合).
f. occupational therapy 機能的作業療法〔医学〕.
f. oligosaccharide 機能性オリゴ糖(食品中, 免疫・分泌・神経・循環系を調節する第3次機能をもつオリゴ糖をいう. ちなみに第1次機能は栄養面, 第2次機能は嗜好面の働き).
f. orthodontic appliance 機能的顎矯正装置〔医学〕.
f. orthodontic therapy 機能的矯正療法.
f. orthosis 機能〔的〕装具.
f. paralysis 機能麻痺.
f. pathology 機能的病理学.
f. position 便宜肢位, 良肢位〔医学〕, 機能肢位〔医学〕.
f. prepubertal castration syndrome 機能的思春期前去勢症候群.
f. prosthesis 自力義肢〔医学〕.
f. proteinuria 機能性タンパク尿, 機能的タンパク尿, = physiologic proteinuria.
f. psychosis 機能〔性〕精神病〔医学〕(病理組織学的変化や生化学的変化といった身体の生物学的変化の存在が明らかにされていない精神病).
f. refractory period 機能的不応期〔医学〕.
f. regurgitation 機能的逆流.
f. residual air 機能〔的〕残気〔医学〕.
f. residual capacity (**FRC**) 機能〔的〕残気量〔医学〕.
f. retention 機能〔的〕保定〔医学〕.

f. scoliosis 機能性側弯〔症〕〔医学〕, = habit scoliosis.
f. spasms 機能性攣縮.
f. splint 動態副子, 機能的副子〔医学〕.
f. sterility 機能性不妊〔症〕〔医学〕.
f. stricture 機能的狭窄〔医学〕, = spasmodic stricture.
f. switching 機能転換〔医学〕.
f. syncytium 機能的シンシチウム〔医学〕.
f. system 機能系.
f. test 機能検査(試験)〔医学〕.
f. unit 機能単位〔医学〕.
f. uterine bleeding 機能性子宮出血〔医学〕.
f. vocal fatigue 機能的発声疲労.
f. voice disorders 機能的音声障害〔医学〕.
func·tion·al·i·ty [fʌ̀ŋkʃənǽliti] 機能性, 作用性(主として水酸基 OH のような作用原子団をもつ化合物の性状についていう. 1個の場合は単作用性 monofunctionality, 2個の場合は二作用性 bifunctionality という).
func·tion·at·ing [fʌ́ŋkʃəneitiŋ] 機能を営む.
functioning nodule 機能性結節〔医学〕.
functioning pituitary adenoma 機能性下垂体腺腫〔医学〕.
functioning tumor 機能性腫瘍〔医学〕.
fundal gland gastritis 基底腺性胃炎.
fundal placenta 底部胎盤〔医学〕(子宮底部に付着する正常胎盤).
fun·da·ment [fʌ́ndəmənt] ①基礎. ②基底部(殿, 肛門, およびその隣接部). 形 fundamental.
fun·da·men·tal [fʌ̀ndəméntəl] 基本的な, 基礎的な, 基本の〔医学〕.
f. bundle 基礎束, = basis bundle.
f. color 原色〔医学〕, 基本色(赤, 緑, 黄または紫), = primary color.
f. column 基柱(固有束), = fasciculus proprius.
f. fasciculus 基本束(固有束), = fasciculus proprius.
f. fixed point 基礎的固定点(国際実用温度目盛における水の三重点と沸点とをいう).
f. lamella 基礎層板.
f. meristem 基本分裂組織, = ground meristem.
f. needs 基本的欲求(食欲, 睡眠, 排泄, 性欲など), = basic human needs.
f. of uterus 子宮底〔医学〕.
f. organ 基礎器官.
f. position 基本〔的〕肢位〔医学〕.
f. principle of biogeny 発生反復原則.
f. quantity 基本量.
f. research 基礎研究, 基本調査.
f. right 基本的権利〔医学〕.
f. rule of psychoanalysis 精神分析の基本規則(精神分析的療法では, すべての思考, 感情, 願望, 記憶などを心に浮かぶまま言葉として表出する).
f. series 基本系列, 基系列.
f. taste 基本〔の〕味〔医学〕.
f. tissue 基本組織.
f. tone 基本音〔医学〕, 原音, 基音〔医学〕(倍音に対立する). ↔ overtone.
f. unit 基本単位.
f. vibration 基本振動〔医学〕.
f. wave 基本波〔医学〕.
fun·dec·to·my [fʌndéktəmi] 胃底〔部〕切除, 噴門側胃切除術, = fundusectomy.
fundic gland 〔固有〕胃腺, 胃底腺, = fundic glandula, acid gland.
fundic gland polyp 胃底腺ポリープ.
fun·di·form [fʌ́ndifɔːm] ①三角布形の. ②底部様の.
f. ligament of clitoris (♀) [TA] 陰核ワナ靱帯, = ligamentum fundiforme clitoridis (♀) [L/TA].
f. ligament of penis (♂) [TA] 陰茎ワナ靱帯, 陰茎提靱帯, = ligamentum fundiforme penis (♂) [L/TA].
fun·do·pli·ca·tion [fʌ̀ndəplikéiʃən] ①フンドプリケーション, 食道の変化〔医学〕. ②胃底ヒダ形成〔術〕(横隔膜ヘルニアの手術で, 逆流を防ぐために, 食道を巻くように胃底部を縫合すること).
Fun·du·lus [fʌ́ndjuləs] フンデュラ属(北アメリカ海産のメダカ. 最も普通の *F. heteroclitus* は生物実験に用いられる), = killifish, mummichog, salt-water minnow.
fun·dus [fʌ́ndəs] 底(基底部)〔医学〕. 複 fundi. 形 fundal, fundic.
f. albipunctatus 白点眼底, 白色点状眼底(昼盲症を伴う).
f. diabeticus 糖尿病眼底.
f. flavimaculatus 黄色斑眼底.
f. fluorescence photography 蛍光眼底撮影法〔医学〕.
f. gastricus [L/TA] 胃底, = fundus of stomach [TA].
f. gland 胃底腺.
f. glandula 胃腺〔医学〕.
f. leucemicus 白血病性眼底.
f. meatus acustici interni [L/TA] 内耳道底, = fundus of internal acoustic meatus [TA].
f. microscopy 眼底顕微鏡検査〔法〕〔医学〕, 眼底鏡検法.
f. oculi 眼底.
f. of bladder [TA] 膀胱底, = fundus vesicae [L/TA].
f. of gallbladder [TA] 胆嚢底, = fundus vesicae biliaris [L/TA], fundus vesicae felleae [L/TA].
f. of internal acoustic meatus [TA] 内耳道底, = fundus meatus acustici interni [L/TA].
f. of stomach [TA] 胃底, = fundus gastricus [L/TA].
f. of urinary bladder 膀胱底.
f. of uterus [TA] 子宮底, = fundus uteri [L/TA].
f. of ventricle 胃底〔医学〕.
f. pelvis 骨盤底.
f. polycythemicus 赤血球増加眼底.
f. reflex 眼底反射.
f. reflex test 眼底反射試験(検影法), = skiascopy.
f. tabulatus 豹紋状眼底, = leopard retina.
f. tigré 豹紋状眼底, = leopard retina.
f. tympani 鼓室底.
f. uteri [L/TA] 子宮底, = fundus of uterus [TA].
f. vaginae 腟底.
f. ventriculi 胃底.
f. vesicae [L/TA] 膀胱底, = fundus of bladder [TA].
f. vesicae biliaris [L/TA] 胆嚢底, = fundus of gallbladder [TA].
f. vesicae felleae [L/TA] 胆嚢底, = fundus of gallbladder [TA].
f. vesicae urinariae 膀胱底.
fun·du·scope [fʌ́ndəskoup] 眼底〔検査〕鏡〔医学〕.
fun·dus·co·py [fəndʌ́skəpi] 眼底検査〔法〕〔医学〕.
fun·du·sec·to·my [fʌ̀ndəséktəmi] 胃底切除〔術〕〔医学〕, 噴門側胃切除術, = fundectomy.
funeral cross 死の交差〔医学〕(死兆交叉. 脈拍曲線と体温曲線が交差し, 死を示す).
fun·gal [fʌ́ŋgəl] 真菌の〔医学〕.
f. abscess 真菌性膿瘍〔医学〕.

f. infection 真菌症，真菌感染〔症〕，= mycosis, mycotic disease.
f. lung disease 真菌性肺疾患［医学］.
f. meningitis 真菌性髄膜炎（真菌感染による亜急性髄膜炎）.
f. oculopathy 真菌性眼疾患［医学］.
f. spore 真菌胞子［医学］.
fun·gate [fʌ́ŋgeit] 菌状に発生する．形 fungating.
fungating chancre キノコ状下疳（キノコ肉芽腫状の軟性下疳）.
fungating excrescence 臍肉芽腫.
fungating sore 肉芽腫性軟下疳.
fun·ge·mia [fʌnʤíːmiə] 真菌血症［医学］（血中に真菌が存在する状態）.
Fungi Imperfecti 不完全菌類（完全世代が確認されていない真菌のグループ），= Deuteromycetes.
fun·gi [fʌ́nʤai] 真菌〔類〕(fungus の複数．接合菌類，子嚢菌類，担子菌類，不完全菌類に大別される).
fun·gi·ci·dal [fʌ̀nʤisáidəl] 殺真菌〔性〕の［医学］.
f. action 殺真菌作用［医学］（真菌を殺す作用を発揮すること）.
fun·gi·cide [fʌ́nʤisaid] 殺真菌剤（薬）［医学］（ボルドー液など多種の化合物で，真菌を殺滅する作用をもつものの総称）．形 fungicidal.
fun·gi·ci·din [fənʤísidin] ファンギサイジン (Actinomycetes No. 48240 の tryptone–glucoses 培地に生ずる集落からメタノール処理で得られる抗生物質で，histoplasmosis や cryptococcosis に有効)，= nystatin.
fun·gi·form [fʌ́nʤifɔːm] キノコ状の，真菌状の.
f. papillae [TA] 茸状乳頭，= papillae fungiformes [L/TA].
fun·gi·stat [fʌ́nʤistæt] 静真菌薬.
fun·gi·stat·ic [fʌ̀nʤistǽtik] ①静真菌性〔の〕［医学］，静真菌作用をもつ（真菌類の増殖に抑制的，または何らかの有害な作用をもつ）．②静真菌薬［医学］.
fun·gis·ta·tis [fənʤístətis, fʌ̀nʤistéisis] 静真菌作用.
fun·gis·ter·ol [fənʤístərɔːl] ファンギステロール $C_{25}H_{40}O$（バッカクに存在し，*Penicillium chrysogenum* の糸菌により産生されるエルゴステリンの異性体），= fungisterine.
fun·gis·tryl [fənʤístril] ファンギステリル基.
f. acetate 酢酸ファンギステリル $C_{28}H_{44}O$.
f. benzoate 安息香酸ファンギステリル.
fun·gi·tox·ic [fʌ̀nʤitάksik] 対真菌毒性の（真菌の増殖に毒性，または何らかの有害な作用をもつ）.
fun·gi·tox·ic·i·ty [fʌ̀nʤitαksísiti] 対真菌毒性.
fun·goid [fʌ́ŋgɔid] 真菌様の，キノコ様の，傘状の.
f. ball 真菌球［医学］，菌球［医学］.
f. cancer キノコ状癌.
f. granuloma キノコ状肉芽腫，茸状肉芽腫［医学］.
f. mycosis キノコ状真菌症.
fun·gos·i·ty [fʌŋgάsiti] キノコ状増殖.
fun·gous [fʌ́ŋgəs] キノコ状.
f. arthritis 結核性関節炎，= white swelling.
f. cancer ポリープ状癌，キノコ状癌，= fungus haematodes.
f. disease 真菌性疾患［医学］.
f. gall 真菌様塊.
f. gonitis 被膜肥厚性膝関節炎.
f. synovitis 真菌性滑膜炎，= fungous arthritis.
f. ulcer キノコ状潰瘍，真菌性潰瘍.
fun·gus [fʌ́ŋgəs] ①真菌，真菌類（キノコ，カビ）．②海綿腫．③菌腫．④ポリープ（茸腫）．複 fungi．形 fungal, fungous.
f. allergen 真菌抗原.
f. ball 真菌球［医学］，= aspergilloma.
f. disease 真菌性疾患［医学］.
f. foot 足菌腫［医学］，= mycetoma pedis.
f. haematodes 血管腫性肉腫（旧語）.
f. igniarius 外科用菌綿，= fungus chirurgorum.
f. malignus testis 悪性精巣（睾丸）菌状腫（結核性精巣上体炎による）.
f. medullaris 髄海綿腫，髄様肉腫.
f. of brain 真菌性脳ヘルニア，= hernia cerebri, fungus cerebri.
f. profundus 深在性真菌.
f. superficialis 浅在性真菌.
f. syphiliticus testis 精巣（睾丸）ゴム腫.
f. test 真菌試験［医学］.
f. testis benignus 良性精巣（睾丸）菌状腫.
funic pulse 臍帯脈.
funic souffle 臍帯雑音［医学］，= funicular souffle, umbilical s..
fu·ni·cle [fjúːnikl] 帯，索，束，= funiculus.
fu·nic·u·lar [fjuːníkjulər] ①索の，精索の．②索状の［医学］.
f. graft 〔神経〕線維索移植〔片〕.
f. hernia ①精索ヘルニア（鞘状突起の上部開存によるもの）．②臍帯ヘルニア.
f. hydrocele 精索水瘤［医学］，= hydrocele funiculi spermatici.
f. myelitis 索性脊髄炎［医学］.
f. myelosis 索状〔性〕脊髄症［医学］（悪性貧血においてみられる脊髄障害）.
f. nerve suture 神経〔線維〕束縫合［医学］，= funicular suture.
f. part [TA] 精索部，= pars funicularis [L/TA].
f. pattern 神経〔線維〕束配列.
f. polygon 索多角形.
f. process 精索突起（精巣の鞘膜が延長した精索周囲の部分）.
f. sclerosis 索状硬化［医学］.
f. souffle 臍帯雑音［医学］，= funic souffle.
f. spinal disease 索性脊髄疾患［医学］.
f. suture 神経〔線維〕束縫合.
funiculi medullae spinalis [L/TA] 脊髄索，= funiculi of spinal cord [TA].
funiculi of spinal cord [TA] 脊髄索，= funiculi medullae spinalis [L/TA].
fu·nic·u·li·tis [fjuːnìkjuláitis] ①精索炎［医学］．②髄索炎［医学］（特に脊椎管内にある脊髄神経索炎）.
fu·nic·u·lo·pexy [fjuːníkjuləpeksi] 精索固定術（特に不降精巣（睾丸）の）.
fu·nic·u·lus [fjuːníkjuləs] [L/TA] ①神経索，= funiculus [TA]．②帯，束．③珠柄．複 funiculi．形 funicular.
f. amnii 羊〔膜〕帯，= amniotic cord.
f. anterior [L/TA] 前索（脊髄の），= anterior funiculus [TA], ventral funiculus [TA].
f. cuneatus 楔状索（延髄の）.
f. genitalis 生殖管帯.
f. gracilis 薄索（延髄の）.
f. lateralis [L/TA] 側索，= lateral funiculus [TA].
f. medullae spinalis 脊髄束（髄束）.
f. posterior [L/TA] 後索，= posterior funiculus [TA], dorsal funiculus [TA].
f. pyramidalis 錐体状索.
f. separans [L/TA] 分離索*（最後野と灰白翼の中間にある第四脳室基底上の突起），= funiculus separans [TA].
f. siliquae さや状索．→ siliqua olivae.
f. solitarius 弧索，= fasciculus solitarius.
f. spermaticus [L/TA] 精索，= spermatic cord [TA].

f. teres 円索(旧語), = eminentia teres, e. medialis.
f. umbilicalis 臍帯, = umbilical cord.
fu·ni·form [fjú:nifɔ:m] 類索帯の, 索条様の.
fu·nis [fjú:nis] 索条. 形 funic.
f. argenteus 脊髄, = spinal cord.
f. brachii 橈側正中皮静脈, = median cephalic vein.
f. Hippocratis アキレス腱, = tendo Achillis.
fu·ni·si·tis [fjúnisaitəs] 臍帯炎.
Funk, Casimir [fʌ́ŋk] ファンク(1884-1967, アメリカの生化学者. ビタミン vitamine (現在では vitamin と書く)という術語を提唱し, 精米を飼料として鳥類にビタミンB欠乏症を誘発し, ぬか(糠)からその有効成分を単離した).
Funke, Otto [fʌ́ŋkə] ファンケ(1828-1879, ドイツの医師. 血色素 hemoglobin を発見した(1851)).
fun·nel [fʌ́nəl] 漏斗〔医学〕.
f. breast 漏斗〔様〕胸(胸骨が陥凹している奇形), = funnel chest.
f. cell 漏斗細胞(吸虫排泄管の). → flame cell.
f. chest 漏斗胸〔医学〕.
f. pelvis 漏斗〔状〕骨盤〔医学〕(外径は正常で, 入口が狭窄し, 横径は8cm以下のもの).
f. plot 漏斗状プロット法.
f.-shaped 漏斗状〔医学〕.
f.-shaped pelvis 漏斗骨盤〔医学〕.
f. stand 漏斗台〔医学〕, = funnel support.
f. support 漏斗台.
f. tube 漏斗管〔医学〕.
f. with flat perforated plate 目ざら(皿)漏斗〔医学〕.
fun·ny-bone [fʌ́ni bóun] (上腕骨内側顆の部分(尺骨端)で, その上に尺骨神経があり, ここに打撲を加えると手に疼痛性りゃくかん(擽感)を起こす), = crazy bone.
FUO fever of unknown origin 不明熱の略.
fur [fə́:r] ① 白苔. ② 毛皮. 形 furry, furred.
f. of tongue 舌苔, = coated tongue.
fu·ra·cin [fjú:rəsin] フラシン, = nitrofurazone.
fu·ra·cryl·ic ac·id [fjù:rəkrílik ǽsid] フラクリル酸 化 2-furalacetic acid $C_7H_6O_3$, = furfurylideneacetic acid.
fu·ra·dan·tin [fjù:rədǽntin] フラダンチン, = nitrofurantoin.
fu·ral·de·hyde [fju:rǽldihaid] フルフラール, = furfural, furfurol.
fu·ral·ta·done [fju:rǽltədoun] フラルタドン 化 (±)-5-(morpholinomethyl)-3-[(5-nitrofurfurylidene)amino]-2-oxazolidinone $C_{13}H_{16}N_4O_6$ (モルフォリノフルフリルオキサゾリドン複合体, 抗菌薬).
fu·ran [fjú:ræn] フラン(木脂から得られる無色液体), = furane, furfurane, tetrol.
f. ring フラン環(最も簡単なフラン環をもつ化合物をフランまたはフルフランという).
fu·ran·a·cryl·ic ac·id [fju:rænəkrílik ǽsid] フラナクリル酸, = furacrylic acid.
fu·ran·car·box·yl·ic ac·id [fjù:rænkà:baksílik ǽsid] フランカルボン酸 化 α-furoic acid, = pyromucic acid.
fu·rane [fjú:rein] フラン, = furan.
fu·ra·noid [fjú:rənɔid] フラン様化合物.
fu·ra·nose [fjú:rənouz] フラノース(アルドースの第1および第4炭素, またはケトースの第2および第5炭素がOで連結された単糖類の環状異性体で, ピラノースに比べて不安定であり, 母核はフランと考えられるので, Haworth が提唱した語).
fu·ra·zol·i·done [fjù:rəzálidoun] フラゾリドン 化 3-[(5-nitrofurfurylidene)amino]-2-oxazolidinone (座薬または散布薬としてトリコモナス腟炎に用いる), = furoxone.
fur·ca [fə́:kə] 尾叉, = fork.
f. orbitalis 眼窩尾叉(胚にみられる最初の眼窩発生部で, 単なる骨組織の分岐), = orbital fork.
fur·cal [fə́:kəl] 分岐の, = forked.
f. nerve 分岐神経, = nervus furcalis.
furcate rib 分枝肋骨.
fur·cat·ed root [fə́:keitid rú:t] 分岐根.
furcated root canal 分岐根管.
fur·ca·tion [fə:kéiʃən] 分岐部(① 分岐すること. ② 多根歯の歯根が分かれる部位).
Furchgott, Robert Francis [fə́:tʃgɑt] ファーチゴット(1916-2009, アメリカの薬理学者. 1980年血管を拡張させる物質が血管内皮より産生されることを発見し, 内皮由来血管弛緩因子(EDRF)と名付けた. 1987年 Ignarro らによって EDRF が NO であることが確認され,「循環器系における信号伝達分子としての NO の発見」により, 1998年度ノーベル医学・生理学賞を受賞).
fur·co·cer·cous [fə̀:kəsə́:kəs] 尾叉状の.
f. cercaria 岐尾セルカリア.
fur·cu·la [fə́:kjulə] ① 跳躍器(胚の第3および第4鰓弓間の咽頭底にある半月状突起で, 将来声帯蓋と披裂声帯蓋ヒダとに分化する. = hypobranchial eminence). ② 叉骨(特にトリの暢思骨).
fur·cu·lum [fə́:kjuləm] 叉骨, 癒合鎖骨(鳥の胸骨の一つ).
fur·eur gen·i·tale [fərjúər ʤenitál] 性器狂, = nymphomania, satyrism.
fur·fur [fə́:fər] 粃糠疹, 頭垢(ふけ), = dandruff, poffigo.
fur·fu·ra·ceous [fə̀:fjuréiʃəs] 糠状の, 頭垢様の.
f. desquamation ぬか状落屑.
fur·fu·ral [fə́:fjurəl] ① フルフラル(無色芳香液体で炭水化物の Molisch 試験の基薬), = furaldehyde, fural, furol, furfurol. ② フルフリデン基, = furfurylidene.
f. number フルフラル価.
f.-sulfuric acid reagent フラフラル硫酸試薬(フルフラル0.1mLを100mLの水に溶かしたもので, 硫酸を併用し, Mylius 試験に用いるもの).
fur·fur·al·co·hol [fə̀:fju:rǽlkəhɔ:l] フルフラルアルコール, = furfuryl alcohol.
fur·fur·al·de·hyde [fə̀:fju:rǽldihaid] フルフラル, = furfural, furfurol.
fur·fu·ra·mide [fə:fjú:rəmaid] フルフラミド $C_4H_3OCH(N{=}CHC_4H_3O)_2$ (淡褐色結晶), = hydrofuramide.
fur·fu·ran(e) [fə́:fju:ræn] フルフラン, = furan.
fur·fu·rol [fə́:fjurɔ:l] フルフロール(furfural の誤名).
f. reaction フルフロール反応(フルフロールとアニリンとの反応により赤色を発する反応).
fur·fu·ryl [fə́:fjuril] フルフリル基.
f. acetate 酢酸フルフリル.
f. alcohol フルフリルアルコール 化 2-hydro-xymethylfuran, fururalcohol, α-furylcarbinol.
f.-isopropylbarbituric acid フルフリルアイソプロピルバルビツリック酸.
f.-trimethyl-ammonium iodide ヨウ化フルフリルトリメチル・アンモニウム, = furtrethonium iodide.
fur·fu·ryl·i·dene [fə̀:fju:rílidi:n] フルフリデン基.
fu·ri·bund [fjú:ribʌnd] 狂暴の, = raging, maniacal.
fu·ril [fjú:ril] フリル $C_{10}H_6O_4$ (CN^- イオンの作用でフルフラールから生成するフロインを酸化して得ら

F

れ，アルカリによりフリル酸 furilic acid に変わる）．
fu·ril·ic ac·id ［fju:rílik ǽsid］ フリル酸．
furious rabies 狂暴狂犬病［医学］．
furmethide iodide ophthalmic solution ヨウ化フルメサイド点眼液（眼内圧を降下させる作用がある）．
fur·nace ［fə́:nis, –neis］ 炉，窯．
furnacemen's cataract 製鉄工白内障．
fu·ro·in ［fjú:rɔin］ フロイン $C_4H_3OCH(OH)COC_4H_3O$．
fu·ror ［fjú:rə:r］ 狂暴，激怒，= fury, madness, rage.
f. amatorius 愛欲狂．
f. epilepticus てんかん性激怒．
f. genitalis 性器狂，= erotomania.
f. secandi 手術狂，= tomomania.
f. uterinus 子宮フロール（女性の病的性欲亢進症），= nymphomania.
fu·ro·se·mide ［fju:róusimaid］ フロセミド ㊗ 4-chloro-2-[(furan-2-ylmethyl)amino]-5-sulfamoylbenzoic acid $C_{12}H_{11}ClN_2O_5S$：330.74（ループ利尿薬，抗高血圧薬．ヘンレ係蹄上行脚の太い部分に作用，Na^+ と Cl^- の再吸収を抑制し，尿の濃縮が抑制される）．

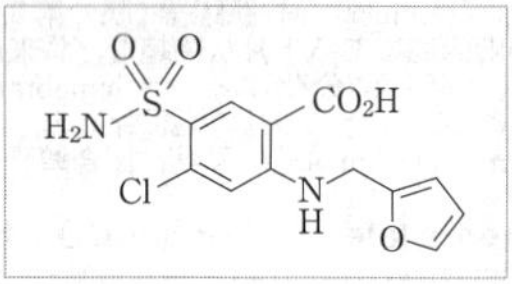

fu·rox·one ［fə:rάksoun］ フロキソン，= furazolidone.
3-fu·ro·yl ［– fjú:rɔil］ 3-フロイル基．
fur·red ［fə́:d］ 苔状の．
f. tongue ① 舌苔．② 白苔舌．
furrier's lung 毛皮作業者肺［医学］．
fur·row ［fʌ́rou］ 溝，= sulcus, groove.
f. after strangulation 絞扼溝［医学］．
f. keratitis 樹枝状角膜炎［医学］，= dendritic keratitis, k. dendritics.
f. of chelicera 牙溝（クモ，サソリなどの鋏角）．
fur·rowed ［fə́:roud, fʌ́r–］ ヒダの，しわの［医学］．
f. band （小脳垂と小脳扁桃とを結ぶ灰白質帯）．
f. brow しわ［を寄せた］額［医学］．
f. tongue ヒダ舌，亀裂舌［医学］，溝状舌，= scrotal tongue.
fur·row·ing ［fúrouiŋ］ くびれこみ，ヒダ形成．
furry sensation 隔皮感［医学］．
fursultiamine hydrochloride フルスルチアミン塩酸塩 $C_{17}H_{26}N_4O_3S_2 \cdot HCl$：435.00（塩酸フルスルチアミン．活性型ビタミンB_1．ビタミンB_1に比べ細胞内によく取り込まれ，糖質，タンパク質，脂質代謝の補酵素として作用する）．

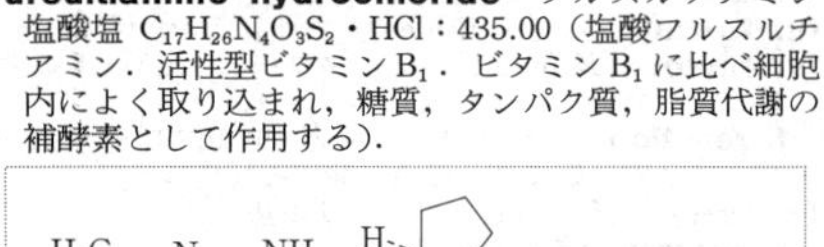

および鏡像異性体

Furth my·o·sin ［fə́:θ máiəsin］ フルツミオシン，= paramyosinogen.
further attenuated live vaccine 高度弱毒〔化〕生ワクチン［医学］．
fur·tre·tho·ni·um io·dide ［fə̀:triθóuniəm áiədaid］ ヨウ化フルトレソニウム ㊗ furfuryltrimethylammonium iodide（コリン作動性に基づく利尿薬で，手術後の尿閉を予防し，カテーテル挿入を不用とするために利用される），= furmethide iodide.
Furuhata, Tanemoto ［furuhata］ 古畑種基（1891–1975，わが国の法医学者．血液型および指紋の研究で有名．特にQ式，E式，S式血液型の遺伝，A，B，O型質の分析，血液型の個体発生などに関する多くの業績がある）．
fu·run·cle ［fjú:rʌŋkl］ せつ（癤），フルンケル［医学］．
f. of ear 耳せつ（癤）．
furuncular diathesis せつ（癤）腫症．
furuncular otitis せつ（癤）性耳炎．
fu·run·cu·loid ［fju:rʌ́ŋkjulɔid］ せつ（癤）様の，フルンケル様の．
fu·run·cu·lo·sis ［fju:rʌ̀ŋkjulóusis］ せつ（癤）腫症．
f. orientalis 東邦腫，= Oriental boil.
fu·run·cu·lus ［fju:rʌ́ŋkjuləs］ せつ（癤），= furuncle, boil. 複 furunculi. 形 furuncular.
f. gangraenosus 脱疽．
fu·ryl ［fjú:ril］ フリル（フランから誘導される1価基で，αまたはβの2種がある）．
f. carbinol フリルカルビノール，= furfuryl alcohol.
3-fu·ryl·meth·yl ［– fjú:rilméθil］ 3-フリルメチル基．
fu·sar·ic ac·id ［fju:sǽrik ǽsid］ フザリン酸 ㊗ 5-*n*-butyl-pyridine-2-carboxylic acid（イネの馬鹿苗病菌 *Gibberella fujikuroi* の代謝物質で，1934年，薮田貞治郎によりこの菌の培養濾液から単離されたもので，ギベレリンの拮抗物といわれる），= fusarinic acid.
fu·sar·i·o·sis ［fju:zeərióusis, –seər–, –z(s)eir–］ フサリウム症，= *Fusarium* infection.
Fu·sar·i·um ［fju:sǽriəm］ フザリウム属（真菌．広くみられるカビで，植物に寄生し被害をもたらすほか，ヒトでは角膜，皮膚を侵すことがある．マイコトキシン産生菌も含まれ，食中毒の原因ともなる）．
fus·cin ［fʌ́sin］ ① 褐色素（網膜色素上皮内細胞に含まれる色素）．② フスシン［医学］（Michael が1948年に発見した抗生物質で，*Oidiodendron fuscum* から得られ，グラム陽性菌に作用する）．
fuse ［fjú:z］ ヒューズ，導火線（火薬）．
fu·seau ［fju:sóu］ （白癬菌 *Trichophyton* 独特の紡錘形芽胞）．複 fuseaux.
fused ［fjú:zd］ 融合した，合着した，溶融した，融解した．
f. bifocals （クラウン硝子レンズの上に濃度の高いフリント硝子を融着した二焦点眼鏡）．
f. cell 融合細胞．
f. cement アルミナセメント．
f. electrolyte 溶融電解質（溶融状態で電離する化合物）．
f. eyelid ① 胎生期眼瞼癒着（9週目に起こる）．② 眼瞼離開不全．
f. intervertebral disk 塊状椎［医学］．
f. kidney 融合腎［医学］．
f. membrane 融合膜［医学］．
f. phosphate 融解（溶成）リン肥．
f. silica 融解石英．
f. silver nitrate 硝酸銀桿（硝酸銀950gと硝酸カリウム50gと混合してつくったもの），= lunar caustic, c. stick.
f. tooth 癒合歯，融合歯．
f. vertebrae 癒合脊椎．
f. vulva 融合外陰，= synechia vulvae.
fusel oil フーゼル油（新鮮蒸留酒類に存在する芳香

物で，主としてアミルアルコールのような高等アルコールとそのエステルをいう）．
fu·si·bil·i·ty ［fjù:zibíliti］ 可融性［医学］．形 fusible.
fu·si·ble ［fjú:zibl］ 可融性の．
f. alloy 易融合金．
f. calculus 癒合性結石，融溶性結石（リン酸カルシウムと三重リン酸塩からなる結石で，吹管で試験すると，黒色エナメル状に融溶する）．
f. metal 可融合金，易溶融性金属．
fusidate sodium フシジン酸ナトリウム 化 sodium 3α, 11α, 16β-trihydroxy-29-nor-8α, 9β, 13α, 14β-dammara-17(20),24-dien-21-oate-16-acetate $C_{31}H_{47}NaO_4$（抗生物質）．
fu·sid·ic ac·id ［fju:sídik ǽsid］ フシジン酸（クワガタソウ属 *Veronica* の寄生菌の発酵産物）．
fu·si·form ［fjú:zifɔ:m］ 紡錘状［医学］，つむ形の，= spindle-shaped.
f. aneurysm 紡錘状動脈瘤［医学］，= Richet aneurysm.
f. bacillus 紡錘菌（紡錘状細菌の一般名で，主として *Fusobacterium* 属のものに用いる）．
f. bougie 紡錘状ブジー［医学］，菱形ブジー．
f. cataract 紡錘状白内障．
f. cell 紡錘細胞，= spindle cell.
f. cells of cerebral cortex 大脳皮質紡錘状細胞．
f. gyrus 紡錘状回，= occipitotemporal gyrus, subcollateral convolution.
f. layer 紡錘〔神経〕細胞層［医学］，多形〔神経〕細胞層［医学］．
f. lobule 紡錘小葉（側副裂の下方にある大脳内面にある回）．
f. muscle ［TA］紡錘状筋，= musculus fusiformis ［L/TA］．
f. thorax 錐状胸郭．
Fu·si·for·mis ［fjù:sifɔ́:mis］ フシフォルミス属（旧称），= *Fusobacterium*.
fu·si·mo·tor ［fjù:simóutər］ 紡錘運動の．
f. fiber 紡錘運動線維［医学］（筋紡錘の錘内筋線維を遠心性に支配する運動神経線維のこと）．
fusin フューシン（ケモカインレセプターCXCR4の別名）．
fus·ing ［fjú:ziŋ］ 溶融の．
f. agent 融剤［医学］．
f. mixture 溶融合剤（$Na_2CO_3+K_2CO_3$）．
f. point 〔溶〕融点（温度），= melting point.
fu·sion ［fjú:ʒən］ ①融合，融解，溶融．②融像（眼科）．③関節癒合術，固定術［医学］．形 fusible.
f. activity 〔細胞〕融合能［医学］．
f. area 網膜隔像野．
f. beat 融合収縮．
f. color 融合色［医学］．
f. faculty 融像能［医学］，融像力．
f. frequency 臨界融合頻度，= critical fusion frequency.
f.-inferred threshold test 融合閾値検査，= FIT test.
f. interval 溶融温差．
f. method 融解法［医学］．
f. movement 融合運動（左右の眼底に映った同一物体像が眼球の位置をかえるとそれぞれの対応点に単一の像とする眼の動き）．
f. nucleus 融合核［医学］．
f. of cervical canal 〔子宮〕頸管閉鎖〔症〕．
f. of labia 小陰唇癒合［医学］．
f. of ribs 肋骨融合［医学］．
f. of teeth 歯牙融合〔症〕［医学］．
f. product 融合生成物［医学］．
f. protein 融合タンパク質（由来の異なる2種のタンパクを，受容体を介さず結合したもの），= chimera protein.
f. reflex 融像反射．
f. tube 融像鏡（斜視の場合両眼の視像が融像するように訓練する目的に用いられる立体鏡の一種．Priestly Smith）．
fusional movement 融像運動［医学］（眼球の）．
Fu·so·bac·te·ri·um ［fjù:zoubæktí:riəm］ フソバクテリウム属（グラム陰性，偏性嫌気性菌，染色すると顆粒が認められる *F. nucleatum*, *F. necrophorum*, *F. mortiferum* などが含まれる）．
fu·so·cel·lu·lar ［fjù:zəséljulər］ 紡錘細胞の．
f. sarcoma 紡錘細胞肉腫［医学］．
fu·so·spi·ril·lo·sis ［fjù:zouspìrilóusis］ 紡錘菌・ラセン菌症，= Vincent angina.
fu·so·spi·ro·che·tal ［fjù:zouspàirəkí:təl］ 紡錘菌スピロヘータの．
f. angina 紡錘スピロヘータ性アンギナ．
f. bronchitis 紡錘菌スピロヘータ性気管支炎．
f. disease 紡錘菌スピロヘータ病．
f. gangrene 紡錘菌スピロヘータ性壊疽（ヒトに咬まれたとき，または咽頭に広がる頸部の壊疽で，スピロヘータ，紡錘形バクテリア，非溶血性レンサ球菌などの感染による）．
f. infection 紡錘菌スピロヘータ感染［医学］．
f. stomatitis フゾスピロヘータ性口内炎．
f. symbiosis 紡錘菌スピロヘータ共生［医学］（スピロヘータと紡錘状桿菌との共生）．
fu·so·spi·ro·che·to·sis ［fjù:zouspàirəki:tóusis］ 紡錘菌・スピロヘータ症［医学］（プロー・バンサン紡錘菌症）．
fu·so·strep·to·coc·ci·co·sis ［fjù:zoustrèptoukɑ̀ksikóusis］ 紡錘菌レンサ球菌症．
fus·tic ［fʌ́stik］ オウボク（南アメリカ産黄色染料樹）．
fus·ti·ga·tion ［fʌ̀stigéiʃən］ 皮膚鞭打療法．
Futaki, Kenzo ［futaki］ 二木謙三（1873-1966，わが国の内科医．高木，谷口，大隅らとの共同研究においてネズミ毒（鼡咬症）の病原菌を発見し（1916），これを *Spirochaeta morsus muris* と命名したが，これより先に Carter は，同一の病原菌 *Spirillum minus* を報告している（1887））．
Futcher-Lazew stain ［fjú:tʃər lǽzju: stéin］ フッチャー・ラジュー染色（マラリア原虫を染色するには，95％アルコールに0.25％ホルマリンを加えた液で固定し，Cogit のチオニンを50％アルコールと2％フェノール液に飽和させて，その上清で染める）．
futile cycle 無益回路［医学］．
future population 将来人口［医学］．
fu·tur·ol·o·gy ［fjù:tʃərɑ́lədʒi］ 未来学［医学］．
fu·tu·tion ［fjutú:ʃən］ 交接，情交．
fu·tu·trix ［fju:tútriks］ 女性同性愛者（女性の同性愛 tribadism の実行者）．
fuzzy theory ファジー理論［医学］．
Fv Fv fragment Fv フラグメントの略．
Fv fragment Fv フラグメント（免疫グロブリンの抗原結合部位を含むH鎖，L鎖の可変部領域（V_H, V_L））．
FVC forced vital capacity 努力肺活量の略．
FWB full weight bearing 全荷重の略．
Fy （個人的血液因子の一つで，Fy^a, Fy^b, Fy に区別されている）．

G

Γ*, *γ ガンマ(gamma，ギリシャ語アルファベットの第3字)．→gamma.

G ①(航空学における引力単位．1ポンド力をパイロットの体積1ポンドで除した数．g とも記す)．② gas ガスの略．③ giga ギガ(10^9)の略．④ gingiva 歯肉の略．⑤ glucose グルコースの略．⑥ gonidial colony 胞子集落の略．⑦ gram グラムの記号．⑧ gravida 妊娠回数の略．⑨ gravitation 超遠心力を表す符号．

G-acid ジーアシッド ㊗ 2-naphthol-6,8-disulfonic acid $HOC_{10}H_5(SO_3H)_2$ (G酸)．

G-actin Gアクチン(アクチンの単量体)．

G-banding Giemsa banding ギムザ染色法の略．

G-banding stain Gバンド染色〔法〕．

G cell G細胞(胃幽門前庭部粘膜にみられるガストリンを分泌する腸内分泌細胞)．

G factor G因子．

G myeloma protein G骨髄腫タンパク．

G point 胆嚢点(右第7肋間腔で，右乳頭線から約2横指外側部の圧痛点で，胆石症の診断に利用される)，= gallbladder point.

G protein Gタンパク質，Gプロテイン(GTP結合タンパク質スーパーファミリーのなかで，細胞受容体刺激を介する情報伝達に関与し，$\alpha\beta\gamma$サブユニットからなる3量体構造のファミリーの総称)，= GTP (guanosine triphosphate) binding protein.

G_0 gap G_0期(細胞周期の)．

G_0 phase G_0期(細胞周期の)．

G_0 stage G_0期(細胞分裂周期に入っていない状態．休止期)．

G_1 period G_1期(細胞周期の)．

G_1 stage G_1期(細胞分裂周期のなかで，M期とS期の中間の期間．DNAを除く核酸やタンパク質の持続的な合成が認められる)，= gap period.

G_2 gap G_2期(細胞周期の)．

G_2 period G_2期(細胞周期の)．

G_2 phase G_2期(細胞周期の)．

G_2 stage G_2期(細胞分裂周期のなかでS期とM期の中間の期間)，= gap period.

G-strophanthin G-ストロファンチン(*Strophanthus gratus* の種子などから得られる植物心臓毒)，= ouabain.

G substances G物質(血液中でコレステロールとタンパク質とが結合した巨大分子 giant molecules の総称で，超遠心器法で観察すると，−10〜−20 Svedberg 単位の沈降率を示すもの(Sf 10〜20分子))．

G syndrome G症候群(最初に発見された家族の姓がついた遺伝性症候群．症状として尿道下裂，内眼角解離，嚥下困難などを併せもつ)，= Opitz-Frias syndrome, telecanthushypospadia s. Opitz G s..

G unit of streptomycin ストレプトマイシンG単位．

g ① gram (gramme) グラムの記号(Gm とも書く)．② 重力加速度の単位($1g = 9.780 m/s^2$)．

Ga gallium ガリウムの元素記号．

GABA gamma (γ)-aminobutyric acid ガンマ-アミノ酪酸の略(ギャバ)．

$GABA_A$ receptor GABA A 受容体．

$GABA_B$ receptor GABA B 受容体．

Gabaston hy·drau·lic meth·od [gǽbəstən haidrɔ́:lik méθəd] ガバストン水力法(臍帯を経て食塩水を注入し滞留胎盤を剥離させる方法)．

Gabbett, Henry Singer [gǽbit] ガベット(1910-1985，イギリスの医師)．

G. method ガベット結核菌染色法(載せガラスに塗抹した標本を熱固定し Ziehl 液に浸して蒸気が発散するまで加熱した後 Gabbett 液で2〜4分間洗う)．

G. solution ガベット液(メチレンブルー1g，硫酸25mL，水75mL)，= Gabbett acid blue.

gabexate mesilate ガベキサートメシル酸塩 ㊗ ethyl 4-(6-guanidinohexanoyloxy)benzoate monomethanesulfonate $C_{16}H_{23}N_3O_4 \cdot CH_4O_3S$：417.48 (メシル酸ガベキサート，タンパク分解酵素阻害薬，グアニジン-エステル系膵疾患治療薬．タンパク分解酵素(トリプシン，カリクレイン，プラスミンなど)逸脱を伴う急性膵炎，慢性再発性膵炎の急性増悪期，術後の急性膵炎，汎発性血管内凝固症に用いる)．

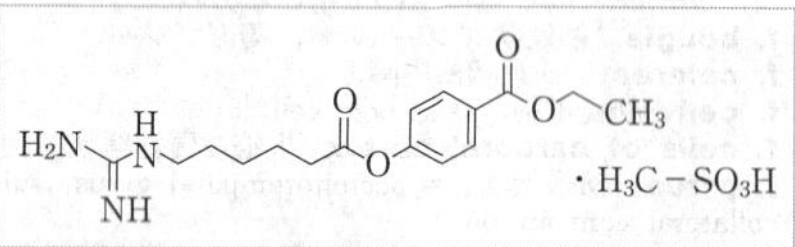

GABOB gamma (γ)-amino-β-hydroxybutyric acid ガンマ-アミノ-ベータ-ヒドロキシ酪酸の略．

Gaboon ul·cer [gɑ:bú:n ʌ́lsər] ガブーン潰瘍(アフリカのコンゴにみられる多様な熱帯性潰瘍)．

GAD ① generalized anxiety disorders 全般不安症の略．② glutamic acid decarboxylase グルタミン酸デカルボキシラーゼの略．

Gad hypothesis ギャット仮説(門脈管における動脈と門脈とは直角に交通するから，その交差点において楔状弁を形成するという説)．

gad fly メクラアブ，= deer fly.

Gaddum, John H. [gǽdəm] ギャダム(1900-1965，イギリスの薬理学者)．

G. and Schild test ギャダム・シルト試験(エピネフリン高感度を同定する試験)．

gad·e·lai·dic ac·id [gæ̀diláidik ǽsid] (ガデライン酸のトランス異性体)．

ga·di·nien [géidini:n] ガジニン $C_7H_{16}NO_2$ (腐敗した魚肉にあるプトマイン)．

gad·o·le·ic ac·id [gæ̀dəléik ǽsid] ガドレイン酸 $C_{20}H_{38}O_4$ (肝油に存在する脂肪酸)．

gad·o·lin·i·um (Gd) [gæ̀dəlíniəm] ガドリニウム(原子番号64，元素記号 Gd，原子量157.25，質量数152，154〜158，160，J. C. G. Marignac が1880年にガドリン石から分離した希土類元素)．

Gaenslen, Frederick J. [génzlən] ゲンズレン(1877-1937，アメリカの外科医)．

G. sign ゲンズレン徴候(ベッドの上にあおむけに寝ている患者の一側の足を屈曲させ，もう一方の足をベッドの端からたらさせておく．検者がその足を適度に下にひっぱり，痛みがあれば仙腸骨関節疾患を示す)．

Gaffky, Georg Theodor August [gá:fki] ガフキー(1859-1918，ドイツの細菌学者．腸チフス菌による感染を初めて証明した(1884))．

G. scale ガフキー号数〔医学〕，ガフキー度表(喀痰中の結核菌数による開放性肺結核の数的等級分類表で，Lawrason Brown の改良したものによると，① 標本全体に結核菌5個以下，② 多数視野に1個の結核菌，③ 各視野に1個の菌，④ 各視野に2〜3個の菌，⑤ 各視野に4〜6個の菌，⑥ 各視野に7〜12個の菌，⑦ 各視野に13〜25個の菌，⑧ 各視野に50個の菌，⑨ 各視野に100個以上の菌，⑩無数にみられる菌)，= Gaffky table.

G. table ガフキー表(塗抹標本における結核菌の量を表す基準．号数で表し，1〜10号まである).

gag [gǽg] ① 嘔吐しようとする(ゲーゲーいう)，こみあげる，= retch. ② 開口器.

g. reflex 催吐反射 [医学] (咽頭を刺激するとき起こる込み上げ反射).

gage [géiʤ] 計器，尺度，ゲージ，標準規，軌間，= gauge.

gag·ging [gǽgiŋ] 悪心，吐き気，むかつき.

gai·dic ac·id [géidik ǽsid] ガイド酸 $C_{16}H_{30}O_2$ (ヒポガイン酸から得られる結晶化合物).

Gaillard, François Lucien [geijá:r] ガイラール(1805-1869，フランスの医師).

G. suture ガイラール縫線(眼瞼などの内反の矯正に利用する縫線)，= Gaillard-Arlt suture.

G. syndrome ガイラール症候群(肺および胸膜の右側への牽縮による右心症).

gain [géin] 利得，増加.

g. from illness 疾病利得，病症利得(精神的，身体的症状を示すことにより，患者が意識的ないし無意識の利益および満足を得ること).

g.-of-function mutation 機能獲得型変異 [医学].

Gairdner, Sir William Tennant [gá:dnər] ガードナー(1824-1907，スコットランドの内科医．ゲールドナーともいう).

G. disease ガードナー病(精神的不安を伴う狭心症).

G. test ガードナー検査法(空洞や気胸の症例で，貨幣を胸壁に当ててほかの貨幣で打つと，明朗な金属音が得られる)，= coin test.

Gaisböck, Felix [gáisbə:k] ガイスベック(1868-1955，ドイツの内科医．Gaisboeck).

G. disease ガイスベック病(高血圧性赤血球増加〔症〕)，= polycythemia hypertonica.

G. syndrome ガイスベック症候群(高血圧性赤血球増加〔症〕).

gait [géit] 歩行，歩きぶり.

g. analysis 歩行分析 [医学].

g. cycle 歩行周期 [医学].

g. deviation 歩行偏位 [医学].

g. disorder 歩行障害 [医学].

g. disturbance 歩行障害.

g. test 歩行テスト [医学]，歩行検査 [医学].

g. training 歩行訓練 [医学].

Gajdusek, Daniel Carleton [gáidu:ʃek] ガイジュセク(1923生，アメリカのウイルス学者．1957年からニューギニア高地のフォア族に多発するクールーについて研究し，スローウイルス感染症の一つであることを発見した．その業績により1976年度ノーベル医学・生理学賞を受けた).

gal [gǽl] ガル加速度の cgs 単位 ($1gal=1cm/s^2$).

galact(a)- [gəlækt(ə)] ガラクトースまたは乳汁との関係を表す接頭語，= galacto-.

ga·lac·ta·cra·sia [gəlæ̀ktəkréisiə] 母乳異常(乳汁の成分が不良なこと)，= galactocrasia.

ga·lac·tae·mia [gæ̀ləktí:miə] ① 乳〔様〕血症. ② 血乳，= galactemia.

ga·lac·ta·gog·in [gəlæ̀ktəgágin] 胎盤催乳ホルモン.

ga·lac·ta·gogue [gəlǽktəgɑg] 催乳薬 [医学]，乳汁分泌促進物質 [医学]，催乳物質 [医学].

g. factor 催乳因子.

ga·lac·tan [gəlǽktən] ガラクタン(加水分解によりガラクトースを生ずるヘミセルロース炭水化物で，寒天はその一例．古い成書には α-，β-，γ-，δ-，ε- に区別されている).

ga·lac·ta·pos·te·ma [gəlæ̀ktəpástimə] 乳腺膿瘍.

ga·lac·tase [gəlǽkteis] ガラクターゼ(牛乳に含まれる可溶性タンパク(カゼイン)分解酵素).

ga·lac·te·mia [gæ̀ləktí:miə] 乳〔様〕血症，血乳，= galactaemia.

ga·lac·tic [gəlǽktik] 乳の，催乳の.

ga·lac·ti·dro·sis [gəlæ̀ktidróusis] 乳汗症，= galacthidrosis.

ga·lac·tin [gəlǽktin] ガラクチン(① 下垂体前葉中にある乳汁分泌ホルモン．= mammotropin, prolactin. ② アルファガラクタン．= α-galactan).

gal·ac·tis·chia [gæ̀ləktískiə] 乳汁分泌抑制，= galactoschesis.

ga·lac·tite [gəlǽktait] 乳石，= ethyl galactose.

galacto- [gəlæktou, -tə] ガラクトースまたは乳汁との関係を表す接頭語.

ga·lac·to·blast [gəlǽktəblæst] 初乳球(乳腺房にある).

ga·lac·to·bol·ic [gəlæ̀ktəbálik] 乳汁放出性の.

ga·lac·to·ca·ro·lose [gəlæ̀ktoukéirəlous] ガラクトカロロース(*Penicillium charlesii* により合成されるガラクタン).

ga·lac·to·cele [gəlǽktəsi:l] ① 乳瘤(乳腺の). ② 乳様水瘤(精巣の)，= galactoma.

ga·lac·to·chlo·ral [gəlæ̀ktoukló:rəl] ガラクトクロラル $C_8H_4Cl_3O_6$ (クロラルとガラクトースの誘導体(催眠薬)).

ga·lac·to·cra·sia [gəlæ̀ktoukréisiə] 母乳異常，= galactacrasia.

ga·lac·to·gen [gəlǽktəʤən] ガラクトゲン(カタツムリのタンパク腺から得られる多糖類で，水解してガラクトースを産生する)，= galactosan.

galactogenic hormone = prolactin.

ga·lac·toid [gəlǽktɔid] 乳汁様の.

ga·lac·to·ki·nase [gəlæ̀ktoukáineis] ガラクトキナーゼ(ATP を消費してガラクトース1-リン酸を生成する反応を触媒する酵素).

g. deficiency ガラクトキナーゼ欠損〔症〕.

ga·lac·to·lac·tase [gəlæ̀ktəlǽkteis] ガラクトラクターゼ(ラクターゼのうちラクトースのガラクトース基に作用して分解する酵素).

ga·lac·to·li·pin [gəlæ̀ktouláipin, -təlí-] ガラクトリピン(ガラクトリピド)(糖脂質の一つ)，= galactolipide.

gal·ac·to·ma [gæ̀ləktóumə] 乳瘤，= galactocele.

ga·lac·to·man·nan [gəlæ̀ktəmǽnən] ガラクトマンナン(D-ガラクトースと D-マンノースから構成される多糖の総称).

ga·lac·to·me·tas·ta·sis [gəlæ̀ktoumitǽstəsis] 異所乳汁分泌 [医学]，= aberratio lactis.

gal·ac·tom·e·ter [gæ̀ləktámitər] 乳脂計 [医学]，牛乳比重計，= lactometer.

ga·lac·to·meth·yl·ose [gəlæ̀ktəméθilous] ガラクトメチロース，= fucose.

Galactomyces geotrichum ガラクトミセス・ゲオトリクム(真菌)，= *Geotrichum candidum*.

ga·lac·ton·ic ac·id [gæ̀ləktánik ǽsid] ガラクトン酸 [化] pentahydroxyhexoic acid (ヘキソン酸の一つで，D-，L- および DL- の3型がある)，= lactonic acid.

ga·lac·top·a·thy [gæ̀ləktápəθi] 母乳療法(母乳に薬物を投与して授乳させる)，= milk cure.

ga·lac·to·pexy [gəlǽktəpeksi] ガラクトース固定(肝臓による).

gal·ac·toph·a·gous [gæ̀ləktáfəgəs] 乳汁栄養の.

ga·lac·to·phar·ma·co·pe·dia [gəlæ̀ktoufà:məkoupí:diə〕 母乳薬理学.

gal·ac·tophl·y·sis 〔gæləktάflisis〕 浮疱症(乳様液を含有する水疱).

ga·lac·to·phora 〔gəlæ̀ktəfɔ́:rə〕 催乳剤.

ga·lac·to·phore 〔gəlǽktəfɔ:r〕 ① 催乳性の. ② 乳管.

ga·lac·to·pho·ri·tis 〔gəlæ̀ktoufəráitis〕 乳管炎.

g. purulenta 化膿性乳管炎.

gal·ac·toph·o·rous 〔gæləktάfərəs〕 乳汁分泌性の.

g. canal 乳汁管.

g. duct 乳管, = lactiferous duct.

gal·ac·to·phthi·sis 〔gəlæ̀ktouθísis〕 授乳性衰弱.

gal·ac·toph·y·gous 〔gæləktάfigəs〕 乳汁分泌抑制の.

ga·lac·to·pla·nia 〔gəlæ̀ktəpléiniə〕 乳汁転移(異常部からの乳汁分泌).

ga·lac·to·poi·e·sis 〔gəlæ̀ktoupɔií:sis〕 乳汁産生.

ga·lac·to·poi·et·ic 〔gəlæ̀ktoupɔiétik〕 ① 乳汁産生の, 乳汁産生促進性の. ② 催乳剤.

G

g. factor 造乳因子, = prolactin.

g. hormone 乳汁生成ホルモン, = prolactin.

ga·lac·to·py·ra 〔gəlæ̀ktəpáirə〕 授乳熱〔医学〕, = milk fever.

ga·lac·to·pyr·a·nose 〔gəlæ̀ktəpírənous〕 ガラクトピラノース(ガラクトースのピラノース型).

ga·lac·tor·rhea 〔gəlæ̀ktərí:ə〕 乳汁漏出〔症〕〔医学〕.

ga·lac·tor·rhoea 〔gəlæ̀ktərí:ə〕 乳汁漏出〔症〕, = galactorrhea.

gal·ac·tos·a·mine 〔gæləktásəmi:n〕 ガラクトサミン(アミノ糖の一種. 軟骨, 結合組織に多く分布).

ga·lac·to·san 〔gəlǽktəsæn〕 ガラクトサン, = galactogen.

ga·lac·tos·a·zone 〔gæləktásəzoun〕 ガラクトオサゾン $CHOH(CHOH)_3C{=}NNHC_6H_5CHNNHC_6H_5$ (ガラクトースのフェニルオサゾン. ガラクトースをフェニルヒドラジンと酢酸で処理して得られる黄色結晶体で, 193°C で融解し, ガラクトース検出の試薬に用いられる), = phenyl-galactosazone.

ga·lac·tos·che·sis 〔gæləktáskisis〕 乳汁分泌低下.

ga·lac·to·scope 〔gəlǽktəskoup〕 ガラクトスコープ(牛乳の脂肪量を測る器械).

ga·lac·tose 〔gəlǽktous〕 ガラクトース(乳糖を酵素で処置するか, または鉱酸とともに煮沸して得られる白色結晶性のアルドヘキソースで, 硝酸で酸化すると粘液酸が得られる. 右旋性のものは乳糖, 脳のセレブロシド, 砂糖ダイコンのラフィノース, 樹脂, 海藻などに存在し, 左旋性のものはあまに(亜麻仁)粘漿中にある).

g. cataract ガラクトース白内障.

g. diabetes ガラクトース尿〔症〕.

g. tolerance test ガラクトース負荷試験(空腹時30〜40g のガラクトースを摂取させた後, 5時間採尿して総量3g 以上の排泄があれば肝機能の障害がある), = Althausen test, Bauer t..

ga·lac·to·se·mia 〔gəlæ̀ktousí:miə〕 ガラクトース血症〔医学〕.

ga·lac·to·sid·ase 〔gəlæ̀ktousáideis〕 ガラクトシダーゼ.

ga·lac·to·side 〔gəlǽktəsaid〕 ガラクトシド(一般にガラクトースを糖成分とする配糖体).

ga·lac·to·sis 〔gæləktóusis〕 乳汁生成(乳腺による乳汁形成および分泌).

ga·lac·to·sta·sia 〔gəlæ̀ktoustéisiə〕 うつ(欝)乳, = galactostasis.

ga·lac·tos·ta·sis 〔gæləktástəsis〕 乳汁うっ滞〔医学〕, うつ(欝)乳, = retention of milk.

ga·lac·to·su·ria 〔gəlæ̀ktousjú:riə〕 ガラクトース尿〔症〕〔医学〕.

galactosylceramidase deficiency ガラクトシルセラミダーゼ欠損症〔医学〕.

ga·lac·to·ther·a·py 〔gəlæ̀ktəθérəpi〕 乳汁療法.

ga·lac·to·tox·i·con 〔gəlæ̀ktətáksikən〕 ガラクトトキシコン(腐敗した乳汁でつくられる毒性化合物).

ga·lac·to·tox·in 〔gəlæ̀ktətáksin〕 ガラクトトキシン(乳汁に存在する塩基性物質).

ga·lac·to·tox·ism 〔gəlæ̀ktətáksizəm〕 乳汁中毒症.

ga·lac·to·tro·phy 〔gæləktátrəfi〕 乳汁栄養.

ga·lac·to·u·ria 〔gəlæ̀ktoujú:riə〕 ガラクトース尿〔症〕.

ga·lac·to·wal·de·nase 〔gəlæ̀ktouwǽldəneis〕 ガラクトワルデナーゼ(UDP グルコース4-エピメラーゼの別名).

ga·lac·to·zy·mase 〔gəlæ̀ktouzáimeis〕 デンプン発酵酵素.

gal·ac·tu·ria 〔gæləktjú:riə〕 乳び(糜)尿〔症〕, = chyluria.

gal·ac·tu·ro·nate 〔gæləktjú:rəneit〕 ガラクツロン酸塩.

gal·ac·tu·ron·ic ac·id 〔gəlæktju:ránik ǽsid〕 ガラクツロン酸 ㊀ gactose-uronic acid (グルクロン酸の異性体. ガラクトースから誘導されるウロン酸で, ペクチンの主成分), = pectic acid.

ga·la·go 〔gəléigou〕 ガラゴ(熱帯アフリカに生息するサル).

gal·an·ga 〔gəlǽŋgə〕 リョウキョウ〔良姜〕, ガランガ根(コウリョウキョウ〔高良姜〕*Alpinia officinarum* の根茎から得られる生薬), = galangalroot.

gal·an·gin 〔gǽlənʤin〕 ガランギン ㊀ 5,7-dioxyflavonol $C_{15}H_{10}O_5$ (ショウガ科植物 *Alpinia officinarum* の乾燥した根茎, すなわちガランガ根中にある黄色結晶).

Galant, Nikolay Fedorovich 〔gálənt〕 ガラン (1893生, ロシアの保健士).

G. reflex ガラン反射, = lower abdominal periosteal reflex.

Galant sign 〔gǽlənt sáin〕 ガラント徴候(原始反射の一種で, 新生児を腹臥位に抱き, 脊柱に沿って胸椎下部よりその傍側部を指先でこすりおろすと, この刺激により脊椎が同側に側弯をきたす反射), = Galant response.

Galantha, Elena de 〔gəlǽnθə〕 ガランサ(アメリカの臨床検査技師).

G. stain ガランサ染色法(組織内の尿酸塩染色法で, 無水アルコールで固定した標本を硝酸銀で尿酸塩を染出する方法).

Galassi pu·pil·lary phe·nom·e·non 〔gǽləsi pjú:pələri finámінən〕 ガラッシ瞳孔現象, = Westphal-Piltz reflex.

Galbiati, Gennaro 〔galbiá:ti〕 ガルビアチ (1776–1844, イタリアの外科医).

G. operation ガルビアチ手術(狭窄骨盤の場合, 坐骨恥骨を鎖状鋸で両側から切断して胎児を鉗子で娩出させる手術).

Gale for·mu·la 〔géil fɔ́:mjulə〕 ゲール式(基礎代謝簡易測定式で, 脈拍数と脈幅との関係から次の係数により代謝率を概測する方式. 基礎代謝率(%) BMR =1分間脈拍数×脈幅−111).

ga·lea 〔géiliə〕 ① 帽状腱膜. ② 外葉. 複 galeae.

g. aponeurotica 〔L/TA〕 帽状腱膜, = epicranial aponeurosis 〔TA〕.

g. flap 帽状腱膜弁〔医学〕.

g. forceps 帽状鉗子, = Willett forceps.

ga·le·am·au·ro·sis 〔gèili:əmɔ:róusis〕 ネコ眼症(化膿性脈絡膜炎において瞳孔に光線を反射してネコ様の眼になること).

ga·le·an·thro·py ［gèili:ǽnθrəfi］ 憑ネコ狂（ネコに化けたと思う妄想）．
ga·le·at·ed ［géilieitid］ （羊膜を頭にかぶって産まれたこと），＝ galeatus.
Galeati, Domenico Maria Gusmano ［galeá:ti］ ガレアッチ（1686–1775，イタリアの医師）．
G. glands 腸陰窩，ガレアッチ腺，＝ Lieberkühn glands，crypts of Lieberkühn.
Galeazzi, Riccardo ［galeá:tsi］ ガレアッチ（1866–1952，イタリアの整形外科医）．
G. fracture ガレアッチ骨折（橈骨骨折に遠位橈尺関節脱臼を伴うもの）．
G. sign ガレアッチ徴候（先天性股関節脱臼において，脚短縮のあるときは脊柱の彎曲がみられる）．
galectin ガレクチン（動物の代表的レクチンの一つ）．
Ga·le·ga ［gəlí:gə］ ガレガ属（マメ科の一属）．
G. officinalis （催乳剤となる），＝ goat's rue.
gal·e·gine ［gǽlidʒin］ ガレギン $(NH_2)_2C{=}NCH_2CH{=}C(CH_3)_2$（ガレガの種子に存在するアルカロイドで，糖尿病患者血糖を低下させ，呼吸商を上昇させ，肝糖原の増加を起こす作用がある）．
Galen, Claudius ［géilən］ ガレン（ギリシャの医師）．→ Galenus，Claudius.
G. ampulla ガレン膨大部（脳梁膨大と四丘体の間の中央部ガレン大大脳静脈の膨大部）．
G. anastomosis ガレン吻合（上下喉頭神経の吻合）．
G. bandage ガレン包帯（両端に3端をもつ頭部の包帯）．
G. foramen ガレン孔（右房に開く前心臓静脈孔）．
G. nerve ガレン神経．
ga·len·ic ［geilénik］ ガレノスの，＝ galenical，Galenic，Galenical.
g. medicine ガレノス派医学．
galenical pharmacy 生薬製剤学［医学］．
galenical preparation 生薬（植物，動物，鉱物など天然に存在する素材の全部または一部を，そのままかあるいは乾燥など加工し必要に応じて薬用に供するものの総称）．
ga·len·i·cals ［geilénikəlz］ 生薬，＝ galenica，Galenicals.
Galenus, Claudius ［géilnəs］ ガレノス（AD 130–201，ギリシャの医師．主としてローマで活躍して古代ギリシャ医学を体系化した医師．ガレノスの医学が中世ガレニズムとなって16世紀まで医学界を支配した），＝ Galen，Claudius.
gal·e·o·phil·ia ［gæliəfíliə］ 愛猫〔症〕，ネコ嗜好症，＝ gatophilia，ailurophila.
gal·e·o·pho·bia ［gælioufóubiə］ 恐猫〔症〕［医学］，ネコ恐怖〔症〕，＝ gatophobia.
gal·e·ro·pia ［gæliróupiə］ 光線過敏症（視力の異常に鋭敏な状態），＝ galeropsia.
Galezowski, Xavier ［galezáfski］ ガレゾォスキ（1832–1907，ウクライナの眼科医．Parinaud との協同研究において伝染性結膜炎を記載した）．
G. operation ガレゾォスキ翼状片手術（翼状片の先端を基底部の下へ転位する手術）．
Galilei, Galileo ［gæliléi］ ガリレイ（1564–1642，イタリアの医師，天文学者．近代の実験科学の開祖で科学的医学を発展させ，水秤および望遠鏡を発明した）．
gal·i·pine ［gǽlipin］ ガリピン $C_{20}H_{21}NO_3$（アンゴスツラ皮に存在する結晶性アルカロイド）．
gal·i·poi·dine ［gælipóidin］ ガリポイジン $C_{19}H_{15}NO_4$（アンゴスツラ皮にある結晶アルカロイド）．
ga·lip·o·line ［gælípəlin］ ガリポリン $C_{19}H_{19}NO_3$（アンゴスツラ樹皮から得られる結晶性キニシンアルカロイド）．
gal·i·um ［gǽliəm］ ガリウム樹（*Galium aparine* は尿道の鎮静薬として用いられた）．
Gall, Franz Joseph ［gɔ́:l］ ゴール（1758–1828，ドイツの解剖学者）．
G. craniology ゴール頭蓋学（頭蓋骨相学），＝ phrenology.
gall ［gɔ́:l］ ①胆汁［医学］，＝ bile. ②擦傷. ③虫こぶ，虫えい．
g. nut 没食子，＝ Aleppo gall.
g.-sickness 胆汁病（*Anaplasma marginale* または *Trypanosoma theileri* により起こる南アフリカの家畜病で，高熱，貧血，黄疸が症状）．
g. stagnation 胆汁停滞［医学］．
g. stone 胆石［医学］，＝ gallstone.
gal·la ［gǽlə］ 五倍子（カシ［樫］*Quercus infectoria* の若芽にインクフシバチが寄生して生じる虫こぶ（虫癭）．収斂・止血薬），＝ nutgall.
gal·lac·e·to·phe·none ［gæləsì:toufí:noun］ ガルアセトフェノン ㊎ 2,3,4-trihydroxyacetophenone $CH_3COC_6H_2(OH)_3$（黄色粉末で，10%軟膏として皮膚病に用いる），＝ alizarin yellow C，pyrogallol monoacetate，eugallol.
gal·lam·ic ac·id ［gəlǽmik ǽsid］ ガラミン酸，＝ gallamide.
gal·la·mide ［gǽləmid，-maid］ 没食子酸アミド $(OH)_3C_6H_2CONH_2{-}1\frac{1}{2}H_2O$，＝ gallamic acid，gallamidic a..
gal·la·mid·ic ac·id ［gæləmídik ǽsid］ ガラミン酸，＝ gallamide.
gal·la·mine tri·eth·i·o·dide ［gǽləmi:n traieθáiədaid］ 三ヨウ化エチルガラミン ㊎ 1,2,3-*tris*(2-diethylaminoethoxy)benzene triethiodide（クラーレに類似の作用をもつ筋弛緩薬で，第四級アミン化合物の誘導体），＝ gallamini triiodoethylas，benzcurine iodide，gallammonium i..
gal·late ［gǽleit］ 没食子酸塩．
Gallavardin, Louis ［gǽləvɑ:rdin］ ガラヴァルダン（1875–1957，フランスの医師）．
G. phenomenon ガラヴァルダン現象．
gall·blad·der ［gɔ́:lblædər］ ［TA］胆嚢，＝ vesica biliaris ［L/TA］，vesica fellea ［L/TA］．
g. carcinoma 胆嚢癌［医学］．
g. fossa 胆嚢窩．
g. neoplasm 胆嚢新生物（腫瘍）［医学］．
g. polyp 胆嚢ポリープ［医学］．
gall·duct ［gɔ́:ldʌkt］ 胆管．
gal·lein ［gǽli:n］ ガレイン ㊎pyrogallol-phthalein $C_{20}H_{12}O_7$（結晶水1½分子をもつものは赤褐色，無水物は黄緑晶．また酸では黄，アルカリでは赤に変わる指示薬）．
Gal·lert·bauch ［gálətbàuk］［G］膠腹（peritonite colloide，pseudomyxoma peritonei の際にみられる腹部にコロイドの貯留している状態．kuester）．
gal·lerte ［gǽlə:t］ ガレルト（ゲルの一種で，2種の粘着性液からなり，その一つは特に若干の形体保持性をもち，しばしば著しい弾性を示す）．
gall·hu·mic ac·id ［gælhjú:mik ǽsid］ 没食子フミン酸，＝ melanogallic acid.
Galli Mainini test ［gǽli mainí:ni tést］ マイニニ検査法，＝ Mainini reaction.
gal·lic ac·id ［gǽlik ǽsid］ 没食子酸 ㊎ 3,4,5-trihydroxybenzoic acid $C_7H_6O_5{-}H_2O$（遊離して茶にある成分で，没食子などの植物にはタンニン成分として存在する），＝ acidum gallicum.
Gallie, William Edward ［gǽli:］ ガリー（1882–1959，カナダの外科医）．
G. transplant ガリー移植片（ヘルニアの手術において大腿筋膜からの移植片を縫合に用いること）．

G

gal·li·na·ceous [gæ̀linéiʃəs] 家禽(かきん)の，ジュンケイ［鶉鶏］類の．

Gal·li·o·nel·la [gæ̀liənélə] ガリオネラ属(鉄酸化細菌の一つ)．

G. ferruginea (還元鉄を含む流水中に発見される)．

Gal·li·o·nel·la·ce·ae [gæ̀liəniléisii:] ガリオネラ科(水酸化第二鉄を成分とする二分岐の茎は菌体と直角をなし，鉄分を含む水中に横裂二分性に増殖する)．

Gallipoli sore [gəlípəli sɔ́:r] ガリポリ皮膚病(西アジアに進駐する白人兵士にみられる刺激性皮膚病)，ガリポリ潰瘍，= desert sore．

gal·li·sin [gǽlisin] ガリシン(デキストロース類似物)．

gal·li·um (Ga) [gǽliəm] ガリウム(原子番号31，元素記号 Ga，原子量69.72，原子価3，質量数69，71)．

g. citrate injection クエン酸ガリウム注射液(放射性医薬品，診断薬(悪性腫瘍，炎症性疾患))，= ^{67}Ga citrate injection．

g. isotope ガリウム同位体［医学］．

g. nitride (GaN) 窒化ガリウム(半導体の一つ．青色発光ダイオードの材料として用いられる)．

g. radioisotope 放射性ガリウム［医学］．

gall-midge [gɔ́:l míʤ] タマバエ［癭蠅］．

gallo- [gælou, -lə] 没食子酸との関係を表す接頭語．

gal·lo·cy·a·nine [gæ̀lousáiənin] ガロシアニン $C_{15}H_{12}N_2O_5$ (緑色結晶で，オキサジン核をもつキノイミン染料)．

g.-chromalum staining ガロシアニンクロムミョウバン染色法(ガロシアニンはクロム酸塩と化合して硫酸錯塩色素を形成し，ニッスル小体のような塩基性構造をもつ細胞にある核酸の化合価を占める)．

Gallois test [gálwa(z) tést] ガロア試験(イノシット，タンパク，チロシン，糖類の存在を検査する方法で，被検液を蒸発して残渣に硝酸水銀を加え，乾燥すると黄色，加熱すると鮮紅色，冷却すると退色する)．

gal·lon [gǽlən] ガロン(液量単位の一つ．アメリカ標準ガロンは231立方インチ(3.7853L)，イギリス標準ガロンは277.42立方インチ(4.546L))．

gal·lop [gǽləp] 奔馬［調］律(ギャロップ)．

g. rhythm ギャロップリズム，奔馬性リズム(調律)(1心拍周期に3回の心音が聴取され，異常第3音は弛緩期性である)，= cantering rhythm．

g. sound 奔馬調音．

gal·loping [gǽləpiŋ] 奔馬性の［医学］．

g. consumption 奔馬性肺癆，= florid phthisis．

g. paresis 奔馬性不全麻痺［医学］，奔馬性進行麻痺．

g. phthisis 奔馬性肺結核〔症〕［医学］．

g. pulse 奔馬性脈［医学］．

g. syphilis 奔馬性梅毒［医学］．

gal·lo·tan·nic ac·id [gæ̀lətǽnik ǽsid] ガロタンニン酸，= tannic acid．

gal·lo·xan·thin [gæ̀ləzǽnθin] ガロキサンチン(ニワトリ網膜にあるカロチノイドで石油エーテルで抽出して得られる)．

gal·lo·yl [gǽlɔil] ガロイル基 [化] 3,4,5-$(HO)_3C_6H_2CO$-．

gall·stone [gɔ́:lstoun] 胆石［医学］．

g. colic 胆石仙痛［医学］．

g. disease 胆石症［医学］．

g.-dissoluting drug 胆石溶解薬．

g. dissolving agents 胆石溶解薬．

g. ileus 胆石イレウス［医学］，胆石性イレウス．

Gal·lus [gǽləs] ヤケイ［野鶏］属(鳥綱，キジ目，キジ［雉］科の一属)．

G. gallus ニワトリ，= chicken．

galoche chin 先天性下顎突出，下顎突出〔症〕［医学］．

GALT gut associated lymphoid tissue 消化管関連リンパ組織の略．

Galton, Francis [gɔ́:ltən] ガルトン(1822-1911，イギリスの科学者．優生学の開祖で，指紋法を犯罪者の確認に利用した(1892))．

G. dactyloscopy ガルトン指紋分類法．

G. delta ガルトン指紋三角(指端の指紋が基底部で三角形をなすこと)．

G. law ガルトン法則(① 祖先遺伝法則(両親が子孫に染色体の半数ずつを遺伝すること)．② 子孫退行法則(人口の平均値から偏った性状は子孫にもその特徴を遺伝するが，その偏位は親に比べて2/3程度で，その差別が平均化される傾向を示すこと))，= law of ancestral inheritance，l. of filial regression．

G. system of identification ガルトン指紋分類法(手の10本の指から一定の順序でつくった指紋による方法．弓状紋 arches，蹄状紋 loops，渦状紋 whorls の3型に分類し，両手の10指を次の4組に整列して記録する．A組は右手の第2，第3，第4指，B組は左手の第2，第3，第4指，C組は右手の第1および第5指，D組は左手の第1および第5指．現在使用されていない分類法)，= Galton system of classification，ALW system of identification．

G. whistle ガルトン笛(聴力試験に用いる円筒状の構造で，ネジにより音調の高低を調節する装置)．

gal·u·te·o·lin [gælutíəlin] ガルテオリン $C_{21}H_{20}O_{11}$-$3H_2O$ (*Galega officinalis* の種子にある配糖体)．

galv galvanic, galvanized, galvanism の略．

Galvani, Luigi [galvá:ni] ガルバーニ(1737-1798，イタリアの解剖学者．カエルの脚を実験に用いる際，動物組織には電気性のあることを発見し(1791)，Volta による電池発明の先駆をなした)．

gal·van·ic [gælvǽnik] ① ガルバーニ電気の．② 直流電気の，= voltaic．

g. bath ① ガルバーニ電流浴．② 直流浴［医学］．

g. battery ① ガルバーニ電池．② 化学電池．

g. cautery 平流電気焼灼器，= electric cautery，galvanocautery．

g. cell ① 電池．② ガルバーニ電池．③ 化学電池，= galvanic element．

g. contractility 電気収縮性［医学］，直流電気収縮性，= galvanocontractility．

g. current ① 化学電流．② ガルバーニ電流(化学作用による電流)．

g. electricity ガルバーニ電気，動電気．

g. nystagmus 電気性眼球振戦，電流性眼振，電気眼振［医学］(内耳迷路の電気刺激により起こる眼振)．

g. skin reflex 皮膚電気反射［医学］(皮膚面において電気的に測定し得る自律反射の部分現象．うそ発見器はこれを応用したもの)．

g. skin response 電気皮膚反応［医学］．

g. skin response audiometry 皮膚電気反応聴力試験(テスト)［医学］．

g. stimulation 電流刺激［医学］．

g. test 平流電気刺激試験(迷路機能の検査の目的で平流電気で前庭を刺激するとき生ずる眼振により前庭迷路の興奮性を観察する方法)．

g. threshold 基電流，= rheobase．

g. vertigo 電流性めまい［医学］，= voltaic vertigo．

gal·va·nism [gǽlvənizəm] ① ガルバーニ電気．② 直流電気療法，直流電気，= voltaism，constant current．

gal·va·ni·za·tion [gæ̀lvənaizéiʃən] ① 直流通電〔療法〕，直流通電法［医学］，直流刺激．② 亜鉛メッキ．

galvano- [gælvənou, -nə] 直流電気を意味する接頭語．

gal·va·no·cau·stic [gæ̀lvənoukɔ́:stik] 電気焼灼法，直流〔電気〕焼灼〔法〕［医学］．

g. amputation 電気焼灼切断.
g. burner 電流焼灼器.
gal·va·no·cau·tery [gæ̀lvənoukɔ́:təri] 電気焼灼器.
gal·va·no·chem·i·cal [gæ̀lvənəkémikəl] 電気化学の.
gal·va·no·con·trac·til·i·ty [gæ̀lvənoukɑ̀ntræktíliti] 電気収縮性 [医学].
gal·va·no·far·a·di·za·tion [gæ̀lvənoufæ̀rədizéiʃən] 直流交流療法.
gal·va·no·i·on·i·za·tion [gæ̀lvənouàiənizéiʃən] イオン導入〔法〕, イオン浸透療法, = iontophoresis.
gal·va·nol·y·sis [gæ̀lvənɑ́lisis] 電解, = electrolysis.
gal·va·no·mag·net·ic [gæ̀lvənoumægnétik] 電流磁気の.
g. effect 電流磁気効果(電流の流れる金属板に磁場を電流に対して垂直に作用させるとき生ずる効果).
gal·va·nom·e·ter [gæ̀lvənɑ́mitər] ガルバノメータ, 検流計(電流計 ammeter と同じ原理に基づいてつくった敏鋭な電流計. 目盛は任意であるが, 10^{-6}A 以上の感度をもつ).
g. constant 検流計定数.
gal·va·no·mus·cu·lar [gæ̀lvənəmʌ́skjulər] 筋肉通電の.
gal·va·no·nar·co·sis [gæ̀lvənounɑ:kóusis] 電気麻酔法, = electronarcosis.
gal·va·no·ner·vous [gæ̀lvənounə́:vəs] 神経通電の.
gal·va·no·pal·pa·tion [gæ̀lvənoupælpéiʃən] 電流触診法(皮膚に陽極を固定し, 陰極を他の部分にあてて感覚および血管運動神経の作用を試験する方法), = faradopalpation.
gal·va·no·sur·gery [gæ̀lvənousə́:ʤəri] 直流外科学 [医学].
gal·va·no·ther·a·py [gæ̀lvənəθérəpi] 直流療法 [医学].
galvanotonic contraction 電気緊張収縮(持続通電時に起こるもの).
gal·vo [gǽlvou] (金属加工技師の間欠熱), = brass founder's ague, metal fume fever.
gal·ziek·te [gælzí:ktə] 胆汁病, = gall-sickness.
gama- [gæmə] (日本産ガマ[蝦蟇], ヒキガエル[蟇蛙]の意味).
gam·a·bu·fo·gen·in [gæ̀məbjú:fəʤənin] ガマブホゲニン $C_{24}H_{34}O_5$, = gamabufagin.
gam·a·bu·fo·tal·in [gæ̀məbjú:fətəlin] ガマブホタリン $C_{27}H_{38}O_6$.
gam·a·bu·fo·thi·o·nin [gæ̀məbjù:fouθáiənin] ガマブホチオニン $C_{12}H_{14}N_2SO_4$.
gam·a·bu·fo·tox·in [gæ̀məbjù:foutɑ́ksin] ガマブホトキシン $C_{38}H_{58}H_{58}O_9N_4$–H_2O.
ga·mag·o·ny [gəmǽgəni] 有性生殖(マラリア原虫の), = gametogony.
Gamaleia, Nikolai Fedorovich [gaməléiə] ガマレイア(1859–1949, ロシアの細菌学者).
G. spirillum ガマレイアスピリルム, = *Vibrio metschnikovii*.
gam·a·sid [gǽməsid] ガマシド群(寄生性ダニ).
Ga·mas·i·dae [gəmǽsidi:] = *Parasitoidea*.
gam·a·soi·do·sis [gæ̀məsɔidóusis] 寄生ダニ症.
Gambian fe·ver [gǽmbiən fí:vər] ガンビア熱(*Trypanosoma brucei gambiense* の感染による回帰熱).
Gambian trypanosomiasis ガンビアトリパノソーマ症(*Trypanosoma brucei gambiense* の感染によるもの), = mid-african sleeping sickness.
gam·bir [gǽmbə:r] ガンビール阿仙薬, ペグ阿仙薬(アカネ科 *Uncaria* 属植物からつくる. 口中清涼作用, 収斂, 止瀉作用がある), = palecatechu.
gambling disorder ギャンブル障害.
gam·boge [gæmbóuʤ] 雌黄, 藤黄(オトギリソウ科植物 *Garcinia hanburyi* から得られるゴム樹脂で峻下薬として用いる), = gambogia, cambogia.
gam·bo·gic ac·id [gæmbóuʤik ǽsid] ガンボジ酸 $C_{29}H_{23}O_4$ (ガンボジから大量に得られる樹脂).
gam·bri·nism [gǽmbrinizəm] ビール過飲, ビール中毒症.
Gam·bu·sia [gæmbú:siə] ガンブシア属, カダヤシ[蚊絶やし]属(カの幼虫を貪食する小魚).
G. affinis カダヤシ(水面に泳ぐ小魚で, マラリア地域の池水中に放たれている), = Western mosquitofish.
game meat ゲームミート(狩猟で得られた野生鳥獣の肉), = giber.
game theory ゲーム理論 [医学].
gamekeeper's thumb ゲームキーパー母指.
gam·e·tan·gi·og·a·my [gæmetæ̀nʤiɑ́gəmi] 配偶子嚢接合.
gam·e·tan·gi·um [gæ̀mitǽnʤiəm] 配偶子嚢. 複 gametangia.
gam·ete [gǽmi:t, gəmí:t] ① 配偶子, 生殖子 [医学] (雌雄の配偶子は接合 conjugation により両核の合体を行い, 接合子 zygote をつくる). ② マラリアの有性生殖体(カの胃内にて), ガメート.
g. hormones 生殖子ホルモン.
g. intrafallopian transfer (**GIFT**) 配偶子卵管内移植 [医学], 卵管内配偶子移植法.
ga·met·ic [gəmétik] 配偶子の.
g. coupling 配偶子相引.
g. isolation 配偶子隔離 [医学].
g. lethal 配偶子致死 [医学].
g. reduction 配偶子還元 [医学].
g. selection 配偶子選択 [医学].
gameto- [gæmitou, gəmi:-, -tə] 配偶子との関係を表す接頭語.
ga·me·to·blast [gəmí:təblæst] 生殖母細胞 [医学], 生殖子芽細胞(sporozoite の一つ).
gametocidal prophylaxis マラリア配偶子予防.
ga·me·to·cide [gəmí:təsaid] 殺生殖子薬.
gam·e·to·ci·net·ic [gæ̀mitousinétik] 配偶子接合, = gametokinetic.
g. hormone 卵胞刺激ホルモン, = follicle stimulating hormone.
ga·me·to·cyst [gəmí:təsist] 生殖子胞.
ga·me·to·cyte [gəmí:təsait] ガメトサイト, 配偶子細胞, 生殖母細胞 [医学], 配偶母体(カの体内では配偶子に発育するマラリア血液中の有性原虫細胞で, 雄(小) microgametocyte または雌(大) macrogametocyte の区別がある).
ga·me·to·cy·te·mia [gəmì:tousaití:miə] 配偶子細胞血症.
gam·e·tog·a·my [gæ̀mitɑ́gəmi] 配偶子接合.
gam·e·to·gen·e·sis [gæ̀mitəʤénisis] 配偶子発生 [医学].
gametogenic hormone 生殖子発生ホルモン, = follicle-stimulating hormone.
gam·e·tog·o·ny [gæ̀mitɑ́gəni] ① 生殖体形成. ② 有性生殖 [医学] (ヒトにおけるマラリア原虫発育環の有性期で雌雄両種の生殖体を形成してカを感染させる). ③ 配偶子生殖, = gametogonia.
gam·e·toid [gǽmitɔid] 配偶子様の, 生殖細胞様の.
g. cell 類生殖細胞.
g. theory 類配偶子説(癌細胞には雌雄の性状があるので, これらが寄生して宿主における増殖を行うとの学説).

gam·e·to·ki·net·ic [gæ̀mitoukainétik] 配偶子接合，= caryogamy.
  g. hormone = gametogenic hormone.
ga·me·top·a·thy [gæ̀mi:tɑ́pəθi] 配偶子病［医学］.
gam·e·to·pha·gia [gæ̀mitouféiʤiə] 配偶子消失，= gamophagia.
gam·e·to·phyte [gǽmitəfait] 配偶体［医学］，造胞体.
gam·e·to·trop·ic [gæ̀mitətrɑ́pik] 配偶子向性の［医学］，配偶子親和性の.
Gamgee, Sampson [gǽmʤi:] ガンジー（1828–1886，イギリスの外科医．ギャンジーともいう）.
  G. tissue ガンジー包帯（脱脂綿を厚く重ねた両面にガーゼを覆った外科用包帯）.
gam·ic [gǽmik] 有性の（受精後においてのみ発育する卵子についていう），= sexual.
  g. reproduction 生殖子生殖［医学］.
gam·ma, *Γ*, *γ* [gǽmə] ガンマ（ギリシャ語アルファベットの第3字．① 重量単位の一つ（10^{-6}g = microgram）．② 磁場の強さの電磁単位（1ガウスを *Γ* で表し，その 10^{-5} を *γ* で表す）．③ 写真における明暗の対照（原板の密度と露出時間との関係））.
  g. acid ガンマ酸 ㊗ 7-aminol-naphthol-3-sulfonic acid $C_{10}H_9O_4NS$.
  g.-aminobutyric acid (GABA) ガンマアミノ酪酸（抑制性神経伝達物質），= 4-aminobutyric acid.
  g.-aminobutyric acid receptor ガンマアミノ酪酸受容体，ギャバ受容体（GABA 受容体は現在 $GABA_A$ と $GABA_B$ とに分類される．$GABA_A$ のアゴニストとしては GABA の他チシモール，イソグバシンが知られ，アンタゴニストとしてはピクロトキシン，ピククリンが知られている．モジュレータとしてはベンゾジアゼピンが知られている．$GABA_B$ のアゴニストとしてはバクロフェンが，アンタゴニストとしてはファクロフェンが知られる）.
  g. angle ガンマ角（注視線と眼球回転の中心における視軸とがつくる角）.
  g.-benzene hexachloride (GBH) ガンマーベンゼンヘキサクロリド ㊗ 1α,2α,3β,4α,5α,6β-hexachlorocyclohexane（六塩化ベンゼン，殺虫薬でシラミ，疥癬などに対し外用する），= benhexachlor hexicide.
  g. bias ガンマバイアス（α 運動ニューロンの活動性とそれに伴う緊張性は γ 運動ニューロンの活動性により修飾されるが，この度合いを γ バイアスという）.
  g. camera ガンマカメラ［医学］（シンチグラフィ装置で数千～数万孔の多孔コリメータ，大直径の薄板状 NaI 結晶，多数の光電子増倍管，位置計算回路などで検出部は構成される．検出器の支持装置，各種コリメータ，CRT 表示装置，操作台などの本体と，各種付属機器より構成される），= Anger camera，scinticamera.
  g. cell ガンマ細胞［医学］.
  g. cell of pancreas 膵ガンマ細胞.
  g. chain ガンマ鎖［医学］.
  g. chain disease ガンマ鎖病（部分欠損した γ 鎖が単クローン性に産生される疾患で，異常 γ 鎖が尿中，血中に検出される．H 鎖病の一つである）.
  g. chain immunoglobulin ガンマ鎖免疫グロブリン［医学］.
  g. chain subtype ガンマ鎖サブタイプ（IgG の H 鎖を γchain というが，H 鎖定常部の異なる γ 鎖のグループ IgG サブクラスを規定する）.
  g. crystalline ガンマクリスタリン（電気泳動移動速度が最も小さいクリスタリン）.
  g.-cystathionase ガンマ–シスタチオナーゼ（システインデスルフヒドラーゼ，シスチンデスルフヒドラーゼ，ホモセリンデアミナーゼ，ホモセリンデヒドラターゼともいう．システインを脱アミノ化し L-システインと 2-オキソ酪酸に分解する酵素．そのほか，L-シスチン，システインに働く），= cystathionine γ-lyase.
  g. decay ガンマ崩壊（壊変）［医学］.
  g. disintegration ガンマ崩壊（壊変）［医学］.
  g. distribution ガンマ分布.
  g. efferent ガンマ遠心性神経.
  g. efferent motorneuron ガンマ遠心性運動ニューロン［医学］.
  g. emission ガンマ放出（射）［医学］.
  g. emitter ガンマ放出体［医学］，ガンマ線放出体.
  g. encephalography ガンマ線脳撮影［法］［医学］.
  g. fiber ガンマ線維（20m/sec の伝導速度をもつ神経線維）.
  g. function ガンマ関数［医学］.
  g.-globulin ガンマグロブリン，= gammaglobulin.
  g.-glucose ガンマ–グルコース（右旋性グルコースの不安定型で，ブチレンオキシド型をなす），= heteroglucose.
  g.-glutamyl cycle ガンマ–グルタミル回路.
  g.-glutamyl transferase ガンマ–グルタミルトランスフェラーゼ（ガンマ–グルタミルトランスペプチダーゼ（γ-GTP）．形質膜酵素で γ-グルタミル回路の主要酵素．（5-L-グルタミル）ペプチド＋アミノ酸 ⇄ ペプチド＋5-L-グルタミルアミノ酸の反応を触媒）.
  g.-glutamyl transpeptidase (γ-GTP) ガンマ–グルタミルトランスペプチダーゼ（γ-glutamyl transferase（γ-GT）が正式名．腎臓に多量存在する転移酵素）.
  g. granule ガンマ顆粒（好塩基性顆粒）.
  g.-heavy-chain disease ガンマ鎖病.
  g.-hydroxybutyrate (GHB) ガンマ–ヒドロキシ酪酸，= 4-hydroxybutyrate.
  g. infinity 極限ガンマ.
  g. knife ガンマナイフ（レクセルガンマユニット，ステレオタクティックガンマラジオサージェリーともいう．スウェーデンの脳外科医レクセルによって開発された頭蓋内病巣専用の放射線治療装置で，201 個のコバルト 60 微小線源を半球面上に分散配置し，各線源から出るガンマ線をコリメータヘルメットにより細い線束としてヘルメット中心に焦点を結ばせ，病巣を焦点に一致させて集中照射を行う．1 回に 15～25Gy 程度の大量の線量を照射することが可能である），= stereotactic gamma radiosurgery.
  g. loop ガンマ回路［医学］，ガンマ環（脊髄の γ 運動ニューロン → γ 線維 → 筋紡錘中の錘内筋線維 → Ia 群線維 → γ 運動ニューロン → 筋肉の経路を γ 環という）.
  g. motoneuron ガンマ運動ニューロン［医学］.
  g. motor fiber ガンマ運動線維［医学］.
  g. motor system ガンマ運動系［医学］.
  g.-pyrone ガンマ–ピロン（ベンゾまたはジベンゾ縮合化合物として重要な黄色植物色素を形成する），= pyrokoman.
  g. radiation ガンマ線.
  g. ray ガンマ線（放射性核種から放出される透過性の高い電磁波で，スペクトルでは宇宙軟線と X 線との中間にあり，波長は 0.01AU 程度のもの）.
  g. ray abundance ガンマ線放出比（率）［医学］.
  g. ray counting ガンマ線計測［医学］.
  g. ray energy ガンマ線エネルギー［医学］.
  g. ray knife ガンマナイフ.
  g. ray spectrometer ガンマ線スペクトロメータ［医学］.
  g. ray spectrum ガンマ線スペクトル［医学］.
  g. rhythm ガンマ波［医学］（前頭部から発生する脳波で，周波数 50Hz を数えるが，意義不明）.
  g. rigidity ガンマ固縮（γ 経路が優位になって生じ

る固縮).
g.-seminoprotein (γ-sm) ガンマ-セミノプロテイン(前立腺の産出する精液に特有のタンパク質. 原三郎が最初に記載した(1966). 精液の証明に使われるほか, 前立腺癌の腫瘍マーカーとしても応用される).
g. spectrometry ガンマ線分光測定法 [医学].
g. spectrophotometry ガンマ線スペクトロフォートメトリ〔ー〕[医学].
g.-sulfur (γ-S) ガンマ-イオウ(イオウの同素体の一つで, 単斜晶系に属し, 準安定であり, アルファイオウに変化する).
g. system ガンマ系(γ運動ニューロンに中枢および末梢性に直結する神経系の総称).
g.-tocopherol ガンマ-トコフェロール ㊥7,8-dimethyltocol $C_{28}H_{48}O_2$ (β型の異性体).
g.-wave ガンマ波.
gam·ma·cism [gǽməsizəm] ガ行発音不全〔症〕[医学], ガ行構音障害(GをDと発音すること).
gam·ma·glob·u·lin [gæməglábjulin] ガンマグロブリン(血清タンパク質であるグロブリン分画の亜(ガンマ)分画. 電気泳動上, 最も陰極側に泳動される. 免疫グロブリンの大部分はこの分画に含まれる).
g. preparation ガンマグロブリン製剤.
g. therapy ガンマグロブリン療法(健康人の血清から得た免疫グロブリン製剤を用いた治療法. ウイルス感染症, 細菌感染症の予防や治療に用いられる), = immunoglobulin therapy.
gam·ma·glob·u·li·nop·a·thy [gæ̀məglàbjulinápəθi] 免疫グロブリン血症(特定の, あるいは全般的な免疫グロブリンの産生亢進, 異常による高免疫グロブリン血症. 単クローン性(ミエローマ, H鎖病, マクログロブリン血症)と多クローン性(肝疾患, 自己免疫疾患, 感染症)に分類される), = gammopathy.
gam·ma·gram [gǽməgræm] ガンマ線像(人体または物質から発するγ線によるシンチグラム), = scintigram, scintiscan.
Gam·ma·her·pes·vir·i·nae [gæ̀məhə̀rpezvíərəni] ガンマヘルペスウイルス亜科(ヘルペスウイルス科の亜科で, *Lymphocryptovirus*, *Rhadinovirus* 属などに分けられる).
gam·ma·me·ter [gæ̀məmí:tər, gæmǽmitər] ガンマ線計, = γ-meter.
Gam·ma·ret·ro·vi·rus [gæ̀məretrouváirəs] ガンマレトロウイルス属(レトロウイルス科の一属で, マウス白血病ウイルスなどが含まれる).
gam·mop·a·thy [gæmápəθi] ガンマグロブリン異常, 異常免疫グロブリン血症.
Gamna, Carlo [gǽmnə] ガムナ(1886-1950, イタリアの医師).
G. disease ガムナ病(脾腫を特徴とする疾患で, その被膜は肥厚し, ガムナ小結節と呼ばれる褐色結節を生じ, その周囲には出血帯が認められ, 血鉄素と石灰の沈着をみる), = splenogranulomatosis siderotica.
G.-Favre bodies ガムナ・ファーヴル体.
G.-Gandy bodies ガムナ・ガンディ体.
G.-Gandy nodules ガムナ・ガンディ小〔結〕節.
G. nodule ガムナ結節, = Gandy-Gamna nodule.
gam·o·bi·um [gæmóubiəm] ガモビウム(世代交番の場合における有性生殖世代).
gam·o·gen·e·sis [gæ̀mədʒénisis] 雌雄(両性)生殖(配偶体).
gam·o·go·nia [gæ̀mougóuniə] 有配偶子生殖, = gametogonia.
gam·og·o·ny [gæmágəni] 生殖母体形成, 有配偶子生殖, = gametogony.
gam·o·ma·nia [gæ̀mouméiniə] 求婚狂, = gamenomania.
gam·o·mor·phism [gæ̀moumɔ́:fizəm] 思春期, 春機発動.
gam·one [gǽmoun] ガモン, 接合誘導物質(受精や接合を引き起こす物質の総称で, 配偶子から分泌されるホルモン類似物質という意味).
gam·ont [gǽmənt] 生殖母体, ガモント(原虫発育環における有性配偶子芽細胞).
gam·o·pet·a·lous [gæ̀məpétələs] 合弁の, 合生花弁の, = monopetalous.
g. corolla 合弁花冠.
g. flower 合弁花.
gam·o·pha·gia [gæ̀moufeíʤiə] 配偶子消失, = gametophagia.
gam·o·pho·bia [gæ̀moufóubiə] 結婚恐怖〔症〕.
gamp·so·dac·tyl·ia [gæ̀mpsoudæktíliə] 伸指不能〔症〕(ことに小指の).
Ganassini test [gæ̀nəsí:ni tést] ガナシニ試験(尿酸検査法で, 塩化亜鉛でアルカリ性の尿酸塩を沈殿させると, 沈渣は空気と接触して青色を呈する).
gan·ci·clo·vir [gænsáikləviə] ガンシクロビル(抗サイトメガロウイルス化学療法剤).
gan·der cough [gǽndər kάf] ガチョウ咳(気管閉鎖の際に起こる乾燥性喘鳴のようなせき(咳)).
Gandy, Charles [gǽndi] ガンディ(1872-1943, フランスの医師).
G.-Gamna bodies ガンディ・ガムナ体.
G.-Gamna nodule ガンディ・ガムナ小〔結〕節(鉄線維性結節とも呼ばれ, 門脈系のうっ血を招来する疾患において, 脾被膜および梁柱中にみられる小結節で, 血鉄素と石灰の沈着により黄褐色を呈する), = Gamna nodule, nodules tabac.
G.-Gamna spleen ガンディ・ガムナ脾臓, = splenogranulomatosis siderotica.
G.-Nanta disease ガンディ・ナンタ病.
G.-Nanta nodule ガンディ・ナンタ小〔結〕節, = Gandy-Gamna nodule.
gan·ga [gʌ́ŋgə] ガンガ(インド大麻 hashish 花のエキス).
gan·glia [gǽŋgliə] 神経節(ganglion の複数).
g. aorticorenalia [L/TA] 大動脈腎動脈神経叢, = aorticorenal ganglia [TA].
g. cardiaca [L/TA] 心臓神経節, = cardiac ganglia [TA].
g. coeliaca [L/TA] 腹腔神経叢, = coeliac ganglia [TA].
g. intermedia [L/TA] 中間神経節(頸部および腰部でみられ, 胸部および仙骨部においてはまれである), = intermediate ganglia [TA].
g. lumbalia [L/TA] 腰神経節, = lumbar ganglia [TA].
g. of autonomic plexuses 自律〔神経〕叢神経節.
g. pelvica [L/TA] 骨盤神経節, = pelvic ganglia [TA].
g. phrenica [L/TA] 横隔神経節*, = phrenic ganglia [TA].
g. plexuum autonomicorum [NA] 自律〔神経〕叢神経節.
g. renalia [L/TA] 腎神経節, = renal ganglia [TA].
g. sacralia [L/TA] 仙骨神経節, = sacral ganglia [TA].
g. thoracica [L/TA] 胸神経節, = thoracic ganglia [TA].
g. trunci sympathici [NA]〔交感〕幹神経節.
gan·gli·al [gǽŋgliəl] 神経節の, 結節腫の.
gan·gli·as·the·nia [gæ̀ŋgliəsθí:niə] 神経節薄弱(神経節異常による症候).
gan·gli·ate [gǽŋglieit] 神経節のある, = gangliated.
gangliated cord 交感神経幹.

G

gangliated nerve 神経節神経（交感神経をいう）.
gan·gli·ec·to·my [gæŋgliéktəmi] 神経節切除〔術〕〔医学〕, = ganglionectomy.
gan·gli·form [gǽŋglifɔ:m] 神経節状の.
gan·gli·i·tis [gæ̀ŋgliáitis] 神経節炎.
ganglio– [gæŋgliou, –iə] 神経節との関係を表す接頭語.
gan·gli·o·blast [gǽŋgliəblæst] 〔神経〕節芽細胞.
gan·gli·o·cyte [gǽŋgliəsait] 神経節細胞〔医学〕.
gan·gli·o·cy·to·ma [gæ̀ŋgliousaitóumə]〔神経〕節細胞腫〔医学〕.
gan·gli·o·form [gǽŋgliəfɔ:m] 神経節状の, = gangliform.
gan·gli·o·gli·o·ma [gæ̀ŋgliouglaióumə]〔神経〕節膠腫〔医学〕.
gan·gli·o·gli·o·neu·ro·ma [gæ̀ŋgliouglàiounju:róumə]〔神経〕節膠神経腫.
gan·gli·oid [gǽŋgliɔid] 神経節様の.
gan·gli·o·ma [gæ̀ŋglióumə] 神経節腫〔医学〕, = paraganglioma.
gan·gli·on [gǽŋgliən] [L/TA] ① 神経節, = ganglion [TA]. ② ガングリオン〔医学〕, 結節腫. ③ 硬性滑液腫. 複 ganglia, gangions.
g. autonomicum [L/TA] 自律神経節, = autonomic ganglion [TA].
g. blockade 神経節ブロック, 神経節遮断.
g. blocker 神経節遮断薬〔医学〕, 節遮断薬.
g. blocking agents 節遮断薬.
g. cell 神経節細胞, = ganglioncell.
g. cell layer 〔視〕神経細胞層〔医学〕.
g. cells of dorsal spinal root 脊髄後根の神経節細胞.
g. cells of retina 網膜の神経節細胞.
g. cervicale inferioris [L/TA] 下頸神経節, = inferior cervical ganglion [TA].
g. cervicale inferius 下頸神経節.
g. cervicale medium [L/TA] 中頸神経節, = middle cervical ganglion [TA].
g. cervicale superius [L/TA] 上頸神経節, = superior cervical ganglion [TA].
g. cervicothoracicum [L/TA] 頸胸神経節, = cervicothoracic ganglion [TA].
g. ciliare [L/TA] 毛様体神経節, = ciliary ganglion [TA].
g. cochleare [L/TA] 蝸牛神経節, = cochlear ganglion [TA].
g. craniospinale sensorium [L/TA]〔感覚性〕脳脊髄神経節, = craniospinal sensory ganglion [TA].
g. ectomammilare （白体の一つ）.
g. extracraniale 外神経節（① 舌咽神経の. ② 岩様部の）.
g. geniculatum [L/TA] 膝神経節, = geniculate ganglion [TA].
g. habenulae 手綱神経節, = habenular nucleus.
g. impar [L/TA] 不対神経節, = ganglion impar [TA].
g. inferius [L/TA] 下神経節, = inferior ganglion [TA].
g. inferius nervi glossopharyngei 舌咽神経下神経節.
g. inferius nervi vagi 迷走神経下神経節.
g. intercrurale 脚間核.
g. mesentericum inferius [L/TA] 下腸間膜動脈神経節, = inferior mesenteric ganglion [TA].
g. mesentericum superius [L/TA] 上腸間膜動脈神経節, = superior mesenteric ganglion [TA].
g. of autonomic plexus 自律〔神経〕叢神経節〔医学〕.
g. of sympathetic trunk [TA]〔交感神経〕幹神経節, = ganglion trunci sympathici [L/TA].
g. oticum [L/TA] 耳神経節, = otic ganglion [TA].
g. parasympathicum [L/TA] 副交感神経節, = parasympathetic ganglion [TA].
g. penis 陰茎硬化（Ricord), = induratio plastica penis.
g. periostale ① 骨膜結節腫. ② タンパク性骨膜炎（Riedinger), = periosteal ganglion, periostitis albuminosa.
g. plexum sympathicorum 交感神経叢神経節.
g. plexus 叢神経節〔医学〕.
g. pterygopalatinum [L/TA] 翼口蓋神経節, = pterygopalatine ganglion [TA].
g. ridge = neural crest.
g. sensorium nervi cranialis [L/TA] 感覚性脳神経節*（脳神経の感覚性神経節）, = cranial sensory ganglion [TA].
g. sensorium nervi spinalis [L/TA] 脊髄神経節, = spinal ganglion [TA], dorsal root g. [TA].
g. spirale cochleae [L/TA] ラセン神経節, = spiral ganglion [TA].
g. splanchnicum 内臓神経神経節.
g. stellatum [L/TA] 星状神経節, = stellate ganglion [TA].
g. stimulants 節興奮薬.
g. sublinguale [L/TA] 舌下神経節, = sublingual ganglion [TA].
g. submandibulare [L/TA] 顎下神経節, = submandibular ganglion [TA].
g. superius [L/TA] ① 上神経節, = superior ganglion [TA]. ② 舌咽神経節（頸静脈孔にある), = ganglion intracraniale, jugular g., Ehrenritter g..
g. superius nervi vagi 迷走神経上神経節.
g. sympathicum [L/TA] 交感神経節, = sympathetic ganglion [TA].
g. terminale [L/TA] 終神経節, = terminal ganglion [TA].
g. thoracicum primum 下頸神経節.
g. thoracicum splanchnicum [L/TA] 内臓神経神経節, = thoracic splanchnic ganglion [TA].
g. trigeminale [L/TA] 三叉神経節（半月神経節), = trigeminal ganglion [TA].
g. trunci sympathici [L/TA]〔交感神経〕幹神経節, = ganglion of sympathetic trunk [TA].
g. tympanicum [L/TA] 鼓室神経節, = tympanic ganglion [TA].
g. vertebrale [L/TA] 椎骨動脈神経節, = vertebral ganglion [TA].
g. vestibulare [L/TA] 前庭神経節, = vestibular ganglion [TA].
gan·gli·on·at·ed [gǽŋglіəneitid] 神経節を備えた, = gangliate.
g. cord 交感神経索.
g. transverse commissure 神経節横連合.
gan·gli·on·cell [gǽŋgliənsel] 神経節細胞.
g. layer 神経節細胞層（網膜の神経線維層と内網状層の間にある層).
gan·gli·on·cor·puscle [gæ̀ŋgliənkɔ́:pəsl] 神経節細胞.
gan·gli·on·ec·to·my [gæ̀ŋgliənéktəmi] 神経節切除術.
gan·gli·o·neure [gǽŋgliənuə] 神経節細胞.
gan·gli·o·neu·ro·blas·to·ma [gæ̀ŋgliounjù:roublæstóumə]〔神経〕節芽細胞腫, 神経節神経芽腫〔医学〕, 節芽〔細胞〕腫.
gang·li·o·neu·ro·ma [gæ̀ŋgliounju:róumə]〔神経〕節神経細胞腫〔医学〕,〔神経〕節神経腫（脊髄神経

または脳神経に沿って発生する神経腫で，普通神経細胞および神経線維からなる），= neuroganglioma，neuroma cellulare.

gan·gli·o·neu·ro·ma·to·sis ［gæ̀ŋgliounjù:roumətóusis］〔神経〕節神経腫症［医学］.

gan·gli·on·ic ［gæ̀ŋgliánik］ 神経節の（交感神経の）.

g. blockade 〔神経〕節遮断［医学］.

g. blocking action 〔神経〕節遮断作用［医学］，節遮断作用.

g. branches of mandibular nerve ［TA］下顎神経の神経節枝*，= rami ganglionares nervus mandibularis ［L/TA］.

g. branches of maxillary nerve ［TA］上顎神経の神経節枝*，= rami ganglionares nervus maxillaris ［L/TA］.

g. branches to pterygopalatine ganglion ［TA］翼口蓋神経節（神経節枝）*，= rami ganglionares ad ganglion pterygopalatinum ［L/TA］.

g. branches to sublingual ganglion ［TA］〔舌下神経節への〕交感神経枝*，= rami ganglionares ad ganglion sublinguale ［L/TA］.

g. branches to submandibular ganglion ［TA］〔顎下神経節への〕交感神経枝*，= rami ganglionares ad ganglion submandibulare ［L/TA］.

g. canal 神経節管（蝸牛の）.

g. center 神経節中枢（側脳室との前錐体交差との間にあり，視床，線条体，およびほかの脳底神経節を含む）.

g. chain 神経節鎖，= sympathetic trunk.

g. crest 神経節稜，= neural crest.

g. fever 神経節性熱病.

g. glioma 神経節性神経膠腫（成熟した神経節細胞を含むもの）.

g. layer ［TA］神経細胞層（大脳の角状細胞層），= stratum ganglionicum ［L/TA］.

g. layer of cerebellar cortex 小脳皮質の神経細胞層.

g. layer of cerebral cortex 大脳皮質の神経細胞層.

g. layer of optic nerve 〔視〕神経細胞層，= stratum ganglionare nerve optici.

g. layer of retina 〔網膜〕神経節細胞層，= stratum ganglionare retinae.

g. motor neuron 〔神経〕節運動ニューロン.

g. neuroma 〔神経〕節神経腫，= ganglioneuroma.

g. saliva 顎下神経節性唾液（顎下腺を刺激して得られる）.

g. stimulating agent 神経節興奮薬［医学］.

gan·gli·on·i·tis ［gæ̀ŋgliounáitis］ 神経節炎［医学］.

gan·gli·on·ner·vous ［gæ̀ŋgliənnə́:vəs］ 神経節神経の.

gan·gli·o·nos·to·my ［gæ̀ŋgliənástəmi］ 結節腫切開術，ガングリオン（結節腫）開口〔術〕［医学］.

gan·gli·o·ple·gia ［gæ̀ŋglioupli:ʤiə］ 神経節麻痺. 形 ganglioplegic.

ganglioplegic agent 神経節遮断薬［医学］.

gan·gli·o·ple·gics ［gæ̀ŋglioupli:ʤiks］ 神経節遮断薬，= neuroplegics.

gan·gli·o·plex·us ［gæ̀ŋgliəpléksəs］ 神経節神経叢.

gan·gli·o·side ［gǽŋgliəsaid］ ガングリオシド（中枢神経系組織の成分ラクトース・セレブロシドで，水解すると脂肪酸，スフィンゴシンあるいは類似物，ニウラミン酸が得られる），= galactose-cerebroside.

gan·gli·o·si·do·sis ［gæ̀ŋgliousidóusis］ ガングリオシドーシス，ガングリオシド蓄積症［医学］.

gan·gli·o·sym·pa·thec·to·my ［gæ̀ŋgliousìmpəθéktəmi］ 交感神経節切除術.

Gangolphe, Louis ［gaŋgɔlfí］ ガンゴルフィー（1858－1920，フランスの外科医）.

G. sign ガンゴルフィー徴候（嵌頓ヘルニアにみられる腹腔内の漿液血液性滲出）.

gan·go·sa ［gæŋgóusə］ ガンゴサ（南太平洋諸島にみられるイチゴ腫症末期の潰瘍性鼻咽喉炎），= ogo，rhinopharyngitis mutilans.

gang·rae·na ［gæ̀ngrí:nə］ 壊疽（えそ），脱疽（だっそ），= gangrene.

g. acutissima 最急性壊疽.

g. bullosa serpenginosa 蛇行性大水疱性脱疽（Kaposi）.

g. diabetica 糖尿病性壊疽.

g. emphysematosa 気腫脱疽，ガス壊疽.

g. humida 湿性壊疽.

g. nosocomialis 病院壊疽（使用されない旧語）.

g. oris 口腔壊疽，= noma.

g. pulmonum 肺壊疽，= gangrene lung.

g. sicca 乾性壊疽，= mummification.

g. symmetrica 対称性壊疽，= Raynaud disease.

gan·grene ［gǽŋgri:n］ 壊疽［医学］，脱疽（組織の死または腐敗），= mortification，necrosis. 形 gangrenous.

gan·gre·no·sis ［gæ̀ŋgrinóusis］ 壊疽発生.

gan·gre·nous ［gǽngrenəs］ 壊疽性の［医学］，壊疽性.

g. angina 壊疽性アンギナ［医学］，= angina maligna，a. necrotica.

g. appendicitis 壊疽性虫垂炎.

g. balanitis 壊疽性亀頭炎［医学］.

g. cellulitis 壊疽性蜂巣炎［医学］.

g. cheilitis 壊疽性口唇炎［医学］.

g. cholecystitis 壊疽性胆嚢炎［医学］.

g. crusta 壊死か（痂）皮［医学］.

g. dysentery 壊疽性赤痢［医学］.

g. ecthyma 壊疽性膿瘡［医学］.

g. ergotism 壊疽性バッカク中毒.

g. erysipelas 壊疽性丹毒［医学］.

g. gingivitis 壊疽性歯肉炎［医学］.

g. granuloma ① 壊疽性肉芽腫［医学］. ② 悪性正中肉芽腫，= granuloma gangraenescens.

g. inflammation 壊疽性炎.

g. odor 壊疽臭［医学］.

g. pharyngitis 壊死性咽頭炎［医学］.

g. pneumonia 壊疽性肺炎.

g. purpura 壊疽性紫斑［医学］.

g. pyodermia 壊疽性膿皮症［医学］.

g. rhinitis 壊疽性鼻炎［医学］.

g. soft chancre 壊疽性軟性下疳［医学］.

g. stomatitis 壊疽性口内炎［医学］（水癌），= noma，stomatitis gangraenosa.

g. tooth 壊疽歯［医学］.

g. ulcer 壊疽性潰瘍［医学］.

g. vaccinia 壊疽痘［医学］，壊疽性痘疱（ワクシニアウイルス接種部位および全身性に起こる膿疱性発疹. 免疫不全または障害をもつ人にみられる），= progressive gangrenous vaccinia.

gangue ［gǽŋ］ 脈石，母岩.

gan·is·ter ［gǽnistər］ ガニスター，軟ケイ石（セメント）.

gan·ja(h) ［gǽnʤə］ ギャンジャ，= cannabis.

gan·nol ［gǽnɔ:l］ ガンノール $C_{19}H_{16}O$.

gan·o·blast ［gǽnəblæst］ エナメル芽細胞，= ameloblast.

ganoid scale 硬鱗.

gan·o·in ［gǽnouin］ ガノイン（歯原基のマルピギー細胞により生成されるエナメル様物質）.

Ganser, Sigbert Joseph Maria ［gá:nsər］ ガン

ザー（1853–1931，ドイツの精神科医）．
G. commissures ガンザー交連．
G. state ガンザー朦朧（もうろう）状態．
G. symptom ガンザー症候（ガンザー仮性痴呆ともいう．問いに対して間違ったり不合理な的はずれ応答をする状態），= pseudodementia．
G. syndrome ガンザー症候群（ガンザーもうろう状態ともいう．主として拘禁状況下やヒステリーにみられ，健忘・意識混濁・幻覚の症候群で問いに対する不合理な答や行為が著明である），= Ganser twilight state，acute hallucinatory mania，nonsense syndrome，reactive psychosis，situational psychosis．
Gant, Frederick James ［gǽnt］ ガント（1825–1905，イギリスの外科医）．
G. operation ガント手術（股関節強直の療法で，大腿骨の小転子下骨切開を行い，奇形を屈曲および外反により不動化する手術）．
gan·try ［gǽntri］ 回転照射機構［医学］．
Gantzer, Carol F. L. ［gǽntsər］ ガンツァー（17世紀ドイツの解剖学者）．
G. accessory bundle ガンツァー副束．
G. muscle ガンツァー筋．
Ganz, William ［gǽnz］ ガンツ（1919–2009，アメリカの心臓学者．Swan–G. catheter）．
Ganzfeld stimulation ガンツフェルド刺激（全視野刺激）．
gap ［gǽp］ 裂，裂孔，空隙．
g. junction ギャップジャンクション［医学］，裂隙接合，ギャップ結合．
g. length ギャップの長さ．
g. of consciousness 意識間隙［医学］．
g. phenomenon ギャップ現象．
gap_0 period G_0 期．
gap_0 phase g_0 期，= gap_0 period．
gap_1 period G_1 期，= postmitotic phase．
gap_1 phase g_1 期，= gap_1 period．
gap_2 period G_2 期，= premitotic phase．
gap_2 phase g_2 期，= gap_2 period．
gapes ［géips］ 開嘴症（気管虫 *Syngamus trachea* の感染による鳥類疾病）．
gape·worm ［géipwəːm］ 気管虫，= *Syngamus trachea*．
gaping wound 裂開創［医学］．
garage poisoning ガレージ中毒（一酸化炭素中毒のこと）．
gar·a·pa·ta dis·ease ［gǽrəpeitə dizíːz］ ガラパタ病，回帰熱，= relapsing fever．
gar·bage ［gáːbiʤ］ じんかい（塵芥）［医学］．
g. disposal じんかい（塵芥）処理［医学］．
Garcin, Raymond ［gáːsin］ ガルサン（1897–1971，フランスの神経科医．ギャルサンともいう）．
G. syndrome ガルサン〔片側脳底〕症候群（片側脳神経の広範な麻痺，四肢の運動または感覚障害の欠如，頭蓋内圧の正常，頭蓋底部のX線上の異常などを特徴とする症候群）．
Gar·ci·nia ［gɑːsíniə］ ガルシニア属（オトギリソウ科の一属で，雌黄 gamboge の原植物）．
G. hanburyi ハンブリー藤黄．
G. mangostana （マンゴスチンと称する果実の原植物），= mangosteen．
G. xanthochymus タマゴノキ（樹皮は木綿の黒色染料，果実は食用など，また gamboge の原植物）．
gardenia fruit サンシシ［山梔子］（クチナシまたは同 *Gardenia* 属植物の種子．漢方では鎮静，消炎，止血，解熱，利胆を目的として用い，他に打撲や食用色素染料に用いる）．
Gardiner–Brown, Alfred ［gáːdinər bráun］ ガージナー・ブラウン（イギリスの耳鼻科医）．
G.–B. test ガージナー・ブラウン試験法（振動する音叉を患者の乳突部に当てると，中耳の病変に際しては，医師がその振動の触覚を得るよりも早く聞こえなくなるか，またそれよりも長く聞こえる）．
Gardner–Diamond syn·drome ［gáːdnər dáiəmənd síndroum］ ガードナー・ダイアモンド症候群（自己赤血球感作症候群．Gardner, F. H.）．
Gardner, Eldon J, ［gáːdnər］ ガードナー（1909–1989，アメリカの遺伝学者）．
G. syndrome ガードナー症候群（多発性の消化管ポリープと軟部組織や骨の多発性腫瘍の発現を認める）．
Gardner stain·ing meth·od ［gáːdnər stéiniŋ méθəd］ ガードナー染色法（Ziehl–Neelsen 染色変法で，後染色には trinitrophenol を用いる）．
Gard·ner·el·la ［gàːdnərélə］ ガードネレラ属（通性嫌気性のグラム陰性桿菌）．
Garel, Jean ［gǽrel］ ガレル（1852–1931，フランスの医師）．
G.–Gignoux syndrome ガレル・ジグヌー症候群（頸静脈孔下方の迷走神経と副神経麻痺によるもの）．
G. sign ガレル徴候（上顎洞炎においては洞を口腔から徹照すると光線の知覚が得られない），= Burger–Garel sign．
garg gargarismus 含嗽の略．
gar·gal·an·es·the·sia ［gàːgəlænisθíːziə］ りゃくかん（轢感）欠如（くすぐったい感じの完全麻痺）．
gar·gal·es·the·sia ［gàːgəlesθíːziə］ りゃくかん（轢感）．
gar·gan·tua ［gɑːgǽnʧuə］ ガルガンツァ（フランスの作家 Rabelais 著 Gargantua and Pantagruel にある鯨飲馬食の巨人）．
g. breast 巨大乳房．
gargantuan mastitis 肥大性乳腺炎（旧語）．
gar·gar·e·on ［gɑːgǽriən］ 口蓋垂，= uvula．
gar·ga·ris·ma ［gáːgərizmə］ 含嗽薬，うがいぐすり，= gargle．
g. guaiaci compositum 複合グアヤック含嗽薬（グアヤックのアンモニアチンキ 100，塩素酸カリ 40，ハッカ油 2，水で 1,000mL とする）．
g. potassii chloratis cum ferro 含鉄塩素酸カリ含嗽剤（塩化第二鉄チンキ，塩素酸カリ，グリセリン，水で 1,000mL とする），= golden gargle．
gar·get ［gáːgit］ ウシ乳腺炎（① ウシの乳腺炎．② 食思不振と動揺歩行とを特徴とするブタの疾病）．
gar·gle ［gáːgl］ ① 含嗽する．② 含嗽剤，= gargarisma．
g. therapy うがい療法［医学］，含そう（嗽）療法［医学］．
gar·gling ［gáːgliŋ］ うがい［医学］，含そう（嗽）［医学］．
gar·goy·lism ［gáːgɔilizəm］ ガルゴイリズム，ガーゴイリズム［医学］，脂肪軟骨異栄養症（精神異常，骨奇形，肝脾腫脹，角膜混濁などを呈する劣性遺伝病で，類脂質の沈着症と考えられる），= lipochondrodystrophy，Pfaundler–Hurler disease．
Gariel, Maurice ［gáriəl］ ガリエル（1812–1878，フランスの医師）．
G. pessary ガリエルペッサリー（空気ペッサリー）．
Garland, George Minot ［gáːlənd］ ガーランド（1848–1926，アメリカの内科医）．
G. curve ガーランド曲線，= Ellis line．
G. triangle ガーランド三角（滲出性胸膜炎にみられる所見），= Garland paravertebral triangle．
gar·lic ［gáːlik］ ニンニク［大蒜］，= *Allium sativum*，allium．
g. odor ニンニク臭．
g. oil ニンニク油（ニンニクに存在する揮発油で，

二硫化アリル，二硫化プロピルを主成分とする).
garnet method ザクロ石法(胞子に対する殺菌薬の検定法で，例えば炭疽菌胞子をザクロ石上で乾燥し，被検殺菌薬中に浸漬した後，培養する方法).
garotilha [gəratílhə] ガロチルハ(ブラジルでみられる家畜の炭疽).
Garré, Carl [garéi] ガレー(1857–1928，スイスの外科医).
G. disease ガレー病，ガレー骨髄炎(X線像で紡錘形の骨硬化を呈する慢性，硬化性非化膿性骨髄炎)，= Garré osteomyelitis.
Garretson, James Edmund [gǽritsən] ガレットソン(1828–1895，アメリカの歯科医．口腔外科の開祖として知られている).
G. bandage ガレットソン包帯(下顎包帯).
Garrick fever ガリック熱(1742年ダブリンに流行した伝染病).
Garrod, Archibald Edward [gǽrəd] ガロッド(1857–1936，イギリスの医師，生化学者．代謝病の先天性に関する研究で有名である).
G. test ガロッド試験(尿中ポルフィリン証明法で，被検尿100mLに10%苛性ソーダ液20mLを加え，濾過し濾過液を無水アルコールで洗い沈殿物を塩酸に混ぜる．これを分光器にかけるとヘマトポルフィリンの2つの吸収帯がわかる).
Garrod, Sir Alfred Baring [gǽrəd] ガロッド(1819–1907，イギリスの医師).
G. finger-pad ガロッド指球(Dupuytren 痙縮の初期に起こる指関節間の膨隆).
gar·rot [gǽrət] ① 緊縮包帯．② 止血栓子.
g. tourniquet 即席止血帯，= torcular tourniquet.
gar·rot·ing [gəróutiŋ] 頸を絞めること(背後から頸を強く圧迫する加害(法医学)).
gar·rot·ment [gǽrətment] 絞殺.
gar·ru·li·ty [gərú:liti] ① 多弁，饒舌．②(水流のチョロチョロと鳴る音)，= garrulitas.
g. of vulva 膣排気音，= flatus vaginalis.
garrulous epilepsy 多弁てんかん [医学].
gar·ru·louse·ness [gǽrjuləsnis] 多弁，冗語(ベチャクチャと言葉の多いこと).
Gärtner, August [gá:tnər] ゲルトネル(1848–1934，ドイツの細菌学者．食品中毒の病原菌を報告した．ゲルトナーともいう).
G. bacillus ゲルトネル菌，= *Salmonella* Enteritidis.
Gärtner, Gustav [gá:tnər] ゲルトナー(1855–1937，オーストリアの内科医．ゲルトネルともいう).
G. method ゲルトナー法.
G. tonometer ゲルトナー圧力計(指にゴム輪を固く当てて血流を停止させるのに必要な血圧を水銀柱で測る器械).
G. vein phenomenon ゲルトナー静脈現象(腕を異なった高さの位置におき，その静脈の充血性により右心房圧指数が得られる).
Gartner, Herman Treschow [gá:tnər] ガートナー(1785–1827，デンマークの外科医．ゲルトネルともいう).
G. canal ガートナー管．→ Gartner duct.
G. cyst ガートナー囊胞(食性囊胞性の膣腫瘍).
G. duct ガートナー管(胎生期の原腎の Wolff 管，すなわち一次性尿管の残遺物)，= Gartner canal, longitudinal duct of epoophoron.
gartnerian cyst ガートナー囊胞，= Gartner cyst.
Garton diet ガルトン食(腸チフス患者にミルクを除いて与えるもの).
GAS ① general adaptation syndrome 一般順応症候群の略(警告反応 alarm reaction，抵抗期 resistance および疲憊期の3相に区別される．Selye)．② generalized arteriosclerosis 全身性動脈硬化症の略．③ Global assessment scale グローバル診断法の略．④ group A streptococci A群レンサ球菌の略.
gas [gǽs] ガス，気体 [医学](空気様の弾性流体で，分子は相互作用がきわめて小さく自由に運動ができるもの)．形 gaseous, gasiform.
g. abscess 含気膿瘍，= tympanitic abscess.
g. absorption ガス吸収 [医学].
g. analysis ガス分析 [医学].
g. anesthetic ガス麻酔薬 [医学].
g.-bubble bath 気泡浴.
g. carbon ガス炭.
g. cauterization ガス焼灼〔法〕[医学].
g. cautery ガス焼灼.
g. chromatograph ガスクロマトグラフ [医学].
g. chromatography (GC) ガスクロマトグラフィ〔ー〕[医学].
g. concentration 気体集束作用(電子物理).
g. constant 気体定数 [医学].
g. cyst ガス囊胞(細菌性).
g. discharge 気体放電.
g. discharge lamp ガス放電灯.
g. distribution in lung 肺内ガス分布 [医学].
g. dynamics 気体力学.
g. edema ガス浮腫.
g. embolism ガス塞栓症.
g.-ether anesthesia 亜酸化窒素(笑気)ガス・エーテル両用麻酔，= nitrous oxide-ether anesthesia.
g. exchange ガス交換 [医学].
g.-exchange disorder respiration 呼吸系ガス交換障害 [医学].
g. exchange ratio ガス交換率 [医学].
g.-exchange surface ガス交換面積 [医学].
g. eye ガス眼(ガソリン取扱者に起こる眼疾).
g. fading ガス退色 [医学].
g.-flow counter ガスフローカウンタ(放射線計数管の一種).
g. flow counter tube ガスフロー計数管 [医学].
g.-flow meter 気体流速計.
g. gangrene ガス壊疽 [医学](*Clostridium perfringens*, *C. novyi*, *C. septicum* などの創傷感染による組織の壊死).
g. gangrene antitoxin ガス壊疽抗毒素(ガス壊疽を引き起こすクロストリジウム属 *Clostridium* の菌(ウェルシュ菌 *C. perfringens*, *C. novyi*, *C. septicum*)の産生する外毒素に特異的に反応する抗毒素をいう).
g. gangrene bacillus ガス桿菌，= *Clostridium perfringens*.
g.-liquid chromatography (GLC) ガス〔液体〕クロマトグラフィ〔ー〕[医学]，気・液クロマトグラフィ〔ー〕.
g. liquor ガス液(石炭乾留により生ずるガスを洗浄したものの水溶液).
g. mask 防毒マスク.
g. meter ガスメータ，ガス量計 [医学].
g. mixing ガス混合.
g. monitor 気体モニタ(監視装置) [医学].
g. odorant ガス着臭剤 [医学].
g.-oxygen-ether anesthesia 笑気エーテル麻酔 [医学]，亜酸化窒素エーテル麻酔.
g.-oxygen-fluothane anesthesia 笑気フローセン麻酔 [医学].
g.-oxygen-penthrane anesthesia 笑気ペントレン麻酔 [医学].
g. permeability 通気性.
g. phase 気相.
g. phlegmon(e) ガス〔菌性〕蜂巣織炎.

G

g. poisoning ガス中毒〔医学〕.
g. producer ガス発生炉〔医学〕.
g. producer coal 発生炉用炭〔医学〕.
g. proofing 防気処理〔医学〕.
g. recovery ガス回収〔医学〕.
g. sepsis ガス菌敗血症(*Clostridium perfringens* の感染症).
g. silvestre 木気(精)(van Helmont).
g. solubility coefficient 溶解度係数〔医学〕.
g. sterilizer ① ガス滅菌器〔医学〕. ② ガス滅菌.
g. storage well ガス貯蔵井〔医学〕.
g. tar ガスタール.
g. thermometer 気体温度計, = gasthermometer.
g. transport ガス輸送〔医学〕.
g. tube ガスX線管(初期のX線管).
g. vacuole ガス胞〔医学〕.
g. washing bottle ガス洗浄びん〔医学〕.
gas·e·ous [gǽsiəs] ガスの, ガス状の, 気体の.
g. acidosis 炭酸ガス酸〔性〕血症.
g. alkalosis ガス性アルカローシス.
g. anesthetic ガス〔吸入〕麻酔薬.
g. cholecystitis 気腫性胆嚢炎〔医学〕.
g. discharge ガス放電.
g. edema ガス水腫症, = subcutaneous emphysema.
g. fuel 気体燃料〔医学〕.
g. gangrene ガス壊疽.
g. hydride 気体状水素化物.
g. metabolism ガス代謝〔医学〕(呼吸ガス代謝).
g. phase 気相〔医学〕.
g. poison ガス状毒物〔医学〕.
g. pulse (軟らかく充満性であるが弱い脈).
g. regurgitation ガス逆流〔医学〕.
g. spectrum 気体スペクトル.
g. sterilization ガス滅菌法〔医学〕.
gas·i·fi·ca·tion [gæ̀sifikéiʃən] ガス化〔医学〕.
gasifying agent ガス化剤〔医学〕.
Gaskell, Walter Holbrook [gǽskəl] ガスケル(1847–1904, イギリスの生理学者).
G. bridge ガスケル橋(房室筋束), = bundle of His, atrioventricular bundle.
gas·kin [gǽskin] 脛(ウマの)(ウマの後脚踝関節と膝関節との間の部分).
gasless abdomen 腹部無気像〔医学〕.
gas·mole [gǽsmoul] 血状奇胎〔医学〕, 血胎〔医学〕.
gas·om·e·ter [gæsɑ́mitər] ガス留(ガスを貯留して, その量を測る器).
gas·o·met·ric [gæ̀səmétrik] 気体定量の. 名 gasometry.
g. analysis ガス分析, 気体定量分析.
g. method 気体定量法(尿素から窒素を発生させ, その量を測定して, もとの尿素を定量する方法はこの定量法に含まれる), = Stehle method.
gas·om·e·try [gæsɑ́mitri] ガス定量〔医学〕.
gasp [gǽsp] ① 喘ぐ, 呼吸促迫. ② 臨終〔呼吸〕.
Gasperini mix·ture [gǽsperəni míkstʃər] ガスペリーニ混合培養液(放線菌の種類を鑑別するための栄養培地で, コムギ粉160g, 水100mL, 硫酸マグネシウム0.5g, 硝酸カリ1g, ブドウ糖15gからなる).
Gasperini syndrome ガスペリーニ症候群(神経症候群の一つ).
gasp·ing [gǽspiŋ] あえぎ呼吸, 喘(あえ)ぎ〔医学〕.
g. center 喘(あえ)ぎ中枢〔医学〕.
g. respiration 喘(あえ)ぎ呼吸〔医学〕.
Gasser, Herbert Spencer [gǽsər] ガッセル(1888–1963, アメリカの薬理・生理学者. J. Erlangerとともに個々の神経線維が高度に分化された特性を有することを発見し1944年度ノーベル医学・生理学賞を受けた).
Gasser, Johann Laurentius [gǽsər] ガッセル(1723–1765, オーストリアの解剖学者).
G. syndrome ガッセル症候群〔医学〕.
gas·ser·ec·to·my [gæ̀səréktəmi] ガッセル神経節切除術.
gas·ser·i·an [gæsí:riən] ガッセルの. → Gasser, Johann Laurentius.
g. ganglion ガッセル神経節(三叉神経感覚根の大形神経節で, 眼神経, 上顎神経, 下顎神経の起始点), = ganglion semilunare.
g. ganglionic block ガッセル神経節ブロック.
gas·sing [gǽsiŋ] ガス処理(有毒ガスを吸わせること).
Gastaut, Henri Jean Pascal [gastɔ́:] ガストー(1915生, フランスの生物学者).
Gastaut tech·nique [gastɔ́: tekní:k] ガストウ術式(stroboscope と metrazol 併合賦活により脳波の変化をみるてんかんの診断法).
-gaster [gæstər] 胃の一部または胃のようなことを表す接尾語.
gas·ter [gǽstər] [L/TA] ① 胃, = stomach [TA]. ② 腹, = venter.
gas·te·ral·gia [gæ̀stərǽlʤiə] 胃痛(旧語), = gastralgia.
gas·ter·an·gi·em·phrax·is [gæ̀stəræ̀nʤiemfrǽksis] 胃血管閉鎖(旧語).
gas·ter·as·the·nia [gæ̀stərəsθí:niə] 胃弱, = gastrasthenia.
gas·ter·em·phrax·is [gæ̀stəremfrǽksis] ① 胃膨満. ② 胃血管閉鎖.
Gas·ter·oph·i·lus [gæ̀stərɑ́filəs] ウマバエ〔馬蠅〕属, = horse bot flies.
G. haemorrhoidalis アトアカウマバエ.
G. intestinalis ウマバエ(蛆線病 larva migrans を起こす).
gas·ther·mom·e·ter [gæ̀sθə:mɑ́mitər] 気体温度計, 気体寒暖計(定圧の気体が温度により容積を変えること, または定容の気体が温度により圧力を変えることを利用した寒暖計).
gastr- [gæstr] 胃との関係を表す接頭語, = gastro-, gaster-.
gas·trad·e·ni·tis [gæ̀strædináitis] 胃腺炎.
gas·tral [gǽstrəl] ① 索側. ② 胃の.
g. body-cavity 胃〔体〕腔.
g. mesoderm 索側中胚葉.
g. pouch 胃嚢.
gas·tral·gia [gæstrǽlʤiə] 胃痛〔医学〕, 腹痛, = gastrodynia, stomachache.
gas·tral·go·ke·no·sis [gæstræ̀lgouki:nóusis] 空腹胃痛〔医学〕.
gas·tra·neu·ria [gæ̀strənjú:riə] 神経性胃病.
gas·tras·the·nia [gæ̀strəsθí:niə] 胃弱〔医学〕.
gas·trat·ro·phy [gæstrǽtrəfi] 胃萎縮, = gastratrophia.
gas·trec·ta·sia [gæ̀strektéiziə] 胃拡張〔医学〕, = gastrectasis.
gas·trec·ta·sis [gæstréktəsis] 胃拡張〔症〕〔医学〕.
gas·trec·to·my [gæstréktəmi] 胃切除〔術〕〔医学〕(胃癌, 胃潰瘍などの胃の疾患に対し, 胃を切除し摘出する術式). (→ 図)
gas·tric [gǽstrik] 胃の.
g. abscess 胃膿瘍〔医学〕.
g. achylia 胃液欠乏〔症〕〔医学〕.
g. acid-secretion inhibitor 胃酸分泌抑制薬.
g. acidity 胃液酸度〔医学〕.
g. acidity determination 胃液酸度測定法〔医学〕.
g. adenoma 胃腺腫〔医学〕.

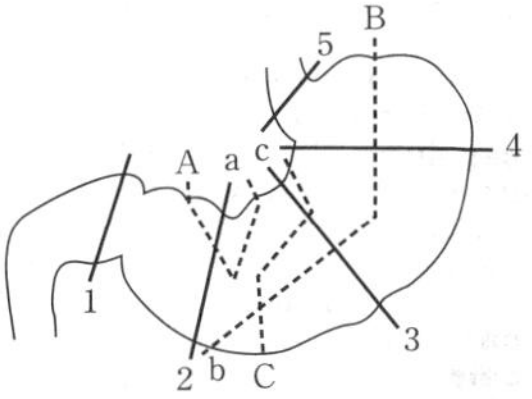

1－2	幽門部切除	2－3	横切除
1－3	1/2切除	a－A	楔状切除
1－4	亜全切除	b－B	大弯側切除
1－5	全切除	c－C	階段状切除

胃切除術

g. air bubble 胃泡〔医学〕.
g. analysis 胃液検査.
g. angle 胃角〔部〕, = angulus ventriculi, angular notch.
g. anisakiasis 胃アニサキス症（アニサキス症の一つ. 心窩部痛を主症状とする. 診断後は内視鏡で虫体を摘出する）.
g. antacid drug 制酸薬〔医学〕.
g. antral vascular ectasia (GAVE) 〔胃〕前庭部毛細血管拡張症.
g. antrum 幽門洞〔医学〕.
g. areas [TA] 胃小区, = areae gastricae [L/TA].
g. arteries 胃動脈.
g. aspiration 胃内吸引〔医学〕.
g. asthma 胃性喘息.
g. atonia 胃アトニー, = gastric amyotony.
g. atony 胃アトニー〔医学〕.
g. bleeding 胃出血〔医学〕.
g. branches [TA] 胃枝, = rami gastrici [L/TA].
g. bypass 胃バイパス（胃を高位で分割し, 上側の小胃嚢を空腸へ吻合する術式. 病的肥満の治療法）, = Mason operation.
g. calcinosis 胃石〔医学〕.
g. calculus 胃結石, = gastrolith.
g. canal [TA] 胃体管（小弯の粘膜溝で, 噴門から幽門に達する）, = canalis gastricus [L/TA].
g. cancer 胃癌〔医学〕.
g. carcinoma 胃癌〔医学〕.
g. cardiopathy = gastrocardiac syndrome.
g. catarrh 胃カタル〔医学〕, 胃炎〔医学〕.
g. cecum 胃盲嚢.
g. chromoscopy 胃機能検色法（静注された色素が胃液に出現することによる検査法）.
g. cirrhosis 硬化性胃炎, = linitis plastica.
g. colic 胃仙痛〔医学〕.
g. content 胃内容物〔医学〕.
g. cooling 胃冷却法〔医学〕.
g. cramp 胃痙攣〔医学〕.
g. crisis 胃クライシス, 胃発症〔医学〕, 胃クリーゼ〔医学〕（脊髄癆にともなう胃の激痛）.
g. cycle 胃周期（約20秒）.
g. digestion 胃内消化〔医学〕.
g. dilatation 胃拡張.
g. disease 胃疾患〔医学〕.
g. diverticula 胃憩室〔医学〕.
g. diverticulum 胃憩室.
g. douche 胃洗〔浄〕〔医学〕.
g.-duodenal ulcer 胃・十二指腸潰瘍.
g. dyspepsia 胃性消化不良〔医学〕.
g. emptying 胃排出.
g. emptying time 胃〔内容〕排出時間, = gastric evacuation time.
g. evacuation 胃内容排出〔医学〕, 胃排出.
g. evacuation time 胃〔内容〕排出時間〔医学〕.
g. feeding 経胃栄養.
g. fever 胃性熱, 胃熱〔医学〕, = catarrhal gastritis.
g. fistula 胃瘻.
g. flatulence 胃膨満〔医学〕.
g. folds [TA] 胃粘膜ヒダ, = plicae gastricae [L/TA].
g. follicle 胃のリンパ節.
g. foveola 胃小窩〔医学〕.
g. fullness 胃部膨満〔医学〕.
g. function test 胃機能試験〔医学〕（多数の冠名試験がある）.
g. fundus 胃底〔医学〕.
g. glands [TA] 胃腺, = glandulae gastricae [L/TA].
g. hemorrhage 胃出血〔医学〕, = gastrorrhagia.
g. hormone 胃ホルモン, = gastrin.
g. hydrochloric acid 胃酸〔医学〕.
g. hyperacidity 胃酸過多症〔医学〕, = hyperchlorhydria.
g. hypersecretion 胃過分泌.
g. hypothermia 胃冷却〔法〕.
g. impression [TA] ① 胃圧痕, = impressio gastrica [L/TA]. ② 胃面, = facies gastrica [L/TA].
g. indigestion 胃性消化不良症.
g. inhibitory peptide 胃抑制ペプチド〔医学〕.
g. inhibitory polypeptide (GIP) 胃抑制ポリペプチド〔医学〕, 胃酸分泌抑制ポリペプチド（グルコース依存症インスリン分泌刺激ペプチド. 小腸の消化管ホルモンの一種. 糖の存在下でのインスリン分泌刺激作用を有する）.
g. intussusception 胃性重積嵌頓（空腸が胃腸吻合部を通って胃内に嵌入すること）.
g. irrigation 胃洗浄〔医学〕.
g. juice 胃液〔医学〕.
g. lavage 胃洗浄.
g. lipase 胃リパーゼ〔医学〕.
g. lymphoid nodules 胃リンパ小節.
g. mucin 胃ムチン〔医学〕, 胃粘素（ブタの胃からつくった製品で, 胃潰瘍の治療に用いる）.
g. mucosa 胃粘膜〔医学〕.
g. mucosa prolapse 胃粘膜脱出症〔医学〕.
g. mucosal barrier 胃粘膜防壁（関門）〔医学〕.
g. mucus 胃粘液〔医学〕.
g. neurasthenia 胃神経衰弱〔医学〕, 胃性神経衰弱〔症〕.
g. neurectomy 胃神経切除〔術〕（迷走神経切除）.
g. neurosis 胃神経症〔医学〕.
g. notch 胃切痕（角切痕）.
g. outlet obstruction 胃流出路閉塞〔医学〕.
g. parietal cell 壁細胞, 傍細胞.
g. patch 胃皺襞形成〔医学〕.
g. pathway 胃道〔医学〕.
g. perforation 胃穿孔〔医学〕.
g. phase 胃性分泌相〔医学〕, 胃相（胃液分泌の）.
g. pit 胃粘膜小窩（胃腺が開口する部分）.
g. pits [TA] 胃小窩, = foveolae gastricae [L/TA].
g. plexus(es) [TA] 胃神経叢（腹腔神経叢の一部で, 胃動脈を囲む）, = plexus gastrici [L/TA].
g. plexuses of autonomic system 自律神経系の胃神経叢.
g. pneumoparietography 気体胃壁撮影法（腹腔と胃腔に気体を注入して胃壁自体を撮影する方法）.
g. polyp 胃ポリープ〔医学〕.
g. polyposis 胃ポリープ症〔医学〕.
g. polysaccharide 胃の多糖類.

G

g. pouch 小胃〔医学〕.
g. pseudoterranovasis 胃シュードテラノバ症.
g. ptosis 胃下垂〔医学〕.
g. resection 胃切除〔術〕〔医学〕, = subtotal gastrectomy.
g. residuum 胃残渣(消化時間外の胃内容).
g. respiration 胃呼吸.
g. rugae [TA] 胃粘膜ヒダ, = plicae gastricae [L/TA].
g. sarcoma 胃肉腫〔医学〕.
g. scarlet fever 胃性猩紅熱.
g. secretion 胃液分泌〔医学〕, 胃腺分泌.
g. secretory activity 胃液分泌活性〔医学〕.
g. serosa 胃漿膜.
g. spirochetosis 胃スピロヘータ症, = grass-sickness.
g. stapling 胃ステープリング.
g. steapsin 胃ステアプシン.
g. subacidity 胃低酸症〔医学〕.
g. surface of spleen 脾臓胃面.
g. symptom 胃症状〔医学〕.
g. tetany 胃テタニー〔医学〕.
g. trauma 胃外傷〔医学〕.
g. triangle 胃三角(前腹壁に直接にふれている範囲の部分).
g. tube 胃管〔医学〕.
g. ulcer 胃潰瘍〔医学〕, = peptic ulcer.
g. ulcer hematemesis 吐血性胃潰瘍〔医学〕.
g. upset 急性胃ぜん(蠕)動異常亢進〔症〕.
g. veins 胃静脈.
g. vertigo 胃性めまい.
gas·tri·cism [gǽstrisizəm] 胃病, 消化不良(胃の不調状態), = dyspepsia.
gas·tric·sin [gæstríksin] ガストリシン(ペプシン(A)に類似した酵素でペプシノーゲンCから生じる. ペプシンC).
gas·trin [gǽstrin] ガストリン(代表的な消化管ホルモンの一つ. 摂食により胃幽門前庭部のG細胞から放出され胃酸分泌を刺激する).
g. inhibitor 抗ガストリン薬〔医学〕.
g. releasing peptide ガストリン放出ペプチド〔医学〕.
g. stimulation test ガストリン刺激試験.
gas·tri·no·ma [gæ̀strinóumə] ガストリノーマ, ガストリン産生腫瘍〔医学〕.
gas·tri·tis [gæstráitis] 胃炎〔医学〕.
g. hyperpeptica 消化過度性胃カタル(Hayem).
gastro- [gæstrou, -rə] 胃に関連ある語をつくる接頭語, = gastr-.
gas·tro·a·ceph·a·lus [gæ̀strouəséfələs] 無頭体腹部内生奇形.
gas·tro·ad·e·ni·tis [gæ̀strouæ̀dináitis] 胃腺炎, = gastradenitis.
gas·tro·a·dy·nam·ic [gæ̀strouæ̀dinǽmik] 胃無力の.
gas·tro·al·bu·mor·rhea [gæ̀strouælbjù:mərí:ə] 胃アルブミン漏(胃内へアルブミンが漏出すること).
gas·tro·a·mor·phus [gæ̀strouəmɔ́:fəs] 腹体内生奇形(寄生体が腹部に存在する双胎奇形), = endocyma.
gas·tro·a·nas·to·mo·sis [gæ̀strouənæ̀stəmóusis] 胃吻合術, = gastrogastrostomy.
gas·tro·a·tax·ia [gæ̀strouətǽksiə] 胃失調, 慢性胃カタル.
gas·tro·a·to·nia [gæ̀strouətóuniə] 胃アトニー〔医学〕, 胃弛緩症, = myasthenia gastrica.
gas·tro·blen·nor·rhea [gæ̀stroublènərí:ə] 胃粘液漏.
gas·tro·bro·sis, gas·tro·bro·sia [gæ̀stroubróusis, -siə] 胃潰瘍穿孔.
gas·tro·cam·er·a [gæ̀strəkǽmərə] 胃カメラ(胃内面を撮影するカメラ).
gas·tro·car·di·ac [gæ̀strouká:diæk] 胃と心臓の.
g. syndrome 胃心臓症候群(胃疾患ことに無酸症では期外収縮, 徐脈, 頻脈などの心臓症状を呈することで, Roemheld が1912年に提唱して以来この名が用いられている), = gastric cardiopathy.
gas·tro·car·di·al [gæ̀strouká:diəl] 胃噴門の.
gas·tro·cele [gǽstrəsi:l] 胃ヘルニア〔医学〕.
gas·tro·chron·or·rhea [gæ̀stroukrɑ̀nərí:ə] 慢性胃液分泌過多.
gas·tro·chy·mor·rhea con·tin·ua [gæ̀stroukàimərí:ə kɑntínjuə] 持続性胃液漏, = gastrorrhea.
gastrocnemial muscle 腓腹筋, = gastrocnemius muscle.
gas·troc·ne·mi·us [gæ̀strɑkní:miəs, -trouní:-] [TA] 腓腹筋, = musculus gastrocnemius [L/TA].
g. muscle 腓腹筋(下腿の屈筋の浅層に属し, 下腿三頭筋を構成する. 旧名は腓腸筋), = gastrocnemial muscle.
g. recession 腓腹筋後退術.
gas·tro·coel [gǽstrəsi:l] 腸胚腔(腸胚の腸管), = archenteron.
gas·tro·col·ic [gæ̀strəkɑ́lik] ① 胃結腸の. ② 胃仙痛.
g. ligament [TA] 胃結腸間膜(大網前葉の一部をなす膜), = ligamentum gastrocolicum [L/TA].
g. omentum 大網, = great omentum.
g. reflex 胃大腸反射〔医学〕, 胃結〔腸〕反射(空胃に食物が入ると結腸の運動が起こる).
gas·tro·co·li·tis [gæ̀stroukouláitis] 胃大腸炎.
gas·tro·co·lop·to·sis [gæ̀stroukòulɑptóusis] 胃結腸下垂症.
gas·tro·co·los·to·my [gæ̀stroukoulɑ́stəmi] 胃結腸吻合〔術〕〔医学〕.
gas·tro·co·lot·o·my [gæ̀stroukoulɑ́təmi] 胃結腸切開.
gas·tro·col·pot·o·my [gæ̀stroukɑlpɑ́təmi] 腹式腟切開〔術〕, = gastroelytrotomy.
gas·tro·cys·to·plas·ty [gæ̀strousístəplæ̀sti] 胃膀胱形成術〔医学〕.
gas·tro·di·al·y·sis [gæ̀stroudaiǽlisis] ① 胃粘膜融解. ② 胃透析.
gas·tro·di·a·phane [gæ̀stroudáiəfein] 胃内照明灯.
gas·tro·di·aph·a·nos·co·py [gæ̀stroudaiæ̀fənɑ́skəpi] 胃内徹照検査法.
gas·tro·di·aph·a·ny [gæ̀stroudaiǽfəni] 胃内徹照法.
gas·tro·di·a·phrag·mat·ic [gæ̀stroudaiəfrægmǽtik] 胃横隔間の.
g. ligament 胃横隔間膜.
gas·tro·did·y·mus [gæ̀strədídiməs] 単腹双胎奇形(2体が腹腔1個をもつ奇形).
gas·tro·disc [gǽstrədisk] 胚板, = germimal disc.
gas·tro·dis·ci·a·sis [gæ̀stroudiskáiəsis] ヒト胃盤虫症.
Gas·tro·dis·coi·des [gæ̀stroudiskɔ́idi:z] 擬双口吸虫〔属〕.
G. hominis ヒト胃盤虫(カニクイザルやヒトの大腸, 盲腸に寄生する).
gas·tro·du·o·de·nal [gæ̀stroudjù:oudí:nəl, -dju:ɑ́din-] 胃十二指腸の.
g. artery [TA] 胃十二指腸動脈, = arteria gastroduodenalis [L/TA].
g. plexus 胃十二指腸神経叢(腹腔神経叢の一部).

g. stress ulcer ストレス〔性〕胃十二指腸潰瘍〔医学〕.
g. ulcer 胃十二指腸潰瘍〔医学〕.
gas·tro·du·o·de·ni·tis [gæ̀stroudju:oudináitis] 胃十二指腸炎.
gas·tro·du·o·de·nos·co·py [gæstroudjù:oudináskəpi] 胃十二指腸鏡検査術（食道を通過して胃鏡を通す方法）.
gas·tro·du·o·de·nos·to·my [gæ̀stroudjù:oudinástəmi] 胃十二指腸吻合〔術〕〔医学〕, = gastroduodenoenterostomy.
gas·tro·dyn·ia [gæ̀strədíniə] 胃痙，胃痛.
gas·tro·el·y·trot·o·my [gæ̀strouèlitrátəmi] 腹式膣切開〔術〕, = gastrocolpotomy.
gas·tro·en·ter·ic [gæ̀strouentérik] 胃腸の.
gas·tro·en·ter·i·tis [gæ̀strouèntəráitis] 胃腸炎〔医学〕.
g. hemorrhagica 出血性胃腸炎（イヌの黒舌症）.
g. paratyphosa パラチフス性胃腸炎.
g. typhosa 腸チフス性胃腸炎.
g. virus 胃腸炎ウイルス.
gas·tro·en·ter·o·a·nas·to·mo·sis [gæ̀strouèntərouənæ̀stəmóusis] 胃腸吻合術.
gas·tro·en·ter·o·co·li·tis [gæ̀strouèntəroukouláitis] 胃腸炎，胃小腸大腸炎〔医学〕.
gas·tro·en·ter·o·co·los·to·my [gæ̀strouèntəroukoulástəmi] 胃腸結腸吻合術.
gastroenterological endoscopy 消化器内視鏡〔学〕〔医学〕.
gas·tro·en·ter·ol·o·gist [gæ̀strouèntərálədʒist] 胃腸病学者（専門医），消化器病医.
gas·tro·en·ter·ol·o·gy [gæ̀strouèntərálədʒi] 胃腸病学，消化器病学〔医学〕.
gas·tro·en·ter·o·pan·cre·at·ic [gæ̀strouentərəpæ̀nkriǽtik] 胃腸膵の.
g. hormone 胃腸膵ホルモン.
gas·tro·en·ter·op·a·thy [gæ̀strouèntərápəθi] 胃腸病.
gas·tro·en·ter·o·plas·ty [gæ̀strouéntərəplæ̀sti] 胃腸形成術.
gas·tro·en·ter·op·to·sis [gæ̀strouèntərɑptóusis] 胃腸下垂症.
gas·tro·en·ter·os·to·my [gæ̀strouèntərástəmi] 胃腸吻合〔術〕〔医学〕, = gastroenterostomia.
gas·tro·en·ter·ot·o·my [gæ̀strouèntərátəmi] 胃腸切開術.
gas·tro·ep·i·plo·ic [gæ̀strouèpiplóuik] 胃大網の.
g. arteries 胃大網動脈.
g. veins 胃大網静脈.
gas·tro·e·soph·a·ge·al [gæ̀stroui:sɑ̀fədʒí:əl] 胃食道の.
g. hernia 胃食道ヘルニア（横隔膜裂孔を通過する胃および食道下部の脱出）.
g. junction 食道胃接合部〔医学〕.
g. reflux (GER) 胃食道逆流〔医学〕.
g. reflux disease (GERD) 胃食道逆流性疾患，胃食道逆流症〔医学〕.
g. scintigraphy 胃食道シンチグラフィ.
gas·tro·e·soph·a·gi·tis [gæ̀stroui:sɑ̀fədʒáitis] 胃食道炎.
gas·tro·e·soph·a·gos·to·my [gæ̀stroui:sɑ̀fəgástəmi] 胃食道吻合術.
gas·tro·fa·ra·di·za·tion [gæ̀stroufæ̀rədizéiʃən] 胃感応電気療法.
gas·tro·fer·rin [gæ̀strəférin] ガストロフェリン（胃液中の鉄結合タンパク）.
gas·tro·fi·ber·scope (GFS) [gæ̀stroufáibə:skoup] 胃ファイバースコープ〔医学〕.
gas·tro·gal·va·ni·za·tion [gæ̀strougæ̀lvənizéiʃən] 胃直流通電法.
gas·tro·gas·tros·to·my [gæ̀strougæstrástəmi] 噴門幽門吻合〔術〕〔医学〕.
gas·tro·ga·vage [gæ̀strougəvá:ʒ] 腹式胃栄養法（腹壁開口部から胃の中へ食物を挿入する人工栄養法）.
gas·tro·gen·ic [gæ̀strədʒénik] 胃〔性〕の，胃原性の.
g. diarrhea 胃性下痢〔医学〕.
gas·trog·e·nous [gæstrádʒənəs] 胃〔性〕の.
g. diarrhea 胃性下痢.
gas·tro·graf·in [gæ̀strəgrǽfin] ガストログラフィン.
gas·tro·graph [gǽstrəgræf] 胃運動描写器（Einhorn）.
ga·strog·ra·phy [gæstrágrəfi] 胃運動描写法.
gas·tro·hel·co·ma [gæ̀strouhelkóumə] 胃潰瘍.
gas·tro·he·lo·sis [gæ̀strouhi:lóusis] 胃潰瘍〔症〕, = gastric ulcer.
gas·tro·he·pat·ic [gæ̀strouhipǽtik] 胃肝臓の.
g. omentum 小網，= lesser omentum.
gas·tro·hep·a·ti·tis [gæ̀strouhèpətáitis] 胃肝〔臓〕炎.
gas·tro·hy·dror·rhea [gæ̀strouhàidrərí:ə] 水様胃液分泌（塩酸と消化酵素の欠如）.
gas·tro·hy·per·nerv·i·a [gæ̀strouhaipərnə́rviə] 胃神経機能亢進〔医学〕.
gas·tro·hy·per·neu·ria [gæ̀strouhàipə:njú:riə] 胃神経機能亢進〔医学〕, = gastrohypernervia.
gas·tro·hy·per·to·nic·i·ty [gæ̀strouhàipə:tənísiti] 胃緊張過剰，胃過敏症.
gas·tro·hy·po·nerv·i·a [gæ̀strouhaipounə́rviə] 胃神経機能減退〔医学〕.
gas·tro·hy·po·neu·ria [gæ̀strouhàipounjú:riə] 胃神経機能減退〔医学〕, = gastrohyponervia.
gas·tro·hys·ter·ec·to·my [gæ̀strouhìstərékəmi] 腹式子宮摘出〔術〕.
gas·tro·hys·ter·o·pexy [gæ̀strouhístərəpeksi] 子宮腹壁固定〔術〕.
gas·tro·hys·ter·or·rha·phy [gæ̀strouhìstərɔ́:rəfi] 子宮腹壁縫合〔術〕, = gastrohysterosynaphy.
gas·tro·hys·ter·ot·o·my [gæ̀strouhìstərátəmi] 腹式子宮切開〔術〕（帝王切開術）, = cesarean section.
gas·tro·il·e·ac [gæ̀strouíliæk] 胃腸の.
g. reflex 胃回〔腸〕反射（胃に食物があると，回盲弁が弛緩する）.
gas·tro·il·e·al [gæstrouíliəl] 胃回腸の.
g. reflex 胃回腸反射.
gas·tro·il·e·i·tis [gæ̀strouìliáitis] 胃回腸炎.
gas·tro·il·e·os·to·my [gæ̀strouìliástəmi] 胃回腸吻合〔術〕〔医学〕.
gas·tro·in·tes·ti·nal (GI) [gæ̀strouintéstinəl] 胃腸の，胃腸管系.
g. agent 胃腸薬〔医学〕.
g. allergy 消化管アレルギー〔医学〕（食物の摂取により特異性感作を起こすこと）.
g. anthrax 胃腸炭疽〔医学〕.
g. autonomic nerve tumor 消化管自律神経腫瘍.
g. bleeding 胃腸管出血〔医学〕, 消化管出血，= gastrointestinal hemorrhage.
g. candidiasis 下部消化管カンジダ症.
g. digestion 胃腸内消化〔医学〕.
g. disease 胃腸疾患〔医学〕.
g. endocrine cell 胃腸内分泌細胞〔医学〕.
g. examination 胃腸検査〔医学〕.
g. fiberscope 消化管ファイバースコープ〔医学〕.

G

g. floating test 胃腸浮遊検査.
g. hemorrhage 胃腸出血〔医学〕.
g. hormone 消化管ホルモン〔医学〕, 胃腸ホルモン (胃や腸の粘液中から特別な刺激によって分泌されるホルモンの総称で, secretin はその代表的なもの).
g. intubation 胃腸内挿管法〔医学〕.
g. motility 胃腸の運動性〔医学〕.
g. neoplasm 胃腸腫瘍〔医学〕.
g. neurosis 胃腸神経症.
g. pernicious fever 胃腸性悪性熱〔医学〕.
g. pharmacology 胃腸薬理学〔医学〕.
g. physiology 胃腸生理学〔医学〕.
g. reflex 胃小腸反射〔医学〕.
g. spasmolytics 胃腸鎮痙薬〔医学〕.
g. stromal cell tumor (**GIST**) GIST 腫瘍 (胃腸管壁から発生する間葉系腫瘍. 胃に多く, 40〜60 歳の成人に好発する).
g. stromal tumor (**GIST**) 消化管間質性腫瘍, 胃腸管間質腫瘍.
g. symptom 胃腸症状〔医学〕.
g. symptomatology 胃腸症候学〔医学〕.
g. system 胃腸系〔医学〕.
g. system anatomy 消化器系解剖学〔医学〕.
g. tetany 胃腸性テタニー〔医学〕.
g. tract 消化管〔医学〕, 胃腸管〔医学〕.
g. tuberculosis 胃腸結核〔医学〕.
g. tular(a)emia 胃腸管野兎病.

gas·tro·jejunal [gæ̀stroudʒedʒúːnəl] 胃空腸の.
g. constipation 胃・空腸性便秘 (胃腸病にみられる反射性便秘).
g. loop obstruction syndrome 胃空腸脚閉塞症候群.

gas·tro·je·ju·no·col·ic [gæ̀stroudʒidʒùːnəkálik] 胃空腸結腸の.

gas·tro·je·ju·no·e·soph·a·gos·to·my [gæ̀stroudʒidʒùːnouiːsɑ̀fəgástəmi] 胃空腸食道吻合術, = esophagojejunogastrostomosis.

gas·tro·je·ju·no·sto·mia [gæ̀stroudʒidʒùːnɑstóumiə] 胃空腸吻合術.
g. antecolica anterior 結腸前前胃空腸吻合術, = Wölfler operation.
g. retrocolica posterior 結腸後後胃空腸吻合術, = Hacker-Courvoisier operation.

gas·tro·je·ju·nos·to·my [gæ̀stroudʒidʒuːnástəmi] 胃空腸吻合〔術〕〔医学〕.

gas·tro·ka·tei·xia [gæ̀stroukətáiksiə] 胃転位, 胃下垂.

gas·tro·ki·ne·so·graph [gæ̀stroukinésəgræf] 胃運動描写器.

gas·tro·la·vage [gæ̀strouləváːdʒ] 胃洗浄, 胃洗〔医学〕.

gas·tro·li·e·nal [gæ̀stroulaiíːnəl] 胃脾臓の.
g. ligament 胃脾間膜, = ligamentum gastrosplenicum.

gas·tro·lith [gǽstrəliθ] 胃石.

gas·tro·li·thi·a·sis [gæ̀strəliθáiəsis] 胃石症.

gas·trol·o·gist [gæstrálədʒist] 胃病学者 (専門医).

gas·trol·o·gy [gæstrálədʒi] 胃病学.

gas·tro·lu·es [gæ̀strəlúːiːz] 胃梅毒.

gas·trol·y·sis [gæstrálisis] 胃癒着剥離術〔医学〕(癒着した胃を剥離すること).

gas·tro·ma·la·cia [gæ̀stroumələ́iʃiə] 胃〔壁〕軟化症.

gas·tro·meg·a·ly [gæ̀strəmégəli] 胃異常膨大, 巨胃症.

gas·trom·e·lus [gæstrámiləs] 腹部多肢奇形 (過剰な下肢が腹部に付着する奇形).

gas·tro·me·nia [gæ̀stroumíːniə] 胃月経 (代償性胃出血).

gas·tro·men·in·gi·tis [gæ̀stroumènindʒáitis] 胃髄膜炎.

gas·tro·me·trot·o·my [gæ̀stroumiːtrátəmi] 腹式子宮切開〔術〕(帝王切開).

gas·tro·my·co·sis [gæ̀stroumaikóusis] 胃真菌症.

gas·tro·my·ot·o·my [gæ̀stroumaiátəmi] 幽門筋層切開, = pylorotomy.

gas·tro·myx·or·rhea [gæ̀stroumìksəríːə] 胃粘液漏.

gas·tro·ne·phri·tis [gæ̀strounifráitis] 胃腎炎.

gas·tro·nes·te·os·to·my [gæ̀strounèstiástəmi] 胃空腸吻合術, = gastrojejunostomy.

gas·trop·a·gus [gæstrápəgəs] 胃部結合奇形, = supraomphalodymia.

gas·tro·pan·cre·at·ic [gæ̀stroupænkriǽtik] 胃膵の.
g. fold [TA] 胃膵ヒダ, = plica gastropancreatica [L/TA].

gas·tro·pan·cre·a·ti·tis [gæ̀stroupæ̀ŋkriətáitis] 胃膵炎.

gas·tro·pa·ral·y·sis [gæ̀stroupərǽlisis] 胃麻痺.

gas·tro·par·a·si·tus [gæ̀stroupæ̀rəsáitəs] 胃内〔生〕双胎奇形.

gas·tro·pa·re·sis [gæ̀stroupəríːsis, -pǽrisis] ① 胃不全麻痺〔医学〕. ② 軽症胃アトニー.

gas·tro·pa·ri·e·tal [gæ̀stroupəráiətəl] 胃壁の.

gas·tro·path·ic [gæ̀strəpǽθik] 胃病の.

gas·trop·a·thy [gæstrápəθi] 胃病, 胃疾患〔医学〕.

gas·tro·per·i·o·dyn·ia [gæ̀stroupèriədíniə] 周期性胃痛.

gas·tro·per·i·to·ni·tis [gæ̀stroupèritounáitis] 胃腹膜炎〔医学〕.

gas·tro·pexy [gǽstrəpeksi] 胃腹壁固定〔術〕〔医学〕.

Gas·troph·i·lus [gæstráfiləs] ウマバエ属, = *Gasterophilus*.

gas·tro·pho·nia [gæ̀stroufóuniə] 胃音症.

gas·tro·phore [gǽstrəfɔːr] 胃固定接合器.

gas·tro·pho·tog·ra·phy [gæ̀stroufoutágrəfi] 胃写真術.

gas·tro·pho·tor [gæ̀stroufóutər] 胃写真機.

gas·tro·phren·ic [gæ̀strəfrénik] 胃横隔膜の.
g. ligament [TA] 胃横隔間膜, = ligamentum gastrophrenicum [L/TA].

gas·tro·phthi·sis [gæ̀strouθísis] ① 胃粘膜増殖. ② 胃性るいそう.

gas·tro·plas·ty [gǽstrəplæ̀sti] 胃形成〔術〕〔医学〕.

gas·tro·ple·gia [gæ̀strouplíːdʒiə] 胃壁麻痺, 胃麻痺〔医学〕.

gas·tro·pleu·ri·tis [gæ̀strouplјuːráitis] 胃胸膜炎.

gas·tro·pli·ca·tion [gæ̀strouplikéiʃən] 胃ヒダ形成術 (慢性胃拡張の外科療法で, 胃壁の大きい水平ヒダを縫合して, 過剰の壁で覆う Bircher の方法), = gastroplasty, gastrorrhaphy, gastroptyxis, stomach reefing.

gas·tro·pneu·mon·ic [gæ̀strounjuːmánik] 胃肺の.

Gas·trop·o·da [gæstrápədə] 腹足綱 (軟体動物門の一綱), = gastropods.

gas·tro·pore [gǽstrəpɔːr] 胞胚孔, = blastopore.

gas·trop·to·sis [gæ̀strɑptóusis] 胃下垂〔症〕〔医学〕, = gastroptosia.

gas·tro·ptyx·is [gæ̀stroutíksis] 胃ヒダ形成術 (拡張した胃を縮小する手術), = gastroptyxy.

gas·tro·pul·mo·nary [gæ̀stroupʌ́lmənəri] 胃肺〔系統〕の.

gas·tro·py·lor·ec·to·my [gæ̀stroupàilərέktəmi]

幽門切除術〔医学〕, = pylorectomy.
gas·tro·py·lor·ic [gæ̀stroupailɔ́:rik] 胃幽門の.
gas·tro·ra·dic·u·li·tis [gæ̀strouræ̀dìkjuláitis] 胃脊髄神経根炎(胃と連絡している知覚神経の刺激をきたす脊髄神経後根の炎症).
gas·tror·rha·gia [gæ̀strouréiʤiə] 胃出血〔医学〕.
gas·tror·rha·gy [gæstrɔ́:rəʤi] 胃出血〔医学〕, = gastrorrhagia.
gas·tror·rha·phy [gæstrɔ́:rəfi] 胃縫合〔術〕〔医学〕.
gas·tror·rhea [gæ̀strərí:ə] 胃液漏〔医学〕, = gastrorrohea.
gas·tror·rhex·is [gæ̀strəréksis] 胃破裂〔医学〕.
gas·tror·rohea [gæ̀strərí:ə] 胃液分泌過多症, 胃液漏, = gastrorrhea.
gastrosalivary reflex 胃唾液反射.
gas·tro·sal·pin·got·o·my [gæ̀strousæ̀lpiŋgátəmi] 腹式卵管切開〔術〕.
gas·tros·chi·sis [gæstráskisis] 胃壁破裂, 腹壁破裂〔医学〕.
gas·tro·scle·ro·sis [gæ̀strouskliəróusis] 胃硬化症.
gas·tro·scope [gǽstrəskoup] 胃鏡〔医学〕(Mikulicz が1881年に創案し, 1923年 Wolf と Schindler の協力で柔軟彎曲性のものに改良された).
gas·tro·scop·ic [gæ̀strəskápik] 胃鏡の.
gas·tros·co·py [gæstráskəpi] 胃鏡検査〔法〕〔医学〕.
gas·tro·sia fun·go·sa [gæstróusiə fʌngóusə] 真菌性胃病.
gas·tro·sis [gæstróusis] 胃病, = gastropathy.
gas·tro·spasm [gǽstrəspæ̀zəm] 胃痙攣.
gas·tro·spi·ry [gæ̀strouspáiri] 空気嚥下症, = aerophagia.
gas·tro·splen·ic [gæ̀strəsplénik] 胃脾の.
g. ligament [TA] 胃脾間膜, = ligamentum gastrosplenicum [L/TA], ligamentum gastrolienale [L/TA].
g. omentum 胃脾網(胃と脾とを連結する腹膜の一部).
gas·tro·stax·is [gæ̀strəstǽksis] 胃出血(胃粘膜から血液の漏れること).
gas·tro·ste·no·sis [gæ̀stroustinóusis] 胃狭窄〔医学〕.
gastrosthenia condition 胃弱状態〔医学〕.
gas·tros·to·ga·vage [gæstràstəgəvá:ʤ] 胃瘻栄養.
gas·tros·to·la·vage [gæstràstələvá:ʤ] 胃瘻洗浄.
gas·tros·to·ma [gæ̀strastóumə] 胃瘻.
gas·tros·to·mo·sis [gæstràstəmóusis] 胃瘻設置術, = gastrostomy.
gas·tros·to·my [gæstrástəmi] 胃瘻設置術, 胃瘻造設〔医学〕(胃の分泌物を採集するため, 胃壁を穿通して金属製カニューレを挿入する方法).
gas·tro·suc·cor·rh(o)ea [gæ̀strousʌ̀kərí:ə] 胃液漏〔医学〕(持続的に大量の胃液を分泌する状態で, 1882年 Reichmann が独立症候群と考えたもの).
g. continua chronica 慢性持続性胃液漏, = Reichmann disease.
g. continua periodica 周期性恒久性胃液漏, = gastroxynsis.
g. mucosa 粘液性胃液漏, = gastromyxorrhea.
gas·tro·tho·ra·cop·a·gus [gæ̀strouθɔ̀:rəkápəgəs] 胸腹接合双胎奇形, = gastrothoracodymus.
g. dipygus 二殿体胸腹接合双体奇形(骨盤と下肢のみのある寄生体が自生体の腹部に接合している奇形).
gas·tro·tome [gǽstrətoum] 胃切開器.
gas·trot·o·my [gæstrátəmi] 胃切開〔術〕〔医学〕.
gas·tro·to·nom·e·ter [gæ̀strətounámitər] 胃内圧計.
gas·tro·to·nom·e·try [gæ̀strətounámitri] 胃内圧測定法.
gas·tro·tox·ic se·rum [gæ̀strətáksik sí:rəm] 胃粘膜毒性血清.
gas·tro·tox·in [gæ̀strətáksin] ガストロトキシン(胃粘膜表皮毒素).
gas·tro·trach·e·lot·o·my [gæ̀stroutrèikilátəmi] 腹式子宮頸切開〔術〕.
Gas·tro·trich·a [gæstrátrikə] 腹毛動物門.
gas·tro·trop·ic [gæ̀strətrápik] 胃親和性の.
gas·tro·tu·bot·o·my [gæ̀stroutju:bátəmi] 腹式卵管切開術.
gas·tro·tym·pa·ni·tes [gæ̀stroutìmpənáiti:z] 胃鼓腸, 胃膨満〔医学〕.
gas·tro·vas·cu·lar [gæ̀strəvǽskjulər] 胃脈管の.
gas·trox·ia [gæstráksiə] 胃酸過多症, = gastroxynsis.
gas·trox·yn·sis [gæ̀straksínsis] 胃酸過多〔症〕〔医学〕(Rossbach), = hyperchlorhydria.
gas·tru·la [gǽstrulə] 腸胚, 原腸胚〔医学〕, 嚢胚(胞胚につぐ胚子発生期で, 外胚葉と内胚葉からなり, またその中間腔と内胚葉の嵌入によって生ずる原腸との2腔をもつ).
gas·tru·la·tion [gæ̀struléiʃən] 原腸形成〔医学〕, 嚢胚形成, 腸胚形成(胞胚が腸胚に発育すること).
GAT gelatin agglutination test ゼラチン凝集反応の略.
GATA family GATA ファミリー(グロビン遺伝子転写調整領域に存在する GATA 配列に結合する転写因子のファミリー).
Gatch, Willis Dew [gǽtʃ] ガッチ(1878–1961, アメリカの外科医).
G. bed ガッチベッド(敷布団が2片に分かれ, その1片を自在に上下できるベッド).
gat·cha·ki [gatʃaki] [J] がっちゃき(青森県津軽地方の農村にみられるビタミン B_2 欠乏症の一種で, この方言はおそらく肛陰部の瘙痒を意味し,「しび」とも呼ばれている).
gate [géit] ゲート(膜電位や化学伝達物質の作用によりイオンチャネルを閉じること).
g. circuit ゲート回路〔医学〕.
g. control theory ゲートコントロール説(Melzack と Wall によって提唱された, 痛みがそれ以外の感覚刺激で抑制されるという現象をもとに, 脊髄後角レベルでの痛みの制御機構を想定した仮説).
gated cardiac image 心拍連動心イメージ〔医学〕.
gated CT scan 同期 CTスキャン.
gated heart study 心拍連動心検査〔医学〕.
gated image ゲーテッドイメージ〔医学〕(生体信号符に同期させてつくる臓器像).
Ga·te·si·us [geití:siəs] 孤虫(幼裂頭条虫), = *Sparganum*.
gathered breast 乳房膿瘍, = broken breast.
gath·er·ing [gǽðəriŋ] ① 収集. ② 化膿, 腫脹.
gating mechanism 通門機序〔医学〕.
gat·ism [géitizəm] 屎尿失禁, たれ流し状態〔医学〕.
gat·o·phil·ia [gæ̀təfíliə] 愛猫狂, ネコ溺愛, = ailurophilia.
gat·o·pho·bia [gæ̀təfóubiə] 恐猫症, ネコ恐怖, = ailurophobia, galeophobia.
Gatti, Richard A. [gǽti] ガッティ(アメリカの小児科医).
G.-Lux syndrome ガッティ・ラックス症候群(短肢性小人症と免疫不全症をもつ症候群, 短肢骨異形成).
gat·tine [gǽti:n] (ウイルス, 細菌の感染によるカイコ(蚕)病).
gauche form ゴーシェ形〔医学〕(立体異性の一種).

G

Gaucher, Phillippe Charles Ernest [gó:ʃər] ゴーシェ(1854–1918, フランスの医師).
G. cell ゴーシェ細胞(ゴーシェ病に独特のグルコセレブロシドを蓄積した細胞).
G. disease ゴーシェ病〔医学〕(家族性脾性貧血とも呼ばれ, 肝脾の腫脹, 貧血, 骨格の変化を特徴とし, ゴーシェ細胞の浸潤が臓器に証明され, 脂肪タンパク代謝病の一型と考えられ, 特にケラシンの蓄積が起こる).
gauge [géiʤ] ① 計器, 尺度, ゲージ. ② 標準規. ③ 軌間, = gage.
g. invariant ゲージ不変.
Gault re·flex [gó:lt rifléks] ゴールト反射(突然の音に近い側の眼輪筋の収縮で正常健康者にみられる), = cochleopalpebral reflex.
Gault test [gó:lt tést] ゴールト試験(聾の詐病を鑑別する方法で, 正常という耳に栓を用いて, 難聴側の近くに音を加えると, 聴覚があれば, その側の瞬目が起こる).
gaul·the·ria [gɔ:lθí:riə] ゴールテリア(シラタマノキ *Gaultheria miqueliana* (日本産)またはヒメコウジ *Gaultheria procumbens* (北アメリカ産)の葉), = partridge berry, teaberry, wintergreen.
g. oil トウリョク[冬緑]油(① サリチル酸メチル. ② ヒメコウジ *Gaultheria procumbens* から得られる揮発油).
gaul·the·rin [gó:lθərin] ガウルテリン ㊗ methyl-salicylate-2-glucoxyloside $C_{19}H_{26}O_{12}$ (*Monotropa hypopitys*, *Betula lenta* などにある配糖体), = monotropitin.
gaunt·let [gó:ntlit] 手袋状包帯.
g. anesthesia 全手麻酔, = globe anesthesia.
g. bandage 籠手包帯(手と指とをおおう包帯).
g. flap 手背皮弁.
g. graft 有茎移植, = pedicle graft.
Gauss, Carl J. [gáus] ガウス(1875–1957, ドイツの婦人科医).
G. method ガウス法(無痛分娩法), = twilight sleep.
G. sign ガウス徴候(妊娠初期には子宮の異常可動性がある).
Gauss, Karl Friedrich [gáus] ガウス(1777–1855, ドイツの数学者).
G. curve ガウス曲線(正規分布曲線).
G. distribution ガウス分布〔医学〕.
G. eyepiece ガウス接眼レンズ.
G. probability function ガウス確率関数.
gauss [gáus] ガウス(磁束密度の cgs 電磁単位).
gaussian curve ガウス曲線(正規分布曲線), = normal distribution curve.
gaussian distribution ガウス分布, = normal distribution.
gaussian point ガウス点(節点), = nodal point.
gaussian pointspread function ガウス(正規)形点応答関数〔医学〕.
gaussian spot ガウス(正規)形スポット〔医学〕.
gautherin oil 冬緑油〔医学〕.
Gauvain, E. Almore [gó:vein] ゴーバイン(1893生, アメリカの皮膚科医).
G. fluid ゴーバイン液(グアヤコール 2, ヨードホルム 5, エーテル 10, オリーブ油 100mL (蓄膿洗浄用)).
gauze [gó:z] ガーゼ〔医学〕.
g. bandage ガーゼ包帯〔医学〕.
g. drainage ガーゼ排液法.
g. sponge ガーゼ海綿, ガーゼ布, ガーゼ球.
g. tampon ガーゼタンポン〔医学〕.
g. weave ガーゼ織り〔医学〕.
ga·vage [gəvá:ʤ, gɑvá:ʒ] ① 摂食. ② 栄養, = feeding.
g. feeding 細管栄養〔医学〕.
Gavard, Hyacinthe [gavá:r] ガヴァール(1753–1802, フランスの解剖学者).
G. muscle ガヴァール筋(胃壁の斜走筋).
GAVE gastric antral vascular ectasia〔胃〕前庭部毛細血管拡張症の略.
Gay, Alexander H. [géi] ゲイ(1842–1907, ロシアの解剖学者).
G. glands ゲイ腺, = glandulae circumanales.
Gay-Force test [géi fó:s tést] ゲイ・フォルス試験(チフス菌液 typhoidin の皮膚接種反応を利用する腸チフス診断法), = typhoidin test.
gay bowel syndrome ゲイ腸症候群.
Gayer test [géiər tést] ゲーヤー試験(*Cannabis* の試験法で, 純品のエキスを静注するとウサギの角膜に完全麻酔が起こる).
Gayet, Prudent [geijéi] ガエー(フランスの外科医).
G. disease ガエー病(アフリカの重症嗜眠病 nelavan に類似の疾患).
gayle [géil] (雌ヒツジの育子期に起こる出血性ブドウ球菌の感染による疾病).
Gay-Lussac, Joseph Louis [géi lu:sá:k] ゲイリュサック(1778–1850, フランスの物理化学者).
G.-L. first law ゲイリュサック第一法則(常温常圧における気体の熱による膨張係数 α が気体の種類を問わずほとんど同一の値をもつという法則で, この値は絶対温度目盛で表した0°Cの値(273.15)の逆数に等しい), = Charles law.
G.-L. law ゲイリュサックの法則.
G.-L. second law ゲイリュサック第二法則(気体容積の法則または気体反応の法則で, 数種の気体の間において化学変化が起こるときは, 互いに反応する気体の容積並びにその生成物の容積の比は同温同圧の下で簡単な整数の比によって示される).
Gaza, Wilhelm von [gá:zə] ガツァ(1883–1936, ドイツの外科医).
G. operation ガツァ手術(交通枝切断術), = ramisection.
gaze [géiz] 注視, 凝視.
g. nystagmus 定位眼振〔医学〕, 注視麻痺性眼振, = gaze-evoked nystagmus.
g. palsy 注視麻痺〔医学〕.
g.-paretic nystagmus 注視麻痺性眼振〔医学〕.
ga·zo·therm [géizəθə:m] 無痛歯牙充填装置.
GB virus GB ウイルス(フラビウイルス科のウイルス. A〜C 型に分けられ, C 型は G 型肝炎ウイルスと同一).
GBH gamma benzene hexachloride ガンマ六塩化ベンゼンの略.
GBM glomerular basement membrane 抗糸球体基底膜の略.
GBS ①group B streptococcus B 群レンサ球菌の略. ②Guillan-Barré syndrome ギラン・バレー症候群の略.
GC gas chromatography ガスクロマトグラフィ〔一〕の略.
GC agar base GC 基礎寒天培地(ナイセリアの分離に用いられる).
GC content GC 含量(DNA はアデニン(A), グアニン(G), シトシン(C), チミン(T)の4種の塩基を含む. そのうち G と C の占める割合をいう).
gcal gram calorie 小カロリーの略, = small calorie.
GCE glomerular capillary endotheliosis 糸球体系蹄毛細血管内皮症の略.
GCP good clinical practice 臨床試験実施基準の略.
GCS ① Gianotti-Crosti syndrome ジアノッティ・クロスティ症候群の略. ②Glasgow coma scale グラス

ゴーコーマスケールの略.
GCSE generalized convulsive status epilepticus 全身性痙攣重積状態の略.
G-CSF granulocyte-colony stimulating factor 顆粒球コロニー形成促進因子,顆粒球コロニー刺激因子の略.
GCT giant cell tumor 巨細胞腫の略.
Gd gadolinium ガドリニウムの元素記号.
GDM gestational diabetes mellitus 妊娠糖尿病の略.
GDP ① gel diffusion precipitation ゲル内沈降反応の略. ② guanosine diphosphate グアノシン二リン酸の略.
Ge germanium ゲルマニウムの元素記号.
gear [gíər] 歯車.
Geber aqua regia ゲーベル王水(硝酸に塩化アンモニウムを加えたもの).
Gee, Samuel Jones [ʤí:] ギー(1839-1911, イギリスの小児科医).
G. disease ギー病(小児脂肪便症), = celiac disease, Gee-Herter syndrome non-tropical or infantile sprue, idiopathic steatorrhea, Gee-Thaysen disease, Herter infantilism, Herter-Heubner disease.
GEF glycosylation enhancing factor グリコシレーション促進因子の略.
gef·i·ti·nib [jefítənəb] ゲフィチニブ(抗悪性腫瘍薬. 海外での承認はなく, わが国で初めて承認された医薬品. 肺癌の化学療法薬として発売されたイレッサ Iressa は間質性肺炎の副作用を呈し, 使用側の問題も提起された(2002)).
gegen ion 対イオン [医学].
Gegenbauer, Carl [géigənbòuər] ゲーゲンバウエル(1826-1903, ドイツの解剖学者).
G. cells ゲーゲンバウエル細胞(骨芽細胞), = osteoblast.
Geigel, Richard [gáigəl] ガイゲル(1859-1930, ドイツの医師).
G. reflex ガイゲル反射(精巣挙筋反射に相当する女性の反射で, 大腿部の前内側をなでると, 鼡径靱帯上部の筋線維が収縮する), = inguinal reflex.
Geiger, Hans [gáigər] ガイガー(1882-1945, イギリスに住んだドイツの物理学者).
G.-Müller counter ガイガー・ミュラー計数管(放射線による気体の電離を利用した, 高電圧による放射線検出器. 尖端計数計 point counter ともいわれ, 放射線粒子または光子を1個ずつ数え, 放射能を測定する装置), = Geiger-Müller counting circuit, Geiger-Müller tube.
G.-Müller counting circuit ガイガー・ミュラー計数回路.
G.-Müller tube ガイガー・ミュラー管.
Geiger, Philipp Lorenz [gáigər] ガイガー(1785-1839, ドイツの薬理学者. Hermann Hesse との協同研究でアトロピンを分離した(1833)).
gein [géin, ʤí:-] ゲイン $C_{21}H_{30}O_{11}H_2O$ (バラ科ダイコンソウ属の一種 *Geum urbanum* の根にある配糖体), = geoside.
gei·so·ma [gaisóumə] ① 眉毛(顔の). ② 眼窩上隆起(頭蓋の), = geison.
Geissler, Heinrich [gáislər] ガイスラー(1814-1879, ドイツの医師).
G. tube ガイスラー管(希薄気体の中での放電実験を行うための真空管), = Geissler-Pluecker tube.
geis·so·sper·mine [gàisouspə́:min] ゲイソスペルミン $C_{40}H_{50}N_4O_3$ (キョウチクトウ科植物 *Geissospermum laeve* の樹皮から得られる毒性アルカロイド).
gei·to·nog·a·my [gàitənágəmi] 隣花受粉 [医学].
Gek·ko [gékou] ヤモリ[守宮]属(有鱗目, トカゲ亜目, ヤモリ下目, ヤモリ科の一属).
gel [ʤél] ① ゲル, 膠化体(コロイド溶液ゾル中に分散しているコロイド粒子の濃度が増してゼリー状になったもの). ② ゲル剤 [医学].
g. chromatography ゲルクロマトグラフィ〔ー〕[医学].
g. diffusion ゲル〔内〕拡散〔法〕[医学].
g. diffusion method ゲル内拡散法(オクタロニー試験など).
g. diffusion precipitin reaction ゲル〔内〕拡散沈降反応 [医学], ゲル内沈降反応(寒天, セファデックスなどの支持体内で, 抗原と抗体を反応させ, 沈降物 precipitate の形成によって抗原抗体反応をみる方法).
g. diffusion precipitin tests ゲル拡散沈降試験.
g. diffusion precipitin tests in one dimension 一次元ゲル拡散沈降試験.
g. diffusion precipitin tests in two dimension 二次元ゲル拡散沈降試験.
g. diffusion test ゲル内拡散試験(テスト) [医学].
g. electrofocusing ゲル等電点分画〔電気泳動法〕[医学].
g. electrophoresis ゲル電気泳動〔法〕[医学].
g. filtration ゲル濾過 [医学].
g. filtration chromatography ゲル濾過クロマトグラフィ.
g. filtration method ゲル濾過法 [医学].
g. filtration technique ゲル濾過法.
g. isoelectric focusing ゲル等電点電気泳動法.
g. permeation chromatography ゲル浸透クロマトグラフィ〔ー〕[医学].
g. point ゲル化点 [医学].
g. quav gelatina quavis いずれのゼラチンでもの略.
g. rubber ゲルゴム [医学].
g. structure ゲル構造.
g. test ゲル試験(梅毒血清反応の一つで, 少量の血清に氷酢酸を加えると梅毒では速やかに沈殿し透明化される), = MacDonagh test.
gel·a·da [ʤélədə, ʤəlá:də] ジェラダひひ [医学].
gel·ase [ʤéleis] ゲラーゼ(寒天またはゲローズを加水分解して還元糖にする反応を触媒する酵素).
ge·las·ma [ʤəlǽsmə] ヒステリー性哄笑, = gelasmus.
ge·las·mus [ʤəlǽsməs] ヒステリー性哄笑, = gelasma.
gelastic epilepsy 笑いてんかん [医学].
gelastic seizure 笑い発作(視床下部過誤腫の徴候の一つ).
ge·late [ʤéleit] ゲル化する,膠化する, = gelatinize.
gel·at·i·fi·ca·tion [ʤəlætifikéiʃən] ① 膠化. ② 糊化(デンプンの), = gelatinization.
ge·lat·i·nase [ʤəlǽtineis] ゼラチナーゼ(ゼラチン液化酵素).
gel·a·tin(e) [ʤélətin] ① ゼラチン(変性コラーゲンのことをいう. 市販のゼラチンは変性コラーゲンのほかに他の物質や色素を含む). ② ゼラチン剤 [医学].
g. agglutination test (GAT) ゼラチン凝集試験.
g. capsule ゼラチン・カプセル [医学].
g. compound phenolized 複合石炭酸加ゼラチン(ゼラチン, 亜鉛華, グリセリンおよび水にフェノール1.5%を加えたもので, ゼリー包帯をつくるために用いる).
g. dynamite ゼラチン・ダイナマイト [医学].
g. liquefaction ゼラチン液化 [医学].
g. particle indirect agglutination test (GPAT) ゼラチン〔粒子〕間接凝集試験.
g. pearl 膠球 [医学].
g. sponge ゼラチン海綿(気泡性ゼラチンを原料としてつくったスポンジで, 止血用).
g. veronal buffer ゼラチン・ベロナール緩衝液

〔医学〕.
gelatiniform carcinoma 膠様癌，= colloid carcinoma.
gelatiniform degeneration ゼラチン様変性，= colloid degeneration.
ge·lat·i·ni·za·tion [ʤəlæ̀tinaizéiʃən] 膠化，ゲル化，ゼラチン化〔医学〕，のり（糊）化〔医学〕.
g. ratio 糊化率〔医学〕.
ge·lat·i·nize [ʤəlǽtinaiz] ゼラチン化させる，ゼラチン化する.
gelatinized chloroform 膠状クロロホルム（卵白とクロロホルムとの等量混合液）.
ge·lat·inizer [ʤəlǽtinaizər] ゲル化剤〔医学〕.
ge·lat·i·noid [ʤəlǽtinɔid] ゼラチン様の，膠様の.
g. plaque 膠様斑，= bacterial plaque.
gel·a·ti·no·lyt·ic [ʤèlətinəlítik] ゼラチン融解性の.
gel·a·ti·no·sa [ʤèlətinóusə] 膠様質，= substantia gelatinosa Rolandi.
gel·a·ti·no·tho·rax [ʤèlətinouθɔ́:ræks] 胸内膠質注射.
ge·lat·i·nous [ʤəlǽtinəs] ゼラチン状〔の〕〔医学〕，膠様の.
g. adenoma = colloid goiter.
g. bone marrow ゼラチン様骨髄〔医学〕.
g. cancer 膠様癌.
g. connective tissue 膠様組織〔医学〕.
g. droplike corneal dystrophy 膠様滴状角膜ジストロフィ.
g. granule 膠様顆粒.
g. infiltration ゼラチン様浸潤〔医学〕，膠状浸潤.
g. marrow 膠様髄.
g. matter 膠様質，= substantia gelatinosa.
g. polyp 粘液腫，= myxoma.
g. scleritis 膠様強膜炎.
g. solitary nucleus [TA] 膠様質孤束核*，= nucleus gelatinosus solitarius [L/TA].
g. sputum ゼラチン様痰〔医学〕.
g. subnucleus [TA]（膠様質亜核*），= subnucleus gelatinosus [L/TA].
g. substance [TA] 膠様質，= substantia gelatinosa [L/TA].
g. tissue 膠様組織.
g. tumor 膠様腫〔瘍〕，= myxoma.
g. varix 結節性臍帯.
gel·a·ti·num [ʤèlətínəm] ゼラチン，= gelatin(e).
ge·la·tion [ʤeléiʃən] ゲル化〔医学〕（溶質ゾルがゲルに変化すること）.
g. time ゲル化時間〔医学〕.
gelations pneumonia ゲル様肺炎〔医学〕.
gel·a·tose [ʤélətous] ゼラトース（ゼラチンの水解産物で，プロテアーゼの一種）.
ge·la·tum [ʤəléitəm] ゲル，ゼリー.
geld [géld]（ウマを去勢すること），= castrate a horse.
geld·ing [géldiŋ] ① 去勢，= castration. ② 去勢ウマ，= castrated stallion.
gel·foam [ʤélfoum] ゲルフォーム〔医学〕.
ge·li·du·si [gèlidjú:si] = pelidisi.
Gélineau, Jean Baptiste Edouard [ʤélinou] ジェリノー（1859生，フランスの医師）.
G. disease ジェリノー病（睡眠発作 narcolepsy を初めて記載した（1880）），= Gélineau (-Redlich) syndrome.
G. syndrome ジェリノー症候群.
ge·liq·ua [geilíkwə]（体重2/3×10（ピルケーの表現式）．Pirquet）.
Gelle, Marie Ernest [ʒéij] ジェレー（1834–1923，フランスの耳科医）.
G. test ジェレー試験（外耳道に挿入したゴム管に音叉を接触させたうえ，ゴム球で吸引または圧力を加えると，正常ならば音を聴収するが，中耳の小骨に異常のある場合には聞こえない）.
Gellhorn, George [ʤélhɔ:n] ゲルホルン（1870–1936，アメリカの婦人科医）.
G. pessary ゲルホルンペッサリー（子宮脱に用いる単茎ペッサリー）.
gel·ling [ʤéliŋ] ゲル化〔医学〕.
g. agent ゲル化剤〔医学〕.
ge·lo·di·ag·no·sis [ʤèloudàiəgnóusis] ゲル鑑別法（大腸菌と腸チフス菌の鑑別法で，これら２種の細菌を石炭酸を加えたゲロース培地で培養すると，大腸菌は乳糖を発酵させるが，腸チフス菌は陰性である）.
gel·om·e·ter [ʤelámitər] ゲルメータ〔医学〕.
gel·ose [ʤélous] ゲロース $(C_6H_{10}O_5)_n$（寒天から得られるガラクタン），= δ-galactan, gelan.
ge·lo·sis [ʤelóusis] 硬結塊（特に筋肉内に発生する腫瘤）.
gel·o·ther·a·py [ʤèləθérəpi] 哄笑療法.
gel·o·to·lep·sy [ʤèlətəlépsi]（哄笑中に起こる筋緊張の突然消失と，一過性の意識消失）.
gel·o·trip·sy [ʤèlətrípsi] 筋硬結緩解（按摩などで肩こりや筋の硬結を治すこと）.
gel·se·mic ac·id [ʤelsémik ǽsid] ゲルセミン酸 $C_{13}H_{11}O_5$（ゲルセミウム根に含有される酸）.
gel·se·mine [ʤélsəmin] ゲルセミン $C_{20}H_{22}N_2O_2$（*Gelsemium* 植物の根と地下茎に存在するアルカロイド），= crystalline gelsemine.
gel·se·mi·um [ʤelsí:miəm] ゲルセミウム，黄色ジャスミン（つる性灌木 *Gelsemium sempervirens* の根茎を乾燥した生薬．毒性あり．中枢興奮作用がある）.
gel·se·mi·um·ism [ʤelsémiəmizəm] ゲルセミウム中毒症，= chronic gelsemium poisoning.
gel·sem·per·in [ʤelsémpərin] ゲルセンペリン（*Gelsemium sempervirens* から得られる粉末状濃縮物）.
gel·sol·in [ʤelsálin] ゲルゾリン（アクチン結合タンパク質，ゲルゾリン１分子はアクチン２分子を結合する）.
Gély, Jules Aristide [ʤéli] ジェリ（1806–1861，フランスの外科医）.
G. suture ジェリ縫合（腸の創口を閉じるとき用いる両端針縫合）.
geme·cit·a·bine [ʤeməsítəbi:n] ゲムシタビン（ヌクレオシド系代謝拮抗薬．抗腫瘍活性を認める）.
Ge·mel·la [ʤəmélə] ゲメラ属（好気性〜通性嫌気性の哺乳類に寄生する球菌）.
gem·el·lary [ʤéməlari] 双子の.
g. pregnancy 双胎妊娠.
gem·el·lip·a·ra [ʤèməlípərə]（双子を出産した女性）.
gem·el·lol·o·gy [ʤèməlálədʒi] 双生児学，双子（胎）学.
gem·el·lus [ʤéməlәs] 双子筋.
g. inferior [TA] 下双子筋，= musculus gemellus inferior [L/TA].
g. superior [TA] 上双子筋，= musculus gemellus superior [L/TA].
gem·fib·ro·zil [ʤemfíbrəzil] ゲムフィブロジル ㊎ 2,2-dimethyl-5-(2,5-xylyloxy) valeric acid（高脂血症治療薬）.
gem·i·nal [ʤéminəl] 二重の，双生の.
g. body 二対体（下等脊椎動物の），= optic lobe, superior colliculus.
gem·i·nate [ʤémineit] 一対の，双生の，= geminous.
gem·i·nat·ed teeth [ʤémineitid tí:θ] 双生歯〔医

学〕，双胎歯．
gem·i·na·tion [ʤèminéiʃən] 双生，双胎児出生．形 geminal，geminate，geminous．
g. of teeth 歯牙癒着〔症〕〔医学〕．
gem·i·ni [ʤémini] 双胎〔児〕(双児 geminus の複数)．
g. aequales 一卵性双胎児，= enzygotic twins．
g. conjuncti 重複双児．
gem·i·nous [ʤéminəs] 一対の，双生の．
gem·i·nus [ʤéminəs] 双胎〔児〕，双生児，ふたご．
ge·mis·to·cyte [ʤəmístəsait] 大円形膠細胞，肥胖細胞〔医学〕．
ge·mis·to·cyt·ic [ʤemìstəsítik] 大円形細胞性の(特に星状神経膠細胞についていう)．
g. astrocytoma 大円形細胞性星状細胞腫，肥満性星細胞腫〔医学〕．
g. cell 大円形細胞．
gem·ma [ʤémə] 芽，芽様体(① 芽のような構造あるいは形．② ある仮説的な生物単位で smicelle に同じ)．
g. gustatoria [L/TA] 味蕾，= taste bud [TA]．
gem·man·gi·o·ma [ʤèmænʤióumə] 血管肉腫，= angiosarcoma．
gem·ma·tion [ʤeméiʃən] 芽生，発芽〔医学〕．
gem·mule [ʤémju:l] ① 小芽，芽胞，芽球．② 神経細胞の突起．③ ジェミュール(体細胞の放出する仮定単位で，芽細胞に蓄積して形質の発育を左右するもの)．
Gen general status 全身状態の略．
gen- [ʤen] 性，生殖の意味を表す接頭語，= genito-，geno-．
-gen [ʤən] 化学では物質を産生する母体，生物学では産生された物質をいう接尾語．
gen [ʤén] 遺伝子，因子，= gene．
ge·na [ʤí:nə] 頬(ほお)，頬部，= cheek．形 genal．
genal cleft 頬裂，= genal fissure．
genal fissure 頬裂，= genal cleft．
genal glands 頬腺．
genal line 頬線(ジアデロー線の一つで，口付近の鼻線から頬骨に至る)．
gen·der [ʤéndər] ① 性，性別〔医学〕．② ジェンダー(社会的性として文化的につくられた男女の差)．
g. assignment 性の決定〔医学〕．
g.-based biology 性差科学(細胞や組織など構造，機能の性差(男女差)を研究する分野)．
g. dysphoria 性別違和．
g. dysphoria syndrome 性別不機嫌症候群．
g. identification 性〔別〕識別〔医学〕．
g. identity 性同一性〔医学〕．
g. identity disorder (GID) 性同一性障害(生物学的性別と性の自己意識が一致しないものをいう)．
g. identity disorder in children 小児性同一性障害(小児期の性同一性障害)．
g. role 性的役割．
g. specific medicine (GSM) ジェンダー・スペシフィック・メディシン，性差医学，性差医療(性差を考慮した医療と訳される．男性，女性の相違に基づく医療の考え方)．
Gendre fixing fluid ジャンドル固定液(ピクリン酸飽和アルコール溶液8，ホルマリン1.5，氷酢酸0.5)．
gene [ʤí:n] 遺伝子〔医学〕，因子(生物の遺伝形質を決定する核内構造単位．遺伝子の本体は原則的には DNA (例外的に RNA を遺伝子とするウイルスもある)．真核生物では核，ミトコンドリア，葉緑体(植物)内にある．プラスミドとして細胞質内にある場合もある)．形 genic．
g. action 遺伝子作用〔医学〕．
g. amplification 遺伝子増幅〔医学〕(特定の遺伝子が特定の細胞でその数を増加させること)．
g. amplification modulation 遺伝子増幅修飾．
g. analysis 遺伝子分析〔医学〕．
g. arrangement 遺伝子配列〔医学〕．
g. bank 遺伝子バンク(銀行)〔医学〕．
g. carrier 保因者〔医学〕．
g. clone 遺伝子クローン(遺伝子組換えにより，同一の遺伝子のコピーが大量に出来るようになる，このコピーをいう)．
g. cluster 遺伝子集積〔医学〕．
g. complementation 遺伝子相補作用．
g. control 遺伝子制御．
g. conversion 遺伝子変換〔医学〕．
g. conversion theory 遺伝子変換説〔医学〕．
g. deletion 遺伝子欠損〔医学〕．
g. diagnosis 遺伝子診断〔医学〕．
g. doping 遺伝子ドーピング(遺伝子治療の技術を応用し，筋肉増強などをはかることが考えられている)．
g. dosage 遺伝子量〔医学〕(細胞あるいは染色体上の特定の遺伝子の数をいう)．
g. dosage effect 遺伝子量効果(核当たりの対立遺伝子の数．通例1倍体では1，2倍体では2，…，となる．XX-XY あるいは XX-XO 型の性決定を行う生物では，X 染色体上の遺伝子は雌雄で遺伝子量が異なり，それによって起こる効果)．
g. dosis effect 遺伝子量効果〔医学〕．
g. duplication 遺伝子重剰〔性〕〔医学〕，遺伝子重複〔医学〕(遺伝子が何らかの原因で重複すること)．
g. engineering 遺伝子工学．
g. expression 遺伝子発現〔医学〕(形質発現．遺伝子の上の情報はまず mRNA に転写され，さらにアミノ酸配列に翻訳され，遺伝子によって支配されるタンパク質が合成される．遺伝子の働きや遺伝形質がこのような過程をへてタンパク質の機能として現れること)，= phenotypic expression．
g. extinction 遺伝子消失(1つの集団(あるいは種)から1個あるいはそれ以上の対立遺伝子が失われることをいう)，= loss of allele，loss of gene．
g. family 遺伝子ファミリー．
g. flow 遺伝子流動〔医学〕．
g. frequency 遺伝子頻度〔医学〕(1個の遺伝子座の中の対立遺伝子の相対的頻度)，= allelic frequency．
g. genetics 遺伝子遺伝学．
g. imbalance 遺伝子不平衡(遺伝子の失調で，遺伝形質の異常を起こす)．
g. induced by steroid hormone ステロイド誘導性遺伝子．
g. interaction 遺伝子相互作用〔医学〕．
g. knock out 遺伝子破壊，遺伝子ノックアウト．
g. library 遺伝子ライブラリー〔医学〕．
g. locus 遺伝子座〔医学〕．
g. manipulation 遺伝子操作(遺伝子を単離する DNA クローニングや，単離した遺伝子を構造変換する一連の操作過程の中で，試験管内で行われる DNA 組換え反応をいう)．
g. map 遺伝子地図〔医学〕(この染色体地図を決定することを gene mapping という)，= chromosome map．
g. mapping 遺伝子地図作成〔医学〕．
g. marker 遺伝子マーカー．
g. mutation 遺伝子突然変異〔医学〕．
g. pool 遺伝子給源〔医学〕．
g. product 遺伝子産物〔医学〕．
g. rearrangement 遺伝子再配列，遺伝子再構成．
g. recombination 遺伝子組換〔医学〕．
g. redundancy 遺伝子重複〔医学〕，遺伝子冗長〔性〕〔医学〕(ある遺伝子の多コピーが染色体に存在するこ

G

と．例えばキイロショウジョウバエの核小体形成体には18Sと28Sの rRNA 分子をコードするシストロンが何百倍も含まれている）．
g. regulation 遺伝子調節〔医学〕．
g. replication 遺伝子複製〔医学〕．
g.-splicing technique 遺伝子組換え技術〔医学〕（異なる遺伝子源からのDNA断片が共有結合し，組換え体DNAをつくり出す技術）．
g. structure ゲノムの構造，遺伝子の構造．
g. symbol 遺伝子記号〔医学〕．
g. targeting 遺伝子ターゲッテング〔医学〕，ジーンターゲッティング（生体レベルで特定遺伝子座のみに目的とした変異を導入すること）．
g. targeted mouse 標的組換えマウス．
g. therapy 遺伝子治療〔医学〕，遺伝子療法（組換え遺伝子操作法を用いて単離したヒトの正常な遺伝子を重症の遺伝病患者（細胞）に導入し，病気を完治させようとする治療法）．
g. transfer 遺伝子移入，遺伝子導入〔医学〕，＝DNA transfection.
g. walking 遺伝子歩行，ジーンウォーキング（遺伝子ライブラリーから長い遺伝子を拾い上げたり，隣接遺伝子の研究に用いる方法）．
genealogical tree 系統樹〔医学〕．
ge·ne·al·o·gy [ʤì:niáləʤi, -niǽləʤi] ①家系〔医学〕．②家系学〔医学〕，系統学（遺伝学において家系を調査する学問）．形 genealogical.
ge·ne·og·e·nous [ʤì:niáʤənəs] 先天性の，＝congenital.
gen·e·ra [ʤénərə] 属（genusの複数）．形 generic.
gen·er·al [ʤénərəl] ①全身の．②一般の．③系統の〔医学〕．
g. action 一般作用，全身的作用．
g. adaptation syndrome 汎適応症候群〔医学〕，〔全身〕順応（適応）症候群（現象）（下垂体前葉副腎皮質系を主とし，生体がある原因刺激に対して起こす一連の非特異的反応で，①警告反応 alarm reaction，②抵抗期 stage of resistance，③疲憊期 stage of exhaustion の3段階が区別されている）．
g. anatomy 解剖学総論．
g. anemia 全身性貧血．
g. anesthesia 全身麻酔〔医学〕．
g. anesthetic 全身麻酔薬．
g. anosmia 全嗅盲〔医学〕．
g. atony of uterus 全子宮弛（し）緩〔症〕〔医学〕．
g. birth rate 一般出生率〔医学〕．
g. chemistry 化学通論．
g. chorea 全身性舞踏病．
g. circular 大循環（①温度の高低に基づく地球表面の気流．②海洋の平常状態にみられる海流）．
g. circulation 全身循環〔医学〕．
g. combining ability 一般組合わせ能力〔医学〕．
g. condition 全身状態〔医学〕，一般状態．
g. death rate 普通死亡率〔医学〕．
g. disposition 一般素因〔医学〕．
g. duty nurse 一般看護師．
g. ectoderm 皮膚外胚葉〔医学〕．
g. educational objective 一般教育目標〔医学〕．
g. effect 全身効果〔医学〕，一般効果〔医学〕．
g. embryology 一般発生学〔医学〕．
g. faradization 全身感応通電法．
g. fatigue 全身疲労〔医学〕．
g. feeling 一般感情〔医学〕．
g. fertility 一般妊娠率〔医学〕．
g. fertility rate 総出生率〔医学〕（普通出生率の分母を妊娠可能年齢女性人口に置き換えた率）．
g. formula 一般式．
g. hospital 総合病院〔医学〕，一般病院．
g. hospital psychiatry 総合病院精神医学．
g. hypothermia 全身冷却〔医学〕，冬眠療法．
g. immunity 全身免疫．
g. infection 全身感染．
g. infectious diseases 全身感染症（細菌，ウイルス，リケッチア，真菌などの病原微生物によって全身症状を示す疾患を総称する．肺血症は代表例）．
g. inspection 一般視診〔医学〕．
g. interoceptor 一般内受容器（飢餓，渇望，嘔吐，呼吸，循環，性感，内臓痛などの終末器官）．
g. intoxication 全身中毒〔医学〕．
g. lymphadenomatosis of bones 骨全身リンパ節腫症，＝Kahler disease.
g. malaise 全身倦怠感〔医学〕．
g. medical education 一般医学教育〔医学〕．
g. medicine 統合診療科．
g. microbiology 一般微生物学〔医学〕．
g. narcosis 全身麻酔〔医学〕．
g. notice 通則〔医学〕．
g. paralysis 全身麻痺〔医学〕，進行麻痺，＝general paresis.
g. paralysis of insane 進行麻痺（主として側頭葉および前頭葉の皮質を侵す神経梅毒で，精神異常，振戦，言語障害，卒中またはてんかん様発作および瞳孔変化が起こり，現在は麻痺性痴呆 dementia paralytica，または全身性麻痺 general paresis と呼ばれている）．
g. paresis 全身不全麻痺〔医学〕，進行〔性〕麻痺，＝general paralysis of insane.
g. pathology 病理学総論．
g. pharmacological test 一般薬理試験〔医学〕．
g. pharmacology 一般薬理学〔医学〕．
g. physician (GP) 一般医．
g. physiological periodicity 一般生理学的周期性〔医学〕．
g. physiology 一般生理学〔医学〕（生理学総論）．
g. pigmentation disorder 全身色素沈着障害〔医学〕．
g. poisoning 全身中毒〔医学〕．
g. practice 一般診療〔医学〕．
g. practitioner (GP) 総合診療医，一般医〔医学〕，一般開業医〔医学〕（専門医に対していう）．
g. predisposition 一般的素因．
g. psychotherapy 一般心理療法（受容，支持，保証に基づいて行う基本的な心理療法）．
g. reaction 全身反応（特に伝染の際に）〔医学〕．
g. sarcomatosis 全身性肉腫症．
g. semantics 人生学（生活現象の科学的追究で，特に言語の重要性を強調し，その調節により精神的不適合性を矯正する方法に利用する研究）．
g. sensation 全身感覚〔医学〕，一般感覚（痛，触，熱，寒などの）．
g. solution 一般解（微分方程式の）．
g. somatic afferent column 一般体性求心性細胞柱．
g. somatic efferent column 一般体性遠心性細胞柱．
g. somatic symptom 一般身体症状〔医学〕．
g. spasticity 全身性痙縮〔医学〕．
g. status (Gen) 全身状態〔医学〕（全身状態から意識状態まで）．
g. stimulant 全身性興奮薬〔医学〕．
g. surgery 一般外科〔学〕〔医学〕．
g. symptom 一般症状〔医学〕．
g. tax subsidy 一般会計繰入〔医学〕．
g. term 一般項．
g. terms [TA] 一般用語，＝nomina generalia [L/TA].
g. toxicity test 一般毒性試験〔医学〕（医薬品の候

補物質について，動物実験等で安全性を確認するための試験）.
g. treatment 全身療法〔医学〕.
g. tuberculosis 全身性結核〔症〕.
g. visceral afferent column 一般内臓求心性細胞柱.
g. visceral efferent column 一般内臓遠心性細胞柱.
g. work of anatomy 解剖学総記〔医学〕.
g. work on psychiatry 総記精神医学〔医学〕.
gen·er·al·i·za·tion [ʤènərəlaizéiʃən] ① 一般化，総合化〔医学〕，全身化〔医学〕，びまん（瀰漫）. ② 総括的結論.
g. period 蔓延期（伝染病の）.
gen·er·al·ized [ʤénərəlaizd] 系統の〔医学〕，全身性の.
g. amyloidosis 全身〔性〕アミロイド症〔医学〕，全身性アミロイドーシス.
g. anaphylaxis 全身アナフィラキシー〔医学〕（感作されたヒトに同一抗原の静脈内（時に皮内）投与したときに起こる即時的全身反応，アナフィラキシーショック），＝ systemic anaphylaxis.
g. anxiety disorders (GAD) 全般不安症，全般性不安障害.
g. aphthosis 全身性アフタ症.
g. arteriolar sclerosis 汎発性小動脈硬化症（あらゆる器官と臓器の小動脈が硬化する状態で，過敏性体質には重症），＝ diffuse hyperplastic sclerosis.
g. convulsive seizure 全身痙攣発作〔医学〕.
g. convulsive status epilepticus (GCSE) 全身性痙攣重積状態（てんかん重積状態）.
g. edema 全身性水腫（浮腫）〔医学〕.
g. epidermolytic hyperkeratosis 全身性表皮融解性角化症.
g. epilepsy 全身てんかん〔医学〕，全般てんかん.
g. fibromatosis 汎発性線維腫症.
g. fibrous osteitis 汎発性線維性骨炎〔医学〕，＝ generalized fibrous ostitis.
g. glycogenosis 全身性糖原病〔医学〕.
g. hematopoietic hypoplasia 全造血組織形成不全〔症〕〔医学〕.
g. infection 全身感染〔症〕〔医学〕.
g. momentum 一般化運動量.
g. narrowing 広汎性狭細〔医学〕.
g. paralysis 全身麻痺.
g. peritonitis 広汎性腹膜炎〔医学〕，汎発性腹膜炎.
g. plane xanthomatosis 汎発性扁平黄色腫症.
g. platyspondyly 汎発性扁平椎（モルキオ・ブレイルスフォード型骨軟骨異形成症．脊柱の後弯，鳩胸，外反膝などの変形を示し，体幹が四肢に比べて著しく短い），＝ Morquio-Brailsford osteochondrodysplasia.
g. pustular psoriasis of Zambusch ツァンブッシュ汎発性膿疱性乾癬.
g. radiation sickness 全身性放射線疾患〔医学〕.
g. seizure 全身発作〔医学〕.
g. sensation 全身感覚.
g. Shwartzman phenomenon 全身性シュワルツマン現象（*Salmonella* Typhi の培養濾液を静脈内注射すると血栓形成と組織壊死を生じて24時間以内に死に至ることをいう），＝ Shwartzman-Sanarelli reaction.
g. tetanus 広汎性強直.
g. tonic-clonic epilepsy 全身性強直・間代てんかん.
g. transduction 普遍〔形質〕導入〔医学〕，普通形質導入（ファージを介して，供与菌から受容菌にすべての遺伝物質が導入されること）.
g. tuberculosis 全身性結核〔症〕.
g. vaccina 汎発性種痘疹〔医学〕，全身性痘疱〔医学〕.
g. vaccinia 汎発性〔種〕痘疹，全身性ワクシニア，全身性痘瘡（ワクチニアウイルスが急激に多量に血行内に入ったため起こる種痘後の異常経過の一つ）.
generally contracted flat pelvis 全狭扁平骨盤〔医学〕.
generally contracted pelvis 全狭骨盤〔医学〕，均等狭窄骨盤（すべての直径が小さい正常のもの）.
generally enlarged pelvis 均等膨大骨盤（すべての直径が大きい正常のもの）.
generating electrode 発生電極〔医学〕.
generating function 母関数.
generating medium 発生媒〔医学〕.
generating plate 発電板（化学電池の陽極板）.
generating voltmeter 発電機型電圧計.
gen·er·a·tio [ʤènəréiʃiou] [L] 世代，＝ generation.
gen·er·a·tion [ʤènəréiʃən] ① 世代. ② 発生〔医学〕，生成〔医学〕.
g. age curve 世代年齢曲線〔医学〕.
g. index 世代指数（世代から世代への増加率で，細菌の二元分裂において，すべてが生存すれば，その値は2であるが，死滅すれば2以下となる）.
g. life table 世代生命表〔医学〕.
g. matrix 世代行列〔医学〕.
g. psychosis 生殖性精神病.
g. time 世代時間〔医学〕（① 細菌が分割して次回の分割が起こるまでの時間. ② 生物の1世代から次の世代までの期間）.
gen·er·a·tive [ʤénərətiv] 繁殖の，生殖の.
g. nucleus 生殖核，雄原核〔医学〕.
g. organ 生殖器.
g. phase 生殖相〔医学〕.
gen·er·a·tor [ʤénəreitər] ① 発生器，誘発器. ② 発電機，＝ dynamo. ③ 母線. ④ 生成元.
g. furnace ガス発生炉.
g. potential 起動電位〔医学〕，発生器電位，ジェネレータ電位.
ge·ner·ic [ʤənérik] 属性の. → genera.
g. equivalent 同種医薬品〔医学〕.
g. name ① 種類名（アメリカ医師会の化学薬物委員会が採用した薬品の公定名）. ② 一般名〔医学〕.
g. term 属名（生物分類の）.
Generich, Wilhelm [génerik] ゲンネリッヒ（1877生，ドイツの皮膚科医）.
G. treatment ゲンネリッヒ療法（髄液で希釈したネオアルスフェナミンを髄管内に注射する神経梅毒療法）.
ge·ner·ics [ʤənériks] ジェネリック薬（後発医薬品のこと）.
gen·e·ser·o·line [ʤènəsérəlin] ゲネセロリン $C_{13}H_{18}N_2O_2$（geneserine を加熱して得られる結晶アルカロイド）.
ge·ne·si·al [ʤəní:siəl] ① 世代の. ② 由来の，＝ genesic.
g. cycle 女性生殖周期.
genesic sense 性本能.
ge·ne·si·ol·o·gy [ʤènisiáləʤi] 生殖学.
-genesis [ʤénisis] 発生の意味を表す接尾語.
gen·e·sis [ʤénisis] 発生，形成〔医学〕.
gen·e·sis·ta·sis [ʤènisístəsis] 細菌繁殖抑制.
ge·net·ic [ʤənétik] 遺伝の〔医学〕，発生の.
g. affinity 親族関係.
g. agent 遺伝因子〔医学〕.
g. anticipation 遺伝的表現促進〔医学〕.
g. association 遺伝子連関〔医学〕.
g. background 遺伝的背景〔医学〕.
g. block (blocking) 遺伝的遮断〔医学〕.
g. carrier 遺伝〔的〕キャリア，遺伝的保因者.

g. character 遺伝形質（生物の表現型として現れる遺伝性質）．
g. code 遺伝暗号〔医学〕（アミノ酸暗号）．

遺伝暗号表

第1文字	第2文字 U	C	A	G	第3文字
U	Phe	Ser	Tyr	Cys	U
	Phe	Ser	Tyr	Cys	C
	Leu	Ser	ter	ter	A
	Leu	Ser	ter	Trp	G
C	Leu	Pro	His	Arg	U
	Leu	Pro	His	Arg	C
	Leu	Pro	Gln	Arg	A
	Leu	Pro	Gln	Arg	G
A	Ile	Thr	Asn	Ser	U
	Ile	Thr	Asn	Ser	C
	Ile	Thr	Lys	Arg	A
	Met(ini)	Thr	Lys	Arg	G
G	Val	Ala	Asp	Gly	U
	Val	Ala	Asp	Gly	C
	Val	Ala	Glu	Gly	A
	Val	Ala	Glu	Gly	G

ini は翻訳開始コドン，ter は翻訳終止コドン

g. complementation test 遺伝的相補性検定〔医学〕．
g. conjugation 遺伝的接合〔医学〕．
g. constitution 遺伝体質〔医学〕．
g. control 遺伝的防除〔医学〕．
g. conversion 遺伝子変換（ある遺伝子の状態がほかの対立遺伝子の状態に移行することによって起こる遺伝的組換え現象）．
g. correlation 遺伝相関〔医学〕．
g. counseling 遺伝相談〔医学〕，遺伝カウンセリング（アメリカの人類遺伝学者，S. Reed の提唱（1951）といわれる．はじめは医師の領域であったが，遺伝子診断の普及に伴い，生命倫理観をもとにした心理的応援技能が重要となり近年医師以外の本格的専門カウンセラーの養成が進められている），= genetic counselling．
g. counsel(l)or 遺伝カウンセラー（遺伝的疾患を有する患者および家族に対して遺伝学的情報の提供，アドバイスを行う．わが国では1991年日本人類遺伝学会が認定医制度を発足させている．臨床遺伝学認定医）．
g. covariance 遺伝共分散〔医学〕．
g. cross 〔遺伝的〕交雑〔医学〕．
g. damage 遺伝的損傷〔医学〕．
g. death 遺伝的死〔医学〕．
g. diagnosis 遺伝子診断〔法〕．
g. disease 遺伝〔子〕病〔医学〕．
g. dissection 遺伝的解析〔医学〕．
g. distance 遺伝距離（種間および集団間の遺伝子の違いを表した尺度をいう．遺伝子頻度の関数として表わされるもの）．
g. diversity 遺伝的多様性〔医学〕．
g. dose 遺伝線量〔医学〕．
g. drift 遺伝的浮動〔医学〕．
g. effect 遺伝的影響〔医学〕．
g. engineering 遺伝子工学〔医学〕（組換えDNA 作製技術のことをいうとともにその技術に基づく遺伝子改造による医薬品，農産物など微生物産業のための技術革新への応用性に関する研究分野をも包括している）．
g. epidemiology 遺伝疫学．
g. equiribrium 遺伝的平衡（集団において，対立遺伝子の遺伝頻度が一定の分布に安定している状態をいう）．
g. factor 遺伝因子〔医学〕．
g. fine structure 遺伝的微細構造〔医学〕（遺伝的形質を担う単位としての分子レベルの遺伝子の構造），= fine structure of gene．
g. fine structure map 遺伝的微細構造地図〔医学〕．
g. gain 遺伝獲得量〔医学〕．
g. hazard 遺伝的障害〔医学〕．
g. heterogeneity 遺伝的異質性〔医学〕．
g. homeostasis 遺伝恒常性〔医学〕．
g. information 遺伝情報〔医学〕（生物を特徴づけている，親の形質を子に伝える機構を支える生物学的情報のこと）．
g. injury 遺伝的傷害〔医学〕．
g. instability 遺伝的不安定性〔医学〕．
g. instruction 遺伝子情報〔医学〕．
g. intervention 遺伝的干渉〔医学〕．
g. linkage 遺伝的連鎖〔医学〕．
g. load 遺伝的荷重（集団遺伝学で，自然淘汰の強さを表す用語）．
g. locus 遺伝子座〔医学〕．
g. manipulation 遺伝子操作〔医学〕．
g. map 遺伝〔子〕地図〔医学〕，遺伝学的地図（染色体上の遺伝子の配列や相対的位置を組換えを用いて作成した染色体地図．連鎖地図ともいう），= linkage map，physical m.．
g. marker 遺伝マーカー，遺伝標識（遺伝学的解析では，遺伝子の伝達を検出するために，種々の表現形質を調べるが，それらをコードする遺伝子をマーカー遺伝子または遺伝マーカーという）．
g. material 遺伝物質．
g. parameter 遺伝母数〔医学〕．
g. polymorphism 遺伝的多型〔医学〕（ある生物集団の特定の遺伝子に注目した場合に，高い頻度で変異した遺伝子が存在することをいう）．
g. prognosis 遺伝〔的〕予後〔医学〕．
g. psychology 発生心理学．
g. radiation effect 遺伝的影響（放射線の）．
g. reactivation 遺伝子再活性化〔医学〕．
g. reassortant 遺伝的再集合体．
g. reassortment 遺伝子再結合〔医学〕，遺伝的再集合．
g. recombinant vaccine 遺伝子組換えワクチン（人工ワクチンの一つ．遺伝子組換え技術で合成したワクチン）．
g. recombination 遺伝的組換え〔医学〕，遺伝子組換え（DNA の遺伝的組換えは，２つの異なる個体からの遺伝物質の会合によって起こり，交差の結果，新しい型の遺伝形質の組み合わせが生じることをいう）．
g. regulation 遺伝調節〔医学〕．
g. resistance 遺伝的抵抗性〔医学〕．
g. resource 遺伝〔的〕資源．
g. restriction 遺伝子拘束〔医学〕，遺伝的拘束（T 細胞が外来抗原と反応するとき，抗原ペプチドが自己の MHC 分子によって提示されたときにのみ反応することができ，自己以外の MHC 分子により提示された場合には反応できないという性質），= MHC restriction．
g. risk 遺伝的危険度〔医学〕，遺伝的危険率．
g. screening 遺伝学的スクリーニング〔医学〕．
g. sex 遺伝学的性〔医学〕．
g. structure of population 集団の遺伝構成〔医学〕．
g. substance 遺伝物質〔医学〕．
g. surgery 遺伝手術〔医学〕．
g. susceptibility 遺伝的感受性〔医学〕．

g. syndrome 遺伝症候群(1つの座位の遺伝子により，成因上，一見無関係にみえる病態が2つ以上の異なった臓器，組織系統に発現する疾病をいう).
g. technique 遺伝学的技法〔医学〕.
g. testing 遺伝診断.
g. tolerance dose 遺伝的耐量〔医学〕.
g. toxicity 遺伝毒性〔医学〕.
g. toxicology 遺伝毒性学〔医学〕.
g. transcription 遺伝情報転写〔医学〕.
g. transduction 遺伝形質導入〔医学〕.
g. transformation 遺伝形質転換〔医学〕.
g. translation 遺伝翻訳〔医学〕.
g. translocation 遺伝的転位〔医学〕.
g. variability 遺伝的変異性〔医学〕.
g. variance 遺伝分散〔医学〕.
g. variation 遺伝的変異〔医学〕(遺伝子の突然変異，組換えあるいは欠失など染色体異常も含めた遺伝子構成の変化が原因で生じ，遺伝する変異)，= heritable variation.
genetically altered cell 遺伝子組換え細胞〔医学〕.
genetically modified food 遺伝子組換え食品.
genetically restricted factor (**GRF**) 遺伝子拘束因子(マウスマクロファージを抗原とともに培養したときに分泌される．抗原フラグメントとI-A抗原の複合体で，MHC拘束性にT細胞を活性化する).
genetically significant annual dose (**GSD**) 遺伝有意〔年〕線量.
genetically significant dose (**GSD**) 遺伝有意〔線〕量〔医学〕.
ge·net·i·cist [ʤənétisist] 遺伝学者，= genetist.
ge·net·ics [ʤənétiks] 遺伝学〔医学〕. 形 genetic, genetical.
gen·e·top·a·thy [ʤènitápəθi] 生殖異常.
ge·net·o·troph·ic [ʤènitətráfik] 遺伝栄養性の.
g. disease 発生学的栄養不良病，遺伝栄養性疾病(遺伝と栄養との両因子が原因をなす疾病).
gen·e·tous [ʤénitəs] 胎生期からの，= congenital.
g. idiocy 先天性白痴，= congenital idiocy.
Geneva Convention ジュネーブ会議(1864年に開かれた会議で，戦場においては，すべての負傷兵ならびに軍医および看護師を中立国民として取り扱うことの協定が成立したが，さらに1907年 The Hague Peace Conference において改訂され Convention X として採用された).
Geneva lens measure ジュネーブ式レンズ計(レンズの曲率を計る計器).
Geneva Nomenclature ジュネーブ万国有機化合物命名法(1892年に初めて開かれ，さらに1922年以来設けられた委員会により1930年公にされた有機化合物の命名法).
Geneva oath ジュネーブ会議要綱.
Gengou, Octave [ʒɑ:ŋgú:] ジャングー(1875–1957，フランスの細菌学者).
G. phenomenon ジャングー現象(非細胞抗原と特異抗体の複合物が補体を吸着する現象).
ge·ni·al [ʤí:niəl] 顎の.
g. angle オトガイ角(下顎の上行枝と横行枝とによりなる角).
g. apophysis オトガイ突起(4個の突起).
g. tubercle 顎棘，オトガイ結節(オトガイ棘)，= spina mentalis.
-genic [ʤenik] ～により発生する，～により形成されたの意味を表す接尾語.
gen·ic [ʤénik] 遺伝子の.
g. balance 遺伝子平衡〔医学〕.
g. value 遺伝子価〔医学〕.
ge·nic·u·la [ʤəníkjulə] 膝(geniculum の複数).
ge·nic·u·lar [ʤəníkjulər] 膝状の.
g. anastomosis [TA] 膝関節動脈網，= rete articulare genus [L/TA].
g. veins [TA] 膝静脈，= venae geniculares [L/TA].
ge·nic·u·late [ʤəníkjuleit] 膝状に屈曲した，= geniculated.
g. bodies 膝状体(視床後部にあり，視覚に関係する外側膝状体と聴覚に関係する内側膝状体がある).
g. ganglion [TA] 膝神経節，= ganglion geniculi [L/TA], ganglion geniculatum [L/TA].
g. neuralgia 膝神経痛〔医学〕，膝状神経痛(顔面神経の膝状部にある神経節の疼痛で，主として中耳および耳道部を侵す)，= neuralgia facialis vera.
g. otalgia 顔面神経膝性耳痛，膝状体性耳痛，= geniculate neuralgia.
g. syndrome 膝状体症候群，= Hunt syndrome.
ge·nic·u·la·tum [ʤənìkjuléitəm] 膝状体.
geniculocalcarine fibres [TA] 視放線*，= fibrae geniculocalcarinae [L/TA].
geniculocalcarine tract 膝距路，視放線，= optic radiation.
geniculotemporal fibres [TA] 聴放線*，= fibrae geniculotemporales [L/TA].
ge·nic·u·lum [ʤəníkjuləm] [L/TA] ① 顔面神経膝，= geniculum [TA]. ② 膝(genu の縮小形). 複 genicula.
g. canalis nervi facialis [L/TA] 顔面神経管膝，= geniculum of facial canal [TA].
g. nervi facialis 顔面神経膝.
g. of facial canal [TA] 顔面神経管膝，= geniculum canalis nervi facialis [L/TA].
gen·in [ʤénin] ゲニン(ステロイドやトリテルペノイドの配糖体の非糖部(アグリコン)をいう).
genio- [ʤeniou, -iə] 顎との関係を表す接頭語.
ge·ni·o·glos·sus [ʤèniəglásəs] [TA] ① 顎舌骨筋，= musculus genioglossus [L/TA]. ② オトガイ舌筋.
g. muscle オトガイ舌筋.
ge·ni·o·hy·oid [ʤèniouháiɔid] [TA] オトガイ舌骨筋，= musculus geniohyoideus [L/TA].
g. muscle オトガイ舌骨筋.
ge·ni·o·hy·oi·de·us [ʤeniouhaiɔ́idiəs] オトガイ舌骨筋.
ge·ni·o·hy·po·glos·sus [ʤèniouhàipouglásəs] オトガイ舌下筋.
ge·ni·on [ʤéniən] 顎点(顎隆起にある頭蓋測定用の点).
ge·ni·o·plas·ty [ʤéniəplæsti] オトガイ形成術.
ge·nis·te·ine [ʤənísti:in] ゲニステイン 化 5,7,4-trioxy-isoflavone $C_{15}H_{10}O_5$ (マメ科植物 *Genista tinctoria* の全草中に存在する無色結晶).
gen·i·tal [ʤénitəl] 性器の〔医学〕，生殖器の〔医学〕.
g. ambiguity 外陰異形成，= ambiguous external genitalia, ambiguous genitalia.
g. atresia 性器閉鎖〔医学〕，鎖陰，= gynatresia.
g. atrichia 陰部無毛症.
g. atrium 生殖腔.
g. bleeding 性器出血〔医学〕.
g. branch [TA] 陰部枝，= ramus genitalis [L/TA].
g. canal 交接管，= canalis copulatrix.
g. cell 生殖細胞.
g. center 性中枢〔医学〕，生殖〔脊髄〕中枢〔医学〕(第2腰髄にある男子の勃起中枢，女子の分娩中枢)，= genitospinal center.
g. cleft 性器裂(排泄腔に発育する胚の性器部裂孔).
g. complex 性器複合体.
g. cord 生殖索(2本のウォルフ管と2本のミュー

ラー管との癒合により生ずる).
g. corpuscle 陰部〔神経〕小体〔医学〕，外陰神経末端球.
g. cycle 性周期.
g. duct 生殖管.
g. eczema 陰部湿疹〔医学〕.
g. eminence 性器隆起(男性の陰茎角，女性の陰核角).
g. erosion 性器びらん.
g. fistula 性器瘻.
g. fold 生殖ヒダ(中胚葉の発育により排泄腔膜の外側にある膨大部)，= cloacal fold.
g. fondling 性器いじり.
g. furrow 生殖溝(胚子発育2ヵ月においてみられる生殖結節上の).
g. girdle 交接輪.
g. gland 生殖腺.
g. groove 生殖溝(外陰縁にある溝で，尿道に発育するもの).
g. herpes 陰部ヘルペス〔医学〕，性器ヘルペス(単純ヘルペスウイルスによる疾患で，外陰部，腟に水疱をきたす).
g. hook 生殖鉤.
g. hypoplasia 性器発育不全〔医学〕.
g. insufficiency 性機能不全〔医学〕.
g. ligament 生殖靱帯.
g. mesonephros 生殖中腎.
g. organs 生殖器，性器.

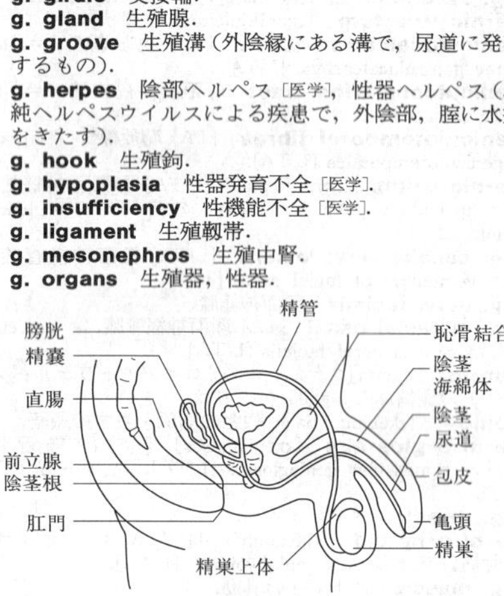

男性生殖器

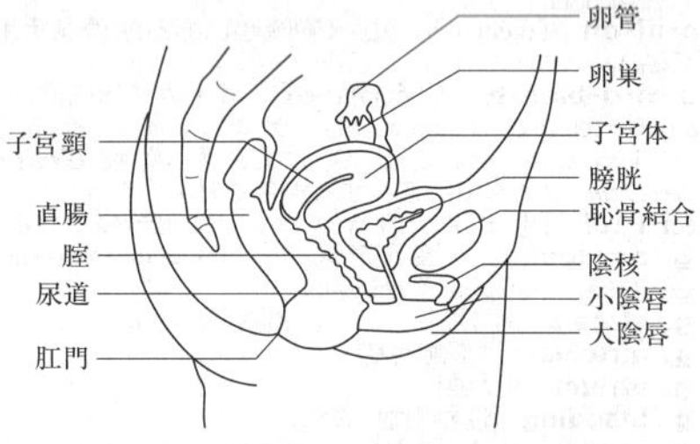

女性生殖器

g. Paget disease 外陰部パジェット病.
g. papilla 生殖乳頭(条虫類の雌雄の生殖器官の開口部にみられる).
g. phase 性器期.
g. plate 生殖口板.
g. pore 生殖孔.
g. pouch 生殖腔.
g. primordia 生殖原基(genital primordium の複数).
g. primordium 生殖原基.
g. priority 性器機能優先感.
g. prominence 性器隆起(胎児排泄管の腹側にある細胞の集合で，生殖器に発育するもの).
g. prurigo 陰部そう(瘙)痒〔症〕〔医学〕.
g. reflex 性器反射(精神的興奮，自淫などにより性器刺激が起こること).
g. ridge 生殖巣(腺)堤〔医学〕，生殖隆起，生殖隆線(腹膜の成長により生ずる中腎の腹内側の内側隆線で，生殖腺の原基をなす).
g. sinus 生殖腔.
g. stage 性器段階.
g. sucker 生殖吸盤(ダニなどの).
g. swelling 生殖隆起，= labioscrotal swelling.
g. system 性器系〔医学〕，= reproductive system.
g. system in children 小児性器系〔医学〕.
g. tract 生殖管.
g. trichomoniasis 生殖器トリコモナス症.
g. tubercle 生殖結節(胚子の排泄孔の前方にある隆起で，将来陰茎または陰核に発達する).
g. tuberculosis 性器結核.
g. ulcer 性器潰瘍.
g. warts 尖形コンジローマ.
gen·i·ta·lia [ʤenitéiliə] 性器，生殖器，交尾器，= organa genitalia.
g. reflex 性器反射(直接または間接刺激による勃起，射精).
gen·i·tal·i·ty [dʒenətǽləti] 性器性欲.
gen·i·ta·loid [ʤénitəlɔid] (原始芽細胞で，男女の性別のないこと).
g. cell 類生殖腺細胞(第1次胚芽細胞で，胚種細胞ともいう).
genito– [ʤenitou, –tə] 生殖，性器などの意味を表す接頭語，= gen–, geno–.
genitoanal tubercle 性器肛門結節.
gen·i·to·cru·ral [ʤènitoukrú:rəl] 性器と脚との.
gen·i·to·fem·o·ral [ʤènitoufémərəl] 性器と大腿との.
g. nerve [TA] 陰部大腿神経，= nervus genitofemoralis [L/TA].
gen·i·to·in·fec·tious [ʤènitouinfékʃəs] 性感染症(病)の.
genitoinguinal ligament 生殖鼡径靱帯，= ligamentum genitoinguinale.
gen·i·to·in·tes·ti·nal [ʤènitouintéstinəl] 生殖腸管の.
gen·i·to·me·sen·chy·mal bulge [ʤènitoumiséŋkiməl bʌ́lʤ] 生殖隆起(胎児後体壁で性腺原基に対応した隆起).
genitomesenteric fold 陰部腸間膜ヒダ.
gen·i·to·plas·ty [ʤénitəplæ̀sti] 性器形成術.
genitospinal center 生殖脊髄中枢〔医学〕.
gen·i·to·u·ri·nary (GU) [ʤènitəjú:rinəri] 性尿器の，泌尿生殖器〔の〕〔医学〕.
g. infection 泌尿生殖器感染〔医学〕.
g. surgeon 性器尿路外科医.
g. system 〔泌〕尿生殖器系〔医学〕，= apparatus urogenitalis.
g. tract 尿生殖路.
genitovesical fissure 尿生殖裂，陰部膀胱裂.
ge·nius [ʤí:niəs] ① 天才〔医学〕，才能. ② 体質，= progenerate.
g. epidemicus 流行病体質(流行病は宇宙または大気の条件により影響されて，その性質を変形し変異を起こすという説. Sydenham).
g. loci 局所体質(2次的腫瘍の発生する感受組織).

g. morbi 疾病の優位性.

Gennari, Fransesco [ʤəná:ri] ジェンナリ(ca. 1750-1795, イタリアの解剖学者).

G. stria ジェンナリ線〔条〕(Baillarger 白帯の一つで，大脳皮質の有線領では外線条のみが見られ，これはジェンナリ線条と呼ばれる)，= Gennari band (layer, line), Vicq d'Azyer stria.

geno- [ʤi:nou, ʤe-, -nə] 性または生殖の意味を表す接頭語，= gen-, genito-.

gen·o·blast [ʤénəblæst] ① 受精卵核. ② 成熟胚細胞.

ge·no·cat·a·chre·sia [ʤì:noukætəkrí:ziə] 色情倒錯.

gen·o·cep·tor [ʤénəseptər] 生殖受容体.

gen·o·cide [ʤénəsaid] ジェノサイド(特定の人種，国民に対する計画的絶滅).

ge·no·con·sti·tu·tion [ʤì:noukànstitjú:ʃən] 遺伝体質(遺伝的に制約された形の全体から，人類学的な人種形質を除いたもので，非遺伝体質 paraconstitution と区別していう).

gen·o·cop·y [ʤénəkəpi] ゲノコピー(1つの遺伝子座の遺伝子型がほかの遺伝子型のつくる表現型をまねること).

ge·no·der·ma·tol·o·gy [ʤènoudə:mətáləʤi] 遺伝皮膚病学.

ge·no·der·ma·to·sis [ʤènoudə:mətóusis] 遺伝性皮膚症，遺伝性皮膚疾患〔医学〕.

ge·nome [ʤí:noum] 半数染色体〔医学〕，ゲノム(生物が完全に発育し，生命を維持するために必要な染色体の一組，またはDNA(一部のウイルスではRNA)の総体を指す．染色体すなわち胚細胞の核にも含まれる)，= genom.

g. analysis ゲノム分析〔医学〕.

g.-based drug discovery ゲノム創薬.

g. genetics 核遺伝学.

g. library ゲノムライブラリー，遺伝子ライブラリー，= gene library.

g. mapping ゲノムマッピング.

g. project ゲノムプロジェクト(特定の生物種が持つゲノムの DNA 塩基配列をすべて読み取ろうという計画).

ge·nom·ic [ʤi:námik] 遺伝子の，ゲノムの.

g. analysis ゲノム解析，ゲノム分析，遺伝子解析.

g. drug discovery ゲノム創薬(ゲノムに関する情報に基づき新薬の開発をすること).

g. imprinting ゲノム刷込み.

g. mutation 遺伝子突然変異(塩基の置換，削除，挿入，主鎖切断などにより生じるDNAの突然変異).

ge·nom·ics [ʤənámiks] ゲノミクス.

ge·no·mor·phine [ʤì:noumɔ́:fin] ゲノモルフィン ㊗ morpine-*N*-oxide $C_{17}H_{19}O_4N$.

gen·o·mous [ʤénəməs] ゲノムの，因子系の.

ge·no·ne·ma [ʤì:nəní:mə] 因子系.

ge·nop·a·thy [ʤi:nápəθi] 遺伝子病〔医学〕，分子病，= genetic disease.

ge·no·pho·bia [ʤì:noufóubiə] 異性恐怖〔症〕〔医学〕(性または色欲に対する恐怖症).

gen·o·phore [ʤénəfɔ:r] 遺伝担体〔医学〕(広義の染色体を意味する).

ge·no·spe·cies [ʤí:nouspì:ʃi:z, ʤén-] 遺伝子種(相互交雑が可能な生物のグループ).

ge·note [ʤí:nout] ゲノート(遺伝学で染色体の対の一つが完全でない場合の組換えの要素．一般的には接尾語として用いる).

ge·no·tox·ic [ʤì:nətáksik] 遺伝子毒性の.

gen·o·type [ʤénətaip, ʤí:nə-] ① 遺伝子型〔医学〕(因子型とも呼ばれ，特殊な遺伝子の結合による生物の遺伝素質，または同一の遺伝子構造をもつ固体の集まり). ② 属模式種. 形 genotypic.

genotypic change 遺伝子型変異〔医学〕.

genotypic correlation 遺伝子型相関〔医学〕.

genotypic predisposition 遺伝型素因〔医学〕.

genotypic selection 因子型的淘汰.

genotypic value 遺伝子型価〔医学〕.

genotypic variance 遺伝子型分散〔医学〕.

genotypic variation 遺伝因子型変異.

Gensoul, Joseph [ʒɑ:nsú:l] ジャンスール(1797-1858, フランスの外科医).

G. disease ジャンスール病，= Ludwig angina.

gen·ta·mi·cin (GM) [ʤèntəmáisin] ゲンタマイシン(*Micromonospora* の発酵から得られるアミノ糖系抗生物質).

g. sulfate ゲンタマイシン硫酸塩(硫酸ゲンタマイシン．アミノグリコシド系抗生物質．細菌のタンパク質合成を阻害し，殺菌的に作用する).

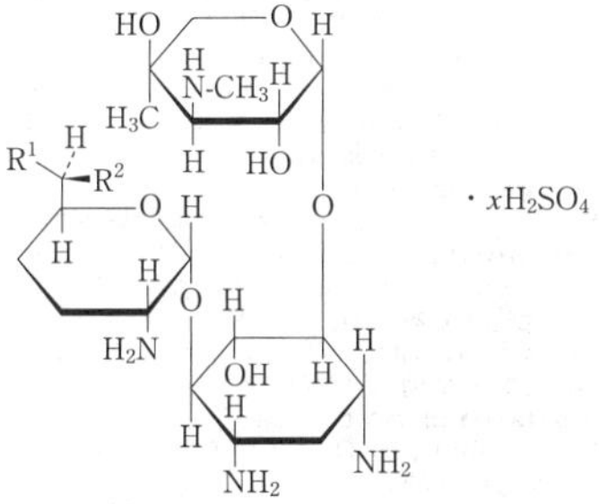

硫酸ゲンタマイシンC_1 : $R^1 = CH_3$　$R^2 = NHCH_3$

硫酸ゲンタマイシンC_2 : $R^1 = CH_3$　$R^2 = NH_2$

硫酸ゲンタマイシンC_{1a} : $R^1 = H$　$R^2 = NH_2$

gen·tia·cau·lin [ʤènʃiəkɔ́:lin] ゲンチアコーリン $C_{47}H_{60}O_{29}$ (リンドウ科植物 *Gentiana acaulis* の根茎にある配糖体)，= gentiacauloside.

gen·ti·am·a·rin [ʤèntiǽmərin] ゲンチアマリン $C_{16}H_2O_{10}$, $C_{16}H_{22}O_{10}$ (黄色粉末で，リンドウ科植物 *Gentiana lutea* の根にある苦味質).

gen·tian [ʤénʃən] ゲンチアナ［龍胆］(リンドウ科植物 *Gentiana lutea* の根茎で，多種配糖体を含有する強壮薬．健末)，= gentiana root.

g. aniline water ゲンチアナアニリン水.

g. elixir ゲンチアナエリキシール，= elixir gentianae.

g. extract ゲンチアナエキス，= extractum gentianae.

g. fluidextract ゲンチアナ流エキス，= fluidextractum gentianae.

g. violet ゲンチアナバイオレット(塩化メチルロザニリンを主とする紫色染料で pH0.1 では青緑色，pH 3.2 では紫色を呈する指示薬．または化膿性の皮膚粘膜面には滅菌作用を示し，腸管の線虫症に対し駆虫薬としても用いられる)，= methyl violet, crystal v..

Gen·tia·na [ʤenʃiǽnə] リンドウ［龍胆］属.

G. algida トウヤクリンドウ［当薬龍胆］.

G. lutea ゲンチアナ(ヨーロッパ産).

G. nipponica ミヤマリンドウ［深山龍胆］.

G. scabra ササリンドウ.

gen·tia·na [ʤenʃiǽnə] ゲンチアナ，リンドウ［龍胆］，健末，= gentian, gentianae radix, gentian root.

gen·tia·nase [ʤénʃiəneis] ゲンチアナーゼ(三糖

類の gentianose を分解する酵素).
gen·tian·ic ac·id [ʤènʃiǽnik ǽsid] ゲンチアン酸, = gentianine, gentisin.
gen·tian·o·phil(e) [ʤénʃiənəfil] 好ゲンチアナバイオレット性の.
gen·tian·oph·i·lous [ʤènʃiənάfiləs] ゲンチアナバイオレット好性の.
gen·tian·o·pho·bic [ʤènʃiənəfóubik] 嫌ゲンチアナバイオレット性の, = gentianophobous.
gen·tian·oph·o·bous [ʤènʃiənάfəbəs] 嫌ゲンチアナバイオレット性の, = gentianophobic.
gen·tian·ose [ʤénʃiənous] ゲンチアノース $C_{18}H_{32}O_{16}$ (トレハロース型三糖類の一つ. リンドウ属 *Gentiana lutea* の根中に存在する).
gen·ti·in [ʤénʃi:n] ゲンチイン $C_{25}H_{28}O_{14}$ (淡黄色針晶で, *Gentiana lutea* の根にある配糖体).
gen·ti·o·bi·ase [ʤènʃioubáieis] ゲンチオビアーゼ (ゲンチオビオースを加水分解して D-グルコースとスクロースにする酵素で, 一種の β-グルコシダーゼ).
gen·ti·o·bi·ose [ʤènʃioubáious] ゲンチオビオース [化] 6-(β-D-glucosido)-D-glucose (ゲンチアノースの部分的分解により生ずるマルトース型二糖類), = isomaltose, amygdalose.
gen·tio·gen·in [ʤènʃiəʤénin] ゲンチオゲニン $C_{10}H_{10}O_4$ (ゲンチオピクリンの加水分解産物).
gen·tio·pic·rin [ʤènʃiəpíkrin] ゲンチオピクリン $C_{16}H_{20}O_9$ (ゲンチアナ根にある代表的苦味配糖体で無色の針状結晶であるが, 水に易溶, アルコール, エーテルには難溶, 加水分解によりゲンチオゲニン $C_{10}H_{10}O_4$ とブドウ糖 $C_6H_{12}O_6$ となる).
gen·tio·tan·nic acid [ʤènʃiətǽnik ǽsid] ゲンチオタンニン酸 $C_{14}H_{10}O_5$ (ゲンチアニンから得られるタンニン酸の一種).
gen·ti·sate [ʤéntiseit] ゲンチジン酸塩.
gen·tis·ic ac·id [ʤentísik ǽsid] ゲンチジン酸 [化] 2,5-dihydroxybenzoic acid, 5-hydroxysalicylic acid $C_7H_6O_4$ (鎮痛薬).
gen·ti·sin [ʤéntisin] ゲンチシン [化] 1,7-dihydroxy-3-methoxy-xanthone $C_{14}H_{10}O_5$ (黄色の結晶で, ヨーロッパ産リンドウ *Gentiana lutea* の根茎に存在する), = gentianine, gentianic acid.
genu [ʤénju:] [L/TA] 膝, = knee [TA], 脳梁膝, =genu [TA]. [複] genua. [形] genual.
g. capsulae internae [L/TA] 〔内包〕膝, = genu of internal capsule [TA].
g. extrorsum 外反膝.
g. facialis 顔面神経膝状部, = genu nervi facialis.
g. introrsum 内反膝.
g. nervi facialis [L/TA] 顔面神経膝, = genu of facial nerve [TA].
g. of corpus callosum 脳梁膝 [医学].
g. of facial nerve [TA] 顔面神経膝, = genu nervi facialis [L/TA].
g. of internal capsule [TA] 〔内包〕膝, = genu capsulae internae [L/TA].
g. recurvatum 反張膝 [医学].
g. valgum 外反膝, = knock-knee.
g. varum 内反膝, = bow-leg.
gen·ua [ʤénjuə] 膝 (ひざ, しつ)(genu の複数).
gen·u·al [ʤénuəl] 膝の, 膝様の.
g. sulcus 膝溝 (脳梁の).
gen·u·clast [ʤénjuklæst] 膝関節癒着破砕器.
genucubital position 肘膝位, 膝肘位 [医学], = knee-elbow position.
gen·u·ine [ʤénjuin] 真〔性〕の [医学].
g. diabetes 真性糖尿病, = diabetes mellitus.
g. epilepsy 真性てんかん [医学].
g. incontinence 真性失禁 [医学].
g. phimosis 真性包茎.
genupectoral position 膝胸位 [医学], = knee-chest position.
ge·nus [ʤí:nəs] ① 属 [医学] (科 family と種 species との間に位する生物分類の一単位). ② 示性数. [複] genera.
g. cross 属間交配.
g. hybrid 属間雑種 [医学].
g. name 属名, = name of agenus.
geny- [ʤeni] 顎との関係を表す接頭語.
gen·y·an·tral·gia [ʤèniæntrǽlʤiə] 上顎洞痛.
gen·y·an·tri·tis [ʤèniæntráitis] 上顎洞炎.
gen·y·an·trum [ʤèniǽntrəm] 上顎洞, = antrum of Highmore.
genyo- [ʤeniou, -niə] = geny-.
gen·y·o·chei·lo·plas·ty [ʤèniəkáiləplæsti] 頬唇形成術.
gen·y·o·plas·ty [ʤéniəplæsti] 頬形成術, = maloplasty.
geo- [ʤi:ou, -ə] 地球または土壌との関係を表す接頭語.
ge·o·bi·ol·o·gy [ʤì:oubaiάləʤi] 地球生物学.
ge·o·car·py [ʤì:oukά:pi] 地下結実.
ge·o·chem·is·try [ʤì:əkémistri] 地球化学 [医学].
ge·ode [ʤí:oud] リンパ隙拡張.
Geoffroy Saint-Hilaire, Etienne [ʒəfrwá sén ilé:r] ジェフロア・サン-チレール (1772-1884, フランスの奇形学者 teratologist で, Isidore Geoffroy Saint-Hilaire の父).
Geoffroy Saint-Hilaire, Isidore [ʒəfrwá sén ilé:r] ジェフロア・サン-チレール (1805-1861, 人間および動物の奇形分類で名がある).
geof·froy·ine [ʤéfrɔiin] ジェフロイン, = andirine.
Ge·o·glos·sa·ce·ae [ʤì:əglɑséisii:] テングノメシガイ科.
geo·graph·ic [ʤì:əgrǽfik] 地理学上の.
g. distance 地理距離 [医学].
g. information system 地理情報システム.
g. keratitis 地図状角膜炎.
g. pathology 地理病理学.
g. psoriasis 地図状乾癬 (せん) [医学].
g. retinal atrophy 地図状網膜萎縮.
g. tongue 地図状舌 [医学], = lingua geographica.
ge·o·graph·i·cal [ʤì:əgrǽfikəl] 地理学的. [名] geography.
g. distribution 地理的分布.
g. isolation 地理的隔離 [医学].
g. line 勾 (こう) 配 [医学].
g. pathology 地理病理学 [医学].
g. race 地理的品種.
g. tongue 地図〔状〕舌 [医学].
g. variations 地理的変異.
ge·og·ra·phy [ʤi:άgrəfi] 地理学 [医学].
g. of disease 疾病地理学 [医学].
ge·o·hel·minths [ʤiəhélminθs] 土壌伝播蠕虫類.
ge·ol·o·gy [ʤi:άləʤi] 地質学 [医学].
ge·o·med·i·cine [ʤì:əmédisin] 地理医学 [医学] (地上の分布からみた医学).
ge·o·met·ric [ʤì:əmétrik] 幾何学的な, = geometrical.
g. isomerism 幾何異性 (有機化合物の二重結合の両側の原子に結合している原子または基が, 空間的配置を異にする立体異性の一種).
g. mean 幾何平均, 相乗平均.
g. means 等比中項.
g. optic illusion 図形錯視.
g. optics 幾何光学.
g. probability 幾何確率.

g. progression 等比数列，幾何級数，等比級数．
g. series 等比級数．
ge·o·met·ri·cal [ʤiəmétrikəl] 幾何学の [医学]．
g. condition 幾何学的条件 [医学]．
g. efficiency 幾何学的効率 [医学]．
g. factor 幾何学的因子 [医学]．
g. focal distance 幾何学的焦点距離 [医学]．
g. focal plane 幾何学的焦点面 [医学]．
g. isomerism 幾何異性 [医学]．
g. sense 幾何学的感覚．
ge·om·e·try [ʤiːámətri] 幾何学的配置 [医学]．
ge·o·pa·thol·o·gy [ʤìːoupəθálədʒi] 地理病理学 [医学]．
ge·o·pha·gia [ʤìːouféiʤiə] 土食症 [医学]．
ge·o·phil·ic [ʤìːəfílik] 好土壌性．
Georgi, Walter [ʤɔ́ːʤi] ゲオルギー (1889–1920, ドイツの細菌学者)．
ge·o·side [ʤíːəsaid] ゲオサイド，= gein.
ge·o·tax·is [ʤìːətǽksis] 走地性．形 geotactic.
geothermal area 地熱地帯 [医学]．
geothermal field 地熱地帯 [医学]．
ge·o·tra·gia [ʤìːoutréiʤiə] 土食症，= geophagia, chthonophagia.
ge·o·tri·cho·sis [ʤìːoutraikóusis] ゲオトリクム症 [医学] (*Galactomyces geotrichum* による感染症)．
Ge·ot·ri·chum [ʤiːátrikəm] ゲオトリクム属．
G. candidum = *Galactomyces geotrichum*.
ge·ot·ro·pism [ʤiːátrəpizəm] 向地性，= geotaxis.
ge·phy·rin [ʤəfírin] ジェフィリン．
geph·y·ro·pho·bia [ʤèfiroufóubiə] 渡橋恐怖症 (橋を渡り，河堤を走行することなどを恐れる状態)．
GER gastroesophageal reflux 胃食道逆流の略．
ger·ae·ol·o·gy [ʤèriálədʒi] 老人学，老人医学，= gereology, gerontology.
Geraghty, John Timothy [gérɑːti] ゲラティー (1876–1924, アメリカの医師)．
G. test ゲラティー試験 (① フェノールスルフォンフタレインを用いる腎機能検査法で，1910年 L. G. Rowntree との共同業績．②1915年 Rowntree と N. M. Keith と共に考案した，循環血液および血漿の総量を測定する方法)，= Geraghty method, phenolsulfonphtalein test.
ge·ra·ni·al·de·hyde [ʤərèiniǽldihaid] ゲラニアルデヒド，= citral, geraniol.
ge·ran·ic ac·id [ʤərǽnik ǽsid] ゲラン酸 化 3,7-dimethyl-2,6-octadienoic acid CH_3CCH_3=$CHCH_2CH_2CCH_3$=CHCOOH (ゲラニオールの酸化物で，酸化すると Hildebrandt 酸を生ずる)．
ge·ran·i·ol [ʤərǽniɔːl] ゲラニオール (バラ palmarosa の精油の主成分で，シトラールの還元物)，= citral, geranialdehyde.
ge·ran·i·ol-glu·co·side [ʤərǽniɔːl glúːkəsaid] ゲラニオールグルコシド $C_{16}H_{28}O_6$，= geranylglucoside.
Ge·ra·ni·um [ʤəréiniəm] フウロソウ属，ゼラニウム属．
G. nepalense ゲンノショウコ [牻牛児苗]．
G. robertianum ヒメフウロ，= herb Robert, fox geranium, mountain geranium.
ge·ra·ni·um [ʤəréiniəm] ゲンノショウコ，ゼラニウム．
g. herb ゲンノショウコ (和薬．止瀉，整腸薬として地上部，茎，葉を用いる)．
g. oil ゼラニウム油 (*Pelargonium* 属の草木を開花に先立って芽香を放つ状態となったとき，全草を蒸留してつくる)．
ger·a·nyl [ʤérənil] ゲラニル基 ($C_{10}H_{17}$-)．
g. acetate 酢酸ゲラニル $C_{10}H_{17}OCOOCH_3$ (テンニンカ科 *Darwinia fascicularis* の精油の成分)．
g. butyrate 酪酸ゲラニル $C_{10}H_{17}OOC(CH_2)_2CH_3$.
g. formate ギ酸ゲラニル $C_{10}H_{17}OOCH$.
g. pyrophosphate ゲラニルピロリン酸．
geranylgeranyl pyrophosphate ゲラニルゲラニルピロリン酸．
ger·a·nyl·glu·co·side [ʤèrənilglúːkəsaid] ゲラニルグルコシド，= geraniol-glucoside.
ger·a·tol·o·gy [ʤèrətálədʒi] 老人学．
ger·bil [ʤə́ːbil] アレチネズミ．
Ger·bil·lus [ʤə́ːbiləs] アレチネズミ属 (アジア，アフリカおよび南部ロシアなどに生息する．リケッチア感染実験に用いられる)．
Gerbode, Frank [ʤə́rboud] ジャーボード (1907–1984, アメリカの心臓外科医)．
G. defect ジャーボード欠損．
GERD gastroesophageal reflux disease 胃食道逆流症の略．
Gerdy, Pierre Nicolas [ʒəːdíː] ジェルデー (1797–1856, フランスの医師)．
G. fibers ジェルデー線維 (指の掌面間隙を交連する表在靱帯の線維)．
G. fontanel ジェルデー泉門 (頭頂骨間にみられる過剰泉門)，= sagittal fontanel(le).
G. fossa ジェルデー窩 (上頸動脈三角)．
G. hyoid fossa ジェルデー舌骨窩．
G. interauricular loop ジェルデー心房間係蹄 (心房中隔にある小筋束)．
G. ligament ジェルデー靱帯 (腋窩支持靱帯で，烏口突起から腋窩皮膚に達する)，= suspensory ligament of axilla.
G. tubercle ジェルデー隆起 (前脛骨筋の付着する脛骨の隆起)．
ger·e·ol·o·gy [ʤèriálədʒi] 老人学，老人医学，= geraeology.
Gerhard, William Wood [gə́ːhɑːd] ゲルハルト (1809–1872, アメリカの医師．腸チフスと発疹チフスとを鑑別した (1836))．
Gerhardt, Carl Adolf Christian Jacob [gə́ːhɑːt] ゲルハルト (1833–1902, ドイツの医師)．
G. disease ゲルハルト病 (肢端紅痛症)，= erythromelalgia.
G.-Litten phenomenon ゲルハルト・リッテン現象 (吸気および呼気による横隔膜の上下運動が外部から観察し得ること)．
G.-Mitchell disease ゲルハルト・ミッチェル病．
G.-Semon law ゲルハルト・シモン法則 (喉頭反回神経の中枢性または末梢性麻痺においては，声帯は外反と内反との中間型をなす)，= Semon law.
G. sign ゲルハルト徴候 (肺空洞の徴候の一つ)，= Gerhardt change of tone.
G. syndrome ゲルハルト症候群 (声帯の両側性外転筋麻痺による吸気困難)．
G. triangle ゲルハルト三角 (動脈管開存においてみられる左側第3肋骨上の三角形濁音部)．
Gerhardt, Charles Frédéric [gə́ːhɑːt] ゲルハルト (1816–1856, フランスの科学者)．
G. reactions ゲルハルト試験法 (① アセトン尿検査法 (塩化第二鉄液を尿に加えると赤色が現れる)．② 尿中のアセト酢酸検出法 (濾過尿に塩化第二鉄を加えると濃赤色を呈するが，これに硫酸を加えると退色する))，= Gerhardt tests.
G. test for acetoacetic acid ゲルハルトアセト酢酸試験．
G. test for urobilin in urine ゲルハルト尿ウロビリン試験．
ger·i·at·ric [ʤèriǽtrik] 老年病 (学) の [医学]．

G

g. dentistry 老年歯科学〔医学〕.
g. medicine 老年病学〔医学〕, 老人医学.
g. nursing 老年看護学〔医学〕, 老人看護〔医学〕.
ger·i·a·tri·cian [ʤèriətríʃən] 老人医学専門医, 老年病学専門医〔医学〕, = geriatrist.
ger·i·at·rics [ʤèriǽtriks] 老年医学, 老人病学, = geriatric medicine. 形 geriatric.
ger·i·o·psy·cho·sis [ʤèriousaikóusis] 老年期(初老期)精神病〔医学〕(Southard の定義).
Gerlach, Andreas Christian [gə́:lɑ:k] ゲルラッハ(1840-1914, ドイツの獣医学者).
Gerlach, Joseph von [gə́:lɑ:k] ゲルラッハ(1820-1896, ドイツの解剖学者).
G. annular tendon ゲルラッハ輪状腱.
G. methods ゲルラッハ染色法(① 神経線維の金塩染色法(1～3週間1～2%重クローム酸アンモニウム液で固定した組織切片を HCl で弱酸性とした塩化金と塩化カリウムの1/100溶液で染め, 次に0.1% HCl のアルコール溶液と無水アルコールで完了させる). ② ネグリ小体染色法(カルボルフクシンと Löffler のメチレンブルーとの混合法)).
G. network ゲルラッハ網(脊髄神経節細胞樹状突起の外観上の網状形成).
G. tonsil ゲルラッハ扁桃腺, = Eustachian tonsil.
G. valve ゲルラッハ弁(虫垂の周囲にある輪状のヒダ).
G. valvula ゲルラッハ小弁(虹彩櫛状靱帯), = ligamentum pectinatum iridis.
Gerlier, Felix [ʒə:liéi] ジェリエー(1840-1914, スイスの医師).
G. disease ジェリエー病(麻痺性めまいともいい, 農夫に多くみられる神経中枢の疾病で, 疼痛, 麻痺, めまい, 眼瞼下垂, 筋肉痙縮を特徴とする), = kubisagari, endemic paralytic vertigo.
G. syndrome ジェリエー症候群(旧線条体症候群または若年性振戦麻痺), = Hunt striatal syndrome, juvenile paralysis agitans.
germ [ʤə́:m] ① 細菌, 病原体〔医学〕, 微生物(特に病原菌). ② 胚芽(胞子, 卵子などをいう). 形 germinal.
g. ball 胚球.
g. band 胚条.
g. cell 胚細胞〔医学〕, 生殖細胞〔医学〕, = genoblast.
g.-cell determinant 胚細胞決定因子, = oosome.
g. cell tumor 胚細胞〔性〕腫瘍〔医学〕.
g. cell wall 発芽細胞壁〔医学〕.
g. center 胚〔芽〕中心〔医学〕.
g. disk 胚盤〔医学〕.
g. duct 胚輪出管.
g.-free box 無菌箱〔医学〕.
g.-free life 無菌生物〔医学〕.
g. hillock 卵丘, = germ-bearing hillock, cumulus oophorus.
g. layer 胚葉(内, 中, 外の3層を含む).
g. layer formation 胚葉形成〔医学〕.
g. layer theory 胚葉説(胚子には内胚葉, 中胚葉および外胚葉があり, 外胚葉からは皮膚, 神経および感覚器, 中胚葉からは血管, 筋肉, 結合織および生殖腺と内分泌腺, 内胚葉からは原腸の内層が発生する).
g.-line 生殖細胞系.
g.-line gene 生殖細胞遺伝子, 胚細胞遺伝子(体細胞遺伝子と対立する用語. 生殖細胞が有する遺伝子で親から子へ受け継がれる遺伝子を示す).
g.-line mutation 生殖細胞突然変異.
g.-line theory 生殖〔細胞〕系列説.
g. nucleus 生殖核, = micronucleus.
g. plasm 胚形質, = germinal vesicle.
g.-plasm theory 生殖質説(生殖細胞内に存在する生殖質が個体の遺伝的特徴を決定づけるとする考え方. A. Weismann により提唱された).
g. ridge 胚芽隆線, = genital ridge.
g. ring 赤道帯〔医学〕.
g. theory 細菌説(すべての伝染性疾患は細菌により発生する).
g. theory of disease 疾患病原菌論〔医学〕.
g. track 胚軌跡(多世代を通じて存在する性または胚細胞の連続).
g. tube 発芽管〔医学〕.
g. tube test 胞子管〔形成〕試験.
g.-vesicle 胚胞, = germinal vesicle, blastodermic vesicle.
German braxy 伝染性壊死性肝炎(ヒツジの).
German chamomil(l)e ドイツカミツレ, = *Matricaria chamomilla*, wild chamomile.
German digitalin (ジギトニンを主とする配糖体混合物), = soluble digitalin.
German measles 風疹, = rubella.
German silver 洋銀(Cu, Ni, Zn の合金のうち, Cu 60～65%, Ni 12～22%, Zn 18～23%を含む合金), = nickel silver.
ger·man [ʤə:mən] ① 同〔祖〕父母から出た. ② 同類〔異型〕の.
ger·mane [ʤə:méin] ゲルマン(水素化ゲルマニウム GeH_4, Ge_2H_6, Ge_3H_8 など), = germanium hydride.
ger·man·ic ac·id [ʤə:mǽnik ǽsid] = germanium oxide.
ger·ma·ni·um (Ge) [ʤə:méiniəm] ゲルマニウム(原子番号32, 元素記号 Ge, 原子量72.59, 原子価2, 4, 質量数70, 72～74, 76をもつ希元素. 灰白色のもろい結晶で, 近年ケイ素とともに半導体 semiconductor として, ラジオ, 補聴器などに用いるトランジスター transistor に利用される).
g. disulfide 二硫化ゲルマニウム GeS_2 (天然産の鉱物 argyrodite に存在する).
g. hydride 水素化ゲルマニウム, = germane.
g. oxide 二酸化ゲルマニウム GeO_2, = germanic acid.
g. potassium fluoride フッ化ゲルマニウムカリウム K_2GeF_6.
g. sulfide 硫化ゲルマニウム(一硫化物 GeS, または二硫化物 GeS_2).
ger·mer·ine [ʤə́:mərin] ゲルメリン $C_{36}H_{57}NO_{11}$ (*Veratrum cenecio* に存在する結晶アルカロイド).
germ·free [ʤə́:mfri:] 無菌〔医学〕.
g. animal 無菌動物〔医学〕(人工的に細菌の存在しない環境下で飼育した動物. 実験動物).
ger·mi·ci·dal [ʤə̀:misáidəl] 殺菌〔性〕〔医学〕.
g. lamp 殺菌灯〔医学〕.
ger·mi·cide [ʤə́:misaid] 殺菌薬(剤). 形 germicidal.
ger·mi·cul·ture [ʤə:mikʌ́lʧər] 細菌培養.
ger·mi·dine [ʤə́:midin] ゲルミジン 化 cetyl-pyridium chloride (*Veratrum viride* のアルカロイド).
ger·mi·fuge [ʤə́:mifju:ʤ] ① 殺菌性. ② 殺菌剤, = germicide.
ger·mi·nal [ʤə́:minəl] 胚の, 生殖の.
g. aplasia 生殖細胞無形成〔医学〕, 性腺発育不全〔症〕.
g. area 胚域.
g. cavity 胚腔〔医学〕.
g. cell 生殖細胞〔医学〕, 胚細胞, = gonioblast, germ cell.
g. cell neoplasm 生殖細胞性新生物〔医学〕.
g. cell tumor 生殖細胞性腫瘍〔医学〕.
g. center 胚中枢, 胚中心(リンパ節の中心部で,

B 細胞の増殖の場である).
g. center cell 胚中心細胞.
g. center of Flemming フレンミング胚〔芽〕中心.
g. cords 性索.
g. disc 胚板, = gastrodisc.
g. disk 胚盤〔医学〕, 胚板(爬虫類そのほかの下等動物の卵子の原形質部で, その中心に胚子が発生するが, 哺乳類では中心細胞叢との同義語である).
g. epithelium 胚上皮〔医学〕(生殖細胞がここから発生してくると考えられていたために卵巣の表面を被う腹膜を胚上皮という. 現在これは否定されているが, 胚上皮という名称は習慣的に用いられている).
g. epithelium of ovary 卵巣胚上皮〔医学〕.
g. follicle 胚濾胞〔医学〕.
g. layer 胚層.
g. matrix 胚芽層〔医学〕.
g. membrane 胚盤葉, = blastoderm.
g. mutation 生殖細胞突然変異(生殖細胞に起こった突然変異. その突然変異は子孫に伝わる).
g. nucleus 前核, = pronucleus.
g. plasm 胚小胞〔医学〕.
g. pole 胚極(卵子の発育が開始する点), = animal pole.
g. rod 胚芽体, 鎌状胞子, 胚杆(スポロツォイト), = sporozoite.
g. selection 生殖細胞選択〔医学〕.
g. spot 胚斑, = embryonic spot.
g. vesicle 胚小胞〔医学〕, 卵核, = Purkinje vesicle.
g. vesicle breakdown 卵割胞崩壊(卵成熟の開始を示す最初の形態学的できごとで卵成熟の一つの指標).
g. wall 胚壁(胚板の周辺にある輪状肥大部).
ger·mi·na·tion [ʤə̀:minéiʃən] 発芽〔医学〕. 形 germinative.
g. enzyme 発芽酵素〔医学〕.
germinative infection 胚芽〔性〕感染〔医学〕, 胚種性伝染.
germinative layer 胚芽層(表皮の深部増殖層で基底細胞層と有棘細胞層とを含む), = stratum germinativum, malpighian layer.
germinative layer of nail 爪胚芽層〔医学〕, = stratum germinativum unguis.
germinative region 成長部(条虫の成長部).
germinative stratum 胚芽層〔医学〕.
germinative vesicle = germinal vesicle.
ger·mine [ʤə́:min] ゲルミン(*Veratrum* 属植物のアルカロイドの一つで, そのエステルには germerine neogermitrine, desacetyl-germitrine, germitrine B などがある).
germinoblastic sarcoma 胚細胞性肉腫.
germinocytic malignant lymphoma 胚細胞性悪性リンパ腫.
ger·mi·no·ma [ʤə̀:minóumə] 胚細胞腫〔医学〕.
Germiston virus ジャーミストンウイルス(ブニヤウイルス科のウイルス).
ger·mit·rine [ʤə:mítrin] ゲルミトリン(*Veratrum viride* のアルカロイド).
ger·mon [ʤə́:mən] ビンナガマグロ(マグロの一種 *Thunnus alalunga*. ヒレナガ, シビなどともいわれる).
ger·myl [ʤə́:mil] ゲルミン基(H_3Ge–).
gero– [ʤerou, –rə] 老人, 老年期の意味を表す接頭語, = geronto–.
ger·o·co·mi·um [ʤèroukóumiəm] 養老院.
ge·roc·o·my [ʤərákəmi] 老人衛生, 養老, = gerocomia.
ger·o·der·ma [ʤèroudə́:mə] 老人様皮膚, 老人性皮膚〔医学〕, = cutaneous geromorphism.
g. genitodystrophia 性器萎縮性老人様皮膚, = senilism.
ger·o·don·tia [ʤèroudánʃiə] 老人歯科学.
ger·o·don·tics [ʤèroudántiks] 老人歯科〔学〕, = dental geriatrics, gerodontology.
ger·o·ma·ras·mus [ʤèroumərǽzməs] 老衰〔医学〕, 老人削痩.
ger·o·mor·phism [ʤèroumɔ́:fizəm] 早老現象(副腎皮質または下垂体前葉の病変または発育不全により, るいそう, 脱毛, 脱歯を伴う早老. Charcot), = progeria.
ge·ron·ic ac·id [ʤəránik ǽsid] ゲロン酸.
ge·ron·tal [ʤərántəl] 老人性, 老年期の.
ge·ron·tin [ʤərántin] ゲロンチン(イヌ肝細胞核から得られる塩基), = spermine.
geronto– [ʤerəntou, ʤəran–, –tə] 老人, 老年期の意味を表す接頭語, = gero–.
ge·ron·to·genes [ʤərὰntoují:nz] 老化遺伝子(生物の老化や寿命に影響を与える遺伝子).
ger·on·tol·o·gist [ʤèrəntáləʤist] 老人病学者.
ger·on·tol·o·gy [ʤèrəntáləʤi] 老人学, 老年医学〔医学〕(老年期に起こる変化特徴などを研究する学問).
ge·ron·to·phil·ia [ʤèrəntəfíliə] 老人〔性〕愛〔医学〕.
ge·ron·to·pia [ʤèrəntóupiə] 老視眼, 視力再生(老視と近視とが相調節して正視になること), = senopia, second sight.
ge·ron·to·ther·a·peu·tics [ʤərὰntouθèrəpjú:tiks] 老人治療.
ge·ron·to·ther·a·py [ʤərὰntəθérəpi] 老人治療.
ge·ron·to·tox·on [ʤərὰntətáksən] 老人環, = gerontoxon.
ger·on·tox·on [ʤèrəntáksən] 老人環〔医学〕(老人の角膜に, その縁から1mmほど離れて幅1〜3mmの輪状混濁が見られるもの), = arcus senilis, cholesterol arch.
g. lentis 老人性水晶体混濁.
Gerota, Dimitru [ʤəróutə] ジェロタ(1867-1939, ルーマニア・ブカレストの解剖学者).
G. capsule ジェロタ被膜(腎筋膜), = perirenal fascia.
G. fascia ジェロタ筋膜(腎筋膜), = renal fascia.
G. method ジェロタ法(クロロホルムまたはエーテルに可溶で水に溶けない色素液をリンパ管に注射する方法).
Gersh, Isidore [gə́:ʃ] ゲルシュ(1907生, アメリカの組織学者).
G. method ゲルシュ法(組織を液状空気で迅速に凍結し, −30°C で脱水後鏡検に備える方法), = Altmann-Gersh method.
Gerson, Max [gə́:sən] ゲルソン(1881-1959, ニューヨークに住んだドイツの医師).
G. diet ゲルソン食, = SHG diet.
Gerssdorff, Hans von [gə́:rsdɔ̀:rf] ゲルスドルフ(1456-1517, ドイツの外科医. 有名な軍医で, その著 Feltbuch (1517)には切断術の図解が発表されている).
Gerstmann, Josef [gə́:stma:n] ゲルストマン(1887-1969, オーストリア生まれの神経科医で, 後年アメリカに移住した).
G.-Sträussler-Scheinker disease (GSS) ゲルストマン・ストロイスラー・シャインカー病(プリオンタンパクの変異に基づく遺伝子病).
G.-Sträussler-Scheinker syndrome ゲルストマン・ストロイスラー・シャインカー症候群.
G.-Sträussler syndrome ゲルストマン・ストロイスラー症候群.
G. syndrome ゲルストマン症候群〔医学〕(優位半

球角回および回旋回の障害に基づく症候群で，主として手指失認，左右障害，計算不能症，失書症が基本的症状である），＝ parieto-occipital syndrome.

Gersuny, Robert ［gə́:suni］ ゲルスニー（1886–1924，オーストリアの外科医）.

G. operation ゲルスニー手術（糞便失禁に対する手術で，直腸の癒着を剥離し，長軸に沿い 3/4 捻転した位置で縫合固定する．女子の尿失禁に対して同じように尿道を処理する方法もいう）.

G. symptom ゲルスニー症候（糞塊による腫瘤を鑑別するには，しばらく圧迫した後少しずつ圧を緩めると，腸管粘膜から離れる感を与える），＝ sticky symptom.

Gesner, Conrad ［gésnər］ ゲスナー（1516–1565，スイスの医師・自然科学者．その著 Historia Animalium において動物学の基礎を築き，また広範な図書集録（目録）を発刊した）.

Gessell development scale ゲッセル発育表（運動力，調節行為，言語，社交的行為などの検査を含む 6 歳以下の児童発育表）.

ges·ta·gen ［ʤéstəʤən］ ゲスターゲン，黄体ホルモン物質（黄体ホルモン様作用をもつ化合物の総称．生体が産生するゲスターゲンのうち生物活性をもつステロイドはプロゲステロンのみが知られている），＝ progestin, progestogen.

gestagenic action 黄体ホルモン〔様〕作用［医学］，ゲスターゲン作用.

ge·stalt ［gəʃtɔ́:lt］ ゲシュタルト，すがた，形態，姿勢（もとは独語）.

g. factor ゲシュタルト要因［医学］.

g. law of closure ゲシュタルト閉鎖法則［医学］，形態閉鎖法則［医学］.

g. phenomenon 形態現象.

g. psychology ゲシュタルト心理学［医学］，＝ gestaltism.

g. theory ゲシュタルト理論（説）［医学］，＝ gestaltism, gestalt psychology.

g. therapy ゲシュタルト療法［医学］（精神療法の一つ）.

ge·stalt·ism ［gəʃtɔ́:ltizəm］ ゲシュタルト学説（心的現象は一つのまとまりをもったゲシュタルトを示し，全体は部分の総和以上のものであるとする学説），＝ gestalt theory, gestalt psychology.

gestant composite odontoma 包歯性複合性歯牙腫.

ges·ta·tion ［ʤestéiʃən］ 妊娠［医学］，＝ pregnancy, fetation.

g. cycle 妊娠周期［医学］.

g. period 妊娠期［医学］（最終月経開始日から 280 日とし，偏差は 250〜310 日）.

g. sac 胎嚢.

g. test 妊娠反応検査［医学］.

ges·ta·tion·al ［ʤestéiʃənəl］ 妊娠の［医学］.

g. adiposity 妊娠性脂肪症［医学］.

g. age 在胎齢，在胎期間，妊娠（在胎）〔持続〕期間［医学］，＝ duration of pregnancy.

g. choriocarcinoma 妊娠性絨毛癌.

g. diabetes 妊娠糖尿病［医学］.

g. diabetes mellitus (GDM) 妊娠糖尿病（妊娠中に発生したか，または発見された耐糖能異常をいう．分娩後にいったん正常化しても将来的に糖尿病に進展する可能性が高い）.

g. edema 妊娠浮腫.

g. herpes 妊娠〔性〕疱疹［医学］.

g. hypertension 妊娠性高血圧，＝ pregnancy-induced hypertension.

g. proteinuria 妊娠性タンパク尿.

g. psychosis 妊娠〔期〕精神病［医学］（妊娠時に出現するものをいう．内因性かまたは症状精神病ではないかといわれている）.

g. ring 胎嚢輪.

g. sac (GS) 胎嚢［医学］，＝ fetal capsule.

g. toxicosis 妊娠中毒症［医学］.

g. trophoblastic disease 妊娠性絨毛疾患.

g. week 在胎週数［医学］.

gesticulatory tic 手真似性チック.

ges·to·sis ［ʤestóusis］ 妊娠中毒症［医学］（妊娠高血圧症候群 pregnancy induced hypertension に名称変更，2005年）.

ges·ture ［ʤéstʃər］ 身振り［医学］.

Gesvelst net·work ［gésvəlsts nétwə:k］ ゲスベルスト網（神経線維の髄鞘上にみられる人工産物性網状組織）.

Getah virus ゲタウイルス（トガウイルス科のウイルスで，蚊によって媒介され家畜を侵し，主に畜産上問題となる）.

Getsowa adenoma （甲状腺傍組織の腺腫で，後鰓体から発生すると考えられる），＝ struma postbranchialis.

Getting ba·cil·lus ［gétiŋ bəsíləs］ ゲッチング菌（Flexner 赤痢菌に類似するが，免疫学的反応の相違により区別される）.

Gettysberg salt ［gétizbə:g sɔ́:lt］ ゲチスバーグ塩（アメリカ・ペンシルベニア州ゲチスバーグのリチウム泉から得られる塩類化合物）.

ge·um·a·pho·bia ［ʤì:əməfóubiə］ 味覚恐怖症.

Geuther syn·the·sis ［géiθər sínθəsis］ ゴイテル合成法（2 分子の酢酸エステルが，ナトリウムエチレート，またはナトリウムアミドなどの作用で縮合して，アセト酢酸エステルを生成する反応），＝ Claisen ester condensation.

ge·wac·in blue ［gəwǽsin blú:］ コケモモ，クロマメノキ（ツツジ科 bilberry から採った青色染色色素で組織の染料）.

gey·ser ［gáizər］ 間欠泉［医学］.

GFA protein グリア線維性酸性タンパク質，＝ glial fibrillary acidic protein.

GFP green fluorescent protein 緑色蛍光タンパク質の略.

GFR glomerular filtration rate 糸球体濾過値（量）の略.

GFS gastrofiberscope 胃ファイバースコープの略.

GH growth hormone 成（生）長ホルモンの略.

Ghatti gum ガハッチゴム，＝ gummi indicum.

GHB γ-hydroxybutyrate γ-ヒドロキシ酪酸の略.

ghee ［gí:］ バター油（バターを加熱乾燥して透明化したもの），＝ samna.

Ghilarducci, Francesco ［gilɑ:rdúʧi］ ギラルズッチ（1857–1924，イタリアの医師）.

G. reaction ギラルズッチ反応（遠隔部位に電極を当てたとき起こる筋肉の収縮）.

Ghin·da vib·rio ［gíndə víbriou］ ギンダビブリオ（1891年 Pasquale により水中から分離されたコレラ類似菌）.

Ghon, Anton ［gɔ́:n］ ゴーン（1866–1936，チェコ・プラハの病理学者）.

G. complex ゴーンの初期変化群［医学］，ゴーンのコンプレックス.

G. focus ゴーン原発巣.

G. primary complex ゴーン初感染群（ゴーン初感染結核とそれに対応する肺門部リンパ節の結核），＝ Kuess–Ghon focus, primary complex.

G. primary lesion ゴーン初感染巣（小児の X 線像にみられるマメ大の結核病巣），＝ Ghon focus, G. tubercle.

G.–Sachs bacillus ゴーン・ザックス菌，＝ *Clostri-*

dium septicum.
G. tubercle ゴーン結節.
ghost [góust] 残影〔医学〕.
g. cell ゴースト細胞〔医学〕，幽霊細胞（石灰化歯原性嚢胞にみられ，細胞核がなくケラチン細線維を含む），= shadow cell.
g. corpuscle 血球影，= phantom corpuscle.
g. image ゴースト像〔医学〕.
g. ophthalmoscope 幻影検眼鏡（光路線に45°に置いたガラス板で射入光線の偏光度を測定する器械. Helmholtz).
g. tooth 幻影歯.
ghoul hand 鬼手（第三期熱帯フランベジアの一形態といわれる）.
ghrel·in [grélin] グレリン（成長ホルモン分泌促進因子の受容体に対する内因性リガンドとして1999年にヒトとラットの胃から単離されたペプチド）.
GHRF growth hormone releasing factor 成長ホルモン放出因子の略.
GHRH growth hormone releasing hormone 成長ホルモン放出ホルモンの略.
GI ① gastrointestinal 胃腸の，胃腸管系の略. ② globin insulin グロビンインスリンの略. ③ glycemic index 血糖上昇係数の略.
Giacomini, Carlo [ʤɑkəmíni:] ジアコミニ（1841-1898，イタリアの解剖学者）.
G. band ジアコミニ帯（海馬の歯状靱帯の前端をなす灰色帯）.
G. frenulum ジアコミニ小帯，= uncus band of Giacomini.
G. method ジアコミニ染色法（梅毒菌の染色法で，加熱アニリン，フクシンで染め，希釈塩化鉄液で洗い，次いで濃厚な塩化鉄液で脱色し，アルコール，キシロールを通す）.
G. uncus band ジアコミニ鉤帯（海馬の歯状回の前端をなす灰白帯）.
Giacosa, Piero [ʤìəkósə] ジアコーサ（1853-1928，イタリアの医師. 体内における硝酸塩の代謝に関する研究で有名）.
Gianelli sign [ʤiənéli sáin] ギアネリ徴候，= Tournay sign.
Giannuzi, Guiseppe [ʤiɑ:nútʒi] ジャヌッチ（1839-1876，イタリアの解剖学者）.
G. cells ジャヌッチ細胞（混合性の唾液腺終末部の基底膜と分泌細胞との間にある半月形の扁平な顆粒細胞），= Heidenhain demilunes.
Gianotti, Ferdinando [ʤiɑ:nóti] ジアノッティ（1920生，イタリアの皮膚科医）.
G.-Crosti disease ジアノッティ・クロスティ病（小児にみられるB型肝炎ウイルス感染の皮膚症状. その他のウイルスによるものを Gianotti-Crosti 症候群という），= acrodermatitis papulosa infantilis.
G.-Crosti syndrome (GCS) ジアノッティ・クロスティ症候群〔医学〕.
G. disease ジアノッティ病〔医学〕.
gi·ant [ʤáiənt] ① 巨人. ② 巨大な〔医学〕.
g. aneurysm 巨大動脈瘤〔医学〕.
g. axonal neuropathy 巨大軸索ニューロパチー〔医学〕.
g. baby 巨大児，= giant infant, excessively large fetus.
g. bipolar 巨大双極細胞（網膜の外網状層下の双極細胞）.
g. cell 巨細胞.
g. cell arteritis 巨細胞〔性〕動脈炎〔医学〕.
g. cell carcinoma 巨細胞癌〔医学〕.
g. cell carcinoma of thyroid gland 甲状腺巨細胞癌.
g. cell embolism 巨細胞塞栓症.
g. cell encephalitis 巨細胞性脳炎（HIV脳症のうち皮質病変のものをいう）.
g. cell epulis 巨細胞歯肉腫〔医学〕，巨大細胞エプーリス，= epullis gigantocellularis.
g. cell glioblastoma multiforme 巨細胞多形〔性〕神経膠芽腫.
g. cell glioma 巨細胞性神経膠腫.
g. cell granuloma 巨細胞肉芽腫〔医学〕.
g. cell hepatitis 巨細胞性肝炎.
g. cell interstitial pneumonia (GIP) 巨細胞性間質性肺炎〔医学〕.
g. cell leukemia 巨細胞白血病〔医学〕.
g. cell monstrocellular sarcoma 怪奇巨細胞性肉腫.
g. cell myeloma 巨細胞骨髄腫.
g. cell myocarditis 巨細胞性心筋炎.
g. cell of bone marrow 骨髄巨大細胞〔医学〕.
g. cell pneumonia 巨細胞〔性〕肺炎〔医学〕（致死性の麻疹ウイルスによって起こる間質性肺炎の一つ. 白血病などに罹患する小児を侵し，多核性の巨細胞封入体の存在を特徴とする），= Hecht pneumonia.
g. cell reticulohistiocytoma 巨細胞性細網組織球腫.
g. cell sarcoma 巨細胞肉腫〔医学〕.
g. cell tubercle 巨細胞結節.
g. cell tumor (GCT) 巨細胞腫〔医学〕，巨大細胞腫（① 下顎歯肉ポリープ（茸腫）. ② 骨端巨大細胞腫）.
g. cell tumor of bone 骨巨細胞腫〔瘍〕，= osteoclastoma.
g. cell tumor of tendon sheath 腱鞘巨細胞腫〔瘍〕，= benign synovioma.
g. cell xanthoma 巨細胞性黄色腫.
g. chromosome 巨大染色体〔医学〕.
g. colon 巨大結腸，= megacolon, Hirschsprung disease.
g. colony 巨大集落〔医学〕.
g. diverticulum 巨大憩室.
g. duodenum 巨大十二指腸（高度の拡張）.
g. edema 巨大浮腫，= angioneurotic edema.
g. emphysematous bulla 巨大気腫性肺嚢胞〔医学〕.
g. esophagus 巨大食道〔医学〕.
g. finger 巨指，= macrodactylia.
g. fold 巨大ヒダ，巨大皺襞〔医学〕.
g. follicular lymphadenopathy 巨大濾胞性リンパ節症（全身のリンパ節および脾臓の肥大をみる疾患で，その肥大は濾胞細胞の著明な増殖による），= giant follicular lymphoma, Brill-Symmers disease.
g. follicular lymphoma 巨大濾胞性リンパ腫〔医学〕，= giant follicular lymphadenopathy.
g. gastric folds 胃巨大ヒダ.
g. kidney 巨大腎〔医学〕.
g. kidney worm infection 腎虫症.
g. left atrium 巨大左心房〔医学〕.
g. magnet 巨大磁石〔医学〕.
g. melanosome 巨大メラノソーム.
g. metamyelocyte 巨大後骨髄球.
g. nerve fiber 巨大神経線維〔医学〕.
g. papillary conjunctivitis 巨大乳頭性結膜炎.
g. pelvis 均等膨大骨盤，= pelvis aequabiliter justo major.
g. phlyctena 巨大フリクテン.
g. pigmented nevus 巨大色素性母斑.
g. platelet 巨〔大〕血小板〔医学〕.
g. potential 巨大電位.
g. pyramidal cell 巨大錐体細胞，大錐体〔神経〕細胞.

g. rugae 巨大ヒダ.
g. rugae gastritis 巨大ヒダ胃炎.
g. sigmoid 巨大S状結腸，= megasigmoideum.
g. spike 巨大棘波.
g. stallate cell 大星状〔神経〕細胞 [医学].
g. tooth 巨大歯 [医学].
g. urticaria 巨大じんま疹 [医学].

gi·ant·ism [ʤáiəntizəm] 巨人症，= gigantism.

gi·an·to·cyte [ʤáiəntəsait] 巨〔大〕赤血球，= megalocyte.

Giard, Alfred [ʒiá:r] ジアルド(1846-1908，フランスの生物学者．腸管に寄生する鞭毛虫の一属を，この学者の名にちなんで *Giardia* と呼ぶ).

Gi·ar·dia [ʤiá:diə] ジアルジア属(脊椎動物の小腸に寄生する原虫).
G. intestinalis ランブル鞭毛虫(ヒトの小腸上部，胆道系に寄生し，下痢などの症状を起こす)，= *Giardia lamblia*.
G. lamblia ランブル鞭毛虫.

giardial cholecystitis ジアルジア性胆嚢炎.

giardial diarrhea ジアルジア性下痢.

giardial dysentery ジアルジア性赤痢，ランブル鞭毛虫赤痢.

gi·ar·di·a·sis [ʤiɑ:dáiəsis] ジアルジア症 [医学]，ランブル鞭毛虫症(ランブル鞭毛虫の嚢子を経口摂取することにより感染し，主症状は下痢，腹痛，食欲不振などである)，= lambliasis.

gib·ber [ʤíbə:r] 円背の，膨隆した [医学]，隆起した.

gib·ber·a [ʤíberə] 膨隆.

Gib·ber·el·la [ʤìbərélə] ジッベレラ属(イネの馬鹿苗病などを起こすカビの一種).
G. fujikuroi (イネの馬鹿苗病の病原菌).

gib·ber·el·lic ac·id [ʤìbərélik ǽsid] ギベレル酸 $C_{18}H_{20}O_3$ (ギベレリンの一種)，ジベレリン酸 $C_{18}H_{20}O_3$ (ジベレリンの一種)，= gibberellin A_3.

gib·ber·el·lin [ʤìbərélin] ジベレリン(ギベレリンとも言う．植物ホルモンの一種．薮田により1938年にイネの馬鹿苗病菌 *Gibberella fujikuroi* の培養濾液から結晶化され，その疾病の原因をなすものと考えられ，徒長ホルモンとも呼ばれている．単一物質でなく類縁化合物が混在しており，ジベレリンAは発見順にA_1，A_2，A_3となる).

gib·ber·el·lines [ʤìbərélinz] ジベレリン類(イネ馬鹿苗病菌 *Gibberella fujikuroi* の代謝産物で，幼植物の生長を促進させる特異的生理作用をもち，A_1[$C_{19}H_{28}O_6$]，A_2[$C_{20}H_{28}O_6$]，および A_3[$C_{19}H_{20}O_6$] に区別されている).

gib·ber·ish [ʤíbəriʃ] 早口にあざけること(辻褄の合わないことを).
g. aphasia ギベリッシュ失語〔症〕(運動性失語症の一型で，意味不明の多言症).

Gibbon, Quinton V. [gíbən] ギボン(1813-1894，アメリカの外科医).
G. hernia ギボンヘルニア(大きいヘルニアを伴う水腫)，= Gibbon hydrocele.

gib·bon [gíbən] 手長ザル.

gib·bos·i·ty [gibásiti] 突背，脊椎角状彎曲.

gib·bous [gíbəs] 〔脊椎〕角状彎曲の，= humped, hump-backed.

Gibbs, Josiah Willard [gíbz] ギブズ(1834-1903，アメリカの理論物理学者．エール大学数理物理学教授).
G. adsorption equation ギブズ吸着式(溶液から溶質が液の表面に吸着される場合，平衡状態において溶液内部の溶質濃度cと表面における溶質の濃度u(表面における濃度の過剰量)との関係を示す式は次のようになる．ただしRは気体定数，Tは絶対温度，σは表面張力).(→ 式)

$$u=\frac{c}{RT}\left(\frac{\partial\sigma}{\partial c}\right)_T$$

G.-Donnan equilibrium ギブズ・ドナン平衡(電解質が半透膜により隔離された場合，両者間に電位差が生ずる).
G.-Helmholtz equation ギブズ・ヘルムホルツ式(等温等圧におけるギブス自由化エネルギー変化 ⊿G とエンタルピー変化 ⊿H との関係式，および等温等積におけるヘルムホルツ自由エネルギー変化 ⊿F と内部エネルギー変化 ⊿U との関係式は次のようになる．ただしTは絶対温度，Pは圧力，Vは体積).

$$(\Delta G)_{T,P}=(\Delta H)_{T,P}+T\left(\frac{\partial G}{\partial T}\right)_P$$

$$(\Delta F)_{T,V}=(\Delta U)_{T,V}+T\left(\frac{\partial \Delta F}{\partial T}\right)_V$$

G. theorem ギブズ定理(純粋分散媒の表面張力を低下させる物質はその表面に集合する)，= Gibbs-Thompson principle.

gib·bus [gíbəs] 突背，= hump, hunch.
g. deformity 亀背 [医学].

giber ジビエ(仏．狩猟によった野生の鳥獣肉)，= game meat.

Gibert, Camille Melchior [ʒibér] ジベル(1797-1866，フランスの皮膚科医).
G. disease ジベル病(1860年，バラ色粃糠疹を独立疾患として報告した)，= pityriasis rosea.

Gibney, Virgil P. [gíbni] ギブニー(1847-1927，アメリカの外科医).
G. disease ギブニー病(脊椎傍炎)，= perispondylitis.
G. fixation bandage ギブニー固定包帯(踝部捻挫に用いる交差式固定包帯法).

Gibraltar fe·ver [ʤibrɔ́:ltər fí:vər] ジブラルタル熱 [医学]，= undulant fever, brucellosis.

Gibson, George Alexander [gíbsən] ギブソン(1854-1913，スコットランドの医師).
G. murmur ギブソン雑音.
G. rule ギブソン法則(大葉性肺炎についての法則).

Gibson, Kasson Church [gíbsən] ギブソン(1849-1925，アメリカの歯科医).
G. bandage ギブソン包帯(下顎骨骨折に用いる固定包帯).

Gibson, Robert Banks [gíbsən] ギブソン(1882生，アメリカの生化学者．ヴァンデンベルグ胆赤素の定量法を改良した．これを G. modification of van den Bergh test と呼ぶ(Goodrich method)).

GID gender identity disorder 性同一性障害の略.

gid [gíd] 旋回病 [医学]，ギド(ヒツジの神経疾患．不安定歩行が特徴)，= staggers, sturdy (sheep).

gid·di·ness [gídinis] めまい(眩暈)〔感〕[医学](身体の不安定な，ぐらぐら動き回る感)，= dizziness. 形 giddy.

Gieménez stain ヒメネス染色(リケッチアの染色法の一つ).

Giemsa, Gustav [gí:mzə] ギムザ(1867-1948，ドイツの化学者，細菌学者．ギームザとも表記).
G. chromosome banding stain ギムザ染色体バンディング〔染色法〕.
G. stain ギムザ染色液(① マラリア原虫および血液染色液(アズールⅡエオジン 3g，アズールⅡ 0.8g，グリセリン 250mL，メチルアルコール 250mL の混合液が原液で，使用に際しての1滴を炭酸カリでアルカリ性にした水1mL に加える．この希釈液を，まず空気乾燥，メチルアルコール固定標本に注ぎ，10～15 分間染色した後水洗するか，または後染色を施す)．② 梅毒スピロヘータ染色法(同上であるが，希釈液1mL

は0.1%炭酸カリ液を正確に10滴を加える)).

G. staining ギムザ染色.

G. staining solution ギムザ染色液(アズールⅡエオジン3g, アズールⅡ0.8gをグリセリンとメタノールおのおの250mLを混ぜて60°Cに加温したもので溶解する).

Gierke, Edgar von [gə́:ki:] ギールケ(1877-1945, ドイツの病理学者).

Gierke, Hans Paul Bernhard [gə́:ki:] ギールケ(1847-1886, ドイツの解剖学者).

G. cell ギールケ細胞(膠様質の神経細胞の主体をなす小さい濃染性細胞).

G. corpuscle ギールケ小体(胸腺の), = Hassal concentric corpuscle.

G. disease ギールケ病.

G. respiratory bundle ギールケ呼吸束(孤束), = tractus solitarius.

GIF ① glycosylation inhibition factor グリコシレーション抑制因子の略. ② growth hormone-inhibiting factor 成長ホルモン抑制因子の略.

Gifford, Harold [gífə:d] ギフォールド(1858-1929, アメリカの眼科医).

G. operation ギフォールド手術(① 限界的角膜切開. ② 三塩化酢酸の注入による涙嚢の破壊), = delimiting keratotomy.

G. reflex ギフォールド反射(指で眼瞼を開いて, それを閉じる努力に際しては瞳孔が収縮する), = Gifford-Galassi reflex.

G. sign ギフォールド徴候(中毒性甲状腺腫にみられる上眼瞼の反転困難).

GIFT gamete intrafallopian transfer 卵管内配偶子移植法, 配偶子卵管内移植の略.

gifted child 天才児[医学].

giga- (G) [ʤaigə] ① 巨大な大きさを意味する接頭語. ② 10^9 倍を示す単位名(ギガ)および 10^9 を示す接頭語.

gi·ga [ʤaí(:)gə, gíg-] ギガ[医学].

gi·gan·tism [ʤaigǽntizəm] 巨大症, 巨大発育(巨人症), = giantism.

giganto- [ʤaigæntou, -tə] 巨大の意味を表す接頭語.

gi·gan·to·bil·har·zi·a·sis [ʤaigæ̀ntoubìlhɑ:záiəsis] 湖岸病, 水田性皮膚炎.

gi·gan·to·blast [ʤaigǽntəblæst] 巨〔大〕赤芽球[医学].

gigantocellular epulis 巨細胞歯肉腫[医学].

gigantocellular nucleus of medulla oblongata 延髄巨大細胞核.

gigantocellular reticular nucleus [TA] 巨大細胞核*, = nucleus gigantocellularis [L/TA].

gi·gan·to·chrom·o·blast [ʤaigæ̀ntoukróuməblæst] 巨〔大〕赤芽球, = gigantoblast.

gi·gan·to·cyte [ʤaigǽntəsait] 巨〔大〕赤血球[医学](直径16μm程度のもの).

gi·gan·to·mas·tia [ʤaigæ̀ntəmǽstiə] 巨乳〔症〕.

gi·gan·to·pith·e·cus [ʤaigæ̀ntəpíθikəs] 巨猿〔型〕.

gi·gan·to·so·ma [ʤaigæ̀ntousóumə] 巨人症, 巨態, = gigantism, giantism.

gi·gas type [ʤáigəs táip] 巨大型(雑種にみられる形態).

Gigli, Leonardo [ʤí:li] ギーリ(1863-1908, イタリアの婦人科医).

G. operation ギーリ手術(難産に利用する恥骨外側切開), = pubiotomy.

G. saw ギーリ線鋸(頭蓋頭切開用).

Gil, Charles [gíl] ジル(1805-1885, アメリカの保険技師).

G. table ジル寿命表(アメリカで編纂された最初の寿命表であるが, 現在はアメリカ経験表 American Experience Table が用いられている).

Gi·la mon·ster [hí:lə mʌ́nstər] アメリカドクトカゲ, = *Heloderma suspectum*.

Gilbert, Augustin Nicolas [gílbə:t] ジルベール(1858-1927, フランスの医師).

G. cholemia ジルベール胆血症(家族性溶血性黄疸), = Gilbert disease.

G. disease ジルベール病.

G. method ジルベール法(胸腔内滲出液を自家に注射する療法).

G. sign ジルベール徴候(飢餓時には食物摂取時よりも排尿が多い), = opsiuria.

G. syndrome ジルベール症候群(家族性非溶血性貧血).

Gilbert, William [gílbə:t] ギルバート(1544-1603, イギリスの物理学者. 磁気および摩擦電気の研究家で, 電気を electricus と呼んだ De Magneto (1600)の著書がある).

gil·bert [gílbə:t] ギルバート(起磁力の cgs 電磁単位(F) = 1emu = 3×10^{10}esu).

Gilchrist, Thomas Casper [gílkraist] ギルクリスト(1862-1927, アメリカの皮膚科医).

G. disease ギルクリスト病[医学](アメリカ分芽菌症), = blastomycosis americana, oidiomycosis a..

Gile test [gíl tést] ジル試験(62問からなる知能検査法).

Gilead balm ギレッドバーム(*Commiphora opobalsamum* から得られる芳香性樹脂), = Mecca balsam, opobalsam.

Gilead balsam ギレッドバルサム(*Commiphora opobalsamum* から得られるバルサム), = Gilead balm, Mecca balsam, opobalsamum.

Gilford, Hastings [gílfɔ:d] ギルフォード(1861-1941, イギリスの医師).

G. disease ギルフォード病(早老症), = Hutchinson-Gilford syndrome, progeria, progeronanism.

Gill, A. Bruce [gíl] ジル(1876-1965, アメリカの整形外科医).

G. boneblock operation ジル手術(尖足の矯正手術として足底屈曲を防ぐ目的で楔状骨片を挿入する方法).

Gill Wylie operation ジルワイリー手術, = Wylie operation.

gill [gíl] ① えら(鰓)(水生動物の呼吸器). ② ヒダ.

g.-arch 鰓弓(さいきゅう), = branchial arch.

g.-cleft 鰓裂, えらあな, = branchial cleft.

g. lamella えら板.

g.-slit 鰓裂, えらあな, = gill-cleft.

g. spreader 延展機[医学].

Gil·le·nia [ʤilí:niə] ジレニア属(ドイツの植物学者 Arnold Gill にちなむ).

G. stipulata (根茎は吐根に似た作用を示す), = American-ipecac, Indian physic.

G. trifoliata (根茎は吐根に似た作用を示す), = Bowman's root.

gil·len·in [ʤilénin] ジレニン(*Gillenia* 属根茎の苦味催吐性成分).

Gilles de la Tourette, Georges [ʒí:l] ジルドラトゥレット(1857-1904, フランスの医師).

G. de la Tourette disease ジルドラトゥレット病(多系統性チック, 声帯チック, 汚言症を呈する重症のチックで, 小児期あるいは青年期に発症する), = Guinon disease.

G. de la Tourette syndrome ジルドラトゥレット症候群[医学](顔面・声帯のチック, 汚言が特徴. 小児に発症する), = tics.

Gillespie, Frank [gilléspi] ジレスピー(1927生, ア

メリカの眼科医).
G. syndrome ジレスピー症候群(先天性の虹彩欠損など).
Gillespie operation ジレスピー手術(総指伸筋と中指伸筋との間から背側を切開して長軸に沿い手首を切除する方法).
Gillette, Eugène P. [ʤəlét] ジレット(1836-1886, フランスの外科医).
G. suspensory ligament ジレット提靱帯.
Gilliam, David Tod [gíliəm] ギリアム(1844-1923, アメリカの婦人科医).
G. operation ギリアム手術(両側子宮円靱帯を腹筋膜に縫合して腹壁に固定する子宮後屈症の手術的療法で, Doléris 手術を改良したもの).
Gillies, Harold Delf [gíli:z] ギリース(1882-1960, イギリスの外科医).
G. graft ギリース移植片(網状または管状植皮弁).
G. operation ギリース手術(① 上皮の皮膚弁を利用して瘢痕に植皮する眼瞼外反の手術. ② 頬骨や頬骨弓骨折を整復するための手術).
Gilman, Alfred G. [gílmən] ギルマン(1941生, 1980年のGタンパク質の精製成功により1994年ノーベル医学・生理学賞受賞).
G.-Coca vaccine ギルマン・コカワクチン(手術で切除した癌組織の乳剤で制癌用のワクチン).
Gilmer, Thomas Lewis [gílmər] ギルマー(1849-1931, アメリカの口腔外科医).
G. splint ギルマー副子(下顎骨折において, 下顎歯列を上顎のそれに結びつける銀製副子).
Gimbernat, Antonio de [himberná:t] ギンベルナト(1742-1790, スペインの外科医).
G. ligament ギンベルナト靱帯(鼡径靱帯の内端から下りて恥骨櫛に至る裂孔靱帯), = ligamentum lacunare.
G. operation ギンベルナト手術(鼡径ヘルニアの手術).
Gin cap·sule stain [gín kǽpsju:l stéin] ジン莢膜染色法(墨汁を莢膜の染色に利用する方法).
gin drinker's liver 飲酒家肝〔医学〕, ジン酒飲用者肝(肝萎縮性硬変症).
gin·ger [ʤínʤər] ショウキョウ[生姜](ショウガ[生薑] *Zingiber officinale* の根茎. 芳香健胃薬, 矯味薬. 漢方では咳, 嘔吐, 胸・腹痛, 腰痛, 下痢などに用いる), = zingiber.
g. ale ジンジャーエール(ショウガの風味のある炭酸飲料, アルコールを含まない).
g. fluidextract ショウキョウ流エキス, = fluidextractum zingiberis.
g. oleoresin ショウキョウ樹脂油, = oleoresina zingiberis.
g. paralysis (ジャマイカ酒中毒性麻痺), = Jamaica ginger paralysis.
g. syrup ショウキョウシロップ, = syrupus zingiberis.
gin·ger·in [ʤínʤərin] ギンゲリン(ショウキョウ樹脂油).
gin·ger·ol [ʤínʤərɔ:l] ギンゲロール, = zingerone.
gin·ger·one [ʤínʤəroun] ギンゲロン $C_{11}H_{14}O_5$ (ショウガ *Zingiber officinale* の根にある辛味質).
gin·gi·li oil [ʤínʤaili óil] ゴマ油, = sesame oil.
gin·gi·va [ʤinʤáivə, ʤínʤi-] [L/TA] 保護歯周組織(歯肉), = gingiva [TA], gum [TA], periodontium protectionis [L/TA]. 複 gingivae. 形 gingival.
gin·gi·val [ʤinʤáivəl, ʤínʤi-] 歯肉の〔医学〕, 歯齦の.
g. abscess 歯肉膿瘍〔医学〕, = parulis.
g. atrophy 歯肉萎縮.
g. bleeding 歯肉出血〔医学〕, = oulonitis.
g. border 歯肉縁.
g. branches [TA] 歯肉枝*, = rami gingivales [L/TA].
g. cartilage 歯肉軟骨〔医学〕.
g. cleft 歯肉裂.
g. crest 歯肉稜.
g. crevice 歯肉嚢, = gingival pocket, subgingival space.
g. cuff 歯肉縁〔医学〕, = gingival margin.
g. curvature 歯肉弯曲〔部〕.
g. cyst 歯肉嚢胞〔医学〕.
g. disease 歯肉疾患〔医学〕.
g. epithelium 歯肉上皮.
g. exudate 歯肉滲出液〔医学〕.
g. fibromatosis 歯肉線維腫症〔医学〕.
g. fistula 歯肉瘻〔医学〕.
g. flap 歯肉弁〔医学〕.
g. gland 歯肉腺(歯が歯肉に接する部分にある歯膜組織内上皮残遺で, 乳歯にしばしばみられる), = Serres gland.
g. groove [TA] 歯肉溝, = sulcus gingivalis [L/TA].
g. hemorrhage 歯肉出血〔医学〕.
g. hyperplasia 歯肉増殖〔症〕〔医学〕.
g. hyperplasia induced by hydantoin ヒダントイン性歯肉増殖症(ダイランチン性歯肉増殖症, アレビアチン性歯肉増殖症), = gingival hyperplasia induced by dilantin.
g. hyperplasia induced by nifedipine ニフェジピン性歯肉増殖症.
g. hypertrophy 歯肉肥大〔医学〕.
g. index 歯肉〔炎〕指数〔医学〕.
g. line 歯肉線(歯肉と歯との境界線).
g. margin [TA] 歯肉縁, = margo gingivalis [L/TA].
g. massage 歯肉マッサージ〔医学〕.
g. neoplasm 歯肉新生物(腫瘍)〔医学〕.
g. nucleus 歯肉核(胎児の第3, 第4ヵ月に発生する小脳).
g. pain 歯肉痛〔医学〕.
g. papilla [TA] 歯肉乳頭, = papilla gingivalis [L/TA].
g.-periodontal index (GPI) 歯肉-歯周疾患指数.
g. pocket 歯肉嚢〔医学〕.
g. point angle 歯頸尖角.
g. polyp 歯肉ポリープ〔医学〕.
g. recession 歯肉陥没〔医学〕.
g. repositioning 歯肉整復.
g. retraction 歯肉退縮〔医学〕.
g. septum 歯肉中隔.
g. space 歯肉溝.
g. sulcus [TA] 歯肉溝, = sulcus gingivalis [L/TA].
g. swelling 歯肉腫脹〔医学〕.
g. tissues 歯肉組織.
g. trough 歯肉嚢, 歯肉溝, = gingival sulcus.
g. ulcer 歯肉潰瘍〔医学〕.
g. zone 歯肉帯〔医学〕, 歯槽帯(歯尖帯と歯頸帯の中間部).
gin·gi·val·gia [ʤìnʤivǽlʤiə] 歯肉痛〔医学〕.
gin·gi·vec·to·my [ʤìnʤivéktəmi] 歯肉切除〔術〕〔医学〕.
gin·gi·vi·tis [ʤìnʤiváitis] 歯肉炎〔医学〕, 歯齦炎, = ulitis, inflammation of gum.
g. carcinomatosa 癌性歯肉炎.
g. hypertrophicans diffusa びまん性肥大性歯肉炎.
g. marginalis suppurativa 化膿性歯肉縁炎.
g. simplex 単純性歯肉炎.
gingivo- [ʤìnʤivou, -və] 歯肉との関連を意味す

る接頭語.

gin·gi·vo·ax·i·al [ʤìndivouǽksiəl] 歯肉側軸側の.

gin·gi·vo·buc·cal [ʤìnʤivəbʌ́kəl] 歯肉頬側の.

g. fold 歯肉頬移行部〔医学〕.

g. groove 歯肉頬溝.

gin·gi·vo·ec·to·my [ʤìnʤivouéktəmi] 歯肉切除術.

gin·gi·vo·glos·si·tis [ʤìnʤivouglɑsáitis] 歯肉舌炎, = uloglossitis.

gin·gi·vo·la·bi·al [ʤìnʤivouléibiəl] 歯肉唇側の.

g. fold 歯肉唇移行部〔医学〕.

g. groove 歯肉唇溝.

gingivolingual groove 歯肉舌溝.

gin·gi·vo·lin·guo·ax·i·al [ʤìnʤivoulìŋgjuouǽksiəl] 歯肉側舌側軸側の.

gin·gi·vo·per·i·ce·men·ti·tis [ʤìnʤivoupèrisi:məntáitis] = pyorrhea alveolaris.

gin·gi·vo·plas·ty [ʤínʤivəplæ̀sti] 歯肉形成手術, 歯肉整形術〔医学〕.

gin·gi·vo·sis [ʤìnʤivóusis] 歯肉症〔医学〕.

gin·gi·vo·sto·ma·ti·tis [ʤìnʤivoustòumətáitis] 歯肉口内炎.

gin·gi·vot·o·my [ʤìnʤivɑ́təmi] 歯肉切開〔医学〕, 歯肉切除法(歯肉の辺縁を切除する方法).

gin·gly·form [ʤíŋglifɔ:m] 蝶番状の.

gin·glym·o·ar·thro·di·al [ʤìŋglimouɑ:θróudiəl] 蝶番関節状の, = ginglymoid.

gin·gly·moid [ʤíŋglimɔid] 蝶番関節状の, = ginglymoarthrodial.

g. joint 蝶番関節, = hinge joint.

gin·gly·mus [ʤíŋgliməs] [L/TA] 蝶番関節(前後の一平面にのみ動き得る全動関節), = hinge joint [TA].

gin·gly·o-ar·thro·di·al [ʤíŋgljou ɑ:θróudiəl] 蝶番関節状の, = ginglymoid.

Gink·go [gíŋkou] イチョウ［銀杏］属(イチョウ科 *Ginkgoaceae* の一属で, イチョウ *G. biloba* 一種のみが含まれる. その実の果皮は bilobal, ginkgolic acid などの毒物を含有し, ギンナン中毒 ginkgo poisoning を起こす).

Gink·go·a·ce·ae [gìŋkouéisii:] イチョウ科.

gink·gol [gíŋkɔ:l] ギンコール $C_{24}H_{34}O$.

gink·gol·ic ac·id [giŋkɑ́lik ǽsid] ギンコール酸 $C_{20}H_{30}(OH)COOH$ (ギンナン(銀杏)に含有されている酸).

gin·nol [gínɔ:l] ギンノール $C_{27}H_{55}OH$ (ギンナンに存在するアルコール).

gin·seng [ʤínseŋ] 朝鮮人参〔医学〕, 高麗人参, ニンジン［人参］(ウコギ科植物 *Panax ginseng* (Korean ginseng), またはその細根を除いた根. 根はサポニン, 糖類を含み, 強壮, 補精, 鎮静, 胃腸衰弱, 抗糖尿病などの目的で用いられる. 人参湯, 小柴胡湯などの方剤に配合).

gin·sen·in [ʤínsenin] ギンセニン(朝鮮人参 *Panax ginseng* の根にある配糖体).

gi·od·du [ʤiɑ́du:] (サルデニアでつくる発酵牛乳製品).

Giordano, Davide [ʤɔ:dɑ́:nou] ジョルダノ(1864-1954, イタリアの外科医).

G.-Giovannetti diet ジョルダノ・ジョヴァネッティ食(腎不全患者のための食事のこと), = G-G diet.

G. sphincter ジョルダノ括約筋(総胆管の十二指腸端の括約筋).

Giovannetti diet ジョヴァネッティ食(Giovannetti, S.).

Giovannini, Sebastiano [ʤɔvɑ:ní:ni] ジョヴァニニ(1850-1920, イタリアの皮膚科医).

G. disease ジョヴァニニ病(糸状菌の感染により起こる毛髪結節疾患).

GIP ① gastric inhibitory polypeptide 胃機能抑制ペプチドの略. ② giant cell interstitial pneumonia 巨細胞性間質性肺炎の略. ③ glucose-dependent insulinotropic polypeptide グルコース依存性インスリン分泌〔ポリ〕ペプチドの略.

gip·py tum·my [ʤípi tʌ́mi] (熱帯または亜熱帯地方にみられる赤痢で, 特に寒冷により重症となる).

gips corset ギプスコルセット〔医学〕.

gi·raf·fe [ʤirɑ́:f] デング熱(キリンのような長い強直性の頸に似たことからの俗称), = dengue.

g. fever キリン熱, デング熱, = dengue.

Giraldès, Joachim Albin Cardozo Cazado [ʒirɑ:ldéi] ジラルデー(1808-1875, ポルトガル生まれのフランスの医師).

G. organ ジラルデー器官(睾傍体, 精巣(睾丸)傍体), = paradidymis.

Girard, Charles [ʒirɑ́:r] ジラルド(1850-1916, スイスの軍医).

G. method ジラルド法(船酔病の療法として硫酸アトロピンおよび硫酸ストリキニンを注射する方法).

Giraud-Teulon law [ʒiró: tjú:lən ló:] ジロー・チューロン法則(両眼性の網膜像は投射の第1および第2視軸の交差点で結ばれる).

girder bridge 桁構式架工義歯.

gir·dle [gə́:dl] ① 帯, 肢帯. ② 帯状束, = cingulum. ③ 殻環面(ケイ藻類細胞の被殻の内殻と外殻とが重なっている部分).

g. anesthesia 帯状感覚麻痺.

g. pain 帯〔状〕痛〔医学〕.

g. sensation 帯状感〔医学〕, 帯状括約感, = strangalesthesia, zonesthsia.

g.-test 内臓下垂症の診断法(患者の後ろに立ち両手で腹壁上から患者の内臓を押し上げた後, 再び旧位に戻すと, 痛覚を感ずる).

g. ulcer 帯状潰瘍(腸管の周囲を巡って拡大する結核性潰瘍).

Girdlestone, Gathorne Robert [gə́:dlstoun] ガードルストーン(1881生, イギリスの外科医).

G. operation ガードルストーン手術(股関節結核症の療法として, 大転子とともに皮膚および筋肉の楔状片を切除して関節嚢の上部を露出し, 大腿骨頭を切除して関節に皿状陥凹をつくる手術).

gir·dling [gə́:dliŋ] 環状除皮.

Girdner, John Harvey [gə́:dnər] ガードナー(1856-1933, アメリカの医師).

G. probe ガードナー消息子(電気消息子), = telephonic probe.

girth [gə́:θ] ① ヒトの胴回り, 胴回り(ウマの前脚の直後部における胴体周囲長). ② 腹帯.

g. of abdomen 腹囲〔医学〕.

GIST ① gastrointestinal stromal cell tumor GIST 腫瘍の略. ② gastrointestinal stromal tumor 消化管間質性腫瘍の略.

git·a·lin [ʤítəlin] ギタリン $C_{35}H_{56}O_{12}$ (ジギタリス葉の配糖体の一つで, 加水分解によりジギトキソース $C_6H_{12}O_4$ と無水ジタリジェニン $C_{22}H_{34}O_5$ とを生ずる), = ϕ-digitonin.

git·a·lox·in [ʤitəlɑ́ksin] ギタロキシン(Haack らにより分離されたジキタリス配糖体の一つ).

Gitelman, Hillel J. [gítlmən] ギテルマン(アメリカの医師. ジットルマンともいう).

G. syndrome ギテルマン症候群(1966年, ギテルマンらにより初めて報告された. 家族性低カリウム低マグネシウム症候群と同義).

gith·a·gism [gíθəʤizəm] ギタギズム, ムギセンノウ中毒(ムギセンノウ *Agrostemma githago* (corn cockle)による中毒症).

G

git·in [gítin] ギチン $C_{55}H_{94}O_{28}$ (*Digitalis purpurea* の配糖体の一つ).

Gitlin, David [ʤítlin] ギトリン (1923–2010, アメリカの小児科医).

G. syndrome ギトリン症候群(幹細胞 stem cell の機能不全によるとされ, 末梢血中のリンパ球の減少, 抗体産生不全, 全身のリンパ組織低形成が認められる. 現在この語は用いられない).

gi·tog·e·nin [ʤitáʤənin] ジトゲニン $C_{27}H_{44}O_4$ (ジトニンから得られる強心薬).

git·o·nin [ʤítənin] ジトニン $C_{50}H_{82}O_{23}$ (ジギタリス葉から得られる中性サポニン).

git·o·side [ʤítəsaid] ギトサイド (Murphy により1956年に報告されたジギタリス配糖体の一つで, gitroside に類似物質).

gi·tox·i·gen·in [ʤitáksiʤənin] ギトキシゲニン $C_{23}H_{34}O_5$ (ジギタリス葉にある有効成分 gitoxin の非糖質).

g.-monodigitaloside = strospeside.

gi·tox·in [ʤitáksin] ギトキシン $C_{41}H_{64}O_{14}$ (ジギタリス葉にある強心作用をもつ配糖体の一つ), = anhydrogitalin, pseudodigitoxin.

gitter cell 格子細胞 [医学] (蜂巣状を呈し多量の脂質を含有する巨大な食細胞).

git·ter·fas·er [gítəfeizər] [G] 格子〔状〕線維.

Giuffrida-Ruggieri, Vincenzo [ʤu:frí:də rʌʤiéəri] ジュフリダ・ルジェリ (1872–1922, イタリアの人類学者).

G.-R. stigma ジュフリダ・ルジェリ徴候 (下顎窩の欠損または不全).

Giuseppe bodies (Paschen 基本小体の集合したもので, 痘瘡の病巣組織にある). → Guarnieri bodies.

Given meth·od [gívən méθəd] ギヴン法 (消化機能測定法の一つ).

giving way 膝くずれ [医学], 膝折れ〔現象〕(膝内障や大腿四頭筋の不全により, 無意識下に膝が折れ曲がること).

GIX (DDT に類似の殺虫剤), = fluorogesarol, difluorodiphenyltrichloroethane.

giz·zard [gízə:d] 砂嚢 [医学], 筋胃.

g. erosion factor 筋胃腐食(蝕)因子.

Gl glucinium, glucinum グルシニウム, グルシナムの元素記号.

gla·bel·la [gləbélə] [L/TA] 眉間 (グラベラ), = glabella [TA]. 単 glabellum. 形 glababellar.

g. reflex 眉間反射.

gla·bel·lad [gləbéləd] 眉間の方向に.

gla·brate [gléibreit] 無毛の, = glabrous.

gla·brous [gléibrəs] 平滑な [医学], 無毛の (結果としては平滑になったことをいう), = smooth.

g. skin 無毛皮〔膚〕[医学], 皮膚脱毛症.

g. tongue 滑らかな舌 [医学].

gla·cial [gléiʃəl] 氷の, 氷状の [医学], = icy.

g. acetic acid 氷酢酸 [医学] (99.4% 以上の水溶液), = acidum aceticum glaciale.

g. catarrh 氷河カタル, ゆきめ (雪眼), = opthalmia nivalis.

g. erosion 氷食(蝕).

g. period 氷河期.

g. phosphoric acid ① 氷リン酸, = monobasic phosphoric acid. ② メタリン酸, = metaphosphoric acid.

gla·di·ate [glǽdiət, gléidieit] 剣状の, = sword-shaped, ensiform, xiphoid.

gla·di·o·line [glədáiəlin] グラジオリン (脳組織から得られるアルカロイドまたはロイコマイン).

gla·di·o·lus [glədáiələs] 胸骨体, = corpus sterni, mesosternum.

glad·i·o·ma·nu·bri·al [glædioumənjú:briəl] 胸骨〔体〕柄の.

Gladstone-Dale formula グラドストン・デールの式 (気体の屈折率の温度と気圧とに対する関係式).

glair·in [gléərin] グレーリン (イオウ鉱泉の水面に生ずる細菌性ゲル状物質).

glair·y [gléəri] 卵白のような.

glance coal [glǽns kóul] 輝炭, = anthracite.

glan·cing [glǽnsiŋ] 視射の.

g. angle 視射角 (平行光束がある面に入射するとき, 入射角の余角をいう).

gland [glǽnd] 腺 (glandula 体液を分泌または排泄する器官).

g. aberrans 散在腺.

g.-forming cell 腺形成細胞 [医学].

g. supralabial 毒ヘビの毒腺.

g. treatment 性腺療法, = gonadotherapy.

g. vesiculosa 精嚢腺.

glan·deb·a·lae [glændébəli] 腋毛.

glan·ders [glǽndə:z] 鼻疽 [医学] (*Burkholderia mallei* による人獣共通感染症で, ウマなどからヒトへ感染し, 身体各所に化膿性の病巣を形成する).

g. bacillus 鼻疽菌, = *Burkholderia mallei*.

glan·des [glǽndi:z] 腺 (glans の複数).

glan·di·lem·ma [glændilémə] 腺被膜.

glands of auditory tube 耳管腺.

glands of bile duct [TA] 胆管粘液腺, = glandulae ductus choledochi [L/TA], glandulae ductus biliaris [L/TA].

glands of biliary mucosa 胆管粘液腺.

glands of eustachian tube 耳管腺.

glands of female urethra 女の尿道腺.

glands of internal secretion 内分泌腺.

glands of male urethra 男の尿道腺.

glands of mouth [TA] 口腔腺, = glandulae oris [L/TA].

glan·du·cor·pin [glændjukɔ́:pin] (プロゲステロン), = progesterone.

glan·du·la [glǽndjulə] 小腺, 腺. 複 glandulae.

g. areolaris 乳輪腺, = Montgomery gland.

g. atrabiliaris 黒胆汁腺.

g. bulbourethralis [L/TA] 尿道球腺, = bulbo-urethral gland [TA].

g. carotica 頸動脈腺.

g. clausa 閉鎖腺 (導管をもたない腺).

g. cutis 皮腺.

g. erosionis びらん (糜爛) 腺, = erosious glandula.

g. incisiva 切歯腺 (切歯付近の正中線にある口内小腺).

g. intercarotica 頸動脈〔小〕体, = carotid body.

g. lacrimalis [L/TA] 涙腺, = lacrimal gland [TA].

g. lacrimalis inferior 下涙嚢腺, = Rosenmüller gland.

g. lingualis anterior [NA] 前舌腺.

g. mammaria [L/TA] 乳腺, = mammary gland [TA].

g. mucosa 粘液腺.

g. olfactoria 嗅腺 [医学].

g. parathyroidea [L/TA] 上皮小体, = parathyroid gland [TA].

g. parathyroidea inferior [L/TA] 下上皮小体, = inferior parathyroid gland [TA].

g. parathyroidea superior [L/TA] 上上皮小体, = superior parathyroid gland [TA].

g. parotidea [L/TA] 耳下腺, = parotid gland [TA].

g. parotidea accessoria [L/TA] 副耳下腺, = accessory parotid gland [TA].

g. parotis 耳下腺, = glandula parotidea.

G

g. parotis accessoria 副耳下腺, = glandula parotidea accessoria.
g. pinealis [L/TA] 松果体, = pineal gland [TA].
g. pituitaria [L/TA] 下垂体, = pituitary gland [TA].
g. prostatica 前立腺.
g. sebacea [L/TA] 脂腺, = sebaceous gland [TA].
g. seminalis [L/TA] 精嚢, = seminal vesicle [TA].
g. seromucosa 混合腺.
g. serosa 漿液腺.
g. sublingualis [L/TA] 舌下腺, = sublingual gland [TA].
g. submandibularis [L/TA] 顎下腺, = submandibular gland [TA].
g. sudorifera [L/TA] 汗腺, = sweat gland [TA].
g. suprarenalis [L/TA] 副腎(腎上体), = suprarenal gland [TA], adrenal gland [TA].
g. thyreoidea accessoria 副甲状腺(上皮小体とは別物).
g. thyroidea [L/TA] 甲状腺, = thyroid gland [TA].
g. uropygialis = preen gland.
g. vesiculosa [L/TA] 精嚢, = seminal gland [TA].
g. vestibularis bartholini バルトリン腺.
g. vestibularis major [L/TA] 大前庭腺, = greater vestibular gland [TA].

glan·du·lae [glǽndjuli:] 腺(glandula の複数).
g. areolares [L/TA] 乳輪腺, = areolar glands [TA].
g. bronchiales [L/TA] 気管支腺, = bronchial glands [TA].
g. buccales [L/TA] 頬腺, = buccal glands [TA].
g. ceruminosae 耳道腺.
g. cervicales [L/TA] 子宮頸腺, = cervical glands [TA].
g. cervicales uteri 子宮頸〔管〕腺.
g. ciliares [L/TA] 睫毛腺, = ciliary glands [TA].
g. circumanales [NA] 肛門周囲腺.
g. conjunctivales [L/TA] 結膜腺, = conjunctival glands [TA].
g. cutis [L/TA] 皮膚腺, = skin glands [TA].
g. ductus biliaris [L/TA] 胆管粘液腺, = glands of bile duct [TA].
g. ductus choledochi [L/TA] 胆管粘液腺, = glands of bile duct [TA].
g. duodenales [L/TA] 十二指腸腺, = duodenal glands [TA].
g. endocrinae [L/TA] 内分泌腺, = endocrine glands [TA].
g. esophageae 食道腺.
g. gastricae [L/TA] 胃腺, = gastric glands [TA].
g. glomiformes 糸球状腺.
g. intestinales [L/TA] 腸腺, = intestinal glands [TA].
g. labiales [L/TA] 口唇腺, = labial glands [TA].
g. lacrimales accessoriae [L/TA] 副涙腺, = accessory lacrimal glands [TA].
g. laryngeae 喉頭腺.
g. laryngeales [L/TA] 喉頭腺, = laryngeal glands [TA].
g. linguales [L/TA] 舌腺, = lingual glands [TA].
g. molares [L/TA] 臼歯腺, = molar glands [TA].
g. mucosae biliosae 胆管粘液腺.
g. nasales [L/TA] 嗅腺, = nasal glands [TA].
g. oesophageae [L/TA] 食道腺, = oespohageal glands [TA].
g. olfactoriae [L/TA] 嗅腺, = olfactory glands [TA].
g. oris [L/TA] 口腔腺, = glands of mouth [TA].
g. palatinae [L/TA] 口蓋腺, = palatine glands [TA].
g. parathyreoideae 上皮小体.
g. parathyroideae accessoriae [L/TA] 副上皮小体, = accessory parathyroid glands [TA].
g. pharyngeae 咽頭腺.
g. pharyngeales [L/TA] 咽頭腺, = pharyngeal glands [TA].
g. preputiales [L/TA] 包皮腺, = preputial glands [TA].
g. pyloricae 幽門腺.
g. salivariae majores [L/TA] 大唾液腺, = major salivary glands [TA].
g. salivariae minores [L/TA] 小唾液腺, = minor salivary glands [TA].
g. sebaceae [L/TA] ① 脂腺, = sebaceous glands [TA]. ② 皮脂腺.
g. sine ductibus 内分泌腺, = glandulae endocrinae.
g. sudoriferae 汗腺.
g. suprarenales accessoriae [L/TA] 副副腎, = accessory suprarenal glands [TA].
g. tarsales [L/TA] 瞼板腺, = tarsal glands [TA].
g. thyroideae accessoriae [L/TA] 副甲状腺, = accessory thyroid glands [TA].
g. tracheales [L/TA] 気管腺, = tracheal glands [TA].
g. tubariae [L/TA] 耳管腺, = tubal glands [TA].
g. urethrales [L/TA] 尿道腺, = urethral glands [TA].
g. uterinae [L/TA] 子宮腺, = uterine glands [TA].
g. vestibulares minores [L/TA] 小前庭腺, = lesser vestibular glands [TA].

glan·du·lar [glǽndjulər] 腺の.
g. abscess 腺膿瘍〔医学〕, リンパ腺膿瘍.
g. branches [TA] 腺 枝, = rami glandulares [L/TA].
g. cancer 腺癌.
g. carcinoma 腺癌, = adenocarcinoma.
g. cavity 腺腔〔医学〕.
g. cell 腺細胞〔医学〕.
g. ch(e)ilitis 腺性口唇炎〔医学〕.
g. cystoadenoma 腺様嚢胞腫〔医学〕.
g. endometritis 腺性子宮内膜炎.
g. epispadias 亀頭部尿道上裂〔医学〕.
g. epithelial neoplasm 腺上皮性新生物(腫瘍)〔医学〕.
g. epithelium 腺上皮.
g. epithelium cell 線上皮細胞.
g. fever 〔流行性〕腺熱(ウイルス性感染症の一つ. 伝染性単核球症), = infectious mononucleosis.
g. hair 分泌毛(腺毛).
g. hypospadias 亀頭部尿道下裂〔医学〕.
g. polyp 腺ポリープ.
g. substance of prostate 〔前立腺〕腺質.
g. system 腺組織系.
g. tissue 腺組織.
g. tular(a)emia 腺野兎病.
g. vaginitis 腺性膣炎.

glan·dule [glǽndju:l] 小腺, = small gland.
glan·du·log·ra·phy [glændjulάgrəfi] 腺造影(撮影)〔法〕〔医学〕.
glan·du·lo·plas·ty [glǽndjuləplæ̀sti] 亀頭形成術.
glandulopreputial lamella 腺包皮層板.
glan·du·lous [glǽndjuləs] 腺の, = glandular.
glans [glǽnz] 亀頭〔医学〕. 複 glandes.
g. clitoridis [L/TA] 陰核亀頭, = glans of clitoris [TA].
g. of clitoris [TA] 陰核亀頭, = glans clitoridis [L/TA].

g. penis [L/TA] 陰茎亀頭，= glans penis [TA].
glant swelling 血管神経性浮腫.
glan·u·lar [glǽnjulər] 陰茎亀頭部の.
Glanzmann, Eduard [glǽnzmən] グランツマン（1887-1959，スイスの医師）.
G. disease グランツマン病，= Glanzmann thrombasthenia.
G. thrombasthenia グランツマン血小板無力症.
glare [gléər] 眩輝，まぶしさ（眼が暗順応の状態にあるとき突如強い光線が視野に突入することにより起こる不快な眼の状態ならびに中心視の抑制をいい，その量は光線の燭光力に正比例し，光源との距離および視軸からの角距離に反比例する）.
gla·rom·e·ter [glεərάmitər] 眩輝計（対面自動車ランプからの眩輝に対する運転手の抵抗力を測る器械）.
Glaser, Johann Heinrich [gléisər, -zər] グラゼル（1629-1675，スイスの解剖学者）. 形 glaserian.
G. artery グラゼル動脈（鼓室動脈），= tympanic artery.
G. fissure グラゼル裂（錐体鼓室裂），= fissura petrotympanica.
glaserian artery グラゼル動脈.
glaserian fissure グラゼル裂，= petrotympanic fissure, Glaser f..
Glasgow coma scale (GCS) グラスゴー昏睡度［医学］，グラスゴーコーマスケール（Glasgow 大学の Jennett および Teasdale らが1974年に提唱し，その後1977年に改訂した重傷頭部外傷の意識障害の程度の数量化の方法）.

グラスゴー コーマ スケール

1. 開　眼	自発的に	4
	音声により	3
	疼痛により	2
	開眼せず	1
2. 発　語	指南力良好	5
	会話混乱	4
	言語混乱	3
	理解不明の声	2
	発語せず	1
3. 運動機能	命令に従う	6
	疼痛部認識可能	5
	四肢屈曲反応　逃避	4
	異常	3
	四肢伸展反応	2
	まったく動かず	1

Glasgow outcome scale グラスゴーアウトカムスケール（1975年に Jennett と Bond が提唱した，重傷脳損傷の予後を定める際のグレード分けのこと）.（→ 図）
Glasgow, William Carr [glǽsgou] グラスゴー（1845-1907，アメリカの医師）.
G. sign グラスゴー徴候（潜伏性大動脈瘤においては，上腕動脈に収縮期雑音が聴取される）.
glass [glǽs] ① ガラス（硝子）. ② はり（玻璃）（硬く，また砕けやすい，普通透明な光沢ある鉱物性加工品で，その組成は多種類あるが，だいたいナトリウム，カリウムのケイ酸塩を主成分とし，これにカルシウムおよびケイ砂を多分に加えたものを原料とする）.
g. arm ガラス腕（運動家にみられる二頭筋の外傷による病的な腕），= baseball shoulder, tennis s., golfer's s..
g. body 半月体，= demilune body.
g. bottle ガラスびん［医学］.

グラスゴー アウトカム スケール

1）good recovery 良好な回復	まったく異常がないか，もしくは神経学的損傷をわずかに残すのみで十分自力で生活し得る
2）moderate disability 中等度廃疾	神経学的損傷，あるいは知的欠損が残る
3）severe disability 重度廃疾	意識はあるが，日常のすべての生活を他人に依存する
4）vegetative state 植物状態	
5）死亡	

g. crucible furnace ガラスるつぼ炉.
g. depressor ガラス圧板［医学］.
g. dish rubber ガラス皿ゴム［医学］.
g. dosimeter ガラス線量計［医学］.
g. electrode ガラス電極［医学］（水素イオン濃度を異にする2つの溶液が，薄いガラス膜で分離されるとき，この膜を通じてある電位差を生じ，その電位差は2種の溶液の水素イオン濃度の対数の比に比例するから，一方の水素イオン濃度を知れば，他のそれを求めることができる）.
g. factor ガラス因子（第XII因子，ハーゲマン因子．ガラス，カオリン，トリプシン第XI因子により活性化され，XI因子を分解して活性化するとともに，カリクレイン生成を介してキニン系をも活性化する），= factor XII.
g. fiber ガラス線維.
g. filter ガラスフィルター（ガラス漏斗），= glass funnel.
g. ionomer グラスアイオノマー.
g.-lung 硝子肺（延髄性灰白炎患者の治療に用いられた呼吸補助器．Hellermann and Anders），= glas lang.
g. membrane (Bruch)，= lamina vitrea.
g. orpiment 人工雄黄（人工的に合成された三硫化二ヒ素），= red orpiment.
g. pox アラストリム，= alastrim, amaas.
g. rays ガラスX線.
g. reinforcement ガラス充填（てん）材［医学］.
g. rod ガラス棒［医学］.
g. stopper ガラス栓［医学］.
g. transition ガラス転移［医学］.
g. tubing ガラス管［医学］.
g. vessel ガラス容器［医学］.
g. water gauge ガラス水面計［医学］.
g. wool グラスウール，ガラス綿，ガラス線維.
glassblower's cataract ガラス職工白内障（硝子工白内障，赤外線白内障）.
glassblower's tumor ガラス職工腫.
Glasser disease グレーサー病.
glass·es [glǽsi:z] 眼鏡［医学］，めがね，= spectacles.
glass·ful [glǽsful] コップ1杯（約240mLに相当する分量）.
glass·pile [glǽspail] ガラス堆（たい）（数枚の平行平面ガラス板を重ね合わせて直線偏光を得る装置）.
glassworker's cataract ガラス職工白内障.
glass·y [glǽsi] ガラス様の，= vitreous, hyaline.
g. degeneration 硝子様変性.
g. membrane 硝子膜（卵胞，毛包などの），= membrane of Slavianski, hyaline m..
g. swelling 類デンプン症.
Glatzel mir·ror [glǽtsel mírər] グラッツェル鏡

(鼻下に冷たい金属製の平面板をおき，その表面に集まる湿気により鼻孔の通気能を観察する)，= nasographic mirror.

Glaubach phe·nom·e·non [glɔ:bá:x finámínən] グラウバッハ現象(サルファ薬による薬物毒性の増強).

Glauber, Johann Rudolph [glɔ́:bər] グラウベル(1603–1668，オランダに住んだドイツの生化学者).

G. aqua regia グラウベル王水(硝酸と塩酸の混合酸).

G. salt グラウベル塩(芒硝．Na_2SO_4–$10H_2O$)，= sodium sulfate.

glau·ber·ite [glɔ́:bərait] 石灰芒硝.

glau·ce·na [glɔ:sí:nə] 牛痘.

glau·ces·cence [glɔ:sésəns] 碧緑色，帯技白色．形 glaucescent.

glau·ci·dine [glɔ́:sidin] グラウシジン(オニゲシ *Papaver orientale* のアルカロイド).

glaucine [glɔ́:sin] グラウシン $C_{21}H_{25}O_4N$ (ケシ科植物 *Glaucium* 属および *Corydalis* 属に存在し，イソキノリン誘導体に属するアルカロイドで，淡黄色柱状結晶).

glau·co·bi·lin [glɔ̀:koubáilin] グラウコビリン(bilitriene 型の4ピロル核誘導体で，中性溶液では青色).

glau·co·ma [glɔ:kóumə] 緑内障〔医学〕(眼内圧の著しく上昇する疾病で，眼球硬化，乳頭陥凹，視野狭窄が特徴).

g. absolutum 絶対緑内障(高度の眼球硬化と完全失明を特徴とする炎症性緑内障の末期).

g. consummatum = glaucoma absolutum.

g. degenerativum 変性緑内障.

g. evolutum 爆発期緑内障，= developing glaucoma.

g. fulminans 電撃性緑内障.

g. haemorrhagicum 網膜出血性緑内障(von Graefe).

g. imminens 切迫性緑内障.

g. inflammatorium acutum 急性炎性緑内障.

glaucomatocyclic crisis 緑内障毛様体発症〔医学〕.

glau·co·ma·tous [glɔ:kóumətəs] 緑内障性の.

g. attack 爆発期緑内障.

g. cataract 緑内障性白内障.

g. corneal edema 緑内障性角膜浮腫.

g. cup 緑内障性〔乳頭〕陥凹.

g. excavation 緑内障性陥凹，= glaucomatous cup.

g. habit 緑内障〔性〕体質〔医学〕，緑内障体型(眼前房は浅く，散瞳性の人).

g. halo 緑内障輪〔医学〕，緑内障性暈輪，= glaucomatous ring.

g. optic atrophy 緑内障性視神経萎縮〔医学〕.

g. outbreak 爆発期緑内障，= glaucomatous attack.

g. ring 緑内障輪(緑内障にみられる視神経乳頭周囲の黄色輪で，脈絡膜の萎縮を示す)，= glaucomatous halo.

g. state 緑内障症状.

glau·co·nite [glɔ́:kənait] 緑砂，= greensands.

glau·co·pic·rin [glɔ̀:kəpíkrin] グラウコピクリン(*Glaucium flavum* の根のアルカロイド).

glau·co·sis [glɔ:kóusis] 緑内障性失明.

glau·cos·u·ria [glɔ̀:kousjú:riə] インジカン尿症(言語の意味は銀色尿)，= indicanuria.

glau·coth·oe [glɔ:káθəi] グラウコトエ(節足動物，曲尾類の幼生).

glaze [gléiz] 釉薬(義歯の上塗りに用い，エナメル様の外観を与えるもの).

glaz·ing [gléiziŋ] つや出し〔医学〕.

GLC gas–liquid chromatography ガス液体クロマトグラフィーの略.

Glc glucose の基を表す略語.

GlcA gluconic acid の基を表す略語，= GlcUA.

GlcN glucosamine の基を表す略語.

GlcNAc *N*–acetylglucosamine の基を表す略語.

GlcUA glucuronic acid の基を表す略語，= GlcA.

Gle·di·tsia [glədítsiə] サイカチ〔皀莢〕属(マメ科植物．サイカチ *G. japonica* の果実にはサポニンがあり，去痰，利尿に用いる).

gleet [glí:t] 後淋(慢性淋疾)．形 gleety.

Glegg, Wilfred [glég] グレッグ(1940没，イギリスの耳鼻科医).

G. mixture グレッグ合剤(流動パラフィンと固形パラフィンとにバラ油を混ぜた粘膜塗布薬).

Gleh·nia [gléniə] ハマボウフウ〔浜防風〕属(ハマボウフウ *G. littoralis* の根茎は感冒薬).

Glénard, Franz [glená:r] グレナール(1848–1920，フランスの医師).

G. disease グレナール病(腸下垂を主として，他の臓器の下垂を伴う疾患)，= splanchnoptosis.

G. test グレナール試験(内臓下垂症診断法)，= girdle test.

Glenn, William Wallace Lumpkin [glén] グレン(1914–2003，アメリカの外科医).

G. anastomosis グレン吻合〔術〕〔医学〕.

G. operation グレン手術(肺動脈閉鎖，三尖弁閉鎖など肺血流減少例に対し，上大静脈と肺動脈を直接吻合する姑息手術).

G. shunt グレン短絡〔医学〕.

Glenner, George B. [glénər] グレンナー(1927生，アメリカの病理・組織学者).

G.–Lillie stain for pituitary グレンナー・リリー下垂体染色〔法〕.

gle·no·hu·mer·al [glì:nouhjú:mərəl] 上腕関節窩の.

g. joint [TA] 肩関節，= articulatio humeri [L/TA].

g. ligaments [TA] 関節上腕靱帯，= ligamenta glenohumeralia [L/TA].

gle·noid [glí:nɔid] 浅窩の，関節窩の，= cavitas glenoidalis.

g. cavity [TA] 関節窩(① 肩甲骨関節窩．② 下顎骨関節窩)，= cavitas glenoidalis [L/TA].

g. fossa 下顎窩，= mandibular fossa，関節窩.

g. labrum [TA] 関節唇，= labrum glenoidale [L/TA].

g. ligament 関節窩靱帯，肩関節窩唇(クルヴェイール靱帯)，= labrum glenoidale, Cruveilhier ligament.

g. point 浅窩点(上顎浅窩の中央点).

g. resurfacing 関節窩表面再建.

g. surface 関節窩面(肩甲骨の).

glenoidal lip 肩甲骨関節唇〔医学〕，関節唇〔医学〕.

Gley, Marcel Eugène Emile [gléi] グレー(1857–1930，フランスの生理学者).

G. cell グレー細胞(精巣間質細胞)，= Leydig cell.

G. glands グレー腺(上皮小体)，= parathyroids, Sandstroem bodies.

GLI glucagon–like immunoreactivity グルカゴン様物質の略.

glia [gláiə, glí:ə] 神経膠，グリア，= neuroglia.

g. cell グリア細胞，神経膠細胞．→ neuroglia.

g. filament 神経膠細糸〔医学〕.

g. of Fañana ファンニャナ神経膠細胞(小脳皮質にある).

g. rosette 神経膠ロゼット(神経膠腫，特に網膜神経膠腫にみられる輪状または環状に細胞が配列されたもの).

gli·a·blast [gláiəblæst] 神経膠芽細胞，グリア芽細胞.

G

gli·a·cyte [gláiəsait] 神経膠細胞，グリア細胞〔医学〕，＝ neuroglia cell.

gli·a·din(e) [gláiədin] グリアジン（プロラミンの一種でグルテニンとともにコムギ *Triticum aestivum* に存在するタンパク質），＝ glutin.

gli·al [gláiəl] 神経膠の〔医学〕.

g. bundle 神経膠束〔医学〕.

g. cytoplasmic inclusion グリア細胞内封入体.

g. fiber グリア線維.

g. fibrillary acidic protein グリア線維性酸性タンパク.

g. fibrosis グリア線維増生〔医学〕.

g. filament グリアフィラメント〔医学〕.

g. limiting membrane グリア境界膜.

g. rosette グリアロゼット〔医学〕（腫瘍性の神経膠細胞が花弁のように配列したもの．神経上皮腫や上衣腫に特徴的な真正ロゼットと髄芽腫や網膜芽細胞腫に出現する偽ロゼットがある）.

gli·a·rase [gláiəreis] グリアレース（原形質の不全分裂を行った星状神経膠細胞の集合）.

gli·ben·cla·mide [glaibénkləmaid] グリベンクラミド $C_{23}H_{28}ClN_3O_5S$：494.00（スルホニル尿素系経口糖尿病治療薬，血糖降下薬．インスリン非依存型糖尿病に用いる）.

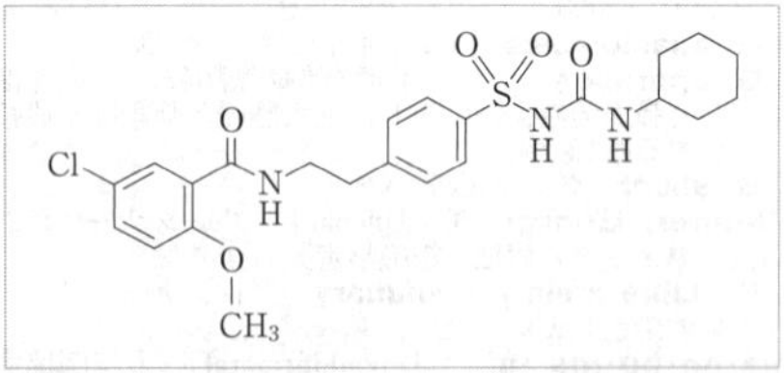

gli·cen·tin [glaiséntin] グリセンチン.

glide [gláid] すべり（滑らかな連続運動）.

glid·er [gláidər] 簡易車いす〔医学〕.

glide·wire [gláidwaiər] 滑性ワイヤ.

glid·ing [gláidiŋ] 滑走する，すべる.

g. growth すべり生長.

g. joint 滑走関節，＝ arthrodial joint，arthodia.

g. machine グライダー，＝ glider.

g. movement ① 滑走運動（歯牙咬合面の）．② 平面運動（関節の一面がほかの面上を滑ること）.

g. occlusion 咬合，咬交.

g. surface 滑走面.

glio– [glaiou, gli–, –iə] 膠質または特に神経膠細胞との関係を表す接頭語.

gli·o·bac·te·ria [glàioubæktí:riə] にかわ様バクテリア.

gli·o·blast [gláiəblæst] 〔神経〕膠芽細胞，グリア芽細胞〔医学〕，＝ spongioblast.

gli·o·blas·to·ma [glàioublæstóumə] グリア芽細胞腫，〔神経〕膠芽〔細胞〕腫〔医学〕，＝ spongioblastoma.

g. multiforme 多形〔性〕グリア芽〔細胞〕腫，多形〔性〕〔神経〕膠芽〔細胞〕腫〔医学〕（神経膠腫中，最も頻発する悪性型．大脳に好発し，皮質下に浸潤するもの．旧来の神経膠肉腫 gliosarcoma に相当する）.

Gli·o·cla·di·um [glàioukléidiəm] グリオクラジウム属〔医学〕（不完全菌類の一つ）.

gli·o·coc·cus [glàiəkákəs] 膠質被嚢菌.

gli·o·cyte [gláiəsait] 神経膠細胞，＝ gliacyte.

gli·o·cy·to·ma [glàiousaitóumə] グリア細胞腫，〔神経〕膠腫〔医学〕.

gli·o·fi·bril [glàioufáibril] グリオフィブリル（神経膠細胞原形質の細線維体），＝ gliofibrilla.

gli·og·e·nous [glaiáʤənəs] 〔神経〕膠細胞に由来する.

gli·o·ma [glaióumə] グリオーマ，〔神経〕膠腫〔医学〕（神経膠細胞の発育分化のあらゆる段階にある細胞からなる腫瘍で，一般に星状膠細胞腫 astrocytoma，〔神経〕膠芽〔細胞〕腫 glioblastoma，髄芽〔細胞〕腫 medulloblastoma，小脳肉腫 cerebellar sarcoma，〔脳室〕上衣〔細胞〕腫 ependymoma，極性神経海綿芽細胞腫 polar spongioblastoma，希（乏）突起グリオーマ（〔神経〕膠腫）oligodendroglioma などを含む総称名）．形 gliomatous.

g. multiforme 多形性神経膠腫，＝ spongioblastoma multiforme.

g. of spinal cord 脊髄膠腫〔医学〕.

g. retinae 網膜神経膠腫，＝ fungus medullaris oculi，retinal glioma，retinoblastoma.

g. sarcomatosum 神経膠肉腫，＝ gliosarcoma.

gli·o·ma·to·sis [glàioumətóusis] 神経膠腫症〔医学〕（びまん（瀰漫）性神経膠腫）.

gli·o·ma·tous [glaióumətəs] 神経膠腫の〔医学〕.

g. syringomyelia 〔神経〕膠腫性脊髄空洞症（脊髄腫瘍に併発して生ずる脊髄空洞症が，髄内腫瘍である神経膠腫に合併したもの）.

gli·o·my·o·ma [glàioumaióumə] 神経膠筋腫.

gli·o·myx·o·ma [glàioumiksóumə] 神経膠粘液腫.

gli·o·neu·ro·ma [glàiounju:róumə] 神経膠腫，＝ neuroglioma.

gli·o·pha·gia [glàiouféiʤiə] 神経膠細胞貪食.

glioplastic sarcoma 神経膠形成肉腫〔医学〕.

gli·o·sa [glaióusə] グリオサ（脊髄背角頭部を覆い中心管の周囲に存在する灰白質）.

gli·o·sar·co·ma [glàiousɑ:kóumə] 〔神経〕膠肉腫〔医学〕，＝ glioblastoma multiforme.

gli·o·sis [glaióusis] グリオーシス，神経膠症〔医学〕.

gli·o·some [gláiəsoum] グリオソーム（神経膠細胞原形質の顆粒体），＝ gliosoma.

gli·o·tox·in [glàiətáksin] グリオトキシン $C_{13}H_{14}N_2O_4S_2$（*Aspergillus fumigatus* などによりつくられ，細菌および真菌に有効な抗生物質．Weindling が1932年に報告したもの）.

glip·i·zide [glípizaid] グリピジド〔医学〕 ㊗ 1–cyslohexyl–3–{〔*p*–[2–(2,5–dimethylpyrazinecarboxamido)ethyl]phenyl〕–sulfonyl}urea（スルホニル尿素系経口血糖降下薬）.

Gliricola porcelli カビヤハジラミ（モルモットの表皮に寄生するハジラミ）.

glis·chrin [glískrin] グリスクリン（細菌により尿中に発生する粘素の一種）.

glis·chru·ria [gliskrjú:riə] グリスクリン尿〔症〕（粘素尿症の一型）.

Glisson, Francis [glísən] グリッソン（1597–1677，イギリスの医師，解剖学者）.

G. capsule ① グリッソン被膜（肝被膜）．② グリッソン鞘，グリッソン嚢〔医学〕（肝動脈，胆管，門脈を包む線維嚢）.

G. cirrhosis グリッソン肝硬変（肝周囲炎）.

G. disease グリッソン病（1650年に Glisson が発表したくる病のこと）.

G. sling グリッソン係蹄（頭部を牽引する係蹄で，前方は下顎を，後方は後頭結節を支点として頭方に牽引力を加えるような工夫で，脊髄骨折，脱臼または脊髄炎などの場合に用いられる）.

glissonian rickets グリッソンくる病（Glisson が1650年に初めて公にしたので，グリッソン病とも呼ばれる）.

glis·so·ni·tis [glìsounáitis] ① グリッソン被膜炎．② グリッソン鞘炎.

glistening degeneration 光沢変性（神経膠細胞に光沢ある物質が生ずる変性）.

glitter cell 輝細胞(ゲンチアナバイオレットサフラニン染色で淡青色に染まる多形分葉核白血球).
glob·al [glóubəl] 全節性(球状)〔の〕[医学].
g. aphasia 全失語〔症〕[医学](運動性失語〔症〕の一種, 語音構成機能をまったく失ったもの).
g. burden of disease 世界疾病負担.
g. improvement rating 全般改善度[医学].
g. incidence 地球規模広範感染, 地球規模広範分布.
g. paralysis 総体麻痺.
g. sclerosis 全節性硬化症[医学].
g. severity rating 概括重症度[医学].
g. utility rating 全般有効度[医学].
g. warming 地球温暖化(人類の活動に伴い地球の温度が上昇している現象).
globe-aer·o·ther·mom·e·ter [glóub èərouθə:mámitər] 黒球気体温度計(黒球温度計の液体温度計を除き, 黒球殻を気密にし, これに気圧計を装着したもので完容空気温度計として用いられる).
globe-cell anemia 球状赤血球性貧血.
globe thermometer 黒球温度計[医学](銅板でつくった黒球に温度計を挿入しその球部が球体の中央にくるよう工夫したもので, 熱放射量の測定に用いる).
globe valve 玉形弁[医学].
globefish poison フグ毒.
glo·bi [glóubai] (globus の複数).
glo·bid·i·o·sis [gloubìdióusis] グロビジウム病[医学].
glo·bin [glóubin] グロビン(ヘモクロモゲンと結合して血色素を構成するヒストンの一種. 加水分解してロイシンとヘキソン塩基を生ずる).
g. insulin グロビンインスリン(血球素のグロビンとインスリンとの混合物).
g. insulin with zinc グロビンインスリン亜鉛注射液(塩化亜鉛により変質させたインスリン).
g. zinc insulin グロビン亜鉛インスリン.
globocellular sarcoma 円形細胞肉腫, = round-cell sarcoma.
glo·bo·gly·coid [glòubougláikɔid] グロボグリコイド(2回再結晶した血清アルブミンをpH7.0で硫安1/2飽和するとき沈殿するグロブリン分画).
glo·boid [glóubɔid] 球様の.
g. cell 球様細胞.
g. cell leukodystrophy グロボイド細胞白質異栄養症[医学], グロボイド細胞型白質ジストロフィ〔ー〕, = Krabbe disease.
glo·bo·my·e·lo·ma [glòuboumàiəlóumə] 円形細胞性肉腫.
glo·bose [glóubous] 球形の.
g. nucleus [TA] 球状核(室頂核と栓状核との間にある小脳の核で, 旧小脳から線維を受け, 赤核に輸出線維を送る), = nucleus globosus [L/TA].
glo·bo·side [glóubəsaid] グロボシド(ヒト赤血球膜の主要糖脂質で, 山川民夫により命名された. Gal NAc-β1→3Galα1-4Galβ1→4Glc-Cer でセラミド部分が膜に埋め込まれている).
glob·u·lar [glábjulər] ① 球状の. ② 赤血球の, = spherical.
g. albuminuria 血球性アルブミン尿.
g.-fibrous transformation 球線変形(筋肉の収縮または弛緩において, アクチン球が長い線糸に変わる可逆性変化).
g. heart 球状心.
g. leukocyte 球状白血球(腸の小嚢腺上皮にある小さい遊走性類リンパ球).
g. process 球状突起(内鼻突起の両側下部に球状をなして突出し, 正中線において融合して上唇の人中を形成するもので, 内鼻突起 median nasal p. と区別する).
g. protein 球状タンパク質(W. A. Astobury の分類名で, 線維状タンパク質に比べ, 分子の形が球状をなすもの).
g. sputum 球状痰[医学](結核においてみられる黄色球状塊を含有する痰).
g. thrombus 球状血栓.
g. value 赤血球指数(ヘモグロビン(血色素)量を赤血球数で割った数値).
glob·u·la·ria·cit·rin [glàbjulèiriəsítrin] グロブラリアシトリン, = rutin.
glob·ule [glábju:l] ① 小球(血球, 乳球などにも用いられる). ② 丸薬, 球剤.
g. leukocyte 球状白血球[医学].
globuli globulus ossei 骨球(軟骨内に発生する骨の石灰化. 軟骨母地凹窩中にある骨組織の球).
glob·u·li·ci·dal [glàbju:lisáidəl] 血球破壊性の[医学].
glo·bul·i·cide [glɑbjú:lisaid] 血球破壊物質(溶血素のような).
glob·u·lif·er·ous [glàbjulífərəs] 血球貪食性の, 血球破壊性の.
glob·u·lin [glábjulin] グロブリン(50%飽和硫酸アンモニウムにより血清から沈降する一群のタンパクの総称).
g. G_1 グロブリンG_1(リゾチーム), = lysozyme.
g. reaction グロブリン反応[医学](髄液中の, アルブミン単独増加以外のタンパク増加をみる非特異的検査で, Nonne-Apelt reaction, Pandy reaction の2つがある).
g. test グロブリン試験(多数の冠名試験がある).
g. thrombus グロブリン血栓, = hematoblastic thrombus.
g. X エックスグロブリン(筋肉の細胞内空隙に存在するグロブリン).
glob·u·li·ne·mia [glàbjuliní:miə] グロブリン血〔症〕[医学].
globuliniferous phagocyte 血球素食細胞.
glob·u·lin·u·ria [glàbjulinjú:riə] グロブリン尿〔症〕[医学].
glob·u·lism [glábjulizəm] 赤血球増加〔症〕, = polyglobulism.
glob·u·lol·y·sis [glàbjulálisis] 血球溶解, = hemocytolysis.
glob·u·lo·max·il·lary [glàbjuləmǽksiləri] 球状上顎の.
g. cyst 球状上顎嚢胞[医学].
glob·u·lose [glábjulous] グロブロース(グロブリンにペプシンが作用して生ずるプロテオースで数種類に区別されている).
glob·u·lo·sis [glàbjulóusis] 球状体形成.
glob·u·lus [glábjuləs] ① 小球[医学]. ② 球状核, = nucleus globosus. ③ 膣球. ④ 丸薬, 球剤. 複 globuli.
g. medullaris 球状核, = nucleus globosus.
glo·bul·y·sis [glɑbjúlisis] 溶血, 赤血球溶解.
glob·u·rite [glábjurait] 微球体(鉱物中に包裹物として入っているか, または噴出岩の石基中の微結晶の中球状をなすもの).
glo·bus [glóubəs] ① 球, = ball, globe, sphere. ② 抗酸菌球状塊(ハンセン病の病巣にある). 複 globi.
g. abdominalis 腹部腫瘤感.
g. hystericus ヒステリー球(ヒステリー患者が, 咽喉, 食道部の痙攣により胸部に食物塊が上下する感じを抱くこと).
g. major 精巣上体頭部, = caput epididymidis.
g. minor 精巣上体尾部, = cauda epididymidis.

G

g. pallidus 淡蒼球，= pale globe.
g. pallidus external segment [TA] 外側淡蒼球*，= globus pallidus lateralis [L/TA].
g. pallidus internal segment [TA] 内側淡蒼球*，= globus pallidus medialis [L/TA].
g. pallidus lateral segment [TA] 外側淡蒼球*，= globus pallidus lateralis [L/TA].
g. pallidus lateralis [L/TA] 外側淡蒼球*，= globus pallidus external segment [TA], globus pallidus lateral segment [TA].
g. pallidus medial segment [TA] 内側淡蒼球*，= globus pallidus medialis [L/TA].
g. pallidus medialis [L/TA] 内側淡蒼球*，= globus pallidus medial segment [TA], globus pallidus internal segment [TA].
g. pallidus syndrome 淡蒼球症候群，= Hunt striatal syndrome.

G

glo·chid·i·um [gloukídiəm] グロキジウム（軟体動物，ホンエラ類の幼生）.
gloe·a [glí:ə] 菌膠［医学］（ある種の真菌の胞子頭周囲に分泌される粘液様物質）.
glo·man·gi·o·ma [gloumænʤióumə] グロムス血管腫［医学］，= glomus tumor.
glome [glóum] 糸球（馬蹄後部の隆起），= glomus.
glo·mec·to·my [glouméktəmi] 頸動脈球切除術.
glom·er·a [glámərə]（glomus の複数）.
g. aortica [L/TA] 大動脈小体，= aortic glomera [TA].
glom·er·ate [glámərət, -reit] 密集した（球状に集まったこと），= conglomerate.
glo·mer·u·lar [gləmérjulər] 糸球体の.
g. activity 糸球体活動能.
g. basement membrane (**GBM**) 糸球体基底膜［医学］（中心部の緻密層と上皮細胞側の外透明層および内皮細胞側の内透明層を有し，約300 nm の厚さをもつ）.
g. capillary endotheliosis (**GCE**) 糸球体系蹄毛細血管内皮症.
g. capillary plexus 糸球体毛細血管網［医学］.
g. capsule 糸球体嚢，= Bowman capsule.
g. clearance 糸球体クリアランス，糸球体清掃容積. → inulin clearance.
g. filtrate 糸球体濾液［医学］（糸球体濾液血液から糸球体を通過して出てきた液）.
g. filtration 糸球体濾過［医学］.
g. filtration rate (**GFR**) 糸球体濾過量（率）［医学］，糸球体濾過値（腎機能検査の一つで，糸球体から単位時間にどれだけの濾液が濾過されるか表すもの）.
g. hilus 糸球体血管極［医学］.
g. hypercellularity 糸球体細胞増多［医学］.
g. hypertension 糸球体高血圧［医学］.
g. injury 糸球体傷害［医学］.
g. intermittence 間欠性糸球体活動［医学］.
g. layer of olfactory bulb 嗅球糸球体層.
g. lobulation 糸球体分葉化［医学］.
g. nephritis 糸球体腎炎［医学］，= glomerulonephritis.
g. permeability 糸球体透過性［医学］.
g. porosity 糸球体透過性，= glomerular permeability.
g. proteinuria 糸球体性タンパク尿（糸球体基底膜の透過性変化により血中からタンパクが尿に排出されるもの）.
g. rejection 糸球体拒絶反応［医学］.
g. sclerosis 糸球体硬化〔症〕［医学］.
g. substance 糸球体物質［医学］.
g. tubular imbalance 糸球体尿細管不〔均〕衡.
g. ultrafiltration 糸球体限外濾過［医学］.
g. zone 球状帯.
glom·er·ule [gláməru:l] 糸球体，= glomerulus.
glo·mer·u·li [gləmérjulai] 糸球体（glomerulus の複数）.
g. arteriosi cochleae 蝸牛動脈球.
glo·mer·u·li·tis [gloumèrjuláitis] 糸球体炎［医学］，= glomerulonephritis.
glomerulo– [gloumerjulou, -lə] 糸球体との関係を表す接頭語.
glomerulocapsular nephritis 糸球体嚢性腎炎［医学］.
glomerulocystic disease 糸球体嚢胞症［医学］.
glo·mer·u·lo·hy·a·li·no·sis [gloumèrjulouhàiəlinóusis] 糸球体硝子化.
glo·mer·u·lo·ne·phri·tis [gloumèrjulounifráitis] 糸球体腎炎［医学］，びまん（瀰漫）性糸球体腎炎，= glomerulonephritis diffusa.
glo·mer·u·lo·ne·phro·sis [gloumèrjulounifróusis] 糸球体腎症，糸球体ネフローゼ.
glo·mer·u·lop·a·thy [gloumèrjulápəθi] 糸球体症［医学］.
glomerulosa cell 球状帯細胞.
glo·mer·u·lo·scle·ro·sis [gloumèrjulouskliəróusis] 糸球体硬化症（糸球体の毛細血管が硬化する病変）.
glomerulotubular balance 糸球体尿細管均衡［医学］.
glomerulotubular imbalance 糸球体尿細管不均衡［医学］.
glomerulotubular nephritis 糸球体尿細管腎炎［医学］.
glo·mer·u·lum [gloumérjuləm] 糸球（glomus の縮小形）. 形 glomerulose, glomerular.
glo·mer·u·lus [gloumérjuləs] 糸球（腎の），糸球体，= gromerulum. 複 glomeruli.
glo·mi·form [glóumifɔ:m] 糸球状の.
g. gland 糸球状腺.
glo·mo·ma [gloumóumə] 球腫.
g. pulmonis 肺臓球腫（肺胞と気管支との中間に介在する潤管部を paraganglion 様の球 glomus と考え，その細胞から発生する癌肉腫）.
glo·mus [glóuməs] 糸球. 複 glomera. 形 glomal, glomic.
g. aorticum 大動脈球，= aortic body.
g. body 糸球体.
g. caroticum [L/TA] ① 頸動脈小体，= carotid body [TA]. ② 頸動脈球〔体〕，= glomus intercaroticum (Andersch), glandula carotica (Luschka), paraganglion intercaroticum (Cohn), carotid body, Ruschka gland, carotid gland.
g. cell グロムス細胞.
g. chorioideum 脈絡体（脳側室脈絡膜叢にある膨隆部），= chorioid skein.
g. choroideum [L/TA] 脈絡糸球，= choroidal enlargement [TA], 脈絡膨大*，= choroid enlargement [TA].
g. coccygeum [L/TA] 尾骨小体，= coccygeal body [TA].
g. jugulare [L/TA] 頸静脈小体*，= jugular body [TA], tympanic body [TA].
g. jugulare tumor 頸静脈グロムス腫瘍［医学］，頸静脈糸球腫瘍（非クローム親和性傍神経節腫瘍，化学感受体腫）.
g. tumor グロムス腫瘍［医学］（細胞原形質は神経線維性分化を示し，交感神経節の副細胞 accessory cell に類似する. Sucquet-Hoyer 型吻合から発生する腫瘍で，小形，青色を呈し，疼痛を起こし，だいたい良性），= angioneuromyoma, angiomyoneuroma, glomangioma.

g. tympanicum 鼓室隆起，＝tympanic promontory.
g. tympanicum tumor 鼓室〔型〕グロムス腫瘍.
glon·o·in [glánouin] グロノイン，＝nitroglycerin.
glon·o·in·ism [glánouinizəm] グロノイズム（ニトログリセリンによる中毒症）.
gloss [glás] つや，光沢〔医学〕. 形 glossy.
g. measurement 光沢測定〔医学〕.
glos·sa [glásə] ① 舌. ② 中舌，＝lingua，tongue. 形 glossal.
glos·sag·ra [glasǽgrə] 舌痛，＝glossalgia.
glos·sal·gia [glasǽlʤiə] 舌痛〔医学〕.
glos·san·thrax [glasǽnθræks] 舌疔（脾脱疽性舌炎），＝carbuncle of tongue.
glos·sec·to·my [glaséktəmi] 舌切除〔術〕〔医学〕.
glos·sim·e·ter [glasímitər] 光沢計〔医学〕，＝glossmeter.
Glos·si·na [glasáinə, glous–] ツェツェバエ属（ツェツェバエ科の一属．吸血性のハエで，アフリカ睡眠病の病原体トリパノソーマを媒介する．アフリカだけに生息する），＝tsetse flies.
G. mousitans （ナイジェリアトリパノソーマ症を伝播する）.
G. pallidipes （ガンビアトリパノソーマ症を伝播する）.
G. palpalis ツェツェバエ（ガンビアトリパノソーマ症を伝播する）.
Glos·si·ni·dae [glasàinidi:] ツェツェバエ科（昆虫綱，新翅亜綱双翅目の一科で，*Glossina* 属を含む）.
glossitic anemia 舌性貧血（悪性貧血）.
glos·si·tis [glasáitis] 舌炎〔医学〕.
g. areata exfoliativa 地図状舌，＝geographic tongue.
g. exfoliativa 剥脱性舌炎．→ Hunter glossitis.
g. gummosa ゴム腫性舌炎.
g. interstitialis 間質性舌炎.
g. parenchymatosa 本態性舌炎，＝idiopathic glossitis.
g. phlegmonosa 蜂巣織炎性舌炎.
g. rhomboidea mediana 正中菱形舌炎（舌の正中部が平滑な光沢ある萎縮を現し，硬化部と入りまじった変化）.
g. superficialis 表在性舌炎.
g. superficialis syphilitica 表在性梅毒性舌炎.
gloss·me·ter [glásmitər] 光沢計〔医学〕，＝glossimeter.
gloss(o)– [glas(ou), –s(ə)] 舌の意味を表す接頭語.
glos·so·cele [glásəsi:l] 舌脱（舌が膨大して口外に突出すること），＝prolapsus linguae.
glos·so·cin·es·the·tic [glàsousìnəsθétik] 舌運動自覚（話すときの舌運動を自覚すること）.
glos·soc·o·ma [glasákəmə] 舌収縮，＝retraction of tongue.
glos·so·dy·na·mom·e·ter [glàsoudàinəmámitər] 舌力計（舌の圧力に対する抵抗力を測定する器械）.
glos·so·dyn·ia [glàsədíniə] 舌痛〔医学〕.
g. exfoliativa 剥脱性舌痛，＝Moeller glossitis.
glos·so·ep·i·glot·tic [glàsouèpiglátik] 舌喉頭蓋の，＝glossoepiglottidean.
g. fold 舌喉頭蓋ヒダ.
g. ligament 舌喉頭蓋靱帯.
glos·so·graph [glásəgræf] 舌動計（発声に伴う舌の運動を描画する機械）.
glos·so·hy·al [glàsouháiəl] 舌と舌骨の.
glos·so·kin·es·the·tic [glàsoukìnisθétik] 舌運動自覚，＝glossocinesthetic.
g. center 舌動感覚中枢（第2前頭葉左回後部にある中枢で，談話に際しその運動を司る）.
glossolabial hemispasm 舌唇片側痙攣〔医学〕.
glossolabial paralysis 舌唇麻痺（延髄麻痺の）.
glossolabiolaryngeal paralysis 舌唇喉頭麻痺〔医学〕，＝glossolabiopharygeal paralysis.
glossolabiopharyngeal paralysis 舌唇咽頭麻痺（延髄麻痺の）〔医学〕，＝labioglossopharyngeal paralysis.
glos·so·la·lia [glasəléiliə] 舌語〔医学〕，舌懸かり（夢中遊行者の意味不明の話），＝jargon.
glos·sol·o·gy [glasálədʒi] ① 舌学（言語学），＝glottology. ② 名称学，＝onomatology.
glos·sol·y·sis [glasálisis] 舌麻痺.
glos·so·ma·nia [glàsouméiniə] 外国語狂.
glos·so·man·ti·a [glàsoumæntáiə] 舌予測（舌を目標とする予後判定）.
glos·son·cus [glasáŋkəs] 舌腫脹.
glossopalatine arch 舌口蓋弓，＝palatoglossal arch.
glos·so·pal·a·ti·nus [glàsoupæ̀lətáinəs] 舌口蓋筋（前口蓋弓の小筋）.
glos·sop·a·thy [glasápəθi] 舌病.
glos·so·pexy [glásəpeksi] 舌固定〔術〕（唇舌癒着）〔医学〕.
glos·so·pha·ryn·ge·al [glàsoufərínʤiəl] 舌咽〔頭〕の〔医学〕.
g. breathing 舌咽呼吸〔医学〕.
g. nerve〔Ⅸ〕[TA] 舌咽神経（第9脳神経），＝nervus glossopharyngeus〔Ⅸ〕[L/TA].
g. nerve paralysis 舌咽神経麻痺.
g. neuralgia 舌咽神経痛.
g. part [TA] 舌咽頭部，＝pars glossopharyngea [L/TA].
g. part of superior pharyngeal constrictor 上咽頭収縮筋の舌咽頭部.
g. respiration 舌咽呼吸〔医学〕.
g. tic 舌咽チック.
glossopharyngeolabial paralysis 舌咽頭口唇麻痺.
glos·so·pha·ryn·ge·um [glàsoufərínʤiəm] 舌咽（総称）.
glos·so·pha·ryn·ge·us [glàsoufərínʤiəs] 舌咽筋.
glos·so·pho·bia [glàsoufóubiə] 発言恐怖症，＝lalophobia.
glos·so·phyt·ia [glàsoufítiə] 黒毛舌〔病〕〔医学〕，黒〔色〕舌〔医学〕，糸状菌性舌炎，＝black tongue.
glos·soph·y·ton [gləsáfitən] 黒舌病菌（黒舌病の舌白苔中にある菌）.
glos·so·plas·ty [glásəplæ̀sti] 舌形成〔術〕〔医学〕.
glos·so·ple·gia [glàsouplí:ʤiə] 舌麻痺〔医学〕.
glos·sop·to·sis [glasaptóusis] 舌下垂〔医学〕，舌沈下.
glos·so·py·ro·sis [glàsoupairóusis] 舌熱感.
glos·sor·rha·phy [glasɔ́:rəfi] 舌縫合術.
glos·sos·co·py [glasáskəpi] 舌検査.
glos·so·spasm [glásəspæzəm] 舌痙攣〔医学〕.
glos·so·ste·re·sis [glàsoustərí:sis] 舌切除術.
glos·so·tilt [glásətilt] 舌牽引器.
glos·sot·o·my [glasátəmi] 舌切開術.
glos·so·trich·ia [glàsətríkiə] 毛舌，＝hairy tongue.
glossy skin 滑沢皮膚〔医学〕，光沢皮膚（神経切断などによる萎縮）.
glossy tongue 光輝舌，＝Möller glossitis.
glottal edema 声門浮腫〔医学〕.
glottal spasm 声門痙攣〔医学〕.
glottal widening operation 声門開大術.
glot·tic [glátik] 声門の.
g. edema 声門水腫.
g. spasm 声門痙攣〔医学〕.

G

g. tumor 声帯腫瘍.
glot·ti·dec·to·my [glàtidéktəmi] 声門切除術(全または部分の).
glot·ti·do·spas·mus [glátidəspæzməs] 声門痙攣.
glot·tis [glátis] [L/TA] 声門, = glottis [TA]. 複 glottides.
g. edema 声門浮腫 [医学], 声門水腫.
g. spasm 声門痙攣 [医学].
g. spuria 仮声門.
g. vera 真声門, = true glottis.
g. vocalis 声門, = glottis ligamentosa, g. vera.
glot·ti·tis [glatáitis] 舌炎, = glossitis.
glot·tol·o·gy [glatálədʒi] 声門学, 舌学, 言語学, = glossology.
glove and stocking anesthesia 手袋靴下状知覚麻痺 [医学].
glove and stocking type anesthesia 手袋靴下型〔状〕感(知)覚脱失 [医学].
glove anesthesia 手袋状知覚脱失 [医学], 手袋〔形〕麻酔(手袋の形に相当する部分の皮膚麻酔), = gauntlet anesthesia.
glove area 手袋野(多発性神経炎にみられる手袋状の麻痺部).
glove box グローブボックス(放射線物質や有毒物質を取り扱うために, 1対のゴム手袋を装着した箱).
gloved-finger shadow 手袋状陰影.
gloved-finger sign グローブフィンガー徴候, 手袋状徴候.
glover phenomenon グロバー現象(地域差によるばらつき現象).
glover's stitch 手袋縫合(腸管縫合に用いる連続縫合).
glover's suture 手袋製造人縫合 [医学].
gloves-socks type hypesthesia 手袋靴下状感覚鈍麻(四肢末端の対称性の感覚異常で, 手袋や靴下状を呈す. 多発性ニューロパチーにみられる感覚障害の分布).
glow [glóu] グロー, 暈光うんこう(真空放電の際発する光で, 陰極光 cathode glow, 陽極光, 陽極柱 anode glow の別がある), = incandescence.
g. discharge グロー放電 [医学].
g. discharge tube グロー放電管.
g. lamp グローランプ(低圧気体中におけるグロー放電の陰極光またはその電気的性質を利用するランプ).
GLP good laboratory practice 安全性試験の実施に関する基準の略.
GLPD granular lymphocyte proliferative disorders 顆粒リンパ球増加症の略.
Glu グルタミン酸あるいはグルタミル(グルタミン酸のアシル基)の記号.
glu·ca·gon [glú:kəgan] グルカゴン(膵臓ランゲルハンス島のA (α)型細胞により合成されるホルモンの一つで, 血糖を上昇させる抗インスリン物質), = hyperglycemic glycogenolytic factor (HGF).
g.-like immunoreactivity (GLI) グルカゴン様免疫活性.
g.-like insulinotropic peptide グルカゴン様インスリン親和性ペプチド.
g.-like peptide グルカゴン様ペプチド.
g. test グルカゴン試験(糖尿病の診断, 肝グリコーゲン貯蔵量の推測またはインスリン分泌力の判定に使用される).
glu·ca·gon·o·ma [glù:kəgənóumə] グルカゴノーマ, グルカゴン産生腫瘍 [医学](グルカゴンを産生する腫瘍で, 通常, 膵島細胞より発生).
g. syndrome グルカゴノーマ症候群.
glu·cal [glú:kəl] グルカール(グルコースのアルデヒド誘導体で, 針状結晶または板状結晶).
glu·can [glú:kæn] グルカン(D-グルコースから構成される多糖の総称. 天然の多糖の中で最も多量に分布している).
g. phosphatidylinositol anchor GPI アンカー(glycosyl-PI (GPI) がペプチド部分C末端に結合して, その脂質部分が膜内に埋もれてタンパクを膜につなぎとめる形のこと).
glu·can·ase [glú:kəneis] グルカナーゼ(グルカンを加水分解してオリゴ糖, またはグルコースを生成する酵素).
glu·case [glú:keis] グルカーゼ(デンプンを右旋性ブドウ糖に変ずる酵素).
glu·ca·to·nia [glù:kətóuniə] 低血糖状態.
glu·ce·mia [glu:sí:miə] 糖血症, 血糖, = glycemia.
glu·cep·tate [glu:sépteit] グルセプテート.
glu·cic ac·id [glú:sik ǽsid] グルシン酸(ショ糖に苛性カリを作用させて得られる酸), = reductone.
glu·cid·a·min [glu:sídəmin] グルシダミン(多糖類がアミノ酸集団と共役結合で固く結びついているもので, 単純タンパク質の一つと考えられ, 真性糖タンパク質と区別されることもある).
glu·cide [glú:said] 糖質(炭水化物および配糖類を総括する一般名で, 国際応用化学会で提唱された用語). 形 glucidic.
g. X (果糖とブドウ糖とを混ぜた緩衝液中に産生する糖質で, アスコルビン酸と同様の還元性を示す), = redoxin.
glu·cid·temns [glú:sidtemz] グルシドテムズ(デンプンの分解により生ずるデキストリン, マルトース, グルコースなどの物質の総称).
glu·ci·ni·um, glu·ci·num (Gl) [glu:sáiniəm -nəm] グルシニウム, グルシナム(ベリリウム beryllium の仏語名).
glu·ci·phore [glú:sifɔ:r] 糖発生団(無味体 auxoglue と化合して甘味物質をつくる成分).
gluc(o)- [glu:k(ou), -k(ə)] ブドウ糖または単に糖との関係を表す接頭語.
gluco reductone ブドウ糖から得られるリダクトン $C_3H_4O_3$.
glu·co·a·scor·bic ac·id [glù:kouəskɔ́:bik ǽsid] グルコアスコルビン酸(アスコルビン酸の作用と拮抗する相似体).
glu·co·cer·e·bro·side [glù:kəséribrəsaid] グルコセレブロシド.
glu·co·chei·ro·lin [glù:koukáirəlin] グルコケイロリン $C_{11}H_{20}O_{11}NS_3K$-H_2O (ニオイアラセイトウ *Erysimum cheiri* の種子にある配糖体).
glu·co·chlo·ral [glù:kouklɔ́:rəl] グルコクロラール, = α-chloralose.
glu·co·chlo·ra·lose [glù:kouklɔ́:rəlous] グルコクロラロース, = α-chloralose.
glu·co·ci·nin [glù:kousáinin] グルコシニン, = glucokinin.
glu·co·cor·ti·coid [glù:koukɔ́:tikɔid] グルココルチコイド, 糖質コルチコイド, 〔副腎〕糖性皮質性ステロイド群(副腎皮質から分泌されるステロイドホルモンの中で糖質代謝に関係するステロイドおよび同様の作用をもつ合成物質を含めた総称).
g. analog グルココルチコイド類似体 [医学].
g. receptor グルココルチコイド受容体 [医学].
glucocorticosteroid 糖質コルチコステロイド.
glu·co·fran·gu·lin [glù:kəfrǽŋgjulin] グルコフラングリン $C_{27}H_{30}O_{14}$-H_2O (フラングラ皮から得られる配糖体).
glu·co·fruc·tan [glù:kəfrʌ́ktən] グルコフルクタン(ヒガンバナ *Lycoris radiata* の球根に存在する糖分で, 分析によりグルコーゼ1分子と果糖8分子からな

G

る).
glu·co·fruc·to·san [glù:kəfrʌ́ktəsæn] グルコフルクトサン(グルコースとフルクトースとの無水縮合物).
glu·co·fu·ra·nose [glù:koufjú:rənous] グルコフラノース(ヘミアセタール環が五員環(フラノース環型)のグルコース).
glu·co·gal·lic ac·id [glù:kəgǽlik ǽsid] グルコガリン酸, = glucogallin.
glu·co·gal·lin [glù:kəgǽlin] グルコガリン $C_{13}H_{16}O_{10}$ (中国産ダイオウ[大黄]にある配糖体).
glu·co·gen [glú:kəʤən] グリコーゲン, = glycogen.
glu·cog·e·nase [glu:kɑ́ʤəneis] グルコゲナーゼ(グリコーゲンを分解する酵素).
glu·co·gen·e·sis [glù:kəʤénisis] 糖新生, 糖形成(グリコーゲン以外のものからグルコースが合成されること).
glu·co·gen·ic [glù:kəʤénik] グルコース生成の, 糖新生の.
g. amino acid 糖原性アミノ酸.
glu·co·gi·to·fu·co·side [glù:kouʤìtoufjú:kəsaid] グルコギトフコサイド(ジギタリス葉から Tsckescke らが1955年に分離した配糖体).
glu·co·h(a)e·mia [glù:kouhí:miə] 糖血症, = glycosemia, glycemia.
glu·co·ki·nase [glù:koukáineis] グルコキナーゼ(グルコースと ATP からグルコース6-リン酸を生成する反応を触媒する酵素).
glu·co·ki·net·ic [glù:koukainétik] グルコース動員性の.
glu·co·ki·nin [glù:koukáinin] グルコキニン(微生物および植物組織に存在するホルモン様物質で, 動物においては皮下注射により低血糖症を起こし, 脾臓摘出動物ではインスリン様効果を示す), = plant insulin.
glu·co·lac·tase [glù:kəlǽkteis] グルコラクターゼ(ラクターゼ中ラクトースのβ-グルコース基に作用してこれを分解する酵素).
glu·co·lac·tone [glù:kəlǽktoun] グルコラクトン(グルコン酸の分子内1,5-エステル).
glu·co·man·nan [glù:kəmǽnən] グルコマンナン(ある種植物の塊茎または粘質物に存在する多糖体で, コンニャクマンナンはその一例).
glu·co·nate [glú:kəneit] グルコン酸塩.
g. test グルコン酸試験(テスト) [医学].
glu·co·ne·o·gen·e·sis [glù:kounì:əʤénisis] 糖新生 [医学], = glyconeogenesis.
glu·con·ic ac·id [glu:kɑ́nik ǽsid] グルコン酸(糖類を徐々に酸化して得られる pentahydroxy-caproic acid の異性体), = maltonic acid, glycogenic a..
gluconic acid fermentation グルコン酸発酵(グルコースを好気的に酸化してグルコン酸を生ずる発酵).
Glu·co·no·ac·e·to·bac·ter [glù:kounəæ̀sitəbǽktər] グルコノアセトバクター属(酢酸菌の一つ).
Glu·co·no·bac·ter [glù:kounəbǽktər] グルコノバクター属(好気性のグラム陰性桿菌. 酢酸菌の一つ).
glu·co·no·lac·tone [glù:kounəlǽktoun] グルコノラクトン, = glucolactone.
glu·co·pe·nia [glù:koupí:niə] グルコペニア, = glycopenia.
glu·co·phe·net·i·din [glù:koufənétidin] グルコフェネチジン(パラフェネチジンとブドウ糖との誘導体で針状結晶).
glu·co·phore [glú:kəfɔ:r] 甘味発生団(甘味を含む化合物).
g. group 担糖団(甘味を化合物に与える原子団).
glu·co·pyr·a·nose [glù:kəpírənous] グルコピラノース (化) (β-) glucopyranose (炭素原子第1および第5の位置が酸素により橋連結をなすブドウ糖の活性型で, 1分子のリン酸が第1または第6位において結合すると, それぞれ Cori エステルおよび Embden エステルとなる).
glu·co·reg·u·la·tion [glù:kourègjuléiʃən] 血糖制御 [医学].
glucoregulatory hormone 血糖調節ホルモン.
glu·co·sa·mine [glu:kóusəmi:n] グルコサミン $C_6H_{13}NO_5$ (粘液質およびキチンから得られる針状結晶), = glycosamine, dextrosamine, chitosamine.
glu·co·san [glú:kəsæn] グルコサン (化) α-glucosan (α-グルコースの無水物, 加水分解で六炭糖を生ずる), = glucan.
glu·co·sa·zone [glu:kóusəzoun] グルコサゾン (化) D-glucose phenylosazone (黄色結晶でデキストロースをフェニルヒドラジンと酢酸で処理して得られるので, デキストロースの検出試薬に用いられる).
glu·cose [glú:kous] ① ブドウ糖 (化) D-glucopyranose $C_6H_{12}O_6$: 180.16 (糖質補給薬. 耐糖能検査薬). ② グルコース (化) α-D-glucopyranose (植物界に多量に存在する六炭糖で, エネルギーの源泉として生物には最も重要な生理的機能をもつ. 水溶液から結晶にしたものは1分子の水を含有するが, アルコール溶液からは無水物が得られる. 右旋性グルコースには不整炭素 C_1 を介して酸素橋の構造があるので, アルファおよびベータの2型とともに, 不安定のガンマ型もある), = dextrose, grape sugar.

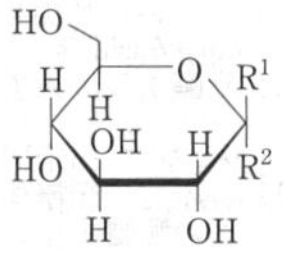

α-D-グルコピラノース : R^1=H, R^2=OH
β-D-グルコピラノース : R^1=OH, R^2=H

g. clamp technique グルコースクランプ法.
g.-cysteine グルコースシステイン.
g. dehydrogenase ブドウ糖脱水素酵素(肝臓, 酵母などに存在し, 補酵素Ⅱの存在の下に, ブドウ糖を水解してグルコン酸を生じさせる).
g.-dependent insulinotropic polypeptide (GIP) ブドウ糖依存性インスリン分泌刺激ポリペプチド, グルコース依存性インスリン分泌[ポリ]ペプチド.
g. equivalent ブドウ糖当量(1単位のインスリンに相当する量).
g.-formate gelatin(e) ブドウ糖ギ酸塩ゼラチン(ブドウ糖2%とギ酸ナトリウム0.4%を含む).
g.-galactose malabsorption グルコース - ガラクトース吸収不良症.
g. intolerance 耐糖能低下.
g.-lactate cycle ブドウ糖 - 乳酸塩回路(炭水化物代謝の循環で筋肉グリコゲンが乳酸塩を経て, 肝グリコゲンから筋肉グリコゲンに戻る過程).
g. oxidase ブドウ糖酸化酵素.
g. oxidase immobilized electrode グルコースオキシダーゼ固定化電極 [医学].
g. oxidase method グルコースオキシダーゼ法.
g. oxidase paper strip test ブドウ糖酸化酵素紙片試験.
g. 6-phosphatase (G6Pase) グルコース6-ホスファターゼ(糖新生系の酵素で, グルコース6-リン酸を加水分解しグルコースを血中に放出する).
g.-phosphatase deficiency グルコースホスファターゼ欠乏症 [医学].

g. 6-phosphate グルコース6-リン酸(糖代謝の分岐点に位置する重要な化合物).

g. 6-phosphate dehydrogenase (G6PD) グルコース6-リン酸脱水素酵素, グルコース6-リン酸デヒドロゲナーゼ(ペントースリン酸回路の酵素で, $NADP^+$ を補酵素としてグルコース6-リン酸を脱水素し, 6-ホスホグルコノ-δ-ラクトンを生成する反応を触媒する).

g. 6-phosphate dehydrogenase deficiency グルコース6-リン酸脱水素酵素欠損症(一般には赤血球溶血性貧血を呈する疾患であるが, 重症例では好中球機能異常による易感染性, 慢性肉芽腫症を呈する例がある).

g. 7-phosphate dehydrogenase deficiency グルコース7-リン酸脱水素酵素異常症.

g. phosphate isomerase deficiency グルコース-リン酸イソメラーゼ欠損〔症〕.

g. T-m ブドウ糖再呼吸率(腎臓糸球体からの)(健康成人の正常値は1分320mg).

g. tolerance 糖耐性(糖同化機能の), 耐糖能〔医学〕(糖忍容力), = sugar tolerance.

g. tolerance factor (GTF) ブドウ糖耐性因子.

g. tolerance test ブドウ糖負荷試験(肝機能試験の一つで, 正常肝はブドウ糖100g摂取後吸収貯蔵して, 上昇した血糖値は2〜2.5時間後正常値に戻る).

g. toxicity グルコース細胞障害性.

g. transporter (GLUT) グルコーストランスポーター, 糖輸送担体, グルコース輸送体(主にグルコースの細胞膜を介する取り込み, 放出を担うタンパク質).

glu·co·si·dase [glu:kóusideis] グルコシダーゼ(グルコシドを加水分解する酵素で, αおよびβ型がある).

g. inhibitors グルコシダーゼ阻害薬.

glu·co·side [glú:kəsaid] 配糖体〔医学〕, グルコシド(糖部がグルコースの配糖体).

glu·co·sin [glú:kəsin] グルコシン(デキストロースにアンモニアが作用して生ずる物質).

glu·co·sin·o·lates [glù:kəsínəleits] グルコシノレーツ.

glu·co·sone [glú:kəsoun] グルコソーン $CH_2OH(CHOH)_3COCHO$ (インスリンの代用品として提唱されたアルデヒドケトン).

glu·co·sul·fone [glù:kəsʌ́lfoun] グルコスルホン, = promin.

g. sodium グルコスルホンナトリウム ㊗ 4,4′-diaminodiphenylsulfone-*N,N′*-di(dextrose sodium sulfonate) (ハンセン病治療薬).

glu·co·sum [glú:kəsəm] ブドウ糖, = glucose.

g. liquidum 液状ブドウ糖.

glu·cos·u·ria [glù:kəsjú:riə] 糖尿〔医学〕, = glycosuria.

glu·co·syl [glú:kəsil] グルコシル基 ($C_6H_{11}O_5$-).

glu·co·syl·a·tion [glù:kəsiléiʃən] グルコース付加.

glu·co·syl·ox·y [glù:kəsilɑ́ksi] グルコシロキシ基 ($C_6H_{11}O_6$-).

glu·co·syl·trans·fer·ase [glù:kəsiltrǽnsfəreis] グルコシルトランスフェラーゼ(トランスグルコシラーゼ)(グルコース残基の転移を触媒する酵素の総称).

glu·co·thi·on·ic ac·id [glù:kouθaiɑ́nik ǽsid] グルコチオニン酸(乳腺から得られる未知糖類の硫酸エステル).

glu·co·trans·fer·ase [glù:kətrǽnsfəreis] グルコトランスフェラーゼ(aryl-β-glucoside からアルコールへブドウ糖を転位させる触媒酵素).

glu·cox·y·lan [glu:kɑ́ksilæn] グルコキシラン(グルコース1分子に対し30分子以上のキシローゼが結合した多糖類).

glu·cu·ro·nate [glu:kjú:rəneit] グルクロン酸塩.

g. conjugation グルクロン酸抱合.

g. pathway グルクロン酸経路.

glu·cu·ron·ic ac·id (GlcUA) [glu:kjurɑ́nik ǽsid] グルクロン酸(生体内の代謝産物として生ずるグルコースのウロン酸で, この物質は体内に発生する毒性有機化合物を肝で無毒化する. D体, L体, DL体の3種がある).

glucuronic acid in urine 尿中グルクロン酸〔医学〕.

glu·cu·ron·i·dase [glu:kjurɑ́nideis] グルクロニダーゼ(β-グルクロニドを加水分解してD-グルクロン酸を遊離させる反応を触媒する酵素).

glu·cu·ron·i·da·tion [glù:kjurɑ̀nidéiʃən] グルクロン酸抱合〔医学〕.

glu·cu·ro·nide [glu:kjú:rənaid] グルクロン酸抱合物〔医学〕, グルクロニド(グルコシドウロン酸)(D-グルクロン酸のグルコシドで, 天然のものはすべて*p*-配向をもつ).

glu·cu·ron·o·lac·tone [glù:kjurɑ̀nəlǽktoun] グルクロノラクトン(D-グルコン酸の3,6-ラクトン).

glu·cu·ron·o·side [glù:kju:rɑ́nəsaid] グルクロノシド, = glucuronide.

glu·cu·ron·o·syl·trans·fer·ase [glù:kjurɑ̀nəsiltrǽnsfəreis] グルクロノシルトランスフェラーゼ(グルクロン酸塩を受容体に転移させグルクロニドを生成する酵素の総称. 生体の解毒機構で重要), = glucuronyltransferase.

glu·cu·ron·yl·trans·fer·ase [glu:kjù:rəniltrǽnsfəreis] グルクロニルトランスフェラーゼ(外来物質の解毒を行う酵素), = glucuronosyltransferase.

glue [glú:] にかわ(膠)〔医学〕(動物の蹄などのゼラチン性物質を水で煮沸して得られる粘着性物質).

g. bandage 糊包帯〔医学〕.

g. ear 膠耳.

g. sniffing 有機溶剤乱用〔医学〕.

glue·ing [glú:iŋ] 接着〔医学〕.

Gluge, Gottlieb [glú:gə] グルーゲ(1812-1898, ベルギーに住んだドイツの組織学者).

G. corpuscles グルーゲ小体(神経細胞が変性するときに生ずる複合顆粒細胞), = Gluge cells.

glu·ma [glú:mə] ① 莢. ② 管莢(脾小動脈周囲にある莢組織), = gluma capillaris, sheathed artery ellipsoid.

GLUT glucose transporter グルコース輸送体, グルコーストランスポーター, 糖輸送担体の略.

glu·ta·con·ic ac·id [glù:təkɑ́nik ǽsid] グルタコン酸 $HOOCCH=CHCH_2COOH$ (2-carboxy-glutaconic acid ethylester のけん化ならびに β-オキシグルタール酸の脱水物).

glutaconic aldehyde グルタコンアルデヒド(① ジアルデヒド $OHCCH_2CH=CHCHO$. ② ジアルデヒドエノール型 $HOCH=CHCH=CHCHO$).

glu·tae·us [glutí:əs] 殿筋, = gluteus.

glu·ta·mate [glú:təmeit] グルタミン酸塩.

g. receptor グルタミン酸受容体〔医学〕.

g. transporter グルタミン酸トランスポーター〔医学〕.

glu·tam·ic ac·id [glu:tǽmik ǽsid] グルタミン酸 ㊗ α-aminoglutaric acid $COOH(CH_2)_2CH(NH_2)COOH$ (タンパク質の分解により生ずるαアミノ酸の一つ), = glutaminic acid.

glutamic acid decarboxylase (GAD) グルタミン酸デカルボキシラーゼ(膵島細胞障害のマーカー).

glutamic acid dehydrogenase グルタミン酸脱水素酵素.

glutamic acid hydrochloride グルタミン酸塩酸剤, = acidulin, acidorid, glutan, acidogen, gastuloric, hydonic, aclor, muriamic.

glutamic acid receptor グルタミン酸受容体.

glutamic oxaloacetic transaminase (**GOT**) グルタミン酸オキサロ酢酸トランスアミナーゼ, = (serum) aspartate aminotransferase.

glutamic pyruvic transaminase (**GPT**) グルタミン酸ピルビン酸(焦性ブドウ酸)トランスアミナーゼ, = (serum) alanine aminotransferase.

glu·tam·i·nase [glu:tǽmineis] グルタミナーゼ(L-グルタミンに作用してアミド基を加水分解して, L-グルタミン酸とアンモニアに分解する酵素).

g. decarboxylase グルタミン酸デカルボキシラーゼ.

glu·ta·mine [glú:təmi:n] グルタミン $NH_2CO(CH_2)_2CHNH_2COOH$ (グルタミン酸のモノアミド).

g. conjugation グルタミン抱合.

glu·ta·min·ic ac·id [glù:təmínik ǽsid] グルタミン酸, = glutamic acid.

glu·tam·i·nyl [glu:tǽminil] グルタミニル基(グルタミンのアシル基. $H_2NCOCH_2CH_2CH(NH_2)CO$–).

glu·tam·o·yl [glú:təmɔil] グルタモイル基(–$COCH_2CH_2CH(NH_2)CO$–).

glu·tam·yl [glú:təmil] グルタミル基(グルタミン酸の1価の基. α-glutamyl $HOOC(CH_2)_2CH(NH_2)CO$–. γ-glutamyl $HOOCCH(NH_2)(CH_2)_2CO$–).

glu·ta·ral [glú:tərəl] グルタラール, = glutaraldehyde.

glu·ta·ral·de·hyde [glù:tərǽldihaid] グルタルアルデヒド ㊗ pentane-1,5-dial (細菌, 結核菌をはじめ真菌, ウイルス(HB, HIV ウイルスを含む)に効く, 消毒薬), = glutaral, glutaric dialdehyde, pentanedial.

glu·tar·ic ac·id [glu:tǽrik ǽsid] グルタル酸 $HOOC(CH_2)_3COOH$ (羊毛に存在する結晶酸), = normal pyrotartaric acid.

glu·ta·ryl [glú:təril] グルタリル基(–$CO(CH_2)_3CO$–).

glu·ta·thi·one [glù:təθáioun] グルタチオン(5-L-グルタミル-L-システイニルグリシン. スルフヒドリル化合物中最も重要な還元性補酵素で, グルタミン酸, グリシン酸, システインよりなるペプチド. この化合物の SH 群が-SS-に変わることにより自体は酸化され, 基質は還元される).

g. reductase グルタチオンレダクターゼ(生物界に広く存在するフラビン黄色酵素).

g. synthetase deficiency グルタチオン合成酵素欠損症.

glu·ta·thi·o·ne·mia [glù:təθàiəní:miə] グルタチオン血〔症〕(グルタチオンが血液中に存在する状態).

glu·ta·thi·one-*S*-trans·fer·ase (**GST**) [glù:təθàioun-trǽnsfəreis] グルタチオン-*S*-トランスフェラーゼ.

glu·te·al [glú:tiəl] 殿〔部〕の, 殿筋の.

g. aponeurosis [TA] 殿筋腱膜, =aponeurosis glutea [L/TA].

g. arch 殿筋弓.

g. bursa 〔大〕殿筋包.

g. center 殿中枢(第4腰椎部にある皮膚反射中枢).

g. crest 殿稜.

g. erythema 殿部紅斑, = Jacquet erythema.

g. extension 殿部おさえ [医学].

g. fold [TA] 殿溝(殿部と大腿との間の), = sulcus glutealis [L/TA].

g. furrow 殿溝.

g. gait 殿筋麻痺歩行 [医学] (中殿筋の麻痺により歩行の際患者側へ体が傾く歩行).

g. groove 殿溝 [医学].

g. hernia 大腿ヘルニア.

g. line 殿筋線, = linea glutea.

g. lymph nodes 殿〔動脈〕リンパ節, = lymphonodi gluteales.

g. muscle 殿筋 [医学].

g. nodes [TA] 殿リンパ節*, = nodi gluteales [L/TA].

g. point 殿部圧痛点 [医学].

g. reaction 殿反応(殿部の皮膚を軽く掻くと殿部が収縮する).

g. reflex 殿筋反射 [医学] (殿部の刺激により殿筋が収縮する).

g. region [TA] 殿部, = regio glutealis [L/TA].

g. ridge 殿筋隆線(大殿筋の付着する大腿骨粗線).

g. surface [TA] 殿筋面, = facies glutea [L/TA].

g. surface of ilium 〔腸骨〕殿筋面.

g. tuberosity [TA] 殿筋粗面, = tuberositas glutea [L/TA].

g. veins 殿静脈.

glu·te·lin [glú:təlin] グルテリン(単純タンパク質の一種. 希酸およびアルカリに可溶, 熱で凝固し, 水解によりグルタミン酸が多量に生ずる. コムギにあるものを glutenin, コメにあるものを oryzenin という).

glu·ten [glú:tən] グルテン(コムギなどの穀類にある不溶性タンパク質(プロラミン)であり, グルテニン, グリアジン, プロラミンその他のタンパク質の混合物), = wheat gum.

g. ataxia グルテン運動失調.

g. casein 穀類種子にあるカゼイン, グルテンカゼイン(外科用), = glutin.

g. enteropathy グルテン腸症 [医学].

g. fibrin グルテン線維素(植物種子から得るもの).

g. free diet 無グルテン食 [医学].

g.-sensitive enteropathy グルテン過敏性腸症(疾患) [医学] (セリアックスプルー. あらゆる栄養素に対する吸収不良をきたし, 小腸粘膜に特異的な変化を呈し, グルテン制限食により軽快する).

g. sulfate 硫酸グルテン(ムギグルテンから製造した固形物で, 約300倍の水と混合してほとんど無色透明のゲルをつくる).

glu·te·nin [glú:tənin] グルテニン(コムギに存在するグルテンの一成分で, パンの質の良否を支配するリポタンパク質であるとも報告されている).

gluteofascial bursa 殿筋筋間包(殿筋と大転子との間にある滑液包), = gluteotrochanteric bursa.

glu·te·o·fem·o·ral [glù:tiəfémərəl] 殿大腿の.

g. bursa 殿筋の筋間包.

g. crease 殿大腿溝, = gluteal fold.

glu·te·o·in·gui·nal [glù:tiouíŋgwinəl] 殿鼡径部の.

glu·teth·i·mide [glu:téθimaid] グルテチミド.

glu·te·us [glú:tiəs] 殿筋, = glutaeus.

g. contracture 殿筋拘縮症.

g. maximus [TA] 大殿筋, = musculus gluteus maximus [L/TA].

g. maximus gait 大殿筋歩行.

g. maximus muscle 大殿筋.

g. medius [TA] 中殿筋, = musculus gluteus medius [L/TA].

g. medius bursa 中殿筋転子包.

g. medius gait 中殿筋歩行.

g. medius muscle 中殿筋.

g. minimus [TA] 小殿筋, = musculus gluteus minimus [L/TA].

g. minimus bursa 小殿筋転子包.

g. minimus muscle 小殿筋.

glu·tin [glú:tin] グルチン(① 軟性ゼラチン, = gelatin, gliadin. ② グルテンカゼイン(コムギから得られる), = gluten casein).

glu·ti·nous [glú:tinəs] 粘着性の, 膠状の, = sticky, adhesive, viscid.

g. rice モチゴメ(糯).

G

glu·ti·tis [glu:táitis] 殿筋炎.
glu·toid [glú:tɔid] グルトイド(ホルムアルデヒドを含有するゼラチン製剤で，腸管内で膵液の作用を受けて溶解消化される).
g. capsule (ホルムアルデヒドで処置した膠嚢(カプセル)).
g. test グルトイド試験(消化機能検査法で，ヨードホルム 0.15g を含有するグルトイドカプセルを Ewald 食とともに摂取した後，カプセルは膵液で消化されるから，4〜6時間以内に尿中または唾液中にヨードの排泄が証明される)，= Sahli desmoid reaction.
glu·to·lin [glú:təlin] グルトリン(パラグロブリンに存在するアルブミン様物質で，血漿中の正常成分といわれる).
glu·to·scope [glú:təskoup] 凝集観察器.
glu·tose [glú:tous] グルトース(ブドウ糖を弱アルカリで処理して得られるケトヘキソース).
Gly glycine グリシンあるいはグリシル(グリシンのアシル基)の記号.
G
gly·bu·ride [gláibjuraid] グリブリド [化] 1-〔4-[2-(5-chloro-2-methoxybenzamido)ethyl]phenylsulfonyl〕-3-cyclohexylurea (スルホニル尿素系経口血糖降下薬)，= glibenclamide.
gly·cae·mia [glɑisí:miə] 糖血症，血糖，= glycemia.
gly·cal [gláikəl] グリカール(-CH＝CH-. 不飽和糖誘導体).
gly·case [gláikeis] グリカーゼ(マルトースおよびマルトデキストリンをデキストロースに分解する酵素)，= maltase.
gly·cat·ed [gláikeitid] 糖化〔の〕，= glycosylated.
g. albumin 糖化アルブミン.
g. hemoglobin 糖化ヘモグロビン，= glycosylated hemoglobin.
g. protein 糖化タンパク，= glycosylated protein.
gly·ca·tion [glaikéiʃən] グリケイション，糖化，= glycosylation.
gly·ce·mia [glaisí:miə] 糖血症，血糖〔症〕，= glycaemia，glycosemia.
glycemic gangrene 糖尿性壊疽，= diabetic gangrene.
glycemic index 血糖指数.
gly·ce·min [gláisəmin] グリセミン(肝臓の分泌物で，糖尿病患者の血液中で赤血球のブドウ糖固定力を阻止してインスリンと拮抗作用を示すもの).
glyc·er·al·de·hyde [glìsərǽldihaid] グリセルアルデヒド $CH_2OHCH(OH)CHO$ (グリセロールの酸化により形成される唯一のアルドトリオース)，= glyceric aldehyde.
g. 3-phosphate グリセルアルデヒド 3-リン酸(糖代謝の重要な中間体).
glyc·er·ate [glísəreit] グリセリン酸塩，グリセリン酸エステル.
gly·cer·ic [glisérik] グリセリンの，グリセリン化合物の(グリセリンの化合物を表す形容詞).
g. acid グリセリン酸 $CH_2OHCH(OH)COOH$ (グリセロールの酸化により得られる無色粘稠液)，= 2,3-dihydroxy-propionic acid.
g. aldehyde グリセリルアルデヒド $CH_2OHCHOHCHO$ (グリセリンの酸化産物で，グリセロースの一種)，= glycerose，glyceraldehyde.
glyc·er·id [glísərid] グリセリド，= glyceride.
glyc·er·i·dase [glísərideis] グリセリダーゼ，= lipase.
glyc·er·ide [glísəraid] グリセリド(グリセリンの脂肪酸エステルの総称(ギ酸エステル formin，ステアリン酸エステル stearin など))，= glycerid.
glyc·er·in [glísərin] ① グリセリン $C_3H_8O_3$：92.09 (グリセロール．浣腸薬，緑内障治療薬，三価アルコール系局所保護薬(あかぎれ，ひび，皮膚の荒れ)). ② グリセリン混和剤，= glycerite.
g. aldehyde グリセルアルデヒド，= glyceraldehyde.
g. and potash solution グリセリンカリ液(水酸化カリウム，グリセリン，アルコール，水および芳香性精油の適量を加えたもの).
g. enema グリセリン浣腸 [医学].
g. jelly グリセリンゼリー(ゼラチン，三酸化ヒ素飽和水溶液，グリセリン).
g. muscle グリセリン筋 [医学].
g. phosphoric acid リングリセリン酸，= glycerophosphoric acid.
g. suppository グリセリン座薬(グリセリン 92g，ステアリン酸ナトリウム 8g，水 5mL)，= suppositoria glycerini.
g. trinitrate 三硝酸グリセリン，= glyceryl trinitrate.
glycerinated gelatin グリセリンゼラチン(両者の等量合剤).
glycerinated gelatin suppository グリセロゼラチン坐剤 [医学].
glycerinated muscle グリセリン筋 [医学].
glycerinated vaccine グリセリン処理ワクチン.
glyc·er·i·num [glìsəráinəm] グリセリン，= glycerin.
glyc·er·ite [glísərait] グリセリン剤 [医学] (グリセリンの混和剤).
g. of iodine and zinc iodide タルボット液，= Talbot solution, glyceritum iodi et zinci iodidi.
glyc·er·i·tum [glisəráitəm] [L] グリセリン剤，= glycerite. [複] glycerita.
glyc·er·o·ar·sen·ic ac·id [glìsərouɑ:sínik ǽsid] グリセロアルゼン酸 $AsO(OH)_2OC_3H_5(OH)_2$.
glyc·er·o·gel·a·tin [glìsəroudʒélətin] グリセロゼラチン，= glycerinjelly，glycerogelatinum.
glyc·er·o·i·no·si·to-phos·pha·ti·dic ac·id [glìsərouinóusitou fɑ̀sfətáidik ǽsid] グリセリンイノシットリン脂酸(筋から分離されたリン脂質．ステアリン酸，不飽和性脂酸，グリセロール，イノシット，リン酸おのおの1分子と遊離酸基とを含有する物質).
glyc·er·ol [glísərɔ:l] グリセロール(グリセライト，グリセリン剤)，= glycerite.
g.-cholesterol test グリセリンコレステロール試験，= Hinton test.
g. dehydration test グリセロール〔脱水〕試験.
g. muscle グリセリン筋 [医学].
g. phosphate リン酸グリセロール $CH_2OHCHOHCH_2OPO(OH)_2$ (アルコール発酵の中間産物).
g. 3-phosphate dehydrogenase (NAD$^+$) グリセリン 3-リン酸デヒドロゲナーゼ.
g. phosphate shuttle グリセロールリン酸シャトル.
g.-phthalic acid resin グリセリンフタル酸樹脂，= glyptal resin.
g.-*o*-tolylether メフェネシン，= mephenesin.
glyc·er·o·phos·pha·tase [glìsərəfɑ́sfəteis] グリセロホスファターゼ(グリセロリン酸のリン酸基を加水分解する酵素)，= phospholipase C.
glyc·er·o·phos·phate [glìsərəfɑ́sfeit] グリセロリン酸(グリセロールリン酸)(異性体としてグリセロール 1-リン酸，2-リン酸，3-リン酸が存在する．リン脂質，中性脂肪の骨格を形成する).
g. dehydrogenase グリセロリン酸脱水素酵素(リングリセリン酸に変化するもの).
g. test グリセロリン酸塩試験(グリセロリン酸ソーダ 500mg を投与して一定時間内の尿中排泄量から腎機能を検査する方法).

gly·ce·ro·phos·pho·lip·id [glìseroufɑsfoulípid] グリセロリン脂質.
glyc·er·o·phos·pho·ric ac·id [glìsəroufɑsfɔ́:rik ǽsid] グリセロリン塩 $CH_2OHCHOHCH_2OPO(OH)_2$ (淡黄色油状液体で, その塩類はリン酸塩尿症に治療薬として用いる), = glycerylphosphoric acid, monoglycerylphosphoric a..
glyc·er·ose [glísərous] グリセロース(グリセリンの酸化産物で, アルドトリオースおよびケトトリオースの混合物).
g. 3-phosphate グリセロース3-リン酸塩 $CHOCHOHCH_2OPO(OH)_2$ (炭水化物の水解において乳酸を産生するまでの中間産物), = glyceraldehyde-phosphoric acid.
glyc·er·oyl [glísərɔil] グリセロイル基 ($HOCH_2CH(OH)CO-$).
glyc·er·yl [glísəril] グリセリル基 ($C_3H_5\equiv$ (グリセリン分子の3価基)).
g. alcohol グリセリルアルコール, = glycerin, glycyl alcohol.
g. butyrate 酪酸グリセリン, = butter fat.
g. iodide ヨウ化グリセリル.
g. monostearate 一ステアリン酸グリセリン, = monostearin glycerin.
g. nitrate ニトログリセリン, = glyceryl trinitrate.
g. triacetate 三酢酸グリセリン, = triacetin.
g. trinitrate 硝酸グリセリン, ニトログリセリン $C_3H_5(NO_3)_3$ (爆弾の製造に用いられ, 医薬としては亜硝酸塩の作用を示す無色または淡黄色の揮発液), = glyceryl nitrate, nitroglycerin, glonoin.
gly·cide [gláisid] グリシド(乳酸アルデヒドの異性体), = glycidol.
gly·cin·ae·mia [glaisiní:miə] グリシン血症 [医学].
gly·cin·am·ide [glaisínəmaid] グリシンアミド $NH_2CH_2CONH_2$, = glycine amide.
gly·cin·ate [gláisineit] グリシン酸塩.
Gly·cine [gláisi:n] ダイズ属(マメ科の一属).
G. max ダイズ [大豆].
G. soja ツルマメ [蔓豆, 鹿藿].
gly·cine [gláisi:n] グリシン ㊗ aminoacetic acid NH_2CH_2COOH (最も単純な α-アミノ酸の一つ). → glycocoll.
g. cleavage reaction グリシン開裂反応.
g. conjugation グリシン抱合 [医学].
g. ethyl ester hydrochloride 塩酸グリシンエチルエステル $HClNH_2CH_2CO_2C_2H_5$, = ethyl aminoacetate hydrochloride.
g. oxidase グリシンオキシダーゼ(脳, 肝, 腎などのペルオキシゾール中に存在するフラビンを含む黄色酵素).
g.-succinate cycle グリシンコハク酸サイクル.
gly·cin·e·mia [glaisiní:miə] グリシン血〔症〕.
glyc·i·nin [glísinin] グリシニン(ダイズ *Glycine max* の主要タンパク質で, グロブリンに属する物質).
glyc(o)- [glaik(ou), -k(ə)] 糖との関係を表す接頭語.
gly·co·bi·ar·sol [glàikoubaiá:sɔ:l] グリコビアルソル ㊗ bismuthglycolylarsanilate (アメーバ赤痢治療薬).
glycobiology 糖鎖生物学.
gly·co·cal·yx [glàikəkǽliks] グリコカリックス, 細胞外被, 糖衣(動物細胞膜の表層に存在する糖質複合体).
gly·co·cho·late [glàikoukóuleit] グリココール酸塩.
gly·co·cho·lic ac·id [glàikoukálik ǽsid] グリココール酸(コリルグリシン) ㊗ cholyglycine $C_{26}H_{43}NO_6$ (抱合胆汁酸の一つでコール酸とグリシンがアミド結合したもの).
gly·co·cin [gláikəsin] グリコシン, = glycocoll.
gly·co·clas·tic [glàikəklǽstik] 解糖の, = glycolytic.
gly·co·coll [gláikəkɔ:l] グリココール, = glycine, aminoacetic acid.
g.-copper グリココール銅, = cupric aminoacetate.
g.-phenetidine グリココールフェネチジン, = phenocoll.
gly·co·con·ju·gate [glàikəkándʒugeit] 複合糖質, = complex carbohydrate.
gly·co·cy·am·i·dine [glàikousaiǽmidin] グリコシアミジン(グリコシアミンのラクタム).
gly·co·cy·am·i·nase [glàikousaiǽmineis] グリコシアミナーゼ(グリコシアミンを分解して尿素とグリココールに変える酵素).
gly·co·cy·a·mine [glàikousáiəmi:n] グリコシアミン(グアニジンをグリシンとともに熱して得られ, メチル基添加によりクレアチンになる. グアニジノ酢酸ともいう), = guanidine acetic acid.
gly·co·der·mia [glàikoudə́:miə] 糖性皮膚症.
gly·co·gen [gláikədʒən] グリコーゲン $(C_6H_{10}O_5)n$ (グルコースよりなる動物性のホモ多糖で, 特に筋肉および肝臓中に多く存在し, 分子量1～10×10^6 程度といわれヨードにより赤色に変色する).
g. branching enzyme グリコーゲン分枝(枝分れ)酵素 [医学].
g. debranching enzyme グリコーゲン脱分枝酵素 [医学].
g. degeneration 糖原変性 [医学].
g. granule グリコーゲン顆(果)粒 [医学].
g. storage disease (GSD) グリコーゲン病, 糖原貯蔵症 [医学], 〔筋〕糖原病(先天性代謝異常性疾患のうち代表的なもので, 筋糖原病は種々の筋酵素欠損が明らかになっている. 0型からXI型まである), = glycogenosis.
g. thesaurismosis 糖原蓄積症, グリコーゲン蓄積症, = glycogenosis, von Gierke disease.
g. vacuole グリコーゲン胞.
gly·co·gen·e·sis [glàikədʒénisis] 糖原生成 [医学], グリコーゲン形成(単糖類からのグリコーゲン合成で, 主として肝臓で行われる). 形 glycogenetic.
gly·co·ge·net·ic [glàikoudʒənétik] 糖生成の, 糖原形成の.
gly·co·gen·ic ac·id [glàikədʒénik ǽsid] グルコン酸, = gluconic acid.
glycogenic cardiomegalia 糖原性巨心症(心筋にグリコーゲンが蓄積して心臓肥大を起こす状態), = cardiomegalia glycogenica circumscripta.
glycogenic center 糖原中枢(第四脳室床の後部にある糖尿病支配中枢), = diabetic center.
glycogenic degeneration 糖原変性(グリコーゲン沈着症).
glycogenic heart 糖原心(グリコーゲン蓄積のあるもの).
glycogenic infiltration 糖原浸潤.
gly·co·gen·ol·y·sis [glàikoudʒənálisis] グリコーゲン分解, 糖原分解 [医学] (グリコーゲンがホスホリラーゼでカロリン酸分解しグルコース1-リン酸になること). 形 glycogenolytic.
gly·co·ge·no·sis [glàikoudʒənóusis] 糖原〔貯蔵〕症(糖原を過剰に体内に蓄積貯蔵する代謝病で, 低血糖, アドレナリン作用欠如, 肝脾腫などを特徴とする小児の疾患), 糖原病, = glycogen disease, von Gierke d., thesaurismosis glycogenica. 複 glycogenoses.
g. circumscripta 限局性糖原病.
g. universalis 汎発性糖原病.
gly·cog·e·nous [glaikádʒənəs] 糖生成の, 糖原形

成の，= glycogenetic.

gly·cog·e·ny [glaikáʤəni] グリコーゲン形成，= glycogenesis.

gly·co·geu·sia [glàikougú:siə] 自覚的甘味（口中つねに甘味を感じる状態）.

gly·co·he·mia [glàikouhí:miə] 高血糖症（糖が血液中に過剰にあること）.

gly·co·he·mo·glo·bin [glàikouhì:məglóubin] グリコヘモグロビン.

gly·co·his·tech·ia [glàikouhistékiə] 組織糖分増加症（Urbach）.

gly·co·his·to·chem·is·try [glàikouhistəkémistri] 糖質組織化学.

gly·col [gláikɔ:l] ① グリコール（脂肪族2価アルコール）. ② エチレングリコール，= ethylene glycol.

g. aldehyde グリコールアルデヒド CH_2OHCHO.

g. diacetate グリコールジアセテート，= ethylene glycol diacetate.

g. salicylate サリチル酸グリコール [化] monoglycol salicylate, (2-hydroxyethyl) salicylate $C_6H_4(OH)COOCH_2CH_2OH$.

gly·co·late [gláikəleit] グリコール酸塩，グリコールエステル.

gly·co·leu·cine [glàikouljú:sin] グリコロイシン，= norleucine.

gly·col·ic [glaikálik] グリコールの（グリコールとの関係を表す形容詞）.

g. acid グリコール酸 $CH_2(OH)COOH$（シュウ酸の還元産物），= hydroxyacetic acid.

g. aldehyde グリコールアルデヒド $CHOCH_2OH$（アルデヒドアルコールの最も簡単なもの）.

gly·co·lide [gláikəlaid] グリコリド（グリコール酸を200°Cに熱するとき水を失って生ずるラクチッド）.

gly·co·lip·id [glàikəlípid] 糖脂質 [医学]（分子内に水溶性糖鎖と脂溶性基の両者を含む物質の総称）.

gly·col·o·ni·trile [glàikələnáitril] グリコロニトリル $HOCH_2CN$.

gly·col·oyl [gláikəlɔil] グリコロイル基（$HOCH_2CO-$）.

gly·co·lu·ric ac·id [glàikouljú:rik ǽsid] グリコルール酸 $NH_2CONHCH_2COOH$，= uramidoacetic acid, hydantoic a..

gly·co·lyl [gláikəlil] グリコリル基（$HOCH_2CO-$）.

gly·co·lyl·ar·san·i·late [glàikəlilɑ:sǽnileit] グリコアルサニル酸塩.

gly·col·y·sis [glaikálisis] 解糖〔作用〕[医学]（解糖系により行われるグルコースの分解機構）. [形] glycolytic.

glycolytic enzyme 解糖酵素（水解または酸化による）.

glycolytic ferment 解糖酵素.

glycolytic pathway 解糖系.

gly·co·me·tab·o·lism [glàikoumətébəlizəm] 糖代謝 [医学]. [形] glycometabolic.

glycomics グライコミクス，糖鎖診療学（糖鎖全てを研究対象とする学問領域）.

gly·cone [gláikoun] グリコーン（グリセリン座薬）.

gly·co·ne·o·gen·e·sis [glàikounì:əʤénisis] 糖質新生 [医学]（糖以外の物質，タンパク，脂肪などから糖が産生されることで，解糖作用の逆），= neoglycogenesis.

gly·con·ic ac·id [glaikánik ǽsid] グリコン酸，= gluconic acid.

gly·co·nu·cle·o·pro·tein [glàikounjù:kliouprόuti:n] 糖核タンパク質.

gly·co·pe·nia [glàikoupí:niə] 低血糖症.

gly·co·pep·tide [glàikəpéptaid] 糖ペプチド [医学].

gly·co·pex·is [glàikəpéksis] 貯糖，糖固定.

gly·co·phe·nol [glàikoufí:nɔ:l] グリコフェノール，= glucide.

gly·co·phil·ia [glàikəfíliə] 高血糖傾向，親糖傾向（少量の糖を摂取して高血糖が起こる状態）.

gly·co·phos·pho·lip·in [glàikoufàsfəlípin] 糖性リン脂質（肝臓にある）.

gly·co·phos·pho·mu·tase [glàikoufàsfəmjú:teis] グリコホスホムターゼ（ブドウ糖リン酸塩のリン酸基を1位炭素から6位炭素に転化させる酵素）.

gly·co·pol·y·u·ria [glàikoupàlijú:riə] 糖尿病性多尿症.

gly·co·pro·tein [glàikouprόuti:n] 糖タンパク質，グリコプロテイン（糖とタンパク質が共有結合した複合タンパク質で，ほとんどのタンパク質には糖が結合している．粘素，類粘素などの古くから知られていたものもこれに属し，また血液型物質，卵白および血清の粘液タンパク質などを含む），= glycoproteid.

g. Ⅱb/Ⅲa (GP Ⅱb/Ⅲa) 糖タンパク質 Ⅱb/Ⅲa（血小板特異的な糖タンパク）.

g. hormone 糖タンパクホルモン.

gly·co·pty·a·lism [glàikoutáiəlizəm] 糖唾液〔症〕.

gly·co·pyr·ro·late [glàikəpírəleit] グリコピロレート [化] 1,1-dimethyl-3-hydroxypyrrolidinium bromide α-cyclopentyl mondelate（臭化グリコピロニウム．アストロピン様の鎮痙作用をもつ四級アンモニウム塩），= glycopyrronium bromide.

gly·co·reg·u·la·tion [glàikourègjuléiʃən] 糖代謝調節.

gly·cor·rha·chia [glàikouréikiə] 糖髄液症（脊髄液に糖が過剰に含まれていること）.

gly·cor·rhea [glàikərí:ə] 糖液漏 [医学]，糖尿，= glycosuria.

gly·co·sam·ine [glaikóusəmi:n] グリコサミン，= glucosamine.

gly·cos·am·i·no·gly·can [glàikousæ̀minouglíkən] グリコサミノグリカン（広く結合組織に存在するアミノ糖を含む一群の酸性多糖）.

gly·co·se·cre·to·ry [glàikousikrí:təri] 糖原分泌の.

gly·co·se·mia [glàikousí:miə] 糖血症，血糖，= glycemia.

gly·co·si·a·lia [glàikousaiéiliə] 糖性唾液症.

gly·co·si·a·lor·rhea [glàikousàiələrí:ə] 糖唾液過剰分泌（糖性唾液を過剰に排泄すること）.

gly·cos·i·dase [glaikóusideis] グリコシダーゼ（グリコシドヒドロラーゼともいう．グリコシド結合を加水分解する酵素群の総称），= oligase.

gly·co·side [gláikəsaid] 配糖体 [医学]，グリコシド（天然に存在する複合炭水化物の総称で，水解して残基 residue と非糖質 aglycone とを生じ，ブドウ糖を残基とするグルコシド glucoside よりも広い範囲の化合物を含む．これに属する化合物の名称はすべて語幹に -in をつけて命名する），= glycosid, heteroside.

gly·co·sine [gláikəsin] グリコシン（① グリオキサルに濃アンモニアが作用して生ずる化合物で，腎臓で尿素と化合して尿酸を生ずる．② 膵臓エキス）.

gly·co·some [gláikəsoum] グライコソーム.

gly·co·sphin·go·lip·id [glàikousfìŋgoulípid] グリコスフィンゴリピド（スフィンゴ糖脂質．スフィンゴシン，脂肪酸，糖よりなる脂質），= sphingoglycolipid.

gly·co·stat·ic [glàikəstǽtik] 血糖抑制性の（過剰に糖分を摂取しても血糖の上昇を抑制して正常値を保つこと）.

gly·cos·ur·ia [glàikəsjú:riə] 糖尿 [医学].

gly·co·su·ric ac·id [glàikəsjú:rik ǽsid] 糖尿酸，= homogentisic acid.

gly·co·syl [gláikəsil] グリコシル（糖のヘミアセタールまたはヘミケタール性水酸基が離脱してできる

基).

g.-phosphatidylinositol (GPI) グリコシルフォスファチジルイノシトール.

glycosylated hemoglobin グリコシル化ヘモグロビン.

gly·co·sy·la·tion [glàikəsiléiʃən] グリコシル化〔医学〕, グリコシレーション, 糖鎖形成(ブドウ糖のタンパク質への非酵素的結合).

g. enhancing factor (GEF) グリコシレーション促進因子(IgE 結合因子産生 T 細胞に作用して, IgE 増強因子の産生へと誘導する作用をもつ T 細胞由来のリンホカイン).

g. inhibition factor (GIF) グリコシレーション抑制因子(IgE 結合因子産生 T 細胞に作用し, IgE 抑制因子の産生へと誘導する作用をもつリンホカイン. T 細胞が産生する).

gly·co·syl·trans·fer·ase [glàikəsiltrǽnsfəreis] グリコシルトランスフェラーゼ, 糖転移酵素(トランスグルコシダーゼ)(グルコシル基を含む供与体から受容体にグリコシル基を転移する反応を触媒する酵素).

gly·co·tax·is [glàikətǽksis] グリコタクシス, 糖走性(体組織に糖が代謝的に分布されること).

gly·co·trop·ic [glàikətrápik] 糖親和性の, = glycotrophic.

g. factor 抗インスリン因子.

g. principle 糖親和性成分(下垂体に存在する成分で, インスリンの糖類低下性作用に拮抗するもの), = anti-insulin principle.

glyc·u·re·sis [glàikjurí:sis] 糖尿, = glycosuria.

gly·cu·ron·ate [glàikjúrəneit] グルクロン酸塩(芳香体と化合したものが多い).

gly·cu·ron·i·dase [glàikjuránideis] グリクロニダーゼ, = glucuronidase.

gly·cu·ro·nide [glàikjú:rənaid] 共役グルクロン酸塩, = conjugated glycuronate.

gly·cu·ro·nu·ria [glàikjurənjú:riə] グルクロン酸尿〔症〕.

gly·cyl [gláisil] 1価酸基(H_2NCH_2CO-(グリココールから誘導される)).

g.-alanine グリシルアラニン $NH_2CH_2CONHCH(CH_3)COOH$.

g. alcohol グリシルアルコール, = glycerin.

g. chain グリシル鎖.

g.-glycine グリシルグリシン $CH_2(NH_2)CONHCH_2COOH$(最も単純なポリペプチドの一つ).

glycyltryptophan test グリシルトリプトファン試験(胃癌診断法で, 胃内容濾液に本剤を加え, 37°C 24時間保温, ブロミン数滴を加えるとき紫色を発すれば陽性), = Neubauer and Fischer test.

Gly·cyph·a·gus [glaisífəgəs] ニクダニ属(貯蔵食物などに発生するダニ).

glyc·y·phil·lin [glìsifílin] グリシフィリン $C_{21}H_{24}O_9$ (*Smilax glycyphylla* の葉の配糖体).

glyc·yr·rhet·ic ac·id [glìsirétik ǽsid] グリシレチン酸(カンゾウ[甘草]にあるトリテルペノイドサポゲニンの一つで, 構造式は Ruzicka らにより1936年に決定された), = glycyrrhetinic acid.

Glyc·yr·rhi·za [glìsiráizə] カンゾウ[甘草]属(マメ科の一属. *G. glabra* などを含む), = licorice.

glyc·yr·rhi·za [glìsiráizə] カンゾウ[甘草](*Glycyrrhiza glabra* の根茎を乾燥したもので, 去痰・矯味薬).

g. elixir カンゾウエリキシル(カンゾウ流エキス125容, 芳香性エリキシル875容).

g. extract カンゾウエキス.

g. fluidextract カンゾウ流エキス.

glyc·yr·rhi·zic ac·id [glìsiráizik ǽsid] グリシルリジン酸, カンゾウ酸(グリシルレチン酸1分子とグルクロン酸2分子とが結合した化合物), = glycyrrhizinic acid.

glyc·yr·rhi·zin [glìsiráizin] グリシルリジン(カンゾウ[甘草]酸のカルシウム塩とカリウム塩とからなり, カンゾウには3〜12%程度に存在する), = glycyrrhizinum.

gly·k(a)e·mia [glaikí:miə] 糖血〔症〕, = glycemia.

gly·o·ca·lyx [glàiəkǽliks] 糖衣〔医学〕.

gly·ox·al [glaiáksəl] グリオキサル OHCCHO(最も簡単なジアルデヒドで, アセトアルデヒドの酸化により得られる黄色結晶化合物).

gly·ox·a·lase [glaiáksəleis] グリオキサラーゼ(グリオキサラーゼⅠ(ラクトイルグルタチオンリアーゼ)とグリオキサラーゼⅡ(ヒドロキシアシルグルタチオンヒドロラーゼ)がある. メチルグリオキサルに作用して, その1分子が分子内カニツァロ反応を起こし, 乳酸を産出させる oxido-reductase の一つ), = keto-aldehyde mutase, aldoketo-m..

gly·ox·al·ic ac·id [glàiaksǽlik ǽsid] グリオキサル酸 ㊗ formylformic acid, dihydroxy-acetic acid(アルデヒド酸の最も簡単なもので, Hopkins-Cole タンパク反応に用いる試薬).

glyoxalic acid reaction グリオキサル酸反応, = Adamkiewicz protein reaction.

glyoxalic acid reagent グリオキサル酸試薬(粉末マグネシウム10g に少量の蒸留水を加え, これを覆い, シュウ酸飽和溶液250mL を徐々に加えて濾過し, 酢酸で微酸性として, 1L に水で希釈する. 少量のクロロホルムを加えて貯える).

gly·ox·a·line [glaiáksəli:n] グリオキサリン ㊗ 1,3-diazole, = imidazole, iminazole.

gly·ox·a·lin·yl [glaiàksəlínil] グリオキサリニル(グリオキサリル), = glyoxalyl, imidazolyl.

gly·ox·al·yl [glaiáksəlil] グリオキサリル(グリオキサリニル), = glyoxalinyl, imidazolyl.

glyoxylate cycle グリオキシル酸回路.

gly·ox·yl·ic ac·id [glaiàksílik ǽsid] グリオキシル酸, = glyoxalic acid.

glyoxylic acid cycle グリオキシル酸サイクル.

gly·ox·yl·oyl [glaiáksilɔil] グリオキシロイル基(OHCCO-).

gly·ox·yl·yl [glaiáksilil] グリオキシリル, = glyoxyloyl.

gly·ox·y·some [glaiáksisoum] グリオキシソーム(脂肪を糖質に変換することのできる高等植物の発芽時の種子に見られる細胞内顆粒).

glyp·tal re·sin [glíptəl rézin] グリプタル樹脂〔医学〕, グリセリンフタル酸樹脂(アルキド樹脂の一種で, グリセリンと無水フタル酸とを加熱縮合させて得られる熱硬化性合成樹脂), = glycerol-phalic acid resin.

glyptic formula 立体式, = structural formula.

glys·al [glísəl] グリサル, = glycol salicylate.

GM gentamicin ゲンタマイシンの略.

GM_1 gangliosidosis GM_1 ガングリオシドーシス(全身性ガングリオシド蓄積症であるⅠ型と, 若年性ガングリオシド蓄積症のⅡ型に分けられる).

GM_1 gangliosidosis type GM_1 ガングリオシドーシスⅠ型(全身性ガングリオシド蓄積症), = β-galactosidase deficiency, generalized gangliosidosis.

Gm, gm gram, gramme グラムの略(通常は単に g と略す).

Gm allotypes ジーエムアロタイプ(ヒト免疫グロブリン IgG H 鎖にあるアロタイプ決定基をいう).

Gm antigens ジーエム抗原(ヒト IgG 分子の H 鎖上のアロタイプマーカー).

GM-CSF granulocyte-macrophage colony stimulating factor 顆粒球マクロファージコロニー刺激因子の略.

G

Gmelin, Leopold [méilin] グメリン(1788-1853, ドイツの生理学者で，同じく化学者 Johann Friedrich Gmelin (1748-1804)の息子).

G. test グメリン〔胆汁色素〕試験(被検液の下層となるように濃硝酸を重層すると，胆汁色素がある場合には接触面の上層にはビリベルジンの緑色輪，その下層には青，紫赤，黄赤の色輪が発現するが，緑色，紫赤輪が生じなければ，ルエチンのみが存在すると思われる)，＝Rosenbach-Gmelin test.

GMP ① good manufacturing practice 医薬品の製造および品質管理に関する基準の略. ② guanosine 5′-monophosphate グアノシン一リン酸の略.

GMS Gomori methenamine-silver stains ゴモリのメテナミン-銀染色〔法〕の略.

G : N ratio [ʤiːen réiʃiou] ブドウ糖窒素比(糖尿病に用いる)，＝D : N ratio.

gnash·ing [næʃiŋ] 歯ぎしり(歯を食いしばること).

g. of teeth 歯ぎしり.

gnat [næt] ブユ(双翅類の吸血小昆虫(イギリスではカ，アメリカではアブ))，＝mosquito, midge.

gna·thal [néiθəl, næθ-] 顎の.

gnath·al·gia [neiθælʤiə] 顎痛，＝gnathodynia.

gnath·ic [næθik] 顎の，歯槽突起の.

g. bone 顎骨［医学］.

g. index 顎指数(顎の突出度の程度で，顎の前部から基底線への距離を鼻縫線の中点から基底線への距離に対する百分率として表す)，＝alveolar index.

過短指数 X－97.9 突出顎指数 103.0－X
中等顎指数 98.3－102.9

gnath·i·on [næθiɑn] 下顎点，グナチオン(下顎正中線の最低点)，＝pogonion.

gnath·i·tis [neiθáitis] 下顎炎.

gnath(o)- [neiθ(ou), næ-, -θ(ə)] オトガイまたは顎との関係を表す接頭語.

gnath·o·ceph·a·lus [nὰeθouséfələs] 顎頭奇形(下顎以外の頭部を欠損する奇形).

gnath·o·dy·nam·ics [nὰeθoudainǽmiks] 顎力学(そしゃく(咀嚼)力の物理を研究する学問).

gnath·o·dy·na·mom·e·ter [nὰeθoudàinəmɑ́mitər] 咬合圧測定器，顎力測定計(上下顎の咬合力を測定する器械)，＝occlusometer.

gnath·o·dyn·ia [nὰeθədíniə] 顎痛，＝guathalgia.

gnath·og·ra·phy [neiθɑ́grəfi] 咬合描画法(咬合測径器を通る電流変化の記録法).

gnath·ol·o·gy [neiθɑ́ləʤi] ナソロジー(生理学，機能障害，治療を含めたそしゃく(咀嚼)系を研究する学問).

gnathometric diagnosis 顎態診断〔法〕.

gnath·o·pal·a·tos·chi·sis [nὰeθoupæ̀lətɑ́skisis] 軟硬口蓋〔披〕裂，顎口蓋裂［医学］.

gnath·o·plas·ty [næθəplæ̀sti] 顎形成術［医学］.

gnath·os·chi·sis [neiθɑ́skisis] 上顎裂，顎骨〔披〕裂［医学］(先天性歯槽破裂).

gnath·o·some [næθəsoum] 顎体部(ダニの口器).

gnath·o·spasm [nὰeθəspǽzəm] 牙関緊急，顎痙攣.

gnath·o·stat [næθəstæt] 顎態模型調製器(装置)［医学］.

gnath·o·stat·ic [nὰeθəstǽtik] 顎態の［医学］.

g. diagnosis 顎態診断〔学〕［医学］，＝gnathostatics.

g. model 顎態模型［医学］.

gnath·o·stat·ics [nὰeθəstǽtiks] 顎態診断〔学〕［医学］(歯と頭部との頭蓋測定的関係に基づく矯正歯科診断法).

Gna·thos·to·ma [neiθɑ́stəmə] 顎口虫属(線虫の一属. 頭球に多くの鉤があり，肉食獣の胃壁に寄生する).

G. spinigerum 有棘顎口虫(成虫はイヌやネコの胃に寄生する. ヒトがライギョなど第2中間宿主や待機宿主体内の幼虫を経口摂取すると皮下に移行し，遊走性限局性皮膚腫脹を生ずる).

gna·thos·to·mat·ics [nὰeθoustoumǽtiks] 顎口生理学.

gna·thos·to·mi·a·sis [nὰeθoustoumáiəsis] 〔皮膚〕顎口虫症［医学］(有棘顎口虫などの幼虫が皮下に寄生して生ずる遊走性皮膚腫脹や皮膚爬行症).

g. cutanea 皮膚爬行症，そつい(蛆隧)病，蚓線病(Morishita)，＝creeping sickness, hyponoderm.

g. cutis 皮膚顎口虫病.

g. doloresi ドロレス顎口虫症.

g. hispida 剛棘顎口虫症.

g. nipponica 日本顎口虫症.

g. spinigera 有棘顎口虫症.

gnaw·ing [nɔ́ːiŋ] かみつき行動［医学］.

g. pain さしこみ痛［医学］.

gneiss [náis] 片麻岩.

gnome [nóum] ① 金言. ② 小人症，侏儒，矮人.

g. calf 小人性腓.

gno·mon [nóumən] ノーモン(グノモン)，器針(鉛直に建てられた棒，円柱，尖柱などで，これに日光が当たって生ずる影の長さの最も短いときを正午とする). 形 gnomonic.

gnomonic projection ノーモン投影〔法〕，グノモン投影.

gnomonic ruler ノーモン尺.

gnos·co·pine [nɑ́skəpiːn] グノスコピン 化 *dl*-narcotine $C_{22}H_{23}NO_7$ (アヘンから得られる白色長針状結晶性アルカロイド).

gno·sia [nóusiə] ① 認識. ② 神感，＝gnosis.

-gnosis [nousis] 認識，術などの意味を表す接尾語.

gno·sis [nóusis] 覚知能力(〔脳〕外套からの感光刺激を受けて連合記憶性複合体を起こす大脳皮質の一機能). 形 gnostic.

gnostic sensation 認知感，＝new sensation.

gnostic sensibility (判別感覚)，＝epicritic sensibility.

gno·to·bi·ol·o·gy [nòutoubaiɑ́ləʤi] ノトバイオロジー，無菌動物学(体表および腸内などいかなるところにも微生物を認めない高等動物を無菌動物という. この高等動物の生命と微生物の生命との関係について研究する学問領域).

gno·to·bi·o·ta [nòutoubaióutə] ノトビオタ，＝gnotobiote.

gno·to·bi·ote [nòutoubáiout] ノトバイオート，無菌動物［医学］(特定の微生物を接種された無菌動物).

gno·to·bi·ot·ic [nòutoubaiɑ́tik] ノトバイオートの(実験動物(無菌動物)に特定の微生物のみを寄生させた状態の).

gno·to·bi·ot·ics [nòutoubaiɑ́tiks] 無菌動物学［医学］(常在細菌叢と宿主の形態，生理，生化学，栄養，薬理，感染免疫，癌などの関係を解明する学問領域).

gno·to·bi·o·tron [nòutoubáiətrɑn] ノトバイオトロン［医学］.

GNR gram negative rod グラム陰性桿菌の略.

GnRH gonadotrop(h)in releasing hormone 性腺刺激ホルモン放出ホルモン，ゴナドトロピン放出ホルモンの略.

Goa pow·der [góuə páudər] ゴア末(ゴアの樹幹の空罅(さけめ)中に蓄積する粉で，皮膚病の治療薬として用いられる. 粗製クリサロービン)，＝araroba, crude chrysarobin.

goal [góul] 目標［医学］.

g. setting 目標設定［医学］.

goat fever ヤギ乳熱(ブルセラ症)，＝goat's milk fever.

goat's foot elevator 羊足状挺子.
goat's milk anemia ヤギ乳貧血(ヤギ乳による乳児の巨赤芽球性貧血).
goat's rue = *Galega officinalis*.
goat·pox [góutpɑks] ヤギ痘(水痘性発疹とともに呼吸器カタルを伴うヤギの急性疾患), = variola caprina.
Go·bie·so·ci·dae [gòubaiásidi:] ウバウオ[姥魚]科, = clingfishes.
Goblet, Adolphe [gáblet] ガブレット. → Gubler Adolphe.
goblet cell 杯細胞(気道や消化管の上皮にある粘液を分泌する細胞), = chalice cell.
goblet cell carcinoid 杯細胞カルチノイド〔医学〕.
god only knows 診断不明〔医学〕.
Godélier, Charles Pierre [goudeliéi] ゴデリェー(1813-1877, フランスの医師).
G. law ゴデリェー法則(腹膜結核は常に胸膜結核を伴う).
go·de·miche [góudəmiʃ] (女性同性愛において用いる人工陰茎および精巣(睾丸)).
go·det [góudet] 黄癬痂皮, = scutulum.
Godfrey cordial (サッサフラスとアヘン(阿片)とを混ぜた飲料).
Godman, John D. [gádmən] ゴッドマン(1794-1830, アメリカの解剖学者).
G. fascia ゴッドマン筋膜(頸底にある膜で, 心臓外膜に達する).
Godwin, John T. [gádwin] ゴッドウィン(1917生, アメリカの病理学者).
G. tumor ゴッドウィン腫〔瘍〕.
Goeckerman, William H. [góukərmən] ゲッケルマン(1884-1954, アメリカの皮膚科医).
G. therapy ゲッケルマン療法(石炭タール外用と紫外線照射の併用療法で, 乾癬の治療に用いられる).
G. treatment ゲッケルマン療法.
Goesselin, Leon Athanase [gəslén] ゲッセラン(1815-1887, フランスの外科医).
G. fracture ゲッセラン骨折(踝関節まで延長する脛骨下端のV字形骨折).
Goethe, Johann Wolfgang von [gə́:tə] ゲーテ(1749-1832, ドイツの詩人, 劇作家, 小説家, 哲学者で, 比較解剖学者としても知られている. 形態学Morphologyなる術語を提唱した).
G. bone ゲーテ骨(顎間骨), = intermaxillary bone.
goe·thite [góuθait, gə́:tait] 針鉄鉱 FeO(OH) (多少の Mn を含む).
Goetsch, Emil [géʧ] ゲッチ(1883生, アメリカの医師).
G. skin reaction ゲッチ皮膚反応(甲状腺機能亢進症における試験法で, アドレナリン希釈液を皮下注射すると, 蒼白を示し, その外郭には発赤をみるが, 2時間後にはこの外輪が紫藍色に変わり, 約4時間にわたり持続する).
G. test ゲッチ試験(甲状腺中毒患者に1時間静臥させてアドレナリン液0.5mLを皮下注射し, 最高血圧が直ちに上昇し, 最低血圧が逆に下降し, 振戦が増強すれば陽性).
Goffe, J. Riddle [gáf] ゴッフ(1851-1932, アメリカの婦人科医).
G. operation ゴッフ手術(膣膀胱ヘルニアの手術).
Gofman, Moses [gáfmən] ゴーフマン(1887生, ドイツの医師).
G. test ゴーフマン試験.
Goggia, Carlo P. [góuʤɑ:] ゴッジャ(1871-1948. イタリアの医師).
G. sign ゴッジャ徴候(衰弱者において二頭筋を打つかつまむと振戦が局部的に起こるが, 健康者では全体に起こる徴候).
gog·gles [gágəlz] 防塵(じん)眼鏡〔医学〕.
go·go [góugou] 渦状癬, 屋瓦癬, = tinea imbricata.
goi·ter [gɔ́itər] 甲状腺腫〔医学〕(ヨウ素の欠乏する地域にみられる地方病), = goitre, struma. 形 goitrous.
g. heart 甲状腺腫心〔臓〕〔医学〕.
goi·tre [gɔ́itər] 甲状腺腫(ヨウ素の欠乏する地域にみられる地方病), = goiter, struma. 形 goitrous.
goi·trin [gɔ́itrin] 甲状腺腫誘発物質〔医学〕.
goi·tro·gen [gɔ́itrəʤən] 甲状腺腫誘発物質〔医学〕(抗甲状腺物質とも呼ばれ, 甲状腺腫を誘発する物質), = antithyroid substance. 形 goitrogenic.
goi·trous [gɔ́itrəs] 甲状腺腫の, 甲状腺腫性〔医学〕.
gold [góuld] 金(原子番号79, 元素記号Au, 原子量196.9665, 質量数197, 比重19.32をもつ金属元素).
g.-198 (**^{198}Au**) 金-198.
g. alloy 金合金〔医学〕.
g. aurothiosulfate アウロチオ硫酸金, = sodium thiosulfate.
g. baked crown 金裏装継続歯.
g. bromide 臭化第二金 $AuBr_3$, = auric bromide, gold tribromide.
g. cap 金帽.
g. chloride 塩化金(① 塩化第一金 化 aurous chloride AuCl. ② 塩化第二金 化 auric chloride $AuCl_3$-$2H_2O$).
g. colloid 金コロイド.
g. crown 金冠〔医学〕.
g. crown with cast cusp しゃく(嚼)面鋳造金冠.
g. crown with solid cusp しゃく(嚼)面充実金冠.
g. cure 塩化金療法(アルコール中毒症に対する), = Keeley cure.
g. equivalent 金当量(金の0.0055%溶液10mLに10%塩化ナトリウム溶液10mLを加えると沈殿が生成するが, この変化を阻止するに必要な保護コロイドのミリグラム数量).
g. filling 金充填〔医学〕.
g. grain 金粒子〔医学〕.
g. hydroxide 水酸化金(① 水酸化第一金 aurous hydroxide AuOH. ② 水酸化第二金 auric hydroxide $Au(OH)_3$).
g. inlay 金(合金)インレー〔医学〕.
g. isotope 金同位体〔医学〕.
g. leaf 金箔.
g. leaf electroscope 金箔検電器.
g. lining 裏装金(歯の).
g.-myokymia syndrome 金ミオキミア症候群, 金筋波動症症候群.
g. number 金数〔医学〕(保護コロイドの作用を定量的に表す数値. 親水コロイドを金ゾルの0.0053〜0.0058%溶液10mLに加えたのち, 10%食塩水1mLを加える. このとき沈殿を起こすのに要する親水コロイド(保護コロイド)の最大量のミリグラム数をいう), = gold equivalent.
g. number test 金数試験, = colloidal gold test.
g. orange ゴールドオレンジ, = helianthin(e) B, trop(a)eolin O.
g. pharmacology 金薬理学〔医学〕.
g.-platinum alloy 白金加金.
g. point 金凝固点, 金点(国際実用温度目盛において, 金がその固相と液相との平衡を保ち得る温度で, 1064.6°C).
g. radioisotope 放射性金〔医学〕.

G

g. reaction 金反応，= Lange test.
g. sodium thiomalate 金チオリンゴ酸ナトリウム [化] disodium aurothiomalate（チオマリンナトリウムと金化合物との作用で生ずる物質で，結核，リウマチ性関節炎などの治療薬）．
g. sodium thiopropanosulfonate 金チオプロパノ硫酸ナトリウム，= allochrysine.
g. sodium thiosulfate 金チオ硫酸ナトリウム $Na_3Au(S_2O_3)_2$-$2H_2O$（リウマチ性疾患の治療に用いる）．
g.-sol reaction 金ゾル反応〔医学〕．
g.-sol test 金ゾル試験〔医学〕，= Langes test.
g. sulfide 硫化金（① 第一硫化金 Au_2S. ② 硫化金 Au_2S_3）．
g. therapy 金療法〔医学〕．
g. trichloride 二塩化金 $AuCl_3$.
g. yellow トロペオリンO，= trop(a)eolin O.
goldbeater's skin ウシ盲腸の弾力性薄膜．
Goldberger diet ゴールドバーガー食（乾燥ビール用酵母 30g を毎日混合食に添加してペラグラ患者に与える）．
Goldblatt, Harry ［góuldblæt］ ゴルドブラット（1891–1977，アメリカの病理学者）．
G. clamp ゴルドブラット腎鉗子（腎動脈を徐々に狭窄して高血圧を起こすために用いる）．
G. hypertension ゴルドブラット高血圧症（腎動脈を狭窄して起こる高血圧症）．
G. kidney ゴルドブラット腎．
G. method for experimental hypertension ゴルドブラット実験的高血圧症（1937年に発表された方法で，一側の腎動脈に圧迫を加え，他側の腎を摘出するか，あるいは厚い線維性の膜で腎を覆うなど，いろいろの方法による腎動脈虚血をつくることにより昇圧が起こる）．
G. phenomenon ゴルドブラット現象（腎動脈狭窄によって起こる高血圧症）．
golden antimony sulfide 黄金色硫化アンチモン Sb_2S_5（去痰薬）．
golden blood ゴールデンブラッド，黄金の血（Rh null 型で抗原をもたず，どの血液型にも輸血することができることからこのように呼ばれる．全人口の 0.01%未満に存在するといわれる）．
golden gargle ゴールデンガーグル，= gargarisma potassii chloratis cum ferro.
golden period 最適期〔医学〕．
Goldenhar, Maurice ［góuldənha:r］ ゴールデンハー（フランスの医師，ゴルドナールともいう）．
G. syndrome ゴールデンハー症候群（第一，二鰓弓症候群であり，異常としては眼症状，脊椎異常，椎骨欠損などを合併する．神経堤細胞の分化，発生の異常と関連するといわれている）．
gol·den·seal ［góuldənsi:l］ ゴールデンシール（キンポウゲ科の草．根茎が止血剤となる）．
Goldflam, Samuel Vulfovich ［góuldflæm］ ゴルドフラム（1852–1932，ポーランドの神経科医）．
G. disease ゴルドフラム病（偽麻痺性重症性筋無力症），= myasthenia gravis pseudoparalytica, Erb-Goldflam disease, Hoppe-Goldflam symptom complex.
Goldhorn stain ［gouldhɔ́:n stéin］ ゴルトホルン染色法（Romanowsky 変法で，染色液としては炭酸リチウム 2g を水 200mL に溶かし，メチレンブルー 2g を加えた後加熱して酢酸で中性とし，1%エオシン液を適宜に加えて淡青色の蛍光性溶液とし，1日放置後濾過し，その沈殿物を乾燥してメタノールに溶解する）．
Goldie, James H. ［góuldi］ ゴルディ（カナダの疫学者）．
G.-Coldman hypothesis ゴルディ・コールドマン仮説．
Goldman, David E. ［góuldmən］ ゴールドマン（1910生，アメリカの生理学者）．
G. equation ゴールドマン式，= constant field equation.
G.-Hodgkin-Katz equation ゴールドマン・ホジキン・カッツ式（膜の内外のイオン濃度と各イオンの膜透過性から膜電位を計算する式），= GHK equation.
Goldman, Henry M. ［góuldmən］ ゴールドマン（1911–1980，アメリカの歯周病専門歯科医）．
G.-Fox knives ゴールドマン・フォックスナイフ〔セット〕．
Goldmann cell ゴルドマン細胞．→ pyrrol cell.
Goldmann, Hans ［góuldmən］ ゴールドマン（1899–1991，スイスの眼科医）．
G.-Favre syndrome ゴールドマン・ファーブル症候群（常染色体劣性の進行性硝子体網膜ジストロフィーで夜盲症を主徴とする）．
Goldscheider, Johannes Karl August Eugene Alfred ［gɔ́ltʃaidər］ ゴルドシャイデル（1858–1935，ドイツの神経科医）．
G. disease ゴルドシャイデル病（遺伝性表皮水疱症），= epidermolysis bullosa.
G. method ゴルドシャイデル打診法（限界打診法），= orthopercussion, threshold percussion.
G. test ゴルドシャイデル温度感覚試験法（高低種々の温度に加熱した金属針で皮膚の温度感覚を検査する方法）．
Goldstein, Eugene ［gɔ́ldʃtain］ ゴールドスタイン（1850–1930，ドイツの物理学者）．
G. rays ゴールドスタイン光線（X 線が透明体を通過するとき発生する光線），= S rays.
Goldstein, Hyman L. ［góuldstain］ ゴールドスタイン（1887–1954，アメリカの医師）．
G. disease ゴールドスタイン病（遺伝家族性出血性血管腫），= heredofamilial hemorrhagic angiomatosis.
G. hematemesis ゴールドスタイン吐血（出血性血管腫による吐血）．
G. hemoptysis ゴールドスタイン喀血（気管支の出血性血管腫に由来する喀血）．
G. toe sign ゴールドスタイン母趾徴候（クレチン症およびダウン症候群にみられる母趾とその隣接趾との間の広い徴候）．
Goldstein, Joseph Leonard ［góuldstain］ ゴールドスタイン（1940生，アメリカ・テキサス大学ダラス保健科学センター分子遺伝学部門長．M. S. Brown と共同研究で，1973年，ヒトの皮膚の線維芽細胞の組織培養で LDL 受容体を発見，次いで同受容体による LDL の内在化機序を電顕的にも証明，家族性高コレステロール血症における受容体欠損の遺伝的基礎を解明した．1985年度ノーベル医学・生理学賞をともに受けた）．
Goldstein-Scheerer test ［góuldstain ʃí:rər tést］ ゴールドスタイン・シェーレル試験（脳の抽象的および具体的機能を検査する方法で，主として脳外傷の診断に利用される）．
Goldthwait, Joel Ernest ［góuldθweit］ ゴールドスウェート（1866生，アメリカの整形外科医）．
G. operation ゴールドスウェート手術（回帰性膝蓋転位の手術で，膝蓋上の切開を上方脛骨内側顆まで延長させ，腱を縦に切開し，外側半を脛骨突起から離し，それを内側半の下方に移植して，脛骨の内側前表面の骨膜に縫合する方法）．
G. sign ゴールドスウェート徴候（仙腸骨靱帯捻挫の際の特徴的な痛み）．
golf arm ゴルフ腕（過度のゴルフによる腕の壊死）．
golf-hole ureter ゴルフ穴尿管（尿管が通ずる膀胱部が漏斗状を呈するもの）．

golfer's foot ゴルファー足(前足弓が異常になったため).
golfer's skin ゴルファー皮膚.
Golgi, Camillo [gɔ́(:)ldʒi] ゴルジ(1844-1926, イタリアの解剖学者で1906年 Ramón y Cajal とともにノーベル医学・生理学賞受賞).
G. apparatus ゴルジ装置(分泌物の形成や糖の付加を行う細胞内小器官), = Golgi network (material).
G. body ゴルジ体 [医学].
G. cell ゴルジ細胞(① 脊髄索の後角中にあって短い突起をもつ神経細胞. ② 神経細胞の分類上 I 型は軸索が長く灰白質外に突出するものと, II 型はそれが短く灰白質外に出ないものとを含む. ③ グリア細胞), = corpuscles organ, Mazzoni corpuscles, Golgi Mazzoni c..
G. complex ゴルジ複合体.
G. cycle ゴルジ環(マラリア原虫の脊椎動物体内における発育環), = endogenous cycle.
G. law ゴルジ法則(マラリアの重症性は血液中の原虫数に比例する).
G.-Mazzoni corpuscle ゴルジ・マッツォニ小体(パチニ小体に類似の指頭にある触覚球).
G. remnant ゴルジ残遺物, = acroblast.
G. silver method ゴルジ銀染色法(神経節細胞, 樹状突起, 軸索などを染色するには, 迅速法, 混合法, 遅延法の操作がある. ① 迅速法では, 1%オスミウム酸液1容と3.5%重クローム酸カリ液4容との混合液に3~7日間浸漬し, 水洗する. ② 混合法では, 1%オスミウム酸液2容と, 2%重クローム酸カリ液8容との混合液中に3~8日間浸漬し, 0.75%硝酸銀液を24~48時間作用させる. ③ 遅延法では, 2%重クローム酸カリ液で2~6週間固定し, 0.75%硝酸銀液, または0.5%塩化水銀液中で2~4日間染色する).
G. spindle ゴルジ紡錘 [医学].
G. stain ゴルジ染色〔法〕[医学].
G. tendon organ ゴルジ腱紡錘.
G. type I neuron ゴルジ I 型ニューロン.
G. type II neuron ゴルジ II 型ニューロン.
G. zone ゴルジ帯, ゴルジ〔領〕域.
Goll, Friedrich [góul] ゴル(1829-1903, スイスの解剖学者).
G. column ゴル柱(薄束), = fasciculus gracilis.
G. fibers ゴル線維(ゴル核から小脳虫部に達するもの).
G. nucleus ゴル核(延髄の後錐体部基底にある).
G. tract ゴル薄束, = fasciculus gracilis.
Golonbov sign [gálənbɑf sáin] ゴロンボフ徴候(緑色腫にみられる長管骨特に脛骨骨端における打診上の疼痛).
Goltz, Friedrich Leopold [gɔ́lts] ゴルツ(1834-1902, ドイツの生理学者).
G. experiment ゴルツ実験(カエルの腹を打つと内臓の知覚神経が刺激されて心拍動が停止する).
G. static theory ゴルツ説(半規管の内リンパはいずれの体位においても管内のいずれかの点に最大圧力を加えるから, 膨大部の神経終末部にいろいろな程度の刺激を与える).
Goltz, Robert William [gɔ́lts] ゴルツ(1923-2014, アメリカの皮膚科医).
G. syndrome ゴルツ症候群(巣状皮膚低形成).
Gombault, François Alexis Albert [gɔmbóu] ゴムボール(1844-1904, フランスの神経科医).
G. degeneration ゴムボール変性(軸索周囲性神経分節炎), = Gombault neuritis.
G.-Philippe triangle ゴムボール・フィリップ三角(脊髄仙骨部における中隔辺縁路により形成される三角で, 脊索の脊内角にある), = Gombault triangle.
go·mi·to·li [goumítəli] コイル状動脈(複雑なコイル状の毛細血管. 主に下垂体柄の上漏斗部にあり, 下垂体門脈系をつくる).
Gomori, George [gəmɔ́:ri] ゴモリ(1904-1957, アメリカに在住したハンガリーの組織化学者).
G. aldehyde fuchsin stain ゴモリのアルデヒドフクシン染色〔法〕.
G. chrom alum hematoxylin-phloxine stain ゴモリのクロムミョウバンヘマトキシリン-フロキシン染色〔法〕.
G.-Jones periodic acid-methenamine-silver stain ゴモリ・ジョーンズ過ヨウ素酸-メテナミン-銀染色〔法〕, = Gomori-Jones PAMS stain.
G. methenamine silver stain (GMS) ゴモリのメテナミン銀染色, = GMS stain.
G. nonspecific acid phosphatase stain ゴモリ非特異的酸〔性〕ホスファターゼ染色〔法〕.
G. nonspecific alkaline phosphatase stain ゴモリ非特異的アルカリ〔性〕ホスファターゼ染色〔法〕.
G. one-step trichrome stain ゴモリ一段法三色染色〔法〕.
G. silver impregnation stain ゴモリ鍍銀(銀透浸)染色〔法〕.
G. technic ゴモリ法.
Gompertz, Benjamin [gámpə:ts] ゴムペルツ(1779-1865, イギリスの保険統計学者).
G.-curve ゴムペルツ曲線 [医学].
G. hypothesis ゴムペルツ仮説(死亡率の危険度は幾何級数的に増加するという仮説).
G. law ゴムペルツの法則.
G.-Makeham curve ゴムペルツ・メイカム曲線 [医学].
gom·phi·a·sis [gɑmfáiəsis] 歯牙弛緩(特に大臼歯の).
Gom·pho·ne·ma·ta·ce·ae [gàmfounimeitésii:] クサビケイソウ[楔珪藻]科(珪藻類の一科で, 最も多く現れる属は *Gomphonema* である).
gom·pho·sis [gɑmfóusis] [L/TA] ① 釘植, = gomphosis [TA], socket [TA]. ② 釘状関節(歯のように歯槽に固定した不動関節).
Gom·phre·na [gɑmfrí:nə] センニチソウ属(ヒユ科の一属).
gon- [goun, gɑn, gən] 種子, 精液, または膝との関係を表す接頭語.
go·na·cra·tia [gòunəkréiʃiə] 遺精, 精液漏, = spermatorrhea.
go·nad [góunæd, gá-] 性腺 [医学], 生殖腺(卵巣または精巣). 形 gonadal.
g.-avent 春機発動 [医学].
g. dose 生殖腺線量 [医学], = gonadal dose.
g. exposure 生殖腺被曝 [医学], = gonadal exposure.
g. nucleus 生殖核(栄養核に対立していう).
g. preparation 生殖腺製剤 [医学].
go·nad·al [gounǽdəl] 生殖線の.
g. agenesis 性腺無発育.
g. aplasia 性腺無形成〔症〕, 性腺形成異常症.
g. cord 生殖索 [医学], 皮質索.
g. dose 生殖腺線量 [医学].
g. dysgenesis 性腺形成異常, 性器発育異常 [医学].
g. exposure 生殖腺被曝 [医学].
g. fold 生殖腺ヒダ(生殖腺および卵巣間膜または精巣間膜を包含する生殖稜の部分).
g. hormone 性腺ホルモン [医学].
g. sex reversal 性腺性転換 [医学].
g. stromal tumor 性腺間質腫瘍 [医学].
go·nad·ec·to·my [gòunədéktəmi] 去勢, 性腺摘

出［医学］.
go·nad·o·ad·vent ［gànədouǽdvənt］ 思春期.
go·nad·o·blas·to·ma ［gànədoublæstóumə］ 性腺芽細胞腫［医学］, 性腺芽腫.
go·nad·o·cen·tric ［gànədəséntrik］ 性器集中の（思春期における性器への注意集中）.
go·nad·o·in·hib·i·to·ry ［gànədouinhíbitəri］ 性腺抑制の.
go·nad·o·ki·net·ic ［gànədoukainétik］ 性腺刺激性の.
gon·a·dop·a·thy ［gànədápəθi］ 性腺異常.
go·nad·o·pause ［gounǽdəpouz］ 性腺機能停止（老年期の）.
go·nad·o·ther·a·py ［gànədəθérəpi］ 性腺ホルモン療法.
go·nad·o·trope ［gounǽdətroup］ 生殖腺刺激物, 性腺刺激ホルモン産生細胞［医学］. 形 gonadotropic, gonadotrophic.
go·nad·o·troph ［gounǽdətrəf］ 性腺刺激細胞（下垂体前葉に存在する好塩基性細胞で，アニリン青により特異的に染色されるもの）, = cyanophilic beta cell.
go·nad·o·tro·phin ［gòunədoutróufin］ →gonadotropin.
go·nad·o·trop·ic ［gòunədətrápik］ 性腺刺激の［医学］, = gonadotrophic.
g. cycle ゴナドトロピン周期.
g. hormone (**GTH**) 性腺刺激ホルモン（下垂体前葉にある生殖腺刺激ホルモン）.
g. hormone releasing hormone 性腺刺激ホルモン放出ホルモン, = gonadotropin releasing hormone.
g. quotient 性腺刺激ホルモン商（卵胞刺激ホルモン FSH/黄体化ホルモン LH）.
go·nad·o·tro·pin ［gòunədoutróupin］ ゴナドトロピン, 性腺刺激ホルモン（脳下垂体前葉に存在するペプチドホルモンで生殖腺の機能を促進する．プロランA, プロランBおよびルーテオトロフィンなどをいう）, = gonadotrophin, gonadotropic hormone.
g. releasing factor ゴナドトロピン放出因子.
g. releasing hormone (**GnRH**) 性腺刺激ホルモン放出ホルモン［医学］, ゴナドトロピン放出ホルモン.
g. test ゴナドトロピン試験.
go·nad·o·tro·pism ［gànədoutróupizəm］ 性腺優性体質.
gon·a·duct ［gánədʌkt］ 生殖管, 性管（卵管，または精管）.
go·nag·ra ［gounǽgrə］ 膝痛風［医学］.
go·nal·gia ［gounǽlʤiə］ 膝痛.
go·nan·gi·ec·to·my ［gounæ̀nʤiéktəmi］ 射精管切除.
gon·ar·thri·tis ［gànɑ:θráitis］ 膝関節炎.
gon·ar·throc·a·ce ［gànɑ:θrákəsi:］ 膝関節病（結核性のことが多い）, = white swelling.
gon·ar·thro·men·in·gi·tis ［ganɑ̀:θroumènindʒaitis］ 膝関節滑液膜炎.
gon·ar·thro·sis ［ganɑ̀:θróusəs］ 膝関節症, 変形性膝関節症.
gon·ar·throt·o·my ［gànɑ:θrátəmi］ 膝関節切開.
gon·a·tag·ra ［gànətǽgrə］ 膝痛風（旧語）.
go·nat·o·cele ［gounǽtəsi:l］ 膝腫瘤.
Gonda re·flex ［gándə rifléks］ ゴンダ反射［医学］（腱伸張反射で Hoffmann の tendon stretch reflex が上肢を用いるのに反し，下肢に応用した症候で，錐体路症状の一診断法. Gonda, V. 1942）, = Allen reflex, Gonda sign.
gon·e·cyst ［gánisist］ 精嚢, = gonecystis, seminal vesicle.
gonecystic calculus 精嚢結石［医学］, 精管結石.
gon·e·cys·tis ［gànisístis］ 精嚢, = gonecyst, seminal vesicle.
gon·e·cys·ti·tis ［gànisistáitis］ 精嚢炎, = seminal vesiculitis.
gon·e·cys·to·lith ［gànisístəliθ］ 精嚢結石.
gon·e·cys·to·py·o·sis ［gànisistəpaióusis］ 精嚢化膿.
gon·e·i·tis ［gàni:áitis］ 膝炎, 膝関節炎.
gon·e·poi·e·sis ［gàni:pɔií:sis］ 精液分泌, 精子産生.
Gon·gy·lo·ne·ma ［gànʤilouní:mə］ ゴンギロネマ属（旋尾線虫の一属）.
gon·gy·lo·ne·mi·a·sis ［gànʤilounimáiəsis］ ゴンギロネマ症（*Gongylonema* 属による感染症）.
goni– ［gouni］ 角, 隅を表す意の接頭語, = gonio–.
go·nia ［góuniə］ 〔生殖〕祖細胞（gonium の複数）.
gonial angle 下顎角［医学］.
gon·ic ［gánik］ （精液または生殖に関する）.
gonidial form ゴニディア型［医学］.
go·nid·i·um ［gənídiəm］ ① 胞子〔体〕. ② 緑顆体（地衣，藻類の）, = spore. 複 gonidia. 形 gonidial.
gon·i·mo·blast ［gánimәblæst］ 造胞系.
Gonin, Jules ［gounán］ ゴナン（1870–1935, スイスの眼科医）.
G. operation ゴナン手術法（網膜剥離の療法で，強膜を通って網膜の裂傷を焼灼する手術）, = ignipuncture.
gonio– ［gouniou, –niə］ 角, 角度との関係を表す接頭語, = goni–.
go·ni·o·chei·los·chi·sis ［gòunioukailáskisis］ 顔面横裂, 頬裂, 顎骨間裂, 大口症.
go·ni·o·cra·ni·om·e·try ［gòunioukrèiniámitri］ 頭蓋骨角度測定.
go·ni·o·di·al·y·sis ［gòunioudaiǽlisis］ 隅角解離術［医学］（角膜を切開し，スパーテルを約5mm程度隅角中に挿入し，幅を広げて強膜毛様体間を剥離する方法で，緑内障の治療法の一つ）.
go·ni·o·lens ［gòunioulénz］ 隅角鏡レンズ.
go·ni·o·ma ［gòunióumə］ 性細胞腫瘍.
go·ni·om·e·ter ［gòuniámitər］ ゴニオメータ, 測角器, 角度計［医学］.
go·ni·om·e·try ［gòuniámitri］ ① 測角法, 角度測定. ② 倒角度（転倒角）試験［医学］.
go·ni·o·mi·cro·scope ［gòunioumáikrəskoup］ 隅角顕微鏡［医学］.
go·ni·on ［góuniən］ [L/TA] 顎角点, ゴニオン（下顎骨隅角の先端）, = gonion [TA]. 複 gonia.
go·ni·o·pho·tog·ra·phy ［gòunioufətágrəfi］ 眼前房隅角写真術.
go·ni·o·pun·cture ［gòuniəpʌ́ŋkʧər］ 眼前房穿刺, 隅角穿刺〔術〕［医学］（緑内障手術の一法）.
go·ni·o·scope ［góuniəskoup］ 〔前房〕隅角鏡［医学］.
gonioscopic lens 隅角レンズ［医学］.
go·ni·os·co·py ［gòuniáskəpi］ 〔前房〕隅角検査法, ゴニオスコピー［医学］.
go·ni·o·syn·ech·ia ［gòuniousinékiə］ 隅角癒着［医学］（緑内障，虹彩炎などで認められる虹彩根部と線維柱帯の癒着）.
go·ni·ot·o·my ［gòuniátəmi］ 隅角切開術［医学］（眼前房の隅角が開放され，深さが正常である場合の緑内障手術で，接着レンズで直視しながら Schlemm 管を切開する法）.
go·ni·tis ［gounáitis］ 膝関節炎［医学］.
g. tuberculosa 結核性膝関節炎.
go·ni·um ［góuniəm］ 生殖原細胞［医学］（原卵 oogonium および原精 spermatogonium の総称名）.
gono– ［ganou, –nə］ ① 種子, ② 精液, ③ 淋菌との関係を表す接頭語.

gon·o·blast [gánəblæst] 生殖細胞.
gon·o·blas·tid·ia [gànəblæstídiə] 生殖胞丘.
gon·o·blen·nor·rhea [gànəblènərí:ə] 膿漏眼(特に淋菌性結膜炎).
gon·o·bo·lia [gànəbóuliə] 射精.
gon·o·camp·sis [gànəkǽmpsis] 膝関節屈曲(恒久性の).
gon·o·cele [gánəsi:l] 精液瘤, = spermatocele.
gon·och·o·rism [gənákərizəm] 雌雄異体性 [医学], 両性分化.
gon·o·cide [gánəsaid] 殺淋菌性の, 殺淋菌性剤, = gonococcide.
gon·o·coc·cal [gànəkákəl] 淋菌〔性〕の [医学].
  g. arthritis 淋菌性関節炎 [医学].
  g. cervicitis 淋菌性〔子宮〕頸管炎.
  g. conjunctivitis 淋菌性結膜炎.
  g. epididymitis 淋菌性精巣上体炎.
  g. infection 淋菌感染.
  g. ophthalmia 淋菌性眼炎.
  g. prostatitis 淋菌性前立腺炎 [医学].
  g. urethritis (GU) 淋菌性尿道炎 [医学].
  g. vaginitis 淋菌性膣炎 [医学].
gon·o·coc·ce·mia [gànəkaksí:miə] 淋菌〔敗〕血症.
gon·o·coc·ci [gànəkáksai] 淋菌(gonococcus の複数形), = *Neisseria gonorrhoeae*.
gon·o·coc·cic [gànəkáksik] 淋菌〔性〕の, = gonococcal.
  g. salpingitis 淋菌性卵管炎.
gon·o·coc·cide [gànəkáksaid] ① 殺淋菌性の. ② 殺淋菌剤.
gon·o·coc·cus [ganəkákəs] 淋菌 [医学] (淋疾の原因となる), = *Neisseria gonorrhoeae*.
  g. filtrate (淋菌ブイヨン培養濾液で皮内注射に用いる(ゴノデルム)), = gonococcus gonoderm. 複 gonococci.
gon·o·cyte [gánəsait] 胚〔芽〕細胞, = germ cell.
gon·o·cy·to·ma [gànousaitóumə] 胚細胞腫.
gon·o·h(a)e·mia [gànouhí:miə] 全身性淋菌症, = gonococcemia.
gon·om·ery [gənámiri] ゴノメリー(両親の染色体がそれぞれ独立して存在し, 接合子およびその数代の分裂において融合しない状態で, ある種の雑種においてみられる).
gon·o·neph·ro·tome [gànounéfrətoum] 胚腎節 [医学] (胚の生殖器および排泄器に発育する中胚葉の分節).
gon·o·neu·ro·sis [gànounju:róusis] 淋疾性神経症.
gon·o·phage [gánəfeiʤ] 淋菌ファージ.
gon·o·phore [gánəfɔ:r] 生殖付属器(卵管, 子宮, 精管, 精嚢などをいう), = gonophorus.
gon·o·po·di·um [gànəpóudiəm] 性脚.
gon·o·pore [gánəpɔ:r] 生殖口, 生殖孔.
gon·o·re·ac·tion [gànəriǽkʃən] 淋菌補体結合反応.
gon·or·rhea [gànərí:ə] 淋疾 [医学], 淋病(淋菌 *Neisseria gonorrhoeae* の感染による性器粘膜の炎症で, 局部の疼痛, 排尿時灼痛, 膿漏などを特徴とし, 慢性疾患としては粘膜下組織を侵し, 尿道狭窄と膿漏とが持続する. 前立腺, 精巣上体(副睾丸)炎, 精巣(睾丸)炎, 膀胱炎などの併発症とともに全身症として関節炎および心内膜炎を誘発することがある), = gonorrhoea.
gon·or·rhe·al [gànərí:əl] 淋菌性の [医学], 淋疾の.
  g. arthralgia 淋菌性関節痛.
  g. arthritis 淋菌性関節炎 [医学].
  g. bubo 淋菌性よこね.
  g. cervicitis 淋菌性〔子宮〕頸管炎.
  g. conjunctivitis 淋菌性(淋疾性)結膜炎 [医学].
  g. epididymitis 淋菌性精巣上体炎(急性と慢性とに大別される).
  g. ophthalmia 淋菌性(淋疾性)眼炎 [医学], 淋疾性結膜炎, = gonorrheal conjunctivitis.
  g. prostatitis 淋菌性前立腺炎.
  g. rheumatism 淋菌性リウマチ [医学].
  g. urethritis 淋菌性尿道炎.
  g. vaginitis 淋菌性膣炎.
gon·or·rhoea [gànərí:ə] 淋病, = gonorrhea.
gonosoma femininum 女性染色体 [医学].
gonosoma masculium 男性染色体 [医学].
gon·o·some [gánəsoum] ① ゴノソーム(動物の運動性生殖細胞(精子)). ② 生殖体部 [医学].
gon·o·tok·ont [gànətákənt] 成(生)長細胞, = auxocyte.
gon·o·tome [gánətoum] 生殖節.
gon·o·tox·e·mia [gànətaksí:miə] 淋菌中毒症.
gon·o·tox·in [gànətáksin] 淋菌毒素.
gonotrophic cycle 生殖巣成熟周期 [医学] (昆虫の食物摂取から産卵に至る期間).
gon·o·tyl [gánətil] 生殖吸盤.
gony- [gáni] 膝との関係を表す接頭語.
gon·y·al·gia [gàniǽlʤiə] 膝痛.
Gon·y·au·lax [gòunióːlæks] ゴニオラックス属(イガイ〔貽貝〕中毒の原因となる毒性渦鞭毛藻で, 赤潮の原因ともある).
gon·y·ba·tia [gànibéiʃiə] 膝歩行(麻痺患者の歩行).
gon·y·camp·sis [gànikǽmpsis] 膝関節屈曲, = gonocampsis.
gon·y·cro·te·sis [gànikroutí:sis] 膝内彎曲, = knock knee.
gon·y·ec·ty·po·sis [gànièktipóusis] 膝外彎曲, = bowleg.
gon·y·o·cele [gániəsi:l] 膝腫脹(膝関節の結核または滑膜炎), = gonyoncus.
Gooch cru·ci·ble [gú:ʧi krú:sibl] グーチるつぼ(坩堝)(陶器製の濾別るつぼの一つ).
Gooch filter グーチ濾過器(穿孔をもつるつぼの底に広げた石綿層を通すもの).
Good, Norman E. [gúd] グッド(アメリカの植物学者).
  G. buffer グッド緩衝液(Good 考案の両性イオン緩衝液).
Good, Robert A. [gúd] グッド(1922-2003, アメリカの小児科医).
  G. syndrome グッド症候群(胸腺腫を伴う免疫不全症).
good clinical practice (GCP) 臨床試験実施基準(医薬品の臨床試験の実施に関する基準).
good faith 善意.
good laboratory practice (GLP) 適正動物試験実施基準 [医学], 安全性試験の実施に関する基準.
good manufacture practice 適正薬品製造基準 [医学].
good manufacturing practice (GMP) 医薬品の製造および品質管理に関する基準.
good postmarketing study practice (GPSP) 医薬品製造販売後の調査及び実施の基準(GPMSP に変わって2005年に施行).
good postmarketing surveillance practice (GPMSP) 医薬品の市販後調査の実施に関する基準.
good risk 予後良好 [医学].
Goodell, William [gúdel] グデル(1829-1894, アメリカの婦人科医).
  G. sign グデル徴候(妊娠していれば子宮頸部が口唇状に軟らかい), = Goodell law.
Goodenough draw-a-man test グデナフ人物

描画テスト(知的水準の評価テスト).
goodness of fit 適合度〔医学〕.
goodness of fit test 適合度検定.
Goodpasture, Ernest William [gúdpæstʃər] グッドパスチャー(1886-1960, アメリカの病理学者. ニワトリの胚子を用いてウイルスを研究し, ワクチンをつくった).
G. peroxidase stain グッドパスチャーペルオキシダーゼ染色液(ニトロプルシドナトリウム, 純ベンチジン, 塩基性フクシン, それぞれの0.05gをアルコール100mLに溶解し, 使用に際し3% H_2O_2 液0.5mLを加える).
G. polychrome stain グッドパスチャーポリクロム染色液(メチレンブルーと炭酸カリウムとをそれぞれ1gずつ水400mLに溶解し, 加熱後冷却させて氷酢酸3mLを加え, さらに200mLの量まで加温蒸発させる).
G. stain グッドパスチャー染色.
G. stain for gram-negative bacteria グッドパスチャーグラム陰性菌染色液(塩基性フクシン0.5g, アニリンと石炭酸結晶おのおの1gを50%アルコール100mLに溶解する).
G. syndrome グッドパスチャー症候群(1919年にGoodpastureが, インフルエンザ感染後に喀血と急性腎不全で死亡した症例を記載したことに由来する名称. 抗基底膜型の糸球体腎炎).
Goodwin, Willard Elmer [gúdwin] グッドウィン(1915-1998, アメリカの泌尿器科医, UCLA教授. カップパッチ式膀胱拡大術で知られる. 腎移植後の拒絶反応の治療にステロイドホルモンの使用が有効であることを提唱した).
G. cup patch technique グッドウィンカップパッチ膀胱拡大術(空置した回腸をカップ状に縫合成形して吻合する膀胱拡大術).
goof(y) butt [gú:f(i) bʌ́t] (タイマ[大麻] *Cannabis sativa* の葉でつくったタバコ), = reefers.
Goormaghtigh, Norbert [gú:rmɑ:tai] ゴールマグチッヒ(1890-1960, ベルギーの医師, ゴールマハティヒともいう).
G. apparatus ゴールマグチッヒ装置(腎糸球体への細動脈を一部覆う細線維網組織中にある細胞群), = polkissen, sentinel cells, periarterial pad.
G. cell ゴールマグチッヒ細胞(傍糸球体装置に含まれる細胞の一つ), = Goormaghtigh apparatus.
goose [gú:s] 性病性横痃, = venereal bubo.
g. flesh 鳥肌〔医学〕, が(鵞)皮, = goose skin, cutis anserina, horripilation.
g. foot 鵞足〔医学〕, = pes anserinus, goose's foot.
g. gait 鵞鳥歩行(関節炎患者にみられるヨタヨタ歩き).
g.-neck radial 鉄杆状橈骨動脈(動脈硬化のある場合).
g. neck sign 鵞鳥首徴候〔医学〕, グーズネック徴候(心内膜床欠損症の左室造影所見で, 左室流出路がガチョウの首のように細くなる徴候).
g. skin 鳥肌〔医学〕, = cutis anserina.
g. walk 鵞鳥歩行.
Gopalan, C. [gúpələn] ゴパラン(インドの生化学者).
G. syndrome ゴパラン症候群(リボフラビン欠乏と思われる栄養失調において, 四肢の灼熱感, 針刺様感覚, 多汗症などを伴う).
gord 線条.
Gorden meth·od [gɔ́:dən méθəd] ゴルデン染色法(Ermengem 法の変法で, 第2液中に2分間, 次いで第3液中にさらに2分間浸漬した後, 第2液中には戻さずに水洗乾燥する).
Gordioidea ハリガネムシ類.
Gor·di·us [gɔ́:diəs] ゴルディウス属, 鉄線虫属.
Gordon, Alfred [gɔ́:dn] ゴードン(1874-1953, アメリカの神経科医).
G. reflex ゴードン反射(アキレス腱の上方で腓腹筋を強く圧迫すると, 母指が背屈する), = paradoxical flexor reflex.
G. sign ゴードン徴候(不全片麻痺にみられる現象で, 腕を挙上すると手指が無意識的に広がり伸びること), = finger phenomenon, Souques p..
G. symptom ゴードン症状.
Gordon and Sweet stain ゴードン・スウィート染色〔法〕(レチクリン染色法).
Gordon, Mervyn Henry [gɔ́:dən] ゴードン(1872-1953, イギリスの細菌学者).
G. biological test ゴードン生物学的試験(ホジキン病の病巣組織乳剤をウサギの脳内に注射すると, その神経系統に特異性の病変を起こし, 運動失調, 痙攣, および麻痺が現れる), = Gordon reaction.
G. bodies ゴードン小体(ホジキン病の病巣から分離した封入体で, この病原体と考えられるもの).
Gordon, William Crawford [gɔ́:dən] ゴードン(1863-1929, イギリスの医師).
G. cardiac sign ゴードン心臓徴候(横臥すると心臓の濁音部が著しく縮小されるのは癌の徴候).
G. extension sign ゴードン伸展徴候(尺骨側の豆状骨に圧迫を加えると, 屈曲した指が伸展し, 時には開扇現象が起こる).
G. finger sign ゴードン指徴候(片麻痺患者の豆状骨を強く圧迫すると, 第1および第2手指, 時には全指が掌屈する).
G. flexion sign ゴードン屈曲徴候(前腕筋を強く握ると手指が屈曲する反応で, バビンスキー徴候の一変型).
gorge [gɔ́:ʤ] 咽喉, = throat, gutter, gullet.
gor·get [gɔ́:ʤit] 有溝導子(砕石術用).
Gorham, Lemuel W. [gɔ́:ræm] ゴーラム(1885-1968, アメリカの医師).
G. disease ゴーラム病.
G. syndrome ゴーラム症候群, = disappearing bone disease.
gor·lic ac·id [gɔ́:lik ǽsid] ゴルリン酸 ㊗ 13-(2-シクロペンテニル)-6-トリデセン酸 $C_{18}H_{30}O_2$ (シクロペンテン環をメチル末端にもつ炭素類18の脂肪酸で, 大風子油やゴルリ油中に含まれる).
Gorlin, Robert James [gɔ́:lin] ゴーリン(1923生, アメリカの病理学者).
G.-Chaudhry-Moss syndrome ゴーリン・ショードリー・モス症候群(多くの奇形や発育異常を伴うまれな先天異常).
G. sign ゴーリン徴候.
G. syndrome ゴーリン症候群(基底細胞母斑症候群).
go·ron·dou [gərándou] 大鼻〔症〕, = goundou.
go·se·rel·in [góusərèlin] ゴセレリン.
Goslee, Hart J. [gásli:] ゴスリー(1871-1930, アメリカの歯科医).
G. crown ゴスリー歯冠.
G. tooth ゴスリー義歯(金属基底床に付着させて置換し得る義歯).
Gosselin, Léon Athanese [gásəlin] ゴスラン(1815-1887, フランスの外科医).
G. fracture ゴスラン骨折(脛骨遠位端におけるV字形骨折).
gos·sy·pe·tin [gásipetin] ゴシペチン $C_{15}H_{10}O_8$ (フラボノールの5,7,8,3′,4′ペンタオキシ誘導体で, 無色結晶. アオイ科植物 *Gosspyum herbaceum* の花にある配糖体).
gos·syp·ia med·i·ca·ta [gəsípiə mèdikéitə]

綿剤, = medicated cottons.

gos·syp·i·i rad·i·cis cor·tex [gəsípiai rǽdisis kɔ́:teks] 綿根皮, = cotton root bark.

gos·sy·pine [gásipain] ゴシピン, = choline.

Gos·syp·i·um [gəsípiəm] ワタ[綿]属(アオイ科 *Malvaceae* の一属で, 根皮からは催吐・通経薬などが得られる).

gos·syp·i·um [gasípiəm] 綿, = cotton.

g. absorbens 脱脂綿, = absorbent cotton.

g. fulminans 綿火薬, = pyroxylin.

g. purificatum 精製綿, = purified cotton.

g. stypticum 収斂綿, = styptic cotton.

gos·sy·pol [gásipɔ:l] ゴシポル(綿種子から得られる毒性をもつ黄色色素で, ゴシポル中毒の原因をなす綿の植物名 *Gossypium* に由来する).

gos·sy·pose [gásipouz] ゴシポース, = raffinose.

GOT glutamic oxaloacetic transaminase グルタミン酸オキサロ酢酸トランスアミナーゼの略, = (serum) asparate aminotransferase.

Góth, Lájos [gɔ́:t] ゴート(ルーマニアの Klausenburg の婦人科医).

G. maneuver ゴート操作(子宮の収縮輪を片手の第1と第2指でつかみ, 他手で底部をおさえて弛緩子宮の出血を抑制する方法).

Gothic arch [gáθik á:ʧ] ゴシックアーチ, ゴシック弓, ゴシック形口蓋弓(上方へ狭く, 側方へ広がる歯弓).

Gothic palate ゴシック式口蓋(非常に高く尖った硬口蓋).

Göthlin, Gustaf [gə́:tlin] ゲットリン(1874生, スウェーデンの生理学者).

G. index ゲットリン指数, = Göthlin test.

G. test ゲットリン試験(毛細血管ぜい弱性の検査で, 壊血病の有無を調べる).

Gots test [gɔ́tz tést] ゴッツ試験(ペニシリン分解酵素の検出法で, 心臓煎汁寒天培地に1mLにつき0.5単位濃度のペニシリンを混ぜ, 白色ブドウ球菌を接種して培養すると, 衛星集落は表面の下部または周囲に繁殖する. 変法 modified Gots test では試験菌として *Micrococcus luteus* を用いる).

Gottlieb, Bernhard [gɔ́tli:b] ゴットリーブ(1885-1950, オーストリアの歯科医).

G. cuticle ゴットリーブ小皮(歯と歯肉とを連結するエナメル小皮), = epithelial attachment.

Gottron, Heinrich Adolf [gátrən] ゴットロン(1890-1974, ドイツの皮膚科医).

G. sign ゴットロン徴候(皮膚筋炎の特徴的な皮膚症状の一つ. 手指関節背面の紫紅色丘疹. ゴットロン丘疹ともいう).

Gottschalk, Sigmund [gɔ́tʃá:k] ゴットシャルク(1860-1914, ドイツの外科医).

G. operation ゴットシャルク手術(子宮仙骨靱帯を腟式に短縮する子宮転位の手術).

Gottstein, Jacob [gɔ́tʃtain] ゴットスタイン(1832-1895, ドイツの耳鼻科医).

G. fibers ゴットスタイン線維(聴神経の蝸牛内膨大部の一部をなす有毛細胞およびその神経線維).

G. presstamponade ゴットスタイン圧迫タンポン法.

G. process ゴットスタイン突起(コルチ器官の基底膜を外面有毛細胞に連結させる細い基底突起).

gouge [gáuʤ] 切骨器.

g. forceps 円(まる)のみ鉗子 [医学].

Gougerot, Henri [gu:ʒəróu] グージェロー(1881-1955, フランスの皮膚科医).

G. and Blum disease グージェロー・ブルム病.

G.-Carteaud syndrome グージェロー・カルトー症候群(融合性細網状乳頭腫症), = papillomatose confluente et réticulée.

G. disease グージェロー病(スポロトリクム病), = Beurmann-Gougerot disease, Schenck d., sporotrichosis.

G.-Sjögren syndrome グージェロー・シェーグレン症候群(急性流涎症で, その続発症として口内乾燥, 舌乳頭の消失, 無涙症とともに全身障害を起こす症候群).

G. syndrome グージェロー症候群(丘疹, 斑点, 小結節などの皮疹が一時に集合して続出する皮膚反応).

Goulard, Thomas [gu:lá:r] グーラール(1697-1784, フランスの外科医).

G. cerate グーラール膏(次酢酸鉛膏), = ceratum plumbi subacetatis.

G. extract グーラールエキス(次酢酸鉛水), = liquor plumbi subacetatis.

G. lotion グーラールローション(希次酢酸鉛液. フェノール検出試薬), = dilute lead subacetate solution.

G. water グーラール水, = Goulard lotion.

Gould, Alfred Henry [gú:ld] グールド(1872-1907, アメリカの外科医).

G. suture グールド縫合(腸の切断縁を外反させるような断続縫合).

Gould, George Milbry [gú:ld] グールド(1848-1922, アメリカの眼科医で, 医学辞書の編纂者).

G. sign グールド徴候(網膜辺縁部の破壊により視野が狭められた患者に頭をうつむけて歩かせることにより, 地上の視像が網膜の健全部位に結ばれる), = bowed-head sign.

Gouley, John Williams Severin [gú:li] グーレー(1832-1920, アメリカの泌尿器科医).

G. catheter グーレーカテーテル(下面に溝を備え, 尿道狭窄を拡張するため, 導子に沿い挿入する充実性金属製のもの).

Gouley syn·drome [gú:li síndroum] グーレー症候群(癒着性心膜炎による肺動脈狭窄症候群で, 重症リウマチ性心疾患に多くみられる. 癒着は右心房, 大動脈円錐, および肺動脈前面に好発する).

goun·dou [gú:ndu:] 大鼻[症], = hempuys, gros nez, anakhré, big nose.

Gouraud, Vincent Ollivier [gu:róu] グーロー(1772-1848, フランスの外科医).

G. disease グーロー病(鼡径ヘルニア), = inguinal hernia.

gou·siek·te [gù:siékti] (*Pavetla* 属などの有毒植物を摂取した家畜にみられる心筋炎, 心拡張および心臓麻痺).

gout [gáut] 痛風 [医学] (プリン代謝の遺伝性異常により血液中に尿酸が増加し, 関節軟骨に尿酸塩からなる有痛性結節を生ずる). 形 gouty.

g. diet 痛風食(窒素産生を抑制し, 甘酒などを禁ずる).

g. suppressant 痛風抑制薬 [医学].

gout·y [gáuti] 痛風の [医学].

g. albuminuria 痛風性タンパク尿, 痛風性アルブミン尿(尿酸が過剰に含まれている).

g. arthritis 痛風性関節炎 [医学] (尿酸の代謝障害に基づく高尿酸血症の結果, 関節内に尿酸塩が沈着して急性関節炎を繰り返す疾患).

g. attack 痛風発作 [医学].

g. diabetes 痛風性糖尿病 [医学].

g. diathesis 痛風[性]素質 [医学].

g. eczema 痛風性湿疹 [医学].

g. inflammation 痛風性炎症.

g. iritis 痛風性虹彩炎, = uratic iritis.

g. kidney 痛風腎 [医学] (慢性間質性腎炎).

g. nephropathy 痛風腎症 [医学].

G

g. node 痛風結節〔医学〕.
g. patient 痛風患者〔医学〕.
g. pearl 痛風真珠，= tophus.
g. phlebitis 痛風性静脈炎〔医学〕.
g. ulcer 痛風潰瘍〔医学〕(痛風関節部の皮膚面に生ずる).
g. urine 痛風尿〔医学〕.
government hospital 公立病院.
governmental medical practice 国営医療〔医学〕.
Gowers, Sir William Richard [gáuərz] ガワース(1845-1915, イギリスの神経科医. 慢性糸球体腎炎の病変を研究し，また血色素計を考案した).
G. column ガワース束(脊髄の腹側にある浅在性線維束), = Gowers bundle, tractus spinocerebellaris ventralis, funiculus anterolateralis superficialis.
G. contraction ガワース攣縮(脚を打つと腓腹筋が攣縮すること), = front-tap contraction.
G. disease ガワース病(① 跳躍痙攣, = saltatory spasm. ② 仮性肥大性麻痺, = pseudohypertrophic paralysis).
G. intermediate process ガワース中間突起(脊髄灰白質の側角).
G. phenomenon ガワース現象(坐骨神経痛のあるとき，足を被動的に背屈すると坐骨神経線維に沿って痛みがある).
G. sign ガワース徴候〔医学〕(① 対光反射が脊髄癆のある時期には迅速で痙攣性でもあり，また遅延して動揺することもある. = Patton syndrome. ② 血管迷走神経症候群. = vasovagal syndrome. ③ 足を受動的に背屈すると疼痛が遅れて現れること).
G. syndrome ガワース症候群(迷走神経〔性〕発作), = vagal attack, vasovagal syndrome.
G. tract ガワース束.
gown technique ガウンテクニック(感染の拡散または新生児，患者保護のために行う予防をいう).
Goyrand, Jean Gaspard Blaise [gwɑːráːn] ゴイランド(1803-1866, フランスの外科医).
G. hernia ゴイランドヘルニア(不全鼡径ヘルニア), = incomplete inguinal hernia.
GP ① general paresis 全身性麻痺の略. ② general physician 一般医の略. ③ general practitioner 総合診療医，一般開業医の略. ④ glycoprotein 糖タンパクの略. ⑤ grasping power 握力の略. ⑥ guinea pig モルモットの略.
GP Ⅱb/Ⅲa glycoprotein Ⅱb/Ⅲa 糖タンパク質Ⅱb/Ⅲa の略.
gp110 deficiency gp110 欠損症，= leucocyte adhesion deficiency.
gp150 deficiency gp150 欠損症，= leucocyte adhesion deficiency.
GPA granulomatosis with polyangiitis 多発血管炎を伴う肉芽腫症の略.
GPAT gelatin particle indirect agglutination test ゼラチン〔粒子〕間接凝集反応の略.
GPC gram positive coccus グラム陽性球菌の略.
G6PD glucose-6-phosphate dehydrogenase グルコース-6-リン酸脱水素酵素，グルコース-6-リン酸デヒドロゲナーゼの略.
G6PD deficiency glucose-6-phosphate-dehydrogenase deficiency グルコース-6-リン酸デヒドロゲナーゼ欠損症の略.
GPI ① Gingival-Periodontal Index 歯肉-歯周疾患指数の略. ② glucosephosphate isomerase グルコースリン酸イソメラーゼの略. ③ glycosyl-phosphatidylinositol グリコシルフォスファチジルイノシトールの略.
GPMSP good postmarketing surveillance practice 医薬品の市販後調査の実施に関する基準の略.
GPSP good postmarketing study practice 医薬品の製造販売後の調査及び実施の基準の略(GPMSP にかわって2005年に施行された).
GPT glutamic pyruvic transaminase グルタミン酸ピルビン酸(焦性ブドウ酸)トランスアミナーゼの略，= (serum) alanine aminotransferase.
Gr (Graydon が1946年に発見した個人的血液因子).
gr grain グレーンの略(1gr=64.8mg. 時には誤ってグラム Gm と混同されるから注意を要する).
Graaf, Reijnier de [gráːf] グラーフ(1641-1673, オランダの医師，解剖学者). 形 graafian.
G. vesicle グラーフ濾胞，= Graafian follicle.
G. vessels グラーフ精管，= ductuli efferentes testis.
graafian follicle ① グラーフ徴候，= mature follicle. ② グラーフ卵胞〔医学〕(液体で充満した大きな卵胞), = folliculus oophorus vesiculosus, vesicular follicle.
Graber-Duvernay op·er·a·tion [grǽbər djúvəːnei àpəréiʃən] グラベル・デュヴェルネー手術(慢性股関節炎において，大腿骨頭に小孔を穿って血行を改善する方法).
Grace, Arthur William [gréis] グレース(1894生，アメリカの皮膚科医).
G.-Suskind reaction グレース・サスキンド反応(性病性リンパ肉芽腫の診断に用いる標準ハツカネズミの脳からつくった抗原の反応効果).
grac·ile [grǽsil] ほっそりした，= slender, delicate.
g. fasciculus [TA] 薄束，= fasciculus gracilis [L/TA].
g. lobule [TA] 薄小葉*(正中傍小葉), = lobulus gracilis [L/TA].
g. nucleus [TA] 薄束核，= nucleus gracilis [L/TA].
g. tubercle [TA] 薄束結節，= tuberculum gracile [L/TA].
gracilespinal fibres [TA] 薄束脊髄線維*，= fibrae gracilispinales [L/TA].
grac·i·lis [grǽsilis] [TA] 薄筋(大腿内側にある筋), = musculus gracilis [L/TA].
g. muscle 薄筋.
g. nucleus 薄束核(延髄背側にある核で，薄束の終止点で，内側毛帯に線維を送る), = nucleus gracilis, nucleus of Goll.
g. syndrome 大腿薄筋症候群.
grad [grǽd] [L] gradatim 徐々にの略.
gra·da·tim (grad) [greidéitim] 徐々に，漸次に，= gradually.
gra·da·tion [grədéiʃən, grei-] ① 段階. ② 階調(写真の)〔医学〕. ③ 等級づけ.
Gradberry mix·ture [grǽdbəri míkstʃər] グラッドベリー合剤，= splenetic mixture.
grade [gréid] 度〔医学〕.
g. of vaginal purity 腟清浄度(腟自浄作用の度合いをみる. Schröder 分類の第1～3度が一般に用いられる).
grad·ed [gréidid] 等級のある，段階のある，目盛をつけた.
g. character 程度形質.
g. drops 階段滴.
g. exercise test 段階的運動負荷試験〔医学〕.
g. response 階段的応答〔医学〕.
Gradenigo, Giuseppe [grɑːdəníːgou] グラデニーゴ(1859-1926, イタリアの医師).
G. syndrome グラデニーゴ症候群(第5, 6神経を含む局所的な髄膜炎による).
gra·di·ent [gréidiənt] ① 勾配〔医学〕，グラディエント(ベクトルの). ② 傾き(温度，速度の). ③ 階調度.

g. echo グラディエントエコー（磁気共鳴撮像法のスピンエコー法の 180° パルスの代わりに勾配磁場の反転を用いてエコーを受信する方法で，フリップ角を 90° 以下にすることができ，繰り返し時間を短縮できるので，撮像時間を著しく短縮できる高速撮像法である）．
g. elution 勾配溶出〔法〕［医学］．
g. field 勾配磁場．
g. gel electrophoresis 濃度勾配電気泳動［医学］．
g. limiting reabsorption 濃度勾配制限性再吸収［医学］．
g. magnetic field 傾斜磁場［医学］．
g. plate method 傾斜平板法［医学］．

grad·ing [gréidiŋ] 格付け，分類，グレード分け．
g. analysis 粒度分析［医学］．
g. of patients with subarachnoid hemorrhage after Hunt ハントの分類（破裂脳動脈瘤患者の重症度を意識と神経学的徴候から分類したもの）．
g. of subarachnoid blood after Fisher フィッシャーの分類（クモ膜下出血の際に出現する血管攣縮が出血の程度が強いほど発現することに着眼し，出血後５日以内に CT スキャンを撮り出血の程度を分類したもの）．

gradocol membranes グラドコル膜［医学］（限外濾過に用いる膜で，多孔度が種々に変化している）．

gradual abatement of fever 漸減的下熱［医学］．

gradual increase 漸増．

gradual redressment 逐次矯正〔術〕［医学］．

grad·u·ate [grǽdjueit] ① 目盛り付き容器，メートルグラス．② 学士号所有者．
g. education 大学院教育［医学］．
g. nurse 有資格看護師．
g. record examination 卒業試験［医学］．

grad·u·at·ed [grǽdjueitid] 目盛り付きの．
g. bath 調節浴（温度を任意に変えるもの）．
g. cylinder 目盛り付きシリンダ，目盛り円筒（定量用の）．
g. tenotomy 不全切腱法．
g. tube 目盛管［医学］．

grad·u·a·tion [grӕ̀djuéiʃən] ① 目盛［医学］．② 卒業．③ 平滑化，= smoothing．④ 補整．
g. line 目盛線［医学］．

Graefe, Carl Ferdinand von [gréifə] グレーフェ（1787-1840，ドイツの外科医．外科的形成術，特に美容手術の開祖で，口蓋裂，鼻形成術および帝王切開について有名）．

Graefe, Friedrich Wilhelm Ernst Albrecht von [gréifə] グレーフェ（1828-1870，ドイツの眼科医．緑内障，虹彩炎，虹彩脈絡膜炎の療法として虹彩切開を提唱し，斜視の手術を考案した．また視力障害および脳疾患に伴う盲は視神経炎に基づくことを説き，白内障の線状摘出を改良し，交感性眼炎の古典的記載を発表した）．
G. disease グレーフェ病（進行性眼球麻痺），= von Graefe disease．
G. knife グレーフェ刀（水晶体を直線的に摘出するときに用いる細長い小刀）．
G. operation グレーフェ手術（白内障や緑内障の手術法）．
G. sign グレーフェ徴候（バセドウ症における上眼瞼の動き）．
G. spots グレーフェ斑〔点〕．
G. test グレーフェ試験（斜視検査法で，10度のプリズムを底部を上または下に向けて眼の前におくと，2個の像が得られるが，斜視においてはその１つが一側に傾く）．

Gräfenberg ring [grá:fənbə:g ríŋ] グレーフェンベルグ輪（避妊の目的で子宮に挿入する銀製輪）．

Graffi, Arnold [grǽfi] グラフィ（1910-2006，ドイツの病理学者）．
G. virus グラフィウイルス（ネズミ白血病ウイルス．アルファウイルス属の一種．マレーシア，日本，カンボジアなどで分離された）．

graft [grǽft] ① 移植［医学］，組織移植（植皮などをいう）．② 移植片（皮膚，筋肉，骨，骨膜，神経，またはまれに全器官などを移植するときに用いる組織小片）．
g.-hebephrenia 接枝破瓜病（先天性精神薄弱者に併発した破瓜病）．
g. hybrid 接木雑種［医学］．
g. polymer グラフト重合体（A 重合体の鎖に B 重合体が所々に結合したもの）．
g. polymerization グラフト重合［医学］．
g. rejection 移植片拒絶［医学］（移植された組織中の移植抗原が宿主の免疫系に認識され反応し，移植片が脱落すること）．
g.-schizophrenia 接枝統合失調症（すでに存在する精神薄弱に加わった統合失調症で，その病型には破瓜病が主となるため，接枝破瓜病とも呼ばれる），= graft-hebephrenia，graft-hebephenia．
g. survival 移植片生着（移植された臓器や組織がレシピエント内で正常に機能を発揮している状態）．
g. versus host (GVH) 対宿主性移植片．
g.-versus-host disease (GVHD) 移植片対宿主病［医学］（移植片中のドナーリンパ球が宿主に対して起こす免疫反応を GVH といい，臨床的に症状が出現した場合を GVHD という）．
g.-versus-host reaction (GVHR) 移植片対宿主反応［医学］（シモンゼン現象ともいう．臓器移植の際，ドナーの移植片中のリンパ球がレシピエントに対して起こす免疫応答をいう）．
g.-versus leukemia (GVL) 移植片対白血病．
g.-versus leukemia effect 移植片対白血病効果［医学］（同種骨髄移植などを受けた患者で，ドナー由来の免疫担当細胞が，患者の白血病細胞を非自己とし，免疫学的に増殖を抑制する反応），= GVL effect．
g.-versus-tumor (GVT) 移植片対腫瘍．
g.-versus-tumor effect 移植片対腫瘍効果，= GVT effect．

graft·ec·tomy [grӕftéktəmi] 移植片摘（切）除〔術〕［医学］．

grafted hebephrenia 接枝破瓜病，= engrafted schizophrenia，graft-hebephrenia．

graft·ing [grǽftiŋ] ① 組織移植つぎ木．② 移植［医学］．
g. of ovary 卵巣移植［医学］．

Graham ben·zi·dine meth·od [gréiəm bénzədi:n méθəd] グレアムベンチジン法（ホルマリン１容と95%アルコール９容との混合液で固定し，ベンチジン混合液で染色した後，メチレンブルーで後染色を施す）．

Graham, Evarts Ambrose [gréiəm] グレアム（1883-1957，アメリカの外科医．J. J. Singer とともに1933年に肺癌の手術療法として肺全摘を行った）．
G.-Cole test グレアム・コール検査法（tetraiodophenolphthalein sodium を造影剤として用いる胆嚢造影法）．

Graham Little, Sir Ernest Gordon [gréiəm lítl] グレアムリトル（1867-1950，イギリスの医師）．
G. L. syndrome グレアムリトル症候群（毛孔性扁平苔癬）．

Graham, Roscoe Reid [gréiəm] グレアム（1890-1948，カナダの外科医）．
G. operation グレアム手術（胃潰瘍の穿孔に対する外科的処理で，穿孔部の上中下の３部を縫合し，大網をその上に縫合する方法）．

Graham scotch tape swab グレアムスコッチ

G

テープふきとり法.

Graham Steell murmur グレアムスティール雑音(相対性肺動脈閉鎖不全症に起こる拡張期雑音で，肺高血圧を起こした重症の僧帽弁狭窄症で聞かれる．グラハムスチールともいう)．→ Steell, Graham.

Graham, Sylvester [gréiəm] グレアム(1794–1851，アメリカの自然療法の先駆者．ふるい分けしないムギ粉を用いて食品を作ることを奨励し，graham cracker, graham bread, graham flour などの種類が一般に奨用されている)．

Graham, Thomas [gréiəm] グレアム(1805–1869，スコットランドの化学者)．

G. law グレアム法則(2種気体の流出速度はその密度の平方根に反比例する)．

grain [gréin] ① グレーン重量の単位(gr と略し，1gr=0.0648g；1/7,000 ポンド)．② 穀類の種子．③ 種子，細粒体，〔細〕粒子 [医学]．

g. alcohol = ethyl alcohol.

g. count 銀粒子数 [医学]．

g. density 粒子密度．

g. founder 穀物性腸炎(家畜の)．

g. itch 穀物瘙痒症(ダニの寄生によるもの)．

g. measurer's lung 穀物肺 [医学]．

g. size 粒度(役) [医学]．

g. spacing 粒子間隔．

grained soap 塩析石ケン(石ケン溶液または石ケン膠に食塩溶液を加えて塩析分離させた粉状ソーダ石ケン)．

grains of paradise (*Aframomum melegueta* の種子(利尿薬))，= grana paradis.

Gram, Hans Christian Joachim [grǽm] グラム(1853–1938，デンマークの細菌学者)．

G. iodine staining solution グラムヨード液(ヨウ素，ヨウ化カリ，水)．

G. method グラム染色(① 塗抹標本染色法：固定標本をアニリン水ゲンチアナバイオレットで5分間染め，その液を捨て，グラム液で2～3分間染色した後95%アルコールで十分脱色し，水洗して後染色を施して鏡検すると，脱色した細菌はグラム陰性，脱色しないものはグラム陽性．② 切片標本染色法：アニリン水ゲンチアナバイオレットで5～20分間染め，水または食塩水で洗い，1/300グラム液を1分間作用させて，水洗後アルコールで脱色し，透徹封入．③ メチルバイオレット変法： A液にはアニリン油，無水アルコールにメチルバイオレットを過剰添加する．B液にはメチルバイオレットの水溶液．使用に際しA液とB液とを混合濾過する)，= Gram stain.

G. negative グラム陰性(グラム染色により脱色される性質をいう)．

G. negative bacterium グラム陰性菌．

G. positive グラム陽性(グラム染色により脱色されない性質をいう)．

G. positive bacterium グラム陽性菌．

G. solution グラム液(ヨードとヨウ化カリウムとを水に溶解したもので，グラム染色に用いる)．

G. stain グラム染色，= Gram method.

G. variable グラム不定菌．

G.-Weigert method グラム・ワイゲルト法(① 毛髪白癬菌染色法：エーテルで脱脂した毛髪をゲンチアナバイオレットアルコール溶液とアニリン水との混合液で30分間染め，グラム液で処理した後アニリン油を作用させる．② セロイジン切片標本染色法：リチオンカルミンで染め，アルコールで脱色し，エーテル蒸気で載せガラスに固定したうえ，アニリン水ゲンチアナバイオレットで5～20分間染色，食塩水で洗い，グラム液を作用させ，アニリン油で脱水，透徹封入)．

-gram [grǽm] 記録されたものの意を表す接尾語．

gram (Gm, gm, g) [grǽm] ① 蚕豆．② グラム(CGS 単位系における重さの基本単位．1グラムは15.432 グレーンに相当する)，= gramme.

g. atom グラム原子 [医学] (各元素について，その原子量に等しいだけのグラム単位の質量)．

g. calorie グラムカロリー(キログラムカロリー Calorie と区別するためにいう)．

g. equivalent グラム当量 [医学] (元素または化学物質の化学当量に等しいだけのグラム単位の質量)．

g. formula weight グラム式量 [医学]．

g. ion グラムイオン(イオンの原子量または式量に等しい数のイオンのグラム数)．

g. milliequivalent (グラム当量の1/1,000)．

g. molecular solution グラムモル液，= molar solution.

g. molecule グラム分子(化合物の分子量に等しいだけのグラム単位の質量)，= mol, grammole.

g. percent 百分率グラム数．

gram·i·ci·din [græmisáidin] グラミシジン(土壌菌から得られる抗生物質で，主としてグラム陽性細菌に対して有効で，Dubois が1939年に報告したもの．組織はロイシン，トリプトファン，バリン，アラニンおよびグリシン，エタノールアミンからなるシクロペプチド)，= gramidin D.

g. C グラミシジンC，= gramicidin S.

g. S グラミシジンS (*Brevibacillus brevis* の培養から得られる抗生物質で，tyrothricin の一成分．ペニシリンおよびサルファ薬に不応のグラム陽性菌に対し有効．Sは旧ソ連化学者の発見による)．

gram·i·din·ic ac·id [græmidínik ǽsid] グラミジン酸(タイロシジンとその塩酸塩との混合物)．

gram·ine [grǽmin] グラミン $C_{11}H_{14}N_2$ (オオムギから得られる結晶性インドールアルキルアミン)，= donaxine.

gram·in·ic ac·id [græmínik ǽsid] 塩酸タイロシジン，= tyrocidine hydrochloride.

gram·i·nin [grǽminin] ガラミニン(ライムギ粉 rye flour からエタノール分別沈殿法により抽出される穀物フルクタン)．

gramme [grǽm] グラム，= gram (Gm, gm, g).

grammol [grǽmɔ:l] gram-molecule グラム分子の略．

gra·na [gréinə] グラナ [医学] (植物基質のクロロフィル微小板)．

gran·at [grǽnæt] ザクロ石，= garnet.

gran·a·to·tan·nic ac·id [grəneitətǽnik ǽsid] グラナトタンニン酸 $C_{20}H_{16}O_{13}$ (ザクロ樹皮から得られる緑黄色無晶性粉末のタンニン酸の一種)．

gran·a·tum [grænéitəm] ザクロ皮(ザクロ［柘榴］*Punica granatum* の幹枝根の皮を剥離乾燥したもの)，= granati cortex, pomegranate.

g. bark ザクロ樹皮，= pomegranate.

Grancher, Jacques Joseph [grɑ:nʃéi] グランシェー(1843–1907，フランスの医師)．

G. disease グランシェー病(肝変期肺炎)，= massive pneumonia, splenopneumonia, Desno disease.

G. sign グランシェー症状，= Grancher symptom.

G. syndrome グランシェー3徴(肺結核初期の徴候で，肺胞音の微弱，声音震動の増強，スコーダ共鳴音の3徴候)，= Grancher triad.

G. system グランシェー方式(結核における幼小児隔離方式)．

grand climacteric 大更年期(だいたい63～65歳)．

grand mal [grǽnd mǽl] 大発作(てんかんの)．

grand mal attack 大発作 [医学]．

grand mal epilepsy 大発作てんかん [医学]，= epilepsia gravis.

grand multipara 頻産婦．

grand·daugh·ter cyst [grændɔ́:tər síst] 孫胞, 孫娘嚢胞(単包条虫の包虫内に娘胞(2次胞)が, 娘胞内に孫胞(3次胞)が形成される).
Grandeau test [grǽndou tést] グランドー試験(ジギタリン検出法で, 濃硫酸に溶解したものに臭素を加えるとバラ色を発する).
grandfather complex 祖父コンプレックス.
gran·di·ose [grǽndious] 誇大妄想性の [医学].
g. delusion 誇大妄想.
g. type of paranoid disorder 誇大型妄想〔性〕障害.
gran·di·os·i·ty [grændiásiti] 誇大妄想. 形 grandiose.
Grandry cor·pus·cles [grǽndri kɔ́:pəsl] グランドリー小体, = Merkel corpuscles.
Granger, Amedee [gréinʤər] グレンジャー(1879–1939, アメリカの放射線学者).
G. line グレンジャー線(頭蓋X線像でみられる蝶形骨の視神経交叉溝の輪郭を示す曲線).
G. sign グレンジャー徴候(2歳以下の小児の頭蓋X線像に横洞溝の前壁が見られるならば, 乳突組織の広範な破壊がある).
Granit, Ragnar Arthur [grá:nit] グラニット(1900–1991, スウェーデンの生理学者. 視覚の基礎的な化学的, 生理学的発見により, H. K. Hartline および G. Wald とともに1967年度ノーベル医学・生理学賞を受けた).
granny knot 逆結び [医学], たて結び [医学] (軸の一端をほかの下に, ほかの一端を上に重ねて, 2つの輪が同じ線にこないように結ぶ二重結索).
gran·o·plasm [grǽnəplæzəm] 顆粒原形質, = granular protoplasm.
Grant op·er·a·tion [grǽnt àpəréiʃən] グラント手術(下口唇腫瘍を摘出する方法で, 四角形に切除し, 切離縁の両側から斜下方に切り, その三角形弁の正中線上で縫合する).
grant [grǽnt] 交付金 [医学].
gran·u·la [grǽnjulə] ① 顆粒. ② 咽頭後壁のリンパ組織(ワルダイエルリンパ輪の一部), = granulation, granule. 複 granulae.
g. meningica クモ膜顆粒, = pachionian granulations.
gran·u·lar [grǽnjulər] 〔顆〕粒状の, = granulated.
g. appendicitis 肉芽性虫垂炎.
g. atrophia 顆粒状萎縮.
g. atrophy 顆粒〔性〕萎縮 [医学].
g. atrophy of kidney 腎間質顆粒性萎縮.
g. breathing 歯車音呼吸, = cogwheel breathing.
g. cast 顆粒状円柱.
g. cell myoblastoma 顆粒細胞筋芽細胞腫.
g. cell tumor 顆粒細胞腫瘍 [医学].
g. colpitis 顆粒膣炎 [医学].
g. conjunctivitis 顆粒〔性〕結膜炎 [医学], = trachoma.
g. corneal dystrophy 顆粒状角膜ジストロフィ.
g. degeneration 顆粒状変性 [医学], = cloudy swelling.
g. endoplasmic reticulum 粗面小胞体.
g. ependymitis 顆粒性脳室上衣炎.
g. false neuroma 顆粒状偽神経腫, = Abrikossov myoblastomyoma.
g. foveolae [TA] クモ膜顆粒小窩, = foveolae granulares [L/TA].
g. induration 顆粒状硬化 [医学]. → cirrhosis.
g. kidney 顆粒腎 [医学], 萎縮腎.
g. layer [TA] 顆粒層, = stratum granulosum [L/TA], s. granulare [L/TA].
g. layer of cerebellar cortex 〔小脳〕顆粒層.
g. layer of cerebellum 小脳顆粒層.
g. layer of cerebral cortex 大脳皮質の顆粒層.
g. layer of epidermis 〔表皮〕顆粒層, = stratum granulosum epidermidis.
g. layer of retina 網膜核層.
g. layer of vesicular ovarian follicle 〔胞状卵胞〕顆粒層.
g. leukocyte 顆粒球 [医学] (好酸球, 好塩基球, および好中球の総称名).
g. lid 顆粒性結膜炎, 顆粒状眼瞼(トラコーマのこと), = tractoma, granulated lid.
g. lymphocyte proliferative disorders (GLPD) 顆粒リンパ球増加(多)症(慢性リンパ性白血病の類縁疾患. LGL 増多症), = large granular lymphocytic (LGL) leukemia.
g. mass 顆粒質(血小板破壊により生ずるもの. Schultze).
g. ophthalmia 顆粒性眼炎. → trachoma.
g. pattern 顆粒型, 顆粒状パターン [医学] (自己抗体の染色パターンの一つ).
g. pericyte 顆粒周細胞 [医学].
g. pharyngitis 顆粒性咽頭炎 [医学], = clergyman sore throat.
g. pneumocytes 顆粒性肺胞〔上皮〕細胞, 2型肺胞上皮細胞, = great alveolar cells.
g. stool 顆粒便 [医学] (小児の便中に灰白色の乳小塊があるもの).
g. stratum 顆粒層 [医学].
g. trachoma 顆粒状トラコーマ.
g. vaginitis 顆粒〔性〕膣炎 [医学], = vaginitis granularis.
g. vesicle 顆粒小胞 [医学].
g. vesicle-containing nerve 顆粒含有神経 [医学].
gran·u·lar·i·ty [grænjulǽriti] 粒子度 [医学], 粒状度(写真の).
gran·u·lase [grǽnjuleis] グラニュラーゼ(デンプンを achroodextrin とマルトースに分解する酵素).
granulated opium 粉状アヘン(モルフィン約10%を含む), = opium granulatum.
granulated slag 水砕スラグ [医学].
granulated zinc 粒状亜鉛 [医学].
granulating machine 造粒機 [医学].
granulating wound 肉芽創 [医学].
gran·u·la·tio [grænjuléiʃiou] ① 肉芽. ② 顆粒化, 顆粒形成, = granulation. 複 granulationes.
gran·u·la·tion [grænjuléiʃən] ① 肉芽にくげ [医学]. ② 顆粒化, 顆粒形成. ③ 粒状斑(太陽の).
g. stenosis 肉芽性狭窄 [医学], 肉芽腫性狭窄.
g. tissue 肉芽組織(増殖中の結合組織で, 肉眼的に赤みを帯びた軟らかい組織のためこの名がある).
g. tube ① 肉芽管(気管挿管において肉芽増殖による喉頭狭窄を予防するために用いる圧迫管). ② 肉芽腫管(気管内へ挿入する管の一種で, 肉芽腫を破壊するために先端が膨大してあるもの).
g. tumor 肉芽腫, = granuloma.
g. ulcer 肉芽潰瘍.
gran·u·la·ti·o·nes [grænjulèiʃióuni:z] (granulatio の複数), = granulations.
g. arachnoideae [L/TA] クモ膜顆粒, = arachnoid granulations [TA].
g. arachnoideales クモ膜顆粒.
gran·u·la·tor [grǽnjuleitər] 造粒機 [医学].
gran·ule [grǽnju:l] ① 顆粒 [医学]. ②〔小〕丸薬. 形 granular, granulated.
g. cell 顆粒細胞(大脳と小脳の皮質にある).
g. cell of connective tissue 結合組織の顆粒細胞.

G

g. layer 顆粒層(① 大脳皮質の中層. ② 小脳顆粒層. = stratum granulosum cerebelli).
g. leukocyte 顆粒〔白血〕球〔医学〕.
gran·ules [grǽnju:lz] 粒剤〔医学〕.
g. of keratohyalin 角ヒアリン顆(果)粒〔医学〕, 角硝子顆粒〔医学〕.
gran·u·li·form [grǽnjulifɔ:m] 顆粒状の.
g. nerve cell 顆粒〔神経〕細胞〔医学〕.
granulo- [grænjəlou, -lə] 顆粒との関連語をつくる接頭語.
gran·u·lo·ad·i·pose [grӕ̀njulouǽdipous] 肉芽性脂肪〔変〕性の.
gran·u·lo·blast [grǽnjuləblæst] ① 顆粒芽球(顆粒球に分化する). ② 肉芽性芽細胞(肉芽組織をつくるもの).
gran·u·lo·blas·to·ma [grӕ̀njuloublæstóumə] 肉芽性腫瘍(Hueck), = granulation tumor.
gran·u·lo·blas·to·sis [grӕ̀njuloublæstóusis] 顆粒芽球症(鳥類の血液中に幼若顆粒細胞が病的に増多して, 肝脾に浸潤を示す状態).
gran·u·lo·cor·pus·cle [grӕ̀njuloukɔ́:pəsl] 顆粒小体(性病性リンパ肉芽腫の病巣にある小体).
gran·u·lo·cyte [grǽnjuləsait] 顆粒球〔医学〕(骨髄性白血球のうち, 特に好中球, 好酸性, 好塩基球の総称).
g.-colony stimulating factor (G-CSF) 顆粒球コロニー刺激因子, 顆粒球コロニー形成促進因子.
g. elastase 顆粒球エラスターゼ〔医学〕.
g.-macrophage colony forming unit (CFU-GM) 顆粒球マクロファージコロニー形成細胞(骨髄細胞を顆粒球マクロファージコロニー刺激因子(GM-CSF)存在下に培養したとき形成される顆粒球やマクロファージからなるコロニーの前駆細胞).
g.-macrophage colony stimulating factor (GM-CSF) 顆粒球マクロファージコロニー刺激因子.
g. transfusion 顆粒球輸血(顆粒球成分輸注. 顆粒球減少に伴う感染症治療目的に行われる. G-CSF などの実用化により, ほとんど行われていない), = leukocyte transfusion.
g. turnover rate 顆粒球交代率(速度).
gran·u·lo·cy·the·mia [grӕ̀njulousaiθí:miə] 顆粒球血症, = granulocytemia.
granulocytic leukemia 顆粒球〔性〕白血病〔医学〕.
gran·u·lo·cy·to·pe·nia [grӕ̀njulousàitoupí:niə] 顆粒球減少〔症〕〔医学〕.
gran·u·lo·cy·to·poi·e·sis [grӕ̀njulousàitoupɔií:sis] 顆粒球形成, = granulocytopesis.
gran·u·lo·cy·to·poi·et·ic [grӕ̀njulousàitoupɔiétik] 顆粒球形成の, = granulopoietic.
gran·u·lo·cy·to·sis [grӕ̀njulousaitóusis] 顆粒球増加症〔医学〕.
granulocytus basophilus textus 組織好塩基球〔医学〕.
gran·u·lo·fat·ty [grӕ̀njuləfǽti] 肉芽性脂肪〔変〕性の, = granuloadipose.
gran·u·lo·fil·o·cyte [grӕ̀njuləfíləsait] 網状赤血球, = reticulocyte.
gran·u·lo·ma [grӕ̀njulóumə] 肉芽腫にくげしゅ〔医学〕(Virchow の定義では, 肉芽組織からなる腫瘍. 最近では慢性の特異性炎の呼称として使われる). [複] granulomas, granulomata.
g. annulare 環状肉芽腫.
g. coccidioides コクシジオイド性肉芽腫, = Posadas-Wernicke disease.
g. cryptogen(et)icum 原因不明性肉芽腫.
g. endemicum 地方病性肉芽腫.
g. eosinophilicum cutis 皮膚好酸球性肉芽腫, = eosinophilic granuloma of skin.
g. faciale 顔面肉芽腫.
g. formation 肉芽腫形成.
g. fungoides 菌状息肉腫〔医学〕, キノコ状肉芽腫(Auspitz), = mycosis fungoides.
g. gangraenescens 壊疽性肉芽腫, 悪性正中肉芽腫, = gangrenous granuloma.
g. gluteale infantum 乳児殿部肉芽腫.
g. inguinale 鼡径肉芽腫〔医学〕, = granuloma venereum.
g. iridis 虹彩肉芽腫.
g. malignum 悪性肉芽腫(ホジキン病のこと), = lymphogranulomatosis, Hodgkin disease.
g. multiplex haemorrhagicum 出血性多発性肉芽腫, = sarcoma idiopathicum multiplex haemorrhagicum.
g. of vocal cord 声帯肉芽腫〔医学〕.
g. pediculatum benignum 良性有茎肉芽腫, = botryomycosis hominis.
g. pernio 凍瘡状肉芽腫, = lupus pernio.
g. pudendi 陰部肉芽腫, = granuloma venereum.
g. pyogenicum 化膿性肉芽腫, = granuloma telangiectodes.
g. sarcomatodes 肉腫性肉芽腫〔医学〕, = mycosis fungoides.
g. telangiectodes europaeum 末梢血管拡張性肉芽腫.
g. teleangiectaticum 毛細血管拡張性肉芽腫.
g. trichophyticum 白癬〔菌〕性肉芽腫(Mibelli).
g. tropicum 熱帯肉芽腫, = framboesia tropica.
g. venereum 性病性肉芽腫〔医学〕.
gran·u·lo·mag·ra·phy [grӕ̀njuloumǽgrəfi] 肉芽腫造影〔法〕〔医学〕.
gran·u·lo·ma·to·sis [grӕ̀njuloumətóusis] 肉芽腫症〔医学〕. [形] granulomatous.
g. disciformis chronica et progressive 進行性慢性円盤状肉芽腫症.
g. infantiseptica 敗血性乳児肉芽腫症, = disseminated infantile listeriosis.
g. siderotica 鉄沈着性肉芽腫症(褐色小結節すなわちガンマ・ガンディ結節が脾腫にみられる状態).
g. with polyangiitis (GPA) 多発血管炎を伴う肉芽腫症. → Wegener granulomatosis.
gran·u·lom·a·tous [grӕ̀njulɑ́mətəs] 肉芽腫〔性〕の.
g. amebic encephalitis アメーバ性肉芽腫性脳炎, = granulomatous amoebic encephalitis.
g. arteritis 肉芽腫性動脈炎.
g. ch(e)ilitis 肉芽腫性口唇炎〔医学〕.
g. disease 肉芽腫性疾患〔医学〕, 肉芽腫症.
g. encephalomyelitis 肉芽腫性脳脊髄炎(*Encephalitozoon* が病原体).
g. enteritis 肉芽腫性腸炎〔医学〕.
g. epulis 肉芽腫性歯肉腫〔医学〕.
g. glomerulonephritis 肉芽腫性糸球体腎炎(糸球体が類上皮細胞, 多核性巨細胞を含む肉芽腫病変の場となった重篤な糸球体腎炎の一つ).
g. hepatitis 肉芽腫様肝炎〔医学〕.
g. inflammation 肉芽性炎〔医学〕, 肉芽腫性炎症.
g. lesion 肉芽腫病変〔医学〕.
g. renal disease 肉芽腫性腎病変(腎実質内に肉芽腫形成を伴う腎障害のこと).
g. thyreoiditis 肉芽腫性甲状腺炎〔医学〕.
g. (tubulo) interstitial nephritis 肉芽腫性〔尿細管〕間質性腎炎〔医学〕.
gran·u·lo·mere [grǽnjuləmiər] 顆粒質(分粒), 顆粒部(血小板の顆粒部で, 透明質 hyalomere に対立していう), = chromomere.

gran·u·lo·pec·tic [grӕ̀njuloupéktik] 顆粒固定性の，顆粒球固定性の．
gran·u·lo·pe·nia [grӕ̀njuloupí:niə] 顆粒球減少〔症〕，= granulocytopenia.
gran·u·lo·pexy [grǽnjuləpeksi] 顆粒固定．
gran·u·lo·phil·o·cyte [grӕ̀njuləfíləsait] 網状赤血球，= granulofilocyte.
gran·u·lo·phthi·sis [grӕ̀njuləθísis] 顆粒球癆（顆粒球形成組織の病変）．
gran·u·lo·plasm [grǽnjuləplæzəm] 顆粒質．
gran·u·lo·plas·tic [grӕ̀njuləplǽstik] 顆粒形成．
gran·u·lo·poi·e·sis [grӕ̀njuloupɔií:sis] 顆粒状形成，= granulocytopoiesis.
gran·u·lo·poi·et·ic [grӕ̀njuloupɔiétik] 顆粒球形成の．
g. cell 顆粒球形成（新生）細胞［医学］．
gran·u·lo·po·tent [grӕ̀njuloupóutənt] 顆粒形成能の．
gran·u·lo·sa [grӕ̀njulóusə] ① 顆粒膜（グラーフ卵胞膜の内面にある小さい多角形細胞からなる），= membrana granulosa. ② 顆粒性［医学］．
g. blastoma 顆粒膜芽細胞腫，= granulosa cell tumor.
g. cell 顆粒膜細胞（卵胞の顆粒膜 membrana granulosa をつくる細胞）．
g. cell carcinoma 顆粒膜細胞癌．
g. cell sarcoma 顆粒膜細胞腫．
g. cell tumor 顆粒膜細胞腫［医学］，濾胞腫（Werdt），= folliculoma, granulosa-blastoma, oophoroma.
g. cell tumor of ovary 卵巣顆粒膜細胞腫［医学］．
g. lutein cell 顆粒膜黄体細胞，顆粒膜（層）ルテイン細胞．
gran·u·lo·sar·coid [grӕ̀njulousɑ́:kɔid] 顆粒状肉腫性の．
gran·u·lo·sar·co·ma [grӕ̀njulousɑ:kóumə] 顆粒状肉腫，= mycosis fungoides.
gran·u·lose [grǽnjulous] グラヌロース（デンプン顆粒の内部で，ヨードで青染する多糖体），= beta-starch, beta-amylose.
gran·u·lo·sis [grænjulóusis] 顆粒症（咽頭後壁リンパ組織の増殖），= granulosity.
g. rubra nasi 鼻部紅色顆粒症（Jadassohn），= perisyringitis chronica nasi.
gran·u·los·i·ty [grӕ̀njulɑ́siti] 顆粒症，= granulosis.
gran·u·lo·ther·a·py [grӕ̀njuləθérəpi] 顆粒球増多療法（かつて炭またはほかの物質を静注して顆粒球の過剰増多を起こして細菌感染症を治療する方法）．
granulovacuolar degeneration 顆粒空胞変性（神経細胞に空胞と顆粒が生ずる）．
gra·num [gréinəm] [L]（グレーン grain の意）．複 grana.
Granville, Augustus Bozzi [grǽnvil] グランヴィル（1783-1871，イギリスの医師）．
G. counterirritant (lotion) グランヴィル反刺激薬（強アンモニア水，ショウノウ精，迷迭香精とを混合した反対刺激薬）．
Granville, Joseph Mortimer [grǽnvil] グランヴィル（1833-1900，イギリスの医師）．
G. hammer グランヴィル槌（振盪マッサージを行うために用いる槌状器具）．
gran·zyme [grǽnzaim] グランザイム（細胞傷害性T細胞の顆粒内に貯蔵されて標的細胞を認識すると放出されるタンパク質と考えられるセリンプロテアーゼ）．
grape cell ブドウ状血球（グロブリンが血中に増加した場合，主として形質球の原形質内に形と大きさの異なった青色に染まる球形小体がブドウの房のように密集したもの）．
grape-cure [gréip kjúər] ブドウ食療法，= botryotherapy.
grape-end·ings [gréip éndiŋgz]（無髄神経線維が筋線維上にブドウ状に終わることを表す言葉）．
grape sugar ブドウ糖，= *d*-glucose.
grapes [gréips] ① ウシ結核．② ウマの踵炎に発生する肉芽腫．③ ブドウ瘡．
-graph [græf] 書かれたもの，記録する器具の意を表す接尾語．
graph [grǽf] 図表，グラフ．形 graphic, graphical.
graph·an·es·the·sia [grӕ̀fənesθí:ziə] 皮膚書字覚消失，筆跡覚消失［医学］．
graph·es·the·sia [grӕ̀fesθí:ziə] 書画感覚（皮膚表面に書かれた字または画を認識する知覚）．
Grapheus, Benevenuto [gréifju:s] グレフュース．→ Grassi, Benevenuto.
graph·ic [grǽfik] 図形の，= graphical.
g. aphasia 書字失語〔症〕．
g. calculation 図〔式〕計算．
g. formula 構造式，= structural formula.
g. method 図式法．
g. representation 図式表示．
g. solution 図式解法．
graphical differentiation 図式微分．
graphical static 図式静力学．
Graph·i·da·ce·ae [grӕ̀fidéisii:] モジゴケ科（地衣類）．
Graphidium strigosum（ウサギ［家兎］の胃に寄生する原虫）．
graph·ite [grǽfait] グラファイト，黒鉛，石墨（炭素同素体の一つ），= plumbago.
g. crucible 黒鉛るつぼ（坩堝）［医学］．
g. electrode 黒鉛電極［医学］．
g. lung 黒鉛肺［医学］．
gra·phit·ic ac·id [græfítik ǽsid] 石墨酸（粉砕した石墨を酸で処理したもの）．
graph·i·ti·za·tion [grӕ̀faitizéiʃən] 黒鉛化［医学］．
grapho- [græfou, -fə] 書字または記録の意味を表す接頭語．
graph·o·a·nal·y·sis [grӕ̀fouənǽlisis] 書字分析（患者に思考を書かせる精神分析法）．
graph·o·ca·thar·sis [grӕ̀foukəθɑ́:sis] 書字分析，= graphoanalysis.
graph·o·ki·nes·thet·ic [grӕ̀foukìnesθétik] 書字運動感覚の．
gra·phol·o·gy [græfɑ́ləʤi] 筆蹟学，筆相学［医学］．
graph·o·ma·nia [grӕ̀fouméiniə] 書字狂，= scribomania.
graph·o·mo·tor [grӕ̀foumóutər] 書字運動の．
g. aphasia 書字運動性失語〔症〕，= motor agraphia.
graph·o·pa·thol·o·gy [grӕ̀foupəθɑ́ləʤi] 書字病理学．
graph·o·pho·bia [grӕ̀foufóubiə] 書字恐怖〔症〕．
graph·or·rhea [grӕ̀fərí:ə] 書字漏れ，書漏（無意味な文字を書き並べる精神異常）．
graph·o·spasm [grǽfəspæzəm] 書痙［医学］，= writer's cramp.
-graphy [grəfi] 記述または描写を表す接尾語．
Graser, Ernst [gréizər] グラーゼル（1860-1929，ドイツの外科医）．
G. diverticula グラーゼル憩室（S字状彎曲部の偽憩室）．
Grashey, Hubert von [grɑ́:ʃei] グラシェー（1839-1911，ドイツの心理学者）．
G. aphasia グラシェー失語症（1字を読むことができるが，綴った文章を読むことができない状態で，中枢または神経路の機能障害ではなく，感覚不足のため知覚と連合が不十分であることに起因し，脳振盪または急性疾患に多くみられる）．

grasp ［grǽsp］ 把握．

g. reflex 把握反射，= grasping reflex.

grasping power (**GP**) 握力．

grasping reflex にぎり反射［医学］，把握反射［医学］．

grass ［grǽs］ クサ（草）（イネ科 *Gramineae* の植物で，次の種類の花粉は枯草熱の原因をなす）．

g. bacillus 枯草菌，= *Bacillus subtilis*.

g. fire 家畜の肉瘧病（ウシの湿疹）．

g. land 草原．

g. peat 草炭［医学］．

g. sickness 胃スピロヘータ病（南太平洋諸島，南アメリカなどにみられる疾患で，胃内のスピロヘータ感染症といわれる），= gastric spirochetosis, Belyando spew.

g. tetany 草食性テタニー（ウシおよびメンヨウに発生し，牧草が主な原因で，低マグネシウム血症を起こし，興奮および痙攣などの神経症状を現す疾病），= lactation tetany.

Grasset, Joseph ［grǽsit］ グラセット（1849–1918，フランスの医師）．

G.–Bychowski sign グラセット・ビコウスキー徴候，= Grasset phenomenon.

G.–Gaussel phenomenon グラセット・ゴセル現象，= Grasset phenomenon.

G. law グラセット法則（片側の脳半球の病変において，麻痺があるときは頭は患側に向き，痙攣があるときは罹患筋側に向く），= Landouzy–Grasset law.

G. phenomenon グラセット現象（不全器質性片麻痺にみられる現象で，患者は両脚を同時に挙上することはできないが，一脚ずつはあげることができる），= Grasset–Gaussel phenomenon.

G. sign グラセット徴候（仰臥位の患者が麻痺肢を挙上するとき，健側の圧力は正常人の脚挙上のときよりは強く感じられる），= Grasset–Gaussel–Hoover sign.

grass·hop·per ［grǽshɑpər］ バッタ類．

Grassi, Benevenuto ［grási］ グラシィ（12世紀のイタリアに住んだパレスチナの医師で，眼科学の最初の成書を発刊した），= Grapheus (Grassus), Benevenuto.

grat·er ［gréitər］ あらやすり．

grat·i·fi·ca·tion ［græ̀tifikéiʃən］ 満足（本能性の目的が達したときに感ずる緊張緩和）．

grat·ing ［gréitiŋ］ ① 回折格子．② 格子分光器，= lattice. ③ ギシギシ音［医学］．

g. constant 格子定数［医学］．

g. spectrometer 格子分光計［医学］．

g. spectroscope 格子分光器［医学］（回折格子を用いた分光器）．

g. spectrum 回折スペクトル．

g. spectrum of X–rays X線の格子スペクトル．

Gra·tio·la ［grətáiələ］ オオアブノメ属（オオバコ科の一属で，*G. officinalis* (hedge hyssop) などを含む．催吐薬）．

Gratiolet, Louis Pierre ［grɑ:ti:əléi］ グラシオレー（1815–1865，フランスの解剖・動物学者）．

G. fibers グラシオレー線維．

G. optic radiation グラシオレー視放線（外側膝状体から鳥距皮質に至る視神経投射を記載した），= occipitothalamic radiation, optic r..

G. radiation グラシオレー放線．

grat·tage ［grǽtidʒ］ 顆粒除去法（硬い刷毛などで，トラホームの顆粒を除去する療法）．

Gratzel sil·ver im·preg·na·tion meth·od ［grǽtsəl sílvər ìmpregnéiʃən méθəd］ グラッツェル鍍銀法（ゼラチンと銀塩を用いる神経細胞鍍銀法）．

Graunt, John ［grɔ́:nt］ グローント（1620–1674，イギリスの商人．医学統計学の開祖で，死因統計表（1662）は歴史上最初の統計的調査といわれている）．

Graux, Gaston ［grɔ́:］ グロー（フランスの医師）．

grave ［gréiv］ ① 重篤な，重症性の．② 墓．

g. delirium 重症せん妄．

g. mania 重症性躁病，= raging madness.

g.–wax 死ろう（蝋），= adipocere.

gra·ve·do ［grəví:dou］ 鼻かぜ．

grav·el ［grǽvəl］ ① 砂利（膀胱または腎に生ずる結砂で，結石よりは小さいものをいう）．② 結砂病（膀胱または腎に生ずる結砂で，結石よりは小さいものをいう）．

g.–root ラン［蘭］草根．

g. soil れき（礫）土．

Graves, Robert James ［gréivz］ グレーヴス（1796–1853，アイルランドの内科医）．

G. disease グレーヴス病［医学］（1835年の発表に基づく眼球突出性甲状腺腫で，Basedow が1840年に記載したバセドウ病と同一疾患），= exophthalmic goiter.

G. optic neuropathy グレーヴスの視神経症．

grav·i·cor·der ［grǽvikɔ:dər］ 重心計［医学］，重心動揺計．

grav·id ［grǽvid］ 妊娠の．

g. proglottid 受胎片節．

g. segment 受胎片節，受胎体節．

g. uterus 受胎子宮，妊娠子宮．

grav·i·da ［grǽvidə］ 経妊［医学］，妊婦［医学］，= pregnant woman.

g. Ⅰ 初妊婦，= primigravida.

g. Ⅱ 第2回目の妊婦．

grav·id·ic ［grəvídik］ 妊娠の，妊婦の．

g. retinitis 妊娠性網膜炎［医学］．

grav·i·dism ［grǽvidizəm］ 妊娠．

gra·vid·i·tas ［grəvíditəs］ 妊娠，= pregnancy.

g. abdominalis 腹膜妊娠．

g. amnialis 羊膜［破裂］妊娠．

g. ectopica 子宮外妊娠．

g. examnialis 羊膜外妊娠（羊膜が破れて胎児体に収縮付着したこと）．

g. exochorialis 絨毛膜外妊娠．

g. exterina 子宮外妊娠，= graviditas ectopica.

g. fimbriae ovaricae 卵巣采妊娠．

g. fimbriae tubarica 卵管采妊娠．

g. interstitialis 卵管間質部妊娠，卵管子宮妊娠，= graviditas tubouterina.

g. isthmica 峡部妊娠．

g. nervosa 神経性妊娠．

g. ovarica 卵巣妊娠．

g. ovarica intrafollicularis 卵胞内卵巣妊娠．

g. ovarica superficialis 表面内卵巣妊娠．

g. paratubaria 副卵管妊娠．

g. peritonealis 腹膜妊娠．

g. tubaria 卵管妊娠．

g. tubaria ampullaris 卵管膨大部妊娠．

g. tubaria infundibularis 卵管漏斗部妊娠．

g. tubaria interstitialis 卵管間質部妊娠．

g. tubaria isthmica 卵管峡部妊娠．

g. tuboabdominalis 卵管腹膜妊娠．

g. tubo–ovarica 卵管卵巣妊娠．

g. tubouterina 卵管間質部妊娠，= graviditas interstitialis.

gra·vid·i·ty ［grəvíditi］ 妊娠［医学］，= pregnancy, graviditas.

grav·i·do·car·di·ac ［græ̀vidoukɑ́:diæk］ 妊娠心臓病の．

gra·vim·e·ter ［grəvímitər］ ① 比重計．② 重量計．③ 重力計［医学］．

grav·i·met·ric [grӕvimétrik] 重量の.
  g. analysis 秤量分析，重量分析〔医学〕(目的とする物質を最も単純な化合物として分離し，その重量を測る定量分析法).
  g. method 重量法.
  g. titration 重量滴定〔医学〕.
grav·i·stat·ic [grӕvistǽtik] 重力性の.
  g. pulmonary congestion 重力性肺うっ血.
gravitating hemorrhage 重力性出血(血液が重力により下部に沈降する脊髄内出血).
grav·i·ta·tion [grӕvitéiʃən] 重力，引力，流注.
  g. abscess 流注膿瘍〔医学〕.
  g. constant 〔ニュートン〕万有引力定数(ニュートンの万有引力の法則に現れる普遍定数で，すなわち単位質量の2質点が単位の距離で作用するときの値 $6.6726\times10^{-11}m^3\cdot kg^{-1}\cdot sec^{-2}$)，= universal gravitation constant.
  g. potential 重力ポテンシャル.
  g. quantum 重力量子，= graviton.
gravitational conversion factor 重力換算係数〔医学〕.
gravitational mass 重力質量.
gravitational ulcer 沈下性潰瘍.
gravitational unit 重力単位(1重力単位は1ポンドの力を1ポンドの質量で除した数値で，Gと略す).
grav·i·tol [grǽvitɔ:l] グラビトール [化] 2-(2-allyl-6-methoxyphenoxy)-triethylamine hydrochloride $C_{16}H_{25}NO_2$-HCl (バッカク類似の作用により，モルモットにおいて射精を起こし，塩酸塩は子宮収縮性止血薬として用いられる)，= clavitol, uterol.
grav·i·tom·e·ter [grӕvitámitər] 比重ばかり(比重を測る天秤).
grav·i·ty [grǽviti] 重力〔医学〕，地球引力(地球表面で物体に働く引力).
  g. abscess 流注膿瘍(膿が重力に従い上方から下方に移動するもの)，= gravitation abscess.
  g. cell 重力電池.
  g. concentration 比重濃縮法.
  g. control 重力制御.
  g. filtration 重力濾過〔医学〕.
  g.-free state 無重力状態.
  g. separator 重力分離装置〔医学〕.
  g. shock 重力性ショック.
  g. suits 重力服〔医学〕.
  g. variometer 重力偏差計.
  g. venous drainage 落差脱血〔医学〕.
  g. wave 重力波，= gravitational wave.
Grawitz, Paul Albert [grá:vitz] グラウィッツ(1850-1932，ドイツの病理学者).
  G. basophilia グラウィッツ塩基性顆粒(赤血球の変性にみられる)，= Grawitz granules.
  G. cachexia グラウィッツ悪液質(老人に多い赤血球の変化を伴わない悪性貧血様悪液質).
  G. cell グラウィッツ細胞.
  G. slumbering cells グラウィッツ休止細胞(結合組織にある細胞で，いかなる条件の下でも分化しないもの).
  G. tumor グラウィッツ腫〔瘍〕，腎癌(副腎腫と呼ばれていたが，現在は腎細胞癌であることが明らかにされている)，= hypernephroma.
Gray, Joseph Alexander [gréi] グレー(1884-1966，オーストラリアの医師).
  G. shoulder sign グレー肩甲徴候(慢性虫垂炎で横隔膜神経を介して左肩に疼痛が放散する).
  G. sign グレー徴候(虫垂炎では臍の左下約2横指径の部を圧迫すると疼痛があるが，これは直腹筋鞘にある小孔が第11胸髄神経末枝の通過路に相当するからである).
  G. stain グレー鞭毛染色法(媒染剤として，A液はカリミョウバンの飽和水溶液，タンニン酸および昇汞，B液は塩基性フクシンの飽和アルコール溶液を用いる染色法).
gray (**Gy**) [gréi] ① 灰色の，= grey. ② グレイ〔医学〕(吸収線量の計量単位および SI 単位で，1Gy=1 J/kg，rad は補助計量単位で 1rad=0.01Gy).
  g. atrophy 灰色萎縮(網膜乳頭が萎縮して灰色を呈するもの).
  g. baby syndrome グレイ症候群(妊娠後期の胎児にクロラムフェニコールが与える作用).
  g. body 灰色体(放射能ならびに吸収能がすべての波長と温度に対して同値をもつような温度発光体).
  g. cataract 暗黒色白内障(老人性皮質白内障).
  g. collie syndrome グレイコリー症候群.
  g. column 灰白柱(脊髄灰白質を形成する縦のニューロン束).
  g. commissure 灰白交連〔医学〕.
  g. crescent 灰白半月(脊髄灰白質横断面の半側).
  g. degeneration 灰白変性(脊髄白質がミエリンを失って灰白となること).
  g. fiber 無髄線維，= fiber of Remak.
  g. hepatization 灰色肝変.
  g. horn 灰白角.
  g. induration 灰白色硬化〔医学〕(着色のない肺臓の硬化).
  g. infiltration 灰白色浸潤，= gelatinous infitration.
  g. layer of superior colliculus 上丘灰白層，= stratum griseum colliculi superioris.
  g. literature 灰色文献(非公開または持ち出しに制限がある文献).
  g. matter 灰白質，= substantia grisea.
  g. nucleus 灰白核.
  g. oil 灰白油(水銀，水銀軟膏，流動パラフィンとの混合物で，梅毒用皮下注射薬).
  g. pig iron 黝銑ゆうせん，灰銑かいせん.
  g. plate 灰白板，= lamina cinerea.
  g. platelet syndrome 灰色血小板症候群.
  g. powder ① 灰白粉剤(駆梅薬)，= mercury with chalk. ② 水銀白亜混合剤，= hydrargyrum cum creta.
  g. ramus communicans 灰白質交通枝(交感神経と末梢神経との交通枝)，= postganglionic ramus.
  g. scale 階調スケール〔医学〕.
  g. scale echography グレイスケールエコーグラフィ(人体組織からの種々のエコー信号に階調性を持たせて表示した画像)，= gray scale ultrasonography.
  g. softening 灰白色軟化(脳または脊髄の).
  g. spinal syndrome 脊髄灰白質症候群(筋萎縮，脊髄空洞症様の知覚および血管運動障害を特徴とする中心管付近の脊髄麻痺).
  g. substance 灰白質，= gray matter, substantia grisea.
  g. syndrome 灰白症候群〔医学〕，= gray baby syndrome.
  g. tuber 灰白隆起.
  g. tubercle 灰色結核(粟粒結核ともいう).
gray·back [gréibӕk] (コロモジラミ〔衣蝨〕*Pediculus humanus corporis* の俗名).
Graydon blood factor [gréidən blʌ́d fǽktər] グレードン血液因子(1946年，オーストラリアにおいて Graydon が発見した同種免疫性凝集原で，その出現率はきわめて低い).
gray·ing out [gréiŋ áut] グレイアウト，灰色くらみ〔医学〕.
grayish stool 灰白便〔医学〕.
grazing wound 擦過射創〔医学〕.

grease [grí:s] グリース(機械の潤滑用物質で，その種類は多い).
g. burnishing 油みがき.
g.-heel 湿性踵炎，繋皸(ウマの湿疹性疾患で，脚の皮膚脂腺の炎症に基づき，重症型では grapes と称する肉芽形成を伴う．単に grease とも呼ぶ).
g. stain 油しみ(浸)〔医学〕.
greasy pig disease ブタの脂様皮膚症.
greasy sweat 脂汗.
great adductor muscle 大内転筋.
great alveolar cell 大肺胞上皮細胞〔医学〕，巨大肺胞細胞.
great angle of eye 内眼角.
great artery 大動脈〔医学〕.
great auricular nerve [TA] 大耳介神経，= nervus auricularis magnus [L/TA].
great cardiac vein [TA] 大心〔臓〕静脈，= vena cardiaca magna [L/TA], vena cordis magna [L/TA].
great cerebral vein [TA] 大大脳静脈，= vena magna cerebri [L/TA].
great cerebral vein of Galen ガレン大大脳静脈.
great cervical ganglion = Frankenhäuser ganglion.
great fontanel(le) 大泉門，= anterior fontanel(le), fonticulus major.
great foramen 大孔(大後頭孔ともいう).
great horizontal fissure 大水平裂.
great pancreatic artery 大膵動脈.
great saphenous vein [TA] 大伏在静脈，= vena saphena magna [L/TA].
great segmental medullary artery 大脊髄根動脈.
great toe〔Ⅰ〕 [TA] 母指，第1指，= digitus primus〔Ⅰ〕[L/TA], hallux [L/TA].
great toe phenomenon 母趾現象(バビンスキー反射)，= Babinski reflex.
great toe reflex 母趾反射(Babinski reflex, Chaddock r., Gordon r., Oppenheim r. などの総称).
great vein of Galen ガレン大静脈.
greater alar cartilage 大鼻翼軟骨.
greater circulation 大循環，= systemic circulation.
greater curvature [TA] 大彎，= curvatura major [L/TA].
greater horn [TA] 大角，= cornu majus [L/TA].
greater multangular bone 大菱形骨.
greater occipital nerve [TA] 大後頭神経，= nervus occipitalis major [L/TA].
greater omentum [TA] 大網(胃大彎から小腸をエプロンの様におおい横行結腸に至る腸間膜の一部で，上行結腸と下行結腸との間には大網窩が形成されている)，= omentum majus [L/TA], gastrocolic omentum.
greater palatine artery [TA] 大口蓋動脈，= arteria palatina major [L/TA].
greater palatine canal [TA] 大口蓋管，= canalis palatinus major [L/TA].
greater palatine foramen [TA] 大口蓋孔，= foramen palatinum majus [L/TA].
greater palatine groove [TA] 大口蓋溝，= sulcus palatinus major [L/TA].
greater palatine nerve [TA] 大口蓋神経，= nervus palatinus major [L/TA].
greater pancreatic artery [TA] 大膵動脈，= arteria pancreatica magna [L/TA].
greater pectoral muscle 大胸筋.
greater pelvis [TA] 大骨盤，= pelvis major [L/TA].
greater peritoneal cavity 大腹膜腔.
greater petrosal nerve [TA] 大錐体神経，= nervus petrosus major [L/TA], radix intermedia [L/TA].
greater psoas muscle 大腰筋.
greater renal calyx 大腎杯〔医学〕.
greater rhomboid muscle 大菱形筋.
greater ring of iris 大虹彩輪.
greater sac 大嚢(網嚢 lesser sac を除いた腹膜腔).
greater sciatic foramen [TA] 大坐骨孔，= foramen ischiadicum majus [L/TA].
greater sciatic notch [TA] 大坐骨切痕，= incisura ischiadica major [L/TA].
greater splanchnic nerve [TA] 大内臓神経，= nervus splanchnicus major [L/TA].
greater superficial petrosal nerve 大錐体神経.
greater supraclavicular fossa [TA] 大鎖骨上窩，= fossa supraclavicularis major [L/TA].
greater trochanter [TA] 大転子，= trochanter major [L/TA].
greater tubercle [TA] 大結節，= tuberculum majus [L/TA].
greater tubercle of humerus 〔上腕骨〕大結節.
greater tuberosity 大粗面，大結節.
greater tympanic spine [TA] 大鼓室棘，= spina tympanica major [L/TA].
greater vestibular gland [TA] 大前庭腺，= glandula vestibularis major [L/TA].
greater wing [TA] 大翼，= ala major [L/TA].
greater zygomatic muscle 大頬骨筋.
greatest gluteal muscle 大殿筋〔医学〕.
greatest length 最大長〔医学〕.
Greco-Latin square グレコ・ラテン方格〔医学〕.
greedy bowel 栄養物過剰吸収.
Greek valerian ハナシノブ，= *Polemonium caeruleum*.
green [grí:n] 緑色，緑色顔料.
g. algae 緑藻類〔医学〕.
g. anomaly 緑〔色〕色弱〔医学〕.
g. blindness 緑色盲〔医学〕，= aglaucopsia.
g. cancer 緑色腫〔医学〕，緑色癌，= chloroma.
g. cataract 緑色白内障〔医学〕(緑内障そのほかに由来するもの).
g.-cinnabar 緑色顔料，= chromium oxide.
g. color blindness 2型2色覚(第2色盲，緑色盲)，= deuteranopia.
g. cross 緑十字，= phenylcarbylamine chloride.
g. day 野菜日(糖尿病患者が野菜とともに，卵，ベーコンなどの摂取を許される日).
g. diarrhea 緑色便性下痢.
g. ferric ammonium citrate 緑色クエン酸鉄アンモニウム(鉄14.5～16%を含む錯塩で静注用造血薬)，= ferri ammonii citras viridis.
g. fluorescent protein (**GFP**) 緑色蛍光タンパク質(下村脩，1928生，GFPの発見により2008年度ノーベル化学賞受賞).
g. frog ミドリガエル(蛙).
g. gold 緑色金(金75%，鉛12.5～17.5%，カドミウム7.5～12.5%とからなる合金).
g. gram (ヤハズエンドウの一種)，= *Vigna radiata*.
g. hellebore アメリカヘレボルス根，= American hellebore.
g. hemin 緑色ヘミン，= verdohemochromogen.
g. hemoglobin 緑色ヘモグロビン.
g. hide 生皮.
g. hydroquinone グリーンヒドロキノン，= quinhydrone.

g. jaundice 緑色黄疸［医学］，＝verdin jaundice.
g. malt 緑麦芽［医学］.
g. milk 緑色乳，藍色乳（*Pseudomonas fluorescens* の汚染によるもの）.
g. monkey ミドリザル（猿）.
g. nail 緑色爪（主として緑膿菌による爪甲の緑色ないし黒色の変化．爪白癬に合併することが多い）.
g. oil 緑油（アントラセン油）.
g. sickness 萎黄病，＝chlorosis.
g. soap 軟石ケン，＝medicinal soft soap.
g. soap tincture 緑石ケンチンキ（皮膚の洗浄剤），＝soft soap liniment.
g. softening 緑色軟化（組織の化膿についていう）.
g. sputum 緑色痰［医学］.
g. stain 緑色染色物，緑色着色（歯の表面にみられる緑色真菌性沈着物）.
g. stool 緑便.
g. sulfur bacteria 緑色イオウ菌.
g. sweat 緑色発汗（銅を取り扱う職工などにみられる）.
g. T stoff （戦争ガスで xylyl bromide 88%と bromoacetone 12%との混合物）.
g. tea 緑茶.
g. tobacco sickness 緑タバコ病.
g. urine 緑色尿［医学］.
g. verdigris （塩基性酢酸第二銅），＝basic cupric acetate.
g. vision 緑〔色〕視〔症〕［医学］.
g. vitriol リョクバン（緑礬）$FeSO_4$-$7H_2O$（硫酸第一鉄），＝copperas.
g. wine グリーンワイン（新酒．製造後1カ年未満のもの）.
Greene, Charles Lyman ［gríːn］ グリーン（1863–1929，アメリカの医師）.
G. sign グリーン徴候（打診により確認される心臓の遊離縁が外方へ転位する徴候で，滲出性胸膜炎にみられる）.
Greenfield, Joseph Godwin ［gríːnfiːld］ グリーンフィールド（1884–1958，イギリスの神経病理学者）.
G. disease グリーンフィールド病（小児の脱髄性脳疾患）.
Greengard, Paul ［gríːngɑːd］ グリーンガード（1925年，アメリカのニューヨーク生まれ．ドパミンなどの化学物質による信号が神経細胞内で伝達されるしくみを明らかにした．神経系における情報伝達機構の研究業績により，2000年度ノーベル医学・生理学賞を受賞）.
green·har·tin ［grìːnháːtin］ グリーンハルチン $C_{30}H_{26}O_6$（南アメリカ産クス［樟］*Nectandra rodioei* にある黄色素）.
green·house ef·fect ［gríːnhaus ifékt］ 温室効果.
greenhouse gas 温室効果ガス.
Greenhow, Edward Headlam ［gríːnou］ グリノー（1814–1888，イギリスの医師）.
G. disease グリノー病（流浪者のダニ病），＝vagabond's disease.
greenish stool 緑〔色〕便［医学］（ビリベルジンを多く含む小児の便）.
gree·noc·kite ［gríːnəkait］ グリーノカイト，硫化カドミウム鉱（CdS）.
Greenough tinc·ture ［gríːnoː tíŋktʃər］ グリーノーチンキ（ミョウバン，苦扁桃，シュウ酸カリを主成分とするアルコール性浄歯剤）.
green·sand ［gríːnsænd］ 緑砂（主としてケイ酸塩からなり，イオン置換性を示す物質），＝glauconite.
greenstick fracture 若木骨折［医学］（不全骨折），＝willow fracture, infraction.
Greenthal stain ［gríːnθɔːl stéin］ グリーンタール染色液（ジフテリア菌の染色液で，クリスタル紫 0.07g，メチレンブルー 0.1g，氷酢酸 3g，水 100 からなる）.
green·tongue ［gríːntʌŋ］ 緑〔色〕舌［医学］.
Greenwald–Lewman meth·od ［gríːnwɔːld lúːmən méθəd］ グリーンワルド・ルーマン法（血中の滴定可能アルカリを定量する方法．ピクリン酸沈殿により，遊離および総ピクリン酸を別々に定量し，その差から血液の塩基と結合したものを算出する）.
Greenwald meth·od ［gríːnwɔːld méθəd］ グリーンワルド法.
gref·fo·tome ［gréfətoum］ 植皮刀（旧語）.
greg·a·loid ［grégəlɔid］ 群生の（原虫または細胞が偶然に集合することをいう）.
Greg·a·ri·na ［grègəráinə］ グレガリナ属，簇胞子虫属（胞子虫の一属）.
greg·a·rine ［grégərin］ ① 簇胞子虫性の．② グレガリア，簇虫.
Greg·a·ri·nia ［grègəráiniə］ 簇虫綱，グレガリナ亜綱（アピコンプレックス門）.
greg·a·ri·no·sis ［grègərinóusis］ グレガリナ症，簇胞子虫症.
gre·gar·i·ous·ness ［grigǽriəsnis］ 群居性［医学］，群生本能（昆虫の）.
Gregg syndrome グレッグ症候群［医学］（Gregg, N. M. はオーストラリアの眼科医），＝congenital rubella syndrome.
Gregory, James ［grégəri］ グレゴリー（1753–1821，スコットランドの医師）.
G. powder グレゴリー散（複合大黄散，小児散），＝pulvis rhei compositus (compound rhubarb powder).
G. sign グレゴリー徴候（マックバーネー点に相当する腹壁左半部の打診において，虫垂部に疼痛があれば虫垂炎が疑われる）.
greg·re ［grígri］ カスカ皮，＝grigri.
Greider, Carol W. グライダー（1961生，アメリカの分子生物学者．Blackburn のもとで，テロメアの配列を伸長する酵素テロメラーゼを発見した．テロメアおよびテロメラーゼによる染色体保護機構を発見した業績により，Blackburn，Szostak とともに2009年度ノーベル医学・生理学賞を受けた）.
Greig, David Middleton ［gréig］ グレーグ（1864–1936，スコットランドの医師）.
G. cephalopolysyndactyly syndrome グレーグ頭蓋多合指症候群.
G. hypertelorism グレーグ両眼隔離症（両眼間の距離が広い状態），＝ocular hypertelorism, Crouzon disease, hereditary craniofacial dysostosis.
G. syndrome グレーグ症候群（両眼隔離症）.
grei·se·ni·za·tion ［gràizinizéiʃən］ グライゼン化（気成作用による母岩変質の一つ）.
Grenacher stain ［grenǽkər stéin］ グレナッヘル染色（2～3%カルミンを4%ホウ砂水溶液に30分間加熱して溶解し，2～3日放置したものを等量のアルコールで希釈し，再び2～3日放置して濾過する），＝borax carmine stain.
grenz ray グレンツ線，限界線（波長2AU程度のX線で，透過性が低いので表面照射療法に利用される），＝infra-roentgen rays.
grenz ray apparatus 限界線治療装置［医学］.
grenz zone 境界帯.
Greppi–Villa test ［grépi vílə tést］ グレッピ・ヴィラ試験（血小板減少性脾腫診断のためアドレナリン注射後脾腫が縮小するか否かをみる）.
gres·sion ［gréʃən］ 転位（特に歯根と歯冠が同時に転位すること），＝displacement.
grex ［gréks］ グレックス（線維数の単位）.

Grey Turner, George [gréi tə́:nər] グレーターナー(1877–1951，イギリスの外科医).
G. T. sign グレーターナー徴候(急性膵炎の重症型では血液を含む滲出液が腹壁皮下まで浸透し，臍周辺部の皮膚が暗赤色や黄色に変色する)，= Turner sign.
grey [gréi] 灰色の，= gray.
g. antimony (三硫化アンチモン)，= antimony trisulfide.
g. columns [TA] 灰白柱，= columnae griseae [L/TA].
g. line [TA] 青斑ヒモ*，= taenia cinerea [L/TA].
g. lung virus 灰色肺炎ウイルス(Andrewes-Grover，1946が記載したハツカネズミのウイルス病の病原体).
g. matter [TA] 灰白質，= substantia grisea [L/TA].
g. ramus communicans [TA] 灰白交通枝，= ramus communicans griseus [L/TA].
g. reticular formation 灰白網様体(延髄の).
g. substance [TA] 灰白質，= substantia grisea [L/TA].
g. substance of thalamus [TA] 視床灰白質*，= substantia grisea thalami [L/TA].
GRF ① genetically restricted factor 遺伝子拘束因子の略．② gonadotrop(h)in releasing factor 性腺刺激ホルモン放出因子の略．③ growth hormone releasing factor 成長ホルモン放出因子の略.
grid [gríd] 格子，細隙格子[医学]，グリッド[医学](三極真空管の一部).
g. bias グリッドバイアス.
g. cell グリッド細胞(脳の嗅内野に海馬へ空間情報を供給する細胞，2005年 Moser, Edvard I., Moser, May-Britt により特定された).
g. glow tube 三極グロー放電管，= glim relay.
g. irradiation ふるい(篩)照射〔法〕[医学].
gridiron incision 交互切開[医学]，格子形切開.
Gridley, Mary F. [grídli:] グリッドレー(1908–1954，アメリカの医療検査技師).
G. stain グリッドレー染色〔法〕.
G. stain for fungi グリッドレー真菌染色〔法〕.
grief [grí:f] 悲嘆.
g. care グリーフ・ケア(悲嘆に対するケア).
g. education 悲しみの教育.
g. reaction 悲嘆反応[医学](適応障害の一つ).
Griesinger, Wilhelm [grí:ziŋər] グリージンガー(1817–1869，ドイツの神経学者．グリージンゲルともいう).
G. disease グリージンガー病(① 非定型再帰熱または胆性チフス様症と呼ばれたもので，現在のワイル病．= Weil disease．② 十二指腸虫症．= ankylostomiasis).
G.-Kussmaul sign グリージンガー・クスマウル徴候(心タンポナーデまたは癒着性心膜に起こる奇脈で，吸気間完全に脈拍が消失するか，または減弱する).
G. sign グリージンガー徴候.
G. symptom グリージンガー症状，グリージンガー症候(横洞血栓および周囲膿瘍のときの乳突後縁の限局性有痛浮腫).
Griess ni·trite test [grí:s náitrait tést] グリース亜硝酸還元試験(水の純度を検出するため1879年にドイツ化学者 P. Griess により創案，1889年に Ilosvay により改良された方法で，酸性スルファニル酸アルファナフチラミン試薬を加えると赤色の azo-α-aminophthalene-parabenzene-sulfonic acid が発生する).
grif·fe [gríf] (両親の一方が黒人で他方が1/4黒人である場合をいう).
Griffith meth·od [grífiθ méθəd] グリフィス法(馬尿酸を検出する方法で，被検物からエーテルで抽出し，蒸留後の残渣物をブロミンと臭酸ナトリウムで処置し，その窒素を kjeldahl 法で定量する).
Griffith sign [grífiθ sáin] グリフィス徴候(上方注視時に下眼瞼の遅滞をみる Graves 病の徴候).
Griffith typing グリフィス型別[医学].
Griffith zinc white グリフィス亜鉛華，= lithopone.
Grigg test [gríg tést] グリッグ試験(メタリン酸はペプトン以外のタンパクを沈殿する).
Grignard, Victor [grinjá:r] グリニャール(1871–1936，フランスの有機化学者).
G. reaction (グリニャール試薬を用いて有機化合物を合成する反応).
G. reagent グリニャール試薬(有機ハロゲン化合物は純エチルエーテル中で Mg と作用して一般式 R-Mg-X をもつ化合物のエーテル溶液を生じ，この液をグリニャール試薬と呼ぶ).
Grigoroff ba·cil·lus [grígərɑfs bəsíləs] グリゴロフ乳酸桿菌，ブルガリア乳酸桿菌，= *Lactobacillus delbrueckii* subsp. *bulgaricus*.
grig·ri [grígri] カスカ皮，= gregre, sassybark, erythrophleum.
grim·ace [gríməs] ひそめ眉，しかめ顔，しかめ面[医学](統合失調症の初期にみられる特徴の一つで，特に緊張病では衒奇症とともにしばしば現れる).
Grimelius stain グリメリウス染色(L. Grimelius の開発した好銀性顆粒の染色法).
grind·a·bil·i·ty [gràindəbíliti] 研磨容易性，粉砕性.
grin·de·lia [grindí:liə] グリンデリア(Hieronymus Grindel (1776–1836)にちなんで命名されたキク科 *Grindelia* 属植物の葉花を乾燥した生薬).
g. fluidextract グリンデリア流エキス(呼吸器疾患に用いる)，= fluidextractum grindeliae.
grind·er [gráindər] ① 大臼歯．② 粉砕機，= grinding machine.
grinder's asthma グラインダー喘息，= miner's asthma.
grinder's disease 塵挨病，= silicosis.
grinder's rot 研磨工肺線維症，= grinder's phthisis, silicosis.
grind·ing [gráindiŋ] 挫滅[医学]，圧挫[医学]，歯ぎしり[医学]，粉砕，摩砕，すり(ガラス).
g.-in 削合〔術〕，咬頭調整.
g. movement 臼磨運動.
g. of teeth 歯ぎしり，= fluxism, clending.
g. stone 研削といし(砥石)[医学].
Grindon, Joseph [gríndən] グリンドン(1858生，アメリカの皮膚科医).
G. disease グリンドン病(脱落性毛嚢炎)，= ecbolic folliculitis.
grip [gríp] ① インフルエンザ，= grippe．② 把握，にぎり[医学].
g. myotonia 把握性筋強直[医学](手を握ると開きにくい).
g. strength 握力[医学].
gripe [gráip] 仙痛，腹痛，= colic.
griping pain キリキリ痛[医学]，激烈な腹痛.
grippe [gríp] [F] ① 流〔行性〕感〔冒〕[医学]，= influenza．② 仙痛，神経痛．形 grippal.
g. aurique 金剤中毒性多発ニューロパチー.
grippotyphosa meningitis 不明感染性髄膜炎(流〔行性〕感〔冒〕あるいはチフス様感染が考えられるが同定できない)，= mud fever.
Griscelli, Claude [gríseli] グリッセリ(フランスの免疫学者).
G. syndrome グリッセリ症候群(常染色体劣性遺伝疾患．免疫不全，部分白子症など).

gris·e·o·fla·vin [grìziouflé ivin] グリセオフラビン(*Streptomyces griseoflavus* から分離された抗生物質で，グラム陽性菌に対して有効).

gris·e·o·ful·vin [grìzioufúlvin, –fʌ́l–] グリセオフルビン $C_{17}H_{17}ClO_6$：352.77 (ベンゾフラン－シクロヘキセン系抗生物質，抗真菌薬，白癬，黄癬に適用).

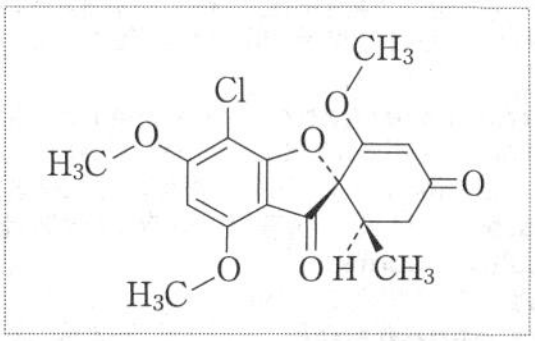

gris·e·o·my·cin [grìzioumáisin] グリセオマイシン(*Streptomyces lavendulae* の培養により得られる抗生物質で，*Pseudomonas aeruginosa* に対し有効).

gris·e·us [grísiəs] 灰色の〔医学〕.

Grisolle, Augustin [grizɔ́l] グリソル(1811–1869, フランスの医師).

G. sign グリソル徴候(丘疹が皮膚を引き延ばしても触れるならば痘瘡であり，触れなければ麻疹である).

gris·tle [grísl] 軟骨(主として料理した肉中にあるものをいう)，= cartilage.

grit [grít] 粗粒〔子〕〔医学〕.

g. blast グリット・ブラスト〔医学〕.

Gritti, Rocco [gríti] グリッチ(1828–1920, イタリアの外科医).

G. amputation グリッチ切断術，= Gritti–Stokes amputation.

G. operation グリッチ切断術(膝蓋を皮膚弁に含めて大腿の切断面に縫い付ける方法)，= Gritti- Stokes amputation.

G.－Stokes amputation グリッチ・ストークス切断術(大腿切断術の一方法．断端部での負荷を得るために膝蓋骨を大腿骨端に固定する切断法)，= Gritti amputation.

grit·ting [grítiŋ] きしみ音〔医学〕.

gRNA guide RNA ガイドRNA の略.

groan [gróun] うなり声，うめき声.

Grocco, Pietro [grákou] グロッコ(1856–1916, イタリアの医師).

G. sign グロッコ徴候(① 胸腔に滲出液が貯留すると，その反対側の背部に傍脊椎三角の濁音部が現れる．= Grocco triangular dullness. ② 眼突性甲状腺腫では，筋肉努力により心臓の急性拡張が起こる．③ 肝腫では肝臓濁音部が正中線より左方に拡大する).

G. test グロッコ試験(軽症紫斑病を診断する方法で，上腕に駆血帯を施し，肘屈面に点状出血斑の出現を観察する).

G. triangle グロッコ三角，グロッコ傍脊椎三角，= paravertebral triangle, Rauchfuss t..

grocer's itch (乾物屋にできる手の湿疹．砂糖ダニの寄生病).

Grocott, Robert G. [grákət] グロコット(アメリカの組織学者).

G. staining グロコット変法.

G.－Gomori methenamine－silver stain グロコット・ゴモリのメテナミン–銀染色〔法〕.

Groenouw, Arthur [grénou] グレーノー(1862–1945, ドイツの眼科医).

G. corneal dystrophy グレーノー角膜ジストロフィ.

G. keratitis グレーノー角膜炎(点状角膜)，= cornea guttata.

Groff knife グロフ刀(電気焼灼刀).

grog [grág] グロッグ(① ウマの舟状骨の壊死性炎症．= navicular disease. ② 酒と水とを半々に割った飲料．= chamotte).

groin [grɔ́in] [TA] 鼡径部，= inguen [L/TA].

g. flap 鼡径皮弁.

g. skin flap 鼡径皮弁.

g. ulcer 鼡径部潰瘍.

Grönblad, Ester Elizabeth [grénblɑ:d] グレンブラッド(1898–1942, スウェーデンの眼科医).

G.－Strandberg syndrome グレンブラッド・ストランドベルヒ症候群(網膜の血管腫様線条と皮膚の弾力性偽黄色腫の合併症).

groom·ing [grú:miŋ] 毛づくろい〔医学〕，グルーミング〔医学〕.

g. reaction 毛づくろい反応〔医学〕.

groove [grú:v] [TA] ① 溝，= sulcus [L/TA]. ② 裂〔医学〕.

g. for arch of aorta 大動脈弓溝.

g. for auditory tube 耳管溝.

g. for descending aorta 下行大動脈溝.

g. for extensor muscle tendons [TA] 伸筋腱溝*，= sulci tendinum musculorum extensorum [L/TA].

g. for greater petrosal nerve [TA] 大錐体神経溝，= sulcus nervi petrosi majoris [L/TA].

g. for inferior petrosal sinus [TA] 下錐体洞溝，= sulcus sinus petrosi inferioris [L/TA].

g. for inferior venae cava 下大静脈溝.

g. for lesser petrosal nerve [TA] 小錐体神経溝，= sulcus nervi petrosi minoris [L/TA].

g. for marginal sinus [TA] 縁静脈洞溝*，= sulcus sinus marginalis [L/TA].

g. for middle meningeal artery [TA] 中硬膜動脈溝，= sulcus arteriae meningeae mediae [L/TA].

g. for middle temporal artery [TA] 中側頭動脈溝，= sulcus arteriae temporalis mediae [L/TA].

g. for occipital sinus [TA] 後頭洞溝，= sulcus sinus occipitalis [L/TA].

g. for popliteus [TA] 膝窩筋溝*，= sulcus popliteus [L/TA].

g. for radial nerve [TA] 橈骨神経溝，= sulcus nervi radialis [L/TA].

g. for sigmoid sinus [TA] S状洞溝，= sulcus sinus sigmoidei [L/TA].

g. for spinal nerve [TA] 脊髄神経溝，= sulcus nervi spinalis [L/TA].

g. for subclavian artery [TA] 鎖骨下動脈溝，= sulcus arteriae subclaviae [L/TA].

g. for subclavian vein [TA] 鎖骨下静脈溝，= sulcus venae subclaviae [L/TA].

g. for subclavius [TA] 鎖骨下筋溝，= sulcus musculi subclavii [L/TA].

g. for superior petrosal sinus [TA] 上錐体洞溝，= sulcus sinus petrosi superioris [L/TA].

g. for superior sagittal sinus [TA] 上矢状洞溝，= sulcus sinus sagittalis superioris [L/TA].

g. for superior vena cava 〔肺の〕上大静脈溝.

g. for tendon of fibularis longus [TA] 長腓骨筋腱溝，= sulcus tendinis musculi fibularis longi [L/TA].

g. for tendon of flexor hallucis longus [TA] 長母指屈筋腱溝，= sulcus tendinis musculi flexoris hallucis longi [L/TA].

g. for tendon of peroneus longus [TA] 長腓骨筋腱溝，= sulcus tendinis musculi peronei longi [L/TA].

g. for tibialis posterior tendon 内果溝.

g. for transverse sinus [TA] 横洞溝，= sulcus

sinus transversi [L/TA].

g. for ulnar nerve [TA] 尺骨神経溝, = sulcus nervi ulnaris [L/TA].

g. for vena cava [TA] 大静脈溝, = sulcus venae cavae [L/TA].

g. for vertebral artery [TA] 椎骨動脈溝, = sulcus arteriae vertebralis [L/TA].

g. of crus of helix [TA] 耳輪脚溝, = sulcus cruris helicis [L/TA].

g. of greater petrosal nerve 大錐体神経溝.

g. of lesser petrosal nerve 小錐体神経溝.

g. of lung for subclavian artery 肺の鎖骨下動脈溝.

g. of nail matrix 爪床小溝.

g. of promontory [TA] 岬角溝, = sulcus promontorii [L/TA].

g. of pterygoid hamulus [TA] 翼突鉤溝, = sulcus hamuli pterygoidei [L/TA].

g. pancreatitis グルーヴ膵炎(膵頭部と十二指腸の溝領域に限局する慢性膵炎).

g. sign 溝サイン.

grooved director 有溝導子.

grooved tongue 亀裂舌, = scrotal tongue.

grooves for arteries [TA] 動脈溝, = sulci arteriosi [L/TA].

groping reflex 摸索反射 [医学].

gros nez [gró néi] 大鼻症, = goundou, big nose.

Gross, Ludwik [gróus] グロス(1904–1999, アメリカの腫瘍学者).

G. virus グロスウイルス, グロス白血病ウイルス, = Gross leukemia virus.

Gross, Robert Edward [gróus] グロス(1905–1988, アメリカの外科医. Hubbard とともに開存性動脈管の手術を考案し, 心臓を露出し, 動脈管を切断することなく二重絹糸縫線で結紮した).

Gross, Samuel David [gróus] グロス(1805–1884, アメリカの外科医).

G. antineuralgic pill グロス神経痛薬(神経痛用鎮静丸薬で, キニーネ, ストリキニン, モルフィン, 三酸化ヒ素, アコニットを含む).

G. disease グロス病(直腸が嚢胞状に拡張する疾患), = encysted rectum.

Gross, Samuel Weissel [gróus] グロス(1837–1889, アメリカの医師. 内部から尿道狭窄を切開する尿道刀を考案した).

Gross triangle グロス三角(坐骨結節と, 大腿骨大転子を結び, その線の中点から脊柱に平行の線を引き, その線上大転子と同じ高さの点A, さらに上方へ5cmのB, およびさらに脊柱の方へ水平に5cmのCとで囲まれる領域).

gross [gróus] 肉眼的の, 粗大な, 総体の [医学].

g. anatomy 肉眼解剖学 [医学] (顕微鏡を用いないで, 肉眼的に研究する解剖学).

g. behavior 肉眼的行動 [医学].

g. calorific value 総発熱量 [医学].

g. counting rate 生の計数率 [医学].

g. domestic product 国内総生産 [医学].

g. efficiency 総効率, = crude efficiency.

g. energy 総エネルギー [医学].

g. hematuria 肉眼的血尿 [医学].

g. lesion 肉眼的病変 [医学], = macroscopical lesion.

g. motor activity 粗大運動能力 [医学].

g. national product 国民総生産 [医学].

g. rate of growth 粗発育速度 [医学].

g. reproduction rate 総再生産率(合計特殊出生率), = total fertility rate.

g. tumor volume (GTV) 肉眼的腫瘍体積.

grosse vérole 梅毒.

Grossich, Antonio [grɑsík] グロシッヒ(1849–1926, イタリアの外科医).

G. method グロシッヒ法(ヨードチンキを外科手術用消毒剤に用いる方法).

Grossmann op·er·a·tion [gróusmən àpəréiʃən] グロスマン手術(網膜剥離に対し, 網膜下の滲出液を吸引除去し, 加温食塩水の少量を徐々に硝子体内へ注入する療法).

Grossmann re·a·gent [gróusmən riéiʤənt] グロスマン試薬, = dicyanodiamidine sulfate.

ground [gráund] ① 基礎, 基底. ② 地面, 地上.

g. bundle 固有束, 固有索(脊髄連合線維の一つ), = fasciculus proprius.

g. glass すりガラス [医学].

g. glass appearance すりガラス像 [医学], つや消しガラス様像(線維性骨異形成症, びまん(瀰漫)性肺間質病変などで, X線像上無構造に見えること).

g. glass opacity すりガラス様陰影.

g. itch 土壌疹(鉤虫症), 皮膚炎, 肥まけ, 肥かぶれ, 皮膚鉤虫症, = water itch.

g. itch anemia 鉤虫貧血.

g. lamella (介在層板), = interstitial lamella.

g. membrane 基底膜, = inophragma.

g. meristem 基本分裂組成, = fundamental meristem.

g. noise 暗騒音 [医学].

g. potential 地盤電位(地球の電位差で, すべての電位測定において用いられる任意的標準).

g. reaction 類属反応 [医学].

g. squirrel 地上性リス.

g. state 基底状態(原子, 分子などのエネルギーの最も低い状態).

g. substance ① 間質物質(細胞または線維間の空隙を充満する液または固体), = matrix. ② 核リンパ, = caryolymph. ③ 基質(組織細胞間にある物質).

g. substance of bone 骨基質 [医学].

g. water 地下水 [医学] (地底水).

g.-water theory 地下水説, = Pettenkofer theory.

ground·ing [gráundiŋ] 接地 [医学].

g. of current 電流の接地.

group [grú:p] ① 群, 分類群(同種のものの集合). ② 団, 族, 類(相互置換可能な原子または元素についていう).

g. A hapten A群ハプテン(多糖類, 六炭糖, アセチルグルコサミン, アミノ酸からなる粘状物質).

g. A hemolytic streptococcus A群溶血性レンサ球菌.

g. A streptococcal M protein A群レンサ球菌Mタンパク質(レンサ球菌A群菌の型特異性を決定しているタンパク質抗原).

g. A streptococcal polysaccharide A群レンサ球菌ポリサッカライド(レンサ球菌の細胞表面に存在する特異的多糖体).

g. A streptococcus (GAS) A群レンサ球菌.

g. agglutination 同群凝集, 群凝集反応, 類族凝集反応(近縁な菌群に共通する抗原とこれに対する抗体との凝集反応).

g. agglutinin 群凝集素, = cross-reacting agglutinin.

g. B hemolytic streptococcal infection in newborn 新生児B群溶血性レンサ球菌感染症.

g. B hemolytic streptococcus B群溶血性レンサ球菌.

g. B streptococcus (GBS) B群レンサ球菌.

g. beating 群発心拍(一連の電気活動が同じ時間的関係を保って繰り返し現れること).

g. comparative trial 群間比較法〔医学〕.
g. creative thinking 集団思考〔医学〕.
g. dynamics グループダイナミックス，集団力学〔医学〕(K. Lewin が物理学からの類推で命名した集団に作用する力に関する研究).
g. examination 集団検(健)診.
g. expansiveness 集団的拡張性.
g. guidance 集団指導〔医学〕.
g. health insurance 団体健康保険〔医学〕.
g. hearing aid 集団補聴器〔医学〕.
g. home グループホーム(障害者や高齢者が一般住宅において共同生活をする形態).
g. hospital 組合病院.
g. hospitalization 共同部屋入院〔医学〕.
g. Ia fiber Ia 群線維.
g. Ib fiber Ib 群線維.
g. identification 集団帰属意識〔医学〕.
g. incompatibility 血液群不適合.
g. mass selection 成〔群〕集団選択〔医学〕.
g. medicine ① 集団診療(団体の契約診療). ② 協同診療(数名の医師が同一診療所内で医業を営むこと).
g. model HMO グループ方式保健維持機構(加入者だけに医療を提供する医師の診療グループと契約している保健維持機構).
g. of muscles 筋群〔医学〕.
g. phase 群相(免疫現象において抗原が特異的に少数の種族にのみ存在すること).
g. policy 団体〔投〕保険〔医学〕.
g. practice グループ診療〔医学〕，協同診療(各科の専門医が協同して同一診療所を設けること).
g. practice hospital 共同診療病院〔医学〕.
g. precipitation 共同沈降(同一沈降素が1個以上の抗原に作用して沈降反応を示すこと).
g. processes 集団処理行為〔医学〕.
g. psychology 集団心理学〔医学〕.
g. psychotherapy 集団心理療法〔医学〕，集団〔精神〕療法.
g. reaction 同群凝集反応(細菌の)，群反応〔医学〕，= group agglutination.
g. reagent 分属試薬〔医学〕，群類試薬(類似の構造をもつ化合物の群類を検出するための試薬)，= general reagent.
g. selection 成群選択〔医学〕.
g. specific 血液群特異的の(凝集素に関して).
g. specific antigen 群特異抗原.
g. specific C carbohydrate 群特異C炭水化物〔医学〕.
g. structure 集団構造〔医学〕.
g. test 集団試験.
g. therapy 集団療法(精神障害の)〔医学〕.
g. toxicity 群毒性.
g. transfer 基移動.
g. velocity 〔波〕群速度.
grouped atrophy 群集萎縮〔医学〕.
grouped discharge 群化放電〔医学〕，群化発射.
grouped sequential inspection 群逐次抜き取り検査.
group·ing [grú:piŋ] 分類，群化.
Grove, Sir William Robert [gróuv] グローヴ(1811-1896, イギリスの物理学者).
G. cell グローヴ電池(希釈した硫酸液に亜鉛，希釈硝酸液にプラチナムを配した化学電池)，= Grove element.
Grover disease グロヴァー病.
growing fever 成長熱〔医学〕.
growing follicle 発育卵胞.
growing fracture 進行性骨折〔医学〕.
growing isotope (放射性含水炭素をつくる天然の光合成. Scully の方法では放射性 CO_2 から放射性糖 $C_6H_{12}O_6$ をつくる).
growing pain 青少年の成長期骨痛，成長痛〔医学〕(少年期にみられる骨痛. 夜間に多くみられる).
growing season 生長(育)期.
growing skull fracture 拡大性(進行性)頭蓋骨骨折〔医学〕，進行性(発育性)頭蓋骨折(乳幼児，特に1歳未満の頭蓋骨折にみられる. 後に進行性をもって骨折線が離開し，皮下に髄液が貯留するもの).
growth [gróuθ] ① 発育，成長(動物に用いる). ② 生長(植物などに用いる).
g. abnormality 発育異常〔医学〕.
g. acceleration 発育(生長)加速度現象〔医学〕.
g. and developmental disorder 発育不全症.
g. arrest line 成長停止線〔医学〕，成長〔阻害〕線.
g. by apposition 付加成長.
g. chart 成長表〔医学〕，成長曲線.
g. cone 〔神経軸索の〕成長円錐.
g. constant 発育(生長)定数〔医学〕.
g. curvature 成長弯曲.
g. curve 成長曲線〔医学〕.
g. cycle 発育環〔医学〕.
g. development 成長発達.
g. disorder 成長障害〔医学〕.
g. factor 成長因子，増殖因子.
g. form 成長形.
g. fraction 増殖分画〔医学〕.
g. hormone (GH) 成長素，成(生)長ホルモン(成(生)長素またはアウキシンとも呼ばれ，主として植物体の生長を助長する因子であるが，同時に動物下垂体前葉のホルモンで身体の骨格発達を促進させる作用物質をも含む).
g. hormone assay 成長ホルモン・アッセイ(検定〔法〕)〔医学〕.
g. hormone deficient short statue 成長ホルモン分泌不全性低身長症.
g. hormone inhibiting hormone (GHIH) 成長ホルモン分泌抑制ホルモン.
g. hormone releasing factor (GHRF) 成長ホルモン放出因子〔医学〕，= somatostatin.
g. hormone releasing hormone (GHRH) 成長ホルモン放出ホルモン〔医学〕.
g. inhibiting factor 増殖(成長)抑制因子.
g. inhibition 成長(生長)抑制〔医学〕.
g. inhibitor 成長抑制物質〔医学〕.
g. line 成長線〔医学〕.
g. media for mycobacteria 結核菌培地(固型培地としては小川培地 Ogawa egg medium や Löwenstein-Jensen 培地など，液体培地ではグリセリンブイヨン glycerol bouillon やソートン培地 Sauton medium，表面培地にデュボス培地 Dubos medium などがそれぞれ用いられる).
g. medium 発育(増殖)培地〔医学〕.
g.-onset diabetes 成長期発症糖尿病.
g. period 成長(生長)期〔医学〕.
g. phase 発育期，増殖期.
g. plate [TA] ① 成長板*，= lamina epiphysialis [L/TA]. ② 成長軟骨板(帯).
g. promoting factor 発育促進因子〔医学〕，細胞増殖促進因子，発育素，発育促進物質(細菌の発育を助長するビタミン，ホルモン，そのほかの物質の総称).
g. promoting substance 発育促進物質〔医学〕.
g. quotient 発育指数〔医学〕，成長率(摂取食事と成長との比).
g. rate 発育速度〔医学〕，成長率〔医学〕.
g. reaction 成長反応〔医学〕.
g. regulator 成長制御物質〔医学〕.

G

g. retardation 成長遅延［医学］.
g. ring 生（成）長輪.
g. season 成長期，発育期，繁殖期.
g. stimulant 成長刺激物質［医学］.
g. substance 発育（成長，生長）物質［医学］.
g. tables 発育表［医学］.
grub ［grʌ́b］ ① 幼虫，地虫，うじ（蛆）. ② 食餌（俗称）.
Gruber, George Benito Otto ［grú:bər］ グルーベル（1884-1977, ドイツの医師. Martin-Gruber anastomosis）.
G. syndrome グルーベル症候群（内臓嚢胞，脳奇形，常染色体性劣性遺伝）.
Gruber, Josef ［grú:bər］ グルーベル（1827-1900, オーストリアの耳鼻科医）.
G. method グルーベル聴力検査法（音叉が聞こえなくなったとき，患者の外耳道に指を挿入し，その指に音叉を接触させると，再び聞こえるようになる），= Gruber test.
G. speculum グルーベル耳鏡.
Gruber, Max von ［grú:bər］ グルーベル（1853-1927, ドイツの細菌学者）.
G. reaction グルーベル反応（腸チフスの血清反応で，被検血清を 1：40 以上に希釈し，同量の腸チフス菌の 24 時間培養液を加え，2 時間 55°C で加温して，綿状反応をみる．鏡検には，同一の混合液を懸滴ガラスにつくる），= Gruber-Durham reaction, G.-Widal reaction.
G.-Widal reaction グルーベル・ウィダール反応，= Gruber-Durham reaction.
Gruber, Wenzel Leopold ［grú:bər］ グルーベル（1814-1890, ロシアに住んだボヘミアの解剖学者）.
G. cul-de-sac グルーベル窩（鎖骨内端にある胸骨上憩室），= Gruber fossa.
G. hernia グルーベルヘルニア（内胃間膜ヘルニア），= internal mesogastric hernia.
G.-Landzert fossa グルーベル・ランツェルト窩（Jonnesco 窩に相当する位置の腹腔陥凹で十二指腸角の後方に延長する窩）.
Grübler stain ［grú:blər stéin］ グリューブラー染色剤（ギムザ染色液を Pappenheim が改良して，Grübler 社から市販されているパンクローム染色用粉末），= panchrome stain.
Gruby, David ［grú:bi:］ グルービー（1810-1898, パリに住んだハンガリーの皮膚科医．主に真菌に関する研究が多く，黄癬菌（1841），鵞口瘡糸状菌（1842），小芽胞菌（1843），白癬菌（1844）などを発見した）.
G. disease グルービー病（*Trichophyton* による頭部白癬病），= microsporia.
gru·el ［grú:əl］（オートミールまたはタマネギでつくったかゆ（粥））.
gruff ［grʌ́f］ 粗剤（生薬の粗雑な部分）.
gru·ma ［grú:mə］ 歯石.
grume ［grú:m］ 凝塊. 形 grumous, grumose.
gru·mose ［grú:mous］ 凝塊状の，瘤状の（細菌培養集落の外観についていう），= grumous.
Grünbaum test ［gr(j)ú:nbaum tést］ グリューンバウム試験（アジソン病では副腎皮質抽出液を注射しても血圧は上昇しない）.
Grünbaum-Widal test グリューンバウム・ウィダール試験，= Widal reaction.
Grunert op·er·a·tion ［grú:nə:t àpəréiʃən］ グルーネルト手術（脳静脈洞血栓症において，血栓が頸静脈球まで広がった場合に行う手術法）.
Grünfelder toe re·flex ［gr(j)ú:nfeldər tóu rifléks］ グリューンフェルダー母指（趾）反射（5 歳以下の小児において頭蓋の人字，乳突，乳突頭頂縫合の交差点を圧迫すると，足の母指は背屈し，他指は扇状に開く反射で，中耳炎の存在を示す徴候），= fontanel reflex.
grunt·ing ［grʌ́ntiŋ］ ① 喉音を発すること（ブーブーいう音）. ② 苦情をいうこと，呻吟［医学］.
Grünwald, Ludwig ［gr(j)ú:nwɔ:ld］ グリュンワルド（1863-1927, ドイツの耳鼻科医）.
G. stain グリュンワルド染色，= May-Grünwald stain.
gru·tum ［grú:təm］ ① 稗粒腫［医学］，= milium. ② エンバク（燕麦）顆粒.
Grynfeltt, Joseph Casimir ［grínfelt］ グリンフェルト（1840-1913, フランスの外科医）.
G. hernia グリンフェルトヘルニア（先天性腰ヘルニア）.
G. triangle グリンフェルト三角（先天性腰ヘルニアの起こる三角で，上方は第 12 肋骨および下後鋸筋，後方は腰方形筋，前方は内腹斜筋により囲まれる），= Lesshaft triangle.
gry·o·chrome ［gráiəkroum］ グリオクローム（原形質の可染物質が微粒または小糸としてみえる神経細胞）.
gry·pho·sis, gry·po·sis ［grifóusis, gripóusis］ グリホシス（彎曲（特に爪についていう））.
g. unguium 爪甲鉤彎症，= onychogryposis.
GS gestational sac 胎嚢の略.
GSD ① genetically significant (annual) dose 遺伝有意〔年〕線量の略. ② glycogen storage disease グリコーゲン病の略.
GSH reduced glutathione 還元グルタチオンの略.
GSM gender specific medicine 性差医療の略.
GSR galvanic skin reflex 電流性皮膚反射の略.
GSS Gerstmann-Sträussler-Scheinker disease ゲルストマン・シュトロイスラー・シャインカー病の略.
GSSG oxidized glutathione 酸化グルタチオンの略.
GST glutathione-*S*-transferase グルタチオン-*S*-トランスフェラーゼの略.
gt gutta 滴の略（液体または水薬について用いる）.
GTF glucose tolerance factor ブドウ糖耐性因子の略.
GTH gonadotropic hormone 性腺刺激ホルモンの略.
GTP guanosine triphosphate グアノシン三リン酸の略.
γ-GTP γ-glutamyl transpeptidase ガンマ-グルタミルトランスペプチダーゼの略.
GTP-binding protein GTP 結合タンパク質.
gtt guttae 滴数の略（複数形）.
GTV gross tumor volume 肉眼的腫瘍体積の略.
GU ① gastric ulcer 胃潰瘍の略. ② genitourinary 性尿器のの略. ③ gonococcal urethritis 淋菌性尿道炎の略.
gua·cin ［gwɑ́:sin］ グアシン（キク科植物 *Mikania guaco* から得られる苦味樹脂状成分）.
gua·co ［gwɑ́:kou］ グアコ（南アメリカ産植物 *Mikania guaco* で喘息などの治療薬となる）.
guai·ac ［gwáiæk］ ① グアヤックユソウボウ［癒瘡木］（ハマビシ［浜菱，蒺藜］科植物）. ② グアヤック脂（グアヤック *Guaiacum sanctum* の樹脂），= guaiacum, guaiac resin.
g. reaction グアヤック反応（グアヤック樹脂のアルコール溶液を 10 滴と，3% 過酸化水素液 5 滴とを加えて青色を発するペルオキシダーゼ反応で，血液の証明に応用される）.
g. resin グアヤック樹脂，= guaiac.
g. test グアヤック試験［医学］，ユソウボク［癒瘡木］試験（ヘモグロビン（血色素）の定性試験で，グアヤックチンキ，過酸化水素を被験物に加えると青色を発する）.
g. tincture グアヤックのアルコール溶液，= tinctura guaici.

G

g. yellow グアヤックイエロー(グアヤクに存在する黄色色素).

guai·a·cene [gwáiəsi:n] グアヤセン C_5H_8O (グアヤックを乾留して得られる油状液).

guai·a·ci lig·num [gwáiəsai lígnəm] ユソウボク[癒瘡木], = guaiac, guaiacum wood, lignum vitae, lignum benedictum, lignum sanctum holz.

guai·a·cin [gwáiəsin] グアヤシン(グアヤックから得られる樹脂).

guai·a·col [gwáiəkɔ:l] グアヤコール [化] *o*-methoxy phenol (ブナのクレオソートから得られる液体または固体で, 以前は肺結核および気管支炎に去痰薬として用いられた), = methylcatechol.

g. benzoate 安息香酸グアヤコール $C_6H_4COOC_6H_4(OCH_3)$ (結晶体), = benzosol, benzoylguaiacol.

g. cacodylate カコジル酸グアヤコール $CH_3OC_6H_4OAs(CH_3)_2O{-}H_2O$ (淡赤色結晶物で, 油剤として結核に用いる注射薬).

g. carbonate 炭酸グアヤコール $CO(OC_6H_4OCH_{13})_2$ (水に不溶の結晶, 去痰薬, 腸防腐薬), = guaiacolis carbonas.

g. carbonate kefir 炭酸グアヤコール馬乳酒.

g.-carbonic acid 炭酸グアヤコール $C_6H_3(OH)(OCH_3)C\ OOH{-}2H_2O$.

g. cinnamate ケイ皮酸グアヤコール $C_6H_5CH{=}CHCOOC_6H_4OCH_3$, = styracol.

g. ethyl グアヤコールエチル(ピロカテキンの一エチルエステル), = guthol, guaethol.

g.-formaldehyde resin グアヤコールホルムアルデヒド樹脂(象牙質細管系の完全消毒を目的とした歯科用レジン).

g. glyceryl ester グリセリルグアヤコールエステル $CH_3OC_6H_4OCH_3H_5(OH)_2$ (白色結晶体で腸防腐薬, 去痰薬), = guaiphenesin, guaifenesin.

g. phosphate リン酸グアヤコール $(C_6H_4OCH_3O)_3PO$ (水不溶性の白色結晶体).

g. phosphite 亜リン酸グアヤコール, = phosphoguaiacol.

g. salicylate サリチル酸グアヤコール $C_6H_4(OCH_3)C_7H_5O_3$ (結晶体), = guaiacol salol.

guai·a·col·ate [gwáiəkəleit] グアヤコール塩.

guai·a·co·lis car·bo·nas [gwaiəkóulis ká:bənəs] 炭酸グアヤコール, = duotal, guaiacol carbonate.

guai·a·con·ic ac·id [gwaiəkánik ǽsid] グアヤコン酸 $C_{21}H_{26}O_5$ (グアヤク樹脂から得られる黄色無定形粉末), = guaiaconresinol.

guai·a·cum [gwáiəkəm] グアヤック脂, ユソウボク[癒瘡木]脂, = guaiac, guaiac resin.

guai·a·ret·ic ac·id [gwaiərétik ǽsid] 結晶グアヤレト酸 $C_{20}H_{26}O_4$ (guaiacum の主成分).

guai·as·a·nol [gwaiǽsənɔ:l] グアヤサノール [化] diethylglycocoll-guaiacol hydrochloride $CH_3OC_6H_4OCOCH_2(C_2H_5)_2{-}HCl$ (白色結晶体の無毒性防腐麻酔薬で, 2〜5%溶液として点眼薬または肝疾患および蟯虫撲滅に用いられる).

guai·fen·e·sin [gwaifénisin] グアイフェネシン [化] (*RS*)-3-(2-methoxyphenoxy)propane-1,2-diol $C_{10}H_{14}O_4$: 198.22 (グアヤコールグリセリンエーテル. グリセリンモノエーテル系鎮咳去痰薬).

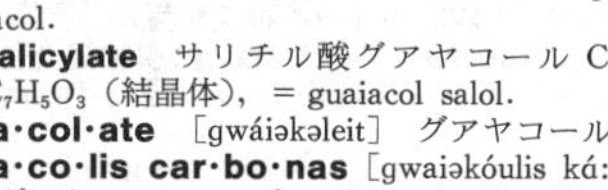

および鏡像異性体

Guama virus グアマウイルス(ブニヤウイルス科のウイルス).

guanabenz acetate グアナベンズ酢酸塩 [化] (*E*)-(2,6-dichlorobenzylideneamino) guanidine monoacetate $C_8H_8Cl_2N_4 \cdot C_2H_4O_2$: 291.13 (酢酸グアナベンズ. 交感神経 α_2 受容体興奮薬, グアンジン系抗高血圧薬. 交感神経系の緊張を低下させて血圧降下作用を発現する).

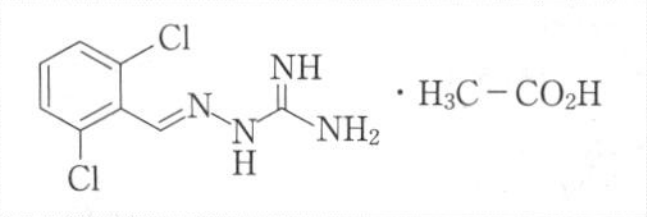

gua·na·cline [gwá:nəkli:n] グアナクリン [化] [2-(3,6-dihydro-4-methyl-1(2*H*)-pyridyl)]-ethylguanidine sulfate (降圧薬), = cyclazenin.

guan·a·drel [gwá:nədrəl] グアナドレル [化] (1,4-dioxaspiro[4,5]dec-2-ylmethyl) guanidine sulfate (降圧薬), = guanadrel sulfate.

Guanarito virus グアナリトウイルス(アレナウイルス科のウイルスで, ベネズエラ出血熱の原因ウイルス).

guan·ase [gwá:neis] グアナーゼ(グアニンに作用してキサンチンに変化する脱アミノ基酵素の一種で, 肝, 脾を除いてブタのほとんどすべての組織中に存在する).

gua·neth·i·dine [gwɑ:néθədi:n] グアネチジン (降圧薬), = guanethidine sulfate.

g. sulfate グアネチジン硫酸塩 [化] 1-[2-(hexahydroazocin-1(2*H*)-yl)ethyl]guanidine monosulfate $C_{10}H_{22}N_4 \cdot H_2SO_4$: 296.39 (硫酸グアネチジン. アドレナリン作動性神経抑制薬, アゾカン-グアニジン系抗高血圧薬. 神経終末で, ノルエピネフリンを枯渇することにより交感神経機能を抑制. 本態性高血圧症, 悪性高血圧症に適用).

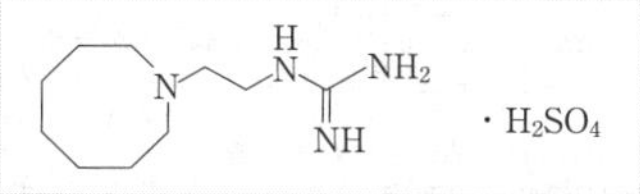

guan·i·dase [gwá:nideis] グアニダーゼ(グアニジンを尿素とアンモニアに分解する酵素で, *Aspergillus niger* により産生される).

guan·i·dine [gwá:nidi:n] グアニジン $NG{=}C(NH_2)_2$ (水, アルコールに易溶, 無色吸湿性の結晶), = aminomethanamidine, carbotriamine, carbamidine, iminourea.

g. hydrochloride 塩酸グアニジン(重症性筋無力症の治療に用いられる).

guan·i·din·e·mia [gwà:nidiní:miə] グアニジン血症.

gua·nid·i·no [gwɑ:nídinou] グアニジノ基 ($H_2NC({=}NH)NH{-}$), = guanidyl.

gua·ni·di·no·a·ce·tic ac·id [gwà:nidìnouəsí:tik ǽsid] グアニジノ酢酸 $NH_2C({=}NH)NHCH_2CO_2H$, = glycocyamine.

guan·i·dyl [gwá:nidil] グアニジル基(坂口反応における赤色反応作用基).

guan·ine [gwá:ni:n] グアニン [化] -2-amino-6-hydroxy purine $C_5H_5N_5O$: 151.13 (白色結晶性塩基で, ヌクレインの分解産物), = aminohypoxanthine.

g. cell グアニン細胞.

g. gout グアニン痛風(グアニンの病的沈着).

g. nucleotide グアニンヌクレオチド, = guanylic acid.

g. polynucleotide グアニンポリヌクレオチド.
guan·o·chlor [gwáːnəklɔːr] グアノクロル ㊗ [2-(2,6-dichlorophenoxy) ethylamino] guanidine sulfate (降圧薬).
guan·o·phore [gwáːnəfɔːr] グアニン担体(特にグアニン結晶の充満している細胞のことで, 光線の透過をさえぎり銀色を呈するもの).
gua·nos·i·nase [gwɑːnásineis] グアノシナーゼ(グアノシンに作用してグアニンと *d*-リボースに変ずる水解酵素).
guan·o·sine (Guo) [gwáːnəsiːn] グアノシン ㊗ 2-amino-9-*β*-D-ribofuranosyl-9H-purine-6(IH)-one $C_{10}H_{13}N_5O_5$ (プリンヌクレオチドの一つで, グアニンを含む RNA の主成分).
g. deaminase グアノシン脱アミノ酵素(グアノシンをキサントシンとアンモニアに分解する).
g. desamidase グアノシンデアミナーゼ(グアノシンからアミノ基を離脱させてキサントシンに変える脱アミノ酵素).
g. diphosphate (GDP) グアノシン二リン酸.
g. hydrolase グアノシン水解酵素(グアノシンを水解してグアニンと糖とをつくる酵素).
g. 5′-monophosphate (GMP) グアノシン一リン酸.
g. triphosphate (GTP) グアノシン三リン酸.
guan·ox·an [gwɑːnáksæn] グアノキサン ㊗ 1,4-benzodioxan-2-ylmethyl guanidine sulfate (降圧薬).
guan·yl [gwáːnil] グアニル基, = amidino.
gua·nyl·ic ac·id [gwɑːnílik ǽsid] グアニル酸 ㊗ guanosine phosphoric acid $C_{10}H_{14}N_5O_8P$ (グアノシン一リン酸. グアノシンのリン酸エステルであるヌクレオチドをいう. モノヌクレオチドの一つ), = guanine nucleotide.
guanylic acid deaminase グアニル酸脱アミノ酵素(グアニル酸をキサンチル酸とアンモニアに分解する).
gua·nyl·yl [gwáːnilil] グアニリル.
guapi bark = cocillana.
gua·ra·na [gwɑːrənáː, gwəráːnə] ガラナ(ブラジル産ムクロジ[無患樹蔓] *Paullinia cupana* の乾燥種子を粉砕してつくった糊剤で, guaranine, saponin, paullinitannic acid を含む鎮痛薬).
gua·ra·nine [gwáːraniːn] ガラニン $C_8H_{10}N_4O_2$-H_2O (ガラナから得られるアルカロイドで, カフェインと同一物).
guard [gáːd] 保護, 鍔(刀剣などに付けて手を防衛する工夫, または注射針に付けて組織内への穿刺度を抑制するための金属小板).
g. catalyst 保護触媒 [医学].
g. ring 保護環.
g. wire 保護線.
guard·i·an [gáːdiən] 後見人.
guard·ing [gáːdiŋ] 防御(障害された部位の動きを小さくするために起こる筋肉の痙攣. 腹壁防御 abdominal guarding などがある).
Guarnieri, Giuseppe [gwɑːniéːri] グルニエリ (1856-1918, イタリアの医師).
G. bodies グルニエリ小体(痘瘡およびワクシニア上皮細胞にみられる細胞質内好酸性封入体), = cytoryctes vaccinae.
G. gelatin-agar グルニエリゼラチン寒天培地(肺炎菌培養に用いる Stoddard 培養基に類似のもの).
Guaroa virus グアロアウイルス(ブニヤウイルス科のウイルス).
Guatemala nod·ules [gwàːtəmáːlə nádjuːlz] グァテマラ小結節(フィラリアの一種, 回旋糸状虫 *Onchocerca volvulus* の皮下寄生により生じた小結節, アフリカおよび中・南アメリカにみられる).
gua·yu·le [gwajúːli] グワユールゴムノキ(メキシコ産ゴム樹 *Parthenium argentatum* で重症性皮膚炎の原因となる).
gubernacular canal 導管(切歯の後方にある顎骨の小管), 抱雌溝.
gubernacular cord 精巣導体, = gubernaculum testis.
gubernacular fold 導帯ヒダ(精巣導帯の下部を含む腹膜の一部).
gu·ber·nac·u·lum [gùːbəːnǽkjuləm] ① 導帯. ② 導刺帯(線虫の交尾補助器), 副交接刺.
g. dentis 歯帯.
g. testis 精巣導帯.
Gubler Adolphe [gjúblər] ギュブレル (1821-1879, フランスの医師), = Goblet, Adolphe.
G.-Foville hemiplegia ギュブレル・フォビーユ片麻痺 [医学].
G. hemiplegia ギュブレル片麻痺(下交代性片麻痺), = Millard-Gubler paralysis, Weber-G. syndrome.
G. icterus ギュブレル黄疸(急性溶血性黄疸の一型で, ヘマフェインの存在による), = hemapheic icterus.
G. line ギュブレル線(第5脳神経根を連結する線).
G. palsy ギュブレル麻痺 [医学].
G. paralysis ギュブレル片麻痺, = Gubler hemiplegia.
G. reaction ギュブレル反応(尿に亜硝酸を加えて褐色を呈するのはヘマフェインの存在によるので, ヘマフェイン黄疸のときには陽性).
G.-Robin typhus ギュブレル・ロバンチフス(発疹チフスの腎臓型).
G. sign ギュブレル徴候(鉛中毒で腕関節部に腫脹を起こすこと).
G. syndrome ギュブレル症候群.
G. tumor ギュブレル腫瘍(鉛中毒者の手首背面の腫瘤).
Gudden, Bernhard Aloys von [gúːdən] グッデン (1824-1886, ドイツの神経科医).
G. commissure グッデン交連(視神経交差の後角を包み大脳両半球を連絡する線維), = commissura inferior.
G. ganglion グッデン神経節, = ganglion interpedunculare.
G. law グッデン法則(切断した神経の近位端の変性は細胞体求心性に進む).
G. tegmental nuclei グッデン三叉神経核.
Guedel, Arthur Ernest [gédəl] ゲデル (1883-1956, アメリカの麻酔医).
G. airway ゲデルエアウエイ(全身麻酔の気道確保に用いる).
Guelpa, Guglielmo [gélpə] グェルパ (1850-1930, パリに住んだイタリアの医師).
G. diet グェルパ食(糖尿病食事, 3日間の飢餓と排便後, 1日の牛乳食, 1日の野菜食に続いて漸次正常食に復する食事療法).
G. treatment グェルパ療法(飢餓と排便とを併用するリウマチおよび痛風の療法).
Guéneau de Mussy, Noël François Odon [genóː də músi] ゲノーダムッシー (1813-1885, フランスの医師).
G. de Mussy point 〔ゲノー〕ダムッシー圧痛点(横隔膜性胸膜炎にみられる圧痛点), = de Mussy sign.
Guenther, Gustav B. [gjúntər] ギュンテル (1801-1866, ドイツの外科医).
G. modification of Gram stain グラム染色法のギュンテル変法(ヨードヨードカリ液に曝露した後, アルコールに30秒, 次いで3%塩酸アルコールに3分間浸漬し, 最後に無水アルコールで完全に脱色する).

G

G. operation ギュンテル切断術, = modified Pirogoff amputation.
G. stain ギュンテルスピロヘータ染色法(加温固定標本に5%酢酸液を30分間作用させた後, アンモニア蒸気に数秒間接触させ, 水洗して Ehrlich のアニリンゲンチアナバイオレット液で8〜10分間染色する).
Guérin, Alphonse François Marie [gerán] ゲラン(1816-1895, フランスの外科医).
G. fold ゲランヒダ(尿道前端の舟状窩弁), = valvula fossae navicularis.
G. fracture ゲラン骨折(上顎骨の両側横骨折).
G. gland ゲラン腺, = Skene gland.
G. sinus ゲラン洞(尿道舟状窩弁後方にできる憩室).
G. valve ゲラン弁.
Guérin, Jean-Mario Camille [gerán] ゲラン(1872-1961, フランスの獣医. Calmetteとともに BCGを開発). → Calmette-Guérin bacillus.
Guerreiro, César [geréirou] ゲレイロ(1885-1949, ブラジルの医師). → Machado-Guerreiro reaction.
G. reaction [geréirou] ゲレイロ反応, = Machado-Guerreiro reaction.
Guglielmo disease ググリエルモ病, 赤血病性骨髄症, = DiGuglielmo disease.
gu·ha [gú:hə] グーハ, = guja.
Guibor chart [gíbə: ʧá:t] グィボル図表(整形外科用訓練に用いる).
guid·ance [gáidəns] 指導, 案内.
guide [gáid] ① 誘導 [医学], 誘導針 [医学]. ② 導子. ③ 指南, 案内者.
g. coat 目標塗膜 [医学].
g. funnel 導子漏斗.
g. line 指針 [医学], = guideline.
g. plane 誘導面, ガイドプレーン, 誘導板.
g. RNA (gRNA) ガイドRNA.
guided tissue regeneration 組織再生誘導法.
guide·line [gáidlain] ガイドライン, 指針.
g. for ethical review of epidemiological studies 個人情報保護基本法.
guide·wire [gáidwaiər] ガイドワイヤ(血管造影用カテーテルを血管内の適した位置に誘導するための柔軟性に富んだ鋼線).
Guidi, Guido [gí:di] ギーディ(1500-1569, イタリアの解剖学者), = Vidus, Vidius.
guiding symptom 特異的症状, = characteristic symptom.
Guilford, Joy Paul [gílfərd] ギルフォード(1897-1987, アメリカの心理学者. 質問紙法による性格テストを考案). → Yatabe-Guilford test.
Guillain, Georges [gijén] ギラン(1876-1961, フランスの神経科医).
G.-Barré reflex ギラン・バレー反射.
G.-Barré-Strohl syndrome ギラン・バレー・ストロール症候群, = Guillain-Barré syndrome.
G.-Barré syndrome ギラン・バレー症候群(無熱, 筋痛, 運動減弱, 腱反射消失, 髄液タンパク増加に比して細胞数の増加をみない. 脱髄性ニューロパチーの一型), = radiculoneuritis, encephalomyeloradiculoneuritis, acute infectious polyneuritis.
G. (benzoin) test ギラン試験(神経梅毒患者の髄液に膠状ベンゾイン樹脂を加えると沈殿が起こる).
G.-Mollaret triangle ギラン・モラレーの三角(小脳歯状核と対側の赤核, 中心被蓋路, 下オリーブ核を結ぶ三角).
G.-Thaon syndrome ギラン・タオン症候群(移行性脳脊髄梅毒).
Guillemin, Roger Charles Louis [gíləmin] ギルマン(1924生, フランス・ディジョン生まれ. 大学卒業後, カナダに移り, ストレス説で有名な Selye の弟子となり, のちアメリカに渡る. 脳のペプチドホルモン産生に関する発見により, A. V. Schally とともに1977年度ノーベル医学・生理学賞を受けた).
guil·lo·tine [gíləti:n] ギロチン(扁桃腺または口蓋垂を切除する器具).
g. amputation ギロチン切断術(法)(迅速に行う輪状切断で, 切断面を包帯で覆う方法).
g. costotome リリエンタル肋骨切断器, = Lilienthal costotome.
guilt [gílt] 罪悪感 [医学].
g. feeling 罪責感 [医学].
Guinard, Aime [giná:r] ゲナール(1856-1911, フランスの外科医).
G. method ゲナール療法(消化性潰瘍に炭化カルシウムを応用する方法).
guinea fever ギニア熱, = dracunculosis, dracontiasis.
guinea green B ギニアグリーンB $C_{37}H_{35}N_2O_6S_2Na$ (トリフェニンメタン系の暗緑色粉末染料).
guinea pig テンジクネズミ [天竺鼠] [医学] (厳密に語源を考えると, モルモットという名はリス科のマルモット *Marmota* の混同誤用), = *Cavia*.
guinea pig unit モルモット単位 [医学].
guinea pox ギニアポックス, 熱帯フランベジア, = framb(o)esia tropicalis.
guinea-worm ギニア虫, メジナ虫(線虫の一種で, 哺乳類の組織内に寄生する), = *Dracunculus medinensis*.
Guinon, Georges [ginɔ́n] ギノン(1859-1929, フランスの医師).
G. disease ギノン病, = Gilles de la Tourette disease.
Guisez tube グイセー管(食道癌の場合絶えず保持し得るように工夫された管).
Guist, Gustav [gíst] グイスト(ドイツの眼科医).
G. chemical cauterization グイスト化学焼灼法(網膜剥離に多穿孔法と脈絡膜の化学的焼灼とを併用する方法).
G. phenomenon グイスト現象(徴候)(網膜硬化において静脈が太く, 中心窩に向かう小枝が細く迂曲する).
Guiteras, Juan [gitérəs] ギテラス(1852-1925, キューバの医師).
G. disease ギテラス病(分芽菌症に類似の疾患).
gu·ja [gú:hə] グーハ(グアム島に流行する気管支喘息), = epidemic bronchial asthma (Guam).
gu·la [gjú:lə] 食道, 咽喉, = throat.
Guldberg-Waage law [gúldbə:g wá:gə lɔ́:] グルトベルク・ヴァーゲの法則, グルベルグ・ヴォーゲ法則(質量作用の法則で, 化学的反応の速度は関係する反応物質の質量に比例する), = law of mass action.
Gulf War syndrome 湾岸戦争症候群.
Gull, Sir William Whitney [gʌ́l] ガル(1816-1890, イギリスの医師).
G. disease ガル病(甲状腺萎縮による成人性粘液水腫), = adult myxedema.
G. renal epistaxis ガル腎出血(中年期にみられる血管神経性血尿症), = angioneurotic hematuria, essential renal hemorrhage, renal hemphilia.
Gull-Sutton dis·ease [gʌ́l sʌ́tən dizí:z] ガル・サットン病(動脈硬化症のうち, 細動脈線維症または汎発性動脈硬化症をいう), = arteriocapillary fibrosis.
Gull-Toynbee law [gʌ́l tɔ́inbi: lɔ́:] ガル・トインビー法則(中耳炎が脳へ広がるとき, 乳突炎は小脳と外側静脈洞を侵すが, 鼓室蓋の炎症は大脳を侵す).
gul·let [gʌ́lit] 食道, 消化器, 咽喉, = esophagus,

throat.
Gullstrand, Allvar [gʌ́lstrɑ:nd] グルストランド(1862–1930, スウェーデンの眼科医. 光線屈折学を研究し, 細隙灯顕微鏡を考案し, ノーベル医学・生理学賞を, 1911年に受けた).
G. law グルストランドの法則(遠距離の物体を見ながら頭部を一方に回転し, その角膜反射像が回転方向に動く場合には, 常に弱筋の方向をとる).
G. slit lamp グルストランド細隙灯(細隙を通して強い平行光線を眼に送り, 顕微的に虹彩, 角膜, 水晶体などの構造を観察するために用いられる).
G. spectacles グルストランド眼鏡(白内障手術後に, 水晶体の代用として用いる).
gu·lon·ic ac·id [gju:lánik ǽsid] グロン酸(gulose を徐々に酸化して得られる pentahydroxy-caproic acid 異性体の一つ).
gu·lose [gjú:lous] グロース(アルドヘキソースの一種で, グルコースの異性体).
gum [gʌ́m] [TA] ① 保護歯周組織(歯肉), = gingiva [L/TA], periodontium protectionis [L/TA]. ② ゴム, 弾性ゴム(植物の分泌物から得られる無定形の粘性樹脂で, 炭素, 水素, 酸素からなる). 形 gummy.
g. arabic アラビアゴム [医学](アカシア *Acasia* 属の樹液から得られる酸性ヘテロ多糖で, 主成分はアラビン酸のカルシウム塩), = acacia.
g. benjamin 安息香, = benzoin.
g. frit 歯肉着色剤(義歯の).
g. line 歯肉線(縁).
g. margin 歯肉縁, = gingival margin.
g. mastic 乳香.
g. polyp 歯肉ポリープ.
g. porcelain teeth 有歯肉陶歯 [医学].
g.-printing process ゴム印画法 [医学].
g. rash (歯疸), = tooth rash.
g. resin ゴム樹脂(ゴムと樹脂または脂油との混合物).
g. restoration 歯肉回復(抜歯後).
g. solution ゴム溶液(アラビアゴム6%を食塩水に溶かしたもので, 血漿代用液).
g. sugar ゴム糖, = arabinose.
g. thus ゴム乳香, = turpentine.
g. tragacanth トラガカント.
gum·boil [gʌ́mbɔil] 歯槽膿漏.
Gumboro dis·ease [gʌ́mbɔ:rə dizí:z] ガンボロ病, 伝染性ファブリキウス嚢病(ウイルスによる幼若鶏の伝染性疾患で, ファブリキウス嚢の破壊が起こり, 免疫系の異常をきたす), = infectious bursal disease.
gum·ma [gʌ́mə] ゴム腫, = syphiloma, syphilis gummosa. 複 gummas, gummata. 形 gummatous.
g. sclerae 強膜(鞏膜)ゴム腫.
gum·ma·ta [gʌ́mətə] (gumma の複数).
gum·mate [gʌ́meit] ガメート, = arabate.
gum·ma·tous [gʌ́mətəs] ゴム腫の [医学].
g. hepatitis ゴム腫性肝炎 [医学].
g. lesion ゴム腫病変 [医学].
g. meningitis ゴム腫性髄膜炎 [医学](梅毒第3期にみられる).
g. osteitis ゴム腫性骨炎.
g. syphilide ゴム腫, = gumma.
g. syphilis ゴム腫性梅毒 [医学].
g. ulcer ゴム腫性潰瘍 [医学].
gum·mi [gʌ́mi] ゴム, = gum.
g. indicum インドゴム, = Ghatti gum.
gum·my [gʌ́mi] ゴム状の.
g. matter ガム質 [医学].
g. sulfur ゴム状イオウ(粘性イオウともいい, イオウ同素体の一つ).
g. tumor ゴム腫, = gumma.
Gumprecht, Ferdinand A. [gúmprekt] グンプレヒト(1864–1947, ドイツの医師).
G. shadow グンプレヒト影像(主としてリンパ性白血病患者の血液塗抹標本にみられる白血球の破壊した細胞像), = shadow-cells, smudges, busket cells.
gun-barrel enterostomy 銃筒状腸瘻形成術(切断した腸の両端を腹壁外に固定する瘻管).
Gundel toxin グンデル毒素 [医学].
gun·do [gʌ́ndou] 大鼻[症], = goundou.
Gunn law [gʌ́n lɔ́:] ガン法則(脱臼を治療する際には, 負傷を受けたときの位置に手または足をおき, その外力と反対の方向に強力を加えなければならない).
Gunn, Robert Marcus [gʌ́n] ガン(1850–1909, イギリスの眼科医).
G. crossing sign ガンの交叉所見.
G. dots ガン白斑(検眼鏡で見られる黄斑の直上方にある光輝ある白斑).
G. phenomenon ガン現象(網膜血管硬化の際みられる現象で, 血管の迂曲は著明. 管腔狭細となって白条に変化し, 網膜中心動脈の交差部において, 動脈下の静脈が絞扼されて切れたようにみえる), = Salus phenomenon.
G. sign ガン現象 [医学], ガン徴候(① 細動脈硬化症における眼底動静脈交叉部の所見. ② 求心性瞳孔反射異常).
G. syndrome ガン症候群(先天性脳運動神経の分布異常で, 上眼瞼の下垂症を起こし, 下顎の運動との連合によってのみ, 下垂が矯正される症候群), = jaw winking, Gunn cross-phenomenon.
gunner's arm 鉄砲腕.
Gunning, Jan Willem [gʌ́niŋ] ガンニング(1827–1901, オランダの化学者).
G. reaction [gʌ́niŋ] ガンニング反応(キールダール窒素定量の改良法), = Arnold and Gunning method.
Gunning, Thomas Brian [gʌ́niŋ] ガンニング(1813–1889, アメリカの歯科医).
G. splint ガンニング副子(下顎骨の骨折に用いる副子で, その中央部には食物摂取のための孔が穿ってある).
gun·pow·der stain [gʌ́npaudər stéin] 爆粉沈着症, 外傷性刺青.
gunshot fracture 射創骨折 [医学], ガンショット骨折(弾丸などによる骨折).
gunshot injury 射傷, 銃創.
gunshot wound 射創, 銃創, = wound from firearms.
gunstock deformity 銃床変形(上腕骨顆骨折後にみられる奇形で, 腕を完全に伸ばすと, 外方に腕が曲がる).
Günther disease ギュンター病, = congenital erythropoietic porphyria.
Günz, Justus Gottfried [géntʒ] ギェンツ(1714–1754, ドイツの解剖学者. ギュンツともいう).
G. ligament ギェンツ靱帯(閉鎖膜の線維で, 閉鎖脈管と閉鎖神経が通る上側および内側をなすもの).
Günzburg, Alfred [géntʒbə:g] ギュンツブルグ(1861–1937, ドイツの医師).
G. sign ギュンツブルグ徴候(十二指腸潰瘍においては, 胆嚢と幽門との間に鼓腸性鳴音が聴取される).
G. test ギュンツブルグ試験(塩酸の検出法でクロログリシンとバリンの混合液を用い, 塩酸が存在すると鮮紅色になる).
Guo guanosine グアノシンの略.
Gurdon, John Bertrand ガードン(1933生, イギリスの発生生物学者. 1962年アフリカツメガエルを用いて, 核を破壊した未受精卵にオタマジャクシの腸上皮細胞の核を移植し成長することを示し，分化した体細胞が発生に必要な遺伝情報を備えていることを報告した．成熟細胞を多能性をもつ状態に初期化できることを発見した業績により，山中伸弥とともに2012年度ノーベル医学・生理学賞を受けた）．
gur·gle [gə́:gl] グル音〔医学〕，腹鳴（腸の内容物がゴロゴロと鳴ること），= borborygmus.
gurgling rale ゴボゴボというラ音．
gur·gu·lio [gə:gú:liou] 口蓋垂，= uvula.
gur·jun [gə́:ʤən] ショウノウ香料植物（東インド産の巨木で g. balsam の原植物）．
g. balsam ガージャンバルサム（*Dipterocarpus* 属植物から得られるバルサム），= gurjun oil, wood-oil.
g. oil リュウノウ〔龍脳〕香油，= gurjun balsam.
gur·jun·ene [gə́:ʤənin] グルジュネン $C_{15}H_{24}$（グルジュンから得られる三環性テルペン）．
gur·jun·ic ac·id [gə:ʤúnik ǽsid] グルジュン酸 $C_{22}H_{34}O_4$（グルジュンバルザムの樹脂から得られる化合物）．
gur·ney [gə́:ni] ガーニー（歩行できない患者を病院内で移動させるための台車付き担架）．
gur·u-nut [gúru: nʌ́t] グルーナッツ，コーラノキ，= cola.
Gussenbauer, Carl [gúsən bauər] グッセンバウエル（1842–1903，ドイツの外科医）．
G. clamp グッセンバウエル骨折用緊子（癒着しない骨折端を連結するためのもの）．
G. operation グッセンバウエル手術（食道狭窄部の上方から狭窄部を切開する手術）．
G. suture グッセンバウエル縫合（腸管裂傷の際用いる8字状縫合）．
gus·ta·tion [gʌstéiʃən] 味覚，賞味，吟味〔覚〕．
gus·ta·tism [gʌ́stətizəm] （味覚的以外の刺激により起こる味覚）．
gus·ta·to·ry [gʌ́steitəri, -tətɔ:ri] 味覚の．
g. agnosia 味覚失認〔症〕〔医学〕．
g. anesthesia 無味覚症．
g. area 味覚領，味覚野〔医学〕．
g. audition 聴覚性味覚．
g. aura 味覚前兆．
g. bud 味蕾，= calyculi gustationii, taste bud.
g. bulb 味覚球．
g. canal 味管〔医学〕．
g. cell 味〔覚〕細胞．
g. center 味覚中枢（大脳皮質にある）．
g. epilepsy 味覚性てんかん．
g. hallucination 幻味〔医学〕，= hallucination of taste.
g. hyperesthesia 味覚過敏〔症〕〔医学〕，= hypergeusia.
g. hypesthesia 味覚減退〔医学〕．
g. nucleus 味核（延髄の孤束核の内側にあり，鼓索，舌咽，迷走神経の終止点）．
g. olfaction 味的嗅覚〔医学〕．
g. organ [TA] ①味覚器，= organum gustatorium [L/TA], organum gustus [L/TA]. ②味蕾，= taste bud.
g. papilla 味蕾．
g. pore 味孔〔医学〕．
g. receptor 味覚受容器，味感覚器．
g. region 味覚部（舌および口蓋，口峡など）．
g. sensation 味覚〔医学〕．
g.-sudorific reflex 味覚発汗反射．
g. sweating 味覚性発汗〔医学〕（食事のたびに著明な発汗をきたす）．
g. sweating syndrome 味覚性発汗症候群．
gustolacrimal reflex 味覚流涙反射（食物の刺激により唾液と涙液が分泌されること）．
gus·tom·e·try [gʌstámitri] 味覚測定．
gut [gʌ́t] ①消化管，臓器．②腸線，= catgut.
g. associated lymphoid tissue (**GALT**) 消化管リンパ装置，消化管〔関連〕リンパ組織（消化管の粘膜上皮下に存在するリンパ組織．ヒトでは扁桃，パイエル板，腸管膜リンパ節，虫垂．トリのファブリキウス嚢に相当する組織との考えがある）．
g. hormone 消化管ホルモン．
g. immunity 腸管免疫〔医学〕．
g.-tie ①腸捻転（動物実験の）．②腸閉塞（家畜の）（腸が腹膜裂傷内に嵌頓して腸閉鎖を起こすこと）．
g. wool 腸線羊毛（腸線を羊毛状に切ったもの）．
Guth fac·tor [gʌ́θ fǽktər] ガス血液因子（Levine らが1951年に発見した血液因子で，S 因子と対性を示すので，s と呼ばれ，これらを総括して Ss system と命名されている）．
Guthrie, Clyde G. [gʌ́θri] ガスリー（1880–1931，アメリカの医師）．
G. formula ガスリー公式（体重のポンド単位計算式．110 + (5.5×5フィート以上のインチ数）で得られる）．
Guthrie, George James [gʌ́θri] ガスリー（1785–1856，イギリスの外科医）．
G. muscle ガスリー筋（尿道膜様部括約筋），= musculus sphincter urethrae membranaceae.
Guthrie, Robert [gʌ́θri] ガスリー（1916–1995，はアメリカの小児科医，微生物学者）．
G. test ガスリー試験〔医学〕（フェニルケトン尿症のスクリーニング法）．
Gutmann, Carl [gʌ́tmən] ガットマン（1872生，ドイツの医師．グートマンともいう）．
gut·ta [gʌ́tə] ①滴（ミニム minim と同一に用いられる）．②グッタ（グッタペルカの主成分で，$(C_{10}H_{16})_n$ の組成をもつ）．複 guttae.
g. cadens 滴下音（聴診上の）．
g.-percha グッタペルカ（マレー半島に野生するアカテツ科植物 *Isonandra gutta* などの乳液を凝固させた物質で，主成分はグッタ $(C_{10}H_{16})_n$ で，これに樹脂様物質がついたもの）．
g. rosacea 赤鼻，= rosacea, acne rosacea.
g. serena 黒内障，= amaurosis.
guttat [L] guttatim 1滴ずつの略．
gut·tate [gʌ́teit] 滴状の．
g. psoriasis 滴状乾癬（せん）〔医学〕．
gut·ta·tim [gʌtéitim] [L]1滴ずつ，= drop by drop.
gut·ta·tion [gʌtéiʃən] 排水．
gut·ter [gʌ́tər] ①溝形成（骨から溝状の骨片を切除する手術），= saucerize, guttering. ②とい（樋）．
g. dystrophy of cornea 角膜溝状ジストロフィ．
g. formation 開溝〔医学〕．
g. fracture 溝状骨折（楕円形陥凹をきたす頭蓋骨折）．
g. wound 溝創（打撃により溝が生ずるもの）．
Gut·tif·er·ae [gətífəri:] オトギリソウ科．
gut·ti·form [gʌ́tifɔ:m] 滴状の，点状の，= drop-shaped.
Guttman, L. L. [gʌ́tmən] ガットマン（アメリカの疫学者）．
G. scale ガットマン尺度．
Guttmann, Paul [gʌ́tmən] グットマン（1834–1893，ドイツの医師）．
G. sign グットマン徴候（甲状腺腫瘍において聴取される甲状腺部の捻音），= bruit de diable.
gut·tur [gʌ́tər] 咽喉，= throat. 形 guttural.
guttural duct 耳管，= Eustachian tube.
guttural pouch （ウマの食道嚢で，咽頭と頭蓋底部との間にある．オイスタヒイ管の腹側憩室）．
guttural pulse 喉頭脈（のどに感じる脈）．

guttural rale 喉頭ラ音.
gut·tur·oph·o·ny [gʌtərάfəni] 咽喉声.
gut·tur·o·tet·a·ny [gʌtərətétəni] ① 咽喉痙攣（どもり（吃音）の原因となることがある）. ② テタニー性どもり（吃音）（咽喉痙攣によるもの）.
Gutzeit, Max Adolf [gútzait] グートツァイト（1847-1915, ドイツの化学者）.
G. test (for arsenic) グートツァイト試験（酸性化した5%硝酸銀液に浸した紙を，被検物に亜鉛と硫酸とを加えて発生する蒸気に露出し，黄色斑点が出現すれば，無機性ヒ素の存在を証明する）.
gu·va·co·line [gjú:vəkəlin] グバコリン ㊗ guvacine methyl ester $C_7H_{11}NO_2$（ヤシに存在する塩基の一つ），= norarecoline.
Guy de Chauliac [gí: də ʃɔ̀:liǽk] ギードショーリアク（1300-1368, 外科医，ローマ法皇の侍医），= Chauliac, Guy de.
Guye sign [gjú:i sáin] ギュエー徴候（小児におけるアデノイドによる鼻性注意不能症），= aprosexia nasalis.
Guyon, Félix Jean Casimir [gi:ján] ギヨン（1831-1920, フランスの外科医）.
G. amputation ギヨン切断術（法）（サイム法の変法），= midified Syme operation.
G. canal ギヨン管（豆状骨と有鉤骨の間にあり，ギオン管ともいう）.
G. canal syndrome ギヨン管症候群.
G. isthmus ギヨン峡部（子宮峡部），= isthmus uteri.
G. operation ギヨン手術（① 内生母趾の外側部から楔状骨片を除去する方法. ② 踝直上部の切開により足を切断する方法），= Guyon method.
G. sign ギヨン徴候（① 腎下垂症，特に腫瘤を伴うときにみられる浮球感. ② 舌下神経は外頸動脈の上にあるため，内頸静脈との鑑別診断に利用される）.
G. tunnel syndrome ギヨン管症候群.
GVH graft versus host 対宿主性移植片の略.
GVH disease (GVHD) GVH 病，移植片対宿主病，= graft-versus-host disease.
GVHD graft-versus-host disease 移植片対宿主病の略.
GVHR graft-versus-host reaction 移植片対宿主反応の略.
GVL graft-versus leukemia 移植片対白血病の略.
GVT effect GVT効果（移植片対腫瘍効果），= graft-versus-tumor effect.
gwaliar ulcer 東邦腫.
Gy gray グレイの略.
gym·nas·tics [ʤimnǽstiks] ① 体操，修錬. ② 体操療法. 形 gymnastic.
Gym·ne·ma [ʤimní:mə] ギムネマ属（*G. sylvestris* は苦味薬を変味するために用いられる）.
gym·nem·ic ac·id [ʤimnémik ǽsid] ギムネマ酸 $C_{32}H_{55}O_{12}$（*Gymnema sylvestre* から得られる酸）.
gym·ne·min [ʤímnimin] ギムネミン（ギムネマ酸のカリウム塩として天然に存在する）.
gymno- [ʤimnou, -nə] 裸の意味を表す接頭語.
Gym·no·as·cus [ʤìmnəǽskəs] 裸嚢子菌属（子嚢菌類の一属で，ヒトの白癬から分離された）.
gym·no·bac·te·ria [ʤìmnoubæktí:riə] 無鞭毛菌.
gym·no·carp [ʤímnəkɑ:p] 裸果（被果に対していう）. ↔ angiocarp. 形 gymnocarpous.
gymnocephalous cercaria 裸頭セルカリア.
gym·no·co·lon [ʤìmnoukóulən] 滝腸.
gym·no·cyte [ʤímnəsait] 裸細胞（外膜のないもので，包細胞に対していう）. ↔ lepocyte.
Gym·no·din·i·um [ʤìmnoudíniəm] ギムノディニウム属（渦鞭毛藻類の一属で，貝類の毒化に関与する種が含まれる．また，赤潮の原因となる）.
Gym·no·lae·ma·ta [ʤìmnəlí:mətə] 裸喉綱（コケムシ類の一綱）.
Gym·no·phi·o·na [ʤìmnəfáiənə] 無足目（両生類の一目）.
gym·no·pho·bia [ʤìmnoufóubiə] 裸体恐怖〔症〕〔医学〕.
gym·no·plast [ʤímnəplæst] 裸出原形質.
gym·no·rhi·nal [ʤìmnouráinəl] 鼻孔裸出の.
gym·nos·co·py [ʤimnάskəpi] 裸体検査.
gym·no·sine [ʤímnəsin] ギムノシン（マガツオ *Gymnosarda vagaus* に存在するプロタミン）.
gym·no·sis [ʤimnóusis] 剥脱.
gym·nos·o·phy [ʤimnάsəfi] 裸体主義，裸体修行派（健康または精神修行のため裸または半裸で生活または苦行するものの教義），= nudism.
gym·no·spore [ʤímnəspɔ:r] 裸体芽胞，裸胞子，ジムノスポア.
Gym·no·tho·rax [ʤìmnəθɔ́:ræks] ウツボ〔鱓〕属（ウツボ科の一属）.
G. flavimarginatus ゴマウツボ（東半球の大洋にすむ毒性電気ウナギ）.
G. kidako ウツボ.
Gym·no·tus [ʤimnóutəs] （電気ウナギの一属）.
GYN gynecology 婦人科学の略.
gyn- [ʤin, gain] = gyneco-.
gynae- [ʤini, gaini] = gyneco-.
gy·nae·ce·um [ʤiní:siəm] 雌蕊群，めしべ群，= gynecium.
gy·naec·ic [ʤinésik] 女子の，女性の，= gynecic.
gy·nae·col·o·gist [ʤìnikάləʤist, gai-] 婦人科医，= gynecologist.
gy·nae·col·o·gy [ʤìnikάləʤi, gai] 婦人科学，= gynecology.
gy·nae·co·mas·tia [ʤìnikəmǽstiə] 女性化乳房（男性の）〔医学〕.
gynaecophoral canal 抱雌管.
gy·na·gen·e·sis [ʤìnəʤénisis] 雌性発生〔医学〕.
gy·nan·der [ʤinǽndər] ① 半陰陽. ② 男性化女性，= pseudohermaphrodite. 形 gynandrous.
gy·nan·dria [ʤinǽndriə] 女性偽半陰陽，= gynandry.
gy·nan·drism [ʤinǽndrizəm] ① 男性半陰陽，= hermaphroditism in male. ② 女性偽半陰陽，= pseudohermaphroditismus femininus.
gy·nan·dro·blas·to·ma [ʤinæ̀ndroublæstóumə] 男女性胚〔細胞〕腫（顆粒膜細胞腫と男化芽細胞腫との混合卵巣癌）.
gy·nan·droid [ʤinǽndrɔid] 男性化女性.
gy·nan·dro·morph [ʤinǽndrəmɔ:f] 雌雄モザイク，半陰陽.
gy·nan·dro·mor·phism [ʤinæ̀ndroumɔ́:fizəm] 雌雄モザイク，半陰陽.
gy·nan·dro·mor·phous [ʤinæ̀ndroumɔ́:fəs] 雌雄モザイクの（男性と女性の両方の特徴をもつこと）.
gy·nan·dry [ʤinǽndri] 女性偽半陰陽，= gynandria.
gy·nan·thro·pia [ʤìnænθróupiə] 女性偽半陰陽.
gy·nan·thro·pism [ʤinǽnθrəpizəm] 女性偽半陰陽，= gynandrism.
gy·nan·thro·pus [ʤinǽnθrəpəs] 半陰陽，男性化女性，= gynander.
gy·na·tre·sia [ʤìnətrí:ziə] 外陰閉鎖〔医学〕，鎖陰さいん，= atresia genitalis.
gyne- [gɑin, ʤini, gai] = gyneco-.
gy·nec·ic [ʤinésik] 女性の.
gy·ne·ci·um [ʤiní:siəm] 雌蕊群，めしべ群，= gynaeceum.
gyneco- [ʤinikou, gai-, -kə] 女との関係を表す

接頭語，＝gyn–，gynae–，gyne–，gyno–.

gyn·e·co·gen [ʤínikəʤən, gai–]（女性の特徴を発生させるホルモン）.

gy·ne·co·gen·ic [ʤìnikəʤénik, gai–] 女性化の.

gy·ne·cog·ra·phy [ʤinikágrəfi, gai–] ギネコグラフィー，子宮卵管造影〔法〕[医学].

gy·ne·co·i·a·try [ʤinikouáiətri, gai–] 婦人科治療学，＝gyniatrics.

gy·ne·coid [ʤínikɔid, gai–] 女性様の，婦人のような.

g. obesity 女性様肥満.

g. pelvis 女〔性〕型骨盤（入口が円形または先端のない心臓形をなすもの）.

gy·ne·co·log·ic [ʤìnikəláʤik] 婦人科〔の〕[医学].

g. abnormality 婦人科的異常 [医学].

g. congenital anomaly 婦人科的先天〔性〕異常.

g. disease examination 婦人科疾患検査 [医学].

g. neoplasm 婦人科新生物（腫瘍）[医学].

g. radiography 婦人科X線撮影〔法〕[医学].

gy·ne·col·o·gist [ʤinikáləʤist, gai–] 婦人科医.

gy·ne·col·o·gy [ʤinikáləʤi, gai–] 婦人科学，＝gynecologia. 形 gynecologic，gynecological.

gy·ne·co·mal [ʤìnikóuməl, gai–] 有毛母斑 [医学].

gy·ne·co·ma·nia [ʤìnikouméiniə, gai–] 男子色情症 [医学]，性欲亢進（男性の），＝satyriasis.

gy·ne·co·mas·tia [ʤìnikəmǽstiə, gai–] 女性化乳房 [医学]，女性型乳房（男性にみられる乳房の肥大）.

g.–aspermatogenesis syndrome 女性乳房・無精子症候群（男性が女性型乳房をもち，精子産生不能による無精子症と精巣矮小があり，17-ケトステロイド産生低下，女性ホルモン物質の排泄が増加する）.

gy·ne·co·mas·tism [ʤìnikəmǽstizəm, gai–] 婦人型乳房〔症〕（男性の）.

gy·ne·co·mas·ty [ʤínikəmæ̀sti, gái–] 女性化乳房，女性型乳房，＝gynecomastia.

gy·ne·co·ma·zia [ʤìnikouméiziə, gai–] 女性化乳房，女性型乳房，＝gynecomastia.

gy·ne·cop·a·thy [ʤìnikápəθi, gai–] 婦人病 [医学].

gynecophoric canal 抱雌管（住血吸虫，雄の腹側を縦走する溝状のヒダで，雌を抱く器官）.

gy·ne·co·to·col·o·gy [ʤìnikoutoukáləʤi, gai–] 産婦人科学 [医学].

gy·ne·co·to·kol·o·gy [ʤìnikoutoukáləʤi, gai–] 産婦人科学，＝gynecotocology.

gy·ne·met·rics [ʤìnimétriks, gai–] 産婦人科学.

gy·ne·pho·bia [ʤìnifóubiə, gai–] 女性恐怖症 [医学].

gy·ne·pho·ric [ʤìnifɔ́:rik, gai–] 女性因子保有の（表現型として正常な異型接合体である女性が，その男児に血友病のような伴性劣性形質因子を遺伝することの関係についていう）.

gy·ne·plas·ty [ʤíniplæ̀sti, gai–] 婦人性器形成術，＝gynoplastics.

gy·ni·at·rics [ʤìniǽtriks, gai–] 婦人科学，＝gyniatry，gynecology.

gyno– [ʤinou, gainou, gainə] 女との関係を表す接頭語，＝gyneco–.

gy·no·car·date [ʤìnouká:deit, gai–] ギノカルデン酸塩.

Gy·no·car·dia [ʤìnouká:diə, gainə–]（*G. odorata* などを含む．子核内に含む子芽の油は大風子油 chaulmoogra oil と呼ばれ，かつてハンセン病の治療薬として用いられた）.

gy·no·car·dia oil [ʤìnouká:diə, gainə– ɔ́il] 大風子油，＝chaulmoogra oil.

gy·no·car·dic ac·id [ʤìnouká:dik, gainə– ǽsid] 大風子酸，＝chaulmoogric acid.

gy·no·car·din [ʤìnouká:din, gainə–] ギノカルジン $C_{13}H_{19}NO_9$（大風子樹 *Gynocardia odorata* から得られる配糖体で，水解により，デキストローゼ，青酸および $C_6H_8O_4$ を生ずる）.

gy·no·di·oe·cy [ʤìnədaií:si, gai–] 雌性雄性異体性 [医学]（同一種の植物において雌花だけをつける株と両性花を付ける株とを生じる性質をいう）.

gy·no·gam·ete [ʤìnəgǽmi:t, gai–] 雌性配偶子.

gy·no·gam·one [ʤìnəgǽmoun, gai–] ギノガモン（① 雌性生殖ホルモン．② ウニの成熟卵が出すホルモン様物質）.

g. I ギノガモンI，＝echinochrome A.

gy·no·gen·e·sis [ʤìnəʤénisis, gai–] 雌性発生 [医学]（受精後精子核の協力なくして卵子が発育すること），＝merospermia.

gy·no·mas·tia [ʤìnəmǽstiə, gai–] 女性化乳房，女性型乳房，＝gynecomastia.

gy·no·me·rog·o·ny [ʤìnəmərágəni, gai–] 雌性卵片発生（受精後部分が分離し，核の癒合が起こる前のもの）.

gy·no·mo·noe·cy [ʤìnəmənı́:si, gai–] 雌性雌雄同体性 [医学].

gy·nop·a·thy [ʤinápəθi, gai–] 婦人病，＝gynecopathy.

gy·no·pho·bia [ʤìnəfóubiə, gai–] 女性恐怖症，＝gynephobia.

gyn·o·phore [ʤínəfɔ:r, gái–] ① 植物の子房柄．② 動物の雌性生殖芽.

gy·no·plas·tics [ʤìnəplǽstiks, gai–] 婦人性器形成術，＝gynoplasty.

gyn·o·plasty [ʤínəplæ̀sti, gái–] 女性器形成術，婦人性器形成術，＝gynoplastics.

gy·no·ter·mone [ʤìnoutə́:moun, gai–] ギノテルモン，雌素（雌性化ホルモンとも呼ばれ，雌性接合子により分泌され，生殖子を雌性化する作用を示す物質で，ピクロクロシン，イソラムネチンなどはその例である）.

gyp·sog·e·nin [ʤipsáʤənin] ギプソゲニン（トリテルペノイドサポニゲンの一つ）.

gyp·sum [ʤípsəm] ギプス [医学]，セッコウ〔石膏〕（天然含水硫酸カルシウム $CaSO_4 2H_2O$．無味，無臭．漢方では解熱，鎮咳などに用いる），＝calcium sulfate.

g. dressing ギプス包帯 [医学].

g. plaster 石膏プラスター [医学].

g. plaster board 石膏ボード [医学].

g. readymixed plaster 混合石膏プラスター [医学].

g. slag cement 石膏スラグセメント [医学].

g. ustum 焼石膏，＝dried gypsum.

gyral enhancement 脳回増強効果 [医学].

gyral fasciculus 連合線維，＝association fiber.

gy·rate [ʤáireit] うずまき状の [医学]，花環状の.

g. atrophy 脳回転状萎縮 [医学].

g. atrophy of choroid and retina 脳回転状網膜脈絡膜萎縮.

g. psoriasis 花環状乾癬（せん）[医学].

gy·ra·tion [ʤairéiʃən] 迂曲，回転運動（眩暈，めまい）．形 gyrate.

gyratory shaker 旋回振とう（盪）機 [医学].

gy·ra·tus [ʤairətəs] 回転の，内巻きの.

Gy·rau·lus [ʤairɔ́:ləs] ヒラマキ貝属（淡水カタツムリの類で，*Fasciolopsis buski* を媒介する種を含む）.

gy·re [ʤáiər] 回，＝gyrus.

gy·rec·to·my [ʤairéktəmi] 脳回切除術 [医学]（Penfield が提唱した皮質切除術の一手技）.

gyr·en·ceph·a·late [ʤàirənséfəleit] 皺脳類の，＝gyrencephalic，gyrencephalous.

gyr·en·ce·phal·ic [ʤàirensifǽlik] 皺脳類の，＝gyrencephalate.

gy·ri [ʤáirai] 回 (gyrus の複数).
g. Andreae Retzii レッチウス回 (脳梁の膨大直下で, 歯状回と海馬回との交差部にある 2, 3 の痕跡回).
g. breves insulae [L/TA]〔島〕短回, = short gyri of insula [TA].
g. cerebelli 小脳回.
g. cerebri [L/TA] 大脳回, = cerebral gyri [TA].
g. insulae [L/TA] 島回, = insular gyri [TA].
g. operti ライル島回.
g. orbitales [L/TA] 眼窩回, = orbital gyri [TA].
g. paraolfactorii [L/TA] 嗅旁回*, = paraolfactory gyri [TA].
g. temporales transversi [L/TA] 横側頭回 (聴覚領), = transverse temporal gyri [TA].
gyro– [ʤairou, –rə] 回転, 脳回との関係を表す接頭語.
gy·ro·chrome [ʤáirəkroum] ジャイロクローム (原形質内のニッスル小体が輪状に配置された神経細胞).
g. cell ジャイロクローム細胞 (ニッスル顆粒が輪状に配列した神経細胞).
gy·ro·ma [ʤairóumə] ジャイローマ (退縮性黄体を中心として発生する卵巣腫瘍).
gyromagnetic effect 磁気回転効果.
gyromagnetic ratio 回転磁気比〔医学〕.
gyromatory shaker 回転振とう (盪)〔医学〕.
gy·ro·mele [ʤáirəmi:l] 海綿付き柔軟カテーテル.
gy·rom·e·ter [ʤairámitər] 脳回測定器.
Gy·ro·mit·ra es·cu·len·ta [ʤìroumí:trə èskjuléntə] シャグマアミガサタケ (毒キノコの一種).
gy·ro·pho·ric ac·id [ʤàirəfɔ́:rik ǽsid] ジロホール酸 $C_{24}H_{20}O_{10}$ (オルセリン酸のトリデプシドで, *Gyrophora*, *Lobaria* などの地衣類に存在する).
Gy·ro·pus ova·lis [ʤáirəpəs ouvéilis] ギロプスオバリス (モルモットのハジラミ. 腸幅が身長より大きい).
gy·ro·sa [ʤairóusə] 胃性めまい (眩暈) (すべての物体が転倒して見える), = sham-movement vertigo.
gy·rose [ʤáirous] 曲線状の, 環状の.
gy·ro·spasm [ʤáirəspæzəm] 頭部回転痙攣.
gy·rus [ʤáirəs] 回〔転〕(脳の)〔医学〕, = convolution. 複 gyri. 形 gyrous, gyral.
g. angularis [L/TA] 角回, = angular gyrus [TA].
g. breves insulae 島短回.
g. cinguli [L/TA] 帯状回, = cingulate gyrus [TA].
g. circumflexus 回旋回, = gyrus supramarginalis.
g. coronalis anterior 前冠状回.
g. cruciatus 十字回.
g. dentatus [L/TA] 歯状回, = dentate gyrus [TA].
g. descendens 下行回, = Ecker gyrus.
g. epicallosus 梁上回, = supracallosal gyrus.
g. fasciolaris [L/TA] 小帯回, = fasciolar gyrus [TA].
g. fornicatus 弓隆回, = limbic lobe.
g. frontalis inferior [L/TA] 下前頭回, = inferior frontal gyrus [TA].
g. frontalis medialis [L/TA] 内側前頭回, = medial frontal gyrus [TA].
g. frontalis medius [L/TA] 中前頭回, = middle frontal gyrus [TA].
g. frontalis superior [L/TA] 上前頭回, = superior frontal gyrus [TA].
g. fusiformis 紡錘状回.
g. geniculi 膝状回.
g. hippocampi 海馬回.
g. insulae 島回.
g. limbicus 縁〔状〕回 (脳梁上の圧迫辺縁部), = indusium griseum.
g. lingualis [L/TA] 舌状回, = lingual gyrus [TA].
g. longus insulae [L/TA]〔島〕長回, = long gyrus of insula [TA].
g. occipitotemporalis lateralis [L/TA] 外側後頭側頭回, = lateral occipitotemporal gyrus [TA].
g. occipitotemporalis medialis [L/TA] 内側後頭側頭回, = medial occipitotemporal gyrus [TA].
g. of cerebrum 大脳回〔医学〕.
g. of cingulum 帯状回〔医学〕.
g. olfactorius lateralis [L/TA] 外側嗅旁回*, = lateral olfactory gyrus [TA].
g. olfactorius medialis [L/TA] 内側嗅旁回*, = medial olfactory gyrus [TA].
g. olfactorius medialis of Retzius = area parolfactoria, Broca area.
g. paracentralis anterior [L/TA] 前中心旁回*, = anterior paracentral gyrus [TA].
g. paracentralis posterior [L/TA] 後中心旁回*, = posterior paracentral gyrus [TA].
g. parahippocampalis [L/TA] 海馬旁回, = parahippocampal gyrus [TA].
g. paraterminalis [L/TA] 終板旁回, = paraterminal gyrus [TA].
g. postcentralis [L/TA] 中心後回, = postcentral gyrus [TA].
g. precentralis [L/TA] 中心前回, = precentral gyrus [TA].
g. profunda cerebri 大脳深回.
g. rectus [L/TA] 直回, = straight gyrus [TA].
g. rolandicus ローランド回.
g. semilunaris 半月回.
g. subcallosus 梁下回.
g. supracallosus 梁上回, = supracallosal gyrus.
g. supramarginalis [L/TA] 縁上回, = supramarginal gyrus [TA].
g. temporalis inferior [L/TA] 下側頭回, = inferior temporal gyrus [TA].
g. temporalis medius [L/TA] 中側頭回, = middle temporal gyrus [TA].
g. temporalis superior [L/TA] 上側頭回, = superior temporal gyrus [TA].
g. temporalis transversus anterior [L/TA] 前横側頭回*, = anterior transverse temporal gyrus [TA].
g. temporalis transversus posterior [L/TA] 後横側頭回*, = posterior transverse temporal gyrus [TA].
g. transitivus 移行回.
g. uncinatus 鉤状回, = uncinate gyrus, uncus, subiculum.

H

H ① Hauch 運動株（細菌の運動を特徴とする株で，非動株Oに対立する）の略．② haustus 水薬1服の略．③ henry ヘンリーの記号．④ Holzknecht unit ホルツクネヒト単位．⑤ hora 時間の略．⑥ hydrogen 水素の元素記号．⑦ hypermetropia 遠視の略．⑧ hyperopic 遠視の略．⑨ enthalpy エンタルピー（熱関数）の記号．

^{1}H protium（質量数1の普通水素）の化学記号．

^{2}H deuterium 重水素（質量数2の水素同位元素）の化学記号，= deutium，D..

^{3}H tritium 超重水素，トリチウム，三重水素（質量数3の水素同位元素）の化学記号．

H^+ hydrogen ion 水素イオンの記号．

^{b}H 重水素（質量数2の水素同位元素），= deuterium，deutium，D．

H acid H酸（8-amino-1-naphthol-3,6-disulfonic acid の通称）．

H-agglutination H凝集（鞭毛菌の鞭毛(H)抗原と，対応するH凝集素との間に起こる凝集反応）．

H-agglutinin H凝集素（鞭毛をもち運動性のある細菌がつくる凝集素のうち，鞭毛に由来するもので，菌体に由来するものはO凝集素と呼ばれる）．

H antibody H抗体（志賀菌属ヤギ免疫性およびウシO抗体ならびにヒトO抗体との混合で，① 赤痢菌で免疫したヤギ血清中に存在するヒト赤血球O，A_2，A_2Bに対し強く，B，A_1，A_1Bには弱く反応する抗体．② 細菌鞭毛(H)抗原に反応する抗体）．

H antigen H抗原（細菌の鞭毛抗原），= flagellar antigen.

H^+-ATPase H^+-ATPアーゼ（狭義のプロトンポンプをいう）．

H band H帯，H板（横紋筋．A帯の中央部のやや明るい部分），= Hensen disk.

H chain H鎖，= heavy chain.

H chain constant region H鎖定常部領域（免疫グロブリンH鎖をコードしている遺伝子の定常部領域をいう）．

H chain gene 免疫グロブリンH鎖遺伝子（複数のV，D，J，C断片からなる遺伝子で，遺伝子再構成とクラススイッチにより形質細胞の免疫グロブリンH鎖遺伝子が形成される）．

H chain variable region H鎖可変部領域（免疫グロブリンH鎖をコードしている遺伝子の可変部領域をいう）．

H colony Hauch colony 菲薄集落，= Hauch film.

H disease H病（腸粘膜や尿細管における，中性アミノ酸の転送異常を認める常染色体性劣性遺伝疾患．皮膚の光線過敏症がみられ，皮膚の瘙痒感や慢性湿疹がみられる），= Hartnup disease.

H field H野，= Haubenfelder.

H gene locus H鎖遺伝子座．

H-graft H型骨片移植．

H^+-K^+-ATPase H^+-K^+-ATPアーゼ（H^+を細胞外にK^+を細胞内に輸送するATP加水分解酵素）．

H-particle H粒子（水素イオンのこと）．

H rays H線（水素原子核の粒子線，すなわち陽子線）．

H_1 receptor H_1レセプター，ヒスタミン1レセプター（気管支，胃，腸管などの平滑筋に存在し，収縮に関与する）．

H_1〔receptor〕blocker H_1〔受容体〕遮断薬．

H_2-blockers H_2遮断薬．

H_2 receptor H_2レセプター（胃腺の壁細胞に存在し胃酸分泌に関与する）．

H_3 receptor H_3レセプター（中枢神経伝達物質に関与する）．

H reflex H反射（脛骨神経の刺激による単シナプス反射）．

H-shape vertebrae H型脊椎．

H-shaped ecchymosis H状溢血斑（アキレス腱の破裂に伴うことがある）．

H-space H状空隙（ホルツクネヒト腔．X線を左後方から右前方へ投射して得られる胸部第1斜位像においてみられる3個の透明部の中央部），= prevertebral space，retrocardiac space.

H-substance ① H物質（ABO血液型のA，B両抗原の前駆体H物質で，従来O血液群物質と呼ばれていた．Morgan と Watkins が1948年に提唱した語で，これはO遺伝子とは無関係であることを表す），= H blood group substance. ② ヒスタミン様物質．

H-tetanase （破傷風毒素の溶血因子．Behring）．

H virus Hウイルス（ヒトの腫瘍細胞 HEp-1，HEp-3より分離されたウイルスでラットに移植可能）．

H wave H波（運動ニューロンの興奮性を示す指標として重要）．

H zone H帯（ミオシンからなる心筋の構造帯）．

H-2 antigen H-2抗原（マウスの主要組織適合抗原で移植片拒絶に関わる）．

H-2 complex H-2遺伝子複合体（マウスの主要組織適合遺伝子複合体(MHC)の短腕に位置する．セントロメア側から順に*K*，*I*，*S*，*D*，*L*，*T*，*M*領域から構成される．17番染色体であり，*MHC*クラスⅠ遺伝子，*MHC*クラスⅡ遺伝子，*MHC*クラスⅢ遺伝子など免疫反応に関わる遺伝子群が存在する），= H-2 gene complex.

H-2 complex D region H-2遺伝子複合体*D*領域（*MHC*クラスⅠ遺伝子が存在する）．

H-2 complex I region H-2遺伝子複合体*I*領域（*MHC*クラスⅡ遺伝子が存在する），= I region，immune response region.

H-2 complex K region H-2遺伝子複合体*K*領域（*MHC*クラスⅠ遺伝子が存在する），= K region.

H-2 complex S region H-2遺伝子複合体*S*領域（*MHC*クラスⅢ遺伝子が存在する）．

H-2 haplotype H-2ハプロタイプ（片親由来で受け継がれる隣接した1組の主要組織適合遺伝子複合体）．

H-2 recombinant congenic strain H-2リコンビナント系統（近交系に別の系統からのH-2遺伝子複合体を導入して育成した系統を，もとの近交系のH-2コンジェニック系統というが，導入時にH-2遺伝子の組換えが起こり，組換え型H-2ハプロタイプをもつ系統ができることがある．これをH-2リコンビナント系統という）．

h ① hecto- ヘクト．② Planck constant プランク定数の符号．

h_0 （hetero- の略字に用いられることがある）．

HA ① hemagglutinin 赤血球凝集素の略．② hepatitis A A型肝炎の略．③ hydroxyapatite ヒドロキシアパタイトの略．

HA1 virus HA1ウイルス（現在はヒトパラインフルエンザウイルス3型と呼ばれる），= hemadsorption virus type 1，Human *parainfluenza virus 3*.

HA2 virus HA2ウイルス（現在はヒトパラインフルエンザウイルス1型と呼ばれる），= hemadsorption virus type 2，Human *parainfluenza virus 1*.

Ha hahnium ハーニウムに対して提唱されていた元素記号(現在は元素名も元素記号も使われていない).
HAA hepatitis-associated antigen 肝炎関連抗原の略.
Haab, Otto [há:b] ハーブ(1850-1931, スイスの眼科学者).
H. magnet ハーブ磁石(眼球から異物を除去する強力磁石).
H. reflex ハーブ反射(暗室内で調節と輻輳がないとき, 視野にある輝光を見るときに起こる両側性縮瞳), = cerebral cortex reflex.
Haas en·zyme [há:z énzaim] ハース酵素(coenzyme Ⅱ を分解するもので, Warburg の旧黄色酵素と同一の物質).
Haase meth·od [há:zi méθəd] ハーゼ法(妊娠期各月末の胎児身長概算法で, 妊娠5ヵ月までは妊娠月数の二乗, 以後は月数の5倍), = Haase rule.
Haase rule [há:zi rú:l] ハーゼ法, = Haase method.
haa·sim [há:sim] 出血症, 窒息, 肺不全拡張, 敗血症, 梅毒, 飢餓, 黄疸, 細菌感染症, 乳房炎, 髄膜炎など新生児の共通疾患を表す暗号.
Haass meth·od [há:s méθəd] ハース療法(恒久性不整脈に対する硫酸キニジン quinidine の漸増投与法).
Habeeb sign [həbí:b sáin] ハビーブ徴候(横隔膜の片麻痺における奇異腹部運動を特徴とし, 気腹療法の横隔膜麻痺の有無を確認するための徴候で, 仰臥位で鼻呼吸を急速に行うと上腹部は膨隆するが, 麻痺があれば, 患側は膨隆しない).
ha·be·na [həbí:nə] ① 小帯. ② 包帯. 複 habenae. 形 habenal, habenar.
ha·ben·u·la [həbénjulə] [L/TA] 手綱(視床の背内側にある三角部で, 松果体の前方にある手綱核の上部), = habenula [TA]. 複 habenulae.
h. arcuata 弓状手綱(蝸牛基底膜の内側部).
h. conarii 松果体脚.
h. pectinata 櫛状手綱(蝸牛基底膜の外側部).
h. perforata 穿孔手綱, = foramina nervosa.
h. urethralis 尿道手綱(若い女性の尿道口から陰核に至る白線).
ha·ben·u·lar [həbénjulər] 手綱の.
h. commissure [TA] 手綱交連(松果体の前方に2脚を連合する線維), = commissura habenularum [L/TA].
h. ganglion 手綱神経節, = nucleus habenulae.
h. nuclei 手綱核.
h. nucleus 手綱核(手綱の核で, 嗅覚相関中枢), = nucleus habenulae.
h. sulcus [TA] 手綱溝, = sulcus habenularis [L/TA].
h. tract 手綱路(手綱から赤核の内側部に達する線維).
h. trigone [TA] 手綱三角, = trigonum habenulare [L/TA].
h. trigonum 手綱三角 [医学].
habenulo-interpeduncular tract [TA] 手綱核脚間核路*(マイネルトの反屈束 fasciculus retroflexus (Meynert), 手綱脚間路), = tractus habenulointerpeduncularis [L/TA].
habenulopeduncular tract 手綱脚路, = fasciculus retroflexus.
Haber, Fritz [há:bər] ハーバー(1868-1934, ドイツの化学者. 窒素と水素のアンモニアに対する平衡現象 $N_2+3H_2 \rightleftarrows 2NH_3$ を研究して, アンモニアを合成することに成功し, ノーベル化学賞を受けた(1918)).
Haber, Henry [há:bər] ハーバー(1900-1962, イギリスの皮膚科医).
H. syndrome ハーバー症候群(毛細血管の拡張など).
Habermann, R. [há:bə:mən] ハーベルマン(1884-1941, ドイツの皮膚科医).
H. disease ハーベルマン病(急性痘瘡状苔癬状粃糠疹), = Mucha disease.
ha·bil·i·ta·tion [həbilitéiʃən] 療育 [医学].
hab·it [hǽbit] ① 慣習性(体型), 習性, 習慣 [医学], くせ [医学]. ② 嗜癖(精神) [医学]. 形 habitual.
h. and impulse disorder 習慣および衝動の障害(近年のインターネット依存, 買い物依存なども含まれる).
h. chorea 習慣性ヒョレア, = tic chorea.
h. clinic 悪習矯正クリニック.
h. cough 習慣性咳.
h. disorders 性癖障害 [医学].
h.-forming drug 習慣性薬物 [医学], 習慣性を生ずる薬品.
h. of body 体型, = habitus.
h. of smoking 喫煙習慣.
h. reversal ハビットリバーサル(衝動性や強迫性の障害に対する反応妨害を行う心理療法).
h. scoliosis 習慣性〔脊柱〕側弯〔症〕[医学], = functional scoliosis.
h. spasm 習慣性攣縮, = habit chorea.
h. tic 習慣性チック [医学], = habit spasm.
hab·it·a·bil·i·ty [hæ̀bitəbíliti] 居住〔可能〕〔性〕[医学].
hab·i·tat [hǽbitæt] 環境, 原産地, 生育地, 生息場所 [医学], 寄生部位, 立地(動植物の).
h. factor 環境因子.
h. segregation 棲み分け [医学].
h. selection 寄生部位選択.
hab·i·ta·tion [hæ̀bitéiʃən] 居住 [医学].
ha·bit·u·al [həbítʃuəl] 習慣性の.
h. abortion 習慣性流産, 習慣流産 [医学].
h. angina 習慣性アンギナ [医学].
h. aphtha 習慣性アフタ [医学].
h. constipation 習慣性便秘 [医学], 常習便秘.
h. dislocation 習慣性脱臼 [医学].
h. erysipelas 習慣性丹毒 [医学].
h. luxation 習慣性脱臼 [医学].
h. scoliosis 習慣性側弯.
h. tonsillitis 習慣性扁桃炎 [医学].
h. torsion of cecum 習慣性盲腸捻転症.
h. vomiting 習慣性嘔吐 [医学].
ha·bi·tu·a·tion [həbìtʃuéiʃən] 慣習作用, 習慣性(薬物などに対する), = addiction.
hab·i·tus [hǽbitəs] ① 嗜癖 [医学]. ② 体型, 体質, 姿質, = habit, physique.
h. adenoides アデノイド体質(扁桃腺肥大性体質).
h. apoplecticus 卒中体型, 卒中型, 中風体質.
h. arthriticus 痛風質.
h. carnivorus 肉食体質.
h. enteroptoticus 内臓下垂体質, = habitus asthenicus, Stiller habitus.
h. hypersthenicus 過度強壮型.
h. lymphaticus リンパ性体質.
h. phthisicus 癆症体型, = status asthenicus.
h. scrofulosus 腺病質.
hab·ro·ma·nia [hæ̀brouméiniə] 爽快狂, 病的快活症, = amenomania.
Hab·ro·ne·ma [hæbrouní:mə] ハブロネマ属(ウマの胃に寄生する線虫).
hab·ro·ne·mi·a·sis [hæ̀brounimáiəsis] 顆粒性皮膚炎(*Habronema* 属線虫の子虫の寄生により, ウマに発する慢性・限局性の皮膚疾患).
ha·bu [há:bu:] ハブ[波布・飯匙蛇](クサリヘビ科, マムシ亜科の毒ヘビ), = *Trimeresurus flavoviridis*.

HACCP hazard analysis and critical control points ハサップ；危害分析重要管理点の略（もとはアメリカ航空宇宙局が開発した宇宙食安全性確保のための管理手法）.

HACEK group *Haemophilus* spp., *Actinobacillus actinomycetemcomitans*, *Cardiobacterium hominis*, *Eikenella corrodens*, *Kingella kingae* を含むグラム陰性菌の一群の略称（ヒトの心臓弁への感染能をもつ）.

hache·ment [aʃmán] [F] アシュマン（ブチ切るような運動を用いるマッサージ）.

Hackenbruch, Peter Theodor [hǽkənbruk] ハッケンブルック（1865–1924, ドイツの外科医）.

H. experience ハッケンブルック経験（局所麻酔薬注射により起こる麻痺部は菱形をなす）, = Hackenbruch narcosis.

H. operation ハッケンブルック手術（外鼡径ヘルニアの根治手術の一つ）.

Hacker, Victor von [hǽkər] ハッカー（1852–1933, ドイツの外科医）.

H.–Courvoisie operation ハッカー・クールヴァジェー手術（結腸間膜の切開孔から後部胃結腸吻合を行う幽門閉鎖症の手術）, = gastrojejunostomia retrocolica posterior.

hack·ing [hǽkiŋ] （手のひらを横にして切るような運動を利用するマッサージ）, = hachement.

h. cough 頻発からせき（空咳）[医学], 頻発虚咳.

hack·ma·tack [hǽkmətæk] アメリカ産カラマツ［落葉松］.

Haden, Russell L. [héidən] ヘーデン（1888–1953, アメリカの血液学者）.

H.–Hausser method ヘーデン・ハウスサー血色素計（くさび状形希釈管を用いるヘモグロビンの測定法）.

H. method ヘーデン除タンパク法（Folin–Wu を改良した方法で, タングステン酸と塩酸との混合液を加えてタンパク質を沈殿させる）.

hade·pho·bia [hèidifóubiə] 地獄恐怖〔症〕[医学].

Hadfield, Geoffrey [hǽdfi:ld] ハッドフィールド（1889–1968, イギリスの病理学者. Clarke–Hadfield syndrome）.

Haeckel, Ernst Heinrich Philipp August [hékəl] ヘッケル（1834–1919, ドイツの生物学者）.

H. law ヘッケル学説, ヘッケルの法則（個体発達は種族発達の反復である）, = recapitulation theory.

H. monera ヘッケル無核原虫（確認し得る核をもたない原虫で, 進化の最低生物）.

haem– [hí:m] 血液との関係を表す接頭語, = heme–.

haema– [hi:mə] 血液との関係を表す接頭語, = hem–, hema–.

hae·ma [hí:mə] [L/TA] 血液, = blood [TA].

Hae·ma·dip·sa [hì:mədípsə] ヤマビル［山蛭］属（ヤマビル科 *Haemadipsidae* の一属）, = terrestrial leech.

Hae·ma·gog·us [hì:məgóugəs] ヘマゴグス属（カ［蚊］の一属. 黄熱病伝播種が含まれる）.

hae·mal [hí:məl] 血管の, 血液の, = hemal.

h. arch 血管弓, 血道弓（脊椎, 肋骨, 胸骨により形成される胚のアーチ）.

h. vessel 血洞管（ナマコなどの心臓部）.

hae·man·thine [hi:mǽnθi:n] ヘマンチン $C_{18}H_{23}NO_5$（南アフリカ産, ヒガンバナ［石蒜］科植物 *Haemanthus*, *H. toxicaria* から得られるアルカロイドで, アトロピン類似作用を示す. ブファニンとの混合物とも考えられる）.

hae·ma·phe·re·sis [hì:məfərí:sis] ヘマフェレーシス（血液から目的とする成分を分離し, 採取したり除去すること）.

Hae·ma·phy·sa·lis [hì:məfáisəlis] チマダニ属（マダニ科の一属）.

H. humerosa （*Coxiella burneti* を媒介するもの）, = bandicoot tick.

H. leachi （南部アフリカ産イヌダニ）.

H. leprispalustris （ウサギダニ. 野兎病と発疹熱を媒介する）.

H. punctata 点状ダニ.

hae·ma·po·phy·sis [hì:məpáfisis] 血道骨起, 血管弓突起（魚類の脈管脊椎の骨起と考えられる肋軟骨で, 血管弓をつくる）, = hemapophysis.

hae·ma·tem·e·sis [hì:mətémisis] 吐血, = hematemesis.

hae·ma·ther·mal [hì:məθé:məl] 温血の, = hemathermal.

hae·ma·tid [hí:mətid] 温血の, = hematid.

hae·ma·tin·u·ria [hì:mətinjú:riə] ヘマチン尿症, = hematinuria.

haemato– [hi:mətou, –tə] 血液との関係を表す接頭語, = hemato–, hemo–.

Hae·ma·to·bia [hì:mətóubiə] ノサシバエ属（イエバエ科の一属）.

H. irritans （主としてウマを襲う種）, = horn fly.

hae·ma·to·bi·um [hì:mətóubiəm] 住血生物, 血液寄生物, = hematobium.

hae·ma·to·col·pos [hì:mətəkálpəs] 腟留血症, = hematocolpos.

hae·mat·o·gen [hi:mǽtəʤən] 血管原の [医学].

hae·ma·to·gen·ic [hì:mətəʤénik] 血液原の, 血行性の, = hematogenic, hematogenous.

hae·ma·to·me·tra [hì:mətəmí:trə] 子宮留血症, = hematometra.

hae·ma·to·mole [hí:mətəmoul] 血様寄胎, = Breus mole, hematomole.

Hae·ma·to·pi·ni·dae [hì:mətoupáinidi:] ケモノジラミ［獣虱］科（昆虫綱, シラミ目の一科で, 頭部は胸部に引き込まれ, 眼は痕跡的か, またはまったく退化する. 陸生の哺乳類に寄生し, 人体にも寄生して疾病の伝播者となることがある）, = ungulate lice.

Hae·ma·to·pi·nus [hì:mətəpáinəs] ケモノジラミ［獣虱］属（ケモノジラミ科の一属でバルトネラ菌 *Bartonella bacilliformis* を媒介する）.

Hae·ma·tox·y·lum [hì:mətáksiləm] アカミノキ属（マメ科植物, ヘマトキシリンの原料植物）, = logwood.

Hae·men·te·ria [hèməntí:riə] （ヒルの一属）.

H. ghiliani （ブラジル産ヒル）, = Amazon leech.

H. officinalis （メキシコ, 南アメリカ諸国産ヒル）, = Mexican leech.

hae·mic [hemik, hi:–] 血〔液〕性の, = hemic.

hae·mi·dro·sis [hì:midróusis] ①片側多汗症. ②血汗症（赤血球が汗に混ざって分泌されること）, = hemidrosis.

haemo– [hi:mou, –mə] 血液との関係を表す接頭語, = hemo–.

Hae·mo·bar·ton·el·la [hì:moubà:tənélə] ヘモバルトネラ属（旧称）. → *Mycoplasma*.

H. felis ヘモバルトネラ・フェリス（旧称）, = *Mycoplasma haemofelis*.

hae·mo·bar·ton·el·lo·sis [hì:moubà:tənilóusis] ヘモバルトネラ症（白鼡の血色素血症）, = hemobartonellosis.

hae·mo·chrom·o·gen [hì:moukróuməʤən] ヘモクロモゲン, = hemochromogen.

hae·mo·c(o)e·lom [hì:mousí:ləm] 血道腔, 心嚢（心臓部の胚子体腔）, = hemoc(o)elom.

hae·mo·cy·to·blast [hì:mousáitəblæst] 血球芽細胞 [医学].

H

hae·mo·dro·mom·e·ter [hìːmoudroumάmitər] 血液速度計, = hemodromometer.
hae·mo·glo·bin [hìːmouglóubin] ヘモグロビン, 血色素, 血球素, = hemoglobin.
Hae·mo·greg·a·ri·na [hìːmougrègəráinə] ヘモグリガリナ属(原虫の一属. 有性世代は無脊椎動物の消化管に, 無性世代は脊椎動物の循環系に寄生する).
hae·mo·lymph [híːməlimf] 体腔液.
hae·mon·chi·a·sis [hìːmɑnkáiəsis] 捻転胃虫症［医学］(線形動物門, 線虫綱, 円虫目, 毛様線虫科の一種, 捻転胃虫の寄生により生ずる疾病. ヒツジ, ヤギ, ウシなど反芻獣の四胃に寄生し, 晩夏から秋期にかけて突発時に多数の動物が発症し, 死ぬことがある).
Hae·mon·chus [hiːmάŋkəs] ヘモンカス属(線虫の一属).
H. contortus 捻転胃虫(ウシ, ヤギ, ヒツジの第四胃に寄生する).
hae·mon·o·dus lym·pha·ceus [hiːmάnədəs limféesiəs] (血リンパ節), = hemolymph node.
hae·mo·per·i·car·di·um [hìːməpèrikάːdiəm] 心膜血腫［医学］, 心膜血症［医学］.
Hae·moph·i·lus [hiːmάfiləs] ヘモフィルス属(通性嫌気性のグラム陰性桿菌).
H. aphrophilus ヘモフィルス・アフロフィルス.
H. ducreyi 軟性下疳菌, デュクレー桿菌［医学］(性感染症である軟性下疳の原因となる).
H. influenzae インフルエンザ菌(鼻咽頭炎, 副鼻腔炎, 中耳炎, 肺炎, 髄膜炎などの原因となる. *H. influenzae* biovar aegyptius は小児に化膿性結膜炎を起こす).
***H. influenzae* antibody test** インフルエンザ菌抗体試験(インフルエンザ菌抗体の免疫学的皮膚反応), = Alexander test.
H. parahaemolyticus ヘモフィルス・パラヘモリチカス.
H. parainfluenzae パラインフルエンザ菌(咽頭炎, 心内膜炎の原因となる).
H. paraphrophilus ヘモフィルス・パラフロフィルス.
H. pertussis 百日咳菌［医学］(旧称). → *Bordetella pertussis*.
H. segnis ヘモフィルス・セグニス.
Hae·mo·pis [hiːmóupis] ウマビル［馬蛭］属(ヒルの一属).
hae·mo·poph·y·sis [híːməpάfisis] 血管弓突起, 血道弓突起(狭義では肋骨のこと).
Hae·mo·pro·te·us [hìːmoupróutiəs] ヘモプロテウス属(原虫の一属. 配偶母体は赤血球にあり, 多数分裂は鳥類, 爬虫類の内皮細胞内で行われる).
H. columbae (ハト［鳩］のヘモプロテウス).
hae·mor·rha·gia [hìːməréiʤiə] 出血, = hemorrhage.
h. contactu 接触出血.
h. corporis vitrei 硝子体出血.
h. expulsivum 駆逐性出血.
h. genitalis 性器出血.
h. ovulationis 排卵出血.
h. per diapedessi 漏出性出血.
h. per rhexin 破綻性出血.
h. praeretinalis 網膜前出血.
h. retinae et corporis vitrei recidiva 反復性網膜硝子体出血.
h. sub coitu 性交出血.
h. uterina 子宮出血.
h. vulvaris et vaginalis 外陰および腟出血.
hae·mor·rhoe·a [hèməríːə, hìːm–] 出血, = hemorrhage.
hae·mor·rhoi·da·lis [hìːmɔːrɔ́idəlis] 痔の, = hemorrhoidal.
Hae·mo·spo·ri·na [hìːmouspɔ́ːrinə] 住血胞子虫亜目(アピコンプレックス門), = haemosporidians.
hae·mo·ta·chom·e·ter [hìːmoutəkάmitər] 血流速度計(Vierordt), = hemotachometer.
haemovigilance ヘモビジランス(血液安全監視体制. 輸血副作用の防止を図る血液製剤のトレーサビリティ体制をいう), = hemovigilance.
hae·mo·zo·in [hìːməzóuin] ヘモゾイン.
Haen fil·ter [héːn fíltər] ヘーン濾過器(膜性細菌濾過器).
Haenel, Heinrich Georg [hénəl] ヘーネル(1874–1942, ドイツの神経科医).
H. symptom ヘーネル症状, ヘーネル徴候(脊髄癆では眼球を圧迫しても, 圧痛感覚は起こらない), = Haenel sign.
H. variant ヘーネル変型(進行性筋萎縮症で上肢のみを侵す病型).
Haff dis·ease [hǽf dizíːz] ハフ病(Königsburg 湾付近にみられる地方病で, セルロイド工場からの排液中のアルシンを貪食した魚類の肉を摂取して起こり, 筋痛, 筋無力および血色素尿を特徴とする).
Haffkine, Waldemar Mordecai Wolf [hǽfkin] ハフキン(1860–1930, インドに住んだイギリス系ロシアの細菌学者).
H. serum ハフキン血清(① コレラ菌のワクチンで予防免疫接種に用いる. ② ペスト予防ワクチン).
H. vaccine ハフキンワクチン.
Haf·nia [hǽfniə] ハフニア属(腸内細菌科の一属で, 通性嫌気性のグラム陰性桿菌. V. Møller (1954) により記載された).
H. alvei ハフニア・アルベイ(土壌, 水などから分離される).
haf·ni·um (Hf) [hǽfniəm] ハフニウム(原子番号 72, 元素記号 Hf, 原子量178.49, 質量数174, 176～180. Coster and Hevesy により1923年に発見されたもの), = celtium.
ha·fus·si baths [hafúsi bǽθs] ハフシ浴(Nauheim 浴の変法で, 炭酸ガスを含む温湯に手足のみを浸す方法).
hag tooth (上顎切歯間が異常に離れていること).
Hagedorn, Hans Christian [hάːgədɔːn] ハーゲドロン(1888–1971, デンマークの医師).
H.–Jensen blood sugar titration ハーゲドロン・イエンセン血糖測定法(除タンパク血液濾液に既知量のアルカリ性赤血塩を加えて加熱すると, その一部が糖により還元されて黄血塩となるから, 余剰のフェリイオンを酢酸酸性液中で, ヨード滴定法により定量すれば, その差から還元性糖の分量がわかる), = Hagedorn–Jensen method.
Hagedorn, Werner [hάːgədɔːn] ハーゲドロン(1831–1894, ドイツの外科医).
H. needle ハーゲドロン針(両側が扁平の曲がった縫針).
Hageman fac·tor [hǽgəmən fǽktər] ハーゲマン因子(血液凝固Ⅻ因子. Ratnoff が1954年に Hageman 家系においてグロブリン性凝血因子の欠損による遺伝性出血性素質について命名したもので, 正常血漿から抽出した因子により凝固時間の遅延は補正される), = Ratnoff factor.
Hageman factor deficiency ハーゲマン因子欠乏症［医学］.
Ha·ge·nia [həgíːniə] コソノキ属(エチオピア産バラ科の高木でコソ cusso の原植物).
hag·fish [hǽgfiʃ] メクラウナギ.
hag·i·o·ther·a·py [hæ̀giəθérəpi] 祈禱療法(宗教的療法).

Haglund, Sims Emil Patrik [hǽglʌnd] ハグルンド(1870-1937, スウェーデンの整形外科医).
H. disease ハグルンド病(アキレス腱部分の〔滑液〕包炎).
Hagner dis·ease [hǽgnər dizí:z] ハグネル病(Pierre Marie が Hagner 家族の兄弟2名に観察した原因不明の骨症で巨端症に類似する).
Hagner, Francis R. [hǽgnər] ハグネル(1873-1940, アメリカの外科医).
H. bag ハグネル袋(球)(① 前立腺手術後出血を防止するため尿道内を穿通する索引袋. ② 恥骨上式前立腺切除後空洞に挿入するゴム球).
H. operation ハグネル手術(精巣上体(副睾丸)の淋疾療法としての排膿手術).
Hague con·ven·tion [héig kənvénʃən] ハーグ会議. → Geneva Convention.
Hahn, Eugene [há:n] ハーン(1841-1902, ドイツの外科医).
H. canal ハーン管(X線像にみられる骨の横状希薄層).
H. cannula ハーンカニューレ(圧搾海綿を表面に巻き付けたカニューレで, 気管に挿入後粘液により膨張して固定される).
H. operation ハーン手術(① 腎固定術で, 脂肪外膜に縫線を通す方法. ② 胃吻合術で, 第8肋骨間隙から胃を外部へ取り出す方法).
H. sign ハーン徴候(小児の小脳疾患において頭部を絶えず左右に回転していること).
hah·ne·mann·ian [hà:nəmǽniən] ハーネマン〔派〕の(Hahnemann が教えたようなホメオパチーに関する). → hahnemannism.
hah·ne·mann·ism [há:nəmənizəm] ハーネマン学派(ドイツの医師 Samuel Christian Friedrich Hahnemann (1755-1843)の創設した治療学派). → homeopathy.
hahn·i·um [há:niəm] ハーニウム(人工的につくられた105番目の元素. ドイツの物理化学者 Otto Hahn (1879-1968, ノーベル賞受賞者)の名にちなんで付けられた名).
HAI hemagglutination inhibition 赤血球凝集阻止試験の略.
Haidenhain, Adolf [háidənhain] ハイデンハイン(ドイツの神経学者).
H. disease ハイデンハイン病(CJD の一亜型. ハイデンハイン型クロイツフェルト・ヤコブ病ともいう).
H. variant of Creutzfeldt-Jacob disease ハイデンハイン型クロイツフェルト・ヤコブ病, = Haidenhain disease.
Haidinger, Wilhelm Karl von [háidiŋər] ハイジンゲル(1795-1871, オーストリアの鉱物学者. ハイディンガーともいう).
H. brushes ハイジンゲル刷毛(ブラシ)(ニコルプリズムを通して見るときに見られる影像で, 2本の刷毛状, 円錐状の線が見え, その先端が接触し合っている).
Haight, Cameron [héit] ヘート(1901生, アメリカの外科医).
H. method ヘート療法(胸部外科手術後起こる肺の不全拡張の療法で, 気管内および気管支内に挿入したカテーテルにより吸引する).
H. operation ヘート手術(胸壁前部からの胸郭形成術).
Hailey, Hugh Edward [héili] ヘイリー(1909-1963, アメリカの皮膚科医. Hailey-Hailey disease).
Hailey, William Howard [héili] ヘイリー(1898-1967, アメリカの皮膚科医. Hailey-Hailey disease).
H.-Hailey disease ヘイリー・ヘイリー病(家族性良性慢性天疱瘡), = familial benign chronic pemphigus.
hail·stone [héilstòun] 霰粒腫.
h. sputum 粒状たん(痰)〔医学〕, 霰状痰.
Haines, Walter Stanley [héinz] ヘーンス(1850-1923, アメリカの化学者).
H. reagent ヘーンス試薬(硫酸銅, 水酸化カリウム, グリセリン, 水).
H. test ヘーンスブドウ糖検査法(ヘーンス試薬を加熱して被検尿の少量を加え, 再び熱すると, ブドウ糖は黄色または赤黄色沈殿として検出される).
hair [héər] 毛〔医学〕, 頭髪〔医学〕, 毛髪(上皮の変形組織として体表面に発生し, 解剖学上幹 shaft と毛包 follicle とからなり, その毛根 root が球状に膨大した毛球 bulb は, 毛孔頭 papilla の上方にある). 形 hairy.
h. ball 毛髪結石, 毛塊, 毛球, = hairball, trichobezoar.
h. bending 毛まげ〔医学〕.
h. bezoar 毛髪胃石〔医学〕, = trichobezoar.
h. bulb 毛球, = bulbus pili.
h. bulb intensity meter 毛根強度計〔医学〕.
h. bulge 毛隆起.
h. bundle 毛束(一つの毛孔から生ずる毛の全体).
h. canal 毛管.
h. cast 毛鞘, 毛状円柱, = haircast, trichobezoar.
h. cell 〔有〕毛細胞, 毛髪細胞〔医学〕.
h. coat 被毛状態〔医学〕.
h. color 毛の色〔医学〕.
h. cone 毛〔円〕錐〔医学〕.
h. cortex 毛皮質.
h. crosses [TA] 毛十字, = cruces pilorum [L/TA].
h. cuticle 毛小皮.
h. cuticula 毛小皮〔医学〕.
h. cycle 毛周期〔医学〕.
h. disease 毛髪疾患〔医学〕.
h. dye 毛髪染剤〔医学〕.
h. eating 食毛〔症〕〔医学〕.
h. fiber 毛〔髪〕線維.
h. follicle [TA] 毛嚢, 毛包, = folliculus pili [L/TA].
h. follicle infundibulum 毛包漏斗.
h. folliculus 毛嚢〔医学〕, 毛包〔医学〕.
h. fracture 毛状骨折.
h. fungus 毛内菌〔医学〕.
h. germ 毛芽〔医学〕, 毛根, = hair matrix.
h. graft 植毛.
h. group 毛群〔医学〕.
h. growing agent 養毛剤〔医学〕.
h. growing ointment 養毛軟膏〔医学〕.
h. hygrometer 毛髪湿度計〔医学〕, = polymeter, Saussure hygrometer.
h. line 毛髪線, 頭髪線, 生え際.
h. matrix 毛床, 毛母基〔医学〕(毛包の表面根).
h.-matrix carcinoma 毛母組織癌.
h. medulla 毛髄質, 毛髄.
h. nevus 毛髪母斑.
h. papilla 毛乳頭, = papilla pili.
h. peg 毛栓〔医学〕.
h. pouch 毛孔〔医学〕, 毛窩(毛髪が発生する部分の皮膚表面の小窩).
h.-pulling tics 抜毛癖(トリコチロマニア).
h. pulp 毛髄質〔医学〕.
h. removal 脱毛〔医学〕.
h. root 毛根, = radix pili.
h. shaft 毛幹, = scapus pili.
h. shampoo 洗髪.
h. sheath 毛〔根〕鞘〔医学〕.
h. spring ひげゼンマイ.

h. streams [TA] 毛流，＝ flumina pilorum [L/TA].
h. tip 毛尖［医学］.
h. tonic ヘアトニック，養毛剤［医学］（石炭酸，サリチル酸，黄色ワセリン）.
h. transplant 毛髪移植［医学］.
h. wash 毛髪洗浄剤［医学］.
h. whorls [TA] 毛渦，＝ vortices pilorum [L/TA].
h. worm （線形虫類を指す），ハリガネムシ.
HAIR-AN syndrome HAIR-AN 症候群（hyperandrogenism, insulin resistance, acanthosis nigricans の略称．男性化症）.
hair·ball [héə:bɔ:l] 毛髪結石，＝ trichobezoar.
hair·cast [héə:kæst] 毛鞘.
hair·less·ness [héəlisnis] 無毛〔症〕［医学］.
hair·pin [héərpin] ヘアピン（プロスタグランジンやポリ核酸による構造を意味する）.
h.-loop structure ヘアピンループ構造.
h. vessels ヘアピン状血管，＝ corkscrew vessels.
hairs [héəz] [TA] 毛，＝ pili [L/TA].
h. of head [TA] ① 頭毛（カミノケ），＝ capilli [L/TA]. ② 髪毛.
h. of tragus [TA] 耳毛（ミミゲ），＝ tragi [L/TA].
h. of vestibule of nose [TA] 鼻毛（ハナゲ），＝ vibrissae [L/TA].
hair·y [héəri] ① 毛のような，毛髪様の［医学］. ② 毛でおおわれた.
h. cell leukemia (HCL) 毛髪様（毛様）細胞白血病［医学］，有毛細胞白血病，毛髪細胞白血病，毛細胞白血病.
h. heart 絨毛心［医学］，絨毛心臓，＝ cor villosum.
h. mole 有毛母斑，＝ nevus pilosus.
h. shaker disease ヘアリーシェーカー病（子ヒツジの先天疾患．ボーダー病），＝ border disease.
h. skin 有毛皮〔膚〕.
h. tongue 毛舌［医学］.
Hakola, H. Panu A. [həkúlə] ハコラ（フィンランドの神経科医）. → Nasu-Hakola disease.
ha·la·kone [hæləkoun] ハラコーン（吸入用薬剤を浸ませたガーゼ錐体で，鼻孔に先端を挿入して吸引に便利な容器に収めたもの）.
ha·la·tion [həléiʃən, hei-] ハレーション，暈影，光暈（逆光線または反射光線のため写真像がぼけること）.
Halban, Josef [há:lbən] ハルバン（1870-1937, オーストリアの婦人科医）.
H. operation ハルバン手術（子宮脱の外科的療法として，子宮頸部を切断し恒久的に膀胱子宮角を除去する方法）.
H. sign ハルバン徴候（妊娠中にぜい毛が濃くなる症状）.
Halberstaedter, Ludwig [hælbərstétər] ハルベルステッター（1876-1949, ドイツの医師）.
H.-Prowazek bodies ハルベルステッター・プロヴァーツェク〔小〕体.
hal·cin·o·nide [hælsínənaid] ハルシノニド ㊗ 21-chloro-9-fluoro-11β,16α,17-trihydroxypregn-4-ene-3,20-dione 16,17-acetal with acetone（合成副腎皮質ホルモン）.
Haldane, John Scott [hɔ́:ldein] ハルデーン（1860-1936, イギリスの生理学者．ホールデーンともいう）.
H. apparatus ハルデーン装置（動物の基礎代謝を研究するために用いる気密装置で，血液ガス分析を行う），＝ Haldane chamber.
H. chamber ハルデーン室.
H. effect ハルデーン効果（血液の HbO_2 が O_2 を失って，Hb となるため血液の CO_2 結合力が増す現象）.
H. scala ハルデーン比率（血色素量13.8%を100%とみなす）.
H. tube ハルデーン管.
Hale colloidal iron stain ヘールのコロイド鉄染色〔法〕.
Hales, Stephen [héils] ヘールス（1677-1761, イギリスの生理学者．血圧の数量的測定を行った最初の学者）.
H. piezometer ヘールス動脈血圧計（動脈内に挿入するガラス管で，その血圧は管内に上昇する血液柱の高さで測られる），＝ Haless piesimeter.
half [há:f] 半，半分.
h. axial view 半軸位像.
h. bath 半身浴［医学］.
h.-blindness 半盲，＝ half-sight.
h. blood 混血児.
h.-cap crown 開面金属冠.
h. cell 半電池［医学］.
h.-center 半中枢（拮抗筋の一つを支配する運動神経の中枢），＝ motor half-center.
h.-chromatid 半染色分体［医学］.
h. cousin 半いとこ［医学］.
h. crown ハーフクラウン.
h. crutch 短（半）松葉杖［医学］.
h. desmosome ハーフ（半）デスモソーム，ヘミデスモソーム.
h. knee presentation 不全膝位［医学］，片膝位［医学］.
h. leaf method 半葉法［医学］.
h. lethal dose (LD_{50}) 50%致死量［医学］.
h.-life 半減期（放射性物質が崩壊してその放射能が半分に変わる期間で，これは放射線を放散して原子核数が半分（1/2）に減るまでに要する時間に等しい．物理的半減期 physical half-life ともいう），＝ half-value period.
h.-life of immunoglobulin 免疫グロブリン半減期（血清免疫グロブリン濃度が初期量の1/2になるまでの期間．IgG 23日，IgA 5.8日，IgM 5.1日，IgD 2.8日，IgE 2.5日）.
h.-life of isotope 同位核体半減期（原子核の放射能が半減する期間）.
h.-life period 半減期，半衰期（放射性核種が壊変によりはじめの放射能が半減する期間）.
h. life span 半減期［医学］.
h.-line 半直線.
h.-minute thermometer 30 秒体温計.
h.-normal solution 半規定液，＝ 0.5N solution.
h. pack 半身パック［医学］.
h.-plaid 半格子の.
h.-plaid square 半格子じま形.
h.-retinal 半網膜性の.
h.-round wire 半円線.
h. shade 半影子.
h. shadow 半影.
h.-shell crown 半金冠.
h. sib 半同胞［医学］.
h.-sight 半盲，＝ half-blindness.
h. sitting position 半座位（ファーラー位）.
h.-spindle fiber 半紡錘線維（核分裂において1極から染色体まで達するもの）.
h. survival time 半数生存時間［医学］.
h. thickness 半価層，＝ half value.
h.-time 半減期［医学］，半減時間.
h. tone 半音［医学］.
h. value layer 半価層（連続X線を吸収によって，最初の強さの半分の強さにするのに要する吸収物質の厚さ），＝ half value thickness.
h. value thickness 半価厚味（放射線の線量率を半分に減少させるのに必要な材料の厚さ）. → half

value layer.
h. vision 半盲，= hemianopsia.
h.-wave potential 半波電位〔医学〕.
h.-wave zone 半波長帯.
half·time [há:ftàim] 半減期，= half-time.
half·way house [há:fwei háus] 中間寮，中間住居，中間施設，ハーフウェイハウス（① 入院を必要としないが，在宅治療はまだ難しい患者のための介護施設．② 精神障害者の社会復帰をめざし，医療と社会の橋渡し的役割を担う施設）.
halibut liver oil オヒョウ［大鮃］肝油（オヒョウ属の魚 *Hippoglossus hippoglossus* の肝臓から得られる不揮発油で，1g 中にはビタミンA 6万単位，ビタミンD 6百単位を含む），= oleum hippoglossi.
hal·i·da·tion [hælidéiʃən] ハロゲン化（有機化合物にハロゲン原子を添加すること）.
hal·ide [hǽlaid, héi-] ハロゲン化合物〔医学〕，ハロゲン化物，= halogenide.
h. salt ハロゲン塩（金属にハロゲンのみが化合している錯塩），= halogenos, haloid salt.
hal·i-ich·thy·o·tox·in [hǽli ìkθiətáksin] ハリイヒチオトキシン（腐敗魚肉に存在する細菌性毒素）.
hal·i·ste·re·sis [hælistərí:sis] ① 石灰脱失症．② 骨軟化症（既成の骨組織の石灰塩類が減少すること），= osteomalacia.
h. cerea ろう（蝋）様骨軟化症.
hal·i·ste·ret·ic [hælistərétik] 石灰（カルシウム）脱失〔症〕〔性〕の.
h. atrophy 脱灰性萎縮（骨の），= osteoporosis.
h. pelvis 骨軟化症性骨盤.
hal·ite [hǽlait, héi-] 岩塩（主として NaCl であるが，$CaSO_4$，$CaCl_2$，$MgCl_2$，または $MgSO_4$ を含む），= rock salt.
hal·i·to·sis [hælitóusis] 口臭〔医学〕，呼気悪臭，= bad breath, fetor ex ore, foul breath, mouthodor, oral odor.
ha·lit·u·ous [həlítjuəs] ① 呼気の．② 蒸気の.
h. bruit （呼気性の雑音），= Wahl sign.
hal·i·tus [hǽlitəs] ① 蒸気．② 呼気.
h. saturninus 鉛中毒性呼気，= lead breath.
Hall, Granville Stanley [hɔ́:l] ホール（1846-1924，アメリカの心理学者．アメリカに心理学実験所を設立し，感情および無意識作用を重要視し，児童心理学の原則に基づく教育学に貢献した）.
Hall, Marshall [hɔ́:l] ホール（1790-1857，イギリスの医師）．→ Marshall Hall.
Hall, Maurice Crowther [hɔ́:l] ホール（1881-1938，アメリカの医師）.
H. antidote ホール解毒薬（水銀中毒に対して用いるヨウ化ナトリウムと塩酸キニーネの合剤）.
H. dinner pills ホール消化薬（精製アロエ，カンゾウ［甘草］，石ケン粉末，モラセス，おのおの 0.06g を加えた消化薬）.
H. method ホール法（被検物のリン酸塩をマグネシウム合剤で除去した後，硝酸銀と水酸化アンモニウムでプリン体を沈殿させ，24 時間放置してその値を直読する）.
H. solution ホール溶液，= liquor strychninae acetatis.
H. treatment ホール療法（十二指腸虫症 ankylostomiasis の四塩化炭素療法）.
hal·la·chrome [hǽləkroum] ハラクローム（チロシンをメラニンに転化するときの中間産物），= red body.
Hallauer, Otto [há:lauər] ハラウェル（1866-1948，スイスの眼科医）.
H. glasses ハラウェル眼鏡（青紫色光線を遮断する暗緑色の眼鏡）.
Hallberg, J. Henry [hɔ́:lbə:g] ホールバーグ（アメリカの放射線学者）.
H. effect ホールバーグ効果（超短波図における高低部は相異なる電荷をもつ）.
Hallé, Adrien Joseph Marie Noel [hɑléi] ハレ（1859-1947，フランスの医師）.
H. point ハレ点（上前腸骨棘を結ぶ線と恥骨結合からの垂直線とが交差する点で，腸骨縁と尿管とがこの点で交差している．最も尿管が触診しやすい）.
Haller, Albrecht von [há:lər] ハラー（1708-1777，スイスの生理学者．ハレルともいう）.
H. annulus ハラー輪.
H. ansa ハラー係蹄（茎乳突孔下の顔面神経係蹄）.
H. anulus ハラー輪，= Haller insula.
H. arches ハラー弓（横隔膜の内側および外側弓状靱帯）.
H. cell ハラー蜂巣.
H. circle ハラー環（① 強膜において視神経周囲の動脈．② 乳房周囲の乳輪の静脈．③ 僧帽弁と三尖弁が付着している線維軟骨性の輪），= circulus arteriosus Halleri.
H. cones ハラー錐状体.
H. fretum ハラー狭窄（胚心の心房と心室との間にある狭窄）.
H. habenula ハラー手綱（腹膜鞘状突起）.
H. insula ハラー島.
H. isthmus ハラー狭窄，ハラー狭部，= Haller fretum.
H. layer ハラー層（眼の脈絡膜の脈管層）.
H. line ハラー線（輝線，脊髄前表面にある軟膜の肥厚による線），= linea splendens.
H. pes aberrans ハラー迷走脚（精巣上体と射精管との角で上方へ向かう精巣上体憩室）.
H. plexus ハラー神経叢（下咽頭収縮筋上にある交感神経叢），= laryngeal plexus.
H. rete ハラー網（精巣網），= rete testis.
H. tripod ハラー三脚，= celiac axis.
H. tunica vasculosa ハラー血管膜（眼の脈絡膜の脈管層）.
H. unguis ハラー爪（小海馬，鳥距），= calvar avis, hippocampus minor.
H. vascular tissue ハラー脈管組織.
Hallermann, Wilhelm [há:lə:mən] ハーラーマン（1901-1976，ドイツの眼科医）.
H.-Streiff syndrome ハーラーマン・ストライフ症候群（下顎，眼，顔面，頭部異形症）.
H.-Streiff-Franois syndrome ハーラーマン・ストライフ・フランソワ症候群.
H. syndrome ハーラーマン症候群.
Hallervorden, Julius [hà:lə:fɔ́:dən] ハレルフォルデン（1882-1965，ドイツの神経科医．ハラーホルデンともいう）.
H.-Spatz disease ハレルフォルデン・スパッツ病（10 歳前後に筋強剛，自発運動の減少，歩行障害で始まり，痴呆，性格変化とともに末期には人格荒廃に陥る遺伝的傾向が強いまれな疾患），= Hallervorden-Spatz syndrome, Hallervorden syndrome.
H.-Spatz syndrome ハレルフォルデン・スパッツ症候群（アテトーゼ，精神遅滞および言語異常を特徴とする錐体外路症候群．淡蒼球と黒体，赤核に色素変性を示す．基底核に鉄沈着を認める）.
H. syndrome ハレルフォルデン症候群（線条体と淡蒼球とを結ぶ神経線維が完全に脱髄される），= Hallervorden-Spatz syndrome.
hal·lex [hǽleks] = hallux. 複 hallices.
Hallgren, Bertil [hǽlgren] ハルグレン（スウェーデンの遺伝学者）.
H. syndrome ハルグレン症候群.

Hallion, Louis [ɑlió̃n] アリオン(1862-1940, フランスの生理学者).
H. law アリオン法則(臓器の抽出物を体内へ注射すると, その臓器に対し刺激を与え機能を亢進させる).
H. test アリオン試験(血管の側副血行の有無を調べる検査. 動脈瘤において四肢の主要動脈または静脈を圧迫すると, 側副血行に障害がなければ, 手または足の静脈は膨隆する), = Tiffier test.
Hallopeau, François Henri [aləpóu] アロポー(1842-1919, フランスの皮膚科医).
H. disease アロポー病(硬化性萎縮性苔癬), = lichen sclerosus et atrophicus.
H.-Laredde type アロポー・ラレッデ型(結節硬化症の一型で線維組織の過剰増殖により脂肪腺腫の丘疹が硬化するもの).
hal·lu·cal [hǽlukəl] 母趾の, 母指の.
hal·lu·ces [hǽlusi:z] 母指(hallux の複数).
hal·lu·ci·na·tion [həlù:sinéiʃən] 幻覚 [医学]. [形] hallucinative, hallucinatory.
h. of memory 記憶幻覚, = pseudomnesia.
h. of organ 臓器幻覚.
h. of sensibility 感覚性幻覚.
h. of sight 幻視, = visual hallucination.
h. of taste 幻味.
h. of touch 幻触 [医学].
hal·lu·ci·na·to·ry [həlú:sənətori] 幻覚〔的〕な.
h. confusion 幻覚性錯乱.
h. excitement 幻覚性興奮.
h. neuralgia 幻覚〔性〕神経痛.
h. psychosis 幻覚性精神病 [医学].
h. seizure 幻覚発作 [医学] (精神運動発作の一型).
h. voices 幻声.
hal·lu·ci·no·gen [həlú:sinəʤen] 幻覚薬, 幻覚発現薬 [医学], 幻覚発動薬 [医学], 幻覚〔誘発〕薬(幻覚を誘発する薬物の総称で, インドール核をもつ lysergic acid diethylamide, および mescaline などを含み, それによって誘発された状態を一般にモデル精神病と呼ぶ).
hal·lu·ci·no·gen·ic [həlù:sinəʤénik] ① 幻覚薬, 幻覚剤. ② 幻覚発動〔性〕の [医学].
h. agents 幻覚薬, = psychotomimetic drugs.
h. drug 幻覚発現薬 [医学].
hal·lu·ci·no·sis [həlù:sinóusis] 幻覚症 [医学] (仮性幻覚とも呼ばれ, 病的であるとの病識をそなえており, 精神的幻覚から区別していう). [形] hallucinotic.
hal·lus [hǽləs] 足の第一指, = hallux.
hal·lux [hǽləks] [L/TA]母指(足の第1指), = great toe 〔I〕 [TA]. [複] halluces. [形] hallucal.
h. dolorosus 母趾疼痛〔症〕, = painful toe.
h. flexus ① 屈曲母趾. ② 槌状母趾 [医学].
h. malleus 鎚趾, つちあしゆび(屈曲母趾), = hammer toe.
h. rigidus 強直性屈趾症(強直母趾), = stiff toe.
h. valgus 外反母趾 [医学], 母趾外反症.
h. varus 母趾内反症, 内反母趾 [医学].
hal·ma·to·gen·e·sis [hælmətəʤénisis] 突然世代変異, = saltatory variation.
halo- [hælou, -lə] ハロゲンまたは塩との関係を表す接頭語.
ha·lo [héilou] ① 暈輪, 紅輪 [医学], 暈(うん), かさ(暈) [医学]. ② ハロ.
h. cast ハロキャスト.
h. effect 後光効果(① 医療従事者の態度が医療行為を受けている患者に与える影響. ② 観察者が観察対象以外の印象によって, 観察対象に加える影響).
h.-femoral traction 頭蓋輪大腿牽引〔法〕.
h. melanoma 白暈黒色腫.
h. nevus 光輪様母斑(ザットン遠心性後天性白斑ともいう. 小さな母斑細胞母斑を中心に白斑を生じ, 次第に周辺に拡大する).
h.-pelvic distraction 頭蓋輪骨盤伸延法 [医学].
h.-pelvic traction 頭蓋輪骨盤牽引〔法〕 [医学].
h. saturninus 鉛毒性暈輪, = lead line.
h. sign 暈状徴候 [医学], かさ(暈)徴候(X 線診断上, 胎児死亡の徴候で, 頭部皮下脂肪と頭蓋骨の間に認められる暈輪).
h. sign of hydrops 水暈徴候.
h. symptom ①〔緑内障〕輪症状 [医学]. ② めまい(眩暈)症状(緑内障患者が光線の周囲に色輪を見る症状).
h. traction 頭蓋輪牽引〔法〕, ハロー牽引〔法〕.
h.-vest traction 頭蓋輪胸郭牽引〔法〕.
h. vision 輪状視〔症〕 [医学], 暈色視, = iridescent vision.
Hal·o·bac·te·ri·ace·ae [hæloubæktì:riéisii:] ハロバクテリウム科(グラム陰性好気性菌の一つ).
Hal·o·bac·te·ri·um [hæloubæktí:riəm] ハロバクテリウム属.
ha·loch·ro·my [həlákrəmi] 造塩発色, ハロクロミー [医学] (無色または淡黄色の有機化合物に, 濃い酸または金属塩を多量に加えると発色する現象), = halochromism.
hal·o·der·mia [hæloudə́:miə] ハロデルミア(ハロゲン化合物による皮膚発疹).
hal·o·du·ric [hæloudjú:rik] 塩酸溶液中で繁殖する(細菌培養についていう).
hal·o·gen [hǽləʤən, héi-] ハロゲン(造塩元素の意味で, Cl, F, Br, I の略称).
h. acne ハロゲン痤瘡(ヨード, 塩素などに曝露した皮膚に起こる).
h. antiseptic ハロゲン消毒薬 [医学].
h. protein ハロゲンタンパク質(遊離ハロゲン化合物の作用によるタンパク質の一群).
hal·o·gen·a·tion [hæləʤənéiʃən] ハロゲン化 [医学].
ha·log·e·nide [həláʤənaid] ハロゲン化物 [医学].
hal·o·gen·o·der·ma [hæləʤènədə́:mə, həlouʤénə-] ハロゲン疹(ブロムやヨードなどのハロゲン化合物の摂取や注射による皮膚の病変).
hal·oid [hǽlɔid] ハロゲン化〔合〕物.
h. acid ハロゲン酸(酸素を含有しない酸で, ハロゲン元素と水素からなる化合物).
h. salt ハロゲン塩.
ha·lol·o·gy [həláləʤi] 塩類化学.
ha·lom·e·ter [həlámitər] ① 暈輪計(網膜乳頭周囲の暈輪を測定する器械). ② 遮光計(回折の原理に基づいて赤血球の平均直径を測る器械).
hal·o·pe·gae [hǽloupegi:] 食塩鉱水.
hal·o·per·i·dol [hæləperidɔ:l] ハロペリドール [化] 4-[4-(4-chlorophenyl)-4-hydroxypiperidin-1-yl]-1-(4-fluorophenyl)butan-1-one $C_{21}H_{23}ClFNO_2$: 375.86 (抗精神病薬).

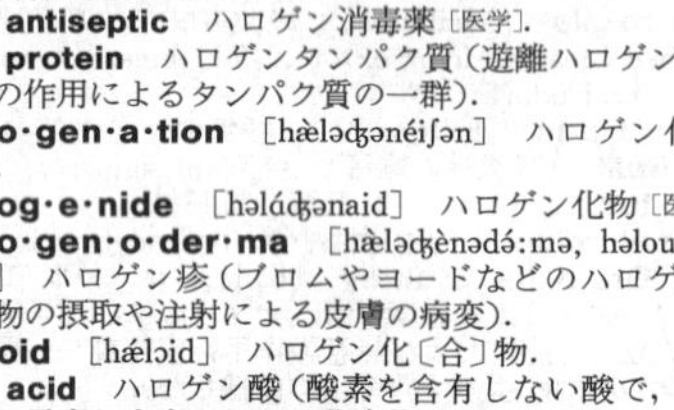

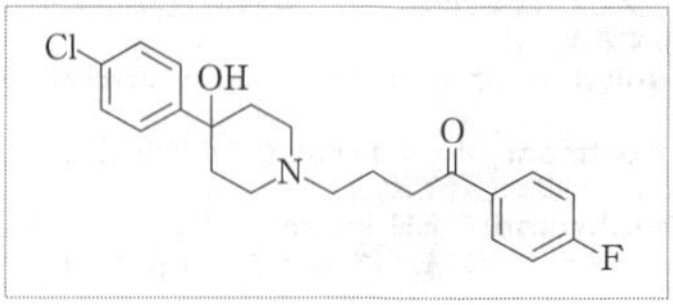

hal·o·phile [hǽləfil, -fail] ① 好塩性. ② ハロゲン塩類親和性の, = halophil.
hal·o·phil·ic [hæləfílik] 好塩性の.
h. bacteria 好塩細菌, = halophiles.

hal·o·phy·tes [hæ̀ləfáiti:z] 塩生植物.

hal·o·pro·gin [hæ̀loupróuʤin] ハロプロジン ㊥3-iodo-2-proopynyl-2,4,5-trichlorophenyl ether (白癬治療薬).

ha·los·co·py [hælάskəpi] 塩分定量法(鉱泉含有の塩類を比重によって測定する方法).

hal·o·ste·re·sis [hæ̀ləstərí:sis] 石灰脱失症, = halisteresis.

hal·o·thane [hǽləθein] ハロタン ㊥ (*RS*)-2-bromo-2-chloro-1,1,1-trifluoroethane $C_2HBrClF_3$: 197.38 (全身麻酔薬).

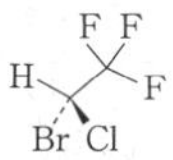

および鏡像異性体

h. hepatitis ハロタン性肝炎, ハロセン肝炎 [医学].

hal·o·tol·er·ant [hæ̀lətάlərənt] 耐塩性の(塩類を許容することについていう).

hal·o·wax ac·ne [hǽləwæks ǽkni] ハロワックス痤瘡(造船所でケーブルの絶縁または防水に用いるクロールナフタリン煙霧の刺激により発現するもの).

halowax acne syndrome ハロワックス発疹症候群, = cable rash syndrome.

hal·ox·az·o·lam [hæ̀lɑksǽzəlæm] ハロキサゾラム $C_{17}H_{14}BrFN_2O_2$: 377.21 (ベンゾジアゼピン系催眠薬).

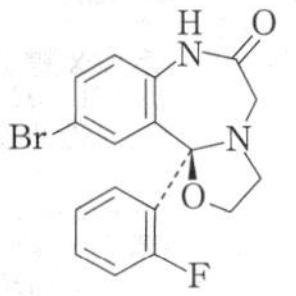

および鏡像異性体

Halpin op·er·a·tion [hǽlpin ɑ̀pəréiʃən] ハルピン手術(眼瞼中央部から曲線に沿い切開する涙嚢切除術).

Halsted, William Stewart [hɔ́:lstid] ハルステッド(1852-1922, アメリカの外科医. ホルステッドともいう).

H. law ハルステッドの法則.

H. method ハルステッド法(① 鼡径ヘルニアの根治手術で, Bassini 手術の変法. ② 乳癌の根治手術で, 筋肉およびリンパ組織を広範囲にわたり切除する方法).

H. operation ハルステッド手術 [医学] (鼡径ヘルニアの根治術).

H. suture ハルステッド皮下縫合術(① 身体の露出部, 特に顔面または頸部の切創を縫合する方法で, 皮下組織のみを利用し, 表皮を無傷に残す. ② 腸断続縫合術で Lembert 法を重視したもの).

Halstern dis·ease [hɔ́:lstə:n dizí:z] ハルステルン病(地方病性梅毒), = endemic syphilis.

hal·ter [hǽltər] 平均棍(昆虫, 双翅類の後胸に付いている後翅が退化して棍棒状となったもの).

Haly Abbas [ά:li:] アリ(10世紀のペルシャの医師で, 医学百科全書 Royal Book (Al-Maliki)の著者), = Ali Abbas.

Haly, Jesu [ά:li:] アリ, = Ali ben iza.

hal·zoun [hǽlzu:n] ① 寄生虫咽喉頭炎. ② 咽頭ジストマ症(シリアにみられる疾患で, 咽頭粘膜に肝ジストマが付着し, 耳鳴, 耳介緊張, 食物嚥下困難, 呼吸困難, 窒息を起こす).

HAM ① hamartoangiomyomatosis 過誤腫性脈管筋腫症の略. ② HTLV-1 associated myelopathy HTL V-1 関連脊髄症の略.

HAM syndrome HAM 症候群(hypoparathyroidism-Addison-moniliosis の略称).

Ham, Thomas Hale [hǽm] ハム(1905-1987, アメリカの内科医).

H. test ハム試験(発作性夜間血色素尿症の診断に用いられる方法で, 赤血球の補体感受性の亢進を検出する試験で, 酸性化血清溶血試験ともいう. 新鮮血清に 0.2N 塩酸を加えて酸性化することによって補体服経路を活性化し, 赤血球の溶血度を調べる).

ham [hǽm] ① 膕(ひかがみ). ② 殿部, 大腿(俗称).

HAMA human antimouse antibody ヒト抗マウス抗体の略.

ham·a·dry·as [hæ̀mədráiəs] マントヒヒ.

Ham·a·mel·i·da·ceae [hæ̀məmèlidéisii:] マンサク科, = witch-hazel family.

ham·a·mel·i·din [hæ̀məmélidin] ハマメリジン, = hamamelin.

hamamelidis cortex ハマメリス皮, = witch-hazel bark.

ha·mam·e·lin [həmǽməlin, hæməmél-] ハマメリン(ハマメリス皮製剤で収斂・鎮静薬), = hamamelidin.

Ham·a·me·lis [hæ̀məmí:lis] マンサク属(マンサク科の一属. アメリカマンサク *H. virginiana* の葉および樹皮は薬用とされる), = witch hazels.

ha·mam·e·lose [həmǽmilous] ハマメロース $CH_2OH(CHOH)_2COH(CH_2OH)CHO$ (ハンノキ[榛樹]皮に存在する天然の糖類).

ham·arth·ri·tis [hæ̀:mɑ:θráitis] 多発性関節炎, = holarthritis, polyarthritis.

ha·mar·tia [hæ̀mɑ:tíə, hæmά:ʃiə] 過誤組織 [医学] (組織の構成成分の組み合わせの割合の異常に基づく奇形組織).

ham·ar·to·an·gi·o·my·o·ma·to·sis (HAM) [hæ̀mɑ:touæ̀nʤiomaioumətóusis] 過誤腫性脈管筋腫症 [医学], = lymphangiomyomatosis (LAM).

ham·ar·to·blas·toma [hæmɑ̀:toublæstóumə] 過誤芽腫 [医学] (過誤腫から発生する真正腫瘍).

ham·ar·to·chon·dro·ma [hæmɑ̀:toukɑndróumə] 過誤腫性軟骨腫 [医学].

ham·ar·to·ma [hæ̀mɑ:tóumə] 過誤腫 [医学] (ある部の組織の構成成分の組み合わせの割合の異常に基づく組織奇形およびその奇形組織の増殖により生ずる腫瘍様新生物).

ham·ar·to·ma·to·sis [hæ̀mɑ:toumətóusis] 過誤腫症 [医学].

ham·ar·tom·a·tous [hæ̀mɑ:tóumətəs] 過誤腫性の.

h. cholangiohepatoma 過誤腫性胆管細胞肝細胞腫.

h. inverted polyp 過誤腫性深存性ポリープ [医学].

ham·ar·to·pho·bia [hæ̀mɑ:toufóubiə] 過誤恐怖〔症〕, 失敗恐怖〔症〕 [医学].

ham·ar·to·pla·sia [hæ̀mɑ:toupléiziə] 過誤組織形成.

hamat(-us, -a, -um) [həméit(əs,ə,əm)] 有鉤の.

ha·mate [héimeit] [TA] ① 有鉤骨, = os hamatum [L/TA]. ② 鉤状の, = uncinate.

h. bone 有鉤骨, = unciform bone.

h. process 鉤状突起, = uncinate process.

ha·ma·tum [həméitəm] 有鉤骨, = os hamatum, unciform bone.

Hamberger, Georg Erhard [hǽmbə:gər] ハンブルゲル(1697-1755, ドイツの医師. ハンベルゲル

ともいう).

H. schema ハンブルゲル模式(外肋間筋および外軟骨間筋は吸気筋,内肋間筋は呼気筋であるとの説).

Hamburger, Hartog Jakob [hǽmbə:gər] ハンブルゲル(1859-1924, オランダの生理学者).

H. law ハンブルゲルの法則.

H. phenomenon ハンブルゲル現象(塩素イオン移動.血液内で血球と血漿との電解質が相互交換を行う現象で,特にクロールについていう), = chloride shift, Hamburger interchange, secondary buffering.

H. shift ハンブルゲルの移動.

Hamburger, Jean [hǽmbə:gər] ハンブルグ(1910-1992, フランス・パリ生まれの医学者.フランスで初めて人工腎臓を開発し,また1962年初の腎移植に成功して「世界の腎臓学の父」と呼ばれた).

Hamilton anxiety rating scale ハミルトン不安評価尺度.

Hamilton, David James [hǽmiltən] ハミルトン(1849-1909, スコットランドの病理学者).

H. method ハミルトン法, = sponge-grafting.

Hamilton, Frank Hastings [hǽmiltən] ハミルトン(1813-1875, アメリカの外科医).

H. bandage ハミルトン包帯(皮と布とでつくられた下顎骨折用複式包帯).

H. pseudophlegmon ハミルトン偽〔性〕蜂巣炎,ハミルトン偽性フレグモン(栄養性皮下組織の疾患で,限局性の発赤結節を生ずるが,化膿を起こさない).

H. test ハミルトン試験(肩甲関節の脱臼があれば,上腕に定規を当てると肩峰突起と上腕外顆とに触れる).

Hamilton method ハミルトン法(分娩後の出血に対し,片手を腟内に挿入し,他手で腹壁から子宮に圧迫を加える).

Hamilton rating scale for depression (HRSD) ハミルトンうつ病評価尺度.

Hamilton sign ハミルトン徴候(思春期後の性腺機能不全症で,発毛が障害される).

Hamilton-Stewart method ハミルトン・スチュワート法, = Stewart-H. method.

Hamman-Hirschmann phe·nom·e·non [hǽmən hírʃmən finɑ́minən] ハンマン・ヒルシュマン現象, = Staub effect.

Hamman, Louis Virgil [hǽmən] ハンマン(1877-1946, アメリカの医師).

H. disease ハンマン病(肺胞の特発性破裂による間質性肺気腫), = Hamman syndrome.

H. murmur ハンマン雑音.

H.-Rich syndrome ハンマン・リッチ症候群(びまん性間質性肺線維症).

H. sign ハンマン徴候(肺の間質性気腫の際に聞かれる聴診音.特発性縦隔気腫に際して,心臓部に聴診される砕くようなバリバリという音で心臓冠状動脈血栓症と誤ることがある).

H. syndrome ハンマン症候群(肺胞の破裂により起こる).

Hammarsten, Olof [hǽmə:stən] ハンマルステン(1841-1932, スウェーデンの生理学者.凝血学の権威として知られ,フィブリノゲン(線維素原)を精製した).

H. reagent ハンマルステン試薬(25%硝酸, 25%塩酸とからなる試薬とアルコールとの混合したものに被検液数滴を加えると胆汁色素は緑色を発する).

Hammer test [hǽmər tést] ハンマー試験(旧ツベルクリンと結核性肉芽組織抽出液を抗原とした結核の補体結合反応).

ham·mer [hǽmər] ① ツチ骨, = malleus. ② 槌. ③ 槌板.

h. finger 槌指,槌状手指(先天性屈折筋異常で,第5手指の中節指が基節骨の上に屈曲した状態.まれに後天性).

h. for reflection 反射覚用槌〔医学〕.

h. nose 赤鼻〔医学〕,しゅさ(酒皶)鼻,槌鼻(鼻瘤), = rhinophyma.

h. palsy 槌打ち者麻痺,ハンマー(金槌)麻痺, = Hephestic hemiplegia.

h.-pleximeter percussion 槌板打診.

h. toe 槌趾〔医学〕,槌状足指(第1指節が伸張し,第2,第3 指節は屈曲して槌状を呈するもの), = hallux flexus.

hammermen's cramp 鍛冶工痙攣.

Hammerschlag, Albert [hǽmə:ʃlɑ:g] ハンマーシュラーグ(1863-1935, オーストリアの医師).

H. method ハンマーシュラーグ法(クロロホルムとベンゼンの混合液を含む一連の管に,血液1滴を滴下し,血液の比重を決める比重測定法).

hammock bandage ハンモック包帯(頭包帯).

hammock ligament ハンモック靱帯(歯根膜が歯根の発育端に対する配列をいう).

Hammond, William Alexander [hǽmənd] ハンモンド(1828-1900, アメリカの精神科医.陸軍医学博物館の創設者).

H. disease ハンモンド病(アテトーゼ), = athetosis.

Hampson u·nit [hǽmpsən jú:nit] ハンプソン単位(紅斑放射線量の1/4に相当する放射線量単位).

Hampton, Aubrey Otis [hǽmptən] ハンプトン(1900-1955, アメリカの放射線科医).

H. hump ハンプトンのこぶ〔医学〕.

H. line ハンプトン線(胃潰瘍のX線造影所見で,圧迫法により側面ニッシェと胃壁間に現れる1〜2mm幅の滑らかな帯状透亮像のこと.良性潰瘍の特徴的所見).

ham·ster [hǽmstər] ハムスター(キヌゲネズミ亜科.東半球産 *Cricetus* および西半球産 *Mesocricetus* などは動物実験に使用される), = *Cricetinae* (*Sigmodontinae*).

ham·string [hǽmstriŋ] 膝窩腱,膝腱〔医学〕,大腿部膝屈筋,ハムストリング.

h. knee ハムストリング拘縮膝.

h. muscles ひかがみ筋(膝窩腱の付着する筋肉.大腿二頭筋,半腱様筋,半膜様筋の3者を総称する).

h. tendon 膝窩腱.

ham·u·lar [hǽmjulər] 鉤状の,鉤形の.

h. groove 翼突鉤溝(翼突鉤の底部にあって,口蓋帆張筋の腱を通すもの).

h. process 翼突鉤(翼状突起内側板の下端の鉤状突起で,口蓋帆張筋の腱が回る部分.涙骨鉤).

h. process of lacrimal bone 涙骨鉤, = hamulus lacrimalis.

h. process of sphenoid bone 翼突鉤, = hamulus pterygoideus.

ham·u·lus [hǽmjuləs] 鉤(小さい鉤). 複 hamuli. 形 hamular, hamulate.

h. cochleae 蝸牛鉤.

h. lacrimalis [L/TA] 涙骨鉤, = lacrimal hamulus [TA].

h. laminae spiralis [L/TA] ラセン板鉤, = hamulus of spiral lamina [TA].

h. of hamate 有鉤骨鉤.

h. of spiral lamina [TA] ラセン板鉤, = hamulus laminae spiralis [L/TA].

h. ossis hamati [L/TA] 有鉤骨鉤, = hook of hamate [TA].

h. pterygoideus [L/TA] 翼突鉤, = pterygoid hamulus [TA].

H

Hanau, Arthur Nathan [há:nou] ハノー(1858–1900, ドイツの病理学者. 動物において最初の癌腫移植に成功した(1889)).
H. articulator ハノー咬合器〔医学〕.
Hancock, Henry [hǽnkɑk] ハンコック(1809–1880, イギリスの外科医).
H. amputation ハンコック切断術(法)(踵骨, 距骨の一部を残し, 上部切断面を合わせる足の切断法).
H. operation ハンコック手術(距骨の一部を皮膚弁に残す足切断法で, Pirogoff 手術の変法).
H. porcine valve ハンコックブタ弁.
Hand, Alfred [hǽnd] ハンド(1868–1949, アメリカの小児科医. 1893年, 小児の多尿症と結核症との合併症例を報告した. Schüller (1915)および Christian (1919)によりその本態が解明されたので, 現在は Hand–Schüller–Christian 病と呼ばれている).
H.-Schüller-Christian disease ハンド・シュラー・クリスチャン病(小児におけるまれな症候群で, histiocyte の浸潤による肝脾腫, 扁平骨の穿孔様病変, 尿崩症, 頭部の脂漏性湿疹様の発疹, 眼球突出, 貧血衰弱などが特徴), = histiocytosis syndrome in childhood, Langerhans cell histiocytosis.
H.-Schüller-Christian syndrome ハンド・シュラー・クリスチャン症候群.
hand [hǽnd] [TA] 手, = manus [L/TA].
h. and foot disease 手足病〔医学〕(栄養神経障害による).
h. balance 手ばかり〔医学〕.
h. clonus 手間代〔医学〕.
h. craft 手押し車〔医学〕.
h. crutch 手用まつばづえ.
h. dermatosis 手の皮膚疾患〔医学〕.
h. drill 手回し穿孔器〔医学〕, 手回しドリル.
h. dynamometer 握力計.
h. eczema 手湿疹.
h.-foot-and-mouth disease 手足口病(コクサッキーウイルス A16型, エンテロウイルス71型などによる疾患で, 口腔, 手, 足に水疱をきたす).
h.-foot-cloth monitor ハンドフットクロスモニター(非密封 RI を使用する管理区域の出入口に設置される, 手, 足, 衣服の放射線汚染の有無を検査する装置).
h.-foot-genital syndrome 手足性器症候群.
h.-foot syndrome 手足症候群(鎌状赤血球指炎).
h. grip test ハンドグリップテスト(握力計を握らせる等尺性運動負荷試験).
h. injury 手の損傷〔医学〕.
h. magnet 手持ち磁石.
h. mallet 手用槌.
h.-motion (HM) 手動弁.
h.-ratio 手比(尺骨茎状突起から第3指先端までの距離と指節位の手の幅との比).
h. reamer 手回しリーマ.
h. region [TA] 手の部位*, = regio manus [L/TA].
h. regulation 手動調整〔医学〕.
h. scrubbing 手洗い.
h.-shoulder syndrome 手肩症候群, = shoulder–hand syndrome.
h. surgery 手の外科〔医学〕.
h. washing 手洗い〔医学〕.
hand·ed·ness [hǽndidnis] 手利き, 利き手〔医学〕.
hand·i·cap [hǽndikæp] 不利〔医学〕, ハンディキャップ(不利な立場に立たせる).
hand·i·capped [hǽndikæpt] 障害のある〔者〕, 身体障害者〔医学〕, 障害者〔医学〕, 肢体不自由の〔医学〕.
h. child 肢体不自由児〔医学〕.
hand·i·tome [hǽnditoum] 手用切片製作器(ミクロトームを用いないで手技により切片をつくる装置).
handkerchief method ハンカチ法(新生児仮死に対する蘇生法で, 術者の一方の手で児の肩甲部を支え, 他方の手で下肢をもって全身を伸展させて, これを腹部に適度な力で圧曲する運動を反復する. Werth).
han·dle [hǽndl] 柄〔医学〕.
h. bar injury ハンドル外傷〔医学〕.
h. of forceps 鉗子柄〔医学〕.
h. of malleus [TA] ツチ骨柄, = manubrium mallei [L/TA].
Handley, William Sampson [hǽndli] ハンドレー(1872–1962, イギリスの外科医).
H. method ハンドレー法(① 組織内に長い木綿糸または絹糸を挿入して排液を行う象皮症の手術療法. ② 乳癌根治手術).
H. operation ハンドレー手術, = Handley method.
handl·ing [hǽndliŋ] ハンドリング(異常な動作を抑制し, 正常な動作を引き出す徒手的手技).
hand·piece [hǽndpi:s] ハンドピース(歯科治療台の旋盤に付着して, 手でもつ部分).
hand·shapes [hǽndʃeips] 手文字.
Handyside op·er·a·tion [hǽndisaid ɑ̀pəréiʃən] ハンディサイド手術(卵巣切除術において基部の縫合をダグラス窩を通って腟内に到達させる方法).
HANE hereditary angioneurotic edema 遺伝性血管神経性浮腫の略.
Hanes, F. M. [héins] ハーンズ(アメリカの医師).
H. nephritic stare sign ハーンズ腎炎性凝視徴候(腎炎にみられる眼球突出で, 心不全に基づくが, 腎性凝視と呼ぶのが正しい).
H. whistle-smile sign ハーンズ口笛微笑徴候(正常人は口笛を吹き終わった後微笑するようにみえるが, パーキンソン症候群においてはこの微笑は認められない).
hang [hǽŋ] 懸垂〔医学〕.
Hanganatziu-Deicher antibody ハンガナチウ・ダイヘル抗体(血清病型抗体. 抗血清や抗リンパ球血清のような異種血清の注射によって産生される抗体で, ヒツジ, ウマ, ウシ赤血球に反応するため異好抗体とも呼ばれる), = H–D antibody.
Hanganatziu-Deicher reaction ハンガナチウ・ダイヘル反応, = heterophile antibody test, Paul–Bunnell test.
Hanger, Franklin M. Jr. [hǽŋər] ハンガー(1894生, アメリカの医師).
hang·ing [hǽŋiŋ] ① 縊頸, 首吊り. ② 懸垂.
h. arm cast 吊り下げギプス包帯.
h. cast 吊り下げギプス包帯〔医学〕, ハンギングキャスト.
h. death 絞殺〔医学〕.
h. drop 懸滴.
h. drop apparatus 懸滴装置.
h. drop culture 懸滴培養〔医学〕, 懸垂培養.
h. drop method 懸滴法〔医学〕.
h. drop preparation 懸滴標本.
h. groin 鼡径部皮膚下垂.
h. heart 懸垂心臓.
h. hip 股関節筋〔腱〕.
h. hip operation 股関節筋〔腱〕解離術.
h. mercury drop electrode 懸垂水銀滴電極〔医学〕.
h. position 懸垂位〔医学〕.
h. septum 懸垂鼻中隔〔医学〕, 懸垂中隔(鼻中隔部の鼻翼が異常に広いこと).
hangman's fracture ハングマン骨折, 絞首刑者骨折(第2頸椎(軸椎)の関節突起間骨折).
hang·nail [hǽŋneil] 逆剥(さかむけ), 逆爪(さかづめ)〔医学〕.
hang·o·ver [hǽŋòuvər] 二日酔い〔医学〕.

H

Hanhart, Ernst [hǽnha:t] ハンハルト(1891–1973, スイスの医師).
H. syndrome ハンハルト症候群(欠肢症を合併した小顎症).
hank [hǽŋk] かせ(糸などの巻き束).
Hankow fever ハンコウ熱. → schistosomiasis japonica.
Hanks, Horace Tracy [hǽŋks] ハンクス(1837–1900, アメリカの外科医).
H. dilator ハンクス拡張器(子宮拡張器).
Hanks solution ハンクス〔溶〕液(動物細胞の培養のために天然に存在する体物質(血清, 組織抽出物など)と組み合わせて通常用いる塩類を主成分とする平衡塩類溶液), = Hanks balanced salt solution.
Hanlon, C. Rollins [hǽnlən] ハンロン(1915–2011, アメリカの胸部外科医). → Blalock–Hanlon operation.
Hannover, Adolph [há:nouver] ハノーヴァー(1814–1894, オランダの解剖学者).
H. canal ハノーヴァー管(毛様体小帯と硝子体との間にある空隙).
H. intermediate membrane ハノーヴァー中間膜(エナメル膜), = enamel membrane.
Hanot, Victor Charles [anóu] アノー(1844–1896, フランスの医師).
H.–Chauffard syndrome アノー・ショーファール症候群(皮膚色素沈着症, 肝硬変および糖尿病の3徴で, 本質的には血色素沈着症の末期にみられる), = bronze diabetes.
H. cirrhosis アノー肝硬変[医学].
H. disease アノー病(胆道性肝硬変症). → biliary cirrhosis, Laennec cirrhosis.
Hansemann macrophage ハンゼマン大食細胞, ハンゼマンマクロファージ(旧語).
Hansemann na·no·so·mia [hǽnzmæn néinəsoumiə] ハンゼマン小人症(侏儒症)(全体的に身体が小さい個体を呈する奇形の一種).
Hansen, Gerhard Henrik Armauer [hǽnsən] ハンセン(1841–1912, ノルウェーの医師. 1873年, 癩(らい)が伝染病であると考え, 病原菌を発見した).
H. bacillus ハンセン菌, = *Mycobacterium leprae*.
H. disease ハンセン病(癩(らい)菌による疾患で, 皮膚病変, 末梢神経の麻痺などをきたす. 癩(らい)病は旧称), = leprosy.
H. method ハンセン染色法(胞子の染色法で, カルボルフクシン液で5分間加熱染色後, 5%酢酸液で脱色, 水洗してメチレンブルーで後染色を施す).
Han·se·ni·as·po·ra [hænsi:niǽspɔ:rə] ハンセニアスポラ属(真菌. 子嚢胞子は球形または山高帽形2~4個).
Hanson, Adolph M. [hǽnsən] ハンソン(1884生, アメリカの外科医).
H. extract ハンソン抽出物(上皮小体の).
H. unit ハンソン単位(上皮小体エキス量).
Hanson, Samuel [hǽnsən] ハンソン(1895生, アメリカの産科医).
H. pelvimeter ハンソン骨盤計(膣葉と直腸葉とを備えた骨盤計で, 両棘間および坐骨間の距離, または産道出口における前後の矢状直径を測定するために考案されたもの).
Hantaan virus ハンターンウイルス(ブニヤウイルス科のウイルスで, 腎症候性出血熱の原因となる).
Han·ta·vi·rus [hǽntəvaiərəs] ハンタウイルス属(ブニヤウイルス科の一属で, ハンターンウイルス, ソウルウイルス, プーマラウイルス, シンノンブレウイルスなどが含まれる).
han·ta·virus [hǽntəvaiərəs] ハンタウイルス(ハンタウイルス属のウイルスを指す).
h. pulmonary syndrome (HPS) ハンタウイルス肺症候群(シンノンブレウイルスなどによる疾患で, 発熱, 肺水腫などをきたす).
Hantzsch re·action [hǽntʃi riǽkʃən] ハンチ反応(アンモニア溶液中で, アセチルアセトンとホルムアルデヒドから diacetyldihydrolutidine が合成されることに基づく呈色反応).
Hanus meth·od [héinə méθəd] ヘーナス法, = iodine value.
hap·a·lo·nych·ia [hæpələníkiə] 爪甲軟化〔症〕[医学], = onychomalacia.
HAPE high-altitude pulmonary edema 高地肺水腫の略.
haph·al·ge·sia [hæfəldʒí:ziə] 接触痛[医学](ヒステリーにみられる).
haph·e·pho·bia [hæfəfóubiə] 接触恐怖〔症〕[医学], = mysophobia.
Hapke, Franz [há:pkə] ハプケ(ドイツの医師).
H. phenomenon ハプケ現象(双胎における第1児の頭頂骨が特に著明に先進すること).
haplo– [hæplou, -lə] 単純または単一の意味を表す接頭語.
hap·lo·bac·te·ria [hæploubæktí:riə] 単形細菌(鞭毛をもたないもの).
hap·lo·bi·on·tic [hæploubaiάntik] 単世代の.
hap·lo·der·ma·ti·tis [hæploudə̀:mətáitis] 単純皮膚炎, = haplodermitis.
hap·lo·dip·lont [hæplədíplant] 単複相生物.
hap·lo·dont [hǽplədant] ハプロドント[医学], 単錐歯.
hap·lo·don·tia [hæplədάnʃiə] 単錐歯〔型, 性〕.
hap·loid [hǽplɔid] ① 単一遺伝子の. ② 半数体, 単数体[医学], 一倍体[医学](染色体の半減した細胞), = monoploid.
h. apogamy 半数体無配生殖.
h. generation 単相世代[医学], 半数世代.
h. nucleus 単相核(減数分裂にあたり半数の染色体を含むもの).
h. number 半数(染色体), 単相, 一倍体数, 一倍数[医学](配偶子によって運ばれる非相同染色体の数).
h. parthenogenesis 半数単為生殖, 単相単為生殖.
h. phase 半数相, 単相.
hap·loi·dy [hǽplɔidi] 半数性, 単数性[医学], 一倍性[医学].
hap·lo·in·suf·fi·cien·cy [hæplouinsəfíʃənsi] ハプロ不全[医学].
hap·lo·my·co·sis [hæploumaikóusis] ハプロスポランジウム感染症.
hap·lont [hǽplant] 半数体, 単相体[医学](単一遺伝質をもつもの).
hap·lop·a·thy [hæplάpəθi] 単純疾病(併発症のないもの).
hap·lo·phase [hǽpləfeiz] 半数相, 単相[医学](生殖細胞の生活環で核が単相を示す生期間).
hap·lo·pia [hæplóupiə] 単視(複視に対していう). ↔ diplopia.
hap·lo·pro·tein [hæplouprόuti:n] ハプロプロテイン(アポタンパク質と補欠分子族との機能性複合体).
hap·lo·scope [hǽpləskoup] ハプロスコープ, 視軸測定器[医学], 結合計(プリズムまたは反射鏡を利用して, 同一または2個の目標で両側眼底に結像させ, これを合致させる両眼視の能力から, 融合運動, 調節と輻輳との関係を調べる器械).
hap·lo·scop·ic [hæpləskάpik] ① 視軸測定の. ② 立体的の, = stereoscopic.
h. vision 立体視.
hap·lo·sis [hæplóusis] 単相化[医学].
hap·lo·spo·ran·gin [hæplouspɔ:rǽndʒin] ハプロ

スポランジン（ハプロスポランジウムからつくった抗原．皮内試験用）．

hap·lo·spo·ro·some ［hæ̀plouspɔ́:rəsoum］ ハプロスポロソーム．

hap·lo·type ［hǽplətaip］ 単相型［医学］，ハプロタイプ［医学］．

h. restriction ハプロタイプ〔による〕拘束［医学］．

happy puppet syndrome 幸福のあやつり人形症候群［医学］，幸福な人形症候群．

Hapsburg jaw ハプスブルク顎（下顎前突症．オーストリア Hapsburg 家に特徴的にみられたのでこの名がある）．

Hapsburg lip ハプスブルク唇（ハプスブルク顎とともにしばしばみられる下唇の肥大した状態）．

hap·ten ［hǽptən］ ハプテン［医学］（キャリアと結合して初めて免疫原性を示す分子量数百以下の低分子化合物．誘導された抗体とは特異的に結合する．単一の抗原決定基に対応する小さな官能基）．

h.-carrier system ハプテン担体系（タンパク質を担体とするハプテン・担体結合物を用い，担体に特異的なヘルパーT細胞あるいはサプレッサーT細胞とハプテン特異的B細胞との相互作用を通して産生される抗ハプテン抗体の調節を調べる実験系）．

h. inhibition ハプテン阻止〔反応〕［医学］．

h. inhibition of precipitation 沈降〔反応〕ハプテン抑制．

h. radioimmunoassay ハプテン・ラジオイムノアッセイ［医学］．

h. specificity ハプテン特異性（ハプテン基に対する抗原特異性．ハプテンは単独の免疫では抗体をつくらず，通常の血清学的反応を起こさない不完全な抗原とでもいうべき物質）．

hap·tene ［hǽpti:n］ ハプテン，= hapten.

haptenic group ハプテン基［医学］．

hap·te·pho·bia ［hæ̀ptifóubiə］ 接触恐怖〔症〕．

hap·ter ［hǽptər］ 吸着器．

hap·tic ［hǽptik］ 触覚に関する．

h. hallucination 幻触［医学］．

h. localization 触性局在．

hap·tics ［hǽptiks］ ①触覚〔学〕（触覚を研究する心理学の一部門）．②眼内レンズ支持部．形 haptic.

hap·tin ［hǽptin］ ハプチン（Ehrlich の側鎖説では，受容体 receptor には3属の区別があり，これらが血液中に遊離したものをいう）．

hapto-, hapt-, hapte- ［hæptou, hæpt, -ti］ 接触または接収の意味を表す接頭語．

hap·to·dys·pho·ria ［hæ̀ptoudisfɔ́:riə］ 接触不快（接触による悪感）．

hap·to·gen·ic ［hæ̀ptəʤénik］ 吸着原性の．

hap·to·glo·bin ［hæ̀ptouglóubin］ ハプトグロビン（Polonowski と Jayle が1939年に血清中に発見したタンパク質で，α_2-グロブリンの一つで，分子量約100,000，ヘモグロビンと特異的に結合する）．

h. deficiency ハプトグロビン欠乏血症．

h. index ハプトグロビン指数（一定量の血清中に存在するハプトグロビン量の関数）．

hap·tom·e·ter ［hæptɑ́mitər］ 触覚計．

hap·to·nas·ty ［hǽptənæsti］ 傾触性．

hap·to·phil ［hǽptəfil］ 結合族，親和性の．

hap·to·pho·bia ［hæ̀ptəfóubiə］ 接触恐怖，不潔恐怖．

hap·to·phore group ［hǽptəfɔ:r grú:p］ 付着団，結合族（抗体分子の特異族で，補体結合反応において細胞の抗凝集素）．

Harada, Einosuke ［harada］ 原田永之助（1892-1946，わが国の眼科医）．

H. disease 原田病（両側性ぶどう膜炎に脱毛，白毛症，白斑，難聴を伴う眼病で，細菌感染，アレルギーおよび内分泌腺異常の3徴が主因をなすと考えられ，Vogt-Koyanagi 症候群に類似している），= uveitis diffusa acuta.

H. syndrome 原田症候群（両側性網膜浮腫，ぶどう膜炎，網膜剥離を起こし，髄膜，内耳，皮膚症状などを伴う）．

Harada-Mori filter paper culture method 原田・森濾紙培養法．

har·a·mai·tism ［hæ̀rəmáitizəm］ ハラマイチズム（インド人の少年結婚制度（その弊害））．

ha·ra·ra ［hərǽrə］ ハララ（砂バエの咬傷から起こる皮膚病．パレスチナにてみられる）．

hard ［hɑ́:d］ 硬い，硬調の（写真）．

h. attack 硬起声［医学］．

h. cancer 硬癌，= scirrhous cancer.

h. capsule 硬カプセル［医学］．

h. cataract 硬性白内障［医学］，硬核性白内障．

h. chancre 硬性下疳［医学］，= Hunterian chancre, ulcus durum.

h. charcoal 白炭［医学］．

h. clavus 硬鶏眼（圧迫点に生ずる）．

h. corn 硬鶏眼，= heloma durum.

h. corset 硬性コルセット［医学］．

h. detergent ハード洗剤［医学］．

h. drusen 硬性ドルーゼン．

h. fibroma 硬性線維腫［医学］．

h. finish 硬仕上げ［医学］．

h. finish plaster 硬仕上げ石膏［医学］．

h. flour 硬質粉［医学］．

h. glass 硬質ガラス（加熱による軟化点の高いもので，パイレックス，テレックス，エーナガラスなどの通称名）．

h. glottal attack 硬起声［医学］．

h. metal pneumoconiosis 超硬合金肺（超硬合金粉の吸入によって生じる間質性肺疾患），= hard metal lung.

h. of hearing 難聴．

h. oil 硬化油，= hydrogenated oil.

h. osteoma 硬質骨腫［医学］．

h. pad disease 硬蹠（せき）症（イヌジステンパーにみられる病型）．

h. palate ［TA］硬口蓋，= palatum durum ［L/TA］．

h. papilloma 硬性乳頭腫［医学］．

h. paraffin 固形パラフィン，= paraffinum durum.

h. pitch 硬ピッチ［医学］，硬質ピッチ（コールタールを蒸留して，アントラセンの大部分が留出した残渣），= naval pitch.

h. pulse 硬脈［医学］，高圧脈（指で圧迫しにくい脈），= high-tension pulse.

h. ray 硬性X線［医学］，硬X線（高電圧により発生するX線で，波長は短く透過力が大きい）．

h. rubber 硬質ゴム，= ebonite.

h. seed 硬〔皮〕種子．

h. soap 硬石ケン（豚脂または牛脂および植物油を水酸化ナトリウムでけん化塩析してつくったもので，諸種薬品および歯磨きなどに利用される），薬用石ケン，= sapo durum, soda soap.

h. solder 硬ろう（鑞）．

h. sore 硬下疳［医学］，= primary sore.

h. stool 固形便［医学］．

h. tissue 硬組織．

h. tube 高真空管（真空度10^{-5}～10^{-4}mmHgのもの）．

h. tubercle 硬〔性〕結節．

h. ulcer 硬性下疳，= chancre.

h. water 硬水［医学］（カルシウム塩類，マグネシウム塩類を多量に含む天然水）．

h. water soap 硬水石ケン．

H

h. X-rays 硬X線.
hardcontraction of stomach 胃〔の〕こわばり〔医学〕.
Harden, Sir Arthur [há:dən] ハーデン(1865–1940, イギリスの酵素学者. ロンドン大学教授で, 主としてアルコール発酵を研究し, ヤングとともに助酵素の存在を示し(1906), 発酵過程におけるリン酸の役割を明らかにし, ノーベル賞を受賞(1929)).
H.-Young equation ハーデン・ヤング方程式(ブドウ糖の分解により炭酸ガス, アルコール, および水を生ずる変化を示す化学方程式).
H.-Young ester ハーデン・ヤングエステル [化] fructo-furanose-1,6-diphosphoric acid (N-euberg エステルからホスホヘキソキナーゼとアデノシン三リン酸によって生ずる).
hard·ened [há:dənd] 硬化した.
h. filter paper 硬質濾紙〔医学〕.
h. oil 硬化油〔医学〕.
h. rosin 硬化ロジン.
hard·en·er [há:dənər] 硬化剤, 硬膜剤(写真の).
har·den·ing [há:dəniŋ] ① 硬化〔医学〕(組織切片をつくるときの), 硬結〔医学〕, 無感化, 固定. ② 焼き入れ.
h. agent 硬化剤, = hardener.
h. bath 硬化浴〔医学〕.
h. fixer 硬膜定着液〔医学〕.
h. time 硬化時間.
Harder, Johann Jacob [há:dər] ハーダー(1656–1711, スイスの解剖学者).
H. gland ハーダー腺(瞬膜のある動物にみられる副涙腺で, 第3眼瞼を平滑に運動させるのに必要な液を分泌する特殊な分枝管状腺), = harderian gland.
harderian gland ハーダー腺〔医学〕.
Harding, Harold E. [há:rdiŋ] ハーディング(イギリスの病理学者).
H.-Passey melanoma ハーディング・パッセー黒色腫.
hard·ness [há:dnis] 硬度(主として物体または水の硬軟を表す語であるが, X線およびγ線の線質を表すときにも用いる).
h.-meter 硬度計.
h. of X rays X線の硬度(X線が物体を透過する能力の大小を表す語).
h. test 硬度試験〔医学〕.
hard·wood [há:dwud] 硬材.
Hardy, George H. [há:di] ハーディ(1877–1947, イギリスの数学者).
H.-Weinberg equilibrium ハーディ・ヴァインベルグ平衡.
H.-Weinberg law ハーディ・ヴァインベルグの法則(交配が無作為に行われ, 選択, 移動あるいは突然変異のない無限に大きな同類交配の集団においては, 遺伝子頻度と遺伝子型頻度の両者は代を重ねても一定であるという法則).
Hardy, LeGrand H. [há:di] ハーディ(1895–1954, アメリカの眼科医).
H.-Rand-Ritter test ハーディ・ランド・リッターテスト(色覚検査).
Hardy, Louis Philippe Alfred [há:di] ハルデー(ハーディ)(1811–1893, フランスの医師).
H. lotion ハルデー水(そばかす(夏日斑)を除去する溶液で, 昇汞のアルコール溶液, 硫酸亜鉛, 酢酸鉛, 水の混合液).
Hardy-Schulze law [há:di ʃúlts ló:] ハーディ・シュルツの法則(コロイド系に浮遊する粒子とは反対の電荷をもつイオンを加えるとき, その凝結効果はイオンの価数に強く影響されるという法則).
Hare, Edward Selleck [héə] ヘーア(1812–1838, イギリスの外科医).
H. syndrome ヘーア症候群(肺尖部の腫瘍に起こる症候群で, 肺尖部のX線陰影, 腕の神経痛, 腕筋肉の萎縮, ホルネル症候群の併合), = Pancoast syndrome.
Hare treat·ment [héə trí:tmənt] ヘーア療法(温湯をS状部の上方まで注入する赤痢の療法).
hare's eye [héəz ái] 兎眼, = lagophthalmos.
hare·lip [héəlip] 口唇〔披〕裂〔医学〕, 唇裂, 兎唇(左右上顎骨の発生過程における癒合欠陥. 俗語みつくち), = cheiloschisis.
h. needle 兎唇手術針.
h. suture 兎唇縫合〔医学〕(8字状縫合).
Harger, Rolla Neil [há:gər] ハルガー(1890生, アメリカの化学者).
H. drunkometer ハルガー酩酊計(呼気中のアルコール含有量を迅速に測定する器械で, その量から血液中のアルコール含有量を推計する装置).
Hargrave cell [há:greiv sél] ハルグレーヴ細胞, = LE cell.
Hargrave phe·nom·e·non [há:greiv finámінən] ハルグレーヴ細胞出現現象.
Harkins, Henry Nelson [há:kinz] ハルキンス(1905生, アメリカの医師).
H. method ハルキンス法(成人の熱傷においてヘマトクリット値が45%以上の場合には, 1%ごとに血漿100mLを注輸する療法).
har·le·quin [há:likwin] 道化役者, 奇異な者.
h. color change ハーリキン発赤, = harlequin flush.
h. fetus 道化胎児(角膜腫と魚鱗症の併存する早産児).
h. flush ハーリキン発赤, = harlequin color change.
h. ichthyosis 道化師様魚鱗癬.
h. sign まだら模様徴候〔医学〕.
Harley, George [há:li] ハーレー(1829–1896, イギリスの医師).
H. disease ハーレー病(発作性血色素尿症), = paroxysmal hemoglobinuria.
Harlow stain [há:lou stéin] ハルロー染色(血液塗抹標本をまず水溶性エオジンの無水メタノール1%溶液で染め, Ehrlich 薬用メチレンブルーの無水メタノール1%溶液で処理し, 水染して乾燥する), = skeletin stain.
harm avoidance 危害の回避(気質因子の一つ).
harm reduction ハーム・リダクション(薬物などの健康被害を予防, 軽減させることを目的に導入された考え方. 欧米でエイズ対策に取り入れられた手法).
har·ma·la al·ka·loid [há:mələ ǽlkəlɔid] ハルマラアルカロイド(南部ロシアの草原に産する赤色染料植物 *Peganum harmala* にあるアルカロイド群で, ハルミン, ハルマリン, ハルマロールなどの総称名).
har·ma·line [há:məli:n] ハルマリン $C_{13}H_{14}N_2O$ (トルコ産ハルメル *Peganum harmala* (harmel) から得られるアルカロイドで駆虫薬として用いる).
har·ma·lol [há:məlɔ:l] ハルマロール $C_{12}H_{12}N_2O$ (ハルメル *Peganum harmala* (harmel) から得られるアルカロイドで赤色針晶物).
Harman di·a·phragm test [há:mən dáiəfræm tést] ハルマン隔膜試験(一方の眼ではABCDまでを, 他方ではDEFGを読めるように隔壁で覆いをつくり, 患者にこれを読ませると, 一側盲が他覚的に検査できる).
har·mel [há:məl] ハルマラ(ハマビシ科植物の一種), = wild rue.
h. seed ハルマラ種子(harmine の原料).
har·mine [há:main] ハルミン(ハルマラから得られる結晶性アルカロイドで, パーキンソン病および大脳性麻痺の治療に用いる).
harmless glycosuria 無害糖尿〔医学〕.
har·mo·nia [hɑ:móuniə] ① 和声, 調和, 調和音〔医学〕. ② 調和接合(ほとんど平滑な表面による無動関節), = harmonic suture. ③ 直線縫合.
har·mon·ic [hɑ:mánik] 調和の, 調和した〔医学〕.
h. analysis 調和解析, 調和分析〔医学〕.
h. function 調和関数.
h. mean 調和平均〔医学〕.
h. oscillator 調和振動子.
h. overtone 倍音〔医学〕.
h. pencil of lines 調束線.
h. progression 調和整列, = melodic progression.
h. scale 和声音階〔医学〕, 和声的音階.
h. suture 調和接合.
har·mon·ics [hɑ:mániks] ① 倍音, = overtone. ② 調和関数. ③ ハーモニックス(高調波. 超音波発生装置などで発信子に加える電圧周波数の整数倍の周波数をもつ超音波をいう), = hyper harmonics.
har·mo·ni·ous [hɑ:rmóuniəs] 調和した.
h. equipotential system 調和等能系(調節), = regulation.
h. retinal correspondence 調和性網膜異常対応.
har·mo·ni·za·tion [hɑ̀:mənizéiʃən] 協調〔医学〕.
har·mo·ny [há:məni] 和声, 調和音〔医学〕, 調和. 形 harmonious.
har·mo·nyl [há:mənil] ハルモニル 化 11-desmethoxy reserpine(レセルピンの誘導体), = deserpidine.
har·mo·zone [há:məzoun] 成長ホルモン(Gley), = harmosone.
har·ness [há:nis] ハーネス.
har·pax·o·pho·bia [hɑ:pæ̀ksoufóubiə] 盗賊恐怖〔症〕, 窃盗恐怖〔症〕〔医学〕.
har·poon [hɑ:pú:n] ① 銛. ② 組織切取器(生体組織検査用).
Harreveld so·lu·tion [hǽrəveld səl(j)ú:ʃən] ハレヴェルト液($NaCl$, KCl, $CaCl_2$, $NaHCO_3$, $MgCl_2$ を含む生理的溶液で, 淡水産甲殻類に適用).
Harrington, David O. [hǽriŋtən] ハリントン(1904生, アメリカの眼科医. ハリングトンとも表記する).
H.-Flocks test ハリントン・フロックス試験(視野欠損のスクリーニング).
Harrington, Francis Bishop [hǽriŋtən] ハリントン(1854-1914, アメリカの外科医).
H. solution ハリントン液(昇汞, 塩酸, 水, アルコールの混合液で, 手指および膿瘍の消毒薬).
Harrington, Stuart William [hǽriŋtən] ハリントン(1889-1973, アメリカの外科医).
H. operation ハリントン手術(横隔膜ヘルニア手術で, 腹壁または胸壁の切開により, 横隔神経を切断して麻痺した横隔膜の欠陥を大腿筋膜を重ね合わす根治手術).
Harris, Henry A. [hǽris] ハリス(1886-1968, イギリスの解剖学者).
H. lines ハリス線(X線像でみられる長管骨の骨幹端を横走する線状硬化像. 発育停止線と呼ばれたこともあるが, 必ずしも発育遅延との関係は明らかでない), = growth lines.
Harris, Malcolm La Salle [hǽris] ハリス(1862-1936, アメリカの外科医).
H. band ハリス帯(胆嚢と胆管から延長する腹膜のヒダで横行結腸または横行結腸間膜を越えて肝弯曲の十二指腸前面に位置する異常腹膜ヒダ), = hepatoduodenal band (membrane).
Harris, S. Harry [hǽris] ハリス(1880-1936, オーストリアの外科医).
H. method ハリス法(狂犬病ワクチンの製作法(for preparing rabies vaccine)で, 罹患動物の脊髄を無菌的に取り出し, 迅速に真空中で冷凍乾燥する方法).
H. operation ハリス手術(恥骨上から前立腺を切除し, 尿道を補正し縫合により止血する方法).
H.-Ray test ハリス・レー試験(アスコルビン酸約0.025mgに相当するといわれる0.05% 2,6-dichlorophenol-indophenol 色素の10%酢酸溶液に対する尿中ビタミンCの微量滴定法).
Harris, Seale [hǽris] ハリス(1870-1957, アメリカの医師).
H. syndrome ハリス症候群.
Harrison disease ハリソン病, = lysosomal disease.
Harrison, Edward [hǽrisən] ハリソン(1766-1838, イギリスの医師).
H. groove ハリソン溝(胸郭下縁に沿った水平陥凹部. くる病にみられる胸郭下縁の溝), = Harrison rickets.
H. sulcus ハリソン溝, = Harrison groove.
Harrison Narcotic Act ハリソン麻薬法令(1914年12月17日付でアメリカ中央政府は麻薬取締法を発令し, アヘン, コカ葉とそれらの塩類, 誘導物および製品の輸入, 製造, 生産, 調合, 販売, または移動, 分譲, 取り扱いなどに関し厳重な制限を加えた), = The Federal Narcotic Law.
Harrison, Ross Granville [hǽrisən] ハリソン(1870-1959, アメリカの生物学者. 初めて組織培養に成功し, 神経節からの神経線維の発生を認めた).
H. method ハリソン法(子宮頸管を拡張するため指を管内に徐々に強く挿入する方法).
H. spot test ハリソン斑点試験(ビリルビンを検出する方法で, まず被検尿10mLに塩化バリウム10%溶液5mLを加えて生ずる沈殿を濾紙上に広げ, Fouchet 試薬を滴下すると, 青緑色を発する).
H. stain ハリソン染色(*Pseudomonas* を乾燥してゲンチアナバイオレット飽和アルコール溶液で染めて水洗する).
Harrop diet ハロップ食(ミルクとバナナを主とする肥満症の治療食).
Harrower-Erickson test [hǽrəwər ériksən tést] ハロワー・エリックソン試験(Rorschach 試験の変法).
Harrower, Henry Robert [hǽrəwər] ハロワー(1883-1934, アメリカの医師).
H. hypothesis ハロワー仮説(ホルモン飢餓), = hormone hunger.
H. test ハロワー試験(甲状腺機能低下症における試験法で, 初日には甲状腺エキス0.015g 4回, 第2日目には0.06g 4回, 第3日目には0.12g 4回投与し, 患者の脈拍数増加を記録する方法).
harsh respiration 不快音呼吸, = bronchovesicular respiration.
Hart test [há:t tést] ハート試験(尿オキシブチル酸検査法で, 酢酸で酸性として20mLの尿を半量まで煮沸濃縮し, 水で元の分量に戻し, 2本の試験管に分け, その一つに H_2O_2 1mLを加えて静かに加熱, 氷酢酸と新鮮ニトロプラシドナトリウム液とを10滴ずつ滴下し, 強アンモニア水を重層すると, 数時間後 H_2O_2 を加えたものに紫色輪が認められる).
Hartel, Fritz [há:təl] ハルテル(ドイツの外科医).
H. technique ハルテル法(三叉神経痛のアルコール注射療法で, 注射針を口腔から蝶形骨卵円孔に向かい穿刺する).
Hartigan foramen ハルチガン孔(腰椎肋骨突起=横突起の底にあるといわれるが成人ではまれ).
Hartley, Frank [há:tli] ハートレー(1856-1913, アメリカの外科医).

H.-Krause operation ハートレー・クラウス手術(顔面神経痛の手術療法で，頭蓋内の第5脳神経根を切断する方法).

Hartline, Haldan Keffer [há:tli:n] ハートライン(1903-1983，アメリカの生理学者．視覚の初期過程における化学的，生理学的発見により，G. Wald および R. Granit とともに1967年度ノーベル医学・生理学賞を受けた).

Hartman, LeRoy L. [há:tmən] ハートマン(1893-1951，アメリカの歯科医).

H. solution ハートマン〔溶〕液(チモール，エチルアルコール，硫酸エーテルを含む歯科手術用の液).

Hartmann, Alexis Frank [há:tmən] ハートマン(1898-1964，アメリカの小児科医).

H. hypotonic solution ハートマン低張液(NaCl 600mg，KCl 40mg，$CaCl_2$ 20mg，$MgCl_2$ 20mg を 100 mL の水に溶かした生理的緩衝液)，= physiological buffer.

H. lactate solution ハートマン乳酸塩液(ハートマン低張液の成分と同一のものに乳酸ナトリウム 305 mg を加えたもの).

H. 1/6 molar sodium lactate solution ハートマン乳酸ナトリウム1/6モル液(乳酸ナトリウム 2,030mg を水 100mL に溶かしたもの).

H. solution ハートマン〔溶〕液(乳酸ナトリウムを含む血清の電解質濃度に近い組成の輸液剤).

Hartmann, Arthur [há:tmən] ハルトマン(1849-1931，ドイツの耳鼻咽喉科医).

H. curette ハルトマンアデノイドさじ.

H. speculum ハルトマン鼻鏡.

Hartmann, Henri [há:tmən] ハルトマン(1860-1952，フランスの外科医).

H. fossa ハルトマン窩(虫垂膜付近にある漏斗様小窩)，= fossa ileocaecalis infima.

H. operation ハルトマン手術 [医学]，ハルトマン法(S状結腸，直腸を切除後，口側結腸で人工肛門を造設し肛側直腸は縫合閉鎖する方法).

H. point ハルトマン点(S字状動脈が，上直腸枝と交差する大腸の一点)，= Sudeck critical point.

H. pouch ハルトマン嚢(胆嚢頸部と胆嚢管との結合部にある球形の嚢)，= pelvis of gall-bladder.

Hart·man·nel·la [hɑ:tmənélə] ハルトマネラ属(アメーバの一属).

Hartnup [há:tnəp] ハートナップ(Hartnup desease に冠した患者の名前).

H. disease ハートナップ病(腎尿細管における新生児期の α-アミノ酸の吸収欠損によるアミノ酸尿症とトリプトファン誘導体の尿排出からなる常染色体性劣性遺伝．ペラグラ様の皮疹と小脳症状を伴う)，= Hartnup syndrome.

H. disorder ハートナップ病.

H. syndrome ハートナップ症候群，= Hartnup disease.

hart·shorn [há:tshɔ:n] ① 鹿角(ろっかく)，= cornu cervi. ② アンモニア水，= aqua ammoniae.

h. liniment アンモニア塗擦剤，ハーツホーンリニメント，= ammonia liniment.

Hartwell, Leland Harrison [há:twəl] ハートウェル(1939生，アメリカの研究者．1970年代に，酵母を用いた研究で，細胞周期を制御する遺伝子を100以上特定した．細胞周期に関わる主要な制御因子を発見した業績により，2001年度ノーベル医学・生理学賞を受賞).

har·vei·an [hɑ:véiən] ハーヴェイの(William Harvey から誘導された形容詞).

har·vest [há:vest] 組織回収(培養細胞や組織を集めて保存すること).

h. bug (*Trombidiidae* のダニ).

h. fever 収穫熱(*Leptospira interrogans* serovar *australis* によるスピロヘータ感染症で，発熱，結膜炎，昏睡，下痢，嘔吐，腹痛を伴い，多くは農夫に好発する)，= Canefield fever, field fever.

h. mite 秋虫，ツツガムシ〔恙虫〕，= *Trombicula irritans*.

harvester's lung 刈り入れ農夫肺 [医学].

Harvey-Mastland test ハーヴェイ・マストランド試験(反復誘発筋電図検査).

Harvey murine sarcoma virus ハーヴェイネズミ肉腫ウイルス(レトロウイルス科のウイルス).

Harvey, William [há:vi] ハーヴェイ(1578-1657，イギリスの生理学者．血液の循環を発見．血液および循環系に関する新知識に偉大な貢献をし，その著「動物における心臓および血液の運動」Exercitatio anatomica de motu cordis et sanguinis (Essay on Motion of Heart and Blood in Animals, 1628)は古今医学の最大著述といわれる).

Harvie, John [há:vi] ハービー(イギリスの産科医．暴力を用いないで胎盤を娩出する方法を記載した(1767)．Credé の発表に先だつこと90年であった).

Häsar coefficient ヘーザル係数(尿比重からその固形物含有量を推定する率で，Long 係数に類似するが，2.33 以下である).

Hashimoto, Hakaru [haʃimoto] 橋本策(1881-1934，わが国の外科医).

H. disease 橋本病 [医学](慢性甲状腺炎，リンパ腫性甲状腺腫と同義に使われる)，= chronic thyroiditis, Hashimoto thyroiditis, struma lymphomatosa.

H. struma 橋本甲状腺腫.

H. thyroiditis 橋本甲状腺炎 [医学]，= chronic thyroiditis, Hashimoto disease.

hash·ish [hǽʃi:ʃ] 大麻 [医学]，ハシシュ(インドタイマ〔大麻〕*Cannabis sativa* の茎，葉)，= hasheesh.

h. addiction 大麻嗜癖 [医学].

hash·ish·ism [hǽʃi:ʃizəm] ハシシ中毒.

ha·shi·tox·i·co·sis [hæ̀ʃitɑ̀ksikóusis] ハシトキシコーシス [医学](橋本病とバセドウ病の併存する疾患).

Haskell met·al [hǽskil métəl] ハスケル合金(陽型用の合金で，スズ，銅，アンチモンからなる).

Hasner, Joseph Ritter von Artha [hǽsnər] ハスネル(1819-1892，チェコの眼科医．ハスナーともいう).

H. fold ハスネルヒダ(涙腺ヒダ)，= Hasner valve.

H. valve ハスネル弁.

Hassall, Arthur Hill [hǽsəl] ハッサル(1817-1894，イギリスの医師，化学者).

H. body ハッサル小体(胸腺髄質に観察され，上皮細胞が同心円状に配列されたもので，タマネギを輪切りにした形に似ている．胸腺上皮細胞が変性する過程と考えられる).

H. concentric corpuscle ハッサル〔小〕体(胸腺の髄質にみられる層板状の小体で変性した細網細胞と考えられている)，= Hassall body, thymic corpuscles.

H. corpuscle ハッサル小体(胸腺髄質に存在する胸腺上皮細胞が同心円上に配列したタマネギ様の構造).

H.-Henle bodies ハッサル・ヘンレ〔小〕体，= Henle warts.

Hasselbalch, Karl [há:səlbɑ:lk] ハッセルバルヒ(1874-1962，デンマークの医師，生化学者).

Hassin, George Boris [hǽsin] ハッシン(1873-1951，アメリカの神経科医．Hassin sign).

has·si·um (Hs) [hǽsiəm] ハッシウム(原子番号 108．超アクチノイド元素の一つ．質量数 269 の同位体が最も長い半減期(19.7s)をもつ).

has·tate [hǽsteit] ほこ(矛)形の.

has·tel·loy [hǽstəlɔi] ハステロイ(塩酸に対して最も優秀な合金でNiにMo 0.6%，Fe 20%およびMn 3%からなる).
Hasting-Gilford dis·ease [héistiŋ gílfɔ:d dizí:z] ヘイスチング・ギルフォード病，= epiphyseal syndrome.
Hastings, Thomas Wood [héistiŋz] ヘースチングス(1873生，アメリカの医師).
H. stain ヘースチングス染色液(ロマノウスキー染色変法で，メチルブルー水溶液，エオジン溶液からなる).
HAT culture medium HAT培養液(B細胞と，サルベージ回路を欠損したミエローマ細胞の融合細胞を選択するために用られる hypoxantine，aminopterin，thymidine を含む培地).
Hata, Sahachiro [hata] 秦佐八郎(1873-1938，わが国の細菌学者．アルスフェナミンを創製し，鼡咬症に初めて用いた).
H. phenomenon 秦現象(化学治療薬の少量を投与すると，疾病は重症となる現象).
H. preparation 秦製剤(アルスフェナミンのこと)，= Ehrlich-Hata preparation.
Hata, Toju [hata] 秦藤樹(1908-2004，わが国の微生物・生化学者．主として抗生物質に関する業績が多く，特にグラム陽性菌，グラム陰性球菌，スピロヘータ，リケッチアなどに有効な leucomycin (1953)，制癌剤として用いられる carzinophilin (1954)および mitomycin (1956)は有名である．学士院賞受賞).
hatch·a·bil·i·ty [hæʧəbíliti] ふ(孵)化促進性，ふ(孵)化率 [医学].
h. factor ふ(孵)化促進因子，= animal protein factor.
Hatchcock sign [hǽʧkɑk sáin] ハッチコック徴候(耳下腺においては，下顎角に向かい上から下の方へ指で圧迫を加えると疼痛を訴える).
hatch·et [hǽʧət] ① ハッチェット(手用切削器具の一つ). ② 手斧.
h. face 斧状顔貌(筋強直性ジストロフィーの特徴的顔貌．筋萎縮により細く尖った顔のためこう呼ばれる).
Hatchett brown [hǽʧət bráun] ハチェットブラウン，= cupric ferrocyanide.
hatch·ing [hǽʧiŋ] ふ(孵)化 [医学].
h. flask ふ化フラスコ.
h. method of miracidia ミラシジウムふ化法.
h. rate ふ化率.
hate crime ヘイトクライム，憎悪犯罪(憎む，嫌うという人種，宗教，性的指向など偏見，憎悪による犯罪行為．同様な言葉に hate speech がある).
Hatfield tinc·ture [hǽtfi:ld tíŋkʧər] ハットフィールドチンキ(グアヤクと石ケンのチンキ剤).
hat·ter·ia [hətí:riə] ムカシトカゲ，= *Sphenodon punctatus*，tuatara.
Hauch colony 菲薄集落，= H colony.
Haudek, Martin [háudek] ハウデック(1880-1931，オーストリアの放射線学者).
H. niche ハウデックニッシェ(胃潰瘍にみられる胃壁患部の陥凹で，特にX線造影像に現れるもの).
H. sign ハウデック徴候(胃潰瘍でハウデックニッシェの現れること).
H. syndrome ハウデック症候群(胃潰瘍では胃縁と胃壁内にバリウムが停留する現象).
Hauey, Valentine [hóui:] ホウイ(1745-1822，フランスの盲者教育家．1784年，盲学校を設立し，浮き出し文字を考案して盲者が触覚により読書することを発明した).
Haufmann-Kasanin test [háufmən kǽsənin tést] ハウフマン・カサニン試験(心理学的検査法で，Rorschach 試験と同一の目的に用いられる).
haunch [hɔ́:nʧ] 殿腰部.
h. bone 寛骨，股骨，無名骨，= hip bone，innominate bone.
haupt·gan·gli·on [hauptgǽŋgliən] キュットネル大リンパ節(顎二腹筋の後腹直下にある内頸静脈上の大きいリンパ節で，舌からのリンパの主な終点．Küttner).
Hauser, Gustav [háuzər] ハウゼル(1856-1935，ドイツの病理学者).
H. method ハウゼル法(水素ガスを通じて，細菌を嫌気培養する方法).
H. stain ハウゼル染色法(10%フクシン水溶液中に覆いガラス標本を数回浸漬する胞子の染色法).
hau·stel·lum [hɔ:stéləm] 吻管，吸管.
haus·to·ri·um [hɔ:stɔ́:riəm] ① 吸器(植物の). ② 吸収管(原虫などが栄養を採るための器官). 複 haustoria.
haus·tra [hɔ́:stə] 膨起(結腸表面の)(haustrum の複数).
h. coli [L/TA] 結腸膨起，= haustra of colon [TA].
h. of colon [TA] 結腸膨起，= haustra coli [L/TA].
haus·tral [hɔ́:strəl] 膨起の. 名 haustration.
h. churning 膨起流.
h. segmentation 膨起流，= haustral churning.
haus·tra·tion [hɔ:stréiʃən] 膨起形成 [医学].
haus·trum [hɔ́:strəm] 膨起(結腸表面の). 複 haustra.
h. coli 結腸膨起.
haus·tus [hɔ́:stəs] ① 飲料. ② 頓服水剤，= draft.
h. niger 複合センナ水剤，= black draft，infus um sennae compositum.
haut-mal [ó: mál] [F] 大てんかん，= epilepsia gravior，grand mal.
HAV *Hepatitis A virus* A型肝炎ウイルスの略.
Haverhill fe·ver [héivəril fí:vər] ヘーベルヒル熱(1925年，アメリカのマサチューセッツ州 Haverhill で流行した鼡咬症の一型で，病原菌として *Haverhillia multiformis* (*Streptobacillus moniliformis* と同一菌)が分離された)，= erythema arthriticum epidemicum.
Havers, Clopton [héivərz] ハヴァース(1650-1702，イギリスの解剖学者).
H. glands ハヴァース腺. → haversian gland.
ha·ver·si·an [heivə́:ʃən, -ʒən] ハヴァースの(Clopton Havers にちなんだ形容詞).
h. canal ハヴァース管(層板骨の中心にあり血管が通る．緻密骨中の管で，血管，リンパ管，神経が存在する).
h. gland ハヴァース腺(関節滑液膜に付着する脂肪で，滑液分泌腺と誤認されたもの).
h. lamella ハヴァース層板(ハヴァース管の周囲にある層板状の骨構造).
h. space ハヴァース空隙，ハヴァース腔(海綿骨中の空洞，または発育期骨にある空隙で骨髄をもつもの)，= haversian canal.
h. system ハヴァース骨空洞系，ハヴァース管系.
haw [hɔ́:] ① 瞬膜. ② 瞬膜炎(ウマの).
Hawaiian fever ハワイ熱(ハワイ群島にみられる流行病).
hawk [hɔ́:k] せき(咳)ばらい [医学]，せき(咳)払いする(粘液唾液などを除去するため).
Hawkins, Caeser Henry [hɔ́:kinz] ホーキンス(1798-1884，イギリスの外科医).
H. impingement sign ホーキンスインピンジメント徴候.
H. keloid ホーキンスケロイド(蟹足腫).
haw·kin·sin [hɔ́:kinsin] ホーキンシン含硫アミノ

酸誘導体 ㊗ 2-L-cystein-S-yl-1,4-dihydroxy clohex-5-en-1-yl acetic acid（ホーキンシン尿症の患者の尿中で見いだされた）.

haw·kin·sin·u·ria ［hɔ̀:kinsinjú:riə］ ホーキンシン尿〔症〕（含硫アミノ酸のhawkinsinを尿中に排出する先天代謝異常．常染色体性優性遺伝）.

Hawley, C. A. ［hɔ́:li］ ホーリー（アメリカの歯科医）.

H. retainer ホーリー保定装置（C. A. Hawley によって考案された可撤装置）.

Hawley, George Waller ［hɔ́:li］ ホーリー（1874–1940，アメリカの整形外科医．長管骨の骨折手術療法に適用する表を考案した）.

haws ［hɔ́:z］ ＝haw.

Hay, Matthew ［héi］ ヘー（1855–1932，イギリス・スコットランドの医師）.

hay ［héi］ 枯草（かれくさ）.

h. asthma 枯草喘息，＝hay fever.

h. bacillus 枯草菌，＝*Bacillus subtilis*，timothy-hay bacillus.

h. fever 枯草熱（草木の花粉に過敏性の素質ある患者にみられる花粉症），＝pollinosis.

Hayashi-Mitsuda-Hayashi lepromin test ［hajaʃi mitsuda hajaʃi lepróumin tést］ 林・光田・林レプロミン試験（神経性らい（結核様らい）と結節性らいとを鑑別する試験法）.

Hayem, Georges ［áijəm］ ハイエム（1841–1933，フランスの内科医．エヤンともいう）.

H. corpuscle ハイエム球（無色球），＝achromocyte.

H. disease ハイエム病（卒中性脊髄炎），＝myelitis apoleptiformis.

H. hematoblast ハイエムヘマトブラスト，＝blood-platelet.

H. serum ハイエム人工血清（塩化ナトリウム，硫酸ナトリウム，煮沸蒸留水からなる）.

H. solution ハイエム液（昇汞，塩化ナトリウム，硫酸ナトリウムを水に溶解したもので，赤血球数計算用の希釈液であるが，血漿タンパク質の増加している場合には不適）.

H. type ハイエム型（増殖性脳炎，急性非化膿性脳炎），＝acute nonsuppurative encephalitis, hyperplastic encephalitis.

H.-Widal anemia ハイエム・ヴィダル貧血（ハイエム・ヴィダル症候群とも呼ばれ，後天性溶血性黄疸のこと．体内に生後溶血素が産出されて赤血球が異常に破壊されるために起こる），＝acquired hemolytic jaundice, Hayem-Widal syndrome.

H.-Widal syndrome ハイエム・ヴィダル症候群（巨脾症に伴って起こる黄疸と貧血）.

Haygarth, John ［héigɑ:θ］ ヘーガース（1740–1827，イギリスの医師）.

H. nodes ヘーガース結節（変形性関節炎における指関節の結節），＝Haygarth nodosities.

haz·ard ［hǽzə:d］ 災害［医学］.

h. instrumentation 危険度測定装置.

haz·ard·ous ［hǽzədəs］ 有害な［医学］.

h. occupation 危険職業［医学］.

haze ［héiz］ ① ヘイズ（炭化水素の凝集粒子）．② 煙霧（液体，固体などがある一定の大きさ以上の粒子で気体中にあって落下せずに浮進することをいう）.

Hazen, Allen ［héizən］ ヘーゼン（1869–1930，アメリカの土木工学者，ハザンともいう）.

H. theorem ヘーゼン定理（水道の浄化により，1名の腸チフス患者の死を避けるならば，ほかの疾病による患者3名の死を予防することができる）.

HB hepatitis B B型肝炎の略.

HB nephropathy B型肝炎〔ウイルス〕関連腎症，＝hepatitis B nephropathy.

HB vaccine B型肝炎ワクチン（HBs抗原を本体とする一種のコンポーネントワクチン）.

Hb hemoglobin ヘモグロビン，血色素の略.

Hb A_{1C} hemoglobin A_{1C} の略.

Hb S sickle cell hemoglobin 鎌状赤血球ヘモグロビンの略.

Hb U/mL hemoglobin unit ヘモグロビン単位の略.

HBcAb HBc抗体，B型肝炎コア抗体（HBc抗原に対する抗体 antibody to hepatitis B core antigen. HBV感染時，HBs抗体より早期に上昇する），＝anti-HBc.

HBcAg HBc抗原，B型肝炎コア抗原（HBVコア粒子表面の抗原），＝hepatitis B core antigen.

HBe, HBeAg hepatitis Be antigen HBe抗原の略（B型肝炎（HB）ウイルスのコア粒子内部に存在する抗原．HBe抗原陽性者の血清中にはHBウイルス量が多く，感染性が強い．HBC抗原のC末端の一部分が欠損したコアタンパク質よりなる抗原で，B型肝炎ウイルスが活発に増殖していることを反映し，感染性の指標となる）.

HBeAb HBe抗体，B型肝炎e抗体（HBeAgに対する抗体 hepatitis B e antibody），＝anti-HBe.

HBIG hepatitis B immunoglobulin B型肝炎ウイルス免疫グロブリンの略（B型肝炎ウイルスに対する抗体）.

HBLV human B lymphotropic virus ヒトBリンパ球向性ウイルスの略.

HbO_2 oxyhemoglobin オキシヘモグロビンの略.

HBsAb HBs抗体，B型肝炎表面抗原抗体（HBs抗原に対する抗体 antibody to hepatitis B surface antigen），＝anti-HBs.

HBsAg HBs抗原，B型肝炎表面抗原（HBVの外被に存在する抗原．HBV感染の最も有用なマーカー），＝hepatitis B surface antigen.

HBV *Hepatitis B virus* B型肝炎ウイルスの略.

HC hepatitis C C型肝炎の略.

HCFA Health Care Financing Administration 健康保険機構の略（老人や低所得層のための医療保障を扱うアメリカの公的保険機構）.

HCG (hCG) human chorionic gonadotropin〔ヒト〕絨毛〔膜〕性ゴナドトロピンの略（胎盤性性腺刺激ホルモン）.

HCL hairy cell leukemia 有毛細胞白血病の略.

HCM hypertrophic cardiomyopathy 肥大型心筋症の略.

HCR host cell reactivation 宿主〔細胞〕回復の略.

HCS (hCS) human chorionic somatomammotropic hormone ヒト胎盤性乳腺刺激ホルモンの略（胎盤やある種の新生物より産生される成長ホルモン類似のホルモン）.

Hct hematocrit ヘマトクリットの略.

HCV *Hepatitis C virus* C型肝炎ウイルスの略.

HD ① hemodialysis 血液透析の略．② hepatitis D D型肝炎，δ型肝炎の略．③ Hodgkin disease ホジキン病の略.

HD_{50} 50% hemagglutinating unit 50%赤血球凝集素量の略.

hd hora decubitus 横臥時に，就眠時の略.

HDCV human diploid cell rabies vaccine ヒト二倍体細胞狂犬病ワクチンの略.

HDF hemodiafiltration 血液濾過透析法の略.

HDL high density lipoprotein 高比重リポタンパク〔質〕の略.

HDP high density polyethylene 高分子ポリエチレンの略.

HDV *Hepatitis delta virus* D型肝炎ウイルスの略.

HE ① hepatitis E E型肝炎の略．② hereditary ellipto-

cytosis 遺伝性楕円赤血球症の略.
HE agar Hektoen enteric agar ヘクトーン寒天培地.
He helium ヘリウムの元素記号.
Head areas ヘッド野.
Head, Henry [héd] ヘッド(1861-1940, イギリスの神経科医).
H. lines ヘッド帯(線)(内臓疾患に関連するといわれる皮膚の疼痛過敏帯), = Head zones, zone of hyperalgesia.
H. point ヘッド点(右第9肋軟骨の肋骨弓に付着する点と臍を結ぶ線が右副胸骨線と交差する点).
H. reflex ヘッド反射[医学].
H. zones ヘッド帯[医学](内臓疾患に際して生ずる皮膚の知覚過敏帯).
head [héd] [TA] ① 頭, = caput [L/TA], caput ossis metacarpi [L/TA], caput ossis metatarsi [L/TA]. ② 肋骨頭, = caput costae [L/TA]. ③ 上腕骨頭, = caput humeri [L/TA]. ④ 橈骨頭, = caput radii [L/TA]. ⑤ 尺骨頭, = caput ulnae [L/TA]. ⑥ 大腿骨頭, = caput femoris [L/TA]. ⑦ 腓骨頭, = caput fibulae [L/TA]. ⑧ 距骨頭, = caput tali [L/TA]. ⑨ 筋頭, 後角頭, 尾状核頭, = caput [L/TA]. ⑩あたま(生物の脳および感覚器を包蔵する身体の部分).
h. and neck cancer 頭頸部癌[医学].
h. and neck imaging 頭頸部画像診断[医学].
h. and neck neoplasm 頭頸部新生物(腫瘍).
h. and neck surgery 頭頸部外科[医学].
h. and neck tumor 頭頸部腫瘍[医学].
h. band 額帯(鏡), = headband.
h. bandage 頭包帯[医学].
h. banging 叩頭[医学].
h. bend 頭屈曲(胚の中脳部の).
h. birth 頭位分娩, = cephalic presentation.
h. botflies ヒツジバエ類.
h. bulb 頭球.
h. cap 先体(精子の核の前部をおおう膜で加水分解酵素などを含み, 卵子の透明帯への侵入に関係する), = acrosomal cap.
h. cavity 頭腔(① 外眼筋の原基となるもの. ② 頭蓋腔のこと).
h. circumference 頭囲.
h. collar 頭冠.
h. control 頭のすわり[医学].
h. drop 落差(水の流し得る高さ, すなわち高低両所における水頭の差).
h.-dropping test 頭部落下試験.
h. extension 頭もたせ[医学].
h. fold 頭側ヒダ(胚子の頭部が急激に発育して生ずる腹側の胚胞膜屈曲部).
h. injury 頭部損傷[医学], 頭部外傷(頭部に外力が加わり障害が生じた場合の総称).
h. injury death 頭部外傷死[医学].
h. kidney 頭腎, 前腎, = pronephros.
h.-lifting 頭部挙上[医学].
h. locking (双児分娩の際, 両者のオトガイが互いに絡み合った状態).
h. louse アタマシラミ[頭虱], = *Pediculus humanus* var. *capitis*.
h. mesoderm 頭部中胚葉[医学].
h. mirror 額帯鏡[医学].
h. myotome 頭筋節(分化した頭部体節にある筋節で, 動眼筋に発達する).
h. nod 点頭痙攣.
h.-nodding 頭部前屈[医学], 点頭[医学].
h. nurse ヘッドナース, 主任看護師[医学], = charge nurse.
h. nystagmus 頭性眼振[医学](動物の頭を回転するとき現れる).
h. of bone 骨頭[医学].
h. of epididymis [TA]〔精巣上体〕頭, = caput epididymidis [L/TA].
h. of femur 大腿骨頭[医学].
h. of fibula 腓骨頭[医学].
h. of humerus 上腕骨頭[医学].
h. of malleus [TA] ツチ骨頭, = caput mallei [L/TA].
h. of mandible [TA] 下顎頭, = caput mandibulae [L/TA], condylus mandibulae [L/TA].
h. of muscle 筋頭[医学].
h. of pancreas [TA] 膵頭, = caput pancreatis [L/TA].
h. of phalanx [TA]〔末節骨の〕頭,〔指節骨の〕頭, = caput phalangis [L/TA].
h. of radius 橈骨頭[医学].
h. of stapes [TA] アブミ骨頭, = caput stapedis [L/TA].
h. of ulna 尺骨頭[医学].
h. organ 頭器官.
h. presentation 頭位[医学].
h. process 頭突起(原始結節の軸性延長により形成された脊索).
h. protective device 頭部保護具[医学].
h. regions 頭の部位[医学].
h. register 頭声区[医学].
h. rest 頭台(あたまだい), 按頭台.
h. retraction 項部強直.
h. retraction reflex 頭後屈反射[医学].
h. space method 気化平衡法.
h. spine 頭棘.
h. stalk 頭柄.
h. tank ヘッドタンク[医学].
h. tone 頭声調[医学].
h. trauma 頭部外傷[医学].
h. trunk 頭胴部.
h. velocity 先端速度(波動の先端が進む速度).
h. voice 頭声とうせい, 上声, 管声.
h. wave 頭部波(物体が空気中を通常の音よりも大きい速度で進むとき, その先頭から円錐形に広がる波).
head·ache [hédeik] 頭痛[医学], = cephalalgia.
head·band [hédbænd] 額帯.
head·gear [hédgiər] ヘッドギア.
head·grit [hédgrit] ヒツジコレラ(ヒツジの外寄生虫性疾患), = plocach, yellows.
head·gut [hédgʌt] 前腸, = foregut.
head·loss [hédlɑs] ヘッドロス(イオン置換体を通過するときの溶液圧の減少で, 樹脂床の潅流液に対する抵抗を示す).
heal [hí:l] ① 治癒させる, いやす. ② 回復する.
h.-all 万病草(ゴマノハグサ, カノコソウ, ヒナノウスツボなどの総称).
healed infarct (瘢痕性梗塞), = cicatrized infarct.
healed tuberculosis 治癒型結核.
healed ulcer 治癒潰瘍.
heal·er [hí:lər] ① 治療者(特に Christian Science により精神療法を行う者). ② 医師(特に薬剤を用いない一派をいう).
heal·ing [hí:liŋ] 治癒[医学], = restitution.
h. by first intention 1次治癒, 第1期癒合(化膿または肉芽形成なくして癒合すること).
h. by granulation 肉芽性治癒[医学], 第3次治癒, 第3期癒合, = healing by third intention.
h. by second intention 2次治癒, 第2期癒合[医学](2つの肉芽面が相接着して癒合すること).
h. by third intention 3次治癒, 第3期癒合[医学]

(傷が肉芽組織により充填されて癒合すること), = healing by granulation.
h. factor 治癒因子 [医学].
h. of wound 創傷治癒 [医学].
h. power 治癒力 [医学].
h. process 治癒過程 [医学].
Health and Medical Service Law for the Aged 老人保健法 [医学].
Health Care Financing Administration 保健医療財務局(U. S. Department of Health and Human Services の一部局でアメリカの医療保健制度を管理する).
Health Center Act (Law) 保健所法 [医学].
Health Information Manager (HIM) 診療情報管理士.
Health Insurance Act 健康保険法 [医学].
Health Insurance Law 健康保険法 [医学].
Health Maintenance Organization (HMO) 健康維持機構(健康管理の総括的な前払いシステム).
Health Promotion Law 健康増進法(平成14年厚生労働省により制定された.「健康日本21計画」の法的意味とヘルスプロモーションを目的としている).
Health Resources and Services Administration (HRSA) 保健資源サービス局.
Health Risk Appraisal (HRA) 健康危険度評価(生活習慣に基づく健康指標算出のシステム).
health [hélθ] 健康, 保健. 形 healthy.
h. administration 保健行政 [医学].
h. agency 衛生機関 [医学].
h. and welfare planning 保健と福祉計画 [医学].
h. apraisal 健康度評価 [医学].
h. authority 保健衛生当局 [医学].
h. behavior 保健行動 [医学].
h. bureau 衛生部(局) [医学].
h. care 健康管理 [医学], ヘルスケア [医学].
h. care administration 医療管理学.
h. care and sanitation in school 学校保健.
h. care cost 医療費.
h. care delivery 保健医療の実施 [医学], 保健サービス.
h. care economics 医療経済 [医学].
h. care economy 医療経済.
h. care facility 医療施設(病院, 診療所, 老人保健施設, 助産所などであるが, 在宅医療の患者居宅を含める意見もある).
h. care marketing 医療におけるマーケティング [医学].
h. care organization 病院組織 [医学].
h. care plan 医療計画 [医学].
h. care policy 医療政策.
h. care provider 保健医療提供者(保健医療を提供する側).
h. care seeking behavior 受療行為(健康の異常を感じた時, その本人のとる行動).
h. care service 医療サービス [医学].
h. care staff 医療従事者 [医学].
h. care supply system 医療供給体制.
h. care team 医療チーム.
h. center 保健所 [医学], 保健センター.
h. certificate 健康診断書 [医学], 健康証明書.
h. checking 健康診断 [医学].
h. counsel(l)ing 健康相談 [医学].
h. curriculum 保健教育課程 [医学].
h. demand 保健上の必要 [医学].
h. department 衛生部(局) [医学].
h. economics 医療経済学(一般産業と医療サービスの違いなど技術, 経済, 経営学的手法で解析する学際分野).
h. education 保健教育 [医学], 健康教育.
h. examination 健康診断, 健康診査, 健診, = health check.
h. examination for adult diseases 成人病検診.
h. examination survey 健康診断調査 [医学].
h. expenditure 医療費 [医学].
h. facility 医療施設 [医学].
h. facility administrator 医療機関管理者 [医学].
h. facility moving 医療施設再配置 [医学].
h. facility planning 医療施設開発計画 [医学].
h. facility size 医療施設の規模 [医学].
h. food 健康食品(機能性食品 functional foods ともいわれ, 栄養のほかに健康や保健の目的で用いられる食品類. 薬効表示をすることができない).
h. guidance 保健指導 [医学].
h. gymnastics 保健体操.
h. hazard 健康障害 [医学].
h. hazard appraisal 健康障害度評価 [医学].
h. history 健康歴 [医学].
h. index 健康指標 [医学].
h. information management (HIM) 保健情報管理(保健に関する情報を集めたり, 整理して, 意志決定に役立たせること).
h. information system 健康情報システム [医学], 保健情報システム.
h. institution 保健機関 [医学].
h. instruction 保健学習 [医学].
h. insurance 医療保険 [医学], 健康保険〔制度〕[医学], = medical insurance.
h. insurance for aged 老人健康保険 [医学].
h. legislation 医療法制 [医学].
h. management 健康管理.
h. need 保健上の必要性 [医学].
h. occupation 医療業務 [医学].
h. occupation manpower 医療要員 [医学].
h. occupations school 保健医療職教育機関.
h. of nation 国民衛生 [医学].
h. officer 衛生行政官 [医学], 公衆衛生官, 検疫吏, 防疫係, 衛生技官.
h. organization 衛生行政組織 [医学].
h. pattern 保健様式 [医学].
h. personnel 医療関係者 [医学].
h. physics 保健医学 [医学], 健康物理学(主として放射線障害に基づく健康問題を研究する学問).
h. physist 保健医学者 [医学].
h. planning 保健計画 [医学].
h. practice 保健活動 [医学].
h. profession 医療専門職 [医学].
h. promotion 健康増進 [医学], ヘルスプロモーション(Lalonde report (1974年)が最初とされ, WHO のオタワ憲章では「自らの健康を管理, 改善できるようにするプロセス」と定義されたが, 現在ではその範囲は広く, 環境, 教育, 住居, 社会正義にまで幅広い議論がなされている).
h. psychology 健康心理学.
h. record survey 健康記録調査 [医学].
h. regulation 衛生法規 [医学], = hygienic regulation.
h. resort 保養地 [医学].
h. resort medicine 健康保養地医学 [医学].
h. resort therapy 転地療養 [医学].
h. resource 〔保健〕医療資源 [医学].
h. risk 健康〔障害〕〔危険〕度 [医学].
h. risk appraisal 健康危険度評価, 健康リスクアセスメント(保険統計理論に基づいて, 個人の疾病罹患確率や, 特定の疾病で死亡する確率を求めること).
h. risk assessment (h.r.a.) 健康リスク評価.
h. science 厚生科学 [医学], 医療科学.

H

h. screening center 人間ドック.
h.-seeking behavior 保健行動.
h. service 保健活動〔医学〕.
h. service commissioner 保健サービス委員.
h. service misuse 医療誤用〔医学〕.
h. services facility for aged 老人保健施設〔医学〕.
h. society 公衆衛生協会.
h. sociology 保健社会学〔医学〕.
h. statistics 保健統計〔医学〕.
h. status 健康状態〔医学〕.
h. status index 健康状態指標(指数),健康水準指標.
h. status indicator 健康状態指標〔医学〕.
h. student 保健学生〔医学〕.
h. supervisor 衛生管理者〔医学〕.
h. survey 健康調査〔医学〕.
h. system agency 医療システム開発機関〔医学〕.
h. visitor 訪問看護師,巡回保健師, = visiting nurse.
h. worker 公衆衛生従事者〔医学〕.

health·y [hélθi] 健康〔的〕な〔医学〕,健康促進の,健康そうな.
h. carrier 健康保虫者,健康保菌者.
h. granulation 健全肉芽〔医学〕.
h. ulcus 健全性潰瘍〔医学〕.

heaped-up [hí:pt ʌ́p] (細菌が培地上で高く盛り上がって発育することをいう).

Hearing Handicap Inventory for Eldery (HHIE-S) 高齢者用理解度判定審理(高齢者で会話を聴き理解することが困難なときの程度を調べる).

hear·ing [híəriŋ] 聴取〔医学〕,聴力〔医学〕,聴覚.
h. acuity 聴力(音を聞く能力.音の感覚にはピッチ(音の高低),ラウドネス(音の大きさ),音色(澄んだ/濁ったというような,音を構成する周波数関係と対応した心理学的因子)の三要素がある).
h. aid 補聴器〔医学〕.
h. and fitting examination 補聴器適合検査(難聴者のそれぞれの聴覚機能を測定し,最も適合した機種を選択する).
h. conservation 聴覚保全〔医学〕.
h. disorder 聴覚障害〔医学〕.
h. distance 聴取距離〔医学〕,聴覚距離,最長聴収距離.
h. enhancement 聴力改善〔医学〕.
h. impairment 難聴〔医学〕,聴力障害(聴覚の完全または部分的喪失).
h. improvement 聴力改善〔医学〕.
h. island 聴島.
h. level ヒアリング・レベル〔医学〕.
h. loss 難聴,聴力損失〔医学〕(聴覚の中等度の喪失).

難聴の分類

<table>
<tr><td>障害部位</td><td colspan="3">難聴の区分と呼び方</td></tr>
<tr><td>外 耳
中 耳</td><td colspan="3">伝音難聴</td></tr>
<tr><td>内 耳</td><td rowspan="2">感音難聴</td><td colspan="2">内耳性難聴</td></tr>
<tr><td>聴神経
脳 幹
皮 質</td><td>後迷路性難聴</td><td>神経性難聴
中枢性難聴</td></tr>
</table>

h. physiology 聴覚生理学〔医学〕.
h. protective device 聴覚保護具〔医学〕.
h. protectors 耳栓.
h. range 聴取距離〔医学〕.
h. test 聴力試験,聴覚試験,聴覚検査〔医学〕.
h. (threshold) level 聴力レベル〔医学〕.

hearsay evidence 伝聞証拠.

heart [hɑ́:t] [TA] ① 心臓, = cor [L/TA]. ② 心〔臓〕.
h. abnormality 心〔臓〕奇形〔医学〕.
h. anatomy 心〔臓〕解剖学〔医学〕.
h. aneurysm 心臓動脈瘤〔医学〕.
h. anomaly 心〔臓〕奇形〔医学〕.
h. arrest 心〔拍〕停止〔医学〕, = cardiac arrest.
h. attack 心臓発作〔医学〕, = myocardial infarction.
h. auscultation 心臓聴診〔法〕〔医学〕.
h. beat 心拍〔動〕〔医学〕.
h. block 心〔臓〕ブロック〔医学〕(心臓の刺激伝導路の病変により,伝導時間が延長し,高度の場合は心収縮の脱落を起こす状態で,その部位により,洞房間,房室間,心房内,心室内などに分かれる), = auriculoventricular heart block.
h. catheterization 心臓カテーテル法〔医学〕.
h. chamber remodeling 心腔リモデリング.
h. conduction 心臓刺激伝導〔医学〕.
h. conduction system 心臓刺激伝導系〔医学〕.
h. contractivity 心臓収縮性〔医学〕.
h. death 心臓死〔医学〕.
h. disease 心疾患,心臓病.
h. enlargement 心臓拡大〔医学〕.
h.-failure ① 心〔臓機能〕不全(心筋または弁膜の不全などにより,心ポンプ機能の障害や後方への血液うっ滞を起こすもの). ② 心悸の突然停止.
h. failure cell 心不全細胞,心臓病細胞(心不全細胞,心臓弁膜病細胞とも呼ばれ,肺のうっ血により,肺胞内に漏出した血球のうち,血鉄素を多量に含有する大型の食細胞), = heart lesion cell.
h. function 心機能〔医学〕.
h. function test 心機能検査〔医学〕.
h.-hand syndrome 心臓・手症候群(指の奇形と心房中隔欠損からなる), = Holt-Oram syndrome.
h.-headed tapeworm 心臓形裂頭条虫.
h. hormone 心〔臓〕ホルモン, = cardiac hormone.
h. hurry 心拍急速.
h. infarction 心筋梗塞〔医学〕.
h. infusion 心臓浸出液〔医学〕.
h. injury 心臓損傷(外傷)〔医学〕.
h.-lung bypass 心肺バイパス手術, = cardio-pulmonary bypass.
h. lung machine 人工心肺.
h.-lung preparation 心肺標本〔医学〕(心臓と肺臓とにおける小循環をそのまま体外から観察できるようにつくった標本).
h.-lung transplantation (HLTx) 心肺〔同時〕移植〔医学〕(重症心不全と肺疾患を合併した症例で,単独移植では十分な効果が得られない例に適応される.アイゼンメンゲル症候群,原発性肺高血圧症).
h. luxus 左心室肥大を伴う心拡大.
h. massage 心〔臓〕マッサージ〔医学〕.
h. mitochondria 心臓ミトコンドリア〔医学〕.
h. murmur 心雑音〔医学〕.
h. murmur timing sign 心音時間徴候, = Farfel sign.
h. muscle 心筋〔医学〕.
h. muscle cell 心筋細胞(心臓筋細胞ともいう.心臓を構成する筋肉細胞), = cardiac muscle cell.
h. muscle degeneration 心筋変性〔医学〕.
h. neoplasm 心臓新生物(腫瘍)〔医学〕.
h. physiology 心〔臓〕生理学〔医学〕.
h. pool 心〔血液〕プール.
h. position 心臓軸位.
h. rate (HR) 心拍数〔医学〕(心室の1分間収縮回数のことで,だいたい脈拍数に相当するが,病的状態の下では心拍は必ずしも脈拍に伝わらないから，後者の数が不足することがあり，これを脈拍欠損 pulse deficit という）．

h. rate meter 心拍計〔医学〕.

h. rate turbulence 心拍数不整.

h. reflex 心臓反射，＝Abram heart reflex.

h. remedy 強心薬.

h. rupture 心〔臓〕破裂〔医学〕.

h. sac 心膜〔医学〕，心嚢〔医学〕，＝pericardial sac.

h. septal defect 心中隔欠損〔医学〕.

h. shadow 心〔臓〕陰影〔医学〕.

h.-shaped pelvis 心臓形骨盤.

h.-shaped uterus 心臓形子宮.

h. sound (HS) 心音〔医学〕（第1音は lubb と聞こえ，第2音は dup と聴取される）.

h. sounds of fetus 児心音〔医学〕.

h. stroke ①心鼓動．②狭心症.

h. surgery 心臓外科学〔医学〕.

h. tire 心疲労.

h. tone 心音.

h. transplant 心臓移植〔医学〕.

h. transplantation 心臓移植〔医学〕（死体からの心臓や人工心臓を受供者の障害された心臓と置換すること）.

h. valve 心臓弁〔医学〕.

h. valve disease 心臓弁膜症〔医学〕.

h. valve prosthesis 心臓人工弁〔医学〕.

h. valvuloplasty 心臓弁形成〔医学〕.

h. ventricle 心室〔医学〕.

h. water disease 心水病〔医学〕.

h.-wood 心材，赤木質（木材のあかみ）.

h. worm イヌ糸状虫，＝heartworm, *Dirofilaria immitis*.

h. worm disease 心糸状虫症〔医学〕.

heart·burn [há:tbə:n] 呑酸〔医学〕，胸やけ，呑酸嘈囃どんさんそうぞう（酸性噯気ともいわれ，逆ぜん(蠕)動が胃噴門部から食道にかけて起こるとき，または反芻が加わる症状），＝gastric pyrosis, peratodynia.

hearth [há:θ] 火床（ひどこ）.

heart·water [hɑ:twɔ́:tər] 心水病（リケッチアの一種 *Cowdria ruminantium* の感染による家畜の感染症で特徴として水心嚢，胸水，腹水などで致命率は50～100%），＝hemoglobinuria of sheep.

h. disease 心水病（ウシ，ヒツジ，ヤギにみる致命的疾患 *Cowdria ruminantium* により生じ胸水，心膜液が貯留する），＝heartwater.

heart·worm [há:twə:m] 糸状虫（イヌのフィラリア症を起こす），＝*Dirofilaria immitis*.

heat [hí:t] ①高熱．②熱感．③発情，＝oestrus.

h.-absorbing glass 熱線吸収ガラス〔医学〕.

h. absorption 熱吸収〔医学〕.

h. accumulation うつ熱〔医学〕.

h.-aggregated protein antigen 熱凝集タンパク抗原.

h. allergy 熱アレルギー〔医学〕.

h. apoplexy 日射病，＝heat stroke.

h. attack 熱中症〔医学〕.

h. balance 熱平衡（バランス）〔医学〕.

h. body temperature 熱体温〔医学〕.

h. burns 熱傷〔医学〕.

h. capacity 熱容量〔医学〕，＝thermal capacity.

h. center 温熱中枢〔医学〕.

h. coagulation test 熱凝固試験.

h. collapse 熱性虚脱〔医学〕.

h. conduction 熱伝導〔医学〕（熱が物質中の高温部から低温部へ移動する現象），＝thermal conduction.

h. content 含熱量.

h. control 熱管理〔医学〕.

h. convection 熱対流〔医学〕.

h. cramp 熱性筋痛，熱性痙攣，＝myalgia thermica.

h. curing 熱加硫，熱硬化.

h. cycle 熱サイクル〔医学〕.

h. denaturated albumin 熱変性アルブミン〔医学〕.

h. deterioration 〔加〕熱劣化〔医学〕.

h. dissipation 熱放散.

h. distortion 加熱ひずみ.

h. edema 熱性水腫〔医学〕，熱性浮腫〔医学〕.

h. emission 熱放散〔医学〕.

h. engine 熱機関.

h. equivalent of work 仕事の熱当量〔医学〕.

h. exchange 熱交換〔医学〕.

h. exchanger 熱交換器〔医学〕.

h. exhaustion 熱疲労〔医学〕，熱ばて，熱射病（暑さに対する反応の一種．激しい脱水作用の結果，疲憊，衰弱，虚脱などを起こす），＝heat prostration.

h. hardiness 耐熱性.

h. hematoma 熱傷血腫〔医学〕.

h. inactivated serum 非働化血清（56°Cで30分ないし60°～63°Cで3～5分間加熱処理し補体活性が不活化された血清）.

h. inactivation 熱不活〔性〕化〔医学〕（血清を加熱して補体などの活動性を消失させること．補体非働化は56°C，30分間加熱処理で得られる）.

h. input 入熱.

h. instability test 熱変性試験，熱〔不〕安定性試験.

h. insulating material 断熱材〔医学〕.

h. insulator 断熱材〔医学〕，熱絶縁材，保温材.

h. irreversible 熱非可逆性の〔医学〕.

h.-labile 熱不安定の，＝thermolabile.

h.-labile antibody 熱不安定〔性〕抗体〔医学〕.

h.-labile enterotoxin 易熱性エンテロトキシン〔医学〕，易熱性腸管毒.

h.-labile neutralizing antibody 易熱性中和抗体〔医学〕.

h. lability 易熱性.

h. lamp 太陽灯.

h. loss 熱損失，放熱〔医学〕.

h. medium 熱媒〔医学〕.

h. of activation 活性化熱〔医学〕.

h. of adsorption 吸着熱〔医学〕.

h. of combustion 燃焼熱.

h. of decomposition 分解熱〔医学〕.

h. of dilution 希釈熱〔医学〕.

h. of dissolution 溶解熱〔医学〕.

h. of evaporation 蒸発熱.

h. of formation 生成熱〔医学〕.

h. of fusion 融解熱〔医学〕.

h. of hydration 水和熱〔医学〕.

h. of neutralization 中和熱〔医学〕.

h. of reaction 反応熱〔医学〕.

h. of sublimation 昇華熱.

h. of vaporization 気化熱〔医学〕.

h. output 出熱〔医学〕.

h. paralysis 温熱麻痺.

h. plasticization 熱可そ（塑）化〔医学〕.

h.-press injury 熱挫傷〔医学〕，熱圧損傷.

h. process 熱法.

h. production 熱産生〔医学〕.

h. production response 熱産生反応〔医学〕.

h. prostration 熱疲労〔医学〕，熱ばて.

h. pump 熱ポンプ〔医学〕.

h. puncture 熱穿刺，温刺（動物の脳底を穿刺すると，体温の上昇を起こす．熱穿刺ともいう）.

h. puncture experiment 発熱穿刺実験（線条体を穿刺するか，またはほかの方法で刺激すると，動物に発熱が起こる).
h. pyrexia 熱射病〔医学〕.
h. radiation 熱放射〔医学〕.
h. rash 熱疹, = prickly heat, 紅色汗疹〔医学〕, = miliaria rubra.
h. ray 熱線(赤外線のこと), = radiant ray.
h.-ray cataract 熱線性白内障, = glass-blower's cataract.
h. recovery 熱回収〔医学〕.
h. regenerator 蓄熱式熱交換器〔医学〕.
h.-regulating centers 体温調節中枢(大脳にある中枢で, 身体温度の産生発散を司る).
h. regulation 温度調節〔医学〕.
h. regulation by skin 皮膚熱調節〔医学〕.
h. regulatory center 体温調節中枢〔医学〕.
h. resistance 耐熱度〔医学〕.
h.-resisting alloy 耐熱合金.
h.-resisting enamel 耐熱ほうろう〔医学〕.
h.-resisting glass 耐熱ガラス〔医学〕.
h.-resisting property 耐熱性〔医学〕.
h. retaining 保温処理〔医学〕.
h. retaining property 保温性〔医学〕.
h. retention うつ熱症.
h. reversible 熱可逆性の.
h. rigor 熱硬直〔医学〕.
h. rigor point 熱凝固点, 熱硬直点.
h.-roller injury 熱挫傷〔医学〕.
h. sealer 熱封機.
h. sensation 熱感〔医学〕.
h. sensitive 示温性の.
h. sensitizer 感熱薬(剤).
h. shock 熱ショック〔医学〕, ヒートショック(細胞が熱の変化によりきたす生化学的効果).
h. shock protein (**HSP**) 熱ショックタンパク質(熱刺激に曝露した際に, 細胞保護のために産生が亢進する一群のタンパク質の総称).
h. stability 熱安定性.
h. stable alkaline phoshatase (**HSAP**) 耐熱性アルカリフォスファターゼ〔医学〕.
h. stable antibody 熱安定性抗体, 耐熱性抗体.
h. stable antigen 熱安定性抗原.
h.-stable enterotoxin 耐熱性エンテロトキシン〔医学〕, 耐熱性腸管毒.
h.-stable enzyme 熱安定酵素.
h. sterization 加熱殺菌〔医学〕.
h. storage 蓄熱〔医学〕.
h. stress 熱性ストレス〔医学〕.
h. stroke 熱射病〔医学〕, 熱中症, = heatstroke.
h. syncope 熱〔射病〕性失神〔医学〕.
h. test 〔加〕熱試験〔医学〕.
h. therapy 温熱療法〔医学〕.
h. tolerance 熱耐性〔医学〕.
h. transfer 熱伝達〔医学〕.
h. transfer rate 熱伝達率〔医学〕, 伝熱率.
h. transmission 熱伝達〔医学〕.
h.-treated red cell 熱処理赤血球〔医学〕.
h. treatment 熱処理〔医学〕, 熱療法.
h. urticaria 温熱じんま疹.
h. utilization 熱利用〔医学〕.
h. writing oscillograph 熱ペン・オッシログラフ.
heated air bath 熱気浴〔装置〕〔医学〕.
heated humidifier 加熱湿潤器.
Heath, Charles Joseph [hí:θ] ヒース(1856-1934, イギリスの眼科医).
H. operation ヒース乳突炎手術(乳突洞と上鼓室との間に骨の一部を残して, 後壁を切除した後, 後軟骨管を切断する).
Heath, Christopher [hí:θ] ヒース(1835-1905, イギリスの外科医).
H. operation ヒース手術(顎関節強直の外科的療法で, 口腔内から下顎骨の上行枝をのこぎりで切開する方法).
heat·ing [hí:tiŋ] 加温〔医学〕.
h. loss 加熱減量〔医学〕.
h. mantle 加熱マントル〔医学〕.
h. pad かいろ〔医学〕.
Heaton, George [hí:tən] ヒートン(1808-1879, アメリカの外科医).
H. operation ヒートン手術(鼡径ヘルニアの根治手術).
heatronic molding 高周波熱成形〔医学〕.
heat·stroke [hí:tstrouk] 熱射病〔医学〕.
heave line [hí:v láin] (ウマの呼吸困難症で呼気時にみられる肋骨弓の皮下組織の特徴的所見).
heaves [hí:vz] ヒーブ(ウマに起こる呼吸困難症, 慢性肺気腫. 気管支の弾力網の破裂による), = alveolar ectasia, broken wind, pulmonary or vesicular emphysema.
heaviness in limb 四肢重感〔医学〕.
heaviness in stomach 胃重感〔医学〕, 胃〔の〕もたれ〔医学〕.
heav·y [hévi] 重い, 重質の.
h. chain H鎖, 重鎖(免疫グロブリンを構成する2本のポリペプチドの大きい方. IgG, IgM, IgA, IgD, IgEのH鎖をそれぞれγ鎖, μ鎖, α鎖, δ鎖, ε鎖と呼ぶ).
h. chain disease 重鎖病〔医学〕, H鎖病(免疫グロブリンH鎖のFcフラグメントに相当する部分が単クローン性に増加している病態. α鎖病, γ鎖病, μ鎖病とがある).
h. chain immunogloblin (**H-chain immunogloblin**) H鎖免疫グロブリン.
h. charged particle 重荷電粒子〔医学〕.
h. charged particle beam 重荷電粒子〔線〕.
h. duty detergent 強力洗剤〔医学〕.
h. eye 重眼(重い片眼近視で低位置の病眼).
h. for dates (**HFD**) 不当重量児.
h.-for-dates infant 不当重量児.
h. for gestational age infant 不当重量児〔医学〕.
h. gymnastics 器械体操〔医学〕.
h. headedness 頭重感.
h. hydrocarbon 重炭化水素〔医学〕.
h. hydrogen 重水素〔医学〕, = deuterium.
h. infection 濃厚感染.
h.-ion irradiation 重イオン照射(α粒子より重い原子核を加速して対象に照射すること).
h. key component 高限界成分〔医学〕.
h. liquid 重液〔医学〕.
h. liquid petrolatum 流動パラフィン, = liquid petrolatum.
h. liquid separation 重液分離〔医学〕.
h. magnesia 重質酸化マグネシウム(MgO 86%以上を含有する), = magnesii oxidum ponderosum.
h. magnesium carbonate 重質炭酸マグネシウム.
h.-meromyosin (**H-m**) Hメロミオシン, ヘビーメロミオシン.
h. metal 重金属〔医学〕(比重5程度以上の金属の総称).
h. metal antagonist 重金属拮抗薬〔医学〕.
h. metal excretion 重金属排泄〔医学〕.
h. metal neuropathy 重金属ニューロパチー, 重金属神経障害.
h. metal poisoning 重金属中毒〔医学〕.
h. (muscular) work 重〔筋〕作業〔医学〕.
h. nitrogen 重窒素.
h. oil 重油〔医学〕(① クレオソート油. ② 石油原油

を分留して得られる比重の大きい高沸点の油).
h. oxygen 重酸素(原子量18の同位元素).
h. particle 重粒子〔医学〕(陽子以上の質量をもつ粒子の総称).
h. particle cancer treatment 重粒子線癌治療.
h. particle radiotherapy 重粒子線治療, 重粒子線癌治療装置.
h. smoker 大量喫煙者〔医学〕.
h. solution 重液(比重の大きい物質の溶液で, 固体の比重測定や固体混合物の分離に用いられる. 屈折率測定用漬浸液としても用いられる).
h. spar 重晶石, = barite.
h. water 重水(デューテリウムの酸化物 ^2H_2O), = deuterium oxide.
h. work 重作業〔医学〕.
heb·dom·a·da [hebdámədə] 1週間(hebdom). 形 hebdomadal.
he·be·os·te·ot·o·my [hì:biàstiátəmi] 恥骨切開〔術〕, = pubiotomy.
he·be·phre·nia [hì:bifrí:niə] ① 破瓜病(統合失調症の一亜型). ② 早発痴呆. 形 hebephrenic.
he·be·phre·ni·ac [hì:bifrí:niæk] 破瓜型患者.
he·be·phren·ic [hì:bifrénik] 破瓜病の.
h. dementia 破瓜病性痴呆.
h. schizophrenia 破瓜型統合失調症.
h. type 破瓜型〔医学〕.
Heberden, William [hí:bə:dən] ヘバーデン(1710–1801, イギリスの医師).
H. angina ヘバーデンアンギナ.
H. arthritis ヘバーデン関節炎(主として指端の関節を侵し, 指関節の膨大と固定をきたす).
H. arthrosis ヘバーデン関節症.
H. asthma ヘバーデン喘息(狭心症), = angina pectoris.
H. disease ヘバーデン病(変形性関節炎), = arthritis deformans.
H. nodes ヘバーデン結節(退行性骨関節炎患者の指端に生ずる結節で, 優性因子として遺伝する), = digitorum nodii, Heberden nodosities, Rosenbach disease, tuberculum arthriticum.
H. nodule ヘバーデン小結節〔医学〕.
H. sign ヘバーデン徴候(慢性関節炎において特に女性にみられる結節).
he·bet·ic [hi:bétik] 思春期の.
h. cough 思春期からせき(空咳)〔医学〕, 青春期虚咳.
he·bet·o·my [hibétəmi] 恥骨切開〔術〕, = pubiotomy.
heb·e·tude [hébitju:d] 遅鈍, = dullness, lethargy.
h. auris 難聴.
h. dentium 歯神経遅鈍.
h. visus 弱視.
he·bi·at·rics [hì:biǽtriks] 青年学.
he·bin [hí:bin] ヘビン(向生殖腺性物質).
he·boid [hébɔid] 類破瓜型(統合失調症の単純型).
h. paranoia 類破瓜病性パラノイア(妄想型統合失調症または統合失調症の症状を呈するパラノイア), = dementia paranoides.
h.-paranoid 類破瓜型偏執病.
he·boid·o·phre·nia [hèbɔidoufrí:niə] 類破瓜病〔医学〕.
heb·o·nal so·di·um [hébənəl sóudiəm] ヘボナルソジウム ㊗ sodium hexyl-ethyl barbitrate (基礎麻酔薬).
he·bos·te·ot·o·my [hèbəstiátəmi] 恥骨骨切り〔術〕, = hebotomy, pubiotomy.
he·bot·o·my [hebátəmi] 恥骨切開〔術〕, = pubiotomy.
Hebra, Ferdinand von [hébrə] ヘブラ(1816–1880, オーストリアの皮膚科医. 近代皮膚科学の先覚者として知られ, 皮膚病を病理解剖学的見地から分類し, 多数皮膚疾患の寄生虫性原因を証明した. Hebra disease (erythema multiforme exudativum), Hebra impetigo herpetiformis, Hebra eczema (tineacruris), Hebra pityriasis (pityriasis rubra)などの著名な論文を発表した).
H. disease ヘブラ病.
H. itch ointment ヘブラ疥癬軟膏(複合イオウ軟膏), = compound sulfur ointment.
H. ointment ヘブラ軟膏(単鉛硬膏 emplastrum lithargyri simplex とオリーブ油とを混和したもの).
hec·a·ter·o·mer·ic [hèkətərəmérik] 両分節の(神経細胞の突起が2分して脊髄の両側に分布することについていう), = hecateromeral.
hec·a·tom·er·al [hèkətámirəl] 両分節の, = hecatomeric.
hecatomeric cell 双方分岐細胞(脊髄灰白質の細胞で, その突起が分岐して脊髄の左右双方に突出するもの), = hecatomeral cell.
Hecht, Adolf F. [hékt] ヘヒト(1876–1938, オーストリア・ウィーンの小児科医).
H. phenomenon ヘヒト現象(皮膚溢血斑の現象), = Rumpel-Leede phenomenon.
H. pneumonia ヘヒト肺炎〔医学〕.
H. reagent ヘヒト試薬(ブリリアントグリーンと中性赤との溶液).
H.-Schlaer night vision test ヘヒト・シュレエル夜視試験(錐状体閾以下の低輝度において明度と形体とを同時に分別し得る能力を測る順応計).
Heck, John W. [hék] ヘック(1923生, アメリカの歯科医).
H. disease ヘック病(局所性の上皮過形成).
Hecker, Karl [hékər] ヘッケル(1827–1882, ドイツの産科医).
H. law ヘッケル法則(分娩を重ねるごとに, その新生児の体重は150～200g程度の増加をみるのが常である).
he·co·gen·in [hèkəʤénin] ヘコゲニン $C_{27}H_{42}O_4$ (アナナス科 *Hechtia*, リュウゼツラン科 *Agave* 属植物などのステロイドサポニゲン).
hec·tic [héktik] ① 消耗熱の(特に肺結核にみられる日々の発熱をいう). ② 肺結核患者.
h. fever 消耗熱〔医学〕.
h. flush 消耗熱性潮紅(結核症その他の慢性疾患に起こる顔面発赤と発熱).
hecto- [hektou, -tə] 百(100)を表す接頭語.
hec·to·cot·y·lus [hèktəkátiləs] 交接腕.
hec·to·gram [héktəgræm] 100グラム.
hec·to·li·ter [héktəlitər] 100リットル.
hec·tom·e·ter [hektámitər] 100メートル.
Hedblom, Carl Arthur [hédblɑm] ヘッドブロム(1879–1934, アメリカの医師).
H. syndrome ヘッドブロム症候群(急性原発性横隔膜炎の際の症候).
he·de·o·ma [hèdióumə] 香花菜(芳香性刺激, 催吐薬), = American pennyroyal, squawmint.
Hed·e·ra [hédərə] キヅタ[常春藤]属(ウコギ[五加]科 *Araliaceae* の一属).
H. helix セイヨウキヅタ, = English ivy.
he·de·rag·e·nin [hèdirǽʤənin] ヘデラゲニン $C_{30}H_{48}O_4$ (イギリスツタ[蔦] *Hedera helix* から得られる配糖体).
he·der·i·form [hidérifɔ:m] ツタ(蔦)状の(特に皮膚のマルピギー層にある神経末端についていう).
hed·e·rin [hédirin] ヘデリン $C_{41}H_{64}O_{11}$ (キヅタ属 *Hedera helix* の果実に存在する配糖体で, 濾紙クロマトグラフによりA, B, C, Dの4種が区別され,そのBは endomycin と同一物と考えられる), = helixin.

hedge hyssop ヒソップヘッジ, = *Gratiola officinalis*.

hedge·hog [hédʒhɔ:g] ハリネズミ.

h. crystal ハリネズミ結晶(棘状の尿酸結晶).

he·do·nia [hi:dóuniə] 快活症(精神病者の病的爽快), = abnormal cheerfulness, amenomania.

hedonic scale of odor においの快・不快度[医学].

he·do·nism [hí:dənizəm] 快楽主義[医学], 享楽主義.

he·do·no·pho·bia [hì:dənoufóubiə] 快楽恐怖症[医学].

hed·ra·tre·sia [hèdrətrí:ʒiə] 鎖肛[医学].

hed·ro·cele [hédrəsi:l] 直腸ヘルニア, 脱肛.

hed·u·lin [hédjulin] ヘディーリン, = phenindione.

He·dych·i·um [hidíkiəm] サンナ属(ショウガ科の一属).

H. spicatum サンナ(根茎は芳香健胃薬).

he·dy·o·tine [hidáiətin] ヘジオチン $C_{16}H_{22}N_2O_3$ (*Hedyotis* 属植物の根にある黄金色アルカロイド).

heel [hí:l] 踵(かかと)[医学], = calx.

h. bone 距骨, 踵骨しょうこつ, = calcaneum, calcaneus.

h. bumper 底屈バンパ[医学].

h. contact 接踵, 踵接地[医学](立脚期のうち, 踵が床についた時点).

h. cord 踵骨腱, アキレス腱[医学].

h. gait 踵歩行[医学].

h.-knee test 踵膝試験[医学](閉眼仰臥位で, 1脚の踵で他脚の膝を触れ, 下腿前面をこする方法で, 運動失調症の診断に用いる).

h. lift 踵挙上(もちあげ)[医学].

h. loop 踵受け[医学].

h. off 踵〔の〕離床[医学], 踵離地(歩行周期において, 立脚期から遊脚期への移行点).

h. pad 足踵部.

h. reflex 踵反射(踵基部を叩打すると足指の扇開, 踵屈が起こるのは, 錐体路障害にみられる. Weingrow).

h. region [TA] 踵部, = regio calcanea [L/TA].

h. spur 踵骨〔骨〕棘.

h. tap (踵を打つと足指が反射的運動を起こすことで, 錐体路の疾病にみられる).

h. tendon 踵骨腱, = Achilles tendon.

h.-to-ear sign 踵耳徴候.

h.-to-knee test 踵膝試験[医学].

h.-to-knee-to-toe test 踵・膝・趾検査.

h.-to-shin test 踵脛検査.

h. walking 踵立ち歩行[医学], 踵歩き.

heeltap reflex 踵打反射(踵を打つとき足指の開扇と足底屈曲が起こるのは錐体路の障害を示す).

heeltap test 踵叩打試験(踵を叩打すると反射的に足指が屈曲する).

HEENT head, eyes, ears, nose, and throat 頭部顔面(頭・眼・耳・鼻・咽喉)の略(カルテ記載に用いられる).

Heerfordt, Christian Frederick [héəfɔ:t] ヘールフォルト(1871-1953, デンマークの眼科医).

H. disease ヘールフォルト病(ぶどう膜耳下腺炎とも呼ばれ, 類肉腫症または結核の一症候で, ぶどう膜および耳下腺の慢性炎症とともに, 虹彩毛様体炎, 一側性顔面麻痺, 倦怠, 微熱を伴う), = uveoparotid fever.

H. syndrome ヘールフォルト症候群[医学].

hef·e·fla·vin [héfəfleivin] ヘフェフラビン(酵母から得られるフラビン. 旧語).

Hefke-Turner sign [héfkə tá:nər sáin] ヘフカ・ターナー徴候(X 線像上で閉鎖孔が大きく異常を呈し, 股関節の病変を示す徴候), = obturator sign.

Hefner lamp [héfnər lǽmp] ヘフネル灯(1884年に考案された光度標準灯で, 酢酸アミルを燃料とし, 炎の大きさの一定のものを1ヘフネル HK として表され, 国際燭光の1/10に相当する).

Hegar, Alfred [hégər] ヘーガル(1830-1914, ドイツの婦人科医).

H. dilator ヘーガル拡張器(子宮頸管を拡大する度盛付きの拡張器).

H. method ヘーガル手術(腟後壁に三角形の粘膜を剥離し, 上から下へと会陰披裂を縫合する方法), = Hegar operation.

H. sign ヘーガル徴候(妊娠初期に現れる子宮峡の軟化徴候).

he·gem·o·ny [hidʒéməni, higé–] 指導権, 覇権.

Hegglin, Robert Marguand [héglin] ヘグリン(1907-1970, スイスの医師).

H. anomaly ヘグリン異常. → May-Hegglin anomaly.

H. syndrome ヘグリン症候群(重症代謝性疾患において電気的心収縮(QT 間隔)が延長し, 機械的心収縮時間(QⅡ時間)が短縮する. QT-QⅡが40msec以上にもなる).

Hehner number ヘーネル数(脂肪中の蒸気により揮発しない脂肪酸の百分率).

Hehner val·ue [héinər vǽlju:] ヘーネル値(脂肪をけん化した後, 水に不溶解の脂肪酸の百分率), = Hehner number.

Heiberg, Jacob [háibə:g] ハイベルグ(1843-1888, ノルウェーの外科医).

H.-Esmarch maneuver ハイベルグ・エスマルク操作(手術中患者が舌を呑み込まないように下顎を麻酔医に前方へ押させる操作).

Heichelheim, Siegmund [háikəlhaim, háihəl–] ハイヘルハイム(ドイツの医師).

H. test ハイヘルハイム胃運動性試験(アイオジピン iodipin を内服した後時間的に唾液内のヨウ素を測定する方法で, この物質は腸管内でのみ分解吸収されるから, 唾液内のヨウ素出現は胃の内容を腸へ運ぶ速度の判定にある), = iodipin test.

Heidenhain, Martin [háidənhain] ハイデンハイン(1864生, ドイツの組織学者).

Heidenhain, Rudolph Peter Heinrich [háidənhain] ハイデンハイン(1834-1897, ドイツの組織学・生理学者. 胃運動性, 分泌腺などについて多数の研究がある).

H. azan stain ハイデンハインのアザン染色〔法〕.

H. azocarmine stain ハイデンハインアゾカルミン染色法(アゾカルミンの2%水溶液を酢酸で強酸性化して用い, マロリー結合織染色法の変法においては, 後染色にアニリンブルーとオレンジGを用いる), = AZAN stain.

H. cells ハイデンハイン細胞(胃粘膜にある主細胞および無定形細胞), = adelomorphous and delomorphous cells.

H. demilunes ハイデンハイン半月(粘液腺半月), = crescents of Giannuzzi, Heidenhain crescents.

H. hematoxylin staining solution ハイデンハインヘマトキシリン染色液.

H. iron hematoxylin stain ハイデンハイン鉄ヘマトキシリン染色〔法〕(組織の媒染剤としては硫酸鉄アンモン ferric ammonium sulfate (鉄ミョウバン) 5%溶液を用い, 水洗して1%ヘマトキシリン液で染色後1%鉄ミョウバン液で分別する).

H. law ハイデンハイン法則(腺が分泌機能を行う際には, 必ずその構造に変化が起こる).

H. phenomenon ハイデンハイン現象(三叉神経第2枝を刺激すると上唇が後退する).

H. pouch ハイデンハイン小胃(外部への瘻管をも

つ除神経部の胃の嚢).

H. rods (striae) ハイデンハイン小桿(線)(腎臓細尿管の柱状細胞).

heif·er [héfər] 幼雌ウシ(まだ子を生んだことのないもので,痘苗を得るために用いられる).

height [háit] ①高さ[医学]. ②身長, = stature.

h. of contour 最大豊隆線(歯の).

h. vertigo 高所めまい[医学].

h.-weight-formula 身長・体重式[医学].

h.-weight-growth table 身長・体重・成長表[医学].

h.-weight ratio 身長体重比[医学].

heightbreadth index of nose 鼻の長広指数(鼻広すなわち鼻翼間の最大距離×100を鼻長で除した値で,次の種類に区別する).

過度細長鼻	X−54.9	扁平鼻	85.0−99.9
細長鼻	55.0−69.9	過度扁平鼻	100.0−X
中等鼻	70.0−84.9		

heightlength index 垂直指数, = vertical index.

Heilbronner, Karl [háilbrɑnər] ハイルブロンネル(1869–1914, オランダの医師).

H. thigh ハイルブロンネル大腿(器質性麻痺患者が上臥するときにみられる大腿で,その幅は広くまた扁平であるが,ヒステリー性麻痺ではこの徴候はみられない).

Heilmeyer-Schoener er·y·thre·mia [háilmaijər ʃú:nər eriθrí:miə] ハイルマイエル・シェーネル赤血病(亜急性または慢性赤芽球血症).

Heim, Ernst Ludwig [háim] ハイム(1747–1834, ドイツの医師).

H.-Kreysig sign ハイム・クライジッヒ徴候(心臓収縮期にみられる肋骨間の陥凹で,癒着性心外膜炎の徴候).

H. pills ハイム丸薬(イペカク,ジギタリス,スクイル,アンチモン,ピンピネラエキスを含む丸薬).

Heimlich, Harry J. [háimlik] ハイムリッチ(1920生,アメリカの外科医).

H. maneuver ハイムリッチ手技(気道に異物が詰まった患者から,その異物を取り除く手技).

Heine, Jacob von [háin] ハイネ(1800–1879, ドイツの整形外科医).

H.-Medin disease ハイネ・メジン病(脊髄性小児麻痺または急性灰白脊髄炎ともいわれる流行性伝染病で, Heine が1840年に初めて記載し,次いで Medin が1890年に流行病として精細な研究を加えた), = poliomyelitis anterior acuta.

Heine, Leopold [háin] ハイネ(1870–1940, ドイツの眼科医.接触レンズの研究に関し発表がある).

H. cyclodialysis ハイネ毛様体剥離(強膜を切開して行う).

H. operation ハイネ手術(毛様体解離術,無水晶体眼の緑内障に用いられる), = cyclodialysis.

Heineke, Walter Hermann [háinəkə] ハイネケ(1834–1901, ドイツの外科医).

H.-Mikulicz operation ハイネケ・ミクリッツ手術(幽門閉鎖の手術で,縦軸に沿う切開およびそれと直角の縫合を行う), = pyloroplasty, pylorotomy.

H. operation ハイネケ手術(T字形切開を行う直腸癌手術).

Heiner, Douglas C. [háinə:r] ハイナー(1925生,アメリカの小児科医).

H. syndrome ハイナー症候群(ハイナー肺臓炎.牛乳に対する抗体が産生され,その抗原抗体反応が原因で肺出血,肺ヘモジデローシスを起こす.貧血を伴い,牛乳摂取の中止で軽快する), = Heiner pneumonitis.

Heinz, Robert [háints] ハインツ(1865–1924, ドイツの病理学者).

H. body ハインツ〔小〕体(不安定ヘモグロビン症に多くみられ,変性したグロビンが赤血球内に沈殿したものである.超生体染色で青色に染色される), = beta substance, substantia metachromaticogranularis.

H. body test ハインツ小体〔生体〕試験.

H.-Ehrlich body ハインツ・エールリッヒ〔小〕体.

Heiser, Victor G. [háizər] ハイザー(アメリカの医師).

H. treatment ハイザー療法(大風子油60mL, ショウノウ油60mL, レゾルチン0.25mLとの混合剤を注射するハンセン病の療法).

Heisrath, Friedrich [háisra:t] ハイスラート(1850–1904, ドイツの眼科医).

H. operation ハイスラート手術(瞼板ヒダを切除するトラコーマ手術).

Heister, Lorenz [háistər] ハイステル(1683–1758, ドイツの解剖学者).

H. diverticulum ハイステル憩室(外頸静脈洞), = bulbus venae jugularis superior, sinus jugularis externae.

H. valve ハイステル弁(胆管のラセン状ヒダ), = valves of Amussat.

Heitler, W. H. [háitlər] ハイトラー(1904–1981, ドイツの理論物理学者. 1927年ロンドンと共に水素分子のエネルギーを計算し化学結合の原理を解明した).

Hektoen enteric agar ヘクトン寒天培地(サルモネラや赤痢菌の分離に用いられる), = HE agar.

Hektoen, Ludwig [héktɔ:n] ヘクトーン(1863–1951, アメリカの病理学者).

H. phenomenon ヘクトーン現象(アレルギー状態にある動物に抗原を注射すると,さらに多数の抗体を産生する可能性が起こり,これらの抗体は既往の細菌感染および免疫とに関連あるものである).

H.-Rukstinat test ヘクトーン・ラクスチナト試験(精子の存在を証明する方法).

HeLa [hí:lə] ヒーラ(人名.ヒーラ細胞株 HeLa cell line は1952年, G. O. Gey らにより世界で最初に樹立されたヒト組織由来の株細胞であり,アメリカの黒人女性 Henrietta Lacks (HeLa) の子宮頸部癌組織から分離培養された).

H. cell ヒーラ細胞(アメリカの Gey が子宮癌の組織から培養して以来純培養の続いている上皮細胞で,ヒトに対して病原性をもつポリオその他のウイルスがその中でよく増殖する).

helca lava ヘルカ火山溶岩(切創の治療薬).

helc(o)- [helk(ou), -k(ə)] 潰瘍との関係を表す接頭語.

hel·co·der·ma·to·sis [hèlkoudə:mətóusis] 潰瘍性皮膚症.

hel·coid [hélkɔid] 類潰瘍の,潰瘍性の, = helcotic.

hel·col·o·gy [helkáləʤi] 潰瘍学[医学].

hel·co·ma [helkóumə] 角膜潰瘍(ヒポクラテスの術語. Hippocrates).

hel·cop·las·ty [hélkəplæsti] 潰瘍面植皮術.

hel·co·sis [helkóusis] 潰瘍形成[医学],潰瘍化.

Hel·co·so·ma trop·i·cum [hèlkousóumə trápikəm] (Wright がアルメリアから来た子供の熱帯性潰瘍を調べ,発見した小体に命名した名前.現在では *Leishmania donovani* または *L. tropica* の別名と考えられている).

hel·co·sta·phy·lo·ma [hèlkoustæfilóumə] 潰瘍性ブドウ腫.

Held, Hans [héld] ヘルド(1866–1942, ドイツの解剖学者).

H. bundle ヘルド束(視蓋脊髄束で,中脳の視蓋から発し,延髄の上部で交差して脊髄を下行する神経線維路), = Löwenthal tract, predorsal tract, sulcomarginal tract, tectospinal tract.

H. staining method ヘルド染色法(神経組織の染色法で，まずエリトロシン1，アセトン2，水150の液中で加温し，Nissl メチレンブルーとアセトン5%水溶中へ移し，ミョウバン0.1%液で脱色する).
he·len·i·en [hələ́niən] ヘレニエン $C_{72}H_{116}O_4$(カロチノイドの一種，ルテインのジパルミチン酸エステル).
Hel·e·no·pol·y·pus [hèlinəpálipəs] (有毒イソギンチャク類で海綿採集者病の原因となる).
he·li·an·thate [hì:liǽnθeit] ヘリアンセート(塩基性物質と methyl orange との塩の総称).
he·li·an·the·min [hì:liǽnθəmin] ヘリアンテミン(*Helianthemum* 属植物の配糖体).
He·li·an·the·mum [hì:liǽnθiməm] ハンニチバナ属.
he·li·an·thin(e) B [hì:liǽnθin] ヘリアンチンB $(CH_3)_2NC_6H_4N{=}NC_6H_4SO_2ONa$(オレンジ色アニリン色素で pH3.1 で赤，pH4.4 で黄となる指示薬)，= dimethyl aniline orange, gold orange, methyl orange, Poirrier orange, tropeolin D.
He·li·an·thus [hì:liǽnθəs] ヒマワリ属(キク科植物)，= sunflowers.
H. annus ヒマワリ，ヒグルマ[向日葵](花後の瘦果から油を搾取する)，= common sunflower.
H. debilis ヒメヒマワリ.
H. tuberosus キクイモ[菊芋].
he·li·a·tion [hì:liéiʃən] 日光浴(日光療法の目的で)[医学].
hel·i·cal [hélikəl] ① ラセン〔形〕の. ② 耳輪の.
h. configuration ラセン状配置(ポリペプチドなどのアミノ酸結合がコイル状または襞状の組み合わせを示すこと)，= pleated sheet.
h. content ラセン含量.
h. CT ヘリカルCT(検査寝台を一定速度で連続的に水平移動すると同時に，X線管を被検部の周囲に連続的に回転させせながら暴射して，ラセン形の軌跡上でデータが収集される高速コンピュータ断層撮像法で，立体的な画像再構築が容易にできる)，= spiral volumetric CT.
h. spring つる巻きばね，つる巻きラセン.
h. structure ラセン構造.
h. symmetry ラセン対称.
he·li·case [hélikeis] ヘリカーゼ(DNA 自己複製の過程において DNA のラセンを巻き戻し，一本鎖にする働きをもつ酵素).
Helice tridens アシハラガニ(肺吸虫のメタセルカリアの宿主).
he·li·ces [hí:lisi:z] ラセン(helix の複数).
hel·i·ci·dine [hélisidin] ヘリチジン(カタツムリ *Helix pomatia* の唾液分泌物から分離した糖タンパク質で，有効成分 lysozyme を含有し，百日ぜき菌の発育を抑制するので百日ぜき用吸入薬 pertussidine に利用されている).
hel·i·ci·form [hélisifɔ:m] ラセン状の，= spiral.
hel·i·cin [hélisin] ヘリシン ㊥ glucosido-salicylaldehyde $C_{13}H_{16}O_7$(サリシンを酸化して得られる配糖体).
hel·i·cine [hélisi:n] ① 耳輪の. ② ラセンの.
h. arteries [TA] ラセン動脈，= arteriae helicinae [L/TA].
h. branches (♀) [TA] ラセン枝，= rami helicini (♀) [L/TA].
he·lic·i·nus [helísinəs] ラセンの，耳輪の.
helicis major [TA] 大耳輪筋，= musculus helicis major [L/TA].
h. major muscle 大耳輪筋.
helicis minor [TA] 小耳輪筋，= musculus helicis minor [L/TA].
h. minor muscle 小耳輪筋.
helic(o)- [helik(ou), -k(ə)] カタツムリ(蝸牛)またはコイルとの関係を表す接頭語.
Hel·i·co·bac·ter [hèlikəbǽktər] ヘリコバクター(1983年 Marshall がヒトの胃内から分離したラセン状のグラム陰性桿菌).
H. bilis ヘリコバクター・ビリス(近年，胆嚢・胆道疾患との関連性が示唆されている).
H. heilmannii ヘリコバクター・ヘイルマンニイ(胃疾患との関連が示唆されている).
H. pylori **(HP)** ヘリコバクター・ピロリ(上部消化管に存在する細菌で，胃炎，十二指腸潰瘍などの原因となる．また，胃癌とも関連があるとみられている．世界保健機関の国際癌研究機関(WHO/LARC)は，1994年に本菌を WHO 発癌物質分類の一群と認定した).
hel·i·coid [hélikɔid] ① ラセン状の. ② ラセン体，ラセン面.
h. cyme カタツムリ形花序.
h. ginglymus ラセン蝶番関節(関節が屈曲するとき多少の横方運動のあるもの)，= lateral ginglymus, rotary, trochoid joint.
hel·i·co·pod [hélikəpɑd] 捻り歩き(半円形運足)，= helicopodia.
h. gait 捻り歩き(ヒステリーまたは片麻痺にみられる歩行で，足が半円を描きながらの運足).
hel·i·co·po·dia [hèlikəpóudiə] ひねり歩き，= helicopod.
hel·i·co·pro·tein [hèlikouprόuti:n] (カタツムリから得られる糖タンパク質).
hel·i·co·ru·bin [hèlikourú:bin] ヘリコルビン(カタツムリまたはほかの軟体動物の肝，腸などに存在する呼吸色素).
hel·i·co·tra·gus [hèlikoutréigəs] 〔耳〕輪珠.
hel·i·co·tre·ma [hèlikoutrí:mə] [L/TA] 蝸牛孔(内耳蝸牛頂で前庭階と鼓室階とを交通させる半月状の裂孔)，= helicotrema [TA].
he·lide [hí:lid, -laid] ヘリウム化合物.
Helie bundle エリー束.
he·li·en·ceph·a·li·tis [hì:liènsefəláitis] 日射性脳炎，日射病.
hel·in·don [hélindɑn] ヘリンドン(インジゴ系の建染め染料).
h. orange R ヘリンドンオレンジR ㊥ 6,6′-diethoxy-thioindigo. → thioindigo B.
h. red 3B ヘリンドンレッド3B ㊥ 5,5′-dichloro-7, 7′-dimethylthioindigo. → thioindigo B.
helio- [hi:liou, -liə] 日光，太陽との関係を表す接頭語.
he·li·o·aer·o·ther·a·py [hì:liouèərəθérəpi] (日光と新鮮空気とを利用する療法).
he·li·o·cen·tric [hì:liəséntrik] 日心の.
he·li·o·gen [hí:liəʤən] ヘリオゲン(chloramine-T, KI, D-glucose, sodium diphosphate からなる白色粉剤で，水溶液ではヨウ素を放出する).
he·li·o·graph [hí:liəgræf] 日射計.
he·li·o·lamp [hí:liəlæmp] 太陽灯.
he·li·on [hí:liən] = helium.
he·li·o·path·ia [hì:liəpǽθiə] 日射性疾患.
he·li·o·phage [hí:liəfeiʤ] → chromatophore.
he·li·o·phobe [hí:liəfoub] 日光恐怖患者.
he·li·o·pho·bia [hì:lioufóubiə] 日光恐怖〔症〕.
he·li·o·scope [hí:liəskoup] 太陽鏡(太陽観測に用いる接眼レンズで，くもりガラスでつくる).
he·li·o·sen·si·tiv·i·ty [hì:liousènsitíviti] 日光過敏症. 形 heliosensitive.
he·li·o·sis [hì:lióusis] 日射病[医学]，= sunstroke.
he·li·o·stat [hí:liəstæt] ヘリオスタット(日周運動

H

をしている天体の光を鏡に受け，その反射光を一定の方向に送る装置で，coelostat との相違は，視野が時間とともに回転する点，また siderostat との違いは南北どちらの方向からも光が取り入れられることであるから，構造も複雑である）.

h. theraphy 日光療法，日光浴，= sun therapy.

hel·i·o·tax·is ［hì:lioutǽksis］ 走日性.

he·li·o·ther·a·py ［hì:liəθérəpi］ 日光療法 [医学].

he·li·o·trope ［hí:liətroup］ 血石，血玉髄.

h. B = amethyst violet.

h. cyanosis 薄紫チアノーゼ（インフルエンザ敗血症における）.

h. eruption ヘリオトロープ疹 [医学].

h. erythema ヘリオトロープ様紅斑（皮膚筋炎の特徴的皮膚症状の一つ．両側上眼瞼の紫紅色の浮腫性腫脹）.

he·li·o·tro·pin ［hì:lioutróupin］ ヘリオトロピン [化] protocatechuic aldehyde methylene ether $CH_2O_2C_6H_3CHO$（methylcatechuic aldehyde の誘導物で，香水の原料），= piperonal.

he·li·ot·ro·pism ［hì:liátrəpizəm］ 向日性，屈光性. [形] heliotropic.

He·li·o·tro·pi·um ［hì:lioutróupiəm］ キダチルリソウ，ヘリオトロープ属（ムラサキ科の一属．ヘリオトロピン，ヘリオトロープ油の原料植物）.

he·li·um (He) ［hí:liəm］ ヘリウム [医学]（原子番号 2，元素記号 He，原子量 4.00260，質量数 3，4 をもつ不活性な無色無臭気体元素，気球，飛行船，電球などに用いられるほか，20%程度で酸素に混ぜて吸入用に用いられる）.

h. speech ヘリウム言語.

***Helix pomatia* lectin (HPL)** （カタツムリ由来のレクチン）.

he·lix ［hí:liks］ [L/TA] ① 耳輪（耳朶の辺縁部），= helix [TA]. ② ラセン. [複] helices. [形] helical.

h. model ヘリックス模型（タンパク質の）.

Hellat, Piotr ［helá:t］ ヘラト（1857–1912，ロシアの耳科医）.

H. sign ヘラト徴候（乳様突起の化膿の際音叉を乳様突起部に当てると，ほかの健康部に当てたときよりもはるかに短時間に聴取される）.

hel·le·bore ［hélibɔ:r］ ヘレボルス根（キンポウゲ［毛茛］科 *Helleborus* 属植物の根茎 Rhizoma veratri で，強力な有毒物質が存在する）.

hel·le·bo·re·in ［helibɔ́:riin］ ヘレボレイン $C_{37}H_{56}O_{18}$（ヘレボルスから得られる配糖体で縮瞳薬，強心薬）.

hel·leb·o·rin ［helébərin, helibɔ́:–］ ヘレボリン $C_{28}H_{36}O_6$（ヘレボルスから得られる有毒配糖体）.

hel·le·bo·rism ［hélibərizəm］ ① ヘレボルス中毒. ② ヘレボルス薬療法.

Hel·le·bo·rus ［hélibərəs］ クリスマスローズ属（キンポウゲ科 *Ranunculaceae* の一属）.

H. niger クリスマスローズ，コクリロ［黒藜蘆］，= Christmas-rose.

hel·le·brin ［hélibrin］ ヘレブリン（ヘレボルスから得られる配糖体で，ヘレボレインにまさる毒物）.

Hellendall, Hugo ［héləndɑ:l］ ヘレンダール（1872生，ドイツの婦人科医）.

H. sign ヘレンダール徴候（婦人において臍周囲の皮膚に着色が起こるのは子宮外妊娠の破裂か，膵臓炎の徴候），= Cullen sign.

Heller, Arnold Ludwig Gotthilf ［hélər］ ヘラー（1840–1913，ドイツの病理学者）.

H.–Döhle disease ヘラー・デーレ病（梅毒性大動脈炎），= Welch aortitis.

Heller, Ernst ［hélər］ ヘラー（1877–1964，ドイツの外科医）.

H. operation ヘラー手術（食道アカラシアに対し下部食道の粘膜外筋層を前後壁で縦切開する方法）.

H. plexus ヘラー動脈叢（消化管粘膜下にある）.

Heller, Johann Florian ［hélər］ ヘラー（1813–1871，オーストリアの病理学者）.

H. culture medium ヘラー培地，= urine gelatine.

Heller stain ヘラー染色法（ミエリン鞘の染色法で，オスミウム酸 1%溶液中に 10 分間浸し，硫酸ナトリウム，炭酸ナトリウム，水，ピロガロールの溶液で還元し，過マンガン酸カリ液で分別，シュウ酸 10%水溶液で脱色，水洗する）.

Heller, Theodor ［hélər］ ヘラー（1869–1938，オーストリアの神経科医）.

H. syndrome ヘラー症候群（Heller の報告による幼年痴呆．現在では小児期崩壊性障害として広汎性発達障害の一つとして扱われる），= Heller disease.

Hellin, Dyonizy ［hélin］ ヘリン（1867–1935，ポーランドの病理学者）.

H. law ヘリン法則（双児は妊娠 80 回に 1 回，三つ児は 80×80 に 1 回，四つ児は 80×80×80 に 1 回，の割合で産まれる）.

HELLP syndrome ヘルプ（HELLP）症候群（重症妊娠中毒症の 4～12%にみられ，溶血（H），肝酵素上昇（EL），血小板減少（LP）を示す．周産期死亡率，母体の死亡率ともに高い）.

Helly, Konrad ［héli］ ヘリー（1875生，スイスの病理学者）.

H. fixing fluid ヘリー固定液（Zenker 固定液の氷酢酸の代わりにホルマリン 5mL を加えたもの）. → Zenker stock solution.

helmet cell ヘルメット細胞 [医学]，ヘルメット形赤血球.

helmet headache かぶと（兜）状頭痛（頭の上部が痛むこと）.

Helmholtz, Hermann Ludwig Ferdinand von ［hélmhɔ:lts］ ヘルムホルツ（1821–1894，ドイツの生理・物理学者．検眼鏡 ophthalmoscope の考案者）.

H. axis ligament ヘルムホルツ軸靱帯.

H. ligament ヘルムホルツ靱帯（前ツチ骨靱帯），= ligamentum mallei anterius.

H. theory of accommodation ヘルムホルツの調節説（水晶体の凸面は支持靱帯の弛緩によるもので，その弾力性が表面凸円状を増強する）.

H. theory of resonance ヘルムホルツ共鳴説（内耳には多数の共鳴器があり，その固有振動の順序に規則正しく配列され，これに連なっている神経末端は共鳴器の固有音にのみ反応するとの説）.

hel·minth ［hélminθ］ 蠕虫（古くは，線虫，吸虫，条虫などの腸内寄生虫の総称，現在では，単細胞の原虫に対し，多細胞の扁形・線形・環形動物などの総称）. [形] helminthous.

hel·min·tha·gogue ［helmínθəgɑg］ 駆虫薬，= anthelmintic, vermifuge.

hel·min·them·e·sis ［hèlminθémisis］ 寄生虫吐出.

hel·min·thi·a·sis ［hèlminθáiəsis］ 〔寄生〕蠕虫症.

h. elastica （鼡径部または膝窩に生ずる弾力腫で，フィラリア寄生によると思われる）.

h. wuchereri フィラリア症（ペレイラの提唱した総称名）.

hel·min·thic ［helmínθik］ 蠕虫の [医学]，駆虫薬，= anthelmintic, helminthagogue.

h. abscess 蠕虫原性膿瘍 [医学]，寄生虫性膿瘍.

h. appendicitis 寄生虫性虫垂炎.

h. disease 寄生虫病，蠕虫感染症 [医学]，= helminthic infection.

h. drug 蠕虫駆除薬 [医学].

hel·min·thi·cide ［helmínθisaid］ 殺蠕虫薬，= vermicide，殺寄生虫薬 [医学].

hel·min·thism [hélminθizəm] = helminthiasis.
hel·min·thoid [helmínθɔid] 寄生蠕虫様の.
hel·min·thol·o·gy [hèlminθáləʤi] 蠕虫学（条虫類，吸虫類，寄生性線虫類，鉤頭虫類，蛭類に関する学問），寄生虫病学［医学］.
hel·min·tho·ma [hèlminθóumə] 蠕虫腫（蠕虫またはその産生物により引き起こされる境界明瞭な肉芽腫性炎症による小結節）.
h. elasticum = helminthiasis elastica.
hel·min·tho·pho·bia [hèlminθoufóubiə] 寄生虫恐怖症［医学］.
hel·min·tho·spo·rin [hèlminθouspɔ́:rin] ヘルミントスポリン ㊗1,5,8-trihydroxy-3-methylanthraquinone $C_{15}H_{10}O_5$（*Helminthosporium gramineum* の色素）.
Hel·min·tho·spo·ri·um [hèlminθouspɔ́:riəm] ヘルミントスポリウム属（腐生性の真菌類）.
hel·min·tho·zo·o·no·sis [helmìnθouzouənóusis] 人獣共通蠕虫症.
Helmont, Jean Baptiste van [helmɔ́n] ヘルモント（1577-1644，ベルギーの化学・生理学者．生化学の開祖，「ガス」gas なる名称を初めて用い，尿の検査に比重法を導入した）.
H. speculum ヘルモント鏡（横隔膜中央腱部のことで，鏡面のように輝くので，この名称がある）.
helo- [helou, -lə] 爪，いぼ（疣），または仮骨の意味を表す接頭語.
He·lo·der·ma [hèloudə́:mə] ドクトカゲ属.
H. horridum （メキシコ，中央アメリカ産ドクトカゲ），= Mexican beaded lizard.
H. suspectum （アリゾナ，ニューメキシコ産ドクトカゲ），= Gila monster.
he·lo·ma [helóumə] 鶏眼（うおのめ），= clavus corn.
h. durum 硬鶏眼，= hard corn.
h. miliare 粟粒鶏眼，= seed corn.
h. molle 軟鶏眼，= soft corn.
he·lo·sis [hilóusis] べんち（胼胝）症.
he·lot·o·mon [hilátəmən] べんち（胼胝）切除刀.
he·lot·o·my [hi:látəmi] べんち（胼胝）切開，= helotomia.
helper cell ヘルパー細胞［医学］.
helper cell activity ヘルパーT細胞活性［医学］（ヘルパーT細胞による，CTL ヘルパー活性，DTH ヘルパー活性，B細胞ヘルパー活性などを呼ぶ），= helper T cell activity.
helper phage ヘルパーファージ［医学］（増殖能を欠いた不完全なウイルスの存続を助けるウイルスのこと）.
helper/suppressor ratio ヘルパー/サプレッサー比（$CD8^+$ サプレッサー・細胞傷害性T細胞数に対する $CD4^+$ ヘルパーT細胞数の比率をいう．正常は1.5～2.0の値である）.
helper T cell (T_H) ヘルパーT細胞（免疫応答においてリンホカインの産生を介してエフェクター細胞を介助するT細胞．Th2細胞はIL-4，IL-5などを産生し，B細胞の抗体産生を誘導し，Th1細胞はIL-2，IFN-γなどを産生しキラーT細胞の分化-増殖を助ける）.
helper T cell factor (T_HF) ヘルパーT細胞因子（ヘルパーT細胞のヘルパー活性を媒介する液性因子の総称．IL-2，IL-4，IL-5，IL-6，IFN-γなどが含まれる）.
helper virus ヘルパーウイルス［医学］（増殖欠損性ウイルスが自己複製するための介助（ヘルパー）をするウイルス）.
helping behavior 援助行動［医学］.
Helsinki Oath [hélsiŋki óuθ] ヘルシンキ宣言（ヒトを対象とする医学研究の倫理綱領．ヘルシンキにおける第18回世界医師会総会（1964年）で採択された）.
hel·thin [hélθin] ヘルチン（有効成分 amidonaphthol -potassic acid を含む試薬で，飲用水中の窒素性汚染物の証明に用いる）.
Hel·vel·la·ce·ae [hèlvəléisii:] ノボリリュウタケ［昇竜茸］科.
hel·vel·lic ac·id [helvélik ǽsid] ヘルベル酸（かつて毒キノコ類の作用成分として挙げられていた）.
hel·vol·ic ac·id [helválik ǽsid] ヘルボン酸 $C_{32}H_{44}O_8$，$C_{29}H_{28-43}O_{7-8}$（*Aspergillus fumigatus* により合成され，無色針状結晶で，グラム陽性菌および真菌に有効），= fumigacin.
Helweg, Hans Kristian Saxtorph [hélwəg] ヘルウェグ（1847-1901，デンマークの医師）.
H. bundle ヘルウェグ束（オリーブ核脊髄路），= olivospinal tract，spino-olivary fasciculus.
H.-Larssen syndrome ヘルウェグ・ラルセン症候群.
H. tract ヘルウェグ路［医学］.
hem-, hema- [hem, hi:mə] 血液との関係を表す接頭語.
he·ma·chro·ma·to·sis [hì:məkròumətóusis] ヘモクロマトーシス，= hemochromatosis.
he·ma·chrome [hí:məkroum] 血〔液〕色素（ヘモグロビン，ヘマチンなど）.
he·ma·chro·sis [hì:məkróusis] 血液濃色症.
he·ma·cy·a·nin [hì:məsáiəni:n] 血青素，= hematocyanin.
he·ma·cyte [héməsait, hí:m-] 血液細胞，= hematocyte.
he·ma·cy·tom·e·ter [hì:məsaitámitər] 血球計〔算盤（板）〕，= hematometer, hemocytometer, hemometer.
he·ma·cy·to·poi·e·sis [hì:məsaìtoupɔií:sis] 造血，= hematopoiesis.
he·ma·cy·to·zo·on [hì:məsàitəzóuən] 住血原虫.
he·mad [hí:mæd] ① 血管または腹側に向かって．② 血球.
he·ma·den [hémədin, hí:m-] ① 血液腺．② 内分泌腺，= blood gland.
he·ma·de·nol·o·gy [hì:mədinálədʒi] （内分泌と全身病との関係を研究する学問）.
he·ma·do·no·sus [hì:mədənásəs] 血液病，血管病.
he·ma·do·ste·no·sis [hì:mədoustinóusis] 血管狭窄.
he·ma·dro·mo·graph [hì:mədróuməgræf] 血流速度測定器.
he·ma·dro·mom·e·ter [hì:mədroumámitər] 血流計，= hemodromometer.
he·mad·sorp·tion [hì:mədsɔ́:pʃən] 〔赤〕血球吸着〔現象〕［医学］（赤血球の凝集塊がウイルス感染細胞に付着する現象）.
h. inhibition test 〔赤〕血球吸着抑制テスト（試験）［医学］.
h. phenomenon 赤血球吸着現象（ウイルス感染細胞の表面に赤血球が吸着される現象）.
h. test 〔赤〕血球吸着テスト（試験）.
h. virus test 血球吸着性ウイルステスト.
h. virus type 1, type 2 （ヒトパラインフルエンザウイルス）.
he·ma·dy·na·mom·e·ter [hì:mədàinəmámitər] 血圧計，= hemodynamometer.
he·ma·fa·cient [hì:məféiʃənt] 造血薬，= hematopoietic, sanguifacient.
he·ma·fe·cia [hì:məfí:ʃiə] 血便.
he·mag·glu·ti·nat·ing ac·tiv·i·ty [hì:məglú:tineitiŋ æktíviti] 赤血球凝集能.
hemagglutinating virus of Japan (**HVJ**) 日本血

H

球凝集性ウイルス，＝*Sendai virus*.

he·mag·glu·ti·na·tion [hì:məglù:tinéiʃən] 赤血球凝集(赤血球表面上の抗原と，それに対する抗体が反応して赤血球が凝集する現象).

h. inhibition 血球凝集阻止〔反応〕(ウイルスの同定に用いられることが多い).

h. inhibition antigen 〔赤〕血球凝集抑制抗原〔医学〕.

h. inhibition assay 赤血球凝集抑制試験(ある種のウイルスは特定の動物の赤血球を凝集するが，ウイルスに対する抗血清はこのような凝集を阻止する．凝集阻止の有無や程度はウイルスに対する抗体価を反映する).

h. inhibition test 〔赤〕血球凝集抑制試験，＝HI test.

h. reaction 〔赤〕血球凝集反応.

h. test 赤血球凝集テスト(試験).

he·mag·glu·ti·nin (HA) [hì:məglú:tinin] 赤血球凝集素.

he·ma·gogue [hí:məgɑg] 通経薬，痔出血促進薬. 形 hemagogic.

he·ma·go·ni·um [hì:məgóuniəm] 血球芽細胞，＝hemocytoblast.

he·mal [hí:məl] ① 血管の，血液の．② 腹側の(心臓，大血管の位置する椎体あるいは脊索の腹側を意味する)，＝haemal.

h. arc 血管弓，＝hemal arch.

h. arch 血管弓.

h. axis 血軸(大動脈の).

h. canal 血〔道〕管(血管弓内の管)，血管溝，尾溝，＝caudal canal.

h. cavity 血管腔.

h. flexure 血管側彎曲(腹側方向に向かう脳胞の彎曲).

h. node 血リンパ節，血道節(血管に沿って存在するリンパ節で，げっ歯類にあってリンパ球とともに赤血球を形成するもの)，＝hemolymph node.

h. septum 血道中隔(人類では白線と横筋筋膜，腸骨筋膜，直腸膀胱筋膜からなる構造に相当する).

h. spine 脊椎腹側部，腹側脊柱(魚尾にあるような脊椎の血管弓を閉鎖する部分で，人間では胸骨により形成されるもの).

h. system 血洞系〔医学〕.

he·ma·lex·in [hì:məléksin] 血液アレキシン.

he·ma·lex·is [hì:məléksis] 血液アレキシン形成.

hem·a·lum [héməlәm] ヘマラム(ヘマトキシリンとミョウバンからなる染色液).

he·ma·me·ba [hì:məmí:bə] 白血球，＝haemamoeba.

h. leucaemiae magma (骨髄性白血病に特異な大白血球).

h. leucaemiae parva (リンパ性白血病に独特の小白血球).

he·ma·me·bi·a·sis [hì:məmibáiəsis] 住血アメーバ症(マラリアの別名).

he·ma·nal·y·sis [hì:mənǽlisis] 血液分析〔医学〕.

he·man·gi·ec·ta·sia [hi:mæ̀nʤiektéiziə] 血管拡張症，＝hemangiectasis.

he·man·gi·ec·ta·sis [hi:mæ̀nʤiékəsis] 血管拡張〔症〕.

hemangiectatic hypertrophy 血管拡張性肥大.

he·man·gi·o·blast [hi:mǽnʤiəblæst] 血管芽細胞.

he·man·gi·o·blas·to·ma [hi:mæ̀nʤioublæstóumə] 血管芽細胞腫〔医学〕.

he·man·gi·o·cav·er·no·ma [hi:mæ̀nʤioukæ̀və:nóumə] 血管海綿腫〔医学〕.

he·man·gi·o·en·do·the·li·o·blas·to·ma [hi:mæ̀nʤiouèndouθì:lioublæstóumə] 血管内皮芽細胞腫.

he·man·gi·o·en·do·the·li·o·ma [hi:mæ̀nʤiouèndouθi:lióumə] 血管内皮腫〔医学〕.

h. tuberosum multiplex 多発性結節状血管内皮腫.

he·man·gi·o·fi·bro·ma [hi:mæ̀nʤioufaibróumə] 血管線維腫.

he·man·gi·o·ma [hi:mæ̀nʤióumə] 血管腫〔医学〕，＝angioma.

h. cavernosum 海綿状血管腫.

h. of salivary gland 唾液腺血管腫〔医学〕.

h. racemosum つる状血管腫.

h. senilis 老人性血管腫.

h. simplex 単純性血管腫.

h.-thrombocytopenia syndrome 血管腫・血小板減少症候群(先天性合併症).

he·man·gi·o·ma·to·sis [hi:mæ̀nʤioumətóusis] 血管腫症.

he·man·gi·o·per·i·cy·to·ma [hi:mæ̀nʤioupèrisaitóumə] 血管周〔囲〕細胞腫，血管外皮腫〔医学〕，血管外皮細胞腫〔医学〕.

he·man·gi·o·sar·co·ma [hi:mæ̀nʤiousɑ:kóumə] 血管肉腫〔医学〕.

hemapheic icterus ヘマフェイン黄疸，＝Gubler icterus.

hemapheic jaundice ＝urobilin jaundice.

hem·a·phein [héməfi:n] ヘマフェイン(ヘマチンの分解産物とみなされる血液および尿中の褐黄色素). 形 hemapheic.

hem·a·phe·ism [héməfiizəm] ヘマフェイン尿症，ヘマフェイン血症.

he·ma·phe·re·sis [hì:məfərí:sis] 血漿搬出.

he·ma·pho·bia [hì:məfóubiə] 血液恐怖症.

he·ma·pho·to·graph [hì:məfóutəgræf] ヘモグロビン測定写真.

he·ma·poi·e·sis [hì:məpɔií:sis] 造血，＝hematopoiesis.

he·ma·poph·y·sis [hì:məpɑ́fisis] 血道骨起，＝haemapophysis.

he·mar·thros [hí:məθrəs] 関節血症，＝hemarthrosis.

he·mar·thro·sis [hì:mɑ:θróusis] 関節血症，出血性関節症，血関節症(関節内出血によるもの)，＝hemarthros.

he·mar·to·ma [hì:mɑ:tóumə] 新生血管腫.

he·mase [hí:meis] 血液カタラーゼ.

he·ma·sthe·no·sis [hì:məsθinóusis] ① 血液変質症．② 血液循環不全.

he·ma·stron·ti·um [hì:məstrɑ́nʃiəm] ヘマストロンチウム(ヘマテインと塩化アルミニウムのアルコール溶液とクエン酸に塩化ストロンチウムを加えてつくった組織染色液).

hemat(a)- [hi:mət(ə)] 血液との関係を表す接頭語，＝hemo-.

he·ma·ta·chom·e·ter [hì:mətəkɑ́mitər] 血流速度計.

he·mat·ae·rom·e·ter [hì:məti:rɑ́mitər] 血液ガス計.

hem·a·tal [hí:mətəl] 血液の，血管の.

he·ma·tal·los·co·py [hì:mətəlɑ́skəpi] 血液鑑別法.

he·mat·an·gi·nos·us [hì:mətæ̀nʤinɑ́səs] 血液病，血管病，＝hematangiosis.

he·mat·a·pos·ta·sis [hì:mətəpɑ́stəsis] 代償〔性〕月経.

he·mat·ap·os·te·ma [hì:mətəpɑstémə] 血液〔性〕膿瘍.

he·mate [hí:meit] ヘマテイン化合物.

he·ma·tei·kon [hì:mətáikən] 血液像(顕微鏡下の).

he·ma·te·in [hì:mətí:in] ヘマテイン $C_{16}H_{12}O_6$ (ヘマトキシリンの酸化物で組織染色剤の主成分をなす赤褐色結晶).
h. test ヘマテイン試験(潜血反応で，被検液5mLに苛性ソーダ5mL，ヘマテイン溶液2滴，H_2O_2 10滴を加え，血液があれば，紫紅色，褐色，蒼白黄色に変ずる).
he·ma·tem·e·sis [hì:mətémisis, hem–] 吐血〔症〕, = haematemesis, vomiting of blood.
h. puellaris 女子の吐血症(胃病に無関係の).
he·ma·ten·ceph·a·lon [hì:mətenséfələn] 脳出血, = cerebral hemorrhage.
he·ma·ther·a·py [hì:məθérəpi] 血液療法, = hematotherapy.
he·ma·ther·mal [hì:məθə́:məl] 恒温の，温血の, = haemathermal, hemathermous, homeothermic.
he·ma·ther·mous [hì:məθə́:məs] 恒温の，温血の, = hemathermal, homeothermic.
he·ma·tho·rax [hì:məθɔ́:ræks] 血胸, = hemothorax.
he·mat·ic [hi:mǽtik] ① 血液の. ② 造血薬.
h. abscess 血性膿瘍, = hemic abscess.
he·mat·i·cum [himǽtikəm] 鉄のアルコール溶液(造血薬).
he·ma·tid [hí:mətid] ① 赤血球. ② 血液性皮疹, = haematid.
he·ma·ti·dro·sis [hì:mətidróusis] 血汗症, = sudor sanguinosus.
he·ma·tim·e·ter [hì:mətímitər] 血球計, = hematometer, hemocytometer.
he·ma·tin [hí:mətin] ヘマチン(多くの場合ヘム heme の旧名と考えられているが，厳密には2価の鉄を含有するヘムは ferroprotoporphyrin の電荷をもたないが，これが空気酸素により酸化されて鉄が3価となったものは ferriprotoporphyrin すなわちヘマチンであって，1個の陽電荷をもつ).
h. albumin ヘマチンアルブミン.
he·ma·ti·ne·mia [hì:mətiní:miə] ヘマチン血症.
he·ma·tin·ic [hì:mətínik] ① 造血性の. ② ヘマチン性の.
h. acid ヘマチン酸(ヘミンをクローム酸などで酸化するとき生ずる二塩基性ヘマチン酸イミド，三塩基性ヘマチン酸イミド，および三塩基性ヘマチン酸の無水物などをいう).
he·ma·tin·o·gen [hì:mətínəʤən] 造血原.
he·ma·ti·nu·ria [hì:mətinjú:riə] ヘマチン尿症，血色素尿症, = haematinuria, hemoglobinuria.
he·ma·ti·sche·sis [hì:mətiskí:sis, –tíski–] 止血. 形 hematischetic.
hemato– [hi:mətou, hem–, –tə] 血液との関係を表す接頭語, = hemo–.
he·ma·to·ae·rom·e·ter [hì:mətouɛərámitər] 血液ガス計, = hemataerometer.
he·ma·to·bil·ia [hì:mətoubíliə] 血胆汁症.
he·ma·to·bi·um [hi:mətóubiəm] 住血生物，血液寄生物, = blood parasite, haematobium.
hem·a·to·blast [hémətəblæst, hí:m–] ① 赤芽球, = erythrogonium, proerythroblast. ② ハイエムの血小板, = blood platelet.
he·ma·to·bul·bia [hì:mətəbʌ́lbiə] 延髄出血.
he·ma·to·ca·thar·sis [hì:mətoukəθá:sis] 血液浄化(血液の毒物を排除すること), = blood lavage.
he·ma·to·ca·thar·tic [hì:mətoukəθá:tik] 浄血薬.
he·ma·to·cele [hí:mətəsi:l] 血瘤〔医学〕, 血腫, 血洞.
h. peritubaria 卵管周囲血腫.
h. retrouterina 子宮後血腫.
he·ma·to·ce·lia [hì:mətousí:liə] 腹腔内出血, = hematoperitoneum.
he·ma·to·ceph·a·lo·ma [hì:mətousèfəlóumə] 頭血腫〔医学〕.
he·ma·to·ceph·a·lus [hì:mətəséfələs] 頭血腫〔医学〕.
he·ma·to·che·zia [hì:mətəkí:ziə] 血便排泄〔医学〕, 顕血便(鮮血便，粘血便などをいう).
he·ma·to·chlo·rine [hì:mətouklɔ́:rin] ヘマトクロリン(胎盤に存在する色素性物質で，血色素の誘導物).
he·ma·to·chro·ma·to·sis [hì:mətoukròumətóusis] 血色素症, = hemochromatosis.
he·ma·to·chy·lo·cele [hì:mətoukáiləsi:l] 乳び(糜)血瘤(フィラリア症の徴候).
he·ma·to·chy·lu·ria [hì:mətoukailjú:riə] 乳び(糜)血尿，血性乳び尿〔症〕〔医学〕.
he·ma·toc·la·sia [hì:mətákləsiə] 血球破壊.
he·ma·toc·la·sis [hì:mətákləsis] 溶血，血球崩壊, = hemoclasis.
he·ma·to·col·po·me·tra [hì:mətoukàlpoumí:trə] 腟子宮留血症〔医学〕(腟口の異常により経血が腟および子宮内に貯留すること).
he·ma·to·col·pos [hì:mətoukálpəs] 腟留血症〔医学〕, = haematocolpus.
he·mat·o·crit (Hct) [hi:mǽtəkrit, hémət–] ① ヘマトクリット法(全血中に占める赤血球成分の容積．全血に対する赤血球層 packed cell volume の比率より求める方法と個々の赤血球容積から全体の容積を求める方法がある．貧血患者では，両法に数%の差がみられることがある). ② ヘマトクリット管(抗凝血薬を加えた全血を遠心して血球と血漿との比容量を百分率で測定する方法，またはその目的に用いるガラス管).
h. centrifuge ヘマトクリット遠心器〔医学〕.
h. value ヘマトクリット値〔医学〕.
he·ma·toc·ry·al [hì:mətákriəl] 冷血の.
he·ma·toc·rys·tal·lin [hì:mətəkrístəlin] ヘマトクリスタリン, = hemoglobin.
he·ma·to·cy·a·nin [hì:mətousáiənin] 血青素(軟体動物および節足動物の血液に存在する色素タンパク質の呼吸色素で，銅0.17〜0.38%を含有する).
he·ma·to·cyst [hí:mətəsist, hém–] 血液嚢胞，血液嚢腫, = hematocystis.
hem·a·to·cyte [hímətousait] 血液細胞，血球(総称名), = blood cell.
he·ma·to·cy·to·blast [hì:mətousáitəblæst] 血球芽細胞, = hematoblast, hemocytoblast.
he·ma·to·cy·tol·y·sis [hì:mətousaitálisis] 血球崩壊，溶血.
he·ma·to·cy·tom·e·ter [hì:mətousaitámitər] 血球計，血算機, = hemocytometer.
he·ma·to·cy·to·pe·nia [hì:mətousàitəpí:niə] 血球減少〔症〕.
he·ma·to·cy·to·sis [hì:mətousaitóusis] 血球増加〔症〕.
he·ma·to·cy·to·zo·on [hì:mətousàitouzóuən] = hematobium, hemocytozoon.
he·ma·to·cy·tu·ria [hì:mətousaitjú:riə] 血尿, = hematuria.
he·ma·to·der·ma·tois [hì:mətoudə́:mətɔis] = hemodermatosis.
he·ma·to·der·mia [hì:mətoudə́:miə] 血皮症(1951年 Hissard らが記載した疾患で，皮膚，骨髄，脾などに組織肥満細胞の増殖および浸潤が起こり，ついに末梢血液中にこれらの病的細胞が放出されて肥満細胞性白血病を誘発する).
he·ma·to·dy·nam·ics [hì:mətoudainǽmiks] = hemodynamics.
he·ma·to·dy·na·mom·e·ter [hì:mətoudàinə-

H

mámitər] = hemadynamometer.
he·ma·to·dys·cra·sia [hìːmətoudiskréiziə] 血液疾患(ことに血球異形成のある病態).
he·ma·to·dys·tro·phy [hìːmətədístrəfi] 血液異栄養〔症〕.
he·ma·to·en·ce·phal·ic [hìːmətouènsifǽlik] 血液と脳との.
h. barrier 血液脳関門〔医学〕, 血液髄液関門, = blood-brain barrier.
he·ma·to·gas·ter [hìːmətəgǽstər] 胃内溢血.
he·mat·o·gen [hiːmǽtəʤən] 血液原.
he·ma·to·gen·e·sis [hìːmətəʤénisis] 血液新生〔医学〕, 造血, = hematopoiesis, hemopoiesis.
he·ma·to·gen·ic [hìːmətəʤénik] 血行性, 血液原の, = haematogenic, hematogenous.
h. calculus 血性結石(歯垢の類).
h. dissemination 血行性播種.
he·ma·tog·e·nous [hìːmətáʤənəs] 造血の, 血行性の, = hematogenic.
h. albuminuria 血〔行〕性アルブミン尿, = hemic albuminuria.
h. dissemination 血行性播種〔医学〕.
h. embolism 血行性塞栓症〔医学〕.
h. hyalin 血液硝子様物質, = hematohyaloid.
h. infection 血行性感染.
h. jaundice 血液性黄疸.
h. metastasis 血行性転移.
h. osteitis 血行性骨炎.
h. pigment 血因性色素〔医学〕(主として血色素から生ずる色素の総称).
h. pigmentation 血液性色素沈着.
h. pyelitis 血行性腎盂炎.
h. reinfection 血行性再感染.
h. siderosis 血行性鉄症.
h. tuberculosis 血行性(播種型)結核〔症〕〔医学〕.
he·ma·to·glo·bin [hìːmətouglóubin] = hemoglobin.
he·ma·to·glo·bi·nu·ria [hìːmətouglòubinjúːriə] = hemoglobinuria.
he·ma·to·glob·u·lin [hìːmətəglábjulin] 血色素, 血球素(Berzelius), = hemoglobin.
he·ma·to·gone [híːmətəgoun, hiːmǽt-] 血球小芽細胞(幼若な核をもつが, ほとんど原形質の欠損した芽細胞), = histoglobocyte (Hamaguchi).
he·ma·to·go·nia [hìːmətougóuniə] ヘマトゴニア(血球小芽細胞), = hematogone.
hematohepatogenous jaundice 血液肝性黄疸, = hemolytic jaundice.
he·ma·to·his·ti·o·blast [hìːmətəhístiəblæst] 血液組織芽球, = hemohistioblast.
he·ma·to·his·tone [hìːmətəhístoun] ヘマトヒストン(血液のグロビン), = globin of blood.
he·ma·to·hy·a·loid [hìːmətouháiəlɔid] 血液硝子様物質(赤血球または栓球の膠着により血栓が分解して生ずる硝子様物質), = hematogenous hyalin.
h. degeneration 血硝子様変性(血栓の部位にみられる).
he·ma·toid [híːmətɔid] 血液様の, 類血の.
h. cancer 出血性腫瘍, = fungus haematodes.
h. carcinoma 血様癌(血管に富んだもの. 旧語).
he·ma·toi·din [hìːmətɔ́idin] ヘマトイジン(① 類血素 $C_{16}H_{18}N_2O_3$ (血餅から得られる黄褐色結晶体). ② Virchow が提唱したビリルビンの旧名).
h. crystal ヘマトイジン結晶〔医学〕(腸出血後糞中にみられるビリルビン結晶), = Virchow crystal.
he·ma·tol·in [hìːmətálin] ヘマトリン $C_{68}H_{78}O_7N_8$ (ヘマチンからの誘導物).
he·ma·to·lith [híːmətəliθ, hém-] 血液結石〔医学〕, = hemolith.
he·ma·to·log·ic [hìːmətəláʤik] 血液学〔的〕の〔医学〕.
h. capillary resistance 血液学的毛細〔血〕管抵抗性試験〔医学〕.
h. disease 血液疾患〔医学〕.
h. pregnancy complication 血液系妊娠合併症〔医学〕.
h. test 血液学的検査〔医学〕.
hematological findings 血液所見〔医学〕.
hematological registry 血液学登録(血液の塗抹標本, 造血組織切片などの資料とその患者の記録などとを保管して, 研究者の参考に供する).
hematological repository 血液標本貯蔵所.
he·ma·tol·o·gist [hìːmətáləʤist] 血液学者, 血液病専門医.
he·ma·tol·o·gy [hìːmətáləʤi] 血液学, 血液病学(血液とその関連組織についての基礎的および臨床的研究に関する医学分野).
he·ma·to·lymph·an·gi·o·ma [hìːmətoulimfæ̀nʤióumə] 血管リンパ管腫〔医学〕.
he·ma·to·lymph·u·ria [hìːmətoulimfjúːriə] 血リンパ尿〔症〕〔医学〕(フィラリア症の一徴候).
he·ma·tol·y·sis [hìːmətálisis] 溶血〔医学〕, = hemolysis.
he·ma·to·lyt·ic [hìːmətəlítik] 溶血性の.
he·ma·to·ma [hìːmətóumə] 血腫〔医学〕, 血洞, 血瘤.
h. arteriale 動脈血腫.
h. auris 耳血腫.
h. echo 血腫エコー〔医学〕.
h. intraplacentare 胎盤内血腫.
h. intravaginale 鞘膜内血腫.
h. ligamenti lati 広靱帯血腫.
h. mole 血〔腫奇〕胎〔医学〕.
h. neonatorum 新生児〔頭〕血腫.
h. of perineum 会陰血腫.
h. of sternocleidomastoideus 胸鎖乳突筋血腫.
h. pelvis 骨盤血腫.
h. retrouterinum 子宮後血腫.
h. septi nasi 鼻中隔血腫.
h. tunicae vaginalis testis 精巣鞘膜血腫.
h. vaginae 腟血腫.
he·ma·to·man·cy [híːmətəmænsi, hém-] 血液診断学, = hematomanteia.
he·ma·to·ma·nom·e·ter [hìːmətouмənámitər] 血圧計, = sphygmomanometer.
he·ma·to·me·di·as·ti·num [hìːmətoumìːdiəstáinəm] 縦隔出血, = hemomediastinum.
he·ma·to·me·tach·y·sis [hìːmətoumitǽkisis] 輸血, = blood transfusion.
he·ma·to·me·ta·ki·ne·sis [hìːmətoumètəkainíːsis] 血液移動(血液が体の一部からほかの部分へ移動することで, 貸借性血力学的現象ともいう), = borrowing-lending hemodynamic phenomenon.
he·ma·tom·e·ter [hìːmətámitər] ① 血球計. ② 血圧計.
he·ma·to·me·tra [hìːmətoumíːtrə] 子宮〔留〕血症, = haematometra.
he·ma·tom·e·try [hìːmətámitri] 血液検査(血色素, 血球および白血球百分率測定).
he·ma·to·mole [hémətəmoul, hiːmǽt-] 血様奇胎, = haematomole, Breus mole.
he·ma·tom·phal·o·cele [hìːmətəmfǽləsiːl] 臍〔帯〕血瘤, = hematomphalon.
he·ma·tom·pha·lus [hìːmətámfələs] ① 青色の臍〔医学〕, 青色臍徴候, = blue navel. ② カレン徴候, = Cullen sign.

he·ma·to·my·co·sis [hì:mətoumaikóusis] 真菌血症〔医学〕.
he·ma·to·my·e·lia [hì:mətoumaií:liə] 脊髄〔内〕出血，脊髄血腫〔医学〕，脊髄卒中.
he·ma·to·my·e·li·tis [hì:mətoumàiəláitis] 出血性脊髄炎.
he·ma·to·my·e·lo·pore [hì:mətoumáiələpɔ:r] 出血性脊髄穿孔症（出血のため脊髄実質に小管が生ずる状態）.
he·ma·ton·com·e·try [hì:mətənkámitəri] 血液量測定.
he·ma·ton·cus [hì:mətáŋkəs] 海綿状血腫.
he·ma·to·ne·phro·sis [hì:mətənifróusis] 血腎症〔医学〕（腎盂に血液が貯留すること）.
he·ma·ton·ic [hì:mətánik] 血液強壮薬.
he·ma·to·no·sis [hì:mətounóusis] 血液疾患.
he·ma·to·pa·thol·o·gy [hì:mətoupəθáləʤi] 血液病理学.
he·ma·top·a·thy [hì:mətápəθi] 血液病.
he·ma·to·pe·nia [hì:mətoupí:niə] 血球減少〔症〕〔医学〕.
he·ma·to·per·i·car·di·um [hì:mətoupèriká:diəm] 心膜血腫〔症〕〔医学〕，= hemopericardium.
he·ma·to·per·i·to·ne·um [hì:mətoupèritouní:əm] 血腹腔〔症〕，= hemoperitoneum.
he·ma·to·pex·in [hì:mətəpéksin] ヘマトペクシン，= hemopexin.
he·ma·to·pex·is [hì:mətəpéksis] 凝血，= hemopexis.
he·ma·to·phage [hí:mətəfeiʤ] 食血（吸血）する生物.
he·ma·to·pha·gia [hi:mətouféiʤiə] 吸血，食血，飲血，赤血球貪食現象.
he·ma·to·phag·o·cyte [hì:mətəfǽgəsait] 食血細胞，= hemophagocyte.
he·ma·toph·a·gous [hì:mətáfəgəs] 食血の，食血性の.
he·ma·toph·a·gy [hì:mətáfəʤi] 食血，= hematophagia.
he·ma·to·phil·ia [hì:mətəfíliə] 血友病，= hemophilia.
he·ma·to·pho·bia [hì:mətoufóubiə] ① 恐血症．② 瀉血恐怖〔症〕.
he·ma·to·phyte [hímətoufait] 血液寄生虫.
he·ma·to·pi·des·is [hì:mətoupidí:sis] 血汗症，= hematidrosis.
he·ma·to·pi·e·sis [hì:mətoupaií:sis] 血圧，= blood pressure.
he·ma·to·pla·nia [hì:mətoupléiniə] 代償月経，= vicarious menstruation.
he·ma·to·plas·mop·a·thy [hì:mətouplæzmápəθi] 血漿タンパク質異常.
he·ma·to·plast [hí:mətouplæst] = hematoblast.
he·ma·to·plas·tic [hì:mətəplǽstik] 造血の，血液生成の.
he·ma·to·pne·ic [hì:mətouní:ik] 血液の酸素飽和の.
he·ma·to·poi·e·sis [hì:mətoupɔií:sis] 造血〔医学〕，= hemopoiesis. 形 hematopoietic.
he·ma·to·poi·et·ic [hì:mətoupɔiétik] 造血の.
h. agent 造血物質〔医学〕.
h. bone marrow 造血髄.
h. cell 造血細胞〔医学〕.
h. disease 造血器病.
h. factor 造血因子（造血素，ヘマトポエチン．造血細胞の増殖，分化を促進する液性因子）.
h. gland 造血腺.
h. growth factor receptor 造血因子受容体.
h. inductive microenvironment (**HIM**) 造血〔誘導〕微小環境（骨髄や脾臓などの造血組織にあって造血幹細胞が定着し，分化，増殖を行うのに適した微細な環境）.
h. organ 造血〔臓〕器〔医学〕.
h. progenitor cell 造血前駆細胞（造血幹細胞は，種々のサイトカインの働きにより分化，増殖し各種の造血前駆細胞を経て最終的に成熟血球へと成熟する．造血前駆細胞は多系列の血球に分化できる多能性造血前駆細胞から，1つの血球のみ分化が限定されている単能性造血前駆細胞まで，いくつかの段階の細胞の総称である）.
h. stem cell (**HSC**) 造血幹細胞〔医学〕，血液幹細胞（自己複製能とリンパ球などすべての血液細胞に分化する能力をもつ細胞．骨髄や臍帯血にも含まれ，骨髄移植，臍帯血移植，末梢血幹細胞移植に用いられる）.
h. stem cell transplantation (**HSCT**) 造血幹細胞移植〔医学〕（化学，放射線などによる移植前治療により造血，免疫系を破壊し，造血幹細胞を移植して新しい造血，免疫系を再構築する．主に造血器の悪性腫瘍や再生不良性貧血に対して行われる．同種移植，同系移植，自家移植がある）.
h. supportive tissue 造血支持組織.
h. system 造血〔器〕系〔医学〕.
h. system acting drug 造血器作用薬〔医学〕.
h. tissue 造血組織，= hemopoietic.
he·ma·to·poi·et·ics [hi:mətəpɔiétiks] 造血薬〔医学〕，= haematopoietica.
he·ma·to·poi·e·tin [hì:mətəpɔ́iətin] 造血素，ヘマトポエチン.
he·ma·to·po·ria [hì:mətoupɔ́:riə] 貧血.
he·ma·to·por·phin [hì:mətoupɔ́:fin] ヘマトポルフィン，= hematoporphyrin.
he·ma·to·por·phyr·ia [hì:mətoupɔ:fíriə] ヘマトポルフィリン症〔医学〕，= porphyria.
h. congenita 先天性ヘマトポルフィリン症（Hans Günter）.
he·ma·to·por·phy·rin [hì:mətoupɔ́:firin] ヘマトポルフィリン ㊥ protoporphyrin–$2H_2O$ $C_{34}H_{38}N_4O_6$（ヘモグロビンの分解産物で，ピロール核には CH_3基と C_2H_4COOH および CH_3 基と $CH(OH)CH_3$ との2種が併存する化合物），= hematoporphin, iron-free heme.
h. test ヘマトポルフィリン試験，= Garrod test.
he·ma·to·por·phy·ri·ne·mia [hì:mətoupɔ̀:firiní:miə] ヘマトポルフィリン血症.
he·ma·to·por·phy·ri·nism [hì:mətoupɔ́:firinizəm] ヘマトポルフィリン血症，ヘマトポルフィリン中毒症.
he·ma·to·por·phy·ri·nu·ria [hì:mətoupɔ̀:firinjú:riə] ヘマトポルフィリン尿症.
he·ma·to·por·phy·roi·din [hì:mətoupɔ̀:firɔ́idin] ヘマトポルフィロイジン（ヘマトポルフィリンの分解産物で尿中に発見される）.
he·ma·to·po·sia [hì:mətoupóuziə] 飲血（治療の目的で）.
he·ma·to·pos·te·ma [hì:mətoupástəmə] 血腫膿瘍.
He·ma·top·o·ta [hì:mətápətə] ヘマトポタ，= *Chrysozona*.
he·ma·to·pre·cip·i·tin [hì:mətouprisípitin] 血液沈降素.
he·ma·to·py·u·ria [hì:mətoupaijú:riə] 血膿尿〔医学〕.
he·ma·tor·rha·chis [hì:mətɔ́:rəkis] 脊椎管内出血，脊髄膜間出血.
he·ma·tor·rhe·a [hì:mətərí:ə] 大出血.
he·ma·to·sal·pinx [hì:mətəsǽlpiŋks] 卵管留血症

H

〔医学〕.

he·ma·tos·che·o·cele [hì:mətáskiəsi:l] 血陰嚢症.

he·ma·to·scope [hí:mətəskoup] 血液〔分光〕計〔医学〕.

he·ma·tos·co·py [hì:mətáskəpi] 血液〔分光〕検査〔法〕〔医学〕(血液計での血液分析).

he·ma·tose [hí:mətous, hém–] 血液で充満した, = full of blood.

he·ma·to·sep·sis [hì:mətəsépsis] 敗血症, = septicemia.

he·ma·to·side [hí:mətəsaid] ヘマトシド(ウマの赤血球に存在する糖脂質で, シアル酸を含みアミノ糖を含まないスフィンゴ糖脂質).

he·ma·to·sin [hì:mətóusin] ヘマトシン, = hematin.

he·ma·to·sis [hì:mətóusis] 血液生成, 造血.

h. arterialization 動脈血化.

he·ma·to·spec·tros·co·py [hì:mətouspektráskəpi] 血分光度検査.

he·ma·to·sper·ma·to·cele [hì:mətouspə́:mətəsi:l, –spə:mǽt–] 血精液瘤〔医学〕.

he·ma·to·sper·mia [hì:mətouspə́:miə] 血精液症〔医学〕.

he·ma·to·sphe·ri·ne·mia [hì:mətousfiəriní:miə] ヘモグロビン血症, = hemoglobinemia.

He·ma·to·spo·rid·ia [hì:mətouspɔ:rídiə] 住血胞子虫亜目(マラリアを含む).

he·ma·to·stat·ic [hì:mətəstǽtik] 止血の, = hemostatic.

h. thrombus 血液渋滞性血栓.

he·ma·tos·te·on [hì:mətástiən] 骨髄内出血.

he·ma·to·ther·a·py [hì:mətəθérəpi] 血液療法.

he·ma·to·ther·mal [hì:mətouθə́:məl] 温血の, = hemathermal.

he·ma·to·tho·rax [hì:mətouθɔ́:ræks] 血胸〔症〕〔医学〕, = hemothorax.

he·ma·to·tox·ic [hì:mətətáksik] 血液毒〔性〕の.

he·ma·to·tox·in [hì:mətətáksin] 血液毒, 血毒素.

he·ma·to·tra·che·los [hì:mətoutrəkí:ləs] 子宮頸部留血症(膣あるいは外子宮口閉鎖による).

he·ma·to·trop·ic [hì:mətətrápik] 血液向性の(血球ことに赤血球の表面にあり, 食細胞の遊走を促す機序).

he·ma·to·tym·pa·num [hì:mətətímpənəm] 鼓室内出血〔医学〕, = hemotympanum.

he·ma·tox·ic [hì:mətáksik] 血液毒性の, = hematotoxic.

he·ma·tox·in [hì:mətáksin] 血毒素.

he·ma·tox·y·lin [hì:mətáksilin] ヘマトキシリン ㊗ hydroxybrasilin $C_{16}H_{14}O_6$–$3H_2O$ (スホウギ〔蘇方樹〕のエーテル抽出物で無色結晶体で, 酸化されてヘマテインを生ずる. pH 指示薬として用いるときは, pH5〜6 の指示に適する).

h. and eosin stain ヘマトキシリン–エオシン染色〔法〕.

h. body ヘマトキシリン体〔医学〕(膠原病の病変の一表現として糸球体, 血管壁などにみられる).

h. eosin staining ヘマトキシリンエオジン染色法〔医学〕.

h.–malachite green–basic fuchsin stain ヘマトキシリン–マラカイトグリーン–塩基性フクシン染色〔法〕.

h.–phloxine B stain ヘマトキシリン–フロキシン B 染色〔法〕.

hematoxylinophil(e) body ヘマトキシリン親和体〔医学〕.

he·ma·to·ze·mia [hì:mətouzí:miə] 失血(徐々の).

he·ma·to·zy·mo·sis [hì:mətouzaimóusis] 血液発酵.

he·ma·tu·re·sis [hì:mətjurí:sis] 血尿, = hematuria.

he·ma·tu·ria [hì:mətjú:riə] 血尿〔医学〕(尿に赤血球が混在していること), 赤血球尿症, ヘモグロビン尿症.

hematuric fever 血尿性マラリア.

he·mau·tog·ra·phy [hìmɔ:tágrəfi] 噴血描記法(動脈を切断して血液を噴出させ, これを移動するガラス板に受けて脈波を描記する方法. Landois).

he·mau·tol·y·sis [hìmɔ:tálisis] 血球自己溶解.

he·max·is [himǽksis] 瀉血.

hem·bra [hémbrə] 皮胞リーシュマニア症の潰瘍型.

heme [hí:m] ヘム〔医学〕 ㊗ ferroprotoporphyrin $C_{34}H_{32}N_4O_4FeOH$ (ポルフィリン鉄錯塩の総称, 鉄が 3 価のときにはヘマチンと呼ぶ). → hematin.

h.–heme interaction ヘムヘム相互作用〔医学〕.

h. protein ヘムタンパク(ヘムを構成成分とするタンパク質), = hemoprotein.

he·me·ly·tro·met·ra lat·e·ral·is [hì:məlìtrəmétrə lætərǽlis] 片側膣鞘血瘤(二重膣の一側が未発達で, 経血がこれに貯留すること).

he·men·do·the·li·o·ma [hì:mendouθì:lióumə] 血管内皮腫(血管を含有する内皮腫).

heme·pro·tein [hi:mpróuti:n] ヘムタンパク.

hem·er·a·lo·pia [hèmərəlóupiə] 昼盲〔症〕(本来は昼盲症 day blindness を意味する言葉であるが, 夜盲症 nyctalopia として誤用されている).

h. congenita 先天性昼盲症.

h. essentialis 本態性昼盲症.

h. idiopathica 特発性昼盲症.

h. stationaria congenita (Typus Nougaret) 先天停止性昼盲症(ヌーガレー型).

Hemerocampa leucostigma = *Orgyia leucostigma*.

hem·er·y·thrin [himériθrin] 血赤素(ミミズ〔蚯蚓〕の血漿中に含まれる色素), = hemoerythrin.

he·me·tab·o·ly [hì:mitǽbəli] 血液代謝.

hem–he·mo·phil·ia [hém hì:məfíliə] 抗凝固因子性血友病(血友病様の出血性疾患で, 血漿中に抗凝固因子, 特にトロンボプラスチノジェンの活性化を抑制する因子が過剰にあって凝固時間が延長するもの), = Hemmkörperhämophilie [G].

hemi– [hemi] 半, 片側の意味を表す接頭語.

hem·i·ab·lep·sia [hèmiəblépsiə] 半盲症, = hemianopsia.

hem·i·ac·ar·di·us [hèmiəká:diəs] 半無心体〔医学〕(自己心臓により一部の循環を支配する奇形).

hem·i·a·ceph·a·lus [hèmiəséfələs] 半無頭体.

hem·i·ac·e·tal [hèmiǽsitəl, –əsí:t–] ヘミアセタール(アルデヒド基から発生したモノエーテル).

hem·i·a·chro·ma·top·sia [hèmiəkròumətápsiə] 半色盲症(各視野における色覚欠如).

hem·i·a·geu·sia [hèmiəgú:siə] 片側味覚脱失〔医学〕, = hemiageutio.

hem·i·a·geu·tio [hèmiəgú:tiə] 片側味覚脱失, = hemiageusia.

hem·i·al·bu·min [hèmiælbjú:min] ヘミアルブミン, = hemialbumose.

hem·i·al·bu·mose [hèmiǽlbjumous] ヘミアルブモーゼ(ある種のタンパク質が分解して生ずる可晶性物質で, 骨髄に存在し, 骨軟化症およびジフテリアにおいて尿中に発見される. Kühne).

hem·i·al·bu·mo·su·ria [hèmiælbjùmousjú:riə] ヘミアルブモース尿症.

hem·i·a·lex·i·a [hemiəléksiə] 半側失読(脳梁症候群の一症状).

H

hem·i·al·gia [hèmiǽlʤiə] 片頭痛，= migraine.
hem·i·am·au·ro·sis [hèmiæ̀mɔ:róusis] 半盲症.
hem·i·am·bly·o·pia [hèmiæ̀mblióupiə] 半弱視症.
hem·i·a·my·o·sthe·nia [hèmiəmàiəsθí:niə] 片側筋無力症.
hem·i·an·a·cu·sia [hèmiæ̀nəkú:siə] 半聴.
hem·i·an·a·es·the·sia [hèmiæ̀nisθí:ziə] 片側感覚脱失，= hemianesthesia.
hem·i·an·al·ge·sia [hèmiæ̀nəlʤí:ziə] 片側痛覚脱出（消失）症，片側痛覚脱失［医学］.
hem·i·an·en·ceph·a·ly [hèmiæ̀nenséfəli] 片側無脳症.
hem·i·an·es·the·sia [hèmiæ̀nisθí:ziə] 片無感覚〔症〕，片側感覚脱失［医学］，半身感覚脱失，= hemianaesthesia.
hem·i·an·o·pia [hèmiənóupiə] 半盲（視野の半分が見えないもの），= hemianopsia.
hemianopic pupillary rigidity 半盲性瞳孔強直.
hemianopic scotoma 片側盲性暗点，半側盲性暗点.
hem·i·an·op·sia [hèmiənápsiə] 片側視野欠損［医学］，半盲〔症〕，= hemianopia. 形 hemianoptic.
hemianoptic contraction 半盲性収縮.
hem·i·an·os·mia [hèmiənásmiə] 半側無嗅覚症，片側嗅覚消失［医学］.
hem·i·an·o·so·gno·sia [hèmiənòusounóuziə, -sɑg-] 半側病態失認.
hemianotropic contraction 半盲〔性視野〕狭窄［医学］.
hem·i·an·thro·pia [hèmiænθróupiə] 発狂.
hem·i·a·prax·ia [hèmiəprǽksiə] 片側失行症，半側失行症.
hem·i·ar·thro·plas·ty [hèmiá:θrəplæ̀sti] 半関節形成〔術〕.
hem·i·ar·thro·sis [hèmiɑ:θróusis] 半関節，仮性軟骨結合，= spurious synchondrosis.
hem·i·a·so·ma·to·gno·sia [hèmiəsòumətɑgnóusiə] 半側身体失認［医学］，病側半側身体失認，半身健忘症（右側または左側の身体の部分のみについての健忘）.
hem·i·a·syn·er·gia [hèmiæ̀sinɔ́:ʤiə] 片側失調症.
hem·i·a·tax·ia [hèmiətǽksiə] 片側〔運動〕失調〔症〕.
hem·i·ath·e·to·sis [hèmiæ̀θitóusis] 片側アテトーシス［医学］，半側アテトーシス.
hem·i·a·tro·phia fa·ci·ei pro·gres·si·va [hèmiətróufiə féiʃiai prougrésivə] 進行性顔面片側萎縮症.
hemiatrophia of tongue 片側舌萎縮［医学］.
hem·i·at·ro·phy [hèmiǽtrəfi] 片側萎縮［医学］，半側萎縮〔症〕，= hemiatrophia.
hem·i·au·to·troph·ic [hèmiɔ̀:tətráfik] 部分的有機栄養の（細菌は有機炭素を必要とするが，タンパク質は無機窒素から合成し得ることについていう），= semiautotrophic.
hem·i·az·y·gos [hèmiǽzigəs] ① 半寄生類の. ② 半奇〔静脈〕の.
h. continuation 半奇静脈連結［医学］.
h. vein [TA] 半奇静脈，= vena hemiazygos [L/TA].
hem·i·bal·lism [hèmibɔ́:lizəm] 片側バリズム（視床下核（ルイ体）の病巣により，対側に症状が発現する），= hemiballismus (Meyers).
hem·i·bal·lis·mus [hèmibɔ:lízməs] 片側バリズム，= hemiballism.
hem·i·bil·i·ru·bin [hèmibìlirú:bin, -bai-] ヘミビリルビン（ウロビリノーゲン）.
hem·i·block [hémiblɑ̀k] ヘミブロック（左脚の2分枝すなわち前枝ないし後枝のいずれかの伝導障害），= fascicular block.
hemibody irradiation 半身照射［医学］.
hemibody radiation 半身照射.
hem·i·branch [hémibræŋk] 片鰓かたえら.
hem·ic [hemik, hi:-] 血液の［医学］，血〔液〕性の，= haemic.
h. calcinosis 血液結石［医学］.
h. calculus 血液結石，= blood calculus.
h. cell → blood cell.
h. crisis 血小板発作（発熱患者に血小板が急に増加すること），= hematic crisis.
h. disease 血液疾患［医学］.
h. murmur 血性雑音，血液性雑音（血液異常，特に貧血によって生ずる心雑音），= blood murmur.
h. system 血液系［医学］.
h. systole 血行性収縮［医学］（心室において独立して起こる収縮. 旧語）.
hem·i·ca·nit·ies [hèmikəníʃii:z] 片側白髪症.
hem·i·car·dia [hèmiká:diə] 心臓半分のみの奇形（心臓の左右いずれかの2房室）.
h. dextra 右心半分奇形.
h. sinistra 左心半分奇形.
hem·i·carp [hémikɑ:p] 二胞果実の痩果，= mericarp.
hem·i·cel·lu·lase [hèmiséljuleis] ヘミセルラーゼ（ヘミセルロースを分解する酵素），= cytase.
hem·i·cel·lu·lose [hèmiséljulous] ヘミセルロース，擬線維素（植物線維を薄いアルカリで抽出して得られる複雑な多糖類で，特に酸により加水分解してウロン酸や単糖類になるものを総称して，E. Schulze が1891年に命名した語）.
hem·i·cen·trum [hèmiséntrəm] 半椎体（脊椎体の左右いずれかの半側），= pleurocentrum.
hem·i·ce·phal·ia [hèmisifǽliə] 半頭蓋症［医学］，半頭症，= hemicephaly.
hem·i·ceph·a·lus [hèmiséfələs] 半頭蓋体［医学］，半頭体，= hemicrania.
hem·i·cer·e·brum [hèmiséribrəm] 脳半球.
Hem·i·chor·da·ta [hèmikɔ:déitə] 半索動物.
hem·i·cho·rea [hèmikɔ́:riə] 片側舞踏病［医学］，半身舞踏運動.
hem·i·chro·ma·top·sia [hèmikròumətɑ́psiə] 半色盲〔症〕.
hem·i·chrome [hémikroum] ヘミクローム（ヘモクローム hemochrome の鉄 Fe^{2+} が Fe^{3+} に酸化されたもので，本質的に共有結合型となる）.
hem·i·chro·mo·some [hèmikróuməsoum] 半染色体（染色体が縦分裂を行って生ずる）.
Hemiclepsis marginata （ヒル［蛭］の一種で *Trypanosoma* の媒介者）.
hem·i·co·lec·to·my [hèmikouléktəmi] 半結腸切除〔術〕.
hem·i·col·lin [hèmikálin] ヘミコリン（ゼラチンの分解産物で，冷却してもゲル化を起こさない）.
hem·i·col·loid [hèmikálɔid] 半コロイド［医学］.
hemiconvulsion-hemiplegia-epilepsy syndrome 片側痙攣・片麻痺・てんかん症候群.
hem·i·cor·po·rec·to·my [hèmikɔ:pəréktəmi] 下半身切除術.
hem·i·cra·nia [hèmikréiniə] ① 片頭痛［医学］（偏頭痛），= migraine. ② 半頭症（部分的無頭症），= hemicephaly.
h. continua 持続性片側性頭痛（群発頭痛の一つで，短時間持続型）.
hemicranic equivalent 片頭痛〔性〕等価症［医学］.
hem·i·cra·ni·ec·to·my [hèmikrèiniéktəmi] 半頭蓋切除（ドワヤンの手術で，頭蓋を前方から正中線に沿い切除して脳半球を露出する方法. Doyen）.

hem·i·cra·ni·o·sis [hèmikrèinióusis] 半頭肥大症（硬膜内皮腫），= meningioma 'en plaque'.
hem·i·cra·ni·ot·o·my [hèmikrèiniátəmi] 半頭蓋切開術，= hemicraniectomy.
hem·i·cra·ni·us [hèmikréiniəs] 半頭体.
hem·i·cryp·to·phyte [hèmikríptəfait] 半地中植物（地表植物）.
hem·i·cy·clic [hèmisáiklik] 半円形の，半輪状の.
hemicylindrical graft 半円筒骨片移植.
hem·i·de·cor·ti·ca·tion [hèmidekɔ̀:tikéiʃən] 片側除皮質（片側の大脳皮質の除去）.
hem·i·de·cus·sa·tio [hèmidì:kəséiʃiou] 半交差（網膜の内側半からの線維のみが他側に移り，外側半からきたものは同側にとどまること）.
hem·i·des·mo·some [hèmidésmousoum] 半デスモゾーム，ヘミデスモソーム，半接着斑［医学］（重層扁平上皮細胞の最下層の底面にみられる，結合組織と結合する接着装置）.
Hem·i·des·mus in·di·cus [hèmidésməs índikəs] インドサルサ（Nunnari-root の原植物），= Indian sarsaparilla.
hem·i·di·a·pho·re·sis [hèmidàiəfərí:sis] 片側発汗.
hem·i·di·a·phragm [hèmidáiəfræm] 半横隔膜.
hem·i·dro·sis [hèmidróusis] ① 片側多汗症. ② 血汗症，= haemidrosis.
hem·i·dy·ser·gia [hèmidisə́:ʤiə] 片側失調症.
hem·i·dy·ses·the·sia [hèmidìsesθí:ziə] 片側感覚不全.
hem·i·dys·tro·phy [hèmidístrəfi] 片側ジストロフィ.
hem·i·ec·tro·me·lia [hèmièktroumí:liə] 片側欠肢〔症〕.
hem·i·e·las·tin [hèmielǽkstin] （エラスチンの分解産物），= protoelastose.
hem·i·el·y·tra [hèmiélitrə] 前翅（トコジラミの），半さやばね.
hem·i·en·ce·phal·ia [hèmiènsifǽliə] 半脳症［医学］（脳が半分ほど残っている奇形）.
hem·i·en·ceph·a·lus [hèmienséfələs] 半脳体［医学］，半脳児.
hem·i·ep·i·lep·sy [hèmiépilepsi] 半側てんかん.
hem·i·fa·cial [hèmiféiʃəl] 反側顔面の.
h. atrophy 片側顔面萎縮［医学］，片顔面萎縮.
h. hypertrophy 顔面片側肥大症［医学］.
h. microsomia 片側小顔面症［医学］，片側顔面萎縮［医学］.
h. spasm 片側顔面痙攣［医学］.
hem·i·gas·trec·to·my [hèmigæstréktəmi] 胃半切除〔術〕（特に幽門部の）.
hem·i·geu·sia [hèmigú:siə] 半側味覚異常.
hem·i·glo·bin [hèmiglóubin] ヘミグロビン（ヘモグロビンが酸化されると，Coryell の所説では hemiglobin＋electron⇄hemoglobin の関係にあり，またヘミグロビンが還元されてヘモグロビンになる），= methemoglobin.
hem·i·glos·sal [hèmiglásəl] 半舌の.
hem·i·glos·sec·to·my [hèmiglaséktəmi] 半舌切除術.
hem·i·glos·si·tis [hèmiglasáitis] 片側舌炎.
hemiglove anesthesia 片側知覚麻痺［医学］.
hem·i·gna·thia [hèminéiθiə] 半顎症.
hemi-group [hémi grú:p] ヘミ族（トリプターゼによるタンパク質分解が不完全で，チロシンを多く含む残留アミノ酸の一群）.
hem·i·hed·ry [hèmihédri] 半面像.
hem·i·hep·a·tec·to·my [hèmihèpətéktəmi] 片側肝臓切除〔術〕.
hem·i·hid·ro·sis [hèmihidróusis] 片側発汗［医学］，半側発汗.
hemihidrotic reflex 片側発汗反射［医学］.
hemihydrate gypsum 半水石膏.
hem·i·hy·pa·cu·sis [hèmihàipəkú:sis] 片側聴力減退［医学］，= hemihypakusis.
hem·i·hy·pal·ge·sia [hèmihàipælʤí:ziə] 片側痛覚減退症.
hem·i·hy·per·es·the·sia [hèmihàipəresθí:ziə] 片側感覚減退症.
hem·i·hy·per·i·dro·sis [hèmihàipəridróusis] 片側多汗症.
hem·i·hy·per·me·tria [hèmihàipə:mí:triə] 片側過伸長.
hem·i·hy·per·to·nia [hèmihàipə:tóuniə] 片側筋緊張亢進〔症〕.
hem·i·hy·per·tro·phia [hèmihàipə:tróufiə] 片側肥大［医学］.
hem·i·hy·per·tro·phy [hèmihaipə́:trəfi] 片側肥大〔症〕［医学］.
hem·i·hy·pes·the·sia [hèmihàipesθí:ziə] 片側感覚鈍麻［医学］，片側感覚減退.
hem·i·hy·po·es·the·sia [hèmihàipouesθí:ziə] 片側感覚鈍麻［医学］，= hemihypesthesia.
hem·i·hy·po·to·nia [hèmihàipoutóuniə] 片側筋緊張低下〔症〕.
hem·i·kar·y·on [hèmikǽriən] 半核（単相染色体をもつ核）.
hem·i·ke·tal [hémiki:təl] ヘミケタール（ヘミケトンアセタール，ケトンにアルコールが付加した生成物．フルクトースのC-2とC-5の間の結合がこの形式）.
hem·i·lam·i·nec·to·my [hèmilæminéktəmi] 半側椎弓切除術，半側椎弓〔板〕切除［医学］.
hem·i·lar·yn·gec·to·my [hèmilærinʤéktəmi] 片側喉頭切除術，喉頭半側切除［医学］.
hem·i·lar·yn·got·o·my [hèmilæriŋgátəmi] 片側喉頭切開〔術〕［医学］.
hem·i·lat·er·al [hèmilǽtərəl] 半外側の.
h. chorea 片側舞踏病.
h. rhinotomy 片側鼻切開〔術〕［医学］.
hem·i·le·sion [hèmilí:ʒən] 片側病巣（脊髄の片側性病変）.
hem·i·lin·gual [hèmilíŋgwəl] 舌半側の.
h. atrophy 片舌萎縮.
hem·i·mac·ro·glos·sia [hèmimækrəglásiə] 半側舌肥大症.
hem·i·man·di·bu·lec·to·my [hèmimændìbjuléktəmi] 半側下顎骨切除術，下顎半切除〔術〕［医学］.
hem·i·meg·al·en·ceph·a·ly [hèmimègəlenséfəli] 片側巨脳症［医学］.
hem·i·me·lia [hèmimí:liə] 半肢症［医学］.
hem·i·mel·li·tene [hèmiméliti:n] ヘミメリテン ㊥ 1,2,3-trimethyl benzene $C_6H_3(CH_3)_3$（石炭タール中にある），= hemimellithol.
hem·i·mel·lit·e·nol [hèmimelítinɔ:l] ヘミメリテノール.
hem·i·mel·lit·ic ac·id [hèmimelítik ǽsid] ヘミメリット酸（ヒドロメロファン酸に硫酸を作用させて生成する芳香性トリカルボキシル酸）.
he·mim·e·lus [hemíməlǝs] 半肢症.
hem·i·me·tab·o·ly [hèmimitǽbəli] 半変態，不完全変態［医学］，不全変態（昆虫の変態についていう術語で，幼生が蛹期を通らないで成熟すること）.
hem·i·mim·ia [hèmimímiə] 半側表情（麻痺による顔面半側の運動不全）.
hem·i·mor·phic [hèmimɔ́:fik] 異極性の.
hem·i·mor·phite [hèmimɔ́:fait] 異極鉱，ケイ亜

鉛鉱 $H_2Zn_2SiO_5$.

hem·i·mor·phy [hèmimɔ́:fi] 異極像(非相対晶形の結晶).

hem·in [hémin] ヘミン [化] chlorohemin $C_{34}H_{32}N_4O_4FeCl$ (ヘムの塩酸塩でヘモグロビンの誘導体), = protohemin.

h. crystal ヘミン結晶〔医学〕(血液に氷酢酸と食塩とを加えて煮沸すると得られる塩酸ヘマチン結晶), = Teichmann crystal.

h. test ヘミン試験, = Teichmann test.

hem·i·neph·rec·to·my [hèminifréktəmi] 腎部分切除術, 半腎切除〔術〕〔医学〕.

hem·i·neur·as·the·nia [hèminjù:rəsθí:niə] 片側神経衰弱.

hem·i·o·be·si·ty [hèmioubí:siti] 片側肥満症.

hem·i·o·pal·gia [hèmioupǽlʤiə] 片側頭眼痛(眼痛性片頭痛).

hem·i·o·pia [hèmióupiə] 半盲〔症〕, = hemianopsia.

hemiopic pupillary reaction 半盲〔症〕性瞳孔反応〔医学〕, 半盲瞳孔反応, = Wernicke sign.

hem·ip·a·gus [hemípəgəs] 胸部結合体.

hem·i·par·al·y·sis [hèmipərǽlisis] 片麻痺, = hemiplegia.

hem·i·par·an·es·the·sia [hèmipæ̀rənesθí:ziə] 片側下体無感覚症.

hem·i·par·ap·le·gia [hèmipæ̀rəplí:ʤiə] 片側対麻痺(片側下肢麻痺).

hemiparaplegic syndrome 片対麻痺症候群, = Brown-Séquard syndrome.

hem·i·par·a·site [hèmipǽrəsait] 半寄生植物.

hem·i·pa·re·sis [hemipərí:sis] 不全片麻痺, 片(半)側不全麻痺〔医学〕, 片側麻痺.

hem·i·par·es·the·sia [hèmipàresθí:ziə] 片側異感覚症.

hem·i·par·kin·son·ism [hèmipá:kinsənizəm] 片側振戦麻痺, 片側パーキンソン症候群〔医学〕.

hem·i·pel·vec·to·my [hèmipelvéktəmi] 仙腸骨関節切除術, 片側骨盤離脱〔術〕〔医学〕.

h. prosthesis 片側骨盤〔離断〕義足〔医学〕, 片側骨盤切断義足.

hem·i·pep·tone [hèmipéptoun] ヘミペプトン(ペプシンによるタンパク質分解の中間産物).

hem·i·pha·lan·gec·to·my [hèmifæ̀lənʤéktəmi] 部分的手指切除術(手指外反症の手術的療法).

hem·i·pin·ic ac·id [hèmipínik ǽsid] ヘミピン酸 $(CH_3O)_2C_6H_2(COOH)_2$ (ナルコチンの酸化により得られる酸).

hemiplasia of thyroid gland 甲状腺片葉欠損〔医学〕.

hem·i·ple·gia [hèmiplí:ʤiə] 片麻痺, 半側麻痺〔医学〕, 半身不随(脳内の血管障害, 腫瘍などにより一側の錐体路が障害されて起こる症状で, 一般には反対側の半身運動麻痺を起こし, 核性の場合は弛緩型, 核上性の場合は痙直型として現れる). [形] hemiplegic.

h. accessorio-glossopharyngea = Schmidt syndrome.

h. alternans 交叉性片麻痺〔医学〕.

h. alternans abducens 外転神経交代麻痺, = Foville syndrome, gaze paralysis.

h. alternans facialis sive inferior 顔面神経交代性片麻痺, 下交代性片麻痺(Weber), = Millard-Gubler paralysis.

h. alternans hypoglossica 舌下神経交代性片麻痺, = Déjerine paralysis.

h. alternans inferior facialis = Millard-Gubler paralysis.

h. alternans infima 最下交代性片麻痺.

h. alternans oculomotorica 動眼神経交代性麻痺, = Weber syndrome.

h. alternans superior 上交代性片麻痺(一側の片麻痺と対側の動眼神経麻痺), = Weber syndrome.

h. cruciata 交代性片麻痺, = alternating hemiplegia.

h. hemiconvulsion epilepsy (**HHE**) 半身麻痺・半身痙攣, てんかん(片麻痺が痙攣に伴って起こり, 半身痙攣をくり返す).

h. spastica infantilis 小児痙直性片麻痺.

hemiplegic gait 片麻痺歩行〔医学〕.

hemiplegic migraine 片麻痺性片頭痛〔医学〕.

hemiplegic rigidity 片麻痺性硬直.

hem·i·preg·nan·cy [hèmiprégnənsi] (妊娠中に胎児が死亡して生理的妊娠が中絶されたこと).

hem·i·pros·o·ple·gia [hèmipràsouplí:ʤiə] 顔面片麻痺.

hem·i·pros·ta·tec·to·my [hèmipràstətéktəmi] 前立腺片側切除.

hem·i·pro·tein [hèmipróuti:n] ヘミプロテイン, = antialbumin.

He·mip·ter·a [hemíptərə] 半翅目(昆虫綱の一目で, 刺入ならびに吸引に適する屈折可能の長い吻をもち, 3節よりなり, 使用されないときは腹面に折れ曲げられている).

hem·i·py·lo·rec·to·my [hèmipàiləréktəmi] 幽門半切除〔術〕.

hem·i·py·o·cy·a·nin [hèmipàiousáiənin] ヘミパイオサイアニン(パイオサイアニンから得られる抗生物質), = pyocompounds.

hem·i·py·o·ne·phro·sis [hèmipàiənifróusis] 片側膿腎症.

hem·i·ra·chis·chi·sis [hèmirəkískisis] 半側脊椎披裂.

hem·i·sa·cral·i·za·tion [hèmisæ̀krəlaizéiʃən] 片側仙骨化.

hem·i·sco·to·sis [hèmiskoutóusis] 反盲障害, = hemiscotosis panopsia.

hem·i·sec·tion [hèmisékʃən] 片側切断〔医学〕.

hem·i·sep·tum [hèmiséptəm] 半側中隔.

h. auriculare 心房半側中隔.

h. cerebri 大脳半側中隔.

h. ventriculare 心室半側中隔.

hem·i·som·nam·bu·lism [hèmisɑmnǽmbjulizəm] 不全夢中遊行.

hem·i·so·mus [hèmisóuməs] 片体奇形児.

hem·i·so·ton·ic [hèmisoutánik] 等張性の.

hem·i·spasm [hémispæ̀zəm] 片側痙直, 片側痙攣〔医学〕.

hemispatial agnosia 半側空間無視(視空間失認の一つ. 通常は左側を無視する症状).

hemispatial neglect 半側空間無視(中大脳動脈領域の脳梗塞で, 右側障害の場合みられる).

hem·i·sphaer·i·um [hèmsfíəriəm] = hemispherium.

h. bulbi urethrae 尿道球半球.

h. cerebelli 小脳半球.

hem·i·sphere [hémisfiər] 半球, 〔脳〕半球〔医学〕, = hemisphaerium.

h. of cerebellum〔H Ⅱ～H Ⅹ〕 [TA] 小脳半球, = hemispherium cerebelli 〔H Ⅱ～H Ⅹ〕 [L/TA].

hem·i·spher·ec·to·my [hèmisfiəréktəmi] 〔脳〕半球切除術.

hemispheric gliosis 脳半球神経膠症.

hemispheric sulcus 脳半球溝.

hem·i·spher·i·cum [hèmisfíərikəm] 小脳半球.

h. cerebelli〔H Ⅱ～H Ⅹ〕 [L/TA] 小脳半球, = hemisphere of cerebellum 〔H Ⅱ～H Ⅹ〕 [TA].

h. cerebri [L/TA] 大脳半球，= cerebral hemisphere [TA].

hem·i·sphyg·mia [hèmisfígmiə] 半数脈拍症（脈拍数が心拍動数の半分に相当する状態．Rosenbach）.

hem·i·spore [hémispɔ:r] ヘミスポア，= protoconidium.

hem·i·spo·ro·sis [hèmispɔ:róusis] 原芽胞子症［医学］.

hem·i·sta·pe·dec·to·my [hèmistæpi:déktəmi] アブミ骨半切除〔術〕.

hem·i·stru·mec·to·my [hèmistrəméktəmi] 甲状腺腫半側切除術.

hem·i·sul·fur mus·tard [hemisʌ́lfər mʌ́stɑ:d] ヘミサルファマスタード ㊗ 2-chloro-2′-hydroxy-diethylsulfide $ClCH_2CH_2SCH_2CH_2OH$（毒性の低い制癌物質）.

hem·i·syn·drome [hèmisíndroum] 片側症候群，半側症候群.

hem·i·sys·to·le [hèmisístəli:] 片側収縮［医学］，ヘミシストール（左心室の収縮が1回おきに弱まるため，脈拍数が心拍数の半数になる状態）.

hem·i·ter·a·ta [hèmitérətə] 半奇形体（奇形ほどの異常を呈しない先天性形態異常者の総称）．㊊ hemiteratic, hemiteric.

hem·i·ter·pene [hèmitə́:pi:n] ヘミテルペン（C_5H_8 の組成をもつ有機化合物の総称で，イソプレン isoprene はその一つ）.

hem·i·tet·a·ny [hèmitétəni] 片側テタニー.

hem·i·ther·mo·an·es·the·sia [hèmiθə:mouænisθí:ziə] 片側温覚脱失（消失）［医学］，片側冷温感覚減退.

hem·i·tho·rax [hèmiθɔ́:ræks] 半胸（胸の一側）.

hem·i·thy·roi·dec·to·my [hèmiθàirɔidéktəmi] 甲状腺一葉切除術，片側甲状腺切除〔術〕［医学］.

hem·i·to·mi·as [hèmitóumiəs] 片（半）側睾丸，半宦官（精巣の一つが欠損した者）.

hem·i·to·nia [hèmitóuniə] 片側筋緊張亢進〔症〕，= hemihypertonia.

hem·i·tox·in [hemitɑ́ksin] 半毒素（毒性が半減したもの）.

hem·i·trem·or [hèmitrémər] 片側振戦.

hem·i·tri·cho·sis [hèmitrikóusis] 片側発毛.

he·mit·ro·pous [hemítrəpəs] 半倒生の.

hem·i·va·got·o·ny [hèmivəgɑ́təni] 片側迷走神経緊張.

hem·i·ver·teb·ra [hèmivə́:tibrə] 半椎〔症〕［医学］（脊椎の一部が欠損する異常）.

hem·i·ver·teb·rae [hèmivə́:tibri:] 半椎（hemivertebra の複数）.

he·mix·is [hemíksis] ヘミキシス（ゾウリムシ *Paramecium* の大量培養において，小核に変化がみられず大核にのみ著しく核変形が現れ，分割，細分が起こる過程で，二分裂と自家受精の中間を占めるものと考えられている．Diller）.

hem·i·zo·nid [hèmizóunid] 半帯.

hem·i·zy·gos·i·ty [hèmizaigɑ́siti] 半〔遺伝子〕接合性.

hem·i·zy·gote [hèmizáigout] 半接合体［医学］，ヘミ接合体（相同染色体の一方を欠いたり，染色体の一部を欠失し対立遺伝子の組をもたないような接合体．染色体異常や異数性のほか，ヘテロ型の性染色体をもつ生物でみられる）.

hem·i·zy·got·ic [hèmizaigɑ́tik] 半接合体の，= hemizygous.

hem·i·zy·gous [hèmizáigəs] 半接合体の，半接合の［医学］.

hem·lock [hémlɑk] ① ドクニンジン．② ツガ（Tsuga 属植物）.

h. oil ドクゼリ油（*Tsuga* の葉に存在する）.

h. spruce カナダツガ，= *Tsuga canadensis*.

h. tree ツガ［栂］，= *Tsuga canadensis*.

hemo- [hi:mou] 血液との関係を表す接頭語.

he·mo·ad·sorp·tion [hì:mouædsɔ́:pʃən] 血液吸着［医学］.

he·mo·ag·glu·ti·na·tion [hì:mouəglù:tinéiʃən] 赤血球凝集，= hemagglutination.

h. inhibition test 赤血球凝集抑制〔反応〕試験.

he·mo·ag·glu·ti·nin [hì:mouəglú:tinin] 赤血球凝集素，= hemagglutinin.

he·mo·al·ka·lim·e·ter [hì:mouælkəlímitər] 血液アルカリ計.

he·mo·bar·ton·el·lo·sis [hì:moubà:tənilóusis] ヘモバルトネラ症，= haemobartonellosis.

he·mo·bil·ia [hì:moubíliə] 血液胆汁，血性胆汁［医学］，血胆汁症.

he·mo·bil·i·nu·ria [hì:moubilinjú:riə] 血液胆汁尿〔症〕（ウロビリンが血液および尿中に存在すること）.

he·mo·bil·i·ru·bin [hì:moubìlirú:bin] ヘモビリルビン（血色素の分解により生ずる色素で，血清中に存在し，グロビンとビリルビンとが結合したものであるから，van den Bergh 反応においてはアルコールを加えてグロビンを離脱させないと，ジアゾ反応が起こらない），= indirect bilirubin.

he·mo·blast [hí:məblæst] 血球芽細胞，= hemocytoblast.

he·mo·blas·to·sis [hì:moublæstóusis] 造血器〔官〕増殖症，血芽球症［医学］（造血臓器の原発性腫瘍性増殖の総称），= hemomyelosis.

he·mo·cat·a·to·nis·tic [hì:moukætətənístik] 血球結合性低下の（赤血球とヘモグロビンとの結合性を低下させる作用についていう）.

he·mo·ca·thar·sis [hì:moukəθɑ́:sis] 血液浄化.

he·mo·ca·ther·e·sis [hì:moukæθərí:sis, -kəθə́:ris-] 赤血球崩壊.

he·mo·ca·the·ret·ic [hì:moukæθərétik] 血液破壊の.

hemoccult test 潜血試験.

he·mo·cele [hí:məsi:l] 血体腔（節足動物にある血液を有する体腔）.

he·mo·cho·le·cyst [hì:moukóulisist] 血胆嚢（非外傷性胆嚢出血）.

he·mo·cho·le·cys·ti·tis [hì:moukòulisistáitis] 血胆嚢炎（出血性胆嚢炎）.

he·mo·cho·ri·al [hì:moukɔ́:riəl] 母体血液と絨毛膜外胚葉の（両者が直接に接する，絨毛膜血腫性）.

h. placenta 血腫絨毛膜性胎盤.

hemochromatic liver cirrhosis 血色素沈着性肝硬変［医学］（ヘモクロマトーシスでみられる肝硬変，腸管からの過剰な鉄吸収のため肝臓にヘモジデリンが沈着する），= hemochromatic cirrhosis.

he·mo·chro·ma·to·sis [hì:moukròumətóusis] 血色〔素〕症，ヘモクロマトーシス［医学］（鉄の摂取過剰によるヘモジデリンおよびヘモフスチンにより皮膚および肝・膵など内臓の色素沈着を起こし，肝硬変，糖尿などを特徴とし，青銅色糖尿病とも呼ばれる），= hematochromatosis, pigmentary cirrhosis, bronze diabetes.

he·mo·chrome [hí:məkroum] ヘモクローム（いろいろの塩基と結合したヘムで，hemoglobin, erythrocruorin, chlorocruorin, hemocyanin, hemoerythrin などを総称し，鉄が F^{2+} から F^{3+} に酸化されるとヘミクローム hemichrome となる）.

he·mo·chrom·o·gen [hì:moukróumədʒən] ヘモクロモゲン（ヘムと窒素含有物質と結合した塩基またはタンパク質で，呼吸色素として作用する），= haemochromogen.

h. test ヘモクロモゲン試験（高山の試験とも呼ばれ，ヘムが窒素化合物の存在の下に還元されてヘモクロモゲンとなる反応を利用する）.

he·mo·chro·mom·e·ter [hì:moukroumámitər] 血色素計.

he·mo·chro·mom·e·try [hì:moukroumámitri] 血色素ヘモグロビン測定法.

he·mo·chro·mo·pro·tein [hì:moukròumoupróuti:n] 血〔液〕色素タンパク質.

he·mo·ci·dal [hì:mousáidəl] 血球破壊性の，溶血性の.

he·mo·cla·sia [hì:moukléiziə] 血球崩壊，＝hemoclasis.

he·moc·la·sis [hi:mákləsis] 血球崩壊.

he·mo·clas·tic [hì:məklǽstik] 血球崩壊性の.

h. crisis 血球崩壊クリーゼ［医学］，血球崩壊発作（白血球減少症，赤血球崩壊，凝血異常，血圧降下などの症候群で，アナフィラキシー性ショックにみられる現象）.

h. reaction 溶血反応（過敏症において生じた抗体が，さらに新たに抗原が接種されたときに起こる反応で，結果として赤血球または白血球が減少を示す）.

he·mo·co·ag·u·lin [hì:moukouǽgjulin] ヘモコアグリン（ヘビ毒にある成分で，凝血を起こす作用を示す）.

he·mo·coc·cid·i·um [hì:moukɑksídiəm] ＝plasmodium.

he·mo·coe·lom [hì:mousí:ləm] 心嚢，＝haemocoelom.

he·mo·con·cent·ra·tion [hì:moukànsəntréiʃən] 血液濃縮［医学］（血液の液状成分の著しい減少により血球成分が比較的に増加した状態）.

he·mo·co·nia [hì:məkóuniə] 血塵（じん）［医学］（新鮮血の小滴を染色せずに鏡検するとき血球間に運動する小体で，直径0.5～1.0μm．赤血球破片と脂質との結合物と考えられている），＝blood dust，blood motes，hemokonia，Müller dust bodies.

he·mo·co·ni·o·sis [hì:moukòunióusis] 血塵（じん）増加〔症〕［医学］.

he·mo·crine [hí:məkrin] 血液内分泌性の.

he·mo·crin·ia [hì:məkríniə] （内分泌器から血液中へのホルモン分泌）.

he·mo·crin·o·ther·a·py [hì:məkrìnəθérəpi] ホルモン血注射療法.

he·mo·cry·os·co·py [hì:məkríɑskəpi] 血液氷点測定〔法〕.

he·mo·crys·tal·lin [hì:məkrístəlin] ヘモクリスタリン，＝hemoglobin.

he·mo·cul·ture [hì:məkʌ́ltʃər] 血液培養［医学］.

he·mo·cu·prein [hì:moukjú:pri:n] ヘモクプレイン（赤血球から分離される含銅タンパク質）.

he·mo·cy·a·nin [hì:mousáiənin] ヘモシアニン $C_{867}H_{1363}N_{223}CuS_4O_{258}$（軟体動物や節足動物の体液中にある銅と化合した酸素運搬タンパク質で，分子量数十万～数百万の巨大分子．等電点付近では6,600,000とされている．哺乳類に対し強い免疫原性を有する），＝hematocyanin.

he·mo·cyte [hí:məsait] 血球，＝hematocyte.

he·mo·cy·to·blast [hì:mousáitəblæst] 血球芽細胞［医学］，血液芽球，ヘモサイトブラスト（Ferrataの一元論において，すべての血球に分化し得る多能性をもつ原始芽球で，細網内細胞が血球の方向に分化するときにみられる最も幼若のもの）.

hemocytoblastic syndrome 血液芽球性症候群（急性血液芽球性白血病のこと），＝acute hemocytoblastic leukemia.

he·mo·cy·to·blas·to·ma [hì:mousàitoublæstóumə] 血球芽細胞腫［医学］（骨髄に存在するすべての血液芽細胞からなる腫瘍）.

he·mo·cy·to·ca·ther·e·sis [hì:mousàitoukəθérisis] 赤血球破壊，＝hemolysis.

he·mo·cy·to·gen·e·sis [hì:mousàitəʤénisis] 血球発生.

he·mo·cy·tol·o·gy [hì:mousaitáləʤi] 血球学，血液細胞学.

he·mo·cy·tol·y·sis [hì:mousaitálisis] 血球崩壊.

he·mo·cy·tom·e·ter [hì:mousaitámitər] 血球計算板，血球計，血算機［医学］（血液の一定容積当たりの血球数を顕微鏡下で計算する目盛り付ガラス板．血液の希釈に古くはメランジュールが用いられた）．→mélangeur.

he·mo·cy·tom·e·try [hì:mousaitámitri] 血球計算（血液の単位容積（1μL）当たりの各種血球成分（赤血球，白血球，血小板など）を算定する方法．血球計算板による用手法と機械による自動化法がある．正常値：赤血球数$500 \times 10^4/\mu$L，白血球数8,500/μLなど）.

he·mo·cy·to·poi·e·sis [hì:mousàitoupɔií:sis] 造血.

he·mo·cy·to·trip·sis [hì:mousàitətrípsis] 血球破壊（特に物理的な力による）.

he·mo·cy·to·zo·on [hì:mousàitəzóuən] 住血原虫，＝hematobium．複 hemocytozoa.

he·mo·der·ma·to·sis [hì:moudə̀:mətóusis] 血液皮膚症（血液病の一症状として現れる紅斑，赤色丘疹などの総称），＝hematodermatosis.

he·mo·di·a·fil·tra·tion (HDF) [hì:moudàiəfiltréiʃən] 血液透析濾過〔法〕［医学］，血液濾過透析法.

he·mo·di·a·gno·sis [hì:moudàiəgnóusis] 血液診断〔法〕［医学］.

he·mo·di·al·y·sis (HD) [hì:moudaiǽlisis] 血液透析［医学］.

he·mo·di·a·ly·zer [hì:moudáiəlaizər] 血液透析器［医学］（人工腎臓の中心的部分で，血液中の老廃物を除去し，同時に電解質の平衡を保たせる装置）.

he·mo·di·a·ped·e·sis [hì:moudàiəpidí:sis] 血液漏出［医学］.

he·mo·di·a·stase [hì:moudáiəsteis] 血液デンプン分解酵素.

he·mo·di·lu·tion [hì:moudailú:ʃən] 血液希釈［医学］（赤血球の比容積が低値を示すこと）.

he·mo·drom·o·graph [hì:mədrámәgræf] 血流速度描写記録.

he·mo·dro·mom·e·ter [hì:moudroumámitər] 血流計［医学］，血液速度計，＝haemodromometer.

he·mo·dy·nam·ic [hì:moudainǽmik] 血行（流）力学の［医学］，血行動態の.

he·mo·dy·nam·ics [hì:moudainǽmik] 血行（流）動態，血行力学［医学］.

he·mo·dy·na·mom·e·ter [hì:moudàinəmámitər] 血圧計［医学］.

he·mo·dys·tro·phy [hì:mədístrəfi] 血液異栄養〔症〕，＝hematodystrophy.

hemoencephalic barrier 血液脳関門［医学］.

hemoendocrinopathic syndrome 血液内分泌病性症候群（溶血性脾腫性貧血，アジソン徴候，バンチ徴候，粘液水腫，リンパ肉芽腫病，バセドウ徴候などの併発状態．Liccitelli）.

he·mo·en·do·the·li·al [hì:mouèndouθí:liəl] 母体血液と内皮細胞の.

h. placenta 血腫内皮性胎盤.

he·mo·e·ryth·rin [hì:mouiríθrin] ヘモエリトリン（虫類の血液に存在する赤色呼吸色素）.

he·mo·fer·rum [hì:məférəm] ヘム鉄.

he·mo·fil·tra·tion (HF) [hì:moufiltréiʃən] 血液濾過〔法〕［医学］（体外循環した血液をフィルターに通

H

して，体液および血中に含有される物質を除去する方法）．

he·mo·flag·el·late ［hì:mouflǽʤəleit］ 住血性鞭毛虫類（トリパノソーマやリーシュマニアなど脊椎動物の循環系に寄生する鞭毛虫類の総称）．

he·mo·fu·scin ［hì:moufjú:sin］ 血褐（かっ）素〔医学〕，ヘモフスチン（鉄を含まない血鉄素類似の黄褐色色素で，ヘモグロビンの分解により産出され，尿に排泄されると濃赤色を呈す），＝ lipofuscin.

he·mo·gen·e·sis ［hì:məʤénisis］ 血液生成，＝ hematogenesis.

he·mo·gen·ia ［hì:mouʤí:niə］（① 特異的障害による血友病様の出血性疾患で，別名偽血友病ともいう ＝ pseudohemophilia．② 女性にみられる出血性疾病で，血小板減少性紫斑病，ウエルホフ病の同義に用いられることもある）．

he·mo·gen·ic ［hì:məʤénik］ 造血の，血液生成の，＝ hemopoietic.

h.-hemolytic balance 造血溶血平衡．

hemoglobic anoxia ヘモグロビン（血色素）性無酸素〔症〕〔医学〕．

hemoglobic hypoxia ヘモグロビン性低酸素〔症〕〔医学〕．

he·mo·glo·bin (Hb) ［hì:mouglóubin］ ヘモグロビン，血色素〔医学〕，血球素（Hoppe-Seyler の定義（1862）では，赤血球に存在する酸素運搬性の赤色色素で，ヘムとグロビンとからなる共役タンパク質．種々の生理的または病理的条件の下に，ヘムは可逆的変化を起こし，またグロビンの遺伝的変異により異常血色素となる）．

h. A ヘモグロビンA，成人ヘモグロビン（正常成人ヘモグロビンの約95％を占め，$\alpha_2\beta_2$ で示される．重要な機能は赤血球内にあり，大量の酸素運搬能，大きな溶解度，一定分圧での酸素の結合・解離，緩衝能である），＝ hemoglobin N.

h. A_1 ヘモグロビン A_1.

h. A_{1C} グリコヘモグロビン（Hb A_{1C} は糖尿病で増加するので，診断，管理に利用される），＝ glycated hemoglobin.

h. anti-Lepore 抗レポーレヘモグロビン．

h. Bart ヘモグロビンバート，＝ $Hb\gamma_4$.

h. C C型ヘモグロビン（β鎖のN末端から6番目のグルタミン酸がリジン lysine に置換した異常ヘモグロビンである．ヘテロ型では，HbC含量は30～40％で HbA_2 は軽度に減少し，無症状である．ホモ型では，軽度～中等度の先天性溶血性貧血を示す）．

h. C disease 血色素C症〔医学〕，＝ Hb C disease.

h. C Georgetown ヘモグロビンCジョージタウン．

h. C Harlem ヘモグロビンCハーレム．

h. carbamate カルバミン酸ヘモグロビン（ヘモグロビンと CO_2 との化合物で，CO_2 は容易に遊離される）．

h. cast ヘモグロビン円柱〔医学〕．

h. Chesapeake ヘモグロビンチェサピーク（α鎖のアルギニンかロイシン置換がある異常ヘモグロビン）．

h. Constant Spring ヘモグロビンコンスタントスプリング．

h. crystal ヘモグロビン結晶〔医学〕．

h. D ヘモグロビンD（異常ヘモグロビンの一種）．

h. E E型ヘモグロビン（タイ国人および中国人の赤血球にある異型ヘモグロビン，F型と混在するときは地中海貧血を誘発する）．

h. F ヘモグロビンF（正常胎児のヘモグロビンでは出生後は特殊な遺伝性疾患以外では著明に減少する．胎児ヘモグロビン），＝ fetal hemoglobin.

h. Gower-1 ヘモグロビンガウアー1.

h. Gower-2 ヘモグロビンガウアー2.

h. H ヘモグロビンH（異常ヘモグロビンの一種）．

h. H disease ヘモグロビンH症．

h. hemochromogen ヘモグロビン血色素原（ヘモグロビンのグロビン部分が変性したもの）．

h. I ヘモグロビンI（α鎖のアミノ酸置換がある異常ヘモグロビン）．

h. J Capetown ヘモグロビンJケープタウン．

h. Kansas ヘモグロビンカンザス．

h. Lepore ヘモグロビンレポーレ．

h. M ヘモグロビンM（異常ヘモグロビンの一種）．

h. M disease ヘモグロビンM症（ヘモグロビンMに基づく異常ヘモグロビン症のことで，遺伝性黒血症はその一種）．

h. Rainier ヘモグロビンレイニアー（赤血球増加症を伴う）．

h. S 鎌状赤血球ヘモグロビン（異常ヘモグロビンの一種）．

h. test ヘモグロビン試験．

h. unit (Hb U/mL) ヘモグロビン単位（トリプシンがヘモグロビンを分解する能力を示す単位で，三塩化酢酸でタンパクを沈殿させた濾液中のチロシン，トリプトファンなどのアミノ酸量を Folin のフェノール試薬で発色させ，標準チロシン1mgの発色度に相当するものを1,000単位とする．Anson 原法ではチロシン1mg当量(181mg)を1単位とする）．

h. urine ヘモグロビン尿〔医学〕．

h. Yakima ヘモグロビンヤキマ（酸素親和性が高いため赤血球増加症を伴う）．

he·mo·glo·bi·ne·mia ［hì:mouglòubiní:miə］ 血球素血〔症〕，ヘモグロビン血〔症〕〔医学〕．

hemoglobinemic degeneration 血色素血性変性（赤血球内の血色素の分布異常）．

hemoglobinic hypoxia 血色素性低酸素症．

he·mo·glo·bi·nif·er·ous ［hì:mouglòubinífərəs］ ヘモグロビン運搬の．

he·mo·glo·bi·no·cho·lia ［hì:mouglòubinəkóuliə］ 血球素胆汁〔症〕，ヘモグロビン胆汁〔症〕．

he·mo·glo·bi·nog·e·nous ［hì:mouglòubináʤənəs］ ヘモグロビン性の，ヘモグロビンに由来する．

h. pigment ヘモグロビン性色素．

he·mo·glo·bi·nol·y·sis ［hì:mouglòubinálisis］ ヘモグロビン溶解．

he·mo·glo·bi·nom·e·ter ［hì:mouglòubinámitər］ ヘモグロビン計〔医学〕，血色素計．

he·mo·glo·bi·nom·e·try ［hì:mouglòubinámitri］ ヘモグロビン量測定〔医学〕，血色素量測定．

he·mo·glo·bi·nop·a·thy ［hì:mouglòubinápəθi］ 異常ヘモグロビン症〔医学〕（グロビンのアミノ酸構造異常による異常ヘモグロビンの存在する疾患．例えば鎌状赤血球貧血など）．

he·mo·glo·bi·no·pep·sia ［hì:mouglòubinəpépsiə］ ヘモグロビン溶解，＝ hemoglobinolysis.

he·mo·glo·bi·no·phil·ic ［hì:mouglòubinəfílik］ ヘモグロビン親和性の．

he·mo·glo·bi·nu·ria ［hì:mouglòubinjú:riə］ 血球素尿〔症〕，血色素尿〔症〕，ヘモグロビン尿〔症〕〔医学〕．

h. of sheep ヒツジのヘモグロビン尿症（心水病），＝ heart-water.

he·mo·glo·bi·nu·ric ［hì:mouglòubinjú:rik］ ヘモグロビン尿〔症〕の，血色素尿症の．

h. fever 血色素尿性マラリア，黒水熱，黒水病（血色素尿を伴うマラリア），＝ blackwater fever.

h. nephrosis 血色素尿性腎症，＝ lower nephron nephrosis.

he·mo·glob·u·lin ［hì:məglábjulin］ ヘモグロブリン，＝ hemoglobin.

he·mo·go·nia ［hì:mougóuniə］（血球小芽細胞），

= hematogone.
he·mo·gram [hí:məgræm] 血像図，血液像，ヘモグラム．
He·mo·greg·a·ri·na [hì:mougrègərí:nə] ヘモグレガリナ属，= *Haemogregarina*.
he·mo·his·ti·o·blast [hì:mouhístiəblæst] 血液組織芽細胞(フェラタの仮定したすべての血球の母細胞)，= Ferrata cell.
hemohistioblastic syndrome 血液組織芽球症候群(細網内皮系の障害)，= reticuloendotheliosis.
he·mo·hy·drau·lics [hì:mouhaidrɔ́:liks] 血液水力学(血液の流動現象を研究する学問)．
he·mo·ir·ra·di·a·tion [hì:mouirèidiéiʃən] (感染患者の給血者から採血したものを60°Cに2時間加温した後，皮下注射を行うこと)．
he·mo·ko·nia [hì:moukóuniə] 血塵，= hemoconia.
he·mo·ko·ni·o·sis [hìmoukòunióusis] 血塵増加，= hemoconiosis.
he·mo·leu·ko·cyte [hì:moulјú:kəsait] 血白血球〔医学〕．
he·mo·li·pase [hì:mouláipeis, –líp–] 血液脂肪分解酵素．
he·mo·lith [hí:məliθ] 血液結石〔医学〕，血管結石(血管内腔または血管壁に発生する結石)．
he·mol·o·gy [hi:málədʒi] 血液学(だいたい hematology と同意に用いられるが，血球形態学と血漿学および血清学とを総括する学問と解釈する学者もある)．
he·mo·lymph [hí:məlimf] 血リンパ〔液〕〔医学〕(① 血液およびリンパ．② ある種の無脊椎動物の栄養液)．
h. gland 血リンパ腺，= hemal gland, hemolymph node.
h. node 血リンパ節(ウシ，ヒツジにおいて胸部，腹部のリンパ節が肉眼的に赤色を呈し，脾臓の組織像を示す)．
he·mo·lym·phad·e·no·sis [hì:moulimfædinóusis] 造血器〔官〕増殖症，= hemoblastosis.
he·mo·lym·phan·gi·o·ma [hì:moulimfændʒióumə] 血リンパ管腫．
he·mo·lym·pho·cy·to·tox·in [hì:moulìmfousài-tətáksin] 血リンパ毒素．
he·mol·y·sate [hi:máliseit] 溶血〔産〕物．
he·mol·y·sin [hi:málisin] 溶血素，溶血毒〔医学〕．
h. factor 溶血素因子〔医学〕．
he·mo·ly·sin·o·gen [hì:məlisínədʒən] 溶血素原．
he·mol·y·sis [hi:málisis] 溶血〔反応〕現象，溶血〔反応〕〔医学〕(赤血球内の血球素が細胞外へ放出すること)．形 hemolytic.
h. inhibition reaction 溶血阻止反応(細菌などの溶血素の作用が，特異的抗体によって阻止される反応をいう)．
he·mol·y·soid [himálisɔid] ヘモリソイド(毒性群が破壊された溶血素で，赤血球と結合はするが，溶血を起こさない)．
he·mo·ly·so·phil·ic [hì:məlìsəfílik] 溶血素親和性の．
he·mo·lyt·ic [hì:məlítik] 溶血性の〔医学〕．
h. amboceptor 溶血性両受体〔医学〕．
h. anemia 溶血性貧血〔医学〕(赤血球寿命の短縮に基づく症状を主徴とし，先天性と後天性がある)．
h. anemia of newborn 新生児溶血性貧血〔医学〕．
h. antibody 溶血抗体〔医学〕．
h. blood transfusion reaction 溶血性輸血反応(輸血反応の一型)．
h. chain 溶血連鎖(赤血球と抗体との結合に補体が結合して起こる溶血)．
h. complement activity 溶血性補体活性(感作赤血球を溶解させる補体の活性)．
h. crisis 溶血クリーゼ〔医学〕，溶血発作，溶血発症．
h. disease 溶血性疾患〔医学〕．
h. disease of fetus 胎児溶血性疾患〔医学〕．
h. disease of newborn 新生児溶血性疾患(① 溶血性貧血．② 胎児赤芽球症．③ 鎌状赤血球性貧血などの総称)，= hemolytic anemia.
h. gas 溶血ガス AsH_3，= arsine.
h. Gey solution ゲイ〔溶〕液，= Hanks solution.
h. icterus 溶血性黄疸〔医学〕．
h. index 溶血指数〔医学〕．
h. jaundice 溶血性黄疸〔医学〕(溶血(先天性，免疫性，膜性など)によって血漿ビリルビン量が増加する結果，黄疸が発現する．先天性のものに Minkowski–Chauffard 症候群，後天性のものに Hayem–Widal 症候群などがある)．
h. plaque assay 溶血斑形成試験(溶血反応を用いて抗体産生細胞数を測定する方法．ヒツジ赤血球で免疫した動物の脾細胞とヒツジ赤血球とを寒天内で混ぜ合わせ短時間培養後に補体を加えると，抗体産生細胞の周囲に溶血斑(プラーク)が形成される)．
h. plaque–forming cell 溶血プラーク形成細胞〔医学〕．
h. plaque test 溶血プラークテスト〔医学〕．
h. reaction 溶血反応〔医学〕．
h. splenomegaly 溶血性巨脾〔症〕〔医学〕．
h. streptococcal infection 溶連菌感染症，溶血性レンサ球菌感染(溶血性レンサ球菌感染症．猩紅熱をいう場合が多い)．
h. streptococcus 溶血レンサ球菌．
h. system 溶血系〔医学〕．
h. transfusion reaction 溶血性輸血反応〔医学〕．
h. unit 溶血単位(不活性化した免疫血清の単位で，補体を加えた洗浄赤血球の5%浮遊液1mLを完全に溶血し得る量)，= amboceptor unit, hemolysin u..
h. uremic syndrome (HUS) 溶血性尿毒症症候群〔医学〕．
he·mo·ly·to·poi·et·ic [hì:məlìtəpɔiétik] 溶血造血調節性の(血液中の血球の新生および破壊の調節機能についていう)．
he·mo·ly·za·tion [hì:məlizéiʃən] 溶血〔現象〕発生．
he·mo·lyze [hí:məlaiz] 溶血を起こす．
he·mo·ma·nom·e·ter [hì:moumənámitər] 血圧計．
he·mo·me·di·as·ti·num [hì:moumì:diəstáinəm] 縦隔出血，= hematomediastinum.
he·mo·mel·a·nin [hì:məmélənin] 血液メラニン〔医学〕．
he·mo·me·tach·y·sis [hì:moumitǽkisis] 輸血，= hematometachysis.
he·mom·e·ter [hi:mámitər] ヘモグロビン計〔医学〕，血色素計．
he·mo·me·tra [hì:moumí:trə] 子宮血腫，子宮留血症，= hematometra.
he·mom·e·try [hi:mámitri] 血液計測，血液測定法(血液細胞の総数，白血球百分率などの測定．ヘモグロビン濃度を含む場合もある)．
he·mo·my·e·lo·sis [hì:moumàiəlóusis] 造血器〔官〕増殖症，= hemoblastosis.
he·mo·ne·phro·sis [hi:mounifróusis] 腎盂出血．
he·mo·nor·mo·blast [hì:mounɔ́:məblæst] 赤芽球，= erythroblast.
he·mo–op·so·nin [hí:mou ɑpsóunin] ヘモオプソニン，= hemopsonin.
he·mo·pa·thol·o·gy [hì:moupəθálədʒi] 血液病理学．
he·mop·a·thy [hi:mápəθi] 血液病，血液疾患〔医学〕．

he·mo·per·fu·sion (**HP**) [hì:moupə:fjú:ʒən] 血液吸着，血液潅流［医学］（血液中の小〜中分子量の病因物質を，活性炭または非極性樹脂に物理化学的に捕捉除去する方法）.
he·mo·per·i·car·di·um [hì:moupèriká:diəm] 心膜血腫［医学］，血心嚢.
he·mo·per·i·to·ne·um [hì:moupèritouní:əm] 腹腔内出血.
he·mo·pex·in [hì:moupéksin] 凝血酵素.
he·mo·pex·is [hì:moupéksis] 凝血［医学］，血液凝固［医学］，凝血時間.
he·mo·phage [hí:məfeiʤ] 食血細胞［医学］（赤血球を破壊する食細胞）.
he·mo·pha·gia [hì:mouféiʤiə] 食血［現象］［医学］.
he·mo·phag·o·cyte [hì:məfǽgəsait] 食血細胞［医学］.
hemophagocytic syndrome (**HPS**) 赤血球貧食症候群［医学］，血球貪食症候群（マクロファージや組織球が何らかの原因により活性化された結果，網内系で血球が貪食され，汎血球減少をきたすとともに，高熱・肝脾腫・出血傾向・発疹などを呈する）.
he·mo·phag·o·cy·to·sis [hì:moufæ̀gəsaitóusis] 食血現象.
he·moph·a·gy [hi:máfəʤi] 吸血性.
he·mo·phil(e) [hí:məfil] 好血性の（血液を含有する培養基に繁殖する細菌についていう）.
he·mo·phil·ia [hì:məfíliə] 血友病［医学］（伴性劣性遺伝で先天性血液凝固異常症のうち最も頻度の高い疾患．血友病Aでは血液凝固第Ⅷ因子，Bでは第Ⅸ因子が欠乏している．幼児期から関節内，筋肉内などへの出血がみられる．各因子の欠乏，部分トロンボプラスチン時間の延長がみられる．欠乏した凝固因子の補充療法を行う），= bleeder. 形 hemophilic.
　h. A 血友病A（古典的血友病．第Ⅷ因子の欠乏による）.
　h. B 血友病B（第2血友病．PTC（第Ⅸ因子）の欠乏による），= Christmas factor deficiency.
　h. C 血友病C（第3血友病．PTA 血液凝固第Ⅺ因子の欠乏による）.
　h. calcipriva カルシウム欠乏性血友病（Hess）.
　h. D 血友病D（PTF-D の欠乏による）.
　h. neonatorum 新生児血友病（紫斑を特徴とする）.
he·mo·phil·i·ac [hì:məfíliæk] 血友病者［医学］.
　h. carrier 血友病因子保有者［医学］.
he·mo·phil·ic [hì:məfílik] 血友病の［医学］.
　h. arthritis 血友病関節炎［医学］.
　h. arthropathy 血友病性関節症.
　h. bacteria 好血菌［医学］，= haemophilic bacteria.
　h. conductor 血友病遺伝因子保有者.
　h. hemarthrosis 血友病性関節症.
　h. joint 血友病関節［症］［医学］，血友病［性］関節，= bleeder's joint, hemarthrosis.
　h. pseudotumor 血友病性偽性腫瘍（出血性関節腫脹）.
he·mo·phil·i·oid [hi:məfíliɔid] 類血友病（真性血友病と同一の症候を呈し，凝固時間の遅延は抗凝固物質の過剰により，血小板因子に対し拮抗作用を呈することに基づくと考えられる状態をいう．血漿トロンボプラスチン因子の欠乏による疾患群），= hem-hemophilia, hemophiloid, hemophiloid disease (syndrome).
he·moph·i·loid [hi:máfilɔid] 類血友病.
　h. A 古典的血友病，= hemophilia.
　h. B PTC 欠乏性血友病，= deuterohemophilia.
　h. C PTA 欠乏性血友病，= tritohemophilia.
　h. D PTF-D 欠乏性血友病，= tetartohemophilia.
He·moph·i·lus [hi:máfiləs] → *Haemophilus*.
he·mo·phle·ine [hi:mouflí:in] ヘモフレイン $C_{56}H_{90}N_2O_9$ (erythrophleine に類似の結晶性アルカロイド).
he·mo·pho·bia [hì:moufóubiə] 恐血症（血液または出血恐怖症）.
he·mo·pho·ric [hì:moufɔ́:rik] 担血症の.
he·mo·pho·to·graph [hì:moufóutəgræf] 血球写真.
he·moph·thal·mia [hì:mɑfθǽlmiə] 眼球出血［医学］，= hemophthalmos, hemophthalmus, hemorrhage into eye.
　h. externa 眼外出血.
　h. interna 眼内出血.
he·moph·thi·sis [hi:máfθisis] 血液癆（血球形成不全による貧血）.
he·mo·pi·e·zom·e·ter [hì:moupàiəzámitər] 血圧計.
he·mo·plas·mo·di·um [hì:mouplæzmóudiəm] 住血原虫，マラリア原虫.
he·mo·plas·mop·a·thy [hì:mouplæzmápəθi] 血漿タンパク質異常，= hematoplasmopathy.
he·mo·plas·tic [hì:mouplǽstik] 血液生成の，= hemopoietic.
he·mo·pleu·ra [hì:mouplú:rə] 血胸，= hemothorax.
hemopleuropneumonic syndrome 血気胸症候群（弾丸などによる胸部の穿通に際し血胸と気胸とを併発したときの症候群で，喀血，突然の呼吸困難，中等度の心拍急速，発熱をみ，肺中央部に気管支音，底部に濁音が聴取される）.
hemopneic coefficient 血液呼吸係数（アマール Amar 係数）.
he·mo·pneu·mo·per·i·car·di·um [hì:mounjù:moupèriká:diəm] 心膜血気腫.
he·mo·pneu·mo·tho·rax [hì:mounjù:mouθɔ́:ræks] 血気胸症，血気胸［医学］.
he·mo·poi·e·sis [hì:moupɔií:sis] 造血.
he·mo·poi·et·ic [hì:moupɔiétik] 造血性［の］.
　h. factor 造血因子.
　h. resistance 造血［系増殖］抵抗性［医学］.
　h. tissue 造血組織［医学］，= hematopoietic.
he·mo·poi·e·tin [hì:moupɔií:tin] ヘモポイエチン（ブタ胃粘膜に存在する仮定物質で，食物中のタンパク質と協力して作用する抗貧血因子），= hematopoietin.
he·mo·por·phy·rin [hì:moupɔ́:firin] ヘモポルフィリン $C_{34}H_{38}N_4O_4$（ヘマトポルフィリンが還元されて2個の酸素原子を失ったもので，ヘマチンの誘導物）.
he·mo·pre·cip·i·tin [hì:mouprisípitin] 血液沈降素.
he·mo·proc·tia [hì:məprákʃiə] 直腸出血.
he·mo·pro·tein [hì:moupróuti:n] 血液タンパク質（血液中の鉄ポルフィリンタンパク質）.
He·mo·pro·te·us [hì:moupróutiəs] → *Haemoproteus*.
he·mo·pso·nin [hì:mɑpsóunin] ヘモオプソニン（赤血球に作用するオプソニンで，その被貪食性を増強する物質 Hektoen (1906) の用いた語）.
he·mop·ty·sis [hi:máptisis] 喀血［医学］. 形 hemoptic, hemoptoic, hemoptysic.
he·mo·pu·ri·fi·ca·tion [hì:moupjùərifikéiʃən] 血液浄化［法］［医学］.
he·mo·py·e·lec·ta·sis [hì:moupàiəléktəsis] 腎盂血性拡張症.
he·mo·pyr·role [hì:məpíroul] ヘモピロール ㊍ 2,3-dimethyl-4-ethyl pyrrole $C_8H_{13}N$（ヘマトポルフィリンの還元により生ずるピロール），= hemopyrrole b.
　h. a ヘモピロール a，= opsopyrrole.

h.-carboxylic acid ヘモピロールカルボン酸 [化] β-[4,5-dimethyl-pyrryl-(3)]-propionic acid $C_9H_{13}NO_2$.
he·mor·rha·chis [hi:mɔ́:rəkis] 脊椎管内出血, = hematorrhachis.
hem·or·rhage [héməridʒ] 出血〔医学〕. [形] hemorrhagic.
h. bone cyst 出血性骨嚢胞〔医学〕.
h. by diabrosis 破綻性出血〔医学〕.
h. in labor 出産時出血〔医学〕.
h. of digestive tract 消化管出血〔医学〕.
h. of nose 鼻出血〔医学〕.
h. per rhexis 破裂出血.
h. symptom 出血症状〔医学〕.
hem·or·rha·ge·nic [hèmərədʒénik] 出血を招来する.
hem·or·rha·gia [hèməréidʒiə] 出血〔医学〕.
h. per diabrosin 侵食性出血.
hem·or·rhag·ic [hèmərǽdʒik] 出血〔性〕の.
h. abscess 出血〔性〕膿瘍.
h. anemia 出血性貧血〔医学〕.
h. ascites 血性腹水〔医学〕, 出血性腹水〔医学〕, = bloody ascites.
h. bronchiolitis 出血性気管支炎〔医学〕.
h. bronchitis 出血性気管支炎, = bronchopulmonary spirochetosis, Castellani bronchitis.
h. bulla 血疱(特に鼓膜の).
h. capillary toxicosis 毛細血管中毒性出血症(毛細血管が毒物により破壊されて起こる出血症. Frank).
h. cerebral infarction 出血性脳梗塞.
h. colitis 出血性大腸炎〔医学〕.
h. conjunctivitis 出血性結膜炎〔医学〕, = pink-eye.
h. corpus 出血体〔医学〕.
h. cyst 出血性嚢胞.
h. cystitis 出血性膀胱炎〔医学〕.
h. diathesis 出血性素因〔医学〕, 出血〔性〕素質, = hemorrhagic disposition.
h. disease 出血性疾患〔医学〕.
h. disease of newborn 新生児出血性疾患〔医学〕, 新生児出血病(妊娠末期母体におけるビタミンK欠乏, または出生直後乳児腸管内細菌によりビタミンK合成不全の結果, 新生児血液中のプロトロンビンおよび安定因子欠乏に基づく出血性疾患), = melena.
h. disorder 出血性障害〔医学〕.
h. disposition 出血性素因, = hemorrhagic diathesis.
h. effusion 出血性滲出液〔医学〕, 血性滲出液.
h. encephalitis 出血性脳炎〔医学〕, = Strümpell-Leichtenstern type.
h. enteritis 出血性腸炎.
h. erosion 出血性びらん.
h. exudative erythema 出血滲出性紅斑, = Henoch purpura.
h. family angiomatosis 出血性家族性血管腫症, = angiomatosis hereditaria haemorrhagica.
h. fever 出血〔性〕熱〔医学〕(多数の異なるウイルスによる感染の20～40%に起こる症候群).
h. fever with renal syndrome (HFRS) 腎症候性出血熱〔医学〕(*Hantaan virus* がげっ歯類の媒介によって感染し, 発熱, 出血傾向, 腎不全をきたす. 流行性出血熱, 韓国出血熱などと同一疾患である), = epidemic hemorrhagic fever.
h. gastritis 出血性胃炎〔医学〕.
h. glaucoma 出血性緑内障〔医学〕.
h. hepatitis 出血性肝炎(主として子癇においてみられる肝臓変性に用いる術語で, 肝腫は小葉辺縁部に出血および壊死巣を呈し, 静脈洞には血栓形成または血腫がみられる).
h. imbibition 血性浸染(死体現像の一つ).
h. infarct 出血性梗塞〔医学〕(赤色梗塞), = red infarct.
h. infarction 出血性梗塞形成〔医学〕.
h. inflammation 出血性炎〔医学〕, 出血性炎症.
h. iritis 出血〔性〕虹彩炎.
h. jaundice 出血性黄疸〔医学〕, = leptospiral jaundice.
h. measles 出血性麻疹, 黒疹, = black measles.
h. metropathy 出血性メトロパチー, 出血性子宮症.
h. myelitis 出血性脊髄炎〔医学〕.
h. necrosis 出血性壊死.
h. nephritis 出血性腎炎〔医学〕(感染症に続発する急性腎炎).
h. nephrosonephritis 出血性腎症性腎炎〔医学〕.
h. nephrosonephritis virus 出血性腎症性腎炎ウイルス〔医学〕.
h. pachymeningitis 出血性硬〔髄〕膜炎(慢性硬膜下血腫).
h. pancreatitis 出血性膵炎〔医学〕.
h. pericarditis 出血性心膜炎〔医学〕.
h. pleurisy 出血性胸膜炎〔医学〕.
h. pneumonia 出血性肺炎.
h. purpura 出血性紫斑〔医学〕, 出血性紫斑病.
h. pyelitis 出血性腎盂炎.
h. retinitis 出血性網膜炎〔医学〕.
h. rickets 小児壊血病, = infantile scurvy.
h. salpingitis 出血性卵管炎〔医学〕, = hematosalpinx.
h. scarlet fever 出血性猩紅熱〔医学〕.
h. septic(a)emia 出血性敗血症〔医学〕(動物に多くみられる).
h. shock 出血性ショック〔医学〕.
h. shock and encephalopathy syndrome (HSES) 出血性ショック脳症症候群(1歳未満の乳児に発症する急性脳症. 発熱を伴い, ショック, DIC, 肝・腎機能障害を伴って呼吸の停止, 痙攣, 昏睡に至る).
h. smallpox 出血性痘瘡〔医学〕, = black smallpox.
h. softening 出血性軟化.
h. syphilis 出血性梅毒〔医学〕.
h. tendency 出血〔性〕傾向, 出血〔性〕素質, 出血性素因, = hemorrhagic disposition.
h. thrombocythemia 出血性血小板血病〔医学〕.
h. ulcer 出血性潰瘍〔医学〕.
h. urticaria 出血性じんま(蕁麻)疹〔医学〕.
h. vaccinia 出血痘〔医学〕.
he·mor·rhag·in [hèmərǽdʒin] 細胞融解素(ヘビ毒などにある細胞融解素で, 血管内皮細胞を破壊して出血を誘発する物質).
h. unit ヘモラジン単位(ふ化3日後の鶏胚の毛細血管網に出血を起こし得るヘビ毒の量).
he·mor·rha·gip·a·rous [hèmərədʒípərəs] 出血誘発性の.
he·mor·rha·phil·ia [hèmərəfíliə] 血友病, = hemophilia.
he·mor·rhe·a [hèmərí:ə, hi:m-] 大出血, = hemorrhage, haemorrhoea.
he·mor·rhe·ol·o·gy [hì:məriɑ́lədʒi] 血流〔動態〕学〔医学〕.
hem·or·rhoid [hémərɔid] 痔〔核〕〔医学〕, = piles.
he·mor·rhoi·dal [hèmərɔ́idəl] 痔の〔医学〕.
h. anthrax 痔性炭疽.
h. bleeding 痔出血〔医学〕.
h. cushions 痔核クッション, = anal cushions.
h. fistula 痔瘻.
h. nerves 上直腸動脈神経叢, = plexus rectalis superior.
h. piles 痔核, = hemorrhoids.

H

h. plexus ① 痔静脈叢(直腸周囲の). ② 痔神経叢(骨盤神経叢の一部).
h. ring 肛門輪, = annulus haemorrhoidalis.
h. veins 痔静脈.
h. vessel 痔静脈(直腸静脈瘤).
h. zone 痔帯〔医学〕, 痔輪〔医学〕, 痔核領域.
he·mor·rhoi·dec·to·my [hèmərɔidéktəmi] 痔核根治手術〔医学〕, 痔〔核〕切除〔術〕.
he·mor·rhoi·dol·y·sis [hèmərɔidálisis] 痔消滅法(腐食剤または電気による焼灼(痔分解法)).
he·mo·sal·pinx [hì:məsǽlpiŋks] 卵管〔留〕血腫.
he·mo·scope [hí:məskoup] 血液〔分光〕計〔医学〕.
he·mo·si·a·lem·e·sis [hì:mousàiəlémisis] ヒステリー性血唾吐出.
he·mo·sid·er·in [hì:məsídərin] ヘモジデリン, 血鉄素(食細胞原形質内にみられる暗黄色のヘモグロビン崩壊産物で, おそらく水和酸化鉄が主成分であろう).
h. cell ヘモジデリン細胞〔医学〕.
h. test ヘモジデリン(血鉄素)試験, = Perls test, Rous t..
he·mo·sid·er·in·u·ria [hì:mousìdərinjú:riə] ヘモジデリン尿〔症〕.
he·mo·sid·er·o·sis [hì:mousìdəróusis] ヘモジデリン沈着症(特に肝臓の).
he·mo·site [hí:məsait] 住血寄生虫〔医学〕.
he·mo·so·zic [hì:məsóuzik] 抗溶血性の.
he·mo·so·zin [hì:mousóuzin] 抗溶血素, = antihemolysin.
he·mo·spa·sia [hì:mouspéiziə] しゃ(瀉)血〔法〕.
he·mo·spast [hí:məspæst] 瀉血器(特に吸角による).
he·mo·sper·mia [hì:mouspə́:miə] 血精液症〔医学〕, = haemospermatismus.
he·mo·spu·tum [hì:mouspjú:təm] 血たん(痰)〔医学〕(和製英語. 呼吸器関係で日本人の間違いやすい例として知られる. 正しくは bloody sputum).
he·mo·sta·sia [hì:moustéiziə] 止血, = hemostasis.
he·mo·sta·sis [hì:moustéisis, -mástəsis] ① 止血. ② うっ(鬱)血, = hemostasia. 形 hemostatic.
he·mo·stat [hí:məstæt] 止血鉗子.
he·mo·stat·ic [hì:məstǽtik] ① 止血の〔医学〕, 凝血の. ② 止血薬, = hemostatica, hemostyptica.
h. action 止血作用〔医学〕.
h. agent 止血薬〔医学〕, 止血〔性〕物質.
h. clamp 止血鉗子〔医学〕.
h. forceps 止血鉗子〔医学〕.
h. suture 止血縫合〔医学〕.
h. technique 止血法〔医学〕.
h. thrombus 血流渋滞性血栓〔医学〕.
hemostatis うっ血.
he·mo·styp·tic [hì:məstíptik] 止血の, = hemostatic.
hemosuccus pancreaticus 血液分泌性膵炎.
he·mo·ta·chom·e·ter [hì:moutækámitər] 血流速度計, 〔積算〕血流計〔医学〕, ヘモタコメータ, = haemotachometer, hematotachometer.
he·mo·tel·an·gi·o·sis [hì:moutelænʤióusis] 毛細血管拡張.
he·mo·tex·ia [hì:mətéksiə] 血液溶崩.
he·mo·ther·a·peu·tics [hì:mouθèrəpjú:tiks] 血液療法, = hemotherapy.
he·mo·ther·a·py [hì:məθérəpi] 血液療法〔医学〕.
he·mo·thig·mic [hì:məθígmik] 抗凝血接触性の.
he·mo·tho·rax [hì:mouθɔ́:ræks] 血胸〔医学〕.
he·mo·thy·mia [hì:mouθáimiə] 殺人狂.
he·mo·to·nia [hì:moutóuniə] 血液固形成分の緊張性.
he·mo·tox·ic [hì:mətáksik] 血液毒の.
h. anemia 毒物による赤血球崩壊で起こる貧血.
he·mo·tox·in [hì:mətáksin] 血液毒.
he·mo·troph(e) [hí:mətrouf] 血液栄養素(母体血液中にあって胎生期を通じて胚胎に供給される栄養物).
he·mot·ro·pin [hi:mátrəpin] ヘモトロピン, = hemo-opsonin.
he·mo·tryp·sia [hì:mətrípsiə] (内出血が他の器官の出血を招来すること).
he·mo·tym·pa·num [hì:mətímpənəm] 内鼓室, 鼓室内出血〔医学〕.
he·mo·vol·u·met·ry [hì:mouvəljú:mitri] 血量測定法.
he·mo·xom·e·ter [hì:maksámitər] 血液酸素計.
he·mox·y·ten·sim·e·ter [hi:màksitensímitər] 血液酸素圧計.
he·mo·zo·ic [hì:mouzóuik] 住血寄生虫〔性〕の.
he·mo·zo·in [hì:mouzóuin] ヘモゾイン(マラリア原虫に存在する色素).
hemp [hémp] アサ〔麻〕, タイマ〔大麻〕, *Cannabis sativa*.
h. rope oil 麻網油.
h. saw 麻糸鋸子.
HEMPAS cells HEMPAS 細胞(HEMPAS とは hereditary erythroblastic multinuclearity associated with a positive acidified serum test の略).
hemp·seed [hémpsi:d] タイマジン〔大麻仁〕(*Cannabis sativa* の果実), = Fructus cannabis.
h. calculus タイマ種子状結石(シュウ酸カルシウムの小形膀胱結石).
h. oil タイマ油(アサ油), 麻実油〔医学〕, マジツ油(麻実油).
he·mu·re·sis [hèmjurí:sis] 血尿症, = hematuria.
hen·bane [hénbein] ヒヨス(ナス科植物), = *Hyoscyamus niger*.
Hench, Philipp Showalter [héntʃ] ヘンチ(1896–1965, アメリカの医師. Mayo Clinic において ACTH および cortisone を関節リウマチその他の疾患に応用して輝かしい効果を報告し, T. Reichstein, E. C. Kendall とともに1950年ノーベル医学・生理学賞を受けた).
hen·de·cane [héndəkein] ヘンデカン, = undecane.
2-hen·dec·a·none [– hendékənoun] 2-ヘンデカノン, = methylnonylketone.
hen·de·cene [héndəsi:n] ヘンデセン $CH_3CH{=}CH(CH_2)_7CH_3$, = undecene.
10-hen·dec·e·no·ic ac·id [– hèndəsənóuik ǽsid] = undecylenic acid.
hen·de·cyl [héndəsil] ヘンデシル, = undecyl.
Henderson-Jones dis·ease [héndə:sən ʤóunz dizí:z] ヘンダーソン・ジョーンズ病(関節腔または腱鞘滑液嚢内に多数の軟骨性異物の存在を特徴とする骨軟骨腫症).
Henderson, Lawrence Joseph [héndə:sən] ヘンダーソン(1878–1942, アメリカの生化学者. 血液の酸塩基平衡に関し重要なHenderson-Hasselbalch公式は緩衝された溶液の pH を表し, 緩衝液の酸および塩基成分の相対量に基づき, 血液の重炭酸緩衝系に応用されるときの公式は次のとおり. ただし $pk_1 = 6.1$ である).

$$pH = pk_1 + \log \frac{(BHCO_3)}{(H_2CO_3)}$$

H. equation ヘンダーソンの式〔医学〕.
H.-Hasselbalch equation ヘンダーソン・ハッセ

ルバルヒ公式（血漿のような緩衝液の pH を計算する式は次のようになる．ただし［HA］は弱酸の濃度，［BA］は弱酸塩の濃度，pK′ は緩衝系を示す），= Hasselbalch–Henderson equation.

$$pH = pK' + \log \frac{[BA]}{[HA]}$$

Henderson, Mervin Starkey ［héndə:sən］ ヘンダーソン（1883–1954，アメリカの整形外科医）．
H. operation ヘンダーソン手術（肩関節の習慣性転位に対する腱支持法で，肩峰突起と上腕頭蓋を穿孔し，その固定には長腓骨筋腱の一部を利用した）．

Henderson, Yandell ［héndə:sən］ ヘンダーソン（1873–1944，アメリカの生理学者）．
H. test ヘンダーソン試験（30秒間呼吸停止に耐えるものは全身麻酔に耐え得るという試験法），= Stange test.

Hendra virus ヘンドラウイルス（パラミクソウイルス科のウイルスで，動物，ヒトに重篤な感染症を引き起こす場合がある）．

hen·ei·co·syl ［hənί:kəsil］ ヘネイコシル基（$CH_3(CH_2)_{19}CH_2$–）．

Henke, Philipp Jakob Wilhelm ［hénke］ ヘンケ（1834–1896，ドイツの解剖学者）．
H. space ヘンケ空隙（脊柱と咽頭との間にある）．
H. trigone ヘンケ三角（腹直筋外縁と鼡径襞との間にある下腹部三角）．

Henle–Coenen sign ［hénle kǿ:nən sáin］ ヘンレ・ケーネン徴候（側副血行の状態を判定する徴候で，動脈を切断し，その近位部を止血し，遠位部切断部から逆行する血液量を測定して知られる），= Henle–Coenen test.

Henle, Friedrich Gustav Jakob ［hénle］ ヘンレ（1800–1885，ドイツの組織学者で，特に上皮に関する研究で有名である）．
H. ampulla ヘンレ膨大部（精管膨大部，精管の紡錘形拡張部），= ampulla ductus deferentis.
H. band ヘンレ帯（腹横筋の前腱膜から腹直筋下部に至る靱帯）．
H. cell ヘンレ細胞（精管にある巨核顆粒細胞，精管にある大きい顆粒性有核細胞）．
H. fenestrated elastic membrane ヘンレ有窓弾性膜．
H. fenestrated membrane ヘンレ有窓膜（動脈壁の筋層および内層にある弾性膜）．
H. fiber layer ヘンレ線維層．
H. fibrin ヘンレ線維素（精液から水で沈殿して得られる線維素）．
H. fissures ヘンレ溝．
H. gland ヘンレ腺．
H. layer ヘンレ線維層［医学］，ヘンレ層（毛包の内根鞘の外層細胞層）．
H. loop ヘンレループ，ヘンレ係蹄（腎尿細管のU字形部）．
H. membrane ヘンレ膜（脈絡膜基底板），= Bruch membrane, lamina basalis choroideae.
H. reaction ヘンレ反応（クロミウム塩で処理すると，副腎髄質細胞は褐色になる）．
H. sheath ヘンレ鞘（神経の Schwann 鞘の外側にある結合〔組〕織）．
H. spine ヘンレ棘（外耳道後壁と上壁との境界部にある小突起で，道上棘ともいう），= spina meatus.
H. tubules ヘンレ細管．
H. tunic ヘンレ層（網膜神経層），= Brücke tunic.
H. warts ヘンレゆうぜい，= Hassall–Henle bodies.

hen·na ［hénə］ シコウカ［指甲花］（シコウカ *Lawsonia inermis* の乾燥した葉類で化粧および毛染に用いる）．

Henneberg re·flex ［hénəbə:g rifléks］ ヘンネベルグ反射，= Laehr–Henneberg hard palate reflex.

Hennebert, Camille ［enbé:r］ エンベール（1867–1958，ベルギーの耳鼻科医）．
H. sign エンベール徴候（仮性瘻孔症状．外耳道圧刺激が鼓膜，耳小骨を介しアブミ骨底板の偏位をきたして生じる眼振．梅毒やメニエール病の一部に出現することがある）．

Henoch, Edouard Heinrich ［henɔ́k］ ヘノッホ（1820–1910，ドイツの小児科医）．
H. angina ヘノッホアンギナ（壊死性アンギナ）．
H. chorea ヘノッホ〔痙性〕舞踏病［医学］，ヘノッホ舞踏病（痙攣性）．
H. purpura ヘノッホ紫斑病［医学］（① 非血小板減少性紫斑病で，先に Willan により記載され，腹痛，腸出血およびメレナを特徴とする．腸性紫斑病ともいう = abdominal purpura．② 電撃性紫斑病 = purpura fulminans）．
H.–Schönlein purpura ヘノッホ・シェーンライン紫斑病［医学］．
H.–Schönlein syndrome ヘノッホ・シェーンライン症候群（下肢にみられる血小板非減少性の紫斑病．腹痛，血便，関節炎，腎炎などを合併する）．

hen·o·gen·e·sis ［hènəʤénisis］ 個体発生〔学〕（Haeckel），= ontogenesis.

he·no·sis ［hinóusis］ ① 治癒．② 癒着．形 henotic.

hen·pox ［hénpɑks］ 鶏痘（主として頭部に黄色病状結節が発生する鳥類の疾病）．

hen·pu(y)·e ［henpú:i］ 大鼻〔症〕，= goundou.

Henri, Victor ［hénri］ アンリ（1872–1940，フランスの生化学者）．
H.–Michaelis–Menten equation アンリ・ミカエリス・メンテン式，= Michaelis–Menten equation.

Henry, Adolf Felix Gerhard ［hénri］ ヘンリ（1894生，トルコの病理学者）．
H. melanoflocculation test ヘンリ黒色素綿状試験（マラリア病においては血清タンパク質，特にオイグロブリンが増加する理を利用する方法）．
H. test ヘンリ試験（マラリアにおいてオイグロブリンの増加により起こる反応で，ウシの脈絡膜メラニンを抗原とし，これに被検血清を加えて加温すると沈殿を生ずる）．

Henry, Joseph ［hénri］ ヘンリー（1797–1878，アメリカの物理学者．初代の Smithsonian Institution の所長で，自己感応 self–induction の現象を1830年に発見した）．

Henry, William ［hénri］ ヘンリー（1775–1837，イギリスの化学者）．
H. law ヘンリーの法則［医学］（一定量の水に溶解し得るガス量は圧力に比例し，圧力を2倍にすると2倍のガスが溶解する）．

hen·ry ［hénri］ ヘンリー（記号 H. Henry, Joseph の名にちなんだインダクタンスの単位）．

Henseleit, Kurt ［hénsəlait］ ヘンゼライト（1907–1973，ドイツの内科医．クレブスとの共同研究 Krebs–Henseleit cycle で知られる）．

Hensen, Victor ［hénzən］ ヘンゼン（1835– 1924，ドイツの生理学者）．
H. canal ヘンゼン管（蝸牛管と球嚢を連結する垂直管），= ductus reuniens, Hensen duct, Reichert canal.
H. cell ヘンゼン細胞（内耳のコルチ器官を保護する最外側の支持細胞）．
H. disk ヘンゼン帯，ヘンゼン板，ヘンゼン盤（収縮筋肉線維のA帯中央にある透明帯），= Hensen disc, Hensen line, H disk.
H. duct ヘンゼン管，= ductus reuniens.
H. knot ヘンゼン結節（胎児の原始線条の前端にある細胞の集積），= primitive node.

H. line ヘンゼン線(ヘンゼン円板の筋線維の中心部を横走する線).

H. node ヘンゼン結節, = primitive node.

H. stripe ヘンゼン線条(① 内耳の蓋膜の下面中央部近くにある帯状部. ② ある種昆虫筋のわずかに染色し得る中央部).

Henshaw blood fac·tor [hénʃou blʌ́d fǽktər] ヘンショー血液因子(Ikin と Mourant により1951年に発見された因子で, MN 型と遺伝的関係があり, 黒人種では 2〜14%の頻度で出現する).

Henshaw test [hénʃou tést] ヘンショー試験(同素療法 hemeotherapy でその薬物が治療に適当か否かを検査する方法で, 血清と混じて沈殿が生ずるのを目標とする).

Hensing, Friedrich Wilhelm [hénsiŋ] ヘンシング(1719-1745, ドイツの解剖学者).

H. ligament ヘンシング靱帯(左上結腸靱帯), = left superior colic ligament.

hen·tri·a·con·tyl [hèntraiəkántil] ヘントリアコンチル基($CH_3(CH_2)_{29}CH_2$–).

HEPA filter ヘパフィルター〔医学〕(high efficiency particulate air filter 高性能微粒子除去装置. 病原体の物理的封じ込めに用いられるフィルター).

Hep·a·ci·vi·rus [hèpəsiváiərəs] ヘパシウイルス属(フラビウイルス科の一属で, C 型肝炎ウイルスが含まれる).

Hep·ad·na·vi·ri·dae [hipædnəvíridii:] ヘパドナウイルス科(二本鎖DNA ウイルスで, 遺伝子複製に際し逆転写の過程を介する. *Orthohepadnavirus*, *Avihepadnavirus* 属に分けられる).

hep·a·pto·sis [hèpəptóusis] 肝下垂症, = hepatoptosis.

he·par [hí:pɑ:r] [L/TA] ① 肝臓, = liver [TA]. ②(肝臓に似た色調を呈する薬品).

h. adiposum 脂肪肝.

h. amyloideum 類デンプン肝.

h. antimonii アンチモン肝 $KSbS_2+KSbO_2$, = crocus of antimony.

h. crocatum サフラン肝.

h. induratum 硬化肝.

h. lobatum 分葉肝(梅毒性ゴム腫の周囲に結合組織が増殖して不規則な小葉をつくる肝臓), = syphilitic cirrhosis.

h. migrans 遊走肝, 浮動肝, = hepar mobile.

h. moschatiforme ニクズク(肉荳蔲)肝.

h. moschatiforme atrophicum 萎縮性ニクズク肝.

h. moschatum ニクズク肝.

h. siccatum 乾燥肝臓(ブタ肝の製薬).

h. succenturiatum 予備肝臓(副肝のこと).

h.-sulfur イオウ肝, = liver of sulfur, potassa sulfurata.

h. sulfuris 硫肝, = potassa sulfurata.

h. sulfuris calcareum 粗製硫化カルシウム(calx sulfurata を乳糖とともに粉砕した製薬).

h. uterinum 胞衣.

hep·a·ran sul·fate [hépəræn sʌ́lfeit] 硫酸ヘパラン, ヘパリチン硫酸, ヘパラン硫酸(古くはヘパリンモノ硫酸ともいわれた. D-グルコサミン, D-グルクロン酸, L-イズロン酸を構成糖とする多糖の *N*-アセチル, *N*- 硫酸および *O*-硫酸置換体), = heparitin sulfate.

hep·a·rin [hépərin] ヘパリン(動物の組織, 特に肝臓に存在する生理的抗凝血作用をもつ多糖類である. 凝血機序においては, プロトロンビンがトロンビンに転化する反応を阻止するので, 抗トロンビン酵素 antithrombase とも呼ばれている).

h. antagonist ヘパリン拮抗物質〔医学〕.

h.-clearing factor ヘパリン清浄因子〔医学〕.

h. cofactor ヘパリン副因子〔医学〕.

h. complement ヘパリン補因子(組織の肥満細胞 mast cell に含まれている補助因子), = heparin cofactor.

h.-like anticoagulants ヘパリン様抗凝固性物質.

h. lyase ヘパリンリアーゼ.

h. sodium ヘパリンナトリウム(抗凝血薬. 血漿中の補助因子であるアンチトロンビンⅢと結合することにより抗凝固作用を発現する).

h. tolerance test ヘパリン耐性試験法(抗凝固薬療法におけるヘパリンの投与量を推知する試験法. Soulier).

h. unit ヘパリン単位.

he·par·i·nase [hipǽrineis] ヘパリナーゼ(ヘパリン酵素).

hep·a·rin·ate [hépərineit] ヘパリン塩.

hep·a·ri·ne·mia [hèpəriní:miə] ヘパリン血〔症〕.

hep·a·ri·ni·za·tion [hèpərinizéiʃən] ヘパリン化〔医学〕.

hep·a·rin·ize [hépərinaiz] ヘパリン化する, ヘパリンを血液に加える.

heparinized blood ヘパリン添加血〔医学〕, ヘパリン加血液.

heparinized fresh whole blood ヘパリン加新鮮血液, = Hp-F.

hep·a·ri·noid [hépərinɔid] ヘパリノイド(① 膠原病において血液中に産生される循環性抗凝固性のヘパリン類似性物質で, Hargraves 細胞出現の仮定的因子. ② ヘパリン類似の抗凝血物質で, 血栓症の予防に用いられる).

h. substance ヘパリン様物質(硫酸カイトサン sulfated chitosan のようなもの).

hep·a·rit·in sul·fate [hépəritin sʌ́lfeit] 硫酸ヘパリチン, = heparan sulfate.

hepat- [hepət] 肝臓との関係を表す接頭語, = hepato-.

hep·at·al·gia [hèpətǽlʤiə] 肝臓痛〔医学〕, = hepatodynia.

hep·at·a·pos·tem·a [hèpətəpástəmə] 肝膿瘍.

hep·a·tar·gia [hèpətá:ʤiə] ヘパタルギア, 肝〔機能〕不全〔医学〕, 急性肝臓機能不全(急性肝萎縮症に発現する肝性昏睡で, 肝障害による異常中間代謝物中毒症. Quincke), = cholemia, hepatargy.

hep·a·tar·gy [hépətɑ:ʤi] 肝〔機能〕不全〔医学〕.

hep·at·a·tro·phia [hèpətətróufiə] 肝萎縮.

hep·a·tat·ro·phy [hèpətǽtrəfi] 肝萎縮〔医学〕, = hepatatrophia.

hep·a·taux·e [hèpətɔ́:ksi] 肝腫.

hepatectomized rat 肝摘ラット〔医学〕.

hep·a·tec·to·my [hèpətéktəmi] 肝切除〔術〕〔医学〕(肝実質の切除).

he·pat·ic [hipǽtik] 肝〔臓〕の, 肝〔性〕〔医学〕.

h. abscess 肝〔臓〕膿瘍.

h. adenoma 肝細胞腺腫(良性肝腫瘍の一つ. 経口避妊薬を長期使用した20〜30歳代の女性に好発する).

h. aloe 肝色ロカイ(粗製).

h. amebiasis 肝アメーバ症〔医学〕.

h. amyloidosis アミロイド肝〔医学〕.

h. angle sign 肝角徴候〔医学〕.

h. anterior segmentectomy 肝前区〔域〕切除〔医学〕.

h. antrum 肝洞〔医学〕.

h. apoplexy 肝出血.

h. arterial embolization 肝動脈塞栓〔医学〕.

h. artery 肝動脈〔医学〕.

h. artery proper [TA] 固有肝動脈, = arteria he-

patica propria [L/TA].
h. ascites 肝性腹水〔医学〕.
h. aspergillosis 肝アスペルギルス症.
h. asystolia 肝性不全収縮.
h. bile 肝〔臓〕胆汁，肝胆(淡黄，透明な体液で，肝臓から排出され，胆嚢内で濃縮されて黒褐色となる).
h. blood flow 肝血流量〔医学〕.
h. branches [TA] 肝枝，= rami hepatici [L/TA].
h. calcinosis 肝結石〔医学〕.
h. calculus 肝臓結石.
h. candidiasis 肝カンジダ症.
h. capsulitis 肝周囲炎，= perihepatitis.
h. catheterization 肝臓カテーテル挿入〔法〕〔医学〕.
h. cecum 肝盲嚢(肝臓にできる胚腸管の盲嚢).
h. cell 肝細胞.
h. cirrhosis 肝硬変〔症〕〔医学〕.
h. colic 肝仙痛〔医学〕(胆石仙痛).
h. coma 肝性昏睡〔医学〕(肝疾患に伴う脳症状).
h. copper overload syndrome 肝銅蓄積症候群〔医学〕.
h. cord 肝細胞索.
h. crisis 肝臓クリーゼ〔医学〕，肝臓発症(肝臓痛).
h. dissociation jaundice 肝解離性黄疸(血中にビリルビンと胆汁酸塩とが別々にあるもの).
h. diverticulum 肝窩，肝憩室〔医学〕(肝，胆嚢，胆管の原基)，= liver bud.
h. duct 肝管.
h. duct system 肝管系.
h. echinococcosis 肝包虫症〔医学〕.
h. edema 肝性水腫〔医学〕，肝性浮腫.
h. encephalopathy 肝性脳症〔医学〕(肝脳疾患ともいう．肝不全による精神症状すなわち意識混濁，昏睡，昏迷，錯乱やもうろう状態など).
h. enlargement 肝臓腫大.
h. entamoebiasis 肝アメーバ症〔医学〕(栄養型の赤痢アメーバの感染による肝炎，肝実質が融解されるため，しばしば膿瘍を形成する).
h. enzyme 肝酵素.
h. failure 肝不全〔医学〕.
h. fetor 肝性口臭〔医学〕.
h. fever 肝炎.
h. fibrosis 肝線維症〔医学〕(肝細胞の傷害により肝臓に膠原線維の増加した状態).
h. fistula 肝〔臓〕瘻.
h. flexure [TA] 右結腸曲*，= flexura coli hepatica [L/TA].
h. glycogen 肝グリコ〔ー〕ゲン〔医学〕.
h. gutter 肝溝(肝および胆嚢に発育する憩室)，= hepatic diverticulum.
h. hydatid cyst 肝包虫〔医学〕.
h. hydatidosis 肝包虫症〔医学〕.
h. inadequacy 肝機能不全.
h. infantilism 肝性幼稚症〔医学〕，肝硬変性幼稚症.
h. infarct 肝臓梗塞〔医学〕.
h. insufficiency 肝〔機能〕不全〔医学〕.
h. intermittent fever 肝性間欠熱，= Charcot intermittent hepatic fever.
h. jaundice 肝性黄疸〔医学〕.
h. laminae 肝細胞板.
h. lectin 肝臓レクチン(哺乳動物の肝細胞にある動物レクチンで，アシアログリコプロテイン結合タンパク質である).
h. lobectomy 肝葉切除〔医学〕.
h. lobular aplasia 肝葉無形成〔医学〕.
h. lobule 肝小葉(肝臓構造の最小単位，不規則な多角柱状をなす肝実質細胞の集合で，その直径は約1～2mm，中軸には中心静脈があり，隣接の小葉との間には結合織からなる Glisson 鞘がある).
h. lymph nodes 肝リンパ節，= lymphonodi hepatici.
h. necrosis 肝壊死〔医学〕.
h. nevus 肝臓母斑.
h. nodes [TA]肝リンパ節，= nodi hepatici [L/TA].
h. plexus [TA] 肝神経叢(肝動脈に随行する交感神経叢)，= plexus hepaticus [L/TA].
h. porphyria 肝性ポルフィリン症(ポルフィリンの産生過剰が肝にある病型で，臨床的には急性型と皮膚型に大別される).
h. portal 肝門〔医学〕.
h. portal vein [TA] 門脈，= vena portae hepatis [L/TA].
h. prominence 肝隆起〔医学〕.
h. pulsation 肝〔臓〕拍動〔医学〕.
h. pulse 肝〔臓〕拍動〔医学〕，肝脈.
h. rickets 肝性くる病〔医学〕(肝硬変を伴うくる病型．Gerstenberger).
h. rupture 肝破裂〔医学〕.
h. scintigram 肝シンチグラム〔医学〕.
h. segmentation [TA] 肝区域*，= segmentatio hepatis [L/TA].
h. segmentectomy 肝区域切除〔医学〕.
h. siderosis 肝鉄症，= iron-liver.
h. steatosis 肝脂肪症〔医学〕.
h. sulfir 肝硫.
h. suture 肝縫合〔医学〕.
h. transcatheter arterial embolization 肝動脈塞栓療法〔医学〕.
h. transposition 肝転位〔医学〕.
h. trauma 肝外傷〔医学〕.
h. trias 肝三つ組〔医学〕.
h. triglyceride lipase 肝性トリグリセリドリパーゼ(リポタンパクトリグリセリドの加水分解酵素で，リポタンパクリパーゼのアイソザイムとして知られている).
h. tuberculosis 肝〔臓〕結核〔医学〕.
h. uptake rate 肝摂取〔率〕〔医学〕.
h. vascular exclusion 肝血流遮断〔医学〕.
h. vein pulse 肝〔静脈〕拍動〔医学〕.
h. vein thrombosis 肝静脈血栓症〔医学〕.
h. veins [TA] 肝静脈，= venae hepaticae [L/TA].
h. venography 肝静脈造影〔医学〕.
h. veno-occulusive disease 肝中心静脈閉塞症(肝の微小静脈が閉塞することにより壊死が起こり肝障害をきたす．骨髄移植後の合併症として高頻度にみられる．黄疸，有痛性肝腫大，腹水，胸水が主徴).
h. venous wedge pressure 肝静脈楔入圧〔医学〕.
hepatico- [hipætikou, -kə] 肝臓との関係を表す接頭語，= hepato-.
he·pat·i·co·cho·lan·gi·o·(chole·cyst)en·ter·os·to·my [hipætikoukoulænʤiou(kòulisist)èntərástəmi] 肝胆管および〔胆嚢〕腸管吻合術.
he·pat·i·co·cho·lan·gi·o·je·ju·nos·to·my [hipætikoukoulænʤiouʤèʤu:nástəmi] 肝胆管空腸吻合術.
he·pat·i·co·do·chot·o·my [hipætikoudoukátəmi] 肝管総胆管切開〔術〕，総肝管総胆管切開〔医学〕，= hepaticotomy.
he·pat·i·co·du·o·de·nos·to·my [hipætikoudjù:oudinástəmi] 肝〔管〕十二指腸吻合術.
he·pat·i·co·en·ter·os·to·my [hipætikouèntərástəmi] 肝〔管〕腸吻合術.
he·pat·i·co·gas·tros·to·my [hipætikougæstrástəmi] 肝〔管〕胃吻合術.
he·pat·i·co·li·thot·o·my [hipætikouliθátəmi] 肝結石除去術.

he·pat·i·co·lith·o·trip·sy [hipæ̀tikoulíθətripsi] 肝管結石破砕術.
he·pat·i·co·pan·cre·at·ic [hipæ̀tikoupæ̀ŋkriǽtik] 肝膵の.
he·pat·i·co·plas·ty [hipæ̀tikouplǽsti] 総肝管形成〔医学〕.
he·pat·i·co·pul·mo·nary [hipæ̀tikəpʌ́lmənəri] 肝肺の.
hepaticorenal recess 肝腎陥凹(肝結腸靱帯で形成される).
he·pat·i·cos·to·my [hipæ̀tikʌ́stəmi] 肝管瘻設置術.
he·pat·i·cot·o·my [hipæ̀tikʌ́təmi] 肝管切開術.
he·pat·i·cus [hepǽtikəs] 肝の.
hep·a·tin [hépətin] ヘパチン, = glycogen.
hep·a·tin·i·ca [hèpətínikə] 強肝薬.
hep·a·tism [hépətizəm] ヘパチスム(肝臓疾患による衰弱).
hep·a·tit·i·des [hèpətítidi:z] 肝炎(肝炎の総称で hepatitis の複数).
Hepatitis A virus **(HAV)** A 型肝炎ウイルス(ピコルナウイルス科ヘパトウイルス属に属する).
Hepatitis B virus **(HBV)** B 型肝炎ウイルス(ヘパドナウイルス科オルトヘパドナウイルス属に属する).
Hepatitis C virus **(HCV)** C 型肝炎ウイルス(フラビウイルス科ヘパシウイルス属に属する. 輸血などの血液感染により肝臓に慢性炎症をきたす).
Hepatitis delta virus **(HDV)** D 型肝炎ウイルス(デルタウイルス属(科は未分類)に属する. イタリアの Rizzetto らによって報告された. 不完全ウイルスでありHBV をヘルパーウイルスとして増殖する).
Hepatitis E-like viruses E 型肝炎様ウイルス属(一本鎖 RNA ウイルスで, E 型肝炎ウイルスが含まれる).
Hepatitis E virus **(HEV)** E 型肝炎ウイルス(暫定的に E 型肝炎様ウイルス属(科は未分類)に分類される. エンベロープをもたずヌクレオカプシドのみからなる. 経口感染する).
Hepatitis G virus **(HGV)** G 型肝炎ウイルス(フラビウイルス科のウイルス. 劇症化や重感染との関連も示唆されている), = *GB virus C*.
hep·a·ti·tis [hepətáitis] 肝炎〔医学〕. 複 hepatitides.
h. A (HA) A 型肝炎〔医学〕(A 型肝炎ウイルス感染による肝炎).
h. A antigen A 型肝炎抗原〔医学〕.
h.-associated antigen 肝炎関連抗原〔医学〕.
h. autoimmune 自己免疫性肝炎.
h. B (HB) B型肝炎〔医学〕(B型肝炎ウイルス感染による肝炎).
h. B antibody B 型肝炎抗体〔医学〕.
h. B antigen B 型肝炎抗原〔医学〕.
h. B core antigen (HBcAg) HBc 抗原〔医学〕, コア抗原(B 型肝炎ウイルス(デイン粒子)のウイルス DNA を含むカプシドタンパク質(コアタンパク質)よりなる抗原をいう. 通常血清中にこの抗原は検出されない. HBc 抗体価が低力価の場合は過去の感染, 高力価の場合は持続感染状態にあると考えられる), = HBc antigen.
h. B e antigen (HBe, HBeAg) HBe 抗原(B 型肝炎(HB)ウイルスのコア粒子内部に存在する抗原. HBe 抗原陽性者の血清中には HB ウイルス量が多く, 感染性が強い. HBc 抗原の C 末端の一部分が欠損したコアタンパク質よりなる抗原で, B 型肝炎ウイルスが活潑に増殖していることを反映し, 感染性の指標となる).
h. B envelope antigen HBe 抗原〔医学〕.
h. B immunoglobulin B 型肝炎免疫グロブリン(B 型肝炎ウイルスに対する高力価の免疫グロブリンをいう).
h. B surface antigen (HBsAg) B 型肝炎表面抗原〔医学〕, HBs 抗原, オーストラリア抗原(B 型肝炎ウイルスのエンベロープタンパク質よりなる抗原をいう. B 型肝炎ウイルスの感染成立を示す).
h. B vaccine B 型肝炎ワクチン(B 型肝炎ウイルスのエンベロープ成分(HBs 抗原)を本体とするコンポーネントワクチン), = HB vaccine.
h. B virus healthy carrier B 型肝炎ウイルス健康キャリア〔医学〕.
h. C (HC) C 型肝炎〔医学〕(C 型肝炎ウイルス感染による肝炎).
h. C virus antibody C 型肝炎ウイルス抗体〔医学〕.
h. C virus carrier C 型肝炎ウイルスキャリア〔医学〕.
h. C virus genotype C 型肝炎ウイルスゲノタイプ〔医学〕.
h. contagiosa canis イヌ伝染性肝炎(急性のウイルス性疾患で, 8～36 時間で死亡する).
h. D (HD) D 型肝炎〔医学〕, δ 型肝炎.
h. E (HE) E 型肝炎〔医学〕.
h. F (HF) F 型肝炎.
h. G (HG) G 型肝炎.
h. sequestrans 壊死性肝炎.
h. viruses 肝炎ウイルス(肝臓を標的臓器として感染するウイルスの総称).
hep·a·ti·za·tion [hèpətaizéiʃən] ① ヘパチゼーション〔医学〕, 肝変(外観上肝様の変化を起こすこと). ② 硫化水素飽和.
hep·a·tized [hépətaizd] 肝変した.
hepato- [hepətou, -tə] 肝臓との関係を表す接頭語.
hep·a·to·bil·i·ar·y [hèpətəbíliəri] 肝胆の.
h. fibropolycystic disease 線維性多嚢胞性疾患.
h. scintigraphy 肝胆道シンチグラフィ.
hep·a·to·blas·to·ma [hèpətəblæstóumə] 肝芽腫〔医学〕.
hep·a·to·car·ci·no·gen·ic [hèpətəkɑ̀:sinəʤénik] 肝臓癌発生の.
hep·a·to·car·ci·no·ma [hèpətəkɑ̀:sinóumə] 肝細胞癌.
hep·a·to·cele [hépətəsi:l] 肝臓ヘルニア, 肝ヘルニア〔医学〕.
hep·a·to·cel·lu·lar [hèpətəséljulər] 肝細胞の, 肝細胞性〔医学〕.
h. adenoma 肝細胞腺腫〔医学〕.
h. carcinoma 〔原発性〕肝細胞癌〔医学〕, = malignant hepatoma.
h. icterus 肝細胞性黄疸〔医学〕, 実質性黄疸, = hepatocellular jaundice.
h. jaundice 肝細胞性黄疸〔医学〕, 実質性黄疸(ウイルスまたは中毒により生ずる肝細胞の広汎な炎症, 損傷などにより起こる黄疸), = hepatocellular icterus.
hepatocerebral disease 肝脳疾患.
hepatocerebral syndrome 肝脳症候群〔医学〕.
hep·a·to·cho·lan·gi·o·cys·to·du·o·de·nos·to·my [hèpətoukoulæ̀nʤiousìstədjù:oudinástəmi] 肝胆管胆嚢十二指腸吻合術.
hep·a·to·cho·lan·gi·o·en·ter·os·to·my [hèpətoukoulæ̀nʤiouèntərástəmi] 肝胆管腸吻合術.
hep·a·to·cho·lan·gi·o·gas·tros·to·my [hèpətoukoulæ̀nʤiougæstrástəmi] 肝胆管胃吻合術.
hep·a·to·cho·lan·gi·os·to·my [hèpətoukoulæ̀nʤiástəmi] 肝臓胆管瘻設置術.
hep·a·to·cho·lan·gi·tis [hèpətoukòulænʤáitis] 肝胆管炎〔医学〕.
hep·a·to·cir·rho·sis [hèpətousiróusis] 肝硬変〔症〕〔医学〕.
hep·a·to·col·ic [hèpətəkálik] 肝結腸の.

H

h. ligament [TA] 肝結腸間膜，= ligamentum hepatocolicum [L/TA].
hep·a·to·cu·pre·in [hèpətoukju:prí:in] （銅0.34%を含有する肝臓タンパク質）.
hep·a·to·cys·tic [hèpətəsístik] 肝臓胆嚢の.
h. duct 肝胆嚢管.
Hep·a·to·cys·tis [hèpətəsístis] ヘパトシスチス属（原虫．哺乳類の赤血球に寄生する）.
hep·a·to·cyte [hépətəsait] 肝細胞〔医学〕.
h. growth factor 肝細胞増殖因子〔医学〕.
h. stimulating factor (**HSF**) 肝細胞刺激因子（肝細胞に作用して急性期タンパクの産生を誘導する因子．IL-1，IL-6，TNF，IFN などが含まれる）.
h. transplantation 肝細胞移植（自身の肝の一部を細胞単位に分離し，正常肝細胞を脾に移植，分裂増殖させて肝の機能を代行させる治療法）.
hep·a·to·dis·to·mi·a·sis [hèpətədìstoumáiəsis] 肝吸虫症〔医学〕.
hepatoduodenal fold 肝十二指腸ヒダ.
hepatoduodenal ligament [TA] 肝十二指腸間膜，= ligamentum hepatoduodenale [L/TA].
hep·a·to·du·o·de·nos·to·my [hèpətoudjù:oudinástəmi] 肝十二指腸吻合術.
hep·a·to·dyn·ia [hèpətədíniə] 肝臓痛.
hep·a·to·dys·en·tery [hèpətədísəntəri] 肝炎性赤痢.
hep·a·to·en·ter·ic [hèpətouentérik] 肝腸の.
hepatoesophageal ligament 肝食道靱帯.
hep·a·to·fla·vin [hèpətoufléivin] 肝フラビン（肝臓に由来するリボースフラビン），= hepaflavin.
hep·a·to·fu·gal [hèpətáfjugəl] 離肝性の.
hep·a·to·gas·ter [hèpətəgǽstər] 肝腸（胴腸）.
hep·a·to·gas·tric [hèpətəgǽstrik] 肝胃の.
h. fold 肝胃ヒダ.
h. ligament [TA] 肝胃間膜，= ligamentum hepatogastricum [L/TA].
hep·a·to·gen·ic [hèpətəʤénik] 肝発生の，= hepatogenous.
h. eclampsia 肝性子かん（癇）〔医学〕.
hepatogenous jaundice 肝性黄疸.
hepatogenous peptonuria 肝性ペプトン尿症.
hepatogenous pigment 肝因性色素〔医学〕（肝臓内で形成される血色素の誘導物）.
hep·a·to·glo·bin [hèpətouglóubin] ヘパトグロビン（伝染病，悪性腫瘍，または内分泌疾患に増加するといわれる血漿タンパク質）.
hep·a·to·glo·bi·ne·mia [hèpətouglòubiní:miə] ヘパトグロビン血症.
hep·a·to·gly·ce·mia gly·co·gen·i·ca [hèpətouglaisí:miə glàikəʤénikɑ] 糖原〔貯蔵〕症，= glycogenosis.
hep·a·to·gram [hépətəgræm] ヘパトグラム〔医学〕，肝脈波描画図.
hep·a·tog·ra·phy [hèpətágrəfi] 肝臓造影法〔医学〕，肝臓撮影.
hep·a·to·he·mia [hèpətəhí:miə] 肝充血.
hep·a·toid [hépətɔid] 肝様の（外観または構造が肝臓に類似すること）.
hepatojugular reflex 肝頸静脈反射（肝に圧迫を加えると，頸静脈は怒張する）.
hep·a·to·len·tic·u·lar [hèpətoulentíkjulər] 肝臓レンズ核の.
h. degeneration 肝レンズ核変性〔症〕〔医学〕，= Wilson disease.
h. disease 肝レンズ核変性，= Wilson disease.
hep·a·to·li·e·nal [hèpətoulaií:nəl] 肝脾〔性〕の〔医学〕.
h. disease 肝脾疾患（肝硬変と脾腫との合併）.
h. fibrosis 肝脾線維症〔医学〕.
hep·a·to·li·en·og·ra·phy [hèpətoulàiənágrəfi] 肝脾撮影〔法〕〔医学〕，肝脾造影〔法〕〔医学〕（thorotrast などを用いる方法）.
hep·a·to·li·en·o·meg·a·ly [hèpətəlàiənəmégəli] 肝脾腫，= hepatosplenomegaly.
hep·a·to·lith [hépətəliθ] 肝石，肝結石〔医学〕.
hep·a·to·li·thec·to·my [hèpətouliθéktəmi] 肝石切除術.
hep·a·to·li·thi·a·sis [hèpətouliθáiəsis] 肝石症.
hep·a·tol·o·gist [hèpətáləʤist] 肝臓病専門医.
hep·a·tol·o·gy [hèpətáləʤi] 肝臓〔病〕学〔医学〕.
hep·a·to·lym·pho·ma·to·sis [hèpətoulìmfoumətəusis] 肝臓リンパ腫症.
hep·a·tol·y·sin [hèpətálisin] 肝細胞崩壊素.
hep·a·tol·y·sis [hèpətálisis] 肝細胞崩壊.
hep·a·to·ma [hèpətóumə] 〔原発性〕肝細胞癌〔医学〕，ヘパトーム（①肝臓に原発する癌腫のうち，肝細胞に由来する肝細胞癌に対して山極の用いた語で，胆管上皮由来のものは胆管〔細胞〕癌 cholangioma と呼んだ．② Sabourin の定義では肝細胞腺腫と肝細胞癌との移行期にあるもの）.
hep·a·to·ma·la·cia [hèpətouməléiʃiə] 肝軟化症〔医学〕.
hep·a·to·me·ga·lia [hèpətoumigéiliə] 肝腫〔大〕〔医学〕，= hepatomegaly.
h. glycogenica 糖原病性肝肥大，= glycogenosis.
he·pa·to·meg·a·ly [hèpətoumigéili:] 肝腫大〔医学〕，肝腫脹，肝腫.
hep·a·to·mel·a·no·sis [hèpətoumèlənóusis] 肝黒色症.
hep·a·tom·phal·o·cele [hèpətɑmfǽləsi:l, -támfəl-] 肝臍ヘルニア（臍帯ヘルニアの内容が肝臓を含む場合），= hepatomphalos.
hep·a·tom·pha·los [hèpətámfələs] 肝臍ヘルニア.
hep·a·to·neph·ric [hèpətənéfrik] 肝腎の.
hep·a·to·neph·rit·ic [hèpətənifrítik] 肝腎の，= hepatonephric.
hep·a·to·neph·ri·tis [hèpətənifráitis] 肝腎炎〔医学〕.
hep·a·to·ne·phro·me·ga·lia [hèpətounèfroumigéiliɑ] 肝腎腫，= hepatonephromegaly.
h. glycogenica （糖原〔貯蔵〕症），= glycogenosis.
hep·a·to·ne·phro·sis [hèpətounifróusis] 肝腎症，= hepatonephritis.
hepato-oesophageal ligament [TA] 肝食道間膜，= ligamentum hepatoesophageale [L/TA].
hepato-ovarian syndrome 肝卵巣症候群.
hep·a·to·pan·cre·as [hèpətəpǽŋkriəs] 肝膵臓.
hepatopancreatic ampulla [TA] 胆膵管膨大部，= ampulla hepatopancreatica [L/TA].
hepatopancreatic duct 肝膵管.
hepatopancreatic fold [TA] 肝十二指腸ヒダ*，= plica hepatopancreatica [L/TA].
hep·a·to·path [hépətəpæθ] 肝臓病患者.
hep·a·top·a·thy [hèpətápəθi] 肝臓病，肝障害〔医学〕.
hep·a·to·per·i·to·ni·tis [hèpətoupèritounáitis] 肝臓部腹膜炎.
hep·a·top·e·tal [hèpətápitəl] 肝向性.
hep·a·to·pex·y [hépətəpeksi] 肝固定〔術〕〔医学〕.
hep·a·to·phage [hépətəfeiʤ] 肝細胞貪食性巨〔大〕細胞.
hep·a·to·phil·ic [hèpətəfílik] 嗜肝性の.
hep·a·to·phle·bi·tis [hèpətouflibáitis] 肝静脈炎〔医学〕.
hep·a·to·phle·bot·o·my [hèpətouflibátəmi] 肝静脈瀉血.

H

hepatophrenic ligament [TA] 肝横隔間膜，= ligamentum hepatophrenicum [L/TA].
hep·a·to·phy·ma [hèpətoufáimə] 肝膿瘍.
hep·a·to·pleu·ral [hèpətouplú:rəl] 肝胸膜の.
hep·a·to·pneu·mon·ic [hèpətounju:mánik] 肝肺の.
hep·a·to·por·tal [hèpətoupɔ́:təl] 肝門脈の.
hep·a·to·pto·sis [hèpətəptóusis] 肝下垂〔症〕〔医学〕，遊走肝.
hep·a·to·pul·mo·nar·y [hèpətəpʌ́lmənəri] 肝肺の.
  h. syndrome 肺肝症候群（肝障害，肺血管拡張，低酸素血症を主徴とする症候群）.
hep·a·to·re·cur·rence [hèpətourikʌ́rəns] 肝梅毒再発.
hep·a·to·re·nal [hèpətourí:nəl] 肝腎の.
  h. echo contrast 肝腎コントラスト〔医学〕.
  h. ligament [TA] 肝腎ヒダ，= ligamentum hepatorenale [L/TA].
  h. recess [TA] 肝腎陥凹，= recessus hepatorenalis [L/TA].
  h. syndrome 肝腎症候群〔医学〕（種々の病因により肝腎が同時に病変を起こすもので，外国では肝腎炎 hepatonephritis または肝腎症 hepatonephrosis などの術語がある），= Heyd syndrome.
hep·a·tor·rha·gia [hèpətəréiʤiə] 肝出血〔医学〕.
hep·a·tor·rha·phy [hèpətɔ́:rəfi] 肝縫合〔術〕〔医学〕.
hep·a·tor·rhex·is [hèpətəréksis] 肝〔臓〕破裂〔医学〕.
hep·a·tor·rh(o)e·a [hèpətərí:ə] 肝汁分泌過剰.
hep·a·to·scin·ti·gram [hèpətəsíntigræm] 肝シンチグラム〔医学〕.
hep·a·tos·co·py [hèpətáskəpi] 肝臓検査.
hep·a·to·sis [hèpətóusis] 肝臓症〔医学〕（妊娠またはほかの疾患に併発する肝性代謝病で，治療不応の貧血，倦怠，食欲不振などの軽症状を呈す．Roessle）.
hepatosplenic candidiasis 肝脾カンジダ症.
hepatosplenic schistosomiasis 肝脾住血吸虫症.
hep·a·to·sple·ni·tis [hèpətouspli:náitis] 肝脾炎.
hep·a·to·sple·nog·ra·phy [hèpətouspli:nágrəfi] 肝脾撮影法.
hep·a·to·sple·no·meg·a·ly [hèpətousplì:nəmégəli] 肝脾腫〔大〕〔医学〕.
hep·a·to·sple·nop·a·thy [hèpətouspli:nápəθi] 肝脾障害.
hep·a·tos·to·my [hèpətástəmi] 肝臓開孔術，肝造瘻〔医学〕.
hep·a·to·ther·a·py [hèpətəθérəpi] 肝臓製剤療法.
hep·a·to·throm·bin [hèpətəθrámbin] ヘパトトロンビン（肝臓において生成される凝血性線維素因子で，leukothrombin と結合してトロンビンを形成する．Wolf）.
hep·a·tot·o·my [hèpətátəmi] 肝臓切開術，肝切開〔術〕〔医学〕.
hep·a·to·tox·e·mia [hèpətoutɑksí:miə] 肝性毒血症〔医学〕.
hep·a·to·tox·ic [hèpətətáksik] 肝細胞毒〔性〕.
hep·a·to·tox·ic·i·ty [hèpətətɑksísiti] 肝毒性〔医学〕.
hep·a·to·tox·in [hèpətətáksin] 肝臓毒素，= hepatoxin.
hep·a·to·trop·ic [hèpətətrápik] 肝親和性の.
hep·a·tot·ro·pin [hèpətátrəpin] ヘパトトロピン（血液中の肝臓機能促進物質）.
Hep·a·to·vi·rus [hèpətouváiərəs] ヘパトウイルス属（ピコルナウイルス科の一属で，A 型肝炎ウイルスが含まれる）.
Hep·a·to·zo·on [hèpətouzóuən] ヘパトゾーン属（原虫．無性世代は脊椎動物の肝臓や脾臓細胞内，有性世代はダニなどの吸血性節足動物に寄生する）.
hep·a·tri·lo·bin [hèpətrilóubin] ヘパトリロビン（*Heptica* 属植物の配糖体）.
he·ph(a)es·tic [hiféstik] 鉄匠，鍛冶工，錬工（ローマの火と鍛冶の神 Hephaistos にちなむ）.
  h. cramp 槌工痙攣.
  h. hemiplegia 鉄匠片麻痺，鍛冶工痙攣，錬工片麻痺（金槌を絶えず用いるために起こる職業神経症），= Smith spasm.
he·phes·ti·orrh·a·phy [hifèstiárəfi] （癒着促進を目的とする創縁焼灼法）.
hept(a)– [hept(ə)] 7（七）の数を表す接頭語.
hep·ta·bar·bi·tal [hèptəbá:bitæl] ヘプタバルビタール ㊗ cycloheptenylethyl barbituric acid, = medomin.
hep·ta·chro·mic [hèptəkróumik] 7 色の（スペクトルの 7 種類の色調を知覚する視色を備えることをいう）.
hep·tac·o·syl [heptǽkəsil] ヘプタコシル基（$CH_3(CH_2)_{25}CH_2$–）.
hep·ta·cy·clic [hèptəsáiklik] 7 員環式の.
hep·tad [héptæd] 7 価の.
hep·ta·dac·tyl·ia [hèptədæktíliə] 七指症，七趾症.
hep·ta·dac·tyl·ism [hèptədǽktilizəm] 七指症.
hep·ta·dec·ane [hèptədékein] ヘプタデカン $CH_3(CH_2)_{15}CH_3$.
hep·ta·dec·a·noyl [hèptədékənɔil] ヘプタデカノイル基（$CH_3(CH_2)_{15}CO$–）.
hep·tad·ec·yl [heptǽdisil] ヘプタデシル基（$CH_3(CH_2)_{15}CH_2$–）.
hep·ta·flu·o·ride [hèptəflú:əraid] 7 フッ化物.
hep·tag·o·nus [heptǽgənəs] 七角，= heptagon.
  h. willisii ウイリス七角（ウイリス輪，動脈輪），= circle of Willis, circulus arteriosus.
hep·ta–i·od·ic ac·id [héptə aiádik ǽsid] ヘプタヨウ素酸，= periodic acid.
hep·tal·de·hyde [heptǽldihaid] ヘプトアルデヒド $CH_3(CH_2)_5CHO$（ハツカネズミにおける癌腫を液化する性状をもつ物質），= heptyl aldehyde, enanthaldehyde.
hep·ta·mer [héptəmər] ヘプタマー配列〔医学〕.
hep·tan·a·mi·do [hèptənǽmidou, –nəmí:–] ヘプタンアミド基（$CH_3(CH_2)_5CONH$–）.
hep·tane [héptein] ヘプタン $CH_3(CH_2)_5CH_3$（石油に存在し，またマツ脂の乾留により得られる液性パラフィン系炭化水素で，理論上あり得べき 9 種の異性体が全部発見されている）.
hep·tane·di·oyl [hèpteindáiɔil] ヘプタンジオイル基（–$CO(CH_2)_5CO$–）.
hep·ta·none [héptənoun] ヘプタノン ㊗ methyl *n*–amyl ketone $CH_3CO(CH_2)_4CH_3$.
hep·ta·nose [héptənous] ヘプタノース，= septanose.
hep·ta·noyl [héptənɔil] ヘプタノイル基（$CH_3(CH_2)_5CO$–）.
hep·ta·ploid [heptǽplɔid] 7 相の（染色体の数についていう）.
hep·tar·gia [heptá:ʤiə] ヘプタルジア，= hepatargia.
hep·ta·sul·fide [hèptəsʌ́lfaid] 七硫化物.
hep·ta·tom·ic [hèptətámik] 7 価の，= septivalent.
hep·ta·va·lent [hèptəvéilənt] 7 価の，= septivalent.

hep·ta·zone [héptəzoun] ヘプタゾーン，= phenadoxone.
hep·tine [hépti:n] ヘプチン，= heptyne.
hep·to·ic [héptouik] ヘプト基.
h. acid $CH_3(CH_2)_5COOH$，= heptylic acid.
h. aldehyde = enanthal.
hep·tose [héptous] 七炭糖（炭素7原子からなる単糖）.
hep·tose·less [héptouslis] ヘプトース（七炭糖）欠損の.
hep·to·su·ria [hèptousjú:riə] 七炭糖尿〔症〕.
hep·tox·ide [heptáksaid] 七酸化物.
hep·toyl chlo·ride [héptɔil klɔ́:raid] 塩化ヘプトイル $C_6H_{10}COCl$.
hep·tyl [héptil] ヘプチル基（$CH_3(CH_2)_5CH_2$–）.
h. alcohol ヘプチルアルコール ㊥ 1-heptanol $CH_3(CH_2)_5CH_2OH$，= enanthic alcohol.
h. aldehyde ヘプチルアルデヒド $CH_3(CH_2)_5CHO$，= heptaldehyde，oenanthal，oenanthaldehyde.
h. mercaptan ヘプチルメルカプタン $C_7H_{15}SH$.
h. resorcinol ヘプチルレソルシノール ㊥ 2,4-dihydroxyphenyl-*n*-heptane $CH_3(CH_2)_6C_6H_3(OH)_2$.
***n*-heptyl penicillin** ペニシリン，= penicillin K.
HER2 human epidermal growth factor receptor type 2の略（ハーツー．ヒト上皮成長因子受容体類似構造の糖タンパク．HER2タンパクは癌遺伝子の一つ）.
her·ald [hérəld] 先駆者，先触れ，原発の.
h. patch 原発疹〔医学〕，原発斑，= primitive plaque.
h. spot 原発斑，= herald patch.
he·rap·a·thite [hirǽpəθait] ヘラパサイト（発見者William Herapath (1796–1868)にちなんだ名称で，ヨード硫酸キニーネを利用する顕微鏡用偏光板）.
herb [hə́:b] 薬草〔医学〕，草本（根以外の葉，茎，果などを含む生薬の原料），= herba，species.
h. can 貯薬缶（かん）〔医学〕.
h. therapy ハーブ療法（ヨーロッパで発達した薬草，香草，茶などを利用した民間医療）.
h. zone 草本帯.
her·ba [hə́:bə] 草薬，= herb.
h. absinthi ニガヨモギアブシント，クガイ［苦艾］（苦味健胃薬，香辛料），= wormwood.
h. cannabis indicae インドタイマ［大麻］草（*Cannabis sativa* の雌草），= Indian hemp.
h. ephedra マオウ［麻黄］.
h. hyperici オトギリソウ［小連翹］（果実の成熟時に全草を採集し生薬となる）.
h. lobeliae ロベリア草，= asthma weed，Indian tobacco.
h. plantaginis シャゼンソウ［車前草］，オオバコ.
h. swertiae センブリ.
her·ba·ceous [hə:béiʃəs] 草質の，薬草の.
herb·age [hə́:bidʒ] ①草木．②草木の茎と葉.
herb·al [hə́:bəl] ①薬草書．②薬草の.
herb·al·ism [hə́:bəlizəm] 薬草療法〔医学〕.
herb·al·ist [hə́:bəlist] 薬草医，薬草採集者，薬草商.
her·bar·i·um [həbέəriəm] ハーバリウム（植物標本集，植物標本室）.
h. specimen 押し葉標本.
Herbert, Herbert [hə́:bə:t] ハーバート（1865–1942，イギリスの眼科・外科医でインドに駐屯した陸軍大佐）.
H.-Holth operation ハーバート・ホルス手術（虹彩嵌置術，緑内障の濾過瘢痕をつくる手術），= iridencleisis.
H. operation ハーバート手術（強膜からの楔状弁を利用して濾過性瘢痕をつくる緑内障の手術）.
herb·i·cide [hə́:bisaid] 除草薬，除草剤〔医学〕（雑草を枯死させる作用をもつ製剤で，2,4-D，IPC，sinox などをいう）.
her·biv·o·rous [hə:bívərəs] 草食性の.
h. animal 草食動物〔医学〕.
herb·o·sa [hə:bóusə] 草原.
Herbst, Ernst Friedrich Gustav [hə́:bst] ヘルブスト（1803–1893，ドイツの医師）.
H. corpuscles ヘルブスト小球（鳥類にみられるパチニ小球に類似の触覚球），= tactile corpuscles.
her·cy·nine [hə:sáinin] ヘルシニン $C_9H_{15}N_3O_2$（*Agaricus* 属はじめ多くの菌類にあるアルカロイド），= histidine－betaine.
herd [hə́:d] 集団の〔医学〕，群.
h. immunity 群集免疫，集団免疫〔医学〕（特定の集団のある感染症に対する免疫保有状態），= community immunity.
h. infection 集団感染〔医学〕.
h. instinct 群集心理，群衆本能（群の標準に従う本能）.
he·red·i·ta·ble [hərédítəbl] 遺伝し得る.
he·red·i·tar·y [hərédítəri] 遺伝性の〔医学〕.
h. agranulocytosis 遺伝性無顆粒球症.
h. allergy 遺伝性アレルギー（アトピー）.
h. amyloid neuropathy 遺伝性アミロイドニューロパチー.
h. amyloid polyneuropathy 遺伝性アミロイドポリニューロパチー.
h. angioneurotic edema (HANE) 遺伝性血管神経性浮腫，遺伝性血管神経症性浮腫〔医学〕（常染色体優性遺伝と考えられる血管の浮腫．血中のC1インヒビター（補体第1成分インヒビター）の先天的な欠損あるいは機能不全によって起こる）.
h. ataxia 遺伝性運動失調〔医学〕，遺伝性失調症，= heredoataxia.
h. benign telangiectasia 遺伝性良性毛細管拡張症.
h. bullous epidermolysis 遺伝性表皮水疱症〔医学〕.
h. cancer 遺伝性癌.
h. cerebellar ataxia 遺伝性小脳性運動失調〔医学〕（壮年期にみられる小脳萎縮で，運動失調，腱反射亢進，言語異常，眼振を特徴とする），= Marie ataxia.
h. cerebellar sclerosis 遺伝性小脳硬化症，= Marie ataxia.
h. chorea 遺伝性舞踏病〔医学〕，= chronic chorea.
h. coproporphyria 遺伝性コプロポルフィリン症.
h. deafness 遺伝性難聴〔医学〕.
h. deforming chondrodysplasia 遺伝性変形性軟骨形成異常症〔医学〕，先天変形性軟骨発育不全.
h. discrimination 遺伝性識別〔医学〕.
h. disease 遺伝病〔医学〕，遺伝性疾患〔医学〕.
h. disposition 遺伝性素質〔医学〕.
h. ectodermal dysplasia 遺伝性外胚葉異形成〔医学〕，= congenital ectodermal defect.
h. ectodermal polydysplasia 遺伝性外胚葉性多発形成障害，= hereditary ectodermal dysplasia.
h. edema 遺伝性〔下腿〕浮腫，= Milroy disease.
h. effect 遺伝的影響.
h. elliptocytosis (HE) 遺伝性楕円赤血球症〔医学〕.
h. enamel hyperplasia 遺伝性エナメル質形成不全症〔医学〕.
h. epilepsy 遺伝性てんかん〔医学〕.
h. epithelial dystrophy 遺伝性上皮ジストロフィ.
h. fragility of bone 遺伝性骨ぜい（脆）弱症，= idiopathic osteopsathyrosis.
h. gingival hyperplasia 遺伝性歯肉増殖症〔医学〕.
h. hearing impairment 遺伝性難聴.

h. hemorrhagic angioma 遺伝性出血性血管腫，＝Goldstein disease，Osler disease．
h. hemorrhagic telangiectasia 先天性出血性末梢血管拡張症〔医学〕．
h. hemorrhagic telangiectasis (HHT) 遺伝性出血性末梢血管拡張症，＝Osler-Weber-Rendu disease．
h. hyperbilirubinemia 遺伝性高ビリルビン血症〔医学〕．
h. hypersegmentation of neutrophils 遺伝性好中球過分葉．
h. hypertrophic neuropathy 遺伝性肥大性ニューロパチー．
h. hypertyrosinemia 遺伝性高チロシン血症（1〜3型の3つの病型に分類される．1型は肝細胞中にフマリルアセト酢酸，マレイルアセト酢酸が蓄積し肝細胞・腎尿細管の障害が起こる．2型は血中チロシンの上昇，角膜病変と皮膚の角質異常がみられる．3型は4-ヒドロキシフェニルピルビン酸酸化酵素の欠損である）．
h. keratoma of palm and planta 遺伝性手掌足底角化腫〔医学〕．
h. labyrinthine deafness 遺伝性内耳性難聴．
h. leptocytosis 遺伝性標的赤血球増加〔症〕，＝thalassemia．
h. methemoglobinemic cyanosis 遺伝性メトヘモグロビン血性チアノーゼ．
h. motor sensory neuropathy 遺伝性運動感覚ニューロパチー〔医学〕．
h. multiple exostosis 遺伝性多発性外骨症．
h. myotonia 遺伝性筋緊張症〔医学〕．
h. neoplastic syndrome 遺伝性腫瘍症候群．
h. nephritis 遺伝性腎炎〔医学〕．
h. nephrogenic diabetes insipidus 遺伝性腎性尿崩症〔医学〕，＝hereditary nephrogenous diabetes insipidus．
h. neuropathy 遺伝性ニューロパチー．
h. nigr(a)emia 遺伝性黒血症（優性遺伝性疾患で，ヘモグロビンのヘムと結合した不明物質の存在が原因と考えられている．特にこの疾患について研究報告を発表した著者にちなんで，田村・高橋病とも呼ばれる）．
h. nonhemolytic bilirubin(a)emia 遺伝性非溶血性ビリルビン血〔症〕〔医学〕．
h. nonpolyposis colorectal cancer (HNPCC) 遺伝性非ポリポーシス大腸癌，＝cancer family syndrome，Lynch s..
h. nonspherocytic hemolytic anemia 遺伝性（先天性）非球状赤血球性溶血性貧血．
h. opalescent dentin(e) 遺伝性透明（乳白色）象牙質〔医学〕．
h. or heredofamilial nephropathy 家族性・遺伝性腎症（炎）．
h. osteoonychodysplasia 遺伝性骨関節爪形成障害〔医学〕．
h. Parkinson disease 遺伝性パーキンソン病．
h. peripheral neuropathy 遺伝性末梢神経障害．
h. persistense of fetal hemoglobin 遺伝性胎児ヘモグロビン遺残症〔医学〕．
h. polyneuritic form ataxia 遺伝性多発神経炎性失調〔医学〕（末梢神経障害に伴う感覚性失調で，Roussy-Lévy 症候群でみられる）．
h. predisposition 遺伝的素因〔医学〕．
h. progressive arthro-ophthalmopathy 遺伝性進行性関節眼症（障害）．
h. progressive chorea 遺伝性進行性舞踏病〔医学〕．
h. pyropoikilocytosis 遺伝性熱変性赤血球症〔医学〕．
h. renal hypouricemia 遺伝性腎性低尿酸血症．
h. renal-retinal dysplasia 遺伝性腎網膜異形成．
h. sensory and autonomic neuropathy (HSAN) 遺伝性感覚自律性ニューロパチー．
h. sensory neuropathy (HSN) 遺伝性感覚性ニューロパチー．
h. sensory radicular neuropathy 遺伝性感（知）覚性神経根障害，遺伝性感（知）覚神経根性ニューロパチー（末梢感覚神経とともに自律神経も障害される疾患で，遺伝形式，臨床症状よりⅠ，Ⅱ，Ⅲ，Ⅳ，Ⅴ型に分類される）．
h. spastic paraplegia 遺伝性痙性対麻痺〔医学〕．
h. spherocytosis (HS) 遺伝性球状赤血球症（先天性の溶血性貧血で赤血球膜疾患である）．
h. spinal ataxia 遺伝性脊髄性運動失調〔症〕（脊髄小脳変性症の一型で，主として病変が脊髄に限局された脊髄型である．家族性遺伝性，常染色体劣性遺伝で7〜15歳発病が多い．後索・後根の変性および萎縮，錐体路，脊髄小脳路，クラーク柱の細胞の変性が特徴である．したがって初発症状として，深部覚障害による失調性歩行が必発で，四肢末梢の筋萎縮，深部知覚障害（振動覚減弱）がある），＝Friedreich disease，hereditary spinal sclerosis．
h. spinal sclerosis 遺伝性脊髄硬化症，＝Friedreich ataxia．
h. stigma 遺伝標徴．
h. syphilis 遺伝性梅毒，＝congenital syphilis．
h. tabes 遺伝癆，＝hereditary ataxia．
h. thrombasthenia 遺伝性血小板無力症〔医学〕(Glanzmann)，＝hereditary purpura haemorrhagica，thromboasthenic purpura．
h. thymic aplasia 遺伝〔性〕胸腺無形成〔医学〕．
h. trait 遺伝素質，遺伝形質．
h. transmissible autolysis 遺伝伝播性自己分解（バクテリオファージ現象のこと）．
h. trophedema 遺伝性栄養性浮腫（慢性血管神経性浮腫）．
h. tyrosinemia 遺伝性チロシン血症〔医学〕（常染色体劣性遺伝．チロシン代謝酵素の先天欠損）．

he·red·i·ta·tion ［hərèditéiʃən］ 遺伝影響．
he·red·i·to·sy·phil·it·ic ［hèreditousìfilítik］ 先天梅毒の，＝heredosyphilitic．
he·red·i·ty ［hərédití］ 遺伝〔医学〕（子孫が祖先に似た性格をもつことで，疾病または病的形質を含む）．㊔ hereditable，hereditary．
h. clinic 〔臨床〕遺伝科〔医学〕．
h. particle 遺伝粒子．
heredo- ［herədou, -də］ 遺伝の意味を表す接頭語．
her·e·do·a·ki·ne·sia ［hèrədouəkainí:siə］ 遺伝性運動消失症（まれな家族性疾患で，発作性麻痺，四肢疼痛，極度の衰弱感および運動力の消失が特徴である）．
her·e·do·a·tax·ia ［hèrədouətǽksiə］ 遺伝性運動失調症．
her·e·do·bi·o·log·ic ［hèrədoubàiəlάʤik］ 遺伝内因性の．
heredoconstitutional disease 遺伝体質病．
her·e·do·de·gen·er·a·tion ［hèrədoudiʤènəréiʃən］ 遺伝性変性〔症〕〔医学〕．
h. of macula lutea 黄斑遺伝性変性症（Behr）．
her·e·do·de·gen·er·a·tive ［hèrədoudiʤénərətiv］ 遺伝変性的な〔医学〕．
h. disease 遺伝変性病．
her·e·do·di·ath·e·sis ［hèrədoudaiǽθisis］ 遺伝性素質．
her·e·do·fa·mil·i·al ［hèrədoufəmíliəl］ 遺伝家族性．
h. hypothalamohypophyseal syndrome 遺伝家族性視床下垂体機能減退症候群，＝Laurence-Moon-Biedl syndrome．

h. tremor 遺伝性家族性振戦〔医学〕.
her·e·do·im·mu·ni·ty [hèrədouimjú:niti] 遺伝免疫.
her·e·do·in·fec·tion [hèrədouinfékʃən] 遺伝感染，胚種性感染.
her·e·do·lu·es [hèrədouljú:i:z] 先天性梅毒(胚種伝染による胎児および新生児梅毒)，= heredo-syphilis.
her·e·do·path·ia [hèrədəpǽθiə] 遺伝病.
h. acustica 遺伝性聴覚疾患.
h. atactica polyneuritiformis = Refsum disease.
her·e·dop·a·thy [herədápəθi] 遺伝病〔医学〕.
her·e·do·syph·i·lis [hèrədəsífilis] 先天梅毒(胚種伝染による胎児および新生児梅毒).
h. chorioretinal atrophy 先天梅毒性脈絡網膜萎縮.
h. pigmentous retinitis 先天梅毒性色素性網膜炎.
her·e·do·sy·phi·lit·ic [hèrədousìfilítik] 先天梅毒性の.
her·e·do·sy·phi·lol·o·gy [hèrədousìfilálədʒi] 先天梅毒学.
her·e·do·troph·ed·e·ma [herədoutràfidí:mə] 遺伝性浮腫.
her·e·do·tu·ber·cu·lo·sis [hèrədoutjubə̀:kjulóusis] 遺伝結核.
her·e·ism [hérəizəm] (婚姻の誓約に忠実なこと).
Hérelle, Felix Hubert [eréːl] ヘレル，= d'Hérelle, Felix Hubert.
Herff, Otto von [héːf] ヘルフ(1856-1916，スイスの婦人科医).
H. clamp ヘルフ鉗子(創口に用いる鉗子の一種).
Hering-Czermak symptom ヘーリング・ツェルマク症状(自律神経系検査の一種で，背臥位にて頭部を横に向かせ総頸動脈分岐部を圧迫するとき脈拍数が10以上減少するものは陽性).
Hering, Heinrich Ewald [hériŋ] ヘーリング(1866-1948，ドイツの生理学者).
H.-Breuer reflex ヘーリング・ブロイエル反射(呼吸をつかさどる神経機序は，肺迷走神経により仲介される刺激による)，= lung reflex.
H. phenomenon ヘーリング現象(頸動脈洞反射)，= carotid sinus reflex, Hering reflex.
H. sign ヘーリング徴候(胸骨下端に死後暫時聴取される雑音)，= Hering preagonal phenomenon.
H. sinus nerve ヘーリング洞神経.
Hering, Karl Ewald Konstantin [hériŋ] ヘーリング(1834-1918，ドイツの生理学者).
H. canal ヘーリング管(肝細胞索と小葉間胆管とを連結する管).
H. law ヘーリング法則(知覚の明確または純度は，その強度が同時に起こるすべての感覚の全強度に比べて著しく高いことに基づく).
H. opponent color theory ヘーリングの反対色説〔医学〕.
H. test ヘーリング試験(① 立体感覚試験で，太い管を通して背後に垂直に張った糸を注視させ，その前または後に小球を落下して，その位置の判定力を検査する．② 内外頸動脈分枝部を圧迫すると，頸動脈洞の内圧が上昇して全身血圧が下降するが，それに反し総頸動脈を圧迫すると逆の結果が得られる．前者をHering 第1点，後者をその第2点という).
H. theory (of color sensation) ヘーリング色感論(三視質説であって，色感はこれら三視質の分解および再生により起こり，赤緑質，青黄質，黄白質が分解されて赤，黄，白となり，再生されて緑，青，黒となる．視質の一つが欠如すると色盲となり，視質不全の場合は色弱となる).
her·it·a·bil·i·ty [hèritəbíliti] 遺伝率〔医学〕，遺伝可能性.
heritable mutation 遺伝的変異，= genetic variation.
heritable variation 遺伝性変異〔医学〕.
her·it·age [héritidʒ] 遺伝物.
Herlitz syndrome ヘルリッツ症候群.
Hermann, Friedrich [hɑ́:mən] ヘルマン(1859-1920，ドイツの解剖学者).
H. fluid ヘルマン固定液(2%オスミウム酸溶液4，1%塩化白金溶液15，氷酢酸1との混合液).
H. stain ヘルマン結核染色法(3%クリスタルバイオレットアルコール溶液1と1%炭酸アンモニウム溶液3との混合液を標本に注いで3分間加熱し，10%硝酸または5%硫酸で脱色後，アルコール，続いて水で洗い，ビスマルク褐で後染色する).
Hermans syn·drome [hɑ́:məns síndroum] ハーマンス症候群(腸管結節性リンパ過形成intestinal nodular lymphoid hyperplasia (INLH)を伴う原発性後天性無(低) γ-グロブリン血症).
Hermansky, Frantisek [hə:rmǽnski] ヘルマンスキー(チェコの内科医．Hermansky-Pudlak syndrome).
H.-Pudlak syndrome (HPS) ヘルマンスキー・パドラック症候群(細胞内小器官の形成不全を原因とした常染色体劣性遺伝疾患．眼皮膚白皮症，貯蔵プール症を呈する).
her·maph·ro·dism [hə:mǽfrədizəm] 半陰陽〔医学〕，ふたなり，雌雄同体性(ギリシャ神話に Hermes と Aphrodite との間に生まれた子が半陰陽であったことに由来する)，= hermaphroditism.
her·maph·ro·dite [hə:mǽfrədait] ① 半陰陽者，雌雄同体の．② 両性の(化学で用いる酸性とアルカリ性との)．形 hermaphroditic.
h. duct 半陰陽管(真性半陰陽患者において精管と卵管とを兼ねる管).
h. flower 両性花(雌雄両蕊のある花).
h. ion 双極子イオン，= dipolar ion.
hermaphroditic gland 両性腺，= ovotestis.
her·maph·ro·dit·ism [hə:mǽfrədàitizəm] 半陰陽〔医学〕，雌雄同体.
her·met·ic [hə:métik] ① 気密の．② 神秘の.
h. art 錬金術，= alchemy, hermetics.
h. container 密封容器〔医学〕，気密容器.
h. medicine 魔術〔療法〕，= iantrochemical, paracelsian medicine, spagiric.
her·met·i·cal·ly [hə:métikəli] 気密に.
h. sealed 密封した.
her·mid·in [hɑ́:midin] ヘルミジン(植物酵素性色素でスイギンソウ *Mercurialis annua* の色素発生源．酸化すると，① cyanohermidin (青色)．② chrysohermidin (褐色)を生ずる).
her·mo·dac·tyl [hə̀:mədǽktil] コルヒクム根(*Colchicum luteum* の根茎で，瀉下薬).
her·nia [hɑ́:niə] ヘルニア〔医学〕(臓器または組織が体内の開孔部あるいは欠損部を通して異常部位へ脱出すること).
h. adiposa 脂肪ヘルニア(白線腹腔前脂肪腫が腹壁に出現したこと)，= fat hernia.
h. content ヘルニア内容〔医学〕.
h. corporis vitrei 硝子体脱出.
h. covering ヘルニア被膜〔医学〕.
h. en bissac 二房性ヘルニア.
h. epiploica 網嚢ヘルニア，= epiplocele.
h. in recto 直腸内ヘルニア.
h. inguinalis 鼡径ヘルニア.
h. knife ヘルニア刀〔医学〕，= herniotome.
h. nuclei pulposi 髄核ヘルニア(椎間軟骨髄核の脱出).

h. of broad ligament of uterus　子宮広靱帯ヘルニア.
h. of pelvic floor　骨盤底ヘルニア〔医学〕.
h. of pulp　歯髄ヘルニア（デンチンが髄腔のデンチン壁を通過して脱出するもの）.
h. of umbilical cord　臍帯ヘルニア〔医学〕.
h. of uterus　子宮脱〔医学〕.
h. orifice　ヘルニア門〔医学〕.
h. ring　ヘルニア輪〔医学〕.
h. sac　ヘルニア嚢.
her·ni·al　[hə́:niəl]　脱出の，ヘルニアの，＝herniary.
h. aneurysm　ヘルニア性動脈瘤（内膜が外膜を貫通したもの）.
h. canal　ヘルニア管.
h. inflammation　ヘルニア炎〔医学〕.
h. sac　ヘルニア嚢〔医学〕.
her·ni·a·rin　[hə́:niərin]　ヘルニアリン ㊗ 7-methoxycoumarin $C_{10}H_8O_3$（*Herniaria* 属植物から得られる板状結晶）.
her·ni·at·ed　[hə́:nieitid]　脱出した.
h. disc　椎間板ヘルニア.
h. disk　椎間板ヘルニア〔医学〕.
h. intervertebral disc　髄核ヘルニア，椎間板ヘルニア，＝herniated nucleus pulposus.
h. intervertebral disk　椎間板ヘルニア〔医学〕.
h. nucleus pulposus (HNP)　椎間板ヘルニア〔医学〕，髄核ヘルニア，脱出髄核.
her·ni·a·tion　[hə̀:niéiʃən]　ヘルニア〔医学〕，ヘルニア形成.
h. of intervertebral disk　椎間板ヘルニア〔医学〕.
h. of muscle　筋ヘルニア.
h. of nucleus pulposus　髄核脱出（脊椎の中心部にある半固形性の胚子脊索の残遺物である髄核が左右いずれかの方向に脱出して，慢性腰痛または坐骨神経痛の原因となる）.
hernio-　[hə:niou, -niə]　脱出の意味を表す接頭語.
her·ni·o·ap·pen·dec·to·my　[hə̀:niouæ̀pəndéktəmi]　ヘルニア虫垂切除術.
her·ni·o·en·ter·ot·o·my　[hə̀:niouèntərátəmi]　ヘルニア腸切除術.
her·ni·oid　[hə́:niɔid]　ヘルニア様の.
her·ni·o·lap·a·rot·o·my　[hə̀:nioulæ̀pərátəmi]　ヘルニア切開開腹術，開腹ヘルニア切除術.
her·ni·ol·o·gy　[hə̀:niáləʤi]　ヘルニア学.
her·ni·o·plas·ty　[hə́:niəplæsti]　ヘルニア根治手術〔医学〕.
her·ni·o·punc·ture　[hə̀:niəpʌ́ŋktʃər]　ヘルニア穿刺.
her·ni·or·rha·phy　[hə̀:niɔ́:rəfi]　ヘルニア縫合術〔医学〕.
her·ni·o·tome　[hə́:niətoum]　ヘルニア刀〔医学〕.
her·ni·ot·o·my　[hə̀:niátəmi]　ヘルニア切開術.
he·ro·ic　[hiróuik]　大胆な，思い切った.
her·o·in　[hérouin]　ヘロイン〔医学〕（モルフィンの誘導物で，白色または無色の苦味結晶，塩酸ヘロインとして一時広く用いられた催眠薬），＝diacetylmorphine.
h. addiction　ヘロイン嗜（し）癖〔医学〕.
h. (associated) nephropathy　ヘロイン腎症〔医学〕.
h. dependence　ヘロイン依存〔医学〕.
h. intoxication　ヘロイン中毒〔医学〕.
h. overdose syndrome　ヘロイン過量服薬症候群.
her·o·ine　[hérouin]　ヘロイン，＝heroin.
her·o·in·ism　[hérouinizəm]　ヘロイン中毒症，＝heroinomania.
Herophilus　[hiərάfiləs]　ヘロフィールス（BC 344年頃生まれ，アレキサンドリアに住んだギリシャの医師・解剖学者．特に脳脊髄の系統的研究をなし，脳室，肝，脾，性器などを記述した）.
H. wine-press　静脈洞合流点，＝confluens sinuum，torcular Herophili.
her·pan·gi·na　[hə:pænʤáinə]　ヘルパンギナ，水疱性口峡炎〔医学〕，疱疹性アンギナ（Zahorsky が1920年に記載した小児に好発するコクサッキーウイルスAによる疾患で発熱，口峡，軟口蓋に小水疱，潰瘍を認める）.
her·pes　[hə́:pi:z]　ヘルペス〔医学〕，疱疹（小水疹が集合して皮膚表面に発現する炎症性疾患（Galen），ふく（匐）行疹，ヘルペス）.
h. catarrhalis　カタル性疱疹，＝herpes simplex.
h. circinatus　（輪状白癬），＝tinea circinata.
h. corneae catarrhalis　カタル性角膜疱疹.
h. corneae simplex　単純角膜疱疹.
h. corneae zoster　帯状角膜疱疹.
h. corneae zoster ophthalmicus　眼帯状角膜ヘルペス.
h. desquamans　落屑性疱疹，＝tinea imbricata.
h. digitalis　手指疱疹.
h. encephalitis　ヘルペス脳炎.
h. facialis　顔面疱疹，＝herpes simplex.
h. farinosus　（白癬の一種）.
h. febrilis　熱性疱疹，＝fever blisters.
h. generalisatus　汎発性疱疹.
h. genitalis　陰部疱疹，陰部ヘルペス〔医学〕，＝genital herpes.
h. gestationis　妊娠ヘルペス（疱疹）.
h. iris　虹彩ヘルペス.
h. labialis　口唇ヘルペス（疱疹）〔医学〕.
h. laryngis　喉頭ヘルペス.
h. menstrualis　月経疱疹.
h. mentalis　オトガイ（頤）下疱疹.
h. phlyctaenodes　フリクテン性疱疹，＝dermatitis herpetiformis.
h. praeputialis　包皮ヘルペス.
h. progenitalis　陰部ヘルペス（疱疹）.
h. recurrens　回帰性疱疹.
h. simplex　単純ヘルペス（疱疹）〔医学〕，＝cold-sore，fever blisters.
h. simplex encephalitis　単純ヘルペス脳炎.
h. simplex virus　単純ヘルペスウイルス，単純疱疹ウイルス.
h. simplex virus 1 (HSV-1)　単純ヘルペスウイルス１型（ヘルペスウイルス科のウイルスで，口唇ヘルペスなどの原因となる），＝*Human herpesvirus 1*.
h. simplex virus 2 (HSV-2)　単純ヘルペスウイルス２型（ヘルペスウイルス科のウイルスで，性器ヘルペスなどの原因となる），＝*Human herpesvirus 2*.
h. tonsurans　断髪性帯状疱疹，＝tineatonsurans.
h. tonsurans capillitii　頭部断髪性帯状疱疹，＝trichophytia capillitii.
h. tonsurans maculosus　断髪性斑状疱疹，＝pityriasis rosea.
h. tonsurans vesiculosus　断髪性小水疱性疱疹，＝trichophytia maculovesiculosa.
h. vegetans　（増殖性天疱瘡），＝pemphigus vegetans.
h. virus　ヘルペスウイルス，疱疹ウイルス，＝herpesvirus.
h. whitlow　ヘルペス性瘭疽.
h. zoster　帯状ヘルペス〔医学〕，帯状疱疹〔医学〕（水痘・帯状疱疹ウイルスの感染による脳神経節および脊髄後根の急性炎症性疾患で，神経幹の経路に沿う皮膚表面に炎症性小水疱が発現し，疼痛を伴うのが特徴である），＝acute posterior ganglionitis, shingles, zona, zoster.

h. zoster arsenicalis ヒ素帯状疱疹.
h. zoster gangrenosus 壊疽性帯状疱疹.
h. zoster generalisatus 汎発性帯状疱疹.
h. zoster hemorrhagica 出血性帯状疱疹.
h. zoster ophthalmicus 眼部帯状疱疹.
h. zoster oticus 耳〔性〕ヘルペス，耳性帯状疱疹［医学］（ラムゼイ・ハント症状群．vavicella zoster virus が膝神経節に感染することにより耳介，外耳鼓膜の小水疱の集族，疼痛と同側の顔面神経麻痺を呈する）.
h. zoster varicellosus 水痘状帯状疱疹.
h. zoster virus 帯状ヘルペスウイルス，帯状疱疹ウイルス.
Her·pes·vir·i·dae [hə̀:pi:zvíridi:] ヘルペスウイルス科（二本鎖DNAウイルスで，*Alphaherpesvirinae*, *Betaherpesvirinae*，*Gammaherpesvirinae* の3亜科に分けられる）.
her·pes·vi·rus [hə̀:pi:zváiərəs] ヘルペスウイルス［医学］，疱疹ウイルス.
h. hominis 単純疱疹ウイルス［医学］.
h. varicellae 水痘ヘルペスウイルス［医学］.
her·pet·ic [hə:pétik] ヘルペス〔の〕［医学］，疱疹性の.
h. angina 疱疹性アンギナ［医学］，ヘルペス性アンギナ.
h. fever 疱疹熱.
h. gingivostomatitis ヘルペス（疱疹）性〔歯肉〕口内炎［医学］.
h. keratitis ヘルペス（疱疹）性角膜炎［医学］.
h. meningoencephalitis ヘルペス髄膜脳炎.
h. neuralgia 疱疹性神経痛.
h. pharyngitis 疱疹性咽頭炎.
h. stomatitis ヘルペス〔性〕口内炎［医学］.
h. tonsillitis 疱疹状扁桃炎.
h. ulcer 疱疹性潰瘍.
h. whitlow ヘルペス（疱疹）性ひょう（瘭）疽.
her·pet·i·form [hə:pétifɔ:m] ヘルペス状の，疱疹状の［医学］.
h. impetigo 疱疹状膿か（痂）疹［医学］.
h. pemphigus 疱疹状天疱瘡.
h. syphilid(e) ヘルペス状梅毒疹.
her·pe·tol·o·gy [hə̀:pitάləʤi] ① 水疱性皮膚病学．② 爬虫類学.
Her·pe·tom·o·nas [hə̀:pitάmənəs] ヘルペトモナス属（原虫，トリパノソーマ科の一属．鞭毛は体前端より前方にのび，波動膜を形成しない．無脊椎動物に寄生する）．形 herpetomonad.
her·pe·to·mo·ni·a·sis [hə̀:pitoumənáiəsis] ヘルペトモナス症.
Her·re·ria [hərí:riə] ヘレリア属（リュウゼツラン科の一属）.
H. salsaparilha （根は駆虫薬）.
Herrick, James Bryan [hérik] ヘリック（1861–1954，アメリカの内科医）.
H. anemia ヘリック貧血（鎌状赤血球貧血），= sickle-cell anemia.
Herring–Binet test ヘリング・ビネー試験，= Binet-Simon test.
Herring law ヘリングの法則.
Herring, Percy T. [héəriŋ] ヘリング（1872–1967，イギリスの生理学者）.
H. bodies ヘリング小体（〔脳〕下垂体後葉に散在する小体で神経分泌されるホルモンが神経線維内に貯留したものと考えられている），= hyaline bodies of pituitary.
Herring test ヘリング試験，= Binet-Simon test.
her·ring [hériŋ] ニシン［鰊］.
h. oil ニシン油（ニシンから得られる不揮発性油）.
Herrmann syndrome ヘルマン症候群.
Herrmannsdorfer, Adolph [hə́:mα:nsdɔ:fən] ヘルマンスドルフェー（1889–1969，ドイツの外科医）.
H. diet ヘルマンスドルフェー食，= Sauerbruch-Harrmannsdorfer-Gerson (SHG) diet.
Hers, Henri–Géry [έ:r, hər:z] エール（フランスの生化学者，ハースともいわれる）.
H. disease エール病，= type 6 glycogenosis.
her·sage [ə:sáʒ] [F] 神経線維遊離術（罹患部の末梢神経の内膜鞘を縦に切り，神経線維を微細な線条に分離する手術），= combing of nerve fibers, endoneurolysis.
Hershberg test ヘルシュベルグ試験.
Hershey, Alfred Day [hə́:ʃi:] ハーシー（1908–1997，アメリカの微生物学者．ウイルスの増殖機構と遺伝学的な構造の研究により，M. Delbrueck と S. E. Luria とともに1969年度ノーベル医学・生理学賞を受けた）.
Herter, Christian Archibald [hə́:tər] ハーター（1865–1910，アメリカの医師）.
H.–Heubner disease ハーター・ホイブネル病（小児重症慢性消化不良）.
H. type of infantilism ハーター型幼稚症，= celiac disease, Gee-Herter disease.
Herter test ハーター試験（① インドール検出法で，2% β-naphthoquinone sodium monosulfonate 1滴と，10% KOH 1滴とを加えると青藍色を呈する．② スカトール検査法で，p-dime-thylaminobenzaldehyde 1mL を加えて煮沸すると紫藍色を発生し，塩酸を加えるとさらに増強する）.
Hertwig, Rechard [hə́:twig] ヘルトヴィッヒ（1850–1937，ドイツの動物学者）.
H.–Magendie phenomenon ヘルトヴィッヒ・マジャンディー現象（小脳に病変のある場合，眼球が患側では下方および内側に回転し，反側では上方および外側に偏位する），= middle cerebellar peduncle syndrome, skew deviation.
Hertwig, Wilhelm August Oskar [hə́:twig] ヘルトヴィッヒ（1849–1922，ドイツの発生学者）.
H. epithelial sheath ヘルトヴィッヒ上皮鞘［医学］.
H. sheath ヘルトヴィッヒ上皮鞘（発育する歯根の模型を形成するエナメル器の一部），= Hertwig epithelial sheath.
Hertz, Heinrich Rudolph [hə́:ts] ヘルツ（1857–1894，ドイツの物理学者．1889年振動から起こる電磁波の存在を確かめ，これが反射，屈折，偏りなどの点で光波と同じ性質をもつことを実証した）.
H. experiment ヘルツの実験（電磁波の存在およびその性質を明らかにし，Maxwell の光の電磁理論に確かな基礎を与えた有名な実験）.
H. rays ヘルツ線（波）（赤外線よりも波長の長い光線で，無線電信およびラジオ放送に利用される），= Hertzian waves.
Hertz triad ヘルツ三徴（心臓部疼痛，呼吸促進，心拍促進の心臓神経症を示す三徴候），= phrenocardia.
hertz (Hz) [hə́:ts] ヘルツ［医学］（振動数の単位で，1秒間n回の振動をnヘルツという）.
Hertzel sign [hə́:tsel sáin] ヘルツェル徴候（動脈硬化症では両下肢と一側の上肢の血液循環を圧迫により止めると他側の上肢の血圧が著明に上昇する）.
hertzian experiment ヘルツの実験（火花放電を用いて電磁波の性質を明らかにするために行った実験）.
hertzian rays ヘルツ線（赤外線より長い波長をもつ電磁放射線で，電波のこと）.
hertzian wave ヘルツ波（波長の大きい電波で，無線電信に利用される）.
Herxheimer, Karl [hə́:kshaimər] ヘルクスハイマ

H

ー(1861–1944, ドイツの皮膚科医).

H. fever ヘルクスハイマー熱(ヘルクスハイマー反応に伴う発熱).

H. fibers ヘルクスハイマー線維(皮膚粘液層中にある微細なラセン状線維).

H. reaction ヘルクスハイマー反応(第2期梅毒および回帰熱のペニシリン治療開始後2時間以内に,皮膚病変の不快感が一過性に増悪し,発熱をみる現象.治療により死滅したスピロヘータを抗原とする過敏反応とされている), = Jarisch-Herxheimer reaction.

Herxheimer staining methods ヘルクスハイマー染色法(① 脂肪のズダン染色法. ② 弾力線維染色法(最適固定法には Müller 液を用い,ヘマトキシリン,無水アルコール,水,炭酸リチオム飽和水溶液の溶液で染色,塩化第二鉄液で脱色,水洗する)).

Herying, Théodore [hériŋ] ヘリイング(1847–1925, ポーランドの咽喉科医).

H. benign ulcer ヘリイング良性潰瘍(ヘルペス性小水疱に類似した原因不明の口峡前の潰瘍).

H. sign ヘリイング徴候(口腔から徹照すると上顎洞炎のとき膿のため透光が遮られる), = Voltolini sign.

Herz test [hə́:ts tést] ヘルツ試験(前腕をわずかに屈伸し脈拍数が減少すれば心機能不全のあることを示す).

herz·stoss [hə́:tsstɔs] [G] 心悸動(収縮期中最大拍動点がなく,心臓部が全体として膨隆する現象).

Heschl, Richard [héʃəl] ヘシュル(1824–1881, オーストリアの病理学者).

H. gyrus 横側頭回, ヘシュル回, = transverse temporal convolution.

hesitancy in voiding 遅延性排尿 [医学].

hes·i·tant [hézitənt] ヘジタント.

hesitation mark ためらい傷 [医学].

hesitation wound ためらい創, = tentative wound.

hes·per·a·no·pia [hèspərənóupiə] 夜盲症, = night blindness, nyctalopia.

hes·per·e·tin [hespérətin] ヘスペレチン [化] 3′,5,7-trihydroxy-4′-methoxyflavanone $C_{16}H_{14}O_6$ (ヘスペリジンの水解物で,その非糖質. ビタミンP作用を示すビタミンPのことをヘスペリジンということもある).

hes·per·i·din [hespéridin] ヘスペリジン $C_{28}H_{34}O_{15}$ (ビタミンPに含まれているフラボン配糖体で,カルコーンおよびタンパク質とともに酸化還元系をなす), = citrus-hesperidin, hesperetin-rhamnoglucoside.

hes·per·id·i·um [hespéridiəm] ミカン状果.

hes·per·it·ic ac·id [hespərítik ǽsid] ヘスペリチン酸 [化] isoferulic acid $C_{10}H_{10}O_4$.

Hess, Alfred [hés] ヘス(1875–1933, アメリカの小児科医).

H. test ヘス〔毛細血管抵抗〕試験(ルンペル・レーデ法と同様に血圧計で, 70mmHg, 3分間持続した後の点状溢血斑を検査する方法).

Hess, Carl von [hés] ヘス(1863–1923, ドイツの眼科医).

H. screen ヘススクリーン(眼球の偏位計測に用いる).

Hess diaphragmatic reflex ヘス横隔膜反射(乳房を摩擦すると横隔膜は収縮し,剣状突起は陥凹する).

Hess, G. H. [hés] ヘス(1802–1850, スイス).

H. law ヘスの法則(1840年にヘスが発表した,総熱量不変の法則のこと).

Hess viscosimeter ヘス粘度計(血液,血清などの粘稠度を測る器械).

Hess, Walter Rudolf [hés] ヘス(1881–1973, スイスの生理学者. 内臓機能の中枢性調節,血液の循環作用,呼吸調整などに関する研究がある. 間脳の機能および内臓機能の共働に関する発見により1949年度ノーベル医学・生理学賞を受けた).

Hesse, Hermann [hésə] ヘッセ(ドイツの薬理学者. P. L. Geiger と共同で1833年にアトロピンを分離した).

Hesse symptom ヘッセ徴候(腹膜後腫瘍において腰部交感神経の刺激により下肢の温度は降下し,麻痺の場合には皮膚温度は上昇し,起毛筋反射は消失または減退する).

Hesselbach, Franz Kaspar [hésəlbɑ:k] ヘッセルバッハ(1759–1816, ドイツの外科医).

H. fascia ヘッセルバッハ筋膜.

H. hernia ヘッセルバッハヘルニア(憩室をもつ分葉状大腿ヘルニアで,櫛状筋膜を通過するもの).

H. ligament ヘッセルバッハ靱帯(窩間靱帯), = ligamentum interfoveale.

H. triangle ヘッセルバッハ三角(プパール靱帯,腹壁動脈および腹直筋縁にて囲まれた下腹部の三角で,直接鼡径ヘルニアの起こる部位).

hes·sian fly [hésiən flái] 麦バエ.

het·a·cil·lin [hètəsílin] ヘタシリン [化] 6-(2,2-dimethyl-5-oxo-4-phenyl-1-imidazolidinyl)-3,3-dimethyl-7-oxa-4-thia-1-azabicyclo[3,2,0]heptane-2-carboxylic acid (合成ペニシリン), = phenazacillin.

HETE hydroxyeicosatetraenoic acid ヒドロキシエイコサテトラエン酸の略.

heter- [hetər] 異種または雑種の意味を表す接頭語, = hetero-.

het·er·ad·el·phia [hètərədélfiə] 無頭不完全体結合奇形, = heteradelphous teratism.

het·er·ad·el·phus [hètərədélfəs] 無頭不完全体(無頭の不完全発育児が主体と結合している奇形体).

het·er·a·de·nia [hètərədí:niə] 異所腺組織発生.

het·er·ad·e·no·ma [hètərædinóumə] 硝子様円柱腫.

Heterakis gallinarum ニワトリ盲腸虫(線虫の一種. ニワトリ,シチメンチョウの盲腸に寄生する).

he·ter·a·li·us [hètəréiliəs] (無頭不完全体結合体の極度のもの).

het·er·aux·e·sis [hètərɔ:kzí:sis] 部分的異常発育, = allomorphosis.

het·er·ax·i·al [hetərǽksiəl] 不等軸性の.

het·er·e·cism [hètərí:sizəm] 異種寄生(発育期により異なった宿主に寄生すること). [形] heterecious, heteroecious.

het·er·er·gic [hètərə́:ʤik] 異効力の [医学].

het·er·es·the·sia [hètərisθí:ziə] 異種感覚(皮膚の感覚が所々異なること).

hetero- [hetərou, -rə] 異種または雑種の意味を表す接頭語.

het·er·o·ag·glu·ti·na·tion [hètərouəglù:tinéiʃən] 異種凝集〔反応〕[医学].

het·er·o·ag·glu·ti·nin [hètərouəglú:tinin] 異種凝集素.

het·er·o·al·bu·mose [hètərouǽlbjumous] ヘテロアルブモーゼ(水に不溶,食塩水,酸またはアルカリ液に可溶のアルブモーゼ).

het·er·o·al·bu·mo·su·ria [hètərouælbjumousjú:riə] ヘテロアルブモーゼ尿〔症〕.

het·er·o·al·lele [hètərouəlí:l] 異質対立遺伝単位 [医学].

het·er·o·an·i·so·me·tro·pia [hètərouænaisoumətróupiə] 異種不同視 [医学].

het·er·o·an·ti·bod·y [hètərouǽntibɑdi] 異種抗体 [医学] (異種抗原に対する抗体), = Forssman antibody, heterogenic antibody.

het·er·o·an·ti·gen [hètərouǽntiʤən] 異種抗原

〔医学〕(種類の異なる生物由来の抗原．通常の抗原はこれに属する)．
het·er·o·an·ti·se·rum [hètərouæ̀ntisí:rəm] 異種血清．
het·er·o·at·om [hètərouǽtəm] 異種原子，ヘテロ原子〔医学〕(環式化合物の炭素以外の原子)．
het·er·o·au·to·plas·ty [hètərouɔ́:təplæ̀sti] 異所自己植皮術．
het·er·o·aux·ine [hètərouɔ́:ksin] ヘテロオーキシン [化] 3-indoleacetic acid $C_{10}H_9NO_2$ (Kuegl が尿から分離した成長ホルモン．トリプトファン細菌による分解産物で，カビの中に含まれている物質と同じもの)．
het·er·o·aux·one [hètərouɔ́:ksoun] 成長促進性物質．
het·er·o·bar [hétərəbɑr] 異種元素，異重体〔医学〕．
het·er·o·blas·tic [hètərəblǽstik] 異種組織に由来する．
het·er·o·bol·ic sys·tem [hètərəbálik sístəm] 不等興奮系〔医学〕，異変系．
het·er·o·car·y·on [hètərəkǽriən] 異種接合体〔医学〕．
het·er·o·car·y·o·sis [hètəroukæ̀rióusis] ヘテロカリオシス〔医学〕(異種接合体になるような特性)．
het·er·o·cel·lu·lar [hètərəséljulər] 異種細胞の．
het·er·o·cen·tric [hètərəséntrik] 中心不等の(光線についていう)．
het·er·o·ceph·a·lus [hètərəséfələs] 頭不等奇形児．
het·er·o·cer·cal [hètərəsə́:kəl] ① 歪形の(魚類の尾の)．② 不相称の(ひれの)．
h. fin 不相称ひれ．
het·er·o·chi·ral [hètəroukáirəl] 左右逆転の(形と大きさは同一であるが左と右とが取り替えてあること)．
het·er·o·chla·myd·e·ous [hètərouklәmídiəs] 異花被の．
Het·er·o·chor·dal·i·a·ce·ae [hétəroukɔ̀:dəliéisi-i:] マツモ科(褐藻類)．
het·er·o·chro·ma·sy [hetəroukróuməzi] 異質染色性〔医学〕．
heterochromatic part 異染色質部〔医学〕．
het·er·o·chro·ma·tin [hètəroukróumətin] 異染色質〔医学〕．
het·er·o·chro·ma·to·sis [hètəroukròumətóusis] 異色〔症〕，= heterochromia．
het·er·o·chro·mia [hètəroukróumiə] 異色〔症〕〔医学〕，= heterochromatosis，pleochromia．[形] heterochromic．
h. iridis 虹彩異色〔症〕〔医学〕．
h. uveae ぶどう膜異色〔症〕．
heterochromic cataract 虹彩異色性白内障．
heterochromic cyclitis 異虹彩性毛様体炎．
heterochromic uveitis 異色素性ぶどう膜炎．
heterochromosomal abnormality ヘテロ(異種)染色体異常〔医学〕．
het·er·o·chro·mo·some [hètəroukróuməsoum] 異形染色体〔医学〕，= allosome．
het·er·o·chro·mous [hètəroukróuməs] 異色性の．
het·er·o·chron [hétərəkrɑn] 異常時の．
het·er·o·chro·nia [hètəroukróuniə] 不同時性〔医学〕，期外発生(① 意外または定期以外に現象が起こること．② 2つの事項が速度または時間が異なって起こること．③ 筋と神経の時値が100%以上異なること)，= aberratio temporis．[形] heterochronic，heterochronous．
het·er·o·chro·nism [hètəroukróunizəm] 異時値性〔医学〕，不同時性，= heterochronia．
heterochthonous blastoma 異所性芽細胞腫(奇形腫)．
het·er·o·chy·lia [hètəroukáiliə] 胃液分泌不同〔症〕〔医学〕，胃液分泌変動症．
het·er·o·ci·ne·sia [hètərəsiní:siə] 異運動症(患者が命ぜられたものと異なった運動を行うこと)，= heterocinesis．
het·er·o·clad·ic [hètərəklǽdik] 異終末動脈枝吻合(異なった終末動脈枝の吻合)．
h. anastomosis 異動脈吻合．
het·er·o·cli·ci·ty [hètərəklísiti] ヘテロクリシティ(ある物質を免疫して得られた抗体が，それ以外の物質により強い親和性を示す現象)．
het·er·o·clit·ic [hètərəklítik] ヘテロクリティック(ヘテロクリシティを示すこと)．
h. antibody ヘテロクリティック抗体(免疫に用いた抗原以外の抗原に，免疫原以上の高い親和性で結合する抗体)．
het·er·o·com·ple·ment [hetərəkámplimənt] 異種補体(両受体を供給する動物と異なった種類の動物からの補体)．
het·er·o·com·ple·men·to·phil·ic [hètərəkàm-plimèntəfílik] 異種補体親和性の．
het·er·o·cra·nia [hètəroukréiniə] 非対頭蓋．
het·er·o·crine [hétərəkri:n] 異〔質〕分泌の(2種以上の物質を分泌する)．
h. gland 異質分泌腺，ヘテロクリン腺〔医学〕．
he·te·roc·ri·sis [hètərákrisis] 異常分利．
hetero-cultural stress syndrome 異文化ストレス症候群．
het·er·o·cy·clic [hètərəsáiklik] 複素環の〔医学〕，複素環式(化合物の)．
h. compound 複素環式化合物〔医学〕(炭素以外の元素を環内に含む環状化合物)．
h. N-oxide 複素環式窒素酸化物〔医学〕．
h. oxide 複素環式酸化物〔医学〕．
h. ring 複素環式〔化合物〕．
het·er·o·cyst [hétərəsist] ヘテロシスト．
het·er·o·cyte [hétərəsait] 異種細胞(藍藻類の)．
het·er·o·cy·tol·y·sin [hètərousaitálisin] 異種細胞溶解素，= heterolysin．
het·er·o·cy·to·sis [hètərousaitóusis] 異種赤血球症(変形赤血球症の一種)．
het·er·o·cy·to·tox·in [hètərousàitətáksin] 異種細胞毒素．
het·er·o·cy·to·trop·ic [hètərousàitətrápik] 異種細胞親和性の．
h. antibody 異種〔細胞〕親和〔性〕抗体〔医学〕．
He·te·rod·er·a [hètərádərə] ヘテロデラ属(線虫．食用植物の根茎などに寄生する)．
het·er·o·der·mic [hètəroudə́:mik] 異種植皮の．
h. graft 異種植皮(別の種の動物の皮膚を移植すること)，= heterograft．
het·er·o·des·mot·ic [hètəroudesmátik] 神経系の異所線維吻合の．
h. fiber 異種灰白質結合〔白色〕線維．
het·er·o·did·y·mus [hètərədídiməs] 異種結合体，= heterodymus．
he·ter·o·di·mer [hèteroudáimər] ヘテロダイマー．
het·er·o·dont [hétərədɑnt] 異形歯．↔ homodont．
het·er·o·don·tia [hètərədánʃiə] 不同歯型，異形歯形，異形歯性〔医学〕(各歯群を構成する歯は歯列上の位置に従ってそれぞれ特有の形態を備えている状態)．
het·er·o·dro·mia [hètəroudróumiə] 逆運動性，逆伝導性．[形] heterodromic，heterodromous．
het·er·o·du·plex [hètəroudjú:pleks] 異種二重ラセン，ヘテロデュプレックス，ヘテロ二重鎖〔医学〕．
h. analysis ヘテロデュプレックス分析(DNA 相互の相補性を検出するため考案された方法)．

H

het·er·od·y·mus [hètərádiməs] 異種結合体(頭と頸とのみをもつ不全副体が主体の前面に癒合している奇形).
het·er·od·y·nam [hètərádinæm] 偏性的な(花粉管の長さが不同なこと).
het·er·o·dys·tro·phy [hètərədístrəfi] 異種食物性異栄養症.
het·er·o·e·cium [hètərouí:ʃiəm] 異種寄生.
het·er·o·er·o·tism [hètərouérətizəm] 対象愛(自分のほかに相手を求める欲動). → autoeroticism.
het·er·o·fer·men·ta·tion [hètəroufə:məntéiʃən] 異種発酵(本来反応以外の作用を示す菌についていう).
het·er·o·fer·men·ta·tive [hètəroufə:méntətiv] 異種発酵〔性〕の〔医学〕, ヘテロ発酵〔性〕の〔医学〕.
heteroform ferment 異型酵素〔医学〕(自体およびほかの種類を分解する細菌酵素).
het·er·o·fruc·tose [hètərəfrʌ́ktous] ヘテロフラクトース, ガンマフラクトース(果糖の不安定型).
het·er·o·gam·ete [hètərəgǽmi:t] 異型配偶子〔医学〕.
het·er·o·ga·met·ic [hètərougəmétik] 異型配偶子の.
h. sex 異型配偶子をもつ性〔医学〕.
het·er·o·gam·e·ty [hètərəgǽmiti] 異型配偶子性〔医学〕.
het·er·og·a·mous [hètərágəməs] 異型接合の.
het·er·og·a·my [hètərágəmi] 異型生殖〔医学〕, 異胎接合, 配偶子二型.
het·er·o·gan·gli·on·ic [hètərougæŋgliánik] 異種神経節の(交感神経節が多種類の組織や線維と連結していることについていう).
het·er·o·gen [hétərəʤən] 異種原.
het·er·o·gen·e·ic [hètərəʤéniik] 異種遺伝子型の.
h. antigen 多様性抗原, = heterologous antigen.
h. immune disease 異種免疫疾患, = xenogeneic immune disease.
het·er·o·ge·ne·i·ty [hètərouʤəní:iti] ① 多様性, 不均一性, 異質〔性〕, 異性(異種の成分または部分からなること), = heterogenous system. ② 多相系. 形 heterogenous.
h. of mitochondria ミトコンドリアの多様性.
het·er·o·ge·ne·ous [hètərouʤí:niəs] 異種の〔医学〕, 不均質の〔医学〕. ↔ homogeneous.
h. catalysis 不均一〔系〕触媒〔作用〕〔医学〕.
h. enzyme immunoassay 異種酵素免疫測定法.
h. equilibrium 不均質平衡, 多相平衡.
h. polymerization 不均一〔系〕重合〔医学〕.
h. radiation 多色放射線(異なった波長をもつ放射線).
h. reaction 不均一〔系〕反応〔医学〕, 不均質反応.
h. substance 不均質体.
h. system 不均質系〔医学〕, 多相系(物理的に分離し得る物質からなる系で, 懸濁液や乳液のようなもの).
h. vaccine 異種〔菌〕ワクチン〔医学〕.
het·er·o·gen·e·sis [hètərəʤénisis] ① 無性生殖, 異常発生〔医学〕, 異型発生, 世代交番(配偶子と処女生殖との交番). ② 多相. 形 heterogenetic, heterogenous.
het·er·o·ge·net·ic [hètərouʤənétik] 異原の〔医学〕, 異質の, 異種の(多くの種において広く分布していることの表現).
h. antibody 異種抗体〔医学〕.
h. antigen 異種抗原, 異原性抗原(系統発生学的に関係のない異種間に存在する抗原をいう. 大部分の抗原はこれに属する), = heterologous antigen, heterophile antigen.
h. impulse 異種性衝動.
het·er·o·gen·ic [hètərəʤénik] 異種発生の, 多相性の(染色体の位置に異種の対性因子が含まれている多相性生体についていうので, 二相性生体については雑種発生と同じ). 名 heterogenicity.
h. antibody 非特異性抗体, 異種抗体(直接抗原に無関係な種族発生上の抗原に反応するもの), = Forssman antibody.
h. antigen 異種抗原(非対応抗原).
h. development 間接発育.
het·er·o·gen·i·za·tion [hètərouʤènizéiʃən] 異物化.
het·er·og·e·note [hètərouʤí:nout] ヘテロジェノート, 異型遺伝子接合体.
het·er·og·e·nous [hètəráʤənəs] 不均質の, 異質性の(異なる性質, 特徴をもつ部分からできている).
h. nuclear RNA (hnRNA) ヘテロ核 RNA.
h. vaccine 異種ワクチン.
het·er·o·glob·u·lose [hètərouglábjulous] ヘテログロブロース(グロブリンから得られるヘテロアルブモーゼ).
het·er·o·glu·cose [hètərouglú:kous] ヘテログルコース, = gamma(γ)-glucose.
het·er·o·gly·can [hètərougláikən] ヘテログリカン, = heteropolysaccharide.
heterogonic growth 不等成長, = relative growth.
heterogonic life cycle ヘテロゴニー生活環.
het·er·og·o·ny [hètərágəni] 異種世代交番, 周期性単為生殖, ヘテロゴニー(異世代生殖).
het·er·o·graft [hétərəgræ̀ft] 異種植皮, 異種移植片〔医学〕(最近は用いられない語), = xenograft.
het·er·og·ra·phy [hètərágrəfi] 異種書字症(意志に外れた書字).
het·er·o·he·mag·glu·ti·na·tion [hètərouhì:məglù:tinéiʃən] 異種赤血球凝集反応(ある動物の凝集素が異なる動物種の赤血球を凝集させること).
het·er·o·he·mag·glu·ti·nin [hètərouhì:məglú:tinin] 異種血球凝集素.
het·er·o·he·mol·y·sin [hètərouhimálisin] 異種溶血素〔医学〕.
het·er·o·hex·o·san [hètərəhéksəsæn] ヘテロヘキソサン(六炭糖類を含有する異質糖類の総称で, lignocellulose, pectocellulose, lipocellulose を含む).
het·er·oid [hétərɔid] 異質の.
het·er·o·im·mune [hètərouimjú:n] 異種免疫の〔医学〕.
het·er·o·im·mun·i·ty [hètərouimjú:niti] 異種免疫(異種動物由来細胞で免疫する).
het·er·o·im·mu·ni·za·tion [hètərouimjunizéiʃən] 異種免疫.
het·er·o·in·oc·u·la·tion [hètərouinɑ̀kju:léiʃən] 一個人から他人への接種.
het·er·o·in·tox·i·ca·tion [hètərouintɑ̀ksikéiʃən] 外因中毒.
het·er·o·kar·y·on [hètərəkǽriən] ヘテロカリオン〔医学〕, 異核共存体〔医学〕(① 遺伝子型の異なる核が共存している菌糸細胞または菌糸体. ② 遺伝的に異なるプロトプラスト間の融合産物で, 核融合をしていないもの), = heterocaryon.
het·er·o·kar·y·o·sis [hètəroukæ̀rióusis] ヘテロカリオシス〔医学〕, 異核接合.
het·er·o·ker·a·to·plas·ty [hètərəkérətəplæ̀sti] 異種角膜移植術(主として動物の角膜からの).
het·er·o·ki·ne·sia [hètəroukainí:siə] ヘテロキネシア〔医学〕(減数分裂において性染色体が配偶子に遠心性配列を示す期).
het·er·o·ki·ne·sis [hètəroukainí:sis] ヘテロキネシス(減数分裂期においてX, Y染色体が互いに分かれて分布すること).
het·er·o·la·lia [hetərouléiliə] 異語症〔医学〕(言おうとする語と異なった語を発すること), = heterophasia.
het·er·o·lat·er·al [hètərəlǽtərəl] 対側の. ↔ ipsilateral.
het·er·o·lit·er·al [hètərəlítərəl] 錯音の, 錯字の(綴字を取り違えて発音すること).
het·er·o·lith [hétərəliθ] 非鉱物性内臓結石.
het·er·o·log [hétərəlɑg] 異類.
het·er·ol·o·gous [hètərɑ́ləgəs] 非定型の, 異種の〔医学〕, 異性の〔医学〕, 異形の. ↔ homologous.
h. anaphylaxis 異種アナフィラキシー〔医学〕.
h. antibody 異種抗体〔医学〕.
h. antigen 異種抗原, = heterogenic antigen.
h. antiserum 異種抗血清.
h. artificial insemination 非配偶者間人工授精〔医学〕.
h. fertility 有配偶妊娠率〔医学〕.
h. graft 異種植皮, = heteroplastic graft.
h. immunity 異種免疫.
h. insemination with donor's semen 非配偶者受精〔医学〕.
h. passive cutaneous anaphylaxis 異種受動性皮膚アナフィラキシー〔医学〕.
h. serum 異種血清(受血者とは異種に属する動物から得られる血清).
h. stimulus 異種刺激(神経の全経路に対して作用を起こすもの).
h. strain 異型株.
h. tissue 異質組織.
h. transplantation 異種(ヘテロ)移植〔医学〕(異種の個体間での移植), = xenotransplantation.
h. tumor 異種組織腫瘍, = heterotypic tumor.
h. twins 二卵性双胎, = dichorial twins.
h. vaccine 異種ワクチン〔医学〕(ある微生物の感染予防のために異種の微生物をワクチンとして用いること. 痘瘡と牛痘など).
het·er·ol·o·gy [hètərɑ́ləʤi] 異常発生(① 構造, 配列, または形成条件の異なること. ② 構造がほぼ同一であるが性状の異なった化合物の相関性についていう術語(化学の)).
het·er·ol·y·sin [hètərɑ́liisin] 異種溶解素〔医学〕(異種動物細胞に溶解作用を及ぼす溶解素).
het·er·ol·y·sis [hètərɑ́lisis] 異種溶解〔医学〕(異種からの溶解成分による細胞やタンパク質の溶解).
het·er·o·ly·so·some [hètərəláisəsoum] ヘテロライソゾーム(貪食中の異物が存在するライソゾーム).
het·er·o·lyt·ic [hètərəlítik] 異種溶解の.
het·er·o·mas·ti·gote [hètərəmǽstigout] 異鞭毛動物(前後の方向に向かう鞭毛をもつもの).
het·er·om·er·al [hètərɑ́mirəl] 異節の, = heteromeric.
h. cell 異節層細胞(交連細胞. 脊髄灰白質細胞が反対側灰白質に交連するもの).
het·er·o·mer·ic [hètərəmérik] 異節の(脊髄の一側から起こり交連を通って他側に突起を出すニューロンについていう), = heteromeral, heteromerous.
h. gene 異価同義遺伝子〔医学〕.
het·er·om·er·ous [hètərɑ́mirəs] 異節の, = heteromeric.
het·er·om·er·y [hètərɑ́məri] 不等同義因子遺伝, 量的変異, 異数性(花の分類上の).
het·er·o·me·tab·o·ly [hètərəmitǽbəli] 不完全変態.
het·er·o·met·a·pla·sia [hètərəmètəpléiziə] 異種組化成.
het·er·o·met·ria [hètərəmétriə] 異量性〔医学〕.
het·er·o·me·tro·pia [hètəroumitróupiə] 異視症(両眼の屈折度が不均等なこと).
het·er·om·e·try [hètərɑ́mitri] ヘテロメトリー, 量的異常性(量的に生活現象が異常を呈することで, 筋の萎縮, 痙攣, 内分泌機能の障害, 血圧の異常, 発育異常などを含む).
het·er·o·mor·phic [hètəroumɔ́:fik] 異形の.
h. pair 異形対(染色体の)〔医学〕.
het·er·o·mor·phism [hètəroumɔ́:fizəm] ① 異形性〔医学〕(形と大きさの異なった状態). ② 同質異像(同一物質が異なった形で結晶すること). ③ 不規則構造(組織構造と細胞の形と大きさが不同であること). ④ 対性染色体不同(X 染色と Y 染色のような). 形 heteromorphic.
het·er·o·mor·pho·sis [hètəroumɔ́:fəsis] ① 異形再生〔医学〕, 異形態症(喪失した器管と再生した器官が異なること). ② 完全変態. ③ 異質補充. 形 heteromorphous, heteromorphic.
het·er·o·mor·phous [hètəroumɔ́:fəs] 異形の〔医学〕.
h. flower 異形花.
h. lichen 異層地衣.
het·er·o·mor·phy [hètəroumɔ́:fi] 異形. 形 heteromorphous.
Het·er·o·ne·mer·te·a [hètərounimə́:tiə] 異紐虫目(紐形動物, 無針綱の一目), = heteronemertine worms.
het·er·o·ne·phrol·y·sine [hètərounifrɑ́lisin] 異種腎臓毒.
heteronome reaction 異質反応〔医学〕.
het·er·on·o·mous [hètərɑ́nəməs] ① 不等の. ② 他律の(異なった発生原則または特異性をもつことで, 心理学では他人の意志に服従すること).
h. metamerism 不等体節制.
het·er·on·o·my [hètərɑ́nəmi] 不等性, 異規. 形 heteronomous.
het·er·o·nym [hétərənim] 異音異語〔医学〕, 同形異音異語.
het·er·on·y·ma [hètərɑ́nimə] 異名, 反対関係. 形 heteromymous.
het·er·on·y·mous [hètərɑ́niməs] 異名の〔医学〕.
h. diplacusis 異名複聴〔医学〕.
h. diplopia 異名複視(交差複視), = crossed diplopia, d. heteronyma.
h. hemianopsia 異側〔性〕半盲〔症〕〔医学〕, 交差半盲.
h. image 異名像(物体よりも遠位にある点を注視する時に見える2像).
h. motoneuron 異名運動ニューロン〔医学〕.
h. muscle 異名筋〔医学〕.
h. parallax 異名視差(閉鎖眼に向かう視差).
het·er·o-os·te·o·plas·ty [hétərouɑ́stiəplæsti] 異種骨移植術.
hetero-ovular twins 二卵性双胎, = heterologous twins.
het·er·op·a·gus [hètərɑ́pəgəs] ヘテロパグス, = heterodymus.
het·er·o·pan·cre·a·tism [hètərəpǽŋkriətizəm] 膵臓多機能〔性, 症〕.
het·er·op·a·thy [hètərɑ́pəθi] ① 異常過敏性(刺激に対して). ② 逆症療法, = allopathy.
het·er·o·pen·to·san [hètərəpéntəsæn] (五炭糖基を含有する複素性化合物の総称).
het·er·o·phag·o·some [hètərəfǽgəsoum] ヘテロファゴソーム(貪食中の異物が存在するファゴソーム).
het·er·oph·a·gy [hètərɑ́fəʤi] 異食作用.
het·er·oph·a·ny [hètərɑ́fəni] 異形質表現〔性〕〔医学〕, 同質異像(同一物質が異像を呈すること).

H

het·er·o·pha·sia [hètəroufé́iziə] 異語症(部分的失語症の一型で，言おうとすることと異なった言語を用いること)，= heterophasis.
het·er·o·phe·mia [hètəroufí:miə] 言語錯誤症，= heterophemy.
het·er·o·phil(e) [hétərəfil] 異種親和〔性〕の〔医学〕，異好性の，異染色性の，= heterophilic.
h. antibody 異種〔細胞〕親和〔性〕抗体〔医学〕，異好抗体(抗血清または患者血清が，免疫原となった異種抗原と一見無関係な抗原と交差反応性を示す場合があり，この交差反応性が系統発生の順序を無視したパターンを示すとき，その抗体を異好抗体という)，= Forssman antibody.
h. antibody reaction 異種抗体反応，異好抗体反応，= Paul-Bunnell test.
h. antigen 異好性抗原，異原性抗原.
h. antigen combination 異種親和性抗原〔医学〕.
h. granulocyte 異染〔性〕顆粒球〔医学〕.
h. leukocyte 異染性白血球〔医学〕(すべての脊椎動物の血液中最も多数に存在する白血球で，その原形質は酸性，塩基性または両性の染色を呈する).
h. progranulocyte 異染〔性〕前顆粒球〔医学〕，前好異球.
het·er·o·phil·ic [hètərəfílik] 異好性の.
h. bacteria 有機栄養菌〔医学〕.
het·er·o·pho·nia [hètəroufóuniə] 音声異常，声音異常〔医学〕，= heterophony.
het·er·o·pho·ral·gia [hètəroufourǽlʤiə] 疼痛性斜位(眼球の).
het·er·o·pho·ria [hètəroufɔ́:riə] 〔眼球〕斜位〔医学〕(両眼視では視線が正しく物体に向かうが，一眼を遮蔽すると，その眼が目標を外れて一方に偏り，遮蔽を除くと再び回復して不活発ながら目標に向かって戻る異常で，外斜位，内斜位，上斜位，下斜位などとともにこれらの共存するすべての斜位を含む総称)，= dynamic, latent, suppressed squint. 形 heterophoric.
het·er·o·phos·pha·tase [hètərəfásfəteis] ヘテロホスファターゼ(hexokinase に類似するリン酸酵素．Euler). → phosphorylase.
het·er·o·phra·sia [hètəroufréiziə] (錯語)，= paraphrasia.
het·er·o·phthal·mia [hètərɑfθǽlmiə] 異色眼，異軸眼，= heterophthalmos.
het·er·oph·thon·gia [hètərɑfθáŋʤiə] 言語異常.
het·er·o·phy·di·a·sis [hètəroufidáiəsis] 異形吸虫症，= heterophyiasis.
Het·er·oph·y·es [hètərɑ́fii:z] 異形吸虫属(吸虫，異形吸虫科の一属．小形の吸虫で鳥類や哺乳類の腸管に寄生する).
het·er·o·phy·i·a·sis [hètəroufiáiəsis] 異形吸虫症〔医学〕(異形吸虫属の寄生による疾患で，腹痛と粘液便性下痢が特徴)，= heterophydiasis.
Het·er·o·phy·i·dae [hètəroufáiidi:] 異形吸虫科(吸虫の一科．小形で卵円形または洋ナシ形の吸虫で脊椎動物の小腸に寄生する．*Heterophyes* 属や *Metagonimus* 属にはヒトの寄生種を含む).
het·er·o·phyl·lous [hètərəfíləs] 異形葉の(同一枝葉に多形の葉のあること). 名 heterophylly.
het·er·o·pla·sia [hètəroupléiziə] 異形成〔医学〕(組織奇形の発生は，その組織の異常方向への分化の結果できると考えられる表現で，Orth の変形成 alloplasia とほぼ同一の意味).
het·er·o·plasm [hétərəplæzm] 異常組織(異形を形成する組織(異形組織)).
het·er·o·plas·my [hètərəplǽzmi] ヘテロプラスミー〔医学〕.
heteroplastic graft 異種植皮，= heterograft.
heteroplastic transplantation 異種〔間〕移植〔医学〕.
het·er·o·plas·tid [hètərəplǽstid] 異種移植片(他人または動物からの移植用組織).
het·er·o·plas·ty [hètərəplǽsti] 異種組織移植術，異種間移植〔医学〕.
het·er·o·ploid [hétərəplɔid] 異数体〔医学〕(ゲノムの一部のみが増加した染色体数).
het·er·o·ploi·dy [hétərəplɔ̀idi] 異類体性，非倍数性，異数性〔医学〕(種族特有のハプロイドの倍数の染色体をもたないこと). 形 heteroploid.
Het·er·op·o·da [hètərɑ́pədə] アシダカクモ〔脚高蜘蛛〕属(*H. venatoria* はバナナの輸送に伴う大型の毒グモ).
het·er·op·o·dal [hètərɑ́pədəl] 異突起性の(神経細胞の突起についていう).
het·er·o·po·lar [hètəroupóulər] 異極性の.
h. bond 異極結合〔医学〕，= heteropolar linkage.
h. compound 異極化合物.
h. linkage 異極結合，= heteropolar bond.
het·er·op·o·ly-ac·id [hètərɑ́pəli ǽsid] ヘテロポリ酸，異核縮合酸(Mo，W などがリン，ケイ素，ホウ素，ヒ素などの酸素酸との間につくる複雑な酸素酸).
het·er·o·pol·y·mer [hètərəpɑ́limər] ヘテロ重合体〔医学〕.
het·er·o·pol·y·sac·cha·ride [hètərəpɑ̀lisǽkəraid] 複合多糖類(2種以上の単糖からなるもの)，= complex polysaccharide.
het·er·o·pros·o·pus [hètərəprɑ́səpəs] 二顔結合体(反対に面する二顔が結合した奇形)，= janiceps.
het·er·o·pro·te·ose [hètərəpróutious] ヘテロプロテオース(タンパク質が分解してペプトンに変ずる中間産物).
het·er·op·sia [hètərɑ́psiə] 不同視，= anisopia.
het·er·o·psy·cho·lo·gic [hètərəsàikəlɑ́ʤik] 他思考性の(自己以外に構成された思考の).
Het·er·op·ter·a [hètərɑ́ptərə] 異翅類(翅は膜質と基部の硬質とからなる．ナンキンムシ〔南京虫〕*Cimex* などを含む)，= true bugs.
het·er·op·tics [hètərɑ́ptiks] 曲視，視力異常，= perverted vision.
het·er·o·pyk·no·sis [hètəroupiknóusis] ① 異常濃縮(細胞の部分が不同染色を呈すること). ② 密度分布異常〔医学〕.
het·er·o·pyk·not·ic [hètəroupiknɑ́tik] 異常濃縮〔性〕の，密度分布異常の.
het·er·o·re·cep·tor [hètərouriséptər] 異種受容体，ヘテロ受容体.
Het·er·o·rex·ia [hètərəréksiə] 食味異常.
Het·er·o·sac·cha·ride [hètərəsǽkəraid] 異糖類(糖類と非糖類とからなる多糖類).
het·er·o·scope [hétərəskoup] 斜視〔方向〕鏡.
het·er·os·co·py [hètərɑ́skəpi] 斜視〔方向〕計測法.
het·er·o·se·ro·the·ra·py [hètərousì:rəθérəpi] 異種血清療法.
het·er·o·sex·u·al [hètərousékʃuəl] 異性愛. ↔ homosexual.
h. intercourse 異性間性交〔医学〕.
h. perversion 異性色情倒錯〔症〕〔医学〕.
h. twin 異性双胎児〔医学〕.
het·er·o·sex·u·al·ism [hètərəsékʃuəlizəm] 異性愛，= heterosexuality.
het·er·o·sex·u·al·i·ty [hètərousekʃuǽliti] 異性愛〔医学〕，= heteroerotism. 形 heterosexual.
het·er·o·side [hétərəsaid] 配糖体，= glycoside.
het·er·o·sis [hètəróusis] 雑〔種〕強勢〔医学〕，ヘテローシス〔医学〕(雑種第一代が特に強勢を呈すること)，= hybrid vigor.

het·er·os·mia [hètərásmiə] 錯嗅症(嗅覚の種類を誤まること).
het·er·o·some [hétərəsoum] 副染色体, = accessory chromosome.
het·er·o·spe·cif·ic [hètərouspesífik] 異種特異的な.
het·er·o·spore [hétərəspɔ:r] 異形胞子(小大の胞子が混在すること). 形 heterosporous.
Het·er·o·stig·ma·ta [hètəroustígmətə] 異気門類(ダニ. 気管系および気門は雌虫のみにあり, 体の頭胸部と腹部とに区別され, 腹部は体節を示す).
het·er·os·ty·ly [hètərástili] ① 長短花柱, 異表花柱. ② 雌雄異種性, = dimorphism.
het·er·o·sug·ges·ti·bil·i·ty [hètərousəʤèstibíliti] 他者暗示(他人の影響に敏感なこと).
het·er·o·sug·ges·tion [hètərousəʤésʧən] 他者暗示.
het·er·o·tax·ia [hètərətǽksiə] 内臓錯位, 内臓逆位〔症〕[医学] (単体奇形の一つで, 内臓が正常とまったく反対の位置にある場合をいう), = heterotaxy.
het·er·o·tax·ic [hètərətǽksik] 内臓錯位〔症〕の, 錯位の.
het·er·o·tax·is, het·er·o·tax·y [hètərətǽksis, hétərətæ̀ksi] 内臓錯位, = heterotaxia.
het·er·o·thal·lic [hètərəθǽlik] 異株性の, 性的異質接合性の, 雌雄異型の [医学].
het·er·o·thal·lism [hètərəθǽlizəm] 雌雄異体, ヘテロタリズム.
het·er·o·ther·a·py [hètərəθérəpi] 逆療法, 非特異療法.
het·er·o·therm [hétərəθə:m] 異温動物.
het·er·o·ther·mic [hètərəθə́:mik] 異温性の(下等な哺乳類は一般に体温が低く, 外温や活動状態に応じて著しく変動することがある. このような状態を異温性という).
het·er·ot·ic [hètərátik] ヘテロ強勢の [医学], 異種強勢の [医学], 雑種強勢の.
het·er·o·to·nia [hètərətóuniə] 緊張変動 [医学], 張力差異.
het·er·o·tope [hétərətoup] 異位元素(原子番号の異なる元素). ↔ isotope.
het·er·o·to·pia [hètərətóupiə] ① 異所性, 組織異所発生 [医学] (部位的異常), = heterotopy. ② 転位.
het·er·o·top·ic [hètərətápik] 迷入〔性〕の, 異所〔性〕の.
 h. beat 異所性拍動 [医学].
 h. bone formation 異所性骨化. → heterotopic ossification.
 h. bones 異所骨.
 h. differentiation 異所性分化.
 h. endometriosis 異所性子宮内膜症 [医学].
 h. epithelium 異所性上皮.
 h. graft 異所移植片 [医学], 異所移植(本来の部位以外に移植すること).
 h. gray matter 異所性灰白質 [医学].
 h. heart transplantation 異所性心臓移植 [医学].
 h. liver 異所性肝 [医学].
 h. liver transplantation 異所性肝移植 [医学].
 h. ossification 異所性骨化(本来骨形成のみられない部位に認められる骨形成の総称), = heterotopic bone formation.
 h. pain 異所痛.
 h. pancreas 異所性膵 [医学].
 h. parasitism 異所寄生.
 h. pregnancy 異所妊娠(重複妊娠で, 1児は子宮内, ほかは子宮外にあるもの).
 h. stimulus 異所性刺激.
 h. tissue 異所性組織.
 h. transplantation 異所性移植.
het·er·ot·o·py [hètərátəpi] 異所性 [医学].
het·er·o·tox·in [hètərətáksin] 異種毒素, 外因性毒素.
het·er·o·tox·is [hètərətáksis] 外因性中毒症.
het·er·o·trans·fu·sion [hètəroutrænsfjú:ʒən] 異種輸血.
het·er·o·trans·plant [hètərətrǽnsplæ̀nt] 異種移植片, ヘテロ(異種)移植組織 [医学].
het·er·o·trans·plan·ta·tion [hètəroutræ̀nsplæntéiʃən] 異種移植 [医学].
Het·er·o·trich·i·da [hètəroutríkidə] 異毛目(原生動物).
het·er·o·tri·cho·sis [hètəroutrikóusis] 異毛症 [医学] (身体の各部位に異色の毛が生えること). 形 heterotrichous.
 h. supercilliorum 異色眉毛症(von Walther).
het·er·o·troph [hétərətrɑ̀f] 従属栄養生物(炭素および窒素を含む有機化合物を栄養上必要とする生物).
het·er·o·troph·ic [hètərətráfik] 従属栄養の.
 h. bacteria 従属栄養細菌.
het·er·o·troph·ism [hètəroutróufizəm] 従属栄養, = heterotrophy.
het·er·ot·ro·phy [hètərátrəfi] 従属栄養〔性〕[医学], = heterotrophia. 形 heterotrophic.
het·er·o·tro·pia [hètəroutróupiə] 異方視, 斜視, = heterotropy, strabismus.
heterotropic chromosome 異形染色体 [医学].
heterotropic enzyme ヘテロトロピック酵素.
heterotropic parasitism 異所寄生〔性〕(寄生虫の寄生部位は種により一定しているが, ときには本来の寄生部位以外の器官に寄生し, 成熟することがあり, この現象をいう).
heterotropic pregnancies 異所性同時妊娠.
het·er·ot·ro·pism [hètərátrəpizəm] 斜視症.
het·er·o·tryp·sin [hètərətrípsin] ヘテロトリプシン(膵臓にある酵素の一つ).
het·er·o·typ·ia [hètərətípiə] 異型性 [医学].
het·er·o·typ·ic [hètərətípik] 異形の(特に胚細胞の第1減数分裂についていうこともある).
 h. antibody 異種抗体 [医学].
 h. mitosis 異型核分裂(成熟分裂のうち染色体数が半減する分裂をいう. 多くは第1分裂がこれに相当する).
 h. vaccine 異型ワクチン [医学].
het·er·o·typ·ic·al [hètərətípikəl] 異形の(特に胚細胞の第1減数分裂についていうこともある).
 h. chromosome 異型染色体, = accessory chromosome.
 h. division 異型分裂 [医学].
het·er·o·ty·py [hétərətaipi] ① 異型性 [医学]. ② 非定型性 [医学].
het·er·o·vac·cine [hètərəvǽksi:n] 異種ワクチン [医学] (非特異的療法に用いるもの).
 h. therapy 異種菌ワクチン療法.
het·er·o·xan·thine [hètərəzǽnθi:n] ヘテロキサンチン 化 7-methyl-2,6-diketopurine $C_6H_6N_4O_2$ (カフェインまたはほかのプリン体が尿中に排泄される型), = methyl xanthine, monomethylxanthine.
het·er·o·xen·ous [hètərəzénəs] 多宿主性の(生活環を完成するために寄生虫が多数の宿主を要求することについていう). 名 heteroxeny.
het·er·o·zo·ic [hètərouzóuik] 異種動物の.
het·er·o·zy·goc·i·ty [hètərouzaigásiti] ヘテロ接合, 異型接合.
het·er·o·zy·go·sis [hètərouzaigóusis] 異型接合 [医学]. 形 heterozygous.
het·er·o·zy·gos·i·ty [hètərouzaigásiti] ヘテロ接

合性，異型接合性〔医学〕.
het·er·o·zy·gote ［hètərouzáigout］ ヘテロ接合体，異型接合体〔医学〕（不純接合体）.
het·er·o·zy·gous ［hètərouzáigəs］ ヘテロ接合の，異型接合の（相同染色体の対合部位に異なった遺伝子が存在する状態）.
HETP hexaethyltetraphosphate ヘキサエチルテトラフォスフェートの略.
het·ra·zan ［hétrəzæn］ ヘトラザン ㊗ *N,N*-diethyl-4-methyl-1-piperazinecarboxamide hydrochloride $C_{10}H_{22}ClN_3O$（マラリアおよびフィラリア殺虫薬），= notezine，RP 3799.
het·to·cyr·to·sis ［hètousə:tóusis］ 軽度彎曲.
Heublein, Arthur C. ［hjú:blein］ ホイブレイン（1879-1932，アメリカの放射線学者）.
H. method ホイブレイン〔療法〕（放射線の少量を1日20時間ずつ数日にわたり全身に照射する癌の療法）.
Heubner, Johann Otto Leonhardt ［hɔ́ibnər］ ホイブナー（1843-1926，ドイツの小児科医）.
H. arteritis ホイブナー動脈炎.
H. artery ホイブナー動脈〔医学〕.
H. disease ホイブナー病（小児脂肪便症），= celiac disease，Herter-Heubner disease.
H.-Schilder disease ホイブナー・シィルデル病（1912年に記載された小児および若年者に起こる原因不明のまれな疾患で，主として大脳半球を侵し早期に盲目，聾，感覚障害などの症状が発現する），= Schilder disease.
Heurteloup leech ウルトル吸血器（人工吸血器の一種）.
heur·te·loup ［hə́:tilu:p］ 人工蛭針，側頭部瀉血器（フランスの外科医 Baron Charles Louis Stan Heurteloup (1793-1864) にちなむ），= artificial leech.
Heuser, Chester ［hɔ́izər］ ホイザー（1885-1965，アメリカの発生学者）.
H. membrane ホイザー膜（胚子体腔膜，ホイゼル膜），= exocoelomic membrane.
HEV ①*Hepatitis E virus* E型肝炎ウイルスの略. ② high endothelial venule 高内皮細静脈の略.
He·ve·a ［hí:viə］ パラゴムノキ属（トウダイグサ科の一属で，その乳漿は弾性ゴムの原料）.
Hevesy, Georg von ［hévisi:］ ヘヴェシー（1885-1966，ハンガリーの物理学者. 1926年以来 Freiburg 大学理化学教授であったが，第2次大戦中ストックホルムに亡命し，そこの大学教授に任命された. 主として放射性元素に関する研究により，1943年ノーベル化学賞を受けた. 主著 Radioactive Indicators : Chemical Applications of X-rays (1931) がある）.
Hewett operation ヒューエット手術（卵管を3個所で結紮する避妊手術）.
Hewitt CE mixture ヒューイトCE混合麻酔薬（クロロホルム2容，エーテル3容）.
Hewlett, Richard Tanner ［hjú:lit］ ヒューレット（1865-1940，イギリスの病理学者）.
H. stain (for capsules) ヒューレット染色法（カルボルフクシンと水との等量混合液に浸漬した後，0.1%ゲンチアナバイオレットで15秒間染色する細菌莢膜染色法）.
Hewson, William ［hjú:sən］ ヒューソン（1739-1774，イギリスの外科医. 凝結機序における線維素原の意義を明らかにし(1771)，リンパ系を研究して，浅深の両リンパ系を区別した）.
hex(a)- ［heks(ə)］ 六 (6) の数を表す接頭語.
hex·a·ba·sic ［hèksəbéisik］ 六塩基性の.
hex·a·bo·rane ［hèksəbɔ́:rein］ ヘキサボラン B_6H_{10}，= borohexane.
hex·a·bro·mi·di·ox·y·di·phen·yl·car·bi·nol ［hèksəbròumidaiɑ̀ksidaifènilkɑ́:binɔ:l］ ヘキサブロミジオキシジフェニルカルビノール（クレゾールとハロゲンの化合物で，フェノール以上の殺菌力を示す）.
hex·a·canth ［héksəkænθ］ 六鉤.
h. embryo 六鉤幼虫.
h. larva 六鉤幼虫.
hex·a·chlo·ro·ben·zene ［hèksəklɔ̀:rəbénzi:n］ ヘキサクロルベンゼン C_6Cl_6（針状結晶）.
hex·a·chlo·ro-cy·clo·hex·ane ［hèksəklɔ́:rou sàikləhéksein］ ヘキサクロロシクロヘキサン $C_6H_6Cl_6$（α-六塩化ベンゼンのことで β，γ などの異性体があるが，ガンマ型が有効な殺虫剤で，昆虫特に疥癬の治療薬として用いられ，少量では制癌薬），= gammexane，hexachloran，lindane.
hex·a·chlo·ro·eth·ane ［hèksəklɔ̀:rouéθein］ ヘキサクロロエタン ㊗ carbon hexa-chloride CCl_3CCl_3（溶剤，ゴム加硫促進薬），= perchloroethane.
hex·a·chlo·ro·phene ［hèksəklɔ́:rəfi:n］ ヘキサクロロフェン ㊗ *bis*-(2-hydroxy-3,5,6-trichlorophenyl) methane（皮膚消毒薬），= gamophen pHisoHex，hex-*o*-san，Surgi-Cen.
hex·a·chro·mic ［hèksəkróumik］ 六色〔認識〕性の（スペクトルの7色のうち，藍 indigo を除く6色を識別し得ることについていう）.
hex·a·con·tyl ［hèksəkɑ́ntil］ ヘキサコンチル基（$CH_3(CH_2)_{58}CH_2$-）.
hex·ac·o·sane ［heksǽkəsein］ ヘキサコサン $C_{26}H_{58}$（樹ろう（蝋）から抽出される脂肪族炭水化物）.
hex·a·co·sa·no·ic ac·id ［hèksəkòusənóuik ǽsid］（セロチン酸），= cerotic acid.
hex·a·co·syl ［hèksəkóusil］ ヘキサコシル基（$CH_3(CH_2)_{24}CH_2$-）.
hex·a·cy·an·o·gen ［hèksəsaiǽnəʤən］ ヘキサシアノーゲン ㊗ cyanuric cyanide C_6N_6（柱状結晶）.
hex·ad ［héksæd］ 6価の.
hex·a·dac·tyl·ism ［hèksədǽktilizəm］ 六指症（手足の）.
hex·a·dec·ane ［hèksədékein］ ヘキサデカン $CH_3(CH_2)_{14}CH_3$.
hex·a·dec·a·nol ［hèksədékənɔ:l］ ヘキサデカノール，= cetanol.
hex·a·dec·a·no·yl ［hèksədékənɔil］ ヘキサデカノイル基（$CH_3(CH_2)_{14}CO$-）.
hex·a·de·ce·no·ic ac·id ［hèksədèsinóuik ǽsid］ ヘキサデカン酸（人間貯蔵脂肪織に含有されている脂肪酸）.
hexadecimal code 16進コード.
hex·a·dec·yl ［hèksədésil］ ヘキサデシル基（$CH_3(DH_2)_{14}CH_2$-），= cetyl.
hex·a·de·cyl·ic ac·id ［hèksədisílik ǽsid］ ヘキサデシル酸，= palmitic acid.
hex·a·di·ene ［hèksədáii:n］ ヘキサジエン CH_2=$CHCH_2CH_2CH$=CH_2.
hex·a·di·e·nol ［hèksədáiənɔ:l］ ヘキサジエノール CH_3CH=$CHCH$=$CHCH_2OH$（局所発汗薬）.
hex·a·eth·yl·tet·ra·phos·phate (HETP) ［hèksəèθiltètrəfɑ́sfeit］ ヘキサエチルテトラフォスフェート $(C_2H_5O)_6P_4O_7$（強力なコリンエステラーゼに対する阻害剤で，殺虫剤ではあるが，重症性筋無力症に用いられている）.
Hexagenia bilineata ヘキサジェニアビリネアータ（北アメリカ産のカゲロウの一種で，その落脱した皮膚は喘息の原因となる）.
hex·a·gen·ic ［heksəʤénik］ 六染色体の（染色体の1座位に6個の異なった対性因子をもつ多体または複相生物の遺伝子型についていう）.
hex·a·gon ［héksəgɑn］ 六角，六方晶.
hex·ag·o·nal ［heksǽgənəl］ 六角の，六方晶の，六方晶系.

h. array 六角配列 [医学].
h. bipyramid 六方複錐.
h. closest packed structure 六方最密構造（同じ大きさの球を隙間なく積み上げてできる構造の一つ）.
h. formula 六角式（ベンゼンの構造式）.
h. lattice 六方格子.
h. prism 六方柱.
h. pyramid 六方錐.
h. system 六方晶系 [医学].
h. trapedohedron 六方偏四角面体.
hex·a·hy·dric [hèksəháidrik] 六水酸基の.
hex·a·hy·dro·ben·zene [hèksəhàidrəbénzi:n] ヘキサヒドロベンゼン, = cyclohexane.
hex·a·hy·dro·ben·zo·ic ac·id [hèksəhàidroubenzóuik ǽsid] ヘキサヒドロベンゼン酸, = cyclohexane carboxylic acid.
hex·a·hy·dro·er·gos·te·rol [hèksəhàidrouə:gástərɔ:l] ヘキサヒドロエルゴステロール, = ergostanol.
hex·a·hy·dro·he·ma·to·por·phy·rin [hèksəhàidrouhì:mətoupɔ́:firin] ヘキサヒドロヘマトポルフィリン（ヘマチンの還元生成物）.
hex·a·hy·dro·phe·nol [hèksəhàidroufí:nɔ:l] ヘキサヒドロフェノール, = cyclohexanol.
hex·a·hy·dro·pir·a·zine [hèksəhàidrəpírəzi:n] ヘキサヒドロピラジン, = piperazine.
hex·a·hy·dro·thy·mol [hèksəhàidrouθáimɔ:l] ヘキサヒドロチモール, = menthol.
hex·a·hy·drox·y·ben·zene [hèksəhaidràksibénzi:n] ヘキサヒドロキシベンゼン（環式多水酸基性アルコール）, = hexahydroxybenzal, hexaoxybenzene.
hex·al [héksəl] ヘキサル (化) methenamine sulfosalicylate $C_{13}H_{18}N_4O_6$–SH_2O（尿路殺菌薬）, = hexalet.
hex·al·de·hyde [heksǽldihaid] ヘキサアルデヒド (化) caproic aldehyde $C_5H_{11}CHO$, = hexanal, caproaldehyde.
hex·a·mer [héksəmər] 六量体.
hex·a·me·tho·ni·um (HM) [hèksəməθóuniəm] ヘキサメソニウム（自律神経節遮断作用を利用する降圧薬の総称）. → C6.
h. bitartrate 重酒石酸ヘキサメソニウム (化) hexamethylene–*bis*–trimethylammonium ditartrate $HOOC(CHOH)_2COO^-(CH_3)_3N^+(CH_2)_6N^+(CH_3)_3OOC(CHOH)_2COOH$（水易溶性, 安定性結晶で, 4級アンモニウム塩に属する自律神経節遮断薬）, = vegolysen T.
h. bromide 臭化ヘキサメソニウム (化) hexamethylene–*bis*–(trimethylammonium bromide) $(CH_3)_3N^+CH_2(CH_2)_4CH_2N^+(CH_3)_2$–$2Br^-$, = bistrium bromide, methobromin.
h. chloride 塩化ヘキサメソニウム (化) hexamethylene–*bis*–(trimethylammonium chloride) $(CH_3)_3N^+CH_2(CH_3)_4CH_2N^+(CH_3)_3$–$2Cl^-$, = esomid chloride, hexameton chloride, hiohex chloride, methium chloride.
hexamethyl violet ヘキサメチル・バイオレット, = gentian violet.
hex·a·meth·y·lat·ed [hèksəméθileitid] メチル基6個を含む.
hex·a·meth·yl·ben·zene [hèksəmèθilbénzi:n] ヘキサメチルベンゼン $C_6(CH_3)_6$, = mellitene, mellithene.
hex·a·meth·yl·en·am·ine [hèksəmèθili:nǽmi:n] ヘキサメチレンアミン, = methenamine.
h.–salicylsulfonic acid サリチルスルホン酸ヘキサメチレンアミン $(CH_2)_6N_4SO_2OHC_6H_5(OH)COOH$（白色結晶性の尿路防腐薬）.
hex·a·meth·y·lene [hèksəméθili:n] ヘキサメチレン基（$-CH_2(CH_2)_4CH_2-$）.
h. bromide 臭化ヘキサメチレン $Br(CH_2)_6Br$.
h. chlorohydrin ヘキサメチレンクロロヒドリン $Cl(CH_2)_6OH$.
h. glycol ヘキサメチレングリコール（フィブリノーゲンやトロンビンの作用を抑制せずに凝血を阻止する物質）.
h. testramine tetraiodide ヘキサメチレンテストラミン4ヨード物 (化) methenamine tetraiodide $(CH_2)_6N_4I_4$.
hex·a·meth·y·lene·di·a·mine [hèksəmèθili:ndáiəmi:n] ヘキサメチレンジアミン (化) 1,6–hexanediamine $H_2N(CH_2)_6NH_2$（ナイロン製造に用いる）.
hex·a·meth·y·lene·tet·ra·mine [hèksəmèθili:ntétrəmi:n] ヘキサメチレンテトラミン, = methenamine.
hex·a·meth·yl·pen·tane am·mo·ni·um [hèksəmèθilpéntein əmóuniəm] = penthonium.
hex·a·mine [héksəmi:n] ヘキサミン, = hexamina, methenamine.
h.–cobalt chloride 塩化ヘキサミンコバルト $[Co(NH_3)_6]Cl_3$（赤色～褐橙色の単斜晶）, = luteocobaltic chloride.
Hex·am·i·ta [heksǽmitə] 六毛虫属, ヘキサミタ属（原虫の一属. 脊椎動物の小腸に寄生する）.
hex·a·mi·ti·a·sis [hèksəmitáiəsis] ヘキサミタ症（主としてシチメンチョウ類を侵すカタル性腸炎で, 鞭毛虫の一種 *Hexamita meleagridis* の寄生による感染症で, 死亡率は20～90%）.
Hex·a·mit·i·dae [hèksəmítidi:] ヘキサミタ科（肉質鞭毛虫門）.
hex·am·y·lose [heksǽmilous] ヘキサミロース $(C_6H_{10}O_5)_6$（結晶性アミロース）.
hex·a·nal [héksənəl] ヘキサナール $C_5H_{11}CHO$（香水などに用いる芳香性液体）, = caproaldehyde, *n*–hexaldehyde.
hex·a·naph·thene [hèksənǽfθi:n] ヘキサナフテン, = cyclohexane.
hex·ane [héksein] ヘキサン $CH_3(CH_2)_4CH_3$（石油ベンジン, リグロインの主成分で, 揮発性パラフィン系炭水化物）.
hex·ane·car·box·a·mi·do [hèkseinkɑ:bàksəmí:dou] = heptanamido.
hex·ane·di·ol [hèkseindáiɔ:l] ヘキサンジオール $HOH_2C(CH_2)_4CH_2OH$.
hex·a·noyl [héksənɔil] ヘキサノイル基（$CH_3(CH_2)_4CO-$）, = caproyl.
hexaparental 六親性.
hex·a·ploid [héksəplɔid] 6倍体（染色体の）.
hex·a·ploi·dy [héksəplɔidi] 6倍体.
Hex·ap·o·da [heksǽpədə] 六脚上綱（昆虫綱 *Insecta* を含む）, = insects.
hex·a·sac·cha·ride [hèksəsǽkəraid] 六糖類.
hex·a·thide [héksəθaid] ヘキサチッド (化) hexamethylene–1,6–*bis*–trimethylammonium diiodide（ヘキサメトニウム製薬）.
hex·a·thi·o·nate [hèksəθáiəneit] 六チオン酸塩.
hex·a·thi·on·ic ac·id [hèksəθaiánik ǽsid] 六チオン酸 $H_2S_6O_6$（多チオン酸の一つ）.
hex·a·tom·ic [hèksətámik] ①6原子を含んだ. ②6種補体結合性の.
hex·a·vac·cine [heksəvǽksi:n] 6種混合ワクチン（6種の細菌からつくったワクチン）.
hex·a·va·lent [héksəveilənt] 6価の.
hex·en·milch [héksənmilk] 奇乳, = witch's milk.
hex·es·trol [hekséstrɔ:l] ヘキセストロール (化) *p*, *p'*–(1,2–diethylethylene)diphenol $C_{18}H_{22}O_2$（強力な合成発情ホルモン）.
hex·e·thal so·di·um [héksiθəl sóudiəm] ヘキセタルソジウム (化) sodium–5–ethyl–5–hexylbarbiturate（バルビタールに比べてやや強力な鎮静薬）, = ortal

sodium.

hex·et·i·dine [heksétidi:n] ヘキセチジン [化] 5-amino-1,3-*bis*(2-ethylhexyl)-hexahydro-5-methylpyrimidine (抗細菌活性と抗真菌活性を有する殺菌薬).

hex·i·hy·dric [hèksiháidrik] 六水酸基の, = hexahydric.

hex·i·ol·o·gy [hèksiáləʤi] 習性学 (生物とその環境を研究する学問), = hexicology.

hex·ite [héksait] ヘキシット $CH_2OH(CHOH)_4CH_2OH$ (6価アルコール), = allite, hexitol.

hex·o·bar·bi·tal so·di·um [hèksoubá:bitəl sóudiəm] ヘキソバルビタールソジウム [化] sodium 5-(1-cyclohexen-1-yl)-1,5-dimethyl barbiturate (短時間の麻酔を得るために用いる静脈麻酔薬), = hexobarbitone, evipal sodium.

hex·o·bar·bi·tone [hèksoubá:bitoun] ヘキソバルビトン, = hexobarbital sodium.

hex·o·ben·dine [hèksoubéndi:n] ヘキソベンジン [化] 3,3′-[ethylene-*bis*(methylamino)]-di-1-propanol 3,4,5-trimethoxy-benzoate diester (血管拡張薬), = hexabendine.

hex·o·cy·cli·um meth·yl·sul·fate [hèksousáikliəm mèθilsʌ́lfeit] メチル硫酸ヘキソシクリウム [化] 4-(*β*-cyclohexyl-*β*-hydroxyphenethyl)-1,1-dimethylpiperazinium methylsulfate (抗コリン薬).

hex·o·est·er·ol [hèksouéstərɔ:l] ヘキソエステロール, = hexestrol.

hex·oic ac·id [heksóuik ǽsid] = caproic acid, hexylic acid.

hex·o·ki·nase [hèksoukáineis] ヘキソキナーゼ (六炭糖分解酵素で, アデノシン三リン酸のリン酸を六炭糖に賦与して, 六炭糖6位リン酸とアデノシン二リン酸を産出させる酵素).

h. method ヘキソキナーゼ法.

hex·ol salt [héksɔ:l sɔ́:lt] ヘキソール塩 (OH による橋かけが6つあるオール錯塩のこと).

hex·on [héksən] ヘキソン [医学] (ヘクサメアともいう), = hexamer.

hexone base ヘキソン塩基 (ヒスチジン, アルギニン, リジンなどのアミノ酸で, プロタミンの水解により生じ, すべて炭素6原子を含む), = histone bases.

hex·on·ic ac·id [heksánik ǽsid] ヘキソン酸 $CH_2OH(CHOH)_4COOH$ (アルドヘキソースの酸化産物).

hex·os·a·mine [heksásəmin] ヘキソサミン $C_6H_{11}O_5NH_2$ (窒素を含有する糖で, 水酸基がアミノ基で置換されたもの).

hex·os·a·min·i·dase [hèksasəmínideis] ヘキソサミニダーゼ (糖鎖の非還元末端のヘキソサミンを加水分解し遊離させるエキソ酵素).

h. deficiency ヘキソサミニダーゼ欠損 [医学].

hex·o·san [héksəsæn] ヘキソサン (六炭糖の無水型または重合型で, ヘミセルローズの中, 加水分解によりヘキソースを生ずるものの総称).

hex·os·az·one [hèksəsǽzoun] ヘキソサゾン (六炭糖オサゾン).

hexose- [heksous] 六炭糖との化合を表す接頭語.

hex·ose [héksous] ヘキソース, 六炭糖 (炭素原子6個を基礎とする単糖類).

h.-1-phosphate uridylyltransferase ヘキソース-1-リン酸ウリジリルトランスフェラーゼ (UDP グルコース-ヘキソース-1-リン酸ウリジリルトランスフェラーゼ).

hex·ose·de·hy·dro·gen·ase [héksousdháirəʤəneis] 六炭糖脱水素酵素.

hex·ose·di·phos·phate [hèksousdaifásfeit] ヘキソース二リン酸, = Harden-Young ester.

hex·ose·mon·o·phos·phate [hèksousmànoufásfeit] ヘキソース一リン酸, 六炭糖一リン酸, = lactacidogen.

hex·ose·phos·pha·tase [hèksousfásfəteis] リン酸六炭糖分解酵素.

hex·ose·phos·phate [hèksousfásfeit] リン酸六炭糖 (ブドウ糖のリン酸エステルで, 糖類の吸収を補助し, Cori, Embden, Harden-Young, Neuberg, Robison エステルとして糖類の代謝に関与する).

h. isomerase ヘキソースリン酸イソメラーゼ (グルコースリン酸-6-イソメラーゼ).

hexosephosphoric esters 六炭糖リン酸エステル (筋肉の攣縮および酵母によるブドウ糖の発酵の化学的反応に関係あるエステル類すなわち Cori, Harden-Young, Neuberg, Robison エステルのこと).

hexos·i·mine [heksóusimin] ヘキソースイミン (ヘキソースにアンモニアを作用させるとき生ずる脱水化合物で, マンノシミン, ガラクトシミンなど).

hex·ox·i·dase [heksáksideis] アスコルビン酸分解酵素.

hex·u·ron·ic ac·id [heksju:ránik ǽsid] ヘキスロン酸 (柑橘類果汁から分離された物質の旧名で, ビタミンCの作用を示す), = ascorbic acid.

hex·yl [héksil] ヘキシル基 ($CH_3(CH_2)_4CH_2$-), = dipicrylamine.

h. alcohol ヘキシルアルコール $CH_3(CH_2)_4CH_2OH$, = amylcarbinol, hexanol.

h. cloride 塩化ヘキシル $CH_3(CH_2)_5Cl$.

h. iodide ヨウ化ヘキシル $CH_3(CH_2)_3CHICH_3$ (ノルマル第二級ヨウ化ヘキシル).

h. mercaptan ヘキシルメルカプタン $OH_3(CH_2)_5SH$.

h. paraoxybenzoate パラオキシ安息香酸ヘキシル (強力な抗カンジダ作用がある).

hex·yl·a·mine [heksíləmi:n] ヘキシルアミン $C_6H_{13}NH_2$ (酵母および肝油から分離される毒性塩基), = caproylamine.

hex·yl·caine hy·dro·chlo·ride [héksilkein hàidroukló:raid] 塩酸ヘキシルカイン (局所麻酔薬, 表面麻酔作用のある局所麻酔薬), = cyclaine.

hex·yl·ic ac·id [heksílik ǽsid] = caproic acid.

hex·yl·i·dene [heksílidi:n] ヘキシリデン基 ($CH_3(CH_2)_4CH$=).

hex·yl·i·dyne [heksílidain] ヘキシリジン基 ($CH_3(CH_2)_4C$≡).

hex·yl·res·or·cin·ol [hèksilrizɔ́:sinɔ:l] ヘキシルレソルシノール [化] 1,3-dihydroxy-4-hexylbenzene (フェノール係数46を示す殺菌・駆虫薬), = caprokol, hexylresorcin.

Hey, William [héi] ヘイ (1736-1819, イギリスの外科医).

H. amputation ヘイ切断術 (法) (内楔状骨の一部を切断し, 足首骨から足根骨を切断する方法).

H. hernia ヘイヘルニア (外鼡径ヘルニアの一つで腸管が腸間膜とともに陰嚢まで脱出したもの), = encysted hernia.

H. internal derangement ヘイ内部転位 (膝関節の半月軟骨転位).

H. ligament ヘイ靱帯 (大腿鞘膜前壁の前方, プパール靱帯の直下にある縫工筋裂の上角, 上縁).

H. operation ヘイ手術 (足根中足関節の前方からの足切断術), = Hey amputation.

H. saw ヘイのこぎり (骨手術に用いる細長いのこぎり).

Heyd, Charles Gordon [háid] ハイド (アメリカの医師).

H. syndrome ハイド症候群 (肝腎症候群), = hepatorenal syndrome.

Heyer-Pudenz valve ヘーアー・ピューデンズ弁.

Heymann, Walter [héima:n] ヘイマン (1901-

H

1985，ベルギー生まれのアメリカの医師．ハイマンともいう）．
H. antigen ヘイマン抗原．
H. nephritis ヘイマン腎炎（同種の腎ホモジネートの免疫により作製された膜性腎炎のモデル．尿細管刷子縁抗原の関連性が指摘されている）．→ nephritis.
Heymans, Corneille Jean Francois ［héimɑ:nz］ハイマンス（エイマン）(1892-1968，ベルギーの生理学者．エイマンスともいう．1938年に呼吸に対する頸動脈および大動脈球の意義に関する研究によりノーベル医学・生理学賞を受けた）．
H. law ハイマンス（エイマン）法則（視覚刺激の閾値は，抑制的刺激の強度に比例して増大する）．
Heyns abdominal decompression apparatus ヘインズ腹部減圧装置．
HF ① Hageman factor ハーゲマン因子の略．② hemofiltration 血液濾過〔法〕の略．③ hepatitis F F型肝炎の略．
Hf ① hafnium ハフニウムの元素記号．② hydrofluoric acid フッ化水素酸の略．
HFD heavy for dates 不当重量児の略．
HFJV high frequency jet ventilation 高頻度ジェット換気の略．
HFO high frequency oscillation 高頻度振動換気の略．
HFOV high frequency oscillatory ventilation 高頻度振動換気の略．
HFPDD high-functioning pervasive developmental disorder 高機能広汎性発達障害の略．
HFPPV high frequency positive pressure ventilation 高頻度陽圧呼吸の略．
HFR strain HFR 菌株，= Hfr strain.
HFRS hemorrhagic fever with renal syndrome 腎症候性出血熱の略．
HFV high frequency ventilation 高頻度人工換気法の略．
HG hepatitis G G型肝炎の略．
HG factor HG 因子．
Hg mercury (hydragyrum) 水銀の元素記号．
hg hectogram 100 グラムの略．
HGF ① hematopoietic growth factor 造血性増殖因子の略．② hyperglycemic glycogenolytic factor 血糖上昇〔性〕糖原分解〔性〕因子の略．
HGG human gammaglobulin ヒトガンマグロブリンの略．
HGH human (pituitary) growth hormone ヒト〔下垂体〕成長ホルモンの略．
HGP human genome project ヒトゲノム計画の略．
HGPS Hutchinson-Gilford progeria syndrome ハッチンソン・ギルフォード早老症候群の略．
HGSIL high-grade squamous intraepithelial lesion 上皮内高度扁平上皮異型の略．
HGV *Hepatitis G virus* G型肝炎ウイルスの略．
HH hypothalamic hamartoma 視床下部過誤腫の略．
HHb イオン化されていない血球素の符号．
HHE hemiplegia hemiconvulsion epilepsy 半身麻痺・半身痙攣，てんかんの略．
hHGF human hepatocyte growth factor ヒト肝細胞増殖因子の略．
HHH syndrome HHH 症候群（高オルニチン血症－高ホモシトルリン血症－高アンモニア血症症候群 hyperornithinemia-hyperhomocitrullinemia-hyperammonemia syndrome のこと）．
HHIE-S Hearing Handicap Inventory for Eldery 高齢者用理解度判定審理の略．
HHM humoral hypercalcemia of malignancy 悪性腫瘍関連高カルシウム血症の略．
HHT hereditary hemorrhagic telangiectasis 遺伝性出血性末梢血管拡張症の略．
HHV human herpes virus ヒトヘルペスウイルスの略．
HHV-1 *Human herpesvirus* 1 ヒトヘルペスウイルス1型の略．
HHV-2 *Human herpesvirus* 2 ヒトヘルペスウイルス2型の略．
HHV-3 *Human herpesvirus* 3 ヒトヘルペスウイルス3型の略．
HHV-4 *Human herpesvirus* 4 ヒトヘルペスウイルス4型の略．
HHV-5 *Human herpesvirus* 5 ヒトヘルペスウイルス5型の略．
HHV-6 *Human herpesvirus* 6 ヒトヘルペスウイルス6型の略．
HHV-7 *Human herpesvirus* 7 ヒトヘルペスウイルス7型の略．
HHV-8 *Human herpesvirus* 8 ヒトヘルペスウイルス8型の略．
HI hemagglutination inhibition 赤血球凝集阻害検定の略．
hi·ant ［háiənt］ ① 離開する，= gaping. ② 欠伸する，= yawning.
hi·a·tal ［haiéitəl］ 裂孔性，裂孔の．
h. esophagism 食道裂孔（噴門）痙攣，= cardiospasm.
h. hernia 食道裂孔ヘルニア［医学］．
hi·a·tion ［haiéiʃən］ 欠伸．
hi·a·to·don·tia ［hàiətədánʃiə］ 離開咬合．
hi·a·to·pex·ia ［hàiətəpéksiə］ 性器裂孔固定術，= hiatopexy.
hi·a·tus ［haiéitəs］ 裂孔，間隙，裂目．複 hiatus. 形 hiatal.
h. adductorius [L/TA]〔内転筋〕腱裂孔，= adductor hiatus [TA].
h. aorticus [L/TA] 大動脈裂孔，= aortic hiatus [TA].
h. basilicus 尺側皮静脈裂孔（上腕の内二頭筋溝中にある）．
h. canalis facialis 顔面神経管裂孔．
h. canalis nervi petrosi majoris [L/TA] 大錐体神経管裂孔，= hiatus for greater petrosal nerve [TA].
h. canalis nervi petrosi minoris [L/TA] 小錐体神経管裂孔，= hiatus for lesser petrosal nerve [TA].
h. canalis sacralis 仙骨管裂孔．
h. ejaculatorius 射精管裂孔．
h. fallopii ファロピオ裂孔（顔面神経の錐体枝が通る錐体骨の裂孔）．
h. femoralis 大腿裂孔．
h. finalis sacralis 最下部仙骨裂．
h. for greater petrosal nerve [TA] 大錐体神経管裂孔，= hiatus canalis nervi petrosi majoris [L/TA].
h. for lesser petrosal nerve [TA] 小錐体神経管裂孔，= hiatus canalis nervi petrosi minoris [L/TA].
h. genitalis 性器裂孔．
h. hernia 裂孔ヘルニア（横隔膜食道裂孔を通るもの），= hiatal hernia.
h. intermedius lumbosacralis 腰椎仙骨間裂孔．
h. interosseus 骨間裂孔（後骨間血管が通る前腕の骨間膜上方の裂孔）．
h. leucemicus 白血病裂孔，= hiatus leukemicus.
h. leukemicus 白血病裂孔［医学］（急性骨髄芽球性白血病において，骨髄芽球と成熟細胞との中間移行型の幼若血球が欠如して血液像に間隙を示すこと．Nägeli）．
h. lumbosacralis 腰仙骨裂孔．
h. maxillaris [L/TA] 上顎洞裂孔，= maxillary hiatus [TA].
h. obturatorius 閉鎖膜裂孔（骨盤閉鎖筋膜の）．
h. oesophageus [L/TA] 食道裂孔，= oesophage-

H

al hiatus [TA].
h. of canal of greater petrosal nerve 大錐体神経管裂孔.
h. of canal of lesser petrosal nerve 小錐体神経管裂孔.
h. of facial canal 顔面神経管裂孔, 大錐体神経管裂孔.
h. ossium 骨裂孔.
h. palati duri 硬口蓋裂.
h. pelvinus lateralis 外側骨盤裂孔(骨盤筋膜の).
h. sacralis [L/TA] 仙骨裂孔, = sacral hiatus [TA].
h. saphenus [L/TA] 伏在裂孔, = saphenous opening [TA].
h. semilunaris [L/TA] 半月裂孔, = hiatus semilunaris [TA], semilunar hiatus [TA].
h. spinalis congenitus 先天性脊柱裂.
h. tendineus 〔内転筋〕腱裂孔.
h. totalis sacralis 全仙椎裂.
h. urogenitalis [L/TA] 尿生殖孔, = urogenital hiatus [TA].

H

Hib vaccine Hib ワクチン, ヒブワクチン(*Haemophilus influenzae*(インフルエンザ菌)が産生する莢膜抗原bにトキソイドをキャリアーとして結合させたワクチンでその有効性は高い), = *Haemophilus influenzae* type B vaccine.
Hibbs, Russell Aubra [híbs] ヒッブス(1869–1932, アメリカの外科医).
H. frame ヒッブス框きょう(脊柱彎曲症の治療において牽引ギプス衣を患者に作り上げるときに用いる框).
H. operation ヒッブス手術(脊椎カリエスの外科的療法に応用する手術で, 脊椎棘状突起を破砕し, その下方の椎体上に曲げ, 椎板, 側関節などを癒合させ, その上に骨移植を行う方法).
hi·ber·nac·u·lum [hàibə:nǽkjuləm] ① 冬眠部分(植物のつぼみ, 地下茎など). ② 冬眠場所, = hibernacle.
hi·ber·nal [haibə́:nəl] 冬の.
hibernating gland 冬眠腺, = interscapular gland.
hibernating myocardium 冬眠心筋(生存能はあるが, 生理的に心活動を停止している心筋). → stunned myocardium.
hi·ber·na·tion [hàibə:néiʃən] ① 冬眠, 越冬〔医学〕, 仮眠. ② 癌の寒冷療法. ③ 低体温麻酔, 冬眠麻酔, = hibernization.
hi·ber·no·ma [hàibə:nóumə] 冬眠腫(褐色脂肪腫).
Hi·bis·cus [haibískəs] フヨウ[芙蓉]属(アオイ科の一属).
H. rosa-sinensis ブッソウゲ[仏桑華], = shoebackplant.
H. sabdariffa ローゼル, = roselle.
H. tiliaceus オオハマボウ(樹皮, 根は解熱薬), = sea hibiscus.
hic·cup [híkʌp] 吃逆〔医学〕(しゃっくり), = hiccough, singultus.
HICH hypertensive intracerebral hemorrhage 高血圧性脳内出血の略.
Hickman, Kenneth C. D. [híkmən] ヒックマン(1896生, アメリカの化学者).
H. process (molecular distillation) ヒックマン分子蒸留法(ビタミンAを魚油から蒸留する工業的方法で, 高真空下で油液面と凝縮器との距離を短くした方法).
Hickman, Robert O. [híkmən] ヒックマン(アメリカの小児外科医).
H. catheter ヒックマンカテーテル.
Hicks, John Braxton [híks] ヒックス(1823–1897, イギリスの婦人科医).
H. sign ヒックス徴候(子宮内腫瘍または妊娠3ヵ月以後に起こる子宮の間欠的収縮).
H. version ヒックス回転術(前置胎盤の出血抑制, または臍帯脱出の療法として行う早期双手内回転術で, 双合間接回転術ともいう).
hidden antibody 潜伏抗体(隔絶抗原(精子や水晶体タンパクなど免疫系組織によって認識されない抗原)に反応する抗体).
hidden border [TA] 潜入縁, = margo occultus [L/TA].
hidden determinant 隠蔽決定基〔医学〕(通常は抗体との結合から隠蔽されているが, 酵素による切断, 変性, 会合分子からの解離において露出される決定基をいう).
hidden nail skin 胎生爪皮, 爪上皮.
hidden part 被蓋部, = pars tecta.
hidden part of duodenum [TA] 十二指腸被蓋部*, = pars tecta duodeni [L/TA].
hidden testis 潜在精巣〔症〕〔医学〕.
hide [háid] 生皮〔医学〕, 〔獣〕皮.
h. powder 皮粉.
hide·bound dis·ease [háidbaund dizí:z] ① びまん性対称性硬皮症, = diffuse symmetrical scleroderma. ② 強皮症, = scleroderma.
hid·ing [háidiŋ] 隠れる.
h. power 隠ぺい(蔽)力〔医学〕.
hi·drad·e·ni·tis [hàidrædináitis] 汗腺炎〔医学〕, = hidrosadenitis.
h. axillaris 腋窩汗腺炎.
h. destruens suppurativa 化膿性腐食性汗腺炎.
h. suppurative 汗腺膿瘍, 化膿性汗腺炎(腋窩汗腺の疾病で, 皮下結節を生じ, 後は化膿する), = staphylodermia sudoripara suppurativa.
hi·drad·e·no·ma [haidrædinóumə] 汗腺腫〔医学〕(汗腺または表皮細胞から発生する).
hidr(o)- [haidr(ou), hid-, -r(ə)] 汗または汗腺との関係を表す接頭語.
hi·dro·a [hidróuə] 水疱症, = hydroa.
hi·dro·ad·e·no·ma [hìdrouædinóumə] (汗腺嚢胞腺腫), = syringocystadenoma.
hi·dro·cyst·ad·e·no·ma [hìdrousistædinóumə] 汗腺腫, 汗腺嚢胞腺腫〔医学〕.
h. papilliferum 乳頭状汗腺腫(Bartels), = naevus syringoadenomatosus papilliferus.
hi·dro·cys·to·ma [hàidrousistóumə] 汗〔腺〕嚢腫〔医学〕(汗腺の貯留性嚢腫).
h. mammae 乳腺水嚢腫(Krompecher), = cystadenoma mammae.
h. tuberosum multiplex 多発性結節状汗嚢腫, = lymphangioma tuberosum multiplex.
hi·dro·der·mia [hìdroudə́:mia] 発汗異常.
hi·dro·pe·de·sis [hìdroupi:dí:sis] 多汗.
hi·dro·pep·sin [hìdrəpépsin] ヒドロペプシン(汗液中に存在するペプシン様物質).
hi·dro·pla·nia [hìdroupléiniə] 異部発汗.
hi·dro·poi·e·sis [hàidroupɔií:sis, hid-] 発汗.
hi·dro·poi·et·ic [hàidroupɔiétik, hid-] 発汗の, 汗分泌の.
hi·dro·pty·a·lin [hìdroutíəlin, -rɑpt-] ヒドロプチアリン(汗液中に存在するデンプン分解酵素).
hi·dror·rhe·a [hìdrərí:ə] 脱汗, 多過発汗.
hi·dro·sad·e·ni·tis [hìdrousædináitis] 汗腺炎〔医学〕, = hidradenitis.
h. axillaris 腋窩汗腺炎.
h. destruens suppurative 化膿性破壊性汗腺炎(一種の壊死性痤瘡状結核疹), = Pollitzer disease.
hi·dros·che·sis [haidrɑ́skisis, hid-] 止汗(発汗の抑制).

hi·dro·sis ［hidróusis, haid-］ ① 発汗. ② 汗腺症. ③ 多汗.
hi·drot·ic ［hidrátik, haid-］ 発汗薬（剤），= hidrotica.
hi·e·mal ［hàiəmǽl］ 冬季の，= hyemal.
hi·er·al·gia ［hàiərǽlʤiə］ 仙骨痛.
hi·er·ar·chi·cal ［hàiərá:kikəl］ 階層的な.
h. population 階層集団〔医学〕.
h. regression 階層性退化.
h. subdivision 階層的分類.
hierarchy of human needs 人間のニーズの階層づけ，= Maslow hierarchy of human needs.
hieric index 仙骨指数（仙骨の広さ×100を長さで除した数値で，次の種類に区別される）.

狭仙骨　X－99.9　扁平仙骨　106.0－X
亜扁平仙骨　100.0－105.9

hier(o)- ［haiər(ou), -r(ə)］ 仙骨または宗教との関係を表す接頭語.
hi·er·o·glyph ［háiərəglif］ 象形文字.
hi·er·o·lis·the·sis ［hàiəroulisθí:sis］ 仙骨転位.
hi·er·o·ma·nia ［hàiərouméiniə］ 宗教狂.
hi·er·o·nos·us ［hàiərənásəs］ てんかん，= epilepsy.
hi·er·o·pho·bia ［hàiəroufóubiə］ 神聖物恐怖〔症〕〔医学〕（神聖なものに対する恐怖）.
hi·er·o·pyra ［hàiəroupáirə］ 丹毒，= erysipelas.
hi·er·o·ther·a·py ［hàiərəθérəpi］ 信仰療法，宗教療法.
Higashi, Ototaka ［higá:ʃi］ 東音高（1902-1981，わが国の医師，Chédiak-Higashi syndromeなどがある）.
Higginson, Alfred ［híginsən］ ヒッギンソン（イギリスの外科医）.
H. syringe ヒッギンソン浣腸器（直腸洗浄器）.
Higgs boson ヒッグス粒子（H粒子. Peter W. Higgs（2013年度ノーベル物理学賞）らが1964年，理論的に存在を提唱した物質に質量を与える素粒子のこと. 2013年にその存在が確認された）.
high ［hái］ 高い.
h. affinity transport system 高親和性輸送系〔医学〕.
h. air pressure 高圧〔医学〕.
h. air pressure physiology 高圧生理学〔医学〕.
h. altitude polycyth(a)emia 高所性赤血球増加〔症〕.
h. altitude pulmonary edema (HAPE) 高地肺水腫〔医学〕（急性高山症の重症型）.
h. alumina refractory 高アルミナ質耐火物〔医学〕.
h. aluminous 高アルミナ質の.
h. amplitude potential 高振幅電位.
h. appendix 高位虫垂（虫垂が右季肋部に位置するもの），= undescended appendix.
h. arched palate 高口蓋〔医学〕.
h. blood pressure 高血圧〔医学〕.
h.-blowing （ウマの急速呼吸により発する音）.
h.-calorie diet 高カロリー（エネルギー）食，= high caloric diet.
h. cecum 盲腸高位症〔医学〕.
h.-ceiling diuretics 高天井利尿薬（ループ利尿薬. 利尿効果が最大のためこういわれる）.
h. cholesterol value 高コレステロール値〔医学〕.
h. concentrated sodium epinephrine (HSE) 高張 Na エピネフリン.
h. density area 高濃度域〔医学〕.
h. density lipoprotein (HDL) 高密度リポタンパク，高比重リポタンパク〔質〕.
h. density lipoprotein cholesterol HDLコレステロール，高比重リポタンパクコレステロール.
h. density mass 高密度陰影巣〔医学〕.
h. density polyethylene (HDP) 高分子ポリエチレン.
h. dizziness 高所めまい（眩暈）.
h. dose 大線量〔医学〕.
h. dose chemotherapy 大量化学療法〔医学〕，高用量化学療法（抗腫瘍効果を高めるため，用量を超えた大量の抗癌剤を用いる. 大量化学療法ともいう）.
h. dose level 高用量〔医学〕.
h. dose rate 高線量率〔医学〕.
h.-dose-rate brachytherapy 高線量率近接照射療法.
h. dose rate irradiation 高線量率照射.
h. dose tolerance 高領域〔免疫〕寛容〔医学〕，大量〔免疫〕寛容〔医学〕.
h. echo area 高エコー域〔医学〕.
h. efficiency membrane 高効率膜.
h.-egg-passage vaccine 鶏卵高継代（HEP）ワクチン，= HEP vaccine.
h. electron density 高電子密度〔医学〕.
h. endothelial venule (HEV) 高内皮性小静脈（リンパ節の傍皮質にある毛細血管後静脈. 血管内リンパ球がよく発達した丈の高い内皮細胞に接着し，リンパ節実質に入る. 内皮細胞上皮にはリンパ球に対するリガンドが発現している）.
h. enema 高圧浣腸〔医学〕.
h. energy 高エネルギー.
h. energy bond 高エネルギー結合〔医学〕.
h. energy collimator 高エネルギー〔用〕コリメータ〔医学〕.
h. energy compound 高エネルギー化合物，= energy-rich compound.
h. energy diet 高エネルギー食.
h. energy electron beam 高エネルギー電子線.
h. energy particle therapy 高エネルギー粒子線照射療法.
h. energy particles 高エネルギー粒子線.
h.-energy phosphate bond 高エネルギーリン酸結合（リン酸エステルに比べて数倍のエネルギーを発し得る化学的連結で，アデノシン三リン酸塩，クレアチンリン酸など）.
h. energy radiation 高エネルギー放射線〔医学〕.
h. energy radiotherapy 高エネルギー放射線療法〔医学〕.
h. energy transfusion 高エネルギー輸液〔医学〕.
h. energy trauma 高エネルギー外傷.
h. energy X-ray 高エネルギーX線〔医学〕.
h. energy X-ray therapy 高エネルギーX線治療.
h. fat/cholesterol diet 高脂肪コレステロール食〔医学〕，= HFC diet.
h. fat diet 高脂肪食〔医学〕.
h. fever 高熱〔医学〕.
h. fiber diet 高繊維食〔医学〕，高繊維〔性成分〕食〔事〕.
h. forceps 高位鉗子〔医学〕，= high forceps operation.
h. forceps operation 高位鉗子〔手〕術（胎児先進部が入口部と坐骨棘平面との間にある場合の鉗子手術）.
h. frequency 高周波.
h. frequency amplification 高周波増幅.
h. frequency analysis 高周波分析〔医学〕.
h. frequency analyzer 高周波分析計〔医学〕.
h. frequency blood group 高頻度に認められる血液型（ほとんどすべてのヒトに認められるが，ごく少数の家系には認められない抗原群. Vel，Yt^a，Ce，Lan，Sm がある）.
h. frequency current 高周波電流〔医学〕.
h. frequency current (electro) therapy 高周波

電流〔電気〕療法〔医学〕.
h. frequency deafness 高音域難聴.
h.-frequency discharge 高頻度発射，高頻度放電.
h.-frequency hearing impairment 高周波数難聴.
h. frequency heating 高周波加熱〔医学〕.
h. frequency heating sterilization 高周波加熱殺菌〔医学〕.
h. frequency jet ventilation (HFJV) 高頻度ジェット換気〔医学〕.
h. frequency oscillation (HFO) 高頻度人工換気〔医学〕，高頻度振動換気.
h. frequency oscillatory ventilation (HFOV) 高頻度振動換気.
h. frequency positive pressure ventilation (HFPPV) 高頻度陽圧呼吸.
h. frequency recombination 高頻度組〔み〕換〔え〕〔医学〕.
h. frequency transduction 高頻度〔形質〕導入〔医学〕.
h.-frequency treatment 高周波療法，= diathermy.
h. frequency ventilation (HFV) ① 高頻度換気〔医学〕，高頻度人工換気法. ② 高周波換気法.
h.-frequency wave 高周波（無線電信に利用され得る範囲の電波で，低周波に対立する一般語）.
h.-functioning prevasive developmental disorder (HFPDD) 高機能広汎性発達障害（広汎性発達障害のうち知能の遅れを伴わないもの）.
h. fusing porcelain 高溶陶材〔医学〕.
h.-grade squamous intraepithelial lesion (HSIL, HGSIL) 上皮内高度扁平上皮異型.
h. insertion of ureter 尿管高位付着〔医学〕.
h. intensity area 高信号域〔医学〕.
h. intermuscular abscess 高位筋間膿瘍〔医学〕.
h. jump 高跳び.
h.-jumper's strain 高跳び者挫傷（大腿回転筋の）.
h.-kV technique 高圧撮影法.
h. labial arch 唇側歯槽部弧線〔医学〕.
h.-lateral (myocardial) infarction 高位側壁〔心筋〕梗塞〔症〕.
h. LET radiation 高 LET 放射線（線エネルギー付与 linear energy transfer (LET) の大きい放射線）.
h. lip line 高口唇線.
h. lithotomy 高位切石術〔医学〕（恥骨縫合上切石術），= suprapubic lithotomy.
h. lithotomy position 高位切石位〔医学〕.
h. magnification 強拡大.
h. molecular compound 高分子化合物〔医学〕.
h. molecular surface active agent 高分子界面活性剤〔医学〕.
h. molecular weight kininogen 高分子キニノーゲン（フィッジェラルド因子のことで，カリクレイン・キニン系の因子）.
h. myopia 強度近視（6.5 ジオプトリー以上のもの），= myopia gravis.
h. operation 高位手術（上部産道にある胎児の頭部に鉗子を当てて分娩させる方法）.
h. orchidectomy 高位精巣（睾丸）摘（切）除〔術〕〔医学〕.
h. orchiectomy 高位精巣摘出術〔医学〕.
h. output heart failure 高拍出性心不全〔医学〕.
h.-pass filter 高域フィルタ〔ー〕〔医学〕.
h. pathogenic avian influenza → highly pathogenic avian influenza.
h. pelvic position 高骨盤位，= Trendelenburg position.
h. performance capillary electrophoresis 高性能キャピラリー電気泳動法.
h. performance liquid chromatography (HPLC) 高速液体クロマトグラフィ，高性能液体クロマトグラフィ〔ー〕〔医学〕.
h. performance membrane ハイパフォーマンスメンブレン（人工腎用の濾過膜で，従来の透析濾過膜では透過できなかった中分子〜低分子の物質を除去することができる），= high efficiency membrane.
h. performance thin-layer chromatography 高性能薄層クロマトグラフィ.
h. pitched cry 高調の泣き声〔医学〕.
h. polymer 高重合体〔医学〕.
h. polymer chemistry 高分子化学.
h. pressure 高圧.
h. pressure anesthesia 高圧麻酔（象牙質内へ高圧により注射する麻酔法）.
h. pressure apparatus 高圧装置〔医学〕.
h. pressure chamber 加圧室〔医学〕，高圧装置〔医学〕.
h. pressure enema 高圧浣腸.
h. pressure gauge 高圧計.
h. pressure injection injury 〔高圧〕圧注〔入〕損傷〔医学〕（グリース，塗料，原油などの液状または半液状物を高圧下に噴射させる装置の誤用により受傷するもの）.
h. pressure laminate 高圧積層物〔医学〕.
h. pressure liquid chromatography (HPLC) 高圧液体クロマトグラフィ〔ー〕〔医学〕.
h. pressure oxygen 高圧酸素.
h. pressure polymerization 高圧重合〔医学〕.
h.-pressure stasis 高圧うっ血.
h. protein diet 高タンパク食.
h. puncture of membrane 高位卵膜穿刺〔医学〕.
h. rate trickling filter 高速散水濾床〔医学〕.
h. renin hypertension 高レニン性高血圧〔医学〕.
h. resolution banding 高精度分染法〔医学〕，高分解能染色法.
h. resolution collimator 高分解能（解像力）コリメータ〔医学〕.
h. resolution computed tomography 高分解能 CT〔医学〕.
h. resolution scanning electron microscope 高分解走査電顕〔医学〕.
h. responder ① 高応答系（特定の抗原に対して，ほかの抗原に比べて強い応答を示すマウスの近交系のことをいう）. ② 高応答者（動物）（生体が自己と非自己とを識別する能力の高い個体）. ↔ low responder.
h. resting pulse rate 安静時脈拍増加〔医学〕.
h. risk baby ハイリスク児〔医学〕.
h. risk for fluid volume deficit 体液量不足の高危険性.
h. risk for injury 身体損傷の高い危険性.
h. risk infant ハイリスク乳児〔医学〕，ハイリスク新生児.
h. risk neonate ハイリスク新生児〔医学〕.
h. risk pregnancy ハイリスク妊娠〔医学〕.
h. rupture of bag 高位破水〔医学〕.
h. rupture of membranes 高位破水.
h. sagittal presentation 高在縦定位〔医学〕.
h. sensitive collimator 高感度コリメータ〔医学〕.
h. speed liquid chromatography 高速液体クロマトグラフィ〔ー〕〔医学〕.
h. speed photography 高速度写真〔医学〕.
h. speed spiral computed tomography 高速ラセンコンピュータ断層撮影.
h. spinal anesthesia 高位脊髄クモ膜下麻酔，高位脊椎麻酔.

h. tec hazard ハイテク災害〔医学〕.
h. technology 高度先端技術〔医学〕.
h. temperature 高温〔医学〕.
h. temperature grease 耐熱性グリース〔医学〕.
h. temperature short time pasteurization 高温短時間殺菌〔医学〕.
h.-tension current 高圧電流, = high-potential current.
h. tension insultor 高圧がいし(碍子)〔医学〕.
h. tension pulse 高圧脈〔医学〕.
h. test hypochlorite 高度漂(さら)し粉〔医学〕.
h. tibial osteotomy 高位脛骨骨切り術〔医学〕.
h. vacuum 高真空(10^{-3}mmHg程度以下の低圧に排気したもの).
h. vault 高口蓋.
h. ventricular septal defect 高位心室中隔欠損〔医学〕.
h. visibility 高視度(視度が高値を示すこと).
h.-vitamin diet 高ビタミン食.
h. voltage arc lamp 高圧アークランプ.
h. voltage current 高圧電流〔医学〕.
h. voltage radiography 高圧〔X線〕撮影〔法〕.
h. voltage slow wave 高電圧徐波〔医学〕.
h. voltage transmission electron microscope 高電圧電子顕微鏡.
h. volume sampler ハイボリュームサンプラ〔一〕.
h. water 高潮.
h. wine (再蒸留して精製したブドウ酒).
h. zone tolerance 大量域〔免疫〕寛容〔性〕〔医学〕, 高域寛容(多量の抗原の投与によって誘導される免疫寛容のこと. T, B両細胞の寛容により誘導されるが, 低域寛容に比し解除されやすい). ↔ low-zone tolerance.
higher alcohol 高級アルコール(高分子脂肪族アルコール).
higher brain dysfunction 高次脳機能障害.
higher caloric value 高カロリー価〔医学〕.
higher centers 高等中枢(意志, 思考, 知能などを司る中枢), = high-level center.
higher cortical function 高次皮質機能〔医学〕.
higher nervous activity 高次神経活動〔医学〕.
higher order pregnancy 超多胎妊娠.
higher protist 高等原生生物〔医学〕.
highest intercostal artery 最上肋間動脈.
highest intercostal vein 最上肋間静脈.
highest nasal concha [TA] 最上鼻甲介, = concha nasi suprema [L/TA].
highest nuchal line [TA] 最上項線, = linea nuchalis suprema [L/TA].
highest thoracic artery 最上胸動脈.
highland climate 山岳気候〔医学〕.
highly advanced medical technology 高度先進医療〔医学〕(1984年新設の特定療養費制度の一環として設けられた).
highly pathogenic avian influenza (**HPAI**) 高病原性トリインフルエンザ(家禽の致死的な感染症で, 流行により養鶏上のみならず, 人獣共通感染症としても問題となる), = fowl plague.
Highmore, Nathaniel [háimɔ:r] ハイモーア(1613-1685, イギリスの解剖学者).
H. antrum ハイモーア洞(上顎洞), = antrum Highmori.
H. body ハイモーア体(精巣中隔), = corpus Highmori, mediastinum testis.
high·mor·i·tis [hàimɔ:ráitis] 上顎洞炎, ハイモール洞炎, = maxillary sinusitis.
Higoumenakia sign ヒグメナキア徴候.
hig·u·er·on [higwérən] ヒゲロン(イチジク〔無花果〕*Ficus* 属の樹で, その樹乳は十二指腸虫症の治療に用いる).
hi·la [háilə] (hilum の複数).
hi·lar [háilər] 門の, 肺門の.
h. cell tumor of ovary 内細胞腫.
h. dance 肺門ダンス(舞踏), 肺門跳動〔医学〕.
h. lymph node 肺門リンパ節〔医学〕.
h. reflex 肺門反射〔医学〕.
h. shadow 肺門陰影〔医学〕.
hi·las·tic [hailǽstik] ヒラスティック(ギリシャ医学の贖罪による疾病予防).
Hildanus [hildéinəs] = Fabricius Hildanus.
Hildebrand, Johann Valentin [híldəbrɑ:nd] ヒルデブランド(1763-1818, オーストリアの医師).
H. disease ヒルデブランド病(発疹チフス), = typhus fever.
Hildebrandt, Fritz [híldəbrɑ:nd] ヒルデブラント(1887-1961, ドイツの薬理学者).
H. acid ヒルデブラント酸(geranic acid の酸化により生ずる).
H. method ヒルデブラント法(電気を利用する水素イオン濃度測定法).
H. test ヒルデブラント尿中ウロビリン試験(試薬として酢酸鉛を無水アルコールに溶解し, 尿と同等に混ぜて生ずる沈殿物を濾過し, 濾液にアンモニア少量を加えると緑色蛍光を発する).
hi·li·tis [hailáitis] 肺門炎〔医学〕(特に肺門部の炎症).
h. pulmonum 肺門炎.
Hill, Archibald Vivian [híl] ヒル(1886-1977, イギリスの生理学者. 筋肉の熱産生に関する研究により1922年度ノーベル医学・生理学賞を受けた).
Hill, Austin Bradford [híl] ヒル(1897-1991, イギリスの医学統計学者).
H. criteria of evidence ヒルの基準(イギリスの医学統計学者, ヒルの提唱した疫学的基準).
Hill, Harold A. [híl] ヒル(アメリカの放射線科医).
H.-Sachs lesion ヒル・サックス病変〔医学〕.
Hill, Leonard Erskine [híl] ヒル(1866-1952, イギリスの生理学者. Barnard と共同で1897年に圧力計を利用する血圧計を考案し, 潜函病の生理について研究を発表した(1912)).
H. coefficient ヒル係数.
H. phenomenon ヒル現象.
H. sign ヒル徴候(大動脈閉鎖不全症の場合, 下肢の収縮期血圧が上肢より著しく高くなる. 正常人では10〜20mmHg程度の差にすぎないが大動脈閉鎖不全症では50〜100mmHgにもなる).
Hill, Lucius D. [híl] ヒル(1921生, アメリカの胸部外科医).
H. operation ヒル手術(食道裂孔ヘルニアを修復する手術).
Hill, Robert [híl] ヒル(1899生, イギリスの植物生理学者).
H. reaction ヒル反応(光合成反応の炭酸ガス固定を含まない部分反応).
hill colic 丘陵仙痛(インド丘陵地方の流行性下痢).
hill diarrhea 高地下痢(低気圧が原因となる慢性下痢で, インド丘陵地帯にみられる).
Hilliard lu·pus [híliəd lú:pəs] ヒリアード狼瘡(有縁狼瘡のことで, イギリスの外科医 Jonathan Hutchinson が患者の姓にちなんでつけた名称).
Hillis, David S. [híliz] ヒリス(1873-1942, アメリカの産婦人科医).
H. maneuver ヒリス操作, = Hillis-Müller maneuver.
hil·lock [hílək] 小丘.
Hilton, John [híltən] ヒルトン(1804-1878, イギ

リスの外科医).
H. law ヒルトン法則(関節に分布している神経は，同時にその関節を動かす筋肉およびそれら筋肉の関節付着点を覆う皮膚にも分布している).
H. method ヒルトン法(潰瘍部に分布している神経を切断する疼痛対策).
H. muscle ヒルトン筋，= compressor sacculi laryngis.
H. sac ヒルトン嚢，= sacculus laryngis.
H. white line ヒルトン白線.
hi·lum [háiləm] [L/TA] 門(神経，脈管の出入りする部分)，= hilum [TA]. 複 hila. 形 hilar.
h. convergence sign 肺門血管集中徴候 [医学].
h. corporis suprarenalis 腎上体門(副腎門).
h. lienale [L/TA] 脾門，= splenic hilum [TA].
h. lymph node 肺門リンパ節.
h. lymph node tuberculosis 肺門リンパ節結核〔症〕.
h. nuclei dentati [L/TA] 歯状核口，= hilum of dentate nucleus [TA].
h. nuclei olivae オリーブ核門.
h. nuclei olivaris inferioris [L/TA] オリーブ核門，= hilum of inferior olivary nucleus [TA].
h. of dentate nucleus [TA] 歯状核口，= hilum nuclei dentati [L/TA].
h. of inferior olivary nucleus [TA] オリーブ核門，= hilum nuclei olivaris inferioris [L/TA].
h. of kidney [TA] 腎門，= hilum renale [L/TA].
h. of lung [TA] 肺門，= hilum pulmonis [L/TA].
h. of ovary [TA] 卵巣門，= hilum ovarii [L/TA].
h. ovarii [L/TA] 卵巣門，= hilum of ovary [TA].
h. overlay sign 肺門重畳徴候 [医学].
h. pulmonis [L/TA] 肺門，= hilum of lung [TA].
h. renale [L/TA] 腎門，= hilum of kidney [TA].
h. renalis 腎門.
h. splenicum [L/TA] 脾門，= splenic hilum [TA].
h. tuberculosis 肺門結核，= hilus tuberculosis.
hi·lus [háiləs] ヒールス，門(神経，脈管の出入りする部分)，= hilum. 複 hili.
h. cell 〔卵巣〕門細胞.
h. dance 肺門躍動(透視にみられる).
h. lienalis 脾門 [医学].
h. ovarii 卵巣門，= ovarian hilus.
h. tuberculosis 肺門結核 [医学].
HIM ① Health Information Manager 診療情報管理士の略. ② health information management 保健情報管理の略. ③ hematopoietic inductive microenvironment 造血微小環境の略.
Himalayan rhubarb ヒマラヤダイオウ，= Indian rhubarb.
hi·man·to·sis [haimæntóusis] 口蓋垂延長.
hind [háind] 後の.
h.-wing 後翅(うしろばね).
hind·brain [háindbrèin] [TA] 後脳，= rhombencephalon [L/TA].
h. vesicle 菱脳，菱脳小胞.
hindered rotation 束縛回転 [医学].
hind·foot [háindfut] 後足部.
hind·gut [háindgʌ̀t] 後腸(肛門側の腸管)，= end-gut.
hind·kid·ney [háindkìdni] 後腎，= metanephros.
hind·leg [háindlèg] 後脚.
hind·limb [háindlìm] 後肢 [医学].
hindquarter amputation 片側骨盤離断〔術〕[医学]，腸骨腹部間下肢切断.
hin·drance [híndrəns] 障害.
hind·root [háindrù:t] 後根.
Hin·du·med·i·cine [hìndumédisin] ヒンズー医学 [医学].
Hines-Brown test [háinz bráun tést] ハインス・ブラウン試験(寒冷昇圧試験. 片手を1分間冷水に浸漬すると血圧は上昇するが，その上昇度が過剰であるか，または正常値への戻りが遅れるものは高血圧症を発する可能性がある)，= cold pressor test.
hinge [híndʒ] 蝶番(ちょうつがい).
h. area 蝶番部 [医学].
h. articulation 蝶番関節(凹面と，凸面とが一平面に動くもの)，= ginglymus.
h. articulator 蝶番咬合器.
h. axis 蝶番軸.
h.-bow 蝶番付顔弓.
h. flap 反転皮弁 [医学].
h. joint [TA] 蝶番関節，= ginglymus [L/TA].
h. movement 蝶番運動.
h. osteotomy 曲線状骨切術 [医学].
h. position 蝶番位.
h. region ヒンジ部 [医学] (免疫グロブリンの一領域で，第1と第2定常部領域(C_H1 と C_H2)との間のH鎖部分のことをいう).
hinged knee prosthesis 蝶番型人工膝関節 [医学].
hinged prosthesis 蝶番型人工関節.
Hinkle pills [híŋkl pílz] ヒンクル丸剤(複合カスカラ丸剤)，= pillulae cascarae compositae.
Hinman, Frank, Jr. [hínmən] ヒンマン(1915生，アメリカの泌尿器科医).
H. syndrome ヒンマン症候群.
hi·no·kit·i·ol [hìnəkítiɔ:l] ヒノキチオール ㊥ 4-isopropyl-cycloheptatrien-2,4,6-ol-2-one-1, *m*-isopropyl-tropolone $C_{10}H_{12}O_2$ (野副により台湾ヒノキから単離された七員環式化合物で，α-および γ-thujaplicine の異性体がある)，= β-thujaplicine.
Hinton, William A. [híntən] ヒントン(1883-1959，アメリカの細菌学者).
H. test ヒントン〔梅毒綿状反応〕試験(1列の小試験管3本を準備し，その第1に被検血清0.1mL，第2に0.2mL，第3に0.3mLを入れ，そのおのおのにグリセリン指示薬0.5mLを加え十分に振って混和し，泡沫が消えないうちに25～28°C湯浴または孵卵器内に12～18時間放置すると綿状反応は陽性を示す)，= glycerol-cholesterol test.
hip [híp] [TA] ① 寛骨部，= coxa [L/TA]. ② 股関節部，腰，殿部，尻，股.
h. action brace 股外転用蝶番装具 [医学].
h. bath 坐浴 [医学].
h. bone [TA] ① 寛骨，= os coxae [L/TA]. ② 無名骨.
h. contracture 股関節拘縮 [医学].
h. disarticulation 股関節離断〔術〕.
h. disease 股疾患，= morbus coxarius, coxitis.
h. dislocation 股関節脱臼 [医学].
h. flexion phenomenon 股屈反射(片麻痺患者が身を起こすとき，または臥すとき，患側の股関節を屈曲すること).
h. fracture 股関節部骨折 [医学].
h. joint [TA] 股関節，= articulatio coxae [L/TA], articulatio coxofemoralis [L/TA].
h. joint disease 股関節病.
h. knee ankle orthosis 骨盤帯付装具.
h. lift 腰部挙起(人工呼吸法. Emerson).
h. liftback pressure 腰部挙起背圧(人工呼吸法. Gordon).
h. phenomenon 股反射，腰現象(痙直性麻痺において，殿部を圧迫すると殿筋に攣縮が起こる)，= Joffroy reflex.
h. pointer 腸骨稜挫傷.
h. region [TA] 寛骨部，= regio coxae [L/TA].

h.-roll-back pressure 腰部回転背圧(人工呼吸法).
h.-sickness ウマのトリパノソーマ症, = mal de caderas.
h. spica cast 股関節ギプス包帯〔医学〕.
h. width 腰幅〔医学〕.
HIPP hippocampus 海馬の略.
hip·pan·thro·py [hipǽnθrəpi] 馬化妄想(自分がウマに化けたと信じ, ウマのような挙動を示すこと).
hippeastrum mosaic virus アマリリスモザイクウイルス(植物に感染する RNA ウイルスの一つ).
hip·ped [hípt] 股関節骨折の(ウマについていう).
Hippel, Arthur von [hípəl] ヒッペル(1841-1917, ドイツの眼科医).
H. operation ヒッペル手術(現代応用されている角膜形成術で, 円鋸を用いてデスメー膜に達する円形角膜の一部を切除する方法).
Hippel, Eugen von [hípəl] ヒッペル(1867-1939, ドイツの眼科医).
H. disease ヒッペル病(網膜小脳血管腫症で, 母斑症の一型であるが, 単に網膜血管腫のみをヒッペル病と呼ぶことがある), = angiomatosis retinae etcerebelli, Hippel-Lindau disease.
H.-Lindau disease ヒッペル・リンダウ病〔医学〕.
Hip·pe·la·tes [hìpəléiti:z] ヒッペラテス属(キモグリバエ[黄潜蝿]の一属. イチゴ腫を伝播する).
hip·pi·a·ter [hìpiéitər] 獣医, = veterinarian.
hip·pi·at·ria [hìpiǽtriə] 獣医学, = hippiatrics.
hip·pi·at·ry [hìpiǽtri] 獣医学, = hippiatrics.
hippo- [hipou, -pə] ウマとの関係を表す接頭語.
hip·po [hípou] ヒポ(① 吐根 ipecac のスペイン名. ② アフリカ矢毒の一つ).
Hip·po·bos·ci·dae [hìpoubáskidi:] シラミバエ科(鳥類や哺乳類の皮膚に寄生し, 吸血する), = louse flies.
hip·po·camp [hípəkæmp] 海馬, = hippocampus.
hip·po·cam·pal [hìpəkǽmpəl] 海馬の.
h. commissure [TA] 海馬交連(脳弓交連), = commissura hippocampi [L/TA].
h. digitations [TA] (海馬足*), = digitationes hippocampi [L/TA].
h. fissure 海馬裂.
h. herniation 海馬ヘルニア〔医学〕.
h. sclerosis 海馬硬化症〔医学〕.
h. sulcus [TA] 海馬溝, = sulcus hippocampalis [L/TA].
h. tubercle 海馬結節(海馬の下方延長をいい, 采と歯状膜とを分割するもの).
hip·po·cam·pi·cus [hìpəkǽmpikəs] 海馬の.
hip·po·cam·pus (HIPP) [hìpəkǽmpəs] [L/TA] 海馬, = hippocampus [TA]. 形 hippocampal.
h. major 大海馬, = hippocampus.
h. minor 小海馬(鳥距), = calcar avis.
h. nudus 裸海馬(歯状膜の膨大部彎曲により生ずる陥凹における脳内側面にある海馬回の小部分).
h. proper [TA] 固有海馬, = hippocampus proprius [L/TA].
h. proprius [L/TA] 固有海馬, = hippocampus proper [TA].
hip·po·co·pros·te·rol [hìpoukəprástərɔ:l] ヒポコプロステロール $C_{27}H_{54}O$ (草食動物の糞中より得られるステロール).
Hip·poc·ra·tes [hipákrəti:z] ヒポクラテス(BC 460-377年頃, ギリシャの医師. コス島に生まれ, 医聖といわれた名医. 疾病の観察, 記録, 経験を重んじ, 哲学的思弁を医学から除いた. 養生, 自然治癒を重んじた. 著作はヒポクラテス全集に収載される. 疾病は自然に回復することを主張し医師は自然を補佐するのが天命であると信じた).
hip·po·crat·ic [hìpəkrǽtik] ヒポクラテスの(Hippocrates の発見した徴候につく形容詞).
h. angina ヒポクラテスアンギナ(後咽頭膿瘍), = retropharyngeal abscess.
h. bandage ヒポクラテス包帯, = cephalline bandage.
h. face ヒポクラテス顔〔貌〕〔医学〕, = facies hippocratica.
h. finger ヒポクラテス指(ばち状指), = clubbed finger.
h. nail ヒポクラテス爪(肥大性皮膚骨腫症やチアノーゼを伴う心血管系の異常などでみられる), = hippocratic finger.
h. oath ヒポクラテスの誓い〔医学〕.
h. succussion ヒポクラテス振水音〔医学〕(水気胸患者の上身を振動して振水音を聴取する診断法).
h. succussion sound ヒポクラテス振水音.
hip·poc·ra·tism [hipákrətizəm] 自然療法(ヒポクラテス派の療法で, なるべく自然の作用を利用すること).
hip·po·glos·sine [hìpəglásin] ヒッポグロッシン(*Hippoglossus* 属カレイの精子に存在するプロタミン).
Hip·po·glos·sus [hìpəglásəs] オヒョウ[大鮃]属(カレイ科の一属).
H. hippoglossus (オヒョウ肝油の原料), = Atlantic halibut.
hip·po·lith [hípəliθ] ウマ胃石, = hippolite.
hip·pol·o·gy [hipálədʒi] ウマ学.
hip·pom·a·ne [hipáməni] ヒポメイン(① 有蹄動物の尿膜嚢中にある円形小体. ② 発情期雌馬膣分泌物).
hip·po·mel·a·nin [hipəmélənin] ヒポメラニン(ウマ黒色症の腫瘍および骨髄にある黒色色素).
hippopotamus face カバ顔(歯肉の異常肥厚による).
hip·po·ster·co·rin [hìpəstə́:kərin] ヒポステルコリン, = hippocoprosterol.
hip·pu·lin [hípjulin] ヒップーリン $C_{18}H_{20}O_2$ (結晶性発情ホルモンで equilin の異性体).
hip·pu·rase [hípjureis] ヒプラーゼ, = hippuricase.
hip·pu·rate [hípjureit] 馬尿酸塩.
hip·pu·ria [hipjú:riə] 馬尿酸尿〔症〕.
hip·pu·ric ac·id [hipjú:rik ǽsid] 馬尿酸 ㊌ benzoyl-aminoacetic acid, urobenzoic acid (主として草食動物の尿中にあり, ナルコチンの酸化により得られる).
hippuric acid test 馬尿酸試験, = Quick hippuric acid test.
hip·pu·ri·case [hipjú:rikeis] (馬尿酸を安息香酸とグリシンとに分解する酵素), = hippurase, histozyme.
hip·pu·royl [hípjurɔil] ヒプロイル基 $C_6H_5CONHCH_2CO-$, = hippuryl.
hip·pus [hípəs] 虹彩振とう(盪)〔医学〕, 瞳孔動揺〔医学〕, 瞳孔変動(対光反応において瞳孔の散縮が速やかに変化する現象), = irododonesis, iridoplania.
h. pupil 瞳孔異常.
hip·ta·gen·ic ac·id [hìptədʒénik ǽsid] ヒプタギン酸(*Indigofera* 属植物の有毒成分).
hip·ta·gin [híptədʒin] ヒプタギン $C_{10}H_{14}N_2O_9$ (*Hiptage* 属植物の根皮の配糖体).
Hirata disease 平田病(1970年, 平田幸正(1925-2014)らにより報告されたインスリン自己免疫症候群), = insulin autoimmune syndrome (IAS).
Hirayama disease 平山病(1959年. 平山惠三により報告された若年性一側上肢筋萎縮症).

H

hir·ci [hə́:sai] [L/TA] 腋毛（ワキゲ．hircus の複数），＝axillary hairs [TA].
hir·cic ac·id [hə́:sik ǽsid] （ヤギ乳に存在する特異的臭気を放つ酸）.
hir·cin [hə́:sin] （ヤギ脂に存在する悪臭成分）.
hir·cism [hə́:sizəm] わきが，腋臭〔症〕[医学].
hir·cis·mus [hə:sízməs] 腋臭（ヤギの香に類似する悪臭）.
hir·cus [hə́:kəs] ① 腋毛．② 腋臭（わきが）．③ 耳毛．複 hirci.
Hirsch-Mehring re·flex [hirʃ méiriŋ rifléks] ヒルシュ・メーリング反射（胃酸過多のために胃幽門閉鎖が持続すること）.
Hirsch-Peiffer stain ハーシュ・パイファー染色〔法〕.
Hirschberg, Julius [hə́:ʃbə:g] ヒルシュベルク（1843–1925，ドイツの眼科医）.
H. magnet ヒルシュベルク磁石（眼から鉄小片を除去するための電磁器）.
H. method ヒルシュベルク法（点光源の角膜反射の位置から斜視角の概略を求める方法）.
H. test ヒルシュベルク試験.
Hirschberg, Leonard Keene [hə́:ʃbə:g] ヒルシュベルグ（1877生，アメリカの医師）.
H. febrile reaction ヒルシュベルグ熱反応（腸チフス菌の感染によらないチフス様熱病）.
H. reflex ヒルシュベルグ反射（足底の内側を刺激するときに起こる足の内転），＝Hirschberg sign.
Hirschfeld, Felix [hə́:ʃfeld] ヒルシュフェルド（1863生，ドイツの医師）.
H. disease ヒルシュフェルド病（急性糖尿病），＝acute diabetes mellitus.
Hirschfeld, Isador [hə́rʃfeld] ヒルシュフェルド（1881–1965，アメリカの歯科医）.
H. canals ヒルシュフェルド管，＝interdental canals.
Hirschfeld-Klinger re·ac·tion [hə:rʃfeld klíŋər riǽkʃən] ヒルシュフェルド・クリンゲル反応（梅毒血清の凝固反応），＝coagulation reaction, coaguloreaction.
Hirschfelder, Joseph, Oakland [hə́:ʃfeldər] ハーシュフェルダー（1854–1920，アメリカの医師）.
H. tuberculin ハーシュフェルダーツベルクリン（旧ツベルクリンを過酸化水素で処理すると酸化作用により解毒されるとの理に基づいてつくったもの），＝oxytuberculin.
Hirschowitz, B. I. [hə́:rʃouvìts] ヒルショウィッツ（アメリカの医師）.
H. syndrome ヒルショウィッツ症候群.
Hirschsprung, Harald [hə́:ʃspru:ŋ] ヒルシュスプルング（1830–1916，デンマークの医師）.
H. disease ヒルシュスプルング病 [医学]（先天性巨大結腸），＝congenital megacolon.
Hirst, Barton Cooke [hə́:st] ハースト（1861–1935，アメリカの婦人科医）.
H. operation ハースト手術（外陰部の両側を縦に切開し，それを横に縫合して，陰門を拡大する膣痙の外科的療法）.
Hirst, Georg Keble [hə́:st] ハースト（1909生，アメリカの微生物学者）.
H. phenomenon ハースト現象 [医学]（インフルエンザウイルスによるニワトリ赤血球の凝集現象で，1941年に発見）.
H. test ハースト試験（あるウイルスに対する抗体は，そのウイルスによる血球凝集を阻害する．これによりウイルスに対する免疫の有無などを知ることができる．麻疹，風疹，インフルエンザなどのウイルス感染症患者の診断に用いられる）.
hir·sute [hə́:su:t] 粗毛の，粗大な.
hir·su·tic ac·id [hə:sú:tik ǽsid] ヒルスチン酸（Heatley, Jennings, Florey らにより1947年に *Stereum hirsutum* から分離された抗生物質で，培養初期には不活性の hirsutic acid C，$C_{15}H_{20}O_4$ のみを産し，後に活性の hirsutic acid N を産生する）.
hir·su·ti·dine [hə:sú:tidin] ヒルスチジン $C_{18}H_{16}O_7$–HCl（デルフィニジンの7,3′,5′-trimethyl ether）.
hir·su·ti·es [hə:sú:ʃii:z, –ti–] 多毛症，＝excessive growth of hair.
hir·su·tin [hə:sú:tin] ヒルスチン $C_{30}H_{37}O_{17}Cl$（ヒルスチジンのアントシアンアグリコンで，サクラソウ科植物 *Primula hirsuta* の花に含まれている）.
hir·sut·ism [hə́:su:tizəm] 男性型多毛〔症〕[医学]，男性化毛症.
hir·u·di·cide [hirú:disaid] ヒル［蛭］撲滅薬.
hir·u·din [hirú:din] ヒルジン（ヒルの頬腺分泌液の有効成分で，アンチトロンビンとして凝血を阻止する）.
Hir·u·din·ea [hìru:díniə] ヒル［蛭］亜綱（環形動物）.
hir·u·di·ni·a·sis [hirù:dináiəsis] （鼻，口，咽頭などにヒルが侵入する状態）.
Hir·u·din·i·da [hìru:dínidə] ヒル［蛭］綱（環形動物）.
Hir·u·do [hirú:dou] ヒル［蛭］属，チスイビル［血吸蛭］属.
H. medicinalis 医用チスイヒル（ドイツヒル），＝medicinal leech.
H. nipponia 日本ヒル.
HIS hospital information system 病院情報システムの略.
His, Wilhelm Jr. [hís] ヒス（1863–1934，ドイツの医師）.
H. band ヒス束，＝atrioventricular bundle, His–Tawara bundle.
H. bundle ヒス束 [医学]，＝atrioventricular bundle, His–Tawara b..
H. bundle electrocardiogram ヒス束心電図.
H. disease ヒス病（塹壕熱），＝trench fever, Werner–His disease.
H. spindle ヒス紡錘（大動脈峡部を越えたところにある紡錘形膨大），＝aortic spindle.
H.-Tawara bundle ヒス・田原束，＝atrioventricular bundle.
His, Wilhelm Sr. [hís] ヒス（1831–1904，ドイツの解剖学者）.
H. canal ヒス管（甲状舌管），＝ductus thyreoglossus, His duct.
H. isthmus ヒス峡（菱脳の），＝isthmus rhombencephali, rhombencepalic isthmus.
H. line ヒスライン.
H. perivascular space ヒス血管周囲空隙），＝His space, Virchow–Robins space.
H. retrolobular tubercle ヒス後耳朶結節.
H. rule ヒス法則（妊娠期の推定は最後の月経の初日から計算して得られる）.
H. space ヒス血管周囲空隙（脳脊髄血管外膜と神経膠組織の血管周囲限界膜との間の空隙）.
H. zones ヒス神経帯（胚の脊髄が中心管へ突入する背部の肥厚部）.
his·pid [híspid] 剛毛のある.
Hiss, Philip Hanson [hís] ヒス（1868–1913，アメリカの細菌学者）.
H. bacillus ヒス菌（小児の夏季下痢症から分離したもの）.
H. methods ヒス細菌莢膜染色法（細菌を少量の血清に混ぜ，覆いガラスの上に広げ炎上で乾燥させ，次の2方法のいずれかで染色する．① ゲンチアナ紫半飽和溶液で数秒間染色，水洗，0.25%炭酸カリウム液に浸漬して鏡検する．②5〜10%ゲンチアナ紫溶液で蒸気を立てながら数秒間染色，20%硫酸銅液で洗い，濾紙で乾燥し，バルザムで封入する）．

H.-Russell Y bacillus ヒス-ラッセル菌，= *Shigella flexneri*.

H. stain ヒス染色〔法〕.

hissing respiration 歯音性呼吸．

his·taf·fine ［hístəfin］ ヒスタフィン（① 組織親和性の．② ある種動物が罹患中血清にある物質で，組織と結合して補体固定現象を起こす物質）．

Histalog test ヒスタロッグ試験（無酸症の測定法）．

his·tam·i·nase ［histǽmineis］ ヒスタミン酵素（ヒスタミンおよびほかのジアミン類を分解する作用を利用して，ヒスタミン中毒症の治療に用いられる），= diamine-oxidase.

his·ta·mine ［hístəmin］ ヒスタミン ㊊ 5-imidazole-ethylamine $C_5H_9N_3$（あらゆる動物および植物組織に存在するアミン．哺乳動物では ① 結合組織型および粘膜型マスト細胞（肥満細胞）の顆粒中に存在し，この細胞が刺激されると脱顆粒により放出され，血管拡張，局所浮腫を起こす．アレルギー反応に関係し，例えばじんま疹の原因となる．② 胃粘膜の顆粒細胞に含まれ，食事，ガストリン，副交感神経刺激などにより放出され胃酸分泌を促す）．

h. antagonist ヒスタミン拮抗薬，抗ヒスタミン薬〔医学〕，= histamine blocking agent.

h. binding site ヒスタミン結合部位〔医学〕．

h. cephalalgia ヒスタミン性頭痛〔症〕，= Horton syndrome.

h. dihydrochloride $C_5H_5N_2$-2HCl，= ergamine, imido.

h. H_1 receptor ヒスタミン H_1 受容体．

h. H_2 receptor ヒスタミン H_2 受容体．

h. headache ヒスタミン性頭痛（血液中に循環するヒスタミンの作用により頸部脈管系の拡張に原因すると考えられる頭痛で，急激な発作，側頭，顔面，一側の眼などに疼痛を覚え，流涙，眼結膜充血，鼻粘膜膨張，側頭部血管の怒張などが特徴），= Horton cephalalgia.

h. liberation ヒスタミン遊離（放出）〔医学〕．

h. liberator ヒスタミン遊離物質〔医学〕．

h. receptor ヒスタミン受容体〔医学〕．

h. release test ヒスタミン遊離試験〔医学〕．

h. releaser ヒスタミン遊離因子〔医学〕．

h.-releasing factor ヒスタミン遊離因子〔医学〕，ヒスタミン放出因子．

h. sensitizing factor ヒスタミン感作因子〔医学〕．

h. shock ヒスタミン性ショック．

h. test ヒスタミン試験（① 胃液塩酸分泌の有無を検査するため，0.1%ヒスタミン溶液 1mL を皮下注射して，遊離塩酸を定量する方法．②1：1,000 リン酸ヒスタミン液1滴を皮膚に落とし，その中央部を乱刺すると，発赤，丘診，水疱などの反応が起こるのは自律神経過敏症のためである）．

his·tam·i·ne·mia ［histæminí:miə］ ヒスタミン血〔症〕．

his·ta·min·er·gic ［hìstəminə́:ʤik］ ヒスタミン作用性の．

h. nerve ヒスタミン作用神経．

his·ta·min·ia ［hìstəmíniə］ ヒスタミンショック（多重のヒスタミン産生により起こるショック状態）．

histaminic cephalgia ヒスタミン〔性〕頭痛〔医学〕．

his·ta·nox·ia ［hìstənáksiə］ 組織酸素欠乏症（血液循環障害に基づく組織酸素欠乏）．

his·tase ［hísteis］ 組織分解酵素．

his·ta·tin ［hístətin］ ヒスタチン（唾液腺に特有なタンパク）．

his·ten·zyme ［histénzaim］ 組織酵素（腎臓から得られる酵素で馬尿酸を分解して安息香酸とグリココールを生ずるもの），= histozyme.

his·tic ［hístik］ 組織性の．

his·ti·dase ［hístideis］ ヒスチジン酵素（高等動物の肝臓に存在し，特異的に 1-histidine のみに作用して，イミダゾール環を開き，グルタミン酸，ギ酸およびアンモニアを産出させる），= histidinase.

his·ti·di·nase ［hístidineis］ ヒスチディナーゼ（ヒスチジンアンモニアリアーゼ．L-ヒスチジン分解に関与する酵素で脱アミノ反応によりウロカニン酸を生成する），= histidase, histidine ammonia-lyse.

his·ti·dine ［hístidin］ ヒスチジン ㊊ α-amino-β-imidazolylpropionic acid $C_6H_9O_2N_3$（タンパク質，特にグロビンに多く，バッカク，ジャガイモにある α アミノ酸で，抗原中にあるが，脱炭酸反応の後ヒスタミンになる）．

h.-betaine ヒスチジン・ベタイン，= hercynine.

h. decarboxylase ヒスチジン脱カルボキシル基酵素（ヒスチジンをヒスタミンに転化する酵素）．

h. goiter ヒスチジン甲状腺腫（ヒスチジンの投与により発生する）．

h. hydrochloride 塩酸ヒスチジン（消化性胃潰瘍の治療薬），= hydrochloride monohydrochloride.

h. test ヒスチジン試験（Capeller および Adler は妊娠初期診断法として考案したが，現在は非特異的であることが明らかにされた．妊娠尿を臭素氷酢酸で作用させた後，アンモニアと炭酸アンモニア混合液を加え10分間加温すると冷却後赤紫色を呈する）．

his·ti·di·ne·mia ［hìstidiní:miə］ ヒスチジン血〔症〕〔医学〕．

his·ti·di·nol ［hístidinɔ:l］ ヒスチジノール（histidine の前駆物質）．

his·ti·di·nu·ria ［hìstidinjú:riə］ ヒスチジン尿〔症〕．

his·ti·dyl ［hístidil］ ヒスチジル基（$C_3H_3N_2CH_2CH(NH_2)CO$-）．

his·ti·mine ［hístimi:n］ ヒスチミン（ヒスタミンの脱水素物）．

histi(o)- ［histi(ou), -i(ə)］ 組織との関係を表す接頭語．

his·ti·o·blast ［hístiəblæst］ 組織芽球．

his·ti·o·cyte ［hístiəsait］ 組織球〔医学〕，大食細胞（広義には一般の組織性細胞 tissue cell の意味を表す名称であるが，普通には狭義の細網内皮系の主成分である大形の間葉性細胞をいう．断裂細胞 clasmatocyte，色素貯蔵細胞 dye-storing cell，外膜細胞 adventitial cell，外被細胞 perithelial cell なども同一の細胞と思われる），= histocyte.

his·ti·o·cyt·ic ［hístiəsàitik］ 組織球の．

h. granuloma 組織球性肉芽腫．

h. leukemia 組織球性白血病（急性単球性白血病の同義語に用いられる）．

h. lymphoma 組織球性リンパ腫．

h. sarcoma 組織球肉腫．

h. system 組織球系〔医学〕．

his·ti·o·cy·to·ma ［hìstiousaitóumə］ 組織球腫．

his·ti·o·cy·to·ma·to·sis ［hìstiousàitoumətóusis］ 組織球腫症（汎発性網内系疾患）．

his·ti·o·cy·to·sar·co·ma ［hìstiousàitousɑ:kóumə］ 組織球性肉腫，= malignant fibrous histiocytoma.

his·ti·o·cy·to·sis ［hìstiousaitóusis］ 組織球増加〔症〕，〔骨〕組織球症〔医学〕，= histocytosis.

h. X 組織球症 X（好酸球性肉芽腫，ならびに Letterer-Siwe 病などを総称する語．Lichtenstein）．

his·ti·o·gen·ic ［hìstiəʤénik］ 組織原〔性〕の，= histogenic.

his·ti·oid ［hístiɔid］ = histoid.

H

h. tumor 組織腫.
his·ti·o·ma [hìstióumə] = histoma.
his·ti·on·ic [hìstiánik] 組織の.
his·ti·o·tox·ic [hìstiətáksik] 組織中毒性の.
histiotypic growth (組織が抑制されずに増殖すること).
hist(o)– [hist(ou), –t(ə)] 組織との関係を表す接頭語.
his·to·blast [hístəblæst] ① 組織芽細胞. ② 成虫盤, = imaginal disc.
histochemical detection 組織化学的検出.
his·to·chem·is·try [hìstəkémistri] 組織化学[医学].
his·to·che·mo·ther·a·py [hìstoukì:mouθérəpi] → chemotherapy.
his·to·chro·ma·to·sis [hìstoukròumətóusis] = histiocytomatosis.
his·to·clas·tic [hìstəklǽstik] 組織破壊性の.
his·to·com·pat·i·bil·i·ty [hìstoukampæ̀tibíliti] 組織適合性[医学].
h. antigen 組織適合性抗原[医学](移植片の生着や拒絶に関与している主要組織適合遺伝子複合体(MHC)にコードされた抗原をいう. 有核細胞, 特にリンパ球や血小板の細胞表面によく発現している. ヒトではHLA抗原, マウスではH-2抗原と呼ばれる).
h. antigen identical sibling 組織適合性抗原同型同胞[医学].
h. antigen matching 組織適合性抗原適合度[医学].
h. antigen type 組織適合性抗原型[医学].
h. antigen typing 組織適合性抗原型分類[医学].
h. complex 組織適合性複合体.
h. gene 組織適合遺伝子[医学].
h. locus 組織適合遺伝子座[医学].
h. test 組織適合試験[医学](ヒトの同種移植において, ドナーとレシピエントのHLAタイピングを細胞傷害試験, リンパ球混合培養試験などで組成適合性を検査すること).
h. testing 組織適合試験.
hist·o·cyte [hístəsait] 組織球, 大食細胞, = histiocyte.
hist·o·cy·to·sis [hìstousaitóusis] [骨]組織球症, = histiocytosis.
his·to·di·al·y·sis [hìstoudaiǽlisis] 組織透析, 組織裂開.
his·to·dif·fer·en·ti·a·tion [hìstoudìfərènʃiéiʃən] 組織分化.
his·to·flu·o·res·cence [hìstouflù:ərésəns] 組織蛍光法[医学].
his·to·gen [hístəʤən] 組織原.
his·to·gen·e·sis [hìstəʤénisis] 組織発生, 組織形成[医学], 組織生成. 形 histogenetic, histogenic.
h. of bone 骨発生[医学].
his·to·gen·ic [hìstəʤénik] 組織原の[医学].
his·tog·e·nous [histáʤənəs] 組織原[性]の[医学], = histogenic.
his·tog·e·nous·im·mu·ni·ty [histàʤənəsimjú:niti] 組織免疫[医学].
his·tog·e·ny [histáʤəni] 組織発生, = histogenesis.
his·to·glo·bo·cyte [hìstouglóubəsait] ヒストグロボサイト(幼若な小形血球で, 血液芽球の一種であろう. Hamaguchi), = hematogone.
his·to·gram [hístəgræm] ヒストグラム, 頻度分布図[医学], 柱図表, 柱状図, = column diagram.
h. mode 頻度分布図方式[医学].
his·tog·ra·phy [histágrəfi] ① 組織描写. ② 組織学.
his·to·he·ma·tin [hìstouhí:mətin] 組織ヘマチン, = cytochrome.
his·to·he·ma·tog·e·nous [hìstouhì:mətáʤənəs] 組織血行性.
his·to·hy·dria [hìstouháidriə] 組織内水分過剰.
his·toid [hístɔid] ① 組織様の. ② クモの巣様の. ③ 周囲の組織と同一の.
h. leucocyte (組織球), = histiocyte, histocyte.
h. neoplasm 類組織[性]腫瘍.
h. tumor 組織様腫瘍.
h. wandering cell 組織遊走細胞.
his·to·in·com·pat·i·bil·i·ty [hìstouìnkampæ̀tibíliti] 組織非適合性, 組織不適合性[医学].
his·to·ki·ne·sis [hìstoukainí:sis] 組織内運動(移動).
his·to·log·ic [hìstəláʤik] 組織学の, = histological.
h. lesion 顕微鏡的病変.
his·to·log·i·cal [hìstəláʤikəl] 組織学的な.
h. anatomy 組織学, 組織解剖学[医学].
h. atlas 組織学図譜[医学].
h. chemistry 組織化学[医学].
h. grade 組織学的悪性度[医学].
h. internal os [TA] 組織学的内子宮口*, = ostium histologicum uteri internum [L/TA].
h. otosclerosis 組織学的耳硬化[症][医学].
h. technique 組織学的技術[医学].
his·tol·o·gist [histáləʤist] 組織学者.
his·tol·o·gy [histáləʤi] 組織学, = histologia.
h. atlas 組織学図譜[医学].
his·tol·y·sate [histáliseit] 組織溶解質.
his·tol·y·sis [histálisis] 組織分解, 組織融解[医学], = histodialysis.
his·to·ma [históumə] 組織腫, = histioma.
his·to·met·a·pla·sia [hìstoumètəpléiziə] 組織化生. 形 histometaplastic.
His·to·mo·nas [históumənəs] ヒストモナス属(アメーバ状で1～4本の鞭毛を有する原虫. ニワトリ, シチメンチョウなどの盲腸や肝臓に寄生する).
H. meleagridis (シチメンチョウヒストモナス. シチメンチョウなどで生活環を有し, ヒストモナス症(黒頭病)の原因となる).
his·to·mo·ni·a·sis [hìstəmounáiəsis] ヒストモナス症[医学], 黒頭病(原虫によって起こるシチメンチョウ, ニワトリ, クジャクの病気).
his·to·mor·phol·o·gy [hìstoumɔ:fáləʤi] 組織形態学[医学], 組織学.
his·ton(e) [hístoun] ヒストン[医学], 細胞核タンパク質(細胞核または染色体, 血球素グロビンの一成分である塩基性単純タンパク質で, チロジンを多量に含み, 熱により凝固しない).
h. nucleinate 核酸ヒストン(核酸とヒストンとの化合物で, リンパ節, 胸腺, 脾臓にある特徴的成分).
his·to·nec·to·my [hìstənéktəmi] 血管周囲交感神経切除.
his·to·neu·rol·o·gy [hìstounju:ráləʤi] 神経組織学, = neurohistology.
his·ton·o·my [histánəmi] 組織発生学.
his·to·nu·ria [hìstounjú:riə] ヒストン尿[症].
his·to·pa·thol·o·gy [hìstoupəθáləʤi] 組織病理学.
his·to·pep·tone [hìstəpéptoun] ヒストペプトン(ペプシン塩酸の作用により生ずるペプトン様分解生成物).
his·to·phy·si·ol·o·gy [hìstoufiziáləʤi] 組織生理学[医学].
His·to·plas·ma [hístəplæzmə] ヒストプラズマ属(不完全菌の一属で, Darling により1906年にパナマで発見された).
H. capsulatum ヒストプラズマ・カプスラーツム(ヒストプラズマ症の原因となる真菌で, var. *capsula-*

tum と var. *duboisii* に分けられる)，＝ *Ajellomyces capsulatus*.
his·to·plas·min [hìstəplǽzmin] ヒストプラスミン〔医学〕(*Histoplasma capsulatum* の培養濾液からつくった診断用試薬).
h.-latex test ヒストプラスミン-ラテックス試験.
h. test ヒストプラスミン試験(テスト)〔医学〕(ヒストプラスマ診断のための，皮膚の遅延型アレルギー反応．抗原としてヒストプラスミンを用いる．特異性は低い).
his·to·plas·mo·ma [hìstouplæzmóumə] ヒストプラズマ腫.
his·to·plas·mo·sis [hìstouplæzmóusis] ヒストプラズマ症(*Histoplasma capsulatum* の感染症で，主に胞子を吸入することにより感染し，多くは無症状であるが肝脾腫，発熱，貧血などを伴う)，＝ reticuloendothelial cytomycosis.
h. capsulati カプスラーツス型ヒストプラズマ症(*Histoplasma capsulatum* var. *capsulatum* による感染症).
h. duboisii ズボアジイ型ヒストプラズマ症(*Histoplasma capsulatum* var. *duboisii* による感染症).
h. of esophagus 食道ヒストプラズマ症〔医学〕.
his·to·ra·di·og·ra·phy [hìstourèidiágrəfi] 組織切片放射線撮影〔法〕〔医学〕.
his·to·re·ten·tion [hìstouritén∫ən] 組織内貯蔵.
historical control study 過去症例比較試験〔医学〕.
historical research 病歴調査.
his·to·ri·ol·o·gy [hìstəriálədʒi] 歴史学.
his·tor·rhex·is [hìstəréksis] 組織崩壊(Southard が提唱した造語で，特に神経組織の非炎症性局所的崩壊についていう).
his·to·ry [hístəri] ① 歴史，病歴．② 沿革(疾病の由来).
h. and physical examination 病歴と現症〔医学〕.
h. of medicine 医学史〔医学〕.
h. of mentally ill care 精神障害既往歴〔医学〕.
h. of phylogeny 系統発生史.
h. of present illness (HPI) 現病歴〔医学〕(入院や来院に至った経時的記録).
h. taking ① 問診〔医学〕．② 病歴を記録すること.
his·to·si·phon [hìstousáifən] 組織掘穴(疥癬において寄生虫が組織に穴をうがつこと).
his·to·site [hístəsait] 組織寄生虫.
his·to·ther·a·py [hìstəθérəpi] 組織療法.
his·to·throm·bin [hìstəθrámbin] 結合織トロンビン.
his·to·tome [hístətoum] 組織刀.
his·tot·o·my [histátəmi] 組織切片をつくること，＝ microtomy.
his·to·tox·ic [hìstətáksik] 組織毒性の〔医学〕.
h. anoxia 組織〔中〕毒性無酸素症〔医学〕，組織中毒性低酸素症，＝ histotoxic hypoxia.
h. clostridia 組織傷害性クロストリジウム(クロストリジウム属のうち組織傷害性の毒素を産生する細菌で，ガス壊疽菌群とも呼ばれ，創傷感染によって組織の壊死を引き起こす．*Clostridium perfringens*, *C. novyi*, *C. septicum* など).
h. hypoxia 組織毒性低酸素〔症〕〔医学〕.
his·to·tribe [hístətraib] 組織鉗子(止血を目的とする大きい鉗子).
his·to·trip·sy [hístətripsi] 組織破砕〔医学〕(組織鉗子を用いて).
his·to·troph(e) [hístətrouf] 組織栄養素(胎生動物が母体内で母体血液以外から受ける栄養物の総称で，血液栄養素に対していう)．↔ hemotroph. 形 histotrophic.
his·to·trop·ic [hìstətrápik] 組織親和性の〔医学〕.
his·to·zo·ic [hìstouzóuik] 組織寄生の.
h. parasitism 組織寄生.
his·to·zyme [hístəzaim] 組織酵素，＝ hippuricase.
his·tri·on·ic [hìstriánik] 劇的の，芝居がかった(俳優の真似のような表情)，＝ dramatic, theatrical.
h. mania 役者的躁病(誇張的模倣)，＝ histrionism.
h. palsy 誇張的模倣麻痺.
h. paralysis 表情麻痺.
h. personality disorder 演技性パーソナリティ障害，演技性人格障害.
h. spasm 表情筋痙攣〔医学〕，誇張的痙攣，表情攣縮(主として顔面に発現する限局性痙攣で，小児期に始まり，成人期にまで永続し，感情的原因により増強する).
his·tri·o·nism [hístriənizəm] 誇張的模倣(劇的所作を模倣する精神病).
hit theory ヒット説〔医学〕(発癌機構に関する仮説の一つ).
Hitchings, George Herbert [hít∫iŋgz] ヒッチングス(1905–1998，アメリカの薬学者．米ウェルカム社において G. B. Elion とともに1950年以後，6-メルカプトプリン，アザチオプリン，アシクロビル，アジドチミジンなどの重要な核酸代謝阻害薬を開発．両者は J. W. Black とともに1988年度ノーベル医学・生理学賞を受けた).
Hitschmann, Fritz [hít∫mən] ヒッチマン(1870–1926，ドイツの婦人科医．Ludwig Adler との共同で子宮内膜の周期的変化を証明してその正常性を組織学的に研究した(1908)).
Hittorf, Johann Wilhelm [hítɔ:f] ヒットルフ(1824–1914，ドイツの物理学者).
H. method for ionic mobilities ヒットルフイオン移動度検査法(電場において粒子が一電極から他に移動することを測定する方法).
H. number ヒットルフ数(電解の際，あるイオンにより伝導される電流の比率を示す量である．輸率ともいう)，＝ transport number.
H. tube ヒットルフ管，＝ Crookes tube.
Hitzig, Eduard [hìtsig] ヒッチッヒ(1868–1907，ドイツの神経・精神科医．特に前頭葉の運動領に関する研究で有名).
H. girdle ヒッチッヒ無痛覚帯(脊髄癆においてみられる第3および第6脊髄神経の分布部である乳房部位に起こる無痛覚帯).
H. test ヒッチッヒ試験法(検査しようとする耳の前に平流電気の陽極を当て，陰極を患者の手に握らせ，患者は両足を接近し，眼を閉じて直立させ，5ミリアンペアの電流を通すと，正常者は陽極の方に偏る).
HIV human immunodeficiency virus ヒト免疫不全ウイルスの略.
HIV encephalopathy HIV 脳症(HIV 感染による中枢神経障害の総称).
HIV leukoencephalopathy HIV 白質脳症(HIV 脳症の白質病変のもの).
HIV meningitis HIV 髄膜炎.
HIV wasting syndrome HIV 消耗性症候群，＝ wasting syndrome.
hives [háivz] じんま(蕁麻)疹〔医学〕，＝ urticaria.
Hjärre disease ヒエレ病.
hl hectoliter 100 リットルの略.
HLA human leukocyte antigen ヒト白血球抗原の略.
HLA-A gene HLA-A 遺伝子(ヒト第6染色体上にある HLA 複合体中の遺伝子座．クラスⅠ領域に分類される．対立遺伝子数はB，A，C の順で多い).
HLA-B gene HLA-B 遺伝子.
HLA-C gene HLA-C 遺伝子.
HLA complex HLA 複合体(ヒト主要組織適合遺伝

子複合体で，その遺伝子群は6番染色体上にある)，＝HLA gene complex.
HLA cross matching HLA交差適合試験（白血球の型を表・裏の両試験で合わせること).
HLA-D gene HLA-D遺伝子(HLA複合体中のclass Ⅱ 領域全体を示す).
HLA deficiency HLA欠損症（先天的にHLAクラスⅠ抗原あるいはクラスⅡ抗原がリンパ球に表出されない疾患．軽症例から重症まであり，病因もさまざまである)，＝bare lymphocyte syndrome.
HLA DNA typing HLA DNAタイピング(HLAタイピングをHLA遺伝子レベルで行うこと).
HLA-DP gene HLA-DP遺伝子（HLA複合体中の遺伝子座で，クラスⅡ領域に分類される．セントロメアをDP，DQ，DRと並ぶ).
HLA-DQ gene HLA-DQ遺伝子.
HLA-DR gene HLA-DR遺伝子.
HLA haplotype HLAハプロタイプ（ヒトのHLA-A，B，C，D遺伝子座に存在する4つの遺伝子の組み合わせ).
HLA identical sibling HLA同型同胞.
HLA-matched transfusion HLA適合輸血（HLA抗体は血小板輸血無効状態を招来することが知られている．この場合，受容者のHLAと適合した血液製剤(血小板など)を輸注すること).
HLA matching HLA適合性試験(白血球の型を合わせること).
HLA serotyping HLA血清タイピング（ヒトの主要組織適合抗原であるHLA型の血清学的判定法).
HLA system ヒト白血球抗原システム.
HLA typing HLAタイピング（ヒトの主要組織適合抗原であるHLA抗原のタイプを同定すること).
HLA typing sera HLA型判定血清(HLA-A，-B，-C，-DR，-DQの各抗原のすべての抗原タイプに対する抗血清).
HLTx heart-lung transplantation 心肺同時移植の略.
HM ① hand-motion 手動弁の略．② hexamethonium ヘキサメソニウムの略.
Hm heavy-meromyosin ヘビーメロミオシンの略.
hm hectometer 100メートルの略.
HMD hyaline membrane disease 肺硝子膜症の略.
HME human monocytic ehrlichiosis ヒト単球エールリヒア症の略.
HMG, hMG human menopausal gonadotropin ヒト更年期ゴナドトロピンの略.
HMG-CoA hydroxymethylglutaryl-coenzyme A ヒドロキシメチルグルタリルコエンザイムAの略.
HMG-CoA reductase HMG-CoA 還元酵素.
HMG-CoA reductase inhibitor HMG-CoA還元酵素阻害薬（HMG-CoA (hydroxy-3-methylglutaryl CoA) 還元酵素は，HMG-CoAからメバロン酸の産生されるステップに作用するが，この酵素の阻害薬は高脂血症の治療薬，また動脈硬化症の予防薬).
HMG-hCG therapy HMG-hCG療法，＝human menopausal gonadotropin-human chorionic gonadotropin therapy.
HMO Health Maintenance Organization 健康維持機構の略.
HMS hypothetical mean strain 仮説的平均系統の略.
hMSC human mesenchymal stem cell ヒト間葉系幹細胞の略.
HMV home mechanical ventilation 在宅人工呼吸療法の略.
HN_2 ビス(マークロロエチル)エチルアミン ($ClCH_2CH_2)_2NCH_3$-HCl（ナイトロジェンマスタードの塩酸塩で，多く臨床に利用されている).
4-HNE 4-hydroxy-2-nonenal 4-ヒドロキシ-2-ノネナールの略.
HNP herniated nucleus pulposus 椎間板ヘルニア，髄核ヘルニア，脱出髄核の略.
HNPCC hereditary non-polyposis colorectal cancer 遺伝性非ポリポーシス大腸癌の略.
hnRNA heterogenous nuclear RNA ヘテロ核RNAの略.
H-O variation HO変異（有鞭毛菌(H型菌)から無鞭毛菌(O型菌)に変異すること).
Ho holmium ホルミウムの元素記号.
Hoagland sign ホーグランド徴候.
hoarding disorder ためこみ症.
hoar·i·ness [hɔ́:rinis] 白髪，＝poliosis，canities.
hoarse voice 嗄(さ)声[医学].
hoarse·ness [hɔ́:snis] 嗄(さ)声[医学]，枯声(かれごえ). 形 hoarse.
hobnail liver 飲酒家肝[医学]，鋲釘肝[医学]（アルコール肝，Laennec 肝硬変において，その表面が結節状となり，鋲釘様の斑点をもつ肝臓)，＝gin-drinker's liver.
hobnail tongue 鋲釘舌.
Hoboken, Nicolas von [hóubəkən] ホボケン(1632-1678，オランダの医師，解剖学者).
H. nodule ホボケン結節（臍動脈外面にある拡張部).
H. valve ホボケン弁（臍動脈の筋層が肥厚して管腔に突出したもの).
Hochberg-Melnick-Oser meth·od [hɔ́kbə:g mélnik óuzər méθəd] ホッホベルグ・メルニック・オーザー法（アスコルビン酸定量法で，他還元性物質の混合している被検液中のアスコルビン酸が，2,6-dichlorophenol indophenol 色素を脱色する速度を光度計で測定する).
Hoche, Alfred Erich [hɔ́kə] ホッヘ(1865-1943，ドイツの精神学者).
H. bandelette ホッヘ小束（固有後束の一部をなす神経線維の小束).
H. bundle ホッヘ束.
H. tract ホッヘ路.
Hochenegg, Julius von [hɔ́:kəneg] ホッヘネグ(1859-1940，オーストリアの外科医).
H. operation ホッヘネグ手術（直腸癌手術).
H. symptom ホッヘネグ症候（腸閉鎖および虫垂炎にみられる直腸膨大部の極度ガス性拡張).
Hochsinger, Karl [hɔ́ksiŋgər] ホッホジンゲル(1860-1942，オーストリアの小児科医).
H. phenomenon ホッホジンゲル現象（テタニーにおいては二頭筋の内側を圧迫すると拳が閉鎖する).
H. signs ホッホジンゲル徴候（① 小児結核症において起こるインジカン尿症．② ホッホジンゲル現象).
Hock and Moselle wine ホック・モゼル酒（アルコール15%).
hock [hák] 踵関節，飛節[医学].
h. disease 飛節病（ウマまたはニワトリの)，＝perosis.
h. joint 飛節（四足獣後脚の踵関節).
h. test 飛節試験（ウマの飛節腫瘍の診断法で，飛節部を強く屈曲して脚を挙上しながら，ウマを発走させると，第1歩には著しく跛行を呈する).
hockey stick fracture ホッケースティック骨折[医学]，若木骨折，骨膜下骨折.
hockey stick incision ホッケー棒形切開（併発症を起こした虫垂炎に用いる切開で下腹部の筋間および横切開を併用して，ホッケー棒形に切開すること).
hockey stick ureter ホッケースティック状尿管.
HOCM hypertrophic obstructive cardiomyopathy 閉塞性肥大型心筋症の略.
Hodara, Menahem [hɔ́:dɑ:rə] ホダラ(1926没，トルコの内科医).

H. disease ホダラ病(トルコ・イスタンブールでみられる婦人の結節性裂毛症), = trichorrhexis nodosa.
hod·e·get·ics [hàdiʤétiks] 医師倫理, 医師道徳, = etiquette, medical ethics.
Hodge, Hugh Lenox [háʤ] ホッジ(1797-1873, アメリカの婦人科医).
H. forceps ホッジ鉗子(産科用).
H. pessary ホッジ〔子宮後屈用〕ペッサリー.
H. plane ホッジ平面(仙骨岬から恥骨上縁に達する骨盤入口に平行する第1平面, それに平行する第2仙骨下縁を通る第2平面, 両側坐骨棘面を通る第3平行平面, さらに尾骨先端を通る第4平行平面からなる), = Hodge system of parallel pelvic planes.
H. system of parallel pelvic planes ホッジ骨盤平行平面. → Hodge plane.
Hodgen, John Thompson [háʤin] ホッジェン(1826-1882, アメリカの外科医).
H. alloy ホッジェン易溶合金(ビスマス8, 鉛5, アンチモン2からなる).
H. method ホッジェン法(外傷性テタヌスを Fowler 液の大量を用いて治療する方法).
H. splint ホッジェンスプリント(大腿骨中部以下の骨折に用いる針金製のスプリント), = Hodgen apparatus.
Hodgkin, Alan Lloyd [háʤkin] ホジキン(1914-1998生, イギリスの生理学者.「神経細胞膜の末梢および中心部における興奮と抑制に現れたイオン機構に関する研究」により, Sir J. C. Eccles および A. F. Huxley とともに1963年度ノーベル医学・生理学賞を受けた).
Hodgkin, Thomas [háʤkin] ホジキン(1798-1866, イギリスの医師).
H. cell ホジキン細胞, = Sternberg-Reed cell.
H. disease ホジキン病(初期には頸部リンパ節の両側性腫脹に始まり, 漸次進行して, ほかのリンパ節, 脾臓に及び, ついに全身リンパ系を侵す無痛進行性疾患で, 病理組織学的には Reed, Sternberg などが記載した分葉核をもつ巨〔大〕細胞の増殖が特徴である). → malignant lymphoma, lymphogranulomatosis.
H. granuloma ホジキン肉芽腫 [医学].
H.-Key murmur ホジキン・ケイ雑音.
H. lymphoma ホジキンリンパ腫 [医学].
Hodgson, Joseph [háʤsən] ホジソン(1788-1869, イギリスの医師).
H. disease ホジソン病(大動脈近位部の動脈瘤性拡張で, 心臓の肥大拡張を伴うことがある).
hodi-potsy [hádi pátsi] (でん(癜)風に類似するマダガスカル島の皮膚病).
hod·o·graph [hóudəgræf] 速度器, 歩度描画器(歩行距離を記録する器械).
hod·ol·o·gy [houdáləʤi] 伝導路(神経の伝導経路を学ぶ神経学の一部).
ho·dom·e·ter [houdámitər] 歩度計, 距離計.
hod·o·neu·ro·mere [hòudounjú:rəmiər] 胚神経分節.
hod·o·pho·bia [hòudoufóubiə] 旅行恐怖〔症〕.
hod·o·rine [hádərin] ホドリン $C_{19}H_{31}NO_5$ (タチビャクブ[立百部]から得られるアルカロイド).
hoe [hóu] ホー(① 鋤. ② 口蓋裂の手術に用いる鋤形のへら).
h. excavator ホーエキスカベータ, くわ(耨)形摘子, 鋤形エキスカベータ.
hoe·len [hóulen] ブクリョウ[茯苓] (マツホド *Poria cocos* の菌核. トリテルペノイド, ステロール, 多糖類を含む. 漢方では利尿, 鎮静, 健胃, 浮腫, めまい, 心悸亢進, 口舌乾燥などに用いられる).
hoem [hí:m] ヘム, = heme.
Hoeppli, Reinhard J. C. [hépli] ヘップリ(1893-1973, ドイツの寄生虫学者).
H. phenomenon ヘップリ現象.
Hoeve bun·dle [hí:v bʌ́ndl] = lemniscus temporalis et occipitalis.
hof [hɔ́f] 核凹陥部, 核室, 核部(形質細胞, リンパ芽球, リード・スタンバーク巨細胞の核近傍のクリアーにみられる細胞質の部位をいう).
Hofacker, Johann D. [hɔ́:fækər] ホーファッケル(1788-1828, ドイツの産科医).
H.-Sadler law ホーファッケル・サドラー法則(父親が母親よりも年長であれば男子出産率は女子に対して113：100, 同年配であれば93.5：100であるが, 母親が年長の場合には88.2：100である).
Hofbauer, J. Isfred I. [háfbauər] ホフバウエル(1878-1961, アメリカの婦人科医).
H. cell ホフバウエル細胞(絨毛膜絨毛の結合織中にある巨〔大〕細胞).
Hoff, Jacobus Henricus van't [hɔ́f] ホッフ, = van't Hoff, Jacobus Henricus.
Hoffa, Albert [hɔ́fə] ホッファ(1859-1908, ドイツの外科医).
H. disease ホッファ病(膝関節の外傷性孤立性脂肪腫).
H. operation ホッファ手術(先天性股関節脱臼に対する手術), = Lorenz (-Hoffa) operation.
Hoffmann, August Wilhelm [hɔ́fmən] ホフマン(1818-1892, ドイツの化学者).
H. green ホフマングリーン, = iodine green.
H. violet ホフマンバイオレット(ダリアのこと), = dahlia violet.
Hoffmann, Friedrich [hɔ́fmən] ホフマン(1660-1742, ドイツの医師).
H. anodyne ホフマン鎮痛薬(複合エーテル精), = spiritus aetheris compositus.
Hoffmann, H. [hɔ́fmən] ホフマン(ドイツの産科医).
H. reaction ホフマン〔妊娠〕反応(Brown の妊娠判定試験の変法で, 尿の代わりに血清13mL の大量を用いる).
Hoffmann, Johann [hɔ́fmən] ホフマン(1857-1919, ドイツの神経学者).
H. atrophy ホフマン萎縮(下肢膝関節下部, 前腕末端を侵す進行性筋萎縮).
H. muscular atrophy ホフマン筋萎縮症(主として膝下部の下腿および前腕と手を侵す遺伝性家族性脊髄性筋萎縮), = Hoffmann-Werdnig syndrome.
H. phenomenon (sign) ホフマン現象(徴候)(① テタニーにおける感覚神経の異常興奮性. ② 第2, 第3または第4手指の爪を突然にはさみ切ると, 母指またはほかの指の第2指節または終末指節の屈曲が起こる), = digital reflex.
H. reflex ホフマン反射 [医学], = Hoffmann sign.
H. sign ホフマン徴候(潜伏テタニーの場合, 三叉神経の刺激が激しい疼痛を起こす).
Hoffmann, Jules Alphonse ホフマン(1941生, ルクセンブルク生まれのフランスの分子生物学者. 1996年, ショウジョウバエの Toll 遺伝子が感染防御に重要な役割をもつことを報告, 自然免疫のしくみを解明する端緒となった. 自然免疫の活性化に関する発見をした業績により, Beutler, Steinman とともに2011年度ノーベル医学・生理学賞を受けた).
Hoffmann, Moritz [hɔ́fmən] ホフマン(1622-1698, ドイツの解剖学者).
H. duct ホフマン管(ウイルスング管, 大膵管), = duct of Wirsung, ductus pancreaticus.
Hoffmann, Paul Erich [hɔ́fmən] ホフマン(1868生, ドイツの病理学者. Schaudinn とともに梅毒菌 *Treponema pallidum* を発見した(1905)).
Hoffmann test [hɔ́fmən tést] ホフマン試験(チロ

H

ジンの検出法で，硝酸水銀液を加えて煮沸し，亜硝酸の少量を混じた硝酸を添加すると赤色を発し，沈殿をつくる）．

Hoffmann, Theodor Eduard ［hɔ́fmən］ホフマン（1837-1878，ドイツの医師，海軍軍医．明治政府に招かれ日本の医学教育の制定などを行った）．

Hofmann-Wellenhof, George von ［hɔ́fmən wélənhɔf］ ホフマンウェレンホフ（オーストリアの細菌学者）．

H. bacillus ホフマン菌〔医学〕（偽ジフテリア菌），＝ *Corynebacterium pseudodiphtheriticum*.

Hofmeister, Franz ［hɔ́fmaistər］ ホフマイステル（1850-1922，ドイツの生化学者．代謝および膠質化学の研究で有名）．

H. series ホフマイステル系列（タンパク質の塩析，または膠質粘稠度などに及ぼす作用性の順に従うイオン列で，離水系列と一致する），＝ lyotropic series.

H. tests ホフマイステル試験（① ロイシン leucine 検査法．硝酸第一水銀を加えて被検液を煮沸すると，金属水銀が沈殿する．② ペプトン検査法（リンタングステン酸と塩酸とを混合し24時間放置後濾過した試薬に，アルブミンを除去したペプトン水を加えると沈殿が起こる））．

H

Hofmeister, Franz von ［hɔ́fmaistər］ ホフマイステル（1867-1926，ドイツの外科医）．

H.-Finsterer operation ホフマイステル・フィンステレル手術（Pólya の部分的胃摘出術の変法）．

H. operation ホフマイステル手術．

H.-Pólya anastomosis ホフマイステル・ポーリャ吻合．

hog cholera ブタ（豚）コレラ（トガウイルス科のブタコレラウイルスの感染によるブタの急性熱性伝染病でイノシシも発病する．発熱，食欲減退，脱水，腎および腹側皮膚紅斑，腸粘膜の炎症と潰瘍，腹腔リンパ管腫脹，肺の充血などが特徴），＝ swine fever.

hog-cholera bacillus ブタコレラ菌，＝ *Salmonella* Choleraesuis.

hog gum ［hág gʌ́m］ ＝ tragacanth.

Hogben frog test ［hágben frág tést］ ホグベンカエル試験（妊婦尿をアフリカカエル *Xenopus laeivs* の雌に注射すると，5個以上の産卵を起こすので，カエル排卵試験とも呼ばれる），＝ frogovulation test.

Hogben, Lancelot ［hágben］ ホグベン（1895-1975，イギリスの数学者）．

H. number ホグベン数．

Högyes, Endre ［hə́:gjes］ ヘギエス（1847-1906，ハンガリーの医師）．

H. treatment ヘギエス療法（狂犬病ウイルス1%浮遊液の1：100～1：1,000希釈液を皮下注射する狂犬病療法）．

Hohlweg, Walter ［hɔ́:lweg］ ホールウェグ（1902-1992，ドイツの内分泌学者）．

H. effect ホールウェグ効果（外因性エストロゲンの投与によるポジティブフィードバッグ作用により下垂体前葉から黄体化ホルモンの放出が起こり，排卵がひき起こされることをいう）．

Höhne, Ottomar ［hə́:nə］ ヘーネ（1871-1932，ドイツの婦人科医）．

H. sign ヘーネ徴候（分娩時において下垂体製剤を反復注射しても子宮収縮が起こらないときは，子宮破裂の徴候）．

Hoke, Michael ［hóuk］ ホーク（1874-1944，アメリカの整形外科医）．

H. operation ホーク手術（扁平足の外科的療法で，舟状骨と楔状骨の一部を切除し，それらの関節を癒合させ，アキレス腱を伸長する方法）．

hol- ［houl, hal］ 完全，または全体を表す接頭語，＝ holo-.

hol·a·gogue ［háləgag］ ハルガッグ（悪液を排除し得る薬剤．根治薬）．

hol·an·dric ［halǽndrik］ 全雄性の（Y染色体により遺伝する因子または雄系により遺伝するものについていう）．

h. gene （Y染色体の不相同域にある因子）．

h. inheritance 限雄性遺伝〔医学〕．

hol·ar·rhen·ine ［hàlɑ:rénin］ ホラーレニン $C_{24}H_{38}NO_2$（キョウチクトウ科植物 *Holarrhena* から得られるアルカロイドで心臓毒）．

hol·ar·thri·tis ［hàlɑ:θráitis］ 全関節炎，＝ hamarthritis.

hold back carrier 保持担体〔医学〕．

Holden, Luther ［hóuldin］ ホールデン（1816-1905，イギリスの外科医）．

H. line ホールデン線（大腿仙骨溝から大転子と上前腸骨棘との中央を通る線で，股関節被膜の中心を通過するので重要な目標と考えられている）．

holdfast organ 吸着器官．

hold·ing ［hóuldiŋ］ ホールディング（抱えること）．

h. pasteurization 保持殺菌〔医学〕．

hole ［hóul］ 口〔医学〕，開口〔部〕〔医学〕，孔〔医学〕．

h. fracture 孔状骨折〔医学〕．

h. saw 冠状のこぎり（管鋸，トレパン），＝ trepan.

h. site 穿孔位置〔医学〕．

ho·ler·ga·sia ［hòulə:géiziə］ 全体的精神病（社会的に組み立てられた人格全体が異常を呈する主な精神病を大別するために提唱された Meyer の術語で，部分的機能不全に対立する）．↔ merergasia. 形 holergastic.

Holger-Bisgaard meth·od ［hálgər bísgɑ:d méθəd］ ホルガー・ビスガード法（下肢潰瘍の療法で，静脈内の血液をなるべく排除したうえ，ゲラチン線包帯を二重に内側，および一重を外側に当て，毎日マッサージを施す）．

holiday heart syndrome ホリデイハート症候群．

holiday syndrome 休日症候群．

ho·lism ［hóulizəm］ 全体論（人間が機能的に全体として行動する観念）．形 holistic.

ho·lis·tic ［houlístik］ 全体論の．

h. care 全人的ケア〔医学〕．

h. medical care 全人的医療〔医学〕．

h. medicine 全体的診療（患者全体を一つの機能単位として診療する方法），＝ totalistic medicine.

h. psychology 全体論的心理学．

Holl, Mortiz ［hal］ ホル（1852-1920，オーストリアの外科医）．

H. ligament ホル靱帯．

Holla dis·ease ［hálə dizí:z］ ホラ病（流行性溶血性黄疸における反復性貧血発作でノルウェーのホラ町の名にちなむ），＝ epidemic hemolytic jaundice.

Hollander, Franklin ［háləndər］ ホランダー（1899-1966，アメリカの生理学者）．

H. test ホランダー試験．

Holley, Robert William ［háli:］ ホリー（1922-1993，アメリカの生化学者．遺伝暗号の解読とそのタンパク合成への役割に対する研究によりH. G. Khorana および M. W. Nirenberg とともに1968年度ノーベル医学・生理学賞を受けた）．

Holliday, Robin ［hálidei］ ホリデイ（イギリスの医師）．

H. model ホリディモデル（真菌類にみられる遺伝子交換の現象を説明するため Holliday が提唱した遺伝的組換えモデル）．

hol·low ［hálou］ ① 凹窩，陥凹（くぼみ）．② 凹の〔医学〕，空洞の．

h. back ① 凹背〔医学〕，＝ sway back. ② 脊椎前弯，＝ lordosis.

h. bone 含気骨.
h. cathode くぼみ陰極.
h. cathode lamp 中空陰極ランプ〔医学〕.
h. cathode method 中空陰極法〔医学〕.
h. cone 空円錐.
h. fiber 中空糸〔医学〕.
h. fiber capillary dialyzer 中空糸型透析器〔医学〕, = hollow fiber dialyzer.
h. fiber membrane oxygenator 中空糸膜型肺〔医学〕.
h. foot 陥凹足, 凹足〔医学〕, = talipes cavus.
h. glass 空洞ガラス.
h. horn = Texas fever.
h. muscle of uterus 子宮洞筋〔医学〕.
h. organ 中空器官(臓器)〔医学〕.
h. respiration 空洞性呼吸, = amphoric respiration.
h. space radiation 空室放射.
hollowed breast 凹型胸, 漏斗胸, = chest breast.
hollowed chest 漏斗胸〔医学〕.
hol·ly [háli] ヒイラギ [柊], ソヨゴ [冬青], = *Ilex*.
Holmes, Andrew F. [hóumz] ホームズ (1797–1860, カナダの外科医).
H. heart ホームズ心 (まれな心室奇形).
Holmes, Oliver Wendell [hóumz] ホームズ(1804–1894, アメリカの医師, 文筆家. 1843年, 産褥熱が細菌の感染による伝染性であることを, Semmelweis (1847–1848) の報告よりも早く認めた).
Holmes, Sir Gordon M. [hóumz] ホームズ(1876–1965, イギリスの神経科医).
H.-Adie syndrome ホームズ・アーディー症候群, = Adie syndrome.
H. cerebellar ataxia ホームズ型小脳失調症.
H. disease ホームズ病 (spinocerebellar ataxia 6).
H. phenomenon ホームズ現象 (運動に対する強い抵抗を急に除去すると, 小脳病巣と同側に反兆現象が現れる), = rebound phenomenon.
H.-Stewart syndrome ホームズ・スチュワート症候群, = Holmes phenomenon.
Holmes, Timothy [hóumz] ホームズ (1825–1907, イギリスの外科医).
H. operation ホームズ手術 (踵骨切除術で, その上縁に沿い, 足の外側に沿い踵骨立方骨関節に至り, 同時に足底に沿って切開し, 腓骨腱膜を避ける方法).
Holmes, Walter Chapin [hóumz] ホームズ(1884–1932).
H. stain ホームズ染色〔法〕.
Holmgren, Alarik Frithiof [hɔ́:mgrən] ホームグレン (1831–1897, スウェーデンの生理学者).
H. test ホームグレン試験 (いろいろの色の毛糸束を用い, その色と色とを患者に合わせさせる色盲検査法), = yarns of Holmgren.
H. wool test ホームグレン試験.
Holmgren, Emil A. [hóumgren] ホームグレン (1866–1922, スウェーデンの組織学者).
H.-Golgi canal ホームグレン・ゴルギ管 (細胞特に神経細胞内の管系統).
hol·mi·um (Ho) [hóulmiəm] ホルミウム (原子番号67, 元素記号 Ho, 原子量 164.9304, 質量数 165. 希土類元素の一つ).
Holmstrom, E. G. [hóumstrəm] ホルムストローム (アメリカの産婦人科医).
H. therapy ホルムストローム療法 (間脳性無排卵症 (間脳性無月経) の治療法).
holo- [hɑlou, -lə] 完全, または全体の意味を表す接頭語.
hol·o·a·car·di·us [hàlouəká:diəs] 全無心体〔医学〕.
h. acephalus 無頭無心体.
h. acormus 無下体無心体.
h. amorphus 無形無心体.
hol·o·a·cra·ni·us [hàlouəkréiniəs] 全無頭体.
hol·o·an·ti·gen [hàlouǽntiʤən] 全抗原.
hol·o·arc·tic [hàlouá:ktik] 全北極の.
h. region 全北区.
hol·o·blas·tic [hàləblǽstik] 全割性の (卵子が全割して分化し, 卵黄はすべて胚を形成することをいう).
h. cleavage 全胚性分割.
h. egg 全割卵〔医学〕.
h. ovum 全割卵.
h. segmentation 全割, 全卵割, = total segmentation.
hol·o·blas·to·sis [hàloublæstóusis] 全芽症 (混合腫瘍の成因についての仮説の一つで, 既成組織のいずれにでも先天性素因をもった細胞が存在し, 正常細胞との可視的連結をもつものから腫瘍は分化していくということ).
hol·o·branch [háləbræntʃ] 完全鰓.
Hol·o·ceph·a·li [hàlouséfəlɑi] 全頭亜綱 (軟骨魚綱の一亜綱で, ギンザメ目 *Chimaeriformes* を含む).
hol·o·ce·phal·ic [hàləsifǽlik] 頭だけの, 怪物の (頭部は完全で, ほかの身体部分に欠損がある胎児).
hol·o·crine [hálәkri:n, -krain] 全分泌の (分泌液がその細胞をも含有して分泌される様式), = wholly secreting.
h. gland ホロクリン腺〔医学〕, 全分泌腺〔医学〕(分泌細胞自体が分泌物の一部をなす時にいう), = holocrinous gland.
hol·o·de·hy·drog·e·nase [hàloudì(:)haidráʤəneis] 完全脱水素酵素.
hol·o·di·a·stol·ic [hàloudàiəstálik] 心臓拡張期全体の, 汎 (全) 拡張期の〔医学〕. ↔ holosystolic.
h. metaboly 完全変態〔医学〕.
h. murmur 全拡張〔期〕雑音〔医学〕.
hol·o·en·dem·ic [hàlouendémik] 全地方病性の.
h. area 大流行地.
h. disease 全面地方流行病.
hol·o·en·zyme [hàləénzaim] ホロ酵素〔医学〕, 全酵素 (アポ酵素 apoenzyme と補酵素 coenzyme とを含有するもの).
ho·log·a·my [həlágəmi] 全融合, 合体 (配偶体が無性的に増殖する個体と形態上区別がない場合をいう).
hol·o·gas·tros·chi·sis [hàlougæstráskisis] 全腹裂.
hol·o·gen·e·sis [hàləʤénisis] 全発生 (人類が地球全面にわたって発生したという説).
hologenic inheritance (女性のみにより遺伝すること).
hol·o·gram [háləgræm] ホログラム (レーザー光のようなコヒーレント波 (位相のそろった光) を物体に照射し, 物体からの反射波あるいは透過波と基準となる光 (参照波) との干渉によってつくられる干渉波の強度と位相を記録したもの).
ho·log·ra·phy [həlágrəfi] ホログラフィ〔医学〕, レーザー写真術.
hol·o·gyn·ic [hàləʤínik] 全雌性の (付着X染色体のように, 遺伝が女性から女性に世代を続けることで, 全雄性 holandry に対立していう).
h. inheritance 限雌性遺伝〔医学〕.
hol·o·ki·net·ic [hàloukainétik] 全動原体の〔医学〕.
hol·o·lec·i·thal egg [hàləlésiθəl ég] 等黄卵 (多数の無脊椎動物および哺乳類のもつ卵で, 卵黄は微粒状を呈し, 少量ではあるが卵中に平等に分布する卵), = isolecithal egg.
hol·o·mas·ti·gote [hàləmǽstigout] 多鞭毛性の.
hol·o·me·tab·o·ly [hàloumetǽbəli] 完全変態〔医学〕(幼虫と成虫との中間期に蛹として静止期を経過

する昆虫などをいう). 形 holometabolic.
hol·o·mor·pho·sis [hàloumɔ:fóusis] 完全再生.
hol·o·my·ar·i·an [hàloumaiǽriən] ホロミアリア型, 全筋細胞型(線虫類の皮下筋肉層の構造が個々独立しないで, 筋細胞1層からなることについていう).
hol·o·nar·co·sis [hàlounɑ:kóusis] 全身麻酔, 完全麻酔.
hol·o·par·a·site [hàləpǽrəsait] 全寄生生物.
hol·o·pho·bia [hàloufóubiə] 旅行恐怖〔症〕[医学].
hol·o·phyt·ic [hàləfítik] 完全植物性栄養の, 無機栄養の.
hol·op·neus·tic [hàləpnjú:stik] 完気門式の.
hol·o·pros·en·ce·phal·ia [hàloupràsènsifǽliə] 全前脳胞症[医学].
hol·o·pros·en·ceph·a·ly [hàloupràsenséfəli] 全前脳胞〔症〕[医学], 完全前脳症.
hol·o·ra·chis·chi·sis [hàlourəkískisis] 全脊椎裂.
hol·o·sac·cha·ride [hàlousǽkəraid] 完全糖類(炭水化物のみからなる多糖類).
hol·o·schi·sis [hàlouskísis] 直接〔核〕分裂(Flemming), = amitosis.
Ho·los·po·ra [həláspərə] ホロスポラ属(リケッチア目に属する一属で, 繊毛虫 *Paramecium aurelia* に寄生する微生物).
hol·o·sys·tol·ic [hàlousistálik] 心臓収縮期全体の, 汎(全)収縮期の[医学]. ↔ holodiastolic.
h. murmur 汎(全)収縮期雑音[医学], = pansystolic murmur.
hol·o·tet·a·nus [hàlətétənəs] 全身性破傷風.
hol·o·thu·ri·an [hàlouθjúr:iən] ナマコ[沙噀].
Hol·o·thu·roi·dea [hàlouθjurɔ́idiə] 海鼡綱(棘皮動物, ナマコ類), = sea cucumbers.
holothymic delusion 全体感情妄想[医学].
hol·o·to·nia [hàloutóuniə] 全身筋緊張(痙攣). 形 holotonic.
ho·lot·o·py [həlátəpi] (全身に対する器官の位置的関係. Waldeyer).
hol·o·tox·in [hàlətáksin] 完全毒素[医学].
ho·lot·ri·chous [həlátrikəs] 全繊毛性の, 周毛〔性〕[医学].
hol·o·type [hálətaip] 正基準[医学](生物の標本specimen について原著者が指定した唯一のもので, 標準となるべき学名についていう). 形 holotypic.
hol·o·typh·lon [hàlətíflən] (上結腸室), = superior colic ventriculus.
holotypic specimen 正基準標本.
hol·o·zo·ic [hàlouzóuik] 動物栄養の.
hol·o·zy·mase [hàlouzáimeis] 完全チマーゼ.
Holt, Barnard Wight [hóult] ホルト(1855-1924, イギリスの外科医. 尿道狭窄症の急速拡張および破裂手術を考案して有名).
Holt, Luther Emmett [hóult] ホルト(1855-1924, アメリカの小児科医. アメリカ小児科学の大家で, その著述 Diseases of Infancy and Childhood は広く愛読され, また W. H. Howell と共同でヘパリンを分離した(1918)).
H. weight curve ホルト体重曲線(1948年 Dancis, O'connell および Holt が報告した生後50日の未熟児の出生後の体重変化を表した図である).
Holt-Harris and Teague culture medium ホルト・ハリス・ティーグ培養基(培地), = EMB agar.
Holt, Mary [hóult] ホルト(イギリスの心臓病専門医).
H.-Oram syndrome ホルト・オーラム症候群(心房中隔欠損からなる, 腕や指の奇形を伴う).
Holter, Norman Jefferis [hóultər] ホルター(1914-1983, アメリカの生物物理学者).
H. apparatus ホルター心電図装置(患者携帯用連続心電図モニター装置).
H. ECG ホルター心電図.
H. electrocardiograph ホルター心電計[医学](携帯用の24時間に及ぶ長時間の心電図モニター記録装置).
H. monitoring ホルター心電図による患者監視.
Holtfreter so·lu·tion [houltfrétər səl(j)ú:ʃən] ホルトフレーター液($NaCl$, KCl, $CaCl_2$, $NaHCO_3$ からなる生理的溶液).
Holth, Sören [hólθ] ホルト(1863-1937, ノルウェーの眼科・外科医).
H. operation ホルト手術(圧穿器を用いる強膜切除術).
Holthouse, Carsten [hóulthaus] ホルトハウス(1810-1901, イギリスの外科医).
H. hernia ホルトハウスヘルニア, ホルトハウス脱腸(鼡径ヘルニアの一つで鼡径部から外側に向かって脱出したもの. 鼡径大腿ヘルニア), = inguinocrural hernia.
Holtz, Wilhelm [hálts] ホルツ(1836-1913, ドイツの物理学者).
H. machine ホルツ機(高電圧発生用の静電気発電器).
hol·vi glass [hálvi glǽs] ホルビガラス(普通のものよりも紫外線に対し透光性の高いガラス).
Holz cul·ture me·di·um [hɔ́lts kʌ́ltʃər mí:diəm] ホルツ培養基(培地), = potatogelatine.
Holzknecht, Guido [hɔ́ltzknekt] ホルツクネヒト(1872-1931, オーストリアの放射線学者).
H. chromoradiometer ホルツクネヒトクロモラジオメーター(X線の影響で変色する色素を入れたカプセルを用い, X線照射による変色度を3〜24の目盛と比較してその強度の測定に用いるもの).
H.-Jakobson phenomenon = Holzknecht phenomenon.
H. phenomenon ホルツクネヒト現象(胸部X線像において吸気の際, 縦隔は, 気管が閉鎖されている側に向かって偏位する), = Holzknecht-Jakobson phenomenon.
H. space ホルツクネヒト腔(胸部の第1斜位像において, X線が左後方右前方に通過するとき生ずる3個の肺透明野の中央のもの), = prevertebral space, retrocardiac space.
H. stomach ホルツクネヒト胃像(X線像において, 斜位をとり, 幽門部がその斜行線の終端にある胃像で, 牛角形胃ともいう), = steerhorn stomach.
H. unit (H) ホルツクネヒト単位(紅斑線量の1/5に等しいX線線量の単位).
Holzmann, Will [hóltzmɑ:n] ホルツマン(1878生, ドイツの医師. Much と共同で, コブラヘビ毒による溶血は早発性痴呆患者の血清により抑制される反応を発見した), = Mush-Holzmann reaction.
homalo- [hɑmәlou, -lə] 扁平, 水平の意味を表す接頭語.
hom·a·lo·ceph·a·lus [hàmələséfələs] 扁平頭.
hom·a·lo·cor·y·phus [hàmələkɔ́:rifəs] 扁平頭蓋(頭頂角 parietal angle が132°〜141°の頭蓋で, 頭頂骨の矢状平面において中等度の陥凹を示す. 旧語).
hom·a·log·ra·phy [hàməlágrəfi] 平面解剖学.
hom·a·lo·met·o·pus [hàmələmétəpəs] 扁平前頭(前頭角 frontal angle が130.5°〜141°の場合をいう).
hom·a·lo·pis·tho·cra·nia [hàməloupìsθoukréiniə] 扁平後頭(外後頭隆起と後頭点とを結ぶ線が頭蓋の最高点と結ぶ線とによって得られる角が140°〜154°である場合をいう).
hom·a·lur·a·mus [hàməljúrəməs] 扁平口蓋(口蓋弓の角が147.5°〜164°の場合で, 矢状平面におい

て相当の口蓋弯曲が扁平なことを示す).

hom·a·lu·ria [hàməljú:riə] 正常尿.

Homans, John [hámәns] ホーマンズ(1877–1954, アメリカの外科医. S. J. Crowe および H. Cushing とともに下垂体と生殖の関係を研究した).

H. sign ホーマンズ徴候(脚静脈の血栓症を示唆する徴候).

hom·a·rec·o·line [hàmərékəlin] ホマレコリン $CH_3C_5H_6NCOOC_2H_5$ (合成アレコリンアルカロイドでアルカイジンのエチルエステル), = homoarecoline.

h. hydrobromide 臭水素酸ホルマリン $C_9H_{15}O_2N$ HBr (駆虫薬).

hom·a·rine [hámərin] ホマリン $C_5H_4N(CO)CH_3$ (哺乳類動物の尿およびロブスター筋肉から分離されるピコリン酸のメチルベタイン).

ho·mat·ro·pine [həmǽtrəpin] ホマトロピン ㊥ tropine mandelate (1%溶液は散瞳薬として用いる).

h. hydrobromide ホマトロピン臭化水素酸塩 $C_{16}H_{21}NO_3 \cdot HBr$: 356.25 (臭化水素酸ホマトロピン. マンデル酸アミノアルコールエステル系(第三級アミン)副交感神経遮断薬, 散瞳薬. 診断または治療を目的として散瞳と調節麻痺を得るために用いられる).

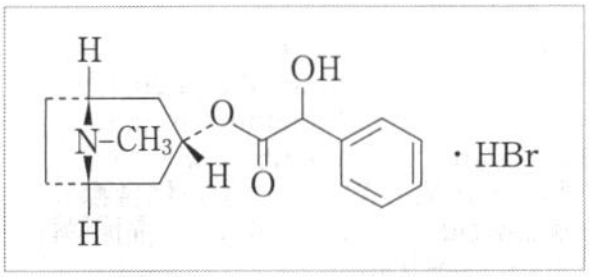

h. hydrochloride ホマトロピン塩酸塩 $C_{16}H_{21}NO_3$–HCl.

h. methylbromide ホマトロピンメチルブロミド $C_{16}H_{21}NO_3$–CH_3Br (胃腸痙攣および無胃酸症に用いる), = mesopin, novatrin.

ho·max·i·al [houmǽksiəl] 等軸性の, 同軸性(培地上に同じ程度の軸をなして抗張発育する細菌培養についていう), = homaxonial, homaxonic.

Home, Sir Everard [hóum] ホーム(1763–1832, イギリスの外科医).

H. lobe ホーム葉(前立腺の中葉で, 内尿道口と精丘との中間にあり, 老年期に肥大することがある).

home [hóum] ① 家庭. ② 住宅. ③ 収容所. ④ 療養所.

h. accident 家庭内事故 [医学].

h. based medical care 在宅医療 [医学].

h. birth 家庭分娩 [医学], = home delivery.

h. call 往診 [医学].

h. care 在宅介護 [医学], ホームケア, 在宅ケア, 家庭看護.

h. care dental device 家庭用歯科器具 [医学].

h. care of mental patient 精神病〔患者〕在宅看護 [医学].

h. care of sick 在宅看護 [医学].

h. care of tuberculosis patient 結核〔患者〕在宅療養 [医学].

h. care service 在宅介護 [医学], 家庭看護 [医学].

h. care suport system 在宅ケア支援システム.

h. delivery 在宅出産 [医学].

h. dialysis 在宅透析 [医学], 家庭透析.

h. doctor 家庭医 [医学].

h. for aged 老人ホーム [医学].

h. for juvenile training and education 少年院.

h. health agency 在宅看護機関 [医学].

h. health care nursing 在宅看護 [医学].

h. health nurse 家庭〔保健〕ナース(看護師), = visiting nurse.

h. help(er) [hóum hélpər] ホームヘルパー [医学], 家庭奉仕員, = domestic help.

h. hemodialysis 在宅透析〔法〕[医学].

h. mechanical ventilation (HMV) 在宅人工呼吸療法.

h. medicine 家庭医学 [医学].

h. monitor 家庭用モニター.

h. nurse 家庭看護師, 地域看護師.

h. nursing 在宅介護 [医学], 家庭看護 [医学].

h. oxygen therapy (HOT) 在宅酸素療法 [医学] (酸素吸入を必要とする慢性呼吸不全患者が, 入院することなく在宅で継続する酸素療法).

h. pharmacy 家庭薬局 [医学].

h. range 行動圏 [医学].

h. rehabilitation 在宅リハビリテーション.

h. remedy 家庭薬 [医学].

h. renal dialysis 在宅腎透析 [医学].

h. treatment 在宅治療 [医学].

h. ventilator 在宅人工呼吸.

h. ventilator therapy 在宅人工呼吸療法.

h. visit 往診 [医学].

h. visit nursing care 訪問看護 [医学].

homemaker service 家政婦業務 [医学].

Homen syn·drome [hóumən síndroum] ホーメン症候群(レンズ核障害により, めまい, 言語不明瞭, 記憶力障害などを起こし, 進行性痴呆, 硬直(固縮)を伴う).

homeo– [houmiou, –miə] 類似, 同等の意味を表す接頭語.

ho·me·o·box [hóumiəbɑks] ホメオボックス [医学], = homeodomain.

ho·me·o·chrome [hóumiəkroum] ホメオクローム〔細胞〕(ホルマリン, 重クローム酸固定後染色法によって染まる細胞のこと).

ho·me·o·chro·nous [hòumioukróunəs] ① 同時の, 同周期の. ② 正規の.

ho·me·o·cyte [hóumiəsait] リンパ球, = lymphocyte.

ho·me·o·graft [hóumiəgræft] 同種移植, = homeotransplant.

ho·me·o·ki·ne·sis [hòumiəkainí:sis] 同等核分裂(染色質の同等分量が娘核に配布される核分裂).

ho·me·ol·o·gous [hòumiálәgəs] 同祖の [医学].

ho·me·o–os·te·o·plas·ty [hóumiou ástiəplæsti] 類似骨移植術(移植された骨と同類の骨を移植すること).

ho·me·o·path [hóumiəpæθ] 同種療法専門家.

ho·me·o·path·ic [hòumiəpǽθik] 同種療法の.

h. alcohol ホメオパシックアルコール(87%エチルアルコール).

h. formulary ホメオパシー処方集 [医学].

h. pharmacopoeia ホメオパシー薬局方 [医学].

h. principle 等病原理, = isopathic principle.

h. remedy ホメオパシー薬剤 [医学].

ho·me·op·a·thist [hòumiápəθist] 同種療法専門家(医師).

ho·me·op·a·thy [hòumiápəθi] ホメオパシー(同毒療法または同種療法とも呼ばれ1796年, Samuel C. F. Hahnemann が開設した医療派の一つで, その原理は, 疾病は健康人にその疾病を起こさせるような薬物により治癒できる(Similia similibus curantur), また治療薬はその投与量が少ないほど効果が増すという説). 形 homeopathic.

ho·me·o·pla·sia [hòumioupléiziə] 同質形成, 同態組織新生, = homoioplasia. 形 homeoplastic.

ho·me·o·po·lar [hòumioupóulər] 同極の.

h. bond 同極結合(共有結合).

h. compound 同極化合物(異極化合物に対立する語で, 共有結合をしている化合物. Abegg).

H

ho·me·o·pro·tein ［houmiouprόuti:n］ ホメオタンパク質（転写調節因子として生体の形態を制御する）．

ho·me·or·rhe·sis ［hòumiourí:sis］ 発育恒常性．

ho·me·o·sex·u·al·i·ty ［hòumiousèkʃuǽliti］ 同性愛［医学］．

ho·me·o·sis ［hòumióusis］ 同種再生，ホメオーシス［医学］，＝ homoeosis.

ho·me·o·sta·sis ［hòumioustéisis, –ástə–］ 恒常性［医学］，ホメオスタシス，動的平衡（生体の内的環境または体液的素質が交感副腎系を中心として生物学的正常平衡を保つこと）．形 homeostatic.

homeostatic control 恒常性調節［医学］．

homeostatic equilibrium 生理平衡，恒常維持．

homeostatic function 恒常性機能［医学］．

ho·me·o·ther·a·py ［hòumiəθérəpi］ 同種（類症）療法，類似療法［医学］（ホメオパシーの理論を利用した疾病の治療や予防）．

ho·me·o·therm ［hóumiəθə:m］ ① 恒温性．② 定温動物，恒温動物．

ho·me·o·ther·mal ［hòumiouθə́:məl］ 恒温の［医学］．

h. animal 恒温動物［医学］．

ho·me·o·ther·mia ［hòumiouθə́:miə］ 恒温性［医学］（温血動物が常時定温状態を保つこと），＝ homeothermism, homeothermy, homoiothermy. 形 homeothermal.

ho·me·o·ther·mic ［hòumiouθə́:mik］ 恒温〔性〕の，定温動物の，恒温動物の．

homeotic gene ホメオティック遺伝子，ホメオ関連遺伝子［医学］．

homeotic mutation 相同異質形成〔突然〕変異，同列〔突然〕変異，体質転換〔突然〕変異，ホメオ関連変異［医学］（ホメオーシスを起こす突然変異）．

ho·me·o·trans·plant ［hòumiətrǽnsplænt］ 同種組織移植片．

ho·me·o·trans·plan·ta·tion ［hòumioutrænsplæntéiʃən］ 同種組織移植．

ho·me·o·typ·ic ［hòumiətípik］ 同型の（胚細胞の第二核分裂すなわち，染色体数に変化のない分裂についていう），＝ homeotypical.

h. mitosis 同型核分裂（第２分裂で染色体数の変化はない）．

ho·mer·gic ［houmə́:ʤik］ 同効力の［医学］．

hom·er·gy ［hámə:ʤi］ 正常〔新陳〕代謝（旧語）．

homesick reaction 郷愁反応（郷愁に基づく反応性障害）．

home·sick·ness ［houmsíknis］ ホームシック［医学］，懐郷病［医学］，思郷病（極度の場合は一種の精神病），＝ nostalgia.

ho·mi·chlo·pho·bia ［hàmikloufóubiə］（霧や靄に対する恐怖症）．

homicidal insanity 殺人狂．

hom·i·cide ［hámisaid］ 殺人［医学］．

hom·i·ci·do·ma·nia ［hàmisàidouméiniə］ 殺人狂．

hom·i·cul·ture ［hàmikʌ́ltʃər］ 人種改良法，＝ human stirpiculture, eugenics.

homigrade thermometer ホミグレード体温計（ヒトの常温（37°C, 98.6°F）を 100° とし，沸騰点を 270°（100°C, 212°F），結氷点を 0° となるように目盛をつけた体温計）．

hom·i·lop·a·thy ［hòumilápəθi］ 交際狂．

hom·i·lo·pho·bia ［hòumiloufóubiə］ ① 交際恐怖．② 説法恐怖症．

hom·i·nal ［hámінəl］ 人類の，人間の．

h. physiology 人類生理学．

ho·ming ［hóumiŋ］ ホーミング，帰巣（末梢リンパ球が特定のリンパ組織に戻る現象．特定の炎症巣へのリンパ球の移動をホーミングということも多い）．

h. behavior 帰巣行動［医学］（動物が一定の住み場所や産卵・育仔のための巣などから遠く離れていて，それらの位置を知って，戻ってくる行動のこと）．

h. receptors ホーミングレセプター（細胞が別の組織に移行する際に，正確にその組織内に定着を促すレセプターをいう．例えば，リンパ球は後毛細血管細静脈（PCV）に捕捉されて血管からリンパ節のなかに移動する際，リンパ球に発現する L–セレクチンが結合する PCV の高位内皮細胞に特定の糖鎖をいう）．

Ho·min·i·dae ［houmínidi:］ ヒト科（哺乳綱，霊長目，狭鼻猿亜目の一科）．

Ho·mo ［hóumou］ ヒト属（ヒト科の一属）．

H. sapiens ヒト（ヒト属ヒト１種のみ原生する），＝ human.

hom(o)– ［houm(ou), hɑm(ou), –m(ə)］ 同種，類似の意味を表す接頭語．

homo neutrius generis 中性人（性不明のもの），＝ sexus anceps.

ho·mo·al·lele ［hòumouəlí:l］ 同質対立遺伝単位［医学］．

ho·mo·an·i·so·(me)tro·pia ［hòumouænàisou(me)tróupiə］ 同種不同視［医学］．

ho·mo·a·rec·o·line ［hòumouərékəli:n］ ホマレコリン，＝ homarecoline.

ho·mo·ar·ter·e·nol ［hòumouɑ:térənɔ:l］ ホモアルテレノール 化 3,4–dihydroxyphenyl propanolamine（血管収縮薬），＝ isoadrenaline, norhomoepinephrine.

ho·mo·bi·o·tin ［hòumoubáiətin］ ホモビオチン（ビオチン側鎖の炭素の数が一つ多い化合物）．

ho·mo·blas·tic ［hòuməblǽstik］ 同胚葉性の，同種細胞発生の，同起源の．

hom·o·caine ［háməkein］ ホモカイン $C_{18}H_{23}NO_4$（コカインの近縁体），＝ cocaethyline.

ho·mo·cam·fin ［hòuməkǽmfin］ ホモカンフィン $C_{10}H_{16}O$（3–methyl–5–isopropyl–2–cyclohexen–1–one をサルチル酸水溶液に溶解したもので，カンフル以上の刺激性をもつという），＝ cyclosal, hexetone.

ho·mo·car·no·sine ［hòumouká:nəsi:n］ ホモカルノシン $C_{10}H_{16}N_4O_2$（*N*–(4–アミノ–1–オキソブチル)ヒスチジン，α–アミノブチリルヒスチジン，L–ヒスチジンの代謝産物）．

ho·mo·car·y·on ［hòumoukǽriən］ ホモカリオン，同核共存〔体〕［医学］（遺伝的にみて均一な核が共通した細胞質中に存在する状態），＝ homokaryon. ↔ heterokaryon.

ho·mo·cen·tric ［hòuməséntrik］ 共心性の（heterocentric に対して用いる），＝ concentric, homocentrical.

h. pencil 共心光線束．

h. rays 同中心線（共通焦点をもつか，または平行の光線）．

ho·mo·cer·cal ［hòumousə́:kəl］ 相称の．

h. fin 相称ひれ．

ho·mo·cer·e·brin ［hòuməsérəbrin］ ホモセレブリン（脳実質に存在するセレブリンの類似物質）．

ho·mo·che·lid·o·nine ［hòumoukelídənin, –lidán–］ ホモヘリドニン 化 α–homochelidonine $C_{21}H_{23}NO_5$（クサノオウ *Chelidonium majus*，そのほかから得られる結晶性アルカロイドで，α, β, γ の３型がある）．

homochlorcyclizine hydrochloride ホモクロルシクリジン塩酸塩 $C_{19}H_{23}ClN_2 \cdot 2HCl$: 387.77（塩酸ホモクロルシクリジン．ジアゼピン系抗ヒスタミン薬．モルモット摘出回腸を用いた実験で抗ブラジキニン，抗ヒスタミン，抗セロトニン，抗コリン作用，ロイコトリエン類 SRS–A 拮抗作用が認められている）．（→ 構造式）

ho·mo·cho·lan·ic ac·id ［hòumoukəlǽnik ǽsid］ ホモコラン酸 $C_{25}H_{42}O_2$（ヨウ化コランを KCN で縮合したものから加水分解により得られる）．

ho·mo·chrome ［hóuməkroum］ 同染色の（唾液腺

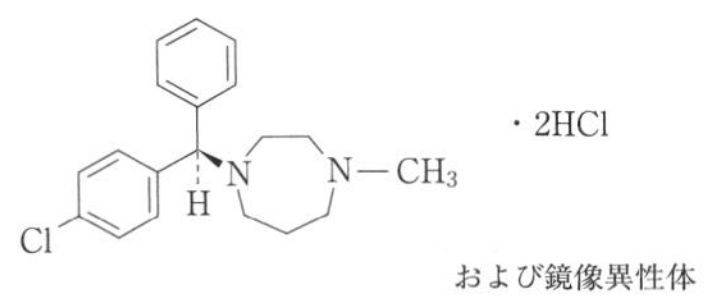

の細胞についていう).

ho·moch·ro·nous [houmákrənəs] ① 同時の, 同周期の. ② 同時期の(各世代の同年齢に起こること).
h. inheritance 同時期発生遺伝.
h. insanity (両親に現れた時期と同じ時期に発現するもの).

ho·mo·cin·chon·i·cine [hòumousiŋkánisi:n] ホモシンコニシン(硫酸ホモシンコニジンを加熱して得られるアルカロイド).

ho·mo·cin·chon·i·dine [hòumousiŋkánidi:n] ホモシンコニジン $C_{19}H_{22}N_2O$ (キナアルカロイドの一つ).

ho·mo·cinch·o·nine [hòuməsíŋkənin] ホモシンコニン $C_{19}H_{22}N_2O$ (キナアルカロイドでシンコニンの異性体).

ho·mo·clad·ic [hòuməklǽdik] 同枝吻合の(同一動脈の分枝を吻合することについていう).
h. anastomosis 同動脈吻合.

homoconcentric beam 共心光束.

homocrine gland 同質分泌腺, ホモクリン腺(均一種の分泌物を分泌する腺). ↔ heterocrine gland.

ho·mo·cy·clic [hòumousáiklik] 同素環式の(同一元素からなる環式化合物についていう), = isocyclic.
h. compound 同素環式化合物.
h. ring 単素環式〔化合物〕.

ho·mo·cys·teine [hòuməsísti:in] ホモシステイン ㊇ α-amino-γ-thiol-n-butyric acid $SH(CH_2)_2CHNH_2COOH$ (2-アミノ-4-チオ酪酸. メチオニンの脱メチル基産物で, 生体内で, コリン, ベタインなどとともに基転位によりメチオニンに転化する).

ho·mo·cys·tine [hòuməsístin] ホモシスチン ㊇ γ-γ′-dithiobis (α-amino-butyric acid) $[-S(CH_2)_2CHNH_2COOH]_2$ (ホモシステインの酸化物で, タンパク質には含まれず, 代謝中間物質として存在する).

ho·mo·cys·ti·ne·mia [hòumousìstiní:miə] ホモシスチン血〔症〕.

ho·mo·cys·ti·nu·ria [hòumousìstinjú:riə] ホモシスチン尿〔症〕〔医学〕.

ho·mo·cy·to·trop·ic [hòumousàitətrápik] 同種細胞親和〔性〕の〔医学〕.
h. antibody 同種細胞親和性抗体(自己と同じ種だけの細胞に Fc レセプターを介して結合する抗体. 一般にはⅠ型アレルギー反応を起こす IgE (レアギン) を意味する), = Prausnitz-Küstner antibody, reagin, reaginic antibody.

ho·mo·des·mot·ic [hòumoudismátik] 同種〔神経〕線維連結の.
h. fiber 同種灰白質結合〔白色〕線維.

ho·mo·di·mer [hóumoudàimər] ホモダイマー.

ho·mo·dont [hóumədɑnt] 同形歯〔型, 性〕〔医学〕. ↔ heterodont.

ho·mo·don·tia [hòumədánʃiə] 同形歯型, 同形歯性〔医学〕. → homodont.

ho·mod·ro·mous [houmádrəməs] 同方行運動性の(同一方向に流動すること).

homodynamic determinant 同力的決定因子(遺伝学において, 血族交配によって生まれた子孫が雌雄両性からの劣性因子が重なり合って発現する性状についていう).

ho·mo·dy·na·my [hòumoudáinəmi] 同力, 同価, 同応(刺激に対して反応する生体の程度が刺激の強度に対し同等であることで, 主としてアレルギー反応に用いる). 形 homodynamic.

homoeo- [houmiou, -miə] 同等あるいは類似性を示す接頭語, = homeo-.

ho·moe·ol·o·gy [hòumiáləʤi] 同祖性(共通の祖先をもつ遺伝子).

ho·moe·o·mor·phous [hòumioumɔ́:fəs] 類似形態の, = homeomorphous.
h. lichen 混層地衣.

ho·moe·o·sis [hòumióusis] 同種再生, = homeosis.

ho·mo·er·i·o·dic·ty·ol [hòmouèriədíktiɔ:l] ホモエリオジクチオール ㊇ 5,7,4′-trihydroxy-3′-methoxy-flavanone $C_{16}H_{14}O_6$ (エリオジクチオールとともに, 北アメリカ産ハセリソウ科植物 *Eriodictyon californicum* の緑葉中にあるビタミンP作用物質).

ho·mo·e·rot·i·cism [hòumouirátisizəm] 同性愛, = homoerotism.

ho·mo·fer·men·ta·tion [hòumoufə̀:məntéiʃən] 同種発酵〔医学〕.

ho·mo·fer·men·ta·tive [hòumoufə:méntətiv] 同種発酵性の〔医学〕(本来の発酵を営む細菌の化学的性状についていう).

ho·mo·fle·min·gin [hòumoufleminʤin] ホモフレミンギン(東洋産 *Flemingia grahamiana* の莢から得られる暗紫性染料), = warus.

ho·mo·gam·ete [hòuməgǽmi:t] 同形配偶子〔医学〕. 形 homogametic.

ho·mo·ga·met·ic sex [hòumougəmétik séks] 同型性(性を決定する配偶子を1型のみ生ずる性).

ho·mo·gam·e·ty [hòuməgǽmiti] 同型配偶子性〔医学〕.

ho·mog·a·my [houmágəmi] 同性花, 同種(同型)接合〔医学〕, 同型配偶.

ho·mog·e·nate [houmáʤineit] ホモジネート〔医学〕, 均等質〔医学〕(Potter と Elvehjem が1936年に考案したガラス製均等器で粉砕した動物組織の浮遊液).
h. potential 均等質電位.

ho·mo·ge·ne·i·ty [hòumouʤəní:iti] 等質性, 均質性, 均一性〔医学〕, 同種性. 形 homogeneous.

ho·mo·ge·ne·ous [hòumouʤí:niəs] 同質の〔医学〕, 均質の. ↔ heterogeneous.
h. antibody 均一抗体〔医学〕.
h. catalysis 均一〔系〕触媒作用〔医学〕.
h. conditioned reflex 同族条件反射〔医学〕.
h. coordinates 同次座標.
h. diffusion 一方拡散〔医学〕.
h. enzyme immunoassay 同質(均質)酵素免疫定量法〔医学〕, 同種酵素免疫測定法(酵素標識抗体(または抗原)と抗原(または抗体)の結合により変化した反応液中の標識酵素活性を直接測定する免疫測定法).
h. immersion 均等液浸.
h. light 単色光.
h. membrane 均等膜(胎盤絨毛をおおうもの).
h. polymerization 均一〔系〕重合〔医学〕.
h. precipitation 均質沈殿〔医学〕.
h. radiation 単色放射線.
h. reaction 均一〔系〕反応〔医学〕, 均質反応(均質な相内で起こる化学反応).
h. system 均質系〔医学〕, 均一系(単一の相からなる系).
h. vaccine 同種〔菌〕ワクチン〔医学〕.
h. water gas reaction 均一〔系〕水性ガス反応〔医学〕.

homogeneously staining region 染色体均質染色領域〔医学〕.

ho·mo·gen·e·sis [hòumədʒénisis] 純一発生〔医学〕(各世代の生殖が同一方法によること), = homogeny. 形 homogenetic, homogenic.

homogenetic impulse 同種性衝動.

ho·mo·gen·ic [hòumədʒénik] 純一発生の(一定の染色体位置に同一対性因子を含有する多相染色体性生物の遺伝子型についていうので, 二相染色体性 homozygous と同様の意味).

h. development 直接発育.

ho·mo·ge·ni·tal·i·ty [hòumoudʒènitǽliti] 同性愛淫乱症.

ho·mog·e·ni·za·tion [houmὰdʒinaizéiʃən] 均質化〔医学〕, = homogeneization.

ho·mog·e·nize [houmάdʒənaiz] 均質化する, ホモジナイズする, 均一化する.

homogenized milk 均質(等質)牛乳〔医学〕(脂肪球を直径$1\mu m$以下にして脂質の消化吸収をよくした牛乳. ソフトカード).

ho·mog·e·niz·er [houmάdʒinaizər] ホモジナイザ〔ー〕〔医学〕.

ho·mo·ge·note [hòumoudʒí:nout] ホモジノート, 同型遺伝子接合体〔医学〕(ホモ部分二倍体).

ho·mog·e·nous [houmάdʒənəs] 同一祖先からの, 同一構造をもつ.

homogenously staining region (**HSR**) 〔染色体〕均質染色領域.

ho·mo·gen·ti·sate 1,2–di·ox·y·gen·ase [hòumoudʒéntiseit – daiάksidʒəneis] ホモゲンチセート1,2–ジオキシゲナーゼ.

ho·mo·gen·tis·ic ac·id [hòumoudʒentísik ǽsid] ホモゲンチジン酸 化 2,5–dihydroxyphenyl acetic acid, glycosuric acid $C_8H_8O_4$ (1分子の結晶水をもつ柱晶. 風化性で, 水溶液は黄色に変化し, アルカリを加えると黒色となる. ビタミンC欠乏症においてフェニルアラニン, チロシンの体内分解が不十分なとき産出されて尿中に排泄される状態をアルカプトン尿症という), = alcapton.

homogentisic aciduria ホモゲンチジン酸尿〔症〕.

ho·mo·gen·tis·i·case [hòumoudʒentísikeis] (ウサギ[家兎]肝に存在する物質でホモゲンチジン酸を2段分解法によりフマル酸とアセト酢酸とに分解する酵素).

ho·mo·gen·ti·su·ria [hòumoudʒèntisjú:riə] ホモゲンチジン酸尿症(アルカプトン尿症), = alkaptonuria.

ho·mog·e·ny [houmάdʒəni] 純一(同一)発生(両親に似た子孫をつくること), = homogenesis.

ho·mo·gland·u·lar [hòumouglǽndjulər] 同一腺の.

hom·o·gly·can [hòumougláikən] ホモグリカン, = homopolysaccharide.

homogonic life cycle ホモゴニー生活環.

hom·o·graft [hóuməgræft] 同種移植〔片〕〔医学〕, = homotransplant.

h. reaction 同種移植片反応〔医学〕.

h. rejection 同種移植片拒絶〔反応〕〔医学〕.

h. valve 同種生体弁〔医学〕.

hom·o·guai·a·col [hòumougwáiəkɔ:l] ホモグアヤコール, = creosol.

homoio– [houmɔiou, –iə] 類似, 同等の意味を表す接頭語, = homeo–.

ho·moi·o–os·mot·ic [hóumɔiou αsmάtik] 恒浸透性の.

ho·moi·o·pla·sia [hòumɔioupléiziə] 同質形成, = homeoplasia.

homoioplastic transplantation 同〔種〕移植, = autoplastic transplantation.

ho·moi·op·o·dal [hòumɔiάpədəl] 同一突起性の(神経細胞の).

ho·moi·ost·a·sis [hòumɔiάstəsis] 恒常性, = homeostasis.

ho·moi·o·ther·mal [hòumɔiouθə́:məl] 恒温〔動物〕の, = homeothermic.

ho·moi·o·therm·ic [hòumɔiouθə́:mik] 恒温の.

h. animal 恒温動物.

ho·moi·o·ther·mism [hòumɔiouθə́:mizəm] 恒温性, = homeothermia, homeothermism.

homoiotopic transplantation 同所〔性〕移植, = homotopic transplantation.

ho·moi·o·tox·in [houmɔ́iətαksin] 同種毒素(同種のほかの個体に対しては毒となる毒素).

ho·mo·i·so·ther·mic [hòumouàisouθə́:mik] 恒温性の.

ho·mo·kar·y·on [hòumoukǽriən] 同核共存体〔医学〕, = homocaryn.

hom·o·ker·a·to·plas·ty [hòumoukérətəplæsti] 同種角膜移植(他人の角膜を用いる).

homolactic fermentation ホモ乳酸発酵.

hom·o·lat·er·al [hòumoulǽtərəl] 同側性の. ↔ contralateral.

hom·o·lec·i·thal [hòumoulésiθəl] 等黄卵性の(卵についていう). → hololecithal egg.

h. egg 等黄卵.

Homolle dig·i·tal·in [həmɔ́:l dìdʒitǽlin] ホモールジギタリン, = French digitalin.

ho·mo·log [hóuməlαg] 相同, = homologue.

ho·mol·o·gen [houmάlədʒən] 同族体〔化合物〕.

homological anatomy (相同関係のある組織器官についての解剖学).

ho·mol·o·gous [houmάləgəs] 相同性の, 同類体の, 同族の.

h. analogue 相同性同族体, = homologous analog.

h. anaphylaxis 同種アナフィラキシー〔医学〕.

h. antibody 同種抗体(同種抗原に反応する抗体. ABC式血液型うら試験あるいはRh不適合妊娠の際に検出される抗体. 免疫グロブリンのアロ抗原に反応する抗体), = allo antibody, isogenic antibody.

h. antigen 同種抗原(同種動物間において遺伝的に異なる形質を示す抗原をいう. 例えばHLA抗原, 血液型抗原, 免疫グロブリンアロタイプなど).

h. antiserum 同種抗血清.

h. artificial insemination 配偶者間人工授精〔医学〕.

h. blood transfusion 同種血輸血〔法〕.

h. chromosome 相同染色体〔医学〕(倍数染色体diploid においてみられる対性染色体).

h. disease 同種免疫病〔医学〕, = allogeneic disease.

h. gene 相同染色体(a, b, c …などで表示する).

h. hemagglutinin 同種血球凝集素, = isohemagglutinin.

h. insemination 配偶者間人工授精(夫の精子を人工的に授精すること), = AIH (artificial insemination with husband's semen).

h. organ 相同器官〔医学〕.

h. pair 対応線対〔医学〕.

h. protein 相同タンパク〔質〕.

h. radioimmunoassay 同種ラジオイムノアッセイ〔医学〕.

h. recombination 相同組み換え〔医学〕, 相同遺伝子組換え(染色体上のある特定の遺伝子に組換えを起こすこと).

h. restriction factor (**HRF**) (補体活性化制御因子の一つであり, 膜傷害性複合体(MAC)形成を阻止する働きがある).

h. series 同族列〔医学〕(含有する成分のうち CH_2 の数が1個ずつ異なるものの群).

h. serum 同種血清〔医学〕(受血者と同じ種に属する動物から得られる血清).

h. serum hepatitis 同種血清肝炎〔医学〕, = homologous serum jaundice.
h. serum hepatitis virus 同種血清肝炎ウイルス〔医学〕.
h. serum jaundice 同種血清黄疸〔医学〕, 同種血清肝炎（血漿または血清からつくった製剤を注射するとき，あるいは汚染した注射針により発生する黄疸で，B 型肝炎ウイルスは病原体と考えられる), = human serum jaundice, inoculation hepatitis, virus hepatitis B.
h. stimulus 相同刺激（末端器にのみ作用するもの).
h. strain 同型株.
h. tissue 同種組織.
h. transplantation 同種移植〔医学〕（同一種でありながら，抗原的には異なる個体間での移植), = allogenic transplantation.
h. tumor 同種組織腫瘍, = homoiotypic tumor.
h. wasting disease 同種移植消耗病〔医学〕.

ho·mo·logue [hóuməlɑg, –lɔ:g] ① 相同〔医学〕. ② 同族体（化学における), = homologen. 形 homologous.

ho·mol·o·gy [houmálədʒi] 相同〔性〕〔医学〕, 同族関係（化合物の).
h. region 相同性領域（異なるタンパク質において，一次構造が互いに同一または高い類似性を示す部分).

ho·mol·y·sin [houmálisin] 同種溶血素.

ho·mol·y·sis [houmálisis] 同種溶血.

ho·mo·mar·to·nite [hòumoumá:tənait] = methyl ethylketone.

homomeric gene 同価同義遺伝子〔医学〕.

ho·mom·e·ry [houmáməri] 同義因子性（遺伝の).

ho·mo·mor·phic [hòumoumɔ́:fik] 同形染色体の（同形同大の染色体結合を示すことをいう).

ho·mo·mor·pho·sis [hòumoumɔ́:fəsis] 同態再生, 同形形成〔医学〕（喪失した部分と同一のものを再生置換すること).

ho·mo·mor·phous [hòumoumɔ́:fəs] 同形の〔医学〕.

homonome reaction 同質反応〔医学〕.

ho·mon·o·mous [houmánəməs] 同等の, 同規の.
h. metamerism 等体節制.
h. metamery 等体節制.
h. quadrantanopsia 同側〔性〕1/4 盲〔医学〕.

ho·mon·o·my [houmánəmi] ① 同律, 同規. ② 同位, 同側. 形 homonomous.

ho·mo·nym [hóumənim] ① ホモニム, 同音異義語. ② 異物同名〔医学〕.

ho·mon·y·mous [houmánimǝs] ① 同〔音〕名の〔医学〕. ② 同側の. 名 homonym.
h. diplopia 同名複視, 同側複視〔医学〕, = diplopia homonyma.
h. hemianopsia 同側半盲〔医学〕, = homonymous hemianopia.
h. image 同名像（物体よりも近位にある点を注視するときに見える 2 像).
h. motoneuron 同名運動ニューロン〔医学〕.
h. parallax 同名視差（開放眼に向かう視差).
h. quadrantanopsia 同側四半盲〔医学〕.

ho·mon·y·my [houmánimi] 同名異物. 形 homonymous.

ho·mo·phil [hóuməfil] 同種〔特異〕親和性の（抗体の特異性についていう).

ho·mo·phil·ic [hòuməfílik] 特異親和性の（抗体が，その特異抗原とだけ反応すること).

ho·mo·pho·bia [hòumoufóubiə] 同性愛恐怖.

ho·mo·phthal·ic ac·id [hòumə(f)θǽlik ǽsid] ホモフタール酸 化 phenyl–acetocarboxylic acid $C_9H_8O_4$.

ho·mo·phthal·ic an·hy·dride [hòumə(f)θǽlik ænháidraid] 無水ホモフタール酸 $C_9H_6O_3$.

ho·mo·pi·lop·ic ac·id [hòumoupailápik ǽsid] ホモピロプ酸.

ho·mo·pi·per·i·din·ic ac·id [hòumoupìpəridínik ǽsid] ホモピペリジン酸 $NH_2(CH_2)_4COOH$（腐敗する獣肉にあるアミノ酸), = aminovalerianic acid.

ho·mo·pi·per·o·nyl [hòumoupipérənil] ホモピペロニル 3,4–$(CH_2O_2)C_6H_3CH_2CH_2$–, = 3,4-methylenedioxyphenethyl.

ho·mo·plast [hóuməplæst] 一原形子（組織の同一原形子で副原形子の反対). ↔ alloplast.

ho·mo·plas·tic [hòuməplǽstik] 同種形成性の.
h. graft 同種移植, = isoplastic graft.
h. transplantation 同〔種〕移植.

ho·mo·plas·ty [hóuməplæ̀sti] ① 同種〔組織〕移植術, 同種形成〔術〕〔医学〕. ② 器官の同種性. 形 homoplastic.

ho·mo·ploi·dy [hóuməplɔ̀idi] ① 同数性（染色体の). ② 正倍数性〔医学〕.

ho·mo·po·lar [hòumoupóulər] 同極の.
h. bond 等極結合〔医学〕.
h. compound 同極化合物〔医学〕.
h. linkage 同極結合, = homopolar bond.

ho·mo·pol·y·mer [hòuməpálimər] ホモポリマー, 同種重合体〔医学〕（同一系統の基をもつ重合体).

ho·mo·pol·y·mer·i·za·tion [hòumoupàlimèrizéiʃən] 単独重合〔医学〕.

ho·mo·pol·y·sac·cha·ride [hòumoupàlisǽkəraid] 単一多糖類（1 種類の単糖からなる), = simple polysaccharide.

ho·mo·qui·nine [hòumoukwáinain, –kwiní:n] ホモキニン $C_{20}H_{24}N_2O_2$–$C_{19}H_{22}N_2O_2$–$4H_2O$（cupreine と quinine との結合物で，銅色キナ皮 cuprea–bark に含まれている成分の一つ).

ho·mo·re·ac·tant [hòumouriǽktənt] 同種反応性物質〔医学〕.

homoreneous catalysis 均一触媒.

ho·mor·gan·ic [hòumɔ:gǽnik] 相同器官に由来する.

ho·mo·rot·tler·in [hòumərátlərin] ホモロトレリン $C_{33}H_{36}O_9(C_{11}H_{12}O_3)_3$（カマラに存在する樹脂).

ho·mo·sal·ate [hòuməsǽleit] ホモサラート 化 3,3,5–trimethylcyclohexyl salicylate（紫外線遮へい薬), = homomethylsalicylate.

ho·mo·sal·i·cyl·ic ac·id [hòumousæ̀lisílik ǽsid] ホモサリチル酸, = cresotic acid.

ho·mo·sal·i·gen·in [hòumousæ̀lidʒénin] ホモサリゲニン 化 methyl saligenin $CH_3C_6H_3(OH)CH_2OH$.

ho·mo·ser·ine (Hse) [hòuməséri:n] ホモセリン $HOH_2CCH_2CH(NH_2)COOH$（体内で cystathionine が cysteine に分解するときに生ずるアミノ酸).

ho·mo·sex·u·al [hòumousékʃuəl] ① 同性愛〔の〕〔医学〕. ② 同性愛者（性的指向が同性のこと. 男性の場合ゲイ，女性の場合レズビアンという). ↔ heterosexual.
h. intercourse 同性間性交〔医学〕.
h. neurosis 同性愛神経症.
h. tendency 同性愛傾向〔医学〕.

ho·mo·sex·u·al·i·ty [hòumousèkʃuǽliti] 同性愛〔欲〕〔医学〕. 形 homosexual.

ho·mo·spore [hóuməspɔ:r] 同形胞子. 形 homosporous.

ho·mo·ste·phan·o·lin [hòumoustifǽnəlin] ホモステファノリン $C_{32}H_{44}N_2O_7$（イヌカズラに存在する結晶アルカロイド).

ho·mo·stim·u·lant [hòuməstímjulənt] ① 同種刺激性の. ② 同種刺激薬（同器官に作用することをいう).

ho·mo·stim·u·la·tion [hòumoustìmjuléiʃən] 同種刺激療法.

ho·mo·sty·ly [hóuməstaili] (両性化の雌蕊と雄蕊の長さが同じこと), = homogony.

ho·mo·thal·lic [hòuməθǽlik] 〔雌雄〕同体(株)性の, 雌雄同型の [医学].

ho·mo·thal·lism [hòuməθǽlizəm] 雌雄同体, 同株性 [医学], ホモタリズム.

ho·mo·ther·mal [hòumouθə́:məl] 恒温〔動物〕の [医学], = homeothermic.

ho·mo·ther·mic [hòumouθə́:mik] 定温〔性〕の, 恒温〔性〕の, = homothermal.

h. animal 恒温動物.

h. sphere 一様温度圏, 恒温度圏.

ho·mo·ther·mism [hòumouθə́:mizəm] 恒温性, = homeothermia, homeothermism.

ho·mo·thi·a·mine gly·col [hòumouθáiəmin gláikɔ:l] ホモチアミングリコール(チアミン分子の5-(β-hydroxyethyl) 基をグリコールで置換して得られるビタミン B_1 拮抗物質で, Karrer と Schoeller により1951年に合成された).

ho·mo·ton·ic [hòumətάnik] 一様緊張の, 均一調の.

ho·mo·top·ic [hòumətάpik] 同位置の.

h. transplantation 同所〔性〕移植(同種移植において, 移植片をそれ本来の場所に移植すること), = orthotopic transplantation.

ho·mo·trans·plant [hòumoutrǽnsplænt] 同種移植片.

ho·mo·trans·plan·ta·tion [hòumoutrænsplæntéiʃən] 同種移植 [医学].

homotropic enzyme ホモトロピック酵素.

homotropic inheritance 後天形質遺伝.

homotropic pain 同所痛.

ho·mot·ro·pism [houmάtrəpizəm] 同類接近(Roux).

ho·mo·type [hóumətaip] 同型性, = homotypy.

ho·mo·typ·ic [hòumətípik] 同型性の, = homotypical.

homotypic(al) division 同型分裂 [医学].

ho·mo·ty·py [hóumətaipi] 同型(一個体中に左右相対的に存在する器官相互の相同).

ho·mo·vac·cine [hòuməvǽksi:n] 同種〔菌〕ワクチン [医学].

ho·mo·va·nil·lic ac·id (HVA) [hòumouvənílik ǽsid] ホモバニリン酸(3-メトキシ-4-ヒドロキシフェニル酢酸, ドーパミンの主要代謝産物).

ho·mo·ve·rat·ric ac·id [hòumouvərǽtrik ǽsid] ホモベラトルム酸 [化]3,4-dimethoxyphenylacetic acid.

ho·mo·ve·rat·rol [hòumouvərǽtrɔ:l] ホモベラトロール [化] 4-methylveratrol $C_9H_{12}O_2$.

ho·mo·ve·rat·royl [hòumouvərǽtrɔil] ホモベラトロイル, = 3,4-dimethoxyphenylacetyl.

ho·mo·ve·rat·ryl [hòumouvərǽtril] ホモベラトリル, = 3,4-dimethoxyphenylethyl.

ho·mo·ver·a·tryl·a·mine [hòumouvèrətríləmi:n] ホモベラトリルアミン [化] 3,4-dimethoxyphenylethylamine $C_{10}H_{15}NO_2$.

ho·mox·e·nous [houmάksənəs] 同一宿主性の.

ho·mo·zo·ic [hòumouzóuik] 同種動物の.

ho·mo·zy·go·sis [hòumouzaigóusis] 同型(純一)接合体形成, 同型(ホモ)接合 [医学].

ho·mo·zy·gos·i·ty [hòumouzaigάsiti] ホモ接合性, 同型接合性 [医学](染色体のある遺伝子座に1対の同じ対立遺伝子が存在する状態).

ho·mo·zy·gote [hòumouzáigout] ホモ接合体, 同型接合体 [医学](ある形質について同一対性因子をもつ接合体).

ho·mo·zy·gous [houmouzáigəs] 同型(ホモ)接合の, 同一接合体性 [医学].

h. animal 同型(ホモ)接合動物 [医学](着目する対立遺伝子について同一の機能, 座位を有している接合体).

h. typing cells (HTC) 同型(ホモ)接合体タイピング細胞(HLA-D 抗原のタイピングに用いられる標的となる HLA ホモ接合体 B 細胞. ある個体の T 細胞がこの標的 B 細胞と混合培養されて増殖反応を起こさないと, その個体は標的細胞と同一の HLA-D 抗原を有すると判定される).

ho·mun·cu·lus [həmʌ́ŋkjuləs] 小人, 侏儒(精神病者が想像によってつくったこびと).

Honduras bark [hɑndjú:rəs bά:k] ホンジュラスバーク(*Picramnia* 属の乾燥樹皮, 苦味強壮薬), = cascara amarga.

hon·dziek·te [hɑnzí:ktə] = canine babesiasis.

hon·ey [hʌ́ni] ハチミツ[蜂蜜](ミツバチが採集し巣に貯蔵した蜜. 糖分, アミノ酸, 有機酸などを含む. 滋養強壮, 甘味剤などに用いる), = mel.

h. cone lung 蜂窩肺.

h. sac 蜜袋(みつぶくろ).

h. stone 蜜ろう石.

h. sugar = dextrose.

hon·ey·bee [hʌ́nibi:] ミツバチ, = *Apis mellifera*.

h. sting ミツバチ刺症.

hon·ey·comb [hʌ́nikoum] 蜂巣.

h. cone 蜂巣状コーン [医学].

h. lung 蜂巣状肺 [医学], 蜂窩肺 [医学](特発性肺線維症に多くみられる形態変化).

h. macula 蜂巣状黄斑 [医学].

h. ringworm 黄癬, = favus.

h. scall 蜂巣状結痂 [医学].

h. tetter 黄癬, = favus.

hon·ey·comb·ed [hʌ́nikoumd] 蜂巣状の [医学].

h. material 蜂窩状泡沫物質.

hon·ey·moon [hʌ́nimu:n] 新婚.

h. palsy ハネムーン麻痺(圧迫性神経障害で, 一緒に寝る相手の頭の重さなどによるものをいう).

h. pyelitis 新婚腎盂炎(処女膜などの外陰部の損傷による上行性腎盂炎).

hon·ey·suck·le [hʌ́nisʌkl] スイカズラ, ニンドウ[忍冬].

Hong Kong ear 香港耳(耳コウジ菌症), = aural aspergillosis.

Hong Kong foot 香港足(熱帯地方の足白癬).

Hong Kong influenza 香港型インフルエンザ(A 型インフルエンザウイルスによるもので, 1968～1969年に世界的大流行をみた).

Hong Kong toe 香港足指(足指の表皮糸状菌症).

honor killing 名誉殺人(一族の名誉を汚すとして殺害するある地域の風習. 女性が対象となる).

Honjyo, Tasuku 本庶佑(1942生, 医科学・分子免疫学者. クラススイッチ組換えなど遺伝子を改変して抗体を作る仕組みの解明, 1992年 PD1 タンパク質の発見がある. 2013年文化勲章受章).

hon·o·rar·i·um [ὰnəréəriəm] 謝礼(医師診療またはほかの職業的仕事に対する).

hood [húd] フード(① ドラフト(臭気を排除するために備えられた化学試験室の). ② 頭布. ③ 大学卒業者または学位受領者に与えられる式服の背後に垂れる部分).

h. crown フードクラウン(頭布状金冠).

hoof [hú:f] 蹄, ひづめ.

h. and claw 蹄と鉤爪 [医学].

h.-and-mouth disease 口蹄疫, = foot-and-mouth disease.

h.-bound 蹄狭窄症.

hook [húk] ① 鉤, かぎ. ② かぎ状毛. ③ かぎ形.

h. effect かぎ(鉤)効果〔医学〕.
h. grip 引っかけ握り.
h. of hamate [TA] 有鉤骨鉤, = hamulus ossis hamati [L/TA].
h.-plate フックプレート.
h. protein フックタンパク〔質〕.
h. retractor 筋鉤〔医学〕.
h.-shaped cataract 鉤状白内障.
Hooke, Robert [húk] フック(1635-1703, イギリスの物理学者, 天文学者).
H. law フックの法則(弾性に関する法則で, 弾性体の歪 stress は歪力 strain に比例するが, これは外力がある大きさを超えない限りにおいてすべての物体に対し成り立つという法則で, 1666年に発見され, その限界を比例限界という).
hook·ed bone [húkt bóun] 有鉤骨, = os hamatum, unciform bone.
hooked fasciculus 鉤状束.
hooked forceps 有鉤鉗子〔医学〕.
hooked hair かぎ状毛.
Hooker-Forbes test フッカー・フォーブズ試験.
hook·let [húklət] 小鉤.
hook·worm [húkwə:m] 鉤虫(線形動物, 線虫綱, 円形線虫目, 鉤虫科の一群. 特に *Ancylostoma duodenale* および *Necator americanus* をいう).
h. anemia 鉤虫性貧血〔医学〕, = ancylostomiasis.
h. carrier 鉤虫キャリア, 鉤虫保有者.
h. disease 十二指腸虫症, 鉤虫症〔医学〕, = ankylostomiasis, uncinariasis.
h. infestation 鉤虫侵入〔医学〕.
hoo·la·mite [hú:ləmait] フーラマイト(一酸化炭素を検出する試薬で, 発煙硫酸, 五炭糖塩ヨウ素, 白土粉との混合物で, 一酸化炭素により淡灰色から緑色に変わる).
hooped bed cradle りひか(離被架)〔医学〕.
hooped knee ウマの外骨症.
Hooper, John [hú:pər] フーパー(イギリスの薬剤師).
H. pills フーパー丸, = pillulae aloes et myrrhae.
Hoorne, Jean van [hɔ́:n] ホールン, = van Hoorne, Jean.
Hoorweg law [hɔ́:vek lɔ́:] ホールウェヒ法則(神経筋反応の誘発において, ある時間以上持続させても反応が変化しない, また持続時間がある時間以下になっても変化しないこと).
hoose [hú:z] (線状円虫 *Dictyocaulus filaria* などの寄生による子ウシの気管支炎), = hooze, sheep cough.
hoove [hú:v] (家畜の鼓腸症).
hoo·ven [hú:vən] = hoven.
Hoover, Charles Franklin [hú:vər] フーヴァー(1865-1927, アメリカの医師).
H. sign フーヴァー徴候(肋骨と患側の肋骨弓とのなす角度の拡大).
hooze [hú:z] = hoose.
hop [háp] ① 跳躍. ② ホップ(*Humulus lupulus* の球果で, タンニン, ルプリン, ヒュムリンなどの鎮静薬を含有する. ビール製造に用いると, 芳香苦味を与える), = humulus.
h. bitter (*Humulus lupulus* に存在する抗生物質), = humulon, lupulon.
h. glands ホップ腺(*Humulsu lupulus* の果本をなす諸葉および果実と花被に付着する小腺体), = lupulin.
hop·ca·lite [hápkəlait] ホプカライト(CO ガス吸収剤で, 防毒面に連結使用する製品名).
Hope, James [hóup] ホープ(1801-1841, イギリスの医師).
H. murmur ホープ雑音(僧帽弁閉鎖不全症に聴取される心尖部収縮期音).
H. sign ホープ徴候(大動脈瘤においてみられる重複心拍動).
Hope, John [hóup] ホープ(1725-1886, イギリスの医師).
H. mixture ホープ合剤, = mistura camphorae acida.
hopelessly ill 危篤〔医学〕.
hope·less·ness [hóupləsnis] 希望のない状態, 絶望.
Hopkins, H. H. [hápkinz] ホプキンス(イギリスの光学物理学者).
H. rod-lens telescope ホプキンスの杆状レンズ硬性鏡.
Hopkins, Sir Frederick Gowland [hápkinz] ホプキンス(1861-1947, イギリスの生化学者. 尿中の尿酸排泄に関し研究業績があり, William Cole とともにトリプトファンを分離し(1901), ビタミンの存在を予想し, W. M. Fletcher とともに筋収縮時の乳酸産生を研究し, ノーベル医学・生理学賞を受けた(1929)).
H.-Cole reaction ホプキンス・コール反応(トリプトファンの存在によるタンパク質の呈色反応で, グリオキシル酸溶液を混和したタンパク質溶液を濃硫酸で重層すると, 両液の境界面に紫赤色の輪が現れる), = Adamkiewicz reaction.
Hop·lo·car·i·da [hàpləkǽridə] 棘蝦上目.
Hop·lo·ne·mer·tea [hàplounimə́:tiə] 針紐虫目(紐形動物, 有針綱の一目).
Hopmann, Carl Melchior [hɔ́pma:n] ホップマン(1844-1925, ドイツの鼻科医).
H. polyp ホップマンポリープ(茸腫)(外観上ポリープに類似する鼻粘膜乳頭状増殖を伴う洞炎), = hypertrophic papillary sinusitis.
Hoppe, Johann Ignaz [hápə] ホッペ(1811-1891, スイスの生理学者).
H.-Goldflam disease ホッペ・ゴルドフラム病(重症筋無力症), = Hoppe-Goldflam symptom complex, myasthenia gravis.
Hoppe-Seyler, Ernst Felix Immanuel [hápə sí:lər] ホッペザイラー(1825-1895, ドイツの生化学者. ヘモグロビンを結晶状に分離した).
H.-S. test ホッペザイラー試験(キサンチン検出法で, 被検物を陶器内で漂白粉に添加すると, まず暗緑色輪を生ずる), = xanthine test.
hopping reaction 跳び直り反応〔医学〕, 跳躍反応(立ち直り反射の一つ).
hopping reflex 跳躍反射〔医学〕, 跳上反射.
ho·ra [hɔ́:rə] 時, = hour.
h. decubitus (hd) 横臥時に.
h. somni (hs) [L] 睡眠時, 就眠時に.
hor·dein [hɔ́:di:n] ホルデイン(オオムギ *Hordeum vulgare* から得られる単純天然タンパク質で, 水に難溶, 80%アルコールに可溶性プロラミンの一つ).
hor·de·o·lum [hɔ:dí:ələm] ものもらい〔医学〕, 麦粒腫, = barleycorn, sty(e).
Hor·de·um [hɔ́:diəm] オオムギ[大麦]属, = barleys.
hor·do·rine [hɔ́:dəri:n] ホルドリン $C_{19}H_{31}NO_5$ (ビャクブ科 *Stemona* 属植物の根のアルカロイド).
hore·hound [hɔ́:haund] ホーハウンド(ヨーロッパ産ニガハッカ *Marrubium vulgare* の葉で, 鎮咳薬), = hoarhound.
ho·ri·zo·car·dia [həràizəká:diə] 水平心(心臓が水平位をとる状態. Alvarenga), = horizontal heart.
hor·i·zon·tal [hɔ̀:rizántəl] [TA] 水平, = horizontalis [L/TA].

H

h. abduction 水平外転［医学］，水平伸展．
h. adduction 水平内転［医学］，水平屈曲．
h. atrophy 水平萎縮．
h. cell 水平細胞（網膜の）．
h. cell of Cajal カハル水平細胞．
h. cells of retina 網膜の水平細胞．
h. direction 水平方向［医学］．
h. disparity（of retina） 水平網膜歪覚．
h. facial cleft 横顔面裂［医学］．
h. fiber 水平線維（歯頸からセメント質に達する著明な歯根膜の線維）．
h. fissure [TA] 水平裂，＝fissurae horizontalis [L/TA].
h. fissure of cerebellum 小脳の水平裂．
h. fissure of right lung [TA]〔右肺の〕水平裂，＝fissura horizontalis pulmonis dextri [L/TA].
h. fold of rectum 直腸横ヒダ．
h. gaze palsy 水平注視麻痺．
h. growth phase 水平増殖期．
h. heart 水平心（心電図上電気軸が水平位をとる心臓），＝horizocardia.
h. infection 水平感染［医学］（水平伝播ともいい，垂直感染に対比して用いられる言葉．不特定同世代間に横に広がる意で用いられる），＝horizontal transmission.
h. laryngectomy 喉頭水平切除術．
h. limb [TA] 水平翼*，＝crus horizontale [L/TA].
h. mattress suture 水平マットレス縫合［医学］．
h. murmur 水平位雑音（患者が横臥位で最も明らかに聴かれるもの）．
h. nystagmus 水平眼振［医学］，＝lateral nystagmus.
h. overbite 水平〔的〕被蓋［医学］，＝horizontal overjet，h. overlap.
h. overlap 水平被蓋，＝horizontal overjet，h. overbite.
h. part [TA] 下部，＝pars inferior [L/TA]，水平部*，＝pars horizontalis [L/TA].
h. part of facial canal 顔面神経管の水平部．
h. plane 横平面（歯または身体の長軸と直角をなす横平面）．
h. plane of Germany ドイツ水平面（線）（頭蓋側面の基準線の一つ．一般に Deutsche Horizontale といわれ，フランクフルト水平線，リード基準線ともいわれる耳眼窩水平線のこと）．
h. planes [TA] 水平面，＝plana horizontalia [L/TA].
h. plate [TA] 水平板，＝lamina horizontalis [L/TA].
h. plate of palatine bone 口蓋骨水平板．
h. position 水平位［医学］．
h. section 水平断［医学］．
h. sulcus 水平溝（小脳の下半月葉を分割する）．
h. suspension 水平保持［医学］．
h. transmission 水平伝播［医学］．
h. vertigo 水平位めまい［医学］．

hor·i·zon·tal·is [hɔ̀:rizɑntǽlis] [L/TA] ① 水平，＝horizontal [TA]．② 水平の，地平の．

horizontally transmitted infection 水平伝播感染［医学］．

hor·me [hɔ́:mi] ホルメ（モナコフ Monakow が提唱した術語で，本能の中枢性源泉）．

hor·me·pho·bia [hɔ̀:mifóubiə] ショック恐怖症．

hor·me·sis [hɔ:mí:sis] ホルメシス（抑制的濃度以下の毒物の生体に対する刺激効果）．

hor·mes·ter·al [hɔ:místərəl] ホルメステラル（estrogenic substances conjugated と塩酸メタアンフェタミンの合剤で，女性ホルモン薬）．

hor·mic [hɔ́:mik] 先天説の（先天性本能，傾向，性質などにより生体の諸現象が決定されるという説についていう）．

hor·mi·on [hɔ́:miən] ホルミオン（頭蓋側定上の一基点で，蝶形後頭骨の基底部前部の正中点）．

hor·mo·car·di·ol [hɔ:məkɑ́:diəl] 心臓ホルモン（カエル心房から抽出された成分で，カエル心室の収縮を起こす作用のある物質）．

Hor·mo·den·drum [hɔ:mədéndrəm] ホルモデンドラム属（旧称）．
H. pedrosoi ＝*Fonsecaea pedrosoi*.

hor·mon·a·gogue [hɔ:mɑ́nəgɑg] ① ホルモン分泌促進性の．② ホルモン分泌促進薬．

hor·mo·nal [hɔ́:mounəl] ホルモン性の，ホルモンの［医学］．
h. action ホルモン作用［医学］．
h. emaciation ホルモン性やせ［医学］．
h. female fertility agent ホルモン性女性用妊娠促進薬［医学］．
h. gingivitis ホルモン性歯肉炎．
h. insufficiency 内分泌機能不全．
h. male fertility agent ホルモン性男性用受胎促進薬［医学］．
h. oral contraceptive ホルモン性経口避妊薬［医学］．
h. postcoital contraceptive ホルモン性性交後避妊薬［医学］．
h. regulation ホルモン的調節［医学］．
h. therapy ホルモン療法［医学］．

hor·mo·nal·ly [hɔ:móunəli] ホルモン的に［医学］．

hor·mone [hɔ́:moun] ホルモン［医学］（主に内分泌腺，一部胃腸管でつくられ血液によって体の他の臓器や部位に運ばれ，対象の機能活性や構造に影響を与える化学物質）．形 hormonal.
h. analog ホルモン類似体［医学］．
h. antagonist ホルモン拮抗物質［医学］．
h. assay ホルモンアッセイ［医学］．
h. dependent tumor ホルモン依存〔性〕腫瘍［医学］．
h.-like action ホルモン類似作用［医学］．
h. of gastrointestinal tract 消化管ホルモン［医学］．
h.-producing tumor ホルモン産生腫瘍［医学］．
h. receptor ホルモンレセプタ〔ー〕［医学］．
h. receptor disease ホルモン受容体異常症．
h. replacement therapy (HRT) ホルモン補充療法，＝estrogen replacement therapy.
h. resistance ホルモン抵抗〔性〕．
h.-secreting tumor ホルモン分泌〔性〕腫瘍［医学］．
h. secretion ホルモン分泌［医学］．
h.-sensitive lipase ホルモン感受性リパーゼ［医学］．
h. therapeutic ホルモン療法［医学］．
h. therapeutic use ホルモンの治療応用［医学］．
h. x ＝inhibin.

hor·mo·no·gen·e·sis [hɔ:mòunəʤénisis] ホルモン産生［医学］．

hor·mo·no·gen·ic [hɔ:mòunəʤénik] ホルモン生成の．

hor·mo·no·poi·e·sis [hɔ:mòunəpɔií:sis] ホルモン生成［医学］，＝hormonogenesis.

hor·mo·no·poi·et·ic [hɔ:mòunəpɔiétik] ホルモン生成の．
h. system ホルモン生成（新生）系［医学］，造ホルモン系（Falta）．

hor·mo·no·priv·ia [hɔ:mòunəprívіə] ホルモン欠乏．

hor·mo·no·ther·a·py [hɔ:mòunəθérəpi] ホルモン療法．

hor·mo·thy·rin [hɔ̀:mouθáirin] (下垂体前葉ホルモンで甲状腺を刺激するもの), = thyrotropic hormone.

hor·mo·zone [hɔ́:məzoun] ホルモゾン(代謝または体液の安定性を保持させるホルモンの一つ. Gley).

Horn, C. Ten [hɔ́:n] ホルン(オランダの外科医).
H. sign ホルン徴候(急性虫垂炎では右側精索を牽引すると疼痛を感ずる), = Ten Horn sign.

horn [hɔ́:n] 角(つの)(① ケラチンを主成分とする物質. ② 角様構造(特に皮膚およびその付属器の)), = cornu.
h.-blende 角閃石.
h. cell 角細胞.
h. cyst 角質嚢腫, 類上皮嚢腫.
h.-distemper 牛角病.
h. fly ノサシバエ(ウマを襲う), = *Haematobia irritans*.
h. lead 塩化鉛, = lead chloride.
h.-like material 角質物 [医学].
h. mallet 角槌.
h. of Ammon アンモン角(海馬足), = hippocampus.
h. of pulp 髄核, = pulpal horn.
h. of pulp chamber 髄室角.
h.-peen mallet 尖頭角槌.
h. quicksilver 甘汞.
h. silver 天然塩化銀, 角銀鉱.
h.-substitute 代用角質 [医学].

horned adder 角のある毒ヘビ.

Horner, Johann Friedrich [hɔ́:nər] ホルネル(1831-1886, スイスの眼科医).
H. law ホルネル法則(普通の色盲は正常女子を通じ, 男子から男子に遺伝する).
H. syndrome ホルネル症候群(眼球陥凹, 上瞼下垂, 下瞼の軽度上昇, 縮瞳, 眼瞼裂開不全, 患側無汗症を特徴とする症候群で, 頸交感神経麻痺により発現する), = Bernard-H. syndrome, ptosis sympathetica.

Horner-Spalding sign ホルネル・スパルディング徴候 [医学].

Horner, William Edmund [hɔ́:nər] ホルナー(1793-1853, アメリカの解剖学者).
H. muscle ホルナー筋(眼輪筋の涙腺部をいう), = pars lacrimalis of orbicularis oculi, tensor tarsi.
H. syndrome ホルナー症候群 [医学] (頸部交感神経連鎖またはその中枢経路の障害による).
H. teeth ホルナー歯(前歯の小窩状エナメル質発育不全).

hor·net [hɔ́:nit] スズメバチ.

hor·ni·fi·ca·tion [hɔ̀:nifikéiʃən] 角化 [医学], = cornification.

horn·pox [hɔ́:npɑks] 水痘.

horn·skin [hɔ́:nskin] 角皮.

horn·y [hɔ́:ni:] 角質の [医学], = corneous.
h. cancer 角質癌(扁平上皮癌の癌胞巣の中心部が著明に角化したもの).
h. epithelium 角膜上皮, 角化上皮.
h. layer 角質層, = corneous layer.
h. layer of epidermis 〔表皮の〕角質層, = stratum corneum epidermidis.
h. layer of nail 爪角質層, = stratum corneum unguis.
h. pearl 角質真珠.
h. shell 角質殻 [医学], = testa cornea.
h. substance 角質.
h. tumor 角質〔様〕腫瘍 [医学].

ho·rop·ter [hɔrɑ́ptər] 単視軌跡 [医学], ホロプター(両眼単一視しているとき, 両眼の網膜対応点に結像するようなすべての外界点群のつくる軌跡). 形 horopteric.
h. circle 単視円.

Horowitz-Beadle meth·od for cho·line [hɔ́rəwits bí:dl méθəd fɔr kóulin] ホロウィツ・ビードルコリン定量法(*Neurospora crassa* の異形株の生長刺激の原理に基づくコリン定量法で, 紫外線照射により人工的にこれを行い, 微生物に対してコリンと置換し得るメチオニンをイオン交換性ケイ酸塩による抽出物を吸着させ, これを食塩水で溶離する).

hor·rida cu·tis [hɔ́:ridə kjú:tis] (鵞皮), = cutis anserina.

hor·rip·i·la·tion [hɔ̀:ripiléiʃən] 毛髪起立症, 鳥肌現象(とりはだ), = cutis anserina, goose-flesh.

Horrock, Peter [hɔ́:rək] ホロック(1852-1909, イギリスの産科医).
H. maieutic ホロック助産器(カテーテルの先端にゴム袋を付着し, 子宮頸部に挿入し, 空気を吹き入れて拡張する工夫).

hor·ror [hɔ́:rər] 恐怖, 戦慄.
h. autotoxicus 自己中毒忌避 [医学].
h. fusionis 融像不全(乱視手術後両眼の融像が欠如すること).

horse [hɔ́:s] ① ウマ [馬]. ② 成長した雄ウマ. ③ (学生が密かに参考とする虎の巻. 俗語).
h. asthma ウマによる喘息.
h.-chestnut セイヨウトチノキ(アメリカ産のものは buckeye という), = *Aesculus*.
h. disease ウマの疾病.
h.-foot 尖足, = talipes equinus.
h.-hair worm ハリガネムシ.
h. mint モナ(ハッカの一種), = *Monarda*.
h.-nettle (ナス [茄] 属植物の一種).
h. nettle berry ナスビ(ナス属植物の実).
h.-power (hp) 馬力(仕事量の単位. 日本では1仏馬力 =0.7355kW が用いられている).
h. savin berry 吐松実, ネズの果実, = juniperus.
h. serum ウマ血清.
h. sickness ウマペスト, 馬疫(オルビウイルス属のウイルスの感染症), = pferdepest.
h.-tail スギナ [問荊], = *Equisetum*.
h.-type antibody ウマ型抗体.
h.-weed ヒメムカシヨモギ, = *Conyza canadensis*.

horse·fly [hɔ́:sflài] アブ, ウマバエ, ウシバエ, = bot-fly, gadfly, *Tabanidae*.

horse·leech [hɔ́:sli:tʃ] ウマヒル, = *Limnatis nilotica*.

horse·pox [hɔ́:spɑks] 馬痺疽, 馬痘 [医学] (ウマにみられる軽症性痘瘡), = equinia.

horse·rad·ish [hɔ:srǽdiʃ] 西洋ワサビ [西洋山葵], ワサビダイコン [山葵大根], = *Cochlearia*.
h. peroxidase (HRP) 西洋ワサビペルオキシダーゼ(過酸化水素の存在下で物質の酸化を触媒する. 酵素標識抗体法エンザイムイムノアッセイで抗体を標識する酵素として用いる).

horse·shoe [hɔ́:sʃu:] 蹄鉄.
h. abscess 馬蹄状膿瘍.
h. crab カブトガニ(兜蟹).
h. fistula 馬蹄瘻(肛門を部分的に囲んでいる痔瘻で, 両端は皮膚に開いている).
h. kidney 蹄鉄腎, 馬蹄〔形〕腎 [医学], = ren arcuatus.
h. magnet 馬蹄形磁石.
h. placenta 馬蹄状胎盤 [医学].
h. plate 馬蹄板.
h. tourniquet 馬蹄形止血帯.

Horsley, John Shelton [hɔ́:sli] ホルスレー(1870-1946, アメリカの外科医).
H. operation ホルスレー手術(十二指腸潰瘍の手

術で，胃十二指腸形成術または胃幽門形成術ともいわれ，幽門の前壁を切開し，その切開創の両端を吻合した後，初めの切開線と直角に菱形孔を縫合する）.

Horsley, Sir Victor Alexander Haden [hɔ́ːsli] ホルスレー（1857–1916，イギリスの外科医．神経外科，内分泌腺外科学に貢献し，甲状腺と粘液水腫との関係を研究し，実験的粘液水腫の発生に成功した）.

H.-Clarke apparatus ホルスレー・クラーク装置（脳における刺激の箇所を推知するために用いる実験用具）.

H. putty ホルスレーろう（蝋）（フェノール，ワセリン，ろうからなる物質で，頭蓋骨手術における板間層出血に対して用いられる），= Horsley wax.

H. sign ホルスレー徴候（① 中硬膜出血．② 片麻痺における患側腋窩温度が健側に比べて高いこと）.

Hor·tae·a [hɔːtíːə] ホルタエア属（黒色真菌の一種で，黒癬の原因となる *H. werneckii* が含まれる）.

Hortega, Pio del Rio [ɔːtégə] オルテガ（1882–1945，アルゼンチンに住んだスペインの組織学者）.

H. cell オルテガ細胞．→ microglia.

H. neuroglia stain オルテガ神経膠染色〔法〕.

H. silver method オルテガ銀染色法（乏突起神経膠細胞の染色法で，まず28%アンモニア水の1：100希釈液に浸漬した後，アンモニア性炭酸銀液で1〜5分間染色して15秒間水洗，強ホルマリン1：100希釈液で，30秒間還元，0.2%塩化金液で灰白色とし，5〜10%チオ硫酸液で2〜5分間固定後，脱水封入すると，乏突起神経膠細胞の突起および原形質は黒色に染まる）.

hor·to·be·zoar [hɔ̀ːtəbíːzɔːr, –zoər] 植物胃石［医学］.

Horton, Bayard Taylor [hɔ́ːtən] ホートン（1895–1980，アメリカの神経科医）.

H. arteritis ホートン動脈炎（急性老人性側頭動脈炎）.

H. headache ホートン頭痛，= cluster headache.

H.-McLean-Craig sign ホートン・マクレーン・クレーグ徴候（血管性頭痛症候群），= vascular headache syndrome.

H. syndrome ホートン症候群（ヒスタミン性頭痛），= histamine cephalalgia.

Horvitz, H. Robert [hɔ́ːvits] ホロビッツ（1947生，アメリカの発生生物学者．細胞死遺伝子2つを最初に特定し，そのうち1つと同様の遺伝子をヒトも持っていることを明らかにした．器官発生とプログラム細胞死の遺伝制御を解明した業績により，2002年度ノーベル医学・生理学賞を受賞）.

hos·pice [háspis] 緩和病棟［医学］，ホスピス［医学］（死期の近い病人およびその家族に支持的なサービスを提供し，苦しみを和らげることを企図する施設）.

hos·pi·tal [háspitəl] 病院［医学］.

h. accounting principles 病院会計準則［医学］.

h. accreditation 病院認可［医学］.

h. acquired infection 〔病〕院内感染，= nosocomial infection.

h. acquired pneumonia 院内感染性肺炎，院内肺炎（入院中の患者に発症する肺炎）.

h. administration 病院管理［医学］.

h. administration department 病院管理部門.

h. administrator 病院管理者［医学］.

h. admissions office 入院事務室［医学］.

h. almoner （イギリスの病院で貧困者に補助金の支払いを取り扱う係員）.

h. ambulance service department 病院救急車部門［医学］.

h. automation ホスピタルオートメーション，病院機能自動化（電子計算機システムなどを用いて病院の業務が自動化されること）.

h. auxiliary 病院補助団体［医学］.

h.-based physician 病院医師，= hospitalist.

h. bed capacity 病床数［医学］.

h. business management 病院事務管理［医学］.

h. care 病院診療［医学］，病院内治療.

h. care plan 病院診療計画［医学］.

h. case record 病院症例記録［医学］.

h. chaplaincy service 病院牧師（司祭）奉仕.

h. chart 入院患者病歴.

h. closure 病院閉鎖［医学］.

h. communication system 病院情報〔伝達〕システム［医学］.

h. corpsman 衛生兵.

h. day 入院日数.

h. department 病院各部門［医学］.

h. diet 病院食［医学］.

h. dietary department 病院給食部［医学］.

h. distribution system 病院配送システム［医学］.

h. drug distribution system 病院薬物配布システム［医学］.

h. emergency service 病院救急業務［医学］.

h. equipment 病院用機器［医学］.

h. equipment and furnishing 院内設備［医学］.

h. fever 病院熱，= typhus fever.

h. finance 病院財政.

h. financial administration 病院財務管理［医学］.

h. food service 病院給食［医学］.

h. formulary 院内処方集［医学］.

h. gangrene 病院壊疽［医学］（超満員の病院にみられる重症性壊疽）.

h. gift shop 〔病〕院内売店［医学］.

h. infection 〔病〕院内感染［医学］.

h. information system (HIS) 病院情報システム［医学］.

h. inventory 病院在庫調査［医学］.

h. laboratory 病院検査室［医学］.

h. landscaping 病院環境美化［医学］.

h. laundry 病院ランドリー［医学］.

h. legislation 病院法制［医学］.

h. library 病院図書館（室）［医学］.

h. licensure 病院免許〔交付〕［医学］，病院認可［医学］.

h. maintenance 病院施設〔維持〕管理［医学］.

h. management 病院管理［医学］.

h. material management 病院資材器具管理［医学］.

h. meals 病院食.

h. medical record library 病院病歴室［医学］.

h. medical staff 病院医療スタッフ［医学］.

h. medication system 病院投薬システム［医学］.

h. nurse 病院勤務看護師.

h. nursery 病院新生児室［医学］.

h. nursing 病院看護［医学］.

h. occupational therapy department 病院作業療法科［医学］.

h. outpatient clinic 病院外来〔診療〕部.

h. owned by local authority 公立病院［医学］.

h. personnel 病院職員［医学］.

h. personnel administration 病院人事管理［医学］.

h. pharmacist 病院薬剤師［医学］.

h. pharmacy ① 病院薬局学．② 病院薬剤部［医学］，= hospital pharmacy department.

h. planning 病院開発計画［医学］.

h. readmission 再入院［医学］.

h. record 病歴［医学］.

h. safety program 病院安全対策［医学］.

h. school 院内学級（長期入院の児童に行われる院内の教育）.

h. shared service 病院業務協同化〔医学〕.
h. ship 病院船〔医学〕.
h. shops 〔病〕院内売店〔医学〕.
h. social work 病院ソーシャルワーク〔医学〕.
h. society 病院協会〔医学〕.
h. statistics 病院統計〔医学〕.
h. superintendent 病院管理長(日本の病院では事務長に相当する経営主任で，院長 director と区別する).
h. supply 病院用資材〔医学〕.
h. surgery department 病院外科〔医学〕.
h. survey 病院調査〔医学〕.
h. train 病院列車.
h. units 病院各ユニット〔医学〕.
h. utilization review 病院運営報告〔医学〕.
h. volunteer 病院ボランティア〔医学〕.
h. ward 病棟〔医学〕.
h. welfare work 病院福祉事業〔医学〕.
hos·pi·tal·ism [háspitəlizəm] ①病院の衛生欠陥(病人が集合することによる衛生の低下状態). ②施設病〔医学〕. ③病院症(絶えず外来を訪れる精神病).
hos·pi·tal·ist [háspitəlist] 病院医師.
hos·pi·tal·i·za·tion [hàspitəlizéiʃən] 入院, = hospital admission.
h. insurance 入院保険〔医学〕.
hospitalized care 入院診療〔医学〕.
hospitalized child 入院児童〔医学〕, 入院児.
hos·pi·tal·iz·ing [háspitəlaiziŋ] 入院加療〔医学〕, = hospitalization.
host [hóust] ①宿主〔医学〕, 寄主. ②被移植体〔医学〕.
h. adaptability 宿主適応性.
h. adaptation 宿主適応〔性〕〔医学〕.
h. and parasite variation 宿主寄生虫関係の変動.
h. cell 宿主細胞.
h. cell reactivation (HCR) 宿主〔細胞〕回復〔医学〕(ウイルスDNAの受けた損傷が宿主細胞のDNA修復系の働きによって回復する現象).
h.-controlled modification 宿主支配性修飾〔医学〕.
h.-controlled variation 宿主依存変異〔医学〕, 宿主規制変異, 宿主支配性変異, = host dependent mutation.
h. defense mechanism 宿主防御機構〔医学〕.
h. defense system 宿主防御機構.
h.-dependent modification 宿主依存性修飾〔医学〕.
h.-dependent mutation 宿主依存性変異(ファージがある宿主菌で増殖した結果，その宿主域が一時的に変化する現象をいい，宿主支配性変異 h.-controlled variation ともいう).
h.-induced modification 宿主誘導性修飾〔医学〕.
h.-mediated modification 宿主媒介性修飾〔医学〕.
h. mother ホストマザー(体外受精によってできた受精卵を代理母の子宮へ移殖する方法).
h.-parasite relationship 宿主寄生体関係〔医学〕, 宿主・寄生虫相互関係.
h.-preference 宿主選好〔医学〕.
h.-range 宿主域(ウイルスの).
h.-range mutant 宿主域〔突然〕変異体〔医学〕.
h.-range mutation 宿主域〔突然〕変異〔医学〕.
h. reaction 宿主反応.
h. selection 宿主選択〔医学〕.
h. specificity 宿主特異性.
h.-vector system 宿主・ベクター系〔医学〕.
h.-versus-graft reaction 宿主対移植片反応(臓器移植の際，レシピエントが移植片を排除する免疫応答をいう), =HVG reaction.
hostile attitude 反抗態度〔医学〕.
hostile behavior 敵愾性行動.
hos·til·i·ty [hastíliti] 敵意〔医学〕.
HOT ① home oxygen therapy 在宅酸素療法の略. ② hyperbaric oxygen therapy 高圧酸素療法の略.
hot [hát] ①熱い〔医学〕, 高温の. ②危険(放射性物などの容器に付ける符号).
h. abscess 熱〔性〕膿瘍〔医学〕, = abscess calidus.
h. air bath 熱気浴〔医学〕, 熱風浴(熱気療法の一つ), 高温空気風呂.
h. air drying 熱風乾燥〔医学〕.
h. air oven sterilizer 乾熱滅菌器〔医学〕.
h. air sterilization 乾熱滅菌〔法〕〔医学〕.
h. air therapy 熱気療法.
h. air treatment 熱気療法〔医学〕, 温気療法.
h. bath 高温浴〔医学〕, 熱浴〔医学〕, 温〔湯〕浴(体温より軽度に高いもの).
h. biopsy ホットバイオプシー〔医学〕.
h. blast stove 熱風炉〔医学〕.
h. cathode 熱陰極(熱電子を放出させるために備える熱電子管内の陰極).
h. cathode Braun tube 熱陰極ブラウン管(熱陰極を備えたブラウン管).
h. cathode X-ray tube 熱陰極X線管(熱陰極を備えたX線管の総称).
h. cell ホットセル〔医学〕.
h. climate 熱帯性気候〔医学〕.
h.-cold hemolysis 温冷溶血〔医学〕.
h.-cold lysis 温冷溶血〔医学〕.
h. compress 温湿布, 温罨法.
h. cross-bun skull 十字溝頭蓋(くる病患者にみられる頭蓋で，縫合部が陥凹して十字形の溝を刻んだ丸形パンに似ている), = Parrot sign.
h. dry pack 温乾パック〔医学〕.
h. efficiency 温効率〔医学〕.
h. environment 高温環境〔医学〕.
h. eye 痛風性結膜上強膜炎.
h. face temperature 加熱面温度〔医学〕.
h. filter 熱漏斗, 加熱油こし.
h. flame 高温フレーム〔医学〕.
h. flush 顔面潮紅〔医学〕.
h. fomentation 温罨(あん)法〔医学〕.
h. funnel 保温漏斗.
h. gangrene 熱〔性〕壊疽〔医学〕, = inflammatory gangrene.
h. junction 熱接点〔医学〕.
h. lesion 高摂取病巣〔医学〕.
h. mordanting 熱媒染〔医学〕.
h. nodule ホットノジュール, 陽性像, 高摂取結節.
h. nose phenomenon ホットノーズ現象〔医学〕.
h. or cold compress 温湿布または冷湿布.
h. pack 温パック〔医学〕, 温罨法.
h. plate 加熱板〔医学〕.
h. point 温点.
h.-set 熱間硬化〔医学〕.
h. short 熱脆性の.
h. snare 熱わな(係蹄)〔医学〕.
h. spot 温点〔医学〕.
h. spring water 温泉水〔医学〕.
h. springs 温泉, = thermal springs.
h. stage 高熱期〔医学〕, 発熱期.
h. towel bath 熱布清拭.
h. waste water 高温廃水〔医学〕.
h. water 熱湯〔医学〕.
h. water bath 熱水浴〔医学〕.
h. water bottle 湯たんぽ〔医学〕.
h. water funnel 保温漏斗〔医学〕.
h.-weather ear 酷暑耳(湿潤な熱帯地方にある外

耳炎，しばしば *Pseudomonas aeruginosa* の感染による）．

h. wet pack 温湿パック〔医学〕．

h. wire ①熱線．②加熱導線．

h. wire ammeter 熱線電流計．

h. wire meter 熱線電流計．

h. wire microphone 熱線マイクロフォン．

Hotchkiss, Lucius Wales [hátʃkis] ホチキス（1859-1926，アメリカの外科医）．

H. operation ホチキス手術（下顎癌の切除法で，下顎，上顎および硬口蓋の一部分を切除し，頬の欠損部補正または頸部からの皮膚弁を用いる）．

Hottentot apron ホッテントット前掛け（ホッテントット族の女性にしばしばみられる小陰唇の異常肥大），= pudendal apron, velamen vulvae.

Hottentot veil ホッテントット前掛け，= Hottentot apron.

hot·ten·to·tism [hátəntətizəm] どもり（極度の場合をいい，ホッテントット語には，hot, tot などの語音が多いため，他国人にはどもるように聞こえる）．

Hotz, Ferdinand Carl [hɔ́ts] ホッツ（1843-1909，アメリカの眼科医）．

H. operation ホッツ手術（眼瞼内反および睫毛乱生症の外科的療法で，瞼輪筋の部を切除する方法）．

hough [hák] 踵関節，= hock.

Houghton, E. M. [hɔ́:tən] ホウトン（1867-1937，アメリカの医師）．

H. test ホウトン試験法（バッカクを White Leghorn 種の雄ニワトリに投与して，その鶏冠が暗黒色を呈すれば，薬効は標準のものであることを証明する）．

Houghton law [hɔ́:tən lɔ́:] （疲労の法則），= law of fatigue.

hound's-tongue [háundz tʌ́ŋ] オオルリソウ，= *Cynoglossum officinale*.

Hounsfield, Godfrey Newbold [háunzfi:ld] ハウンスフィールド（1919-2004，イギリスの技術者．コンピュータ制御によるＸ線断層撮影像装置の開発により，A. M. Cormack とともに1979年度ノーベル医学・生理学賞を受けた）．

H. number ハウンスフィールド値，= CT number.

H. unit (HU) ハウンスフィールド単位（CT 値の単位，CT 値は物質のＸ線線吸収係数の相対値で，水および空気の CT 値をそれぞれ 0 および -1,000 とする単位）．

hour [áuər] 時間．

h. angle 子午線角差（天体を通る時圏と子午線とが極においてなす角）．

h. circle 時圏（天球の極を通り，赤道と直交する大円）．

h.-glass 砂時計，漏刻．

h.-glass contraction 砂時計様収縮（胃，子宮などの）．

h.-glass gallbladder 砂時計胆嚢．

h.-glass head 砂時計様頭蓋．

h.-glass murmur 砂時計形雑音．

h.-glass shaped vesical calculus 砂時計型結石．

h.-glass stomach 砂時計胃，嚢状胃，= bilocular stomach.

h.-glass tumor 砂時計状腫瘍（脊髄の腫瘍で，内外の神経組織増殖が狭い椎間孔を通じて相互連結するもの）．

h.-glass type double bladder 砂時計型重複膀胱．

h.-glass vertebrae 漏刻形椎，砂時計椎．

h. system 時法（1日の時間を分けて，これに1時間に名称を付ける規定で，経帯時，標準時，地方時，航海時などの別がある）．

house [háus] 家．

h. call 往診〔医学〕（医師や看護師の）．

h. dust ハウスダスト，室内じん（塵）〔医学〕，家屋内塵埃．

h. dust allergy 室内じん（塵）アレルギー〔医学〕，家塵アレルギー（家塵によって起こるⅠ型アレルギーであり，その主要なアレルゲンは室内塵性ダニ類（*Dermatophagoides*）である）．

h. dust mite 室内じん（塵）ダニ，ハウスダストのダニ（日本ではチリダニのうちでもコナチリダニが多く，気管支喘息など室内のアレルゲンの主役となる）．

h. fly イエバエ，= *Musca domestica*.

h. keeping enzyme ハウスキーピング酵素．

h. physician 病棟医（病院に住み込んで，いつでも診療に応じ得る医師．インターンやレジデントを指す）．

h. rat イエネズミ，家住性ラット．

h. staff 常勤医〔医学〕，宿直医員，= resident staff.

h. surgeon 宿直主治外科医．

h.-tree-person test HTP テスト．

h. visit 往診（医師の）．

house·break·ing [háusbreikiŋ] 叩き（強盗事件のこと）．

house·hold [háushould] 世帯〔医学〕，家庭〔医学〕．

h. medicine 家庭医学〔医学〕．

h. pest 家屋害虫〔医学〕．

h. supply 日用品〔医学〕．

h. work 家事労働〔医学〕．

house·keep·ing [háuski:piŋ] 家事〔医学〕，施設管理〔医学〕．

h. gene ハウスキーピング遺伝子〔医学〕．

house·maid's knee [háusmeidz ní:] 膝蓋前滑液包炎，= prepatellar bursitis.

Houssay, Bernardo Alberto [ɔːsí:] ウーサイ（1887-1971，アルゼンチンの生理学者．下垂体前葉ホルモンと糖類代謝との関係を明らかにした発見により，1947年ノーベル医学・生理学賞を受けた）．

H. animal ウーサイ動物（〔脳〕下垂体および膵臓を摘出された動物）．

H. phenomenon ウーサイ現象（膵臓切除動物の下垂体を切除すると，低血糖とインスリン感受性が増強する）．

H. polypathia ウーサイ現象，= Houssay phenomenon.

H. syndrome ウーサイ症候群．

Houston-Harris syndrome ヒューストン・ハリス症候群（軟骨無発生症 achondrogenesis IA 型）．

Houston, John [hjú:stən] ヒューストン（1802-1845，アイルランドの外科医）．

H. folds ヒューストンヒダ（直腸粘膜の），= Houston valves, plica transversalis recti, rectal valve.

H. muscle ヒューストン筋，= compressor venae dorsalis peni.

H. valves ヒューストン弁．

Houttuynia cordata ドクダミ，ジュウヤク［十薬］（ドクダミ科 *Saururaceae* 植物，地下茎および葉は煎汁として用いられる）．

houttuynia herb ジュウヤク［十薬］（ドクダミ *Houttuynia cordata* の花期地上部．和薬，利尿，緩下，解毒して用いられる）．

ho·ven [hóuvən] ホーベン（家畜の消化不良症），= hove, hooven.

Hovius, Jacob [hóuviəs] ホヴィウス（1710-1786，オランダの眼科医）．

H. canal ホヴィウス管（ある種の哺乳動物にある渦静脈の連結管）．

H. membrane ホヴィウス膜（脈絡膜内板），= entochoroidea.

Howard, Benjamin Douglas [háuə:d] ハワード(1840–1900, アメリカの医師).

H. method ハワード〔人工呼吸〕法(患者を仰臥させ, 背部に枕を当てて, 腹部を頭部より高く上げ, 肋骨の下部に両手で強く上内方に1分間16回の頻度で圧迫を加える), = Howard artificial respiration.

Howard–Dolman depth per·cep·tion test [háuə:d dálmən dépθ pə:sépʃən tést] ハワード・ドルマン深さ知覚試験(一定の点から20フィートの等距離に運動する棒を立てて検査すると両眼視以外の深さ知覚の手掛かりは除外される).

Howard, John Eager [háuə:d] ハワード(1902–1985, アメリカの内分泌学者. Ellsworth–H. test).

H. test ハワード試験.

Howe crown [háu kráun] ハウ歯冠(4本の接合釘を歯根に打ち込み, その表面に合金で塗装した冠).

Howe so·lu·tion [háu səl(j)ú:ʃən] ハウ液(硝酸銀70.4g, 水24.5mL, 強アンモニア水68mL を混合した液で, 金属銀約30%に相当する歯科用銀充填剤), = ammoniacal silver nitrate solution.

Howell, William Henry [háuwel] ハウエル(1860–1945, アメリカの生理学者).

H.–Jolly bodies ハウエル・ジョリー〔小〕体, = Jolly bodies.

H. method ハウエル法(小試験管に被検血液5mLを入れ, 2分間隔でその内容の流動性が消失するまでの凝固時間を測る方法).

H. time ハウエル時間(シュウ酸塩加血漿に塩化カルシウム液を添加して起こる凝固時間), = recalcification time.

H. unit ハウエル単位.

howl·er [háulər] 同調〔音発生〕器 [医学], ハウラー [医学].

h. monkey ホエザル.

Howship, John [háuʃip] ハウシップ(1781–1841, イギリスの外科医).

H. foveolae ハウシップ小窩(発達中に吸収されつつある骨にみられる凹窩で, 破骨細胞の存在が認められる), = Howship lacunae.

H. lacunae ハウシップ凹窩.

H. symptom ハウシップ症候(嵌頓閉鎖ヘルニアにみられる脚部の穿痛), = Romberg–Howship sign.

Hoyer, Heinrich F. [hójər] ホイアー(1834–1907, ポーランドの解剖・組織学者).

H. canals ホイアー管.

Hoyer stain [hójər stéin] ホイアー染色(チオニン染色法で, 5%昇汞液に3〜5分間浸し, チオニン希釈液で染色, 丁子油とチーム油とで透徹する).

HP ① *Helicobacter pylori* ヘリコバクター・ピロリの略. ② hemoperfusion 血液吸着(潅流)の略. ③ hypersensitivity pneumonitis 過敏症性肺炎の略.

hp horse–power 馬力の略.

HPAI highly pathogenic avian influenza 高病原性トリインフルエンザの略.

HPETE hydroperoxyeicosatetraenoic acid ヒドロペルオキシエイコサテトラエン酸の略.

HPI history of present illness 現病歴の略.

HPL ① *Helix pomatia* lectin の略. ② human placental lactogen ヒト胎盤性ラクトゲンの略.

HPLC ① high performance liquid chromatography 高性能液体クロマトグラフィの略. ② high–pressure liquid chromatography 高圧液体クロマトグラフィの略.

HPS ① hantavirus pulmonary syndrome ハンタウイルス肺症候群の略. ② hemophagocytic syndrome 血球貪食症候群の略. ③ Hermansky–Pudlak syndrome ヘルマンスキー・パドラック症候群の略.

HPV human papillomavirus ヒトパピローマウイルスの略.

HPV–B19 human parvovirus B19 ヒトパルボウイルスB19の略.

HPV vaccine HPVワクチン(ヒトパピローマウイルスワクチン. 子宮頸癌などHPV感染を予防するワクチン).

H2Q ubiquinol ユビキノールの略. → Q–H2.

HR ① heart rate 心拍数の略. ② hyperacute rejection 超急性拒絶〔反応〕の略.

Hr ① Hr因子. ② Hr血液型(Levine, Javert, Katzinらが Rh陽性の女子血清中に発見(1941)した抗体を用いると, Rh陰性の血球を凝集させるが, 抗 rh′ 血清とは反応を起こさないので, Rhと逆の関係にあることを示すために用いた名称. Rh陰性者にあると考えられる遺伝因子には Hr_0, hr′, hr″ の3抗原が存在することを示す. ゆえに抗 hr′ は Rr′ 因子が存在しない血球を凝集させるから, Rh′ 因子と Hr′ とは相反関係をもち, 遺伝子には Rh′ か Hr′ か, いずれかが含まれ, 両者は同時に同一の遺伝子には存在しない).

Hr factor Hr因子(血液型因子Rh, Rh_0, RH, Rh″ などの遺伝子により決定される凝集原に存在する因子).

HRA Health Risk Appraisal 健康危険度評価の略.

h.r.a. health risk assessment 健康リスク評価の略.

HRF homologous restriction factor の略.

HRP horseradish peroxidase セイヨウワサビ過酸化酵素の略.

HRSA Health Resources and Services Administration 保健資源サービス局の略.

HRSD Hamilton rating scale for depression ハミルトンうつ病評価尺度の略.

HRT hormone replacement therapy ホルモン補充療法の略.

Hruby lens ルビーレンズ.

HS ① heart sound 心音の略. ② hereditary spherocytosis 遺伝性球状赤血球症の略.

Hs hassium ハッシウムの元素記号.

hs hora somni 就眠時にの略.

HSAN hereditary sensory and autonomic neuropathy 遺伝性感覚自律性ニューロパチーの略.

HSAP heat–stable alkaline phosphatase 耐熱性アルカリホスファターゼの略.

HSC hematopoietic stem cell 造血幹細胞の略.

HSCT hematopoietic stem cell transplantation 造血幹細胞移植の略.

HSE high concentrated sodium epinephrine 高張Naエピネフリンの略.

Hse homoserine ホモセリンの略.

HSES hemorrhagic shock and encephalopathy syndrome 出血性ショック脳症症候群の略.

HSF ① hepatocyte stimulating factor 肝細胞刺激因子の略. ② histamine–sensitizing factor ヒスタミン感作因子の略.

HSIL high–grade squamous intraepithelial lesion 上皮内高度扁平上皮異型の略.

HSN hereditary sensory neuropathy 遺伝性感覚性ニューロパチーの略.

HSP ① heat shock protein 熱ショックタンパク質の略. ② Henoch–Shönlein purpura ヘノッホ・シェーンライン紫斑病の略.

HSR homogenously staining region〔染色体〕均質染色領域の略.

HSV *herpes simplex virus* 単純疱疹ウイルスの略.

HSV–1 *herpes simplex virus* 1 単純ヘルペスウイルス1型の略.

HSV–2 *herpes simplex virus* 2 単純ヘルペスウイルス2型の略.

HT culture medium HT培養液(B細胞ハイブリドーマクローニングする際に用いられる培地の一つ

で，hypoxanthine（H）と thymidine（T）を含む）.
Ht ① hematocrit ヘマトクリットの略（全血中に占める赤血球成分の容積．全血に対する赤血球層 packed cell volume の比率より求める方法と個々の赤血球容積から全体の容積を求める方法がある．貧血患者では，両法に数%の差がみられることがある），= Het. ② total hypermetropia 完全遠視の略．
HTC homozygous typing cell 同型接合体タイピング細胞の略．
HTLV human T-cell leukemia virus ヒトT細胞白血病ウイルス，human T-lymphotropic virus ヒトTリンパ球向性ウイルスの略．
HTLV-1 associated myelopathy (**HAM**) HTLV-1 関連脊髄症（HTLV-1 が関与した痙性脊髄麻痺で，排尿障害，感覚障害を随伴し深部腱反射亢進，バビンスキー徴候陽性．感染系路として輸血，母児感染，夫婦感染がある．熱帯地方でみられる熱帯性痙性脊髄麻痺 tropical spastic paraparesis（TSP）と同一疾患である）.
HTLV-1 associated myelopathy syndrome HAM 症候群（HTLV-1 の関与による進行性ミエロパチー）.

H

htone na フトネナ（ビルマにみられるマラリア性末梢神経炎）.
HU ① Hounsfield unit ハウンスフィールド単位の略．② hyperemia unit 充血単位の略．
Hubbard tank ハバードタンク［医学］（患者に水中運動を行わせるための治療用水槽）.
Hubel, David H. ［hjúːbəl］ ヒューバル（1926-2013，カナダ・ウインザー生まれのアメリカの大脳生理学者．Wiesel と共同で研究を進め，眼の網膜からくる情報が脳の視覚領の各細胞でいかに処理されるかの研究により，T. N. Wiesel とともに1981年度ノーベル医学・生理学賞を受けた）.
Huber stain ［hjúːbər stéin］ ヒューバー染色（ニッスル小体染色法で切片を95%アルコール，三塩化酢酸，昇汞の混合液で固定し，0.1%トルイジンブルー液で染色，水洗して炭酸リチウムの希釈液で洗い70%および95%アルコールで分別し，脱水して封入する）.
Hübner-Thomsen-Friedenreich phenomenon ヒュブナー・トムゼン・フリーデンライヒ現象（汎凝集反応：すべての正常ヒト血清によって生じる赤血球の凝集反応）.
Hubrecht, Ambrosius A. W. ［hʌ́brekt］ フブレヒト（1853-1915，オランダの動物・比較解剖学者）.
　H. protochordal knot フブレヒト原索結節．
Hubschmann pseud·a·con·i·tine ［hʌ́bʃmən sjùdəkánətiːn］ = British aconitin(e).
Huchard, Henri ［uʃáːr］ ウシャール（1844-1910，フランスの医師）.
　H. disease ウシャール病（持続性高血圧で動脈硬化症の原因と考えられている）.
　H. serum ウシャール血清（リン酸ナトリウム10g，塩化ナトリウム5g，硫酸ナトリウム2.5g を水100mL に溶解したもの）.
　H. symptom ウシャール症候（肺水腫における奇異性打診共鳴音）.
　H. treatment ウシャール療法（水分を極度に制限する胃拡張症の療法）.
Hucker-Conn stain ハッカー・コン染料．
Hucker crystal violet staining solution ハッカークリスタルバイオレット液（クリスタルバイオレット，シュウ酸アンモニウム，アルコール，水）.
Hucker stain ［hʌ́kər stéin］ ハッカー染色（グラム染色法の変法で，クリスタルバイオレット2～8gを95%アルコール20mL に溶解し，別にシュウ酸アンモニウム0.8g を水80mL に溶解し，これらの液を混和濾過して使用する）.
huck·le-bone ［hʌ́kl bóun］ = ankle bone.
Huddleson test ［hʌ́dlsən tést］ ハッドルソン試験（ブルセラ症における凝集反応で，*Brucella melitensis* biovar *abortus* を抗原として用いる方法），= brucellosis test，opsonocytophagic test.
Hudson, Arthur Cyril ［hʌ́dsən］ ハドソン（1875-1962，イギリスの眼科医）.
　H. line ハドソン線（老年期変性に起こる角膜下縁の褐色水平線），= linea corneae senilis.
　H.-Stähli line ハドソン・シュテーリ線．
Hudson, W. H. ［hʌ́dsən］ ハドソン（アメリカの医師）.
　H. bone drill ハドソン骨穿孔器．
hue ［hjúː］ 色相［医学］，= color tone.
　h. tone 色調［医学］.
Huebener, Erich August ［hjúːbinər］ ヒュービネル（1870-1938，ドイツの細菌学者．Uhlenhuth と共同で1908年に *Salmonella paratyphi* C 菌を記載し，また細菌の作用により赤血球の異常凝集が起こる現象を発見し，この現象は Oluf Thomsen も記載したので Huebener-Thomsen-Friedenreich phenomenon と呼ばれている）.
Huebl number ヒーブル数（ヨウ素価のこと）.
Hueck, Alexander Friedrich ［hjúk］ ヒュック（1802-1842，ドイツの解剖学者）.
　H. ligament ヒュック靱帯（虹彩櫛状靱帯），= ligamentum pectinatum iridis.
Huenefeld, Friedrich Ludwig ［hjúːnifeld］ ヘユネフェルド（1798-1882，ドイツの化学者）.
　H. mixture ヘユネフェルド合剤（氷酢酸，水をテルペン油，無水アルコール，クロロホルムおのおの100mL に混ぜた液）.
Hueppe, Ferdinand ［hjúpe］ ヒュペ（1852-1938，ドイツの細菌学者）.
　H. disease ヒュペ病（動物の出血性敗血症），= hemorrhagic septicemia in animals.
Hueter, Karl ［hjútər］ ヒュテル（1838-1882，ドイツの外科医）.
　H. bandage ヒュテル包帯（会陰の穂状包帯）.
　H. line ヒュテル線（腕を伸張したとき，上腕骨上顆と肘頭とを連結する直線）.
　H. maneuver ヒュテル手技（胃消息子を挿入するとき，医師の左手第2指で舌を下方前方に圧迫する）.
　H. sign ヒュテル徴候（骨折骨片間に組織が介在すると骨をたたいたときの振動が伝わらない）.
Hufeland, Christoph Wilhelm ［húːfələnd］ フーフェラント（1762-1836，ドイツの医師）.
　H. powder フーフェラント散（炭酸マグネシウム，大黄，ウイキョウ油糖）.
Hüfner, Carl Gustav von ［hjúːfnər］ ハフナー（1840-1908，ドイツの医師）.
　H. equation ハフナー式（ミオグロブリンの解離と酸素分圧との関係を示す式）.
huge neurofibrioma 神経腫性象皮病［医学］.
Huggins, Charles Brenton ［hʌ́ginz］ ハッギンス（1901-1997，アメリカの泌尿器科医．前立腺癌のホルモン療法に関する発見により1966年度ノーベル医学・生理学賞を受けた）.
　H. operation ハッギンス手術（前立腺癌に対して行う精巣（睾丸）摘除術）.
Hugh-Jones, Philip ［hjúː ʤóunz］ ヒュージョーンズ（イギリスの医師）.
　H.-J. criteria ヒュージョーンズの基準［医学］（呼吸困難の重症度分類）.
Hugh-Leifson medium ヒュー・レイフソン培地（細菌の糖分解試験に用いられる）.
Hughes, John Patterson ［hjúːz］ ヒューズ（イギリスの医師）.
　H.-Stovin syndrome ヒューズ・ストーヴィン症

候群（肺動脈瘤，末梢静脈血栓を呈する）．

Hughes re·flex ［hjú:z rifléks］ ヒューズ反射（包皮を突然上方に上げると，陰茎は下方に動く反射），＝virile reflex，penile r..

Hughlings Jackson sign ［hjú:lingz ʤǽksən sáin］ ＝Jackson sign.

hugli fever フグリ熱（インド・ベンガル地方にみられる激烈なマラリア熱），＝endemic glandular fever.

Huguenin, Gustave ［hjú:genən］ ヒュゲナン（1841–1920，スイスの精神科医）．

H. edema ヒュゲナン浮腫（急性充血性脳浮腫）．

Huguier, Pierre Charles ［ugiέ:r］ フギエー（1804–1874，フランスの外科医）．

H. canal フギエー管（前鼓索神経小管），＝iter chordae anterius，Civinini canal.

H. circle フギエー輪（子宮の体部と頸部との接続部にみられる輪で，子宮動脈により形成される）．

H. disease フギエー病（子宮線維筋腫）．

H. operation フギエー手術（右側または右腰からの結腸切開）．

H. sinus フギエー洞（鼓室の卵形窓と円形窓との間にある小窩）．

H. theory フギエー説（子宮脱出は大多数の場合，膣上部の子宮頸の長いときに起こる）．

Huhner, Max ［hjú:nər］ ヒューナー（1873–1947，アメリカの泌尿外科医）．

H. sterility test ヒューナー不妊試験法（性交後1時間に膣内容を採集し，その液中にある精子の運動性を検査する）．

H. test ヒューナー試験（性交後膣内，頸管粘液中に運動性精子の有無を鏡検するもの），＝postcoital semen test.

hum ［hʌ́m］ ①唸音（蜂鳴 humming-bird または唸りこま（独楽）humming-top がブーンブーンと唸る音）．②ハム（主として交流電源によって生ずる雑音成分）．

***Human herpesvirus* 1** (**HHV-1**) ヒトヘルペスウイルス1型（ヘルペスウイルス科のウイルスで，咽頭炎，性器ヘルペスなどの原因となる），＝*herpes simplex virus* 1.

***Human herpesvirus* 2** (**HHV-2**) ヒトヘルペスウイルス2型（ヘルペスウイルス科のウイルスで，性器ヘルペスなどの原因となる），＝*herpes simplex virus* 2.

***Human herpesvirus* 3** (**HHV-3**) ヒトヘルペスウイルス3型（ヘルペスウイルス科のウイルスで，水痘，帯状疱疹の原因となる），＝varicella-zoster virus.

***Human herpesvirus* 4** (**HHV-4**) ヒトヘルペスウイルス4型（ヘルペスウイルス科のウイルスで，伝染性単核症，バーキットリンパ腫などの原因となる），＝Epstein-Barr virus.

***Human herpesvirus* 5** (**HHV-5**) ヒトヘルペスウイルス5型（ヘルペスウイルス科のウイルスで，易感染性宿主に肺炎，網膜炎などをきたすほか，妊婦の初感染では胎児に先天性巨細胞封入体症を起こすことがある），＝cytomegalovirus.

***Human herpesvirus* 6** (**HHV-6**) ヒトヘルペスウイルス6型（ヘルペスウイルス科のウイルスで，乳幼児の突発性発疹などの原因となる）．

***Human herpesvirus* 7** (**HHV-7**) ヒトヘルペスウイルス7型（ヘルペスウイルス科のウイルスで，乳幼児の突発性発疹などの原因となる）．

***Human herpesvirus* 8** (**HHV-8**) ヒトヘルペスウイルス8型（ヘルペスウイルス科のウイルスで，カポジ肉腫などに関与する）．

Human metapneumovirus ヒトメタニューモウイルス（パラミクソウイルス科のウイルスで，呼吸器感染症の原因となる）．

Human monocytic ehrlichiosis ヒト単球性エーリキア症（単球系細胞内で増殖するエーリキア属細菌による感染症）．

Human papillomavirus (**HPV**) ヒトパピローマウイルス，ヒト乳頭腫ウイルス（パピローマウイルス科のウイルスで，疣贅，尖圭コンジローマの原因となる）．

Human respiratory syncytial virus ヒトRSウイルス（パラミクソウイルス科のウイルスで，上気道炎の原因となる）．

Human sign ヒューマン徴候（麻酔第3期の徴候で，吸気間，喉頭と顎の下方運動が起こり，胸郭の呼吸運動が消失しても，顎の筋がなお緊張を保つこと）．

hu·man ［hjú:mən］ ①ヒトの．②人体の．

h. acariasis 人体内ダニ症．

h. adenovirus ヒトアデノウイルス（アデノウイルス科のウイルスで，*Human adenovirus* A～Fの6群，51血清型に分けられる．咽頭結膜熱，流行性角結膜炎のほか，腸管，呼吸器，泌尿生殖器感染症の原因となる）．

h. adenovirus infection ヒトアデノウイルス感染症．

h. anatomy 人体解剖学［医学］．

h. antihemophilic factor ヒト抗血友病因子．

h. antimouse antibody (**HAMA**) ヒト抗マウス抗体．

h. babesiosis ヒトのバベシア症（*Babesia bovis* や *B. microti* が主な病原体）．

h. bite ヒト咬傷．

h. blood index 人血摂取指数．

h. blood ratio 人血率（マラリア調査に際し，人血を摂取したカ［蚊］の百分率）．

h. botfly ヒトヒフバエ，＝*Dermatobia hominis*.

h. botfly myiasis ヒトウマハエウジ病．

h. chorionic gonadotropin (**HCG, hCG**) ヒト絨毛性性腺刺激ホルモン，ヒト絨毛性ゴナドトロピン，＝β-human chorionic gonadotropin.

h. chorionic somatomammotropin (**HCS, hCS**) ヒト胎盤性乳腺刺激ホルモン．

h. chromosome ヒト染色体．

h. communication ヒューマン・コミュニケーション．

h. coxsackievirus ヒトコクサッキーウイルス．→*Coxsackievirus*.

h. cycle 人体内生活環（寄生原虫の）．

h. cysticercosis 人体有鉤嚢虫症，人体嚢虫症．

h. development 人間〔の〕発達［医学］．

h. diploid cell rabies vaccine (**HDCV**) ヒト2倍体細胞狂犬病ワクチン．

h. diploid cell vaccine ヒト2倍体細胞ワクチン（狂犬病に対する不活化ワクチン）．

h. dirofilariasis immitis ヒトイヌ糸条虫症．

h. donor artificial insemination 非夫婦間人工授精［医学］．

h. dry dock 人間ドック［医学］．

h. echovirus ヒトエコーウイルス．→echovirus.

h. ecology 人類生態学．

h. embryology 人体発生学．

h. engineering 人間工学［医学］（諸設備が自動化される社会において，人間の身体的特性，形態，運動能力，精神的機能を研究し，機械装置や作業環境に適合する最大効果を追求し，安全性を高めるために最適設計を行う目的で発達してきた一連の学問体系），＝human factors engineering.

h. enterovirus ヒトエンテロウイルス．→*Enterovirus*.

h. eosinophilic enteritis ヒト好酸球性腸炎．

h. erythrocyte ヒト赤血球．

h. ethology 人間行動学．

H

h. experiment(ation) 人体実験〔医学〕.
h. flea ヒトノミ，= *Pulex irritans*.
h. foamy virus ヒトフォーミウイルス(レトロウイルス科のウイルス).
h. follicle stimulating hormone ヒト卵胞刺激ホルモン.
h. gamma-globulin (HGG) ヒトガンマグロブリン(健康成人の抗体を含んでいるヒト血漿タンパク製剤．重症感染症，自己免疫疾患等の治療に用いる).
h. gastroenteritis virus ヒト胃腸炎ウイルス.
h. genetics 人類遺伝学〔医学〕.
h. genome ヒトゲノム(ヒトの遺伝子は，父母からきた2セットのDNAから成り立っているがこの2セットをゲノムという).
h. genome project (HGP) ヒトゲノム計画(ヒトのゲノムを構成する24種類の染色体DNAは合計30億の塩基対(AGCT)からなり，その配列がいわゆる遺伝情報として保持・継代されている．この塩基配列のすべてを決定することによって生命のブループリントを解明しようという壮大な研究計画).
h. granulocyte specific antigen ヒト顆粒球特異抗原.
h. granulocytic ehrlichiosis ヒト顆粒球性エーリキア症(顆粒球内で増殖するエーリキア属細菌による感染症).
h. growth hormone ヒト成長ホルモン.
h. helminthology 人体蠕虫学.
h. hepatocyte growth factor (hHGF) ヒト肝細胞成長因子，ヒト肝細胞増殖因子.
h. immunodeficiency virus (HIV) ヒト免疫不全ウイルス(レトロウイルス科のウイルスで，1型(Human immunodeficiency virus 1：HIV-1)と2型(—2：HIV-2)に分けられる．免疫不全の原因となり，エイズを引き起こす).
h. immunodeficiency virus-induced syndrome ヒト免疫不全ウイルス誘発症候群.
h. insulin ヒトインスリン.
h. leukocyte antigen (HLA) ヒト白血球抗原，HLA抗原(主要組織適合遺伝子複合体に存在するHLA遺伝子群によりコードされている抗原をいう．全身の有核細胞に発現している).
h. leukocyte antigens system ヒト白血球抗原システム，= HLA system.
h. luteinizing hormone ヒト黄体化ホルモン.
h. lymphocyte antigen ヒトリンパ球抗原.
h. major histocompatibility complex ヒト主要組織適合遺伝子複合体.
h. measles immune serum ヒト麻疹免疫血清(ヒト麻疹回復期血清)，= measles convalescent serum, serum immune morbillosi humanum.
h. menopausal gonadotropin (HMG, hMG) ヒト閉経期〔尿性〕ゴナドトロピン，ヒト更年期ゴナドトロピン.
h. mesenchymal stem cell (hMSC) ヒト間葉系幹細胞.
h. milk 人乳〔医学〕.
h. milk alimentation 人乳栄養〔法〕〔医学〕.
h. milk bank 母乳銀行.
h. monocytic ehrlichiosis (HME) ヒト単球エールリヒア症.
h. multilocular hydatid disease ヒト多包虫症.
h. normal immunoglobulin ヒト正常免疫グロブリン.
h. papilloma virus (HPV) ヒトパピローマウイルス，ヒト乳頭腫ウイルス(パピローマウイルス科のウイルス，ヒトの皮膚に感染し疣を形成する).
h. parainfluenza virus ヒトパラインフルエンザウイルス．→ *Parainfluenza virus*.
h. parasite 人体寄生虫〔医学〕.
h. parasitology 人体寄生虫学〔医学〕.
h. parvovirus B19 (HPV-B19) ヒトパルボウイルスB19(パルボウイルス科のウイルスで，伝染性紅斑の原因となる)，= *B19 virus*.
h. pertussis immune serum ヒト百日咳免疫血清.
h. pituitary gonadotropin ヒト下垂体性性腺刺激ホルモン.
h. placental lactogen (HPL) ヒト胎盤性乳腺刺激ホルモン，ヒト胎盤性ラクトゲン(胎盤ホルモンの一つで，タンパクホルモンである).
h. plasma, normal citrated 健康人クエン酸塩加血漿(ACD液加血液から遠心分離した血漿で，液状，凍結，または乾燥状態のもの).
h. platelet specific antigen ヒト血小板特異抗原.
h. protozoology 人体寄生原虫学.
h. relation 人間関係〔医学〕.
h. reproduction ヒトの生殖.
h. rights 人権〔医学〕.
h. scarlet fever immune serum 猩紅熱ヒト血清，ヒト猩紅熱免疫血清(ヒト猩紅熱回復期血清)，= scarlet fever convalescent serum, serum immune scarlatinae humanum.
h. science 人間科学.
h. serum ヒト血清，正常ヒト血清.
h. serum albumin ヒト血清アルブミン.
h. serum immunoglobulin ヒト血清免疫グロブリン.
h. serum jaundice ヒト血清黄疸.
h. serum, normal 健康人血清(8名以上の健康人からの血液を凝固させて混注した血清).
h. T cell leukemia ヒトT細胞白血病.
h. T-cell leukemia virus (HTLV) ヒトT細胞白血病ウイルス，= human T-lymphotropic virus 1.
h. T-lymphotropic virus (HTLV) ヒトTリンパ球向性ウイルス(レトロウイルス科のウイルスで，1型，2型に分けられる．1型(HTLV-1)は成人T細胞白血病の原因となる)，= human T-cell leukemia virus.
h. thyroid stimulating hormone ヒト甲状腺刺激ホルモン.
h. tissue plasminogen activator ヒト組織プラスミノゲン・アクチベータ.
h. toxoplasmosis ヒトトキソプラズマ症.
h. uncinariasis ヒト鉤虫症.
h. unilocular hydatid disease ヒト単包虫症.
h. vegetable 植物人間〔医学〕.
h. viral hepatitis ヒトウイルス肝炎.
h. ware ヒューマンウェア〔医学〕.
hu·man·ics [hju:mǽniks] 人文学，人間学.
humanistic approach 人間学的アプローチ.
humanistic care 人間〔性重視〕医療〔医学〕.
humanitude ユマニチュード(フランスのGinesteとMarescottiにより開発された認知症ケア．見る，話しかける，触れる，立つの4つが基本である).
hu·man·i·ty [hju:mǽniti] ①人類〔社会〕．②人間性．③人文科学.
hu·man·i·za·tion [hjù:mənaizéiʃən] ①人間化，ヒト化(人間のもののように加工すること)．②教化．形 humanized.
hu·man·ized [hjú:mənaizd] ①人間化した．②教化した.
h. antibody ヒト化抗体.
h. lymph 人化痘苗(ヒトの牛痘由来の種痘材料).
h. milk 母乳まがいの牛乳，= lac humanizatum.
h. vaccine 人〔痘〕化ワクチン〔医学〕.
h. virus ヒト化ウシ痘苗.

hu·man·o·scope [hju:mǽnəskoup] ヒューマノスコープ(人体解剖学の一教授法として考案されたもので，各ページには重複した図譜で異なった器官などが示され，相互の大きさ，形状または相関を表すように印刷してある).
Humby knife ハンベイナイフ(フリーハンドデルマトーム).
hu·mec·tant [hju:méktənt] ① 潤す. ② 湿潤剤〔医学〕, 軟釈剤(血液を希釈して循環を補助する薬).
hu·mec·ta·tion [hjù:mektéiʃən] 湿潤，軟釈.
hu·mer·al [hjú:mərəl] 上腕の，上腕骨の〔医学〕.
  h. artery 上腕動脈.
  h. articulation 肩関節.
  h. capitulum 上腕骨小頭〔医学〕.
  h. fracture 上腕〔骨〕骨折〔医学〕.
  h. head [TA] 上腕頭，= caput humerale [L/TA].
  h. nodes [TA] 上腕リンパ節，= nodi humerales [L/TA].
  h. nutrient arteries [TA] 上腕骨栄養動脈，= arteriae nutriciae humeri [L/TA], arteriae nutrientes humeri [L/TA].
hu·mer·al·is [hjù:mərǽlis] 上腕骨の.
hu·mer·o·ra·di·al [hjù:mərouréidiəl] 腕橈部の.
  h. articulation 腕橈関節.
  h. joint [TA] 腕橈関節，= articulatio humeroradialis [L/TA].
hu·mer·o·scap·u·lar [hjù:mərouskǽpjulər] 上腕肩甲骨の.
hu·mer·o·ul·nar [hjù:mərouʌ́lnər] 腕尺部の.
  h. head [TA] 上腕尺骨頭，= caput humeroulnare [L/TA].
  h. joint [TA] 腕尺関節，= articulatio humeroulnaris [L/TA].
hu·mer·us [hjú:mərəs] [L/TA] 上腕骨，= humerus [TA]. 複 humeri.
  h. valgus 外半上腕.
  h. varus 上腕骨弯曲，= bent humerus.
hu·mic ac·id [hjú:mik ǽsid] 腐植酸，フミン酸 $C_{40}H_{15}O_5$ (泥炭，水，土壌などに存在する有機酸).
hu·mid [hjú:mid] 湿性の〔医学〕.
  h. asthma 発汗性喘息，湿性喘息〔医学〕.
  h. gangrene 湿性壊疽，= moist gangrene.
  h. heat 湿り比熱〔医学〕.
  h. pleurisy 湿性胸膜炎(気管支炎のこと)，= bronchitis.
  h. tetter 湿疹，= eczema, moist tetter.
  h. volume 湿り比容〔医学〕.
hu·mid·i·fi·ca·tion [hju:mìdifikéiʃən] 加湿〔医学〕.
hu·mid·i·fi·er [hju:mídifaiər] 加湿器〔医学〕, 湿度調節器.
  h. fever 加湿器熱.
  h. lung 加湿器肺〔医学〕.
  h. user's lung 加湿器使用者肺〔医学〕.
hu·mid·i·stat [hju:mídistæt] 恒湿器〔医学〕.
hu·mid·i·ty [hju:míditi] 湿度〔医学〕.
  h. chart 湿度線図〔医学〕.
  h. drier 調湿ドライヤー.
hu·mi·fi·ca·tion [hjù:mifikéiʃən] 腐植化〔医学〕.
hu·min [hjú:min] ① フミン，腐植素(アルカリおよびアルコールに不溶の腐植成分). ② フミン酸，= humic acid.
Hummelsheim, Eduard K. M. J. [hʌ́məlʃain] フンメルシャイム(1868-1952, ドイツの眼科医).
  H. procedure フンメルシャイム法.
hum·ming [hʌ́miŋ] 破壺音〔医学〕, ブンブン音.
  h.-top murmur コマ音，静脈雑音，= venous hum.
  h.-top sound コマ(独楽)音，= venous hum.
hu·mor [hjú:mər, jú-] ① 液素，液体，体液. ② 気分，= mood. 複 humors, humores.
  h. aquosus [L/TA] 眼房水，= aqueous humor [TA].
  h. corpris vitrei 硝子体液.
  h. vitreus [L/TA] 硝子体液，= vitreous humor [TA].
hu·mor·al [hjú:mərəl] 液性の〔医学〕, 体液〔性〕の〔医学〕.
  h. antibody 液性抗体〔医学〕.
  h. blood picture 液性血液像.
  h. correlation 液性相関.
  h. factor 〔体〕液性因子〔医学〕.
  h. hypercalcemia of benignancy 良性体液性高カルシウム血症.
  h. hypercalcemia of malignancy (HHM) 悪性腫瘍関連高カルシウム血症.
  h. immune response 体液性免疫反応(抗原刺激に対する免疫応答のうち抗体産生によるもの).
  h. immunity 体液性免疫〔医学〕, 液性免疫〔医学〕(主として抗体や補体を介した免疫).
  h. pathology 体液〔性〕病理学〔医学〕.
  h. reflex 体液性反射，= chemical reflex.
  h. regulation 化〔学〕的調節，液性調節〔医学〕.
  h. regulator 体液性調節因子.
  h. rejection 体液性拒絶〔医学〕.
  h. resistance 体液〔性〕耐性〔医学〕.
  h. theory 液素説，体液説(古代の説で，健康は4種の体液すなわち血液，粘液，黄胆汁，黒胆汁の平衡に基づく).
  h. transmission 体液性伝達，液性伝達〔医学〕.
hu·mor·al·ism [hjú:mərəlizəm] 液体説(Hippocrates が分類した4種の体液すなわち血液，粘液，黄胆，黒胆の配合に基づく病理学説は Galen が支持し，Rokitansky により大成された)，= humorism.
hump [hʌ́mp] こぶ(曲線の)，瘤波(脳波の)〔医学〕.
  h. nose 鉤(かぎ)鼻〔医学〕.
hump·back [hʌ́mpbæk] 突背，円背，ネコ背，脊椎後弯，= hunchback, kyphosis.
hum·pec·to·my [hʌmpéktəmi] 腫瘤摘出〔医学〕.
Humphry, George Murray [hʌ́mfri] ハンフリー(1820-1896, イギリスの外科医).
  H. ligament ハンフリー靱帯，= ligamentum meniscofemorale posterius.
  H. operation ハンフリー手術(下顎骨顆の切除術で，三角形の皮膚弁を上反し，骨頸を鋸切し，顆と外側翼板とを切除する方法).
hu·mu·lene [hjú:mjuli:n] フムレン $C_{15}H_{24}$ (ホップの揮発油に存在するセスキテルペン). → hop.
hu·mu·lin [hjú:mjulin] ヒューミュリン，= lupulin.
hu·mu·lo·tan·nic ac·id [hjù:mjulətǽnik ǽsid] フムロタンニン酸 $C_{50}H_{45}O_{26}$ (ホップに存在するタンニン酸).
Hu·mu·lus [hjú:mjuləs] カラハナソウ属(アサ〔麻〕科の一属で多年生つる草).
  H. japonicus カナムグラ〔鉄葎〕, = Japanese hop.
  H. lupulus カラハナソウ〔唐花草〕, ホップ〔忽布〕, = European hop.
hu·mu·lus [hjú:mjuləs] ホップ(ホップ *Humulus lupulus* の球果)，= hop.
hu·mus [hjú:məs] 腐植質〔医学〕, = vegetable mould.
  h. acid 腐植酸(腐植の一成分で，アルコールに不溶，希アルカリに可溶).
  h. soil 腐植土.
hunch·back [hʌ́ntʃbæk] 亀背，後弯，= humpback.
hundredth-normal solution 1/100規定液，= 0.01 N solution.
Hung meth·od [hʌ́ŋ méθəd] ハング〔集卵〕法(被検物を食塩水に混ぜて時計皿に充満させると，虫卵は液面に浮遊するから，カバーガラスで表面を接触させると，虫卵はそれに付着する）.

Hungarian oil ハンガリー油 $[CH_3(CH_2)_6CH_2]_2O$（エナンチンエーテル）.

Hungarian turpentine ハンガリーテルペンチン（マツ *Pinus* 属植物から得る）.

hung·er [hʌ́ŋgər] 飢餓［医学］，空腹（生体がある物質に欠乏を感ずる状態）.

h. and thirst treatment 飢渇療法（Volhard の断食断水療法）.

h. center 空腹中枢［医学］.

h. contraction 飢餓収縮（胃の）.

h. cure 飢餓療法［医学］，＝ nestotherapy.

h. day 絶食日，飢餓日（糖尿病患者が肉汁のみを摂取する日）.

h. diabetes 飢餓〔性〕糖尿病.

h. disease 飢餓病（インスリン過剰投与によるもの）.

h. edema 飢餓浮腫［医学］.

h. evil （暴食を主徴とするウマのてんかん様疾患）.

h. fever 飢餓熱，＝ inanition fever.

h. osteomalacia 飢餓骨軟化〔症〕［医学］.

h. osteopathy 飢餓〔性〕骨症［医学］.

h. pain 空腹痛，飢餓痛，＝ preprandal pain.

h.-pain syndrome 空腹（飢餓）痛症候群（胃が空虚になると心窩部に疼痛が現れ，食事の摂取により軽減すること）.

h. pang 空腹苦痛.

h. plague 回帰熱.

h. sensation 空腹感［医学］.

h. sterility 飢餓性不妊症.

h. swelling 飢餓浮腫.

h. therapy 飢餓療法［医学］，＝ limotherapy.

Hunner, Guy LeRoy [hʌ́nər] ハンナー（1868–1957，アメリカの婦人科医，泌尿器科医）.

H. stricture ハンナー狭窄（尿管，ことに腎盂に近い部分の非特異性炎の結果生ずる）.

H. ulcer ハンナー潰瘍（粘膜下膀胱炎，汎発性膀胱壁線維症．慢性間質性膀胱炎に発生する病変），＝ panmural fibrosis，submucous cystitis.

Hunt, James Ramsay [hʌ́nt] ハント（1872–1937，アメリカの神経科医）.

H. atrophy ハント萎縮（感覚異常を起こさない手指の小筋の神経栄養性萎縮）.

H. neuralgia ハント神経痛（膝状神経節の病変により，顔面神経麻痺，外耳道前壁痛，水疱性発疹などの症状が発現する），＝ geniculate neuralgia.

H. paradoxical phenomenon ハント逆現象（変形性筋失調症にみられる現象）.

H. striatal syndrome ハント線条体症候群（① 古線条体または淡蒼球症候群とも呼ばれ，筋強直（固縮）と振戦麻痺が現れ，線条体の淡蒼球の病変に基づく．② 新線条体症候群）.

H. syndrome ハント症候群［医学］，＝ geniculate syndrome.

H. tremor ハント振戦（随意運動を行うときに起こる振戦で，小脳性病変でみられる）.

Hunt opsonocytophagic test ハント食細胞試験（ブルセラ症および野兎病において，白血球がそれぞれの病原菌に対する貪食能が著明であれば，患者はその疾病に対して免疫がある）.

Hunt, R. Timothy [hʌ́nt] ハント（1943生，イギリスの研究者．1980年代初めに，ウニを用いた研究で，サイクリン cyclin と呼ばれるタンパク質を発見した．細胞周期に関わる主要な制御因子を発見した業績により，2001年度ノーベル医学・生理学賞を受賞）.

Hunt, Reid [hʌ́nt] ハント（1870–1948，アメリカの薬理学者）.

H. reaction ハント反応（甲状腺機能亢進症患者の血液でマウスを処置するとアセトニトリルに対する動物の抵抗力が増強する），＝ acetonitrile reaction，Hunt test.

Hunt stain for diphtheria bacillus ハントジフテリア菌染色法（メチレンブルー飽和液で1分間，10％タンニン酸液で10秒間，水洗してメチルオレンジ飽和液で1分間染色，水洗，バルサムに封入する）.

Hunt, William Edward [hʌ́nt] ハント（1921–1999，アメリカの脳神経外科医）．→ Tolosa-Hunt syndrome.

H. grading ハント分類（破裂脳動脈瘤の重症度分類）.

Hunter blood fac·tor [hʌ́ntər blʌ́d fǽktər] ハンター血液因子（Landsteiner, Strutton and Chase (1934) により報告された因子で，遺伝的には，MN型に関係があるが，白人種には発見されていない）.

Hunter, Charles [hʌ́ntər] ハンター（1872–1955，カナダの医師）.

H. syndrome ハンター症候群［医学］（イズロネートスルファターゼの欠損を特徴とするムコ多糖代謝の障害）.

Hunter, Donald [hʌ́ntər] ハンター（1898–1978，イギリスの医師）.

H.-Russell syndrome ハンター・ラッセル症候群（有機水銀中毒の大部分を占める低級アルキル水銀の慢性中毒による疾患）.

Hunter, John [hʌ́ntər] ハンター（1728–1793，スコットランドの外科医，生理学者．解剖学および実験医学に多大の貢献をなし，淋疾と梅毒との鑑別診断に苦心し，淋疾と誤って梅毒を自己に接種した結果，真正の硬性下疳が発生した有名な事故に基づき，これをハンター下疳 Hunterian chancre と呼ばれるに至った（1767））.

H. canal ハンター管（内転筋管），＝ canalis adductorius.

H. operation ハンター手術（動脈瘤に対する療法．瘤の近位側で動脈を結紮する方法）.

H.-Schreger lines ハンター・シュレーガー線.

Hunter solution ハンター〔輸血代用〕液（エフェドリン，ブドウ糖，アラビアゴムを含む），＝ ephedrine-glucose-gum arabic solution.

Hunter-Thompson dwarfism ハンター・トンプソン小人症（四肢遠位の短縮を主徴とする末端小人症）.

Hunter, William [hʌ́ntər] ハンター（1718–1783，スコットランドの外科・産科医，解剖学者で John Hunter の兄）.

H. gubernaculum ハンター導体（精巣導体），＝ gubernaculum testis.

H. ligament ハンター靱帯（子宮円索），＝ round ligament of uterus.

H. line ハンター線（白線），＝ linea alba.

H. membrane ハンター膜（脱落膜），＝ decidua.

Hunter, William [hʌ́ntər] ハンター（1861–1937，イギリスの内科医）.

H. glossitis ハンター舌炎（悪性貧血にみられる萎縮性舌炎），＝ glossitis exfoliativa.

Hun·te·ri·an chan·cre [hʌntí:riən ʃǽŋkər] ハンター下疳，＝ hard chancre.

hun·ter·i·in [hʌntériin] フンテリイン（キョウチクトウ科 *Hunteria* 属植物の皮のアルカロイド）.

hunting phenomenon 乱調現象.

hunting reaction 乱調反応［医学］（寒冷にさらしたとき，指の血管に起こる異常反応），＝ hunting phenomenon.

Huntington, George Sumner [hʌ́ntiŋtən] ハンチントン（1862–1927，アメリカの医師）.

H. chorea ハンチントン舞踏病（遺伝性進行性舞踏

病), = hereditary progressive c., Huntington disease.
H. disease ハンチントン病, = Huntington chorea.
H. sign ハンチントン徴候(脳外套から脊髄までの間に病変があれば, 患者が下腿を床縁から下垂し仰臥した位置で, 強くせきをすると, 麻痺側の大腿を曲げて下腿を伸展する運動が起こる), = coughing sign.
Huntoon stain for cap·sules [hʌntúːn stéin fɔr kǽpsjuːlz] ハンツーン細菌莢膜染色法.
Huppert, Carl Hugo [húpəːt] フッペルト(1832–1904, チェコ・ボヘミアの医師).
H. disease フッペルト病(多発性骨髄腫), = Kahler disease, multiple myeloma.
H. test フッペルト試験(胆汁色素の検査法で, 濃塩酸を加えて酸化による緑色誘導体の発生に基づく方法).
Hurler, Gertrud [hə́ːlər] ハーラー(1889–1965, オーストリアの小児科医).
H. disease ハーラー病(脂肪性軟骨異栄養症), = lipochondrophy.
H.–Scheie syndrome ハーラー・シャイエ症候群.
H. syndrome ハーラー症候群(ムコ多糖体沈着症, 常染色体性劣性遺伝).
Hurst, Edward Weston [hə́ːrst] ハースト(オーストラリアの医師).
H. disease ハースト病, = acute necrotizing hemorrhagic encephalomyelitis.
Hürthle, Karl Wilhelm [híːtlə] ヒュルツル(1860–1945, ドイツの組織学者).
H. cell ヒュルツル細胞(好酸性甲状腺腫にみられる大型のエオジン好性細胞).
H. cell adenoma ヒュルツル細胞〔甲状〕腺腫.
H. cell carcinoma ヒュルツル細胞癌.
H. cell tumor ヒュルツル細胞腫(甲状腺腫の一つ), = oxyphil cell tumor.
HUS hemolytic uremic syndrome 溶血性尿毒症症候群の略.
husband artificial insemination 夫婦間人工授精 [医学].
Huschke, Emil [húʃke] フシュケ(1797–1858, ドイツの解剖学者).
H. auditory teeth フシュケ聴歯(蝸牛骨ラセン板の内壁にある鋸歯状縁), = Corti teeth.
H. canal フシュケ管(鼓室輪突起の融合により生じる管で, 小児期後には消失する).
H. cartilages フシュケ軟骨(軟骨鼻中隔縁の2個の不規則な竿状体).
H. foramen フシュケ孔(骨発育の停止により側頭骨鼓室板の内端近くにみられる不定性穿孔).
H. ligament フシュケ靱帯(胃小弯上部から膵臓前面に広がる腹膜のヒダ).
H. valve フシュケ弁(涙管が涙嚢に接続する直上部に時々みられるもの), = plica lacrimalis, Rosenmueller valve.
husky voice 嗄(さ)声 [医学].
Hutchinson–Boeck dis·ease [hʌ́tʃinsən bék dizíːz] ハッチンソン・ベック病(良性リンパ肉芽腫症, または多発性良性類肉腫), = benign lymphogranulomatosis, sarcoidosis.
Hutchinson, Sir Jonathan [hʌ́tʃinsən] ハッチンソン(1828–1913, イギリスの外科医).
H. crescentic notch ハッチンソン半月陥凹(ハッチンソン歯の中切歯または時にはほかの咬合面にみられる窩).
H. disease ハッチンソン病(① 点状脈絡膜炎. ② 蛇行性血管腫).
H. facies ハッチンソン顔ぼう(貌)(眼麻痺にみられる眼瞼下垂と動眼不能によるもの).
H. freckle ハッチンソンそばかす [医学].
H.–Gilford disease ハッチンソン・ギルフォード病(早老病), = Hutchinson–Gilford progeria syndrome, progeria.
H.–Gilford progeria syndrome (HGPS) ハッチンソン・ギルフォード早老症候群(老化は遺伝的プログラムであるとする根拠となった早老症である. Hutchinson の報告(1886年), Gilford の概念提唱(1904年)によるもの), = progeria, premature aging syndrome, Gilford syndrome.
H. incisor ハッチンソンの切歯, = hutchinsonian incisor.
H. mask ハッチンソン面(脊髄癆患者が感ずる顔面に面をかぶったような感覚).
H. prurigo ハッチンソン痒疹(小児痒疹), = prurigo infantilis.
H. pupil ハッチンソン瞳孔(脳底において第3脳神経を硬膜の出血により圧迫するときに起こる患側の散瞳と対側の縮瞳).
H. sign ハッチンソン徴候(① 遺伝梅毒の症状で, 実質性角膜炎および薄汚い赤色の角膜変色. ② 先天梅毒にみられる歯牙で, 上切歯が半月状に欠けている状態), = Hutchinson teeth.
H. teeth ハッチンソン歯 [医学] (先天梅毒にみられる前歯で, 咬合面で半月状に陥凹しているもの), = hutchinsonian teeth, notched teeth, pegged teeth, pegtop teeth, screwdriver teeth, syphilitic teeth.
H. triad ハッチンソン3徴 [医学] (先天梅毒の診断的徴候で, 実質性角膜炎, 半月状切歯, 神経性難聴をいう).
Hutchinson–Tay cho·roid·i·tis [hʌ́tʃinsən téi kɔ̀ːrɔidáitis] ハッチンソン・テイ脈絡膜炎, = choroiditis guttata senilis.
Hutchison, Robert Grieve [hʌ́tʃisən] ハッチソン(1871–1960, イギリスの医師).
H. syndrome ハッチソン症候群.
H. tumor ハッチソン神経腫(交感神経芽細胞腫, ハッチソン型は頭部に転移するもの), = sympathicoblastoma (Hutchison type).
H. type of sympathoblastoma ハッチソン型交感神経芽細胞腫(主として頭蓋骨およびほかの骨に転移するもの).
Hüter line [hjúːtər láin] ヒューター線(肘関節伸展位での, 上腕骨内側上顆と外側上顆を結ぶ線上にある肘頭が並ぶ線のこと).
Hutinel, Victor Henri [úːtinəl] ウーチネル(1849–1933, フランスの小児科医).
H. disease ウーチネル病(小児の心臓結節性肝硬変症で, チアノーゼと四肢浮腫などが特徴), = cardiotuberculous cirrhosis.
H. erythema ウーチネル紅斑(腸チフス, 肺炎などにみられる紅斑, および伝染性紅斑), = erythema infectiosum.
Huxham, John [hʌ́ksəm] ハクサム(1629–1768, イギリスの医師. 熱病論(1739)の著述で有名).
H. tincture ハクサムチンキ(複合シンコナチンキ), = tinctura conchonae composita.
Huxley, Andrew Fielding [hʌ́ksli] ハクスレー(1917生, イギリスの生理学者.「神経細胞膜の末梢および中心部における興奮と抑制に現れたイオン機構に関する研究」により A. L. Hodgkin および Sir J. C. Eccles とともに1963年度ノーベル医学・生理学賞を受けた).
Huxley, Thomas Henry [hʌ́ksli] ハクスレー(1825–1895, イギリスの生物学者).
H. angle ハクスレー角(顔面角の一つで, 顔軸と頭蓋底軸とで結ばれる角).
H. layer ハクスレー層(毛包の内根鞘の一層で,

H

Henle 層と内鞘小皮との間にある), = Huxley membrane (sheath).

H. membrane ハクスレー膜(毛内根鞘の最外層), = Huxley layer.

H. sheath ハクスレー鞘.

Huygenian ocular ホイゲンス接眼レンズ(2個の平凹面レンズを共に凸面を対象に向けて組み合わせたもの), = Huygens ocular.

Huygens, Christian [háigənz] ホイゲンス(1629–1695, オランダの物理学者).

H. ocular ホイゲンス接眼レンズ, = Huygenian ocular.

H. principle ホイゲンスの原理((1678). 媒質中の光波の各点はすべて新たな波の波源をなし, 実測の波はこれら無数の素波からなる合成波であって, その波面は同一時刻での素波面のすべてに接する包絡面である).

H–V block H–V ブロック(H–V 間隔が延長するか, V 波が脱落するタイプの房室ブロック).

H–V interval H–V 間隔(ヒス束心電図におけるヒス束波と心室波の間隔).

H

HVA homovanillic acid ホモバニリン酸の略.

HVGR host-versus-graft reaction 宿主対移植片拒絶反応の略.

HVJ hemagglutinating virus of Japan 日本血球凝集性ウイルス(センダイウイルス)の略.

HVL half-value layer 半価層の略(入射放射線の強さを50%に減らすのに必要な特定の吸収物質(Cu, Al など)の厚さをいう. 線質表示法の一つ).

HVS ① hyperventilation syndrome 過換気症候群の略. ② hyperviscosity syndrome 過粘〔稠〕度症候群の略.

H–Y antigen H–Y 抗原(Y 染色体上の精巣の分化に必要な HY 抗原遺伝子によってコードされる抗原をいう. 精子に存在する).

hy·a·e·nan·chin [hàiəinǽŋkin] ヒアエナンキン $C_{15}H_{18}O_7$ (*Hyaenanche globosa* から得られる猛毒苦味成分).

hyal– [haiəl] ガラス様の, または硝子質に関する接頭語.

hy·a·lin [háiəlin] ① 硝子質, 玻璃質(鉱物学). ② 包虫嚢壁.

h. body 硝子状小体(中年期以後にみられる脈絡膜の硝子状息肉), = colloid body.

h. substance ヒアリン質の〔医学〕.

hy·a·line [háiəli:n] 硝子質の〔医学〕, ヒアリンの.

h. adventitious dentin 硝子(ヒアリン)偶成象牙質〔医学〕.

h. areas 硝子状領域(弾性軟骨の細胞巣周囲にある硝子状物質).

h. bodies of pituitary 下垂体ヒアリン体(ヘリング小体), = Herring bodies.

h. body ヒアリン体〔医学〕.

h. carcinoma 硝子状癌(旧語), = colloid cancer.

h. cartilage 硝子軟骨, ヒアリン軟骨〔医学〕.

h. cast 硝子様円柱〔医学〕.

h. cylinder 硝子様円柱.

h. degeneration 硝子変性〔医学〕, ヒアリン変性.

h. deposit 硝子様(ヒアリン)沈着物〔医学〕.

h. droplet 硝子滴.

h. excrescence of choroid 脈絡膜硝子ゆう(疣).

h. fibrois 硝子様線維化〔症〕.

h. globulosis 硝子様球状体形成.

h. leukocyte 硝子(ヒアリン)〔性〕白血球〔医学〕(主として単球のこと).

h. membrane 硝子膜(毛包の内側線維層と外側毛根鞘との中間にあるもの, または基底膜).

h. membrane disease (HMD) ヒアリン膜症〔医学〕, 硝子膜症, 肺硝子膜症.

h. membrane disease of newborn 新生児肺硝子膜症.

h. membrane syndrome 肺硝子膜症候群.

h. thrombus 硝子様血栓〔医学〕, = agglutination thrombus.

h. tubercle ヒアリン結節.

hy·a·lin·i·za·tion [hàiəlìnaizéiʃən] 硝子〔質〕化, ヒアリン〔質〕化〔医学〕.

hyalinized glomerulus 硝子化糸球体〔医学〕.

hy·a·li·no·sis [hàiəlinóusis] 硝子質症〔医学〕, ヒアリン症, = hyalin degeneration.

h. cutis et mucosae 皮膚粘膜ヒアリン沈着症(皮膚粘膜ヒアリノーシス), = lipoidosis cutis et mucosae.

hy·a·li·nu·ria [hàiəlinjú:riə] 硝子質尿症.

hy·a·li·tis [hàiəláitis] 硝子体炎, = vitreitis.

h. punctata 点状硝子体炎.

h. suppurativa 化膿性硝子体炎.

hyalo– [haiəlou, –lə] ガラス様の, または硝子質との関係を表す接頭語.

hyalocapsular ligament 硝子体包靱帯.

hy·a·lo·crys·tal·line [hàiəloukrístəli:n] ガラス晶質.

hy·a·lo·en·chon·dro·ma [hàiəlouènkandróumə] 硝子様軟骨腫.

hy·al·o·gen [haiǽləʤən] 硝子質原.

hy·a·loid [háiəlɔid] ① ガラス様の. ② 硝子体の, ヒアリンの〔医学〕.

h. artery [TA] 硝子体動脈(眼球の発生過程であらわれる動脈で後に消失する), = arteria hyaloidea [L/TA].

h. body 硝子体(水晶体後部の眼球内部を満たしている透明なゼリー状物質).

h. canal [TA]硝子体管, = canalis hyaloideus [L/TA].

h. capsule 硝子体被膜(限界嚢), = limiting capsule.

h. degeneration ヒアリン様変性〔医学〕, 硝子様変性, = amyloid degeneration.

h. fossa [TA] 硝子体窩, = fossa hyaloidea [L/TA].

h. membrane 硝子体膜, 硝子状膜(硝子体の周囲にある).

hyaloideoretinal degeneration 硝子体網膜変性.

hy·a·loi·des [hàiəlɔ́idi:s] ガラス(硝子)状の.

hy·a·loi·de·us [hàiəlɔ́idiəs] 硝子体の.

hy·a·loid·in [hàiəlɔ́idin] ヒアロイジン(粘液タンパク質から得られる炭水化基で, コンドロイチンに類似するが硫酸基を含有しない).

hy·a·loid·i·tis [hàiəlɔidáitis] 硝子体炎, = hyalitis.

hy·a·lo·ma [hàiəlóumə] (膠様稗粒腫), = colloid milium.

hy·al·o·mere [haiǽləmiər] 透明質〔分粒〕〔医学〕(血小板などの硝子質で, 顆粒質 granulomere に対立していう).

hy·a·lo·mi·tome [hàiəloumáitoum] = hyaloplasm.

Hy·a·lom·ma [hàiəlámə] ヒアロマ属(ダニ目, マダニ科の一属).

hy·a·lo·mu·coid [hàiəloumjú:kɔid] 硝子質粘液性の.

hy·a·lo·nyx·is [hàiələníksis] 硝子体穿刺.

hy·a·lo·pha·gia [hàiəlouféiʤiə] ガラス食食〔症〕.

hy·a·lo·pho·bia [hàiəloufóubiə] ガラス恐怖症.

hy·a·lo·plasm [háiələplæzəm] 硝子形質, 透明質(細胞原形質の透明部), = cytolymph, enchylema, interfilar mass, interfilar substance, interfibrillar substance of Flemming, paramitome, paraplasm.

hy·a·lo·se·ro·si·tis [hàiəlousì:rousáitis] 硝子様漿膜炎(漿膜の慢性炎症で, 腹腔内の肝脾表面に硝子状の結合織肥厚膜を生じ, あたかも西洋菓子をおおう糖衣膜の観を呈する．糖衣肝，糖衣脾などがある）．

hy·a·lo·sis ［hàiəlóusis］ 硝子体症，ヒアロシス（硝子体の変性性変化）．

hy·a·lo·some ［háiələsoum］ 透明質，＝hyalomitome．

hy·a·lo·tome ［háiələtoum］ ＝hyaloplasm．

hy·a·lu·hy·pho·my·co·sis ［hàiəlu:hàifoumaikóusis］ 無色菌糸症．

hy·a·lu·rate ［hàiəlú:reit］ ヒアルロン酸塩，ヒアルロン酸エステル．

hy·al·u·ro·nate ［hàiəlú:rəneit］ ヒアルロン酸塩．

hy·al·u·ron·ic ac·id ［hàiəluránik ǽsid］ ヒアルロン酸（アセチルグルコサミンとグルクロン酸が交互に結合してできた直鎖状の高分子多糖類．グリコサミノグリカンの一種で，組織特に皮膚の細胞間隙にゲル状に存在するが，硝子体，臍帯および滑液からも分離される）．

hy·al·u·ron·i·dase ［hàiəluránideis］ ヒアルロニダーゼ（ムチナーゼ．爬虫類，クモ類，ヒル類動物，および精巣，悪性腫瘍などに存在し，また溶血性レンサ球菌により産生される酵素で，ヒアルロン酸を解重合する酵素）．

hy·al·u·ro·no·glu·co·sa·min·i·dase ［hàiəlù:rənouglù:kousəmínideis］ ヒアルロノグルコサミニダーゼ（ヒアロニダーゼ，ムチナーゼ．ヒアルロン酸のβ-D-N-アセチルグルコサミニド結合を加水分解するエンド-β-N-アセチルグルコサミニダーゼの一種）．

hy·al·u·ro·no·glu·cu·ron·i·dase ［hàiəlù:rənouglù:kjuránideis］ ヒアルロノグルクロニダーゼ（ヒアロニダーゼ，ムチナーゼ．エンド-β-D-グルクロニダーゼの一種で，ヒアルロン酸のβ-D-グルクロノシド結合を分解する酵素）．

hy·a·to·don·tia ［hàiətədánʃiə］ 離間咬合．

hy·brid ［háibrid］ ① 雑種，ハイブリッド［医学］，交雑（単因子 monohybrid，両性 di-h．三因子 tri-h．などがある）．② 混成．
- **h. antibody** ハイブリッド抗体［医学］，雑種抗体（2つの異なる抗原結合部位を持った抗体で人工的に作られる）．
- **h. artificial organ** ハイブリッド人工臓器（生体の修復作用，細胞・組織などの機能を利用し，人工的材料と組み合わせて構成した人工臓器．バイオ人工臓器ともいわれる），＝bio-artificial organ．
- **h. breakdown** ハイブリッド衰退［医学］．
- **h. cell** ハイブリッド細胞［医学］，雑種細胞．
- **h. constant** 混成定数［医学］．
- **h. dog** 雑犬［医学］．
- **h. emission computer tomography** 共用型エミッションCT［医学］．
- **h. index** 雑種指数［医学］．
- **h. leukemia** ハイブリッド白血病（リンパ系と骨髄系の両方の性格をもった混合系統系急性白血病の一型），＝biphenotypic leukemia．
- **h. malaria** 雑種性マラリア．
- **h. molecule** 雑種分子［医学］．
- **h. name** 混成名［医学］．
- **h. orbital** 混成軌道［関数］［医学］．
- **h. plasmid** ハイブリッドプラスミド［医学］，雑種プラスミド．
- **h. scanner** ハイブリッド・スキャナ［医学］．
- **h. sterility** 雑種不妊性［医学］．
- **h. toxin** ハイブリッド毒素［医学］．
- **h. variation** 雑種変異．
- **h. vigo(u)r** ハイブリッド強勢，雑種強勢，＝heterosis．
- **h. virus** ハイブリッドウイルス［医学］．
- **h. weakness** 雑種弱勢［医学］．

hy·brid·ism ［háibridizəm］ 雑種性，＝hybridity．

hy·brid·i·za·tion ［hàibridizéiʃən］ ハイブリッド形成［医学］（① 相補的な2本の1本鎖（DNA または RNA が2本鎖を形成すること）．② 雑種形成）．
- **h. translation method** ハイブリダイゼーショントランスレーション法（目的とする相補鎖DNAをクローニングする際に用いられる）．

hy·brid·o·ma ［hàibridóumə］ ハイブリドーマ［医学］，融合雑種腫瘍細胞（2つの細胞の融合によって生まれる雑種細胞でモノクローナル抗体の生産に有用である）．

hybrids warm 雑種群落［医学］．

hy·can·thone ［haikǽnθoun］ ヒカントン ㊗ 1-〔[2-(diethylamino) ethyl]amino〕-4-(hydroxymethyl) thioxanthen-9-one（抗住血吸虫薬）．

hy·dan·to·ic ac·id ［hàidæntóuik ǽsid］ ヒダントイン酸 ㊗ uramidoacetic acid, glycoluric acid $NH_2CONHCH_2COOH$（クレアチンの体内分解により生ずる中間産物），＝cabamylgleine，N-carbomethylurea．

hy·dan·to·in ［haidǽntəin］ ヒダントイン（アラントインの誘導物），＝glycollylurea．
- **h. lymphadenopathy** ヒダントインリンパ節症．
- **h. psendolymphoma** ヒダントインリンパ腫．

hy·dan·to·i·nate ［hàidæntóuineit］ ヒダントイン酸塩．

hy·dath·o·dal ［haidǽθədəl］ 排水．
- **h. cell** 排水細胞．
- **h. hair** 排水毛．

hyd·a·thode ［háidəθoud］ 排水組織．形 hydathodal．

hy·da·tid ［háidətid］ ① 胞状の．② 包虫，包虫嚢．③ 水胞〔体〕．形 hydatic．
- **h. cyst** 包虫嚢，包虫嚢胞［医学］，＝echinococcus cyst．
- **h. disease** 包虫症（条虫の *Echinococcus* 属の幼虫期の包虫 hydatid がヒトの肺，肝，骨，腎に寄生する疾患 pulmonary, liver or osseus hydatid disease を総称する），＝echinococcosis，hydatidosis．
- **h. fluid** 包虫液．
- **h. fremitus** 包虫嚢振盪音，＝hydatid thrill．
- **h. mole** 胞状奇胎［医学］，＝hydatidiform mole．
- **h. of Morgagni** モルガニー水胞体，モルガーニ小胞［医学］，精巣垂（卵管または精巣に連結されたミュラー管の嚢胞様残遺物），＝appendix testis．→ hydatid．
- **h. polyp** 嚢状ポリープ，＝polypus cysticus polyp．
- **h. pregnancy** 奇胎妊娠（絨毛が水泡状奇胎に変性したもの）．
- **h. rash** 包虫疹．
- **h. resonance** 奇胎共鳴音．
- **h. sand** 包虫砂［医学］（包虫が発育する際繁殖胞が破裂して頭節および鉤が包虫液に混在したもの）．
- **h. tapeworm** エキノコッカス，単包包虫［医学］，＝*Echinococcus granulosus*．
- **h. thrill** 包虫嚢振戦［医学］，包虫嚢振動，＝Blatin syndrome．
- **h. toxemia** 胞状奇胎性毒血症（胞虫液が腹腔内に漏出して起こる）．

hy·da·tid·i·form ［hàidətídifɔ:m］ 包虫状の，水胞形の．
- **h. mole** 胞状奇胎［医学］．

hy·da·tid·o·cele ［hàidətídəsi:l］ 包虫性陰嚢腫．

hy·da·ti·do·ma ［hàidətidóumə］ 包虫腫．

hy·da·ti·do·sis ［hàidətidóusis］ 包虫症．

hy·da·ti·dos·to·my ［hàidətidástəmi］ 包虫嚢切開術．

hy·da·tism ［háidətizəm］ 滲出液波動音（体腔に滲出液または蓄膿があるとき聴取される音）．

hy·da·toid ［háidətɔid］ ① 眼水．② 眼水の．③ 硝

H

子膜.

Hyde, James Nevin [háid] ハイド(1840–1910, アメリカの皮膚科医).

H. disease ハイド病(結節性痒疹), = prurigo nodularis.

hyd·no·car·pate [hìdnouká:peit] (ヒドノカルピン酸塩で *Hydnocarpus* から得られる化合物).

hyd·no·car·pic ac·id [hìdnouká:pik ǽsid] ヒドノカルプス酸(ダイフウシ[大風子]またはヒドノカルプス油から得られる不飽和脂肪酸で, エチルエステルとしてハンセン病の治療に用いられる).

hyd·no·car·poyl [hìdnouká:pɔil] ヒドノカルポイル基 ($C_5H_7(CH_2)_{10}CO$–).

Hyd·no·car·pus [hìdnouká:pəs] ヒドノカルパス属(ダイフウシ[大風子]に似た熱帯樹木で, 大風子油の代用品としてハンセン病の治療に用いられた).

hyd·no·car·pyl [hìdnouká:pil] ヒドノカルピル基 ($C_5H_7(CH_2)_{10}CH_2$–).

Hy·dra [háidrə] ヒドラ属(刺胞動物の一属).

hy·drac·id [haidrǽsid] 水素酸(イオン化する水素と, ただ1つだけの元素とからなる酸), = haloid acid.

hy·dra·de·no·ma [hàidrədinóumə] 汗腺腫, = syringocystadenoma.

hy·drae·mia [haidrí:miə] 水血症, = hydremia.

hy·dra·e·ro·per·i·to·ne·um [hàidrəèəroupèritəní:əm] 水気腹症, = hydropneumoperitoneum.

hy·dra·gogue [háidrəgɑg] 駆水薬, 利水薬, = hydragoga.

h. cathartic ① 駆水下薬, = drastic cathartic. ② 塩性下薬, = salines.

h. purgative 峻下薬, = drastic cathartic.

hy·dral·a·zine [haidrǽləzi:n] ヒドララジン.

h. hydrochloride ヒドララジン塩酸塩 [化] phthalazin-1-ylhydrazine monohydrochloride $C_8H_8N_4 \cdot HCl$: 196.64 (塩酸ヒドララジン. ヒドラジノフタラジン系抗高血圧薬. 末梢細動脈の血管平滑筋に直接作用し, 血管を拡張する. 本態性高血圧症, 妊娠中毒症による高血圧などに用いる).

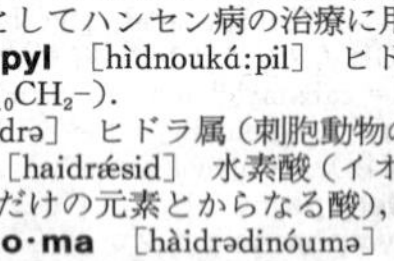

h. pneumonitis ヒドララジン肺臓炎 [医学].

h. syndrome ヒドララジン症候群.

hy·dra·lit [háidrəlit] (ロンガライト), = rongalit.

hy·dra·mine [háidrəmi:n] ハイドラミン(水酸基の一つがアミノ基で置換されたグリコールからのアミン誘導体).

hy·dram·ni·on [haidrǽmniən] 羊水過多〔症〕, = hydraminos.

hy·dram·ni·os [haidrǽmniəs] 羊水過多〔症〕[医学], = hydramnion.

hydramyl ether ヒドラミルエーテル(ヒドラミルエーテルとエチルエーテルとを等量混合した麻酔薬), = hydramyl aether.

hy·dran·en·ceph·a·ly [hàidrænenséfəli] 水頭性無脳症 [医学].

Hy·dran·gea [haidréinʤiə] アジサイ[紫陽花]属 (*H. arborescens*, *H. macrophylla* などは利尿薬として用いられた. アマチャは甘味料に用いる).

hy·dran·gin [haidrǽnʤin] ヒドランギン $C_{34}H_{25}O_{11}$ (アマチャ[甘茶]の利尿性成分で, *Hydrangea arborescens* の根にもある配糖体), = parahydrangin.

hy·dran·gi·og·ra·phy [haidrænʤiágrəfi] リンパ系論.

hy·dran·gi·ol·o·gy [haidrænʤiáləʤi] リンパ系学.

hy·dran·gi·ot·o·my [haidrænʤiátəmi] リンパ管切開.

hy·dranth [háidrənθ] ヒドロ花(クラゲ類の).

hy·drar·gil·lite [haidrá:ʤilait] (水礬土すいばんど), = gibbsite.

hy·drar·gy·ri [haidrá:ʤiri] 水銀の(水銀 hydrargyrum の第2格).

h. bichloridum corrosiva 塩化第二水銀 $HgCl_2$ (昇汞), = corrosive sublimate.

h. bichloridum mite 塩化第一水銀 HgCl (甘汞), = calomel.

h. iodidum flavum ヨウ化第一水銀 HgI, = mercurous iodide.

h. iodidum rubrum ヨウ化第二水銀 HgI_2, = mercuric iodide.

h. oxidum flavum 酸化水銀 HgO, = yellow oxide of mercury.

hy·drar·gyr·ia [hàidrɑ:ʤíriə] ① 水銀中毒 [医学]. ② 水銀疹(水銀中毒の皮膚症状の一つ), = hydrargyrism, mercurism.

h. cutis 皮膚水銀症 [医学].

h. febrilis 熱性水銀疹.

h. maligna 悪性水銀疹.

h. mitis 軽症水銀疹.

hy·drar·gyr·ism [haidrá:ʤirizəm] 水銀中毒〔症〕[医学], = mercurial poisoning, mercurialism.

hy·drar·gy·ro·ma·nia [haidrà:ʤirouméiniə] 水銀中毒性精神病.

hy·drar·gy·ro·pho·bia [haidrà:ʤiroufóubiə] 水銀剤恐怖症.

hy·drar·gy·ro·phthal·mia [haidrà:ʤirouf θǽlmiə] 水銀中毒性眼病.

hy·drar·gy·ro·re·laps·ing [haidrà:ʤirourilǽpsiŋ] (水銀剤で治癒した後の再発についていう).

hy·drar·gy·rum [haidrá:ʤirəm] 水銀, = mercury.

h. ammoniatum アンモニア水銀, = ammoniated mercury.

h. chloratum vapore 蒸気製甘汞.

h. cum creta 水銀白亜混合剤, = mercury with chalk.

h. oleatum 水銀塗擦剤, = oleated mercury.

h. oxycyanatum 青酸酸化汞.

h. praecipitatum album 白降汞.

h. praecipitatum flavum 黄降汞.

hy·drar·thro·sis [hàidrɑ:θróusis] 関節水症 [医学]. [形] hydrarthrodial.

hy·drar·thrus [haidrá:θrəs] 関節水症, = hydrarthrosis.

hy·drase [háidreis] ヒドラーゼ [医学], 加水酵素(水解を起こさずに化合物を水化する反応を触媒する酵素の古い総称. 現在では加水反応にはヒドラターゼが, 脱水反応にはデヒドラターゼが用いられる).

hy·dras·tic ac·id [haidrǽstik ǽsid] ヒドラスト酸 [化] 4,5-methylenedioxyphthalic acid $C_9H_6O_6$ (柱晶).

hy·dras·tine [haidrǽsti:n] ヒドラスチン $C_{21}H_{21}NO_6$ (宿根草の *Hydrastis canadensis* から得られる結晶性苦味アルカロイドで, 硫酸塩または塩酸塩として脈管収縮を目的とする疾患に用いる).

hy·dras·ti·nine [haidrǽstini:n] ヒドラスチニン(ヒドラスチンを酸化して得られる人工アルカロイドで, バッカクと同一の作用を示す. 3種の互変異性体がある).

hy·dra·sti·nin·ic ac·id [hàidrəstinínik ǽsid] ヒドラスチニン酸 $C_{11}H_9NO_6$.

Hy·dras·tis [haidrǽstis] ヒドラスチス属(キンポウゲ科の一属).

hy·dras·tis [haidrǽstis] (宿根草 *Hydrastis cana-*

densis の根茎), = goldenseal, yellow root.
hy·dra·tase [háidrəteis] 加水分解酵素, 加水酵素 [医学].
hy·dra·ta·tion [hàidrətéiʃən] 水和, = hydration.
hy·drate [háidreit] 水和物 [医学], 抱水物, 含水化合物.
hy·drat·ed [háidreitid] 水和物の.
h. cellulose 水和セルロース, = hydrocellulose.
h. compound 水和化合物.
h. electron 水和電子 [医学].
h. lime 水和石灰, = calcium hydroxide.
h. soap 抱水石ケン(油脂に適量のアルカリを加え, 煮沸して塩析を行わずに冷却固化して得られ, 水およびグリセリンを含む).
hy·dra·tion [haidréiʃən] ① 水和(水化物をつくる現象で, 水化ともいう). ② 水分過剰 [医学].
h. isomerism 水和異性(水の分子を含有する錯塩において, 同一分子式をもちながら, その水分子の結合位置を異にする化合物).
h. polymer 水和重合体(水和異性体の中で, ある異性体の2, 3倍の組成をもつものがあるとき, これをもとの異性体の水和重合体という).
hy·dra·tro·pal·de·hyde [hàidrətroupǽldihaid] ヒドラアトロパアルデヒド $C_6H_5CH(CH_3)CHO$.
hy·dra·trop·ic ac·id [hàidrətrápik ǽsid] ヒドラアトロパ酸 $C_6H_5CH(CH_3)COOH$.
hy·drat·ro·poyl [haidrǽtrəpɔil] ヒドラトロポイル基 ($C_6H_5CH(CH_3)CO-$).
hy·drau·lic [haidrɔ́:lik] 水力の [医学], 油圧の.
h. cement 水硬セメント [医学].
h. conductance 水力学的コンダクタンス [医学].
h. conductivity 水硬伝導率.
h. diameter 水力直径.
h. extruder 水圧押し出し機.
h. formula 水力学式. → hydrokinetic orifice formula.
h. lime 水硬性石灰, 水硬石灰.
h. modulus 水硬率(セメントの).
h. press 水圧プレス, 水圧器.
h. pressure 静水圧 [医学].
hy·drau·lic·i·ty [hàidrɔ:lísiti] 水硬性(石灰, セメントなどが水により硬化する性質).
hy·drau·lics [haidrɔ́:liks] 水力学.
hy·dra·zi [háidrəzi] ヒドラジ基(-NHNH-, 同一原子へ).
hy·dra·zide [háidrəzaid] ヒドラジド(ヒドラジン類の$-NH_2$ との酸のカルボキシル基との間の脱水縮合生成物の総称).
hy·dra·zine [háidrəzi:n] ヒドラジン NH_2NH_2 (無色の気体), = diamine.
h. hydrate ヒドラジン水和物 $N_2H_4-H_2O$, = diamine hydrate.
h. sulfate 硫酸ヒドラジン $H_2NNH_2-H_2SO_4$ (血液検出に用いる還元薬).
h. yellow ヒドラジン黄(タルトラジン), = tartrazine.
hy·draz·i·no [haidrǽzinou] ヒドラジノ基(H_2NNH-).
hy·dra·zi·no·ben·zene [hàidrəzinəbénzi:n] ヒドラジノベンゼン(フェニルヒドラジン), = phenylhydrazine.
1-hy·dra·zi·no·phthal·a·zine [- hàidrəzinə-(f)θǽləzi:n] 1-ヒドラジノフタラジン(軽度のアドレナリン拮抗性と交感神経拮抗性を示す降圧薬で, ある種の昇圧性物質の作用を抑制する), = apresoline.
hy·dra·zo [háidrəzou] ヒドラゾ基(-NHNH-, 別の原子へ).
hy·dra·zo·ben·zene [hàidrəzəbénzi:n] ヒドラゾベンゼン $C_6H_5NHNHC_6H_5$.
hy·dra·zo·ic ac·id [hàidrəzóuik ǽsid] ヒドラゾ酸, = triazoic acid.
hy·dra·zone [háidrəzoun] ヒドラゾン(アルデヒドまたはケトンとヒドラジンとの間の脱水縮合生成物の総称).
hy·dra·zo·no [hàidrəzánou] ヒドラゾノ基($H_2NN=$).
hy·draz·o·tate [haidrǽzəteit] トリアゾ水素酸塩(金属のアシド).
hy·drec·ta·sis [haidréktəsis] 水性膨張.
hy·dre·lat·ic [hàidrilǽtik] (分泌腺神経の分泌効果を増強して分泌を促進することについていう), = hydrokinetic.
hy·dre·lyt·ron [hàidrilítrən] ① 膣水腫. ② 陰嚢水腫.
hy·dre·mia [haidrí:miə] 水血症 [医学] (血漿の増加による血液量の増加), = hydraemia.
hydremic ascites 水血性腹水.
hydremic edema 水血症性浮腫.
hydremic nephritis 水血症性腎炎 [医学], = hydropigenous nephritis.
hydremic plethora 水血性多血〔症〕[医学].
hy·dren·ceph·a·lo·cele [hàidrenséfələsi:l] 脳室水腫性脳脱出.
hy·dren·ceph·a·loid [hàidrenséfəlɔid] 類水頭症.
hy·dren·ceph·a·lo·me·ning·o·cele [hàidrensèfəlouməníŋgəsi:l] 脳室水腫性軟〔髄〕膜脱出.
hy·dren·ceph·a·lus [hàidrenséfələs] 水頭症, = hydrocephalus.
hy·drep·i·gas·tri·um [hàidrepigǽstriəm] 上腹壁水腫.
hy·drep·i·plom·phal·o·cele [hàidrepiplamfǽləsi:l] 大網水腫性臍ヘルニア.
hy·drep·ip·lo·on [hàidripíplouən] 大網水腫.
hy·dri·at·ic [hàidriǽtik] 水治療法の, = hydriatric. 名 hydriatrics, hydrotherapy.
hy·dri·at·ric [hàidriǽtrik] 水治療法の. 名 hydriatrics, hydrotherapy.
hy·dri·a·try [haidráiətri] 水治療法, = hydrotherapy.
hy·dric [háidrik] 水素を含む, 水素の.
hy·dride [háidraid] 水素化物 [医学].
h. ion 水素化物イオン [医学].
h. of boron 水素化ホウ素(ジボラン, テトラボランなどをいう), = hydrogen boride.
hy·drin·dan·tin [hàidrindǽntin] ヒドリンダンチン(ニンヒドリンが窒素化合物と反応して生ずる中間生成物で, 嫌気アルカリ溶液中ではアミノ酸により赤色1価陽イオン indanone-enediol に変化する).
hy·drin·dene [haidríndi:n] ヒドリンデン 化 2,3-dihydroindene C_9H_{10} (インデンの還元物で, コールタール中にある), = indan.
hy·drin·done [haidríndoun] ヒドリンドン C_9H_8O, = indone.
hy·dri·o·date [haidríədeit] ヨウ素酸塩.
hy·dri·od·ic ac·id [hàidriádik ǽsid] ヨウ化水素酸(ヨウ化水素 HI の約 57%水溶液), = acidum hydriodicum.
hydriodic acid syrup ヨウ化水素酸シロップ(希ヨウ化水素酸とショ糖とを水で1,000mL に希釈したもの).
hydriodic ether ヨウ化水素酸エーテル, = aethylis iodidum.
hy·dri·on [haidráiən] イオン化された水素. 形 hydrionic.
hydr(o)- [haidr(ou), -r(ə)] 水または水素との関係を表す接頭語.

hy·dro·a [haidróuə] 水疱症(水疱を主徴とする皮膚病で，瘙痒，衰弱および神経症状を伴う)，= hidroa. → dermatitis herpetiformis, pemphigus pruriginosus.
h. aestivale 夏季水疱症，= hydora vacciniforme.
h. febrile 熱性水疱症.
h. gestationis 妊娠性水疱症 (Smith).
h. gravidarum 妊娠性水疱症，= hydroa gestationis.
h. herpetiforme 疱疹状水痘症.
h. puerorum = hydroa vacciniforme.
h. vacciniforme 種痘様水疱症 (Bazin).
hy·dro·ab·do·men [hàidrouǽbdəmən] 腹水.
hy·dro·ac·id [hàidrouǽsid] 水素酸.
hy·dro·a·de·ni·tis [hàidrouæ̀dináitis] リンパ節炎.
hy·dro·a·dip·sia [hàidrouədípsiə] 水渇感欠乏.
hy·dro·aes·ti·vale [hàidrouéstiveil, -estivéil] 夏季水痘症，= hydroa aestivale.
hy·dro·al·bu·mi·nor·rhea [hàidrouælbjùminərí:ə] 水様タンパク便症，= simple enteritis.
hydroalcoholic extract 水アルコール製エキス.
hy·dro·an·en·ceph·a·ly [hàidrouænenséfəli] 水無脳症(孔脳症の一つ．仮性孔脳症に分類される先天奇形).
hy·dro·ap·pen·dix [hàidrouəpéndiks] 虫垂水腫.
hy·dro·ar·o·mat·ic [hàidrouæ̀rəmǽtik] 六員環脂環式化合物の，ヒドロ芳香族の.
hy·dro·ben·za·mide [hàidrəbénzəmaid] ヒドロベンズアミド $C_{21}H_{18}N_2$.
hy·dro·ben·zo·in [hàidrəbénzouin] ヒドロベンゾイン $C_6H_5CH(OH)CH(OH)C_6H_5$.
1-hy·dro·ber·ber·ine [-hàidroubə́:bəri:n] ヒドロベルベリン，= 1-canadine.
hy·dro·bil·i·ru·bin [hàidroubìlirú:bin] ヒドロビリルビン(赤褐色の色素．Maly の物質は mesobilirubinogen と非結晶性物質との混合物).
hy·dro·bleph·a·ron [hàidroubléfərɑn] 眼瞼水腫.
hy·dro·bro·mate [hàidroubróumeit] 臭化水素酸塩.
hy·dro·bro·mic ac·id [hàidroubróumik ǽsid] 臭化水素酸(臭化水素 HBr の約40%水溶液)，= acidum hydromicum, hydrogen bromide.
hydrobromic ether 臭化水素酸エーテル，= aethylis bromidum.
hy·dro·bro·mide [hàidroubróumaid] 臭化水素酸の付加塩.
hy·dro·caf·fe·ic ac·id [hàidroukæféik ǽsid] ヒドロカフェイン酸 $(OH)_2C_6H_3CH_2COOH$，= dihydroxyphenyl-propionic acid.
hy·dro·cal·y·co·sis [hàidroukæ̀likóusis] 腎杯水腫，水腎杯症 [医学].
hy·dro·car·bon [hàidroukɑ́:bən] 炭化水素(炭素と水素のみを含有する化合物で，鎖式および環式とに大別される).
h. radical 炭化水素基.
h. yeast 炭化水素酵母 [医学].
hy·dro·car·bo·nism [hàidroukɑ́:bənizəm] 炭化水素中毒症.
hy·dro·car·dia [hàidroukɑ́:diə] 水心嚢〔症〕，= hydropericardium.
hy·dro·car·pous oil [hàidroukɑ́:pəs ɔ́il] ダイフウシ［大風子］油(以前ハンセン病の治療薬であったが現在は用いられない).
hy·dro·car·pyl-a·ce·tic ac·id [hàidroukɑ́:pil əsí:tik ǽsid] (大風子酸)，= chaulmoogric acid.
hy·dro·cele [háidrəsi:l] 水瘤 [医学]，水腔，水様嚢胞 [医学]，水腫(水の集積した状態で，特に精巣(睾丸)および精索鞘膜内の水腫をいう).
h. feminae 女性水瘤(子宮円靱帯の疾患で，水瘤に酷似する).
h. funiculi spermatici 精索水瘤 [医学].
h. muliebris 女性ヌック管水瘤.
h. of cord 精索水瘤.
h. of testicle 精巣水瘤 [医学].
h. spinalis 脊椎水瘤，= spina bifida.
h. testicle 陰嚢水腫(瘤)，精巣(睾丸)水瘤，= hydrocele testis, hydrotic testis.
h. testis 精巣水瘤 [医学]，精巣(睾丸)水瘤.
hy·dro·ce·lec·to·my [hàidrousi:léktəmi] 水瘤切除術 [医学].
hy·dro·ce·no·sis [hàidrousi:nóusis] 導水，利水(体腔に貯留した水を除去すること).
hy·dro·ce·phal·ia [hàidrousifǽliə] 水頭症，= hydrocephaly. 形 hydrocephalic.
hydrocephalic cry 水頭症〔性〕号叫 [医学](水頭症患者の叫声).
hydrocephalic idiocy 水頭性白痴.
hy·dro·ceph·a·lo·cele [hàidrəséfələsi:l] 水頭瘤，脳室水腫性脳脱出，= hydrencephalocele.
hy·dro·ceph·a·loid [hàidrəséfələid] 類水頭〔症〕(① 水頭症様の．② 小児水頭症様の頭蓋で泉門の陥凹を呈する下痢症の随伴症).
h. disease 脳水腫様疾患(小児消耗症の際泉門の陥凹が起こること).
hy·dro·ceph·a·lo·me·ning·o·cele [hàidrousèfəlouminíŋgəsi:l] 水頭髄膜瘤，水頭髄膜ヘルニア.
hy·dro·ceph·a·lus [hàidrəséfələs] 脳水腫，水頭症 [医学].
h. ex vacuo 代償性水頭症 [医学].
hy·dro·ceph·a·ly [hàidrəséfəli] 水頭症 [医学](髄液の異常増加により，脳室が拡大し，頭は大きく，脳実質は圧迫萎縮を起こす).
hy·dro·chi·none [hàidrəkínoun] ヒドロキノン(キノール)，= hydroquinone.
hy·dro·chi·non·u·ria [hàidroukìnənjú:riə] ヒドロキノン尿〔症〕(salol, resorcinol, phenol, uva-ursi などの投与による).
hy·dro·chlo·rate [hàidrouklɔ́:reit] 塩酸塩，= hydrochloride.
hy·dro·chlo·ric ac·id [hàidrouklɔ́:rik ǽsid] 塩酸，塩化水素酸(胃酸補給薬，消化促進薬，製剤原料．塩化水素 HCl の33～37.5%水溶液)，= acidum hydrochloricum, hydrogen chloride.
hydrochloric acid milk 塩酸乳 [医学](牛乳100 mL につき規定塩酸約5%を加えたもの).
hydrochloric acid reflex 塩酸反射(膵液採取法の一つ)，= Deloch method.
hydrochloric ether 塩酸エーテル，= aethylis chloridum.
hy·dro·chlo·ride [hàidrouklɔ́:raid] 塩酸塩 [医学].
hy·dro·chlo·ro·pla·tin·ic ac·id [hàidrouklɔ̀:rouplætínik ǽsid] クロロ白金酸，白金塩化水素酸 H_2PtCl_6-$6H_2O$ (赤褐色潮解性結晶物)，= platinochloric acid.
hy·dro·chlo·ro·thi·a·zide [hàidrouklɔ̀:rouθáiəzaid] ヒドロクロロチアジド 化 6-chloro-3,4-dihydro-2*H*-1,2,4-benzothiadiazine-7-sulfonamide 1,1-dioxide $C_7H_8ClN_3O_4S_2$: 297.74 (利尿薬．抗高血圧薬).

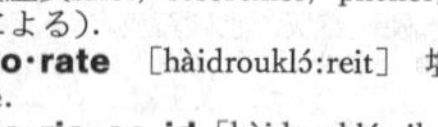

hy·dro·cho·le·cys·tis [hàidroukòulisístis] 胆嚢水腫.

hy·dro·cho·le·cys·ti·tis ［hàidroukòulisistáitis］ 水腫性胆嚢炎．

hy·dro·cho·le·re·sis ［hàidroukòulərí:sis］ 水様性胆汁分泌（水分の多い希薄胆汁分泌）．

hy·dro·cho·le·ret·ic ［hàidroukòulərétik］ 水様胆汁分泌の．

hy·dro·cho·le·ret·ics ［hàidroukòulərétiks］ 水様胆汁分泌薬［医学］．

hy·dro·cho·les·ter·ol ［hàidroukəléstərɔ:l］ 還元コレステロール．

hy·dro·cin·chon·i·dine ［hàidrousiŋkánidi:n］ ヒドロシンコニジン $C_{19}H_{24}N_2O$（シンコニンの異性体），＝ cinchamidine.

hy·dro·cin·cho·nine ［hàidrəsíŋkəni:n］ ヒドロシンコニン $C_{19}H_{24}N_2O$（キナ皮に存在し，合成し得る柱状結晶），＝ cinchotine，pseudocinchonine.

hy·dro·cin·nam·ic ac·id ［hàidrousinǽmik ǽsid］ ヒドロケイ皮酸 [化] *β*-phenylpropionic acid, benzylacetic acid $C_6H_5CH_2CH_2COOH$.

hy·dro·cin·na·moin ［hàidrəsínəmɔin］ ヒドロシナモイン $C_6H_5CH{=}CH(OH)CH(OH)CH{=}CHC_6H_5$.

hy·dro·cin·na·moyl ［hàidrəsínəmɔil］ ヒドロシナモイル基（$C_6H_5CH_2CH_2CO{-}$）．

hy·dro·cir·cus ［hàidrousə́:kəs］ 水環（水管系の歩管環）．

hy·dro·cir·so·cele ［haidrousə́:səsi:l］ 陰嚢水腫と精索静脈瘤の合併症．

hy·dro·co·done ［hàidroukóudoun］ ヒドロコドン [化] 4,5-epoxy-3-methoxy-*N*-methyl-6-oxomorphinan（合成鎮痛薬で鎮咳薬としても使用），＝ dihydrocodeine bitartrate.

hy·dro·coel(e) ［háidrəsi:l］ 水腔．

hy·dro·col·la·tor ［hàidrəkáləter］ 吸水薬．

hy·dro·col·li·dine ［hàidrəkálidi:n］ ヒドロコリジン $C_8H_{13}N$（腐敗物に産生する猛毒性プトマイン）．

hy·dro·col·loid ［hàidrəkálɔid］ ヒドロコロイド．

hy·dro·col·pos ［hàidrəkálpəs］ 腟水症，水腟症［医学］，＝ hydrocolpocele.

hy·dro·con·chin·ine ［hàidroukɑnkínin］ ヒドロコンキニン，＝ hydroconquinine，hydroquinidine.

hy·dro·co·ni·on ［hàidroukóuniən］ 噴霧器．

hy·dro·con·quin·ine ［hàidroukɑnkwínin, -kínin］ ヒドロコンキニン，＝ hydroconchinine，hydroquinidine.

hy·dro·cor·ta·mate hy·dro·chlo·ride ［hàidroukɔ́:təmeit hàidroukló:raid］ 塩酸ヒドロコルタメート [化] 11*β*,17*α*,21-trihydroxypregn-4-ene-3,20-dione 21-diethylamino acetate HCl（合成糖質コルチコイド，抗炎症薬）．

hy·dro·cor·ti·sone ［hàidroukɔ́:tizoun］ ヒドロコルチゾン [化] 11*β*,17,21-trihydroxypregn-4-ene-3,20-dione $C_{21}H_{30}O_5$：362.46（副腎皮質ホルモン）．

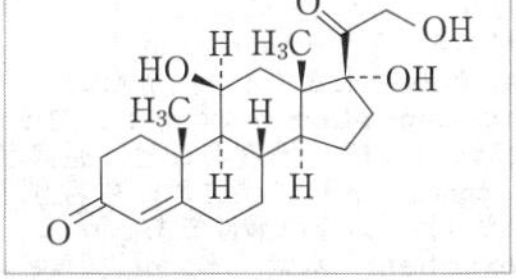

h. acetate ヒドロコルチゾン酢酸エステル [化] 11*β*,17,21-trihydroxypregn-4-ene-3,20-dione 21-acetate $C_{23}H_{32}O_6$：404.50（酢酸ヒドロコルチゾン．プレグナン系合成副腎皮質ホルモン）．→ cortisone acetate.（→ 構造式）

h. butyrate ヒドロコルチゾン酪酸エステル [化] 11*β*,17,21-trihydroxypregn-4-ene-3,20-dione 17-buty-

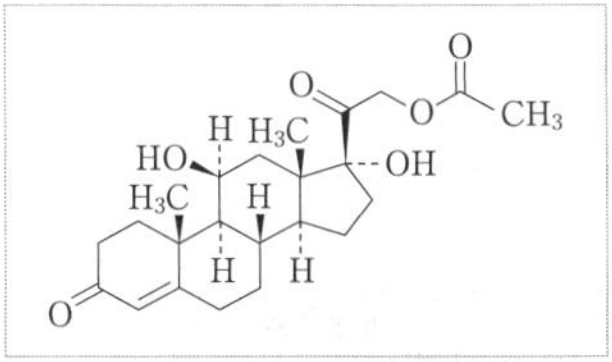

rate $C_{25}H_{36}O_6$：432.55（酪酸ヒドロコルチゾン．プレグナン系合成副腎皮質ホルモン．湿疹，皮膚炎群，痒疹群，乾癬，掌蹠膿疱症に適用）．

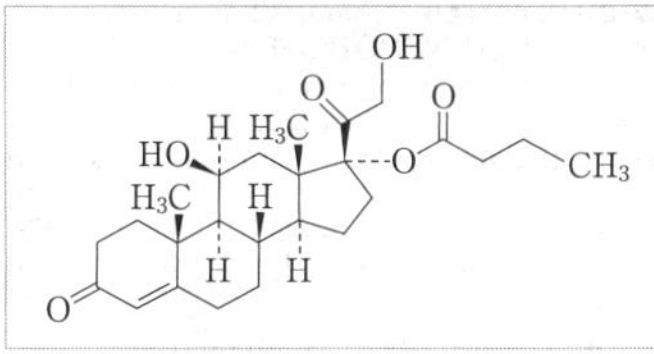

h. sodium phosphate ヒドロコルチゾンリン酸エステルナトリウム [化] disodium 11*β*,17,21-trihydroxypregn-4-ene-3,20-dione 21-phosphate $C_{21}H_{29}Na_2O_8P$：486.40（リン酸ヒドロコルチゾンナトリウム．プレグナン系合成副腎皮質ホルモン．ショック状態に適用）．

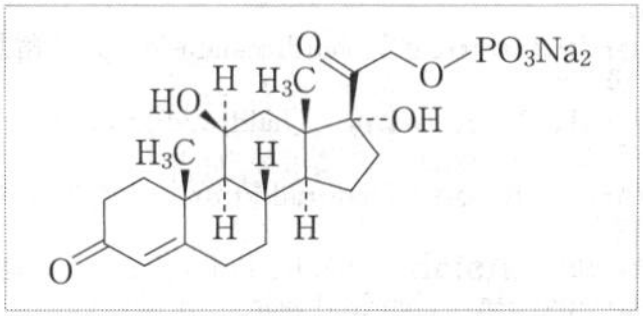

h. sodium succinate ヒドロコルチゾンコハク酸エステルナトリウム [化] monosodium 11*β*,17,21-trihydroxypregn-4-ene-3,20-dione 21-succinate $C_{25}H_{33}NaO_8$：484.51（コハク酸ヒドロコルチゾンナトリウム．プレグナン系合成副腎皮質ホルモン．急性循環不全およびショック様状態における救急に用いられる）．

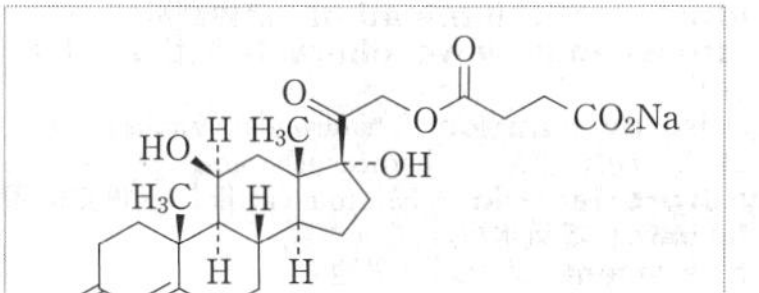

hy·dro·co·tar·nine ［hàidroukoutá:nin］ ヒドロコタルニン $C_{12}H_{15}NO_3{-}\frac{1}{2}H_2O$（アヘンにある痙攣毒）．

h. hydrochloride ヒドロコタルニン塩酸塩 $C_{12}H_{15}NO_3 \cdot HCl \cdot H_2O$：275.73（塩酸ヒドロコタルニン．イソキノリン系鎮咳薬．作用は鎮咳薬ノスカルピンに類似．呼吸抑制，麻酔作用を有し，モルヒネ，コディンオキシコドンの作用を増強する）．（→ 構造式）

Hy·dro·cot·y·le ［hàidroukóutail］ チドメグサ［血止草］属（ウコギ科の一属．葉が止血に用いられた），＝ water pennyworts.

hy·dro·crack·ing ［hàidroukrǽkiŋ］ 水添分解．

hy·dro·cu·mar·ic ac·id ［hàidroukju:mǽrik ǽsid］ ヒドロクマール酸 [化] *β*-phenol-propionic acid, para-

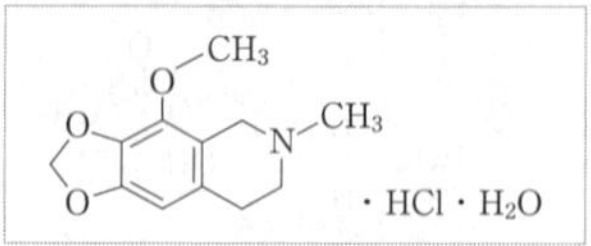

hydroxyhydratropic acid $OHC_6H_4(CH_2)_2COOH$（タンパク質の腐敗により生ずる酸），＝ melilotic acid.

hy·dro·cu·prei·dine［hàidroukjú:preidin］ヒドロクープレイジン $C_{19}H_{24}O_2N_2$–XH_2O（ヒドロキニジンからメチル基を脱してつくられる人工的アルカロイドで，ヒドロクプレインの異性体）.

hy·dro·cu·pre·ine［hàidroukjú:pri:in］ヒドロクプレイン $OHC_9H_5NCHOHC_5H_7N(CH_2)_2C_2H_5$（人工アルカロイドで，dihydroquinin を脱メチル基するか，cupreine を還元して得られる）.

hy·dro·cy·an·ic ac·id［hàidrousaiǽnik ǽsid］青酸，シアン化水素酸（シアン化水素 HCN の水溶液）.

hy·dro·cy·a·nism［hàidrousáiənizəm］青酸中毒.

hy·dro·cyst［háidrəsist］水〔性〕嚢腫（水を内容とする嚢胞）.

hy·dro·de·fi·cien·cy［hàidroudifíʃənsi］水分欠乏〔症〕［医学］.

hy·dro·der·ma［hàidroudə́:mə］水皮症，皮膚水腫.

hy·dro·de·sox·y·chol·ic ac·id［hàidroudisɔ̀ksikálik ǽsid］$C_{25}H_{40}O_4$（ブタの胆汁酸）.

hydrodesulfurization process 水素脱硫法［医学］.

hy·dro·di·ar·rhe·a［hàidroudàiərí:ə］水瀉，水様下痢.

hy·dro·di·a·scope［hàidroudáiəskoup］角膜弓隆矯正器（乱視の治療に用いる）.

hy·dro·dic·ti·ot·o·my［hàidroudìktiátəmi］網膜転位手術（Secondi）.

Hy·dro·dic·ty·on［hàidrədíktiɑn］アミミドロ属（緑藻類）.

hy·dro·dif·fu·sion［hàidroudifjú:ʒən］液体拡散.

hy·dro·dip·sia［hàidrədípsiə］水分渇望.

hy·dro·dip·so·ma·nia［hàidroudìpsouméiniə］渇水症（ヒステリーの一症状）.

hy·dro·di·u·re·sis［hàidroudàijurí:sis］希薄尿過多排泄.

hy·dro·duc·tus［hàidrədʌ́ktəs］水管，石管，＝ stone canal.

hydrodynamic lubrication 流体潤滑.

hydrodynamic valve characteristics 水力学的弁特性［医学］.

hy·dro·dy·nam·ics［hàidroudainǽmiks］水力学［医学］，流体力学，＝ hydromechanics.

hy·dro·e·lec·tric［hàidrouiléktrik］水電気併用の.
 h. bath 電気水浴.
 h. element ガルバニ電池.

hy·dro·e·lec·tri·za·tion［hàidrouilèktrizéiʃən］水電気療法.

hy·dro·e·lec·tro·ther·a·py［hàidrouilèktrəθérəpi］電気水浴療法.

hy·dro·en·ceph·a·lo·cele［hàidrouenséfələsi:l］水脳瘤，水脳ヘルニア.

hy·dro·en·ceph·a·lo·dys·pla·sia［hàidrouensèfəloudispléiziə］水頭脳形成不全症［医学］，脳形成不全性水頭〔症〕.

hy·dro·ex·trac·tor［hàidrouikstrǽktər］脱水機.

hy·dro·fer·ri·cy·an·ic ac·id［hàidroufèrisaiǽnik ǽsid］フェリシアン酸 $H_3[Fe(CN)_6]$（塩基と化合してフェリシアン塩をつくる三塩基酸）.

hy·dro·fer·ro·cy·an·ic ac·id［hàidroufèrousaiǽnik ǽsid］フェロシアン酸 $H_4[Fe(CN)_6]$（塩基と化合してフェロシアン塩をつくる四塩基酸）.

hy·dro·flu·me·thi·a·zide［hàidrouflù:miθáiəzaid］ヒドロフルメチアジド [化] 3,4-dihydro-6-trifluoromethyl-2*H*-2,4-benzothiadiazine-7-sulfonamide 1,1-dioxide（降圧利尿薬）.

hy·dro·flu·or·ic ac·id［hàidrouflu:árik ǽsid］フッ化水素酸（フッ化水素 HF の47～53%水溶液），＝ fluohydric acid.

hy·dro·flu·o·si·lic·ic ac·id［hàidrouflù:əsilísik ǽsid］ヒドロフルオケイ酸 H_2SiF_6（四フッ化シリコンを水中に通して得られる），＝ hydrosilicofluoric acid.

hy·dro·fuge［háidrəfju:ʤ］防湿する.

hy·dro·fu·ra·mide［hàidroufjú:rəmaid］ヒドロフラミド，＝ furfuramide.

hy·drog·a·my［haidrágəmi］水媒花，水媒生殖.

hy·dro·gas·ter［hàidrəgǽstər］腹水，＝ ascites.

hy·dro·gel［háidrəʤəl］ヒドロゲル［医学］.

hy·dro·gen (H)［háidrəʤən］水素［医学］（原子番号1，元素記号H，原子量1.0079，比重0.069，天然同位元素の質量数1，2，無色，無味，無臭，可燃性の気体で，元素中最も軽く，3種の同位元素，すなわち質量1の普通の水素 protium，質量2の重水素 deutium および質量3の三重水素 tritium がある．水素は最も広く天然に存在し，酸素とともに有機物の主要成分をなし，実用的価値をもつ），＝ hydrogenium.
 h. acceptor 水素受容体（還元反応において，他の化合物から水素を受容する物質）.
 h. arsenide ヒ化水素（アルシン），＝ arsenuretted hydrogen，arsine.
 h. azide アジ化水素［医学］.
 h. bomb 水素爆弾（重水素 ^2H または三重水素 ^3H の関係する原子核反応のエネルギーを利用する爆弾）.
 h. bond 水素結合，＝ hydrogen bridge.
 h. brittleness 水素もろさ［医学］.
 h. bromide 臭化水素 HBr（臭化水素酸）.
 h. carrier 水素運搬体，水素担体.
 h. chloride 塩化水素 HCl（塩酸，塩化水素酸）.
 h. cyanide シアン化水素 HCN（無色の液体）.
 h. cycle 水素環（水素または遊離酸を吸着体として利用する陽イオン置換の全過程）.
 h. disulfide 二硫化水素 H_2S_2（悪臭を放つ液体）.
 h. donator 水素供与体（酸化反応において，水素受容体へ水素を伝達する物質）.
 h. donor 水素供与体（化学反応における）.
 h. electrode 水素電極［医学］（気体電極の一つ）.
 h. embrittlement 水素ぜい（脆）化［医学］.
 h. exponent 水素〔イオン〕指数［医学］（水素イオン濃度を表す値で，溶液1L中の水素イオンのモル濃度の逆数の常用対数，すなわちpH．Sörensen）.
 h. fluoride フッ化水素.
 h. iodide ヨウ化水素 HI（ヨウ化水素酸）.
 h. ion 水素イオン（水素の原子核 proton をいい，水溶液においてすべての酸はこのイオンを遊離する．H^+ の記号で表す）．→ hydronium.
 h. ion activity 水素イオン活量［医学］.
 h. ion concentration 水素イオン濃度［医学］（溶液中の水素イオンH^+の濃度のこと．通常水素指数hydrogen exponent (pH)で表され，中性値7以上のものはアルカリ性，以下は酸性である）.
 h. ion exponent 水素イオン指数［医学］，＝ hydrogen exponent.
 h. lamp 水素ランプ［医学］.
 h. monoxide 一酸化水素 H_2O（普通の水）.
 h. number 水素価（脂肪が吸収し得る水素量で，不飽和脂肪酸の量を示す）.
 h. overvoltage 水素過電圧.
 h. peroxide 過酸化水素［医学］H_2O_2.

h. peroxide solution 過酸化水素水(H_2O_2 の2.5〜3.5%水溶液), = liquor hydrogenii dioxidi, oxydol.
h. peroxide test 過酸化水素試験(潜血反応で, 20% H_2O_2 を加えると小泡が多数に発生する).
h. persulfide 過硫化水素, = hydrogen polysulfide.
h. phosphide リン化水素 PH_3, = phosphine, phosphuretted hydrogen.
h. polysulfide ポリ硫化水素(H_2S_2, H_2S_3 などの総称).
h. salt 水素塩(酸性塩ともいい, 多塩基酸の水素が完全に金属で置換されていないもの).
h. scale 水素温度目盛.
h. selenide セレン化水素 H_2Se.
h. silicide ケイ化水素(ケイ素の水素化合物の総称), = silicon hydride.
h. sulfide 硫化水素 H_2S (悪臭のある有毒気体), = hydrosulfuric acid, hydrothion, sulfuretted hydrogen.
h. swell 水素膨張(缶詰の)〔医学〕.
h. telluride テルル化水素 TeH_2.
h. treating 水素化処理〔医学〕.
h. trisulfide 三硫化水素 H_2S_3.
h. value 水素価〔医学〕.
hy·drog·e·nase [haidrádʒəneis] 水素酵素(脱水素酵素系, チオル群などを受容体とし, 分子性水素により還元を触媒する酵素), = reductase.
hydrogenated oil 硬化油(脂肪油に水素を添加して飽和化合物様とし, 固形脂肪にした水素添加油), = hard oil, hardened o..
hy·dro·gen·a·tion [hàidroudʒənéiʃən] 水素添加〔作用〕〔医学〕, 添水素〔作用〕.
h. of coal 石炭液化.
h. of fats 脂肪の水素添加.
hy·dro·gen·car·bo·nate [hàidrədʒənká:bəneit] 炭酸水素塩.
hy·drog·e·nide [haidrádʒənaid] 水素化物, = hydride.
hy·dro·gen·i·o·nom·e·try [hàidroudʒənàiounámitri] 水素イオン測定法.
hy·dro·ge·ni·um [hàidroudʒí:niəm] 水素, = hydrogen.
hy·dro·gen·ly·ase [hàidrədʒənláieis] 水素離脱酵素.
hy·drog·e·noid con·sti·tu·tion [haidrádʒənɔid kànstitjú:ʃən] ① 嫌湿性素質(多湿に耐え難い型). ② 多水性体質(類症療法に用いられる用語で, 血液の水分が過剰に存在する体質. von Grauvogel), = hydremia.
hydrogenois remedy 多水性体質治療薬.
hy·dro·ge·nol·y·sis [hàidroudʒənálisis] 水素化分解〔医学〕.
hy·dro·gen·o·some [hàidrədʒénəsoum] ハイドロゲノゾーム.
hy·dro·glos·sa [hàidrouglásə] ガマ腫, ラヌラ, = ranula.
hydrographic chart 水路図.
hy·dro·gym·na·si·um [hàidroudʒimnéiziəm] 水中運動場.
hy·dro·gym·nas·tics [hàidroudʒimnǽstiks] 水中体操〔医学〕.
hy·dro·gy·rom·e·ter [hàidroudʒairámitər] 回転力水圧計.
hy·dro·hal·ide [hàidrəhǽlaid] ハロゲン酸塩.
hy·dro·he·ma·to·ne·phro·sis [hàidrouhèmətounifróusis] 水血腎症.
hy·dro·he·mo·tho·rax [hàidrouhèməθɔ́:ræks] 水血胸〔症〕.
hy·dro·hep·a·to·sis [hàidrouhèpətóusis] 肝臓水腫.
hy·dro·hy·me·ni·tis [hàidrouhàiminάitis] 漿〔液〕膜炎.
hy·droid col·o·ny [háidrɔid káləni] ヒドロ合体(腔腸動物において海産のヒドロポリプが無性生殖の結果生じた合体).
hy·droi·od·ic ac·id [hàidrɔiádik ǽsid] ヨウ化水素酸, = hydriodic acid.
hy·dro·i·on [hàidrouáiən] 水素イオン, = hydrion.
hy·dro·jug·lone [hàidrədʒʌ́gloun] ヒドロユグロン [化] 1,4,5-trioxynaphthaline $C_{10}H_5(OH)_3$ (クルミの未熟仮果皮に存在する配糖体で, α と β の2種に区別され, α-ヒドロユグロンは空気中で酸化されてユグロンに変化する).
hy·dro·ki·nase [hàidroukáineis] 水素移動酵素(酸化還元酵素 oxidoreductase とほぼ同意. Wieland).
hy·dro·ki·ne·si·o·ther·a·py [hàidroukainì:siəθérəpi] 水中運動療法〔医学〕.
hydrokinetic orifice formula (心弁口面積ないし短絡部面積を求める流体運動学式で次のように求める. ただしAは弁口ないし短絡部面積の cm² 数, Fは1秒間の血液量 mL 数, Cは実験的定数, gは重力加速度, hは弁動後における圧勾配の mmHg 値).

$$A = \frac{F}{C\sqrt{2gh}}$$

hy·dro·ki·net·ics [hàidroukainétiks] 流体動力学.
hy·dro·kol·lag [hàidrəkáləg] (石墨微粒子の浮遊液で, 線毛運動またはリンパ循環の実験研究に用いる).
hy·drol [háidrɔ:l] ハイドロール〔医学〕(①1分子の水. ②デンプンからブドウ糖を製造するときの母液), = hydrone, monohydrol.
hy·dro·lab·il·i·ty [hàidrouləbíliti] 水分結合不安定性. [形] hydrolabile.
hy·dro·lab·y·rinth [hàidrəlǽbirinθ] 迷路水腫.
hy·dro·lase [háidrəleis] 加水分解酵素, 水解酵素, ヒドロラーゼ(≡C–O–または≡C–N=結合の加水分解を触媒する酵素の総称で, desmolase に対立する酵素の分類に基づき, エステラーゼ, カルボヒドラーゼ, プロテアーゼ, アミダーゼの4群に大別される), = hydrase, hydratase, hydrolyst.
hy·dro·lith [háidrəliθ] 水素化カルシウム CaH_2 (水と化合して水素を発する), = calcium hydride.
hy·drol·o·gy [haidrálədʒi] 水学.
hy·dro·lymph [háidrəlimf] 水リンパ(ある種の動物に存在する希薄な水様血液).
hy·drol·y·sate [haidrάliseit] 水解物, 水解質, = hydrolyzate.
hy·drol·y·sis [haidrálisis] 加水分解〔医学〕(単に水解と略すことがある). [複] hydrolyses. [形] hydrolytic.
h. constant 加水分解定数.
hy·dro·lyst [háidrəlist] = hydrase.
hy·dro·lyte [háidrəlait] 加水分解生成物, 水解物.
hy·dro·lyt·ic [hàidrəlítik] 加水分解の.
h. cleavage 加水分解.
h. enzyme 加水分解酵素〔医学〕, 水解酵素.
h. tank 水解槽, = septic tank.
hy·drol·y·zate [haidrálizeit] 水解質, = hydrolysate.
hy·dro·lyze [háidrəlaiz] 加水分解する.
hy·dro·ma [haidróumə] ヒドローマ(水嚢腫), = hygroma.
hy·dro·man·cy [háidrəmænsi] 水占い(水によって占いをすること).
hy·dro·ma·nia [hàidrouméiniə] 投水症.
hy·dro·mas·sage [hàidroumәsá:ʒ] 水中マッサージ〔医学〕, 水あんま(按摩)(水を動揺させてマッサー

H

ジを施す方法).
hy·dro·me·chan·ics [hàidroumikǽniks] 流体力学.
hy·dro·mel [háidrəmel] 水蜜，ハチ蜜水(水とハチ蜜との混合物).
hy·dro·me·nin·gi·tis [hàidroumenìnʤáitis] ①水髄膜炎(漿液滲出性のもの). ②デスメー膜炎，毛様体炎.
hy·dro·me·ning·o·cele [hàidrouminíŋgəsi:l] 水髄膜瘤.
hy·drom·e·ter [haidrámitər] 液体比重計(浮き秤)(液体の比重を測定する器械)，= areometer.
hy·dro·me·tra [hàidroumí:trə] 子宮留水症〔医学〕(老年期に閉経のため子宮口の閉鎖とともに粘液が貯留する状態).
hy·dro·me·tro·col·pos [hàidrəmì:trəkálpəs] 子宮腟留水症.
hy·drom·e·try [haidrámitri] 液体比重測定法. 形 hydrometric.
hy·dro·mi·cro·ce·phal·ia [hàidroumàikrəsifǽliə] 水小頭〔蓋〕症〔医学〕.
hy·dro·mi·cro·ceph·a·ly [hàidroumàikrəséfəli] 水小頭〔蓋〕症.
hy·dro·mor·phone hy·dro·chlo·ride [hàidroumɔ́:foun hàidrouklɔ́:raid] 塩酸ヒドロモルホン 化 4,5-epoxy-3-hydroxy-*N*-methyl-6-oxomorphinan HCl(麻薬性鎮痛薬)，= dihydromorphinone HCl.
hy·drom·pha·lus [haidrámfələs] 水臍症(水腫または嚢胞が臍に生じたこと).
hy·dro·my·e·lia [hàidroumaií:liə] 脊髄〔内〕水腫〔症〕，水脊髄腫.
hy·dro·my·e·lo·cele [hàidroumáiələsi:l] 水脊髄ヘルニア，脊髄瘤.
hy·dro·my·e·lo·me·ning·o·cele [hàidroumàiəlouminíŋgəsi:l] 水脊髄髄膜ヘルニア，水脊髄髄膜瘤.
hy·dro·my·o·ma [hàidroumaióumə] 水腫性筋腫.
hy·dro·myr·inx [hàidrəmírinks] 鼓室水腫，= hydrotympanum. 複 hydromyringa.
hy·dro·naph·thyl·a·mine [hàidrounæfθíləmin] ヒドロナフチラミン $C_{10}H_{11}NH_2$(強力な散瞳薬).
hy·dro·ne·phro·sis [hàidrounifróusis] 水腎症〔医学〕(尿腎症ともいう)，= uronephrosis.
hy·dro·ne·phrot·ic [hàidrounifrátik] 水腎症の.
h. kidney 水腎症腎〔医学〕(尿路通過障害による腎盂，腎杯の拡張した腎臓).
hy·dro·ni·tric ac·id [hàidrounáitrik ǽsid] = triazoic acid.
hy·dro·ni·trous ac·id [hàidrounáitrəs ǽsid] ヒドロ亜硝酸 H_2NO_2，= nitroxylic acid.
hy·dro·ni·um [haidróuniəm] ヒドロニウム(すべての酸溶液に存在するといわれる溶媒水素イオン，すなわち $H^+(H_2O)$ または H_3O^+)，= hydroxonium.
h. ion イオン化水素($H^+ + H_2O = H_3O^+$).
h. perchlorate 過塩素酸，= perchloric acid.
hy·dro·nol [háidrənɔ:l] ヒドロノール $(HOH)_2$(水分子が重合した仮定分子で，その一つはHとOHとに解離されて，化学的に活性化される).
hy·dro-ol·i·go·cy·the·mia [háidrou àligousaiθí:miə] 水乏細胞血症.
hy·dro·pan·cre·a·to·sis [hàidroupæ̀ŋkriətóusis] 水膵症.
hy·dro·par·a·cu·mar·ic ac·id [hàidroupæ̀rəkju:méərik ǽsid] ヒドロクマリン酸の異性体.
hy·dro·par·a·sal·pinx [hàidroupæ̀rəsǽlpiŋks] 水傍卵管〔症〕，傍卵管留水症.
hy·dro·par·o·ti·tis [hàidroupæ̀routáitis] 水耳下腺炎.
hy·dro·path·ic [hàidrəpǽθik] 水治療法の.
hy·drop·a·thy [haidrápəθi] 水治法，= water cure.
hy·dro·pel·vis [hàidrəpélvis] 水腎盂〔症〕〔医学〕(尿路通過障害によって生じた腎盂の拡張).
hy·dro·pe·nia [hàidroupí:niə] 水〔欠〕乏症，脱水症.
hy·dro·pe·nic [hàidroupí:nik] 水欠乏症の.
hy·dro·per·i·car·di·tis [hàidroupèrika:dáitis] 血膜血腫.
hy·dro·per·i·car·di·um [hàidroupèriká:diəm] 心膜水腫〔医学〕(心膜腔内に漿液性液体が大量貯留した状態).
hy·dro·per·i·ne·phro·sis [hàidroupèrinifróusis] 腎臓周囲水腫.
hy·dro·per·i·on [hàidrəpériən] 卵膜水(真性脱落膜と被包脱落膜との間にある体液).
hy·dro·per·i·to·ne·um [hàidroupèritəní:əm] 腹水症，= hydroperitonia.
hy·dro·per·ox·i·dase [hàidrouperáksideis] 水過酸化酵素(peroxidase と catalase とを含む酵素群の総称で，生体内で生成される過酸化水素に作用して相同付加化合物をつくる．両者の相違点はその受容質である．Theorell).
hy·dro·pex·ia [hàidrəpéksiə] 水(みず)固定，= hydropexis.
hy·dro·pex·is [hàidrəpéksis] 水固定〔医学〕.
h. acceptor 水素受容体〔医学〕.
h. carrier 水素担体〔医学〕.
h. donator 水素供与体〔医学〕.
hy·dro·phag·o·cy·to·sis [hàidroufægəsáitis] 血漿貪食〔反応〕(食細胞による血漿の吸収).
hydrophid venom ウミヘビ毒.
hy·dro·phil(e) [háidrəfil] ①親水性の，吸湿性の. ②水媒〔花〕の(植物)，= hydrophilic, hydrophilous.
h. colloid 親水コロイド(コロイド水溶液のうちで，少量の電解質を添加しても容易に沈殿しないもの).
h.-lipophile balance value 親水性・親油性バランス価〔医学〕.
hy·dro·phil·ia [hàidrəfíliə] ①親水性，吸湿性. ②浮腫，= hydrophilism.
h. skin test 浮腫皮膚試験，= McClure-Aldrich test.
hy·dro·phil·ic [hàidrəfílik] 親水性の〔医学〕，= hydrophil(e), hydrophilous.
h. colloid 親水膠質，親水コロイド.
h. contact lens 親水性コンタクトレンズ〔医学〕.
h. group 親水基〔医学〕.
h. ointment 親水軟膏〔医学〕(ステアリルアルコール250g，白色ワセリン250g，グリセリン120g，硫酸ラウリルナトリウム10g，パラオキシ安息香酸エチル0.25g，パラオキシ安息香酸ブチル0.25gを水で1,000gとしたもので，水中油(o/w)性の乳剤で，水で可溶性).
h. petrolatum 親水性ワセリン(ワセリンにコレステロール，ステアリルアルコール，白ろう(蝋)および羊毛脂を混合したもの).
h. system 親水系〔医学〕(分散媒が水であり，水に対し親和性をもつコロイド粒子が分散相である系).
hy·dro·phi·lic·i·ty [hàidroufilísiti] 親水性〔医学〕.
hy·dro·phil·ism [háidrəfilizəm] 親水性，= hydrophilia.
hy·droph·i·lous [haidráfiləs] 親水性の，= hydrophil(e), hydrophilic.
hy·dro·phobe [háidrəfoub] 疎水性の，= hydrophobic.
h. colloid 疎水コロイド.
hy·dro·pho·bia [hàidroufóubiə] 恐水病〔医学〕，狂犬病，= lyssa, rabies.
hy·dro·pho·bic [hàidroufóubik] 恐水病〔の〕〔医学〕，疎水性の，= hydrophobe.

h. bond 疎水結合〔医学〕.
h. colloid 疎水膠質(少量の電解質を加えると，容易に沈殿を生ずるもので，反水性膠質ともいう)，= suspension colloid.
h. group 疎水基〔医学〕.
h. powder 疎水性粉末〔医学〕.
h. stage 恐水期〔医学〕.
h. system 疎水系〔医学〕(分散媒が水であって，水には親和性のないコロイド粒子が分散相である系).
h. tetanus 恐水性破傷風，= head tetanus.
hy·dro·pho·bic·i·ty [hàidroufoubísiti] 疎水性〔医学〕.
hy·dro·pho·bo·pho·bia [hàidroufòuboufóubiə] 狂犬病恐怖〔症〕〔医学〕(恐水病に対する恐怖症で，ときとしては真の恐水病の症状を呈する状態)，= lyssophobia, pseudorabies.
hy·dro·phone [háidrəfoun] 水中マイクロフォン〔医学〕.
hy·dro·pho·ro·graph [hàidrəfɔ́:rəgræf] 流圧計(尿または髄液の流動および圧力を測定する器械).
hy·droph·thal·mia [hàidrɑfθǽlmiə] 水眼，= hydrophthalmos.
hy·droph·thal·mos [hàidrɑfθɑ́lməs] 水眼，牛眼(眼球内に水分が貯留して，牛眼，球状角膜，ぶどう膜腫などの症状を誘発し，後眼部または前眼部，あるいは全眼を侵すことがある)，= buphthalmos, keratoglobus.
hy·droph·thal·mus [hàidrɑfθɑ́lməs] 水眼〔症〕〔医学〕，牛眼，= buphthalmos, hydrophthalmos, keratoglobus.
hy·dro·phy·so·me·tra [hàidroufàisoumí:trə] 子宮留水気症(子宮に水およびガスが貯留する状態).
hy·dro·phyte [háidrəfait] 水生植物.
hy·drop·ic [haidrɑ́pik] 水滴性の，水腫性の(空胞性と形態学的には同義)，= dropsical.
h. degeneration 液化変性〔医学〕，水滴様変性(空胞変性)，= vacuolar degeneration.
h. swelling 水症性腫脹.
hy·dro·pig·e·nous [hàidrəpíʤənəs] 水症発生の.
h. nephritis 水血症性腎炎〔医学〕.
hydroplaning phenomenon ハイドロプレーニング現象.
hy·dro·plas·ma [hàidrəplǽzmə] 細胞液状質.
hy·dro·plas·mia [hàidrəplǽzmiə] 水血漿〔症〕.
hy·dro·pneu·ma·to·sis [hàidrounjù:mətóusis] 水気症，水気腫.
hy·dro·pneu·mo·go·ny [hàidrounju:móugəni] 関節内空気注入検査法.
hy·dro·pneu·mo·per·i·car·di·um [hàidrounjù:moupèriká:diəm] 水気心膜〔症〕〔医学〕，心膜水気腫.
hy·dro·pneu·mo·per·i·to·ne·um [hàidrounjù:moupèritəní:əm] 水気腹症.
hy·dro·pneu·mo·tho·rax [hàidrounjù:mouθɔ́:ræks] 水気胸〔症〕〔医学〕，漿液気胸.
hy·dro·pon·ic [hàidrəpɑ́nik] 水耕(水栽培)の.
h. farm 水耕農場.
hy·dro·po·ther·a·py [hàidroupəθérəpi] 腹水注射療法.
hy·drops [háidrɑps] 水症〔医学〕，= dropsy. 形 hydropic, hydropical.
h. abdominis 腹水.
h. ad matulum 多尿症，= polyuria.
h. amnii 羊水過多症，= hydroramnion.
h. anasarca 水腫性全身浮腫，全身水症.
h. antri 上顎洞水症.
h. articuli 関節水症，= hydrarthrosis.
h. articulorum intermittens 間欠性関節水症，= intermittent hydrarthrosis.
h. asthmaticus 脚気，= beriberi.
h. congenitus universalis 汎発性先天性〔胎児〕水腫(胎児性赤芽球症 erythroblastosis fetalis の一臨床型で，胎児の全身に著明な水腫がみられ，高度の貧血と赤芽球症が認められる).
h. corporis lutei 黄体水症.
h. ex vacuo 補空性水症.
h. fetalis 胎児水腫，= erythroblastosis fetalis.
h. fibrinosum 線維素性水腫(特に骨髄の膠状変性についていう).
h. foetalis 胎児水腫.
h. folliculi 卵胞水腫.
h. gravidarum 妊娠浮腫.
h. hypostrophos 血管神経性水腫，= angioneurotic edema.
h. labyrinthi 迷路水腫，= Ménière syndrome.
h. of bile duct 胆管水症(胆嚢管が肝管に合する部分が閉塞されて，胆汁が次第に薄められて白色化すること).
h. of gallbladder 胆嚢水腫.
h. of joint 関節水腫〔症〕，= articular hydropsy, hydrarthrosis.
h. of placenta 胎盤水腫〔医学〕.
h. ovarii 水卵巣〔症〕.
h. placentae 胎盤水腫.
h. pleurae 水胸〔症〕，= hydrothorax.
h. processus vermiformis 虫垂粘液嚢腫.
h. sacchatus 被包水腫.
h. sacci lacrimalis 涙嚢水腫.
h. sanguinolentus 血漿水症.
h. spurius 偽性水症，= pseudomyxoma peritonei.
h. tubae 卵管水腫，= hydrosalpinx.
h. tubae profluens 漏水性卵管水腫.
h. viarum biliferarum 胆管水症，= hydrops of bile duct.
hy·drop·sia [haidrɑ́psiə] 水腫，水症，= hydrops, hydropsy.
h. vesicae fellae 胆嚢水腫.
hy·drop·sy [háidrəpsi] 水腫，水症，= hydrops.
hy·dro·py·o·ne·phro·sis [hàidroupàiounifróusis] 水膿腎〔症〕〔医学〕.
hy·dro·quin·i·cine [hàidrəkwínisin] ヒドロキニシン $C_{20}H_{26}O_2N_2$ (乾燥硫酸ヒドロキニンを融合して得られるアルカロイド).
hy·dro·quin·i·dine [hàidrəkwínidin] ヒドロキニジン $C_{20}H_{26}N_2O_2$–2½H_2O (シンコナアルカロイドで，ヒドロキニンの異性体)，= hydroconquinine.
hy·dro·quin·ine [hàidroukwáinain, -kwíni:n] ヒドロキニン ㊓ methylhydrocupreine $C_{20}H_{26}O_2N_2$–$2H_2O$ (白色結晶粉末で，マラリア治療に用いる)，= dihydroquinine.
hy·dro·quin·ol [hàidrəkwínɔ:l] ヒドロキノール，= hydroquinone.
hy·dro·qui·none [hàidroukwinóun, -kwínoun] ヒドロキノン ㊓ para-dioxybenzene (キノンを還元して得られる解熱作用のある物質で，写真の現像に用いられる)，= hydrochinone, hydroquinol, quinol.
h.-acetic acid 酢酸ヒドロキノン，= homogentisic acid.
hy·dro·ra·chis [hàidrouréikis, -rɔ́:rəkis] 水脊髄症，脊髄水腫.
hy·dro·ra·chi·tis [hàidrourəkáitis] 漿液性脊髄炎.
hy·dro·rhe·o·stat [hàidrourí:əstæt] 水可変抵抗器(抵抗に水を用いた可変抵抗器).
hy·dror·rhea [hàidrərí:ə] 漿液漏出〔医学〕.
h. cerebrospinalis 脳脊髄液漏.
h. gravidarum 妊娠子宮漏水症(妊婦漿液漏出)，

H

= hydrorrhea gravidae.
h. nasalis 水様〔性〕鼻漏〔症〕〔医学〕.
h. of uterus 子宮漏水症〔医学〕.
hy·dro·rub·ber [hàidrourʌ́bər] 水素化ゴム〔医学〕.
hy·dro·sal·pinx [hàidrəsǽlpiŋks] 卵管留水症〔医学〕，水卵管〔症〕，= sactosalpinx serosa.
hy·dro·sar·co·cele [hàidrousɑ́:kəsi:l] 精巣肉様水瘤.
hy·dro·sat·ur·nism [hàidrəsǽtə:nizəm] 飲水鉛中毒〔症〕.
hy·dros·che·o·cele [haidrɑ́skiəsi:l] 水瘤性陰嚢ヘルニア.
hy·dro·scope [háidrəskoup] 湿度計，ハイドロスコープ.
hy·dro·sere [háidrəsiər] 湿生系列，水生系列.
hy·dro·sil·i·co·flu·or·ic ac·id [hàidrəsìlikouflu:ɑ́rik ǽsid] (ヒドロフルオケイ酸)，= hydrofluosilicic acid.
hy·dro·sis [haidróusis] (hidrosis の誤綴).
hy·dro·sol [háidrəsɔ:l] 水膠液，水性ゾル，ヒドロゾル〔医学〕(水を分散媒としたコロイド水溶液).
hy·dro·sol·u·ble [hàidrousɑ́ljubl] 水溶性の.
hy·dro·so·ma [hàidrousóumə] ヒドロ群類.
hy·dro·sper·ma·to·cele [hàidrouspə́:mətəsi:l] 精液水瘤，= spermatocele.
hy·dro·sper·ma·to·cyst [hàidrouspə́:mətəsist] 精液水瘤.
hy·dro·sphere [háidrəsfiər] 水圏〔医学〕(地球の表面をおおう水の部分).
hy·dro·sphyg·mo·graph [hàidrəsfígməgræf] 水柱式脈波計(脈拍が水柱を介して伝達される脈波計).
hy·dro·spi·rom·e·ter [hàidrouspairámitər] 水中式肺活量計(水を指標とした肺活量計).
hy·dro·sta·bil·i·ty [hàidroustəbíliti] 水分結合安定性〔医学〕. 形 hydrostabile.
hy·dro·stat [háidrəstæt] 警水器(容器または貯水槽の水面の高さを調節する装置，漏水検出器).
hy·dro·stat·ic [hàidrəstǽtik] ① 液体静力学的の，静水学的の. ② 胃腸浮揚試験，= stomach and bowel test.
h. balance 比重計〔医学〕，水秤，浮秤.
h. bed 水ベッド，水床，= water bed.
h. dilatation 水圧拡張法.
h. lung test 肺浮揚試験(新生児の肺の水中での浮沈を検査して，その比重から生産か死産かを決定する方法).
h. press 水圧器.
h. pressure 静水圧〔医学〕.
h. stomach and bowel test 胃腸浮揚試験，胃腸浮遊試験.
h. stress 流体応力.
h. test of lung 肺浮遊試験〔医学〕.
hy·dro·stat·ics [hàidrəstǽtiks] 液体静力学. 形 hydrostatic.
hy·dro·su·dop·a·thy [hàidrousju:dɑ́pəθi] 発汗水治法，= hydrosudotherapy.
hy·dro·sul·fide [hàidrəsʌ́lfaid] 硫水化物(硫化水素の水素の1原子が金属原子で置換された化合物).
hy·dro·sul·fite [hàidrəsʌ́lfait] ヒドロ亜硫酸塩 (MgS_2O_6–$6H_2ONa_2S_2O_6$–$2H_2O$ の結晶水の水素を酸の水素と誤って付けられた名称).
hy·dro·sul·fu·ric ac·id [hàidrousʌlfjú:rik ǽsid] = hydrogen sulfide.
hy·dro·sul·fu·rous ac·id [hàidrəsʌ́lfjurəs ǽsid] = thiosulfuric acid.
hy·dro·sul·pho·sol [hàidrəsʌ́lfəsɔ:l] ヒドロスルフォソール(-SH 基を含む酵素性物質で組織再生促進薬).
hy·dro·sy·rin·go·my·e·lia [hàidrousiriŋgoumaií:liə] 脊髄空洞水症.
hy·dro·tax·is [hàidrətǽksis] 走水性，走湿性(湿気に対して動物の運動すること).
hy·dro·the·ca [hàidrouθí:kə] ヒドロ莢(ヒドロ虫類の).
hy·dro·ther·a·peu·tics [hàidrouθerəpjú:tiks] 水治療学，水治法.
hy·dro·ther·a·py [hàidrəθérəpi] 水治療法〔医学〕，= hydrotherapeutics.
hy·dro·ther·mal [hàidrouθə́:məl] 熱水の.
h. alteration 熱水変質.
h. reaction 水熱反応〔医学〕.
hy·dro·thi·on [hàidrouθáiən] 硫化水素，= hydrogen sulfide.
hy·dro·thi·o·nam·mo·ne·mia [hàidrouθàiounæməní:miə] 硫化水素アンモニウム血〔症〕.
hy·dro·thi·o·ne·mia [hàidrouθàiouní:miə] 硫化水素血〔症〕〔医学〕.
hy·dro·thi·o·nu·ria [hàidrouθàiounjú:riə] 硫化水素尿〔症〕.
hy·dro·tho·rax [hàidrouθɔ́:ræks] 水胸〔症〕〔医学〕，胸水症.
hy·dro·tis [haidróutis] 水耳症，耳水腫.
hy·drot·o·my [haidrɑ́təmi] (水を注射することによって組織のある部分を分離すること).
hydrotropic action 向水作用(胆汁酸塩，脂肪酸のように水溶解を補助すること).
hydrotropic agent 懸濁薬，= emulsifying agent.
hy·drot·ro·pism [haidrɑ́trəpizəm] 水向性〔医学〕.
hy·drot·ro·py [haidrɑ́trəpi] ヒドロトロピー〔医学〕.
hy·dro·tu·ba·tion [hàidroutʃu:béiʃən] 卵管通水〔法〕〔医学〕.
h. curve 通水曲線〔医学〕.
hy·dro·tym·pa·num [hàidrətímpənəm] 鼓室内水症〔医学〕，水鼓室症.
hy·dro·u·re·ter [hàidroujurí:tər] 尿管水瘤，水尿管〔症〕〔医学〕.
hy·dro·u·re·ter·o·ne·phro·sis [hàidrouju:rìtərounifróusis] 水腎水尿管〔症〕〔医学〕(尿や液体が貯留し，尿管，腎盂腎杯の拡張がみられる).
hy·dro·u·re·ter·o·sis [hàidroujurì:təróusis] 水尿管〔症〕，= hydroureter.
hy·dro·u·ria [hàidroujú:riə] 希薄尿過多排泄.
hy·drous [háidrəs] 含水の.
hy·dro·var·i·um [hàidrouvéəriəm] 卵巣留水症.
hy·drox·a·ma·tion [haidrɑ̀ksəméiʃən] ヒドロキサム化.
hydroxamic acid [hàidrɑksǽmik ǽsid] ヒドロキサム酸 RC(=O)NHOH (カルボン酸のエステル，アミドなどにヒドロキシルアミンを作用させて得られる).
hy·drox·a·mi·no [haidrɑ̀ksəmí:nou] ヒドロキシアミノ基，= hydroxyamino.
hy·drox·ide [haidrɑ́ksaid] 水酸化物〔医学〕(OH の化合物).
h. ion 水酸化物イオン〔医学〕.
hy·drox·im·i·no [hàidrɑksíminou] ヒドロキシイミノ基，= hydroxyimino.
hydroxocobalamin acetate ヒドロキソコバラミン酢酸塩 $C_{62}H_{89}CoN_{13}O_{15}P \cdot C_2H_4O_2$：1406.41 (酢酸ヒドロキソコバラミン．ビタミンB_{12}，増血薬(ヌクレオチド-コバルトキレート)．シアノコバラミンと同様に，ビタミンB_{12}欠乏症の治療と予防，消耗性疾患，甲状腺機能亢進症などに適応である)．(→ 構造式)
hy·drox·o·co·bal·a·mine [haidrɑ̀ksoukoubǽləmin] ヒドロキソコバラミン(ビタミンB_{12}の誘導体の一つで，構造式の CN^- が OH^- で置換されたもの).

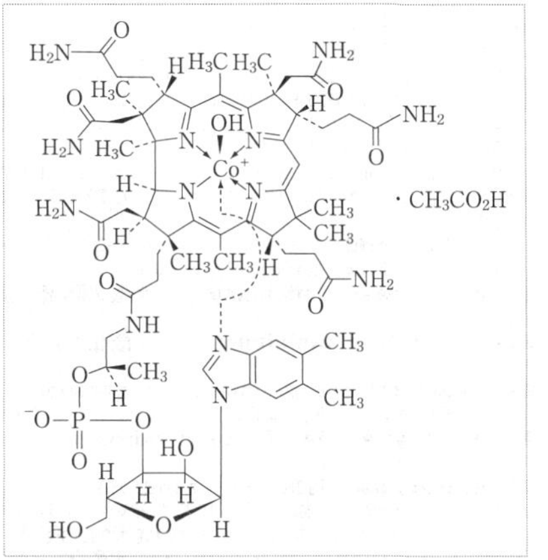

hy·drox·o·ni·um [hàidraksóuniəm] ヒドロニウム，= hydronium.

hy·drox·y [haidráksi] ヒドロキシ基，水酸基（HO–）.

h. acid オキシ酸.

h. group ヒドロキシ基（1価の基 –OH をいう）.

h. radical ヒドロキシラジカル（活性酸素の一つ．細胞傷害活性が最も強い．HO˙）.

hy·drox·y·a·ce·tic ac·id [haidràksiəsí:tik ǽsid] ヒドロキシ酢酸，= glycolic acid.

hy·drox·y·ac·e·tone [haidràksiǽsitoun] ヒドロキシアセトン，= acetol.

hy·drox·y·ac·i·do-de·hy·dro·ge·nase [haidráksiəsidou di:háidrədʒəneis] 水酸基酸脱水素酵素.

3-hy·drox·y·ac·yl-CoA de·hy·dro·ge·nase [– haidráksiæsil – di:háidrədʒəneis] 3–ヒドロキシアシル–CoA デヒドロゲナーゼ（*β*–ケトレダクターゼ）（脂肪酸*β*酸化に関与し，L–3–ヒドロキシアシル CoA を脱水素して3–オキソアシル CoA にする反応を行う酵素）.

hy·drox·y·ac·yl·glu·ta·thi·one hy·dro·lase [haidràksiæsilglù:taθáioun háidrəleis] ヒドロキシアシルグルタチオンヒドロラーゼ（グリオキサラーゼⅡ．S–2–ヒドロキシアシルグルタチオンを不可逆的に加水分解する反応を行う酵素）.

hy·drox·y·al·de·hyde [haidràksiǽldihaid] ヒドロオキシアルデヒド（1分子中にアルコール性水酸基とアルデヒド基との両者をもつ有機化合物），= oxyaldehyde.

6-hy·drox·y·a·liz·a·rin [– haidràksiəlízərin] 6–ヒドロキシアリザリン，= flavopurpurin.

hy·drox·y·a·mi·do-pro·tein [haidràksiəmí:dou próuti:n] ヒドロキシアミドプロテイン（天然の含鉄性タンパク質で，$OHNH_2$ 群が破壊されると，鉄との結合力が消失する）.

hy·drox·y·a·mi·no [haidràksiəmí:nou] ヒドロキシアミノ基（HONH–）.

hy·drox·y·ami·no·pro·pi·on·ic ac·id [haidràksiəmì:noupròupiánik ǽsid] ヒドロキシアミノプロピオン酸，= serine.

hy·drox·y·amphet·a·mine [haidràksiæmfétəmi:n, –main] ヒドロキシアンフェタミン ㊄ *p*(2–aminopropyl)–phenol（交感神経興奮薬），= paredrine.

h. hydrobromide 臭酸ヒドロキシアンフェタミン，= paredrine hydrobromide.

11-hy·drox·y-an·dros·ter·one [– haidráksi ændrástəroun] 11–ヒドロキシアンドロステロン ㊄ androstane–3(*α*–),11–diol–17–one（尿中に排泄される17–ケトステロイドの一つ）.

hy·drox·y·an·thra·cene [haidràksiǽnθrəsi:n] ヒドロキシアントラセン，= anthranol, 9–anthrol.

hy·drox·y·an·thra·nol [haidràksiǽnθrənɔ:l] オキシアントラノル（① アルカリ液に溶けて血赤色を呈することを利用し，アントラキノンの微量検出の試薬として用いられる．② 2–hydroxy–9–anthranol．= oxanthranol, oxanathrone）.

hy·drox·y·ap·a·tite (**HA**) [haidràksiǽpətait] ヒドロキシアパタイト，水酸化リン灰石 $Ca_{10}(PO_4)_6(OH)_2$（骨の無機成分の一つでもあり，この場合 OH 基が一部ほかの元素と置換している）.

4-hy·drox·y·az·o·ben·zene [– haidràksiæzəbénzi:n] 4–ヒドロキシアゾベンゼン（*m*– および *o*– の異性体がある）.

hy·drox·y·bar·bi·tu·ric ac·id [haidràksibà:bitjú:rik ǽsid] ヒドロキシバルビツル酸，= oxybarbituric acid, oxymalonylurea.

2-hy·drox·y·ben·zal·a·ce·to·phe·none [– haidràksibènzəlæ̀sitəfinóun] 2–オキシベンザルアセトフェノン（黄色針状結晶）.

hy·drox·y·ben·zal·de·hyde [haidràksibenzǽldihaid] オキシベンズアルデヒド HOC_6H_4CHO.

hy·drox·y·ben·zene [haidràksibénzi:n] ヒドロキシベンゼン，= phenol.

hy·drox·y·ben·zyl al·co·hol [haidràksibénzil ǽlkəhɔ:l] ヒドロキシベンジルアルコール，= salicyl alcohol.

hy·drox·y·ben·zyl-pen·i·cil·lin [haidràksibénzil pènisílin] ヒドロキシビンジルペニシリン，= penicillin X.

hy·drox·y·bras·i·lin [haidràksibrǽzilin] = hematoxylin.

hy·drox·y·bu·tyr·al·de·hyde [haidràksibjù:tirǽldihaid] ヒドロキシブチルアルデヒド，= aldol.

hy·drox·y·bu·tyr·ic ac·id [haidràksibju:tírik ǽsid] オキシ酪酸 $CH_3CH(OH)CH_2COOH$（アセトン体の一つ），= oxybutyric acid.

3-hy·drox·y·cam·phor [– haidràksikǽmfər] 3–ヒドロキシショウノウ $C_{10}H_{16}O_2$.

hy·drox·y·car·ba·mide [haidràksiká:bəmaid] ヒドロキシカルバミド（細胞周期上のS期に作用し，変換酵素リボヌクレオチドリダクターゼを阻害することで，DNA 合成を阻害する代謝拮抗薬），= hydroxyurea.

hy·drox·y·car·box·yl·ic ac·id [hàidràksikà:baksílik ǽsid] オキシカルボン酸（1分子中カルボキシル基とアルコール性水酸基とをもつ有機酸で，単にオキシ酸ともいう）.

hy·drox·y·chlor·o·quine [haidràksiklɔ́:rəkwin] ヒドロキシクロロキン.

h. sulfate 硫酸ヒドロキシクロロキン ㊄ 7–chloro–4–[4–[ethyl–(2–hydroxyethyl)amino]–1,1–methylbutylamino]quinoline sulfate（抗マラリア薬，全身性エリテマトーデスにも使用されたが腎障害のため中止）.

25-hy·drox·y·cho·le·cal·cif·er·ol [– haidràksikòulikælsífərɔ:l] 25–ヒドロキシコレカルシフェロール（25–ヒドロキシビタミン D_3，活性型ビタミン D_3 生合成の中間体 $C_{27}H_{44}O_2$）.

hy·drox·y·cin·cho·nine [haidràksisíŋkəni:n] ヒドロキシシンコニン，= cupreine.

2-hy·drox·y·cin·cho·nin·ic ac·id [– haidràksisìŋkənínik ǽsid] 2–ヒドロキシシンコニン酸.

hy·drox·y·co·de·ine [haidràksikóudi:in] ヒドロ

キシコデイン，＝neopine.

hy·drox·y·co·ni·ine [haidràksikóuniin] ヒドロキシコニーン，＝conhydrine.

17-hy·drox·y·cor·ti·co·ster·oid [– haidràksikɔ:tikəstérɔid] 17-ヒドロキシコルチコステロイド（糖性コルチコステロイドの一群），＝17-hydroxy-ketosteroid.

17-hydroxycorticosteroid test 17-ヒドロキシコルチコステロイド試験.

17-hy·drox·y·cor·ti·cos·ter·one [– haidràksikɔ:tikástəroun] 17-ヒドロキシコルチコステロン，＝hydrocortisone.

4-hy·drox·y·cou·ma·rin ant·i·co·ag·u·lant No. 63 [– haidràksikú:mərin æ̀ntikouǽgjulənt] ＝cyclocumarol.

1-hy·drox·y-*β*-cy·clo·cit·ral [– haidráksi – sàiklousítrəl] 1-ヒドロキシ-*β*-シクロシトラル（雄性決定因子 androtermone の作用を示す）.

hy·drox·y-*N*-dec·a·no·ic ac·id [haidráksi – dèkənóuik ǽsid] ヒドロキシ-*N*-デカノン酸 $CH_3(CH_2)_7(CHOH)COOH$（リン脂質中にある飽和脂肪酸）.

hy·drox·y·deg·u·el·in [haidràksidégwəlin] ＝tephrosine.

17-hy·dro·xy-11-de·hy·dro·cor·ti·cos·ter·one [– haidráksi – di(:)hàidroukɔ:tikástəroun] 17-ヒドロキシ-11-デヒドロコルチコステロン，＝cortisone.

17-hy·drox·y-11-de·sox·y·cor·ti·cos·ter·one [– haidráksi – disàksikástəroun] 17-ヒドロキシ-11-デソキシコルチコステロン $C_{21}H_{30}O_4$（副腎皮質ホルモンと同様の作用をもつ合成ステロイド），＝Reichstein substance S.

hy·drox·y·es·trin ben·zo·ate [haidràksiéstrin bénzoueit] 安息香酸ヒドロキシエステリン，＝estradiol benzoate.

hydroxyethyl hydrocupreine ヒドロキシエチルヒドロクプレイン（ヒドロキシル基との化合物）.

hy·drox·y·fat·ty ac·id [haidràksifǽti ǽsid] ヒドロキシ脂肪酸（脂肪酸の炭素原子に結合した水素を水酸基で置換したオキシカルボン酸）.

hy·drox·y·for·mo·ben·zoy·lic ac·id [haidràksifɔ:moubenzɔ́ilik ǽsid] ヒドロキシフォルモベンゾイル酸 $OHC_6H_4CHOHCOOH$（急性肝萎縮症患者の尿中に発見される結晶酸），＝*p*-hydroxyphenylglycolic acid，oxyamygdalic acid.

hy·drox·y·fu·mar·ic ac·id [hàidraksifju:mǽrik ǽsid] ヒドロキシフマル酸（オキサロ酢酸の異性体）.

hy·drox·y·glu·tam·ic ac·id [haidràksiglu:tǽmik ǽsid] オキシグルタミン酸 $HOOCCH_2CH(OH)CH_2(NH_2)COOH\text{-}3H_2O$（タンパクを水解して得られるアミノ酸）.

hy·drox·y·hy·dras·tinne [haidràksihaidrǽstin] ヒドロキシヒドラスチン $C_{11}H_{11}NO_3$（針状結晶）.

hy·drox·y·hy·dro·qui·none [haidràksihàidrəkwinóun, -kwínoun] ヒドロキシヒドロキノン [化] 1,2,4-trihydroxybenzene $C_6H_3(OH)_3$.

hy·drox·y·im·i·no [haidràksiíminou] ヒドロキシイミノ基（HON–）.

hy·drox·y·ke·tone [haidràksikí:toun] ヒドロキシケトン（1分子中にアルコール性水酸基とケトン基とをもつ有機化合物）.

hy·drox·yl [haidráksil] 水酸化の [医学]，水酸基（陰イオン OH^- で，溶液のアルカリ性度を左右する場合がある），＝hydroxy.

h. group 水酸基 [医学]（ヒドロキシル基ともいう）.

h. ion 水酸化物イオン（OH^-）.

h. radical ヒドロキシラジカル [医学]（HO–．遊離基の一つ）.

h. value ヒドロキシル価 [医学]，水酸基価 [医学].

hy·drox·yl·a·mine [haidráksiləmi:n] ヒドロキシルアミン NH_2OH（アミンの一種で塩酸塩 $NH_2OH\text{-}HCl$ として皮膚消毒に用いる），＝oxyammonium.

h. HCl test solution 塩酸ヒドロキシルアミン試薬（塩酸ヒドロキシルアミン3.5g を60%アルコール95mL に溶解し，0.1%ブロモフェノール液0.5mL を加え，0.5 N 苛性カリアルコール液を徐々に加えて青色を発色させた後，60%アルコールで100mL まで希釈する）.

h. hydrochloride 塩酸ヒドロキシルアミン [化] oxyammonium hydrochloride NH_2OHHCl.

11-hydroxylase deficiency 11-水酸化酵素欠損症.

21-hydroxylase deficiency 21-水酸化酵素欠損症.

11-*β*-hydroxylase deficiency in adrenal 11-ヒドロキシラーゼ欠損症.

21-hydroxylase deficiency in adrenal 21-ヒドロキシラーゼ欠損症.

17-hydroxylase deficiency syndrome 17-ヒドロキシラーゼ欠損症候群（副腎皮質あるいは卵巣のステロイド C-17 のヒドロキシラーゼの先天的欠損）.

hy·drox·y·la·tion [haidràksiléiʃən] 水酸化 [医学]，ヒドロキシル化.

hy·drox·y·lu·pa·nine [haidràksilú:pənin] ヒドロキシルウパニン $C_{15}H_{23}N_2OOH\text{-}2H_2O$（マメ科ハウチワマメ *Lupinus perennis* の種子のアルカロイド），＝oxylupanine.

hy·drox·y·ly·sine [haidràksiláisin] ヒドロキシリシン $NH_2CH_2CHOH(CH_2)_2CH(NH_2)COOH$（*α*-アミノ酸の一つ）.

hy·drox·y·ma·le·ic ac·id [haidràksiməlí:ik ǽsid] ヒドロキシマレイン酸（オキサロ酢酸の異性体）.

hy·drox·y·ma·lon·ic ac·id [haidràksiməlánik ǽsid] ヒドロキシマロン酸，＝tartronic acid.

hy·drox·y·man·del·ic ac·id [haidràksimændélik ǽsid] ヒドロキシマンデル酸，＝hydroxyformobenzoylic acid.

hy·drox·y·meth·yl [haidràksiméθil] ヒドロキシメチル基（$HOCH_2$–）.

hy·drox·y·meth·yl·fur·fu·ral [haidràksimèθilfə́:fjurəl] ヒドロキシメチルフルフラール $C_6H_6O_3$（ヘキソース，ことにフルクトースに酸が作用して生ずる）.

hy·drox·y·meth·yl·glu·ta·ryl-CoA (**HMG-CoA**) [haidràksimèθilglú:təril–] ヒドロキシメチルグルタリル-CoA（コレステロール生合成の中間体）.

hy·drox·y·meth·yl·im·i·daz·ole hy·dro·chlo·ride [haidràksimèθilimidǽzoul hàidroukló:raid] 塩酸ヒドロキシメチルイミダゾール.

hy·drox·y·naph·thal·ene [haidràksinǽfθəli:n] ヒドロキシナフタリン，＝naphthol.

hy·drox·y·naph·tho·ic ac·id [haidràksinæfθóuik ǽsid] ヒドロキシナフトエ酸 [化] 1-naphthol-2-carboxylic acid $C_{10}H_6(OH)COOH$.

2-hy·drox·y·naph·tho·quin·one [– haidràksinæfθəkwínoun] 2-ヒドロキシナフトキノン，＝lawsone.

hy·drox·y·ner·vone [haidràksinə́:voun] ヒドロキシネルボン（脳実質中にあるセレブロシド）.

4-hydroxy-2-nonenal (**4-HNE**) 4-ヒドロキシ-2-ノネナール，＝4-hydroxynonenal.

hy·drox·y·pent·a·co·san·ic ac·id [haidràksipèntəkousǽnik ǽsid] ヒドロキシペンタコサン酸，＝cerebronic acid.

hy·drox·y·pen·ta·nal [haidràksipéntənəl] ヒドロキシペンタナール [化] *δ*-hydroxyvaleraldehyde HO

$(CH_2)_4CHO$.

hy·drox·y·phen·a·mate [haidràksifénəmeit] ヒドロキシフェナマート [化] β-ethyl-β-hydroxyphenethyl carbamate（トランキライザー）, = oxyfenamate.

hy·drox·y·phe·nol [haidràksifí:nɔ:l] = resorcinol.

hy·drox·y·phen·yl·al·a·nine [haidràksifènilǽləni:n] ヒドロキシフェニルアラニン, = tyrosine.

hy·drox·y·phen·yl·ar·son·ic ac·id [haidràksifènila:sánik ǽsid] ヒドロキシフェニルアルソン酸 $C_6H_4(OH)AsO(OH)_2$.

hy·drox·y·phen·yl·eth·yl·a·mine [haidràksifènilèθiləmi:n] ヒドロキシフェニルエチラミン, = tyramine.

hy·drox·y·phen·yl·py·ru·vic ac·id [haidràksifènilpairú:vik ǽsid] ヒドロキシフェニルピルビン酸 $C_6H_4(OH)CH_2COCOOH$（フェニルアラニン分解における中間生成物）.

17-(β)-hy·drox·y-pro·gest·er·one [– haidráksi proudʒéstəroun] 17-(β)-ヒドロキシプロゲステロン [化] Δ4-pregnene-17-(β)-*ol*-3,20-dione（副腎皮質ホルモンの一つ）.

4-hy·drox·y·pro·line (4Hyp) [– haidràksipróuli:n] 4-ヒドロキシプロリン（α-アミノ酸の一つ）, = oxyproline.

4-hydroxyproline oxidase 4-ヒドロキシプロリンオキシダーゼ.

hy·drox·y·pro·li·ne·mia [haidràksipròulinímiə] ヒドロキシプロリン血〔症〕.

hy·drox·y·pro·pi·on·ic ac·id [haidràksipròupiánik ǽsid] オキシプロピオン酸 $HOCH_2CH_2COOH$（乳酸系の有機酸で, α-および β-の2型がある）.

hydroxyprostaglandin dehydrogenase ヒドロキシプロスタグランジンデヒドロゲナーゼ（脱水素酵素）.

6-hy·drox·y·py·rim·i·dine-2-thi·ol [– haidràksipairímidi:n – θáiɔ:l] 6-ヒドロキシピリミジン-2-チオール, = thiouracil.

hy·drox·y·quin·o·line [haidràksikwínəli:n] 水酸化キノリン.

8-hydroxyquinoline ヒドロキシキノリン C_9H_7OH, = cryptonal, oxine carbostyril quinophenol sunoxol, pectan, quinolinol, quinosol, superol.

8-hydroxyquinoline benzoate 安息香酸ヒドロキシキノリン（ジペロドン軟膏の成分）.

8-hydroxyquinoline sulfate 硫酸ヒドロキシキノリン $(C_9H_7NO)_2$-H_2SO_4（黄色粉末で, 溶液は消毒薬）.

8-hydroxyquinoline sulfonic acid ヒドロキシキノリンスルホン酸 $C_9H_7NO_4S$（比色用試薬）.

hy·drox·y·san·to·nin·ic ac·id lac·tone [haidràksisæ̀ntənínik ǽsid lǽktoun] = artemisin, α-hydroxysantonin.

hy·drox·y·ste·ar·ic ac·id [haidràksistiǽrik ǽsid] ヒドロキシステアリン酸 $CH_3(CH_2)_7CHOH(CH_2)_8COOH$（ヒマシ油中にある脂肪酸）.

3β-hydroxysteroid sulfatase 3β-ヒドロキシステロイドスルファターゼ.

hy·drox·y·stil·bam·i·dine is·e·thi·o·nate [haidràksistilbǽmidi:n àisiθáiəneit] ヒドロキシスチルバミジンイセチオネート [化] 2-hydroxystilbene-4, 4′-dicarboxamidine *bis* (2-hydroxyethanesulphonate)（ブラストミセス症およびリーシュマニア症治療薬）.

hy·drox·y·strep·to·my·cin [haidràksistrèptoumáisin] ヒドロキシストレプトマイシン（アメリカの Stodora, Benedict が1950年に *Streptomyces griseus-carneus* から分離した抗生物質で, streptobiosamine 分子に酸素1分子が付加されたもの. 日本の細谷らが1949年に分離した reticulin と同一物質）.

hy·drox·y·suc·cin·ic ac·id [haidràksisəksínik ǽsid] ヒドロキシコハク酸, = malic acid.

hy·drox·y·thi·o·naph·thene [haidràksiθàiənǽfθi:n] ヒドロキシチオナフテン, = thioindoxyl.

hy·drox·y·to·lu·ic ac·id [haidràksitəljú:ik ǽsid] ヒドロキシトルイル酸, = cresotic acid.

hy·drox·y·tol·yl [haidràksitálil] ヒドロキシトリル基 $((HO)(CH_3)C_6H_3$-).

5-hy·drox·y·tryp·ta·mine [– haidràksitríptəmi:n] 5-ヒドロキシトリプタミン, = serotonin.

hy·drox·y·tryp·to·phan [haidràksitríptəfən] ヒドロキシトリプトファン, = β-3-oxindolyl-alanine.

5-hydroxytryptophan 5-ヒドロキシトリプトファン（$C_{11}H_{12}O_3$ のインドール核をもつアミノ酸）.

hy·drox·y·u·rea [haidràksijú:riə] ヒドロキシ尿素（抗腫瘍薬）, = hydroxycarbamide.

hy·drox·y·val·ine [haidràksivǽli:n] ヒドロキシバリン（タンパク質を水解して得られるアミノ酸）.

hy·drox·y·zine [haidráksizi:n] ヒドロキシジン [化] 1-*p*-chlorobenzhydril-4-[2-(2-hydroxyethoxy)-ethyl]-diethylene diamine dihydrochloride（水溶性白色結晶の精神安定薬）, = atarax.

h. hydrochloride ヒドロキシジン塩酸塩 $C_{21}H_{27}ClN_2O_2$・2HCl：447.83（塩酸ヒドロキシジン. ピペラジノエトキシエタノール系抗ヒスタミン薬. 抗不安薬. 視床, 視床下部, 大脳辺縁系などに作用し, 中枢抑制作用を示すと考えられる）.

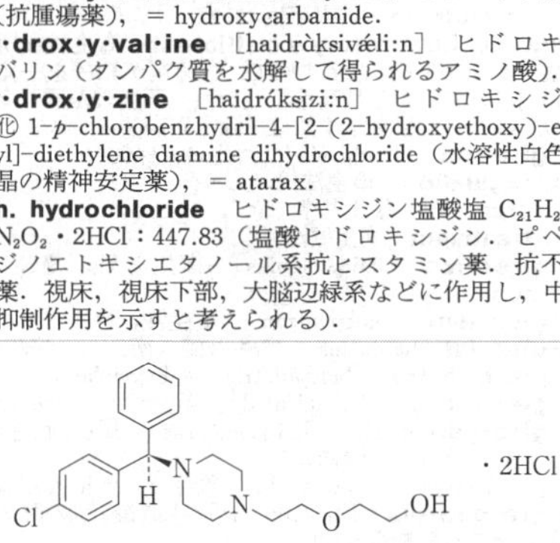

および鏡像異性体

h. pamoate ヒドロキシジンパモ酸塩 $C_{21}H_{27}ClN_2O_2$・$C_{23}H_{16}O_6$：763.27（パモ酸ヒドロキシジン, 抗ヒスタミン薬（H_1 受容体遮断薬）, ピペラジン-アルコール系抗不安薬）.

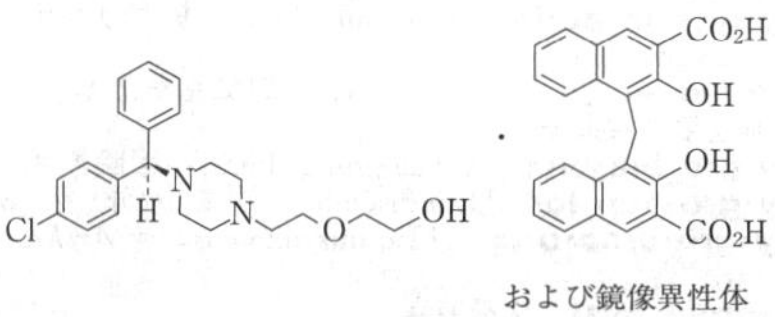

および鏡像異性体

Hy·dro·zo·a [hàidrouzóuə] ヒドロ虫綱（刺胞動物門 *Cnidaria* の一綱）, = Hydrozoans.

hy·dro·zo·so·phal·ic ac·id [hàidrəzousəfǽlik ǽsid]（人工サリチル酸から得られる有毒酸）.

hy·drrhe·a [haidrí:ə] 妊娠子宮漏水症.

hy·dru·ria [haidrú:riə] 水尿症（尿崩症にみられる比重の低い水分を多く含有する多尿症）. [形] hydruric.

hydruric diabetes 水尿性糖尿病.

hy·dru·ril·ic ac·id [hàidru:rílik ǽsid] ヒドルリル酸 $C_8H_7N_4O_6$-$2H_2O$（アロキサンチンを希硫酸とともに煮沸して得られる酸）.

hy·e·lo·pho·bia [hàiəloufóubiə] ガラス恐怖症, = hyalophobia.

hy·e·mal [háiəməl] 冬季の, = hiemal.

hy·e·nan·chin [hàiənǽŋkin] ヒエナンキン（南ア

フリカ産 *Hyaenanche globosa* の果皮から得られる有毒物で，作用はストリキーネに類似する）.

hy·e·tom·e·ter ［hàiətámitər］ 雨量計，＝pluviometer.

hy·e·tom·e·try ［hàiətámitri］ 雨量測定法.

Hy·gei·a ［haidʒíːə］ （①医療の神 Aesculapius の娘で，健康の女神. ②アメリカ医師会が発刊する一般医学雑誌名）.

hy·gei·ol·a·try ［hàidʒiálətri］ 衛生崇拝（潔癖），＝hygieolatry.

hy·gi·as·tics ［hàidʒiǽstiks］ （衛生学の旧名），＝science of hygiene.

hy·gie·ist ［haidʒíːist］ 保健士，＝hygienist.

hy·giene ［háidʒiːn］ ①衛生学. ②衛生. 形 hygienic.

h. in developing country 発展途上国衛生〔学〕.

h. of children 小児衛生〔学〕［医学］.

h. of clothing 衣服衛生［医学］.

Hygienic Laboratory coefficient 衛生試験所係数（薬物の殺菌力を示す値で，殺菌剤が細菌を一定時間内に死滅し得る最高希釈液数値を石炭酸が同じ条件の下に同一効果を示す数値で除した商）.

hy·gi·en·ic ［haidʒíːnik］ 衛生の，保健の.

h. regulation 衛生法規.

h. standard 衛生基準［医学］.

h. treatment 衛生療法.

hy·gi·en·ics ［haidʒ(i)éniks］ 衛生管理，衛生学，＝hygiene.

hy·gien·ism ［haidʒíːnizəm］ 衛生法，保健法.

hy·gien·ist ［haidʒíːnist］ 衛生技師，衛生士，保健士.

hy·gie·ol·a·try ［hàidʒiálətri］ ＝hygeiolatry.

hy·gie·ol·o·gy ［hàidʒiːálədʒi］ 衛生学，＝hygiology.

hy·gi·o·gen·e·sis ［hàidʒiədʒénisis］ 衛生促進（衛生状態を実現する機転）.

hy·gi·ol·o·gy ［hàidʒiálədʒi］ 衛生学，＝hygieology.

hy·gre·che·ma ［hàigrikíːmə］ 水泡音（水の貯留に際し起こる聴診音）.

hy·gric ［háigrik］ 湿気の，＝wet.

h. acid ハイグリン酸 化 *N*-methyl proline $C_6H_{11}NO_2$（アルカロイドの一種で，ハイグリンをクロム酸で酸化して得られる），＝hygrinic acid.

hy·grine ［háigrin］ ハイグリン $C_8H_{15}NO$（ピロール誘導体に属するアルカロイドで，ペルー産コカ葉中に存在する）.

hy·grin·ic ac·id ［haigrínik ǽsid］ ヒグリン酸，＝hygric acid.

hygr(o)- ［haigr(ou), -r(ə)］ 湿気または湿度の意味を表す接頭語.

hy·gro·ble·phar·ic ［hàigroublefǽrik］ 眼瞼湿潤の.

hy·gro·cep·tor ［hàigrəséptər］ 湿気（水分）受容器.

Hy·gro·croc·o·is ［hàigroukrákouais］ ＝*Arthromitus*.

hygroid cyst 水滑液嚢.

hy·grol·o·gy ［haigrálədʒi］ 体液論.

hy·gro·ma ［haigróumə］ 水滑液嚢腫［医学］，ヒグローマ. 複 hygromas, hygromata. 形 hygromatous.

h. axillare 腋窩ヒグローマ症.

h. colli 頸部ヒグローマ，＝lymphangioma cavernosum.

h. colli cysticum congenitum 先天性嚢胞性頸部ヒグローマ（Wernher），＝lymphangioma cysticum.

h. praepatellare 膝蓋前ヒグローマ，＝housemaid's knee.

hy·grom·e·dry ［haigrámidri］ 皮膚水分発散測定法.

hy·grom·e·ter ［haigrámitər］ 湿度計［医学］，乾湿計，＝psychrometer.

hy·grom·e·try ［haigrámitri］ 湿度測定法，計湿法.

hy·gro·my·cin ［hàigroumáisin］ ヒグロマイシン（毒性が低く結核菌に作用する抗生物質），＝homomycin.

hy·gro·pho·bia ［hàigroufóubiə］ 湿気恐怖症［医学］.

hy·gro·phthal·mus ［hàigrɑfθǽlməs］ 涙眼.

hy·gro·phyte ［háigrəfait］ 湿生植物.

hy·gro·scope ［háigrəskoup］ 湿度計［医学］.

hy·gro·scop·ic ［hàigrəskápik］ 吸湿性の，引湿性の.

h. degree 吸湿度［医学］.

h. expansion 吸湿膨張.

h. moisture 湿分［医学］，湿気.

h. movement 吸湿運動.

h. property 吸湿性［医学］.

h. water 吸湿水.

hy·gro·sco·pic·i·ty ［hàigrouskəpísiti］ 吸湿性［医学］，＝hygroscopic property.

hy·gro·stim·u·lus ［hàigrəstímjuləs］ 湿気性刺激.

hy·gro·sto·mia ［hàigroustóumiə］ 流涎，＝salivation.

hy·gro·tax·is ［hàigrətǽksis］ 走湿性.

hy·grot·ro·pism ［haigrátrəpizəm］ 向湿性.

hyl- ［hail］ 木，原料，物質などの意味を表す接頭語，＝hyle-, hylo-.

Hy·la ［háilə］ アマガエル属.

hy·la ［háilə］ （中腹腔またはシルヴィウス水道の外側延長部），＝paraqueduct.

hyle- ［hail, -lə］ → hyl-.

hyle ［háil］ 原始物質，原体（物体構成の基礎物質）. 形 hylic.

hy·le·mat·ri·pia ［hàiləmǽtripiə］ 物質変化.

hy·le·pho·bia ［hàiləfóubiə］ 物質主義恐怖症，唯物論恐怖症.

hy·ler·gog·ra·phy ［hàiləːgágrəfi］ （外界物質が細胞に対する影響を記録する方法）.

hy·lic ［háilik］ 胚葉性の（胚子の髄様組織に用いた Adami の術語）.

h. tissues 胚葉組織（胚の髄質形成組織），＝primitive pulp tissues.

h. tumor 髄質腫，胚葉腫瘍（Adami），＝hyloma, pulp tumor.

hylo- ［hailou, -lə］ → hyl-.

Hy·lo·ba·tes ［hàiloubéitiːz］ テナガザル［手長猿］属，＝gibbons.

hy·lo·gen·e·sis ［hàilədʒénisis］ 物質形成，＝hylogeny.

hy·lol·o·gy ［hailálədʒi］ 原体学.

hy·lo·ma ［hailóumə］ 髄質腫（原始髄質組織の腫瘍）.

hy·lo·path·ism ［hàiləpǽθizəm］ （物質の構成が変化して疾病を引き起こすと考える説）.

hy·lo·pho·bia ［hàiloufóubiə］ 森林恐怖症［医学］.

hy·lo·trope ［háilətroup］ 互変物.

hy·lo·trop·ic ［hàilətrápik］ 互変性物質の（液体から気体への変化のように構造の変化を起こさないで，一形体から他形体に変わることをいう）.

hy·lo·zo·ism ［hailóuzəizəm］ 物活論（物質は生命と不可分で，生命は物質の属性）.

hy·lum ［háiləm］ 核（デンプン粒の）.

hy·ma·to·me·lan·ic ac·id ［hàimətouməlǽnik ǽsid］ ヒマトメラン酸（腐植酸の一種で，線維質から石炭への変化過程における中間産物）.

hy·me·cro·mone ［hàiməkróumoun］ ヒメクロモン 化 7-hydroxy-4-methylchromen-2-one $C_{10}H_8O_3$：176.17（利胆薬. 総胆管の十二指腸への出口に当たる Oddi 括約筋を直接弛緩する）. （→ 構造式）

hy·men ［háimən］ ［L/TA］ 処女膜，＝hymen ［TA］. 形 hymenal.

h. annularis 環状処女膜.

h. bifenestratus 二窓処女膜，中隔処女膜，＝hymen biforis.

h. circularis 円形処女膜.

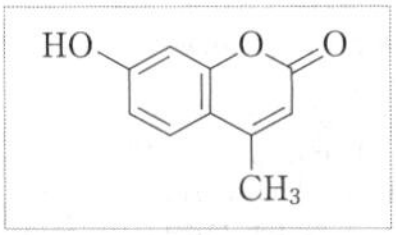

h. cribriformis 篩状処女膜.
h. defloratus 破綻処女膜.
h. denticulatus 歯状縁処女膜，= hymen dentatus.
h. falciformia 鎌状処女膜.
h. fimbriatus 采状処女膜.
h. imperforatus 無孔処女膜，非穿孔処女膜.
h. infundibuliformis 漏斗状処女膜.
h. injury 処女膜損傷〔医学〕.
h. intactus 無損処女膜，完全処女膜.
h. lobatus 分葉状処女膜.
h. occlutus 処女膜閉鎖，= atresia hymenalis.
h. rupture 処女膜裂傷〔医学〕.
h. sculptatus 彫刻状処女膜，= hymen denticulatus.
h. semilunaris 半月状処女膜.
h. septus 中隔処女膜，= hymen bifenestratus.
h. subseptus 下中隔処女膜.
h. virgineus 〔無傷〕処女膜.

hy·men·al [háimənəl] 処女膜の〔医学〕.
h. atresia 処女膜閉鎖〔症〕〔医学〕，= atresia of hymen.
h. caruncles [TA] 処女膜痕，= carunculae hymenales [L/TA].

hy·me·na·lis [hàimənéilis] 処女膜の，= hymenales.

hy·me·nec·to·my [hàimənéktəmi] ① 処女膜切除術. ② 膜質切除術.

hy·me·ni·tis [hàimənáitis] 処女膜炎.

hy·me·ni·um [haimí:niəm] 子実層（茸類菌糸の胞子形成面）.

hy·me·no·le·pi·a·sis [hàimənoulipáiəsis] 膜様条虫症.
h. diminuta 縮小条虫症.
h. nana 小形条虫症.

Hy·me·no·le·pid·i·dae [hàimənoulipídidi:] 膜様条虫科（条虫の一科．小形ないし中形の条虫で頭節には伸縮性の吻がある）.

Hy·me·nol·e·pis [hàimənálipis] 膜様条虫属（膜様条虫科の一属，吻には環状の小鉤をもち，哺乳類，鳥類に寄生する）.
H. diminuta 縮小条虫（ネズミ，ときにヒト，サルの小腸に寄生する），= rat tapeworm.
H. nana 小形条虫（旧名．ネズミ類，ヒトの小腸に寄生する），= *Vampiroleis nana*.

hy·me·nol·o·gy [hàimənáləʤi] 膜〔質〕学.

Hy·me·no·phyl·la·ce·ae [hàimənəfiléisii:] コケシノブ［苔忍］科（シダ類の一科）.

Hy·me·nop·tera [haimənáptərə] 膜翅目〔医学〕（ハチ，アリを含む昆虫綱の一目で，無脊椎動物中最も進化したもの），= hymenopterans.

hymenoptera allergy ハチアレルギー.

hymenoptera sting ハチ刺症（ハチ刺症の原因の代表的なものとしてスズメバチ属 *Vespa* (hornet, wasp, yellow jacket) があり，オオスズメバチ *V. mandarinia* の場合，時にＩ型アレルギー反応によって強い局所・全身反応を起こし致死することもある），= bee sting, wasp sting.

hy·me·nop·ter·ism [hàimənáptərizəm]（膜翅様昆虫の刺咬による中毒症）.

hy·me·nor·rha·phy [hàimənɔ́:rəfi] 処女膜縫合.

Hy·me·nos·to·mat·i·da [hàimənàstəmǽtidə] 膜口目（原虫の一目，繊毛虫門）.

hy·me·no·tome [háimənətoum] 切膜刀.

hy·me·not·o·my [hàimənátəmi] ① 処女膜切開〔医学〕. ② 膜質解剖.

Hy·no·bi·us [hainóubiəs] サンショウウオ［山椒魚］属（両生類の一属）.

hy(o)- [hai(ou), -i(ə)] ギリシャ文字の υ (upsilon) 形，すなわち舌骨，舌骨弓，またはブタとの関係を表す接頭語.

hy·o·ba·si·o·glos·sus [hàioubèisiouglásəs] 舌骨舌筋基底部.

hyobranchial cleft 舌骨鰓裂.

hy·o·cho·la·lic [hàioukouléilik] ブタ胆汁酸の.

hy·o·de·sox·y·chol·a·ner·e·sis [hàioudisàksikòulənérisis]（ブタ胆汁酸性胆汁の分泌促進）.

hy·o·de·sox·y·cho·lic ac·id [hàioudisàksikóulik ǽsid] ヒオデスオキシコール酸 $C_{24}H_{40}O_4$（ブタから得られる胆汁酸の一つで，α および β の異性体がある）.

hy·o·ep·i·glot·tic [hàiouèpiglátik] 舌骨喉頭蓋の，= hyoepiglottidean.
h. ligament [TA] 舌骨喉頭蓋靱帯，= ligamentum hyoepiglotticum [L/TA].

hy·o·ep·i·glot·tid·e·an [hàiouèpiglɑtídiən] 舌骨喉頭蓋の，= hyoepiglottic.

hy·o·glos·sal [hàiouglásəl] 舌骨舌筋の.
h. membrane 舌骨舌筋膜.
h. muscle 舌骨舌筋.

hy·o·glos·sus [hàiouglásəs] [TA] 舌骨舌筋，= musculus hyoglossus [L/TA].
h. muscle 舌骨舌筋.

hy·o·gly·co·cho·lic ac·id [hàiouglìkəkóulik ǽsid] ヒオグリココール酸 $C_{27}H_{43}NO_5$（ブタの胆汁に存在する酸）.

hy·oid [háiɔid] ① υ 字形の（ギリシャ文字の）. ② 舌骨の.
h. apparatus 舌骨装置.
h. arch 舌骨弓（第２鰓弓のこと）.
h. bar 後舌骨，舌骨弓（第２鰓弓から生ずる軟骨板）.
h. bone [TA] 舌骨，= os hyoideum [L/TA].
h. tubercle 舌骨結節（舌骨弓の前面にある３個の隆起）.

hy·oi·des [haiɔ́idi:s] 舌骨の，= hyoideus.

hy·oi·de·us [haiɔ́idiəs] 舌骨の.

hy·o·man·dib·u·lar [hàioumændíbjulər] 舌骨下顎骨の.
h. cartilage 舌顎軟骨.
h. cleft 舌骨下顎骨裂.

hy·o·pharyngeus [hàioufərínʤiəs] 中咽頭括約筋，= musculus constrictor pharyngis medius.

hy·o·pha·ryn·gi·cus [hàioufərínʤikəs] 舌骨咽頭筋，= musculus hyopharyngicus.

hy·o·plas·tron [hàiəplǽstrən] 胸板，= hyoplastral plate.

hy·o·scine [háiəsi:n] ヒヨスチン $C_{17}H_{21}NO_4$，= atroscin, scopolamine.
h. chorea ヒヨスチン舞踏病（ヒヨスチン中毒における舞踏病様症状）.
h. hydrobromide 臭化水素酸ヒヨスチン $C_{17}H_{21}NO_4$-HBr，= hyoscinae hydrobromidum, scopolamine hydrobromide.

hy·o·scy·a·mine [haiousáiəmi:n] ヒヨスチアミン ㊗ 1-tropyl tropate $C_{17}H_{23}NO_3$（トロパ酸のトロピンエステルで，ベラドンナ *Atropa belladonna*，ヒヨス *Hyoscyamus niger* などにあるアルカロイド，アトロピンの異性体）.
h. hydrobromide 臭化水素酸ヒヨスチアミン.
h. sulfate 硫酸ヒヨスチアミン.

Hy·o·scy·a·mus [hàiousáiəməs] ヒヨス属(ナス科の一属．ヒヨスチアミン，またはスコポラミン，アトロピンの原料植物)．
H. niger ヒヨス(中国産)，= henbane.
hy·o·spon·dy·lot·o·my [hàiouspàndilátəmi] 咽喉嚢切開術，= hypospondylotomy.
Hy·o·stron·gy·lus ru·bi·dus [hàioustránʤiləs rú:bidəs] 紅色毛様線虫(線虫の一種．赤味をおびた線虫でブタの胃に寄生する)．
hy·os·ty·ly [haiástili] 舌顎柱．形 hyostylic.
hy·o·tau·ro·cho·lic acid [hàioutɔ:roukóulik ǽsid] ヒオタウロコール酸 $C_{26}H_{45}NSO_6$(ナトリウム塩としてブタ胆汁中に存在する)．
hy·o·thy·roid [hàiouθáirɔid] 舌骨甲状軟骨の，= thyrohyoid.
4Hyp 4-hydroxyproline 4-ヒドロキシプロリンの略．
hyp- [haip, hip] 下，低下，不全，欠損などの意味を表す接頭語，= hypo-.
hyp·ac·i·de·mia [hàipæsidí:miə, hip-] 低酸血〔症〕．
hyp·a·cid·i·ty [hàipəsíditi, hìp-] 〔胃〕低酸症，〔胃〕酸減少〔症〕，= hypoacidity, subacidity.
hyp·a·con·i·tin [hàipəkánitin, hìp-] ヒパコニチン(草烏頭に存在するアコニチンの一種)．
hyp·a·cou·sia [hìpəkú:siə] 聴力障害〔医学〕，難聴〔医学〕．
hyp·ac·tiv·i·ty [hàipæktíviti, hìp-] 機能低下，活動低下〔状態〕．
hyp·a·cu·sia [hàipəkú:siə, hìp-] 聴力減退〔症〕，聴力低下，= hypacusis, hypoacusia.
hyp·a·cu·sis [hàipəkú:sis, hìp-] 聴力障害〔医学〕，聴力減退〔症〕，聴力低下，= hypacusia, hypoacusia.
hyp·ad·re·nia [hàipədrí:niə, hìp-] 副腎機能不全症．
hy·pae·ma [haipí:mə] 前房出血．
hyp·a·es·the·sia [hàipesθí:ziə, hìp-] 知覚鈍麻〔医学〕，知覚減退〔医学〕，= hypesthesia.
hyp·al·bu·mi·ne·mia [hàipælbju:miní:miə, hìp-] 低アルブミン血〔症〕，低タンパク血〔症〕．
hyp·al·bu·mi·no·sis [hàipælbjù:minóusis, hìp-] 低アルブミン症，〔血漿〕アルブミン減少症．
hyp·al·ge·sia [hàipælʤí:ziə, hìp-] 痛覚鈍麻〔医学〕，痛覚減退〔症〕，= hypalgia.
hyp·al·ge·sic [hàipælʤí:sik, hìp-] 鈍麻の，痛覚低下の，= hypalgetic.
hyp·al·get·ic [hàipælʤétik, hìp-] 鈍麻の，痛覚低下の，= hypalgesic.
hy·pal·gia [haipǽlʤiə] 痛覚減退〔症〕，= hypalgesia.
hyp·am·bly·o·pia [haipæ̀mblióupiə, hip-] 初期弱視，= hypamblyopy
hy·pam·ni·on [haipǽmniən] 羊水減少．
hyp·an·ac·i·ne·sia [haipæ̀nəsiní:siə, hip-] 運動機能不全，= hypanacinesis, hypanakinesia.
hyp·an·ac·i·ne·sis [hàipæ̀nəsiní:sis, hip-] 運動機能不全，= hypanacinesia, hypanakinesia.
hyp·an·a·ki·ne·sia [haipæ̀nəkainí:siə, hip-] 運動機能不全(胃腸などの)，機械運動作用低下(関節などの)，= hypanacinesia, hypanakinesis.
hyp·an·aph·o·ny [hàipənǽfəni, hip-] 骨隆起の関節端(人体では脊椎骨中心から前方すなわち腹側にある)．
hyp·an·i·sog·na·thism [haipæ̀niságnəθizəm, hip-] 顎不同症(上顎の歯が下顎のそれよりは広いので咬合が不正である状態)．
hyp·an·tho·di·um [hàipænθóudiəm, hìp-] イチジク花序(隠頭花序)．
hy·paph·or·ine [haipǽfərin] ヒパフォリン ㊥ α-trimethyl-3-indolepropiobetain $C_{14}H_{18}O_2N_2$.
hyp·aph·ro·dis·ia [haipæ̀frədíziə, hip-] 性欲減退．
hy·pap·o·plex·y [haipǽpəpleksi] 不全中風．
hyp·ar·te·ri·al [hàipɑ:tí:riəl, hìp-] 動脈下の．
h. bronchus 動脈下気管支．
hy·pas·pis [haipǽspis] 腹楯．
hyp·as·the·nia [hàipæsθí:niə, hìp-] 軽度衰弱．
hy·pat·mism [haipǽtmizəm] 燻蒸，燻煙法，= hypatmus.
hyp·at·o·nia [hàipətóuniə, hìp-] 弛緩．
hy·pau·che·num [haipɔ́:kinəm] 頸床．
hy·pax·i·al [haipǽksiəl] 軸下の．
h. part 軸下部〔医学〕．
hyp·az·o·tu·ria [hàipæzoutjú:riə, hìp-] 低窒素尿症．
hyp·ec·cho·re·sis [haipèkərí:sis, hip-] 便通緩慢．
hy·pe·mia [haipí:miə] 貧血，= anemia.
hyp·em·phrax·is [hàipenfrǽksis, hìp-] 便通不全．
hypencephalic region 下脳部，= ventrolateral plate.
hyp·en·ceph·a·lon [hàipenséfəlɑn, hip-] ①胚子小脳．②下脳(四丘体，橋，延髄の総称)．
hyp·en·chyme [háipənkaim, híp-] (原腸腔に形成される原始胚組織)．
hyp·en·do·cris·ia [haipèndəkrísiə, hip-] 内分泌減少症，= hypoendocrinism.
hyp·en·gy·o·pho·bia [hàipenʤàioufóubiə, hìp-] 責任恐怖症．
hypenzymatic hypoxidosis 酸素欠乏性低酸素症．
hyp·e·os·in·o·phil [haipì:ɑsínəfil, hip-] 弱好酸性の(エオジンで染色不良または染色後酸塩基液で退色すること)．
hyper- [haipər] 上方，超，過剰などの意味を表す接頭語．
hyper IgM syndrome 高 IgM 症候群(B 細胞の内因性クラススイッチ障害による高 IgM 血症)．
hy·per·ab·duc·tion [hàipərəbdʌ́kʃən] 外転過剰，過外転．
h. syndrome 過外転症候群〔医学〕(1945年に J. S. Wright が報告した，上肢の過外転肢位 hyperabducted position によって橈骨動脈脈拍が減弱または消失し，同時に上肢のしびれ，痛み，だるさなどの症状を示す症候群)．
h. test 過外転テスト．
hy·per·a·can·tho·sis [hàipərækənθóusis] 棘細胞増殖症．
hy·per·ac·id [hàipərǽsid] 過酸の，= superacid.
h. vomiting 胃酸過多症，= gastroxynsis.
hy·per·ac·id·am·i·nu·ria [hàipəræ̀sidæminjú:riə] 高アミノ酸尿症．
hy·per·ac·id·i·ty [hàipərəsíditi] 過酸症，胃酸過多症．
hyp·er·ac·tion [hàipərǽkʃən] 活動過剰，= overaction.
hyperactive behavior 活動亢進〔医学〕．
hyperactive child 多動児〔医学〕，= hyperkinetic child.
hyperactive child syndrome 多動児症候群，過活動児童症候群．
hy·per·ac·tiv·i·ty [hàipəræktíviti] 多動〔医学〕，機能亢進，= superactivity.
hy·per·a·cu·i·ty [hàipərəkjú:iti] 過敏症．
hy·per·a·cu·sia [hàipərəkú:siə] 聴覚過敏〔症〕〔医学〕，聴覚増強，= hyperacusis, oxyecoia.
hy·per·a·cu·sis [hàipərəkú:sis] 聴覚過敏〔医学〕．
hy·per·a·cute [hàipərəkjú:t] ①過敏性の．②超急性の．
h. purulent conjunctivitis 膿漏眼．
h. rejection (HR) 超急性拒絶〔反応〕〔医学〕(同種

移植において，すでに移植抗原に対する体液性抗体が存在し数十分以内に拒絶される現象).

hy·per·ad·e·no·ma [hàipərædinóumə] 腺腫.

hy·per·ad·e·no·sis [hàipərædinóusis] 肥大性腺疾患.

hy·per·ad·i·po·sis [hàipərædipóusis] 脂肪性肥大，= hyperadiposity.

hy·per·ad·re·nal·e·mia [hàipərədrènəlí:miə] 過副腎ホルモン血症，アドレナリン過剰血.

hy·per·ad·re·nal·ism [hàipərədrí:nəlizəm] 高アドレナリン症〔医学〕，副腎機能亢進症〔状態〕.

hy·per·ad·re·nia [hàipərædrí:niə] = hyperadrenalism.

hy·per·ad·re·no·cor·ti·cal·ism [hàipərædrì:nəkɔ́:tikəlizəm] 副腎皮質〔機能〕亢進〔症〕〔医学〕.

hy·per·ad·re·no·cor·ti·cism [hàipərædrì:nəkɔ́:tisizəm] 副腎皮質機能亢進症.

hy·per·ae·mia [hàipərí:miə] = hyperemia.

hy·per·aer·a·tion [hàipərɛəréiʃən] 通気過剰，曝気過多.

hy·per·aes·the·sia [hàipəresθí:ziə] 知覚過敏，= hyperesthesia.

hy·per·af·fec·tiv·i·ty [hàipərəfektíviti] 敏感性(軽度刺激に対する過敏).

hy·per-β-al·a·nin·e·mia [háipər - æ̀ləniní:miə] 高β-アラニン血症.

hy·per·al·bu·min·e·mia [hàipərælbjù̀miní:miə] 高アルブミン血〔症〕〔医学〕，アルブミン過剰血〔症〕.

hy·per·al·bu·mi·nor·rha·chia [hàipərælbjù̀minəréikiə] 髄液タンパク過剰〔症〕.

hy·per·al·bu·mi·no·sis [hàipərælbjù̀minóusis] 〔血漿〕アルブミン過剰(増加)症〔医学〕.

hy·per·al·dos·ter·o·nism [hàipəræ̀ldástərənìzəm] アルドステロン過剰〔症〕，高アルドステロン症〔医学〕，過アルドステロン症.

hy·per·al·ge·sia [hàipərældʒí:ziə] 痛覚過敏〔医学〕(痛覚路に刺激状態の存在するときに現れる)，= hyperalgesis，hyperalgia. 形 hyperalgesic，hyperalgetic.

hy·per·al·gia [hàipərǽldʒiə] 痛覚過敏〔医学〕，= hyperalgesia.

hy·per·al·i·men·ta·tion [hàipərælimәntéiʃən] ① 高栄養(カロリー)療法〔医学〕. ② 栄養過剰.

h. catheter 栄養カテーテル〔医学〕.

hy·per·al·i·men·to·sis [hàipərælimәntóusis] 過食症.

hy·per·al·ka·les·cence [hàipərælkəlésəns] 過アルカリ性.

hy·per·al·ka·lin·i·ty [hàipərælkəlíniti] 過アルカリ度.

hy·per·al·lan·toi·nu·ria [hàipərəlæ̀ntɔinjú:riə] 過アラントイン尿症.

hy·per·alo·ne·mia [hàipərælouní:miə] 過塩類血症.

hy·per·a·lu·mi·ne·mia [hàipərəlù:miní:miə] 高アルミニウム血〔症〕〔医学〕.

hyperaluminemic dialysis encephalopathy 高アルミニウム血〔症〕性透析脳症〔医学〕.

hy·per·am·i·no·ac·id·e·mia [hàipərəmì:nouæ̀sidí:miə] 高アミノ酸〔輸液〕血症〔医学〕.

hy·per·am·i·no·ac·i·du·ria [hàipərǽminouæ̀sidjú:riə, -pərəmì:n-] 高アミノ酸尿〔症〕〔医学〕.

hy·per·am·mo·ne·mia [hàipərǽməní:miə] 高アンモニア血〔症〕〔医学〕.

hy·per·am·y·la·se·mia [hàipərǽmileisí:miə] 高アミラーゼ血〔症〕〔医学〕.

hy·per·an·a·ci·ne·sia [hàipərǽnəsiní:siə] 運動機能亢進，= hyperanakinesia.

hy·per·an·a·ki·ne·sia [hàipərǽnəkainí:siə] 運動機能亢進(胃などの)，= hyperanacinesia，hyperanakinesis.

hy·per·an·dro·gen·ism [hàipərǽndrədʒənizəm] アンドロゲ(ジェ)ン過剰症〔医学〕.

hy·per·ant·e·flex·ion [hàipərǽntiflékʃən] 強前屈(子宮の).

hy·per·a·phia [hàipəréifiə] 触覚過敏〔症〕〔医学〕.

hy·per·aph·ic [hàipərǽfik] 触覚過敏の.

hy·per·aph·ro·di·sia [hàipərǽfroudíziə] 性的興奮性亢進.

hyperapolytic proglottid 早期離脱片節.

hy·per·ar·gi·ni·ne·mia [hàipərà:dʒininí:miə] 高アルギニン血〔症〕〔医学〕.

hy·per·a·rous·al [hàipərəráuzəl] 過覚醒〔医学〕(統合失調症者の精神生理学的特性の一つ).

hy·per·az·o·te·mia [hàipərǽzoutí:miə] 高窒素血症〔医学〕.

hy·per·az·o·tu·ria [hàipərǽzoutjú:riə] 高窒素尿症〔医学〕.

hy·per·bar·ic [hàipə:bǽ:rik] 高比重性の，高圧性の〔医学〕. → solution.

h. anesthesia 高圧麻酔〔法〕.

h. atmosphere 高圧環境〔医学〕.

h. chamber 高圧室〔医学〕(潜水後の減圧症を予防するなどのため圧をかけることができる装置).

h. disease 高圧症〔医学〕.

h. medicine 高圧医学〔医学〕，高圧酸素療法.

h. oxygen 高圧酸素〔医学〕，= high pressure oxygen.

h. oxygen chamber 高圧酸素室〔医学〕.

h. oxygen radiotherapy 高圧酸素吸入照射法.

h. oxygen therapy 高圧酸素療法〔医学〕，= oxygen under high pressure (OHP).

h. oxygenation 高圧酸素療法〔医学〕.

h. radiotherapy 高圧酸素下放射線療法〔医学〕，高圧酸素吸入照射法.

h. solution 高比重液〔医学〕(脳脊髄液よりも高い比重をもつ脊椎麻酔用局所麻酔薬溶液).

h. spinal anesthesia 高比重脊椎麻酔〔法〕.

hy·per·bar·ism [hàipə:bǽ:rizəm] 潜函病.

hy·per·be·ta·lip·o·pro·tein·e·mia [hàipərbèitəlìpoupròutiní:miə] 高β-リポタンパク血〔症〕.

hy·per·bil·i·ru·bin·e·mia [hàipə:bìlirù:biní:miə] 高ビリルビン血〔症〕〔医学〕.

hy·per·blas·to·sis [hàipə:blæstóusis] 芽細胞増殖.

hy·per·bo·la [haipə́:bələ] 双曲線(円錐曲線の一つで，適当な直角座標上で，次の式で表されるもの). 形 hyperbolic.

$$\frac{x^2}{a^2} - \frac{y^2}{b^2} = 1$$

hyperbolic glasses 双曲眼鏡.

hy·per·bol·oid [haipə́:bəlɔid] 双曲面(直角座標で，次の式で表される面).

$$\frac{x^2}{a^2} + \frac{y^2}{b^2} - \frac{z^2}{c^2} = 1$$

hy·per·brach·y·ceph·a·ly [hàipə:brækiséfəli] 過短頭(頭蓋指数85.5以上のもの).

hy·per·brach·y·cra·nic [hàipə:brækikréinik] 過短頭蓋の(頭蓋指数85～89.9).

hy·per·bu·lia [hàipə:bjú:liə] 意欲亢進(躁病において著しく発現する行為促迫). 形 hyperbulic.

hy·per·cal·ce·mia [hàipə:kælsí:miə] 高カルシウム血〔症〕〔医学〕，= hypercalcinemia.

hypercalcemic crisis 高カルシウム血性クリーゼ(発症)〔医学〕.

hypercalcemic nephropathy 高カルシウム〔血

症性〕腎症〔医学〕(可逆性の急性型と非可逆性の慢性型とがある).
hypercalcemic pancreatitis 高カルシウム血性膵炎〔医学〕, カルシウム過剰血性膵炎.
hypercalcemic uremia 高カルシウム血性尿毒症〔医学〕.
hy·per·cal·ci·pex·y [hàipə:kǽlsipèksi] カルシウム過度固定.
hy·per·cal·ci·u·ria [hàipərkæ̀lsijú:riə] 高カルシウム尿症, = hypercalcinuria.
h. syndrome 高カルシウム尿症候群〔医学〕.
hy·per·cap·nae·mia [hàipə:kæpní:miə] 高炭酸ガス血症.
hy·per·cap·ne·mia [hàipə:kæpní:miə] 高炭酸血〔症〕〔医学〕.
hy·per·cap·nia [hàipə:kǽpniə] 高炭酸ガス血症〔医学〕.
hypercapnic acidosis 炭酸過剰性アシドーシス.
hypercapnic coma 高炭酸〔性〕昏睡〔医学〕, 過炭酸〔性〕昏睡.
hypercapnic respiratory failure 高炭酸ガス性呼吸不全〔医学〕.
hy·per·car·bia [hàipə:ká:biə] 高炭酸〔症〕〔医学〕, 高炭酸ガス血症, = hypercapnia.
hy·per·car·o·ti·ne·mia [hàipə:kæ̀rətiní:miə] 高カロチン血症.
hy·per·cat·ab·o·lism [hàipə:kətǽbəlizəm] 異化亢進.
hy·per·ca·thar·sis [hàipə:kəθá:sis] 過下痢症, 暴瀉.
hy·per·ca·thar·tic [hàipə:kəθá:tik] 便通過度の.
hy·per·ca·thex·is [hàipə:kəθéksis] (焦点に対し精神力を過度に集中すること).
hypercellular obesity 細胞肥大型肥満〔医学〕.
hy·per·cel·lu·lar·i·ty [hàipə:sèljulǽriti] 富核〔医学〕.
hy·per·ce·men·to·sis [hàipə:sì:məntóusis] 過セメント〔質〕症〔医学〕, セメント質増殖症(歯根にセメント質が過剰に沈着すること).
hy·per·ce·nes·the·sia [hàipə:sìnesθí:ziə] 過度高揚状態, 健康過信, = euphoria.
hy·per·cham·aer·rhine [hàipə:kǽmirain] 過度扁平鼻(① 頭蓋測定学において梨状口が短く広く開き, 鼻骨指数が58.0以上のもの. ② 身体測定学では鼻の幅が長さと同じか, またはそれ以上, 鼻の長広指数が100.0以上のもの).
hy·per·chlor·e·mia [hàipə:klɔ:rí:miə] 高塩素血症〔医学〕.
hyperchloremic acidosis 高塩素血〔症〕〔性〕アシドーシス〔医学〕.
hy·per·chlor·hy·dria [hàipə:klɔ:háidriə] 過酸症〔医学〕.
hy·per·chlor·i·da·tion [hàipə:klɔ̀:ridéiʃən] 食塩過剰投与〔法〕.
hy·per·chlo·ride [hàipə:klɔ́:raid] 過塩化塩, = perchloride.
hy·per·chlor·u·ra·tion [hàipə:klɔ̀:ruréiʃən] 高塩素症(体内に塩素塩が過剰に存在すること).
hy·per·chlor·u·ria [hàipə:klɔ:rjú:riə] 過塩素尿症.
hy·per·cho·les·ter·e·mia [hàipə:kəlèstərí:miə] 高コレステロール血症, = hypercholesterinemia, hypercholesterolemia.
hy·per·cho·les·ter·in·e·mia [hàipə:kəlèstəriní:miə] 高コレステロール血〔症〕, = hypercholesterolemia.
hy·per·cho·les·ter·ol·e·mia [hàipə:kəlèstəroulí:miə] 高コレステロール血症〔医学〕(血中の脂質のなかで特にコレステロールが220mg/dL (文献によっては230～250)以上の場合), = hypercholesterinemia, hyper-β-lipoproteinemia.
hypercholesterolemic splenomegaly 過コレステリン血性巨脾症.
hy·per·cho·les·ter·ol·ia [hàipə:kəlèstəróuliə] 高コレステロール胆汁〔症〕.
hy·per·cho·lia [hàipə:kóuliə] 胆汁〔分泌〕過多症〔医学〕.
hy·per·chon·dro·pla·sia [hàipə:kɑ̀ndroupléiziə] 軟骨過形成.
hy·per·chro·maf·fin·ism [hàipə:kroumǽfinizəm, -króuməf-] クローム親和性物質過剰症(状態)(副腎髄質クローム親和性細胞からの分泌過剰により, 発作性高血圧の発現する状態).
hy·per·chro·ma·sia [hàipə:krouméiziə] 高色素症, = hyperchromatism.
hy·per·chro·mat·ic [hàipə:kroumǽtik] ① 多染色体の. ② 過色素性の.
h. karyokinesis 多数染色体性核分裂.
hy·per·chro·ma·tin [hàipə:króumətin] ハイパークロマチン(アニリン青で可染の染色体部分).
hy·per·chro·ma·tism [hàipə:króumətizəm] 高色素症.
hy·per·chro·ma·top·sia [hàipə:kròumətɑ́psiə] 完全色視〔症〕.
hy·per·chro·ma·to·sis [hàipə:kròumətóusis] ① 色素増多症. ② 過染色性.
hy·per·chrome [háipə:kroum] 濃色団(色原体に発色団または助色団を導入すると, 吸収帯の位置は変わらないが, その吸収能が増して色を著しく濃くするもの).
hy·per·chro·me·mia [hàipe:kroumí:miə] 高色素性貧血(色素指数1.0以上の貧血).
hy·per·chro·mia [hàipə:króumiə] 高色素〔血〕症〔医学〕, 過染色症.
hy·per·chro·mic [hàipə:króumik] 高色素性の〔医学〕(色素指数1.0以上のものについていう).
h. anemia 高色〔素〕性貧血〔医学〕(平均赤血球ヘモグロビン濃度 MCHC ≧ 35%).
h. effect 濃色効果〔医学〕.
h. erythrocyte 高色素性赤血球〔医学〕.
hy·per·chro·mism [hàipə:króumizəm] ハイパークロミズム, 濃色効果, = hyperchromic effect.
hy·per·chy·lia [hàipə:káiliə] 過酸〔医学〕, 胃酸過多症.
hy·per·chy·lo·mi·cro·ne·mia [hàipə:kàiloumàikrouní:miə] 高カイロミクロン血〔症〕〔医学〕, 高乳び(糜)〔状脂粒〕血〔症〕.
hy·per·cil·lin [hàipə:sílin] ハイパーシリン(結晶ペニシリンGカリウムの油剤. 96時間血中濃度を持続する).
hy·per·ci·ne·sia [hàipə:siní:siə] = hyperkinesia.
hy·per·co·ag·u·la·bil·i·ty [hàipə:kouæ̀gjuləbíliti] 過凝固能亢進〔状態〕〔医学〕, 凝固〔性〕亢進〔状態〕, 凝血能亢進〔状態〕.
hy·per·co·ag·u·la·ble [hàipə:kouǽgjuləbl] 凝固亢進の.
hy·per·com·pen·sa·tion [hàipə:kɑ̀mpənséiʃən] 代償過剰.
hypercomplex number 多元数.
hy·per·con·ju·ga·tion [hàipə:kɑ̀nʤugéiʃən] 超共役(軛)〔医学〕.
hy·per·co·ria [hàipə:kɔ́:riə] 早発満足感, = hyperkoria.
hy·per·cor·ti·cal·ism [hàipə:kɔ́:tikəlizəm] 副腎皮質機能亢進〔医学〕, = hypercorticoidism.
hy·per·cor·ti·coid·ism [hàipərkɔ:rtikɔ́idizm] 高コルチコイド症, コルチコイド過剰症.

hy·per·cor·ti·sol·ism [hàipə:kɔ́:tisɑlizəm] 高コルチゾール症.
hy·per·cor·ti·son·ism [hàipə:kɔ́:tisənìzəm] 高コルチゾン症.
hy·per·crine [hàipə:krí:n] 内分泌機能亢進.
hy·per·cri·ne·mia [hàipə:kriní:miə] 内分泌過多症, = hypercrinism.
hy·per·crin·ia [hàipə:kríniə] 内分泌過多症, = hypercrinism.
hy·per·crin·ism [hàipə:krínizəm] 内分泌過多症.
hy·per·cris·ia [hàipə:krísiə] 内分泌過多症, = hypercrinism.
hy·per·cry·al·ge·sia [hàipə:kràiælʤí:ziə] 冷覚過敏〔症〕.
hy·per·cry·es·the·sia [hàipə:kràiesθí:ziə] 冷覚過敏, = hypercryalgesia.
hy·per·cu·pre·mia [hàipə:kju:prí:miə] 高銅血症〔医学〕(血液中の銅成分増加).
hy·per·cy·a·not·ic [hàipə:sàiənɑ́tik] 過チアノーゼの.
h. angina 過チアノーゼ〔症〕性アンギナ(僧帽弁閉鎖症患者に起こる心臓部の疼痛).
hy·per·cy·e·sia [hàipə:saií:siə] 過受胎, 過受精, = hypercyesis.
hy·per·cy·e·sis [hàipə:saií:sis] 過受精, = superfetation.
hy·per·cys·tin·u·ria [hàipə:sìstinju:riə] 高シスチン尿〔症〕〔医学〕.
hy·per·cy·the·mia [hàipə:saiθí:miə] 赤血球増加〔症〕.
hy·per·cy·to·chro·mia [hàipə:sàitoukróumiə] 〔血球〕過染色症.
hy·per·cy·to·sis [hàipə:saitóusis] 〔白〕血球増加〔症〕, = hypoleukocytosis.
hy·per·dac·tyl·ia [hàipə:dæktíliə] 多指症, = hyperdactylism, polydactylism.
hy·per·dac·ty·lism [hàipə:dǽktilizəm] 多肢症.
hy·per·dac·ty·ly [hàipə:dǽktili] 多指(趾)症〔医学〕.
hyperdensity area 高濃度域〔医学〕.
hy·per·den·ti·tion [hàipə:dentíʃən] 生歯過剰〔医学〕, 過剰生歯〔症〕.
hy·per·di·as·to·le [hàipə:daiǽstəli:] 心臓拡張.
hy·per·di·crot·ic [hàipə:daikrɑ́tik] 重複脈亢進の.
h. pulse 超二段脈〔医学〕, 超重複(拍)脈(著明な重複脈で起始点が底線に達した後に起こるもの).
hy·per·di·cro·tism [hàipə:dáikrətizəm] 重複脈亢進.
hy·per·di·e·mor·rhy·sis [hàipə:dàiəmɔ́:risis] 毛細血管充血.
hy·per·dip·sia [hàipə:dípsiə] 高度渇感, 高度口渇(比較的短期間のもの).
hy·per·dis·ten·tion [hàipə:disténʃən] 過度伸展.
hy·per·di·u·re·sis [hàipə:dàijurí:sis] 利尿過多〔医学〕.
hy·per·dol·i·cho·ceph·a·lus [hàipə:dɑ̀likəséfələs] 過度塔状頭蓋(長さと広さとの指数が65～69.9のもの), = hyperdolichocranius.
hy·per·don·tog·e·ny [hàipə:dɑntɑ́ʤəni] 第3生歯.
hy·per·du·ric [hàipə:djú:rik] 持続的の(薬物効果が長く続くこと).
hy·per·dy·na·mia [hàipə:dainéimiə] 筋力過多〔医学〕, 過度筋力.
h. uteri 過強陣痛.
hy·per·dy·nam·ic [hàipə:dainǽmik] 筋力過多の, 収縮過多性の.
h. circulation 循環亢進状態〔医学〕.
hy·per·ech·e·ma [hàipərikí:mə] 正常音の異常高調.
hy·per·echo·ic ar·ea [hàipərekóuik ɛ́əriə] 高エコー域〔医学〕.
hy·per·ek·plex·ia [hàipərekpléksiə] 驚愕過剰〔症〕.
hy·per·e·lec·tro·ly·te·mia [hàipərilèktroulaití:miə] 高電解質血症〔医学〕(高張性脱水症と同じような症状を呈し, 血中電解質が過剰に増加すること).
hy·per·em·e·sis [hàipərémisis] 悪阻. 形 hyperemetic.
h. gravidarum 妊娠悪阻〔医学〕.
h. hiemis 冬季悪阻, = polytropous enteronitis (Zahorsky).
h. lactentium 乳児悪阻 (Schmidt, M.).
hy·per·e·mia [hàipərí:miə] うっ血〔医学〕, 充血(身体の一部に血液の充満すること), = hyperaemia, injection. 形 hyperemic.
h. cutis 皮膚充血.
h. ex vacuo 虚性充血.
h. of pulp 歯髄充血〔医学〕.
h. test 充血試験, = Moschcowitz test.
hy·per·e·mic [hàipərí:mik] 充血性の.
hy·per·em·i·za·tion [hàipərìmizéiʃən] 充血療法.
hy·per·e·mo·tiv·i·ty [hàipərìmoutíviti] 過度感動性(刺激に対する反応の過敏なこと).
hy·per·en·ceph·a·lus [hàipərenséfələs] 脳露出児(奇形).
hy·per·en·dem·ic [hàipərendémik] 高度浸淫性の, 地方病の頻発する.
h. area 高流行地.
h. disease 高度地方流行病.
hy·per·en·do·crin·ia [hàipərèndəkríniə] 内分泌機能亢進症, = hyperendocrinism, hyperendocrisia.
hy·per·en·do·pha·sia [hàipərèndouféiziə] 内言語過多(内言語とは失語症の機序において, 口述される言葉, 筆記される言葉となる前に, 心の中でつくられる言葉の母体となるものをいう).
hy·per·en·er·gia [hàipəriná:ʤiə] 機能亢進〔医学〕, 活力過剰, = hyperenergy.
hy·per·en·er·gy [hàipərénə:ʤi] 機能亢進, 活力過剰, = hyperenergia.
hy·per·e·o·sin·o·phil·ia [hàipərì:əsìnəfíliə] 過好酸球増加症.
hypereosinophilic syndrome 好酸球増多(加)症候群〔医学〕.
hy·per·eph·i·dro·sis [hàipərèfidróusis] 多汗症.
hy·per·ep·i·neph·rin·e·mia [hàipərèpinèfriní:miə] 過副腎ホルモン血症, 過アドレナリン血症, = hyperadrenalinemia.
hy·per·ep·i·neph·ry [hàipərèpinéfri] 副腎機能亢進〔症〕〔医学〕, 副腎髄質ホルモン過多症(高血圧を伴う).
hy·per·ep·i·thy·mia [hàipərèpiθáimiə] 欲求亢進.
hy·per·e·qui·lib·ri·um [hàipərì:kwilíbriəm] めまい(眩暈)過度.
hy·per·er·e·thism [hàipəréríθizəm] 刺激過度, 知覚過敏.
hy·per·er·ga·sia [hàipərə:géisiə] 機能亢進.
hy·per·er·gia [hàipərə́:ʤiə] 機能亢進, = hyperergy.
hy·per·er·gic [hàipərə́:ʤik] 機能亢進の, ヒペルエルギーの.
hy·per·er·gy [hàipərə́:ʤi] ヒペルエルギー〔医学〕(アレルギーまたはパテルギーの一型で, アレルギー性過敏症とも呼ばれる), = hypersensitivity.
hy·per·e·rot·i·cism [hàipərirɑ́tisizəm] 色情狂.
hy·per·er·y·thro·cy·the·mia [hàipərirìθrousaiθí:miə] 赤血球増加〔症〕, = hypercythemia.
hy·per·es·o·pho·ria [hàipəresoufɔ́:riə] 上内斜位〔医学〕(動眼筋不全のため視線が上内方向に傾くこと).

hy·per·es·the·sia [hàipərisθí:ziə] 知覚過敏〔医学〕, 感覚過敏, = hyperaesthesia. 形 hyperesthetic.
hyperesthetic zone 感覚過敏帯.
hy·per·es·trin·e·mia [hàipərèstriní:miə] 過エストロゲン血症, = hyperestrogenemia.
hy·per·es·tri·nism [hàipəréstrinizəm] エストロゲン分泌過多症(機能性子宮出血を起こす).
hy·per·es·tro·gen·e·mia [hàipərèstrouʤəní:miə] 過エストロゲン血症.
hy·per·es·tro·gen·ism [hàipəréstrəʤənizəm] エストロゲン分泌過多.
hy·per·eu·ry·o·pia [hàipərjù:rióupiə] 過大眼裂(瞼裂の異常に広いこと).
hy·per·e·vol·u·tism [hàipəriváljutizəm] 過度発達, 発育過剰.
hy·per·ex·cit·a·bil·i·ty [hàipəreksàitəbíliti] 過興奮〔性〕, 興奮性亢進〔医学〕.
hy·per·ex·ci·ta·tion [hàipərèksaitéiʃən] 過興奮〔医学〕.
hy·per·ex·cre·to·ry [hàipərekskrí:təri] 過度排泄.
hy·per·ex·o·pho·ria [hàipərèksəfɔ́:riə] 上外斜位〔医学〕(動眼筋の機能不全により, 視線が上外側の方向に偏る斜位). 形 hyperexophoric.
hy·per·ex·plex·ia [hàipəreksp léksiə] びっくり病, = startle disease.
hy·per·ex·ten·si·bil·i·ty [hàipərekstènsibíliti] 過伸展性〔医学〕.
hy·per·ex·ten·sion [hàipərikstén ʃən] 伸展過度, 過伸展.
  h. contracture 過伸展性拘縮〔医学〕.
  h. position 過伸展位〔医学〕.
hy·per·fem·in·i·za·tion [hàipə:fèminizéiʃən] 過雌性化, 過女性化.
hy·per·fer·re·mia [hàipə:ferí:miə] 鉄過剰症〔医学〕, 過鉄血症.
hy·per·fi·brin·o·ge·ne·mia [hàipə:faibrìnəʤəní:miə] 高フィブリノーゲン(線維素原)血症〔医学〕.
hy·per·fil·tra·tion [hàipə:filtréiʃən] 過剰濾過〔医学〕.
hy·per·fine [háipə:fain] 超微細な.
hy·per·flex·i·bil·i·ty [hàipə:flèksibíliti] 過度柔軟性〔医学〕.
hy·per·flex·ion [hàipə:flékʃən] 屈曲過度, 過屈曲〔医学〕.
hyperfocal distance 超(過)焦点距離(無限距離に焦点を合わせたとき, レンズが鋭像を結ぶ最短距離).
hyperfollicular amenorrhea 過卵胞ホルモン性無月経.
hy·per·fol·lic·u·lin·e·mia [hàipə:fəlìkjuliní:miə] 過卵胞ホルモン血症.
hyperfolliculinic hand (黄体ホルモン過剰症においてみられる手で, 指の先端と基底の周径がほとんど同一であるもの).
hy·per·fol·lic·u·lin·ism [hàipə:fəlíkjulinizəm] 卵胞ホルモン過多症(血中にエストロゲンが過剰に放出されて, 生体内では甲状腺ホルモンの異常破壊を招来する).
hy·per·fol·lic·u·lin·u·ria [haipə:fəlikjulinjú:riə] 過卵胞ホルモン尿〔症〕.
hyperfractination irradiation 多分割照射法(1回線量1.2Gy程度で5時間以上の間隔をおいて1日2〜3回, 週5回照射する).
hyperfractionated radiation 多分割照射法.
hy·per·frac·tion·a·tion [hàipə:frækʃənéiʃən] 過分割照射〔医学〕.
hyperfunctional dysphonia 過緊張性発声障害〔医学〕.
hyperfunctional occlusion 過度咬合.
hy·per·func·tion(ing) [hàipə:fʌ́ŋkʃən(iŋ)] 機能亢進.
hyperfunctioning tumor 過機能性腫瘍(産生ホルモンの過剰を示すものをいう).
hy·per·ga·lac·tia [hàipə:gəlǽkʃiə] 乳汁過多〔分泌〕〔医学〕.
hy·per·ga·lac·to·sis [hàipə:gæləktóusis] 乳汁過多分泌症.
hy·per·gam·ma·glob·u·lin·e·mia [hàipə:gæməglàbjuliní:miə] 高ガンマグロブリン血症〔医学〕(グロブリン分画の電気泳動パターン上, ガンマグロブリンが異常高値を示す病態の際に認められる).
hypergammaglobulinemic purpura 高ガンマグロブリン血症性紫斑.
hy·per·ga·sia [hàipə:géisiə] 作用減退, 機能減弱.
hy·per·gas·trin·e·mia [hàipə:gæstriní:miə] 高ガストリン血症〔医学〕(胃萎縮などが原因となってみられる).
hy·per·gen·e·sis [hàipə:ʤénisis] 発生過多, 肥大, 発育過度性肥大〔医学〕, 栄養過度.
hy·per·ge·net·ic [hàipə:ʤənétik] 発育過度の, 肥大の.
  h. teratism 肥大性奇形.
hy·per·gen·i·tal·ism [hàipə:ʤénitəlizəm] 性器発育過度〔医学〕, 性腺機能亢進症, 性的早熟症.
hy·per·ge·o·met·ric [hàipə:ʤìəmétrik] 超幾何学的の.
  h. equation 超幾何方程式.
  h. function 超幾何関数.
  h. series 超幾何級数.
hy·per·geus·es·the·sia [hàipə:gù:sisθí:ziə] 味覚過敏症, = hypergeusia.
hy·per·geu·sia [hàipə:gú:siə] 味覚過敏症〔医学〕, = hypergeusesthesia.
hy·per·gia [haipə́:ʤiə] 機能亢進, アレルギー性過敏症, = hyperergia.
hy·per·gi·gan·to·so·ma [hàipə:ʤaigæ̀ntəsóumə] 巨大症, = gigantism.
hy·per·gland·u·lar [hàipə:glǽndjulər] 内分泌腺機能亢進の.
hy·per·glob·u·lia [hàipə:glɑbjú:liə] 赤血球過多症.
hy·per·glob·u·lin·e·mia [hàipə:glɑ̀bjuliní:miə] 高グロブリン血症〔医学〕.
hyperglobulinemic purpura 高グロブリン血症〔性〕紫斑, グロブリン過剰血紫斑, = Waldenström macroglobulinemia.
hy·per·glob·u·lism [hàipə:glɑ́bjulizəm] 赤血球過多症, = hyperglobulia.
hy·per·glu·ca·gon·e·mia [hàipə:glù:kəgəní:miə] 高グルカゴン血症〔医学〕(膵α細胞分泌のグルカゴンの血中高値. グルカゴノーマ).
hy·per·gly·ce·mia [hàipə:glaisí:miə] 高血糖〔症〕〔医学〕, 過血糖〔症〕(一般に血糖というと血中ブドウ糖をいい, 血糖値が健常時に調節される範囲を超えて上昇するときに高血糖という), = hyperglykemia. 形 hyperglycemic.
hyperglycemic glycogenolytic factor (HGF) 高血糖性グリコ〔ー〕ゲン分解因子〔医学〕(膵臓のアルファ細胞により生成されるホルモンの一つ), = glucagon.
hyperglycemic glycosuria 高血糖性糖尿〔症〕〔医学〕.
hyperglycemic hyperosmolar nonketotic coma 高血糖高浸透圧性非ケトン性昏睡〔医学〕.
hyperglycemic shock 高血糖性ショック〔医学〕.
hy·per·glyc·er·id·e·mia [hàipə:glìsəridí:miə] 高グリセリド血〔症〕.

H

hy·per·gly·ci·ne·mia [hàipə:glàisiníːmiə] 高グリシン血〔症〕〔医学〕.
hy·per·gly·cis·tia [hàipə:glaisístiə] 過糖症(組織の糖分含有量が異常に多い状態), = hyperglycystia.
hy·per·gly·co·der·mia [hàipə:glàikoudə́ːmiə] 皮膚過糖症.
hy·per·gly·co·ge·nia [hàipə:glàikouʤíːniə] 糖原過産症.
hy·per·gly·co·ge·nol·y·sis [hàipə:glàikouʤənálisis] 糖原分解過度.
hy·per·gly·co·plas·mia [hàipə:glàikəplǽzmiə] 血漿糖分過多.
hy·per·gly·cor·rha·chia [hàipə:glàikɔːréikiə] 髄液糖過剰〔症〕〔医学〕, 髄液糖分過多.
hy·per·gly·co·se·mia [hàipə:glàikousíːmiə] 高血糖〔症〕, = hyperglycemia.
hy·per·gly·co·su·ria [hàipə:glàikousjúːriə] 過糖尿症.
hy·per·gly·cys·tia [hàipə:glaisístiə] 過血糖, = hyperglycistia.
hy·per·gly·ke·mia [hàipə:glaikíːmiə] 高血糖〔症〕, 過血糖〔症〕, = hyperglycemia.
hy·per·gno·sia [hàipə:nóusiə] (精神葛藤を環境に投射する傾向のある知覚障害).
hy·per·gog·ra·phy [hàipə:gágrəfi] (物質が細胞に及ぼす影響を研究する物理化学の一部門).
hypergolic fuel 自然〔発火〕性燃料〔医学〕.
hy·per·go·na·dism [hàipə:góunədizəm] 性〔腺〕機能亢進〔症〕〔医学〕.
hy·per·go·na·do·trop·ic [hàipə:gòunədətrápik] 過ゴナドトロピン〔性〕の.
h. eunuchoidism ゴナドトロピン過剰性類宦官症〔医学〕.
h. hypogonadism 高ゴナドトロピン性性腺機能低下症.
h. type hypogonadism 高ゴナドトロピン型性腺機能低下(発育不全)〔症〕〔医学〕.
hy·per·graph·ia [haipərgrǽfiə] 過剰書字.
hy·per·guan·i·di·ne·mia [hàipə:gwàːnidiníːmiə] 高グアニジン血症.
hy·per·he·do·nia [hàipə:hidóuniə] 性〔快〕感過剰〔症〕〔医学〕, 過多快感症.
hy·per·he·do·nism [hàipə:híːdənizəm] 過多快感症, = hyperhedonia.
hy·per·he·ma·to·sis [hàipə:hèmətóusis] 多血症.
hy·per·he·mo·glo·bi·ne·mia [hàipə:hìːmouglòubiníːmiə] 高(過)ヘモグロビン血〔症〕〔医学〕, 高血色素(ヘモグロビン)血〔症〕.
hy·per·hep·a·ri·ne·mia [hàipə:hèpəriníːmiə] 高ヘパリン血症(全身を放射線で照射するとき起こるといわれる).
hy·per·hid·ro·sis [hàipə:hidróusis] 発汗過多〔症〕〔医学〕, 多汗〔症〕〔医学〕.
hy·per·his·ti·din·e·mia [hàipə:hìstidiníːmiə] 高ヒスチジン血〔症〕〔医学〕.
hy·per·his·ti·din·u·ria [hàipə:hìstidinjúːriə] 高ヒスチジン尿〔症〕〔医学〕.
hy·per·ho·mo·cit·rul·li·ne·mia [hàipə:hòumousitrùːliníːmiə] 高ホモシトルリン血症.
hy·per·hor·mon·al [hàipə:hɔ́ːmənəl] ホルモン過剰の, = hyperhormonic.
hy·per·hor·mon·ic [hàipə:hɔːmánik] ホルモン過剰の, = hyperhormonal.
hy·per·hor·mon·ism [hàipə:hɔ́ːmənizəm] 高ホルモン症.
hy·per·hy·dra·tion [hàipə:haidréiʃən] 過水症, 水分過剰〔医学〕.
hy·per·hy·dro·chlo·ria [hàipə:hàidrouklɔ́ːriə] 過酸症, = hyperhydrochloridia.
hy·per·hy·dro·chlo·rid·ia [hàipə:hàidrouklɔːrídiə] 過酸症.
hy·per·hy·dro·pex·ia [hàipə:hàidrəpéksiə] 水分固定過度, = hyperhydropexis, hyperhydropexy.
hy·per·hy·dro·sis [hàipə:hidróusis] 多汗症, = hyperidrosis.
hy·per·hy·drox·y·pro·lin·e·mia [hàipə:haidràksipròuliníːmiə] 高ヒドロキシプロリン血〔症〕〔医学〕.
hy·per·hy·per·cy·to·sis [hàipə:hàipə:saitóusis] 好中球増加性白血球増加症.
hy·per·hyp·no·sis [hàipə:hipnóusis] 睡眠過度.
hy·per·hy·po·cy·to·sis [hàipə:hàipousaitóusis] 好中球増加性白血球減少症.
hy·per·hy·poph·y·sism [hàipə:haipáfisizəm] 下垂体機能亢進症, = hyperpituitarism.
Hy·per·i·ca·ce·ae [hàiperikéisiiː] オトギリソウ科, = Guttiferae.
hy·per·i·cin [haipérisin] ヒペリシン(オトギリソウ *Hypericum perforatum* から分離された蛍光性色素で, 光力学的作用を示し, Nencki のヘマトポルフィリンと同様の生物学的効果を示す).
Hy·per·i·cum [haipérikəm] オトギリソウ〔弟切草〕属(オトギリソウ科の一属. 止血などの効果をもつ薬草).
hy·per·i·dro·sis [hàipəridróusis] 多汗症, = ephidrosis, excessive sweating, hyperhidrosis, polyhidrosis, sudatoria.
h. lateralis 片側性多汗症.
h. localis 局所性多汗症.
h. universalis 汎発性多汗症.
hyper-IgE syndrome 高 IgE 症候群, = hyperimmunoglobulin E syndrome.
hyper-IgM syndrome 高 IgM 症候群(IgM 増加を伴う免疫グロブリン欠乏症).
hy·per·im·mune [hàipərimjúːn] ① 過免疫(繰り返し, あるいはアジュバンドを用いて強力に免疫し, 高力価の抗体を産生させること). ② 高度免疫の.
h. gammaglobulin 高度免疫ガンマグロブリン〔医学〕.
h. globulin 超免疫グロブリン(特に強度の人工的接種を施して得る免疫性グロブリン).
h. immunoglobulin preparation 過免疫免疫グロブリン製剤.
h. serum 高度免疫血清〔医学〕, 超免疫〔ヒト〕血清(人工的に免疫接種を施し, 特異抗体力価を強化したもの).
h. state 高度免疫状態〔医学〕.
hy·per·im·mu·ni·za·tion [hàipərìmjunizéiʃən] 高度免疫〔医学〕, 超免疫(抗原をくり返し投与することにより高度な免疫状態を誘導すること).
hyperimmunoglobulin E syndrome 高 IgE 症候群(慢性湿疹または皮膚炎, 血清 IgE 値の上昇, 黄色ブドウ球菌の反復感染を3主徴とする免疫不全症).
hy·per·im·mu·no·glob·u·lin·e·mia [hàipərìmjunouglàbjuliníːmiə] 高免疫グロブリン血症.
hy·per·in·di·can·e·mia [hàipərìndikəníːmiə] 高インジカン血〔症〕.
hy·per·in·fec·tion [hàipərinfékʃən] 重感染, 過剰感染(寄生虫の発育過程において宿主の腸管内で直接変態してF型幼虫となって起こる自家感染), = superinfection.
hy·per·in·fla·tion [hàipərinfléiʃən] 深吸気〔医学〕, 過膨張.
hy·per·in·ges·tion [hàipərinʤéstʃən] 暴食.
hy·per·i·no·sis [hàipərinóusis] 高線維素原〔血症〕, 高フィブリン血〔症〕〔医学〕(血中フィブリノーゲンが増加すること), = hyperinosemia.
hyperinsulinar obesity 過(高)インスリン性肥満症.
hy·per·in·su·li·ne·mia [hàipərìnsjuliní:miə] 高インスリン血症 [医学].
hy·per·in·su·lin·ism [hàipərínsjulinìzəm] 高インスリン血症, インスリン分泌過剰症, 過インスリン〔血〕症.
hy·per·in·su·li·no·sis [hàipərìnsjulinóusis] 高インスリン症, インスリン分泌過剰症, = hyperinsulinemia, hyperinsulinism.
hy·per·in·ten·sive [hàipərinténsiv] 過強度の.
h. treatment 過強度療法.
hy·per·in·ter·re·nal [hàipərìntərí:nəl] 副腎皮質機能亢進の.
h. obesity 副腎皮質性肥満症.
hy·per·in·ter·re·nop·a·thy [hàipərìntəri:nápəθi] 副腎皮質機能亢進による疾病.
hy·per·in·vo·lu·tion [hàipərìnvəljú:ʃən] 過度退縮.
hy·per·io·de·mia [hàipəràiədí:miə] 高ヨウ素血症.
hy·per·i·so·to·nia [hàipəràisətóuniə] 等張性著明.
hy·per·i·so·ton·ic [hàipəràisətánik] 高張〔性〕の, 高浸透〔圧〕の.
hyperkalemic paralysis 高カリウム血性麻痺 [医学].
hyperkalemic periodic paralysis 高カリウム血性周期性四肢麻痺 [医学].
hy·per·ka·l(i)e·mia [hàipə:kəlí:miə, (-kæli:-)] 高カリウム血症 [医学], = hyperpotassemia.
hy·per·ker·a·tin·i·za·tion [hàipə:kèrətìnizéiʃən] 角化亢進.
hy·per·ker·a·to·my·co·sis [hàipə:kèrətoumaikóusis] 角質増多性真菌症.
hy·per·ker·a·to·sis [hàipə:kèrətóusis] 角質増殖(増生, 肥厚), 過角化 [医学].
h. centrifuga 遠心性角化症 (Raspighi).
h. congenitalis palmaris et plantaris 先天性掌蹠角化症, = keratosis palmaris et plantaris.
h. excentrica 遠心性角化症, = porokeratosis.
h. figurata centrifuga atrophica (遠心性角化症), = hyperkeratosis excentrica.
h. follicularis et parafollicularis 毛包毛包傍〔結合〕組織角質増殖〔症〕, 毛包毛包傍〔結合〕組織角化症.
h. lacunaris 咽頭角化症.
h. lenticularis perstans 固定性扁豆状角化症(フレーゲル病).
h. linguae 舌角化症 [医学], 舌角質増殖症, = black hairy tongue.
h. penetrans 貫通性角質増殖症.
h. subungualis 爪床肥厚症.
h. universalis congenita 先天汎発性角質増殖症, = ichthyosis.
hyperkeratotic eczema 角化性湿疹.
hy·per·ke·to·ne·mia [hàipə:kì:tounì:miə] 高ケトン血症(アセトン中毒症).
hy·per·ke·to·nu·ria [hàipə:kì:tounjú:riə] 高ケトン尿症.
hy·per·ke·to·sis [hàipə:ki:tóusis] ケトン体過度形成.
hy·per·ki·ne·mia [hàipə:kainí:miə] 心拍出亢進(静止または仰臥時にも心拍出量が多い状態をいう).
hy·per·ki·nem·ic [hàipə:kainémik] 組織内の血流量増加の.
hy·per·ki·ne·sia [hàipə:kainí:siə] 多動 [医学], 過動, 運動亢進(過多)〔症〕[医学] (異常の運動亢進性), = hyperkinesis. 形 hyperkinetic.
h. cordis 心運動亢進症.
hyperkinésie volitionelle [F] 意図動作時運動過多.
hy·per·ki·ne·sis [hàipə:kainí:sis] 運動亢進.
h. sign 運動増加徴候(不全麻痺にみられ, 疼痛刺激により過度の反射運動が起こること), = Claude sign.
hy·per·ki·net·ic [hàipə:kainí:tik] 運動亢進の, 多動の.
h. disorder 多動性障害.
h. heart syndrome 過剰拍動心症候群.
h.-hypotonic syndrome 運動亢進筋緊張低下症候群.
h. reaction 運動過多反応 [医学].
h. syndrome 多動症候群 [医学] (脳損傷, 精神病, 注意力欠損をもつ小児, てんかんなどにみられる).
hy·per·ko·ria [hàipə:kɔ́:riə] 早発満足感.
hy·per·lac·tac·id·e·mia [hàipə:lǽktæsidí:miə] 過乳酸血症.
hy·per·lac·ta·tion [hàipə:læktéiʃən] 乳汁分泌過多.
hyperlactic acidemia 高乳酸血〔症〕[医学].
hyperlastic dystrophy of vulva 外陰増殖性ジストロフィー.
hy·per·lec·i·thi·ne·mia [hàipə:lèsiθiní:miə] 高レシチン血〔症〕.
hy·per·lep·tor·rhine [hàipə:léptərain] 過細長鼻の(長広指数 54.9 以下).
hy·per·le·thal [hàipə:lí:θəl] 致死量以上の.
hy·per·leu·ko·cy·to·sis [hàipə:ljù:kousaitóusis] 白血球増加〔症〕(白血球数は leukocytosis より多い).
hy·per·ley·dig·ism [hàipə:láidigizəm] ライディッヒ細胞機能亢進.
hy·per·li·pe·mia [hàipə:laipí:miə] 高脂血症.
hyperlipemic hemolytic icteric syndrome 高脂血性溶血性黄疸症候群 [医学], = Zieve syndrome.
hy·per·lip·i·de·mia [hàipə:lìpidí:miə] 高脂〔肪〕血〔症〕[医学], 高脂質血〔症〕(トリグリセリドのほか, コレステロール, リン脂質, FFA の過剰), = hyperlipoproteinemia.
hy·per·lip·oi·de·mia [hàipə:lìpɔidí:miə] 高類脂質血症.
hy·per·lip·o·pro·tei·ne·mia [hàipə:lìpouprò uti:ní:miə] 高リポタンパク血〔症〕, = hyper-β-lipoproteinemia.
hy·per·lip·o·sis [hàipə:lipóusis] 血中脂肪分解酵素増多症.
hy·per·lith·ic [hàipə:líθik] 高尿酸の.
hy·per·lith·u·ria [hàipə:liθjú:riə] 高尿酸尿症.
hy·per·lo·gia [hàipə:lóuʤiə] 饒舌, 多弁.
hy·per·lor·do·sis [hàipə:lɔ:dóusis] 脊柱前弯過度.
hy·per·lu·cent [hàipə:lú:sənt] 透過性亢進(X線の).
h. lung 透明肺 [医学], 〔X線〕透過性亢進肺.
hy·per·lu·tei·ni·za·tion [hàipə:ljù:ti:naizéiʃən] 過黄体化症(胞状奇胎および絨毛膜上皮腫を伴う卵巣嚢胞の黄体化).
hy·per·lu·te·mia [hàipə:lju:tí:miə] 過黄体ホルモン血症, プロゲステロン血症.
hy·per·ly·si·ne·mia [hàipə:làisiní:miə] 高リジン血症 [医学].
hy·per·mag·ne·se·mia [hàipə:mæ̀gnisí:miə] 高マグネシウム血症 [医学].
hy·per·ma·nia [hàipə:méiniə] 重症躁病.
hy·per·mas·cu·lin·i·za·tion [hàipə:mæ̀skjulìnizéiʃən] 過雄性化, 過男性化.
hy·per·mas·tia [hàipə:mǽstiə] 乳房肥大症, 乳房過大.
Hy·per·mas·tig·i·da [hàipə:mæstíʤidə] 超鞭毛

虫目(肉質鞭毛虫門).
hy·per·ma·ture [hàipə:mətʃúər] 過熟性の.
h. cataract 過熟白内障 [医学].
h. child 過熟児 [医学].
hy·per·med·i·ca·tion [hàipə:mèdikéiʃən] 薬量過多.
hy·per·meg·a·seme [hàipə:mégəsi:m] 過度大頭.
hy·per·meg·a·so·ma [hàipə:mègəsóumə] 巨大体〔格〕(正常以上の大きさと長さのあるもの).
hy·per·mel·a·no·sis [hàipə:mèlənóusis] メラニン増加.
hypermelanotic cosmetic dermatitis 色素沈着型化粧品皮膚炎.
hy·per·me·nor·rhe·a [hàipə:mènərí:ə] 過多月経 [医学].
hy·per·mes·o·so·ma [hàipə:mèsousóumə] 中大体格(正常よりやや上の身体をもつもの).
hy·per·me·tab·o·lism [hàipə:mitǽbəlizəm] 代謝過度,代謝亢進 [医学].
hy·per·me·tab·o·ly [hàipə:mitǽbəli] 過変態 [医学].
hy·per·met·a·mor·pho·sis [hàipə:mètəmɔ́:fəsis] 思考過多(周りの対象物に過敏に反応すること).
hy·per·met·a·pla·sia [hàipə:mètəpléiziə] 化生過度,過化生 [医学].
hy·per·me·thi·o·ne·mia [hàipə:miθàiəní:miə] 高メチオニン血症.
hy·per·me·thi·o·nin·e·mia [hàipə:miθáiəniní:miə] 高メチオニン血〔症〕 [医学].
hy·per·me·tria [hàipə:mí:triə] 測定過大症 [医学].
hy·per·me·trope [hàipə:mí:troup] 遠視患者.
hy·per·me·tro·pia [hàipə:mitróupiə] 遠視, = far-sightedness.
hypermetropic astigmatism (**ASH**) 遠視性乱視 [医学].
hy·per·mi·cro·scope [hàipə:máikrəskoup] 電子顕微鏡, = electron microscope.
hy·per·mi·cro·seme [hàipə:máikrəsi:m] 過度小頭.
hy·per·mi·cro·so·ma [hàipə:màikrousóumə] 矮小体〔格〕.
hy·per·mim·ia [hàipə:mímiə] 過表情症 (Siemerling and Oppenheim).
hy·per·min·er·al·i·za·tion [hàipə:mìnərəlizéiʃən] 無機質過剰〔症〕.
hy·per·mne·sia [hàipə:mní:ziə] 記憶増進 [医学], = hypermnesis.
hy·per·mnes·ic [hàipə:mnésik] 記憶増進の(精神の活力過度を特徴とする精神病に対するマイヤーの術語. Meyer).
hy·per·mo·bil·i·ty [hàipə:moubíliti:] 過度運動性 [医学],過度可動性 [医学].
hy·per·morph [háipə:mɔ:f] 高次形態 [医学],長高体〔型〕(身長は高いが座高は低く,細い腕,体躯,鼻,肩,胸郭,唇をもつ体型).
hy·per·mo·til·i·ty [hàipə:moutíliti] 運動亢進症,〔自発〕運動過剰 [医学].
hy·per·my·e·li·nation [hàipə:màiəlinéiʃən] 髄鞘過形成 [医学].
hy·per·my·o·to·nia [hàipə:màioutóuniə] 筋緊張過度,筋緊張亢進 [医学].
hy·per·my·ot·ro·phy [hàipə:maiátrəfi] 筋発育過度,筋肥大 [医学].
hy·per·nan·o·so·ma [hàipə:nèinousóumə] 短体症.
hy·per·na·tre·mia [hàipə:nətrí:miə] 高ナトリウム血症 [医学] (血清中のナトリウム濃度が正常上限154mEq/Lを超えて上昇した病態).
hypernatremic syndrome 高ナトリウム血症候群 [医学].
hy·per·na·tro·ne·mia [hàipə:nætrouní:miə] 高ナトリウム血症, = hypernatremia.
hy·per·ne·a [hàipə:ní:ə] 精神鋭敏症, = hypernoia.
hy·per·ne·o·cy·to·sis [hàipə:nì:ousaitóusis] 幼若白血球増多症.
hy·per·ne·phri·tis [hàipə:nifráitis] 副腎炎.
hy·per·neph·roid [hàipə:néfrɔid] 副腎様の.
h. tumor 副腎腫, = hypernephroma.
hy·per·ne·phro·ma [hàipə:nifróumə] 副腎腫 [医学] (Birch-Hirschfeld), = Grawitz tumor.
hy·per·neu·ria [hàipə:njú:riə] 神経機能亢進.
hy·per·neu·rot·i·za·tion [hàipə:njù:routizéiʃən] (正常の神経分布のある筋肉に,ほかの運動神経を移植して,筋肉運動性を助長すること).
hy·per·ni·tr(a)e·mia [hàipə:naitrí:miə] 高窒素血症.
hy·per·noi·a [hàipə:nɔ́iə] 精神鋭敏症, = hyperpsychosis.
hy·per·nom·ic [hàipə:námik] 法外の,無束縛の,過度の.
hy·per·nor·mal [hàipə:nɔ́:məl] 超正常の,過正常の [医学].
hy·per·nor·mo·cy·to·sis [hàipə:nɔ̀:mousáitousis] 正赤芽球増加症.
hy·per·nu·tri·tion [hàipə:nju:tríʃən] 過栄養 [医学],栄養過剰 [医学].
hy·per·on·cot·ic [hàipəraŋkátik] 高膨張性の.
hy·per·ont·o·morph [hàipərántəmɔ:f] 甲状腺機能亢進症の傾向ある人.
hy·per·o·nych·ia [hàipərouníkiə] 過爪症,爪肥大 [医学],爪肥厚症, = hyperonychosis.
hy·per·ope [háipəroup] 遠視患者.
hyperophthalmopathic syndrome 眼窩炎症候群(眼球突出,動眼筋麻痺,眼瞼と結膜の浮腫,眼窩疼痛).
hy·per·o·pia [hàipəróupiə] 遠視 [医学], = hypermetropia.
hy·per·op·ic (**H**) [hàipərápik] 遠視の.
h. astigmatism 遠視性乱視 [医学].
hy·per·op·sia [hàipərápsiə] 過視症(視力の鋭敏なこと).
hyperorality 口唇傾向.
hy·per·or·chid·ism [hàipərɔ́:kidizəm] 精巣内分泌過多 [医学],睾丸内分泌過度.
hy·per·o·rex·ia [hàipərouréksiə] 食欲異常亢進,食欲過剰 [医学],善飢, = bulimia.
hy·per·or·ni·thi·ne·mia [hàipə:ɔ̀:niθiní:miə] 高オルニチン血症.
h.-hyperammonemia homocitrullinemia 高オルニチン高アンモニアホモシトルリン血症 [医学].
h.-hyperammonemia-hypercitrullinuria syndrome 高オルニチン-高アンモニア血症-高シトルリン尿症症候群.
hy·per·or·tho·cy·to·sis [hàipərɔ̀:θousaitóusis] 正常白血球増加〔症〕(白血球増加症で白血球百分率数は正常なもの).
hy·per·os·mia [hàipərázmiə] 嗅覚過敏〔症〕 [医学].
hy·per·os·mo·lar [haipərazmóulər] 高浸透圧性 [医学].
h. hyperglycemic nonketotic coma 高浸透圧性高血糖性非ケトン性昏睡.
h. nonketotic diabetic coma 高浸透圧性非ケトン性糖尿病昏睡 [医学] (ケトアシドーシスを欠いた糖尿病性ケトアシドーシスと類似の昏睡で,著しい高血糖,高浸透圧,脱水を呈する).
h. syndrome 高浸透圧症候群 [医学] (血漿浸透圧

が正常上限290mOsm/Lを超えて上昇した病態).
hy·per·os·mo·lar·i·ty [hàipərɑ̀zmouléæriti] 高浸透圧〔性〕[医学].
hy·per·os·mo·sis [hàipərɑzmóusis] 高浸透圧〔性〕[医学].
hy·per·os·mot·ic [hàipərɑzmɑ́tik] 高浸透圧の.
h. nonketotic coma 高浸透圧性非ケトン性昏睡[医学].
h. solution (高張液), = hypertonic solution.
hy·per·os·phre·sia [hàipərɑzfrí:ziə] 嗅覚過敏症, = hyperosmia, hyperosphresis.
hy·per·os·te·og·e·ny [hàipərɑ̀zti:ɑ́ʤəni] 骨組織形成過度.
hy·per·os·to·sis [hàipərɑstóusis] 骨増殖症, 過骨症[医学], 骨膜性骨増殖. 形 hyperostotic.
h. frontalis interna 前頭骨内板過骨症[医学], 内前頭骨増殖症, = Morgagni hyperostosis.
hy·per·o·var·ia [hàiprouvέəriə] 卵巣内分泌過多(卵巣ホルモンの分泌過多による少女の性機能早熟).
hy·per·o·var·i(ani)sm [hàipərouvέəri(əni)zəm] 卵巣内分泌過多, = hyperovaria.
hy·per·ox·a·lu·ria [hàipərɑ̀ksəljú:riə] シュウ酸過剰尿〔症〕, 高シュウ酸尿〔症〕[医学].
hy·per·ox·e·mia [hàipərɑksí:miə] 高酸素血〔症〕[医学], 酸素過剰血〔症〕.
hy·per·ox·ia [hàipərɑ́ksiə] 高酸素〔症〕[医学], 酸素過剰〔症〕.
hy·per·ox·i·da·tion [hàipərɑ̀ksidéiʃən] 過酸化, 酸素過剰〔症〕[医学], 高酸素〔症〕[医学].
hy·per·pal·les·the·sia [hàipə:pælisθí:ziə] 振動感覚過敏症.
hy·per·par·a·site [hàipə:pǽrəsait] 超寄生体(寄生体に寄生するもの).
h. of second degree 超寄生体, 寄生体.
hy·per·par·a·sit·ism [hàipə:pǽrəsaitizəm, -siti-] 寄生過度, 重複寄生, 過寄生[医学](人体に寄生する生物が, さらにそれ自体がほかの寄生物により感染していること).
hy·per·par·a·thy·re·o·sis [hàipə:pæ̀rəθàirióusis] 上皮小体機能亢進〔症〕[医学].
hy·per·par·a·thy·roid·ism [hàipə:pæ̀rəθáirɔid-izəm] 上皮小体(副甲状腺)機能亢進〔症〕[医学](上皮実質の増殖により, 骨組織のカルシウムが消失して体液中へ放出される結果, 骨痛, 特発性骨折, 筋力減退, 腹痛, 線維性骨炎が起こる), = hyperparathyreosis.
hy·per·pa·rot·i·dism [hàipə:pərɑ́tidizəm] 耳下腺機能亢進.
hy·per·pa·rot·i·ne·mia [hàipə:pərɑ̀tiní:miə] 高パロチン血症.
hy·per·path·ia [haipə:pǽθiə] ヒペルパチー, 痛覚異常鋭敏〔症〕[医学].
hy·per·pep·sia [hàipə:pépsiə] 高ペプシン症, 胃液漏.
hy·per·pep·sin·ia [hàipə:pepsíniə] ペプシン分泌過度.
hy·per·per·i·stal·sis [hàipə:pèristǽlsis] 蠕動増強, 蠕動亢進[医学].
hy·per·per·me·a·bil·i·ty [hàipə:pə̀:miəbíliti] 透過性増強.
hy·per·pex·ia [hàipə:péksiə] 組織の物質固定過度, = hyperpexy.
hy·per·pha·gia [hàipə:féiʤiə] 暴食, 過食[医学].
hy·per·pha·lan·gism [hàipə:fəlǽnʤizəm] 指骨数過多症.
hy·per·pha·sia [hàipə:féiziə] 言語過多症.
hy·per·phen·yl·al·a·ni·ne·mia [hàipə:fènilæ̀lə-ní:miə] 高フェニルアラニン血〔症〕[医学].
hy·per·pho·ne·sis [hàipə:founí:sis] 高〔声〕音(聴診または打診の).
hy·per·pho·nia [haipə:fóuniə] 高声, 発声過度[医学].
hy·per·pho·ria [hàipə:fɔ́:riə] 上斜位[医学](一眼を覆ったときにのみ起こる視線の上転). 形 hyperphoric.
hy·per·phos·pha·ta·se·mia [hàipə:fɑ̀sfəteisí:-miə] 高ホスファターゼ血症.
hy·per·phos·pha·ta·sia [hàipə:fɑ̀sfətéiziə] 高ホスファターゼ〔症〕, = osteoectasia.
hy·per·phos·pha·te·mia [hàipə:fɑ̀sfətí:miə] リン酸〔塩〕過剰血〔症〕, 高リン酸〔塩〕血〔症〕.
hy·per·phos·pha·tu·ria [hàipə:fɑ̀sfətjú:riə] 高リン酸塩尿症.
hy·per·phre·nia [hàipə:frí:niə] 精神異常興奮.
hy·per·pi·e·sia [hàipə:paií:ziə] 早期高血圧症(心臓脈管系の病変がみられない高血圧症で, Allbutt の提唱した造語).
hy·per·pi·e·sin [hàipə:páiəsin] ハイパーピエシン(髄液中に存在する眼圧上昇因子で, Schmerl と Steinberg の造語).
hy·per·pi·e·sis [hàipə:paií:sis] 血圧上昇過度.
hy·per·pi·et·ic [hàipə:paiétik] ① 異常高血圧性の. ② 異常高血圧患者.
hy·per·pig·men·ta·tion [hàipə:pìgməntéiʃən] 色素沈着過度[医学].
hy·per·pin·e·al·ism [hàipə:píniəlizəm] 松果体機能亢進〔症〕[医学].
hy·per·pi·tu·i·tar·ism [hàipə:pitjú:itərizəm] 下垂体機能亢進〔症〕[医学](下垂体機能不全 dyspituitarism の一型で, 好塩基細胞 basophilic cell または好酸細胞 eosinophilic cell の増殖により成長過度, 先端(肢端)巨大症および巨人症などの下垂体機能亢進を引き起こす), = hyperhypophysism.
hy·per·plane [háipə:plein] 超平面.
hy·per·pla·se·o·gen [hàipə:pleisíəʤən] 過形成母質, 過形成元. 形 hyperplaseogenic.
hy·per·pla·sia [hàipə:pléiziə] 過形成[医学], 増殖〔症〕. 形 hyperplastic.
h. fascialis ossificans progressiva 進行性化骨性筋膜増殖症(Gotto), = myositis ossificans progressiva.
h. of mandibular condyle 下顎頭過形成.
hy·per·plas·mia [haipə:plǽzmiə] 過血漿吸収(赤血球が過度の血漿を吸収して膨大すること).
hyperplasmic obesity 形質増殖性肥満症(脂肪または水分の貯留によるものと対立する語).
hy·per·plas·tic [hàipə:plǽstik] 過形成の[医学], 増殖の.
h. diaphyseal periosteitis 増殖性骨端骨膜炎, = saber shin.
h. dystrophy 増殖性ジストロフィ.
h. focus 増殖巣[医学], 細胞増生〔性〕フォーカス.
h. goiter 増殖性甲状腺腫, = parenchymatous goiter.
h. graft 増殖性移植片[医学], 増殖性組織移植.
h. inflammation 増殖性炎〔症〕[医学](結合織の増殖を伴うもの), = plastic inflammation, productive i., proliferative i..
h. kidney 過形成腎[医学].
h. osteoarthritis 肥大性骨関節症.
h. polyp 過形成ポリープ[医学], 過形成性ポリープ[医学](上皮性の腫瘍過形成病変. 好発部位は胃, 大腸).
h. rhinitis 過形成性鼻炎[医学].
hy·per·plen·ic [hàipə:plénik] 強飽和性の(飽和指数1.0以上のものをいう).

h. anemia 強飽〔和〕性貧血（飽和指数＞1.0）.
hy·per·ploid [háipəːplɔid] 高数体〔の〕，高倍数体〔の〕［医学］.
hy·per·ploi·dy [háipəːplɔidi] 高数体，高倍数性［医学］.
hy·per·pn(o)e·a [hàipəːpníːə] 過呼吸［医学］.
hy·per·po·lar·i·za·tion [hàipəːpòulærizéiʃən] 過分極［医学］.
hy·per·pol·y·pep·ti·de·mia [hàipəːpàlipèptidíːmiə] 高ポリペプチド血〔症〕.
hy·per·po·ne·sis [hàipəːpouníːsis] 皮質活動電位過剰（大脳皮質の運動野，前運動野の活動電位出力が異常に亢進している）.
hy·per·por·o·sis [hàipəːpɔːróusis] 仮骨形成過剰［医学］，仮骨異常増生（骨折癒合における）.
hy·per·post·pi·tu·i·tary [hàipəːpòustpitjúːitəri] 下垂体後葉ホルモン分泌過多の.
hy·per·po·tas·se·mia [hàipəːpòutəsíːmiə] 高カリウム血〔症〕［医学］，＝hyperkalemia.
hy·per·pra·gia [hàipəːpréiʤiə] 精神発揚［医学］（躁うつ病の躁病期にみられる）.
hy·per·prax·ia [hàipəːprǽksiə] 異常活動，狂的活動.
hy·per·pres·by·o·pia [hàipəːprèsbióupiə] 過遠視眼.
hy·per·pro·cho·re·sis [hàipəːpròukɔːríːsis] 推進運動過度（ぜん動などの）.
hy·per·pro·in·su·li·ne·mia [hàipəːprouìnsjuliníːmiə] 高プロインスリン血症.
hy·per·pro·lac·tin·e·mia [hàipəːproulæ̀ktiníːmiə] 高プロラクチン血症［医学］.
hy·per·pro·la·ne·mia [hàipəːpròulənίːmiə]（プロランAが血液中に増加すること）.
hy·per·pro·li·ne·mia [hàipəːpròuliníːmiə] 高プロリン血〔症〕.
hy·per·pro·sex·ia [hàipəːprousékʃiə] 注意力亢進，注意過剰［医学］.
hy·per·pro·tei·ne·mia [hàipəːpròutiníːmiə] 高タンパク血症.
hy·per·pro·tein·or·rha·chia [hàipəːpròutiːnouréikiə] 髄液タンパク過剰〔症〕.
hy·per·pro·te·o·sis [hàipəːpròutióusis] 高タンパク質症（食事性の）.
hy·per·pse·la·phe·sia [hàipəːsèləfíːziə] 触覚過敏〔症〕［医学］，＝hyperaphia.
hy·per·psy·cho·sis [hàipəːsaikóusis] 発揚精神病.
hy·per·pty·a·lism [hàipəːtáiəlizəm] 唾液分泌亢進［医学］.
hy·per·py·r(a)e·mia [hàipəːpairíːmiə]（高熱発生物質または未酸化物が血中に過多蓄積する状態）.
hy·per·py·ret·ic [hàipəːpairétik] 高発熱物質血〔症〕の.
hy·per·py·rex·a·tor [hàipəːpairéksətər] 過高熱器（発熱療法に用いる）.
hy·per·py·rex·ia [hàipəːpairéksiə] 過高体温，過高熱〔症〕［医学］，異常高熱症.
h. pallida 蒼白性高熱症（Ombrédanne），＝paleur hyperthermie.
hy·per·py·rex·i·al [hàipəːpairéksiəl] 超高熱の.
h. fever 高熱病（アフリカ西海岸，スリランカなどにおいてみられる疾患．体温40～42°Cにまで達する）.
h. insolation 高熱性日射病.
hyperquantivalent idea 優格観念［医学］，過価観念，＝dominant idea.
hyperreactive malarious splenomegaly 過反応性マラリア性脾腫.
hy·per·re·ac·tiv·i·ty [hàipəːriæktíviti] 過活動，反応性亢進［医学］.
hy·per·re·flex·ia [hàipəːrifléksiə] 反射異常亢進，反射亢進［医学］.
hyperreflexic bladder 反射亢進膀胱［医学］，過敏性膀胱.
hy·per·re·gen·er·a·tion [hàipəːriʤènəréiʃən] 過〔剰〕再生［医学］，＝luxurious regeneration.
hy·per·res·o·nance [hàipəːrézənəns] 共鳴過度.
hy·per·rhi·no·la·lia [hàipəːràinouléiliə] 開〔放性〕鼻声［医学］，＝rhinolalia aperta.
hy·per·rhi·no·plat·y [hàipəːráinəplæti] 鼻橋過扁平症（鼻橋が異常に扁平で広く，ときには鼻骨の肥大を伴う）.
hy·per·sa·le·mia [hàipəːsəlíːmiə] 高塩類血症.
hy·per·sa·line [hàipəːséiliːn] 過塩性（食塩を多量に投与する療法についていう）.
hy·per·sal·i·va·tion [hàipəːsæ̀livéiʃən] 過流涎，流涎過多［医学］.
hy·per·sar·co·si·ne·mia [hàipəːsὰːkousiníːmiə] 高サルコシン血症.
hy·per·sar·co·sis [hàipəːsɑːkóusis] 過肉芽症.
hy·per·se·cre·tion [hàipəːsiːkríːʃən] 分泌過多［医学］，過分泌［医学］.
h. glaucoma 過分泌緑内障［医学］.
hy·per·seg·men·ta·tion [hàipəːsègməntéiʃən] 過分節［医学］，過分葉［医学］.
hypersegmented neutrophil 過分葉好中球.
hy·per·sen·si·bil·i·ty [hàipəːsènsibíliti] 感作性過度，感覚過敏〔性〕［医学］.
hy·per·sen·si·tive [hàipəːsénsitiv] 感覚過敏の，過感作の.
h. dentin 知覚過敏象牙質［医学］.
h. syndrome 過敏症候群［医学］.
h. xiphoid syndrome 過敏性剣状突起症候群.
hy·per·sen·si·tive·ness [hàipəːsénsitivnis] 過敏症［医学］，アナフィラキシー，過敏性，＝hypersensitivity.
hy·per·sen·si·tiv·i·ty [hàipəːsènsitíviti] 過敏性［医学］，過敏症.
h. angiitis 過敏性血管炎，アレルギー性血管炎，＝allergic vasculitis.
h. angitis 過敏性血管炎［医学］，過敏性脈管炎.
h. asthma 過敏性喘息［医学］.
h. dentin 象牙質知覚過敏症.
h. pneumonia (HP) 過敏性肺炎.
h. pneumonitis (HP) 過敏性肺〔臓〕炎［医学］.
h. reaction 過敏反応（抗原で感作された個体に同じ抗原を投与した際に，生体に不利な傷害をきたす反応．アレルギーと同義的に用いられる）.
h. syndrome 過敏症症候群.
h. to drug 薬物過敏症［医学］.
h. to light 光線過敏症［医学］.
hy·per·sen·si·ti·za·tion [hàipəːsènsitizéiʃən] 過感作［医学］，過増感.
hy·per·se·ro·to·ne·mia [hàipəːsìːroutəníːmiə] 高セロトニン血〔症〕.
hy·per·sex·u·al·i·ty [hàipəːsèkʃuǽliti] 性行動亢進，性欲過剰［医学］，性欲亢進症.
hy·per·si·al·a·den·ism [hàipəːsaiǽlədinizəm] 唾液腺機能亢進症.
hy·per·si·a·lo·sis [hàipəːsàiəlóusis] 唾液分泌過多症.
hy·per·sid·er·e·mia [hàipəːsìdəríːmiə] 高鉄血症（血液中の鉄成分が増加したこと）.
hy·per·ske·o·cy·to·sis [hàipəːskìːousaitóusis] 幼若白血球増多症，＝hyperneocytosis.
hy·per·so·mia [hàipəːsóumiə] 巨人〔症〕，＝gigantism.
hy·per·som·nia [hàipəːsámniə] 過眠症，過睡眠

［医学］.

hypersomnolence disorder 過眠障害.

hy·per·son·ic ［hàipə:sάnik］ 極超音速の（音よりはるかに速い）.

hy·per·sorp·tion ［hàipə:sɔ́:pʃən］ 過吸収.

hy·per·sphyx·ia ［hàipə:sfíksiə］ 高血圧を伴う循環活動増強.

hypersplenic purpura 脾機能亢進性紫斑〔病〕（脾腫を伴うもの）.

hy·per·sple·nism ［hàipə:splí:nizəm］ 脾機能亢進〔症〕［医学］（脾腫とともに好中球減少，血小板減少，貧血などを呈する症候群で，骨髄には血球の増殖があっても，その末梢への放出が阻止されるものと思われる），＝ hypersplenia.

hy·per·sple·not·ro·phy ［hàipə:spli:nάtrəfi］ 脾腫，＝ splenomegaly.

hy·per·spong·i·o·sis ［hàipə:spʌnʤióusis］ 海綿質過形成.

hy·per·ste·a·to·sis ［hàipə:stiətóusis］ 皮脂〔分泌〕過多［医学］.

hy·per·ster·e·o·roent·gen·og·ra·phy ［hàipə:stèriərèntgənάgrəfi］ 遠隔立体放射線撮影〔法〕，＝ hyperstereoskiagraphy.

hy·per·sthe·nia ［hàipə:sθí:niə］ 異常興奮，異常緊張，過敏症［医学］.

hy·per·sthen·ic ［hàipə:sθénik］ 過大力の.

hy·per·sthe·nu·ria ［hàipə:sθinjú:riə］ 高張尿［医学］（結氷点の高い希薄尿の排泄）.

hy·per·su·pra·re·na·le·mia ［hàipə:s(j)ù:prərì:nəlí:miə］ 副腎ホルモン血症，＝ hypersuprarenalinemia.

hy·per·su·pra·re·nal·ism ［hàipə:s(j)ù:prərí:nəlizəm］ 副腎機能亢進.

hy·per·sus·cep·ti·bil·i·ty ［hàipə:səsèptibíliti］ 感受性亢進.

hy·per·sym·pa·thi·co·to·nus ［hàipə:simpæ̀θikoutóunəs］ 交感神経緊張.

hy·per·syn·chro·ny ［hàipə:síŋkrəni］ 過同期性（脳波の）.

hy·per·sys·to·le ［hàipə:sístəli:］ 異常強収縮亢進，収縮力亢進［医学］.

hy·per·ta·ra·chia ［hàipə:təréikiə］ 神経興奮亢進.

hy·per·tel·o·rism ［hàipə:télərizəm］ ① 隔離症（2個の器官またはその部分の間が異常に広がっている状態）. ② 眼間隔離症［医学］.

hy·per·ten·sin ［hàipə:ténsin］ ハイパーテンシン（ハイパーテンシノーゲンの活性物で，ⅠとⅡに区別される），＝ angiotonin.

hy·per·ten·si·nase ［hàipə:ténsineis］ ハイパーテンシナーゼ（血清，組織，特に腎皮質中に多量に存在する酵素で，レニン系の昇圧有効物質と考えられる），＝ angiotonase，angiotoninase.

hy·per·ten·sin·o·gen ［haipə:tensínəʤən］ ハイパーテンシノーゲン（昇圧因子ハイパーテンシンの前駆物で，血漿タンパクグロブリン分画に存在し，レニン renin により活性化されてハイパーテンシンを生ずる），＝ angiotonin precursor，prehypertensin.

hy·per·ten·sion ［hàipə:ténʃən］ 高血圧〔症〕［医学］.

h. due to pregnancy 妊娠高血圧［医学］.

hy·per·ten·sive ［hàipə:ténsiv］ ① 高血圧〔性〕の［医学］，昇圧性の. ② 高血圧患者.

h. cardiopathy 高血圧性心臓病.

h. cerebral hemorrhage 高血圧性脳出血［医学］.

h. change 高血圧性変化［医学］.

h. choroidopathy 高血圧性脈絡膜症.

h. crisis 高血圧クリーゼ［医学］，高血圧性緊急症.

h. diseases 高血圧性疾患.

h. encephalopathy 高血圧性脳障害［医学］，高血圧性脳症［医学］（血圧亢進時にみられる脳性症候群），＝ pseudouremia (Fishberg).

h. family 高血圧家系［医学］.

h. heart disease 高血圧性心疾患［医学］.

h. intracerebral hemorrhage (HICH) 高血圧性脳内出血［医学］（脳血管障害の20％を占め，長期に持続する高血圧のため脳の細小動脈壁に類線維性壊死が起こり，壁が破綻し出血するとされている）.

h. nephrosclerosis 高血圧性腎硬化〔症〕［医学］.

h. retinitis 高血圧網膜炎［医学］.

h. retinopathy 高血圧性網膜症［医学］.

h. upper esophageal sphincter 肥厚性上部食道括約筋.

h. urgencies 高血圧性急迫症.

h. urography 高圧性尿路造影〔法〕［医学］.

h. vascular disease 高血圧性血管疾患［医学］.

hy·per·ten·sor ［hàipə:ténsər］ 昇圧薬.

hy·per·the·co·sis ［hàipə:θi:kóusis］ 莢膜細胞過形成症.

hy·per·the·le·sia ［hàipə:θi:lí:siə］ ① 強情. ② ヒステリー.

hy·per·the·lia ［hàipə:θí:liə］ 過乳頭症.

hy·per·therm ［háipə:θə:m］ 高熱発生器.

hyperthermal bath 高温浴［医学］.

hyperthermal springs 高温泉［医学］.

hy·per·ther·mal·ge·sia ［hàipə:θə:mælʤí:ziə］ 温度性過敏（熱に対し過敏なこと）.

hy·per·ther·mes·the·sia ［hàipə:θə:mesθí:ziə］ 温度〔感〕覚過敏［医学］.

hy·per·ther·mia ［hàipə:θə́:miə］ ① 高熱，過温症，＝ hyperthermy. ② ハイパーサーミア［医学］，温熱療法［医学］，加温療法（癌の温度を人為的に上昇させることにより癌の制御をめざす治療法）.

h. for benign prostatic hyperplasia 前立腺温熱療法.

h. therapy 温熱療法［医学］.

hyperthermic phase 高温期（相）（基礎体温の）［医学］.

hy·per·ther·mo·es·the·sia ［hàipə:θə:mouesθí:ziə］ 温覚過敏〔症〕.

hy·per·throm·bi·ne·mia ［hàipə:θrὰmbiní:miə］ 高トロンビン血症.

hy·per·throm·bo·cy·te·mia ［hàipə:θrὰmbəsaití:miə］ 血小板増加〔症〕.

hy·per·thy·mer·ga·sia ［hàipə:θàimə:géisiə］ 感情活発（気分の過度高揚を表すマイヤーの術語で，興奮，激昂，意気高揚，自負心などを特徴とする精神状態），＝ hyperthymergasic reaction.

hy·per·thy·mia ［haipərθáimiə］ 気分高揚，発揚性〔気分変調〕（快活，活発，多血質，活動性，社交性などを特徴とする気質の一型で，抑うつ性気分変調に対立する），＝ mood elevation. ↔ dysthymia. 形 hyperthymic.

hyperthymic psychopathic 発揚性精神病質者.

hyperthymic psychopathic constitution 陽気活動型 (Schneider).

hyperthymic state 発揚状態［医学］.

hy·per·thy·mism ［hàipə:θáimizəm］ 発揚性〔気分変調〕，＝ hyperthymia.

hy·per·thy·mi·za·tion ［hàipə:θaimizéiʃən］ 胸腺機能亢進症（胸腺体質），＝ status thymicus.

hy·per·thy·rea ［hàipə:θáiriə］ 甲状腺機能亢進，＝ hyperthyreosis.

hy·per·thy·re·o·sis ［hàipə:θairióusis］ 甲状腺機能亢進［医学］，＝ hyperthyroidation.

hy·per·thy·roid·ism ［haipə:θáirɔidizəm］ 甲状腺機能亢進症［医学］（甲状腺機能亢進により，基礎代謝の上昇，眼球突出，自律神経系の障害，およびクレアチン代謝異常を招来する), = Basedow disease, exophthalmic goiter, Graves disease, hyperthyroidosis.

hy·per·thy·roi·do·sis [hàipə:θàirɔidóusis] 甲状腺機能亢進症, = hyperthyroidism.

hy·per·thy·rox·i·ne·mia [hàipə:θairàksiní:miə] 高チロキシン血症.

hy·per·to·nia [hàipə:tóuniə] 高血圧, 緊張亢進〔医学〕, = hypertony.

h. bulbi 眼圧亢進症, 眼内圧過度.

h. polycythemica 多血球症性高血圧症.

hy·per·ton·ic [hàipə:tánik] ① 高張〔性〕の〔医学〕. ② 緊張過度の, 緊張亢進の〔医学〕. ③ 過緊張者. ④ 高浸透〔圧〕的な. 名 hypertonicity.

h. bladder 過緊張性膀胱.

h. contracture 過緊張性拘縮〔医学〕, 高張性拘縮.

h. dehydration 高張性脱水〔医学〕.

h. expansion 高張的増大〔医学〕.

h. heart 過緊張心〔医学〕.

h. hemodiafiltration 高張性血液透析濾過〔医学〕.

h. mineral water 高張〔鉱〕泉水〔医学〕.

h. person 高血圧者〔医学〕.

h. polycyth(a)emia 高血圧性赤血球増加〔症〕〔医学〕.

h. saline solution 高張食塩液〔医学〕.

h. saline test 高張食塩水負荷試験(尿崩症と心因性多飲症との鑑別に用いられ, 高張食塩水の静脈内点滴投与により, 血漿浸透圧上昇に対する下垂体後葉ホルモンの分泌能を検査する試験), = Carter-Robbins test.

h. salt solution 高張食塩水, = hypertonic seawater.

h. solution 高張液〔医学〕(血清の浸透圧以上のもの, すなわち食塩の0.9%以上の溶液).

h. stomach 高緊張胃〔医学〕.

hy·per·to·nic·i·ty [hàipə:tounísiti] ① 高張性〔医学〕, 高浸透圧性. ② 緊張亢進状態.

hy·per·to·nus [hàipə:tóunəs] 過緊張〔医学〕.

hy·per·to·ny [haipə́:təni] ① 高血圧〔症〕. ②高張性, = hypertonicity, hypertonus.

hy·per·trans·fu·sion [hàipə:trænsfjú:ʒən] 過剰輸血〔医学〕.

hy·per·tre·pho·cy·to·sis [hàipə:trìfousaitóusis] トレホ細胞(ほかの細胞に栄養を供給する細胞の増殖).

hy·per·tri·cho·pho·bia [hàipə:trìkoufóubiə] 多毛恐怖〔症〕.

hy·per·trich·o·phryd·ia [hàipə:trìkoufrídiə] 眉毛過多症.

hy·per·tri·cho·sis [hàipə:trikóusis] 多毛〔症〕〔医学〕.

h. gravitatis 妊婦多毛症, = Halban pregnancy sign.

h. irritiva 刺激性多毛症.

h. lanuginosa ぜい(毳)毛性多毛症.

h. localis 局所性多毛症.

h. partialis 局所性多毛症, = hypertrichosis localis.

h. universalis 汎発性多毛症, 全身多毛症.

hy·per·tri·glyc·er·i·de·mia [hàipə:traiglìseridí:miə] 高トリグリセリド血〔症〕〔医学〕.

hy·per·tro·phia [hàipə:tróufiə] 肥大〔症〕, = hypertrophy.

h. concha inferior 下甲介肥大.

h. septi nasi posterior 鼻中隔後肥大.

h. tonsillae palatinae 口蓋扁桃肥大.

h. tonsillae pharyngeae 咽頭扁桃肥大, 腺様増殖症, = adenoid vegetation.

hy·per·troph·ic [hàipə:tráfik] 肥大性の, 肥厚性の.

h. aortic subvalvular stenosis 肥大性大動脈弁下狭窄〔医学〕.

h. arthritis 肥厚性関節炎〔医学〕, = degenerative arthritis.

h. cardiomyopathy (HCM) 肥大型心筋症〔医学〕.

h. catarrh 肥厚性カタル〔医学〕(粘膜および粘膜下組織の肥厚を起こす慢性炎症).

h. cervical pachymeningitis 頸部肥厚性硬〔髄〕膜炎〔医学〕, 肥厚性頸椎部硬〔髄〕膜炎.

h. cicatrix 肥厚性瘢痕(ケロイド), = keloid.

h. cirrhosis 肥大〔性〕硬変〔医学〕, 肥大性肝硬変, = Charcot cirrhosis, Hanot c..

h. dystrophy 過形成性異栄養症.

h. emphysema 肥大性気腫(胸部が樽状に変化する).

h. gastritis 肥厚性胃炎〔医学〕.

h. gingivitis 増殖性歯肉炎〔医学〕.

h. gliosis 肥大性神経膠症.

h. heart 肥大心〔臓〕〔医学〕.

h. hymen 肥厚処女膜〔医学〕.

h. inflammation 肥大性炎症〔医学〕.

h. interstitial neuritis 肥厚性間質性神経炎〔医学〕.

h. interstitial neuropathy 肥厚性間質性ニューロパチー〔医学〕, = Déjérine-Sottas disease.

h. liver cirrhosis 肥大性肝硬変〔医学〕, = hypertrophic cirrhosis.

h. neuropathy 肥厚性神経障害〔医学〕.

h. obstructive cardiomyopathy (HOCM) 肥大性閉塞性心筋障害(心筋症)〔医学〕, 閉塞性肥大型心筋症. → idiopathic hypertrophic subaortic stenosis (IHSS).

h. olivary degeneration 肥大性オリーブ変性〔医学〕.

h. ost(e)itis 肥厚性骨炎〔医学〕.

h. osteoarthropathy 肥厚性骨関節症.

h. pharyngitis 肥厚性咽頭炎.

h. pulmonary osteoarthropathy 肺性肥厚性骨関節症〔医学〕, 肥大性肺性骨関節症(肺または胸膜の慢性疾患で, 特にチアノーゼを伴う場合, 両手指の末節が血流の増加および血圧の亢進により桴いかだ状に膨大し, 爪が彎曲する状態), = Bamberger-Marie disease, Hippocratic fingers, periosteitis hypertrophicans generalisata, toxicogenic osteoperiostitis ossificans.

h. pyloric stenosis 肥厚性幽門狭窄〔医学〕.

h. rhinitis 肥厚性鼻炎〔医学〕.

h. ringworm 肥厚性白癬, = granuloma trichophyticum.

h. salpingitis 肥厚性卵管炎〔医学〕, = pachysalpingitis.

h. scar 肥厚性瘢痕〔医学〕.

h. sycosis 肥厚性毛瘡, = keloid sycosis.

hypertrophied adenoid 咽頭アデノイド〔医学〕.

hypertrophied tonsil 肥大扁桃〔医学〕.

hy·per·tro·phy [haipə́:trəfi] ① 肥大〔症〕〔医学〕, 肥厚〔医学〕. ② 栄養過度. 形 hypertrophic.

h. of cementum セメント質肥大.

h. of clitoris 陰核肥大〔医学〕.

h. of labium pudendi 陰唇肥大〔医学〕.

h. of lip 口唇肥大〔医学〕.

h. of superior labial frenulum 上唇小帯肥大.

h. of uterus 子宮肥大〔医学〕.

hy·per·tro·pia [hàipə:tróupiə] 上斜視.

hy·per·tryp·to·phan·e·mia [hàipə:trìptoufəní:miə] 高トリプトファン血〔症〕〔医学〕.

hy·per·ty·ro·si·ne·mia [haipərtairousəní:miə] 高チロシン血症〔医学〕(血中チロシン値の上昇, 尿中チロシン代謝物排泄を特徴とする. 遺伝性高チロシン血症は1〜3型に分類されている).

hy·per·u·re·sis [hàipərjurí:sis] 多尿症, = polyuria.

hy·per·u·ric·ac·i·de·mia [hàipərjù:rikæsidí:miə] 高尿酸血症.
hy·per·u·ric·ac·i·du·ria [hàipərjù:rikæsidjú:riə] 高尿酸尿症, = hyperuricosuria.
hy·per·u·ri·ce·mia [hàipərjù:risí:miə] 高尿酸血〔症〕[医学].
hy·per·u·ri·ce·mic [hàipərjù:risí:mik] 高尿酸血〔症〕の.
  h. arthritis 過尿酸血性関節炎(関節痛風).
  h. nephropathy 高尿酸血性ネフロパチー [医学], 高尿酸血症性腎症(高尿酸血症による高尿酸尿症の結果, 尿酸円柱を形成して生ずる腎機能障害).
hy·per·u·ri·co·su·ria [hàipərjù:rikousjú:riə] 高尿酸尿〔症〕[医学].
hy·per·u·ri·cu·ria [hàipərjù:rikjú:riə] 尿酸過剰尿〔症〕, 高尿酸尿〔症〕.
hy·per·vac·ci·na·tion [hàipə:væksinéiʃən] 重要接種(接種を反復すること).
hy·per·val·i·ne·mia [hàipə:vælinί:miə] 高バリン血〔症〕[医学].
hypervariable region 超可変〔部〕領域 [医学], 高頻度可変部領域(可変部領域の中でもL鎖で, N末端から24～34位, 50～56位, 89～97位, H鎖で31～37位, 51～68位, 86～91位, 101～110位に存在するアミノ酸の変異の著明な部分), = complementary determining region.
hy·per·vas·cu·lar [hàipə:væskjulər] 血管過多の.
hy·per·vas·cu·lar·i·ty [hàipə:væskjulǽriti] 血管像(分布)過多, 富血管性 [医学].
hy·per·veg·e·ta·tive [hàipə:véʤitətiv] 超植物神経性の(内臓または栄養機能が体躯または神経筋肉系以上に発達した体型についていう), = brachymorphic, megalosplanchnic, pyknic.
hy·per·ve·nos·i·ty [hàipə:vinásiti] 静脈系過度発達.
hy·per·ven·ti·la·tion [hàipə:vèntiléiʃən] 過換気 [医学], 換気増大, 過剰換気, = forced breathing, overventilation.
  h. alkalosis 過呼吸性アルカローシス.
  h. syndrome 過換気症候群 [医学], 過呼吸症候群(原発性の神経症性障害で, 不安状態またはほかの精神的侵襲に対する固定反応として発現する).
  h. test 過換気試験.
  h. tetany 過呼吸〔性〕テタニー [医学], 過換気〔性〕テタニー [医学](呼吸頻繁により, 血中炭酸ガスが過度に減少してアルカローシスを起こすために起こる).
hy·per·vis·cos·i·ty [hàipə:viskásiti] 過粘稠, 高粘稠度.
  h. syndrome (HVS) 過粘稠血症候群, 過粘〔稠〕度症候群(血液粘〔稠〕度の増加に伴い眼症などの出血症状や神経症状をみる).
hy·per·vi·ta·min·o·sis [hàipə:vàitəminóusis] ビタミン過剰症 [医学], 高ビタミン症.
hy·per·vo·le·mia [hàipə:valí:miə] 〔循環〕血液量過多症(体内の循環血液量あるいは血液総量が異常に多大な状態), = plethora.
hypervolemic anemia 〔循環〕血液量増加性貧血.
hy·per·vo·lia [hàipə:vóuliə] 過剰水分(区画(コンパートメント)内の水分容量が増大していること). ↔ hypovolia.
hyp·es·the·sia [hàipesθí:ziə] 感覚減退, 知覚減退 [医学], = hypaesthesia.
hy·pha [háifə] 菌糸 [医学]. 複 hyphae.
hy·phae·mia [hɑifí:miə] ① 前房出血. ② 貧血, = hyphemia.
hyp·he·do·nia [hàiphidóuniə] 不感症(性交欲があり実際性交を行っている女性で, 性交感やオルガスムスを欠くか不十分なもの).
hy·phe·ma [haifí:mə] 前房出血 [医学].
hy·phe·mia [haifí:miə] ① 前房出血. ② 貧血, = oligemia.
hy·phe·phil·ia [hàifəfíliə] (線維製品で陰部を摩擦して性欲を満足させること).
hyp·hi·dro·sis [hìphidróusis] 乏汗症.
hyphogenic sycosis 糸状菌性毛瘡(ひげ白癬菌の感染による炎症), = tinea barbae.
Hy·pho·mi·cro·bi·um [hàifoumaikróubiəm] ハイフォミクロビウム属(細菌の一属で, *H. vulgare* は代表菌種).
hy·pho·my·ce·tes [hàifoumaisí:ti:z] 糸状菌類.
hy·pho·my·ce·to·ma [hàifoumàisi:tóumə] 糸菌腫.
hy·pho·my·co·sis [hàifoumaikóusis] ① 糸菌症(ウマの). ② 糸状菌症 [医学].
  h. destruens equi = leeches, leeching.
hyp·hy·drog·a·my [hìphaidrágəmi] 水媒 [医学].
hy·phyl·line [haifílin] ハイフィリン ㊍ 7-(2,3-dihydroxypropyl)theophylline (テオフィリンの誘導物で, 胃液に対して安定性がある), = neothylline.
hyp·i·no·sis [hìpinóusis] 線維素形成不全, 凝血不全, 低フィブリン(線維素)〔症〕[医学]. 形 hypinotic.
hyp·iso·ton·ic [hipàisətánik] 低張性の, = hypotonic.
hyp·na·gog·ic [hìpnəgáʤik] 催眠の, 入眠の.
  h. hallucination 入眠時幻覚 [医学].
  h. hypersynchrony 入眠期全般性徐波群発 [医学].
  h. image 入眠時心像.
hyp·na·gogue [hípnəgɑg] ① 半眠, 昏睡. ② 催眠薬, = hynotic, hypnagogic.
hyp·nal·gia [hipnǽlʤiə] 夜間神経痛 [医学].
Hyp·ne·a·ce·ae [hipnjéisii:] イバラノリ科(紅藻の一科. 寒天質を含み, 食品加工に用いられるものがある).
hyp·ne·ner·gia [hìpniná:ʤiə] 夢中遊行, = somnambulism.
hyp·nes·the·sia [hìpnisθí:ziə] 半眠, 眠気, = drowsiness.
hyp·nic [hípnik] 睡眠の.
  h. center 睡眠中枢, = sleep center.
  h. headache 睡眠性頭痛(REM睡眠によると考えられている. 持続時間は50～60分とされ入眠後一定の経過で発症する).
  h. reaction 睡眠反応.
hypn(o)- [hipn(ou), -n(ə)] 睡眠の意味を表す接頭語.
hyp·no·an·al·ge·sia [hìpnouænəlʤí:ziə] 催眠無痛〔法〕[医学].
hyp·no·a·nal·y·sis [hìpnouənǽlisis] 催眠分析 [医学](精神分析による催眠療法).
hyp·no·an·es·the·sia [hìpnouænisθí:ziə] 催眠麻酔法.
hyp·no·ba·tia [hìpnoubéiʃiə] 夢中遊行, = sleep walking.
hyp·no·cin·e·mat·o·graph [hìpnousìnəmǽtəgræf] 睡眠運動描写器.
hyp·no·cyst [hípnəsist] 静止嚢胞.
hyp·no·don·tics [hìpnədántiks] 催眠歯科治療.
hyp·no·dy [hípnədi] 冬眠(昆虫の).
hyp·no·gen·e·sis [hìpnəʤénisis] 催眠.
hypnogenetic spot 催眠点.
hyp·no·gen·ic [hìpnəʤénik] 催眠〔性〕の, = hypnogenous.
hyp·nog·e·nous [hìpnáʤənəs] 催眠〔性〕の, = hypnogenic.
  h. zone 催眠帯.
hyp·no·gogue [hípnəgɑg] 催眠薬, = hypnotic.
hyp·noid [hípnɔid] 催眠様の [医学], 睡眠様の,

= hypnoidal.
hyp·noi·dal [hipnɔ́idəl] 催眠様状態の.
h. state 催眠状態.
hyp·noid·i·za·tion [hipnɔ̀idizéiʃən] 催眠状態誘発.
hyp·no·lep·sy [hípnəlepsi] 嗜眠症〔医学〕, = narcolepsy, sleepiness.
hypnoleptic state 嗜眠状態(二重人格の2つの経験の中間にある状態).
hyp·nol·o·gy [hipnáləʤi] 睡眠学, 催眠学.
hyp·no·nar·co·an·al·y·sis [hìpnounà:kouənǽlisis] 催眠精神分析〔医学〕.
hyp·no·nar·co·sis [hìpnounɑ:kóusis] 催眠麻酔法.
hyp·none [hípnoun] ヒプノン, = acetophenone.
hyp·no·pho·bia [hìpnoufóubiə] 睡眠恐怖〔症〕〔医学〕, = hypnophoby.
hyp·no·phren·o·sis [hìpnoufrinóusis] 睡眠困難症(総称名).
hyp·no·pom·pic [hìpnoupámpik] 覚醒期にわたる(眠りから完全に覚める前に見ていた夢や視覚像についていう).
h. hallucination 覚醒時幻覚〔医学〕.
h. image 出眠時心像.
h. state 覚醒前状態.
hyp·no·si·gen·e·sis [hìpnousiʤénisis] 催眠術.
hyp·no·sis [hipnóusis] 催眠〔状態〕〔医学〕.
hyp·nos·o·phy [hipnásəfi] 睡眠学.
hyp·no·ther·a·py [hìpnəθérəpi] 催眠療法〔医学〕.
hyp·not·ic [hipnátik] 睡眠薬, 催眠薬〔医学〕, = hypnotics, somnifacient, soporific.
h. addict 睡眠薬嗜癖者.
h. drug 催眠薬〔医学〕.
h. poisoning 催眠剤中毒〔医学〕.
h. sleep 催眠状態.
h. state 催眠状態.
h. suggestion 催眠下指示, 催眠暗示〔医学〕(催眠状態に陥らせるための暗示).
hyp·no·tism [hípnətizəm] 催眠術, = animal magnetism, mesmerism, pathetism.
hyp·no·tist [hípnətist] 催眠者.
hyp·no·ti·za·tion [hìpnoutizéiʃən] 催眠, 睡眠誘発.
hyp·no·tize [hípnətaiz] 催眠する.
hyp·no·tox·in [hìpnətáksin] 睡眠毒素(昼間体内に蓄積される毒素で, 夜になって脳皮質に働く仮定毒素).
hyp·no·zo·ite [hìpnouzóuait] ヒプノゾイト, 休眠体, 肝内休眠型原虫(ヒト寄生のマラリア原虫のうち, 三日熱マラリア原虫と卵形マラリア原虫では, 肝臓型原虫の一部が休眠型虫体として長期間肝細胞内に潜伏し, その後なんらかの転機で分裂を開始, 赤血球型原虫をつくり出す. 再発の原因として医学上重要である).
hypo– [haipou] (① 下, 低下, 不全, 欠損などの意味を表す接頭語. ② 化学では, 化合物の主成分が最低原子価で結合されているものについていう).
hy·po [háipou] ① ヒポコンドリー症(俗名). ② 写真定着剤(マムシ[蝮]咬傷の解毒作用が報告されている), = sodium hyposulfite, sodium thiosulfate.
hy·po·ac·id·i·ty [hàipouəsíditi] 低酸症〔医学〕.
hypoactive sexual desire disorder 性的欲求低下障害.
hy·po·ac·tiv·i·ty [hàipouæktíviti] 機能低下, 活動低下〔医学〕.
hy·po·a·cu·sia [hàipouəkú:siə] 聴覚減退〔症〕, 聴力低下, = hypacusia, hypoacusis.
hy·po·a·cu·sis [hàipouəkú:sis] 聴力低下, = hypoacusia.
hy·po·ad·e·nia [hàipouədíniə] 腺機能低下.
hy·po·ad·re·nal·ism [hàipouədrí:nəlizəm] 副腎機能不全症, 低アドレナリン症〔医学〕, = hypoadrenia.
hy·po·ad·re·no·cor·ti·cism [hàipouədrì:nəkɔ́:tisizəm] 副腎皮質機能低下(不全)〔症〕〔医学〕.
hy·po·ag·na·thus [hàipouægnéiθəs] 無下顎体.
hy·po·al·bu·mi·ne·mia [hàipouælbjùminí:miə] 低アルブミン血〔症〕〔医学〕.
hy·po·al·do·ste·ron·ism [hàipouældástərənìzəm] 低アルドステロン症〔医学〕.
hy·po·al·dos·ter·on·u·ria [hàipouældòusterənjú:riə] 低アルドステロン尿〔症〕.
hy·po·al·ge·sia [hàipouælʤí:ziə] 痛覚減退症, = hypalgesia, hypalgia.
hy·po·al·i·men·ta·tion [hàipouæliməntéiʃən] 栄養不足.
hy·po·al·ka·lin·i·ty [hàipouælkəlíniti] 低アルカリ度, アルカリ性低下.
hy·po·al·o·ne·mia [hàipouælouní:miə] 血中塩類減少症.
hy·po·a·mi·no·ac·id·e·mia [hàipouəmì:nouæsidí:miə] 血中アミノ酸減少症.
hy·po·an·dro·gen·ism [hàipouændróuʤənizəm] 男性ホルモン減少症.
hy·po·an·tu·i·tar·ism [hàipouæntjú:itərizəm] 下垂体前葉機能低下〔症〕.
hy·po·az·o·tu·ria [hàipouæzətjú:riə] 窒素減少尿症.
hy·po·bar·ic [hàipoubá:rik] 低圧の, 低比重の〔医学〕, 低〔比〕重性の. → solution.
h. solution 低比重液〔医学〕.
hy·po·bar·ism [hàipoubá:rizəm] 異常低〔気〕圧(その結果, 体液内に溶解している気体は気泡となって溶液から出ようとする).
hy·po·bar·op·a·thy [hàipoubɑ:rápəθi] 高山病, 山酔い〔医学〕, = Acosta disease, altitude anoxia, mountain sickness.
hy·po·ba·soph·il·ism [hàipoubeisáfilizəm] 下垂体機能低下〔症〕, = hypopituitarism.
hy·po·be·ta·lip·o·pro·tein·e·mia [hàipoubèitəlìpoupròuti:ní:miə] 低β-リポタンパク血〔症〕.
hy·po·bil·i·ru·bi·ne·mia [hàipoubìlirù:biní:miə] 低ビリルビン血症.
hy·po·bi·ot·ro·phy [hàipoubaiátrəfi] ① 覚醒作用減退. ② 活動性減退(特に細菌などが生体に対する活動性についていう).
hy·po·blast [háipoublæst] 内胚葉(粘膜層の), = entoderm.
hy·po·blas·tic [hàipoublǽstik] 内胚葉の, = endodermal.
h. fold 内胚葉ヒダ.
hy·po·bleph·a·ron [hàipoubléfərɑn] 義眼, = artificial eye.
hy·po·bo·rate [hàipoubɔ́:reit] 次亜ホウ酸塩.
hy·po·bran·chi·al [hàipoubrǽŋkiəl] 鰓下の.
h. eminence 鰓下隆起.
h. segment 鰓下節(茎状舌骨弓の一節で, 角鰓節とともに舌骨小角に発育する).
hy·po·bro·mite [hàipoubróumait] 次亜臭素酸塩.
h. method 次亜臭素酸塩法(尿素検出法で, 次亜臭素酸ナトリウムを加えて処置した尿素は窒素, 炭酸ガスおよび水に分解するので, その窒素を定量して尿素に換算する).
hy·po·bro·mus ac·id [hàipoubróuməs ǽsid] 次亜臭素酸 HBrO.
hy·po·bu·lia [hàipoubjú:liə] 意欲減退〔医学〕.
hy·po·cal·ce·mia [hàipoukælsí:miə] 血清カルシ

ウム減少症，低カルシウム血症〔医学〕(血清カルシウムがその正常値10〜11mg％以下に低下した状態).
hypocalcemic cataract 低カルシウム性白内障.
hy·po·cal·cia [hàipoukǽlsiə] カルシウム欠乏.
hy·po·cal·ci·fi·ca·tion [hàipoukæ̀lsifikéiʃən] 低石灰化〔医学〕.
hy·po·cal·ci·pec·tic [hàipoukæ̀lsipéktik] カルシウム固定低下の.
hy·po·cal·ci·pex·y [hàipoukǽlsipeksi] カルシウム固定低下.
hy·po·cap·nae·mia [hàipoukæpní:miə] 低炭酸ガス血〔症〕.
hy·po·cap·ne·mia [hàipoukæpnímiə] 低二酸化炭素血〔症〕〔医学〕.
hy·po·cap·nia [hàipoukǽpniə] 炭酸不足，低炭酸ガス血〔症〕〔医学〕.
hy·po·car·bia [hàipouká:biə] 低炭酸塩〔症〕〔医学〕, = hypocapnia.
hy·po·car·dia [hàipouká:diə] 心臓下垂症.
hy·po·cat·a·la·se·mia [hàipoukæ̀təlæsí:miə] 低カタラーゼ血〔症〕〔医学〕.
hy·po·ca·thar·sis [hàipoukəθá:sis] 緩瀉下.
hy·po·ce·lom [hàipousí:ləm] 下体腔, = hypocoelom.
hy·po·ce·nes·the·sia [hàipousì:nəsθí:ʒiə] 健康感欠如，気分沈うつ(ヒポコンドリー患者の).
hy·po·cen·ter [hàipəséntər, -pou-] ① 震源(地震の変動が起こった地点). ② 爆心(爆弾が投下された直下点). 形 hypocentral.
hy·po·ce·ru·lo·plas·min·e·mia [hàipousirù:louplæ̀zminí:miə] 低セルロプラスミン血〔症〕〔医学〕.
hy·po·chlor·ae·mia [hàipouklɔ:rí:miə] 低塩素血症，低クロール血症.
hy·po·chlo·re·mia [hàipouklɔ:rí:miə] 低クロール血症，低塩素血〔症〕〔医学〕.
hy·po·chlo·re·mic [hàipouklɔ:rí:mik] 低塩素血〔症〕の.
 h. alkalosis 低クロール性アルカローシス.
 h. coma 低クロール血〔性〕昏睡〔医学〕.
 h. uremia 低塩素血性尿毒症〔医学〕, 低クロール血性尿毒症.
hy·po·chlor·hy·dria [hàipouklɔ:háidriə] 減酸症，低塩酸症〔医学〕，低酸症.
hypochloric diet 減塩食〔医学〕.
hy·po·chlor·i·da·tion [hàipouklɔ̀:ridéiʃən] 体内塩酸塩欠乏.
hy·po·chlo·rid·e·mia [hàipouklɔ̀:ridí:miə] 低塩酸塩血症.
hy·po·chlo·rite [hàipouklɔ́:rait] 次亜塩素酸塩.
hypochlorite-orcinol test 次亜塩酸オルシン試験(グリセリン検出法で，被検液3mLに次亜塩酸ナトリウムの1規定液3滴を加え，1分間煮沸して塩酸を蒸散させた後，等量の濃塩酸と少量のオルシンを加えて煮沸すると，緑青色を発するのはグリセリンの存在による), = glycerol test.
hy·po·chlor·i·za·tion [hàipouklɔ:rizéiʃən] 食塩量減少(食事の).
hy·po·chlo·ror·rha·chia [hàipouklɔ:rouréikiə] 髄液低塩素〔症〕〔医学〕.
hy·po·chlo·rous acid [hàipouklɔ́:rəs ǽsid] 次亜塩素酸 HClO.
hy·po·chlor·u·ria [hàipouklɔ:rjú:riə] 低塩酸塩尿症.
hypocholesteremic agent 血中コレステロール低下薬〔医学〕.
hy·po·cho·les·ter(·in)·e·mia [hàipoukoulèstər(in)í:miə] 低コレステリン(コレステロール)血症, = hypocholesterolemia.
hy·po·cho·les·ter·ol·e·mia [hàipoukoulèstəroulí:miə] 低コレステロール血〔症〕〔医学〕.
hy·po·cho·lia [hàipoukóuliə] 胆汁減少.
hy·po·chol·u·ria [hàipoukòuljú:riə] 低胆汁尿症.
hypochondral reflex 季肋部反射，肋下部反射(肋骨下部を圧迫すると突然吸気運動が反射的に起こること).
hy·po·chon·dria [hàipoukándriə] 心気症〔医学〕, = hypochondriasis.
 h. verminosa 腸寄生虫恐怖〔症〕〔医学〕.
hy·po·chon·dri·ac [hàipoukándriæk] ① 心気的な〔医学〕. ② 心気症の. ③ 心気症患者.
 h. delusion 心気妄想〔医学〕.
 h. region 季肋部，下肋部〔医学〕(腹の部位の一つで，左右の2つに区別される).
hy·po·chon·dri·a·cal [hàipoukandráiəkəl] 心気〔症〕的な〔医学〕.
 h. delusion 心気妄想.
 h. neurosis 心気神経症〔医学〕, 心気症性神経症.
hy·po·chon·dri·a·sis [hàipoukandráiəsis] ヒポコンドリー〔症〕，心気症〔医学〕(心身の些細な不調に対して重大な疾患の徴候ではないかと過度にこだわり，不安とおびえを抱いて執拗に訴える神経症), = depression, hypochondria, vapors. 形 hypochondriacal.
hypochondriatic melancholia ヒポコンドリー性うつ病〔医学〕.
hy·po·chon·dri·cus [hàipoukándrikəs] 季肋の.
hy·po·chon·dri·um [hàipoukándriəm] [L/TA] ① 下肋部, = hypochondrium [TA], regio hypochondriaca [TA]. ② 季肋部〔医学〕. 複 hypochondria.
hy·po·chon·dro·pla·sia [hàipoukɑ̀ndroupléiziə] 軟骨形成不全，軟骨低形成症〔医学〕.
hy·po·chor·da [hàipoukɔ́:də] 下脊索.
hy·po·chor·dal [hàipoukɔ́:dəl] 脊索腹側の.
 h. arch 季肋弓.
hy·po·chro·ma·sia [hàipoukrouméiziə] ① 染色性低下. ② 血球素減少. 形 hypochromatic.
hypochromatic karyokinesis 少数染色体性核分裂.
hy·po·chro·ma·tism [hàipoukróumətizəm] 減色性(特に核の染色性低下).
hy·po·chro·ma·to·sis [hàipoukròumətóusis] 〔核〕染質減弱(核崩壊), = nuclear solution.
hy·po·chrome [háipoukroum] 淡色団(色原体に発色団または助色団を導入するとき，物質の吸収能が減少して，吸収帯の移動を起こさないもの).
hy·po·chro·me·mia [hàipoukroumí:miə] 低色素性貧血.
hy·po·chro·mia [hàipoukróumiə] 血色素減少〔症〕，低色素血〔症〕〔医学〕. 形 hypochromic, hypochromatic.
hy·po·chro·mic [hàipoukróumik] ① 低色素〔性〕の〔医学〕，淡色の. ② 低色素症.
 h. anemia 低色〔素〕性貧血〔医学〕(平均赤血球ヘモグロビン濃度 MCHC ≦ 30%).
 h. effect 淡色効果〔医学〕.
 h. erythrocyte 低色素性赤血球〔医学〕.
 h. microcytic anemia 低色〔素〕性小〔赤血〕球性貧血〔医学〕，小球性低色素性貧血.
hy·po·chro·sis [hàipoukróusis] 低色素性貧血, = hypochromic anemia.
hy·po·chy·lia [hàipoukáiliə] 腸液分泌低下，胃液減少〔症〕〔医学〕，乳び(糜)不全.
hy·po·ci·ne·sia [hàipousiní:siə] 運動機能減少症, = hypokinesia.
hy·po·cist [háipousist] ヒポシスト, = hypocistis.
hy·po·cis·tis [hàipousístis] ヒポシスト(*Cytinus hypocistis* の果から得られる収斂薬).

hy·po·cit·rat·u·ria [hàipousìtrətjú:riə] 低クエン酸尿症.
hy·po·co·ag·u·la·bil·i·ty [hàipoukouæ̀gjuləbíliti] 凝固〔性〕低下〔状態〕，凝血能低下〔状態〕〔医学〕.
hy·po·co·ag·u·la·ble [hàipoukouǽgjuləbl] 凝固〔性〕低下の〔医学〕.
hy·po·coe·lom [hàipousí:ləm] 下体腔(脊椎動物の胎児に発生する腹側体腔)，= hypocelom.
hy·po·co·la·sia [hàipoukouléiziə] 抑制機能減退，= hypokolasia.
hy·po·com·ple·ment·e·mia [hàipoukàmplimənt-í:miə] 低補体血症〔医学〕(先天性と後天性とがある).
hy·po·con·dy·lar [hàipoukándilər] 顎下の.
hy·po·cone [háipoukoun] ハイポコーン，ヒポコーヌス〔医学〕，上顎次錐(上顎大臼歯の遠心舌側咬頭).
hy·po·co·nid [hàipoukóunid] ハイポコニド，ヒポコニード〔医学〕，下顎次錐(下顎大臼歯の遠心頬側咬頭).
hy·po·con·ule [hàipoukánju:l] ハイポコニュール，上顎次小錐(上顎大臼歯の遠心または第5咬頭).
hy·po·con·u·lid [hàipoukánjulid] [TA] ① ハイポコニュリド*(下顎大臼歯の第5尖頭)，= cuspis distalis [L/TA]. ② 下顎次小錐.
hy·po·cor·ti·cal·ism [hàipoukɔ́:tikəlizəm] 副腎皮質機能低下(減退).
hy·po·cot·yle [hàipoukátil] 胚軸(子葉の下部).
hy·po·cot·y·le·don·ary [hàipoukàtilí:dənəri] 子葉下部の，= hypocotyledonous.
hy·po·cra·ter·i·form [hàipoukreitérifɔ:m] 高つき(坏)状の.
Hy·poc·rea [haipákriə] ボタンタケ属.
Hy·po·cre·a·ce·ae [hàipoukriéisii:] ニクザキン〔肉座菌〕科.
hy·po·crin·ia [hàipoukríniə] 内分泌低下症，= hypocrinism.
hy·po·cu·pre·mia [hàipoukju:prí:miə] 低銅血症，= hypocupraemia.
hy·po·cu·sia [hàipoukú:siə] 聴覚減退，= hypokusia.
hy·po·cy·clo·sis [hàipousaiklóusis] 調節不全(特に眼球の).
hy·po·cys·tec·to·my [hàipousistéktəmi] 経会陰〔的〕膀胱摘除術.
hy·po·cys·tot·o·my [hàipousistátəmi] 経会陰〔的〕膀胱切開術.
hy·po·cy·the·mia [hàipousaiθí:miə] 血球減少症(再生不良性貧血などでみられる).
hy·po·cy·to·sis [hàipousaitóusis] 血球減少症，= cytopenia，pancytopenia.
hy·po·dac·tyl·ia [hàipoudæktíliə] 指(趾)欠損.
hy·po·dac·ty·ly [hàipoudǽktili] 指(趾)欠損症，= hypodactylia，hypodactylism.
hypodense eosinophil 低密度好酸球〔医学〕.
hypodensity area 低濃度域〔医学〕.
hy·po·derm [háipoudə:m] 皮下組織〔医学〕.
Hy·po·der·ma [hàipoudə́:mə] ウシバエ属(ヒツジバエ科の一属．大形で多毛のハエで幼虫はウシ，ヒツジなど哺乳類の皮下に寄生する).
H. bovis ウシバエ(幼虫はウシ，まれにウマやヒトの皮下に寄生し，warbles を起こす).
H. lineatum キスジウシバエ(幼虫はウシ，ときにヤギュウ，ヒツジ，ヤギ，ヒトの皮下や食道に寄生する).
hypodermal cord 角皮下索.
hypodermal gland 角皮下腺.
hy·po·der·mat·ic [hàipoudə́:mətik] 皮下の.
hy·po·der·ma·toc·ly·sis [hàipoudə̀:mətáklisis] 皮下注入，= hypodermoclysis.
hy·po·der·mat·o·my [hàipoudə:mǽtəmi] 皮下切開.
hy·po·der·mi·a·sis [hàipoudə:máiəsis] ウシバエ症(ウシバエ幼虫の寄生により生ずる爬行症)，= warble disease.
hy·po·der·mic [hàipoudə́:mik] 皮下の〔医学〕(注射についていう)，= hypodermatic.
h. implantation 皮下移植.
h. injection 皮下注射〔医学〕，= subcutaneous injection.
h. medication 皮下注射.
h. needle 皮下注射針〔医学〕.
h. syringe 皮下注射器.
h. tablet 皮下注射用錠剤〔医学〕.
h. tubing 皮下管留置〔医学〕.
hy·po·der·mic·al·ly [hàipoudə́:mikəli] 皮下に〔医学〕.
hy·po·der·mis [hàipoudə́:mis] [L/TA] ① 皮下組織，=subcutaneous tissue [TA]. ② 皮下，角皮下層，= tela subcutanea.
hy·po·der·mi·tis [hàipoudə:máitis] 皮下炎.
hy·po·der·moc·ly·sis [hàipoudə:máklisis] 皮下注入〔医学〕，= hypodermatoclysis.
hy·po·der·mo·li·thi·a·sis [hàipoudə̀:məliθáiəsis] 皮下結石症.
hy·po·der·mo-ox·y·gen·a·tor [hàipoudə́:mou áksiʤəneitər] 皮下酸素注入器.
hy·po·der·my·a·sis [hàipoudə:máiəsis] 蚯線病，ウシバエ症，= larva migrans.
hy·po·di·a·phrag·mat·ic [hàipoudàiəfrægmǽtik] 横隔膜下の，= subdiaphragmatic.
hypodiastolic failure 拡張〔機能〕不全(心臓の拡張が十分に行われないために起こる心臓機能不全).
hypodicrotic pulse 亜重複(拍)脈(重複波隆起が不明瞭に生ずる場合).
hy·po·di·cro·tism [hàipoudáikrətizm] 重複脈減弱.
hy·po·dip·loi·dy [hàipoudípləidi] 低二倍性〔医学〕.
hy·po·dip·sia [hàipoudípsiə] 渇感低下〔症〕.
hy·po·don·tia [hàipoudánʃiə] 歯数不足〔症〕〔医学〕，部分的無歯〔症〕.
hy·po·dy·nam·ia [hàipoudainǽmiə] 活力低下(減退)〔医学〕，弱力.
hy·po·dy·nam·ic [hàipoudainǽmik] 心室収縮力低下の.
hy·po·ec·cris·ia [hàipouekrísiə] 排泄減退，= hypoeccrisis.
hy·po·ec·crit·ic [hàipouekrítik] 排泄減退の.
hy·po·ech·o·ic ar·ea [hàipouekóuik ɛ́əriə] 低エコー域〔医学〕.
hy·po·e·lec·tro·ly·te·mia [hàipouilèktroulaití:-miə] 低電解質血〔症〕〔医学〕(低張性脱水症と同様の症状を呈する).
hy·po·e·lim·i·na·tor [hàipouilímineitər] ハイポ駆除剤〔医学〕.
hypoendemic area 低流行地.
hy·po·en·doc·ri·nism [hàipouendákrinizəm] 内分泌機能低下(減退)，= hypoendocrinia，hypoendocrisia.
hy·po·e·o·sin·o·phil·ia [hàipouì:əsinəfíliə] 好酸球減少症.
hy·po·ep·i·neph·ry [hàipouèpinéfri] 副腎機能不全，副腎機能低下〔症〕〔医学〕，= adrenal insufficiency.
hy·po·e·qui·lib·ri·um [hàipouì:kwilíbriəm] (めまい(眩暈)が容易に起こらないこと).
hy·po·er·gia [hàipouə́:ʤiə] ヒポエルギー，低力

H

症（生体が疾病などの反復に対し反応力が低下した状態で，アレルギー性が発現しないことをいう），＝ hypoergy.

hy·po·er·gy [hàipouə́:ʤi] ヒポエルギー〔医学〕，＝ hypoergia.

hy·po·es·o·pho·ria [hàipouèsoufɔ́:riə] 下内斜位〔医学〕.

hy·po·es·the·sia [hàipouesθí:ziə] 感覚減退〔症〕〔医学〕，＝ hypesthesia.

hy·po·es·tri·ne·mia [hàipouèstriní:miə] 低エストリン血〔症〕.

hy·po·e·vol·u·tism [hàipouiváljutizəm] 身体発育不全.

hy·po·ex·ci·ta·bil·i·ty [hàipouiksàitəbíliti] 低興奮〔性〕，興奮性低下〔医学〕.

hy·po·ex·o·pho·ria [hàipouèksəfɔ́:riə] 下外斜位〔医学〕.

hy·po·fer·re·mia [hàipouferí:miə] 低鉄血症.

hypoferric anemia 鉄欠乏性貧血，＝ iron deficiency anemia.

hy·po·fer·rism [hàipouférizəm] 鉄分欠乏.

hy·po·fi·brin·o·ge·ne·mia [hàipoufaibrìnəʤəní:miə] 低線維素原血症，低フィブリノーゲン血症〔医学〕.

hypofractionated radiation 低分割照射法.

hy·po·frac·tion·a·tion [hàipoufrækʃənéiʃən] 少分割照射〔法〕〔医学〕.

hy·po·fron·tal·i·ty [hàipoufrʌntǽliti, –frʌn–] 前頭葉機能低下.

hy·po·func·tion [hàipoufʌ́ŋkʃən] 機能低下（不全）〔医学〕.

hy·po·ga·lac·tia [hàipougəlǽkʃiə] 乳汁〔分泌〕過少〔症〕〔医学〕，乏乳〔症〕〔医学〕.

hy·po·ga·lac·tous [hàipougəlǽktəs] 乳汁分泌不全の.

hy·po·gam·ma·glob·u·lin·e·mia [hàipougæ̀məglàbjuliní:miə] 低ガンマグロブリン血〔症〕〔医学〕.

hy·po·gas·tral·gia [hàipougæstrǽlʤiə] 下腹痛〔医学〕.

hy·po·gas·tric [hàipougǽstrik] ① 胃下部の，下腹部の. ② 内腸骨動脈の.

h. artery 内腸骨動脈，＝ arteria iliaca interna.

h. fold 外側臍ヒダ，＝ lateral umbilical fold.

h. hernia 下腹壁ヘルニア〔医学〕.

h. nerve [TA] 下腹神経，＝ nervus hypogastricus [L/TA].

h. plexus 下腹神経叢，＝ presacral nerve.

h. reflex 下腹反射（大腿内側をなでると，下腹部筋肉の攣縮が起こる），＝ Bekhterev reflex.

h. region 下腹部.

h. vein 下腹静脈.

hy·po·gas·tri·um [hàipougǽstriəm] [L/TA] 下腹部，＝ pubic region [TA].

hy·po·gas·tro·cele [hàipougǽstrəsi:l] 下腹部ヘルニア.

hy·po·gas·tro·did·y·mus [hàipougæ̀strədídiməs] 下腹部結合奇形，＝ hypogastropagus.

hy·po·gas·trop·a·gus [hàipougæstrápəgəs] 下腹部結合奇形（下腸部において結合した双生児），＝ hypogastrodidymus.

hy·po·gas·tros·chi·sis [hàipougæstráskisis] 下腹裂.

hy·po·geic ac·id [hàipouʤéik ǽsid] ヒポゲイン酸 $CH_3(CH_2)_7CH=CH(CH_2)_5COOH$（ラッカセイ油に存在する不飽和脂肪酸）.

hy·po·gen·e·sis [hàipouʤénisis] 減形成，発育不全. 形 hypogenetic.

hypogenetic lung syndrome 肺低形成症候群〔医学〕.

hypogenetic nephritis 発育不全性腎炎.

hy·po·gen·i·tal·ism [hàipouʤénitəlizəm] 性器形成不全症〔医学〕，性腺機能低下症，性腺機能減退症〔医学〕（小児症，類宦官症などをいうので，胸腺リンパ体質を合併することが多い）.

hy·po·geu·sia [hàipougjú:siə] 味覚減退〔症〕〔医学〕，味覚低下〔医学〕.

hy·po·gi·gan·to·some [hàipouʤaigǽntəsoum]（巨人症にまで達しない身体の巨大さ）.

hy·po·gland·u·lar [hàipouglǽndjulər] 内分泌腺不全の.

hy·po·glo·bu·lia [hàipouglɑbjú:liə] 赤血球減少〔症〕〔医学〕.

hy·po·glos·sal [hàipouglásəl] 舌下の.

h. alternating hemiplegia syndrome 舌下神経交代性片麻痺症候群（下位運動ニューロンの病変により患側の舌が麻痺を起こし，上位運動ニューロンが侵されると反対側の四肢が麻痺を起こす）.

h. atrophy 舌下神経萎縮〔医学〕，舌下神経性舌萎縮.

h. canal [TA] 舌下神経管，＝ canalis nervi hypoglossi [L/TA].

h. eminence 舌下隆起.

h. hemiplegia alterans 舌下神経交代性片麻痺〔医学〕.

h. nerve〔XII〕[TA] 舌下神経（第12脳神経），＝ nervus hypoglossus〔XII〕[L/TA].

h. nucleus 舌下核（延髄中線の両側にある長形核で，舌下神経線維の起始点）.

h. paralysis 舌下神経麻痺.

h. trigone [TA] 舌下神経三角，＝ trigonum nervi hypoglossi [L/TA].

hypoglossohyoid triangle 舌下舌骨三角（舌骨下にある三角で，上は舌下神経，前は肩甲舌骨筋の後縁，後は二腹筋の腱膜で囲まれる），＝ Pinaud triangle，Pirogoff t..

hy·po·glot·tis [hàipouglátis] 舌下.

hy·po·gly·ce·mia [hàipouglaisí:miə] 低血糖〔症〕〔医学〕，血糖減少〔症〕（血糖の恒常性が失われ，血糖値50mg/dL以下に低下したときに低血糖と呼び，低血糖とともに低血糖に由来する神経症状の出現したときに低血糖症という），＝ hypoglycemosis. 形 hypoglycemic.

h. of newborn 新生児低血糖症.

hy·po·gly·ce·mic [hàipouglaisí:mik] ① 低血糖症の. ② 血糖低下薬.

h. agent 血糖降下薬〔医学〕.

h. coma 低血糖〔性〕昏睡〔医学〕.

h. reaction 低血糖反応〔医学〕.

h. shock 低血糖〔性〕ショック〔医学〕.

h. shock therapy 低血糖昏睡療法〔医学〕，低血糖ショック療法，＝ insulin coma therapy.

h. shock treatment 低血糖ショック療法（インスリンショックを利用する分裂病の療法）.

h. therapy 低血糖療法，インスリン衝撃療法，＝ insulin coma therapy.

hy·po·gly·ce·mo·sis [hàipouglàisimóusis] 低血糖症.

hy·po·gly·co·ge·nol·y·sis [hàipouglàikouʤənálisis] 糖原分解低下.

hy·po·gly·cor·ra·chia [hàipouglàikɔ:réikiə] 髄液中糖類減少.

hy·po·gly·cor·rha·chia [hàipouglàikouréikiə] 髄液糖減少〔症〕〔医学〕.

hypognathous type 下口型.

hy·pog·na·thus [haipágnəθəs, –pounǽ–] 下口体（寄生体が主体の下顎部に結合したもの），＝ paragnathus. 形 hypognathous.

hypogonad obesity 性腺機能低下性肥満症.
hy·po·go·nad·ism [hàipougóunædizəm] 性機能低下(不全)〔症〕[医学], = hypogonadia.
hy·po·go·nad·o·trop·ic [hàipougòunədətrápik] ゴナドトロピン欠乏〔性〕の.
h. eunuchoidism 低ゴナドトロピン性類宦官症[医学].
h. type hypogonadism 低ゴナドトロピン型性腺機能低下〔症〕[医学].
hy·po·gon·a·do·tro·pism [hàipougànədoutróupizəm] 低性腺刺激ホルモン症[医学].
hy·po·gran·u·lo·cy·to·sis [hàipougrænjulousaitóusis] 顆粒球減少症.
hy·pog·y·nous [haipádʒinəs] 子房上位の,子房下の.
hy·po·h(a)e·mia [hàipouhí:miə] 貧血, = anemia.
hy·po·ha·log·e·nous ac·id [hàipouhæládʒənəs ǽsid] 次亜ハロゲン酸 HXO (X はハロゲン元素).
hy·po·he·do·nia [hàipouhi:dóuniə] 性感減退〔症〕[医学].
hy·po·he·pat·ia [hàipouhipǽtiə] 肝臓機能低下, = hypohepatism.
hy·po·hid·ro·sis [hàipouhidróusis] 発汗減少〔症〕[医学], 乏汗[医学].
hy·po·hid·rot·ic [hàipouhidrátik] 発汗減少〔症〕の.
hy·po·hy·dro·chlo·ria [hàipouhàidroukló:riə] 低塩酸症, = hypochlorhydria.
hy·po·hy·lo·ma [hàipouhailóumə] 下胚葉腫瘍. → hylic tissues.
hy·po·hyp·not·ic [hàipouhipnátik] 軽度催眠の.
hy·po·hy·poph·y·sism [hàipouhaipáfisizəm] 〔脳〕下垂体機能低下症, = hypopituitarism.
hypohysial cachexia 下垂体性悪液質.
hypoic vasoconstriction 低酸素性血管収縮[医学].
hy·po·im·mu·ni·ty [hàipouimjú:niti] 免疫性減退.
hy·po·im·mu·no·glob·u·lin·e·mia [hàipouimjù:nouglàbjulinί:miə] 低免疫グロブリン血症[医学].
hy·po·in·o·se·mia [hàipouìnəsí:miə] ① 凝血性低下. ② 低フィブリン(線維素)血〔症〕[医学].
hy·po·in·o·sis [hàipouinóusis] 低フィブリン血〔症〕[医学], 低線維素血〔症〕[医学].
hy·po·in·su·lin·e·mia [hàipouìnsjulinί:miə] 低インスリン血〔症〕[医学].
hy·po·in·su·lin·ism [hàipouínsjulinizəm] インスリン分泌低下(減少)症(糖尿病), 低インスリン血〔症〕[医学].
hy·po·i·o·dite [hàipouáiədait] 次亜ヨウ素酸塩.
hy·po·i·o·dous ac·id [hàipouaióudəs, -áiədəs ǽsid] 次亜ヨウ素塩 HIO.
hy·po·is·o·ton·ic [hàipouàisətánik] 低張の, = hypotonic.
hy·po·kal·e·mia [hàipoukəlí:miə] 低カリウム血〔症〕[医学], = hypopotassemia.
hypokalemic coma 低カリウム血〔性〕昏睡[医学].
hypokalemic myopathy 低カリウム血症性ミオパチー[医学].
hypokalemic nephropathy 低カリウム性腎症(障害)[医学](腎症,低カリウム血症の結果生ずる空胞変性を主体とする尿管障害).
hypokalemic periodic paralysis 低カリウム血性周期性四肢麻痺.
hypokalemic syndrome 低カリウム血症候群[医学].
hy·po·ki·ne·mia [hàipoukainí:miə] 心臓拍出量減退.
hy·po·ki·ne·sia [hàipoukainí:siə] 運動機能減少(低下)症, 運動減少〔症〕[医学], = hypocinesia, hypocinesis, hypokinesis.
hy·po·ki·ne·sis [hàipoukainí:sis] 運動低下[医学].
hy·po·ki·net·ic [hàipoukainétik] 運動機能減退の.
h. dysarthria 低運動性構語障害.
h.-hypertonic symptom complex 低運動緊張亢進症候群[医学].
h.-hypertonic syndrome 運動低下過緊張症候群.
h. syndrome 心運動低下症候群, 急性循環系無力症.
hy·po·ko·la·sia [hàipoukəléiziə] 抑制機能減退(旧語).
hy·po·lar·ynx [hàipoulǽriŋks] 下喉頭(真声帯から気管輪までの喉頭下部).
hy·po·lem·mal [hàipouléməl] 膜下の, 鞘下の.
hy·po·lep·i·do·ma [hàipoulèpidóumə] 内胚葉腫瘍.
hy·po·lep·si·o·ma·nia [hàipoulèpsiouméiniə] (偏執病の総称名).
hy·po·le·thal [hàipoulí:θəl] 致死量以下の(薬物投与についていう).
hy·po·leu·ke·mia [hàipoulju:kí:miə] 不全型白血病.
hy·po·leu·kia [hàipouljú:kiə] 白血球形成減退.
hypoleukocytic angina 白血球減少性アンギナ, = agranulocytic angina.
hy·po·leu·ko·cy·to·sis [hàipouljù:kousaitóusis] 白血球減少〔症〕, = leukopenia.
hy·po·ley·dig·ism [hàipouláidigizəm] ライディッヒ細胞〔機能〕減退(ライディッヒ細胞からの男性ホルモン減少).
hy·po·lip·o·pro·tein·e·mia [hàipoulìpoupròuti:ní:miə] 低リポタンパク血〔症〕.
hy·po·li·po·sis [hàipoulipóusis] 脂肪欠乏症.
hy·po·lo·gia [hàipoulóudʒiə] 言語寡少症(脳疾患にみられる).
hy·po·lu·te·mia [hàipoulju:tí:miə] 血中黄体ホルモン減少症.
hy·po·lym·phe·mia [hàipoulimfí:miə] リンパ球減少〔症〕, = sublymphemia.
hy·po·mag·ne·se·mia [hàipoumæ̀gnisí:miə] 血中マグネシウム減少症, 低マグネシウム血〔症〕[医学].
hy·po·ma·nia [hàipouméiniə] 軽躁病[医学], = mania levis.
hy·po·ma·ni·ac [hàipouméiniæk] 軽躁病患者.
hy·po·mas·tia [hàipoumǽstiə] 乳房矮小症, 乳房発育不全, = hypomazia.
hy·po·med·i·ca·tion [hàipoumèdikéiʃən] 投薬量不全.
hy·po·meg·a·so·ma [hàipoumègəsóumə] 亜巨大体格.
hy·po·mel·an·cho·lia [hàipoumèlənkó:riə] 軽症うつ病.
hy·po·mel·a·no·sis [hàipoumèlənóusis] 低メラニン症[医学], メラニン減少症[医学], 無色性色素失調症(伊藤).
hy·po·men·or·rhea [hàipoumènərí:ə] 過少月経[医学].
hy·po·mere [háipoumiər] ① 腹外側筋節. ② 中胚葉外側板.
hy·po·mes·en·ce·phal·ia [hàipoumèsensifǽliə] 中脳の体質的覚醒作用減退.
hy·po·mes·o·so·ma [hàipouméζəsoumə] 中等以上の体格.
hypometabolic state 代謝低下状態.
hypometabolic syndrome 低代謝性症候群.
hy·po·me·tab·ol·ism [hàipoumitǽbəlizəm] 代謝低下.
hy·po·me·tria [hàipoumí:triə] 測定過少〔症〕[医学].
hy·po·me·tro·pia [hàipoumitróupiə] 近視[医学], = myopia.
hy·po·mi·cro·gna·thus [hàipoumaikrágnəθəs] 下顎矮小〔症〕.

hy·po·mi·cron(e) [hàipoumáikrɑn] ヒポミクロン，= submicron.
hy·po·mi·cro·so·ma [hàipoumáikrousoumə] 矮小体格.
hy·po·min·er·al·i·za·tion [hàipoumìnərəlizéiʃən] 鉱物質欠乏，無機質減少〔症〕[医学].
hy·pom·ne·sia [hàipɑmní:ziə] 記憶減退 [医学].
hy·pom·ne·sis [hàipɑmní:sis] 記憶減退，= hypomnesia.
hy·po·morph [háipoumɔ:f] 低次形態 [医学]，矮小体型(座高に比較して身長の小さいもの).
hy·po·mo·til·i·ty [hàipoumoutíliti] 運動性減弱，低運動〔性〕[医学].
hy·po·my·e·li·na·tion [hàipoumàiəlinéiʃən] 髄鞘低形成 [医学].
hy·po·my·o·to·nia [hàipoumàioutóuniə] 筋弛緩症，筋緊張減退.
hy·po·myx·ia [hàipoumíksiə] 粘液分泌減退.
hy·po·na·no·so·ma [hàipounèinousóumə] 極度の矮小体格(くる)，= nanism.
hy·po·na·sal·i·ty [hàipouneizǽliti] 鼻音減弱〔化〕[医学].
hy·po·na·tre·mia [hàipounətrí:miə] 低ナトリウム血〔症〕[医学].
hyponatremic syndrome 低ナトリウム血症候群 [医学].
hy·po·nea [haipóuniə] 精神機能減退，= hyponoia.
hy·po·ne·o·cy·to·sis [hàipounì:ousaitóusis] 幼若型白血球減少症(未熟顆粒球の比較的増加がみられる白血球減少症).
hy·po·nich·i·um [hàipouníkiəm] 下爪皮 [医学]，= hyponychium.
hy·po·ni·tre·mia [hàipounaitrí:miə] 低窒素血〔症〕.
hy·po·ni·trite [hàipounáitrait] 次亜硝酸塩.
hy·po·ni·trous ac·id [hàipounáitrəs ǽsid] 次亜硝酸 HON=NOH.
hy·po·ni·trous ox·ide [hàipounáitrəs áksaid] 亜酸化窒素 N_2O (笑気)，= nitrous oxide.
hy·po·noi·a [hàipounɔ́iə] 精神機能減退.
hy·po·no·ic [hàipounóuik] 無意識下発生の(幼児期に形成されたものが無意識に起こってくることについていう).
hy·po·no·mo·der·ma [hàipounòumoudə́:mə] 蛆隧病，蚯蚓病，皮膚爬行症(Kaposi)，= creeping disease.
hyponophilic bacteria 寄生栄養細菌.
hy·po·nych·i·al [hàipouníkiəl] 爪床の，下爪皮の.
hy·po·nych·i·um [hàipouníkiəm] [L/TA] 下爪皮，= hyponychium [TA].
hy·pon·y·chon [haipánikɑn] 皮床溢血.
hy·po·nym [háipənim] 下位語 [医学]，下位分類 [医学].
hy·po-on·cot·ic [háipou ɑŋkátik] 低腫脹性の.
hy·po-or·chid·ia [háipou ɔ:kídiə] 精巣内分泌減退.
hy·po-or·tho·cy·to·sis [háipou ɔ̀:θousaitóusis] 正常百分率性白血球減少〔症〕.
hy·po-os·mo·lar state [háipou ɑzmóulər stéit] 低浸透圧症(血漿浸透圧が正常下限 270mOsm/L を下まわって低下した状態のこと).
hy·po-o·var·ia [háipou ouvéəriə] 卵巣内分泌減退症，= hypo-ovarianism.
hy·po-o·var·i·an·ism [háipou ouvériənizəm] 卵巣内分泌減退症.
hy·po·pal·les·the·sia [hàipoupæ̀lisθí:ziə] 振動感覚減退症.
hy·po·pan·cre·a·tism [hàipoupǽŋkriətizəm] 膵機能減退.
hy·po·pan·cre·or·rhe·a [hàipoupæ̀ŋkriərí:ə] 膵臓分泌減退.
hy·po·pa·ral·y·sis [hàipoupərǽlisis] 不全麻痺，= paresis.
hy·po·par·a·thy·re·o·sis [hàipoupæ̀rəθairióusis] 上皮小体〔機能〕低下(不全)〔症〕[医学].
hypoparathyroid tetany 上皮小体機能低下テタニー.
hypoparathyroidal syndrome 上皮小体(副甲状腺)機能不全症候群(ネズミの上皮小体摘出後にみられるエナメル質の欠損と，斑状歯牙を発生し，血液カルシウムの低下，リンの増量が特徴である).
hy·po·par·a·thy·roid·ism [hàipoupæ̀rəθáirɔidizəm] 上皮小体(副甲状腺)機能低下症 [医学] (上皮小体の萎縮または欠如により，血中カルシウム量が低下するため，テタニーと呼ばれる四肢の発作性強直性痙攣が起こる．甲状腺とともに誤って上皮小体が摘出されて起こるものを tetania parathyreopriva と呼ぶ)，= hypoparathyreosis.
hy·po·pep·sia [hàipoupépsiə] 消化減退(低酸症による).
hy·po·pep·sin·ia [hàipoupepsíniə] ペプシン分泌減退.
hypoperfusion (acute) renal failure 低潅流性〔急性〕腎不全 [医学].
hy·po·per·i·stal·sis [hàipoupèristǽlsis] 蠕動緩慢，蠕動低下 [医学].
hy·po·per·me·ab·il·i·ty [hàipoupə̀:miəbíliti] 浸透性低下.
hy·po·pex·ia [hàipoupéksiə] 物質固定性減弱.
hy·po·pha·lan·gia [hàipoufəlǽnʤiə] 減指骨症，= hypophalangism.
hy·po·pha·lang·ism [hàipoufəlǽnʤizəm] 減指骨症(指骨または趾骨の数が先天的に不足しているため指趾が短くなっている状態)，= branchyphalangia.
hy·poph·a·mine [haipáfəmin] ハイポファミン(下垂体後葉ホルモンの一つ).
hypopharyngeal weak point 下咽頭危険部位 [医学].
hy·po·pha·ryn·gec·to·my [haìpoufæ̀rinʤéktəmi] 下咽頭切除〔術〕[医学].
hy·po·pha·ryn·go·scope [hàipoufəríŋgəskoup] 下咽頭鏡 [医学].
hy·po·pha·ryn·gos·co·py [hàipoufæ̀riŋgáskəpi] 下咽頭鏡検査〔法〕[医学].
hy·po·phar·ynx [hàipoufǽriŋks] [TA] ①〔咽頭の〕喉頭部，= pars laryngea pharyngis [L/TA]. ② 下咽頭，咽頭喉頭部，= laryngopharynx.
hy·po·pha·sic [hàipouféizik] 下相性の(混溶しない二溶媒間で化合物の分配を行うとき，その下相に溶け込むことをいう).
hy·po·pho·bia [hàipoufóubiə] 恐怖欠損.
hy·po·pho·ne·sis [hàipoufouní:sis] 聴診音減弱，打診音減弱.
hy·po·pho·nia [hàipoufóuniə] 発声不全 [医学]，低音.
hy·po·pho·ria [hàipoufɔ́:riə] 下斜位 [医学] (視線が下方に傾く斜視)，= hypotropia.
hy·po·phos·pha·ta·se·mia [hàipoufɑ̀sfəteisí:miə] 低ホスファターゼ症.
hy·po·phos·pha·ta·sia [hàipoufɑ̀sfətéiziə] 低リン酸酵素症，低ホスファターゼ症 [医学].
hy·po·phos·phate [hàipoufásfeit] 次リン酸塩，= subphosphate.
hy·po·phos·pha·te·mia [hàipoufɑ̀sfətí:miə] 低リン酸〔塩〕血症.
hypophosphatemic rickets 低リン血症性くる病.
hy·po·phos·pha·tu·ria [hàipoufɑ̀sfətjú:riə] 低リン酸〔塩〕尿症.

hy·po·phos·phite ［hàipoufásfait］ 次亜リン酸塩.
hy·po·phos·pho·re·mia ［hàipoufàsfərí:miə］ 低リン酸〔塩〕血症, = hypophosphatemia.
hy·po·phos·pho·ric ac·id ［hàipoufasfɔ́:rik ǽsid］ 次リン酸 H_2PO_3 または $H_4P_2O_6$（リンが湿った空気中で酸化するとき生ずる白煙を水に溶かすと亜リン酸および正リン酸とともに生ずる酸）.
hy·po·phos·pho·rous acid ［hàipoufásfərəs ǽsid］ 次亜リン酸 H_3PO_2（固体と液体の両種がある）, = acidum hypophosphorosum.
hy·po·phre·nia ［hàipoufrí:niə］ 精神薄弱.
hy·po·phren·ic ［hàipoufrénik］ ① 精神薄弱の. ② 横隔膜下腔の.
hy·po·phre·ni·um ［hàipoufrí:niəm］ 横隔膜下腔（横隔膜と横行結腸との間にある腹腔の一部分）.
hy·po·phre·no·sis ［hàipoufrinóusis］ 精神身体異常症（精神薄弱, 痴呆, 巨大症, 奇形などを含む総称名. Southard）.
hy·po·phy·se·al ［hàipoufíziəl］ 下垂体〔性〕の ［医学］, = hypophysial.
h. adenoma 下垂体腺腫 ［医学］.
h. amenorrhea 下垂体性無月経, = pituitary amenorrhea.
h. blood vessls 下垂体血管 ［医学］.
h. cachexia 下垂体性悪液質 ［医学］, = Simmonds disease.
h. cartilage 下垂体軟骨 ［医学］.
h. cyst 下垂体嚢胞, = crainopharyngioma.
h. duct tumors 頭蓋咽頭管腫瘍（次の3種を含む. ① ラトケ嚢腫 Rathke pouch cyst. ② 頭蓋咽頭腫 craniopharyngioma. ③ 下垂体性エナメル上皮腫 adamantinoma）, = craniopharyngeal duct tumors.
h. dwarfism 下垂体〔性〕小人症 ［医学］.
h. fossa 下垂体窩 ［医学］.
h. gigantism 下垂体〔前葉〕性巨人症 ［医学］.
h. infantilism 下垂体性小児症 ［医学］, 下垂体性幼稚症（下垂体前葉の成長ホルモンおよび向性器ホルモンの内分泌減退により小児特徴を持続する状態）, = ateleiosis pituitaria, Levi–Lorain dwarfism, Paltauf dwarfism, pituitary dwarfism, pituitary infantilism.
h. portal vessel 下垂体門脈 ［医学］.
h. sac 下垂体嚢 ［医学］.
h. stalk 下垂体茎（視床下部からの神経線維が下垂体に入る部分）.
h. vein 下垂体静脈 ［医学］.
hy·poph·y·sec·to·mize ［hàipɑfiséktəmaiz］ 下垂体切除を行う. 名 hypophysectomy, hypophysiectomy.
hy·poph·y·sec·to·my ［haipɑ̀fiséktəmi］ 下垂体破壊術（疼痛コントロールに用いられる）, 下垂体切除〔術〕 ［医学］.
hy·po·phys·en·gang·stu·mor ［hàipoufìzəŋgæŋgstjú:mər］ 下垂体道腫瘍.
hy·po·phys·e·o·priv·us ［hàipoufìziəprívəs］ 下垂体機能不全症, = dyspituitarism, hypophysioprivus. 形 hypophyseoprivic, hypophysioprivic, hypophyseoprivous.
hy·po·phys·i·al ［hàipoufíziəl］ 下垂体〔性〕の ［医学］, = hypophyseal.
h. duct 下垂体管, = craniopharyngeal duct.
h. fossa [TA] 下垂体窩, = fossa hypophysialis [L/TA].
hy·poph·y·sin ［haipɑ́fisin］ ヒポフィジン（下垂体後葉から分泌されるホルモンで, 陣痛促進薬として用いられる）, = pituitrin.
hypophysio–portal circulation 下垂体門循環（下垂体の両葉から視床下部に至る血液循環）.
hy·po·phys·i·o·priv·ic ［hàipoufìziəprívik］ 下垂体分泌低下の.
hy·po·phys·i·o·priv·us ［hɑ̀ipoufìziəprívəs］ 下垂体機能不全症, = hypophyseoprivus.
hypophysio–sphenoidal syndrome 下垂体–蝶形骨症候群.
hy·po·phys·i·o·trop·ic ［hàipoufìziətrɑ́pik］ 下垂体刺激の.
h. hormone 下垂体刺激ホルモン.
hy·poph·y·sis ［haipɑ́fisis］ [L/TA] 下垂体, = pituitary gland [TA].
h. cerebri 脳下垂体（脳底トルコ鞍にある小体で, 別名 pituitary body とも呼ばれ, 視床下部に付着し, 前葉 anterior lobe と, 後葉 posterior lobe, また前葉から漏斗茎を巡って延長する隆起部 pars tuberalis, および前後両葉の間にある中間部 pars intermedia からなり, 内分泌腺の中枢性機能をもつ）, = pituitary body.
h. inhibitor 下垂体抑制因子（*p*–oxypropiophenone のような物質）.
h. pharyngealis [L/TA] 咽頭下垂体*, = pharyngeal hypophysis [TA].
h.–sicca 下垂体後葉の乾燥薬, = pituitarium posterius.
h. syndrome 下垂体症候群, = Froehlich syndrome.
hy·poph·y·si·tis ［haipɑ̀fisáitis］ 下垂体炎.
hy·poph·y·so·ma ［haipɑ̀fisóumə］ 下垂体腫.
hy·poph·y·so·priv·ic ［haipɑ̀fisəprívik］ 下垂体分泌低下の, = hypophysioprivic.
hy·po·pi·e·sia ［hàipoupaií:siə］ 低血圧症（器質的疾患に無関係の）, = hypopiesis.
hy·po·pi·e·sis ［hàipoupaií:sis］ 本態性低血圧症（器質的疾患と無関係の）, = esential hypotension.
hy·po·pig·men·ta·tion ［hàipoupìgməntéiʃən］ 色素減少, 低色素〔沈着〕 ［医学］, 色素脱失, = albinism.
hy·po·pin·e·al·ism ［hàipoupíniəlizəm］ 松果体機能減退（低下）症, 松果体〔機能〕不全〔症〕 ［医学］.
hy·po·pi·tu·i·tar·ism ［hàipoupitjú:itərizəm］ 〔脳〕下垂体機能低下症 ［医学］.
hypopituitary cachexia 下垂体性悪液質（シモンズ病）, = Simmonds disease.
hy·po·pla·sia ［hàipoupléiziə］ ① 減形成〔症〕, 形成不全〔症〕, = hypoplasty. ② 減形成体質, 形成不全体質, = hypoplastic constitution.
h. of teeth 歯の形成不全.
h. of tongue 舌低形成 ［医学］.
hypoplasmic obesity 形質減形成性肥満症.
hy·po·plas·tic ［hàipouplæstik］ 発育不全の ［医学］.
h. anemia 再生不良性貧血 ［医学］, 低形成性貧血.
h. atrophy 発育不全性萎縮 ［医学］.
h. constitution 形成不全性体質, = status hypoplasticus.
h. heart 発育不全心〔臓〕 ［医学］.
h. kidney 低形成（形成不全）腎 ［医学］.
h. left heart syndrome 左心室発育不全症候群, 左心低形成症候群 ［医学］（左室腔が小さく大動脈弁口や僧帽弁口に狭窄ないし閉鎖があり, 上行大動脈形成不全を伴う）.
h. leukemia 低形成性白血病（骨髄の芽球化率が30%を超え, 急性白血病の診断に合致するが, 骨髄での細胞密度が正常より減少するもの）.
h. lung 肺形成不全.
h. marrow 低形成骨髄 ［医学］.
h. neutropenia 形成不全性好中球減少症（反復する感染症, 脾腫, 骨髄の顆粒球前駆細胞の減少などを伴うもの）.

H

h. pelvis 発育不全骨盤〔医学〕.
h. right heart syndrome 右心低形成症候群〔医学〕.
h. tooth 形成不全歯.
h. uterus 発育不全子宮〔医学〕.
hy·po·plas·ty [háipouplæsti] 減形成〔症〕, 形成不全. 形 hypoplastic.
h. of mesenchyme 間葉織減形成症, = osteogenesis imperfecta.
hypoplenic anemia 弱飽〔和〕性貧血 (飽和指数＞1.0).
hy·po·ploi·dy [háipəplɔ̀idi] 低倍数性〔医学〕, 低異数倍数体.
hy·pop·nea [haipápniə] 減〔少〕呼吸, 呼吸低下〔医学〕, 低換気〔医学〕, 換気低下〔医学〕.
hy·po·po·lar·i·za·tion [hàipoupòulərizéiʃən] 低分極.
hy·po·po·ro·sis [hàipoupɔ:róusis] 仮骨形成不全.
hy·po·po·sia [hàipoupóuziə] 液体摂取低下.
hy·po·po·tas·se·mia [hàipoupòutɑsí:miə] 低カリウム血〔症〕〔医学〕, = hypokalemia.
hy·po·prax·ia [hàipoupræksiə] 行動減退.
hy·po·pro·con·ver·ti·ne·mia [hàipouprɔ̀ukɑnvə̀:tiní:miə] 低プロコンバーチン血〔症〕〔医学〕(凝固因子の一つである proconvertin すなわち血液凝固第Ⅶ因子が血漿中に不足するため, 出血症状を起こす疾患. プロトロンビン時間が延長する).
hy·po·pro·la·ne·mia [hàipouprɔ̀ulənί:miə] 低プロラン血〔症〕.
hy·po·pro·sex·ia [hàipouprousékʃiə] 注意減退〔症〕〔医学〕.
hy·po·pro·tein·e·mia [hàipouprɔ̀uti:ní:miə] 低タンパク血〔症〕(血漿タンパク質が減少する状態).
hypoproteinemic edema 低タンパク血症性浮腫.
hy·po·pro·tein·o·sis [hàipouprɔ̀uti:nóusis] 低タンパク血症 (小児期のタンパク食摂取不足により, 成長遅滞, 貧血などが起こる).
hy·po·pro·throm·bin·e·mia [hàipouprouθrɑ̀mbiní:miə] 低プロトロンビン血〔症〕〔医学〕(ビタミンK欠乏症の主要症状).
hy·po·psel·aph·e·sia [hàipousèləfí:ziə] 触覚減退〔症〕〔医学〕.
hy·po·psy·cho·sis [hàipousaikóusis] 思考力減退.
hy·po·pter·o·no·sis cys·ti·ca [hàipouteránəsis sístikə] 脱落期嚢腫症 (カナリアの羽毛脱換期に起こる毛包の嚢腫), = lumps.
hy·pop·ty·a·lism [hàipɑptíəlizəm] 唾液〔酵素〕分泌減退, 唾液分泌減少〔医学〕.
hy·po·pus [haipóupəs] 移動若ダニ (コナダニの発育期の一つで, 第1と第2幼虫期との中間段階).
hy·po·pyg·i·um [hàipoupíʤiəm] 交接器 (雄の昆虫にみられる外部生殖器).
hy·po·py·on [haipóupiɑn] 前房蓄膿〔医学〕, = hypopium.
h. iritis 前房蓄膿性虹彩炎.
h. keratitis 前房蓄膿角膜炎〔医学〕, = hypopyon keratoiritis.
h. keratoiditis 前房蓄膿類角膜炎〔医学〕.
h. keratoiritis 前房蓄膿性角膜虹彩炎.
h. ulcer 前房蓄膿性潰瘍.
hy·po·que·brach·ine [hàipoukwəbrǽkin] ヒポケブラキン $C_{21}H_{26}N_2O_2$ (南アメリカ産ケブラコ樹 quebracho に存在するアルカロイド).
hy·po·re·flex·ia [hàipourifléksiə] 反射低下 (減弱)〔医学〕.
hyporeninemic hypoaldosteronism 低レニン〔血〕性低アルドステロン〔症〕〔医学〕.
hy·po·rhi·ni·on [hàipouráiniən] 人中, 鼻下部, = philter, philtrum.
hy·po·rhi·no·la·li·a [hàipouràinouléiliə] 閉鼻声, = rhinolalia clausa.
hy·por·rhe·a [hàipourí:ə] 軽度出血.
hy·po·sal·e·mia [hàipousəlí:miə] 低塩血症 (血液中の塩類の低下. 旧語).
hy·po·sal·i·vation [hàipousæləvéiʃən] 唾液分泌減退, 唾液分泌不全〔症〕〔医学〕.
hy·po·sar·ca [hàipousá:kə] 全身水腫 (浮腫), = anasarca.
hy·po·sche·ot·o·my [hàipouski:átəmi] 鞘膜下部睾丸水瘤穿刺法 (陰嚢下部からの水瘤穿刺法).
hy·po·scler·al [hàipousklíərəl] 強膜下の.
hy·po·se·cre·tion [hàipousikrí:ʃən] 分泌減退, 分泌不全〔医学〕.
hy·po·sen·si·tive [hàipousénsitiv] 感受性低下の, 過敏性低下の.
hy·po·sen·si·tive·ness [hàipousénsitivnis] 過敏性減退 (アレルギーにおける除感作の一症候).
hy·po·sen·si·tiv·i·ty [hàipousènsitíviti] 感受性低下, 過敏性減退〔能〕.
hy·po·sen·si·ti·za·tion [hàipousènsitizéiʃən] 除感作, 脱感作, 減感作療法〔医学〕, = desensitization.
h. therapy 減感作療法〔医学〕.
hy·po·sex·u·al·i·ty [hàipousèkʃuǽliti] 性欲減退.
hy·po·si·a·gon·arth·ri·tis [hàipousàiəgɑnɑ:θráitis] 下顎関節炎.
hy·po·si·a·lad·e·nism [hàipousàiəlǽdinizəm] 唾液腺機能減退.
hy·po·si·a·lad·e·ni·tis [hàipousàiəlædináitis] 唾液腺炎.
hy·po·ske·o·cy·to·sis [hàipouskì:ousaitóusis] = hyponeocytosis.
hy·pos·mia [haipázmiə] 嗅覚減退〔医学〕, = hyposphresia.
hy·pos·mo·sis [hàipousmóusis] 浸透圧低下, 低浸透圧〔医学〕.
hy·pos·mot·ic [hàipɑzmátik] 低浸透圧〔性〕〔医学〕.
h. solution (低張液), = hypotonic solution.
hy·po·so·mia [hàipousóumiə] 低身長.
hy·po·som·nia [hàipousámniə] 不眠〔症〕〔医学〕, = insomnia.
hy·po·spa·di·as [hàipouspéidiəs] 尿道下裂, = hypospadia urethrae.
hy·po·sper·ma·to·gen·e·sis [hàipouspə̀:mətəʤénisis] 精子形成機能低下〔症〕〔医学〕.
hy·po·sper·mia [hàipouspə́:miə] 精液減少〔症〕〔医学〕.
hy·po·sphag·ma [hàipousfǽgmə] 結膜下出血.
hy·pos·phre·sia [hàipɑsfrí:ziə] 嗅覚減退, = hyposmia.
hy·po·sphyg·mia [hàipousfígmiə] 低脈拍症.
hy·po·sphyx·ia [hàipousfíksiə] 循環うっ滞 (低血圧と血液粘稠度増加による循環障害).
hy·po·splen·ism [hàipouspléniz əm] 脾臓機能低下〔症〕(脾臓のホルモン性作用が低下した結果, 血液有形成分が正常以上に増加する状態), = hyposplenia.
hy·po·spon·dy·lot·o·my [hàipouspɑ̀ndilátəmi] 咽喉嚢切開術 (獣医学).
hy·po·spray [háipousprei] 皮下噴射器 (直径75～80μm の穿孔から治療液を高圧下で皮下に貫通させ得る発条注射器で, 操作の結果疼痛を患者に与えないのが特徴).
h. jet injection apparatus 皮下水沫噴射器.
hy·pos·ta·sis [haipástəsis] ① 体液沈下 (特に血液, 漿液なども下位に向かって沈降すること), 血液沈下, 血液就下. ② 血液沈滞〔医学〕, 沈下うっ血〔医学〕. ③ 下位性 (多因子形質性を示す遺伝現象において一つの遺伝因子がほかの因子によって抑制または被へい(蔽)されたもので，隠ぺいされなかった因子を上位〔性〕epistatic というのに対立する語)，= hypostasy. 形 hypostatic.

hy·po·stat·ic [hàipoustǽtik] ① 体液沈下の，沈下性の．② 抑制因子の．③ 下位性の．

h. abscess 沈下性膿瘍，流注膿瘍 〔医学〕.

h. albuminuria 仰臥性アルブミン尿(患者が仰臥の位置を保つと出現し，起立すると消失する)．

h. congestion 沈下性充血．

h. ectasia 下垂性拡張(重力による血管拡張)．

h. pneumonia 沈下性肺炎 〔医学〕.

hy·po·ste·a·tol·y·sis [hàipoustìətálisis] 脂肪分解減退．

hy·po·ste·a·to·sis [hàipoustìətóusis] 皮脂〔分泌〕減退症．

hy·pos·the·nia [hàipɑsθí:niə] 衰弱状態 〔医学〕.

hy·pos·the·ni·ant [hàipɑsθí:niənt] 衰弱誘発性の，= debilitant.

hy·po·sthen·ic [hàipɑsθénik] 衰弱状態の，衰弱した．

hy·pos·the·nu·ria [hàipɑsθinjú:riə] 低張尿〔症〕〔医学〕(腎が尿を濃縮することができずに，比重の低いものを排泄すること)．

hy·po·stome [háipoustoum] 下口体，口丘(節足動物の)．

hy·po·sto·mia [hàipoustóumiə] 下唇症(小口症の一型で，口裂が垂直位をなすもの)．

hyp·os·to·sis [hàipɑstóusis] 骨発育不全，骨不全〔医学〕.

hy·po·style [háipoustail] 多柱．

hy·po·styp·sis [hàipoustípsis] 軽収斂性．

hy·po·styp·tic [hàipoustípik] 軽収斂薬．

hy·po·sul·fite [hàipousʌ́lfait] 次亜硫酸塩(チオ硫酸塩 thiosulphate の旧名または俗名)．

hy·po·sul·fur·ous acid [hàipousʌ́lfjurəs ǽsid] チオ硫酸 $H_2S_2O_3$ (不安定酸で希薄水溶液としてのみ存在する)，= dithionous acid, thiosulfuric acid.

hy·po·su·pra·re·nal·ism [hàipousù:prərí:nəlizəm] 副腎機能減退．

hy·po·sym·path·i·co·to·nus [hàipousimpæ̀θikoutóunəs] 交感神経緊張減退．

hy·po·syn·er·gia [hàipousinə́:ʤiə] 共同失調．

hy·po·sys·to·le [hàipousístəli:] 収縮力減退，収縮力低下 〔医学〕.

hyposystolic failure 収縮〔機能〕不全(心臓収縮が不完全な心臓機能不全)．

hy·po·tax·ia [hàipoutǽksiə] 調和減退．

hy·po·tel·or·ism [hàipoutélərizəm] 眼窩間狭小〔医学〕，両眼接近〔症〕〔医学〕.

hy·po·ten·sion [hàipouténʃən] 低血圧〔症〕〔医学〕.

hy·po·ten·sive [hàipouténsiv] 低血圧〔症〕性の．

h. anesthesia 低血圧麻酔〔法〕〔医学〕(麻酔中に血圧を低下させ，手術による出血を減少させる麻酔法)，= induced hypotension.

h. drug 降圧薬 〔医学〕，血圧降下剤(血圧を下げる薬)．

hy·po·ten·sor [hàipouténsər] 降圧物，降圧薬，= C-5968.

hy·pot·e·nuse [haipátənju:s] 斜辺(直角三角形の)．

hy·po·thal·a·mic [hàipouθǽləmik] 視床下部の．

h. amenorrhea 視床下部性無月経 〔医学〕.

h. branch [TA] 視床下部枝*，= ramus hypothalamicus [L/TA].

h. center 視床下中枢(自律神経の大脳中枢で，交感神経中枢は後部に，副交感神経中枢は中，前部にある)．

h. epilepsy 視床下部てんかん(視床下部内に起源をもつと考えた旧語)．

h. hamartoma (HH) 視床下部過誤腫．

h. hormone 視床下部ホルモン．

h. hypopituitarism 視床下部性下垂体機能低下症．

h. infundibulum 視床下部漏斗．

h. obesity 視床下部性肥満症(視床下部にある食欲調節機能の障害によるもの)．

h. osmoreceptor 視床下浸透圧受容器(Verney)，= hypothalamic osmoceptor.

h. pituitary-adrenal axis 視床下部・下垂体・副腎軸 〔医学〕.

h. sulcus [TA] 視床下溝，= sulcus hypothalamicus [L/TA].

h. syndrome 視床下部症候群 〔医学〕.

h. tegmentum 視床下被蓋(中脳脚間窩の被蓋が視床下部に延長する部分)，= subthalamic tegmentum.

hypothalamocerebellar fibers 視床下部小脳線維．

hypothalamohypophyseal portal system 視床下部下垂体門脈系 〔医学〕.

hypothalamohypophyseal system 視床下部下垂体系 〔医学〕.

hypothalamohypophysial tract [TA] 視床下部下垂体路，= tractus hypothalamohypophysialis [L/TA].

hypothalamospinal fibres [TA] 視床下部脊髄線維，= fibrae hypothalamospinales [L/TA].

hypothalamospinal tract [TA] 視床下部脊髄路*，= tractus hypothalamospinalis [L/TA].

hy·po·thal·a·mot·o·my [hàipouθæ̀ləmátəmi] 視床下部破壊 〔医学〕.

hy·po·thal·a·mus [hàipouθǽləməs] [L/TA] 視床下部(第三脳室の外側壁と床部とをなす間脳の部分で，視束交叉，乳頭体，灰白隆起，漏斗および下垂体後葉を総括する)，= hypothalamus [TA]. 形 hypothalamic.

h.-pituitary-ovarian axis 視床下部-下垂体-卵巣系．

hy·po·the·ca [hàipouθí:kə] 下殻(ケイ藻類細胞の被殻 frustule の内膜)．

hy·po·the·nar [hàipouθí:nər, -páθə-] [L/TA] 小指球，= hypothenar eminence [TA].

h. area 小指球部．

h. eminence [TA] 小指球，= hypothenar [L/TA], eminentia hypothenaris [L/TA].

h. fascia 小指球筋膜．

h. muscle 小指球筋．

h. reflex 小指球反射(豆状骨を刺激すると，短掌筋の攣縮が起こる)．

hy·po·ther·mal [hàipouθə́:məl] 低体温症の．

hy·po·ther·mes·the·sia [hàipouθə̀:misθí:ziə] 温度感覚減退．

hy·po·ther·mia [hàipouθə́:miə] ① 低温症，体温異常降下，低体温症．② 冷却法，低体温法 〔医学〕．③ 低体温麻酔(麻酔に際して，出血を防止し手術しやすい術野を得る方法)，= hypothermy. 形 hypothermal.

h. blanket 低体温ブランケット 〔医学〕.

h. disease 低体温〔症〕〔医学〕.

h. pool 低体温プール 〔医学〕.

h. unit 低体温装置 〔医学〕.

hypothermic anesthesia 低体温麻酔〔法〕(全身麻酔中に体温を低下させ，血流減少による臓器障害を防ぐ麻酔法)．

hypothermic perfusion 低温潅流 〔医学〕.

hypothermic phase 低温期 〔医学〕.

hy·po·ther·my [háipouθə:mi, haipouθə́:mi] 低体温〔症〕〔医学〕，= hypothermia.

hy·poth·e·sis [haipáθisis] 仮説 〔医学〕. 形 hypothetical.

H

h. of consumption 消耗神経説.
h. testing 仮説・推測試験.
hypothetical mean strain (**HMS**) 仮説的平均系統.
hypothetical units 仮定単位(細胞原形質を形成する極微分子の集合で，成長生殖などの基本単位).
hy·po·threp·sia [hàipouθrépsiə] 栄養失調，= malnutrition.
hy·po·throm·bo·ne·mia [hàipouθràmbəní:miə] 低トロンビン血症.
hy·po·thy·mer·ga·sia [hàipouθàiməːgéisiə] 気分低調症(憂うつ，昏迷，悲哀，不安などを特徴とする精神状態．Meyer)，= hypothymergasic reaction.
hy·po·thy·mia [hàipouθáimiə] 感情減退，気分沈滞 [医学].
hy·po·thy·mic [hàipouθáimik] 気分沈滞の，情緒減退の.
h. rat 無胸腺ラット，ヌードラット.
hy·po·thy·mism [hàipouθáimizəm] 胸腺〔機能〕低下症.
hy·po·thy·rea [hàipouθáiriə] 甲状腺〔機能〕低下症，= hypothyreosis, hypothyroidea.
hy·po·thy·re·oid·ism [hàipouθàiriɔ́idizəm] 甲状腺〔機能〕低下 [医学]，= hypothyroidism.
hy·po·thy·r(e)o·s·is [hàipouθair(i)ousis] 甲状腺〔機能〕低下(不全)〔症〕[医学].
hy·po·thy·roid [hàipouθáirɔid] 甲状腺〔機能〕低下〔症〕の.
h. coma 粘液水腫〔性〕昏睡 [医学](甲状腺ホルモンがまったくないような状態で寒い所に長く居たり，重症感染症にかかったり，外傷を受けたり中枢神経抑制剤を大量に用いたりすると，体温が低下，脈拍が減少し，昏睡に陥ることがある).
h. dwarf 甲状腺機能低下(不全)性小人.
h. dwarfism 甲状腺〔機能〕低下性小人症 [医学]，= hypothyroid dwarf.
h. obesity 甲状腺機能低下性肥満症.
hy·po·thy·roid·a·tion [hàipouθàirɔidéiʃən] 甲状腺〔機能〕低下誘発.
hy·po·thy·roid·ism [hàipouθáirɔidizəm] 甲状腺〔機能〕低下〔症〕[医学].
hy·po·thy·ro·sis [hàipouθairóusis] 甲状腺〔機能〕低下症，= hypothyrea.
hy·po·to·nia [hàipoutóuniə] ① 低張，弛緩，緊張低下 [医学]．② 低血圧〔症〕[医学]，= hypotension, hypotony.
h. bulbi 眼圧低下.
h. oculi 眼圧低下 [医学].
hy·po·ton·ic [hàipoutánik] 低張の [医学]，低浸透〔圧〕的．名 hypotonicity.
h. dehydration 低張性脱水〔症〕[医学].
h. duodenography 低緊張性十二指腸造影(撮影)〔法〕[医学].
h. expansion 低張的増大 [医学].
h. mineral water 低張〔鉱〕泉水 [医学].
h. salt solution 低張食塩液(水) [医学].
h. solution 低張液 [医学](血清に比べてその浸透圧が低いもの，すなわち食塩の0.9%以下の溶液).
h. syndrome 低張症候群(水分の過剰静注により食塩が欠乏する症候群).
hy·po·to·nic·i·ty [hàipoutounísiti] 緊張低下状態 [医学].
hy·po·to·nus [hàipoutóunəs] ① 低張．② 低血圧症，= hypotony, hypotonia.
hy·po·tox·ic·i·ty [hàipoutaksísiti] 毒性減弱，毒性軽減.
hy·po·tri·chi·a·sis [hàipoutrikáiəsis] 乏毛症，先天性脱毛症.
Hy·po·trich·i·da [hàipətríkidə] 下毛亜綱(原虫の一亜綱で，線毛が下面にのみ存在し，融合して小膜または巻毛をつくる).
hy·po·tri·cho·sis [hàipoutrikóusis] 乏毛症，減毛症 [医学].
hy·po·trip·loid [hàipoutríplɔid] 低三倍体.
hypotrophic hypoxidosis 基質欠乏性低酸素症.
hypotrophic uterus 発育不全子宮 [医学]，小児〔様〕子宮，思春期〔様〕子宮.
hy·pot·ro·phy [haipátrəfi] ① 栄養障害．② 無生活力，= abiotrophy.
hy·po·tro·pia [hàipoutróupiə] 下斜視.
hy·po·tryp·to·phan·ic [hàipoutrìptəfǽnik] トリプトファン欠乏性の.
hy·po·tu·ber·os·tem·o·nine [hàipoutjù:bərəstémoni:n] ヒポツベロステファニン(ビャクブ〔百部〕*Stemona tuberosa* の根にあるツベロステモニン族アルカロイドの一つ).
hypotympanic recess 鼓室下陥凹 [医学].
hy·po·tym·pa·not·o·my [hàipoutìmpənátəmi] 下鼓膜切開〔術〕.
hy·po·tym·pa·num [hàipoutímpənəm] 鼓室下部，下鼓室 [医学].
hy·po·u·re·sis [hàipoujurí:sis] 乏尿症.
hy·po·u·ri·cu·ria [hàipoujù:rikjú:riə] 低尿酸尿症.
hy·po·u·ro·crin·ia [hàipoujù:roukríniə] 排尿減退.
hy·po·var·ia [hàipouvέəriə] 卵巣内分泌減退症，= hypovarianism.
hy·po·var·i·an·ism [hàipouvériənizəm] 卵巣分泌低下〔症〕，= hypovaria.
hy·po·vas·cu·lar·i·ty [hàipouvæ̀skjulǽriti] ① 血管〔像，分布〕過少状態．② 乏血管性 [医学]，低血管性 [医学].
hy·po·veg·e·ta·tive [hàipouvéʤitətiv] 身体生活性の(純然たる身体型の個人で，内臓または栄養系を支配し，小内臓型または細長型に相当するものについていう).
hy·po·ve·nos·i·ty [hàipouvinásiti] 静脈系発育不全.
hy·po·ven·ti·la·tion [hàipouvèntiléiʃən] 低換気 [医学]，呼吸低下(減退)，換気低下.
h. syndrome 低換気症候群 [医学].
hy·po·ver·te·brot·o·my [hàipouvə̀:tibrátəmi] 咽喉嚢切開術(獣医学)，= hypospondylotomy.
hy·po·vi·ta·min·o·sis [hàipouvaitəminóusis] ビタミン欠乏症 [医学]，低ビタミン血症.
hy·po·vo·le·mia [hàipouvəlí:miə] 〔循環〕血液量減少症.
hy·po·vo·le·mic [hàipouvəlí:mik] 〔循環〕血液量減少の.
h. anemia 〔循環〕血液量減少性貧血.
h. shock 〔循環〕血液量減少性ショック [医学].
hy·po·vo·lia [hàipouvóuliə] 水分含有量減少．↔ hypervolia.
hy·pox·ae·mia [hàipaksí:miə] 低酸素血症，= hypoxemia.
hy·po·xan·thine [hàipouzǽnθi:n] ヒポキサンチン 化 6-oxypurine $C_5H_4N_4O$ (生物組織にある物質でキサンチンを経て尿酸に酸化される)，= sarcine.
h.-aminopterin-thymidine culture medium = HAT culture medium.
h. guanine phosphoribosyltransferase deficiency ヒポキサンチン・グアニン・ホスホリボシルトランスフェラーゼ欠損症.
h.-thymidine culture medium = HT culture medium.
hy·po·xan·thyl·ic ac·id [hàipouzænθílik ǽsid] = inosinic acid.
hy·pox·e·mia [hàipaksí:miə] 低酸素血症 [医学],

= hypoxaemia.
h. test 低酸素試験.
hy·pox·ia [haipáksiə] ① 酸素圧低下. ② 低酸素症〔医学〕, = hypoxidosis.
h. of newborn 新生児低酸素症.
hy·pox·ic [haipáksik] 低酸素性.
h. drive 低酸素性換気駆動〔医学〕.
h. encephalopathy 低酸素性脳症.
h. hypoxia 低酸素性低酸素〔症〕〔医学〕, 酸素欠乏性低酸素症.
h. hypoxidosis 酸素欠乏性低酸素症.
h. ischemic encephalopathy 低酸素性虚血性脳症〔医学〕, = cerebral hypoxia.
h. spell 低酸素症発作.
h. ventilatory depression 低酸素性換気抑制〔医学〕.
hy·pox·i·da·tion [haipàksidéiʃən] 低酸化〔作用〕(冬眠, 低温などの場合, 生体酸化作用の水準が低下していること). 形 hypoxidative.
hy·pox·i·do·sis [haipàksidóusis] 酸化機能不足〔症〕, 酸化機能低下〔医学〕(細胞または組織への酸素供給が欠乏する状態). 形 hypoxidotic.
hyp·sar·(r)hyth·mia [hìpsəríðmiə, hais–] ヒプスアリスミア, 脳波の不整波 (点頭痙攣の脳波).
hyp·sel·o·dont [hipséladənt] 長冠歯〔医学〕, = hypsodont.
hypsi– [hipsi] 高いことを表す接頭語.
hyp·si·brach·y·ce·phal·ic [hìpsibrækisifǽlik] 短塔状頭の (幅が広く, 高い型についていう).
hyp·si·ce·phal·ic [hìpsisifǽlik] 塔状頭の (垂直指数 75 以上).
hyp·si·ceph·a·ly [hìpsiséfəli] 塔状頭〔蓋〕症, = acrocephaly.
hyp·si·conch [hípsikaŋk] (眼窩の縦径が長いため眼窩が異常に高くみえるもの. 眼窩指数 85 以上).
hyp·si·con·chous [hìpsikáŋkəs] 広眼窩の.
hyp·si·loid [hípsilɔid] ウプシロン形の (U または Y 字形の).
h. angle ウプシロン字形角, = Y angle.
h. cartilage (Y 軟骨), = Y cartilage.
h. ligament Y 字形靱帯 (腸骨大腿靱帯), = ligamentum iliofemorale, Y-shaped ligament of Bigelow.
hyp·si·pho·bia [hìpsifóubiə] = hypsophobia.
hyp·si·sta·phyl·ia [hìpsistəfíliə] 口蓋の高く狭い型.
hyp·si·sten·o·ce·phal·ic [hìpsistènousifǽlik] (頭頂が高く弯曲する型で, 頬骨隆起と下顎突出とが伴い, 西アジア人種にみられる).
hypso– [hipsou, –sə] 高所との関係を表す接頭語.
hyp·so·ceph·a·ly [hìpsəséfəli] 塔状頭〔蓋〕症, = hypsicephaly.
hyp·so·chrome [hípsəkroum] 浅色団.
hypsochromic effect 浅色効果〔医学〕.
hyp·so·dont [hípsədant] 長冠歯〔医学〕.
hyp·so·don·tia [hìpsədánʃiə] 長歯〔型, 性〕.
hyp·so·ki·ne·sis [hìpsoukainí:sis] 直立性後倒症 (直立体位に際し後方に動揺しまたは転倒する症状で, 振戦麻痺またはほかの筋失調性症候群にみられる).
hyp·son·o·sus [hipsánəsəs] 高山病, 風船病, = mountain sickness, balloon sickness.
hyp·so·pho·bia [hìpsoufóubiə] 高所恐怖〔症〕〔医学〕.
hyp·so·ther·a·py [hìpsəθérəpi] 高山療法.
hy·pur·gia [haipá:ʤiə] 看病 (回復助長条件の総称).
Hy·ra·coi·dea [hàirəkɔ́idiə] イワタヌキ〔岩狸〕目 (ウサギぐらいの大きさの有蹄哺乳類), = hyrax, cony.
hyr·te·nol [há:tinɔ:l] ヒルテノール $(CH_3)_2C{=}C_6H_7CHO$ (ハスノハギリ *Hernandia peltata* から得られるテルペンアルデヒド).
Hyrtl, Joseph [há:tl] ヒルトル (1810-1894, オーストリアの解剖学者).
H. anastomosis ヒルトル吻合 (顎舌骨筋にみられる左右舌下神経の吻合), = Hyrtl loop.
H. canal ヒルトル管 (腓骨筋管), = canalis musculoperoneus.
H. epitympanic recess ヒルトル鼓室上陥凹.
H. loop ヒルトル係蹄.
H. recess ヒルトル陥凹 (上鼓室陥凹).
H. sphincter ヒルトル括約筋 (肛門から 4～5cm 上方にある括約筋であるが, 完全な輪走筋ではない).
hys·sop [hísəp] ヒッソプ (ヤナギハッカ *Hyssopus officinalis* の乾燥した葉で, 強壮薬, 去痰薬).
hys·sop·in [hísəpin] ヒッソピン $C_{50}H_{65}O_{30}$-$3H_2O$ (ヤナギハッカ *Hyssopus officinalis* の配糖体).
hys·taz·a·rine [histǽzərin] ヒスタザリン 化 2,3-dioxyanthraquinone $C_{14}H_8O_4$ (黄褐色化合物).
hys·ter·al·gia [hìstərǽlʤiə] 子宮痛〔医学〕, = metrodynia, hysterodynia, metralgia.
hys·ter·a·tre·sia [hìstərətrí:ziə] 子宮閉鎖〔症〕, 子宮口閉鎖〔症〕〔医学〕, 鎖宮〔医学〕.
hys·ter·aux·in [hìstərɔ́:ksin] (女性ホルモン中の成長助長因子).
hys·ter·ec·to·mia [hìstərektóumiə] 子宮摘出〔術〕.
h. totalis 子宮全摘〔出〕〔術〕, = panhysterectomy.
hys·ter·ec·to·my [hìstəréktəmi] 子宮摘出〔術〕〔医学〕.
hys·ter·e·sis [hìstərí:sis] ヒステリシス〔医学〕(① 履歴現象 (2 つの量の間の関係を求める場合, その一つを変化するとき, ほかの値が前者のみによっては決定されないで, 後者の経歴にも関係のある場合をいう). ② 凝固遅延 (凝血後血餅の発現が遅延すること). ③ 化学的平衡遅延. ④ 乾燥ゲル再水和).
h. curve 履歴曲線 (2 つの量を XY 軸とする平面に描いた履歴現象を表す曲線).
h. loss ヒステリシス損〔失〕.
hys·ter·eu·ryn·ter [hìstərju:ríntər] 子宮頸管拡張用ゴム嚢, = metreurynter.
hys·ter·eu·ry·sis [hìstərjú:risis] メトロイリンテル挿置〔法〕.
hys·te·ria [histí:riə] ヒステリー (臓躁)〔医学〕(ギリシャ語源の hysteros は子宮の意味で, 子宮病が原因と考えられたことから命名された精神神経症で, 転換 conversion に基づく症状を呈し, 特に感覚過敏症または無感覚症, 窒息症状, もうろう (朦朧), 麻痺, 強直性痙攣, 排尿困難, 幻想, 強硬症などが発現する). 形 hysteric, hysterical.
h. imitatoria 模倣性ヒステリー.
h. libidinosa 急性子宮瘙痒症, 女性病的性欲症 (カレンの術語)(Cullen).
h. major 大ヒステリー発作.
h. minor 小ヒステリー発作.
hys·ter·i·ac [histériæk] ヒステリー患者.
hys·ter·ic [histérik] ヒステリー性〔の〕〔医学〕, = hysterical.
h. amaurosis ヒステリー性黒内障〔医学〕.
h. amblyopia ヒステリー性弱視〔医学〕.
h. apepsia ヒステリー性消化不良, = anorexia nervosa, nervous apepsia.
h. aphonia ヒステリー性失声症.
h. ataxia ヒステリー性運動失調.
h. blepharospasm ヒステリー性眼瞼痙攣.
h. character ヒステリー〔性〕性格.
h. fever ヒステリー熱.
h. gangrene ヒステリー性壊疽 (特に帯状疱疹の壊疽).
h. hemiplegia ヒステリー性片麻痺.
h. hiccough ヒステリー性しゃっくり.

H

h. insanity ヒステリー性精神病.
h. joint ヒステリー性関節炎.
h. lethargy ① ヒステリー性嗜眠病. ② 催眠術における睡眠期.
h. mutism ヒステリー性あ(唖), ヒステリー性無言.
h. pregnancy ヒステリー性妊娠(ヒステリー患者が妊娠したと仮想するもの).
h. pseudoptosis ヒステリー性偽眼瞼下垂症.
h. reaction ヒステリー反応〔医学〕.
h. stigma ヒステリー徴候〔医学〕.
h. torticollis ヒステリー性斜頸.

hys·ter·i·cal [histérikəl] ヒステリー性の〔医学〕, 狂乱状態の.
h. amaurosis ヒステリー性黒内障〔医学〕, = hysteric amaurosis.
h. amblyopia ヒステリー性弱視〔医学〕, = hysteric amblyopia.
h. anesthesia ヒステリー性知覚麻痺〔医学〕, = Lasègue sign.
h. angina ヒステリー性アンギナ.
h. aphonia ヒステリー〔性〕失声〔症〕〔医学〕.
h. arc ヒステリー性後弓反張(身体を後ろに強く屈曲させること), ヒステリー弓〔医学〕.
h. arthralgia ヒステリー性関節痛〔医学〕.
h. asthenia ヒステリー性無力〔医学〕.
h. ataxia ヒステリー性運動失調〔医学〕.
h. attack ヒステリー発作〔医学〕.
h. belching ヒステリー性おくび〔医学〕.
h. blindness ヒステリー盲〔医学〕.
h. bow ヒステリー弓(ヒステリー発作時に全身を反らせて弓状になること).
h. breast ヒステリー性乳房(神経痛).
h. chorea ヒステリー性舞踏病〔医学〕.
h. clavus ヒステリー性頭痛〔医学〕(爪を頭の中に入れられた感じ).
h. conversion 変換ヒステリー〔医学〕, 転換ヒステリー.
h. convulsion ヒステリー性痙攣〔医学〕.
h. deafness ヒステリー性難聴〔医学〕.
h. edema ヒステリー性水腫〔医学〕, ヒステリー性浮腫, = blue edema.
h. epilepsy ヒステリー性てんかん.
h. fever ヒステリー熱〔医学〕.
h. gangrene ヒステリー性壊疽〔医学〕.
h. hearing impairment ヒステリー性難聴.
h. hemianesthesia ヒステリー性片無感覚症.
h. hiccough ヒステリー性しゃっくり〔医学〕.
h. hip disease ヒステリー性殿部疾患, = Putnam sign.
h. joint ヒステリー性関節〔症〕.
h. mania ヒステリー性躁病.
h. mutism ヒステリー性あ(唖)〔医学〕.
h. myodynia ヒステリー性筋痛〔医学〕.
h. neurosis ヒステリー性神経症〔医学〕, ヒステリー性ノイローゼ.
h. opisthotonus ヒステリー性強直性発作〔医学〕.
h. paralysis ヒステリー性麻痺〔医学〕.
h. paraplegia ヒステリー性対麻痺.
h. personality ヒステリー性格〔医学〕, ヒステリー性人格.
h. personality disorder ヒステリー性人格障害.
h. polydipsia ヒステリー性煩渇多飲〔症〕〔医学〕.
h. psychosis ヒステリー性精神病.
h. scoliosis ヒステリー性〔脊柱〕側弯〔症〕〔医学〕.
h. spine ヒステリー性脊柱(椎)〔医学〕.
h. stigma ヒステリー徴候.
h. stricture ヒステリー性狭窄〔医学〕.
h. stupor ヒステリー性昏迷.
h. tachypnea ヒステリー性頻呼吸〔医学〕.
h. torticollis ヒステリー性斜頸〔医学〕.
h. trance ヒステリー性昏睡〔医学〕, ヒステリー性トランス.
h. tremor ヒステリー性振戦〔医学〕.
h. urine ヒステリー尿〔医学〕(多量に排泄される水分の多い尿).
h. vaginism ヒステリー性腟痙〔医学〕.
h. vertigo ヒステリー性めまい〔医学〕.
h. vomiting ヒステリー〔性〕嘔吐〔医学〕.

hys·ter·i·cism [histérisizəm] ヒステリー傾向, 軽症ヒステリー.

hys·ter·i·co·neu·ral·gic [histèrikounju:rǽlʤik] ヒステリー神経痛性の.

hys·ter·ics [histériks] ヒステリー発作.

hys·ter·i·form [histérifɔ:m] ヒステリー様の.

hys·ter·ism [hístərizəm] ヒステリー, = hysteria.

hys·te·ri·tis [hìstəráitis] 子宮〔筋層〕炎〔医学〕.

hys·ter·i·za·tion [hìstərizéiʃən] ヒステリー化〔医学〕.

hyster(o)- [histər(ou), -r(ə)] 子宮との関係を表す接頭語.

hys·ter·o·bu·bon·o·cele [hìstəroubju:bánəsi:l] 子宮鼡径ヘルニア.

hys·ter·o·car·ci·no·ma [hìstəroukɑ̀:sinóumə] 子宮癌.

hys·ter·o·cat·a·lep·sy [hìstərəkǽtəlepsi] ヒステリー性カタレプシー〔医学〕(強直症を伴うヒステリー).

hys·ter·o·cat·a·phrax·is [hìstəroukǽtəfrǽksis] 子宮腹壁固定術, = hysterokataphraxis.

hys·ter·o·cele [hístərəsi:l] 子宮脱.

hys·ter·o·cer·vi·cot·o·my [hìstərousə̀:vikátəmi] 子宮頸〔部〕切開〔術〕〔医学〕.

hys·ter·o·clei·sis [hìstərəukláisis] 子宮口縫合術.

hys·ter·o·col·po·scope [hìstəroukálpəskoup] ヒステロコルポスコープ, 子宮腟〔検査〕鏡〔医学〕.

hys·ter·o·cys·tic [hìstərəsístik] 子宮膀胱の.

hys·ter·o·cys·to·clei·sis [hìstərousìstəkláisis] 子宮膀胱閉鎖術(膀胱子宮腟瘻, または尿管子宮瘻の外科的療法として子宮を膀胱内部に縫合する方法).

hys·ter·o·cys·to·pexy [hìstərousístəpeksi] 子宮膀胱固定〔術〕〔医学〕, = uterovesicofixation.

hys·ter·o·de·mo·nop·a·thy [hìstəroudì:mənápəθi] ヒステリー性兎身妄想.

hys·ter·o·dyn·ia [hìstərədíniə] 子宮痛.

hys·ter·o·ep·i·lep·sy [hìstərouépilepsi] ヒステリーてんかん〔医学〕.

hys·ter·o·ep·i·lep·to·gen·ic [hìstərouèpilèptəʤénik] ヒステリーてんかん原性の, = hysteroepileptogenous.

hys·ter·o·e·rot·ic [hìstərouirátik] ヒステリー情欲症.

hys·ter·o·fre·nia [hìstəroufrí:niə] ヒステリー発作遅延.

hys·ter·o·fren·ic [hìstərəfrénik] ヒステリー発作遅延性の, = hysterofrenatory.
h. zone ヒステリー阻止帯〔医学〕.

hys·ter·o·gas·tror·rha·phy [hìstərougæstrɔ́:rəfi] 子宮腹壁縫合〔術〕〔医学〕.

hys·ter·o·gen·ic [hìstərəʤénik] ヒステリー発生の, = hysterogenous.
h. point (圧迫するとヒステリーの発現する点), = hysterogenic zone, hysterogenous point.
h. zone ヒステリー〔発作〕発生帯〔医学〕(ヒステリー性卵巣痛を誘発し得る圧痛点).

hysterogenous zone ヒステリー発生帯〔医学〕.

hys·te·rog·e·ny [hìstəráʤəni] ヒステリー発生.

hys·ter·o·gram [hístərəgræm] 子宮収縮〔描写〕図〔医学〕.

hys·ter·o·graph [hístərəgræf] 子宮X線像.
hys·te·rog·ra·phy [hìstərάgrəfi] 子宮造影(撮影)〔法〕[医学].
hys·ter·oid [hístərɔid] ヒステリー様の, = hysteroidal, hysteroepilepsy, major hysteria.
h. convulsion ヒステリー様痙攣.
hys·ter·o·kat·a·phrax·is [hìstəroukætəfræksis] 子宮腹壁固定術.
hys·ter·o·lap·a·rot·o·my [hìstəroulæpərάtəmi] 腹式子宮切開〔術〕(帝王切開術).
hys·ter·o·lith [hístərəliθi] 子宮結石[医学], = womb stone.
hys·ter·o·li·thi·a·sis [hìstərouliθáiəsis] 子宮結石症.
hys·te·rol·o·gy [hìstərάləʤi] 子宮学.
hys·ter·o·lox·ia [hìstərəlάksiə] 子宮斜転位.
hys·ter·ol·y·sis [hìstərάlisis] 子宮剥離術.
hys·ter·o·ma·la·cia [hìstərouməléisiə] 子宮軟化症[医学].
hys·ter·o·ma·nia [hìstərouméiniə] ① ヒステリー性躁病. ② 女性病的色欲症.
hys·te·rom·e·ter [hìstərάmitər] 子宮消息子.
hys·te·rom·e·try [hìstərάmitri] 子宮計測〔法〕[医学].
hys·ter·o·mu·cog·ra·phy [hìstəroumju:kάgrəfi] 子宮粘膜造影法.
hys·ter·o·my·o·ma [hìstəroumaióumə] 子宮筋腫.
hys·ter·o·my·o·mec·to·my [hìstəroumaiméktəmi] 子宮筋腫摘出〔術〕, 子宮筋腫切除〔術〕[医学].
hys·ter·o·my·ot·o·my [hìstəroumaiάtəmi] 子宮筋腫切開〔術〕[医学].
hys·ter·o·nar·co·lep·sy [hìstərounά:kəlepsi] ヒステリー性ナルコレプシー[医学].
hys·ter·o·neur·as·the·nia [hìstərounjù:ræsθí:niə] ヒステリー性神経衰弱[医学].
hys·ter·o·neu·ro·sis [hìstərounju:róusis] 子宮性神経症.
hys·ter·o–oo·pho·rec·to·my [hístərou òuαfəréktəmi] 子宮卵巣摘出〔術〕, 子宮卵巣切除〔術〕[医学], = hystero–oothecectomy, hystero–ovariotomy.
hys·te·rop·a·thy [hìstərάpəθi] 子宮病, 子宮疾患[医学].
hys·ter·ope [hístəroup] ヒステリー性視覚異常患者.
hys·ter·o·pex·y [hístərəpeksi] 子宮固定〔術〕[医学].
hys·ter·o·phore [hístərəfɔ:r] 子宮担子, 子宮架, 子宮復位器(子宮脱のような子宮体の著しい変位を整復するために用いる器械).
hys·ter·o·pia [histəróupiə] ヒステリー性視覚異常症.
hys·ter·o·plas·ty [hìstərəplǽsti:] 子宮形成術[医学].
hys·ter·o·psy·cho·sis [hìstərousaikóusis] 子宮病性精神病[医学].
hys·ter·o·pto·sia [hìstərαptóusiə, –rout–] 子宮下垂症, = hysteroptosis.
hys·ter·o·pto·sis [hìstərαptóusis, –rout–] 子宮下垂〔症〕[医学].
hys·ter·or·rha·phy [hìstərɔ́:rəfi] 子宮縫合術.
hys·ter·or·rhex·is [hìstərəréksis] 子宮破裂.
hys·ter·o·ryn·ter [hìstərəríntər] メトロイリンテル(子宮頸管拡張用ゴム嚢), = metreurynter.
hys·ter·o·sal·pin·gec·to·my [hìstərəsælpinʤéktəmi] 子宮卵管摘出〔術〕, 子宮卵管切除〔術〕[医学].
hys·ter·o·sal·pin·gog·ra·phy [hìstərəsælpiŋgάgrəfi] 子宮卵管造影〔法〕[医学], = hysterotubography, metrosalpingography, metrotubography, uterosalpingography.
hys·ter·o·sal·pin·go–oo·pho·rec·to·my [hìstərəsǽlpiŋgou òuαfəréktəmi] 子宮卵管卵巣摘出〔術〕[医学], = hysterosalpingo–oothecectomy.
hys·ter·o·sal·pin·gos·to·my [hìstərəsælpiŋgάstəmi] 子宮卵管開口術, 子宮卵管瘻造設〔術〕[医学].
hys·ter·o·scope [hístərəskoup] ヒステロスコープ, 子宮鏡[医学].
hys·te·ros·co·py [hìstərάskəpi] ヒステロスコープ検査, ヒステロスコピー, 子宮鏡検査〔法〕[医学].
hys·ter·o·spasm [hístərəspæzəm] 子宮痙攣.
hys·ter·o·stat [hístərəstæt] 子宮内支持器.
hys·ter·o·stele [hístərəsi:l] 退行中心柱.
hys·ter·o·sto·ma·to·clei·sis [hìstəroustòumətoukláisis] 子宮口縫合術(膀胱膣瘻の手術. 子宮頸管を閉鎖し膀胱と子宮とを一つの空洞とする方法).
hys·ter·o·sto·ma·tome [hìstəroustóumətoum] 子宮口切開刀.
hys·ter·o·sto·mat·o·my [hìstəroustoumǽtəmi] 子宮口切開術.
hys·ter·o·syph·i·lis [hìstərəsífilis] ヒステリー梅毒.
hys·ter·o·sys·to·le [hìstərəsístəli:] 遅延性心臓収縮.
hys·ter·o·ta·be·tism [hìstəroutéibitizəm] ヒステリー脊髄癆.
hys·ter·o·ther·mom·e·try [hìstərouθə:mάmitri] 子宮温度測定, = uterothermometry.
hys·ter·o·to·ko·to·my [hìstəroutəkάtəmi] 帝王切開術.
hys·ter·o·tome [hístərətoum] 子宮切開刀[医学].
hys·ter·o·to·mo·to·kia [hìstəroutoumətóukiə] 帝王切開術.
hys·te·rot·o·my [hìstərάtəmi] 子宮切開〔術〕[医学], = hysterotomia.
h. anterior 前壁子宮切開術.
h. anterior vaginalis 膣式子宮前壁切開術(膣式帝王切開術).
hys·ter·o·ton·ic [hìstərətάnik] 子宮収縮薬[医学].
hys·ter·o·trach·e·lec·ta·sia [hìstəroutrèikilektéiziə] 子宮頸拡張〔術〕[医学](掻爬を含む).
hys·ter·o·tra·che·lec·to·my [hìstəroutrèikiléktəmi] 子宮頸摘出〔術〕.
hys·ter·o·tra·che·lo·plas·ty [hìstəroutréikiləplæsti] 子宮頸形成術.
hys·ter·o·tra·che·lor·ra·phy [hìstəroutrèikilɔ́:rəfi] 子宮頸縫合〔術〕.
hys·ter·o·tra·che·lot·o·my [hìstəroutrèikilάtəmi] 子宮頸切開〔術〕.
hys·ter·o·trau·mat·ic [hìstəroutrɔ:mǽtik] 外傷性ヒステリーの.
hys·ter·o·trau·ma·tism [hìstəroutrɔ́:mətizəm] 外傷性ヒステリー.
hys·ter·o·tris·mus [hìstəroutrísməs] 子宮痙攣.
hys·ter·o·tu·bog·ra·phy [hìstəroutju:bάgrəfi] 子宮卵管造影(撮影)〔法〕[医学].
hys·ter·o·vag·i·no–en·ter·o·cele [hìstərouvǽʤinou éntərəsi:l] 子宮膣腸ヘルニア.
hys·ter·y [hístəri] ヒステリー, = hysteria.
hystiocytic medullary reticulosis 組織球性髄様細網症(非白血病性細網内皮症).
Hys·trich·o·psyl·li·dae [hìstrikousílidi:] ヒストリコプシルス科(齧歯類につくノミ).
hys·tri·ci·a·sis [hìstrisáiəsis] ① 硬毛起立症, = hystricism. ② ヤマアラシ状魚鱗癬, = ichthyosis hystrix.
Hz hertz ヘルツの略.

H

I

ι イオタ(iota. ギリシャ語アルファベット第9字). →iota.
I ① electric current 電流の略. ② intensity of magnetism 磁気力の略. ③ iodine ヨウ素の元素記号.
^{131}I iodine-131 ヨウ素-131 の記号.
I antigen I抗原(I血液型を構成する抗原で, すべてのヒトに認められる. 新生児期はi抗原が多く, 生後徐々にI抗原に変化する).
I band I帯(横紋としてみえる筋原線維の中, 明るくて単屈折性を示す部分. 明帯のこと), = isotropic band.
I blood factor I血液因子(赤芽球症の新生児を生んだ母親の血清中にある凝集素と反応を起こす抗原で(井関, 牧野), rh″ 因子に類似する).
I blood group I血液型(抗Iおよび抗i抗体によって決められる血液型. 新生児と成人では型が相対的に変化する. 自己抗I抗体は寒冷凝集素型の溶血性貧血患者血清や非特異的寒冷凝集素を含む血清でよくみられる).
I blood group system I式血液型[医学].
I cell I細胞(ムコリピドーシスにみられる異常な線維芽細胞), = inclusion cell.
I-cell disease I細胞病[医学](常染色体性劣性遺伝による幼児の疾患. 細胞質中心部に充満する多数の暗色封入体を含む異常な線維芽細胞(I-細胞)が特徴で, 重度の発育障害, 肝腫脹, 知能制止, 運動制止を主徴とするムコリピド蓄積症), = mucolipidosis Ⅱ.
I conversion ratio I転換率[医学].
I & D incision and drainage 切開排液の略.
I-para 初産婦, = primipara.
I-persona (情緒および分配的感情を発生させる皮質性または識別的機能の総称名で, 生体を全体として動かす原始的本能または感情的機能に対していう).
I region I領域(マウスMHCであるH-2複合体の一領域), = H-2 complex I region.
I region associated antigen I領域関連抗原(マウスの主要組織適合遺伝子複合体(H-2)に存在するクラスⅡ分子遺伝子群(I-AおよびI-E亜領域)にコードされている抗原をいう), = Ia antigen.
I region gene I領域遺伝子, = Ia gene.
^{131}I uptake test ヨウ素(^{131}I)摂取試験.
i ① iso- イソの略. ② deciduous incisor 乳切歯の略. ③ optically inactive 不旋光性の略.
i antigen i抗原(I血液型を構成する抗原で新生児期の赤血球や臍帯血に多く発現している).
i rays i線(n線に類似の光線で, 脳の精神的作用により発するといわれる).
IA ① image amplifier 蛍光像増倍管の略. ② immune adherence 免疫粘着〔現象〕の略. ③ intrinsic activity 内因活性の略.
I-A subregion I-A亜領域(マウスの主要組織適合抗原をコードするH-2遺伝子複合体領域の一つ. $A\beta_2$座, $A\beta_1$, $A\alpha$座よりなる).
Ia antigen Ia抗原(マウスのI領域遺伝子群によりコードされている抗原をいう. I-A抗原はヒトHLA-DQ抗原, I-E抗原はヒトHLA-DR抗原に相当する. B細胞, 単球, 活性化T細胞の細胞表面に存在する), = I region associated antigen.
Ia gene I領域関連抗原遺伝子(マウスH-2複合体中の遺伝子領域で, I-AおよびI-E亜領域に分けられる. その産物はα, β鎖ヘテロダイマーからなる. I-AはヒトDQ抗原と, I-EはヒトDR抗原と相同であり, T細胞による抗原認識の遺伝子拘束に不可欠な分子として作用する).
IABP intra-aortic balloon pumping 大動脈内バルーンパンピングの略.
IADL instrumental activities of daily living 手段的ADLの略.
IAEA International Atomic Energy Agency 国際原子力機関の略.
IAFI infantile amaurotic familial idiocy 乳児黒内障性家族性白痴の略.
IAHA immune adherence hemagglutination assay 免疫粘着赤血球凝集測定法の略.
IAHS infection-associated hemophagocytic syndrome 感染症関連血球貪食症候群の略.
IAI intra-amniotic infection 羊水感染の略.
ia·ma·tol·o·gy [àiəmətáləʤi] 治療薬学.
i·an·thi·nop·sia [àiənθinápsiə] 紫色視, = violet vision.
IAP ① immunosuppressive acidic protein 免疫抑制性酸性タンパク質の略. ② intermittent acute porphria 間欠性急性ポルフィリン症の略. ③ International Academy of Pathology 国際病理学会の略.
IAPP islet amyloid polypeptide 膵ラ島アミロイドタンパクの略.
IARC International Agency for Research on Cancer 国際癌研究機関の略.
-iasis [aiəsis] 病的状態の意味を表す接尾語.
IAS insulin autoimmune syndrome インスリン自己免疫症候群の略.
IASP International Association for the Study of Pain 国際疼痛学会の略.
IAT indirect antiglobulin test 間接抗グロブリン試験の略.
i·at·er [áiətər] 医師, 医療(接頭語または接尾語としても用いられる). 形 iatric.
i·at·ra·lip·tics [aiətrəlíptiks] 塗擦療法, 摩擦療法. 形 iatraiptic.
i·at·rar·chy [àiətrá:ki] 医政, 医権.
i·at·reu·si·ol·o·gy [àiətrjùsiáləʤi] 治療学, = therapeutics.
i·at·reu·sis [àiətrjú:sis] 治療, = treatment.
i·at·ric [ɑiǽtrik, i:-] 医薬の, 医師の.
iatro- [aiætrou, -trə] 医師, 医療との関係を表す接頭語, = iater-.
i·at·ro·chem·ist [aiæ̀trəkémist] 医化学派の(身体の生理学的メカニズムを化学的に解釈する学派).
i·at·ro·chem·is·try [aiæ̀trəkémistri] ① 医化学派, イアトロ化学(17世紀の学派で, すべての疾病の経過を化学反応で解釈した一派). ② パラケルズスParacelsusによる医学派. ③ 化学療法のはじめ. ④ 薬物化学. 形 iatrochemical.
i·at·ro·gen·ic [aiæ̀trəʤénik] 医原性の, 医師に原因する(医師の診察, 行動または忠告などを見聞して患者が病気になることをいう).
 i. CJD 医原性クロイツフェルト・ヤコブ病.
 i. constipation 医原性便秘[医学].
 i. Creutzfeldt-Jakob disease (iCJD) 医原性クロイツフェルト・ヤコブ病.
 i. disease 医原病[医学], 医原性疾患.
 i. disorder 医原病[医学].
 i. hypertrichosis 医原性多毛症.
 i. hypoparathyroidism 医原性上皮小体機能低下

症〔医学〕.

i. hypothyroidism 医原性甲状腺機能低下症〔医学〕.

i. pneumothorax 医原性気胸.

i. viral disease(s) 医原的ウイルス病（代表的なものに輸血後肝炎などがある）.

iatrogenous neurosis 医原神経症〔医学〕（医療行為が原因となって惹起された神経症）.

i·at·rol ［aiǽtrɔ:l］ イアトロル（灰白色物質でヨードホルムの3倍の消毒力があるという無毒性防腐剤）, = oxindolemethylanilide.

i·at·rol·o·gy ［àiætrɑ́lədʒi］ 医学.

i·at·ro·math·e·mat·i·cal ［aiæ̀troumæ̀θəmǽtikəl］ 医物理学派の（身体の生理学的メカニズムを機械的ならびに計測値をもって解釈する学派）, = iatrophysical.

i·at·ro·math·e·mat·ics ［aiæ̀troumæ̀θəmǽtiks］ 数理医学（生理的現象を数学または物理学で説明する学問）.

i·at·ro·me·chan·i·cal ［aiæ̀troumikǽnikəl］ 物療医学派, = iatrophysical.

i·at·ro·phys·i·cal ［aiæ̀trəfízikəl］ 物療医学派の（17世紀に栄えた学派で，すべての生命および疾病現象は物理法則に基づき，それによって説明できると考えた）.

i·a·tro·phys·i·cist ［aiæ̀troufízisist］ 医物理学派に属す人.

i·a·tro·phys·ics ［aiæ̀trəfíziks］ ① 物理療法. ② 物療医学.

i·a·tro·tech·nics ［aiæ̀trətékniks］ 物療技術, = iatrotechnique.

i·a·tro·tech·nique ［aiæ̀trəteknı́:k］ 物療技術, = iatrotechnics.

IB ① inclusion body 封入体の略. ② indirect bilirubin 間接〔型〕ビリルビンの略.

IBC iron-binding capacity 鉄結合能の略.

IBD inflammatory bowel disease 炎症性腸疾患の略.

i·bit ［áibit］ イビット [化] bismuth oxyiodotannate $BiIO_2(OH)C_6H_3COOC_6H_2(OH)_2COOH$（殺菌消毒薬）.

IBL immunoblastic lymphadenopathy 免疫芽球性リンパ節炎の略.

IBL-like T cell lymphoma 免疫芽球性T細胞リンパ腫.

IBM-BMT intrabone marrow-bone marrow transplantation 骨髄内骨髄移植の略.

ibn al-Haitham ［íbən al háiθəm］（アルハゼン）. → Alhazen.

ibn al-Haitham Rushd → Averroes.

ibn al-Haitham Sina → Avicenna.

ibn al-Haitham Zuhr → Avenzoar.

i·bo·ga·ine ［aibóugəi:n］ イボガイン $C_{20}H_{26}N_2O$（キョウチクトウ科．アフリカ産潅木 *Tabernanthe iboga* の根，根の皮，茎，葉から得られるアルカロイドで重篤な精神的不安，特に微量で幻覚を発現させる．タベルナンチン異性体）, = ibogine.

i·bo·lu·tein ［àiboulú:ti:n］ イボルテイン（イボガインが自己酸化を起こして生ずる黄色蛍光性アルカロイドで，6-methoxy-indoxyl の誘導体）.

i·bo·quine ［áibəkwin］ イボキン（イボガ植物に存在するアルカロイドの一つで，6-methoxyquinoline の誘導体）.

ibo·tin ［áibətin］ イボチン（モクセイ科サイゴクイボタ *Ligustrum ibota* の種子にある配糖体）.

IBR infectious bovine rhinotracheitis ウシの伝染性鼻気管炎の略.

IBS irritable bowel syndrome 過敏性腸管症候群の略.

i·bu·fe·nac ［aibjú:finæk］ イブフェナック [化] *p*-isobutylphenylacetic acid（鎮痛薬）.

i·bu·pro·fen ［aibju:próufen］ イブプロフェン [化] (*RS*)-2-(4-isobutylphenyl)propanoic acid $C_{13}H_{18}O_2$: 206.28（抗炎症薬，フェニルプロピオン酸系解熱鎮痛薬）.

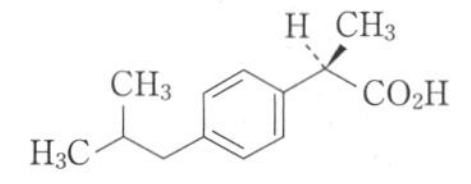

および鏡像異性体

IBV infectious bronchitis virus 伝染性気管支炎ウイルスの略.

IC ① immunochromatography イムノクロマトグラフィーの略. ② informed consent インフォームドコンセント，説明と同意，納得診療の略. ③ inspiratory capacity 最大吸気量の略.

IC Add Indian and Colonial Addendum イギリス薬局方のインドおよびイギリス領土薬局方増補の略.

iC3 inactivated C3 不活性化 C3 の略.

-ic ［-ik］ 化合物の高原子価結合を表す接尾語.

ICA islet cell antibody〔膵〕島細胞〔質〕抗体の略.

ICAM-1 intercellular adhesion molecule-1 細胞間接着分子-1 の略.

iC3b inactivated C3b 不活性化 C3b の略（C3b は I 因子と H 因子の働きで一部切断され iC3b となる）.

iC3b receptor iC3b レセプター（CR3, CD11b/CD18 ともいう）.

ICC interstitial cell of Cajal カハール介在細胞の略.

ic·co·somes ［í:kəsoumz］ イコソーム（リンパ組織の濾胞内樹状細胞にみる数珠状の細胞突起小胞）.

ICD ① implantable cardioverter defibrillator 植込み型除細動器の略. ② infection control doctor インフェクションコントロールドクターの略. ③ International Classification of Diseases 国際疾病分類の略.

ICDA International Classification of Disease, Adapted for Use in the United States アメリカで採用されている国際疾病分類の略.

ICE interleukin-1b converting enzyme インターロイキン 1b 変換酵素（カスパーゼ）の略.

ice ［áis］ 氷（水の凍結物で寒剤として用いる）.

i. application 氷冷法（寒冷効果を期待する物理療法）.

i. bag 氷嚢.

i.-cap 氷帽.

i.-chest 氷箱，冷蔵庫.

i.-coil 冷凍コイル.

i. collar 氷頸（頸部用氷嚢）.

i.-color 冷染染料.

i.-colorimeter 氷熱量計.

i. compress 氷湿布，圧着氷嚢.

i. cradle 冷却装置.

i. massage 氷マッサージ〔医学〕.

i. pack 氷パック〔医学〕, 氷罨法.

i. pick headache アイスピック頭痛, = idiopathic stabbing headache.

i. point 凝固点〔医学〕, 氷点.

i. temperature storage 氷温貯蔵〔医学〕.

iceberg sign 氷山の一角徴候〔医学〕.

iced intestine 糖衣腸〔医学〕.

iced skin 冷凍皮膚（植皮に用いる）, = frozen skin.

iced spleen 糖衣脾〔医学〕.

Iceland disease アイスランド病（流行性神経筋無力症．頸部・背部の硬直，頭痛，下痢，発熱，筋の局所的な衰弱を主徴とする原因不明の流行病）, = epidemic neuromyasthenia.

ICF ① International Classification of Functioning, Disability and Health 国際生活機能分類の略. ② intracellular fluid 細胞内液の略. ③ intravascular coagulation and fibrinolysis (syndrome) 血管内凝固・線溶症候群の略.

ICG indocyanine green インドシアニングリーンの略.

ICGC International Cancer Genome Consortium 国際がんゲノム・コンソーシアムの略.

ICH international conference on harmonisation ハーモナイゼーション国際会議の略.

ich·no·gram [íknəgræm] 足紋, 足痕, 足跡, = footprint.

icho [áikou] = carib.

i·chor [áikɔ:r] 膿漿〔液〕, = sanies. 形 ichorous.

i·cho·rem [aikɔ́:rəm] 膿漿, = ichor.

i. tenens 臭敗.

i·cho·re·mia [àikərí:miə] 敗血症(ichorhemia, ichorhaemia とも書く), = septicemia.

i·cho·roid [áikərɔid] 膿漿様の.

i·chor·ous [áikərəs] 膿漿の.

i. pus 膿漿, = ichor.

i·chor·rh(a)e·mia [àikərí:miə] 敗血症, = ichoremia.

i·chor·rh(o)ea [àikərí:ə] 膿漿液性漏.

ICHPPC International Classification of Health Problems in Primary Care 国際プライマリケア疾病分類の略.

ich·tham·mol [íkθæmɔ:l] イクタモール(瀝青質片岩を乾留して得られる赤褐色粘性液をスルフォン化し, これをアンモニアで中和したもの), = ammonium ichthyosulfonate.

i. ointment イクタモール軟膏(イクタモール, 精製ラノリン, 黄色ワセリン. イヒチオールスルホン酸アンモニウム軟膏), = unguentum ichthammolis.

i. suppositories イクタモール坐薬(イクタモール150mg, カカオ脂またはラウリン脂適量).

ich·thi·a·mine [ikθáiəmin] イクチアミン(チアミンを不活性とするビタミンB群の一員).

ich·thi·dine [íkθidin] イクチジン(魚卵から得られるリン糖タンパク質), = ichthin.

ich·thu·lin [íkθjulin] イクツリン(魚卵とくにサケ卵から得られるリンタンパク質), = ichthydin, ichthyn.

ich·thu·lin·ic ac·id [ìkθjulínik ǽsid] イクツリン酸(イクツリンをアルカリで処理して得られる酸).

ich·thy·ism [íkθiizəm] 魚肉中毒.

ich·thy·is·mus [ìkθiízməs] 魚肉中毒, = ichthyism.

i. exanthematicus 発疹性魚肉中毒症(胃腸障害に発疹を伴うもの).

ichthy(o)- [ikθi(ou), -θi(ə)] 魚の意味を表す接頭語.

ich·thy·o·a·can·tho·tox·ism [ìkθiouəkænθoutáksizəm] 魚針中毒症(有毒魚のとげ, 針, ときに歯による傷の結果おきる中毒).

ich·thy·o·col·la [ìkθiəkálə] にべ(鰾膠)(チョウザメ属のうきぶくろ(鰾)から作った膠), = isinglass.

ich·thy·o·he·mo·tox·in [ìkθiouhì:mətáksin] 魚血毒素(ある種の魚の血液に含まれる毒性物質).

ich·thy·o·he·mo·tox·ism [ìkθiouhì:mətáksizəm] 魚血毒中毒症(ichthyohemtoxin の摂取で起こる中毒. 胃腸や神経に特徴的に障害をきたす).

ich·thy·oid [íkθiɔid] 魚形の, 魚類の, = fish-shaped.

i. cell 魚形細胞(悪性貧血患者の骨髄中にみられる巨赤芽球のことで, 魚類の赤血球とその形態が類似するためにこう呼ばれる), = ichthyoid stage, megaloblast.

ich·thy·ol·o·gy [ìkθiálədʒi] 魚学, 魚類学.

ich·thy·ol·sul·fon·ic ac·id [ìkθiəlsʌlfánik ǽsid] イヒチオールスルフォン酸(イヒチオール誘導体で, その塩 ichthyosulfonate とともに皮膚科, 婦人科領域に利用される), = sulfichtyolic acid.

ich·thy·o-o·tox·in [íkθiou outáksin] イクチオトキシン(魚卵のみに存在する毒素).

ich·thy·oph·a·gous [ìkθiáfəgəs] 魚食〔性〕の.

ich·thy·oph·a·gy [ìkθiáfədʒi] 魚食.

ich·thy·o·pho·bia [ìkθioufóubiə] 魚類恐怖〔症〕[医学].

Ich·thy·oph·thir·i·us mul·ti·fil·i·is [ìkθiafθíriəs mʌltifíliis] (淡水魚類の皮膚に膿疱を発現させる繊毛虫).

ich·thy·o·sar·co·tox·in [ìkθiousà:kətáksin] (魚の肉や臓器に含まれる毒性物質).

ich·thy·o·sar·co·tox·ism [ìkθiousà:kətáksizəm] (ichthyosarcotoxin の摂取により起こる中毒).

ichthyosiform erythroderma 〔先天性〕魚鱗癬様紅皮症.

ich·thy·o·sis [ìkθióusis] 魚りんせん(鱗癬)[医学], = fishskin disease, xeroderm.

i. acquisita 後天性魚りんせん.

i. congenita 先天性魚りんせん, = hyperkeratosis congenita, keratosis diffusa foetalis.

i. congenita larvata 不全性先天性魚りんせん.

i. congenita tarda 晩発性先天性魚りんせん.

i. cornea (毛孔性角化症), = keratosis pilaris.

i. cyrina コイ皮状魚りんせん.

i. hystrix ヤマアラシ皮状魚りんせん(Machin), = sauriderma.

i. intrauterina 子宮魚りんせん, = ichthyosis congenita.

i. linearis circumflexa 曲折線状魚りんせん.

i. linguae 舌白斑, = leukoplakia.

i. nitida 雲母状魚りんせん, 光沢魚りんせん.

i. pilaris 毛孔性魚りんせん.

i. sauroderma ワニ皮状魚りんせん, = crocodile skin.

i. scutulata 楯形魚りんせん.

i. sebacea cornea 濾胞性角膜炎.

i. serpentina ヘビ皮様魚りんせん, = sauriasis.

i. simplex 単純性魚りんせん.

i. spinosa 棘状魚りんせん.

i. thysanotrichica (棘状毛貯留症), = trichostasis spinulosa.

i. uteri 子宮魚りんせん(子宮内膜の柱状細胞が鱗状細胞に変化した状態).

i. vulgaris 尋常性魚りんせん.

ich·thy·o·sis·mus [ìkθiəsízməs] 魚肉中毒(毒魚肉の摂取によっておきる中毒, 細菌性のものをふくまない), = ichthyismus.

ich·thy·ot·ic [ìkθiátik] 魚りんせん(鱗癬)の, 魚りんせん様.

ich·thy·o·tox·i·col·o·gy [ìkθiətàksikálədʒi] 魚毒に関する学問.

ich·thy·o·tox·i·con [ìkθiətáksikɑn] 魚毒, = ichthyotoxicon toxicum.

ich·thy·o·tox·in [ìkθiətáksin] 魚毒素.

ich·thy·o·tox·ism [ìkθiətáksizəm] 魚中毒(魚から得られる毒性物質による中毒の一般用語).

ICI system of color-representation ICI (International Commission on Illumination) 表式系(色を数量的に表示するために国際照明委員会が1931年に決めた表色方法で, 三色刺激値X, Y, Z, または三色係数の中のx, yと明度Yとを用いる).

ICIDH International Classification of Impairments, Disabilities and Handicaps 国際障害機能喪失身体障害分

類の略 (1980年 WHO により刊行されたが，2001年に改正され名称も ICF と改められている).
ic·ing [áisiŋ] ① 砂糖衣様の〔医学〕(硝子様漿膜炎においてみられる心臓 icing heart または肝臓 icing liver の形容に用いる). ② 着氷.
i. heart 糖衣状心臓，= frosted heart.
i. liver 糖衣肝〔医学〕(肝周囲炎)，= perihepatitis chronica hyperplastica.
i. spleen 糖衣脾〔臓〕.
ICM introduction to clinical medicine 臨床医学入門の略.
ICN ① infection control nurse 感染対策専門看護師の略. ② International Council of Nurses 国際看護師協会の略.
i·con [áikɑn] 像，= image，model.
iconic memory アイコニック・メモリー (視覚刺激における感覚記憶).
iconic signs アイコニックサイン，類似的記号.
i·co·nog·ra·phy [àikənágrəfi] ① 図解. ② 図解学.
i·co·no·lag·ny [àikɑnəlǽgni] (絵画彫刻などによる性的刺激).
i·con·o·ma·nia [àikɑnəméiniə] (彫刻像などに対する病的趣味).
icosahedral symmetry 正二十面体〔様〕対称.
i·co·sa·he·dron [aikòusəhí:drən] 正二十面体.
i·co·sa·noids [aikóusənɔidz] 〔エ〕イコサノイド類，= eicosanoids.
ICP intracranial pressure 頭蓋内圧の略.
ICPC International Classification of Primary Care プライマリケア国際分類の略.
ICPO International Criminal Police Organization 国際刑事警察機構の略.
ICRP International Commission on Radiological Protection 国際放射線防護委員会の略.
ICRP recommendation ICRP 勧告 (国際放射線防護委員会が出している放射線防護・管理に関するさまざまな勧告).
ICS immotile cilia syndrome 線毛不動症候群の略.
-ics [iks] 系統立てた学問などを意味する接尾語.
ICSA islet cell surface antibody 〔膵〕島細胞膜抗体，膵ランゲルハンス島細胞表面抗体の略.
ICSB International Committee on Systematic Bacteriology 国際細菌命名委員会の略.
ICSD International Classification of Sleep Disorders 睡眠障害国際分類の略.
ICSH interstitial cell-stimulating hormone 間質細胞刺激ホルモンの略.
ICT ① infection control team 院内感染対策チーム，インフェクションコントロールチームの略. ② insulin coma therapy インスリン昏睡療法の略. ③ intensive conventional insulin therapy 強化インスリン療法の略. ④ intracoronary thrombolysis 冠動脈内血栓溶解療法の略.
ic·tal [íktəl] 発作性の (てんかんなどの).
i. electroencephalogram 発作時脳波検査〔医学〕.
ic·ter·e·pa·ti·tis [ìktəripətáitis] 黄疸肝炎，= icterohepatitis.
ic·ter·ic [iktérik] 黄疸の，黄疸〔性〕の〔医学〕.
i. fever 黄疸熱 (黄疸を伴う悪性マラリア).
i. index 黄疸指数 (血漿または血清中のビリルビン含有量を表す数値で，任意的に重クロム酸カリの1%溶液の色調を 100 単位とする)，= icterus index.
i. sputum 黄痰〔医学〕，黄色痰〔医学〕.
i. tinge 軽度黄疸色調 (皮膚の).
ic·te·ri·tious [ìkteríʃəs] ① 黄疸にかかって. ② 黄疸色調の.
ictero- [iktərou, -rə] 黄疸を表す接頭語.
ic·ter·o·a·n(a)e·mia [ìktərouəní:miə] 黄疸性貧血 (後天溶血性黄疸)，= hemolytic icteroanemia，Widal-Abrami syndrome，Hayem-Widal syndrome.
ic·ter·ode [íktəroud] 黄疸様の，= icteroid.
ic·ter·o·gen [íktərəʤən] 黄疸発生物 (ヒ素性化合物で，肝臓細胞に選択性毒性を呈するが，実験的にはハツカネズミの腫瘍に対し制癌作用がある). 形 icterogenic.
ic·ter·o·he·ma·tu·ria [ìktərouhì:mətjú:riə] 黄疸血尿症.
ic·ter·o·he·ma·tu·ric [ìktərouhì:mətjú:rik] 黄疸性血尿の.
ic·ter·o·he·mo·glo·bi·nu·ria [ìktərouhì:mouglòubinjú:riə] 黄疸血色素尿症.
icterohemolytic anemia 黄疸溶血性貧血.
icterohemorrhagic fever 黄疸出血性熱 (ワイル病のこと).
ic·ter·o·hep·a·ti·tis [ìktərouhèpətáitis] 黄疸性肝炎.
ic·ter·oid [íktərɔid] 黄疸様の.
ic·te·rom·e·ter [ìktərámitər] イクテロメータ (Gosset が1960年に考案した新生児の血清総ビリルビンを測定するための簡易検査法).
ic·ter·us [íktərəs] 黄疸〔医学〕，= jaundice.
i. castrensis gravis 兵営ワイル病.
i. castrensis levis 兵営カタル性黄疸.
i. duodenalis 十二指腸性黄疸 (Naunynn).
i. febris 熱性黄疸 (ワイル病)，= Weil disease，spirochetal jaundice.
i. gravis 重症黄疸 (主として急性黄色肝萎縮をいう).
i. gravis neonatorum 新生児重症性黄疸，= erythroblastosis fetalis.
i. index 黄疸指数〔医学〕.
i. mechanicus 機械的黄疸，閉塞性黄疸，吸収性黄疸，うっ滞性黄疸.
i. melas 黒色黄疸〔医学〕，= Winckel disease.
i. meter 黄疸計〔医学〕，イクテロメータ.
i. neonatorum 新生児黄疸〔医学〕(生理的黄疸)，= physiologic icterus.
i. praecox 早発黄疸 (① 二次梅毒性黄疸. ② ABO 群血液因子による同種感作性黄疸).
i. saturninus 鉛中毒性黄疸.
i. simplex 単純性黄疸，= catarrhal icterus.
i. typhoides チフス様黄疸 (急性肝萎縮症)，= acute yellow atrophy of liver.
i. viridans 緑色黄疸.
ic·tom·e·ter [iktámitər] 心拍動計 (胸壁を通じて心拍動を測る器械).
ic·tus [íktəs] ① 急発症，発作〔症状〕. ② 急襲. 複 ictuses.
i. laryngis 喉頭発症 (Charcot).
i. sanguinis 卒中 (脳溢血).
i. solis 日射病，熱中毒.
i. therapeuticus maximus 極量治療的急襲 (Ehrlich).
ICU intensive care unit 集中治療部 (棟・室) の略.
ICU psychosis ICU 精神病.
ID$_{50}$ infective dose 50%組織培養感染価の略.
Id, id idem 同じ，同一の略.
-id [id] 皮疹の意味を表す接尾語.
id [id] ① 染色体分粒 (遺伝単位の名称)，= chromomere. ② イド (真性無意識すなわち自己保存の傾向および本能を全体として考える Freud の述語で，本能的衝動の貯槽で，快楽の原則により支配される). ③idiotype イディオタイプの略.
i. reaction イド反応，過敏性反応 (皮膚糸状菌症や湿疹などの病巣が急に悪化したときに，四肢末端に生する過敏性の発疹).

i·dae·in [aidí:in] イデイン $C_{21}H_{21}O_{11}Cl$ (コケモモの果皮に存在する紅色素で，花色素 anthocyan の一種).

i·dant [áidənt] 複胚葉性染色体(単純性単位 id からなる胚原形質の単位を表すためにワイズマンが提唱した述語. Weismann).

idarubicin hydrochloride イダルビシン塩酸塩 $C_{26}H_{27}NO_9 \cdot HCl$: 533.95 (塩酸イダルビシン. 抗生物質，アントラサイクリン系抗悪性腫瘍薬).

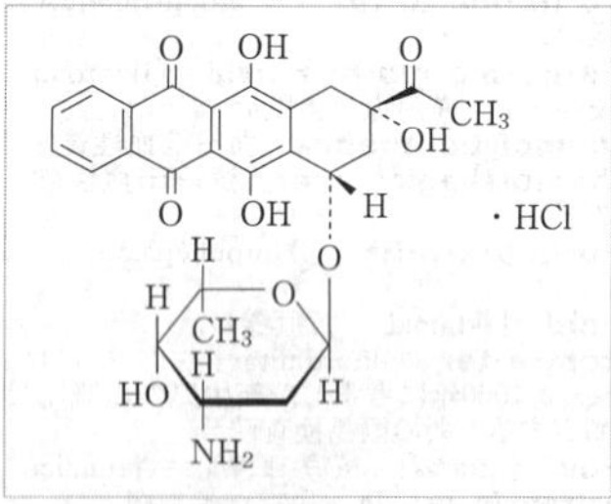

IDC interdigitating cell 指状嵌入細胞の略.

IDDM insulin dependent diabetes mellitus インスリン依存型糖尿病の略.

-ide [aid] 非金属元素の二元性化合物を表す接尾語.

IDEA Individuals with Disabilities Education Act 個人的障害者教育法の略.

i·de·a [aidí(:)ə] 観念，思考，意想. 複 ideas.
- **i. center** 名称中枢.
- **i. chase** ＝flight of ideas.
- **i. of reference** 関係念慮 [医学].
- **i. of superior value** 優格観念，過価観念.
- **i. representation** 心象 [医学].

i·de·al [aidí(:)əl] 理想的な，理想の [医学].
- **i. alveolar air** 理想肺胞気 [医学].
- **i. body weight** 標準体重.
- **i. fluid** 理想流体.
- **i. gas** 理想気体 [医学] (① ボイル・シャルルの法則に完全に従う仮想的気体. ② 統計力学的には相互作用の全くない粒子または分子の集合体), ＝perfect gas.
- **i. insanity** 理想性精神病.
- **i. liquid** 理想流体(完全流体と同義で，全く粘性のない仮想流体), ＝perfect fluid.
- **i. normal occlusion** 仮想正常咬合.
- **i. occlusion** 正常咬合，＝normal occlusion.
- **i. paraplegia** 感情性対麻痺.
- **i. population** 理論人口 [医学].
- **i. solution** 理想溶液 [医学].

i·de·al·ism [aidí(:)əlizəm] ① 理想論. ② 唯心論.

i·de·al·i·za·tion [aidì(:)əlaizéiʃən] 理想化.

i·de·a·tion [àidiéiʃən] 表象，思考過程. 形 ideational.

ideational agnosia 思考失認〔症〕[医学].

ideational apraxia 感覚性失行〔症〕[医学]，企図失行〔症〕[医学]，観念失行 [医学]，＝ideatory apraxia.

i·de·a·tive [aidí:ətiv] 表象的の.
- **i. apraxia** 表象先行症.

i·dée fixe [i:déi fí:ks] [F] 固着観念，＝fixed idea.

i·den·ti·cal [aidéntikəl] 同一の，同様の.
- **i. point** 同一点(物質が1個として見えるために，物体からの光線が集まる点)，一致点(網膜の).
- **i. twins** 一卵性双生児 [医学]，一卵〔性〕双胎児 (1つの受精卵が2細胞期にまで成長した後，2個に分かれ，それぞれ完全な成長をとげて2個体になったもの)，一卵性双胎，＝monochorionic twins，enzygotic t.，uniovular t.，similar t..

i·den·ti·fi·ca·tion [aidèntifikéiʃən] ① 確認，確証，識別 [医学]. ② 同定 [医学] (生物の属名や種名の決定).
- **i. kit** 同定キット [医学].
- **i. of abnormal hemoglobin** 異常ヘモグロビンの検出.
- **i. of handwriting** 筆跡鑑定.
- **i. of person** 人の識別 [医学].

i·den·ti·ty [aidéntiti] ① 同一性 [医学]，一致 [医学]，個性. ② 恒等式(等式中に含まれている文字に，いかなる数字を与えても成立するもの).
- **i. crisis** 〔自我〕同一性危機 [医学]，同一性危機(同一性の解体が予期される危機的状態をいう).
- **i. diffusion** 同一性拡散.
- **i. disorder** 同一性障害 [医学].
- **i. matrix** 単位行列.
- **i. test** 同定試験(テスト) [医学].

ideo- [idi:ou, ai-, -di:ə] 思考，観念との関係を表す接頭語.

i·de·o·dy·na·mism [àidi:ədáinəmizəm] 観念刺激.

i·de·o·gen·e·tic [àidi:əʤenétik] 観念発生性の，＝ideogenous.

i·de·o·glan·du·lar [àidi:əglǽndjulər] 思考による分泌腺刺激の.

i·de·o·ki·net·ic [àidi:əkainétik] 観念運動性の，＝ideomotor.
- **i. apraxia** 観念失行〔症〕[医学]，感覚性失行〔症〕[医学]，企図失行〔症〕[医学]，観念運動失行，＝ideomotor apraxia.

i·de·ol·o·gy [àidiálədʒi, ìd-] 観念論.

i·de·o·me·tab·o·lism [àidi:əmitǽbəlizəm] 思考性代謝，精神性代謝.

i·de·o·mo·tion [àidi:əmóuʃən] 観念運動.

i·de·o·mo·tor [àidi:əmóutər] 観念運動性の.
- **i. apraxia** 観念失行〔症〕[医学]，感覚性失行〔症〕[医学]，企図失行〔症〕[医学]，観念運動失行.
- **i. center** 思考運動中枢.
- **i. movement** 無意識運動.

i·de·o·mus·cu·lar [àidi:əmʌ́skjulər] 観念筋運動性の，＝ideomotion.

ideo-obsessional constitution 観念執着素質.

i·de·o·pho·bia [àidi:əfóubiə] 観念恐怖〔症〕[医学].

i·de·o·phre·ni·a [àidi:əfrí:niə] 妄想病，分裂性思考.

i·de·o·plas·ma [aidi:əplǽzmə] イデオプラズマ(遺伝単位. Naegeli).

i·de·o·plas·tia [àidi:əplǽstiə] 観念受動(催眠状態において他の命令するままになる被動性)，＝ideoplasty.

i·de·o·syn·chy·sia [àidi:əsíŋkisiə] せん(譫)妄，＝ideosynchysis.

i·de·o·vas·cu·lar [àidi:əvǽskjulər] 観念による血管変化の.

idio- [idiou, -diə] 自我，自発，独特などの意味を表す接頭語.

id·i·o·bi·ol·o·gy [ìdioubaiáləʤi] 個体生物学.

id·i·o·blap·sis [ìdiəblǽpsis] 非反応体性食事性アレルギー(何らの反応体を証明できない食事性アレルギーで，① それを左右する遺伝的影響が過敏性遺伝と無関係であり，② アレルギー性抗体が欠損し，③過敏性症状群の存在はなく，④ アレルギー性反応は常に脈拍の亢進を発現するなどの特徴を示すもの. Coca). 形 idioblaptic.

id·i·o·blast [ídiəblæst] 固有芽細胞(細胞の原基を

なすと仮定される単位)，= biophore.
id·i·o·chro·mat·ic [ìdioukroumǽtik] 自色の.
i. color 自色(他の不純物を含まず，鉱物自体が常にもつ色).
id·i·o·chro·ma·tin [ìdioukróumətin] 固有染色質(染色体分粒をもち，生殖に関係するもの).
id·i·o·chro·mid·ia [ìdioukrəmídiə] 固有クロミジア(原形質内の核性染色質で生殖に関係するもの)，= protogonoplasm.
id·i·o·chro·mo·some [ìdioukróuməsoum] 異型染色体，= accessory chromosome.
id·i·oc·ra·sis [ìdiákrəsis] 特異体質，= idiosyncrasy.
id·i·oc·to·nia [ìdiəktóuniə] 自殺，自害，= self-murder, suicide.
id·i·o·cy [ídiəsi] 痴呆〔医学〕，白痴(知能年齢3歳または知能指数 IQ=25 以下のもので，多く先天性奇形または他の異常を伴う).
id·io·dy·nam·ic [ìdioudainǽmik] 独立的活性の(外的作用がなくても活性化するもの).
i. control 特異力学的調節(筋の正常状態を維持させる神経刺激).
id·i·o·er·gi·a [ìdiouə́:ʤiə] イディオエルギー(伝染病のため一定の食物または薬品に対する特異質が成立すること. Abels).
id·i·og·a·mist [ìdiágəmist] (特定の女性とのみ性交を行い得るが，ほかの一般の女性に対しては勃起不能な者).
id·i·o·gen·e·sis [ìdiəʤénisis] 疾病自然発生.
id·i·o·glos·sia [ìdiəglásiə] 構音不全〔医学〕(無意味な音声の発生を伴う不完全な発音. Perry). 形 idioglottic.
id·i·o·gram [ídiəgræm] イディオグラム〔医学〕，核型図式(体細胞分裂中期における染色体の大きさ，動原体の位置，腕比，付随体の有無，色素による分染構造などの観察・測定に基づく核型の図示).
id·i·o·het·er·o·ag·glu·ti·nin [ìdiouhètərouəglú:tinin] 自発性異種凝集素.
id·i·o·het·er·ol·y·sin [ìdiouhètərálisin] 自発性異種溶解素.
id·i·o·hyp·no·tism [ìdiəhípnətizəm] 自己催眠術.
id·i·o·im·be·cile [ìdiouímbəsil] 白痴と痴愚との中間.
id·i·o·i·so·ag·glu·ti·nin [ìdiouàisouəglú:tinin] 自発性同種凝集素.
id·i·o·i·sol·y·sin [ìdiouaisálisin] 自発性同種溶解素.
id·i·o·ke·ne·sis [ìdioukainí:sis] 遺伝変化(Lenz).
id·i·o·la·lia [ìdiouléiliə] 自作言語を用いる状態.
id·i·ol·o·gism [ìdiáləʤizəm] (失語症にみる特有語調で，本人を除いては意味のない言葉を発すること).
i·di·ol·y·sin [ìdiálisin] 自発性溶解素.
id·i·o·mere [ídiəmiər] 染色粒，= chromomere.
id·i·o·met·ri·tis [ìdioumitráitis] 子宮実質炎.
id·i·o·mus·cu·lar [ìdiəmʌ́skjulər] 特発性筋の〔医学〕，筋自発性の〔医学〕.
i. contractility ①特発〔性〕筋収縮性〔医学〕. ②思考により起こる筋収縮(特に萎縮または変性した筋肉の収縮).
i. contraction 特発性筋収縮〔医学〕，= contracture.
i. elevation 特発〔性〕筋隆起〔医学〕.
i. swelling 特発性筋隆起.
id·i·o·neu·ro·sis [ìdiounju:róusis] 特発性神経症，= idiopathic neurosis.
idio-onomatic delusion 自己姓名妄想(自己の姓名を聞かれて，他人の姓名を答える).
id·i·o·par·a·site [ìdiəpǽrəsait] 自発性寄生虫.
id·i·o·pa·thet·ic [ìdiəpəθétik] 特発生の，= idiopathic.
id·i·o·path·ic [ìdiəpǽθik] 特発性の，= essential.
i. abscess 特発性膿瘍(原因不明の).
i. acquired hemolytic anemia 特発性後天性溶血性貧血〔医学〕.
i. acute polyradiculoneuritis 急性特発性多発神経根炎.
i. Addison disease 特発性アジソン病.
i. aldosteronism 特発性アルドステロン症.
i. anemia 特発性貧血〔医学〕(原因不明の貧血をいう)，= essential anemia, primary anemia.
i. apnea 特発性無呼吸発作.
i. avascular necrosis 特発性無血管壊死.
i. Bence Jones proteinuria 特発性ベンスジョーンズタンパク尿症.
i. cardiac hypertrophy 特発性心臓肥大症，肥大型心筋症.
i. cardiomyopathy 特発〔性〕心筋症〔医学〕.
i. cerebral hemorrhage 特発〔性〕脳出血〔医学〕.
i. cold urticaria 特発性寒冷じんま疹.
i. cutaneous atrophy 特発性皮膚萎縮症.
i. disease 特発性疾患〔医学〕，特発性疾病，特発病.
i. dysproteinemia 特発〔性〕異常タンパク血〔症〕.
i. edema 特発〔性〕水腫〔医学〕，特発性浮腫(全身性浮腫の成因のどれにも該当しない原因不明の，女性に特有ともいえる浮腫).
i. eosinophilic synovitis 特発性好酸球性滑膜炎.
i. epilepsy 特発性てんかん〔医学〕，真性てんかん，= essential epilepsy.
i. erysipelas 特発性丹毒.
i. esophageal dilatation 特発〔性〕食道拡張〔症〕〔医学〕.
i. esophageal rupture 特発性食道破裂〔医学〕.
i. facialparalysis 特発〔性〕顔面神経麻痺〔医学〕.
i. gastric perforation 特発性胃穿孔(胃筋層の脆弱，胃内圧の上昇，血流障害などで生じる)，= neonatal gastric perforation.
i. gastric rupture 突発性胃破裂.
i. glossitis 本態性舌炎(舌の実質および粘膜の炎症)，= parenchymatous glossitis.
i. guttate hypomelanosis 特発性滴状色素減少症.
i. hematuria 特発性血尿〔症〕.
i. hemorrhagic disease of infant associated with vitamin K deficieney 乳児特発性ビタミンK欠乏性出血症.
i. hydrocele 特発性水瘤〔医学〕.
i. hyperaldosteronism (IHA) 特発性高アルドステロン症〔医学〕.
i. hypercalcemia of infancy 乳児高カルシウム血症(特発性高カルシウム血症，乳児特発性高カルシウム血症).
i. hypercalcemic sclerosis of infants 乳幼児特発性高カルシウム血性硬化〔症〕.
i. hypercalciuria 特発性高カルシウム尿症.
i. hypercatabolic hypoproteinemia 特発性過異化〔作用〕性低タンパク血症.
i. hyperkinetic heart syndrome 特発性過動心症候群(原因不明の心機能亢進状態，β受容体過敏によるとする説がある).
i. hyperoxaluria 特発性高しゅう(蓚)酸尿〔症〕〔医学〕.
i. hypertension 特発性高血圧〔症〕.
i. hypertrophic subaortic stenosis (IHSS) 特発性肥厚性大動脈弁下〔部〕狭窄〔症〕〔医学〕，= muscular subaortic stenosis.
i. hypertrophic subvalvular stenosis 特発性肥

厚性大動脈弁下狭窄〔症〕［医学］.
i. hypochromemia 特発性低色素性貧血.
i. hypochromic anemia 特発性低色〔素〕性貧血（月経のある女性にみられる高度の胃酸欠乏，小球性低色〔素〕性の貧血で，顔色蒼白，舌および爪の萎縮を伴う鉄欠乏が原因とみられる），＝primary hypochromic anemia.
i. hypoglycemia 特発性低血糖症.
i. hypothyroidism 原発性甲状腺機能低下症.
i. immunoneutropenia 特発性免疫性好中球減少症.
i. infantilism 特発性幼稚症.
i. infective eosinophilia 特発性伝染性好酸球増加症（発熱，関節痛，疲労，体重減少などを主訴とするウイルス性疾患）.
i. interstitial fibrosis 特発性間質線維症［医学］.
i. interstitial pneumonia (IIP) 特発性間質性肺炎［医学］.
i. juvenile osteoporosis 若年性特発性骨粗鬆症（思春期前の小児に骨粗鬆が生じるまれな疾患）.
i. macroencephalia 特発性大脳症.
i. male infertility 特発性男性不妊症［医学］.
i. megacolon 特発性巨大結腸［医学］.
i. membranous nephropathy 特発性膜性腎症［医学］.
i. midline destructive disease (IMDD) 特発性中心線破壊病.
i. monoclonal gammopathy 特発性単クローン性免疫グロブリン血症.
i. multiple hemorrhagic sarcoma 特発性多発性出血性肉腫［医学］（カポジ肉腫），＝Kaposi sarcoma.
i. multiple pigmented sarcoma 特発性多発性色素性肉腫，＝idiopathic multiple hemorrhagic sarcoma.
i. muscular atrophy 特発性筋萎縮［医学］.
i. muscular spasm 特発性筋攣縮，＝tetany.
i. myocardiopathy 特発〔性〕心筋症［医学］.
i. myocarditis 特発性心筋炎［医学］.
i. myxedema 特発性粘液水腫（甲状腺刺激阻止抗体 thyroid stimulation blocking antibody の関与が考えられる特発性の甲状腺機能低下症）.
i. neuralgia 特発〔性〕神経痛［医学］.
i. normal pressure hydrocephalus (iNPH) 特発性正常圧水頭症.
i. orthostatic hypotension 特発〔性〕起立性低血圧〔症〕［医学］.
i. osteolysis 特発性骨溶解症.
i. osteonecrosis 特発性骨壊死.
i. oxaluria 特発性しゅう（蓚）酸尿〔症〕［医学］.
i. pancreatitis 特発性膵炎［医学］.
i. parkinsonism 特発性パーキンソニズム［医学］.
i. paroxysmal rhabdomyolysis 特発〔性〕発作性横紋筋融解〔症〕（原因不明の発作性横紋筋融解症）.
i. phalangeal osteolysis 特発性指節骨溶解症.
i. pigmentary purpura 特発性色素性紫斑.
i. pituitary diabetes insipidus 特発性下垂体性尿崩症［医学］.
i. pneumothorax 特発性気胸.
i. portal hypertension 特発性門脈圧亢進症［医学］.
i. pulmonary fibrosis (IPF) 特発性間質性肺線維症［医学］，特発性肺線維症.
i. pulmonary hemorrhage 特発性肺出血［医学］.
i. pulmonary hemosiderosis (IPH) 特発性肺ヘモジデリン沈着［医学］，特発性肺ヘモジデローシス，特発性肺血鉄症（原因不明のびまん性肺胞出血をきたす）.
i. pulmonary hypertension 特発性肺高血圧〔症〕［医学］.
i. rapidly progressive glomerulonephritis 特発性急速進行性糸球体腎炎［医学］.
i. renal bleeding 特発性腎出血［医学］（本態性腎出血，血尿の原因が不明の場合に用いられる．しばしば肉眼的血尿の繰り返しがある）.
i. renal hypouricemia 特発性腎性低尿酸血症.
i. respiratory distress (IRD) 特発〔性〕呼吸窮迫［医学］，特発〔性〕呼吸困難（肺ヒアリン膜症）.
i. respiratory distress syndrome (IRDS) 特発性呼吸窮迫症候群［医学］（原因不明の RDS をいう．1959年 Avery, Mead らにより肺サーファクタント欠乏により発症することが報告され，以来特発性を付けず respiratory distress syndrome (RDS) となっている）. → respiratory distress syndrome.
i. retroperitoneal fibrosis 特発〔性〕後腹膜腔線維化〔症〕［医学］.
i. scoliosis 特発性〔脊柱〕側弯〔症〕［医学］.
i. stabbing headache 特発性刺痛性頭痛，＝ice pick headache.
i. steatorrhea 特発〔性〕脂肪性下痢［医学］，特発性脂肪便症（Thaysen），＝sprue, celiac disease.
i. sterility 特発性不妊症（精子欠如によるもの）.
i. symmetrical gangrene 特発対称性壊疽.
i. systemic calcinosis 特発性汎発性石灰沈着症.
i. tarsocarpal osteolysis 特発性足根手根骨溶解〔症〕.
i. tetanus 特発性破傷風.
i. tetany 特発性テタニー［医学］.
i. thrombocytopenic purpura (ITP) 特発性血小板減少性紫斑〔病〕［医学］（自己免疫性，内分泌機能の異常によって生じる原因不明の血小板減少と紫斑など），＝purpura hemorrhagica, morbus maculosus Werlhofii, land scurvy, immune thrombocytopenic purpura, Werlhof disease.
i. uveitis 特発性ぶどう膜炎.
i. vitamin K deficiency in infancy 特発性乳児ビタミンK欠乏症［医学］.
id·i·op·a·thy ［ìdiápəθi］ 自然発生した病的状態（交感性や外傷性でないこと）. 形 idiopathic.
id·i·oph·a·nous ［ìdiáfənəs］ 自現〔干渉〕性の.
id·i·o·phone ［ídiəfoun］ イディオフォーン（声楽による震音が着色した膜上に花の絵を画き出す装置）.
id·i·o·pho·nia ［ìdioufóuniə］ 奇声（特に不愉快な）.
id·i·o·pho·ria ［ìdioufɔ́:riə］ 同一遺伝基質形成（Siemens）.
id·i·o·phren·ic ［ìdioufrénik］ 脳自体の.
i. insanity 脳性精神病.
i. psychosis 脳性精神病.
id·i·o·plasm ［ídiəplæzəm］ 遺伝質（細胞の）（Naegeli），＝idioplasma, germ plasm.
id·i·o·psy·chol·o·gic ［ìdiousàikəládʒik］ 自発観念の.
id·i·o·psy·cho·log·i·cal ［ìdiousàikəládʒikəl］ 自発思考の.
id·i·o·re·flex ［ìdiərí:fleks］ 同一器官内反射.
id·i·o·ret·i·nal ［ìdiərétinəl］ 網膜自発性の（特に刺激を受けずに発生する視覚についていう）.
i. light 網膜固有光（光線の刺激が欠損している暗所で感ずる光）.
id·i·o·some ［ídiəsoum］ ①生活原素. ②精子の牽引圏，＝idiozome.
id·i·o·spasm ［ìdiəspǽzəm］ 限局性痙攣.
id·i·o·syn·cra·sy ［ìdiəsíŋkrəsi］ ①特異〔体〕質［医学］. ②個人的性癖. 形 idiosyncratic.
idiosyncratic intoxication 異状酩酊.
id·i·ot ［ídiət］ [F] 白痴〔者〕［医学］（かつて重度の精神遅滞を表した語）.
i.-prodigy 非凡性白痴，白痴的神童.

I

i. savant [F] イディオサヴァン，天才白痴（精神遅滞を呈する者がある領域において高い能力を示す状態）.

id·i·o·tia [ìdióuʃiə] 痴呆，= idiocy.

id·i·ot·ic [idiátik] 白痴の.

id·i·o·tism [ídiətizəm] 白痴〔状態〕.

id·i·o·tope [ídiətoup] イディオトープ〔医学〕（抗体のイディオタイプ上にある抗原エピトープ）.

id·i·ot·o·py [ìdiátəpi] 局部的関係（自体または1臓器の限局された各個の部分間の相互関係．Waldeyer），= idiotopie.

id·i·o·tox·in [ìdiətáksin] アレルギー抗原，= allergen，atopen.

id·i·o·tro·phic [ìdiətráfik] 自体栄養の.

id·i·o·tro·pic [ìdiətrápik] ① 自己志向的の．② 自己満足人格型（特に自己の知的および感情的経験をもって満足する型）.

id·i·o·type (id) [ídiətaip] イディオタイプ〔医学〕，遺伝型，因子型（抗体分子の可変部領域（V_H，V_L）の抗原構造．Siemens），= genotype.

i.-anti-idiotype interaction イディオタイプ-抗イディオタイプ間相互作用.

i. determinant イディオタイプ決定基，= idiotope.

i. network イディオタイプネットワーク（抗体分子のイディオタイプにおいて，イディオタイプを確認する細胞などイディオタイプ抗イディオタイプの相互作用により成立する免疫系の構成）.

i. suppression イディオタイプ抑制（抗イディオタイプ抗体を投与することにより，これと反応するイディオタイプをもつ抗体の産生やイディオタイプに固有な細胞性免疫が抑制されたりする現象）.

id·i·o·typ·ic [ìdiətípik] イディオタイプの〔医学〕.

i. variation イディオタイプ変異〔医学〕.

id·i·o·var·i·a·tion [ìdiouvɛ̀əriéiʃən] 遺伝変異，= mutation.

id·i·o·ven·tric·u·lar [ìdiouventríkjulər] 心室自体の，心室固有の.

i. beat 心室固有拍動（異所性心室中枢から生ずるゆっくりした独立性の心調律）.

i. pacemaker 固有性心室ペースメーカ（ペースメーカが心室にある）.

i. rhythm 固有心室調律，心室固有リズム〔医学〕.

id·i·o·zome [ídiəzoum] ① 生活原素．② 精子の牽引圏，中心体原形質，= idiosome.

id·i·tol [áiditɔ:l] イジトール（六炭糖性アルコールで，デキストロースの異性体），= idite.

IDL intermediate density lipoprotein 中間比重リポタンパクの略.

i·do·col [áidəkɔ:l] イドコル（膠状ヨード製剤で，ヨウ素含有量20%）.

i·dol·o·ma·nia [àidələméiniə] 偶像狂.

i·don·ic ac·id [aidánik ǽsid] イドン酸 $CH_2OH(CHOH)_3C(OH)_2COOH$（アスコルビン酸を酵素分解して得られる酸）.

id·or·gan [ídɔ:gən] （少なくとも形成細胞2個からなる原機体で，個性のないもの）.

i·do·sac·char·ic ac·id [àidəsəkǽrik ǽsid] イドサッカリン酸 $C_6H_{10}O_8$.

i·dox·ur·i·dine (IDU) [àidɑksjú:ridi:n] イドクスウリジン ㊗ 5-iodo-2′-deoxyuridine $C_9H_{11}IN_2O_5$：354.10（抗ウイルス薬，ヌクレオシド系DNA合成阻害薬）.（→ 構造式）

IDP integrated data processing 集中データ処理の略.

id·ro·sis [idróusis] 多汗〔症〕，= hidrosis.

IDS interoceptive discriminative stimulus 内部受容識別刺激の略.

IDU idoxuridine イドクスウリジンの略.

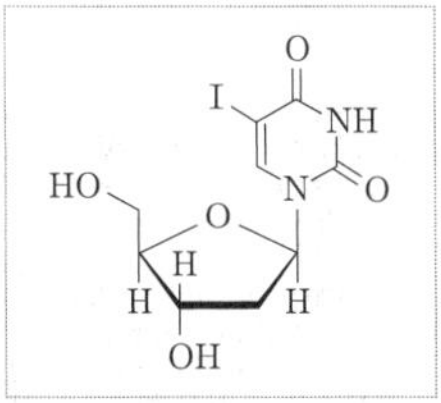

i·dur·on·ic ac·id [àidjuránik ǽsid] イズロン酸.

IE infective endocarditis 感染性心内膜炎の略.

I-E subregion I-E 亜領域（マウスの主要組織適合抗原をコードするH-2遺伝子複合体領域の一つ．$E\beta_1$ 座，$E\beta_2$，$E\alpha$ 座よりなる）.

IEC intraepithelial carcinoma 上皮内癌の略.

IEL intraepithelial lymphocyte 上皮内リンパ球，上皮間リンパ球の略.

IEOP immunoelectro-osmophoresis 免疫電気向流法，免疫浸透圧電気泳動〔法〕の略.

IEP ① immunoelectrophoresis 免疫電気泳動の略．② individualized education program 個人的障害者教育プログラムの略.

IF ① intermediate form 中間体の略．② initiation factor 開始因子の略．③ intrinsic factor 内因子の略.

ifenprodil tartrate イフェンプロジル酒石酸塩 $(C_{21}H_{27}NO_2)_2 \cdot C_4H_6O_6$：800.98（酒石酸イフェンプロジル．交感神経 α_1 受容体遮断薬，ピペリジノアルコール系脳血流障害治療薬．脳梗塞後遺症，脳出血後遺症に伴うめまいの改善に対して用いられる）.

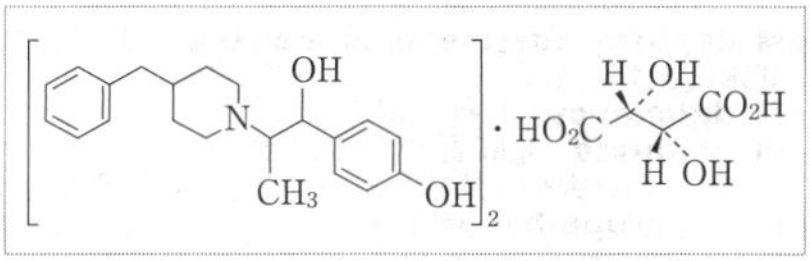

IFG impaired fast glucose tolerance 空腹時耐糖能障害（異常）の略.

IFN interferon インターフェロンの略.

IFN-α interferon alpha インターフェロンアルファの略.

IFN-β interferon beta インターフェロンベータの略.

IFN-γ interferon gamma インターフェロンガンマの略.

IFNR interferon receptor インターフェロンレセプターの略.

I/G ratio インスリン/ブドウ糖比（ブドウ糖耐容曲線領とインスリン領との比で，注射されたインスリンの血糖に対する効果を示す．Hinsworth）.

Ig immunoglobulin 免疫グロブリンの略.

IgA immunoglobulin A 免疫グロブリン A の略.

IgA deficiency IgA 欠損症〔医学〕.

IgA nephritis IgA 腎症（メサンギウムにIgA型の免疫複合体の沈着を伴うメサンギウム増殖性糸球体腎炎）.

IgA nephropathy IgA 腎症（1968年に Berger らにより記載された糸球体腎炎の一型），= IgA nephritis，IgA glomerulonephritis，IgA GN.

IgA subclass IgA サブクラス（免疫グロブリンA（IgA）の α 鎖を示すサブクラスのこと．ヒトでは血清中に多量に存在する IgA_1 と少量の IgA_2 がある）.

ig·a·su·ric ac·id [ìgəsjú:rik ǽsid] イグナチウス子に含有されている酸.

IgD immunoglobulin D 免疫グロブリンD の略.

IgD on B cell B細胞上IgD（IgMとともにB細胞表面上に表出され抗原レセプターとして機能していると考えられている）.
IgE immunoglobulin E 免疫グロブリンE の略.
IgE binding factor IgE結合因子（IgEに結合するサイトカインで，表面にIgEをもつB細胞に作用するIgE増強因子．IgE抑制因子はT細胞由来で，ほかにB細胞由来のものもある）.
IgE inducing antigen IgE誘導抗原.
IgE potentiating factor IgE増強因子（T細胞由来のサイトカインで，GEFの作用で誘導され，B細胞膜上のIgEに結合してIgE産生を増強する）.
IgE receptor IgEレセプター（IgEのFc部位に対するレセプター．IgE高親和性のレセプターⅠと，低親和性のレセプターⅡがある），= Fcε receptor.
IgE suppressive factor IgE抑制因子（T細胞由来のサイトカインでGIFの作用で誘導され，B細胞膜上IgEに結合して，IgE産生を抑制する）.
IGF insulin-like growth factor インスリン様成長因子の略.
IGF I insulin-like growth factor I インスリン様成長因子Iの略.
IgG immunoglobulin G 免疫グロブリンG の略.
IgG myeloma IgG骨髄腫（IgG産生性の腫瘍性形質細胞の増殖性疾患．M成分はIgGである．IgG Mタンパクの頻度は55%～65%）.
IgG subclass IgGサブクラス（IgGクラスをH鎖定常部の一次構造のわずかな相違による抗原性の差異に基づいて，サブクラスに分類したもの）.
IgG subclass deficiency IgGサブクラス欠損症（IgGの特定のサブクラスが欠損するもので，症状はさまざまである）.
IgM immunoglobulin M 免疫グロブリンM の略.
IgM capture enzyme immunoassay IgM捕捉酵素免疫測定法.
IgM deficiency IgM欠損症.
IgM nephritis IgM腎炎（IgM沈着がメサンギウムに認められ，発症に関与していると考えられる腎炎）.
IgM nephropathy IgM腎症.
IgN immunoglobulin N 免疫グロブリンN の略.
Ignarro, Louis J. [ìgnéərou] イグナロ（1941生，アメリカの薬理学者．「循環器系における信号伝達分子としてのNOの発見」により1998年度ノーベル医学・生理学賞を受賞）.
ig·na·tia [ignéiʃiə] イグナチア子，= Ignatius bean, st., ignatia amara.
Ignatius bean, st. イグナチウス子（*Strychnos* 属植物．最初にストリキニーネが発見された），= ignatia.
ig·ni·ex·tir·pa·tion [ìgnièkstəːpéiʃən] 焼灼切除術.
ig·ni·op·er·a·tion [ìgniɑ̀pəréiʃən] 焼灼手術.
ig·ni·pe·di·tes [ìgnipiːdáitiːz] 脚気，= hot-foot.
ig·ni·punc·ture [ìgnipʌ́ŋktʃər] 焼刺法〔医学〕.
ig·nis [ígnis] 火，= fire.
　i. persicus せつ（癤）.
　i. sacer 帯状疱疹，= sacred fire, herpes zoster.
ig·ni·sa·tion [ìgniséiʃən] 人工熱源による高体温.
ig·nit·er [ignáitər] 点火器〔医学〕.
ig·ni·tion [igníʃən] 灼熱，燃焼，発火，強熱.
　i. delay 発火遅れ〔医学〕.
　i. lag 発火遅れ〔医学〕.
　i. loss 強熱減量〔医学〕，灼熱減量.
　i. point 発火点.
　i. residue 強熱残分〔医学〕.
　i. source 引火源〔医学〕.
　i. temperature 強熱温度〔医学〕，発火温度〔医学〕.
　i. test 灼熱試験.
ig·no·ra·mus [ìgnəréiməs] 無知者.
ig·no·ran·tia [ìgnərɑ́ːnʃiə] 無識，無知，= ignorance.
　i. crassa 無識.
　i. facti 事実無識.
　i. juris 法律無識，= igonorantia legis.
ig·no·tine [ígnətiːn] イグノチン $C_9H_{14}N_4O_3$（β-アラニル-L-ヒスチジン），= carnosin.
IGT impaired glucose tolerance 耐糖能障害の略.
IgT immunoglobulin T 免疫グロブリンT の略.
I·gua·na [igwɑ́ːnə] イグアナ属（熱帯アメリカ産大トカゲで食用にもされる）.
IgY immunoglobulin Y 免疫グロブリンY の略（哺乳類のIgGに相当する鳥類の免疫グロブリン），= IgRAA.
IH infectious hepatitis 感染性肝炎の略.
IH virus （感染性肝炎の病原体），= hepatitis virus A.
IHF immune (immunological) hydrops fetalis 免疫性胎児水腫の略.
IHGH iodinated human growth hormone ヨード化ヒト成長ホルモンの略.
IHSS idiopathic hypertrophic subaortic stenosis 特発性肥厚性大動脈弁下〔部〕狭窄〔症〕の略.
II ① icteric index 黄疸係数の略．② image intensifier イメージ増倍管の略.
I/i antigen I/i抗原（血液型物質の一つ）.
IIP idiopathic interstitial pneumonia 特発性間質性肺炎の略.
IJP inhibitory junctional potential 抑制性接合部電位，抑制性シナプス電位の略.
IKI catgut （ヨードカリ液に1%のヨウ素を混ぜたもので処置された腸線（iodine potassium iodide））.
iko·ta [aikóutə] イコタ（サモア人にみられる跳躍性痙攣）.
Ikwa fever イクァ熱（塹壕熱）.
IL ① independent living 自立生活の略．② interleukin インターロイキンの略.
Il illinium イリニウムの元素記号.
ILA insulin-like activity インスリン様活性（作用）の略.
Ile isoleucine イソロイシンの略.
il·e·ac [íliæk] ① イレウス様の．② 回腸の，= ileal.
　i. passion 腸閉塞，= ileus.
il·e·a·del·phus [ìliədélfəs] 腸骨結合体，= iliadelphus.
il·e·al [íliəl] 回腸の〔医学〕，= ileac.
　i. arteries [TA] 回腸動脈，= arteriae ileales [L/TA].
　i. atresia 回腸閉鎖〔医学〕.
　i. bladder 回腸膀胱.
　i. branch [TA] 回腸枝，= ramus ilealis [L/TA].
　i. conduit 回腸導管.
　i. diverticulum [TA] 回腸憩室*（メッケル憩室），= diverticulum ilei [L/TA].
　i. intussusception 回腸重積〔症〕.
　i. kink 小腸のねじれ.
　i. loop test 結紮回腸テスト〔医学〕.
　i. orifice [TA] 回腸口，= ostium ileale [L/TA].
　i. papilla [TA] 回盲乳頭（回腸乳頭），= papilla ilealis [L/TA].
　i. patch 回腸パッチ.
　i. pouch 回腸パウチ〔医学〕.
　i. pouch-anostomy 回腸嚢－肛門吻合〔医学〕.
　i. resection 回腸切除〔術〕.
　i. reservoir 回腸貯留嚢〔医学〕.
　i. stenosis 回腸狭窄〔医学〕.

i. ureter 回腸尿管.
i. veins [TA] 回腸静脈, = venae ileales [L/TA].
il·e·i·tis [ìliáitis] 回腸炎 [医学].
ileo– [iliou, –liə] 回腸との関係を表す接頭語.
ileoappendicular hernia 回虫垂凹窩ヘルニア.
ileocaecal fold [TA] 回盲ヒダ, = plica ileocaecalis [L/TA].
ileocaecal lip [TA] 回盲腸唇*, = labrum ileocaecale [L/TA].
il·e·o·ce·cal [ìliousí:kəl] 回盲部の, 回盲の [医学].
i. borbarygmus 回盲部グル音 [医学].
i. fold 回盲ヒダ.
i. incompetence 回盲部不全〔症〕[医学].
i. intussusception 回盲部〔腸〕重積〔症〕[医学], 回〔腸〕盲腸重積嵌頓.
i. invagination 回盲部〔腸〕重積〔症〕[医学].
i. orifice 回盲口 [医学].
i. ostium 回盲口 [医学].
i. pouch 小腸盲腸嚢(小腸の末端にある腹膜のヒダ).
i. recess 回盲陥凹, = ileocecal fossa.
i. region 回盲部 [医学].
i. resection 回盲部切除 [医学].
i. reservoir 回盲腸リザバー(代用膀胱).
i. tuberculosis 回盲部結核〔症〕[医学].
i. tumor 回盲部腫瘤 [医学].
i. valve 回盲弁(回腸終末部と盲腸との接合点にある弁で, 上下唇からなる), = colic valve, ileocolic v..
i. volvulus 回盲部軸捻 [医学].
il·e·o·ce·cos·to·my [ìliousikástəmi] 回腸盲腸吻合術, 回盲吻合〔術〕[医学].
il·e·o·ce·cum [ìliousí:kəm] 回盲腸, = ileocecus.
il·e·o·co·lec·to·my [ìlioukouléktəmi] 回腸結腸切除 [医学].
il·e·o·col·ic [ìlioukálik] 回結腸の [医学], = ileocolonic.
i. artery [TA] 回結腸動脈, = arteria ileocolica [L/TA].
i. fold 回結腸ヒダ.
i. fossa 回結腸窩(回結腸ヒダの後方にある細長い腹膜窩).
i. intussusception 回結腸腸重積〔症〕[医学], 回〔腸〕結腸重積嵌頓.
i. lip [TA] 回結腸唇*, = labrum ileocolicum [L/TA].
i. lymph nodes 回結腸リンパ節, = lymphonodi ileocolici.
i. nodes [TA] 回結腸リンパ節, = nodi ileocolici [L/TA].
i. vein [TA] 回結腸静脈, = vena ileocolica [L/TA].
il·e·o·co·li·tis [ìlioukouláitis] 回結腸炎 [医学].
i. ulcerosa chronica 慢性潰瘍性回結腸炎.
il·e·o·co·lon·ic [ìlioukoulánik] 回結腸の, = ileocolic.
il·e·o·co·los·to·my [ìlioukoulástəmi] 回〔腸〕結腸吻合〔術〕[医学].
il·e·o·co·lot·o·my [ìlioukoulátəmi] 回結腸切開〔術〕[医学].
il·e·o·cys·to·plas·ty [ìliəsístəplæsti] 回腸膀胱形成〔術〕(回腸の一部を切離し, その両端を縫合閉鎖して膀胱と吻合する. これにより膀胱の容量を増大できる).
ileo–ileal intussusception 回腸回腸重積 [医学].
il·e·o·il·e·os·to·my [ìliouìliástəmi] 回腸回腸吻合〔術〕.
il·e·o·je·ju·ni·tis [ìlioudʒèdʒu:náitis] 回空腸炎.
il·e·op·a·gus [ìliápəgəs] 腸結合体.
il·e·o·pexy [íliəpeksi] 回腸固定〔術〕.
il·e·o·proc·tos·to·my [ìliouprɑktástəmi] 回直腸吻合術.
il·e·o·rec·tal [ìliəréktəl] 回腸直腸の.
i. anastomosis 回腸直腸吻合 [医学].
il·e·o·rec·tos·to·my [ìliourektástəmi] 回直腸吻合〔術〕[医学], = ileoproctostomy.
il·e·or·r(h)a·phy [ìliɔ́:rəfi] 回腸縫合術.
ileosacral arthritis 仙腸関節炎 [医学].
il·e·o·sig·moi·dos·to·my [ìliousìgmɔidástəmi] 回〔腸〕S状結腸吻合〔術〕[医学].
il·e·os·to·my [ìliástəmi] 回腸瘻造設〔術〕, 回腸瘻 [医学].
il·e·o·tho·ra·cop·a·gus [ìliouθɔ̀:rəkápəgəs] 回腸胸結合体(胸骨から骨盤部まで, 両体が結合した重複奇形すなわち二重体の一つ), 腸骨胸結合体 [医学].
il·e·ot·o·my [ìliátəmi] 回腸切開〔術〕[医学].
il·e·o·trans·ver·sos·to·my [ìlioutrænsvə:sástəmi] 回〔腸〕横行結腸吻合〔術〕[医学].
il·e·o·ty·phus [ìlioutáifəs] 腸チフス, 回腸チフス [医学].
il·e·o·xi·phop·a·gus [ìliouzaifápəgəs] 腸骨剣状突起結合体 [医学].
ileum [L/TA] 回腸(小腸の末端部で空腸から盲腸に至る), = ileum [TA].
il·e·us [íliəs] 腸閉塞〔症〕[医学], 吐糞症, イレウス [医学] (腸管の物理的狭窄や閉塞または機能〔的〕障害(痙攣や麻痺)により起こる腸閉鎖症で, 腹痛, 腹満, 嘔吐, 排便の停止を主症状とする腸管の血行障害を伴う絞扼性イレウスは手術的療法によらなければ致命の危険がある. イレウスはわが国では腸閉塞すべてをいうが, アメリカではイレウスとは主に腸管麻痺, 機能的腸閉塞のことを指す).
i. duplex 重複イレウス, = inflammatory enterocolic ileus.
i. subparta 分娩下イレウス.
I·lex [áileks] モチノキ属(モチノキ科 *Aquifoliaceae* の一属で葉は強壮薬), = holly.
I. paraguariensis マテ(マテ茶として飲用される), = maté.
Ilhéus encephalitis イルヘウス型脳炎(ブラジル型脳炎).
Ilhéus fever イルヘウス熱.
Ilhéus virus イルヘウスウイルス(フラビウイルス科のウイルス).
ili– [ili] 腸骨の意を表す接頭語.
il·i·ac [íliæk] 腸骨の [医学].
i. abscess 腸骨窩膿瘍 [医学].
i. angle 腸骨角 [医学].
i. artery 腸骨動脈.
i. bone 腸骨, = os ilium.
i. bursa 腸骨〔小転子〕滑液包.
i. colon S状結腸の腸骨部.
i. compression syndrome 腸骨静脈圧迫症候群 [医学].
i. crest [TA] 腸骨稜, = crista iliaca [L/TA].
i. fascia [TA] 腸骨筋膜, = fascia iliaca [L/TA].
i. fossa [TA] 腸骨窩, = fossa iliaca [L/TA].
i. horns 腸骨角状突起 [医学].
i. muscle 腸骨筋.
i. nodes 腸骨リンパ節 [医学].
i. plexus [TA] 腸骨動脈神経叢(総腸骨動脈の周囲にある), = plexus iliacus [L/TA].
i. point 腸骨点 [医学].
i. region 腸骨部(鼡径部).
i. roll 腸骨円筒, = sigmoid sausage.
i. spine 腸骨棘 [医学].

i. steal 腸骨動脈盗血.
i. tuberosity [TA] 腸骨結節, = tuberositas iliaca [L/TA].
i. vein 腸骨静脈.
iliacal abscess 腸骨窩膿瘍.
iliacosubfascial fossa 腸骨筋膜下窩, = fossa iliacosubfascialis.
iliacosubfascial hernia 腸骨筋膜下ヘルニア.
il·i·a·cus [ilíəkəs] [TA] 腸骨筋, = musculus iliacus [L/TA].
i. branch [TA] 腸骨枝, = ramus iliacus [L/TA].
i. minor muscle 小腸骨筋, = musculus iliocapsularis.
i. muscle 腸骨筋.
il·i·a·del·phus [ìliədélfəs] 腸骨結合体, = iliopagus.
il·i·cyl al·co·hol [ílisil ǽlkəhɔ:l] イリシルアルコール $C_{22}H_{38}O$ (鳥もちにある一成分).
il·i·ki·bi·ol·o·gy [ìlikibaiɑ́ləʤi] 老人生物学.
Ilimow test [ílimɑf tést] イリモフ試験(アルブミン検出法で,酸性リン酸ソーダを加え濾過してフェノールを加えると沈殿する).
ilio– [iliou, –liə] 腸骨との関係を表す接頭語.
il·i·o·cap·su·lar·is [ìlioukæ̀psjuléəris] 小腸骨筋, = musculus iliacus minor.
il·i·o·coc·cyg·e·al [ìlioukɑksíʤiəl] 腸尾骨の.
i. muscle 腸骨尾骨筋.
i. raphe [TA] 腸骨尾骨筋縫線, = raphe musculi iliococcygei [L/TA].
il·i·o·coc·cyg·e·us [ìlioukɑksíʤiəs] [TA] 腸骨尾骨筋, = musculus iliococcygeus [L/TA].
i. muscle 腸骨尾骨筋.
il·i·o·co·lot·o·my [ìlioukoulɑ́təmi] 腸骨切開.
il·i·o·cos·tal [ìlioukɑ́stəl] 腸肋骨の.
i. muscle 腸肋筋.
il·i·o·cos·ta·lis [ìlioukɑstéilis] [TA] 腸肋筋, = musculus iliocostalis [L/TA].
i. cervicis [TA] 頸腸肋筋, = musculus iliocostalis cervicis, musculus iliocostalis colli [L/TA].
i. cervicis muscle 頸腸肋筋.
i. lumborum [TA] 腰腸肋筋, = musculus iliocostalis lumborum [L/TA].
i. lumborum muscle 腰腸肋筋.
i. muscle 腸肋筋.
i. thoracis muscle 胸腸肋筋.
il·i·o·fem·o·ral [ìlioufémərəl] 腸骨大腿骨の.
i. ligament [TA] 腸骨大腿靱帯, = ligamentum iliofemorale [L/TA].
i. triangle = Bryant triangle.
il·i·o·fem·o·ro·plas·ty [ìlioufémərəplæ̀sti] 腸骨大腿骨形成〔術〕.
il·i·o·hy·po·gas·tric [ìliouhàipougǽstrik] 腸骨下腹の.
i. nerve [TA] 腸骨下腹神経, = nervus iliohypogastricus [L/TA].
il·i·o·in·gui·nal [ìliouíŋgwinəl] 腸骨鼡径の.
i. nerve [TA] 腸骨鼡径神経, = nervus ilioinguinalis [L/TA].
ilioischial line 腸坐骨線 [医学].
il·i·o·lum·bar [ìlioulʌ́mbər] 腸腰の.
i. artery [TA] 腸腰動脈, = arteria iliolumbalis [L/TA].
i. ligament [TA] 腸腰靱帯, = ligamentum iliolumbale [L/TA].
i. vein [TA] 腸腰静脈, = vena iliolumbalis [L/TA].
il·i·o·lum·bo·cos·to·ab·dom·i·nal [ìlioulʌ̀mboukɑ̀stouæbdɑ́minəl] 腸腰肋腹部の.
il·i·om·e·ter [ìliɑ́mitər] 腸骨計(腸骨棘とそれらが脊椎の中心点とに対する距離の比を測る機械).
il·i·op·a·gus [iliɑ́pəgəs] 腸骨結合体(骨盤から下部が癒合しているもの), = iliadelphus.
il·i·o·par·a·si·tus [ìlioupæ̀rəsáitəs] 腸骨寄生体(腸骨に過剰肢が結合している奇形).
il·i·o·pec·tin·e·al [ìlioupektíniəl] 腸恥骨の, 腸骨恥骨の [医学].
i. arch [TA] 腸恥弓, 腸恥筋膜弓, = arcus iliopectineus [L/TA].
i. bursa [TA] 腸恥包, = bursa iliopectinea [L/TA].
i. eminence 腸恥隆起.
i. fascia 腸骨恥骨筋筋膜.
i. fossa 腸〔骨〕恥〔骨〕窩.
i. ligament 腸恥筋膜弓, = arcus iliopectineus.
i. line 腸恥骨線.
il·i·o·pel·vic [ìlioupélvik] 腸〔骨〕骨盤の.
il·i·o·pso·as [ìliousóuəz] [TA] 腸腰筋, = musculus iliopsoas [L/TA].
i. bursa 腸腰筋包.
i. contructure 腸腰筋拘縮(腸腰筋に炎症があったり膿瘍が形成されたとき, その刺激で筋肉が反射性に拘縮すること).
i. fascia [TA] 腸腰筋膜, = fascia iliopsoas [L/TA].
i. muscle 腸腰筋.
i. recession 腸腰筋後退術.
i. sign 腸腰筋徴候 [医学].
iliopubic eminence 腸恥隆起, = iliopectineal eminence.
iliopubic nerve [TA] 腸骨恥骨神経*, = nervus iliopubicus [L/TA].
iliopubic ramus [TA] 腸恥隆起, = eminentia iliopubica [L/TA].
iliopubic tract [TA] 腸骨恥骨靱帯 (Thompson ligament), = tractus iliopubicus [L/TA].
il·i·o·sa·cral [ìliouséikrəl] 腸仙骨の.
i. arthritis 仙腸関節炎(結核によるものが一番多いが, 原因不明のものもある).
i. belt 腸仙ベルト [医学].
il·i·o·sci·at·ic [ìliousaiǽtik] 腸坐骨の.
il·i·o·spi·nal [ìliouspáinəl] 腸骨脊椎の.
il·i·o·tho·ra·cop·a·gus [ìliouθɔ̀:rəkɑ́pəgəs] 腸骨胸結合体.
il·i·o·tib·i·al [ìlioutíbiəl] 腸脛骨の.
i. band 腸脛靱帯(大腿の外側, 大腿筋膜の肥厚部).
i. band friction syndrome 腸脛靱帯摩擦症候群.
i. band syndrome 腸脛靱帯症候群.
i. tract [TA] 腸脛靱帯, = tractus iliotibialis [L/TA].
il·i·o·tro·chan·ter·ic [ìlioutroukæntérik] 腸骨転子の.
i. ligament 腸骨転子靱帯.
il·i·o·xi·phop·a·gus [ìliouzaifɑ́pəgəs] 〔胸骨〕剣状突起結合体, = xiphipagus, psodymus.
il·i·um [íliəm] [TA] 腸骨, = os ilium [L/TA]. 複 ilia.
Ilizarov technique イリザロフ法 (Ilizarov 装置を用いた骨形成促進法).
ill [íl] ① 病. ② 不機嫌.
i.–disposed 不機嫌の.
i. health 健康障害 [医学], 不健康 [医学].
il·lac·ri·ma·tion [ilæ̀kriméiʃən] 流涙, = epiphora.
il·laq·ue·a·tion [ilæ̀kwiéiʃən] 睫毛乱生係蹄手術.
illegal abortion 非合法的人工妊娠中絶 [医学], 堕胎.
il·le·git·i·ma·cy [ìliʤítiməsi] ① 不法. ② 私生 [医学], 非嫡出 [医学].
i. paternity 私生父系 [医学].
il·le·git·i·mate [ìliʤítimeit] ① 不法の. ② 私生の.

i. child 私生児.

i. name 非合法名〔医学〕.

i. nitrogen 不法窒素（摂取した窒素が排泄物中には発見されないし，またその貯蔵も許されないもの）.

i. recombination 不正規組換え〔医学〕.

illicit drug 違法製造薬品，密造薬〔医学〕，密売薬.

Il·lic·i·um ［ilísiəm］ シキミ［樒］属（マツブサ科 *Schisandraceae* の一属）.

I. anisatum シキミ（仏事に用いられる植物で，果実は有毒）.

I. verum トウシキミ，ダイウイキョウ［大茴香］（八角茴香の原植物）.

ill·ic·i·um ［ilísiəm］ ダイウイキョウ実（ダイウイキョウ［大茴香］*Illicium verum* の果実．八角茴香），= Chinese anise, star anise.

il·li·ni·tion ［ìliníʃən］ 軟膏塗擦〔療法〕.

il·lin·i·um (Il) ［ilíniəm］ イリニウム（元素記号 Il，原子番号61，原子量約146をもつ希土類元素で，1926年に B. S. Hopkins により報告されたが，その以前に Rolla and Fernandez は同一元素を発見し，florentium と命名した．またほかの研究家は原子番号61をもつ人工元素をつくり，これらを cyclonium および promethium と呼んだ．現在は元素記号 Pm，元素名プロメチウム promethium）.

Illinois test of psycholinguistic abilities イリノイ心理言語能力テスト（試験）〔医学〕.

il·lit·er·a·cy ［ilítərəsi］ 文盲〔医学〕.

il·li·um ［íliəm］ イリウム（Ni 60%，Cr 25%，Cu 7%を含む耐酸合金）.

ill·ness ［ílnis］ 病気〔医学〕，疾患〔医学〕，疾病〔医学〕，= disease.

i. absence 病気欠勤（休業）〔医学〕.

i. behavior 疾病行動〔医学〕，病気対応行動（健康状態に異常を感じた時，その人のとる行動）.

illogical attitude 不合理態勢〔医学〕.

il·lu·mi·nance ［il(j)ú:minəns］ 照度〔医学〕（単位面積に当たる光の量．単位はルクス lux）．形 illuminant.

il·lu·mi·nant ［il(j)ú:minənt］ 発光体，光源.

il·lu·mi·nat·ing ［il(j)ú:mineitiŋ］ 発光の，照明の.

i. gas 灯用ガス.

i. gas poisoning 灯用ガス中毒〔医学〕.

i. power 光力.

il·lu·mi·na·tion ［il(j)ù:minéiʃən］ ① 照明〔医学〕．② 照度．③ 徹照.

i. by transmitted light 透過光照明.

il·lu·mi·nism ［il(j)ú:minizəm］ イルミニズム（① イルミナチ神秘教．② 神と談話を行うと信ずる精神状態）.

il·lu·mi·nom·e·ter ［il(j)ù:minámitər］ 照度計，照度測定器〔医学〕.

il·lu·sion ［il(j)ú:ʒən］ 錯覚〔医学〕（実際の知覚を錯解する精神状態あるいは間違った感覚印象）．形 illusional.

i. of memory 錯記憶〔医学〕，追想錯覚，= paramnesia.

i. of omnipotence 全能錯覚.

il·lu·so·ry ［il(j)ú:səri］ 錯覚に基づく.

i. visual spread 錯覚的視覚拡張（刺激物体が喚起した面積よりも広い領域にわたる視覚の延長で，空間的固執のこと）.

illustration of useful amputation level for extremities by zur Verth ツールフェルトの四肢切断価値域図（1941年に zur Verth によって示された四肢切断選択図であるが，今ではある意味で古典的なものになってしまっている）.

il·men·ite ［ílmənait］ チタン鉄鉱〔医学〕.

ILO International Labour Organization 国際労働機関の略.

Ilosvay re·a·gent ［ilásvei riéiʤənt］ イロスウェー試薬（希薄酢酸水150mLにスルファニル酸0.5gを溶解し，ナフチルアミン1gを沸騰した水20mLに溶解したものとを混じて生ずる青色沈殿を希薄酢酸水150mLに加えて溶解させてつくり，この試薬の数滴を被検液に加えると亜硝酸のある場合には青色を呈する）.

IM infectious mononucleosis 伝染性単核球症の略.

im- ［im］ 化合物に2価基 NH のあることを表す接頭語.

im(-us, -a, -um) ［áim(əs, ə, əm)］ 最下の，最低，= lowest.

im·age ［ímiʤ］ 像，心像（精神科）.

i. amplifier (IA) イメージ増倍管〔医学〕，蛍光像増倍管，= image intensifier (II), image intensifying tube.

i. analysis 画像解析（画像理解），= image understanding.

i. compression 画像圧縮〔医学〕.

i. contrast 〔画〕像コントラスト〔医学〕.

i. cytometer 画像細胞解析器.

i. diagnosis 画像診断.

i. distortion 〔画〕像ゆがみ〔医学〕.

i. enhancement 画像強調〔医学〕.

i. impedance 影像インピーダンス.

i. integration 〔画〕像加算〔医学〕.

i. intensification イメージ増倍体〔医学〕.

i. intensifier (II) イメージ増倍管〔医学〕.

i. intensifier gamma (γ) camera イメージ増倍管型ガンマカメラ〔医学〕.

i. orthicon イメージ・オルシコン〔医学〕.

i. overlap 〔画〕像重畳〔医学〕.

i. point 像点（焦点），= focus.

i. processing 画像処理〔医学〕.

i. quality 画質〔医学〕.

i. reconstruction algorithm 画像再構成アルゴリズム〔医学〕.

i. restoration 〔画〕像修復〔医学〕.

i. space 像界.

i. surface 像空間〔医学〕.

i. therapy イメージ療法.

i. training イメージ・トレーニング〔医学〕.

i. workstation 画像ワークステーション.

im·age·ry ［ímiʤri］ 結像，心像〔医学〕.

i·ma·gi·nal ［imǽʤinəl］ 成虫の．名 imago.

i. bud 成虫芽（成虫盤）.

i. disk 成虫原基〔医学〕（成虫芽．昆虫の幼虫期において，将来，翅，肢，触角などの諸器官に発達する構造体），= imaginal bud.

im·ag·i·na·ry ［imǽʤinəri］ 虚性の，想像の.

i. axis 想定軸，虚〔数〕軸（平面上に直交軸x軸とy軸をとり，複素数x+iyをその平面上の点として表すときのy軸）.

i. number 虚数.

i. part 虚部.

i. pregnancy 想像妊娠〔医学〕.

i. root 虚根.

i. unit 虚数単位.

im·ag·i·na·tion ［imæ̀ʤinéiʃən］ 観念，想像〔医学〕，空想（心の中である像を形成する能力で，過去に得た経験または資料から新しい思考をつくる力）．形 imaginary.

im·ag·ing ［ímiʤiŋ］ イメージング〔医学〕，画像化.

i. diagnosis 画像診断〔医学〕.

i. plate イメージングプレート〔医学〕（重金属ハロゲン化物結晶を板状の高分子支持体上に塗布したもので，暴射されたX線のエネルギーが結晶内に蓄積され，レーザー線走査によりX線エネルギーが青色光として取り出される．デジタルX線撮影法の2次元画像センサ）．

i. time 撮像時間［医学］．

i·ma·go ［iméigou］ ① 成体［医学］（昆虫が性的に成熟した時期）．② 心像，イマーゴ（精神分析学で小児期に崇拝または恋慕した人物，多くは両親の像を成人期にまで持続することで，字義上その一部のみが実際上のものであることが含まれている）．複 imagines．形 imaginal．

i·ma·go·cide ［íməgəsaid］ 成虫撲滅剤（特にカ）．

i·ma·pun·ga ［iməpʌ́ŋə］ イマプンガ（南アフリカの家畜病）．

im·bal·ance ［imbǽləns］ 平衡異常［医学］，平衡失調．

im·be·cile ［ímbisil］ ① 痴愚，痴愚者［医学］．② 痴愚の．

im·be·cil·i·ty ［ìmbisíliti］ 痴愚［医学］（知能年齢3〜7歳，IQは25〜49），= feeblemindedness．形 imbecile．

im·be·cill·i·tas phen·yl·py·ru·vi·ca ［imbisílitəs fènilpairú:vikə］ フェニル焦性ブドウ酸性痴呆，= phenylpyruvic oligophrenia．

im·bed ［imbéd］ ① 包埋（パラフィン切片をつくる際，暖めて溶かしたパラフィンに組織片を入れて冷却固定する操作）．② 着床．名 imbedding．

imbedded penis 埋没陰茎［医学］．

im·bed·ding ［imbédiŋ］ 包埋〔法〕［医学］．

im·bi·bi·tion ［ìmbibíʃən］ ① 吸水，浸染［医学］，膨潤，膨化．② 滝水法．

i. pressure 膨潤圧（膠質が水を吸収して容積を増すために生ずる圧力）．

im·bre·til ［ímbretil］ インブレチル（hexcarbacholine bromide 0.2%）．

im·bri·cate ［ímbrikeit］ かわら状の．

im·bri·ca·tion ［ìmbrikéiʃən］ うろこ（鱗）状配列（外科では切創を覆うために組織片を鱗状に重ね合わせて縫合することで，歯科では同一の歯弓に歯の縁を重ね合わせること）．

i. line 覆瓦状線．

i. lines of von Ebner フォンエブナー成長線（ぞうげ質中の成長線）．

IMC interdigestive migrating motor complex 空腹時強収縮の略．

IMDD idiopathic midline destructive disease 特発性中心線破壊病の略．

Imerslünd-Grasbeck syndrome イマースルンド・グラスベック症候群（腸管におけるビタミンB_{12}吸収不全の疾患）．

Imhof test イムホフ試験（結核の自家血清試験）．

Imhoff, Karl ［ímhɑf］ イムホフ（1876-1965，ドイツの衛生技師）．

I. tank イムホフ槽（下水の嫌気的処理法の一種で，上槽の傾瀉室では沈殿が，下槽の発酵室では分解が行われる），= digestion tank，Emsher tank．

Imhotep ［ímhətep］ （BC 3000年頃エジプト第3王朝Zoser時代の有力な大臣であり，また医聖となった実在の医者）．

im·id·az·ole ［ìmidǽzoul］ イミダゾール（容易に合成でき，ヒスタミン，ヒスチジン，プリビンなどの誘導物をつくる），= iminazole，glyoxaline．

im·id·az·ole·lac·tic ac·id ［ìmidǽzoullǽktik ǽsid］ （ヒスチジンの脱アミノ基物質でヒスチジンの代用物）．

im·id·az·o·lid·i·nyl ［ìmidæzəlídinil］ イミダゾリジニル基（$C_3H_7N_2^-$），= imidazolidyl．

im·id·az·o·lines ［ìmidǽzəli:nz］ イミダゾリン（この誘導体には phentolamine，tolazoline があり，アドレナリンの受容体拮抗薬として用いられる．交感神経遮断作用を有するため高血圧の治療に用いられる）．

im·i·da·zol·i·nyl ［ìmidəzúlinil］ イミダゾリニル基（$C_3H_5N_2^-$）．

im·i·daz·o·lone-(2) ［ìmidǽzəloun-］ イミダゾロン-(2) $C_3H_2ON_2$．

im·i·daz·o·lyl ［ìmidǽzəlil］ イミダゾリル基（$C_3H_3N_2^-$）．

im·id(e) ［ímaid］ イミド（酸基に2価基>NHが結合した化合物）．

imido- ［imidou，-də］ イミド（酸基に2価基>NHが結合していることを表す接頭語），= imino-．

im·i·do·e·ther ［ìmidouí:θə:］ イミドエーテル，= iminoether．

im·i·dole ［ímidoul］ イミドール，= pyrrole．

IM, im intramuscular 筋肉〔内〕のの略．

im·i·naz·ole ［iminǽzoul］ イミナゾール，= imidazole．

im·i·naz·o·lyl-eth·yl·amine ［ìminǽzəlil èθilǽmin］ イミナゾリルエチルアミン，= histamine．

i·mine ［ími:n］ イミン（2価の炭化水素基でアンモニアの水素2原子を置換した化合物の総称）．

imino- ［iminou］ イミノ（イミノ基 NH= を表す接頭語），= imido-．

im·i·no ac·id ［íminou ǽsíd］ イミノ酸（アミノ酸分解の中間物）．

im·i·no·di·pep·ti·dase ［ìminoudaipéptideis］ イミノジペプチダーゼ（プロリンまたはオキシプロリンの遊離イミノ基をもつジペプチドに作用する）．

im·i·no·e·ther ［ìminouí:θər］ イミノエーテル，= imidoether．

im·i·no·gly·ci·nur·i·a ［ìminouglaicinjú:riə］ イミノグリシン尿症（イミノ酸尿症または家族性イミノグリシン尿症といわれる常染色体劣性の遺伝的疾患で，イミノ酸転送系の異常を呈する）．

im·i·no·u·rea ［ìminoujú:riə］ イミノ尿素，= guanidine．

im·i·no·xan·thine ［ìminouzǽnθi:n］ イミノキサンチン，= guanine．

im·i·pen·em ［ìmipénəm］ イミペネム $C_{12}H_{17}N_3O_4S \cdot H_2O$: 317.36（イミペネム水和物．β-ラクタム系抗生物質）．

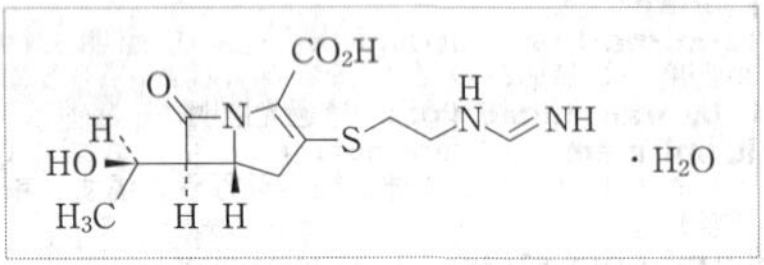

imip·ra·mine ［imíprəmi:n］ イミプラミン（神経モノアミンの再取込を阻害し，抗うつ活性を示す）．

i. hydrochloride イミプラミン塩酸塩 $C_{19}H_{24}N_2 \cdot HCl$: 316.87（塩酸イミプラミン．三環イミノジベンジル系（ジベンズアゼピン）抗うつ薬）．

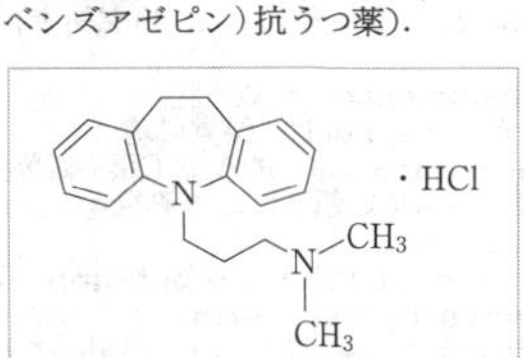

imiquimodo イミキモド（Toll様受容体の一つ）．

im·i·ta·tion ［ìmitéiʃən］ 模倣［医学］，模造．形 imitative．

i. leather 擬革〔医学〕, 人工皮革.
i. pearl 人造真珠.
i. test 模倣試験.
im·i·ta·tive [ímitətiv] 模倣的な.
i. attitude 模倣的態度.
i. behavior 模倣行動〔医学〕.
i. chorea 模倣〔性〕舞踏病〔医学〕, = mimetic chorea.
i. insanity 模倣精神病.
i. synkinesis 模倣性共同運動(麻痺した部分を動かすとき, 健康な対側が運動すること).
i. tetanus 模倣性破傷風(ヒステリーの一症状).
Imlach, Francis [ímlæk] イムラック(1819–1891, スコットランドの医師).
I. plug イムラック栓(鼡径輪の内側角にみられる脂肪組織).
I. ring イムラック輪.
immaculate conception 無垢受胎(処女マリアの).
im·ma·ture [imətʃúər] 幼若の, 未熟の, = unripe.
i. capilary angioma 未熟〔性〕毛細血管腫.
i. cataract 未熟白内障〔医学〕.
i. delivery 未熟産〔医学〕.
i. erythrocyte 幼若赤血球〔医学〕, 未熟赤血球.
i. infant 未熟児〔医学〕(出生体重2,500g未満の低出生体重児をいう俗称. この言葉は新生児学者小川次郎の創始といわれる), = premature infant.
i. labor 未熟産.
i. lung 未熟肺.
i. neutrophil 未熟好中球.
i. orange キジツ[枳実](ダイダイ *Citrus aurantium*, ナツミカン *C. natudaidai* や近縁植物の未熟果実を半切したものが用いられる. 芳香性の苦味健胃薬で, 漢方では胸のつかえ, 膨満感に用いる).
i. plasma cell 未熟プラスマ(形質)細胞〔医学〕.
i. proglottid 未熟片節.
i. segment 未熟片節, 未熟体節.
i. teratoma 未分化奇形腫〔医学〕.
im·ma·tu·ri·ty [ìmətʃú:riti] 未熟〔医学〕.
i. childishness 未熟性〔医学〕.
im·me·di·al [imí:diəl] 硫化染料.
i. pure blue 青色硫化染料.
im·me·di·ate [imí:diət] 直接の, 即時〔型〕〔医学〕.
i. action 速効作用〔医学〕.
i. agglutination 第一次癒着, = healing by first intention.
i. allergy 即時〔型〕アレルギー〔医学〕(I型アレルギー反応. 感作された個体ではアレルゲン曝露後, 数分以内に反応が発現しはじめ, 1時間以内でピークに達する).
i. amputation 即時切断(事故後12時間以内).
i. asthmatic response 即時型喘息反応〔医学〕.
i. bridge 即時加工義歯〔医学〕.
i. complete denture 即時総義歯〔医学〕.
i. contact 直接伝染〔医学〕.
i. container 直接の容器〔医学〕.
i. death 突然死〔医学〕, 即死〔医学〕.
i. denture 即時義歯〔医学〕, = immediate insertion denture.
i. devitalization 即時失活〔法〕〔医学〕.
i. early gene 最初期遺伝子, 前初期遺伝子.
i. effect 速効〔医学〕.
i. fitting 術直後装着〔医学〕.
i. hemolytic transfusion reactions 即時型溶血輸血反応〔医学〕.
i. heredity 両親からの遺伝.
i. hypersensitivity 即時型過敏症.
i. hypersensitivity reaction 即時型過敏反応〔医学〕.
i. ligature 直接結紮〔医学〕(動脈のみを直接結紮する方法).
i. operation 緊急手術.
i. oxygen demand 瞬間酸素要求量(必要量)〔医学〕.
i. partial denture 即時局部〔床〕義歯〔医学〕.
i. percussion 直接打診〔法〕〔医学〕.
i. postsurgical fitting 術直後装着.
i. posttraumatic convulsion 外傷直後性痙攣.
i. principles 近成分, = proximate principles.
i. prosthesis 即時補てつ(綴).
i. reaction 直接反応, 即時〔型〕反応〔医学〕, = immediate type hypersensitivity reaction.
i. recall 直接記憶〔医学〕.
i. skin reaction 即時型皮膚反応〔医学〕.
i. transfusion 直接輸血〔医学〕, = direct transfusion.
i. type allergy 即時型アレルギー〔医学〕.
i. type hypersensitivity 即時型過敏反応(液性抗体が主役となって伝達されるアレルギー反応でⅠ～Ⅲ型に分類される), 即時型過敏症.
i. type hypersensitivity reaction 即時〔型〕過敏反応(抗体によるⅠ, Ⅱ, Ⅲ型アレルギーは抗原投与後数分以内に発症するので, 即時〔型〕過敏反応または即時型アレルギーとも呼ばれる).
i.-type reaction 即時型反応〔医学〕.
i. union 一次癒合, = healing by first intention.
immediately after meals 食直後〔医学〕.
im·med·i·ca·ble [imédikəbəl] 不治の, = incurable.
immersed body 水中死体.
im·mer·sion [imə́:ʃən, -ʒən] ① 液浸(液体に浸して標本を高倍率で鏡検すること). ② 潜入(天体が月の背後に隠れる現象).
i. blast injury 深水爆風傷害, 水中爆発傷.
i. foot 浸水足〔医学〕, 浸足病(15°C以下の冷却した海水に足を浸漬して発現する疾患).
i. lens 油浸レンズ〔医学〕, 液浸レンズ, = immersion objective.
i. liquid 浸液〔医学〕.
i. method 水浸法〔医学〕.
i. objective 油浸用対物鏡.
i. oil 浸漬油〔医学〕, 油浸用油(屈折率18°Cで1.515のもの).
i. suit 耐浸水服〔医学〕.
i. system 液浸系.
i. test 浸し試験(テスト)〔医学〕.
im·mi·gra·tion [ìmigréiʃən] 移入〔医学〕.
im·mi·nent [íminənt] 切迫した〔医学〕.
i. abortion 切迫流産, = threatened abortion.
im·mis·ci·bil·i·ty [imìsibíliti] 不混和性. 形 immiscible.
im·mis·sio [imísiou] 挿入, = entrance, penetrance.
i. penis 陰茎挿入.
im·mis·sion [imíʃən] 注入量, 投入量, 汚染量.
im·mo·bile [imóubəl] 静止の〔医学〕, 不動〔性〕の〔医学〕, 無表情の〔医学〕, 無動性, 固定された.
i. expression 固定表情〔医学〕.
i. layer 不動層〔医学〕.
im·mo·bil·i·sin [ìmoubílisin] インモビリシン(運動阻止因子).
im·mo·bil·i·sm [imóubilizəm] 非可動性.
im·mo·bil·i·ty [ìmoubíliti] ① 非移動性, 非可動性, 静止. ② 家畜の慢性水頭症. 形 immobile.

i. of thorax 胸部硬直〔医学〕.
im·mo·bi·li·za·tion [imòubilaizéiʃən] 固定，固着(精神の)〔医学〕，固視(視線の)〔医学〕，運動抑止，不動〔化〕〔医学〕，非可動化. 動 immobilize.
i. test 運動抑制テスト〔医学〕.
im·mo·bi·lize [imóubilaiz] 固定する，動かなくする.
immobilized enzyme 固定化酵素〔医学〕，不動性酵素.
immobilizing antibody 運動抑制抗体〔医学〕，運動抑止抗体.
immobilizing bandage 不動包帯〔医学〕.
immodithymic character 執着性格.
im·mor·tal [ìmɔ́:tæl] 不死の.
im·mor·tal·i·ty [ìmɔ:tǽliti] ① 不滅，不死. ② 無限生存の妄想(心理学). 形 immortal.
im·mor·tal·i·za·tion [imɔ̀:təlaizéiʃən] 不死化〔医学〕，不老化(試験管内で培養している正常細胞に，ウイルス感染などにより永遠の寿命をもつ性質を与えること).
immortalized cell 永久増殖細胞〔医学〕.
im·mo·tile [imóutil] 動かない.
i. cilia syndrome (ICS) 線毛不動症候群〔医学〕(線毛の超微構造的異常に基づく全身の線毛機能の不全症で，同じ形態を示す精子鞭毛の機能不全も起こる. 代表的疾患としては Kartagener syndrome がある).
im·mo·va·ble [imú:vəbl] 固定した，動かせない，不動の.
i. bandage 不動包帯，固定包帯，= immobilizing bandage.
i. dressing 固定包帯〔医学〕(石膏などで固化させる).
i. joint 不動関節，= synarthrosis.
im·mune [imjú:n] 免疫〔性〕の，免疫〔医学〕.
i. active fraction 免疫活性成分.
i. adherence 免疫付着〔医学〕，免疫粘(接)着(抗原抗体複合物が補体成分 C1，C4，C2，C3 と順次結合し，赤血球，一部のリンパ球，好中球，血小板などの細胞膜に C3 レセプターを介して付着する現象).
i. adherence hemagglutination (IAHA) 免疫粘着赤血球凝集反応(細菌やウイルスなどの粒子抗原に抗体と補体が反応したとき，C3b (補体レセプター；CR1)をもったヒト赤血球や多形核白血球などにその免疫複合体が粘着し，赤血球どうしが凝集反応を起こすこと. ウイルスに対する抗体の検出に利用される).
i. adherence phenomenon 免疫粘着現象.
i. adherence reaction 免疫粘着反応，免疫付着反応〔医学〕(細菌やウイルス粒子などの粒子抗原に抗体と補体が反応した際に，C3b レセプターをもったヒト赤血球や多核白血球などに免疫複合体が吸着する現象).
i. adhesion test 免疫粘着試験.
i. adsorption 免疫学的吸着法〔医学〕.
i. agglutination 免疫凝集反応(細菌や血球に対する特異抗体による凝集反応，例えばサルモネラ菌に対するヴィダール反応など).
i. agglutinin 免疫凝集素.
i. amboceptor 免疫両受体.
i. animal 免疫動物〔医学〕.
i. antibody 免疫抗体〔医学〕.
i. assay 免疫測定法(抗原抗体反応を用いて物質を測定する方法の総称)，= immunoassay.
i.-associated gene I 領域関連抗原遺伝子，= Ia gene.
i. bacteriolysis 免疫溶菌〔反応〕(グラム陰性細菌の細胞壁に抗体と補体が結合すると，殺菌とリゾチームの存在下では溶解(溶菌)が起こることをいう).
i. body 免疫体〔医学〕.
i. circuit 免疫学的回路〔医学〕.
i. clearance 免疫クリアランス〔医学〕.
i. competent cell 免疫担当細胞〔医学〕.
i. complex 免疫複合体〔医学〕，= antigen-antibody complex.
i. complex disease 免疫複合体病〔医学〕.
i. complex glomerulonephritis 免疫複合体腎炎，免疫複合体糸球体腎炎〔医学〕(免疫複合体が血流を介して糸球体に沈着，あるいは糸球体局所において免疫複合体が形成され沈着することで生ずる腎炎).
i. complex mediated allergy reaction 免疫複合体介在性アレルギー反応〔医学〕.
i. complex mediated tubulo interstitial nephritis 免疫複合体〔性〕尿細管間質性腎炎〔医学〕.
i. complex type allergy 免疫複合体型アレルギー〔医学〕.
i. conglutinin 免疫コングルチニン〔医学〕，免疫膠着素(補体活性化による補体の分解などで新たに生じた抗原決定基に対する自己抗体をいう).
i. cytolysis 免疫細胞溶解(細胞表面抗原に対する特異抗体と補体による細胞膜傷害による細胞破壊をいう).
i. deficiency 免疫不全〔症〕〔医学〕，= immunodeficiency.
i. deposit disease 免疫グロブリン沈着症〔医学〕.
i. deviation 免疫偏向(抗原の投与の条件により，抗原再投与後の免疫応答様式が投与抗原特異的に変化する現象をいう)，免疫デビエイション〔医学〕.
i. electron microscopy 免疫電〔子〕顕〔微鏡〕法〔医学〕.
i. elimination 免疫除去(抗原抗体反応と引き続く貪食により，抗原が血中から除去されること)，免疫異物除去〔医学〕.
i. enhancement 免疫促進現象(① 種々の手段により免疫応答を促進させること. ② 例えば遮断抗体が腫瘍の増殖をかえって促進してしまう現象のこと)，免疫エンハンスメント〔医学〕.
i. escape 免疫エスケープ〔医学〕.
i. fetal hydrops 免疫性胎児水腫.
i. function 免疫機能〔医学〕.
i. globulin (Ig) 免疫グロブリン〔医学〕.
i. hemolysin 免疫〔性〕溶血素〔医学〕.
i. hemolysis 免疫溶血〔反応〕〔医学〕(赤血球が崩壊して，ヘモグロビンが遊出する現象である溶血のなかで，特異的な抗赤血球抗体の作用によるものをいう).
i. hydrops fetalis (IHF) 免疫性胎児水腫〔医学〕，= immunological hydrops fetalis.
i. interferon 免疫インターフェロン〔医学〕，= IFN-γ.
i. macrophage 免疫マクロファージ〔医学〕.
i. network 免疫ネットワーク〔医学〕(免疫システムにおける細胞や器官の間の相互関係).
i. opsonin 免疫オプソニン(抗原に対して結合し，食作用を受けやすくする抗体).
i. organ 免疫器官〔医学〕.
i. paralysis 免疫麻痺.
i. person 免疫者〔医学〕.
i. phagocytosis 免疫食菌作用，= immunophagocytosis.
i. phenomenon 免疫現象〔医学〕.
i. polysaccharide 免疫性多糖類(特異性多糖類としての機能を呈するもの).
i. precipitate 免疫沈降物〔医学〕(特異抗原と抗体との結合により生じた沈殿).
i. precipitation 免疫沈降反応(抗原，抗体反応により沈殿ができる反応，あるいはその沈殿).
i. protein 免疫タンパク質.

i. reaction 免疫反応〔医学〕.
i. response 免疫応答〔医学〕, 免疫反応(ウイルスや細菌などの抗原の侵入に対して起こる一連の特異的な生体反応をいう. 抗体産生, 細胞性免疫, 免疫寛容がある).
i. response associated antigen 免疫応答関連抗原〔医学〕.
i. response gene 免疫応答遺伝子〔医学〕(合成ポリペプチドに対する免疫応答を支配する遺伝子. H-2I 領域の遺伝子に相当する), = Ir gene.
i. response region 免疫応答領域, = H-2 complex I region.
i. serum 免疫血清〔医学〕(ある特定の抗原に対する抗体を含んでいる血清).
i. serum globulin 免疫血清グロブリン〔医学〕(ヒト成人血清由来グロブリン溶液で, 多くの抗体を含む).
i. state 免疫状態〔医学〕.
i. suppression 免疫抑制(免疫反応のうち, その反応を抑える現象. その1つはサプレッサーT細胞によるもので外的要因(放射線, 免疫抑制剤)でも起こる反応).
i. suppression gene 免疫抑制遺伝子〔医学〕.
i. surveillance 免疫監視〔医学〕, 免疫学的監視機構, = immunological surveillance.
i. system 免疫系統, 免疫系〔医学〕(体内に自己の生存にとって不利益な病原体が侵入したり悪性腫瘍が生じた場合, これらを選択的に排除しようとする生体のもつ機能の体系).
i. thrombocytopenia 免疫性血小板減少症〔医学〕.
i. tolerance 免疫トレランス〔医学〕, 免疫寛容〔医学〕.

im·mu·ni·fa·cient [imjù:niféiʃənt] 免疫発生薬.
im·mu·ni·fac·tion [imjù:nifǽkʃən] 免疫法, 免疫処置, = immunization.
im·mu·ni·sin [imjú:nisin] 抗体.
im·mu·ni·tas [ìmjúnitəs] 免疫, = immunity.
i. non sterlisans 保菌性免疫(保菌者の体内に細菌が存続して免疫を産生すること).
im·mu·ni·ty [imjú:niti] 免疫〔医学〕, 免疫性(異物を排除するような反応. 非自己を認識し, 非自己を排除するような一連の生体反応).
i. against sperm 抗精子免疫〔医学〕.
i. deficiency 免疫欠損〔医学〕.
i. pattern 免疫パターン〔医学〕.
i. preparation production 免疫製剤生産〔医学〕.
i. reaction to injury 損傷免疫反応〔医学〕.
im·mu·ni·za·tion [imju:nizéiʃən] 免疫法, 免疫処置(生菌および死菌ワクチンやトキソイドを使用して免疫反応を惹起するための操作), 免疫化〔医学〕.
i. of children 小児免疫〔法〕〔医学〕.
i. therapy 免疫療法(抗血清を用いる).
i. with live bacteria 生菌免疫(弱毒生菌ワクチン接種後に成立する免疫).
im·mu·nize [ímjunaiz] 免疫する.
immunizing dose 免疫量〔医学〕(有効な免疫応答を得るのに適切な抗原の投与量).
immunizing unit 免疫単位〔医学〕.
immuno- [imjunou, -nə] 免疫学, 免疫の意を表す接頭語.
immuno antibiotics 抗体医薬.
immuno antibody medicine 抗体医薬.
immunoadhesive reaction 免疫付着反応〔医学〕.
im·mu·no·ad·ju·vant [ìmjunouǽdʒuvənt] 免疫アジュバント, 免疫賦活剤(抗原とともに投与することにより, その抗原に対する免疫反応を増強させる物質).
im·mu·no·adsor·bent [ìmjunouædsɔ́:bənt] 免疫吸着剤〔医学〕(抗体を精製するために使用される不溶化した抗原あるいは不溶性粒子に結合した抗原のこと).
i. technique 免疫吸着法〔医学〕.
im·mu·no·ad·sorp·tion [ìmjunouædsɔ́:pʃən] 免疫吸着法(抗体を血清などから分離・精製する一法).
im·mu·no·as·say [ìmjunouəséi] 免疫測定法, 免疫学的検査(抗原抗体反応を利用して, ホルモン濃度などを測定する方法), = immune assay.
im·mu·no·beads [imjúnəbi:dz] 免疫ビーズ(抗体あるいは抗原をコートさせた磁性ビーズをいう).
im·mu·no·bi·o·log·i·cal [ìmjunoubàiəlάdʒikəl] 免疫生物学の.
im·mu·no·bi·ol·o·gy [ìmjunoubaiάlədʒi] 免疫生物学〔医学〕(生物学の一分野で, 加齢, 腫瘍, 感染症などの現象への免疫学的効果を扱う).
im·mu·no·blast [ímjunəblæst] 免疫芽球(免疫担当細胞の前駆細胞の総称), 免疫芽細胞〔医学〕.
im·mu·no·blas·tic [ìmjunəblǽstik] 免疫芽球型〔医学〕.
i. lymphadenopathy (IBL) 免疫芽球性リンパ節炎.
i. lymphoadenopathy 免疫芽細胞リンパ節症〔医学〕.
i. lymphoadenopathy-like T cell lymphoma 免疫芽球性リンパ節炎様T細胞リンパ腫.
i. lymphoma 免疫芽球性リンパ腫(非ホジキンリンパ腫の一つ).
i. lymphosarcoma 免疫芽球性リンパ肉腫.
im·mu·no·blot [ímjunəblαt] 免疫ブロット法(電気泳動法で分離した抗原をニトロセルロース膜に転写した後, 適当な標識抗体により目的分子を固定する方法をいう), = immunoblotting.
i. technique イムノブロット法(電気泳動により分離されたタンパク質を抗原抗体反応を利用して検出する方法), = western blot technique.
im·mu·no·blot·ting [ímjunəblὰtiŋ] 免疫ブロット法(タンパク質を分離, 同定する方法. ゲルからニトロセルロースなどの膜上にタンパクを転写し, 抗体を反応させる), イムノブロット法〔医学〕, = western blotting.
im·mu·no·catalysis [ìmju:noukətǽlisis] 免疫触媒.
im·mu·no·chem·i·cal [ìmjunəkémikəl] 免疫化学的.
i. heterogeneity 免疫化学的不均一性, 免疫化学的異質性〔医学〕.
im·mu·no·chem·is·try [ìmjunəkémistri] 免疫化学〔医学〕(化学を応用して免疫現象を研究する一分野).
im·mu·no·che·mo·ther·a·py [ìmjunoukì:mouθérəpi] 免疫化学療法.
im·mu·no·com·pe·tence [ìmjunəkάmpətəns] 免疫適格, 免疫能(抗原に曝露された際に, 正常な免疫反応を生じる能力).
im·mu·no·com·pe·tent [ìmjunəkάmpətənt] 免疫適格性, 免疫応答性(正常な免疫能を有すること).
i. cell 免疫適格細胞.
i. patient 免疫能の正常な患者.
immunocomplement cell 免疫担当細胞〔医学〕.
im·mu·no·com·plex [ìmjunəkάmpleks] 免疫複合体, 抗原抗体結合物(生体内や試験管内で形成される抗原抗体結合物の総称), = immune complex.
im·mu·no·com·pro·mised [ìmjunəkάmprəmaizd] 免疫無防備状態, イムノコンプロマイズド(免疫不全状況下にある個体を表す), 免疫不全状態〔医学〕.
i. host 免疫不全宿主〔医学〕, 易感染性宿主, = compromised host.

i. patient 免疫不全の患者.
i. state 免疫不全状態.
immunoconglutination test 免疫膠着テスト.
im·mu·no·con·glu·ti·nin [ìmjunoukɑnglú:tinin] 免疫コングルチニン〔医学〕(補体成分, 特にC3b, C4bに対する自然抗体(IgM)様の自己抗体).
im·mu·no·con·tra·cep·tion [ìmjunoukɑ̀ntrəsépʃən] 免疫避妊〔法〕〔医学〕.
im·mu·no·cyte [imjúnəsait] 免疫〔担当〕細胞〔医学〕(すべての免疫担当細胞を総称する用語).
im·mu·no·cy·to·ad·her·ence [ìmjunousàitouædhíərəns] 免疫〔担当〕細胞付着〔医学〕, 免疫〔担当〕細胞粘着.
im·mu·no·cy·to·chem·is·try [ìmjnousàitəkémistri] 免疫細胞化学〔医学〕.
im·mu·no·cy·tol·o·gy [ìmjunousaitɑ́ləʤi] 免疫細胞学〔医学〕.
im·mu·no·cy·tol·y·sis [ìmjunousaitɑ́lisis] 免疫細胞融解.
im·mu·no·de·fi·cien·cy [ìmjunoudifíʃənsi] 免疫不全〔症〕(免疫系の機能不全によって起こる状態), 免疫欠損, 免疫欠乏.
i. disease 免疫不全症〔医学〕.
i. syndrome 免疫不全症候群, 免疫不全症(免疫系のいずれかに欠陥があるため感染を受けやすい状況にあること. 原発性と続発性がある).
i. syndrome with short-limbed dwarfism 短肢性小人症に伴う免疫不全症, = Gatti-Lux syndrome.
i. with elevated IgM IgM上昇を伴う免疫不全.
i. with hypoparathyroidism 副甲状腺機能低下症を伴う免疫不全〔症〕.
i. with thrombocytopenia and eczema 血小板減少症と湿疹を伴う免疫不全〔症〕.
i. with thymoma 胸腺腫を伴う免疫不全〔症〕.
immunodeficient patient 免疫不全患者.
im·mu·no·de·pres·sion [ìmjunoudipréʃən] 免疫抑制, = immunosuppression.
im·mu·no·de·pres·sive [ìmjunoudiprésiv] 免疫抑制性, = immunosuppressive.
im·mu·no·der·ma·tol·o·gy [ìmjunoudə̀:mətɑ́ləʤi] 免疫皮膚科学.
im·mu·no·de·tec·tion [ìmjunouditékʃən] 免疫シンチグラフィ, 免疫検出法(アイソトープ標識抗体を生体に投与し, 抗原産生部位に集積した放射能を体外測定して病巣の検出を行う核医学的画像検査), = radioimmunodetection, immunoscintigraphy.
im·mu·no·de·vi·a·tion [ìmjunoudì:viéiʃən] 免疫偏向, = immune deviation.
im·mu·no·di·ag·no·sis [ìmjunoudàiəgnóusis] 免疫診断(抗原に対する血清の反応を用いた診断), = serum diagnosis, serodiagnosis.
im·mu·no·dif·fu·sion [ìmjunoudifjú:ʒən] 免疫拡散〔法〕(ゲル内で抗原や抗体を反応させ, それらの存在などを知るための実験方法).
immunodominant antigen 主要抗原.
im·mu·no·e·lec·tro·dif·fu·sion [ìmjunouilèktroudifjú:ʒən] 免疫電気拡散法.
immunoelectron microscopy 免疫電〔子〕顕〔微鏡〕法〔医学〕.
im·mu·no·e·lec·tro-os·mo·pho·re·sis (IEOP) [ìmjunouiléktrou ɑ̀zmoufərí:sis] 免疫電気向流法, 免疫電気浸透〔法〕, = counter immunoelectrophoresis, = immunoelectrosynersis.
im·mu·no·e·lec·tro·pho·re·sis (IEP) [ìmjunouilèktroufərí:sis] 免疫電気泳動〔法〕〔医学〕(抗原を電気泳動と免疫拡散法を組み合わせて抗原あるいは抗体を分離・同定する方法).
im·mu·no·e·lec·tro·sy·ner·sis [ìmjunouilèktrousiná:sis] 免疫電気向流法, = counter immunoelectrophoresis.
im·mu·no·en·gi·neer·ing [ìmjunouenʤəníəriŋ] 免疫工学〔医学〕.
im·mu·no·en·hance·ment [ìmjunouenhǽnsmənt] 免疫増強.
im·mu·no·en·han·cer [ìmju:nouenhǽnsər] 免疫増強剤(免疫反応を亢進させる物質).
immunoenzyme technique 免疫酵素法〔医学〕.
im·mu·no·fer·ri·tin [ìmjunəféritin] 免疫フェリチン(抗原決定基の存在を観察する目的で用いる抗体に結合させたフェリチン).
i. technique 免疫フェリチン法〔医学〕, = ferritin antibody technique.
im·mu·no·fil·tra·tion [ìmjunoufiltréiʃən] 免疫濾過〔医学〕.
im·mu·no·fix·a·tion [ìmjunoufikséiʃən] 免疫固定法.
i. method 免疫固定法(ゲル上で電気泳動したタンパク分画を抗血清と反応させ, 洗浄後, 反応して固定したタンパクのみを検出する方法).
im·mu·no·flu·o·res·cence [ìmjunouflù:ərésəns] 免疫蛍光法(抗原や抗体の存在を検出するため, 蛍光色素で標識した抗体または抗原を用いる方法), 免疫蛍光抗体法〔医学〕.
i. method 免疫蛍光検査法.
i. staining 免疫蛍光染色〔医学〕.
i. technique 免疫蛍光法〔医学〕(抗原に蛍光色素で標識した抗体を結合させ, 蛍光顕微鏡あるいは蛍光光度計で検出する方法).
immunofluorescent assay with Raji cells ラジ細胞免疫蛍光法.
immunofluorescent stain 免疫蛍光染色〔法〕.
immunofluorescent test 免疫蛍光テスト.
im·mu·no·gen [ímjunəʤən] 免疫原〔医学〕, = antigen.
im·mu·no·ge·net·ic [ìmjnouʤənétik] 免疫遺伝の, 免疫発生の.
i. analysis 免疫遺伝学的解析.
im·mu·no·ge·net·ics [ìmjunouʤenétiks] 免疫遺伝学〔医学〕.
im·mu·no·gen·ic [ìmjunəʤénik] 免疫原の.
i. determinant 免疫原性決定基, 抗原決定基.
i. signal 免疫原性シグナル〔医学〕.
im·mu·no·ge·nic·i·ty [ìmjunəʤənísiti] 免疫原性〔医学〕(免疫原が生体内で免疫を誘起する活性).
im·mu·no·glob·u·lin (Ig) [ìmjunəglɑ́bjulin] 免疫グロブリン〔医学〕(脊椎動物の血清, 体液などに存在する抗体活性を有する分子の総称), = gamma globulin.
i. A (IgA) 免疫グロブリンA(特に分泌型IgAは局所における生体防御に役立っている).
i. allotype 免疫グロブリンアロタイプ〔医学〕(L鎖の微細な遺伝的構造上の変化により決定される).
i. alpha(α) chain 免疫グロブリンα鎖(IgAのH鎖. α鎖には2つのサブクラスがある).
i. class 免疫グロブリンクラス〔医学〕(免疫グロブリンH鎖定常部の相異による分類, ヒトにはIgG, IgM, IgA, IgD, IgEの5つがある).
i. constant region 免疫グロブリン定常部領域(可変部領域からC末端にかけての一次構造).
i. D (IgD) 免疫グロブリンD(機能的役割は不明である. B細胞活性化の初期段階でIgMに次いで細胞膜に結合した形で存在する).
i. deficiency disease 免疫グロブリン欠損症, = antibody deficiency disease.
i. deficiency with increased IgM IgM増加を伴う免疫グロブリン欠乏症, 高IgM症候群(B細胞のク

ラススイッチの異常により，IgM は正常ないし増加し，IgG，IgA の減少をみる．反復感染をみる．X 染色体性，常染色体性，散発性のものがある）.

i. delta(δ) chain 免疫グロブリン δ 鎖（IgD の H 鎖）.

i. domain 免疫グロブリン領域（ドメイン）(分子の構造上，機能上の単位となる構造で，約 110 個のアミノ酸よりなるドメインが H 鎖では 3〜5 個，L 鎖には 2 個存在する）.

i. E (IgE) 免疫グロブリン E（レアギンはヒトの IgE の別称．マスト細胞膜上の IgE にアレルゲンが結合，架橋することによりヒスタミンなどが放出される）.

i. epsilon(ε) chain 免疫グロブリン ε 鎖（IgE の H 鎖）.

i. fragment 免疫グロブリンフラグメント.

i. fragment disease 免疫グロブリンフラグメント病（抗体の産生過程の異常で，一部構造を欠損した抗体フラグメントを産生する疾患）.

i. G (IgG) 免疫グロブリン G（免疫グロブリンのクラス中で最も血中濃度が高い．二次免疫応答で主役を演じる）.

i. G subclass deficiency 免疫グロブリン G 欠損，IgG 欠損.

i. gamma(γ) chain 免疫グロブリン γ 鎖（IgG の H 鎖．4 つのサブクラスに分かれる）.

i. gene 免疫グロブリン遺伝子〔医学〕（H 鎖の遺伝子は V，D，J，CDNA 領域，L 鎖の遺伝子は V，J，CDNA 領域からなり B 細胞，形質細胞ではそれぞれの DNA 再構成により免疫グロブリンの多様性を生み出す）.

i. high dose therapy 免疫グロブリン大量療法（通常の免疫グロブリン療法は約 100mg/kg であるが，特発性血小板減少性紫斑病や皮膚筋炎では約 400 mg/kg を超える大量投与が有効な例も認められる）.

i. hypervariable region 免疫グロブリン超可変部領域.

i. isotype 免疫グロブリンアイソタイプ（免疫グロブリン H 鎖および L 鎖の不変部を血清学的に区別する抗原決定基）.

i. M (IgM) 免疫グロブリン M（免疫応答の初期に産生される．同種赤血球凝集素，通常のリウマチ因子は IgM に属する）.

i. mu(μ) chain 免疫グロブリン μ 鎖（IgM の H 鎖．μ_1，μ_2 の 2 つのサブクラスがある）.

i. N (IgN) 免疫グロブリン N（サカナなどで認められる免疫グロブリン）.

i. preparation 免疫グロブリン製剤.

i. receptor 免疫グロブリンレセプター（B 細胞表面に存在する免疫グロブリン H 鎖と L 鎖により構成される抗原レセプター），免疫グロブリン受容体〔医学〕.

i. replacement therapy 免疫グロブリン置換療法（無 γ-グロブリン血症，低 γ-のグロブリン血症において感染予防のために免疫グロブリン製剤を定期的に注射すること）.

i. subclass 免疫グロブリンサブクラス〔医学〕（大部分の高等動物の免疫グロブリンには IgG，IgA，IgM，IgD，IgE といった異なるクラスが存在するが，それぞれのクラスを一次構造の違いによりさらに細かく分類する場合のグループをサブクラスという）.

i. superfamily 免疫グロブリンスーパーファミリー（免疫グロブリンの定常部または可変部ドメインと相同性のあるドメインを 1 つあるいは複数個含むという構造上の特徴をもつタンパク質の総称）.

i. T (IgT) 免疫グロブリン T（1972年 Feldmann らにより想定されたヘルパー T 細胞の抗原特異的認識物質）.

i. therapy ＝gammaglobulin test.

i. variable region 免疫グロブリン可変部〔領域〕〔医学〕，可変部領域（H 鎖と L 鎖とに認められる N 末端側のアミノ酸組成に多様性のある部分）.

i. variable region subgroup 免疫グロブリン可変部サブグループ（免疫グロブリン分子において H 鎖，L 鎖抗原特異性の異なる個々の抗体分子ごとに変化がみられる領域があるが，それらのアミノ酸配列を比較し，相同性の高いいくつかのグループに分けられ，これをサブグループという）.

i. Y (IgY) 免疫グロブリン Y（哺乳類の IgG に相当する鳥類の免疫グロブリン），＝IgRAA.

im·mu·no·glob·u·li·nop·a·thy [ìmjunəglàbjulinápəθi] 免疫グロブリン血症，＝gammopathy.

im·mu·no·gran·u·lo·cy·to·sis [ìmjunəgrænjulousaitóusis] 免疫性顆粒球増多症.

im·mu·no·he·ma·tol·o·gy [ìmjunouhì:mətáləʤi] 免疫血液学〔医学〕.

im·mu·no·his·to·chem·i·cal [ìmjunouhìstəkémikəl] 免疫組織化学の.

i. localization 免疫組織化学的局在.

i. technique 免疫組織化学法（抗原抗体反応を利用して，組織あるいは細胞内にある特定物質を観察する方法．抗原抗体反応として蛍光抗体法，酵素標識抗体法，放射性同位体で標識しオートラジオグラフィを行うラジオ抗体法などがある）.

im·mu·no·his·to·chem·is·try [ìmjunouhìstəkémistri] 免疫組織化学〔医学〕（組織における抗原分子の局在などを検索する分野），＝immunocytochemistry.

im·mu·no·his·to·flu·o·res·cence [ìmjunouhìstouflù:ərésəns] 免疫組織蛍光法.

im·mu·no·in·com·pe·tent [ìmjunouinkámpətənt] 免疫学的無能力．↔ immunocompetent.

i. patient 免疫不全の患者.

im·mu·no·lip·o·some [ìmjunəlípəsoum] 免疫リポソーム.

im·mu·no·lo·cal·i·za·tion [ìmjunoulòukəlizéiʃən] 抗原局在.

im·mu·no·log·ic [ìmjunəláʤik] 免疫の，免疫関連の，免疫学的〔医学〕.

i. absorbent 免疫吸着剤.

i. adjuvant 免疫アジュバント〔医学〕.

i. capping 免疫学的キャップ形成〔医学〕.

i. competence 免疫適格（担当）〔性〕〔医学〕，免疫能力（抗原に対し適切な免疫応答を起こさせる能力）.

i. contraception 免疫学的避妊法〔医学〕.

i. cytolysis 免疫細胞融解.

i. cytotoxicity 免疫〔学〕的細胞傷害性〔医学〕.

i. deficiency syndrome 免疫不全症候群〔医学〕.

i. deficient state 免疫不全状態〔医学〕.

i. disease 免疫疾患〔医学〕.

i. dose-response relationship 免疫用量〔依存的〕反応関係〔医学〕.

i. enhancement 免疫促進反応（ある抗体により移植片の生着期間が延長する現象），免疫エンハンスメント〔医学〕.

i. homeostasis 免疫恒常性〔医学〕.

i. incompetence 免疫不適格〔性〕〔医学〕.

i. inertia 免疫学的無力，免疫微弱〔医学〕.

i. inhibition 免疫〔学的〕抑制〔医学〕.

i. maturation 免疫成熟〔医学〕.

i. memory 免疫記憶〔医学〕.

i. paralysis 免疫麻痺〔医学〕.

i. pregnancy test 免疫学的妊娠試験（反応）〔医学〕.

i. reaction 免疫反応〔医学〕.

i. recognition 免疫〔学的〕認識〔医学〕.

i. rejection 免疫拒絶〔医学〕.

i. resistance 免疫抵抗〔医学〕.

I

i. specificity 免疫学的特異性.
i. sterility 免疫性不妊症〔医学〕.
i. surveillance 免疫〔学的〕監視〔機構〕〔医学〕.
i. technique 免疫学的技法〔医学〕.
i. test 免疫学的検査（テスト）〔医学〕.
i. thrombocytopenic purpura 自己免疫性血小板減少性紫斑病〔医学〕.
i. tolerance 免疫トレランス〔医学〕, 免疫寛容〔医学〕.
im·mu·no·log·i·cal [ìmjunəládʒikəl] 免疫学的な.
i. absorbent 免疫吸着剤〔医学〕.
i. competence 免疫適格性, 免疫能力.
i. disease 免疫〔学的〕疾患〔医学〕.
i. escape mechanism 免疫回避機構.
i. homeostasis 免疫学的恒常性（ある抗原に対して過剰反応を起こさず, 生体にとって常に合目的なバランスのとれた免疫応答を保つこと）.
i. incompetence 免疫不全.
i. memory 免疫〔学的〕記憶（同一抗原が生体に再侵入した際に, より早くより強い免疫応答が起こる. 免疫系が初回の抗原を記憶しているようにみえるためこのような表現が用いられる）.
i. paralysis 免疫学的麻痺（多量の抗原の投与によって, 動物が投与抗原に対する免疫応答性を失う現象）.
i. reaction 免疫反応.
i. rejection 免疫学的拒絶反応.
i. response 免疫応答〔医学〕.
i. surveillance 免疫学的監視（体細胞突然変異によりある頻度で出現すると予想される悪性化細胞を免疫学的機構により識別してそれらを排除するという概念）, 免疫監視機構〔医学〕.
i. surveillance mechanism 免疫監視機構（Burnel より提唱された）.
i. synapse (IS) 免疫シナプス.
i. tolerance 免疫学的寛容（抗原特異的に免疫反応が失われている状態. クローンの消失, サプレッサーT 細胞による抑制, アネルギー, 細胞表面レセプターのブロック, 抗原による抗体の中和などによって起こる）, 免疫トレランス〔医学〕, 免疫寛容〔医学〕.
i. unresponsiveness 免疫学的不応答（性）, ＝immunological tolerance.
immunologically activated cell 免疫〔学的〕活性化細胞〔医学〕.
immunologically committed cell 免疫委任細胞〔医学〕.
immunologically competent cell 免疫適格細胞〔医学〕（免疫系の機能を行いうる状態にあるリンパ球をいう）.
immunologically deficient state 免疫不全状態〔医学〕.
immunologically performing cell 免疫担当細胞, 免疫遂行細胞〔医学〕.
im·mu·nol·o·gist [imjnálədʒist] 免疫学者.
im·mu·nol·o·gy [ìmju:nálədʒi] 免疫学〔医学〕.
i. equipment 免疫学用機器〔医学〕.
im·mu·no·lym·pho·scin·tig·ra·phy [ìmjunoulìmfəsintígrəfi] 免疫リンパシンチグラフィー. → immunodetection.
immunomagnetic beads method 免疫磁気ビーズ法（表面をモノクローナル抗体でコートした磁性帯を有する微小粒子を用いて細胞を分取する方法）.
im·mu·no·mech·a·nism [ìmjunəmékənizəm] 免疫機構〔医学〕.
im·mu·no·mo·du·la·tion [ìmjunoumàdjuléiʃən] 免疫調節, 免疫修飾〔医学〕.
im·mu·no·mod·u·la·tor [ìmjunoumádjuleitər] 免疫調節薬〔医学〕（免疫機能低下時には免疫能を増強, 亢進時には抑制的に働くと考えられる薬剤）.
immunonephelometry 免疫比濁法.
im·mu·no·neu·tro·pe·nia [ìmjunounjù:troupí:niə] 免疫性好中球減少症.
im·mu·no·pan·cy·to·pe·nia [ìmjunoupænsaitəpí:niə] 免疫性〔汎〕白血球減少〔症〕〔医学〕.
im·mu·no·par·a·si·tol·o·gy [ìmjunoupærəsitálədʒi] 免疫寄生虫学.
im·mu·no·path·o·gen·e·sis [ìmjunoupæθədʒénisis] 免疫病原論, 免疫発病学.
im·mu·no·path·o·log·ic [ìmjunoupæθəládʒik] 免疫病理の.
im·mu·no·pa·thol·o·gy [ìmjunoupəθálədʒi] 免疫病理学〔医学〕.
im·mu·nop·a·thy [ìmjunápəθi] 免疫病.
im·mu·no·per·ox·i·dase [ìmjunoupəráksideis] 免疫ペルオキシダーゼ.
i. staining 免疫ペルオキシダーゼ染色〔医学〕（免疫組織化学染色で, 微量の抗原を感度良く測定するために抗体やアビジン, プロテイン A にペルオキシダーゼを結合させて免疫染色をする方法）.
i. technique 免疫ペルオキシダーゼ法（抗体やアビジンをペルオキシダーゼ標識し, ELISA や免疫組織化学で抗原を測定する方法）.
im·mu·no·phag·o·cy·to·sis [ìmjunoufægousaitóusis] 免疫食作用（特異抗体と結合した細菌が食細胞内で処理を受けること）.
im·mu·no·phar·ma·col·o·gy [imjunoufɑ:məkálədʒi] 免疫薬理学〔医学〕.
im·mu·no·phe·no·type [ìmjunoufí:nətaip] 免疫表現型.
im·mu·no·phe·re·sis [ìmjunoufərí:sis] 免疫血漿瀉血〔法〕（無菌的閉鎖装置内で, 免疫された供血者から瀉血によりプラスチックびん内に採取した血液を遠心してその血球成分を再輸血し, 血漿のみを取り出す方法）.
im·mu·no·phil·in [ìmjunəfílin] イムノフィリン（免疫抑制薬として知られる FK506 やサイクロスポリン A が細胞内で結合するタンパクの総称）.
im·mu·no·pho·re·sis [ìmjunoufərí:sis] 免疫泳動.
im·mu·no·phy·si·ol·o·gy [ìmjunoufìziálədʒi] 免疫生理学.
im·mu·no·plate [ímjunəpleit] 免疫〔反応〕板〔医学〕.
im·mu·no·pol·y·sac·cha·ride [ìmjunoupàlisǽkəraid] 特異多糖類（多糖類のうち全抗原またはハプテンとしての性質をもつもので, 肺炎菌およびそれに感染している動物の尿や組織, および血液型物質や Forssmann 抗原などもこれに属する）.
immunopotentiating therapy 免疫賦活療法（免疫応答能力を増幅させる物質（TNF, IL-1 などのサイトカインなど）を用いて, 癌, 自己免疫疾患, 血液疾患などを治療する方法）.
im·mu·no·po·ten·ti·a·tion [ìmjunoupòutənʃiéiʃən] 免疫賦活化〔医学〕（免疫応答性を増強させる処置）.
im·mu·no·po·ten·ti·a·tor [ìmjunoupouténʃieitər] 免疫増強薬, 免疫強化物質, 免疫賦活薬〔剤〕〔医学〕.
im·mu·no·pre·cip·i·ta·tion [ìmjunouprisìpitéiʃən] 免疫沈降〔医学〕（抗体により特定の抗原を特異的に沈降させること）.
i. reaction 免疫沈降反応（タンパク質や多糖質などの可溶性高分子の抗原に抗血清あるいは抗体を反応させた結果, 抗原抗体複合体が生成され, 不溶性となり沈殿する反応）.
im·mu·no·pro·lif·er·a·tion [ìmjunoupròuliféréiʃən] 免疫増殖（抗体産生にかかわるリンパ球系細胞の増殖）, 免疫増生〔性〕〔医学〕.

im·mu·no·pro·lif·er·a·tive [ìmjunouproulífərətiv] 免疫増殖〔性〕.
i. disease 免疫増生病〔医学〕.
i. disorders 免疫増殖疾患.
i. small intestinal disease (**IPSID**) 免疫増殖性小腸疾患，リンパ球増殖性小腸疾患（α鎖病に，小腸のびまん性形質細胞浸潤を伴った疾患），リンパ増殖性小腸症.
i. syndrome 免疫増殖性症候群，リンパ球増殖性疾患（T細胞，B細胞，網内系細胞の腫瘍性，非腫瘍性増殖疾患を総称していう），免疫増生症候群〔医学〕.
im·mu·no·pro·phy·lax·is [ìmjunoupròufilǽksis] 免疫防御〔医学〕（免疫による疾病発生の防御）.
im·mu·no·pro·tein [ìmjunouprouti:n] 免疫タンパク質.
im·mu·no·ra·di·o·met·ric [imjunoureidiəmétrik] イムノラジオメトリック（イムノラジオメトリックアッセイでは，抗体を標識し，これを試料中の抗原と結合させて抗原量を測定する）.
i. assay (**IRMA**) 免疫放射定量〔分析〕〔法〕〔医学〕，イムノラジオメトリックアッセイ（固相に抗体を付着させ，抗原を加え，さらに放射性同位元素で標識した抗体を加える．固相に結合した抗体の放射活性から測定すべき抗原の量がわかる），= sandwich radioimmunoassay.
im·mu·no·ra·di·om·e·try [ìmjunourèidiámitri] イムノラジオメトリー．→ immunoradiometric.
im·mu·no·re·ac·tant [ìmjunouriǽktənt] 免疫反応物質.
im·mu·no·re·ac·tion [ìmjunouriǽkʃən] 免疫反応，= immune response.
im·mu·no·re·ac·tive [ìmjunouriǽktiv] 免疫反応性（免疫反応を示す状態のこと）.
i. globulin 免疫反応グロブリン〔医学〕.
i. insulin (**IRI**) 免疫〔反応性〕インスリン〔医学〕（RIA法にて測定されたインスリン）.
im·mu·no·re·ac·tiv·i·ty [ìmjunourìæktíviti] 免疫反応力.
im·mu·no·re·gu·la·tion [ìmjunourègjuléiʃən] 免疫調整〔医学〕.
im·mu·no·reg·u·la·tor [ìmjunourégjuleitər] 免疫制御薬，免疫調節薬〔医学〕.
im·mu·no·reg·u·la·to·ry [ìmjunərégjulətəri] 免疫調節〔性〕〔医学〕.
i. acid protein 免疫調節〔性〕酸性タンパク〔質〕.
im·mu·no·re·jec·tion [ìmjunouriʤékʃən] 免疫拒絶〔反応〕〔医学〕.
im·mu·no·res·pon·sive·ness [ìmjunourispánsivnis] 免疫反応.
im·mu·no·scin·tig·ra·phy [ìmjunousintígrəfi] 免疫シンチグラフィ（放射免疫検出法），= immunodetection, radioimmunodetection.
im·mu·no·se·lec·tion [ìmjunousilékʃən] 免疫選択（免疫による細胞毒性から免れて細胞株が生存する能力）.
i. method 免疫選択法（H鎖病タンパク質の証明に用いられる免疫電気泳動法の一つ）.
im·mu·no·sen·sor [ímjunousènser, ìmjunəsénser] 免疫センサ〔医学〕.
immunoserological examination 免疫血清学的検討.
im·mu·no·sor·bent [ìmjunousɔ́:bənt] 免疫吸着物（免疫吸着法で用いられる可溶性でない抗原または抗体），= immunoadsorbent.
i. technique 免疫吸着法〔医学〕.
im·mu·no·sti·mu·la·tion [ìmjunoustìmjuléiʃən] 免疫刺激，免疫促進〔医学〕.
im·mu·no·stim·u·la·tor [ìmjunoustímjuleitər] 免疫刺激物質，免疫促進物質〔医学〕，免疫賦活薬〔剤〕〔医学〕.
im·mu·no·stim·u·la·to·ry [ìmjunoustímjulətəri] 免疫促進〔性〕〔医学〕.
im·mu·no·sup·pres·sant [ìmjunousəprésənt] 免疫抑制薬〔医学〕（生体に不利な免疫反応を抑制して，疾病の発症や進行を阻止，病態の改善をはかる薬剤），= immunosuppressive drug, immunosuppressive agent.
im·mu·no·sup·pres·sion [ìmjunousəpréʃən] 免疫抑制〔機構〕，= immunodepression.
i. effect 免疫抑制効果.
im·mu·no·sup·pres·sive [ìmjunousəprésiv] 免疫抑制的な，免疫抑制性〔医学〕，= immunodepressive.
i. acidic protein (**IAP**) 免疫抑制〔性〕酸性タンパク質.
i. agent 免疫抑制因子〔医学〕，免疫抑制剤（薬）〔医学〕.
i. drug 免疫抑制剤（免疫を抑制する薬を免疫抑制剤という）.
i. encephalitis 免疫抑制性脳炎〔医学〕.
i. therapy 免疫抑制療法〔医学〕（免疫抑制剤（イムラン，サイクロフォスファミドなど），放射線照射を行い自己免疫疾患や臓器移植時の拒絶反応を抑制する療法）.
im·mu·no·sur·ger·y [ìmjunousə́:ʤəri] 免疫外科学.
im·mu·no·sur·veil·lance [ìmjunousə:véiləns] 免疫監視機構（免疫学的機構により体内の細胞の性状が恒常的に監視されている状態），= immunologic surveillance.
im·mu·no·sym·pa·thec·to·my [ìmjunousìmpəθéktəmi] 免疫交感神経切除〔術〕（交感神経節の破壊目的で，特異な抗血清を動物に注射する法）.
immunotactoid glomerulopathy (**ITG**) イムノタクトイド腎症.
im·mu·no·ther·a·py [ìmjunəθérəpi] 免疫療法〔医学〕（感染症に対する免疫グロブリン投与，能動免疫，養子免疫，さらに免疫強化薬療法などの総称をさすことが多い）.
im·mu·no·throm·bo·cy·to·pe·nia [ìmjunouθràmbəsàitəpí:niə] 免疫性栓球減少症，免疫性血小板減少症〔医学〕.
im·mu·no·tox·ic·i·ty [ìmjənoutaksísəti] 免疫毒性.
im·mu·no·tox·in [ìmjunətáksin] 免疫毒素，イムノトキシン〔医学〕（抗体あるいは抗原と毒素を科学的に結合させたもの）.
im·mu·no·trans·fu·sion [ìmjunoutrænsfjú:ʒən] 免疫輸血（患者の感染微生物で免疫された供血者から得られる血液（抗体を含む）で患者が受動的に免疫されること）.
im·mu·no·tur·bi·dim·e·try [ìmjunoutə̀:bidímitri] 免疫比濁法，= immunonephelometry.
im·mu·ta·bil·i·ty [ìmju:təbíliti] 不変性．形 immutable.
IMP inosine 5′-monophosphate イノシン5′-一リン酸の略.
im·pact [ímpækt] 衝撃，= collision.
i. elasticity test 衝撃弾性試験〔医学〕.
i. force 撃力（打撃，衝突などの場合に現れる物体間の接触力）.
i. grinder 衝撃粉砕機.
i. injuries 衝突損傷〔医学〕.
i. parameter 衝撃パラメータ.
i. phase crisis 危機の衝撃段階.
i. resistance 衝撃抵抗〔医学〕.

I

i. strength 衝撃の強さ.
i. stress 衝撃応力.
i. test 衝撃試験(テスト)〔医学〕(衝撃を加えて材料の強弱を検査すること).

im·pact·ed [impǽktid] ① 埋伏した〔医学〕. ② 衝突した.
i. cerumen 埋伏耳垢〔医学〕, 耳垢栓塞.
i. ear wax 耳〔垢〕栓〔医学〕.
i. feces 宿便〔医学〕.
i. fracture 嵌没骨折〔医学〕, 嵌入骨折, 楔入骨折, 嵌合骨折.
i. hearing 難聴.
i. molar 埋伏臼歯.
i. supernumerary tooth 埋伏過剰歯.
i. third molar 埋伏智歯.
i. tooth 埋伏歯〔医学〕.
i. wisdom tooth 埋伏智歯〔医学〕.

im·pac·tion [impǽkʃən] 嵌入〔医学〕, 埋伏, 嵌頓.
i. lesion 嵌頓性病変(オステオパシーの用語で, 椎間板の異常肥厚大のため脊椎が接近し合うこと).
i. of tooth 歯牙埋伏〔症〕〔医学〕, 歯の嵌入.

im·pac·tor [impǽktər] インパクター, 打ち込み器.

im·pair·ed [impέərd] 障害の〔医学〕, 障害された.
i. adjustment 適応の障害.
i. cerebration 脳作用障害〔医学〕.
i. fast glucose tolerance (IFG) 空腹時耐糖能障害(異常).
i. glucose tolerance (IGT) 耐糖能障害(異常)〔医学〕, 境界型糖尿病(糖負荷試験で, 糖尿病型, 正常型にも属さない血糖値を示す群).
i. hearing 難聴〔医学〕.
i. hematopoiesis 造血障害〔医学〕.
i. judgement 判断〔力〕障害〔医学〕.
i. mentation 精神作用障害〔医学〕.
i. odontogenesis 歯骨発生障害〔医学〕.
i. orientation 見当識障害〔医学〕, 指南力障害.
i. performance インペアード・パフォーマンス(薬物の服用により集中力, 判断力の低下, 服用者の気付きにくい能力低下).
i. pulmonary function 低肺機能〔医学〕.
i. social interaction 社会的相互作用の障害.
i. verbal communication 言語コミュニケーション障害.

im·pair·ment [impέəmənt]〔機能〕障害, 損傷, 欠陥, 障害.
i. of instrumentality 道具障害(知能の道具的な成分の障害).
i. study 欠陥研究〔医学〕.

im·pale·ment [impéilmənt] 杙創〔医学〕, 串通, 刺通. 動 impale.
i. of anus 肛門杭刺創(杙創)〔医学〕, 肛門穿刺.

im·pal·pa·ble [impǽlpəbl] ① 不触の. ② 極微の.
i. powder 微粉.

im·pal·u·da·tion [impæljudéiʃən] マラリア療法.

im·pal·u·dism [impǽljudizəm] ① マラリア性悪液質. ② 沼沢症, = paludism.

im·par [ímpɑ:r] 不対の, 対偶のない, 単独の, 奇〔性〕の, = unpaired, azygous.

im·par·i·dig·i·tate [impæ̀ridíʤiteit] 奇数の指をもつ(手足の).

im·par·i·pin·nate [impæ̀ripíneit] 奇数羽状の.

im·pat·en·cy [impéitənsi] 閉鎖. ↔ patency. 形 impatent.

Im·pa·tiens bal·sa·mi·na [impéiʃəns bælsəmáinə] ホウセンカ [鳳仙花], = garden balsam.

im·ped·ance (Z) [impí:dəns] インピーダンス〔医学〕(① 気流, 電流など流れに対する抵抗, ② 交流回路の抵抗, 記号はZ. 抵抗R, インダクタンスL, キャパシタンスC からなる回路に交流電圧を与えた場合の電圧・電流比. 次式のように複素数Zで表される. Xをリアクタンスと呼び, 交流電圧の角周波数をωとすると, 次のようになる. 生体の場合リアクタンス成分はほとんどCのみと考えてよい).

$$複素数\ Z = \frac{V}{I} = R + iX$$

$$X = \frac{\omega L - I}{\omega C}$$

i. amplification インピーダンス増幅(抵抗増幅において塞流線輪を挿入した回路).
i. angle インピーダンス角(インピーダンスZ=R+iX (Rは抗抵, Xはリアクタンス)において, tanθ=X/R で表される量θをインピーダンス角と呼ぶ. これは回路に加えた交流の電圧・電流の位相差を表す). → impedance.
i. audiometry 音響インピーダンス聴力検査〔医学〕.
i. matching インピーダンス整合.
i. method インピーダンス法.
i. plethysmograph インピーダンスプレチスモグラフ(生体のインピーダンスを測定することにより循環動態を計測する装置).
i. plethysmography インピーダンス体積変動記録法〔医学〕, インピーダンスプレチスモグラフィ(血管内容量が脈波により変化することを利用した脈波計の一種).
i. pneumograph インピーダンスニューモグラフ.

im·ped·in [impí:din] インピーディン, 阻止素(細菌が産生する物質で, 生体の防御反応に拮抗し, 細菌の毒力に寄与するもの).

im·pend·ing [impéndiŋ] 切迫した〔医学〕.
i. death 瀕死〔医学〕.
i. incontinence 切迫性尿失禁.
i. infarction 切迫〔心筋〕梗塞〔医学〕.
i. myocardial infarction 切迫心筋梗塞. → unstable angina.
i. rupture 切迫破裂〔医学〕.
i. stroke 切迫卒中〔医学〕.

im·pen·e·tra·ble [impénitrəbl] 不透過性の, 穿通し難い.

im·per·a·ta [ìmpərά:tə] ボウコン [茅根] (チガヤ *Imperata cylindrica* の根茎. トリテルペノイドを含む. 消炎, 利尿, 止血を目的として, 漢方では水腫, 血尿, 鼻血などに用いる), = imperata rhizoma.

im·per·a·tive [impérətiv] 命令的な, 強迫的な.
i. concept 強迫観念.
i. conception 強迫概念, 憑依妄想, = obsession.
i. idea 強迫観念〔医学〕, 命令的観念.

im·per·at·or·in [ìmpərάtərin] インペラトリン $C_{16}H_{14}O_4$ (*Ammi majus* から抽出された結晶物質で, 皮膚白斑症に用いた).

im·per·cep·tion [ìmpə:sépʃən] 無知覚, 無感覚, 知覚低下〔医学〕.

im·per·fect [impə́:fikt] 不完全の.
i. closure 不完全閉鎖〔医学〕.
i. concord 不完全協和音.
i. field 不完全体.
i. flower 不完全花(一花中に雄シベまたは雌シベのいずれか一方だけを備えた花).
i. fungus 不完全菌類, = Fungi imperfecti.
i. gas 不完全気体, = real gas.
i. instinct 不完全本能.
i. leaf 不完全葉(葉身, 葉柄, 托葉のうちのどれかを欠く葉).
i. lung inflation 肺換気不全〔医学〕.

i. stage 不完全期.
i. state 不完全状態.
i. ventricular septum 不完全心室中隔〔医学〕.
im·per·fo·rate ［impə́:fəreit］ 閉鎖性〔医学〕, 閉塞した, 無孔の.
i. anus 肛門閉鎖〔症〕〔医学〕, 鎖肛, 無孔肛門, 肛門閉塞.
i. cervix 閉鎖頸管〔医学〕.
i. choana 閉鎖後鼻孔〔医学〕.
i. hymen 処女膜閉鎖〔医学〕.
i. vagina 〔閉〕鎖腟〔医学〕, 腟閉鎖〔症〕〔医学〕.
im·per·fo·ra·tion ［impə̀:fəréiʃən］ 閉鎖〔症〕〔医学〕, 不穿孔, 無孔, 閉塞.
im·pe·ri·al ［impíəriəl］ 帝王の.
i. drink 帝王水(二酒石酸カリウム, クエン酸ソーダ, 砂糖, 果汁とを混じたアルカリ性飲料), = potus imerialis.
i. green = copper acetoarsenite.
i. measure 英国式液量〔医学〕.
i. pint 20液量オンス.
i. quart イギリスのクォート(アメリカの量よりは20%多い. アメリカで57.749立方インチ, イギリスで69.355立方インチ).
i. yellow インペリアルイエロー, = aurantia.
im·per·i·a·line ［impériəlin］ インペリアリン $C_{35}H_{60}NO_4$ (ユリ科バイモ属植物 *Fritillaria* の球茎から得られる結晶アルカロイド).
im·pe·ri·ous ［impíəriəs］ 強迫的な, 命令的な, = imperative.
im·per·me·a·bil·i·ty ［impə̀:miəbíliti］ 不透過性〔医学〕, 不浸透性. 形 impermeable.
im·per·me·a·ble ［impə́:miəbl］ 不通過性の, 不浸透性の.
i. junction 不透過性細胞間結合.
i. stricture 不透過性狭窄.
im·per·me·phane ［impə́:mifein］ 透明包帯用材.
im·per·vi·ous ［impə́:viəs］ 不浸透性の, 不通気性の.
i. water proofing 不通気性防水〔医学〕.
im·pe·ti·gi·na·tion ［ìmpitìʤinéiʃən］ 膿痂疹化, = impetiginization.
im·pe·ti·gi·ni·za·tion ［ìmpitìʤinizéiʃən］ 膿痂疹化.
im·pe·tig·i·nous ［ìmpitíʤinəs］ 膿痂疹〔性〕の.
i. syphilid 梅毒性膿痂疹, 膿痂疹性梅毒疹, = ecthymatous syphilid(e), impetigo syphilitica.
im·pe·ti·go ［ìmpitáigou］ 膿痂疹〔医学〕, = serum pox.
i. albostaphylogenes 白色ブドウ球菌性膿痂疹 (Dohi).
i. Bockhart ボックハルト膿痂疹.
i. bullosa 水疱性膿痂疹.
i. circinata 連圏状膿痂疹.
i. contagiosa 伝染性膿痂疹(とびひ), = impetigo vulgaris.
i. contagiosa bullosa 水疱性伝染性膿痂疹, = Corlett pyosis.
i. contagiosa staphylogenes = Bockhart impetigo.
i. crustosa 痂皮性膿痂疹.
i. eczematodes 湿疹性膿痂疹, = pustular eczema.
i. follicularis 毛包性膿痂疹.
i. gangraenosum 壊疽性膿痂疹.
i. herpetiformis 疱疹状膿痂疹(膿疱性乾癬の一型. Hebra).
i. neonatorum 新生児膿痂疹, = pemphigus neonatorum, pemphigoid.
i. parasitaria 寄生性膿痂疹.
i. primarum viarum = sprue.
i. simplex 単純性膿痂疹, = impetigo staphylogenes.
i. staphylogenes ブドウ球菌性膿痂疹 (Unna).
i. streptogenes レンサ球菌性膿痂疹.
i. syphilitica 梅毒性膿痂疹, = pustular syphilis.
i. variolosa 痘瘡性膿痂疹.
i. vulgaris 尋常性膿痂疹.
im·pe·tus ［ímpitəs］ 劇発作, 衝動, 侵襲, 粗暴. 形 impetuous.
i. coeundi 粗暴性交.
impf·ma·lar·ia ［ìmpfməléəriə］ 接種マラリア.
impf·tet·a·nus ［ímpftetənəs］ 接種破傷風.
im·pi·la·tion ［ìmpiléiʃən］ 堆積, = rouleau formation.
im·pinge·ment ［impínʤmənt］ 衝突, はさみ込み.
i. exostosis 衝突性外骨腫.
i. sign インピンジメント徴候.
i. syndrome インピンジメント症候群, = supraspinatus syndrome.
i. test インピンジメント試験.
im·pin·ger ［impínʤər］ 塵埃(じんあい)計〔医学〕, インピンジャー(空気中の塵埃微粒数を計測する装置で一定量の空気を水中で運動させ, その中の塵埃微粒を集めて鏡検するための装置で jet dust counter, konimeter, precipitator なども同一の目的に用いられる).
Im·pla·cen·tal·ia ［ìmpləsentǽliə］ 無胎盤動物.
im·plant ［ímplænt］ ①移植. ②充填. ③ラジウム挿入管. ④ペレット. ⑤挿入物〔医学〕, 埋入物〔医学〕.
i. arthroplasty インプラント関節形成〔術〕.
i. denture インプラント義歯〔医学〕, インプラントデンチャー(嵌植義歯).
i. denture substructure 嵌植義歯下部構造.
i. denture superstructure 嵌植義歯上部構造.
implantable cardioverter 植え込み型カルジオバータ〔医学〕.
implantable cardioverter defibrillator (ICD) 植込み型除細動器.
implantable electrode 植え込み電極.
implantable pacemaker 植込み〔式〕ペースメーカ.
im·plan·ta·tio ［ìmplæntéiʃiou］ 着床〔医学〕, 内移植, = implantation.
i. tubae 卵管移植〔術〕.
im·plan·ta·tion ［ìmplæntéiʃən］ ①〔体〕内移植〔医学〕. ②納入(骨頭部の). ③挿入術(神経の). ④着床(胚子の)〔医学〕, = nidation. ⑤移植培養, = inculturing.
i. bleeding 着床出血〔医学〕.
i. cone (神経軸索が神経元に付着する膨大部).
i. cyst ①移植嚢胞. ②内植性嚢胞.
i. dermoid 侵入性皮様腫(外胚葉細胞が外傷部から侵入して生ずるもの).
i. electrode 植え込み電極〔医学〕.
i. graft 内移植(肉芽腫組織中へ皮膚小片を移植すること).
i. metastasis 接種転移〔医学〕.
i. of fallopian tube 卵管移植〔術〕〔医学〕.
i. of ovum 卵子着床〔医学〕.
i. of ureter 尿管造設.
i. of ureter into skin 尿管皮膚瘻造設術〔医学〕.
i. tablet 皮下埋没用錠剤〔医学〕.
implanted condition 骨植状態〔医学〕.
implanted electrode 植え込み電極〔医学〕.
implanted suture 植込み縫合.
im·plant·er ［implǽntər］ インプランター(抗酸菌

療法終了後,長期にわたり抗酸菌を腸内に保菌する患者).
im·pli·cate [ímplikeit] 意味する，暗に示す.
im·pli·ca·tion [ìmplikéiʃən] ① 含意(明言はないが，意義が示唆されていること). ② 推論. ③ 巻き添え. 動 implicate.
im·plic·it [implísit] 暗黙の，含蓄の.
i. function 陰関数.
im·plo·sion [implóuʒən] ① 内的破砕療法. ② 内破 [医学].
implosive therapy 刺激被曝療法 [医学]，内破療法.
im·pon·der·a·ble [impándərəbl] 重さのない，不可量的の. 名 imponderability.
imported infectious disease 輸入感染症(わが国には常在しないか，あってもまれな感染症が，これらの常在する国への渡航者や，その国からの輸入食品によってわが国に持ち込まれた場合，それを輸入感染症という. 赤痢，コレラ，腸チフス，マラリアなど).
imported tropical disease 輸入熱帯病(輸入感染症のうち，マラリア，デング熱など熱帯地方に多い疾患を発病する場合このようにいわれる).
imposed insanity 強制精神病.
im·po·tence [ímpətəns] 陰萎，インポテンス [医学](勃起不全),性交不能症(現在では一般に erectile dysfunction (ED)の語が用いられる)，= impotency, asynodia, invirility.
im·po·ten·cy [ímpətənsi] 性交不能〔症〕[医学].
im·po·ten·tia [ìmpəténʃiə] 陰萎，性交不能症，= impotence.
i. coeundi 性交不能〔症〕.
i. erigendi 勃起不能〔症〕.
i. generandi 生殖不能〔症〕[医学]，受胎不能〔症〕.
im·preg·nant [imprégnənt] 含浸剤 [医学].
im·preg·nate [imprégneit] ① 浸透させる(染色液などを). ② 受胎させる.
impregnated electrode 薬物注入電極，= therapeutic electrode.
im·preg·na·tion [ìmpregnéiʃən] ① 精子進入. ② 透浸(色染などの)，含浸.
i. route 精子進入路 [医学].
im·pressed [imprést] 感受した，感動された.
i. electric field 外電場(外部作用により電気体系に現れる電場).
i. variation 印象変異(外界の環境の相違による変異).
im·pres·si·bil·i·ty [imprèsibíliti] 記銘力 [医学](記憶のうち，特に新しい印象をとりこむ能力. Wernicke). 形 impressible.
im·pres·sio [impréʃiou] 圧痕. 複 impressiones.
i. cardiaca [L/TA] 心圧痕，= cardiac impression [TA].
i. carotica 頸動脈圧痕.
i. colica [L/TA] 結腸圧痕，= colic impression [TA].
i. costae primae 第1肋骨圧痕.
i. duodenalis [L/TA] 十二指腸圧痕，= duodenal impression [TA].
i. gastrica [L/TA] 胃圧痕，= gastric impression [TA].
i. gyrorum 脳回圧痕.
i. hepatica 肝臓圧痕(腎表面の).
i. ligamenti costoclavicularis [L/TA] 肋鎖靱帯圧痕，= impression for costoclavicular ligament [TA].
i. muscularis 筋圧痕(大腰筋表面に腎が接触して生ずる).
i. oesophagea 食道圧痕(肝の).
i. oesophageale [L/TA] 食道圧痕，= oesophageal impression [TA].
i. petrosa 錐体圧痕.
i. petrosa pallii 外套錐体圧痕(側頭骨錐体上縁によってできる大脳半球下部表面の圧痕).
i. renalis [L/TA] 腎圧痕，= renal impression [TA].
i. suprarenalis [L/TA] 副腎圧痕(肝右葉下面の)，= suprarenal impression [TA].
i. trigeminalis [L/TA] 三叉神経圧痕，= trigeminal impression [TA].
i. trigemini 三叉神経圧痕(ガセル神経節を包容する側頭骨錐体部の圧痕).
im·pres·sion [impréʃən] ① 印象(歯科で用いる)，型穴. ② 圧痕，陥凹 [医学]. ③ 圧入法(眼科) [医学]. ④ 印象(精神または身体に外界からの影響が残ること).
i. area 印象域(部).
i. for costoclavicular ligament [TA] 肋鎖靱帯圧痕，= impressio ligamenti costoclavicularis [L/TA].
i. fracture 嵌入骨折 [医学].
i. gooving knife 印象塑溝刀.
i. making 印象採得 [医学].
i. material 印象材 [医学].
i. method 印象法.
i. molding 積層形成形.
i. preparation 印象標本，スタンプ標本，捺印標本 [医学](組織片を軽く載せガラスの上に押し当ててつくった標本).
i. taking 印象採得〔法〕[医学]，= impression making.
i. tonometer 圧入眼圧計 [医学].
i. tonometry 圧入眼圧測定〔法〕[医学].
i. tray トレー，印象用トレー [医学].
impressiones digitatae [L/TA] 指圧痕*，= impressions of cerebral gyri [TA].
impressiones gyrorum [L/TA] 指圧痕*，= impressions of cerebral gyri [TA].
impressions of cerebral gyri [TA] 指圧痕*，= impressiones digitatae [L/TA], impressiones gyrorum [L/TA]，脳隆起*，= juga cerebralia [L/TA].
im·prim·i·tive [imprímitiv] 非原始の.
i.-group 非原始群.
imprinted gene 刷り込み遺伝子 [医学].
im·print·ing [imprínttiŋ] 捺印，刻印づけ，刷り込み [医学].
im·pro·cre·ance [impróukriəns] 生殖不能，= impotence. 形 procreant.
im·prop·er [imprápər] ① 不当な，誤った. ② 非固有.
i. fraction 仮分数(分子が分母より大きい値をもつ分数で，真分数に対立する語). ↔ proper fraction.
im·prove·ment [imprú:vmənt] ① 改善，改良. ② 病状軽減.
im·prov·er [imprú:vər] 向上剤 [医学].
improvised splint 補助副子 [医学].
im·pu·ber·ism [impjú:bərizəm] 無陰毛症，未成熟，青春前期. 形 impuberal, impubic.
im·pulse [ímpʌls] ① 衝動，インパルス，衝撃(原子核，宇宙線). ② 欲求(精神) [医学]. ③ 力積(力の大きさと，これが作用する時間との積).
i.-conducting fiber 刺激伝導線維，= Purkinje fibers.
i. conducting system 興奮伝導系 [医学]，刺激伝導系 [医学](Tawara).
i. conduction 興奮伝導.
i. control disorder 衝動調節障害.
i. of detumescence 射精欲.
i. of orientation 指南衝動.
i.-ridden personality 衝動的人格 [医学].
i. wave 衝撃波，= pulse.

im·pul·sion [impʌ́lʃən] 欲求. 形 impulsive.
im·pul·sive [impʌ́lsiv] 衝動的(衝動行為), 衝動的な [医学].
i. act 衝動〔的〕行為 [医学].
i. action 欲動行為 [医学], 衝動行為.
i. behavior 衝動〔的〕行動 [医学].
i. insanity 衝動〔的〕精神病.
i. neurosis 衝動神経症 [医学].
im·pul·sive·ness [impʌ́lsivnis] 衝動性 [医学].
im·pure [impjúər] 不純の, 夾雑の. 名 impurity.
i. cardiac sound 不純心音.
i. diction 不純用語.
i. flutter 不純粗動 [医学] (収縮が周期により異なるもの).
i. mixture 不純混合物.
i. mood (憤怒, 憎悪のような感情を対象に向かってもつこと).
im·pur·i·ty [impjú:riti] 不純物 [医学].
im·pu·ta·bil·i·ty [impjù:təbíliti] ① 原因遡及性. ② 非難可能性.
imputed negligence 帰責過失 [医学].
im-py·eng [im páiəŋ] (朝鮮においてみられる伝染性腸チフス), = collapsing typhus.
Imre, Josef [imréi] イムレー(1884-1946, ハンガリー・ブダペストの眼科医).
I. treatment イムレー療法(色素性網膜炎の治療として亜硝酸アミルを隔日数週間吸入する法).
IMRT intensity modulated radiation therapy 強度変調放射線治療の略.
i·mu [í:mu:] イム(日本アイヌ民族が用いた呼称で, 感情性ショックから精神運動暴発を起こす状態).
IMV intermittent mandatory ventilation 間欠的強制換気の略.
IMVIC test インヴィック試験(腸内細菌の鑑別分類に用いられる試験で, indole, methyl red, Voges-Proskauer, citrate 試験を略した語).
In indium インジウムの元素記号(原子番号 49, 原子量 114.82, 質量数 113, 115, 原子価 3).
^{111}In indium-111 インジウム-111 の略.
^{113m}In indium-113m インジウム-113m の略.
in- [in] ① 内へ, 内に, 否定, 増強などの意を表す接頭語. ② ino- に同じ接頭語.
-in [in] 中性窒素性化合物(protein)または苦味剤, エステル(palmitin), または配糖体および中性化学的物質の名称に用いる接尾語. →-ine.
in ① 内へ, 中へ, 増強, 時間を表す前置詞. ② inch インチの略(in^2 は平方インチ square inch, in^3 は立方インチ cubic inch の記号).
i. articulo mortis 臨終に(死に際する瞬間).
i.-between stage 中間期 [医学].
i. dies 毎日, = daily.
i. dubio pro reo 疑わしきは被告人の利益に.
i. extremis 臨終に, 死に際して.
i.-frame mutation インフレーム変異 [医学].
i.-hospital publications 院内報 [医学].
i.-hospital training 院内教育 [医学].
i. knee X 脚, 外反膝, = genu valgum.
i. placibis 局面性, = en plaque.
i. silico インシリコ, コンピュータ上で(生体内現象・反応の実験で, コンピュータを用いたシミュレーションであることを指す).
i. silico biology インシリコバイオロジー, = bioinformatics.
i. situ [L] 自然位 [医学], その位置のまま, 同所発生部位の, 正常所在の, インサイチュー, = in position.
i. situ hybridization (ISH) インサイチューハイブリダイゼーション [医学].
i. situ hybridization method インサイチューハイブリダイゼーション法(mRNA をその組織や細胞の形態を保ったまま検出する方法).
i. situ immune complex formation インサイチュー免疫複合体形成 [医学].
i. suspenso 不定の, 未定の.
i. tabula 机上で, 剖検台上で.
i.-transit metastasis イントランジットメタスタシス, 移動中転移巣.
i. utero 子宮内に.
i. vacuo 真空の [医学], 真空内に.
i. vitro [L] 試験管内の, 試験管内で. ↔ in vivo.
i. vitro analysis 〔試験〕管内分析 [医学].
i. vitro antigenicity 試験管内抗原性 [医学].
i. vitro counting 試験管内測定 [医学].
i. vitro culture 試験管内培養.
i. vitro experiment 試験管内実験 [医学].
i. vitro fertilization (IVF) 体外受精, = extracorporeal fertilization.
i. vitro fertilization and embryo transfer (IVF-ET) 体外受精胚移植 [医学].
i. vitro label(l)ing 試験管内標識 [医学].
i. vitro packaging method 試験管内包み込み法 [医学].
i. vitro radioassay インビトロラジオアッセイ(RI を利用して種々の生体内微量物質の測定をインビトロで行う方法).
i. vitro test 試験管内試験 [医学].
i. vivo [L] 生体内で. ↔ in vitro.
i. vivo analysis 生体内分析 [医学].
i. vivo antigenicity 生体内抗原性 [医学].
i. vivo counting 生体内測定 [医学].
i. vivo culture インビボ培養.
i. vivo evaluation 生体内評価 [医学].
i. vivo experiment 生体内実験 [医学].
i. vivo label(l)ing 生体内標識 [医学].
i. vivo nuclear medicine study 生体内核医学検査.
INA (1935年に制定された国際解剖学用語), = Jena Nomina Anatomica.
in·a·bil·i·ty [inəbíliti] 無力, 無能 [医学].
i. to relax リラックス不能 [医学].
in·ac·ces·si·bil·i·ty [ìnæksèsibíliti] 非疎通性 [医学].
inaccessible antigen 潜在抗原 [医学], 接触不能抗原.
in·a·cid·i·ty [ìnəsíditi] 無酸〔症〕[医学], 胃酸欠乏〔症〕[医学].
in·ac·tion [inǽkʃən] 反応低下 [医学], 反応鈍麻(正常の刺激に対する反応欠如). 形 inactive.
in·ac·ti·vate [inǽktiveit] 不活〔性〕化する [医学].
i. phase 休止期 [医学].
inactivated poliovirus vaccine (IPV) 不活化ポリオウイルスワクチン.
inactivated serum 非働化血清.
inactivated vaccine 不活化ワクチン [医学] (ホルマリンなどで感染力を消失させた微生物を用いたワクチン. 細菌外毒素を無毒化したもの. 人工ワクチンも含まれる), = killed vaccine.
inactivated virus 不活化ウイルス.
inactivated virus vaccine 不活化ウイルスワクチン [医学].
in·ac·ti·va·tion [inæktivéiʃən] 非働化, 失活, 不活〔性〕化(血清の活動性を熱を加えて撲滅すること). 形 inactive.
i. dose 不活性化線量 [医学].
i. of complement 補体非働化.
i. process 不活〔性〕化過程 [医学].

I

in·ac·ti·vat·or [inǽktiveitər] 不活〔性〕化薬(体)〔医学〕, 不活〔性〕化物質〔医学〕.
in·ac·tive [inǽktiv] 不活性の〔医学〕, 非活動〔性〕の〔医学〕, 非働性の〔医学〕, 停止中の.
i. charcoal 不活性炭〔医学〕.
i. gas 不活性ガス.
i. hemoglobin 不活性ヘモグロビン〔医学〕, 非活性ヘモグロビン.
i. placebo 不活性プラセボ〔医学〕.
i. precursor 不活性前駆物質〔医学〕.
i. repressor 不活性レプレッサー(調節遺伝子の産物. コリプレッサーと結合して活性レプレッサーを形成し, オペレータに結合することにより転写を阻害するタンパク質), = aporepressor.
i. serum 非活性血清, 不活性血清〔医学〕.
i. tracer 非放射性追跡子〔医学〕.
i. tuberculosis 不活動性結核症(長期にわたり何らの臨床的所見のない型).
i.-X chromosome hypothesis 不活性X染色体説〔医学〕.
in·ac·tiv·i·ty [ìnæktíviti] 不活発〔医学〕, 不動.
i. atrophy 不動性萎縮〔医学〕.
in·act·ose [inǽktous] インアクトース(光学的非動性の植物性糖質).
inadaptation of denture 義歯不適合〔医学〕.
in·ad·e·qua·cy [inǽdikwəsi] 機能不全〔医学〕, 機能障害〔医学〕, 不適, 不全, = insufficiency.
inadequate diet 不適合食〔医学〕, 欠乏食〔医学〕.
inadequate personality 不適人格〔医学〕.
inadequate pulmonary function 肺機能不全〔医学〕.
inadequate stimulus 不適合刺激〔医学〕, 不適当刺激.
in·ad·vert·ent [ìnædvə́:tənt] 不注意な, 不本意な.
in·ae·mia [iní:miə] 線維素血症, = inemia.
in·al·i·ment·al [inæliméntəl] 非栄養性の, 栄養価値のない.
in·al·ter·a·ble [inɔ́:ltərəbl] 不変の, 変えることのできない.
in·an·a·phys·is [ìnænəfísis] 筋線維再生.
in·an·i·mate [inǽnimeit] 生命のない, 無生物の.
in·a·ni·tion [ìnəníʃən] 飢餓による衰弱.
i. acidosis 飢餓〔性〕アシドーシス.
i. atrophy 飢餓性萎縮.
i. fever 飢餓熱〔医学〕(生後1週間程度持続する乳児脱水症による熱病), = dehydration fever.
in·an·i·ty [inǽniti] 空虚.
in·an·ky·lo·glos·sia [inæ̀ŋkiləglɑ́siə] 舌固定.
in·ap·par·ent [ìnəpǽrənt] 不顕性の.
i. infection 不顕〔性〕感染, = subclinical infection.
in·ap·pe·tence [inǽpitəns] 食欲欠乏, 食思不振, = anorexia.
inappropriate hormone 不適合ホルモン.
in·ap·ti·tude [inǽptitju:d] 不適, 無能.
in·arch·ing [inɑ́:tʃiŋ] 呼接(よびつぎ)(接木の一方法).
in·ar·tic·u·late [ìnɑ:tíkjuleit] ① 無関節の. ② 言語不明瞭の.
in·ar·tic·u·late·ness [ìnɑ:tíkjuleitnis] 構語不全〔医学〕(ろれつがまわらない).
in·as·sim·i·la·ble [ìnəsímiləbl] 不同化の. 名 inassimilability.
in·at·ten·tion [ìnəténʃən] 無関心〔医学〕, 注意障害.
in·au·di·bil·i·ty [ìnɔ:dibíliti] 不可聴〔医学〕.
in·au·di·ble [inɔ́:dibl] 不可聴の.
i. sound 不可聴音(聞こえない音).
in·ax·on(e) [inǽksən] イナキソン(神経細胞体から比較的遠位において樹状軸索を形成する長軸ニューロン).
in·born [ínbɔ:n] 生まれつきの(先天性).
i. error of amino acid metabolism 先天性アミノ酸代謝異常〔医学〕.
i. error of carbohydrate metabolism 先天性炭水化物代謝異常〔医学〕.
i. error of lipid metabolism 先天性脂質代謝異常〔医学〕.
i. error of metabolism 先天性代謝異常〔医学〕.
i. error of metal metabolism 先天性金属代謝異常〔医学〕.
i. error of purine-pyrimidine metabolism 先天性プリン・ピリミジン代謝異常〔医学〕.
i. error of renal tubular transport 先天性尿細管輸送異常〔医学〕.
i. hepatorenal dysfunction 先天性肝腎機能不全〔医学〕.
i. immunity 自然免疫〔医学〕, = innate immunity.
i. lysosomal disease 先天性リソソーム病.
i. reflex 生まれつきの反射, = unconditioned reflex.
i. toxoplasmosis 先天性トキソプラズマ症(妊婦の感染により胎盤経由で胎児に移行し, 出生後に発病するもの).
i. variation 先天変異.
in·bred [inbréd] ① 同系交配の. ② 近親交配の. ③ 近交の〔医学〕, 近交系動物〔医学〕.
i. animal 近交系動物〔医学〕, 純系動物, 同系動物.
i. line 近交系〔医学〕(マウスやラットでは兄妹交配を20世代以上継続して行っている系統), = inbred strain.
i. mice 近交系マウス.
i. mouse 近交系マウス(兄妹交配を20世代以上に行った, 99.9%以上の遺伝子がホモ接合状態となった同一の遺伝子組成を有するマウスの系統).
i. strain 近交系〔医学〕(兄妹交配を繰り返すことにより, ヘテロ接合型が減少し, ホモ接合型が上昇し, 遺伝的に均一な個体を再生産する目的で開発されたマウスの系統).
i. strain of mouse 近交系マウス〔医学〕(兄妹交配を20世代以上継続して行っている系統マウス).
i. strain of rat 近交系ラット〔医学〕.
in·breed·ing [inbrí:diŋ] ① 近親交配〔医学〕, 同系交配(植物または動物における近縁の交配. 遺伝実験における親子, 兄妹, 姉弟などを交配させる). ② 血族結婚, = consanguinity.
i. coefficient 近交係数〔医学〕.
i. depression 近交弱勢〔医学〕.
Inca bone [íŋkə bóun] インカ骨, = incarial bone.
In·cal·car·ea [ìnkælkéəriə] 非石灰海綿類.
in·cal·lo·sal [ìnkəlóusəl] 脳梁欠損の(多くは痴呆にみられる状態).
in·can·des·cence [ìnkændésəns] 白熱, = white heat.
in·can·des·cent [ìnkændésənt] 白熱の, = white hot.
i. lamp 白熱ランプ, 白熱電球(電流のジュール熱を利用して金属線を加熱発光させる一種の電球), = incandescent electric lamp.
in·can·ous [ínkənəs] 霜白の, = hoary white.
in·ca·pac·i·ty [ìnkəpǽsiti] 廃疾, 作業不能, 不能〔状態〕.
i. for responsibility 責任無能力〔医学〕.
in·car·cer·at·ed [inkɑ́:səreitid] かん(嵌)頓した

〔医学〕.
i. calculus 嚢包性結石，= encysted calculus.
i. external hemorrhoids かん（嵌）頓性外痔核〔医学〕.
i. hemorrhoid 嵌頓痔核.
i. hernia 嵌頓ヘルニア（ヘルニア門で絞扼されて整復し得ないもの）.
i. internal hemorrhoids かん（嵌）頓性内痔核〔医学〕.
i. placenta 嵌頓胎盤.
i. sepsis 伏在性敗血症.
i. stone かん（嵌）頓結石〔医学〕.
in·car·cer·a·tion [inkɑ̀:səréiʃən] 嵌頓〔症〕. 形 incarcerated.
i. of placenta かん（嵌）頓胎盤〔医学〕，胎盤かん（嵌）頓.
i. of pregnant retroflexed uterus 後屈妊娠子宮かん（嵌）頓〔症〕〔医学〕.
i. of pregnant uterus 妊娠子宮嵌頓症.
i. of prolapsed uterus 子宮脱かん（嵌）頓〔症〕〔医学〕.
i. of testicle 精巣（睾丸）嵌頓.
i. of uterus 子宮かん（嵌）頓〔症〕〔医学〕.
i. symptom 嵌頓症状（腎の茎捻転によると考えられている腎疼痛，胃痛，発熱，虚脱などの症候群），= Dietl crisis.
in·car·ial bone [inkéiriəl bóun] インカ骨（後頭骨と頭頂骨間にみられる縫合骨の１種で，インカ人に多くみられたことからこの名がある），= os interparietale, os incae.
in·car·nant [inkɑ́:nənt] 肉芽腫形成促進薬，= incarnative.
in·car·na·tin [inkɑ́:nətin] インカルナチン $C_{21}H_{20}O_{12}$–$3H_2O$（マメ科植物 *Trifolium incarnatum* の葉にある配糖体）.
incarnatio unguis 爪嵌頓，爪刺，= ingrowing toenail.
in·car·na·tive [inkɑ́:nətiv] ① 肉芽腫形成促進の. ② 肉芽腫形成促進薬.
incasement theory 被包説，入れ子説，= preformation theory.
incasing cell 被包細胞（舌味覚細胞の周囲にある単層紡錘形細胞）.
in·cen·di·a·rism [inséndiərizəm] 放火狂.
in·cen·di·ar·y [inséndiəri] 焼夷性の.
i. bomb 焼夷弾.
in·cen·tive [inséntiv] 誘因〔医学〕，動機〔医学〕，= incentivus, provocative.
in·cep·tion [insépʃən] 発端，着手，初期，= beginning.
in·cer·tae se·dis [insə́:ti: si:dis] 所属位置不明（分類学上）.
in·cest [ínsest] 血族性交，近親相姦〔医学〕. 形 incestuous.
inch [íntʃ] インチ（1フィートの1/12＝2.54cm）.
inch·a·ca·o [ìntʃəkɑ́:ou] 脚気（ブラジル語），= beriberi.
inch·worm [íntʃwə:m] 尺取り虫.
in·ci·dence [ínsidəns] ① 発生，出現. ② 頻度，出現率，発生率〔医学〕. ③ 入射（ある媒質内に進む放射線がほかの媒質の境界面に達するときに起こる現象）.
i. of illness 疾病の発生〔医学〕.
i. rate 発生率，出現率，疾病発生率，罹患率.
in·ci·dent [ínsidənt] インシデント（本来の意味は事件，出来事. 患者に障害を及ぼすまでに至らない，医療上のミスをいう. ニアミス，ヒヤリ・ハットともいわれる）.
i. light 入射光線.
i.-light fluorescence microscope 落射〔式〕蛍光顕微鏡（励起光を対物レンズを通して試料の上から照射し，その結果生じた蛍光を同じ対物レンズで結像させ観察する装置）.
i. normal 入射点の法線，入射法線.
i. point 入射光点.
i. ray 入射光線，投（入）射線（物体に向かって投射された光線で，反射する前の部分をいう），= incident light.
in·ci·den·tal [ìnsidéntəl] 随伴性の，偶然の，付帯の.
i. carcinoma 偶然発見癌〔医学〕.
i. color 残像，= incidental image.
i. host 偶生宿主，付随宿主.
i. image 残像，= after-image.
i. learning 偶発〔的〕学習.
i. mention 仮公表〔医学〕.
i. parasite 偶発性寄生虫，付随寄生体寄生〔虫〕〔医学〕.
in·ci·den·ta·lo·ma [ìnsidèntəlóumə] 偶然腫瘍，偶然発見腫瘍〔医学〕.
incinerate sterilization 焼却滅菌〔医学〕.
in·ci·ner·a·tion [insìnəréiʃən] ① 灰化〔医学〕，焼却. ② 火葬.
in·cin·er·a·tor [insínəreitər] 焼却炉〔医学〕.
in·cip·i·ent [insípiənt] 初期の〔医学〕. 名 incipience, incipiency.
i. abortion 開始流産〔医学〕.
i. caries 初期（初発）う蝕.
i. cataract 初発白内障，初期白内障.
i. plasmolysis 初発原形質融解.
i. schizophrenia 初期統合失調症.
i. tuberculosis 初期結核.
i. wilting しおれ始め，初発しおれ.
in·ci·sal [insáizəl] 切歯の，切端の.
i. angle 切歯角，截端稜角（歯冠の側面の一つが切歯面となす角）.
i. cavity 切歯窩洞.
i. edge 切縁.
i. guidance 切歯誘導〔医学〕.
i. guidance table 切歯誘導板〔医学〕.
i. guide angle 切歯路角〔医学〕.
i. margin [TA] 切縁，= margo incisalis [L/TA].
i. path 切歯路〔医学〕.
i. point 切歯点.
i. point angle 切歯尖角.
i. surface 切面.
i. third 切端三分の一.
i. tooth 切歯，= incisor.
i. wall 切端（縁）壁，切歯壁.
i. wear 切端消耗.
i. guide angle 切歯路角.
in·cise [insáiz] 切開する.
in·cised [insáizd] 深裂の，鋭浅裂.
i. stab wound 刺切創.
i. wound 切創〔医学〕.
in·ci·sion [insíʒən] 切開〔術〕〔医学〕（人体の外科的手術において切り開くことで，その部位，器官，形状，方向，または最初に考案して用いた外科医の姓名などの形容詞を付けるのが常習である）.
i. and drainage (I & D) 切開排液.
i. line 切開線〔医学〕.
i. scissors 切開ばさみ（鋏）〔医学〕.
incisional biopsy 切除生検〔医学〕，切開生検（腫瘍などを切開し，その組織の一部のみを生検する方法）. ↔ excisional biopsy.
incisional hernia 瘢痕ヘルニア〔医学〕，切開創ヘルニア.

in·ci·sive ［insáisiv］ ① 鋭利な. ② 切歯の.
i. bone ［TA］ 切歯骨, = os incisivum ［L/TA］.
i. canal cyst 切歯管嚢胞 ［医学］.
i. canals ［TA］ 切歯管（切歯孔から鼻窩に達する上顎骨の管）, = canales incisivi ［L/TA］.
i. duct ［TA］ 切歯管, = ductus incisivus ［L/TA］.
i. edge 切縁, = cutting edge.
i. foramen 切歯孔 ［医学］.
i. foramina ［TA］ 切歯孔, = foramina incisiva ［L/TA］.
i. fossa ［TA］ 切歯窩, = fossa incisiva ［L/TA］.
i. nerve 切歯神経.
i. papilla ［TA］ 切歯乳頭, = papilla incisiva ［L/TA］.
i. recess 切歯陥凹（切歯管の直上部に位する鼻中隔の窩）.
i. suture ［TA］ 切歯縫合（胎児にみられる前上顎骨と上顎骨との縫合で出産直前に消失する）, = sutura incisiva ［L/TA］.
i. tooth 切歯 ［医学］.
in·cis·i·vus ［insísivəs］ 切歯の.
in·ci·so·la·bi·al ［insàizouléibiəl］ 切端および唇側壁の（歯窩洞の）.
in·ci·so·lin·gu·al ［insàizəlíŋgwəl］ 切端および舌側壁の（歯窩洞の）.
in·ci·so·prox·i·mal (IP) ［insàizəpráksiməl］ 切端および近位壁の.
in·ci·sor ［insáizər］ 切歯（門歯）, = dens incisivus.
i. canal 切歯管, = anterior palatine canal, incisive canals.
i. crest 切歯稜（上顎骨鼻稜の前方延長部）.
i. foramen 正中切歯孔, = median foramen, Scarpa f..
i.-form canine 切歯形犬歯（反芻類動物における）.
i. path 切歯経路.
i. tooth ［TA］ 切歯, = dens incisivus ［L/TA］.
in·ci·su·ra ［ìnsisjú:rə］ ［L/TA］切痕, = notch ［TA］. 複 incisurae.
i. acetabuli ［L/TA］ 寛骨臼切痕, = acetabular notch ［TA］.
i. angularis ［L/TA］ 角切痕（X線像にみられる胃体部より幽門部への移行部にみられる, 胃小弯の陥凹）, = angular incisure ［TA］.
i. anterior ［L/TA］ 前切痕, = anterior notch ［TA］.
i. anterior auris 前耳介切痕.
i. apicis cordis ［L/TA］ 心尖切痕, = notch of cardiac apex ［TA］.
i. cardiaca 心臓切痕.
i. cardiaca pulmonis sinistri ［L/TA］〔左肺の〕心切痕, = cardiac notch of left lung ［TA］.
i. cardialis ［L/TA］ 噴門切痕, = cardial notch ［TA］.
i. cartilaginis meatus acustici ［L/TA］ 外耳道軟骨切痕, = notch in cartilage of acoustic meatus ［TA］.
i. cartilaginis meatus acustici externi Santorini サントリニ外耳道軟骨切痕, = incisura Santorini.
i. cerebelli anterior 前小脳切痕.
i. cerebelli posterior 後小脳切痕.
i. clavicularis ［L/TA］ 鎖骨切痕, = clavicular notch ［TA］.
i. costalis ［NA］ 肋骨切痕.
i. ethmoidalis ［L/TA］ 篩骨切痕, = ethmoidal notch ［TA］.
i. fastigii 室頂切痕（発育中の小脳層の脳室面にある横溝）.
i. fibularis ［L/TA］ 腓骨切痕, = fibular notch ［TA］.
i. frontalis ［L/TA］ 前頭切痕（孔）, = foramen frontale ［L/TA］, frontal notch (foramen) ［TA］.
i. frontalis lateralis 外側前頭切痕.
i. frontalis medialis 内側前頭切痕.
i. hepatica 肝臓切痕.
i. interarytenoidea ［L/TA］ 披裂間切痕, = interarytenoid notch ［TA］.
i. interarytenoideae 披裂間切痕.
i. interlobularis 葉間切痕（肝臓を左右両葉に分ける溝）.
i. intertragica ［L/TA］ 珠間切痕, = intertragic incisure ［TA］, intertragic notch ［TA］.
i. ischiadica major ［L/TA］ 大坐骨切痕, = greater sciatic notch ［TA］.
i. ischiadica minor ［L/TA］ 小坐骨切痕, = lesser sciatic notch ［TA］.
i. jugularis ［L/TA］ ① 頸静脈切痕, = jugular notch ［TA］. ② 頸切痕, = jugular notch ［TA］, suprasternal notch ［TA］. ③ 頭頂切痕.
i. jugularis ossis occipitalis ［NA］ 後頭骨頸静脈切痕.
i. jugularis sternalis ［NA］ 頸切痕.
i. lacrimalis ［L/TA］ 涙骨切痕, = lacrimal notch ［TA］.
i. ligamenti teretis ［L/TA］ 肝円索切痕, = notch for ligamentum teres ［TA］.
i. ligamenti teretis hepatis ［NA］ 肝円索切痕.
i. mandibulae ［L/TA］ 下顎切痕, = mandibular notch ［TA］.
i. mastoidea ［L/TA］ 乳突切痕, = mastoid notch ［TA］.
i. nasalis ［L/TA］ ① 鼻切痕, = nasal notch ［TA］. ② 鼻骨縁.
i. of Schmidt-Lantermann シュミット・ランテルマン切痕（有髄神経線維の髄鞘にみられる斜線）, = incisura of Lantermann.
i. of tentorium ［TA］ テント切痕, = incisura tentorii ［L/TA］.
i. pancreatis ［L/TA］ 膵切痕, = pancreatic notch ［TA］.
i. parietalis ［L/TA］ 頭頂切痕, = parietal notch ［TA］.
i. poplitea extensoria 伸側膝窩切痕.
i. poplitea flexoria 屈側膝窩切痕.
i. preoccipitalis ［L/TA］ 後頭前切痕, = preoccipital notch ［TA］.
i. pterygoidea ［L/TA］ 翼突切痕, = pterygoid notch ［TA］.
i. pterygopalatina 翼口蓋切痕.
i. pulse 動脈圧が突然下降する脈.
i. radialis ［L/TA］ 橈骨切痕, = radial notch ［TA］.
i. Rivini リビヌス切痕, = incisura tympanica.
i. Santorini サントリニ切痕, = incisura cartilaginis meatus acustici externi.
i. scapulae ［L/TA］ 肩甲切痕（英語名では肩甲上切痕）, = suprascapular notch ［TA］.
i. semilunaris 半月切痕.
i. semilunaris ulnae 〔尺骨の〕半月切痕跡, = incisura trochlearis.
i. sphenopalatina ［L/TA］ 蝶口蓋切痕, = sphenopalatine notch ［TA］.
i. supraorbitalis ［L/TA］ 眼窩上切痕〔孔〕, = foramen supraorbitale ［L/TA］, supra-orbital notch (foramen) ［TA］.
i. temporalis 側頭切痕.
i. tentorii ［L/TA］ テント切痕, = incisura of tentorium, tentorial notch ［TA］.
i. terminalis auricularis ［L/TA］ 分界切痕, = terminal notch of auricle ［TA］.

i. terminalis auris 耳分界切痕.
i. thyreoidea caudalis 下甲状切痕.
i. thyreoidea cranialis 上甲状切痕.
i. thyroidea inferior [L/TA] 下甲状切痕, = inferior thyroid notch [TA].
i. thyroidea superior [L/TA] 上甲状切痕, = superior thyroid notch [TA].
i. tragica 耳珠間切痕, = incisura intertragica.
i. trochlearis [L/TA] 滑車切痕, = trochlear notch [TA].
i. tympanica [L/TA] 鼓膜切痕, = tympanic notch [TA].
i. ulnaris [L/TA] 尺骨切痕, = ulnar notch [TA].
i. umbilicalis 臍切痕.
i. vertebralis 椎骨切痕.
i. vertebralis inferior [L/TA] 下椎切痕, = inferior vertebral notch [TA].
i. vertebralis superior [L/TA] 上椎切痕, = superior vertebral notch [TA].
incisurae costales [L/TA] 肋骨切痕, = costal notches [TA].
incisural herniation テント切痕〔内〕ヘルニア, 鉤ヘルニア.
incisural sclerosis テント切痕性硬化 [医学].
in·cis·ure [insíʒər] 切痕, 切開 [医学], = notch.
in·ci·tant [ínsitənt] 興奮剤, 刺激物.
in·ci·to·gram [insáitəgræm] インサイトグラム(遠心刺激を引き起こす神経状態).
in·cla·va·tion [ìnkləvéiʃən] 楔入, 釘着.
in·cli·ma·ti·za·tion [inklàimætizéiʃən] 永続〔気候〕順応 [医学].
in·cli·na·tio [ìnklinéiʃiou] 傾度, 傾斜. 複 inclinationes.
i. anterior 前傾.
i. lateralis 側傾(左, 右).
i. pelvis [L/TA] 骨盤傾斜, = pelvic inclination [TA].
i. posterior 後傾(踵立).
i. uteri 子宮傾斜.
in·cli·na·tion [ìnklinéiʃən] ① 傾向 [医学], 性癖(精神) [医学]. ② 傾斜(歯の鉛直線からの変位または回転).
i. of pelvis 骨盤〔の〕傾斜 [医学] (身体縦軸と骨盤のそれとのなす角), = obliquity of pelvis.
i. of uterus 子宮傾斜.
in·clined [inkláind] 傾斜した.
i. bite plane 咬合斜面板.
i. bite plate 咬合斜面板 [医学].
i. draft gauge 傾斜通風計 [医学].
i. fold 傾斜褶曲(軸面が傾斜し, 両翼が異なった角度に傾斜する褶曲).
i. plane 斜面板 [医学], 〔傾〕斜面(歯の傾斜した咬合面).
i. plane of cusps 咬頭傾斜, = inclination of cusp.
in·cli·nom·e·ter [ìnklinámitər] ① 伏角計(眼球直径を測る器械). ② 航空用傾斜計.
in·clu·sio [inklú:ʒiou] 封入.
i. fetalis 封入胎児 [医学], 胎児封入, = fetus in fetu.
in·clu·sion [inklú:ʒən] 封入, 封入体 [医学].
i. blennorrhea 封入〔体性〕膿漏 [医学] (新生児のウイルス性眼炎. Lidner が1911年に記載した), = inclusion conjunctivitis.
i. body 封入体(ウイルスやクラミジア感染細胞において染色によって核内や細胞質内に認められる小体で, これら微生物の素材や細胞変性産物の集合領域), = leucocyte inclusion.
i. body disease 封入体病 [医学].
i. body encephalitis 封入体脳炎 [医学].
i. body myositis 封入体筋炎.
i. cell 封入体細胞.
i. cell disease 封入体細胞病.
i. conjunctivitis 封入体結膜炎(*Chlamydia trachomatis* による疾患. 5～12日の潜伏期, 結膜の肥厚, 結膜の下円蓋の鶏冠様病変などが特徴で, 常に封入体の存在が証明される).
i. cyst 包蔵嚢胞 [医学], 封入体嚢胞(中胚葉内に封入された上胚葉).
i. dermoid 封入性皮様腫(異組織の包括によるもの).
i. disease 封入体病.
i. masse 包括体.
in·co·ag·u·la·ble [ìnkouǽgjuləbl] 非凝固性の.
in·co·er·ci·ble [ìnkouə́:sibl] 抑制のできない, 強制不能の.
i. vomiting 抑制困難性嘔吐 [医学].
in·co·her·ence [ìnkouhí:rəns] ①〔思考〕散乱. ② 不粘着性, = incongruity. 形 incoherent.
in·co·her·ent [ìnkouhí:rənt] 非連続的の, 不可干渉性の.
i. ideation 支離滅裂な表象(意識の中に次々に着想が入り込んでくるためにはっきりした表象を行うことができない状態), = flow of ideas.
i. speech 滅裂性言語.
in·com·bus·ti·bil·i·ty [ìnkəmbʌ̀stibíliti] 不燃性. 形 incombustible.
incoming beam 入射光束 [医学].
incomitant esotropia 非共同性内斜視 [医学].
incomitant exotropia 非共同性外斜視 [医学].
incomitant strabismus 非共同斜視.
in·com·pat·i·bil·i·ty [ìnkəmpæ̀tibíliti] ① 不適合(血液群または血液型の). ② 禁忌(薬物の). ③ 不和合. 形 incompatible.
i. group 不和合性群(プラスミドの型別).
i. of drug 薬物配合禁忌 [医学].
i. of maternal and fetal blood type 血液型不適合妊娠 [医学].
in·com·pat·i·ble [ìnkəmpǽtibl] 不適合〔の〕[医学].
i. blood transfusion 不適合輸血 [医学].
i. transfusion 不適合輸血(患者の血液型(A, B, AB, O)と一致しない血液型の輸血を行うこと).
in·com·pen·sa·tion [ìnkəmpenséiʃən] ① 無代償. ② 無償.
in·com·pe·tence [inkámpitəns] ① 不全〔症〕. ② 無能, = incompetency. 形 incompetent.
i. of tricuspid valve 三尖弁閉鎖不全 [医学].
in·com·pe·ten·cy [inkámpətənsi] 〔機能〕不全〔症〕[医学].
incompetent cervix 無力頸管 [医学].
in·com·plete [inkəmplí:t] 不全の [医学], 不完全の [医学].
i. abortion 不〔完〕全流産.
i. agglutinin 不完全凝集素(単独では対応抗原を凝集できない凝集素. 生理食塩水中で抗原と反応しても, 凝集塊を作ることができない抗体. おもに IgG 抗体).
i. antibody 不完全抗体 [医学] (凝集反応において抗原結合能を有するが, 凝集活性を示さない抗体をいう. おもに IgG).
i. antigen 不完全抗原(部分的抗原. 特異抗体と反応できるが, 生体に単独で免疫原性をもたない抗原をいう. 例えば, カルジオリピン, ステロイドホルモン, ウルシオール, 人工化合物(DNP 基), 金属などがある), = partial antigen, hapten.
i. ascertainment 不完全把握.

i. atrioventricular block 不完全房室ブロック〔医学〕.
i. atrioventricular dissociation 不完全房室解離.
i. block 不〔完〕全ブロック〔医学〕.
i. blue-yellow blindness 青黄色弱.
i. bundle branch block 不全脚ブロック〔医学〕.
i. cleft lip 不完全唇裂〔医学〕.
i. color blindness 色弱, = amblyopia.
i. combustion 不完全燃焼〔医学〕.
i. compensatory pause 不全代償性休止期〔医学〕.
i. conjoined twins 不完全接着双生児.
i. cure 不全治癒〔医学〕.
i. disinfectant 不全消毒薬(菌体のみに作用し芽胞に影響を与えないもの).
i. dislocation 亜脱臼〔医学〕.
i. dominance 不完全優性〔医学〕.
i. endocardial cushion defect 不完全型心内膜床欠損〔症〕〔医学〕.
i. erythremia 不完全赤血病, = acute erythremia.
i. fistula 不全瘻, = blind fistula.
i. flower 不完全花, = imperfect flower.
i. fracture 不全骨折〔医学〕.
i. Freund adjuvant 不完全フロインドアジュバント〔医学〕.
i. green blindness 緑色弱.
i. harelip 不全唇裂〔医学〕.
i. heart block 不完全ブロック(心ブロックの初期のことで, 伝導時間の延長は心電図により発見される).
i. hemianopsia 不全半盲症.
i. hernia 不完全ヘルニア〔医学〕, = bubonocele.
i. intestinal fistula 不完全腸瘻.
i. inversion 不全子宮内反症〔医学〕.
i. laceration 不全会陰裂傷〔医学〕.
i. left bundle branch block 不全左脚ブロック〔医学〕.
i. luxation 亜脱臼.
i. metamorphosis 不完全変態.
i. paralysis 不全麻痺〔医学〕.
i. penetrance 不完全浸透〔医学〕.
i. pregnancy 不完全妊娠〔医学〕(早期に妊娠が中断されるものをいい, 妊娠満22週未満は流産, 満22週以降満37週未満のものは早産という).
i. procidentia 不全子宮脱〔医学〕.
i. prolapse 不全脱出〔症〕〔医学〕.
i. red blindness 赤色弱.
i. red-green blindness 赤緑色弱.
i. remission 不完全寛解〔医学〕.
i. right bundle branch block 不全右脚ブロック〔医学〕.
i. rupture of uterus 不全子宮破裂〔医学〕.
i. segmentation 不〔完〕全分割.
i. septate vagina 不全中隔腟〔医学〕.
i. sex linkage 不完全伴性〔医学〕.
i. stenosis 不全狭窄〔医学〕.
i. tetanus 不全強縮〔医学〕, 不完全強直.
i. urethral duplication 不完全重複尿管〔医学〕.
i. uterovaginal prolapse 不完全子宮腟脱〔医学〕.
i. vaginal septum 不全腟中隔〔医学〕.
i. virus 不完全ウイルス〔医学〕.
in·com·pres·si·bil·i·ty [ìnkəmprèsibíliti] 非圧縮性〔医学〕.
in·com·pres·si·ble [ìnkəmprésibl] 圧縮不能の, 縮まらない.
i. fluid 非圧縮性流体〔医学〕, 縮まない液体, 縮まない流体(密度が圧力によって変わらないもの).
inconcent murmur 無害性雑音.
in·con·di·tioned [inkəndíʃənd] 無条件の.
i. reflex 無条件反射(食物を口に入れる場合, 消化液が分泌されるように, 無条件に起こる反応).
i. stimulus 無条件刺激(本来はその反射に無関係なものの刺激により反射が起こる場合).
in·con·gru·ent [inkáŋgruənt] 不適合の.
i. articulation 不相同関節(触接面の不同なもの).
i. melting 分解溶融〔医学〕.
in·con·gru·i·ty [ìnkəŋgrú:iti] 適合不良〔医学〕, = incongruence. 形 incongruous.
incongruous hemianopsia 不斉半盲症.
in·con·se·quence [inkánsikwəns] 無関係(因果の関連のないこと). 形 inconsequential.
in·con·stant [inkánstənt] ① 不規則な. ② 不定の.
in·con·ti·nence [inkántinəns] 失禁.
i. of anus 便失禁〔医学〕.
i. of feces 大便失禁〔医学〕.
i. of milk 乳漏, = galactorrhea.
i. of pigment 色素失調〔症〕.
i. of urine 尿失禁〔医学〕.
i. paradoxa 奇異性尿失禁, 矛盾性尿失禁〔医学〕, = paradoxical incontinence.
in·con·ti·nent [inkántinent] 失禁の.
in·con·ti·nen·tia [inkàntinénʃiə] [L] 失禁, 失調〔症〕.
i. alvi 〔大〕便失禁.
i. paradoxa 奇異性尿失禁, 矛盾性尿失禁, = paradoxical incontinence.
i. pigmenti 色素失調〔症〕〔医学〕(① 皮膚色素変化を主徴とする諸種疾患に用いられる述語. ② X-関連性優性遺伝(新生児にみられる特殊な炎症後の色素沈着症で皮膚のほか, 主として外胚葉性の形成異常を伴う)), = Siemens-Bloch pigment dermatosis.
i. pigmenti achromians 無色性色素失調症.
i. pigmenti histologica 組織学的色素失調.
i. urinae 尿失禁(遺尿), = urinary incontinence.
i. urinae paradoxa 奇異性尿失禁, 矛盾性尿失禁.
i. urinae urethralis 尿道性尿失禁.
in·co·or·di·na·tion [inkouɔ:rdənéiʃən] 協調運動障害, 協調不能, 共同運動失調, 失調.
in·cor·po·ra·tion [inkɔ̀:pəréiʃən] ① 結合, 融合(異なった物質を均等塊状物質に組成すること). ② 編入, 合併. ③ 合体, 合成法. ④ 法人〔化〕, 結社. ⑤ 取り込み.
in·cos·ta·pe·di·al [inkàstəpí:diəl] キヌタ・アブミ骨の, = incudostapedial.
in·crease [ínkri:s] ① 増加, 増多. ② 増加する, 増大する.
increased automatism 自動亢進症(発汗, 立毛, 唾涙分泌異常など).
increased hematopoiesis 造血増加〔医学〕.
increased hemoglobin 血色素増加〔医学〕.
increased intracranial pressure 頭蓋内圧亢進(脳脊髄腔の圧が高まることをいう), = brain hypertension.
increased intraocular pressure 眼内圧上昇〔医学〕.
increased potassium serum 血清カリウム増加〔医学〕.
increased serum calcium 血清カルシウム上昇〔医学〕.
increased serum cholesterol 血清コレステロール増加〔医学〕.
increased tension 眼圧上昇〔医学〕.
increased urinary frequency 頻尿〔症〕〔医学〕.
increased vascular permeability 血管透過亢進.
increased venous pressure 静脈圧亢進〔医学〕.

increasing current 漸増電流.
increasing extra risk 逓増性危険〔医学〕.
in·cre·ment [ínkrimənt] ① 増悪〔医学〕. ② 増度, 加量, 増分. ③ 歩み(カテーテルの度目の増度). 形 incremental.
i. stage 増悪期〔医学〕.
i. threshold 増加閾値〔医学〕.
incremental line 増育線, 成長線(デンチンの板状構造を示すもの), = Selter line.
in·cre·tin [ínkrətin] インクレチン(セクレチン secretin のペプシン分解産物で, 血糖の低下を招来するが, 膵臓分泌を促進しない物質).
in·cre·tion [inkrí:ʃən] 内分泌, = internal secretion, endocrine.
in·cre·to·di·ag·no·sis [ìnkri:toudàiəgnóusis] 内分泌病診断.
in·cre·tog·e·nous [ìnkri:táʤənəs] 内分泌による.
in·cre·tol·o·gy [ìnkri:táləʤi] 内分泌学.
in·cre·top·a·thy [ìnkri:tápəθi] 内分泌病.
in·cre·tor·y [ínkri:təri] 内分泌の.
i. gland 内分泌腺, = endocrine gland.
i. system 内分泌系.
in·cre·to·ther·a·py [ìnkri:təθérəpi] 内分泌療法.
in·crim·i·nate [inkrímineit] 有罪にする(疾病の病原因子などを指摘すること).
in·cross [ínkrɑs] 近交系間交配種(家畜の)〔医学〕.
in·crus·ta·tion [ìnkrʌstéiʃən] ① 痂皮形成〔医学〕, 結痂. ② 鉱衣, 蒸皮, = encrustation.
in·cu·bate [ínkjubeit] ふ(孵)卵する〔医学〕, 孵化する, 培養する〔医学〕.
in·cu·ba·tion [ìnkjubéiʃən] ① 潜伏〔期〕(伝染病などの). ② ふ(孵)卵〔医学〕. ③ 培養〔医学〕, 保温.
i. period 潜伏期(細菌感染が起こってから発病までの期間), = incubation stage, latent period.
i. stage ふ(孵)卵期間〔医学〕, 培養期間〔医学〕.
i. test 加熱試験.
incubative stage 潜伏期.
in·cu·ba·tor [ínkjubeitər] ふ卵器, 定温器, 恒温器, 温育器(早産児の発育を助長するために用いる), 保育器〔医学〕, = thermostat.
incubatory carrier 潜伏期保菌者〔医学〕.
in·cu·bus [ínkjubəs] 悪夢〔医学〕, = nightmare.
in·cu·dal [ínkjudəl] キヌタ骨の.
i. fold キヌタ骨ヒダ.
i. fossa キヌタ骨窩, = fossa incudis.
in·cu·dec·to·my [ìnkjudéktəmi] キヌタ骨切除術.
in·cu·di·form [inkjú:difɔ:m] キヌタ形の.
i. uterus キヌタ形子宮.
in·cu·di·us [inkjú:diəs] 鼓膜弛緩筋, = laxator tympani.
in·cu·do·mal·le·al [ìnkju:doumǽliəl] キヌタ・ツチ骨の, = ambomalleal.
incudomalleolar joint [TA] キヌタ・ツチ関節, = articulatio incudomallearis [L/TA].
in·cu·do·sta·pe·di·al [ìnkju:doustəpí:diəl] キヌタ・アブミ骨の, = incostapedial.
i. articulation キヌタ・アブミ関節.
i. disarticulation キヌタ・アブミ関節離断.
i. joint [TA] キヌタ・アブミ関節, = articulatio incudostapedialis [L/TA].
in·cu·do·sta·pe·di·o·pex·y [ìnkju:doustəpí:diəpeksi] キヌタ・アブミ関節連結術.
in·cul·tur·ing [inkʌ́lʧuriŋ] 移植培養(殺菌力の試験において, 細菌を接種した血液または体液を, ある期間培養することで, 単に移植 implantation ともいい, これをさらにほかの培養基に移して培養することを explantation という).
in·cur·a·bil·i·ty [inkjù:rəbíliti] 不治〔医学〕, 矯正不能.
in·cur·a·ble [inkjú:rəbl] 不治の〔医学〕.
in·cur·rent [inkʌ́rənt] 流入の.
i.-canal 流入管.
incurvated nail 巻き爪.
in·cur·va·tion [ìnkə:véiʃən] 内屈, 屈曲, = curvature.
in·cus [íŋkəs] [L/TA] キヌタ骨(ツチ骨 malleus とアブミ骨 stapes との間にある耳小骨), = incus [TA]. 複 incudes.
in·cy·clo·cy·clo·ver·gence [insàiklousàiklouvə́:ʤəns] 内方回旋(眼球の).
in·cy·clo·duc·tion [insàikləd ʌ́kʃən] 単眼内方回旋, 内まわしひき.
in·cy·clo·pho·ria [insàikloufɔ́:riə] 内転斜位, 内方回旋斜位, = negative (minus) cyclophoria.
in·cy·clo·tro·pia [insàikloutróupiə] 内転斜視.
IND investigational new drug 治験薬の略.
in·da·con·i·tine [indəkánitin] インダコニチン $C_{34}H_{47}NO_{10}$ (*Aconitum chasmanthum* から得られる結晶アルカロイド).
in·da·ga·tion [ìndəgéiʃən] 注意深い診察.
in·da·none [índənoun] インダノン(2個の異性体がある).
in·dan·threne [indǽnθri:n] インダンスレン $C_{28}H_{14}N_2O_4$ (青色の染料), = indanthrone.
i. blue R インダンスレンブルーR $C_{28}H_{14}O_4N_2$.
i. bordeaux B インダンスレンボルドーB $C_{42}H_{22}O_6N_2$.
i. dark blue BO インダンスレンダークブルーBO $C_{34}H_{16}O_2$, = violanthrone.
i. golden orange インダンスレンゴールデンオレンジ $C_{30}H_{14}O_2$ (堅牢な橙色).
i. red BN インダンスレンレッドBN $C_{25}H_{13}O_3N$ (赤色染料).
i. red 5G インダンスレンレッド5G $C_{28}H_{18}O_4N_2$ (赤色染料).
i. violet BBKG インダンスレンバイオレットBBKG $C_{28}H_{18}O_6N_2$.
i. violet R インダンスレンバイオレットR, = isoviolanthrone.
i. violet RN インダンスレンバイオレットRN $C_{28}H_{14}O_4N_2$.
i. yellow インダンスレンイエロー $C_{28}H_{12}O_2N_2$.
in·dan·throne [indǽnθroun] インダンスロン, = indanthrene.
ind·an·yl [índənil] インダニル基(C_9H_9-).
ind·az·ole [índəzoul] インダゾール $C_7H_6N_2$, = benzopyrazole.
ind·az·ol·yl [indǽzəlil] インダゾリル基($C_7H_5N_2$-).
in·de·cen·cy [indí:sənsi] 猥褻行為.
in·de·cent [indí:sənt] 卑猥な, 不作法な. 名 indecency.
i. assault 強制わいせつ〔医学〕.
In·de·ci·du·a·ta [ìndisìʤuéitə, -á:tə] 無脱落膜哺乳動物.
in·de·ci·sion [ìndisíʒən] 無決断, 不決定. 形 indecisive.
in·def·i·nite [indéfinit] 不定の, 不定数の.
i. bud 不定芽.
i. complaint 不定愁訴.
i. equation 不定方程式.
i. inflorescence 無限花序, = racemose inflorescence.
i. integral 不定積分.

I

i. respiration 不定呼吸〔医学〕(聴取困難な弱呼吸).
indehiscent fruit 閉果.
in·dene [índi:n] インデン ㊗ indonaphthene C_9H_8 (無色油状の液体).
in·den·i·za·tion [indènizéiʃən] 転移増殖(癌細胞などの), = colonization, innidiation.
indenolol hydrochloride インデノロール塩酸塩$C_{15}H_{21}NO_2$・HCl：283.79 (塩酸インデノロール．交感神経β受容体遮断薬，狭心症治療薬，抗不整脈薬(頻脈性)，アリルオキシプロパノールアミン系(インデニル)抗高血圧薬).

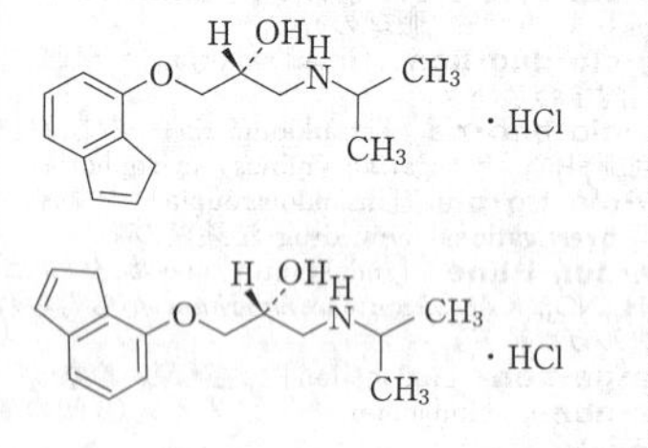

および鏡像異性体

in·den·ta·tion [indentéiʃən] 陥凹，窩洞形成，攣入，= emargination, incisura. 形 indented.
i. tonometer 圧入眼圧計〔医学〕.
i. tonometry 圧入眼圧測定〔法〕〔医学〕.
in·de·nyl [índenil] インデニル基(C_9H_7–).
in·de·pen·dent [indipéndənt] 独立の〔医学〕.
i. assortment 自由組み合わせ〔医学〕.
i. center 独立性中枢，= parenchymatous center.
i. component 独立成分.
i. cutaneous glycohistechia 独立性皮膚糖分増加症(血糖とは無関係に皮膚にのみ糖含有量が増加する状態．Urbach).
i. drug information 中立的医薬品情報〔医学〕.
i. entity 独立疾病.
i. event 独立事象.
i. inheritance 独立遺伝〔医学〕.
i. living (IL) 自立生活〔医学〕.
i. living movement 自立生活運動(IL 運動).
i. nursing function 看護独自の機能.
i. practice association (IPA) 無所属実地医家団体，独立診療団体.
i. practice association HMO 独立診療関連保健維持機構(HMO との協定に基づいて，診療した患者別に実費計算で HMO から医師側に支払いが行われる HMO).
i. variable 独立変数(自変数).
in·de·ter·mi·na·cy [indité:minəsi] 不確定性.
in·de·ter·mi·nate [indité:mineit] 不定の，不確定の．名 indeterminateness.
i. cleavage 不定分割(各分割細胞がそれぞれ完全な胚に発育し得る分割)，= regulative cleavage.
i. equation 不定方程式.
i. group 未定型群〔医学〕.
i. inflorescence 無限花序，= indefinite inflorescence.
i. leprosy 未定型ハンセン病.
i. sex 半陰陽〔医学〕.
In·dex Med·i·ca·men·tor·um [indeks mèdikəmentó:rəm] インデックスメジカメントールム(オランダのアムステルダム市 Keesing 社出版の薬剤目録で，化学名，商品名，同義名などを集録したもの).
in·dex [índeks] [L/TA] ① 示 指，= index finger [TA]．② 食指，ひとさしゆび(手の第2指)．③ 索引(書物の)〔医学〕．④ 指数〔医学〕(同一物または現象の第1次元と第2次元との比または率)，係数〔医学〕．⑤ 指標〔医学〕．⑥ 指示線．複 indices, indexes．形 indicial.
i. ametropia 〔屈折〕指数性非正視.
i. ellipsoid 屈折率楕円体(長円体).
i. finger [TA] ① 示指，= index [L/TA]，第2指，= digitus secundus [Ⅱ] [L/TA]．② 人差し指，= second finger.
i. myopia 屈折指数性近視，= indicial myopia.
i. of carious cavities う(齲)窩指数.
i. of coincidence 一致指数〔医学〕.
i. of dental arch 歯列弓指数(Terra)，= dental arch index.
i. of Flower フラワー指数(① 鼻頬指数(鼻頬広×100 を両眼窩広で除した商)．② 歯牙指数)．→ dental index.
i. of intrapulmonary gas mixing 肺内ガス混合指数〔医学〕.
i. of living activity 生活活動指数〔医学〕.
i. of nutrition 栄養指数〔医学〕.
i. of patient's need for nursing 看護度〔医学〕.
i. ray transposing 示指列移所術.
i. stigma 見い出し徴候〔医学〕.
i. surface 屈折率面.
indexical signs 指示性記号.
India [índiə] インド.
I. ink 墨汁.
I. ink capsule stain 墨汁莢膜染色〔法〕，インドインク莢膜染色〔法〕.
I. ink method 墨汁鏡検法，墨汁法〔医学〕.
I. ink stain 墨汁標本検査，= Burr method.
I. rubber 弾性ゴム，= caoutchouc.
I. rubber pelvis 骨軟化症骨盤，= caoutchouc pelvis.
In·di·an [índiən] インドの，インド人.
I. aloe インドアロエ，= aloe vulgaris.
I. balsam インドバルサム，= Peruvian balsam.
I. bdellium (催吐薬の一種).
I. cholera インドコレラ〔医学〕.
I. gum インドゴム，= gummi indicum.
I. hemp インドタイマ［大麻］，= *Hibiscus cannabinus*.
I. jalap インドヤラッパ，= turpeth.
I. method インド法(① 被膜内から水晶体を圧出するインド式白内障手術．② インド式〔近接〕皮膚形成術).
I. operation インド式手術(鼻形成術において前額からの皮膚弁を利用する法).
I. physic = *Gillenia stipulata*.
I. rhinoplasty インド造鼻術(前額からの皮片を利用する).
I. rhubarb インドダイオウ，= rheum indicum, Himalayan rhubarb.
I. ringworm インド白癬，= tinea imbricata.
I. senna インドセンナ(アラビアおよびインド地方産のセンナの複葉を乾燥したもの)，= Tinnevelly senna.
I. sickness インド病(流行性壊疽性直腸炎).
I. tick typhus インドダニチフス.
I. tobacco インドタバコ(ロベリアソウのこと).
I. turmeric インドターメリック，= goldenseal, *Hydrastis canadensis*.
I. valerian (*Valeriana jatamansi* から得たもの).
I. yellow = cobalt potassium nitrite.

in·di·can [índikən] ① インジカン ㊥ indoxyl β-D-glucoside $C_{14}H_{17}NO_6 \cdot 3H_2O$（マメ科コマツナギ属植物 *Indigofera* にある配糖体）, = plant indican. ② インドキシル硫酸カリウム $C_6H_4NHCHCOSO_2OK$（トリプトファンの腸管内分解産物で，尿中に排泄される．Obermayer 法により検出される）．
i. test インジカン試験．
in·di·can·emia [ìndikəní:miə] インジカン血症．
in·di·can·(h)i·dro·sis [ìndikən(h)idróusis] 青汗症，= blue sweat.
in·di·can·me·ter [ìndikənmí:tər] インジカン尿計．
in·di·can·or·a·chi·a [ìndikæ̀nəréikiə] インジカン髄液症．
in·di·cant [índikənt] ① 指示．② 指示症候（診断を示唆するもの）．
in·di·can·u·ria [ìndikənjú:riə] インジカン尿〔症〕〔医学〕．
in·di·car·mine [ìndiká:main, -mi:n] インジゴカルミン，= indigo carmine.
in·di·ca·tio [ìndikéiʃiou] 適用，適応，= indication.
i. causalis 原因適応，= indicatio aetiologica.
i. morbi 病変適応．
i. prophylactica 予防適応．
i. symptomatica 対症適応．
in·di·ca·tion [ìndikéiʃən] ① 適用〔医学〕，適応．② 指示．③ 前兆．④ 示度．
i. of morbid process 病変適用〔医学〕．
indicative abstract 指示的抄録〔医学〕．
in·di·ca·tor [índikeitər] ① 示指，= index finger. ② 示指伸筋，= extensor indicis. ③ 指示薬（pH の高低により色調が変化する特徴をもつ物質でその指示に利用されるもの）．④ 指圧計．⑤ 指示体，指標〔医学〕．
i. and reagent 指示薬と試薬〔医学〕．
i. dilution method 指示薬希釈法，色素希釈法．
i. dilution technique 標識希釈法〔医学〕，指示薬希釈法〔医学〕．
i. muscle 固有示指伸筋，= musculus extensor indicis proprius.
i. organism 指標生物〔医学〕．
i. paper pH 試験紙（pH を試験するために指示薬で飽和された紙），= test paper.
i. plant 指標植物〔医学〕．
i. strain 指示株〔医学〕．
i. virus 指示ウイルス〔医学〕．
i. yellow （視黄），= visual yellow.
in·di·cat·rix [ìndikǽtriks] 指示曲線（主として結晶学に利用される二次曲線）．
in·di·ces [índisi:z] （index の複数）．
indicial equation 決定方程式，= determining equation.
in·dic·o·phose [indíkəfouz] 藍色光点自覚症．
in·dict·ment [indáitmənt] 起訴．
in·dif·fer·ence [indífərəns] 不関性〔医学〕，無関心〔医学〕，不関症（周囲にまったく関心を示さない状態）．
i. to circumstance 周囲無関心〔医学〕．
i. to pain syndrome 無痛覚症候群．
in·dif·fer·ent [indífərənt] 未分化〔の〕〔医学〕，不関性の，無関心の．
i. cell 未分化細胞〔医学〕．
i. effect 無関心作用．
i. electrode 無関導子，不偏導子，不関電極〔医学〕．
i. electrolyte 無関係電解質〔医学〕．
i. genitalia 非分化性器．
i. gonad 未分化性腺．
i. point 中立点．
i. temperature 不感温度〔医学〕，無関温度．
i. tissue 未分化組織．
i. water 通常水．
i. zone 無関帯．
in·dif·fer·ent·ism [indífərəntizəm] 無関心，無差別．
in·dig·e·nous [indíʤənəs] 自所の，地元の，常在の〔医学〕，= autochthonous.
i. bacteria 常在（固有）細菌〔医学〕．
i. bacterium 常在細菌〔医学〕．
i. health service 地域固有保健医療〔医学〕．
i. malaria 常在マラリア〔医学〕，土着マラリア〔医学〕．
i. microbial flora 常在微生物叢（正常なヒトや動物の皮膚，粘膜の表面に定着している微生物集団で正常微生物叢 normal m. f. ともいう），= indigenous microbiota.
i. microbiota 常在微生物叢〔医学〕，固有微生物叢，= indigenous microbial flora, normal microbial flora.
i. sprue 常在（固有）スプルー〔医学〕．
indigent care 貧困者医療〔医学〕．
in·di·ges·ti·bil·i·ty [ìndiʤèstibíliti] 不消化〔医学〕，消化不能．
in·di·gest·i·ble [indiʤéstibl] 不消化な〔医学〕．
in·di·ges·tion [ìndiʤéstʃən] 消化不良〔医学〕．㊋ indigestible.
in·di·gi·ta·tion [indìʤitéiʃən] 腸重積〔医学〕，腸嵌入，= intussusception, invagination.
in·di·glu·cin [ìndiglú:sin] 藍膠（インジカンの分解によりインジゴとともに産生される糖）．
in·di·go [índigou] インジゴ $C_{16}H_{10}N_2O_2$（藍，青藍，藍靛とも呼ばれ，最も古くから用いられている植物系の天然顔料で，マメ科コマツナギ属 *Indigofera tinctoria* の葉から得られ，植物中ではインジカンという配糖体として存在するが，水解してインドキシルを生じ，さらに空気中で酸化されて青い不溶性の藍となる），= indigotin.
i. blue インジゴブルー（青藍），= indigotin.
i. calculus 藍青結石（インジカンの酸化による結石）．
i. red インジゴレッド，= 3-indoxyl red.
i. red test インジゴ赤試験，= Rosenbach test.
i. vat 藍がめ．
i. white 白藍，= indigogen.
in·di·go·car·mine [ìndigouká:mi:n] インジゴカルミン ㊥ disodium 3,3′-dioxo-[$\Delta^{2,2'}$-biindoline]-5,5′-disulfonate $C_{16}H_8N_2Na_2O_8S_2$: 466.35（インドリン系機能検査薬）．

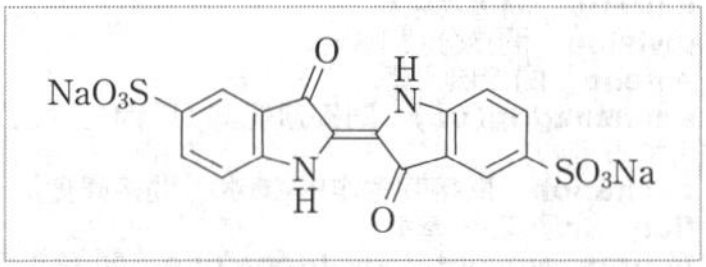

i. test インジゴカルミン試験〔医学〕（腎機能検査）．
In·di·gof·e·ra [ìndigáfərə] コマツナギ属（マメ科の一属）．
I. decora ニワフジ．
I. pseudotinctoria コマツナギ〔馬棘〕．
I. tinctoria ナンバンアイ（藍 indigo の原料植物）．
in·di·go·gen [índigəʤən] インジゴゲン白藍（インジゴの還元），= indigo white.
in·di·goid [índigɔid] インジゴイド白藍（藍の分子内に存在する染色能をもつ発色団で次のような構造をもつ物質の総称）．（→ 構造式）
i. dyes インジゴイド染料．
in·dig·o·lite [indígəlait] 藍電気石，= indicolite.

−C(=O)−C=C−C(=O)−

in·di·go·min ［índigəmin］ インジゴミン，＝indigo carmine.

in·di·go·pur·pu·rin ［ìndigoupə́:pjurin］ インジゴプルプリン（尿中に発見される色素）.

in·di·go·sole ［índigəsoul］ インジゴゾール（インジゴの還元白藍の水溶性酸性硫酸エステル塩の一群として市販される建染め染料）.

i. O インジゴゾールO（白藍の酸性硫酸エステルのナトリウム塩）.

in·dig·o·tin ［indígətin］ インジゴチン，＝indigo carmine.

in·dig·(o)·u·ria ［ìndig(ou)jú:riə］ 藍尿〔症〕.

in·di·rect ［ìndirékt, -dai-］ 間接の［医学］，中間作用性の，介達の.

i. action 間接作用［医学］.

i. agglutination 間接凝集〔反応〕［医学］.

i. analysis 間接分析［医学］.

i. anaphylaxis 間接アナフィラキシー（変性された自家タンパク質の注射によるもの）.

i. antibody technique 間接抗体法（抗原に対する抗体（一次抗体）に対する異種抗体（二次抗体）を標識して抗体を検出する方法）.

i. anticoagulant 間接抗凝固薬［医学］.

i. antiglobulin test (IAT) 間接抗グロブリン試験［医学］（血清中の不完全抗体を検出する試験．被検血清と赤血球とをインキュベイトし，血球洗浄後，抗グロブリン血清を加え，凝集反応の有無により判定する），＝indirect Coombs test.

i. antipyretic 間接解熱薬.

i. auscultation 間接聴診〔法〕［医学］.

i. bactericidal test 間接殺菌テスト［医学］.

i. bilirubin 間接〔型〕ビリルビン［医学］.

i. calorimetry 間接熱量測定（生物体が放散する窒素および炭酸ガスとそれが消費する酸素量から熱量を算出する方法）.

i. causal association 間接的因果関係［医学］.

i. cell division 間接細胞分裂［医学］.

i. complement fixation test 間接補体結合試験［医学］.

i. contact 間接伝染，＝mediate contact.

i. contact infection 間接接触感染（伝染）［医学］.

i. Coombs test 間接クームステスト.

i. crossgraphy 間接横断断層撮影〔法〕.

i. development 間接発育.

i. diuretic 間接利尿薬.

i. division 間接分裂［医学］.

i. emetic 間接催吐薬.

i. emmenagog(ue) 間接通経薬（原因を除去して作用するもの）.

i. excitation 間接刺激作用［医学］，間接興奮.

i. flap 介達皮弁［医学］.

i. fluorescent antibody technique 間接蛍光抗体法［医学］（抗原に対する抗体（一次抗体）を反応させ，一次抗体に対する抗体（二次抗体）に蛍光標識したものを用いて抗体を検出する方法）.

i. force 間接外力［医学］，介達外力.

i. fracture 介達骨折［医学］.

i. fragmentation 間接分裂.

i. fulguration 間接法（金属柄により直接患者を連結し，鉛筆を用いて患者から放電を起こさせる）.

i. hemagglutination 間接赤血球凝集反応（受身赤血球凝集反応）［医学］（赤血球表面に可溶性抗原を吸着させて，抗体を検出する方法），＝passive hemagglutination.

i. hemagglutination antibody 間接赤血球凝集反応抗体［医学］，IH抗体［医学］.

i. hemagglutination test 間接赤血球凝集試験（IHA-test）.

i. hernia 間接〔鼡径〕ヘルニア.

i. illumination 間接照明［医学］.

i. immunofluorescence 間接免疫蛍光法［医学］，間接蛍光抗体法.

i. infection 間接伝染［医学］，間接感染［医学］.

i. inguinal hernia 間接鼡径ヘルニア，＝lateral inguinal hernia.

i. laryngoscopy 間接喉頭鏡検査〔法〕［医学］，間接喉頭検査法.

i. metaplasia 間接化生［医学］.

i. method for making inlays インレー間接法.

i. murmur 間接性雑音［医学］（血液が異常の方向に流れるときに発生するもの）.

i. nuclear division 間接〔核〕分裂［医学］.

i. obsterical death 間接産科学的死亡.

i. obstetric death 間接産科的死亡［医学］.

i. ophthalmoscopy 倒像検眼法.

i. passive agglutination 間接受身凝集〔反応〕［医学］.

i. percussion 間接打診〔法〕［医学］，＝mediate percussion.

i. plaque assay 間接プラーク法.

i. platelet count 間接血小板計算値（塗抹標本により，赤血球数と血小板数との比から1μL中の血小板数を計算すること）.

i. proof 間接証明〔法〕.

i. pulp capping 間接覆髄〔法〕［医学］.

i. radiography X線間接撮影.

i. ray 間接線（陰極線管のガラスの表面から発するX線）.

i. reflex 間接反射，＝crossed reflex.

i. respiration 間接呼吸.

i. roentgenography 間接X線撮影［医学］.

i. smoking 間接喫煙［医学］.

i. stimulus 間接刺激［医学］.

i. symptom 間接症状［医学］.

i. technique 間接法.

i. test 間接試験.

i. transfusion 間接輸血［医学］，＝mediate transfusion.

i. vision 間接視［医学］（網膜辺縁部で見ること），末梢視，＝peripheral vision.

indirectly ionizing particle 間接電離粒子［医学］.

in·di·ru·bin ［ìndirú:bin］ インジルビン $C_{16}H_{10}N_2O_2$（尿中に時に見いだされる赤色色素）.

in·di·ru·bin·u·ria ［ìndirùbinjú:riə］ インジルビン尿症.

in·dis·crim·i·nate ［ìndiskrímineit］ ①無差別の，乱雑な，汎発性に生じる．②種々な部分を侵す.

in·dis·po·si·tion ［ìndispəzíʃən］ ①不機嫌．②軽症．形 indisposed.

in·di·um (In) ［índiəm］ インジウム（原子番号49，元素記号In，原子量114.82，質量数113，115，原子価3をもつ元素で，鉛に似た柔軟性があるため，歯科用合金に利用される）.

i.-113m (^{113m}In) ［índiəm］ インジウム113m.

i. chloride 塩化インジウム $InCl_3$（潮解性）.

i. oxide 酸化インジウム In_2O_3（ガラス工業に用いられる）.

i. sulfate 硫酸インジウム $In_2(SO_4)_3$-$9H_2O$.

in·di·vid·u·al ［ìndivídjuəl］ 単一〔の〕，個体〔の〕．名 individuality.

i. constitution 個人体質［医学］.

i. death 個体死，＝somatic death.

i. difference 個人差［医学］，個体差〔異〕［医学］.

i. dose equivalent penetrating 透過性個人線量当量(強透過性により照射される深部臓器，組織に用いられる).
i. dose equivalent superficial 表層部個人線量当量.
i. hygiene 個人衛生〔学〕[医学].
i. immunity 個性免疫，個人免疫 [医学].
i. matching 個別対応法 [医学].
i. predisposition 個人的素因.
i. prophylaxis 個人的予防 [医学].
i. psychology 個体心理学 [医学].
i. psychotherapy 個人精神療法(精神療法 psychotherapy のうち治療者と患者が1対1の関係で行われるもの).
i. selection 個体選択 [医学].
i. therapy 個人療法.
i. variation 個体変異 [医学].
in·di·vid·u·al·i·ty [ìndivìdjuǽliti] 個体性，個性 [医学].
in·di·vid·u·al·i·za·tion [ìndivìʤualizéiʃən] 個別化 [医学].
individualized education program (IEP) 個人的障害者教育プログラム.
individualized nursing care 個別的看護ケア.
Individuals with Disabilities Education Act (IDEA) 個人的障害者教育法(障害のある3歳より21歳までのすべての人々に必要とする教育を無料で受ける権利を保障したアメリカの法律).
individuary specific antigen 個特異的抗原 [医学].
in·di·vid·u·a·tion [ìndivìdjuéiʃən] 個性発達.
in·doc·tri·na·tion [indàktrinéiʃən] 教化 [医学]，入門(陸海軍の軍医が招集後受ける特別訓練).
in·do·cy·a·nine green (ICG) [ìndousáiəni:n grí:n] インドシアニングリーン(暗緑色の色素で静注するとアルブミンと結合して肝細胞に摂取され，そのままの形で胆汁中に排泄される．循環血液量や肝機能の測定に用いる).
indocyanine green angiography インドシアニングリーンアンギオグラフィ.
indocyanine green test インドシアニングリーンテスト.
in·dol·a·ce·tic ac·id [ìndouləsí:tik ǽsid] インドール酢酸，= indoleacetic acid.
in·dol·a·ce·tu·ria [ìndoulæ̀sitjú:riə] インドール酢酸尿症(腸の疾患に起こる).
in·dol·a·mine [indóuləmin, -dál-] インドールアミン(インドールのアミン置換誘導体．セロトニン，メラトニンなど).
in·dole [índoul] インドール [化] 1-benzazol, 2,3-benzopyrrole C_8H_7N.
i. reaction インドール反応(細菌の鑑別に用いる).
i. test インドール試験.
in·dole·ac·e·tic ac·id [ìndouləsí:tik ǽsid] インドール酢酸 [化] indole-3-acetic acid (トリプトファンの分解産物で，胃腸病患者の尿中に発見される)，= hetero-auxin.
in·dole-β-al·de·hyde [índoul - ǽldihaid] インドール-β-アルデヒド.
in·dole·bu·tyr·ic ac·id [ìndoulbju:tírik ǽsid] インドール酪酸 [化] 3-indolbutyric acid $C_{12}H_{13}NO_2$.
in·do·lence [índələns] 無痛性 [医学].
in·do·lent [índələnt] 無痛性の [医学].
i. bubo 無痛横痃 [医学].
i. infiltrate 無痛性浸潤〔物〕[医学].
i. myeloma 無症候性骨髄腫(非定型骨髄腫の一型．無病性である)．↔ variant myeloma.
i. ulcer 無痛潰瘍 [医学].
in·dole·pro·pi·on·ic ac·id [ìndoulpròupiánik ǽsid] インドールプロピオン酸(トリプトファンの NH_2 基が脱落したもの).
in·dole·py·ru·vic ac·id [ìndoulpairú:vik] インドール焦性ブドウ酸(トリプトファンのアルファ脱アミノ基により生じ，トリプトファン分解の初段階と考えられる).
indolic acid インドール酸(インドール酢酸やインドール乳酸などトリプトファンの代謝産物．主に腸内細菌による).
in·do·li·ned·i·one [ìndoulinédioun] = isatin.
in·dol·i·nyl [indálinil] インドリニル基(C_8H_8N-).
3-in·do·li·ny·li·dene [- ìndoulináilidi:n] 3-インドリニリデン基.
in·do·log·e·nous [ìndouláʤənəs] インドール発生の.
in·do·lu·ria [ìndouljú:riə] インドール尿症.
in·do·lyl [índəlil] インドリル基(C_8H_6N-)，= indyl.
in·do·lyl·ac·e·tic ac·id [ìndouliləsí:tik ǽsid] インドリル酢酸(βインドリル酢酸はヘテロオーキシンと称する植物生長ホルモンの一つ)，= indoleacetic acid.
in·do·meth·a·cin [ìndouméθəsin] インドメタシン [化] [1-(4-chlorobenzoyl)-5-methoxy-2-methy-1*H*-lindol-3-yl]acetic acid $C_{19}H_{16}ClNO_4$: 357.79 (抗炎症薬，インドール酢酸系解熱鎮痛薬).

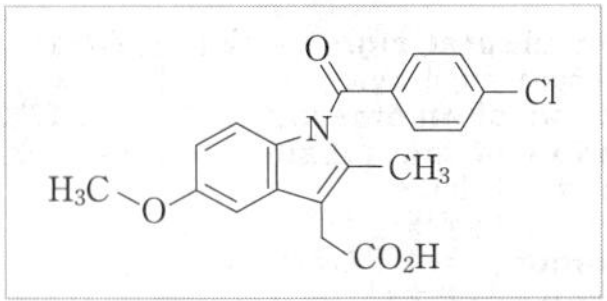

in·do·naph·thene [indənǽfθi:n] インドナフテン(インデン)，= indene.
indoortype wheel chair 室内用車椅子(いす) [医学].
in·do·phen·ine [ìndouféni:n] インドフェニン $C_{24}H_{14}O_2N_2S_2$ (粉末状の青色色素).
i. reaction インドフェニン反応(チオフェンを含むベンゼンをイサチンおよび濃硫酸と振るとインドフェニンが生ずる反応).
in·do·phe·nol [ìndoufí:nɔ:l] インドフェノール(Nadi 反応において生成される物質で，その試薬すなわち dimethyl-*p*-phenylenediamine と α-naphthol とが酸化酵素の存在の下にまず無白のもの，次いでさらに酸素をとって青色のものとなる).
i.-blue インドフェノールブルー(インドフェノールホワイトの酸化型).
i. method インドフェノール法.
i. oxidase インドフェノール酸化酵素(生体細胞にあるヘム含有性の酵素で，チトクロームと協力してパラアミノジメチルアニリンを酸化して，アルファナフトールとともにインドフェノール青を合成する)，= Warburg respiratory enzyme, cytochrome oxidase.
i.-purple インドフェノール紫(para-phenylenediamine と α-napthol とが酸化酵素の存在の下に結合して生ずるインドフェノールの一型).
i. reaction インドフェノール反応，= indophenol test.
i. test インドフェノール試験(酸化酵素はインドフェノール試薬で青藍色を呈するので，細胞をアルコール固定し，1%アルファナフトールとジメチルパラフェニリンジアミンとの等量混合液に20分間浸漬し，水洗後グリセリンに封入，鏡検すると，酸化酵素の存

I

在が青色顆粒の出現により証明される), = Nadi oxidase reaction.

i.-white インドフェノールホワイト(Nadi 反応において生成される物質で, これが酸化酵素の存在の下でインドフェノールブルーに変化する).

in·do·phe·nol·ase [ìndoufí:nəleis] インドフェノラーゼ, = cytochrome oxidase.

in·do·pro·pi·on·ic ac·id [ìndoupròupiánik ǽsid] インドプロピオン酸(トリプトファンの分解産物).

3-in·dox·yl [- indáksil] 3-インドキシル ㊗ 3-oxyindole(水溶性油状物質で, 尿中に発見され, トリプトファン分解の初段階と考えられる).

3-indoxyl potassium sulfate インドキシル硫酸カリウム, = indican.

3-indoxyl red インドキシル赤(インドキシルを130°Cに加熱するとき生ずる赤色色素), = indigo red.

in·dox·yl·e·mia [indàksilí:miə] インドキシル血症.

in·dox·yl·ic ac·id [ìndaksílik ǽsid] インドキシル酸 $C_9H_7NO_3$(インドキシル酸エチルエステルを水酸化ナトリウムで加水分解してつくる).

I

in·dox·yl·sul·fon·ic ac·id [indàksilsʌlfánik ǽsid] インドキシルスルホン酸(尿中にあるエーテル硫酸で, そのカリウム塩はインジカン indican として知られている).

in·dox·yl·u·ria [indàksiljú:riə] インドキシル尿症.

indrawn pleural sign 胸膜引き込み徴候, = pleuro pulmonary tail sign, pleural indentation.

inducation chemotherapy 寛解導入療法.

inducation of labor pains 陣痛誘発〔法〕.

in·duced [indjú:st] ① 誘導された[医学], 誘発された[医学]. ② 招来した(人工的に).

i. abortion 合法人工流産[医学], 人工流産[医学].

i. allergy 誘発アレルギー[医学].

i. bacterial antagonism 誘発細菌性拮抗.

i. cardiac arrest 人工心動停止法[医学].

i. complement fixing antigen 誘発補体結合抗原[医学].

i. current 感応電流[医学], 誘導電流, = secondary current.

i. decomposition 誘導分解[医学].

i. delivery 誘導分娩[医学].

i. diuresis 誘発利尿[医学].

i. drag 誘導抵抗.

i. electricity 誘導電気, = faradism.

i. electromotive force 誘導起電力.

i. emission 誘発放出, = stimulated emission.

i. enzyme 誘導(適応)酵素[医学](特定の基質の存在に応じて酵素分子の合成速度が変化する酵素群をいう), = inducible enzyme.

i. heart arrest 人工心動停止法[医学].

i. heterogeneity 誘起不均一性[医学].

i. hibernation 人工冬眠〔法〕[医学], 誘発冬眠.

i. hypoglycemia 誘発性低血糖症[医学].

i. hypotension 誘発した低血圧.

i. hypothermia 人工低体温麻酔〔法〕(全身麻酔中に体温を低下させ, 循環停止時の臓器障害を防止する方法. 主に脳と心筋の障害を防止する目的で, 心臓, 大血管, 脳外科の手術などに用いられる), = deliberate hypothermia.

i. insanity 感応精神病[医学], 衝動精神病[医学].

i. interruption of gestation 人工妊娠中絶.

i. labor 誘発分娩[医学].

i. labyrinthine deviation 誘発迷路偏倚[医学].

i. lethargy 誘発嗜眠, 誘発性昏睡.

i. magnetization 誘発磁化, 誘導磁化.

i. malaria 誘発性マラリア.

i. mutation 誘発〔性〕突然変異[医学](X線などの外界条件によるもの).

i. nystagmus 誘発眼振[医学].

i. ovulation 誘発排卵[医学].

i. oxidation 誘導酸化[医学].

i. phagocytosis 誘発食作用.

i. pluripotent stem cell (iPS cell) 人工多能性幹細胞, iPS 細胞(山中伸弥(2012年度ノーベル医学・生理学賞)により報告された分化多能性をもつ細胞. 2007年, ヒトの皮膚細胞からiPS 細胞を作製することに成功し, 再生医療, 病態解明や新薬の研究に大きな可能性が開かれた).

i. polarization 誘発分極.

i. precipitation 誘発沈殿.

i. premature labor 人工早産.

i. psychosis 感応精神病[医学].

i. psychotic disorder 〔物質〕誘発性精神病〔性〕障害.

i. radioactivity 誘導放射能[医学].

i. reaction 誘発反応[医学], 誘導反応, 誘発電位(感応反応).

i. shock 誘導電撃[医学], 誘導電気刺激[医学].

i. sleep 誘発睡眠[医学].

i. spindle burst 誘発紡錘突発波[医学].

i. stillbirth 人工死産.

i. symptom 誘発症状.

i. trance 誘発性トランス(特に催眠によるもの).

i. variation 誘導変異, 定向変異(NNA をもつある菌の抗原を他の菌に移入すること).

in·duc·er [indjú:sər] 誘導物質, 誘発因子[医学], 誘導因子[医学].

i. cell インデューサ細胞.

inducible enzyme 誘導酵素[医学], = induced enzyme.

inducible phage 誘発〔性〕ファージ[医学].

inducible protein 誘導タンパク質.

inducible strain 誘導株(微量の物質に菌が触れることにより, その形質が増強される菌株のこと).

in·duc·tance [indʌ́ktəns] インダクタンス(コイルまたは回路の一部がそこを流れる電流によって磁束を生じ, 磁気エネルギーを蓄える性質. 単位はヘンリー(1 H=1V·s/A)).

in·duc·tion [indʌ́kʃən] ① 誘導[医学], 導入[医学]. ② 誘発. ③ 帰納〔法〕. 形 inductive.

i. acceleration 誘導加速度.

i. anesthesia 誘導麻酔, 麻酔導入.

i. chemotherapy 導入化学療法[医学].

i. coil 誘導コイル[医学](電磁誘導により電流を得たり電圧を変化させる装置).

i. current 誘導電流.

i. massage 誘導マッサージ[医学].

i. of labor 出産誘発[医学], 分娩誘発〔法〕[医学], 分娩誘導.

i. of ovulation 排卵誘発〔法〕.

i. pacemaker 誘導〔型〕ペースメーカ[医学].

i. period 誘導期, 誘導時間.

i. plane 誘導面[医学].

i. psychosis 感応精神病.

i. room 導入室[医学].

i. shock 誘導電撃[医学], 誘導電気刺激[医学], 感応電撃(感応電流刺激).

i. site 誘導部位.

i. therapy 導入療法[医学].

in·duc·tive [indʌ́ktiv] 誘導の[医学], 感応の[医学].

i. capacity 誘導容量.

i. effect 誘起効果[医学](有機化合物の電子反応説において, 分子中の電子対結合を通して原子団が電子を変位させ，原子密度を小さくする機構．略してI効果とも呼ばれる）．

i. heating 誘導加温［医学］.

i. inference 帰納〔的〕推論.

i. phase 誘導期［医学］.

i. reasoning 帰納的推理.

i. resistance 誘導抵抗，= reactance.

i. statistics 推測統計学［医学］，推計学，= stochastics.

in·duc·tiv·i·ty ［ìndʌktíviti］ 誘導性［医学］.

in·duct·o·gram ［indʌ́ktəgræm］ インダクトグラム，= roentgenogram.

in·duc·to·py·rex·ia ［indʌ̀ktoupairéksiə］（電気発熱療法），= electropyrexia.

in·duct·or ［indʌ́ktər］ ① 誘導質［医学］（生物学では放射体と呼ばれるが放射性物質と混同されるおそれがある）．② 感応器，誘電子.

in·duc·to·ri·um ［ìndʌktɔ́:riəm］ 誘導電流発生器．→ induction coil.

in·duc·to·therm ［indʌ́ktəθə:m］（電磁感応を利用して体を温める熱療法器械）.

in·duc·to·ther·my ［indʌ́ktəθə:mi］ 感応電熱療法.

in·du·lin ［índjulin］ インズリン（キノンイミン染料のうち phenyl-diphenazonium chloride 型の多アミノ誘導体で，アミノ基が2個以上ある青色色素）.

i. 3B $C_{36}H_{29}ON_5$（暗緑色染料）.

i. black インズリンブラック，= nigrosin.

in·du·lin·o·phil(e) ［ìndjulínəfil］ インズリン染色性の.

in·du·rat·ed ［índjureitid］ 硬化した，硬結を起こした.

i. chancre 硬性下疳［医学］，= hard chancre.

i. edema 硬結性水腫（浮腫）［医学］.

i. liver 硬化肝［医学］.

in·du·ra·tio ［ìndjuréiʃiou］ 硬化，硬結，= induration.

i. penis plastica 陰茎形成性硬結.

in·du·ra·tion ［ìndjuréiʃən］ 硬化［医学］，硬結，硬変．形 indurative.

i. in muscle 筋胼胝（べんち）［医学］.

in·du·ra·tive ［índjuərətiv］ 硬化〔性〕の［医学］.

i. myocarditis 硬結性心筋炎［医学］.

i. nephritis 硬結性腎炎.

i. pleurisy 硬化性胸膜炎.

i. pneumonia 硬結性肺炎［医学］.

indusium griseum ［L/TA］ 灰白層（脳梁の上表面にある），= indusium griseum ［TA］.

Industrial Law 労働法［医学］.

in·dus·tri·al ［indʌ́striəl］ 産業，工業，産業〔性〕の［医学］.

i. accident 産業事故［医学］，産業災害［医学］.

i. accident service 産業事故対策［医学］.

i. air 産業空気［医学］.

i. alcohol 工業用アルコール［医学］.

i. bladder cancer 職業性膀胱癌［医学］.

i. byproduct 産業副産物［医学］.

i. byproduct in air pollution 産業〔副産物〕大気汚染［医学］.

i. chemistry 産業化学，工業化学［医学］，= chemical technology.

i. code 産業法規［医学］.

i. dermatitis 工業〔薬品〕性皮膚炎.

i. dermatosis 産業性皮膚障害［医学］，= occupational dermatosis.

i. disease 産業病［医学］，職業病［医学］.

i. emission source 工場（産業）排出源［医学］.

i. fatigue 産業疲労［医学］.

i. feeding 工場給食［医学］.

i. fungicide 産業用防かび薬［医学］.

i. gas 産業ガス［医学］.

i. health 産業保健［医学］，産業衛生〔学〕［医学］.

i. hygiene 産業保健［医学］，産業衛生〔学〕［医学］，工場衛生.

i. hygienist 産業衛生管理者［医学］，労働衛生工学士［医学］.

i. injury 産業傷害［医学］，産業外傷［医学］，職業外傷［医学］，労働災害.

i. insurance 産業保険.

i. medical care 産業医療［医学］.

i. medical department 工場診療部［医学］.

i. medicine 労働医学［医学］，産業医学［医学］.

i. melanism 産業メラニン症［医学］.

i. mental health 産業精神衛生［医学］.

i. microbiology 工業微生物学［医学］.

i. noise 工場騒音［医学］.

i. nurse 産業保健師［医学］.

i. nursing 産業衛生看護［医学］.

i. physician 産業医［医学］.

i. poison 産業毒［医学］.

i. poisoning 産業中毒［医学］.

i. refuse 産業廃棄物［医学］.

i. safety 産業安全［医学］.

i. sanitation 産業衛生〔学〕［医学］，産業保健［医学］.

i. sewage 産業廃液［医学］.

i. solvent 工業溶剤［医学］.

i. toxicant 工業毒［医学］.

i. toxicology 産業中毒学［医学］.

i. tuberculosis 産業結核［医学］.

i. waste 産業廃棄物［医学］.

i. waste disposal 産業廃棄物処理［医学］.

i. waste water 産業廃水［医学］.

i. waste water treatment 産業廃水処理［医学］.

i. water 工業用水［医学］.

in·dwel·ling ［indwéliŋ］ ① 留置の（カテーテルなど）．② 内に住む，内在の.

i. catheter 留置カテーテル［医学］（持続カテーテル），= catheterismus permantus.

i. drain 留置ドレーン，= indwelling drainage.

i. drainage 留置ドレーン［医学］.

indyl ［índil］ インドリル基，= indolyl.

ind·yl·ac·e·tu·ric ac·id ［ìndilæsitjú:rik ǽsid］ インジルアセチュール酸 $C_8H_6NCH_2CONHCH_2COOH$（インジル酢酸のグリココール誘導体で，尿中にクロモジェンとして含まれ，濃塩酸の痕跡を加えると赤色のウロロゼイン urorosein に変化する）.

-ine ［in, i:n, ain］ アルカロイド，有機性塩基，ハロゲンの意味を表す接尾語.

in·e·bri·ant ［iní:briənt］ 麻酔薬，酩酊薬.

in·e·bri·a·tion ［inì:briéiʃən］ 酩酊［医学］，麻酔.

in·e·bri·e·ty ［ìni:bráiəti］ 飲酒癖［医学］，陶酔.

in·e·dia ［iní:diə］ 絶食，飢餓.

in·ef·fec·tive ［ìniféktiv］ 効果のない，無効の［医学］，無力な.

i. airway clearance 気道浄化能の低下.

i. breast-feeding 授乳不良.

i. breathing pattern 呼吸パターンの障害.

i. denial 非効果的な否認.

i. dose 無効量［医学］.

i. erythropoiesis 無効造血［医学］，無効赤血球造血.

i. indivisual coping 個人のコーピングの障害.

in·ef·fi·ca·cious ［inìfikéiʃəs］ 無効力の（薬剤などの）．名 inefficaciousness，inefficacy.

in·ef·fi·cient ［ìnifíʃənt］ 無能の，能率の低い．名 inefficiency.

I

in·e·las·tic [inilǽstik] 非弾性の.
i. collision 非弾性衝突.
i. gel 非弾力性ゲル.
in·e·mia [iní:miə] 線維素血症, = inaemia.
in·e·nu·cle·a·ble [ìninjú:kliəbl] 摘出不可能の.
in·e·qual·i·ty [ìnikwáliti] 不等, 不等式.
in·ert [inə́:t] 不活性〔医学〕, 不活性の.
i. chromosome 不活性染色体〔医学〕.
i. filler 不活性充填(てん)剤〔医学〕.
i. gas 不活性ガス〔医学〕, 不活性気体(希ガス元素をいう. He, Ne, A, Kr, Xe, Rn).
i. gas narcosis 不活性ガス麻酔〔医学〕.
i. gelatin 不活性ゼラチン〔医学〕.
i. particle agglutination test 不活性粒子凝集テスト〔医学〕.
i. placebo 不活性偽薬〔医学〕.
i. region 不活性部〔医学〕.
in·er·tia [inə́:ʃiə] ① 慣性, 惰性. ② 無気力, 無力, = inactivity. 形 inertial.
i. ergometer 慣性エルゴメータ〔医学〕.
i. of accommodation 調節遅鈍〔医学〕.
i. speed イナーシャ感度〔医学〕.
i. time 慣性時間(筋の).
i. uteri 陣痛微弱〔医学〕.
i. wheel 慣性車輪〔医学〕.
inertial mass 慣性質量.
inertial resistance 慣性抵抗.
inertial system 慣性座標系.
in·ev·i·ta·ble [inévitəbl] 必然的な, 避けられない.
i. abortion 進行流産〔医学〕, 不可避流産〔医学〕, = abortion in progress.
in·fan·cy [ínfənsi] 乳児期(生後の2ヵ年間).
i. ring 乳児輪(生後1年前後に起こるエナメル質の発育障害により現れるエナメル質の輪).
in·fan·ette [ìnfənét] 乳児用床.
in·fant [ínfənt] 乳児〔医学〕.
i. anesthesia 乳児麻酔〔法〕〔医学〕.
i. at full term 正期産児〔医学〕.
i. birth injury 分娩時損傷(外傷)〔医学〕.
i. botulism 乳〔幼〕児ボツリヌス症〔医学〕.
i. care 乳児保育〔医学〕.
i. cholera 小児コレラ〔医学〕.
i. dose 小児薬用量〔医学〕.
i. food 乳児食〔医学〕.
i. formula 人工栄養乳, = bottle feeding.
i. health service 乳児保健医療〔活動〕〔医学〕.
i. Hercules 小児ヘルクレス(副腎性器症状群の一型で, 少年期に早熟な男性的性徴を現し, 大きな体格, 歯, 筋肉とともに性器早熟が起こるもの).
i. incubator 保育器〔医学〕.
i. mortality rate 乳児死亡率〔医学〕(特定期間内の生後1年未満の死亡の出生に対する比率), = infant mortality.
i. nutrition 乳児栄養〔医学〕.
i. nutrition disorder 乳児栄養障害〔医学〕.
i. of diabetic mother (糖尿病性巨大児).
i. psychiatry 乳幼児精神医学.
i. respiratory distress syndrome 小児型呼吸窮迫症候群〔医学〕.
i. resuscitation 乳児蘇生〔医学〕.
i. roentgen diagnosis 乳児X線診断〔医学〕.
i. stimulation education 乳児刺激教育〔法〕〔医学〕.
i. strophulus 小児ストロフルス〔医学〕.
i. welfare 乳児福祉〔医学〕.
in·fan·ti·cide [infǽntisaid] 幼児殺害, 嬰児殺〔医学〕.
in·fan·ti·cul·ture [infæntikʌ́ltʃər] 育児学.
in·fan·tile [ínfəntail] ①乳児の〔医学〕. ② 幼稚な.
i. acropustulosis 小児肢端膿疱症.
i. amaurotic familial idiocy (**IAFI**) 乳児黒内障性家族性白痴〔医学〕.
i. anal fistula 乳児痔瘻.
i. arteriosclerosis 乳児動脈硬化症.
i. asthma 小児喘息〔医学〕.
i. atrophy 乳児性萎縮(消耗〔症〕), = marasmus.
i. autism 乳児自閉症〔医学〕.
i. beriberi 乳児脚気〔医学〕.
i. bilateral striatal necrosis 乳児両側性線条体壊死〔医学〕.
i. biliare liver cirrhosis 小児胆汁〔性〕肝硬変〔医学〕.
i. cataract 小児白内障〔医学〕, 乳児白内障.
i. celiac disease 乳児セリアック病.
i. cirrhotic liver 小児肝硬変症(小児における胆汁性肝硬変症).
i. convulsion 乳児痙攣.
i. cortical hyperostosis 乳児骨皮質増殖症(過形成症)〔医学〕.
i. coxa vara 小児〔性〕内反股.
i. cystinosis 乳児〔性〕シスチノーシス〔医学〕.
i. dementia 幼年痴呆(ヘラー病), = Heller disease.
i. demyelinating encephalopathy 小児脱髄性脳炎, = Baló disease.
i. dermatitis 乳児皮膚炎〔医学〕.
i. diarrhea 乳児下痢〔症〕〔医学〕, = summer diarrhea.
i. diplegia 乳児両麻痺, = birth palsy.
i. dwarf 幼稚性小人症.
i. eclampsia 小児急かん(癇)〔医学〕, 小児子癇(反射性).
i. eczema 小児湿疹〔医学〕.
i. gastric rupture 新生児胃破裂〔医学〕.
i. gastroenteritis virus 乳児胃腸炎ウイルス.
i. glaucoma 小児緑内障〔医学〕(シュレム管の発育異常と房水貯留に基づき, 牛眼 buphthalmos または水腫眼 hydrophthalmos を呈する), = intercalary staphyloma.
i. hemangioepithelioma 新生児血管上皮腫〔医学〕.
i. hemiplegia 小児片麻痺, = birth palsy.
i. hepatitis 乳児肝炎〔医学〕.
i. hernia 小児ヘルニア(腹膜の精索突起の後方に位置する外鼡径ヘルニア).
i. hypertrophic pyloric stenosis 〔乳児〕肥厚性幽門狭窄症.
i. leishmaniasis 小児リーシュマニア症(小児カラアザール).
i. liver cirrhosis 小児肝硬変〔医学〕.
i. muscular atrophy 小児性筋萎縮〔症〕〔医学〕.
i. myoclonic seizure 〔乳児〕点頭痙攣〔医学〕, 乳児良性ミオクロニーてんかん(乳幼児痙攣. 生後6ヵ月から52歳位の間にみられる痙攣発作で, 数秒間の全身性ミオクローヌスを呈す).
i. myxedema 乳児(幼児)粘液水腫〔医学〕(ブリソー幼稚症), = Brissaud infantilism.
i. nephrotic syndrome (**INS**) 乳児ネフローゼ症候群.
i. neuroaxonal dystrophy 乳児神経軸索ジストロフィ〔ー〕〔医学〕.
i. neuronal degeneration 乳児神経細胞変性〔症〕.
i. paralysis 小児麻痺〔医学〕(脊髄性と脳性とがあり, 前者はハイネ・メジン病, 後者は片側性と両側性とに区別される), = acute anterior poliomyelitis.
i. pelvis 児型骨盤〔医学〕.
i. periproctal abscess 乳児肛門周囲膿瘍.

i. phase 幼児期 [医学].
i. pigmentous urticaria 小児性色素性蕁麻(じんま)疹 [医学].
i. polyarteritis 乳児結節性動脈周囲炎.
i. polycystic kidney 幼児型多嚢胞腎〔症〕 [医学], = infantile polycystic kidney disease.
i. progressive spinal muscular atrophy 乳児進行性脊髄性筋萎縮〔症〕 [医学].
i. purulent conjunctivitis 乳児化膿性結膜炎.
i. respiratory distress syndrome (IRDS) 新生児呼吸促迫(窮迫)症候群 [医学].
i. scoliosis 乳幼児〔性〕側弯〔症〕.
i. scurvy 小児壊血病 [医学], 乳児壊血病(乳児にみられる急性ビタミンC欠乏症で, 骨膜下出血が最も特徴的であり, X線像において長管骨はスリガラス状に変化する), = Barlow disease, Möller–Barlow disease, Cheadle disease.
i. sex-linked hypogammaglobulinemia 小児伴性低ガンマグロブリン血症 [医学].
i. spasm 乳児点頭てんかん [医学], 点頭てんかん(点頭痙攣. W. J. West により最初に記載された, 大部分乳幼児期に発病する), = salaam spasmus.
i. spasmodic paraplegia (先天性強直性対麻痺), = congenital spastic paraplegia.
i. spastic paralysis 乳児痙性麻痺 [医学], 小児痙直性麻痺.
i. spinal muscular atrophy 乳児脊髄性筋萎縮〔症〕, 幼児型脊髄性筋萎縮症(常染色体性劣性の遺伝形式で幼児に発症する).
i. spinal progressive muscular atrophy 幼児型脊髄性進行性筋萎縮症, = Werdnig–Hoffman disease.
i. splenomegaly 小児巨脾症(ヤクシュ・ハイエム貧血の).
i. sprue 小児スプルー [医学].
i. subacute necrotizing encephalopathy 乳児型亜急性壊死性脳症 [医学].
i. tetanus 新生児破傷風, = trismus nascentium, trismus neonatorum.
i. tetany 乳児テタニー.
i. tooth 乳歯.
i. uterus 小児様子宮 [医学].
i. vulvovaginitis 小児外陰腟炎 [医学].
in·fan·ti·lism [infǽntilizəm, ínfən–] 幼稚症, 小児症 [医学], インファンチリズム(成人期に至るまで小児の特徴が残存し, 低能, 性器発育不全, 小人などを伴う. Lesègue).
in·fan·to·ri·um [ìnfəntɔ́:riəm] 乳児院, 育児園.
in·fan·to·sex·u·al·i·ty [infæ̀ntousèkʃuǽliti] 小児愛 [医学].
in·farct [ínfɑ:kt] 梗塞 [医学] (動脈または静脈の閉塞に基づく組織の凝固壊死で, 臓器では普通錐体状をなすが, 四肢では閉塞された動脈に沿い, 乏血性壊死を起こす), = infarctus.
i. abscess 梗塞膿瘍 [医学].
i. pleurisy 梗塞性胸膜炎 [医学].
i. scar 梗塞瘢痕.
in·farc·tec·to·my [ìnfɑ:ktéktəmi] 梗塞切除術.
in·farct·ed [infá:ktid] 梗塞した [医学].
i. area 梗塞部 [医学].
i. kidney 梗塞腎 [医学].
i. scar 梗塞性瘢痕 [医学].
in·farc·tion [infá:kʃən] 梗塞 [医学].
i. in organ 臓器梗塞 [医学].
i. of spinal cord 脊髄梗塞.
i. pain 梗塞痛 [医学].
in·farc·tus [infá:ktəs] 梗塞症, = infarct.
i. glandulae Meibomianae マイボーム腺梗塞症.
i. glandulae tarsalis 瞼板腺梗塞症.
in·faust [infɔ́:st] 不幸な, 不利な, = unfavorable.
in·fect [infékt] ① 感染する. ② 体内に寄生する.
in·fec·tant [inféktənt] ① 感作物(アレルギー発現性抗原の一種で, 特に細菌性物質). ② 感染物.
in·fect·ed [inféktid] 感染した [医学].
i. calculus 感染結石 [医学].
i. canal 感染根管 [医学].
i. dentin 感染ぞうげ(象牙)質 [医学].
i. enterocolitis 感染性腸炎 [医学].
i. infarct 感染性梗塞 [医学], 化膿性梗塞.
i. larva 感染した幼虫.
i. lymphocyst 感染性リンパ嚢胞 [医学].
i. mosquito 有毒蚊 [医学].
i. pancreatic necrosis 感染性膵壊死 [医学].
i. pancreatic pseudocyst 感染性仮性膵嚢胞 [医学].
i. person 感染者 [医学].
i. pulp 感染歯髄 [医学].
i. root canal 感染根管 [医学], = infected canal.
i. stone 感染結石 [医学], = infected calculus.
i. wound 感染創 [医学].
in·fec·ti·ble [inféktibl] 感染可能の, 易感染性の.
in·fec·tion [infékʃən] 感染 [医学], 伝染 [医学] (主として個体に病原体が侵入することで, 伝播 contagion との区別がある). 形 infectious, infective.
i. allergy 感染アレルギー [医学].
i.-associated hemophagocytic syndrome (IAHS) 感染症関連血球貪食症候群.
i. atrium 感染口〔点〕.
i. by dirt 汚物感染 [医学].
i. calculus 感染結石.
i. control インフェクションコントロール(とくに病院内で発生する感染症を予防し, 伝搬しないという取り組み).
i. control doctor (ICD) インフェクションコントロールドクター.
i. control nurse 感染予防ナース, = nurse epidemiologist.
i. control team (ICT) 院内感染対策チーム, インフェクションコントロールチーム(チーム医療として院内感染予防マニュアルなどを作成するチームであり, 感染予防の専門医や看護師からなる).
i. cycle 感染サイクル [医学].
i. during hospitalization 院内感染.
i. dynamics 感染動態.
i.-exhaustion psychosis 熱病性精神病 [医学], 感染消耗(へばり)精神病 [医学], 感染疲はい(憊)精神病(急性伝染病, ショック, 慢性中毒などに続発する錯乱精神病), = confusional insanity.
i. focus 感染巣 [医学].
i. immunity 感染免疫 [医学].
i. labial dermatitis 伝染性口唇皮膚炎(ヒツジの), = ovine pustular dermatitis.
i. of hand 手の感染 [医学].
i. of root canal 感染根管.
i. prevention 感染防御.
i. rate 感染率.
i. route 感染経路.
i. site 感染部位.
i. transmission parameter 感染伝播パラメータ.
in·fec·tios·i·ty [infèkʃiásiti] 感染力 [医学], 感染性, = infectiousness.
Infectious bronchitis virus **(IBV)** 伝染性気管支炎ウイルス(コロナウイルス科のウイルス).
in·fec·tious [infékʃəs] 感(伝)染性の.
i. abortion 感染〔性〕流産 [医学] (細菌, ウイルス, 原虫による感染症の一症状として起こる流産).

i. adenomatosis 感染腺腫症〔医学〕.
i. agent 感染因子〔医学〕, 病原体.
i. allergy 感染アレルギー〔医学〕.
i. anemia 感染性貧血.
i. arthritis 感染性関節炎〔医学〕.
i. asthma 感染型喘息.
i. avian bronchitis トリ伝染性気管支炎.
i. bovine keratitis ウシ伝染性角膜炎.
i. bovine rhinotracheitis (IBR) ウシ伝染性鼻気管炎(ウシヘルペスウイルス1型の感染によって起こるウシの急性熱性伝染病).
i. bovine rhinotracheitis virus ウシ伝染性鼻腔気管炎ウイルス.
i. bulbar paralysis 感染性球麻痺.
i. bulla 感染性ブラ〔医学〕, 感染性肺嚢胞.
i. bursal disease 伝染性ファブリキウス嚢病.
i. canine hepatitis virus イヌ肝炎ウイルス.
i. chlorosis 伝染性斑葉.
i. chorea 感染性舞踏病〔医学〕.
i. cirrhosis 伝染性肝硬変.
i. colitis 感染性腸炎〔医学〕.
i. coryza 伝染性鼻感冒〔医学〕.
i. crystalline keratopathy 感染性クリスタリン角膜症.
i. development 感染現像〔医学〕.
i. diarrhea 伝染性下痢症〔医学〕.
i. disease 伝染病〔医学〕, 感染症〔医学〕(微生物の侵入による疾患).
i. disease chemotherapy 感染症化学療法〔医学〕.
i. disease control 感染症防御〔医学〕.
i. disease laws 伝染病関連法規〔医学〕.
i. disease nursing 感染症看護〔医学〕.
i. DNA 感染性 DNA.
i. ectromelia 感染性欠肢症〔医学〕, 伝染性エクトロメリア症(Burnet により mouse pox として報告されたハツカネズミのウイルス病で, 後脚に壊死を生じ, 離断脱落することもあり, 内臓の壊死を伴う).
i. eczematoid dermatitis 湿疹様感染性皮膚炎.
i. endocarditis 感染性心内膜炎〔医学〕.
i. enterohepatitis 伝染性腸肝炎(シチメンチョウ〔七面鳥〕の伝染病で, *Histomonas meleagridis* の感染により, 腸と肝を侵し, 鶏冠の暗色化を起こす), = blackhead of turkeys, typhlohepatitis.
i. erythema 伝染性紅斑〔医学〕.
i. feline agranulocytosis 伝染性ネコ無顆粒球症.
i. fever 感染性熱病〔医学〕.
i. fibromatosis 伝染性線維腫症(1932年 Shope がアメリカ綿尾ウサギから分離したウイルスによる皮下線維腫).
i. gastritis 伝染性胃炎.
i. gingivo stomatitis 感染性歯肉口内炎〔医学〕.
i. granuloma 感染性肉芽腫(結核, ハンセン病など).
i. hepatitis (IH) 流行性肝炎, 感染性肝炎.
i. heredity 感染遺伝〔医学〕.
i. human wart virus ヒト感染性いぼウイルス.
i. icterus 感染〔性〕黄疸〔医学〕, 伝染性黄疸(主としてワイル病のことをいうがウイルス性伝染性肝炎にも用いられる).
i. immunity 感染〔性〕免疫.
i. isolation nursing unit 感染症病棟〔医学〕.
i. jaundice 感染性黄疸, = Weil disease.
i. larygotracheitis 伝染性喉頭気管支炎〔医学〕.
i. leukemia 伝染性白血病(Gross により1951年に記載されたハツカネズミ(マウス)にみられるウイルス性白血病).
i. liver 伝染病肝.
i. mink enteritis ミンク感染性腸炎〔医学〕.
i. mononucleosis (IM) 伝染性単核球症〔医学〕, 感染性単球増加症, 感染性単核症(EB ウイルスによる疾患で, 発熱, リンパ節の腫脹をきたし, 血中に異型リンパ球をみる), = Pfeiffer disease, glandular fever.
i. mononucleosis virus 感染性単核症ウイルス.
i. myoclonia 感染性ミオクローヌス(舞踏病のこと), = chorea.
i. myopathy 感染性ミオパチー.
i. myositis 感染性筋炎.
i. myxoma 伝染性粘液腫, = myxomatosis cuniculi.
i. myxomatosis 感染性粘液腺症〔医学〕.
i. necrotic hepatitis 伝染性壊死性肝炎(肝蛭と *Clostridium novyi* との混合感染による成熟ヒツジの急性出血性疾患), = black disease.
i. neuritis 感染性神経炎(ウイルス性疾患).
i. ophthalmia 感染性眼炎.
i. papillomatosis 感染性乳頭腫症(1933年 Shope がアメリカ産ワタオウサギに発見した皮膚のいぼ状腫瘍で, ウイルス病の一つ), = Shope papilloma.
i. plasmid 感染性プラスミド, = conjugative plasmid.
i. polyneuritis 感染性多発神経炎, = Landry-Guillain-Barré syndrome.
i. porcine encephalomyelitis ブタ伝染性脳脊髄炎(コロナウイルス科に属する赤血球凝集性ウイルスの感染によって起こる).
i. pregnancy complication 感染性妊娠合併症〔医学〕.
i. pustular stomatitis 伝染性膿胞性口内炎(ウマの疾患).
i. pustular vulvovaginitis virus 感染性膿疱外陰部膣炎ウイルス〔医学〕.
i. shock 感染性ショック〔医学〕.
i. skin disease 感染性皮膚疾患〔医学〕.
i. stomatitis 感染性〔歯肉〕口内炎〔医学〕.
i. tolerance 感染性寛容(免疫寛容を誘導した個体のリンパ球を同一系統の個体に移入することにより, 同じ抗原に対する特異的免疫応答が抑制されること. サプレッサーT細胞の関与を示すものである).
i. type asthma 感染型〔気管支〕喘息〔医学〕.
i. unit 感染単位〔医学〕.
in·fec·tious·ness [infékʃəsnis] 感染性, 感染力, = infectiosity.
in·fec·tive [inféktiv] 伝染性の, 感染の〔医学〕.
i. agent 感染〔原〕体.
i. angioma 感染性血管腫.
i. center 感染中心〔医学〕.
i. disease 感染症〔医学〕, 伝染病〔医学〕.
i. DNA 感染性 DNA〔医学〕.
i. dose (ID_{50}) 50%組織培養感染価〔医学〕.
i. embolism 感染性塞栓症.
i. endocarditis (IE) 感染性心内膜炎〔医学〕.
i. form 感染形.
i. jaundice 感染性黄疸.
i. larva 感染幼虫〔医学〕.
i. mosquito 感染能のある蚊〔医学〕.
i. neuronitis 感染性ニューロン炎(ギラン・バレー症候群), = Guillain-Barré syndrome.
i. pericarditis 感染性心膜炎〔医学〕.
i. silicosis 感染性ケイ粉症(ケイ肺結核症), = silicotuberculosis.
i. thrombosis 感染性血栓症.
i. thrombus 感染性血栓.
i. unit 感染単位〔医学〕.
i. zone 感染層.
in·fec·tive·ness [inféktivnis] 感染性〔医学〕.

in·fec·tiv·i·ty [ìnfektíviti] 感染能，感染力〔医学〕，感染性，= infectiousness.
i. titer 感染価〔医学〕.
in·fe·cund·i·ty [ìnfi:kʌ́nditi] 不妊症，不妊〔性〕〔医学〕，= sterility.
in·fer·ence [ínfərəns] 推測，推理. 形 inferential, inferable.
in·fer·ent [ínfərənt] ① 輸入の. ② 求心性の. ③ 上行性の. ④ 導入の，= afferent.
inferential statistics 推計統計学.
in·fe·ri·or [infí:riər] [L/TA] ① 下，= inferior [TA]. ② 下方，下位. ③ 劣等の，劣性の.
i. aberrant ductule [TA] 下迷管，= ductulus aberrans inferior [L/TA].
i. accessory fissure 下副葉裂〔医学〕，下副葉間裂.
i. alternating hemiplegia 下交代性片麻痺〔医学〕.
i. alveolar artery [TA] 下歯槽動脈，= arteria alveolaris inferior [L/TA].
i. alveolar nerve [TA] 下歯槽神経，= nervus alveolaris inferior [L/TA].
i. anal nerves [TA] 下肛門神経*，= nervi anales inferiores [L/TA].
i. anastomotic vein [TA] 下吻合静脈（浅中大脳静脈と横静脈洞とを連絡する静脈），= vena anastomotica inferior [L/TA].
i. angle [TA] 下角，= angulus inferior [L/TA].
i. angle of scapula 下角（肩甲骨の）.
i. anterior iliac spine 下前腸骨棘〔医学〕.
i. arc 下弓.
i. articular facet [TA] 下〔関節突起〕関節面*，= facies articularis inferior [L/TA].
i. articular process [TA] 下関節突起，= processus articularis inferior [L/TA], zygapophysis inferior [L/TA].
i. articular surface [TA] 下関節面，= facies articularis inferior [L/TA].
i. articular surface of tibia 〔脛骨〕下関節面.
i. aspect [TA] 下面観，= norma inferior [L/TA], 底面観，= norma basalis [L/TA].
i. basal vein [TA] 下肺底静脈，= vena basalis inferior [L/TA].
i. belly [TA] 下腹，= venter inferior [L/TA].
i. border [TA] 下縁，= margo inferior [L/TA].
i. brachium colliculi 下丘腕.
i. branch [TA] 下枝，= ramus inferior [L/TA], rami inferiores [L/TA].
i. bulb of internal jugular vein 内頸静脈下球.
i. bulb of jugular vein [TA] 頸静脈下球，= bulbus inferior venae jugularis [L/TA].
i. bursa of biceps femoris 大腿二頭筋下〔の滑液〕包.
i. calcaneonavicular ligament 底側踵舟靱帯.
i. calyx [TA] 下腎杯，= calyx inferior [L/TA].
i. cardiac nerve 下心臓神経.
i. carotid triangle 下頸動脈三角（頸の正中線と，胸鎖乳突筋と，肩甲舌骨筋の上腹とで囲まれた三角），= muscular triangle, t. of necessity, tracheal t..
i. caval vein syndrome 下大静脈症候群.
i. central nucleus 下中心核（縫合の核）.
i. cerebellar peduncle [TA] 下小脳脚（延髄と小脳とを連結する白質帯で，第四脳室の外側壁をなす），= pedunculus cerebellaris inferior [L/TA].
i. cerebral veins [TA] 下小脳静脈，= venae inferiores cerebri [L/TA].
i. cervical cardiac branches [TA] 下頸心臓枝，= rami cardiaci cervicales inferiores [L/TA].
i. cervical cardiac nerve [TA] 下〔頸〕心臓神経，= nervus cardiacus cervicalis inferior [L/TA].
i. cervical ganglion [TA] 下頸神経節，= ganglion cervicale inferioris [L/TA].
i. choroid vein [TA] 下脈絡叢静脈（vena choroidea [PNA]），= vena choroidea inferior [L/TA].
i. clunial nerves [TA] 下殿皮神経，= nervi clunium inferiores [L/TA].
i. colliculus [TA] 下丘，= colliculus inferior [L/TA].
i. commissure = postoptic commissure.
i. concha 下鼻甲介〔医学〕.
i. conjunctival fornix [TA] 下結膜円蓋，= fornix conjunctivae inferior [L/TA].
i. constrictor [TA] 下咽頭収縮筋，= musculus constrictor pharyngis inferior [L/TA].
i. constrictor muscle of pharynx 下咽頭収縮筋.
i. corn 下角〔医学〕.
i. cortical branches [TA] 下皮質動脈*，= rami corticales inferiores [L/TA].
i. costal facet [TA] 下肋骨窩，= fovea costalis inferior [L/TA].
i. costal fovea 下肋骨窩〔医学〕.
i. deep nodes [TA] 下深外側頸リンパ節，= nodi profundi inferiores [L/TA].
i. degenerate 劣等変質者（低知能の変質者）.
i. dental arch 下歯列弓〔医学〕.
i. dental branches [TA] 下歯枝，= rami dentales inferiores [L/TA].
i. dental plexus [TA] 下歯神経叢，= plexus dentalis inferior [L/TA].
i. dental rami 下歯枝.
i. diaphragmatic nodes [TA] 下横隔リンパ節，= nodi phrenici inferiores [L/TA].
i. distocclusion 下顎遠心咬合〔医学〕.
i. duodenal angulus 下十二指腸角〔医学〕.
i. duodenal flexure [TA] 下十二指腸曲，= flexura duodeni inferior [L/TA].
i. duodenal fold [TA] 下十二指腸ヒダ，= plica duodenalis inferior [L/TA].
i. duodenal fossa [TA] 下十二指腸陥凹，= recessus duodenalis inferior [L/TA].
i. duodenal recess 下十二指腸陥凹.
i. epigastric artery [TA] 下腹壁動脈，= arteria epigastrica inferior [L/TA].
i. epigastric nodes [TA] 下腹壁リンパ節，= nodi epigastrici inferiores [L/TA].
i. epigastric vein [TA] 下腹壁静脈，= vena epigastrica inferior [L/TA].
i. extensor retinaculum [TA] 〔足の〕下伸筋支帯，= retinaculum musculorum extensorum inferius [L/TA].
i. extremity [TA] 下端，= polus inferior [L/TA].
i. eyelid [TA] 下眼瞼，= palpebra inferior [L/TA].
i. fascia of pelvic diaphragm [TA] 下骨盤隔膜筋膜，= fascia inferior diaphragmatis pelvis [L/TA].
i. fascia of urogenital diaphragm 下尿生殖隔膜筋膜.
i. fibular retinaculum [TA] 下腓骨筋支帯，= retinaculum musculorum fibularium inferius [L/TA].
i. fovea [TA] 下窩，= fovea inferior [L/TA].
i. frontal convolution 下前頭回.
i. frontal gyrus [TA] 下前頭回，= gyrus frontalis inferior [L/TA].
i. frontal sulcus [TA] 下前頭溝，= sulcus frontalis inferior [L/TA].
i. ganglion [TA] 下神経節，= ganglion inferius [L/TA].

i. ganglion of glossopharyngeal nerve 舌咽神経下神経節.
i. ganglion of vagus 迷走神経下神経節.
i. gemellus [TA] 下双子筋, = musculus gemellus inferior [L/TA].
i. gemellus muscle 下双子筋〔医学〕.
i. genial spine [TA] 下オトガイ棘*, = spina geni inferior [L/TA].
i. gingival branches [TA] 下歯肉枝, = rami gingivales inferiores [L/TA].
i. gluteal artery [TA] 下殿動脈, = arteria glutea inferior [L/TA].
i. gluteal line [TA] 下殿筋線, = linea glutea inferior [L/TA].
i. gluteal nerve [TA] 下殿神経, = nervus gluteus inferior [L/TA].
i. gluteal veins [TA] 下殿静脈, = venae gluteae inferiores [L/TA].
i. head [TA] 下頭, = caput inferius [L/TA].
i. hemianopsia 下半盲〔医学〕.
i. hemi-azygos vein [TA] 半奇静脈, = vena hemiazygos [L/TA].
i. hemorrhoidal nerves 下痔神経.
i. horn [TA] 下角, = cornu inferius [L/TA], crus inferius [L/TA].
i. hypogastric plexus [TA] 下下腹神経叢, = plexus hypogastricus inferior [L/TA].
i. hypophysial artery [TA] 下下垂体動脈, = arteria hypophysialis inferior [L/TA].
i. ileocaecal recess [TA] 下回盲陥凹, = recessus ileocaecalis inferior [L/TA].
i. ileocecal recess 下回盲陥凹.
i. infarction 下壁〔心筋〕梗塞〔医学〕, 下壁梗塞〔症〕.
i. labial artery 下唇動脈.
i. labial branch [TA] 下唇動脈, = arteria labialis inferior [L/TA].
i. labial veins [TA] 下唇静脈, = venae labiales inferiores [L/TA].
i. laryngeal artery [TA] 下喉頭動脈, = arteria laryngea inferior [L/TA].
i. laryngeal cavity 下喉頭腔.
i. laryngeal nerve 下喉頭神経〔医学〕.
i. laryngeal vein [TA] 下喉頭静脈, = vena laryngea inferior [L/TA].
i. lateral brachial cutaneous nerve [TA] 下外側上腕皮神経, = nervus cutaneus brachii lateralis inferior [L/TA].
i. lateral cutaneous nerve of arm [TA] 下外側上腕皮神経, = nervus cutaneus brachii lateralis inferior [L/TA].
i. lateral flexure [TA] 外側下曲*, = flexura inferior lateralis [L/TA].
i. lateral genicular artery [TA] 外側下膝動脈, = arteria inferior lateralis genus [L/TA].
i. ligament of epididymis [TA] 下精巣上体間膜, = ligamentum epididymidis inferius [L/TA].
i. limb [TA] 下根, = radix inferior [L/TA].
i. linear nucleus [TA] 下核*, = nucleus linearis inferioris [L/TA].
i. lingual muscle 下縦舌筋.
i. lingular artery [TA] 下舌枝, = arteria lingularis inferior [L/TA].
i. lingular bronchus〔B V〕 [TA] 下舌枝, = bronchus lingularis inferior〔B V〕[L/TA].
i. lingular segment 下舌区.
i. lingular segment〔S V〕 [TA] 下舌区, = segmentum lingulare inferius〔S V〕[L/TA].
i. lip [TA] 下唇*, = labrum inferius [L/TA].
i. lipodystrophy 下肢脂肪異栄養症.
i. lobar arteries [TA] 下葉動脈, = arteriae lobares inferiores [L/TA].
i. lobe [TA] 下葉, = lobus inferior [L/TA].
i. lobe of lung 〔肺の〕下葉.
i. longitudinal diameter 下縦直径(盲孔と内後頭隆起とを結ぶ線で, 矢状直径ともいう), = sagittal diameter.
i. longitudinal fasciculus [TA] 下縦束(大脳の後頭葉および側頭葉を通る連合線維), = fasciculus longitudinalis inferior [L/TA].
i. longitudinal muscle [TA] 下縦舌筋, = musculus longitudinalis inferior [L/TA].
i. longitudinal muscle of tongue 下縦舌筋.
i. lumbar triangle [TA] 下腰三角*, = trigonum lumbale inferius [L/TA].
i. macular arteriole [TA] 下黄斑動脈, = arteriola macularis inferior [L/TA].
i. macular venule [TA] 下黄斑静脈, = venula macularis inferior [L/TA].
i. margin 下縁.
i. maxilla 下顎, 下顎骨, = lower jaw bone, mandible.
i. maxillary nerve 下顎神経.
i. meatus of nose 下鼻道〔医学〕.
i. medial genicular artery [TA] 内側下膝動脈, = arteria inferior medialis genus [L/TA].
i. mediastinum [TA] 縦隔の下部(下縦隔), = mediastinum inferius [L/TA].
i. medullary velum [TA] 下髄帆, = velum medullare inferius [L/TA].
i. mental spine [TA] 下オトガイ棘*, = spina mentalis inferior [L/TA].
i. mesenteric artery [TA] 下腸間膜動脈, = arteria mesenterica inferior [L/TA].
i. mesenteric ganglion [TA] 下腸間膜動脈神経節, = ganglion mesentericum inferius [L/TA].
i. mesenteric nodes [TA] 下腸間膜〔動脈〕リンパ節, = nodi mesenterici inferiores [L/TA].
i. mesenteric plexus [TA] 下腸間膜動脈神経叢, = plexus mesentericus inferior [L/TA].
i. mesenteric vein [TA] 下腸間膜静脈, = vena mesenterica inferior [L/TA].
i. myocardial infarction 下壁〔心筋〕梗塞, = diaphragmatic myocardial infarction, inferior infarction.
i. nasal concha [TA] 下鼻甲介, = concha nasalis inferior [L/TA], concha nasi inferior [L/TA].
i. nasal meatus [TA] 下鼻道, = meatus nasi inferior [L/TA].
i. nasal retinal arteriole [TA] 下内側動脈, = arteriola nasalis retinae inferior [L/TA].
i. nasal retinal venule [TA] 下内側静脈, = venula nasalis retinae inferior [L/TA].
i. nodes [TA] 下膵リンパ節, 下殿リンパ節, = nodi inferiores [L/TA].
i. nuchal line [TA] 下項線, = linea nuchalis inferior [L/TA].
i. oblique [TA] 下斜筋, = musculus obliquus inferior [L/TA].
i. oblique muscle 下斜筋.
i. oblique muscle of head 下頭斜筋.
i. occipital gyrus 下後頭回.
i. occipital triangle 下後頭三角.
i. occipitofrontal fasciculus [TA] 下後頭前頭束*, = fasciculus occipitofrontalis inferior [L/TA].
i. olivary complex [TA] 下オリーブ核群*, = complexus olivaris inferior [L/TA].

i. olivary nucleus 下オリーブ核(延髄の大部分を占める灰白質帯で，錐体の背側で内側に開く核で，オリーブ小脳路線維の起始点)，= nucleus olivaris.
i. olive [TA] オリーブ，= oliva [L/TA].
i. omental recess 下陥凹 [医学]，網嚢下陥凹.
i. ophthalmic vein [TA] 下眼静脈，= vena ophthalmica inferior [L/TA].
i. orbital fissure [TA] 下眼窩裂，= fissura orbitalis inferior [L/TA].
i. ovary 子房下位.
i. palpebra 下眼瞼，= palpebra inferior, lower eyelid.
i. palpebral arch [TA] 下眼瞼動脈弓，= arcus palpebralis inferior [L/TA].
i. palpebral branches [TA] 下眼瞼枝，= rami palpebrales inferiores [L/TA].
i. palpebral veins [TA] 下眼瞼静脈，= venae palpebrales inferiores [L/TA].
i. pancreatic artery [TA] 下膵動脈，= arteria pancreatica inferior [L/TA].
i. pancreaticoduodenal artery [TA] 下膵十二指腸動脈，= arteria pancreaticoduodenalis inferior [L/TA].
i. parathyroid gland [TA] 下上皮小体，= glandula parathyroidea inferior [L/TA].
i. parietal lobule [TA] 下頭頂小葉，= lobulus parietalis inferior [L/TA].
i. part [TA] 上行部，= pars ascendens [L/TA]，前部，= pars inferior [L/TA]，水平部，= pars horizontalis [L/TA]，下舌枝，= pars inferior [L/TA].
i. part of lingular branch of left pulmonary vein 左肺静脈の肺舌静脈の下舌枝.
i. part of trapezius (muscle) 僧帽筋の下部.
i. part of vestibular ganglion 前庭神経節下部.
i. part of vestibulocochlear nerve 蝸牛神経，= nervus cochlearis.
i. peduncle of thalamus 下視床脚 [医学].
i. pelvic aperture 骨盤下口.
i. pelvic strait 骨盤出口.
i. peroneal retinaculum [TA] 下腓骨筋支帯，= retinaculum musculorum peroneorum inferius [L/TA].
i. petrosal groove 下錐体洞溝.
i. petrosal sinus [TA] 下錐体静脈洞，= sinus petrosus inferior [L/TA].
i. petrosal sulcus 下錐体洞溝.
i. phrenic artery [TA] 下横隔動脈，= arteria phrenica inferior [L/TA].
i. phrenic veins [TA] 下横隔静脈，= venae phrenicae inferiores [L/TA].
i. pole [TA] 下端，= extremitas inferior [L/TA]，polus inferior [L/TA].
i. polioencephalitis 下部灰白脳炎(延髄の急性麻痺)，= bulbar paralysis.
i. posterior iliac spine 下後腸骨棘 [医学].
i. posterior serratus muscle 下後鋸筋.
i. pubic ligament [TA] 下恥骨靱帯，= ligamentum pubicum inferius [L/TA].
i. pubic ramus [TA] 恥骨下枝，= ramus inferior ossis pubis [L/TA].
i. pulvinar nucleus [TA] 下視床枕*，= nucleus pulvinaris inferior [L/TA].
i. quadrigeminal body 下丘，= inferior colliculus.
i. radioulnar joint 下橈尺関節 [医学].
i. recess [TA] 下陥凹，= recessus inferior [L/TA].
i. rectal artery [TA] 下直腸動脈，= arteria rectalis inferior [L/TA].
i. rectal nerves [TA] 下直腸神経，= nervi rectales inferiores [L/TA].
i. rectal plexus [TA] 下直腸動脈神経叢，= plexus rectalis inferior [L/TA].
i. rectal veins [TA] 下直腸静脈，= venae rectales inferiores [L/TA].
i. rectus [TA] 下直筋，= musculus rectus inferior [L/TA].
i. rectus muscle 下直筋.
i. retinaculum of extensor muscles 〔足の〕下伸筋支帯.
i. rhinoscopy 下検鼻〔法〕[医学]，下鼻鏡検査法.
i. root [TA] 下根，= radix inferior [L/TA].
i. sagittal sinus [TA] 下矢状静脈洞，= sinus sagittalis inferior [L/TA].
i. salivatory nucleus [TA] 下唾液核(疑核前方にある不明瞭な核で，舌咽神経を経て耳神経節の前神経節線維を送る)，= nucleus salivatorius inferior [L/TA].
i. segment [TA] 下区，= segmentum inferius [L/TA].
i. segmental artery [TA] 下区動脈，= arteria segmenti inferioris [L/TA].
i. segmental artery of kidney 腎下区動脈.
i. semilunar lobule [TA] 下半月小葉，= lobulus semilunaris inferior [L/TA].
i. sphincter [TA] 下〔総胆管〕括約筋*，= musculus sphincter inferior [L/TA].
i. sternal region 下胸骨部.
i. straight muscle 下直筋(眼球の)，= inferior rectus muscle.
i. subtendinous bursa of biceps femoris [TA] 大腿二頭筋の下腱下包，= bursa subtendinea musculi bicipitis femoris inferior [L/TA].
i. suprarenal artery [TA] 下副腎動脈，= arteria suprarenalis inferior [L/TA].
i. surface [TA] 横隔面，= facies inferior [L/TA].
i. surface of cerebellar hemisphere 〔小脳半球〕下面.
i. surface of pancreas 膵臓下面.
i. surface of petrous part [TA] 錐体下面，= facies inferior partis petrosae [L/TA].
i. surface of petrous part of temporal bone 〔側頭骨錐体〕下面.
i. surface of tongue [TA]〔舌の〕下面，= facies inferior linguae [L/TA].
i. synovial membrane [TA] 下滑膜，= membrana synovialis inferior [L/TA].
i. tarsal muscle [TA] 下瞼板筋，= musculus tarsalis inferior [L/TA].
i. tarsus [TA] 下瞼板，= tarsus inferior [L/TA].
i. temporal arcade 下側頭弧，= zygomatic arch.
i. temporal convolution 下側頭回.
i. temporal gyrus [TA] 下側頭回，= gyrus temporalis inferior [L/TA].
i. temporal line [TA] 下側頭線，= linea temporalis inferior [L/TA].
i. temporal retinal arteriole [TA] 下外側動脈，= arteriola temporalis retinae inferior [L/TA].
i. temporal retinal venule [TA] 下外側静脈，= venula temporalis retinae inferior [L/TA].
i. temporal sulcus [TA] 下側頭溝，= sulcus temporalis inferior [L/TA].
i. temporal venule of retina 網膜下外側小静脈 [医学].
i. terminal branches [TA] 下分界枝*，= rami terminales inferiores [L/TA].
i. thalamic radiation [TA] 視床下放線*，= radiatio inferior thalami [L/TA].
i. thalamostriate veins [TA] 下視床線条体静脈

I

(vena thalamostriata [PNA], 視床線条体静脈), = venae thalamostriatae inferiores [L/TA].
i. thoracic aperture [TA] 胸郭下口, = apertura thoracis inferior [L/TA].
i. thyroid artery [TA] 下甲状腺動脈, = arteria thyroidea inferior [L/TA].
i. thyroid notch [TA] 下甲状切痕, = incisura thyroidea inferior [L/TA].
i. thyroid plexus 下甲状腺動脈神経叢.
i. thyroid tubercle [TA] 下甲状結節, = tuberculum thyroideum inferius [L/TA].
i. thyroid vein [TA] 下甲状腺静脈, = vena thyroidea inferior [L/TA].
i. tibiofibular joint [TA] 脛腓靱帯結合, = syndesmosis tibiofibularis [L/TA].
i. tracheobronchial nodes [TA] 下気管気管支リンパ節, = nodi tracheobronchiales inferiores [L/TA].
i. tracheostomy 下部気管切開.
i. tracheotomy 下気管切開 [医学].
i. transverse scapular ligament [TA] 下肩甲横靱帯, = ligamentum transversum scapulae inferius [L/TA].
i. triangle sign 下三角徴候.
i. trunk [TA] 下神経幹, = truncus inferior [L/TA].
i. turbinate 下鼻甲介 [医学].
i. turbinate bone 下甲介骨, 下鼻甲介.
i. tympanic artery [TA] 下鼓室動脈, = arteria tympanica inferior [L/TA].
i. ulnar collateral artery [TA] 下尺側側副動脈, = arteria collateralis ulnaris inferior [L/TA].
i. vein of vermis [TA] 下虫部静脈, = vena inferior vermis [L/TA].
i. veins of cerebellar hemisphere [TA] 下小脳半球静脈, = venae inferiores cerebelli [L/TA].
i. vena cava [TA] 下大静脈, = vena cava inferior [L/TA].
i. vena cava syndrome 下大静脈症候群 [医学].
i. vena caval valve = caval valve.
i. vena cavography 下大静脈造影 [医学].
i. ventricular vein [TA] 下脳室静脈(側脳室動脈), = vena ventricularis inferior [L/TA].
i. vermis 下虫部(小脳虫部の下方部で, 小結節, 虫部垂, 虫部錐体, 虫部隆起を含む).
i. vertebral notch [TA] 下椎切痕, = incisura vertebralis inferior [L/TA].
i. vesical artery [TA] 下膀胱動脈, = arteria vesicalis inferior [L/TA].
i. vesical nerves 下膀胱神経.
i. vesical plexus 下膀胱静脈叢.
i. vesical venous plexus 下膀胱静脈叢.
i. vestibular area [TA] 下前庭野, = area vestibularis inferior [L/TA].
i. vestibular nucleus [TA] [前庭神経]下核, = nucleus vestibularis inferior [L/TA].
i. wall 下壁 [医学].
in·fe·ri·or·i·ty [infi:riáriti] 劣性. 形 inferior.
i. complex 劣等感 [医学].
inferodextral lateral flexure [TA] 外側右下曲*, = flexura inferodextra lateralis [L/TA].
in·fe·ro·lat·er·al [ìnfəroulǽtərəl] 下外側の.
i. infarction 下側壁[心筋]梗塞.
i. lobule [TA] 下外側小葉, = lobulus inferolateralis [L/TA].
i. margin [TA] 下(下外側)縁, = margo inferolateralis [L/TA].
i. myocardial infarction 下側壁[心筋]梗塞, = inferolateral infarction.
i. surface [TA] 下外側面, = facies inferolateralis [L/TA].
i. surface of prostate 前立腺下外側面.
inferomedial margin [TA] 内(下内)側縁, = margo inferomedialis [L/TA].
in·fe·ro·me·di·an [ìnfəroumí:diən] 下面正中の.
in·fe·ro·pos·te·ri·or [ìnfəroupastí:riər] 下後方の.
i. lobule [TA] 下後小葉, = lobulus inferoposterior [L/TA].
inferosseous margin 骨間縁.
infertile male syndrome 男性不妊症候群.
in·fer·til·i·tas [ìnfə:tílitəs] 不妊症, 不育症.
i. feminis 不妊症, = barrenness.
in·fer·til·i·ty [ìnfə:tíliti] 不妊症, 不妊 [医学] (妊娠がかなわない状態が1年以上をいう).
in·fest [infést] 寄生する.
in·fes·tant [inféstənt] 侵入物(害虫, 寄生虫などが体内に侵入してアレルギー症状を起こす抗原の一種).
in·fes·ta·tion [ìnfestéiʃən] 侵襲, 寄生 [医学], 感染, 横行, 侵入, 出没, = inestment.
in·fib·u·la·tion [infibjuléiʃən] 陰門封鎖, 陰部封鎖術, 外陰閉鎖(性交, 手淫などを阻止するための手技. ファラオニックと呼ばれる女子割礼).
in·fil·trate [infíltreit] 浸潤 [医学], 浸潤する, 浸潤物.
in·fil·trat·ing [infíltreitiŋ] 浸潤[性]の [医学].
i. cancer 浸潤癌 [医学].
i. lipoma 浸潤性脂肪腫.
i. tumor 浸潤性腫瘍.
i. type 浸潤型 [医学].
in·fil·tra·tio [ìnfiltréiʃiou] 浸潤.
i. parametrana 骨盤傍組織浸潤.
in·fil·tra·tion [ìnfiltréiʃən] ① 浸潤[巣] [医学], 侵襲, 侵入(細胞, 体液またはほかの種類の物質が組織間隙および細胞内に侵入すること). ② 浸潤性陰影(浸潤によるX線像上の陰影). 形 infiltrative.
i. analgesia ① 浸潤性[麻酔]無痛覚[症]. ② 浸潤性局所麻酔.
i. anesthesia 浸潤麻酔[法] [医学].
infiltrative growth 浸潤性増殖, 浸潤性発育 [医学].
infiltrative shadow 浸潤[陰]影(X線像の) [医学].
infiltrative tuberculosis 浸潤性肺結核 [医学].
in·fi·nite [ínfinit] 無限の.
i. decimal 無限小数.
i. dilution 無限希釈 [医学].
i. distance 無限距離, = infinity.
i. field 無限体.
i. number 無限数.
i. point 無限遠点.
i. population 無限母集団.
i. product 無限乗積.
i. series 無限級数.
i. set 無限集合.
i. thickness 無限厚さ [医学].
in·fin·i·ty [infíniti] 無限[距離], 無限大. 形 infinite.
in·firm [infə́:m] 虚弱な [医学], 病弱な.
in·fir·ma·ry [infə́:məri] 療養所, 医務室(学校または工場の).
in·fir·mi·ty [infə́:miti] 虚弱 [医学], 弱質. 形 infirm.
in·flame [infléim] ① 炎症を起こす. ② 点火する. 名 inflammability. 形 inflammable.
inflamed ulcer 炎[症]性潰瘍 [医学].
in·flam·ma·bil·i·ty [inflæ̀məbíliti] 引火性 [医学], 可燃性.

in·flam·ma·ble [inflǽməbl] 引火性の〔医学〕.
i. gas 可燃ガス〔医学〕.
in·flam·ma·tion [ìnfləméiʃən] 炎症〔医学〕(組織が損傷に対して反応することで，臨床上発熱を特徴とし，局部的発赤，腫脹，疼痛などを伴い，病理学上初期には脈管収縮，後期にはその拡張，血液循環遅滞，白血球滲出，体液漏出などがみられる．回復の初期として毛細血管および線維芽細胞の新生，組織化，瘢痕形成をも炎症の一部と考えることもある). 形 inflammatory.
in·flam·ma·to·ry [inflǽmətəri, –tɔ:ri] 炎症性の.
i. adhesion 炎症性癒着.
i. adnexal tumor 炎症性付属器腫瘤〔医学〕.
i. agent 催炎物質.
i. aortic aneurysm 炎症性大動脈瘤(1972年 Walker らによって報告された．動脈硬化性の瘤に炎症性変化が重なり発症すると考えられている．ウイルス感染説などもあるが原因は明らかとなっていない).
i. arthropathy 炎症性関節症.
i. bowel disease (IBD) 炎症性腸疾患〔医学〕(狭義には潰瘍性大腸炎とクローン病をさす).
i. breast cancer 炎症性乳癌.
i. carcinoma 炎症性乳癌.
i. cell 炎症細胞〔医学〕(炎症反応局所に集積した細胞の総称で，好中球，単球，マクロファージ，リンパ球，形質細胞，組織球，血小板などを含む).
i. cell infiltration 炎症性細胞浸潤.
i. change 炎症性変化.
i. cyst 炎症性嚢胞.
i. diarrhea 炎症性下痢〔医学〕.
i. disease 炎症性疾患〔医学〕.
i. diseases of brain 炎症性脳疾患〔医学〕.
i. dysmenorrh(o)ea 炎症性月経困難症.
i. edema 炎症性水腫(浮腫)〔医学〕.
i. erythema 炎症性紅斑.
i. exudate 炎症性滲出液〔医学〕.
i. factor 炎症性因子，起炎因子〔医学〕.
i. fibroid polyp 炎症性線維性ポリープ〔医学〕.
i. fracture 炎症性骨折〔医学〕.
i. gangrene 熱〔性〕壊疽〔医学〕，炎症性壊疽.
i. glaucoma 炎性緑内障〔医学〕.
i. hyperemia 炎症性充血〔医学〕.
i. hyperplasia 炎症性過形成.
i. infiltrate 炎症性浸潤〔医学〕.
i. infiltration 炎症性浸潤.
i. keratosis 炎症性角化症.
i. linear verrucous epidermal nevus 炎症性線状疣贅状表皮母斑.
i. macrophage 炎症性マクロファージ.
i. mediator 炎症の化学伝達物質(炎症にかかわる液性因子キニン，カリクレイン，プロスタグランジン，ロイコトリエン，炎症性サイトカイン(IL–1，TNF，IL–6，IL–8)などをさしていう).
i. pain 炎症性疼痛〔医学〕.
i. papillary hyperplasia 炎症性乳頭状過形成〔症〕.
i. polyp 炎症性ポリープ〔医学〕.
i. pseudotumor 炎症性偽腫瘍.
i. reaction 炎症性反応〔医学〕(炎症のこと).
i. response 炎症性反応〔医学〕.
i. scoliosis 炎症性〔脊柱〕側弯〔症〕〔医学〕.
i. softening 炎症性軟化.
i. tissue 炎症組織.
i. torticollis 炎症性斜頸.
i. tumor 炎症性腫瘤〔医学〕.
i. type 炎症型〔医学〕.
in·flat·ing [infléitiŋ] 膨張.
i. agent 膨張剤〔医学〕.
in·fla·tion [infléiʃən] ① 膨張〔医学〕，拡大〔医学〕，張開〔医学〕. ② 鼓腸(空気またはほかのガスが注入して起こること).
in·flat·or [infléitər] 膨張器.
in·flec·tion [inflékʃən] ① 内弯〔症〕〔医学〕，= inflexion. ② 音声の抑揚調節.
in·flex·ion [inflékʃən] 内弯〔症〕〔医学〕，= inflection.
in·flict [inflíkt] 負わせる，与える(損傷などを加える).
in·flo·res·cence [ìnflɔ:résəns] 花序，開花.
in·flow [ínflou] 流入〔量〕〔医学〕.
i. phase 流入段階，流入量期〔医学〕.
in·flu·ence [ínfluəns] ① 影響. ② 誘導(電気の). ③ 感化. 形 influential.
in·flu·ent [ínfluənt] 流入量水〔医学〕，流入液(イオン置換系に流入する溶液).
Influenza A virus A型インフルエンザウイルス(オルトミクソウイルス科のウイルスで，インフルエンザの原因となる．ヒトと動物の双方に感染し抗原性が変化しやすく，新しい抗原をもつウイルスが大流行を引き起こす場合がある).
Influenza B virus B型インフルエンザウイルス(オルトミクソウイルス科のウイルスで，インフルエンザの原因となる).
Influenza C virus C型インフルエンザウイルス(オルトミクソウイルス科のウイルスで，インフルエンザの原因となる．ヒトのみに感染する).
in·flu·en·za [ìnfluénzə] インフルエンザ〔医学〕，流行〔性〕感冒〔医学〕，= Flu，flu，grip，grippe. 形 influenzal.
i. myocarditis インフルエンザ心筋炎(インフルエンザ感染症に合併する心筋炎．ウイルス性心筋炎の急性期死亡率は約10％といわれるが，急性期以後は予後良好).
i. subunit vaccine インフルエンザ・サブユニット・ワクチン〔医学〕.
i. vaccine インフルエンザワクチン〔医学〕(インフルエンザ感染予防のための不活化ワクチン．毎年異なったウイルス株を材料にしてワクチンが製造される).
i. viral pneumonia インフルエンザウイルス肺炎.
i. virus インフルエンザウイルス，= influenza-virus.
i. virus split vaccine インフルエンザウイルススプリットワクチン(インフルエンザウイルスを精製した後，界面活性剤およびエーテルで処理しウイルス構成成分を可溶化したもの).
i. virus vaccine, polyvalent 多価インフルエンザウイルスワクチン(A型，およびB型インフルエンザウイルスをふ化鶏卵に接種培養し，その尿膜液から得た病原体をホルムアルデヒド処置したものの懸濁液で，これらの病原体による感染症の予防用ワクチン).
i. virus vaccines インフルエンザウイルスワクチン.
in·flu·en·zal [ìnfluénzəl] インフルエンザの〔医学〕，流行性感冒の.
i. bronchiolitis インフルエンザ細気管支炎〔医学〕.
i. encephalitis インフルエンザ脳炎〔医学〕.
i. meningitis インフルエンザ髄膜炎〔医学〕(インフルエンザ菌 *Haemophilus influenzae* の感染による).
i. otitis インフルエンザ中耳炎.
i. otitis media インフルエンザ中耳炎〔医学〕.
i. pneumonia インフルエンザ肺炎〔医学〕.
in·flu·en·za·vi·rus [ìnfluènzəváiərəs] インフルエンザウイルス(A～C型インフルエンザウイルスを指す).
in·flux [ínflʌks] 内向き流束(流入)〔医学〕.
i. time 充実期，= inflow phase.

in·fold·ing [infóuldiŋ] 包囲術（潰瘍などを周囲の組織に縫い合わせて被覆する手術）.
in·foot·ed [ínfutid] 足指内転（うちまた），= pigeontoed.
informal care インフォーマルケア（制度に寄らない家族・友人・地域住民・ボランティアなどによる介護支援），= informal service.
informal category 任意階級〔医学〕.
informal social control 非公的社会統制〔医学〕.
in·for·mat·ics [ìnfɔ:mǽtiks] インフォマティクス（情報科学）.
in·for·ma·tion [ìnfɔ:méiʃən] 情報〔医学〕，認識，報知（神経，ホルモン）.
i. biology 情報生物学（ゲノムやタンパクなど生命情報に基づき生命現象の統合的理解を追究する学際分野）.
i. capacity 情報容量〔医学〕.
i. density 情報密度〔医学〕.
i. display 情報表示〔医学〕.
i. dissemination 情報普及〔医学〕.
i. processing 情報処理〔医学〕.
i. retrieval 情報検索〔医学〕.
i. retrieval system 情報検索システム〔医学〕.
i. science 情報科学〔医学〕.
i. society 情報化社会〔医学〕.
i. storage 情報蓄積〔医学〕.
i. storage and retrieval 情報の蓄積と検索.
i. system 情報システム〔医学〕.
i. system for telemedicine 遠隔医療情報システム〔医学〕.
i. technology ophthalmopathy IT眼症（VDT作業などにおいて生じる眼疲労などの様々な症状をいう．2002年の厚労省の新VDTガイドラインではドライアイの発現も指摘されている）.
i. theory 情報理論〔医学〕（情報を定量化し，変換，符号化，圧縮，伝送などの方法を理論的に解明する学問領域．C. E. Shannon の1948年の論文に始まる）.
informative abstract 報知性抄録〔医学〕.
informed assent インフォームドアセント（小児を対象としたインフォームドコンセントのこと）.
in·formed choice [infɔ́:md ʧɔ́is] インフォームドチョイス（インフォームドコンセントにより説明を受けた後，医師と連携（相談）し自ら治療法を選択すること）.
in·formed con·sent (IC) [infɔ́:md kənsént] インフォームドコンセント〔医学〕，納得診療，告知（通知）同意（患者に対する医療内容の），説明と同意〔医学〕（医師と患者の関係を規定した概念で，医療において患者が十分に説明を受けたあとでの患者の承認をいう．具体的には医師から十分に説明を受け，患者が納得できる医療内容を医師と患者がともに形成していこうというプロセスをいう）.
informed decision インフォームドディシジョン（説明による決心）.
in·for·mo·fer [infɔ́:məfər] インフォーモファー（RNA が核タンパクより分離するときにみられるタンパク粒子）.
in·for·mo·some [infɔ́:məsoum] インフォーモソームズ（動物の細胞質にみられるメッセンジャーRNA とタンパクの複合体）.
infra- [infrə] 下，下方，下部の意味を表す接頭語.
infra and low frequency noise 低周波空気振動.
infra-annular mass 鼓膜輪下骨塊〔医学〕.
infra-auricular nodes [TA] 耳介下リンパ節，= nodi infraauriculares [L/TA].
in·fra-ax·il·la·ry [ínfrə ǽksiləri] 腋窩下の.
i. region 腋下部.
in·fra·bulge [ínfrəbʌlʤ] 添窩部〔領域〕.
i. clasp インフラバルジクラスプ（鉤の維持腕が歯冠の下方から維持領域に達するように設計された鉤）.
infracalcarine gyrus 鳥距下回.
infracardiac bursa 心臓下嚢（胚腸間膜陥凹部で右肺と食道が発生する突起の上端，またはそれから出る右肺靱帯の小嚢）.
infracardiac type 下心臓型〔医学〕.
infracardiac type total anomalous pulmonary venous connection 下部心臓型総〔全〕肺静脈還流〔結合〕異常〔症〕〔医学〕.
in·fra·cla·vic·u·lar [ìnfrəkləvíkjulər] 鎖骨下の.
i. fossa [TA] 鎖骨下窩，= fossa infraclavicularis [L/TA].
i. infiltrate 鎖骨下浸潤〔医学〕，鎖骨下部〔結核性〕浸潤，= Assmann tuberculous infiltrate (focus).
i. nodes [TA] 鎖骨下リンパ節，= nodi infraclaviculares [L/TA].
i. part [TA] 鎖骨下部，= pars infraclavicularis [L/TA].
i. part of brachial plexus 〔腕神経叢〕鎖骨下部，= pars infraclavicularis plexus brachialis.
i. region 鎖骨下部.
i. triangle 鎖骨下三角（上は鎖骨，内辺は大胸筋の上縁，外辺は三角筋の腱）.
infraclinoid aneurysm 床突起下動脈瘤.
in·fra·clu·sion [ìnfrəklú:ʒən] 低位咬合（咬合欠如，短縮歯）.
in·fra·com·mis·sure [ìnfrəkámiʃuər] 下交連，= inferior commissure.
in·fra·con·stric·tor [ìnfrəkanstríktər] 下咽頭括約筋.
in·fra·cor·ti·cal [ìnfrəkɔ́:tikəl] 皮質下の.
in·fra·cos·tal [ìnfrəkástəl] 肋骨下の.
i. line 肋下面，= planum subcostale.
i. plane = subcostal plane.
in·fra·cot·y·loid [ìnfrəkátilɔid] 盃状窩下の（寛骨臼下の）.
infracristal ventricular septal defect 室上稜下部心室中隔欠損〔症〕〔医学〕.
in·frac·tion [infrǽkʃən] 不完全骨折，亀裂骨折〔医学〕，= greenstick fracture.
in·frac·ture [infrǽkʧər] = infraction.
in·fra·den·ta·le [ìnfrədentéili] インフラデンターレ，= lower alveolar point.
in·fra·di·an [infréidiən] インフラディアン（24時間よりも長い周期で起こる生物学的変化またはリズム）.
i. rhythm 長日周期〔医学〕.
infra·di·a·phrag·mat·ic [ìnfrədàiəfrægmǽtik] 横隔膜下の.
in·fra·duc·tion [ìnfrədʌ́kʃən] 下転〔医学〕（眼球が下方に移動する運動），= deorsumduction.
infraduodenal fossa 十二指腸下窩（十二指腸の第3部分下にある腹膜の凹）.
in·fra·gle·noid [ìnfrəglí:nɔid] 関節窩下.
i. impression 関節窩下圧痕.
i. tubercle [TA] 関節下結節（肩甲骨浅窩下にある腋窩縁にある隆起で，上腕三頭筋の長頭の着点），= tuberculum infraglenoidale [L/TA].
in·fra·glot·tic [ìnfrəglátik] 声門下の.
i. cavity [TA] 声門下腔，= cavitas infraglottica [L/TA].
infragranular layer 顆粒下層.
in·fra·hy·oid [ìnfrəháiɔid] 舌骨下の.
i. branch [TA] 舌骨下枝，= ramus infrahyoideus [L/TA].
i. bursa [TA] 舌骨下包，舌骨下滑液包*，= bursa infrahyoidea [L/TA].

i. muscles [TA] 舌骨下筋, = musculi infrahyoidei [L/TA].
i. nodes [TA] 舌骨下リンパ節*, = nodi infrahyoidei [L/TA].
i. region 舌骨下部.
infrajugal arcade 下頬弧.
in·fra·la·bi·al [ìnfrəléibiəl] 下唇下の.
infralevator abscess 肛門挙筋下膿瘍〔医学〕.
infralobar part [TA] 葉下枝, = pars infralobaris [L/TA].
infralobar part of posterior branch of right pulmonary vein 右肺静脈後枝の葉下部.
in·fra·mam·ma·ry [ìnfrəmǽməri] 乳腺下の.
i. region [TA] 乳房下部, = regio inframammaria [L/TA].
in·fra·mam·mil·lary [ìnfrəmǽmiləri] 乳房下の.
in·fra·man·dib·u·lar [ìnfrəmændíbjulər] 下顎下の.
in·fra·mar·gin·al [ìnfrəmɑ́:ʤinəl] 辺縁下の.
i. convolution 上側頭回(シルヴィウス溝と上側頭溝との間にある大脳回), = superior temporal convolution.
in·fra·max·il·lary [ìnfrəmǽksiləri] 顎下の, 下顎骨の.
in·fra·mi·crobe [ìnfrəmáikroub] 濾過性病原体, = filtrable virus.
in·fra·my·ce·tes [ìnfrəmaisí:ti:z] 悪性腫瘍の仮定病原体.
infranodal extrasystole 心室性期外収縮, = ventricular extrasystole.
in·fra·nu·cle·ar [ìnfrənjú:kliər] 核下の.
i. paralysis 核下麻痺〔医学〕(脳神経核以下の神経線維の病変による).
in·fra·oc·clu·sion [ìnfrəɑklú:ʒən] 低位咬合〔医学〕, 短小咬合.
in·fra·or·bit·al [ìnfrəɔ́:bitəl] 眼窩下の.
i. artery [TA] 眼窩下動脈, = arteria infraorbitalis [L/TA].
i. block 眼窩下ブロック〔医学〕.
i. canal [TA] 眼窩下管, = canalis infraorbitalis [L/TA].
i. foramen [TA] 眼窩下孔, = foramen infraorbitale [L/TA].
i. groove [TA] 眼窩下溝, = sulcus infraorbitalis [L/TA].
i. margin [TA] 眼窩下縁, = margo infraorbitalis [L/TA].
i. nerve [TA] 眼窩下神経, = nervus infraorbitalis [L/TA].
i. plexus 眼窩下神経叢(上唇挙筋の下にあるもの).
i. point 下眼窩点.
i. region [TA] 眼窩下部, = regio infraorbitalis [L/TA].
i. suture 眼窩下縫合.
infraorbitomeatal plane 眼窩下縁外耳道面, = Frankfort horizontal plane, eye-ear plane.
infrapalpebral sulcus [TA] 下眼〔瞼〕溝, = sulcus infrapalpebralis [L/TA].
in·fra·pa·tel·lar [ìnfrəpətélər] 膝蓋下の.
i. branch [TA] 膝蓋下枝, = ramus infrapatellaris [L/TA].
i. fat body 膝蓋下脂肪体.
i. fat pad [TA] 膝蓋下脂肪体, = corpus adiposum infrapatellare [L/TA].
i. synovial fold [TA] 膝蓋下滑膜ヒダ, = plica synovialis infrapatellaris [L/TA].
in·fra·place·ment [ìnfrəpléismənt] 下方転位(歯の)〔医学〕.
in·fra·psy·chic [ìnfrəsáikik] 自律的の(精神の介在を要しない).
infrapyramidal recess 錐体下陥凹.
in·fra·red [ìnfrəréd] 赤外線の〔医学〕, 赤外部の.
i. carbon dioxide analyzer 赤外線二酸化炭素解析器.
i. cataract 赤外線白内障.
i. CO_2 analyzer 赤外線二酸化炭素解析器.
i. drying 赤外線乾燥〔医学〕.
i. fire control 赤外射撃制御〔医学〕.
i. heating 赤外線加熱〔医学〕.
i. lamp 赤外線灯(300〜800°Cに加熱した表面から放散される光線で, 波長8,000〜150,000Aをもち, 皮膚透過性は低い).
i. light 赤外線, = infrared rays.
i. microscope 赤外線顕微鏡〔医学〕.
i. oven 赤外炉〔医学〕.
i. permeability 赤外線透過性〔医学〕.
i. photocoagulation 赤外線光凝固療法〔医学〕.
i. photography 赤外線写真〔医学〕.
i. radiation 赤外線照射〔医学〕, 赤外線放射.
i. ray lamp 赤外線灯ランプ〔医学〕.
i. rays ① 熱線(波長0.77μm〜0.4mmぐらいまでの熱放射線). ② 赤外線〔医学〕(可視光線とヘルツ線との中間にある電磁放射線で, 波長は7,700〜500,000AU).
i. spectrometer 赤外線分光計.
i. spectrophotometer 赤外分光光度計〔医学〕.
i. spectroscopic analysis 赤外分光分析〔医学〕(赤外線による分光分析法).
i. spectrum 赤外線スペクトル〔医学〕.
i. therapy 赤外線療法〔医学〕.
i. thermography 赤外線サーモグラフィ〔ー〕〔医学〕.
i. thermometer 赤外線放射温度計〔医学〕.
infraroentgen rays 境界線, = grenz rays.
in·fra·scap·u·lar [ìnfrəskǽpjulər] 肩甲骨下の.
i. artery 肩甲下動脈.
i. region [TA] 肩甲下部, = regio infrascapularis [L/TA].
in·fra·scap·u·lar·is [ìnfrəskæpjuléəris] 肩甲下筋.
infrasegmental part 区間枝, = pars infrasegmentalis.
in·fra·son·ic [ìnfrəsɑ́nik] 可聴域下の.
in·fra·spi·na·tus [ìnfrəspɑinéitəs] [TA] 棘下筋, = musculus infraspinatus [L/TA].
i. bursa 棘下筋腱下包.
i. fascia 棘下筋膜, = fascia infraspinata.
i. muscle 棘下筋.
i. reflex 棘下筋反射(棘下筋を叩打すると, 肘の伸張と腕の外転が起こる).
in·fra·spi·nous [ìnfrəspáinəs] 棘下の, = subspinous.
i. fascia [TA] 棘下筋筋膜, = fascia infraspinata [L/TA].
i. foramen 棘下孔.
i. fossa [TA] 棘下窩, = fossa infraspinata [L/TA].
i. muscle 棘下筋.
i. region 棘下部(肩甲骨の棘下窩).
in·fra·ster·nal [ìnfrəstə́:nəl] 胸骨下の.
i. angle [TA] 胸骨下角, = angulus infrasternalis [L/TA].
i. notch 胸骨下切痕.
in·fra·sub·spe·cif·ic [ìnfrəsʌ̀bspesífik] 亜種以下の〔医学〕.
i. subdivision 亜種以下の細分〔医学〕.
in·fra·tem·po·ral [ìnfrətémpərəl] 側頭下の.

I

i. approach 側頭下到達法.
i. crest [TA] 側頭下稜, = crista infratemporalis [L/TA].
i. fossa [TA] 側頭下窩, = fossa infratemporalis [L/TA].
i. region 側頭下部.
i. surface [TA] 側頭下面, = facies infratemporalis [L/TA].
i. surface of maxilla 上顎骨側頭下面.
in·fra·ten·to·ri·al [ìnfrətentɔ́:riəl] テント下の.
i. hemorrhage テント下出血.
i. tumor テント(天幕)下腫瘍 [医学] (小脳テントより下部で, 大後頭孔より上部に位置する構造物より発生する腫瘍の総称をいう).
in·fra·tho·rac·ic [ìnfrəθɔ:rǽsik] 胸下の.
in·fra·ton·sil·lar [ìnfrətɑ́nsilər] 扁桃下の.
i. abscess 扁桃下膿瘍 [医学].
in·fra·tra·che·al [ìnfrətréikiəl] 気管下の.
in·fra·troch·le·ar [ìnfrətrɑ́kliər] 滑車下の.
i. nerve [TA] 滑車下神経, = nervus infratrochlearis [L/TA].
in·fra·tub·al [ìnfrətjú:bəl] 管下の.
in·fra·tur·bi·nal [ìnfrətə́:binəl] 甲介下の.
in·fra·um·bil·i·cal [ìnfrəʌmbílikəl] 臍下の.
in·fra·ver·gence [ìnfrəvə́:ʤəns] 下転(眼球の).
in·fra·ver·sion [ìnfrəvə́:ʒən] ① 咬合低位. ② 下方偏視(眼球の).
i. tooth 低位歯.
infravesical obstruction 膀胱下通過障害 [医学].
infrequent menstruation 希発月経.
infrequent pulse 徐脈 [医学].
in·fric·tion [infríkʃən] 塗擦(軟膏やクリームなどの薬剤を皮膚に擦り込むこと).
in·fun·dib·u·la [ìnfʌndíbjulə] 漏斗(infundibulum の複数).
in·fun·dib·u·lar [ìnfʌndíbjulər] ① 漏斗部の. ② 漏斗状の [医学].
i. corolla 漏斗形花冠.
i. dilatation 漏斗状拡張 [医学].
i. nucleus [TA] 漏斗核*, = nucleus semilunaris [L/TA], nucleus infundibularis [L/TA].
i. part 漏斗部 [医学].
i. part of anterior lobe of hypophysis 〔下垂体前葉〕漏斗部, = pars infundibularis lobi anterioris hypophyseos.
i. portion of fallopian tube 卵管漏斗〔部〕 [医学].
i. pulmonary stenosis 肺動脈弁下〔右室漏斗部〕狭窄〔症〕 [医学].
i. recess [TA] 漏斗陥凹(第三脳室の底部前方にある小窩で, 灰白隆起から漏斗に達する), = recessus infundibuli [L/TA], recessus infundibularis [L/TA].
i. stem 漏斗茎.
i. stenosis 漏斗部狭窄〔症〕 [医学].
in·fun·dib·u·lec·to·my [ìnfʌndìbjuléktəmi] 漏斗部切除〔術〕 [医学] (右心室漏斗部の筋性肥厚による狭窄に対し肥厚した筋性部分を切除すること).
in·fun·dib·u·li·form [ìnfʌndíbjulifɔ:m] 漏斗状の [医学], 漏斗形の.
i. anus 漏斗状肛門.
i. fascia 漏斗状筋膜(精管上の横筋膜), = internal spermatic fascia.
i. hymen 漏斗状処女膜.
in·fun·di·bu·lo·fol·lic·u·li·tis [ìnfʌndìbjuloufɑ̀likjuláitis] 漏斗部毛包炎.
in·fun·dib·u·lo·ma [ìnfʌndìbjulóumə] 視床下漏斗腫.
in·fun·dib·u·lo–ovar·i·an [ìnfʌndíbjulou ouvéəriən] 卵管漏斗の.
in·fun·dib·u·lo·pel·vic [ìnfʌndìbjuloupélvik] 骨盤漏斗の.
i. ligament (♀) [TA] 卵巣提索, = ligamentum suspensorium ovarii (♀) [L/TA].
infundibuloventricular crest 漏斗心室稜, = crista supraventricularis.
in·fun·dib·u·lum [ìnfʌndíbjuləm] [TA]卵管漏斗, = infundibulum tubae uterinae [L/TA], 漏斗(主として視床下部および卵管の漏斗をいうのであるが, その他に腎盂, 鼻腔, 肺胞, 蝸牛管などにも同名の構造がある), = infundibulum [L/TA], 動脈円錐*, = conus arteriosus [L/TA]. 複 infundibula.
i. ethmoidale [L/TA] 篩骨漏斗, = ethmoidal infundibulum [TA].
i. neurohypophysis 下垂体漏斗, = infundibulum of pituitary gland.
i. of gallbladder [TA] 胆嚢漏斗*, = infundibulum vesicae biliaris [L/TA], infundibulum vesicae felleae [L/TA].
i. of uterine tube 卵管漏斗.
i. tubae uterinae [L/TA] 卵管漏斗, = infundibulum [TA].
i. vesicae biliaris [L/TA] 胆嚢漏斗*, = infundibulum of gallbladder [TA].
i. vesicae felleae [L/TA] 胆嚢漏斗*, = infundibulum of gallbladder [TA].
in·fu·sa [infjú:zə] 浸剤(infusum の複数), = infusion.
in·fuse [infjú:z] 注入する [医学].
in·fus·er [infjú:sər] 注入器 [医学].
in·fu·si·ble [infjú:zibl] 不融性の [医学]. 名 infusibility.
in·fu·si·o [infjú:ziou] 不融性, = infusion.
in·fu·sion [infjú:ʒən] ① 浸剤, = infusum. ② 滲出液. ③ 注入, 輸液 [医学], = injection. ④ 温浸法 [医学].
i. anesthesia 静脈麻酔, = intravenous anesthesia.
i. disease 封入病.
i. graft 注入移植.
i. hepatic arteriography 持続注入肝動脈造影 [医学].
i. intravenous pyelography (IP) 静脈性腎盂造影〔法〕.
i. pump 注入ポンプ, 輸液ポンプ.
in·fu·so·de·coc·tion [infjù:zədikɑ́kʃən] 浸煎剤 [医学], = infusodecoctum.
infusor 注入器, = infusion pump.
in·fu·so·ria [ìnfju:zɔ́:riə] 滴虫類.
in·fu·so·ri·al [ìnfju:zɔ́:riəl] 滴虫の, 滴虫を含む, = infusory.
i. diarrhea 滴虫性下痢(*Balantidium coli* の寄生による腸炎).
i. earth ケイ藻土, = fussil flour, diatomaceous earth.
in·fu·so·ri·form [infju:zɔ́:rifɔ:m] 滴虫形の.
i. embryo 滴虫形胚.
in·fu·so·ri·o·tox·in [ìnfju:zɔ̀:riətɑ́ksin] 滴虫毒素.
in·fu·sum [infjú:səm] 浸剤(生薬から水, 酒, アルコールによって常温で抽出された薬剤). 複 infusa.
i. anthemidis カモミレ浸剤, = infusion of chamomile.
i. calide paratum 温浸剤(温湯でつくったもの).
i. cinchonae キナ浸剤, = infusion of cinchona.
i. digitalis ジギタリス浸剤.
i. frigide paratum 冷浸剤(冷水を加えてつくった

もの).
i. pruni virginianae バージニアザクラの浸剤, = infusion of wild cherry.
i. sennae compositum 複合センナ浸剤, = compound infusion of senna, black draft.
in·ges·ta [inʤéstə] 栄養物, 飲食物.
i. urticaria 食事性じんま(蕁麻)疹.
in·ges·tant [inʤéstənt] 経口抗原 [医学] (経口的に体内に吸収され得る物質).
in·ges·tion [inʤéstʃən] ① 摂取(食物の). ② 摂取作用, 貪食作用, = phagocytosis. 形 ingestidraft.
i. tuberculosis 摂食性結核 [医学].
in·ges·tive [inʤéstiv] 食物摂取の.
in·glu·ve·o·sis [inglù:vióusis] 噴門痙攣, = cardiospasm.
in·glu·vi·es [inglú:vii:z] ① 嗉嚢(鳥類の), = crop (bird). ② 反芻動物の第一胃.
in·glu·vin [inglú:vin] イングルーヴィン(鳥類砂嚢から得られる酵素で, ペプシンと同一の作用をもつ).
ingrain dye イングレイン染料(顕色染料に属する直接アゾ染料の一群).
Ingrassia, Giovanni Filippo [ingrá:siə] イングラシア(1510–1580, イタリアの解剖学者).
I. apophyses イングラシア突起(蝶形骨小翼), = Ingrassia wings, Ingrassia processus.
in·gra·ves·cent [ìngrəvésənt] 漸次に悪化する, 漸悪性の.
i. apoplexy 漸増性卒中 [医学], 進行性卒中.
in·gre·di·ent [ingrí:diənt] 成分 [医学], 要素.
in·gres·sion [ingréʃən] 進入 [医学], 移入 [医学].
in·grow·ing [ingróuiŋ] 内方へ生成する.
i. nail 陥入爪, = unguis incarnatus.
i. toenail 趾爪内生, 陥入爪.
ingrown hair 内方発育毛, 内生毛(正常よりも急な角度で彎曲し, あらゆる方向に生える毛. 顔や頸の部分に多い).
ingrown nail 陥入爪 [医学].
ingrown toenail 陥入爪.
in·guen [íŋgwən] [L/TA] ① 鼡径部, = groin [TA]. ② 鼡径〔部〕の, = inguinalis. 複 inguina.
in·gui·nal [íŋgwinəl] 鼡径部の [医学], = inguinalis.
i. branches [TA] 鼡径枝, = rami inguinales [L/TA].
i. bubo 鼡径部よこね(横痃) [医学].
i. canal [TA] 鼡径管, = canalis inguinalis [L/TA].
i. crest 鼡径稜(胚子の腹側壁の稜).
i. falx [TA] 鼡径鎌, = falx inguinalis [L/TA].
i. fold 鼡径ヒダ.
i. fossa 鼡径窩, = fossa inguinalis.
i. hernia 鼡径ヘルニア [医学] (鼡径管への脱腸で, 間接と直接との2型がある. 間接ヘルニアまたは外鼡径ヘルニア(斜鼡径ヘルニア)は鼡径輪を通過し, 斜めに鼡径管を下行し, 下腹壁動脈の外側にあるもの. 直接ヘルニアまたは内鼡径ヘルニアは下腸壁動脈と腹直筋の辺縁部との間から脱出するもの).
i. ligament [TA] 鼡径靱帯, = arcus inguinalis, ligamentum inguinale [L/TA].
i. ligament of kidney 腎鼡径靱帯.
i. lymph nodes [TA] 鼡径リンパ節*, = nodi lymphoidei inguinales [L/TA].
i. lymphatic plexus 鼡径リンパ管叢.
i. lymphogranuloma 鼡径リンパ肉芽腫 [医学].
i. part [TA] 鼡径部, = pars inguinalis [L/TA].
i. plexus 鼡径リンパ管叢, = plexus inguinalis.
i. reflex 鼡径反射, = Geigel reflex.
i. region [TA] 鼡径部(腹の部位の一つで, 左右の2部位に区別されている), = regio inguinalis [L/TA].
i. retention 鼡径部停留 [医学].
i. ring 鼡径輪.
i. testicle 鼡径精巣(睾丸), = testis inguinalis.
i. triangle [TA] 鼡径三角, = trigonum inguinale [L/TA].
i. trigon(e) ① 鼡径三角. ② ヘンケ三角, = Henke trigone.
in·gui·no·ab·dom·i·nal [ìŋgwinouæbdáminəl] 鼡径腹部の.
in·gui·no·cru·ral [ìŋgwinoukrú:rəl] 鼡径大腿の.
i. hernia 鼡径大腿ヘルニア, = inguinofemoral hernia, Holthouse hernia.
in·gui·no·dyn·ia [ìŋgwinədíniə] 鼡径痛(ヒステリーの症状).
in·gui·no·la·bi·al [ìŋgwinouléibiəl] 鼡径陰唇の.
i. hernia 鼡径大陰唇ヘルニア.
in·gui·no·pro·per·i·to·ne·al [ìŋgwinoupròuperitouní:əl] 鼡径腹前の.
i. hernia 腹膜前鼡径ヘルニア, = Krölein hernia.
in·gui·no·scro·tal [ìŋgwinouskróutəl] 鼡径陰嚢の.
i. hernia 鼡径陰嚢ヘルニア.
inguinosuperficial hernia 鼡径皮下ヘルニア(深鼡径輪, 鼡径管, 浅鼡径輪を通過した後, 付近の皮下に脱出するもの), = Küster hernia.
in·hal·ant [inhéilənt] ① 吸入剤 [医学], 吸入薬, 吸入器. ② 吸入因子(アレルギー抗原の一種で, 特に吸入により症状を発現させるもの).
i. abuse シンナー乱用.
i. allergen 吸入アレルゲン [医学].
i. corticosteroid 吸入〔性〕〔副腎皮質〕ステロイド薬 [医学].
i. intoxication 吸入剤中毒.
in·ha·la·tion [ìnhəléiʃən] 吸入〔法〕 [医学].
i. anesthesia 吸入麻酔 [医学], = inhalation narcosis.
i. anesthesia apparatus 吸入麻酔器 [医学].
i. anesthetic 吸入麻酔薬 [医学].
i. antigen 吸入抗原 [医学].
i. burn 吸入性熱傷 [医学].
i.-challenge test 吸入誘発試験 [医学] (アレルギー性肺疾患の原因抗原の証明をするための検査法).
i.-improvement test 吸入改善試験(スパイロメトリーで閉塞性障害を認めた場合, 気流制限の可逆性の有無を検査する).
i. pneumonia 吸入性肺炎 [医学].
i. room 吸入室 [医学].
i. scintigraphy 吸入シンチグラフィ.
i. test 吸入試験.
i. therapist 吸入療法士 [医学].
i. therapy 吸入療法 [医学].
i. treatment 吸入治療 [医学], 吸入療法.
i. tuberculosis 吸入性結核 [医学].
i. valve 吸気弁 [医学].
inhalational anesthetic 吸入麻酔薬.
in·ha·lat·or [ínhəleitər] 吸入器 [医学].
in·hal·a·to·ri·um [inhèilətó:riəm] 吸入療養院, 吸入室 [医学].
in·hale [inhéil] 吸入する, = inspire.
in·hal·er [inhéilər] 吸入器.
inhaling mask 吸入マスク [医学], = face mask.
in·her·ent [inhíərənt] 生来の, 固有の [医学].
i. ash 固有灰分 [医学].
i. immunity 先天免疫, 生得免疫, 自然免疫, = natural immunity, inherited i., innate i..
i. moisture 固有水分 [医学].
i. viscosity 固有粘度 [医学].
in·her·i·tance [inhéritəns] 遺伝 [医学].
in·her·it·ed [inhéritid] 遺伝した, 遺伝性. ↔ ac-

quired.

i. character 遺伝性形質(動植物でメンデルの法則にしたがって遺伝する形質).

i. disease 遺伝病.

i. immunity 遺伝性免疫〔医学〕, 先天性免疫, = inherent immunity.

i. thrombophilia 先天性血栓性素因.

in·hib·in [inhíbin] ① 細菌変態酵素. ② インヒビン(精巣(睾丸)の管状細胞から分泌されるホルモンで, 精巣の間質細胞に対する下垂体の刺激性を抑制するといわれるが, その存在は未確定), = hormone x..

in·hib·it [inhíbit] 抑制する, 阻害する.

i. circuit 抑制回路, 抑止回路〔医学〕.

inhibitation of will 意志抑制〔医学〕.

inhibiting antibody 抑制抗体, = univalent antibody, incomplete antibody.

inhibiting factor 抑制因子〔医学〕.

in·hib·i·tion [ìnhibíʃən] 抑制〔医学〕, 制止, 阻止〔医学〕, 阻害. 形 inhibitory, inhibitive.

i. anesthesia 局所麻酔, = local anesthesia, regional anesthesia.

i. factor 抑制因子.

i. of ovulation 排卵抑制〔法〕〔医学〕.

i. of thought 思考抑制(思考の進行が遅くなり, 考えが浮かんでこない, 思考の目標をたどっていけない状態).

i. reaction 抑制反応〔医学〕, 阻止反応〔医学〕.

i. ring 阻止円〔医学〕.

i. test 阻止(抑制)試験(テスト)〔医学〕.

i. zone 阻止帯〔医学〕, 阻止域〔医学〕, 抑制帯, = prozone.

in·hib·i·tive [inhíbitiv] 抑制性の.

i. pigment さび止め顔料.

in·hib·i·tor [inhíbitər] ① 抑制因子〔医学〕, 制止因子. ② 抑制神経〔医学〕. ③ 抑制遺伝子〔医学〕. ④ 抑制物質〔医学〕. ⑤ 抑制剤(薬)〔医学〕, 阻害薬, 防止剤(薬).

i. hemophilia 凝血抑制因子増加性血友病, = Taylor disease.

i. of coagulation 凝固抑制〔医学〕.

in·hib·i·to·ry [inhíbitəri, -tɔ:ri] 抑制的な, 抑制〔性〕の〔医学〕.

i. action 抑制作用, 阻害作用〔医学〕.

i. center 抑制中枢, 阻止中枢.

i. effect 抑制効果〔医学〕.

i. enzyme 抑制酵素〔医学〕, 阻止酵素, = anti-enzyme.

i. fibers 抑制〔性〕線維.

i. hormone 抑制ホルモン〔医学〕, 抗ホルモン, = antihormone.

i. junctional potential (IJP) 抑制性接合部電位〔医学〕, 抑制性シナプス電位(ザリガニ筋の).

i. nerve 抑制神経〔医学〕, 制止神経.

i. neurotransmitter 抑制性神経伝達物質(哺乳動物の小脳, 脊髄の後角に高い濃度で存在する γ-アミノ酪酸など).

i. postsynaptic potential (IPSP) 抑制性シナプス後電位〔医学〕.

i. reaction 抑制反応〔医学〕.

i. substance 抑制物質〔医学〕.

i. synapse 抑制性シナプス〔医学〕.

in·hib·i·trope [inhíbitroup] (刺激により機能停止をきたす性質のある人).

in·ho·mo·gen·e·i·ty [inhòumouʤəní:iti] 不均一(等)性, 不均等質〔医学〕. 形 inhomogeneous.

inhomogeneous coordinates 非同次座標.

inhomogeneous flow 不均一流.

in·hu·ma·tion [ìnhju:méiʃən] 土葬, 埋葬.

in·i·ac [íniæk] (イニオンに関係のある), = inial.

in·i·ad [íniæd] イニオンの方向へ.

in·i·al [íniəl] イニオンの, = iniac.

in·i·en·ceph·a·lus [ìniensέfələs] 後頭孔脳脱, 後頭孔脳脱出体〔医学〕.

in·i·en·ceph·a·ly [ìniensέfəli] 後頭孔脳脱出〔症〕〔医学〕.

inimic remedy 対抗薬(類症療法の).

inio- [iniou] 後頭骨との関係を表す接頭語.

in·i·o·be·zoar [ìnioubí:zɔ:r] 線維胃石〔医学〕.

in·i·od·y·mus [ìniádiməs] 後頭結合体(後頭が結合し, 顔面が重複して4個の眼, 2個の鼻と口, 耳は2～4個をもつ奇形児), = diprosopus tetraophthalmus.

in·i·on [íniən] [L/TA] イニオン(頭蓋計測上の一点), = inion [TA].

in·i·op·a·gus [ìniápəgəs] 後頭結合体, = craniopagus occipitalis, cephalopagus occipitalis.

in·i·ops [íniəps] 二顔面体(胸部が結合し, 両側に顔面のある1頭をもつ奇形児), = cephalothoracopagus monosymmetros, syncephalus asymmetros, janiceps ateleus.

in·i·tial [iníʃəl] 初期の〔医学〕, = incipient.

i. bleeding 〔排尿〕初期出血, 初期血尿, = initial hematuria.

i. boiling point 初留点〔医学〕.

i. C3 convertase 初期C3転換酵素(補体第2経路において抗体の存在なしに, C3の自動活性化が生じている. C3(H_2O) がB, D因子と反応して生じたC3(H_2O)Bb のこと).

i. cell 原細胞, 胚細胞.

i. charge 初充電〔医学〕, 初期電荷.

i. complex 初期心室群(心電図の初期動揺Q,R,S).

i. condition 初期条件.

i. consultation 初診〔医学〕.

i. contact 初期接触.

i. contraction 初期収縮〔医学〕.

i. cry うぶ声〔医学〕.

i. delirium 初期せん(譫)妄〔医学〕.

i. dosage 初期量〔医学〕, 初期投与量.

i. dose 初回〔負荷〕量〔医学〕.

i. drug resistance 初回耐性.

i. erythema 初期紅斑〔医学〕.

i. fever 初期熱〔医学〕.

i. fibrosis 初期線維症.

i. flexion angle 初期屈曲角〔医学〕.

i. heat 初期熱(筋収縮の初期にみられる).

i. hematuria 初期血尿〔症〕〔医学〕.

i. infiltrate 初期浸潤〔医学〕.

i. length 初期長〔医学〕.

i. lesion ① 初期病変(梅毒などの). ② 初感染巣, = primary lesion.

i. loss of weight 生理的体重減少.

i. pain 初期排尿痛〔医学〕.

i. permeability 初透磁率.

i. phase 初位相〔医学〕, 初期位相.

i. pressure 初圧.

i. pustule 初期膿疱〔医学〕.

i. rash 初期発疹〔医学〕.

i. rate 初速度〔医学〕.

i. reflex phase 初期反射相〔医学〕.

i. sclerosis ① 初期硬結〔医学〕, = primary sclerosis. ②〔梅毒〕初期硬結, = chancre.

i. segment 初節〔医学〕.

i. segment spike 初節スパイク〔医学〕.

i. setting 凝結の始発.

i. spike 初期スパイク〔医学〕.

i. stage 初期〔医学〕.

i. symptom 初期症状〔医学〕.

i. tetanus 初強縮.
i. treatment 初回治療〔医学〕.
i. twitch 初攣縮.
i. urine 初期尿〔医学〕.
i. vaccination 初回ワクチン接種〔医学〕.
i. vomiting 溢乳〔医学〕, = regurgitation of milk.
initiating explosive 起爆薬〔医学〕, 開始剤.
in·i·ti·a·tion [inìʃiéiʃən] ①発足, 開始〔医学〕. ②入門, 入会.
i. codon 開始コドン(mRNA 上でタンパク質合成の開始を指令するコドン).
i. factor (IF) 開始因子(タンパク合成の開始に関与するいくつかの可溶性タンパクのうちの一つで, 鎖の延長が進行していく際にリボソームから離れる).
i. reaction 開始反応〔医学〕.
i. site of replication 複製開始点(①DNA 複製起点. = DNA replication origin. ②DNA 複製化開始点. = initiation site of DNA replication).
in·i·ti·a·tive [iníʃiətiv] 自発性〔医学〕.
i·ni·ti·a·tor [iníʃièitə] 開始暗号〔医学〕, 開始因子〔医学〕, イニシエータ〔医学〕.
i. codon 開始コドン〔医学〕.
in·i·tis [ináitis] 筋実質炎.
in·ject [inʤékt] 注射する, 注入する.
in·jec·ta·ble [inʤéktəbl] 注射できる.
i. powder 粉末注射剤〔医学〕.
in·jec·tant [inʤéktənt] 注射抗原〔医学〕(アレルギー発現における抗原の一種).
in·ject·ed [inʤéktid] ①注射された. ②充血した.
in·jec·tio [inʤékʃiou] ①充血. ②注射液, = injection. 複 injectiones.
i. ciliaris 毛様充血.
i. circumcornealis 角膜周囲充血.
i. conjunctivalis 結膜充血.
i. pericornealis 角膜周囲充血(角膜周擁充血).
in·jec·tion [inʤékʃən] ①注射〔医学〕, 注入〔医学〕. ②充血, = hyperemia. ③注射薬.
i. mass 注入塊, インジェクションマス.
i. molding 射出成型.
i. saline 生理食塩液注射〔医学〕.
i. therapy 注射療法〔医学〕.
in·jec·tor [inʤéktər] 注射器〔医学〕, 注入器〔医学〕.
in·junc·tion [inʤʌ́ŋkʃən] 差止命令.
injuries of birth canal 産道損傷〔医学〕.
injurious insect 害虫〔医学〕.
in·ju·ry [ínʤəri] 損傷〔医学〕, 外傷〔医学〕, 負傷, 不具, = damage, harm, hurt, wound, maim, trauma. 形 injurious.
i. current 損傷電流〔医学〕, 負傷〔電〕流.
i. discharge 損傷発射〔医学〕.
i. due to explosion 爆発による損傷.
i. from electricity 電気受傷〔医学〕.
i. manifestation 損傷顕在化〔医学〕.
i. of epiphyseal plate 骨端線離開(解)(成長軟骨層である骨端線がまだ閉鎖していない小児期で, 外力によって骨端線が障害された場合をいう), = epiphysiolysis.
i. potential 分画電位〔医学〕, 傷害電位〔医学〕, 損傷電位〔医学〕(損傷した部分と正常部分との電位差で約30〜40mV).
i. severity score (ISS) 外傷指数.
ink [íŋk] インク(普通に用いられるものは没食子の滲出液に硫酸第一鉄を加えて没食子酸第一鉄とタンニン酸第一鉄をつくり, これが紙に筆記した後空気に触れて第二鉄塩の不溶性沈殿物を生ずる).
i. blot test インク汚点(のしみ)検査〔医学〕.
i. test インク試験(テスト)〔医学〕.
i. transfer ratio インク転移率〔医学〕.
i. writing oscillograph ペン書きオッシロ〔グラフ〕〔医学〕.
inkblot test インクブロット試験, = Rorschach test.
in·kle [íŋkəl] (アサ〔麻〕製のさなだ(真田)紐).
in·lay [ínlei] 一時充填, 挿板〔医学〕, インレー(嵌入)〔医学〕.
i. abutment インレー(鑲嵌)支台.
i. casting alloy インレー型合金〔医学〕.
i. casting wax インレー〔鋳造用〕ワックス〔医学〕.
i. graft 埋め込み移植〔医学〕, 充填移植, = Esser graft.
i. restoration インレー修復.
in·let [ínlet] 入口.
i. forceps 高位鉗子〔医学〕, = high forceps.
i. of thorax 胸郭上口〔医学〕.
Inman, Thomas [ínmən] インマン(1820-1876, イギリスの医師).
I. disease インマン病(筋痛), = myalgia.
in·nate [innéit] 生来の, 先天の〔医学〕, 生得の, = inborn.
i. immunity 先天免疫〔医学〕, 生得免疫, 胎盤免疫〔医学〕, 自然免疫〔医学〕(個体に生来備わる生体防御能), = natural immunity, inherent i., innate i.. ↔ aquired immunity.
i. reflex 先天性反射, 生得反射.
in·ner [ínər] 内部の〔医学〕, 内の〔医学〕.
i. anhydride 分子内無水物.
i. basic lamella 内基礎層板〔医学〕.
i. body シスト内小体, 嚢子内小体.
i. border cells 内境界〔上皮〕細胞〔医学〕.
i. border of iris [TA] 小虹彩輪, = anulus iridis minor [L/TA].
i. bulb 内棍〔医学〕, 内球〔医学〕.
i. canthus 内眥(鼻側眼角).
i. cap 内冠〔医学〕.
i. cell-mass 内細胞塊〔医学〕(胞胚の動物極にあるもので, 胚および付属器を発生する).
i. center 内心(幾何学).
i. coat 内〔胞子〕殻〔医学〕.
i. complex 内部錯体.
i. complex salt 〔分子〕内錯塩〔医学〕.
i. dental epithelium 内歯上皮, 内エナメル上皮, = inner enamel epithelium.
i. dispersion 内部分散.
i. ear 内耳〔医学〕, = auris interna.
i. ear hearing loss 内耳性難聴(感音難聴は大きく内耳性難聴と後迷路性難聴に分けられるが, その多くは内耳性である. 蝸牛内の聴覚に関与する組織が障害を受け, 正常に機能しないために生じる).
i. enamel epithelium 内エナメル上皮〔医学〕.
i. environment 内部環境(生体の細胞や組織を浸す体液の環境をいう).
i. ester 分子内エステル.
i. eye 内眼.
i. flame 内部フレーム〔医学〕, 内炎〔医学〕(ブンセン灯の炎の内側, 空気と混ぜたガスが燃焼して水性ガスの混合物となる部分で, 還元炎ともいう).
i. forespore membrane 内前芽胞(胞子)膜〔医学〕.
i. friction 内部摩擦.
i. fundamental layer 内基礎層〔医学〕, 内主層〔医学〕.
i. hair cell 内(梨状)有毛〔感覚上皮〕細胞〔医学〕.
i. hamstring 内側膝窩腱(半腱様筋と半膜様筋の腱).
i. hydride 分子内水素化物.
i. labial crown 内唇冠.
i. labial papilla 内唇乳頭.
i. layer of eyeball [TA] 眼球内膜, = tunica interna bulbi [L/TA].

I

i. leaf crown 内歯冠.
i. limiting layer [TA] 内境界層, = stratum limitans internum [L/TA].
i. lip [TA] 内唇, = labium internum [L/TA].
i. membrane 内膜.
i. nuclear layer [TA] 内顆粒層(双極神経単位の細胞体からなる網膜の一層), = stratum nucleare internum [L/TA].
i. phalangeal cells 内指節〔上皮〕細胞 〔医学〕.
i. pillar 内柱 〔医学〕.
i. pillar cells 内柱〔上皮〕細胞 〔医学〕.
i. plexiform layer [TA] 内網状層, = stratum plexiforme internum [L/TA].
i. point 内点, = interior point.
i. potential 内部電位.
i. pressure 内圧.
i. principal layer 内基礎層 〔医学〕, 内主層 〔医学〕.
i. product 内積(ベクトルの内積, スカラー積, テンソルの内積など), = scalar product.
i. quantum number 内部量子数.
i. residuum 内残体.
i. root sheath 内根鞘 〔医学〕, 内毛根鞘.
i. salt 内〔錯〕塩.
i. segment 内節 〔医学〕.
i. sheath [TA] 視神経内鞘*, = vagina interna [L/TA].
i. shell 内殻 〔医学〕.
i. speech 心内語, 内言語 〔医学〕, = endophasy.
i. spiral sulcus [TA] 内ラセン溝, = sulcus spiralis internus [L/TA].
i. stripe [TA] 内側線条*(内層), = stria interna [L/TA].
i. surface 内部表面 〔医学〕.
i. sustentacular cells 内支持〔上皮〕細胞 〔医学〕.
i. table 内板(頭蓋骨の).
i. term 内項(比例の).
i. ventral teeth 内腹歯.
i. wall 内壁 〔医学〕.
i. zone [TA] 内帯, = zona interna [L/TA].
innermost intercostal muscle [TA] 最内肋間筋, = musculi intercostales intimi [L/TA].
in·ner·va·tion [ìnə:véiʃən] 神経支配 〔医学〕, 神経分布 〔医学〕.
i. apraxia 運動失行症, = motor apraxia.
i. process 感応突起.
i. ratio 神経支配比 〔医学〕.
in·ni·di·a·tion [inìdiéiʃən] 転移発育 〔医学〕, 転移増殖, = colonization, indenization.
in·no·cent [ínəsənt] 良性の, 無害〔性〕の 〔医学〕(性質, 潰瘍などについていう).
i. bystander 〔罪のない〕傍観者 〔医学〕(局外者).
i. bystander cell 無辜(むこ)まきぞえ細胞.
i. murmur 無害性雑音 〔医学〕, = functional murmur.
i. tumor 無害腫瘍, = benign tumor.
in·no·cu·i·ty [ìnəkjú:iti] 無害性, = harmlessness. 形 innocuous.
in·noc·u·ous [inákjuəs] 無害〔性〕の〔医学〕, = harmless.
in·nom·i·na·tal [inàminéitəl] 寛骨の.
in·nom·i·nate [inámінət] 無名の, = nameless.
i. aneurysm 無名動脈瘤.
i. artery 無名動脈, 腕頭動脈 〔医学〕, = truncus brachiocephalicus.
i. bone 無名骨, 寛骨(腸骨, 坐骨, 恥骨からなる骨盤部), = hip-bone, os coxae.
i. cardiac veins 無名心〔臓〕静脈.
i. cartilage 無名軟骨(輪状軟骨).
i. foramen 無名孔(小錐体神経の通る側頭骨の孔).
i. line 無名線 〔医学〕, 骨盤分界線.
i. osteotomy 寛骨(腸骨)骨切り術 〔医学〕.
i. substance [TA] 無名質, = substantia innominata [L/TA].
i. vein 無名静脈(腕頭静脈の旧名), 腕頭静脈 〔医学〕, = vena anonyma.
in·nox·ious [inákʃəs] 無害の, = innocuous.
in·nu·tri·tion [ìnju:tríʃən] 栄養不良, 栄養欠乏.
INO internuclear ophthalmoplegia 核間性眼筋麻痺の略.
ino- [inou, -nə] 線維との関係を表す接頭語.
in·o·blast [ínəblæst] 線維形成細胞.
in·oc·ci·pi·tia [inàksipíʃiə] 後頭葉欠如.
in·o·chon·dri·tis [ìnoukandráitis] 線維軟骨炎.
in·o·chon·dro·ma [ìnoukandróumə] 線維軟骨腫.
in·oc·u·la [inákjulə] (inoculum の複数).
in·oc·u·la·bil·i·ty [inàkjuləbíliti] 接種感受性. 形 inoculable.
in·oc·u·late [inákjuleit] 接種する 〔医学〕.
inoculated tumor 接種腫瘍 〔医学〕.
inoculated vaccinia 接種性痘疹 〔医学〕.
inoculating loop 接種用〔白金〕ループ 〔医学〕.
inoculating needle 接種用〔白金〕針 〔医学〕.
in·oc·u·la·tion [inàkju:léiʃən] 接種〔法〕 〔医学〕.
i. by stab 穿刺接種 〔医学〕.
i. hepatitis 血清肝炎, = homologous serum jaundice.
i. lymphoreticulosis 接種リンパ性細網内皮症 〔医学〕.
i. smallpox 接種性痘瘡.
i. test 接種試験(急性灰白髄炎患者の初期において, 髄液をサルの脊髄に接種すると, 7日後麻痺が現れる).
i. tetanus 接種性破傷風(実験的に破傷風菌を接種して発症させたもの).
in·o·cu·la·tor [inákjuleitər] ① 接種者. ② 接種器.
in·oc·u·lum [inákjuləm] 接種物, 接種材料 〔医学〕. 複 inocula.
i. size 接種菌量 〔医学〕.
In·oc·y·be [inásibi:] アセタケ属(ムスカリンを含み中毒をきたす).
in·o·cys·to·ma [ìnousistóumə] 線維嚢腫.
in·o·cyte [ínəsait] 線維細胞, = fiber cell.
in·o·ep·i·the·li·o·ma [ìnouèpiθi:lióumə] 線維上皮腫.
in·o·gen [ínəʤən] 力源物質(筋肉内にある仮定物質で, その突然の分解により筋収縮が起こると考えられた).
in·o·gen·e·sis [ìnəʤénisis] ① 線維組織形成. ② 力源発生. 形 inogenous, inogenetic.
in·og·e·nous [ináʤənəs] 線維組織形成の 〔医学〕.
i. jaundice 組織性黄疸(血球素が組織内で変化するために発生するもの).
i·nog·lia [ináglia, inóu-] = fibroglia.
in·o·hy·me·ni·tis [ìnouhàimináitis] 線維膜炎.
in·o·lei·o·my·o·ma [ìnoulàioumaióumə] 線維平滑筋腫.
in·o·lith [ínəliθ] 線維結石.
in·o·ma [inóumə] 線維腫, = fibroma.
in·o·my·o·ma [ìnoumaióumə] 線維筋腫, = fibromyoma.
in·o·my·o·si·tis [ìnoumàiousáitis] 線維筋炎, = fibromyositis.
in·o·myx·o·ma [ìnoumiksóumə] 線維粘液腫, = fibromyxoma.
in·o·neu·ro·ma [ìnounju:róumə] 線維神経腫,

= fibroneuroma.
in·o·pec·tic [ìnəpéktik] 凝血傾向の(脈管内の).
i. diathesis 血栓塞栓〔性〕素質, 凝血性素質.
in·op·er·a·ble [inápərəbl] 手術不能の〔医学〕(手術不可能の状態をいう).
in·op·er·a·ble·ness [inápərəblnis] 手術不能〔医学〕.
in·o·pex·ia [ìnəpéksiə] 凝血傾向(生体血管内で凝血を起こして血栓塞栓症を招来すること).
in·o·phrag·ma [ìnəfrǽgmə] 基底膜(クラウゼ膜およびヘンセン線のことをいう).
in·or·gan·ic [ìnɔ:gǽnik] ① 無機性の, 無機〔質〕の〔医学〕. ② 無器官の.
i. acid 無機酸〔医学〕.
i. analysis 無機分析〔医学〕.
i. chemistry 無機化学〔医学〕.
i. compound 無機化合物〔医学〕.
i. diphosphatase 無機ジフォスファターゼ, = inorganic pyrophosphatase.
i. drug 無機性薬品.
i. dye 無機性染料(顔料).
i. enzyme 無機酵素(金属の膠状溶液で酵素と同様の作用があるといわれる), = metalsol.
i. ferment 無機酵母(コロイド状の金属触媒. Bredig).
i. fiber 無機線維〔医学〕.
i. ion 無機イオン〔医学〕.
i. murmur 非器質性雑音〔医学〕, = functional murmur, hemic m.
i. oxacid 無機酸素酸(三元性の酸で, 酸基が酸素と結合したもの).
i. phosphate (Pi) 無機リン酸.
i. pigment 無機顔料〔医学〕.
i. plastic 無機プラスチック〔医学〕.
i. poison 無機毒〔物〕〔医学〕.
i. pyrophosphatase 無機ピロホスファターゼ.
i. serum 無機血清〔医学〕, = Truneck serum.
i. substance 無機物〔質〕〔医学〕.
i. substances biochemistry 無機質生化学〔医学〕.
i. substances in blood 血液無機成分〔医学〕.
in·or·gox·y·dant [ìnɔ:gáksidənt] (無機物の酸化によるエネルギーで生存する細菌で, イオウ菌, 亜硝酸塩菌, 硝酸塩菌, 鉄菌などをいう).
in·o·sae·mia [ìnəsí:miə] = inosemia.
in·o·scle·ro·ma [ìnouskliəróumə] 線維硬腫.
in·o·scle·ro·sis [ìnouskliəróusis] 線維硬化症.
in·os·co·py [ináskəpi] 線維診断法(滲出物中にある線維などを人工的に消化溶解して疾病を診断する方法).
in·os·cu·late [ináskjuleit] 吻合する, = anastomose.
in·os·cu·la·tion [inàskjuléiʃən] 血管吻合, 血管交通, = anastomosis.
Inose dis·ease [inose dizí:z] 猪瀬病(肝脳疾患特殊型. 1950年, 猪瀬によって提唱された肝脳疾患 hepatocerebral disease の一型).
in·o·se·mia [ìnəsí:miə] ① イノシトール血症. ② 線維血症, = inosaemia.
in·os·ic ac·id [inásik ǽsid] イノシン酸, = inosinic acid.
in·o·si·nate [inásineit] イノシン酸塩.
in·o·sine [ínəsin] イノシン ㊗ hypoxanthin-9-*d*-ribofuranoside (イノシニン酸の分解により生ずるヌクレオチドで, ヒポキサンチンとリボースとの化合物).
i.-hydrolase イノシン水解酵素(イノシンをヒポキサンチンと糖とに分解する酵素).
i. inulase イノシンイヌラーゼ(イノシンをヒポキサンチンと糖に分解する酵素).
i. 5′-monophosphate (IMP) イノシン5′-一リン酸(5′-イノシン酸(IMP)は, プリンヌクレオチド合成の共通の前駆体であり, これからアデニロコハク酸を経てアデニル酸(AMP)が, キサンチル酸を経てグアニル酸(GMP)がつくられる).
i. 5′-triphosphate (ITP) イノシン5′-三リン酸.
in·o·sin·ic ac·id [ìnəsínik ǽsid] イノシン酸 ㊗ hypoxanthine riboside-5-phosphoric acid, sarcylic acid (筋肉中に存在する核酸の分解物).
inosit diabetes イノシット(イノシトール)糖尿病〔医学〕.
in·o·si·tis [ìnousáitis] 線維組織炎.
in·o·si·tol [inásitɔ:l] イノシトール, イノシット, 筋肉糖 ㊗ hexahydroxycyclohexane dihydrate $C_6H_6(OH)_6$-$2H_2O$ (ヒドロ芳香族に属する6価アルコールで, 生物組織中には旋光性をもつものと, 不活性のメゾ型とがあり, 後者はビオスIとも呼ばれ, ビタミンB複合体の一つ. 遊離型のリン酸エステルはフィチンと呼ばれる. ハツカネズミの抗脱毛症作用, 酵母の発育促進作用がある), = dambose, nucite, meat sugar, phaseomannite.
i. hexanicotinate イノシトルニコチネート(末梢血管拡張薬), = inositol nicotinate.
i.-hexaphosphoric acid イノシトール六リン酸, = phytic acid.
i.-1,4,5-triphosphate (IP_3) イノシトール三リン酸.
in·o·si·tol·u·ria [ìnəsìtəljú:riə] イノシトール尿症, = inosituria.
in·o·si·tu·ria [ìnəsitjú:riə] イノシトール尿症, = inosuria, melituria inosita.
in·o·ste·a·to·ma [ìnəstìətóumə] 線維脂肪腫.
in·o·sto·sis [ìnəstóusis] ① 内骨症(破壊された骨が再生されること). ② 歯根吸収, 歯根石灰質沈着.
in·o·su·ria [ìnəsjú:riə] イノシトール尿症, = inosituria.
in·o·tag·ma [ìnətǽgmə] 線状配列(筋細胞の収縮構造部分が線状に配列されていること).
in·o·tro·pic [ìnətrápik] 変力〔性〕の〔医学〕(筋収縮力を変化させること).
i. action 〔陽性〕変力作用〔医学〕(心筋収縮亢進作用. なお亢進の際, positive inotropic action, 低下の際 negative i. a. という), = inotropic effect, inotropism.
i. agent 陽性変力薬.
i. arrhythmia 心筋性不整脈〔医学〕, 変力性不整脈(心筋収縮力異常のために起こる律動の障害).
in·ot·ro·pism [inátrəpizəm] 〔陽性〕変力作用.
in·pa·tient [inpéiʃənt] 入院患者〔医学〕. ↔ outpatient.
i. department 病棟〔医学〕.
i. dispensing 入院調剤〔医学〕.
iNPH idiopathic normal pressure hydrocephalus 特発性正常圧水頭症の略.
inpregnated bednets 殺虫剤浸漬蚊帳.
in·put [ínput] 入力〔医学〕.
i. count 入力計数〔医学〕.
i. function 入力関数〔医学〕.
i.-output 入出力〔医学〕.
i.-output analysis 投入産出分析〔医学〕.
i.-output control system 入出力制御系〔医学〕.
i. resistance 入力抵抗〔医学〕.
in·quar·ta·tion [ìnkwɔ:téiʃən] 追銀分析(硝酸で金を分離する際, 銀を加えて金銀の分離をよくする方法).
in·quest [ínkwest] 検死, 検案〔医学〕.

i. report of fetal 死体検案書.
in·qui·e·tude [inkwáiətju:d] 苦悶, 苦悩.
in·qui·line [ínkwilin] 寓生動物(他の動物体内に生存するが, その栄養を受けない寄生動物).
in·quir·y [inkwáiəri] ① 研究, 追究. ② 問診 [医学].
in·qui·si·tion [ìnkwizíʃən] 尋問, 取り調べ.
INR international normalized ratio 国際標準比の略.
in·re·vol·va·ble [ìnriválvəbl] 内転形.
in·ruc·ta·tion [ìnrʌktéiʃən] (空気をのみ込むこと).
INS infantile nephrotic syndrome 乳児ネフローゼ症候群の略.
in·sal·i·va·tion [ìnsælivéiʃən] 混唾作用(食物そしゃく中唾液が混ざること).
in·sa·lu·bri·ous [ìnsəl(j)ú:briəs] 健康に不適な(空気, 風土など). 形 insalubrity.
in·sane [inséin] 精神障害の [医学], 精神錯乱の [医学], 狂気の [医学].
i. asylum 精神病院 [医学].
i. ear 耳血腫.
in·san·i·tar·y [insǽnitəry] 非衛生的な [医学], 不衛生的な [医学].
in·san·i·ta·tion [insæ̀nitéiʃən] 不衛生, 不健康. 形 insanitary.
in·san·i·tive [insǽnitiv] 狂気の [医学], 精神障害の [医学], 精神錯乱の [医学].
in·san·i·ty [insǽniti] 精神異常 [医学], 狂気, 精神錯乱, 瘋癲(ふうてん), 発狂(医学的術語としては psychosis を用い, むしろ法的社会的の意義に用いられる通俗語で, 自己または他人に対して行動の自由が束縛されるべき患者の精神状態をいう).
i. defense 精神異常防衛(司法精神医学の用語).
i. jurisprudence 精神法医学 [医学].
i. nursing 精神障害看護 [医学].
in·sa·noid [inséinɔid] 類精神病の.
in·sa·tia·ble [inséiʃəbl] 満足のできない, 飽くことのない.
inscribed circle 内接円.
in·scrip·tio [inskrípʃiou] 画(書き入れる意). 複 inscriptiones.
i. tendinea 腱画(多腹筋である腹直筋の筋腹間に3〜4つある横線維帯で, 一種の中間腱).
in·scrip·tion [inskrípʃən] 題字, 薬名分量 [医学](処方箋で薬品とその分量を記した主要部分).
in·sect [ínsekt] 虫, 昆虫 [医学].
i. allergy 昆虫アレルギー [医学].
i. bite 昆虫刺傷(咬傷) [医学], 虫刺症, 虫さされ.
i. borne 昆虫媒介性の.
i. borne disease 昆虫媒介感染症, 昆虫媒介病.
i. borne infection 昆虫媒介感染(伝染) [医学].
i.-borne virus 昆虫媒介ウイルス [医学].
i. control 昆虫防除 [医学].
i. dermatitis 昆虫性皮膚炎.
i. growth regulator 昆虫成長制御剤 [医学].
i. hormone 昆虫ホルモン [医学].
i. pest 害虫 [医学].
i. poison 昆虫毒 [医学].
i. powder 殺虫粉剤(除虫ギク pyrethrum または DDT, ガンメキサンなど).
i. repellent 昆虫忌避剤 [医学].
i. sting 昆虫刺傷(咬傷) [医学], = insect bite.
i. vector 媒介昆虫 [医学].
i. virus 昆虫ウイルス [医学].
i. wax 虫白ろう(蝋), = Chinese wax.
In·sec·ta [ínsektə] 昆虫綱(節足動物門 *Arthropoda*, 六脚上綱 *Hexapoda* の一綱で, 身体は頭部 caput, 胸部 thorax, および腹部 abdomen の3部からなり, 6脚をもつ. 動物界の大群で, 約70%を占める).
in·sec·tar·i·um [ìnsektǽriəm] 昆虫飼育場.
in·sec·ti·ci·dal [inséktisaidəl] 殺虫薬(剤)の, 殺虫〔性〕の [医学](広義にはダニ類を含めた寄生虫類の駆除に用いられる薬剤の薬効).
in·sec·ti·cide [inséktisaid] 殺虫薬(剤) [医学](硫酸ニコチン, デリス薬, DDT, BHC, パラチオンなど).
i. resistance 殺虫剤抵抗性 [医学].
in·sec·ti·fuge [inséktifju:ʤ] 虫よけ薬(剤), 防虫剤 [医学].
In·sec·tiv·o·ra [ìnsektívərə] 食虫目(哺乳綱の一目).
in·sec·tiv·o·rous [ìnsektívərəs] 食虫の, 捕虫の.
i. leaf 食虫葉, 捕虫葉.
i. organ 捕虫器, 食虫器.
i. plant 食虫植物.
i. sac 捕虫嚢.
in·sec·tol·o·gy [ìnsektáləʤi] 昆虫学 [医学].
in·sec·tum [inséktəm] 昆虫 [医学].
in·se·cu·ri·ty [ìnsikjú:riti] 不安定(無防備でどうすることもできない感じ).
in·sem·i·na·tion [insèminéiʃən] 授精 [医学], 媒精 [医学], = semination.
in·se·nes·cence [ìnsənésəns] 老朽, 老衰(老境に達すること).
in·sen·si·bil·i·ty [insènsibíliti] ① 無知覚, 無感覚. ② 冷淡, 無情. ③ 人事不省.
in·sen·si·ble [insénsibl] 無感覚の, 不感性の [医学].
i. bacillus 耐性菌 [医学].
i. perspiration 不感蒸散 [医学], = perspiration insensibilis.
i. sweating 不感知性発汗.
i. water 不感〔性〕蒸発水分 [医学].
i. water loss 不感蒸泄 [医学], 不感性水分喪失 [医学].
insensitive water loss 不感水分損失(不感蒸泄(insensitive perspiration)と呼吸気道からの水分蒸発を合わせたもの).
insensitivity to pain 無痛症.
in·sert [insə́:t] 挿入物 [医学].
in·sert·ing [insə́:tiŋ] 移入(遺伝子の) [医学].
i. periodontium [TA] 付着歯周組織(歯に付着する歯根膜の部分で, 内縁上皮と歯周靭帯からなる), = periodontium insertionis [L/TA].
in·ser·tio [insə́:ʃiou] [L/TA] ① 停止, = attachment [TA]. ② 付着. ③ 着床.
i. centralis 中央付着.
i. epoophoralis 卵巣表面着床.
i. furcata 分岐付着.
i. infrafollicularis 卵胞内着床.
i. lateralis 側方付着.
i. marginalis 辺縁付着.
i. partis superficialis musculi sphincteris ani externi [L/TA] 外肛門括約筋浅部付着*, = attachment of superficial external anal sphincter [TA].
i. velamentosa 卵膜付着(臍帯が胎盤に付着しないで, 卵膜に付着すること).
in·ser·tion [insə́:ʃən] ① 挿入 [医学]. ② 付着 [医学]. ③ 着点(筋肉の末端で, 収縮の際移動して起点の方へ接近する部分).
i. forceps 挿入鉗子 [医学].
i. model 遺伝子挿入説 [医学].
i. mutation 挿入変異.
i. of penis 陰茎挿入 [医学].
i. potential 刺入電位 [医学].

i. sequence (IS) 挿入配列〔医学〕(トランスポゾンの一種).
insertional inactivation 挿入不活化〔医学〕.
inservice training 現職教育〔医学〕.
in·sheathed [inʃí:ðd] 包嚢を形成した, = encysted.
inside out 裏返し〔医学〕.
inside temperature 内部温度〔医学〕.
inside trembling 内部のふるえ〔医学〕.
in·sid·i·ous [insídiəs] 潜行性の〔医学〕, 隠匿性の.
i. onset (発病が徐々に起こること).
in·sight [ínsait] ① 病識〔医学〕. ② 洞察力.
i. into disease 病識〔医学〕(病者が自らの病気についてちゃんとわかっているか, という認識のこと).
i. therapy 内面療法.
in·sink [ínsiŋk] 嵌頓する.
in·so·la·tion [ìnsəléiʃən] ① 日光浴〔医学〕. ② 日射病, = sunstroke.
i. problem 日照問題〔医学〕.
in·sole [insóul] 足底板, 足底挿板, 中敷き.
in·sol·u·bil·i·ty [insɑ̀ljubíliti] 不溶〔解〕性. 形 insoluble.
in·sol·u·ble [insáljubl] 不溶性の〔医学〕.
i. amidine 不溶性アミジン(デンプン粒の細胞膜), = amylin.
i. matter 不溶物質〔医学〕.
i. protein 非可溶性タンパク質.
i. tannal 難溶性タンニン酸アルミニウム $Al_2(OH)_4(C_{14}H_9O_9)_2$-$10H_2O$ (黄褐色粉末で粘膜収斂剤).
in·som·nia [insámniə] 不眠症, = agrypnia, sleeplessness. 形 insomnic.
i. disorder 不眠障害.
in·som·ni·ac [insámniæk] 不眠症患者.
in·sorp·tion [insɔ́:pʃən] 〔血中〕吸収(物質の血中への移動, たとえば消化管内から血中へ).
in·spec·tion [inspékʃən] ① 視診〔医学〕, 望診. ② 視察, 検閲, 検査.
i. and guidance of medical facilities 保険指導・監査〔医学〕.
i. burr hole 診断的〔頭蓋〕骨孔〔医学〕, 診査〔頭蓋〕骨孔.
i. form for many corpses 多数死体見分調書.
i. hole 〔乳突洞〕観察用小孔〔医学〕.
i. of meal 検食〔医学〕.
i. record of meal 検食簿〔医学〕.
in·spec·tion·ism [inspékʃənizəm] 窃視症〔医学〕(性器または淫画を見て性的快楽を得ること), = scoptophilia.
in·spec·tion·ist [inspékʃənist] 窃視常習者〔医学〕.
in·sper·sion [inspə́:ʒən] 散布(散布剤などの).
in·spi·ra·tion [ìnspiréiʃən] ① 吸息, 吸入〔医学〕, 吸気〔医学〕, 吸気作用. ② 霊感.
in·spi·ra·tor [ínspireitər] 吸入器.
in·spi·ra·to·ry [inspáirətəri, -tɔ:ri] 吸息の, 吸息性の〔医学〕.
i. capacity (IC) 深吸気量〔医学〕, 最大吸気量〔医学〕.
i. casting 吸引鋳造法.
i. center 吸息中枢〔医学〕.
i. dyspnea 吸息性呼吸困難〔医学〕, 吸気性呼吸困難.
i. flow 吸気流量.
i. flow rate 吸息流速〔医学〕.
i. force 吸息力〔医学〕, 吸気力.
i. massage 吸気マッサージ(横隔膜マッサージ).
i. movement 吸息運動.
i. murmur 吸気性雑音〔医学〕.
i. muscle 吸息筋〔医学〕.
i. phase 吸気相〔医学〕, 吸息期.
i. positive airway pressure (IPAP) 吸気時気道陽圧.
i. pressure 吸気圧〔医学〕.
i. recession 吸気性陥没(呼吸困難の際みられる胸郭軟部の陥没).
i. reserve 吸息予備.
i. reserve volume (IRV) 予備吸気量〔医学〕.
i. retraction 吸気性陥没.
i. spasm 吸気性痙縮〔医学〕, 呼気攣縮.
i. stridor 吸息(気)性喘鳴〔医学〕, 吸気性狭窄音.
i. thoracic recess 吸息性胸郭陥凹〔医学〕.
i. triggering 吸気トリガー.
i. vital capacity 吸気〔性〕肺活量〔医学〕.
inspired air 吸気〔量〕〔医学〕.
in·spir·i·um [inspíriəm] = inspiration.
in·spi·rom·e·ter [ìnspirámitər] 吸気測定計.
in·spis·sat·ed [inspíseitid] 濃縮した, 固くなった, 濃厚になった.
i. bile syndrome 濃縮胆汁症候群〔医学〕.
i. cavity 濃縮空洞〔医学〕.
i. mucus 稠厚粘液.
in·spis·sa·tion [ìnspiséiʃən] 濃縮(濃厚にすること).
in·spis·sa·tor [ínspiseitər] ① 蒸発器. ② 血清凝固器〔医学〕.
in·sta·bil·i·ty [ìnstəbíliti] 不安定性〔医学〕. 形 instable.
in·stance [ínstəns] ① 場合, 症例. ② 瞬間.
instant center 瞬間中心.
in·stan·tan·e·ous [ìnstəntéiniəs] 瞬間の〔医学〕, 即時の〔医学〕.
i. action 速効作用〔医学〕.
i. center 瞬間中心.
i. death 即死〔医学〕.
i. electrical axis 瞬時電気軸.
i. life table 同時生命表〔医学〕.
i. modulus 瞬間弾性率〔医学〕.
i. neutron 即発中性子.
i. polymerization 瞬間重合〔医学〕.
i. speech power 音声瞬時パワー〔医学〕.
in·star [ínstɑ:r] 齢(虫期)(昆虫が脱皮を反復する中間期).
in·step [ínstep] 足背, ウマの跗(足の甲. 7個の足根骨からなる), = tarsus.
in·stil·la·tion [ìnstiléiʃən] ① 点滴注入〔法〕〔医学〕. ② 点眼〔法〕〔医学〕.
in·stil·la·tor [ínstileitər] 点眼器, 注入器, 点滴注入器〔医学〕, 滴下器, = dropper.
in·stinct [ínstiŋkt] 本能〔医学〕. 形 instinctive, instinctual.
in·stinc·tive [instíŋktiv] 本能の〔医学〕, 本能的, 自然の.
in·sti·tute [ínstitjù:t] ① 会, 協会, 学会. ②病院, 研究所. ③ 設立. ④ 制度.
i. laboratory 研究所(機関)〔医学〕.
i. of technology 工科大学(普通広義に用いられ, 生物学的方面を除くすべての自然科学を教授研究する学校).
in·sti·tu·tion [ìnstitjú:ʃən] 施設〔医学〕.
in·sti·tu·tion·al [instət(j)ú:ʃ(ə)nəl] 制度上の.
i. barrier 制度的障壁.
i. care 施設ケア(社会福祉あるいは保健・医療施設において提供されるサービス).
i. dysentery 病院赤痢(特に精神病院など).
i. ethics 研究機関の倫理〔医学〕.
i. nursing 施設〔の〕看護〔医学〕.
i. personnel licensure 医療機関要員認可〔医学〕.
i. placement 措置制度.

i. practice 保健医療施設診療〔医学〕, 医療機関診療.
i. review board (IRB) 治験審査委員会, 倫理調査委員会, 病院(研究所)調査委員会, 試験施設内審査委員会〔医学〕.
i. tax 公共事業団体税〔医学〕.
i. wheel chair 院内用車いす〔医学〕.
in·sti·tu·tion·al·ism [ìnstitjúːʃənəlizəm] 施設症〔医学〕(ホスピタリズムともいう).
in·sti·tu·tion·al·i·za·tion [ìnstitjùːʃənəlizéiʃən] 施設収容性社会不適応〔医学〕.
institutionalized child 施設収容児〔医学〕.
instruction theory 指令説〔医学〕.
instructional strategy 教授方法〔医学〕, 教授策略〔医学〕.
instructive theory 指令説〔医学〕.
instructive theory of antibody production 〔抗体産生〕指令説〔医学〕, = instructive theory of production.
in·stru·ment [ínstrumənt] 器機, 道具, 器械, 器具〔医学〕, 装具〔医学〕, 計器, 装置〔医学〕.
i. board 計器板〔医学〕.
i. cabinet 器械棚〔医学〕.
i. for tooth extraction 抜歯用器械.
i. oil 精密機械油〔医学〕.
i. table 器械台〔医学〕.
i. tie 器械結び〔医学〕.
i. tie suture 器械結び縫合〔医学〕.
in·stru·ment·al [ìnstruméntəl] ① 役に立つ, 手引きになる. ② 機器の〔医学〕.
i. activities of daily living (IADL) 手段的ADL(自己の身の回りのケア活動を基本的ADLといい, 料理や運転など複合的な活動を手段的ADLという).
i. amusia 楽器的楽音ろう(聾)(演奏者などにおける).
i. analysis 機器分析〔医学〕.
i. conditioning 道具的条件づけ〔医学〕(operant conditioning の類義語として用いられるが, 区別している専門家もいる).
i. correction 器差.
i. error 器差〔医学〕.
i. labor 機械分娩〔医学〕(鉗子分娩のような).
i. learning 道具的条件づけ〔医学〕.
i. pelvimetry 器械的骨盤計測〔法〕.
i. tie 器械結び.
in·stru·men·ta·ri·um [ìnstrumentéəriəm] 器具整備箱(手術用の).
in·stru·men·ta·tion [ìnstrumentéiʃən] ① 器械使用. ② 手段, 方便. ③ 計測〔医学〕. ④ インストゥルメンテーション(骨癒合の促進目的のために使用する器具の総称. spinal i. (SI)は脊椎固定などに用いられる).
i. surgery インストゥルメンテーション手術.
in·suc·ca·tion [ìnsəkéiʃən] 浸漬(薬物を抽出するために完全に生薬を浸漬すること).
in·su·date [ínsjudeit] 壁内滲出液(血管壁内の液体の貯留).
insudative lesion しみこみ病変〔医学〕.
in·suf·fi·cien·cy [ìnsəfíʃənsi] ① 不全症(特に機能の). ② 閉鎖不全(心臓弁膜の). 形 insufficient.
i. disease 欠乏症, = deficiency disease.
i. fracture 脆弱性骨折.
i. of externi 外側動眼筋不全(内斜位の原因).
i. of heart muscle 心筋不全〔医学〕.
i. of interni 内側動眼筋不全(外斜位の原因).
i. of left heart 左心不全〔医学〕.
i. of right heart 右心不全〔医学〕.
insufficientia vertebrae 脊柱機能不全〔症〕.
in·suf·fla·tion [ìnsʌfléiʃən] 通気法, ガス注入法.
i. anesthesia 吹送麻酔.
i. narcosis 吹送麻酔, 吸入麻酔.
in·suf·fla·tor [ínsəfleitər] 空気吸入器.
in·su·la [ínsjulə] [L/TA] 島(脳の外側窩の下面をなす脳皮質の三角部), = insula [TA], island of Reil, central lobe. 複 insulae. 形 insular.
i. of Reil ライル島〔医学〕.
in·su·lae [ínsjuliː] 血島〔医学〕.
i. olfactoriae [L/TA] (嗅島*), = olfactory islets [TA].
i. pancreaticae [L/TA] 膵島, = pancreatic islets [TA].
in·su·lar [ínsjələr] 島の.
i. aphasia 島性失語〔医学〕, 島失語〔症〕(伝導性失語〔症〕).
i. area 島部.
i. arteries [TA] 島動脈, = arteriae insulares [L/TA].
i. convolution 島回(ライル島を形成するもの).
i. gyri [TA] 島回, = gyri insulae [L/TA].
i. hormone 膵島ホルモン〔医学〕.
i. hypothesis 島仮説(糖尿病は膵臓のランゲルハンス島の機能障害に基づくとの説).
i. lobe [TA] 島葉, = lobus insularis [L/TA].
i. part [TA] 島部*, = pars insularis [L/TA].
i. part of middle cerebral artery 中大脳動脈の島部.
i. sclerosis 島性硬化症, = multiple sclerosis.
i. scotoma 島暗点.
i. threshold [TA] 島限, = limen insulae [L/TA].
i. veins [TA] 島静脈, = venae insulares [L/TA].
in·su·lar·ine [ínsjuləriːn] インスラリン $C_{37}H_{38}N_2O_6$ (ミヤコジマツヅラフジに存在する黄色無定形アルカロイド).
insulated conduction 絶縁性伝導.
in·su·lat·ing [ínsjuleitiŋ] 絶縁の〔医学〕, 断熱の〔医学〕.
i. material 絶縁材〔医学〕.
in·su·la·tion [ìnsjuléiʃən] 絶縁, 断熱. 形 insulated.
i. resistance 絶縁抵抗〔医学〕.
insulative cold acclimation 断熱性寒冷順化〔医学〕.
in·su·la·tor [ínsjuleitər] ① 断熱物(器). ② 絶縁体〔医学〕(電気または熱の不導体).
in·su·lin [ínsjulin] インスリン(インシュリン. 膵臓ホルモン〔タンパク〕, 血糖降下作用).
i. abnormality インスリン異常症.
i. analog インスリン誘導体.
i. antagonist インスリン阻害物質〔医学〕.
i.-antagonizing factor インスリン拮抗因子.
i. antibody インスリン抗体〔医学〕.
i. antiserum インスリン抗血清〔医学〕.
i. aspart インスリンアスパルト(超速効型インスリン製剤. 2001年上市).
i. autoimmune syndrome (IAS) インスリン自己免疫症候群〔医学〕(インスリン注射をうけたことがないのに血中にインスリン結合抗体を有し, 食前あるいは食後に強い自発性低血糖を生ずる症候群. 平田幸正(1970)により報告され, 平田病の名がある), = Hirata disease.
i. cell インスリン細胞〔医学〕, = insuline cell.
i. coma インスリン性昏睡〔医学〕.
i. coma therapy インスリンショック療法, インスリン昏睡療法.
i. coma treatment インスリン昏睡療法.
i. complement インスリン補体(筋肉に存在し,

インスリンと協力してブドウ糖をほかの新しいブドウ糖に転化させるもの).

i. deficiency diabetes インスリン欠乏性糖尿病〔医学〕.

i. dependent diabetes mellitus (IDDM) インスリン依存型糖尿病(インスリンを産生する膵島B細胞機能がほとんど廃絶しており，インスリン注射を行わなければただちに生命に危険がおよぶ糖尿病のことで，欧米人の発症率は日本人の20〜30倍)，= type 1 diabetes mellitus, juvenile-onset type diabetes mellitus.

i. edema インスリン水腫(浮腫)〔医学〕.

i.-glucagon therapy インスリングルカゴン療法.

i.-glucosewater tolerance test インスリン・ブドウ糖・水負荷試験(肝機能検査の一法で，インスリン20単位，ブドウ糖50g，水1,500mLを投与し，3時間後低血糖症が起これば，肝機能障害を示す)，= Althausen-Mancke test.

i. human ヒトインスリン $C_{257}H_{383}N_{65}O_{77}S_6$: 5807.57 (遺伝子組換え技術 genetical recombination を用いて製造されたもの．膵臓ホルモン．血糖降下作用)．(→付図)

i. hypoglycemia test インスリン低血糖試験.

i. injection インスリン注射.

i. kinase インスリンキナーゼ(肝臓に存在する酵素で，インスリンを賦活するといわれる).

i.-like activity (ILA) インスリン様活性(作用)〔医学〕(生物学的または免疫学的測定法により測定されたインスリン類似の物質，または薬剤のインスリンと類似の薬効のこと).

i.-like activity substance インスリン様〔作用〕物質〔医学〕.

i.-like growth factor インスリン様成長因子〔医学〕.

i.-like growth factor Ⅰ (IGF Ⅰ) インスリン様成長因子Ⅰ，= somatomedin C.

i.-like peptides インスリン様ペプチド〔医学〕.

i. lipoatrophy インスリン脂肪組織萎縮〔症〕.

i. lipodystrophy インスリン脂肪異栄養症(インスリンを反復注射した部分の限局性脂肪消失).

i. lispro インスリンリスプロ(超速効型インスリン製剤．2001年8月わが国最初の上市).

i. nondependent diabetes mellitus インスリン非依存性糖尿病〔医学〕.

i. preparation インスリン製剤.

i. receptor インスリン受容体〔医学〕(インスリン分子が作用発現の際結合する，標的細胞膜上に存在するタンパク質のこと).

i. receptor antibody インスリン受容体抗体.

i. receptor disease インスリン受容体異常症(インスリン受容体が著しく減少したり，インスリン受容体に対する抗体が生じたために高度のインスリン抵抗性を示す糖尿病が存在したり，糖忍容力の低下が起きた場合のこと).

i. receptor substrate (IRS) インスリン受容体基質(それぞれ異なる遺伝子にコードされた4つのタンパクが見い出されている．IRS-1, IRS-2, IRS-3, IRS-4).

i. resistance インスリン抵抗性〔医学〕.

i. resistance syndrome インスリン抵抗性症候群(メタボリックシンドロームに含まれる).

i. resistant diabetes インスリン抵抗性糖尿病〔医学〕(高インスリン血症にもかかわらず耐糖能異常を呈し，インスリン作用に組織が抵抗性を示す病態のこと).

i. self-injection インスリン自己注射(1981年6月1日厚生省より認可され，自己注射の保険適用も可能である).

i. sensitivity インスリン感受性〔医学〕.

i. sensitivity index インスリン感受性指数〔医学〕.

i. sensitivity test インスリン感受性試験〔医学〕.

i. shock インスリンショック〔医学〕(インスリン投与における低血糖によるショック)，= wet shock.

i. shock therapy (IST) インスリンショック療法〔医学〕.

i. shock treatment インスリンショック療法，= shock therapy.

i. test インスリン試験(胃・十二指腸潰瘍において迷走神経切断術後完全切断を確かめる方法).

i. therapy インスリン治療〔医学〕，インスリン療法.

i. tolerance インスリン耐性〔医学〕.

i. tolerance test インスリン耐性試験(テスト)〔医学〕，インスリン負荷試験(一定量のインスリン投与後の低血糖値を正常値と比較する肝機能検査法).

i. unit インスリン単位〔医学〕.

i. zinc suspension インスリン亜鉛水性懸濁注射液，インスリン亜鉛懸濁液〔医学〕.

in·su·lin·ase [ínsjulineis] インスリン分解酵素〔医学〕.

i. inhibitor インスリン分解酵素抑制物質(肝臓エキスに多量に，筋肉エキスに少量存在し，pH5.0では耐熱性を示すが，pH11では室温で迅速に破壊される).

in·su·line [ínsjulin] インスリン，= insulin.

in·su·li·ne·mia [ìnsjuliníːmiə] インスリン血症.

in·su·lin·i·za·tion [ìnsjulìnizéiʃən] インスリン療法.

in·su·lin·o·gen·e·sis [ìnsjulìnəʤénisis] インスリン生成(産生).

in·su·lin·o·gen·ic [ìnsjulìnəʤénik] インスリンの産生・分泌を促進する，= insulogenic.

i. index インスリン指数.

in·su·li·no·ma [ìnsjulinóumə] インスリノーマ，〔膵〕島細胞腫〔医学〕(ランゲルハンス島細胞からな

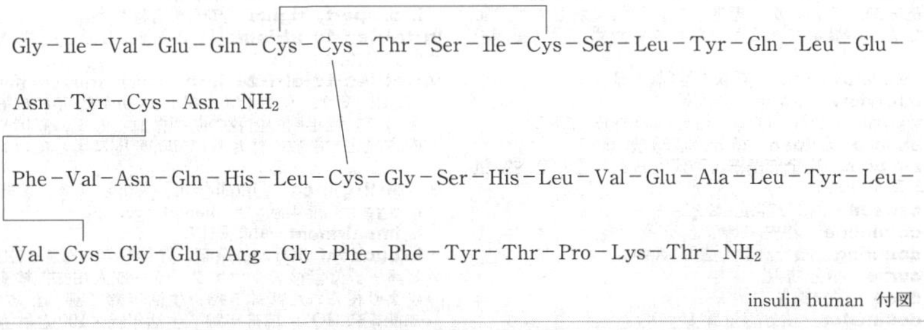

insulin human 付図

る腫瘍).
i. syndrome インスリノーマ症候群，膵島細胞腫症候群.
in·su·li·nop·a·thy [ìnsjulinápəθi] 異常インスリン症.
insulinopenic diabetes インスリン不足〔性〕糖尿病.
in·su·li·num [ínsjulìnəm] ＝insulin.
in·su·li·tis [ìnsjuláitis] 膵島炎.
in·su·lo·ma [ìnsjulóumə]〔膵〕島細胞〔腺〕腫［医学］，島腺腫，＝islet adenoma，langerhansian adenoma.
in·su·lo·path·ic [ìnsjuləpǽθik] インスリン分泌異常の，異常インスリンの.
in·sult [ínsʌlt] ①発作. ②傷害［医学］. ③侮辱.
in·sul·tus [insʌ́ltəs] 発作［医学］，＝insult.
i. hystericus ヒステリー発作.
in·sur·a·ble [inʃúrəbl] 保険加入可能の.
i. interest 被保険利益(被保険者の指定する保険金受け取り人が当然もつべき利益).
in·sur·ance [inʃúrəns] 保険［医学］.
i. benefit 保険金［医学］.
i. bureau 保険局［医学］.
i. carrier 保険者［医学］.
i. claim reporting 保険支払い請求報告［医学］.
i. doctor 保険医［医学］.
i. for pharmaceutical service 薬剤保険制度［医学］.
i. institution 保険制度［医学］.
i. medicine 保険医学［医学］.
i. of welfare pension 厚生年金保険［医学］.
i. plans for dental service 歯科医療保険制度［医学］.
i. plans for psychiatric service 精神医療保険制度［医学］.
i. psychiatry 保険精神医学［医学］.
insured person 被保険者［医学］.
in·sur·er [inʃúərər] 保険者［医学］.
in·sus·cep·ti·bil·i·ty [ìnsəsèptibíliti] 非感受性［医学］，＝immunity.
in·tact [intǽkt] 無疵の，無傷の［医学］(自然のままなんらの損傷を加えられないこと).
i. animal 無傷動物［医学］.
i. canal wall technique 半器官壁無傷鼓室形成〔術〕［医学］.
i. survival 無欠生存［医学］.
i. tissue 無傷組織.
i. tooth 健常歯［医学］.
in·tact·ness [intǽktnis] 無〔損〕傷［医学］，無侵襲.
in·take [ínteik] ①摂取量［医学］. ②インテーク(取り入れの意. 受理面接あるいは初回面接とも呼ばれ，カウンセリングにおいてクライエントに対して行われる最初の面接であり，クライエントがどのような問題を抱えているかを把握して，それに対してどのような援助が最適であるかを判断するために行う面接をいう).
i.-excretion test 摂取排泄試験［医学］.
i. interview インテーク面接.
in·te·gral [intégrəl] ①積分. ②外皮［医学］.
i. absorbed dose 積分吸収線量［医学］.
i. asepsis 完全無菌法(手術室およびその室内空気の無菌を含む).
i. capacity 積分容量［医学］.
i. commune 外皮［医学］.
i. counting 積分計数〔法〕［医学］.
i. curve 積分曲線.
i. dose 積分線量［医学］.
i. dosimeter 積分線量計［医学］.
i. function 整関数.
i. proteins 内在性タンパク.
i. reactor 積分反応器［医学］.
in·te·grate [íntəgreit] 統合する，完全にする.
integrated circuit 集積回路［医学］.
integrated control 総合防除［医学］.
integrated data processing (IDP) 集中データ処理［医学］.
integrated intensity 積分強度［医学］.
integrated mosquito nets 薬剤浸漬蚊帳.
integrated reflection 積分反射能.
integrated state 組込まれ状態［医学］.
integrating circuit 積分回路［医学］.
integrating meter 積算計器.
in·te·gra·tion [ìntəgréiʃən] ①同化. ②統合［医学］，集成. ③統合機，積分器. ④積分法(数学).
i. constant 積分定数.
integrative medicine 統合医療.
integrative suppression 組込み抑圧［医学］.
in·te·gra·tor [íntigreitər] ①積分器，表面積計. ②インチグレータ(統合失調症における過剰因子を解釈する器械).
in·teg·rin [íntəgrin] インテグリン(細胞外マトリックスや細胞表面のリガンドに結合する接着分子のファミリー).
i. family (α鎖，β鎖が非共有結合で会合したヘテロダイマーにより構成される接着分子群. 複数のリガンドに結合する特徴をもつ).
in·teg·ri·ty [intégriti] ①統合性［医学］(身体などの有機体が滞りなく正常機能を営む状態にあるという意味の). ②積分性.
integrodifferential equation 積分微分方程式［医学］.
in·teg·u·ment [intégjumənt] [TA]①外皮(総皮)，＝integumentum commune [L/TA]. ②外被. ③珠皮(植物)，＝integumentum. 形 integumentary.
i. common 外皮.
integumentary disease 外皮疾患［医学］.
integumentary system 外皮系［医学］(皮膚，毛髪，爪などを含む).
integumentum commune [L/TA] 外皮(総被)，＝integument [TA].
in·tel·lect [íntəlekt] 知能，知性の［医学］.
in·tel·lec·tion [intəlékʃən] 知能作用.
in·tel·lec·tu·al [ìntəlékʃuəl] 知性の［医学］.
i. aphasia 知能的失語〔症〕.
i. delirium 悟性せん妄，有覚性せん妄.
i. disability 知的障害(精神遅滞を意味する教育・福祉関係の法律に用いられる用語).
i. disturbance 知能障害［医学］.
i. impairment 知的障害［医学］.
i. insanity 知的障害［医学］.
i. monomania 知的偏執症.
i. property rights 知的所有権.
in·tel·lec·tu·al·ism [ìntəléktʃuəlizəm] 主知論，知力本体論.
in·tel·lec·tu·al·i·za·tion [ìntəlèktjuəlaizéiʃən] 観念化［医学］，知性化(A. Freud が1937年に提唱したもので，青年期の自我の防衛機制として，感情や欲動の意識化や解放の代わりに知的態度によってコントロールしようとする).
in·tel·li·gence [intéliʤəns] 知能［医学］，叡知.
i. age 知能年齢，＝mental age.
i. impairment 知能障害.
i. quotient (IQ) 知識商，知能指数［医学］(田中・ビネー式知能検査やウエクスラー成人用知能検査などにより得られた精神年齢を生活年齢で割った数値で，知能指数(IQ)＝精神年齢 / 生活年齢×100 と計算される．ICD-10 では精神遅滞を IQ によって軽度（IQ＝50〜69），中等度（IQ＝35〜49），重度（IQ＝20〜34），最重度（IQ＝20 未満）に分けている）．

i. test 知能測定，知能検査〔法〕［医学］．

intelligent material インテリジェントマテリアル（主体は高分子材料で，外部刺激で必要な機能を発現できる材料．高分子ゲルなど）．

intelligenzalter 知能年齢，＝ mental age.

in·tel·li·gi·bil·i·ty ［intèliʤibíliti］ 理解可能であること（発音などの）．

in·tem·per·ance ［intémpərəns］ ① 不節制［医学］．② 過度の飲酒．形 intemperate.

in·tem·per·ate ［intémpərit］ 不節制の［医学］．

intense pain 激痛［医学］．

in·ten·si·fi·ca·tion ［intènsifikéiʃən］ ① 強化，増強，増倍．② 補力［医学］（写真陰画の薄いときに加える操作で，減力 reduction の反対）．

i. therapy 強化療法［医学］．

in·ten·si·fi·er ［inténsifaiər］ ① 強調因子［医学］．② 増倍管［医学］．

in·ten·si·fy·ing ［inténsifaiŋ］ 増強する．

i. screen 増感板［医学］，増感紙（X 線用フィルムの感度を増大させるため，蛍光材薄層を用いてフィルムを増感させる工夫）．

in·ten·sim·e·ter ［ìntensímitər］ X 線強度計［医学］（異なった強さの放射線によるセレニウム電池の電気抵抗の変動に基づく測定器．Fürstenau）．

in·ten·sion ［inténʃən］ 意向，強度，緊張．

i. tremor 意図振戦．

in·ten·si·o·nom·e·ter ［intènsiənɑ́mitər］ X 線用イオン化光線計（電媒として空気をはさむ 2 枚の板が密閉室内で正負の電極に連結され，X 線射照により空気がイオン化されると，その回路が完成され，電流計針の動きにより電位差が指示される）．

in·ten·si·ty ［inténsiti］ 強度［医学］，強さ，＝ strength.

i.-duration curve 強度時間曲線［医学］．

i. factor 強さ要素［医学］．

i. level 強さのレベル［医学］．

i. modulated radiation therapy (IMRT) 強度変調放射線治療（病巣の照射野内の線量分布に強弱をつけ，多門照射により最適三次元線量分布を得られる．これにより腫瘍線量の増加や周囲組織の傷害が軽減される）．

i. of daily activity 生活活動強度［医学］．

i. of electric field 電場の強さ．

i. of illumination 照度（単位面積に単位時間に入射する光のエネルギー）．

i. of light 光の強度［医学］．

i. of radiation 放射の輝度．

i. of roentgen rays 放射線の強さ．

i. of spectral lines スペクトル線の強さ．

i. of turbulence 乱れの強さ．

i. variable 強度変数．

in·ten·sive ［inténsiv］ ① 加強法の．② 集約法の，集中的な［医学］．

i. care 集中治療［医学］．

i. care nurse 集中治療看護師，＝ critical care nurse.

i. care nurseing 集中看護．

i. care nursery 集中治療〔育児〕室［医学］．

i. care physician 集中治療医師．

i. care unit (ICU) 集中治療部（棟・室）．→ ICU.

i. care unit syndrome ICU 症候群（ICU に収容後 2〜3 日を経た後にせん妄を呈し，3〜4 日続き後遺症を残さない）．

i. conventional insulin therapy (ICT) 強化インスリン療法（生理的インスリンのパターンで，インスリン注射の種類，回数，方法に特に力点をおいたインスリン療法）．

i. insulin treatment 強化インスリン療法．

i. interviewing 集中面接．

i. property 示強性［医学］．

i. respiratory care unit (IRCU) 呼吸疾患集中治療部．

i. treatment 集中治療［医学］．

in·ten·tion ［inténʃən］ ① 意思．② 意図［医学］，企図［医学］．形 intentional.

i. spasm 企図痙攣［医学］，企図攣縮．

i. to treat 方針通り（臨床試験でプロトコル違反がみられても，はじめの割付通りに解析する）．

i. to treat analysis 全例解析．

i. tremor 企図振戦［医学］，意図振戦［医学］．

in·ten·tion·al ［inténʃənəl］ 意図的な［医学］．

i. dislocation 随意脱臼［医学］．

i. neurosis 目的ノイローゼ［医学］．

in·ten·tion·al·i·ty ［intènʃənǽliti］ 故意性．

inter- ［intər］ 中間の意味を表す接頭語．

inter sub-supracardinal anastomosis 主下主上静脈間吻合［医学］．

in·ter·ac·ces·so·ry ［ìntəræksésəri］ 脊椎副突起間の．

in·ter·ac·i·nar ［ìntərǽsinər］ 腺房間の，細葉間の（肺の），＝ interacinous.

in·ter·ac·i·nous ［ìntərǽsinəs］ 腺房間の［医学］．

in·ter·ac·tion ［ìntərǽkʃən］ 相互作用［医学］，交互反応．

i. effect 相互作用．

i. index 相互作用指数．

interallelic complementation 対立遺伝子間相補性［医学］．

interallelic interaction 遺伝子座間相互作用［医学］．

interallelic recombination 対立遺伝子間組換え［医学］．

in·ter·al·ve·o·lar ［ìntərælví:ələr］ ① 槽間の，歯槽間の［医学］．② 肺胞間の［医学］．③ 腺胞間の［医学］．

i. pore 中隔孔，肺胞間孔，＝ alveolar pore.

i. septa ［TA］槽間中隔，＝ septa interalveolaria ［L/TA］．

i. septum 肺胞中隔．

i. space 歯槽頂間間隙．

in·ter·am·bu·lac·ral ［ìntəræmbjulǽkrəl］ 間歩の．

i. zone 間歩帯．

in·ter·an·gu·lar ［ìntərǽŋgjulər］ 角間の．

in·ter·an·nu·lar ［ìntərǽnjulər］ 輪間の，ランヴィエー結節間の．

i. segment 輪間節（Ranvier 結節間の神経線維）．

in·ter·ar·cu·a·lis ［ìntərɑ̀:kjuéilis］ 弓間の．

in·ter·ar·tic·u·lar ［ìntərɑ:tíkjulər］ 関節間の［医学］．

i. cartilage 関節間軟骨，＝ articular disk.

i. fibrocartilage 関節間線維軟骨．

in·ter·ar·y·te·noid ［ìntərærití:nɔid］ 披裂軟骨間．

i. cartilage 披裂間軟骨．

i. fissure 披裂軟骨間裂．

i. fold ［TA］披裂間ヒダ*，＝ plica interarytenoidea ［L/TA］．

i. notch ［TA］披裂間切痕，＝ incisura interarytenoidea ［L/TA］．

in·ter·as·say ［ìntərəséi］ インターアッセイ［医学］，アッセイ内アッセイ（同一検体の違った測定系における再現性を示す用語）．

i. variation 定量法間変動［医学］．

in·ter·as·ter·ic ［ìntəræstérik］ 星状点間の（両側アステリン間の）．

in·ter·a·tom·ic [ìntərətámik] 原子間の.
i. distance 原子間距離［医学］.
in·ter·a·tri·al [intəréitriəl] 心房間の, = interauricular.
i. block 〔心〕房間ブロック［医学］, 心房内ブロック, = intra-atrial block.
i. bundle 心房間束［医学］.
i. conduction time 心房間伝導.
i. foramen primum 心房間一次口.
i. septal defect 心房中隔欠損［医学］.
i. septum [TA] 心房中隔, = septum interatriale [L/TA].
in·ter·au·ral [ìntərɔ́:rəl] 両耳間.
i. attenuation 両耳間減衰.
in·ter·au·ric·u·lar [ìntərɔ:ríkjulər] ① 耳介間の. ② 心房間の［医学］.
interaxonal current 軸間電流.
interblepharoplastic granule 生毛体間顆粒(ランブル鞭毛虫の).
in·ter·bod·y [íntə:bɑdi] 椎体間(隣接した2つの椎骨の間).
i. fusion 椎体間固定〔術〕［医学］, 椎体間癒合.
in·ter·brain [íntə:brein] 間脳, = diencephalon.
interbreed crossing 品種間交雑(飼育動物などの)［医学］.
in·ter·breed·ing [ìntə:brí:diŋ] 同種間繁殖(同種間に交種が行われて繁殖すること).
interbulbar fiber 味蕾外線維.
interbundle region [TA] (束間部*), = regio interfascicularis [L/TA].
in·ter·ca·dence [ìntə:kéidəns] 脈拍不整(2拍動間に余分の拍動が加わる不整脈). 形 intercadent.
in·ter·ca·lary [intə́:kələri] ① 介在の［医学］, 間在の, 連絡の［医学］. ② 挿入〔の〕. ③ 節間の, = interposed. ④ 中間〔の〕.
i. chlamydospore 介在性厚膜胞子［医学］.
i. graft 中間挿入移植.
i. growth 節間成長, 間在成長.
i. meristem 節間分裂組織, 間在分裂組織.
i. staphyloma 中間ぶどう腫［医学］(強膜が虹彩辺縁部と接する部分にあるもの), = infantile glaucoma.
in·ter·ca·lat·ed [intə́:kəleitid] 挿入する, 差し込む, 間に入れる.
i. disk 介在板(心筋同士の結合部にみられ光輝線ともいう. 細胞間接着装置よりなる).
i. duct 介在部導管.
i. neuron 介在ニューロン［医学］(反射路の感覚と運動ニューロンとの中間にあるもの), = intercalary neuron.
i. nucleus [TA] 〔舌下神経〕介在核, = nucleus intercalatus [L/TA].
in·ter·ca·la·tion [intə:kəléiʃən] 介在［医学］, 挿入, = interposition. 形 intercalary, intercalated.
in·ter·ca·la·tum [intə:kəléitəm] 黒質(脳の), = substantia nigra (brain).
in·ter·can·a·lic·u·lar [intə:kænəlíkjulər] 小管間の.
in·ter·cap·il·lary [ìntə:kǽpiləri] 毛細血管間の.
i. cell 毛細〔血〕管間細胞.
i. glomerulosclerosis 糸球体毛細血管内硬化症(Kimmelstiel-Wilson 病に特異な腎の病変).
i. nephrosclerosis (細動脈性腎硬化症), = arteriolar nephrosclerosis.
intercapital ligament 肋骨頭間靱帯.
intercapital vein 中手骨頭間静脈.
intercapitular veins [TA] 中手骨頭間静脈, 中足骨間静脈, = venae intercapitulares [L/TA].
intercapsular space 嚢間腔.
in·ter·ca·rot·ic [ìntə:kərátik] 頸動脈間の, = intercarotid.
intercarotid body 頸動脈小体, = glomus caroticum.
intercarotid ganglion 頸動脈間神経節.
in·ter·car·pal [intə:kɑ́:pəl] 手根間の, = intercarpicus.
i. joints [TA] 手根間関節, = articulationes intercarpales [L/TA].
i. ligaments 手根間靱帯, = ligamenta intercarpalia.
in·ter·car·ti·lag·i·nous [intə:kɑ̀:tilǽʤənəs] 軟骨間の.
i. part [TA] 軟骨間部, = pars intercartilaginea [L/TA].
i. part of glottic opening 〔声門裂〕軟骨間部, = pars intercartilaginea rimae glottidis.
i. rima 軟骨間裂, = rima vestibuli.
in·ter·cav·er·nous [ìntə:kǽvə:nəs] 空洞間, 海綿体間.
i. sinus 海綿間静脈洞, = sinus intercavernosi.
in·ter·cel·lu·lar [intə:séljulər] 細胞間.
i. adhesion molecule 細胞間接着分子［医学］.
i. adhesion molecule-1 (ICAM-1) (細胞間接着分子の一つで, 免疫グロブリンスーパーファミリーに属する. LFA-1 がそのリガンド).
i. bridge 細胞間橋.
i. cement 細胞間質.
i. channel 細胞間チャネル［医学］.
i. digestion 細胞間消化［医学］.
i. edema 〔表皮〕細胞間浮腫［医学］.
i. fluid 細胞間液.
i. junction 細胞の連結［医学］.
i. lymph 細胞間リンパ液.
i. matrix 細胞間基質［医学］.
i. opening 細胞間開口［医学］.
i. secretory canaliculus 細胞内分泌細管［医学］.
i. space 細胞間隙, 細胞間腔.
i. substance 細胞間質, 細胞間物質.
in·ter·cen·sal [intə:sénsəl] 調査年間の［医学］.
i. population 人口調査年次間人口［医学］, 中間人口［医学］.
i. year 人口調査間年次［医学］.
in·ter·cen·tral [ìntə:séntrəl] 中枢間の.
in·ter·cept [ìntə:sépt] 止める, 妨げる.
interceptive occlusal contact 障害性咬合接触.
in·ter·cep·tive or·tho·don·tic [ìntə:séptiv ɔ:θədántik] 抑制矯正［医学］.
in·ter·cer·e·bral [ìntə:séribrəl] 脳間の.
in·ter·change [íntə:ʧeinʤ] 転挫, = mutual exchange.
interchangeable facing 可換〔陶〕歯.
interchangeable facing dowel crown 可換前装陶歯継続歯.
interchangeable porcelain facing 可換前装陶歯.
in·ter·chon·dral [ìntə:kándrəl] 軟骨間の.
i. joints [TA] 肋骨間関節, = articulationes interchondrales [L/TA].
interciliary fiber 毛様体突起間線維.
in·ter·cil·i·um [ìntə:síliəm] 眉間, = glabella.
in·ter·cla·vic·u·lar [ìntə:kləvíkjulər] 鎖骨間の.
i. ligament [TA] 鎖骨間靱帯, = ligamentum interclaviculare [L/TA].
i. notch 頸切痕, = incisura jugularis sternalis.
in·ter·cli·noid [ìntə:kláinɔid] 床突起間の, 傾斜突起間の(蝶形骨の).
i. ligament 床突起間靱帯.

in·ter·coc·cyg·e·al [ìntə:kɑksíʤiəl] 尾骨間の.
intercollicular vein [TA] (丘間静脈*), = vena intercollicularis [L/TA].
in·ter·co·lum·nar [ìntə:kəlʌ́mnər] 柱間の.
i. fascia 脚間筋膜（精管と精巣とをおおう嚢), = fibrae intercolumnares, fibrae intercrurales.
i. fiber 柱間線維（外腹輪の上と下の脚を結合する).
i. tubercle 小柱間結節.
intercommissural line 前交連後交連結合線（脳の).
intercommunicating vessel 結合血管.
in·ter·con·dy·lar [ìntə:kɑ́ndilər] 顆間の, = intercondyloid, intercondylous.
i. eminence [TA] 顆間隆起, = eminentia intercondylaris [L/TA].
i. fossa [TA] 顆間窩, = fossa intercondylaris [L/TA].
i. line [TA] 顆間線, = linea intercondylaris [L/TA].
i. notch 顆間窩.
i. tubercle 顆間結節.
in·ter·con·dyl·ic [ìntə:kɑndílik] 顆間の.
intercondyloid eminence 顆間隆起.
intercondyloid fossa 顆間窩, = intercondylic fossa, f. intercondyloidea.
intercondyloid tubercle 顆間結節（脛骨の).
in·ter·con·ver·sion [ìntə:kənvə́:ʒən] 相互転換 〔医学〕（クレブス環内で物質が相互転化すること).
intercoronary reflex 冠状動脈反射.
in·ter·cos·tal [ìntə:kɑ́stəl] 肋間の, 肋突間の.
i. anesthesia 肋間神経麻酔.
i. arteriography 肋間動脈造影〔医学〕.
i. furrow 肋間溝〔医学〕.
i. ligaments 肋間膜, = membranae intercostalia.
i. lymph nodes 肋間リンパ節, = lymphonodi intercostales.
i. margin 肋間縁〔医学〕.
i. membrane 肋間膜.
i. muscles 肋間筋〔医学〕.
i. myositis 肋間筋炎〔医学〕.
i. nerve block 肋間神経ブロック.
i. nerve compression 肋間神経圧迫〔医学〕.
i. nerves [TA] 肋間神経, = nervi intercostales [L/TA].
i. neuralgia 肋間神経痛〔医学〕（肋間神経領域に生じる神経痛をいう. 単一疾患名ではなく脊椎, 脊髄に起因する種々の疾患による症状である. 椎間板ヘルニア, 変形性脊椎症など. 欧米の医学書ではこの用語は用いられなくなってきている).
i. nodes [TA] 肋間リンパ節, = nodi intercostales [L/TA].
i. or costal bed thoracotomy 肋間または肋骨床開胸〔医学〕.
i. space [TA] 肋間隙, = spatium intercostale [L/TA].
i. veins 肋間静脈.
intercostobrachial nerves [TA] 肋間上腕神経, = nervi intercostobrachiales [L/TA].
in·ter·cos·to·hu·mer·al [ìntə:kɑ̀stouhjú:mərəl] 肋骨上腕間の.
i. nerves 肋間上腕神経.
in·ter·cos·to·hu·mer·a·lis [ìntə:kɑ̀stəhjù:məréilis] 肋間上腕神経（上肢に分布する第2肋間神経の外側皮枝).
in·ter·cou·pler [ìntə:kʌ́plər] 電対調節器（エーテルのような可燃性麻酔薬を用いるとき, 麻酔に接触するすべての人および器具の間の電対を調節して, 静電気による爆発を予防する装置).
in·ter·course [íntə:kɔ:s] 交際, 交通.
in·ter·cri·co·thy·rot·o·my [ìntə:kràikəθairɑ́təmi] 下喉頭切開術 (Deker).
in·ter·cris·tal [ìntə:krístəl] 櫛間の.
i. diameter [TA] 左右の腸骨稜間の距離*, = distantia intercristalis [L/TA].
i. distance [TA] 左右の腸骨稜間の距離*, = distantia intercristalis [L/TA].
in·ter·cross [íntə:krɑs] 異種交配（ヘテロ接合体 heterozygote の交配 (a/+ × a/+)).
in·ter·cru·ral [ìntə:krú:rəl] 輪状甲状間の, 脚間の〔医学〕.
i. fibres [TA] 脚間線維, = fibrae intercrurales [L/TA].
i. fissure [TA] 脚間裂*, = fissura intercruralis [L/TA].
i. space 脚間隙.
intercuneiform interosseous ligaments [TA] 骨間楔間靱帯, = ligamenta intercuneiformia interossea [L/TA].
intercuneiform joints [TA] 楔状骨間関節*, = articulationes intercuneiformes [L/TA].
intercuneiform ligaments 楔間靱帯, = ligamenta intercuneiformia.
in·ter·cur·rent [ìntə:kʌ́rənt] ① 介入性の, 挿間性の. ② 間欠発生性の. ③ 併発〔医学〕.
i. disease 介入疾患〔医学〕, 間発病, 併発病.
i. eclampsia 介入子かん（癇）〔医学〕, 間欠〔性〕子癇.
i. infection 間発感染, 併発感染.
i. relapse 併発的再発（解熱の起こらない間にみられる病状再発).
intercuspal position 咬合位, 咬頭嵌合位.
in·ter·cus·pa·tion [ìntə:kʌspéiʃən] 〔咬頭〕嵌合, = interdigitation.
in·ter·cusp·ing [ìntə:kʌ́spiŋ] 正常咬頭咬合.
in·ter·cu·ta·ne·o·mu·cous [ìntə:kju:tèinioumjú:kəs] 皮膚粘膜間の.
in·ter·def·fer·en·tial [ìntə:dèfərénʃiəl] 精管間の.
in·ter·den·tal [ìntə:déntəl] 歯間の〔医学〕.
i. canals 歯間管（下顎骨の歯槽突起の中にあり, 中切歯と側切歯, 歯根の間の路).
i. caries 隣接面う歯.
i. distance 歯間距離〔医学〕.
i. epithelial cell 歯間〔上皮〕細胞〔医学〕.
i. papilla [TA] 歯間乳頭, = papilla interdentalis [L/TA].
i. papillitis 歯間乳頭炎〔医学〕.
i. septum 歯間中隔.
i. sigmatism 歯間性サ行発音不全〔症〕〔医学〕.
i. space 歯間〔空〕隙〔医学〕.
i. splint 歯間副子.
i. stimulator 歯間刺激因子.
in·ter·den·ti·um [ìntə:déntiəm] 歯間.
in·ter·dic·tion [ìntə:díkʃən] 禁止.
interdigestive migrating motor complex (IMC) 空腹時強収縮（空腹時に起こる腸管の収縮運動の一つ. 消化管の分泌物や食物残渣の除去を促進すると考えられる).
in·ter·dig·it [ìntə:díʤit] 指趾間. 形 interdigital.
interdigital mycosis 指（趾）間真菌症〔医学〕.
in·ter·dig·i·tal·i·ty [ìntə:dìʤitǽliti] 歯間音.
interdigitating cell (IDC) 指状かん（嵌）入細胞〔医学〕, 指状突起細胞, 相互連結細胞（胸腺, リンパ節, 脾のT細胞依存性領域に存在する樹状細胞で, 抗原提示を行い, 免疫寛容, 免疫応答の誘導に関与する).
interdigitating reticulum cell 嵌合細網細胞.
in·ter·dig·i·ta·tion [ìntə:dìʤitéiʃən] ① 指状突

起，指状構造．② かん（嵌）合〔医学〕，交互嵌入咬合指嵌（犬歯，臼歯が咬合するとき，一列の歯の先端が他列の咬合溝に閉鎖すること．かみ合い細胞）．

in·ter·dis·ci·pli·nary ［ìntə:dísiplinəri］ ① 境界領域の．② 学際的〔な〕〔医学〕，集学的〔医学〕．

i. health team 学際保健（医療）チーム，多専門共同〔保健〕チーム．

interectopic interval 異所性拍動間間隔．

in·ter·ep·i·the·li·al ［ìntərèpiθí:liəl］ 上皮間の．

in·ter·est ［íntərest］ ① 興味，関心．② 利子．

in·ter·face ［íntə:feis］ 接合面〔医学〕，界面〔医学〕（固，液，気相のうち2相の境界に想定される面または薄層），= boundary surface. 形 interfacial.

i. reaction 界面反応，= surface reaction.

in·ter·fa·cial ［ìntə:féiʃəl］ 界面の〔医学〕．

i. canals 細胞面間管．

i. energy 界面エネルギー．

i. polymerization 界面重合〔医学〕．

i. precipitin reaction 界面沈降反応（毛細試験管に抗血清を入れ，上から抗原溶液を重層する．両者の界面で抗原抗体反応により沈降物が検出される反応をいう）．

i. precipitin test 界面沈降試験（沈降反応の一つ．抗血清上に抗原液を重層し，両液の界面にできる沈降輪の有無によって判定する）．

i. surface tension 界面張力．

i. tension 界面張力〔医学〕．

i. test 界面試験〔医学〕．

interfascial space 筋膜間隙，= Tenon space.

in·ter·fas·cic·u·lar ［ìntə:fəsíkjulər］ 束間の．

i. fasciculus [TA] 束間束，= fasciculus interfascicularis [L/TA], fasciculus semilunaris [L/TA].

i. nucleus [TA] 束間核*，= nucleus interfascicularis [L/TA].

i. nucleus of hypoglossal nerve [TA]（舌下神経束内核*），= nucleus interfascicularis nervi hypoglossi [L/TA].

in·ter·fem·i·ne·um ［ìntə:fimíniəm］ 両腿間．

in·ter·fem·o·ral ［ìntə:fémərəl］ 股間の．

in·ter·fe·mus ［ìntə:fí:məs］ 会陰．

in·ter·fer·ence ［ìntə:fíərəns］ 干渉．

i. beat 干渉収縮．

i. color 干渉色〔医学〕，色干渉（白色光による干渉縞に現れる）．

i. dissociation 干渉解離〔医学〕（心房と心室のリズムがべつべつで，多少とも心室のリズムが速く，房室接合部の不応期を脱したところで正常の房室調律になる）．

i. distance 干渉距離〔医学〕．

i. figure 干渉像，= interference fringe.

i. filter 干渉フィルタ〔医学〕．

i. fringe 干渉縞（じま）．

i. microscope 干渉顕微鏡．

i. microscopy 干渉顕微鏡検査〔法〕〔医学〕．

i. of light 光の干渉．

i. of X-rays X線の干渉．

i. pattern 干渉〔波〕型．

i. phase contrast microscope 干渉位相差顕微鏡（着色位相差顕微鏡，可変位相差顕微鏡，ポーランレット顕微鏡），= polanret microscope.

i. phenomenon 干渉作用，干渉現象（①2つ以上の光線や音が波長の差により強め合ったり弱め合ったりする現象．② ウイルスの感染により，同時に感染した他のウイルスの増殖が影響されること．③ 薬物の効果が他の薬物により減弱されること）．

i. refractometer 干渉屈折計．

i. ring 干渉環．

i. spectroscope 干渉分光器．

i. substance 干渉物質〔医学〕．

i. therapy 干渉療法（周波数の干渉波を用いた物理療法）．

i. voltage 干渉波〔医学〕．

interferential action 干渉作用〔医学〕（ある機能を直接または間接的に影響を及ぼすこと）．

in·ter·fer·ing ［ìntə:fíəriŋ］ ① 干渉．② 球節の擦傷（ウマが他側の足で球節を蹴り擦傷を生ずること），= brushing.

i. action 干渉作用．

i. line 妨害線〔医学〕．

i. substance 妨害物質〔医学〕．

in·ter·fer·om·e·ter ［ìntə:fərámitər］ 干渉計〔医学〕（一光源からの光を適当な方法で2つ，または2つ以上に分け，ある光路差をもって再び重ね合わせた際の干渉関係を観察して，その光の波長を精密に測定する装置）．形 interferometric.

in·ter·fer·om·e·try ［ìntə:fərámitri］ 干渉法，干渉計法〔医学〕，干渉分析法〔医学〕．

in·ter·fer·on (**IFN**) ［ìntə:féran］ インターフェロン（ウイルス抑制因子．長野と Isaacs によりウイルス感染細胞より発見されたウイルス感受性細胞を抵抗性とする物質）．

i. alpha (**IFN-α**) インターフェロンアルファ（白血球が産生し，強い抗ウイルス作用を有するサイトカイン）．

i. beta (**IFN-β**) インターフェロンベータ（線維芽細胞が産生し，強い抗ウイルス作用を有するサイトカイン）．

i. gamma (**IFN-γ**) インターフェロンガンマ（リンパ系細胞が産生し，免疫系細胞の活性・分化を調節するサイトカイン）．

i. inducer インターフェロン〔産生〕誘発因子〔医学〕，インターフェロン誘発物質．

i.-like factor インターフェロン様因子〔医学〕．

i. omega (**IFN-ω**) インターフェロンオメガ．

i. receptor (**IFNR**) インターフェロンレセプター（膜貫通型糖タンパク質．IFNと結合すると，細胞質内伝達系が作動し，その情報は核内の遺伝子発現調節分子に作用し，細胞変化をもたらす）．

i. regulatory factor (**IRF**) インターフェロン制御因子（インターフェロン遺伝子発現を調節する分子として同定された転写調節因子）．

i. tau (**IFN-τ**) インターフェロンタウ，= trophoblast interferon, trophoblastin.

in·ter·fi·bril·lar ［ìntə:fáibrilər］ 原線維間の，= interfibrillary.

i. substance 細線維間質（歯のエナメル稜が埋没するセメント質．Flemming），= interprismatic substance.

in·ter·fi·brous ［ìntə:fáibrəs］ 線維間の．

in·ter·fil·a·men·tous ［ìntə:filəméntəs］ 線条間の，糸状体間の，= interfilar.

interfollicular cell 濾胞間細胞（甲状腺の），濾胞傍細胞．→ parafollicular cell.

interfoveolar ligament [TA] 窩間靱帯（併合腱の一部をなす線維帯），= ligamentum interfoveolare [L/TA].

in·ter·front·al ［ìntə:frʌ́ntəl］ 前頭間の．

in·ter·gan·gli·on·ic ［ìntə:gæŋgliánik］ 神経節間の．

i. branches [TA] 節間枝，= rami interganglionares [L/TA].

i. rami 節間枝．

in·ter·gem·mal ［ìntə:ʤéməl］〔味〕蕾間の，味蕾外の．

in·ter·ge·ner·ic ［ìntə:ʤənérik］ 属間の．

i. hybrid 属間雑種．

intergeniculate leaf [TA]（膝状体間葉*），= folium intergeniculatum [L/TA].
interglandular implantation 腺間着床［医学］.
in·ter·glob·u·lar [ìntə:glábjulər] 球間.
i. dentin(e) 球間象牙質［医学］，球間デンチン.
i. net 球間網［医学］.
i. space of Owen オーエン球間腔.
i. spaces 球間区（石灰化小球により囲まれた不全石灰化象牙質の部分），= Czermak spaces.
in·ter·glu·te·al [ìntə:glú:tiəl] 殿間の.
i. cleft [TA] 殿裂*，= crena analis [L/TA].
in·ter·go·ni·al [ìntə:góuniəl] ゴニオン間の，顎角点間の.
in·ter·grade [íntə:greid] 中間型，遷移型.
in·ter·gran·u·lar [ìntə:grǽnjulər] 顆粒細胞間の（大小脳皮質の）.
i. crack 粒間割れ［医学］.
in·ter·gy·ral [ìntə:ʤáirəl] 回間の.
in·ter·he·mal [ìntə:hí:məl] 血管弓間の.
in·ter·hem·i·cer·e·bral [ìntə:hèmiséribrəl] 脳半球間の.
in·ter·hem·i·spher·ic [ìntə:hèmisférik] 半球間の.
i. approach 大脳半球間裂到達［医学］.
in·ter·hy·ale [ìntə:háieil] アブミ骨間軟骨.
in·ter·ic·tal [ìntəríktəl] 発作間の，発作間欠期の.
interiliac lymph nodes 腸骨動脈間リンパ節，= lymphonodi interiliaci.
interiliac nodes [TA] 腸骨動脈間リンパ節，= nodi interiliaci [L/TA].
in·ter·im [íntərim] 中間の，仮の.
i. analysis 中間解析.
i. certificate 仮証書.
i. report 中間報告.
interindividual variation 個人間変動.
in·te·ri·or [intí:riər] 内側の，内方の，内部の.
i. angle 内角.
i. division 内分.
i. point 内点，= inner point.
i. surface 内面［医学］.
in·ter·is·chi·ad·ic [ìntərìskiǽdik] 坐骨間の.
in·ter·jec·tion [ìntə:ʤékʃən] ① 感歎（不意の発音）．② 感歎詞（英文法の）．形 interjectional.
interjectional speech 感歎性言語（不意の叫びに類似するもの）.
in·ter·judge re·li·a·bil·i·ty [ìntə:ʤʌ́ʤ rilàiəbíliti] 判定者間信頼性［医学］，判定者間信頼度.
in·ter·ki·ne·sis [ìntə:kainí:sis] 中間期（核分裂の）.
in·ter·la·bia [ìntə:léibiə] 間唇.
in·ter·la·bi·al [ìntə:léibiəl] 唇間の.
interlacing ligature 一連鎖結紮，= interlocking ligature.
interlacing suture 編み込み縫合，交錯縫合［医学］.
in·ter·lac·u·nar [ìntə:lǽkjunər] 裂孔間の.
in·ter·la·mel·lar [ìntə:ləmélər] 層間の.
in·ter·lay·er [ìntə:léiər] 中間膜.
in·ter·leu·kin (IL) [ìntə:l(j)ú:kin] インターロイキン（リンパ球，単球，マクロファージなどで産生されるアミノ酸配列が解明された多機能なサイトカインの一群をいう）.
i.-1 (IL-1) インターロイキン1（主に単球が産生し，胸腺細胞の増殖促進，T·B·NK 細胞活性化，抗体やサイトカイン産生促進作用などを有する）.
i.-2 (IL-2) インターロイキン2（ヘルパーT細胞が産生するT細胞増殖因子．B細胞やNK細胞などに対する増殖作用も有する）.
i.-3 (IL-3) インターロイキン3（主にヘルパーT細胞が産生し，多様な血液細胞の増殖分化を促進する．multi-CSF と同一物質）.
i.-4 (IL-4) インターロイキン4（B細胞活性化・分化・増殖，T細胞や肥満細胞増殖活性などを有する）.
i.-5 (IL-5) インターロイキン5（好酸球の増殖・分化や生存延長をきたす）.
i.-6 (IL-6) インターロイキン6（活性化B細胞の抗体産生細胞への最終分化を誘導するほか，T細胞や腎メサンギウム細胞の増殖などの作用も有する）.
i.-7 (IL-7) インターロイキン7（骨髄および胸腺で産生され，B前駆細胞の増殖・分化などの作用を発揮する）.
i.-8 (IL-8) インターロイキン8（好中球遊走能促進，脱顆粒，活性酸素産生などが主たる作用である）.
i.-9 (IL-9) インターロイキン9（T細胞系腫瘍の自己増殖因子として働いていると想定される）.
i.-10 (IL-10) インターロイキン10（T細胞からの IFN-γ 産生抑制のほか，ほかのモノカイン産生も抑える）.
i.-11 (IL-11) インターロイキン11（形質細胞腫刺激因子，脂質合成阻害因子として発見された）.
i.-12 (IL-12) インターロイキン12（NK細胞やT細胞からの IFN-γ 産生を著明に誘導する）.
i.-13 (IL-13) インターロイキン13（活性化T細胞から産生されて，リポ多糖刺激単球からの IL-1，-6，TNF-α などの炎症性サイトカインの産生を強力に抑制する）.
i.-14 (IL-14) インターロイキン14（T細胞から産生されるサイトカインで，B細胞の分化を促進，免疫グロブリンを抑制する）.
i.-15 (IL-15) インターロイキン15（T細胞から産生されるサイトカインで，T細胞の分化を促進，NK細胞を活性化する）.
i.-16 (IL-16) インターロイキン16（活性化T細胞などから産生され，CD4陽性T細胞を誘導する）.
i.-17 (IL-17) インターロイキン17（T細胞から産生され，IL-6，8などの炎症性サイトカインを誘導する）.
i.-18 (IL-18) インターロイキン18（マクロファージ細胞で産生され，T細胞，NK細胞に作用し IFN-γ の産生を誘導する）.
i. receptor インターロイキンレセプター（インターロイキンが結合する細胞側のレセプター）.
i.-1 receptor antagonist (IL-1ra) インターロイキン1受容体拮抗物質（受容体を刺激しない IL-1 類似の物質）.
in·ter·lo·bar [ìntə:lóubər] 葉間の.
i. arteries [TA] 葉間動脈，= arteriae interlobares [L/TA].
i. artery of kidney 〔腎〕葉間動脈［医学］.
i. duct 葉間導管.
i. effusion 葉間滲出液［医学］.
i. empyema 葉間膿胸［医学］.
i. fissure 葉間裂（肺葉の）.
i. line 葉間線［医学］.
i. notch 肺葉間切痕，肝円索切痕.
i. pleurisy 葉間胸膜炎［医学］.
i. pulmonary sequestration 肺葉内肺分画症［医学］.
i. sulci [TA] 葉間溝，= sulci interlobares [L/TA].
i. surface [TA] 葉間面，= facies interlobaris [L/TA].
i. surfaces of lung 〔肺の〕葉間面.
i. veins [TA] 葉間静脈，= venae interlobares [L/TA].
i. veins of kidney 腎葉間静脈.
in·ter·lo·bi·tis [ìntə:loubáitis] 葉間炎.
in·ter·lob·u·lar [ìntəlábjulər] 小葉間の.

i. arteries [TA] 小葉間動脈, = arteriae interlobulares [L/TA].
i. arteries of kidney 腎小葉間動脈.
i. arteries of liver 肝小葉間動脈.
i. artery 小葉間動脈, 小葉内動脈〔医学〕.
i. bile ducts [TA] 小葉間胆管, = ductus biliferi interlobulares [L/TA].
i. capillary vessel 小葉間毛細血管〔医学〕.
i. duct 小葉間導管.
i. ductules 小葉間胆管.
i. empyema 肺葉間蓄膿症.
i. pleurisy 小葉間胸膜炎〔医学〕.
i. septa 小葉間中隔, 小葉間隔壁, 小葉間結合組織(グリソン鞘).
i. septum 小葉間隔壁〔医学〕, 肺小葉間中隔.
i. veins [TA] 小葉間静脈, = venae interlobulares [L/TA].
i. veins of kidney 腎小葉間静脈.
i. veins of liver 肝小葉間静脈.
interlocal recombination 座間組換え〔医学〕.
in·ter·lock·ing [ìntə:lɑ́kiŋ] ① 懸鉤(双児分娩の際, オトガイとオトガイとが引っかかるか, または1児がほかにまたがり抱き合って分娩困難をきたすこと). ② 咬合〔医学〕.
i. collision 懸鉤〔医学〕.
i. force 咬合効力〔医学〕.
i. gyri 連結回.
i. ligature 一連鎖結紮, = chain ligature.
i. nail 横止め髄内釘.
i. nailing 髄内釘ねじ横止め〔法〕(近位, 遠位に小穴を有する釘を骨髄内に打釘し, さらに小穴にねじを刺入して固定する方法. 長管骨の粉砕骨折例に適する).
i. twins 懸鉤双胎(双児の一つの頭がほかの頸部にはまり込んで, 娩出を不能にするもの).
in·ter·mal·le·o·lar [ìntə:məlí:ələr] 踝間の.
in·ter·mam·ma·ry [ìntə:mǽməri] 乳房間の.
i. cleft [TA] 乳間溝*, = sulcus intermammarius [L/TA].
in·ter·mam·mil·lary [ìntə:mǽmiləri] 乳房間の.
in·ter·mar·riage [ìntə:mǽriʤ] 雑婚, 族間婚〔医学〕(血族間または異人種間の).
in·ter·max·il·la [ìntə:mæksílə] 顎間骨(切歯骨), = premaxilla, os incisivum.
in·ter·max·il·lary [ìntə:mǽksiləri] オトガイ間, 顎骨枝間, 顎間の〔医学〕.
i. activation 顎内固定〔法〕, = intramaxillary activation.
i. anchorage 顎間固定〔法〕〔医学〕.
i. bone 顎間骨, 切歯骨, = incisive bone.
i. displacement 顎間変位〔医学〕.
i. distance 顎間距離〔医学〕.
i. elastic 顎間弾性材料.
i. fissure 顎骨間裂, = genal cleft.
i. fixation 顎間固定〔法〕〔医学〕.
i. segment 〔上顎の〕顎間部.
i. splint 顎間副子〔医学〕.
i. suture [TA] 上顎間縫合, = sutura intermaxillaris [L/TA].
i. traction 顎間牽引〔医学〕.
i. wiring 顎骨針金固定〔医学〕.
intermedialateral tract 中間外側路(ガワー柱の中間突起, または脊髄の外側灰白角).
in·ter·me·di·ary [ìntə:mí:diəri] 中間の〔医学〕, 中期の.
i. bleeding 中間出血〔医学〕.
i. body 中間体〔医学〕.
i. cartilage 中間軟骨〔医学〕(① 骨組織に変化する中間軟骨. ② 骨端と骨幹との中間にある軟骨).
i. enzyme 中間酵素〔医学〕.
i. epilepsy 中間てんかん.
i. face 界面.
i. group 中間群〔医学〕.
i. hemorrhage 中間出血〔医学〕.
i. hemorrhoids 中間痔〔核〕〔医学〕(内痔核は歯状線上, 外痔核は肛門皮下, その中間に位置する), 中痔核, 内・外痔核, = interno-external hemorrhoids.
i. host 中間宿主.
i. inheritance 中間遺伝.
i. metabolism 中間代謝〔医学〕.
i. movements 中間運動.
i. nerve 中間神経, = nervus intermedius, nerve of Wrisberg.
i. sinus 中間洞〔医学〕.
i. stage 中間期〔医学〕.
i. system 中間系(ハヴァース管周囲の骨組織系).
in·ter·me·di·ate [ìntə:mí:dieit] [TA] ① 中間, = intermedius [L/TA]. ② 中間の, 中庸の. ③ 中間物〔医学〕(歯科においては金属充填の支持台として用いる非伝導性中間物). ④ (ウマの脱落性切歯で, ピンサーの外側にある).
i. acoustic stria [TA] 中間聴条*, = stria cochlearis intermedia [L/TA].
i. acting 中時間作用性の〔医学〕.
i. amputation 中間期切断(化膿前の反応期に行う切断), = intermediary amputation.
i. antebrachial vein 前腕中間皮静脈, 前腕正中皮静脈.
i. atrial branch [TA] 中間心房枝, = ramus atrialis intermedius [L/TA].
i. basilic vein 尺側正中皮静脈.
i. bleeding 中間出血〔医学〕.
i. body 中間体(クラミジアの感染・増殖過程でみられる形態の一つ), = intermediate form.
i. body of Flemming フレンミング中間体(中央体)(有糸分裂終期に2個の娘細胞間をつなぐ好酸性物質), = midbody.
i. branch [TA] 中間枝, = ramus intermedius [L/TA].
i. bronchus 中間幹気管支.
i. callus 間仮骨.
i. care facility 中間介護施設〔医学〕.
i. care unit 中間集中治療部〔医学〕.
i. case 中間型症例〔医学〕.
i. cell 中間細胞群.
i.-cell carcinoma 中間細胞癌.
i. cell mass ① 中間原基細胞群(原基中胚葉節と外側板とを連結する中胚葉帯で, 後に前腎に発育するもの), = middle plate, mesial plate. ② 腎節, = nephrotome.
i. cephalic vein 橈側正中皮静脈.
i. cervical septum [TA] 中間頸部中隔, = septum cervicale intermedium [L/TA].
i. column [TA] 中間柱*, = columna intermedia [L/TA].
i. compound 中間化合物.
i. coronary syndrome 中間型冠症候群〔医学〕.
i. coupling 中間結合.
i. cubital vein 肘中間皮静脈, 肘正中皮静脈.
i. cuneiform [TA] 中間楔状骨, = os cuneiforme intermedium [L/TA].
i. cuneiform bone 中間楔状骨.
i. density lipoprotein (IDL) 中間比重リポタンパク.
i. dentin(e) 中間デンチン(プリデンチンの軟性形成間質細胞).

i. digestion 中間消化〔医学〕.
i. disk 間盤，中間板（Z線あるいはZ帯のこと．単屈折板である明帯の中央にある重屈折性暗色部で，Z線とZ線の間を筋節という），＝Z disk, Krause membrane, Dobie line.
i. dorsal cutaneous nerve [TA] 中間足背皮神経，＝nervus cutaneus dorsalis intermedius [L/TA].
i. dose level 中間用量，＝intermediate level.
i. ductule 中間部にある小管，＝isthmus.
i. fetal death 中期胎児死〔医学〕.
i. form (IF) 中間体（クラミジアの感染・増殖過程でみられる形態の一つ），＝intermediate body.
i. frequency 中間周波〔医学〕.
i. ganglia [TA] 中間神経節（頸部および腰部でみられ，胸部および仙骨部においてはまれである），＝ganglia intermedia [L/TA].
i. gel immunoelectrophoresis 中間ゲル免疫電気泳動〔法〕.
i. great muscle 中間広筋.
i. grey layer [TA] 中間灰白質層*，＝stratum griseum intermedium [L/TA].
i. heart 中間心.
i. hemorrhage 中間出血〔医学〕，＝recurring hemorrhage, intermediary hemorrhage.
i. hepatic vein [TA] 中肝静脈，＝vena hepatica intermedia [L/TA].
i. host 中間宿主.
i. hybrid 中間雑種〔医学〕，融合雑種.
i. hypothalamic area [TA] 中間視床下部野*，＝area hypothalamica intermedia [L/TA].
i. hypothalamic region [TA] 中間視床下部野*，＝area hypothalamica intermedia [L/TA].
i. inheritance 中間遺伝〔医学〕.
i. investing fascia [TA] 中間被覆筋膜（中間腹腔周囲筋膜*），＝fasciae investientes intermediae [L/TA].
i. lacunar node [TA] 中間裂孔リンパ節，＝nodus lacunaris intermedius [L/TA].
i. laryngeal cavity 中喉頭腔.
i. lateral flexure [TA] 外側中間曲*，＝flexura intermedia lateralis [L/TA].
i. layer 中間層〔医学〕.
i. layer of transversospinalis muscles 横突棘筋群の中間層.
i. ligature 間接結紮（動脈とその周囲組織を結紮する方法）.
i. line 中間線〔医学〕.
i. line of iliac crest 腸骨稜中間線，＝linea intermedia cristae iliacae.
i. linear nucleus [TA] 中間核*，＝nucleus linearis intermedius [L/TA].
i. lobe 中〔間〕葉〔医学〕.
i. lumbar nodes [TA] 中間腰リンパ節（大動脈大静脈間リンパ節），＝nodi lumbales intermedii [L/TA].
i. mass 中間質，＝massa intermedia.
i. mesoderm 中間中胚葉（腎臓，性腺に発育するもの），＝nephrotome.
i. metabolism 中間代謝.
i. metabolite 中間代謝物〔医学〕.
i. nerve [TA] 中間神経，＝nervus intermedius [L/TA].
i. neutron 中速中性子〔医学〕.
i. node [TA] 中間深鼡径リンパ節*，＝nodus intermedius [L/TA], nodi intermedii [L/TA].
i. nucleus of lateral lemniscus [TA] 外側毛帯中間核*，＝nucleus intermedius lemnisci lateralis [L/TA].
i. part 中間部（下垂体中葉の），＝pars intermedia.
i. part of adenohypophysis 腺性下垂体の中間部.
i. part of urethra [TA] 中間部*，＝pars intermedia [L/TA].
i. plexus 中間神経叢（胎児心球と心房神経叢との中間にあるもの）.
i. product 中間代謝物〔医学〕，中間産物〔医学〕，中間〔生成〕物（化学反応における）.
i. rays 中間線（紫外線とX線との中間にある電磁放射線）.
i. reaction 中間反応.
i. result 中間結果〔医学〕.
i. reticular nucleus [TA] 中間網様体核*，＝nucleus reticularis intermedius [L/TA].
i. sacral crest [TA] 内側仙骨稜，＝crista sacralis medialis [L/TA].
i. secondary host 中間宿主〔医学〕.
i. segment of cilium 線毛中間節（固有線毛とその茎の中間にある単屈折性微細線条部）.
i. solitary nucleus [TA] 中間孤束核*，＝nucleus intermedius solitarius [L/TA].
i. spectrum antibiotic 中域抗生物質〔医学〕.
i. supraclavicular nerves [TA] 中間鎖骨上神経，＝nervi supraclaviculares intermedii [L/TA].
i. temporal artery 中側頭葉動脈.
i. temporal branches [TA] 中間側頭枝，＝rami temporales intermedii [L/TA].
i. tendon [TA] 中間腱，＝tendo intermedius [L/TA].
i. total 中間集計〔医学〕.
i. tubule 中間尿細管〔医学〕.
i. vastus muscle 中間広筋.
i. vein of forearm 前腕正中皮静脈.
i. white layer [TA] 中間白質層*，＝stratum medullare intermedium [L/TA].
i. zone [TA] 中間線，＝linea intermedia [L/TA]，中間帯（視野において共心輪15〜45の間にある部分），＝columna intermedia [L/TA].

in·ter·me·din [ìntəːmíːdin] インテルメジン（下垂体間葉から分泌されるタンパクホルモンで，両生類の皮膚色の変化を起こす．Zondek が1932年に命名した名称）.

in·ter·me·di·o·cep·tive [ìntəːmìːdiouséptiv] 中間内臓感覚の.

in·ter·me·di·o·lat·er·al [ìntəːmìːdiəlǽtərəl] 中間外側の.
i. cell column of spinal cord 〔脊髄の〕中間外側細胞柱.
i. nucleus [TA] 中間外側核，＝nucleus intermediolateralis [L/TA].

intermediomedial frontal branch [TA] 中間内側前頭枝，＝ramus frontalis intermediomedialis [L/TA].

intermediomedial nucleus [TA] 中間内側核*，＝nucleus intermediomedialis [L/TA].

intermediosinistral lateral flexure [TA] 外側左中間曲*，＝flexura intermediosinistra lateralis [L/TA].

in·ter·me·di·us [ìntəːmíːdiəs] [L/TA] 中間（器官または部分の中外間位置を表す形容詞），＝intermediate [TA].

intermembral index 四肢間指数（上肢の長さを100倍した数を下肢長で除した値）.

intermembrane space 膜間腔.

in·ter·mem·bra·nous [ìntəːmémbrənəs] 膜間の.
i. part [TA] 膜間部，＝pars intermembranacea [L/TA].
i. part of glottic opening 〔声門裂〕膜間部，

I

= pars intermembranacea rimae glottidis.

i. part of rima glottidis 声門裂膜間部.

i. rima 膜間裂，= rima vocalis.

in·ter·me·nin·ge·al ［ìntə:minínʤiəl］ 髄膜間の.

in·ter·men·stru·al ［ìntə:ménstruəl］ 月経間の〔医学〕.

i. bleeding 中間期出血〔医学〕.

i. fever 月経間期熱〔医学〕.

i. pain 月経中間〔疼〕痛〔医学〕.

i. period 月経間期〔医学〕.

i. phase 月経中間期〔医学〕.

in·ter·men·stru·um ［ìntə:ménstrəm］ 月経間期.

in·ter·ment ［intə́:mənt］ 土葬，埋葬.

intermesenteric arterial anastomoses 腸間膜動脈吻合，= intestinal arterial arcades.

intermesenteric plexus ［TA］ 腸間膜動脈間神経叢，= plexus intermesentericus ［L/TA］.

in·ter·mes·o·blas·tic ［ìntə:mèsəblǽstik］ 中胚葉間の.

in·ter·met·a·car·pal ［ìntə:mètəkɑ́:pəl］ 中手骨間の.

i. joints ［TA］ 中手間関節，= articulationes intermetacarpales ［L/TA］.

i. ligaments 中手靭帯，= ligamenta metacarpalia.

in·ter·met·a·car·po·pha·lan·gi·cus ［ìntə:mètəkɑ̀:poufəlǽnʤikəs］ 中手指節間.

in·ter·me·tal·lic ［ìntə:mitǽlik］ 金属間の.

i. compound 金属間化合物〔医学〕（金属元素の複数（異種）が簡単な整数比で結合してできた化合物で，CuZn，Cu_5Zn_8，FeTi，$MnAu_4$ など多数知られている．電気的・磁気的特性に優れた化合物が知られている）.

in·ter·met·a·mer·ic ［ìntə:mètəmérik］ 体節間の.

in·ter·met·a·tar·sal ［ìntə:mètətɑ́:səl］ 中足骨間の.

i. articulations 中足間関節.

i. joint 中足骨間関節.

i. joints ［TA］ 中足間関節，= articulationes intermetatarsales ［L/TA］.

i. ligaments 中足靭帯，= ligamenta metatarsalia.

i. spaces ［TA］ 中足骨間隙，= spatia interossea metatarsi ［L/TA］.

in·ter·met·a·tar·so·pha·lan·gi·cus ［ìntə:mètətɑ̀:soufəlǽnʤikəs］ 中足指節間.

in·ter·mi·cel·lar ［ìntə:misélər］ ミセル間の（コロイド状液の）.

i. fluid 膠質微粒子の浮遊液，ミセル間液.

i. reaction ミセル間反応〔医学〕.

in·ter·mis·sion ［ìntə:míʃən］ 中絶，間欠〔医学〕，休止〔医学〕，中休み．形 intermittent.

in·ter·mit ［ìntə:mít］ 間欠する，中絶する.

intermitotic cell 間期細胞，休止期細胞（細胞分裂の）.

intermitotic nucleus 休止期核〔医学〕.

intermitotic period 有糸分裂の間期.

in·ter·mit·tence ［ìntə:mítəns］ 断続，間欠，結滞（ときどき途切れること），= intermittency．形 intermittent.

intermittency effect 間欠〔露光〕効果〔医学〕.

in·ter·mit·tent ［ìntə:mítənt］ 間欠性の〔医学〕.

i. abdominal angina 間欠的アンギナ.

i. abdominal arterial insufficiency 間欠性腹部動脈不全〔症〕〔医学〕.

i. albuminuria 間欠性アルブミン尿〔医学〕，= cyclic albuminuria.

i. aortic occlusion 間欠的〔上行〕大動脈遮断〔医学〕.

i. arthralgia 間欠性関節痛，= periodic disease.

i. asthma 間欠性喘息〔医学〕.

i. bladder irrigation 間欠性膀胱潅注〔法〕〔医学〕.

i. block atrioventricular 間欠的房室ブロック〔医学〕.

i. caries 間欠性う（齲）蝕.

i. carrier 間欠保菌者〔医学〕.

i. catheterization 間欠〔的〕導尿〔医学〕.

i. claudication 間欠性は（跛）行〔症〕〔医学〕，= angina cruris, dysbasia intermittens angiosclerotica.

i. claudication of cauda equina 馬尾性間欠性は(跛)行.

i. claudication of peripheral artery 下肢血管性間欠性は(跛)行.

i. claudication of spinal cord 脊髄性間欠性は(跛)行，= spinal intermittent claudication.

i. contact bed 間欠式接触濾床〔医学〕.

i. cramp 間欠痙攣（テタニー）.

i. distillation 分〔別蒸〕留〔医学〕，間欠蒸留.

i. exophthalmo(u)s 間欠性眼球突出〔症〕〔医学〕.

i. exotropia 間欠性外斜視〔医学〕.

i. explosive disorder 間欠爆発症，間欠性爆発性障害.

i. fever 間欠熱〔医学〕（発熱時と無熱時とが交互発現するもの）.

i. gastrosuccorrh(o)ea 間欠性胃液漏，= gastroxynsis, gastrosuccorrhea continua periodica.

i. hemoglobinuria 間欠性血色素尿〔医学〕，= paroxysmal hemoglobinuria.

i. host 間欠宿主.

i. hydrarthrosis 間欠性関節水症〔医学〕.

i. hydronephrosis 間欠的水腎症〔医学〕.

i. hydrops 間欠性水症〔医学〕.

i. hypothermia 間欠体温低下.

i. incontinence 間欠的失禁〔医学〕.

i. insanity 間欠性精神病，= recurrent insanity.

i. intestinal angiosclerotic dyspragia 動脈硬化性間欠性鼓腸腹痛〔症〕〔医学〕.

i. ionization 間欠電離（溶液の表面で電子が中和されるとさらに電離が起こること）.

i. lameness 間欠性は（跛）行，= intermittent claudication.

i. ligature 間欠性結紮（結紮帯を動脈に当てて循環を阻止し，またそれを外して循環を回復させること）.

i. limping 間欠性は（跛）行（ウマおよびヒトの），= myasthenia angiosclerotica.

i. malaria 間欠熱マラリア〔医学〕.

i. malarial fever 間欠性マラリア熱.

i. mandatory ventilation (**IMV**) 間欠的強制呼吸〔法〕〔医学〕，間欠的強制換気（強制吸気とデマンド吸気の混在する換気法）.

i. mechanical friction knee 間欠摩擦膝〔医学〕.

i. mesenteric ischemia 間欠的腸間膜虚血.

i. myotonia 間欠性筋緊張〔症〕〔医学〕.

i.-oro-esophageal tube feeding 間欠的経口食道経管栄養法（OE 法．口からチューブにて食道に栄養液を入れる方法．持続ではなく食事のたびにチューブを挿入する）.

i. otorrhea 間欠性耳漏（みみだれ）〔医学〕.

i. pain 断続痛〔医学〕，間欠痛〔医学〕.

i. paralysis 間欠性麻痺〔医学〕.

i. parasitism 間欠寄生.

i. peritoneal dialysis (**IPD**) 間欠的腹膜透析〔法〕〔医学〕．→ IPD.

i. pneumatic compression 間欠的空気圧迫治療〔医学〕.

i. positive negative pressure breathing (**IPNPB**) 間欠的陽〔圧〕陰圧呼吸〔法〕〔医学〕.

i. positive negative pressure ventilation (**IPNPV**) 間欠的陽〔圧〕陰圧換気〔医学〕.

i. positive pressure breathing (**IPPB**) 間欠〔的〕陽圧呼吸〔法〕[医学] (IPPVに対応する言葉で，自然呼吸のある時，間欠的に気道に陽圧をかける方法).
i. positive pressure ventilation (**IPPV**) 間欠的陽圧換気〔法〕[医学] (IPPBに対応する言葉で，気道内に間欠的に陽圧をかけて換気を維持する方法).
i. pulse 間欠脈 [医学] (期外収縮の駆血が弱く脈として感じないため，脈拍間がときどきのびる)，= dropped beat pulse.
i. respiration 間欠呼吸 [医学].
i. sand filter 間欠性砂濾過器.
i. sedation 間欠的鎮静 (一時的に意識低下を図るセデーションの方法．意識低下を調節するもの).
i. self-catheterization 間欠自己導尿 [医学].
i. spring 間欠泉 [医学].
i. sterilization 間欠滅菌〔法〕[医学].
i. strabismus 間欠的斜視.
i. tetanus 間欠性破傷風 [医学]，= tetany.
i. tone 断続音 [医学].
i. torticollis 間欠性斜頸，= spasmodic torticollis.
i. traction unit 間欠牽引装置 [医学].
i. tremor 間欠性振戦 [医学].
i. vertebral occlusion 間欠性椎骨動脈閉塞症，= intermittent vertebral claudication.
in·ter·mo·lec·u·lar [ìntə:məlékjulər] 分子間の [医学].
i. condensation 分子間縮合 [医学].
i. force 分子間力 [医学] (分子間にある相互作用をいう．Van der Vaals は遠くまで働く分子間の引力と，きわめて近距離にある反発力とを考慮して，Boyle-Charles の法則を補正した状態式を理論的に表記した)，= Van der Vaals force.
in·ter·mu·ral [ìntə:mjú:rəl] 壁間の.
in·ter·mus·cu·lar [ìntə:mʌ́skjulər] 筋間の.
i. gluteal bursae [TA] 殿筋の筋間包，= bursae intermusculares musculorum gluteorum [L/TA].
i. hernia 筋層間〔鼡径〕ヘルニア.
i. septum [TA] 筋間中隔，= septum intermusculare [L/TA].
in·tern [intə́:n] インターン，医学研修生，= interne [F].
in·tern·al [intə́:nəl] [TA] ① 内，= internus [L/TA]. ② 内側の，内部の [医学]. ③ 分子内，= intramolecular.
i. abdominal ring 内側腹壁鼡径輪，= deep inguinal ring.
i. absorbed dose 内部吸収線量 [医学].
i. absorbent method 内吸収法 [医学].
i. absorption 内部吸収 [医学].
i. acoustic meatus [TA] 内耳道，= meatus acusticus internus [L/TA].
i. acoustic opening [TA] 内耳孔，内耳道口，= porus acusticus internus [L/TA].
i. acoustic pore 内耳孔 [医学].
i. anal sphincter [TA] 内肛門括約筋，= musculus sphincter ani internus [L/TA].
i. aneurysm 内部動脈瘤.
i. arcuate fibres [TA] 内弓状線維，= fibrae arcuatae internae [L/TA].
i. audit 内部監査 [医学].
i. auditory canal 内耳道 [医学].
i. axis of bulbus 内眼球軸 [医学].
i. axis of eye 内眼球軸.
i. axis of eyeball [TA] 内眼球軸，= axis bulbi internus [L/TA].
i. basilar nucleus [TA] 内基底核*，= nucleus basilaris internus [L/TA].
i. biliary drainage 胆道内瘻術 [医学].
i. biliary fistula 内胆汁瘻 [医学].
i. bleeding 内出血.
i. branch [TA] 内枝，= ramus internus [L/TA].
i. budding 内生出芽.
i. canthal distance 内眼角間距離 [医学].
i. capsule [TA] 内包，= capsula interna [L/TA].
i. capsule syndrome 内包症候群.
i. carditis 心内膜炎，= endocarditis.
i. carotid artery [TA] 内頸動脈，= arteria carotis interna [L/TA].
i. carotid nerve [TA] 内頸動脈神経，= nervus caroticus internus [L/TA].
i. carotid nervous plexus 内頸動脈神経叢，= internal carotid plexus.
i. carotid plexus [TA] 内頸動脈神経叢，= plexus caroticus internus [L/TA].
i. carotid venous plexus [TA] 頸動脈管静脈叢，= plexus venosus caroticus internus [L/TA].
i. cause 内因 [医学].
i. cephalic version 頭位内回転〔術〕[医学].
i. cephalohematoma 内頭血腫 [医学].
i. cerebral veins [TA] 内大脳静脈，= venae internae cerebri [L/TA].
i. clock 体内時計 [医学].
i. collateral ligament of wrist 内側手根側副靱帯.
i. compensation 分子内償却.
i. compliance 内部コンプライアンス.
i. condensation 分子内縮合.
i. conjugate 内結合線.
i. conjugate diameter 内結合径 (仙骨岬角と恥骨上縁中央とを結ぶ距離).
i. consistency 内的整合性.
i. contamination 内部汚染 [医学].
i. conversion 内部転換 (ガンマ線などの).
i. conversion coefficient 内部転換係数 [医学].
i. conversion electron 内部転換電子 [医学] (原子核の励起状態がエネルギーの低い状態に落ち，γ線の代わりに外へ出た軌道電子).
i. convulsion 内的痙攣 (意識消失を伴わない軽度のもの).
i. decompression 内減圧術 [医学].
i. dental fistula 内歯瘻 [医学].
i. derangement 〔関節〕内障 [医学].
i. derangement of elbow 肘内障 (正確には輪状靱帯外橈骨亜脱臼 subluxatio radii perannularis のこと)，= pulled elbow.
i. derangement of knee 膝関節内障.
i. derangement of knee joint 膝内障 [医学].
i. development 内部現像 [医学].
i. disease 内科的疾患.
i. dosimetry 体内線量測定 [医学].
i. drainage 内排液法 [医学].
i. ear [TA] 内耳，= auris interna [L/TA].
i. echo 内部エコー [医学].
i. elastic coat 内弾性膜.
i. elastic membrane 内弾性板 [医学]，内弾性膜 [医学].
i. electrolysis 内部電解 [医学].
i. energy 内部エネルギー [医学].
i. environment 内部環境 [医学].
i. esophagotomy 内食道切開〔術〕[医学].
i. examination 内診 [医学].
i. exposure 体内 (内部) 被曝 [医学].
i. faradism 体内感応電流 (例えば胃の)，= endofaradism.
i. fecundation 体内受精.
i. fertilization 体内受精 [医学].

i. fistula 内瘻〔医学〕.
i. fixation 内固定〔医学〕.
i. force 内力.
i. friction 内部摩擦（外部摩擦に対立する語で，粘性に同じ）.
i. galvanism 体内平流電気（例えば胃の），= endogalvanism.
i. genitalia 内性器〔医学〕.
i. gland 内腺〔医学〕.
i. granular layer〔layer Ⅳ〕 [TA] 内顆粒層（大脳皮質の第4層．網膜で視覚伝導路の第2ニューロンに当たる細胞の存在する層で，双極細胞の細胞体を含む層で水平細胞，アマクリン細胞，ミュラー細胞も存在する），= lamina granularis interna〔lamina Ⅳ〕[L/TA].
i. hair 内〔生〕毛.
i. hemipelvectomy 片側骨盤切除〔術〕.
i. hemorrhage 内出血〔医学〕.
i. hemorrhagic pachymeningitis 出血性内硬〔髄〕膜炎.
i. hemorrhoids 内痔核〔医学〕.
i. hepatocholangiostomy 内部肝臓胆管瘻設置術，肝臓胆管内瘻造設術（腸管への）.
i. hernia 内ヘルニア〔医学〕，= indirect hernia.
i. hordeolum 内麦粒腫〔医学〕，= hordeolum meibomianum.
i. hydrocephaly 内水頭症，= Whytt disease.
i. iliac arteriography 内腸骨動脈造影〔医学〕.
i. iliac artery [TA] 内腸骨動脈，= arteria iliaca interna [L/TA].
i. iliac nodes [TA] 内腸骨リンパ節，= nodi iliaci interni [L/TA].
i. iliac vein [TA] 内腸骨静脈，= vena iliaca interna [L/TA].
i. image 内部イメージ（ある抗体のイディオタイプが外来抗原と共通の抗原性をもつ場合，そのイディオタイプの抗原構造を内部イメージと呼ぶ）.
i. indicator 内部指示薬〔医学〕.
i. inguinal hernia 内鼡径ヘルニア〔医学〕（内側鼡径窩から鼡径三角を経て浅鼡径輪に出る．直接鼡径ヘルニアともいう）.
i. inhibition 内抑制〔医学〕.
i. injury 内部負傷.
i. intercostal membrane [TA] 内肋間膜，= membrana intercostalis interna [L/TA].
i. intercostal muscle [TA] 内肋間筋，= musculi intercostales interni [L/TA].
i. irradiation 体内照射.
i. jugular vein [TA] 内頸静脈，= vena jugularis interna [L/TA].
i. kinesioneurosis 内部運動神経症（内臓の筋肉の障害を起こす型）.
i. layer of optic cup 眼杯内層〔医学〕.
i. limiting membrane 内境界膜〔医学〕.
i. lipodystrophy 内因性脂肪異栄養〔症〕〔医学〕.
i. longitudinal layer [TA] 内縦走筋層*，= stratum internum longitudinale [L/TA].
i. malformation 内部奇形（内臓奇形と同義で，外表からは見えない奇形）.
i. malleolus 内果，= inner malleolus.
i. mammary artery graft (IMAG) 内胸動脈移植.
i. mammary artery implantation 内胸動脈心筋内植え込み術〔医学〕（Vineverg 手術．人工心肺を用いた開心術が確立される以前（1950年代）に行われた狭心症に対する心筋血行再建術）.
i. mammary-coronary artery anastomosis 内胸動脈冠動脈吻合〔術〕〔医学〕.
i. mammary plexus 内胸動脈神経叢.
i. management 内部管理〔医学〕.
i. maxillary plexus 内側上顎神経叢.
i. medicine 内科（医学分科の一つ），内科学〔医学〕.
i. medullary lamina [TA] 内側髄板*，= lamina medullaris medialis [L/TA]，内髄板*，= lamina medullaris interna [L/TA].
i. memory 内部記憶〔医学〕.
i. meningitis 内髄膜炎.
i. migration ①国内人口移動〔医学〕．②内走（卵子が子宮を通って対側卵管に入ること）.
i. nasal branches [TA] 内鼻枝，= rami nasales interni [L/TA].
i. neurolysis 神経内剥離〔術〕.
i. oblique [TA] 内腹斜筋，= musculus obliquus internus abdominis [L/TA].
i. oblique muscle 内腹斜筋.
i. oblique muscle of abdomen 内腹斜筋〔医学〕.
i. obturator muscle 内閉鎖筋〔医学〕.
i. occipital crest [TA] 内後頭稜，= crista occipitalis interna [L/TA].
i. occipital protuberance [TA] 内後頭隆起，= protuberantia occipitalis interna [L/TA].
i. oculoscope 眼内鏡.
i. opening of carotid canal [TA] 頸動脈管内口*，= apertura interna canalis carotici [L/TA].
i. opening of cochlear canaliculus [TA] 蝸牛管内口*，= apertura interna canaliculi cochleae [L/TA].
i. opening of vestibular canaliculus [TA] 前庭水管内口*，= apertura interna canaliculi vestibuli [L/TA].
i. ophthalmopathy 内部眼病（網膜，水晶体など）.
i. ophthalmoplegia 内眼筋麻痺〔医学〕.
i. organ 内部臓器.
i. ostium of urethra 内尿道口〔医学〕.
i. ostium of uterus 内子宮口〔医学〕.
i. otitis 内耳炎.
i. pacemaker 体内ペースメーカ〔医学〕，埋め込み式ペースメーカ.
i. pachymeningitis 硬〔髄〕膜内層炎〔医学〕.
i. parasitism 内部寄生.
i. pelvimetry 骨盤内計測〔法〕〔医学〕.
i. perimysium 筋内膜〔医学〕，内筋膜〔医学〕.
i. peritenonium 内腱膜〔医学〕，腱内膜〔医学〕.
i. pharyngotomy 内咽頭切開術.
i. phase 内相〔医学〕，分散相.
i. piles 内痔核（肛門管歯状線の内部にあるもの）.
i. podalic version 足位内回転〔術〕〔医学〕，= podalic version.
i. pressure 内圧〔力〕〔医学〕.
i. protein 内部タンパク.
i. pterygoid muscle 内側翼突筋.
i. pudendal artery [TA] 内陰部動脈，= arteria pudenda interna [L/TA].
i. pudendal vein [TA] 内陰部静脈，= vena pudenda interna [L/TA].
i. pyocephalus 脳脊髄液化膿.
i. pyramidal layer 内錐体〔神経〕細胞層〔医学〕.
i. pyramidal layer〔layer Ⅴ〕 [TA] 内錐体層，= lamina pyramidalis interna〔lamina Ⅴ〕[L/TA].
i. radiation 内部照射〔医学〕.
i. reflexion 内面反射〔医学〕.
i. representation 内部描写，内的表出.
i. resistance 内部抵抗〔医学〕.
i. respiration 内呼吸〔医学〕（組織における呼吸）.
i. respiratory cavity 内呼吸室.
i. reticular apparatus 内網装置，= Golgi apparatus.
i. root sheath 内〔毛〕根鞘〔医学〕.

i. rotation [TA] ① 内旋*, = endorotatio [L/TA], rotatio medialis [L/TA]. ② 内回旋（先進部が産道内にあるときに起こる胎児の回旋運動）.
i. salivary gland 内唾液腺.
i. secretion 内分泌〔医学〕（体外に排泄されないで，血液中に吸収される分泌）.
i. seed coat 内種皮.
i. segment 内節〔医学〕.
i. seminal vesicle 内貯精嚢.
i. sensation 内因感覚〔医学〕（内臓感覚），= subjective sensation.
i. sense 内覚（体内からの刺激によるもの）.
i. sheath of optic nerve 視神経内鞘.
i. shunt 内シャント〔医学〕.
i. speech 内〔言〕語〔医学〕.
i. spermatic fascia [TA] 内精筋膜，= fascia spermatica interna [L/TA].
i. sphincter 内括約筋〔医学〕.
i. sphincter muscle of anus 内肛門括約筋.
i. spiral sulcus 内ラセン溝.
i. splint 内副子〔医学〕.
i. squint 内斜視〔医学〕.
i. standard 内部標準〔線源〕〔医学〕.
i. standard line 内標準線〔医学〕.
i. strabismus 内斜視〔医学〕.
i. sty(e) 内麦粒腫〔医学〕.
i. surface [TA] 内面*, = facies interna [L/TA].
i. surface of cranial base [TA] 内頭蓋底，= basis cranii interna [L/TA].
i. surface of frontal bone 〔前頭骨〕内面.
i. surface of parietal bone 〔頭頂骨〕内面.
i. table [TA] 内板，= lamina interna [L/TA].
i. tarsorrhaphy 内側瞼板縫合術.
i. theca of follicle 内卵胞膜〔医学〕.
i. thoracic artery [TA] 内胸動脈，= arteria thoracica interna [L/TA].
i. thoracic lymphatic plexus 内胸〔静脈〕リンパ管叢.
i. thoracic plexus 内胸動脈神経叢.
i. thoracic veins [TA] 内胸静脈，= venae thoracicae internae [L/TA].
i. thrombosed hemorrhoids 血栓性内痔核〔医学〕.
i. thymus 内胸腺（ネコの甲状腺葉中にある小体）.
i. transmigration 〔卵管〕内移行〔医学〕（卵子が一側からその卵管および子宮を経由して他側の卵管に移行すること）.
i. tunel 内トンネル〔医学〕.
i. urethral orifice [TA] 内尿道口，= ostium urethrae internum [L/TA].
i. urethral sphincter [TA] 内尿道括約筋，= sphincter urethrae internus [L/TA], musculus sphincter urethrae internus [L/TA].
i. urethroplasty 内尿道形成〔術〕〔医学〕.
i. urethrotomy 内尿道切開〔術〕〔医学〕.
i. urinary meatus [TA] 内尿道口，= ostium urethrae internum [L/TA].
i. use 内用，= usus internus.
i. validity 内的妥当性.
i. variance 内分散.
i. version 内回転〔術〕〔医学〕.
i. vertebral venous plexus 内椎骨静脈叢.
i. wandering of ovum 卵子内〔遊〕走〔医学〕.
i. work 内仕事.

in·ter·nal·i·za·tion [intə̀:nəlaizéiʃən] ① 内界投射，内部移行〔医学〕，= introjection. ② かん（嵌）入〔医学〕. ③ 内在化（作用物質が細胞膜レセプターに結合して，複合体として取り込まれる現象）.

internalized homophobia 内在性同性愛恐怖.
in·ter·na·ri·al [ìntə:néəriəl] 鼻孔間の.
in·ter·na·sal [ìntə:néizəl] 鼻骨間の，鼻孔間の.
i. suture [TA] 鼻骨間縫合，= sutura internasalis [L/TA].
in·ter·na·tal [ìntə:néitəl] 殿間の.
i. cleft 殿間裂.
in·ter·na·tion [ìntə:néiʃən] 留置，監禁（精神病患者の）.
In·ter·na·tion·al [ìntənǽʃənəl] 国際の. → international.
I. Agency for Research on Cancer (IARC) 国際癌研究機関.
I. Atomic Energy Agency (IAEA) 国際原子力機関.
I. Cancer Genome Consortium (ICGC) 国際がんゲノム・コンソーシアム.
I. Classification of Diseases (ICD) 国際疾病分類（世界保健機関によって定められた疾病分類）.
I. Classification of Diseases, Adapted for in United States (ICDA) 国際疾病分類（アメリカで採用されている）.
I. Classification of Functioning, Disability and Health (ICF) 国際生活機能分類.
I. Classification of Health Problems in Primary Care (ICHPPC) プライマリケア健康問題国際分類.
I. Classification of Impairments, Disabilities and Handicaps (ICIDH) 国際障害分類.
I. Classification of Primary Care (ICPC) プライマリケア国際分類.
I. Classification of Sleep Disorders (ICSD) 睡眠障害国際分類（1990年に発表された診断分類で広く用いられている）.
I. Code of Nomenclature of Bacteria 国際細菌命名規約（Skerman によりその骨格がつくられた．国際細菌命名規約は国際細菌命名委員会（ICSB）によって決定される），= Bacteriological Code.
I. Code of Zoological Nomenclature 国際動物命名規約.
I. Commission on Radiation Units and Measurements 国際放射線単位測定委員会.
I. Commission on Radiological Protection (ICRP) 国際放射線防護委員会.
I. Committee on Systematic Bacteriology (ICSB) 国際細菌分類命名委員会.
I. Committee on Taxonomy of Viruses (ICTV) 国際ウイルス分類委員会.
I. Conference on Harmonisation (ICH) ハーモナイゼーション国際会議（医薬品の承認申請の際の方策や，国際的ハーモナイゼーションを達成するための方策について勧告することを目的に，日米欧の医薬品の承認申請にかかわる行政機関および業界の代表で構成された会議）.
I. Council of Nurses (ICN) 国際看護師協会.
I. Criminal Police Organization (ICPO) 国際刑事警察機構.
I. Health Regulations (IHR) 国際保健規則.
I. Labor Organization (ILO) 国際労働機関.
I. Medical Informatics Association (IMIA) 国際医療情報学会.
I. Pharmacop(o)eia 国際薬局方.
I. Standard Organization (ISO) 国際標準化機構.
I. Statistical Institute (ISI) 国際統計協会.
I. System of Units (SI) 国際単位系（Système International d'Unités. 1954年第10回国際度量衡総会においてほかの単位を誘導することのできる6つの基本的な単位（長さ，質量，時間，電流，熱力原温度，光度)の導入を決定. この系列を国際単位系(SI)という. 1971年第14回総会で物質の量を表すのにモルを導入し, 計7単位とした).
I. Union Against Cancer 国際対癌連合 (Union Internationale Contre le Cancer (UICC)).
I. Union for the Scientific Study of Population (IUSSP) 国際人口学会.
in·ter·na·tion·al [ìntəːnǽʃənəl] 国際的な, 国際の, 万国の.
i. atomic weight 国際原子量.
i. comparison 国際間比較.
i. cooperation 国際協力.
i. educational exchange 国際教育交換.
i. health 国際保健.
i. health problems 国際保健問題.
i. index of erectile function (IIEF) 国際勃起機能スコア.
i. infectious disease 国際伝染病.
i. migration 国際人口移動.
i. normalized ratio (INR) 国際標準比.
i. sensitivity index (ISI) 国際感度指数.
i. unit (IU) 国際単位(ビタミン, ホルモンなどに用いられる生理的効力に基づいた単位).
internervous plane 神経支配界面.
internet addiction disorder インターネット中毒障害.
internet gaming disorder インターネットゲーム障害.
interneural cartilages 椎弓間軟骨(将来椎弓をつくる軟骨小結節).
interneuromeric clefts 神経分節間裂.
in·ter·neu·ron [ìntəːnjúːrɑn] 介在ニューロン [医学] (末梢から中枢へ向かう1次求心ニューロンと, 運動ニューロンの間にあってニューロン鎖を形成しているニューロン). 形 interneuronal.
in·tern·ist [intə́ːnist] 内科医 [医学].
internodal segment 絞輪間節, 輪間節, 髄鞘節.
in·ter·node [íntəːnoud] 節間(植物の茎の), = internuncial neurone. 形 internodal.
i. of Ranvier ランヴィエー節間神経線維.
in·ter·nod·u·lar [ìntəːnɑ́djulər] 節間の, = internodal.
in·tern·ship [intə́ːnʃip] インターン制 [医学], 医学研修〔制〕, 研修資格.
i. and residency インターンおよびレジデント研修期 [医学].
in·ter·nu·cle·ar [ìntəːnjúːkliər] 核間の [医学].
i. distance 核間距離 [医学].
i. ophthalmoplegia (INO) 核間性眼筋麻痺 [医学].
in·ter·nun·cial [ìntəːnʌ́nʃiəl] ① 介在の [医学], 連絡の [医学] (組織と組織との中間にあることについていう), = intercalated. ② 間質〔性〕の [医学].
i. neuron 介在ニューロン [医学] (神経路の起始と終末との中間にあって, 興奮伝導の中継をなすもの).
i. pathway 連絡路(中枢神経内の).
i. tract 核間路(2個の神経核または中枢を連結するもの).
in·ter·nus [intə́ːnəs] [L/TA] 内, = internal [TA].
interobserver error 観測者間誤差(二人以上の観察者が同じ現象を観測したときに生じる解釈上の誤差).
in·ter·oc·clu·sal [ìntərɑklúːsəl] 咬合面間の.
i. record 咬合の記録.
i. rest space 安静空隙, = interocclusal distance.
in·ter·o·cep·tion [ìntərəsépʃən] 内受容 [医学].
in·ter·o·cep·tive [ìntərəséptiv] ① 内受容〔性〕の [医学]. ② 内生的な.
i. discriminative stimulus (IDS) 内部受容識別刺激 [医学].
i. reflex 内生的反射.
in·ter·o·cep·tor [ìntərəséptər] 内〔部刺激〕受容器 [医学], 内臓受容器, = visceroseptor.
interocular hyperrhinoplaty (両眼隔離症), = ocular hypertelorism.
in·ter·o·fec·tive [ìntərəféktiv] 内部変化発生性の [医学] (Cannon). 名 interofection.
i. system 内部環境調節系(自律神経系が内部環境の調節と平衡とを司ること).
in·ter·ol·i·vary [ìntərálivəri] オリーブ核間の.
in·ter·or·bi·tal [ìntərɔ́ːbitəl] 眼窩間の.
in·ter·os·se·al [ìntərɑ́siəl] 骨間の, = interosseous.
i. globus 軟骨小島 [医学].
in·ter·os·sei [ìntərɑ́siai] 骨間筋.
i. sign 骨間徴候, = Souques phenomenon.
in·ter·os·se·ous [ìntərɑ́siəs] 骨間の [医学].
i. border [TA] 骨間縁, = margo interosseus [L/TA].
i. bursa of elbow 骨間肘包.
i. cartilage 骨間軟骨, = connecting cartilage.
i. crest 骨間稜.
i. cubital bursa [TA] 骨間肘包, = bursa cubitalis interossea [L/TA].
i. cuneocuboid ligament 骨間楔立方靱帯.
i. cuneometatarsal ligaments 骨間楔中足靱帯.
i. fascia 骨間筋膜.
i. groove of calcaneus 踵骨〔骨間〕溝.
i. groove of talus 距骨〔骨間〕溝.
i. intercarpal ligaments [TA] 骨間手根間靱帯, = ligamenta intercarpalia interossea [L/TA].
i. membrane [TA] 骨間膜*(上下肢の), = membrana interossea [L/TA].
i. membrane of forearm [TA] 前腕骨間膜, = membrana interossea antebrachii [L/TA].
i. membrane of leg [TA] 下腿骨間膜, = membrana interossea cruris [L/TA].
i. metacarpal ligaments [TA] 骨間中手靱帯, = ligamenta metacarpalia interossea [L/TA].
i. metacarpal spaces [TA] 中手骨間隙, = spatia interossea metacarpi [L/TA].
i. metatarsal ligaments 骨間中足靱帯.
i. metatarsal spaces 中足骨間隙.
i. muscles 骨間筋.
i. nerve of leg [TA] 下腿骨間神経, = nervus interosseus cruris [L/TA].
i. ridge 骨間隆線, = interosseous crest.
i. sacro-iliac ligament [TA] 骨間仙腸靱帯, = ligamentum sacroiliacum interosseum [L/TA].
i. space 骨間隙(中手または中足の).
i. talocalcaneal ligament 骨間距踵靱帯.
i. tibiofibular ligament 骨間脛腓靱帯.
i. wiring 骨間鋼線締結 [医学], 骨縫合法, 骨結紮法(針金を用いて骨と骨とを結び付ける方法).
in·ter·pal·pe·bral [ìntəːpǽlpibrəl] 眼瞼間の.
i. zone 〔眼〕瞼間帯(眼を開いたとき眼瞼で覆われない角膜部).
in·ter·pa·ri·e·tal [ìntəːpəráiətəl] 頭頂骨間の.
i. bone [TA] 頭頂間骨, = os interparietale [L/TA].
i. hernia 壁間〔鼡径〕ヘルニア.
i. sulcus 頭頂間溝, = sulcus intraparietalis.
i. suture 頭頂骨間縫合.
in·ter·par·ox·ys·mal [ìntəːpæ̀rəksízməl] 発作間の.
inter-peak latency 頂点間潜時 [医学].
interpectoral lymph nodes 胸筋間リンパ節, = lymphonodi interpectorales.
interpectoral nodes [TA] 胸筋間リンパ節*, = no-

di interpectorales [L/TA].
interpedicular distance 椎弓根間距離.
in·ter·pe·dic·u·late [ìntə:pidíkjuleit] 椎弓根間の.
in·ter·pe·dun·cu·lar [ìntə:pidʌ́ŋkjulər] 脚間の.
i. cistern [TA] 脚間槽, = cisterna interpeduncularis [L/TA].
i. fossa [TA] 脚間窩, = fossa interpeduncularis [L/TA].
i. ganglion 脚間神経節(脳橋の最前端で, 縫線の腹側), = interpeduncular nucleus.
i. nucleus [TA] 脚間核(手綱脳脚路の線維を受ける脳脚間にある核), = nucleus interpeduncularis [L/TA].
i. space 脳茎間隙.
i. space syndrome 脚間腔症候群 [医学].
i. veins [TA] 大脳脚間静脈*, = venae interpedunculares [L/TA].
interpelviabdominal amputation 骨盤腹部間〔下肢〕切断.
in·ter·pen·et·rat·ing [ìntəːpénitreitiŋ] 相互貫入の.
interperiosteal fracture 骨膜間骨折, = subperiosteal fracture.
interpersonal relation 対人関係, 人間関係.
in·ter·pha·lan·ge·al [ìntə:fəlǽnʤiəl] 指節間の.
i. articulations 指節間関節.
i. joint 指節間関節 [医学], = IP joint.
i. joints of foot [TA] 足の指節間関節, = articulationes interphalangeae pedis [L/TA].
i. joints of hand [TA] 指節間関節, = articulationes interphalangeae manus [L/TA].
in·ter·phase [íntə:feiz] 中間期(核分裂の), 分裂間期 [医学].
i. cell death 〔細胞〕分裂間期死 [医学], = interphase death.
interphasic nucleus 休止期核 [医学], 間期核.
in·ter·phy·let·ic [ìntə:failétik] 中間型の.
in·ter·pi·al [ìntə:páiəl] 軟膜間の.
in·ter·plant [íntə:plænt] 移植片(ドナーからレシピエントへ移植される材料).
interplasmic reaction 原形質内反応.
in·ter·play [íntə:plei] 相互作用, 相互関係.
in·ter·pleu·ral [ìntə:plú:rəl] 胸膜間の(壁側と臓側との).
i. space 胸膜間隙(縦隔洞のこと).
in·ter·po·lar [ìntə:póulər] 両極間の.
i. effect 極間効果.
i. part [TA] (極間部*), = pars interpolaris [L/TA].
interpolated extrasystole 間入性期外収縮 [医学] (2つの正常心拍間の本来のRR間隔の中に心室性期外収縮が挟まれるもの).
in·ter·po·la·tion [ìntə:pouléiʃən] ① 補間法. ② 組織移植. 形 interpolated.
in·ter·pol·y·mer [ìntə:pálimər] 共重合体.
in·ter·pol·y·mer·i·za·tion [ìntə:pàlimèrizéiʃən] 共重合.
in·ter·pose [ìntə:póuz] 挿入する [医学].
interposed vertebra 介在椎(脊椎の先天的奇形にしばしばみられる, 不完全あるいは痕跡的な椎骨のこと), = supernumerary vertebra.
in·ter·po·si·tio [ìntə:pəzíʃiou] 挿置術, 間置術, 介位, = interposition.
i. coli 腸管介位(腸管が横隔膜と肝臓の間に介在すること).
i. uteri vesicovaginalis 膀胱腟間子宮挿置術 (Schauta and Wertheim).
in·ter·po·si·tion [ìntə:pəzíʃən] 介入, 介在〔物〕[医学], 中間挿入〔物〕[医学], 間置〔術〕[医学], = interpositio. 動 interpose.
i. arthroplasty 中間物挿入関節形成〔術〕.
i. of uterus 子宮間置法 [医学].
interpositional arthroplasty 中間物挿入関節形成〔術〕.
interpositospinal tract [TA] 中位核脊髄路*, = tractus interpositospinalis [L/TA].
in·ter·pos·i·tum [ìntə:pázitəm] 中間帆, = velum interpositum.
interpositus nucleus 中位核.
in·ter·pret [intə́:prit] 説明する, 判断する, 解釈する.
in·ter·pre·ta·tion [intə̀:pritéiʃən] 解釈(神経症患者に自己の症状を洞察させるにあたって, その症状発生のあり方について精神分析医の行う解釈).
i. of dreams 夢判断.
interprismatic cement エナメル稜柱間質.
in·ter·pris·mat·ic sub·stance [ìntə:prizmǽtik sʌ́bstəns] 小柱間質, エナメル小柱間質(稜柱間質).
interprofessional relation 専門家間相互作用 [医学].
interproglottidal gland 片節間腺.
in·ter·pro·to·met·a·mere [ìntə:pròutəmétəmiər] 原体節間組織(胚子の).
in·ter·prox·i·mal [ìntə:práksiməl] 隣接面間の, = interproximate.
i. embrasure 隣接面間鼓形空隙.
i. papilla 隣接面間乳頭.
i. space 歯間腔 [医学], 隣接間隙, 歯間空隙, 歯間距離(歯の近心面と歯肉の充満する歯槽中隔との間にあるV字間隙), = interproximal distance.
i. spur 歯間固定杆.
i. surface [TA] 隣接面*, = facies approximalis [L/TA].
i. wear 歯間消耗.
in·ter·pu·bic [ìntə:pjú:bik] 恥骨間の.
i. disc [TA] 恥骨間円板, = discus interpubicus [L/TA].
i. fibrocartilage [TA] 恥骨間線維軟骨*, = fibrocartilago interpubica [L/TA].
in·ter·pu·pil·lary [ìntə:pjú:pilər] 瞳孔間の.
interpyramidal cortex 錐体間皮質 [医学].
interradicular alveoloplasty 歯槽骨中隔形成, = intraseptal alveoloplasty.
interradicular septa [TA] 根間中隔, = septa interradicularia [L/TA].
interradicular space 根間空隙.
interrater reliability 評価者相関 [医学].
interrelatedness 対人関係.
in·ter·re·la·tion·ship [ìntəriléiʃənʃip] 相互関係 [医学].
in·ter·re·nal [ìntərí:nəl] ① 腎間の. ② 副腎の.
i. bodies 腎間体.
i. body 副腎皮質(魚類の).
i. system 副腎皮質系(ヒトの).
in·ter·re·nal·ism [ìntərí:nəlizəm] (副腎機能亢進症), = hyperadrenia.
in·ter·re·na·lop·a·thy [ìntərì:nəlápəθi] 副腎皮質疾患.
in·ter·re·nal·o·tro·pic [ìntərì:nələtrápik] 副腎皮質親和性の, 向副腎皮質性の, = interrenalorenotropic.
interrod enamel 小柱間エナメル質.
in·ter·rupt [ìntərʌ́pt] 中絶する [医学].
in·ter·rupt·ed [ìntərʌ́ptid] 中断した, 断続した.
i. arc 断続アーク [医学].
i. breathing 間欠性呼吸, 断続性呼吸 [医学].
i. bridge 中断架工義歯.

i. circuit 中断回路.
i. current 断続電源, 断続電流.
i. micturition 中絶性排尿, 尿線中絶.
i. pinnately compound leaf 断続羽状複葉.
i. pulse 結滞脈.
i. respiration 断続性呼吸〔医学〕(呼吸音が分裂した型).
i. suture 結節縫合〔医学〕, 断続縫合.
in·ter·rup·tio [ìntərʌ́pʃiou] 中絶, 断絶.
i. graviditatis ectopicae 子宮外妊娠中絶.
i. graviditatis tubariae 卵管妊娠中絶.
in·ter·rup·tion [ìntərʌ́pʃən] 遮断〔医学〕, 離断〔医学〕, 中絶, 断絶.
i. of aortic arch 大動脈弓離断〔症〕〔医学〕.
i. of gestation 妊娠中絶.
i. of tubal pregnancy 卵管妊娠中絶〔医学〕.
i. of voiding 排尿中断〔医学〕.
interscalene triangle 斜角筋三角.
in·ter·scap·i·lum [ìntə:skǽpiləm] 肩甲〔骨〕間, = interscapulum.
in·ter·scap·u·lar [ìntə:skǽpjulər] 肩甲〔骨〕間の.
i. gland 肩甲間腺(冬眠腺), = hibernating gland.
i. line 肩甲〔骨〕間線.
i. reflex 肩甲間反射(肩甲間を強く叩打するか, またはほかの刺激を加えることで, 肩甲筋群の収縮が起こる), = scapular reflex.
i. region 肩甲間部.
interscapulothoracal amputation 肩甲胸間切断〔術〕, 肩甲帯切断(離断)〔術〕.
interscapulothoracic amputation 肩甲帯切断, = forequarter amputation.
in·ter·scap·u·lum [ìntə:skǽpjuləm] 肩甲〔骨〕間, = interscapilum.
in·ter·sci·at·ic [ìntə:saiǽtik] 坐骨間の.
in·ter·sciss(-us, -a, -um) [ìntə:sís(əs, ə, əm)] 中絶された, 遮断された.
in·ter·sec·tio [ìntə:sékʃiou] 〔腱〕画. 複 intersectiones.
i. tendinea [L/TA] 腱画(筋肉を横切る腱の帯), = tendinous intersection [TA].
in·ter·sec·tion [ìntə:sékʃən] 交差点〔医学〕, 交わり.
i. chart 共点図表〔医学〕.
i. tendinea 腱画〔医学〕.
in·ter·sec·ti·o·nes [ìntə:sèkʃióuni:z] 〔腱〕画(intersectio の複数).
i. tendineae [L/TA] 腱画, = tendinous intersections [TA].
in·ter·seg·ment [ìntə:ségmənt] 体節間, = metamere. 形 intersegmental.
in·ter·seg·men·tal [ìntə:segméntəl] 脊髄節間の〔医学〕.
i. part [TA] 区間枝, = pars intersegmentalis [L/TA].
i. reflex 脊髄節間反射〔医学〕.
i. veins 〔肺〕区間静脈.
in·ter·sep·tal [ìntə:séptəl] 中隔間の.
intersepto-valvular space 中隔静脈洞弁間隙(胎児の静脈洞弁と第1中隔との間隙).
in·ter·sep·tum [ìntə:séptəm] 横隔膜, = diaphragm.
in·ter·sex [íntə:seks] 半陰陽, 間性, インターセックス, 中性体質(性器の胎生的発育異常による先天奇形で, 異性の定型的な二次的性徴を有しているもの), = sex intergrade.
i. hybrid 間性雑種.
in·ter·sex·u·al [ìntə:sékʃuəl] 半陰陽の.
in·ter·sex·u·al·i·ty [ìntə:sèkʃuǽliti] 半陰陽症状.
intersheath spaces of optic nerve 視神経鞘間隙.
intersigmoid hernia S状部間ヘルニア.
intersigmoid recess [TA] S状結腸間陥凹, = recessus intersigmoideus [L/TA].
intersigmoidal recess S状結腸間陥凹〔医学〕.
in·ter·space [intə:spéis] 間腔.
interspecies specificity 種間特異性〔医学〕.
in·ter·spe·cif·ic [intə:spesífik] 種間の.
i. competition 種間競争〔医学〕.
i. graft 種間移植片.
i. hybrid 種間雑種〔医学〕.
i. in vitro fertilization 異種間体外受精〔医学〕.
i. variation 種間多様性.
intersphenoidal cartilage 蝶形骨間軟骨(蝶形骨底骨化部と眼窩蝶形骨化部との間にある軟骨板).
intersphincteric groove [TA] 肛門括約筋間溝*(Hilton の白線), = sulcus intersphinctericus [L/TA].
in·ter·spi·nal [ìntə:spáinəl] 棘突間の, = interspinous.
i. ligament 棘〔突〕間靱帯(脊椎の).
i. line 腸骨棘間線, 〔坐〕棘間線〔医学〕, = planum interspinale.
i. muscles 棘間筋.
i. plane 腸〔骨〕棘面.
in·ter·spi·na·les [ìntə:spainéili:z] [TA] 棘間筋, = musculi interspinales [L/TA]. 単 interspinalis.
i. cervicis [TA] 頸棘間筋, = musculi interspinales cervicis [L/TA], musculi interspinales colli [L/TA].
i. lumborum [TA] 腰棘間筋, = musculi interspinales lumborum [L/TA].
i. thoracis [TA] 胸棘間筋, = musculi interspinales thoracis [L/TA].
in·ter·spi·na·lis [ìntə:spainéilis] 棘突間筋.
interspinous diameter [TA] ① 左右の上前腸骨棘間の距離*, = distantia interspinosa [L/TA]. ② 棘間径(左右腸骨前上棘間の距離).
interspinous distance [TA] 左右の上前腸骨棘間の距離*, = distantia interspinosa [L/TA].
interspinous ligaments [TA] 棘間靱帯, = ligamenta interspinalia [L/TA].
interspinous notch 棘間切痕.
interspinous plane [TA] 棘間平面, = planum interspinale [L/TA].
in·ter·ster·nal [ìntə:stə́:nəl] 胸骨間の.
in·ter·stice [intə́:stis] 間隙(細胞間細隙).
in·ter·sti·tial [ìntə:stíʃəl] 間質性の, 介在性の〔医学〕.
i. alloys 侵入型合金.
i. amygdaloid nucleus [TA] 間質扁桃体核*, = nucleus amygdalae interstitialis [L/TA].
i. blood leak 間隙漏血〔医学〕.
i. brachytherapy 組織内(腔内)小線源治療, = intracavitary brachytherapy.
i. cell 間〔質〕細胞(ライディッヒ細胞とも呼ばれ, 精巣の結合組織にある男性ホルモンを産生する細胞), = Leydig cell.
i. cell of Cajal (ICC) カハール介在細胞(消化管の運動に与る).
i. cell stimulating hormone (ICSH) 間質細胞刺激ホルモン〔医学〕, = luteinizing hormone.
i. cell tumor 間細胞腫(精巣の精細管が萎縮するとき, 代償性増殖を示すことに用いられる名称).
i. chiasma 介在キアズマ〔医学〕.
i. compound 間入化合物, 侵入型化合物.
i. connective tissue 間質結合組織〔医学〕.
i. cystitis 間質性膀胱炎〔医学〕. → Hunner ulcer.
i. disease 間質病.
i. edema 間質浮腫.

i. emphysema 間質性気腫〔医学〕.
i. fibrosis 間質〔性〕線維症.
i. fluid (ISF) 間質液(組織細胞間を満たしている細胞外液).
i. giant cell pneumonia 間質性巨細胞性肺炎.
i. gingivitis 間質性歯肉炎〔医学〕.
i. gland 間質腺〔医学〕(① 動物の卵巣髄質の周囲にある上皮性細胞群，または増殖性卵胞膜. ② 男性ホルモンを分泌する精巣の間質細胞. = Leydig cell).
i. gland of ovary 卵巣間質腺.
i. granule 間質顆粒(筋肉原形質の).
i. growth 間質成長〔医学〕.
i. heating 組織内加温〔医学〕.
i. hepatitis 間質性肝炎.
i. hernia 〔鼡径〕間質ヘルニア〔医学〕, = intermuscular hernia.
i. implant 組織内移植(刺入)〔医学〕.
i. implantation 組織内移植(刺入)〔医学〕, 壁内着床，卵管間質部着床.
i. inflammation 間質〔性〕炎〔症〕〔医学〕.
i. ion 格子間イオン.
i. irradiation 組織内照射〔医学〕(ラジウム針などの密封小線源を組織内に刺入する照射療法).
i. keratitis 角膜実質炎〔医学〕, 間質性角膜炎(梅毒性の深部または実質性角膜炎ともいう), = parenchymatois keratitis, deep k..
i. lamella 介在層板(ハバース系の骨層).
i. mastitis 間質性乳腺炎, = hydrocystoma mammae.
i. material 間隙物質〔医学〕.
i. myocarditis 間質性心筋炎〔医学〕.
i. myoma 筋層内筋腫〔医学〕.
i. myoma of uterus 子宮間質内筋腫〔医学〕.
i. myositis 間質性筋炎〔医学〕.
i. needling 組織内移植(刺入)〔医学〕.
i. nephritis 間質性腎炎〔医学〕(腎組織のうち間質部が病変の場となる疾患のこと).
i. neuritis 間質性神経炎〔医学〕.
i. nuclei of anterior hypothalamus [TA] 前視床下部間質核*, = nuclei interstitiales hypothalami anteriores [L/TA].
i. nuclei of medial longitudinal fasciculus [TA] 内側縦束間質核*, = nuclei interstitiales fasciculi longitudinalis medialis [L/TA].
i. nucleus [TA] 間質核, = nucleus interstitialis [L/TA].
i. nucleus of Cajal カハール間質核(被蓋の背内側動眼神経核前方にある小形核).
i. pancreatitis 間質性膵炎〔医学〕.
i. pattern 間質性陰影〔医学〕.
i. plasma cell pneumonia 間質〔性〕形質細胞性肺炎，間質〔性〕形質球性肺炎.
i. plasmacellular pneumonia 間質性形質細胞性肺炎〔医学〕.
i. pneumonia 間質性肺炎〔医学〕, = interstitial pneumonitis, fibroid phthisis, cirrhosis of lung.
i. position 格子間位置.
i. pregnancy 〔卵管〕間質妊娠〔医学〕, 卵管間質部妊娠(子宮壁部の卵管妊娠), = salpingysterocyesis.
i. pulmonary fibrosis 間質性肺線維症〔医学〕.
i. radiation 組織内照射法(放射性核種を直接組織内に刺入する放射線療法).
i. salpingitis 間質性卵管炎.
i. solitary nucleus [TA] 間質孤束核*, = nucleus interstitialis solitarius [L/TA].
i. subdivision [TA] 間質部*, = pars interstitialis [L/TA].
i. substance 間質.
i. tabes 間質性脊髄癆.
i. therapy 組織内治療〔医学〕.
i. tissue 間質組織.
i. tubercle 介在結節〔医学〕.
i. ulitis 間質性歯肉炎〔医学〕.
i. water 間隙水〔医学〕.
in·ter·sti·tio·ma [ìntə:stiʃióumə] 間質組織腫.
interstitiospinal tract [TA] 間質核脊髄路, = tractus interstitiospinalis [L/TA].
in·ter·sti·tium [ìntə:stíʃiəm] 間質.
i. testis 精巣間質〔医学〕.
intersubcardial anastomosis 心臓下間吻合(胚の大動脈の腹側にある心臓下静脈1対が横位に吻合すること).
intersutural membrane 縫間膜(頭蓋の).
in·ter·sys·tole [ìntə:sístəli] 中間収縮〔医学〕, 収縮音間(心房収縮終了から心室収縮開始までの間隔).
intersystolic period 拡張期，収縮間期.
in·ter·tar·sal [ìntə:tá:səl] 中足骨間の.
i. joint 足根間関節〔医学〕.
intertendinous connections [TA] 腱間結合, = connexus intertendinei [L/TA].
intertendinous suture 腱間縫合法〔医学〕.
interterritorial matrix 領域間区(部)(軟骨細胞の周囲の塩基性色素に淡染する部分の間の基質).
interthalamic adhesion [TA] 視床間橋, = adhesio interthalamica [L/TA].
interthalamic commissure 中間質(間脳にある視床間橋の旧名), = massa intermedia.
in·ter·tinct·us [ìntə:tíŋktəs] 色別着色.
intertragic incisure [TA] 珠間切痕, = incisura intertragica [L/TA].
intertragic notch [TA] 珠間切痕, = incisura intertragica [L/TA].
in·ter·tra·gi·cus [ìntə:tréiʤikəs] 珠間，耳珠筋間.
in·ter·trans·ver·sa·lis [ìntə:trænsvə:séilis] 横突間筋, = musculi intertransversarius.
in·ter·trans·ver·sa·ri·i [ìntə:trænsvə:séəriai] [TA] 横突間筋, = musculi intertransversarii [L/TA].
i. laterales lumborum [TA] 腰外側横突間筋, = musculi intertransversarii laterales lumborum [L/TA].
i. muscles 横突間筋.
in·ter·trans·verse [ìntətrænsvə́:s] 横突間の.
i. fusion 横突起間固定〔術〕.
i. ligaments [TA] 横突間靱帯, = ligamenta intertransversaria [L/TA].
i. muscles 横突間筋, = intertransversarii (muscles).
in·ter·trig·i·nous [ìntə:tríʤinəs] 間擦〔性〕の〔医学〕, 間擦疹〔性〕の.
i. eczema 間擦性湿疹〔医学〕.
in·ter·tri·go [ìntə:tráigou] 間擦疹〔医学〕(互いに相接触する皮膚面に生ずる皮疹). 形 intertriginous.
i. erosiva blastomycetica 分芽菌性間擦疹(Meckel), = intertriginous candidiasis, epidermomycosis inguinalis.
i. saccharomycetica 酵母菌性間擦疹.
in·ter·tro·chan·ter·ic [ìntə:tròukæntérik] 転子間の.
i. crest [TA] 転子間稜, = crista intertrochanterica [L/TA].
i. diameter [TA] ① 左右の大転子間の距離*, = distantia intertrochanterica [L/TA]. ② 転子間径〔医学〕.
i. distance [TA] 左右の大転子間の距離*, = distantia intertrochanterica [L/TA].
i. fracture 転子間骨折.

I

i. line [TA] 転子間線, = linea intertrochanterica [L/TA].
intertropical anemia 熱帯間貧血. → ancylostomiasis.
intertropical hyphemia = tropical hyphemia.
in·ter·tu·ber·cu·lar [ìntə:tjubə́:kjulər] 結節間の.
i. bursitis 結節間滑液包炎.
i. fracture 結節間骨折〔医学〕.
i. groove 結節間溝.
i. line 坐骨結節間線, = planum intertuberculare.
i. plane [TA] ① 結節間平面, = planum intertuberculare [L/TA]. ② 隆起間平面(腸骨稜の両隆起を結ぶ平面で, 第5腰椎平面と一致する).
i. sheath 結節間滑液鞘.
i. sulcus [TA] 結節間溝, = sulcus intertubercularis [L/TA].
i. tendon sheath [TA] 結節間腱鞘, = vagina tendinis intertubercularis [L/TA].
in·ter·tu·bu·lar [ìntə:tjú:bjulər] 管間の.
i. substance 歯髄管間質.
i. tissue 管間組織(象牙細管以外の象牙質組織).
i. zone 管間ぞうげ質.
in·ter·u·re·ter·al [ìntə:rjurí:trəl] 尿管間の, = interureteric.
interureteric crest [TA] 尿管内皺襞*, = plica interureterica [L/TA].
interureteric fold 尿管間ヒダ.
interureteric ridge 尿管間隆線(膀胱三角の後端で, 左右尿管孔の間にある).
in·ter·vag·i·nal [ìntə:vǽʤinəl] 鞘間の.
i. space 鞘間隙(視神経鞘の硬膜下およびクモ膜下間隙).
in·ter·val [íntə:vəl] ① 間隔〔医学〕, 中間〔期〕, 間程. ② 音程.
i. estimation 区間推定法.
i. of labor pains 陣痛間欠〔医学〕.
i. operation 中間期手術〔医学〕, 間欠期手術(急性期が経過した後に行う手術で, 特に虫垂炎の場合にいう).
i. phase 月経間期〔医学〕.
i. replantation 間隔再植術(歯科).
i. rule 間隔規則.
i. running インターバル走法〔医学〕.
i. scale 間隔尺度.
i. septum 心室中隔〔医学〕.
i. stage 間欠期〔医学〕.
i. training インターバルトレーニング〔医学〕.
in·ter·val·vu·lar [ìntə:vǽlvjulər] 弁間の.
in·ter·vas·cu·lar [ìntə:vǽskjulər] 脈管間の.
intervening sequence イントロン, 分在配列(読みとられるDNAの断片 exon 間をつなぐ最終的には無意味な塩基配列), = intron.
intervening variable 媒介変数.
intervenous tubercle [TA] 静脈間隆起, = tuberculum intervenosum [L/TA].
in·ter·ven·tion [ìntə:vénʃən] 介入〔医学〕(精神的危機の早期発見と再発予防を意図する).
i. study 介入研究, 介入試験(薬物などを強制的に使ったあとの治療効果の研究), 侵襲的検査〔医学〕.
interventional angiography 介入的血管造影〔医学〕.
interventional radiology (**IVR**) ① インターベンショナルラジオロジー〔医学〕, 介入的画像診断〔放射線〕学, 介入的放射線学. ② 画像診断的介入治療(血管造影技術の治療への応用).
in·ter·ven·tric·u·lar [ìntə:ventríkjulər] 心室間の.
i. foramen [TA] 室間孔(側脳室と第三脳室との間にある), = foramen interventriculare [L/TA].
i. furrow 心室間溝.
i. groove 心室間溝(心室間中隔の位置を示す).
i. heart block 心室間ブロック(His 束の分枝にブロックが起こるため刺激が一室のみにしか伝導されない脚ブロックと心室内のブロックがある), = bundle-branch heart block.
i. septal branches [TA] 心室中隔枝*, = rami interventriculares septales [L/TA].
i. septal defect 心室中隔欠損症, = Roger disease.
i. septum [TA] 心室中隔, = septum interventriculare [L/TA].
i. sulcus 室間溝〔医学〕.
in·ter·ver·te·bral [ìntə:və́:tibrəl] 〔脊〕椎間の.
i. cartilages 椎間軟骨(板)(椎間円板), = intervertebral disks.
i. disc [TA] 椎間円板, = discus intervertebralis [L/TA].
i. disc hernia 椎間板ヘルニア.
i. disc space 椎間板腔.
i. disk 椎間円板, = discus intervertebralis.
i. disk displacement 椎間板移動(圧排)〔医学〕.
i. disk hernia 椎間板ヘルニア〔医学〕.
i. foramen [TA] 椎間孔, = foramen intervertebrale [L/TA].
i. foramina [TA] 椎間孔, = foramina intervertebralia [L/TA].
i. joint [TA] 椎骨間の軟骨結合*, = symphysis intervertebralis [L/TA].
i. joint complex 椎間関節複合〔医学〕.
i. notch 椎切痕, = incisura vertebralis.
i. space 椎間腔〔医学〕.
i. surface [TA] 椎間面*, = facies intervertebralis [L/TA].
i. vein [TA] 椎間静脈, = vena intervertebralis [L/TA].
in·ter·view [íntə:vju:] 面接.
i. method 面接技法〔医学〕.
interviewing method 面接法.
in·ter·vil·lous [ìntə:víləs] 絨毛間の.
i. circulation 絨毛間循環.
i. lacuna 絨毛間裂孔(血液が充満した胎盤の空隙で, 胎児絨毛のある個所).
i. space 絨毛間腔(栄養細胞裂孔と拡張した母体静脈とから生ずる胎盤の空隙で, 母体の血管と連絡する).
in·ter·zo·nal [ìntə:zóunəl] 帯間の(分裂終期における娘細胞の間にある糸状体についていう).
i. fiber 紐〔帯〕間線維(核分裂における非染色質性の微細線維).
in·tes·ti·nal [intéstinəl] 腸〔管〕の〔医学〕.
i. absorption 腸管吸収〔医学〕.
i. acariasis 腸ダニ症.
i. actinomycosis 腸放線菌症〔医学〕.
i. adhesion 腸管癒着症.
i. aganglionosis 腸壁無神経節症, 先天性巨大結腸〔症〕(ヒルシュスプルング病).
i. amebiasis ① 腸アメーバ症, = intestinal amebiosis. ② アメーバ性大腸炎, = amebic colitis.
i. anastomosis 腸〔管〕吻合〔術〕〔医学〕.
i. angina 腸管アンギナ.
i. angiosclerotic intermittent dyspragia 動脈硬化性間欠性鼓腸腹痛〔症〕.
i. anisakiasis 腸アニサキス症(アニサキス症の一つ. 下腹部痛を主症状とし, しばしば激痛を伴う).
i. anthrax 腸炭疽(まれに炭疽菌で汚染された食品を介して起こる).

i. antisepsis 腸管無菌法〔医学〕.
i. arterial arcades 腸間膜動脈吻合.
i. arteries 小腸動脈, = arteriae intestinales.
i. atony 腸アトニー〔医学〕.
i. atresia 腸閉鎖〔症〕〔医学〕(腸管内腔の連続性がないもの).
i. autointoxication 腸性自己(家)中毒.
i. bacterial flora 腸内細菌叢.
i. bacterium 腸内〔細〕菌〔医学〕.
i. bath 〔洗〕腸浴〔医学〕(湯浴中大腸を洗浄する療法), 腸浴.
i. Behçet disease 腸管ベーチェット病.
i. bypass 腸管側副路〔バイパス〕手術〔医学〕.
i. caecum 腸盲嚢.
i. calcinosis 腸〔結〕石〔医学〕, 糞石〔医学〕.
i. calculus 腸〔結〕石〔医学〕, = enterolith.
i. canal 腸管.
i. cancer 腸癌〔医学〕.
i. candidiasis 腸〔管〕カンジダ症.
i. capillariasis 腸カピラリア症, 腸毛細虫症.
i. carrier 腸管保菌者〔医学〕.
i. catarrh 腸カタル(腸粘膜の炎症).
i. cecum 腸盲嚢.
i. cestode 腸管寄生条虫.
i. chyme 腸びじゅく(糜粥)〔医学〕.
i. clamp 腸鉗子〔医学〕.
i. colic 腸仙痛〔医学〕.
i. crisis 腸クリーゼ〔医学〕, 腸発症.
i. crypt 腸陰窩〔医学〕.
i. digestion 腸内消化〔医学〕.
i. disease 腸疾患〔医学〕.
i. distoma 腸ジストマ〔医学〕.
i. diverticulum 腸憩室〔医学〕, = diverticulum ilei.
i. drug 整腸薬〔医学〕.
i. dyspepsia 腸性消化不良〔医学〕.
i. endoscope 消化管内視鏡.
i. entamoebiasis 腸アメーバ症〔医学〕.
i. epithelial cell 腸管上皮細胞.
i. fermentation 腸内発酵〔医学〕.
i. fever 腸熱〔医学〕.
i. fistula 腸瘻〔医学〕.
i. flora 腸内細菌叢(そう)〔医学〕, 腸内菌相.
i. fluke 腸ジストマ〔医学〕, 腸管寄生吸虫.
i. follicle 腸腺(リーベルキューン腺), = Lieberkühn follicle.
i. forceps 腸間膜鉗子.
i. glands [TA] 腸 腺, = glandulae intestinales [L/TA].
i. hemorrhage 腸出血〔医学〕.
i. hernia 腸ヘルニア〔医学〕.
i. hormone 腸ホルモン, = secretin, cholecystokinin.
i. immunity 腸管免疫.
i. incarceration into mesenterial hiatus 腸間膜裂孔内腸嵌頓(腸管が腸間膜裂孔に嵌入したために生じたイレウス).
i. indigestion 腸性消化不良症.
i. infantilism 腸性幼稚症〔医学〕(幼児の下痢性疾患で, 不分解の脂肪便を多量に排泄し, 成長発育が阻止される), = Herter infantilism, celiac disease, steatorrhea, sprue.
i. infarction 腸梗塞〔医学〕.
i. infusion 注腸.
i. insanity 腸性精神病.
i. intonation 腹鳴.
i. intoxication 腸性〔自家〕中毒症.
i. intraepithelial lymphocyte 小腸上皮内リンパ細胞.
i. intubation 腸挿管〔法〕〔医学〕.
i. invagination 腸重積症.
i. juice 腸液〔医学〕, = succus entericus.
i. lavage 腸洗浄〔医学〕.
i. lipodystrophy 腸性脂肪異栄養症〔医学〕(脂肪便を伴う下痢, 関節炎, 痩衰, 無力症などを特徴とし, 腸リンパ組織に脂肪蓄積が起こる. Whipple), = Whipple disease, lipophagia granulomatosis.
i. loop 腸のループ〔医学〕.
i. lymphangiectasia 腸管リンパ管拡張症.
i. lymphangiectasis 腸リンパ管拡張症〔医学〕.
i. malabsorption 腸管吸収障害〔医学〕.
i. malrotation 腸管回転異常.
i. metaplasia 腸上皮化生〔医学〕.
i. microbial flora 腸管微生物叢(そう)〔医学〕.
i. motility 腸運動, = movement of intestine.
i. mucosa 腸粘膜〔医学〕.
i. murmur 腸雑音〔医学〕.
i. myiasis 腸管蝿蛆症.
i. nematode 腸管寄生線虫.
i. neoplasm 腸新生物(腫瘍)〔医学〕.
i. nodular lymphoid hyperplasia 腸管結節性リンパ過形成.
i. obstruction 腸閉塞〔症〕〔医学〕, = ileus.
i. parasite 腸管寄生虫〔医学〕, 腸内寄生虫〔医学〕.
i. parasitosis 腸管寄生虫病, 消化管寄生虫病.
i. perforation 腸穿孔〔医学〕.
i. perforation of newborn 新生児腸管穿孔〔医学〕.
i. peristalsis 腸蠕(ぜん)動〔医学〕.
i. phase 腸管期.
i. phase of gastric secretion 腸性分泌相〔医学〕.
i. physiology 腸生理学〔医学〕.
i. pneumatosis 腸管気腫〔医学〕.
i. polyp 腸ポリープ〔医学〕, = polyposis adenomatosa intestinaslis.
i. polyposis 腸ポリープ症〔医学〕, 腸ポリポーシス, = Peutz-Jeghers syndrome.
i. portal 腸門(胎生の腸管前後が中腸または卵黄嚢に開く孔).
i. protozoan 腸管寄生原虫.
i. pseudomyiasis 腸管擬蝿蛆症.
i. reflex 腸間筋層反射, = myenteric reflex.
i. resection 腸切除〔医学〕.
i. reversed rotation 腸管逆回転症〔医学〕.
i. sand 腸砂〔医学〕.
i. schistosomiasis 腸住血吸虫症〔医学〕.
i. secretion 腸分泌物〔医学〕.
i. sinus 腸洞.
i. stasis 腸内容うっ滞〔医学〕.
i. stenosis 腸狭窄〔医学〕(腸管の通過障害がみられる狭窄をいう).
i. strangulation 腸かん(嵌)頓〔医学〕.
i. stricture 腸狭窄〔症〕〔医学〕.
i. strongyloidiasis 腸管糞線虫症(下痢および潰瘍を起こす).
i. surface [TA] 後面, = facies intestinalis [L/TA].
i. surface of uterus 〔子宮〕後面.
i. symptom 腸症状〔医学〕.
i. taeniasis solium 腸管有鉤条虫症.
i. toxicosis 腸性中毒症.
i. tract 腸管.
i. transit 腸管輸送〔医学〕.
i. trematode 腸管寄生吸虫.
i. trunks [TA] 腸リンパ本幹, = trunci intestinales [L/TA].
i. tuberculosis 腸結核〔医学〕.
i. vertigo 腸性めまい(① 胃腸病によるもの. ② 腸管の圧迫によるもの).

i. villi [TA] 腸絨毛, = villi intestinales [L/TA].
i. volvulus 腸捻転.
i. web membrane resection 腸管膜様物切除〔医学〕.
i. worm 腸管寄生虫〔医学〕, 腸内寄生虫〔医学〕.
in·tes·tine [intéstin] 腸, 腸管. 形 intestinal.
i. abnormality 腸異常〔医学〕.
i. biopsy 腸生検〔法〕〔医学〕.
i. surgery 腸外科学〔医学〕.
i. symptomatology 腸症候学〔医学〕.
in·tes·ti·ni·tis [intèstináitis] 腸炎.
i. gravis 重症性腸炎, = epidemic necrotic oesophago-gastroentero-colitis, enteritis gravis.
intestino-intestinal reflex 小腸小腸反射, 腸腸反射〔医学〕.
in·tes·ti·no·tox·in [intèstinətáksin] 腸毒素, = enterotoxin.
in·tes·ti·num [intéstinəm] 腸, = intestine. 複 intestina.
i. caecum 盲腸, = cecum.
i. crassum [L/TA] 大腸, = large intestine [TA].
i. duodenum 十二指腸, = duodenum.
i. ileum 回腸, = ileum.
i. jejunum 空腸, = jejunum.
i. rectum 直腸, = rectum.
i. tenue [L/TA] 小腸, = small intestine [TA].
i. tenue mesenteriale 腸間膜小腸.
in-the-canal hearing aid 挿耳型補聴器.
in-the-ear hearing aid 耳穴式補聴器.
in·ti·ma [íntimə] 動脈内膜. 形 intimal.
intimal arteriosclerosis 動脈内膜硬化症.
intimal flap 剥離内膜〔医学〕.
intimal hyperplasia 内膜肥厚〔医学〕.
intimal tear 内膜裂口〔医学〕, 内膜亀裂.
intimal thickening 内膜肥厚〔医学〕.
intimate partner violence (**IVP**) 配偶者からの暴力(女性パートナーへの暴力), = domestic violence.
in·ti·mi·da·tion [ìntimidéiʃən] 威嚇療法(精神病の).
in·ti·mi·tis [ìntimáitis] 動脈内膜炎.
in·to·cos·trin [ìntəkástrin] イントコストリン(*Chondrodendron tomentosum* からの抽出物でクラーレの有効成分をもつ筋弛緩薬).
in·toe [íntou] 内反母趾, = hallux valgus.
in·tol·er·ance [intálərəns] 不耐症, 不耐〔性〕〔医学〕(耐性のないこと). 形 intolerant.
in·to·na·tion [ìntounéiʃən] ① 鳴音, 爆鳴. ② 声の抑揚, 語調.
in·tor·sion [intɔ́:ʒən] 内方回旋, 内まわし(眼の角膜垂直径線が内転すること).
in·tort [intɔ́:t] 鉛直径線内反. → tort.
in·tort·or [intɔ́:tər] (内回旋筋の一つ), = internal rotator.
in·tox·a·tion [ìntakséiʃən] 中毒, = poisoning.
intoxicating dose 中毒量〔医学〕(アレルギー性過敏症を生ずる).
in·tox·i·ca·tion [intaksikéiʃən] 中毒〔医学〕, = intoxation, poisoning.
i. dermatosis 中毒疹〔医学〕.
i. induced by heroin ヘロイン中毒.
i. induced by hypnotics 睡眠薬中毒.
i. of sleeping drugs 睡眠薬中毒, = somnifacients poisoning.
i. psychosis 中毒精神病.
i. with tranquil(l)izers 精神安定薬中毒.
intra- [intrə] 内部の意味を表す接頭語.
intra His bundle block ヒス束内ブロック, = B-H block, H-H′ block.
in·tra·ab·dom·i·nal [intrəæbdáminəl] 腹内の.
i. hematoma 腹腔内血腫.
i. hernia 腹腔内ヘルニア〔医学〕.
i. manipulation 腹腔内操作〔医学〕.
i. pressure 腹腔内圧〔医学〕.
i. testis 腹部停留精巣(睾丸)〔医学〕.
i. venous anastomosis 腹腔内静脈吻合〔医学〕.
in·tra-ac·i·nous [íntrə ǽsinəs] ① 腺房内の. ② 細葉内の.
in·tra-al·ve·o·lar [íntrə ælví:ələr] ① 歯槽内の. ② 肺胞内の.
i. pressure 肺胞〔内〕圧.
intra-amniotic infection (**IAI**) 羊水感染, = amniotic fluid infection.
intra-aortic balloon 大動脈内バルーン(カテーテルにつけたバルーンで胸部大動脈に挿入し, 心臓の拡張, 収縮に合わせてバルーンも拡張, 収縮させる. 動脈圧は拡張期に上昇, 収縮期に低下し心臓のポンプ機能が補助され, 冠動脈血流量も増加する).
intra-aortic balloon counterpulsion 大動脈内バルーン拍動法.
intra-aortic balloon pumping (**IABP**) 大動脈内バルーンパンピング(バルーンカテーテルを末梢動脈より大動脈基部ないし下行大動脈に入れ, 心拡張期にバルーンを広げて上流の圧を上昇させ, 冠血流量の増加をはかる. また収縮期直前にバルーンを収縮させて左室駆血抵抗を低下させる治療法), = intra-aortic balloon counter pulsation.
in·tra-arach·noid [íntrə əræknɔid] クモ膜内の.
in·tra·ar·te·ri·al [ìntrəɑ:tí:riəl] 動脈内の〔医学〕.
i. administration 動脈内投与〔医学〕.
i. blood transfusion 動脈内輸血(静脈内輸血が困難なときや出血性ショックなどで心機能の低下が起こっている場合, 大量輸血として動脈系を利用した輸血が行われる場合がある. しかし脳梗塞, 腎梗塞などの危険を伴うことがある).
i. digital substraction angiography 動脈内選択的血管造影〔法〕〔医学〕.
i. infusion 動脈内持続注入〔医学〕, 動脈内〔挿管局所持続〕注入.
i. injection 動脈内注射〔医学〕.
i. transfusion 動脈内輸血(液)〔医学〕.
in·tra·ar·tic·u·lar [ìntrəɑ:tíkjulər] 関節内の.
i. arthrodesis 関節内〔関節〕固定〔術〕.
i. cartilage 関節円板.
i. fracture 関節内骨折〔医学〕, 関節〔面〕骨折〔医学〕.
i. fracture of knee 膝関節内骨折.
i. injection 関節内注射〔医学〕.
i. ligament of costal head 関節内肋骨頭靱帯.
i. ligament of head of rib [TA] 関節内肋骨頭靱帯, = ligamentum capitis costae intraarticulare [L/TA].
i. sternocostal ligament [TA] 関節内胸肋靱帯, = ligamentum sternocostale intraarticulare [L/TA].
in·tra-as·say [íntrə əséi] イントラアッセイ, アッセイ内アッセイ(同一検体の同じ測定系における再現性を示す用語).
i. variation 定量法内変動〔医学〕.
in·tra-a·tom·ic [íntrə ətámik] 原子内の.
in·tra-a·tri·al [íntrə éitriəl] 心房内の.
i. block 心房〔内〕ブロック.
i. conduction 心房内伝導〔医学〕.
i. heart block 心房内ブロック(心電図で, 幅の広い刻みのあるP波を示し, その時間も延長している).
i. pressure 心房内圧〔医学〕.
in·tra-au·ral [íntrə ɔ́:rəl] 耳内の.
i. muscle 耳内筋.

in·tra·au·ric·u·lar [ìntrəɔːríkjulər] ① 耳介内の. ② 心房内の, = intra-atrial.
i. block 〔心〕房内ブロック [医学].
i. conduction 心房内伝導 [医学].
intrabiventral fissure [TA] 二腹小葉間裂, = fissura intrabiventralis [L/TA].
intrabone marrow-bone marrow transplantation (**IBM-BMT**) 骨髄内骨髄移植.
in·tra·bron·chi·al [ìntrəbráŋkiəl] 気管支内の.
in·tra·buc·cal [ìntrəbʌ́kəl] 頬内の.
intrabulbar fiber 味蕾内線維.
intrabulbar fossa 尿道膨大窩.
intracanal digestion 管内消化 [医学] (胃および腸での消化).
in·tra·can·a·lic·u·lar [ìntrəkænəlíkjulər] 小管内の.
i. backflow 尿細管内逆流.
i. dissemination 管内性播種 [医学], 管内性伝染.
i. metastasis 管内性転移 (腫瘍が気道や尿路など管腔を介して転移すること).
in·tra·cap·su·lar [ìntrəkǽpsjulər] 嚢内の [医学], 包内の.
i. ankylosis 嚢内強直.
i. extraction of lens 水晶体嚢内摘出 [医学].
i. fracture 関節包内骨折 [医学].
i. ligaments [TA] 関節〔包〕内靱帯, = ligamenta intracapsularia [L/TA].
i. rupture 内胎嚢破裂 [医学].
in·tra·car·di·ac [ìntrəkáːdiæk] 心臓内の.
i. catheter 心〔臓〕カテーテル [医学].
i. injection 心〔臓〕内注射 [医学].
i. pacemaker 心腔内ペースメーカ [医学].
i. phonocardiography 心〔臓〕内心音図法 [医学].
i. return 心内血環流 [医学].
i. shunt 心内シャント [医学].
i. thrombosis 心臓内血栓 [医学].
in·tra·car·pal [ìntrəkáːpəl] 手根内面の.
in·tra·car·ti·lag·i·nous [ìntrəkàːtilǽʤinəs] 軟骨内の.
intracavernous aneurysm 海綿体動脈瘤.
intracavernous plexus 海綿内神経叢.
in·tra·cav·i·tary [ìntrəkǽvitəri] 洞内の.
i. applicator 腔内照射用器具 [医学].
i. aspiration 空洞吸引〔療法〕.
i. irradiation 腔内照射〔法〕 [医学].
i. pulmonary megamycetoma 肺空洞内巨菌腫, = aspergilloma.
i. radiocolloid therapy 腔内放射性コロイド療法.
i. teletherapy 遠隔腔内照射 [医学].
i. treatment 腔内照射療法 [医学].
in·tra·ce·li·al [ìntrəsíːliəl] 腹腔内の, = intracoelial.
in·tra·cel·lu·lar [ìntrəséljulər] 細胞内の.
i. adhesion molecule 細胞内接着分子 [医学].
i. digestion 細胞内消化 [医学].
i. ductule 細胞内分泌細管 (胃腺の塩酸分泌に関係する壁細胞によく発達している).
i. edema 細胞内浮腫.
i. electrode 細胞内電極 [医学].
i. electrode method 細胞内電極法.
i. enzyme 細胞内酵素 [医学] (産生した細胞内においてのみ作用するもの), = organized ferment.
i. facultative bacteria 細胞内寄生性細菌.
i. fluid 細胞内液 [医学].
i. form 細胞内型.
i. growth 細胞内増殖 [医学].
i. iodophilia 細胞内ヨード親性小体 (多核白血球内のヨード親性顆粒).
i. parasite 細胞内寄生虫.
i. potential 細胞内電位 [医学].
i. receptor 細胞内レセプター.
i. secretory canalicule 細胞内分泌細管 [医学].
i. survival 細胞内生存 [医学].
i. toxin 細菌内毒素, = endotoxin.
i. transport 細胞内輸送 [医学].
i. water 細胞内水分.
in·tra·ce·phal·ic [ìntrəsifǽlik] 脳内の [医学].
in·tra·cer·e·bel·lar [ìntrəsèribélər] 小脳内の.
in·tra·cer·e·bral [ìntrəséribrəl] 脳内の [医学].
i. bleeding 脳内出血 [医学].
i. challenge method 脳内攻撃法 [医学].
i. hematoma 脳内血腫 [医学].
i. hemorrhage 脳内出血 [医学].
i. optic tract = sagittal medullary tract.
i. steal phenomenon 脳内スチール (盗血) 現象.
i. steal syndrome 脳内〔血流量〕盗血症候群.
in·tra·cer·vi·cal [ìntrəsə́ːvikəl] 頸管内の.
in·tra·chon·dral [ìntrəkándrəl] 軟骨内の, = endochondral.
i. bone 軟骨間骨 [医学].
in·tra·chon·dri·al [ìntrəkándriəl] 軟骨内の.
in·tra·chor·dal [ìntrəkɔ́ːdəl] 脊索内の.
in·tra·cho·ri·on·ic [ìntrəkɔ̀ːriánik] 絨毛膜内の.
in·tra·cil·i·ary [ìntrəsíliəri] 毛様体内の.
i. fiber 毛様体線毛内線維 (小脳前脚から歯状核に達するもの).
in·tra·cis·ter·nal [ìntrəsistə́ːnəl] 槽内の (特に大槽内の).
intracistronic complementation シストロン内相補性 [医学].
in·tra·coe·li·al [ìntrəsíːliəl] = intracelial.
in·tra·col·ic [ìntrəkálik] 結腸内の.
intraconal compartment 筋円錐内領域 [医学].
in·tra·cor·dal [ìntrəkɔ́ːdəl] 心臓内の.
i. injection 声帯内注入 [医学].
intracorneal implants 角膜内挿入体.
intracoronary thrombolysis (**ICT**) 冠動脈内血栓溶解療法.
in·tra·cor·po·re·al [ìntrəkɔːpóuriəl] 体内の.
i. knotting 体内結紮 [医学].
in·tra·cor·pus·cu·lar [ìntrəkɔːpʌ́skjulər] 血球内の.
in·tra·cos·tal [ìntrəkástəl] 肋骨内面の.
in·tra·cra·ni·al [ìntrəkréiniəl] 頭蓋内の [医学].
i. abscess 頭蓋内膿瘍 [医学].
i. aerocele 頭蓋内気瘤 [医学], 気頭症 [医学].
i. aneurysm 頭蓋内動脈瘤 [医学].
i. angioma 頭蓋内血管腫 [医学].
i. anosmia 頭蓋内性嗅覚脱失 [医学].
i. arteriovenous malformation 頭蓋内動静脈奇形 [医学].
i. bleeding 頭蓋内出血 [医学].
i. bruit 頭蓋内雑音 [医学].
i. bypass 頭蓋内バイパス [医学].
i. calcification 頭蓋内石灰沈着 (頭蓋内の正常の構造物が石灰化した生理的頭蓋内石灰沈着 physiological intracranial calcification と, 頭蓋内病変が石灰化した病的頭蓋内石灰沈着 pathological intracranial calcification とがある).
i. cavity 頭蓋腔.
i. complication 頭蓋内合併症.
i. dysosmia 頭蓋内性嗅覚脱失 [医学].
i. foreign body 頭蓋内異物 [医学].
i. germ cell tumor 頭蓋内胚細胞性腫瘍 (松果体部に多く発生し, 原発性脳腫瘍の約3%を占める. 組

I

織学的には混合性腫瘍である).
i. granulomatous arteritis 脳頭蓋性肉芽性動脈炎, = neurocranial granulomatous arteritis.
i. hemangioma 頭蓋内血管腫〔医学〕.
i. hematoma 頭蓋内血腫〔医学〕, = cephalhaematoma internum.
i. hemorrhage 頭蓋内出血〔医学〕, = intracranial hematoma.
i. hyperostosis 頭蓋内骨増殖症, = endocraniosis.
i. hypotension syndrome 髄液圧低下症候群(低髄液圧症), = low cerebrospinal fluid pressure syndrome.
i. mucocele 頭蓋内粘膜嚢胞〔医学〕.
i. part [TA] 頭蓋内部, = pars intracranialis [L/TA].
i. part of optic nerve 視神経管内部(視神経の頭蓋内部).
i. part of vertebral artery 椎骨動脈の頭蓋〔内〕部.
i. pneum(at)ocele 頭蓋内気嚢腫〔医学〕.
i. pressure (ICP) 頭蓋内圧〔医学〕.
i. tumor 頭蓋内腫瘍〔医学〕(脳実質のみならず, 頭蓋内に存在する組織から発生する原発性または転移性新生物を指す).
i. vascular malformation 頭蓋内血管奇形〔医学〕.
in·tra·crine [íntrəkrin] 細胞内分泌の.
in·tra·cru·re·us [ìntrəkru:rí:əs] 下腿筋の内側部, = intracruraeus.
in·trac·ta·ble [intrǽktəbl] 難治性の, 処置困難な, 御し難い, 頑固な, = refractory. 名 intractability.
i. anemia 難治性貧血.
i. asthma 難治性喘息〔医学〕.
i. diabetes 難治〔性〕糖尿病〔医学〕.
i. diarrhea 難治性下痢症.
i. diseases 難病〔医学〕.
i. epilepsy 難治〔性〕てんかん〔医学〕.
i. heart failure 難治性心不全〔医学〕.
i. pain 難治性疼痛〔医学〕.
i. tuberculosis 難治結核〔医学〕.
i. ulcer 難治性潰瘍, 治癒困難性潰瘍, 不応性潰瘍, = telephium.
intraculminate fissure [TA] 山頂間裂*, = fissura intraculminalis [L/TA].
in·tra·cu·ta·ne·ous [ìntrəkju:téiniəs] 皮内の〔医学〕, = intradermal.
i. administration 皮内投与〔医学〕.
i. injection 皮内注射〔医学〕, = intradermal injection.
i. inoculation 皮内接種〔医学〕.
i. reaction 皮内反応〔医学〕, = intradermal reaction.
i. tuberculin test 皮内ツベルクリン検査〔医学〕.
i. vaccination 皮内接種〔医学〕.
in·tra·cu·ta·ne·ous·ly [ìntrəkju:téiniəsli] 皮内に〔医学〕.
in·tra·cu·ta·ne·us [ìntrəkju:téiniəs] 皮内の〔医学〕.
intracuti-reaction 皮内反応, = intradermoreaction.
in·tra·cys·tic [ìntrəsístik] 嚢内の.
i. body 嚢子内小体, シスト内小体.
i. papilloma 嚢胞内乳頭腫〔医学〕.
in·tra·cy·to·plas·mic [ìntrəsàitəplǽzmik] 原形質内の, 細胞質内の.
i. granule 細胞顆粒〔医学〕.
i. inclusion body 細胞質〔内〕封入体〔医学〕.
i. membrane system 細胞質内膜系〔医学〕.
i. sperm injection 卵細胞質内精子注入法.
in·trad [íntræd] 内方へ(旧語).
intradecidual implantation 脱落膜内着床〔医学〕.
in·tra·der·mal [ìntrədə́:məl] 皮内の〔医学〕, = intradermic.
i. bruise 皮内出血.
i. injection 皮内注射(注入)〔医学〕.
i. nevus 真皮〔内〕母斑〔医学〕, 皮内母斑.
i. reaction 皮内反応.
i. test 皮内試験(特定の抗原に過敏性をもつか否か, 抗原を皮内に注射して調べる方法. 即時型, 遅延型アレルギー反応をみる), 皮内反応, = skin test.
i. vaccination 皮内ワクチン注射.
in·tra·de·rmic [ìntrədə́:mik] 皮内の〔医学〕, = intradermal.
i. suture 皮内縫合〔医学〕, 表皮下縫合.
in·tra·dex [íntrədeks] = dextran.
intradietetic intoxication 食品内〔生成〕毒素中毒〔医学〕.
in·tra·duc·tal [ìntrədʌ́ktəl] 導管内の.
i. carcinoma 腺管内癌.
i. papillary adenocarcinoma 膵管内乳頭腺癌〔医学〕.
i. papillary adenoma 膵管内乳頭腺腫〔医学〕.
i. papillary-mucinous tumor 膵管内乳頭腫瘍.
i. papillary tumor of pancreas 膵管内乳頭腫瘍〔医学〕.
i. papilloma 乳管内乳頭腫〔医学〕.
i. papillomatosis 乳管内乳頭腫症〔医学〕.
in·tra·du·o·de·nal [ìntrədjùoudí:nəl] 十二指腸内の.
i. implantation 十二指腸移入, 十二指腸移植.
in·tra·du·ral [ìntrədjú:rəl] 硬膜内の〔医学〕.
i. abscess 硬膜内膿瘍〔医学〕.
i. extramedullary tumor 硬膜内髄外腫瘍〔医学〕.
i. hematoma 硬膜内血腫〔医学〕.
i. hemorrhage 硬膜内出血.
intraembryonal mesoderm 胚内中胚葉〔医学〕.
intraembryonic celom 胚内(胎内)体腔〔医学〕.
intraembryonic coelon 胚内体腔〔医学〕.
intraembryonic ectoderm 胚性(胚内)外胚葉〔医学〕.
intraembryonic enderm 胚性(胚内)内胚葉〔医学〕.
intraembryonic mesoderm 胚内中胚葉.
in·tra·ep·i·der·mal [ìntrəèpidə́:məl] 表皮内の.
i. bulla 表皮内水疱.
i. carcinoma 表皮内癌.
i. epithelioma 表皮内上皮腫.
in·tra·ep·i·phys·e·al [ìntrəèpifíziəl] 骨端内の.
intraepiploic hernia 大網内ヘルニア, 網嚢ヘルニア.
in·tra·ep·i·the·li·al [ìntrəèpiθí:liəl] 上皮内の〔医学〕.
i. carcinoma (IEC) 上皮内癌, = carcinoma in situ.
i. gland 上皮内腺.
i. lymphocyte (IEL) 上皮内リンパ球(表皮内の c-IEL, 子宮・舌上皮の vut-IEL, 腸管上皮の i-IEL に分けられる. 一般的には小腸や大腸の単層円柱上皮間の上に局在するリンパ球をさす. ほとんどがパーフォリンするキラー T 細胞である), 上皮間リンパ球.
i. preinvasive carcinoma 上皮内癌〔医学〕.
i. spread 上皮内伸展〔医学〕, 上皮内進展〔医学〕.
intraerythrocytic form 赤内型.
intraerythrocytic stage 赤内期.
intrafacial associated movement 顔面神経内連合運動〔医学〕(ベル麻痺後の神経再生の過程で, 本来の支配筋とは異なった筋を支配するために起こる現象. 閉眼運動で口輪筋に収縮が起こる).
in·tra·far·a·di·za·tion [ìntrəfæ̀rədizéiʃən] 臓器

内面の感応電気療法.
in·tra·fas·cic·u·lar [ìntrəfəsíkjulər] 束内の(筋束または神経束の).
in·tra·fe·brile [ìntrəfí:bril, -féb-] 発熱間の.
in·tra·fe·ta·tion [ìntrəfi:téiʃən] 自生体胎，封入奇胎形成 [医学]，= fetus in fetu，autosite.
in·tra·fi·lar [ìntrəfáilər] 網状体内の.
in·tra·fis·sur·al [ìntrəfíʃurəl] 脳溝内の.
i. fat 葉間脂肪 [医学].
in·tra·fis·tu·lar [ìntrəfístjulər] 瘻孔内の.
in·tra·foe·ta·tion [ìntrəfi:téiʃən] 封入奇胎形成，= intrafetation.
intrafold silicone injection シリコン声帯注入 [医学].
in·tra·fol·lic·u·lar [ìntrəfəlíkjulər] 濾胞内の.
i. implantation 卵胞内着床 [医学].
in·tra·fu·sal [ìntrəfjú:zəl] 筋紡錘内の.
i. fiber 錘内線維(筋紡錘を形成する筋線維で，結合織に包まれ腱反射などに関係する).
i. muscle fiber 錘内筋線維.
in·tra·gal·va·ni·za·tion [ìntrəgæ̀lvənizéiʃən] 内臓平流電気療法.
intraganglionic spiral bundle 神経節内ラセン状束.
in·tra·gas·tric [ìntrəgǽstrik] 胃内の.
i. electrization 胃内通電法.
in·tra·gem·mal [ìntrədʒéməl] 味蕾内の.
i. fiber 味蕾内線維 [医学].
intragenic recombination 遺伝子内組換え [医学].
intragenic suppression 遺伝子内抑圧 [医学]，遺伝子内サプレッサー [医学].
intragenic suppressor mutation 遺伝子内サプレッサー〔突然〕変異 [医学].
in·tra·gland·u·lar [ìntrəglǽndjulər] 腺内の.
i. nodes [TA] 腺内リンパ節，= nodi intraglandulares [L/TA].
in·tra·glob·u·lar [ìntrəglábjulər] 球内の.
intraglomerular hypertension 糸球体内高血圧 [医学]，糸球体内高濾過圧 [医学].
in·tra·glu·te·al [ìntrəglú:tiəl] 殿〔筋〕内の [医学].
i. administration 殿筋内投与 [医学].
i. injection 殿〔筋〕内注射 [医学].
intragracile sulcus 薄小葉内溝(小脳の).
in·tra·group [íntrəgru:p] 血液群間，血液群内(同一血液群間のこと). 形 intragroupal.
i. agglutination 同一血液群間凝集(血液群の適合したものを輸血に用いるときに起こる凝集反応で，ABO 群以外の因子によるもの).
i. hemolysis 同一血液群間溶血.
i. incompatibility 同群間不適合.
i. reaction 同一血液群間副作用.
in·tra·gy·ral [ìntrədʒáirəl] 脳回内の.
in·tra·he·pat·ic [ìntrəhipǽtik] 肝〔臓〕内の [医学].
i. bile duct 肝内胆管 [医学].
i. bile duct adenoma 肝内胆管腺腫 [医学].
i. bile duct carcinoma 肝内胆管細胞癌 [医学].
i. bile duct cystadenocarcinoma 肝内胆管嚢胞腺癌 [医学].
i. bile duct cystadenoma 肝内胆管嚢胞腺腫 [医学].
i. biliary atresia 肝内胆道閉鎖 [医学].
i. biliary hypoplasia 肝内胆管低形成症.
i. cholangiocarcinoma 肝内胆管癌 [医学].
i. cholangiojejunostomy 胆内胆管空腸吻合 [医学].
i. cholangiolitholysis 肝内胆管結石溶解 [医学].
i. cholangiolithotomy 肝内胆管切石 [医学].
i. cholangiolithotripsy 肝内胆管砕石 [医学].
i. cholelithiasis 肝内結石.
i. cholestasis 肝内胆汁うっ滞 [医学].
i. cholestasis of pregnancy 妊娠性肝内胆汁うっ滞.
i. development 肝臓内発育，赤外発育.
i. gallbladder 肝内胆嚢 [医学].
i. hematoma 肝内血腫 [医学].
i. jaundice 肝内性黄疸.
i. metastasis 肝内転移 [医学].
i. obstructive jaundice 肝内閉塞性黄疸 [医学].
i. stone 肝内結石 [医学].
in·tra·hy·oid [ìntrəháiɔid] 舌骨内の.
intrailiac hernia 腸骨内ヘルニア.
intraindividual variation 個人内変動.
in·tra·in·tes·ti·nal [ìntrəintéstinəl] 腸内の [医学].
in·tra·jug·u·lar [ìntrədʒʌ́gjulər] 頸静脈孔内の.
i. process [TA]〔頸静脈〕孔内突起，= processus intrajugularis [L/TA].
in·tra·la·mel·lar [ìntrələmélər] 層内の.
intralaminal nucleus 髄板内核 [医学].
intralaminar nuclei 髄板内核.
intralaminar nuclei of thalamus [TA] 髄板内核，= nuclei intralaminares thalami [L/TA].
intralaminar part [TA] 強膜篩板内部*，= pars intralaminaris [L/TA].
intralaminar part of optic nerve 視神経〔篩〕板内部，= pars intralaminaris nervi optici.
in·tra·la·ryn·ge·al [ìntrələríndʒiəl] 喉頭内の.
intralesional margin 病巣内〔切除〕縁.
intralesional therapy 病変内局注療法.
in·tra·leu·co·cyt·ic [ìntrəljùkəsítik] 白血球内の.
in·tra·lig·a·men·tar·y [ìntrəlígəmentəri] 子宮広間膜内の [医学].
i. pregnancy 子宮広間膜内妊娠(広靱帯内の).
in·tra·lig·a·men·tous [ìntrəlìgəméntəs] ① 靱帯内の. ② 子宮広間膜内の [医学].
i. cyst 靱帯内嚢胞.
i. pregnancy 子宮広間膜内妊娠 [医学].
i. tumor 子宮広間膜内腫瘍 [医学].
in·tra·lin·gu·al [ìntrəlíŋgwəl] 舌内の.
in·tra·lo·bar [ìntrəlóubər] 葉内の [医学].
i. part [TA] 区間枝，= pars intralobaris (intersegmentalis) [L/TA].
i. part of right superior pulmonary vein 右上肺静脈の葉内部.
i. pulmonary sequestration 肺葉内肺分離症，肺内肺分画症，肺内分画肺.
i. sequestration 肺葉内壊死巣分離 [医学].
in·tra·lob·u·lar [ìntrəlábjulər] 小葉内の [医学].
i. artery 小葉内動脈.
i. duct 小葉内管.
i. network of blood capillary 小葉内毛細血管網 [医学].
in·tra·loc·u·lar [ìntrəlákjulər] 小洞内の.
in·tra·lum·bar [ìntrəlʌ́mbər] 腰椎内の [医学]，= endolumbar.
i. injection 腰椎内注射 [医学].
in·tra·lu·mi·nal [ìntrəlú:minəl] 管腔内の.
i. defect 血管内陰影欠損 [医学] (血栓による).
i. digestion 管腔内消化.
i. diverticulum 管内性憩室 [医学].
i. fluid 腔内液 [医学].
i. graft 血管腔内挿入型代用血管 [医学].
i. pressure 内圧〔力〕 [医学].
intralymphatic injection リンパ管内注射(注入) [医学].
in·tra·mam·ma·ry [ìntrəmǽməri] 乳腺内の.

i. abscess 乳腺内膿瘍.
in·tra·mar·gi·nal [ìntrəmá:ʤinəl] 辺縁内の.
in·tra·mas·toi·di·tis [ìntrəmæ̀stɔidáitis] 乳突内部炎.
in·tra·mat·ri·cal [ìntrəmǽtrikəl] 基質内の.
intramaxillary activation 顎内固定〔法〕〔医学〕.
intramaxillary anchorage 顎内固定.
intramaxillary fixation 顎内固定〔法〕.
in·tra·med·ul·lary [ìntrəmédjuləri] 髄内の，脊髄内の〔医学〕，骨髄内の〔医学〕.
i. abscess 髄内膿瘍〔医学〕.
i. fixation 髄内固定〔法〕〔医学〕.
i. fracture fixation 髄内骨折固定〔医学〕.
i. nail 髄内釘〔医学〕.
i. nailing 髄内釘固定〔法〕〔医学〕，〔骨〕髄内釘止め法（骨折の場合両端を固定するため釘または金属製の棒を骨髄内に挿入する方法），= medullary nailing, marrow n..
i. rod 髄内釘〔医学〕（骨折部の固定を得るために骨髄内に刺入する棒状の内固定材）.
i. transfusion 骨髄輸液，骨髄内輸血〔医学〕，= intraosseous transfusion.
i. tumor 髄内腫瘍〔医学〕（脊髄腫瘍の分類の一つ）.
intramembrane particle 膜内粒子〔医学〕.
in·tra·mem·bra·nous [ìntrəmémbrənəs] 膜内の〔医学〕.
i. deposit 基底膜内沈着物〔医学〕.
i. ossification 膜内骨化〔医学〕，結合組織内骨化.
in·tra·me·nin·ge·al [ìntrəminínʤiəl] 髄膜内の.
in·tra·mo·lec·u·lar [ìntrəməlékjulər] 分子内の.
i. condensation 分子内縮合〔医学〕.
i. rearrangement 分子内転位〔医学〕.
i. respiration 分子内呼吸.
intramucosal carcinoma 粘膜内癌〔医学〕.
in·tra·mu·ral [ìntrəmjú:rəl] 壁内の〔医学〕.
i. aneurysm 解離性大動脈瘤，= dissecting aneurysm.
i. diverticulum 壁内憩室（肉柱膀胱）.
i. glomerulosclerosis 壁内糸球体硬化〔症〕〔医学〕.
i. metastasis 壁内転移〔医学〕.
i. myoma 壁内筋腫〔医学〕.
i. nervous system 〔腸〕壁内神経系〔医学〕.
i. nodule 壁在結節（器官または腔の壁に存在する結節）.
i. part [TA] 壁内部，= pars intramuralis [L/TA]，間質部，= pars uterina [L/TA].
i. pregnancy 壁内妊娠〔医学〕，= interstitial pregnancy.
i. pseudodiverticulosis 壁在性仮性憩室症〔医学〕.
i. thrombosis 壁内血栓〔医学〕.
i. treatment 院内治療〔医学〕.
in·tra·mus·cu·lar (IM, im) [ìntrəmʌ́skjulər] 筋肉〔内〕の.
i. administration 筋肉内投与〔医学〕.
i. anesthesia 筋〔肉〕内麻酔〔医学〕.
i. fibrositis 筋内結合組織炎，= muscular rheumatism.
i. infusion 筋肉内注射〔医学〕.
i. injection 筋〔肉〕〔内〕注〔射〕〔医学〕.
i. myxoma 筋肉内粘液腫.
i. nerous plexus 筋層内神経叢（そう）〔医学〕.
i. vascular plexus 筋層内血管叢（そう）〔医学〕.
in·tra·my·o·car·di·al [ìntrəmàiouká:diəl] 心筋内の.
in·tra·na·ri·al [ìntrənéəriəl] 鼻孔内の.
in·tra·na·sal [ìntrənéizəl] 鼻〔腔〕内の〔医学〕.
i. administration 鼻腔内投与〔医学〕.
i. anesthesia 鼻腔内麻酔〔法〕〔医学〕.
i. antrostomy 内上顎洞開窓術，経鼻〔的〕上顎洞切開〔術〕〔医学〕.
i. drug administration 鼻腔内薬物投与〔医学〕.
i. instillation 鼻腔内滴下〔医学〕，点鼻薬.
in·tra·na·tal [ìntrənéitəl] 出生時の.
in·tra·neu·ral [ìntrənjú:rəl] 神経内の.
i. anesthesia 神経内麻酔，= nerve block.
i. fibrosis 神経内線維症.
i. funicular plexus 神経幹内神経〔束〕叢.
i. neurolysis 神経内剥離〔術〕.
in·tra·ni·dal [ìntrənáidəl] 子宮床内の，巣内の.
in·tra·nu·cle·ar [ìntrənjú:kliər] 核内の.
i. cell inclusion 核内封入体〔医学〕.
i. cycle 核内生活環（微生物の宿主細胞核内における生活期）.
i. force 核内力.
i. inclusion 核内封入〔体〕.
i. mitosis 核内有糸分裂.
i. spindle 核内紡錘体.
intraobserver error 観測者内誤差（一人の観察者が時を異にして同じ現象を観測したときに生じる解釈上の誤差）.
in·tra·oc·u·lar [ìntrəákjulər] 眼内の.
i. hemorrhage 眼球内出血〔医学〕.
i. lens (IOL) 眼内レンズ（人工水晶体ともいう．加齢性白内障の標準的治療法），= artificial lens.
i. neuritis 眼内性神経炎〔医学〕.
i. part [TA] 眼球内部*，= pars intraocularis [L/TA].
i. part of optic nerve [TA] 視神経眼球〔内〕部，= pars intraocularis nervi optici [L/TA].
i. pressure 眼〔内〕圧〔医学〕，= intraocular tension.
i. tension 眼〔内〕圧〔医学〕，= tensio oculare.
in·tra·op·er·a·tive [ìntrəápərətiv] 術中〔性〕の〔医学〕.
i. blood salvage 術中出血回収〔法〕.
i. electron beam radiotherapy 術中電子線照射療法〔医学〕.
i. irradiation 〔手〕術中照射〔法〕〔医学〕，= intraoperative radiation therapy.
i. radiation therapy 術中照射〔医学〕，= intraoperative irradiation.
i. radiotherapy 術中放射線療法〔医学〕，術中照射〔法〕.
i. ultrasonography 術中超音波検査〔医学〕.
in·tra·o·ral [ìntrəɔ́:rəl] 口内の.
i. anesthesia 口内麻酔.
i. pocket 〔口内〕歯肉嚢，= gingival pocket.
in·tra·or·bi·tal [ìntrəɔ́:bitəl] 眼窩内の.
in·tra·os·sal [ìntrəásəl] 骨内の，= intraosseous, intraosteal.
intraosseous anesthesia 骨内麻酔.
intraosseous ganglion 骨内ガングリオン.
intraosseous therapy 骨髄内注射療法（主として輸血）.
intraosseous venography 経骨髄〔性〕静脈造影〔法〕〔医学〕.
in·tra·o·tal [ìntrəóutəl] 耳内の.
i. mastoidectomy 耳内乳突切除術.
in·tra·o·var·i·an [ìntrəouvéəriən, -vǽ-] 卵巣内の.
in·tra·ov·u·lar [ìntrəóuvjulər] 卵子内の.
intrapair variation 双〔胎〕児間変異〔医学〕.
in·tra·par·en·chym·a·tous [ìntrəpæ̀rəŋkímətəs] 実質内の.
in·tra·pa·ri·e·tal [ìntrəpəráiətəl] ① 壁内の．② 頭頂内の.

i. hernia 腹壁間ヘルニア〔医学〕.
i. myoma 壁内筋腫〔医学〕.
i. sulcus [TA] 頭頂間溝, = sulcus intraparietalis [L/TA].
i. sulcus of Turner ターナー頭頂間溝.
intraparotid plexus of facial nerve 顔面神経の耳下腺内神経叢.
in·tra·par·tum [ìntrəpá:təm] 分娩時に.
i. abnormal hemorrhage 分娩時異常出血〔医学〕.
i. eclampsia 分娩子癇〔医学〕.
i. hemorrhage 分娩時出血〔医学〕.
i. period 分娩期.
i. proteinuria 分娩タンパク尿.
intrapeduncular paralysis 脳脚内性麻痺.
in·tra·pel·vic [ìntrəpélvik] 骨盤内の.
i. hernia 骨盤内ヘルニア.
in·tra·per·i·car·di·ac [ìntrəpèriká:diæk] 心膜内の, = intrapericardial.
in·tra·per·i·car·di·al [ìntrəpèriká:diəl] 心膜内の〔医学〕.
in·tra·per·i·ne·al [ìntrəpèriní:əl] 会陰内の.
intraperiosteal fracture 骨膜内骨折.
in·tra·per·i·to·ne·al (IP, ip) [ìntrəpèritouní:əl] 腹腔内の.
i. bleeding 腹腔内出血〔医学〕.
i. challenge method 腹腔内攻撃(挑戦)法.
i. drainage 腹腔ドレナージ〔医学〕.
i. infection 腹腔内感染〔医学〕.
i. injection 腹腔内注射〔医学〕.
i. loose body 腹膜ネズミ, 腹腔内遊離体(腹腔内にまれにみられる小遊離体. 多くは脂肪組織よりなる).
i. pregnancy 腹腔内妊娠.
in·tra·pha·ryn·ge·al [ìntrəfəríndʒiəl] 咽頭内の.
in·tra·phy·let·ic [ìntrəfailétik] 細胞発育中の.
in·tra·pi·al [ìntrəpáiəl] 軟〔柔〕膜内の.
in·tra·pla·cen·tal [ìntrəpləséntəl] 胎盤内の〔医学〕.
in·tra·pleu·ral [ìntrəplú:rəl] 胸膜内の〔医学〕.
i. injection 胸腔内注射〔医学〕.
i. pneumolysis 胸腔内焼灼術.
i. pressure 胸〔膜〕腔内圧.
in·tra·pon·tine [ìntrəpánti:n] 橋内の.
in·tra·pros·tat·ic [ìntrəprɑstǽtik] 前立腺内の.
in·tra·pro·to·plas·mic [ìntrəpròutəplǽzmic] 原形質内の.
in·tra·psy·chic [ìntrəsáikik] 精神の範囲内で, = intrapsychical.
i. ataxia ① 心内失調〔医学〕(思考および感情の不統一を特徴とし, 喜悲を転倒して表情するヒステリー状態), = noothymopsychic ataxia. ② 統合失調症, = schizophrenia.
in·tra·pul·mo·nal [ìntrəpʌ́lmənəl] 肺内の〔医学〕, = intrapulmonary.
in·tra·pul·mo·nary [ìntrəpʌ́lmənəri] 肺臓内の.
i. artery balloon pumping 肺動脈内バルーンパンピング〔医学〕.
i. blood vessels [TA] 肺内血管*, = vasa sanguinea intrapulmonalia [L/TA].
i. nodes [TA] 肺内リンパ節*, = nodi intrapulmonales [L/TA].
i. pressure 肺内圧〔医学〕.
intrapulmonic balloon pumping 肺動脈内バルーンパンピング〔医学〕.
intrapulpal injection 歯髄内注射〔法〕〔医学〕.
in·tra·py·ret·ic [ìntrəpairétik] 発熱期中の.
i. amputation 中間期切断, = intermediary amputation.
in·tra·ra·chid·i·an [ìntrərəkídiən] 脊髄内の, = intrarhachidian.
in·tra·rec·tal [ìntrəréktəl] 直腸内の.
in·tra·re·nal [ìntrərí:nəl] 腎臓内の.
i. arteries [TA] 腎臓の動脈*(arteriae renis [PNA]), = arteriae intrarenales [L/TA].
i. diuretic 腎内性利尿薬〔医学〕.
i. redistribution 腎内血流再分布〔医学〕(とだえた腎血流が再潅流すること).
i. reflux 腎〔臓〕内逆流〔医学〕.
i. shunt 腎〔臓〕内短絡〔医学〕.
i. veins [TA] 腎臓内の静脈*(venae renis [PNA], 腎臓の静脈), = venae intrarenales [L/TA].
intraresidual body 内残体.
in·tra·ret·i·nal [ìntrərétinəl] 網膜内の.
i. bleeding 網膜内出血〔医学〕.
i. space 網膜内隙〔医学〕, 網膜内腔.
i. yellow white spot 網膜内黄白斑点〔医学〕.
intraruminal capillary oxygenator 内側潅流型人工肺〔医学〕.
in·tra·scle·ral [ìntrəsklíərəl] 強膜内の.
in·tra·scro·tal [ìntrəskróutəl] 陰嚢内の.
i. mass 陰嚢内腫瘤〔医学〕.
intrasegmental bronchi [TA] (区域間気管支*), = bronchi intrasegmentales [L/TA].
intrasegmental part [TA] 区内枝, = pars intrasegmentalis [L/TA].
intrasegmental veins 〔肺〕区内静脈.
in·tra·sel·lar [ìntrəsélər] トルコ鞍内の.
in·tra·se·rous [ìntrəsí:rəs] 血清中の.
intrasocial idiocy 社会的白痴.
in·tra·spi·nal [ìntrəspáinəl] 脊髄内の, 脊柱管〔の〕〔医学〕.
i. anesthesia 脊椎内麻酔〔法〕, = spinal anesthesia.
i. injection 髄腔内注射(注入)〔医学〕.
i. lipoma 脊髄内脂肪腫〔医学〕.
in·tra·splen·ic [ìntrəsplénik] 脾臓内の.
in·tra·ster·nal [ìntrəstə́:nəl] 胸骨内の.
in·tra·sti·tial [ìntrəstíʃəl] 組織実質内の(組織細胞または線維内の).
in·tra·stro·mal [ìntrəstróuməl] 基質内の, 礎質内の(器官の).
in·tra·syn·ov·i·al [ìntrəsinóuviəl] 滑液嚢内の.
in·tra·tar·sal [ìntrətá:səl] 足根内面の, 瞼板内面の.
intratendinous olecranon bursa [TA] 肘頭腱内包, = bursa intratendinea olecrani [L/TA].
in·tra·tes·tic·u·lar [ìntrətestíkjulər] 精巣(睾丸)内の〔医学〕.
intrathalamic fibres [TA] 視床間線維*, = fibrae intrathalamicae [L/TA].
in·tra·the·cal [ìntrəθí:kəl] 鞘内の.
i. administration 〔脊髄〕鞘内投与.
i. anesthesia 脊椎麻酔, クモ膜下麻酔, = spinal anesthesia.
i. injection 髄腔内注射〔医学〕, クモ膜下注入.
i. pressure クモ膜下内圧(脳脊髄液がクモ膜に与える圧力).
i. therapy 髄腔内治療〔医学〕.
in·tra·the·nar [ìntrəθí:nər] 母指球内の.
intrathoracal struma 胸腔内甲状腺腫〔医学〕.
intrathoracal thyroid 胸腔内甲状腺〔医学〕.
in·tra·tho·rac·ic [ìntrəθɔ:rǽsik] 胸〔腔〕内の.
i. goiter 胸郭内甲状腺腫〔医学〕.
i. pressure 胸〔腔〕内圧〔医学〕.
i. route 胸腔内経路〔医学〕.
i. thyroid 胸腔内甲状腺(胸骨下甲状腺), = retro-

I

sternal thyroid, substernal t..
intrathyroid cartilage 甲状〔軟骨〕内軟骨.
in·tra·ton·sil·lar [ìntrətánsilər] 扁桃内の.
i. cleft [TA] (扁桃内裂*), = fissura intratonsillaris [L/TA].
in·tra·tra·bec·u·lar [ìntrətrəbékjulər] 〔骨〕梁内の.
in·tra·tra·che·al [ìntrətréikiəl] 気管内の〔医学〕.
i. administration 気管内投与.
i. anesthesia 気管内麻酔〔医学〕.
i. aspiration 気管内採痰(たん)〔医学〕.
i. foreign body 気管内異物, = tracheal foreign body.
i. injection 気管内注入〔医学〕.
i. insufflation 気管内通気〔法〕〔医学〕, 器官内通気法.
i. intubation 気管挿管〔医学〕.
in·tra·tub·al [ìntrətjú:bəl] 耳管内の, 卵管内の.
in·tra·tu·bu·lar [ìntrətjú:bjulər] 小管内の.
intratumoral irradiation 腫瘍内照射〔法〕〔医学〕.
in·tra·tym·pan·ic [ìntrətimpǽnik] 鼓室内の.
intraumbilical celom 臍帯内体腔〔医学〕.
in·tra·u·re·ter·al [ìntrəjurí:tərəl] 尿管内の〔医学〕.
in·tra·u·re·thral [ìntrəjurí:θrəl] 尿道内の.
i. catheter 尿道内カテーテル〔医学〕.
in·tra·u·ter·ine [ìntrəjú:təri:n] 子宮内の〔医学〕.
i. adhesion 子宮腔癒着〔医学〕.
i. amputation 子宮内切断.
i. asphyxia 子宮内仮死〔医学〕.
i. blood transfusion 子宮内輸血〔医学〕.
i. contraceptive devices (IUCD) 子宮内避妊〔器〕具〔医学〕, = intrauterine devices.
i. cross transfusion 子宮内交差輸血〔医学〕.
i. curettage 子宮内掻爬(そうは)術〔医学〕, 子宮内容除去術, = evacuatio uteri.
i. death 子宮内死〔医学〕.
i. device (IUD) 子宮内器具〔医学〕, = intrauterine contraceptive device (IUCD).
i. device expulsion 子宮内器具脱出〔医学〕.
i. diagnosis 子宮内診断〔医学〕.
i. dilator 子宮腔拡張器(空気または水を利用する).
i. dislocation 子宮内脱臼〔医学〕(胎生期に起こった脱臼).
i. douche 子宮内洗浄〔医学〕.
i. fetal death 子宮内胎児死亡〔医学〕.
i. fetal measurement 子宮内胎児計測〔医学〕.
i. fetal transfusion 子宮内胎児輸血〔医学〕.
i. fracture 子宮内骨折〔医学〕, = congenital fracture.
i. growth retardation (IUGR) 子宮内〔胎児〕発育(成長)遅延.
i. immunity 子宮内免疫〔医学〕.
i. infection 子宮内感染〔医学〕.
i. insemination (IUI) 子宮内受精法.
i. life 子宮内生活〔医学〕, = uterine life.
i. pack 子宮内タンポン〔法〕〔医学〕.
i. pessary 子宮内ペッサリー〔医学〕.
i. pneumonia 子宮内肺炎.
i. pressure 子宮内圧〔医学〕.
i. respiration 子宮内呼吸〔医学〕(胎児呼吸).
i. tamponade 子宮内タンポン〔法〕〔医学〕.
i. transfusion 子宮内輸血〔医学〕.
i. vaccination 子宮内種痘(妊娠中母体の種痘による胎児の免疫).
i. wheel 避妊リング〔医学〕.
in·tra·vag·i·nal [ìntrəvǽʤinəl] 腟内の, 鞘膜内の〔医学〕.
i. torsion 鞘膜内捻転.
in·tra·va·sa·tion [ìntrəvəséiʃən] 血管内異物侵入.
in·tra·vas·cu·lar [ìntrəvǽskjulər] 脈管内の.
i. agglutination 血管内凝集〔医学〕(血球の凝集する現象), = sludging of blood.
i. coagulation 血管内凝固〔医学〕.
i. erythrocyte aggregation 血管内赤血球凝集〔医学〕.
i. fluid (IVF) 血管内液〔医学〕.
i. hemolysis 血管内溶血〔医学〕(抗体と補体の作用により血管内で起こる溶血反応).
i. injection 血管内注射, 脈管内注射, 筋肉内注射.
i. ligature 血管内結紮〔術〕.
i. lymph 脈管内リンパ〔液〕.
i. papillary endothelial hyperplasia 血管内乳頭状内皮過形成.
i. retriever set 血管内異物回収セット〔医学〕.
i. surgery 血管内手術〔医学〕.
i. tubercle 脈管内結節〔医学〕.
i. ultrasonography 血管内超音波検査〔医学〕.
i. ultrasound (IVUS) 血管内超音波〔法〕.
i. ultrasound imaging (IVUS) 血管内エコー法.
in·tra·ve·na·tion [ìntrəvinéiʃən] 静脈内注射.
in·tra·ve·nous (IV, iv) [ìntrəví:nəs] 静脈〔内〕の, = endovenous.
i. administration 静脈内投与〔医学〕, 静脈内適用(薬の).
i. alimentation 静脈〔内〕栄養〔法〕.
i. anesthesia 静脈麻酔〔医学〕, = phlebonarcosis.
i. anesthetic 静脈〔内〕麻酔薬〔医学〕.
i. aortography 静脈性大動脈造影〔医学〕.
i. blood transfusion 静脈内輸血(輸血の系路は主に静脈系が用いられ, 単に輸血といえば静脈内輸血を指す).
i. canula 留置針〔医学〕.
i. cholangiography 静脈性胆管造影〔医学〕, 経静脈胆道造影.
i. cholecystography 静脈性胆嚢造影〔医学〕.
i. digital substraction angiography (IVDSA) 静注(静脈内)選択的血管造影〔法〕〔医学〕, 静注(静脈性)デジタル差分血管造影〔法〕.
i. drip 点滴静注〔医学〕, 静脈内滴注法.
i. feeding 静脈〔内〕栄養補給〔医学〕.
i. glucose tolerance test (IVGTT) 静脈内ブドウ糖負荷試験.
i. hyperalimentation (IVH) 経静脈〔内〕高カロリー輸液〔医学〕, 中心静脈高栄養法, = parenteral hyperalimentation, total parenteral nutrition (TPN).
i. immunoglobulin (IVIg) 静脈内注射用免疫グロブリン(治療で免疫グロブリンを静注する製剤).
i. immunoglobulin preparation 静注用免疫グロブリン製剤.
i. infusion 静脈内注入.
i. injection 静〔脈内〕注〔射〕〔医学〕.
i. narcosis 静脈〔内〕麻酔〔法〕〔医学〕.
i. nutrition 静脈栄養〔医学〕.
i. olfaction test 経静脈〔性〕嗅覚検査〔法〕〔医学〕.
i. pyelography 静脈性腎盂撮影法〔医学〕.
i. regional analgesia 経静脈局所麻酔(上腕にタニケットを巻いて駆血し, その前腕の静脈内に局所麻酔薬を注入して上肢の手術に用いる局所麻酔法), = intravenous regional block.
i. regional anesthesia 静脈内局所麻酔〔医学〕.
i. regional block 経静脈局所麻酔, = intravenous regional analgesia.
i. sclerosing injection 静脈内硬化剤注入〔医学〕.

i. transfusion 静脈内輸液〔医学〕.
i. urography 静脈〔性〕尿路造影（撮影）法〔医学〕.
in·tra·ve·nous·ly [ìntrəví:nəsli] 静脈内に〔医学〕.
intraventral inguinal hernia 腹壁間鼡径ヘルニア〔医学〕.
in·tra·ven·tric·u·lar [ìntrəventríkjulər] ① 心室内の. ② 脳室内の.
i. bleeding 脳室内出血〔医学〕.
i. block (**IVB**) 心室内ブロック〔医学〕(心室内伝導系または心筋内の伝導障害), = I-V block.
i. conduction 心室内伝導〔医学〕.
i. heart block 心室内ブロック, = arborisation heart block.
i. hemorrhage 脳室内出血〔医学〕.
i. injection 脳室内注射（注入）〔医学〕.
i. nucleus = caudate nucleus.
i. pressure (**IVP**) 心室内圧〔医学〕.
i. septum 心室中隔〔医学〕.
in·tra·ver·sion [ìntrəvə́:ʒən] 歯弓狭小.
in·tra·ver·te·bral [ìntrəvə́:tibrəl] 脊椎内の〔医学〕.
in·tra·ves·i·cal [ìntrəvésikəl] 膀胱内の.
i. pressure 膀胱内圧〔医学〕.
in·tra·vil·lous [ìntrəvíləs] 絨毛内の.
in·tra·vi·tal [ìntrəváitəl] 生存中に, 生体内の, = intravitam.
i. intoxication 生体内〔生成〕毒素中毒〔医学〕.
i. stain 生体染色, = vital stain.
i. staining 生体〔内〕染色法〔医学〕(生物が生存中に静脈内またはほかの経路を通して染色液を注射することで, 超生体染色法 supravital staining と区別していう).
in·tra·vi·tam [ìntrəváitəm] 生存中に〔医学〕.
in·tra·vi·tel·line [ìntrəvitélin, -vait-] 卵黄内の.
in·tra·vit·re·ous [ìntrəvítriəs] 硝子体内の.
intricate pulse 複雑脈.
in·trin·sic [intrínsik] 内的の, 内在性の, 固有の（物理).
i. activity (**IA**) 内因活性〔医学〕.
i. adjuvant 内在性アジュバント〔医学〕.
i. albuminuria 内因性タンパク尿〔症〕, 内因性アルブミン尿（本質的アルブミン尿), = true albuminuria.
i. asthma 内因性喘息〔医学〕(心理的ストレスによって引き起こされる喘息).
i. autoregulation 内因性〔自己〕調節〔医学〕.
i. birth rate 真正出生率〔医学〕.
i. blurring 内因性ぼけ〔医学〕.
i. coagulation system 内因性凝固〔系〕〔医学〕.
i. conduction 固有伝導.
i. contracture 内在筋拘縮〔医学〕.
i. death rate 真正死亡率〔医学〕.
i. deflection 近接効果〔医学〕(心電図上興奮が導子下にきたことを示す. 臨床では, 胸誘導でみるものを近接様効果 intrinsicoid deflection とし, さらに QRS の始まりから R 波の頂点までの時間を ventricular activation time として使用する).
i. efficiency 内因性効率〔医学〕.
i. factor 内因子〔医学〕(キャッスル因子の一つで, 胃粘膜から分泌され, ビタミン B_{12} 吸収に必須である), = Castle intrinsic factor.
i. fog 内的かぶり〔医学〕.
i. impedance 固有インピーダンス.
i. incubation 内在性潜伏期.
i. light 〔網膜〕内光, 固有光〔医学〕.
i. magnetic moment 固有磁気モーメント.
i. mechanism 内因性機構〔医学〕.
i. minus hand 内在筋劣位の手〔医学〕(MP 関節過伸展, PIP 関節, DIP 関節屈曲位の肢位をいう. 尺骨神経麻痺の際にみられる).
i. minus position 内在筋劣勢位〔医学〕.
i. muscle 固有筋, 内〔在〕筋（起始点および付着点が器官内にあるもの).
i. muscles of foot 足の内在筋.
i. nasal allergy 内因性鼻アレルギー〔医学〕.
i. natural increase rate 真正自然増加率〔医学〕, 安定人口増加率〔医学〕.
i. nerve 内因性神経（筋, 腺, 粘膜などに分布する交感神経節末梢部または感覚神経).
i. plus hand 内在筋優位の手〔医学〕(MP 関節屈曲, PIP 関節, DIP 関節伸展位の肢位をいう).
i. plus position 内在筋優勢位〔医学〕.
i. reflex 内在反射.
i. resolution 内因性分解能〔医学〕.
i. sleep disorder 内因性睡眠障害（睡眠障害国際分類では, 精神生理性不眠, 特発性不眠, 睡眠状態誤認を内因性睡眠障害としている).
i. sympathomimetic activity (**ISA**) 内因性交感神経刺激作用（β 遮断薬のうち, 軽度に β 受容体を刺激する働きを併せてもつものがあり, その作用をいう).
i. tracheal stenosis 内因性気管狭窄〔医学〕.
i. viscosity 固有粘度〔医学〕, 極限粘度〔数〕, 固有粘性.
intrinsicoid deflection 近接様効果〔医学〕.
intro- [introu, -trə] 内へ, または内部の意味を表す接頭語.
in·troc·clu·sion [ìntrəklú:ʒən] 低位咬合, 短縮咬合.
in·tro·ces·sion [ìntrəséʃən] 陥入, 陥凹（表面などの).
in·tro·duced [ìntrədjú:st] ① 導入した, 挿入した. ② 外来の.
i. malaria 導入マラリア〔医学〕.
i. species 外来種.
in·tro·du·cer [ìntrədjú:sər] 誘導針〔医学〕, 誘導ゾンデ〔医学〕, 挿入器（挿管器), = intubator.
in·tro·duc·tion [ìntrədʌ́kʃən] ① 挿入. ② 緒論, 入門（学問の). ③ 導入〔医学〕. ④ 紹介.
i. of gene 遺伝子移入（1 つの細胞の遺伝子をほかの細胞に移すこと).
i. of irritants poudrage 心膜腔内刺激剤〔粉末〕散布〔医学〕.
i. to clinical exercise 臨床実習入門.
i. to clinical medicine (**ICM**) 臨床医学入門.
i. to medicine 医学概論.
in·tro·fi·er [íntrəfaiər] イントロファイアー（少量を加えると相間張力を低下させて乳化を助長する液体).
in·tro·flex·ion [ìntrəflékʃən] 内曲, 内屈.
in·tro·gas·tric [ìntrəgǽstrik] 胃内への.
in·tro·gres·sion [ìntrəgréʃən] 移入, 遺伝子移入〔医学〕. 形 introgressive.
in·tro·i·tus [intróitəs] 入口, 口.
i. oesophagi 食道入口（胃への).
i. pelvis 骨盤入口（上口).
i. vaginae 腟〔入〕口.
in·tro·jec·tion [ìntrəʤékʃən] 摂取, とり込み（事象または特徴を自分のものとし, また他人に対する敵がい心を己れに向けること), = internalization.
in·tro·mit·tent [ìntrəmítənt] 送（挿）入する. 名 intromission.
i. organ 送入器官（例えば陰茎が腟内へ精子を送入すること).
in·tron [íntrɑn] 介在配列〔医学〕, イントロン〔医学〕(真核遺伝子の DNA 中に存在する介在配列で RNA には転写されるが, 次に切り出され, 翻訳されない. この語は切り出された RNA 配列に対しても使われ, いくつかのイントロンとエキソン(翻訳配列)によって分断遺伝子が構成されている), = intervening sequence.
in·trorse [intrɔ́:s] 内向の.
in·tro·spec·tion [intrəspékʃən] 自己観察, 内省〔医学〕, 自省.
in·tro·spec·tive [ìntrəspéktiv] 内省的な.
i. method 内観法, 内省法(心理現象を自己の経験と意識から学ぶ方法).
in·tro·sus·cep·tion [ìntrousəsépʃən] 重積. → intussusception.
in·tro·ver·sion [ìntrouvə́:ʒən] ① 内転(外部を内部に転換すること). ② 内向〔医学〕, 内省(欲求特に性欲を外部よりはむしろ内部に向けること).
i. type 内向型.
in·tro·vert [íntrəvə:t] ①〔性欲〕内向者. ② 内向型.
introverted personality 内向性人格.
in·tru·sion [intrú:ʒən] ① 迸入, 濫入, 侵入. ② 低位咬合, 短縮咬合.
in·tu·bate [íntjubeit] 挿管する.
intubated diversion カテーテル留置〔の〕尿路変向〔医学〕.
intubated ureterostomy カテーテル留置尿管瘻〔医学〕.
intubating forceps 挿管用鉗子〔医学〕.
in·tu·ba·tion [ìntjubéiʃən] 挿管〔法〕(特に気管内への)〔医学〕.
i. feeding 経管食事(餌)法, = tube feeding.
i. tube 挿管チューブ.
in·tu·ba·tor [íntjubeitər] 挿管器〔医学〕.
intuitive stage 直観期.
in·tu·mesce [ìntjumés] 膨張する, 膨大する.
in·tu·mes·cence [ìntjumésəns] 膨大〔医学〕.
in·tu·mes·cent [ìntjumésənt] 膨大性の. 名 intumescence.
i. cataract 膨張性白内障〔医学〕.
i. rhinitis 膨大性鼻炎(粘膜浮腫性鼻炎).
in·tu·mes·cen·tia [intjuməsénʃiə] 膨大. 複 intumescentiae.
i. abdominis 腹部膨大.
i. cervicalis [L/TA] 頸膨大(脊髄で上肢への神経が出る部分), = cervical enlargement [TA].
i. gangliformis 神経節状膨大(膝状神経節).
i. lumbaris 腰膨大(脊髄で下肢への神経が出る部分).
i. lumbosacralis [L/TA] 腰〔仙〕膨大(intumescentia lumbalis [PNA], 腰膨大), = lumbosacral enlargement [TA].
i. tympanica [L/TA] 鼓室膨大(舌咽神経鼓室枝の非神経節性膨大), = tympanic enlargement [TA].
intussuscepted valve 〔腸〕重積弁.
in·tus·sus·cep·tion [ìntəsəsépʃən] ① 腸重積整復術〔医学〕. ② 腸重積症, 重積嵌頓(腸管の一部が隣接する腸管内腔に嵌入した状態. 2歳以下の乳幼児に多く, 特に生後4ヵ月から10ヵ月の乳児に好発する. 乳幼児の腸重積症は70%以上が回腸盲腸重積症といわれるが, 成人では腸管のどの部分にも発生する), = invagination, indigitation.
i. growth 増面成長, 挿入成長.
i. of appendix 虫垂重積症〔医学〕.
i. of intestine 腸重積〔医学〕.
intussusceptive growth 重積性成長, = growth in surface.
in·tus·sus·cep·tum [ìntəsəséptəm] 内管〔医学〕, 嵌入部(腸重積症において腸管が嵌入する内筒または中筒部分), = invaginatum.
in·tus·sus·cip·i·ens [ìntəsəsípiəns] 莢部, 外鞘〔医学〕, 嵌入鞘(腸重積症において外筒をなす部分で, 嵌入部または内筒に対していう), = invaginans.
In·u·la [ínjulə] オグルマ属(キク科の一属).
in·u·la [ínjulə] 土木香(キク科植物オオグルマ *Inula helenium* の根茎), = elecampane, elf-dock, wild sunflower.
i. camphor 土木香脳, = helenin.
in·u·lain [ìnjuláin] イヌライン(ダリア, キクイモ, オグルマそのほかキク科植物の根茎からつくった粉薬).
in·u·lase [ínjuleis] イヌラーゼ(イヌリンを果糖に分解するカルボヒドラーゼ).
in·u·lin [ínjulin] イヌリン $(C_6H_{10}O_5)_n$ (キク科植物 *Dahlia variabilis* の球根にある多糖類で, fructofuranose の重合体で, イヌラーゼの酵素作用により完全に分解される).
i. clearance イヌリンクリアランス〔医学〕(糸球体濾過率の正確な値. ただし, 日常臨床では用いられない), イヌリン清掃試験. → clearance.
i. clearance test イヌリンクリアランス試験.
i. space イヌリン〔分布〕空間〔医学〕.
in·u·lin·ase [ínjulineis] イヌリナーゼ, = inulase.
in·u·loid [ínjulɔid] イヌロイド $C_6H_{10}O_5$ (イヌリン類似の無色化合物).
in·u·lol [ínjulo:l] イヌロール, = alantol.
i·nunc·tion [inʌ́ŋkʃən] ① 塗擦〔医学〕, 塗膏. ② 塗擦剤〔医学〕.
i. cure 塗抹療法〔医学〕.
i·nunc·tum [inʌ́ŋktəm] 塗擦薬.
i. mentholis メントル塗擦薬(メントル5, 含水羊脂95からなる).
i. mentholis compositum 複合メントル塗擦薬, = unguentum mentholis compositum.
inundation fever 洪水熱(ツツガムシ病).
in·ure·ment [injú:rəmənt] 鍛練.
i·nus·tion [inʌ́sʃən] 焼灼〔法〕.
i·nus·to·ri·um [ìnʌstɔ́:riəm] ① 焼灼器. ② 焼灼薬.
Inv allotypes Inv アロタイプ(κ 鎖上のアロタイプマーカー), = Km allotype.
Inv antigen Inv 抗原(ヒト免疫グロブリンK型L鎖上にあるアロタイプマーカー. Km antigen の旧称).
Inv group antigen Inv 群抗原, = Km antigen.
in·vac·ci·na·tion [invæksinéiʃen] 偶発予防接種(種痘中他病原菌の偶然接種).
in·vag·i·nans [invǽʤinəns] 外鞘, 外筒, 重積の, 腸重積の外筒〔医学〕.
in·vag·i·nant [invǽʤinənt] 内管, かん(嵌)入部(腸重積の).
in·vag·i·nate [invǽʤineit] 陥入する, 重積する.
i. planula 腸胚(Lankester), = gastrula.
invaginated valve 〔腸〕重積弁.
in·vag·i·na·tion [invæ̀ʤinéiʃən] ① 陥入〔医学〕(卵割において嚢胚形成のとき, 胚胞細胞の一部が内部に陥入する現象). ② 重積(嵌頓), = indigitation.
i. method 嵌入法〔医学〕.
in·va·lid [ínvəlid, invəlí:d] ① 虚弱者, 病身, 肢体不自由の〔医学〕. ② 無効の. 名 invalidism.
i. aid 歩行訓練器〔医学〕.
i. habit 神経衰弱.
i. name 無効名.
i. wheel chair 身体障害者用いす〔医学〕.
in·val·i·date [invǽlideit] 無効にする.
in·va·lid·ism [ínvəlidizəm] 廃疾, 病弱, = invalidity.
in·var [invá:r] 不変鋼, アンバー(Fe 64%と Ni 36%との合金で, 普通 Mn 約0.5%を含む合金).
in·var·i·a·bil·i·ty [invèəriəbíliti] 不変性. 形 in-

variable.
in·var·i·ant [invέəriənt] 不変式，不変系，不変量．
i. chain 不変鎖〔医学〕．
in·va·sin [invéisin] インベジン(潜侵素，拡散因子)，= hyaluronidase.
in·va·sion [invéiʒən] 浸潤〔医学〕，侵襲〔医学〕，侵入(特に細胞または病原菌の)．形 invasive.
i. fever 潜侵熱．
in·va·sive [invéisiv] 侵襲性〔の〕〔医学〕，浸蝕〔医学〕．
i. carcinoma 浸潤癌〔医学〕，侵食癌．
i. ductal carcinoma 浸潤性乳管癌(～of the breast．または浸潤性膵管癌～of the pancreas)．
i. growth 侵入性発育〔医学〕．
i. hydatidiform mole 侵入胞状奇胎〔医学〕．
i. mole 侵入性奇胎，悪性奇胎，絨毛腺腫，= malignant mole, chorioadenoma.
i. mucinous cystadenocarcinoma 浸潤性粘液性嚢胞腺癌〔医学〕．
i. pituitary adenoma 侵襲性下垂体腺腫．
i. pulmonary aspergillosis 侵襲性肺アスペルギルス症〔医学〕．
in·va·sive·ness [invéisivnis] 侵入力，侵襲性〔医学〕，〔生体内〕侵入性〔医学〕(細菌が細胞内に侵入繁殖する性質)．
in·ven·to·ry [ínvəntəri, –tɔ:ri] 項目表，目録．
i. control 在庫管理〔医学〕．
in·ver·mi·na·tion [invə̀:minéiʃən] 寄生虫感染〔症〕，寄生虫病〔医学〕，= helminthiasis.
in·verse [invə́:s] 逆〔性〕の〔医学〕，逆位の〔医学〕．
i. anaphylaxis 逆アナフィラキシー〔医学〕(フォルスマン抗体を含む血清をモルモットなどに接種して起こるアナフィラキシー)，= reversed anaphylaxis.
i. astigmatism 倒乱視〔医学〕，= astigmatism against rule.
i. current 逆電流〔医学〕，= reverse current.
i. dilution method 同位体逆希釈法，= inverse isotope dilution method.
i. element 逆元．
i. encounter 逆の衝突．
i. eruption of tooth 歯牙逆生〔医学〕．
i. form 逆形式．
i. function 逆関数，反関数．
i. interpolation 逆補間法．
i. isotope dilution method 同位体逆希釈法〔医学〕，= inverse dilution method.
i. matrix 逆マトリックス〔医学〕，逆行列．
i. number 逆数．
i. proportion 反比例．
i.-ratio ventilation 逆転換気法．
i. relationship 相反関係，逆相関．
i. response 逆反応〔医学〕(例えばホルモンの過量を投与すると，抑制性ホルモンを産生する場合)．
i. square 逆二乗．
i. square law 逆二乗則〔医学〕．
i. steal phenomenon 逆盗血(流)現象．
i. substitution 逆置換．
i. symmetry 逆対称(非対称性．個人の右と左が，ほかの左と右とに相応すること)．
i. tooth 逆生歯．
i. transformation 逆変換〔医学〕．
i. type 逆型〔医学〕．
inversed duodenum 逆転十二指腸(屈曲と拡張とのあるもの)．
inversed jaw-winking syndrome 逆下顎眼瞼異常運動症候群．
inversed tooth 逆生(転倒)歯，= inverted tooth.
in·ver·sio [invə́:ʒiou] 内反，転向，倒錯，= inversion.
i. intestini 腸管内反．
i. iridis 虹彩内反．
i. palpebrarum 眼瞼内反．
i. sexualis 性倒錯．
i. testis 精巣(睾丸)内反．
i. uteri partialis 不全内反症(子宮の)．
i. uteri totalis 全内反症(子宮の)．
i. vaginae 腟内反．
i. vesicae 膀胱内反．
i. viscerum 内臓位置倒錯．
in·ver·sion [invə́:ʒən] ①内反〔症〕，内がえし〔医学〕，逆位，逆生(歯の)．②転倒，転位，反転(数の)〔医学〕．③転化(化合物)．④反像．形 inverted.
i. layer 逆転層〔医学〕．
i. of air temperature 気温逆転．
i. of bladder 膀胱内反症．
i. of chromosome 染色体逆位〔医学〕．
i. of emulsion 乳剤の転相〔医学〕．
i. of image 像の倒立．
i. of uterus 子宮内反〔症〕〔医学〕，= inversio uteri.
i. of vagina 腟内反，= inversio vaginae.
i. point 逆転温度，= Joule effect.
i. recovery 反復回復法〔医学〕．
i. recovery image IR像，反転回復像(反転回復法によって得られたMR画像)．
i. stain 逆転染色(媒染剤の影響により塩基性アニリン染料が酸性として作用するもの)．
i. temperature 反転温度〔医学〕．
i. time 反転時間．
in·ver·sive [invə́:siv] (ショ糖を転化糖に転化する酵素についていう)．
in·ver·sus [invə́:səs] 倒性の，転位の．
i. cordis dextra 右胸心〔医学〕．
in·vert [ínvə:t] 転化する，倒立する，逆転する．形 inverted.
i. ratio 転化率〔医学〕．
i. soap 逆性石ケン(陽性石ケンともいい，$RN^+\cdots(R^1, R^2, R^3) X^-$のような構造をもつ一群の表面活性剤の総称)，= cationic soap.
i. sugar 転化糖〔医学〕(グルコースとレブロースとのほぼ等分子量混合物で，ショ糖の水解により得られる)，= travert.
in·ver·tase [ínvə:teis] 転化酵素(β-フルクトフラノシダーゼ．サッカラーゼともいう．スクロースやβ-D-フルクトフラノシドを加水分解してフルクトースを遊離する酵素)，= invertin, saccharase.
in·ver·te·brate [invə́:tibreit] 無脊椎動物〔医学〕．
i. hormone 無脊椎動物ホルモン〔医学〕．
in·vert·ed [invə́:tid] 逆転した，倒立した，逆の〔医学〕．
i. champagne bottle leg 逆シャンペンボトル脚(シャルコー・マリー・トゥース病の特徴的所見)．
i. cone 倒立円錐．
i. cone bur 倒立円錐バー(歯科)．
i. file 逆見出しファイル〔医学〕．
i. follicular keratosis 反転性毛包(孔)角化症，毛孔腫．
i. image 倒〔立〕像〔医学〕．
i. Marcus Gunn phenomenon 逆転マーカスガン現象(開口すると一側の閉眼現象が起こることで，マーカスガン現象では下垂した眼瞼を挙上すると同時に開口すること)．
i. microscope 倒立顕微鏡．
i. multiplet 逆多重項．
i. nipple 陥没乳頭〔医学〕．
i. oculocardiac reflex 逆〔転〕眼心反射(眼球を圧迫すると心拍数が加速される)．

i. papilloma 内反性乳頭腫〔瘍〕[医学].
i. pelvis 転向骨盤，転倒骨盤（先天脱出，脊椎裂，尾仙骨内屈，脊柱管拡大などを示す）.
i. pendulum 倒立振子.
i. radial reflex 逆〔転〕橈骨反射（橈骨下端を叩打すると，前腕はそのままで，手指のみが屈曲する）.
i. reflex 逆転反射.
i. repeat 逆向き反復配列[医学]，逆くり返し配列[医学]，逆位反復〔配列〕[医学].
i. soap 逆性石ケン，= invert soap.
i. testicle 反倒精巣（睾丸）（精巣上体（副睾丸）がその前部に付着すること）.
i. tooth 逆生歯[医学]，転倒歯，= inversed tooth.
i. U posture 逆U姿勢[医学].
i. Y duplication of ureter 逆Y型重複尿管[医学].
i. Y-strap 逆Y帯[医学].
i. Y urethral duplication 逆Y重複尿管[医学].
in·ver·tin [invə́:tin] インベルチン（転化酵素．β-フルクトフラノシダーゼ），= invertase.
inverting enzyme 転化酵素，= invertin.
inverting suture 内翻縫合[医学].
in·vert·mi·cro·scope [ìnvə:tmáikrəskoup] 倒立顕微鏡[医学].
in·ver·tog·ra·phy [ìnvərtougrǽfi] インヴェルトグラフィ（直腸肛門の奇形の病型診断で新生児に行うための撮影手技），= Wangensteen-Rice method.
in·ver·ton [ínvə:tən] インバートン[医学].
in·ver·tor [invə́:tər] ① 転換器，逆変流器．② 回旋筋.
in·ver·tose [ínvə:tous] 転化糖，= invert sugar.
investigating reflex 探索反射[医学]，指向反射[医学]，詮索反射.
in·ves·ti·ga·tion [invèstigéiʃən] ① 調査，研究，詮索．② 取り調べ（警察の）.
i. by edge of smarts 鑑捜査.
i. by modus operandi 手口捜査.
i. into state of demands for health and welfare services 健康・福祉関連サービス需要実態調査[医学].
i. of stolen goods ぞう品捜査.
i. targeted on marked vehicles 車当たり捜査.
investigational drug 臨床試験用医薬品.
investigational new drug (IND) 治験薬[医学].
investigational product 臨床試験用医薬品.
investigatory reflex 探索反射[医学]，指向反射[医学].
in·vest·ing [invéstiŋ] ① 埋没[医学]．② 被覆.
i. abdominal fascia [TA] 腹部の被覆筋膜（腹腔周囲筋膜*），= fascia investiens abdominis [L/TA].
i. cartilage （関節軟骨），= articular cartilage, arthrodial c..
i. layer [TA] 被覆筋膜，= fascia investiens [L/TA]，浅葉，= lamina superficialis [L/TA].
i. layer of deep cervical fascia 頸筋膜浅葉.
i. material 埋没剤[医学]，埋没材.
i. method 被覆法（義歯などを加熱する前に耐熱物質で包んで実施する方法）.
i. tissue of teeth 歯牙支持組織（歯肉縁，歯膜，歯槽突起などをいう）.
i. tissues 被覆組織.
in·vest·ment [invéstmənt] 埋没材.
i. cast 埋没材模型.
i. compound 埋没剤[医学]，埋没材.
in·vet·er·ate [invétəreit] 慢性の，不治の.
i. disease 宿痾（持病），慢性疾患.
i. psoriasis 陳旧性乾癬（せん）[医学].
in·vi·ril·i·ty [ìnviríliti] 男性力欠如，勃起不能.
in·vis·ca·tion [ìnviskéiʃən] 混唾（そしゃくに際し食物が唾液と混ざること），= insalivation.
in·vis·i·ble [invízibl] 不可視の[医学]．[名] invisibility.
i. differentiation 非可視分化（化学的分化），= chemodifferentiation.
i. lethal 不可視致死[医学].
i. light 不可視光.
i. light ray 不可視光線[医学].
i. mutation 不可視〔突然〕変異[医学].
i. radiation 不可視線[医学].
i. ray 不可視線[医学].
in·vi·tus [ínvitəs] 嫌忌.
in·vo·ca·tion [ìnvəkéiʃən] ① 懇願（処方箋の壁頭にRpと記すことで，懇願の意味を表す）．② 祈禱（宗教信者の）.
in·vo·lu·cra [ìnvəlú:krə] 骨柩（involucrum の複数）.
in·vo·lu·cre [ínvəl(j)u:kər] ① 骨柩．② 総包，= involucrum.
in·vo·lu·crum [ìnvoul(j)ú:krəm] ① 骨柩[医学]．② 総包（植物の），= involucre．[複] involucra.
i. albuminosum タンパク膜.
i. gelatinosum 膠質膜.
i. ovi primum 第1卵膜.
i. ovi secundum 第2卵膜.
i. ovi tertium 第3卵膜.
in·vo·lu·men·tum [ìnvəl(j)u:méntəm] 緩和薬.
in·vol·un·tary [inváləntəri] 不随意の[医学].
i. admission 措置入院[医学].
i. contraction 不随意収縮[医学].
i. eye movement during fixation 固視微動[医学].
i. hospitalization ordered by prefectural governor 措置入院（知事の権限により精神障害のため入院させなければ自他傷害のおそれのある者を対象とした入院．精神保健指定医2人以上の診察結果の一致が要件）.
i. hyperventilation 不随意性過度呼吸（ヒステリーまたは脳疾患において起こる状態）.
i. impulse 不随意衝動.
i. miction 不随意排尿[医学].
i. micturition 不随意排尿，尿失禁.
i. movement 不随意運動[医学].
i. muscle 不随意筋.
i. nervous system 不随意神経系（Gaskill），= autonomic nervous system.
i. smoking 受動喫煙[医学].
i. sterilization 強制不妊手術[医学].
in·vo·lun·to·mo·to·ry [invàləntəmóutəri] 不随意運動の.
in·vo·lute [ínvəl(j)u:t] ① 退縮する．② 伸開線，漸開線，漸伸線（幾何学）．③ 内巻きの（植物）.
in·vo·lu·tio [ìnvəl(j)ú:ʃiou] 退縮，衰退.
i. puerperalis 産褥退縮（性器，特に子宮の）.
in·vo·lu·tion [ìnvəl(j)ú:ʃən] ① 退縮[医学]，退化[医学]，衰退．② 復古．③ 対合（数学）．④ 纏絡法．⑤ 包合（物理）．[形] involutional.
i. aspermia 退行性無精液症.
i. cyst 退縮嚢胞，変性嚢胞（閉経期に起こる乳房嚢胞）.
i. form 退行形[医学]，退行態型，変態型（細菌の）.
i. melancholia 退行期うつ病.
i. of uterus 子宮復古[医学]，子宮退縮.
i. paranoia 退行期パラノイア.
i. period 更年期，退縮期.
i. psychosis 退行期精神病.
in·vo·lu·tion·al [ìnvəlú:ʃənəl] 退行の[医学].

i. cyst 退縮嚢胞，＝involution cyst.

i. depression 退行期うつ病（初老期うつ病），＝presenile depression.

i. melancholia 退行期メランコリー，退行期うつ病〔医学〕，更年期うつ病〔医学〕，＝presenile melancholia.

i. paranoid state 退行期妄想状態〔医学〕.

i. paraphrenia 退行期パラフレニー.

i. period 退行期〔医学〕.

i. process 退行過程〔医学〕.

i. psychosis 退行期精神病〔医学〕（初老期または更年期にみられる）.

involved field 浸潤野.

in·volve·ment ［invάlvmənt］ ①巻き添え，連累. ②迷入. ③併発〔医学〕（病変が原発部位以外の個所に起こること）. 動 involve.

Io ionium イオニウムの略.

io moth ＝*Automeris io*.

i·o·ben·zam·ic ac·id ［àioubenzǽmik ǽsid］ ヨーベンザム酸 化 *N*-(3-amino-2,4,6-triiodobenzoyl)-*N*-phenyl-*β*-alanine（X線造影剤）.

i·o·ce·tam·ic ac·id ［àiousitǽmik ǽsid］ ヨーセタム酸 化 *N*-acetyl-*N*-(3-amino-2,4,6-triiodophenyl)-2-methyl-*β*-alanine（X線造影剤）.

i·o·da·mide ［aióudəmaid］ ヨーダミド 化 3-acetylamino-5-acetylaminomethyl-2,4,6-triiodobenzoic acid $C_{12}H_{11}I_3N_2O_4$：627.94（有機ヨウ素系X線造影剤）.

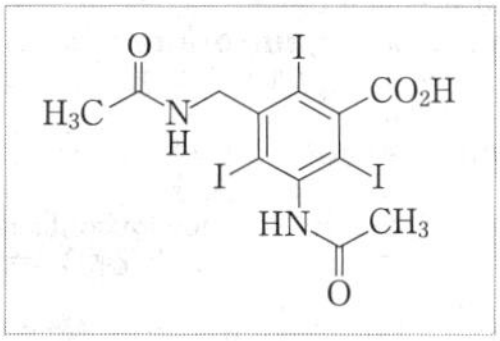

i·o·date ［áiədeit］ ヨウ素酸塩.

i·o·da·tim·e·try ［aiòudətímitri］ ヨウ素酸塩滴定（ヨウ素酸カリウム KIO_3 の標準溶液を用いる各種の滴定）.

i·o·de·o·sine ［àiədí:əsin］ ヨードエオシン 化 tetraiodofluoresein $C_{20}H_6O_5I_4$（ナトリウム塩は erythrosine と呼ばれる）.

i·o·deth·a·mine ［àiədéθəmin］ ヨードエタミン 化 ethylene diamine dihydroiodide（ヨード療法薬）.

iodi bromidum 五臭化ヨウ素 IBr_5，＝iodi pentabromidum.

iodi chloridum 三塩化ヨウ素 ICl_3，＝trichloridum.

i·od·ic ［aiάdik］ ヨウ素の.

i. acid ヨウ化水素酸 HIO_3（防腐，止血，脱臭，腐食剤）.

i. acid reducing power ヨウ素酸値.

i. anhydride ＝iodine pentoxide.

i. purpura ヨウ素塩紫斑〔病〕.

i·o·dide ［áiədaid］ ヨウ化物（ヨウ素の二元性化合物）.

i. pump ヨード摂取〔医学〕.

i. table salt ヨウ素添加食〔卓〕塩.

i. transport defect ヨード転送障害.

i. trap ヨード摂取〔医学〕.

i·o·dim·e·try ［àiədímitri］ ヨウ素酸化滴定，ヨージメトリー（ヨウ素滴定の一種で，ヨウ素の標準液を用い，ヨウ素の緩和な酸化力によって還元性物質を定量する酸化滴定）.

i·o·din·ate ［aióudineit, áiəd-］ ヨウ素化する.

i·o·din·at·ed ［aióudineitid, áiəd-］ ヨウ化した.

i. angiotensin ヨード標識アンジオテンシン〔医学〕.

i. caster oil ヨウ化ヒマシ油.

i. glycerol ヨウ化グリセロール.

i. human growth hormone (IHGH) ヨード化ヒト成長ホルモン，ヨード標識ヒト成長ホルモン〔医学〕.

i. human serum albumin ヨウ素（^{131}I，^{125}I）標識ヒト血清アルブミン（血液量と心拍出量の測定に使用する）.

i. immunoglobulin ヨード化免疫グロブリン.

i. insulin ヨード標識インスリン〔医学〕.

i. macroaggregated human serum albumin ヨウ素標識巨大凝集ヒト血清アルブミン（巨大凝集アルブミンをヨウ素標識したもの．肺シンチスキャンに用いる）.

i. oil ヨード化油.

i·o·din·a·tion ［àiədinéiʃən］ ヨウ素化，ヨウ素標識（化合物にヨウ素を付加または結合させること）.

i·o·dine (I) ［áiədi:n, -dain］ ヨウ素（原子番号53，元素記号I，原子量126.9045，質量数127．ハロゲン族元素の一つ．殺菌薬，酸化作用により消毒薬として用いる），＝iodinium.

i. acne ヨード痤瘡〔医学〕，＝acne jodica.

i. antiseptic solution （ヨードチンキ），＝iodine tincture (tincture of iodine).

i. catgut ヨウ素腸線，＝IKI catgut.

i. cyst ヨードシスト，ヨード嚢子（ヨードアメーバの細胞質内にあるグリコーゲン胞）.

i.-deficiency goiter ヨード欠乏性甲状腺腫〔医学〕.

i.-deficiency hypothyroidism ヨード欠乏性甲状腺機能低下症〔医学〕.

i. eruption ヨード疹.

i. green ヨードグリーン $(CH_2)_2N(Cl)C_6H_4C[C_6H_3(CH_3)N(CH_3)_2]C_6H_4N(CH_3)_3Cl$（染色体の染色に用いる）.

i. hypersensitivity ヨード過敏性〔医学〕.

i. isotope ヨウ素同位体.

i. labelled antibody technique ヨード標識抗体法〔医学〕.

i. metabolism ヨード代謝〔医学〕.

i. monochloride 一塩化ヨウ素 ICl.

i. mumps ヨード耳下腺炎（ヨウ素剤投与により発現するもの）.

i. number ヨウ素数，ヨウ素価（脂肪1gが吸収し得るヨウ素量で，不飽和脂肪酸の量を示す），＝iodine value.

i. ointment ヨード軟膏（ヨード4%，ヨウ化カリ4%），＝unguentum iodi.

i. organization defect ヨード有機化障害〔医学〕.

i. pentoxide 五酸化ヨウ素 I_2O_5，＝iodic anhydride.

i. pool ヨウ素プール.

i. preparation ヨード製剤.

i. solution ヨード液，ヨウ素液（ヨウ素とヨウ化ナトリウムとを水で1,000mLとしたもの．殺菌薬），＝liquor iodi.

i. space ヨウ素スペース.

i. stain ヨード染色.

i. test ヨウ素試験（デンプンにヨウ素液を混ずると青色を発し，エリトロデキストリンとグリコーゲンは赤色となる）.

i. tetroxide 四酸化ヨウ素 IO_4.

i. tincture ヨードチンキ.

i. value ヨード価〔医学〕，ヨウ素価，ヨウ素数（脂肪類100gに含有されている不飽和脂肪酸の量を知るためにヨウ化物を加えて吸収されるヨウ素のグラム数で，過剰のヨウ化物はチオ硫酸ナトリウム規定液で滴定する），＝ iodine number，Hübl number.

i. violet ヨウ素バイオレット，＝ Hoffmann violet，dahlia.

i. water staining solution ヨード水（ヨウ素の飽和水溶液で，24 時間以上を要する）.

iodine-131 (^{131}I) ヨウ素-131.

iodine-131 labelled compound ヨウ素-131 標識化合物.

iodine-131-oleic acid absorption test ヨウ素-131 オレイン酸吸収試験.

iodine-131-T$_3$ resin sponge uptake test ヨウ素-131-T$_3$ レジンスポンジ摂取率試験.

iodine-131-T$_3$ resin uptake ヨウ素-131-T$_3$ レジン摂取率.

iodine-131 thyroid uptake test ヨウ素-131 甲状腺摂取率検査.

i·o·din·o·phil(e) ［àiədínəfil］ ヨウ素親和性の，＝ iodinophilous. 名 iodinophilia.

i. vacuole ヨード胞.

i·o·di·noph·i·lous ［àiədináfiləs］ ヨウ素親和性の，＝ iodinophil(e).

i. vacuole ヨード胞.

i·o·dip·a·mide ［àiədípəmaid］ ヨージパミド 化 3,3′-(adipoyldiimino)*bis*-[2,4,6-triiodobenzoic acid]（X 線造影剤）.

i. methylglucamine ヨージパミドメチルグルカミン 化 *bis*-*N*-methylglucamine salt of 3,3′-(adipoyldiimido), *bis*[2,4,6-triiodobenzoic acid]（ナトリウム塩は胆道造影剤）.

i. sodium ヨージパミドソジウム 化 *N,N′*-adipic-di-3-amino-2,4,6-triiodobenzoic acid sodium（胆道造影剤）.

iodipin test イオディピン試験（イオディピンを内服し，唾液ヨードを一定時間隔で測り，腸管到達時間により胃運動が判定できる）.

i·o·dism ［áiədizəm］ ヨード中毒〔症〕，ヨウ素中毒.

i·o·dize ［áiədaiz］ ヨードを加える，ヨードで処理する.

i·o·dized ［áiədaizd］ ヨウ素化した，ヨウ素作用を与えた.

i. carbolic acid ヨード添加フェノール（フェノール 76 とグリセリン 4 とにヨード 20 を溶かしたもの）.

i. fats and fatty acids ヨウ素化脂肪および脂肪酸（一般のヨウ化物と同一の作用をもつ化合物で，iodinated castor oil，iodobrassid などの総称）.

i. oil ヨウ化油，ヨウ素油（ヨウ素 38〜42% を含むヨウ素添加植物油），＝ oleum iodatum.

i. protein ヨウ素化タンパク質.

i. starch ヨードデンプン（ヨウ素 5% を含む）.

iodo- ［aioudou, aiə-, -də］ ヨード基（I-）.

i·o·do·a·ce·tic ac·id ［aiòudouəsí:tik ǽsid］ ヨード酢酸 CH_2ICOOH（ナトリウム塩は筋収縮の研究に用いられ，または凝固に対する影響から癌の診断に利用する）.

i·o·do·al·bu·min ［aiòudouælbjú:min］ ヨードアルブミン（真性アルブミンに類似する人造ヨウ素化合物で，粘液水腫などの治療薬）.

i·o·do·al·ly·lene ［aiòudəǽlili:n］ ヨウ化アリル，＝ allyl iodide.

i·o·do·al·phi·on·ic ac·id ［aiòudouælfiánik ǽsid］ ヨードアルフィオン酸 化 *β*-(4-hydroxy-3,5-diiodophenyl)-*α*-phenyl-propionic acid（胆道造影剤），＝ biliselectan，cholotrast，pheniodol，priodax.

i·o·do·an·i·line ［aiòudəǽnili:n］ ヨードアニリン $C_6H_4INH_2$.

i·o·do·an·thra·nil·ic ac·id ［aiòudouænθrənílik ǽsid］ ヨードアントラニル酸 $C_7H_6O_2NI$（柱状結晶）.

i·o·do·ap·pli·ca·tor ［aiòudəǽplikeitər］ ヨード綿棒（ヨウ素 60% とヨウ化カリウム 40% との混合液を先端に浸したもの）.

i·o·do·az·ide ［àiədouéizaid, aiòudəǽz-］ ヨウ素アジド IN_3.

i·o·do·ben·zene ［aiòudəbénzi:n］ ヨードベンゼン C_6H_5I（臭気を放つ無色の液体）.

i. dichloride 二塩化ヨードベンゼン $C_6H_5ICl_2$.

i·o·do·ben·zo·ic ac·id ［aiòudoubenzóuik ǽsid］ ヨード安息香酸 C_6H_4ICOOH（*o*-，*m*-，*p*-型がある）.

i·o·do·bis·mi·tol ［aiòudəbísmitɔ:l］ ヨードビスミトル（ヨウ化ビスマス（蒼鉛）ナトリウムとヨウ化ナトリウムの混合物に，サリゲニンと酢酸とを加えた駆梅薬）.

i·o·do·bis·mu·thite so·di·um ［aiòudəbízmjuθait sóudiəm］ ヨウ化ビスマス（蒼鉛）ナトリウム，＝ sodium iodobismuthite.

i·o·do·bras·sid ［aiòudəbrǽsid］ ヨードブラシッド 化 ethyl diiodobrassidate（ヨウ素 41% を含有する造影剤），＝ lipoiodine.

i·o·do·chlor·hy·drox·y·quin ［àiədouklɔ:haidráksikwin］ ヨードクロルヒドロキシキン 化 5-chloro-7-iodo-8-hidroxy-quinoline（種々の細菌・真菌・原虫に殺菌的に作用し，アメーバ赤痢に使用された．日本ではスモン（SMON）の原因と考えられ販売が禁止された），＝ chinoform，clioquinol.

i·o·do·chlo·rol ［àiədouklɔ́:rəl］ ヨードクロル，＝ chloriodized oil.

i·o·do·chlo·rox·y·quin·o·line ［àiədouklɔ̀:raksikwínəlin］ ヨードクロルヒドロキシキノリン，＝ chinoform，vioform.

iodochromic catgut （ヨウ素，ヨードカリ，重クローム酸カリで処置された腸線）.

i·o·do·co·bal·a·mine ［aiòudoukoubǽləmin］ ヨードコバラミン（コバラミンのヨウ化物），＝ aquocobalamine iodide.

i·o·do·derm ［aióudədə:m］ ヨード性皮疹，＝ ioddoderma.

i·o·do·der·ma ［àiədoudə́:mə］ ヨード疹.

i·o·do·e·o·sine ［aiòudəí:əsin］ ヨードエオシン，＝ erythrosine.

i·o·do·form ［àióudəfɔ:m］ ヨードホルム 化 triiodomethane CHI_3 : 393.73（有機ヨウ素系殺菌薬．殺菌，消毒）.

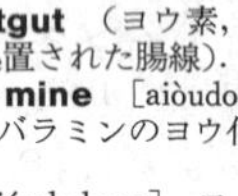

i. glycerin ヨードホルムグリセリン（10% ヨードホルムのグリセリン液）.

i. reaction ヨードホルム反応（アルカリ性のアルコールまたはアセトンにヨウ素を加えて 60〜80°C に加熱すると，ヨードホルムを生成し，その黄色および特異臭気により知ることができるので，エタノールなどの検出に利用される）.

i. test ヨードホルム試験（① アセトン検出法．② アルコール検出法で，アルカリ性とした被検液に数滴のヨード液を加え，静かに加熱するとヨードホルムの黄色結晶が析出する），＝ Gunning test.

i·o·do·for·min ［àiədoufɔ́:min］ ヨードホルミン $CHI_3(CH_2)_6N_4$，＝ hexamethylene tetramine iodoform.

i·o·do·form·ism ［àiədəfɔ́:mizəm］ ヨードホルム中毒.

i·o·do·for·mum ［aiədoufɔ́:məm］ ヨードホルム CHI_3.

i. aromatisatum 芳香加ヨードホルム（クマリン 4% を加えた無臭ヨードホルム）.

i. bituminatum 炭脂加ヨードホルム.

i·o·do·hex·am·i·dine di·hy·dro·chlo·ride [àiədouheksǽmidin daihàidrouklɔ́:raid] ヨードヘキサミジン [化] 2-iodo-4,4′-hexamethylenedioxydibenzamidine 2HCl (二塩酸塩. 殺菌薬).

i·o·do·hip·pu·rate so·di·um [aiòudəhípjureit sóudiəm] ヨード馬尿酸ソーダ [化] sodium *o*-iodohippurate dihydrata (経口的, 静脈内または逆行的尿路造影剤), = hippuran.

i·o·do·hy·drar·gy·rate [àiədouhaidrɑ́:ʤəreit] ヨウ素水銀化合物.

i·o·do·hy·dric [àiədouháidrik] ヨウ化水素, = hydriodic.

i·o·dole [áiədoul] ヨードール [化] 2,3,4,5-tetraiodopyrrole (ヨードホルムの代用となる薬剤).

i·o·do·lein [aióudəlein] ヨードレイン (ヨード加ケシの油).

i·o·do·lin [aióudəlin] ヨードリン (キノリンのヨウ化物で, ヨードホルムの代用品).

i·o·do·log·ra·phy [aiòudəlágrəfi] ヨード造影放射線描画法.

i·o·do·meth·a·mate [aiòudəméθəmeit] ヨードメタメート, = sodium iodomethamate.

i. sodium ヨードメタム酸ナトリウム [化] disodium 1-methyl-3,5-diiodo-4-pyridone-2,6-dicarboxylate (尿路造影剤).

i·o·do·met·ric [aiòudəmétrik] ヨウ素滴定に関連した, ヨウ素還元滴定の.

i·o·dom·e·try [àioudámətri] ヨウ素滴定.

i·o·do·naph·thol [aiòudənǽfθɔ:l] ヨードナフトール (ヨードホルム代用), = naphthol aristol.

i·o·do·ni·um com·pound [àiədóuniəm kámpaund] ヨードニウム化合物 (1価の錯根 $[R_2I]^+$ をもつ化合物で, 第四アンモニウム化合物に類似するもの).

i·o·do·pa·no·ic ac·id [aiòudoupənóuik ǽsid] ヨードパノイック酸 [化] *β*-(3-amino-2,4,6-triiodophenyl)-*α*-ethylpropionic acid (経口胆嚢造影剤), = telepaque.

i·o·do·phe·nyl·ar·se·nic ac·id [aiòudəfènilɑ:sénik ǽsid] ヨードフェニルヒ酸 $C_6H_4IAsO(OH)_2$ (アトキシル atoxyl と同種化合物で, アミノ基がヨウ素で置換されたもの).

iodophil granule ヨード親和性顆粒 [医学] (急性伝染病の好中球原形質にある).

i·o·do·phil·ia [aiòudəfíliə] ヨード親性, ヨード染色可能の.

i·o·do·phor [aióudəfɔ:r] ヨードフォア (非イオン性界面活性剤を含むヨード混合物. 消毒薬として用いる).

i·o·do·phtha·lein [aiòudəθǽli:n, aiədɑfθ-] ヨードフタレイン [化] tetraiodophenolphthalein $C_{20}H_{10}O_4I_4$ (淡黄色粉末で, 散布用防腐剤), = iodophen, nosophen.

i. sodium 可溶性ヨードフタレイン [化] tetraiodophthalein-sodium $C_{20}H_8O_4I_4Na_2$-$3H_2O$ (胆道造影剤), = iodeikon, antinosin.

i·o·do·pro·tein [aiòudəpróuti:n] ヨードタンパク (ヨウ素がチロシンと結合した基を含むタンパク質).

i·o·dop·sin [àiədápsin] 視紫 [医学], ヨードプシン, 錐体物質 (視紅以上に鋭敏な網膜錐体の感光物質で, photopsin と称するオプシンと結合して網膜の視覚系をなすもの), = visual violet.

i·o·do·py·ra·cet [aiòudoupáirəsit] ヨードピラセット (静注用尿路造影剤で, 細尿管から完全に排泄され, 再吸収されない特徴がある. 3,5-diiodo-4-pyridone-*N*-acetic acid の 2,2′-iminodiethanolamine 塩), = diodrast, perabrodil, umbradil.

i. compound ヨードピラセット混合剤 (2,2′-iminodiethanol と 3,5-diiodo-4-pyridone-*N*-acetic acid および, そのジエチルアミン塩との混合物), = diodrast compound.

i. concentrated 濃縮ヨードピラセット (3,5-diiodo-4-pyridone-*N*-acetic acid を diethanolamine の等分子量で中和したもの), = diodrast concentrated.

i. injection ヨードピラセット注射液, = injectio iodopyraceti.

iodoso- [aiədousou, -sə] ヨードソ基 (OI-).

i·o·do·so·ben·zene [àiədòusəbénzi:n] ヨードソベンゼン C_6H_5IO (黄色不定形の化合物で, 210°C で爆発する).

i·o·do·so·ben·zo·ic ac·id [àiədòusəbenzóuik ǽsid] ヨードソ安息香酸 $C_6H_4(IO)COOH$ (ヨードホルム代用品).

i·o·do·starch re·ac·tion [aióudəstɑ:ʧ riǽkʃən] ヨウ素デンプン反応 (粒状または溶解したデンプンがヨウ素により青色を呈する特徴反応).

i·o·do·sta·rine [aiòudoustɑ́:rin] ヨードスタリン [化] diiodotariric acid $CH_3(CH_2)_{10}CICI(CH_2)_4COOH$ (タリール酸のヨウ素付加物で, *Picramnia* の果実から得られる).

i·o·do·stick [aióudəstik] ヨード綿棒, = iodoapplicator.

i·o·do·sul·fate [aiòudəsʌ́lfeit] (ヨウ素と硫酸とを含む塩基化合物).

i·o·do·tan·nic ac·id [aiòudətǽnik ǽsid] ヨードタンニン酸, = iodotannin.

i·o·do·tan·nin [aiòudətǽnin] ヨードタンニン (アルコール溶液でヨウ素をタンニンに作用させて得られる).

i·o·do·ter·pin [aiòudoutə́:pin] (テルピンとヨウ素との化合物).

i·o·do·tet·rag·nost [aiòudətétrəgnɑst] (可溶性ヨードフタレイン), = iodophthalein sodium.

i·o·do·the·ine [aiòudouθí:in] (テインとヨウ素との化合物).

i·o·do·the·o·bro·mine [aiòudouθì:əbróumi:n] (テオブロミンとヨウ素との化合物).

i·o·do·ther·a·py [àiədəθérəpi] ヨード療法.

i·o·do·thi·o·phene [aiòudouθáiəfi:n] ヨードチオフェン C_4H_3IS, = thiophene iodide.

i·o·do·thi·o·ura·cil [aiòudouθàiəjú:rəsil] ヨードチオウラシル (抗甲状腺物質).

i·o·do·thy·mo·form [aiòudouθáiməfɔ:m] (チモホルムとヨードとの化合物).

i·o·do·thy·mol [aiòudouθáimɔ:l] (ヨードチモール thymolis iodidum の一種), = aristol.

i·o·do·thy·re·in [aiòudouθáiri:n] ヨードサイリン, = iodothyrine.

i·o·do·thy·rine [aiòudouθáiri:n] ヨードサイリン (血中の正常ヨウ素化合物. Bowman), = thyroiodine, thyroiodinin.

i·o·do·thy·ro·glob·u·lin [aiòudouθàirəglábjulin] ヨードチログロブリン (チロキシンの補欠因子).

i·o·do·thy·roid·in [aiòudouθáirɔidin] ヨードチロイジン様化合物.

i·o·do·tol·u·ene di·chlo·ride [aiòudətáljui:n daiklɔ́:raid] 二塩化ヨードトルエン $C_6H_3CH_3ICl_2$.

iodotyrosine deiodinase defect ヨードチロシン脱ヨード酵素障害.

i·o·do·ven·tri·cu·log·ra·phy [aiòudəventrìkjulágrəfi] ヨード脳室造影 (撮影) [法] [医学].

i·o·do·vol·a·til·i·za·tion [aiòudəvɑ̀lətilizéiʃən] ヨウ素発散 (海藻類のヨード発生層の表面細胞からヨウ素が遊離されること).

iodoxy- [aiədɑksi] ヨードキシ基 (O_2I-).

i·o·dox·y·ben·zene [àiədɑ̀ksibénzi:n] ヨードキシベンゼン $C_6H_5IO_2$ (無色針状結晶).
i·o·dox·y·ben·zo·ic ac·id [àiədɑ̀ksibenzóuik ǽsid] ヨードキシ安息香酸 $C_6H_4(IO_2)COOH$ (関節炎の治療薬), = *o*-iodoxybenzoic acid.
i·o·dox·yl [àiədɑ́ksil] ヨードキシル (尿路造影剤で, disodium *N*-methyl-3,5-diiodo-4-pyridone-2,6-dicarboxylate のイギリス薬局方名), = iodoxylum, neo-iopax.
i·o·dum [áiədəm, aióud-] ヨウ素 (化合物の名称には第二格 iodi とする), = iodine.
i·o·du·ria [àiədjú:riə] ヨウ素尿症.
i·o·dyl [áiədil] ヨージル (IO^+ ヨウ素が陽の3価原子として酸素と化合して生じた基).
i·o·gly·cam·ic ac·id [àiouglaikǽmik ǽsid] ヨウ化グリカミン酸 ㊟ 3,3′-(diglycoloyldiimino)*bis*(2,4,6-triiodobenzoic acid) (X線造影剤).
IOL intraocular lens 眼内レンズの略.
i·om·e·ter [aiɑ́mitər] イオメーター, = ionometer.
i·on [áiən] イオン (中性の原子または原子団が, あるエネルギーの作用により, その電子を失ったとき, または過剰の電子と結合した場合に, 正($^+$)または負($^-$)に荷電されたイオンを生ずる). 形 ionic.
i. activity イオン活動度 [医学], イオン活量 (だいたい水素イオン濃度に等しい値).
i. antagonism イオンの拮抗作用.
i. channel イオンチャネル (生体膜にあるイオンが通過できる特定の通路).
i. channel disorders イオンチャネル疾患.
i. chromatography イオンクロマトグラフィ.
i. current イオン電流.
i. exchange イオン置換, イオン交換 [医学].
i. exchange capacity イオン交換容量 [医学].
i. exchange chromatography イオン交換クロマトグラフィ〔ー〕[医学].
i. exchange mechanism イオン交換機構 [医学].
i. exchange membrane イオン交換膜 [医学].
i. exchange pump イオン交換ポンプ.
i. exchange resin イオン交換樹脂 [医学] (イオン交換能を有する多孔質の水不溶性合成樹脂).
i. exchanger イオン交換器(体) [医学], イオン置換体.
i. excretion イオン排泄 [医学].
i. exponent イオン指数.
i. pair イオン対 [医学].
i. pore イオンポア.
i.-protein イオンタンパク質 (無機イオンと化合した作用型タンパク質).
i. radius イオン半径.
i. retardation イオン遅滞 [医学].
i. selective electrode イオン選択性電極.
i. table イオン表 [医学].
i. transport イオン輸送 [医学].
i. tube ①イオン入り管. ②イオン入りX線管.
i·on·chan·nel·op·a·thy [àiəntʃænəlɑ́pəθi] イオンチャネロパチー (神経筋疾患に多いイオンチャネルの機能異常による疾患. チャネル病とも呼ばれる).
Ionescu, Toma [ì:ənéskju] イヨネスコ, = Jonnesco, Thomas.
i·on·ic [aiɑ́nik] イオン化した, イオンの.
i. action イオン作用 [医学].
i. atmosphere イオン雰囲気 [医学].
i. bond イオン結合 [医学] (陽イオンと陰イオンの間の静電気力により形成される化学結合).
i. catalyst イオン触媒 [医学].
i. channel イオンチャネル [医学].
i. concentration イオン濃度 (溶液の単位容積中に含まれている溶液のイオンのモル数またはグラム当量数).
i. conduction イオン電導 [医学].
i. conductivity イオン伝導度 (電解率), = electrolytic conductivity.
i. conductor イオン伝導体 (電子ではなく, イオンが移動して電流を流す物質. 電解質溶液, 固体電解質, 溶融塩など).
i. crystal イオン結晶 [医学].
i. current イオン電流 [医学].
i. emulsifying agent イオン乳化剤 [医学].
i. equation イオン式.
i. formula for reaction イオン反応式 (イオンで示した反応式).
i. linkage イオン結合.
i. liquid イオン性液体.
i. medication 電気化学療法, イオン導入療法. → cataphoresis.
i. migration イオン移動 [医学].
i. mobility イオン移動速度, イオン移動度 [医学].
i. permeability イオン透過性 [医学].
i. polarization イオン分極.
i. polymerization イオン重合 [医学].
i. product イオン積 [医学].
i. radius イオン半径 [医学] (イオンを球形とみなしたときの半径).
i. reaction イオン反応.
i. regulation イオン調節 [医学].
i. selectivity イオン選択性 [医学].
i. strength イオン強度 [医学].
i. theory イオン説 [医学] (水溶液における化合物は2個以上のイオンに電離し, 正負の電荷を示す).
i·on·i·dine [aiɑ́nidin] ヨーニジン $C_{19}H_{25}N_4O_4$ (ケシ科ハナビシソウの根にあるアルカロイドで, 弱催眠作用がある).
i·on·im·e·ter [àiənímitər] イオニメーター (電離箱 ionization chamber を備えて放射線を受け, それにある金属箔の移動度を拡大鏡により観察して, 放射線量を測る器具).
i·o·ni·um (Io) [aióuniəm] イオニウム [医学].
i·on·i·za·tion [àiənizéiʃən] イオン化 [医学], 電離, = electrolytic dissociation.
i. chamber ①電離箱 [医学] (気体が電離性放射線によって, 電離される度合を測る装置), = ion chamber. ②電離〔計数〕箱 (ベータ線を測定する装置).
i. constant イオン化定数 (電子衝撃によるイオン化の場合, その効率は電子のエネルギーとイオン化電圧の差に比例するが, この比例定数をいう), イオン定数 [医学], 電離定数.
i. current イオン電流 [医学], 電離電流, イオン化電流.
i. energy イオン化エネルギー (イオン化ポテンシャルのこと).
i. exponent イオン指数 [医学].
i. gauge 電離計.
i. isomerism イオン化異性.
i. loss 電離損失.
i. potential イオン化電位 [医学], 電離電圧, 電離電位 (原子から電子が脱出し得る最低電位).
i. power 電離能 (放射線が標準状態, すなわち0°C, 1 atm の空気中で, 単位距離を通過する間に生ずる正負イオンの組の数).
i. series イオン化列.
i. survey meter 電離箱式サーベイメータ [医学].
i. tendency イオン化傾向 [医学].
i·on·ize [áiənaiz] イオン化する, 電離する.
ionized atom イオン化原子 (電子の一部が原子から離れイオン化した原子).

ionized electrode イオン化電極〔医学〕.

i·on·iz·ing [áiənaiziŋ] イオン化する，電離する.

  i. gas 電離気体.

  i. radiation 電離〔性〕放射線〔医学〕.

  i. ray 電離線.

i·on·o·col·or·im·e·ter [àiənəkʌlərímitər] イオン比色計（溶液中のイオン酸性度を測定する器械）.

i·on·o·gen [áiənədʒən] イオン発生体. 形 ionogenic.

i·on·o·gram [áiənəgræm] イオノグラム（体液中に存在する各種イオンの組成を表すもの）.

i·o·nom·e·ter [àiənámitər] 放射線量計，イオン化線量計〔医学〕（放射線による空気の電離に基づいて，放射線量を測定する器械）.

i·o·none [áiənoun] イオノン〔医学〕（テルペンの一種で，ベンゼン核にある二重結合の位置によってαおよびβの2異性体に区別される．アメヤ科のイチハツ［鳶尾］根にあるイロンの異性体で，スミレの色および香をもつので，人造エキスとして香水の製造に代用される），= irisone.

i·on·o·phore [aiánəfɔ:r] イオノフォア，イオン抱合体〔医学〕，イオン透過担体（イオンと複合体を形成して，膜透過させる化合物または物質）.

i·on·o·pho·re·sis [aiànəfərí:sis] イオン電気導入〔法〕，イオン浸透療法（特定の薬剤を平流電気によって皮膚または粘膜を通して痛みのないように体内に導く電気療法），= iontophoresis.

i·on·o·phor·o·gram [aiànəfɔ́:rəgræm] イオン泳動描写図.

i·on·o·phose [áiənəfouz] 紫光点自覚症，= violet phose, purple phose.

i·on·o·scope [aiánəskoup] イオノスコープ（酸化窒素気体中の酸性またはアルカリ性不純物の混入を検出する器械）.

i·on·o·sphere [aiánəsfiər] 電離層（大気の上層で，著しい電離を起こすため，電波を反射する層）.

i·on·o·ther·a·py [àiənəθérəpi] ① イオン療法，= iontotherapy. ② 紫外線療法.

ionotropic receptor イオンチャネル型受容体.

i·on·ther·a·py [àiənθérəpi] イオン療法，電離療法，= iontotherapy.

i·on·to·pho·re·sis [aiàntoufərí:sis] イオン導入法〔医学〕，= ionophoresis.

i·on·to·pho·ret·ic [aiàntəfərétik] イオン泳動の〔医学〕.

i·on·to·quan·tim·e·ter [aiàntəkwantímitər] 放射線量計（電離量から放射線量を測定する装置），= ionometer.

i·on·to·ra·di·om·e·ter [aiàntərèidiámitər] イオンラジオメータ（放射線量計），= ionometer.

i·on·to·ther·a·py [aiàntəθérəpi] イオン療法（電流により薬物イオンを組織に導入する治療法）.

i·o·pam·i·dol [àiəpǽmidɔ:l] イオパミドール $C_{17}H_{22}I_3N_3O_8$: 777.09（有機ヨウ素系，水溶性X線造影剤）.

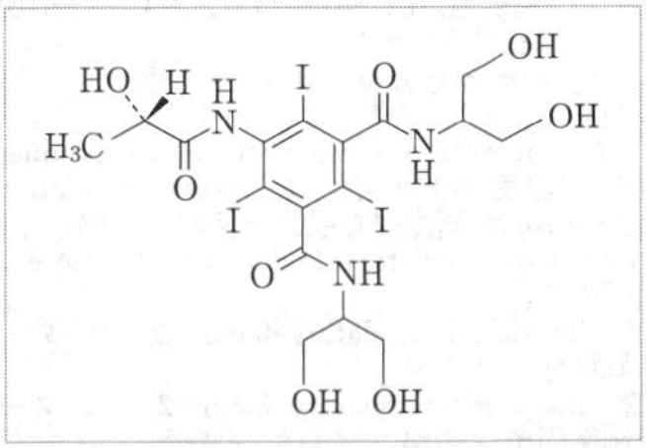

i·o·pa·no·ic ac·id [àioupənóuik ǽsid] イオパノ酸 化 (*RS*)-2-(3-amino-2,4,6-triiodobenzyl)butanoic acid $C_{11}H_{12}I_3NO_2$: 570.93（有機ヨウ素系X線造影剤）.

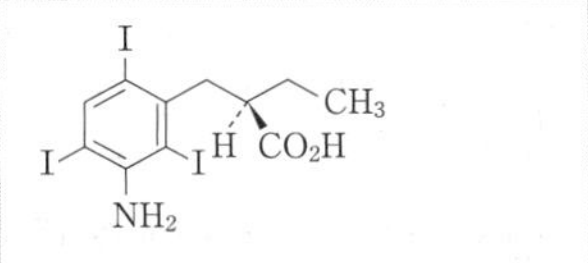

および鏡像異性体

i·o·phen·dy·late (injection) [àiəféndileit] ヨウフェンジレート（ヨーフェンジラート）化 ethyl-10-(*p*-iodophenyl) undecylate（脊髄撮影用），= ethiodan, myodil, pantopaque.

i·o·pho·bia [àioufóubiə] 毒物恐怖症，= toxicophobia.

i·o·pro·pane [àioupróupein] イオプロパン，= iothion.

i·o·sorp·tol [àiousɔ́:ptɔ:l] アイオソルプトル（蜜様の化合物で皮膚病および獣医学薬品）.

i·o·ta, ι [aióutə] イオタ（ギリシャ語アルファベット第9字）.

i·o·ta·ci·sm [aióutəsizəm] イ列発音不全〔医学〕，イ列構音障害（ギリシャ文字イオタ ι，または英語のeの音を他の母音に代えて過度に用いる発音癖）.

iotalamic acid イオタラム酸 化 3-acetylamino-2,4,6-triiodo-5-(methylaminocarbonyl)benzoic acid $C_{11}H_9I_3N_2O_4$: 613.91（有機ヨウ素系X線造影剤）.

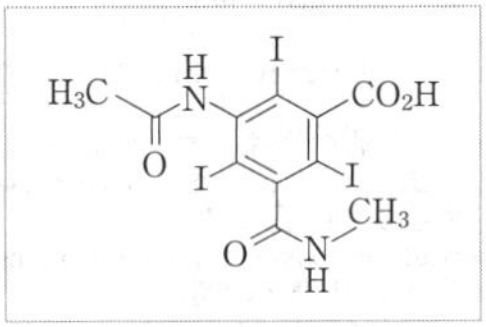

i·o·te·rpin [aióutəpin]（テルピンとヨウ素の化合物），= iodoterpin.

i·o·tha·lam·ic ac·id [àiouθəlǽmik ǽsid] ヨータラム酸 化 5-acetamido-2,4,6-triiodo-*N*-methylisophthalamic acid（X線造影剤）.

i·o·thi·on [àiouθáiən] イオチオン 化 1,3-diiodo-2-hydroxypropane $CH_2ICH(OH)CH_2I$（黄色油状液体の有機ヨウ素化合物で，香油といっしょに点鼻薬として鼻炎や咽頭炎に使用），= diiodhydrin, iodazone.

i·o·thi·o·nol [àiouθáiənɔ:l] イオチオノール（iothion の25%油状溶液で獣医用）.

i·o·thi·o·u·ra·cil so·di·um [àiouθàiəjú:rəsil sóudiəm] イオチオウラシルナトリウム 化 sodium 5-iodo-2-thiouracil，= itrumil sodium.

iotroxic acid イオトロクス酸 化 3,3′-(3,6,9-trioxaundecanedioyl)diiminobis(2,4,6,-triiodobenzoic acid) $C_{22}H_{18}I_6N_2O_9$: 1215.81（有機ヨウ素系X線造影剤）.（→ 構造式）

IP ① incisoproximal 切端および近位壁のの略. ② infusion intravenous pyelography 静脈性腎盂造影〔法〕の略. ③ iso-tachophoresis 細管式等速電気泳動法の略.

IP, ip ① intraperitoneal 腹腔内のの略. ② isoelectric point 等電点の略.

IP$_3$ inositol-1,4,5-triphosphate イノシトール三リン酸の略.

IP joint interphalangeal joint 指節間関節.

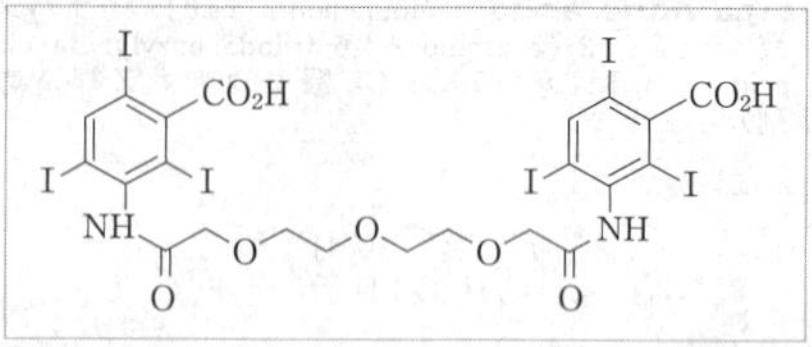

IPA independent practice association 無所属実地医家団体，独立診療団体の略.

IPAP inspiratory positive airway pressure 吸気時気道陽圧の略.

IPC *o*-isopropyl-*N*-phenyl carbamate の略(除草薬).

IPD intermittent peritoneal dialysis 間欠的腹膜透析法の略.

ip·e·cac [ípikæk] トコン(吐根)(アカネ[茜草]科植物の根茎で，去痰，催吐，アメーバ赤痢治療薬．臨床上重要な成分はエメチンおよびセファエリンと称するアルカロイドで，そのほか2，3のアルカロイドも含有されている)，= ipecacuanha，ipecac root.

i. alkaloid 吐根アルカロイド(セファエリン，エメチンなど).

i. and opium powder アヘン吐根散(アヘンおよび吐根をおのおの10%の含有量をもつ)，= pulvis ipecacuanhae et opii，Dover powder.

i. wine 吐根酒.

i·pec·a·mine [ipíkæmin] イペカミン $C_{25}H_{26}(OCH_3)_3N_2(OH)$ (アカネ科植物 ipecac の根にある苦味アルカロイドで，psychotrine の異性体).

IPF idiopathic pulmonary fibrosis 特発性肺線維症の略.

IPH idiopathic pulmonary hemosiderosis 特発性肺血鉄症の略.

ipho [ipɔː] (矢毒の意味を表すマレー語).

IPNPB intermittent positive negative pressure breathing 間欠的陽圧陰圧呼吸の略.

IPNPV intermittent positive negative pressure ventilation 間欠的陽圧陰圧換気の略.

ip·o·mea [aipóumiə] イポメア，= ipomoea.

Ip·o·moe·a [àipoumíːə] サツマイモ属(ヒルガオ科 *Convolvulaceae* の一属).

I. aquatica ヨウサイ.

I. batatas サツマイモ(サツマイモデンプンの原料植物)，= sweet potato.

I. nil アサガオ，= Japanese morning glory.

I. purpurea マルバアサガオ，= common morning glory.

ip·o·moe·a [àipoumíːə] イポミア(ヒルガオ科植物の根茎を乾燥した下薬)，= ipomica，Orizaba jalap root，Mexican scammony root.

i. resin イポミア樹脂(主成分はヤラピノリン酸のメチル五炭糖および配糖体で，峻下薬)，= resina ipomoeae.

ip·o·moe·in [àipoumíːin] イポメイン $C_{78}H_{132}O_{36}$ (ヒルガオ科植物 *Ipomoea pandurata* の根にある配糖体).

IPPA I (inspection)，P (palpation)，P (percussion)，A (auscultation) 視診・触診・打診・聴診の略.

IPPB intermittent positive pressure breathing 間欠〔的〕陽圧呼吸の略.

IPPF International Planned Parenthood Federation 国際家族計画連盟の略.

IPPV intermittent positive pressure ventilation 間欠的陽圧換気の略.

ipratropium bromide イプラトロピウム臭化物 $C_{20}H_{30}BrNO_3 \cdot H_2O$: 430.38 (イプラトロピウム臭化物水和物．副交感神経遮断薬，気管支拡張薬，トロパ酸アミノアルコールエステル系(第四級アンモニウム)鼻炎治療薬．気管支喘息，慢性気管支炎，肺気腫の気道閉塞性障害に基づく呼吸困難に対して用いられる).

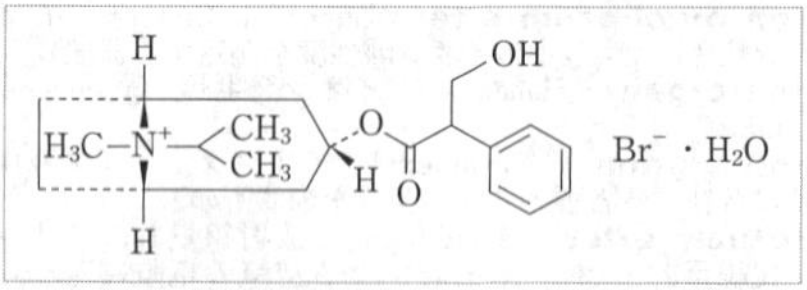

ip·ro·ni·a·zid [ìprənáiəzid] イプロニアジド(MAO阻害薬としてうつ病に使用．isoniazid の誘導体で初めは抗結核薬として開発されたが毒性が強いため，この目的では使われていない).

ip·ro·ni·da·zole [ìprənáidəzoul] イプロニダゾール ㊥ 2-isopropyl-1-methyl-5-nitroimidazole (抗原虫薬).

iPS cell induced pluripotent stem cell 人工多能性幹細胞の略.

ip·sa·tio [ipséiʃiou] 自己快感，手淫，= ipsation.

IPSID immunoproliferative small intestinal disease リンパ増殖性小腸症の略.

ip·si·lat·er·al [ipsilǽtərəl] 同側の(患側と同側の意味で，contralateral に対立していう)，= ipselateral，ipsolateral.

i. flexor 同側屈筋.

i. hemiplegia 同側性片麻痺 [医学].

i. reflex 同側性反射.

ip·sism [ípsizəm] 手淫，= ipsismus.

IPSP inhibitory postsynaptic potential 抑制性シナプス後電位の略.

ip·ur·a·nol [ipjúrənɔːl] イプラノール $C_{27}H_{45}O{=}C_6H_{11}O_5$ (ヒルガオ科 *Ipomoea purpurea* の茎の配糖体で，フィトステロールに属するシトステロール-*d*-グルコシド).

IPV inactivated poliovirus vaccine 不活性化ポリオウイルスワクチンの略.

IQ intelligence quotient 知能指数の略.

IR ① inspiratory reserve 吸気予備量の略. ② internal resistance 内部抵抗の略.

IR image inversion recovery image 反転回復像(IR像).

Ir iridium イリジウムの元素記号(原子番号77，原子量192.99，質量数191，193，原子価3,4).

Ir gene Ir 遺伝子，= immune response gene.

i·ral·gia [irǽldʒiə, ai-] 虹彩痛，= iridalgia.

i·ras·ci·bil·i·ty [iræsibíliti] 怒りやすい気質，〔病的〕短気 [医学]，= choleric. 形 irascible.

i·ras·ci·ble [irǽsibl] 易怒性 [医学]，= iracible.

IRB institutional review board 治験審査委員会，倫理調査委員会，病院(研究所)調査委員会の略.

IRCU intensive respiratory care unit 呼吸疾患集中治療部の略(特殊な ICU の一つで，呼吸不全の患者を主として取り扱う).

IRD idiopathic respiratory distress 特発〔性〕呼吸困難(窮迫)の略.

IRDS ① idiopathic respiratory distress syndrome 特発性呼吸窮迫症候群の略. ② infantile respiratory distress syndrome 新生児呼吸窮迫症候群の略.

IRF interferon-regulatory factor インターフェロン制御因子の略.

IRF-1 interferon-regulatory factor-1 インターフェロン制御因子-1 の略.

IRF-2 interferon-regulatory factor-2 インターフェロン制御因子-2 の略.

IRI immunoreactive insulin 免疫〔反応性〕インスリンの略.
i·ri·col·or [íriкʌlər, ái–] 虹彩色.
irid– [irid] 虹彩に関する接頭語, = irido–.
Ir·i·da·ce·ae [ìridéisii:] アヤメ科.
ir·i·da·de·no·sis [ìridædinóusis, ái–] 虹彩腺症.
ir·id·ae·mia [ìridí:miə, ài–] 虹彩出血, = iridemia.
ir·i·dal [íridəl] 虹彩の, = iridian, iridial.
ir·id·al·gia [ìridǽlʤiə, ài–] 瞳痛, 虹彩痛, = iralgia.
i·ri·date [írideit] イリジウム塩.
ir·id·aux·e·sis [ìridɔ:ksí:sis] 虹彩肥大, 虹彩膨出, = iridoncus, iridoncosis.
ir·i·da·vul·sion [ìridəvʌ́lʒən] 虹彩切除, 虹彩摘出, = iridoavulsion.
ir·i·dec·tome [iridéktoum] 虹彩刀.
ir·i·dec·to·me·so·di·al·y·sis [ìridèktəmì:soudaiǽlisis] 虹彩切除内縁離断(虹彩内縁癒着の離断切除法により人工瞳孔をつくる方法).
ir·i·dec·to·my [ìridéktəmi] 虹彩切除術(部分的)〔医学〕, = iridectomia.
ir·i·dec·tro·pi·um [ìridektróupiəm] 虹彩外反, = eversion of iris.
ir·i·del·co·sis [ìridelkóusis] 虹彩潰瘍, = ulceration of iris.
ir·id·e·mia [ìridí:miə, ài–] 虹彩出血〔医学〕, = iridaemia.
ir·i·den·clei·sis [ìridenkláisis] 虹彩はめ込み〔術〕〔医学〕, 虹彩結合術(角膜切創に虹彩の小片を絞扼して人工虹彩をつくる方法), = iridodesis.
ir·i·den·tro·pi·um [ìridəntróupiəm] 虹彩内反, = iridentropy, inversion of iris.
ir·i·der·e·mia [ìridərí:miə] 無虹彩〔症〕〔医学〕, = iridosteresis.
ir·i·des [íridi:z] (iris の複数).
ir·i·des·cence [ìridésəns, ài–] 真珠光〔医学〕, 真珠光沢(鉱物の内部または表面にみられる虹様の色). 形 iridescent.
iridescent virus (イリドウイルス科のウイルス).
iridescent vision 暈色視, = halo vision.
ir·id·e·sis [ìridí:sis, ài–] 虹彩結合術, 虹彩移動術(角膜の切創に虹彩の一片を結合して新虹彩をつくる方法), = iridodesis.
ir·id·i·ag·no·sis [ìridàiəgnóusis] 虹彩診断法, = iridodiagnosis.
iridial angle 虹彩角, = angulus iridis.
iridial fold 虹彩ヒダ.
iridial part of retina [TA] 網膜虹彩部, = pars iridica retinae [L/TA].
i·rid·i·an [irídiən] 虹様の, 虹彩の, = iridial.
i·rid·ic [irídik] 虹彩の.
i. acid イリス酸 $C_{16}H_{12}O_5$ (アヤメ科イチハツ〔鳶尾〕の根から得られる酸).
ir·i·din [íridin] イリジン $C_{24}H_{26}O_{13}$ (アヤメ科 *Iris* 属植物根に存在する isoflvone-glucoside で, 利胆・瀉下薬). → irigenin.
ir·i·dine [íridin] イリジン(ニジマスに存在するプロタミン).
i·rid·i·um (Ir) [irídiəm] イリジウム(硬質の白金属元素で, 原子番号77, 元素記号 Ir, 原子量192.99, 質量数191, 193, 原子価3,4).
i. ammonium bromide 臭化イリジウムアンモニウム $2NH_4Br$–1rBr4 (暗青色), = ammonium bromoiridate.
i. potassium chloride 塩化イリジウムカリウム $IrCl_4$–2KCl (暗赤色), = potassium chloriridate.
i. sesquioxide 三二酸化イリジウム Ir_2O_3.
i. triiodide 三ヨウ化イリジウム IrI_3.
ir·i·di·za·tion [ìridizéiʃən] 虹輪(緑内障患者が光線を見るとき, 光源の周囲に暈色を認める現象).
irido– [iridou, –də] 虹彩に関する接頭語, = irid–.
ir·i·do·a·vul·sion [ìridouəvʌ́lʒən] 虹彩切除, = iridavulsion.
ir·i·do·cap·su·li·tis [ìridoukæpsjuláitis] 虹彩水晶体嚢炎.
ir·i·do·cele [íridəsi:l] 虹彩脱出〔医学〕.
ir·i·do·cer·a·ti·tis [ìridousì:rətáitis] = iridokeratitis.
ir·i·do·cho·r(i)o·id·i·tis [ìridoukɔ̀:r(i)ouaidáitis] 虹彩脈絡膜炎〔医学〕.
ir·i·do·cin·e·sia [ìridousiní:siə] = iridokinesia.
ir·i·do·col·o·bo·ma [ìridoukɑ̀louboumə] 虹彩欠損〔症〕〔医学〕.
ir·i·do·con·stric·tor [ìridoukɑnstríktər] ① 虹彩括約筋. ② 縮瞳薬.
iridocorneal angle [TA] 虹彩角膜角(前房縁角膜と虹彩とのなす角), = angulus iridocornealis [L/TA].
iridocorneal endothelial syndrome 虹彩角膜内皮症候群.
iridocorneal syndrome 虹彩角膜症候群.
ir·i·do·cor·ne·o·scle·ro·to·my [ìridoukɔ̀:niouskliərɑ́təmi] 虹彩角膜強膜切開術.
ir·i·do·cy·clec·to·my [ìridousaikléktəmi] 虹彩毛様体切除〔術〕〔医学〕.
ir·i·do·cy·cli·tis [ìridousaikláitis] 虹彩毛様体炎〔医学〕, = iritis.
i. diffusa acuta 急性びまん性虹彩毛様体炎.
i. fibrosa 線維性虹彩毛様体炎.
i. nodosa 結節性虹彩毛様体炎.
i. plastica 増殖性虹彩毛様体炎.
i. purulanta 化膿性虹彩毛様体炎, = iridocyclitis suppurativa.
i. serosa 漿液性虹彩毛様体炎.
i. sympathica 交感性虹彩毛様体炎.
ir·i·do·cy·clo·cho·roid·i·tis [ìridousàikloukɔ:rɔidáitis] 虹彩毛様体脈絡膜炎.
ir·i·do·cys·tec·to·my [ìridousistéktəmi] 虹彩形成術(Knapp 手術).
ir·i·do·cyte [irídəsait] 暈色細胞(冷血動物の結合組織にある細胞で, 魚類の皮膚に虹色を与えるもの).
ir·i·dod·e·sis [ìridɑ́disis] 虹彩結合術, = iridesis.
ir·i·do·di·ag·no·sis [ìridoudàiəgnóusis] 虹彩診断法(虹彩の色, 形, 変化などをみる), = iridiagnosis.
ir·i·do·di·al·y·sis [ìridoudaiǽlisis] 虹彩離断〔医学〕.
ir·i·do·di·as·ta·sis [ìridoudaiǽstəsis] 虹彩離解(虹彩辺縁部の欠損).
ir·i·do·di·la·tor [ìridoudailéitər] ① 散瞳筋. ② 散瞳薬.
ir·i·do·do·ne·sis [ìridoudouní:sis] 虹彩振戦, 虹彩振とう(盪)〔医学〕, 虹彩動揺, = hippus.
ir·i·do·ec·to·my [ìridouéktəmi] 虹彩切除術(白内障において炎症性滲出物により, 瞳孔が閉鎖したときに虹彩の一部を切除する手術).
ir·i·do·ker·a·ti·tis [ìridoukèrətáitis] 虹彩角膜炎〔医学〕.
ir·i·do·ki·ne·sia [ìridoukainí:siə] 虹彩動揺, 虹彩伸縮, = iridokinesis.
ir·i·do·ki·ne·sis [ìridoukainí:sis] 虹彩運動〔医学〕.
ir·i·do·ki·net·ic [ìridoukainétik] 虹彩運動の, = iridomotor.
ir·i·do·lep·ty·nsis [ìridouleptínsis] 虹彩萎縮.

ir·i·dol·o·gy [ìridálədʒi] 虹彩学(全身病における虹彩の異常を学ぶ学問).
ir·i·dol·y·sis [ìridálisis] 虹彩剥離.
ir·i·do·ma·la·cia [iridouməléiʃiə] 虹彩軟化〔症〕〔医学〕.
ir·i·do·me·di·al·y·sis [ìridoumidaiǽlisis] 虹彩内縁癒合剥離術, = iridomesodialysis.
ir·i·do·mes·o·di·al·y·sis [ìridoumèsoudaiǽlisis] 虹彩内縁癒合剥離術.
ir·i·do·mo·tor [ìridoumóutər] 虹彩運動の, = iridocinetic.
ir·i·don·co·sis [ìridaŋkóusis] 虹彩膨出(ぶどう膜腫), = iridonkosis, staphyloma uveale.
ir·i·don·cus [ìridáŋkəs] 虹彩腫瘍.
ir·i·don·ko·sis [ìridaŋkóusis] 虹彩膨出(ぶどう膜腫), = iridoncosis, staphyloma uveale.
ir·i·do·par·al·y·sis [ìridoupərǽlisis] 虹彩麻痺〔医学〕.
ir·i·do·pa·rel·ky·sis [ìridoupərélkisis] (虹彩脱による瞳孔の人工的転位).
ir·i·do·pa·re·sis [ìridoupərí:sis] 虹彩不全麻痺.
ir·i·dop·a·thy [ìridápəθi] 虹彩病.
ir·i·do·per·i·pha·ci·tis [ìridoupèrifəsáitis] 虹彩水晶体嚢炎, = iridoperiphakitis.
ir·i·do·per·i·sphinx·is [ìridoupèrisfíŋksis] 虹彩色素過多症.
ir·i·do·pla·nia [ìridoupléiniə] 虹彩振戦, = hippus.
ir·i·do·plas·ty [ìridouplǽsti] 虹彩形成〔医学〕.
ir·i·do·ple·gia [ìridouplí:dʒiə] ① 瞳孔強直症. ② 虹彩〔括約筋〕麻痺〔医学〕.
ir·i·dop·sia [ìridápsiə] 虹視症〔医学〕.
ir·i·dop·to·sis [ìridaptóusis] 虹彩脱出〔医学〕.
ir·i·do·pu·pil·lary [ìridoupjú:piləri] 虹彩瞳孔の.
i. lamina 虹彩瞳孔板.
ir·i·dor·rhex·is [ìridəréksis] 虹彩破裂, 虹彩断裂〔医学〕, 虹彩離断.
ir·i·dos·chi·sis [ìridáskisis] 虹彩欠損症, 虹彩分離〔医学〕.
ir·i·do·schis·ma [ìridouskízmə] (虹彩欠損症), = iridocoloboma.
ir·i·do·scle·rot·o·my [ìridouskliərátəmi] 虹彩強膜切開術(緑内障療法として).
ir·i·do·scope [írídəskoup] 虹彩鏡〔医学〕(眼球内部を診察する器械).
ir·i·dos·co·py [ìridáskəpi] 虹彩鏡検査〔法〕〔医学〕.
ir·i·do·sis [ìridóusis] 虹彩結合術, = iridesis.
ir·i·do·sky·rin [ìridouskáirin] イリドスカイリン(黄変米にみられる明赤色色素で, *Penicillium islandicum* によりつくられる).
ir·i·dos·mine [ìridásmin] イリドスミン(オスミリジウムともいい, 天然産の白金属元素の合金で, だいたい Ir 40%, Os 17～45% を含む), = osmiridium.
ir·i·do·ster·e·sis [ìridoustərí:sis] 無虹彩〔症〕, 虹彩欠損症, = irideremia.
ir·i·dot·a·sis [ìridátəsis] 虹彩拡張術(緑内障において虹彩切開の代わりに虹彩を伸展し, 結膜下の切創内に埋没する方法で, これとともに辺縁部の一部を切除して排液を増進させる手術を虹彩結合術 iridencleisis という. Borthen).
ir·i·do·tome [írídətoum] 虹彩切開刀〔医学〕.
ir·i·dot·o·my [ìridátəmi] ① 虹彩切開術〔医学〕. ② 瞳孔形成術, = iridotomia.
ir·i·dot·ro·mos [ìridátrəməs] 虹彩振戦, = hippus, iridotromus.
ir·i·do·val·o·sis [ìridouvəlóusis] 卵形瞳孔〔症〕.
Ir·i·do·vi·ri·dae [ìridouvíridi:] イリドウイルス科(主に昆虫に感染するウイルスを含むほか, 魚類に感染する種は水産業上問題となることがある).
ir·i·gen·in [ìridʒénin] イリゲニン ㊗ 5,7,3′-trihydroxy-6,4′,5′-trimethoxyflavone $C_{18}H_{16}O_8$ (ヨーロッパ産アヤメ科植物ニオイイリスの根茎にある淡黄色配糖体).
I·ris [áiris] アヤメ属(アヤメ科 *Iridaceae* の一属).
I. ensata ハナショウブ〔花菖蒲〕.
I. sanguinea アヤメ.
i·ris [áiris] [L/TA] ① 虹彩, = iris [TA]. ② 絞り. ③ アヤメ(植物). 複 irides.
i. atrophy 虹彩萎縮〔医学〕.
i. bicolor 虹彩二色.
i. block glaucoma 虹彩ブロック緑内障〔医学〕.
i. bombata 膨隆虹彩, = iris bombé.
i. bombé 膨隆虹彩.
i. collarette 虹彩小環, = iris frill.
i. coloboma 虹彩欠損〔医学〕.
i. contraction reflex 虹彩収縮反射, = pupillary reflex.
i. dehiscence 過剰虹彩裂開.
i. diaphragm 虹彩遮光装置〔医学〕, アイリス絞り.
i. diastasis 虹彩離開, = iridodiastasis.
i. forceps 虹彩ピンセット〔医学〕.
i. frill 虹彩襞縁(毛様体小帯), = cilliary zonule.
i. gibbera 膨隆虹彩.
i. hook 虹彩鉤〔医学〕.
i. needle 虹彩針〔医学〕.
i.-nevus syndrome 虹彩-母斑症候群.
i. oil イリス油(香料).
i. pearl 虹彩真珠〔医学〕.
i. pigment 虹彩色素(ウシ虹彩から得られる色素で, 水に混ぜて虹彩混濁部に入墨を行うために用いる).
i. prolapse 虹彩脱〔医学〕.
i. scissors 虹彩鋏〔医学〕.
i. shadow 虹彩〔投〕影.
i. spatula 虹彩スパーテル.
i. versicolor 異虹彩症.
i. violet アヤメバイオレット, = amethyst violet.
Irish moss アイルランドゴケ, = carragheen.
i·ris·op·sia [àirisóupiə] 虹視症(眼圧上昇による光分散像), = halo vision.
i·rit·ic [airítik] 虹彩炎性の.
i·ri·tis [airáitis] 虹彩炎〔医学〕, = iridocyclitis.
i. catamenialis 月経期虹彩炎.
i. cum hypopyoni 前房蓄膿性虹彩炎.
i. glaucomatosa 緑内障性虹彩炎.
i. papulosa 丘疹性虹彩炎.
i. recidivans staphylococco-allergica 回帰性前房蓄膿, = recurrent hypopyon.
iritic glaucoma 虹彩炎性緑内障, = glaucoma iritidis.
i·rit·o·my [airítəmi] 虹彩切開術, = iridotomy.
IRMA immunoradiometric assay イムノラジオメトリックアッセイ, 免疫放射定量法の略.
i·ron (Fe) [áiən] 鉄(原子番号26, 元素記号 Fe, 原子量55.847, 質量数54, 56～58, 比重7.85～7.88の金属元素で, 自然には広く存在し, 生体組織, 特に血色素の主要成分. 低色素性貧血の治療に用いられる. 化合物としては2価の第一鉄 ferrous および3価の第二鉄 ferric の2種がある. 外用としては収斂, 止血作用を示す), = ferrum.
i. acetate 酢酸鉄 $Fe(C_2H_3O_2)_3$.
i. adenylate アデニル酸鉄, = ironyl.
i. albuminate タンパク鉄.
i. alginate アルギン酸鉄(補血剤), = algiron.
i. alum 鉄ミョウバン $M^IFe(SO_4)_2$-$12H_2O$ (M^I=K,

NH_4, Rb, Cs, Tl)(淡紫色,等軸晶系の結晶,媒染剤).
i. ammonium sulfate 硫酸鉄アンモニウム $(NH_4)_2SO_4FeSO_4$.
i. and ammonium citrate クエン酸鉄アンモニウム.
i. and arsenic pill ヒ鉄丸.
i. arsenate ヒ酸第一鉄 $Fe_3(AsO_4)_2 \cdot 6H_2O$.
i. arsenite 亜ヒ酸第一鉄 $4Fe_2O_3As_2O_3 \cdot 5H_2O$.
i. ascorbate アスコルビン酸鉄, = iron cevitamate.
i. bacteria 鉄細菌, 鉄バクテリア〔医学〕(亜酸化塩を酸化して酸化鉄にしてエネルギーが得られる細菌).
i. binding capacity (IBC) 鉄結合能〔医学〕.
i. binding protein 鉄結合タンパク質.
i. black 鉄黒〔医学〕.
i. blue 紺青〔医学〕.
i. cacodylate カコジル鉄 $Fe[(CH_3)_2AsO_2]_3$.
i. carbonate springs 炭酸鉄泉(鉱泉1kg中にFe 10mg以上と, ヒドロ炭酸 HCO_3 とを含み, 重炭酸亜酸化鉄 $Fe(HCO_3)_2$ を主成分とするもの).
i. carbonyl 鉄カルボニル〔医学〕(① 鉄五カルボニル $Fe(CO)_5$. =iron pentacarbonyl. ② 鉄九カルボニル $Fe_2(CO)_9$. =iron nonacarbonyl, i. enneacarbonyl. ③ 鉄四カルボニル $Fe_3(CO)_{12}$. =iron tetracarbonyl).
i. cement 鉄セメント〔医学〕.
i. cevitamate = iron ascorbate.
i. chelaor 鉄キレート剤.
i. chelate 鉄キレート〔医学〕.
i. chloride 塩化第二鉄 $FeCl_3$.
i. citrate クエン酸第二鉄 $Fe_2(C_6H_5O_7)_2 \cdot 6H_2O$.
i. citrate green クエン酸鉄アンモニウム酢酸塩(クエン酸鉄アンモニウムの酢酸塩).
i. deficiency 鉄欠乏症〔医学〕, = sideropenia.
i. deficiency anemia 鉄欠乏性貧血〔医学〕(鉄の供給が生体の需要を下回ったときに生じる. 慢性の出血, 胃全摘などのほか成長期, 妊娠時などにもみられ女性に多い. 血清鉄が低値で小球性低色素性貧血を呈し, 嚥下困難(Plummer-Vinson 症候群), スプーン状爪などの症状がある. 鉄剤の経口投与で治療する), = hypoferric anemia.
i.-deficiency hypochromic anemia 鉄欠乏性低色〔素〕性貧血〔医学〕.
i.-dextran complex 鉄・デキストラン複合体〔医学〕, デキストラン鉄錯塩.
i. enzyme 含鉄酵素.
i. gluconate グルコン酸第一鉄 $[CH_2OH(CHOH)_4COO]_2Fe \cdot 2H_2O$.
i. glycerophosphate グリセロリン酸鉄 $(CH_2OHCHOHCHOPO_3)_3Fe_2$.
i.-hard tumor 鋼鉄腫瘍, = Riedel struma.
i. hematoxylin 鉄ヘマトキシリン. → hematoxylin.
i. hematoxylin method 鉄ヘマトキシリン法.
i. hydroxide 水酸化鉄〔医学〕$Fe(OH)_3$.
i. hypophosphite 次亜リン酸第一鉄 $Fe(H_2PO_2)_3$.
i. index 鉄指数(血中鉄の指数で, 全含有量を赤血球の百乗数で除して得られ, 正常値は8〜9).
i. iodate ヨウ素酸第二鉄 $Fe_2O_32I_2O_5 \cdot 8H_2O$.
i. iodide ヨウ化第一鉄, 亜ヨウ化鉄 $FeI_2 \cdot 4H_2O$.
i. isotope 鉄同位体〔医学〕.
i. lactate 乳酸鉄 $Fe(C_3H_5O_3)_2$-$3H_2O$.
i. line 鉄沈着線.
i. liver 肝鉄症.
i. lung 鉄の肺〔医学〕(灰白髄炎の延髄麻痺型患者に用いるタンク式人工呼吸器), = Drinker respirator.
i. metabolism 鉄代謝〔医学〕.
i. meteorite 隕鉄〔医学〕(鉄ニッケルを主成分とする).
i. modulus 鉄率(セメント).
i. mordanting 鉄媒染〔医学〕.
i. mould 鉄菌(第一鉄塩を含む水に発生する赤褐色糸状菌).
i. nephrotoxicity 鉄腎毒性〔医学〕.
i. number 鉄数(親水性のコロイド増感作用の強弱を表す数値).
i. overload 鉄過剰〔医学〕.
i. oxalate シュウ酸第二鉄 $FeC_2O_4 \cdot H_2O$.
i. oxide 酸化鉄〔医学〕.
i. oxide black 黒色酸化鉄 ㊗ ferroferric oxide Fe_3O_4, = ethiopsiron.
i. oxide magnetic = iron oxide black.
i. oxide pigment 酸化鉄顔料〔医学〕.
i. oxide red 赤色酸化鉄〔医学〕 ㊗ ferric oxide Fe_2O_3 (ベニガラ, ベンガラ), = rubigo, ferrugo, colcothar, vitriol red.
i. perchloride (塩化第二鉄), = ferric chloride.
i. persulfate 硫酸第二鉄, = ferric sulfate.
i. pheophytin (クロロフィル分子のマグネシウムが鉄により置換された化合物).
i. phosphate リン酸鉄 $Fe_3(PH_4)_2$-$8H_2O$, $FePO_4$-$2H_2O$.
i. phosphide リン化鉄, = ferrous phosphide.
i. plasma clearance 血漿鉄消失〔医学〕, プラスマ鉄消失〔医学〕.
i. plaster 鉄剤硬膏(水酸化第二鉄, オリーブ油, ブルガンジーマツ油, 単鉛硬膏とからつくったもので, 筋痛または関節痛に用いる), = strengthening plaster.
i.-porphyrin protein 鉄ポルフィリンタンパク質(ヘモグロビン, シトクロム, ムトクロム酸化酵素などの総称).
i.-porphyrin-protein enzymes 鉄ポルフィリンタンパク酵素.
i. printing process 鉄印画法〔医学〕.
i. proto-salts 第一鉄塩, = ferrous salts.
i. pyrite 黄鉄鉱(硫化鉄鉱).
i. pyrophosphate ピロリン酸第二鉄 $Fe_4(P_2O_7)_2$.
i., quinine and strychnine elixir 鉄・キニーネ・ストリキニンエリキシル(クエン酸塩化鉄チンキ, 塩化キニーネ, 硫酸ストリキニンを主剤としたもの), = eIQS.
i., quinine and strychnine phosphates elixir リン酸鉄・リン酸キニーネ・リン酸ストリキニンエリキシル(水溶性リン酸鉄35, リン酸キニーネ5, リン酸ストリキニン250mgを主剤としたもの), = eIQS phosphates.
i. radioisotope 放射性鉄〔医学〕.
i. resorption test 鉄吸収試験〔医学〕.
i. salt 鉄塩〔医学〕.
i. sesquioxide (赤色酸化鉄), = iron oxide red.
i. springs 鉄泉(鉱泉1kg中に鉄イオン10mg以上を含有するもの).
i. stain さびじみ(錆染み)〔医学〕.
i. storage 貯蔵鉄.
i.-storage disease 鉄蓄積(沈着)症(ヘモクロマトーシス, ヘモジデローシスなど).
i. store 鉄貯蔵〔医学〕.
i. subcarbonate 亜炭酸鉄(主として水酸化鉄からなる).
i. subsulfate 塩基性硫酸第二鉄 $Fe_4(SO_4)_5(OH)_2 \cdot 10H_2O$, = Monsel salt.
i. succinate コハク酸第一鉄.
i. sulfate 硫酸第一鉄 $FeSO_4 \cdot 7H_2O$, = green vitriol, copperas.
i. sulfide 硫化鉄〔医学〕(硫化第一鉄 FeS, 硫化第

二鉄 Fe_2S_3).
i.-sulfur protein 鉄-硫黄タンパク〔質〕.
i. tannate タンニン酸鉄(深紅色の鱗状または板状鉄剤).
i. tartar (酒石酸第一鉄カリウム), = ferrous potassium tartrate.
i. turnover rate 鉄代謝率〔医学〕.
i. utilization rate 鉄利用率〔医学〕.
i. valerianate 吉草酸第二鉄 $Fe_2(C_5H_9O_2)_6$.
i. vitriol (硫酸第一鉄), = ferrous sulfate.
i·rone [airóun] イロン(アヤメ科植物の油の成分で,スミレ(菫)の香をもつイオノンの異性体).
i·rot·o·my [irátəmi] 虹彩切開術, = iridotomy.
irradiated food 照射食品〔医学〕.
irradiated larvae 放射線照射幼虫.
irradiated milk 照射乳〔医学〕.
irradiating pain 放散痛〔医学〕.
ir·ra·di·a·tion [irèidiéiʃən] ① 照射〔法〕〔医学〕,放散(光線の). ② 光滲こうじん(発光体の大きさを実際よりは大きく見る心理的現象). ③ 拡延,放発(神経衝動が正常の伝導路以外に分散すること). ④ 光線療法. 形 irradiated.
i. cataract 放射〔線〕白内障〔医学〕, = glassblower's cataract, puddler's c..
i. chimera 放射線キメラ〔医学〕.
i. field 照射野〔医学〕.
i. hypothyroidism 放射線照射後甲状腺機能低下症〔医学〕.
i. pneumonitis 放射線肺臓炎〔医学〕(線維症), = irradiation fibrosis.
i. therapy 放射線療法〔医学〕.
i. ulcer 放射線潰瘍〔医学〕.
ir·rad·i·cal [irǽdikəl] 深く根ざした,固着した.
ir·ra·tion·al [irǽʃənəl] ① 非合理的な,無理の. ② 分別のない(高熱時の意識混乱についていう).
i. thinking 非合理的思考〔医学〕.
ir·re·cip·ro·cal [ìrisíprəkəl] 一方向きの.
i. conduction 一方向伝導.
i. permeability 一方向き透過性.
ir·re·du·ci·bil·is [ìridjù:sibílis] 非還納〔性〕の,整復不能の〔医学〕.
ir·re·duc·i·bil·i·ty [ìridjù:sibíliti] 整復不能〔医学〕.
ir·re·duc·i·ble [ìridjú:sibl] ① 整復不能の〔医学〕,非還納性の. ② 既約. 名 irreducibility.
i. fraction 既約分数.
i. hernia 不還納性ヘルニア,非還納性ヘルニア〔医学〕,整復不能ヘルニア.
ir·reg·u·lar [irégjulər] 不規則の〔医学〕,不整の, = irregularis [L].
i. agglutinin 不規則性凝集素(ABO 式血液型以外の各種血液型に反応する特異凝集素).
i. alloantibody 不規則同種抗体〔医学〕.
i. antibody 不規則抗体.
i. arrhythmia 不整脈〔医学〕.
i. articulation 不規則関節.
i. astigmatism 不正乱視〔医学〕.
i. bone [TA] 不規則骨, = os irregulare [L/TA].
i. contraction 不規則〔性視野〕狭窄〔医学〕.
i. dentin(e) 不規則象牙質〔医学〕.
i. flowers 不整正花(花被の大きさが不等な花).
i. gout 非定型痛風〔医学〕,不規則性痛風(非関節性痛風).
i. nystagmus 不規則眼振〔医学〕.
i. pulse 不整脈〔医学〕, = arhythmia.
i. pupil 瞳孔不整〔医学〕.
i. quadrilateral 不等辺四辺形.
i. reflection 乱反射(物体の表面が粗なとき,光がこれに当たって各方面に反射散乱される現象).
i. shedding of endometrium 子宮内膜剥脱不全〔医学〕.
i. tubule 不規則細管, = zigzag tubule.
ir·re·gu·lar·i·ty [irègjulǽriti] ① 不規則性,不整. ② 不同率.
i. of menstruation 月経不順〔医学〕.
i. of pulse 不整脈, = arrhythmia.
i. of pupil 瞳孔変形.
ir·reg·u·lar·ly [irégjuləri] 不規則に,絶対性不整の〔医学〕.
i. contracted pelvis 不正狭骨盤〔医学〕.
ir·re·in·oc·u·la·bil·i·ty [ìriinàkjuləbíliti] 再接種不要(初回の接種により高度の免疫が得られたので,再度の接種はまったく不必要なこと).
ir·res·pir·a·ble [ìrispáiərəbl] 吸入不能の(吸入すると危険なこと).
ir·re·sus·ci·ta·ble [ìrisʌ́sitəbl] 蘇生不能の.
ir·re·ver·si·bil·i·ty [irivə:sibíliti] 不可逆性〔医学〕.
ir·re·ver·si·ble [ìrivə́:sibl] 不可逆〔性〕の〔医学〕,回復不能の〔医学〕. 名 irreversibility.
i. cell 不可逆電池.
i. change 不可逆変化.
i. cholinesterase inhibitor 不可逆性コリンエステラーゼ阻害薬〔医学〕.
i. colloid 不可逆性コロイド〔医学〕,不可逆膠質(沈殿またはほかの方法で分離したものが,再び同じ分散媒に戻しても元の状態に返らないもの).
i. damage 不可逆損傷〔医学〕.
i. gel 不可逆性ゲル.
i. myocardial ischemia 非可逆性心筋虚血.
i. reaction 不可逆反応〔医学〕.
i. shock 不可逆〔性〕ショック〔医学〕.
ir·ri·gate [írigeit] 潅注する.
irrigating cystoscope 洗浄用膀胱鏡〔医学〕.
irrigating speculum 潅流腟鏡〔医学〕.
ir·ri·ga·tion [ìrigéiʃən] ① 潅注〔医学〕. ② 洗浄〔医学〕(眼,膀胱などを洗うこと).
i. of hematoma 血腫洗浄〔術〕〔医学〕.
i. test 洗浄試験(前部尿道を3%ホウ酸水で洗って排尿させ,尿が混濁を示すときは後部尿道に病変がある).
i. water 洗浄液〔医学〕.
ir·ri·ga·tor [írigeitər] イルリガートル(潅注器).
i. stand 潅注器台〔医学〕.
i. washing unit 潅注器洗浄器〔医学〕.
ir·rig·or·a·di·os·co·py [ìrigərèidiáskəpi] 潅注造影透視法(造影剤が腸管を通るときの透視法), = irrigoscopy.
ir·ri·gos·co·py [ìrigáskəpi] 注腸検査〔法〕〔医学〕, = irrigoradioscopy.
ir·ri·ta·bil·i·ty [ìritəbíliti] 感応性,被刺激性,過敏性〔医学〕.
ir·ri·ta·ble [íritəbl] 感応性の,刺激反応性の,過敏な〔医学〕.
i. bladder 刺激〔性〕膀胱,過敏〔性〕膀胱〔医学〕(膀胱神経症. 絶えず尿意のあること), = bladderneurosis.
i. bowel colon syndrome 腸管結腸過敏症〔医学〕, = irritable bowel syndrome.
i. bowel syndrome (IBS) 過敏〔性〕腸管症候群〔医学〕.
i. breast 過敏乳房〔医学〕,乳房神経痛.
i. colon 過敏性大腸,過敏大腸〔医学〕.
i. colon syndrome 過敏性大腸症候群.
i. fatiguability 易刺激性,易疲労性.
i. heart 刺激心臓,過敏心〔臓〕〔医学〕(神経性循環無力症. DaCosta), = neurocirculatory asthenia, effort syndrome.

i. inflammation 刺激性炎症.
i. joint 過敏性関節〔医学〕, 刺激性関節（捻挫などで容易に関節炎が起こること）.
i. stomach 刺激胃.
i. stricture 過敏性狭窄〔医学〕.
i. testis 過敏精巣（睾丸）〔医学〕, 精巣過敏症, 精系神経痛, = neuralgia spermatica.
i. ulcer 反応性潰瘍, = inflamed ulcer.
i. uterus 刺激子宮, 興奮子宮（子宮痛または神経痛性のもの）.
i. weakness 刺激性衰弱〔医学〕, 刺激性繊弱（神経衰弱の本態）.
ir·ri·tant [íritənt] 刺激薬, 刺激物〔医学〕, = irritantia, stimulant.
i. contact dermatitis 刺激性接触皮膚炎.
i. expectorant 刺激性去痰薬.
i. gas 刺激性ガス〔医学〕.
i. poison 刺激毒〔医学〕.
i. vapor reflex （吸入性呼吸反射）, = pneopneic reflex.
ir·ri·tat·ing [íriteitiŋ] 刺激する.
i. odor 刺激臭〔医学〕, = irritating smell.
i. substance 刺激物〔質〕〔医学〕.
ir·ri·ta·tio [ìritéiʃiou] 刺激症, = irritation.
i. sympathica 交換刺激症.
ir·ri·ta·tion [ìritéiʃən] 刺激〔医学〕, 過敏. 形 irritative.
i. cancer 刺激癌.
i. cell 刺激型細胞, = Türk cell, Türk irritation leukocyte.
i. dentin 刺激ぞうげ（象牙）質〔医学〕.
i. fever 刺激熱.
i. syndrome 刺激症候群〔医学〕（レイリー現象）, = Reilly phenomenon.
i. therapy 刺激療法〔医学〕, = stimulation therapy.
ir·ri·ta·tive [íritətiv] 刺激性の.
i. cervical sympathetic paralysis 過敏性頸交感神経麻痺, = Horner syndrome.
i. diarrhea 刺激性下痢〔医学〕.
i. lesion 刺激性病変〔医学〕.
i. miosis 痙攣性縮瞳, = spastic miosis.
i. radiation 刺激照射〔法〕〔医学〕（紅斑を誘発する紫外線療法）.
i. symptom 刺激症状〔医学〕.
ir·ro·ta·tion·al [ìrətéiʃənəl] 無渦の, うずなしの.
i. motion 無渦運動（流体のすべての部分で転向がゼロであるような運動）.
ir·ru·ma·tion [ìruméiʃən] 口淫, = fellatio.
IRS insulin receptor substrate インスリン受容体基質の略.
IRV inspiratory reserve volume 予備吸気量の略.
Irvine, A Ray Jr. [ə́:vin] アーヴァイン（1917生, アメリカの眼科医）.
I.-Gass syndrome アーヴァイン・ガス症候群.
Irving meth·od [ə́:viŋ méθəd] アーヴィング法（後方後頭位の胎児分娩法で, 児頭を後方オトガイ位に手を用いて回旋する方法）.
Irving tubal sterilization アーヴィング卵管切除法（卵管不妊手術の一方法）.
IS ①immunological synapse 免疫シナプスの略. ②insertion sequence 挿入配列の略.
ISA intrinsic sympathomimetic activity 内因性交感神経刺激作用の略.
Isaacs, Raphael [áizəks] アイザックス（1891生, アメリカの医師, 血液学者）.
I. granule アイザックス顆粒（成熟赤血球にある屈折性顆粒）.
I. refractive granules アイザックス屈折性顆粒（約1%の割合で赤血球にみられる小体で, 赤血球成熟の末期と考えられる）.
I.-Ludwig arteriole アイザックス・ルドウィヒ細動脈（腎の輸入糸球体動脈からときどき出る分枝で, 直接細尿管毛細血管叢と交通するもの）.
Isaccs, Hyam [áizəks] アイザックス（1927生, 南アフリカの神経生理学者）.
I. syndrome アイザックス症候群.
is·a·del·phia [àisədélfiə] 同型結合奇形（不要な組織で同等に発育した胎児が結合している双体奇形）.
Isambert, Emile [izámbər] イゾンベル（1827-1876, フランスの医師）.
I. disease イゾンベル病（急性潰瘍性咽喉結核）.
is·a·min blue [áisəmin blú:, ísə-] イサミンブルー 化 naphtyl-*p*-rosaniline（染料）.
i·san·ic ac·id [aisǽnik ǽsid] イサノ酸 $C_{14}H_{20}O_2$（イサノ油から得られる結晶酸で峻下薬）.
i·sat·ic ac·id [aisǽtik ǽsid] イサチン酸 化 *o*-aminobenzoyl formic acid $C_8H_7NO_3$.
i·sa·tin [áisətin] イサチン 化 2,3-indolimedione $C_8HN_5O_2$（黄赤色結晶で, 試薬として用いる）, = indolinedione.
i·sa·to·gen·ic ac·id [àisətəʤénik ǽsid] イサトゲン酸 $C_9H_5O_4N$.
i·sa·to·(n)ic an·hy·dride [àisətóuik, -tánik ænháidraid] 無水イサト酸.
i·sa·trop·yl-co·caine [àisətróupil koukéin] イサトロピルコカイン $C_{19}H_{22}NO_4$（コカ葉から得られるアルカロイド）, = α-truxilline.
i·sa·tyd [áisətid] イサチッド $(C_8H_4ONHOH)_2$（アミノ酸をイサチンで触媒酸化するときに生ずる自家酸化性還元物で, イサチンの重合体）.
is·ch(a)e·mia [iskí:miə] イスケミア, 虚血〔医学〕, 阻血〔医学〕, 断血, 駆血〔医学〕, 乏血（血管の収縮による局所的貧血）. 形 ischemic.
i. cordis intermittens 間欠性心臓虚血.
i. retinae 網膜貧血（von Graefe）.
i.-modifying factors 虚血修飾因子.
i.-reperfusion injury 虚血再潅流障害.
is·che·mic [iskémik, -kí:m-] 虚血の, 虚血性（乏血）の〔医学〕.
i. acute renal failure 虚血性急性腎不全〔医学〕.
i. cardiomyopathy 虚血型（性）心筋症〔医学〕.
i. change 虚血性変化（ふつう冠動脈疾患による心電図変化をいう）.
i. colitis 虚血性大腸炎〔医学〕.
i. contracture 虚血性拘縮〔医学〕, 阻血性拘縮, = Volkmann contracture.
i. contracture of left ventricle 左心室の虚血性拘縮.
i. enteritis 虚血性腸炎〔医学〕.
i. heart disease 虚血性心疾患〔医学〕, = coronary artery disease.
i. interval 虚血時間〔医学〕（移植腎などの血流がとだえる時間）.
i. kidney 虚血腎〔医学〕.
i. lumbago 乏血性腰痛（間欠性跛行症の腰型）.
i. muscular atrophy 乏血性筋萎縮, = Volkmann contracture.
i. myositis 乏血性筋炎.
i. necrosis 虚血性（乏血性）壊死〔医学〕.
i. neuropathy 虚血性ニューロパチー, 虚血性神経障害.
i. optic atrophy 虚血性視神経萎縮〔医学〕.
i. optic neuropathy 虚血性視神経症〔医学〕.
i. paralysis 虚血性麻痺〔医学〕, 乏血性麻痺.
i. penumbra 虚血半影〔医学〕.
i. reflex 虚血反射.

i. stricture of intestine 虚血性腸狭窄〔医学〕.
i. stroke 虚血〔性〕発作〔医学〕.
is·che·sis [iskí:sis] 排液貯留.
is·chi·a [ískiə] 坐骨(ischium の複数).
is·chi·ac [ískiæk] = ischiadic, ischial.
is·chi·a·del·phus [ìskiədélfəs] 殿部結合奇形, = ischiodidymus.
is·chi·ad·ic [ìskiǽdik] 坐骨の, = ischiac, ischial, ischiatic, sciatic.
i. foramen 坐骨孔.
i. nerve 坐骨神経〔医学〕.
i. plexus 坐骨神経叢.
is·chi·ag·ra [ìskiǽgrə] 股痛風〔医学〕.
is·chi·al [ískiəl] 坐骨の, = ischiac, ischiadic, ischiatic, sciatic.
i. bone 坐骨, = os ischii.
i. bursa 大殿筋の坐骨包.
i. bursitis 坐骨滑液包炎.
i. ramus 坐骨枝.
i. seat 坐骨受け〔医学〕.
i. spine [TA] 坐骨棘, = spina ischiadica [L/TA].
i. tuberosity [TA] 坐骨結節, = tuber ischiadicum [L/TA].
i. weight-bearing 坐骨支持〔医学〕.
i. weight-bearing brace 坐骨支持装具〔医学〕.
i. weight-bearing orthosis 坐骨支持装具.
is·chi·al·gia [ìskiǽlʤiə] 坐骨神経痛〔医学〕, = ischias.
is·chi·as [ískiəs] 坐骨神経痛〔医学〕, = ischialgia.
is·chi·at·ic [ìskiǽtik] 坐骨の, = ischiadic, ischial.
i. hernia 坐骨〔孔〕ヘルニア〔医学〕(大仙骨坐骨孔を通るもの).
i. neuralgia 坐骨神経痛〔医学〕.
i. notch 坐骨切痕.
i. scoliosis 坐骨性側弯.
is·chi·a·ti·tis [ìskiətáitis] 坐骨神経炎.
is·chi·dro·sis [ìskidróusis] 制汗法.
is·chi·ec·to·my [ìskiéktəmi] 坐骨切除〔術〕.
ischi(o)- [iski(ou), -(ə)] 坐骨との関係を表す接頭語.
is·chi·o·a·nal [ìskiouǽnəl] 坐骨肛門の.
i. fossa [TA] 坐骨直腸窩, = fossa ischioanalis [L/TA].
is·chi·o·bul·bar [ìskiəbʌ́lbər] 坐骨尿道球の.
is·chi·o·cap·su·lar [ìskiəkǽpsjulər] 坐骨股関節被膜の.
i. ligament 坐骨大腿靱帯, = ligamentum ischiofemorale.
is·chi·o·cav·er·no·sus [ìskiəkævə:nóusəs] [TA] 坐骨海綿体筋, = musculus ischiocavernosus [L/TA].
ischiocavernous muscle 坐骨海綿体筋.
is·chi·o·cele [ískiəsi:l] 坐骨〔孔〕ヘルニア〔医学〕.
is·chi·o·coc·cyg·e·al [ìskioukɑksíʤiəl] 坐骨尾骨の.
is·chi·o·coc·cyg·e·us [ìskioukɑksíʤiəs] [TA] 坐骨尾骨筋*, = musculus ischiococcygeus [L/TA].
is·chi·o·did·y·mus [ìskiədídiməs] 殿部結合奇形, = ischiopagus.
is·chi·o·dym·ia [ìskiədímiə] 坐骨結合奇形.
is·chi·o·dyn·ia [ìskiədíniə] 坐骨痛, 坐骨神経痛〔医学〕.
is·chi·o·fem·o·ral [ìskiəfémərəl] 坐骨大腿の.
i. ligament [TA] 坐骨大腿靱帯, = ligamentum ischiofemorale [L/TA].
is·chi·o·fib·u·lar [ìskiəfíbjulər] 坐骨腓骨の.
ischiogluteal bursitis 大殿筋坐骨包炎.
is·chi·o·he·bot·o·my [ìskiəhi:bɑ́təmi] 坐骨恥骨骨切り術, 坐骨恥骨切開〔術〕〔医学〕.
is·chi·om·e·lus [ìskiɑ́miləs] 坐骨肢結合奇形.
is·chi·o·me·nia [ìskiəmí:niə] 月経閉止.
is·chi·o·my·e·li·tis [ìskioumàiəláitis] 腰脊髄炎, = lumbar myelitis, osphyomyelitis.
is·chi·o·neu·ral·gia [ìskiounju:rǽlʤiə] 坐骨神経痛.
is·chi·o·ni·tis [ìskiounáitis] 坐骨突起炎.
is·chi·op·a·gus [ìskiɑ́pəgəs] 坐骨結合体〔医学〕, 股結合体〔医学〕(2つの個体が尾端で相互癒合した最もまれな二重奇形).
i. parasiticus 寄生的坐骨結合体(一方の胎児が発育不全なもの).
i. tetrapus 四肢坐骨結合体(下肢が4個あるもの).
i. tripus 三肢坐骨結合体(下肢が3個のもの).
i. truncatus 残骸状坐骨結合体(下肢がまったく欠損しているもの).
is·chi·op·a·gy [ìskiɑ́pəʤi] 坐骨結合奇形.
is·chi·o·pe·ri·ne·al [ìskioupèriní:əl] 坐骨会陰の.
is·chi·op·o·dite [ìskiɑ́pədait] 坐節(節足動物の関節肢の第三肢節).
is·chi·o·pu·bic [ìskioupjú:bik] 坐骨恥骨の.
i. ramus [TA] 坐骨恥骨枝*, = ramus ischiopubicus [L/TA].
is·chi·o·pu·bi·ot·o·my [ìskioupjù:biɑ́təmi] 坐骨恥骨骨切り術, 坐骨恥骨切開〔術〕〔医学〕.
is·chi·o·rec·tal [ìskiəréktəl] 坐骨直腸の.
i. abscess 坐骨直腸窩膿瘍〔医学〕, 坐骨直腸膿瘍.
i. cellulitis 坐骨直腸蜂巣炎.
i. fascia 坐骨直腸筋膜(肛門挙筋の会陰側をおおう膜).
i. fat-pad 坐骨直腸窩脂肪体.
i. fossa 坐骨直腸窩.
i. hernia 坐骨直腸窩ヘルニア.
i. region 坐骨直腸部.
i. space 坐骨直腸隙, = ischiorectal fossa.
is·chi·o·sa·cral [ìskiouséikrəl] 坐骨仙骨の.
is·chi·o·tho·ra·cop·a·gus [ìskiouθɔ̀:rəkɑ́pəgəs] 腸骨胸結合体, = iliothoracopagus.
is·chi·o·tib·i·al [ìskioutíbiəl] 坐骨脛骨の.
is·chi·o·vag·i·nal [ìskiəvǽʤinəl] 坐骨腟の.
is·chi·o·ver·te·bral [ìskiouvə́:tibrəl] 坐骨脊椎の.
is·chi·um [ískiəm] [TA] 坐骨(殿部または尻の意味), = os ischii [L/TA], ischium [L/TA]. 複 ischia.
ischo- [iskou, -kə] 閉止, 抑制の意味を表す接頭語.
is·cho·cho·lia [ìskoukóuliə] 胆汁分泌抑制.
is·cho·chy·mia [ìskoukáimiə] 胃消化不全(胃拡張のため食物が胃内に蓄積して不消化を起こすこと. Einhorn).
is·cho·ga·lac·tic [ìskougəlǽktik] 乳汁分泌抑制の.
is·cho·gy·ria [ìskouʤáiriə] (延髄硬化に起こる脳回の鋸歯状).
is·cho·me·nia [ìskoumí:niə] 月経閉止, = ischiomenia.
is·cho·ph·o·nia [ìskoufóuniə] どもり(吃音), = stammering.
is·chu·ria [iskjú:riə] 尿閉〔医学〕, = urinary retention, retentio urinae. 形 ischuretic.
i. paradoxa 奇異尿閉〔医学〕(患者は放尿しても, 膀胱には絶えず尿が貯留すること).
i. spastica 痙攣性尿閉(尿道括約筋の痙攣によるもの).
i·sei·co·nia [àisaikóuniə] 等像, = iseikonia, isoiconia.

i·sei·con·ic [àisaikánik] 等像の, = iseikonic.
i. lens 等像レンズ(両眼性不等像を矯正するため, 一時的に用いるレンズ).
is·ei·ko·ni·a [àisaikóuniə] 等像〔視〕[医学], = iseiconia.
i·sei·kon·ic [àisaikánik] 等像の, = iseiconia.
i. lens 等像レンズ [医学].
isepamicin sulfate イセパマイシン硫酸塩 $C_{22}H_{43}N_5O_{12}\cdot xH_2SO_4$ (硫酸イセパマイシン. アミノグリコシド系抗生物質).

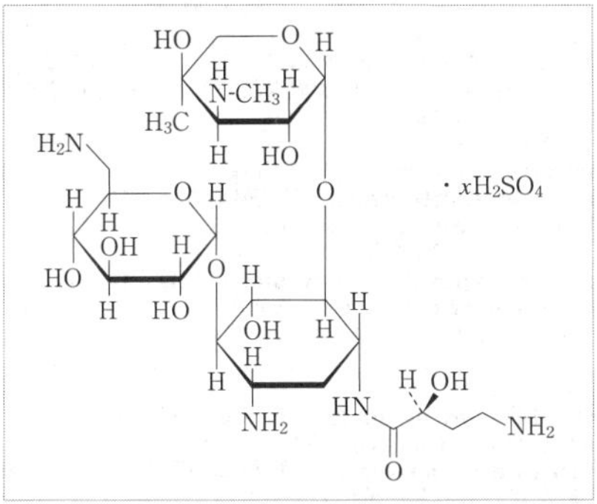

i·se·thi·o·nate [àisiθáiəneit] イセチオン酸塩, イセチオンサンエステル.
i·se·thi·oni·c ac·id [àisiθaiánik ǽsid] イセチオン酸 ㊗ hydroxyethylsulfonic acid $CH_2(OH)CH_2SO_2OH$.
ISF interstitial fluid 間質液の略.
ISH in situ hybridization インサイチューハイブリダイゼーション(原位置ハイブリッド形成法)の略.
Ishihara, Shinobu [iʃihara] 石原忍(1879-1963, わが国の眼科医).
I. test 石原式色盲表, 石原試験(色覚異常の有無を調べる検査), = Ishihara color vision.
ISI international sensitivity index 国際感度指数の略.
i·sin·glass [áisiŋglæs] ① 魚膠, = ichthyocolla. ② 雲母.
i. plaster 鰾膠(にべ)硬膏.
Isla [íslə] = Diaz de Isla, Rodrigo Ruiz.
is·land [áilənd] 島.
i. disease 島病, ツツガムシ〔恙虫〕病, = Japanese river fever.
i. fever 島しょ熱 [医学], 島熱(ツツガムシ病).
i. flap 島状皮弁 [医学], 島皮〔膚〕弁(皮膚および皮下組織の皮膚弁で, 茎には栄養血管のみをもつもの).
i. graft 島状移植(栄養血管を残す茎状移植).
i. of Langerhans ランゲルハンス島(膵臓の)(膵臓にある内分泌細胞群で, インスリンやグルカゴンを分泌する組織. 1869年に詳述された), = islet of pancreas, Langerhans island, pancreatic islet.
i. of Pander パンダー島(胚子の内臓中胚葉にある黄赤色血球性組織).
i. of Reil ライル島, = insula.
i. pedicle flap 島状〔有茎〕皮弁.
is·land·i·cin [islǽndisin] イスランジシン(黄変米にある桜色の色素で, *Penicillium islandicum* によりつくられる).
is·land·i·tox·in [islæ̀nditáksin] イスランジトキシン(*Penicillium islandicum* による黄変米の毒素で, 分子式は $C_{25}H_{33}O_8N_5Cl_2$ と考えられている).
is·let [áilit] 小島, 島.
i.-activating protein インスリン分泌活性化タンパク質(百日ぜき菌より分離精製され, ランゲルハンス島からのインスリン分泌を刺激する因子).
i. adenoma 〔膵〕島腺腫, = insulinoma.
i. amyloid polypeptide (IAPP) 膵ランゲルハンス島アミロイドタンパク(2型糖尿病の膵ランゲルハンス島沈着のアミロイドの主構成成分として分離された37アミノ酸残基よりなる生理活性様ペプチド), = amylin.
i. cell 〔膵〕島細胞.
i. cell adenoma 〔膵〕島細胞〔腺〕腫 [医学].
i. cell antibody (ICA) 〔膵〕島細胞〔質〕抗体, 〔膵〕ランゲルハンス島細胞抗体.
i. cell carcinoma 島細胞癌 [医学].
i. cell surface antibody (ICSA) 〔膵〕島細胞膜抗体 [医学], 膵ランゲルハンス島細胞表面抗体.
i. cell transplantation 膵島移植, 膵島細胞移植 [医学] (膵臓より膵島を単離して移植すること. 重症糖尿病治療に行われる).
i. cell tumor 細胞腫瘍(膵ランゲルハンス島の).
i. of Langerhans ランゲルハンス島.
i. of Langerhans transplantation 〔ランゲルハンス〕島移植 [医学], = islet transplantation.
i. of pancreas 膵島, = pancreatic islet, island of Langerhans.
i. tissue 島組織.
i. transplantation ランゲルハンス島移植.
-ism [izəm] 症状, 疾患を表す接尾語.
-ismus [izməs] -ism のラテン語形.
ISO International Standards Organization 国際標準化機構の略.
is(o)- [ais(ou), -s(ə)] ① 同等, 同一, 同類, 均等の, を意味する接頭語. ② 細菌学では同種の個体から, を意味する接頭語. ③ 化学では他の化合物との異性, および炭素の鎖状化合物で, その側鎖にメチル基の結合したもの(記号は i-), を意味する接頭語.
i·so·ad·ren·a·lin [àisouədrénəlin] イソアドレナリン, = homoarterenol, corbadrine.
i·so·ad·re·no·cor·ti·cism [àisouədrì:nəkɔ́:tisizəm] 副腎皮質機能正常.
i·so·ag·glu·ti·na·tion [àisouəglù:tinéiʃən] 同種凝集現象 [医学].
i·so·ag·glu·ti·nin [àisouəglú:tinin] 同種凝集素 [医学], = isohemagglutinin.
i·so·ag·glu·tin·o·gen [àisouəglu:tínəʤən] 同種凝集原.
i·so·al·co·hol·ic e·lix·ir [àisouæ̀lkəhɔ́:lik ilíksər] イソアルコーリックエリクサー, 同張アルコールエリキシル(薬物に最適の等張性をもたせるように, 8〜10%希釈アルコール液と73〜78%アルコール液とを適宜に混合してつくるエリキシル), = iso-elixir.
i·so·al·lele [àisouəlí:l] 同類対立遺伝子 [医学] (正常な対立遺伝子に非常に類似した対立遺伝子で, 特定の遺伝子が共存するとき, あるいは特定の環境条件下におかれたときのみ表現型から区別できるような対立遺伝子をいう).
i·so·al·lox·a·zine [àisouəláksəzi:n] イソアロキサジン ㊗ pyrimido-[4-5-6] auinoxaline-2,4(3H,10H)-dione (アロキサジンの異性体で, 広く分布を示し, その誘導体の多くはフラビンとして知られ, その最も重要なものはリボフラビンである).
i.-adenine dinucleotide (リン酸リボフラビンおよびアデニル酸のエステルで, *d*-アミノ酸酸化酵素および黄色酵素の補因子), = isoalloxazine-*d*-ribose-phosphate-*d*-ribose-adenine.
i. mononucleotide (リボフラビンとリン酸のエステルで, Warburg と Chritian の黄色酵素の補因子), = isoalloxazine-*d*-ribose-phosphate, riboflavin phos-

phate.

i·so·am·ox·y [àisouəmɑ́ksi] イソアモキシー基 (($(CH_3)_2CHCH_2CH_2O^-$), = isopentyloxy.

i·so·am·yl [àisouǽmil] イソアミル基(($(CH_3)_2CHCH_2CH_2^-$), = isopentyl.

i. acetate 酢酸イソアミル ㊗ amylacetic ester $CH_3COOCH_2CH_2CH(CH_3)_2$, = pear oil.

i. alcohol イソアミルアルコール ㊗ 3-methyl-1-butanol $(CH_3)_2CHCH_2CH_2OH$, = isobutylcarbinol.

i. aldehyde イソアミルアルデヒド, = isovaleraldehyde.

i. aminoformate = isoamyl-carbamate.

i. benzoate 安息香酸イソアミル $C_6H_5COOCH_2CH_2CH(CH_3)_2$.

i. bromide 臭化イソアミル $(CH_3)_2CHCH_2CH_2Br$.

i. carbamate カルバミン酸イソアミル $H_2NCOOC_5H_{11}$, = isoamyl-aminoformate.

i. chloride 塩化イソアミル $(CH_3)_2CHCH_2CH_2Cl$.

i. cyanide シアン化イソアミル $(CH_3)_2CHCH_2CH_2CN$, = isocapronitrile.

i. ether イソアミルエーテル $[(CH_3)CHCH_2CH_2]_2O$, = diisoamyl ether, isoamyl oxide.

i. formate ギ酸イソアミル $HCOOC_5H_{11}$.

i. iodide ヨウ化イソアミル $(CH_3)_2CHCH_2CH_2I$ (麻酔作用がある).

i. isovalerate 吉草酸イソアミル $(CH_3)_2CHCH_2CH_2OCOCH_2CH(CH_3)_2$ (鎮静・鎮痛薬).

i. mercaptan イソアミルメルカプタン $(CH_3)_2CHCH_2CH_2SH$.

i. nitrate 硝酸イソアミル $(CH_3)_2CHCH_2CH_2ONO_2$.

i. nitrite 亜硝酸イソアミル, = amyl nitrite.

i. oxide = isoamyl ether.

i. propionate プロピオン酸イソアミル $CH_3CH_2COOCH_2CH_2CH(CH_3)_2$.

i. salicylate サリチル酸イソアミル $HOC_6H_4COOCH_2CH_2CH(CH_3)_2$.

i. succinate コハク酸イソアミル $[(CH_3)_2CHCH_2CH_2OOCCH_2^-]_2$.

i. sulfide 硫化イソアミル ㊗ diisoamyl sulfide $[(CH_3)_2CHCH_2CH_2]_2S$.

i. sulfocyanate = isoamyl thiocyanate.

i. thiocyanate チオシアン酸イソアミル $(CH_3)_2CHCH_2CH_2SCN$.

i·so·am·yl·a·mine [àisouæmíləmi:n] イソアミルアミン $(CH_3)_2CHCH_2CH_2NH_2$ (酵母の腐敗により産生され, leucine から CO_2 の離脱により生ずる).

iso·am·y·lase [àisouǽmileis] イソアミラーゼ (アミロペクチンの多糖類を配糖体分枝点で分解する酵素), = amylosynthease.

i·so·am·y·leth·yl bar·bi·tu·ric ac·id [àisouæmiléθil bɑ̀:bitjú:rik ǽsid] イソアミルエチルバルビツール酸, = amytal.

i·so·am·yl·hy·dro·cu·pre·ine [àisouæ̀milhàidroukjú:pri:in] イソアミルハイドロクプレイン $(CH_3)_2CHCH_2CH_2OC_9H_5NCHOH-C_7H_{11}NC_2H_5$ (局所麻酔作用と殺菌作用を有する. キニーネの誘導体), = euprocin.

i·so·am·yl·i·dene [àisouæmílidi:n] イソアミリジン基 (($(CH_3)_2CHCH_2CH=$), = isopentylidene.

i·so·am·yl·re·sor·cin [àisouæ̀milrisɔ́:sin] イソアミルレソルシン $(CH_3)_2CH(CH_2)_2C_6H_3(OH)_2$ (駆虫薬).

i·so·an·a·phy·lax·is [àisouænəfilǽksis] 同種アナフィラキシー (ヒトがヒトの血清投与によって生ずるような, 同種血清を注射して起こるアナフィラキシー).

i·so·an·dros·ter·one [àisouændrɑ́stəroun] イソアンドロステロン ㊗ 3(β-)-hydroxy-17-androstanone $C_{19}H_{30}O_2$ (健常ヒト尿中に少量存在する17-ケトステロイドであるが androsterone より作用が弱い), = epiandrosterone.

i·so·an·thra·fla·vic ac·id [àisouæ̀nθrəfléivik ǽsid] イソアントラフラビン酸 $HOC_6H_3(CO)_2C_6H_2OH$.

i·so·an·ti·body [àisouǽntibɑdi] 同種抗体 [医学], = alloantibody.

i·so·an·ti·gen [àisouǽntiʤən] 同種抗原 [医学], = alloantigen.

i·so·bar [áisəbɑ:r] ① 同重体 [医学] (原子番号は異なるが, 質量数の互いに等しい原子で, 同電気素, 同重元素, 同重核とも呼ばれる). ② 等圧式 ((1)物体の状態変数のうち圧力のみを一定に保ち, 他の変数との関係を示す曲線. (2)気象学では気圧の等しい点をつなぐ線). 形 isobaric.

i. type 等圧線形式.

isobaric change 等圧変化 [医学].

isobaric contraction 等圧性収縮 [医学].

isobaric solution 等比重液 [医学] (髄液と同等の比重をもつ脊髄麻酔液).

isobaric spinal anesthesia 等比重脊椎麻酔〔法〕.

i·so·be·beer·ine [àisoubəbíəri:n] イソベベエリン $C_{36}H_{38}N_2O_6$ (ツヅラフジ科植物 *Chondodendron tomentosum* の根にあるアルカロイド), = isochondodendrine.

i·so·bil·i·an·ic ac·id [àisoubìliǽnik ǽsid] イソビリアン酸 $C_{24}H_{34}O_8$ (タウリンの酸化物).

i·so·body [áisəbɑdi] 同種抗体 (同種の他動物の抗原に対して有効な抗体).

isobolic system 等興奮系 [医学].

i·sob·o·lism [aisɑ́bəlizəm] 等興奮性 (運動神経線維が刺激を受けると常に同じ最大の興奮性を発揮する傾向. Gotch, 1902 ; Verworn, 1912).

i·so·bor·ne·ol [àisoubɔ́:niɔ:l] イソボルネオール $C_{10}H_{18}O$ (ショウノウを還元して得られる結晶性テルペノイドで, 異性リュウノウ(龍脳)ともいう).

i·so·bor·nyl [àisoubɔ́:nil] イソボルニル基 ($C_{10}H_{17}^-$).

i. thiocyanoacetate チオシアン酢酸イソボルニル.

i·so·bu·caine hy·dro·chlo·ride [àisoubjú:kein hàidrouklɔ́:raid] 塩酸イソブカイン (歯科用局所麻酔薬).

i·so·bu·tane [àisoubjú:tein] イソブタン $(CH_3)_2CHCH_3$ (n-ブタンの異性体).

i·so·bu·te·nyl [àisoubjú:tənil] イソブテニル基 ㊗ 2-methylpropenyl (($(CH_3)_2C{=}CH^-$).

i·so·bu·tox·y [àisoubjú:tɑksi] イソブトキシ基 (($(CH_3)_2CHCH_2O^-$).

i·so·bu·tyl [àisoubjú:til] イソブチル基 (($(CH_3)_2CHCH_2^-$).

i. alcohol イソブチルアルコール $(CH_3)_2CHCH_2OH$, = isopropylcarbinol.

i.-aminoacetic acid イソブチルアミノ酢酸, = leucine.

i. *p*-aminobenzoate p-アミノ安息香酸イソブチル $NH_2C_6H_4COOCH_2CH(CH_3)_2$ (局所麻酔薬).

i. *n*-butyrate n-酪酸イソブチル $CH_3CH_2CH_2COOCH_2CH(CH_3)_2$.

i. carbonate 炭酸イソブチル $CO[OCH_2CH(CH_3)_2]_2$.

i. chlorocarbonate クロル炭酸イソブチル $ClCOOCH_2CH(CH_3)_2$, = isobutyl chloroformate.

i. ether イソブチルエーテル $[(CH_3)_2CHCH_2)]_2O$, = diisobutyl ether.

i. isobutyrate イソ炭酸イソブチル $(CH_3)_2CHCOOCH_2CH(CH_3)_2$.

i. methyl ketone イソブチルメチルケトン $(CH_3)_2CHCH_2COCH_3$.

i. nitrite 亜硝酸イソブチル $(CH_3)_2CHCH_2ONO_2$.
i. oxalate シュウ酸イソブチル $(CH_3)_2CHCH_2OOCCOOCH_2CH(CH_3)_2$.
i. phenylacetate フェニル酢酸イソブチル $C_6H_5CH_2COOCH_2CH(CH_3)_2$.
i. stearate ステアリン酸イソブチル $CH_3(CH_2)_{16}COOCH_2CH(CH_3)_2$.
i. thiocyanate チオシアン酸イソブチル $(CH_3)_2CHCH_2SCN$.
i. urethane イソブチルウレタン $(CH_3)_2CHCH_2NHCOOC_2H_5$.

i·so·bu·tyl·a·mine [àisoubju:tíləmi:n] イソブチルアミン $(CH_3)_2CHCH_2NH_2$.

i·so·bu·tyl·car·bi·nol [àisoubjù:tilkɑ́:binɔ:l] = isoamyl alcohol.

i·so·bu·tyl·ene [àisoubjú:tili:n] イソブチレン $(CH_3)_2C{=}CH_2$ (ブチレンの異性体で，重合して高重合体 polyisobutylene をつくる).
i. resin イソブチレン樹脂〔医学〕.

i·so·bu·tyl·i·dene [àisoubju:tílidi:n] イソブチリデン基 ($(CH_3)_2CHCH{=}$).

i·so·bu·tyl·i·dyne [àisoubjú:tilidain] イソブチリジン基 ($(CH_3)_2CHC{\equiv}$).

i·so·bu·tyr·al·de·hyde [àisoubjù:tirǽldihaid] イソブチルアルデヒド $(CH_3)_2CHCHO$，= isobutylaldehyde.

i·so·bu·tyr·am·ide [àisoubju:tírəmaid] イソブチルアミド $(CH_3)_2CHCONH_2$ (針状結晶).

i·so·bu·tyr·ic ac·id [àisoubju:tírik ǽsid] イソ酪酸 $(CH_3)_2CHCOOH$ (2-メチルプロピオン酸．タンパク質の腐敗により生じ，尿中に排泄される).

i·so·bu·ty·ro·ni·trile [àisoubjù:tirounáitril] イソブチロニトリル ㊥ isopropyl cyanide $(CH_3)_2CHCN$.

i·so·bu·tyr·yl [àisoubjú:tiril] イソブチリル基 ($(CH_3)_2CHCO^-$).

i·so·ca·lor·ic [àisoukəlɔ́:rik] 等熱量の.
i. milk 等カロリー乳 (人乳の熱力価と同一になるように調製した牛乳).
i. mixture 等熱量性調整乳 (乳児の人工栄食における牛乳，糖類そのほかの滋養物が母乳栄養のときと同熱量を含有するように混合したもの).

i·so·cam·pho·ric ac·id [àisoukæmfɔ́:rik ǽsid] イソショウノウ酸 $C_{10}H_{16}O_4$ (ショウノウ酸の異性体).

i·so·cap·ro·ic ac·id [àisoukəpróuik ǽsid] イソカプロン酸 $(CH_3)_2CHCH_2CH_2COOH$.

i·so·car·box·a·zid [àisoukɑ:bɑ́ksəzid] イソカルボキサジド ㊥ 5-methyl-3-isoxazolecarboxylic acid 2-benzylhydrazide (MAO 阻害薬．うつ病，うつ状態の治療に用いる).

i·so·car·tha·min [àisoukɑ́:θəmin] イソカルタミン (カルタミン酸の異性体).

i·so·cel·lo·bi·ose [àisousèləbáiouz, -ous] イソセロビオース (セルローゼの分解により生ずる二糖類).

i·so·cel·lu·lar [àisouséljulər] 同種細胞の.

i·so·cho·les·ter·ol [àisoukəléstərɔ:l] イソコレステロール $C_{26}H_{43}OH$ (羊脂から分離されたステロールで，アグノステロールおよびラノステロールの混合物とも考えられている)，= isocholesterin, phrenosterol.

i·so·cho·line [àisoukóuli:n] イソコリン $(CH_3)_3N(OH)CHOHCH_3$ (コリンの異性体)，= amanitine.

i·so·chore [áisəkɔ:r] ① 等容 (物体の容積を一定に保つこと). ② 等容式〔医学〕(一定容積において気体の温度と圧力との関係を表すもの). 形 isochoric.

isochoric change 等容変化 (物体の容積を一定に保ったまま行う変化).

i·so·chro·ism [àisoukróuizəm] 無色性 (結晶において軸色の等しいこと).

i·so·chro·mat [àisoukróumət] 無色曲線 (黒体放射のエネルギーを同じ波長に対して温度の関数として表した曲線).

i·so·chro·mat·ic [àisoukroumǽtik] 等色性の〔医学〕.
i. line 等色線.

i·so·chro·ma·tid [àisoukróumətid] 同位染色分体〔医学〕，同腕染色分体〔医学〕.
i. break 同位染色分体切断〔医学〕.

i·so·chro·mat·o·phil(e) [àisoukroumǽtəfil] 等染性の.

i·so·chro·mia [àisoukróumiə] 等色性〔医学〕，無色性，整色性，= isochromism, isochroism. 形 isochromatic, isochroous.

isochromic anemia 等色素性貧血〔医学〕，正色素性貧血.

i·so·chrom·o·some [àisoukróuməsoum] 同腕染色体〔医学〕，同位染色体 (相同な遺伝子座をもつが逆方向の配列をとる2つの同一アーム(腕)をもつ染色体).

i·soch·ro·nal [aisɑ́krənəl] ① 等発震時線. ② 等時性の.

i·so·chro·nia [àisoukróuniə] 等時値性.

i·soch·ro·nism [aisɑ́krənizəm] ① 同時値性〔医学〕(筋とその支配神経のように同じ時値をもっている状態をいう)，= isochronia. ② 等時性 (時間割合および頻度に関する過程の一致している状態). 形 isochronal, isochronous.

i·soch·ro·ous [aisɑ́krouəs] 同色性の，= isochromatic.

i·so·cit·rate de·hy·dro·gen·ase [àisəsítreit diháidrəʤəneis] イソシトレートデヒドロゲナーゼ (イソクエン酸から2-オキソグルタル酸への酸化的脱炭酸反応を可逆的に触媒する酵素).

i·so·cit·ric ac·id [àisəsítrik ǽsid] イソクエン酸 $HOOCCH_2CH(COOH)CHOHCOOH$ (糖代謝におけるコハク酸クエン酸環の中間産物).

i·so·cit·ro·nel·lol [àisousìtrənélɔ:l] イソシトロネロール (合成香水の一つ).

i·so·cli·nic [àisəklínik] 等伏角の.
i. line 等伏角線 (地球磁場の伏角の等しい地点を連ねた線).

i·so·co·caine [àisoukoukéin] イソコカイン，= pseudococaine.

is·o·co·de·ine [àisoukóudi:in] イソコデイン $C_{18}H_{21}NO_3$.

i·so·col·loid [àisəkɑ́lɔid] イソコロイド (膠質)(分散相と分散媒とを併有するコロイド).

i·so·com·ple·ment [àisəkɑ́mplimənt] 同種補体〔医学〕.

i·so·co·ria [àisoukɔ́:riə] 瞳孔等大〔医学〕(等瞳ともいう．両眼の瞳孔が同等の大きさを示すこと).

i·so·cor·tex [àisoukɔ́:teks] [L/TA] 等皮質 (大脳皮質のうち発生学的に最も新しい部分で，学習・感情・意志などの高次の精神作用に関係する．新皮質)，= isocortex [TA].

i·so·cor·y·bul·bin [àisoukɔ̀:ribʌ́lbin] イソコリブルビン $C_{21}H_{25}NO_4$ (ケシ科 *Corydalis* 属植物のアルカロイドで，脊髄麻酔作用がある).

i·so·cor·y·dine [àisoukɔ́:ridin] イソコリジン $C_{20}H_{23}NO_4$ (*Corydalis* 属植物のアルカロイド).

i·so·cor·y·pal·mine [àisoukɔ̀:ripǽlmin] イソコリパルミン ㊥ α-tetrahydrocolumbamine $C_{20}H_{23}NO_4$ (*Corydalis* 属植物のアルカロイド).

isocount line 等計数曲線〔医学〕.

i·so·cre·at·i·nine [àisoukri:ǽtinin] イソクレアチニン $C_4H_7N_3O$ (魚類筋肉に存在するプトマインで，クレアチンの異性体).

i·so·cu·rine [àisoukjú:rin] イソキクリン ㊥ dibromobenzylate of 1,4-*bis*(2-diethylaminoethyl) piperazine.

i·so·cy·a·nate [àisousáiəneit] イソシアン酸塩(1価基 -N=C=O と陽イオンとからなる化合物).

i·so·cy·a·nato [àisousàiənéitou] イソシアン酸基(O=C=N-).

i·so·cy·an·ic ac·id [àisousaiǽnik ǽsid] イソシアン酸, = carbimid.

i·so·cy·a·nide [àisousáiənaid] イソシアン化物(有機性シアン化物で, 悪臭を放ち, シアン銀をヨウ化アルキルとともに加熱すると得られる), = isonitril.

i·so·cy·a·nine [àisousáiənin] イソシアニン(キノリン染料に属する感光性色素の一類で, 概して紫色であるが, 緑, 黄あるいは橙色光に対し増感作用が大きい), = pinachrome.

i·so·cy·a·no [àisousáiənou] イソシアン基(C=N-).

i·so·cy·a·no·ben·zen [àisousàiənəbénzin] イソシアノベンゼン, = phenyl isocyanide.

i·so·cy·a·nu·ric ac·id [àisousàiənjú:rik ǽsid] イソシアヌル酸(シアヌル酸のケト型).

iso·cy·clic [àisousáiklik] 単位素環の, = homocyclic.

i. compound 同素環式化合物.

i. ring 単元素環, = homocyclic ring.

i·so·cy·tol·y·sin [àisousaitálisin] 同種細胞溶解素.

i·so·cy·tol·y·sis [àisousaitálisis] 同種細胞溶解.

i·so·cy·to·tox·in [àisousàitətáksin] 同種細胞毒素.

i·so·dac·tyl·ism [àisədǽktilizəm] 等指症(指の長さがすべて同等であること).

isodemographic map 同人口統計地図.

isodensity centrifugation 等密度遠心〔法〕[医学].

i·so·di·a·lu·ric ac·id [àisoudàiəljú:rik ǽsid] イソジアルール酸 $CO(NHCO)_2CHOH$ (ジアルール酸の異性体).

i·so·di·a·met·ric [àisoudàiəmétrik] 等直径の.

i·so·dia·phere [àisoudáiəfiər] イソジアフェア(nuclide の一つ).

i·so·di·az·o [àisoudaiǽzou] イソジアゾ基(-NH N=. 同一原子に).

i·so·di·hy·dro-an·dros·ter·one [àisoudàihaidrou ændrástəroun] イソジヒドロアンドロステロン ㊐ 3-trans-17-dihydroxy androstane $C_{19}H_{32}O_2$ (結晶性男性ホルモン性ステロイド).

isodiphasic complex 等相性波形.

i·so·dis·per·soid [àisoudispə́:sɔid] = isocolloid.

iso·dont [áisədɑnt] 等歯型 [医学], 等歯性 [医学].

i. hinge 等歯性蝶番.

i·so·dose [áisədous] ① 等量. ② 等線量 [医学], 等量放射線(複数個所への同じ強さでの照射線量).

i. chart 等線量図 [医学].

i. curve 等〔線〕量曲線 [医学].

i·so·dro·mia [àisoudróumiə] 同等収縮(心筋が両方面に同速度で刺激を伝導する能力を示すこと).

i·so·dul·cite [àisədʌ́lsait] イソズルシット(ラムノースに同じ), = rhamnose.

i·so·dul·cit·ol [àisədʌ́lsitɔ:l] イソズルシトール, = isodulcite.

i·so·du·rene [àisoudjú:rin] イソズレン ㊐ 1,2,3,5-tetramethylbenzene, = isodurol.

i·so·dy·na·mia [àisoudainéimiə] 等力 [医学].

i·so·dy·nam·ic [àisoudainǽmik] 等力の, 等価の.

i. equivalent 等力当量 [医学] (炭水化物と脂肪との食物エネルギー量の比で, だいたい脂肪1に対し炭水化物 2.3).

i. food 等熱性食物.

i. law 等力律 [医学], 等価律(熱発生力の同等な食品は相互代用し得る).

i·so·dy·na·mo·gen·ic [àisoudainæ̀mədʒénik] 等力発生の, 等エネルギーの.

isoechoic area 等エコー域 [医学].

isoeffect dose 等作用量 [医学].

isoeffective dose 等効果線量 [医学].

i·so·e·lec·tric [àisouiléktrik] 等電性の.

i. electroencephalogram 平坦脳波 [医学].

i. focusing 等電点分離法 [医学], 等電点電気泳動法.

i. level 心電図基線.

i. line 等電位線 [医学], = isopotential line.

i. period 等電期 [医学] (筋が収縮しているが電流計が振れを生じない時期).

i. point (I.P., i.p., pI) 等電点 [医学] (① 両性電解質が溶液中で塩基ならびに酸として解離するとき, 両者の電離度の相等しくなるような状態をいう. ② タンパク質のようなコロイド粒子はその分散媒が pH によって正負の電荷の数が等しくなるため, 全体としては電荷を失うので, この pH の値を等電点と呼ぶ).

i. separation 等電点分離法(等電点電気泳動〔法〕ともいう. 等電点に相当する pH 位置に物質を濃縮させる電気泳動〔法〕).

i. zone 等電帯(等電性の存在する pH 範囲).

i·so·e·lec·tro·fo·cus·ing [àisouilèktroufóukəsiŋ] 等電点分画法 [医学].

i. electrophoresis 等電点〔分画〕電気泳動〔法〕[医学].

i·so·e·lec·tron·ic [àisouilektránik] 等電子の [医学].

i·so·em·o·din [àisouíməd in] イソエモジン ㊐ 3,5,8-trihydroxy-2-methylanthraquinone (カスカラサグラダの成分).

i·so·en·er·get·ic [àisouènə:dʒétik] 等エネルギーの.

i·so·en·er·gic [àisouinə́:dʒik] 等エネルギーの.

i·so·en·trop·ic [àisouintrápik] 等エントロピーの. → entropy.

i. change 等エントロピー変化 [医学].

i·so·en·zyme [àisouénzaim] アイソエンザイム, 同位酵素 [医学] (同じ反応をするが, アミノ酸配列, 基質親和性あるいは最大活性などを異にする酵素の多型. イソ酵素ともいう), = isozyme.

isoenzymic electrophoresis アイソエンザイム電気泳動.

i·so·eth·a·rine [àisouéθəri:n] イソエタリン ㊐ 3,4-dihydroxy-α-(1-isopropyl) benzyl alcohol (気管支拡張薬).

i·so·eu·ge·nol [àisoujú:dʒinɔ:l] イソオイゲノール ㊐ 4-hydroxy-3-methoxy-1-propenylbenzene (オイゲノールを過剰のアルカリと熱すると, 側鎖の二重結合の位置が変わって生ずる異性体).

i·so·fen·chone [àisəfénkoun] イソフェンコン.

i·so·fe·ru·lic ac·id [àisoufərú:lik ǽsid] = hesperitic acid.

i·so·fla·vine [àisoufléivin] イソフラビン(殺菌性アクリジン化合物で, アクリフラビンの異性体).

i·so·fla·vone [àisoufléivoun] イソフラボン ㊐ 3-phenyl-benzo-γ-pyrone $C_{12}H_{10}O_2$ (誘導体としてプルネチン, イリゲニンなどが天然に産する).

i·so·flu·rane [àisouflú:rein] イソフルラン CTF_2-O-$CHCl$-CF_3 (吸入麻酔薬. 1965年合成されたハロゲン化揮発性麻酔薬でエンフルランの光学的異性体. 生体内代謝率はハロンタンの約 1/100 で臓器障害性が少ない).

i·so·flu·ro·phate [àisouflú:rəfeit] イソフルロフェート ㊐ diisopropyl flurophosphate (副交感神経興

奮による縮瞳薬), = dyflos.

i·so·form [áisəfɔ:m] イソホルム $CH_3OC_6H_4IO_2$ (白色防腐剤で，爆発性があるので，リン酸カルシウムまたはグリセリンと混合して市販されている), = para-iodoxyanisol.

i·so·game [áisəgeim] 同形配偶子生殖, = isogamy.

i·so·gam·ete [àisəgǽmi:t] 同形配偶子，同胎接合子，同型生殖体.

i·sog·a·mous [aisɑ́gəməs] 同形融合の.

i·sog·a·my [aisɑ́gəmi] 同形生殖〔医学〕，同形配偶子生殖〔医学〕(融合する2個の配偶子が互いに同形同大である場合), = isogame. 形 isogamous.

iso·ge·ne·ic [aisəʤénik] 同系の，同質遺伝子〔系〕の, = isogenic, syngeneic.

i. antigen 同系抗原(一卵性双生児のように同種関係間に存在する抗原をいう).

i. resistance 同系抵抗性〔医学〕.

i. transplantation 同系移植〔医学〕，同種移植(全く同一の遺伝子を持つ個体間での移植), = syngenic transplantation, isologous t..

i·so·gen·e·sis [àisəʤénisis] 同系発生(発育過程の同等性). 形 isogenous.

i·so·gen·ic [àisəʤénik] = isogeneic.

i. antibody 同種抗体.

i. line 同質遺伝系統(完全に同一の遺伝子構成をもつ個体群).

i. strain 同質遺伝子系統〔医学〕.

i·so·ge·nome [àisouʤí:noum] 同質ゲノム〔医学〕.

isogenous chondrocyte 同原軟骨細胞.

i·so·glu·ta·thi·one [àisouglù:təθáioun] イソグルタチオン 化 α-glutamyl-cysteinylglycine (グリオキサラーゼの補酵素と思われる).

i·so·gna·thous [àisɑgnǽθəs] 等顎性の.

isogonic line 等偏角線.

i·so·go·nism [àisougóunizəm] 同角，等角.

i·so·graft [áisəgræft] 同種移植片〔医学〕，同系同種植皮，〔同種〕同系移植〔片〕.

i·so·gram [áisəgræm] 同度描写像〔医学〕.

i·sog·ra·phy [aisɑ́grəfi] 同度描写法〔医学〕.

i·so·hels [áisəhelz] 等日照線(日照時間または日照率の等しい地点を連ねた線).

i·so·he·mag·glu·ti·na·tion [àisouhì:məglù:tinéiʃən] 同種血球凝集〔医学〕.

i·so·he·mag·glu·ti·nin [àisouhì:məglú:tinin] 同種血球凝集素〔医学〕.

i·so·he·mol·y·sin [àisouhimɑ́lisin] 同種溶血素〔医学〕.

i·so·he·mol·y·sis [àisouhi:mɑ́lisis] 同種溶血〔医学〕.

i·so·hes·per·i·dine [àisəhespéridin] = naringin.

i·so·hex·yl [àisəhéksil] イソヘキシル基 ($(CH_3)_2CH(CH_2)_2CH_2-$).

i·so·hex·yl·i·dene [àisouheksílidi:n] イソヘキシリデン基 ($(CH_3)_2CH(CH_2)_2CH=$).

i·so·hex·yl·i·dyne [àisouheksílidain] イソヘキシリジン基 ($(CH_3)_2CH(CH_2)_2C\equiv$).

i·so·hy·a·en·an·chin [àisouhàienǽnkin] イソヒエナンキン $C_{15}H_{18}O_7$ (トウダイグサ科タカトウダイの果実にある苦味質).

i·so·hy·dric [àisouháidrik] ① 等水性の. ② 水素平衡性の(赤血球がガス交換において炭酸ガスを採り，過剰の水素を発生せずに酸素を放つ反応環についていう). 名 isohydria.

i. principle 等水素イオン法則〔医学〕.

i. shift 水素イオン平衡移動(酸素添加により赤血球の塩基結合力が増大すること).

i. solution 等水溶液〔医学〕(2種以上の溶液を混合しても解離平衡が混合前と同一に保たれるもの).

i·so·hy·per·cy·to·sis [àisouhàipə:saitóusis] 等率白血球増加〔症〕(百分率の変化を起こさない白血球の増加).

i·so·hy·po·cy·to·sis [àisouhàipousaitóusis] 等率白血球減少〔症〕.

i·so·i·co·nia [àisouaikóuniə] 等像(両眼の網膜上の), = isoikonia.

i·so·i·con·ic [àisouaikɑ́nik] 等像の.

iso·im·mu·ni·za·tion [aisouimj:unizéiʃən] 同種免疫〔医学〕(輸血時の血液型物質の違いによる抗体産生などの同種間で免疫遺伝子型の異なる個体間の免疫).

i. due to feto-maternal incompatibility 胎児母体同種免疫.

i·so·in·dol·i·nyl [àisouindɑ́linil] イソインドリニル基 (C_8H_8N-).

i·so·in·dol·yl [àisouíndəlil] イソインドリル基 (C_8H_6N-).

i·so·i·o·nia [àisouaióuniə] 等イオン性〔医学〕.

isoionic point 等イオン点(酸性基と塩基性基のイオン価が等しいときのpH).

isokinetic contraction 等運動性収縮〔医学〕.

isokinetic exercise 等運動性運動，等運動性訓練〔医学〕.

isokinetic temperature 等速温度〔医学〕.

i·so·lac·tose [àisəlǽktous] イソラクトース，異性乳糖(酵素の作用により乳糖から得られる二糖類).

i·so·late [áisəleit] ① 隔離する. ② 単離する(化合物，細菌などを)，分離する〔医学〕. ③ 分離物(特に細菌の培養における)，分離株〔医学〕，分離菌〔医学〕. 形 isolated.

i. population 隔離集団〔医学〕.

i·so·lat·ed [áisəleitid] 隔離の〔医学〕，分離の〔医学〕，絶縁の〔医学〕.

i. abdominal thermography 温度分離腹腔内サーモグラフィ記録〔法〕〔医学〕.

i. ambulatory hypertension 自由行動下高血圧, = masked hypertension.

i. clinic hypertension 診察室高血圧(白衣高血圧ともいわれる).

i. conduction 絶縁性伝導〔医学〕.

i. encephalon 離断脳〔医学〕.

i. explosive disorder 単一性爆発性障害.

i. heart 摘出心〔医学〕.

i. hematuria 単独血尿〔医学〕.

i. hormone deficiency 〔下垂体前葉〕ホルモン単独欠損症.

i. IgA deficiency IgA単独欠損症，選択的IgA欠損症(IgG，IgMは正常であるが，血清IgAは5mg/dL以下のものをいう．先天性のものと薬剤，ウイルス感染などが原因のものがある．反復感染，胃腸疾患，自己免疫疾患を合併することがある).

i. movement 単運動.

i. organ 摘出臓器〔医学〕.

i. pancreatitis 孤立性膵炎〔医学〕.

i. phobia 個別的恐怖症, = specific phobia.

i. point 孤立点.

i. population 封鎖人口〔医学〕，閉鎖人口〔医学〕.

i. system 孤立系〔医学〕.

i·so·la·tion [àisəléiʃən] ① 分離〔医学〕，単離. ② 隔離〔医学〕，患者隔離〔医学〕. ③ 絶縁〔医学〕.

i. and quarantine hospitals 隔離検疫病院〔医学〕.

i. hospital 隔離病院〔医学〕.

i. index 隔離指数〔医学〕.

i. medium 分離培地(検体中の細菌などを独立した集落として増殖させ分離する目的で用いられる培地で，BTB培地，Bordet-Gengou 培地，CYE培地など

I

が使われる).

i. of bacteria 細菌分離.

i. perfusion therapy 分離(遮断)潅流療法〔医学〕.

i.–reverse isolation 隔離, 逆隔離.

i. test 隔離試験〔医学〕.

i. theory 隔離説(生物が地理的または気候的に隔離されると, 新形質が特殊化して進化を起こす. Wagner).

i. ward 隔離病棟〔医学〕.

i·so·lat·or [áisəleitər] 防振(防音)材料〔医学〕, 絶縁装置, アイソレータ.

i·so·lec·i·thal [àisəlésiθəl] 等卵黄の, = holoecithal.

i. egg 卵黄等配卵子〔医学〕, 等黄卵, = homolecithal egg.

i. ovum 等黄卵.

i·so·leu·cine (Ile) [àisoul(j)ú:sin] イソロイシン ㊗ ethylmethyl-α-amino-propionic acid $CH_3(C_2H_5)CHCH(NH_2)COOH$ (1903年, F. Ehrlich により線維素などのタンパク質分解産物として得られたアミノ酸).

L-isoleucine L-イソロイシン ㊗ (2*S*,3*S*)-2-amino-3-methylpentanoic acid $C_6H_{13}NO_2$: 131.17 (中性系アミノ酸. アミノ酸の補給).

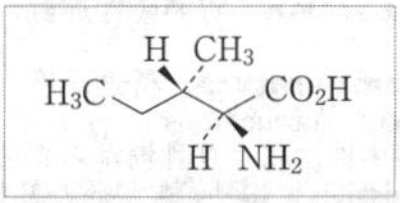

i·so·leu·cyl [àisoul(j)ú:sil] イソロイシル基 ($C_2H_5CH(CH_3)CH(NH_2)CO$–).

i·so·leu·ko·ag·glu·ti·nin [àisoul(j)ù:kouəglú:tinin] 同種白血球凝集素, 〔種族内〕白血球凝集素.

i·so·log [áisəlɑg] 同級体(同型の構造をもち, 異なる原子または原子団からなる一連の化合物を互いに同級体という), = isologue. 形 isologous.

i·sol·o·gous [aisɑ́ləgəs] 同種の, 同系の, = autologous, syngeneic.

i. series 同級列(同級体からなる一列の化合物).

i. transplantation = isogenic transplantation.

i·so·logue [áisəlɑg] 同級体(同型の構造をもち, 異なる原子または原子団からなる一連の化合物を互いに同級体という), = isolog. 形 isologous.

isololecithal egg 等〔卵〕黄卵〔医学〕.

i·so·lo·pho·bia [àisouləfóubiə] 孤独恐怖症.

i·so·ly·ser·gic ac·id [àisoulisə́:ʤik ǽsid] イソリゼルグ酸(バッカクアルカロイド母体の一つ). → lysergic acid.

i·sol·y·sin [aisɑ́lisin] 同種溶血素〔医学〕, = isohemolysin.

i·sol·y·sis [aisɑ́lisis] 同種溶血〔現象〕, = isohemolysis.

i·so·lyt·ic [àisəlítik] 同種溶解〔現象〕の, 同種溶血〔現象〕の.

i·so·mag·net·ic [àisoumægnétik] 等磁の.

i·so·malt·ase [àisoumɔ́:lteis] イソマルターゼ(オリゴ-1,6-グルコシダーゼの別名).

i·so·malt·ose [àisoumɔ́:ltous] イソマルトース, ブラキオース(グルコースが α1→6 結合した還元性二糖).

i·so·mas·ti·gote [àisəmǽstigout] (一端に2ないし4本の鞭毛を有する鞭毛虫).

is·o·mat·i·gote [àisəmǽtigout] (前極に2個の等長同形の線毛をもつもの).

i·so·mer [áisəmər] 異性体〔医学〕, アイソマー, 異性核〔体〕, = isomeride.

i. shift 異性体(核)シフト〔医学〕.

i·som·er·ase [aisɑ́məreiz] イソメラーゼ, 異性化酵素〔医学〕(異性化炭素一組の異性体となる化合の互変を触媒する酵素).

i·so·mer·ic [àisəmérik] 異性の, 異性体の, = isomerous.

i. function 異性機能(脊髄の構成部分個々の機能).

i. growth 調和的成長.

i. transition (IT) 核異性体転移〔医学〕.

i·som·er·ide [aisɑ́məraid] = isomer.

i·som·er·ism [aisɑ́mərizəm] 異性〔医学〕(化合物の分子式が同一で, 性質の異なることをいい, 有機化合物の場合, 構造異性と立体異性に大別される). 形 isomeric.

i·som·er·i·za·tion [aisɑ̀məraizéiʃən] 異性化〔医学〕.

isomerized oil 異性化油.

i·som·er·y [aisɑ́məri] 同数性(分類学の).

i·so·meth·a·dol [àisəméθədɔ:l] イソメタドル ㊗ 6-dimethylamino-4,4-diphenyl-5-methyl-3-hexanone.

i·so·meth·a·done [àisəméθədoun] イソメタドン ㊗ 6-dimethylamino-5-methyl-4,4-diphenyl-3-hexanone (麻薬性鎮痛薬. 連用により嗜癖におちいる).

i·so·meth·ep·tene [àisoumiθépti:n] イソメトヘプテン ㊗ 6-methylamino-2-methyl-heptene (アドレナリン作用がある鎮痙薬. 交感神経興奮, 血管収縮にも用いる), = octin, octinum D.

i·so·met·ric [àisəmétrik] 等長〔性〕の〔医学〕, 等尺〔性〕の〔医学〕, 同長性の, = isometrical.

i. coefficient of lactic acid 乳酸等容係数(筋肉が疲労する前に出し得る等容緊張総量とそれが産生する乳酸との比率).

i. contraction 等長性収縮, 等尺性収縮〔医学〕(心筋), 等長性攣縮.

i. contraction period 等容性(等長性)収縮期, = presphygmic period.

i. contraction phase 等尺性収縮期〔医学〕.

i. contraction time 等尺収縮時間〔医学〕.

i. crystal 等軸結晶.

i. drawing 等角〔投影〕図.

i. exercise 等尺性運動〔医学〕.

i. interval 心室等容性(等長性)収縮期(時間)(心室の収縮開始から血液が放出されるまでの期間).

i. muscle strength 等尺性筋力〔医学〕.

i. period of cardiac cycle 心周期の等尺期.

i. relaxation 等尺性弛緩〔医学〕(筋肉がその長さを変えずに弛緩すること).

i. relaxation period 等容性弛緩期, = post sphygmic period.

i. relaxation phase 等尺性弛緩期〔医学〕.

i. rule 等長法則.

i. strength 等尺性収縮力〔医学〕.

i. system 等軸晶系.

i. training 等尺性トレーニング〔医学〕.

i. transformation 等長変換.

i. twitch 等長攣縮.

i·so·me·tro·pia [àisoumitróupiə] 同等視(両眼の). 形 isometropic.

isometry rule 等長法則〔医学〕.

i·so·mi·cro·gam·ete [àisoumàikrəgǽmi:t] 等質小接合子.

isomorphic effect 同形効果, = Köbner phenomenon.

i·so·mor·phism [àisoumɔ́:fizəm] 同形〔医学〕, 異質同形, 異質同像. 形 isomorphous, isomorphic.

i·so·mor·phous [àisoumɔ́:fəs] 同形の.

i. elements 同形元素(結晶体の結晶形を変えることなく互いに入れ代わり得る元素).

i. mixture 晶溶体, 同形溶体, = mixed crystal.

i·so·mot·ic [àisəmɑ́tik] 等動性の, 等浸透圧性の,

= iso-osmotic.

i. solution 等動溶液.

i·so·mot·ric [àisəmátrik] 同速の.

i·so·mus·ca·rine [àisəmʌ́skəri:n] (コリンの酸化により得られる塩基で，ムスカリンの異性体であるが，生理的作用は異なる).

isomytal interview イソミタール問診（面接）〔医学〕.

i·so·naph·tho·ic ac·id [àisounæfθóuik ǽsid] イソナフタレン酸，= β-naphthoic acid.

i·so·naph·thol [àisənǽfθɔ:l] イソナフトール，= β-naphthol.

iso·neph·ro·tox·in [aisounefrətáksin] 同種族腎毒素（毒素を得た動物と同種の動物に作用する腎毒素）.

i·so·ni·a·zid [àisounáiəzid] イソニアジド ㊗ pyridine-4-carbohydrazide $C_6H_7N_3O$: 137.14（イソニコチン酸系抗結核薬）.

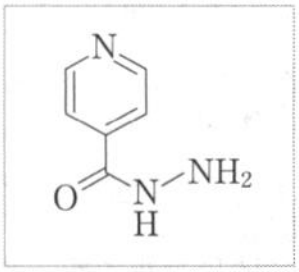

i. neuropathy イソニアジド〔性〕ニューロパチー.

i·so·nic·o·te·ine [àisəníkəti:in] イソニコテイン $C_{10}H_{12}N_2$（トルコタバコのアルカロイドで，無色粘稠な液体）.

i·so·nic·o·tine [àisəníkətin] イソニコチン ㊗ 4-[4-pyridyl]piperidine $C_{10}H_{14}N_2$.

i·so·nic·o·tin·ic ac·id [àisounikətínik ǽsid] イソニコチン酸 ㊗ pyridine-γ-carboxylic acid（ニコチン酸の異性体）.

i·so·nic·o·tin·ic ac·id hy·dra·zide [àisounikətínik ǽsid háidrəzaid] ヒドラジンイソニコチン酸，イソニコチン酸ヒドラジド〔医学〕，= isoniazid.

i·so·ni·pe·caine [àisənáipəkein] イソニペカイン，= meperidine, pethidine.

i·so·ni·tro [àisounáitrou] イソニトロ基（$-NO_2$），= acinitro.

isonitroso- [aisounaitrəsou, -sə] イソニトロソ基（2価基 =NOH），= hydroxyimino.

i·so·ni·tro·so·ac·e·tan·i·lide [àisounàitrəsouæsitǽnilaid] イソニトロソアセトアニリド $C_6H_5NHCOCH{=}NOH$.

i·so·ni·tro·so·ac·e·tone [àisounàitrəsouǽsitoun] イソニトロソアセトン $CH_2COCH{=}NOH$（亜硝酸がアセトンに作用して生ずる）.

i·so·ni·tro·so·ac·e·to·phe·none [àisounàitrəsouæsitəfí:noun] イソニトロソアセトフェノン $C_6H_5COCH{=}NOH$.

i·so·ni·tro·so·an·ti·py·rine [àisounàitrəsouæntipáiri:n] イソニトロソアンチピリン $C_{11}H_{11}N_3O$（解熱薬）.

i·so·ni·tro·so·bar·bi·tu·ric ac·id [àisounàitrəsoubà:bitjú:rik ǽsid] = violuric acid.

i·so·ni·tro·so·in·dox·yl [àisounàitrəsouindáksil] イソニトロソインドキシル $C_8H_6N_2O_2$.

i·so·ni·tro·so·pro·pi·o·phe·none [àisounàitrəsouprὸupioufí:noun] イソニトロソプロピオフェノン $C_6H_5COC({=}NOH)CH_3$.

i·so·nor·mo·cy·to·sis [àisounɔ̀:məsaitóusis] 正常白血球数正常百分率状態（白血球の総数および百分率ともに正常な状態），= dinormocytosis, normonormocytosis.

i·so-oc·tane [áisou áktein] イソオクタン $CH_3C(CH_3)_2CH_2CH(CH_3)CH_3$（2,2,4-trimethyl pentane を指すアンチノック性の強い物質で，オクタン価 octane number の算出に用いられる）.

i·so-oc·tyl·hy·dro·cu·pre·ine di·hy·dro·chlo·ride [áisou àktilhàidroukjú:pri:in daihàidroukló:raid] イソオクチルヒドロクプレイン塩酸塩（外用殺菌消毒薬），= vuzin, dihydrochloride.

i·so-on·cot·ic [áisou aŋkátik] 同膨張性の.

i·so-os·mot·ic [áisou azmátik] 等浸透圧性の.

i·so·par·af·fin·ic ac·id [àisoupæ̀rəfínik ǽsid] イソパラフィン酸（石油炭化水素を金属性触媒とともに圧縮酸素を通して高度に加熱して得られるが，非水溶性の1-および2-カルボン酸は分離した後分留し，hydroxybenzyl-dialiphatic amine は直接イソパラフィン酸，またはほかの溶媒と混ぜ，後に溶媒は蒸留して除去する），= coparaffinate, iso-par.

Iso·par·or·chis [àisoupərɔ́:kis] イソパルオルキス属（吸虫の一種で，*I. hypselobagri* は東洋の魚類の気嚢に寄生し，ヒトを侵すこともある）.

i·so·path·ic [àisəpǽθik] 等病的の.

i. principle 等病原理（犯罪の自覚はその原因となる感情，すなわち憎悪の念を表現することにより緩和されるという矛盾論），= homeopathic principle.

i·sop·a·thy [aisápəθi] 同種毒療法（病巣からつくった物質を用いる療法をいう），= isotherapy.

i·sop·a·tin [aisápətin] イソパチン（ビューレット反応を呈しないが，少量の注射により免疫を与える動物性抗原）.

i·so·pel·le·ti·er·ine [àisoupèlətíərin] イソペレチエリン $C_8H_{15}NO$（ザクロ［柘榴］樹皮から得られる液性アルカロイドで，タンニン酸塩および硫酸塩は駆虫薬），= isopunicine.

i·so·pen·tane [àisəpéntein] イソペンタン $(CH_3)_2CHCH_2CH_3$（ペンタンの異性体）.

i·so·pent·a·quine [àisəpéntəkwin] イソペンタキン（㊗ 8-(4-isopropylamino-1-methylbutylamino)-6-methoxyquinoline (pamaquine, primaquine) などの抗マラリア薬と関係ある物質で，末端 NH_2 群が異なる化合物）.

i·so·pen·to·ic ac·id [àisoupentóuik ǽsid] イソペント酸. → isovaleric acid.

i·so·pen·tyl [àisəpéntil] イソペンチル基（$(CH_3)_2CHCH_2CH_2-$）.

i·so·pen·tyl·i·dene [àisoupentílidi:n] イソペンチリデン基（$(CH_3)_2CHCH_2CH{=}$）.

i·so·pen·tyl·i·dyne [àisoupentílidain] イソペンチリジン基（$(CH_3)_2CHCH_2C{\equiv}$）.

i·so·pen·tyl·ox·y [àisoupèntiláksi] イソペンチルオキシ基（$(CH_3)_2CHCH_2CH_2O-$）.

i·so·pep·sin [àisəpépsin] イソペプシン（加熱により変性したペプシン）.

i·so·per·i·met·ric [àisoupèrimétrik] ① 同周の. ② 同視野の.

isoperistaltic anastomosis 順蠕（ぜん）動吻合〔医学〕，同方向蠕（ぜん）動吻合（両分節が同一方向のぜん動を起こすように腸の両切端を吻合する）.

i·soph·a·gy [aisáfədʒi] 自解，= autolysis.

i·so·phan [áisəfən] 異性雑種（外観上ほかの雑種に似ているが，異なった発生体質をもつもの）.

isophane insulin イソフェンインスリン（インスリン，プロタミン，亜鉛の結晶製品で，緩衝液に懸濁したもの）.

i·so·phe·nol·i·za·tion [àisoufinəlizéiʃən] イソフェノール注射法（交感神経麻痺療法）.

isophile antibody 同種親和抗体〔医学〕.

isophile antigen 同種抗原，同性抗原〔医学〕，= allogeneic antigen.

i·so·pho·ria [àisoufɔ́:riə] 眼球正位（視線が水平に

ある状態).

i·soph·o·rone [aisáfəroun] イソフォロン (化) isoacetophenone $C_9H_{14}O$.

i·so·phthal·ic ac·id [àisəθǽlik, -sɑf- ǽsid] イソフタル酸(ベンゼンジカルボン酸の一種で，フタル酸の異性体)，= benzene-*m*-dicarboxylic acid.

i·so·phthal·o·yl [àisəθǽlɔil, -sɑf-] イソフタロイル基 ($-COC_6H_4CO-$(*m*)).

i·so·phy·so·stig·mine [àisoufàisəstígmin] イソフィソスチグミン $C_{15}H_{21}N_3O_2$ (カラバル豆のアルカロイド).

i·so·pia [aisóupiə] 同視(両眼の視覚が同等であること).

isopicnic line 等密度線 [医学].

i·so·pi·es·tic [àisoupaiéstik] 等圧の，恒圧の.
- **i. method** 等圧法.
- **i. reaction** 定圧反応(Van't Hoff).

i·so·pi·lo·car·pine [àisəpàilouká:pi:n] イソピロカルピン $C_{11}H_{16}N_2O_2$ (ヤボランジ葉に存在するアルカロイドで，ピロカルピンの異性体)，= *β*-pilocarpine.

i·so·plas·sont [àisəplǽsənt] (共通の性質をもつ2個の物体の一つ).

i·so·plas·tic [àisəplǽstik] 同種組織移植の(植皮についていう).
- **i. graft** 同種移植.

i·so·pleth [áisəpleθ] 等値〔曲〕線. (形) isoplethic.

i·so·ploid [áisəplɔid] 偶数倍数体 [医学].

I·so·p·o·da [aisápədə] 等脚目(節足動物門，甲殻亜門，軟甲綱，真軟甲亜綱の一目).

i·so·poly-ac·id [áisəpəli ǽsid] イソ多重酸，= homopoly-acid.

i·so·pol·y·mor·phism [àisəpɑ̀limɔ́:fizəm] 同多像群，同多形.

isopotential line 等電位〔圧〕線.

i·so·pre·cip·i·tin [àisouprisípitin] 同種族沈降素.

i·so·pren·a·line [àisəprénəli:n] イソプレナリン $(HO)_2C_6H_3CHOHCH_2NHCH(CH_3)_2$ (血管拡張薬)，= isopropylarterenol.

***l*-isoprenaline hydrochloride** *l*-イソプレナリン塩酸塩 (化) (1*R*)-1-(3,4-dihydroxyphenyl)-2-(isopropylamino)ethanol monohydrochloride $C_{11}H_{17}NO_3 \cdot HCl$: 247.72 (*l*-塩酸イソプレナリン，*l*-塩酸イソプロテノール．交感神経興奮薬，カテコールアミン系抗不整脈薬).

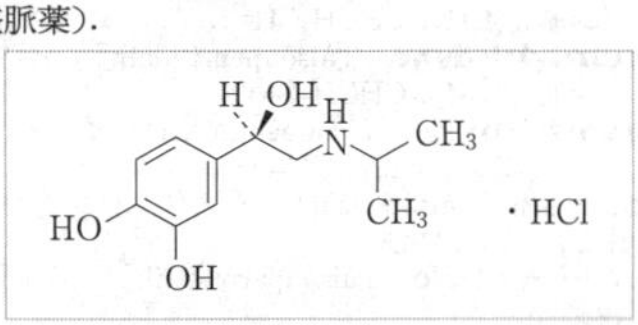

i·so·prene [áisəpri:n] イソプレン (化) 2-methylbutadiene $CH_2=CHC(CH_3)=CH_2$ (ゴムを乾留して得られる炭化水素で，塩酸，金属ナトリウムなどにより重合してゴム状物質となるので，合成ゴムへのヒントを与えた).
- **i.-cyclic sulfone** イソプレン環状スルホン.

i·so·pres·sor [àisəprésər] (同程度まで血圧を上昇させる能力をもつ物質).

i·so·pro·meth·a·zine [àisouprouméθəzi:n] イソプロメサジン(プロメサジンの異性体).

i·so·pro·pa·mide io·dide [àisoupróupəmaid áiədaid] ヨウ化イソプロパミド (化) (3-carbamoyl-3,3-diphenylpropyl)diisopropylmethyl ammonium iodide (抗コリン作用薬．4級アンモニウムで持続的に消化管分泌運動を抑制する).

i·so·pro·pa·nol [àisoupróupənɔ:l] イソプロパノール (化) propan-2-ol C_3H_8O : 60.10 (イソプロピルアルコール．アルコール系殺菌薬，手指，皮膚，医療用具の消毒に用いる).

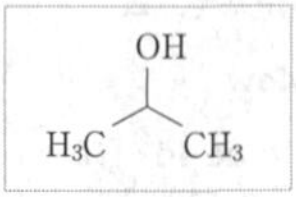

- **i. precipitation test** イソプロパノール沈殿試験.

i·so·pro·pe·nyl [àisoupróupənil] イソプロペニル基 ($CH_2C=(CH_3)-$).
- **i.-vinyl ether** イソプロペニルビニルエーテル $H_2C=C(CH_3)OCH=CH_2$ (吸入麻酔薬)，= propethylene (a)ether.

i·so·pro·pox·y [àisouproupáksi] イソプロポキシ基 ($(CH_3)_2CHO-$).

i·so·pro·pyl [àisoupróupil] イソプロピル基 ($(CH_3)_2CH-$).
- **i. acetate** 酢酸イソプロピル $CH_3COOCH(CH_3)_2$.
- **i. acetic acid** イソプロピル酢酸，= isovaleric acid.
- **i. acetoacetate** アセト酢酸イソプロピル $CH_3COCH_2COOCH(CH_3)_2$.
- **i. alcohol** イソプロピルアルコール $(CH_3)_2CHOH$ (皮膚塗擦剤)，= isopropanol.
- **i. aminoacetic acid** イソプロピルアミノ酢酸，= valine.
- **i. benzoate** 安息香酸イソプロピル $C_6H_5COOCH(CH_3)_2$.
- **i. bromide** 臭化イソプロピル (化) 2-bromopropane $(CH_3)_2CHBr$.
- **i. bromobutyramide** イソプロピルブロムブチルアミド，= neodorm.
- **i. *n*-butyrate** *n*-酪酸イソプロピル $CH_3CH_2CH_2COOCH(CH_3)_2$.
- **i. chloride** 塩化イソプロピル (化) 2-chloropropane $(CH_3)_2CHCl$.
- **i. cyanide** = isobutyronitrile.
- **i. ether** イソプロピルエーテル $[(CH_3)_2CHOCH(CH_3)]_2$.
- **i. hydrocupreine** イソプロピルヒドロクプレイン $(CH_3)_2CHOC_9H_5NCHOHC_7H_{11}C_2H_5$ (麻酔薬で，0.1% 溶液として尿路殺菌に用いられる).
- **i. iodide** ヨウ化イソプロピル (化) 2-iodopropane $(CH_3)_2CHI$.
- **i. lactate** 乳酸イソプロピル $CH_3CH(OH)COOCH(CH_3)_2$.
- **i. mercaptan** イソプロピルメルカプタン $(CH_3)_2CHSH$.
- **i. methyl ether** イソプロピルメチルエーテル $CH_3OCH(CH_3)_2$ (麻酔作用のあるエーテル異性体).
- **i. methyl ketone** イソプロピルメチルケトン $(CH_3)_2CHCOCH_3$.
- **i. mustard oil** = isothiocyanic acid.
- **i. nitrate** 硝酸イソプロピル $(CH_3)_2CHNO_3$.
- **i.-noradrenalin** イソプロピルノルアドレナリン，= isopropylarterenol.
- **i. thiocyanate** チオシアン酸イソプロピル $(CH_3)_2CHSCN$.
- **i. *m*-toluidine** イソプロピル *m*-トルイジン *m*-$CH_3C_6H_4NHC_3H_7$.

i·so·pro·pyl·ac·e·tone [àisouprɔ̀upilǽsitoun] イソプロピルアセトン (化) methyl isobutyl ketone ; hexone $CH_3COCH_2CH(CH_3)_2$.

i·so·pro·pyl·al·lyl·bar·bi·tu·ric ac·id [àisouprɔ̀upilæ̀lilbɑ̀:bitjú:rik ǽsid] = alurate.

i·so·pro·pyl·a·mine [àisoupròupíləmi:n] イソプロピルアミン $(CH_3)_2CHNH_2$.

2-i·so·pro·pyl·ami·no·eth·a·nol [- àisoupròupilǽminouéθənɔ:l] 2-イソプロピルアミノエタノール $(CH_3)_2CHNH(CH_2)_2OH$.

i·so·pro·pyl·an·i·line [àisouprὸupilǽnili:n] イソプロピルアニリン $C_6H_5NHCH(CH_3)_2$.

i·so·pro·pyl·an·ti·py·rine [àisouprὸupilæ̀ntipáiri:n] イソプロピルアンチピリン [化] 4-isopropyl-1,5-dimethyl-2-phenyl-1,2-dihydropyrazol-3-one $C_{14}H_{18}N_2O$: 230.31 (プロピフェナゾン. ピラゾロン系解熱鎮痛薬).

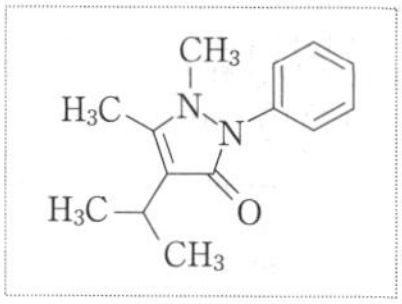

iso·pro·pyl·ar·te·re·nol [aisouproupilɑ:térənɔ:l] イソプロピルアルテレノール [化] α-(isopropylaminomethyl)protocatechuyl alcohol (交感神経興奮により徐脈に用いられたり, 気管支拡張作用を示すので, 塩酸塩として喘息の治療に用いられる).

i. hydrochloride 塩酸イソプロピルアルテレノール, = isoprenaline hydrochloride.

i. sulfate 硫酸イソプロピルアルテレノール, = isonorin sulfate, norisodrine s..

i·so·pro·pyl·ben·zal·de·hyde [àisouprὸupilbenzǽldihaid] = cuminal.

i·so·pro·pyl·ben·zene [àisouprὸupilbénzi:n] イソプロピルベンゼン [化] (1-methylethyl)benzene, = cumene, cumol.

i·so·pro·pyl·ben·zo·ic ac·id [àisouprὸupilbenzóuik ǽsid] = cumic acid.

i·so·pro·pyl·ben·zo·yl [àisouprὸupilbénzouil] イソプロピルベンゾイル基 (p-$(CH_3)_2CHC_6H_4CO$-).

i·so·pro·pyl·ben·zyl [àisouprὸupilbénzil] イソプロピルベンジル基 ($(CH_3)_2CHC_6H_4CH_2$-).

i. alcohol イソプロピルベンジルアルコール, = cumic alcohol.

i·so·pro·pyl·ben·zyl·i·dene [àisouprὸupilbenzílidi:n] イソプロピルベンジリデン基 ($(CH_3)_2CHC_6H_4CH$=).

i·so·pro·pyl·i·dene [àisouprəpílidi:n] イソプロピリデン基 ($(CH_3)_2C$=).

i. chloride = 2,2-dichloropropane.

i·so·pro·te·re·nol [àisouprətérənɔ:l] イソプロテレノール (*N*-isopropyl-noradrenalin のイギリス局方名). → isoprenaline.

i. aerosol イソプロテレノール噴霧剤.

i. test イソプロテレノール試験 (喘息の無発作期に用いて, 喘息症状を誘発させる試験法).

i·sop·ter [aisɑ́ptər] 等視力線 (視野において同一中心外視力点を結合した曲線), 等感度線 [医学].

i. perimetry 等高線〔周辺〕視野測定 (計測)〔法〕 [医学].

I·sop·te·ra [aisɑ́ptərə] 等翅目 (シロアリ類), = termites.

i·sop·tor [aisɑ́ptər] 等視力線 (視野において同一中心外視力点を結合した曲線), = isopter.

i·so·pu·le·gol [àisoupjú:ləgɔ:l] イソプレゴール $C_{10}H_{18}O$ (フトモモ科の *Leptospermum liversidgei* の葉にある).

i·so·pu·le·gone [àisoupjú:ləgoun] イソプレゴーン.

i·so·pyc·nic [àisəpíknik] 同密度の.

i. (gradient) centrifugation 等密度〔勾配〕遠心〔法〕 [医学].

i. zone 等密度帯.

i·so·py·ro·cal·cif·er·ol [àisoupàiroukælsífərɔ:l] イソピロカルシフェロール (ビタミンD_2の加熱分解産物), = pyroalciferol.

i·so·qu·er·cit·rin [àisoukwə:sítrin] イソケルシトリン (テトラオキシフラボン配糖体で, サワギクの花粉から分離された化合物で活性窒素化合物と結合してアレルギー症状を起こす), = quercimeritrine.

i·so·qui·nine [àisoukwáinain] イソキニン, = pseudoquinine.

i·so·quin·o·line [àisəkwínəli:n] イソキノリン (キノリンの異性体), = 2-benzazine, leucoline.

i·so·quin·ol·yl [àisəkwínəlil] イソキノリル基 (C_9H_5N-).

i·so·re·nin [àisourí:nin] イソレニン, = isopropylarterenol.

isoresponse curve 等反応曲線 [医学].

i·so·ret·i·nene [àisourétini:n] イソレチネン (レチネンの *cis-trans* 異性体で, 5種以上が存在する).

i. a イソレチネン a (レチネンの立体異性体の一つで, オプシンと結合する視紅に類似する光感性物質 isorhodopsin をつくる).

i·so·rham·ne·tin [àisərǽmnitin] イソラムネチン $C_{16}H_{12}O_7$ (アラセイトウ, またはコマクサ (お百草) にケルセチンとともに含有される黄色結晶で, 雌性配偶子中に発見されたので, 性決定作用があると考えられる).

i·so·rham·nose [àisərǽmnous] イソラムノース $C_6H_{12}O_5$ (ラムノン酸ラクトンの還元により得られるメチルペントース), = quinovose.

i·so·rho·de·ose [àisouróudious] [化] *d*-glucomethylose $CH_2(CHOH)_4CHO$ (シンコナ樹皮から得られる糖).

i·so·rho·dop·sin [àisouroudɑ́psin] イソロドプシン (レチネンの異性体 isoretinene a を暗所でオプシンを作用させるとき生ずる光感性物質で, 視紅 (ロドプシン) に類似するが吸収スペクトルが異なっている点で, Collins と Morton が命名したもの).

isorhysthmic dissociation 等調律性解離 [医学].

i·so·ri·bo·fla·vin(e) [àisouràiboufléivin] イソリボフラビン (リボフラビン欠乏症を起こし得る物質), = dichlororibityl isoalloxazine.

i·sor·rhea [àisəríːə] 水分均衡.

i·sor·r(h)o·pic [àisəróupik] 同価の, 等価の.

i·so·ru·bi·jer·vine [àisourùbiʤə́:vin] イソルビジエルビン [化] Δ^5-solanidene-3(β)=18-diol (ヴェラトリンアルカロイドの一つ).

i·so·ru·bin [àisourú:bin] イソルビン, = new fuchsin.

i·so·sac·char·ic ac·id [àisousəkǽrik ǽsid] イソサッカリン酸 $COOHCH(O)(CHOH)_2CHCOOH$ (グルコサミンから硝酸の作用により発生する酸).

i·so·saf·role [àisəsǽfroul] イソサフロール.

i·so·sa·ku·ran·e·tin [àisousəkurǽnitin] イソサクラネチン [化] 5,7-dioxy-4′-methoxy-flavanone $C_{16}H_{14}O_5$ (無色結晶で, グルコシドとしてカラタチの花の中に含まれている).

isosbestic point 等濃度〔吸収〕点 [医学], 等吸収点.

i·so·scope [áisəskoup] アイソスコープ (平行した2群の針金が主要な器械で, その1群をほかの上に重ね合わせられるように工夫してあり, 網膜剥離の垂直線は必ずしもその垂直径線に相当しないことを示す装置).

isosensitive curve 等感度曲線 [医学].

I

i·so·ser·ine [àisəséri:n] イソセリン $CH_2NH_2CHOHCOOH$（セリンの異性体）.

i·so·se·ro·ther·a·py [àisousì:rəθérəpi] 同病血清療法.

i·so·se·rot·o·nin [àisousərátənin] イソセロトニン ㊋ 7-hydroxytryptamine（セロトニンの異性体で，作用も類似している）.

i·so·se·rum [àisousí:rəm] 同病〔性〕血清.

i. treatment 同病性血清療法.

i·so·sex·u·al [àisousékʃuəl] ① 両性的な. ② 同性的な.

i·sos·mot·ic [àisɑsmɑ́tik] 等浸透圧の〔医学〕.

i. solution 等張液，= isotonic solution.

i·so·sor·bide [àisousɔ́:baid] イソソルビド ㊋ 1,4:3,6-dianhydro-D-glucitol $C_6H_{10}O_4$: 146.14（浸透圧性利尿薬，脳圧・眼圧低下薬，緑内障治療薬，多価アルコール系抗めまい薬）.

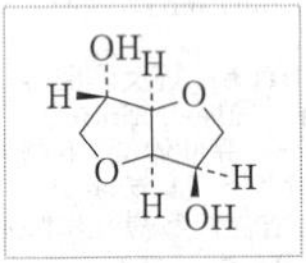

i. dinitrate イソソルビド硝酸エステル ㊋ 1,4:3,6-dianhydro-D-glucitol dinitrate $C_6H_8N_2O_8$: 236.14（硝酸イソソルビド．硝酸エステル系狭心症・心筋梗塞治療薬．狭心症・心筋梗塞・冠硬化症に用いられる）.

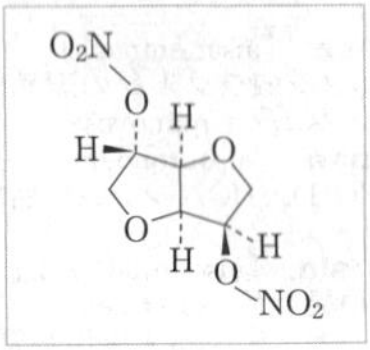

i·so·sper·mo·tox·in [àisouspə́:mətɑksin] 同種族精子毒素.

I·sos·po·ra [aisɑ́spərə] イソスポーラ属（原虫．成熟オーシストに2胞子，各胞子に4小芽体をもつ．哺乳類，鳥類，カエルの消化管に寄生）.

I. belli 戦争イソスポーラ（ヒトの小腸上皮細胞に寄生し，ときに激しい下痢と消化不良を起こす．第1次大戦中に多くの兵士が感染した）.

i·sos·pore [áisəspɔ:r] 同性接合胞子（接合することなく直接成熟する無性胞子）.

i·sos·po·ri·a·sis [aisɑ̀spɔ:ráiəsis] イソスポーラ症〔医学〕（胞子虫類の一種，戦争イソスポーラ *Isospora belli* の感染で起こる疾病．小腸上皮細胞に寄生し，激しい下痢を起こす）.

i·sos·ta·sy [aisɑ́stəsi] アイソスタシー（地殻平衡説）.

i·so·stem·o·nous [àisəstémənəs] 等雄蕊性の（萼片と花弁と同数の雄蕊のある花についていう）.

i·so·stere [áisəstiər] ① 同配体（2個の原子または原子団が電子配列において同類であり，またその固有性が類似する化合物）. ② 等量式（線）〔医学〕.

i·sos·the·nia [àisəsθí:niə] 同力，等力（力が正常の平衡を保つこと）.

i·sos·the·nu·ria [àisɑsθinjú:riə] 等張尿〔症〕〔医学〕（除タンパクされた血漿と同等の比重をもつ尿が排泄される状態で，腎機能の低下を示す）.

i·so·stil·bene [àisoustílbi:n] イソスチルベン（スチルベンのシス型不安定性異性体で，スチルベンを紫外線照射して得られる）.

i·so·suc·cin·ic ac·id [àisousʌksínik ǽsid] イソコハク酸 $CH_3CH(COOH)_2$，= methylmalonic acid.

i·so·sul·fo·cy·an·ic ac·id [àisousʌ̀lfousaiǽnik ǽsid] イソスルホシアン酸 HNCS，= isothiocyanic acid.

i·so·tac·tic [àisətǽktik] 同一配列の〔医学〕.

i·so·ta·mieu·tic [àisoutəmjú:tik] 同等に節約する.

iso·tel [áisətəl] 同等負担物（ほかの食品に代わり得る物質）. ㊎ isotelic.

isotelic substance 同等負担性物質（ある決定的原子団の存在により生理的作用を現す物質）.

i·soth·a·zine [aisɑ́θəzin] イソタジン ㊋ 10-(2-diethylaminopropyl)-phenothiazine（フェノチアジン誘導体で冬眠に利用される），= profenamine, parsidol, dibutil, lysivane, parsitan, isothiazine, ethopropazine.

i·so·the·ba·ine [àisəθí:beiin] イソテバイン $C_{19}H_{21}NO_3$（ケシ科 *Papaver orientale* のアルカロイド）.

i·so·ther·a·py [àisəθérəpi] 同種毒療法，= isopathy.

i·so·therm [áisəθə:m] 等温〔線〕〔医学〕，等温式〔医学〕.

i. of radiation 放射の等温曲線.

i·so·ther·mal [àisouθə́:məl] 等温の〔医学〕，恒温の.

i. change 等温変化〔医学〕.

i. efficiency 等温効率〔医学〕.

i. layer 等温層，= stratosphere.

i. line 等温線〔医学〕.

i. reactor 等温反応器〔医学〕.

i·so·ther·mo·gno·sis [àisouθə̀:mɑgnóusis, -mounóu-] 等知覚〔症〕（疼痛，寒冷，温熱の刺激がすべて温覚として知覚される異常知覚症）.

i·so·thi·a·zine [àisouθíəzi:n] = isothazine.

i·so·thi·o·cy·a·nate [àisouθàiousáiəneit] イソチオシアン酸塩.

i·so·thi·o·cy·a·na·to [àisouθàiousáiəneitou] イソチオシアン酸基（S=C=N-），= isothiocyano.

i·so·thi·o·cy·an·ic ac·id [àisouθàiousaiǽnik ǽsid] イソチオシアン酸（種々のエステル型化合物がある），= thiocarbimide, isopropyl mustard oil.

i·so·thi·o·cy·an·o [àisouθàiousaiǽnou] イソチオシアン基（S=C=N-）.

i·so·thi·o·u·rea [àisouθàioujú:riə] イソチオ尿素，= pseudothiourea.

iso·thi·pen·dyl [àisouθaipéndil] イソチペンジル ㊋ 10-(2-dimethylaminopropyl)-10*H*-pyrido [3,2-*b*][1,4]-benzothiazine（抗アレルギー薬）.

i·so·thy·mol [àisouθáimɔ:l] イソチモール，= carvacrol.

i·so·tome [áisətoum] 等節線（種々の動物の相同関節または四肢の分節の間に引いた想像線で，それぞれの相同性を表す術語）.

i·so·tone [áisətoun] 同中性子体〔医学〕（核に同数の中性子数をもっているいくつかの異なる核種のうちの一つ）.

i·so·to·nia [àisoutóuniə] 等張〔性〕，= isotonicity.

i·so·ton·ic [àisətɑ́nik] 等張性の〔医学〕.

i. absorption 等張性〔液〕吸収，= isotonic fluid absorption.

i. coefficient 等張率，等張係数.

i. contraction 等張〔力〕性収縮〔医学〕.

i. dehydration 等張性脱水〔医学〕.

i. exercise 等張性運動〔医学〕，等張性訓練〔医学〕.

i. fluid absorption 等張性液吸収〔医学〕，= isotonic absorption.

i. mineral water 等張〔鉱〕泉水〔医学〕.

i. muscle strength 等張性筋力〔医学〕.

i. overhydration 等張性溢水〔医学〕(水分過剰の).
i. saline solution 等張食塩液〔医学〕.
i. sodium chloride solution 等張食塩液〔医学〕, 生理食塩液(電解質補給薬, 製剤原料. 細胞外液欠乏, ナトリウム欠乏, クロル欠乏時の補給, 大量出血などにともなう体液喪失時や, 各種注射薬の溶解や希釈などに用いられる), 等張食塩水(100mL 中塩化ナトリウム NaCl 0.9g を含む), = liquor sodii chloridi isotonicus, normal saline solution, physiological salt solution.
i. sodium lactate solution 乳酸ナトリウム等張液(乳酸ナトリウムの1/6モル溶液で, 市販の製品を10倍に希薄して用いる), = one-sixth molar sodium lactate solution, physiological buffer salt s..
i. solution 等張液〔医学〕(体液と同等の浸透圧をもつようにつくった液).
i. strength 等張性収縮力〔医学〕.
i. training 等張性トレーニング〔医学〕.
i. urine 等張尿〔医学〕.
i·so·to·nic·i·ty [àisoutənísiti] 等張〔性〕〔医学〕, 等浸透〔圧〕性. 形 isotonic.
i·so·ton·i·za·tion [àisətɑnizéiʃən] 等張化〔医学〕.
isotonizing agent 等張化剤〔医学〕.
iso·tope [áisətoup] 同位核〔体〕, 同位元素〔医学〕, 同位体(原子番号は同じで, 質量数の異なる元素をいう. 1913年に Aston が拡散法によりネオンの同位元素を分離したのが最初である). 形 isotopic.
i. abundance ratio 同位元素存在比〔医学〕.
i. assay 同位元素検定〔法〕〔医学〕.
i. derivative method アイソトープ誘導体法〔医学〕.
i. diagnosis アイソトープ診断〔医学〕.
i. dilution analysis 同位体希釈分析〔医学〕.
i. dilution method 同位体希釈〔法〕〔医学〕, 同位元素希釈法〔医学〕.
i. effect 同位体効果〔医学〕.
i. enrichment 同位体濃縮〔医学〕.
i. exchange reaction 同位体交換反応〔医学〕.
i. fractionation 同位体分留〔法〕〔医学〕.
i.-labeled antibody technique 同位元素標識抗体法(抗原を検出するために, 放射性同位元素(^{131}I, ^{125}I などがよく用いられる)で標識した抗体を用いる方法).
i. label(l)ing 同位元素標識〔医学〕, 放射性核種標識.
i. separation 同位体分離〔医学〕.
i. therapy アイソトープ療法〔医学〕, 同位体(同位元素)療法〔医学〕.
i·so·top·ic [àisətɑ́pik] 同位元素の〔医学〕, アイソトープの〔医学〕.
i. abundance 同位体存在度〔医学〕(原子力用語).
i. carrier 同位体担体〔医学〕.
i. effect 同位体効果〔医学〕, 同位核効果.
i. element 同位元素, = isotope.
i. equilibrium 同位体平衡〔医学〕.
i. label(l)ing 同位体標識〔医学〕.
i. mass 同位体質量〔医学〕.
i·sot·o·py [aisɑ́təpi] イソトピー, 同位.
i·so·trans·plant [àisoutrænsplǽnt] 同種移植組織〔医学〕.
i·so·trans·plan·ta·tion [àisoutrænsplæntéiʃən] 同種植皮術, 同種組織移植〔医学〕.
i·so·tret·i·noin [àisətrétinɔin] イソトレチノイン 化 3,7-dimethyl-9-(2,6,6-trimethyl-1-cyclohexen-1-yl)nona-2,4,6,8-tetraenoic acid, 13-*cis*-retinoic acid (嚢胞痤瘡治療薬).
Isotricha intestinalis (家畜の胃に寄生する繊毛虫の一種).
i·so·trif·o·lin [àisətrífəlin] イソトリホリン $C_{22}H_{22}O_{11}$ (マメ科アカツメクサ *Trifolium pratense* の配糖体).
i·so·tri·hy·drox·y·cho·line [àisoutrìhaidrɑ̀ksikáli:n] イソトリヒドロキシコリン $C_{24}H_{40}O_3$, $C_{23}H_{38}O_3$ (ガマ(蟇)胆汁から分離された不飽和性胆汁ステロイドの一つで, 脱水素酵素の作用により飽和性化合 isotrihydroxycholane が得られる).
i·so·tri·mor·phism [àisoutraimɔ́:fizəm] 同質三像(同一の化学組成をもちながら, 3つの結晶系または結晶形を示すもの). 形 isotrimorphous.
i·so·tron [áisətrən] アイソトロン(電磁作用により同位元素を分離する装置).
isotropic band 等方帯〔医学〕.
isotropic body 等方体〔医学〕.
isotropic disk 単屈折板(横紋筋の), = I disk, J disk.
isotropic substance ① 単屈折質〔医学〕. ② 等方性物質.
i·sot·ro·py [aisɑ́trəpi] ① 等方性(気体や液体のように方向によって物理的性質が違わないこと. 動物の卵の中心からどの方向にも同じ形であること). ② 単屈折. ③ 不偏光. 形 isotropic, isotropous.
i·so·tu·ber·os·tem·o·nine [àisoutjùbə:rəstémənin] イソツベロステモニン(ビャクブ〔百部〕根に存在するアルカロイドで, ツベロビテモニン族の一つ).
i·so·type [áisətaip] ①〔重〕複基準(生物の標本について, 原著者が用いた学名, すなわち正基準 holotype の重複標本). ② アイソタイプ, イソタイプ. 形 isotypic.
i. switching アイソタイプ転換〔医学〕.
isotypic specimen 複基準標本.
isotypic variation アイソタイプ変異〔医学〕.
i·so·u·re·tin [àisoujú:rətin] $NH_2CH{=}NOH$ (formamidoxim 尿素の異性体).
i·so·u·ric ac·id [àisoujú:rik ǽsid] イソ尿酸 NC NHCH(CONH)$_2$CO.
isovalemic acidemia イソバレリン酸血〔症〕〔医学〕.
i·so·val·er·al·de·hyde [àisouvæ̀lərǽldihaid] イソバレルアルデヒド 化 3-methylbutanal $(CH_3)_2CHCH_2CHO$ (香料, 調味料), = isoamyl aldehyde, isovaleric aldehyde.
i·so·va·ler·a·mide [àisouvəlérəmaid] イソ吉草酸アミド $(CH_3)_2CHCH_2CONH_2$.
i·so·va·ler·ic ac·id [àisouvəlérik ǽsid] イソ吉草酸 化 isopentanoic acid $(CH_3)_2CHCH_2COOH$ (吉草酸の異性体で, チーズおよび病人の尿中に発見される不快な臭気のある酸), = delphinic acid, isovalerianic acid.
i·so·va·ler·i·caci·de·mia [àisouvəlèrikæsidí:miə] イソ吉草酸血〔症〕.
i·so·val·er·o·ni·trile [àisouvəlèrənáitril] イソ吉草酸ニトリル 化 isobutylcyanide $(CH_3)_2CHCH_2CN$.
i·so·val·er·o·phe·none [àisouvəlèrəfí:noun] イソバレロフェノン $(CH_3)_2CHCH_2COC_6H_5$.
i·so·va·ler·yl [àisəvǽləril] イソバレリル基 $((CH_3)_2CHCH_2CO-)$.
i. chloride イソ吉草酸クロリド $(CH_3)_2CHCH_2COCl$.
i. diethylamide = valeryl diethylamide.
i.-phenolphthalein = phenovalinum.
i·so·va·line [àisəvǽli:n] イソバリン $CH_3CH_2C(NH_2)(CH_3)COOH$.
i·so·van·il·lin [àisəvǽnilin] イソバニリン 化 3-hydroxy-4-methoxy-benzaldehyde $CH_3O(OH)C_6H_3CHO$.
i·so·vi·o·lan·throne [àisouvàiəlǽnθroun] イソバ

イオラントロン（アントラキノン系建染め染料の一つで，インダンスレンバイオレットともいう）.

isovolume pressure flow curve 等肺気量性圧・流量曲線〔医学〕.

i·so·vol·u·met·ric [àisouvɑ̀ljumétrik] 等容性の〔医学〕, = isovolumic.

i. change 定容変化〔医学〕.

i. contraction 等容性収縮〔医学〕.

i. contraction phase 等容性収縮期〔医学〕.

i. relaxation 等容弛緩期〔医学〕.

i. relaxation period 等容性弛緩期〔医学〕.

isovolumic contraction 等容性収縮.

isovolumic contraction time 等容性収縮期.

isovolumic interval 等容性時間間隔.

isovolumic period 等容性時間，等容期.

isovolumic relaxation 等容性弛緩.

isovolumic relaxation time 等容性弛緩期.

i·so·xan·tho–salt [àisəzǽnθou sɔ́:lt] イソキサント塩（キサント塩の塩異性体で，$[Co(NH_3)_5ONO]X_2$ のような錯塩）.

i·sox·a·zol [aisɑ́ksəzɔ:l] イソキサゾール（ピリジンに類似の臭気をもつ弱塩基で，オキサゾールの異性体）.

i·sox·a·z·ol·yl [àisɑksǽzəlil] イソキサゾリル基 (C_3H_2NO–).

i·sox·su·prine [aisɑ́ksupri:n] イソクスプリン.

i. hydrochloride 塩酸イソクスプリン ㊋ *p*–hydroxy–*N*–(1–methyl–2–phenoxyethyl) norephedrine HCl（血管拡張薬，子宮弛緩薬）.

i·sox·yl·ic ac·id [àisɑksílik ǽsid] イソキル酸 $(CH_3)_2C_6H_3COOH$.

i·so·yo·him·bine [àisoujouhímbi:n] イソヨヒンビン $C_{21}H_{26}N_2O_3$（アカネ科 *Pausinystalia johimbe* のアルカロイドで，ヨヒンビンの異性体）, = mesoyohimbine, α–yohimbine.

i·so·zyme [áisəzaim] アイソザイム，イソ酵素，同位酵素〔医学〕, = isoenzyme.

isp·a·ghul [íspagu:l]（オオバコ科植物 *Plantago ovata* の種子で，赤痢に用いる下薬）.

Israel, James Adolf [ízriəl] イスラエル（1848–1926，ドイツの医師）. → Bergmann–Israel incision.

I. method イスラエル放線菌染色法（オルセインの希薄酢酸溶液に数時間標本を浸漬し，水洗して無水アルコールで処理する）.

ISS injury severity score 外傷指数の略.

Issatchenkia orientalis = *Candida krusei*.

Issayeff meth·od [isajéf méθəd] イサエッフ法（腹部手術の24時間前に生理的食塩水を腹腔内に注射して，局部的白血球増多を起こさせる方法）.

is·sue [íʃu:] ① 打膿（刺激物を化膿性創口に挿入して開存させるもの）. ② 排泄口. ③ 子孫.

i. pea 打膿丸（打膿の目的に用いるオリス根などの丸薬様のもの）.

IST insulin shock therapy インスリンショック療法の略.

is·ta·rin [ístərin] イスタリン（脳組織中の含リン窒素化合物）.

isth·mec·to·my [isméktəmi] 峡部切除術（特に甲状腺峡部を切除すること），甲状腺峡部切除〔医学〕.

isth·mi [ísmai] 峡〔部〕(isthmus の複数).

isthmial pregnancy 卵管峡部妊娠〔医学〕.

isth·mic [ísmik] 峡部の〔医学〕.

i. tubal pregnancy 卵管峡部妊娠〔医学〕.

isth·mi·tis [ismáitis] 咽峡炎，口峡炎.

isth·mo·cho·lo·sis [ìsmoukoulóusis] 胆汁性口峡炎.

isth·mo·par·al·y·sis [ìsmoupərǽlisis] 口峡部麻痺, = isthmoplegia.

isth·mo·ple·gia [ìsmouplí:ʤiə] 口峡部麻痺.

isth·mo·spasm [ísməspæzəm] 口峡痙攣.

isth·mus [ísməs, ísθ–] [TA] 卵管峡部, = isthmus tubae uterinae [L/TA], 甲状腺峡部, = isthmus glandulae thyroideae [L/TA], 耳管峡, = isthmus tubae auditivae [L/TA]. 複 isthmi, isthmuses. 形 isthmian, isthmic.

i. aortae [L/TA] 大動脈峡部, = aortic isthmus [TA].

i. cartilaginis auricularis [L/TA] 耳軟骨峡, = isthmus of cartilaginous auricle [TA].

i. cartilaginis auris 耳軟骨峡.

i. columnae dorsalis 後柱峡（脊髄の）.

i. faucium [L/TA] 口峡峡部, = isthmus of fauces [TA], oropharyngeal isthmus [TA].

i. glandulae thyreoideae 甲状腺峡部.

i. glandulae thyroideae [L/TA] 甲状腺峡部, = isthmus [TA].

i. gyri cinguli [L/TA] 帯状回峡*, = isthmus of cingulate gyrus [TA].

i. gyri fornicati 脳弓回峡.

i. of cartilaginous auricle [TA] 耳軟骨峡, = isthmus cartilaginis auricularis [L/TA].

i. of cingulate gyrus [TA] 帯状回峡*, = isthmus gyri cinguli [L/TA].

i. of eustachian tube 耳管峡, = isthmus tubae auditivae.

i. of fallopian tube 卵管峡部〔医学〕, = tubal isthmus.

i. of fauces [TA] 口峡峡部, = isthmus faucium [L/TA].

i. of limbic lobe 脳弓回峡, = isthmus gyri fornicati.

i. of prostate [TA] 峡部, = isthmus prostatae [L/TA].

i. of thyroid 甲状腺峡部（甲状腺の右葉と左葉を接続する狭くなった部位）.

i. of uterus [TA] 子宮峡部, = isthmus uteri [L/TA].

i. prostatae [L/TA] 峡部, = isthmus of prostate [TA].

i. tubae auditivae [L/TA] 耳管峡, = isthmus [TA].

i. tubae auditoriae [L/TA] 耳管峡, = isthmus [TA].

i. tubae pharyngotympanicae 耳管峡.

i. tubae uterinae [L/TA] 卵管峡部, = isthmus [TA].

i. tubae uterini 卵管峡部（子宮に接続する部位）.

i. urethrae 尿道峡〔部〕.

i. uteri [L/TA] 子宮峡部, = isthmus of uterus [TA].

i. ventriculi 胃峡部 (Aschoff).

ist·i·zin [ístizin] イスチジン（黄橙色結晶の瀉下薬）, = chrysazin, danthron.

is·u·ria [aisjú:riə] 正時排尿（規則正しい間隔での）.

i·su·xe·sis [àisju:zí:sis] 等速成長（部分が全体と同一速度で成長すること）.

IT isomeric transition 核異性体転移の略.

it·a·con·ic ac·id [ìtəkɑ́nik ǽsid] イタコン酸 $HOOC(=CH_2)CH_2COOH$（シトラコン酸，メサコン酸の異性体）, = methylenebutanedioic acid, methylenesuccinic acid.

itai–itai disease イタイイタイ病.

I·tal·ian meth·od [itǽliən méθəd] イタリア式有茎植皮術（遠隔部位の皮膚欠損補填法で，特に上腕からの皮膚弁を用いて人工鼻形成術に応用する）, = tagliacotian operation.

I·tal·ian op·er·a·tion [itǽliən ɑ̀pəréiʃən] イタリア式手術（造鼻術）, = Italian rhinoplasty.

Italian rhinoplasty イタリア造鼻術(前腕からの皮片を利用する).
Itard, Jean Marie Gaspard [itɑ́:r] イタール(1774-1838, フランスの耳科医).
I. catheter イタールカテーテル(耳管カテーテルを改良したもの).
I.-Cholewa sign イタール・ヒョレワ徴候(耳硬化症における鼓膜麻痺).
itch [ítʃ] ① 瘙痒(かゆみ). ② 瘙痒(そうよう)症[医学], = pruritus. ③ 疥癬(かいせん), = scabies.
i. mite 疥癬虫, ヒゼンダニ.
i. of gum 歯肉瘙痒〔症〕[医学].
i. sensation 瘙痒感[医学].
itch·ing [ítʃiŋ] かゆみ(痒み)[医学], 瘙痒(そうよう)[医学], = itch.
i. of vulva 外陰瘙痒症[医学], = valvar pruritus.
i. papule 瘙痒性丘疹[医学].
i. purpura 瘙痒性紫斑(慢性色素性紫斑病の一つ).
itchy point 瘙痒点(皮膚表面の).
itchy sensation かゆみ感[医学], 痒感[医学].
-ite [ait] ① 単語に～性の, ～に類似したの意味を付加する接尾語. ② 化学で -ous で終わる酸の塩を表す. ③ 解剖学において, この語のつく元の名称に対する主要部分を表す接尾語.
iter [ítər] 通路, 入口, = passageway. 形 iteral.
i. a tertio ad quartum ventriculum 第三第四脳室通路(中脳水道).
i. ad infundibulum (第三脳室から漏斗への通路).
i. chordae anterius 前鼓索路, = Huguir canal.
i. chordae posterius 後鼓索路, = canalis chordae.
i. dentium 歯牙通路(永久歯が生える路).
i. femineum 会陰.
i. seminarum 精管.
i. urinae 尿路, 尿道, = iter urinarum.
it·er·a·tion [ìtəréiʃən] 反復[医学](刺激興奮などの).
i. method 反復法[医学].
it·er·a·tive [ítərətiv] 反復性の(刺激などの).
i. approximation 逐次近似〔法〕[医学], = iterative approximation method.
i. bastard 反復雑種.
i. phenomenon 反復現象(談話, 書字における).
i. system 反復刺激興奮系.
-ites [aiti:z] 浮腫の意味を表す接尾語.
ITG immunotactoid glomerulopathy イムノタクトイド腎症の略.
ith·y·cy·phos [ìθisáifəs] 脊椎後方角状弯曲, = ithykyphosis.
ith·y·cy·pho·sis [ìθisaifóusis] 脊椎後方角状弯曲, = ithycyphos.
ith·y·lor·do·sis [ìθilɔ:dóusis] 脊柱前方角状弯曲.
-itides [aitidi:z] (-itis の複数).
itinerant criminal 流し.
itinerant fiber 巡回線維, = projection fiber.
-itis [aitis] 語幹が示す組織, 部位にある炎症を示す接尾語(複数-itides, 第二格 itidis).
Ito, Tetsuta [ito:] 伊東徹太(1878-1919, わが国の皮膚科学者).
I. reaction 伊東反応(軟性下疳ワクチン0.1mLを皮内注射, 48時間後径数cmの紅斑, 径5mmの立疹を生ずるので, *Haemophilus ducreyi* の証明に利用される), = Ito-Reenstierna reaction.
I.-Reenstierna test 伊東・レーンスティエルナ試験, = Ito reaction.
Ito, Toshio [ito:] 伊東俊夫(1904-1991, わが国の解剖学者).
I. cell 伊東細胞[医学].
ITP ① idiopathic thrombocytopenic purpura 特発性血小板減少性紫斑病の略. ② inosine 5′-triphosphate イノシン5′-三リン酸の略.
IU ① international unit 国際単位の略. ② immunizing unit 免疫単位の略.
IUAC International Union Against Cancer 国際対癌連合の略.
IUCD intrauterine contraceptive device 子宮内避妊器具の略, = intrauterine device (IUD).
IUD ① intrauterine death 子宮内死亡の略, = IUFD. ② intrauterine device 子宮内器具の略, = IUCD.
IUFD intrauterine fetal death 子宮内胎児死亡の略.
IUGR intrauterine growth retardation 子宮内〔胎児〕発育遅延の略.
IUI intrauterine insemination 子宮内受精法の略.
IUSSP International Union for the Scientific Study of Population 国際人口学連合の略.
IV, iv ① intravenously または intravenous 静脈内に(静脈注射による)の略. ② intravenous 静脈〔内〕のの略, = endovenous.
i·va·in [áivain] イバイン $C_8H_{14}O$ (ジャコウノコギリソウから得られる苦味質).
IVB intraventricular block 心室内ブロックの略.
IVDSA intravenous digital substraction angiography 静注(静脈性)デジタル差分血管造影〔法〕の略.
Ivemark, Bjön [í:vəmɑ:k] イヴェマルク(1925-2005, スウェーデンの病理学者).
I. syndrome イヴェマルク症候群(身体の左側の器官が右側の鏡像を示す).
i·ver·mec·tin [ìvə:méktin] イベルメクチン 化 5-*O*-demethyl-22, 23-dihydroavermectin A_{1a}, 5-*O*-demethyl-25-de(1-methylpropyl)-22,23-dihydro-25-(1-methylethyl)avermectin (A_{1a} の混合物. 寄生虫病治療薬, オンコセルカ症の特効薬. 大村智(2015年ノーベル生理学・医学賞受賞)により発見された).
IVF ① in vitro fertilization 体外受精の略, = extracorporeal fertilization. ② intravascular fluid 血管内液の略.
IVF-ET in vitro fertilization and embryo transfer 体外受精胚移植の略.
IVGTT intravenous glucose tolerance test 静脈内ブドウ糖負荷試験の略.
IVH intravenous hyperalimentation 経静脈内高カロリー輸液, 中心静脈高栄養法の略.
IVIg intravenous immunoglobulin 静脈内注射用免疫グロブリンの略.
Ivor Lewis esophagectomy イボールルイス食道切除.
i·vo·ry [áivəri] ① 象牙質, デンチン, = dentine. ② 象牙.
i. black 獣炭, アイボリーブラック(象牙を焼いてつくった黒色顔料), = animal charcoal.
i. bones 大理石骨病[医学].
i. exostosis 象牙様外骨症(密度の高い骨増殖).
i.-like tumor 緻密質骨腫, = osteoma eburneum.
i. membrane 象牙膜.
i. nut アメリカゾウゲヤシの実.
i. palm アメリカゾウゲヤシ, = *Phytelephas macrocarpa*.
i. vertebra 象牙椎.
IVP ①intraventricular pressure 脳室内圧の略. ②intimate partner violence 配偶者からの暴力の略.
IVR interventional radiology 介入的画像診断〔放射線〕学, 画像診断的介入治療の略.
IVUS ① intravascular ultrasound 血管内超音波〔法〕の略. ② intravascular ultrasound imaging 血管内エコー法の略.
Ivy, Andrew Conway [áivi] アイヴィー(1893-

1978, アメリカの生理学者. 癌, 胃潰瘍, 航空医学, 老人学, 胃腸消化ホルモンなどの研究業績が大きい).
I. test アイヴィー試験(出血時間を測定する一方法で, 静脈内圧を除去する目的で, 皮膚穿刺部位の近位部を血圧用腕帯で圧迫を加えながら止血するまでの時間を観察する), = Ivy, Shapiro and Melnick method.
Ivy, Robert Henry [áivi] アイヴィー(1881–1974, アメリカの整形外科医).
I. apparatus アイヴィー下顎骨折整復器(応急処置として前方牽引法に用いる装置で, 舌圧子, 絆創膏, 頭部用包帯を含み, 歯の牽引にはゴム帯を用いる).
I. bleeding time test アイヴィー出血時間試験.
i·vy [áivi] キヅタ [常春藤], ツタ [蔦].
i. oak ツタウルシ [蔦漆].
IW insensible water 皮膚および肺から蒸発する水の分量の略.
Iwanoff, Wladimir P. [íwanof] イワノフ(1861生, ロシアの眼科医).
I. cyst イワノフ嚢胞, = Blessig cyst.
I. retinal edema イワノフ網膜浮腫, = Blessig cyst.
ix·but [íksbʌt] イクスバット(グァテマラ産 *Euphorbia lancifolia* からつくった煎剤で, 先住民が催乳薬として用いてきた).
Ix·o·des [iksóudi:z] マダニ [真蜱] 属(マダニ科の一属で, その種も多く, ヒトに咬着し, 吸血したり, ある種の細菌, ウイルス性疾患を媒介する).
ix·o·di·a·sis [ìksoudáiəsis] マダニ症.
ix·od·ic [iksádik] マダニの.
Ix·od·i·dae [iksádidi:] マダニ科, = hardbacked ticks.
ix·o·dism [íksədizəm] マダニ症, = ixodiasis.
ixo·my·e·li·tis [ìksoumàiəláitis] 腰部脊髄炎.
Izar, Guido [ízər] イツァール(1883生, イタリアの病理学者).
I. reagent イツァール試薬(リノレイン酸とリチノレイン酸との等量混合液).
Izumi, Sensuke [ízu:mi] 泉仙助(1888–1979, わが国の小児科医. 1929年異型猩紅熱を独立の疾患として報告, 泉熱と命名された. 現在では偽結核菌 *Yersinia pseudotuberculosis* によるものとみられている).
I. fever 泉熱 [医学].

J

J joule ジュールの記号(エネルギーの mks 単位).
J acid J酸 ㊗ 2-amino-5-naphthol-7-sulfonic acid (染料中間体).
J blood factor J血液因子(習慣性流産を繰り返した母親の血清中にある凝集素に反応するヒト血球中の抗原で, Lewis 血液に類似する(井関, 牧野)).
J chain J鎖(IgM および分泌型 IgA に1分子存在. 分泌片の結合に必須).
J-chain immunoglobulin J鎖免疫グロブリン.
J gene J遺伝子(免疫グロブリンH鎖, L鎖上に存在するDNA断片〔群〕. H鎖にはJ_1～J_4, L鎖にはJ_1～J_5が存在する).
J point J点.
J stomach J状胃(J形を呈する細長い胃).
j (ローマ数字iと同値で, アポテカリ式処方箋の組成分量を表すときに最終の桁に用いる(例:2=ij, 6=vj など)).
jaag·siek·te [jɑ:gsí:ktə] ヒツジウイルス性カタル肺炎.
ja·bo·ran·di [ʤæbərǽndi] ヤボランジ(ミカン科の潅木の複葉で, ピロカルピンの原料), = jaborandi folia, pilocarpus.
ja·bor·i·dine [ʤəbɔ́:ridin] ヤボリジン $C_{32}H_{32}N_4O_4$ (ヤボランジから得られるアルカロイド).
Jaboulay, Mathieu [ʒɑbu:léi] ジャブーレー(1860-1913, フランスの外科医).
  J. amputation ジャブーレー切断術, = interpelviabdominal amputation.
  J.-Brian method ジャブーレー・ブライアン法, = Jaboulay method.
  J. button ジャブーレーボタン(側方腸管吻合術に用いる2個のボタン状円樹を縮め合わせたもので, 縫線を用いないで腸の孔腔内へ挿入し得る).
  J. method ジャブーレー法(血管の吻合術で, 断端を短く裂いて, 内膜と内膜とを吻合する方法), = broad marginal confrontation method.
  J. operation ジャブーレー手術(骨盤の外半側をともに切除する大腿切断術), = interpelviabdominal amputation.
ja·ca·reu·ba [ʤækərjú:bə] (南アメリカ産薬草), = *Calophyllum brasiliense*.
Jaccoud, François Sigismond [ʒəkú:] ジャクー(1830-1913, フランスの医師).
  J. arthritis ジャクー関節炎, ジャクー病(リウマチ熱後関節炎. 頻回のリウマチ熱発作後にまれに生ずる関節変形をいう), = chronic postrheumatic-fever arthritis, deforming nonerosive arthropathy.
  J. dissociated fever ジャクー解離熱(成人結核性髄膜炎においてみられる不整徐脈を伴う発熱).
  J. sign ジャクー徴候(白血病の一徴候としてみられる胸骨上窩における大動脈膨隆).
JACCRO Japan Clinical Cancer Research Organization 日本癌臨床試験推進機構(ジャクロ)の略.
jack bean [ʤǽk bí:n] タチナタマメ〔洋刀豆〕(ウレアーゼをつくる原料), = *Canavalia ensiformis*.
jack·et [ʤǽkit] ジャケット, 包被(体を支持するための短い上衣様の装置).
  j. cancer 装甲癌, よろい癌, = cancer en cuirasse.
  j. crown ジャケット冠〔医学〕, ジャケットクラウン, 短金冠, 外被冠(自然歯の上にかぶせたもの), = mantle crown.
jackknife position ジャックナイフ位(腹臥位で殿部屈曲高位の体位).
jackknife posture ナイフ状姿勢(Gatch 床に患者が上臥するときの体位).
jack·screw [ʤǽkskru:] 圧開ラセン, 圧開ねじ〔医学〕, ラセン万力.
Jackson, Chevalier [ʤǽksən] ジャクソン(1865-1958, アメリカの咽喉科医).
  J.-Babcock operation ジャクソン・バブコック手術(食道憩室の根治手術で, 手術2日前に絹糸に小球を付けた消息子を嚥下させて目標とし, 食道を剥離して食道鏡を嚢内に挿入し, その内容を排除した後, 切開創内に押し込み, その頸部を切断し, 縁を縫合する).
  J. safety triangle ジャクソン安全三角(基底は甲状軟骨, 尖頂は胸骨上窩, 両辺は胸鎖乳突筋の内縁により囲まれた三角).
  J. sign ジャクソン徴候(気管または気管支に異物のある場合, 耳を患者の口に近く当てると聴音される喘息様呼吸音), = asmatoid wheezing.
Jackson, Jabez North [ʤǽksən] ジャクソン(1868-1935, アメリカの外科医).
  J. membrane ジャクソン薄膜(右側体壁腹膜から上行結腸を横断して内方へ, 盲腸から肝彎曲まで達する膜で, 時としては腸閉塞症を起こす原因をなすことがある), = pericolonic membrane, Treves fold.
  J. veil = Jackson membrane.
Jackson, James Jr. [ʤǽksən] ジャクソン(1810-1854, アメリカの医師).
  J. sign ジャクソン徴候(肺結核病巣に相当する部分の呼気延長).
Jackson, John Hughlings [ʤǽksən] ジャクソン(1835-1911, イギリスの神経科医).
  J. epilepsy ジャクソンてんかん(大脳の運動神経中枢局所的損傷により, その支配を受ける筋肉を含む部分的てんかん), = focal epilepsy.
  J. law ジャクソンの法則.
  J. rule ジャクソン法則(てんかん発作後には, 単純な神経機能は複雑なものよりは早く回復する), = Jackson law.
  J. sign ジャクソン徴候(片麻痺があるときの呼吸時の運動の強弱).
  J. syndrome ジャクソン症候群(軟口蓋, 喉頭, 舌半側と同側反回神経の麻痺), = syndrome of vago-accessory-hypoglossal paralysis.
  J. theory ジャクソン説(人類の脳髄は種族発生の原理に基づき, 最も原始な部分を基礎とし, その上部にあるものほど進化したものであるから, 最上部の層は最も分化した部分であるとの説).
Jacksonian epilepsy ジャクソンてんかん, = Jackson epilepsy.
Jacksonian march ジャクソン〔型〕マーチ〔医学〕.
Jacksonian seizure ジャクソン発作(Charcot によって提唱された用語で, ジャクソンマーチを示す身体運動発作, すなわちジャクソン発作を主症状とするてんかん).
Jacob, Arthur [ʤéikəb] ジェーコブ(1790-1874, アイルランドの眼科医).
  J. membrane ジェーコブ膜(網膜の小杆層および錐体層).
  J. ulcer ジェーコブ〔侵食性〕潰瘍(特に眼瞼の).
  J. wound 軟下疳性潰瘍.
Jacob, François [jɑ:kóub] ジャコブ(1920-2013,

フランスの遺伝学者．酵素とウイルスの合成に関する遺伝的制御の研究により，A. Lwoff および J. Monod とともに1965年度ノーベル医学・生理学賞を受けた）．

Jacobaeus, Hans Christian [jɑ:kəbéiəs] ヤコベーアス（1879-1937，スウェーデンの外科医）．

J. operation ヤコベーアス手術（胸膜癒着の治療に胸郭形成と焼灼法とを併用する胸膜剥離術），= pleurolysis.

J. thoracoscope ヤコベーアス胸腔鏡（先端に窓と小電球，内部にレンズ系を備えた管状器具）．

ja·co·bine [ʤǽkəbin] ヤコビン $C_{18}H_{25}O_6N$（*Senecio jacobaea* から得られる毒性アルカロイド．肝臓壊死を起こすと考えられている）．

Jacobson, Jacob [ʒɑ:kəbsɔ́n] ヤコブソン（フランスの眼科医）．

J. solution ヤコブソン液（ケイ皮酸ベンジル1.6%，ケイ皮酸エチル0.5%，ベンジルアルコール2%のオリーブ油液で，消炎性作用を示し，骨盤炎症，中耳炎，トラコーマ，角膜混濁などに用いる筋注薬）．

Jacobson, Julius [já:kəbsən] ヤコブソン（1828-1889，ドイツの眼科医）．

J. retinitis ヤコブソン網膜炎（梅毒性網膜炎）．

Jacobson, Ludwig Levin [já:kəbsən] ヤコブソン（1783-1843，デンマークの解剖学者）．

J. anastomosis ヤコブソン吻合（鼓室静脈叢の吻合部）．

J. canal ヤコブソン管，= canaliculus tympanicus.

J. cartilage ヤコブソン軟骨（鼻棘から上後部に達し，鼻中隔と鋤骨との間にある遺残性軟骨），= vomeronasal.

J. nerve ヤコブソン神経，= nervus tympanicus.

J. nerve and plexus ヤコブソン神経（舌咽神経）および鼓室神経叢，= plexus tympanicus, nerve of tympanic branch of glossopharyngeus.

J. organ ヤコブソン器官，= organon vomeronasale.

J. plexus ヤコブソン神経叢，= tympanic plexus.

J. reflex ヤコブソン反射（橈骨下端または前腕の背面を軽打すると，手指が屈曲するのは錐体路の障害と考えられていたが，現在では正常または反射鋭敏性の一症候と思われる）．

Jacobsthal, Erwin Wolfgang Jakob [já:kəbsθəl] ヤコブスタール（1879-1952，ドイツの細菌学者）．

J. test ヤコブスタールテスト（① 梅毒に感染した肝臓のアルコール・エキスと被検血清とを混ぜて暗視野で鏡検すると，陽性は凝集を示し，陰性は乳剤様混濁液として沈殿を示さない．② 低温において補体結合を行うワッセルマン反応の変法）．

Jacoby, Abraham [ʤǽkəbi] ヤコビー（1830-1919，アメリカの医師）．

J. line ヤコビー線（両側腸骨稜 crista iliaca の最高点を結んだ線で脊椎麻酔の穿刺部位の目安になる）．

Jacquart, Henri [ʤəkɑ́:r] ジャカール（フランスの医師）．

J. angle ジャカールの角（眉間鼻棘角），= ophryospinal angle.

J. facial angle ジャカール顔面角，= Jacquart angle.

Jacquemet, Marcel [ʤəkwʌméi] ジャクメー（1872-1908，フランスの解剖学者）．

J. recess ジャクメー陥凹．

Jacquemier, Jean Marie [ʒakmié:r] ジャックミエー（1806-1879，フランスの産科医）．

J. sign ジャックミエー徴候（妊娠第4週以後にみられる尿道孔下の腟粘膜の紫藍斑点），= Chadwick sign, Kluge sign.

Jacquemin, Emile [ʒákmen] ジャクマン（フランスの科学者）．

J. test ジャクマン試験（フェノール検出法で，被検液に等量のアニリンを混ぜた後，次亜塩素酸ナトリウム液を少量加えると，青色が発現する）．

Jacques, Paul [ʤɔ́:k] ジャーク（フランスの医師）．

J. plexus ジャーク神経叢．

Jacquet, Lucien [ʒɑkéi] ジャケー（1860-1915，フランスの皮膚科医）．

J. disease ジャケー病（歯の異常に伴う脱毛病），= Jacquet dermatitis, alopecia reflexa.

J. erythema ジャケー紅斑（おむつの刺激により乳児の殿部に起こるもの），= erythema gluteale.

jac·ta·tio cap·i·tis [ʤæktéiʃiou kǽpitis]（点頭痙攣），= spasmus nutans.

jac·ti·ta·tion [ʤæktitéiʃən] 転々反側（急性疾患においてみられる患者が身体を前後左右に反転すること），= jactation.

ja·cu·lif·er·ous [ʤækjulífərəs] 刺状の，刺針のある，= prickly.

Jadassohn, Josef [já:dəsɔ:n] ヤダッソン（1863-1936，ドイツの皮膚科医．ヤーダッソンともいう）．

J. disease ヤダッソン病（① 斑状丘疹状紅皮症．② 苔癬状粃糠疹．③ 鼻部紅色顆粒症）．

J.-Lewandowski syndrome ヤダッソン・レーヴァンドヴスキー症候群（先天性爪肥厚症の一つ）．

J. nevus ヤダッソン母斑．

J.-Pellizzari anetoderma ヤダッソン・ペリツァーリ皮膚萎縮〔症〕（じんま疹様の発疹が先行し，萎縮斑をのこす．皮膚の弾力線維の減少，消失による）．

J. test ヤダッソン試験（被検溶液に浸漬したガーゼを患者の皮膚に接触させて反応を観察する過敏症の診断法），= Jadassohn-Bloch test.

J.-Tièche nevus ヤダッソン・チエーヘ母斑．

Jadelot, Jean François Nicolas [ʒɑdəlóu] ジャドロー（1791-1830，フランスの医師）．

J. furrows ジャドロー線（小児の顔面に現れる3本のヒダで，一定の疾病に固有であるといわれる．すなわち第1は眼線 linea oculare で眼角から下顎最上部に走り脳病および神経病に固有，第2は鼻腺 linea nasalis で鼻翼の下部から眼囲筋外側に向かい，半月形に走る腹部疾患に現れるもの．第3は口唇線 linea labialis で口角から下方に走り胸部および咽頭頸部疾患を示す），= Jadelot lines, Jadelot sign.

Jaeger, Edward [jéigər] イエーゲル（1818-1884，オーストリアの眼科医），= Ritter von Jaxthal Jaeger, Edward.

J. test types イエーゲル文字（視力検査用に大小の文字を並べた表），= Jaeger chart.

Jaeger, Heinrich [jéigər] イエーゲル（1856-1930，ドイツの細菌学者）．

Jaesche, Georg Emanuel [jésʃ] イエシェ（1815-1876，ドイツの外科医）．

Jaffe, Henry L. [ʤǽfə] ヤッフェ（1896-1979，アメリカの病理学者）．

J.-Lichtenstein disease ヤッフェ・リヒテンシュタイン病（全身の骨に病変がみられ，café au lait spots，性早熟を伴う），= polyostotic fibrous dysplasia of bone.

Jaffé, Max [jɑfé] ヤッフェ（1841-1911，ドイツの生化学者）．

J. reaction ヤッフェ反応（クレアチニンの定量法）．

J. test ヤッフェ試験（① クレアチニンおよびデキストロース検出法（被検液に trinitrophenol を加えた後，苛性ソーダーでアルカリ化すると，加熱せずに赤色が発現すればクレアチニン，加熱した後ならばブドウ糖の存在を証明する）．② インジカン検出法（被検液に濃塩酸等量，クロロホルム1mL，塩素酸ソーダーの濃厚液数滴を加えると，インジカンを含有している場合はクロロホルムが青色に着色する））．

jag·ged [ʤǽgid] 鋸歯状の（特に葉縁に凸凹のある

こと)，= serrate，serrated.

Jagic test [jágik tést] ヤーギック試験(1〜2時間軽度の運動を行わせた後の尿中ウロビリノーゲン反応が陽性となるか否かを検査する簡易心臓機能検査法).

Jahnke syn·drome [já:nki síndroum] ヤーンケ症候群(スタージ・ウェーバー症候群のうち緑内障を伴わない).

jail fever 刑務所熱(発疹チフス)，= typhus.

jake paralysis ジェイク麻痺，= Jamaica ginger paralysis.

Jakob, Alfons Maria [ʤéikəb] ヤコブ(1884–1931，ドイツの精神学者).

J.–Creutzfeldt disease ヤコブ・クロイツフェルト病，= Creutzfeldt–Jakob disease (CJD).

J. disease ヤコブ病(強直性偽硬化症)，= spastic pseudosclerosis，Jakob–Creutzfeldt disease.

Jaksch, Rudolf von [jǽkʃ] ヤクシュ(1855–1947，旧チェコスロバキアに住んだオーストリアの医師).

J. anemia ヤクシュ貧血，= infantile pseudoleukemic anemia.

J. disease ヤクシュ病，= Jaksch anemia.

J.–Hayem anemia ヤクシュ・ハイエム貧血(幼児偽〔性〕白血病性貧血)，= infantile pseudoleukemic anemia.

J. test ヤクシュ試験(① 胃液中の遊離酸検出法(ベンゾプルプリンBに浸漬した濾紙に胃液を滴下すると，紫色を呈し，遊離酸が多量に存在する場合には暗青色となる). ② 尿中デキスローゼ検出法(酢酸ナトリウムと塩酸フェニルヒドラジンとの混合物を尿に加え，湯槽で30分加温した後冷却するとフェニルグルコサゾンの黄色針状結晶が沈殿する). ③ メラニン検出法(被検液に塩化第二鉄液数滴を加えると，メラニンが存在すれば灰白色の沈殿を生ずるが，さらに試薬の添加を継続すると，沈殿は再び溶解する). ④ 尿酸検出法(粉末の尿酸に臭素水または塩素水数滴を混ぜて徐々に加熱すると，赤色を発するが，冷却後アンモニアを加えると，紫赤色に変わる)).

jal·ap [ʤǽləp] ヤラッパ〔根〕(ヒルガオ科植物 *Ipomoea purga* の副根で，枝根と根端とを除いて乾燥したもので瀉下薬に用いる)，= jalap root，tuber jalapae.

j. pulverata ヤラッパ末.

j. resin ヤラッパ脂，= resina jalapae.

jal·a·pin [ʤǽləpin] ヤラピン $C_{35}H_{56}O_{16}$ (ヤラッパから得られる配糖体)，= orizabin，scammonin.

Jamaica dog·wood [ʤəméikə dágwud] (ピスチジア根の原植物)，= *Piscidia piscipula*.

Jamaica ginger paralysis ジャマイカ酒中毒性麻痺(ジャマイカ酒の不純混合物 triorthocresylphosphate の中毒により，四肢端の運動性麻痺)，= ginger neuritis，Jamaica ginger polyneuritis.

Jamaica ginger polyneuritis ジャマイカショウガ多発神経炎，= Jamaica ginger paralysis.

Jamaican vomiting sickness ジャマイカ嘔吐病.

ja·mais vu [ʒɑméi vjú] [F] 未視体験.

jam·bo·sine [ʤǽmbəsain, –sin] ジャンボシン $C_{10}H_{15}NO_3$ (フトモモ科植物 *Myrtus jambos* のアルカロイド).

jam·bul [ʤǽmbəl] フトモモ［蒲桃］の果種(フトモモノキの種子で，その配糖体 antimellin は糖尿病に有効)，= jumble.

j. seed フトモモ種子(粉剤として糖尿病に用いる).

James, Robert [ʤéimz] ジェームス(1705–1776，イギリスの医師).

J. powder ジェームス散(アンチモン末. 酸化第一アンチモンとリン酸カルシウムとの合剤で，発汗薬)，= pulvis antimonialis，powder of antimony.

James, Thomas N. [ʤéimz] ジェームス(1925–2010，アメリカの心臓，生理学者).

J. fiber ジェームス束(心房から房室結節に直接入る刺激伝導系の短絡路，LGL 症候群の原因となる).

J. tracts ジェームズ索.

James, William [ʤéimz] ジェームズ(1842–1910，アメリカの哲学・心理学者. 実践哲学の開祖で，その名著 Principles of Psychology (1891)，Essay on Radical Empiricism (1912)を通して教育心理学に多大の貢献をした).

J.–Lange theory ジェームズ・ランゲ説(感情は内分泌に基づくと唱える説).

Jamestown Canyon virus ジェームズタウンキャニオンウイルス(ブニヤウイルス科のウイルス).

JAMS The Japanese Association of Medical Sciences 日本医学会の略(1902年創設).

Janet ir·ri·ga·tion [ʤǽnit, ʒanéi irigéiʃən] ジャネ圧迫潅注法(過マンガン酸カリ，リバノールなどの希釈液を大量に用いて尿道を洗浄する方法).

Janet, Pierre Marie Felix [ʒanéi] ジャネ(1859–1947，フランスの心理学者).

J. disease ジャネ病(精神衰弱症)，= psychasthenia.

J. test ジャネ検査，ジャネ試験法(機能的と器質的無感覚症との鑑別試験法で，触覚について yes と no とで答えさせると，機能的障害においては no と答えるが，器質的な場合には全く返答がない).

Janeway, Edward Gamaliel [ʤéinwei] ジェーンウェー(1841–1911，アメリカの医師).

J. lesion ジェーンウェー病変.

J. nodes ジェーンウェー結節(細菌性心内膜炎においてみられる無痛性の手掌足底の出血性小結節)，= Janeway spots，Janeway lesions.

J. pills ジェーンウェー丸，= pilula aloes et podophyli composita.

Janeway, Theodore Caldwell [ʤéinwei] ジェーンウェー(1872–1917，アメリカの医師).

J. sphygmomanometer ジェーンウェー血圧計.

jan·i·ceps [ʤǽniseps] 一頭二顔体〔医学〕，頭胸結合体(一頭二顔奇形)，= cephalothoracopagus disymmetros，heteroprosopus.

j. asymmetros 非対称性頭胸結合体，= syncephalus asymmetros.

j. ateleus (二顔面体)，= iniops.

j. formation 一頭二顔体形成〔医学〕.

Janin, Joseph [ʤǽnin] ジャナン(1864生，フランスの医師).

J. tetanus ジャナン破傷風(頭部破傷風).

Janner emphysema ジャナー気腫(老人性気腫)，= senile emphysema.

Janner, Herley D. [ʤǽnər] ジェンナー(1907生，カナダの医師).

J.–Kay test ジェンナー・ケー試験(血清フォスファターゼの定量法で，標準条件の下に3時間で媒質 disodium–β–glycerophosphate から無機リン酸塩として遊離されるリンの定量を基礎とする).

J.–Kay unit ジェンナー・ケー単位(ジェンナー・ケー試験における条件の下に，1mg のリンを遊離させるのに要するホスファターゼ量で，Bodansky 2単位，King 1単位に相当する).

Jannetta, Peter J. [ʤənétə] ジャネッタ(アメリカの神経科医).

J. operation ジャネッタ手術(1967年，Jannetta の考案による神経血管減圧術で，三叉神経から圧迫血管を離す手術. 三叉神経痛の治療として行われる).

Janosik, Jan [ʤǽnəsik] ヤノシク(1856–1927，チェコの解剖学者).

J. embryo ヤノシク胚(大動脈弓3個と鰓弓2個とを備えたヒト胚子).

Jansen, Albert [já:nsən] ヤンセン(1859–1933，ドイツの耳科医).

J. operation ヤンセン手術（前頭洞の底および前壁の一部を切除し，その内容を掻爬する前頭洞炎療法）.

Jansen, Barend Coenraad Petrus [já:nsən] ヤンセン（1884-1962，オランダの生化学者．Donathとの共同研究においてビタミンB_1を分離（1926），その検出法を考案した．フェリシアンカリウムを用いてビタミンB_1を水溶液中で thiochrome に酸化し，イソブタノールで抽出して蛍光度を定量する）.

Jansen test [já:nsən tést] ヤンセン試験（股関節の骨関節炎では，一側の踝を他側の膝の上になるように交差することができない）.

Janský, Jan [já:nski] ヤンスキー（1873-1921，旧チェコスロバキアの医師．1907年血液群を発見し，後に決定された国際命名法に対し，Ⅰ=O，Ⅱ=A，Ⅲ=B，Ⅳ=AB の番号を用いた（Janský classification））.

J.-Bielschowsky disease ヤンスキー・ビールショースキー病.

Janssen, Zacharias [já:nsən] ヤンセン（1600年頃活躍したオランダの眼鏡製造者．最初の複式顕微鏡をつくったと伝えられている）.

Jan·thin·o·so·ma [ʤǽnθinousòumə] （カ〔蚊〕の一属で，アブ〔虻〕bot fly の卵子を運搬する）.

Janus green [ʤéinəs grí:n] ヤーヌスグリーン（生体染色液に用いる）.

Janus green B ヤーヌスグリーンB（塩基性アニリン染料 diethyl safranin で生体染色に広く利用される），= diazine green S.

ja·nus [ʤéinəs] ヤーヌス体（対称性二重体の一つで，頭部，胸部が合一して，両側に顔が2つある奇形），= janiceps, cephalothoracopagus disymmetros.

j. asymmetros 非対称性頭胸結合体，= janiceps asymmetros.

j. formation ヤーヌス体形成.

ja·pac·o·nine [ʤəpǽkənin] ヤパコニン $C_{25}H_{43}NO_9$（ヤパコニチンからの誘導物無定形性アルカロイド）.

jap·a·con·i·tine [ʤæpəkánitin] ヤパコニチン $C_{24}H_{47}NO_{11}$（日本産ウズ〔烏頭〕（トリカブトの根茎）から得られる猛毒性アルカロイド）.

Ja·pan [ʤəpǽn] 日本.

J. camphor 〔日本〕ショウノウ（樟脳）$C_{10}H_{16}O$.

J. Coma Scale (JCS) ジャパンコーマスケール（Ⅲ-3-9度方式と呼ばれるわが国の昏睡尺度．意識障害の評価に用いられる）.

J. Committee for Clinical Laboratory Standard (JCCLS) 日本臨床検査標準協議会.

J. Council for Quality Health Care 日本医療機能評価機構〔医学〕.

J. Diabetes Prevention Program (JDPP) 日本糖尿病予防プログラム.

J. Dietetic Association 日本栄養士会〔医学〕.

J. Family Planning Association 日本家族計画協会〔医学〕.

J. lacquer 〔日本〕ウルシ（漆）.

J. Medical Association (JMA) 日本医師会（1916年北里柴三郎らにより設立．1947年に社団法人となった医師の職業団体．会員約160,000人を有し，関連分野に幅広い活動をなしている）.

J. Population Conference 日本人口会議〔医学〕.

J. spotted fever 日本紅斑熱（日本で1985年に徳島で初めて報告されて以来，全国的に散発する紅斑熱群に属するリケッチア感染症で，紅斑熱リケッチア症ともいい，マダニによって媒介され，発熱，発疹，頭痛，刺し口を特徴とする）.

J. wax 和ろう（蝋），日本ろう，ハゼろう，木ろう（ハゼの果皮から圧搾または滲出したもの），= Japan tallow.

Jap·a·nese [ʤæpəní:z] 日本の，日本人の，日本産の.

J. Agricultural Standard 日本農林規格〔医学〕.

J. angelica root トウキ〔当帰〕（トウキ *Angelica acutiloba* または近縁植物の根を湯通ししたもの．漢方では強壮，鎮痛，鎮静を目的として用いられる．とくに冷え症，貧血など婦人疾患に使用される）.

J. Association of Medical Sciences (JAMS) 日本医学会（1902年創設．学会単位の加盟で学際中心の事業を行っている．4年に1度の医学会総会，日本医学会医学用語の編纂などを行っている）.

J. B encephalitis 日本〔B型〕脳炎（主として夏季日本の本州に流行する急性脳炎で，臨床上不同の症状を呈し，びまん性ニューロンの壊死，脳および脊髄の炎症を起こし，セントルイス脳炎とほぼ同一のウイルス病．嗜眠性脳炎 encephalitis lethargica をA型と呼ぶのに対し，日本脳炎をB型と称するのが常習となっている．また，オーストラリアX病およびロシア秋季脳炎も日本脳炎と同一の疾患），= summer encephalitis, Russian autumnal e., Japanese e..

J. cardamom 伊豆縮砂（ハナミョウガ〔花茗荷〕*Alpinia japonica* の種子）.

J. cedar 日本スギ.

J. cedar pollen スギ花粉.

J. double cord tapeworm 大複殖門条虫，= *Diplogonoporus grandis*.

J. encephalitis 日本脳炎（日本脳炎ウイルスによる疾患で，発熱，痙攣，意識障害などをきたす）.

J. encephalitis virus 日本脳炎ウイルス.

J. flood fever 日本洪水熱（ツツガムシ病），= tsutsugamushi disease.

J. gelatin(e) 日本ゼラチン，= agar.

J. gentian リュウタン〔龍胆〕（リンドウ *Gentiana* 属植物の根・根茎．苦味配糖体，黄色色素を含み苦味健胃薬として用いられる），リンドウ〔龍胆〕.

J. glanders 日本鼻疽，= lymphangitis epizootica.

J. green pheasant キジ（日本産）.

J. house mouse ハツカネズミ.

J. Industrial Standard (JIS) 日本工業規格〔医学〕.

J. ink 墨（すみ）〔医学〕.

J. isinglass 寒天，= agar-agar.

J. lacquer ウルシ（漆）.

J. Leprosy Association 日本ハンセン病学会.

J. macaque ニホンザル.

J. medlar ビワ〔枇杷〕，= loquat.

J. monkey ニホンザル.

J. name 和名.

J. Nurse Practitioner (JNP) 診療看護師（医師の包括的指示の下，特定の医療行為が実施できる看護師のこと．医学専門知識を大学院修士課程で学んだ者で，アメリカでは NP; Nurse Practitioner と呼称）.

J. nutgall ゴバイシ〔五倍子〕，= Rhus galls.

J. paper 和紙〔医学〕.

J. peppermint oil ハッカ油，= Oleum menthae.

J. Pharmacopoeia (JP) 日本薬局方〔医学〕.

J. primrose クリンソウ〔九輪草〕.

J. quail ウズラ.

J. quassia ニガキ.

J. quince ボケ.

J. rhubarb 和ダイオウ〔大黄〕（日本局方）.

J. river fever ツツガムシ（恙虫）病．→ tsutsugamushi.

J. schistosomiasis 日本住血吸虫症〔医学〕.

J. Society of Psychosomatic Medicine 日本心身医学会.

J. spaniel 狆（チン）.

J. spotted fever 日本紅斑熱.

J. summer-type allergic alveolitis 夏型過敏性肺臓炎〔医学〕.

J. valerian 吉草根，カノコソウ，= Radix valerianae.

Japanese encephalitis virus 日本脳炎ウイルス(フラビウイルス科のウイルスで，日本脳炎の原因となる).

ja·pan·ic ac·id [ʤəpǽnik ǽsid] = japonic acid.

jap·ben·zac·o·nine [ʤæ̀pbenzǽkənin] ヤプベンザコニン $C_{32}H_{47}NO_{10}$ (日本産ウズ［烏頭］(トリカブトの根茎)から得られるアルカロイド).

ja·pon·ic ac·id [ʤəpánik ǽsid] 日本酸 $C_{22}H_{44}O_4$ (木ろう(蝋) cera rhois (Japan wax) の一成分), = japanic acid.

Jaquet, Alfred [ʤakéi] ジャケー(1865-1937, スイスの薬理学者).

J. apparatus ジャケー器(静脈および心拍動を記録する器械).

J. chronograph ジャケー描時計(筋収縮その他の曲線とともに時間標識を描写してその時間的経過を測定するときに用いる時計).

ja·ra-ja·ra [ʤá:rə ʤá:rə] ジャーラ・ジャーラ, = nerolin.

ja·ra·ra·ca [ʤà:rərá:kə, ʤæ̀rərǽkə] (ブラジル産 *Bothrops* 属の小毒ヘビ).

Jarcho, Julius [ʤá:kou] ジャルコ(1882-1963, アメリカの産科医).

J. pressometer ジャルコ子宮圧力計(ヨウ素造影剤注入時に子宮内の圧力を測る器械).

jar·gon [ʤá:gɑn] ジャーゴン，わけのわからない言葉［医学］, 錯語症, = paraphasia, jargonaphasia.

j. aphasia 錯語性失語〔症〕［医学］, 錯覚的失語〔症〕, = agrammatism.

Jarisch, Adolf [ʤáriʃ] ヤリッシュ(1850-1902, オーストリアの皮膚科医).

J.-Herxheimer reaction ヤリッシュ・ヘルクスハイマー反応(第二期梅毒，回帰熱の薬物治療開始2時間程度でみられる皮膚病変，発熱などが一過性に増悪する現象), = Herxheimer reaction.

J. ointment ヤリッシュ軟膏(ピロ没食子酸を豚脂に混ぜた軟膏で乾癬に用いた).

Jarjavay, Jean Francois [ʤa:ʒavéi] ジャルジャヴェー(1815-1868, フランスの外科医).

J. ligament ジャルジャヴェー靱帯.

J. muscle ジャルジャヴェー筋(尿道下制筋), = depressor urethrae.

Jarman, Brian [ʤá:rmən] ジャーマン(イギリスの医師. J. score の提唱者).

J. score ジャーマンスコア(イギリスで用いられる医学，社会的損失の指標).

Jarotzky, Alexander [ʤérətzki] ヤロツキー(1866生，ロシアの医師).

J. diet ヤロツキー食(卵白とオリーブ油との漸増量を交代に投与する胃潰瘍食事).

Jarvik, Robert Koffler [ʤá:rvik] ジャーヴィック(1946生，アメリカの心臓医・人工心臓研究者).

J. artificial heart ジャーヴィック型人工心臓.

Jarvis, William Chapman [ʤá:vis] ジャルヴィス(1855-1895, アメリカの耳鼻咽喉科医).

J. operation ジャルヴィス手術(ジャルヴィス係蹄を用いて下鼻甲介を切除する方法).

J. snare ジャルヴィス係蹄(柄に備えてあるラセンで調節し得る係蹄).

jas·mine [ʤǽzmin] ソケイ［素馨］, = *gelsemium*.

j. oil ソケイ［素馨］油，ジャスミン油(*Jasminum odoratissimum* から得られる精油で，香水の原料).

Jas·mi·num [ʤʌ́zminəm] ソケイ属(モクセイ科 *Oleaceae* の一属), = jasmines.

jas·mone [ʤǽzmoun] ジャスモン(オレンジ，ジャスミンの葉に存在する黄色ケトン体で，ソケイ油の一成分).

jas·per [ʤǽspər] 碧玉(石英の一種で，赤，緑，黄などの色がある).

Jatene, Adib D. [ʤatín] ジャテーン(ブラジルの心臓外科医. ジャテネともいう).

J. operation ジャテーン手術(大血管転移に対する解剖学的根治手術. 冠動脈とともに大動脈と肺動脈を基部で付けかえる手術).

Ja·tro·pha [ʤǽtrəfə] ナンヨウアブラギリ属(南洋産トウダイグサ科 *Euphorbiaceae* の一属).

J. curcas ナンヨウアブラギリ(瀉下性果実 physic nut, purging nut の原植物).

J. multifida モミジバヤトロファ, = French physic nut.

ja·tro·phine [ʤǽtrəfi:n] ヤトロフィン $C_{14}H_{20}NO_6$ (*Jatropha* 属植物から得られるアルカロイド).

jaun·dice [ʤɔ́:ndis] 黄疸［医学］(胆赤素 bilirubin が血液中に増加する結果，皮膚および粘膜が黄色に着色する症候群), = icterus. 形 jaundiced.

j. due to biliary stasis 胆汁うっ滞性黄疸, = obstructive jaundice.

j. in breast-fed infant 母乳黄疸［医学］.

j. of newborn 新生児黄疸［医学］.

jaun·dice-root [ʤɔ́:ndis rú:t] (キンポウゲ科，ヒドラスチス属の植物 *Hydrastis canadensis* の根で，苦味健胃薬，止血薬，染料), = hydrastis.

Jauregg, Julius Wagner von [jɔ́:reg] ヤウレッグ(1857-1940, オーストリアの精神神経病学者. 神経梅毒および早発性痴呆症の治療にマラリア接種による発熱療法(マラリア療法)を導入. 1927年度ノーベル医学・生理学賞を受けた).

Java [ʤá:və, ʤǽ-] ジャワ.

J. ape-man ジャワ猿人.

J. cardamom (ショウズクの一種).

Javal, Louis Emile [ʒavál] ジャヴァル(1839-1907, フランスの眼科医).

J. ophthalmometer ジャヴァル眼球計(角膜曲率計).

Javelle wa·ter [ʤǽvəl wɔ́:tər] ジャヴェル水(次亜塩素酸塩の水溶液で，タンパク質の溶解反応，漂白，殺菌などに用いる), = liquor potassae chlorinatae.

ja·vel·li·za·tion [ʤæ̀vəlizéiʃən] (ジャヴェル水を用いる浄水法).

Javorski, Walery [jəvɔ́:ski] ヤロウスキー(1849-1924, ポーランドの医師), = Jaworski, Walery.

jaw [ʤɔ́:] 顎，あご［医学］.

j. abnormality 顎の奇形［医学］.

j. bone 下顎骨, = mandibula.

j. clonus 下顎〔咬筋〕クロ〔ー〕ヌス［医学］, 下顎〔咬筋〕間代［医学］.

j. deformity 顎〔骨〕変形症.

j. disease 顎骨疾患［医学］.

j. dislocation 顎脱臼［医学］.

j. fracture 顎骨骨折［医学］.

j. jerk 下顎反射［医学］, 顎反射.

j. jerk reflex 咬筋反射［医学］, 顎反射(口を開いて顎を打つと，咬筋の攣縮とともに下顎は上がる), = Chvostek sign.

j. joint 顎関節, = articulatio mandibularis.

j.-lift 下顎挙上［医学］.

j. neoplasm 顎〔骨〕新生物(腫瘍)［医学］.

j. plate 顎板(ヒルの).

j. reflex 下顎反射［医学］, = chin jawjerk.

j. relation record 顎関係記録［医学］.

j. repositioning 顎整復.

j. restoration apparatus 顎補綴装置.

j.-winking 下顎眼瞼異常運動［医学］.

j.-winking phenomenon 下顎瞬目現象(下顎の運動に眼瞼の不随意的運動が伴う現象), = Marcus

Gunn phenomenon.

j.-winking syndrome 下顎眼瞼異常運動症候群.

Jaworski, Walery [jərɔ́:ski] ヤロウスキー(1849–1924, ポーランドの医師), = Javorski, Walery.

J. bodies ヤロウスキー小体(球)(胃酸過多症患者の胃分泌液中にみられるラセン状粘液小体).

J. test ヤロウスキー試験(サイフォン使用後, 胃幽門部の振戦聴診により聴取される振動音は砂時計様胃を証明する).

Jay blood fac·tor [ʤéi blʌ́d fǽktər] ジェー血液因子(Levine らが1951年に, 66歳の胃癌患者のO型血球において発見した凝集原で, その抗体 anti-Jay が腫瘍の抗原性に関係あることから, これを Tj^a, anti-TJ^a と命名し, その理論的対性因子を Tj^b と呼んだ).

JC polyomavirus JCポリオーマウイルス(ポリオーマウイルス科のウイルスで, 進行性多巣性白質脳症の原因となる).

JCAHO Joint Commission on Accreditation of Health Care Organization 医療施設合同認定機構の略.

JCCLS Japan Committee for Clinical Laboratory Standard 日本臨床検査標準協議会の略.

JCI Joint Commission International 国際医療認証機関の略.

JCML juvenile chronic myelocytic leukemia 若年性慢性骨髄性白血病の略.

JCQHC Japan Council for Quality Health Care 日本医療機能評価機構の略.

JCS Japan Coma Scale ジャパンコーマスケールの略.

JDM juvenile dermatomyositis 若年性皮膚筋炎の略.

JDPP Japan Diabetes Prevention Program 日本糖尿病予防プログラムの略.

JDS Japan Diabetes Society 日本糖尿病学会の略(JDS値は学会で制定した日本独自の糖尿病診断に用いるHbA1cの値. 現在は国際標準NGSP値が用いられる). → NGSP.

jealous type of paranoid disorder 嫉妬型妄想〔性〕障害.

jeal·ous·y [ʤéləsi] 嫉妬(ねたみ).

j. mania 嫉妬妄想 [医学].

Jeanselme, Edouard [ʒansélm] ジャンセルム(1858–1935, フランスの皮膚科医).

J. nodules ジャンセルム小結節, ジャンセルム結節(スピロヘータ感染により四肢の関節付近に発生する可動性結節), = juxta-articular nodules, Steiner tumors.

jec·o·ral [ʤékərəl] 肝の, = hepatic.

j. tone 肝打診音 [医学], 肝臓打診音.

jec·o·rin [ʤékərin] ジェコリン $C_{105}H_{186}N_5SP_3O_{46}$ (血液および肝, 脾, 脳などに含有される水溶性糖リン脂質).

jec·o·rize [ʤékəraiz] (食物に肝油の治療的効果を賦与すること. 例えば牛乳を紫外線で照射するなど).

jec·ur [ʤékər] [L] (肝臓 liver の意).

jec·us [ʤékər] [L] (肝臓 liver の意).

Jed·dah ul·cer [jédə ʌ́lsər] イエッダ潰瘍(東邦腫), = Oriental boil.

Jef·fer·so·nia [ʤifə:sóuniə] タツタソウ属(メギ科 *Berberidaceae* の一属で, アメリカタツタソウ *Jeffersonia diphylla* の根茎は強壮, 利尿, 去痰薬).

Jeghers, Harold Joseph [ʤégə:rz] ジェガーズ(1904–1990, アメリカの医師).

J.-Peutz syndrome ジェガーズ・ポイツ症候群, = Peutz-Jeghers syndrome.

Jehovah witnesses エホバの証人 [医学].

je·ju·nal [ʤiʤú:nəl] 空腸の.

j. and ileal veins 空回腸静脈.

j. arteries [TA] 空腸動脈, = arteriae jejunales [L/TA].

j. atresia 空腸閉鎖 [医学].

j. conduit 空腸導管.

j. damping 空腸ダンピング [医学].

j. goblet cell mucin 小腸杯細胞ムチン.

j. isolated segment 空腸分節.

j. stenosis 空腸狭窄 [医学].

j. syndrome 空腸症候群, = dumping syndrome.

j. ulcer 空腸潰瘍 [医学].

j. veins [TA] 空腸静脈, = venae jejunales [L/TA].

je·ju·nec·to·my [ʤìʤu:néktəmi] 空腸切除〔術〕 [医学].

je·ju·ni·tis [ʤìʤu:náitis] 空腸炎 [医学].

j. ulcerosa necroticans 壊死性潰瘍性空腸炎, = Darmbrand.

jejun(o)- [ʤiʤu:n(ou), -n(ə)] 空腸との関係を表す接頭語.

je·ju·no·ce·cos·to·my [ʤiʤù:nousikástəmi] 空盲腸吻合〔術〕 [医学].

je·ju·no·co·los·to·my [ʤiʤù:noukoulástəmi] 空結腸吻合〔術〕 [医学].

jejunogastric intussusception 空腸胃重積〔症〕.

je·ju·no·il·e·al [ʤiʤu:nouíliəl] 空回腸の.

j. bypass 空腸回腸バイパス(空腸の近位端と回腸の遠位端とを吻合して短絡させる術式. 病的肥満の治療に使用される).

je·ju·no·il·e·i·tis [ʤiʤu:nouiliáitis] 空回腸炎 [医学].

je·ju·no·il·e·os·to·my [ʤiʤu:nouiliástəmi] 空回腸吻合〔術〕 [医学].

je·ju·no·il·e·um [ʤiʤù:naíliəm] 空回腸(Treitz 靱帯より回盲弁までの小腸).

jejuno-jejunal intussusception 空腸空腸重積.

je·ju·no·je·ju·nos·to·my [ʤiʤù:nouʤìʤu:nástəmi] 空腸空腸吻合〔術〕 [医学] (空腸の異なった2箇所を吻合する手術).

je·ju·nor·rha·phy [ʤìʤu:nɔ́:rəfi] 空腸縫合術.

je·ju·nos·to·my [ʤìʤu:nástəmi] 空腸瘻〔造設〕術, 空腸造瘻 [医学].

je·ju·not·o·my [ʤìʤu:nátəmi] 空腸切除〔術〕 [医学].

je·ju·num [ʤiʤú:nəm] [L/TA] 空腸(十二指腸から回腸に至るまでの小腸), = jejunum [TA]. 形 jejunal.

Jelk op·er·a·tion [ʤélk ɑpəréiʃən] ジェルク手術(直腸狭窄症の手術で, 肛門の両側につくった切開孔から直腸周囲の線維組織を切断する方法).

Jellinek, Stefan [jélinik] イエリネク(1871–1968, オーストリアの医師).

J. sign イエリネク徴候(① バセドウ病(グレーブス病)における上眼瞼の褐色着色. ② 中毒性甲状腺腫の上眼瞼の褐色性色素沈着), = Jellinek-Tillais sign.

jel·ly [ʤéli] ゼリー, 凝膠体, 膠質 [医学].

j.-belly 膠様腹, = pseudomyxoma peritonaei.

j.-film test ジェリーフィルム試験, = Ross test.

j. knot 膠質結節 [医学].

j. sheath ガレルト鞘(細菌, 藍藻などの細胞膜表面の粘膜質).

jel·ly·fish [ʤélifiʃ] クラゲ [水母], = medusa.

j. bite クラゲ刺症.

j. sting クラゲ刺症.

j. venom クラゲ毒.

Jendrassik, Ernst [jendrásik] イエンドラシック(1858–1921, ハンガリーの内科医. ジェンドラシックともいう).

J. maneuver イエンドラシック手技(膝蓋反射を強調するため, 患者に両側の手指を屈曲させ相互を牽引する方法), = Jendrassik method.

J. sign イエンドラシック徴候(眼球突出性甲状腺

腫における外動眼筋の麻痺).
jeng·kol [ʤéŋkəl] ジェンコル(東インド産植物で，その果実は食用に供せられるが，中毒 jengkol poisoning を起こすこともある).
Jenkin filter ジェンキン濾過器(微量の細菌濾過器で，素焼き磁器を固く金属製円柱と漏斗の間に圧迫挿入したもの).
Jenner, Edward [ʤénər] ジェンナー(1749-1823, イギリスの医師. John Hunter に師事して医学を究め，1775年牛痘と痘瘡との相似性に基づき，痘瘡に対する免疫を証明し，その記録を Inquiry into the Cause and Effects of the Variolae Vaccinae として1798年に刊行した).
Jenner, Harley D. [ʤénər] ジェンナー(1907生, カナダの医師).
J.-Kay unit ジェンナー・ケイ単位.
Jenner, Louis [ʤénər] ジェンナー(1866-1904, イギリスの医師).
J. stain ジェンナー染色液(血液染色に用いる液で，エオジン水溶液から沈殿させたメチレンブルーとの化合物で，0.5g をアセトンを含まない純メタノール 100mL に溶解して用いる), = May-Gruenwald stain.
Jenner, William [ʤénər] ジェンナー(1815-1898, イギリスの医師. 発疹チフスと腸チフスとの区別を発表した(1849)).
Jennerian vaccination ① ジェンナー種痘法(痘瘡に対する免疫を生じさせるべく牛痘ワクチンを接種した法). ② ジェンナー予防接種(痘瘡の感染予防のため，牛痘ウイルスを接種すること).
jen·ner·i·za·tion [ʤènərizéiʃən] ジェンナー式種痘法.
Jenning test [ʤéniŋ tést] ジェンニング試験(色盲検査法で，Holmgren 試験の変法).
Jensen, Carl Oluf [jénsən] イエンセン(1864-1934, デンマークの獣医病理学者).
J. sarcoma イエンセン肉腫(ハツカネズミに生じて移植し得る悪性腫瘍).
Jensen, Edmund Zeuthen [jénsən] イエンセン(1861-1950, デンマークの眼科医).
J. disease イエンセン病(1908年に報告した乳頭隣接脈絡網膜炎のこと. 視束乳頭に接し，舌状，境界不明瞭の灰白色混濁を生じ，後に現れる鮮明な萎縮巣中に硬化した脈絡膜血管，色素斑がみられ，乳頭充血，硝子体混濁を伴う), = Edmund Jensen disease, retinochorioditis juxtapapillaris.
Jensen, Orla [jénsən] イエンセン(1870-1949, デンマークの生化学者).
J. classification イエンセン細菌分類法(細菌の栄養上の特徴を基礎とする分類法).
J. method イエンセン法, = Hagedorn-Jensen blood sugar titration.
Jephson pow·der [ʤéfsən páudər] ジェフソン粉剤(沈殿イオウ2容とグアヤク樹脂1容との混合粉剤).
je·quir·i·ty [ʤekwíriti] ソウシシ[相思子](トウアズキ[唐小豆] *Abrus precatorius* の毒性果実), = prayer-beads, jumble beads, crab's eyes, chicken eyes, love-peas.
jer·boa [ʤə:bóuə] トビネズミ[飛鼡](ノミによりペスト菌を媒介する).
jerk [ʤə́:k] ① 筋単収縮性反射(急激な攣縮性筋運動で，反射の俗称). ② 単収縮，反射[医学]，攣(れん)縮[医学]，筋収縮[医学].
j. finger ばね指[医学]，弾発指[医学]，引金指, = trigger finger.
jerking nystagmus 衝動性眼振[医学]，律動性眼振[医学], = rhythmical nystagmus.
jerking respiration 歯車様呼吸, = jerky respiration, interrupted r..
jerks [ʤə́:ks] (宗教的感激に伴う舞踏病).
jerk·y [ʤə́:rki] 痙攣的な(ビクビクする).
j. breathing 痙攣性呼吸.
j. incoordination 律動性運動失調.
j. pulse 動脈が突然拡張する脈.
j. respiration 断続性呼吸[医学].
Jerne, Niels Kaj [jə:né] ヤーネ(1911-1994, ロンドン生まれのデンマークの免疫学者. スイスのバーゼル免疫学研究所初代所長. 免疫機構の発達と制御についての理論と，モノクローナル抗体の作り方の原理の発見により，G. J. F. Köhler および C. Milstein とともに1984年度ノーベル医学・生理学賞を受けた. 1974年にはネットワーク説の提唱がある. イエルネ，エルヌともいう).
J. plaque assay ヤーネプラーク形成試験, = hemolytic plaque assay.
J. plaque technique ヤーネプラーク法(IgM 抗体産生細胞を溶血反応を利用して検出する方法), = Jerne plaque-forming cell assay.
Jervell, Anton [ʤə́:vəl] ジェルヴェル(ノルウェーの心臓病医).
J. and Lange-Nielsen syndrome ジェルヴェル・ランゲ-ニールセン症候群(QT 延長症候群の一つ. 感音難聴を伴い劣性遺伝を示す. KvLQT1 および KCNE1 の変異といわれる).
jer·vic ac·id [ʤə́:vik ǽsid] ジェルビン酸 $C_{14}H_{10}O_{12}$-$2H_2O$ (*Veratrum album* から得られる酸).
jer·vine [ʤə́:vain] ジェルビン $C_{27}H_{39}NO_3$ (緑藜蘆 *Veratrum grandiflorum* の根に存在する毒性ステロイドアルカロイド), = viridin, barytine.
je·sa·con·i·tine [ʤèsəkánitin] ジェサコニチン $C_{35}H_{49}NO_{12}$ (日本産ウズ[烏頭](トリカブトの根茎)に存在する無定形アルカロイド).
Jesionek, Albert [jéziənek] イエジオネック(1870-1935, ドイツの皮膚科医).
J. lamp イエジオネック灯(人工太陽灯の一型).
jes·sa·mine [ʤésəmin] ジャスミン, = jasmin.
jessor fever ジェソル熱(インドに流行する長期持続性間欠熱).
jes·sur [ʤésər] マムシ[蝮](ベンガル語), = Russell viper.
Jes·u·it [ʤézjuit] ゼスイット派，イエズス会士(カトリックの一教派. 1533年頃スペインの僧 Ignatius de Loyola が創設した).
J. balsam 複合安息香, = Friars balm, compound benzoin.
J. bark ゼスイット皮，キナ皮, = cinchona bark, Peruvian bark.
J. drops 複合安息香チンキ, = compound benzoin tincture.
J. powder キナ皮末.
J. tea = chenopodium.
jet [ʤét] 噴射[医学].
j. douche 圧注法[医学].
j. dust counter (空気中の塵埃計数器で，一定量の空気を高速度で狭孔から垂直板の上へ吹き出し，それに固着した塵埃数を鏡検して計算する. koniometer, impinger, precipitator なども同一目的のために用いられている).
j. flow 噴出流.
j. injection 急速注射[医学]，噴射式注射, = jet-injection, hypospray.
j. lag 時差ぼけ(時差がある地点へジェット機で移動する場合(西↔東)，ヒトが適応するには数日を要する現象をいう. これは睡眠をはじめとして，体温や諸種の生理機能だけでなく精神機能にも及ぶ. この時差ぼけの状態を正しくは非同期症候群 desynchroniza-

tion syndrome という).

j. lag syndrome 時差症候群〔医学〕(時差ぼけ，ジェット症候群ともいわれる).

j. lesion ジェット病変(短絡や逆流で生ずるジェット血流の衝突によってつくられる限局性の心内膜表層の障害).

jet·in·jec·tion [ʤètinʤékʃən] 急速注射(皮下注射器)，= hypospray.

jet·mizer [ʤétmaizər] 鼻用噴霧器.

Jeune, M. [ʤʌ́n] ジュヌ(フランスの小児科医).

J. syndrome ジュヌ症候群(窒息性胸郭形成異常).

Jewett, Eugene Lyon [ʤú:wət] ジュエット(1900生，アメリカの外科医).

J. nail ジュエット釘(転子骨折を内部から固定する釘で，骨の頭頸部を固定する板に応用する).

Jewett, Hugh Judge [ʤú:wət] ジュエット(1903-1990，アメリカの泌尿科医．尿管腸吻合術を考案し，尿管を無菌的にS字形結腸に接続させる方法を発表した．膀胱癌の浸潤度分類で有名).

J. and Strong staging ジュエット・ストロング病期分類.

JGA juxtaglomerular apparatus 傍糸球体装置の略.

JGPP juvenile generalized pustular psoriasis 小児汎発性膿疱性乾癬の略.

J

jhin jhi·nia [ʤín ʤíniə] ジンジニア(1935年初めてインドのカルカッタに起こった模倣性神経症の流行型で，足底の瘙痒感，頭痛，全身の振戦などが特徴である).

jig·ger [ʤígər] スナノミ[砂蚤]，= sand-flea, *Tunga penetrans*, chigoe.

Jimson weed [ʤímsən wí:d] = Jamestown weed.

jitteriness syndrome ジッタリネス症候群(抗うつ薬の副作用の一つ)，= activation syndrome.

JK membrane JK膜(強直関節の授動術に用いるもので，神中，河野の考案による).

Jk^a, Jk^b (Kidd 遺伝系における対性遺伝子で，個人的血液因子の一つ).

JMA Japan Medical Association 日本医師会の略.

JMSF The Japanese Medical Science Federation 一般社団法人日本医学会連合の略(2014年4月設立).

JND just noticeable difference 分別閾値の略.

JNIS Japanese nosocomial infection surveillance 日本病院感染疫学調査の略.

JNP Japanese Nurse Practitioner 診療看護師の略.

Job syndrome ヨブ症候群(高IgE症候群).

job analysis 業務分析〔医学〕.

job satisfaction 職務満足度〔医学〕.

job stress 職場ストレス.

Jobbins an·ti·gen [ʤábinz ǽntiʤən] ジョビンス抗原(血液型の一つ).

Jobbins blood fac·tor [ʤábinz blʌ́d fǽktər] ジョビンス血液因子(Gilbey が1947年に発見した出現率の低い個人的因子).

Jobert (de Lamballe), Antoine Joseph [ʒɔbé:r] ジョベール(1799-1867, フランスの外科医．ジョベール・ド・ランバル).

J. fossa ジョベール窩(膝窩にみられる陥凹で，上方は大内転筋，下方は薄筋および縫工筋で囲まれ，膝を屈曲して外転すると著明にみられる).

J. operation ジョベール手術(膀胱腟瘻の自家形成術).

J. suture ジョベール縫合法(ジョベール・ド・ランバル縫合ともいう．腸切除に用いる断続縫合法で，上方のものを下方のものに陥入させる).

Jocasta complex ヨカスタコンプレックス(Oedipus の母 Jocasta に因み，母親の息子に対する執着をいう)．→ Oedipus complex.

jocky strap [ʤáki strǽp] 吊帯(陰嚢の).

jocky strap itch (股部白癬)，= tinea cruris.

jod- [joud] ドイツ語でヨウ素(英語では iod-)の意味を表す接頭語.

jod·ba·se·dow [joùdbǽzidou] ヨードバセドウ病，ヨウ素誘発バセドウ病.

jod·derma [joùddə́:mə] ヨウ素疹.

jod·tetragnost [joùdtétrəgnɑst] 造影剤.

Joest, Ernst [jə́:st] イェースト(1873-1926，ドイツの獣医).

J. bodies イェースト小体(Borna 病ウイルスによりつくられる核内封入体).

J.-Degen body イェースト・デゲン小体(ボルナ病にかかったウマの海馬足にある大神経細胞核内にみられる円形小体で，ウイルス細胞封入体と思われている).

Joffroy, Alexis [ʒɔfrwá] ジョフルア(1844-1908, フランスの医師).

J. reflex ジョフルア反射(痙直性麻痺患者の殿部を圧迫するときに起こる殿筋の攣縮)，= hip phenomenon.

J. sign ジョフルア徴候(眼球突出を呈したバセドウ病患者が顔を下方に向けて，上方を見るとき，前額に皺が寄らない).

jog·ging [ʤágiŋ] ジョギング〔医学〕.

jo·han·ni·sine [ʤəhǽnisin] ヨハニシン(アンダ油から得られるアルカロイド).

Johannsen, Wilhelm [ʤouhǽnsən] ヨハンセン(1857-1927, デンマークの植物学者．純系説で有名).

Jo·han·nsen·ont [ʤouhǽnsənənt] ヨハンセン種(ヨハンセンの唱えた種の単位で，遺伝学上からみて同じ遺伝子をもつ生物すなわち純系).

Johanson-Blizzard syndrome ヨハンソン・ブリザード症候群.

Johansson, Sven Christian [jouhá:nsən] ヨハンソン(1880-1959, スウェーデンの外科医)．→ Sinding Larsen-Johansson disease.

John Lane syndrome [ʤán léin síndroum] ジョンレーン症候群(先天性毛細血管拡張による肢端紅色症)，= acroerythrosis due to congenital enlargement of capillaries.

John of Anderne [ʤán əv ǽndə:n] (1306-1390, イギリスの医師．外科学の発展に貢献し，肛門瘻の手術を記載した).

Johne, Heinrich Albert [jó:ne] ヨーネ(1839-1910, ドイツの獣医病理学者).

J. bacillus ヨーネ菌，ヨーネ桿菌(反芻動物の下痢を主徴とする慢性腸炎，ヨーネ病の原因菌)，= *Mycobacterium avium* subsp. *paratuberculosis*.

J. disease ヨーネ病(特にウシにおいてみられる慢性肥厚性腸炎)，= paratuberculosis, cattle dysentery.

J. stain ヨーネ染色(標本を2%ゲンチアナバイオレットの温溶液に浸漬し，水洗後2%酢酸液で20〜25秒間脱色して鏡検する).

joh·nin [jɔ́:nin] ヨーニン(①ヨーネ菌の培養液を濾過したもので，ヨーネ病の診断用試薬．②ヨーネ菌ワクチン)，= paratuberculin.

j. reaction ヨーニン反応(ウシのパラ結核症に対するツベルクリン反応).

Johns-Mote type hypersensitivity ジョンズ・モート型過敏性反応(タンパク質抗原を生食水または不完全アジュバントとともに免疫した後にみられる遅延型過敏症).

Johnson, Clayton Richardson [ʤánsən] ジョンソン(1896生，アメリカの放射線学者．X線による骨盤の測定法を研究し，立体X線計 stereoroentgenometer を発明した).

J. method ジョンソン法(X線像に交差系を用いて各部を推定する解析法).

Johnson, Frank B. [ʤánsən] ジョンソン（1919生，アメリカの病理学者．Dubin-J. syndrome）．
Johnson, Frank C. [ʤánsən] ジョンソン（1894-1934，アメリカの小児科医）．
J.-Stevens syndrome ジョンソン・スティーヴンス症候群（多形性紅斑に口腔粘膜，結膜，尿道，亀頭および陰唇などの粘膜の病変を合併したもの）．
Johnson, Harry B. [ʤánsən] ジョンソン（アメリカの歯科医）．
J. band ジョンソン帯環（調節可能の歯科用帯環）．
J. method ジョンソン法（歯の充填法の一つ）．
Johnson sign [ʤánsən sáin] ジョンソン徴候（妊娠の徴候として，頸管腟部が紫ないし紅色に，また硬いのが軟らかくなること）．
join [ʤóin] 結び，結，= cup．
joining chain J鎖［医学］，連結鎖［医学］．
joining segment 〔抗体遺伝子の〕連結部分〔遺伝子〕［医学］．
Joint Commission International (JCI) 国際医療認証機関（医療の国際的な基準を認証する機関）．
Joint Commission on Accreditation of Health Care Organizations (JCAHO) 医療施設合同認定機構（アメリカの）．
joint [ʤóint] [TA] 関節*，= junctura [L/TA]．
j. action 連合作用［医学］．
j. allograft 同種関節移植片［医学］．
j. aspiration 関節穿刺．
j. calculus 関節石灰沈着，= arthritic calculus．
j. capsule [TA] 関節包，= capsula articularis [L/TA]．
j. cavity 関節腔．
j. cry 関節性号叫，= night cry．
j. débridement 関節デブリドマン．
j. disease 関節疾患［医学］．
j.-disk 関節板．
j. dislocation 関節脱臼［医学］．
j. distribution 同時分布．
j. evil 子ウマの関節炎．
j. fluid 滑液，関節液．
j. fracture 関節骨折．
j. graft 関節移植．
j. ill 関節炎（子ウマの）（*Actinobacillus equuli* の感染による化膿性関節炎）．
j. interview 同席面接．
j. laxity 関節弛緩〔症〕［医学］，関節弛緩性．
j. lubrication 関節潤滑．
j. mice 関節ネズミ．
j. mobility 関節可動性．
j. moment 関節モーメント．
j. mouse 関節ネズミ（骨関節炎において関節滑液包内に浮遊する小片で，遊離体ともいう）．
j. of hand 手関節．
j. of head of rib [TA] 肋骨頭関節，= articulatio capitis costae [L/TA]．
j. of pisiform bone 豆状骨関節．
j. oil 滑液，= synovial fluid．
j. pain 関節痛［医学］．
j. position sense 関節位置覚．
j. prosthesis 関節補綴［医学］．
j. puncture 関節穿刺．
j. reaction force 関節反力．
j. replacement 関節置換〔術〕［医学］．
j. resultant force 関節合力．
j. scintigraphy 関節シンチグラフィ．
j. sensation 関節感，= articular sensation．
j. sense 関節〔感〕覚．
j. sensibility 関節〔感〕覚［医学］．
j. socket （球窩関節，杵臼関節），= enarthrosis．
j. space 関節隙［医学］，関節裂隙．
j. stiffness 関節硬直［医学］，関節拘縮．
j. tuberculosis 関節結核．
joint·ing [ʤóintiŋ] 結合する．
j. chain 連結鎖［医学］．
j. fibril 結合線．
j. surface 連接面．
joint·muscle [ʤɔ̀intmʌ́sl] 関節筋．
joints [ʤóints] → joint．
j. of auditory ossicles 耳小骨の関節．
j. of ear bones 耳小骨関節．
j. of foot [TA] 足の関節，= articulationes pedis [L/TA]．
j. of free lower limb 自由下肢の関節．
j. of free upper limb 自由上肢の関節．
j. of hand [TA] 手の関節，= articulationes manus [L/TA]．
j. of lower limb [TA] 下肢の関節，= juncturae membri inferioris [L/TA]．
j. of pectoral girdle 上肢帯の関節．
j. of pelvic girdle [TA] 下肢帯の連結，= juncturae cinguli pelvici [L/TA]．
j. of skull [TA] 頭蓋の連結，= juncturae cranii [L/TA]．
j. of upper limb [TA] 上肢の連結，= juncturae membri superioris [L/TA]．
joint·tophi [ʤɔ̀inttóufai] 関節結節（痛風の）．
Joliot, Jean Frederic [ʤáliət] ジョリオ（1900-1958，フランスの原子物理学者．1925年 Curie 夫人の助手となり，1928年長女 Irène と結婚し，夫妻協力の下に，1934年 α 線の衝突による原子破壊を行い，人工放射能を発見した．1935年ノーベル化学賞を受けた）．
Joliot-Curie, Irène [ʤáliət kjú:ri:] ジョリオキュリー（1897-1956，フランスの物理化学者．Pierre および Marie Curie の長女で，J. F. Joliot と結婚（1928），夫に協力して人工放射能を発見し，1935年ノーベル化学賞を受けた）．
Jolles, Adolf [jóuləs] ヨレス（1863-1944，オーストリアの化学者）．
J. test ヨレス試験（胆汁試験）．
Jolliffe, Norman [ʤalíf] ジョリッフ（アメリカの医師）．
J. syndrome ジョリッフ症候群（ニコチン酸欠乏症候群で，特に脳症状の著明なものをいう．アルコール中毒者にはビタミンB_1欠乏を合併するので，アルコール性脳病 alcoholic encephalopathy と呼ぶ）．
Jolly, Friedrich [ʤáli] ジョリー（1844-1904，ドイツの神経科医）．
J. reaction ジョリー反応（筋無力性反応．強直刺激に対する筋の反応が急速に衰えること），= myasthenic reaction．
J. sign ジョリー徴候（第7頸髄に麻痺があると，前腕を曲げ肩で外転するとき，腕の内転ができない）．
Jolly, Justin Marie Jules [ʤáli] ジョリー（1870-1953，フランスの組織学者）．
J. bodies ジョリー小体（ハウエル・ジョリー小体．有核赤血球の核が萎縮し，紫赤色に染まる針頭大の痕跡小体），= Howell-Jolly bodies．
Jolly, Philip Gustav von [ʤáli] ジョリー（1809-1884，ドイツの実験物理学者）．
J. spring balance ジョリーばね秤（鉱物塊などの比較的重い物質の比重を測るための比重計．ぜんまいばかり）．
Joly op·er·a·tion [ʤáli: ɑpəréiʃən] ジョリー手術（子宮脱に対する子宮全切除術）．
Jonas, Siegfried [ʤánəs] ヨナス（1874生，オーストリアの医師）．
J. symptom ヨナス症候（乳児における幽門痙攣），

J

＝pyloric spasm in infants.

Jones－Cantarow test　ジョンス・カンタロー試験（尿素負荷による腎機能検査法）．

Jones, John　［ʤóunz］　ジョーンズ（1729-1791，アメリカの外科医）．

J. splint　ジョーンズ副子（鼻骨骨折に用いる副子）．

Jones－Mote hypersensitivity　ジョーンズ・モート過敏症〔医学〕．

Jones－Mote reaction　ジョーンズ・モート〔型〕反応〔医学〕．

Jones, Sir Robert　［ʤóunz］　ジョーンズ（1858-1933，イギリスの整形外科医．腱移植および植皮術の開祖）．

J. position　ジョーンズ位（肘の骨折療法に応用する位置で前腕を強度に上腕に屈曲させる体位）．

J. splint　ジョーンズ副子（上腕骨骨折に用いる副子）．

J. transfer　ジョーンズ式腱移行術．

Jones, T. Duckett　［ʤóunz］　ジョーンズ（1899-1954，アメリカの心臓病医）．

J. criteria　ジョーンズの基準（1965年に提出されたリウマチ熱 rheumatic fever の診断を確定するための診断基準）．

Jones, Thomas Wharton　［ʤóunz］　ジョーンズ（1808-1891，スコットランドの眼科医）．

J. operation　ジョーンズ手術（眼瞼外反部にV字形切開を施し，これをY字形に縫合する方法）．

Jonnesco, Thomas　［ʤounéskou］　イヨネスコ（1851-1926，ルーマニアの外科医で，脊椎麻酔法の先駆者．ヨネスコともいう），＝Ionescu, Toma.

J. fold　イヨネスコヒダ（体側腹膜ヒダ）．

J. fossa　イヨネスコ窩（十二指腸空腸窩）．

J. method　イヨネスコ法（背骨をエビのように曲げて脊椎麻酔が行いやすい方法を開発）．

J. operation　イヨネスコ手術（狭心症およびバセドウ病の療法として，両側の頸部交感神経節切除術）．

Jonston, Johns　［ʤánstən］　ヨンストン（1603-1675，ポーランドの医師）．

J. arc　ヨンストン弓（円形脱毛），＝alopecia areata.

J. area　ヨンストン野．

Jordan dis·ease　［ʤɔ́:dən dizí:z］　ジョルダン病（歯槽膿漏）．

jor·da·non　［ʤɔ́:dənɑn］　ジョルダン種（A. Jordan の唱えた生物分類の単位）．

Jores re·agent　［ʤári:s riéiʤənt］　ジョレス試薬（人工カルルス塩，ホルマリン，抱水クロラール，酢酸カリ，グリセリンからなる病理組織標本保存液）．

Jorissenne, Gustave　［ʒɔrisánə］　ヨリセンネ（1846生，ベルギーの医師）．

J. sign　ヨリセンネ徴候（臥位から直立位に変えても脈拍数に変化の起こらないのは妊娠の徴候）．

Jorst, Ernst　［ʤɔ́:st］　ヨルスト（1873-1926，ドイツの獣医病理学者）．

J. bodies　ヨルスト小体（Borna 病で死んだ動物の脳にみられる）．

jo·sa·my·cin　［ʤousəmáisin］　ジョサマイシン $C_{42}H_{69}NO_{15}$：827.99（マクロライド系抗生物質）．（→ 構造式）

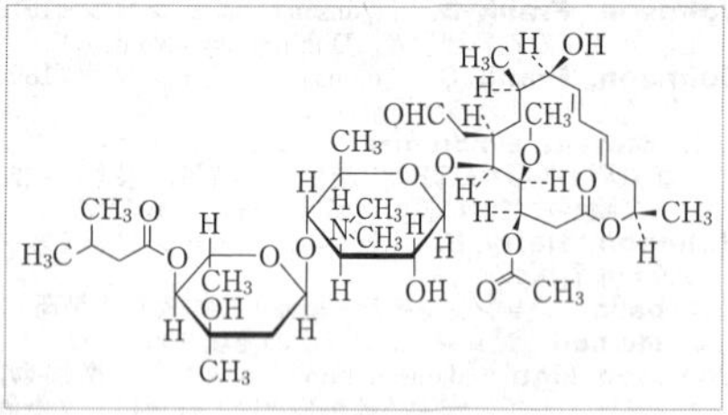

j. propionate　ジョサマイシンプロピオン酸エステル $C_{45}H_{73}NO_{16}$：884.06（プロピオン酸ジョサマイシン，マクロライド系抗生物質．ジョサマイシンに感性の球菌，溶血レンサ球菌，肺炎球菌，インフルエンザ菌およびマイコプラズマによる感染症に用いられる）．（→ 構造式）

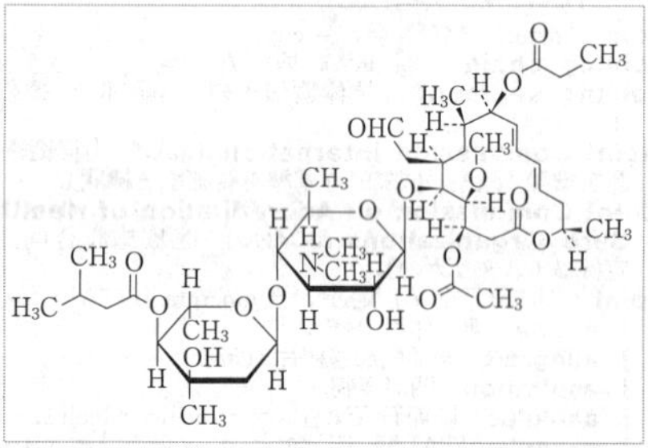

Joseph, Jacques　［ʤóuzəf］　ヨセフ（1865-1934，ドイツの外科医．形成術の研究に貢献し，完全に皮膚で覆った象牙製の耳を用いる形成術を考案した）．

J. knife　ヨセフナイフ．

Joslin, Elliott Proctor　［ʤáslin］　ジョスリン（1869生，アメリカの内科医．糖尿病の成因および治療に多くの貢献がある）．

Josseraud sign　［ʤɔsərɔ́: sáin］　ジョッセロー徴候（急性心膜炎で強い金属性心雑音が肺動脈部に聴取される）．

Joubert, Marie　［ʤú:beə:r］　ジュベール（カナダの精神科医）．

J. syndrome　ジュベール症候群（小脳虫部の形成不全による眼球運動異常，精神遅滞など）．

Joule, James Prescott　［ʤú:l］　ジュール（1818-1889，イギリスの物理学者．熱と器械的仕事との関係すなわち熱の仕事当量を実測し，有名なジュール・タムソン実験を行った）．

J. effect　ジュール効果（気体の膨張における内部仕事による温度変化），＝Joule-Thomson effect.

J. equivalent　ジュール当量（1ポンドの水の温度を1°Fだけ上昇させるに要する器械的熱当量で，772フート・ポンド．記号はJ）．

J. heat　ジュール熱（電流により導体内で発生する熱）．

J. law　ジュール法則（1841年の実験で見出した法則で，導線内に流れる定常電流によって一定時間内に発生するジュール熱の量は電流の強さの2乗および導線の抵抗に比例する），＝Joule-Thomson law.

joule (J)　［ʤú:l］　ジュール（エネルギーの mks 単位）．

Jourdain, Anselme Louis Bernard　［ʒu:rdéin］　ジュールデン（1734-1816，フランスの外科医）．

J. disease　ジュールデン病（下顎の歯肉および歯槽の化膿性炎症）．

jour·nal　［ʤɔ́:nəl］　①雑誌．②日誌，＝diary.

j. club　抄読会．

Jouvelet pump　［ʤuvəléi pʌ́mp］　ジュヴェレーポンプ（潅流用ポンプ）．

JP　Japanese pharmacopeia 日本薬局方の略．

JRA　juvenile rheumatoid arthritis 若年性関節リウマチの略．

JSCC recommendation for catalytic amounts of enzymes　日本臨床化学会勧告法（酵素測定の）

(JSCC は Japanese Society of Clinical Chemistry の略).
juc·cu·ya [ʤəkújə] (皮膚カラアザール症の潰瘍型).
Judet view 骨盤斜位像.
judge [ʤʌ́ʤ] 判定する，評価する，審査員.
judg·ment [ʤʌ́ʤmənt] ① 判断，判断力(特に診断治療についての). ② 判決，評価，= judgement.
j. of death 死の判定.
j. sample 有意標本.
ju·di·cial [ʤu:díʃəl] 裁判の.
j. autopsy 司法解剖 [医学].
j. chemistry 裁判化学.
j. police officer and judicial police constable 司法警察員と司法巡査.
Judkins, Melvin P. [ʤʌ́dkinz] ジャドキンズ (1922–1985，アメリカの放射線医).
J. method ジャドキンズ法(大腿動脈からカテーテルを挿入する冠動脈造影検査法)，= Judkins technique.
J. technique ジャドキンズ法.
ju·do [ʤú:dou] 柔道(日本語の転).
Juergensen sign [juərgénsən sáin] ユイルゲンセン徴候(肺結核における捻髪音の聴取).
ju·ga [ʤú:gə] ① 隆起. ② 頬骨，= zygoma. ③ くびき(軛)，= yoke.
j. alveolaria [L/TA] 歯槽隆起，= alveolar yokes [TA].
j. cerebralia [L/TA] 脳隆起*，= impressions of cerebral gyri [TA].
ju·gal [ʤú:gəl] 頬の，= malar.
j. bone 頬骨，= os zygomaticum，malar bone.
j. ligament 頬骨靱帯，= ligamentum corniculopharyngeum.
j. point 頬骨点，頬角点(頬骨の咬筋縁と上顎縁とがなす角)，= jugale.
j. process 頬隆起.
ju·ga·le [ʤu:géili:] 頬骨点(頬骨の前頭蝶形突起後縁が側頭突起の上縁をなす角に相当する点)，= jugal point.
ju·gate [ʤú:gət] ① 共役する. ② 隆起のある.
jug·ged [ʤʌ́gid] ウマの鼻疽.
jug·land·ic ac·id [ʤu:glǽndik, ʤʌ– ǽsid] ユグランド酸 $C_{36}H_{12}O_{10}$ (*Juglans cinerea* から得られる酸で，nucin と同一物と考えられている).
Ju·glans [ʤú:gləns] クルミ［胡桃］属(クルミ科 *Juglandaceae* の一属で果皮 cortex juglandis および葉 folia juglandis は一時腺病の特効薬と考えられた)，= walnut.
J. cinerea バタグルミ，= butternut.
J. regia カシグルミ，ペルシャグルミ(アメリカではイギリスクルミ)，= English walnut.
jug·lone [ʤú:gloun, ʤʌ́–] ジュグロン，ユグロン ㊗5-hydroxy-naphthoquinone $C_{10}H_6O_3$ (クルミ樹 *Juglans regia* に還元型として含まれている色素で酵素的作用を示し，真菌に対しての抗生物質).
ju·go·max·il·la·ry [ʤù:goumǽksiləri] 頬骨の，上顎骨の.
j. point 頬上顎点(頬骨の前下角点).
jug·u·lar [ʤú:gjulər, ʤʌ́g–] 頸の，頸静脈の，頸部の [医学].
j. body [TA] 頸静脈小体*，= glomus jugulare [L/TA].
j. bulb 頸静脈球.
j. compression test 頸静脈圧迫試験 [医学].
j. embryocardia 心房粗動，= auricular flutter.
j. eminence 頸静脈隆起.
j. foramen [TA] 頸静脈孔，= foramen jugulare [L/TA].
j. foramen syndrome 頸静脈孔症候群，= Vernet syndrome.
j. fossa [TA] 頸動脈窩(① 頸動脈管の後方にある側頭骨錐体部の窩. ② 胸骨の上方にある頸窩)，= fossa jugularis [L/TA].
j. ganglion 頸静脈神経節(① 頸静脈孔にある迷走神経の神経節で，髄膜支および耳介支を出すもの. ② 舌咽神経節).
j. gland 頸腺(鎖骨上，特に左側のリンパ節，あるいはリンパ節の腫張)，= signal lymph node.
j. lymphatic plexus 頸リンパ管叢.
j. nerve [TA] 頸静脈神経，= nervus jugularis [L/TA].
j. notch [TA] 頸静脈切痕，= incisura jugularis [L/TA].
j. notch of occipital bone 後頭骨の頸静脈切痕.
j. notch of temporal bone 側頭骨の頸静脈切痕.
j. plexus 頸リンパ管叢，= plexus jugularis.
j. process [TA] 頸静脈突起(後頭骨顆の外方にある突起)，= processus jugularis [L/TA].
j. pulse 頸静脈波(曲線).
j. sac 頸リンパ嚢 [医学].
j. sign 頸静脈徴候，= Queckenstedt sign.
j. sinus 頸静脈洞，= sinus jugularis.
j. trunk [TA] 頸リンパ本幹，= truncus jugularis [L/TA].
j. tubercle [TA] 頸静脈結節(大孔の両側にある後頭骨脳側面の隆起)，= tuberculum jugulare [L/TA].
j. undulation 頸静脈拍動.
j. vein 頸静脈.
j. venography 頸静脈造影 [医学].
j. venous arch [TA] 頸静脈弓，= arcus venosus jugularis [L/TA].
j. venous pulse 頸静脈波 [医学].
j. wall [TA] 頸静脈壁，= paries jugularis [L/TA].
ju·gu·la·tion [ʤù:gjuléiʃən, ʤʌg–] ① 病状制止 [医学] (強力な薬品を用いて病状の進行を迅速に抑制すること). ② 扼頸(頸静脈を切断して絶命すること).
jugulodigastric node [TA] 頸静脈二腹筋リンパ節，= nodus jugulodigastricus [L/TA].
jugulo-omohyoid node [TA] 頸静脈肩甲舌骨筋リンパ節，= nodus juguloomohyoideus [L/TA].
jug·u·lum [ʤú:gjuləm, ʤʌ́g–] 頸(頸の前面すなわち喉のこと).
ju·gum [ʤú:gəm] ① 隆起(原意は後項であるが，解剖学では長い隆起をいう). ② くびき(軛). 複 juga.
j. alveolare 歯槽隆起.
j. cerebrale 脳隆起.
j. penis 陰茎鉗子.
j. sphenoidale [L/TA] 蝶形骨隆起(蝶形骨の両翼を連接する構造)，= jugum sphenoidale [TA], sphenoidal yoke [TA].
juice [ʤú:s] 液.
ju·ju·be [ʤú:ʤu:b] ナツメ実液(ナツメ［棗］の果汁で胸病薬).
j. paste ナツメ糊剤(ナツメの果髄を含有するアラビアゴムまたはゼラチン剤で，緩和性の催涎薬).
ju·ju·bi [ʤú:ʤu:bi] タイソウ［大棗］(ナツメ，その他近縁植物の果実. 甘味，ベンジルアルコール配糖体を含む. 漢方として強壮，鎮静，補血などに用いられる).
Jukes [ʤú:ks] ジュークス家系(低能，犯罪，貧困などの悪質後えい(裔)を産生した不良家系で，しばしば世代の遺伝研究に仮定的に引用される).
J. family ジュークス家族(ニューヨークの家族で，5代にわたる家族歴がある).
J. unit ジュークス単位，= Bourquin-Sherman unit.
ju·lep [ʤú:lip] ジュレップ水剤(飲みにくい薬の味

を変えるための芳香水).
Julliard, Gustave [ʒuliá:r] ジュリアール(1836–1911, ベルギーの外科医).
J. mask ジュリアール面(エーテル麻酔に用いる面).
ju·lo·cro·tine [ʤù:ləkróutin] ユーロクロチン $C_{19}H_{26}N_2O_3$ (トウダイグサ科植物のアルカロイド), = yulocrotine.
ju·lol·i·dine [ʤu:lálidin] ユロリジン ㊗ 1,8-trimethylene-1,2,3,4-tetrahydroquinoline.
jum·ble-beads [ʤʌ́mbl bí:dz] (トウアズキ[唐小豆] *Abrus precatorius* (マメ科)の種子), = jequirity.
jumbled speech 乱雑言語, = anarthria.
jum·bo-soap [ʤʌ́mbou sóup] (軽石の粉末を混ぜたアルカリ性の強い石ケンで, 外科手術に際し手を洗うために用いる).
jum·bul [ʤʌ́mbəl] トウアズキ, = jambul.
ju·men·tous [ʤu:méntəs] 馬臭のある(特に尿についていう).
j. urine 馬臭尿 [医学].
jump [ʤʌ́mp] 跳躍.
j. flap 跳躍皮弁(腹部の皮膚を前腕に移植し, その部の前腕皮膚弁は後にほかの部に移植する方法).
jumper disease of Maine メーヌ跳躍者病, = jumping Frenchmen of Maine disease.
jumper's knee ジャンパー膝.
jump·ing [ʤʌ́mpiŋ] 跳躍する.
j. bite 移動咬合.
j. bite method 咬合跳進法 [医学], 咬合跳躍法.
j. disease 跳躍者病, 舞踏病, = jumps, jumper disease.
j. force 跳力 [医学].
j. Frenchmen of Maine disease メーヌ跳躍フランス人病(カナダなどのフランス系人にみられた常染色体劣性遺伝の神経疾患とみられる), = jumper disease of Maine.
j. of bite 咬合跳進法.
j. thrombosis 跳躍性血栓症 [医学].
jumps [ʤʌ́mps] ① 神経性跳躍病, 舞踏病. ② 振戦せん(譫)妄.
Jun·ca·ceae [ʤʌŋkéisii:] イグサ科.
junctio-anorectalis [L/TA] 肛門直腸移行部*, = anorectal junction [TA].
junc·tion [ʤʌ́ŋkʃən] ① 連結, 接面部, 接合部 [医学], 境界. ② 分岐点(電気回路の), = juncture, interface. 形 junctional.
j. scotoma 連合暗点 [医学].
junc·tion·al [ʤʌ́ŋkʃənəl] 接合の [医学].
j. activity 境界部活性.
j. cleft 接合部間隙 [医学].
j. complex 接合〔部〕複合体, 接着複合体.
j. diversity 結合部多様性 [医学].
j. epithelium 付着上皮, 接合上皮.
j. extrasystole 〔房室〕接合部性期外収縮(房室結節とヒス束から出て, Ⅱ, Ⅲ, aVF で陰性の P′ 波が先行する期外収縮).
j. membrane 接合膜 [医学].
j. nevus 境界〔部〕母斑, = dermoepidermal nevus, marginal n..
j. potential 接合部電位 [医学].
j. rhythm 房室接合部性調律.
j. tachycardia 接合部〔性〕頻拍症.
j. tissue 接合組織(心臓の房室を連結するもの).
junc·tura [ʤʌ́ŋktjurə] [L/TA] 連結, 関節*, = joint [TA].
j. cartilaginea [L/TA] 軟骨性の連結, = cartilaginous joint [TA].
j. columnae vertebralis 脊柱の連結.
j. fibrosa [L/TA] 線維性の連結, = fibrous joint [TA].
j. ossea [L/TA] 骨の連結*, = bony union [TA].
j. ossiculorum tympani 耳小骨の連結.
j. ossium 骨の連結.
j. ossium cinguli extremitatum thoracicarum 上肢帯骨の連結.
j. ossium extremitatis pelvinae 下肢骨の連結.
j. radioulnaris 橈尺連結, = articulatio radioulnaris distalis.
j. sternocostalis 胸肋連結.
j. synovialis [L/TA] 滑膜性の連結(狭義の関節), = synovial joint [TA].
j. tendinum 腱連結.
j. tibiofibularis 脛腓連結, = syndesmosis tibiofibularis.
junc·tu·rae [ʤʌŋktjú:ri:] 連結(junctura の複数).
j. cartilagineae cranii [L/TA] 頭蓋の軟骨結合, = cranial cartilaginous joints [TA].
j. cinguli pelvici [L/TA] 下肢帯の連結, = joints of pelvic girdle [TA].
j. columnae vertebralis [L/TA] 脊柱の連結, = vertebral joints [TA].
j. cranii [L/TA] 頭蓋の連結, = joints of skull [TA].
j. fibrosae cranii [L/TA] 頭蓋の線維性の連結, = cranial fibrous joints [TA].
j. membri inferioris [L/TA] 下肢の関節, = joints of lower limb [TA].
j. membri superioris [L/TA] 上肢の連結, = joints of upper limb [TA].
j. ossium [L/TA] 骨の連結(広義の関節), = bony joints [TA].
j. thoracis [L/TA] 胸郭の連結, = thoracic joints [TA].
Juncus effusus [ʤʌ́ŋkəs ifjú:səs] イグサ(畳の表に用いるトウシンソウ[灯心草]).
June cold [ʤú:n kóuld] 六月風邪(枯草熱のこと), = rose cold, hay fever.
June grass 六月草, ナガハグサ, = *Poa pratensis*, Kentucky bluegrass.
Jung, Carl Gustav [jú:ng] ユング(1875–1961, スイスの精神科医).
J. method ユング法(精神分析法), = psychoanalysis.
Jung, Karl Gustav [jú:ng] ユング(1794–1864, スイスの解剖学者).
J. muscle ユング筋(耳介錐体筋), = pyramidal muscle of auricle.
Jungbluth, Hermann [jú:nblu:θ] ユングブルート(ドイツの医師).
J. vasa propria ユングブルート固有血管(羊膜下にある栄養血管で, 胎生初期に消失する).
jungian theory ユング学説 [医学]. →Jung method.
jun·gle [ʤʌ́ŋg(ə)l] ジャングル(密林).
j. fever ジャングル熱 [医学], 密林熱(東インドにみられる悪性マラリア).
j. survival ジャングル生存 [医学].
j. yellow fever 黄熱 [医学], 森林型黄熱(南アメリカやアフリカの密林にみられる黄熱の一型で, 黄熱ウイルスはサル—蚊—サルの感染環で維持される).
Jüngling, Otto [júŋgliŋ] ユングリング(1884生, ドイツの外科医).
J. disease ユングリング病(主に扁平骨に多数の嚢腫様結核病巣を有する), = osteitis tuberculosa multiplex cystica.
Junín virus フニンウイルス(アレナウイルス科のウイルスで, アルゼンチン出血熱の原因ウイルス).
jun·ior [ʤú:niər] ① 3年生(4年制大学の). ② 未

成年者.
juniper-berry ネズノミ［杜松果］(セイヨウネズ［杜松］*Juniperus communis* の乾燥した果実で，ジンの香り付けに用い，利尿作用がある)，= juniperus.
juniper-berry oil トショウ［杜松］油，= oleum juniperi, cade oil.
juniper tar トショウ［杜松］炭脂，= cade oil.
Ju·nip·er·us ［ʤu:nípərəs］ ネズミサシ属(ビャクシン属. ヒノキ科 *Cupressaceae* の一属)，= junipers.
J. communis セイヨウネズ(ネズの実 fructus juniperin の原植物).
J. oxycedrus (cade oil の原植物).
J. sabina サビナ.
ju·nip·er·us ［ʤu:nípərəs］ ネズノミ［杜松果］，= juniper-berry.
junk ［ʤʌ́ŋk］ (① 腕の骨折に用いる綿入包帯の旧名. ② 外科用包帯).
Junker col·or·im·e·ter ［júŋkər kʌlərímitər］ ユンケル熱量計(主として気体の燃焼熱を測るために用いる流水熱量計).
Junker in·hal·er ［júŋkər inhéilər］ ユンケル吸入器(クロロホルム麻酔法に用いるびん状吸入器).
jun·ket ［ʤʌ́ŋkit］ (凝乳に甘味と香料とを混ぜてつくった食物で，小児の栄養物).
Junod, Victor Theodore ［ʒunóu］ ジュノー(1809–1881，フランスの医師).
J. arm ジュノー腕. →Junod boot.
J. boot ジュノーブーツ(空気ポンプを備えた気密長靴で，その部分的減圧により充血を起こし，一時的に瀉血の効果を得る).
ju·rid·i·cal ［ʤu:rídikəl］ 法律の，裁判の.
j. days 裁判開廷日.
j. person 法人.
ju·ris·dic·tion ［ʤù:risdíkʃən］ ① 裁判権，司法権. ② 管轄.
ju·ris·pru·dence ［ʤù:risprú:dəns］ 法学，法制，法理学［医学］.
Jurkat cells ジャーカット細胞(バーキットリンパ腫由来の).
ju·ry ［ʤú:ri］ 陪審.
j.-mast かしょう(仮檣)［医学］(脊髄カリエスの治療に用いる直立棒で，脊髄を支持するもの).
j. of inquest = coroner's jury.
jus ［ʤʌ́s］ 肉羹汁，スープ(第2格 juris).
jus·cu·lum ［ʤʌ́skjuləm］ 肉汁(jus は縮小型)，= soup, broth.
Jussieu, Antoine Laurent de ［ʤusjú:］ ジュシュー(1748–1836，フランスの植物学者).
Jussieuan system ジュシュー分類法(リンネ人為的分類法 Linnean system に対立する植物天然分類法で，植物の全体を無子葉植物 Acotyledones，単子葉植物 Monocotyledones，および双子葉植物の3類に分かち，双子葉植物をさらに無弁花 apetalous，単弁花 monopetalous，および多弁花 polypetalous に細別する).
just noticeable difference 識別域価［医学］，弁別閾〔値〕［医学］.
Juster re·flex ［ʤʌ́stər rifléks］ ジャスター反射(掌を刺激するときにみられる手指の伸張).
Justicia adhatoda (キツネノマゴ科植物で，葉は去痰薬として用いる).
jus·ti·fi·able ［ʤʌstifáiəbl］ 正当な.
j. abortion 合法〔的〕流産.
j. artificial abortion 合法人工流産［医学］.
jus·ti·fi·ca·tion ［ʤʌstifikéiʃən］ 正当化［医学］.
jus·to ［ʤʌ́stou］ 正常値(骨盤についていう).
j.-major 正常より大きい.
j.-minor 正常より小さい.
j.-minor pelvis 均等狭窄骨盤，= generally contracted pelvis.
Justus, J. ［jústəs］ ユスタス(ハンガリーの皮膚科医).
J. test ユスタス梅毒試験法(水銀剤を塗擦するか，または皮下注射を行うと，梅毒に罹患している患者の血色素量は10〜20%低下する).
jute ［ʤu:t］ ジュート〔麻〕［医学］，ツナソ，コウマ［黄麻］(ツナソ［黄麻］属ジュート *Corchorus capsularis*，シマツナソ *C. olitorius* の線維. 外科包帯用).
jutte tube (十二指腸管の一種).
ju·van·tia ［ʤu:vǽnʃiə］ 補薬，佐薬，= adjuvants.
Juvara fold ［ʤú:vərə fóuld］ ジュバラヒダ，= Jonnesco fold.
ju·ve·nile ［ʤú:vinail］ ① 幼年の，少年の，若年の. ② 幼若の(未熟の).
j. absence epilepsy 若年性欠神てんかん，若年性アブサンスてんかん.
j. acne 青年〔期〕痤瘡［医学］.
j. angiofibroma 若年性血管線維腫［医学］.
j. ankylosing spondylitis 若年性強直性脊椎炎［医学］.
j. aponeurotic fibroma 若年性腱膜線維腫.
j. arrhythmia 小児性不整脈.
j. astrocytoma 若年性星細胞腫［医学］.
j. ataxia 若年性運動失調症［医学］，幼年性運動失調症.
j. bleeding 若年性〔子宮〕出血［医学］.
j. carcinoma 若年性乳癌.
j. cataract 若年〔性〕白内障［医学］.
j. cell 幼若細胞(特に後骨髄球をいう).
j. chorea 若年性舞踏病.
j. chronic arthritis 若年性慢性関節炎.
j. chronic myelocytic leukemia (JCML) 若年性慢性骨髄性白血病.
j. chronic myelogenous leukemia 若年性慢性骨髄性白血病［医学］.
j. cirrhosis 若年性肝硬変.
j. classification home 少年鑑別所［医学］.
j. correction institution 少年院.
j. court 少年裁判所.
j. deformed arthropathy 若年性変形性関節症.
j. deforming metatarsophalangeal osteochondritis 若年期中足指端変形性骨軟骨炎，= Köhler bone disease, Köhler tarsal scaphoiditis, Panner disease.
j. delinquency 少年非行［医学］.
j. delinquent 非行少年［医学］.
j. depression 若年性うつ病［医学］.
j. dermatomyositis (JDM) 若年性皮膚筋炎.
j. diabetes 若年型糖尿病，= type I diabetes mellitus.
j. diabetes mellitus 若年型糖尿病［医学］.
j. elastoma 若年期弾力線維腫(弾力線維の増殖を特徴とする先天疾患).
j. epithelial corneal dystrophy 若年性上皮性角膜ジストロフィー.
j. form 幼若型(特に白血球の未熟なものについていう).
j. general paresis 若年性進行麻痺.
j. generalized pustular psoriasis (JGPP) 小児汎発性膿疱性乾癬(急激な発熱と皮膚の潮紅をきたし無菌性膿疱が多発する).
j. glaucoma 若年緑内障［医学］.
j. hormone 幼若ホルモン.
j. hypertension 若年型高血圧［医学］.
j. hypothyroidism 若年性甲状腺機能低下〔症〕［医学］.
j. idiopathic osteoporosis 若年性特発性骨粗鬆

症〔医学〕.

j. kyphosis 若年〔性〕〔脊柱〕後弯〔医学〕, 若年性亀背(ショイエルマン病), = Scheuermann disease.

j. melanoma 若年性黒色腫〔医学〕.

j. muscular atrophy 若年性筋萎縮〔医学〕.

j. muscular atrophy of unilateral upper extermities 若年性一側上肢筋萎縮症(一側上肢の遠位優位の筋萎縮をきたす. 若年男性に発症する), = Hirayama disease.

j. myoclonic epilepsy 若年ミオクロニーてんかん〔医学〕, 若年ミオクローヌスてんかん.

j. myxedema 若年性粘液水腫〔医学〕.

j. nematode 幼若線虫.

j. nephronophthisis 若年性ネフロン癆〔医学〕, 若年性髄質性囊胞腎.

j. neutrophil 幼若好中球(後骨髄球のこと).

j.-onset diabetes 若年発症糖尿病, 若年型糖尿病, = insulin dependent diabetes mellitus (IDDM).

j. osteochondritis deformans 若年性変形性骨軟骨炎〔医学〕.

j. osteochondrosis 若年性骨軟骨症.

j. osteofibrosis 若年性骨線維症〔医学〕.

j. osteomalacia 若年性骨軟化〔症〕〔医学〕.

j. paralysis 若年性麻痺〔医学〕(幼年性痴呆), = juvenile paresis.

j. paralysis agitans 若年性振戦麻痺.

j. paresis 若年性麻痺〔医学〕, 幼年性進行麻痺, 群性進行麻痺(若年性麻痺性痴呆).

j. parkinsonism 若年性パーキンソニズム〔医学〕.

j. pelvis 児型骨盤, = infantile pelvis.

j. phosphaturia 若年性リン酸塩尿〔症〕.

j. plantar dermatosis 若年性足底皮膚症.

j. polyp 若年性ポリープ(苷腫)〔医学〕(良性の非腫瘍性ポリープ. 小児に好発するが, 成人発生も1/3みられる), = retention polyp.

j. polyposis 若年性ポリポーシス〔医学〕.

j. pregnancy 若年妊娠〔医学〕.

j. progressive muscular atrophy 青年進行性筋萎縮症(Erb, 肩甲上腕型).

j. progressive muscular dystrophy 若年期進行性筋異栄養症.

j. progressive spinal muscular atrophy 若年性進行性脊髄性筋萎縮症, = Kugelberg-Welander disease.

j. pseudopsychopathy 若年性偽精神病.

j. psychosis 青年精神病〔医学〕.

j. reflex 若年期反射(網膜の白色反射).

j. retinoschisis 若年網膜隔離症〔医学〕, 若年性網膜分離〔症〕.

j. rheumatoid arthritis (JRA) 若年性関節リウマチ〔医学〕(15歳以下の小児に発症する関節リウマチで慢性滑膜炎と朝のこわばりを特徴とする. 発症病型によって全身型(Still 型), 少関節型(3関節以下), 多関節型(4関節以上)の3型に分けられる).

j. scoliosis 若年性側弯〔症〕〔医学〕.

j. spinal muscular atrophy 若年性脊髄性筋萎縮〔症〕, 若年性筋萎縮, = pseudohypertrophic muscular dystrophy.

j. stage 幼若期.

j. tabes 若年脊髄癆〔医学〕.

j. vomiting 青年期嘔吐(学校嘔吐).

j. water 処女水〔医学〕.

j. xanthogranuloma 若年性黄色肉芽腫.

j. xanthoma 若年期黄色腫〔医学〕.

j. who need protection 要保護少年.

juxta- [ʤʌkstə] 近接, 近傍の意味を表す接頭語.

jux·ta·ar·tic·u·lar [ʤʌ́kstɑ:tìkjulər] 関節近接の.

j. nodules 関節近接部小〔結〕節, = Jeanselme nodule, Steiner tumors.

jux·ta·au·ric·u·lar [ʤʌ́kstɔ:rìkjulər] 耳介近接の.

juxtacolic artery [TA] 結腸縁動脈*(marginal artery の別名), = arteria juxtacolica [L/TA].

juxtacortical osteogenic sarcoma 皮質近接部骨原性肉腫.

juxtacortical osteosarcoma 傍骨性骨肉腫(今日では骨外に生じる低悪性度の骨肉腫とされている), = parosteal osteosarcoma.

jux·ta·crine [ʤʌ́kstəkrin] ジャックスタクリン(ホルモン産生細胞がそのホルモンの標的細胞に直接接触して作用するような情報伝達機構).

juxtaductal coarctation of aorta 対向型大動脈縮窄症〔医学〕.

jux·ta·ep·i·phy·se·al [ʤʌkstəepifíziəl] 骨端近接の, 骨端線近接の〔医学〕, = juxtaepiphysial.

jux·ta·ep·i·phys·i·al [ʤʌkstəepifíziəl] 骨端近接の, = juxtaepiphyseal.

jux·ta·glo·mer·u·lar [ʤʌkstəglouméɾjulər] 傍糸球体の, 糸球体近接の.

j. apparatus (JGA) 糸球体近接装置〔医学〕, 傍糸球体装置(糸球体輸入細動脈が糸球体に入る部位にある糸球体濾過液の量を調節する装置で緻密斑, ゴールマハテイ細胞, 糸球体傍細胞の三者からなる), = Goormaghtigh apparatus, Sentinel cells.

j. atrophy 傍糸球体萎縮〔医学〕.

j. body 糸球体傍複合体.

j. cell 糸球体傍細胞〔医学〕, 傍糸球体細胞〔医学〕(糸球体輸入細動脈の中膜内の分泌顆粒をもつ特殊な細胞で, レニンを放出する).

j. cell tumor 傍糸球体細胞腫瘍.

j. complex 傍糸球体複合体.

jux·ta·gris·e·al zone [ʤʌkstəgrísiəl zóun] 側索固有束.

juxtaintestinal amebiasis 腸管周囲アメーバ症, = juxtaintestinal amebiosis.

juxtaintestinal mesenteric nodes [TA] 小腸旁リンパ節, = nodi juxtaintestinales [L/TA].

juxtamacular hemorrhage 黄斑近接部出血〔医学〕.

jux·ta·me·dul·la·ry [ʤʌ̀kstəmidʌ́ləri] 髄近接の.

j. glomerulus 傍髄質糸球体〔医学〕, 〔髄質〕近接〔部〕糸球体(腎皮質に存在する糸球体のうち, 髄質に近い, いわゆる深部の糸球体).

j. renal corpuscle 傍髄質腎小体〔医学〕.

j. shunt 傍髄質部短絡〔医学〕, 近髄血流側路.

jux·ta·mu·ral [ʤʌkstəmjú:rəl] 壁に近い.

jux·tan·gi·na [ʤʌkstǽnʤinə] 咽頭筋炎.

juxtaoesophageal nodes [TA] 食道旁リンパ節*, = nodi juxtaoesophageales [L/TA].

juxtaoral organ [TA] 口腔周辺の器官*, = organum juxtaorale [L/TA].

jux·ta·pap·il·la·ry [ʤʌ̀kstəpǽpiləri] 乳頭近接の.

j. choroiditis 傍乳頭脈絡膜炎〔医学〕.

juxtaphrenic peak sign 横隔膜隣接ピーク徴候〔医学〕.

jux·ta·po·si·tion [ʤʌ̀kstəpəzíʃən] 近位(接近した個所のこと), = apposition.

juxtapulmonary capillary receptor 肺毛細血管近傍受容体〔医学〕.

juxtapupillary choroiditis 傍瞳孔脈絡膜炎.

jux·ta·py·lor·ic [ʤʌ̀kstəpailɔ́:rik] 幽門付近の.

juxtaregional lymph node 遠位リンパ節〔医学〕.

juxtarestiform body [TA] 索状旁体*(下小脳脚の内側区分), = corpus juxtarestiforme [L/TA].

jux·ta·si·nu·al [ʤʌ̀kstəsínjuəl] 洞付近の.

jux·tas·pi·nal [ʤʌ̀kstəspáinəl] 脊柱付近の.

K

κ　① kappa カッパ（ギリシャ語アルファベット第10字）．→ kappa．② Kell-negative 血液型ケル陰性を示す記号．③ constant 定数を示す記号．④ 圧縮率（m^2/N）を示す記号．⑤ magnetic susceptibility 帯磁率を示す記号．

K　① kalium（potassium）カリウムの元素記号．② kathode（cathode）陰極を示す記号．③ Kell-positive 血液型ケル陽性を示す記号．④ Kelvin ケルビン（熱力学的温度単位）．⑤ coefficient of ocular rigidity 眼硬性係数を示す記号．⑥ symbol for dissociation constant 定数・常数を示す記号．

^{39}K　potassium-39 カリウム 39 の記号．

K acid　K 酸　㊥ 1-amino-8-naphthol-4,6-disulfonic acid $C_{10}H_9O_7NS_2$．

K antigens　K 抗原（① クレブシエラ属菌や大腸菌の表面にある易熱性の莢膜抗原をいう．② 血液型の K 抗原）．

K cell　K 細胞（抗体との協同作用によって標的細胞を傷害する細胞をいう．実際にこの細胞群は認められない），＝ killer lymphocyte．

K complex　K 複合〔波〕．

K-hypervitaminosis　ビタミン K 過剰症．

K-radiation　K 放射線．

K region　K 領域（マウス MHC である H-2 複合体の一領域），＝ H-2 complex K region．

K-shell radiation　K 殻 X 線（電子が金属製対陰極に衝突して発する硬度の高い X 線で，L 殻 X 線に比べて約エネルギーが大きい）．

K stoff　毒ガス，＝ chloromethyl chloroformate．

k　kilo- 1,000 を表す記号（キロ）．

Ka　kathode 陰極の略，＝ Ca（cathode）．

Kabatschnik test　［kǽbətʃnik tést］　カバチニック試験（聴力を検査するため，音叉を振動してその音が聞こえなくなったとき，外聴道を閉じて，その指の爪に音叉を当てると再び聞こえる）．

Kabuki make-up syndrome　歌舞伎化粧症候群．

ka·bu·re　［kabúre］　カブレ（日本語の転），＝ Katayama disease．

Kader, Bronislaw　［ká:dər］　カーデル（1863-1937，ポーランドの外科医）．

K.-Senn operation　カーデル・セン手術（胃瘻〔造設〕術で，噴門部を取り出してガラス管を付着させ，再び胃の内部へ陥入させる）．

kaemp·feride　［kémfəraid］　ケンフェリド ㊥ kaempferol-4′-methyl ether $C_{16}H_{12}O_6$（黄色針状結晶で，硫酸溶液では青色の蛍光を発する）．

kaemp·ferin　［kémfərin］　ケンフェリン $C_{27}H_{30}O_{16}$ $-6H_2O$（kaempferol の配糖体）．

kaemp·fer·i·trin　［kemféritrin］　ケンフェリトリン ㊥ kaempferol-dirhamnoside $C_{27}H_{30}O_{14}$（インド産マメ科植物 *Indigo arrecta* の葉などに存在する配糖体で，水解してケンフェロールと 2 分子のラムノースを生ずる）．

kaemp·fer·ol　［kémfərɔ:l］　ケンフェロール $C_{15}H_{10}O_6$（フラボノールの 5,7,4′-トリオキシ誘導体で，ハリエンジュ *Robinia pseudoacacia* の花．アイの一種 *Indigo arrecta* の葉には配糖体として存在する）．

Kaes, Theodor　［kéiz］　ケース（1852-1913，ドイツの神経科医）．

K. feltwork　ケース毛せん（氈）（脳皮質に密集した神経線維）．

K. layer　ケース層（Bacillarger 白帯と正切線維との中間にある脳皮質の一層で，ケース・ベクテレフ線条とも呼ばれる），＝ Kaes-Bechterew stria．

Kaffir pox　［kǽfər páks］　① カフィル痘瘡．② 偽痘瘡，＝ alastrim，amaas，Kaffir milk pox．

ka·fi·rin　［kǽfirin］　カフィリン（カフィル *Andro pogon sorghum* 豆から得られるタンパク質）．

Kafka, Victor　［kǽfkə］　カフカ（1881-1955，ドイツの医師）．

K. reaction　カフカ反応（重曹，食塩，マスチック樹脂，染色色素とからなる試薬を用いるマスチック反応の変法で，脳脊髄梅毒の診断に利用する），＝ stained normomastic test．

KAFO　knee ankle foot orthosis 長下肢装具，長下腿装具の略．

Kagami fever　鏡熱（腺熱リケッチア症．*Rickettsia sennetsu* によるリケッチア感染症で，感染経路，媒介動物は不明である．伝染性単核球症と同じ臨床像を呈する．地方により鏡熱（熊本県），日向熱（宮崎県），土佐熱（高知県）などと呼ばれている），＝ sennetsu rickettsiosis．

Kahlbaum, Karl Ludwig　［ká:lbaum］　カールバウム（1828-1899，ドイツの医師）．

K. disease　カールバウム病（緊張病）．

Kahler, Otto　［ká:lər］　カーレル（1849-1893，オーストリアの内科医）．

K. disease　カーレル病（多発性骨髄腫），＝ Kahler syndrome，Huppert disease，primary multiple myeloma．

Kahmeter sym·path·i·co-cer·vi·co-bra·chi·al·neu·ri·tis　［ká:mətər simpǽθikou sə́:vikou brèkiəlnju:ráitis］　カールメーテル交感神経頸腕神経炎（交感神経性関節炎を伴う神経炎）．

Kahn, Reuben Leon　［ká:n］　カーン（1887-1979，アメリカの細菌・免疫学者）．

K. method　カーン法，＝ Leiboff-Kahn method．

K. reaction　カーン反応．

K. test　カーン梅毒血清試験（梅毒血清の沈降反応で，非動化した被検血清 3mL に希釈した抗原 0.05mL を加え，一晩 37°C で加温し，沈殿が出現すれば陽性．カーン試験には標準法 standard test，予診法 presumptive test，確認法 verification test との 3 法がある）．

kah·we·ol　［ká:wiəl］　（トルコの galweh コーヒーから由来する文字で，コーヒーの非けん化分画の主成分をなす白色結晶脂肪）．

kaif　［káif］　嗜眠鎮静状態（麻酔薬を使用した後の），＝ kef，kief．

kai·nic ac·id　［káinik ǽsid］　カイニン酸 $C_{10}H_{15}NO_4 \cdot H_2O$: 231.25（カイニン酸水和物．村上，竹本が1954年にカイニンソウ（海人草）の有効成分として分離したもので，神経細胞に興奮および毒性作用を示すグルタミン酸同族体．以前のジゲニン酸という名を改称した一種のアミノ酸．ピロリジン系駆虫薬．通例サントニンとの合剤を服用）．

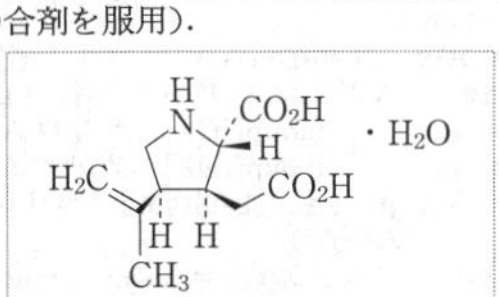

kainite receptor カイニン酸レセプター（グルタミン酸レセプターの一種）.
kai·no·pho·bia [kainoufóubiə] 新物恐怖症, = kainophobe.
kai·rine [káirain] カイリン ㊥ oxyquinolineethyltetrahydride hydrochloride $OHC_9H_9N(HCl)C_2H_5$（強力ではあるがやや危険な解熱作用がある）.
k. test カイリン試験, = Petri test.
kai·ro·mones [káirəmounz] カイロモン（化学的メッセンジャーの一つ）.
Kaiserling, Karl [káizə:liŋ] カイゼルリング（1869–1942, ドイツの病理学者）.
K. method カイゼルリング貯蔵法（① 標本をホルマリン 40mL, 水 2,000mL, 硝酸カリ 30g, 酢酸カリ 60g の溶液に 14 日間固定する. ② 標本の色調を再生させるため 10〜60 分間 80％エチルアルコールに浸漬する. ③ 保存液にはグリセリン 500mL, 1％亜ヒ酸 200mL, 水 2,300mL, 酢酸カリ 250g, チモール 2.5g を混合する）.
Kaiserstuhl dis·ease [káizə:stu:l dizí:z] カイゼルスツール病（ドイツのカイゼルスツール地域の洋酒醸造地方にみられる慢性ヒ素中毒症）.
kak– [kæk] 悪い, 病的なを意味する接頭語, = kako–, cac–, caco–.
kak·er·ga·sia [kækə:géisiə] 部分的機能不全, = merergasia, cacergasia.
kak·es·the·sia [kækisθí:ziə] 病的感覚, 感覚異常, = cacesthesia.
kak·id·ro·sis [kækidróusis] 悪臭汗症, = cacidrosis.
kak·ke [kake] 脚気（日本語の転）, = beriberi.
kako– [kækou, –kə] 悪い, 病的な, を意味する接頭語, = kak–, cac–, caco–.
kak·o·dyl [kǽkədil] カコジル, = cacodyl.
kak·on [kǽkən] カコン（不安神経症における異常反応. Monakow）.
kak·or·rha·phi·o·pho·bia [kækɔ̀:rɑ:fioufóubiə] 過誤恐怖症.
kak·os·mia [kækázmiə] 悪臭.
kak·ot·ro·phy [kəkátrəfi] 栄養不良（障害）, = cacotrophy.
ka·la azar [ká:lə əzá:r] カラアザール（インド語で黒熱病の意味）, = visceral leishmaniasis.
ka·la·da·na [kà:lədá:nə, kælədéinə] ケンゴシ〔牽牛子〕（アサガオ *Pharbitis nil*, *Ipomoea hederacea* の種子で, 駆虫薬）, = kaladamah, semen pharbitis.
ka·la·da·nae re·si·na [kà:lədéini: rizí:nə] カラダナ樹脂（瀉下薬）, = pharbitin, pharbisitin.
ka·lei·do·scope [kəláidəskoup] 万華鏡（60° の角をなした 3 枚の平面鏡を円筒に収め, 一端をすりガラスで閉じ, その上に色ガラスまたは着色セルロイドの破片を入れ, 他方からのぞくと美しい像の見える装置）.
ka·le·mia [kəlí:miə] カリウム血〔症〕.
ka·li [kéili] カリ, カリウム（potash または potassium のドイツ語）.
k.–arsenicosum 亜ヒ酸カリウム液, = Fowler solution.
k.–fusion アルカリ融解, = alkali fusion.
ka·li·e·mia [keilií:miə] カリウム血〔症〕〔医学〕, = potassemia, kalemia.
ka·lig·e·nous [kəlíʤənəs] アルカリを生じる.
ka·lim·e·ter [kəlímitər] アルカリ計, = alkalimeter.
ka·li·o·pe·nia [kèilioupí:niə] カリウム欠乏.
ka·li·o·pe·nic [kèilioupí:nik] カリウム欠乏の.
Kalischer, Siegfried [kǽlistʃər] カリシェル（1862–1954, ドイツの医師）.
K. disease カリシェル病, = nevoid amentia, Sturge–Weber disease.

K

ka·li·um [kèiliəm] カリウム, カリ（アラビア語の kali すなわち potash のラテン語）, = potassium.
k. permanganicum 過マンガン酸カリウム, = potassium permanganate.
ka·li·u·re·sis [kèilijurí:sis] カリウム尿, = kaluresis.
ka·li·u·ret·ic [kèiliju:rétik] カリウム尿の, = kaluretic.
kal·lak [kǽlək] 膿疱性皮膚炎（エスキモー語で, 皮膚病の意味）.
kal·li·din [kǽlidin] カリジン（10 のアミノ酸からなる活性ペプチド. 組織（腺性）kallikrein が血漿中の前駆体タンパク質 kininogen に働いて産生される. アミノペプチダーゼにより N 末端リジンがすぐ分解され bradykinin となる. 血管拡張, 降圧, 発痛, 血管透過性亢進作用が強い）, = lysyl–bradykinin.
kal·li·din·o·gen [kælidínəʤən] カリジノーゲン（血清中グロブリンの一種で, kallicrein の酵素的作用を受けて kallidin を生成する物質）, = callidinogen.
kal·li·di·no·ge·nase [kælidáinoʤèneiz] カリジノゲナーゼ（末梢循環障害治療薬, 血管拡張薬〔酵素, タンパク〕. 高血圧症, メニエール症候群や更年期障害などの循環障害に適用）.
Kallikak [kǽlikæk]（H. H. Goddard が研究し報告した家系の偽名で, その子孫には優秀なものと, 劣等なものと 2 系がある）, = Kallikak family.
kal·li·kre·in [kǽlikri:n] カリクレイン（Frey, Kraut らが1926年最初に膵臓, 血液, 尿, 唾液などから抽出した. セリンプロテアーゼで血漿中にある血漿 kallikrein と組織（主として外分泌腺にある）kallikrein とに区別される. 血漿中にある kininogen に働いてヒトでは前者は bradykinin, 後者は kallidin を遊離する）, = padutin.
k.–kinin system カリクレイン・キニン系.
k.–trypsin inactivator カリクレイン・トリプシン阻害物質.
Kallmann, Franz Josef [ká:lmʌn] カルマン（1897–1965, アメリカの遺伝学者）.
K. syndrome カルマン症候群（性腺発育障害）.
kal·mia [kǽlmiə] アメリカシャクナゲ（ツツジ科植物の一属で, 慢性炎症に用いられる. スウェーデン植物学者 Peter Kalm（1715–1779）にちなんで命名されたもの）, = mountain laurel.
Kalmuk idiocy カルムク白痴（蒙古症性白痴）, = Mongolian idiocy.
Kalmuk type カルムク型（アジアおよびロシアに在住するモンゴル人種で, 多数の痴呆家系を出した）.
ka·lop·sia [kəlápsiə] カロプシア（物体が実際よりは美しく見える状態）.
kal·u·re·sis [kæljurí:sis] カリウム尿, = kaliuresis.
kal·u·ret·ic [kælju:rétik] カリウム尿の, = kaliuretic.
ka·ly·ma·na–bac·te·ria [kælimǽnə bæktí:riə]（性病性肉芽腫の病原体に用いるブラジル名）.
ka·ma·la [kǽmələ] カマラ（トウダイグサ科 *Euphorbiaceae* の植物クスノハガシワ *Mallotus philippinensis* の果実の腺毛で, 駆虫薬）, = kamela, glandulae rottlerae.
ka·ma·line [kǽməlin] カマリン $C_{33}H_{30}O_9$（カマラ kamala のアルカロイド）, = rottlerin.
Ka·me·la [kǽmilə] カマラ, = kamala.
Kaminer, Gisa [kǽminər] カミネル（1883–1941, オーストリアの医師）.
K. reaction カミネル反応, = Freund–Kaminer reaction.
Kammerer, Frederic [kǽmərər] カンメレル（1856–1928, アメリカの外科医）.

K.－Battle incision カンメレル・バットル切開(腹腔の垂直切開術)，= Battle incision.

kam·o·chin [kǽməkin] カモヒン(純粋な脱酸したオリーブ油を主とする軟膏).

Kanagawa phenomenon 神奈川現象〔医学〕(腸炎ビブリオの外毒素による溶血現象).

ka·na·my·cin [kænəmáisin] カナマイシン(*Streptomyces kanamyceticus* の1株 K-2g の培養液中から分離された抗生物質で，元素分析による硫酸塩の分子式は $C_{18}H_{36}N_4O_{11}$–H_2SO_4・H_2O．酸分解により3個の水解物を生じ，広い抗菌スペクトルをもつ).

k. sulfate カナマイシン硫酸塩 $C_{18}H_{36}N_4O_{11}$・xH_2SO_4(硫酸カナマイシン．アミノグリコシド系抗生物質，抗結核薬．細菌のタンパク質合成を阻害し，殺菌的に作用する).

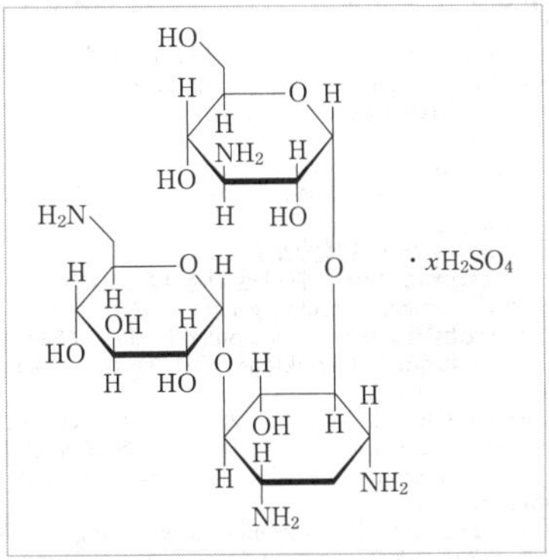

Kanavel, Allen Buckner [kǽnəvəl] カナーヴェル(1874–1938，アメリカの外科医).

K. method カナーヴェル法(デュプイトラン痙縮の外科的療法．脂肪織を除去した，皮膚全層の植皮術).

K. sign カナーヴェル徴候(手掌腱鞘の炎症においては，第5指基底部から1インチの近位部に最も強い疼痛点がある).

K. spaces カナーヴェル空隙(手の筋膜空隙で，1921年の著書 Infections of the Hand 中に記載している).

K. triangle カナーヴェル三角(手掌の中央にある三角領域で，その内部には指屈筋の腱膜がある).

Kandahar sore [kʌndəhár sɔ́:r] カンダハー(ル)潰瘍，= oriental sore.

Kandel, Eric Richard [kǽndəl] カンデル(1929生，オーストリア，ウィーン生まれのアメリカの学者．シナプスの変化と記憶形成との関係を明らかにした．神経系における情報伝達機構の研究業績により，2000年度ノーベル医学・生理学賞を受賞).

kan·ga·roo [kæŋgərú:] カンガルー，= *Macropus*.

k.－care カンガルー・ケア(母親(父親)が素肌に乳児を抱くこと．もとは低体重出生児に対して行われた療法．母児間の愛情形成や母親の心身の安定に効果があるともいわれる).

k. ligature カンガルー結紮糸.

k. rat カンガルーネズミ.

k. tendon カンガルー腱縫線.

k. walking カンガルー歩行(産褥子宮後傾の療法として，四肢で床上を歩ませること).

kan·gri burn [kǽŋgri bə́:n] カングリ熱傷(カシミール人種にみられる鱗状扁平上皮腫．kangri とはカシミールの住民が腹部に当てるカイロ)，= kangri cancer.

kangri cancer カングリ癌(カシミールの住民がカングリ(火籠)を常用するために生ずる大腿部ないし腹部皮膚癌).

ka·nin·lo·ma [kæninlóumə] (gangosaのジャワ名).

Kanner, Leo [kǽnər] カナー(1894–1981，アメリカに在住したオーストリアの精神科医).

K. syndrome カナー症候群(幼児自閉症．1963年に L. Kanner の報告した児童精神障害).

Kantar, Bauer and Klawan test [kæntá:r báuər ænd klǽwən tést] カンター・バウアー・クラワン試験，= bitterling test.

Kanter sign [kǽntər sáin] カンター徴候(児頭を圧しても胎動が生じない状態で，胎児死亡の徴候).

Kantor, J. L. [kǽntər] カンター(1890–1947，アメリカの医師).

K. sign カンター徴候(局部性回腸末端炎 terminal ileitis の X 線像では大腸炎の存在が認められ，バリウムは細い糸状の陰影をつくるので，string sign と呼ばれる).

kan·yem·ba [kæniémbə] カネンバー，= chiufa.

ka·od·xe·ra [kà:oudzí:rə] ローデシアトリパノソーマ症.

ka·o·li·ang [kèiouliǽŋ] サトウモロコシ，= sorghum grain.

ka·o·lin [kéiəlin] カオリン，磁土，高稜土(高稜石，すなわち天然ケイ酸アルミニウム水化物の漢名[kau–ling])，= kaolinum，China clay，porcelain clay，white bole，kaolinite.

k. agglutination カオリン凝集反応.

k. cataplasm カオリンパップ，カオリン罨法(カオリン，グリセリン，ホウ酸を主体とし芳香剤を加えた混合塗布剤).

k. mixture with pectin カオリンペクチン合剤(カオリン，ペクチン，トラガカント末，安息香酸，カオリングリセリン，ハッカ油を少量加え，水で1,000mL としたもの).

k. pneumoconiosis カオリンじん(塵)肺症〔医学〕，陶土じん(塵)肺症〔医学〕.

ka·o·lin·o·sis [kèiəlinóusis] カオリン肺塵症.

ka·o·lin·um [kéiəlinəm] 高稜土，= kaolin.

Kapeller–Adler test [kǽpilər ǽdlər tést] カペレル・アドラー試験(妊娠の診断補助としての尿中ヒスチジンの定量法).

Kaplan–Meier analysis カプラン・メイヤー解析.

Kaplan–Meier estimate カプラン・メイヤー法.

Kaplan–Meier product limit method カプラン・メイヤー法(生存曲線の分析に使われる統計手法).

Kaplan–Meier survival curve カプラン・メイヤー生存曲線.

ka·pok [kéipɑk] カポック〔医学〕，パンヤ綿(パンヤ木綿樹の種子を覆う綿状物で，アレルギーの抗原となり得る).

k. oil カポック油〔医学〕.

Kaposi, Moritz Kohn [ká:pəsí] カポジ(1837–1902，オーストリアの皮膚科医).

K. disease カポジ病(色素性乾皮症)，= xeroderma pigmentosum.

K. sarcoma カポジ肉腫〔医学〕(特発性多発性出血性肉腫)，= sarcoma idiopathicum multiplex haemorrhagicum.

K. varicelliform disease カポジ水痘様病〔医学〕，カポジ水痘状病(急性水腫に，中心に臍状凹窩をもつ膿疹の発生とリンパ腺腫脹を伴う疾患).

K. varicelliform eruption カポジ水痘様発疹〔医学〕.

Kapp, Josef Franz [kǽp] カップ(アメリカの医

師).

K. serum カップ血清(カメの皮膚からつくった水薬で,皮膚病の刺激療法に用いられる).

kap·pa, κ [kǽpə] カッパ(① ギリシャ語アルファベット第10字. ② ゾウリムシの細胞質にあるプラズマジーンに存在する因子で,パラメシン paramesin の生成を決定するもの).

k. angle カッパ角(注視線と正中線とがなす角).

k. chain カッパ鎖(免疫グロブリン L 鎖の2つのタイプの一方). ↔ λ chain.

k. chain deficiency カッパ鎖欠損症.

k. chain gene 免疫グロブリンカッパ鎖遺伝子(免疫グロブリンLカッパ鎖を規定する遺伝子で複数のV,J断片と1つの C断片を有する).

k. chain immunoglobulin カッパ鎖免疫グロブリン[医学].

k. factor カッパ因子(1950年発見された凝血因子で,ビタミンK欠乏性血液中に存在し,ダイクマロールによる凝血遅延を補正し得るプロトロンビン転化因子).

k. granule カッパ顆粒(ゾウリムシ細胞の遺伝因子で,κ(カッパ)と称する核内遺伝因子の共存により繁殖を営むもの,またはアズール顆粒にもいう).

k. immunoglobulin カッパ型免疫グロブリン.

k. meson カッパ中間子(ピオンまたはヌクレオンよりは大きい電子の約1,000倍の質量をもつ微粒子).

k. particle カッパ粒子[医学].

k. position カッパ位(炭水化物分子の第10位炭素原子).

k. type immunoglobulin カッパ鎖(2タイプあるL鎖のうちの一つ).

kap·pa·cism [kǽpəsizəm] カ行構音障害.

Kappeler, Otto [kǽpələr] カッペレル(1841-1909, ドイツの外科医).

K. maneuver カッペレル手技(麻酔医より患者の下顎を前方に引く方法).

K. operation カッペレル手術(胆嚢腸吻合術で,胆嚢を穿刺して内容を放出させ,その孔を十二指腸の上位部に吻合させる方法).

kap·sel·coc·cus [kæ̀psilkákəs] カプセルコッカス(化膿性卵管炎に発見される微生物).

ka·ra·ya gum [kǽrəjə gʌ́m] インドゴム(クワ科植物の滲出物で,親水性をもつので,パーマネント髪結,食品,下薬などに利用される), = sterculia gum.

karaya powder カラヤ粉末.

kar·din [káːdin] カルジン(ウシ心臓の有機抽出物), = cardin.

Karell, Philip [kǽrəl] カレル(1806-1886, ロシアの医師).

K. cure カレル療法[医学], カレル牛乳療法(心臓腎臓疾患の療法で,就床4〜5日間は毎日800kcal(約3,360kjoule)の食事を与え,その後漸次増量して,13日目には通常の量にする), = Karell treatment.

K. diet カレル食(心筋性浮腫に対し,食塩を制限した食).

Karl Fisher method カールフィッシャー法(水分測定法), = water determination.

Karmen, Albert [káːmən] カーメン(1930生,アメリカの医師,臨床病理の研究者).

K. unit カーメン単位(トランスアミナーゼの紫外部吸収法における単位).

ka·ro·shi [kəróuʃi, karɔ́ːʃi] [J] 過労死, = death from overwork.

Karplus sign [káːpləs sáin] カルプラス徴候(胸膜滲出のある場合には母音が変わって聞こえ,u音がa音に聴取される).

Karpovich test カーポビッチ・テスト[医学].

Karroo syn·drome [kərúː síndroum] カルー症候群(南アフリカのカルー地帯のボーア人種の若年者にみられる症候群で,高熱,消化器障害,頸部リンパ腺の疼痛などが特徴).

karst [káːst] カルスト(石灰岩地方にみられる特有な地形).

Kartagener, Manes [kaːtǽgənər] カルタゲナー(1897-1975, スイスの医師).

K. syndrome カルタゲナー症候群(気管支拡張症と副鼻腔炎を伴う全内臓逆位症).

K. triad カルタゲナー三徴(内臓転位,副鼻腔炎,気管支拡張症).

ka·ry·ap·sis [kæ̀riǽpsis] 核接合(接合細胞における核接合).

kar·y·en·chy·ma [kæ̀riéŋkimə] カリエンキマ, = caryenchyma.

kary(o)- [kæri(ou), -ri(ə)] 核の意味を表す接頭語, = caryo-.

kar·y·o·blast [kǽriəblæst] 原始赤芽球(赤血球の最も幼若未熟な型), = megaloblast, proerythroblast.

kar·y·o·chro·mat·o·phil [kæ̀rioukroumǽtəfil] 核可染性の.

kar·y·o·chrome [kǽriəkroum] カリオクローム,カリオクローム細胞(核と原形質との比が高値を示す神経細胞).

k. cell 核染色〔神経〕細胞.

karyochromic cell 核染性細胞[医学], 核染色〔神経〕細胞, = karyochrome cell.

kar·y·o·chy·le·mia [kæ̀rioukailíːmiə] 核液.

kar·y·oc·lasis [kæ̀riákləsis] 核崩壊, = karyorrhexis.

kar·y·o·cyte [kǽriəsait] カリオサイト(prokaryocyte と metakaryocyte との中間にある赤芽球), = late polychromatic erythroblast, macronormoblast, pronormoblast.

kar·y·og·a·my [kæriágəmi] 細胞核融合(核融合を伴う細胞の接合), = copulation. 形 karyogamic.

kar·y·o·gen [kǽriəʤən] カリオゲン(ある細胞核,特に精子の頭部に存在する有機性含鉄化合物).

kar·y·o·gen·e·sis [kæ̀riəʤénisis] 〔細胞〕核発生. 形 karyogenic.

kar·yo·ge·net·ics [kæ̀riəʤənétiks] 核遺伝学[医学].

kar·y·o·gen·ic [kæ̀riəʤénik] 核発生の.

kar·y·o·go·nad [kæ̀riəgóunæd] 生殖核(細胞の生殖性核で,栄養性のもの), = gonad nucleus. ↔ trophonucleus.

kar·y·o·ki·ne·sis [kæ̀rioukainíːsis] 核動,有糸核分裂(間接分裂), = mitosis, karyomitosis. 形 karyokinetic.

kar·y·ok·la·sis [kæ̀riákləsis] 核崩壊. 形 karyoklastic.

kar·y·o·lo·bism [kæ̀riəlóubizəm] 分葉核(白血球の). 形 karyolobic.

kar·y·ol·o·gy [kæ̀riáləʤi] 〔細胞〕核学[医学], = caryology.

kar·y·o·lymph [kǽriəlimf] 核液[医学](核の液状成分で,核染質 chromatin または核糸 linin に対立していう), = karyenchyma, paralinin.

kar·y·ol·y·sis [kæ̀riálisis] 核融解[医学], 核溶解. 形 karyolytic.

kar·yo·mas·ti·gont [kæ̀rioumǽstəgɑnt] 核鞭毛型.

kar·y·o·mere [kǽriəmiər] 核節,染色体胞[医学].

kar·y·om·e·try [kæriámitri] 〔細胞〕核測定法.

kar·y·o·mi·cro·so·me [kæ̀rioumáikrəsoum] 核小節, = nucleomicrosome.

kar·y·om·it [kæriámit] カリオミット, = chromosome.

kar·y·om·i·tome [kæriámitoum] 核染質網状体,核基質,核材[医学].

kar·y·o·mi·to·sis [kæ̀rioumaitóusis] 核分裂. 形 karyomitotic.
kar·y·o·mor·phism [kæ̀rioumɔ́:fizəm] ① 核形態. ② 核形成(細胞特に白血球の核の形状).
ka·ryo·mor·phol·o·gy [kæ̀rioumɔ:rfáləʤi] 核形態学〔医学〕.
kar·y·on [kǽriən] 核(細胞の), = caryon.
ka·ryo·nide [kǽriounàid] カリオナイド〔医学〕, カリオニド, 核化物.
kar·y·o·phage [kǽriəfeiʤ] 核食原虫.
kar·y·o·plasm [kǽriəplæzəm] 核質〔医学〕, = nucleoplasm.
karyoplasmic ratio 核細胞質比, = nucleocytoplasmic (N/C) ratio.
kar·y·o·plast [kǽriəplæst] 細胞核, 核質体〔医学〕.
kar·y·o·plas·tin [kǽriəplæstin] 核形成質, = parachromatin.
kar·y·o·pyc·no·sis [kæ̀rioupiknóusis] ピクノーシス, = karyopyknosis.
kar·y·o·pyk·no·sis [kæ̀rioupiknóusis] ピクノーシス, 核濃縮, = karyopycnosis.
karyopyknotic index (KPI) 核濃縮指数, 核濃縮係数〔医学〕, = pyknosis index.
Ka·ryo·re·lic·ti·da [kæ̀rVourilíktədə] カリオレリクタ目(繊毛虫門).
kar·y·ore·tic·u·lum [kæ̀riouritíkjuləm] 核網状質(核液状質と区別するためにいう).
kar·y·or·rhex·is [kæ̀riəréksis] 核崩壊〔医学〕.
kar·y·os·chi·sis [kæriáskisis] 核分裂.
kar·y·o·so·me [kǽriəsoum] 染色質核小体, カリオソーム, 核小体〔医学〕, 偽核小体(核染質中にある球状体), = chromocenter, false nucleolus, chromatin nucleolus chromatin reservoir, net-knot.
kar·y·o·spher·i·cal [kæ̀riəsférikəl] 球状核の.
kar·y·os·ta·sis [kæ̀riástəsis] 核静止期〔医学〕, 核静(間接分裂の中間期), = interkinesis, interphase, resting nucleus.
kar·y·o·ta [kærióutə] 有核細胞.
kar·y·o·tax·on·o·my [kæ̀rioutæksánəmi] 核学的分類学〔医学〕.
kar·y·o·the·ca [kæ̀riouθí:kə] 核膜.
kar·y·o·tin [kǽriətin] カリオチン, = chromatin.
kar·y·o·type [kǽriətaip] 核型, 核形(核を形態学的に研究して得られた染色体の一組), = caryotype.
  k. analysis 核形分析, 核型分析〔医学〕.
ka·ryo·typ·ing [kǽrioutàipiŋ] 核型分類〔医学〕.
kar·y·o·zo·ic [kæ̀riouzóuik] 核内寄生の.
Kasabach, Haig H. [kǽsəbɑ:k] カサバッハ(1898–1943, アメリカの医師).
  K.-Merritt syndrome カサバッハ・メリット症候群(血小板減少性紫斑症を伴う毛細血管性血管腫).
Kasai, Morio [ká:sai] 葛西森夫(1922–2008, わが国の外科医).
  K. operation 葛西の手術(肝門部空腸吻合術. 先天性胆道閉鎖症のなかで吻合不能型に対して行われる方法), = portoenterostomy.
ka·sai [ká:sai] カサイ(1942年, 旧ベルギー領コンゴ地方において Pieraerts が観察した鉄欠乏性貧血で, 皮膚脱色を著明な症状とする疾患).
Kasanin-Vigotsky test [ká:sənin vigátski tést] カサニン・ヴィゴツキー試験(概念的思考力の心理学的検査法で, 大脳の器質性疾患または統合失調症状態を区別するために行われる).
Kaschin, Nikolai Ivanovich [ká:ʃin] カシン(1825–1872, ロシアの整形外科医).
  K.-Beck disease カシン・ベック病(中国東北部, シベリア, 朝鮮にみられる地方病で, 長管骨の発育停止, 指関節の腫脹を特徴とし, 唾液腺内分泌およびほかの内分泌腺の機能障害に基づくといわれ, Brailsford, Hurler, Morquio, Müler-Ribbing, Silverskiöld などが記載した骨軟骨異栄養症 osteochondrodystrophy と類似の疾患).
Kashida sign [kaʃídə sain] カシダ徴候(テタニーにおいては皮膚に寒温の刺激を加えると感覚異常が発現する), = thermic sign.
Kasokero virus カソケロウイルス(ブニヤウイルス科. アフリカのカソケロ洞窟のコウモリから分離された).
Kast syn·drome [kǽst síndroum] カスト症候群(1889年 Kast により記載された症候群で, 骨格の多発性軟骨腫に海綿状血管腫を伴う疾病で, Klippel-Trenaunay 症候群また Parkes-Weber 病と同類のものと考えられる), = Maffucci syndrome.
Kasten, Frederick H. [kǽstən] カステン(1927生, アメリカの組織学者).
  K. fluorescent Feulgen stain カステン蛍光フォイルゲン染色〔法〕.
  K. fluorescent PAS stain カステン蛍光PAS染色〔法〕.
Kastle test [kǽsl tést] カッスル試験(生の乳汁5mLに過酸化水素, 規定液0.3mLとトリクレゾール1%液1mLを加えると, 淡黄色を発するが, 煮沸したものでは変色が起こらない).
kat katal カタールの略(酵素活性の単位. 1秒間に1molの基質を転換する活性量).
kata- (k-) [kætə] カタ(化合物置換基の位置, 特に縮合環化合物の1,10-位を示す接頭語), = cata-.
kata thermometer カタ温度計, = katathermometer.
kat·a·chro·ma·sis [kæ̀təkróuməsis] (娘染色体が娘核を再形成すること).
kat·a·did·y·mus [kæ̀tədídiməs] カタ二重体(身体の上端が重複している奇形), = superior duplicity.
kat·a·ki·net·o·mere [kæ̀təkinétəmiər] 活力欠乏体(原子または分子の活力が欠乏するため不活性となった物質. Mathews, A. P.). ↔ anakinetomere. 形 katakinetomeric.
Katakura, Takashi [kətəkúrə] 片倉孝(1900–1958, わが国の内科医). → Oka-Katakura medium.
kat·a·lase [kǽtəleis] = peroxidase.
kat·a·phrax·is [kæ̀təfrǽksis] カタフラキシス(金属で臓器を包み支持固定すること).
kat·a·phyl·axis [kæ̀təfilǽksis] カタフィラキシー(① 感染部位における防衛作用の低下現象. ② イオン化カルシウム塩とともに注射すると, ある種の細菌の芽胞が著しい毒性を示す現象).
kat·a·ther·mom·e·ter [kæ̀təθə:mámitər] カタ温度計(直径1.8cm, 長さ4.0cmの容積をもつ球 bulb と, 長さ20cmの細頸を備え, その中に赤く着色したアルコールを入れ, 管上に95°Fおよび100°Fの2個の目盛がある装置で, 温度, 湿度, 気流の三者総合冷却力を測定する. Hill).
kat·a·to·nia [kæ̀tətóuniə] 緊張病, 緊張型統合失調症, = catatonia.
Katayama dis·ease [katàjáma dizí:z] 片山病(日本住血吸虫症, 広島県片山地方でみられた奇病の名称. 1904年桂田富士郎と藤浪鑑により原因が日本住血吸虫によることが判明した).
Katayama, Kunika [kàtajáma] 片山国嘉(1856–1931, わが国の法医学者, 法医学の開祖といわれる).
  K. test 片山試験(血液中に一酸化炭素ヘモグロビンの有無を調べる呈色反応. 一酸化炭素ヘモグロビンの検出法で血液5滴に水10滴を加え, さらに橙色の硫化アンモニウム5滴を加えて酢酸で酸性化すると, 一酸化炭素ヘモグロビンがあればバラ色, 正常血液ならば暗緑色を呈する).

Katayama syndrome 片山症候群. → Katayama disease.

kat·e·chin [kǽtəkin] ① カテキン. ② 抗甲状腺物質(血液成分の), = Blum substance. → catechin.

kath·a·rom·e·ter [kæ̀θərámitər] 代謝率電気測定計.

ka·thep·sin [kəθépsin] カテプシン, = cathepsin.

kath·is·to·pho·bia [kæ̀θistəfóubiə] = akathisia.

ka·thol·y·sis [kəθálisis] 陰極電解.

ka·tine [kéitin] カチン $C_{10}H_{18}N_2O$ (*Catha edulis* から得られるアルカロイド. 神経系に作用し, 食欲減退, 多幸感をもたらす. コカイン様麻酔作用はない), = norpseudoephedrine.

kat·i·on [kǽtiən] カチオン(陽イオン,正イオン), = cation.

ka·ti·o·noid [kətíənɔid] カチオノイド, = cationoid.

Kato cellophane thick smear 加藤セロファン厚層塗抹.

Kato, Katsuji [kátou] 加藤勝治(1885-1961, わが国の医師, 血液学者. 加藤万能微量管, 加藤血球計算盤などを開発し, 近代血液学に貢献した. 1960年, 長年のアメリカ留学の博識を生かし, わが国独自の本格的医学英和大辞典 KATO'S INTEGRATED ENGLISH-JAPANESE MEDICAL DICTIONARY (南山堂刊; 本辞典の原型)を編集した).

ka·tol·y·sis [kətálisis] カトリシス(消化過程において複合物が単純物に転化する不全または中間段階).

kat·o·pho·ria [kæ̀təfɔ́:riə] カトフォリア, = katotropia.

kat·o·tro·pia [kæ̀tətróupiə] カトトロピア(視軸が注視の下方に降下する傾向), = katophoria.

Katsunuma, Seizo [kαtsúnumα] 勝沼精蔵(1886-1963, わが国の内科医. 内科学, 特に血液学に造詣が深く, 1936年日本血液学会を組織し, その機関雑誌, 日本血液学会雑誌を創刊, 1958年日本にて開催された第8回国際血液学会会頭に選ばれた).

Katsurada, Fujiro [kαtsúrαdα] 桂田富士郎(1867-1946, わが国の病理学者. 1904年, 日本住血吸虫を発見した).

Katz, Sidney E. [kǽtz] カッツ(1924-2012, アメリカの予防医学者).

K. index カッツ指数(ADLの評価法の一つ. 1963年に Katz らにより考案された. 入浴, 更衣, トイレ, 移乗, 失禁抑止, 食事の6項目の自立度を評価(A～G)する).

Katz, Sir Bernard [kǽtz] カッツ(1911-2003, ドイツ・ライプチヒ生まれ. Hodgkin, Huxley らと並ぶ20世紀3大生理学者の一人. 神経末端から筋肉に指令を伝えるアセチルコリンについて, どのような仕組みになっているかを解き明かした業績により, J. Axelrod, von Euler とともに1970年度ノーベル医学・生理学賞を受けた).

Katz·en·jam·mer [kæ̀tsənjǽmər] 宿酔(ふつかよい. 頭痛, 急性胃カタル, 脳水腫, 機能性神経症などの症候群で, アルコール摂取後に起こる).

Katzman-Doisy meth·od [kǽtsmən dɔ́izi méθəd] カッツマン・ドイシー法(妊娠尿から絨毛膜性生殖腺刺激ホルモンをつくる方法).

Kauffmann, Eduard [káufmən] カウフマン(1860-1931, ドイツの病理学者).

K. stain カウフマン染色法(被膜の染色法の一つで, レフレルのメチレンブルー液に数時間浸漬し, アルカリ水で洗浄後, 2分間0.5%硝酸銀液で処理し, 30秒間アルコール性フクシンの5%水溶液で後染色を施す).

Kauffmann, Friedrich [káufmən] カウフマン(1893生, ドイツの内科医).

K. water test カウフマン水試験(循環の試験法で, 患者に水150mLを1時間ごとに4回摂取させ, 仰臥位で床の足部を約25cm上げると, 循環器に障害があれば2時間の排尿量が増加する).

Kauffmann, Fritz [káufmən] カウフマン(1889-1978, ドイツの微生物学者. K.-White の抗原分析表で有名).

K.-White classification カウフマン・ホワイトの分類.

K.-White scheme カウフマン・ホワイトの抗原分析表(*Salmonella* 属を外膜抗原(O抗原), 莢膜抗原(Vi抗原), 鞭毛抗原(H抗原)とそれに対する抗血清との反応性の組み合わせに基づいて分類した体系. P. B. White, はイギリス微生物学者), = Kauffmann-White classification.

K.-White table カウフマン・ホワイト抗原表.

Kaufman sy·ringe [káufmən sirínʤ] カウフマン注射器(注射針調節器から少し離れた点に注射筒と直角に開口を備えて注射用液と連結するゴム管をはめる装置のある注射器).

Kaufmann, Fritz [káufmən] カウフマン(1875-1952, ドイツの神経科医).

K. method カウフマン療法(精神神経症の治療に電気ショックを与えた後, 軍人式の号令をかけて命令を下す方法).

K. treatment カウフマン療法.

Kaup, Ignaz [káup] カウプ(1870-1944, ウィーン生まれのドイツの衛生学者).

K. index カウプ指数(体重gと身長cmの二乗との比(W/L^2). 栄養指数の一つ), = Kaup-Davenport index.

kau·ri [káuri] カウリ(カウリ松の化石性樹脂滲出物で主として美術に用いられるが, そのアルコール溶液はコロジオンの代用品として傷創に利用される).

kaut·schin [káutskin] = limonene.

ka·va [kǽvə] カヴァ(① ハワイにおいてコショウ[胡椒] *Piper methysticum* の根茎からつくる飲料で強壮作用をもつ. ② コショウ根の樹脂で, kawine と称する樹脂を含有する), = kava-kava, kawa.

k.-kava = kava, kawa.

ka·va·hin [kǽvəhin] = kavatin, methysticin.

kavatel oil カバテル油(ダイフウシ[大風子]に類似の植物の種子から得られる).

ka·va·tin [kǽvətin] = kavahin, methysticin.

ka·wa [ká:wa] = kava, kava-kava.

ka·wa·(h)in [kǽwain] カワイン $C_{14}H_{14}O_3$ (マレー産カワの根に存在する化合物), = gonosan.

Kawasaki, Tomisaku [kawasá:ki] 川崎富作(1924生, わが国の小児科医. 1967年に川崎病と命名される症例を初めて報告した).

K. disease 川崎病(皮膚粘膜リンパ節症候群, 急性熱性皮膚粘膜リンパ節症候群. 1967年川崎富作によって, 初めて報告された病因不明の疾患で, 2歳以下の小児に好発する. 急性全身性血管炎で冠動脈炎をきたし, 冠動脈症を合併することがあり, 突然死の原因となる), = (acute febrile) mucocutaneous lymph node syndrome.

K. syndrome 川崎症候群, = mucocutaneous lymph node syndrome (MCLS).

Kawashima operation 川島手術[医学](川島康生らにより報告された両大血管右室起始症の手術).

ka·wine [kǽwin] カウイン(コショウ[胡椒] *Piper methysticum* の根茎に存在する樹脂で, 運動神経麻痺作用をもつ).

Kay, Herbert D. [kéi] ケイ(1893生, イギリスの生化学者).

K. method ケイ法.

K. test ケイ試験, = Jenner-Kay test.

kaya oil かや(榧)油[医学].

K

kay·ak ver·ti·go [káiæk vә́:tigou] カヤックめまい(眩暈)(エスキモー漁夫が小舟 kayak に乗って陸から離れるとき突然めまいに似た感じを起こす一種の恐怖症), カヌー性めまい.

Kayser, Bernhard [káizәr] カイザー(1869-1954, ドイツの眼科医).

K. disease カイザー病(全身の色素沈着, 角膜の緑色性着色, 企図振戦, 脾腫, 肝硬変および糖尿病などの症候を現す).

K.-Fleischer ring カイザー・フライシャー角膜輪, カイザー・フライシャー輪(ウエストファール仮性硬化症において角膜外縁に起こる緑色輪. 角膜周辺の暗褐色の色素輪, 肝脳疾患に特徴的にみられる), = Kayser-Struempel ring, Fleischer-Strümpell ring.

Kazal pancreatic trypsin inhibitor カザール膵〔臓〕トリプシン阻害物質 [医学].

Kazal pancreatic trypsin secretory inhibitior カザール膵〔臓〕トリプシン分泌抑制物質 [医学].

Kazanjian, Varaztad H. [kәzǽniәm] カザニアン(1879-1974, アメリカのアルメニア人耳鼻咽喉科医).

K. operation カザニアン手術(無歯隆線前庭溝の外科伸長術).

kb kilobase キロベース(核酸の塩基配列の長さを示すのに用いる単位).

kc kilocycle キロサイクル(周波数の単位で, 1,000 サイクル. 現在は毎秒 1,000 サイクルのキロヘルツ kHz を用いる).

kcal kilocalorie キロカロリー(大カロリー)の記号(1kcal は 1,000cal).

KCG kinetocardiography 胸壁低周波振動図, 心臓壁動態記録図の略.

Kearns, Thomas P. [kә́:nz] カーンズ(1922生, アメリカの眼科医. キーンズともいう).

K.-Sayre syndrome カーンズ・セイアー症候群(色素性網膜ジストロフィ, 眼筋麻痺, 心筋障害, 脳神経障害などを生じる, 脳筋症の一型), = Kearns-Shy syndrome.

Keating-Hart, Walter Valentine de [kí:tiŋ há:t] ケアタンアール(1870-1922, フランスの医師. キーティング・ハートともいう).

K.-H. method ケアタンアール療法(外部癌摘除術後の高周波放電療法).

ke·bo·ceph·a·ly [kì:bәséfәli] 猿頭症, = cebocephaly.

ked [kéd] ヒツジシラミバエ[羊虱蝿], = *Melophagus ovinus*, sheep tick.

ke·da·ni dis·ease [kedáni dizí:z] [J] ツツガムシ〔恙虫〕病, = Japanese rive fever.

kedani fever ケダニ熱, = tsutsugamushi disease.

Keefer, Chester Scott [kí:fәr] キーファー(1897-1972, アメリカの医師. 第2次世界大戦中抗生物質の統制ならびに化学療法に関する業績により広く知られている).

Keegan, Denis Francis [kí:gәn] ケーガン(1840-1920, アイルランドの外科医. インド法による鼻形成術の考案者で, 皮膚弁を前額の側面から利用した).

keel [kí:l] ① 球根, = bulb. ② 龍骨(船艦の脊骨). ③ 小ガモの敗血症性腸炎(*Salmonella anatis* の感染による). ④ 舟弁.

k. breast 龍骨胸 [医学].

Keeler, Leonarde [kí:lәr] キーラー(1903-1949, アメリカの犯罪心理学者).

K. lie detector キーラー嘘発見器(犯罪行為について取り調べを受けている者に, その犯罪に関係のある質問を出すときに起こる脈拍, 呼吸および血圧の変化を記録するポリグラフ), = Keeler polygraph.

Keeley, Leslie E. [kí:li:] キーリー(1832-1900, アメリカの医師).

K. (gold) cure キーリー〔金〕療法(ストリキニンと塩化金とを含有する秘薬でアルコール中毒を治療する方法).

Keen, William Williams [kí:n] キーン(1837-1932, アメリカの外科医).

K. operation キーン手術(① 直線形頭切開術(斜頸の治療法). ② 臍切除術).

K. point キーン点(側脳室穿刺点で, 外耳道後方 3cm 上方 3cm).

K. sign キーン徴候(Pott 骨折の際のくるぶしの幅の拡大. 腓骨の Pott 骨折においては踝部の脚囲が増大している).

keeping quality 保存性 [医学].

ke·fir [kéfәr] 馬乳酒(乳汁に発酵菌顆粒を作用させた製品で, 病者の滋養物), = kefyr, kephyr.

k. fungus 馬乳酒不全菌(馬乳酒型の牛乳の乳酸発酵を起こし得る菌の混合物).

k. grains (馬乳酒をつくるための発酵菌顆粒).

k. koumiss 発酵クーミス.

Keger exercise ケーゲル体操(排尿時などに恥骨尾骨筋を繰り返し収縮させ, 強化をはかる運動. 緊張性尿失禁の治療のために考案された).

Kehr, Hans [kéәr] ケール(1862-1916, ドイツの外科医).

K. incision ケール切開(広範な開腹術で, 胸骨剣状突起から正中線に沿い臍に至り, 臍を左右いずれかに回ってさらに垂直に下行する切開).

K. operation ケール手術(胆嚢胆管を切除し, 肝管を腸に吻合する手術).

K. sign ケール徴候(脾破裂の際の左肩に感じる痛み. 脾破裂の症候で, 左側横隔膜部に出血のあるため左肩に感覚過敏症が起こる).

Kehrer, Ferdinand Adalbert [kέәrәr] ケーレル(1883-1966, ドイツの神経科医).

K. reflex ケーレル反射(脳腫瘍においては, 深在後頭点すなわち大後頭神経の出口を圧迫すると激痛が起こるので, 患者は急に頭を後側方に動かして圧迫を避ける), = Kehrer sign, auriculopalpebral reflex, Kisch reflex.

Kehrer, Ferdinand Adolph [kέәrәr] ケーレル(1873-1914, ドイツの産婦人科医).

K. operation ケーレル手術(帝王切開において子宮内口に横切開を施して子宮を開放する変法).

kei·ro·spasm [káirәspæzәm] 剃毛痙攣(理髪業者の職業性神経症), = shaving spasm, xyrospasm.

Keith low ionic diet キース低イオン食(水を制限し, ナトリウム量を少量に加えた腎臓病食).

Keith, Norman Macdonnell [kí:θ] キース(1885生, アメリカの医師. Geraghty および Rowntree との共同研究で, 色素注射による血液および血漿量の測定法を考案した).

K.-Wagener classification キース・ウェージナー分類, KW 分類(高血圧眼底所見分類. 1939年アメリカ Mayo Clinic の眼科医 Wagener と内科医 Keith により発表された. I～IV群に分類された).

Keith, Sir Arthur [kí:θ] キース(1866-1955, スコットランドの解剖学者).

K. and Flack node キース・フラック結節, = sinoatrial node.

K. bundle キース束.

K. diaphysial aclasis キース骨幹発育不全症(成長期における長管骨の発育不全症で, 多発性外骨を伴う遺伝性疾患).

K.-Flack node キース・フラック〔小〕結節.

K. law キース法則(靱帯は関節またはその一部分の支持に継続的に利用されない).

K. node キース結節(洞房結節), = Keith bundle,

sinoauricular node of Keith and Flack, nodus sinuatrialis.

Kekulé, Friedrich August [kekju:léi] ケクレ(1829-1896, ドイツの化学者. 1861年有機化学書を出版し, 1865年鎖式と環式化合物に関する学説を公にした).

ke·lec·to·me [kí:ləktoum] ケレクトーム(検診用癌組織切除器).

ke·lis [kí:lis] ①限局性硬皮症, = morphea. ②ケロイド, = cheloid, keloid.

k. addisoni アジソンケロイド, = cicatricial keloid.

Kell antigen ケル抗原(Kell 血液型を構成する抗原をいう. ほとんどの日本人はK抗原ではなく k抗原をもっている).

Kell blood group ケル血液型(抗Kおよび抗k抗体によって決められる血液型. 3つの抗原から成り, 3型に分けられる. 輸血反応および胎児赤芽球症の原因として ABO型, Rh型に次いで重要).

Kell blood group system ケル血液型(赤血球型の一つ. ケル血液型は第7番染色体長腕にコードされ, 抗K抗体, 抗k抗体により3型に分類される. 1946年 Coombs らにより Kell という女性の血清中より発見されこの名がある. 胎児溶血性疾患などの原因因子の一つとしても重要).

K

Kell-Cellano blood group system ケル・セラノ血液群系(Coombs, Mourant, Race により1946年に発見された Kell 家, および Levine, Wigod, Baker, Ponder により1949年に発見された Cellano 家の新血液群で, 遺伝子はKおよびkで, 因子型はKK (0.2%), Kk (8.6%), kk (91.2%)と報告されている).

Kell erythroblastosis ケル血液群赤芽球症(Kell 血液因子を抗原とする抗体反応による新生児溶血性貧血).

Keller a·tom·ic bomb syn·drome [kélər ətámik bám síndroum] ケラー原子爆弾症候群(原子爆弾の爆発により発生する症候群で, 発熱, 紫斑, 限局性浮腫, 速脈, 呼吸頻繁, リンパ腺肥大, 脱毛, 黄疸などの重症性疾患で, 造血器官と肝機能の障害が特徴), = acute atomic injury.

Keller, William Lordan [kélər] ケラー(1874-1959, アメリカの外科医).

K.-Blake splint ケラー・ブレーキ副子(下肢に用いる蝶番付き半輪形副子).

K. operation ケラー手術.

Kelley, William Joseph [kéli:] ケリー(1908生, アメリカの小児科医).

K. sign ケリー徴候(滲出性胸膜炎の患児は上臥または床上に支持されて座ることを好み, 患側の方向に身体を曲げ, 圧迫を加えることを避ける).

Kellgren-Lawrence grading scale ケルグレン・ローレンス分類(X線を用いた変形性関節炎の判定分類).

Kellner oc·u·lar [kélnər ákjulər] ケルネル接眼鏡(ラムスデン接眼鏡の後レンズを色消しにしたもの).

Kellock sign [kélək sáin] ケロック徴候(胸膜炎の場合胸壁を打診すると肋骨が振動するが, 肝炎の場合には振動が起こらない).

Kelly, Adam B. [kéli] ケリー(1865-1941, イギリスの耳鼻咽喉科医).

K.-Paterson syndrome ケリー・パターソン症候群, = Plummer-Vinson syndrome.

Kelly, Howard Atwood [kéli] ケリー(1858-1943, アメリカの婦人科医).

K. clamp ケリー鉗子, = Kelly forceps.

K. forceps ケリー動脈鉗子, = Kelly clamp.

K. operation ケリー手術(①子宮後傾症に対する手術. 後方転位の子宮を腹壁に縫合する固定法. ②緊張性尿失禁の矯正術).

K. pad ケリーパッド(ベッドや手術台での排液に用いられるゴム製馬蹄形のパッド).

K. specula (rectal) ケリー直腸鏡(閉鎖装置を備えた管状直腸鏡), = Kelly tube.

K. test ケリー試験(伏在静脈瘤と股ヘルニアを鑑別するため, 左手で膝下部背面から腓腹筋を圧迫して静脈を押さえ, 右手で大腿内側から膝上部で強く圧迫すると伏在静脈を通じてうっ血を起こすか腫脹が起こるかが判定できる).

ke·loid [kí:lɔid] ケロイド[医学], 蟹足腫かいそくしゅ.

k. scar 瘢痕ケロイド[医学].

k. sycosis ケロイド性毛瘡, = ulerythema sycosiformis.

keloidal blastomycosis ケロイド性ブラストミコージス[医学].

keloidal scar 瘢痕ケロイド.

ke·loi·do·sis [kì:lɔidóusis] ケロイド症.

ke·lo·ma [ki:lóumə] (ケロイド), = keloid.

ke·lo·plas·ty [kí:ləplæsti] 瘢痕整復術.

ke·los [kí:ləs] (ケロイド), = keloid.

ke·lo·so·mia [kìlousóumiə] (セロソミア), = celosomia, celosomus.

ke·lot·o·my [kilátəmi] ケロトミー(絞扼ヘルニアの狭窄部切除術).

kelp [kélp] ①ケルプ[医学], 海藻灰(ヨードの原料). ②コンブ[昆布], = *Fucus vesiculosus*.

Kelso, Richard Edward [kélsou] ケルソ(1910生, アメリカの病理学者).

K. test ケルソ試験法(Aschheim-Zondek法の変法).

Kelvin, Lord William Thomson [kélvin] ケルビン(1824-1907, イギリスの物理学者).

K. scale ケルビン度目盛(温度の絶対度目盛で, 零点は −273°C).

kel·vin [kélvin] ケルビン(熱力学的温度単位, 記号K. イギリス物理学者 Kelvin にちなむ).

Kemerovo virus ケメロボウイルス(レオウイルス科のウイルス).

Kempner, Walter [kémpnər] ケンプナー(1903-1972, アメリカの医師).

K. diet ケンプナー食(米飯, 果汁, 砂糖のみからなる食事で, これにビタミンと鉄とを加えて, 慢性腎炎および高血圧の治療に供する).

Kendall, Edward Calvin [kéndəl] ケンダル(1886-1972, アメリカの生化学者. 1914年チロキシンを分離し, さらに副腎皮質ホルモン cortisone を単離し, その化学的研究の功績により1950年にノーベル医学・生理学賞を受賞した).

K. compound ケンダル化合物(合成ステロイドホルモン).

K. compound A (デヒドロコルチコステロイド), = 11-dehydrocorticosterone.

K. compound B (コルチコステロン), = corticosterone.

K. compound E (コルチゾン), = cortisone.

Kendall fe·ver [kéndəl fí:vər] = yellow fever.

ken·es·the·sia [kì:nisθí:ziə] (セネステジア), = cenesthesia.

Kennedy, Robert Foster [kénədi] ケネディ(1884-1952, アメリカの神経科医).

K. disease ケネディ病(X連鎖劣性球脊髄ニューロン障害), = X-linked recessive bulbospinal neuronopathy, Kennedy-Alter-Sung disease.

K. syndrome ケネディ症候群(前頭葉の脳腫瘍が下方に圧迫を生ずるときに発現する症候群で球後視神経炎, 中心性暗点, 患側視神経萎縮, 対側うっ血乳頭を特徴とする), = Foster Kennedy syndrome.

kennel anemia イヌ小屋貧血(イヌ十二指腸虫 *An-*

cylostoma caninum の感染によるイヌの貧血).
Kenny-Caffey syndrome ケニー・キャフェイ症候群.
Kenny, Elizabeth [kéni] ケニー(1886-1952, アメリカに住んだオーストラリアの看護師. ポリオの治療法を工夫した).
K. treatment ケニー療法(小児麻痺の療法で, 患部を温湯に浸して絞った毛布で包み, 後に可動的運動, 続いて患児自らに能動的運動をさせる方法).
ke·no·pho·bia [kìnoufóubiə] 広場恐怖症, 空間恐怖症, = cenophobia.
Kent, Albert Frank Stanley [ként] ケント(1863-1958, イギリスの生理学者).
K. bundle ケント束(動物またはヒトの心房と心室の間に存在することがある副伝導路の一つ. 1893年, Kent によって発見された).
K.-His bundle ケント・ヒス束, = His bundle.
Kent mental test [ként méntəl tést] ケント知能試験(口答用の応急知能検査法で, 25問からなる).
Kent-Rosanoff test [ként róuzənəf tést] ケント・ロザノフ試験(注意力検査を主とする心理学的方法).
Kentish oint·ment [kéntiʃ ɔ́intmənt] (生松脂のリニメント剤), = turpentine liniment.
ken·tro·ki·ne·sia [kèntrəkainí:siə] (中枢性運動), = centrokinesia.
Kenya fever ケニア熱(南アフリカ, ケニア地方に流行するリケッチア症の一型. ダニの一種 *Rhipicephalus sanguineus* の媒介による *Rickettsia conorii* の感染症).
Kenya tick ケニアダニ, クリイロコイタマダニ, = *Rhipicephalus sanguineus*.
Kenya typhus ケニアダニチフス(*Rickettsia conorii* の感染による), = boutonneuse fever.
keph·a·lin [kéfəlin] ケファリン, = cephalin.
keph·a·lo·phos·phor·ic ac·id [kèfəloufɑsfɔ́:rik ǽsid] セファリルリン酸, = cephalyl-phosphoric acid.
ke·phir [kéfər] 馬乳酒, = kefir, kephyr.
ke·phyr [kéfər] 馬乳酒, = kefir, kephir.
ker·a·cele [kérəsi:l] 角腫, 角瘤.
ker·a·cy·a·nin [kèrəsáiənin] ケラシアニン(ミザクラ *Prunus avium* の花青素で, その塩化物は $C_{27}H_{31}O_{15}Cl$-3～$4H_2O$ は赤色針晶または黄褐色柱晶).
Kérandel, Jean François [kerɑ:ndél] ケランデル(1873-1934, アフリカに在住したフランスの医師).
K. sign ケランデル徴候(嗜眠病における深部感覚過敏症), = Kérandel sympton.
K. symptom ケランデル症状.
ker·a·phyl·lo·cele [kèrəfíləsi:l] (馬蹄の壁内面に生ずる角化腫), = keratoma.
ke·raph·yl·lous [kirǽfiləs] 角層の(獣医学).
ke·rar·gy·rite [kirɑ́:ʤirait] 角銀鉱(AgCl).
ker·a·sin [kérəsin] ケラシン $C_{48}H_{93}NO_8 \cdot H_2O$ (脳組織に存在するセレブロシドで, 分解してガラクトース, スフィンゴシンおよびリグノセリン酸を生じ, Gaucher 病においては, この物質が多量に組織内に蓄積する), = cerasin.
k. thesaurismosis ケラシン蓄積症, = Gaucher disease.
ker·a·si·no·sis [kèrəsinóusis] ケラシン蓄積症, = Gaucher disease.
ker·a·tal·gia [kèrətǽlʤiə] 角膜痛.
ker·a·tan sul·fate [kérətæn sʌ́lfeit] ケラタン硫酸(グリコサミノグリカンの一つで等モルの *N*-アセチルグルコサミン 6-硫酸とガラクトースからなる多糖), = keratosulfate.
ker·a·ta·nase [kérətəneis] ケラタナーゼ(エンド-*β*-ガラクトシダーゼ).
ker·a·tec·ta·sia [kèrətektéiziə] 円錐角膜, 角膜拡張 [医学], = keratoconus, staphyloma corneae.
ker·a·tec·to·my [kèrətéktəmi] 角膜切除術.
ker·a·ti·a·sis [kèrətáiəsis] 角質疣症.
ke·rat·ic [kirǽtik] 角質の, 角膜の, = horny, corneous, keratinous.
k. precipitates (KP) 角膜後面沈殿物 [医学].
ker·a·tin [kérətin] ケラチン [医学], 角素(硬タンパク質の一種で, 表皮, 毛, 爪, 角質, 歯, 蹄, 羽などに含まれ, 分解してチロシンとロイシンを生ずる), = ceratin, epidermose.
k. degeneration 角質変性 [医学].
k. filament ケラチン線維.
k. pattern ケラチン模様.
ke·rat·i·nase [kirǽtineis] ケラチナーゼ, 角質分解酵素(虫が毛織物線維を消化するために必要な酵素).
ker·a·ti·ni·za·tion [kèrətìnaizéiʃən] 角化 [医学].
keratinized tissue 角質組織(毛, 爪などの).
keratinizing type squamous cell carcinoma 角化型扁平上皮癌.
ke·rat·i·no·cyte [kirǽtinəsait] 角化細胞, ケラチノサイト [医学].
ke·rat·i·noid [kirǽtinɔid, kérə-] ケラチノイド(角衣丸薬で胃では消化しないが, 腸に達して溶解するもの).
keratinophilic fungus 好角質性真菌 [医学].
ke·rat·i·nose [kirǽtinous] ケラチノース(ケラチンの分解により生ずるアルブモース).
ke·rat·i·no·so·me [kirǽtinəsoum] ケラチノソーム, = membrane-coating granule, lamellar granule, Odland body.
ke·rat·i·nous [kirǽtinəs] ケラチンの, = horny.
ker·a·ti·tis [kèrətáitis] 角膜炎 [医学].
k. bullosa 大水疱性角膜炎.
k. diffusa superficialis 浅在性びまん性角膜炎.
k. disciformis 円板状角膜混濁, = diciform keratitis.
k. eczematosa 湿疹性角膜炎.
k. filamentosa 糸状角膜炎(細い粘液帯が滲出するもの), = flamentary keratitis.
k. leprosa らい(癩)性角膜炎.
k. linearis migrans 遊歩線状角膜炎.
k. maculosa = keratoconjunctivitis epidemica.
k. nodosa 結節状角膜混濁.
k. nummularis 貨幣状角膜炎, = Dimmer keratitis, keratoconjunctivitis epidemica.
k. parenchymatosa 実質性角膜炎, 角膜実質炎.
k. petrificans 石化性角膜炎(石灰質変化を伴う), = petrifying keratitis.
k. profunda 深在角膜炎.
k. punctata subepithelialis 上皮下点状角膜炎.
k. purulenta 化膿性角膜炎.
k. pustuliformis profunda 深在膿疱性角膜炎.
k. ramificata superficialis 浅在樹状性角膜炎(角膜上皮の消失する熱帯の疾患).
k. sicca 乾性角膜炎, = keratoconjunctivitis sicca.
kerato- [kerətou, -tə] 角質, 角膜, 角層, 角化などの意味を表す接頭語.
ker·a·to·ac·an·tho·ma [kèrətouæ̀kənθóumə] ケラトアカントーマ, 角化性棘細胞腫.
ker·a·to·an·gi·o·ma [kèrətouæ̀nʤióumə] 角膜血管腫, = angiokeratoma.
ker·a·to·cele [kérətəsi:l] 角膜瘤 [医学], 角膜脱, = ceratocele.
ker·a·to·cen·te·sis [kèrətousentí:sis] 角膜穿刺〔術〕[医学], = ceratocentesis.
ker·a·to·chro·ma·to·sis [kèrətoukròumətóusis]

K

角膜着色症，= corneal discoloration.
ker·a·to·con·junc·ti·vi·tis ［kèrətoukəndʒʌŋktiváitis］ 角結膜炎［医学］.
k. epidemica 流行性角結膜炎，= shipyard eye.
k. sicca 乾性角結膜炎［医学］.
ker·a·to·co·nom·e·ter ［kèrətoukənámitər］ 角膜隆起測定器.
ker·a·to·co·nus ［kèrətoukóunəs］ 円錐角膜［医学］，= conical cornea.
k. line 円錐角膜線［医学］.
ker·a·to·cyte ［kérətəsait］ 角膜実質細胞.
ker·a·to·der·ma ［kèrətoudə́:mə］ ①角皮（角被）. ②角膜. ③角皮症，= keratodermia.
k. climactericum 更年期角皮症（手掌足底の），= endocrine keratoderma.
ker·a·to·der·ma·ti·tis ［kèrətoudə̀:mətáitis］ 角皮性皮膚炎，皮膚角皮症，= keratosis.
ker·a·to·der·mia ［kèrətoudə́:miə］ 角皮症［医学］（皮膚の角層が増殖する状態）.
k. blennorrhagica 膿漏性角皮症，= keratosis blennorrhagica.
k. disseminata palmaris et plantaris 播種性掌蹠角化症，手掌足底角化症.
k. erythematosa symmetrica progressiva 進行性対側性紅斑性角皮症（旭・井尻）.
k. excentrica 外囲性角化症，= porokeratosis.
k. maculosa disseminata palmaris et plantaris 播種性斑状掌蹠角皮症（Buschke and Fischer）.
k. palmaris et plantaris 掌蹠角化症，手掌足底角化症.
k. plantare sulcatum 溝状蹠角化症（インドにみられる皮膚病で，踵に溝状亀裂を生じ，趾間の皮膚が肥厚する），= cracked heel, chaluni, haja, panki.
k. tylodes palmaris progressiva 進行性指掌角皮症（土肥・三宅），= acroxerosis.
ker·a·to·ec·ta·sia ［kèrətouektéiziə］ 角膜突出.
ker·a·to·ep·i·the·li·o·plas·ty ［kèrətouepiθì:liouplǽsti］ 角膜上皮形成術.
ker·a·to·gen·e·sis ［kèrətədʒénisis］ 角質形成.
ker·a·to·ge·net·ic ［kèrətədʒenétik］ 角質形成の.
ker·a·tog·e·nous ［kèrətádʒənəs］ 角質形成［性］の.
k. membrane 角質形成膜，= matrix unguis.
ker·a·to·glo·bus ［kèrətouglóubəs］ 球状角膜［医学］，球形角膜，= megalocornea.
ker·a·to·glos·sus ［kèrətəglásəs］（舌骨角から起始する舌骨舌筋の線維）.
ker·a·to·hel·co·sis ［kèrətouhelkóusis］ 角膜潰瘍.
ker·a·to·he·mia ［kèrətouhí:miə］ 角膜出血.
ker·a·to·hy·a·lin ［kèrətouháiəlin］ ケラトヒアリン（表皮顆粒層細胞内にある硝子質様顆粒）.
ker·a·to·hy·a·line ［kèrətouháiəli:n］ ケラトヒアリンの，角質硝子質状の（表皮顆粒層のような）.
ker·a·toid ［kérətɔid］ 類角膜の，角質様の.
k. degeneration 角質性変性，ケラチン変性（細網形質の）.
k. exanthema 類角化疹.
ker·a·toi·di·tis ［kèrətɔidáitis］〔類〕角膜炎，= keratitis.
ker·a·to·ir·i·do·cyc·li·tis ［kèrətouìridousikláitis］ 角膜虹彩毛様体炎.
ker·a·toi·rid·o·scope ［kèrətouirídəskoup］ 角膜虹彩診察用レンズ.
ker·a·to·i·ri·tis ［kèrətouairáitis］ 角膜虹彩炎［医学］.
ker·a·to·lep·tyn·sis ［kèrətouleptínsis］ 角膜表皮剥離術（角膜の表面層を剥離し，その部分を眼球結膜で覆う手術で，その癒着により機能的には無効でも美容的には有効）.
ker·a·to·leu·co·ma ［kèrətoul(j)u:kóumə］ 角膜〔白色〕混濁，角膜白斑，= keratoleukoma, white opacity of cornea.
ker·a·to·leu·ko·ma ［kèrətoul(j)u:kóumə］ 角膜〔白色〕混濁，= keratoleucoma.
ker·a·tol·y·sis ［kèrətálisis］ ①表皮剥脱（特に掌蹠しょうせきの）. ②剥脱性皮膚炎.
k. bullosa hereditaria 遺伝性大疱性角質剥離症，= epidermolysis bullosa hereditaria.
k. exfoliativa 剥脱性角質融解症（Wende）.
k. neonatorum 新生児表皮剥離症（Ritter），= dermatitis exfoliativa infantum, SSSS.
ker·a·to·lyt·ic ［kèrətəlítik］ ①角層剥離性の，角質溶解性の. ②角質溶解薬（剤），上皮溶解剤.
k. agent 角質溶解薬［医学］.
ker·a·to·ma ［kèrətóumə］ 角化腫，ケラトーマ.
k. diffusum びまん性角化腫，= ichthyosis congenita.
k. hereditarium dissipatum palmare et plantare 遺伝性散在性掌蹠角化腫，遺伝性散在性手掌足底角化腫（Brauer），= keratosis idiopathica disseminate palmoplantaris.
k. hereditarium mutilans 遺伝性切断性角化腫.
k. malignum congentale 先天性悪性角化腫.
k. palmare et plantare hereditarium 遺伝性掌蹠角化腫（Unna-Thost）.
k. senile 老人性角化腫，= actinic keratosis.
ker·a·to·ma·la·cia ［kèrətouməléiʃiə］ ①角膜軟化〔症〕［医学］. ②角質軟化症.
k. infantum 乳児角膜軟化症（高度の全身病において起こる皮膚軟化化膿症）.
k. simplex 単純性角膜軟化.
k. xerophthalmica 結膜乾燥性角膜軟化.
ker·a·to·me ［kérətoum］ 角膜切開刀.
ker·a·tom·e·ter ［kerətámitər］ 角膜〔彎曲〕計（Placido, Amsler, Javal-Schiötz, Wellsworth らの考案による数種があり，いずれも角膜の不正彎曲を測定して角膜乱視の有無を証明するために用いられる）.
ker·a·tom·e·try ［kerətámitri］ 角膜曲率測定〔法〕（他覚的屈折検査の一つで角膜曲率半径と主径線を測定する）.
ker·a·to·mi·leu·sis ［kèrətəmil(j)ú:sis］ 角膜曲率形成〔術〕.
ke·rat·o·my ［kirǽtəmi］ 角膜切開術，= keratotomy.
ker·a·to·my·co·sis ［kèrətoumaikóusis］ 角膜糸状菌症，真菌性角膜炎［医学］，角膜真菌症［医学］.
k. aspergillina 糸状菌性角膜炎.
k. linguae ①糸状菌性舌炎. ②黒舌，= black hairy tongue.
ker·a·to·no·sis ［kèrətounóusis］ 表皮角層異常.
ker·a·to·no·sus ［kèrətánəsəs］ 角膜病.
ker·a·to·nyx·is ［kèrətəníksis］ 角膜穿刺.
ker·a·to·path·i·a ［kèrətoupǽθiə］ 角膜症，= keratopathy.
k. guttata 滴状角膜症.
ker·a·top·a·thy ［kèrətápəθi］ 角膜症（病）.
ker·a·to·pha·kia ［kèrətouféikiə］ ケラトファキア（屈折異常を修正するために他者の核膜かプラスチックレンズを移植すること．ケラトレンズ移植眼），= keratophakic keratoplasty.
ker·a·to·plasty ［kérətəplæ̀sti］ 角膜移植〔術〕［医学］，角膜形成〔術〕［医学］. 形 keratoplastic.
ker·a·to·pro·tein ［kèrətoupróuti:n］ ケラトプロテイン，角質タンパク質（毛髪，爪，表皮などのような角質組織のタンパク質）.
keratorefractive surgery 角膜屈折矯正手術，= refractive keratoplasty.

K

ker·a·to(r)·rhex·is [kèrətəréksis] 角膜破裂 [医学], = rupture of cornea.
ker·a·to·scle·ri·tis [kèratouskliəráitis] 角膜強膜炎.
ker·a·to·scope [kérətəskoup] ① 角膜鏡 [医学]. ② 検影器.
keratoscopic arc 角膜鏡弓(角膜乱視測定器の弓).
ker·a·tos·co·py [kerətáskəpi] 検影法(角膜の弯曲面からの光線反射を観察すること).
ker·a·tose [kérətous] ケラトース(羊毛を peracetic acid で処理して溶性となったものから得られる物質で, pH3 以下で沈殿する α 型(分子量 70,000)と, β 型(分子量 4,500)との2種に区別されている).
ker·a·tos·ic [kèrətásik] 角化性の, 角質性の, = keratose.
k. cones 角化錐体(手足に発現する尖圭角質隆起で, 淋疾性関節炎において起こる).
ker·a·to·sis [kèrətóusis] ① 角化上皮 [医学]. ② 角化症. 複 keratoses.
k. blennorrhagica 淋菌性角化症 [医学].
k. bulbi 眼球角化症.
k. conjunctivae 結膜角化症.
k. corneae 角膜角化症.
k. diffusa congenita 先天汎発性角化症, = keratosis universalis congenita.
k. diffusa fetalis びまん性胎生性角化症.
k. follicularis 毛包(孔)性角化〔症〕, = follicular keratosis, keratosis pilaris, ichthyosis follicularis, lichen pilaris, pseudospermosis, sauriosis.
k. follicularis contagiosa 伝染性毛包性角化症(Brooke).
k. follicularis rubra 紅色毛嚢角化症, = pityriasis rubra pilaris.
k. follicularis spinulosa 棘状毛包性角化症.
k. follicularis squamosa 鱗状毛包性角化症(Dohi).
k. follicularis vegetans 増殖性毛包性角化症, = Darier disease.
k. gonorrheica 淋菌性角化症, = keratodermia blennorrhagica.
k. idiopathica disseminata palmoplantaris 特発性播種性掌蹠角化, = keratoma hereditarium dissipatum palmare et plantare.
k. labialis 口唇角化症.
k. linguae 舌角化(Kaposi), = leucoplakia.
k. mucosaeoris 口内粘膜角化, = leucoplakia oris.
k. multiformis 多発性角化症(Lewin), = lichen ruber acuminatus.
k. nigricans 黒色角化症(Kaposi), = acanthosis nigricans.
k. obturans 閉塞性角化(外耳道を閉塞する上皮蓄積).
k. palmaris et plantaris 掌蹠角化症, 手掌足底角化症, = hyperkeratosis congenitalis palmaris et plantaris.
k. pharyngis 咽頭角化, = keratosis pharyngeus, pharyngitis keratosa.
k. pilaris 毛孔角化症 [医学], 毛孔性角化症, 毛孔性苔癬, = lichen pilaris, keratosis follicularis.
k. pilaris faciei 顔面毛孔角化(Brocq), = keratosis pilaris rubra.
k. punctata 点状角化症.
k. rubra atrophicans 紅色萎縮性角化.
k. seborrheica 脂漏性角化〔症〕, = seborrheic keratosis.
k. senilis 老人性角化.
k. spinulosa 棘状角化.
k. squamosa colli feminis 女子頸部鱗屑疹.
k. suprafollicularis 上毛包性角化, = lichen pilaris.
k. universalis congenita 先天性全身角化, = hyperkeratosis universalis congenita.
k. universalis intrauterina 子宮内全身角化, = ichthyosis congenita.
k. universalis multiformis 多形性全身角化, = lichen ruber acuminatus.
ker·a·to·sul·fate [kèrətəsʌ́lfeit] ケラタン硫酸, = keratan sulfate.
keratotic cone 角化性円錐(淋疾患者にみられる手足の角化部).
keratotic plug 角栓.
ker·a·to·to·me [kérətətoum] 角膜切開刀 [医学], = keratome.
ker·a·tot·o·my [kèrətátəmi] 角膜切開〔術〕[医学], 角化層切開 [医学], = keratomy.
ker·a·to·trans·plan·ta·tion [kèrətoutrænsplæntéiʃən] 角膜移植.
ke·rau·no·neu·ro·sis [kerɔ̀:nounju:róusis] 電撃神経症(電気的衝撃による外傷性神経症の一種. Nothnagel).
ke·rau·no·pho·bia [kerɔ̀:noufóubiə] いなずま恐怖, 雷恐怖〔症〕, = astrapophobia, tonitrophobia.
Kerckring, Theodor [ká:kriŋ] ケルクリング(1640–1693, オランダに住んだドイツの医師, 解剖学者).
K. center ケルクリング骨核(大孔後縁にある), ケルクリング中心.
K. folds ケルクリングヒダ, ケルクリング弁(小腸粘膜の輪状ヒダ), = Kerckring valves, plicae circulares, valvulae conniventes.
K. ossicle ケルクリング小骨(大孔の後縁中央部における後頭骨骨化点).
K. valves ケルクリング弁.
ke·rec·ta·sis [kiréktəsis] 角膜膨隆.
ke·rec·to·my [kiréktəmi] 角膜切除術, = keratectomy.
ker·i·on [kériən] 禿瘡とくそう [医学], = tinea kerion.
k. celsi ケルスス禿瘡(深在型の頭部白癬).
ke·ri·ther·a·py [keriθérəpi] ろう(蝋)療法, パラフィン療法, パラフィン浴, = kerotherapy.
Kerley, Peter J. [ká:li] カーリー(1900–1979, イギリスの放射線科医).
K. A line カーリーのAライン(肺野のほぼ中央から末梢に向かって認められる長さ5〜12cm, 厚さ1mm 以下の分岐しない線状陰影).
K. B line カーリーのBライン(肋骨横隔膜角や下肺野末梢に現れる線状陰影).
K. C line カーリーのC線.
K. line カーリー線 [医学].
K. septal line カーリー線(心不全において肺の間質浮腫を生じた際, 胸部X線上にみられる徴候).
ker·ma [ká:mə] カーマ(非荷電粒子によって自由にされた荷電粒子の初期運動エネルギーの総和).
k. rate カーマ率 [医学].
ker·mes [ká:mi:z] カシワショウエンジ(エンジ(臙脂) cochineal の一つでカシワ属植物 *Quercus coccifera* の葉に住むエンジムシの雌を干して得られる紅色染料で, 染料としては最古のものといわれ, 薬品の着色に用いる).
k. acid エンジ酸(エンジムシの雌の体中に存在する紅色色素). → kermesic acid.
k. mineral (三硫化アンチモン), = antimony trisulfide.
ker·mes·ic ac·id [kə:mísik ǽsid] エンジ(臙脂)酸, ケルメス酸 $C_{16}H_{10}O_8$ (エンジムシの雌の体中にある紅色色素でカルミンの一成分), = kermes acid.
ker·nel [ká:nəl] ① 核(イオン化し得る電子を除去

した原子の部分). ② 心, 珠心(果実の). ③ 核心, 中心点. ④ 開核(数の), = open kernel.

ker·nic·ter·us [kəːníktərəs] 核黄疸〔医学〕(重症性新生児黄疸すなわち胎児赤芽球症においてみられる脳脊髄核の黄色調), = nuclear icterus.

Kernig, Vladimir Mikhailovich [kə́ːnig] ケルニッヒ(1840–1917, ロシアの医師).

K. sign ケルニッヒ徴候(①1907年に報告した髄膜炎にみられる症状で, 仰臥位では両脚を完全に伸張することができるが, 座位または脚を腹上に屈曲すると, 脚を伸張することができない. ② 筋緊張過度. ③ 髄膜炎で足を持ち下肢を腹部に近づけると疼痛のため反射的に膝関節が屈曲する).

Kernohan, James Watson [kə́ːnəhæn] カーノハン(1896–1981, アメリカの病理学者).

K. James syndrome カーノハン症候群(脳病巣と同側性片麻痺で, 慢性硬膜下血腫, 脳腫瘍, 脳膿瘍などで脳幹を圧迫して, 反対側脳脚をテントに押し寄せるときに起こる症候群).

K. notch カーノハン切痕.

ker·o·cele [kérəsiːl] 馬蹄壁内面の角質腫瘤.

ker·oid [kérɔid] 角膜様の, 角質様の, = keratoid.

Ker·o·na pe·dic·u·lus [kəróunə pidíkjuləs] (淡水産ヒドラに寄生する線毛虫).

ker·o·sene [kérəsiːn] 灯油, 鉱油(原油を蒸留し150～300°C で留出する油分), = kerosine.

k. oil 灯油, = coal oil.

k. pneumonia 灯油肺炎〔医学〕, ケロシン肺炎〔医学〕.

ker·o·sine [kérəsiːn] 鉱油(原油を蒸留し150～300°C で留出する油分), = kerosene.

ker·o·ther·a·py [kèrəθérəpi] ろう(蝋)療法, = keritherapy.

Kerr, Henry Hyland [kə́r] カー(1881–1963, アメリカの外科医).

K. sign カー徴候(脊髄の病変があるとき, その下方の皮膚が肥厚する徴候).

K. technic カー手技(すでに感染した産婦に腹膜帝王切開を施す場合の手技で, 横切開により胎児娩出後胎盤はピンセットで臍帯を腟内に圧入して, これを牽引させ剥離する).

Ker·ria ja·pon·ica [kériə dʒəpánikə] ヤマブキ[山吹](バラ科 *Rosaceae* の一種).

ker·ril [kéril] ケリル(インド洋産の有毒ウミヘビ *Hydrophis jerdoni*).

KES group *Klebsiella–Enterobacter–Serratia* group クレブシエラ属・エンテロバクター属・セラチア属菌群.

Kestenbaum, Alfred [késtinbaum] ケステンバウム(1890–1961, アメリカの眼科医).

K. number ケステンバウム値.

K. procedure ケステンバウム法.

K. sign ケステンバウム徴候(散瞳することなく, 視神経板辺縁において可視の動脈, 静脈および細血管の数が減少すること).

ke·tal [kíːtəl] ケタール(1分子のケトンと2分子のアルコールの脱水生成物).

ket·a·mine [kíːtəmiːn] ケタミン $C_{13}H_{16}ClNO$ (解離性麻酔薬 dissociative anesthetic の一種).

k. hydrochloride ケタミン塩酸塩 [化] (*RS*)–2–(2–chlorophenyl)–2–methylaminocyclohexanone monohydrochloride $C_{13}H_{16}ClNO \cdot HCl$: 274.19 (塩酸ケタミン. シクロヘキサノン系全身麻酔薬. 静脈内注射あるいは筋肉内注射により意識消失, 痛覚消失をもたらす. 鎮痛作用は強く, とくに体表面の痛みを強く抑制する. 筋弛緩作用は弱い). (→ 構造式)

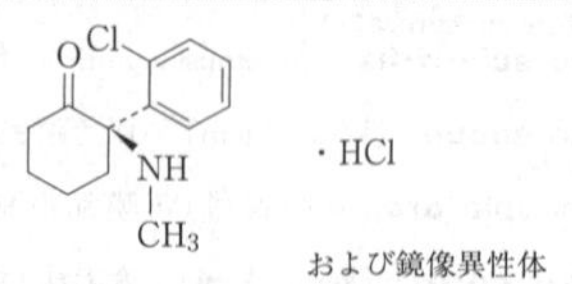

および鏡像異性体

ke·ten(e) [kíːtin, (–tiːn)] ケテン $H_2C{=}CO$ (カルボメタン carbomethane またはその誘導体で, ケトン体の最も単純なもの, 水と化合して酢酸を生ずる), = ethenone.

k. diethylacetal ケテンジエチルアセタール $CH_2{=}C(OC_2H_5)_2$.

ket·i·mide [kíːtimid] ケトイミド $R_2C{=}NX$ ((X はアシル基)の一般式をもつ化合物の総称).

ket·i·mine [kíːtimin] ケトイミン(イミノ基によりケトンの酸素が置換されたもの).

ke·tine [kíːtain, –tin] ケチン [化] 2,5–dimethylpyrazine.

ket(o)– [kiːt(ou),–t(ə)] ① カルボニル基(> C=O). ② オキソ基(O=).

ke·to ac·id [kíːtou ǽsid] ケト酸(CO および COOH の両基を含有する酸).

ke·to·ac·i·do·sis [kìːtouæ̀sidóusis] ケトアシドーシス〔医学〕.

3–ke·to·ac·yl–CoA thi·o·lase [–kìːtouǽsil –θáiəleis] 3–ケトアシル CoA チオラーゼ(アセチル CoA アシルトランスフェラーゼの別名), = *β*–ketothiolase.

ke·to·al·co·hol [kìːtouǽlkəhɔːl] ケトアルコール, = oxyketone.

ke·to·al·de·hyde [kìːtouǽldihaid] ケトアルデヒド(CO および CHO の両基を含有するアルデヒド).

ke·to·bem·i·done [kìːtəbémidoun] ケトベミドン(モルヒネ様の鎮痛作用を有する薬), = cetobemidone.

ketocarboxylic acid mutase ケトカルボキシル酸転移酵素, = pyruvic dehydrogenase.

ke·to·cho·lan·ic ac·id [kìːtoukəlǽnik ǽsid] ケトコラン酸(コラン酸の酸化型).

ke·to·con·a·zole [kìːtoukóunəzoul] ケトコナゾール [化] *cis*–1–acetyl–4–[*p*–[2–(2,4–dichlorophenyl)–2–(imidazol–1–ylmethyl)–1,3–dioxolan–4–yl] methoxy] phenyl piperazine (広域スペクトル抗真菌薬).

keto–enol tautomerism ケト–エノール互変異性.

ke·to·form [kíːtəfɔːm] ケト型, ケトン式. → tautomerism.

ke·to·gen·e·sis [kìːtədʒénisis] ケトン(アセトン)体生成, ケトン生成〔医学〕.

ke·to·gen·ic [kìːtədʒénik] ケトン体産生の, ケトン生成の〔医学〕, ケトン合成の(ケトン体産生物質は主として脂肪およびタンパク質に由来するアミノ酸の一部).

k. amino acid ケト原性アミノ酸.

k.–antiketogenic ratio 抗ケトン症発生比(体内でブドウ糖と脂肪酸とを産生する食物の比. 食事中に含有されるケトン体を産生する物質と, これに拮抗する物質との比で次のように求める. ただしPはタンパク質, Fは脂肪, Gはブドウ糖のそれぞれグラム数).

$$比 = \frac{2.4P + 3.43F}{3.2P + 0.75F + 5.56G}$$

k. corticoids test ケト原性コルチコイド試験.

k. diet ケトン体産生性食事, ケトン誘発食〔医学〕(大量の脂肪を含むが, 糖類とタンパク質を制限して, ケトン体の生成を助長するもの).

k. factor ケトン体形成因子, = orophysin.

k. hormone ケトン体生成ホルモン(脂肪酸代謝を

促進する下垂体前葉ホルモン), = fat-mobilizing hormone.
k. hypoglycemia ケトン血性低血糖症.
k. substance ケトン体形成物質.
17-ketogenic steroid assay test 17-ケト原性ステロイド検定試験.
ke·to·hep·tose [kì:təhéptous] ケト七炭糖.
ke·to·hex·on·ic ac·id [kì:təheksánik ǽsid] ケトヘキソン酸(ケトヘキソースの2個の第1アルコール基の一方がカルボキシル基となったオキシケトカルボン酸).
ke·to·hex·ose [kì:təhéksous] ケトヘキソース $CH_2OH(CHOH)_3COCH_2OH$ (ヘキソースのうちペンタオキシケトンに相当するもので, 3個の不斉炭素原子をもつので, 8種の立体異性体がある).
ke·to·hy·drox·y·(o)es·tra·tri·ene [kì:touhaidràksièstrətráii:n] ケトヒドロキシエストラトリエン, = estrone.
ke·to·hy·drox·y·(o)es·trin [kì:touhaidràksiéstrin] ケトヒドロキシエストリン, = estriol, theelol.
ke·tol(e) [kí:tɔ:l, (-toul)] ケトール, = indole.
ke·tol·y·sis [ki:tálisis] ① ケトン体分解. ② アセトン体分解. 形 ketolytic.
ke·to·ma·lon·ic ac·id [kì:touməlánik ǽsid] メゾシュウ酸, = mesoxalic acid.
ke·to·nae·mia [kì:touní:miə] ケトン血症, = ketonemia.
ke·tone [kí:toun] ケトン(カルボニル基が2個の炭素原子と結合している化合物RCOR′で, Gmelinが1848年アセトンの一般名として提唱した. 一般式RCOR′または次のように表される化合物).

$$\begin{matrix} R \\ R' \end{matrix} \!> C=O$$

k. alcohol ケトンアルコール(CO 基を含むアルコール).
k. aldehyde mutase ケトンアルデヒドムターゼ, = glyoxalase.
k. body ケトン体, = acetone body.
k. decomposition ケトン分解.
k. group ケトン基(ケトンのカルボニル基).
k. musk ケトンジャコウ[麝香](人造ジャコウの一つで香水に用いる).
ke·to·ne·mia [kì:touní:miə] ケトン血症, アセトン血症, = ketonaemia.
ke·ton·ic [ki:tánik] ケトン化合物の.
k. acid ケトン酸(ケト酸)(ケトンのカルボニル基とカルボキシル基を含んでいる酸をいう. これらの両基の位置に従い, α, β, γ の3種に区別される. RCOCOOH を α-ケトン酸という).
k. form ケトン式, = keto-form.
ke·to·ni·za·tion [kì:tənizéiʃən] ケトン化.
ke·ton·u·ria [kì:tounjú:riə] ケトン尿症, アセトン尿症.
ke·ton·u·rine [kì:tounjú:ri:n] ケトン尿, アセトン尿.
keto-oxidase ケト酸化酵素(淋菌に存在する焦性ブドウ酸脱水素酵素で, Barron and Miller が報告したもの).
ke·to·pen·tose [kì:təpéntous] ケトペントース $CH_2OH(CHOH)_2COCH_2OH$ (ペントースのうちテトラオキシ, ケトンに相当するもの).
ke·to·plas·tic [kì:təplǽstik] ケトン体形成の.
ke·to·pro·fen [kì:toupróufən] ケトプロフェン 化 (*RS*)-2-(3-benzoylphenyl)propanoic acid $C_{16}H_{14}O_3$: 254.28 (抗炎症薬, フェニルプロピオン酸系解熱鎮痛薬, 弱酸性非ステロイド抗炎症薬. 関節リウマチ, 変形性関節症などに用いる). (→ 構造式)

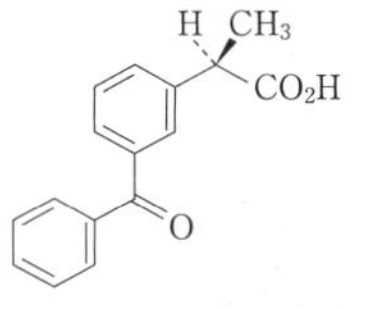

および鏡像異性体

ke·to·pu·rine [kì:toupjú:ri:n] ケトプリン, = hypoxanthine.
ke·to·re·duc·tase [kì:touridʌ́kteis] ケト還元酵素(肝, 筋, 腎などの臓器に存在する酵素でアセト酢酸を β-オキシブチル酸に分解する).
ke·tose [kí:tous] ケトース, ケトン糖(糖質の一種であるポリヒドロキシケトンの総称名. ケトン基 CO- を含有する単糖体で, ケトンアルコールに属する).
ke·to·side [kí:təsaid] ケト配糖体(水解してケトン糖を産生する配糖体).
ke·to·sis [ki:tóusis] ケトーシス[医学], ケトン血症(体内で過剰のケトン体が組織, 体液中に蓄積している状態をいう).
k.-prone diabetes ケトーシスに傾きやすい糖尿病.
k.-resistant diabetes ケトーシス抵抗性糖尿病.
k. threshold ケトン症閾, ケトーシス閾値(肝臓から放出されるケトン体が組織内で完全に酸化され得る最大臨界比率で, この率を超過すると酸性症が起こる).
ke·to·ste·ar·ic ac·id [kì:toustíərik ǽsid] ケトステアリン酸 $CH_3(CH_2)_{11}CO(CH_2)_4COOH$ (キノコ類に存在する酸).
ke·to·ster·oid [kì:təstérɔid] ケトステロイド(中性の C_{17} ステロイド化合物で, ケトン基が置換されて C_{19} となり, アルカリ溶液では *m*-nitrobenzene の特有な赤色反応を呈し, 副腎皮質および生殖腺分泌物の代謝産物として尿中に排泄される. 主要なケトステロイドは次のとおりである. androsterone, iso-androsterone, etiocholamol-3-alpha-17-one, dehydroisoandrosterone, estrone, corticosterone, Kendall compound E), = 17-ketosteroid, urinary androgen.
ke·to·su·ria [kì:tousjú:riə] ケトース尿症.
ke·to·tet·ra·hy·dro·phen·an·threne [kí:toutètrəhaìdroufinǽnθri:n] ケトテトラヒドロフェナントレン(発癌性をもつ化合物).
ke·to·tet·rose [kì:tətétrous] ケトテトロース $CH_2OHCHOHCOCH_2OH$ (炭素4原子を含有するケトース).
ketotic hypoglycemia ケトン性低血糖[症].
ke·to·ti·fen [kì:tətífən] ケトチフェン(ケミカルメディエータ遊離抑制, 好酸球活性化抑制作用などを有する抗アレルギー薬).
ke·to·u·ria [kì:toujú:riə] ケトン尿症(アセトン体が尿中に排泄される状態).
ke·tox·ime [ki:táksi:m] ケトキシム H_2NOH (ヒドロキシアミンがケトンと縮合して生ずる物質), = ketonic oxime.
Kety-Schmidt method ケティ・シュミット法.
keV kilo electron-volts 1,000 電子ボルトの略.
Kew Garden fever キュー・ガーデン紅斑熱(Kew Garden はニューヨーク市にあり, 初めて rickettsial pox が報告された地), = rickettsial pox.
Key, Charles Alston [kí:] ケイ(1793-1849, イギリスの外科医. 1822年大腿動静脈瘤の療法として外腸骨動脈を, またその翌年腋窩動静脈瘤において鎖骨

K

下動脈の結紮を行った).
Key, Ernst Axel Henrik [kíː] ケイ (1832-1901, スウェーデンの解剖学者. キーともいう).
K.-Gaskell syndrome ケイ・ガスケル症候群.
key [kíː] ① 図解, 図説. ② 鑰ゃく(かぎの意), 鍵. ③ 関鍵.
k. character 手がかり性状 [医学].
k. component 限界成分 [医学].
k. informant 主通報者.
k. puncher's disease キーパンチャ〔ー〕病[医学], 頸肩腕障害 (職業性頸腕障害), = occupational cervicobrachial disorder.
k. vein 鍵静脈.
keyboard sign 鍵盤徴候 [医学].
keyhole limpet hemocyanin (KLH) キーホールリンペット・ヘモシアニン [医学], スカシガイヘモシアニン (動物界に広く分布する青色細胞外呼吸色素. 免疫原性が高いので抗体作製するときのキャリアーとして用いる).
keyhole operation キーホールオペレーション (鍵穴手術といわれる脳手術の手法).
keyhole pupil 鍵孔瞳孔 (辺縁の一側に欠損のあるもの).
key·note [kíːnout] 主点, 基調 (類症療法における薬品の特有性についていう).
k. symptom (特異的症状), = characteristic symptom.
KFAO knee foot ankle orthosis 長下肢装具の略.
kg kilogram キログラム (1,000g) の記号.
kg-m kilogram-meter キログラムメートルの記号 (仕事の単位で, 重力に対して1キログラムの重さのある物体を鉛直線に沿い持ち上げる力).
KH reaction KH反応 (補体結合反応と凝集反応の併用反応で, 鼻疽の診断に利用される).
khat [káːt] カート (*Catha edulis* からつくったアビシニアの飲料).
Khel·la [kélə] ケラ (セリ科植物のアラビア語).
khel·li·dine [kélidin] ケリジン (ケラに存在する結晶物).
khel·lin [kélin] ケーリン ㊅ 4,9-dimethoxy-7-methyl-5H-furo[3,2-g]chromon-5-one (*Ammi visnaga* の実に存在する化合物で, 尿管, 冠状動脈, 気管支などの拡張作用があるため, 狭心症, 気管支喘息の治療に用いられる), = ammicardine, chellin, kellin, khellol, visammin, ammivin.
khel·li·nine [kélinin] ケリニン (5-methoxy-2-hydroxymethyl-furanochromone の配糖体で, 強心作用のある化合物).
khel·li·non [kélinɑn] ケリノン (ケーリンのオキシ配糖体), = khellol-glucoside.
khel·lol glu·co·side [kélɔːl glúːkəsaid] ケリノングルコシド, = khellinon.
khel·ltron [kéltrɑn] ケルトロン (結晶性ケリン 20 mg, クエン酸セストロン 40mg, ビタミン B_1 3mg の合剤).
KHF ① killer cell helper factor キラー細胞〔誘導〕補助因子の略. ② Korean hemorrhagic fever 韓国型出血熱の略 (ウイルスによる流行性出血熱の一つ).
Khorana, Har Gobind [kouræ̃nə] コラーナ (1922-1993, インド生まれでアメリカに帰化した生化学者. 遺伝情報の解読とそのタンパク合成への役割に対する業績により, R. Holley および M. W. Nirenberg とともに1968年度ノーベル医学・生理学賞を受けた).
kho·sam [kóusæm] コサム, = kosam.
KHV koi herpesvirus コイ (鯉) ヘルペスウイルスの略.
Ki-1 lymphoma キーワン (Ki-1) リンパ腫, = Ki-1 positive anaplastic large cell lymphoma.
kibe [káib] 凍瘡, = chilblain.
ki·bis·i·to·me [kibísitoum] 水晶体被膜切開刀, = cystitome.
kickup bone fracture けあがり骨折 [医学].
Kidd blood fac·tor [kíd blʌ́d fǽktər] キッド血液因子 (1951年抗 Kell 凝集素を含む母体中に Allen と Diamond が発見した因子で, 陽性率は77%といわれる).
Kidd blood group [kíd blʌ́d grúːp] キッド血液型 (抗 Jk^a および抗 Jk^b 抗体によって決められる血液型).
Kidd blood-system キッド血液型 [医学].
Kidd genetical system キッド遺伝系 (キッド家に発見された対性遺伝因子 Jk^a および Jk^b の血液群家系).
ki·din·ga pe·po [kidíŋgə píːpou] (ザンジバルにみられる熱病で, おそらくデング熱であろう).
Kidner, Frederick Clinton [kídnər] キドナー (1879-1950, アメリカの整形外科医).
K. operation キドナー手術 (扁平足の手術で, 過剰舟状骨および前母指骨を切除し, これに併合して, 後脛骨筋腱を舟状骨下に転位させる方法).
kid·ney [kídni] 腎臓 (腰部の左右にあって尿排泄の機能を営む器官で, 独特の形態をもち, 長さ約10cm, 幅約5cm, 厚さ約2.5cm で, 120～160g の重さがある. 内側縁の腎門 hilus からは腎動静脈と神経および尿管が出入し, 組織学的には皮質 cortex と髄質 medulla に区別される), = ren, nephros.
k. anatomy 腎〔臓〕解剖学 [医学].
k. bacterial infection 腎〔臓〕細菌感染症 [医学].
k. bank 腎バンク [医学].
k. basin 膿盆 (腎臓の形の膿盆).
k.-bean-shaped 腎形の.
k. biopsy 腎生検 [医学].
k. calculi 腎臓結石 [医学], 腎結石.
k. calyx 腎杯 [医学].
k. carbuncle 腎よう (腎に生ずる限局性化膿巣).
k. cast 腎尿細管円柱 (Simon).
k. concentrating ability 腎〔臓〕濃縮能 [医学].
k. cortex 腎皮質 [医学].
k. cortex necrosis 腎皮質壊死 [医学].
k. cyst 腎嚢胞 [医学].
k. diagnosis 腎臓診断学 [医学].
k. disease 腎疾患 [医学].
k. failure 腎不全 [医学].
k. function 腎機能 [医学].
k. function test 腎機能試験 [医学] (アミラーゼ試験をはじめ, 多数の冠名試験がある).
k. glomerule 〔腎〕糸球体.
k. glomerulus 腎糸球体 [医学].
k. lobes [TA] 腎葉, = lobi renales [L/TA].
k. medulla 腎髄質 [医学].
k. neoplasm 腎〔臓〕新生物 (腫瘍) [医学].
k. papillary necrosis 腎乳頭壊死 [医学].
k. pelvis 腎盂.
k. position 腎体位 [医学].
k. scintigraphy 腎シンチグラフィ.
k.-shaped perforation 腎形穿孔 [医学].
k.-shaped placenta 腎形胎盤 [医学].
k. slice 腎薄片.
k. stone 腎石 [医学], 腎結石.
k. surgery 腎臓外科学 [医学].
k. transplantation 腎移植 (腎を移植すること. 慢性腎不全となり透析療法を受けている患者に対し行われる).
k. tray 膿盆 [医学].
k. tubule 尿細管.
k. worm 腎虫, = *Dioctophyma renale*.
Kielland, Christian Casper Gabriel [kíːlənd]

キーランド(1871–1941，ノルウェーの産科医)，= Kjelland, Christian Casper Gabriel.

K. forceps キーランド鉗子(産科用鉗子の一種で，柄は短く，両葉は相互関節様運動をなし得るよう工夫され，頭葉はほかの産科用のものと同様であるが，骨盤葉の彎曲は軽度なもの)，= Kjelland forceps.

Kienböck, Robert [kí:nbə:k] キーンベック(1871–1953，オーストリアの放射線学者).

K. atrophy キーンベック萎縮(四肢の炎症性疾患に起こる急性骨萎縮).

K. disease キーンベック病(月状骨の無腐性骨壊死で手関節機能障害を起こす)，= lunatomalacia.

K. phenomenon キーンベック現象(膿胸または漿液性気胸における奇異性横隔膜収縮).

K. unit キーンベック単位(紅斑線量の1/10に相当するX線線量の単位).

Kiernan, Francis [kə́:nən] キールナン(1800–1874，イギリスの医師).

K. spaces キールナン空〔隙〕(肝葉間空隙で，1833年著書 The Anatomy and Physiology of the Liver 中に記載してある).

kie·sel·guhr [kí:zəlgu:r] ケイ藻土，= purified siliceous earth, diatomite.

Kiesselbach, Wilhelm [kí:səlbɑ:k] キーセルバッハ(1839–1902，ドイツの喉頭学者).

K. area キーセルバッハ部位(鼻中隔の前下部で毛細管血管網に富み鼻出血が起こりやすい．論文 Über spontane Nasenblutungen (1884)に記載がある)，= locus kiesselbachii, Little area.

kif·us·sa [kífusə] (アフリカ睡眠病)，= sleeping sickness.

Kihara–Robertson syndrome 木原・ロバートソン症候群〔医学〕.

ki·ke·ku·ne·ma·lo [kìkəkùnəmǽlou] (copal に類似の物質で，ワニスの原料).

Kikuchi disease 菊池病(原因不明の壊死性リンパ節炎．発熱，リンパ節腫脹を伴う．1972年菊池昌弘が報告した．組織球性壊死性リンパ節炎ともいう).

Kilian, Hermann Friedrich [kíliən] キリアン(1800–1863，ドイツの産婦人科医).

K. line キリアン線(仙骨岬角横線).

K. pelvis キリアン骨盤(① 棘状骨盤．② 脊椎骨前転位性骨盤)，= pelvis spinosa, spondylolisthetic pelvis.

Kiliani, Heinrich [kíliɑ:ni] キリアニ(1855–1945，ドイツの化学者).

K. method キリアニ法(アルドースの増成法).

K. reaction キリアニ反応(アルドースから炭素原子が1個多い糖を生成する反応)，= Kiliani–Fischer reaction.

killed vaccine 不活化ワクチン，死菌ワクチン〔医学〕，= inactivated vaccine.

kill·er [kílər] キラー(殺すものの意).

k. cell キラー細胞〔医学〕(標的細胞を破壊する能力をもつ免疫担当細胞．抗原非特異的キラー細胞としてNK細胞，LAK細胞，活性化マクロファージ，そして抗原特異的キラー細胞としてキラーT細胞がある).

k. cell helper factor (**KHF**) キラー細胞〔誘導〕補助因子.

k. lymphocyte キラーリンパ球〔医学〕.

k. T cell キラーT細胞〔医学〕(細胞傷害性Tリンパ球)，= cytotoxic T cell.

k. T cell precursor キラーT細胞前駆細胞.

Killgren treat·ment [kílgrən trí:tmənt] キルグレン療法(摩擦，振動などを総合的に利用する神経系疾患の療法).

Killian, Gustav [kíliən] キリアン(1860–1921，ドイツの耳鼻咽喉科医).

K. fronbal sinusectomy キリアン前頭洞根治手術.

K. operation キリアン手術(前頭洞前壁を切除して病巣を清掃し，鼻腔と恒久性交連をつくる方法).

K. triangle キリアン三角，= laimer triangle.

Killian, Hermann Friedrich [kíliən] キリアン(1800–1863，ドイツの産婦人科医).

K. line キリアン線.

Killian, John Allen [kíliən] キリアン(1891–1957，アメリカの生化学者).

K. test キリアン試験(ブドウ糖負荷試験で，朝食後2時間，水200mL摂取，1時間後ブドウ糖1.75g/kg体重を与え，1時間間隔で血糖を検査し，24時間尿の尿糖と比較する)，= carbohydrate tolerance test.

kil·li·fish [kilifiʃ] キリフィッシュ〔医学〕.

kill·ing [kíliŋ] ① 節止．② 撲殺.

k. curve 殺菌曲線〔医学〕.

Killip clas·si·fi·ca·tion [kílip klæ̀sifikéiʃən] キリップの分類(急性心筋梗塞の臨床所見による重症度分類).

kilo– (**k**) [kilə] 1,000を表す接頭語(原則として1以上の倍数の略字としてはkを用いる).

kil·o·base (**kb**) [kíləbeis] キロベース(核酸の塩基配列の長さを示すのに用いる単位．1本鎖核酸における1,000塩基(kb)，あるいは2本鎖核酸における，1,000塩基対(kbp)に等しい長さの単位).

kil·o·cal·o·rie (**kcal**) [kìləkǽləri] キロカロリー(1,000cal)，= kilocalory.

ki·lo·cal·o·ry (**kcal**) [kìləkǽləri] キロカロリー(1,000cal)，= kilocalorie.

kil·o·cy·cle (**kc**) [kíləsaikl] キロサイクル(周波数の単位で，1,000サイクル．現在は毎秒1,000サイクルのキロヘルツ kHz を用いる).

kil·o·gram (**kg**) [kíləgræm] キログラム(1,000g)，= kilogramme.

k. calorie キログラムカロリー，= kilocalorie.

k. weight 重量キログラム.

kil·o·gramme (**kg**) [kíləgræm] キログラム(1,000g)，= kilogram.

kilogram–meter (**kg–m**) [kíləgræm mítər] キログラムメートル(仕事の単位で，重力に対して1キログラムの重さのある物体を鉛直線に沿い持ち上げる力).

kil·o·joule (**kj**) [kíləʤu:l] キロジュール(1,000ジュール．エネルギー量の単位).

kil·o·li·ter (**kl**) [kíləli:tər] キロリットル，= kilolitre.

ki·lom·e·ter (**km**) [kilɑ́mitər] キロメートル(1,000メートル)，= kilometre.

k. wave キロメートル波(長波とも呼ばれ，波長1〜10kmの電磁波).

kil·o·nem [kílənem] キロネム(栄養価の単位 1knem =2,800kJ (667kcal)).

kil·o·volt (**kv**) [kíləvoult] キロボルト(1,000ボルト).

kil·o·volt·me·ter [kìləvoultmí:tər] キロボルト計(キロボルト単位で目盛を付けてあるボルト計).

kil·o·watt (**kw**) [kíləwɑt] キロワット(1,000ワット =1,000ジュール/秒).

k. hour キロワット時(1キロワットが1時間においてなす仕事に相当するエネルギーの単位).

kil·ura·ne [kíljurein] キロウラン(放射能の単位 =1,000ウラン単位).

Kimmelstiel, Paul [kíməlsti:l] キンメルスチール(1990–1970，アメリカに在住したドイツの病理学者).

K.–Wilson disease キンメルスチール・ウィルソン病.

K.–Wilson syndrome キンメルスチール・ウィル

K

ソン症候群(浮腫，タンパク尿〔症〕，円柱尿，眼底病変，尿毒症などからなる糖尿病の併発症候群で，腎糸球体の結節性病変)，= intercapillary glomerulosclerosis (glomerulohyalinosis).

Kimpton, Arthur Ronald [kímptən] キンプトン(アメリカの外科医).

K.-Brown tube キンプトン・ブラウン管(間接輸血に用いる管で，下端を細いピペット様につくった円筒その上端には球状ゴム球を連結する腕を備え，内面にはパラフィンを塗抹して凝結を防ぐ工夫になっている).

kim·pu·tu [kimpútu] キンプツ(回帰熱 relapsing fever のアフリカ先住民語).

Kimura disease 木村病〔医学〕(好酸球性リンパ濾胞様構造増生性肉芽腫．1948年木村哲二により報告された)，= angiolymphoid hyperplasia with eosinophilia.

Kimura, Motoo [kímurə] 木村資生(1924–1994，わが国の遺伝学者．分子進化の中立説を提唱し，ネオダーウィニズムと対立した．1976年文化勲章受賞).

kin·aes·the·sia [kìni:sθí:ziə] 運動感覚，筋覚，= kinesthesia.

kin·an·(a)es·the·sia [kìnənesθí:ziə] 筋覚鈍麻，筋覚妄覚，= cinan(a)esthesia.

ki·nase [káineis] キナーゼ，〔賦〕活素(賦活物質のうち不活性の酵素原を活性化するもの).

Kind, P. R. N. [káind] カインド(イギリスの生化学者).

K.-King method カインド・キング法(フェニルリン酸を基質に用いる，ホスファターゼの活性測定法の一つ).

kind [káind] ① 種類，種族，部門．② 本質．

kind·led sei·zure [kíndlid sí:ʒər] 燃え上がり痙攣．

kindling effect 燃え上がり効果〔医学〕．

kindling phenomenon 燃え上がり現象〔医学〕．

kin·dred [kíndred] ① 近親の〔医学〕．② 血縁．

kine- [kini:, kai-] 運動の意味を表す接頭語，= cine-，kinesio-.

kin·e·mat·ic [kìnimǽtik] 運動〔上〕の．

k. control 速度支配〔医学〕．

k. friction 動摩擦〔医学〕．

k. viscosity 動粘度〔医学〕(粘性係数を流体の密度で除した数値).

kin·e·mat·ics [kìnimǽtiks] 運動学〔医学〕，= cinematics.

kin·e·mat·o·graph [kìnimǽtəgræf] 活動描写図(物体の運動を描写した図で診断上重要な資料を提供する).

ki·ne·mia [kainí:miə] 心拍出〔量〕，= cardiac output. 形 kinemic.

kineplastic amputation 動形成切断〔術〕〔医学〕，= kineplasty.

kin·e·plas·tics [kìniplǽstiks] 動形成切断術，= kineplasty.

kin·e·plas·ty [kíniplæ̀sti] 動形成術〔医学〕，動形成切断術(切断後断端の筋肉を利用して随意運動を可能にする手術)，= plastic amputation. 形 kineplastic.

kin·e·ra·di·o·ther·a·py [kìnirèidiəθérəpi] 運動放射線療法(過度の皮膚線量を避けるため，固定放射管に対して患者の体位を変え，または患者の位置を変えずに放射管を動かす照射療法).

kin·er·ge·ty [kinə́:ʤəti] 運動力．

kin·e·sal·gia [kìnisǽlʤiə] 筋運動痛〔医学〕，運動痛〔医学〕．

kin·e·scope [kíniskoup] ① 運動鏡(眼の屈折を測定する器械で，患者は動く円板に備えてある細隙を通して固定物体を観察する装置)．② キネスコープ(テレビジョン受像用のブラウン管).

-kinesia [kaini:siə] 運動の意味を表す接尾語，= -kinetia.

ki·ne·sia [kainí:siə] 動揺病，運動病，= kinetia.

ki·ne·si·al·gia [kainì:siǽlʤiə] 筋運動痛，運動痛，= kinesalgia.

ki·ne·si·at·rics [kainì:siǽtriks] 運動療法，= kinesitherapy, kinetotherapy.

ki·ne·sic [kainí:sik] 身体運動学〔医学〕，運動性，= kinetic.

ki·ne·sics [kainí:siks, kin-] キネシクス(非言語的身体動作を研究する学問)，= body language.

ki·ne·si·es·the·si·om·e·ter [kainì:siesθi:ziámitər] 筋覚測定器．

kin·e·sim·e·ter [kìnisímitər] ① 運動定量計．②皮膚感覚測定器．

kinesio- [kaini:siou, kini:-, -siə] 運動の意味を表す接頭語．

ki·ne·si·od·ic [kainì:siádik] 運動神経路の．

ki·ne·si·ol·o·gy [kainì:siáləʤi] 運動学〔医学〕．

ki·ne·si·om·e·ter [kainì:siámitər] 運動定量計，= kinesimeter.

ki·ne·si·o·neu·ro·sis [kainì:siounju:róusis] 運動神経症，神経性運動失調症．

ki·ne·sip·a·thy [kìnisípəθi] 筋肉運動療法，= kinesitherapy.

kin·e·siph·o·ny [kìnisífəni] キネシフォニー(電気振動機 buzzer を利用する聴覚の再練習法).

ki·ne·sis [kainí:sis] 運動力変形，動性(エネルギーの物質的形が変化する現象).

k. paradoxa 矛盾性運動(振戦麻痺患者で平坦な道では足がすくんで歩けないが，階段や横縞模様のある場所では容易に歩ける状態).

ki·ne·si·ther·a·py [kainì:siθérəpi] 運動療法〔医学〕，= kinesiatrics.

kin·e·sod·ic [kìnisádik] 運動神経衝動伝達の．

k. system 脊髄運動系〔医学〕．

kinesoidic system 脊髄運動系．

kin·e·so·pho·bia [kinì:səfóubiə] 運動恐怖〔症〕〔医学〕．

kin·es·the·sia [kìnisθí:ziə] 筋覚，筋神，運動感覚〔医学〕，= cinaesthesia, kinesthesis. 形 kinesthetic, cinaesthetic.

k. hallucination 運動幻覚．

kin·es·the·si·om·e·ter [kìnisθi:ziámitər] 筋覚計，運動感覚計〔医学〕，= cinesthesiometer.

kin·es·the·sis [kìnesθí:sis] 運動覚〔医学〕．

kin·es·thet·ic [kìnisθétik] 運動感覚性の，= cinesthetic.

k. afterimage 運動残像，= movement afterimage.

k. aura 運動性前兆．

k. hallucination 運動幻覚〔医学〕．

k. memory 運動記憶〔医学〕，筋覚記憶．

k. sensation 運動感覚(視覚によらない身体各部間の相対運動の感覚)，= sensation of movement.

k. sense 運動〔感〕覚〔医学〕．

kin·ete [kinéit] キネート．

ki·ne·tia [kainí:ʃiə] 動揺病，= kinesia.

ki·net·ic [kinétik] 運動性の，可動性〔医学〕，移動性〔医学〕，= kinesic.

k. analysis 動態解析〔医学〕．

k. analyzer 反応速度分析器．

k. ataxia 〔歩行性〕運動失調，= motor ataxia.

k. center 受精卵子の中心球．

k. current 反応電流〔医学〕．

k. drive 運動系興奮過度．

k. energy 運動エネルギー〔医学〕(物体が運動しているためにもつエネルギー).

k. equation 動態方程式〔医学〕．

k. footsore 運動性足痛〔医学〕.
k. friction 運動摩擦（物体が他の物体上を滑りまたは転がるとき，面に沿って生じる運動を妨げる力）.
k. model 動態模型〔医学〕.
k. neuromuscular unit 速動性神経筋単位〔医学〕.
k. neutralization curve 中和反応速度曲線〔医学〕.
k. neutralization test 中和反応速度テスト〔医学〕.
k. occupational therapy 機能的作業療法〔医学〕.
k. parameter 動態パラメータ〔医学〕.
k. perimetry 動的〔周辺〕視野測定（計測）〔法〕.
k. potential 運動ポテンシャル（質点系の運動エネルギーの総和から，その系に属するポテンシャルを減じたもの）.
k. strabismus 運動性斜視〔医学〕，動力的斜視.
k. system 運動系（① 脳，甲状腺，副腎，肝，膵などの器官系統で，潜在力を運動と熱とに変化させる機能を示すもの．② 能動的運動を起こし得る神経筋肉系の一部分で，静止系に対立していう．Crile）．↔ static system.
k. theory of gases 気体分子運動論（19 世紀後半に発展した気体の体質についての理論）.
k. tremor 運動性振戦〔医学〕，運動時振戦（随意運動時のみに出現する）.
k. unit 速動性単位〔医学〕.
ki·net·ics ［kinétiks］ 動力学，運動力学〔医学〕，運動学，速度論，＝ dynamics.
ki·ne·tism ［káinitizəm］ 筋運動能力.
kineto– ［kini:tou, –tə］ 可動性の意味を表す接頭語.
kin·e·to·car·di·og·ra·phy (KCG) ［kinì:toukà:diágrəfi］ 胸壁低周波振動図，心臓壁動態記録図.
ki·ne·to·chore ［kiní:təkɔ:r］ ① 動原体〔医学〕．② 導粒（有糸分裂中期において紡錘糸が染色体に付着している部位にみられる小粒）.
k. fibers 動原体線維.
ki·ne·to·cyte ［kiní:təsait］ 血〔液〕小体（血液の第 4 有形成分で，血球の間を活発に運動する小粒．Edelmann），＝ cinetocyte.
ki·ne·to·cy·the·mia ［kinì:tousaiθí:miə］ 血小体増多症.
ki·ne·to·cy·to·pe·nia ［kinì:tousàitəpí:niə］ 血小体減少症.
ki·ne·to·cy·to·sis ［kinì:tousaitóusis］ （血小体増多症），＝ kinetocythemia.
Kin·e·to·frag·mi·no·pho·re·a ［kinì:toufrægminəfáriə］ キネトフラグミノフォーラ綱（繊毛虫門）.
ki·ne·to·gen·e·sis ［kinì:təʤénisis］ 運動発生.
ki·ne·to·gen·ic ［kinì:təʤénik］ 運動発生の，運動惹起の.
ki·ne·to·graph·ic ［kinì:təgrǽfik］ 運動描写の.
ki·ne·to·nu·cle·us ［kinì:tounjú:kliəs］ ① 動原核〔医学〕．② 運動核質．③ 鞭毛核，＝ kinetoplast.
ki·ne·to·plasm ［kiní:təplæ̀zəm］ ① 運動原形質，エネルギー原形質．② キネトプラズム（神経組織の色素嗜好成分）.
ki·ne·to·plast ［kiní:təplæst］ 運動核質，キネトプラスト〔医学〕，傍小核（トリパノソーマの生毛体 blepharoplast と副基体 parabasal body とが微細な線維で連結されたもので，鞭毛を発生する小核），＝ micronucleus.
k. DNA キネトプラスト DNA.
k. index キネトプラスト指数.
k.–mitochondrion キネトプラスト–ミトコンドリア連合.
Kin·e·to·plas·ti·da ［kinì:touplǽstədə］ キネトプラスト目，運動核目（肉質鞭毛虫門）.
ki·ne·to·sis ［kìnitóusis］ 乗物酔い〔医学〕（運動性原因による機能障害で船酔い，航空病などを含む），＝ cinetosis，cinesia.
kinetosomal complex キネトソーム複合体.
ki·net·o·some ［kiní:təsoum］ キネトソーム（線毛の基部にある小顆粒．今日の用語では基底小体に相当する），基粒，＝ basal body.
kinetotherapeutic bath 運動浴，運動治療浴.
ki·ne·to·ther·a·phy ［kinì:təθérəfi］ 運動療法，＝ kinesiatrics.
King, Earl Judson ［kíŋ］ キング（1901–1962，カナダの生化学者）.
K.–Armstrong unit キング・アームストロング単位（温度 37.5°C および pH9 で 30 分間フェノールリン酸二ナトリウム溶液の過剰において作用させると，フェノール 1mg を分離するのに必要なホスファターゼ量．Jenner–Kay 単位とほぼ同一量），＝ King unit.
K. unit キング単位（ホスファターゼ活性の単位），＝ King–Armstrong unit.
King op·er·a·tion ［kíŋ ɑpəréiʃən］ キング手術，＝ arytenoidopexy.
King stain ［kíŋ stéin］ キング染色法（ニッスル小体の染色法で，1% チオニンの石炭酸水溶液を用いる），＝ carbolthionine stain.
king's evil 王様病，国王病（結核性リンパ節炎，るいれきの旧名）.
king–slave phantasy （精神疾患の一種で，患者が奴隷を従者とする帝王であると仮定する，または自己が他人に奴隷として拘束されていると妄想すること）.
king's yellow キングスイエロー（主成分は硫化アンチモンまたは三硫化ヒ素）.
King·dom ［kíŋdəm］ 界（生物分類の．門よりも上位の階級）.
K. Animalia 動物界.
K. Fungi 菌界.
K. Plantae 植物界.
K. Protista 原生生物界.
Kingsbury–Clark albumin standards キングスバリー・クラーク アルブミン標準値.
Kingsley, Norman William ［kíŋzli］ キングズリー（1829–1913，アメリカの歯科医．矯正歯科学の開祖とも呼ばれている）.
K. splint キングズリー副子（上顎骨骨折に用いる副子で，下縁は下顎部に達する金属製の枠と，石膏包帯で固定した頭部とからなる）.
kin·ic ac·id ［kínik ǽsid］ キナ酸（キナ皮 cinchona barks に含まれるアルカロイド），＝ chinic acid，quinic acid.
kin·in ［kínin］ キニン（初期は活性ペプチドの bradykinin 様作用をもつペプチドの総称としてこの名称が用いられ，タコのすみ，ある種のハチ毒，カエル皮膚などに発見された多種のペプチドが含まれたが，この中から substance P や caerulein のような神経ペプチドは tachykinin と総称されて，bradykinin とは区別された）.
k.–kallikrein system キニンカリクレイン系（キニンの産生はカリクレインにより調節され，両者をキニンカリクレイン系と呼ぶ）.
k. system キニン系（血圧降下，平滑筋収縮などの生理活性をもつペプチドキニンの機能体系）.
ki·nin·o·gen ［kinínəʤən］ キニノ〔ー〕ゲン（カリクレインの基質となるタンパク質）.
kink ［kíŋk］ ねじれ，＝ angulation，kinking.
k.–cough 百日ぜき，＝ whooping cough，pertussis.
k. sign 捻転徴候，ねじれ徴候，＝ Mendel sign.
kinked aorta 捻転大動脈.
Kinkiang fever （片山病のこと．Kinkiang は中国

雲南省の地名), = Katayama disease, schistosomiasis japonica.

kink·y [kínki] 縮れ毛の(もつれる, よじれた).

k. hair 捻転毛〔医学〕, ねじれ毛〔医学〕, 縮れ毛.

k. hair disease 捻(ねじ)れ毛病, 縮れ毛病(精神的・身体的発育遅延を伴う先天性代謝障害. 薄く, 縮れた毛を有する. X染色体連鎖劣性遺伝による), = Menkes disease.

k. hair disorder 縮れ毛病.

k. hair syndrome ①捻転毛症候群〔医学〕, ねじれ毛症候群. ②メンケス毛症候群, = Menkes syndrome.

Kinnersley, Henry Wulf [kínə:sli] キンナースリー(1877–1944, イギリスの生化学者. C. W. Carter および R. A. Peters との共同研究により1930年ビタミンB_5を発見し, またビタミンB_1の比色定量法を考案した. この Peters–Kinnersley test では水酸化ナトリウムを含有する炭酸塩溶液中で, チアミンはジアゾベンジン硫酸と化合して発する赤色を標準に対して比色する).

Kinney law [kíni: lɔ́:] キンニー法則(言語と聴力との関係を表す法則で, 正常な言語および聴力のあった者が, 聴力を喪失すると, 言語に変化が起こるが, その変化は言語の存続期間と正比例して現れる).

kino– [kinou, kai–, –nə] 運動に関する接頭語.

ki·no [káinou] キノ(インド産マメ科の植物 *Pterocarpus marsupium* から得た滲出物を乾燥した暗褐色の塊状固形体で下痢の治療または含嗽薬として用いられ, 強力な収斂作用がある), = East Indian kino, Marabar k..

K

kin·o·cen·trum [kìnəséntrəm, kàin–] キノセントルム, = centrosome.

ki·no·cil·ia [kàinəsíliə] 運動〔線〕毛(不動線毛に対立していう). ↔ stereocilia.

ki·no·cil·i·um [kàinəsíliəm] 運動〔線〕毛〔医学〕.

kin·o·hapt [kínəhæpt] キノハプト(触覚刺激を一定の間隔で与える器械).

kin·o·in [káinɔin] キノイン $C_{14}H_{12}O_6$(キノの一成分).

kin·o·mom·e·ter [kinámomitər] キノモメータ.

ki·none [kínoun] キノン, = quinone.

ki·no·plasm [káinəplæzəm] 原胚子(細胞の動的物質で, 機能的原形質, 原系, 基底系などの別名がある), = archoplasm, ergastoplasm.

Kin·o·rhyn·cha [kinəríŋkə] 動吻動物門.

ki·no·sphere [káinəsfi:r] 星状体, = aster.

ki·no·tox·in [kainətáksin] 疲労毒, = cinetoxin.

kin·o·vin [kínəvin] キノビン, = quinovin.

kin·ship [kínʃip] 血族, 親類関係〔医学〕.

Kinyoun, Joseph J. [kínjoun] キニヨン(1860–1919, アメリカの医師, キニョウンともいう).

K. acid–fast staining キニヨン抗酸染色法.

K. carbolfuchsin キニヨンのカルボルフクシン(塩基性フクシン, フェノール結晶8.95%アルコール, 水).

K. stain キニヨン染色.

ki·o·nec·to·my [kàiənéktəmi] 口蓋垂切除術, = cionectomy.

ki·o·ni·tis [kàiənáitis] 口蓋垂炎, = cionitis.

kiono– [kaiənou, –nə] 垂 uvula を表す接頭語, = ciono–.

ki·o·tome [káiətoum] ①口蓋垂切除器. ②狭窄切開器.

ki·ot·o·my [kaiátəmi] 口蓋垂切除術.

Kipp gas gen·er·a·tor [kíp gǽs ʤénəreitər] キップガス発生器(固体に液体を反応させてガスを発生させるときに用いるガラス製装置).

Kirby–Bauer test キルビー・バウアー試験.

Kircher, Athanasius [kə:kər] キルヒナー(1602–1680, ドイツの科学者. 顕微鏡学の開祖で腐敗物および黒死病患者の血液中の微生"虫"について観察を記載した(1658)).

Kirchhoff, G. R. [kə:rkhɑf] キルヒホフ(1824–1887, ドイツの化学者. 分光分析により, 1869年セシウム, 1861年ルビジウムを発見した).

Kirchner medium キルヒナー培地(抗酸菌の培養に用いられる).

Kirchner, Wilhelm [kə́:knər] キルヒナー(1849–1935, ドイツの耳鼻咽喉科医).

K. diverticulum キルヒナー憩室(耳管憩室).

Kirk, Norman Thomas [kə́:k] カーク(1888–1960, アメリカの陸軍軍医少将で軍医総監).

K. amputation カーク切断〔術〕(大腿切断術の一方法. 断端部での負荷を得るために腱の形成で骨端の処理を行う切断法), = Kirk technic.

Kirkes, William Senhouse [kə́:ks] カークス(1823–1864, イギリスの医師. 心臓内血塊形成による塞栓症について古典的記載を発表した(1852)).

Kirkland dis·ease [kə́:klænd dizí:z] カークランド病(付近のリンパ節腫脹を伴う急性喉頭炎).

Kirkland, Olin [kə́:klænd] カークランド(1876–1969, アメリカの歯科医).

K. knife カークランド刀.

Kirmisson, Edouard [kə:misɔ́n] カーメソン(1848–1927, フランスの外科医).

K. operation カーメソン手術(彎曲足においてアキレス腱を長腓骨筋に移植する方法).

kir·rho·no·sis [kirounóusis] キロノーシス(漿膜にのみ限局された胎児黄疸. Lobstein), = cirrhonosus, kirronosis.

Kirschner, Martin [kə́:ʃnər] キルシュナー(1879–1942, ドイツの外科医).

K. apparatus キルシュナー器(針金を伸展する器).

K. traction キルシュナー牽引法(キルシュナー針金を用いる骨折牽引療法).

K. wires キルシュナー針金(骨折において患部を体骨格に固定し, その骨格牽引を得るための鋼鉄製針金で, 骨および軟組織を刺貫し鉗子で固定する).

Kirstein, Alfred [kə́:stein] キルスタイン(1863–1923, ドイツの医師).

K. method キルスタイン法(頭を後方へ強く彎曲させ, 舌を牽引して喉頭を視診する方法).

Kisch, Bruno [kísi] キッシュ(1890–1966, ドイツの生理学者).

K. reflex キッシュ反応(外耳道の内方と鼓膜を触れるか, または温熱により刺激すると眼を閉じる反応), = auriculopalpebral reflex.

kis·sing bug [kísiŋ bʌ́g] サシガメ(シャーガス病を媒介する), = assassin bug(s), Reduviidae.

kissing disease キス病(EBウイルス感染によって起こる伝染性単核球症の俗名. 接吻によっても伝播するのでこの名がある).

kissing puncta キッシング涙点.

kissing spine 接触脊椎〔医学〕.

kissing spines 棘突起接触〔症〕(棘が相互付着しているもの).

kissing ulcer 接吻性潰瘍〔医学〕(胃または十二指腸球部の前後壁に対称性に存在する潰瘍).

Kissingen salt [kísinʤən só:lt] キッシンゲン塩(塩化カリウム31g, 塩化ナトリウム641g, 硫酸マグネシウム214g, 重曹406g), = sal kissingense factitium.

Kissmeyer treat·ment [kísmaiər trí:tmənt] キスマイエル療法(軟石ケン, イソプロピル, アルコールおよび安息香酸ベンジルの等量からなる液剤を用いる疥癬の療法).

kit ligand (**KL**) (c–*kit* はネコ肉腫ウイルス Hardy–

Zuckerman Li-feline sarcoma virus に由来する proto-oncogene であり，c-*kit* 遺伝子産物(c-KIT レセプター)は造血幹細胞あるいはマスト細胞表面に発現されているのに対し，そのリガンド(KIT ligand)は線維芽細胞などのストローマ細胞表面に発現されており，造血にはこの両者の結合刺激が必須であることが知られている).

Kitamura, Kanehiko 北村包彦(1899-1989，日本の皮膚科医．網状肢端色素沈着症を記載).

kit·a·sa·my·cin [kìtəsəmáisin] キタサマイシン(ロイコマイシン．マクロライド系抗生物質．グラム陽性菌，グラム陰性菌，リケッチア，クラミジア，マイコプラズマに対して抗菌活性を有する).

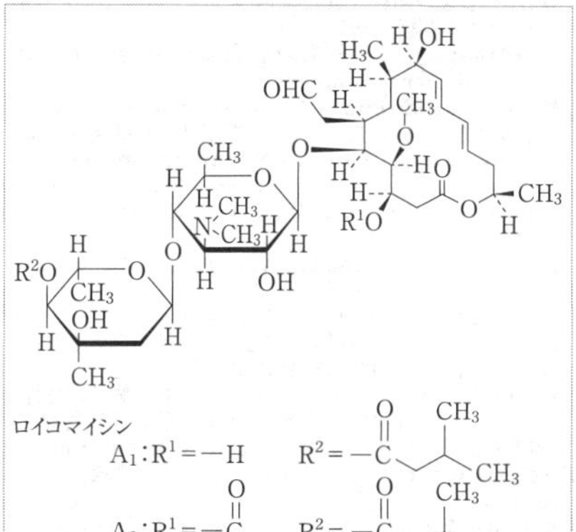

Kitasato, Shibasaburo [kitɑsáto] 北里柴三郎(1852-1931，熊本県生まれ，わが国最初の細菌学者．ドイツのコッホ研究所に留学．破傷風菌の発見などその功績は大きい).

K. bacillus 北里菌(ペスト菌)，= *Yersinia pestis*, plague bacillus.

K. filter 北里濾過器(素焼ブージーを通して引力により水分を吸引する装置).

K. serum 抗コレラ血清，= anticholera serum.

kitch·en [kítʃin] 給食部 [医学].

k. waste 厨芥(ちゅうかい) [医学].

Kite ap·pa·ra·tus [káit æpəréitəs] カイト装置(腕および手の筋肉を再練習させる装置).

kite tail tampon 凧尾状タンポン(綿撒糸を糸で連結して凧尾のようにつくったタンポン).

ki·tol [káitɔ:l] キトール $C_{40}H_{58}(OH)_2$ (鯨脂の一成分で，加熱によりビタミンAが得られる).

Kiwisch bandage キウィッシュ包帯(乳房圧迫用の8字形包帯).

kj kilojoule キロジュールの記号.

Kjeldahl, Johan Gustav Christoffer [kjéldɑ:l] ケルダール(1849-1900，デンマークの化学者).

K. apparatus ケルダール装置(有機化合物からアンモニアを蒸留するために用いるフラスコ).

K. method ケルダール法(有機物中の窒素の定量法．1883年に発表された有機化合物中の窒素含有量を測定する方法で，被検物を濃硫酸とともに加熱してアンモニア化し，それを蒸留して0.1N硫酸液を通して生じる硫酸アンモニアを滴定して知られるアンモニア量からの窒素の量を求める).

Kjelland → Kielland, Christian Casper Gabriel.

KL kit ligand の略.

kl kiloliter キロリットルの記号.

klang [klǽŋ] 複音.

Klapp, Rudolph [klǽp] クラップ(1873-1949，ドイツの外科医).

K. method クラップ法，クラップほふく(匍匐)療法(脊柱弯曲症の療法で，患者の脊柱に強度に運動を起こして自由に床上をほふくさせる法)，= Klapp creeping treatment.

K. suction cups クラップ吸角(ビーア充血法に用いるため，身体の諸部の輪郭に相当したいろいろな異なった形につくったもの).

Klaproth, Marin Heinrich [klǽprɑθ] クラプラス(1743-1817，ドイツの化学者．分析化学の大家で，ウランとジルコニウムを発見した).

K. tincture クラプラスチンキ(塩化第1鉄チンキ)，= Bestucheff tincture.

klatsch pre·par·a·tion [klɑ́tʃ prèpəréiʃən] 印像標本，捺印標本(組織片または細菌板上培養に覆いガラスを軽く押し付けて印像を採ってつくった標本)，= impression preparation.

Klatskin, Gerald [klǽtskin] クラツキン(1910-1986，アメリカの医師).

K. tumor クラツキン腫瘍 [医学].

Klebs, Theodor Albrecht Edwin [klébz] クレブス(1834-1913，ドイツの病理・細菌学者).

K. bacillus クレブス菌(ジフテリア菌)，= Klebs-Löffler bacillus, *Corynebacterium diphtheriae*.

K. disease クレブス病(糸球体腎炎)，= glomerulonephritis.

K.-Loeffler bacillus クレブス-レフレル菌(ジフテリア菌)，= *Corynebacterium diphtheriae*.

K. tuberculin クレブスツベルクリン(① ツベルクロシジンのことで，旧ツベルクリンをアルコールとビスマスとで処理して得られるもの．② アンチフチジンのことで，結核菌の培養液を酢酸液に溶解したヨウ化ビスマスナトリウムと無水アルコールで処理したもの．③ セレニンのことで *Diplococcus semilunaris* の培養液からつくった混合感染用物質).

Kleb·siel·la [klèbsiélə] クレブシエラ属(腸内細菌科の一属で，通性嫌気性のグラム陰性桿菌．ヒトの腸管，呼吸器，尿路から分離され，ほかの動物にも広く分布).

***K.-Enterobacter-Serratia* group** クレブシエラ属・エンテロバクター属・セラチア属菌群，= KES group.

K. granulomatis クレブシエラ・グラヌロマティス(鼡径肉芽腫の原因となる).

K. oxytoca クレブシエラ・オキシトカ(呼吸器，尿路感染症，敗血症，髄膜炎などの原因となる).

K. pneumoniae 肺炎桿菌(呼吸器，尿路感染症，敗血症，髄膜炎などの原因となる．3つの亜種 subsp. *pneumoniae*，subsp. *ozaenae*，subsp. *rhinoscleromatis* に分けられる).

Kleihauer stain クライハウアー染料.

Klein, Alexander [kláin] クライン(1865生，オランダの細菌学者).

K. stain クライン芽胞染色法(芽胞の乳剤にカルボルフクシン液を同量に混ぜ，覆いガラス上に薄く広げ，熱固定して，硫酸で脱色，メチレンブルーで後染色を施す).

Klein, David [kláin] クライン(1908-1993，スイスの眼科医).

K.-Waardenburg syndrome クライン・ワールデンブルグ症候群(常染色体優性遺伝疾患で瞼裂縮小，骨・筋・関節の形成異常がある).

Klein disease クライン病(鳥類チフス).

Klein, Edward Emanueal [kláin] クライン(1844-1925，ハンガリーの細菌学者).

K. bacillus クライン菌，= *Bacillus enteritidis sporogenes*.

K.-Gumprecht shadow nuclei クライン・グンプレヒト核影(急性リンパ性白血病の血液塗抹標本にみられる変性したリンパ芽球の核).

Kleine, Willi [kláin] クライネ(ドイツの神経科医).

K.-Levin syndrome クライネ・レヴィン症候群(周期的嗜眠発作と空腹感の合併).

kleis·ma [kláismə] (微小音程の1).

Kleist, Karl [kláist] クライスト(1879-1960，ドイツの神経学者).

K. sign クライスト徴候(前頭葉または視床部に病変のあるときは，患者の手指を徐々に挙上すると，検者の手に向かって鉤状に曲がってくる).

Kleitman, Nathaniel [kláitmən] クライトマン(1895生，アメリカの生理学者．睡眠の生理に関する研究業績が多く，睡眠とは感覚刺激が減少するために大脳皮質の働きが低下することであると論じた．レム睡眠発見者の一人).

Klemm, Paul [klém] クレム(1861-1921，ラトビア共和国・リガに住んだドイツの外科医).

K. air cushion クレム鼓腸(慢性虫垂炎にみられる右下腹部に局在するもので，X線写真にしばしば認められる).

K. sign クレム徴候．→ Klemm air cushion.

K. tetanus クレム破傷風(頭破傷風)，= Janin tetanus, Rose tetanus, kopf-tetanus.

Klemperer, Felix [klémpərər] クレンペラー(1866-1931，ドイツの医師．Georg Klemperer と共同研究でウシ結核菌からツベルクリンを作成し，PTO (perlsucht tuberculin original) として知られている).

klep·to·lag·nia [klèptəlǽgniə] 窃盗淫欲〔症〕，窃盗性愛，= cleptolagnia.

klep·to·ma·ni·a [klèptouméiniə] クレプトマニア，窃盗症，病的盗癖，窃盗癖，= cleptomania.

klep·to·ma·ni·ac [klèptouméiniæk] 盗癖者，盗癖.

klep·to·pho·bia [klèptoufóubiə] 窃盗恐怖症，= cleptophobia.

Klestadt cyst 鼻腔嚢胞隆起，= nasoalveolar cyst.

KLH keyhole limpet hemocyanin スカシガイヘモシアニン，キーホールリンペットヘモシアニンの略.

Klieg eye クリーグ灯眼(結膜炎の一種で，映画撮影のために用いる電灯により発生する)，= cinema eye.

kligler iron agar クリグラー鉄寒天培地(細菌の糖分解，ガス産生，硫化水素産生試験に用いられる).

Klinefelter, Harry Fitch [kláinfeltər] クラインフェルター(1912-1990，アメリカの医師).

K. syndrome クラインフェルター症候群〔医学〕(染色体数47，XXY 性染色体成分をもつ染色体異常．無精子発育不全の精巣(睾丸)になるヒトの遺伝病．XXY，AA という核型．ときに精神遅滞も併発することがある)，= Klinefelter-Reifenstein-Albright syndrome.

klino- [klainou, kli-, -nə] = clino-.

kli·no·tax·is [klàinətǽksis] 屈曲走性，偏走性，= clinotaxis.

kli·no·trop·ic [klainətrápik] 変速〔性〕の〔医学〕，= clinotropic.

k. action 変速作用〔医学〕，= clinotropic action.

Klippel, Maurice [klípəl] クリッペル(1858-1942，フランスの神経科医).

K. disease クリッペル病(関節性汎発仮性麻痺)，= general pseudoparalysis.

K.-Feil syndrome クリッペル・ファイル症候群(短頸，頸椎の癒合を示す)，= Feil-Klippel syndrome.

K.-Trenaunay-Parker-Weber syndrome クリッペル・トルノネー・パーカー・ウェーバー症候群(身体の片側肥大，皮膚母斑，静脈瘤を特徴とする症候群).

K.-Trenaunay-Weber syndrome クリッペル・トルノネー・ウェーバー症候群.

K.-Weber disease クリッペル・ウェーバー病(四肢，特に下肢に片側性の血管腫，同時にその肢の皮膚，筋肉，骨の肥大を起こす疾患).

K.-Weil sign クリッペル・ワイル徴候(錐体路疾患にみられる現象で，屈曲した指を速やかに受動的に伸ばすと，母指が外転屈曲する)，= thumb sign.

kli·se·om·e·ter [klìsiámitər] 骨盤斜傾計，= cliseometer.

Klondike bed クロンダイクベッド(野外ベッド).

klo·pe·ma·ni·a [klòupiméiniə] (病的盗癖)，= cleptomania.

Klotz stain [kláts stéin] クロッツ染色法(脂肪酸結晶を検出する方法で，クロマラム2.5g と7%ホルマリン100mL 中で固定させた後煮沸して溶解し，冷却中に氷酢酸5mL と中性酢酸銅5g を加え，水洗後切片をつくる．ヘマトキシリンの60%アルコール液で6時間染色，水洗してフェリシアンカリ2.5g，ホウ酸ナトリウム2g を水100mL に溶かしたもので処理する).

Kluge, Karl Alexander Ferdinand [klú:gə] クルーゲ(1782-1844，ドイツの産科医).

K. method クルーゲ法(特殊のスポンジを用いて子宮頸部を拡張する早産誘発法).

K. sign クルーゲ徴候(腟粘膜の青紫着色は妊娠の徴候)，= Jaquemier sign, Chadwick sign.

Klumpke [klú:mpki] クルンプケ．→ Déjerine-Klumpke.

K.-Déjerine syndrome クルンプケ・デジェリン症候群(出産時の頸腕部神経の麻痺により前腕および手の筋の萎縮性麻痺，同側の眼瞼下垂および縮瞳を起こす)，= Déjerine-Klumpke syndrome.

K. palsy クルンプケ麻痺.

K. paralysis クルンプケ麻痺.

Klüver, Heinrich [klí:vər] クリューヴァー(1897-1975，ドイツ生まれのアメリカの神経科医).

K.-Bucy syndrome クリューヴァー・ビュシー症候群(性行動の亢進，手あたりしだい口にもっていく oral-tendency が特徴的症候．両側側頭葉先端部の障害．側頭葉を両側性に切除したサルにおいて報告された).

Kluyveromyces marxianus = *Candida kefyr*.

Km allotypes Km アロタイプ(ヒトカッパ型免疫グロブリンL鎖にあるアロタイプ決定基をいう).

Km antigen Km 抗原(ヒト免疫グロブリンK型L

鎖上にあるアロタイプマーカー），= Inv antigen.
km kilometer キロメートルの記号（1,000 メートル）.
Knapp, Arnold Herman ［nǽp］ ナップ（1869-1956，アメリカの眼科医）.
K. forceps ナップ鉗子（トラコーマ顆粒を除去する目的に用いられる回転葉をもつ鉗子），= roller forceps for trachoma.
Knapp, Herman Jakob ［nǽp］ ナップ（1832-1911，アメリカの眼科医．角膜の彎曲および眼圧に関する研究で有名）.
K. operation ナップ手術（白内障切除術で，虹彩の後部から被膜の辺縁部を切開し，水晶体を圧出する方法）.
K. streaks ナップ線条（網膜出血後にみられる線条），= Knapp striae.
Knaus re·action ［knáus riǽkʃən］ クナウス反応（黄体ホルモンの注射を受けたウサギから摘出した子宮は下垂体ホルモンに対して不応である）.
knead ［ní:d］ こね（捏）る［医学］.
knead·er ［ní:dər］ こね（捏）器［医学］.
knead·ing ［ní:diŋ］ じゅうねつ（揉捏）法［医学］，練和，こねまぜ，= pétrissage.
knee ［TA］膝（ひざ．アングロサクソン語では cneow），= genu ［L/TA］.
k. ankle foot orthosis (KAFO) 長下肢装具［医学］，長下腿装具.
k. brace 膝装具［医学］.
k. cap ①膝当て，②膝蓋骨，= kneecap，patella.
k.-chest position 膝胸位［医学］.
k. clonus 膝クローヌス，= patellar clonus.
k.-dips 膝つけ腕立て伏せ.
k. disarticulation 膝関節離弾〔術〕［医学］.
k. disarticulation amputation 膝関節離断術，= Callander amputation.
k. disarticulation prosthesis 膝〔離断〕義足.
k.-elbow position 膝肘位［医学］，肘膝位［医学］.
k. foot ankle orthosis (KFAO) 長下肢装具.
k.-heel test 膝-踵試験.
k. hydraulic control 〔膝の〕油圧制御［医学］.
k. injury 膝損傷［医学］.
k. jerk 膝蓋腱反射［医学］，四頭筋反射，= knee reflex，patellar reflex.
k. jerk center 膝蓋腱反射中枢（第2～第4腰髄に位置する）.
k. jerk reflex 膝蓋〔腱〕反射（弛緩した膝蓋腱を叩打すると下腿が不随的に跳び上がる現象で，大脳および脊髄疾患の多くの疾患においては増強する．反射中枢は第2および第4腰髄），= patellar reflex，quadriceps r..
k. jerk reflex threshold method 膝蓋腱反射法（膝蓋腱反射閾値法）.
k. joint ［TA］膝関節，= articulatio genus ［L/TA］.
k. lock 膝ロック［医学］.
k. of birth canal 産道〔の〕膝部［医学］.
k. of internal capsule 内包膝（内包の前脚と後脚の連結部にある彎曲）.
k. orthosis 膝装具［医学］.
k. pad 膝当て［医学］.
k. phenomenon 膝現象［医学］（膝蓋反射），= knee reflex.
k. pneumatic control 〔膝の〕空気制御［医学］.
k.-position 膝位.
k. presentation 膝位［医学］.
k. prosthesis 膝義足［医学］.
k. reflex 膝〔蓋〕〔腱〕反射［医学］，膝蓋〔腱〕反射，= patellar reflex.
k. region ［TA］膝部，= regio genus ［L/TA］.
k. splint 膝副子［医学］.
k.-sprung ばね膝（ウマの）.
k. walker 膝行者.
knee·cap ［ní:kæp］ 膝蓋骨，= kneepan.
kneel ［ní:l］ 膝を曲げる（ひざまずく）.
k. sitting 膝座〔位〕，正座〔位〕.
knee·pan ［ní:pæn］ 膝蓋骨，= kneecap.
Kneipp, Sebastian ［knáip］ クナイプ（1821-1897，ドイツ僧侶で，経験主義者）.
K. method クナイプ療法（素足で毎朝露草の中を歩きまたは冷浴を行う療法），= kneippism.
kneip·pism ［knáipizəm］ クナイピズム，= Kneipp method.
Kne·mi·do·kop·tes ［nèmidəkáptiːz］ トリヒゼンダニ属.
Kniest, Wilhelm ［kní:st］ クニースト（ドイツの小児科医）.
K. dysplasia クニースト骨異形成症.
K. syndrome クニースト症候群（軟骨異形成症．常染色体優性遺伝）.
knife ［náif］ 小刀（外科手術の切開に用いる器具），メス［医学］.
k.-edge ① 掛刃（天秤のかけば）．② 刃先.
k.-edge method 刃先法（Seemann の考案したX線波長測定法の一つ）.
k.-needle 針尖刀（白内障摘出に用いる）.
k.-point 刀尖［医学］.
knight's-move form of heredity （伴性遺伝病で異性により遺伝されるもの）.
Knip·ping meth·od ［nípiŋ méθəd］ クニッピング法（クニッピング装置を用いて基礎代謝を測定する方法で，その O_2 消費量と CO_2 発生量から呼吸商を求め，それより熱量計算を行う）.
knis·mo·gen·ic ［nìsmədʒénik］ りゃくかん（擽感）発生性の（くすぐり感発生性の）.
knitt·ing ［nítiŋ］ 癒着，結合（特に骨折の）.
k. yarn 編糸［医学］.
knob ［náb］ ① 瘤（こぶ），節瘤（円形の隆起）．② こぶ（樹木の）.
k. motor = plastic motor.
k. of chromosome 染色体のこぶ［医学］.
k. scissor 球〔頭〕ばさみ（鋏）［医学］.
knock ［nák］ ノック（コツンコツンと打つような音）.
k. down 打ちのめし［医学］.
k. knee X脚［医学］（X字膝），外反膝［医学］，= in knee，genu valgum.
k.-out ノックアウト（1対の染色体上にある対立遺伝子を人為的に破壊し，特定の遺伝子の機能を失わせること）.
k.-out drops ノックアウトドロップ（掠奪用麻酔薬．クロラルとアルコールとの合剤．故意に泥酔させるための飲料で，クロラルを酒類に混ぜて用いる）.
k. pain 叩打痛.
k. property ノック性［医学］.
knocked-down shoulder 乱闘肩（肩峰鎖骨関節の脱臼で運動家にしばしばみられる）.
knocking degree 外反〔度〕［医学］.
knock·out mouse ［nákaut máus］ ノックアウトマウス（特定の対立遺伝子の機能を失わせた実験マウス．遺伝性疾患の病態などの解析に役立っている）.
knok·kel·koorts ［nákəlku:ts］ クノッケルコールツ（旧オランダ領東インドにおけるデング熱のオランダ語）.
Knoll, Philipp ［knál］ クノル（1841-1900，ボヘミアの生理学者）.
K. glands クノル腺.
Knoop, Hedwig ［(k)nú:p］ クノープ（1908生，ドイツの医師．ヌープともいう）.
K. beta-oxidation theory クノープベータ酸化

説（脂肪の酸化はβ位の炭素において行われるという説），= Knooptheory.
K. bromreaction クノープ臭素反応（ヒスチジンの臭素反応を妊娠診断に応用したもので，酢酸加妊婦尿2.5mLに飽和臭素水0.5mLを加えて熱すると，暗褐赤色を呈する）.
K. hardness test クノープ硬さ試験.
knot [nát] ①結索（索の両端を結び合わせたもの）. ②ふし（節，結節），結節〔医学〕，結び〔医学〕，結び目，= node.
k. of umbilical cord 臍帯結節〔医学〕.
Knott method ノット法（ミクロフィラリア集虫法）.
Knott technique ノット法.
knot·ted [nátid] 節のある（結び目の付いた）.
k. hair 結節毛〔症〕，= trichonodosis.
k. suture 結節縫合〔医学〕，結び縫合.
knowledge-attitude-practice survey 知識・態度・実行調査〔医学〕.
knowledge deficit 知識の不足.
known quantity 既知量.
knuck·le [nʌ́kl] ナックル（①指関節，ゆびぶし（指節），特に指の中手骨とのつけ根の突起をいう. ②ヘルニア嚢中の腸係蹄）.
k. bender ナックルベンダ.
k. bone 指の関節（拳骨の），跗骨関節部.
k. joint 指骨関節（指のつけ根の）.
k. pads 指関節背結節症.
k. sign ナックル徴候.
knuck·ling [nʌ́kliŋ] ナックリング（ウマの球節が上方および前方に転位した状態で，後方の筋腱の短縮による）.
Knudsen hypothesis ヌードセン仮説（遺伝性網膜芽細胞腫についての説）.
knurl [nə́:l] 瘤，節（木の）.
Kobberling-Dunnigan syndrome コベリング・ダンニガン症候群，= partial lipodystrophy.
Kobelt, Georg L. [kóubəlt] コベルト（1804-1857，ドイツの医師）.
K. cysts コベルト嚢腫（副卵巣一部の嚢腫様膨大）.
K. tubules コベルト管（ウォルフ体または卵巣と連結しないで卵巣傍体から出る管）.
Kober, Philip Adolph [kóubər] コーバー（1884生，アメリカの化学者）.
K. test コーバー試験（①乳汁中タンパク質検出法で，スルフォサリチル酸で沈殿したものを混濁計で定量する. ②エストロゲン検出法では，硫酸とフェノールスルフォン酸で処置して，水で希釈すると淡赤色を発する）.
Kobert, Eduard Rudolf [kóubə:t] コーベルト（1854-1918，ドイツの生化学者）.
K. test コーベルト試験（被検物に亜鉛塩を加えて沈殿する亜鉛ヘモグロビンはアルカリにより赤色に変わる）.
Köbner, Heinrich [kébnər] ケブナー（1838-1904，ドイツの皮膚科医. ケブネルともいう）.
K. disease ケブナー病（先天性表皮水疱症），= epidermolysis bullosa hereditaria.
K. phenomenon ケブナー現象（乾癬などで病巣を掻破すると，外的刺激によって発疹が誘発され同部位に同じ病巣が生じる）.
Koch, Robert [kɔ́:x] コッホ（1843-1910，ドイツの細菌学者. 近世細菌学開祖の一人と呼ばれ，結核菌（1882）およびコレラ菌（1884）を発見し，結核菌からツベルクリン（1890）をつくり，治療用よりはむしろ診断用の試薬として現在なお広く用いられている. また炭疽菌および結膜炎の病原菌であるインフルエンザ菌に類似の Koch-Weeks 菌について多大の貢献をなした（1887）. 病原菌の特異性に関する法則を確立した. 北里柴三郎と師弟関係にある. 1905年ノーベル医学・生理学賞を受けた）.
K. bacillus コッホ菌（①結核菌. ②コレラ菌. コッホはコレラ菌と結核菌を発見した）.
K. blue body コッホ青色体，コッホのブルーボディ.
K. law コッホ法則（コッホが提唱した感染症の原因を満足させるための4原則. 病原菌の特異性を証明するには次の4項のすべてに該当したものでなければならない：①その疾病において必ず存在すること，②純培養をなし得ること，③その培養菌を動物に接種して同一の疾病を起こし得られること，④この動物から再び純培養を得られること），= Koch postulates.
K. lymph コッホリンパ（ツベルクリン）.
K. node コッホ結節，= nodus sinuatrialis.
K. phenomenon コッホ現象（結核菌感染の既往のあるモルモットに結核菌を皮内投与すると，皮膚は硬結，壊死を生じ剥脱する. 細胞性過敏反応である）.
K. postulate コッホの要請.
K. postulates コッホ〔の〕条件〔医学〕，= Koch law.
K. reaction コッホ反応（ツベルクリン反応）.
K. steam sterilizer コッホ蒸気滅菌器〔医学〕（普通略して単にコッホ釜と呼ばれる）.
K.-Weeks bacillus コッホ・ウィークス菌（結膜炎菌），= *Hemophilus conjunctivitidis*.
K.-Weeks conjunctivitis コッホ・ウィークス結膜炎（急性伝染性結膜炎），= pink eye, acute contagious conjunctivitis.
Koch, Walter [kɔ́:x] コッホ（1880生，ドイツの外科医）.
K. node コッホ結節（房室結節），=atrioventricular node, Tawara node, Aschoff node.
K. triangle コッホ三角（右心房壁にある三角形の領域）.
Kocher, Emil Theodor [kóukər] コッヘル（1841-1917，スイスの外科医. 甲状腺摘出性悪液質 cachexia thyreopriva を最初に記載し，甲状腺の生理，病理および多数の外科的手術法を考案した業績により，1909年ノーベル医学・生理学賞受賞）.
K.-Debré-Sémélaigne syndrome コッヘル・デブレ・セメレーニュ症候群（筋肉の仮性肥大を伴う甲状腺欠損性クレチン病）.
K. dilatation ulcer コッヘル拡張性潰瘍（腸拡張またはイレウスのとき起こる腸の潰瘍）.
K. forceps コッヘル鉗子（組織を把握し，または止血に用いられる鋸歯付鉗子）.
K. incision コッヘル切開（胆嚢手術に用いる切開で，肋骨縁に平行しその4cm下方に10cmの長さに切開する）.
K. method コッヘル法（肩関節脱臼の整復術で内反，外旋，挙上，内旋を順次行う方法），= Kocher maneuver.
K. mobilization コッヘル授動〔医学〕.
K. operation コッヘル手術（①足関節離断術. ②仙骨を切除して直腸癌を除去する方法. ③鼡径ヘルニアの根治手術. ④手首の離断術，その他）.
K. point コッヘル点（側脳室穿刺点）.
K. reflex コッヘル反射（精巣を圧迫するとき，腹筋が収縮する），= testicular compression reflex.
K. sign コッヘル徴候（眼球突出性甲状腺腫において，患者の眼の高さに保った指を凝視させながら指を急に挙上すると，上眼瞼は眼球よりも速やかに上方に上がる），= Kocher symptom.
Kocks, Joseph [káks] コックス（1846-1916，ドイツの外科医）.
K. operation コックス手術（子宮脱または子宮後屈の外科的療法で，腟式円靱帯の短縮術）.
Koeberlé, Eugene [koubəléi] ケーベラ（1828-

K

1915, フランスの外科医).

K. forceps ケーベラ鉗子(止血鉗子), = hemostatic forceps.

K. operation ケーベラ手術, = Olshausen operation.

koe·mis koe·tjin [kə́:mis kə́:ti:n] ネコノヒゲ(シソ科多年草), = kumis kuching.

Koenen tu·mor [kə́:nin tjú:mər] ケネン腫瘍(線維腫様の腫瘤で, 爪の下または側縁に生ずる. Pringle 病の皮膚症状の一つ).

Koenig ケーニッヒ. → König.

Koerber, H. [kə́rbər] ケルバー(ドイツの眼科医. Körber とも表記する).

K.-Salus-Elschnig syndrome ケルバー・ザールス・エルシュニヒ症候群, = convergence-retraction nystagmus.

Kogoj, Franjo [kágɔi] コゴイ(1894-1983, 旧ユーゴスラヴィアの医師).

K. spongiform pustule コゴイ海綿状膿疱.

KOH method 苛性カリ法(15〜20%苛性カリで角質を融解し, 糸状菌などを検鏡する).

Koh test [kóu tést] コー試験(小児の情緒異常を鑑定する方法).

ko·ha [kóuhə, kɔ́:hɑ] 紅波, = kryptocyanine.

Köhler, Alban [kə́:lər] ケーラー(1874-1947, ドイツの放射線学者).

K. bone disease ケーラー病(① 小児舟状骨軟化症(1908). 原因不明の足根舟状骨発育異常で, 5〜10歳の小児期に起こり, は(跛)行と疼痛を伴い, 時には発赤と腫脹が起こる. ② 蹠骨骨頭炎(1920). 第2中足骨の骨幹の肥大と関節部周囲の変化を起こし, 第2中足指関節の疼痛を伴う), = tarsal scaphoiditis, epiphysitis juvenilis, osteo arthritis juvenilis, os naviculare pedia retardatum.

Köhler, August [kə́:lər] ケーラー(1866-1948, ドイツの顕微鏡学者).

K. illumination ケーラー照明〔法〕.

K. method of illumination ケーラー照明法(顕微鏡の照明法で, 光源の像は集光器の低部焦点平面に結ばれ, 次に集光器は光源灯のレンズ像を対象野において集中させる方法).

Köhler, Georges Jean Franz [kə́:lər] ケーラー(1946-1995, ミュンヘン生まれのドイツの免疫学者. コーラーともいう. 免疫機構の発達と制御についての理論と, モノクローナル抗体の作り方の原理の発見により, N. K. Jerne および C. Milstein とともに1984年度ノーベル医学・生理学賞を受けた).

Köhler, Wolfgang [kə́:lər] ケーラー(1887-1967, ドイツの心理学者. Gestalt Psychology (1929), および Dynamics in Psychology (1940), において独特の形態心理学を展開した).

Kohlmeier-Degos syndrome コールマイアー・ドゴー症候群(血管の閉塞性疾患).

Kohlrausch, Friedrich Wilhelm Georg [kɔ́:lrouʃ] コールラウシュ(1840-1910, ドイツの実験物理学者).

K. bridge コールラウシュ橋(電解質溶液の抵抗を測定するときに用いる装置).

K. klink コールラウシュの屈曲〔医学〕.

K. law コールラウシュ法則(電解質イオン移動の法則で, 二元性電解質の分子電気伝導度は陽イオンuと陰イオンvの当量電気伝導度の和に等しい. すなわちu+vの数値はどんな塩が形成されても定数である), = migration of ions.

Kohlrausch, Otto Ludwig Bernhard [kɔ́:lrouʃ] コールラウシュ(1811-1854, ドイツの医師).

K. folds コールラウシュヒダ(直腸横ヒダ).

K. muscle コールラウシュ筋.

K. valves コールラウシュ弁(直腸弁), = rectal valves, policae transversales recti.

Kohn, Hans N. [kóun] コーン(1866-1935, ドイツの病理学者).

K. pore コーンの小孔.

Kohnstamm, Oskar Felix [kɔ́:nʃtɑ:m] コーンスタム(1871-1917, ドイツの医師).

K. phenomenon コーンスタム現象, = after-movement.

koi herpesvirus (KHV) コイ(鯉)ヘルペスウイルス(DNA ウイルスの一つ. マゴイ, ニシキゴイに特有の病気を発生させる).

ko·il·o·cy·to·sis [kɔ̀ilousaitóusəs] コイロサイトーシス, 核周囲空胞変性細胞.

koi·lo·nych·ia [kɔ̀ilouníkiə] さじ(匙)形爪, さじ状爪〔医学〕, スプーン状爪, = spoon nail.

koi·lor·rhach·ic [kɔ̀ilɔ:rǽkik] さじ(匙)形脊柱の(脊柱弯曲症の一種で, 後方に突出するものについていう).

koi·lo·ster·nia [kɔ̀iloustə́:niə] 漏斗胸, = pectus excavatum.

koi·no·nia [kɔinóunia] ① 共通性, 関連性動作(同一組織にある同種細胞などにみられる). ② 性交.

koinotropic type 社交型.

koi·not·ro·py [kɔinátrəpi] 社会的人格(自己の属する社会に共通の趣味を示し, 社会人として均衡のとれた状態). 形 koinotropic.

Koi-pra コイプラ(タイでの淡水魚の生食法).

Kojevnikoff, Aleksei Y. [káʤənikəf] コシエフニコフ(1836-1902, Kozhevnikov ともいわれるロシアの神経科医).

K. epilepsy コシエフニコフてんかん(部分的持続性てんかん), = continuous epilepsy.

ko·ji [kóuʤi] [J] コウジ(麹), = yeast.

ko·jic ac·id [kóuʤik ǽsid] コウジ(麹)酸 化 5-hydroxy-2-hydroxymethyl-4-pyrone $C_6H_6O_4$ (日本において斎藤(1907), および藪田(1912)により *Aspergillus effusus*, *A. oryzaeflavus*, *Penicillium daleoe*, *A. parasiticus* などから合成された無色プリズム状結晶で酸性の抗菌物質. グラム陰陽両性菌に対しやや有効).

kojic fermentation コウジ(麹)酸発酵(糖類に *Aspergillus oryzae* および近縁の糸状菌が作用してコウジ酸を生成する好気的発酵).

Kokoskin, Evelyn [kákəskin] ココスキン(カナダの病理学者).

K. stain ココスキン染色〔法〕.

ko·la [kóulə] コーラの木, = cola.

Kolbe, Adolph Wilhelm Hermann [kɔ́:lbə] コルベ(1818-1884, ドイツの化学者).

K. electrometer コルベ電位計(ブラウン電位計においてアルミニウム指針の代わりに金属箔を用いたもので, あまり大きくない電位の測定に用いられる).

K. reaction コルベ反応(フェノールナトリウム C_6H_5ONa を 180〜200°C に熱して炭酸ガスを通すと, サリチル酸の二ナトリウム塩ができる. これに酸を作用させればサリチル酸が得られる反応).

Koler re·ac·tion [kóulər riǽkʃən] コーラー反応, = Adamkiewicz reaction.

Kolle-Pfeiffer meth·od [kɔ́:l fáifər méθəd] コレ・ファイフェル法, = Gruber-Widal reaction.

Kölliker, Rudolph Albert von [kə́:likər] ケリケル(1817-1905, ケリカーともいう. スイスの解剖学者, 動物学者, 組織学者で, チューリッヒ大学, 後にウィルツブルグ大学教授. 精子は寄生体ではなく, 精巣の細胞として発生するとし, その生殖的意義を明らかにした).

K. cells ケリケル細胞(① 精虫胚. ② 骨芽細胞).

K. columns ケリケル柱（筋原質に包まれた筋線維）.
K. glands ケリケル腺（嗅覚粘膜にある漿液腺），= Bowman glands.
K. granules ケリケル顆粒（筋形質にみられる顆粒）.
K. layer ケリケル線維層（紅彩中間層），= fibrous layer, mesiris, substantia propria iridis.
K. nucleus ケリケル核（脊髄中心管の周囲にある灰白質）.
K. reticulum ケリケル網（神経膠細胞），= neuroglia.
Kollmann, Arthur ［kɔ́:lmən］ コルマン（1858–1941, ドイツの泌尿器科医）.
K. dilator コルマン拡張器（軟性尿道拡張器）.
Kolmer, John A. ［kóulmər］ コルマー（1886–1962, アメリカの病理学者）.
K. test コルマー・テスト〔医学〕, コルマー試験（梅毒補体結合反応（ワッセルマン反応）の一種．脂質抗原，患者血清，補体のうち抗体（患者血清）のみを変量する抗体減量法），= Kolmer method.
kolp(o)– ［kɑlp(ou), –p(ə)］ 膣との関係を表す接頭語，= colp(o)–.
kolp–pep·tic ［kálp péptik］ 消化阻止性の.
kolp·phre·nia ［kàlpfrí:niə］ 異常精神抑制（脳皮質が下位中枢を抑制する状態）.
kolp·sep·tic ［kàlpséptik］ 感染阻止性の.
Kölreuter, Joseph Gottlieb ［kə́:lrɔitər］ ケーロイター（1733–1806, ドイツの植物学者．遺伝現象の研究で，メンデルの先駆者とみなされる人）.
ko·lyt·ic ［kəlítik］ 自重自制性の（異常興奮性に対立していう）. ↔ erethistic.
kom·be ［kámbi］ コンベ（キョウチクトウ［夾竹桃］植物 *Strophanthus kombe* から得られるアフリカ矢毒）.
Kommerell diverticulum コンメレル憩室〔医学〕.
Komp·to·zoa ［kàmptəzóuə］（内肛動物），= Endoprocta.
Kondoleon, Emmanuel ［kəndóuleiən］ コンドレオン（1879–1939, ギリシャの外科医）.
K. operation コンドレオン手術（皮膚，皮下組織，および筋膜などを切除する象皮症の外科的療法）.
ko·nes·i·rin ［kənésirin］ コネシリン（コノシロの精子に存在するプロタミン）.
Konew test ［kóunju: tést］ コニュー試験（鼻疽診断法で，小試験管に約3cmの深さまでマレアーゼ mallease を採り，患者血清をその下層としてピペットで注入すると，2液の接触部に白色輪を発する），= ring test.
König, Charles Joseph ［kə́:nig］ ケーニッヒ（1868生, ドイツの耳科医）.
K. rods ケーニッヒ杆（鋼鉄製の円筒を異なった長さの順序に並べて糸で吊し，その一つを鉄槌で打って聴力の上界限を測る装置）.
König, Franz ［kə́:nig］ ケーニッヒ（1832–1910, ドイツの外科医）.
K. operation ケーニッヒ手術（先天性股関節脱臼において，整復後腸骨から骨膜片をとって寛骨臼の上縁に棚をつくる方法），= shelving operation.
K. syndrome ケーニッヒ症候群（盲腸結核においては，便秘と下痢が交互に出現し，腸痛，鼓腸，右腸骨窩に腹鳴が起こる）.
König, Rudolf ［kə́:nig］ ケーニッヒ（1832–1901, ドイツの音響学者）.
K. manometer ケーニッヒ圧力計（楽器に連結してその音調の高低により炎の外観を変化させて振動数を測定する器械）.
K. pyrometer ケーニッヒ高温計，= Wanner pyrometer.
K. resonator ケーニッヒ共鳴器（2個の円筒を差し込み得る装置で，その一つに目盛を施し，これを抜き差しすることにより，筒内の空気の固有振動数を連続的に変化させて，その数が求められる）.
König–Wichman dis·ease ［kə́:nig wíkmən dizí:z］ ケーニッヒ・ウィクマン病（慢性水疱性疾患），= pemphigus.
ko·nim·e·ter ［kounímitər］ 粉塵計，= konometer.
koniocellular layer ［TA］ 顆粒細胞層*，= stratum koniocellulare [L/TA].
ko·ni·o·cor·tex ［kòuniouk ɔ́:teks］ 顆粒性皮質（感覚皮質領（野）の顆粒層）. 形 koniocortical.
ko·ni·ol·o·gy ［kòuniálədʒi］ 塵埃学，= coniology.
ko·ni·om·e·ter ［kòuniámitər］ 粉塵計，= impinger.
ko·ni·o·sis ［kòunióusis］ 塵埃症，= coniosis.
Konjetzny gastritis コンエツニー胃炎（細菌感染性胃炎で，胃壁の各層の肥厚および潰瘍と粘膜肥厚とを特徴とし，臨床的には胃癌の症状を呈する），= chronic lymphatic gastritis.
ko·nom·e·ter ［kounámitər］ 粉塵計，= coniometer, konimeter.
ko·no·ni·pho·bia ［kòunounifóubiə］ 群集恐怖〔症〕.
kon·zo ［kánzou］ コンゾー（アフリカでみられる，カッサバ根を食べて起こる上位運動神経疾患）.
koo·mis ［kú:mis］ クーミス，= koumiss.
koo·sin ［kú:sin］ クーシン，= kous(s)in.
koo·so ［kú:sou］ コソ，= cusso.
kopf–tet·a·nus ［kɔ́:f tétənəs］ 頭部破傷風（頭部，特に睫毛接近部の外傷による破傷風で，牙関緊急，片側顔面神経麻痺，嚥下困難など狂犬病に類似の症候を呈し，しばしば致死的経過をとる），= head tetanus, hydrophobic tetanus.
ko·phe·mia ［kəfí:miə］ 言語聾，= word deafness, logokophosis.
Koplik, Henry ［káplik］ コプリック（1858–1927, アメリカの小児科医）.
K. spots コプリック斑（麻疹の診断に有用な頬粘膜疹），= Koplik sign.
K. stigma of degeneration コプリック変性出血斑（特発性クレチン症においてみられる扁平骨 os pisiforme の隆起）.
ko·po·pho·bia ［kàpoufóubiə］ 疲労恐怖〔症〕.
Kopp, Johann Heinrich ［kɔ́p］ コップ（1777–1858, ドイツの医師）.
K. asthma コップ喘息（喉頭痙攣），= laryngismus stridulus.
K. thymic asthma コップ胸腺性喘息，= laryngismus stridulus.
Koppeschaar so·lu·tion ［kápisʃɑ:r səl(j)ú:ʃən］ コッペシャール液（臭素7.992gを水1,000mLに溶かしたもの），= tenthnor–mal bromine.
kop·ra·tin ［káprətin］ コプラチン（アルファヘマチンから腐敗性変化により生成される物質で，血液のピリジン試験法においてピリジン，ヘモクロモゲンスペクトルを出すもの）.
kop·ri·kin ［káprikin］ コプリキン（糞便中の不消化性動物成分）.
kopro– ［kɑprou, –rə］ 糞便との関係を表す接頭語，= copro–.
kop·ros·te·rin ［kəprástərin］ コプロステリン，= coprosterol, stercorin.
Korányi, Baron F. von ［kəráinji:］ コラニイ（1892–1912, ハンガリーの医師）.
K. auscultation コラニイ聴診〔法〕（ある部位に垂直に当てた示指の第2指関節を他の示指頭で叩きながら聴診する方法）.
K.–Grocco triangle コラニイ・グロッコ三角，= Grocco sign (triangle).
K. method コラニイ聴打診法（左手の指を患者の胸壁に垂直に保ち，その第2指節を右手の指で打診す

K

る方法), = Korányi auscultation.
K.-Ruszniak method コラニイ・ルッサニヤーク法(微量の食塩を定量する方法で, Cl を AgCl として沈殿させ, 鉄ミョウバン(明礬)を指示薬としてロダンアンモン液で測定する).
K. sign コラニイ徴候(胸膜滲出 pleural effusion 徴候の一つ).
K. treatment コラニイ療法(白血病のベンゾール療法).
Korean fever 韓国型出血熱.
Korean hemorrhagic fever (KHF) 韓国型出血熱〔医学〕(Hantaan ウイルスによる出血熱で, ネズミから感染し, 発熱, 出血傾向, 腎障害を特徴とする. 日本を含む北東アジアからスカンジナビア半島に及ぶ広範な地域で発生するが, 各地で病名が異なり, 現在ではこれらを総称して腎症候性出血熱 hemorrhagic fever with renal syndrome (HFRS) と呼んでいる), = Manchurian hemorrhagic fever, epidemic hemorrhagic f., hemorrhagic f. with renal syndrome.
Korean hemorrhagic fever virus 韓国型出血熱ウイルス, = Hantaan virus.
Korff, Karl von [kɔ́:f] コルフ(ドイツの解剖学者).
K. fibers コルフ線維(歯髄周辺部にある放線状銀線維で, デンチン中に突入して扇状に広がり, デンチンの形成に関与する), = dentinogenic fibers.
Kornberg, Arthur [kɔ́:nbə:g] コーンバーグ(1918-2007, アメリカの生化学者. デオキシリボ核酸の酵素学的合成(1956), リボ核酸を酵素学的に合成(1955)などの業績により, S. Ochoa とともに1959年度ノーベル医学・生理学賞を受けた).
K. enzyme コーンバーグの酵素(大腸菌 DNA ポリメラーゼⅠのこと).
Kornhauser quad·ru·ple stain [kɔ́:nhauzər kwádru:pl stéin] コルンハウゼル4重染色液(結合組織の染色液で, 次の4種類を用いる: ① 合成 orcein 0.4g, 濃硝酸 0.4mL, 90% アルコール 100mL. ② 酸性アリザリンブルー 2B 0.35g, アンモニアミョウバン 5g, N/10 酢酸 82mL, N/10 酢酸ナトリウム 18mL を混合し, 10分間時計皿で覆ったフラスコで徐々に加熱し, 冷却後濾過する. ③ オレンジG 2g, ファストグリーン FCF 0.2g, 氷酢酸 2mL, 蒸留水 100mL. ④ リンタングステン酸 4g, リンモリブデン酸 1g, 水 10mL).
Kornzweig, Abraham Leon コルンツヴァイク(1900-1982, アメリカの医師). → Bassen-Kornzweig syndrome.
Koro コロ(生殖器退縮恐怖).
ko·ro·cyte [kɔ́:rəsait] 桿状核好中球, = stab neutrophil leucocyte.
ko·ron·i·on [kəránian] コロニオン(下顎骨筋突起の尖端点), = coronion.
kor·o·seal [kɔ́:rəsi:l] コロシール(アセチレンと塩酸からつくった塩化ビニルの可塑塩化ポリビニルで, 酸化に対する高度の抵抗性を利用して多数の用途がある).
Korotkoff, Nikolai Sergevich [kərɔtkɔ́f] コロトコフ(1874-1920, ロシア・モスクワの医師).
K. method コロトコフ法(聴診による血圧測定法).
K. sounds コロトコフ音(血圧を測定するときに聴取される動脈音で, 最大血圧と最小血圧との中間にある).
K. test コロトコフ試験(動静脈瘤において, その近位部動脈を圧迫しても末梢循環の血圧が相当に高値を示すときは, 側副血行がほぼ完全であることを証明する).
Korsakoff, Sergei Sergeevich [kɔ́:səkɑf] コルサコフ(1854-1900, ロシアの神経科医), = Korsakov, Sergei Sergeevich.
K. disease = Korsakoff syndrome.
K. psychosis コルサコフ精神病〔医学〕.
K. syndrome コルサコフ症候群(健忘症候群の代表例で, 普通アルコール中毒と栄養障害(ビタミン B_1 持続性欠乏により生じた乳頭体 - 視床系の障害)によるとされている. 記銘障害, 作話, 見当識, 健忘を主徴とし, 多発神経炎の症状を伴うことがある), = Korsakoff psychosis, polyneuritic psychosis, cerebropathia psychica toxaemica, chronic alcoholic delirium.
Körte, Werner [kə́:tə] ケールテ(1853-1937, ドイツの外科医).
K.-Ballance operation ケールテ・バランス手術(顔面麻痺の手術療法で, 顔面神経と舌下神経とを吻合する方法).
Korthof me·di·um [kɔ́:θəf mí:diəm] コルトフ培地(レプトスピラの分離に用いられる).
Korthof test コルトフ・テスト〔医学〕.
Kortzeborn op·er·a·tion [kɔ́:tsbɔ:n àpəréiʃən] コルツェボルン手術(正中神経麻痺による猿手の矯正手術で, 母指の伸筋腱を延長させて手の尺骨側へ筋膜により縫合する方法).
ko·sam [kóusæm] コサム(南アジア産ニガキ[黄楝樹]科植物 *Brucea sumatrana* の種子で, 下痢および子宮出血の治療に用いられる).
Koshevnikoff dis·ease [kouʃévinikɑf dizí:z] コシェフニコフ病, = Kozhevnikov disease.
kos·o·tox·in [kousətáksin] コソトキシン $C_{26}H_{34}O_{10}$, $C_{25}H_{32}O_9$ (コソ kosso から得られる黄色粉末駆虫薬).
Kossa, Julius von [kásə] コッサ(ハンガリーの病理学者), = von Kossa, Julius.
K. stain コッサ染色〔法〕.
Kossel, Albrecht [kɔ́:səl] コッセル(1853-1927, ドイツの生理・生化学者. 核酸の分解産物に関する研究で有名, ヒスチジンおよびサイミンを発見し, 1910年度ノーベル医学・生理学賞を受けた).
K.-Siegfried protamine nucleus hypothesis コッセル・シーグフリードプロタミン核仮説(タンパク質はすべてアルギニン, ヒスチジン, リジンの3種アミノ酸の核を中心として形成され, アルギニンはそのうちの最も主要な成分とみる説).
K. test コッセルヒポキサンチン試験(被検液を亜鉛と塩酸および過量の苛性ソーダで処理すると, 紅赤色が発生する).
Köster, Karl [kə́stər] ケーステル(1843-1904, ドイツの病理学者).
K. nodule ケーステル小結節(単一の巨大細胞を巡って上皮様および胚細胞の2重層からなる結節).
Kostmann, Rolf [koustmɑ:n] コストマン(1909-1982, スウェーデンの小児科医).
K. neutropenia コストマン好中球減少症.
K. syndrome コストマン症候群(先天性好中球減少症の一つ).
kou·miss [kú:mis] クーミス〔医学〕(タタール人の用いる牛乳からつくった飲料, 以前は雌ウマの乳汁を利用した), = kumiss, kumyss.
kou·s(s)in [kú:sin] クーシン $C_{31}H_{38}O_{10}$ (コソから得られる駆虫用樹脂), = brayerin, cousin.
kous·so [kúsou] コソ, = cusso.
Kovalevski, Pavel Ivanovich [kə̀vəléfski:] コヴァレフスキー(1846-1910, ロシアの解剖・発生学者).
K. canal コヴァレフスキー管(胎児の腸神経管で, 神経管と原腸とを連結する), = canalis neurentericus.
Koyanagi, Yoshizo [kouyənɑ́:gi] 小柳美三(1880-1954, わが国の眼科医. Vogt-K. syndrome).
Koyter, Volcherus [kɔ́itər] コイテル(1534-1600, オランダの解剖学者).
K. muscle コイテル筋(皺眉筋), = corrugator su-

K

percilii.

Kozhevnikov, Alexisei Jakovlevich [kɔʒevníkɔf] コシェフニコフ(1836-1902, ロシア神経科医), = Kojewnikoff.

K. disease コシェフニコフ病(原因不明の部分的持続性てんかんまたは幼年期脳脊髄炎の過度運動型), = hyperkinetic form of juvenile encephalomyelitis.

KP keratic precipitates 角膜後面沈殿物の略.

K-R モスクワ医 Klyueva および Roskin の略字(Chagas 病の病原体 *Trypanosoma cruzi* を不活性化してつくった抽出液で, 癌の治療に用いられる).

Kr krypton クリプトンの記号(原子番号36, 元素記号 Kr, 原子量 83.80), = crypton.

Krabbe, Knud H. [krá:bə] クラッベ(1885-1961, デンマークの神経科医).

K. disease クラッベ病(家族性びまん性小児脳硬化症), = familial infantile diffuse cerebral sclerosis.

Kraepelin, Emil [kréipəlin] クレペリン(1856-1926, ドイツの精神科医).

K.-Bleuler syndrome クレペリン・ブロイラー症候群.

K. classification クレペリン分類法(精神病を躁うつ病と統合失調症とに分類する方法).

Krafft-Ebing, Richard von [krá:ft ébiŋ] クラフト・エービング(1840-1902, ドイツの精神科医. 性の精神病理学研究で有名).

K

Kraissl line クライスル割線(死体の静的皮膚割線. 1951年 Cornelius J. Kraissl が提唱), = wrinkle line.

krait [kráit] クライトヘビ(インド, ベンガル地方に産する猛毒性のアマガサヘビ *Bungarus fasciatus*).

Krajian Congo stain [krǽʤiən káŋgou stéin] クラジアンコンゴ染色法(弾性線維の染色法で, コンゴレッドに続いてアニリンブルーで処理すると, 弾性線維は赤, ほかの線維は青に着色する).

Krajian rap·id stain·ing [krǽʤiən rǽpid stéiniŋ] クラジアン速染法(ヘマトキシリンエオジン染色変法で, 後染色前に脱水し, エオジンを carbolxylol 溶液として用いると, 後にはキシロールのみを通るので脱色は起こらず, またアルコールも希釈したものを用いる. carbolxylol のエオジン溶液は eosinol とも呼ばれる).

kra-kra [krá: krá:] = craw-craw.

Kramer, John Geroege Henry [krǽmər] クラーメル(オーストリアの医師・植物学者. ラタニア rhatany の学名は *Krameria* と呼ばれる).

Kra·me·ria [krəmí:riə] ラタニア属(クラメリア科 *Krameriaceae* の一属で, *K. argentea* などの根茎はタンニンに類似の収斂作用を示し, 止血または亀裂などの治療に用いる), = rhatany.

kra·mer·ic ac·id [krəmérik ǽsid] クラマリック酸, = ratanhiatannic acid.

Kraske, Paul [krá:sk] クラスケ(1851-1930, ドイツの外科医).

K. operation クラスケ手術(直腸癌の手術に当たり, 直腸切除のために尾骨および仙骨の一部を切除する方法), = sacrectomy.

kra·tom [krǽtəm] クラトム(タイ人の用いる *Mitragyna speciosa* の葉を含むそしゃく剤で, 南アメリカ人のコカ葉と同一の目的に供せられる).

kra·tom·e·ter [kreitámitər] クラトメーター(斜視矯正に用いるプリズム屈折器).

krau·o·ma·ni·a [krɔ:əméiniə] 律動性筋攣縮(頭部, 四肢筋の急激な速い筋攣縮).

krau·ro·sis [krɔ:róusis] 萎縮症(特に40歳以後の女性外陰部の).

k. glandis et praeputii penis 亀頭陰茎萎縮(Delbanco).

k. of penis 陰茎萎縮症[医学].

k. of vulva 外陰萎縮症[医学].

k. penis 陰茎萎縮症.

k. vulvae 外陰萎縮症, = Breisky disease, leukokraurosis, leukoplakia vulvae, pruritis vulvae.

Krause, Fedor Victor [kráus] クラウゼ(1857-1937, ドイツの外科医).

K. graft クラウゼ移植〔片〕.

K. method クラウゼ植皮術(皮膚全体の厚さを採って用いる植皮術), = Wolfe-Krause graft.

K. operation クラウゼ手術(Hartley とは別個に, 顔面神経痛の外科的療法として第5脳神経節の切除術), = Hartley-Krause operation.

K.-Wolfe graft クラウゼ・ウルフ移植〔片〕.

Krause, Karl Friedrich Theodor [kráus] クラウゼ(1797-1868, ドイツの解剖学者).

K. glands クラウゼ腺(上眼瞼の副涙腺).

K. median puboprostatic ligament クラウゼ正中恥骨前立靱帯(骨盤横靱帯), = ligamentum transversum pelvis.

Krause, Wilhelm Johann Friedrich [kráus] クラウゼ(1833-1910, ドイツの解剖学者).

K. bone クラウゼ骨.

K. bundle クラウゼ束(孤束), = respiratory bundle, fasciculus solitarius.

K. corpuscle クラウゼ小体(終棍)(結膜, 口周, 亀頭, 陰核などの結合組織内にある知覚神経終末), = Krause end bulb.

K. end bulbs クラウゼ終末小体.

K. membrane クラウゼ膜(縦切断面にみられる暗黒線で, 横紋筋の筋節を限界する膜), = Dobie line, intermediate disk, thin disk, Z band, telophragma.

K. respiratory bundle クラウゼ呼吸束.

K. valve クラウゼ弁(涙嚢と鼻涙管の連結部にみられる粘膜ヒダ), = valve of Béraud.

kre·bi·o·zen [kribáiəzən] クレビオゼン(*Actinomyces bovis* で感作したウマの血清からつくられているとされている製剤. 悪性癌腫治療に用いられたが現在はその効果には疑いがもたれている. Durovic).

Krebs, Carl [krébz] クレブス(1892-1979, デンマークの病理学者).

K. leucocyte index クレブス白血球指数(好中球の百分率をリンパ球のそれで割った数値).

Krebs, Edwin Gerhard [krébz] クレブス(1918-2009, アメリカの生化学者. タンパク質リン酸化酵素(プロテインキナーゼA)を発見, 近年タンパク質のリン酸化反応が臓器移植に対する免疫抑制薬(シクロスポリン)や細胞の癌化のメカニズムにも関与していることがわかり, その業績が評価された. 「生体制御機構としての可逆的タンパク質リン酸化の発見」により, E.Fischer とともに1992年度ノーベル医学・生理学賞を受賞).

Krebs, Hans Adolf [krébz] クレブス(1900-1981, イギリスに住んだドイツの生化学者. 1953年ノーベル医学・生理学賞受賞).

K. citric acid cycle クレブスクエン酸サイクル(Szent-Györgyi のコハク酸循環過程を発展させたトリカルボン酸サイクルで, 炭水化物の好気性分解においてリンゴ酸→オキザロ酢酸+焦性ブドウ酸またはリン酸アセチル→クエン酸の反応を仮定する循環過程).

K. cycle クレブス回路(TCA 回路, クエン酸回路), = TCA cycle, citric acid cycle.

K.-Henseleit cycle クレブス・ヘンゼライトサイクル(哺乳動物, その他の尿素排泄動物 ureotelic animals, 例えば両生類の親に存在する. 二酸化炭素, アンモニア, アスパラギン酸のアミノ窒素から尿素を合成する代謝反応), = Krebs citric acid cycle, urea cycle.

K.-Kornberg cycle クレブス・コーンベルグサイクル．
K. ornithine cycle クレブスオルニチンサイクル（Henseleit との共同研究において，アルギニンが肝臓内で尿素とオルニチンとに分解する原理に基づいて，尿素は肝臓にて生成されるとする反応系）．
K. urea cycle クレブス尿素サイクル，= TCA cycle, tricarboxylic acid cycle.
krel·os ［kréləs］ クレロス（クレゾールまたは高価フェノール同族化合物をロージン石ケンに溶かした消毒殺菌薬）．
kre·o·form ［kríəfɔ:m］ クレオフォルム（グアヤコールをホルムアルデヒドで処理して得られる不溶性無色粉末），= geoform.
kre·o·tox·i·con ［krìətáksikən］ クレオトキシコン（腐敗肉中毒を起こす毒素），= creotoxicon.
kre·o·tox·in ［krìətáksin］ クレオトキシン（植物性微生物により肉に発生する塩基性毒素），= creotoxin.
kre·o·tox·ism ［krìətáksizəm］ 腐敗肉中毒症，= creotoxism.
kres·a·mine ［krésəmi:n］ クレサミン（トリクレゾールとエチルエネジアミンとのおのおの25％水溶液で，黄色アルカリ性殺菌薬）．
kre·s·o·fuch·sin ［krìsəfʌ́ksin］ クレソフクシン（組織の染色に用いる暗青色色素で，水溶液は赤色，アルコール溶液は青色を呈する）．
kre·sol ［krísɔ:l］ クレゾール，= cresol.
Kretschmann, Friedrich ［kréʧmɑ:n］ クレッチマン（1858–1934，ドイツの耳科医）．
K. space クレッチマン間隙（鼓室，上鼓室間の狭い空間の一部）．
Kretschmer, Ernst ［kréʧmər］ クレッチマー（1888–1964，ドイツの精神科医）．
K. types クレッチマー体型（人格と体型との関係を表す分類法で，無力体型 adthenic は分裂型 schizoid，肥満体型 pyknic は循環型 cycloid）．
Kretz, Richard ［kréts］ クレッツ（1865–1920，ドイツの病理学者）．
K. granule クレッツ顆粒（肝硬変にみられる肝細胞顆粒）．
Kreysig, Friedrich Ludwig ［krí:zig］ クライシッヒ（1770–1839，ドイツの医師）．
K. sign クライシッヒ徴候（癒着性心膜炎の徴候の一つ），= Heim-Kreysig sign.
kri·ging ［kráiʤiŋ］ クリージ化（Krige, D. G. の提唱したデータの平滑法）．
kriim fever クリイム熱（アイスランド，ファロー，グリーンランドにおける地方病）．
Krimer, Johann Franz Wenzel ［krímər］ クリメル（1795–1834，ドイツの外科医）．
K. operation クリメル手術（口蓋裂の手術で，粘膜骨膜弁を大きく切開し，上方へ挙上して正中線において縫合する方法）．
krimp·siek·te ［krímpsi:kti］ クリンプジークテ（南アフリカにみられる家畜病で，*Cotyledon wallachii* の食中毒症）．
Krimsky test クリムスキー試験．
kringle ［kríŋgl］ クリングル（ジスルフィド結合で安定化した多重ループのアミノ酸配列．プラスミノーゲンに存在する）．
krin·in ［krínin］ クリニン，= crinin.
krin·o·sin ［krínəsin］ クリノシン，= crinosin.
Krishaber, Maurice ［krì:shɑ:bé:r］ クリスハーベル（1836–1883，フランスに住んだハンガリーの医師）．
K. disease クリスハーベル病（感覚および心臓神経の神経疾患で，頻拍，めまい，感覚過敏，錯覚などの症状を伴う神経症），= cerebrocardiac neuropathy.
Krisovski sign ［krisʌ́vski sáin］ クリソウスキー徴候（先天梅毒においてみられる口角からの放線状ヒダ．Max Krisovski はドイツ医）．
Kristeller, Samuel ［krístelər］ クリステレル（1820–1900，ドイツの産婦人科医）．
K. mucus string クリステレル粘液索（性交興奮時，子宮頸管からの分泌液）．
K. technique クリステレル圧出法（子宮底を圧迫して胎児の娩出を促す方法），= Kristeller expression.
Kristiansen syn·drome ［krísʧənsən síndroum］ クリスチャンセン症候群（緩慢に進行して球麻痺に終わる症候群で，長期間頭痛を訴え脳脚麻痺症状を呈し，半盲が潜行的に発現する．主として大脳脚背側口端と視床が侵されるので，解離性感覚麻痺，自発痛，触覚過敏がある）．
krit·e·sin ［krítəsin］ クリテシン（オオムギの穂から得られるフルクタン）．
Kroenig field クレーニッヒ野，= Kroenig area.
Krogh, Schak August Steenberg ［krɔ́:g］ クロフ（1874–1949，デンマークの生理学者．コペンハーゲン大学動物生理学教授として血液循環における毛細血管の呼吸と作用に関する著書 The Anatomy and Physiology of Capillaries (1922)； The Comparative Physiology of Respiratory Mechanism (1940) は有名で1920年ノーベル医学・生理学賞を受けた）．
K. spirometer クロフ呼吸ガス代謝測定器（方形の箱の内部は外気から遮断され，可動蓋に連なる書尖は回転円筒面に箱内の容積変化を記録するようにつくった装置）．
Kromayer, Ernst Ludwing Franz ［króumaiər］ クローマイエル（1862–1933，ドイツの皮膚科医）．
K. burn クローマイエル熱傷（クローマイエル灯による熱傷）．
K. lamp クローマイエル灯（水を用いる冷却装置を備えた水銀灯で紫外線を発生する器械）．
Krompecher, Edmund ［krɑmpékər］ クロムペッヘル（1870–1929，ハンガリー・ブダペストの病理学者）．
K. tumor クロムペッヘル〔皮膚〕癌（腐食性潰瘍），= rodent ulcer.
Kronecker, Karl Hugo ［króunekər］ クロネッケル（1839–1914，スイスの病理学者．クロネッカーともいう）．
K. center クロネッケル中枢．
K. inhibitory center クロネッケル中枢（心臓の抑制中枢）．
K.-Lichtenstein serum クロネッケル・リヒテンスタイン血清（塩化ナトリウム6～7g，炭酸ナトリウム1,000mL を水1,000mL に溶かしたもので，細菌性疾患に用いる注射液）．
K. puncture クロネッケル穿刺（心臓抑制中枢の穿刺）．
K. solution クロネッケル液（炭酸ナトリウムで弱アルカリ性にした5g 食塩水で，組織を鏡検するために用いる）．
K. stain クロネッケル染色〔液〕．
Krönig, Bernhard ［krɔ́:nig］ クレーニヒ（1863–1918，ドイツの婦人科医）．
K. method クレーニヒ法（クモル中で165°C に1時間加熱する腸線消毒法），= Krönig technic.
K. steps クレーニヒ階段（右心肥大にみられる症徴で，心臓濁音界の右縁の下部が階段様に延長すること）．
Krönig, Georg ［krɔ́:nig］ クレーニヒ（1856–1911，ドイツの医師）．
K. areas クレーニヒ野（肺尖部における共鳴部），= Krönig fields.
K. isthmus クレーニヒ峡（クレーニヒ野の背腹両部を連結する細長い肩上の峡部）．

Krönlein, Rudolph Ulrich [krə́:nli:n] クレンライン(1847–1910, スイスの外科医).

K. hernia クレンラインヘルニア(鼡径腹膜前ヘルニア. 一部は鼡径部に一部は腹膜前方に脱出するヘルニア), = inguinoproperitoneal hernia.

K. operation クレンライン手術(① 顔面神経痛の外科療法としての三叉神経の第3枝露出法. ② 眼球を切開することなく眼窩外側を切除して眼窩腫瘍を摘出する方法).

Krueger–Schmidt meth·od [krí:gər ʃmít méθəd] クリーゲル・シュミット法(尿酸およびプリン塩基検出法. 原理としては尿酸とプリン体とを酸化銅の化合物として沈殿させた後, 硫化ナトリウムで分解, 尿酸は塩酸で沈殿させ, プリン体はその濾液から銅または銀化合物として分離する).

Krukenberg, Adolph [krú:kənbə:g] クルーケンベルグ(1816–1877, ドイツの解剖学者).

K. vein クルーケンベルグ静脈(肝葉の中心静脈), = venae centrales hepatis.

Krukenberg, Friedrich Ernst [krú:kənbə:g] クルーケンベルグ(1871–1946, ドイツの病理学者).

K. spindle クルーケンベルグ紡錘(角膜の後面にみられる垂直の赤褐色紡錘状混濁), = Axenfeld–Krukenberg spindle.

K. tumor クルーケンベルグ癌(転移性卵巣癌で, 主として胃癌からの転移による. 粘液を充満した印環細胞の増殖が特徴である).

K

Krukenberg, Hermann [krú:kənbə:g] クルーケンベルグ(1863–1935, ドイツの外科医).

K. operation クルーケンベルグ手術(尺骨と橈骨とを切離して, フォーク状の人工手をつくる方法), = Krukenberg arm or hand.

Krukow sign クルコーウ徴候(患側の第8~12肋骨の前胸部皮膚の浮腫と圧痛).

Kruse, Walther [krú:sə] クルーゼ(1864–1943, ドイツの細菌学者).

K. brush クルーゼブラシ(細菌を培養基の表面に広げるために用いる白金製ブラシ).

K.–Shiga method クルーゼ・志賀法(赤痢免疫を賦与するため菌を皮内に注射する方法).

Kruskal, William Henry [krʌ́skəl] クラスカル(1919–2005, アメリカの統計学者).

K.–Wallis H test クラスカル・ワリス検定(ウィルコクソン順位和検定法を3群間以上の分布の差の検定に広げたもの).

kry·mo·ther·a·py [kràiməθérəpi] 寒冷療法, = crymotherapy.

kry·os·co·py [kràiáskəpi] 凝固点降下法, 結氷点測定, 結氷降下度測定, = cryoscopy.

krypto– [kriptou, –tə] = crypto–.

kryp·to·cy·a·nine [krìptousáiənin] クリプトシアニン(キノリン染料に属する感光色素の一つ 1,1′–diethyl–4,4′–carbocyanine. 日本においては尾形輝太郎により研究された虹波 rainbow wave drug は, その成分により次の種類に区別される: ① KOA_1 (neocyanine)は優秀な赤外線感光色素, ② KOA_2 (illuminol U)は赤外線感光色素, ③ KOA_3 は赤色増感色素, ④ KOA_4 は紫外部に増光感性を示す).

kryp·to·hem·in [krìptəhémin] クリプトヘミン $C_{33}H_{32}N_4O_5Fe$ (混合色ヘミンで, 血液ヘミンを塩酸で処理するときに得られる副産物. Negelein).

kryp·tok [kríptɑk] クリプトック(クラウンガラスにフリントガラスをはめた二焦点レンズ).

kryp·tom·ne·sic [krìptəmní:sik] 潜在意識の, 潜伏記憶の.

kryp·ton (Kr) [kríptɑn] クリプトン(イギリス・スコットランドの化学者Sir William Ramsayにより1898年に発見されたアルゴン系の不活性気体元素, 原子番号36, 元素記号 Kr, 原子量 83.80), = crypton.

k.–85 (^{85}Kr) inhalation test クリプトン–85吸入試験.

k. laser クリプトンレーザー.

kryp·to·pyr·rol [krìptəpírɔ:l, –pirɔ́:l] クリプトピロール ㊛ 2,4–dimethyl–3–ethylpyrrole (ヘミンの還元物), = hemopyrrolic.

k. carboxylic acid クリプトピロールカルボン酸(ビリルビンの還元物の一つ).

KT typhus 村落チフス(主として野外労働者にみられる熱帯性発疹チフス).

KTP laser KTPレーザー (potassium (K), Titanyl, Phosphate laser).

ku·bi·sa·ga·ri [kubisəgɑ́:ri, –sɑgɑri] [J] 首下がり(日本にみられる麻痺性めまい. 誤って kubisugari とも書かれている), = Gerlier disease.

k. disease 首下がり病(神経徴候の一つで首下がり徴候を示すものをいう. パーキンソン病, 多系統萎縮, 多発筋炎などがある. 原因として筋トーヌスの異常, 後頸筋の筋力低下があげられる).

Küersteiner キュルスタイナー. → Kürsteiner, W.

Kuess, Georges [kés] キッス(1867–1936, フランスの医師. 小児結核の研究で名がある).

K.–Ghon focus キッス・ゴーン病巣(小児における原発性ゴーン結核に衛星リンパ節の侵襲を伴うもの), = primary complex, Ghon complex.

Kuf, H. [kú:f] クッフ(1871–1955, ドイツの医師).

K. disease クッフ病(年齢15歳以後にみられる脳性黄斑変性の晩発若年型).

Kugel anastomotic artery クーゲル吻合動脈(大心房吻合動脈).

Kugel artery クーゲル動脈(心臓の吻合動脈).

Kugelberg, Eric [kú:gəlbə:g] クーゲルベルク(1913–1983, スウェーデンの神経科医).

K.–Welander disease クーゲルベルク・ウェランダー病(小児の脊髄性筋萎縮症で, 軽症型をいう), = juvenile muscular atrophy.

Kugelmass sign [kú:gəlməs sáin] クーゲルマス徴候(幼児の潜伏アレルギーの初期症状で, 耳後部の間擦疹は特に意義ある症状).

Kuhlmann, Frederik [kú:lmən] クールマン(1876–1941, ドイツの心理学者).

K. test クールマン試験, = Binet–Simon test.

Kuhn, Ernst [kú:n] クーン(1873–1920, プロシャの医師).

K. mask クーン面(肺結核療法に用いる面).

Kuhn, Franz [kú:n] クーン(1866–1929, ドイツの外科医).

K. anemic zone クーン貧血帯(歯科注射麻酔によって起こる貧血帯で顔面に紫斑が現れる).

K. tube クーン管(気管内麻酔用軟性金属管).

Kuhn, Richard Johann [kú:n] クーン(1900–1967, ドイツの化学者. 1929年以来ハイデルベルグのKaiser–Wilhelm 研究所医薬部門主任で, カロチン, クラトフラビンなどの天然物の研究のほか, ビタミン B_2 の結晶分離および合成(1933), ビタミンAの合成に成功(1937)し, 1938年ノーベル賞を与えられたが, ナチスの圧迫のため返還した).

Kühne, Heinrich [kí:ni] キーネ(ドイツの組織学者).

K. method キーネ染色法(① 鼻疽菌染色法: メチレンブルー1.5, アルコール10, 5%フェノール100に切片を30分間浸漬し, 水洗後塩酸水で脱色, 炭酸リチオム溶液中に入れ, 無水アルコールで脱水後, メチレンブルーで染色した後アニリン油と軽エーテル油で処置する. ② パラフィン切片はミョウバンヘマトキシリンで染め, 水洗後 anilin hydrochlorate 水溶液で15分間処置し, 水洗後脱水する).

K. methylene blue キーネのメチレンブルー（メチレンブルー，無水アルコール，5%フェノールの混合液）.

Kühne, Wilhelm Friedrich ［kíːni］ キーネ（1837–1900，ドイツの組織学者．生化学および生理学，特に酵素学の開祖と呼ばれ，筋タンパク質の凝固性を証明し，トリプシンおよび視紅を抽出した）.

K. fiber キーネ線維（昆虫の腸管内に粘液菌を増殖させてつくった人造筋肉様線維）.

K. muscle spindle キーネ筋紡錘，= neuromuscular spindle.

K. phenomenon キーネ現象（筋に直電流を通ずるとき，陽極から陰極に向かって収縮波が現れる筋現象），= Porret phenomenon.

K. plate キーネ板.

K. terminal plate キーネ終板（筋紡錘における運動神経線維の終末）.

Kuhnt, Hermann ［kúːnt］ クーント（1850–1925，ドイツの眼科医）.

K. illusion クーント錯視（一側の眼にはその外側視野において，同間隔の距離はその内側視野におけるよりは短く見える）.

K.–Junius disease クーント・ユニウス病（主として40歳以上の中年期または壮老期にみられる網膜の疾患で，黄斑が円板状に変性を起こし，灰白または黄色の円形，三角形または四角形の着色を呈し，中心窩はやや突出し，濾出液の貯留と細胞遊出が病因となる），= disciform degeneration of macula lutea.

K. operation クーント手術（① 前頭洞の根治手術で，その前壁を切除し，洞内容および粘膜を掻は（爬）する方法．② 眼角切除術で，眼瞼の皮膚弁を切開創に対して眼角の方向へ縫合する方法．③ 外反手術で，瞼板および結膜の楔状片を切除する方法．④ 眼瞼癒着手術で，植皮により癒合を防ぐ方法）.

K. spaces クーント腔.

kuk·o·line ［kúkəlin］ コツキュリン $C_{16}H_{20}NO_3$–$3H_2O$，= kokuline.

ku·ku·ruk·u ［kukurúku］ ククルク（ナイジェリアにみられる発熱性黄疸）.

Kulchitsky, Nicholas ［kuːltʃítski］ クルチッキー（1856–1925，ロシアの組織学者）．→ Kultschitzky, Nicholas.

Kulenkampff, Dietrich ［kúːlənkɑmf］ クーレンカンフ（1880生，ドイツの外科医）.

K. anesthesia クーレンカンフ麻酔（腕神経叢麻酔法で，鎖骨中央部に近接する所で叢内に局所麻酔薬を注射する局所麻酔法），= brachial plexus block.

Kultschitzky, Nicholas ［kuːltʃítskiː］ クルチッキー（1856–1925，ロシアの組織学者）.

K. cells クルチッキー細胞（リーベルキューン腺の内面にある好銀細胞）.

K. decolorizer クルチッキー脱色液（1%フェリチアンカリウム液10mLと炭酸リチウム Li_2CO_3 の飽和水溶液100mLとを混合する）.

K. hematoxylin クルチッキーヘマトキシリン（無水アルコールでつくったヘマトキシリン液を6ヵ月間成熟させ，使用に際しその10mLを2%酢酸液90mLで希釈すると，ミエリン鞘および Smith–Dietrich の類脂体染色に最適の染色液が得られる）.

K. myelin stain クルチッキー髄膜染色法（セロイジン切片を12〜24時間15°〜20°Cでクルチッキーヘマトキシリンで染め，クルチッキー脱色液で4〜12時間に3〜4回新しい液で分別し，水洗，脱水，透徹，封入する）.

Kültz, Rudolph Eduard ［kíːlts］ キルツ（1845–1895，ドイツの医師）.

K. cylinders キルツ昏睡円柱（糖尿病における昏睡状態の初期に出現するといわれる高度の屈折性顆粒円柱），= coma–casts.

K. test キルツ試験（糖尿病患者尿中の糖分を発酵させた後，なお尿が右旋偏光を示す場合には，ベータオキシブチル酸が含有されている）.

Kumaon fever クマオン熱（インドの発疹チフス）.

kum·is kuch·ing ［kúmis kúʧiŋ］ ネコノヒゲ［猫の鬚］（南太平洋諸島および台湾，種子島などに栽培されるシソ科に属する多年草で，Gürber が1927年に発表して以来その葉に利尿効果を示す成分の存在することが報告されている．本名はマレー語で koemis koetjing と書き，koemis はネコ，koetjing は鬚の意味），= *Orthosiphon aristatus*.

ku·miss ［kúːmis］ クーミス，= koumiss.

Kümmell, Hermann ［kíːməl］ キュメル（1852–1937，ドイツの外科医）.

K. disease キュメル病（外傷性脊椎炎または脊椎の圧迫骨折），= post–traumatic kyphosis, traumatic spondylitis.

K. point キュメル点（慢性虫垂炎において臍から1〜2cm下方でやや右側に寄った圧痛点）.

K.–Verneuil disease キュメル・ヴェルネーユ病，= Kümmell disease.

Kummerfeld, Karoline ［kúməːfəld］ クンメルフェルド（1745–1815，ドイツの皮膚科医）.

K. lotion クンメルフェルド液（尋常性痤瘡などに用いる）.

Kumon meth·od (indican) ［kúmən méθəd］ クモンインジカン検出法（ニンヒドリンとインジカンとの特異化学的反応）.

ku·myss ［kúːmis］ クーミス，= koumiss.

Kundrat, Hans ［kúndrət］ クンドラット（1845–1893，オーストリアの病理学者）.

K. lymphosarcoma クンドラットリンパ肉腫（隣接リンパ節には急速に転移するが，ほかの組織を侵すことなく，血液像は貧血，好中球増加，リンパ球減少を示す）.

Kunitz pancratic trypsin inhibitor クニッツ膵臓トリプシン阻害物質.

Kunitz ribonuclease クニッツリボヌクレアーゼ（酵母 RNA のピリミジン核酸基の相互結合の40%程度を水解する酵素）.

Kunitz soybean trypsin inhibitor クニッツ大豆トリプシン阻害物質.

Kunkel test ［kúŋkəl tést］ クンケル試験（① 一酸化炭素中毒症血液を蒸留水で4倍に希釈し，1%タンニン酸溶液の3倍量を加えると，美しい赤色を呈する．② γ–グロブリン定量には試薬6mL中に0.1mL被検血清を加えて30分間室温に放置すると，混濁が生じ，これから重量を算出する）.

Küntscher, Gerhard ［kíːnʧər］ キュンチャー（1902–1972，ドイツの外科医）.

K. intramedullary nail キュンチャー髄内釘（長管骨骨幹部骨折に強固な固定を行うために広く行われている方法）.

K. nail キュンチャー釘（骨折，特に大腿骨のような大きい長管状骨骨折の治療において，その偽関節を固定するための釘で，骨片の使用を必要としないことが特徴であるが，これに加えて仮骨の細骨片を移植すると効果が増大される）.

Kupffer, Carl Wilhelm von ［kúpfər］ クッパー（1892–1902，ドイツの解剖学者）.

K. cell クッパー細胞（1876年 Kupffer が公にした肝類洞の壁に付着する星状または紡錘状細胞で，貪食能（食作用）をもつ．肝臓に固着したマクロファージの総称），= stellate cell of Kupffer.

K. stellate cell クッパー星細胞［医学］.

Kupperman, Herbert S. ［kúpəːman］ クッパーマン（アメリカの産婦人科医）.

K. index クッパーマン指数(Kupperman らが1953年に提案した更年期指数．更年期に出現する不定愁訴を数値で表すものである)，= menopausal index.

kup·ra·mite [kʌ́prəmait] クプラマイト(アンモニア煙霧を吸収するためのガスマスク).

Kupresoff, J. [kúprəsɔf] クプレソッフ(ロシアの医師).

K. center クプレソッフ中枢(膀胱括約筋の脊髄中枢).

kur·ches·sine [kə́:tʃəsi:n] クルチェシン $C_{20}H_{36}NO_2$ (キョウチクトウ[夾竹桃]科植物 *Holarrhena antidysenterica* の樹皮にあるアルカロイドで，sarcodinine と同一物と思われている).

kur·chi bark [kə́:tʃi bá:k] クルチ根皮(アジア産 *Halarrhena antidysenterica* の根皮で，収斂薬および赤痢治療薬).

kur·chi·nine hy·dro·chlo·ride [kə́:tʃinin hàidroukló:raid] クルチニンヒドロクロライド(クルチアルカロイドの塩酸塩でアメーバ赤痢の治療に用いる).

Kurella, Ernst G. [kúrələ] クレラ(1725-1799，ドイツの医師).

K. powder クレラ粉剤(複合甘草末)，= compound powder of glycyrrhiza.

Kurloff クルロフ．→ Kurlov.

Kurlov, Mikhail Georgiyevitch [kú:rləf] クルロフ(1859-1932，ロシアの医師)，= Kurloff，Mikhail Georgiyevitch.

K. body クルロフ小体(モルモットなどの単核白血球の原形質内にみられる好アズール性の顆粒集合群).

K. cell クルロフ細胞(モルモットのリンパ球および単球の原形質に存在する顆粒集合群をクルロフ小体といい，それを含有する細胞をクルロフ細胞と呼ぶ)，= Kurlov body.

Kürsteiner, W. [kúə:rstainər] キュルスタイナー(ドイツの解剖学者)，= Küersteiner.

K. canals キュルスタイナー管.

Kur·thia [kə́:θiə] クルチア属(グラム陽性桿菌．ドイツ細菌学者 Heinrich Kurth (1860-1901)にちなんだ名称).

kur·to·sis [kə:tóusis] とがり，尖度(統計用語)，= peakedness.

ku·ru [kú(:)ru(:)] クールー(プリオンによって起こるヒト海綿状脳症の一つで，ニューギニア高地人に最初発見された).

k. agent クールー病原体(prion の一つで，Gajdusek によると原型はヒツジのスクレイピーとされている).

Kurunegala ul·cers [kurunégələ ʌ́lsərz] クルネガラ潰瘍(熱帯性膿症．スリランカ(セイロン島)の一地区の名称にちなむ)，= pyosis tropica.

Kurzrok-Ratner test クルツローク・ラートナー試験(尿中エストロゲン検出試験).

Kuskokwim syndrome クスコクウィム症候群(先天関節拘縮).

Küss, Emil [kí:s] キュッス(1815-1871，ストラスブールの生理学者).

K. experiments キュッス実験(膀胱上皮の不透過性を証明する実験で，ベラドンナまたはアヘンを膀胱内に注入しても何らの中毒作用は起こらない).

Kussmaul, Adolf [kú:smoul] クスマウル(1822-1902，ドイツの医師．特に胃洗浄の目的で胃ポンプを初めて用いた(1867)).

K. aphasia クスマウル失語症(一時性失語〔症〕として精神病にみられる)，= motor，atactic，expressive aphasia.

K. breathing クスマウル大呼吸〔医学〕.

K. coma クスマウル昏睡(糖尿病性昏睡でクスマウル呼吸を伴うもの．1874年記載).

K. disease クスマウル病(結節性動脈周囲炎)，= Kussmaul-Maier disease，periarteritis nodosa.

K. dyslalia クスマウル発語困難症(発声器官または末梢運動神経障害によるもの).

K. dysphrasia クスマウル談話困難症(知能欠陥のため談話を完全に行うことのできないこと).

K.-Kien respiration クスマウル・キーン呼吸.

K.-Landry paralysis クスマウル・ランドリー麻痺，= Landry paralysis.

K. paradoxical pulse クスマウル奇脈.

K. pulse クスマウル脈〔医学〕.

K. respiration クスマウル大呼吸(重症糖尿病や尿毒症のケトアシドーシスなどの際にみられる努力性の深く大きい呼吸).

K. sign クスマウル徴候(心タンポナーデ患者の吸気時に静脈圧が上昇すること)，= Kussmaul respiration.

K. symptom クスマウル症状，クスマウル症候(①癒着性心外膜炎および縦隔洞腫瘍の際，呼気時に頸静脈の怒張すること．② 胃病において毒物吸収のため痙攣，昏睡などを起こすこと).

kus·so [kúsou] コソ(バラ科植物)，= brayera.

Kustallow test [kústəlou tést] クスタロフ試験(妊婦の尿1滴を加えると，水に混ぜたわら(藁)片に付着していた線毛虫の動きが静止し，凝集が起こる).

Küster, Ernst Georg Ferdinand von [kí:stər] キュステル(1839-1930，ドイツの外科医).

K. hernia キュステルヘルニア，= inguinosuperficial hernia.

K. operation キュステル手術(鼓室上窩，乳突洞，および鼓室を切開する乳突炎の排膿法).

Küstner, Heinz [kí:stnər] キュストネル(1897-1963，ドイツの産婦人科医).

K. incision キュストネル切開(恥骨結合の上方皮下脂肪組織を半月形に切開した後，直筋と平行に切開する方法).

Küstner, Otto Ernst [kí:stnər] キュストネル(1849-1931，ドイツの婦人科医).

K. sign キュストネル徴候(卵巣の皮様嚢腫の徴候で，触診により正中線において子宮前方に嚢腫が証明される)，= Küstner law.

kuth root [kúθ rú:t] モッコウ[木香](インド産の潅木 *Saussurea lappa* で喘息の治療薬).

Kutscher mod·i·fi·ca·tion [kʌ́tʃər mɑ̀difikéiʃən] クッチャー変法(グラム染色の変法で，アニリン水1容，アルコール1容，5%石炭酸水からなる溶媒でゲンチアナバイオレットの飽和溶液をつくり，その1滴ずつを水を入れた皿に滴下して表面に膜を生じさせ，切片を10〜15分間浸漬する．水洗後，グラムヨウ素液で1分間染め，水洗脱水する).

Küttner, Hermann [kítnər] キュットナー(1870-1932，ドイツの外科医．キュットネル).

K. disease キュットナー病(主として顎下唾液腺の慢性腫瘤を特徴とし，間質結合織の増殖，腺実質の圧迫萎縮と退行変性，ならびにリンパ球の浸潤が起こり，間欠型も認められる).

K. tumor キュットナー腫瘍(キュットネル腫瘍とも表記する．慢性硬化性顎下腺炎を呈しキュットネル病ともいわれる).

kv kilovolt キロボルトの記号(1,000 ボルト).

Kveim, Morton A. [kvéim] クベイム(1892-1966，ノルウェーの医師．クヴェイムともいう).

K. reaction クベイム反応.

K.-Stilzbach antigen クベイム・シュティルツバッハ抗原(サルコイドーシス患者リンパ節組織などの懸濁液．サルコイドーシスの診断のために行われる皮内反応の抗原として用いられる).

K.-Stilzbach test クベイム・シュティルツバッハ試験.

K. test クベイム試験(サルコイドーシス sarcoidosis の診断に用いる皮内反応である．病変組織懸濁液を被検者皮内に注射し，4～6週後の硬結，類上皮細胞肉芽腫の有無をみた).

K-W disease Kugelberg-Welander disease クーゲルバーグ・ウェランダー病の略.

kw kilowatt キロワットの記号(1,000ワット=1,000ジュール/秒).

kwa·shi·or·kor [kwàʃiɔ́:kər] クワシオルコル，クワシオーカー(アフリカ語で the red body (赤い身体)の意味，malignant malnutrition (Williams)または infantile pellagra とも呼ばれ，小児の皮膚赤色化，食欲不振，悪液質，肝脂肪変性，低タンパク血症(アルブミン減少)，浮腫を呈する重篤な疾患).

Kwilecki meth·od [kwiléki méθəd] クウイレッキ法(アルブミンの証明法で，塩化第二鉄を加えた後，Esbach 法で検査する方法).

ky·a·nite [káiənait] 藍晶石，= cyanite.

ky·an·o·phane [kaiǽnəfein] キャノファン(網膜錐状体の油球から得られるという仮定青色色素).

ky·a·nop·sia [kàiənápsiə] 青〔色〕視症，= cyanopia.

Kyasanur Forest disease キャサヌール森林病(インドのキャサヌール森林にあるサルの致命的ウイルス病．ヒトにも伝染し，発熱，頭痛，背痛，四肢痛，下痢，腸内出血等を起こす).

Kyasanur Forest disease virus キャサヌール森林病ウイルス.

ky·es·tein [kaiésti:n] = cyestein, cyesthein, kyesthein.

ky·es·thein [kaiésθi:n] = cyestein, cyesthein, kyestein.

kyl·lo·sis [kailóusis] 彎脚，= cyllosis, club-foot.

ky·mat·ism [kaimǽtizəm] 筋波動〔症〕，= myokymia.

ky·ma·tol·o·gy [kàimətáləʤi] 脈波学.

ky·mbo·ceph·a·ly [kàiməséfəli] 舟状頭蓋，= cymbocephaly.

ky·mo·cy·clo·graph [kàimousáikləgræf] 運動記録器.

ky·mo·gram [káiməgræm] キモグラム〔医学〕，動態記録図〔医学〕，運動記録図.

ky·mo·graph [káiməgræf] キモグラフ〔医学〕，運動動態記録器〔医学〕，運動記録器，= cymograph, kymographion.

kymographic insufflation apparatus 描記式卵管通気装置〔医学〕.

kymographic tubal insufflation 描写式卵管通気法.

ky·mo·graph·i·on [kàiməgrá:fiən] キモグラフィオン〔医学〕，= kymograph.

ky·mog·ra·phy [kaimágrəfi] キモグラフィ〔ー〕〔医学〕，動態記録法〔医学〕，波動撮影法，= cymography.

ky·mo-ki·nos·copy [káimou ki:náskəpi] 動態運動描写法(X線キモグラムに基づく活動描写法で，キモグラムを覆った後，遮光板を移動し，その運動を活動写真器で撮影する方法．Stumpf).

ky·mo·scope [káiməskoup] キモスコープ(①血流を観察する装置．②波動(特に心臓の運動)を描写したX線フィルムを透視する器械).

ky·mot·ri·chous [kaimátrikəs] 縮毛性の，波状毛の〔医学〕.

ky·no·ceph·a·lus [kàinəséfələs] イヌ様頭蓋，= cynocephalus.

ky·no·pho·bia [kàinoufóubiə] 偽狂犬病，イヌ恐怖〔症〕，= cynophobia.

kyn·u·ren·ic ac·id [kàinju:rénik ǽsid] ①キヌレン酸．②イヌ尿酸 ㊗ 4-hydroxy-quinaldic acid $C_{10}H_7O_3N$ (トリプトファン代謝の中間産物でヒト以外のある動物の尿中に発見される)，= cynurenic acid.

kyn·u·ren·i·nase [kàinju:rénineis] キヌレニナーゼ(L-キヌレニンをアントラニル酸とアラニンに加水分解する酵素).

kyn·u·ren·ine [kainjú:rəni:n, -nju:rén-] キヌレニン ㊗ α-amino-α-(o-amino-phenyl)glatacomic acid $C_{10}H_{12}N_2O_3$ (トリプトファン代謝における中間産物で，ウサギ(家兎)の尿から古武により分離された).

k. 3-hydroxylase キヌレニン3-ヒドロキシラーゼ(キヌレニン3-モノオキシゲナーゼ).

k. 3-monooxygenase キヌレニン3-モノオキシゲナーゼ(L-キヌレニンに NADPH を補酵素として O_2 を用いて3位に OH 基を付加する反応を行う酵素).

ky·nu·ren·i·ne·mia [kàinju:renəní:miə] キヌレニン血症〔医学〕.

ky·nu·ren·i·nu·ria [kainjù:renənjú:riə] キヌレニン尿〔症〕〔医学〕.

kyn·u·rine [káinjurin] キヌリン $C_{18}H_{14}N_2O_2$ (イヌ尿酸から得られる結晶物).

ky·o·gen·ic [kàiəʤénik] 妊娠発現の(黄体を刺激して progestin の分泌を推進する下垂体前葉ホルモンについていう．Wiesner).

Kyoto fever 京都熱(七日疫スピロヘータ症).

kypho- [kaifou] 彎曲したの意を表す接頭語.

kyphorachitic pelvis 〔脊柱〕後彎性くる病骨盤.

ky·pho·ra·chi·tis [kàifourəkáitis] 〔脊柱〕後彎性くる病.

ky·phos [káifəs] こぶ.

ky·pho·sco·li·o·ra·chi·tis [kàifouskòuliourəkáitis] 〔脊柱〕後側彎性くる病.

ky·pho·sco·li·o·sis [kàifouskòulióusis] 〔脊柱〕後側彎〔医学〕，= cyphoscoliosis.

kyphoscoliotic pelvis 〔脊柱〕後側彎性骨盤〔医学〕.

ky·pho·sis [kaifóusis] 〔脊柱〕後彎〔症〕〔医学〕，〔脊柱〕後彎，亀背(脊柱の)，= cyphosis. 形 kyphotic.

k. osteochondropathica 骨軟骨病性亀背(若年性亀背).

k. sacralis [L/TA] 仙尾部後彎*(尾骨の彎曲も含めた)，= sacral kyphosis [TA].

k. thoracica [L/TA] 胸部後彎*，= thoracic kyphosis [TA].

k. vertebralis juvenilis = Scheuermann disease.

ky·phot·ic [kàifátik] 〔脊柱〕後彎の〔医学〕.

k. heart 脊椎彎曲性心.

k. pelvis 〔脊柱〕後彎〔性〕骨盤〔医学〕，脊柱後彎(横狭)骨盤.

k. transversely contracted pelvis 〔脊柱〕後彎横狭骨盤〔医学〕.

ky·pho·tone [káifətoun] 〔脊柱〕後彎装具.

kyrin(e) [káirin] カイリン，キリン(タンパク質を徐々に水解して得られるトリペプチド).

Kyrle, Josef [kə́:lə] キルレ(1880-1926，オーストリアの皮膚科医).

K. disease キルレ病(著しい毛孔性の角質増殖とその真皮内への侵入により肉芽腫反応を生ずるまれな疾患．四肢の伸側に好発する)，= hyperkeratosis follicularis et parafollicularis.

kyr·tom·e·ter [kə:támitər] 胸囲計，彎曲計，= cyrtometer.

kyr·torrh·a·chic [kiərtɔ́:rəkik] 〔脊椎〕前彎の(腰椎が前方へ彎曲することについていう).

kys·thi·tis [kisθáitis] 腟炎，= vaginitis, colpitis.

kys·thop·to·sia [kìsθaptóusiə] 腟脱，腟下垂，= cysthoptosia, colpoptosis.

K

ky·the·mo·lyt·ic [kàiθiməlítik] 細胞融解の.

kyto– [kaitou, –tə] 細胞との関係を表す接頭語, = cyto–.

ky·tom·i·tome [kaitámitoum] (細胞核体の網状構造).

K

L

Λ, λ ラムダ(lambda．ギリシャ語アルファベット第11字)．→lambda．

L ① lambert ランベルト(輝度の単位)の記号．② Latin ラテン語の略．③ left 左の略．④ length 長さの略．⑤ libra ポンドの記号．⑥ light sense 光感覚の略．⑦ limes 極度の略．⑧ linking number リンキング数，巻数の略．⑨ liter リットルの記号．⑩ lumbar 腰椎の略．

L_0 limes null の略(毒性が完全に中和され，投与された動物に致死性を示さない量関係で混和された毒素－抗毒素混合液．Ehrlich)．

L_+ limes tod 致死限界量の略(毒素と抗毒素の混和液で毒素が1致死量を含むもので実験動物は死亡する．Ehrlich)．

L cells L 細胞(C3H マウスの線維芽細胞に由来する培養細胞株で，種々の分野で利用される)．

L chain L 鎖，＝light chain．

L-cycle (細菌の新生における一段階か，または細菌とウイルスとの中間型)．

L_0 dose L_0 毒素量(ジフテリア毒素の無効限界量)．

L_+ dose L_+ 毒素量(ジフテリア毒素の単位で，抗毒素1単位と混じて250g のモルモットに皮下注射し，96時間以内に死に致らせる最小量を表す記号)．

L doses 毒素量．

L-form bacteria L 型菌(細胞壁を失っているが，増殖可能な細菌をいい，L 型の L は当菌を研究した Lister 研究所の頭文字)．

L-L factor L-L 因子，＝factor XIII．

L-phase L相変異菌，＝L-form，L-phase variant．

L-radiation L 放射〔線〕(高速電子が金属製対陰極に衝突して発生する特性 X 線で，K 放射に比べると硬度が約1/300)．

L-selectin L-セレクチン(白血球表面に常時発現している接着分子セレクチンファミリーの一つ)．

L-transposition of great arteries L 型大血管転位．

L type calcium ion channel L 型カルシウムイオンチャネル．

L unit of streptomycin ストレプトマイシン L 単位．

L- (小形の頭文字を用いる化学記号の接頭字で，標準物質 L-glyceraldehyde と同様の構造をもつ化合物の性状を表し，炭水化物の命名法では最高数の不斉炭素原子の配置族を，またそれと反対にアミノ酸命名法では，最低数の不斉炭素原子，すなわち2炭素原子または α 炭素原子の配置族を示し，D-に対立する．L_g- は炭水化物に用いる同上の記号で，*g* は標準物質グリセルアルデヒドを示す．L_s- はアミノ酸に用いる同上の記号で，*s* は標準物質セリンを示す)．

***l*-** (① 左旋性 levo- の略で右旋性 dextro- (*d*-)に対立する．② ＋または－の記号を付すときは，アミノ酸の2炭素原子または α 炭素原子の配置族において，特定溶媒中の旋光性を示す)．

La lanthanum ランタンの元素記号．

La antigen La 抗原(抗核抗体の一つである抗 La 抗体によって認識される自己抗原．RNA のプロセッシングに関与する RNA タンパク質)，＝SS-B antigen．

La Crosse virus ラクロスウイルス(ブニヤウイルス科のウイルスで，脳炎の原因となる)．

la grippe [la gríp] インフルエンザ．

Laache sign [lá:ki sáin] ラーケ徴候(悪性貧血において赤血球数減少にもかかわらず，色素指数が上昇すること)．

lab [lǽb] 凝乳酵素，レンネット，レンニン，＝lab enzyme，l. ferment，rennet，rennin．

l. ferment ラブ酵素，＝rennin．

l. secretion (胃による)レンネット分泌．

l. zymogen レンネット酵素原(胃酸によりレンネットに転化される前酵素)．

Laband, Peter F. [ləbǽnd] レーバンド(1900生，アメリカの歯科医)．

L. syndrome レーバンド症候群(歯肉の線維腫)．

Labarraque, Antoine Germain [lɑ:bɑ:rɑ́:k] ラバラック(1777-1850，フランスの化学者)．

L. solution ラバラック液(活性塩素3.8～5.8%を含む消毒液で liquor sodae chlorinatae を希釈したもの)，＝sodium hypochlorite solution．

Labbé, Leon [labé] ラベー(1832-1916，フランスの外科医)．

L. neurocirculatory syndrome ラベー神経循環性症候群．

L. operation ラベー手術(胃切開術において左側の最下肋骨縁に沿い腹壁の切開を行う方法)．

L. triangle ラベー三角(左第9肋軟骨の下縁に沿う水平線と，左の肋骨弓と肝臓に囲まれた三角で，胃が腹壁に接触している部分)，＝gastric triangle．

L. vein ラベー静脈(下吻合静脈．浅中大脳静脈と下大脳静脈との吻合枝)，＝vena anastomotica inferior．

la·bel [léibəl] 標識〔医学〕，表示(薬事法で，薬品を入れた容器に，その内容を正確に記載したもの)．

l. method 方法，＝patch method．

l. of drug 薬の標示〔医学〕．

l. thickness 標識幅．

la·bel·ed [léibəld] 標識された〔医学〕，標識を付けた(放射性元素のように特殊な物理学的性状を利用して代謝過程を追跡するものについていう)，＝labelled．

l. antibody method 標識抗体法(放射性同位元素や呈色反応基質などを標識した抗体を用いて染色・測定を行う方法)．

l. antibody technique 標識抗体法(抗体に蛍光色素，酵素，放射性同位元素，電子密度の高い物質などを結合させて，抗原の検出，定量などを行う方法)．

l. antigen 標識抗原〔医学〕．

l. antigen technique 標識抗原法(抗体産生細胞や組織中の特異抗体の存在を蛍光色素や酵素で標識した抗原を用いて検出する方法)．

l. atom 標識原子．

l. compound 標識化合物〔医学〕．

l. element 標識元素，＝marked element．

l. hormone 標識ホルモン．

l. immunoassay 標識免疫測定法．

l. phosphorus 標識リン(放射性リン)，＝radioactive phosphorus．

l. thyroxine 標識サイロキシン．

la·bel·ing [léibəliŋ] 標識〔化〕，ラベリング(診断や実験のために放射性同位元素などの物質を化合物に結合させること)，＝labelling，tagging．

l. density 標識密度〔医学〕．

l. index 標識指数〔医学〕．

la·bet·a·lol hy·dro·chlo·ride [leibétələ:l hàidroukló:raid] 塩酸ラベタロール(選択的アドレナリン α_1，受容体遮断作用と非選択的 β 受容体遮断作用を有し，降圧目的等に使用される．αβ 遮断薬)．

la·bia [léibiə] 唇(labium の複数), = lips.
l. majora 大陰唇, = labium majus pudendi.
l. minora 小陰唇, = labium minus pudendi.
l. oris [L/TA] 口唇(くちびる), = lips [TA].
l. urethrae 尿道唇.
l. uteri 子宮口唇.
l. vocalia 声帯唇.
la·bi·al [léibiəl] 唇側の, 口唇の [医学].
l. agglutination 陰唇癒合(半陰陽に対する外性器の表現の一つ).
l. angle 口角, 口唇角, = angle of lips.
l. arch 唇側弧線 [医学].
l. atresia 無口体 [医学].
l. branches [TA] 下唇枝, = rami labiales [L/TA].
l. cavity 唇面窩洞 [医学].
l. clamp 唇面用鉗子 [医学].
l. commissure [TA] 唇交連, = commissura labiorum [L/TA].
l. crown 唇冠.
l. embrasure 唇側鼓形空隙.
l. face 唇〔側〕面.
l. fistula 唇状瘻(腸瘻のうち腸粘膜が皮膚に露出しているもの).
l. frenulum 唇小帯.
l. fusion 陰唇癒合 [医学].
l. gingiva 唇側歯肉.
l. glands [TA] 口唇腺, = glandulae labiales [L/TA].
l. groove 唇側面溝.
l. hernia 陰唇ヘルニア [医学], 大陰唇ヘルニア.
l. lamina 唇板(前庭堤).
l. ligament 唇靱帯(子宮円索の遠位端をなす唇膨隆部に発生する線維帯).
l. margin 唇側縁.
l. occlusion 唇側咬合(咬合線の前側すなわち唇側における咬合).
l. pain 口唇痛 [医学].
l. palp 口葉(軟体動物), 下唇鬚(昆虫).
l. papilla 唇乳頭.
l. part [TA] 唇部, = pars labialis [L/TA].
l. part of orbicularis oris muscle 口輪筋唇部.
l. phimosis 無口体 [医学], 口唇閉鎖症, = oral phimosis.
l. ridge 唇側面隆縁.
l. side 唇側 [医学].
l. splint 唇側副子.
l. sulcus 口唇歯肉溝.
l. surface [TA] 唇側面*, = facies labialis [L/TA].
l. swelling 陰唇隆起, = labioscrotal swelling.
l. tipping 唇側傾斜 [医学].
l. tooth 唇歯(切歯および犬歯のこと).
l. tubercle 唇隆起(上唇の中心にみられる軽度の隆起).
l. veins 唇静脈.
l. villus 口唇絨毛(胚子の).
l. wall 唇面壁 [医学].
la·bi·al·ism [léibiəlizəm] 〔口〕唇音発声不良症.
la·bi·al·ly [léibiəli] 唇の方へ, 唇側へ.
la·bi·ate [léibiət, -bieit] 二唇の, 唇形の.
l. corolla 唇形花冠.
l. hymen 唇状処女膜 [医学].
la·bi·cho·rea [lèibikɔ́:riə] 口唇舞踏病, = labiochorea.
la·bi·dom·e·ter [lèibidámitər] 鉗子弁計(胎児の頭周囲を測定する鉗子様器械), = labimeter.
la·bi·don·tia [lèibidánʃiə] 鉗子咬合(上顎第1切歯の), = labiodontia.
la·bile [léibil, -bail] ① 不安定の, 不安定な [医学], 変わりやすい. ② 移動しやすい.
l. current 不安定電流.
l. element 不安定細胞(① 生殖の旺盛なもの. ② 分裂により絶えず増殖する組織細胞).
l. factor 不安定因子(血漿中のプロトロンビン転化促進因子の一つで, 血漿の保存中消滅する物質. Quick), = prothrombin A, factor V.
l. fraction 不安定分屑 [医学].
l. glycogen 不安定グリコーゲン, = deposit glycogen.
l. hemoglobin 不安定ヘモグロビン(血色素).
l. hypertension 動揺性高血圧 [医学].
l. hypertony 動揺〔性〕高血圧, = unfixed hypertony.
l. methyl group 不安定メチル団(メチル基転位において置換され得るメチル基群).
l. oxydase reaction 不安定オキシダーゼ反応.
l. pulse 不安定脈 [医学].
la·bil·i·ty [leibíliti] 不安定性.
l. test 安定性試験 [医学].
la·bi·li·zer [léibilaizər] 不安定化薬 [医学].
la·bim·e·ter [leibímitər] 鉗子弁計, = labidometer.
labio– [leibiou, –biə] 唇との関係を表す接頭語.
la·bi·o·al·ve·o·lar [lèibiouælví:ələr] 唇歯槽の, 歯槽の唇面の.
la·bi·o·ax·i·o·gin·gi·val [lèibiouæksiouʤinʤáivəl] 唇面軸壁歯肉側(部)の.
la·bi·o·cer·vi·cal [lèibiousə́:vikəl] 唇面歯頸部の.
la·bi·o·cho·rea [lèibioukɔ́:riə] 口唇舞踏病, 口唇間代痙攣(言語に障害を及ぼす口唇痙攣).
labiochoreic stuttering 口唇舞踏病, = labiochorea.
la·bi·o·cli·na·tion [lèibiouklinéiʃən] 唇方歯軸傾斜.
la·bi·o·den·tal [lèibiədéntəl] ① 唇歯の, 歯の唇面の. ② 唇歯音 [医学].
l. lamina 唇歯板(歯板と歯肉板とを形成する上皮板).
l. sulcus 唇歯溝.
la·bi·o·gin·gi·val [lèibiouʤinʤáivəl] 唇側歯肉面の.
l. band 唇歯肉堤 [医学].
l. groove 唇歯肉溝 [医学].
l. lamina 唇歯肉板, = vestibular lamina.
l. sulcus 唇歯肉溝 [医学].
la·bi·o·glos·so·la·ryn·ge·al [lèibiouglàsoulærínʤiəl] 唇舌喉頭の.
la·bi·o·glos·so·pha·ryn·ge·al [lèibiouglàsoufərínʤiəl] 唇舌咽頭の.
la·bi·o·graph [léibiəgræf] 唇動記録器(発声に伴う口唇の運動を記録する器械).
la·bi·o·lin·gu·al [lèibiəlíŋgwəl] 唇舌の.
l. plane 唇舌平面(歯の長軸と平行し, 唇舌表面を通過する平面).
la·bi·ol·o·gy [leibiáləʤi] 唇動学(発語および声楽に関する). 形 labiologic.
la·bi·o·man·cy [léibiəmænsi] 読唇法(ろうあ者の).
la·bio·ma·tri·ec·to·my [lèibioumætriéktəmi] 爪母爪床切除術(陥入爪の根治的手術).
la·bi·o·men·tal [lèibiəméntəl] 唇頤の.
la·bi·o·my·co·sis [lèibioumaikóusis] 唇菌症.
la·bi·o·na·sal [lèibiounéizəl] 唇鼻の.
la·bi·o·pal·a·tine [lèibiəpǽləti:n] 唇口蓋の.
la·bi·o·place·ment [lèibiəpléismənt] 唇側転位(歯の), = lavioversion.
la·bi·o·plas·ty [léibiəplæsti] 唇形成術, 口唇形成〔術〕 [医学].
labioscrotal folds 陰唇陰嚢隆起.

L

labioscrotal fusion 陰唇陰嚢癒合〔医学〕.
labioscrotal swelling 陰嚢陰唇隆起(胎児性器基底の両側にある隆起で，男性では陰嚢，女性では大陰唇の原基)，= torus genitalis.
labioscrotal tubercle 陰唇陰嚢隆起〔医学〕.
la·bi·o·te·nac·u·lum [lèibiouti:nǽkjuləm] 押唇器，口唇圧排器.
la·bi·o·ver·sion [lèibiouvə́:ʒən] 唇側転位.
la·bi·tome [léibitoum] 有刃鉗子.
la·bi·um [léibiəm] 唇，下唇，陰唇. 複 labia. 形 labial.
l. anterius [L/TA] 前唇，= anterior lip [TA].
l. cerebri 脳縁(脳梁の上を覆う脳半球縁).
l. duplex 二重唇.
l. externum [L/TA] 外唇，= outer lip [TA].
l. fissum 欠唇.
l. glenoideum 関節間軟骨，関節唇状部.
l. inferius [L/TA] 下唇(したくちびる)，= lower lip [TA].
l. internum [L/TA] 内唇，= inner lip [TA].
l. laterale [L/TA] 大結節陵，= lateral lip [TA].
l. lateralis 外唇.
l. leporinum 口唇裂，兎唇，= harelip.
l. limbi tympanicum [L/TA] 鼓室唇(ラセン板縁鼓室唇)，= tympanic lip [TA].
l. limbi vestibulare [L/TA] 前庭唇(ラセン板縁前庭唇)，= vestibular lip [TA].
l. majus [TA] 大陰唇，= labium majus pudendi [L/TA].
l. majus pudendi [L/TA] 大陰唇，= labium majus [TA].
l. mandibulare 下唇.
l. maxillare 上唇.
l. mediale [L/TA] 小結節陵，= medial lip [TA].
l. mentium = labium inferius.
l. minus [TA] 小陰唇，= labium minus pudendi [L/TA].
l. minus pudendi [L/TA] 小陰唇，= labium minus [TA].
l. ossis 骨縁.
l. posterius [L/TA] 後唇(子宮または耳管の)，= posterior lip [TA].
l. superius [L/TA] 上唇(うわくちびる)，= upper lip [TA].
l. superius oris 上唇.
l. tympanicum 鼓室唇.
l. vestibulare 前庭縁.
l. vocale 声帯唇.
la·bor [léibər] ①分娩. ②労働，労務，仕事，= labour.
l. accident 労働災害〔医学〕.
l. at term 正期産〔医学〕.
l. bed 産じょく(褥)〔医学〕.
l. by hospitalization 施設分娩〔医学〕.
l. complication 分娩合併症〔医学〕.
l. curve 分娩経過曲線，= partogram.
l. force status 労働力状態〔医学〕.
l. force survey 労働力調査〔医学〕.
l. hygiene 労働衛生.
l. onset 分娩開始〔医学〕.
l. pains 分娩陣痛〔医学〕，陣痛〔医学〕.
l. presentation 分娩胎位〔医学〕.
l. rhythm 陣痛リズム.
l. room 分娩室〔医学〕，陣痛室.
l. science 労働科学〔医学〕.
l. standard bureau 労働基準局〔医学〕.
l. standard inspection office 労働基準監督署.
l. standard inspector 労働基準監督官〔医学〕.
l. standards law 労働基準法.
l. strength 労働強度〔医学〕.
l. union 労働組合〔医学〕.
lab·o·ra·to·ri·an [læ̀bərətɔ́:riən] 実験室助手.
lab·o·ra·to·ry [ləbɔ́:rətəri] 実験室〔医学〕，研究室〔医学〕，検査室〔医学〕，作業所.
l. animal 実験動物〔医学〕.
l. assistant 実験助手〔医学〕.
l. biosafety manual 実験室生物安全指針(WHOが制定した微生物，病原体などを扱う実験室の安全マニュアル，biosafety lebel など).
l. colony 飼育株.
l. diagnosis 検査室的診断〔医学〕，検査室診断〔医学〕.
l. finding ①検査所見〔医学〕. ②臨床検査値〔医学〕.
l. histology manual 組織学実習便覧〔医学〕.
l. infection 実験室内感染〔医学〕.
l. information system 検査情報システム〔医学〕.
l. manual 実験マニュアル(手順書)〔医学〕.
l. octane number 実験室オクタン価〔医学〕.
l. procedure 検査〔法〕〔医学〕，実験〔法〕〔医学〕，検定〔医学〕，試験〔医学〕，検証〔医学〕.
l. system 実験室系.
l. technician 検査技師〔医学〕.
l. tests (**Labs**) 実験室検査，検査所見.
l. workers hypersensitivity pneumonitis 研究室作業者過敏性肺炎〔医学〕.
Laborde, Jean Baptiste Vincent [lɑ:bɔ́:d] ラボールド(1830–1903，フランスの医師).
L. forceps ラボールド鉗子(ラボールド人工呼吸法に用いる鉗子).
L. method ラボールド処置(人工呼吸法の一術式で，舌を律動的に引き出し，舌咽神経を刺激して呼吸中枢を興奮させる方法).
labored breathing 努力呼吸〔医学〕.
labored respiration 努力呼吸，呼吸困難，= labored breathing.
la·bour [léibər] 出産〔医学〕，分娩〔医学〕，= labor.
la·bra [léibrə] 縁(labrum の複数).
Labrador keratopathy ラブラドール角膜症，= climatic keratopathy.
lab·ro·cyte [lǽbrəsait] 肥満細胞，= mast cell.
la·brum [léibrəm] [TA] 上唇，縁，関節唇，= labrum articulare [L/TA]. 複 labra.
l. acetabulare 寛骨臼縁(盃状靱帯).
l. acetabuli [L/TA] 関節唇，= acetabular labrum [TA].
l. articulare [L/TA] 関節唇，= labrum [TA].
l. glenoidale [L/TA] 関節唇(肩関節窩唇)，= glenoid labrum [TA].
l. ileocaecale [L/TA] 回盲腸唇*，= ileocaecal lip [TA].
l. ileocolicum [L/TA] 回結腸唇*，= ileocolic lip [TA].
l. inferius [L/TA] 下唇*，= inferior lip [TA].
l. superius [L/TA] 上唇*，= superior lip [TA].
Labs laboratory tests 検査所見の略.
lab·y·rinth [lǽbirinθ] 迷路. 形 labyrinthine，labyrinthal.
l. disease 迷路疾患〔医学〕.
l. of ethmoid 篩骨迷路.
l. operation 迷路手術〔医学〕.
l. system 迷路系〔医学〕.
lab·y·rin·thec·to·my [læ̀birinθéktəmi] 迷路切除術，迷路摘出〔術〕〔医学〕.
labyrinthic ataxia 迷路性運動失調，= vestibular ataxia.
labyrinthic gas 迷路ガス〔医学〕.
lab·y·rin·thine [læ̀birínθain, -θin] 迷路の.

l. anemia 迷路貧血．
l. angiospasm 迷路血管攣縮．
l. arteries [TA] 迷路動脈，= arteria labyrinthi [L/TA].
l. ataxia 迷路性失調．
l. capsule 迷路骨包〔医学〕．
l. deafness 内耳性難聴，迷路性難聴〔医学〕．
l. disturbance 迷路障害〔医学〕．
l. fistula 迷路瘻〔医学〕，内耳瘻孔．
l. fluid 内耳液〔医学〕，迷路液〔医学〕（外リンパ液），= perilymph.
l. fracture 迷路骨折．
l. function 迷路機能〔医学〕．
l. hemorrhage 迷路出血．
l. hydrops 迷路水症〔医学〕．
l. hyperemia 迷路充血．
l. jump 迷路性跳躍（迷路障害により跳躍が異常なこと）．
l. necrosis 迷路腐骨．
l. nystagmus 迷路性眼振〔医学〕．
l. placenta 迷路胎盤．
l. receptor 迷路受容器〔医学〕．
l. recess 迷路陥凹〔医学〕（耳胞の小憩室，将来内リンパ管などに発達する胎児の一部分）．
l. reflex 迷路反射〔医学〕（前庭器官を受容器とする反射の総称）．
l. righting reflex 迷路性立直り反射〔医学〕．
l. sense 平衡感覚〔医学〕，= static sense.
l. symptom 迷路症候，迷路症状（内耳の疾患にみられる）．
l. syphilis 迷路梅毒〔医学〕．
l. system 迷路系，= vestibular system.
l. tonus 迷路緊張，迷路トーヌス．
l. veins [TA] 迷路静脈，= venae labyrinthi [L/TA].
l. vertigo 迷路性めまい〔医学〕，= Menière syndrome.
l. wall [TA] 迷路壁，= paries labyrinthicus [L/TA].
l. window fistula 内耳窓破裂症〔医学〕．

lab·y·rin·thi·tis [læ̀birinθáitis] 迷路炎．
l. circumscripta 限局性迷路炎．
l. diffusa びまん性迷路炎．

lab·y·rin·tho·sis [læ̀birinθóusis] 迷路症〔医学〕．

lab·y·rin·thot·o·my [læ̀birinθátəmi] 迷路開放〔術〕〔医学〕，迷路切開術．

lab·y·rin·thus [læ̀birínθəs] 迷路，= labyrinth.
l. cochlearis [L/TA] 蝸牛迷路*，= cochlear labyrinth [TA].
l. corticis [L/TA] 皮質迷路*，= cortical labyrinth [TA].
l. ethmoidalis [L/TA] 篩骨迷路，= ethmoidal labyrinth [TA].
l. membranaceus [L/TA] 膜迷路，= membranous labyrinth [TA].
l. osseus [L/TA] 骨迷路，= bony labyrinth [TA].
l. ossis ethmoidis 篩骨迷路．
l. pudendalis 陰部迷路．
l. vestibularis [L/TA] 前庭迷路，= vestibular labyrinth [TA].

lac [lǽk] ① 乳汁．② 乳剤，乳様薬剤〔医学〕．③ ラック仮漆（ラック虫の分泌する濃紅色染料）．
l. caninum 犬乳．
l. concretum 凝乳．
l. defloratum 脱脂乳．
l. emunctum 凝乳．
l. fermentum 発酵乳，= koumiss.
l. humanizatum 母乳まがいの牛乳．
l. operon ラックオペロン（ラクトース透過．加水分解の構造遺伝子とその調節部位を含む遺伝子群）．
l. sulfur 沈降イオウ，= milk of sulfur.
l. sulfuris イオウ乳，沈降イオウ．
l. vaccinum 牛乳．
l. virginale 処女乳（第一酸化鉛 PbO の濾液で，昔の洗剤），= lac virginum.

lac·ca [lǽkə] ラッカ，= shellac.

lac·ca·i·nic ac·id [ləkáinik ǽsid] ラッカイン酸 $C_{16}H_{12}O_8$（赤褐色結晶酸）．

lac·case [lǽkeiz] ラック酵素（多数植物またはウルシ樹の乳様液に存在する酸化酵素で，乳液を日本ウルシに，またフェールをキノンに酸化するオキシダーゼの一つ）．

lac·cic ac·id [lǽksik ǽsid] ラック酸（ラック染料から得られる赤褐色結晶物質）．

lac·col [lǽkəl] ラッコル $C_6H_3(OH)_2C_{17}H_{31}$（ツタウルシの樹皮滲出物）．

lac·er·ate [lǽsəreit] 引き裂く（筋肉など）．

lac·er·at·ed [lǽsəreitid] 裂けた．
l. ectropion 裂傷性外反〔症〕〔医学〕．
l. foramen 破裂孔〔医学〕．
l. wound 裂傷〔医学〕，裂創．

lac·er·a·tion [læ̀səréiʃən] 破裂〔医学〕，断裂〔医学〕，裂傷〔医学〕．形 lacerable, lacerated.
l. of hymen 処女膜裂傷〔医学〕．
l. of perineum 会陰裂傷，= perineal laceration.
l. of sclera 強膜裂傷．
l. of sphincter 括約筋裂傷．
l. with abrasion 挫創．

la·cer·tus [ləsə́:təs] 腱膜．
l. cordis 心臓内柱（肉柱），= trabecula carnea.
l. fibrosus [L/TA] 上腕二頭筋腱膜*，= bicipital aponeurosis [TA].
l. medius Weitbrechti ワイトブレヒト正中腱膜．
l. musculi recti lateralis [L/TA] 外側直筋腱膜，= check ligament of lateral rectus muscle [TA].

Lach·e·sis [lǽkisis] （クサリヘビ科に属する毒ヘビの一属）．

Lachman test ラックマン試験（前十字靭帯欠損のテスト）．

lach·ry [lǽkri] 涙または涙腺との関係を表す接頭語．

LACI lipoprotein-associated coagulation inhibitor リポタンパク会合凝固インヒビターの略．

la·cin·ia [ləsíniə] ① 鋸歯．② 采，= fimbria.

laciniate ligament 破裂靭帯（内果から踵骨に達する強硬な靭帯．〔足の〕屈筋支帯のこと）．

lacis cell 細網状細胞（傍糸球体装置内の細胞の一つ）．

lack [lǽk] 不足（欠乏）．
l. of confidence 信頼欠如．
l. of efficacy 効果不足〔医学〕．
l. of idea 観念貧困〔医学〕．
l. of impulse 発動性欠乏，= lack of spontaneity.
l. of interest 無関心〔医学〕，無感情〔医学〕．
l. of less tolerance 耐性欠如〔医学〕．
l. of spontaneity 自発性欠乏（欲動の減退によって自発性が欠乏した状態）．
l. of vitality 活力欠乏〔医学〕．

lac·moid [lǽkmɔid] ラクモイド（化学的にはレゾルシンブルーとも呼ばれ，濃青色の染料で，pH4.4では赤，pH6.4では青に変化する指示薬），= resorcinol blue.

lac·mus [lǽkməs] ラクムス，= litmus.

lacquer cracks ラッカークラック（ブルック膜の断裂をいう）．

lacquer silicone ラッカーシリコーン（シリコーン樹脂からつくったもので，血液学では，はっ水性表面を得るために血液容器内面に塗布する）．

lac·ri·ma [lǽkrimə] 涙〔医学〕，涙液，= tear.

L

形 lacrimal.

lac·ri·mal [lǽkriməl] 涙液の，= lacrymal.

l. abscess 涙嚢〔周囲〕膿瘍〔医学〕，涙腺膿瘍.

l. apparatus [TA] 涙器，= apparatus lacrimalis [L/TA].

l. apparatus disease 涙器疾患〔医学〕.

l. artery [TA] 涙腺動脈，= arteria lacrimalis [L/TA].

l. bay 涙窩，涙小管溝（涙小管に相当する内眼角の陥凹部）.

l. bone [TA] 涙骨，= os lacrimale [L/TA].

l. calculus 涙〔結〕石〔医学〕.

l. canal 涙管.

l. canaliculus [TA] 涙小管，= canaliculus lacrimalis [L/TA].

l. caruncle [TA] 涙丘，= caruncula lacrimalis [L/TA].

l. conjunctivitis 涙道結膜炎.

l. crest 涙〔後〕稜（涙骨を左右両側に分割する稜），= posterior lacrimal crest.

l. cyst 涙嚢胞〔医学〕.

l. duct 涙管，涙道〔医学〕.

l. duct obstruction 涙道閉塞症〔医学〕.

l. ductule 涙小管.

l. fascia 涙嚢靱帯.

l. fistula 涙管瘻〔医学〕.

l. fluid 涙液〔医学〕.

l. fold [TA] 鼻涙管ヒダ，= plica lacrimalis [L/TA].

l. fossa [TA] 涙腺窩，= fossa glandulae lacrimalis [L/TA].

l. gland [TA] 涙腺，= glandula lacrimalis [L/TA].

l. groove [TA] 涙嚢溝，= sulcus lacrimalis [L/TA].

l. hamulus [TA] 涙骨鉤，= hamulus lacrimalis [L/TA].

l. lake [TA] 涙湖，= lacus lacrimalis [L/TA].

l. margin [TA] 涙骨縁，= margo lacrimalis [L/TA].

l. nerve [TA] 涙腺神経，= nervus lacrimalis [L/TA].

l. notch [TA] 涙骨切痕，= incisura lacrimalis [L/TA].

l. nucleus [TA] 涙腺〔分泌〕核，= nucleus lacrimalis [L/TA].

l. papilla [TA] 涙乳頭，= papilla lacrimalis [L/TA].

l. part of orbicularis oculi muscle 眼輪筋涙腺部.

l. passage 涙道.

l. pathway [TA] 涙河，= rivus lacrimalis [L/TA].

l. point 涙点（涙管の開口部），= lacrimal spot.

l. probe 涙管ブジー〔医学〕.

l. process [TA] 涙骨突起，= processus lacrimalis [L/TA].

l. punctum [TA] 涙点，= punctum lacrimale [L/TA].

l. reflex 流涙反射〔医学〕（角膜を刺激すると流涙すること）.

l. river 涙河〔医学〕.

l. sac [TA] 涙嚢（涙管上端の拡張部），= saccus lacrimalis [L/TA].

l. sac retractor 涙嚢摘出器〔医学〕.

l. sound 涙管ゾンデ.

l. sulcus 涙嚢溝〔医学〕.

l. tubercle 涙乳頭〔医学〕，涙溝結節（上顎骨の隆起で涙溝が眼窩面に達する点）.

l. tubule 涙小管.

l. vein [TA] 涙腺静脈，= vena lacrimalis [L/TA].

lac·ri·male [lækriméli] 涙点（後涙稜と前頭涙嚢縫合が交差する点で，涙骨点 dacryon と合致することがある）.

lac·rim·a·lin [lækríməlin] （涙腺から得られる物質で，催涙作用がある）.

lac·ri·mase [lǽkrimeis] 涙腺酵素.

lacrimating gas 催涙ガス，= tear gas.

lac·ri·ma·tion [lækriméiʃən] 流涙〔医学〕，涙漏〔医学〕，催涙，= epiphora, watering of eye.

lac·ri·ma·tor [lǽkrimeitər] 催涙剤（戦争用毒ガスのような），= tear gas.

l. gas 催涙ガス〔医学〕.

lac·ri·ma·to·ry [lǽkrimətəri] ① 催涙性の. ② 催涙薬.

lacrimoconchal suture [TA] 涙骨甲介縫合，= sutura lacrimoconchalis [L/TA].

lacrimoethmoid cell 涙骨篩骨蜂巣.

lacrimogustatory reflex そしゃく流涙反射.

lacrimomaxillary suture [TA] 涙骨上顎縫合，= sutura lacrimomaxillaris [L/TA].

lac·ri·mo·na·sal [lækrimounéizəl] 涙腺鼻孔の，= nasolacrimal.

l. duct 涙鼻管，= nasolacrimal duct.

lac·ri·mo·tec·to·my [lækrimətéktəmi] 涙器切除術.

lac·ri·mo·tome [lǽkrimətoum] 涙器切開刀.

lac·ri·mot·o·my [lækrimátəmi] 涙器切開術.

lac·ry·mal [lǽkriməl] 涙液の，= lacrimal.

lac·tac·i·de·mia [læktæsidí:miə] 乳酸血〔症〕〔医学〕.

lac·tac·i·din [læktǽsidin] ラクタシジン（乳酸とサリチル酸からなる食品防腐剤）.

lac·ta·cid·o·gen [læktəsídəʤən] 乳酸原，ラクトアシドゲン（Embden および Zimmermann が乳酸生成の母体に与えた名称で，Neuberg ester 1容と Robison ester 4容との混合物）.

lac·tac·i·do·sis [læktæsidóusis] ラクトアシドーシス（乳酸の増加によるアシドーシス）.

lac·tac·i·du·ria [læktæsidjú:riə] 乳酸尿〔症〕〔医学〕.

lac·ta·gogue [lǽktəgɑg] 催乳薬，= galactagogue.

lac·tal·bu·min [læktǽlbjumin] ラクトアルブミン（α-ラクトアルブミンと β-ラクトアルブミンの2種があり，α-ラクトアルブミンは血清アルブミンと同一の乳漿アルブミンで，分子量は 69,000. = milk-albumin）.

lac·tam [lǽktæm] ラクタム（-NH-CO- が環式に結合した有機化合物で，あるアミノ酸から水の1分子が脱落して生じ，lactim の異性体）.

lac·ta·mase [lǽktəmeis] ラクタマーゼ（β-ラクタム薬加水分解酵素）. → beta(β) lactamase.

lac·ta·mide [lǽktəmaid] ラクタミド $CH_3CHOHCONH_2$（乳酸アミド）.

Lac·tar·i·us [læktéəriəs] チチタケ属（ベニタケ科 *Russulaceae* の一属）.

lac·ta·ro·vi·o·lin [læktərouváiəlin] ラクタロバイオリン $C_{15}H_{14}O$（チチタケ属アカモミタケから Willstaedt and Zetterberg により1946年に分離された色素性抗生物質で，結核に対して作用がある）.

lac·tase [lǽkteiz] ラクターゼ，乳糖分解酵素（カルボヒドラーゼの一つで，α-ラクトースを水解して α-*d*-グルコースと β-*d*-ガラクトースに変化する酵素で，現在では β-ガラクトシダーゼに分類される）.

l. deficiency ラクターゼ欠乏〔症〕〔医学〕（小腸粘膜のラクターゼ欠乏によって，乳糖，ラクトースを含む食品を摂取したあとに腹部膨満，腹痛，下痢を起こす病態をいう），= lactose intolerance, milk i..

lac·tate [læktéit] 乳酸塩.

l. dehydrogenase 乳酸脱水素酵素.

l. dehydrogenase isoenzyme 乳酸デヒドロゲナーゼ同位酵素，乳酸脱水素酵素アイソザイム.

l. dehydrogenase virus 乳酸デヒドロゲナーゼウイルス.

l. dehydrogenase-X 乳酸脱水素酵素-X.

l. threshold 乳酸性閾値(好気性代謝から嫌気性代謝へ変化する過程で血中乳酸濃度が指数関数的に上昇し始める点).
lactated Ringer injection 乳酸加リンゲル液.
lactated Ringer solution 乳酸加リンゲル液, = Ringer–Hartmann solution.
lac·tat·ing wo·man [lǽkteitiŋ wúmən] 授乳婦 [医学].
lac·ta·tion [læktéiʃən] ① 乳汁分泌 [医学]. ② 授乳 [医学]. 形 lactational.
l. amenorrhea 授乳〔性〕無月経 [医学].
l. anemia 授乳〔性〕貧血 [医学].
l. atrophy 授乳萎縮 [医学] (長期間の授乳による子宮の過度退縮状態).
l. atrophy of uterus 授乳〔性〕子宮萎縮 [医学].
l. blindness 授乳盲(哺乳による母体の盲).
l. disorder 乳汁分泌障害 [医学].
l. hormone 乳腺刺激ホルモン, = lactogenic hormone, prolactin, luteotropin.
l. index 保育率 [医学].
l. period 授乳期〔間〕 [医学], 乳汁分泌期 [医学].
l. psychosis 授乳期精神病 [医学].
l. tetany 授乳〔婦〕テタニー [医学], 授乳性テタニー, = grass tetany.
l. vitamin 催乳ビタミン(ビタミンL), = vitamin L.
lac·te·al [lǽktiəl] ① 哺乳時の, 乳汁の. ② 乳び(糜)管, 乳び(糜)腔. ③ 乳状の [医学], 乳様の [医学].
l. calculus 浮腺結石, = mammary calculus.
l. cataract 乳汁様白内障, = milky cataract, fluid cataract.
l. cyst 乳腺嚢胞, = milk cyst.
l. fistula 乳管瘻, = mammary fistula.
l. tumor 乳腺腫瘤, 乳瘤.
l. vessel 乳糜管, = chyliferous vessel.
lac·tein [lǽkti:n] 煉乳(れんにゅう).
lac·tes·cence [læktésəns] ① 乳〔状〕化. ② 乳汁状. 形 lactescent.
lac·tic [lǽktik] 乳汁の, 乳酸の.
l. acid 乳酸 化 α-hydroxypropionic acid $CH_3CH(OH)COOH$ (1塩基性の有機酸で, ① 右旋性 dextro-lactic または para-lactic acid. ② 左旋性 levo-lactic acid. ③ 不活性 inactive, ethylidene, racemic, fermentation lactic acid の3異性体がある), = acidum lacticum.
l. acid bacteria 乳酸菌(糖の発酵時に多量の乳酸を産生する細菌を指す. *Lactobacillus*, *Bifidobacterium* 属など).
l. acid dehydrogenase (LDH) 乳酸脱水素酵素.
l. acid fermentation 乳酸発酵 [医学].
l. acid milk 乳酸乳(牛乳500mLにつき局方乳酸約4mLを混ぜたもの).
l. acidemia 乳酸血症.
l. acidosis 乳酸〔性〕アシドーシス [医学] (組織での乳酸の産生過剰の結果, 乳酸が蓄積して代謝性アシドーシスをきたした病態).
l. anhydride 無水乳酸 $CH_3CHOHCOOH(CH_3)COOH$, = lactyl-lactic acid.
l. bacteria 乳酸菌.
l. cell ① 乳細胞. ② 乳汁に存在する細胞, = latex cell.
l. dehydrogenase deficiency 乳酸脱水素酵素欠損症(H型欠損とM型欠損があるがきわめて珍しい).
l. fermentation 乳酸発酵(嫌気状態で, 乳酸菌が1分子の六炭糖を分解して2分子の乳酸を生ずる発酵), = lactic acid fermentation.
l. oxygen debt 乳酸性酸素負債 [医学].
l. racemase 乳酸ラセマーゼ, = racemiase.
l. threshold 乳酸閾値 [医学].

l. tube 乳管(高等植物の皮属部, 特に維管束の外囲に存在する管で, 内部に乳液がある).
lac·ti·ce·mia [læktisí:miə] 乳酸血症.
lac·tif·er·ous [læktífərəs] 乳汁分泌性の [医学], = galactophorous.
l. duct [TA] 乳管, = ductus lactiferi [L/TA].
l. gland 乳腺.
l. sinus [TA] 乳管洞(乳腺が乳房に入る前の拡大部), = sinus lactiferi [L/TA].
lac·ti·fuge [lǽktifju:ʤ] 制乳剤.
lac·tig·e·nous [læktíʤənəs] 乳汁分泌性の, 催乳性の.
lac·tig·e·rous [læktíʤərəs] 乳汁分泌の, = lactiferous.
lac·ti·go [læktáigou] ① 乳痂. ② 哺乳児湿疹.
lac·tim [lǽktim] ラクチム(-N=C(OH)-を含有する有機化合物で, lactam の互変異性体).
lac·ti·mor·bus [læ̀ktimɔ́:bəs] 牛乳病, = milk sickness.
lac·ti·nat·ed [lǽktineitid] 乳糖でつくった.
lac·tiv·or·ous [læktívərəs] 哺乳の(乳汁を飲んで発育することについていう).
lact(o)– [lækt(ou), –t(ə)] 乳汁または乳酸との関係を表す接頭語.
Lac·to·bac·il·la·ce·ae [læ̀ktoubæ̀siléisii:] ラクトバシラス科, 乳酸桿菌科.
lac·to·bac·il·li [læktoubəsílai] (lactobacillus の複数).
lac·to·bac·il·lin [læ̀ktoubəsílin] ラクトバシリン(乳酸菌でつくった製品で, 乳酸発酵を起こすために用いる).
l. milk ラクトバシリン乳剤, = Lacto-Y-48.
Lac·to·bac·il·lus [læ̀ktoubəsíləs] 乳酸桿菌属(通性嫌気性のグラム陽性桿菌. 自然界に広く分布し, ヒトの口腔, 消化管に常在する. 腟には数種が常在し, Döderlein bacillus と呼ばれる. 一般的には非病原性).
L. acidophilus 好酸性乳酸桿菌(乳児および牛乳を過剰に摂取する成人の糞便中にあり, 乳汁中で乳酸を発生する).
L. bifidus ビフィズス菌.
L. brevis 乳酸短桿菌.
L. buchneri ブッフネル乳酸桿菌.
L. casei カゼイ乳酸桿菌 (チーズに存在する桿菌).
L. delbrueckii* subsp. *bulgaricus ブルガリア乳酸桿菌(旧名 *L. bulgaricus*. Grigoroff が1905年に発酵牛乳から分離した菌株で, ヨーグルトをつくるために用いられる).
L. gasseri ガセリ菌(ヒトの腸から培養された乳酸菌の一種).
L. helveticus (スイスチーズにある乳酸桿菌).
L. panis (腐敗したパン練り粉の中にある乳酸桿菌).
L. plantarum (発酵物にみられる).
lac·to·bac·il·lus [læ̀ktoubəsíləs] 乳酸桿菌(ラクトバシラス属細菌を指す). 複 lactobacilli.
l. preparation 乳酸菌製剤 [医学].
lac·to·be·zoar [læ̀ktoubí:zɔ:r] 乳汁結石.
lac·to·bi·ose [læktoubáious] 乳糖, = lactose.
lac·to·blast [lǽktəblæst] 乳芽細胞.
lac·to·bu·ty·rom·e·ter [læ̀ktoubjù:tirámitər] 乳脂計(牛乳中の乳脂肪の分量を測定する器械).
lac·to·cele [lǽktəsi:l] 乳汁嚢胞, = galactocele.
lac·to·chrome [lǽktəkroum] ラクトクローム(牛乳から得られる黄色酵素性色素で, lactoflavin を含むもの), = riboflavin.
lac·to·co·ni·um [læ̀ktoukóuniəm] 乳汁微粒子(乳汁中のカゼイン粒子で, 限外顕微鏡で検出できる), = lactokonium.

lac·to·crit [lǽktəkrit] 乳脂比量計．
lac·to·cyte [lǽktəsait] 乳腺細胞［医学］．
lac·to·den·sim·e·ter [læ̀ktoudensímitər] 乳脂計［医学］，乳比重計［医学］，牛乳比重計，＝ lactometer．
lac·to·far·i·na·ceous [læ̀ktoufærinéiʃəs] 牛乳と穀粉からなる（食事の）．
lac·to·fer·rin [læ̀ktəférin] ラクトフェリン（ラクトシデロフェリン，ラクトトランスフェリン．乳汁中に存在する鉄結合性の糖タンパク質．細菌と競合して鉄イオンを奪い合う．好中球の顆粒内あるいは人乳中に多く存在する）．
lac·to·fla·vin [læ̀ktoufléivin] ラクトフラビン（ビタミンB_2の別名），＝ riboflavin．
lac·to·gen [lǽktəʤən] ラクトゲン（プロラクチン様物質の総称）．
lac·to·gen·e·sis [læ̀ktəʤénisis] 催乳，乳汁産生．
lac·to·gen·ic [læ̀ktəʤénik] 催乳性の［医学］．
l. factor 催乳因子，＝ prolactin．
l. hormone 乳腺刺激ホルモン，＝ prolactin．
lac·to·glob·u·lin [læ̀ktouglɑ́bjələn] ラクトグロブリン（動物性グロブリンで牛乳中に含まれる）．→ beta(β)-lactoglobulin．
lac·to·gogue [lǽktəgəg, -gɑg] 乳汁分泌促進物質［医学］，催乳物質［医学］，催乳薬［医学］．
lac·toid [lǽktɔid] ラクトイド型（フタレイン系色素，特にそのフェノールフタレインの化学構造式において，パラ位置に OH 基をもつもの）．
lac·to·ko·ni·um [læ̀ktoukóuniəm] 乳汁微粒子，＝ lactoconium．
lac·to·lase [lǽktəleis] ラクトラーゼ（乳酸を合成させる植物性酵素）．
lac·tom·e·ter [læktɑ́mitər] 乳脂計［医学］，牛乳計，＝ galactometer．
lac·tone [lǽktoun] ラクトン（① 有機化合物の1分子内のカルボキシル基と水酸基とから水を脱離して生ずる環式の分子内エステルで，γ-および δ-オキシ酸から生ずるものは γ-ラクトンである．② 乳酸菌を含有する錠剤で，バター乳 buttermilk をつくるために用いる）．
l. ring ラクトン環．
lac·ton·ic ac·id [læktɑ́nik ǽsid] ラクトン酸 $CH_2OH(CHOH)_4COOH$（乳糖，アラビアゴム，またはガラクトースの酸化により得られる），＝ galactonic acid．
lac·to·nin [lǽktənin] ラクトニン（キラヤ皮 cortex quillaire，およびそのサポニンの一成分で，一種の炭水化物）．
lac·to·ni·trile [læ̀ktounáitril] ラクトニトリル ㊥ 2-hydroxypropane-nitrile $CH_3CH(OH)CN$．
lac·to·per·ox·i·dase [læ̀ktoupərɑ́ksideis] ラクトペルオキシダーゼ（乳汁や唾液中に存在するペルオキシダーゼであり，抗菌作用をもつ）．
l. method ラクトペルオキシダーゼ法（タンパク質のヨード標識法の一つ）．
l. radioiodination ラクトペルオキシダーゼ法（ラクトペルオキシダーゼと過酸化水素を用いてタンパク質のチロシン残基のヨード標識を行う方法）．
lac·to·phe·nin [læ̀ktəfénin] ラクトフェニン ㊥ lactyl-*p*-phenetidine $C_6H_4(OC_2H_5)NHCOCH(OH)CH_3$（フェネチジンと乳酸から得られる苦味結晶性粉末で，鎮痛・解熱効果があるとされている）．
lactophenol cotton blue stain ラクトフェノール・コットンブルー染色．
lac·to·phos·phate [læ̀ktəfɑ́sfeit] 乳リン酸塩．
lac·to·pre·cip·i·tin [læ̀ktouprisípitin] 乳汁カゼイン沈降素．
lac·to·pro·tein [læ̀ktoupróuti:n] 乳汁タンパク質，＝ lactoproteid．
lac·tor·rhea [læ̀ktərí:ə] 溢乳［医学］，乳汁漏出〔症〕［医学］，＝ galactorrhea．
lac·tos·a·zone [læktɑ́səzoun] ラクトオサゾン（乳糖のフェニルオサゾンで，乳糖をフェニルヒドラジンと酢酸で処理して得られる黄色結晶物，乳糖の検出試験に利用される）．
lac·to·scope [lǽktəskoup] 乳脂計，検乳器，＝ galactoscope．
lac·tose [lǽktous] 乳糖［医学］ ㊥ 4-(β-D-galactosido)-D-glucose $C_{12}H_{22}O_{11}+2H_2O$（ブドウ糖とガラクトースからなる二糖類），＝ alpha-lactose，lactin，lactobiose，milk sugar．
l. intolerance 乳糖不耐症［医学］．
l. operon ラクトースオペロン（ラクトースの代謝に働く遺伝子群），＝ lac operon．
l. test 乳糖試験（① 腎機能検査法の一つで，乳糖20g を 20mL の水に溶かしたものを静注し1時間ごとに Nylander 法により乳糖の排泄量を測定すると，5時間以上排泄が遅延すれば腎機能障害がある．② 粘素酸試験），＝ mucic acid test．
lactoselitmus gelatin(e) 乳糖リトマスゼラチン（乳糖2%と濃いスミレ色を呈するまでリトマス液を混ぜたもの）．
lac·to·sum [lǽktəsəm] 乳糖，＝ lactose．
lac·to·su·ria [læ̀ktousjú:riə] 乳糖尿〔症〕，ラクトース尿〔症〕［医学］．
lac·to·ther·a·py [læ̀ktəθérəpi] 牛乳療法．
lac·to·trop·ic [læ̀ktətrɑ́pik] 催乳性の［医学］，乳腺刺激性の．
l. hormone ① 黄体刺激ホルモン［医学］，催乳ホルモン［医学］，乳腺刺激ホルモン［医学］，泌乳ホルモン［医学］．② プロラクチン，＝ prolactin．
lac·to·ty·rine [læ̀ktoutáiri:n] ラクトチリン（カゼインの分解産物の一つ）．
lac·to·veg·e·tar·i·an [læ̀ktəvèʤitέəriən] 牛乳菜食の（牛乳，野菜，鶏卵とを主食とすることについていう）．
lac·toyl [lǽktɔil] ラクトイル基（$CH_3CH(OH)CH$-）．
l.-glutathione lyase ラクトイルグルタチオンリアーゼ（グリオキサラーゼⅠ，アルドケトムターゼ．メチルグリオキサールとグルタチオンから S-D-ラクトイルグルタチオンを可逆的に生成する反応を触媒する酵素）．
Lac·tu·ca [læktjú:kə] アキノノゲシ属（キク科の一属）．
L. sativa レタス，チシャ［萵苣］，＝ garden lettuce．
L. virosa ワイルドレタス（ラクツカリウムの原料植物），＝ wild lettuce．
lac·tu·car·i·um [læ̀ktju:kέəriəm] ラクツカリウム（キク科植物 *Lactuca virosa* の乳汁を乾燥したもので，催眠作用を示す），＝ lettuce opium．
lac·tu·cic ac·id [læktjú:sik ǽsid] ラクツク酸（ラクツカリウムから得られる苦味酸）．
lac·tu·cin [lǽktjusin] ラクツシン $C_{23}H_{22}O_7$（キク科植物 *Lactuca virosa* に存在する苦味成分で，鎮静薬）．
lac·tu·lose [lǽktjulous] ラクツロース ㊥ 4-*O*-β-D-galactopyranosyl-D-fructose $C_{12}H_{22}O_{11}$: 342.30（二糖系高アンモニア血症治療薬）．（→ 構造式）
lac·tu·lum un·guis [lǽktjuləm ʌ́ŋgwis] 爪床，＝ nail-matrix．
lac·tyl·tro·pe·ine [læktiltróupi:in] ラクチルトロペイン $C_8H_{14}NOCOCH(OH)CH_3$（トロペインと乳酸から得られる呼吸および心臓興奮薬）．
la·cu·na [ləkjú:nə] 裂孔，小窩．㊗ lacunae．㊞ lacunar．
l. cerebri 脳凹窩，脳漏斗，＝ cerebral infundibulum．
l. infarct ラクナ梗塞．

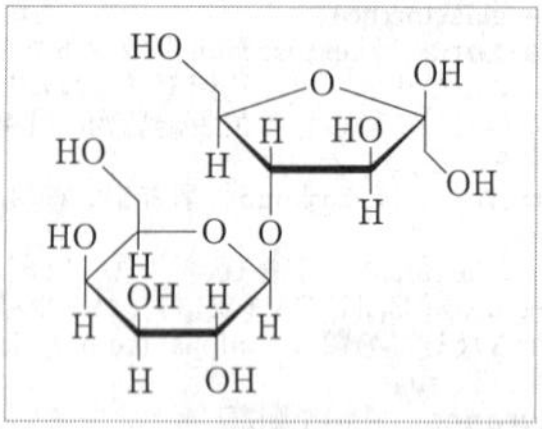

l. lateralis sinuum 静脈洞外側小窩，＝parasinusoidal sinus.

l. magna 大裂孔（尿道腺の）.

l. musculorum [L/TA] 筋裂孔（鼡径靱帯の下にあって，腸腰筋と大腿神経の通る空隙で，腸恥筋膜弓により血管裂孔から区別される），＝muscular space [TA].

l. pharyngis 咽頭小窩（耳管の咽頭端にある陥凹）.

l. skull 陥凹頭蓋〔症〕〔医学〕.

l. tonsillaris 扁桃小窩.

l. urethralis 尿道小窩，＝Morgagni lacuna.

l. vasorum [L/TA] 血管裂孔（大腿脈管の通る空隙で，腸恥筋膜弓により筋裂孔から区別される），＝vascular space [TA].

la·cu·nae [ləkjú:ni:] 窩（lacuna の複数）.

l. laterales [L/TA] 外側裂孔，＝lateral lacunae [TA].

l. urethrales [L/TA] 尿道凹窩，＝urethral lacunae [TA].

la·cu·nar [ləkjú:nər] 凹窩の〔医学〕.

l. abscess 尿道凹窩膿瘍〔医学〕.

l. amnesia 脱漏性健忘症，部分健忘〔症〕〔医学〕，まだら健忘（単一事件のみの記憶障害）.

l. angina 腺窩性アンギナ〔医学〕.

l. dementia まだら痴呆〔医学〕.

l. hemiplegia 限局性片麻痺〔医学〕（ラクナは脳の深部に生ずる小さい梗塞性病巣で，純粋運動片麻痺，純粋感覚片麻痺，dysarthria-clumsy hand 症候群を示す．予後は良好なものが多い）.

l. infarct 陰窩性（小空洞性）梗塞〔医学〕.

l. infarction ラクナ梗塞，小〔窩性〕梗塞〔医学〕（大脳，小脳，脳幹に生じる径 15mm 以下の小梗塞）.

l. ligament [TA] ① 弓状靱帯，＝ligamentum lacunare [L/TA]．② 裂孔靱帯（鼡径靱帯の内縁から下りて恥骨に達する）.

l.-molecular layer [TA]（分子層と亜層*），＝stratum moleculare et substratum lacunosum [L/TA].

l. resorption 窩状吸収〔医学〕，小窩状吸収.

l. skull 頭蓋裂孔（有窓）〔医学〕，凹窩状頭蓋〔医学〕.

l. state ラクナ状態，窩状状態〔医学〕.

l. stroke 小空洞性〔脳〕卒中〔医学〕.

l. tonsil 腺窩性扁桃炎〔医学〕.

l. tonsillitis 腺窩性扁桃炎〔医学〕，＝caseous tonsillitis.

la·cu·nule [ləkjú:nju:l] 小裂孔，細窩.

la·cus [léikəs] 湖，＝lake. 複 lacus.

l. lacrimalis [L/TA] 涙湖（内眼角において上下の眼瞼を区別する三角形小窩），＝lacrimal lake [TA].

l. seminalis 精液湖（性交後の腟円蓋）.

LAD leukocyte adhesion deficiency 白血球接着不全症の略.

Ladd, William E. [lǽd] ラッド（1880-1967，アメリカの小児科医）.

L. band ラッド靱帯〔医学〕.

L. ligament ラッド靱帯.

L. operation ラッド手術（十二指腸の先天性閉塞症の手術）.

L. syndrome ラッド症候群（十二指腸先天性閉塞症候群）.

ladder-like はしご（梯）形の.

ladder-like nervous system はしご形神経系.

ladder polymer はしご（梯子）形重合体〔医学〕.

ladder splint はしご形副子.

Ladd-Franklin, Christine [lǽd frǽŋklin] ラッドフランクリン（1847-1930，アメリカの心理学者）.

L.-F. theory of vision ラッドフランクリン色感説（進化論に基づく説で，原始時代には錐体は欠損し，小杆のみにより原始的黒白質が存在し，色感の初期には錐体の発生とともに黄青質が生じ，末期には黄質から赤緑質が進化するとの説）.

Lade symp·tom [léid símptəm] レーデ症候（水痘発疹前 14 日程度にみられる軟性便の排泄）.

Ladin, Louis Julius [léidin] レージン（1862生，アメリカの婦人科医）.

L. sign レージン徴候（妊娠の徴候で，正中線子宮体部と頸部との接触部における円形の弾力性区域が触診され，妊娠の進行とともに拡大する），＝Lönen sign.

lady doctor 女医.

lady's slipper アツモリソウ，クマガイソウ，＝moccasin flower.

Laehr-Henneberg hard pal·ate re·flex [léər hénəbə:g há:d pǽlit rifléks] レーア・ヘンネベルグ硬口蓋反射（仮性延髄麻痺においては，硬口蓋をくすぐるとき，口輪筋の攣縮と上唇の下降とが起こる）.

lae·mo·par·al·y·sis [li:moupərǽlis] 咽喉麻痺，＝lemoparalysis.

Laënnec, René Théophile Hyacinthe [ləének] ラエンネック（1781-1826，フランスの内科医．聴診器を発明(1816)．名著「間接聴診法」を著し(1819)，肺疾患について詳細な研究を行ったが，自らも結核のため 46 歳で没した）.

L. catarrh ラエンネックカタル（喘息性気管支炎）.

L. cirrhosis ラエンネック肝硬変（門脈性硬変症に属する萎縮性肝硬変症で，肝臓は線維化，肝実質細胞の変性と新生，食道静脈瘤，腹水，黄疸を伴う），＝alcoholic cirrhosis, diffuse nodular c..

L. liver cirrhosis ラエンネック肝硬変〔医学〕.

L. pearls ラエンネック小球（喘息の喀痰中に排泄される細気管支からの軟性円柱），＝Laennecs sign.

L. thrombus ラエンネック血栓（脂肪変性にみられる心臓の球状血栓）.

lae·sio [lí:ʒiou] 病変，＝lesio.

lae·trile [lí:tril] リトリル（アンズの種から得られ，抗腫瘍作用がある）.

lae·ve [lí:vi] 滑らかな，無毛の.

lae·vi·dul·i·nose [lì:vidjúlinous] レービズリノース（グルコマンナン，特にコンニャクマンナンを分解するとき得られる三糖類）.

laevo- [li:və, -vou]（① 左または左方への意味を表す接頭語．② 化学においては左旋性の意味を表し，−の符号を用い，その構造族が判明したものを *l*-の符号に表し，右旋性 *d*-に対立して用いる），＝levo-.

lae·vo·car·dia [lì:vouká:diə] 左胸心.

lae·vo·glu·co·san [lì:vouglú:kəsæn] レボグルコサン，＝levoglucosan.

Laewen, George Arthur [lí:wən] レーウェン（1876生，ドイツの外科医）.

L. disease レーウェン病（膝蓋骨の病的骨折），＝Buedinger-Laewen disease.

L. method レーウェン法（膝関節蓄膿症の排膿療法）.

L.-Roth syndrome レーウェン・ロート症候群（甲状腺機能低下と斑状骨端とを併発する小人症），＝osteochondropathia cretinoidea.

LAF lymphocyte activating factor リンパ球活性化因子の略.

Lafon re·a·gent [læfən riéiʤənt] ラフォン試薬(セレン酸アンモニウムと濃硫酸とからなり，アルカロイド検出に用いる).

Lafora, Rodriguez [lɑ:fɔ́:rə] ラフォラ(1887-1971，スペインの医師).

L. body ラフォラ〔小〕体.

L. body disease ラフォラ〔小体〕病.

L. disease ラフォラ病.

L. sign ラフォラ徴候(鼻をほじるのは髄膜炎の初期症状).

Lag lagena フラスコの略.

lag [lǽg] 遅れ(刺激を加えてから，それに対する反応が起こるまでの期間).

l. correlation 遅れ相関.

l. period 遅延期(細菌を旧培地から新培地に移植した後，再び発育を示すまでの期間).

l. phase ① 遅滞期 [医学] (細菌を培地に移植して発育が遅滞する期間). ② 誘導期.

l. screw ラグスクリュー.

la·ge·na [ləʤí:nə] ① 薬びん，フラスコ. ② 壺状突起(迷路正円嚢に存する小盲嚢で，内階の上部)，= cecum cupulare. 複 lagenae.

la·ge·ni·form [ləʤí:nifɔ:m] 壺状の.

La·ger·stroe·mia [lèigə:strí:miə] サルスベリ属(ミソハギ科 *Lythraceae* の一属).

L. indica サルスベリ.

L. speciosa オオバナサルスベリ(根は収斂薬，葉と樹皮は下薬に用いる).

lag·ging [lǽgiŋ] 呼吸運動遅滞(患側の肺の運動が呼吸に遅れること).

l. chromosome 遅滞染色体 [医学].

Lagleyze-von Hippel dis·ease [lǽgleiz vɑn hípəl dizí:z] ラグレーズ・フォンヒッペル病(網膜血管腫症).

lag·ne·sis [lægní:sis] 色情症，淫乱狂，= lagnosis.

lag·no·sis [lægnóusis] 色情症，= satyriasis.

lagoon process ラグーン法 [医学] (汚水処理の酸化池法).

lagophthalmic keratitis 兎眼性角膜炎 [医学]，= keratitis elagophthalmo.

lag·oph·thal·mos [lægɑfθǽlməs] 兎眼 [医学] (眼が完全に閉じられない状態)，= hare eye, lagophthalmus.

l. cicatriceum 瘢痕性兎眼.

l. exophthalmicus 眼球突出性兎眼.

l. paralyticus 麻痺性兎眼.

lag·oph·thal·mus [lægɑfθǽlməs] 兎眼(眼が完全に閉じられない状態)，= hare eye, lagophthalmos.

Lagoria sign [ləgɔ́:riə sáin] ラゴリア徴候(大腿骨頸骨折においてみられる伸筋と広筋膜の弛緩).

Lagos bat virus ラゴスコウモリウイルス(ラブドウイルス科リッサウイルス属，狂犬病関連ウイルス).

Lag·o·vi·rus [lǽgəvaiərəs] ラゴウイルス属(カリシウイルス科の一属).

Lagrange, Pierre Felix [lɑ:grɑ́:nʤə] ラグランジ(1857-1928，フランスの眼科医).

L. operation ラグランジ手術(緑内障に利用する強膜虹彩切除術)，= sclerecto-iridectomy.

Lahore ulcer 熱帯潰瘍.

Laidlaw-Dunkin bod·ies [léidlɔ: dʌ́ŋkin bádi:z] レードロー・ダンキン小体(イヌのジステンパーにみられるウイルス性封入体).

Laimer-Haeckerman area ライマー・ヒカーマン野(憩室が頻発する咽頭下部および食道上部).

Lain, Everett Samuel [léin] レーン(アメリカの皮膚科医).

L. disease レーン病(歯牙の修復において不同の金属を用いるときに起こる化学電流のため，口内に焼灼感またはびらんが生ずる状態).

lai·ose [léious] ライオース，レーオ糖 $C_6H_{12}O_6$ (糖尿病患者の尿中に排泄される淡黄色シロップ様の糖で，発酵を起こさない左旋性物質)，= Leo sugar.

la·i·ty [léiti] 大衆(専門職階級に対していう一般人). 形 lay.

LAK cells リンフォカイン活性キラー細胞，ラック細胞(NK細胞をIL-2存在下で長期間培養するとキラー活性が亢進した細胞が得られる．これを称す)，= lymphokine-activated killer cells.

Lake pig·ment [léik pígmənt] レーク顔料(喉頭結核に用いる鎮痛薬で，乳酸50mL，ホルマリン7mL，フェノール10mLに水を100mLまで加えた合剤).

lake [léik] ① 湖，= lacus. ② レーキ顔料(洋紅染料に金属化合物を加えてつくった深紅色の絵具)，= lake color. 形 laky.

laked blood 溶解血液，溶血血液 [医学].

lakeside disease 湖岸病(住血吸虫症).

Laki-Lorand fac·tor [léiki lɔ́:rənd fǽktər] レーキ・ローランド因子(フィブリン安定化因子で血液凝固XIII因子を意味する．かつては使用されたが，現在では使用されない)，= factor XIII.

-lalia [leiliə] 話すの意を表す接尾語.

la·li·a·try [ləláiətri] (どもり(吃音)または発音不明に関する研究と治療の総称).

lal·i·o·pho·bia [lælioufóubiə] 発語恐怖〔症〕，会話恐怖 [医学]，どもり(吃音)恐怖〔症〕，= lalophobia, stutter spasm.

lal·la·tion [ləléiʃən] ① 冗舌(口数の多いこと．おしゃべり)，児様語 [医学]. ② ラ行発音不全〔症〕 [医学]，ラ行発音不良症(アール r 音をエル l 音に発音すること)，= lalling.

Lallemand, Claude François [lɑ:ləmɑ́:n] ラルマン(1790-1853，フランスの外科医).

L. bodies ラルマン小体(精嚢を充満する膠状円柱形小体．Bence Jones タンパク円柱)，= Lallemand-Trousseau bodies, Bence Jones cylinders.

lal·ling [lǽliŋ] 冗舌，ラ行発音不良症，= lallation.

lalo- [lælou, -lə] 言語または冗舌の意味を表す接頭語.

lal·og·no·sis [lælɑgnóusis] 言語理解.

lal·o·neu·ro·sis [lælounju:róusis] 神経性言語障害.

lal·o·pa·thol·o·gy [læloupəθɑ́ləʤi] 言語障害病理学.

la·lop·a·thy [ləlɑ́pəθi] 言語障害，発語障害 [医学].

lal·o·pho·bia [lælouf óubiə] 発語恐怖〔症〕 [医学] (どもりまたは神経性喉頭痛による).

lal·o·ple·gia [læloupl í:ʤiə] 言語能力麻痺.

lal·or·rhea [lælərí:ə] 駄弁，冗舌.

Lalouette, Pierre [ləlu:ét] ラルエット(1711-1742，フランスの医師).

L. pyramid ラルエット錐体(まれな甲状腺の錐体葉で，狭部または左葉から発生し，舌骨まで達することがある)，= pyramid of thyroid.

LAM lymphangiomyomatosis リンパ管平滑筋腫症の略.

LAM-1 leukocyte adhesion molecule-1 白血球接着分子1の略.

Lamal re·a·gent [lǽməl riéiʤənt] ラマル試薬(酢酸ウラニウム，酢酸ナトリウムを主成分とし，モルフィンを検出するために用いられる).

Lamarck, Jean Baptiste Pierre Antoine de Monet de [ləmɑ́:k] ラマルク(1744-1829，フランスの自然科学者．自然科学史における最も著名な学

者と呼ばれ，動物を脊椎動物と無脊椎動物とに分類し，またダーウィンの進化論の一部を予言した）．

L. law ラマルクの法則〔医学〕．

L. theory ラマルク説（後天性形質は子孫に遺伝されるとの説），= lamarckism.

la·marck·ism [ləmá:kizəm] ラマルク説〔医学〕，= Lamarck theory.

Lamaze, Fernand [ləméiz] ラマーズ（1890–1957，フランスの産科医．精神予防性無痛分娩，リードの自然分娩をもとに独自の方法をつくり上げた．分娩の際の弛緩法と陣痛に合わせた呼吸法の習得が主となる）．

L. method ラマーズ法（無痛分娩の一方法）．

LAMB syndrome ラム症候群（黒子，心房粘液腫，皮膚粘膜粘液腫，青色母斑の合併症で，それぞれの頭文字をとったもの）．

lamb dysentery 子ヒツジ赤痢．

lamb·da, Λ, λ [lǽmdə] [L/TA] ① ラムダ（ラムダ〔状〕縫合と矢状縫合とが出合う小泉門の点），= lambda [TA]. ② ラムダ（ギリシャ語アルファベット第11字）．

l. chain ラムダ鎖（免疫グロブリンL鎖のタイプの一方）．

l. chain gene 免疫グロブリンラムダ鎖遺伝子（免疫グロブリンLラムダ鎖を規定する遺伝子で，複数のV，J断片と1つのC断片を有する）．

l. particle ラムダ粒子（質量2,000以上をもつフェルミ粒子の一つ）．

l. phage ラムダファージ（バクテリオファージラムダ），= bacteriophage λ.

l.-sulfur (λ-S) ラムダ-イオウ（液状流動性）．

lamb·da·cism [lǽmdəsizəm] ラ音発音困難症（l音の発音が困難であり，rとの区別がなく，またはl音を濫用する異常症），= lambdacismus.

lamb·doid [lǽmdɔid] ラムダ字形（ギリシャ語のΛまたはλ）．

l. border [TA] ラムダ〔状〕縁，= margo lambdoideus [L/TA].

l. suture [TA] ラムダ縫合（後頭骨の両上縁と頭頂骨との縫合．人字縫合，三角縫合），= sutura lambdoidea [L/TA].

lambdoidal suture ラムダ縫合．

Lambert, Alexander [lǽmbə:t] ランバート（1861–1939，アメリカの医師）．

L. treatment ランバート療法（モルヒネ中毒症の療法で，患者の常習量の1/10ずつ毎日減量し，その代用としてコデインを0.03gから4時間ごとに漸増して，0.3gに達すると，その後は4日間に全廃する）．

Lambert, Edward Howard [lǽmbə:t] ランバート（1915–2003，アメリカの医師）．

L.-Eaton syndrome (LES) ランバート・イートン症候群，= Eaton-Lambert syndrome.

L. syndrome ランバート症候群．

Lambert, Johann Heinrich [lǽmbə:t] ランベルト（1728–1777，ドイツの数学，物理学者）．

L.-Beer law ランベルト・ベールの法則，= Bouguer-Beer law.

L. cosine law ランベルト余弦法則（吸収性表面に対する照射の強度は，並行光線の投射角の余弦とともに変化する）．

L. law ランベルトの法則．

lam·bert [lǽmbə:t] ランベルト（輝度の単位で，物体の表面から反射する光の輝度をいい，1ランベルトはルーメン/cm² に相当する度．放射の輝度ともいう．次の式で求める）．

$$1 \text{ lambert} = \frac{1}{\pi} \times 10^4 \text{cal/m}^2$$

lambing sickness ヒツジの妊娠病．

Lambl, Wilhelm Dusan [lǽmbl] ランブル（1824–1895，チェコ・ボヘミアの医師．ヒトの腸内に寄生する鞭毛虫を初めて記載し，*Cercomonas intestinalis* と呼んだが，アメリカの細菌学者 C.W. Stiles は1915年にこれを *Giardia lamblia* と改名した）．

L. excrescences ランブルの息肉（心弁膜の息肉）．

lamblial cholecystitis ランブル鞭毛虫性胆嚢炎．

lamblial dysentery ランブル鞭毛虫赤痢．

lam·bli·a·sis [læmbláiəsis] ランブル鞭毛虫症〔医学〕，ランブリア症〔医学〕，ジアルジア症，= lambliosis.

lam·bo lam·bo [lǽmbou lǽmbou] 熱帯化膿性筋炎，= tropical pyomyositis.

Lambotte, Albin [lǽmbət] ランボット（1856–1912，ベルギーの外科医）．

L. treatment ランボット療法（骨折片に固定した鋼鉄釘を用いて伸縮自在な鋼鉄枠に患肢を支持する骨折の療法）．

Lambrecht polymeter ランブレヒ毛髪湿度計．

Lambrinudi operation ランブリヌーディ手術（三関節固定術の一つ）．

la·mel [lǽməl] ラメラ剤〔医学〕（眼瞼下に挿入するゼラチン製の薬用薄板）．

la·mel·la [ləmélə] ① 層板，薄膜（lamina の縮小型）．② ラメル，= lamel. ③ ヒダ（植物の）．④ 弁鰓（動物の）．複 lamellae. 形 lamellar，lamellated.

l. anterior [L/TA] 腹側板*，= ventral lamella [TA].

l. corpuscle 層板小体〔医学〕．

l. lateralis [L/TA] 外側板*，= lateral lamella [TA].

l. of bone 骨層板．

l. posterior [L/TA] 背側板*，= dorsal lamella [TA].

l. structure ラメラ（層状）構造〔医学〕．

l. tympanica [L/TA] 鼓室板*，= tympanic lamella [TA].

l. vestibularis [L/TA] 前庭板*，= vestibular lamella [TA].

la·mel·lar [ləmélər] 葉状，層〔状〕の〔医学〕．

l. body ラメラ（層板）体〔医学〕．

l. bone 層状骨，層板骨（中心にハバース管を有する）．

l. cataract 楔（けつ，せつ，くさび）状白内障〔医学〕，層板〔性〕白内障〔医学〕．

l. corpuscle 層板小体，= lamellated corpuscle, Vater-Pacini corpuscles.

l. graft 表層移植片〔医学〕．

l. granule 層板顆粒（オドランド小体）．

l. ichthyosis 葉状魚鱗癬．

l. keratoplasty 層状角膜移植〔術〕〔医学〕．

l. sheath 層板鞘，= perineurium.

lamellated corpuscle 層板小体（皮膚感覚受容器の一種．層状構造を示し，刺激の動的成分にのみ応じて受容器電位を発生する），= Vater-Pacini corpuscle.

lam·el·la·tion [læməléiʃən] 層状構造〔医学〕．

la·mel·li·po·di·um [ləmèlipóudiəm] ラメリポディウム（遊走多核白血球で産生される被膜突起）．複 lamellipodia.

lame·ness [léimnis] 跛，は（跛）行．形 lame.

lam·i·na [lǽminə] [TA] ① 椎弓板，= lamina arcus vertebrae [L/TA]. ② 透明中隔板，板，= lamina [L/TA]. ③ 神経隆縁（脊髄動物の），= neurapophysis. ④ 薄片，葉体（植物の）．⑤ 層板，層（菲薄な扁平板または層，特に輪状軟骨に用いる）．複 laminae. 形 laminar，laminated.

l. Ⅰ [L/TA] 第一層*，= layer Ⅰ [TA]（中脳の上丘．偶数層は神経細胞層，奇数層は線維層）．

l. Ⅱ [L/TA] 第二層*，= layer Ⅱ [TA].

l. Ⅲ [L/TA] 第三層*，= layer Ⅲ [TA].

l. Ⅳ [L/TA] 第四層*, = layer Ⅳ [TA].
l. Ⅴ [L/TA] 第五層*, = layer Ⅴ [TA].
l. Ⅵ [L/TA] 第六層*, = layer Ⅵ [TA].
l. Ⅶ [L/TA] 第七層*, = layer Ⅶ [TA].
l. affixa [L/TA] 付着板, = lamina affixa [TA].
l. alaris [NA] 翼板.
l. anterior [L/TA] 前葉, = anterior layer [TA].
l. anterior vaginae musculi recti abdominis [NA] 腹直筋鞘前葉.
l. arcus vertebrae [L/TA] 椎弓板, = lamina [TA].
l. basalis [L/TA] 基底板, = basal lamina [TA].
l. basalis choroideae 脈絡膜基底板, = basal lamina of choroid.
l. basalis corporis ciliaris [NA]〔毛様体の〕基底板.
l. basilaris [L/TA] 基底板, = basal lamina [TA].
l. basilaris cochleae 蝸牛基底板.
l. cartilaginis cricoideae [L/TA]〔輪状軟骨〕板, = lamina of cricoid cartilage [TA].
l. cartilaginis thyroideae 甲状軟骨板.
l. choriocapillaris 脈絡膜毛細管板, = Ruysch membrane.
l. chorioidea epithelialis 上皮性脈絡板.
l. choroidocapillaris [L/TA] 脈絡毛細管板, = capillary lamina [TA].
l. cinerea 灰色層(脳梁から灰白結節隆起までの視交連の上部に後方へ広がる灰白質), 灰白板, = lamina terminalis cerebri.
l. circularis 輪状板(毛様体の).
l. cribriformis 篩板(篩骨の), = cribriform plate.
l. cribrosa [L/TA] 篩板, = cribriform plate [TA].
l. cribrosa of sclera [TA] 強膜篩板, = lamina cribrosa sclerae [L/TA].
l. cribrosa ossis ethmoidalis 篩骨篩板.
l. cribrosa sclerae [L/TA] 強膜篩板, = lamina cribrosa of sclera [TA].
l. densa 基底膜緻密層.
l. dentata 歯状板.
l. denturae basalis 基礎床.
l. dextra [L/TA] 右板, = right lamina [TA].
l. dorsalis 蓋板 [医学].
l. dura 硬板 [医学], 歯槽硬線, = alveolar hard line.
l. elastica 血管の弾力層.
l. elastica anterior 前境界板(角膜の), = Bowman membrane.
l. elastica posterior 後境界板, 後弾力膜 [医学], = Descemet membrane.
l. epiphysialis [L/TA] 骨端板, = epiphysial plate [TA], 成長板*, = growth plate [TA].
l. episcleralis [L/TA] 強膜上板, = episcleral layer [TA].
l. epithelialis 上皮板, = epithelial plate.
l. externa [L/TA] 外板, = external table [TA].
l. externa cranii [NA] 頭蓋外板.
l. fibrocartilaginea interpubica 恥骨間線維軟骨板.
l. fibroreticularis 線維細網板.
l. fusca of sclera 強膜褐色板.
l. fusca sclerae [L/TA] 強膜褐色板, = suprachoroid lamina [TA].
l. ganglionaris 神経細胞層.
l. granularis externa 外顆粒層.
l. granularis externa〔lamina Ⅱ〕 [L/TA] 外顆粒層, = external granular layer〔layer Ⅱ〕[TA].
l. granularis interna〔lamina Ⅳ〕 [L/TA] 内顆粒層, = internal granular layer〔layer Ⅳ〕[TA].
l. horizontalis [L/TA] 水平板, = horizontal plate [TA].
l. horizontalis ossis palatini 口蓋骨水平板.
l. interna [L/TA] 内板, = internal table [TA].
l. interna cranii [NA] 頭蓋内板.
l. interna ossium cranii 頭蓋骨内板.
l. lateralis [L/TA]〔翼状突起の〕外側板, = lateral plate [TA], lateral lamina [TA].
l. lateralis processus pterygoidei 外側板(翼状突起の).
l. limitans anterior [L/TA] 前境界板, = anterior limiting lamina [TA].
l. limitans anterior corneae 外境界板(角膜の)(ボーマン膜), = Bowman membrane.
l. limitans posterior [L/TA] 後境界板, = posterior limiting lamina [TA].
l. limitans posterior corneae 内境界板(角膜の)デスメ膜, = Descemet membrane.
l. lucida 透明板.
l. maxillaris 上顎板(口蓋骨の).
l. media [L/TA] 中葉, = middle layer [TA].
l. medialis [L/TA]〔翼状突起の〕内側板, = medial plate [TA], medial lamina [TA].
l. medialis processus pterygoidei [NA] 翼状突起内側板.
l. mediana 正中板(篩骨の).
l. medullaris accessoria [L/TA] 副髄板*, = accessory medullary lamina [TA].
l. medullaris externa [L/TA] 外髄板*, = external medullary lamina [TA].
l. medullaris interna [L/TA] 内髄板*, = internal medullary lamina [TA].
l. medullaris lateralis [L/TA] 外側髄板*, = external medullary lamina [TA], lateral medullary l. [TA].
l. medullaris lateralis corporis striati 線条体外側髄板.
l. medullaris medialis [L/TA] 内側髄板, = internal medullary lamina [TA], medial medullary l. [TA].
l. medullaris medialis corporis striati 線条体内側髄板.
l. membranacea [L/TA] 膜性板, = membranous lamina [TA].
l. modioli [L/TA] 蝸牛軸板, = lamina of modiolus [TA].
l. molecularis〔lamina Ⅰ〕 [L/TA] 分子層(表在層), = molecular layer〔layer Ⅰ〕[TA].
l. multiformis〔lamina Ⅵ〕 [L/TA] 多形〔細胞〕層, = multiform layer〔layer Ⅵ〕[TA].
l. muscularis mucosae [L/TA] 筋層, 粘膜筋板, = muscularis mucosae [TA].
l. of cricoid cartilage [TA]〔輪状軟骨〕板, = lamina cartilaginis cricoideae [L/TA].
l. of lens 水晶体の層.
l. of mesencephalic tectum 中脳蓋板.
l. of modiolus [TA] 蝸牛軸板, = lamina modioli [L/TA].
l. of Rexed レクセの層.
l. of septum pellucidum 透明中隔板.
l. of thyroid cartilage 甲状軟骨板.
l. of tragus 耳珠板.
l. of vertebral arch 椎弓板.
l. orbitalis [L/TA] 眼窩板, = orbital plate [TA].
l. orbitalis ossis ethmoidalis [NA] 篩骨眼窩板.
l. palatina 口蓋板(口蓋骨の).
l. papyracea 紙様板(篩骨の)(眼窩板の旧名), = lamina orbitalis.
l. parietalis [L/TA] 壁側板(精巣鞘膜の体側層), = parietal layer [TA].

L

l. parietalis pericardii serosi 心膜壁側板，= parietal layer of serous pericardium.
l. perpendicularis [L/TA] 垂直板，= perpendicular plate [TA].
l. posterior [L/TA] 後葉，= posterior layer [TA].
l. posterior vaginae musculi recti abdominis [NA] 腹直筋鞘後葉.
l. pretrachealis [L/TA] 気管前葉，= pretracheal layer [TA].
l. pretrochantinica 前滑車板，= Merkel spur.
l. prevertebralis [L/TA] 椎前葉，= prevertebral layer [TA].
l. profunda [L/TA] 深葉，深板（側頭筋膜および上瞼挙筋の），= deep layer [TA], quadratus lumborum fascia [TA].
l. propria 固有層，粘膜固有層，= propria mucosae.
l. propria lymphocyte (LPL) 粘膜固有層リンパ球.
l. propria mucosae 粘膜固有層.
l. pyramidalis externa〔lamina Ⅲ〕 [L/TA] 外錐体層，= external pyramidal layer〔layer Ⅲ〕[TA].
l. pyramidalis interna〔lamina Ⅴ〕 [L/TA] 内錐体層，= internal pyramidal layer〔layer Ⅴ〕[TA].
l. quadrigemina [L/TA] 蓋板*，= quadrigeminal plate [TA].
l. rara 疎性層.
l. rara externa 外透明層（板）〔医学〕.
l. rara interna 内透明層（板）〔医学〕.
l. reticularis 網状板，= membrana reticularis.
l. rostralis 嘴板（しばん）（脳梁の前端にある薄板），吻側板，= rostral lamina.
l. septi pellucidi 透明中隔板.
l. sinistra [L/TA] 左板，= left lamina [TA].
l. spinalis Ⅰ [L/TA] 脊髄Ⅰ層*，= spinal lamina Ⅰ [TA].
l. spinalis Ⅱ [L/TA] 脊髄Ⅱ層*，= spinal lamina Ⅱ [TA].
l. spinalis Ⅴ [L/TA] 脊髄Ⅴ層*，= spinal lamina Ⅴ [TA].
l. spinalis Ⅵ [L/TA] 脊髄Ⅵ層*，= spinal lamina Ⅵ [TA].
l. spinalis Ⅶ [L/TA] 脊髄Ⅶ層*，= spinal lamina Ⅶ [TA].
l. spinalis Ⅹ [L/TA] 脊髄Ⅹ層*，= spinal lamina Ⅹ [TA].
l. spiralis ossea [L/TA] 骨ラセン板，= osseous spiral lamina [TA].
l. spiralis secundaria [L/TA] 第二ラセン板，= secondary spiral lamina [TA].
l. splendens 輝板（位相差顕微鏡でみられる軟骨の関節面を限界とする光輝ある薄膜で，主として軟骨母質からなる）.
l. superficialis [L/TA] 浅葉，浅板，= investing layer [TA], superficial layer [TA], posterior layer [TA].
l. suprachoroidea [L/TA] 脈絡上板，= suprachoroid lamina [TA].
l. supraneuroporica 前神経口上板（モンロー孔を覆う第3脳室脈絡膜の一部）.
l. tecti [L/TA] 蓋板，= tectal plate [TA].
l. tecti mesencephali [NA] 中脳蓋板.
l. terminalis [L/TA] 終板，= lamina terminalis [TA].
l. terminalis cerebri [NA] 大脳終板.
l. terminalis of cerebrum 大脳終板.
l. tragi [L/TA] 耳珠板，= tragal lamina [TA].
l. vasculosa [L/TA] 血管板，= vascular lamina [TA].
l. vasculosa choroideae [NA] 脈絡膜血管板.
l. vastoadductoria 広筋内転筋板.
l. visceralis [L/TA] 臓側板，= visceral layer [TA].
l. vitrea 硝子板（① 頭蓋骨の内層．= tabulavitrea．② 脈絡膜の色素層の外側層．= lamina basalis, glass membrane of Bruch）.

lam·i·nae [lǽmini:] 板（lamina の複数）.
l. albae cerebelli [NA] 小脳白質板.
l. medullares 髄板（白質板の旧名），= l. albae.
l. medullares cerebelli 小脳髄板.
l. medullares thalami 視床髄板.
l. spinales Ⅲ et Ⅳ [L/TA] 脊髄Ⅲ，Ⅳ層*，= spinal laminae Ⅲ and Ⅳ [TA].
l. spinales Ⅶ～Ⅸ [L/TA] 脊髄第Ⅶ～Ⅸ層*（Rexed による脊髄灰白質の層構造），= spinal laminae Ⅶ～Ⅸ [TA].

lam·i·na·gram [lǽminəgræm] 断層X線像，= tomogram.
lam·i·na·graph [lǽminəgræf] 断層X線撮影装置.
lam·i·nag·ra·phy [læminǽgrəfi] 断層X線撮影〔法〕〔医学〕（所望の横断面のみを撮影する方法の一つ）.
lam·i·nar [lǽminər] 層状の，層の.
l. air flow unit 層流〔無菌〕室，層流〔無菌〕装置.
l. cortical sclerosis 層状皮質硬化〔症〕.
l. film 境膜〔医学〕.
l. flow 層流〔医学〕（流体が層をなして動き，渦巻きを生じないこと）.
l. necrosis 層状壊死.

Lam·i·nar·i·a [læminέəriə] コンブ〔昆布〕属（コンブ科 *Laminariaceae* の一属）.
L. digitata （北大西洋や北海のコンブ）.
L. japonica マコンブ.
L. saccharina カラフトコンブ.

lam·i·nar·ia [læminέəriə] ラミナリア桿（コンブ属の一種でつくった桿で，人工妊娠中絶のため，子宮内容を除去するとき，頸管に挿入するもの），= laminaria tent.
l. tent ラミナリア桿.
lam·i·nar·in [læminά:rin] ラミナリン（コンブから得られるブドウ糖多糖類）.
lam·i·nate [lǽmineit] 積層物〔医学〕.
l. induration 層状硬化（硬性下疳にみられる真皮のリンパ球の層状集合）.
lam·i·nat·ed [lǽmineitid] 層状になった，= laminer.
l. bar 積層棒（樹脂の）.
l. calculus 交層結石，= alternating calculus.
l. epithelium 重層上皮，= stratified epithelium.
l. glass 合わせガラス〔医学〕.
l. layer 層状皮膜.
l. pleurisy 外套状胸膜炎〔医学〕.
l. thrombus 成層血栓，= stratified thrombus.
l. tissue 層板状組織.
l. tubercle 有層結節（小脳の小節）.
l. wood 積層木材.
lam·i·nat·ing [lǽmineitig] 積層〔医学〕.
l. pain 刺痛〔医学〕（刺すような痛み）.
lam·i·na·tion [læminéiʃən] ① 断層形成，成層，層板構造．② 切胎〔術〕（胎児の頭を薄片に切断すること）.
l. layer 積層.
lam·ine [léimin] ラミン（オドリコソウ *Lamium album* の花に存在するアルカロイドで，その塩酸塩は強力止血薬）.
lam·i·nec·to·my [læminéktəmi] ラミネクトミー，椎弓切除〔術〕，椎弓板切除〔術〕〔医学〕.
lam·i·nin [lǽminin] ラミニン（1979年，G. R. Mar-

tin と R. Timpl が Engelbreth-Holm-Swarm sarcoma から精製，命名した新しい細胞接着性タンパク質．基底膜成分の一つ）.

lam·i·ni·tis ［læmináitis］ 蹄葉炎，椎弓炎（馬蹄のついている感覚層における激痛を伴う炎症）.

lam·i·no·ap·o·phy·sec·to·my ［læminouəpɑ̀fiséktəmi］ 椎弓骨起切除〔術〕.

lam·i·no·gram ［lǽminəgræm］ 断層撮影写真，＝laminagram.

lam·i·no·graph ［lǽminəgræf］ 断層撮影装置，＝laminagraph.

lam·i·nog·ra·phy ［læminɑ́grəfi］ 断層撮影〔法〕，＝laminagraphy.

lam·i·no·plas·ty ［lǽminəplæsti］ 椎弓形成〔術〕［医学］（わが国で開発された脊髄後方切除術の一法で，椎弓切除術を改良したもの），椎管拡大〔術〕.

lam·i·not·o·my ［læminɑ́təmi］ 椎弓切開〔術〕［医学］.

La·mi·um ［lǽmiəm］ オドリコソウ［踊子草，野芝麻］属（シソ科の一属）.

L. album オドリコソウ（根が生薬とされる）.

L. amplexicaule ホトケノザ［仏の座］.

lam·i·vudine ［lǽməvjudi:n］ ラミブジン（ヌクレオシド誘導体に属する抗ウイルス薬で逆転写酵素阻害薬．B型慢性肝炎の治療に用いられ，HBV 増殖抑制作用を有する）.

Lamotte drops ［lǽmət drɑ́ps］ ラモット点滴薬，＝tinctura ferri chloridi.

lamp ［lǽmp］ ランプ．

l. black 油煙［医学］，煤（すす）.

l. chimney drain ホヤ様ドレーン．

l. test ランプ試験［医学］.

lam·pas ［lǽmpəs］ 口蓋腫（ウマの），上顎腫瘍．

lampbrush chromosome ランプブラッシュ染色体［医学］.

lam·prey ［lǽmpri］ ヤツメウナギ［八目鰻］.

Lam·pro·cys·tis ［læmprəsístis］ ランプロチスチス属（粘液性の共通莢膜に包まれた集落をつくる紫色イオウバクテリア）.

Lam·pro·pe·dia ［læmproupí:diə］ ランプロペジア属（四連体を形成し，色素系は光合成により紫色を呈し，イオウ顆粒を蓄積する）.

lam·pro·pho·nia ［læmproufóuniə］ 高声〔音〕，＝lamprophony. 形 lamprophonic.

lam·ziek·te ［lǽmzi:kte］（南アフリカにみられる家畜の食中毒症で，腐敗した骨を噛んでボツリヌス菌 *Clostridium botulinum* の感染による）.

la·na ［léinə, lǽnə］ 羊毛，＝wool.

la·nat·o·side ［lənǽtəsaid］ ラナトシド（*Digitalis lanata* 葉に存在する配糖体の総称）.

l. A ラナトシドA $C_{49}H_{76}O_{19}$.

l. B ラナトシドB $C_{49}H_{76}O_{20}$（ラナトシドAの第10位Cに OH が結合したもの）.

l. C ラナトシドC $C_{49}H_{76}O_{20}$：985.12（コール酸ラクトン四グリコシド系強心薬．うっ血性心不全，各種頻脈に適用）.（→ 構造式）

lan·au·rin ［lǽnɔ:rin］ ラナウリン（ヒツジの汗，尿中に存在するピロル色素）.

Lancaster advancement ランカスター前位縫合（動眼筋腱の代わりに筋自体を切断してその株端を縫合する手術）.

Lancaster red green test ランカスター赤緑試験（眼球偏位測定法）.

Lance, James W. ［lɑ́:ns］ ランス（フランスの神経科医）.

L.-Adams syndrome ランス・アダムス症候群（麻酔による低酸素脳症の後遺症として不随意運動をきたす）.

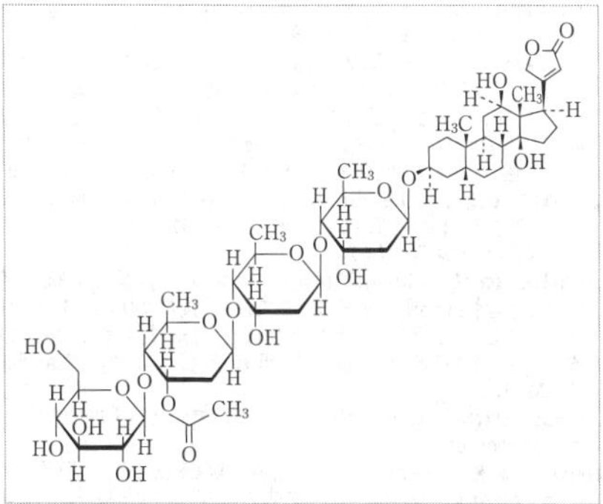

lance ［lǽns］ 切開する（lancet を用いて膿瘍などを切開する）.

Lancefield, Rebecca C. ［lɑ́:nsfi:ld］ ランスフィールド（1895-1981，アメリカの細菌学者．沈降反応に基づく溶血性レンサ球菌の分類法を考案し，A群はヒトにおいて病因性を示すが，B群は乳腺炎，C群は下等動物における病因性をもち，D群はチーズ，E群は牛乳，F群はヒトの咽喉，G群はヒト，サル，イヌ，HおよびK群は咽喉鼻腔などから分離される）.

L. antigenic group ランスフィールド抗原群．

L. classification ランスフィールド分類（レンサ球菌 *Streptococcus* の血清学的分類法），＝Streptococcus antigenic group.

L. precipitation test ランスフィールド沈降テスト［医学］.

lan·ce·o·late ［lǽnsiəleit］ 槍状の，皮針形の．

Lancereaux nephritis ランセロー腎炎（リウマチ性腎炎）.

Lancet ［lɑ́:nsit, lǽ-］ ランセット（イギリスの週刊医学雑誌）.

Lancet coefficient ランセット係数（石炭酸の殺菌力に対するほかの殺菌剤の比率）.

lan·cet ［lǽnsit］ 乱切刀［医学］，槍状刀，ランセット．

lan·ci·nat·ing ［lǽnsineitiŋ］ 刺すような，裂かれるような，電撃性の．

l. pain 電撃様疼痛［医学］，乱刺痛，電撃痛．

Lancisi, Giovanni Maria ［lantʃí:zi］ ランチシ（1654-1720，イタリアの医師）.

L. nerve ランチシ線条（脳梁の上表面にある2本の線条，すなわち外側縦条 stria longitudinalis lateralis corporis callos および内側縦条 stria longitudinalis medialis corporis callosi），＝Lancisi stria.

L. sign ランチシ症候．

land fever 大地熱（航海中の船酔いの後，大地に囲まれた水域に入ったときにみられる熱病），＝channel fever.

land leech ヤマヒル．

land quarantine 陸上検疫．

land scurvy 陸上壊血病（血小板減少性紫斑病のこと）.

Landau, Leopold ［lǽndɔ:］ ランドー（1848-1920，ドイツの外科医，産婦人科医）.

L.-Kleffner syndrome ランドー・クレッフナー症候群（小児期における神経運動性痙攣）.

L. reaction ランドー反応，＝Landau reflex.

L. reflex ランドー反射（1～2歳の正常幼児にみられる反射で，掌上に患児を腹臥位に保つと頭部を反り，脊椎は過伸張を示して弓状となる），＝Landau reaction.

L

L. sign ランドー徴候(女子の腹水症では，軽度のときでも子宮を両手で触診することが困難である).
L. test ランドー試験(梅毒の呈色反応で，被験血清0.2mLを四塩化炭素に1%ヨウ素を加えた試薬0.01mLを加え，強く振ってヨウ素の脱色を待って，4〜5時間放置すると，陽性のものは透明な黄色に変化するが,陰性であれば灰色を呈する)，= Landau color test.
Landin sign [lǽndin sáin] ランディン徴候(内診により子宮体部と頸部との移行部が軟化して触診される妊娠の一つの徴候).
Landis test [lǽndiz tést] ランジス試験(毛細血管壁の透過性を測定する方法で，下肢に80mmHgの圧迫を加えて血流を停滞させた後，血液中の水分およびタンパク質の減少を測る原理に基づくもの. Landis, E. M.).
Landmann tuberculin ランドマンツベルクリン，= tuberculol.
land·mark [lǽndmɑːk] 目標，標識点[医学]，境界標.
l. agnosia ランドマーク失認(地誌的失見当で，よく知っている建物や風景を初めて見たように感じたり，新しい場所などの道を覚えられない症状がある).
Landolfi, Nicolà [lɑndάlfi] ランドルフィ(イタリアの医師).
L. caustic ランドルフィ腐食剤(アンチモン，臭素，金，亜鉛の塩酸塩とからなる化合物).
L. paste ランドルフィ糊剤(亜鉛，アンチモン，ブロミン，金の塩化物からなる腐食剤).
L. sign ランドルフィ徴候(大動脈閉鎖不全において瞳孔が心収縮期に収縮し，拡張期に散大すること).
Landolt, Edmund [lǽndəlt] ランドルト(1846-1926，フランスの眼科医).
L. bodies ランドルト小体(網膜の桿状体と錐状体の間にある双極細胞で，両生類，爬虫類，鳥類にみられる).
L. ring ランドルト環(視覚を試験するために用いる不全視環で，7.5mm方形中に太さ1.5mmの環を描き，1.5mmの切れ目をつけ，これを5mの距離から見るとき，切れ目の視覚は1′，これを見得る視力を1と定義する).
Landouzy, Louis Theophile Joseph [lǽnduːzi] ランドウジー(1845-1917，フランスの医師).
L.-Déjerine atrophy ランドウジー・デジェリン萎縮(顔面および肩甲上腕部位の萎縮)，= facioscapulohumeral atrophy.
L.-Déjerine dystrophy ランドウジー・デジェリン筋萎縮症(顔面，肩甲部，腰部，下肢の筋肉に著明な萎縮が起こり，myopathic face と呼ばれる顔貌を呈する疾患)，= facioscapulohumeral atrophy.
L. disease ランドウジー病(スピロヘータ性黄疸)，= Weil disease，Fielder d..
L.-Grasset law ランドウジー・グラセー法則(大脳半球の疾患において麻痺がある場合には患側の方向に，また筋痙直性麻痺がある場合には，筋痙直のある側に頭は傾斜する).
L. purpura ランドウジー紫斑病(重篤な全身症状を伴う紫斑病).
L. sciatica ランドウジー坐骨神経痛(坐骨神経痛に下肢萎縮を伴うもの).
Landry, Jean Baptiste Octave [lǽndri] ランドリー(1826-1865，フランスの医師).
L.-Guillain-Barré syndrome ランドリー・ギラン・バレー症候群(ウイルスの先行感染による脱髄性多発根ニューロパチー)，= acute infectious polyradiculoneuritis.
L. palsy ランドリー麻痺[医学].
L. paralysis ランドリー麻痺[医学](急性上行性脊髄麻痺)，= acute ascending spinal paralysis, acute infectious polyneuritis, encephalomyeloradiculitis.
L. syndrome ランドリー症候群(急性特発性多発〔性〕神経炎).
landscape ecology 景観生態学.
landscape montage technique 風景構成法.
Landschutz tumor ラントシュッツ腫〔瘍〕.
Landsteiner, Karl [lǽndstainər] ランドシュタイナー(1868-1943，オーストリア生まれのアメリカの病理学者).
L. classification ランドシュタイナー分類法(赤血球膜上の ABO 抗原に基づく血液型分類法).
L.-Donath test ランドシュタイナー・ドーナト試験.
L. law ランドシュタイナーの法則(赤血球と血清との凝集反応の仕方は相反する関係にあること. したがって，ABO 式血液型を検査する場合表試験と裏試験の判定結果が一致する).
L.-Wiener antigen ランドシュタイナー・ウィーナー抗原.
Landström, John [lǽndstrəm] ランドストレーム(1869-1910，スウェーデンの外科医).
L. muscle ランドストレーム筋(眼球の周囲および後方にある腱膜にみられる細い筋線維で，前端は前眼窩腱膜と眼瞼に付着している).
Landzert, T. [lǽndzəːt] ラントツェルト(ドイツの解剖学者).
L. fossa ラントツェルト窩(十二指腸の一側に腹膜が二つに重なってできた窩で，その一つには左結腸動脈，ほかには下腸間膜静脈を包含し，十二指腸傍陥凹よりは小さい)，= Gruber-Landzert fossa.
Lane, Sir William Arbuthnot [léin] レーン(1856-1943，イギリスの外科医).
L. band レーン帯(腸間膜および腸の重みを支持する役を果たす小腸の帯または膜で，それが捻転すると終末部の小腸閉塞症状を起こす. 回腸末端にみられる異常)，= Lane kink.
L. direct centrifugal floatation レーン直接遠心浮遊法.
L. disease レーン病(慢性腸閉塞症).
L. kink レーン捻転(レーン帯の捻転).
L.-Lannelongue operation レーン・ランネロング手術(頭蓋骨の一部を切除する除圧術).
L. operation レーン手術(末端付近で回腸の盲腸近くを切断して，直腸またはS状結腸と吻合し，結腸の大部分を空置する方法).
L. plates レーン板(ねじ釘を打つことのできるような穴を備えた金属板で，骨折の固定に用いる).
Langdon-Down dis·ease [lǽŋdən dáun dizíːz] ラングドン・ダウン病(ダウン症候群のこと)，= Down syndrome, mongolism.
Lange, Carl F. A. [lǽŋə] ランゲ(1883-1953，ドイツの生化学者).
L. solution ランゲ液(膠状金塩溶液で，1%塩化金5mLと2%炭酸カリウム液5mLとに湯500mLを加えて沸騰するまで加熱したうえ，1%ホルムアルデヒド液5mLを加え，よく振って透明な赤色液とする).
L. test ランゲ試験(神経梅毒などの診断に用いるグロブリンの検査法で，髄液の1：10〜1：5/20希釈液を入れた10本の小試験管にランゲ液を加え，試薬が変色する程度により1，2，3，4，5などに分類する. 金塩が完全に沈殿すると，透明になる)，= gold-sol test, gold number method, colloidal gold chloride test.
Lange, Fritz [lǽŋə] ランゲ(1864-1952，ドイツの整形外科医).
L. operation ランゲ手術(絹糸を用いて人工腱膜をつくる移植法)，= silk implantation.
Langenbeck, Bernard Rudolf Konrad von [lǽŋgənbek] ランゲンベック(1810-1887，ドイツの外科医).

L

L. amputation ランゲンベック切断〔術〕(外部から内部に向かう皮膚弁をつくる切断).
L. incision ランゲンベック切開(腹直筋の線維と平行して半月線を通る腹壁切開).
L. operation ランゲンベック手術(口蓋裂の手術で，両側からの粘骨膜弁を正中線に縫合する方法).
L. triangle ランゲンベック三角(頂点は腸骨の前上棘状突起，底辺は大腿骨の解剖学的頸，外辺は大転子の外面からなる三角).
Langendorff, Oscar [lǽŋgəndɔ̀:f] ランゲンドルフ(1853-1908, ドイツの生理学者).
L. method ランゲンドルフ法.
Langer, Carl Ritter von Edenberg von [lǽŋər] ランゲル(1819-1887, オーストリアの解剖学者. ランガーともいう).
L. arch ランゲル弓(後頭溝を横断する橋をなす腱膜), = Langer axillary arch.
L. axillary arch ランゲル腋窩弓(大胸筋とともに腋窩を通過し上腕骨に至る筋または腱).
L. lines ランゲル線(皮膚割線), = cleavage lines.
L. muscle ランゲル筋(大胸筋の停止から二頭筋溝を越えて広背筋の停止に達するまれな筋線維).
Langer, Leonard O. [lǽŋər] ランガー(アメリカの医師).
L.-Saldino syndrome ランガー・サルディーノ症候群(軟骨無発生症Ⅱ型).
Langerhans, Paul [lǽŋərha:ns] ランゲルハンス(1847-1888, ドイツの医師，解剖学者).
L. cell ランゲルハンス細胞(① 表皮棘細胞層に存在する星状で樹枝状突起をもつ細胞で，特殊に分化したマクロファージの一種. ② 角膜内にみられる星状で樹枝状突起をもつ細胞).
L. cell histiocytosis ランゲルハンス細胞組織球症〔医学〕, ランゲルハンス細胞組織球増殖症, = histiocytosis X.
L. corpuscles ランゲルハンス小体(皮膚にある星状細胞で，大食細胞の一種と考えられている), = Langerhans cells, stellate corpuscle.
L. island ランゲルハンス島(膵臓にある内分泌細胞群で，インスリンやグルカゴンを分泌する組織. 1869年に詳述された).
langerhansian adenoma 膵島腺腫, = insulinoma.
langerhansian hormone ランゲルハンス島ホルモン(糖代謝に関係するもの).
Langfeld, Herbert Sidney [lǽŋfi:ld] ラングフィールド(1879-1958, アメリカの心理学者. ハーバード大学教授(1910～1924), 1924年以降プリンストン大学心理学研究所長. 著書には The Aesthetic Attitude (1920) がある).
Langhans, Theodor [lǽŋha:ns] ラングハンス(1839-1915, スイスに住んだドイツの病理学者).
L. cell ラングハンス細胞(胎盤絨毛ラングハンス層を形成する多角形単層立方上皮細胞).
L. giant cell ラングハンス巨細胞(結核結節にある巨大細胞).
L. layer ラングハンス層(線条. 脈絡膜絨毛の合胞体により覆われた栄養層の内層), = Langhans stria, cytotrophoblast.
L. method ラングハンス法(アルコールで固定した標本をルゴール液で染め，ヨードチンキ1容と無水アルコール4容とからなる液で脱水し，cretan origanu で封入すると，組織中のヨードが固定される).
L.-type giant cells ラングハンス型巨細胞.
Langler bandage ラングラー包帯(多端性紙包帯).
Langley, John Newport [lǽŋli] ラングレー(1852-1925, イギリスの生理学者，ケンブリッジ大学教授. ラングリーともいう).
L. ganglion ラングレー神経節(下顎腺門にある神経細胞の集合).
L. granulations ラングレー顆粒.
L. granule ラングレー顆粒(分泌中にみられる漿膜細胞顆粒).
L. nerves ラングレー神経(毛髪運動神経).
L.-Sherrington sign ラングレー・シェリントン徴候(後下小脳動脈閉鎖による交感神経麻痺のため起こる耳現象), = Hassin sign.
Langmuir, I. [lǽŋgmjuər] ラングミュア(1852-1916, アメリカの化学者. 結合している原子の数から八偶説を提案した).
Langoria sign [læŋgɔ́:riə sáin] ランゴリア徴候(大腿骨関節嚢内骨折の症状で，大腿伸筋の弛緩).
lan·guage [lǽŋgwidʒ] 言語.
l. center 言語中枢〔医学〕.
l. delay 言語発達遅滞.
l. development 言語発達〔医学〕.
l. disorder 言語症，言語障害〔医学〕.
l. disturbance 言語障害.
l. science 言語科学〔医学〕.
l. variant frontotemporal neurocognitive disorder 言語障害型前頭側頭型神経認知障害.
l. zone 言語帯(大脳皮質の).
languidness of lower leg 下肢倦怠感〔医学〕.
lan·guor [lǽŋgər] 倦怠，不精, = lassitude. 形 languid.
lan·i·a·ry [lǽniəri] 短剣状の(犬歯についていう).
Lankester, Sir Edwin Ray [lǽŋkistər] ランケスター(1847-1930, イギリスの動物学者).
Lannelongue, Odilon Marc [lǽnəlʌŋ] ランネロング(1840-1911, フランスの外科医).
L. ligaments ランネロング靱帯.
L. operation ランネロング手術(小頭症，そのほかの頭蓋異常において頭内除圧の目的で，矢状縫合に接近する頂頭骨の小片を切除する方法), = Lane-Lannelongue operation.
L. tibia ランネロング脛骨(梅毒性脛骨).
lan·o·cer·ic ac·id [lænəsérik ǽsid] ラノセル酸 $CH_3(CH_2)_{26}(CHOH)_2COOH$ (ラノリンに存在する二水酸基性飽和脂肪酸).
lan·o·li·ment [lǽnəlimənt] ラノリメント〔剤〕(一般には医薬品に水，エタノール，脂肪油(ラノリン)などにほかに適当な添加剤など加えて製する. 皮膚にすりこんで用いる外用剤).
lan·o·lin [lǽnəlin] ラノリン(羊毛脂. 羊毛に付着しているヒツジの脂肪質の分泌物を溶剤で分離精製したもので，種々のコレステロール，高級アルコール，高級脂肪酸のエステルからなり，2～3倍の水に混ぜて軟膏状を保ち，皮膚に吸収されやすく，また粘膜にもよく付着するので，軟膏の賦形剤にしばしば利用される), = lanolinum, adeps lanae hydrosus, hydrous wool fat.
l. anhydricum 脱水ラノリン, = lanalin.
l. cum aqua 含水ラノリン.
l. paste ラノリンパスタ(泥膏. サリチル酸，亜鉛華，デンプン，ラノリン), = pasta lanolinata.
lan·o·nol [lǽnənɔ:l] ラノノール $C_{12}H_{23}OH$ (白色固形性アルコールで，羊毛脂に存在する).
lan·o·pal·mic ac·id [lænəpǽlmik ǽsid] ラノパルミック酸 $CH_3(CH_2)_{13}(CHOH)COOH$ (羊毛脂に存在する一水酸基性飽和脂肪酸).
la·nos·ter·ol [lənástərɔ:l] ラノステロール $C_{30}H_{50}O$ (羊毛脂に存在するステロールの一種).
lansbury index ランズバリー指数，ランズバリー活動性指数(関節炎の炎症の活動性を評価する指数), = Lansbury activity index.
Lan·ta·na [læntá:nə] ランタナ属(クマツヅラ科

Verbenaceae の一属).

L. camara シチヘンゲ［七変化］(根は消炎解毒・消化剤).

lan·ta·nine [lǽntənin] ランタニン(クマツヅラ科 *Lantana* 属植物に存在するアルカロイドで，解熱薬に用いられる).

Lanterman, A. J. [lǽntərmən] ランテルマン(アメリカの解剖学者).

L. segments ランテルマン節.

lantern test 幻灯試験(色盲検査法の一つで，特殊に考案した幻灯画を用いる).

lan·tha·nic [lǽnθənik] 潜伏性の.

lan·tha·nide [lǽnθənaid] ランタニド(ランタンからルテシウムに至る15個の希土元素，La，Ce，Pr，Nd，Pm，Sm，Eu，Gd，Tb，Dy，Ho，Er，Tm，Yb，Lu の総称)，= lanthanon.

lan·tha·nin [lǽnθənin] ランタニン，= oxychromatin.

lan·tha·num (La) [lǽnθənəm] ランタン(希土類元素で，原子番号57，元素記号La，原子量138.9055，質量数138，139).

l. carbonate 炭酸ランタン $La_2(CO_3)_3$-$8H_2O$ (黄白色結晶)，= artificial lanthanite.

l. oxide 酸化ランタン La_2O_3，= lanthanum trioxide，l. sesquioxide.

lan·thi·o·nine [lænθáiənin] ランチオニン［$HOOCCH(NH_2)CH_2]_2S$ (タンパク質をアルカリとともに熱するとき，分解前に生ずるチオエーテル).

lan·tho·pine [lǽnθəpin] ラントピン $C_{23}H_{25}NO_4$ (アヘンから得られる白色結晶性アルカロイド).

la·nu·gi·nous [lənjú:ʤənəs] うぶ毛の.

la·nu·go [lənjú:gou] [L/TA] 生毛(ウブゲ，胎児の生毛)，= downy hair [TA]，primary hair [TA]. 形 lanugious.

l. hair 生毛(うぶげ)［医学］，胎生毛，= downy hair，lanugo.

lan·u·la [lǽnjulə] そう(爪)半月(爪体と爪根との境にある半月状の白色部).

la·num [léinəm] 含水羊毛脂，= hydrous wool fat，lanolin.

Lanz, Otto [lǽnts] ランツ(1865-1935，オランダの外科医).

L. line ランツ線.

L. operation ランツ手術(象皮病の外科的療法で広筋膜の1片を切り取って大腿骨に挿入する方法).

L. point ランツ圧痛点(虫垂の位置を知る点で，両側腸骨の前上棘状突起を連結する線で，右側から1/3の距離にある).

LAO Licentiate in Obsteric Science 産科学免許医の略.

LAP ① leucine aminopeptidase ロイシンアミノペプチダーゼの略. ② leukocyte alkaline phosphatase 白血球アルカリホスファターゼの略. ③ lyophilized anterior pituitary 親液性下垂体前葉剤の略.

LAP staining leukocyte alkaline phosphatase staining 好中球アルカリホスファターゼ染色.

lap [lǽp] 重なり.

lap·a·chol [lǽpəkɔ:l] ラパコール 化 2-hydroxy-3-(3-methyl-2-butenyl)-1,4-naphthoquinone (lomatiol の異性体で植物酵素性色素)，= lapacholic acid，taiguic a.，tecomin.

lap·ac·tic [ləpǽktik] 瀉下薬，= evacuant.

lap·a·rec·to·my [læ̀pəréktəmi] 腹壁切除術(腹壁の一部を切除して，腹壁弛緩を是正する方法).

lapar(o)– [læpər(ou)，-r(ə)] 側腹 flank または腹部 abdomen との関係を表す接頭語.

lap·a·ro·cele [lǽpərəsi:l] 腹壁ヘルニア，= ventral hernia.

lap·a·ro·cho·le·cys·tot·o·my [læ̀pəroukòulisistátəmi] 腹式胆嚢切開術.

lap·a·ro·co·lec·to·my [læ̀pəroukouléktəmi] 腹式結腸切除術，= colectomy.

lap·a·ro·co·los·to·my [læ̀pəroukoulástəmi] 腹式結腸開口術.

lap·a·ro·co·lo·to·my [læ̀pəroukoulátəmi] 腹式結腸切開術.

lap·a·ro·col·po·hys·te·rot·o·my [læ̀pəroukàlpouhìstərátəmi] 腹式腟子宮切開［術］(帝王切開の一法).

lap·a·ro·col·pot·o·my [læ̀pəroukalpátəmi] 腹式腟切開［術］.

lap·a·ro·cys·tec·to·my [læ̀pərousistéktəmi] 腹式［卵巣］嚢腫摘出［術］.

lap·a·ro·cys·ti·dot·o·my [læ̀pərousìstidátəmi] 腹式膀胱切開術.

lap·a·ro·cys·tot·o·my [læ̀pərousistátəmi] 腹式嚢腫切開術，腹式膀胱切開術，= laparovesicotomy.

lap·a·ro·elyt·rot·o·my [læ̀pərouèlitrátəmi] 腹式腟切開術，= laparocolpotomy.

lap·a·ro·en·do·scop·ic [læ̀pərouèndəskápik] 腹腔鏡的な.

lap·a·ro·en·te·ros·to·my [læ̀pərouèntərástəmi] 腹式腸瘻造設［術］.

lap·a·ro·en·te·rot·o·my [læ̀pərouèntərátəmi] 腹式腸切開術.

lap·a·ro·gas·tros·co·py [læ̀pərougæstráskəpi] 腹式胃鏡検査法.

lap·a·ro·gas·tros·to·my [læ̀pərougæstrástəmi] 腹式胃瘻造設［術］.

lap·a·ro·gas·trot·o·my [læ̀pərougæstrátəmi] 腹式胃切開術.

lap·a·rog·ra·phy [læ̀pərágrəfi] 腹腔造影法.

lap·a·ro·he·pa·tot·o·my [læ̀pərouhèpətátəmi] 腹式肝臓切開術.

lap·a·ro·hys·ter·ec·to·my [læ̀pərouhìstəréktəmi] 腹式子宮摘出［術］［医学］.

lap·a·ro·hys·ter·o–ooph·or·ec·to·my [læ̀pərouhìstərou òuɑfəréktəmi] 腹式子宮卵巣摘出［術］.

lap·a·ro·hys·ter·o·pexy [læ̀pərouhístərəpeksi] 子宮腹壁固定術，= ventrofixation.

lap·a·ro·hys·ter·o·sal·pin·go–ooph·or·ec·to·my [læ̀pərouhìstərousælpiŋgou òuɑfəréktəmi] 腹式子宮卵管卵巣摘出［術］.

lap·a·ro·hys·ter·ot·o·my [læ̀pərouhìstərástəmi] 腹式子宮切開［術］［医学］.

lap·a·ro·il·e·ot·o·my [læ̀pərouìliátəmi] 腹式回腸切開術.

lap·a·ro·kel·y·phot·o·my [læ̀pəroukèlifátəmi] 腹式子宮外妊娠嚢切開［術］.

lap·a·ro·kol·pot·o·my [læ̀pəroukalpátəmi] 腹式腟切開術，= laparocolpotomy.

lap·a·ro·mon·o·did·y·mus [læ̀pəroumànədídiməs] 腹部結合双胎奇形.

lap·a·ro·my·i·tis [læ̀pəroumaiáitis] 腹筋炎.

lap·a·ro·my·o·mec·to·my [læ̀pəroumàiəméktəmi] 腹式筋腫摘出術.

lap·a·ro·my·o·mot·o·my [læ̀pəroumàiəmátəmi] 腹式筋腫切開術.

lap·a·ro·my·o·si·tis [læ̀pəroumàiousáitis] 側腹筋炎.

lap·a·ro·ne·phrec·to·my [læ̀pərounifréktəmi] 腹式腎摘出術.

lap·a·ror·rha·phy [læpərɔ́:rəfi] 腹壁縫合術.

lap·a·ro·sal·pin·gec·to·my [læ̀pərousælpinʤéktəmi] 腹式卵管摘出［術］.

lap·a·ro·sal·pin·go–ooph·or·ec·to·my [læ̀pə-

L

rousælpìŋgou əfəréktəmi] 腹式卵管卵巣摘出〔術〕.

lap·a·ro·sal·pin·got·o·my [læ̀pərousælpiŋgátəmi] 腹式卵管切開〔術〕.

lap·a·ro·scope [lǽpərəskoup] 腹腔鏡〔医学〕(腹腔の臓器をみるために用いる).

lap·a·ro·scop·ic [læ̀pərəskápik] 腹腔鏡下の.

l. adjustable gastric banding 腹腔鏡下胃緊縛術(重症肥満の外科療法に用いられる).

l. appendectomy 腹腔鏡下虫垂切除術.

l.-assisted vaginal hysterectomy 内視鏡下膣式子宮全摘出術.

l. cholecystectomy (LC) 腹腔鏡下胆嚢摘出術.

l. knot 腹腔鏡下結紮.

l. nephrectomy 腹腔鏡下腎摘出術.

l. salpingoplasty 腹腔鏡下卵管形成術.

l. surgery 腹腔鏡手術, = laparoscopy assisted surgery.

l. uterosacral nerve ablation 内視鏡的仙骨子宮神経切除.

laparoscopically assisted surgery 腹腔鏡補助下手術.

lap·a·ros·copy [læ̀pəráskəpi] 腹腔鏡検査〔法〕〔医学〕.

l.-assisted operation 腹腔鏡補助下手術〔医学〕.

lap·a·ro·sple·nec·to·my [læ̀pərouspli:néktəmi] 腹式脾摘出術.

lap·a·ro·sple·not·o·my [læ̀pərouspli:nátəmi] 腹式脾切開術.

lap·a·ro·tho·ra·cos·co·py [læ̀pərouθɔ̀:rəkáskəpi] 胸腹腔鏡.

lap·a·ro·tome [lǽpərətoum] 腹壁切開刀.

lap·a·rot·o·my [læ̀pərátəmi] ① 開腹〔術〕〔医学〕, = celiotomy. ② 側腹切開術.

lap·a·ro·trach·e·lot·o·my [læ̀pəroutrèikilátəmi] 子宮下部帝王切開〔術〕, = low cesarean section.

lap·a·ro·typh·lot·o·my [læ̀pəroutiflátəmi] 腹式盲腸切開術.

lap·a·ro·uter·ot·o·my [læ̀pəroujù:tərátəmi] 腹式子宮切開〔術〕.

Lapicque, Louis [lapí:k] ラピック(1866-1952, フランスの生理学者).

L. constant ラピック定数(数値0.37で, 非誘導性抵抗を直流相当量に換算するために用いる).

L. law ラピック法則(時値は神経線維軸索の直径に反比例する).

lap·i·ni·za·tion [læpinizéiʃən] ① ウサギ(家兎)痘苗接種(痘苗をウサギに注射して, そのウイルス特性を変化させる方法). ② 家兎継代(ウイルスをウサギで継代すること).

lap·i·nized [lǽpizaizd] ウサギ(家兎)を通した(病原体をウサギに接種して, その性質を変化させたことをいう).

l. vaccine 家兎継代ワクチン(ウイルスをウサギで継代順化させることによって毒力を消失させたものをいう).

lap·i·none [lǽpinoun] ラピノーン ㊋ 2-(9-hydroxy-9 : 9-dipentylnonyl)-3-hydroxy-1 : 4-naphthoquinone (合成マラリア治療薬), = M 2350.

lap·is [lǽpis] 石, = stone.

l. albus 白石(天然産のケイフッ化カルシウム).

l. calaminaris カラミン, = calamine.

l. causticus 溶成カリ, = fused potash.

l. divinus 眼石, 神石(アンモニア銅), = lapis ophthalmicus, aluminated copper.

l. imperialis 硝酸銀, = lapis infernalis, l. lunaris, silver nitrate.

l. lazuri メノウ(瑠璃).

Laplace, Pierre Simon, Marquis de [ləplá:s] ラプラス(1749-1827, フランスの数学・天文学者).

L. law ラプラスの法則(定理. 中心極限定理), = Laplace theorem.

laplacian operator ラプラス演算子.

lap·nus [lǽpnəs] (フィリピン群島にみられる無熱性疾患. 胃腸症状とともに皮膚症状を伴い, 末期には落屑, 聾, 盲などを続発する).

La·por·tea [ləpɔ́:tiə] ムカゴイラクサ属(有毒のものもある).

lap·pa [lǽpə] ゴボウ(*Arctium lappa* の根茎).

lap·pa·con·i·tine [læ̀pəkánitin] ラッパコニチン $C_{32}H_{44}N_2O_8$, $C_{32}H_{42}N_2O_9$ (トリカブト *Aconitum septentrionale* から得られる結晶性アルカロイド).

lap·sus [lǽpsəs] ① 下垂, 脱垂. ② 落度, 過失.

l. calami 筆の誤り.

l. linguae 失言, 言い誤り.

l. memoriae 覚え違い.

l. palpebrae superioris 眼瞼下垂.

l. pilorum 脱毛, 禿頭.

l. unguium 脱爪.

Laquer, Ernst [léikər] ラクヴェアー(1910生, ドイツの生理学者).

L. stain for alcoholic hyalin ラクヴェアーのアルコール性ヒアリン染色〔法〕.

Laqueur, Ludwig [lákə:r] ラクオイル(1839-1909, ドイツの眼科医).

L. treatment ラクオイル療法(1879年緑内障の治療に, 縮瞳薬としてフィゾスチグミンを利用した).

LAR late asthmatic response 遅発型喘息反応の略.

lar·bish [lá:bish] (セネガルでみられる皮膚爬行症), = Oerbiss.

larch [lá:rtʃ] カラマツ〔唐松〕.

l. agaric エブリコ(サルノコシカケ科の子実体. 制汗薬(盗汗の)).

l. resin カラマツ脂.

l. turpentine ラーチテルペンチン, = Venice turpentine.

Larcher sign [lá:ʧər sáin] ラルヘル徴候(死の徴候で, 眼球結膜が灰色に混濁し, 次いで次第に暗灰色に変化する現象).

lard [lá:d] 豚脂, ラード(ブタの脂肪組織を溶出して得たもの), = adeps, axungia porci.

l. oil ラード油(低温で豚脂を圧搾して得られる).

lar·da·cein [lɑ:déisi:n] ラルダセイン(類デンプン変性を起こした組織に存在する物質で, ほとんどすべての溶媒に不溶性を示し, ヨウ素を加えると褐色を呈する).

lar·da·ceous [lɑ:déiʃəs] 豚脂様の, ラルダセインを含有する.

l. clot 豚脂様凝血.

l. degeneration 豚脂様変性(① Zenker のろう(蝋)様変性. ② アミロイド症), = amyloid degeneration.

l. kidney ろう(蝋)様腎〔医学〕, 豚脂様腎, = amyloid kidney.

l. liver ろう(蝋)様肝〔医学〕, 肝類デンプン症, 豚脂様肝(肝アミロイドーシスの肉眼的呼称で waxy liver と同じ意味).

l. spleen ろう(蝋)様脾〔医学〕, 豚脂脾, = waxy spleen.

l. tissue デンプン様組織.

Lardennois, Henri [lɑ:dənwá:] ラルダヌア(1872生, フランスの外科医).

L. button ラルダヌアボタン(腸吻合に用いるボタンで, Murphy ボタンの改良品).

large [lá:ʤ] 大, 多数.

l. airway 大気道〔医学〕.

l. bowel 大腸.

l. calory 大カロリー(従来栄養学では熱量を表す

のに1,000カロリーを1単位としていた．記号としては大文字のCで始まるCalを用いた．現在はSI単位系のジュール(＝4.2kJ)へと移行中であるが，kcalも併用中).

l. cell carcinoma 大細胞癌［医学］.

l. external transformation sensitive protein 外部転換感受性大タンパク，レッツタンパク質(正常線維芽細胞や内皮細胞の表面，腸管上皮細胞の基底膜面，その他種々の細胞間の接着面に存在する糖タンパク質)，＝fibronectin.

l. fontanel 大泉門.

l.-for-dates infant 不当重量児，＝large-for-gestational age infant.

l.-for-gestational age infant 不当重量児，不当過大児，＝large-for-dates infant.

l. granular lymphocyte (LGL) 大顆粒リンパ球(NK細胞の形態的特徴に基づいた名称．高濃度のIL-2に反応して，LAK (lymphokine activated killer)活性を示すようになる).

l. granular lymphocytic leukemia (LGLL) 顆粒リンパ球性白血病，大顆粒リンパ球性白血病，＝LGL leukemia, granular lymphocyte proliferative disorders (GLPD).

l. intestine [TA]大腸，＝intestinum crassum [L/TA].

l. lymphocyte 大リンパ球［医学］，＝macrolymphocyte.

l. mononuclear leukocyte 大単核白血球［医学］，大単核球.

L

l. muscle of helix 大耳輪筋.

l. opaque vesicle ①乳濁〔分泌〕小胞［医学］．②乳濁〔分泌〕膀胱.

l. part 大部分［医学］.

l. pelvis 大骨盤.

l. pill 大形丸剤［医学］，大丸薬，＝bolus, ball.

l. proximalis 大骨盤，＝pelvis major.

l. pulse 大脈［医学］，強大脈(Corrigan 脈の一種).

l. red kidney 大赤〔色〕腎［医学］.

l. ring compound 大環状化合物［医学］.

l. roundworm infection 回虫症，＝ascariasis.

l. saphenous vein 大伏在静脈.

l. scale cooking 集団調理［医学］.

l. scale integration (LSI) 大規模集積回路［医学］.

l. scale outbreak of food poisoning 集団食中毒［医学］.

l. to large intestine anastomosis 大腸-大腸吻合［医学］.

l. uni-lamellar vesicle (リポソームのうち，サイズが大きく単一もしくは2〜3のラメラ層のもの).

l. vein 大静脈.

l. vessel vasculitis 大型血管炎.

l. white kidney 大白〔色〕腎［医学］.

l. white ovary 大白卵巣，＝bilateral polycystic ovary.

la·rith·mics [ləríðmiks] 数量的人口学.

Lar·ix [lǽriks] カラマツ［唐松］属(マツ科 *Pinaceae* の一属)，＝larches.

lar·ix·in [lǽriksin] ラリキシン(ヨーロッパ産カラマツの樹皮に有する有機物で，ケルセチンに類似の構造をもつ)，＝laricic acid, larixinic acid.

lark·spur [lá:kspər] (キンポウゲ科ヒエンソウ［飛燕草］属植物 *Delphinium ajacis* の乾燥種子で，アジャシン，アジャコニンなどのアルカロイドを含有する).

l. seed ヒエンソウ種子.

l. tincture ヒエンソウチンキ剤(10%のアルコール溶液で，ダニ撲滅薬).

Larmor, Joseph [lá:mər] ラーマー(1857-1942，イギリスの物理学者).

L. frequency ラーマー周波数(歳差周波数)，＝precessional frequency.

Laron, Zvi [lərán] ラロン(1927生，イスラエルの内分泌学者).

L. dwarfism ラロン型小人症.

L. syndrome ラロン症候群［医学］.

Laroyenne, Lucien [larwɑjiénə] ラルアイェン(1831-1902，フランスの外科医).

L. operation ラルアイェン手術(ダグラス窩の切開による骨盤膿瘍ドレナージ手術).

Larrey, Dominique Jean de (Baron) [laréi] ラレー(1766-1842，フランスの軍医).

L. amputation ラレー切断〔術〕(肩関節における上腕骨の切断).

L. bandage ラレー包帯(一端を粘着させた多端包帯).

L. cleft ラレー裂(胸肋三角)，＝Larrey fissure, trigonum sternocostale.

L. hernia ラレー孔ヘルニア(傍胸骨裂孔ヘルニアの左側に生じたものをいう．通常は右側に生じるものが多く Morgagni hernia といわれる).

L. operation ラレー手術(肩関節離断術の一種で，肩峰突起から下方上腕に向かい3cmの皮切を施し，三角筋を鈍的に分離し，さらにこの点から皮膚弁を腋窩中央に延長する).

Larsen, Christian Magnus Sinding [lá:sən] ラーセン(1866-1930，ノルウェーの医師).

L.-Johansson disease ラーセン・ヨハンソン病(膝蓋骨の疾病で，X線像では下部に第2の骨化点がみられる)，＝Larsen disease.

Larsen, Loren Joseph [lá:sən] ラーセン(1914生，アメリカの整形外科医).

L. syndrome ラーセン症候群(顔ぼう(貌)異常，関節異常，手足の異常を伴う遺伝性疾患).

Larsson, Tage Konrad Leopold [lá:rsən] ラルソン(1905-1998，スウェーデンの科学者)．→ Sjögren-Larsson syndrome.

lar·va [lá:və] 幼虫，幼生，仔虫，蛹．複 larvae．形 larval.

l. migrans 幼虫移行症［医学］(ヒト以外の動物を固有宿主とする寄生虫の感染型がヒトに侵入し，成虫には発育できずに，幼虫のままヒトの体内を移行し，種々の症状を引き起す症候群．皮膚幼虫移行症 cutaneous larva migrans，内臓幼虫移行症 visceral larva migrans などがある).

lar·va·ceous [lɑ:véiʃəs] 仮面性の，隠れた，＝larvate.

lar·vae [lá:vi] 幼虫，仔虫，幼生(larva の複数).

lar·val [lá:vəl] 潜在の［医学］，仮面の［医学］，幼虫(幼生)の.

l. bronchitis ①幼虫気管支炎．②若菜病(狭義).

l. conjunctivitis 幼虫性結膜炎(結膜ハエウジ症).

l. epilepsy 仮面てんかん［医学］.

l. hyperacidity 仮面性胃酸過多〔症〕［医学］，不顕性過酸症.

l. mutational voice disorder 潜在性変声障害［医学］.

l. nematodiasis 幼線虫症.

l. nephrosis 軽症ネフローゼ［医学］，軽症性腎症(タンパク尿症を除いてはほとんど無症候性のもの).

l. pneumonia 仮面性肺炎［医学］(初期症状のみを呈するもの).

l. seizures 潜在発作(臨床症状は呈しないが，脳波にてんかん発作性異常波を認める).

l. spiruriniasis 旋尾線虫感染症(旋尾線虫亜目の Type X と呼ばれる線虫の幼虫感染で新興感染症の一つ．皮膚移行症と腸閉塞が主な症状．感染源は海産魚).

l. tetany 仮面テタニー［医学］.

lar·vate [lɑ́:veit] 仮面をかぶった，仮面の〔医学〕，隠れた，潜在の〔医学〕，不明瞭な（疾病の症状についていう），= larvated.
lar·vat·ed [lɑ́:veitid] 仮面をかぶった，= larvate.
lar·vi·cide [lɑ́:visaid] 幼虫撲滅剤.
lar·vi·phag·ic [lɑ̀:viféiʤik] 幼虫を食う（カの幼虫を食う魚についていう）.
lar·vi·po·si·tion [lɑ̀:vipəzíʃən] （幼虫を組織に産みつけること）.
lar·viv·or·ous [lɑ:vívərəs] 幼虫を貪食する.
lar·yn·gal·gia [læ̀riŋgǽlʤiə] 喉頭痛.
la·ryn·ge·al [ləríndʒiəl] 喉頭の〔医学〕.
l. asthma 喉頭喘息.
l. atresia 喉頭閉鎖〔症〕.
l. bursa 喉頭隆起皮下包.
l. cancer 喉頭癌.
l. cartilage 喉頭軟骨〔医学〕.
l. cartilages and joints [TA] 喉頭軟骨と関節*，= cartilagines et articulationes laryngis [L/TA].
l. catarrh 喉頭カタル〔医学〕.
l. catheterization 気管挿管法，= intubation.
l. cavity [TA] 喉頭腔，= cavitas laryngis [L/TA].
l. chorea 喉頭舞踏病〔医学〕.
l. congenital spasm 先天咽頭攣縮.
l. cough 喉頭性咳（せき）〔医学〕.
l. crisis 喉頭クリーゼ〔医学〕，喉頭発症〔医学〕，= vagal crisis，喉頭痙攣（脊髄癆にみられる）.
l. cyst 喉頭嚢胞〔医学〕.
l. dilator 喉頭拡張器.
l. diphtheria 喉頭ジフテリア〔医学〕，= membranous croup.
l. disease 喉頭疾患〔医学〕.
l. diverticulum 喉頭憩室〔医学〕.
l. edema 咽頭浮腫〔医学〕，喉頭水腫〔医学〕.
l. epilepsy 喉頭てんかん，= laryngeal vertigo.
l. fiberscope 喉頭軟性鏡，喉頭ファイバースコープ.
l. fistula 喉頭瘻〔管〕，= laryngosyrinx.
l. fracture 喉頭骨折〔医学〕.
l. glands [TA] 喉頭腺，= glandulae laryngeales [L/TA].
l. granuloma 喉頭肉芽腫〔医学〕.
l. ictus 喉頭性めまい（失神）〔医学〕.
l. inlet [TA] 喉頭口，= aditus laryngis [L/TA].
l. lues 喉頭梅毒〔医学〕.
l. lymphoid nodules 喉頭リンパ小節，= laryngeal tonsils.
l. midline paralysis 正中位喉頭麻痺〔医学〕.
l. muscles [TA] 喉頭筋，= musculi laryngis [L/TA].
l. myoclonus 喉頭ミオクローヌス〔医学〕.
l. nerve 喉頭神経〔医学〕.
l. paralysis 喉頭麻痺〔医学〕.
l. part 喉頭部〔医学〕.
l. part of pharynx 〔咽頭〕喉頭部，= pars laryngea pharyngis.
l. perichondritis 喉頭軟骨膜炎〔医学〕.
l. pharynx 咽頭口頭部，= pars laryngea pharyngis.
l. plexus 喉頭神経叢，= Haller plexus.
l. pouch 喉頭小嚢（室ヒダと甲状軟骨との間にある膜性嚢状構造），= sacculus laryngis.
l. prominence [TA] 喉頭隆起，= prominentia laryngea [L/TA].
l. protuberance 喉頭隆起，= prominentia laryngea.
l. reflex 喉頭反射〔医学〕（口峡および喉頭を刺激するとき起こるせき）.
l. respiration 喉頭式呼吸（吸気とともに喉頭が大きく開き，呼気に際し小さくなること）.
l. saccule [TA] 喉頭小嚢，= sacculus laryngis [L/TA].
l. sinus 喉頭前庭，= laryngeal ventricle.
l. spasm 喉頭クリーゼ，喉頭痙攣〔医学〕.
l. spray 喉頭スプレー（噴霧器）〔医学〕，喉頭噴霧.
l. stenosis 喉頭狭窄〔症〕〔医学〕.
l. stridor 喉頭〔性〕喘鳴〔医学〕，咽頭喘音（喉頭狭窄による），= laryngismus stridulus.
l. swab 喉頭スワブ〔医学〕.
l. syncope 喉頭性失神〔医学〕，= laryngeal vertigo.
l. tampon 喉頭タンポン.
l. tic 喉頭チック〔症〕〔医学〕.
l. tonsil 喉頭扁桃〔医学〕.
l. tuberculosis 喉頭結核〔医学〕.
l. tugging 喉頭牽引〔医学〕.
l. veins 喉頭静脈.
l. ventricle [TA] 喉頭室，= ventriculus laryngis [L/TA].
l. vertigo 喉頭〔性〕めまい〔医学〕（めまいとともに喉頭の痙攣があり意識を失うこと）.
l. vestibule [TA] 喉頭前庭，= vestibulum laryngis [L/TA].
l. web 喉頭蓋襞，喉頭横隔膜〔症〕.
lar·yn·gec·to·mee [læ̀rinʤèktəmí:] 喉頭切除患者（手術により喉頭を失った者），無喉頭者.
lar·yn·gec·to·my [læ̀rinʤéktəmi] 喉頭切除〔術〕〔医学〕，喉頭摘出〔術〕〔医学〕.
lar·yn·gem·phrax·is [læ̀rinʤemfrǽksis] 喉頭閉塞〔症〕，= obstruction of larynx.
lar·yn·gen·do·scope [læ̀rinʤéndəskoup] 喉頭内視鏡.
la·ryn·ges [ləríndʒi:z] 喉頭（larynx の複数）.
lar·yn·gism [læ̀rinʤízm] 声門痙攣〔医学〕.
lar·yn·gis·mus [læ̀rinʤízməs] 喉頭痙攣〔医学〕，声門痙攣. 形 laryngismal.
l. paralyticus 喘鳴（ウマの呼吸器病の症状）.
l. stridulus 小児〔笛声〕喉頭痙攣，= crowing convulsion，Kopp asthma，Millar a.，Weichmann a..
lar·yn·gi·tis [læ̀rinʤáitis] 喉頭炎〔医学〕. 形 laryngitic.
l. sicca 乾性喉頭炎，= dry laryngitis.
l. stridulosa 喘鳴性喉頭炎，= laryngismus stridulus.
laryng(o)- [ləriŋ(ou), -g(ə)] 喉頭との関係を表す接頭語.
lar·yn·goc·a·ce [læ̀riŋgákəsi:] ① 喉頭病. ② 喉頭異常.
la·ryn·go·ca·tarrh [lərìŋgoukətɑ́r] 喉頭カタル.
la·ryn·go·cele [ləríŋgəsi:l] 喉頭気腫〔医学〕，喉頭ヘルニア，喉頭粘膜腫.
la·ryn·go·cen·te·sis [lərìŋgousentí:sis] 喉頭穿刺（喉頭腫瘍などの摘出に際して行う穿刺または浅部切開）.
la·ryn·go·dyn·ia [ləriŋgədíniə] 喉頭痛.
la·ryn·go·esoph·a·go·phar·yn·gec·to·my [lərìŋgoisàfəgoufæ̀rinʤéktəmi] 喉頭食道咽頭摘出〔術〕〔医学〕.
la·ryn·go·fis·sion [lərìŋgəfíʃən] 喉頭切開，喉頭開口術（腫瘍摘出のため行う甲状軟骨の切開）.
la·ryn·go·fis·sure [lərìŋgəfíʃər] 喉頭切開，喉頭開口術，= laryngofission.
la·ryn·go·graph [ləríŋgəgræf] 喉頭運動描画器.
la·ryn·gog·ra·phy [læ̀riŋgágrəfi] 喉頭造影〔医学〕，喉頭運動描画法.
lar·yn·gol·o·gy [læ̀riŋgáləʤi] 喉頭学，喉頭科学〔医学〕，喉頭病学.
la·ryn·go·ma·la·cia [lərìŋgouməléiʃiə] 喉頭軟化〔症〕〔医学〕.

la·ryn·gom·e·try [lèriŋgámitri] 喉頭測定法.
la·ryn·go·mi·cro·sur·gery [lərìŋgoumàikrousə́:ʤəri] 喉頭顕微鏡手術，喉頭微細手術〔医学〕.
la·ryn·go·par·al·y·sis [lərìŋgoupərǽlisis] 喉頭麻痺.
la·ryn·gop·a·thy [lèriŋgápəθi] 喉頭病.
la·ryn·go·phan·tom [ləriŋgəfǽntəm] 喉頭模型(喉頭直達鏡の実習に用いる模型).
la·ryn·go·pha·ryn·ge·al [ləriŋgoufərínʤiəl] 咽喉の.
l. branches [TA] 喉頭咽頭枝，= rami laryngopharyngei [L/TA].
l. recess 喉頭咽頭陥凹(咽頭の下錐体状部分で，ここから食道と喉頭とが分かれる).
la·ryn·go·phar·yn·gec·to·my [ləriŋgoufǽrinʤéktəmi] 咽喉頭切除術，喉頭〔下〕咽頭摘出〔術〕〔医学〕.
la·ryn·go·pha·ryn·ge·us [ləriŋgoufərínʤiəs] 咽喉筋，= musculus constrictor pharyngis inferior.
la·ryn·go·phar·yn·gi·tis [ləriŋgoufærinʤáitis] 咽喉頭炎.
la·ryn·go·phar·ynx [ləriŋgoufǽriŋks] [TA]〔咽頭の〕喉頭部(下咽頭)，= pars laryngea pharyngis [L/TA].
lar·yn·goph·o·ny [lèriŋgáfəni] 喉頭聴音(聴診により聴取し得る喉頭音).
la·ryn·go·phrax·is [ləriŋgəfrǽksis] 喉頭閉塞.
la·ryn·go·phthi·sis [lèriŋgáfθisis, -gouθís-] 喉頭結核〔症〕〔医学〕.
la·ryn·go·plasty [ləríŋgəplæsti] 喉頭形成〔術〕〔医学〕.
la·ryn·go·ple·gia [ləriŋgouplí:ʤiə] 喉頭筋麻痺.
la·ryn·go·pto·sis [ləriŋgoutóusis] 喉頭下垂〔症〕〔医学〕.
la·ryn·go·py·o·cele [ləriŋgoupáiəsi:l] 喉頭膿腫.
la·ryn·go·rhi·nol·o·gy [ləriŋgourainálәʤi] 喉頭鼻科学.
la·ryn·gor·rha·gia [læriŋgəréiʤiə] 喉頭出血.
lar·yn·gor·rha·phy [lèriŋgɔ́:rəfi] 喉頭縫合術.
la·ryn·gor·rh(o)e·a [læriŋgərí:ə] 喉頭粘液漏.
la·ryn·go·scle·ro·ma [ləriŋgouskliəróumə] 喉頭硬化腫.
la·ryn·go·scope [ləríŋgəskoup] 喉頭鏡〔医学〕(口腔または鼻腔より気管へ気管チューブを挿入するときに用いる麻酔器具).
la·ryn·go·scop·ic [ləriŋgəskápik] 喉頭鏡の.
l. resuscitation 喉頭鏡蘇生〔法〕〔医学〕.
la·ryn·gos·co·pist [læriŋgáskəpist] 喉頭鏡専門医.
lar·yn·gos·co·py [lèriŋgáskəpi] 喉頭検査法，喉頭鏡検査法〔医学〕.
la·ryn·go·spasm [ləríŋgəspæzəm] 声門痙攣(痙攣性素因にみられる痙攣型で，急癇，テタニー痙攣などと同じような発作)，喉頭攣縮〔医学〕.
laryngospastic reflex 喉頭痙攣反射.
la·ryn·gos·ta·sis [læriŋgástəsis] 喉頭狭窄. → croup, laryngeal asthma.
la·ryn·go·stat [ləríŋgəstæt] (喉頭にラジウムカプセルを保持させる器械).
la·ryn·go·ste·no·sis [ləriŋgoustinóusis] 喉頭狭窄〔症〕〔医学〕.
lar·yn·gos·to·my [læriŋgástəmi] 喉頭開口術.
la·ryn·go·stro·bo·scope [ləriŋgoustróubəskoup] ストロボ喉頭鏡(旋回喉頭鏡)，喉頭ストロボスコープ〔医学〕.
la·ryn·go·syr·inx [ləriŋgəsíriŋks] 喉頭瘻，= laryngeal fistula.
la·ryn·go·tome [ləríŋgətoum] 喉頭切開器.
lar·yn·got·o·my [lèriŋgátəmi] 喉頭切開〔術〕.
lar·yn·go·tra·che·al [ləriŋgoutréikiəl] 喉頭気管の.
l. diverticulum 喉頭気管憩室.
l. edema 喉頭気管水腫(浮腫)〔医学〕.
l. groove 喉頭気管溝.
l. tube 喉頭気管管〔医学〕.
la·ryn·go·tra·che·i·tis [ləriŋgoutrèikiáitis] 喉頭気管炎〔医学〕.
la·ryn·go·tra·che·o·bron·chi·tis [ləriŋgoutrèikioubrɑŋkáitis] 喉頭気管気管支炎〔医学〕.
la·ryn·go·tra·che·o·bron·chos·co·py [ləriŋgoutrèikioubrɑŋkáskəpi] 喉頭気管気管支鏡.
laryngotracheoesophageal cleft 喉頭気管食道裂.
la·ryn·go·tra·che·o·plas·ty [ləriŋgoutréikiəplæsti] 喉頭気管形成〔術〕.
la·ryn·go·tra·che·os·co·py [ləriŋgoutrèikiáskəpi] 喉頭気管検査法.
la·ryn·go·tra·che·ot·o·my [ləriŋgoutrèikiátəmi] 喉頭気管切開術.
la·ryn·go·ty·phoid [ləriŋgoutáifɔid] 喉頭チフス.
la·ryn·go·ves·ti·bu·li·tis [ləriŋgouvestìbjuláitis] 喉頭前庭炎.
la·ryn·go·xe·ro·sis [ləriŋgouziróusis] 喉頭乾燥症.
lar·ynx [lǽriŋks] [L/TA] 喉頭(舌根と気管との中間にある筋軟骨性の管状構造で，気道，発声が主な機能である)，= larynx [TA]. 複 larynges. 形 laryngeal.
l. inflammation 喉頭炎〔医学〕.
l. neoplasm 喉頭新生物(腫瘍)〔医学〕.
l. speech 喉頭言語〔医学〕.
l. vocal cord 喉頭声帯〔医学〕.
Larzel anemia = anemia infantum pseudoleukemica.
las·a·num [lǽsənəm] 出産用椅子.
las·civ·ia [ləsíviə] 病的性欲症. → satyriasis. 形 lascivious.
Lasègue, Ernest Charles [lasé:g] ラゼーグ(1816-1883，フランスの医師).
L. disease ラゼーグ病(迫害妄想)，= mania of persecution.
L. law ラゼーグ法則(器官の単純な機能的病変は反射を増進させ，器質的病変はそれを減退させる).
L. phenomenon ラゼーグ現象(坐骨神経痛の診断に用いられる神経根症状の検査).
L. sign ラゼーグ徴候(坐骨神経痛 sciatica においては，伸展した下肢をあげると，坐骨神経幹に疼痛を感ずる．C_5〜Th_1 の頸腕神経痛の診断に用いる手技も包含する)，= Lasègue phenomenon.
L. syndrome ラゼーグ症候群(ヒステリーまたはほかの情緒亢進状態において一肢は無感覚で，閉眼時には動かし得ないが，開眼すると動かし得る症候群).
LASER light amplification by stimulated emission of radiation 誘導放出による光増幅の略(レーザー〔光線〕)，= laser.
la·ser [léizər] ①レーザー光線. ②(アギ)，= asaf(o)etida.
l. angioplasty レーザー血管形成術〔医学〕.
l.-assisted in situ keratomileusis (LASIK) レーザー角膜内切削形成〔術〕.
l. coagulation レーザー凝固法.
l. disc decompression レーザー椎間板減圧術(局所麻酔下で椎間板正中部に刺入した外筒針を通して高出力のレーザー照射を行い，椎間板を蒸散，除圧をはかる).
l. Doppler レーザードプラー(レーザー光を用いる生体測定法であり，ドプラー効果 Doppler effect を基礎とした医学的応用である).
l. hemorrhoidectomy レーザー痔核切除〔医学〕.
l.-imager レーザーイメージャー(laser を用いた

画像形成をいう．空間分解能にすぐれ，指向性がよいため，細かい情報を記録するのに適している），＝ laser printer.
l. immunoassay レーザー免疫測定法.
l. in situs keratomileusis レーザー角膜切削形成術（眼の屈折異常（近視・遠視・乱視）をエキシマレーザーを用い，角膜の形状を変化させる屈折矯正手術）.
l. iridotomy (LI) レーザー虹彩切開術.
l. knife レーザーメス.
l. material レーザー材料（レーザー光を発振する材料）.
l. medicine レーザー医学〔医学〕（レーザーを応用した診断および治療に関する医学の一分野）.
l. microscope レーザー顕微鏡.
l. myocardial angioplasty レーザー心筋血管形成術，＝ transmyocardial laser revascularization.
l. nephelometry レーザーネフェロメトリー（レーザーの散乱を利用して不溶性粒子の濁りを測定する方法）.
l. photoirradiation レーザー照射.
l. plastic surgery レーザー形成外科.
l. scalpel レーザーメス.
l. surgery レーザー外科〔医学〕.
l. surgical unit レーザーメス.
l. therapy レーザー治療〔医学〕，レーザー療法.
l. trabeculoplasty (LTP) レーザー線維柱帯形成術.
Lash, Abraham Fae ［lǽʃ］ ラッシュ（1898生，アメリカの産婦人科医）.
L. casein hydrolysate-serum medium ラッシュカゼイン血清水解物培地.
L. operation ラッシュ手術.
lash ［lǽʃ］ ① 睫毛，まつげ〔医学〕，＝ eyelash. ② 鞭毛，＝ flagellum.
Lashmet-Newburg con·cent·ra·tion test ［lǽʃmət njú:bə:g kɑnsəntréiʃən tést］ ラシュメト・ニューバーグ濃縮試験（前日から水分を制限し，翌朝8時排泄後午後8時までの尿，さらに翌日の午前10時と12時までの尿を集め，これら三者の尿量比重を測定する方法）.
LASIK laser-assisted in situ keratomileusis レーザー角膜内切削形成〔術〕の略.
La·si·o·cam·pid·ae ［leìzioukǽmpidi:］ カレハガ［枯葉蛾］科（鱗翅類の一科で，皮膚炎の原因をなす），＝ lappet moths eggers.
Lassa fever ラッサ熱〔医学〕（ナイジェリアから西アフリカ一帯にみられるウイルス出血熱で，野ネズミの一種，マストミス *Mastomys* の媒介により起こる．ヒトからヒトへの感染もある．軽症から重症例まであり，致命率が高い，特に妊婦は重症例が多い．ラッサ熱特有の症状はないが発熱，咽頭痛，出血傾向などがみられる）.
Lassa hemorrhagic fever ラッサ出血熱，＝ Lassa fever.
Lassa virus ラッサウイルス（アレナウイルス科のウイルスで，ラッサ熱の原因ウイルス）.
Lassaigne test ［laséin tést］ ラセーニ試験（有機化合物中の窒素の検出法）.
Lassar paste ラッサル泥，ラッサルパスタ.
las·si·tude ［lǽsitju:d］ 倦怠，衰弱，疲労〔医学〕，＝ fed-up with life, languor.
last heat of dissociation 溶解終熱.
last menstrual period (LMP) 最終月経〔期〕〔医学〕.
last normal menstrual period 最終正常月経期〔医学〕.
last-off sampling 途中抜き取り.
last rally ラストラリー，最後の回復（臨死者が一時回復したようになる状態をいう）.
lasting effect 永続効果〔医学〕.
lasting note 残香〔医学〕.
last·ing·ly ［lǽstiŋli］ 残留性の〔医学〕（薬局方用語）.
Lat dol lateri dolenti 疼痛の側への略.
la·ta(h) ［lá:tə］（ジャワ島にみられる跳躍病）.
lat·a·mox·ef so·di·um ［lætəmáksef sóudiəm］ ラタモキセフナトリウム $C_{20}H_{18}N_6Na_2O_9S$：564.44（β-ラクタム系抗生物質．細菌のペプチドグリカン架橋酵素を阻害）.

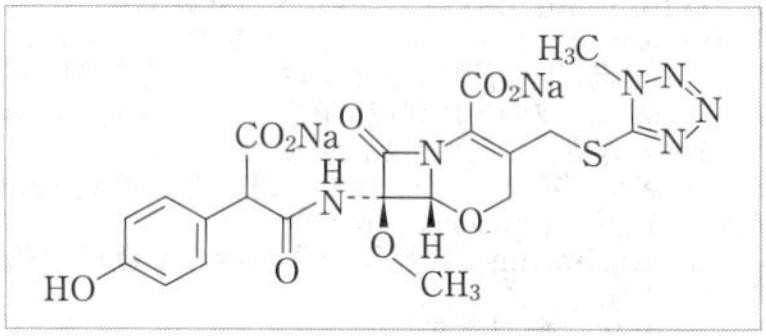

Latarget, André ［lətɑ:rʤéi］ ラタルジェ（1877–1947，フランスの解剖学者）.
L. nerve ラタルジェ神経.
L. vein ラタルジェ静脈（幽門前静脈）.
late ［léit］ 晩期〔医学〕.
l. abortion 後期流産〔医学〕（妊娠満12〜21週の流産）.
l. aneurysm 晩発性動脈瘤.
l. apical systolic murmur 心尖部収縮後期雑音.
l. asthmatic reaction 遅発性（型）喘息反応〔医学〕.
l. asthmatic response (LAR) 遅発型喘息反応〔医学〕（気管支喘息患者に抗原吸入誘発を行ったとき，即時型喘息反応が消失した後5〜6時間後に再び気道狭窄が出現し，8〜10時間まで持続するもの）.
l. auditory-evoked response 緩〔聴性誘発〕反応.
l. benign syphilis 後期良性梅毒.
l. catatonia 晩発性緊張病.
l. chlorosis 遅発性萎黄病〔医学〕.
l. congenital syphilis 遅発先天梅毒（ハッチンソン歯といわれる特徴的な歯の変化，角膜実質炎，両側の内耳性難聴をきたす）.
l. cortical cerebellar atrophy (LCCA) 晩発性小脳皮質萎縮〔症〕〔医学〕，晩発性皮質性小脳萎縮症.
l. cutaneous reaction (LCR) 遅発皮膚反応（抗原投与から15〜30分で極期となる膨疹・紅斑反応が，膨疹消退後に再び紅斑の出現を認め1日以上持続する反応をいう．IgE 抗体を介する）.
l. deceleration 遅発一過性徐脈.
l. diastolic murmur 拡張後期雑音，＝ presystolic murmur.
l. dumping syndrome 後期ダンピング症候群.
l. effect 遅延効果〔医学〕，遅発効果〔医学〕，晩発効果〔医学〕，晩期合併症.
l. enhancement 遅延増強〔医学〕.
l. epilepsy 晩発〔性〕てんかん.
l. fetal death 晩期胎児死〔医学〕.
l. gestational toxicosis 後期（晩期）妊娠中毒〔症〕〔医学〕.
l. hemorrhage 晩期出血〔医学〕.
l. infancy 幼児期〔医学〕.
l. infection 遅発性感染〔医学〕.
l. injury 遅発傷害〔医学〕，晩発〔性〕障害〔医学〕（照射による），＝ delayed radiation injury.
l. latent syphilis 晩発性潜在性梅毒.
l. luteal phase dysphoric disorder 黄体期後期精神症状.
l. middle age 壮年〔医学〕.
l.-onset agammaglobulinemia 遅発性無ガンマグロブリン血症（分類不能型免疫不全症に含まれる）.
l. phase allergic reaction 遅発〔型〕アレルギー

L

反応〔医学〕.
l. potential 後電位.
l. puerperal hemorrhage 産褥晩期出血〔医学〕.
l. radiation hazard 後発性放射線障害〔医学〕.
l. reaction 遅延反応〔医学〕.
l. relapse 晩期再発〔医学〕.
l. replicating chromosome 複製遅延染色体.
l. replication 後期複製〔医学〕.
l. responding tissue 晩期応答組織〔医学〕.
l. response 遅発〔型〕反応（I型アレルギーにおいて3〜8時間後好酸球や好中球などの炎症細胞が局所に集積し，皮内では発赤や硬結が，気管支では気道収縮や気道粘膜の炎症が起こること）.
l. rickets 後発くる病〔医学〕，遅発性くる病〔医学〕，晩発くる病，= rachitis tarda.
l. schizophrenia 遅発統合失調症（40歳代以降に初発した統合失調症をいう）.
l. sequela 晩期障害〔医学〕.
l.-stage 後期〔医学〕.
l. stillbirth 後期死産〔医学〕.
l. syphilis 晩期梅毒〔医学〕，晩発梅毒，= syphilis tardive, lues tarda.
l. systolic click 収縮後期クリック〔医学〕.
l. trophozoite 後期栄養体（アメーバ体）.
l. ventricular potential 心室遅延電位〔医学〕.
lat·e·bra [lǽtəbrə] ラテブラ（鳥の卵の動物極から中心に向かうフラスコ形の部位）.
la·ten·cy [léitənsi] 潜伏期，潜時，潜在〔医学〕.
l. in infection 感染潜伏〔期〕〔医学〕.
l. period ① 潜伏期〔医学〕，潜在期〔医学〕. ② 潜在年齢期（5歳頃から思春期までの年齢に相当する期間で，主として精神分析学の用語）.
l. phase 潜伏期.
l. relaxation 潜伏期弛緩〔医学〕.
la·tent [léitənt] 潜伏の，潜在性の.
l. acidosis 潜在性アシドーシス〔医学〕.
l. addition 潜伏加重〔医学〕.
l. adrenocortical insufficiency 不顕性副腎皮質不全.
l. allergy 潜伏性アレルギー，潜在性アレルギー（なんの過敏症状も示さないものが，既知アレルゲンを用いた免疫テストによって現われるアレルギー）.
l. beriberi 潜伏脚気.
l. cancer 潜伏癌（臨床上気づかず，剖検時などの検査ではじめて発見されるものをいう），= occult cancer.
l. carcinoma 潜在癌〔医学〕，潜伏癌〔医学〕，ラテント癌〔医学〕.
l. carrier 潜伏保有者，潜伏保虫者，潜在保因者.
l. catalyst 潜伏触媒.
l. chemical diabetes 潜在性化学〔的〕糖尿病〔医学〕.
l. content 潜伏内容（夢に見た内容が隠されているもので，自由連想法などで明らかにすることが必要な場合）.
l. deviation 潜伏斜視. → heterophoria.
l. diabetes 潜在〔性〕糖尿病〔医学〕.
l. edema 潜在性水腫（浮腫）〔医学〕.
l. effect 潜伏効果〔医学〕.
l. empyema 潜在性蓄膿〔症〕〔医学〕.
l. epilepsy 潜伏てんかん，仮面てんかん，= masked epilepsy.
l. fetal distress 潜在胎児ジストレス（胎児・胎盤系における呼吸・循環不全が予測される状態；日本産科婦人科学会定義による）.
l. gout 潜在性痛風〔医学〕.
l. heat 潜熱〔医学〕（物体が自己の温度を上昇させずに吸収する熱）.
l. hydraulic property 潜在水硬性〔医学〕.
l. hypermetropia 潜在遠視〔医学〕，= latent hyperopia.
l. hyperopia 潜伏遠視〔医学〕，= latent hypermetropia.
l. image 潜像（① 写真の. ② 精神科の）.
l. infection 無症状感染〔医学〕，潜伏感染，潜伏伝染.
l. iron binding capacity 潜在性鉄結合能〔医学〕.
l. jaundice 潜在性黄疸〔医学〕.
l. learning 潜在学習.
l. membrane protein (LMP) 潜在性膜タンパク，不顕性膜タンパク.
l. nystagmus 潜伏眼振〔医学〕（眼をおおうことで起こる眼振）.
l. period 潜伏期（刺激を加えたときから反応が起こるまでの期間）.
l. phage 潜伏ファージ〔医学〕.
l. rale せき（咳）後ラ音，= post-tussive rale.
l. reflex 潜伏性反射.
l. scarlet fever 潜在性猩紅熱.
l. schizophrenia 潜在性統合失調症，潜伏統合失調症（統合失調素質をもっているがまだ顕在化していない統合失調症の軽症型. 1911年 E. Bleuler の命名）.
l. shock 潜在性ショック〔医学〕.
l. solvent 潜伏性溶剤〔医学〕.
l. stage 潜伏期.
l. strabismus 潜伏斜視〔医学〕.
l. syphilis 潜伏梅毒〔医学〕，不顕性梅毒.
l. tetany 潜伏テタニー〔医学〕，潜在性テタニー.
l. time 潜伏時間〔医学〕.
l. tuberculosis 潜伏結核〔症〕〔医学〕，潜在性結核.
l. tuberculosis infection (LTBI) 潜在性結核感染症.
l. typhoid 潜伏性チフス.
l. typhus 潜伏性チフス.
l. zone 潜伏帯〔医学〕（損傷により症候を起こさない大脳の部分）.
la·te·o·line [lətíəlin] ラテオリン（スズキ *Lateolabrax japonicus* の精子に存在するプロタミン）.
later milk 成乳〔医学〕，成熟乳〔医学〕（分娩後10日以後の人乳），= mature milk.
later study 後期試験〔医学〕.
lat·er·ad [lǽtəræd] 外側の方向へ.
lat·er·al [lǽtərəl] [TA] ① 外側，= lateralis [L/TA]. ② 外側の，外の，側方の，横生の，横向きの.
l. abdominal cutaneous branch [TA]〔腹の〕外側皮枝*，= ramus cutaneus lateralis abdominalis [L/TA].
l. abdominal position 側腹臥位〔医学〕.
l. aberrant thyroid carcinoma 側方迷入甲状腺癌.
l. aberration 軸外収差（軸と垂直の焦点線で測る）.
l. abscess 根側膿瘍，歯周膿瘍.
l. ala 側翼.
l. ampullar nerve 外側膨大部神経.
l. ampullary nerve [TA] 外側膨大部神経，= nervus ampullaris lateralis [L/TA].
l. amygdaloid nucleus [TA] 外側扁桃体核*，= nucleus amygdalae lateralis [L/TA].
l. aneurysm 壁在性動脈瘤.
l. angle [TA] 外側角，= augulus lateralis [L/TA].
l. angle of eye [TA] 外眼角（瞼裂の耳側），= angulus oculi lateralis [L/TA].
l. angle of scapula 肩甲骨の外側角.
l. angle of uterus 子宮の外側角.
l. antebrachial cutaneous nerve [TA] 外側前腕皮神経，= nervus cutaneus antebrachii lateralis [L/TA].

L

l. anterior malleolar artery 前外果動脈〔医学〕.
l. anterior thoracic nerve 外側胸筋神経.
l. aortic nodes [TA] 外側大動脈リンパ節, = nodi aortici laterales [L/TA].
l. aperture [TA] 外側口, = apertura lateralis [L/TA].
l. aperture of fourth ventricle 第四脳室外側口, = foramen of Luschka.
l. arcuate ligament [TA] 外側弓状靱帯, = ligamentum arcuatum laterale [L/TA].
l. aspect [TA] 側面観, = norma lateralis [L/TA].
l. atlantoaxial joint [TA] 外側環軸関節, = articulatio atlantoaxialis lateralis [L/TA].
l. atlantoepistrophic joint 外側環軸関節.
l. atlantooccipital ligament [TA] 後環椎後頭靱帯, = ligamentum atlantooccipitale laterale [L/TA].
l. atrial vein 外側側脳室静脈.
l. axillary lymph nodes 外側腋窩リンパ節.
l. band 外側バンド〔医学〕, 側索.
l. basal segment 外側肺底区.
l. basal segment〔S Ⅸ〕 [TA] 外側肺底区, = segmentum basale laterale〔S Ⅸ〕[L/TA].
l. basal segmental artery [TA] 外側肺底動脈, = arteria segmentalis basalis lateralis [L/TA].
l. basal segmental bronchus〔B Ⅸ〕 [TA] 外側肺底枝, = bronchus segmentalis basalis lateralis〔B Ⅸ〕[L/TA].
l. bending 側屈.
l. bending of trunk 体幹の側傾〔医学〕.
l. bicipital groove [TA] 外側二頭筋溝, = sulcus bicipitalis lateralis [L/TA], sulcus bicipitalis radialis [L/TA].
l. bony ampulla [TA] 外側〔骨〕膨大部, = ampulla ossea lateralis [L/TA].
l. border [TA] 外側縁, = margo lateralis [L/TA].
l. border of foot [TA] 外側縁, = margo lateralis pedis [L/TA].
l. branch [TA] 外側皮枝, = ramus lateralis [L/TA].
l. branches [TA] 外側枝*, = rami laterales [L/TA].
l. bud 腋芽(葉の付け根に生じる芽).
l. bulbar syndrome 延髄外側症候群〔医学〕.
l. bulboreticulospinal tract [TA] 外側延髄網様体脊髄路*, = tractus bulboreticulospinalis lateralis [L/TA].
l. calcaneal branches [TA] 外側踵骨枝, = rami calcanei laterales [L/TA].
l. canal 側管, 副根管, = accessory canal.
l. cartilage 外側軟骨(ウマの第3指端から蹄頭に達する).
l. cartilage of nose 外側鼻軟骨, = nasi lateralis.
l. cartilaginous layer 外側軟骨板.
l. caval nodes [TA] 外側大静脈リンパ節, = nodi cavales laterales [L/TA].
l. central palmar space 外側中央手掌間隙, 母指球間隙.
l. cerebellomedullary cistern [TA] 外側小脳延髄槽*, = cisterna cerebellomedullaris lateralis [L/TA].
l. cerebellospinal tract 小脳側索路〔医学〕.
l. cerebral fissure 大脳側裂.
l. cerebral fossa [TA] 大脳外側窩, = fossa lateralis cerebri [L/TA].
l. cerebral sulcus 〔大脳〕外側溝.
l. cerebrospinal tract 外側脳脊髄路, = fasciculus cerebrospinalis lateralis.
l. cervical cyst 側頸嚢胞(鰓原性嚢胞), = branchiogenic cyst.
l. cervical fistula 側頸瘻〔医学〕.
l. cervical nodes [TA] 外側頸リンパ節, = nodi cervicales laterales [L/TA], nodi colli laterales [L/TA].
l. cervical nuclei 外側頸核.
l. cervical nucleus [TA] 外側頸髄核, = nucleus cervicalis lateralis [L/TA].
l. cervical region [TA] 側頸部, = regio cervicalis lateralis [L/TA].
l. chain 側鎖, = side chain.
l. circumflex artery of thigh 外側大腿回旋動脈.
l. circumflex femoral artery [TA] 外側大腿回旋動脈, = arteria circumflexa femoris lateralis [L/TA].
l. circumflex femoral veins [TA] 外側大腿回旋静脈, = venae circumflexae femoris laterales [L/TA].
l. collateral ligament of ankle 足根の外側側副靱帯.
l. column 側柱(脊髄の側角).
l. column of spinal cord 〔脊髄の〕側柱.
l. compartment of leg [TA] 下腿の外側区画*, = compartimentum cruris laterale [L/TA].
l. condyle [TA] 外側顆, = condylus lateralis [L/TA].
l. condyle path 側方〔顆〕路〔医学〕.
l. conjugate 〔外〕側結合線〔医学〕.
l. cord [TA] ① 外側神経束, = fasciculus lateralis [L/TA]. ② 側索(寄生虫の).
l. cord and associated anterior cornual syndrome 側索同側前角症候群(脊髄核部の病変による筋の痙攣性萎縮).
l. cord of brachial plexus 腕神経叢の外側神経束.
l. corner of eye 外眼角〔医学〕.
l. cornu 側角.
l. corticospinal tract [TA] 外側皮質脊髄路, = tractus corticospinalis lateralis [L/TA].
l. costal branch [TA] 外側肋骨枝, = ramus costalis lateralis [L/TA].
l. costotransverse ligament [TA] 外側肋横突関節, = ligamentum costotransversarium laterale [L/TA].
l. cricoarytenoid [TA] 外側輪状披裂筋, = musculus cricoarytenoideus lateralis [L/TA].
l. cricoarytenoid muscle 外側輪状披裂筋.
l. crus [TA] 外側脚, = crus laterale [L/TA].
l. crus of facial canal 顔面神経管の外側脚.
l. crus of greater alar cartilage of nose 大鼻翼軟骨の外側脚.
l. crus of superficial inguinal ring 浅鼡径輪の外側脚.
l. cuneiform [TA] 外側楔状骨, = os cuneiforme laterale [L/TA].
l. cuneiform bone 外側楔状骨.
l. curvature 脊椎側弯症, = scoliosis.
l. cutaneous branch [TA] 外側皮枝, = ramus cutaneus lateralis [L/TA].
l. cutaneous nerve of calf 外側腓腹皮神経.
l. cutaneous nerve of forearm [TA] 外側前腕皮神経, = nervus cutaneus antebrachii lateralis [L/TA].
l. cutaneous nerve of thigh [TA] 外側大腿皮神経, = nervus cutaneus femoris lateralis [L/TA].
l. cyst 根側嚢胞〔医学〕.
l. decubitus position 側臥位.
l. decubitus view 側臥位撮影〔医学〕.
l. direct veins [TA] 外側直接静脈*, = venae directae laterales [L/TA].
l. dislocation 横転位〔医学〕.
l. division of lumbar erector spinae [TA] 腰部, = divisio lateralis musculus erectoris spinae lumborum [L/TA].
l. dominance 利き側〔医学〕.
l. dorsal cutaneous nerve [TA] 外側足背皮神

L

経, = nervus cutaneus dorsalis lateralis [L/TA].
l. dorsal nucleus [TA] 背側外側核, = nucleus dorsalis lateralis [L/TA].
l. epicondylar crest 外側上顆稜.
l. epicondyle [TA] ① 外側上顆, = epicondylus lateralis [L/TA]. ② 上腕骨外上顆(整形).
l. episiotomy 側会陰切開〔術〕〔医学〕.
l. expansion 側方拡大〔医学〕.
l. fasciculus proprius [TA] 側索固有束, = fasciculus proprius lateralis [L/TA].
l. femoral cutaneous nerve [TA] 外側大腿皮神経, = nervus cutaneus femoris lateralis [L/TA].
l. femoral intermuscular septum [TA] 外側大腿筋間中隔, = septum intermusculare femoris laterale [L/TA].
l. femoral tuberosity 大腿骨外側上顆.
l. fibres [TA] 外側束*, = fibrae laterales [L/TA].
l. fillet 外側毛帯.
l. fillet tract 外側毛帯路.
l. flagellum 側〔鞭〕毛〔医学〕.
l. flexures [TA] 外側曲*, = flexurae laterales [L/TA].
l. flower 側生花.
l. folds 外側ヒダ.
l. fontanel(le) 側頭泉門(① 頭頂縫合, 前頭縫合, 側頭縫合との間にある膜様部で, 生後3ヵ月で閉鎖する. ② 後頭縫合, 側頭縫合, および頭頂縫合との間にある膜様部で, 生後3ヵ月で閉鎖する).
l. fossa of brain 大脳外側窩.
l. frontobasal artery [TA] 外側前頭底動脈, = arteria frontobasalis lateralis [L/TA].
l. funiculus [TA] 側索, = funiculus lateralis [L/TA].
l. funiculus of spinal cord 〔脊髄の〕側索.
l. gaze ① 側方注視. ② 左右注視.
l. gaze palsy 側方注視麻痺〔医学〕.
l. geniculate body [TA] 外側膝状体(視覚に関係する中枢の一つ), = corpus geniculatum laterale [L/TA].
l. geniculate nuclei 外側膝状体核〔医学〕.
l. glandular branch [TA] 外側〔腺〕枝, = ramus glandularis lateralis [L/TA].
l. glossoepiglottic fold [TA] 外側舌喉頭蓋ヒダ, = plica glossoepiglottica lateralis [L/TA].
l. great muscle 外側広筋.
l. groove [TA]〔中脳〕外側溝, = sulcus lateralis mesencephali [L/TA].
l. ground bundle 外側固有束, = fasciculus lateralis proprius.
l. habenular nucleus [TA] 外側手綱核, = nucleus habenularis lateralis [L/TA].
l. habenuler nuclei 外側手綱核〔医学〕.
l. hamstring 外側膝腱, 外側ハムストリング(膝屈筋群で外側にあるもの. 大腿二頭筋).
l. head [TA] 外側頭, = caput laterale [L/TA].
l. hemianopsia = homonymous hemianopsia.
l. hermaphrodism 側半陰陽(一側に男性器, 他側に女性器のあるもの).
l. hermaphroditism 側半陰陽〔医学〕.
l. horn [TA] 側角, = cornu laterale [L/TA].
l. hypothalamic area [TA] 外側視床下部域*, = area hypothalamica lateralis [L/TA].
l. hypothalamic region 視床下部外側部.
l. illumination 斜照明(光線が顕微鏡の視軸に沿わないで, 側面から物体を照明すること), = oblique illumination.
l. incisor ① 第2切歯. ② 側切歯.
l. infarction 側壁梗塞〔症〕〔医学〕.
l. inferior genicular artery 外側下膝動脈.
l. inguinal fossa [TA] 外側鼡径窩, = fossa inguinalis lateralis [L/TA].
l. inguinal fovea 外側鼡径窩〔医学〕.
l. inguinal hernia 外鼡径ヘルニア(腹膜鞘状突起の開在によって生ずるヘルニア), = indirect inguinal hernia.
l. inhibition 側方抑制〔医学〕.
l. insertion 側方付着〔医学〕.
l. intercondylar tubercle [TA] 外側顆間結節, = tuberculum intercondylare laterale [L/TA].
l. intermediate substance [TA] 中間質外側部, = substantia intermedia lateralis [L/TA].
l. intermuscular septum of arm [TA] 外側上腕筋間中隔, = septum intermusculare brachii laterale [L/TA].
l. interocclusal record 側方咬合記録.
l. intersegmental tract = fasciculus proprius.
l. lacunae [TA] 外側裂孔, = lacunae laterales [L/TA].
l. lacunar node [TA] 外側裂孔リンパ節, = nodus lacunaris lateralis [L/TA].
l. lamella [TA] 外側板*, = lamella lateralis [L/TA].
l. lamina [TA] 外側板, = lamina lateralis [L/TA].
l. lamina of cartilaginous auditory tube 耳管軟骨外側板.
l. lemniscus [TA] 外側毛帯, = lemniscus lateralis [L/TA].
l. ligament [TA] ① 外側靱帯, = ligamentum laterale [L/TA]. ② 外側側副靱帯*, = ligamentum collaterale laterale [L/TA].
l. ligament of bladder [TA] 膀胱外側靱帯, = ligamentum laterale vesicae [L/TA].
l. ligament of knee 外側側副靱帯(膝関節の), = ligamentum collaterale fibulare.
l. ligament of malleus [TA] 外側ツチ骨靱帯, = ligamentum mallei laterale [L/TA].
l. ligament of rectum [TA] 外側直腸靱帯*, = ligamentum recti laterale [L/TA].
l. ligament of temporomandibular joint 外側靱帯(顎関節の), = ligamentum laterale articulationis temporomandibularis.
l. ligature 外側結紮〔医学〕(循環を阻止しない程度に, 動脈を結紮する方法).
l. line 側線.
l. line sense organ 側線器.
l. lingual swelling 外側舌隆起(舌の口腔部の原基をなす第1鰓弓の床にある隆起).
l. lip [TA] 大結節陵, = labium laterale [L/TA].
l. lithotomy 側方砕石術〔医学〕, 会陰側方切石術(会陰の側方, 直腸の前方からの切石術).
l. liver border sign 肝外側縁徴候〔医学〕.
l. lobe 側葉.
l. longitudinal arch of foot 外側縦足弓.
l. longitudinal stria [TA] 外側縦条, = stria longitudinalis lateralis [L/TA].
l. lumbar intertransversarii muscles 腰外側横突間筋.
l. lumbocostal arch 外側腰肋弓.
l. lymphadenectomy 側方リンパ節郭清〔医学〕.
l. magnification 横倍率.
l. malleolar arteries 外果動脈.
l. malleolar branch [TA] 外果枝, = rami malleolares laterales [L/TA].
l. malleolar facet [TA] 外果面, = facies malleolaris lateralis [L/TA].
l. malleolar ligament 外果靱帯.
l. malleolar network [TA] 外果動脈網, = rete malleolare laterale [L/TA].

l. malleolar subcutaneous bursa 外果皮下包.
l. malleolar surface of talus 〔距骨〕外果面.
l. malleolus [TA]外果，= malleolus lateralis [L/TA].
l. malleolus bursa 外果皮下包.
l. mammary branches [TA] 外側乳腺枝，= rami mammarii laterales [L/TA].
l. margin [TA] 外側縁，= margo lateralis [L/TA].
l. marginal vein [TA] 外側足縁静脈，= venae marginalis lateralis [L/TA].
l. mass [TA] 外側塊，= massa lateralis atlantis [L/TA].
l. mass of atlas 環椎外側塊.
l. medullary branches [TA] 外側脊髄動脈*，= rami medullares laterales [L/TA].
l. medullary lamina [TA] 外側髄板，= lamina medullaris lateralis [L/TA].
l. medullary lamina of corpus striatum 線条体外側髄板.
l. medullary syndrome 延髄外側症候群，= Wallenberg syndrome.
l. medullary tract 外側延髄路（網状領における最も外側の線維）.
l. membranous ampulla [TA] 外側〔膜〕膨大部，= ampulla membranacea lateralis [L/TA].
l. meniscus [TA] 外側半月，= meniscus lateralis [L/TA].
l. meristem 側生分裂組織.
l. mesencephalic vein [TA] 外側中脳静脈*，= vena mesencephalica lateralis [L/TA].
l. mesoblastic plate 外側中胚葉板.
l. mesoderm 側板中胚葉，= lateral plate.
l. movement 側方運動.
l. myocardial infarction 側壁心筋梗塞〔医学〕.
l. nasal artery 外側鼻動脈.
l. nasal branch [TA] 鼻外側枝，= ramus lateralis nasi [L/TA].
l. nasal branches [TA] 外側鼻枝，= rami nasales laterales [L/TA].
l. nasal cartilage 外側鼻軟骨〔医学〕.
l. nasal fold 鼻外側突起，= lateral nasal process.
l. nasal praminence 外側鼻隆起〔医学〕.
l. nasal process = lateral nasal fold.
l. node [TA] 外側頸静脈リンパ節，= nodus lateralis [L/TA].
l. nodes [TA] 外側外腸骨リンパ節，外側総腸骨リンパ節，= nodi laterales [L/TA].
l. nuclei [TA] 外側核*，= nuclei laterales [L/TA].
l. nucleus [TA] 外側部，= nucleus lateralis [L/TA], pars parvocellularis lateralis [L/TA].
l. nucleus of mammillary body [TA] 乳頭体外側核*，= nucleus mammillaris lateralis [L/TA].
l. nucleus of medulla oblongata 〔延髄〕側索核.
l. nucleus of trapezoid body [TA] 台形体外側核，= nucleus lateralis corporis trapezoidei [L/TA].
l. nystagmus 水平眼振〔医学〕，= horizontal nystagmus.
l. occipital artery [TA] 外側後頭動脈，= arteria occipitalis lateralis [L/TA].
l. occipital sulcus 外側後頭溝.
l. occipitotemporal gyrus [TA] 外側後頭側頭回，= gyrus occipitotemporalis lateralis [L/TA].
l. occlusion 外側咬合.
l. olfactory gyrus [TA] 外側嗅旁回*，= gyrus olfactorius lateralis [L/TA].
l. orbitofrontal artery [TA] 外側眼窩前頭枝*（外側前頭底動脈の別名），= arteria orbitofrontalis lateralis [L/TA].
l. palpebral arteries [TA] 外側眼瞼動脈，= arteriae palpebrales laterales [L/TA].
l. palpebral commissure [TA] 外側眼瞼交連，= commissura lateralis palpebrarum [L/TA].
l. palpebral ligament [TA] 外側眼瞼靱帯，= ligamentum palpebrale laterale [L/TA].
l. palpebral raphe 外側眼瞼縫線〔医学〕.
l. parabrachial nucleus [TA] 外側旁小脳脚核*，= nucleus parabrachialis lateralis [L/TA].
l. paragigantocellular reticular nucleus [TA] 外側巨大細胞核*，= nucleus paragigantocellularis lateralis [L/TA].
l. part [TA] 外側枝，外側部，= pars lateralis [L/TA], pars lateralis lobuli biventralis [L/TA].
l. part of middle lobar branch of right superior pulmonary vein 右上肺静脈の中葉静脈の外側部.
l. part of occipital bone 後頭骨外側部.
l. part of posterior cervical intertransversarii muscles 後頸横突間筋の外側部.
l. part of sacrum 仙骨外側部.
l. part of vaginal fornix 腟円蓋外側部.
l. patellar retinaculum [TA]外側膝蓋支帯，= retinaculum patellae laterale [L/TA].
l. pectoral cutaneous branch [TA]〔胸の〕外側皮枝*，= ramus cutaneus lateralis pectoralis [L/TA].
l. pectoral nerve [TA] 外側胸筋神経，= nervus pectoralis lateralis [L/TA].
l. pectoral region [TA] 外側胸筋部，= regio pectoralis lateralis [L/TA].
l. pericardial nodes [TA] 外側心膜リンパ節，= nodi pericardiaci laterales [L/TA].
l. pericuneate nucleus [TA]外側楔状束周囲核*，= nucleus pericuneatus lateralis [L/TA].
l. perineotomy 会陰側切開〔術〕，= episiotomy.
l. periodontal cyst 側方性歯周嚢胞.
l. pharyngeal fossa 外側咽頭窩，= Rosenmueller recess.
l. pharyngeal space [TA] 咽頭側隙*，= spatium parapharyngeum [L/TA], spatium pharyngeum laterale [L/TA].
l. pharyngotomy 側咽頭切開術〔医学〕.
l. placenta previa 偏在前置胎盤〔医学〕.
l. plantar artery [TA] 外側足底動脈，= arteria plantaris lateralis [L/TA].
l. plantar nerve [TA] 外側足底神経，= nervus plantaris lateralis [L/TA].
l. plate [TA]〔翼状突起の〕外側板，= lamina lateralis [L/TA].
l. plate mesoderm 側板中胚葉〔医学〕.
l. plate of pterygoid process 翼状突起外側板.
l. pontine vein [TA] 外側橋静脈*，= vena pontis lateralis [L/TA].
l. position 側臥位〔医学〕.
l. posterior cervical intertransversarii [TA] 頸後横突間筋（外側部），= musculi intertransversarii posteriores laterales colli [L/TA], musculi intertransversarii posteriores laterales cervicis [L/TA].
l. posterior nucleus [TA] 後外側核*，= nucleus lateralis posterior [L/TA].
l. preoptic nucleus [TA] 外側視索前核*，= nucleus preopticus lateralis [L/TA].
l. pressure 側圧.
l. process [TA] 外側突起*，距骨外側突起，= processus lateralis [L/TA], processus lateralis tali [L/TA], 踵骨隆起外側突起，= processus lateralis tuberis calcanei [L/TA].
l. process of calcaneal tuberosity 踵骨隆起外側突起.

l. process of malleus 〔ツチ骨〕外側突起.
l. process of talus 距骨外側突起.
l. proprius bundle 側索固有束.
l. pterygoid [TA] 外側翼突筋, = musculus pterygoideus lateralis [L/TA].
l. pterygoid muscle 外側翼突筋〔医学〕.
l. pterygoid nerve 外側翼突筋神経〔医学〕.
l. pterygoid plate 外側翼状板.
l. puboprostatic ligament (♂) [TA] 恥骨前立腺外側靱帯, = ligamentum laterale puboprostaticum (♂) [L/TA].
l. pubovesical ligament (♀) [TA] 恥骨膀胱外側靱帯, = ligamentum laterale pubovesicale (♀) [L/TA].
l. pulvinar nucleus [TA] 外側視床枕*, = nucleus pulvinaris lateralis [L/TA].
l. pyelography 横臥位腎盂撮影法.
l. pyramidal tract 錐体側索路〔医学〕.
l. radiography of pelvis 骨盤側面撮影法〔医学〕.
l. raphespinal tract [TA] 外側縫線核脊髄路*, 外側延髄縫線脊髄路*, = tractus raphespinalis lateralis [L/TA].
l. ray 側肋.
l. recess [TA] 外側陥凹*(第四脳室の外側延長部で, 小脳と延髄との間にある), = recessus lateralis [L/TA].
l. recess of fourth ventricle 第四脳室外側陥凹〔医学〕.
l. rectus [TA] 外側直筋, = musculus rectus lateralis [L/TA].
l. rectus incision 外腹直筋切開.
l. rectus muscle 外側直筋.
l. rectus muscle of head 外側頭直筋.
l. recumbent position 側横臥位, = Sim position.
l. region [TA] 側腹部, = regio lateralis [L/TA].
l. region of neck 側頸部.
l. resolution 方位分解能〔医学〕, = lateral resolving power.
l. reticular formation 外側網様体〔医学〕.
l. reticular nucleus [TA] 外側網様体核*, = nucleus reticularis lateralis [L/TA].
l. reticulospinal tract [TA] 延髄網様体脊髄路, = tractus bulboreticulospinalis [L/TA].
l. retromalleolar region [TA] 外果後部*, = regio retromalleolaris lateralis [L/TA].
l. rhinotomy 側方鼻切開術〔医学〕.
l. root [TA] 外側根, = radix lateralis [L/TA].
l. root abscess 根側膿瘍〔医学〕.
l. root of median nerve [TA] 外側根, = radix lateralis nervi mediani [L/TA].
l. rotation [TA] 外旋*, = rotatio externa [L/TA].
l. sacral arteries [TA] 外側仙骨動脈, = arteriae sacrales laterales [L/TA].
l. sacral branches [TA] 外側仙骨枝, = rami sacrales laterales [L/TA].
l. sacral crest [TA] 外側仙骨稜, = crista sacralis lateralis [L/TA].
l. sacral veins [TA] 外側仙骨静脈, = venae sacrales laterales [L/TA].
l. sacrococcygeal ligament [TA] 外側仙尾靱帯, = ligamentum sacrococcygeum laterale [L/TA].
l. sclerosis 側索硬化〔医学〕.
l. section 側切開〔医学〕.
l. segment 外側区.
l. segment〔S Ⅳ〕 [TA] 外側中葉区, = segmentum laterale〔S Ⅳ〕[L/TA].
l. segmental artery [TA] 外側枝, = arteria segmentalis lateralis [L/TA], 外側区動脈, = arteria segmenti lateralis [L/TA].
l. segmental bronchus〔B Ⅳ〕 [TA] 外側中葉枝, = bronchus segmentalis lateralis〔B Ⅳ〕[L/TA].
l. semicircular canal [TA] 外側〔骨〕半規管, = canalis semicircularis lateralis [L/TA].
l. semicircular duct [TA] 外側半規管, = ductus semicircularis lateralis [L/TA].
l. septal nucleus [TA] 外側中隔核*, = nucleus septalis lateralis [L/TA].
l. shadow 外側陰影〔医学〕.
l. sinus 側〔静脈〕洞(頭蓋の静脈洞交流部に始まり, 内頸静脈に達するまでの側洞).
l. sinus thrombosis 側洞血栓症.
l. sphincterotomy 側方括約筋切離〔医学〕.
l. spinal sclerosis 外側脊髄硬化〔症〕.
l. spinothalamic system 外側脊髄視床路(温痛覚と識別性をもたない触覚を伝える伝導路).
l. spinothalamic tract [TA] 外側脊髄視床路, = tractus spinothalamicus lateralis [L/TA].
l. splanchnic arteries 外側内臓動脈.
l. straight rectus muscle 外側直筋〔医学〕.
l. stria [TA] 外側嗅条, = stria olfactoria lateralis [L/TA].
l. striate arteries 外側線条体動脈.
l. subnucleus [TA] 外側部*, = pars lateralis [L/TA].
l. subtendinous bursa of gastrocnemius [TA] 腓腹筋の外側腱下包, = bursa subtendinea musculi gastrocnemii lateralis [L/TA].
l. sulcus [TA] 外側溝, = sulcus lateralis [L/TA].
l. superior genicular artery 外側上膝動脈.
l. superior olivary nucleus [TA] 外側上オリーブ核, = nucleus olivaris superior lateralis [L/TA].
l. supraclavicular nerves [TA] 外側鎖骨上神経(後鎖骨上神経), = nervi supraclaviculares laterales [L/TA].
l. supracondylar crest 外側上顆稜.
l. supracondylar line [TA] 外側顆上線, = linea supracondylaris lateralis [L/TA].
l. sural cutaneous nerve [TA] 外側腓腹皮神経, = nervus cutaneus surae lateralis [L/TA].
l. surface [TA] 外側面, = facies lateralis [L/TA].
l. surface of arm 上腕外側面.
l. surface of fibula 腓骨外側面.
l. surface of finger 手指外側面.
l. surface of leg 下腿外側面.
l. surface of lower limb 下肢外側面.
l. surface of ovary 卵巣外側面.
l. surface of testis 精巣外側面.
l. surface of tibia 脛骨外側面.
l. surface of toe 足指外側面.
l. surface of zygomatic bone 頬骨外側面.
l. symmetry 左右相様.
l. talocalcaneal ligament [TA] 外側距踵靱帯, = ligamentum talocalcaneum laterale [L/TA].
l. tarsal artery [TA] 外側足根動脈, = arteria tarsalis lateralis [L/TA].
l. tarsal strip procedure 外側瞼板柵状法.
l. tectobulbar tract [TA] 外側視蓋延髄路*, = tractus tectobulbaris lateralis [L/TA].
l. temporomandibular ligament 顎関節の外側靱帯.
l. thoracic artery [TA] 外側胸動脈, = arteria thoracica lateralis [L/TA].
l. thoracic vein [TA] 外側胸静脈, = vena thoracica lateralis [L/TA].
l. thrombus 周縁血栓.

l. thyrohyoid ligament [TA] 外側甲状舌骨靱帯, = ligamentum thyrohyoideum laterale [L/TA].
l. tuberal nuclei [TA] 外側隆起核*, = nuclei tuberales laterales [L/TA].
l. tubercle [TA] 外側結節, = tuberculum laterale [L/TA].
l. tubercle of posterior process of talus 〔距骨後突起の〕外側結節.
l. type constitution 肥満型体質, = pyknic type constitution.
l. umbilical fold [TA] 外側臍ヒダ, = plica umbilicalis lateralis [L/TA].
l. umbilical ligament 外側臍動脈索〔医学〕.
l. vastus muscle 外側広筋.
l. vein of lateral ventricle [TA] 外側側脳室房静脈, = vena lateralis ventriculi lateralis [L/TA].
l. venous lacunae 外側裂孔(上矢状静脈洞の).
l. ventral hernia 腹壁側ヘルニア.
l. ventricle [TA] 側脳室, = ventriculus lateralis [L/TA].
l. ventricular width 側脳室幅〔医学〕.
l. vertigo 側面性めまい(同形物からなる側面を迅速に走る際に起こるもの).
l. vesical nodes [TA] 外側膀胱リンパ節, = nodi vesicales laterales [L/TA].
l. vestibular nucleus [TA] 前庭神経外側核, = nucleus vestibularis lateralis [L/TA].
l. vestibulospinal tract [TA] 外側前庭〔核〕脊髄路, = tractus vestibulospinalis lateralis [L/TA].
l. view 側面像〔医学〕.
l.-viewing 側視〔医学〕.
l. wall [TA] 外側壁, = paries lateralis [L/TA], 鼓膜壁, = paries membranaceus [L/TA].
l. wall of cavernous sinus syndrome 海綿静脈洞外壁症候群, = Foix syndrome.
l. whip 〔踵の〕外振り〔医学〕.
l. zone [TA] 外側帯*, = zona lateralis [L/TA].

la·te·ra·lis [lætəréilis] [L/TA] 外側, = lateral [TA].
l. paralysis 側筋麻痺(外側輪状披裂筋の麻痺).

lat·er·al·i·ty [lætərǽliti] 側性, 偏在性〔医学〕.

lat·er·al·i·za·tion [lætərælizéiʃən] 偏在化〔医学〕, 左右分化〔医学〕.

lateralnasal process 外側鼻突起〔医学〕.

la·te·ri·ceous [lætəríʃəs] レンガ粉状の, = lateritious.

lat·er·i·flex·ion [lætəriflékʃən] 側方屈曲, 側屈症, = lateroflection.

la·te·ri·tious [lætəríʃəs] レンガ粉状の, = latericeous.

latero- [lætərou, -rə] 一側または外側の意味を表す接頭語.

lat·er·o·ab·dom·i·nal [lætərouæbdɑ́minəl] 外側腹部の.
l. position (シムス位), = Sims position.

lat·er·o·de·vi·a·tion [lætəroudiːviéiʃən] 側方偏差.

laterodorsal tegmental nucleus [TA] 外側後被蓋核*, = nucleus tegmentalis posterolateralis [L/TA].

lat·er·o·duc·tion [lætəroudʌ́kʃən] 側方偏視.

lat·er·o·flec·tion [lætərouflékʃən] 側方屈曲, 側屈症, = lateriflexion.

latero-flexio 側屈.

lat·er·o·pha·ryn·ge·al [lætəroufəríndʒiəl] 咽側の.
l. gland 咽喉側線(昆虫類の頭部神経系の一つ).

lat·er·o·pho·bia [lætəroufóubiə] 側臥位恐怖〔症〕.

latero-positio 側位.

lat·er·o·po·si·tion [lætəroupəzíʃən] 側位, 側方転位.

lateroposterior tegmental nucleus [TA] 外側後被蓋核*, = nucleus tegmentalis posterolateralis [L/TA].

lat·er·o·pul·sion [lætəroupʌ́lʒən] 側歩症〔医学〕, 側方突進(パーキンソン症候群の一症状).

laterotorsio cruris 下腿外捻〔症〕.

lat·er·o·tor·sion [lætəroutɔ́ːʃən] 側方捻転(眼球の垂直径線が左または右へねじれること).

lat·er·o·tru·sion [lætəroutrúːʒən] 外側偏位(下顎頭の).

latero-ventral ray 側腹肋.

latero-versio 側傾.

lat·er·o·ver·sion [lætərouvə́ːʒən] 側反, 側弯屈.
l. of uterus 子宮側傾〔医学〕.

la·tex [léiteks] ラテックス, 乳液〔医学〕(ゴムの樹の樹皮を傷つけ滲出する乳液).
l. agglutination inhibition reaction ラテックス凝集阻止反応〔医学〕.
l. agglutination reaction ラテックス凝集反応〔医学〕.
l. agglutination test ラテックス凝集試験(テスト)〔医学〕(ラテックス粒子に可溶性抗原を付着させ行う受身凝集試験).
l. cell 乳細胞(乳管を形成する細胞), = lactic cell.
l. fixation test (LFT) ラテックス吸着試験(テスト)〔医学〕, ラテックス結合反応.
l. microsphere ラテックス・ミクロスフェア〔医学〕.
l. particle agglutination test ラテックス粒子凝集テスト〔医学〕.
l. particle ingestion test ラテックス粒子貪食試験.
l. particles ラテックス粒子(ポリスチレンやポリビニルクロリドによって作られた粒子で抗原や抗体を表面に結合させることによって, 種々のラテックス凝集反応に応用されている).
l. tube 乳管, = lactic tube.
l. vessel 乳〔導〕管, = lactic tube, lacticiferous vessel.

la·texed [léitekst] 側方へ屈曲した.

la·tex·ion [lətékʃən] 側屈, = lateral flexion.

lathe [léið] 旋盤, レーズ, ろくろ.

lath·y·rism [lǽθirizəm] ラチリズム(イタチササゲ中毒. *Lathyrus cicera* の有毒アルカロイドによる中毒症, 対マヒ, 知覚異常, 疼痛を生じる), = cicerism.

lath·y·ro·gen [lǽθirədʒən] ラチロゲン(ラチリスムを誘発する物質).

Lath·y·rus [lǽθirəs] レンリソウ属(マメ科の一属).

lat(i)- [læt(i)] 広い意味を表す接頭語.

lat·i·fo·li·ate [lætifóulieit] 広い葉のある, 濶葉の.

Latin name ラテン名〔医学〕.

Latin square ラテン方格〔医学〕.

Latin square design ラテン方格法〔医学〕(正方形に品種または処理を横縦の列および行に無作為に並べて, それらの総和, 列, 行処理などの誤差から分散比を調べるために用いる推計学の方式).

la·tis·si·mus [lətísiməs] 最も広い.
l. colli 広頸筋, = platysma myoides.
l. dorsi [TA] 広背筋, = musculus latissimus dorsi [L/TA].
l. dorsi muscle 広背筋, = broadest muscle of back.
l. muscle of back 広背筋〔医学〕.

lat·i·tude [lǽtitjuːd] ① 緯度(赤道から子午線に沿って測った中心角の角度). ② 寛容度〔医学〕, 寛容域(写真特性曲線). 形 latitudinal.
l. effect 緯度効果.

latitudinal cleavage 横割.

la·trine [lətríːn] 公衆便所〔医学〕.

Lat·ro·dec·tus [lætrədéktəs] ゴケグモ〔後家蜘蛛〕

属(ヒメグモ科 *Theridiidae* の一属), = black widows.
L. hasseltii セアカゴケグモ, = redback spider.
L. mactans クロゴケグモ(南北アメリカ産), = black widow.
L. tredecimguttatus ジュウサンボシゴケグモ(ヨーロッパ産).
LATS long acting thyroid stimulator 持続性甲状腺刺激物質の略.
LATS-P long acting thyroid stimulator protector 長時間作用性甲状腺刺激保護因子の略.
lat·tice [lǽtis] ① 格子[医学]. ② グリッド, = grid. ③ 束.
l. constant 格子定数.
l. corneal dystrophy 格子状角膜ジストロフィ.
l. defect 格子欠陥[医学].
l. degeneration 〔網膜〕格子状変性[医学].
l. design 格子法[医学], 格子計画.
l. energy 格子エネルギー(結晶格子のもつポテンシャルエネルギー).
l. fiber 格子〔状〕線維, = reticular fiber.
l. figure 格子像(骨吸収時の).
l. hypothesis 格子説[医学](抗原および抗体は格子構造をとりながら抗原抗体複合体を形成するという考え).
l. imperfection 格子欠陥, = lattice defect.
l. keratitis 格子状角膜混濁.
l. square 格子方格〔法〕.
l. theory 格子説[医学], = lattice hypothesis.
latticed layer 格子層(海馬の皮質細胞層).
la·tus [léitəs] [L/TA] ① 側腹部, = flank [TA]. ② 側腹(わきばら). 複 latera.
Latzko, Wilhelm [lá:tskou] ラツコ(1863–1945, オーストリアの産科医).
L. cesarean section ラツコ帝王切開〔術〕(膀胱接触部切開による腹膜外帝王切開).
laud·a·ble [lɔ́:dəbl] 健全な(排膿状態が正常に回復しつつあることについていう).
lau·dan·i·dine [lɔ:dǽnidin] ラウダニジン $C_{20}H_{25}NO_4$(アヘンアルカロイドの一つで, 痙攣毒), = tritopine.
lau·da·nine [lɔ́:dənin] ラウダニン(ラウダニジンの光学不活性体).
lau·dan·o·sine [lɔ:dǽnəsi:n] ランダノシン 化 *l*-*N*-methyl tetrahydropapaverine $C_{21}H_{27}NO_4$(アヘンから得られるアルカロイドで, 痙攣毒).
lau·da·num [lɔ́:dənəm] アヘン(阿片)チンキ(Paracelsus が命名したもので, 初めはいろいろの不純物が添加された, アヘン末にエタノールを加えたチンキ剤), = tincture of opium.
Laue, Max Theodor Felix von [láui] ラウエ(1879–1960, ドイツの物理学者. 1912年結晶体によるX線の干渉の理論に基づき光線の波長を正確に測定することを可能とし, 結晶体の内部構造の研究に貢献した業績に対し1914年ノーベル物理学賞を受けた).
laugh [lá:f, lǽf] 笑い, 笑い声.
laughing disease 笑い病.
laughing fit 笑い発作[医学].
laughing gas 笑気[医学], 亜酸化窒素, = nitrous oxide.
laughing muscle 笑筋[医学].
laughing sickness 笑い顔病, = pseudobulbar paralysis.
laugh·ter [lá:ftər, lǽf-] 笑い[医学](正常人の喜楽を表現する動作, またはヒステリー患者の反射性動作).
l. reflex 大笑反射(くすぐるかまたはくすぐられようとする動作).
Laugier, Stanislaus [lɔ:ʒiér] ロージェー(1799–1872, フランスの外科医).
L. hernia ロージェー脱腸, ロージェーヘルニア(大腿ヘルニアの一つで裂口靱帯(Gimbernat 靱帯)を貫いて脱出するもの).
L. sign ロージェー徴候(橈骨下端の骨折において, 尺骨と橈骨との茎状突起が同一平面にあること).
Laumonier, Jean Baptiste [lɔ:mɑnié:r] ローモニエー(1749–1818, フランスの外科医).
L. ganglion ローモニエー神経節(頸動脈神経節).
Launois, Pierre-Emile [lɔ:nwá:] ロノワ(1856–1914, フランスの医師).
L.-Bensaude syndrome ロノワ・バンソード症候群.
L.-Cléret syndrome ロノワ・クレレー症候群(視床下部の腫瘍などにより起こる脂肪生殖器性ジストロフィ), = Fröhlich syndrome, dystrophia adiposogenitalis.
Lau·ra·ce·ae [lɔ:réisii:] クスノキ科.
lau·rel [lɔ́:rəl] ゲッケイジュ[月桂樹](クスノキ科の植物), = *Laurus*.
l. camphor 日本ショウノウ 化 *d*-camphor, Japan camphor, Formosa camphor $C_{10}H_{16}O$.
l. fever ゲッケイジュ熱.
l. forest 照葉樹林.
lau·re·line [lɔ́:rəlin] ラウレリン $C_{19}H_{19}NO_3$(クスノキから得られるアルカロイド).
Laurell rocket method ローレルロケット電気泳動法(抗体含有のアガロース平板に穴をあけて抗原を置き, 通電するとロケット形の沈降物が形成される. ロケットの長さが抗原量に比例することから抗原量を定量する方法).
Laurell test [lɔ́:rəl tést] ラウレルテスト[医学](ロケット免疫電気泳動法), = Laurell rocket method, rocket immunoelectrophoresis.
Laurence, John Zachariah [lɔ́:rəns] ローレンス(1829–1870, イギリスの眼科医).
L.-Biedl syndrome ローレンス・ビードル症候群(肥満, 性器発育不全, 色素性網膜症, 頭蓋骨欠損などを伴う).
L.-Moon-Biedl syndrome ローレンス・ムーン・ビードル症候群(家族性色素性網膜炎と肥満性性器発育不全を伴った遺伝病で, 特異的な網膜色素変性の眼底像と, 時には指趾過剰症, 合指症, 肛門閉鎖症も加わり, 精神遅滞が高度の場合もある).
L.-Moon syndrome ローレンス・ムーン症候群[医学].
lau·rence [lɔ́:rəns] = pinene.
Laurentjew phe·nom·e·non [lɔ́:rəntju: finámi-nən] ラウレンチェッフ現象(迷走神経の胃腸への分布線維は, 終末部において多数の腸神経節細胞に分枝する), = multiplication phenomenon of Laurentjew.
Laurer, Johann F. [lɔ́:rer] ラウラー(1798–1873, ドイツの薬理学者).
L. canal ラウラー管.
lau·ric ac·id [lɔ́:rik ǽsid] ラウリン酸 $CH_3(CH_2)_{10}COOH$(ゲッケイジュの油に存在する酸), = dodecoic acid, laurostearic acid.
lau·rif·o·line [lɔ:rífəlin] ラウリフォリン(*Cocculus laurifolius* から抽出される4級アンモニウム塩基物で, 血圧降下と弱クラーレ様作用をもつ神経節遮断薬).
lau·rin [lɔ́:rin] ラウリン $(C_{11}H_{23}COO)_3C_3H_5$(ゲッケイジュの種子油に存在するラウリン酸の配糖体), = glycerol trilaurate, trilaurin.
lau·ri·nol [lɔ́:rinɔ:l] ラウリノール(ショウノウのこと).
lau·rite [lɔ́:rait] ラウリット RuS_2(ほかに Os を

含有する).

Lauritsen electroscope ローリトセン検電器(電離作用で生じた電子により放電される量を計る機械).

lau·ro·cer·a·sus [lɔ̀:rəsérəsəs] (ヨーロッパ産セイヨウバクチノキ *Prunus laurocerasus* の葉), = cherry laurel leaves.

lau·ro·tet·a·nine [lɔ̀:rətétənin] ラウロテタニン $C_{19}H_{21}NO_4$-H_2O (クスノキ科植物の樹皮にあるアルカロイド), = litsoeine.

Lau·rus [lɔ́:rəs] ゲッケイジュ [月桂樹] 属(クスノキ科 *Lauraceae* の一属).

L. nobilis ゲッケイジュ(芳香油の原植物).

lau·ryl [lɔ́:ril] ラウリル基 ($CH_3(CH_2)_{10}CH_2$-).

l. alcohol ラウリルアルコール $CH_3(CH_2)_{10}CH_2OH$, = *l*-dodecanol, dodecyl alchol.

l. bromide 臭化ラウリル ㊥ *n*-dodecyl bromide $C_{12}H_{25}Br$.

l. mercaptan ラウリルメルカプタン ㊥ *n*-dodecyl mercaptan $C_{12}H_{25}SH$.

l. triphenyl phosphonium bromide 臭化ラウリルトリフェニルホスホニウム(試験管内で殺菌性を示す逆石ケン).

Lauterbur, Paul Christian [láutərbər] ラウターバー(1929-2007, アメリカの化学者. 1973年, 傾倒磁場を用いた二次元画像が作成できることを発見し, 磁気共鳴映像法(MRI)の基礎を確立した. MRIに関する発見により, Peter Mansfield とともに2003年度ノーベル医学・生理学賞を受けた).

Lauth, Charles [lɔ́:θ] ラウト(1836-1913, イギリスの化学者).

L. blue ラウトの青(チオニン), = thionine.

L. violet ラウトの紫(塩化チオニン), = thionine hydrochlorid.

Lauth, Ernst Alexander [lɔ́:θ] ラウト(1803-1837, フランス・ストラスブールの生理学者).

L. canal ラウト管(強膜静脈洞).

L. sinus ラウト洞, = Lauth canal.

Lauth, Thomas [lɔ́:θ] ラウト(1758-1826, フランス・ストラスブールの解剖学者, 外科医).

L. ligament ラウト靱帯(環椎横靱帯).

LAV lymphadenopathy-associated virus リンパ節症関連ウイルスの略(Montagnier らが1983年に命名. 後に HIV として統一).

la·va [lá:və] 溶岩 [医学] (火山から噴出される溶滓で, 類症療法の治療薬に用いられる).

la·vage [lǽviʤ] 洗浄 [医学] (洗腸, 洗胃など).

Lav·an·du·la [ləvǽndjulə] ラヴェンダー属(シソ科植物で, 真性ラヴェンダー *L. angustifolia* に存在する揮発油は消毒薬, 防虫薬, 香料などとして用いられる), = lavenders.

la·va·tion [ləvéiʃən] 洗腸, = lavage, lavature.

lave·ment [léivmənt] 洗浄, = lavage.

lavender oil ラベンダー油 [医学] (linalyl acetate 30%を含む香水原料), = oleum lavendulae.

Laveran, Charles Louis Alphonse [lavərán] ラヴェラン(1845-1922, フランスの医師で, 1880年マラリア原虫の発見者).

L. bodies ラヴェラン小体(マラリア原虫).

L. stain ラヴェラン染色法(グラム陰性菌の染色には, 0.5%エオジン水溶液に1分間, メチレンブルー飽和水溶液に30秒間浸漬する. 住血寄生虫の染色には, Borrel ブルー, 5%エオジン液, 水を用いる).

la·ver·wort [léivə:wə:t] アオサ, = green-laver, sea-lettuce.

la·veur [ləvjú:r] [F] 洗浄器.

Lavoisier, Antoine Laurent [lavwazié:r] ラヴォアジエ(1743-1794, フランスの化学者. 近代化学の開祖と呼ばれ, 以前 Priestley および Sheele により分離された酸素を oxygen と命名し, 燃焼 combustion のメカニズムを発見した. また Laplace と共同し, 氷熱量計を用いて呼吸は一種の燃焼現象であることを証明した).

Law for Control of Poisonous and Powerful Agents 毒物および劇物取締法 [医学].

Law for the Welfare of People with Physically disabled 身体障害者福祉法 [医学].

Law of Equal Employment for Men and Women 男女雇用機会均等法.

Law of Weights and Measures 計量法 [医学].

law [lɔ́:] ① 法則, 定律. ② 法律, 法案.

l. of anticipation 先発法則(精神病の子孫が精神障害を発現するのは, 両親の発病よりもその時期が早いとする法則), = Mott law.

l. of avalanche 雪崩法則(末梢における単純な刺激も大脳に達すると多様に換起されるという仮説. Ramón y Cajal).

l. of average 平均の法則.

l. of average localization 平均局所限定法則(内臓の疼痛は, 遊走性のない固定臓器において最も正確に局所的限定が感じられる).

l. of conservation of mass 質量保存の法則 [医学] (化合物の質量は, それを構成する各成分の質量の和に等しく, またその化学変化のいかんにかかわらず, 全質量は保存される).

l. of conservation of momentum 運動量保存の法則.

l. of constant numbers in ovulation 排卵数一定の法則.

l. of contiguity 接近の法則.

l. of contraction 収縮の法則, 攣縮の法則(筋の間接的刺激に関する法則で, 電流方向のいかんにかかわらず弱い場合は閉鎖時に攣縮が起こり, 中等度の場合は閉鎖時および開放時, 強い場合は中枢に向かうときは開放時のみ, 末梢に向かうときは閉鎖時のみに起こる. Pflüger-Arndt).

l. of contrary innervation 反対力支配法則(すべての生物の機能は増強作用と抑制作用との相反する力の働きにより支配されること. Meltzer).

l. of definite proportions 定比例の法則 [医学] (化合物の成分元素の質量比は常に一定である), = Proust law.

l. of denervation 神経切除の法則(神経を切除された組織は化学的刺激に対し, その感受性が増強する).

l. of diffusion 拡散法則(神経中枢に起因するインパルスは拡散運動により全身に広がる).

l. of displacement 変位則(各温度において黒体の単色放射能が極大な波長は絶対温度に反比例する).

l. of disuse 使用・不使用の法則 [医学].

l. of dominance 優性の法則(対性形質の遺伝において, 一方が優性となって表現型を決定すること), 優劣の法則 [医学].

l. of double conduction 両方向〔性〕伝導の法則 [医学].

l. of electrolysis 電気分解の法則(ファラデーが提出した, 電気分解で反応した物質の量とそれに要した電気量とには, 定量的な関係が成立する).

l. of excitation 興奮の法則(運動神経は電流の絶対量よりはむしろ電圧の変化に対し, 筋収縮を起こして反応する).

l. of facilitation 促通(促進)の法則 [医学], 〔刺激〕疎通の法則(神経単位に一度インパルスが通ると, 次回のインパルスもその同一単位を通り, それが重なるごとに抵抗は減退する).

l. of fatigue 疲労の法則(同一の筋肉を疲労するまで働かせると, その仕事の速度と全体の仕事量の積は一定である．Houghton)．
l. of gaseous volumes 気体容積の法則（数種の気体の間に化学変化が起こるとき，互いに反応する気体の容積およびその生成物の容積の比は，簡単な整数の比をもって示される)．
l. of gravitation 引力の法則（すべての物体は，その質量に正比例して，その間の距離の2乗に反比例する力をもって相互に引き合う)，＝Newton law．
l. of heart 心臓の法則［医学］（心臓の収縮により遊離されるエネルギーは，心拡張期の心筋線維の長さの関数である．Starling)．
l. of independence 独立の法則［医学］．
l. of independent assortment 自由組み合わせの法則（相同染色体の異なった対性にある遺伝子は，減数分裂の際おのおの自由に独立して分離する)．
l. of independent unit character 形質独立遺伝の法則（対性形質の遺伝において，2つ以上の形質に関する遺伝子はほかのそれらと独立に遺伝の優劣の法則に従って遺伝すること)．
l. of inertia 惰性の法則，慣性の法則（ニュートンの第1法則)．
l. of initial value 初期価の法則，＝Wilder law of initial value．
l. of instability 機能動揺の法則．
l. of intestines 腸運動の法則，腸の法則［医学］（食塊の存在部での刺激は，その上方に収縮，その下方に弛緩を起こして腸管の内容を前進させる)，＝myenteric reflex．
l. of inverse squares 自乗逆比の法則，逆自乗の法則（相互に力を及ぼす素因体の間の力が結合線の方向に向かい，その大きさは距離の2乗に逆比例する)．
l. of isochronism 等時値の法則［医学］（神経と筋の時値は等しい．Lapicque)．
l. of isolated conduction 隔離伝導の法則［医学］（神経単位を通る刺激は伝導中ほかの細胞とは隔離され，終末点においてのみ交通する)．
l. of large numbers 大数の法則［医学］．
l. of mass action 質量作用の法則［医学］，＝law of Guldberg and Waage．
l. of minimum 最小律（最小養分の法則とも呼ばれ，生理現象は環境因子のうち，最も不適なものにより支配される．Liebig)．
l. of mortality 死亡の〔数理〕法則［医学］．
l. of multiple proportions 倍数比例の法則［医学］（1つの物質がほかの物質と化合して2種類以上の化合物をつくる場合に，前者の同一質量に対して化合した後者の質量は各化学物間において簡単な整数比をなす)．
l. of multiple variants 倍数変数の法則［医学］（手足の骨の変数は互いに倍数を示す)．
l. of nations 国際法［医学］．
l. of nature 自然法［医学］．
l. of naught or one 全か無かの法則．
l. of octaves オクターブの法則（元素を原子量の順に配列すると，8番目ごとに性質類似の元素が出現する．Newland)．
l. of partial pressure 分圧の法則（ドルトンが1801年に発表した混合気体の圧力に関する法則)．
l. of partition 分配律，＝distribution law．
l. of polar excitation 極性興奮の法則［医学］（神経の分節は陰極電気緊張の発現および陽極電気緊張の消失により刺激される)．
l. of population growth 人口増加の法則［医学］．
l. of power function べき関数の法則［医学］．
l. of priority 優先の法則．
l. of recapitulation 反復の法則．
l. of reciprocal proportions 相互比例の法則（2種の元素が第3の元素と化合するとき，第3の元素の一定質量に対して化合する2種の元素の質量相互の比は，2種の元素が直接化合するときの重量比に等しいか，またはこれと簡単な整数比をなす)，＝Walton law．
l. of referred pain 関連痛の法則（関連痛が起きるのは，体表面に与えられたとき痛みを起こすような刺激に対して敏感な神経が刺激されたときに限られる)．
l. of reflection 反射の法則（放射線またはほかの波動が平面境界で反射されるときに成立する)．
l. of refraction 屈折の法則，＝Snell law．
l. of refreshment 回復の法則［医学］（筋肉が疲労から回復する速度は，その血液補給量に比例する)．
l. of regression 退行の法則（Galton)，＝Galton law．
l. of relativity 相関性の法則（同時性および相次性の感覚は，相互に変化を与える)．
l. of segregation 分離の法則（各世代において，純優性因子，優性因子3に対し劣性因子1を与えるもの，および純劣性因子の比は1：2：1である)．
l. of similars 類症の法則（Hahnemann が樹立した類症療法の原理，すなわち同類は同類を治癒するとの法則)．
l. of sines 正弦の法則（入射角の正弦と反射角の正弦の比は一定となる)．
l. of specific energy of nerve 神経特異性の法則（特異感覚神経は，その刺激のいかんにかかわらず同一の特異的感覚を引き起こす．Müller, Johannes)．
l. of specific irritability 特異的被刺激性の法則，＝law of specific energy of nerve．
l. of specificity of bacteria 細菌特異性の法則（細菌の病原性は，患者の体内に実在すること，純培養の可能性，その接種により動物に同一の疾病を生じさせ，また，その細菌を再びその動物から回収させ得ることが証明されなければならない．コッホの4原則ともいう．Koch, Robert)，＝Koch law．
l. of symmetry 対称の法則（結晶体において，結晶学的同価の方向は対称の要素に関して一定の規定に従って存在する)．
l. of thermodynamics 熱力学の法則．
l. of transformation 応変則［医学］．
l. of universal gravitation 万有引力の法則（Newton)．
l. of velocities 速度の法則（平衡状態に到達しようとする過程は，その目的に近づくに従い速度が緩慢になる)，＝Newton law of cooling．

Läwen-Trendelenburg pre·par·a·tion [lɔ́:rən tréndələnbə:g prèpəréiʃən] レーベン・トレンデレンブルグ標本（食用ガエルの後肢の血管を人工液で潅流する標本で，特に血管収縮物質の効果をみるのに用いられた)．

Lawford syn·drome [lɔ́:fɔ:d síndroum] ローフォード症候群（Sturge-Weber 症候群の不全型)．

lawn tennis arm テニス腕（過度のテニスによる円回内筋の転位)．

Lawrence, Ernest Orlando [lɔ́:rəns] ローレンス（1901-1958，アメリカの物理学者．1936年以後カリフォルニア大学の Radiation Laboratory の所長．1930年，M. S. Livingston とともに原子核物理の最も主要な装置であるサイクロトロンをつくり，原子核の人工変換人工放射能につき多くの研究を行い，1939年ノーベル物理学賞を受けた．質量分析器の原理に基づき大型の電磁石を用いて ^{235}U の分離を行った)．

Lawrence, John H. [lɔ́:rəns] ローレンス（1904-1991，アメリカの医学者．腫瘍に対する放射線治療法を開発し，放射線治療医学の基礎をつくった．Ernest O. Lawrence の弟)．
L. strabismometer ローレンス斜視計（眼瞼に似

た形に目盛と柄をつけたもの)，＝Lawrence strabometer.
Lawrence, Robert Daniel [lɔ́:rəns] ローレンス(1892–1968，イギリスの医師).
L. diabetes ローレンス糖尿病〔医学〕(後天性の脂肪萎縮性糖尿病).
L.–Seip syndrome ローレンス・セイプ症候群(全脂肪組織異栄養症).
law·ren·ci·um (Lr, Lw) [lɔ:rénsiəm] ローレンシウム(元素記号 Lr，原子番号 103，超ウラン元素).
Laws Concerning Dissection 解剖関係法令〔医学〕.
Laws Governing Dental Practice 歯科医療法〔医学〕.
Laws Governing Medical Practice 医療法〔医学〕.
laws of association 連合の法則.
laws relating to use of radium ラジウム使用法令〔医学〕.
Lawson Tait op·er·a·tion [lɔ́:sən téit àpəréiʃən] ローソン・テート手術，＝Tait operation.
law·sone [lɔ́:soun] ラウソン ㊥ 2-hydroxy-naphthoquinone(ヘンナ *Lawsonia inermis* 葉に酸化型として含まれている赤色の酵素性色素).
Law·so·nia [lɔ:sóuniə] シコウカ［指甲花］属(ミソハギ科 *Lythraceae* の一属).
L. inermis ヘンナ，シコウカ，ツマクレナイノキ［爪紅木］(花は香料，化粧料，葉中には赤黄色素 henna を含み，その粉末は火傷，リウマチ，爪の疾患，根は収斂，眼病，小児の腹痛などに利用される).
lax [lǽks] 弛緩した，弛緩する.
lax·a·tion [lækséiʃən] ① 弛緩．② 便通.
lax·a·tive [lǽksətiv] 緩下薬(剤)，弛緩薬，＝laxantia.
l. abuse syndrome 下剤乱用症候群〔医学〕.
la·xa·tor tym·pa·ni [ləkséitər tímpəni] 鼓膜筋弛緩.
lax·i·ty [lǽksiti] 弛緩〔症〕，弛(し)緩性〔医学〕.
lay·er [léiər] 層〔医学〕(厚さのほぼ均等な構造)，＝lamina，stratum.
l. I [TA] 第一層*，＝lamina I [L/TA] (中脳の上丘).
l. II [TA] 第二層*，＝lamina II [L/TA].
l. III [TA] 第三層*，＝lamina III [L/TA].
l. IV [TA] 第四層*，＝lamina IV [L/TA].
l. V [TA] 第五層*，＝lamina V [L/TA].
l. VI [TA] 第六層*，＝lamina VI [L/TA].
l. VII [TA] 第七層*，＝lamina VII [L/TA].
l. built cell 積層電池〔医学〕.
l. lattice 層状格子.
l. of Bechterew ベヒテレフ層.
l. of Henle ヘンレ層〔医学〕.
l. of Huxley ハックスレイ層〔医学〕.
l. of inner and outer segments [TA] (脳層と感覚上皮層に相当)，＝stratum segmentorum externorum et internorum [L/TA].
l. of nerve fibres [TA] 神経線維層，＝stratum neurofibrarum [L/TA].
l. of piriform neurons 梨状細胞層.
l. of rods and cones 桿錐体層，＝bacillary layer.
l. structure 層状構造.
l.–to–layer suture 層々縫合〔医学〕.
layered suture 層縫合〔医学〕.
layering phenomenon 層形成現象〔医学〕.
layers of Ammon horn [TA] (アンモン角条*)，＝strata cornus ammonis [L/TA].
layers of cerebellar cortex 小脳皮質の層.
layers of cerebral cortex 大脳皮質の層.
layers of dentate gyrus [TA] 歯状回帯*，＝strata gyri dentati [L/TA].
layers of hippocampus [TA] 海馬条*，＝strata hippocampi [L/TA].
layers of isocortex [TA] 等皮質層*，＝strata isocorticis [L/TA].
layers of retina 網膜の層.
layers of skin 皮膚の層.
lay·ette [leiét] 新生児用品(産着，おしめ，布団など).
lay–open operation 開放手術〔医学〕.
lay·out [léiaut] ① 配置，設計，計画．② 割付け.
la·zar [léizər] (ハンセン病患者を指した語)，＝leper.
la·zar·et·to [læ̀zərétou] ① 伝染病病院．② 検疫所(旧語).
lazarine leprosy (大水疱性皮疹，結痂，断節性潰瘍を伴うハンセン病の臨床型)，＝Lucio leprosy.
lazy activity 怠慢活動.
lazy–leukocyte syndrome 走化性欠損白血球症候群，怠けもの白血球症候群(末梢血中で好中球減少と遊走障害をみとめる疾患．骨髄中には正常な好中球が存在する．上気道感染を繰り返すことが多い).
lazy thermometer 遅感温度計.
lb libra ポンドの略.
LBD Lewy body disease レビー小体病の略.
LBP low back pain 腰痛〔症〕の略.
LBT lupus band test ループスバンドテストの略.
LBWI low birth weight infant 低出生体重児の略.
LC ① laparoscopic cholecystectomy 腹腔鏡下胆嚢摘出術の略．② liver cirrhosis 肝硬変の略．③ lung cancer 肺癌の略.
LCA lentil lectin レンチルレクチンの略.
LCAT lecithin cholesterol acyltransferase レシチンコレステロールアシル転移酵素(トランスフェラーゼ)の略.
LCAT deficiency LCAT 欠損〔症〕.
LCC luxatio coxae congenita 先天股脱の略.
LCCA late cortical cerebellar atrophy 晩発性皮質性小脳萎縮症の略.
LCDD light chain deposition disease 軽鎖沈着症の略.
LCF ① leukocyte chemotactic factor 白血球走化性因子の略．② lymphocyte chemotactic factor リンパ球走化性因子の略.
LCh Licentiate in Surgery (Chirurgery) 外科免許医の略.
LCM least common multiple 最小公倍数の略.
LCMV lymphocytic choriomeningitis virus リンパ球性脈絡髄膜炎ウイルスの略.
LCMV–LASV complex リンパ球性脈絡髄膜炎ウイルス・ラッサウイルス群，＝old world arenaviruses.
LCR ① late cutaneous reaction 遅発皮膚反応の略．② ligase chain reaction リガーゼ連鎖反応の略.
LD ① learning disability 学習障害の略．② lethal dose 致死量の略．③ perception of light difference 光差知覚の略.
LD_{50} median lethal dose 50%致死量の略.
LD antigen LD 抗原(HLA 検査法の一つであるリンパ球混合培養によって規定される HLA-D 抗原をいう．MHC クラスII領域の HLA-DP，DQ，DR 抗原などの抗原分子群をさす).
LDCF lymphocyte-derived chemotactic factor リンパ球由来走化性因子の略.
LDH lactate dehydrogenase, lactic acid dehydrogenase 乳酸脱水素酵素の略.
LDL low density lipoprotein 低比重(密度)リポタンパク質の略.
LDS Licentiate in Dental Surgery 歯科外科免許医の略.

L

LE ① left eye 左眼の略. ② lupus erythematosus エリテマトーデス，紅斑性狼瘡の略.
L/E lower extremity 下肢の略.
LE body LE体.
LE cell エリテマトーデス細胞，紅斑性狼瘡細胞（紅斑性狼瘡患者の骨髄にみられる好中球で，原形質内に貪食した他細胞由来の青紫色を呈する円形の小体をもつ細胞），= lupus erythematosus cell.
LE cell phenomenon 紅斑性狼瘡細胞現象（特殊好中球の出現）.
LE cell test LE細胞テスト（SLEの臨床検査法の一つ．細胞核を貪食した好中球を検出する検査）.
LE factors LE因子.
LE phenomenon LE現象（LE細胞の出現をみる現象）.
Le antigen Le抗原（Lewis血液型を構成している抗原の一つで，血漿中に産生されて赤血球に吸着した吸着抗原である）.
Le blood group ルイス血液型，= Lewis blood group.
Le Boë, François de [lə bó:] = Sylvius, Franciscus.
Le Chatelier, H. L. [lə ʃætəliér] ルシャトリエ（1850-1936，フランスの化学者．化学平衡の研究からルシャトリエの原理といわれる平衡移動の法則を発見）.
L. C. law ルシャトリエの法則.
L. C. principle ルシャトリエの原理（多相の動的平衡を保つ生体細胞にストレスが加わると，ストレスを減少させる方向に行動が起こる）.
Le Dentu, Jean-François-Auguste [lə dǽntju] ラダンチュ（1841-1926，フランスの外科医）.
L. D. suture ラダンチュ縫合（腱を切断したときに用いる縫合で，両端に2個の腸線を縫い，前で結び，第3の腸線を右から左へ切断部の下から取って一側に結ぶ）.
Le Fort, Leon Clement [lə fɔ́:r] ルフォール（1829-1893，フランスの外科医）.
L. F. amputation ルフォール切断法（Pirogoffの改良法で，距骨を水平に切断する）.
L. F. Ⅲ craniofacial dysjunction ルフォールⅢ型頭蓋顔面骨骨折.
L. F. fracture ルフォール骨折（両側上顎の水平骨折）.
L. F. management ルフォール法（軟性の糸状ブジーをまず狭窄部に通し，ついで金属性のブジーを接続して尿道の拡張を行う操作）.
L. F. suture ルフォール縫合術（切断した腱膜の縫合術で，上切断端の一側からの係蹄を前に通した後，下端を通して前に出して結紮する）.
Lea factor リー血液因子（Rh因子に比べてはるかに少数に出現する凝集原）.
Leach test [lí:tʃi tést] リーチ試験（乳汁中のホルムアルデヒド検出法）.
leach·ing [lí:tʃiŋ] 滲，滲出〔医学〕，浸出〔医学〕，= lixiviation.
lead [lí:d] 誘導，導出（心電図を記録するための誘導）.
l. field 誘導ベクトル場〔医学〕.
l. vector 導出ベクトル〔医学〕，誘導ベクトル〔医学〕（心電図理論で用いられる）.
l. vector field 導出ベクトル場〔医学〕.
lead (Pb) [léd] ① 鉛（天然には方鉛鉱，白鉛鉱，硫酸鉛鉱，紅鉛鉱などとして単独に，またほかの金属元素とともに存在する軟性灰青色金属元素．原子番号82，元素記号Pb，原子量207.2，質量数204，206〜208），= plumbum. ② 鉛製の.
l. acetate 酢酸鉛 $Pb(CH_3CO_2)_2 \cdot 3H_2O$（白色結晶物で，1〜2%溶液は収斂剤），= plumbi acetas, sugar of lead.
l. acetate paper 酢酸鉛〔試験〕紙〔医学〕.
l. and opium lotion 鉛およびアヘン洗浄剤，= lotio plumbi et opii, lead and opium wash.
l. anemia 鉛貧血〔医学〕.
l. arsenate ヒ酸鉛（殺虫剤としては，ヒ酸ナトリウム120gを水1,000mLに，また酢酸鉛300gを水2,000mLに溶解したものを水4,000mLに混注する）.
l. bitannate （タンニン酸鉛），= lead tannate.
l. borosilicate ホウケイ（硼珪）酸鉛（ホウ酸鉛とケイ酸鉛の混合物で，眼鏡用レンズの成分）.
l. carbonate 炭酸鉛 $(PbCO_3)_2$-$Pb(OH)_2$，= plumbi carbonas, ceruse.
l. chamber 鉛室（硫酸製法などに利用する）.
l. chloride 塩化鉛 $PbCl_2$，= plumbi chloridum, horn lead.
l. chromate クロム酸鉛 $PbCrO_4$，= Leipzig yellow, chrome yellow, lemon yellow.
l. colic 鉛〔毒〕仙痛.
l. dichloride 二酸化鉛 $PbCl_2$（塩化第一鉛）.
l. encasing press 被鉛機〔医学〕.
l. encephalitis 鉛中毒性脳炎，= lead encephalopathy.
l. encephalopathy 鉛脳症（鉛脳障害），= saturnine encephalopathy.
l. equivalent 鉛当量〔医学〕（放射線防護材料の遮蔽能力と同等の能力をもつ鉛の厚さに換算したものをいう）.
l. filter 鉛フィルタ〔医学〕.
l. gingivitis 鉛毒性歯肉炎.
l. glass 鉛ガラス〔医学〕.
l. glaze 鉛ぐすり（薬）〔医学〕.
l. gout 鉛〔毒性〕痛風，= saturnine gout.
l. hydroxide stain 水酸化鉛染色〔法〕.
l. iodide ヨウ化鉛 PbI_2（黄色結晶），= plumbi iodidum.
l.-(lid)-pipe rigidity 鉛管様硬直〔医学〕.
l. line 鉛線〔医学〕，鉛縁（鉛中毒において歯肉に現れる）.
l. molybdate モリブデン酸鉛（水鉛鉛鉱の主成分）.
l. monoxide 一酸化鉛 PbO（二元性化合物で，結晶はlitharge，無定形物はmassicotと呼ばれる），= plumbi monoxidum.
l. nephritis 鉛腎炎〔医学〕.
l. nephropathy 鉛ネフロパチー，鉛腎症〔医学〕（鉛中毒の際の尿細管障害）.
l. nephrotoxicity 鉛腎毒性〔医学〕.
l. neuritis 鉛神経炎〔医学〕.
l. neuropathy 鉛神経障害〔医学〕，鉛ニューロパチー.
l. nitrate 硝酸鉛 $Pb(NO_3)_2$，= plumbi nitras.
l. oleate オレイン酸鉛 $Pb(C_{18}H_{33}O_2)_2$（単鉛硬膏に用いる）.
l. oleate ointment 単鉛軟膏，オレイン酸鉛軟膏（オレイン酸鉛硬膏50%，白色ワセリン49%，ラベンデル油1%），= diachylon ointment.
l. oleate plaster 単鉛硬膏〔医学〕（一酸化鉛，オリーブ油，豚脂からなる），= emplastrum oleatis.
l. orthoplumbate オルト鉛酸鉛 Pb_2PbO_4（または Pb_3O_4）（オレンジ色化合物），= minium, red lead, red lead oxide.
l. oxide 酸化鉛.
l. oxide red = lead tetroxide.
l. palsy 鉛〔中毒性〕麻痺〔医学〕.
l. paper 鉛糖紙（酢酸鉛の溶液に浸して乾かした紙で，硫化水素が作用すると黒色に変わる）.
l. paralysis 鉛中毒性麻痺.

l. pencil stool 鉛筆状便，= ribbon stool.
l. phenolsulfonate フェノールスルフォン酸鉛 $Pb(OHC_6H_4SO_2O)_2 \cdot 5H_2O$（白色針状化合物）.
l. pipe figure 鉛管像〔医学〕.
l. pipe fracture 鉛管状骨折（一側の骨皮質がやや陥凹して，反対側の骨に多少の亀裂を生じたもの）.
l. pipe phenomenon 鉛管現象（蝋様抵抗．休息時にみられる筋緊張亢進の状態で，錐体外路疾患，特にパーキンソン症候群で顕著）.
l.-pipe rigidity 鉛管状硬直（振戦麻痺においてみられるびまん性筋硬直）.
l. plaster 単鉛硬膏〔医学〕，= emplastrum plumbi, diachylon plaster.
l. plaster-mass 鉛軟膏（PbO 31～34%）.
l. poisoning 鉛中毒〔医学〕，= plumbism.
l. resinate 樹脂酸鉛.
l. rubber apron 防御前掛〔医学〕.
l. selinide セレニウム鉛（癌治療薬として提唱されたもの）.
l. shield 鉛遮蔽体（放射線からの防護のための鉛製シートやブロックのような遮蔽物）.
l. stomatitis 鉛中毒性口内炎.
l. stripper 鉛除去機.
l. subacetate solution 次酢酸鉛液（$Pb_2O(CH_3COO)_2Pb$ の溶液），= liquor plumbi subacetatis, Goulard extract, lead water.
l. sugar 鉛糖（酢酸鉛）.
l. sulfate 硫酸鉛 $PbSO_4$.
l. sulfide 硫化鉛 PbS.
l. susceptibility 加鉛効果〔医学〕.
l. tannate タンニン酸鉛（暗黄色粉末で，鎮痛収斂薬に用いる），= plumbi tannas.
l. tefroxide 鉛丹〔医学〕.
l. tetroxide 四酸化鉛 Pb_3O_4，= minium, red lead, orange red.
l. vinegar 鉛酢.
l. water ① 鉛液，= diluted lead, subacetate solution. ② 希次酢酸鉛液，= liquor plumbi subacetatis dilutus.
l. water and laudanum 鉛液アヘンチンキ（両者の等量混合剤）.
Leadbetter, Guy Whitman [lédbetər] レッドベター（1893-1945，アメリカの整形外科医）.
L. procedure レッドベター法（大腿骨頸骨折の整復法で，上臥させた患者の上前腸骨棘を固定し，医師は患者の腓腹筋の下から，肩で押しながら両手を踝の上方へ置いて，大腿骨の縦軸に沿い下方へ圧力を加える）.
lead·er [lí:dər] ① 指導者，前駆物. ② 腱膜.
l. region 先導領域〔医学〕.
l. sequence リーダー配列（免疫グロブリンの可変部を支配する遺伝子群のなかで，各可変部遺伝子に先導して存在する約15塩基対の遺伝子断片），先導配列〔医学〕.
l. stroke 前駆放電.
leading causes of death 主要死因〔医学〕.
leading follicle 主席卵胞，= dominant follicle.
leading sequence 先導配列〔医学〕.
leadless enamel 無鉛ほうろう（エナメル）〔医学〕.
leaf [lí:f] ① 葉（植物または構造の）. ② 箔.
l. apex 葉端，葉頂.
l. base 葉脚.
l. blade 葉身.
l. cushion まくら（葉の）.
l. electrometer 箔電位計，箔検電器.
l. electroscope 箔懸検電器.
l. fiber 葉線維.
l. filter 葉状濾過器〔医学〕.
l. gap 葉隙.
l. nodule 葉粒.
l. roll 葉捲〔病〕〔医学〕.
l. scar 葉痕.
l. sheath 葉鞘.
l. spine 葉針.
l. tendril 葉性巻きひげ.
l. trace 葉跡.
leaf·hop·per [lí:fhɑpər] ヨコバイ.
leaf·let [lí:flit] ① 小葉. ② 小冊子. ③ 小葉状結晶〔医学〕.
l. prosthetic heart valve 葉片型人工心臓弁〔医学〕.
leak point 漏泄点（腎から糖分が排泄される血糖濃度，すなわち180mg%）.
leak radiation 漏れ放射線〔医学〕.
leak·age [lí:kiʤ] ① 漏洩，漏れ（精神分析者以外の他人と自己の分析を論議すること）. ② 漏泄（心臓の弁膜不全のため血液が漏出すること）.
l. current 漏洩電流.
l. flux 漏洩磁束.
l. of cerebrospinal fluid 〔脳脊〕髄液漏〔出〕〔医学〕.
Leake-Guy meth·od [lí:k gái méθəd] リーク・ガイ法（ホルマリン6mL，シュウ酸ナトリウム1.6g，クリスタル紫0.01gを水94mLに溶かした液で血液を希釈して直接血小板数を計算する方法）.
leak·y [lí:ki]（漏出する意味の形容詞）.
l. heart 心弁膜閉鎖不全症.
l. kidney 漏泄腎（尿中へ糖類が正常以下の漏泄閾の下に排泄されるもの）.
l. mutant 漏出〔突然〕変異菌（株）〔医学〕.
l. mutation リーキー〔突然〕変異（漏出〔性突然〕変異）.
l. valve 心弁機能不全.
lean [lí:n] やせた，脂肪のない.
l. body mass 除脂肪体重〔医学〕，除脂肪組織（体構成成分のうち脂肪や脂肪組織を除いた部分），= fat-free body mass.
l. diabetes るいそう（羸痩）性糖尿病.
l. meat（脂肪の少ない食用肉）.
leapfrog position カエル跳び体位.
leap-frogging lesion 抜き飛び病変〔医学〕.
leaping ague 舞踏瘧（おこり）.
leaping atrophy 飛越萎縮（手先から肩に至る萎縮で，前腕部の筋萎縮を起こさないタイプ，進行性筋萎縮症の一型）.
leaping ill 跳躍病（ヒツジの）（ウイルスによる疾患でダニ *Ixodes ricinus* により媒介される），= louping ill.
Lear complex リア〔一〕・コンプレックス.
learned behavior 学習行動.
learned helplessness 学習性無力感.
learned hopelessness 学習性絶望感.
learned theory 学習理論.
learn·ing [lə:niŋ] 学習〔医学〕.
l. ability 学習能力.
l. disability (LD) 学習障害〔医学〕.
l. disorder 学習障害〔医学〕.
l. disturbance 学習障害.
l. machine 学習器械〔医学〕.
l. process 学習過程〔医学〕.
l. strategy 学習方略〔医学〕.
l. theory 学習理論〔医学〕.
leash [lí:ʃ] ① ひも（紐），綱. ② 綱でつなぐ（イヌなどを）.
least [lí:st] 最小の.
l. action 最小作用.

L

l. circle of confusion 最小錯乱円.
l. common denominator 最小共通分母.
l. common multiple (**LCM**) 最小公倍数.
l. concentration 最低濃度 [医学].
l. concentration time 最低濃縮時間 [医学].
l. confusion circle 最小錯乱円.
l. distance of distinct vision 明視距離 [医学].
l. fatal dose 最小致死量 [医学].
l. gluteal muscle 小殿筋 [医学].
l. interval 最小間隔 [医学].
l. observed metabolic rate 最低代謝率 [医学].
l. splanchnic nerve [TA] 最下内臓神経, = nervus splanchnicus imus [L/TA].
l. square 最小2乗 [医学].
l. square method 最小2乗法 [医学].

leath·er [léðər] 革 (なめし皮).
l. bottles stomach 革袋状胃 [医学] (硬性胃癌). → linitis plastica.

Lebbin test [lébin tést] レビン試験 (牛乳中のホルマリン証明法で, レゾルチン0.05gと5% NaOHの等量とを加えて煮沸すると, 黄色が赤変する).

leb·en [lébən] レーベン (エジプトで用いられる発酵乳汁).

Leber, Theodor [léibər] レーベル (1840–1917, ドイツの眼科医).
L. congenital amaurosis レーベル先天黒内障 (1869年 T. Leber により報告された常染色体劣性遺伝の先天盲. 中枢神経系の異常を合併することもある).
L. disease レーベル病 (1871年に報告したまれな遺伝性家族性視神経萎縮症), = familial retrobulbar optic neuritis.
L. idiopathic stellate retinopathy レーベル特発性星状網膜症 (片眼の視力低下と中心暗点が主症状. 小児や若年者にみられ, 通常1〜3ヵ月で自然寛解する).
L. optic atrophy レーベル視神経萎縮症 (10〜20歳代に発症し, 急性, 亜急性の視力低下をきたす. 80%は男子に母性遺伝する), = Leber disease.
L. plexus レーベル静脈叢.

Lebermann meth·od [léibə:mən méθəd] レーベルマン法 (酸塩基負荷試験法を用いる腎臓機能検査法).

Lec·a·no·ra [lèkənó:rə] チャシブゴケ属 (地衣類, チャシブゴケ科の一属).

LEC/CAM family = selectin family.

leche de hi·gue·ron [létʃe de i:gerón] [S] (イチジク [無花果] の乳液で中・南アメリカでは駆虫薬に用いられる).

le·cho·py·ra [lèkəpáirə] 産褥熱 [医学].

lechuguilla fever レクグィラ熱 (テキサス産植物 *Agave lechuguilla* によるヒツジ, ヤギの中毒症), = swellhead.

lec·i·thal [lésiθəl] 卵黄を有する, 卵黄の.

lec·i·thal·bu·min [lèsiθəlbjú:min] レシトアルブミン (レシチンとアルブミンとの化合物で, 臓器中に発見される).

lec·i·thase [lésiθeis] レシターゼ (リン脂質を基質として作用するエステラーゼ).

lec·i·thid(e) [lésiθaid] レシチド (コブラヘビ毒とレシチンとの化合物で, 強力な溶血作用を示す. Kyes).

lec·i·thin [lésiθin] レシチン (R_1R_2 はアルキル基. 卵黄中に多く, またほかの臓器にも存在するリン脂質), = lecithol, ovolecithin, phospholutein.
l. cholesterol acyltransferase (**LCAT**) レシチンコレステロールアシル転移酵素 (トランスフェラーゼ)(ホスファチジルコリン-ステロールアシルトランスフェラーゼ, レシチンの2位のアシル基をコレステロールの3位のヒドロキシル基に転移する酵素).
l. sphingomyelin ratio レシチン・スフィンゴミエリン比, = L/S ratio.

lec·i·thi·nase [lésiθineiz, -neis] レシチン分解酵素 [医学], レシチナーゼ (フォスフォリパーゼの旧名), = phospholipase.

lec·i·thin·e·mia [lesiθiní:miə] レシチン血症.

lec·i·tho·blast [lésiθəblæst] 卵黄胚.

lec·i·tho·pro·tein [lèsiθouprόuti:n] レシチンタンパク質, レシトプロテイド (補欠分子族としてレシチンまたはほかのリン脂質をもつ複合タンパク質), = lecithoproteid.

lec·i·tho·vi·tel·lin [lèsiθouvitélin] レシトビテリン (卵黄の食塩水浮遊液で, *Clostridium perfringens* の毒素と反応して混濁沈殿を生じる).

Le·cler·cia [ləkléəʃiə] レクレルシア属 (腸内細菌科の細菌).

Lecluse le·ver [lékru:si lí:vər] レクルース槓杆 (のみ (鑿) 形の抜歯器).

lec·tin [léktin] レクチン (植物種子などから抽出される, 糖鎖を特異的に認識して結合するタンパク質の総称. 赤血球を凝集したり, リンパ球の幼若化を起こしたりする能力をもつ).
l. column レクチンカラム.
l.-induced cytotoxicity レクチン誘導性細胞傷害作用, = mitogen-induced cytotoxicity.
l. pathway レクチン経路 (補体活性化経路の一つ), = mannose-binding lectin pathway.

lec·to·type [léktətaip] 選定基準 [株] [医学], 選定基準標本 (細菌学において, 正基準 holotype が消失した場合, 等価基準 syntype のうちから選出された標本). 形 lectotypic.
l. specimen 選定基準標本.

LED light emitting diode 発光ダイオードの略 (電気エネルギーを光に変える半導体).

Lederberg, Joshua [lédə:bə:g] レーダーバーグ (1925–2008, アメリカの微生物遺伝学者. 1947年大腸菌で遺伝子組換えを発見し, また1951年に N. Zinder と共同してネズミチフス菌 *Salmonella* Typhimurium で形質導入の現象を発見し, 1958年度ノーベル医学・生理学賞を受けた).

Lederer, Max [lédərər] レーデラー (1885–1952, アメリカの病理学者).
L. anemia レーデラー貧血 (急性溶血性貧血), = acute hemolytic anemia.

ledge [léʤ] 棚 (棚状構造), = shelf.

Ledran, Henri François [lédræn] レドラン (1685–1770, フランスの外科医).
L. suture レドラン縫合 (腸管の縫合術で, 両端に1インチの距離で1本ずつの腸線を取って結んだうえ, 両端の糸を結紮する).

Leduc, Stephane Armand Nicolas [lədú:k] ラデュック (1853–1939, フランスの物理学者).
L. current ラデュック電流 (断続する直流でクロロホルムまたはエーテル麻酔と同一の麻酔効果を示すとして全身麻酔に用いられた).

Lee, Robert [lí:] リー (1793–1877, イギリスの産婦人科医).
L. ganglion リー神経節 (子宮頸部の神経節).

Lee, Roger [lí:] リー (1881–1967, アメリカの医師).
L.-White method リー・ホワイト法 (Howell の凝固時間測定法を改良したもの. 採血用小試験管の内面をまず生理的食塩水で湿らして1mLの静脈血を採り, 30秒ごとに傾斜してその流動状態を観察し凝固時間を測定する方法).

Lee test リー試験 (胃液5滴に牛乳5mLを加え, 20

分間加温して凝乳が起こればレンニン陽性).

Lee-Vincent test リー・ヴィンセント試験（カルシウム欠乏による凝血試験法).

leech [líːʧ] ①ヒル［蛭］. ②ヒルを付ける.

leech·ing [líːʧiŋ] ヒル吸血（ヒルを付けて血液を採る), = leeches.

Leede, Carl S. [líːd] レーデ（1882-1964, アメリカの医師. Rumpel が1909年に猩紅熱の診断法として陽圧皮膚毛細管溢血試験を1912年に改良した試験法で知られる. 現在では Rumpel-Leede 試験と呼ばれている).

L.-Rumpel phenomenon レーデ・ルンペル現象.

LEEP loop electrosurgical excision procedure ループ切除の略.

Leeuwenhoek, Antonie van [léiwənhuːk] レーウェンホーク（1632-1723, オランダの顕微鏡学者. 顕微鏡学の開祖で, 口腔内の細菌やスピロヘータを発見し, また精子および赤血球を研究し, 水晶体および網膜錐体の記載を発表した).

L. canals リューエンホーク管.

leeway space リーウェイスペース.

left [léft] [TA] ①左, = sinister [L/TA]. ②左方の.

l. and right-handedness 左右性.

l. anterior descending branch 左前下行枝［医学］.

l. anterior lateral segment [TA] 左前外側区, = segmentum anterius laterale sinistrum [L/TA].

l. anterior oblique position 左前斜位［医学］.

l. anterior oblique projection 左前斜位方向［医学］.

l. aorta 左大動脈（将来大動脈となる哺乳類における胚の動脈).

l. arterial myxoma 左房粘液腫［医学］.

l. atrial appendage 左心耳［医学］.

l. atrial dimension 左房径［医学］.

l. atrial dimension index 左房径指標［医学］.

l. atrial pressure 左心房圧［医学］.

l. atrial veins [TA] 左心房静脈*, = venae atriales sinistrae [L/TA].

l. atrioventricular orifice [TA] 左房室口, = ostium atrioventriculare sinistrum [L/TA].

l. atrioventricular valve [TA] 左房室弁, = valva mitralis [L/TA].

l. atrium [TA] 左心房, = atrium cordis sinistrum [L/TA], atrium sinistrum [L/TA].

l. auricle [TA] 左心耳, = auricula sinistra [L/TA].

l. axis deviation 左軸偏位［医学］, 左方電気軸偏位（平均電気軸が −30° 以下のもの), = left axis shift.

l. axis shift 左軸変位（心電図の).

l.-brainedness 左側大脳発達（右手利き者の).

l. branch [TA] 左枝, = ramus sinister [L/TA].

l. bundle [TA] 左脚, = crus sinistrum [L/TA].

l. bundle branch block 左脚ブロック［医学］.

l. cardiac catheterization 左心カテーテル法（心臓カテーテル検査の一つ. 静脈系を用いる右心カテーテル法に対し動脈系に入れる).

l. cardiac failure 左心不全.

l. circumflex artery 左回旋動脈.

l. colic artery [TA] 左結腸動脈, = arteria colica sinistra [L/TA].

l. colic flexure [TA] 左結腸曲, = flexura coli sinistra [L/TA].

l. colic nodes [TA] 左結腸リンパ節, = nodi colici sinistri [L/TA].

l. colic vein [TA] 左結腸静脈, = vena colica sinistra [L/TA].

l. complete bundle branch block 完全左脚ブロック.

l. cornu 左角［医学］.

l. coronary artery [TA] 左冠状動脈, = arteria coronaria sinistra [L/TA].

l. coronary cusp [TA] 左半月弁*, = valvula coronaria sinistra [L/TA].

l. crus [TA] 左脚, = crus sinistrum [L/TA].

l. crus of atrioventricular bundle 房室束の左脚.

l. crus of diaphragm 横隔膜左脚.

l. duct of caudate lobe [TA] 左尾状葉胆管, = ductus lobi caudati sinister [L/TA].

l. fibrous ring [TA] 左線維輪, = anulus fibrosus sinister [L/TA].

l. fibrous trigone [TA] 左線維三角, = trigonum fibrosum sinistrum [L/TA].

l. flexure 左結腸曲, = splenic flexure.

l. gastric artery [TA] 左胃動脈, = arteria gastrica sinistra [L/TA].

l. gastric nodes [TA] 左胃リンパ節, = nodi gastrici sinistri [L/TA].

l. gastric vein [TA] 左胃静脈, = vena gastrica sinistra [L/TA].

l. gastro-epiploic artery [TA] 左胃大網動脈, = arteria gastroomentalis sinistra [L/TA].

l. gastro-epiploic vein [TA] 左胃大網静脈, = vena gastroepiploica sinistra [L/TA].

l. gastro-omental artery [TA] 左胃大網動脈, = arteria gastroomentalis sinistra [L/TA].

l. gastro-omental nodes [TA] 左胃大網リンパ節, = nodi gastroomentales sinistri [L/TA].

l. gastro-omental vein [TA] 左胃大網静脈, = vena gastroomentalis sinistra [L/TA].

l.-handed ①左手利きの. ②左回りの（偏光の).

l.-handedness 左〔手〕利き［医学］.

l. heart 左心［医学］.

l. heart assist device (LHAD) 左心補助心臓［医学］.

l. heart assist system 左心補助装置［医学］.

l. heart bypass 左心バイパス［医学］（肺静脈から大動脈へ直接血流を分岐させ, 左房, 左室を通過させない術式).

l. heart circulation 左心循環［医学］.

l. heart failure 左心不全［医学］.

l. heart strain 左心負荷［医学］, 左心優先.

l. hemianopsia 左側半盲.

l. hemicolectomy 結腸左半切除［医学］.

l. hepatic artery 左肝動脈.

l. hepatic duct [TA] 左肝管, = ductus hepaticus sinister [L/TA].

l. hepatic lobectomy 肝左葉切除［医学］.

l. hepatic vein [TA] 左肝静脈, = vena hepatica sinistra [L/TA].

l. inferior lobar bronchus [TA] 左下葉気管支, = bronchus lobaris inferior sinister [L/TA].

l. inferior pulmonary vein [TA] 左下肺静脈, = vena pulmonalis sinistra inferior [L/TA].

l. lamina [TA] 左板, = lamina sinistra [L/TA].

l. lateral division [TA] 左外側区*, = divisio lateralis sinistra [L/TA].

l. lateral position 左側臥位.

l. liver [TA] 左の肝臓*, = pars hepatis sinistra [L/TA].

l. lobe 左葉［医学］.

l. lobe of liver [TA] 左葉, = lobus hepatis sinister [L/TA].

l. lower lobe 左下葉［医学］.

l. lower quadrant 左下象限［医学］, 左下部［医学］.

l. lumbar nodes [TA] 左腰リンパ節, = nodi lum-

L

bales sinistri [L/TA].
l. lung [TA] 左肺，= pulmo dexter [L/TA].
l. lung, inferior lobe [TA] 左肺，下葉，= pulmo sinister [L/TA], lobus inferior [L/TA].
l. lung, superior lobe [TA] 左肺，上葉，= pulmo sinister [L/TA], lobus superior [L/TA].
l. main bronchus [TA] 左気管支，= bronchus principalis sinister [L/TA].
l. main coronary artery disease 左冠動脈主幹部病変.
l. main trunk 左主幹部動脈〔医学〕.
l. marginal artery [TA] 左縁枝，= ramus marginalis sinister [L/TA].
l. marginal vein [TA] 左辺縁静脈*，= vena marginalis sinistra [L/TA].
l. medial division [TA] 左内側区，= divisio medialis sinistra [L/TA].
l. medial segment [TA] 左内側区，= segmentum mediale sinistrum [L/TA].
l. oblique projection (**LOP**) 左斜方向〔医学〕.
l. ovarian vein (♀) [TA] 左卵巣静脈，= vena ovarica sinisra (♀) [L/TA].
l. part of liver [TA] 左の肝臓*，= pars hepatis sinistra [L/TA].
l. posterior hemiblock (**LPH**) 左脚後枝ヘミブロック.
l. posterior lateral segment [TA] 左後外側区，= segmentum posterius laterale sinistrum [L/TA].
l. posterior oblique 左後斜位〔医学〕.
l. preponderance 左〔心〕室優位〔医学〕(正常の右室と左室との重量比，すなわち1.4〜2.0の変化に準じていい，異常左軸偏位，QRS 間隔の延長および T_I と T_{II} の逆転を表す).
l. pulmonary artery [TA] 左肺動脈，= arteria pulmonalis sinistra [L/TA].
l. pulmonary surface [TA] 左肺面，= facies pulmonalis sinistra [L/TA].
l.-right disorientation 左右識別不能〔症〕〔医学〕，左右失認.
l. sagittal fissure 左矢状裂溝.
l. semilunar cusp [TA] 左半月弁，= valvula semilunaris sinistra [L/TA].
l. sided gallbladder 左側胆嚢〔医学〕.
l. sided heart failure 左心不全.
l. sternal border 胸骨左縁〔医学〕.
l. superior intercostal vein [TA] 左上肋間静脈，= vena intercostalis superior sinistra [L/TA].
l. superior lobar bronchus [TA] 左上葉気管支，= bronchus lobaris superior sinister [L/TA].
l. superior pulmonary vein [TA] 左上肺静脈，= vena pulmonalis sinistra superior [L/TA].
l. suprarenal vein [TA] 左副腎静脈，= vena suprarenalis sinistra [L/TA].
l. testicular vein (♂) [TA] 左精巣静脈，= vena testicularis sinistra (♂) [L/TA].
l. thoraco-abdominal oblique incision 左斜め胴切り切開〔医学〕.
l. to right (**L-R**) **shunt** 左右短絡，左-右シャント.
l. triangular ligament [TA] 左三角間膜，= ligamentum triangulare sinistrum [L/TA].
l. umbilical vein 左臍静脈.
l. unilateral apraxia 左一側性失行（脳梁症候群の一症状).
l. upper abdominal exenteration 左上腹部内臓全摘〔医学〕.
l. upper lobe 左上葉〔医学〕.
l. upper quadrant 左上象限〔医学〕，左上部〔医学〕.
l. ventricle [TA] 左心室，= ventriculus cordis sinister [L/TA], ventriculus sinister [L/TA].
l. ventricular assist device (**LVAD**) 左室補助装置〔医学〕.
l. ventricular assist system 左室補助〔医学〕.
l. ventricular diverticulum 左室憩室〔医学〕.
l. ventricular ejection time 左室駆出時間〔医学〕.
l. ventricular end diastolic pressure (**LVEDP**) 左室拡張末期圧.
l. ventricular end diastolic volume (**LVEDV**) 左室拡張末期容積.
l. ventricular end systolic volume (**LVESV**) 左室収縮末期容積.
l. ventricular failure (**LVF**) 左心室不全.
l. ventricular heart-failure 左心〔室性〕不全.
l. ventricular hypertrophy (**LVH**) 左心室肥大.
l. ventricular posterior wall excursion 左室後壁偏位〔医学〕.
l. ventricular posterior wall excursion velocity 左室後壁偏位速度〔医学〕.
l. ventricular pressure 左心室圧.
l. ventricular strain 左室ストレイン（心電図においてみられる左心室の仕事が過度である徴候をいい，高血圧，大動脈弁狭窄症などにみられる).
l. ventricular veins [TA] 左心室静脈*，= venae ventriculares sinistrae [L/TA].
l. ventricular volume reduction surgery 左室容積削減手術，= Batista operation.
l. vision 左眼視力〔医学〕.

leftover food 残飯〔医学〕.

Lef·u·a [lefjúːə] ホトケドジョウ［仏泥鰌］属（日本産のものには *L. echigonia*, *L. nikkonis* などがある).

leg [lég] [TA] ① 下腿，= crus [L/TA]. ② 脚，下肢.
l. center 脚中枢（前頭葉上行回にある).
l. dermatosis 脚部皮膚疾患〔医学〕.
l.-dropping test 下腿落下試験（バレー徴候と呼ばれる上位運動ニューロン障害による錐体路徴候の試験).
l. ill ヒツジ指間炎.
l. injury 脚部外傷〔医学〕.
l. length 脚長.
l. length discrepancy 脚長差〔医学〕.
l. length inequality 脚長不等〔医学〕.
l. pain 下肢痛.
l. phenomenon 脚現象，= Pool-Schlesinger sign.
l. region [TA] 下腿部，= regio cruris [L/TA].
l. sign 脚徴候，= Pool-Schlesinger sign.
l. strength 脚力〔医学〕.
l. type 進行性遺伝性筋異栄養症.
l. ulcer 下腿潰瘍〔医学〕.

Legal, Emmo [líːgəl] レーガル (1859-1922, ドイツの医師).
L. disease レーガル病（咽頭鼓室部の疾病で頭痛と局部性炎症が特徴).
L. test レーガル試験（① 尿中アセトン体の検出法で，被験尿に塩酸を加えて蒸留し，その留出物に苛性ソーダとナトリウムニトロプルシド溶液を加えると赤色を発し，これに酢酸を加えると紫色に変化する. ② インドール検出法で，被検液にナトリウムニトロプルシド液を加え，苛性ソーダでアルカリ性化して発する紫色は酢酸を加えると青色に変化する).

le·gal [líːgəl] 法律の，法定の.
l. abortion 合法的人工妊娠中絶〔医学〕.
l. blindness 法的盲.
l. communicable disease 法定伝染病〔医学〕.
l. disinfectant 法定消毒薬.
l. disposition 法的処理〔医学〕.

L

l. guardian 後見人〔医学〕.
l. high リーガル・ハイ(英語圏で危険ドラッグ(脱法ドラッグ)を意味する言葉).
l. medicine 医事法制〔医学〕, 法医学, = forensic medicine.
l. redress 法的補償.
l. relief 法的救済〔医学〕.
Legallois, Julien Jean Cesar [ləgalwá] レガロワ(1770–1814, フランスの医師. 迷走神経と呼吸との関係を研究し, 両側を切断して発生する肺炎を証明し, 延髄における呼吸中枢を発見した(1812)).
legally defined communicable disease 法定伝染病〔医学〕.
le·ge ar·tis [légə á:tis] 法に従って, 調剤法に準じて.
leg·end [lédʒənd] 凡例〔医学〕, 脚注〔医学〕.
Legendre, Gaston J. [lédʒəndər] レジェンドル(1887生, フランスの医師).
L. sign レジェンドル徴候(脳性顔面神経片麻痺においては, 閉眼を命じてこれを開くとき, 患側にわずかの抵抗を呈する症候).
Legg, Arthur Thornton [lég] レッグ(1874–1939, アメリカの整形外科医).
L.-Calvé-Perthes disease レッグ・カルヴェ・ペルテス病, = Legg disease, Legg–Perthes disease.
L. disease レッグ病(青年期変形性骨軟骨炎大腿骨頭症), = osteochondritis deformans juvenilis, Legg–Calvé–Perthes disease, Legg–Perthes d., Waldenström d..
L.-Perthes disease レッグ・ペルテス病〔医学〕, = Legg disease, Legg–Calvé–Perthes d..
leg·he·mo·glo·bin [lèghi:məglóubin] レグヘモグロビン(マメ科植物の根瘤にあるヘモグロビンで, バクテリアの一種 *Rhizobium* とマメとが共存して繁殖するときに初めて形成される).
le·gion [lí:dʒən] ① 軍団, 集団. ② 類(生物学的分類法において, 綱 class と目 order との中間にあるもの).
Le·gion·el·la [lì:dʒənélə] レジオネラ属(偏性好気性のグラム陰性桿菌. レジオネラ症の原因となる. 空調・給水設備などで増殖すると集団感染が起こりうる).
L. pneumophila レジオネラ・ニューモフィラ(レジオネラ症の原因菌として最も多い菌種).
legionella pneumonia レジオネラ肺炎(レジオネラ属の細菌感染による肺炎), = legionnaires' disease.
le·gion·el·lo·sis [li:dʒənelóusis] レジオネラ症(レジオネラ属の細菌による感染症で, これによる肺炎はレジオネラ肺炎, 肺炎の経過をとらずインフルエンザ様の症状が発症したものをポンティアック熱という), = Legionnaires' disease.
legionnaires' pneumonia レジオネラ肺炎, = Legionnaires' disease.
legionnaires' disease レジオネラ症.
Legionnaires' disease 在郷軍人病(1976年に在郷軍人会で肺炎の集団発生により発見された感染症である. 細胞内寄生のグラム陰性桿菌で *Legionella pneumophila* をはじめ *Legionella* 属の感染で起こる. 本菌は土壌, 水など自然界に広く分布し, 特にビルの冷却水の中に生息する. 空気感染で, ヒトからヒトへの感染はない. ときに集団発生する. 病型は肺炎型と Pontiac fever (発熱とインフルエンザ様症状を示す軽症型)がある. 高齢者, 喫煙者など感染防御能の低下している宿主に好発し, ほかの細菌性肺炎との鑑別は難しいが, 精神神経症状, 比較的徐脈, 高度の低酸素血症がみられる. β ラクタム薬が無効で, マクロライドが第一選択薬である), = legionellosis, legionella pneumonia.
le·git·i·macy [lidʒítiməsi] 合法性〔医学〕.
legitimate child 嫡出子〔医学〕.
legitimate fertility rate 配偶出生率(有配偶婦人1,000人に対しての比).
legitimate name 合法名〔医学〕.
legitimate nitrogen 合法窒素(摂取した窒素を身体の組織新生に利用し, 不必要な分は排泄されるもの).
Legroux sign [ləgrú: sáin] レグルー徴候(側頸部胸鎖乳突筋後縁に沿い, 無痛性の小リンパ腺群が触診されることで, 胸膜癒着を伴う肺尖結核の特徴), = microadenopathy of Legroux.
leg·ume [légju:m] マメ類, 豆果, さや(マメ類などの莢果).
le·gu·me·lin [ligjú:məlin] レグメリン(マメ類から得られる植物性アルブミンの一種).
le·gu·min [ligjú:min] レグミン(エンドウマメ中に存在するグロブリンの一種), = avenin.
leg·u·min·ism [légjuminizəm] (エジプトマメ類のタンパク質による中毒症), = lathyrism odoratus, odoratism.
le·gu·mi·niv·o·rous [legjuminívərəs] マメ類食で生活する.
Le·gu·mi·no·sae [legjù:minóusi:] マメ科, = *Fabaceae*.
le·gu·mi·nose [ligjú:minous] ① マメ粉. ② 莢果.
Lehmann solution [lí:mən] レーマン液($NaCl$, $CaCl_2$, $NaHCO_3$, KH_2PO_4, Na_2SO_4 からなる生理的溶液).
lei·a·sthe·ni·a [làiəsθí:niə] 平滑筋無力症.
Leiboff-Kahn meth·od [láibɔf ká:n méθəd] ライボッフ・カーン法(尿素の検出法で, 被検物を圧力下で水解し, アンモニアに転化して直接ネスレル法で比色する).
Leichtenstern, Otto Michael [lí:ktənʃtə:n] ライヒテンステルン(1845–1900, ドイツの医師).
L. phenomenon ライヒテンステルン現象(脳脊髄膜炎の場合に認められる), = Leichtenstern sign.
L. sign ライヒテンステルン徴候(脳脊髄炎患者の下肢の骨を打診すると, 突然縮み上がる徴候), = Leichtenstern phenomenon.
Leiden scale [láidən skéil] ライデン温度目盛(液体ヘリウムにより得られる低温領域における実用温度目盛で, オランダ・ライデンの Kamerlingh–Onnes 低温研究所で制定されたもの).
Leigh, Archibald Denis [lí:] リー(1915–1998, イギリスの神経科医).
L. disease リー病(主として乳幼児をおかす亜急性壊死性脳脊髄障害), = subacute necrotizing encephalomyelopathy, Leigh encephalopathy, L. syndrome.
L. encephalopathy リー脳症, = Leigh disease, subacute necrotizing encephalopathy.
L. subacute necrotizing encephalopathy リー亜急性壊死脳症〔医学〕.
L. syndrome リー症候群, = Leigh disease.
leim [láim] 膠剤.
Leiner, Karl [láinər] ライネル(1871–1930, オーストリア・ウィーンの小児科医).
L. disease ライネル病(落屑性紅皮症で, 生後6ヵ月までの母乳栄養児が頭部に脂漏を生じ, 続いて顔面, 躯幹へと下行性に潮紅と大葉性落屑が広がる状態), = erythroderma desquamativa.
leio- [laiou, laiə] 平滑の意味を表す接頭語, = lio-.
lei·o·blast [láiəblæst] 平滑筋芽細胞.
lei·o·blas·to·ma [làioublæstóumə] 平滑筋芽細胞腫.
lei·o·der·mia [làioudə́:miə] 平滑皮膚〔症〕.
lei·o·dys·to·nia [làioudistóuniə] 平滑筋弛緩症.

L

lei·o·fi·bro·ma [làioufaibróumə] 平滑筋線維腫.
lei·o·lyt·ic [làiəlítik] 平滑筋弛緩性 [医学].
lei·o·my·o·blas·to·ma [làioumàioublæstóumə] 平滑筋芽細胞腫 [医学].
lei·o·my·o·ma [làioumaióumə] 平滑筋腫 [医学], 滑平筋腫.
l. cutis 皮膚平滑筋腫(皮膚筋腫とも呼ばれ, 皮膚表面に発生するエンドウ豆大の結節には平滑筋線維が存在する), = dermatomyoma.
lei·o·my·o·ma·to·sis [lèioumaioumətóusəs] 平滑筋腫.
l. peritonealis disseminata 播種性腹膜平滑筋腫.
lei·o·my·o·sar·co·ma [làiəmàiousɑ:kóumə] 平滑筋肉腫 [医学].
l. of uterus 〔子宮〕平滑筋肉腫.
lei·ot·ri·chous [laiátrikəs] 直毛の.
lei·o·trop·ic [laiətrápik] 平滑筋向性 [医学].
Leipert meth·od [láipə:t méθəd] ライペルト法(血中ヨードの検出法で, クロム硫酸を用いて有機物を破壊した後, 亜ヒ酸でヨウ化物をヨウ素に還元し, それを蒸出して滴定する).
lei·phe·mia [laifí:miə] 貧血.
leipo- [láipou] = lipo-.
lei·po·der·mia [làipoudə́:miə] 皮膚欠損症.
lei·po·me·ria [làipoumí:riə] 肢端欠損症.
lei·po·psy·chic [làipousáikik] 失神の, 虚脱の.
lei·po·thy·mic [làipouθáimik] 気絶の, 消沈の.
Leishman, Sir William Boog [lí:ʃmən] リーシュマン(1865–1926, イギリスの軍医).
L. anemia リーシュマン貧血 [医学], = kala-azar.
L. cells リーシュマン細胞(黒水病の末梢血液中に出現する好塩基球), = Leishman chrome-cells.
L. chrome cell リーシュマン・クロム親和細胞(黒水病に現れる好塩基性顆粒球).
L.-Donovan body リーシュマン・ドノバン小体(寄生虫の細胞内におけるあるステージ).
L. granules リーシュマン顆粒(スピロヘータ感染においてダニにみられる球菌状小体).
L. method リーシュマン法(貪食指数を求める方法で, 患者の白血球層を細菌浮遊液に混ぜ, 加温後貪食数を計算する).
L. stain リーシュマン染色〔法〕(1%メチレン青液と0.1%エオジン液とを混合し, 濾過して得た沈殿を水洗し乾燥後, 0.15%の濃度で純メタノールに溶解(染色に供する)).
Leish·ma·nia [li:ʃméiniə] リーシュマニア(住血鞭毛虫の一種で, リーシュマニア症の原因となる. ハエ *Phlebotomus* の刺咬により伝播される. 以下の各種を代表とする種群 species complex にも分類される).
L. aetiopica エチオピアリーシュマニア.
L. brasiliensis ブラジルリーシュマニア(皮膚粘膜リーシュマニア症の原因となる).
L. donovani ドノヴァンリーシュマニア(カラアザール病原虫で, 人体寄生のものは無鞭毛期であるが, 吸血昆虫ことにスナバエの体内にあるもの, および培養したものは有鞭毛期である).
L. infantum 小児リーシュマニア(小児カラアザール病原虫).
L. major メジャーリーシュマニア.
L. mexicana メキシコリーシュマニア.
L. tropica 熱帯リーシュマニア(皮膚リーシュマニア症の原因となる).
leish·ma·nia [li:ʃméiniə] リーシュマニア(リーシュマニア属原虫を指す). 複 leishmaniae.
leishmanial form リーシュマニア型.
leishmanial stage リーシュマニア期.
lei·sh·ma·ni·a·sis [lì:ʃmənáiəsis] リーシュマニア症 [医学] (*Leishmania* の感染による疾患).
l. americana アメリカリーシュマニア症(ブラジルリーシュマニア症. 粘膜を侵して広範な潰瘍壊死を起こす), = American leishmaniasis, Brazilian leishmania, forest yaws, bouba braziliana, mucocutaneous leishmania espundia.
l. donovani ドノバンリーシュマニア症, = leishmaniosis donovani.
l. tropica 熱帯リーシュマニア症, = leishmaniosis tropica.
leish·man·i·ci·dal [li:ʃmənisáidəl] リーシュマニア撲滅性の.
leishmanin skin test リーシュマニン皮膚反応.
leish·man·i·o·sis [lì:ʃmeinióusis] リーシュマニア症, = leishmaniasis.
leish·man·oid [lí:ʃmənɔid] リーシュマン症皮疹(カラアザールの回復期にみられる皮膚の結節, 白斑および丘疹).
lei·stung·skern [láistəŋgskə:n] [G] 力核(細胞の機能的または作用中心).
leisure activity 余暇活動 [医学].
Leiter, Joseph [láitər] ライテル(1892没, オーストリアの機械製造者).
L. coil ライテルコイル(身体に巻き付ける金属管のコイルで, 異なった温度を与えるために用いられる).
Leiter nephrosis ライター腎症(瀉血した血液の血漿を除去し, 血球のみを再注射して起こる腎症).
Lejeune, Jerôme J.L.M. [ləʒú:nə] ルジューヌ(1926–1994, フランスの細胞遺伝学者).
L. syndrome ルジューヌ症候群(ネコ鳴き症候群のことで 1963 年 Lejeune らが最初に報告した. 5 番染色体短腕の欠失で, 特徴はなき声, 顔貌, IQ は 20 以下. 女児に多い), = cat-cry syndrome.
le·ma [lí:mə] 眼脂(マイボーム腺の分泌物).
Lembert, Antoine [lɑmbɛ́:r] レンベール(1802–1851, フランスの外科医).
L. suture レンベール縫合法(腸縫合の一種で, 切口の辺縁が内反して, 腹膜面が吻合するように腹膜および筋層を通る縫合).
le·mic [lí:mik] 疫病の(ペストのようなものについていう).
Lem·i·no·rel·la [lèminərélə] レミノレラ属(腸内細菌科の細菌).
lem·ma [lémə] 外花穎.
lem·ming [lémiŋ] レミング, タビネズミ(北極産のネズミに類似する移住動物で, ノルウェーでは, それにより汚染された水を飲むと一種の熱病に罹るという), = *Lemmus*.
l. fever タビネズミ〔旅鼡〕熱(ノルウェーにみられる奇異な熱病で, タビネズミにより汚染された水を飲んで起こるという).
lem·mo·blast [léməblæst] 神経線維鞘芽細胞.
lem·mo·blas·to·ma [lèmoublæstóumə] 神経線維鞘芽細胞腫.
lem·mo·cyte [léməsait] 神経線維細胞.
Lem·na [lémnə] アオウキクサ属(ウキクサ科の一属), = duckweed.
lem·nis·cate [lemnískeit] 双葉曲線, レムニスケート.
lem·nis·cus [lemnískəs] [L/TA] 毛帯*(旧名は絨帯 fillet といい, 延髄および橋において縦軸に通る知覚線維で, 交差から上行して視床に達する), = lemniscus [TA]. 複 lemnisci. 形 lemniscal.
l. lateralis [L/TA] 外側毛帯, = lateral lemniscus [TA].
l. medialis [L/TA] 内側毛帯, = medial lemniscus [TA].
l. spinalis [L/TA] 脊髄毛帯*, = spinal lemniscus [TA].

L

l. temporalis et occipitalis 側後頭葉絨帯(脳の側頭葉と後頭葉を連結する帯状束), = Hoeve bundle.

l. trigeminalis [L/TA] 三叉神経毛帯, = trigeminal lemniscus [TA].

le·mog·ra·phy [ləmágrəfi] 疫学論.

le·mol·o·gy [ləmáləʤi] 疫学, = loemology, loimology.

lem·on [lémən] ① レモン(*Citrus limon* の果実). ② ヒラメ[比目魚]の一種.

l. balm [lémən bá:m] セイヨウヤマハッカ, メリッサ草, = Folia melissae, *Melissa officinalis*.

l. chrome (クロム酸バリウム), = barium chromate.

l. juice milk レモン乳(牛乳1,000mLにレモン汁約25mLを加えたもの).

l. oil レモン油(レモン果皮から圧搾採集した揮発油で, *d*-limonene と phellandrene とを主成分とする), = oleum limonis.

l. peel レモン皮, = limonis cortex.

l. sign レモン徴候.

l. tincture レモンチンキ.

l. yelloe = lead chromate.

lem·on·ade [leməneíd, léməneid] レモン水, = limonada, リモナーデ剤〔医学〕.

lem·on·grass [léməngræs] (イネ科の香草で, 香水に利用される芳香油の原料植物).

le·mo·pa·ral·y·sis [lì:moupərǽlis] 咽喉麻痺, = laemoparalysis.

le·mo·ste·no·sis [li:məstinóusis] 咽喉狭窄.

Lempert, Julius [lémpə:t] レムパート(1890-1968, アメリカの耳科医).

L. operation レムパート手術(耳硬化症の処置としての鼓膜造窓術で, 外側半規管に恒久的運動をなす窓をつくる方法. 内耳開窓術ともいう).

le·mur [lí:mər] キツネザル[狐猿](マダガスカル島産で, キツネザル科 *Lemuridae* に属する動物).

Lendrum, A. C. [léndrʌm] レンドラム(スコットランドの病理学者).

L. phloxine-tartrazine stain レンドラムのフロキシン-タルトラジン染色〔法〕.

Lenègre, Jean [lenéigrə] ルネーグル(フランスの心臓病専門医).

L. disease ルネーグル病(心臓の刺激伝導系の後天的変性による房室ブロック, His 束ブロックまたは脚ブロックを主徴とする疾患), = Lenègre syndrome.

length [léŋθ] ① 長さ(物体または時間の)〔医学〕. ② 糸引き状態(顔料). 形 lengthy.

l.-breadth index 長広指数(頭蓋の広さを長さの百分率で表した数値).

l. constant 長さ定数〔医学〕.

l.-height index 長高指数(頭蓋の高さをその長さの百分率で表したもの), = vertical index.

l. of aorta 大動脈長径〔医学〕.

l. of fundus uteri 子宮底長.

l. of lowerlimb 下肢長〔医学〕.

l. of stay 入院期間〔医学〕.

length·en·ing [léŋθəniŋ] 伸展〔医学〕, 延長〔術〕〔医学〕, 拡大〔医学〕, 伸長〔医学〕, 牽引〔医学〕, 拡張〔法〕〔医学〕.

l. reaction 延長反応〔医学〕, 伸反応(1肢の強制屈曲により極度に伸筋を伸長すると伸反射が突然阻止される現象).

Lenhartz diet レンハルツ食(胃潰瘍患者に与える低カロリー食).

Lenhossék, Mihály von [lenləsé:k] レンホセク(1863-1937, ハンガリーの解剖学者), = Lenhoseék, Michael von.

L. bundle レンホセク束(迷走神経と舌咽神経の上行枝).

L. method レンホセク神経節固定法(90%アルコール固定, 次いでホルムアルデヒドに暴露するか, あるいは98%アルコールで数分間処置する).

L. processes レンホセク突起.

len·i·ceps [léniseps] 安全鉗子(短柄を備えた産科用鉗子).

len·i·tive [lénitiv] ① 緩和性の, 鎮痛性の. ②緩和薬, 鎮痛薬, = lenitiva.

Lenk phe·nom·e·non [léŋk finámінən] レンク現象(1912年の報告によるもので, 消化性潰瘍に際し, 幽門前大彎側に瘢縮性攣入するため, 残存造影剤が十二指腸球部, 幽門部および胃底部の3個所に沈着する X-線像上の現象).

Lennander, Karl Gustav [lənǽndər] レンナンデル(1857-1908, スウェーデンの外科医).

L. operation レンナンデル手術(大動脈分岐に達し, 骨盤腔のリンパ節および鼡径部リンパ節を切除する方法).

Lennert, Karl [lénnərt] レンネルト(1921-2012, ドイツの病理学者).

L. lesion レンネルト病変(レンネルトリンパ腫の病変をいう).

L. lymphoma レンネルトリンパ腫(末梢T細胞リンパ腫の一つ).

Lennhoff, Rudolf [lénhəf] レンホッフ(1866-1933, ドイツの医師).

L. index レンホッフ指数(次の式で表される).

$$\text{レンホッフ指数} = \frac{(\text{胸骨上窩から恥骨結合}) \times 100}{\text{腹囲の最大値}}$$

L. sign レンホッフ徴候(胞虫嚢が肝臓にあるとき, 深吸気により生ずる肋骨下縁部の溝).

Lennox, William Gordon [lénəks] レンノックス(1884-1960, アメリカの神経学者).

L.-Gastaut syndrome レンノックス・ガストー症候群〔医学〕.

L. syndrome レンノックス症候群(レンノックス・ガストー症候群. Gastaut によって, 1966年に提唱された小児のてんかん性脳症の一つ), = Lennox-Gastaut syndrome.

leno-induced uveitis 水晶体誘発性ぶどう膜炎(水晶体アナフィラキシーともいう. 水晶体タンパク質に対する自己免疫反応により生じる眼内炎症).

***Lens culinaris* lectin** レンズマメレクチン(レンズマメ抽出液から得られるレクチンの一種で, 分子量約46,000, マンノース結合性レクチンであって, T細胞マイトジェンとしての活性がある). → T cell mitogen.

lens [lénz] [L/TA] ① 水晶体, = lens [TA]. ② レンズ, 透鏡(写真機の).

l. capsule 水晶体包, 水晶体嚢.

l. cavity 水晶体〔胞〕腔〔医学〕.

l. disease 水晶体疾患〔医学〕.

l. epithelium [TA] 水晶体上皮, = epithelium lentis [L/TA].

l. fiber レンズ線維, 水晶体線維(眼の水晶体をつくる長い上皮性線維).

l. fibres [TA] 水晶体線維, = fibrae lentis [L/TA].

l.-induced glaucoma 水晶体原性緑内障〔医学〕.

l.-induced uveitis 水晶体原性ぶどう膜炎〔医学〕.

l. luxation 水晶体転位〔医学〕, 水晶体脱臼〔医学〕.

l. myopia 水晶体近視〔医学〕.

l. opacity 水晶体混濁〔医学〕.

l. pit 水晶体窩, レンズ小窩(胎児頭部にある外胚葉の陥凹で, 将来レンズが発生する部分).

l. placode 水晶体板〔医学〕, レンズ板.

L

l. pore 水晶体孔〔医学〕.
l. protein 水晶体タンパク質.
l. rudiment レンズ痕跡(胎児頭の両側にある外胚葉の隆起した部分で，将来水晶体に発育するもの).
l. star 水晶体星芒(水晶体の前後面を通る線維が星芒状に配列されていることをいうので，3〜9個の放線を呈する)，= vortex lentis.
l. subluxation 水晶体亜脱臼〔医学〕.
l. substance [TA] 水晶体質，= substantia lentis [L/TA].
l. sutures 水晶体放線.
l. system レンズ系〔医学〕.
l. vesicle 水晶体胞.
l. whorl レンズ渦(径線に沿って切断したレンズの辺縁部が呈する彎曲状外観).
len·som·e·ter [lenzámitər] レンズ屈折計.
lent(–us, –a, –um) [lént(əs, ə, əm)] 遷延性の，緩慢の.
lent fever 遷延熱，= typhoid fever.
lente insulin レンテインスリン，= insulin zinc suspension.
len·ti·cel [léntisel] ① レンズ形腺(舌基底部にある濾胞腺のようなもの). ② 皮目ひめ(樹皮面上のレンズ状斑点で，気孔の役目をする).
len·ti·co·nus [lentikóunəs] 円錐水晶体〔医学〕(水晶体の前面または後面が突出して，円錐体をなす先天異常).
len·tic·u·la [lentíkjulə] ① レンズ核. ② 夏日斑. ③ レンズ豆. 形 lenticular.
len·tic·u·lar [lentíkjulər] レンズ形の，レンズ状の〔医学〕，扁桃状の〔医学〕.
l. aphasia レンズ核性失語〔症〕，= commissural aphasia.
l. apophysis レンズ核突起〔医学〕.
l. astigmatism 水晶体〔性〕乱視〔医学〕.
l. body レンズ核，= nucleus lentiformis.
l. bone キヌタ骨豆状突起，= os orbiculare, processus lenticularis.
l. burn 水晶体熱傷(火傷)〔医学〕.
l. capsule 水晶体包，水晶体嚢.
l. carcinoma レンズ状癌〔医学〕，レンズ様癌(皮膚の硬癌で，丘疹様隆起を起こす).
l. cataract 水晶体白内障〔医学〕(被膜を侵さないもの).
l. degeneration レンズ核変性〔症〕〔医学〕(レンズ核神経細胞の消失，グリア増殖，後に脱落，空洞形成).
l. fasciculus [TA] レンズ核束，= fasciculus lenticularis [L/TA].
l. follicle 胃リンパ節，= gastric follicle.
l. fossa 硝子体水晶体窩，= hyaloid fossa.
l. ganglion 水晶体神経節，= ciliary ganglion.
l. hypocyclosis 水晶体性調節不全.
l. knife レンズ形小刀.
l. loop レンズ核係蹄(紲帯とレンズ核との中間に延長する神経線維)，レンズ核わな〔医学〕，= ansa lenticularis.
l. myopia 水晶体近視〔医学〕.
l. nucleus [TA] レンズ核(第三脳室，視床の外側にある. 線条体の一部)，= nucleus lentiformis [L/TA].
l. papillae レンズ状乳頭(舌根の側方にある)，= folliculi linguales.
l. paralysis レンズ核性麻痺.
l. process [TA] 豆状突起(キヌタ骨の長突起末端で，軟骨に包まれアブミ骨と関節連絡をなすもの)，= processus lenticularis [L/TA].
l. process of incus 豆状突起.
l. progressive degeneration レンズ核進行性変性.
l. sling = ansa lenticularis.
l. syphilid(e) レンズ状梅毒疹.
l. zone レンズ核帯(大脳の一区域で，前方は第3前頭回，後方は Wernicke 領，外側は島，内側は第三脳室壁で囲まれ，外包，レンズ核および尾状核，内包の前後分節および視床を含む部分).
len·tic·u·lo–op·tic [lentíkjulou áptik] レンズ核視床の.
len·tic·u·lo·stri·ate [lentìkjuloustráieit] レンズ核線条体の.
l. arteries [TA] レンズ核線条体動脈*，= arteriae centrales anterolaterales [L/TA].
l. tremor レンズ核線状体性振戦.
len·tic·u·lo·tha·lam·ic [lentìkjulouθəlǽmik] レンズ核視床の.
l. tract レンズ核視床路，= striothalamic tract.
len·ti·form [léntifɔ:m] レンズ豆状の，水晶体形の，レンズ形の〔医学〕，= lenticulate.
l. bone 豆状骨，= pisiform bone.
l. nucleus [TA] レンズ核，= nucleus lentiformis [L/TA].
len·tig·i·nes [lentíʤini:z] 黒子(ほくろ)(lentigo の複数).
l. leprosae 斑紋らいの着色斑点.
len·tig·i·no·sis [lentìʤinóusis] 黒子症.
l. profusa 汎発性黒子症.
len·ti·glo·bus [lèntiglóubəs] 球形円錐水晶体.
len·ti·go [lentáigou] 黒子(ほくろ)〔医学〕，黒痣，= nevus lenticularis. 複 lentigines.
l. maligna 悪性黒子〔医学〕.
l. senilis 老人性黒子，= senile lentigo.
l. simplex 単純〔性〕黒子〔医学〕.
len·ti·go·mel·a·no·sis [lentàigoumèlənóusis] 雀斑黒色症.
len·til [léntil] ヒラマメ［扁豆］，レンズマメ.
l. lectin (LCA) レンチルレクチン(ヒラマメ，レンズマメから単離されたレクチンの慣用名).
len·ti·nan [léntinæn] レンチナン(免疫賦活薬. シイタケ子実体から熱水抽出した抗腫瘍効果をもつ高分子グルカン).
lentinus dermatitis シイタケ皮膚炎.
len·ti·tis [lentáitis] 水晶体炎〔医学〕，= phakitis.
Len·ti·vi·rus [lèntiváiərəs] レンチウイルス属(レトロウイルス科の一属で，ヒト免疫不全ウイルスなどが含まれる).
lentochol test レントコル試験(コレステロール遅延反応)，= Sachs-Georgi test.
len·to·pto·sis [lèntəptóusis] 水晶体ヘルニア，= phacocele.
len·tu·la [léntjulə] レンツロ充填器(ラセン状根管充填器. 根管充填の際に，根管充填材を根管内に送り込むための道具の一つ)，= lentulo, spiral filler.
len·tu·lo [léntjulou] レンツロ充填器(ラセン状根管充填器. 根管充填の際に，根管充填材を根管内に送り込むための道具の一つ)，= lentula, spiral filler.
Lenz, Widukind D. [léntz] レンツ(1919–1995, ドイツの小児科医，遺伝学者. 1961年，統計(疫)学的手法からサリドマイド剤が奇形発生の原因と警告しサリドマイド児出生の薬害説を確立. 日本でのサリドマイド訴訟では1971年，初の海外証人として来日し，国や製薬会社の過失を明らかにした).
L. syndrome レンツ症候群〔医学〕(X 染色体性遺伝症候群で，小眼球症または無眼球症，指頭の異常，狭い肩，二重母指などの骨格異常や歯，泌尿器，心血管の障害などを起こすこともある).
Lenzmann, Richard [léntsmɑ:n] レンツマン(1856

-1927, ドイツの医師).
L. point レンツマン点(虫垂炎においてみられる圧痛点で, 腸骨の両側前上棘状突起を結ぶ線にあって, 右側棘状突起から5～6cm, Murphy 点から2cm 下方にある).
Leo, Hans [líːou] レオ(1854-1928, ドイツの医師).
L. sugar レオ糖(レオース), = laiose.
L. test レオ試験(塩酸検出法で, 被検液に炭酸カルシウムを加えると, 遊離酸があれば中和されるが, 塩類のみであれば中和されない).
Léon pseu·do·po·li·o·my·e·li·tis [leɔ́ːn sjùː-dəpàlioumàiəláitis] レオン仮性灰白髄炎(Brunhilde 株固有性灰白髄炎, または Lansing 株仮性灰白髄炎とは異なった抗原性を示すといわれる).
Leonardo band レオナルド帯(Reil 係蹄帯. Leonardo da Vinci).
Leonicenus, (Nicolas) Vicentinus [leouniʧénus] レオニセヌス(1428-1524, イタリアの医師. パドワ・ボローニャ・フェルラーラ大学の内科教授で, ヒポクラテスの著書をギリシャ語からラテン語に翻訳し, また1497年梅毒に関する詳細な記載において内臓に起こる変化を強調した).
leonine facies しし顔ぼう(貌), 獅子面〔症〕, = leontiasis.
le·on·ti·a·sis [lìːɑntáiəsis] シシ(獅子)顔, 獅子面症(らい腫らいでは顔面の皮下組織へ結節性浸潤が起こるためシシ様の顔貌となる), = satyriasis, facies leontina.
l. ossea 骨性しし(獅子)面症 [医学], 骨性獅子面病(Malpighi), = megalocephaly.
Leontief analysis レオンチェフ分析 [医学].
LEOPARD syndrome レオパード症候群(多発性黒子L, 心電図の異常E, 眼症状O, 肺狭窄P, 外陰部の形成異常A, 発育障害R, 難聴Dを特徴とする症候群), = leopard syndrome.
leopard growl (気管狭窄症に聴診される唸り声).
leopard retina 豹紋状網膜, 紋理状網膜, = fundus tabulatus.
leopard syndrome レオパード(豹)症候群, = multiple lentigines syndrome.
Leopold, Christian Gerhard [léoupould] レオポルド(1846-1911, ドイツの医師).
L. law レオポルド法則(胎盤が子宮後壁に付着するときは, 卵管は前方に傾き, 前壁に付着すれば後方に向かい, 仰臥患者の縦軸に平行する位置をとる).
L. maneuver レオポルド操作(妊娠外診法).
le·o·trop·ic [lìːətrápik] 右から左ラセン巻の. ↔ dexiotropic.
Lepehne, Georg [ləpéini] レペーネ(1887生, ドイツの医師).
L.-Pickworth stain レペーネ・ピックワース染色〔法〕.
lep·er [lépər] ハンセン病患者(1953年以後世界保健機関 WHO により leprosy patient と改名された).
Lepeshinskaya, Olga [lèpeʃinskáːjə] レペシンスカーヤ(1871-1963, ロシアの生物学者. 鳥魚に核(染色体)のない卵黄や卵白の部分から血管が形成されることを確証した).
le·pid·ic [lipídik] 鱗状の(内, 中, 外胚葉の内膜についていう).
l. tissue 鱗状組織(胚の内部膜. Adami).
l. tumor 鱗状〔組織〕腫, = lepidoma.
Le·pid·i·um [lepídiəm] マメグンバイナズナ属(アブラナ科の一属).
L. sativum コショウソウ〔胡椒草〕.
lepid(o)- [lepid(ou), -d(ə)] 鱗状の意味を表す接頭語.
lep·i·do·ma [lèpidóumə] 鱗状腫, = rind tumor.
l. of first order 第1級鱗状腫(内胚葉または外胚葉から生ずる1次性腫瘍).
l. of second order 第2級鱗状腫(中胚葉または内胚葉に由来する移行性または2次性腫瘍).
Lep·i·dop·te·ra [lèpidáptərə] 鱗翅目(2対の翅は鱗片で被われ, 口は吸引に適し, 完全変態を営む), = butterflies and moths.
lepidopteran dematitis 毒蛾皮膚炎.
lep·i·do·sar·co·ma [lèpidousɑːkóumə] 鱗状肉腫.
lep·i·do·sis [lèpidóusis] 鱗状疹.
lep·o·cyte [lépəsait] 包細胞(外膜により包まれたもので, 裸細胞に対していう). ↔ gymnocyte.
Lep·or·i·pox·vi·rus [lèpəripáksvaiərəs] レポリポックスウイルス属(ポックスウイルス科の一属).
le·poth·rix [ləpáθriks] 黄菌毛〔症〕 [医学], 殻毛症(Wilson), = trichomycosis axillaris, t. nodosa, t. palmellina, t. rubra, t. flava nigra.
lep·ra [léprə] ハンセン病 [医学], らい(癩) [医学](らい予防法の廃止によって, 1996年4月から厚生労働省により一般にらい病の名称は用いられなくなった), = Hansen desease, leprosy, elephantiasis graecorum.
l. alba 白らい(無色素性の皮膚らい).
l. alphoides 白斑らい, = lepra alphos.
l. alphos 白斑らい, = lepra alphoides.
l. anaesthetica 麻痺らい, = lepra nervorum.
l. arabum 真性らい.
l.-cell [léprə sél] らい細胞(らい組織中にみられる多核巨大細胞で, 原形質内に空胞をもつものが多い. Virchow).
l. conjunctivae 結膜らい.
l.-globi らい球.
l. graecorum 真性らい.
l. maculoanaesthetica 斑紋麻痺らい.
l. maculosa 斑紋らい.
l. mixta 混合らい.
l. mutilans 断節らい.
l. nervorum 神経らい, = lepra anaesthetica.
l. nervosa 神経らい.
l. nodosa 結節らい.
l. reaction らい反応 [医学].
l. tuberculoides 結核様らい(Jadassohn).
l. tuberosa 結節らい.
l. ulcerosa 潰瘍らい.
lep·re·chau·nism [lèprikɔ́ːnizəm] 妖精症 [医学](劣性遺伝病の一つで, 小妖精あるいは小鬼子のような顔ぼう(貌)をもち, 両眼間は広く, 低位の大耳症, 多毛症などを呈する).
lep·rid(e) [léprid] らい(癩)疹.
lep·rol [léprɔːl] レプロール(ダイフウシ油酸のスルフォン酸ナトリウムでハンセン病に用いる).
leprolin reaction レプロリン反応 [医学].
lep·rol·o·gist [leprálədʒist] らい(癩)学者.
lep·rol·o·gy [leprálədʒi] らい(癩)学, ハンセン病学 [医学].
lep·ro·ma [lepróumə] レプローマ [医学], らい(癩)腫, らい(癩)結節 [医学]. 形 lepromatous.
l. of iris 虹彩レプローマ [医学].
l. sclerae 強膜らい腫.
l. ulcerosa らい性潰瘍.
lep·rom·a·tous [lepróumətəs] らい(癩)腫の [医学].
l. leprosy 結節性らい, らい腫〔性(型)〕らい [医学], = Hasen disease.
l. type らい腫型(ハンセン病の一型. 皮膚に境界不鮮明な浸潤, 結節, 丘疹を作る. 光田反応はしばしば陰性である).
l. uveitis らい腫性ぶどう膜炎 [医学].

L

lep·ro·min [léprəmin] レプロミン(光田反応に用いる抗原であって,結節性らいの結節から採った組織を1時間煮沸し,乳鉢で磨砕し,これを食塩水で乳剤とし,カルボール0.5%を加えたもので,光田反応液とも呼ばれる).
l. reaction レプロミン反応〔医学〕(光田反応ともいう.ハンセン病の晩期皮内反応.ハンセン病の病型の決定と予後の推測の補助的手段となる), = Mitsuda reaction.
l. test レプロミン試験〔医学〕. → lepromin.
lep·ro·pho·bia [lèproufóubiə] ハンセン病恐怖症〔医学〕.
lep·ro·sar·i·um [lèprouséəriəm] ハンセン病療養所.
lep·rose [léprous] ① らい(癩)の. ② 鱗状の(植物), = lepidate.
lep·ro·sis [ləpróusis] らい(癩)症.
l. erythema nodosum 結節性紅斑らい.
lep·ro·stat·ic [lèprəstǽtik] 抗らい(癩)菌性の.
l. agent 制らい菌薬〔医学〕.
lep·ro·sy [léprəsi] ハンセン病,らい(癩)(主として熱帯または亜熱帯地方に流行する慢性伝染病で,*Mycobacterium leprae* の感染により発病し,皮膚性および神経性の2型に大別される.現在病名としてのらいは一般に用いられない), = Hansen disease, lepra graecorum.
l. bacillus らい菌, = *Mycobacterium leprae*.
l. cell らい細胞.
l. reaction らい反応〔医学〕.
lep·rot·ic [leprátik] ハンセン病〔性〕の,らい(癩)〔性〕の, = leprous.
l. red tooth ハンセン病性紅変歯〔医学〕.
lep·rous [léprəs] ハンセン病〔性〕の,らい(癩)〔性〕の, = leprotic.
l. neuritis ハンセン病性神経炎.
l. neuropathy ハンセン病性神経障害.
l. tissue らい組織.
l. ulcer ハンセン病性潰瘍.
-lepsis [ləpsis] 発作の意味を表す接尾語, = -lepsy.
-lepsy [ləpsi] 発作の意味を表す接尾語, = -lepsis.
lep·tan·dra [leptǽndrə] レプタンドラ(クガイソウの根茎を乾燥したものでポドフィリンと同一目的に用いられる収斂薬).
l. extract レプタンドラエキス(1g中クガイソウ4gの相当量を含む), = extractum leptandrae.
lep·ta·zol [léptəzəl] レプタゾル(ドキサプラムに類似の中枢および呼吸刺激作用をもつ. metrazol のイギリス局方名), = pentetrazol.
lep·tin [léptin] レプチン(1994年に遺伝性肥満マウスより同定された肥満遺伝子産物).
lept(o)- [lept(ou), -t(ə)] 軟,小,微,薄などの意味を表す接頭語.
lep·to·ce·phal·ia [lèptousifǽliə] 狭小頭蓋,狭〔小〕頭〔蓋〕症〔医学〕.
lep·to·ceph·a·lous [lèptəséfələs] 狭小頭蓋の.
lep·to·ceph·a·lus [lèptəséfələs] 狭小頭蓋体.
lep·to·ceph·a·ly [lèptəséfəli] 狭小頭蓋症.
lep·to·chro·a [lèptoukróuə] 軟皮,薄膜.
lep·to·chro·mat·ic [lèptoukroumǽtik] 軟染色質の.
lep·to·chy·mia [lèptoukáimə] 体液欠乏(希薄).
Lep·to·co·nops [lèptoukóunɑps] (ヌカカ〔糠蚊〕科の一属).
lep·to·cyte [léptəsait] 標的赤血球〔医学〕,標的細胞〔医学〕, = Mexican hats, target cell, platocyte.
lep·to·cy·to·sis [lèptousaitóusis] 標的赤血球増加〔症〕〔医学〕.
lep·to·dac·ty·lous [lèptədǽktiləs] 繊柔の指をもつ,繊弱皮の.
lep·to·der·mic [lèptoudə́:mik] 皮膚繊柔の,皮膚の薄い, = leptodermous.
lep·to·dont [léptədɑnt] 狭小歯〔型,性〕. 形 leptodontous.
lep·to·me [léptoum] 篩部.
Lep·to·me·du·sae [lèptoumidjú:si:] 軟クラゲ〔水母〕亜目.
leptomeninge [lèptouminínʤi] 軟膜.
lep·to·me·nin·ge·al [lèptouminínʤiəl] 軟〔髄〕膜の.
l. anastomosis 脳軟膜血管吻合〔医学〕.
l. cyst 脳軟膜嚢胞〔医学〕.
l. hyperemia 軟脳膜充血.
l. space [TA] クモ膜下腔*, = spatium leptomeningeum [L/TA].
lep·to·me·nin·ges [lèptouminínʤi:z] 軟〔髄〕膜(leptomeninx の複数).
lep·to·me·nin·gic(-us, -a, -um) [lèptoumeníndʒik (əs, ə, əm)] 柔膜の(脳軟膜,クモ膜を併せて呼ぶ.広義では軟膜ともいう).
lep·to·me·nin·gi·o·ma [lèptouminìnʤióumə] 軟〔髄〕膜腫.
lep·to·me·nin·gi·tis [lèptoumènindʒáitis] 軟〔髄〕膜炎〔医学〕.
l. externa 外軟膜炎, = arachnitis.
l. interna 内軟膜炎.
l. purulenta 化膿性軟膜炎.
lep·to·me·nin·gop·a·thy [lèptoumèniŋgápəθi] 軟〔髄〕膜病.
lep·to·men·inx [lèptouméniŋks] [L/TA] 軟膜*, = leptomeninx [TA]. 複 leptomeninges.
lep·to·mere [léptəmiər] 微粒質(生体はこれらの微粒子の集合からなると Asclepiades が信じたものの名).
lep·to·mi·cro·gna·thia [lèptoumàikrounéiθiə] 矮小下顎(中等度の).
Lep·to·mi·tus [lèptoumáitəs] (卵菌類 *Oomycetes* の一属).
lep·tom·o·nad [leptámənæd] レプトモナス型(前鞭毛期.トリパノソーマ科は発育の過程で種々変態し,従来それをトリパノソーマ型,クリシジア型,レプトモナス型,リーシュマニア型の4型に分けた.そのうちキネトプラストが体前端にあり,鞭毛を出す時期), = leptomonas, promastigote stage.
l. form レプトモナス型.
l. stage レプトモナス期.
Lep·tom·o·nas [leptámənəs] レプトモナス属(原虫,トリパノソーマ科の一属).
L. ctenocephali (ノミ〔蚤〕の中腸およびマルピギー管に寄生する).
lep·tom·o·nas [leptámənəs] レプトモナス型(前鞭毛期.トリパノソーマ科は発育の過程で種々変態し,従来それをトリパノソーマ型,クリシジア型,レプトモナス型,リーシュマニア型の4型に分けた.そのうちキネトプラストが体前端にあり,鞭毛を出す時期), = leptomonad, promastigote stage.
lep·ton [léptɑn] 軽粒子,レプトン. 形 leptonic.
lep·to·nema [lèptəní:mə] 細糸期〔医学〕(減数分裂の交合前期において,染色質が紐状をなす時期).
lep·ton·ic [leptánik] ① 微細構造〔学〕の. ② 軽粒子の. 名 leptonics.
l. orientation 軽粒子配向.
lep·to·pel·lic [lèptəpélik] 狭骨盤の.
lep·to·pho·nia [lèptoufóuniə] 弱声症,軟声症.
lep·to·phon·ic [lèptəfánik] 弱声の.
lep·top·ro·sope [leptáprəsoup] 長顔者.
lep·to·pro·so·pia [leptouprəsóupiə] 長顔症.

lep·to·pro·sop·ic [lèptouprəsάpik] 長顔の.

lep·tor·rhine [léptɔ:rain] 細い鼻(鼻指数48以下のもの).

lep·to·scope [léptəskoup] 薄膜鏡, レプトスコープ(薄い単分子膜を載せガラスの上に置いて検査するために用いる光学器械).

lep·to·som [léptəsəm] 狭身型, 細長型, やせ型, = asthenic type, linear type. 形 leptosomatic.

lep·to·so·mat·ic [lèptousoumǽtik] やせ型の〔医学〕.

l. habit 細長体型.

l. type やせ型〔医学〕.

lep·to·some [léptəsoum] 無力体型〔医学〕.

Lep·to·spi·ra [lèptəspáirə] レプトスピラ属(レプトスピラ科のスピロヘータ).

L. biflexa 淡水レプトスピラ(Wolbach と Binger が1914年にボストン郊外の水中に発見した).

L. icterohemorrhagiae 黄疸出血性レプトスピラ(旧称. 黄疸出血性スピロヘータとも呼ばれ, Weil が1886年に記載した伝染性黄疸すなわちワイル病の病原菌として稲田, 井戸らが1915年に発見したもの). → *Leptospira interrogans*.

L. interrogans レプトスピラ・インテロガンス(血清型 icterohaemorrhagiae がワイル病の原因となるほか, 血清型 hebdomadis, autumnalis, australis などがレプトスピラ症の原因となる. また, 血清型 canicola (イヌ型レプトスピラ)はヒトにも病原性がある).

L. canicola イヌレプトスピラ(旧称. 1934年ヨーロッパの犬疫 stuttgart disease の病原体として, Klarenbeek と Schüffner が発見し, これによりイヌのレプトスピラ症には本菌とともに黄疸出血性スピロヘータの感染の2型があることが判明した). → *Leptospira interrogans*.

Lep·to·spi·ra·ce·ae [lèptouspairéisii:] レプトスピラ科(レプトネーマ属, レプトスピラ属のスピロヘータが属す).

leptospiral jaundice レプトスピラ性黄疸〔症〕〔医学〕.

leptospiral meningitis レプトスピラ〔性〕髄膜炎〔医学〕.

lep·to·spir·o·sis [lèptouspairóusis] レプトスピラ症〔医学〕.

l. autumnalis 秋季レプトスピラ症(秋疫(あきやみ)ともいい, *Leptospira interrogans* serovar *autumnalis* などによる).

lep·to·spi·ru·ria [lèptouspirjú:riə] レプトスピラ尿症.

lep·to·staph·y·line [lèptəstǽfili:n] 狭長口蓋の(口蓋指数79.9以下のあるものについていう).

lep·to·tene [léptəti:n] 細糸, レプトテン.

l. stage 細糸期〔医学〕(レプトテン期).

lep·to·thri·co·sis [lèptouθrikóusis] 長線状菌症(旧語).

l. conjunctivae 結膜長線状菌症(旧語), = Parnaud conjunctivitis.

Lep·to·thrix [léptəθriks] レプトトリックス属(菌体は糸状を呈し, 分枝をもたない. 含鉄淡水中に生息する菌).

Lep·to·trich·ia [lèptətríkiə] レプトトリキア属(嫌気性のグラム陰性桿菌).

L. buccalis 口腔レプトトリキア(口腔などに常在する非運動性の細菌).

lep·to·trich·ia [lèptətríkiə] 軟毛〔症〕, = fineness of hair.

Lep·to·trom·bid·i·um [lèptoutrɑmbídiəm] レプトトロンビディウム属.

L. akamushi アカツツガムシ(幼虫の体長0.25mm, 楕円形, 鮮紅色または赤褐色, 3対の脚をもつ. 古典型恙虫病を媒介する. 野ネズミに寄生し, 夏を中心に幼虫が多発し, 患者も夏に多発する. 新潟, 秋田, 山形, 福島の4県の河川敷に限局して分布する).

L. deliense (東南アジアにおける恙虫病(草原熱 scrub typhus)を媒介する).

L. pallidum フトゲツツガムシ(日本の本州以南の山林, 草原に分布し, 三浦半島などで発生する恙虫病を媒介する).

L. scutellare タテツツガムシ(山形県以南から九州南端までの地域に散存し, 伊豆諸島では濃存する. 幼虫は秋に発生し, 七島型恙虫病を媒介する).

lep·tun·tic [ləptʌ́ntik] ① 血液の希薄な. ② 血液希薄薬.

Lep·us [lépəs] ノウサギ[野兎]属(ウサギ科の一属), = hares.

L. brachyurus (日本産のノウサギ. 東北ノウサギ, 佐渡ノウサギがあり野兎病を伝播させる).

Leredde syn·drome [ləréd síndroum] レレッデ症候群(先天性梅毒において, 労作時はなはだしい呼吸困難を訴え, 進行性肺気腫が発現すること).

le·re·ma [lərí:mə] 冗語, 饒舌, 多弁(異常に言葉の多いこと), = leresis.

l. senile もうろく(耄碌)(老人が小児のようにベチャベチャ喋ること).

Leri, André [léri:] レリー(1875–1930, フランスの神経科医).

L. reflex レリー反射(前腕反射で, 患者の手腕を被動的に回転または曲げると, 前腕が屈曲する), = Leri sign.

L. sign レリー徴候, = forearm sign.

L.–Weill disease レリー・ワイル病(軟骨異形成症), = dyschondrosteosis.

L.–Weill syndrome レリー・ワイル症候群.

Lerich treat·ment [lérik trí:tmənt] レリッヒ療法(捻挫の療法で, 関節周囲組織に0.5〜2%プロカイン溶液を注射する方法).

Leriche, René [lərí:ʃ] ルリーシュ(1879–1955, フランスの外科医).

L. compression (前斜角筋症候群).

L. disease ルリーシュ病(外傷または炎症に起因する骨組織の萎縮), = Sudeck atrophy.

L. operation ルリーシュ手術(血管栄養性障害において利用される手術で, 交感神経を含む動脈鞘を切除する方法), = arterial decortication, periarterial sympathectomy.

L. syndrome ルリーシュ症候群(腹動脈終末部閉塞により下肢の疲労, 間欠的跛行, 腓腹筋痛, 足寒冷感などが主訴), = chronic aortic obstruction.

Lermoyez, Marcel [lə:mwajéi] レルモワイエ(1858–1929, フランスの耳鼻咽喉科医).

L. syndrome レルモワイエ症候群(聴力が衰えているときに, 突然めまいが起こり, その後に耳が聞こえるようになる).

LES Lambert–Eaton syndrome ランバート・イートン症候群の略.

les·bi·an [lésbiən] ① 同性愛を行う女性. ② 女性同性愛の.

l. love 女性同性愛, = sapphism.

les·bi·an·ism [lésbiənizəm] 女性同性愛〔医学〕, = sapphism, tribadism.

Lesch, Michael [léʃ] レッシュ(1939–2008, アメリカの小児科医).

L.–Nyhan syndrome レッシュ・ナイハン症候群(小児高尿酸血症. ヒポキサンチンホスホリボシルトランスフェラーゼ(HGPRT)の欠損を伴うプリン代謝障害で, X 染色体連鎖劣性遺伝).

Leser, Edmund [lí:zər] レゼル(1853–1916, ドイツの医師).

L

L.–Trelat sign レゼル・トレラ徴候(脂漏性角化症が突然多数出現する，内臓癌に合併する).

le·sio [lí:ʒiou] 病変，= laesio, lesion.

l. retinae プルチェル網膜損傷(Purtscher)，= liporrhagia retinalis.

le·sion [lí:ʒən] ① 病変〔医学〕，損傷〔医学〕(病的作用により組織，体液などに変化を起こし，それらの機能が異常を呈すること). ② 病巣. 形 lesional.

l. about hip joint 股関節疾患〔医学〕.

le·so·cu·pe·thy [lèsoukjúpəθi] (心理，社会，文化の学問を総合する術語としてマードックが提唱したもので，学問 learning，社会 society，文化 culture および人格 personality から初めの2字を組み合わせた用語. Murdock).

Lesser, Fritz [lésər] レッセル(1873生，ドイツの皮膚科医).

L. leukemia レッセル白血病(白血病に悪性貧血を併発したもの).

L. test レッセル試験(ヨウ素を含有する溶液に甘汞を加えると黄色を呈する).

L. triangle レッセル三角(上辺は舌下神経，ほかの2辺は二腹筋の両腹により囲まれた三角).

les·ser [lésər] 小さい(特に重要性の少ないもの，またはほかに比べて小さいことについていう).

l. alar cartilages 小鼻翼軟骨.

l. circulation 小循環，肺循環，= pulmonary circulation.

l. curvature [TA] 小弯，= curvatura minor [L/TA].

l. curvature of stmach 小弯(胃の).

l. horn [TA] 小角，= cornu minus [L/TA].

l. multangular bone 小菱形骨，小多角骨.

l. occipital nerve [TA] 小後頭神経，= nervus occipitalis minor [L/TA].

l. omentum [TA] 小網(胃小弯から肝横裂に至る腹膜の部分で，その右方を肝十二指腸間膜といい，中に門脈，総胆管，固有肝動脈をいれ，その後方には網嚢孔がある)，= omentum minus [L/TA].

l. palatine arteries [TA] 小口蓋動脈，= arteriae palatinae minores [L/TA].

l. palatine canals [TA] 小口蓋管，= canales palatini minores [L/TA].

l. palatine foramina [TA] 小口蓋孔，= foramina palatina minora [L/TA].

l. palatine nerves [TA] 小口蓋神経，= nervi palatini minores [L/TA].

l. pancreas 小膵，= pancreas minus, processus uncinatus.

l. pelvis [TA] 小骨盤，= pelvis minor [L/TA].

l. peritoneal cavity 小腹膜腔(網嚢のこと. 胃後方の小腔で網嚢孔を通じて大嚢と連絡する)，= lesser sack.

l. petrosal nerve [TA] 小錐体神経，= nervus petrosus minor [L/TA].

l. rhomboid muscle 小菱形筋〔医学〕.

l. ring of iris 小虹彩輪.

l. sac [TA] 盲嚢，= bursa omentalis [L/TA].

l. sciatic foramen [TA] 小坐骨孔，= foramen ischiadicum minus [L/TA].

l. sciatic notch [TA] 小坐骨切痕，= incisura ischiadica minor [L/TA].

l. splanchnic nerve [TA] 小内臓神経，= nervus splanchnicus minor [L/TA].

l. supraclavicular fossa [TA] 小鎖骨上窩，= fossa supraclavicularis minor [L/TA].

l. trochanter [TA] 小転子，= trochanter minor [L/TA].

l. tubercle [TA] 小結節，= tuberculum minus [L/TA].

l. tubercle of humerus 〔上腕骨〕小結節.

l. tuberosity 小結節.

l. tympanic spine [TA] 小鼓室棘，= spina tympanica minor [L/TA].

l. vestibular glands [TA] 小前庭腺，= glandulae vestibulares minores [L/TA].

l. wing [TA] 小翼，= ala minor [L/TA].

l. zygomatic muscle 小頬骨筋〔医学〕.

Lesshaft, Pyotr Frantsovich [léshɑ:ft] レスハフト(1836–1909，ロシアの医師).

L. rhombus レスハフト菱形(外斜腹筋，広背筋，下後鋸筋，内斜腹筋とに囲まれた菱形空隙で，膿瘍またはヘルニアが発現する個所)，= Grynfelt triangle.

L. space レスハフト空隙(外斜腹筋，広背筋，下後鋸筋，内斜腹筋とに囲まれた菱形空隙で，膿瘍またはヘルニアが発現する個所)，= Grynfelt triangle.

L. triangle レスハフト三角.

LET ① leukocyte esterase test 白血球エステラーゼ試験の略. ② linear energy transfer 線エネルギー付与の略.

let-down reflex 催乳反射〔医学〕，乳汁分泌反射〔医学〕.

let me decide (LMD) レット・ミー・ディサイド(自らが自らの医療を決定することで，医療の事前指定書と解される. カナダの老人病研究者ウィリアム・モーロイが提唱した患者自らが指定する終末医療の方法).

le·thal [lí:θəl] 致死〔の〕〔医学〕，= fatal, mortal.

l. catatonia 致死性緊張病.

l. coefficient 致死係数(最小時間において20～25°C で水中の無芽胞菌を死滅させる殺菌剤濃度 inferior lethal c.，または芽胞を死滅させるもの superior lethal c.).

l. concentration 致死濃度〔医学〕.

l. concentration-50 50%致死濃度.

l. damage 致死〔的〕損傷〔医学〕.

l. dose 致死薬量〔医学〕，致死線量〔医学〕，致死量〔医学〕.

l. dose-50 (LD_{50}) 50%致死量.

l. effect 致死効果，殺滅効果.

l. equivalent 致死相当量〔医学〕.

l. factor 致死因子〔医学〕.

l. gas 致死ガス，毒ガス.

l. gene 致死遺伝子〔医学〕.

l. hit 致死ヒット〔医学〕.

l. injury 致死傷害〔医学〕.

l. midline granuloma 致死性正中部肉芽腫〔医学〕，壊疽性肉芽腫〔医学〕.

l. mutation 致死〔性〕突然変異〔医学〕(結果として，その個体が死に至る有害な突然変異)，致死突然変異〔医学〕.

l. short limb syndrome 致死性短肢症候群.

l. short-limbed dwarfism 致死性四肢短縮型小人症.

l. variant 強毒変異株.

l. zygosis 致死接合〔医学〕.

le·tha·line [lí:θəlin] レタリン $C_{22}H_{27}NO_4$ (フジウツギ科のマチンシから得られるクラーレアルカロイド).

le·thal·i·ty [li:θǽliti] 致死率〔医学〕，死亡率〔医学〕，死亡確率〔医学〕，致命率，致死毒性(患者数でその疾患による死亡者数を割った値で，mf=Di/C で表す. ただし Di は特定の死因別死亡，C はその死因となった疾病件数. 死亡率 mortality と区別して用いる)，= case fatality rate.

l. rate 致命率，= mortality rate.

le·thar·gic [liθɑ́:ʤik] 嗜(し)眠性の〔医学〕.

l. encephalitis 嗜(し)眠性脳炎〔医学〕.

L

l. stupor 嗜眠性昏迷〔医学〕，＝trance.
l. tendency 嗜（し）眠傾向〔医学〕.
le·thar·gus ［ləθɑ́:gəs］ アフリカ嗜眠病，＝African trypanosomiasis，nélavan.
leth·ar·gy ［léθə:ʤi］ 嗜眠〔医学〕，嗜眠状態. 形 lethargic.
le·the ［lí:θi］ 健忘症，＝amnesia. 形 letheral.
le·the·o·ma·ni·a ［lì:θiouméiniə］ 麻薬狂.
le·ther·al ［lí:θərəl］ 健忘の.
le·tho·log·ica ［lì:θəlɑ́ʤikə］ 適確言語忘却.
Letonoff-Reinhold method レトノッフ・ラインホルド法（血清中の無機硫酸塩の検出法で，酢酸ウラン塩で除タンパク後，硫酸を沈殿溶解して比色する方法）.
letter blindness 文字盲，文盲.
Letterer, Erich ［létərər］ レテラ（1895–1982，ドイツの医師）.
L.-Siwe disease レテラ・シーベ病（1924年に Letterer が報告し，1933年に Siwe が特徴を明らかにした．無白血病性細網症とも呼ばれ，脾腎の腫脹，出血性素因，全身性リンパ節肥大，進行性貧血，正常白血球像を特徴とする非家族性，非遺伝性の疾患で，局所性骨格腫瘍とともに網内系細胞の増殖がみられる），＝nonlipid reticuloendotheliosis.
let·tuce ［létəs］ レタス，チシャ〔萵苣〕，＝*Lactuca*.
l. opium ＝lactucarium.
Leu ロイシン基の記号.
Leu-CAM deficiency Leu-CAM 欠損症，＝leucocyte adhesion deficiency.
leu·cas·mus ［lju:kǽzməs］ 白斑，＝vitiligo.
leu·ceine ［ljú:si:n］ ロイセイン（ロイシン leucine に類似の化合物で，水素の2原子を少なく含有するもの）.
leu·ce·mia ［lju:sí:miə］ 白血病，＝leukemia.
leucemic erythroderma 白血病性紅皮症.
leu·chem·ia ［lju:kémiə］ 白血病，＝leucemia.
leu·cin ［ljú:sin］ ロイシン（ロイキンのこと），＝leukin.
leu·cine ［ljú:si:n］ ロイシン 化 *α*-aminoisocaproic acid $(CH_3)_2CHCH_2CH(NH_2)COOH$（結晶して得られるアミノ酸で，脾，膵およびほかの組織中に，また急性肝萎縮症において尿中に発見され，肝臓で尿素に転化される）. 形 leucic.
l. aminopeptidase (LAP) ロイシンアミノペプチダーゼ（leucin，leucyl 基を含む化合物を水解するもの）.
l.-induced hypoglycemia ロイシン過敏性低血糖症.
l. sensitive hypoglycemia ロイシン過敏性低血糖症.
l. test ロイシン試験，＝Hofmeister test，Scherer t..
l. tolerance test ロイシン負荷試験（低血糖症の診断に用いる試験）.
l. zipper ロイシンジッパー（アミノ酸一次構造でロイシンが7残基ごとに約4回繰り返し存在する領域）.
L-leucine L-ロイシン 化 (2*S*)-2-amino-4-methylpentanoic acid $C_6H_{13}NO_2$：131.17（中性系アミノ酸．ほかのアミノ酸などと配合して，総合アミノ酸製剤として用いる）.

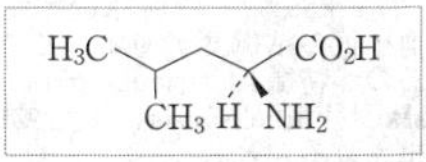

leu·ci·ne·thy·les·ter ［ljù:sinəθiléstər］ ロイシンエチルエステル $(CH_3)_2CHCH_2CH(NH_2)CO_2C_2H_5$（油性液体）.
leu·cin·i·mide ［lju:sínimaid］ ロイシンイミド $C_{12}H_{22}N_2O_2$（ロイシンの無水物）.
leu·ci·no·sis ［ljù:sinóusis］ ロイシン尿症.
leu·cin·u·ria ［ljù:sinjú:riə］ ロイシン尿〔症〕.
leu·cism ［ljú:sizəm］ 先天性色素欠如〔症〕，白子，＝albinism.
leu·ci·tis ［lju:sáitis］ 強膜炎，＝scleritis.
leuco- ［l(j)u:kou, -kə］ 白の意味を表す接頭語，＝leuk(o)-.
leu·co·base ［l(j)ú:kəbeis］ 無色塩基（ロイコ化合物）.
leu·co·ce·ra·to·sis ［l(j)u:kousirətóusis］ 白色角化症，粘膜白斑，＝leucokeratosis.
leu·co·ci·din ［l(j)ù:kousáidin］ ロイコシジン（細菌が産出する白血球融解素で，化膿球菌などのつくる溶血素の一つ），＝streptolysin O.
leu·co·com·pound ［l(j)ù:koukɑ́mpaund］ ロイコ化合物（染料の還元により生ずる無色の化合物），＝leuco-base.
leu·co·cyte ［l(j)ú:kəsait］ 白血球，＝leukocyte.
l. cast 白血球円柱〔医学〕.
l. cream 白血球乳剤.
l. migration inhibition test 白血球遊走阻止試験〔医学〕.
l. pyrogen 白血球性発熱物質〔医学〕.
leucocytic alexin 白血球のアレキシン.
leucocytic ferment 白血球分解酵素（チターゼ cytase の一種）.
leucocytoid cell 類白血球（特に瘢痕形成に参与する血球．Marchand）.
leucocytoid habit 白血球様状態，＝endothelioid habit.
leucocytoid lymphocyte 白血球様リンパ球（Downey の第Ⅰ型非定型リンパ球のこと）.
leu·co·cy·tol·y·sis ［l(j)ù:kousaitɑ́lisis］ 白血球溶解.
leu·co·cy·to·sis ［l(j)u:kousaitóusis］ 白血球増加〔症〕，＝leukocytosis.
Leu·co·cy·to·zo·on ［l(j)ù:kousàitouzóuən］ ロイコチトゾーン（鳥類白血球内に寄生する住血胞子虫類）.
leu·co·cy·to·zo·o·no·sis ［l(j)ù:kousàitouzòuənóusis］ ロイコチトゾーン病（原虫，ロイコチトゾーンによって起こる鳥類の疾病）.
leu·co·der·ma ［l(j)ù:koudə́:mə］ 白斑，＝leukoderma.
l. senile 老人性白斑.
leu·cod·rin ［l(j)u:kɑ́drin］ ロイコドリン $C_{15}H_{16}O_8$，$C_{18}H_{20}O_9$（ヤマモガシ科 *Leucodendron* 属植物の葉にある左旋性苦味質）.
leucoegresin ロイコエグレシン（好中球走化因子）.
leu·co·gly·cod·rin ［l(j)ù:kouglaikɑ́drin］ ロイコグリコドリン $C_{27}H_{42}O_{10}$（ヤマモガシ科 *Leucodendron* 属植物の葉にある配糖体）.
leu·co·har·mine ［l(j)ù:kəhɑ́:min］ ロイコハルミン，＝harmine.
leu·co·line ［l(j)ú:kəlain］ ロイコリン，＝quinoline.
leu·co·lu·min ［l(j)ù:koulú:min］ ロイコルミン（ルーミン lumin の感光酸化物）.
leu·co·ma ［l(j)u:kóumə］ 角膜白斑，＝leukoma.
leu·co·maine ［l(j)ú:kəməin］ ロイコマイン，＝leukomaine.
leu·co·mal·a·chite green ［l(j)ù:koumǽləkait grí:n］ ロイコマラカイトグリーン（マラカイトグリーンの母体で，血色素の過酸化酵素作用により緑色に変化する），＝tetramethyl diamidotriphenyl methane.

L

leu·co·meth·y·lene blue [l(j)ù:kəméθili:n blú:] 無色メチレンブルー(メチレンブルーの還元無色型).

leu·co·my·cin [l(j)ù:koumáisin] ロイコマイシン $C_{33-38}H_{66-74}O_{11-13}N$ (*Streptomyces kitasatoensis* から秦により分離された抗生物質で，エリスロマイシンに類似する作用を示す).

leu·con [l(j)ú:kɑn] 白血球生成系，= leukon.

leu·con·ic ac·id [l(j)u:kánik ǽsid] ロイコン酸(クロトン酸を酸化して得られる結晶酸).

Leu·co·nos·toc [l(j)ù:kənástək] ロイコノストク属(通性嫌気性のグラム陽性球菌で，多数の酵素作用を発揮するバクテリアを含むので，諸種薬物の生物試験法に利用される).

L. mesenteroides (ショ糖をブドウ糖に転化し，さらにブドウ糖をデキストリンに転化する作用をもち，砂糖工場の粘質物中に白色粘質集落として発生する連鎖状硝子球菌．Cienkowski).

leu·co·nych·ia [l(j)ù:kəníkiə] 爪白斑.

leu·cop·a·thy [l(j)u:kápəθi] 白皮病，= leucopathia，白色病，白子，= leucopathia.

l. unguium 爪〔甲〕白斑〔症〕，= leukonychia.

leu·co·pe·nia [l(j)ù:koupí:niə] 白血球減少.

leu·co·phleg·ma·sia [l(j)ù:kouflegméiziə] 白股腫，= hard lymphatic edema.

l. dolens 有痛〔性〕白股腫，= phlegmasia alba dolens.

leu·co·pla·kia [l(j)ù:koupléikiə] 白斑症，白板症.

leu·co·poi·e·sis [l(j)ù:koupɔií:sis] 白血球産生.

leu·cop·te·rin [l(j)u:káptərin] ロイコプテリン $C_6H_5N_5O_3$ (チョウの羽から分離される黄色色素で，淡青色の蛍光を放つ物質).

l. B ロイコプテリンB(同一の物質であるが，紫色の蛍光を放つ).

leu·cor·rhea [l(j)ù:kəríə] 白色帯下〔医学〕. → leukorrhea.

leu·co·sar·co·ma [l(j)ùkousɑ:kóumə] 白血肉腫〔医学〕，= leukosarcoma.

leu·co·sin [l(j)ú:kəsin] ロイコシン(穀粒に存在するアルブミンで，食塩または硫酸マグネシウムの飽和で沈殿する).

leu·co·sper·mia [l(j)ù:kouspə́:miə] 膿精液〔症〕.

Leu·co·thrix [l(j)ú:kəθriks] ロイコトリックス属(滑走細菌の一種).

leu·cot·o·my [l(j)u:kátəmi] 前頭葉白質切断術(Egas Moniz により創案されたが，あまり行われない)，= frontal lobotomy.

leu·co·vo·rin [l(j)ú:kouvɔ̀:rin, l(j)ù:kouvɔ́:rin] ロイコボリン(ホルミルテトラヒドロ葉酸).

leu·cyl [ljú:sil] ロイシル基($(CH_3)_2CHCH_2CH(NH_2)CO-$).

l. dipeptidase ロイシルジペプチダーゼ(leucyl glycine，alanylglycine を別々の至適 pH で水解する酵素).

Leudet, Théodor Emile [lju:déi] リューデ(1825–1887，フランスの医師).

L. bruit リューデ耳鳴り(口蓋張筋の反射性痙攣により生じる響鳴)，= Leudet tinnitus.

leu·en·keph·a·lin [ljù:ənkéfəlin] リューエンケファリン. → enkephalin.

leu·kae·mia [lju:kí:miə] 白血病，= leukemia.

leuk·a·mid [ljú:kəmid] 白血病皮疹.

leuk·a·ne·mia [ljù:kəní:miə] 白血病性貧血〔医学〕(白血病と貧血とが混合するもの．Leube)，= proleucemia，proleukemia.

leu·kan·i·lin [lju:kǽnilin] ロイカニリン $C_{20}H_{21}N_3$ (rosanilin のロイコ化合物).

leuk·a·phe·re·sis [ljù:kəfərí:sis] 白血球搬出〔法〕，白血球除去輸血，白血球分離，白血球除去療法〔医学〕.

leu·kas·mus [lju:kǽzməs] ① 白子．② 白皮症.

leu·ke·mia [lju:kí:miə] 白血病〔医学〕(造血臓器の腫瘍性病変で白血球の未熟細胞である白血病細胞(芽球)の腫瘍性増殖が起こる．急性白血病では芽球が増殖し正常造血は抑制され易感染性，出血傾向，貧血がみられる．骨髄で増殖した白血病細胞の起源により骨髄性とリンパ性とに大別する．慢性骨髄性白血病では種々の成熟段階の顆粒球増加がみられ Ph′ と呼ばれる特異な染色体異常がみられる．白血病の病因はいまだ不詳であるが遺伝子異常などが考えられており，成人T細胞白血病と呼ばれる特殊な型のものではウイルスによることが判明している．抗腫瘍薬による化学療法，骨髄移植などで治療するが難治性のものも多い)，= leukaemia. 形 leukemic.

l. cell 白血病細胞，= leukemic cell.

l. cutis 皮膚白血病(皮膚に白血病病変が出現するもの)，= leukemia of skin.

l. inhibitory factor (**LIF**) 白血病抑制因子，白血病増殖阻止因子.

l. megaloblastica (白赤血病．Penati)，= erythroleukemia.

l. of skin 皮膚白血病〔医学〕.

l. virus 白血病ウイルス.

leu·ke·mic [lju:kí:mik] 白血病〔性〕の〔医学〕.

l. adenia 白血病性リンパ節肥大症.

l. angina 白血病〔性〕アンギナ〔医学〕.

l. carcinogen 白血病誘発発癌剤.

l. erythrocytosis 白血病性赤血球増加症，= erythroleukemia.

l. hiatus 白血病間隙(裂孔)〔医学〕.

l. infiltrate 白血病性浸潤〔医学〕.

l. leukemia 白血性白血病.

l. lymphadenosis 白血病性リンパ節症〔医学〕，リンパ性白血病.

l. lymphosarcomatosis 白血病性リンパ肉腫症〔医学〕.

l. meningiopathy 白血病性髄膜症〔医学〕.

l. myelosis 白血病性骨髄症(骨髄性白血病)〔医学〕.

l. reticuloendotheliosis 白血病性〔細〕網内〔皮〕症〔医学〕，白血病性細網組織〔増殖〕症(単球性白血病のこと).

l. reticulosis 白血病性細網症〔医学〕(単球性白血病と同義)，= monocytic leukemia.

l. retinitis 白血病〔性〕網膜炎〔医学〕(白血病においてみられるもので，乳頭および血管は蒼白となり，出血斑点および白色斑点が斑状に出現する)，= splenic retinitis.

l. retinopathy 白血病網膜症〔医学〕.

leu·ke·mid [lju:kí:mid] 白血病性皮疹.

leu·ke·mo·gen [lju:kí:məʤən] 白血病誘発物質.

leu·ke·mo·gen·e·sis [lju:kìməʤénisis] 白血病誘発，白血病発生. 形 leukemogenic.

leu·ke·mo·gen·ic [lju:kì:məʤénik] 白血病誘発性の.

leu·ke·moid [lju:kí:mɔid] 類白血病〔性〕の〔医学〕，白血病様の.

l. reaction 類白血病反応〔医学〕(末梢血液中に白血球増加とともに好中球の未熟型が出現する現象．重症感染症，中毒，癌の骨髄転移などでみられる).

leu·ken·ce·pha·li·tis [ljù:kensèfəláitis] 白質脳炎.

leu·ker·gy [lju:kə́:ʤi] 白血球過敏症(炎症において白血球と血小板の粘稠度が増加して，同型群の白血球が凝集するのが特徴)，= leukergia.

leu·kex·o·sis [ljù:keksóusis] (死滅白血球が管状器官内に蓄積されること).

leu·kin [ljú:kin] 白血〔球〕素，ロイキン(白血球から抽出された粗製物で，炭疽菌その他の胞子発生菌に対し殺菌作用を示す．R. Schneider により1908年に提唱された）．

leuk(o)- [l(j)u:k(ou), -k(ə)] 白の意味を表す接頭語，= leuco-.

leu·ko·ag·glu·ti·nin [l(j)ù:kouəglú:tinin] 白血球凝集素〔医学〕.

leu·ko·ag·res·ine [l(j)ù:kouəgrésin] リューコエグレシン．

leu·ko·aph·e·re·sis [l(j)ù:kouæfərí:sis] 白血球除去〔医学〕.

leu·ko·a·rai·o·sis (**LKA**) [l(j)ù:koueireióusis] 白質希薄化〔医学〕，びまん性白質病変（白質希薄化．脳白質の病変をいう）．

leu·ko·bil·in [l(j)ù:kəbílin] ロイコビリン（脂肪便症および閉鎖性黄疸にみられる無色胆汁）．

leu·ko·blast [l(j)ú:kəblæst] 白〔血球〕芽細胞〔医学〕.

leu·ko·blas·to·sis [l(j)ù:koublæstóusis] 白芽球症〔医学〕.

leu·ko·chlo·ro·ma [l(j)ù:kouklɔ:róumə] 白血病性緑色腫〔医学〕（好酸性骨髄腫は緑色調を示すことから緑色腫と呼ばれる）．

leu·ko·ci·din [l(j)ù:kousáidin] ロイコシジン，白血球毒（細菌培養濾液中に産生される）．

leukoclastic angiitis 白血球破砕性血管炎〔医学〕.

leu·ko·co·ria [l(j)ù:koukɔ́:riə] 白色瞳孔〔医学〕.

leu·ko·cyte [l(j)ú:kəsait] 白血球〔医学〕，= leucocyte. 形 leukocytal, leukocytic.

l. adherence assay test 白血球付着能試験．

l. adherence inhibition 白血球粘着阻止〔反応〕.

l. adherence inhibition test 白血球付着抑制テスト〔医学〕.

l. adhesion deficiency (**LAD**) 白血球接着不全症（先天性免疫不全症．LFA-1，Mac-1，p150/95 の3種類の接着因子に共通のβ鎖の異常のため，これらが欠損するか減少している．反復する細菌感染，白血球数異常高値などの特徴を示す）．

l. adhesion molecule 白血球接着分子〔医学〕.

l. adhesion molecule-1 (**LAM-1**) 白血球接着分子1．

l. agglutination 白血球凝集〔反応〕〔医学〕.

l. aggregation 白血球凝集．

l. alkaline phosphatase staining (**LAP staining**) 好中球アルカリホスファターゼ染色．

l. allotype 白血球同種抗原．

l. antigen 白血球抗原〔医学〕.

l. bactericidal assay test 白血球殺菌能試験．

l. cast 白血球円柱〔医学〕.

l. chemotactic factor (**LCF**) 白血球走化性因子．

l. chemotaxis 白血球化学走性〔医学〕.

l. count 白血球数算定〔医学〕.

l. cylinder 白血球円柱〔医学〕.

l. cytoplasmic antibody 白血球細胞質抗体〔医学〕.

l. differentiation antigen 白血球分化抗原．

l. emigration 白血球遊出．

l. enumeration 白血球算出〔医学〕.

l. function-associated antigen LFA 抗原（白血球の細胞接着に関与する細胞膜タンパク質）．

l. group 白血球型〔医学〕.

l. inclusions 白血球封入体．

l. inflammation 白血球性炎〔症〕〔医学〕.

l. interferon 白血球インターフェロン，= IFN-α.

l. intracellular killing 白血球細胞内殺菌能．

l. migration 白血球遊走能．

l. migration inhibition test (**LMIT**) 白血球遊走阻止試験（マイトジェン刺激後のリンパ球培養上清に出現するLMI因子の活性をリンパ球遊走化の系のなかに加えてその活性を測定する実験系）．

l. migration inhibitory factor (**LMIF**) 白血球遊走阻止因子．

l. poor red cells (**LPRC**) 白血球除去赤血球．

l. transfer 白血球移入〔医学〕.

l. transfusion 白血球輸血，= granulocyte transfusion.

leu·ko·cy·the·mia [l(j)ù:kousaiθí:miə] 白血球血症（白血病のこと）．

leukocytic infiltration 白血球浸潤〔医学〕.

leukocytic pyrogen 白血球由来発熱物質（白血球の構成成分，分泌物質に由来する発熱物質）．

leukocytic sarcoma 白血球性肉腫．

leu·ko·cy·to·blast [l(j)ù:kousáitəblæst] 白血球芽細胞．

leukocytoclastic angitis 白血球破砕性血管炎（徐毛細血管性細静脈の好中球浸潤，好中球破壊，フィブリノイド壊死，赤血球の血管外遊出を組織学的特徴とする），= hypersensitivity angiitis.

leukocytoclastic vasculitis 白血球破砕性血管炎（シェーンライン・ヘノッホ紫斑病では皮膚以外のほかの組織にも病変がみられることがある），= allergic vasculitis.

leu·ko·cy·to·gen·e·sis [l(j)ù:kousàitəʤénisis] 白血球生成．

leu·ko·cy·toid [l(j)ú:kəsàitɔid] 類白血球の．

l. habit 白血球体質〔医学〕（細胞原形質の量が増加するため，核と原形質との比が小さくなる状態）．

leu·ko·cy·tol·o·gy [l(j)ù:kousaitáləʤi] 白血球学．

leu·ko·cy·tol·y·sin [l(j)ù:kousaitálisin] 白血球溶解素．

leu·ko·cy·tol·y·sis [l(j)ù:kousaitálisis] 白血球溶解，= leukolysis.

leu·ko·cy·to·lyt·ic [l(j)ù:kousàitəlítik] 白血球溶解の，= leukolytic.

leu·ko·cy·to·ma [l(j)ù:kousaitóumə] 白血球腫．

leu·ko·cy·tom·e·ter [l(j)ù:kousaitámitər] 白血球計算板．

leu·ko·cy·to·pe·nia [l(j)ù:kousàitəpí:niə] 白血球減少〔症〕〔医学〕.

leu·ko·cy·to·pla·nia [l(j)ù:kousàitəpléiniə] 白血球遊出（血管外への）．

leu·ko·cy·to·poi·e·sis [l(j)ù:kousàitəpɔií:sis] 白血球生成〔医学〕，= leukopoiesis.

leu·ko·cy·to·re·ac·tion [l(j)ù:kousàitəriǽkʃən] 白血球反応．

leu·ko·cy·to·sis [l(j)ù:kəsaitóusis] 白血球増加〔症〕〔医学〕（食物の消化中または妊娠中には健康者の血液に起こり，また炎症，外傷，感染などでは病的現象として発現する）．

l. of newborn 新生児の白血球増加〔症〕.

l.-promoting factor 白血球増加促進因子（炎症において病巣滲出液などに存在する．障害を受けた細胞から遊離されたもの．Menkin）．

leu·ko·cy·to·tac·tic [l(j)ù:kousàitətǽktik] 白血球〔遊〕走性の，= leukotactic.

leu·ko·cy·to·tax·is [l(j)ù:kousàitətǽksis] 白血球〔遊〕走性，= leukocytotaxia.

leu·ko·cy·to·ther·a·py [l(j)ù:kousàitəθérəpi] 白血球投与療法．

leu·ko·cy·to·tox·in [l(j)ù:kousàitətáksin] 白血球毒〔素〕.

leu·ko·cy·to·trop·ic [l(j)ù:kousàitətrápik] 白血球親和性．

leu·ko·cy·tu·ria [l(j)ù:kousaiʧú:riə] 白血球尿症〔医学〕.

leu·ko·de·riv·a·tive [l(j)ù:koudirívətiv] 無色誘導物，= leuco-compound.

leu·ko·der·ma [l(j)ù:koudə́:mə] 白板〔医学〕.

leu·ko·der·ma·ker·a·to·sis [l(j)ù:koudə̀:məkèrətóusis] 白色角化症〔医学〕.

leu·ko·der·ma·ki·net·ics [l(j)ù:koudə̀:məkainétiks] 白血球動態〔医学〕.

leu·ko·der·m(i)a [l(j)ù:koudə́:m(i)ə] 白板，白斑．形 leukodermic, leukodermatic, leukodermatous.
l. acquisitum centrifugum 遠心性後天性白斑（サットン母斑），= Sutton nevus.
l. colli 頸部白斑（後期梅毒にみられる）.
l. congenitum 先天性白斑，= albinism.
l. leprae らい（癩）性白斑.
l. pseudosyphiliticum 偽梅毒性白斑（Okumura）.
l. syphiliticum 梅毒性白斑.
l. vulgaris 尋常性白斑.

leu·ko·dex·trin [l(j)ù:kədékstrin] ロイコデキストリン（デンプンが分解して糖を生ずるときの産物）.

leu·ko·di·ag·no·sis [l(j)ù:koudàiəgnóusis] 白血球診断〔法〕.

leu·ko·di·a·pe·de·sis [l(j)ùkoudàiəpi:dí:sis] 白血球遊出.

leu·ko·dys·tro·phy [l(j)ù:kədístrəfi] 白質萎縮〔医学〕，ロイコジストロフィ〔ー〕〔医学〕，白質ジストロフィ〔医学〕（遺伝性で，代謝障害による髄鞘の形成障害がみられる），= Merzbacher-Pelizaeus disease.

leu·ko·e·de·ma [l(j)ù:kouidí:mə] 白色水腫.

leu·ko·en·ceph·a·li·tis [l(j)ù:kouensèfəláitis] ① 白質脳炎〔医学〕. ② ウマの暈倒病，= staggers.

leu·ko·en·ceph·a·lop·a·thy [l(j)ù:kouensèfəlápəθi] 白質脳症〔医学〕，= leukodystrophy.

leukoerythroblastic anemia 白赤芽球性貧血〔医学〕（末梢血液中に未熟顆粒球と赤芽球が出現する貧血の状態．骨髄癌腫症，骨髄線維症などでみられる）.

leu·ko·e·ryth·ro·blas·to·sis [l(j)ù:kouirìθroublæstóusis] 白赤芽球症〔医学〕（白血球および赤血球の未熟型が末梢血液中に出現する状態）.

leu·ko·fer·ment [l(j)ù:koufə́:mənt] 白血球分解酵素.

leu·ko·gen [l(j)ú:kədʒən] ロイコゲン（白血球および骨髄から得られる抽出物で，注射により白血球増加症と骨髄の増殖を起こす）.

leu·ko·gram [l(j)ú:kəgræm] 白血球像.

leu·ko·ker·a·to·sis [l(j)ù:koukèrətóusis] 白色角化症（白斑），= leukoplakia.

leu·ko·ki·net·ics [l(j)ù:koukainétiks] 白血球動態.

leu·ko·kin·in [l(j)ù:kəkínin] ロイコキニン（血圧降下性ペプチド及び白血球食作用を増強する IgG）.

leu·ko·ki·ni·nase [l(j)ù:koukáineis] ロイコキニナーゼ（白血球，特に好中球がもっているキニン分解酵素をいう．2種類の酵素があり，1つはアリルアミダーゼでリシルブラジキニンをブラジキニンに変換する．もう1つはエンドペプチダーゼでキニンを失活させる酵素である）．→ kinin.

leu·ko·ko·ria [l(j)ù:koukɔ́:riə] 白色瞳孔〔医学〕，= leukocoria.

leu·ko·krau·ro·sis [l(j)ù:koukrɔ:róusis] = kraurosis vulvae.

leu·ko·lym·pho·ma·to·sis [l(j)ù:koulìmfoumətóusis] 白リンパ腫症（リンパ性白血病のこと）.

leu·ko·lym·pho·sar·co·ma [l(j)ù:koulìmfousɑ:kóumə] 白血性リンパ肉腫.

leu·kol·y·sin [l(j)ù:kouláisin] ロイコリジン，= leukocytolysin.

leu·kol·y·sis [l(j)u:kálisis] 白血球溶解，= leukocytolysis.

leu·ko·lyt·ic [l(j)ù:kəlítik] 白血球溶解の，= leukocytolytic.

leu·ko·ma [l(j)u:kóumə] 白斑（特に角膜または口腔粘膜の混濁）．形 leukomatous.
l. adhaerens 〔角膜〕癒着性白斑，= leukoma corneae.
l. corneae simplex 角膜白斑.
l. oris 口腔白斑.
l. unguium 爪甲白斑，= leukomanychia.

leu·ko·maine [l(j)ú:kəmein] ロイコマイン（正常代謝において生ずる窒素含有塩基物またはアルカロイドの総称名で，腐敗により生ずる塩基性物質すなわちプトマインと区別するために用いる），= leucomaine. 形 leukomainic.

leu·ko·mai·ne·mia [l(j)ù:koumeiní:miə] ロイコマイン血症.

leu·ko·ma·la·cia [l(j)ù:kouməléiʃiə] 白質軟化〔症〕〔医学〕.

leu·ko·mel·a·no·der·mia [l(j)ù:koumèlənoudə́:miə] 白斑黒皮症〔医学〕（色素沈着と色素形成阻止とが不規則に交錯する皮膚の病像）.

leu·ko·mon·o·cyte [l(j)ù:kəmánəsait] リンパ球，= lymphocyte.

leu·ko·my·e·li·tis [l(j)ù:koumàiəláitis] 白質〔脊〕髄炎〔医学〕.

leu·ko·my·e·lo·ma·to·sis [l(j)ù:koumàiəloumətóusis] 白骨髄腫症（骨髄性白血病のこと）.

leu·ko·my·e·lop·a·thy [l(j)ù:koumàiəlápəθi] 脊髄白質病.

leu·ko·my·o·ma [l(j)ù:koumaióumə] 白筋腫（脂肪腫），= leukolipoma.

leu·kon [l(j)ú:kɑn] ロイコン，白血球生成系（循環血液中の白血球と，それを形成する造血組織の総称）.

leu·ko·ne·cro·sis [l(j)ù:kounikróusis] 無色壊死，= white gangrene.

leu·ko·nu·clein [l(j)ù:kounjú:kli:n] ロイコヌクレイン（ヌクレオヒストンから誘導される酸性核タンパク質）.

leu·ko·nych·ia [l(j)ù:kəníkiə] 爪甲白斑〔症〕〔医学〕，= leukoma unguium, onychopacity.

leu·ko·path·ia [l(j)ù:kəpǽθiə] 白斑，白皮症，= leukopathy. 形 leukopathic.
l. punctata et reticularis symmetrica 対側性点状網状色素欠乏症（白皮症）.
l. unguium 爪白斑病，= leukonychia.

leu·ko·pe·de·sis [l(j)ù:koupidí:sis] 白血球漏出.
l. gastrica 胃液白血球漏出（胃液中に多数の白血球が遊出すること）.

leu·ko·pe·nia [l(j)ù:koupí:niə] 白血球減少〔症〕〔医学〕（末梢血液中の白血球総数が正常値以下になる状態をいう）．形 leukopenic.

leu·ko·pe·nic [l(j)ù:koupí:nik] 白血球減少〔症〕の.
l. factor 白血球減少因子（炎症性滲出液中にある耐熱性因子．Menkin），= thermostable leukopenic factor.
l. index 白血球減少指数（食物摂取後白血球数が減少すれば，その食物に対するアレルギー性がある）.
l. leukemia 白血球減少性白血病.
l. myelosis 白血球減少性骨髄症.

leu·kop·e·nin [l(j)ù:kápinin] ロイコペニン（易熱性白血球減少因子で，プソイドグロブリンに含有されている．Menkin），= thermolabile leucopenic factor.

leu·ko·phe·re·sis [l(j)ù:koufərí:sis] 白血球分離瀉（しゃ）血〔医学〕.

leu·ko·phleg·ma·sia [l(j)ù:kouflegméiziə] 白股腫，= phlegmasia alba.

leu·koph·thal·mous [l(j)ù:kɑfθǽlməs] 白い眼の.

leu·ko·phyl(l) [l(j)ú:kəfil] ロイコフィル（植物組織に存在する無色化合物で，protochlorophyl に転化し得る物質）.

leu·ko·pla·kia [l(j)ù:koupléikiə] 白斑〔症〕〔医学〕，

L

白板症（口腔粘膜に肥厚性の白斑が生ずる疾病で，亀裂が起こりやすく，時には悪性腫瘍に変化することがある），= leukokeratosis, leukoma, psoriasis buccalis.

l. buccalis 頬白斑（口腔白斑）.

l. lingualis 舌白斑.

l. of vulva 外陰白斑〔症〕〔医学〕.

l. oris 口腔白斑.

l. penis 陰茎白斑.

l. vulvae 外陰白斑症，= kraurosis vulvae.

leukoplakic vulvitis 白斑〔症〕性外陰炎，= kraurosis vulvae.

leu·ko·pla·nia [l(j)ù:kopléiniə] 白血球遊出.

leu·ko·pla·sia [l(j)ù:kopléiziə] 白斑，= leukoplakia.

leu·ko·plast [l(j)ú:kəplæst] 白色体（植物組織に存在する無色顆粒で，デンプン形成素を産出する），= amyloplast, leucoplast, leukoplastid.

leu·ko·plas·tid [l(j)ù:kəplǽstid] 白色体，= leukoplast.

leu·ko·poi·e·sis [l(j)ù:koupɔií:sis] 白血球生成，白血球造血.

leu·ko·poi·et·ic [l(j)ù:koupɔiétik] 白血球産生の.

l. organ 白血球生成（新生）器官（臓器）〔医学〕.

leu·ko·pre·cip·i·tin [l(j)ù:kouprisípitin] 白血球沈降素.

leukopromoting factor (LPF) 白血球増加因子〔医学〕.

leu·ko·pro·phy·lax·is [l(j)ù:kouprɔ̀ufilǽksis]（白血球増加を起こして外科手術に対する耐忍性を増強すること）.

leu·ko·pro·te·ase [l(j)ù:koupróutieis] ロイコプロテアーゼ（好中球に存在するタンパク分解酵素）.

leu·kop·sia [lu:kápsiə] 視白〔医学〕.

leu·kop·sin [l(j)u:kápsin] ロイコプシン，視白（視紅の脱色したもの），= decolorized rhodopsin, visual white.

leu·kor·rha·gia [l(j)ù:kəréiʤiə] 白帯下過剰.

leu·kor·rhea [l(j)ù:kəríə] 白色帯下〔医学〕，白帯下，こしけ.

leu·kor·rheal [l(j)ù:kərí:əl]〔白〕帯下の.

leu·kor·rh(o)ea [l(j)ù:kərí:ə] 白〔色〕帯下.

leu·ko·sar·co·ma [l(j)ù:kousɑ:kóumə] 白血肉腫.

leu·ko·sar·co·ma·to·sis [l(j)ù:kousɑ̀:koumətóusis] 白〔血〕肉腫症〔医学〕(Sternberg).

leu·ko·scope [l(j)ú:kəskoup] 色盲検査器（Helmholtz が考案し，König により改良された器械）.

leukosialin ロイコシアリン.

leu·ko·sis [l(j)u:kóusis] 白血症（動物において白血球生成組織の異常増加を呈する疾患で，ヒトの白血病 leukemia に相当すると考えられる．Bang）.

leu·ko·sper·mia [l(j)ù:kouspə́:miə] 膿精液〔症〕〔医学〕.

leu·ko·tax·ia [l(j)ù:kətǽksiə] 白血球〔遊〕走性，= leukotaxis.

leu·ko·tax·in(e) [l(j)ù:kətǽksin]〔白血球〕走化因子，ロイコタキシン（炎症病巣の滲出物中にある窒素性物質），= leucotaxine.

leu·ko·tax·is [l(j)ù:kətǽksis] 白血球遊走（白血球が感染（炎症）部位に向ってアメーバ様の運動で動いていくことをいう），= leukocytotaxia. 形 leukotactic.

leu·ko·ther·a·py [l(j)ù:kəθérəpi] 白血球投与療法.

leu·ko·throm·bin [l(j)ù:kəθrámbin] ロイコトロンビン（白血球により産生され血液中にある凝血因子で，トロンビンを形成する）.

leu·ko·throm·bo·pe·nia [l(j)ù:kəθrɑ̀mbəpí:niə] 白血球血小板減少〔症〕.

leu·kot·ic [l(j)u:kátik] 白色の，無色の，= achromatic.

leu·ko·tome [l(j)ú:kətoum]（白質切開を行うための針金ルーペを通すカニューレ）.

leu·kot·o·my [l(j)u:kátəmi]〔前頭葉〕白質切断術〔医学〕（大脳前頭葉の卵形中枢における白質を切断する方法），= prefrontal lobotomy.

leu·ko·tox·ic·i·ty [l(j)ù:kətɑksísiti] 白血球毒性.

leu·ko·tox·in [l(j)ù:kətáksin] ロイコトキシン（白血球毒素の一つ）. 形 leukotoxic.

leu·ko·trich·ia [l(j)ù:kətríkiə] 白毛症，= canities. 形 leukotrichous.

l. annualris 環状白毛症，= ringed hair.

leu·ko·tri·ene (LT) [l(j)ù:kətráii:n] ロイコトリエン（プロスタグランジンやトロンボキサンなどと共に不飽和脂肪酸から生合成される生理活性物質で，AからFまである．平滑筋収縮作用や白血球遊走作用をもつ）.

l. antagonist ロイコトリエン拮抗薬〔医学〕.

l. receptor ロイコトリエンレセプター（受容体）〔医学〕.

l. receptor antagonist ロイコトリエン受容体拮抗薬.

leu·ko·u·ro·bi·lin [l(j)ù:kouju:roubáilin] 無色ウロビリン（ビリルビンの分解産物で，淡黄色糞便中に発見される）.

leu·ku·re·sis [lju:kjurí:sis] 白色尿，乳び（糜）尿.

Leu-MI（顆粒球上にモノクロナール抗体によって検出される分子）.

Leunbach, Jonathan Hugh [lɔ́inbɑ:k] ロインバッハ（1884–1955，デンマークの医師）.

L. paste ロインバッハパスタ（泥膏）（流産の目的で子宮内へ注入するパスタ），= provocol.

Lev, Maurice [lév] レヴ（1908–1994，アメリカの病理学者）.

L. disease レヴ病（後天的完全脚ブロックで，刺激伝導系の線維化，石灰化によって起こる），= Lev syndrome.

L. syndrome レヴ症候群.

Levaditi, Constantin [lèvədíti:] レヴァジチ（1874–1928，ルーマニアの細菌学者）.

L. stain (method) レヴァジチ染色法（組織内の梅毒菌を染出する方法で，ホルマリンに24時間浸漬した標本を，水洗後24時間95%アルコールに浸し，十分蒸留水を飽和させた後，1.5～3.0%硝酸銀液で3～5日間38°Cに加温し，水洗後次の組成をもつ液で24～72時間染色する．染色液はピロガロル酸2～4g，ホルマリン5mL，水100mL）.

lev·al·lor·phan [lèvəlɔ́:fən] レバロルファン.

l. tartrate レバロルファン酒石酸塩 化 17-allyl-3-hydroxymorphinan monotartrate $C_{19}H_{25}NO \cdot C_4H_6O_6$: 433.49（酒石酸レバロルファン．モルヒネ拮抗薬，モルヒナン系呼吸抑制拮抗薬．麻薬性鎮痛薬による呼吸抑制の拮抗薬として用いられる）.

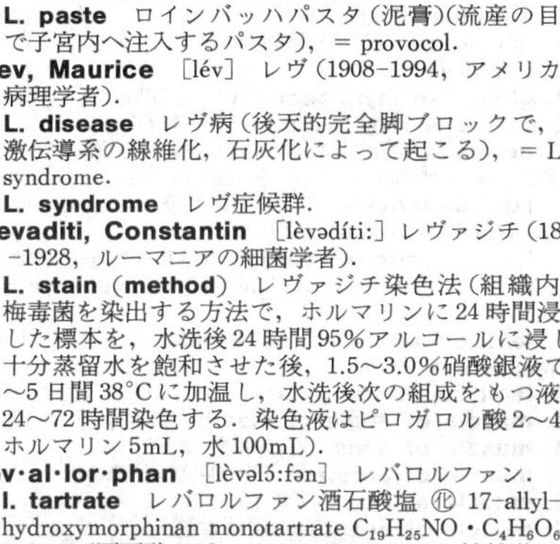

lev·am·i·sole [li:vǽmisoul] レバミゾール（細胞性免疫能を増強する薬剤．その他駆虫薬としても使用される）.

lev·an [lí:væn] レバン(細菌の菌体内に存在するケトヘキソザンで，サッカロースまたはラフィノースを炭素源として多くの種類の細菌により合成され，巨大な分子を形成する)，= bacterial levan.
lev·an·su·crase [lì:vænsjú:kreis] レバンサッカラーゼ(ショ糖からレバンを合成する作用を触媒する酵素で，枯草菌などにある).
Levant fever レヴァント熱(東部地中海沿岸にみられるマラリア).
levantine plague 東ヨーロッパペスト.
lev·ar·te·re·nol [lèvə:tərí:nɔ:l] レバルテレノール(norepinephrine の左旋性異性体．酒石酸レバルテレノールは血管収縮目的に使用される).
l. bitartrate 二酒石酸レバルテレノール ㊥ *l*-α-(aminomethyl)-protocatchuyl-alcohol bitartrate (交感神経興奮薬，昇圧薬)，= arterenol acid tartrate, levarterenol acid tartrate, *l*-noradrenaline, noradrenaline b., noradrenaline acid tartrate, norepinephrine b..
Levasseur sign [livǽsju: sáin] レヴァシュー徴候(死徴候の一つで，乱切りまたはコップ吸引を行っても出血を認めない).
le·va·to·plas·ty [li:véitəplæ̀sti, ləv-] 肛門挙筋形成〔医学〕.
le·va·tor [li:véitər, ləv-] ① 挙筋．② 起子，= elevator.
l. anguli oris [TA] 口角挙筋，= musculus levator anguli oris [L/TA].
l. anguli oris muscle 口角挙筋.
l. ani [TA] 肛門挙筋，= musculus levator ani [L/TA].
l. ani muscle 肛門挙筋〔医学〕.
l. ani suture 肛門挙筋縫合〔術〕〔医学〕.
l. costarum 肋骨挙筋〔医学〕.
l. glandulae thyroideae [TA] 甲状腺挙筋，= musculus levator glandulae thyroideae [L/TA].
l. hernia 挙筋ヘルニア(肛門挙筋の筋膜の間から脱出したヘルニア)，= pudendal hernia.
l. labii superioris [TA] 上唇挙筋，= musculus levator labii superioris [L/TA].
l. labii superioris alaeque nasi [TA] 上唇鼻翼挙筋，= musculus levator labii superioris alaeque nasi [L/TA].
l. labii superioris alaeque nasi muscle 上唇鼻翼挙筋，眼角筋.
l. labii superioris muscle 上唇挙筋，眼窩下筋.
l. muscle of angle of mouth 口角挙筋〔医学〕.
l. muscle of anus 肛門挙筋〔医学〕.
l. muscle of prostate 前立腺挙筋〔医学〕.
l. muscle of rib 肋骨挙筋〔医学〕.
l. muscle of scapula 肩甲挙筋〔医学〕.
l. muscle of thyroid gland 甲状腺挙筋〔医学〕.
l. muscle of upper eyelid 上眼瞼挙筋〔医学〕.
l. muscle of upper lip 上唇挙筋〔医学〕.
l. muscle of upper lip and ala of nose 上唇鼻翼挙筋〔医学〕.
l. palpebrae superioris [TA] 上眼瞼挙筋，= musculus levator palpebrae superioris [L/TA].
l. palpebrae superioris muscle 上眼瞼挙筋.
l. prostatae (♂) [TA] 前立腺挙筋，= musculus levator prostatae (♂) [L/TA].
l. prostatae muscle 前立腺挙筋.
l. scapulae [TA] 肩甲挙筋，= musculus levator scapulae [L/TA].
l. scapulae muscle 肩甲挙筋.
l. swelling 挙筋隆起.
l. tortuous 挙筋隆起〔医学〕.
l. veli palatini [TA] 口蓋帆挙筋，= musculus levator veli palatini [L/TA].
l. veli palatini muscle 口蓋帆挙筋.
levatores costarum [TA] 肋骨挙筋，= musculi levatores costarum [L/TA].
l. costarum breves [TA] 短肋骨挙筋，= musculi levatores costarum breves [L/TA].
l. costarum longi [TA] 長肋骨挙筋，= musculi levatores costarum longi [L/TA].
Levay blood fac·tor [levéi blʌ́d fǽktər] レヴェー血液因子(Callendar らが1946年に認めたびまん性紅斑性狼瘡患者において反復輸血の結果産生された出現頻度の低い個人的因子).
lev·el [lévəl] ① 断位(インパルスを組み合わせ総合する脳脊髄中枢)．② 圏(心理学において意識と成人活動に向かう傾向が現れる層)．③ 層(赤血球生成の骨髄層)．④ 水準器(水盛)．⑤ 準位，水準〔医学〕.
l.-dependent frequency response 音圧レベル依存性周波数特性変化.
l. gauge 液面計〔医学〕.
l. of amputation 切断の高さ〔医学〕.
l. of anesthesia 麻酔深度〔医学〕.
l. of arousal 覚醒水準.
l. of awareness 意識水準.
l. of health 健康水準〔医学〕.
l. of navel 臍高〔医学〕.
l. of psychopathology 病態水準.
l. of significance 危険率，有意水準〔医学〕.
l. spacing 準位間隔.
leveling bulb 水準びん〔医学〕.
Leventhal, Michael Leo [lévənθəl] レーベンタール(1901-1971，アメリカの産婦人科医)．→ Stein-Leventhal syndrome.
lev·er [lí:vər] 梃子(てこ)〔医学〕，レバー.
l. arm てこの腕，レバーアーム.
l. press てこプレス〔医学〕.
l. transplantation 肝臓移植〔医学〕.
lev·er·age [lí:vəridʒ] てこ作用，てこ比，てこ率.
lev·er·et [lévərit] 子ウサギ(当歳のウサギ).
Lev·ey, S. [lévi] リーヴェイ(アメリカの統計学者).
L.-Jennings chart リーヴェイ・ジェニングス図表(精度管理図)，= quality control chart.
Lévi, Leopold [lévi] レヴィ(1868-1933，フランスの内分泌科学者).
L.-Lorain syndrome レヴィ・ローラン症候群(下垂体性小児(幼稚)症)，= pituitary infantilism.
L. syndrome レヴィ症候群(発作性甲状腺機能亢進症)，= paroxysmal hyperthyroidism.
lev·i·cel·lu·lar [leviséljulər] 平滑細胞の(横紋筋細胞に対立の語).
lev·i·dul·i·nose [lèvidjúlinous] レヴィズリノース(マンナに存在する天然の三糖類で，水解するとブドウ糖1分子と，マンノース2分子を生ずる)，= levidulin.
levigating agent 研和剤〔医学〕.
lev·i·ga·tion [lèvigéiʃən] 水簸すいひ(物体を水中で粉砕し，その大小粒子を分離する方法).
Levi-Montalcini, Rita [lévi mɔntɑ:ltʃíni] レヴィ・モンタルチーニ(1909-2012，イタリアの発生生物学者．第2次大戦後アメリカに渡り，1950年代にマウス肉腫に神経成長因子(NGF)の存在を確認．1960年代に S. Cohen の参加を得て，マウス顎下腺から同因子を分離精製した．同因子は神経系の分化，成長，あるいは老化の機序解明に寄与するものとして評価され，S. Cohen とともに1986年度ノーベル医学・生理学賞を受けた).
Levin, Abraham Louis [lévin] レヴィン(1880-1940，アメリカの医師).
L. tube レヴィン管(鼻を通って胃十二指腸に挿入

L

する管).

Levin, Max [lévin] レヴィン(1901生,アメリカの精神科医.Kleine-L. syndrome).

Levine, Irving M. [ləváin] レヴァイン(アメリカの神経科医).

L.-Critchley syndrome レヴァイン・クリッチュリー症候群(有棘赤血球舞踏病.E. M. R. Critchley はイギリスの神経学者),= Levine syndrome.

L. syndrome レヴァイン症候群(不随意運動,自咬症を呈する).

Levine, Samuel Albert [ləváin] レヴァイン(1891-1966,アメリカの心臓病学者).

L. classification レヴァイン分類(心雑音の強度分類).

levirate marriage 逆縁結婚(寡婦が亡夫の兄弟または近親者に嫁すること).

le·vis [lévis] 平滑な.

lev·i·ta·tion [lèvitéiʃən] ① 浮揚妄想(精神病者の夢で,何らの土台がなく,身体が空間に浮き上がる妄想).② 空中上昇(奇術において物体が空中に上昇するように見せかけること).

levo- [li:vou] 左または左方への意味を表す接頭語(化学においては左旋性の意味を表し,−の符号を用い,その構造族が判明したものを *l*-の符号に表し,右旋性 *d*-に対立して用いる).

le·vo·arab·i·nose [lì:vouarǽbinous] 左旋性アラビノース.

levoatrio-cardinal vein 左心房主静脈.

le·vo·car·dia [lì:vouká:diə] 左胸心(すなわち,正常心)〔医学〕.

le·vo·car·di·o·gram [lì:vouká:diəgræm] 左心電図.

le·vo·cho·line [lì:voukóuli:n] 左旋性コリン.

le·vo·cli·na·tion [lì:vouklinéiʃən] 左方回旋(不随意的に右眼が内反し,左眼が外反すること),= levotorsion.

le·vo·cy·clo·duc·tion [lì:vousàikləd ʌ́kʃən] 左方回転,= levoduction.

le·vo·do·pa [li:voudóupə] レボドパ ㊗ 3-hydroxy-L-tyrosine $C_9H_{11}NO_4$: 197.19(抗パーキンソン病薬〔カテコールアラニン〕.ドパミンの前駆体であり,生体内でドパミンに変換される.線条体での不足しているドパミンの補充).

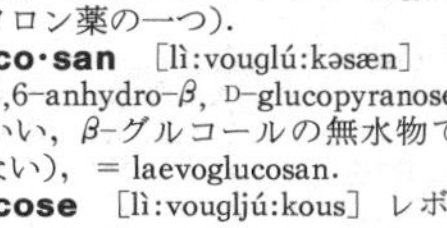

le·vo·duc·tion [lì:vədʌ́kʃən] 左方回転〔医学〕,左〔方〕回転(眼球の)〔医学〕.

levofloxacin レボフロキサシン($C_{18}H_{20}FN_3O_4$.フルオロキノロン薬の一つ).

le·vo·glu·co·san [lì:vouglú:kəsæn] レボグルコサン ㊗ 1,6-anhydro-β, D-glucopyranose(β-グルコサンともいい,β-グルコールの無水物で Fehling 液を還元しない),= laevoglucosan.

le·vo·glu·cose [lì:vouglјú:kous] レボグルコース,= levulose.

le·vo·gram [lí:vəgræm] 左心電図,左心造影相〔医学〕,= levocardiogram.

le·vo·gy·rate [lì:vouʤáireit] 左旋性の.

le·vo·gy·ra·tion [lì:vouʤairéiʃn] 左旋.

le·vo·gy·ric [lì:vouʤáirik] 左旋の,= levogyrous.

levomepromazine maleate レボメプロマジンマレイン酸塩 $C_{19}H_{24}N_2OS \cdot C_4H_4O_4$: 444.54(マレイン酸レボメプロマジン,フェノチアジン系抗精神病薬.統合失調症(精神分裂病),躁病,うつ病における不安,緊張に適用).→ chlorpromazine.

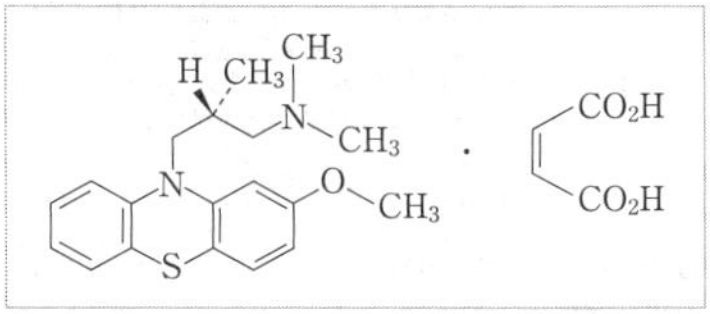

le·vo·me·thor·phan [lì:voumiθɔ́:fæn] レボメトルファン(左旋性メトルファン).

le·vo·nor·de·frin [li:vounɔ́:difrin] レボノルデフリン,左旋性ノルデフリン(局所麻酔薬に混ぜて,血管収縮薬として用いる).

le·vo·pho·bia [lì:voufóubiə] 左〔側〕恐怖〔症〕〔医学〕,= sinistrophobia.

le·vo·pho·ria [lì:voufɔ́:riə] 左傾(視線が左方へ傾くこと),= sinistrophoria.

le·vo·pro·pox·y·phene nap·syl·ate [li:voupro-upɑ́ksifi:n nǽpsileit] レボプロポキシフェンナプシレート ㊗ α-4-dimethylamino-1,2-diphenyl-3-methyl-2-butanol propionate ester naphthalene-2-sulfonate(鎮咳薬).

le·vo·ro·ta·ry [lì:vouróutəri] 左旋性の〔医学〕.

l. compound 左旋性化合物〔医学〕.

le·vo·ro·ta·tion [lì:vouroutéiʃən] 左旋〔医学〕.

le·vo·ro·ta·to·ry [lìvouróutətəri, -tətɔ:ri] 左旋性の.

le·vor·phan·ol [li:vɔ:fǽnɔ:l] レボルファノール.

l. tartrate 酒石酸レボルファノール ㊗ levo-3-hydroxy-*N*-methylmorphinan bitartrate(合成鎮痛薬),= levorphan tartrate, levorphanol bitartrate.

le·vo·sin [lí:vəsin] レボシン(穀粉に存在するデンプン).

le·vo·tar·tar·ic ac·id [lì:voutɑ:tǽrik ǽsid] 左旋性酒石酸.

levothyroxine sodium レボチロキシンナトリウム $C_{15}H_{10}I_4NNaO_4 \cdot xH_2O$(レボキシンナトリウム水和物.甲状腺ホルモン〔L-チロキシンナトリウム〕.粘液水腫,クレチン病,甲状腺機能低下症(原発性および下垂体性),甲状腺腫に適用).

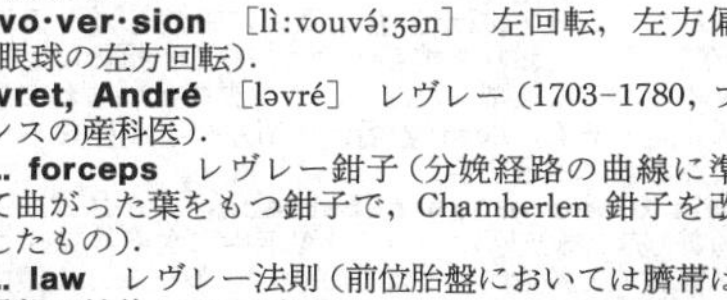

le·vo·tor·sion [lì:voutɔ́:ʃən] 左方回旋,= levoclination.

le·vo·ver·sion [lì:vouvə́:ʒən] 左回転,左方偏視(眼球の左方回転).

Levret, André [ləvré] レヴレー(1703-1780,フランスの産科医).

L. forceps レヴレー鉗子(分娩経路の曲線に準じて曲がった葉をもつ鉗子で,Chamberlen 鉗子を改良したもの).

L. law レヴレー法則(前位胎盤においては臍帯は辺縁部に付着している).

L. maneuver = Deutsch maneuver.

lev·u·lan [lévjulæn] レブラン,= fructosan.

lev·u·lar·gyre [levjulɑ́:ʤər] レブルアルジーア(昇汞を含有する湿地に生成したビール酵母から抽出される水銀性核タンパク質で,梅毒に用いる塗擦薬).

lev·u·lin [lévjulin] レブリン $C_6H_{10}O_5$(レブロース

を加熱して得られる炭水化物), = synanthrose.

lev·u·lin·ic ac·id [lèvjulínik ǽsid] レブリン酸 ㊗ β-acetyl-propionic acid $CH_3COCH_2CH_2COOH$ (胸腺核酸の吸湿性誘導物で，最も普通のγ-ケトン酸で，長く加熱すると分子内脱水を起こしγ-ラクトンとなる．γ-ラクトンの構造式は次のとおり)．

$$CH_3C = CHCH_2CO$$
└────O────┘

lev·u·lo·san [lèvjulóusæn] レブロサン $C_6H_{10}O_5$, = fructosan.

lev·u·lo·sa·zone [lèvjulóusəzoun] レブロサゾン (レブロースのフェニルオサゾンでグルコサゾンに同じ), = methylphenyl levulosazone.

lev·u·lose [lévjulous] 果糖〔医学〕，左旋糖 $CH_2OH(CHOH)_3COCH_2OH$ (果実，ハチミツから得られる無色，シロップ状液体で，腸管内および尿中にも発見される), = D-fructose.

l. tolerance test 果糖負荷試験 (肝機能検査法の一つで，多量の左旋糖は肝により吸収貯蔵される原理に基づく)．

lev·u·lo·se·mia [lèvjulousí:miə] 果糖血症．

lev·u·lo·su·ria [lèvjulousjú:riə] 果糖尿症〔医学〕．

lev·u·rid(e) [lévjurid] レブリッド (*Oidium*, *Cryptococcus* などの感染による皮疹または皮膚病)．

Lévy, Gabrielle [lévi] レヴィー (1886–1995, フランスの精神科医)．

L.-Roussy syndrome レヴィー・ルーシー症候群 (腓骨筋萎縮，脊髄彎曲，小脳性運動失調との併合したもので，腓骨筋萎縮症とフリードライヒ運動失調症との移行型と考えられる), = dermatofibrosarcoma.

Levy-Rowntree-Marriott meth·od [lévi róuntri: mǽriət méθəd] レヴィー・ローントリー・マリオット法 (血液水素イオン濃度測定法で，中性食塩水に対して透析した液中のイオン濃度をフェノールフタレインを加えて標準液と比色する)．

Lewandowski, Felix [levɑndʌ́vski:] レワンドウスキー (1879–1921, ドイツの皮膚科医)．

L.-Lutz disease レワンドウスキー・ルッツ病 (疣贅状表皮発育異常症), = epidermodysplasia verruciformis.

Lewin, Kurt [lú:in] ルーイン (1890–1947, アメリカに住んだユダヤ系ドイツの心理学者．位相心理学 topology の提唱者)．

Lewin-Wassen treat·ment [lú:in wásən trí:tmənt] ルーイン・ワッセン療法 (desoxycorticosterone とアスコルビン酸とを用いる多発性硬化症の療法)．

Lewis-Benedict method ルイス・ベネディクト法 (ブドウ糖定量法で，ピクリン酸で血液を除タンパクし，炭酸ナトリウムを加えて生ずるピクラミン酸を標準液と比色する)．

Lewis blood group ルイス血液型 (体液中に分泌された Lewis 抗原が赤血球表面に吸着して，血液型抗原となっており，抗 Le^a および抗 Le^b 抗体によって決められる血液型．ただし，新生児ではいずれの型も未発達である．Lewis の名は血清中に Le^a 体をもった女性の名に由来する)．

Lewis blood group substance ルイス式血液型物質 (赤血球抗原の一つ．分泌液中に水溶性糖タンパク質として多量に含まれる．血球の型抗原は血漿中の型抗原が吸着したものと考えられている)．

Lewis blood group system ルイス式血液型 (ABO 式，Rh 式以外の血液型の一つで抗原は Le^a, Le^b で表される．抗原は血漿から吸着されたオリゴ糖である)．

Lewis, Edward B. [lú:is] ルイス (1918–2004, アメリカの遺伝学者．1950年代にショウジョウバエを使い，初期胚の発生過程での調節機構を解明．Nusslein-Volhard, Wieschaus と共に1995年度ノーベル医学・生理学賞を受賞)．

Lewis effect ルイス効果〔医学〕．

Lewis, Gilbert N. [lú:is] ルイス (1875–1946, アメリカの物理学者．酸と塩を定義した．ルイス酸・ルイス塩基)．

Lewis phenomenon ルイス現象 (大食細胞がその周囲の血漿を吸収すること)．

Lewis reaction ルイス反応, = histamine test.

Lewis system ルイス血液型〔医学〕，ルイス系〔医学〕(血清中の抗体が初めてみつけられた患者の名前に由来)．

Lewis, Thomas [lú:is] ルイス (1881–1945, イギリスの心臓病医．心電図による心臓病診断学の開祖で，不整脈，心房細動症などの分析に貢献し，1917年兵士における努力症候群 effort syndrome に関する論文を発表した)．

L.-Pickering test ルイス・ピカリング試験 (末梢循環機能の検査法で，血管の拡張を起こすため体温を急昇させる方法)．

Lewis triple response ルイス3相応答，ルイスの三重反応 (鈍端器具でこすることで起こる皮膚の生理反応．最初にこすった場所にヒスタミンの遊離で赤い線が現れ，次いでこれに沿って発赤，局部浮腫が現れ膨疹ができる)．

Lewis, Winford Lee [lú:is] ルイス (1878–1943, アメリカの化学者．第1次世界大戦に際して J.A. Nieuwland の研究に基づき，ルイサイトガス lewisite gas を発明したが，実際に用いられる機会を得なかった)．

lew·is·ite [lú:isait] ルイサイト (戦争用毒ガスで，ジベータクロロビニルクロロアルシン $AsCl(OH=CHCl)_2$ とベータクロロビニルジクロロアルミン $AsCl_2CH=CHCl$ との混合物で，接触によりびらんを発生する)．→ Lewis, Winford Lee.

Lewisohn, Richard [lú:isɔ:n] ルイソーン (1875生，アメリカの外科医)．

L. method ルイソーン法 (クエン酸ナトリウムを抗凝固薬として用いる間接輸血法)．

Lewy, Frederic Henry [lévi] レビー (1885–1950, ドイツ生まれのアメリカの神経学者)．

L. body レビー小体〔医学〕(パーキンソン病の中脳神経細胞内にみられる細胞質内封入体)．

L. body dementia レビー小体認知症．

L. body disease (LBD) レビー小体病 (小阪憲司ら (1980) により提唱された概念で，初老期または老年期 (まれに若年者) に発病し，慢性，進行性の経過をとる神経精神疾患．現在，パーキンソン病 (PD)，認知症を伴うパーキンソン病 (PDD)，レビー小体型認知症 (DLB) を含めてレビー小体病という)．

Lexer, Erich [léksər] レキセル (1867–1937, ドイツの外科医)．

L. operation レキセル手術 (ガッセル神経節切除法)．

lex·i·cal [léksikəl] 語彙の．

Lexis diagram レキシスの図示法〔医学〕．

-lexis [leksis] 話すこと speech に関係する接尾語, = -lexy.

-lexy [leksi] = -lexis.

Leyden, Ernst Victor von [láidən] ライデン (1832–1910, ドイツの医師)．

L. ataxia ライデン運動失調 (偽脊髄癆), = pseudotabes.

L. crystals ライデン結晶, = Charcot-Leyden crystals (CLC).

L. crystals disease ライデン病 (周期性嘔吐症)．

L. dystrophy ライデン進行性筋ジストロフィー (腰部および大腿部からほかの部分に広がる小児の進行性

筋萎縮症), = Leyden–Möbius dystrophy.

L.–Möbius muscular dystrophy ライデン・メビウス筋ジストロフィー(異栄養〔症〕), = limb-girdle muscular dystrophy.

L.–Möbius type ライデン・メビウス型(小児にみられる進行性筋ジストロフィーの萎縮型), = progressive muscular dystrophy (atrophic type).

L. neuritis ライデン神経炎.

L. paralysis ライデン麻痺(Gubler の記載した症状に類似の片麻痺).

Leyden jar [láidən ʤɑ́:r] ライデンびん(蓄電池の一種で, 内面はスズ箔で覆われた集電器. 数個を並列したものは Leyden battery と呼ばれ, ライデンに住んだ van Musschenbroek が1746年に記載した).

Leydig, Franz von [láidig] ライディッヒ(1821–1908, ドイツの解剖学者).

L. cell ライディッヒ細胞(精巣の間質細胞で, 男性ホルモンを生成すると考えられている), = Gley cells. → interstitial cell.

L. cell tumor ライディッヒ細胞腫.

L. cylinders ライディッヒ円柱(筋線維束が原形質により隔離されているもの).

L. duct ライディッヒ管, = wolffian duct.

ley·di·garche [làidigɑ́:ki] 男性性腺機能開始(旧語).

Lf, L_f limit of flocculation フロキュレーション(綿状反応)極限の略.

Lf dose Lf 毒素量(ジフテリア毒素の凝集限界量).

LFA ① left frontoanterior 左前頭前位の略(子宮内胎児の位置). ② low friction arthroplasty 低摩擦人工関節置換〔術〕の略. ③ lymphocyte function associated antigen リンパ球機能関連抗原の略.

LFA–1 lymphocyte function-associated antigen 1 リンパ球機能関連抗原-1 の略.

LFA–2 lymphocyte function-associated antigen 2 リンパ球機能関連抗原-2 の略.

LFA–3 lymphocyte function-associated antigen 3 リンパ球機能関連抗原-3 の略.

LFD ① least fatal dose 毒素の最小致死量の略. ② light for dates infant 不当軽量児の略.

LFP left frontoposterior 左前頭後位の略(子宮内胎児の位置).

LFPS Licentiate of the Faculty of Physicians and Surgeons 内科・外科医免許所有者の略.

LFT ① latex fixation test ラテックス結合反応の略. ② left frontotransverse 左前頭横位の略(子宮内胎児の位置).

LGBT Lesbian, Gay, Bisexual, Transgender の頭文字で, 性的少数者を指す.

LGC linearized growth curve 成長直線の略.

LGL ① large granular lymphocyte 大顆粒リンパ球の略. ② Lown–Ganong–Levine syndrome ローン・ガノン・レヴァイン症候群の略.

LGL leukemia 大顆粒リンパ球性白血病(LGL は細胞質内に粗大なアズール顆粒を含む細胞である).

LGLL large granular lymphocytic leukemia 顆粒リンパ球性白血病の略.

LGSIL low-grade squamous intraepithelial lesion 上皮内低悪性度扁平上皮異型の略.

LH luteinizing hormone 黄体〔化〕形成ホルモン(ルトロピン)の略.

LHAD left heart assist device 左心補助心臓の略.

Lhermitte, Jean [lə́:mit] レールミット(1877–1959, フランスの神経科医).

L.–McAlpine syndrome レールミット・マッカルピン症候群(錐体路, 淡蒼球の病変により潜行的に発病し, 仮性球麻痺症状を呈し, 構音障害, 嚥下困難, 強制笑いと強制泣きなどの症状群).

L. sign レールミット徴候〔医学〕(多発性硬化症などにみられる頭部屈曲時の電撃痛).

LHRF luteinizing hormone-releasing factor 黄体化ホルモン放出因子の略, = LRF.

LHRH luteinizing hormone releasing hormone 黄体〔化〕形成ホルモン放出ホルモンの略.

LHRH test LHRH〔負荷〕テスト.

Li lithium リチウムの元素記号.

Li, Frederick P. [lí] リ・フレデリック(疫学学者).

L.–Fraumeni cancer syndrome リ・フラウメニ癌症候群(1969年に, Frederick P. Li と Joseph F. Jr. Fraumeni により報告された若年者に肉腫, 乳癌, 脳腫瘍が多発する遺伝性腫瘍後発症候群).

L.–Fraumeni syndrome リ・フラウメニ症候群, = Li–Fraumeni cancer syndrome.

L.–Rivers method リ・リヴァース法(牛痘ウイルスの培養法で, 三角コルベンに Tyrode 液を入れ, ふ化 9～12 日の鶏胚の無菌的な組織粥の 1 滴を混ぜて, ウイルス原料を加え, 37°C で培養する).

li·a·bil·i·ty [làiəbíliti] 易罹病性〔医学〕.

l. insurance 責任保険〔医学〕.

l. without fault 無過失責任.

Liacopoulos phenomenon リアコプロス現象〔医学〕.

li·ai·son [li:əzɑ́n, liéizɑ́n] 関連精神医学, リエゾン, 各科共同の〔医学〕, 連携. → liaison psychiatry.

l. psychiatry 関連精神医学〔医学〕, リエゾン精神医学(総合病院において, 精神科以外の領域で精神科医が当該科医師との連携のもとに行う診療活動).

Lian meth·od [líən méθəd] リアン法(心電図における双極胸部誘導).

Lian point [líən pɔ́int] リアン点(腸骨前上棘と臍とを結ぶ直線上, 外側部1/3と中央部1/3との境界点で, 腹腔穿刺の際利用される), = Monro point.

Lian sign [líən sáin] リアン徴候(胞虫反響様徴候), = echo sign.

li·an·tral [laiǽntrəl] リアントラル(石炭油からの産物で鎮痛などに用いられる).

Lib libra ポンドの略.

libel and slander 名誉毀損, = defamation.

liber(–a, –um) [libér(ə, əm)] 自由の.

lib·er·ate [líbəreit] 離生の.

l. carpel 離生心皮.

l. ovary 離生子房.

l. pistil 離生雌ずい(蕊).

lib·er·a·tion [libəréiʃən] 遊離〔医学〕, 離生.

l. of arms 両腕遊離(殿位胎児の娩出において, 両腕が頭部の両側に伸長している場合, それを下方に遊離させる方法).

lib·er·o·mo·tor [lìbərəmóutər] 随意運動の.

libidinal attachment リビドー的愛着(他人との愛情や性的絆をいう. S. Freud).

libidinal drive リビドー的衝動(本能的衝動の性欲をいう. S. Freud).

li·bid·i·nous [libídinəs] 淫乱な, 好色の, = lascivious.

li·bi·do [libí:dou] リビドー〔医学〕(フロイトが用いた性的エネルギーの概念. 人間に生得的にそなわった本能エネルギーで, 発達とともに口愛期, 肛門愛期, 男根期, 思春期の性器期へと発達する. 同時に精神エネルギーをも意味する). 形 libidinal, libidinous.

l. sexualis 性欲〔医学〕.

l. theory 性欲説(Freud).

Libman, Emanuel [líbmən] リブマン(1872–1946, アメリカの医師).

L. sign リブマン徴候(乳様突起の先端および茎状突起を加圧して, 患者の疼痛に対する感受性を比較す

L

ること).

L.-Sacks disease リブマン・サックス病.

L.-Sacks endocarditis リブマン・サックス心内膜炎〔医学〕.

L.-Sacks syndrome リブマン・サックス症候群(全身性エリテマトーデスのことで, 進行性の貧血, 紅斑および紫斑性皮膚病がみられ, 白血球減少症, 心内膜炎, 糸球体性腎炎などを合併する全身性疾患, 骨髄穿刺標本からいわゆる LE 細胞を証明し, 現在は膠原病の一型と考えられている), = Osler-Libman-Sacks syndrome.

Liborius, Paul [libɔ́:riəs] リボリウス(ロシアの細菌学者).

L. method リボリウス法(嫌気性培養の一法で, 寒天またはゲラチンを煮沸し酸素を駆出して深く穿刺培養する).

li·bra [láibrə] ポンド(重量の)(l または lb と略す. ポンド法のポンドに当る古代ローマの単位), = pound.

li·brar·i·an [laibrέəriən] 司書, 図書係.

libration vibration ひょう(秤)動振動〔医学〕.

Lic Med Licentiate in Medicine 医師免許所有者の略.

lice [láis] シラミ(louse の複数).

l. disinfestation シラミ殺虫.

l. infestation シラミ侵入.

li·cense [láisəns] 免許証〔医学〕, 認可証, 修業証書.

l. of autopsy 解剖医資格.

licensed practical nurse (**L.P.N.**) 免許准看護師, 免許専修看護師, = licensed vocational nurse.

licensed vocational nurse (**L.V.N.**) 免許職業看護師, = licensed practical nurse.

li·cen·sure [láisənʃər] 認可〔医学〕.

l. of dental hygienist 歯科衛生士免許〔医学〕.

l. of dentist 歯科医免許〔医学〕.

l. of midwife 助産師免許〔医学〕.

l. of pharmacist 薬剤師免許〔医学〕.

l. of physician 医師免許〔医学〕.

li·cen·ti·ate [laisénʃieit] 免許証所有者(医師または歯科医の開業免許を所有する有資格者).

l. in pharmacy 免許薬剤師〔医学〕.

li·chen [láikən] ①苔癬〔医学〕(充実性丘疹と著明な皮膚斑点などを呈する皮膚症の一般名). ②地衣. 形 lichenoid.

l. acuminatus 尖圭苔癬.

l. agrius 重症苔癬(Willan).

l. albus 白色苔癬.

l. amyloidosus アミロイド苔癬.

l. annularis 環状苔癬, = granuloma annulare.

l. annulatus serpiginosus 蛇行状環状苔癬(Wilson).

l. atrophicus 萎縮性苔癬(Hallopeau), = lichen ruber planus.

l. circinatus = tinea tonsurans.

l. corné リケンコルネ, = lichen ruber verrucosus.

l. diabeticus = xanthoma diabeticum.

l. disseminatus 播種性苔癬.

l. eczematoides 類湿疹苔癬.

l. haemorrhagicus 出血性苔癬.

l. infantum 小児苔癬, = strophulus.

l. iris 虹彩苔癬(共心輪状の紅斑が現れる白癬).

l. lividus = acne scorbutica.

l. myxoedematosus 粘液水腫性苔癬, 丘疹性ムチン沈着症.

l. nitidus 光沢苔癬(Pinkus).

l. nuchae 項部苔癬.

l. obtusus corneae 鈍頂性角化性苔癬, = prurigo nodularis.

l. parietinus (ヤマムカデの一種).

l. pemphigoides 天疱瘡様苔癬.

l. pilaris 毛孔性苔癬(毛孔に一致して播種状または一部集族性に帽針頭大程度にとがった, 固い角質の小丘疹を生じ, 遺伝傾向を示す), = keratosis pilaris.

l. planopilaris 扁平毛孔性苔癬.

l. planus 扁平苔癬, = lichen ruber planus.

l. planus et acuminatus atrophicans 扁平尖圭萎縮性苔癬.

l. planus follicularis 毛包性扁平苔癬.

l. planus hypertrophicus 肥厚性扁平苔癬.

l. planus morphoeicus (硬化性萎縮性苔癬), = lichen sclerosus et atrophicus.

l. planus ocreaformis 鞘状扁平苔癬(両脚の周囲に発生する丘疹が集合して, あたかも鞘または脚半のような外観を呈するもの. Lieberthal).

l. planus verrucosus いぼ状扁平苔癬.

l. planus-like keratosis 扁平苔癬様角化症.

l. ruber 紅色苔癬(尖圭紅色苔癬), = lichen ruber acuminatus, pityriasis rubra pilaris.

l. ruber moniliformis 念珠状紅色苔癬.

l. ruber planus 扁平紅色苔癬〔医学〕, = lichen planus.

l. ruber verrucosus いぼ状紅色苔癬.

l. sclerosus 硬化性苔癬.

l. sclerosus et atrophicans 硬化性萎縮性苔癬, = liehen sclerosus et atrophicus.

l. sclerosus et atrophicus 硬化性萎縮性苔癬.

l. sclerosus of vulva 外陰硬化性苔癬.

l. scorbuticus 壊血病苔癬.

l. scrofulosus 腺病性苔癬(結核患者にみられる紅色丘疹を生ずるもの).

l. simplex 単純性苔癬, = papular eczema.

l. simplex acutus 急性単純性苔癬(Vidal), = lichen urticatus.

l. simplex chronicus 慢性単純性苔癬(ヴィダール苔癬. Vidal and Touton), = lichen simplex circumscriptus.

l. spinulosus 棘状苔癬(Crocker), = lichen pilaris.

l. starch 地衣デンプン, = lichenin.

l. striatus 線状苔癬.

l. strophulosus ストロフルス性苔癬.

l. syphiliticus 梅毒性苔癬(第2期において起こる丘疹性の).

l. trichophyticus 白癬性苔癬, 苔癬様白癬疹.

l. tropicus 熱帯苔癬, = eczema tropicum, miliaria papulosa.

l. urticatus じんま(蕁麻)疹様苔癬(ストロフルス), = strophulus infantum urticaria papulosa.

l. variagatus 多形苔癬(Crocker), = pityriasis lichenoides chronica.

l. verrucosus いぼ状苔癬, = lichen ruber verrucosus.

l. Vidal ヴィダール苔癬〔医学〕, = lichen simplex chronicus.

li·che·nase [láikəneis] リケナーゼ, ライケン酵素(リケニンをブドウ糖に転化する作用を触媒するカルボヒドラーゼの一つ).

li·che·ni·a·sis [laikənáiəsis] 苔癬症.

li·chen·ic ac·id [laikénik ǽsid] 地衣酸(地衣類植物の産生する有機酸の総称).

li·chen·i·fi·ca·tion [laikènifikéiʃən] 苔癬化〔医学〕.

lichenified eczema 苔癬化湿疹〔医学〕, = eczema lichenificatum.

li·chen·i·for·min [laikènifɔ́:min] リケニフォルミン(Callow と Hart により1946年に *Bacillus licheniformis* から分離された抗生物質で, 種々の細菌に対して有効といわれる. その後この物質は A, A5, B, C に区別された).

li·che·nin [láikənin] リケニン，貯蔵線維素 $(C_6H_{10}O_5)_n$（アイスランド藻に多量に存在する多糖類で，デンプン様の緩和薬．水解するとブドウ糖を生ずる），= lichen starch，moss s..

li·che·ni·za·tion [laikənizéiʃən] 苔癬化，= lichenification.

li·chen·oid [láikənɔid] ① 苔癬様の [医学]．② 類苔癬（黄色輪で包まれた白斑を特徴とする小児の舌病）．

l. amyloidosis 苔癬様アミロイド症 [医学]．

l. dermatosis 苔癬状皮膚病．

l. drug eruption 扁平苔癬型薬疹．

l. eczema 苔癬様湿疹 [医学]．

l. keratosis 苔癬様角化症．

l. syphilide 苔癬状梅毒疹．

l. trichophytid(e) 苔癬様白癬疹（白癬性苔癬），= lichen trichophyticus.

li·chen·ous [láikənəs] 苔癬様 [医学]．

Lichtenberg fig·ure [líktənbə:g fígjər] リヒテンベルグの模様（電撃斑，電紋などの別名で知られ，落雷のような強大な放電性感電により皮膚に現れる疼痛性線状紅斑様変化），= lightning mark.

Lichtheim, Ludwig [líkthaim] リヒトハイム（1845–1915，ドイツの医師）．

L. disease リヒトハイム病（超皮質性感覚隔性失語症），= transcortical sensory aphasia.

L. motor aphasia リヒトハイム運動性失語〔症〕[医学]．

L. plaque リヒトハイム斑（悪性貧血に起こる大脳白質の変性領域）．

L. sensory aphasia リヒトハイム感覚性失語〔症〕[医学]．

L. sign リヒトハイム徴候（リヒトハイム病において，患者は字を読むことはできないが，そのつづりを指で示すことはできる）．→ Lichtheim test.

L. syndrome リヒトハイム症候群（① 脊髄の背外側変性．② 束性脊髄症を併発する脾腫性悪性貧血）．

L. test リヒトハイム試験，= Proust-Lichtheim test.

lick dermatitis 口舐め病，なめかん．

lick·ing [líkiŋ] なめる〔こと〕[医学]．

lic·o·rice [líkɔ:ris, -kə-] カンゾウ〔甘草〕，カンゾウ根，= glycyrrhiza，liquorice.

l. root カンゾウ〔甘草〕（*Glycyrrhiza glabra* または同属植物の根．漢方では緩下，鎮痛，解毒などに用いる），= glycyrrhiza.

l. root extract カンゾウ〔甘草〕粗エキス．

lid [líd] ふた（蓋）（特に眼瞼（まぶた）に用いる）．

l. coloboma 眼瞼欠損 [医学]．

l. reflex 眼瞼反射 [医学]，= conjunctival reflex.

Liddell, Edward G. T. [lídəl] リデル（1895–1981，イギリスの神経生理学者）．

L.-Sherrington reflex リデル・シェリントン反射．

lid·o·caine [lídəkein, láidə-] リドカイン [化] 2-diethylamino-*N*-(2,6-dimethylphenyl)acetamide $C_{14}H_{22}N_2O$：234.34（局所麻酔薬（表面麻酔），アミド系（アミノアセタミド）抗不整脈薬）．

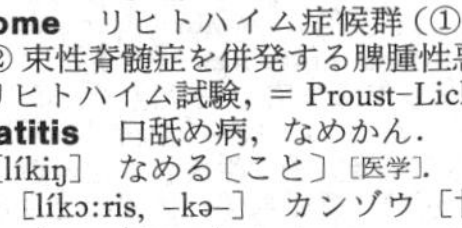

l. hydrochloride 塩酸リドカイン（注射用）．

li·do·fla·zine [làidoufléizi:n] リドフラジン [化] 4-[4,4-*bis*(pfluorophenyl)butyl]-piperazin-1-yl-2′,6′-acetoxylide（冠血管拡張薬）．

lie [lái] ① 虚言．② 位置（母親の長軸と胎児の長軸との関係）．

l. detector うそ（嘘）発見器 [医学]（呼吸の変化，脈波，血圧，精神の電気的反射などを描画し，被験者の虚言による感情的反応を総合表示する複式描写器）．

Lieben, Adolf [lí:bən] リーベン（1836–1914，オーストリアの化学者）．

L. test リーベン試験（尿中アセトン体の検出法で，酸性化して蒸留した留出物をアンモニアとヨードチンキで処理すると，黄色のヨードホルムが沈殿する），= Lieben-Ralfe test.

lie·ber·kuehn [lí:bəki:n] 集光器（顕微鏡）．

Lieberkühn, Johann Nathaniel [lí:bə:ki:n] リーベルキューン（1711–1756，ドイツの解剖学者）．

L. ampulla リーベルキューン膨大部（小腸絨毛中にあるもの）．

L. crypts リーベルキューン腸陰窩，= Galeati glands，intestinal glands.

L. glands リーベルキューン腺，= Lieberkühn crypts.

L. jelly リーベルキューン膠様質（苛性ソーダの希釈液がアルブミンに作用して生ずる膠様アルカリ性変性タンパク質）．

Liebermann, Leo von Szentloerincz [lí:bə:mɑ:n] リーベルマン（1852–1926，ハンガリーの医師）．

L.-Burchard test リーベルマン・ブルハルト試験（被検物のクロロホルム溶液に，無水酢酸を加えた後，濃硫酸を1滴ずつ加えると，コレステロールの存在する場合には，まず紅色，次に青色，最後に緑色を呈する）．

L. test リーベルマン試験（タンパク尿の検出法で，アルコール沈殿をエーテルで洗い，強塩酸を加えて加熱すると，微少な紫色を発するのは，トリプトファンの存在を証明する），= Liebermann reaction.

Liebermeister, Carl von [lí:bə:maistər] リーベルマイステル（1833–1901，ドイツの医師）．

L. furrow リーベルマイステル溝（帯を強く締めることにより生ずる肝臓表面にみられる肋骨の凹み），= Liebermeister groove.

L. rule リーベルマイステル法則（熱病においては，体温が1°C上昇するごとに，約8回の脈拍数が増加する）．

L. symptom リーベルマイステル症候（舌にみられる貧血斑で，空気塞栓症の初期症候）．

Liebig, Baron Justus Freiherr von [lí:big] リービッヒ（1803–1873，ドイツの化学者）．

L. condenser リービッヒ冷却器 [医学]．

L. extract リービッヒエキス（牛肉の流エキスを軟性固体程度にまで乾燥したもの）．

L. test リービッヒ試験（シスチンの検出法で，被検物を少量の苛性ソーダ液と硫化鉛とを加え，ともに煮沸すると，シスチンと鉛が反応して黒色沈殿を生ずる）．

L. theory リービッヒ説（容易に酸化する炭水化物は動物体内で熱を発生する）．

Liebow, Averill A. [lí:bou] リーボウ（1911–1978，アメリカの医師．usual interstitial pneumonia of Liebow）．

Liebreich symp·tom [lí:braik símptəm] リーブライヒ症候（光線が赤色に，陰影が緑色に見える赤緑色盲の症候）．

li·en [láiən] [L/TA] 脾臓，= spleen [TA]．[形] lienal.

l. accessorius 副脾，= lien succenturiatus.

l. lobatus 分葉脾．

l. migratus 遊走脾．

l. mobilis 移動脾．

li·e·nal [láiənəl] 脾〔臓〕の [医学]．

l. artery 脾動脈．

l. infantilism 脾性幼稚症〔医学〕.
l. plexus 脾神経叢〔医学〕.
l. recess 脾陥凹〔医学〕.
li·en·cu·lus [laiéŋkjuləs] 小脾，副脾，= lien accessorius.
li·e·nec·to·my [làiənéktəmi] 脾摘出術，= splenectomy.
li·e·ni·tis [làiənáitis] 脾炎〔医学〕，= splenitis.
lien(o)- [laii:n(ou), -n(ə)] 脾臓との関係を表す接頭語.
li·e·no·cele [laií:nəsi:l] 脾ヘルニア，= splenocele.
li·e·nog·ra·phy [làii:nágrəfi] 脾造影〔法〕(トロトラストの静注による方法).
li·e·no·ma·la·cia [laiì:nəməléiʃiə] 脾軟化症，= splenomalacia.
li·e·no·med·ul·lary [laiì:nəmédjuləri] 脾骨髄の.
li·e·no·my·e·log·e·nous [laiì:nəmàiəláʤənəs] 脾骨髄性の，= splenomyelogenous.
li·e·no·my·e·lo·ma·la·cia [laiì:nəmàiəlouməléiʃiə] 脾骨髄軟化症.
li·e·no·pan·cre·at·ic [laiì:nəpæ̀ŋkriǽtik] 脾膵の.
li·e·nop·a·thy [làii:nápəθi] 脾臓疾病.
lienophrenic ligament 横隔脾靱帯，= ligamentum phrenicolienale.
li·e·no·re·nal [laiì:nərí:nəl] 脾腎の.
l. ligament [TA] 脾腎ヒダ，= ligamentum lienorenale [L/TA].
li·e·no·tox·in [laiì:nətáksin] 脾臓毒素，= splenotoxin.
lienteric diarrhea 不消化性下痢，完穀下痢，= lientery diarrhea.
lienteric stool 不消化便〔医学〕.
li·en·ter·y [láiəntəri] 不消化下痢(不消化物を含有する糞便を排泄する下痢). 形 lienteric.
li·e·nun·cu·lus [laiináŋkjuləs] 分絶脾，副脾，= splenculus.
Liepmann, Hugo Carl [lí:pmən] リープマン(1863-1925，ドイツの神経科医).
L. apraxia リープマン失行症(麻痺によらないで四肢の協調運動が不能なこと).
L. symptom リープマン症状(振戦せん妄患者の妄覚は，被暗示性がつよく，眼瞼上から眼球を圧迫するか，または暗所に導くと幻視をみることがある症状).
li·er [láiər] 虚言者〔医学〕，= liar.
Liesegang, Ralph Eduard [lí:zəgæŋ] リーゼガング(1869-1947，ドイツの化学者).
L. phenomenon リーゼガング現象(ゼラチンのようなゲル中に K_2CrO_4 を溶かし，これと $AgNO_3$ を接触させると $AgNO_3$ が拡散して K_2CrO_4 との反応において沈殿 Ag_2CrO_4 の環状模様が形成される．沈殿を生ずるほかの2種の電解質でも形成される)，= Liesegang ring.
L. rings リーゼガング環.
L. striae リーゼガング線(リーゼガング現象に現れる模様)，= Liesegang waves.
Lieutaud, Joseph [lju:tó:] リュートー(1703-1780，フランスの医師).
L. body リュートー体(膀胱三角).
L. sinus リュートー洞(下矢状静脈洞と横静脈洞との中間を走る直静脈洞).
L. triangle リュートー三角(膀胱垂，膀胱三角)，= trigonum vesicae.
L. uvula リュートー垂(膀胱三角の縦稜).
LIF ① left iliac fossa 左腸骨窩の略. ② leukemia inhibitory factor 白血病抑制因子，白血病増殖阻止因子の略.
life [láif] ① 生活(生活現象の総称). ② 寿命，生命.
l. beginning 生命誕生〔医学〕.
l. boat 救命艇〔医学〕.
l. change event 生活様式変更事項〔医学〕.
l. cycle 生活周期，生活環〔医学〕，ライフサイクル〔医学〕.
l. duration 生命期間〔医学〕.
l. event 生活上の出来事〔医学〕，ライフイベント.
l. expectancy 寿命，余命〔医学〕.
l. expectancy table 寿命表〔医学〕.
l. experience 人生経験〔医学〕.
l. form 生活形〔医学〕.
l. habit 生活習慣〔医学〕.
l. history 生活史〔医学〕.
l.-improvers 生活改善薬(気になる体調や症状などの改善，また生活の質を向上させることを目的として用いられる医療用医薬品，禁煙補助薬としてのニコチンガム，経皮吸収ニコチン貼布剤，勃起不全治療薬としてクエン酸シルデナフィル錠，経口避妊薬として卵胞ホルモン・黄体ホルモン配合錠などがある).
l. insurance 生命保険〔医学〕.
l. insurance medicine 〔生命〕保険医学〔医学〕.
l. isolator 患者〔用〕アイソレータ〔医学〕.
l.-long education 生涯教育〔医学〕.
l.-long therapy 終生治療〔医学〕.
l. phase 生活相〔医学〕.
l. phenomenon 生活現象〔医学〕，生命現象.
l. prolongation 生命延長〔医学〕.
l. science ライフサイエンス，生命科学〔医学〕.
l. shortening 寿命短縮〔医学〕.
l. span 寿命〔医学〕，生存期間.
l. style ライフスタイル，生活様式〔医学〕，健康習慣.
l. style drugs 生活改善薬(疾病治療としてでなく日常的な症状，体調，生活の質の向上，改善を目的として用いられる薬剤)，= life-improvers.
l. style related diseases 生活習慣病(公衆衛生審議会が1996年に提案した概念で，これまで成人病と呼ばれてきた疾患のすべてを含む．病原体や有害物質などの外部環境因子や生まれつきの遺伝的要素だけでなく，食習慣，運動習慣，休養のとりかた，嗜好などに深く関わっている疾病．糖尿病，高血圧，高脂血症，肝機能障害，肥満，骨粗鬆症，むし歯，癌，脳卒中，心臓病など).
l. support 生命維持〔医学〕，救命装置，救命処置.
l. support care 生命維持療法〔医学〕.
l. support measures 救命法.
l. support system 生命維持システム〔医学〕.
l. table 生命表〔医学〕(人口の死亡と生存の様式を，概略的に記載するために用いられる方法).
l. table analysis 生命表分析.
l. table death rate 静止人口死亡率〔医学〕.
l. table population 静止人口〔医学〕.
l. table radix 生命表基礎〔医学〕.
l. time 寿命.
l. time acclimation 生涯順化〔医学〕.
l. zone 生活帯〔医学〕.
life·root [láifru:t] ノボロギク，= *Senecio vulgaris*.
lifting force 浮揚力〔医学〕.
lig·a·ment [lígəmənt] ① 靱帯(関節の周囲にある硬強な線維性結合織で，時には腱膜または腹膜の硬化したヒダをいう). ② ヒダ. ③ 索. ④ 間膜. 形 ligamentous.
l. of epididymis 精巣上体間膜.
l. of head of femur [TA] 大腿骨頭靱帯，= ligamentum capitis femoris [L/TA].
l. of left superior vena cava 左上大静脈索，= ligamentum venae cavae sinistrae.
l. of left vena cava [TA] 左空静脈靱帯*(plica

venae cavae sinistrae〔PNA〕, 左大静脈ヒダ), = ligamentum venae cavae sinistrae [L/TA].
l. of ovary [TA] 固有卵巣索, = ligamentum ovarii proprium [L/TA], ligamentum uteroovaricum [L/TA].
lig·a·men·ta [ligəméntə] [L/TA] 靱帯(ligamentum の複数), = ligaments [TA].
l. alaria [L/TA] 翼状靱帯, = alar ligaments [TA].
l. anularia [L/TA] 輪状靱帯, = anular ligaments [TA].
l. auricularia [L/TA] 耳介靱帯, = ligaments of auricle [TA].
l. capsularia [L/TA] 関節包靱帯, = capsular ligaments [TA].
l. carpometacarpalia dorsalia [L/TA] 背側手根中手靱帯, = dorsal carpometacarpal ligaments [TA].
l. carpometacarpalia palmaria [L/TA] 掌側手根中手靱帯, = palmar carpometacarpal ligaments [TA].
l. collateralia [L/TA] 側副靱帯, = collateral ligaments [TA].
l. costoxiphoidea [L/TA] 肋剣靱帯, = costoxiphoid ligaments [TA].
l. cuneometatarsalia interossea [L/TA] 骨間楔中足靱帯, = cuneometatarsal interosseous ligaments [TA].
l. cuneonavicularia dorsalia [L/TA] 背側楔舟靱帯, = dosal cuneonavicular ligament [TA].
l. cuneonavicularia plantaria [L/TA] 底側楔舟靱帯, = plantar cuneonavicular ligaments [TA].
l. extracapsularia [L/TA] 関節〔包〕外靱帯, = extracapsular ligaments [TA].
l. flava [L/TA] 黄色靱帯, = ligamenta flava [TA].
l. glenohumeralia [L/TA] 関節上腕靱帯, = glenohumeral ligaments [TA].
l. hepatis [L/TA] 肝間膜, = peritoneal attachments of liver [TA].
l. intercarpalia dorsalia [L/TA] 背側手根間靱帯, = dorsal intercarpal ligaments [TA].
l. intercarpalia interossea [L/TA] 骨間手根間靱帯, = interosseous intercarpal ligaments [TA].
l. intercarpalia palmaria [L/TA] 掌側手根間靱帯, = palmar intercarpal ligaments [TA].
l. intercuneiformia dorsalia [L/TA] 背側楔間靱帯, = dorsal intercuneiform ligament [TA].
l. intercuneiformia interossea [L/TA] 骨間楔間靱帯, = intercuneiform interosseous ligaments [TA].
l. intercuneiformia plantaria [L/TA] 底側楔間靱帯, = plantar intercuneiform ligaments [TA].
l. interspinalia [L/TA] 棘間靱帯, = interspinous ligaments [TA].
l. intertransversaria [L/TA] 横突間靱帯, = intertransverse ligaments [TA].
l. intracapsularia [L/TA] 関節〔包〕内靱帯, = intracapsular ligaments [TA].
l. longitudinalia 縦靱帯, = longitudinal ligaments.
l. metacarpalia dorsalia [L/TA] 背側中手靱帯, = dorsal metacarpal ligaments [TA].
l. metacarpalia interossea [L/TA] 骨間中手靱帯, = interosseous metacarpal ligaments [TA].
l. metacarpalia palmaria [L/TA] 掌側中手靱帯, = palmar metacarpal ligaments [TA].
l. metatarsalia dorsalia [L/TA] 背側中足靱帯, = dorsal metatarsal ligaments [TA].
l. metatarsalia interossea [L/TA] 骨間中足靱帯, = metatarsal interosseous ligaments [TA].
l. metatarsalia plantaria [L/TA] 底側中足靱帯, = plantar metatarsal ligaments [TA].
l. ossiculorum auditoriorum [L/TA] 耳小骨靱帯, = ligaments of auditory ossicles [TA].
l. ossiculorum auditus [L/TA] 耳小骨靱帯, = ligaments of auditory ossicles [TA].
l. palmaria [L/TA] 掌側靱帯, = palmar ligaments [TA].
l. plantaria [L/TA] 底側靱帯, = plantar ligaments [TA].
l. sternoclavicularia 胸鎖靱帯, = sternoclavicular ligaments.
l. sternocostalia radiata [L/TA] 放射状胸肋靱帯, = radiate sternocostal ligaments [TA].
l. sternopericardiaca [L/TA] 胸骨心膜靱帯, = sternopericardial ligaments [TA].
l. suspensoria mammaria [L/TA] 乳房堤靱帯 (Cooper 靱帯), = suspensory ligaments of breast [TA].
l. tarsi [L/TA] 足根靱帯*, = tarsal ligaments [TA].
l. tarsi dorsalia [L/TA] 背側足根靱帯, = dorsal tarsal ligaments [TA].
l. tarsi interossea [L/TA] 骨間足根靱帯, = tarsal interosseous ligaments [TA].
l. tarsi plantaria [L/TA] 底側足根靱帯, = plantar tarsal ligaments [TA].
l. tarsometatarsalia dorsalia [L/TA] 背側足根中足靱帯, = dorsal tarsometatarsal ligaments [TA].
l. tarsometatarsalia plantaria [L/TA] 底側足根中足靱帯, = plantar tarsometatarsal ligaments [TA].
l. trachealia [L/TA] 輪状靱帯, = anular ligaments [TA].
l. transversa [L/TA] 横靱帯*, = transverse ligaments [TA].
lig·a·men·to·pex·is [ligəmentəpéksis] 靱帯固定術, 子宮円索(円靱帯)固定〔術〕[医学] (円靱帯を短縮縫合して子宮を腹側懸垂する方法), = ligamentopexy.
lig·a·men·tous [ligəméntəs] 靱帯の [医学], 靱帯状の.
l. advancement 靱帯前進術.
l. ankylosis 靱帯性強直〔症〕[医学], = fibrous ankylosis.
lig·a·ments [lígəmənts] [TA] 靱帯, = ligamenta [L/TA].
l. of auditory ossicles [TA] 耳小骨靱帯, = ligamenta ossiculorum auditus [L/TA], ligamenta ossiculorum auditoriorum [L/TA].
l. of auricle [TA] 耳介靱帯, = ligamenta auricularia [L/TA].
l. of malleus ツチ骨の靱帯.
lig·a·men·tum [lìgəméntəm] ① 靱帯. ② ヒダ. ③ 間膜. ④ 索. 複 ligamenta.
l. acromioclaviculare [L/TA] 肩鎖靱帯, = acromioclavicular ligament [TA].
l. anococcygeum [L/TA] 肛門尾骨靱帯, = anococcygeal ligament [TA].
l. anulare radii [L/TA] 橈骨輪状靱帯, = anular ligament of radius [TA].
l. anulare stapediale [L/TA] アブミ骨輪状靱帯, = anular ligament of stapes [TA].
l. apicis dentis [L/TA] 歯尖靱帯, = apical ligament of dens [TA].
l. arcuatum laterale [L/TA] 外側弓状靱帯, = lateral arcuate ligament [TA].
l. arcuatum mediale [L/TA] 内側弓状靱帯, = medial arcuate ligament [TA].
l. arcuatum medianum [L/TA] 内側弓状靱帯, = median arcuate ligament [TA].
l. arteriosum (ductus arteriosus) [L/TA] 動脈

L

管索(動脈管), = ligamentum arteriosum (ductus arteriosus) [TA].
l. atlantooccipitale anterius [L/TA] 前環椎後頭靱帯, = anterior atlanto-occipital ligament [TA].
l. atlantooccipitale laterale [L/TA] 後環椎後頭靱帯, = lateral atlanto-occipital ligament [TA].
l. auriculare anterius [L/TA] 前耳介靱帯, = anterior ligament of auricle [TA].
l. auriculare posterius [L/TA] 後耳介靱帯, = posterior ligament of auricle [TA].
l. auriculare superius [L/TA] 上耳介靱帯, = superior ligament of auricle [TA].
l. bifurcatum [L/TA] 二分靱帯, = bifurcate ligament [TA].
l. calcaneocuboideum [L/TA] 踵立方靱帯, = calcaneocuboid ligament [TA].
l. calcaneocuboideum dorsale [L/TA] 背側踵立方靱帯, = dorsal calcaneocuboid ligament [TA].
l. calcaneocuboideum plantare [L/TA] 底側踵立方靱帯, = plantar calcaneocuboid ligament [TA], 短足底靱帯, = short plantar ligament [TA].
l. calcaneofibulare [L/TA] 踵腓靱帯, = calcaneofibular ligament [TA].
l. calcaneonaviculare [L/TA] 踵舟靱帯, = calcaneonavicular ligament [TA].
l. calcaneonaviculare plantare [L/TA] 底側踵舟靱帯, = plantar calcaneonavicular ligament [TA], spring ligament [TA].
l. capitis costae intraarticulare [L/TA] 関節内肋骨頭靱帯, = intra-articular ligament of head of rib [TA].
l. capitis costae radiatum [L/TA] 放射状肋骨頭靱帯, = radiate ligament of head of rib [TA].
l. capitis femoris [L/TA] 大腿骨頭靱帯, = ligament of head of femur [TA].
l. capitis fibulae anterius [L/TA] 前腓骨頭靱帯, = anterior ligament of fibular head [TA].
l. capitis fibulae posterius [L/TA] 後腓骨頭靱帯, = posterior ligament of fibular head [TA].
l. cardinale [L/TA] 基靱帯, = cardinal ligament [TA].
l. carpi radiatum [L/TA] 放射状手根靱帯, = radiate carpal ligament [TA].
l. ceratocricoideum [L/TA] 下角輪状靱帯, = ceratocricoid ligament [TA].
l. collaterale carpi radiale [L/TA] 外側手根側副靱帯, = radial collateral ligament of wrist joint [TA].
l. collaterale carpi ulnare [L/TA] 内側手根側副靱帯, = ulnar collateral ligament of wrist joint [TA].
l. collaterale fibulare [L/TA] 外側側副靱帯, = fibular collateral ligament [TA].
l. collaterale laterale [L/TA] 外側側副靱帯*, = lateral ligament [TA].
l. collaterale mediale [L/TA] 内側靱帯, = medial ligament [TA].
l. collaterale radiale [L/TA] 外側側副靱帯, = radial collateral ligament [TA].
l. collaterale tibiale [L/TA] 内側側副靱帯, = tibial collateral ligament [TA].
l. collaterale ulnare [L/TA] 内側側副靱帯, = ulnar collateral ligament [TA].
l. conoideum [L/TA] 円錐靱帯, = conoid ligament [TA].
l. coracoacromiale [L/TA] 烏口肩峰靱帯, = coraco-acromial ligament [TA].
l. coracoclaviculare [L/TA] 烏口鎖骨靱帯, = coracoclavicular ligament [TA].
l. coracohumerale [L/TA] 烏口上腕靱帯, = coracohumeral ligament [TA].
l. coronarium [L/TA]〔肝〕冠状間膜, = coronary ligament [TA].
l. costoclaviculare [L/TA] 肋鎖靱帯, = costoclavicular ligament [TA].
l. costotransversarium [L/TA] 肋横突靱帯, = costotransverse ligament [TA].
l. costotransversarium laterale [L/TA] 外側肋横突関節, = lateral costotransverse ligament [TA].
l. costotransversarium superius [L/TA] 上肋横突関節, = superior costotransverse ligament [TA].
l. cricoarytenoideum [L/TA] 輪状披裂靱帯, = crico-arytenoid ligament [TA].
l. cricopharyngeum [L/TA] 輪状咽頭靱帯, = cricopharyngeal ligament [TA].
l. cricothyroideum medianum [L/TA] 正中輪状甲状靱帯, = median cricothyroid ligament [TA].
l. cricotracheale [L/TA] 輪状気管靱帯, = cricotracheal ligament [TA].
l. cruciatum anterius [L/TA] 前十字靱帯, = anterior cruciate ligament [TA].
l. cruciatum posterius [L/TA] 後十字靱帯, = posterior cruciate ligament [TA].
l. cruciforme atlantis [L/TA] 環椎十字靱帯, = cruciate ligament of atlas [TA].
l. cuboideonaviculare dorsale [L/TA] 背側立方舟靱帯, = dorsal cuboideonavicular ligament [TA].
l. cuboideonaviculare plantare [L/TA] 底側立方舟靱帯, = plantar cuboideonavicular ligament [TA].
l. cuneocuboideum dorsale [L/TA] 背側楔立方靱帯, = dorsal cuneocuboid ligament [TA].
l. cuneocuboideum interosseum [L/TA] 骨間楔立方靱帯, = cuneocuboid interosseous ligament [TA].
l. cuneocuboideum plantare [L/TA] 底側楔立方靱帯, = plantar cuneocuboid ligament [TA].
l. deltoideum [L/TA] 三角靱帯, = deltoid ligament [TA].
l. denticulatum [L/TA] 歯状靱帯, = denticulate ligament [TA].
l. epididymidis inferius [L/TA] 下精巣上体間膜, = inferior ligament of epididymis [TA].
l. epididymidis superius [L/TA] 上精巣上体間膜, = superior ligament of epididymis [TA].
l. extraperitoneale [L/TA] 腹膜外靱帯(腹膜下筋膜), = extraperitoneal ligament [TA].
l. falciforme [L/TA]〔肝〕鎌状間膜, = falciform ligament [TA].
l. flavum 黄〔色〕靱帯.
l. fundiforme clitoridis (♀) [L/TA] 陰核ワナ靱帯, = fundiform ligament of clitoris (♀) [TA].
l. fundiforme penis (♂) [L/TA] 陰茎ワナ靱帯, 陰茎提靱帯, = fundiform ligament of penis [TA].
l. gastrocolicum [L/TA] 胃結腸間膜, = gastrocolic ligament [TA].
l. gastrolienale [L/TA] 胃脾間膜, = gastrosplenic ligament [TA].
l. gastrophrenicum [L/TA] 胃横隔間膜, = gastrophrenic ligament [TA].
l. gastrosplenicum [L/TA] 胃脾間膜, = gastrosplenic ligament [TA].
l. hepatocolicum [L/TA] 肝結腸間膜, = hepatocolic ligament [TA].
l. hepatoduodenale [L/TA] 肝十二指腸間膜, = hepatoduodenal ligament [TA].
l. hepatoesophageale [L/TA] 肝食道間膜, = hepato-oesophageal ligament [TA].
l. hepatogastricum [L/TA] 肝胃間膜, = hepato-

gastric ligament [TA].
l. hepatophrenicum [L/TA] 肝横隔間膜, = hepatophrenic ligament [TA].
l. hepatorenale [L/TA] 肝腎ヒダ, = hepatorenal ligament [TA].
l. hyaloideo-capsulare 硝子体包靱帯, = hyalocapsular ligament.
l. hyoepiglotticum [L/TA] 舌骨喉頭蓋靱帯, = hyo-epiglottic ligament [TA].
l. iliofemorale [L/TA] 腸骨大腿靱帯, = iliofemoral ligament [TA].
l. iliolumbale [L/TA] 腸腰靱帯, = iliolumbar ligament [TA].
l. incudis posterius [L/TA] 後キヌタ骨靱帯, = posterior ligament of incus [TA].
l. incudis superius [L/TA] 上キヌタ骨靱帯, = superior ligament of incus [TA].
l. inguinale [L/TA] 鼡径靱帯, = inguinal ligament [TA].
l. interclaviculare [L/TA] 鎖骨間靱帯, = interclavicular ligament [TA].
l. interfoveolare [L/TA] 窩間靱帯, = interfoveolar ligament [TA].
l. ischiofemorale [L/TA] 坐骨大腿靱帯, = ischiofemoral ligament [TA].
l. lacunare [L/TA] 弓状靱帯, = lacunar ligament [TA].
l. laterale [L/TA] 外側靱帯, = lateral ligament [TA].
l. laterale puboprostaticum (♂) [L/TA] 恥骨前立腺外側靱帯, = lateral puboprostatic ligament (♂) [TA].
l. laterale pubovesicale (♀) [L/TA] 恥骨膀胱外側靱帯, = lateral pubovesical ligament (♀) [TA].
l. laterale vesicae [L/TA] 膀胱外側靱帯, = lateral ligament of bladder [TA].
l. latum uteri (♀) [L/TA] 子宮広間膜, = broad ligament of uterus (♀) [TA].
l. lienorenale [L/TA] 脾腎ヒダ, = lienorenal ligament [TA].
l. longitudinale anterius [L/TA] 前縦靱帯, = anterior longitudinal ligament [TA].
l. longitudinale posterius [L/TA] 後縦靱帯, = posterior longitudinal ligament [TA].
l. lumbocostale [L/TA] 腰肋靱帯, = lumbocostal ligament [TA].
l. mallei anterius [L/TA] 前ツチ骨靱帯, = anterior ligament of malleus [TA].
l. mallei laterale [L/TA] 外側ツチ骨靱帯, = lateral ligament of malleus [TA].
l. mallei superius [L/TA] 上ツチ骨靱帯, = superior ligament of malleus [TA].
l. mediale [L/TA] 内側靱帯, = medial ligament [TA].
l. mediale puboprostaticum (♂) [L/TA] 恥骨前立腺内側靱帯, = medial puboprostatic ligament (♂) [TA].
l. mediale pubovesicale (♀) [L/TA] 恥骨膀胱内側靱帯, = medial pubovesical ligament (♀) [TA].
l. meniscofemorale anterius [L/TA] 前半月大腿靱帯, = anterior meniscofemoral ligament [TA].
l. meniscofemorale posterius [L/TA] 後半月大腿靱帯, = posterior meniscofemoral ligament [TA].
l. metacarpale transversum profundum [L/TA] 深横中手靱帯, = deep transverse metacarpal ligament [TA].
l. metacarpale transversum superficiale [L/TA] 浅横中手靱帯, = superficial transverse metacarpal ligament [TA].
l. metatarsale transversum profundum [L/TA] 深横中足靱帯, = deep transverse metatarsal ligament [TA].
l. metatarsale transversum superficiale [L/TA] 浅横中足靱帯, = superficial transverse metatarsal ligament [TA].
l. nuchae [L/TA] 項靱帯, = ligamentum nuchae, nuchal ligament [TA].
l. ovarii proprium [L/TA] 固有卵巣索, = ligament of ovary [TA].
l. palpebrale laterale [L/TA] 外側眼瞼靱帯, = lateral palpebral ligament [TA].
l. palpebrale mediale [L/TA] 内側眼瞼靱帯, = medial palpebral ligament [TA].
l. pancreaticocolicum [L/TA] 膵結腸間膜*, = pancreaticocolic ligament [TA].
l. pancreaticosplenicum [L/TA] 膵脾間膜*, = pancreaticosplenic ligament [TA].
l. patellae [L/TA] 膝蓋靱帯, = patellar ligament [TA].
l. pectineum [L/TA] 恥骨櫛靱帯 (ligamentum pectineale [PNA]), = pectineal ligament [TA].
l. phrenicocolicum [L/TA] 横隔結腸ヒダ, = phrenicocolic ligament [TA].
l. phrenicooesophagealis [L/TA] 横隔食道靱帯, = phrenico-oesophageal ligament [TA].
l. phrenicosplenicum [L/TA] 横隔脾ヒダ, = phrenicosplenic ligament [TA].
l. pisohamatum [L/TA] 豆鉤靱帯, = pisohamate ligament [TA].
l. pisometacarpale [L/TA] 豆中手靱帯, = pisometacarpal ligament [TA].
l. plantare longum [L/TA] 長足底靱帯, = long plantar ligament [TA].
l. popliteum arcuatum [L/TA] 弓状膝窩靱帯, = arcuate popliteal ligament [TA].
l. popliteum obliquum [L/TA] 斜膝窩靱帯, = oblique popliteal ligament [TA].
l. pterygospinale [L/TA] 翼突棘靱帯, = pterygospinous ligament [TA].
l. pubicum inferius [L/TA] 下恥骨靱帯, = inferior pubic ligament [TA].
l. pubicum superius [L/TA] 上恥骨靱帯, = superior pubic ligament [TA].
l. pubocervicale [L/TA] 恥骨頸靱帯*, = pubocervical ligament [TA].
l. pubofemorale [L/TA] 恥骨大腿靱帯, = pubofemoral ligament [TA].
l. puboprostaticum [L/TA] 恥骨前立腺靱帯, = puboprostatic ligament [TA].
l. pubovesicale [L/TA] 恥骨膀胱靱帯, = pubovesical ligament [TA].
l. pulmonale [L/TA] 肺間膜, = pulmonary ligament [TA].
l. quadratum [L/TA] 方形靱帯, = quadrate ligament [TA].
l. radiocarpale dorsale [L/TA] 背側橈骨手根靱帯, = dorsal radiocarpal ligament [TA].
l. radiocarpale palmare [L/TA] 掌側橈骨手根靱帯, = palmar radiocarpal ligament [TA].
l. recti laterale [L/TA] 外側直腸靱帯*, = lateral ligament of rectum [TA], rectal stalk [TA].
l. rectouterinum [L/TA] 子宮仙骨靱帯, = uterosacral ligament [TA], recto-uterine ligament [TA].
l. reflexum [L/TA] 反転靱帯, = reflected ligament [TA].

l. sacrococcygeum anterius [L/TA] 前仙尾靱帯, = anterior sacrococcygeal ligament [TA].
l. sacrococcygeum dorsale profundum [L/TA] 深後仙尾靱帯, = deep posterior sacrococcygeal ligament [TA].
l. sacrococcygeum dorsale superficiale [L/TA] 浅後仙尾靱帯, = superficial posterior sacrococcygeal ligament [TA].
l. sacrococcygeum laterale [L/TA] 外側仙尾靱帯, = lateral sacrococcygeal ligament [TA].
l. sacrococcygeum posterius profundum [L/TA] 深後仙尾靱帯, = deep posterior sacrococcygeal ligament [TA].
l. sacrococcygeum posterius superficiale [L/TA] 浅後仙尾靱帯, = superficial posterior sacrococcygeal ligament [TA].
l. sacrococcygeum ventrale [L/TA] 前仙尾靱帯, = anterior sacrococcygeal ligament [TA].
l. sacroiliacum anterius [L/TA] 前仙腸靱帯, = anterior sacro-iliac ligament [TA].
l. sacroiliacum interosseum [L/TA] 骨間仙腸靱帯, = interosseous sacro-iliac ligament [TA].
l. sacroiliacum posterius [L/TA] 後仙腸靱帯, = posterior sacro-iliac ligament [TA].
l. sacrospinale [L/TA] 仙棘靱帯, = sacrospinous ligament [TA].
l. sacrotuberale [L/TA] 仙結節靱帯, = sacrotuberous ligament [TA].
l. sphenomandibulare [L/TA] 蝶下顎靱帯, = sphenomandibular ligament [TA].
l. spirale [L/TA] ラセン靱帯, = spiral ligament [TA].
l. splenocolicum [L/TA] 脾結腸間膜*, = splenocolic ligament [TA].
l. splenorenale [L/TA] 脾腎ヒダ, = splenorenal ligament [TA].
l. sternoclaviculare anterius [L/TA] 前胸鎖靱帯, = anterior sternoclavicular ligament [TA].
l. sternoclaviculare posterius [L/TA] 後胸鎖靱帯, = posterior sternoclavicular ligament [TA].
l. sternocostale intraarticulare [L/TA] 関節内胸肋靱帯, = intra-articular sternocostal ligament [TA].
l. stylohyoideum [L/TA] 茎突舌骨靱帯, = stylohyoid ligament [TA].
l. stylomandibulare [L/TA] 茎突下顎靱帯, = stylomandibular ligament [TA].
l. supraspinale [L/TA] 棘上靱帯, = supraspinous ligament [TA].
l. suspensorium axillae [L/TA] 腋窩提靱帯, = suspensory ligament of axilla [TA].
l. suspensorium bulbi [L/TA] 眼球提靱帯*, = suspensory ligament of eyeball [TA].
l. suspensorium clitoridis (♀) [L/TA] 陰核提靱帯, = suspensory ligamant of clitoris (♀) [TA].
l. suspensorium duodeni [L/TA] 十二指腸提筋* (Treitz 靱帯), = suspensory ligament of duodenrum [TA].
l. suspensorium glandulae thyroideae [L/TA] 甲状腺提靱帯, = suspensory ligament of thyroid gland [TA].
l. suspensorium ovarii (♀) [L/TA] 卵巣提索 (卵巣提靱帯), = infundibulopelvic ligament (♀) [TA], suspensory ligament of ovary [TA].
l. suspensorium penis (♂) [L/TA] 陰茎提靱帯, = suspensory ligament of penis (♂) [TA].
l. talocalcaneum interosseum [L/TA] 骨間距踵靱帯, = talocalcaneal interosseous ligament [TA].
l. talocalcaneum laterale [L/TA] 外側距踵靱帯, = lateral talocalcaneal ligament [TA].
l. talocalcaneum mediale [L/TA] 内側距踵靱帯, = medial talocalcaneal ligament [TA].
l. talocalcaneum posterius [L/TA] 後距踵靱帯, = posterior talocalcaneal ligament [TA].
l. talofibulare anterius [L/TA] 前距腓靱帯, = anterior talofibular ligament [TA].
l. talofibulare posterius [L/TA] 後距腓靱帯, = posterior talofibular ligament [TA].
l. talonaviculare [L/TA] 距舟靱帯, = talonavicular ligament [TA].
l. teres hepatis [L/TA] 肝円索, = round ligament of liver [TA].
l. teres uteri [L/TA] 子宮円索, = round ligament of uterus [TA].
l. thyroepiglotticum [L/TA] 甲状喉頭蓋靱帯, = thyro-epiglottic ligament [TA].
l. thyrohyoideum laterale [L/TA] 外側甲状舌骨靱帯, = lateral thyrohyoid ligament [TA].
l. thyrohyoideum medianum [L/TA] 正中甲状舌骨靱帯, = median thyrohyoid ligament [TA].
l. tibiofibulare anterius [L/TA] 前脛腓靱帯, = anterior tibiofibular ligament [TA].
l. tibiofibulare posterius [L/TA] 後脛腓靱帯, = posterior tibiofibular ligament [TA].
l. transversum acetabuli [L/TA] 寛骨臼横靱帯, = transverse acetabular ligament [TA].
l. transversum atlantis [L/TA] 環椎横靱帯, = transverse ligament of atlas [TA].
l. transversum cervicis [L/TA] 頸横靱帯, = transverse cervical ligament [TA].
l. transversum genus [L/TA] 膝横靱帯, = transverse ligament of knee [TA].
l. transversum humeri [L/TA] 上腕横靱帯* (ブロディー靱帯 Brodie ligament), = transverse humeral ligament [TA].
l. transversum perinei (♂) [L/TA] 会陰横靱帯*, = transverse perineal ligament (♂) [TA].
l. transversum scapulae inferius [L/TA] 下肩甲横靱帯, = inferior transverse scapular ligament [TA].
l. transversum scapulae superius [L/TA] 上肩甲横靱帯, = superior transverse scapular ligament [TA].
l. trapezoideum [L/TA] 菱形靱帯, = trapezoid ligament [TA].
l. triangulare dextrum [L/TA] 右三角間膜, = right triangular ligament [TA].
l. triangulare sinistrum [L/TA] 左三角間膜, = left triangular ligament [TA].
l. ulnocarpale dorsale [L/TA] 背側尺骨手根靱帯, = dorsal ulnocarpal ligament [TA].
l. ulnocarpale palmare [L/TA] 掌側尺骨手根靱帯, = palmar ulnocarpal ligament [TA].
l. umbilicale medianum [L/TA] 正中臍索, = median umbilical ligament [TA].
l. uteroovaricum [L/TA] 固有卵巣索*, = ligament of ovary [TA].
l. venae cavae sinistrae [L/TA] 左空静脈靱帯* (plica venae cavae sinistrae [PNA], 左大静脈ヒダ), = ligament of left vena cava [TA].
l. venosum [L/TA] 静脈管索, = ligamentum venosum [TA].
l. vestibulare [L/TA] 室靱帯, = vestibular ligament [TA].
l. vocale [L/TA] 声帯靱帯, = vocal ligament [TA].
lig·and [lígənd, láig–] 配位子 [医学], リガンド [医

L

学〕(錯塩ができるとき，中心の金属陽イオンと配位結合して錯イオンをつくる分子またはイオンの総称).
l.-binding domain リガンド結合領域.
lig·and·in [laigǽndin] リガンジン(グルタチオン *S*-トランスフェラーゼのこと).
li·gase [láigeis] リガーゼ，合成酵素〔医学〕(2つの基質分子を結合し新しい分子を形成する反応を触媒する酵素群).
l. chain reaction (LCR) リガーゼ連鎖反応.
Ligat, David [lígət] リガット(イギリスの外科医).
L. test リガット試験(腹部疾患における皮膚感覚過敏症の検査法で，母指と第2指との間に皮膚をはさんで，下部組織から分離する方法).
li·gate [láigeit] 結紮する〔医学〕.
ligating clip 結紮クリップ.
li·ga·tion [laigéiʃən] 結紮.
l. and excision 結紮切除.
l. method 結紮法〔医学〕.
l. of adrenal artery 副腎動脈結紮〔医学〕.
l. of feeding artery 栄養動脈の結紮.
l. of uterine tube 卵管結紮術〔医学〕.
li·ga·tor [laigéitər] 結紮器(深部結紮に用いるもの).
lig·a·ture [lígətʃər] 結紮〔医学〕，結紮糸〔医学〕，結紮法，結紮線(矯正歯科の).
l. carrier 結紮糸送り器〔医学〕，結紮器.
l. en masse 集束結紮〔法〕〔医学〕.
l. forceps 結紮鉗子〔医学〕.
l. hook 結紮鉤.
l. mark 絞痕，検痕，索痕〔医学〕(頸部を圧迫，擦過した索状物の痕跡)，= constriction mark.
l. needle 結紮針〔医学〕.
l. of umbilical cord 臍帯結紮〔医学〕.
l. round a point 周刺結紮法(硬組織をまず針で穿孔し，単純結節を施した後，糸を止血鉗子の反側に回して結紮止血する法).
l. sign 結紮徴候(血尿に際し，下脚を結紮すると，溢血斑が出現すること).
l. strangulation 絞頸.
l. wire 結紮用針金〔医学〕.
light [láit] ① 光，光線. ② 軽い.
l. adaptation 明順応〔医学〕.
l.-adapted eye 明順応眼.
l. allergy 光アレルギー〔医学〕.
l. alloy 軽合金〔医学〕(比重が2.5～3.5程度で，軽く，腐食しにくい合金).
l. anesthesia 浅麻酔〔法〕〔医学〕.
l. arc アーク灯.
l. bath 光線浴〔医学〕.
l. box X線フィルム観察箱〔医学〕.
l. burned magnesia 軽焼マグネシア〔医学〕.
l. cells of thyroid 甲状腺明細胞.
l. center 明中心.
l. chain L鎖，軽鎖(免疫グロブリンを構成する2つのポリペプチドの小さい方. κ鎖とλ鎖がある).
l. chain constant region L鎖定常部(免疫グロブリンのL鎖のなかでアミノ酸配列の均一性の高い領域をいいC末端側半分からなるドメインがこれにあたる).
l. chain deposition disease (LCDD) L鎖沈着症.
l. chain disease L鎖病(血中，尿中にベンスジョーンズタンパクのみしか認められないBJP型の多発性骨髄腫をいう).
l. chain gene 免疫グロブリンL鎖遺伝子.
l. chain immunoglobulin L鎖免疫グロブリン.
l. chain myeloma L鎖骨髄腫.
l. chain nephropathy L鎖腎症.
l. chain variable region L鎖可変部(免疫グロブリンのL鎖のN末端側110残基からなるドメイン構造部分で，H鎖可変部とともに抗体の抗原結合を形成し，抗体の抗原特質性を生じる).
l. chaos 網膜内光の極小動揺，= light dust.
l. (clear) zone 明域〔医学〕.
l. coagulation 光凝固〔医学〕.
l. cone 光錐〔医学〕.
l.-corpuscle 光素(光粒子).
l. diet 軽食〔医学〕.
l. difference 光差〔医学〕.
l. differential threshold 光弁別閾〔値〕.
l. emitting diode (LED) 発光ダイオード(光の放出を目的としたダイオード).
l. equation 光差.
l. fast 耐光性の.
l. fiber 淡明線維〔医学〕.
l. filter 濾光器.
l. fog 光線かぶり〔医学〕.
l. food 軽食〔医学〕.
l. for dates infant 不当軽量児〔医学〕，ライト・フォー・デーツ児〔医学〕.
l. for gestational age infant 不当軽量児〔医学〕.
l. germinator 光発芽種子.
l. green ライトグリーン，= light green SF, methyl green.
l. green N ライトグリーンN，= malachite green.
l. green SF yellowish 黄色ライトグリーン(ブリリアントグリーンの誘導体で，染色に用いる).
l. growth reaction 光生(成)長反応.
l. hydrogen 軽水素(質量1の水素)，= protium.
l. image tube 光撮像管〔医学〕.
l. liquid paraffin 軽流動パラフィン，= light liquid petrolatum.
l. liquid petrolatum 軽流動ワセリン，流動パラフィン，= light liquid paraffin, light white mineral oil, petrolatum liquidum leve.
l. magnesia 煆製マグネシア，煆製苦土，軽質酸化マグネシウム MgO，= calcined magnesia.
l. meal 軽食〔医学〕.
l.-meromyosin (L-m) ライトメロミオシン，Lメロミオシン.
l. metal 軽金属(比重が4.0以下のもの).
l. microscope 光学顕微鏡〔医学〕.
l. microscopy 光学顕微鏡検査〔法〕〔医学〕，光顕〔医学〕.
l. minimum (LM) 最小受光量，明度閾〔値〕(眼に感ずる最小光度)，= liminal value, visible minimum.
l.-near dissociation 対光近見反射解離(対光反射は消失しても近見反射は認められるという現象).
l. oil 軽油〔医学〕(コールタールを分留する際，最初に得られる比重0.91～0.95のもの).
l. particle 軽粒子(陰電子，陽電子，U粒子，ニュートリノのような質量の小さい要素的粒子).
l. pencil 光束.
l. perception 光〔感〕覚〔医学〕.
l. percussion 軽打診〔法〕〔医学〕.
l. pipe 光導体〔医学〕.
l. pressure 光圧(光が物体の表面に入射する際，これに及ぼす圧力).
l. projection 投影法.
l.-proof 耐光性の〔医学〕.
l. quantum 光〔量〕子(光のエネルギーが粒子的量子としての実在を仮定していう).
l. reaction 対光反応，明反応，光反応.
l. reflex 光反射〔医学〕，対光反射(瞳孔，鼓膜，網膜などの).
l. resistance 耐光性〔医学〕.
l.-resistant container しゃ(遮)光容器〔医学〕.
l. rise 明上昇〔医学〕.

L

l. ruby 淡紅銀鉱 $Ag_3AsS_3(3Ag_2SAs_2S_3)$.

l. scattering 光散射，光の散乱（光が電子，原子などの粒子あるいは物質にあたって，入射方向と異なった方向に進む現象）.

l. sedation 浅い鎮静.

l. sense (LS) 光神，光覚（眼科では光線の強さに対する感覚）.

l. sense tester 光〔感〕覚試験器［医学］.

l. sizing 薄のりつけ.

l. sleep 浅い眠り.

l. sleeping 浅い睡眠［医学］.

l. source 光源［医学］.

l. spot 光束.

l. stream 光流.

l. stroke 光線病［医学］（光線に照射されて起こる昏睡または死）.

l. therapy 光線療法［医学］.

l. touch palpation 指端触診.

l. treatment 光線療法，= phototherapy.

l. unit 光の単位，= foot candle.

l.-vector 光ベクトル（光の振動を表すベクトル）.

l. velocity 光速度.

l.-water reactor 軽水炉（炉心の冷却と中性子の減速のために水 H_2O を用いている原子炉）.

l. waves 光波（光の波動）.

l. wood 軽軟材.

l. year 光年（1年間に光が進行する距離で，9,456,592,710,000km）.

L

light·en·ing ［láit(ə)niŋ］ 下降感，軽減感（胎児の頭部または殿部が骨盤腔内へ下降すること．分娩の2～3週間前に起こる．初産婦では児の先進部が骨盤入口部を通過できる可能性が高いことを示す）.

l. cataract 閃光白内障［医学］.

l. mark 電紋［医学］.

l. pain 電撃痛.

l. stroke 電撃卒中［医学］.

light·er·man's bot·tom ［láitərmənz bátəm］（坐骨粗面上の嚢の炎症で，長時間居座により起こる），= weaver's bottom.

light·ning ［láitniŋ］ 電光（いなずま．雷声は聞こえないで，遠方に電光が見え，これが空に映写する現象）.

l. cataract 閃光白内障.

l. catarrh 電撃性カタル.

l.-conductor 避雷針.

l. discharge 雷〔光〕放電.

l. mark 電撃斑，= Leichtenberg figure.

l. pains 電撃痛［医学］，電光様疼痛（脊髄癆において脊髄根部に起こる疼痛で，電光のように迅速に去来する）.

l. stroke 電光病，落雷.

Lightwood-Albright syn·drome ［láitwud ǽlbrait síndroum］ ライトウッド・オルブライト症候群（腎臓カルシウム沈着症および晩発くる病を伴う腎性過クロール血症性酸性症．Lightwood, R.）.

Lignac-Fanconi syndrome リニャック・ファンコニー症候群［医学］（シスチン腎症．Lignac, G. O. E.），= cystinosis.

lign·al·oes ［lainǽlouz］ 沈香，伽羅（ジンチョウゲ科植物），= lignaloo.

lign·al·oo ［lainǽlu:］ 沈香，伽羅（ジンチョウゲ科植物），= lignaloes.

lig·ne·ous ［lígniəs］ 木質の，木質感をもつ.

l. conjunctivitis 木質〔性〕結膜炎［医学］.

l. struma 木質性甲状腺腫，= struma fibrosa.

l. thyroiditis 〔若年性〕木様甲状腺腫［医学］，= woody thyroiditis.

lig·ni·fi·ca·tion ［lìgnifikéiʃən］ 木化［医学］.

lig·nin ［lígnin］ リグニン（セルロースの変性物で，木質の主要成分）.

l. reaction リグニン反応（木質線維をアニリン塩で処置すると黄色，フロログルシノール濃塩酸を加えると赤色を呈する反応）.

lig·nite ［lígnait］ 亜炭［医学］，埋木（炭化度の低い石炭），= brown coal.

l. coke 亜炭コークス.

l. gas 亜炭ガス［医学］.

lig·no·caine ［lígnəkein］ リグノカイン，= lidocaine.

lig·no·cel·lu·lose ［lignəséljulous］ リグノセルロース.

lig·no·ce·ric ac·id ［lignousí:rik ǽsid］ リグノセリン酸 $CH_3(CH_2)_{22}COOH$（ケラチンの水解により得られる飽和脂肪酸）.

lig·nose ［lígnous］ リグノース，= cellulose.

lig·nul·mic ac·id ［lignʌ́lmik ǽsid］ リグヌルミン酸 $O_{54}H_{28}O_6$（ウルシン酸に類似の暗褐色酸）.

lig·num ［lígnəm］ 木，= wood.

Lig·u·la ［lígjulə］ リグラ属（裂頭条虫の一属．成虫は水禽の小腸に寄生）.

lig·u·la ［lígjulə］ ヒモ（紐）（① 第四脳室ヒモ．② 海馬ヒモ．③ 舌（動物の），小舌（植物の）），= taenia or clavicula hippocampi, taenia ventriculi quarti.

Li·gus·trum ［ligʌ́strəm］ イボタノキ属（モクセイ［木犀］科 *Oleaceae* の一属）.

L. japonicum ネズミモチ，タマツバキ（種子はコーヒーの代用品）.

L. obtusifolium イボタノキ（加熱して結絡したいぼの上に落とすといぼを除去するといわれる）.

L. ovalifolium オオバイボタ.

like·li·hood ［láiklihud］ 尤度（ゆうど），公算，確度.

l. function 尤度関数.

l. ratio 尤度比.

l. ratio test 尤度比検定［医学］.

Likert, Rensis ［líkərt］ リカート（1903-1981，アメリカの社会心理学者）.

L. scale リカートの測定.

li·lac ［láilək, -læk］ ① ムラサキハシドイ．② ライラック色（薄紫色，藤色）.

l. band 紫色帯（爪辺縁に沿う紫色帯で梅毒の徴候といわれる）.

l. ring ライラック輪（限局性強皮症の硬化局面の辺縁にみられる淡い潮紅）.

Lil·i·a·ce·ae ［lìliéisii:］ ユリ［百合］科.

Lilienthal, Howard ［líliənθɔ:l］ リリエンサール（1861-1946，アメリカの外科医）.

L. probe リリエンサール探索器（組織中に埋没した弾丸を探索する装置で，銅板と亜鉛板とに連結した電線を舌に当て，他端の探索針を裂傷に挿入すると弾丸に当たるときは，舌に酸味を感ずる）.

Lil·i·um ［líliəm］ ユリ属（ユリ科 *Liliaceae* の一属）.

L. auratum ヤマユリ.

L. concolor ヒメユリ.

L. japonicum ササユリ.

L. lancifolium オニユリ.

L. longiflorum テッポウユリ，= trumpet lily.

L. speciosum カノコユリ.

Lillie, Ralph D. ［líli］ リリー（1896-1979，アメリカの病理学者）.

L. allochrome connective tissue stain リリーのアロクローム結合組織染色〔法〕.

L. azure-eosin stain リリーのアズール-エオシン染色〔法〕.

L. ferrous iron stain リリー第一鉄染色〔法〕.

L. sulfuric acid Nile blue stain リリー硫酸ナイルブルー染色〔法〕.

lilliputian hallucination こびと幻覚〔医学〕(10〜25cmくらいの男女や動物が行進したり，踊ったりする光景の幻視で，中毒性精神病や脳脚幻覚症にみられる).
lil·y-rash [líli rǽʃ] (ユリ花を取り扱う者にみられる皮膚病).
lima bean lectin リマママメレクチン.
lim·a·coi·tin sul·fate [laiməkóitin sʌ́lfeit] リマコイチン硫酸(カタツムリ粘液中にある多糖類で，D-グリコサミン，D-ガラクツロン酸，アセチルアミノエステル硫酸を等モルに含む).
liman cure リマン療法(ロシア・オデッサにおける海水療法).
li·man·dine [láimǝndin] リマンジン(プロタミンの一種で，ヒラメ科のマコガレイの精子から得られる).
limb [lím] ①一肢，肢節. ②辺縁，= limbus. ③四肢，〔体〕肢.
l. bud 体肢芽〔医学〕，肢芽.
l. girdle 肢帯〔医学〕.
l.-girdle dystrophy 肢帯ジストロフィ〔ー〕〔医学〕.
l.-girdle muscular dystrophy 肢帯筋筋ジストロフィ(異栄養〔症〕)，= Leyden-Möbius muscular dystrophy, pelvofemoral muscular d., scapulohumeral muscular d..
l.-girdle type muscular dystrophy 肢帯型筋ジストロフィ〔ー〕〔医学〕.
l. ischemia 虚血肢.
l.-kinetic apraxia 四肢運動失行〔医学〕，体肢運動性失行.
l. lead 四肢誘導〔医学〕，肢誘導〔法〕.
l. lengthening 肢延長〔術〕〔医学〕，脚延長術.
l. prosthesis 人工肢〔医学〕.
l. salvage 患肢温存，四肢温存.
l. salvage surgery 患肢温存手術(四肢の悪性腫瘍(骨腫瘍，軟部組織腫瘍)に対する手術で，切除後の組織欠損を再建する術式の総称).
l. shortening 肢短縮〔術〕〔医学〕.
limb·al [límbǝl] 縁の，= limbic.
l. tumor 辺縁部腫瘍(角膜と結膜との間の辺縁部に発生する).
limb·ec·to·my [lim(b)éktǝmi] 関節唇切除〔術〕.
limber up 柔軟体操〔医学〕，徒手体操〔医学〕.
lim·ber·neck [límbǝ:nek] リンバーネック(ボツリヌス症に罹患したウマが毒素吸収後に発現する筋肉の弛緩性麻痺のために呈する頸の下垂症状の呼称).
lim·bi [límbai] 関節唇(limbus の複数).
lim·bic [límbik] 辺縁系の，辺縁〔医学〕.
l. cortex 〔大脳〕辺縁皮質〔医学〕.
l. dementia 辺縁系痴呆.
l. disorder 辺縁系障害.
l. encephalitis 辺縁系脳炎.
l. lobe [TA] ①辺縁葉*，= lobus limbicus [L/TA]. ②弓隆回，= gyrus fornicatus.
l. system 〔大脳〕辺縁系，= visceral brain.
limbous suture [TA] 辺縁縫合*，= sutura limbosa [L/TA].
lim·bus [límbǝs] 関節唇，縁(眼の角膜と結膜の連接部). 複 limbi. 形 limbal, limbic.
l. acetabuli [L/TA] 寛骨臼縁，= acetabular margin [TA].
l. alveolaris 歯槽縁.
l. angulosus 甲状軟骨の斜線.
l. anterior palpebrae [L/TA] 前眼瞼縁，= anterior palpebral margin [TA].
l. chorioideus 脈絡縁(弓隆回の最内弓).
l. conjunctivae 結膜炎.
l. corneae [L/TA] 角膜縁，= corneal limbus [TA], corneoscleral junction [TA].
l. corticalis 皮質縁(弓隆回の最外弓).
l. dentis 辺縁隆線(辺縁稜)，= marginal ridge.
l. fossae ovalis [L/TA] 卵円窩縁，= border of oval fossa [TA], limbus fossae ovalis [TA].
l. gingivae 歯肉縁.
l. girdle 角膜輪部縁帯(辺縁部と共心の角膜混濁変性).
l. laminae spiralis ラセン板縁.
l. luteus 黄斑，= macula lutea.
l. medullaris 髄質縁(弓隆回の中弓).
l. membranae tympani 鼓膜縁.
l. of bony spiral lamina 骨ラセン板縁.
l. of cornea 角膜縁.
l. of sphenoid [TA] 蝶形骨縁*，= limbus sphenoidalis [L/TA].
l. of tympanic membrane 鼓膜縁.
l. palpebralis 眼瞼縁.
l. palpebralis conjunctivalis 後眼瞼縁.
l. palpebralis cutaneus 前眼瞼縁.
l. penicillatus 刷子縁.
l. posterior palpebrae [L/TA] 後眼瞼縁，= posterior palpebral margin [TA].
l. sphenoidalis [L/TA] 蝶形骨縁*，= limbus of sphenoid [TA].
l. spiralis [L/TA] ラセン板縁(蝸牛の骨ラセン板の外端にある隆起線)，= spiral limbus [TA].
l. striatus 線条縁.
l. vertebra 隅角解離椎〔医学〕.
lime [láim] ①石灰，生石灰，= CaO. ②ライム果(クエン[枸櫞]とも呼ばれ，小形のレモン様果実).
l. arsenate ヒ酸石灰(殺虫剤).
l. chloride クロル石灰，= chlorinated lime.
l. juice ライム果汁，クエン汁.
l. liniment 石灰糊膏，カロン油，石灰擦剤(石灰水10mL，植物油50mL)，= carron oil, linimentum calcis.
l. milk 石灰乳(水酸化カルシウムの懸濁液).
l. soda softening process 石灰ソーダ軟化法.
l. water 石灰水〔医学〕，= liquor calcii hydroxidi, liquor calcis.
li·men [láimen] 限，閾，= threshold. 複 limina. 形 liminal.
l. insulae [L/TA] 島限(脳底とライル島との中間部)，= insular threshold [TA], limen insulae [TA].
l. nasi [L/TA] 鼻限(鼻腔の軟骨部と骨部との境界)，= limen nasi [TA].
l. of twoness 2点閾(2点を別個の触覚として知覚し得る感覚度).
li·mes [láimi:z] 境界，極限，限界〔医学〕.
l. death 限界致死量(ジフテリア抗毒素と混ぜて皮下注射により250gモルモットを4日以内に殺し得るジフテリア毒素の最少量).
l. tod dose 致死限界量〔医学〕.
l. zero = L_0 dose.
l. zero dose of toxin 無毒限界量〔医学〕，= limes nul dose of toxin.
lim·et·tin [límǝtin] リメチン $C_{11}H_{10}O_4$，= citropten.
lim·i·na [límina] (limen の複数).
lim·i·nal [límināl] 閾値の，限界の.
l. current gradient 限界(最小)電流勾配〔医学〕.
l. stimulation 閾値刺激〔作用〕，限界刺激〔作用〕(刺激すること).
l. stimulus 閾値刺激，限界刺激，= threshold stimulus.
l. value 限界値，閾値，= threshold value.
lim·i·nom·e·ter [liminámitǝr] 限界計，閾値計(腱

に加えた刺激力を測って，その反射閾を推知するために用いる器械）．
lim·it ［límit］ 限界［医学］，限度，極限，境界．
l. concentration 限界濃度［医学］，= limitconcentration.
l. dextrin 限界デキストリン［医学］，終極デキストリン（アミラーゼの作用を受けない部分で，反応の終極まで残存する）．
l. dextrinosis 限界デキストリン症［医学］．
l. dilution 閾値濃度．
l. dose 限界量［医学］．
l. exponent 限界指数［医学］．
l. flocculation (unit) 限界フロキュレーション〔単位〕［医学］．
l. gauge 限界ゲージ（リミットゲージともいい，機械工作物が一定の寸法をもつかどうかを調べる器械）．
l. of audibility 可聴限界（調子の），= limit of pitch.
l. of detection 検出限界［医学］．
l. of error 誤差限界．
l. of flocculation (Lf, L_f) フロキュレーション（綿状反応）極限，綿状沈降限界（一定単位量の抗毒素と混ぜた毒素が，異なった割合で同一抗毒素に混ぜた液よりも迅速にフロキュレーションを起こす毒素量）．
l. of integrity 総和限界．
l. of tolerance 許容限界［医学］，耐容限界［医学］．
l. situation 限界状況．
l. value 極限値．
lim·i·tans ［límitəns］ 限定する，境界の，= limiting.
lim·i·ta·tion ［lìmitéiʃən］ 限定，制限，限界．
l. movement 制限運動［医学］．
l. of movement 運動制限［医学］．
lim·it·con·cen·tra·tion ［lìmitkànsəntréiʃən］ 限界濃度，閾値濃度．
limited abduction of hip 股関節外転可動域．
limited death rate 特別死亡率［医学］．
limited motion joint 制限付継手［医学］．
limited operation 縮小手術［医学］．
limited surgery 縮小手術（切除などを標準的手術に比して最小限縮小した手術）．
lim·it·er ［límitər］ 振幅制限器［医学］．
lim·it·ing ［límitiŋ］ 限定する，制限する．
l. amino acid 制限アミノ酸［医学］（食品タンパク質の必須アミノ酸が比較タンパク質の必須アミノ酸より少ない含量を示すもの）．
l. angle = critical angle.
l. cell 内境界〔上皮〕細胞［医学］，辺縁細胞［医学］．
l. concentration 限界濃度（希釈限界）．
l. current 限界電流［医学］．
l. decision 限定決断．
l. dilution 限界希釈法（多種類のクローン細胞集団の中から一つのクローンを分離する方法の一つ）．
l. dilution culture 限界希釈培養［医学］．
l. dilution method 限界希釈〔法〕［医学］．
l. factor 制限因子，限定因子（要因）．
l. layers of cornea 〔角膜の〕境界板．
l. line 限界線，= limit line.
l. medium 制限培地［医学］．
l. membrane 境界膜（網膜の内および外境界膜），限界膜（網膜の）．
l. plate 限界板［医学］．
l. point 集積点．
l. proportion 限界比［医学］．
l. sulcus 境界溝．
l. sulcus of Reil ライル境界溝．
l. sulcus of rhomboid fossa 〔菱形窩〕境界溝．
l. value 極限値，局限値．
lim·i·tro·phes ［límitrəfi:s］ 限界索（交感神経節とその連結線維）．
lim·i·troph·ic ［limitráfik］ 栄養限定の．
lim·nae·mia ［limní:miə］ 慢性マラリア，= limnemia.
lim·ne·mia ［limní:miə］ マラリア性悪液質，= limnaemia. 形 limnemic.
lim·nol·o·gy ［limnálədʒi］ 陸水学，湖沼学．
li·mo ［láimou］ レモン，= lemon.
li·mo·na·da ［lìmənáːdə］ レモン水，= lemonade.
l. citrica クエン酸リモナーデ（クエン酸5g，単シロップ80mL，水適量），= citric acid lemonade.
l. hydrochlorica 塩酸リモナーデ（希塩酸5mL，単シロップ80mL，水適量），= hydrochloric acid lemonade.
l. lactica 乳酸リモナーデ．
l. pepsin ペプシンリモナーデ．
lim·o·nene ［límənìːn］ リモネン $C_{10}H_{16}$（オレンジまたはレモン皮に含有される単環テルペンの一つ），= cajeputene, dipentene cinene, kautschin.
li·mo·nis ［láimənis］ レモンの（レモン limo の第2格）．
l. cortex レモン皮．
l. succus レモン汁．
Li·mo·ni·um ［laimóuniəm］ イソマツ属（イソマツ科 *Plumbaginaceae* の一属で，ハマサジ，イソマツなどは収斂成分を含有する）．
li·moph·thi·sis ［limáfθisis］ 飢餓衰弱．
li·mo·sis ［laimóusis］ 病的飢餓．
lim·o·ther·a·py ［làiməθérəpi］ 飢餓療法，= hunger cure.
limp ［límp］ は（跛）行［医学］．
l. chorea 麻痺性舞踏病，= paralytic chorea.
limp·ing ［límpiŋ］ は（跛）行（歩行は可能であるが，正常のものから偏倚したもの），= claudication.
Lim·u·lus ［límjuləs］ カブトガニ（節足動物，剣尾目の一つ）．
L. polyphemus （カブトガニの一種で血青素が血液中に存在する）．
***L. polyphemus* lectin** カブトガニレクチン．
lim·u·lus ［límjuləs］ カブトガニ．
l. lysate test カブトガニ細胞分解産物試験．
l. test リムルス試験（カブトガニ *Limulus polyphemus* の血球成分が細菌性毒素 endotoxin と凝固反応する現象を利用して，内毒素を定量する方法）．
limy bile 石炭乳胆汁［医学］，炭酸カルシウムを含む白色胆汁．
LINAC linear accelerator リニアアクセレレータ，線形加速器の略（ライナック）．
Li·na·ce·ae ［lainéisii:］ アマ［亜麻］科．
Linacre, Thomas ［línəkər］ リナケル（1460–1524，イギリスの医師・著述家．ヘンリー8世の侍医で，ロンドン王立内科医師会 Royal college of physician in London の初代会長．ガレヌスの著書をラテン語に翻訳した）．
lin·a·gogue ［láinəgɑg］ 縫合線導引器，= linagogus.
linaloe oil リナロエ油（カンラン科植物 *Bursera* から得られる揮発油で，リナロール（非環式モノテルペンに属するアルコール）を主成分とする）．
lin·al·yl ［línəlil］ リナリル基（$C_{10}H_{17}$–）．
l. acetate 酢酸リナリル $(CH_3)_2C{=}CH(CH_2)_2C(CH_3)(OCOCH_3)CH{=}CH_2$（ベルガモットの芳香成分），= berganol.
lin·co·my·cin ［lìŋkoumáisin］ リンコマイシン $C_{18}H_{34}N_2O_6S$（*Streptomyces lincolnensis* 由来，塩酸塩として使用）．
l. hydrochloride リンコマイシン塩酸塩 $C_{18}H_{34}N_2O_6S \cdot HCl \cdot H_2O$: 461.01（塩酸リンコマイシン．リンコマイシン系抗生物質，マクロライド系抗生物質と似た抗菌スペクトルを有しグラム陽性菌であるブドウ球菌属，腸球菌を除くレンサ球菌属，肺炎球菌に強い抗菌作用を示す）.

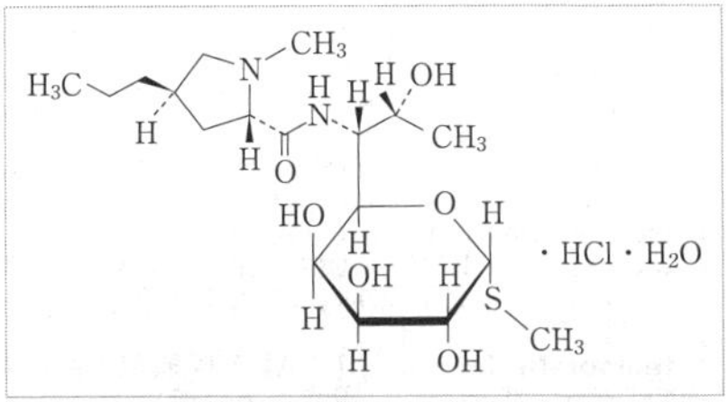

linc·ture [líŋktʃər] 舐剤，= electuary, linctus.

linc·tus [líŋktəs] 舐剤，リンクタス〔剤〕[医学]，= electuary, lincture.

lin·dane [líndein] リンデーン（1,2,3,4,5,6-hexachlorocyclohexane のガンマ異性体で，殺虫剤として用いる），= gammahexane.

Lindau, Arvid [líndou] リンドウ（1892-1958，スウェーデンの医師）.

L. disease リンドウ病（小脳血管腫に網膜血管腫および膵腎の嚢腫性変性を伴う疾病），= Lindau-von Hippel desease.

L. tumor リンドウ腫（血管細網腫），= angioreticuloma.

Lindbergh, Charles A. [líndbəːg] リンドバーグ（1902-1974，アメリカの飛行家）.

L. pump リンドバーグポンプ（体外に摘出した臓器を恒久的に生存させるために用いる潅流器）.

Lindemann, August [líndəmən] リンデマン（1880生，ドイツの外科医）.

L. cannula リンデマンカニューレ（全血液を輸血するために用いる注射器用針状カニューレ）.

L. method リンデマン法（針状カニューレを給血者の静脈に，ほかを受血者の静脈内に挿入し，中間に注射器を備えて直接輸血を行う方法）.

Lindemann test [líndəmən tést] リンデマン試験（尿中のアセト酢酸を証明する方法で，被検尿10mLに30%酢酸とルゴール液5滴ずつと，クロロホルム2滴とを加えて振盪すると，アセト酢酸があれば発色しない．尿酸も同じくヨードを脱色しないから，その場合にはルゴール液を加減する）.

lin·den [líndən] ボダイジュ［菩提樹］，シナノキ，= lime tree, *Tilia*.

l.-flowers ボダイジュ花，= tilia.

Linder sign リンデル徴候（両脚を伸ばしたまま坐骨神経痛患者の頭を前屈すると，脚または腰に疼痛を感ずる）.

Lin·de·ra [líndərə] クロモジ属.

L. benzoin クロモジ.

Lindner, Karl D. [líndnər] リンドナー（1883-1961，オーストリアの眼科医）.

L. bodies リンドナー〔小〕体.

line [láin] [TA] ① 線，= linea [L/TA]. ② 境界線（解剖学），指標. ③ ライン（1インチの1/12の長さ）. ④ 系統（遺伝学），= lineage.

l. angle 稜角，隅角（2平面のなす角），線角.

l. coordinates 直線座標.

l. electrophoresis 直線状電気泳動〔法〕[医学].

l. focus 線状病巣 [医学]，線状焦点.

l. for soleus muscle ヒラメ筋線.

l. group method 線群法 [医学].

l. measure 線度器，目盛尺.

l. of action 作用線.

l. of Bechterew ベヒテレフ線.

l. of Blaschko ブラシュコの線.

l. of cleavage 皮膚割線.

l. of collimation 視準線，視軸線.

l. of consumption 消耗線.

l. of demarcation 分離線，分画線.

l. of fixation 視線固定線 [医学]，固視線 [医学]，注視線（眼の回転中心から物体に至る視線），= line of regard.

l. of flow 流線.

l. of Gennari ジェンナリ線.

l. of gravity 重線.

l. of incidence 入射線（第1媒質内で入射の進行方向を示す線）.

l. of Kaes ケース線（Kaes, Theodor），= band of Kaes-Bechterew.

l. of occlusion 咬合線（Angle）.

l. of pleural reflection 胸膜投影線.

l. of regard 注視線，= line of fixation.

l. of Retzius レチウス〔褐（かっ）色〕線条 [医学].

l. of sight 視線（物体から瞳孔の中心に至る線）.

l. of stress 応力線.

l. of tension 圧線，割線（皮膚の）.

l. of torsion ねじれの線.

l. of vision 視線.

l. of Zahn ツァーン線（死ぬ前にできた血栓の表面の肋骨様の印．血栓の表面の肋骨様の印で血栓と死後凝血の鑑別になる），= striae of Zahn.

l. pair 線対 [医学].

l. sampling 行抽出法，線抽出法.

l. sensitivity 線感度 [医学].

l. separation 系統分離 [医学].

l. source 線〔状〕線源 [医学].

l. spacing 行間隔 [医学].

l. spectrum 線スペクトル [医学].

l. spread function (LSF) 線広がり関数 [医学].

l. test 線条試験（くる病患者の長管骨骨端には石灰質沈着不全があるため，適宜の方法により横線が認められ，ビタミンD投与により，この線条が漸次消失することを検査する方法）.

lin·ea [líniə] [L/TA] 線，= line [TA]. 複 lineae.

l. alba [L/TA] 白線（胸骨下端から恥骨に達する正中線で，左右の腹直筋を包む腹直筋鞘の融合したもの），= linea alba [TA].

l. alba cervicalis 頸白線（頸の正中線で，胸骨甲状筋と胸骨舌筋との腱膜融合により生ずる）.

l. alba ovarii 卵巣白線.

l. anocutanea [L/TA] ① 肛門皮膚線*，= anocutaneous line [TA]. ② 肛皮線，櫛状線.

l. arcuata [L/TA] 弓状線（腸恥骨線の腸骨部），= arcuate line [TA].

l. aspera [L/TA] 粗線（大腿骨後面の粗糙な縦線），= linea aspera [TA].

l. axillaris anterior [L/TA] 前腋窩線，= anterior axillary line [TA].

l. axillaris media [L/TA]〔中〕腋窩線，= midaxillary line [TA].

l. axillaris posterior [L/TA] 後腋窩線，= posterior axillary line [TA].

l. corneae senilis 老年期角膜線条（老人性変性にみられる角膜の下部に起こる褐色横線），= Stähli line, Hudson l..

l. epiphysialis [L/TA] 骨端線，= epiphysial line [TA].

l. glutea anterior [L/TA] 前殿筋線，= anterior gluteal line [TA].

l. glutea inferior [L/TA] 下殿筋線，= inferior gluteal line [TA].

l. glutea posterior [L/TA] 後殿筋線，= posterior

gluteal line [TA].
l. gluteae 殿線(腸骨翼の外面にある線で，前殿線，後殿線，下殿線に区別される).
l. iliopectinea 腸恥線(分界線)，= line terminalis.
l. intercondylaris [L/TA] 顆間線，= intercondylar line [TA].
l. intercondyloidea 顆間線(大腿骨の横線で，膝被膜の後部が付着する).
l. intermedia [L/TA] 中間線，= intermediate zone [TA].
l. intermedia cristae iliacae 腸骨陵中間線.
l. interspinalis [NA] 上腸骨棘線.
l. intertrochanterica [L/TA] 転子間線(① 大腿骨前面にある大転子から小転子へ斜めに達する線. ② 転子間稜)，= intertrochanteric line [TA].
l. intertubercularis [NA] 下腸骨棘線.
l. mammillaris [L/TA] 乳頭線，= mammillary line [TA], nipple l. [TA].
l. mediana anterior [L/TA] 前正中線，= anterior median line [TA].
l. mediana posterior [L/TA] 後正中線，= posterior median line [TA].
l. medio-axillaris 〔中〕腋窩線，= linea axillaris media.
l. medioclavicularis [L/TA] 鎖骨中線，= midclavicular line [TA].
l. mensalis 手掌の筋(指を折ったときに現れる手掌の溝).
l. musculi solei [L/TA] ヒラメ筋線，= soleal line [TA].
l. mylohyoidea [L/TA] 顎舌骨筋線，= mylohyoid line [TA].
l. nigra 黒線(妊娠時の白色線条が色素の沈着により着色したもの)，= linea fusca.
l. nuchae inferior 下項線.
l. nuchae superior 上項線.
l. nuchae suprema 最上項線.
l. nuchalis inferior [L/TA] 下項線，= inferior nuchal line [TA].
l. nuchalis superior [L/TA] 上項線，= superior nuchal line [TA].
l. nuchalis suprema [L/TA] 最上項線，= highest nuchal line [TA].
l. obliqua [L/TA] 斜線(① 外側斜線. = external oblique line. ② シルヴィウス線. = sylvian line)，= oblique line [TA].
l. parasternalis [L/TA] 胸骨旁線，= parasternal line [TA].
l. paravertebralis [L/TA] 椎骨旁線，= paravertebral line [TA].
l. pectinata [L/TA] 櫛状線(歯状線)，= pectinate line [TA].
l. pectinea [L/TA] 恥骨筋線(粗線)，= pectineal line [TA], spiral line [TA].
l. poplitea 膝窩線(脛骨後面の最上部).
l. postaxillaris 後腋窩線，= linea axillaris posterior.
l. preaxillaris 前腋窩線，= linea axillaris anterior.
l. scapularis [L/TA] 肩甲線，= scapular line [TA].
l. semicircularis 弓状線(左右の腸骨稜を結ぶ線のあたりで，腹直筋鞘の後葉の下端に相当する)，= arcuate line, Douglas line.
l. semilunaris [L/TA] 半月線(腹直筋の外側縁に沿った線)，= linea semilunaris [TA].
l. sinuosa analis 肛門凹凸線，= anorectal junction.
l. spiralis ラセン線(転子間線)，= intertrochanteric line.
l. splendens 輝線(脊髄の前面の中央にある)，= Haller line.
l. sternalis [L/TA] 胸骨線，= sternal line [TA].
l. subcostalis [NA] 肋下線.
l. supracondylaris lateralis [L/TA] 外側顆上線，= lateral supracondylar line [TA].
l. supracondylaris medialis [L/TA] 内側顆上線，= medial supracondylar line [TA].
l. supracristalis [NA] 腸骨稜上線.
l. temporalis [L/TA] 側頭線(前頭骨の両側に外角突起から上行して，側頭筋膜の付着する線)，= temporal line [TA].
l. temporalis inferior [L/TA] 下側頭線(頂頭骨面の曲線で，側頭筋の付着点の境界線)，= inferior temporal line [TA].
l. temporalis superior [L/TA] 上側頭線(下側頭線の上にある曲線)，= superior temporal line [TA].
l. terminalis [L/TA] 分界線(骨盤側壁の境界をなす線で大骨盤と小骨盤とを区別する線)，= linea terminalis [TA].
l. terminalis pelvis 骨盤分界線.
l. trapezoidea [L/TA] 菱形靱帯線，= trapezoid line [TA].
l. visus 視線(視軸).
l. vitalis 生命線(手掌にある屈曲しわの一つで，母手指の基底に沿う).
lineac graphy リニアックグラフィ(直線加速機(リニアック)の治療用高エネルギーX線を用いて直接照射部位をフィルムに撮影する方法).
lineae albicantes 白色線条(妊娠時腹部の膨隆により生ずる白色の線).
lineae atrophicae 萎縮線条(クッシング症候群にみられる腹部の細い赤色の線).
lineae distractiones [L/TA] 割線*(皮膚割線，切創離解線)，= tension lines [TA], 裂隙線*(皮膚割線，切創離解線)，= cleavage lines [TA].
lineae transversae [L/TA] 横線(① 仙骨の前面にあって5個の仙椎の癒合部に一致する. ② 腹壁にあって白線と半月状線とを連結する)，= transverse ridges [TA].
lin·e·age [líniiʤ] 直系〔医学〕，血統〔医学〕，正統. 形 lineal.
lineal recess 線状陥凹(胃脾靱帯により形成される大網嚢の延長).
lin·e·a·ment [líniəmənt] 顔立ち，相貌，外形(身体の).
lin·e·ar [líniər] 線状の〔医学〕，直線の，一次の，線形の.
l. absorption coefficient 線吸収係数〔医学〕.
l. acceleration 直線加速度〔医学〕，線加速度(速度変化のこと).
l. acceleration stress 直線加速度ストレス〔医学〕.
l. accelerator リニアアクセレレータ，線形加速器，直線加速装置(器)〔医学〕(マイクロ波の進行波または定在波を用いて電子を直線的に加速する装置をいう. 高エネルギーX線または高エネルギー電子線の発生装置として用いられている)，= linac, liniac.
l. acceleratory stimulation 直流加速度刺激〔医学〕.
l. amplifier 比例増幅器〔医学〕.
l. amputation 直線切断.
l. array 線状配列〔医学〕.
l. atrophy 線状〔皮膚〕萎縮〔症〕〔医学〕，引線性萎縮(皮膚乳頭層の萎縮により青白の線条が現れるもの).
l. attenuation coefficient 線減衰係数〔医学〕.
l. craniectomy 線状頭蓋骨切除術(小頭症の療法).

l. craniotomy 直線的開頭術，= craniectomy.
l. energy 線エネルギー〔医学〕.
l. energy absorption coefficient 線エネルギー吸収係数〔医学〕.
l. energy transfer (LET) 線エネルギー転移〔医学〕，線エネルギー付与〔医学〕.
l. energy transfer coefficient 線エネルギー転移係数〔医学〕.
l. energy transfer cumulative distribution 線エネルギー付与蓄積線量分布〔医学〕.
l. epidermal nevus 線状表皮母斑.
l. equation 一次方程式.
l. extraction 線状摘出〔医学〕，線状抽出.
l. form 一次形式.
l. fracture 線状骨折〔医学〕(亀裂骨折).
l. free energy relationship 自由エネルギー直線関係〔医学〕.
l. gradient elution 直線勾配溶出〔法〕〔医学〕.
l. hypothesis 線形仮説〔医学〕.
l. ichthyosis 線状魚りんせん〔医学〕.
l. IgA bullous disease in children 〔小児期の〕線状 IgA 水疱疾患.
l. inheritance 線形遺伝〔医学〕.
l. keratosis 線状角化症.
l. kinetics 直線的動態〔医学〕.
l. macromolecule 線状高分子〔医学〕.
l. molecule 〔直〕線状分子〔医学〕.
l. nevus 線状母斑，列序性母斑.
l. order 線形順序.
l. osteotomy 線状骨切り術〔医学〕，直線状骨切術.
l. pattern 線状型(自己抗体の染色パターンの一つ)，線状パターン〔医学〕.
l. polymer 線状重合体〔医学〕.
l. programming 線形計画〔医学〕.
l. quadratic model 線形二次モデル〔医学〕，LQ モデル(Chadwick と Leenhout により1981年に提唱された，照射線量Dと細胞生残率Sの関係を示す数学的モデルで，$S=\exp(-\alpha D-\beta D^2)$ で表され，指数がDの1次項($-\alpha D$)と2次項($-\beta D^2$)の和となる)，= LQ model.
l. regression 線形回帰.
l. response 直線的感応(応答)〔医学〕.
l. scanner for whole body 全身線スキャン装置.
l. scanning 線スキャン〔ニング〕〔医学〕，リニアスキャン(体内の体軸方向の放射能分布を計測し，一次元プロフィール曲線を描く方法).
l. scar 線状瘢痕〔医学〕.
l. scintigram 線シンチグラム〔医学〕.
l. scleroderma 線(帯)状強皮症，= morphea linearis.
l. sebaceus nevus 線条皮脂腺母斑症〔医学〕.
l. space 線形空間，= vector space.
l. stopping power 線阻止能〔医学〕.
l. strain 線形ひずみ〔医学〕.
l. streak cautery (子宮頸部の腫瘍焼灼に用いる器具で，焼灼効果が車輪状に波及する).
l. system 線形系〔医学〕.
l. type constitution 線弱型体質，= leptosomatic constitution.
l. ulcer 線状潰瘍〔医学〕.
l. velocity 線速度〔医学〕.
l. (whole-body) scanner 線〔全身〕スキャナ〔医学〕.
lin·e·ar·i·ty [lìniǽərity] 直線性〔医学〕.
linearized growth curve (LGC) 成長直線(i番目の個体の t 歳での身長を $h_i(t)$ とし，同じ人種，世代，性に属する十分大きな集団でのその平均値を $h_{.}(t)$ とすると，推移期を除き，小児期でも思春期でも，$h_i(t)$ は $h_{.}(t)$ の一次式で表せる，これを LGC という．もし直線にならないなら，測定の誤りか記録誤りかあるいは発育異常がある．体重では栄養や体育などが効いてこの種の線形化はうまくいかない).
linearly polarization 直線偏光.
lin·en [línin] リネン〔医学〕，リンネル，アマ〔亜麻〕布，= linen cloth.
li·ner [láinər] ライナー(保護物質の層).
Lineweaver, Hans [láinwìːvər] ラインウィーバー(1907-2009，アメリカの物理化学者).
L.-Burk equation ラインウィーバー・バークの式(基質濃度と酵素反応の速度との関係を示す式．Michaelis-Menten の式を再配列したもの).
Ling method リング法.
ling [líŋ] ① リング(タラ〔鱈〕の一種). ② ヒース(ヘザーの一種).
Lingersheim sug·ar me·di·um [líŋəːshaim ʃúgər míːdiəm] リンゲルスハイム糖培地(マルトース，デキストロース，レフロース，ガラクトース，サッカロース，カールバウム，ラクムス液，規定ソーダ液からなり，双球菌の鑑別に利用される).
lin·gism [líŋgizəm] リンギズム(スウェーデン運動家 Peter H. Ling (1776-1839) にちなむ装具を使わない体操)，= kinesitherapy.
lin·gua [líŋgwə] [L/TA] 舌，= tongue [TA]. 複 linguae. 形 lingual.
l. dissecta 亀裂舌，陰嚢様舌，= scrotal tongue.
l. fissurata 舌裂.
l. fraenata 短舌，舌癒着，= tonguetie.
l. geographica 地図〔状〕舌，= annulus migrans.
l. nigra 黒舌病，= black tongue.
l. plicata 溝状舌，ヒダ舌，陰嚢舌，= fissured tongue.
l. villosa nigra 舌上生毛症，= black tongue.
lin·guad [líŋgwæd] 舌側の方へ.
linguadental sound 舌歯音〔医学〕.
lin·gual [liŋgweil] ① 舌の〔医学〕. ② 言葉の.
l. apex 舌尖〔医学〕.
l. aponeurosis [TA] 舌腱膜，= aponeurosis linguae [L/TA].
l. arch 舌弓(矯正歯科で用いる舌の形に準じた固定器)，舌側弧線〔医学〕.
l. artery [TA] 舌動脈，= arteria lingualis [L/TA].
l. bar リンガルバー，舌側バー，舌側杆〔医学〕(下顎義歯の鞍を連結する下顎弓の舌面に当てる金属製のバー).
l. bone 舌骨，= os hyoideum.
l. branch [TA] 舌枝，= ramus lingualis [L/TA].
l. branches [TA] 舌筋枝，= rami linguales [L/TA].
l. cancer 舌癌〔医学〕.
l. check valve 舌の制止弁〔医学〕.
l. cusp [TA] 舌側尖頭*，= cuspis lingualis [L/TA].
l. delirium 妄語(無意味な言語を発する).
l. embrasure 舌側鼓形空隙.
l. fibres [TA] (舌状束*)，= fibrae linguales [L/TA].
l. fracture 舌骨骨折，= fracture of hyoid bone.
l. frenum 舌小帯〔医学〕.
l. ganglion 舌神経節，= submaxillary ganglion.
l. gingiva 舌側歯肉.
l. gingival papilla 舌側乳頭歯肉.
l. glands [TA] 舌腺，= glandulae linguales [L/TA].
l. goiter 舌根甲状腺腫〔医学〕.
l. gyrus [TA] 舌状回，= gyrus lingualis [L/TA].
l. hemorrhoids 舌痔(舌根部の静脈瘤).
l. interdental papilla 舌側歯間乳頭.
l. margin 舌縁〔医学〕.
l. nerve [TA] 舌神経，= nervus lingualis [L/TA].
l. nodes [TA] 舌リンパ節，= nodi linguales [L/TA].

l. occlusion 舌側咬合（咬合線の内側すなわち舌側における咬合）.
l. papilla 舌乳頭.
l. papillae [TA] 舌乳頭, = papillae linguales [L/TA].
l. plate 舌面板.
l. plexus 舌〔動脈〕神経叢（舌動脈の付近にある）.
l. quinsy 舌扁桃周囲炎.
l. ridge 舌側面隆線〔医学〕.
l. root 舌根〔医学〕.
l. saliva （舌の Ebner 腺およびほかの漿液腺の刺激によるもの）.
l. salivary gland depression 舌側唾液腺窩, 静止性骨空洞.
l. septum [TA] 舌中隔, = septum linguae [L/TA].
l. side 舌側〔医学〕.
l. sound 舌音〔医学〕.
l. spasm 舌攣縮.
l. splint 舌側副子.
l. surface [TA] 舌側面, = facies lingualis [L/TA].
l. thyroid 舌甲状腺〔医学〕.
l. tipping 舌側傾斜〔医学〕.
l. titubation 吃り.
l. tonsil [TA] 舌扁桃, = tonsilla lingualis [L/TA].
l. tonsillitis 舌扁桃炎.
l. trophoneurosis 舌片側萎縮症.
l. vein [TA] 舌静脈, = vena lingualis [L/TA].
lin·gua·le [liŋgwǽlil] 舌点（下顎結合部の舌側上端にある点）.
lin·gual·is [liŋgwǽlis] 舌筋（上下の）.
lin·gual·ly [líŋgwəli] 舌の方向へ.
lin·guat·u·li·a·sis [liŋgwæʧuláiəsis] 舌虫症.
lin·gua·tu·lo·sis [liŋgwæʧulóusis] 舌虫症.
lin·guet [líŋgwət] リングエット（口腔の頬側部に密着して徐々に吸収されるようにつくった小錠剤）.
lin·gui·form [líŋgwifɔ:m] 舌状の.
l. lobe 舌状葉, = Riedel lobe.
lin·guis·tics [liŋgwístiks] 言語学〔医学〕.
lin·gu·la [líŋgjulə] [TA] 下顎小舌, = lingula mandibulae [L/TA]. 複 lingulae. 形 lingular.
l.〔I〕 [TA] 小脳小舌, = lingula cerebelli〔I〕[L/TA].
l. carotica 頸動脈小舌, = lingula sphenoidalis.
l. cerebelli 小脳小舌（小脳虫の一部）.
l. cerebelli〔I〕 [L/TA] 小脳小舌, = lingula〔I〕[TA].
l. mandibulae [L/TA] 下顎小舌（下顎孔部の骨小板）, = lingula [TA].
l. of left lung [TA]〔左肺の〕小舌, = lingula pulmonis sinistri [L/TA].
l. paralysis 味覚麻痺.
l. pulmonis 肺小舌（左肺上葉から突出する舌状葉）.
l. pulmonis sinistri [L/TA]〔左肺の〕小舌, = lingula of left lung [TA].
l. sphenoidalis [L/TA] 蝶形骨小舌（蝶形体と翼との間にある）, = sphenoidal lingula [TA].
lin·gu·lar [líŋgjulɔ] 小舌の.
l. artery [TA] 肺舌動脈, = arteria lingularis [L/TA].
l. branch [TA] 肺舌静脈, = ramus lingularis [L/TA].
l. disease 舌区病, 舌状部病（肺左上葉の舌状部の慢性呼吸器病を Hopkins-Leigh が1952年に中葉症候群から区別するため用いた病名で, 急性のものを acute suppurative lingulitis と呼ぶ）, = S_4 disease.
l. vein [TA] 肺舌静脈, = vena lingularis [L/TA].
lin·gu·late [líŋgjuleit] 舌状の.
lin·gu·lec·to·my [liŋgjuléktəmi] 舌〔区域〕切除〔医学〕,〔肺〕舌状葉（舌区区域）切除術.
lin·gu·li·tis [liŋgjuláitis] 肺小舌炎（肺左上葉舌状部の炎症）.
linguo– [liŋgwou, -gwə] 舌との関係を表す接頭語.
lin·guo·cli·na·tion [liŋgwoukli néiʃən] 舌側傾斜（歯の）.
lin·guo·clu·sion [liŋgwəklú:ʒən] 舌側咬合.
lin·guo·den·tal [liŋgwədéntəl] 舌歯の.
lin·guo·dis·tal [liŋgwədístəl] 舌側遠心の.
linguofacial trunk [TA] 舌顔面動脈幹, = truncus linguofacialis [L/TA].
lin·guo·gin·gi·val [liŋgwouʤinʤáivəl] 舌歯肉の.
l. fissure 舌側歯肉裂溝.
l. groove 舌歯肉溝.
l. ridge 基底結節.
lin·guo·gram [líŋgwəgræm] 舌図〔医学〕.
lin·guo–oc·clu·sal [líŋgwou əklú:səl] 舌側咬合面の.
lin·guo·pap·il·li·tis [liŋgwoupæpiláitis] 舌乳頭炎.
lin·guo·place·ment [liŋgwoupléismənt] 舌側転位.
lin·guo·trite [líŋgwətrait] 舌圧子〔医学〕, 舌牽引器.
lin·guo·ver·sion [liŋgwouvə́:ʒən] 舌側転位〔医学〕.
lin·gu·sorbs [líŋgjusɔ:bz] 舌下剤（薬品の錠剤で, 舌下に保ち, 徐々に吸収されるようにつくったもの）.
lin·i·ac [líniæk] 直線加速器, 線形加速器〔医学〕, リニアック〔医学〕, ライナック.
Linim liniment 擦剤の略.
lin·i·ment [línimənt] 塗布剤〔医学〕, リニメント〔剤〕〔医学〕（擦剤, 液状または泥状の皮膚にすり込んで用いる外用薬）, = embrocation.
l. of soft soap 軟石ケン擦剤（軟石ケン650g, ラベンダー油20mL, 水で1,000mLとする）, = linimentum saponis mollis.
lin·i·men·tum [liniméntəm] 塗布剤, = liniment.
l. camphorae 樟脳リニメント, = camphor liniment.
l. camphorae et saponis 石ケンカンフル擦剤（カリ石ケン80g, カンフル20g, チミアン油4mL, ハッカ油6mL, アンモニア水50mL, アルコール840mL, 水適量）, = soap liniment.
l. sulfuris et zinci phenolatum イオウ石炭酸亜鉛華擦剤, = sulfur liniment.
l. terebinthinae compositum 複合テレビン油擦剤（ストークス擦剤）.
l. volatile 揮発性擦剤, = ammonia liniment.
linin [láinin] 核糸〔医学〕, リニン $C_{23}H_{22}O_9$（① アマ〔亜麻〕科植物に存在する化合物. ② リニン質, 核糸,〔核〕糸質：核の微細構造で, 染色質が顆粒状をなす部分）.
lin·ing [láiniŋ] 裏装, 内層, 内膜, 内張り.
l. cell 管壁細胞, = littoral cell.
l. film 内張〔り〕被膜〔医学〕.
l. material 裏装材.
l. membrane 内膜.
li·ni·tion [lainíʃən] 塗擦法.
li·ni·tis [lainá itis] 胃壁炎（胃壁の間質炎で, 胃炎の旧名）.
l. plastica 形成性胃壁炎〔医学〕（胃壁の間質細胞層が肥大して革袋状となる状態. 浸潤性硬癌のための, びまん性胃壁肥厚という意味で用いられることが多い）, = Brinton disease, cirrhosis of stomach, cirrhotic gastritis, fibromatosis ventriculi, hypertrophic gastritis, leather bag stomach.
link [líŋk] 関連.
l. protein リンクタンパク質（軟骨から見いだされた糖タンパク質, プロテオグリカンとヒアルロン酸に結合し巨大分子集合体をつくる）.
link·age [líŋkiʤ] ① 結合（化合物における原子の結合）. ② 連鎖〔医学〕（遺伝学では, 染色体の遺伝子群が代々接合すること）. ③ 連関（心理学では, 刺激とその反応との関連）, = linking.

l. analysis 連鎖解析(分析)〔医学〕, リンケージ解析.
l. coefficient 連鎖率, 絡数.
l. disequilibrium 連鎖不平衡〔医学〕.
l. group 連鎖群〔医学〕.
l. map 連鎖地図, 連関地図〔医学〕(染色体上の遺伝子やマーカー間の距離を組換え頻度(CM:センチモルガン)で示したもの). ↔ physical gene map, genetic map.
l. marker 連鎖マーカ.
l. value 連鎖価〔医学〕.
linked [líŋkt] 連鎖による, 連鎖性の.
l. characters 連鎖性形質.
l. gene 連鎖遺伝子〔医学〕.
link·er [líŋkər] リンカー(DNA 断片同士を接続するため, その末端部分に挿入する制限酵素が認識できるようなオリゴヌクレオチド配列をいう).
link·ing [líŋkiŋ] 結鎖(化合物原子の).
l. number (L) リンキング数, 巻数.
Linnaeus, Carolus [li:ní:əs] リニエス(1707–1778, スウェーデンの自然科学者. 近代系統的植物学の開祖と呼ばれ, Systema naturae (1735); Genera plantarum (1737); Fundamenta botanica (1735)などの著書がある. Philosophia botanica (1751)において二名分類法を詳説した), = Linné, Carl von.
Li·nog·na·thus [linágnəθəs] ケモノホソジラミ属(シラミの一属で, 家畜に寄生する).
lin·o·le·ic ac·id [lìnoulí:ik ǽsid] リノール酸, = linolic acid.
lin·o·lein [linóuli:n] リノレイン(リノール酸の triglyceride, すなわち構造式は右の $R=C_{17}H_{31}-$ に二重結合2個をもち, すべて乾性油の成分として存在する).
lin·o·le·nic ac·id [lìnəlénik ǽsid] リノレン酸 $CH_3CH_2CH{=}CHCH_2CH{=}CHCH_2CH{=}CH(CH_2)_7COOH$ (アマニン油に存在する不飽和脂肪酸), = vitamin F.
lin·ol·ic ac·id [linóulik ǽsid] リノール酸 $CH_3(CH_2)_4CH{=}CHCH_2CH{=}CH(CH_2)_7COOH{=}C_{18}H_{32}O_2$ (グリセリンエステルとしてアマニン油のような乾性油の中に含まれている不飽和脂肪酸), = linoleic acid.
lin·seed [línsi:d] アマニン〔亜麻仁〕(アマ *Linum usitatissimum* の種子で, 緩和薬として用いられる), アマニ(亜麻仁)〔医学〕, = flax seed, lini semen, linum.
l. oil アマニン油, アマニ〔亜麻仁〕油(アマニから得られる不揮発性油で, ペイント用乾性油または下剤として用いられる), = oleum lini.
lint [línt] リント〔剤〕〔医学〕, 生綿, リント布.
lin·tin [líntin] 吸収性木綿.
lin·tine [línti:n] 脱脂綿.
li·num [láinəm] アマニン〔亜麻仁〕, = linseed.
lio- [láiou] 平滑の意味を表す接頭語, = leio-.
lion's face 獅子面, 獅子顔〔ぼう(貌)〕.
lion's tooth タンポポ, = dandelion, *Taraxacum*.
li·o·thy·ro·nine [làiouθáirəni:n] リオサイロニン [化] (−)-3-[4-(4-hydroxy-3-iodophenoxy)-3,5-diiodophenyl]-alanine sodium salt (甲状腺機能低下症に用いられる).
l. sodium リオチロニンナトリウム [化] monosodium *O*-(4-hydroxy-3-iodophenyl)-3,5-diiodo-L-tyrosinate $C_{15}H_{11}I_3NNaO_4$: 672.96 (チロキシン系合成甲状腺ホルモン. 粘液水腫, クレチン病, 甲状腺機能低下症, 慢性甲状腺炎, 甲状腺腫に適用). (→ 構造式)
li·o·trich·ia [laìətríkiə] 直毛, = lissotrichia, straight hair.
li·o·trix [láiətriks] リオトリックス(レボチロキシンナトリウム(T_4)4:リオチロニンナトリウム(T_3)1の混合物. 甲状腺機能低下症に用いられる).

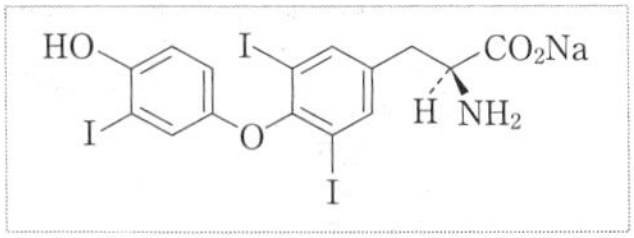

Liouville, Henri [lju:ví:jə] リウーヴィル(1837–1887, フランスの医師).
L. icterus リウーヴィル黄疸(新生児黄疸).
LIP lymphoid interstitial pneumonia リンパ〔球〕性間質性肺炎の略.
lip [líp] ① 唇(くちびる). ② 唇縁.
l. biting 唇咬〔医学〕.
l. disease 口唇疾患〔医学〕.
l. fissure 口唇裂, 兎唇, = harelip.
l. margin 赤唇〔医学〕.
l. neoplasm 口唇新生物〔医学〕, 口唇腫瘍〔医学〕.
l. of blastpore 原口唇〔医学〕.
l. of cervix 子宮口唇〔医学〕.
l. of pudendum 陰唇〔医学〕.
l. print 口唇紋.
l. reading 読唇〔法〕〔医学〕, 唇読法(発声を伴わない言語で, 唇およびほかの顔面筋の動きを見て, 意義を理解すること), = speech reading.
l. reflex 〔口〕唇反射(睡眠中の乳児の口角に触れると唇が動くこと), = mouth phenomenon.
l. sign 口唇徴候, = Theimich sign.
lip·a [lípə] 脂肪.
lip·a·ci·de·mia [lìpəsidí:miə] 脂肪酸血症.
lip·a·ci·du·ria [lìpəsidjú:riə] 脂肪酸尿症.
li·pae·mia [laipí:miə] 脂肪〔血〕症, = lipemia.
lip·a·min [lípəmin] リパミン(脂肪タンパク体に属する黄体成分 lecithalbumin の一種で, 生殖器に充血を起こして出血を促す作用がある).
lip·a·ro·cele [lípərəsi:l, lipǽrə-] 脂肪性陰嚢腫, 脂肪含有ヘルニア.
lip·a·ro·dysp·nea [lìpærədíspniə] 肥満者呼吸困難症.
lip·a·roid [lípərɔid] 脂肪様の, 類脂の.
lip·a·rom·pha·lus [lìpərámfələs] 臍脂肪腫.
lip·arth·ri·tis [lìpɑ:θráitis] 脂肪性関節炎(卵巣機能低下によるもの).
lip·ase [lípeis] 脂肪分解酵素〔医学〕, リパーゼ〔医学〕(肝, 膵, 胃, およびほかの消化器官, またある種の植物に存在するエステラーゼ), = pialyn, steapsin.
l. test リパーゼ試験(肝機能検査において, 血清リパーゼが増量すればその障害を示すので, エチル酪酸分解能により判定する).
li·pas·ic [lipǽsik] 脂肪分解の, 脂肪分解酵素の.
lip·a·su·ria [lìpəsjú:riə] リパーゼ尿症.
li·pat·ro·phy [lipǽtrəfi, lai-] 脂肪萎縮症, = lipatrophia.
li·pec·to·my [laipéktəmi] 脂肪〔組〕織切除術(肥満症の外科的療法).
lip·e·de·ma [lìpidí:miə] 脂肪性浮腫.
li·pe·mia [laipí:miə] 脂〔肪〕血症〔医学〕, = lipaemia.
l.-clearing factor 脂血症清浄因子〔医学〕.
l. retinalis 網膜脂血症.
lip·ese [lípi:s, láip-] 脂肪合成酵素.
lip·fan·o·gen [lipfǽnəʤən] リプファノーゲン(組織により染色可能の脂肪に変化される血漿中の因子).
lip·id [lípid] リピド〔医学〕, 脂質〔医学〕, 脂肪エステル(脂肪酸, 石ケン, 中性脂肪, ろう(蝋), ステロール, リン脂質などを含む物質の総称名), = lipin, lipoid. [形] lipidic.
l. A リピド A(グラム陰性菌の細胞壁外膜を構成

するリポ多糖 lipopolysaccharide (LPS) の glycophospholipid 部分をいう．LPS のコア多糖とは非還元末端グルコサミンを介して結合している)，脂質 A.
l. antigen 脂質抗原〔医学〕.
l. bilayer 脂質二重層膜〔医学〕.
l. droplet 脂肪滴.
l. granule 脂質顆粒〔医学〕.
l. histiocytosis 脂質組織球増加〔症〕〔医学〕.
l. keratopathy 脂肪性角膜症(角膜実質に脂肪が沈着した状態)，= lipid degeneration.
l.-like structure 脂質様構造〔医学〕.
l. lowering drug (LLD) 脂質降下薬，= hypolipidemic agent.
l. mediator 脂質性化学伝達物質〔医学〕.
l. metabolism 脂質代謝〔医学〕(広義で細胞内における脂質の生合成，運搬，異化の機構から血管内のリポタンパクの代謝までを含む)，= lipoprotein metabolism.
l. metabolism abnormality 脂質代謝異常.
l. peroxide 過酸化脂質〔医学〕，= lipoperoxide.
l. pharmacology 脂質(リピド)薬理学〔医学〕.
l. pneumonia 脂肪性肺炎〔医学〕.
l. proteinosis 脂質タンパク症(脂質代謝の異常に基づくまれな皮膚症で，関節付近，顔面，特に口の周辺に黄色斑が発生する)，= lipoidosis cutis et mucosae，Urbach-Wiethe disease.
l. storage disease 脂質貯蔵症〔医学〕，脂質蓄積症.
l. storage myopathy 脂質蓄積症性筋症〔医学〕.
l. thromboplastin リピドトロンボプラスチン(組織からエーテルアルコールにより抽出される．Howell).
l. triad 三脂質異常症(高比重リポタンパクコレステロール(LDL-C)血症，高中性脂肪血症，低比重リポタンパクコレステロール(LDL-C)血症の合併).
lip·i·de·mia [lìpidí:miə] 脂〔肪〕血症，= lipemia.
lip·i·dol [lípidɔ:l] リピドール(脂肪族アルコールの一つ)，= aliphatic fatty alcohol.
lip·i·do·sis [lìpidóusis] リピドーシス〔医学〕，脂質症〔医学〕，網内系脂肪蓄積症(細胞脂肪代謝病の総称名). 複 lipidoses.
lip·id·temns [lípidtemz] (脂肪分解による産物，すなわちグリセリンおよび脂肪酸の総称名).
lip·i·du·ria [lìpidjú:riə] 脂肪尿〔医学〕.
lip·in [lípin] 資質，= lipid.
lip·i·o·dol [lípiədɔ:l, lipáiəd-] リピオドール.
Lipmann, Fritz Albert [lípmən] リップマン(1899-1986，ドイツで医学を修め，1939年アメリカに渡った生化学者．高エネルギーリン酸結合の概念を確立し，アセチルリン酸，補酵素Aを分離した．その業績により1953年度ノーベル医学・生理学賞を受けた).
lip(o)- [lip(ou), -p(ə)] 脂肪またはリピドとの関係を表す接頭語.
lip·o·ar·thri·tis [lìpoua:θráitis] 関節脂肪組織炎.
lip·o·a·tro·phia [lìpouətróufiə] 脂肪組織萎縮〔症〕，= lipoatrophy.
l. annularis 輪状脂肪萎縮症.
l. circumscripta 限局性脂肪組織萎縮症.
lipoatrophic diabetes 脂肪〔組織〕萎縮性糖尿病(ローレンス糖尿病．インスリン抵抗性糖尿病のまれな特殊型で，後天性発症40%，先天性発症60%の比率).
lip·o·at·ro·phy [lìpouǽtrəfi] 脂肪組織萎縮〔症〕.
lip·o·bi·o·lite [lìpoubáiəlait] 残留炭〔医学〕.
lip·o·blast [lípəblæst] 脂肪形成細胞，脂肪芽細胞，= lipoplast，oleoplast.
lip·o·blas·to·ma [lìpoublæstóumə] 脂肪芽細胞腫，脂肪母細胞腫，= lipoplastoma.
lip·o·ca·ic [lìpəkéiik] リポカイック〔医学〕，抗脂肝因子〔医学〕(膵臓を除去したイヌに起こる脂肪肝を予防するためには，生の膵臓が有効であった実験に基づいて，膵臓から Dragstedt らが抽出した脂肪消化酵素).
lip·o·car·bo·hy·drate [lìpoukà:bouháidreit] リポ炭水化物，= mucolipid.
lip·o·car·di·ac [lìpouká:diæk] 脂肪心の.
lip·o·cele [lípəsi:l] 脂肪ヘルニア，= adipocele.
lip·o·cer·a·tous [lìpousə́:rətəs] 死ろう(蝋)性の.
lip·o·cere [lípəsiər] 死ろう(蝋)，= adipocere.
lip·o·chon·dria [lìpəkándriə] リポコンドリア(細胞内における酵素の生成に密接した構造．Ries).
lip·o·chon·dro·dys·tro·phy [lìpəkàndrədístrəfi] 脂肪軟骨異栄養症(軟骨，骨格，皮膚，皮下組織，脳，角膜，肝脾を侵す先天性脂肪代謝病で，体躯矮小，短頸，脊椎彎曲，鼻橋陥凹，関節硬直，短指，精神遅滞，角膜混濁などを特徴とする．多発性異骨症 dysostosis multiplex，または軟骨骨異栄養症 chondro-osteodystrophy，または gargoylism とも呼ばれる)，脂肪性軟骨ジストロフィ〔ー〕〔医学〕.
lip·o·chon·dro·ma [lìpoukandróumə] 脂肪軟骨腫.
lip·o·chrin [lípəkrin] リポクリン，油球(網膜色素上皮内に存在する物質で，明順応の際著明に増加する).
lip·o·chrome [lípəkroum] リポクロ〔ー〕ム〔医学〕，色素類脂質〔医学〕，脂肪色素，脂色素(天然の脂肪物質に存在する色素の一般名)，= carotinoid，chromolipoid.
lip·o·chro·me·mia [lìpoukroumí:miə] 脂肪色素血症.
lip·o·chro·mo·gen [lìpəkróumədʒən] リポクロモーゲン(色素脂肪に変化し得る物質).
li·poc·la·sis [lipákləsis] 脂肪分解. 形 lipoclastic.
lip·o·clas·tic [lìpəklǽstik] 脂肪分解の，= lipolytic.
l. enzyme 脂肪分解酵素〔医学〕.
lip·o·cor·ti·coid [lìpoukɔ́:tikɔid] 脂肪蓄積性コルチコイド(特に肝における).
lip·o·cor·tin [lìpoukɔ́:tin] リポコルチン(糖質コルチコイドが誘導するタンパク質の一種).
lip·o·crine [lípəkri:n] 脂肪分泌(細胞体内に脂肪状分泌物を形成する現象についていう).
lip·o·crit [lípəkrit] 脂肪比量管(血液およびほかの体液中の脂肪量を測定するための微量管).
lip·o·cy·a·nine [lìpəsáiənin] リポシアニン(脂肪色素に硫酸が作用して生ずる青色色素).
lip·o·cyte [lípəsait] 脂肪細胞. 形 lipocytic.
lipocytic coefficient 脂肪細胞係数(水分とコレステロールおよび脂肪酸との関係).
lip·o·der·moid [lìpoudə́:mɔid] 脂肪類皮腫.
lip·o·di·ar·e·sis [lìpoudaiərí:sis] 脂肪消失(脂肪貯蔵器からの).
lip·o·di·er·e·sis [lìpoudaiirí:sis] 脂肪分解. 形 lipodieretic.
lip·o·dys·tro·phia [lìpədistróufiə] 脂肪異栄養症，脂肪栄養障害，= lipodystrophy.
l. centrifugalis abdominalis infantilis 小児腹壁遠心性脂肪萎縮症.
l. paradoxa 奇異性脂肪異栄養症(Simon, A.). → lipodystrophia progressiva.
l. progressiva 進行性脂肪異栄養症(上半身の脂肪は消失し，下半身の脂肪が増加する状態).
lip·o·dys·tro·phy [lìpədístrəfi] 脂肪異栄養症〔医学〕，リポジストロフィ〔医学〕(皮下脂肪をはじめ体内蓄積脂肪が全身的または部分的に消失した病態をいう).
lip·o·e·de·ma [lìpouidí:mə] 脂肪性浮腫(下肢に脂肪が蓄積し，直立性浮腫を伴うことで，女性に好発する).
li·pof·er·ous [lipάfərəs] ① 脂肪運搬性の. ② 好ズダン性の.
lip·o·fi·bro·cal·car·e·ous my·op·a·thy [lìpoufàibroukælkέəriəs maiάpəθi] 脂肪線維石灰性筋症(対称性, 器質性, 無痛性腫脹, 紫藍様皮膚を特徴とし, 筋肉線維の萎縮, 脂肪変性, 石灰沈着などがみられ, おそらく脂肪代謝の異常によると思われる).
lip·o·fi·bro·ma [lìpoufaibróumə] 脂肪線維腫〔医学〕.
lip·o·fus·cin [lìpəfΛsin] 脂褐素〔医学〕, リポフスチン〔医学〕, 消耗色素(ヘモクロマトーゼにおいて皮膚に沈着するヘモフスチン), = hemofuscin.
lip·o·fus·ci·no·sis [lìpoufλsinóusis] リポフスチン〔沈着〕症, 脂褐素〔沈着〕症.
lip·o·gen·e·sis [lìpəʤénisis] 脂肪形成. 形 lipogenetic, lipogenic.
lipogenic dyshepatia 脂肪性肝機能障害(小児の食事が脂肪過剰による).
li·pog·e·nous [lipάʤənəs] 肥満症発生の.
l. diabetes 肥満性糖尿病, = fat diabetes.
lip·o·gran·u·lo·ma [lìpougrænjulóumə] 脂肪肉芽腫, 脂肪結節(腹部手術の癒着予防に用いるワセリンなどにより起こる肉芽腫).
lip·o·gran·u·lo·ma·to·sis [lìpougrænjuloumətóusis] 脂肪肉芽腫症, = lipodystrophia intestinalis, Whipple disease.
l. subcutanea 皮下脂肪肉芽腫症(ロスマン・マケイ症候群), = Rothmann-Makai syndrome.
lip·o·he·mar·thro·sis [lìpouhèmɑ:θróusis] 脂肪血関節症〔医学〕.
lip·o·he·mia [lìpouhí:miə] 脂肪血症, = lipemia.
lip·o·his·ti·o·di·a·re·sis [lìpəhìsʃioudaiərí:sis] 組織脂肪欠乏.
lip·o·hy·al·i·no·sis [làipouhaiələnóusəs] リポヒアリノーシス, 脂肪硝子変性.
li·po·ic ac·id [lipóuik ǽsid] リポ酸〔医学〕$C_8H_{14}O_2S_2$ (チオクト酸. Reed, Gunsaulus らにより1951年に動物肝臓から結晶状に抽出された新しい成長促進性ビタミンBの一つで, α型は焦性ブドウ酸の酸化脱炭酸反応に作用し, 臨床上肝性昏睡に応用されている. またβ型はその酸化物で作用不明である), = protogen, thioctic acid.
lip·oid [lípɔid] リポイド〔医学〕, 脂質〔医学〕, 類脂〔体〕, = lipid. 形 lipoidal, lipoidic.
l. adrenal hyperplasia リポイド副腎過形成(Prader 症候群).
l. gout 類脂性痛風, = xanthoma tuberosum.
l. granuloma リポイド肉芽腫, 類脂〔質〕性肉芽腫.
l. granulomatosis 脂質性肉芽腫症, = Hand-Schüller-Christian disease, lipoid histiocytosis, xanthomatosis.
l. hepatitis リポイド肝炎〔医学〕.
l. histiocytic granuloma リポイド組織球肉芽腫.
l. histiocytosis 類脂質性組織球増殖症(主としてレシチンが組織球に蓄積して増殖する状態. Bloom), = lipoid granulomatosis, Niemann-Pick disease.
l. hyperplasia 類脂質性過形成.
l. infarct リポイド梗塞〔医学〕.
l. metamorphosis 類脂肪〔体〕化.
l. nephrosis リポイド〔変性〕ネフローゼ〔医学〕, 類脂〔肪〕性腎症(血中コレステロール濃度増加を起こし, タンパク尿症と浮腫とを伴うが, 予後は比較的良好なもの. 真性ネフローゼ, 微少変化ネフローゼ症候群ともいう).
l. pleurisy リポイド性胸膜炎〔医学〕.
l. pneumonia 脂肪〔性〕肺炎〔医学〕(誤って気道に脂肪が流入して起こる), = oil pneumonia, oil-aspiration p., pneumonolipoidosis.
l. theory リポイド説〔医学〕.
l. thesaurismosis 類脂質(リポイド)蓄積症(von Gierke), = lipoidosis.
lipoidal degeneration 類脂質性変性.
lip·oid·ase [lípɔideis] 類脂体分解酵素.
lip·oi·de·mia [lìpɔidí:miə] リポイド血症〔医学〕, 類脂血症.
lip·oi·do-cal·ci·no·sis [lípɔidou kælsinóusis] 類脂石灰症, 類脂石灰性痛風, = lipoid calcareous gout.
lip·oi·do·lyt·ic [lìpɔidəlítik] 類脂〔肪〕分解性の.
lip·oi·do·sis [lìpɔidóusis] リポイド〔沈着〕症〔医学〕, 類脂症(類脂体, ことに脂肪タンパク質および脂肪が組織, 特に肝脾腎などの網皮系細胞内に蓄積する代謝異常症の一般名), = lipoid histiocytosis.
l. cutis et mucosae 皮膚粘膜類脂症, = lipid proteinosis.
lip·oid·pro·tei·no·sis [lìpɔidproùti:nóusis] リポイドタンパク症, 類脂質タンパク症(潜在性糖尿病経過中に発現する家族性疾患で, 皮膚粘膜に黄色結節を生じ, 四肢に角化性病変を起こし, 脂質代謝の異常による嗄声を特徴とする).
lip·oid·sid·er·o·sis [lìpɔidsìdəróusis] 脂肪による鉄の吸収.
lipoidtropic antibody 向脂性抗体(梅毒患者血清中にある脂肪性抗原と結合してワッセルマン反応を陽性にする抗体).
lip·oi·du·ria [lìpɔidjú:riə] 類脂尿症.
lip·o·in·jec·tion [lìpouinʤékʃən] 脂肪細胞注入法.
li·poi·trin [lipóitrin] リポイトリン(脂肪代謝に関与する下垂体後葉ホルモン).
lip·o·lip·oi·do·sis [lìpoulìpɔidóusis] 脂肪類脂症.
li·pol·y·sis [lipάlisis] リポリーシス〔医学〕, 脂肪分解〔医学〕. 形 lipolytic.
lip·o·lyt·ic [lìpəlítik] 脂肪分解の, = lipoclastic.
l. enzyme 脂肪分解酵素〔医学〕.
li·po·ma [lipóumə] 脂肪腫〔医学〕. 形 lipomatous.
l. annulare 環状脂肪腫.
l. annulare colli 頸部環状脂肪腫.
l. arborescens 樹枝状脂肪腫.
l. capsulare 嚢状脂肪腫.
l. cavernosum 海綿状脂肪腫.
l. colli 頸部脂肪腫.
l. diffusum renis 腎びまん性脂肪腫.
l. durum 硬性脂肪腫.
l. fibrosum 線維性脂肪腫.
l. lipomatoides 脂肪腫様脂肪腫.
l. myxomatodes 粘液腫様脂肪腫.
l. pendulum 有柄性脂肪腫.
l. petrificans 石化性脂肪腫, = petrificant.
l. petrificum ossificans 化骨性脂肪腫.
l. sarcomatodes 脂肪肉腫.
li·po·ma·toid [lipóumətɔid] 脂肪腫様の.
lip·o·ma·to·sis [lìpoumətóusis] 脂肪腫症〔医学〕, 多発性脂肪腫.
l. atrophicans 萎縮性脂肪腫症.
l. dolorosa 疼痛性脂肪腫症.
l. gigantea 巨大脂肪腫症.
l. renis 脂肪腫性腎炎.
li·po·ma·tous [lipóumɔtʌs] 脂肪腫性の.
l. carcinoma 脂肪腫様癌(旧語).
l. dermatocele 脂肪腫性皮膚瘤〔医学〕.
l. hypertrophy 脂肪腫性肥大.
l. nephritis 脂肪腫性腎炎(実質が脂肪に変化したもの), = lipoma diffusum renis, lipomatosis r..
l. polyp 脂肪腫性ポリープ.
l. pseudohypertrophy 脂肪〔沈着〕性偽肥大(脂肪の沈着による組織または臓器の肥大).

L

l. synovitis 脂肪腫性滑膜炎.

lipomelanic reticulosis リポメラニン性細網症〔医学〕, 脂肪黒素性細網症, = Pautrier–Woringer disease.

lipomembranous polycystic osteodysplasia 脂肪膜性多発嚢胞性骨異形成症, = Nasu–Hakola disease.

lip·o·me·nin·go·cele [lìpouminíŋgəsi:l] 脂肪髄膜瘤〔医学〕.

lip·o·me·nin·go·my·e·lo·cele [lìpoumenìŋgoumáiələsi:l] 脂肪髄膜脊髄瘤〔医学〕.

lip·o·me·ria [lìpoumí:riə] 先天性肢欠損症.

lip·o·me·tab·o·lism [lìpoumitǽbəlizəm] 脂肪代謝.

lip·o·mod·u·lin [lìpəmádjulin] リポコルチン(糖質コルチコイド誘導のタンパク質の一種).

li·pom·pha·lus [lipámfələs] 脂肪臍ヘルニア.

lip·o·mu·co·pol·y·sac·char·i·do·sis [lìpoumjù:koupàlisæ̀kəridóusis] リポムコ多糖代謝異常症〔医学〕, = mucolipidosis lipomucopolysaccharidosis.

lip·o·my·e·lo·me·nin·go·cele [lìpoumàiəlouminíŋgəsi:l] 脂肪脊髄髄膜瘤〔医学〕.

lip·o·my·o·ma [lìpoumaióumə] 脂肪筋腫.

lip·o·my·xo·ma [lìpoumiksóumə] 脂肪粘液腫.

lip·o·ne·phro·sis [lìpounifróusis] 脂肪腎症.

lip·o·neu·ri·lem·mo·blas·to·ma [lìpounjù:rilèmoublæstóumə] 脂肪神経線維鞘芽細胞腫〔医学〕.

lip·o·neu·ro·cyte [lìpounjú:rəsait] 脂肪神経細胞(ネズミの下垂体にある細胞. Cramer).

lip·o·pe·nia [lìpoupí:niə] 脂肪欠乏症.

lip·o·pe·nic [lìpoupí:nik] 脂肪欠乏〔性〕の.

lip·o·pep·tid [lìpoupéptid] リポペプチド, 脂肪ペプチド(アミノ酸を含有する脂肪様物質の総称名).

lip·o·pe·rox·ide [lìpouperáksaid] 過酸化脂質〔医学〕, = lipid peroxide.

lip·o·pex·ia [lìpoupéksiə] 脂肪固定(組織に脂肪が沈着すること).

lip·o·phage [lípəfeiʤ] 脂肪摂取細胞, 脂肪貪食細胞.

lip·o·pha·gia [lìpouféiʤiə] 脂肪沈着症, = lipophagy. 形 lipophagic.

l. granulomatosis 肉芽腫性脂肪沈着症, = intestinal lipodystrophy.

lipophagic granuloma 脂肪沈着性肉芽腫(皮下脂肪壊疽を伴うもの).

lip·oph·a·gy [lipáfəʤi] 脂肪吸収, = lipophagia.

lip·o·phan·er·o·sis [lìpoufænəróusis] 脂肪顕性化.

lip·o·phil [lípəfil] 好脂性.

lip·o·phil·ia [lìpəfíliə] 脂肪親和性.

lip·o·phil·ic [lìpəfílik] 脂肪親和〔性〕の, 親油性の〔医学〕.

l. group 親油基〔医学〕.

lip·o·phore [lípəfɔ:r] 帯脂細胞. → xanthophore.

lip·o·phre·nia [lìpoufrí:niə] 思考力喪失, 精神消耗症.

lip·o·plast [lípəplæst] 脂肪形成細胞, 脂肪芽細胞, = lipoblast, oleoplast.

lipoplastic sarcoma 脂肪形成肉腫〔医学〕.

lip·o·plas·ty [lìpoupláesti] 脂肪形成〔術〕〔医学〕.

lip·o·pol·y·sac·cha·ride (LPS) [lìpoupàlisǽkəraid] リポ多糖〔類〕, リポ多糖体(グラム陰性細菌表層のペプチドグリカンを取り囲んで存在する外膜の重要構成成分で, リピドAとこれに共有結合した各種の糖からなる物質. 強力なマクロファージ活性物質として知られ, IL-1, IL-6, IL-8, TNF など各種のサイトカインの産生を誘導する. 内毒素(エンドトキシン)として生体に傷害を生じる).

lip·o·pro·tein [lìpoupróuti:n] リポプロテイン〔医学〕, リポタンパク〔質〕(脂質とタンパク質が結合した複合タンパク質で生体膜や血清に広く分布する).

l.-associated coagulation inhibitor (LACI) リポタンパク質会合凝固インヒビター.

l. electrophoresis リポタンパク質電気泳動.

l. glomerulopathy リポタンパク質糸球体症.

l. hyperlipoproteinemia リポタンパク性高脂血症.

l. lipase (LPL) リポプロテインリパーゼ, リポタンパク質リパーゼ(清澄化因子, 清澄因子リパーゼともいう), = clearing factor.

l. Lp リポタンパク質 Lp.

l. X リポタンパク質 X (肝内, 肝外胆汁うっ滞時に血中に高率に出現する異常リポタンパク質で, セルロースアセテート膜の電気泳動上では β-分域に泳動されるが, 寒天ゲル電気泳動法ではほかの正常なリポタンパクとは逆の陰極側に泳動される).

lip·o·psy·che [lìpousáiki] 失神, 気絶.

lip·o·rho·din [lìpouróudin] 赤色脂肪色素.

lip·o·rrha·gia [lìpouréiʤiə] リンパ漏.

l. retinalis 網膜内リンパ漏(Purtscher).

lip·o·sar·co·ma [lìpousɑ:kóumə] 脂肪肉腫〔医学〕.

lip·o·sis [lipóusis] 脂肪腫症, = lipomatosis.

lip·o·sol·u·ble [lìpousáljubl] 脂溶性の〔医学〕, 油溶性の〔医学〕.

lip·o·some [lípəsoum] 細胞内脂肪粒子, リポソーム(人工的に作られた脂質二重層よりなる閉鎖小胞).

lip·o·sphy·xy [lípəsfiksi] 絶脈.

lip·o·ste·a·to·sis [lìpoustìətóusis] 脂肪沈着症(リン脂質またはセレブロシドを含有する細胞が増殖する状態).

lip·o·sto·mo·sis [lìpoustəmóusis] 無口体〔医学〕.

li·pos·to·my [lipástəmi] 口欠損症, 口萎縮症(先天性の).

lip·o·suc·tion [lìpəsʌ́kʃən] 脂肪吸引, 吸引脂肪除去〔術〕〔医学〕.

lip·o·tam·po·nade [lìpoutǽmpəneid] 脂肪充填術(胸腔に脂肪を充填する肺結核療法).

lipoteichoic acid リポタイコ酸(グラム陽性菌の細胞壁構成成分の一つ).

lip·o·thi·a·mide-py·ro·phos·phate (LTPP) [lìpouθáiəmaid pàirəfásfeit] 焦性リン酸リポチアミド(成長因子 α-lipoic acid の代謝機序において, 焦性ブドウ酸化酵素の補酵素としての作用型).

lip·o·thy·mia [lìpouθáimiə] 気絶, 卒倒, = swoon, faint.

li·pot·ro·phy [lipátrəfi] 脂肪増加〔症〕〔医学〕, 脂肪性肥満〔症〕. 形 lipotrophic.

lip·o·tro·pic [lipətrápik] 脂肪親和〔性〕の〔医学〕, 脂〔肪〕向性の〔医学〕.

l. agent 脂肪作用薬〔医学〕.

l. factor 脂〔肪〕向性因子〔医学〕, 脂溶性因子(コリン, イノシットなどのこと).

l. hormone リポトロピックホルモン〔医学〕, 脂肪親和性ホルモン〔医学〕.

lip·o·tro·pin (LPH) [lípətroupin, lipoutróupin] リポトロピン〔医学〕(下垂体の前葉と中葉で生成されるペプチドホルモン. 内因性オピオイドペプチドであるエンドルフィンは βLPH の一部).

li·pot·ro·pism [lipátrəpizəm] 向脂肪性, 脂〔肪〕向性〔医学〕, 好脂肪性, 脂肪親和性, = lipotropy. 形 lipotropic.

li·pot·ro·py [lipátrəpi] 脂〔肪〕向性〔医学〕.

lip·o·vi·tel·lin [lìpouvitélin] リポビテリン(卵黄のリポイドの一部がタンパク質 vitellin と結合して生ずる脂肪タンパク複合体で, phospholipid 17.9% を含有する).

lip·o·xan·thine [lìpəzǽnθi:n] リポキサンチン(黄色脂肪色素).

L

li·pox·e·ny [lipáksini] 宿主遺棄(寄生虫が宿主を離脱すること). 形 lipoxenous.
li·pox·i·dase [lipáksideis] 脂肪酸酸化酵素, リポキシダーゼ(不飽和二重結合をもつ脂肪酸に酸素を添加する反応を触媒する酵素), = lipoxygenase.
li·pox·in [lipáksin] リポキシン.
li·pox·y·ge·nase [lipáksidʒəneis] リポキシゲナーゼ[医学](長鎖高度不飽和脂肪酸に酸素分子を加えヒドロペルオキシドを生成する酵素).
li·pox·ysm [laipáksizəm] 脂肪酸中毒症.
lip·pa [lípə] 睫毛眼瞼炎, = lippitude.
lip·ping [lípiŋ] 骨辺縁(軟骨肉腫のX線像において骨皮質と骨膜との間にみられる楔状陰影).
lip·pi·tude [lípitju:d] 辺縁性眼瞼炎, = marginal blepharitis, blear-eye.
Lippmann, Gabriel [lípmən] リップマン(1845-1921, フランスの物理学者).
L. electrometer リップマン電位計, 毛管電位計(水銀糸を用いて微細な電圧までを測り得る器械), = Lippmann capillary electrometer.
lips [líps] [TA] 口唇(くちびる), = labia oris [L/TA].
Lipschütz, Benjamin [lípʃi:ts] リップシュッツ(1878-1931, オーストリアの皮膚科医).
L. bodies 核内球入体, リップシュッツ小体(単純性疱疹において上皮および神経細胞の核内に存在する小体).
L. cell リップシュッツ細胞(紅斑性狼瘡の病巣にある細胞で, 原形質にはヘマトキシリンで染色される顆粒をもつ), = centrocyte.
L. disease リップシュッツ病(急性外陰潰瘍), = Lipschuetz ulcer, ulcus vulvae acutum.
L. test リップシュッツ試験(氷酢酸に溶解したステロールに benzoyle peroxide 顆粒を加えると直ちに緑色が発生する).
L. ulcer リップシュッツ潰瘍(急性外陰潰瘍).
lip·sis [lípsis] 欠乏, 消失.
l. animi 失神, 気絶.
lip·so·trich·ia [lìpsətríkiə] 脱毛, 禿髪.
li·pu·ria [lipjú:riə] 脂肪尿〔症〕[医学]. 形 lipuric.
lipuric diabetes 脂尿性糖尿病(尿中多量の脂肪が排泄されるもの).
Liq liquor 液の略.
liquad bismuth ビスマス液, = liquor bismuthi.
liq·ue·fa·cient [lìkwiféiʃənt] ① 液化剤, 融解剤. ② 液化の[医学].
liq·ue·fac·tion [lìkwifǽkʃən] 液化[医学], 融解[医学](臨界温度以下に冷却した気体に圧を加えると液体となること). 形 liquefactive.
l. degeneration 液状変性[医学], 液化変性.
l. necrosis 液化壊死[医学].
liquefactive degeneration 液化変性(液化壊死), = liquefactive necrosis.
liquefactive necrosis 液化壊死[医学], = colliquative necrosis.
liquefied petroleum gas (**LPG**) 液化石油ガス(湿性ガスのうち簡単に液化する成分).
liquefied phenol 液状石炭酸(フェノール結晶に10%程度の水を加えて液状としたもの), 液状フェノール[医学], = phenol liquefactum.
liquefying amylase 液化アミラーゼ.
liquefying expectorant 液化性去痰薬.
liquefying power 液化力[医学].
li·ques·cent [likwésənt] 液化性の.
li·queur [likə́:r] リキュール(芳香性アルコール飲料), = cordial.
liq·uid [líkwid] ① 液体(物質三態の一つ). ② 体液(生体内の液状成分). ③ 流動性の[医学].
l. air 液体空気[医学].
l. air therapy 液体空気療法, = refrigeration.
l. ammonia 液体アンモニア[医学].
l. calorimeter 液体熱量計.
l. camphor 流動ショウノウ, = camphor oil.
l. carbon dioxide 液体炭酸[医学].
l. cell 液体電池.
l. chlorine 液体塩素[医学].
l. chromatography 液体クロマトグラフィ〔ー〕[医学].
l. cooled suit 液冷服[医学].
l. crystal 液晶[医学](外観は液体で, 複屈折を示すもの).
l. culture 液体培養[医学].
l. cyclone 液体サイクロン[医学].
l. detergent 液体洗剤[医学].
l. diet 流動食[医学].
l. emulsion 乳濁液[医学].
l. extract 流エキス, = fluidextract.
l. food 流動食.
l. for external use 外用液剤[医学].
l. friction 液体摩擦.
l. fuel 液体燃料[医学].
l. glass 液状ガラス, 水ガラス(ケイ酸ナトリウム Na_2SiO_3 の水溶液).
l. glucose 液状ブドウ糖(アメリカ薬局方では水, マルトース, デキストロース, デキストリンからなる).
l. gold 水金(みずきん)(陶磁器の彩色に用いる).
l. heat exchanger 液相熱交換器[医学].
l. helium 液体ヘリウム(Kamerlingh-Onnes が1908年に液化に成功したヘリウム).
l. holding recovery 液体保持回復[医学].
l. human plasma 液体ヒト血漿.
l. human serum 液体ヒト血清.
l. junction potential 液間電位[医学].
l. level indicator 液面指示計[医学].
l.-liquid chromatography 液液クロマトグラフィ.
l.-liquid extraction 液液抽出[医学].
l.-liquid partitioning 液液分配[医学].
l. manometer 液体圧力計, 液柱型圧力計.
l. measure 液量単位.
l. medicine 薬液[医学].
l. medium 液体培地.
l. nitrogen 液体窒素[医学].
l. nitrogen therapy 液体窒素療法(液体窒素を用いて病変を凍結, 壊死させる方法. 主として尋常性疣贅, 尖圭コンジローマの治療に用いる).
l. oxygen 液体酸素[医学].
l. paraffin(e) 流動パラフィン[医学], = liquid petrolatum, paraffin oil, paraffinum liquidum.
l. petrolatum 流動パラフィン, = heavy liquid paraffin, liquid p., white mineral oil.
l. petrolatum emulsion 流動パラフィン乳剤(流動パラフィン50%を含む), = emulsum petrolati liquidi, mineral oil emulsion.
l. petrolatum emulsion with phenolphthalein フェノールフタレイン加流動パラフィン乳剤, = emulsum petrolati liquidi cum phenolphthaleino.
l. phase 液相[医学].
l. phase method 液相法(液相内に抗原・抗体反応を生じさせて, 検出する方法).
l. phase technique 液相法(2つ以上の物質を溶液中で反応させる方法. 免疫学ではおもに, 抗原と抗体とを溶液中で反応させる方法をいう).
l. phosphor 液体蛍光体[医学].
l. pitch 液体ピッチ.
l. plasma 液状血漿.

L

l. potential 液間電位，液間起電力．
l. preparation 液状製剤［医学］．
l. propellant 液体推進薬［医学］．
l. rubber 液状ゴム［医学］．
l. sample 液体試料［医学］．
l. scintillation counter 液体シンチレーションカウンタ（計数器）［医学］（低エネルギー β 線測定装置）．
l. scintillation spectrometer 液体シンチレーションスペクトロメータ［医学］．
l. scintillator 液体シンチレータ［医学］．
l. soap 液状石ケン．
l. space velocity 液空間速度［医学］．
l. stool 液状便［医学］．
l. sugar 液糖［医学］．
l. thermometer 液体温度計．
l. ventilation 液体呼吸［医学］，液体換気法．

Liq·ui·dam·bar ［lìkwidǽmbər］ フウ属（マンサク科 *Hamamelidaceae* の一属），= sweet gum trees.
L. orientalis （ソゴウコウ［蘇合香］の原植物），= Oriental sweet gum.
L. styraciflua （モミジバフウ，アメリカソゴウコウの原植物），= sweet gum.

liq·ui·dos·co·py ［lìkwidάskəpi］ 体液検査法（乾燥滴粒）．

liq·uid·us ［líkwidəs］ 液体，= liquid.
l. curve 液相曲線．

liq·ui·form ［líkwifɔ:m］ 液状の，液体様の．

liq·uo·gel ［líkwəʤəl］ リクオゲル（融解すると粘度の低いゾルを形成するゲル）．

liq·uor ［líkər］ ① 液，体液．② 溶剤．③ 飲料（特にアルコール性の），リキュール［医学］．④ 髄液［医学］．複 liquores.
l. adhaesivus 癒着液．
l. amaranthi アマラント水．
l. ammoniae fortis 強アンモニア水．
l. amnii 羊水，= amniotic fluid.
l. amnii spurius 偽羊水，= false amniotic fluid.
l. amnioticus 羊水．
l. calcis sulfuratae イオウ華石灰水（石灰，イオウ華を水で1,000mLとする），= Vleminckx solution.
l. cerebrospinalis ［L/TA］脳脊髄液，= cerebrospinal fluid ［TA］.
l. chorii 偽羊水．
l. cotunnii コツンニ液（内耳の外リンパ液）．→ perilymph.
l. diastos 消化薬（ペプシン，ジアスターゼ，トリプシン，ホミカ，硝塩酸などを含有する）．
l. entericus 腸液．
l. epispasticus 発疱液（カンタリチスの50%酢酸液）．
l. fistula 〔脳脊〕髄液瘻［医学］．
l. folliculi 卵胞液（グラーフ卵胞内にあるアルブミン様液体）．
l. hepatis 肝液（胆汁のこと）．
l. pancreaticus 膵液．
l. pericardii 心膜液．
l. pressure 髄液圧［医学］．
l. sanguinis 血漿，血清．
l. scarpae 内リンパ．
l. seminis 精液．

liq·uor·es ［líkwɔ:ri:s］ （liquor の複数）．

liq·uo·rice ［líkəris］ カンゾウ［甘草］，カンゾウ根，= licorice, glycyrrhiza.

liq·uor·rhea ［likərí:ə］ 髄液漏〔出〕［医学］．
l. nasalis 髄液鼻漏．

Lisch, Karl ［líʃ］ リッシュ（1907-1999，オーストリアの眼科医）．
L. nodule リッシュ結節．

Lisfranc, Jacques ［li(s)frά:ŋ］ リスフラン（1790-1847，フランスの外科医）．
L. amputation リスフラン切断術（法）（① = Dupuytren amputation．② 足根中足関節部における切断）．
L. joint リスフラン関節（足根中足関節），= articulatio tarsometatarsea.
L. ligament リスフラン靱帯（第1楔状骨外面から第2中足骨基底の内面に達する靱帯）．
L. operation リスフラン手術（足根中足骨間関節における足の切断），= Lisfranc amputation.
L. tubercle リスフラン結節（第1肋骨の前上縁にある粗面で，前斜角筋の付着点）．

Lison, Lucien ［lísən］ リゾン（1908-1984，ベルギーの科学者）．
L.-Dunn stain リゾン・ダン染色〔法〕．

lisp·ing ［líspiŋ］ ① 舌もつれ（舌が十分に回らないための不完全発音）．② サまたはザ行発音困難（s または z を th と発音すること）．

lispro insulin リスプロインスリン（速効性のインスリンとして1996年に開発された）．

Lissauer, Heinrich ［lísouər］ リッサウエル（1861-1891，ドイツの神経科医）．
L. angle リッサウエル角，= parietal angle.
L. bundle リッサウエル束．
L. fasciculus リッサウエル束．
L. marginal zone リッサウエル〔辺〕縁帯（脊髄で後根や後角膠様質からの線維が分枝して後角尖と脊骨後外側縁を通って後角に入るものをいう），= Lissauer tract.
L. paralysis リッサウエル進行麻痺（麻痺性痴呆の一病型で，著明な巣症状，痙攣，失語症，片麻痺を特徴とし，大脳後半部に主な病変が起こる）．
L. tract リッサウエル路（辺縁帯），= fasciculaus dorsolateralis.

lis·sen·ce·phal·ia ［lìsensifǽliə］ 滑脳症（脳回の発育欠損による）．形 lissencephalic.

lis·sen·ceph·a·ly ［lìsenséfəli］ 脳回欠損，滑脳症［医学］，= agyria.

lis·sive ［lísiv］ 穏和な．

lis·so·trich·ia ［lìsətríkiə］ 直毛〔症〕［医学］，滑毛〔症〕，= liotrichia, straight hair. 形 lissotricic.

list mode リストモード［医学］．

lis·ten·ing ［lísniŋ］ 傾聴，リスニング（積極的な傾聴の意に用いられ，カウンセラーの基本的な姿勢，態度）．

Lister, Joseph Jackson ［lístər］ リスター（1786-1869，イギリスの眼科医．主として顕微鏡に関して重要な改良を加え，不遊焦点の法則を発見した）．

Lister, Lord Joseph ［lístər］ リスター（1827-1912，イギリスの外科医．防腐的手術法の開祖で，手術室における無菌的術式を用いた最初の人．橈骨の背側結節 dorsal tubercle of radius は Lister tubercle と呼ばれることがある）．
L. antiseptic リスター防腐薬，= mercury zinc cyanide.
L. method リスター法．
L. tubercle リスター結節．

lis·ter·el·lo·sis ［lìstərəlóusis］ リステリア症（*Listeria monocytogenes* の感染による疾病で，ウサギにもみられる）．

Lis·te·ria ［listí:riə］ リステリア属（通性嫌気性のグラム陽性桿菌．自然界に広く分布する）．
L. monocytogenes リステリア・モノサイトゲネス（人獣共通感染症であるリステリア症の原因となる．ヒトでは敗血症，髄膜炎を起こすが，妊婦から胎児に垂直感染し，流死産をきたす場合もある（周産期リステリア症））．

listeria meningitis リステリア〔性〕髄膜炎.
lis·te·ri·o·sis [listì:rióusis] リステリア症(1951年 Beller および Zelln が動物においてみられる悪性カタル性熱病は *Listeria* の感染によることを報告した. 1930年 Nyfeldt が報告したヒトにおいてみられる動物症である *Listeria monocytogenes* による疾患に類似し，肉芽腫の発生部位により，中枢障害，多漿膜炎，浮腫，髄膜炎，伝染性単核症，敗血症，肉芽腫性結膜炎，白血球像の変化などを特徴とする).
listeriolysin リステリオリシン.
lis·ter·ism [lístərizəm] 防腐的療法，無菌的術式.
-listhesis [lisθisis] 前方転位の意味を表す接尾語(器官または特に骨の).
Listing, Johann Benedict [lístiŋ] リスティング(1808-1882，ドイツの生理学者).
L. law リスティング法則(眼球が静止位置から動くと，第2の回転角は視線の第1および第2位置と直角をなす固定視軸に沿って眼球が回転したときと同一である).
L. reduced eye リスティング省略眼.
list·ing [lístiŋ] 作表.
Liston, Robert [lístən] リストン(1794-1847，イギリスの外科医).
L. forceps リストン鉗子(骨鋏の一種).
L. knives リストン刀(長刃を備えた切断刀).
L. operation リストン手術(上顎切除術).
L. splint リストン副子.
Li·tchi [láitʃi:] レイシ［茘枝］属(ムクロジ科 *Sapindaceae* の一属. レイシ *L. chinensis* の種子の油は皮膚病用軟膏に，葉は罨法薬，葉のチンキは腸カタルに用いる. 果実は楊貴妃が好んだもので中国料理のデザート用).
lit·er [lítər] リットル(体積の単位で，1,000mL，lit または単に L と略す)，= litre.
lit·er·a·cy [lítərəsi] リテラシー(読み書き能力，識字能力をいう).
literal paraphasia 字性錯語症〔医学〕，= literal paraphrasia.
literature alerting service 新情報選択サービス〔医学〕，文献情報警告〔医学〕.
literature psychiatric interrelationships 文学精神医学相互関係〔医学〕.
literature psychotherapy 文学精神療法〔医学〕.
literature survey 文献調査〔医学〕.
lith- [liθ] 石，結石，石灰化を意味する接頭語，= litho-.
-lith [liθ] 石の意を表す接尾語.
lith·a·go·gec·ta·sia [lìθəgouʤektéisiə] 拡張結石排除術，= lithectasy.
lith·a·gogue [líθəgɑg] 結石排除，結石排除剤.
lith·an·gi·u·ria [lìθənʤiú:riə] 尿路結石症.
lith·arge [líθɑ:ʤ] 密陀僧(みつだそう)(結晶性一酸化鉛 FbO)，= fused lead protoxide, lead monoxide.
l. plaster 単鉛硬膏，= lead plaster.
lith·ate [líθeit] 尿酸塩，= urate.
li·thec·bo·le [liθékbəli:] 結石排除.
li·thec·ta·sy [liθéktəsi] 〔尿道〕拡張結石排除術.
li·thec·to·my [liθéktəmi] 切石術〔医学〕，結石摘出〔術〕〔医学〕，摘石術〔医学〕，砕石術，= lithotomy.
li·the·mia [liθí:miə] 尿酸血症. 形 lithemic.
lithemic vertigo 尿酸血症性めまい，通風性めまい.
lith·ia [líθiə] 酸化リチウム Li_2O (アルカリ性化合物).
l. mica リチア雲母，= lepidolite.
-lithiasis [liθaiəsis] 結石症の意を表す接尾語.
li·thi·a·sis [liθáiəsis] 結石症〔医学〕. 形 lithiasic.
l. conjunctivae 結膜結石〔症〕.
lith·ic [líθik] ① 結石の. ② リチウムの.
l. acid 尿酸，= uric acid.
l. spring リチウム泉.
li·thi·co·sis [lìθikóusis] (石工にみられる肺塵症).
lith·i·um (Li) [líθiəm] リチウム(白色金属元素で，原子番号3，元素記号 Li，原子量6.941，質量数6,7. 酸化塩 Li_2O はアルカリ性で，その他の化合物の中には利尿剤として用いられるものもある).
l. acetylsalicylate アセチルサリチル酸リチウム $CH_3COOC_6H_4COOLi$，= tyllithin.
l. aluminum hydride 水素化アルミニウムリチウム $LiAlH_4$.
l. battery リチウム電池(負極に金属リチウム Li を，正極に炭素 C のフッ化物や酸化マンガンなどを使う高性能電池)，= lithium cell.
l. benzoate 安息香酸リチウム C_6H_5COOLi，= lithii benzoas.
l. bitartrate 酒石酸リチウム $LiC_4H_5O \cdot H_2O$，= tartarlithine.
l. bromide 臭化リチウム $LiBr \cdot H_2O$，= lithii bromidum.
l. cacodylate カコジル酸リチウム $(CH_3)_2AsO_2Li$.
l. caffeine sulfonate スルホン酸カフェインリチウム(利尿薬).
l. carbonate 炭酸リチウム Li_2CO_3：73.89 (抗躁薬. 不眠，多弁，他動，他人への過度な干渉などの躁病特有の症状が改善される).
l. cell リチウム電池(負極に金属リチウム Li を，正極に炭素 C のフッ化物や酸化マンガンなどを使う高性能電池)，= lithium battery.
l. citrate クエン酸リチウム $C_3H_4(OH)(COOLi)_3 \cdot 4H_2O$，= lithii citras.
l. citrate, effervescent 沸騰クエン酸リチウム(クエン酸リチウム，ショ糖，乳糖，酒石酸おのおの，炭酸水素ナトリウム).
l. diuretin ジウレチンリチウム(ジウレチンのナトリウムがリチウムにより置換されたもの).
l. formate ギ酸リチウム $HCOOLi \cdot H_2O$.
l. glass リチウムガラス(グレンツ線 X 線管に用いる).
l. glycerophosphate グリセロリン酸リチウム $Li_2C_3H_7PO_6$.
l. hippurate 馬尿酸リチウム(痛風に用いる).
l. iodidate ヨウ素酸リチウム $LiIO_3 \cdot \frac{1}{2}H_2O$.
l. iodide ヨウ化リチウム $LiI \cdot 3H_2O$.
l. nitride 窒化リチウム Li_3N.
l. oxide 酸化リチウム Li_2O.
l. phenolsulfonate フェノールスルホン酸リチウム $C_6H_5(OH)SO_3Li \cdot H_2O$.
l. phosphate リン酸リチウム $Li_3PO_4 \cdot \frac{1}{2}H_2O$，$LiH_2PO_4$.
l. salicylate サリチル酸リチウム $C_6H_5(OH)COOLi$，= lithii salicylas.
l. salolophosphite サロール亜リン酸リチウム $C_6H_5COOC_6H_4OPO(OH)OLi$.
l. sozoiodolate リチウムソゾイオドレート $OHC_6H_2I_2SO_2OLi$，= lithium diiodoparaphenolsulfonic acid.
l. sulfocyanate スルホシアン酸リチウム，チアシアン酸リチウム LiSCN.
litho- [liθou, -θə] 石，結石の意味を表す接頭語，= lith-.
Lith·o·bi·i·dae [lìθoubáiidi:] イシムカデ科.
Lith·o·bi·us [liθóubiəs] イシムカデ属(イシムカデ科の一属で，ヒトの消化管内にみられた報告がある).
lith·o·ce·no·sis [lìθousinóusis] 結石破砕片排除術.
lith·o·chol·ic ac·id [lìθəkálik ǽsid] リトコール酸 化 3-α-hydroxycholanic acid $C_{24}H_{40}O_3$ (はじめウ

L

シの胆石から分離された胆汁酸の一つ).
lith·o·clast [líθəklæst] 砕石器, = lithotriptor.
lith·o·clys·ma [lìθəklízmə] 膀胱結石融解排泄法.
lith·o·co·ni·on [lìθoukóuniən] (砕石器の一種).
lith·o·cys·tot·o·my [lìθousistátəmi] 膀胱結石切開術.
lith·o·di·al·y·sis [lìθoudaiǽlisis] 結石溶解法, 結石破砕術.
lith·o·gen·e·sis [lìθəʤénisis] 結石形成.
lithogenic bile 催石性胆汁(結石生成性胆汁ともいう).
li·thog·e·nous [liθáʤənəs] 結石生成(形成)性の〔医学〕.
l. catarrh 結石性カタル〔医学〕.
li·thog·e·ny [liθáʤəni] 結石生成, = lithogenesis.
li·thog·ra·phy [liθágrəfi] 石版印刷.
lith·oid [líθɔid] 結石様の〔医学〕.
lith·o·kely·pho·pe·di·on [lìθoukèlifoupí:diən] 石胞石児, = lithokelyphopedium.
lith·o·kel·y·phos [lìθoukélifəs] 石胞〔医学〕.
lith·o·ko·ni·on [lìθoukóuniən] 結石粉砕器.
lith·o·labe [líθəlæb] 結石用鉗子(Civiale).
li·thol·a·pa·xy [liθáləpæksi] 抽石〔術〕〔医学〕(膀胱結石を粉砕して洗浄する方法).
li·thol·o·gy [liθáləʤi] 結石学.
li·thol·y·sis [liθálisis] 結石溶解.
l. of extrahepatic bile duct stones 肝外胆管結石溶解〔医学〕.
lith·o·lyte [líθəlait] 結石溶解液注入器.
lith·o·lyt·ic [lìθəlítik] 結石溶解性の.
li·thom·e·ter [liθámitər] 結石測定器.
lith·o·me·tra [lìθoumí:trə] 子宮骨化.
lith·o·mos·c(h)us [lìθəmáskəs] (家畜においてみられる石胞).
lith·o·myl [líθəmil] 結石粉砕器, 砕石器〔医学〕.
lith·o·neph·ria [lìθənéfriə] 結石腎症.
lith·o·ne·phri·tis [lìθənifráitis] 結石性腎炎.
lith·o·ne·phro·sis [lìθənifróusis] 腎臓結石症, 結石腎〔医学〕.
lith·o·ne·phrot·o·my [lìθənifrátəmi] 腎臓結石排除術, 腎切石術.
lith·on·trip·tic [lìθɑntríptik] 砕石術の, = lithotriptic.
lith·o·pe·di·on [lìθoupí:diən] 石児〔医学〕, = lithopaedion, lithopedium.
lithophile element 親石元素〔医学〕(ケイ酸塩に富む液相に集積するもの).
lith·o·phone [líθəfoun] 結石聴検器(結石に物体を衝突させるとき発する音を聴く器械).
lith·o·pone [líθəpoun] リトポン(zinc sulfite 30%, barium sulfate 70%), = Griffith zinc white.
lith·o·scope [líθəskoup] 結石消息子.
lith·o·sis [liθóusis] 石粉症(石工にみられる肺塵症の一種). → silicosis, chalicosis.
Lith·o·sper·mum [lìθouspə́:məm] ムラサキ属(ムラサキ科 *Boraginaceae* の一属. ムラサキ(シソウ〔紫草〕) *L. erythrorhizon* には向性ホルモンの成生を阻止して発情期静止を起こす成分が存在するので, これを加えた食餌で飼育したハツカネズミ(マウス)群には特発性乳腺癌の発現率が低いといわれる).
lithospermum root シコン〔紫根〕(ムラサキ *Lithospermum erythrorhizon* の根. 火傷, 凍傷, 湿疹, 痔などに軟膏として外用, 漢方では消炎, 解熱, 解毒として内服に用いる).
lith·o·sphere [líθəsfiər] 岩〔石〕圏〔医学〕(気圏 atmosphere および水圏 hidrosphere に対立する語).
lith·o·tome [líθətoum] 切石刀.
li·thot·o·mist [liθátəmist] (結石除去の目的で膀胱切開を行う外科医).
li·thot·o·my [liθátəmi] 結石摘出術〔医学〕(切開して結石を除去する手術).
l. forceps 砕石鉗子〔医学〕, 膀胱砕石鉗子.
l. of extrahepatic bile duct 肝外胆管切石〔医学〕.
l. position 切石位〔医学〕, 砕石位, = dorsosacral position.
l. scoop 結石ひ(匙)〔医学〕.
l. sound 結石ゾンデ〔医学〕.
li·thot·o·ny [liθátəni] 膀胱瘻拡張術(結石除去のために).
lith·o·tre·sis [lìθoutrí:sis] 結石穿孔術.
lith·o·trip·sy [líθətrìpsi] 結石摘出〔術〕〔医学〕, 切石術, 摘石術〔医学〕, 砕石術(特に膀胱結石の)〔医学〕.
l. of extrahepatic bile duct stones 肝外胆管砕石〔医学〕.
l. of extrahepatic stones 肝外胆管砕石〔医学〕.
l. of intrahepatic stones 肝内胆管砕石〔医学〕.
lith·o·trip·tic [lìθətríptik] ① 結石溶解薬(剤)〔医学〕, 溶石薬. ② 砕石術の.
lith·o·trip·tor [líθətrìptər] 〔膀胱〕砕石器〔医学〕.
lith·o·trip·to·scope [lìθətríptəskoup] 砕石鏡(鏡検しながら結石を破砕除去するために用いる).
lith·o·trip·tos·co·py [lìθətriptáskəpi] 砕石鏡法.
lith·o·trite [líθətrait] 砕石器〔医学〕.
li·thot·ri·ty [liθátriti] 膀胱結石破砕(砕石器による結石除去法).
lith·o·troph [líθətrouf] 無機栄養生物(エネルギー獲得反応に無機物だけを利用する生物).
lith·o·tro·phic [lìθoutráfik] 無機栄養の.
l. bacteria 無機栄養細菌.
lith·o·tro·phy [líθoutròufi] 無機栄養〔性〕.
lith·ous [líθəs] 結石の, 結石性の.
lith·ox·id·uria [lìθɑksidjú:riə] 酸化尿酸尿症.
lith·u·re·sis [lìθjurí:sis] 尿砂排泄.
lith·u·re·te·ria [lìθjurití:riə] 尿管結石症.
li·thu·ria [liθjú:riə] 尿酸尿症.
litigious paranoia 訴訟性パラノイア(理由なくして訴訟を起こす傾向を示すもの).
LIT-medium liver infusion trypticase medium LIT 培地.
lit·mus [lítməs] リトマス(種々の地衣類から得られた青紫色色素で, アルカリにより青色, 酸により赤色となるので, pH 4.5～8.3 範囲内の指示薬として用いられる), = coerulea, lacmus, turnsole.
l. milk リトマス乳(試示薬としてリトマスを加えた細菌培養基).
l. milk test リトマス乳汁試験(膵リパーゼを証明する方法で, リトマス乳汁を加えて加温すると色調が変化する).
l. nutrose agar リトマスヌトローゼ寒天培地, = Drigalski Conradi medium.
l. paper リトマス紙, = azolitmin paper.
l. test リトマス試験〔医学〕.
l. whey リトマス乳清〔医学〕, リトマス乳漿(リトマスを加えてつくった濃紫赤色の乳漿), = Petruschky litmus whey.
Li·to·mo·soi·des ca·rin·i·i [laitòuməsɔ́idi:z kəríniai] コトンラット糸状虫(糸状虫の一種. コトンラット, ラット, ハムスターなどの胸腔に寄生する).
li·tre [lí:tər] リットル, = liter.
Litten, Moritz [lítən] リッテン(1845-1907, ドイツの医師).
L. sign リッテン徴候〔医学〕(横隔膜現象), = diaphragm phenomenon, Litten-Gerhardt phenomenon.
lit·ter [lítər] ① 同腹子, 同産児〔医学〕(同一の母体から生まれた子の一群). ② 担架(患者運搬用寝台, litters). ③ 乱雑.

l. effect 同腹効果〔医学〕.
l. mate 同産児〔医学〕, 同腹子〔医学〕, 同胞子(同腹の子).
l. size リッターサイズ(リッター規模の), 同腹仔数〔医学〕.
Little, James [lítl] リトル(1836-1885, アメリカの外科医).
L. area リトル部位, リトル野(鼻中隔前下方で, 出血の起こりやすい部位), = Kiesselbach area.
Little tube [lítl tjú:b] リトル管(Döderlein が考案し, H. M. Little が改良した長さ 20〜25cm の彎曲したガラス管で, 悪露を採集して鏡検するときに用いる).
Little, William John [lítl] リトル(1810-1894, イギリスの医師).
L. disease リトル病(小児脳性痙攣性麻痺).
lit·tle [lítl] 小さい, 年少の.
l. ACTH 小アクス(大 ACTH のトリプシン消化でできる. 生物活性がある).
l. brain 小脳, = cerebellum.
l. finger [TA] 小指, = digitus minimus [L/TA], 第5指, = digitus quintus〔V〕[L/TA].
l. gastrin リトル・ガストリン〔医学〕.
l. leaguer's elbow 少年野球肘, リトルリーグ肘, = Panner disease.
l. leaguer's shoulder リトルリーガーショルダー(少年野球肩).
l. toe [TA] ① 小指, = digitus minimus [L/TA]. ② 第五趾.
lit·tor·al [lítərəl] 沿岸の, 堤防の.
l. cell 沿岸細胞, 堤防細胞(① リンパ洞壁にある扁平内皮細胞. = bank cell. ② 周波細胞あるいは周細胞のこと. 血管の周囲にある間葉細胞. Siegmund. = pericyte).
l. fauna 沿岸動物相.
l. formation 沿岸形成(地質学の沈渣).
l. zone 沿岸帯.
Littré, Alexis [lítrə] リトレー(1658-1726, フランスの外科医).
L. colotomy リトレー結腸切開術(鼡径部結腸切開術).
L. glands リトレー腺(尿道腺), = urethral glands.
L. hernia リトレーヘルニア(腸管の先天性憩室のヘルニア), = diverticular hernia.
L. space リトレー空間(肝細胞索と静脈洞内皮との間に生じ得る空隙で, 肝臓うっ血においては明瞭に認められる).
lit·tri·tis [litráitis] リトレー腺炎.
Litzmann, Karl Konrad Theodor [lítsmən] リッツマン(1815-1890, ドイツの婦人科医).
L. obliquity リッツマン斜位〔医学〕, リッツマン傾斜(胎児頭が傾斜し, その矢状縫合が仙骨よりは恥骨結合部に近く産道に下降する分娩機転), = posterior parietal position.
live attenuated vaccine 弱毒生ワクチン〔医学〕(生ワクチンともいう. 感染力, 毒力を減じた微生物を用いたワクチン. 結核ワクチン, 麻疹ワクチン, ポリオワクチン, おたふくかぜワクチンなど).
live birth 出産〔医学〕, 出生〔医学〕, 生産〔医学〕.
live birth rate 生児出生率〔医学〕, 出生率.
live-born infant 生産児〔医学〕.
live donor 生体ドナー〔医学〕, 生体臓器提供者〔医学〕.
live oral poliovirus vaccine 経口ポリオ生ワクチン.
live time 有効計数時間〔医学〕.
live vaccine 生ワクチン〔医学〕(弱毒生ワクチンともいう), = live attenuated vaccine.
lived experience 人生生活体験.
li·ve·do [liví:dou] 皮斑〔医学〕, リベド(網状斑で, 皮膚末梢血管のうっ血によるもの).
l. annularis e calore 温熱性環状皮斑.
l. annularis e frigore 寒冷性環状皮斑, = cutis marmorata.
l. calorica 温熱性皮斑(ひだこ. 暗紅色あるいは紫紅色の網状性の静脈充血).
l. racemosa 分枝状皮斑(Ehrmann), = livedo reticularis.
l. reticularis 網状皮斑(四肢にみられる末梢血管の充血による赤青色網状斑点), = asphyxia reticularis, livedo annularis, livedo racemosa.
l. reticularis idiopathica 特発性網状皮斑(寒気に露出された皮膚にみられる).
l. reticularis symptomatica 症候性網状皮斑.
l. telangiectatica 末梢血管拡張性皮斑.
l. vasculitis リベド血管炎.
liv·e·doid [lívidɔid] 皮斑様の(皮膚炎の病型についていう).
l. dermatitis 皮斑様皮膚炎.
liv·er [lívər] [TA] ① 肝(腹腔の右上部にある暗赤色の大きい腺で, 肝動脈と門脈から血液を受け, 胆汁の分泌, 糖類を重合して糖原として貯蔵する生命に必須の器官), = hepar [L/TA]. ② 肝臓製剤. ③ 凝結(ワニスの).
l. abscess 肝〔臓〕膿瘍〔医学〕.
l. actinomycosis 肝放線菌症〔医学〕.
l. bile 肝胆〔汁〕〔医学〕.
l. biopsy 肝生検〔医学〕.
l. broth 肝〔片加〕肝〔臓〕ブイヨン〔医学〕.
l. cancer 肝癌〔医学〕.
l. capillariasis 肝毛細虫症.
l. carcinoma 肝癌〔医学〕.
l. cell 肝細胞〔医学〕.
l. cell carcinoma 肝〔細胞〕癌〔医学〕.
l. cell cord 肝細胞板〔医学〕.
l. cell hyperplasia 肝細胞過形成〔医学〕.
l. circulation 肝循環〔医学〕.
l. cirrhosis (LC) 肝硬変〔医学〕.
l. cirrhosis of children 小児肝硬変〔医学〕.
l. clonorchiasis 肝吸虫症〔医学〕.
l. concentrate 濃縮肝臓製剤(食用哺乳動物の新鮮な肝臓からつくったもので, 1g 中リボフラビン 200 mg, ニコチン酸 1mg, コリン 12mg に相当する有効成分を含む).
l. cyst 肝嚢胞〔医学〕.
l. damage 肝障害〔医学〕, 肝損傷〔医学〕.
l. death 肝臓死(胆道の手術後に起こる突然の死亡).
l. death syndrome 肝臓死症候群, = hepatorenal syndrome.
l. degenerative disease 肝臓退行性疾患〔医学〕, 肝臓変性疾患.
l. dextrin 肝臓デキストリン, = glycogen.
l. diet 肝臓食〔医学〕.
l. disease 肝〔臓〕疾患〔医学〕.
l. dullness (dulness) 肝〔臓〕濁音界〔医学〕.
l. dysfunction 肝機能障害.
l. extract 肝抽出物〔医学〕, 肝臓エキス(赤血球数増多作用を示す可溶性安定性成分), = extractum hepatis.
l. failure 肝不全〔医学〕(肝細胞の広範壊死や肝機能障害の結果として出現する症候群をいう).
l. fascioliasis 肝蛭症〔医学〕.
l. fibrosis 肝線維症〔医学〕.
l. filtrate factor 肝濾液因子, = pantothenic acid.
l. fluke ①肝吸虫. ②カンテツ〔肝蛭〕. ③肝臓寄生吸虫, = *Fasciola hepatica*.

L

l. fluke disese 肝吸虫症.
l. fraction 1 肝第一分画(70%アルコールに可溶性の成分).
l. fraction 2 肝第二分画(70%アルコールに不溶性の成分).
l. function 肝機能〔医学〕.
l. function test 肝機能検査〔医学〕.
l. glycogen 肝〔臓〕グリコ〔ー〕ゲン〔医学〕.
l.-grown 肝臓の大きい.
l. hydatidosis 肝包虫症.
l. infarct 肝〔臓〕梗塞.
l. infarction 肝梗塞〔医学〕.
l. infusion trypticase medium LIT培地, = LIT-medium.
l. injection 肝臓注射剤(肝臓エキスの滅菌溶液), = injectio hepatis.
l. injury 肝外傷〔医学〕.
l. insufficiency 肝〔機能〕不全〔医学〕.
l.-kidney syndrome 肝腎症候群, = hepatorenal syndrome.
l. *Lactobacillus casei* factor 肝カゼイ菌因子, = folic acid.
l.-liver broth 肝肝ブイヨン〔医学〕.
l. meal リバーミール, 肝臓がゆ(乾燥肝臓, バクガ糖, ケイ皮粉からつくった肝臓食).
l. metastasis 肝転移〔医学〕.
l. microsome 肝顆粒体〔医学〕, 肝ミクロソーム〔医学〕.
l. mitochondria 肝糸粒体〔医学〕, 肝ミトコンドリア〔医学〕.
l. neoplasm 肝新生物〔医学〕.
l. of sulfur 肝臓硫黄, 硫肝.
l. oil 肝油(特にハリバ肝油のこと), = halibut liver oil.
l. parenchyma 肝実質〔医学〕.
l. physiology 肝臓生理学〔医学〕.
l. regeneration 肝再生〔医学〕.
l. retractor 肝臓鉤〔医学〕.
l. rot 肝蛭病(*Fasciola hepatica* の寄生によるウシやヒツジの疾患).
l. scintigraphy 肝シンチグラフィ〔医学〕.
l. slice 肝薄片.
l. solution 肝臓溶液(褐色の経口用肝臓エキス溶液), = liquor hepatis.
l. specific antigen (LSA) 肝特異抗原(Meyer らにより分離されたのでマイヤー抗原ともいう).
l. specific protein (LSP) 肝特異タンパク(マイヤー抗原ともいわれる).
l. spot 肝斑〔医学〕.
l.-spots 雀卵斑(そばかす).
l. starch 肝臓デンプン.
l. sugar 糖原(グリコーゲン).
l. support 肝補助〔医学〕.
l. supporting therapy 肝庇護療法〔医学〕.
l. syphilis 肝梅毒〔医学〕.
l. test 肝臓検査〔医学〕.
l. transplantation 肝移植〔医学〕(肝を移植すること. 先天性胆道閉鎖症, 肝硬変症などの治療に行われる).
l. tuberclosis 肝結核〔医学〕.
l. uptake ratio of radiocolloid 肝放射能摂取率測定法.

liv·er·wort [lívəwəːt] ① タイ〔苔〕類, ゼニゴケ〔銭苔〕, チセン〔地銭〕. ② スハマソウ(キンポウゲ科植物).

liv·e·tin [lívətin] リヴェチン(レシチンとともに卵黄に存在するタンパク質で, 水に溶解する分画).

Livi, Rudolfo [lívi] リビー(1856-1920, イタリアの医師).
L. index リビー指数〔医学〕(体格指数の一つで次のように求める. また, この逆数がPonderal指数で, 次式のようになる).

$$\text{リビー指数} = 100 \times \sqrt[3]{\text{W (g)}} \div \text{H (cm)}$$

$$\text{Ponderal指数} = \text{H (cm)} \div \sqrt[3]{\text{W (kg)}}$$

liv·id [lívid] リビド着色〔医学〕, ブドウ〔紫〕色の, 紫藍色の(挫傷, 打撲傷などの皮膚着色についていう).

li·vid·i·ty [livíditi] ブドウ紫色, 青黒着色.

Livierato, Panagino [lìviərá:tou] リヴィエラート(1860-1936, イタリアの医師).
L. sign リヴィエラート徴候(剣状突起臍線に沿い腹前面を打って腹腔交感神経に刺激を加えると血管収縮が起こる).
L. test リヴィエラート試験(① 心筋弛緩の検査法で, 腹部大動脈神経叢を機械的に刺激すると, 心臓濁音部が右方へ拡大する. = abdominocardiac sign. ② 臥位から起立するとき右心は拡大し, 再び上臥するとき元の大きさに戻る. = orthocardiac reflex).

liv·ing [líviŋ] 生体の, 生活の.
l. bone graft 血管柄付骨移植〔医学〕.
l. bone transfer 血管柄付骨移植〔医学〕.
l. donor 生体臓器提供者〔医学〕, 生体ドナー.
l. environment 生活環境〔医学〕.
l. ferment 生物酵素〔医学〕.
l. habit 生活習慣.
l. kidney transplantation 生体腎移植.
l. needs benefits 余命保険〔医学〕.
l. related donor 生体血縁ドナー(臓器提供者)〔医学〕.
l. related liver transplantation 生体肝移植(1988年ブラジルの Raisa らにより初めて実施され, わが国では1989年に開始された).
l. related lung transplantation 生体肺移植(わが国では 1998 年岡山大学で初めて実施された).
l.-related transplantation 生体移植.
l. space 生活空間〔医学〕.
l. will 遺書, リビングウイル〔医学〕(自らの意思で延命治療を行わないことの明文化).

Livingston tri·an·gle [líviŋstən tráiæŋgl] リビングストン三角(臍から右腸骨稜, 恥骨結合を経て再び臍に戻る3線に囲まれた三角で, 虫垂炎のとき最も疼痛を感ずる領域), = Livingston sensitive triangle.

Li·vi·sto·na chi·nen·sis [lìvistóunə kinénsis] ビロウ(ヤシ科の植物で, 腹痛, 淋病などの治療薬).

li·vor [lívɔ:r] 死斑, = livor mortis.
l. mortis 死斑〔医学〕.

lix·iv·i·a·tion [liksìviéiʃən] ① 滲出〔医学〕, 浸出〔医学〕. ② 浸出〔溶解〕法(可溶性成分を溶解して, 非溶物から分離する方法), = leaching.

lix·iv·i·ous [liksíviəs] 灰汁様の〔医学〕.

lix·iv·i·um [liksíviəm] 灰汁, = lye.

liz·ard [lízə:d] トカゲ〔蜥蜴〕.

Lizars, John [láizərs] ライザース(1794-1860, スコットランドの外科医).
L. line ライザース線(腸骨後上棘状突起から坐骨粗面の中央点と大転子とに達する仮定線で, その三分画上点は殿動脈の放出部に相当する).
L. operation ライザース手術(口角から頬骨に達する曲線に沿い切開して, 上顎骨を切除する方法).

Ljubinsky stain [ljubínski stéin] リュビンスキー染色法(5%酢酸液にメチルバイオレットとクリスタルバイオレットを溶かしたもので染めた後, Bismarck 褐で後染色する).

LLB long leg brace 長下肢装具の略.

L

LLD lipid lowering drug 脂質降下薬の略.

LLD factor *Lactobacillus lactis* Dorner factor ドルネル乳酸菌因子.

lliac fascia [TA] 腸骨筋部*, = pars iliaca [L/TA].

LLL left lower lobe (of lung)〔肺の〕左下葉の略.

Lloyd, John Uri [lɔ́id] ロイド(1849–1936, アメリカの薬学者).

L. alkaloidal reagent ロイドアルカロイド試薬(微細ケイ酸アルミニウム(フラー白土)を水中でふるいにかけて得たもので, 溶液中のアルカロイドを吸収するために用いる), = Lloyd reagent.

L. sign ロイド徴候(腎石症においては, 腰部を打診槌で強打すると腰痛を感ずる), = Lloyd-Jordan sign.

LM ① leucomycin ロイコマイシンの略. ② Licentiate in Midwifery 助産師免許所有者の略. ③ light minimum 最小受光量, 明度閾の略.

L-m light-meromyosin L メロミオシンの略.

LMA left mentoanterior position 左オトガイ前位の略(胎位の一種).

LMC lymphocyte mediated cytotoxicity リンパ球依存性細胞毒性試験の略.

LMD let me decide レット・ミー・ディサイドの略.

LMIF leukocyte migration inhibitory factor 白血球遊走阻止因子の略.

LMIT leukocyte migration inhibition test 白血球遊走阻止試験の略.

LMN lower motor neuron 下位運動ニューロンの略.

LMO living modified organism の略(人為的改変を加えられた生物のことで, 遺伝子改変生物あるいは遺伝子組換え生物と訳される. 屋外などの農作物は第1種, 施設内などの実験動物は第2種に分類される).

LMP ① last menstrual period 最終月経の略. ② latent membrane protein 潜在性膜タンパク, 不顕性膜タンパクの略. ③ left mentoposterior position 左オトガイ後位の略(胎位の一種). ④ low molecular weight proteins 低分子量タンパクの略.

LMT left mentotransverse position 左オトガイ横位の略(胎位の一種).

LMWD low molecular weight dextran 低分子量デキストランの略.

LN lupus nephritis ループス腎炎の略.

LNPF lymph node permeability factor リンパ節透過因子の略.

Lo dose ジフテリア毒素の無効限界量.

Lo·a [lóuə] ロア属(糸状虫の一属).

L. loa ロア糸状虫(Guyot が1778年にアフリカ人の眼に寄生している糸状虫を発見し, その土地ではロアと呼ばれていた病気にちなんで *Filaria loa* としたが, Stiles は新たに *Loa loa* と命名した. アフリカの中・西部に分布し, 成虫はヒトの身体各所の皮下組織を移動し, 遊走性腫瘤を生じる. 中間宿主はアブである).

loach [lóutʃ] ドジョウ [鰌].

load [lóud] ① 負荷(電気の)〔医学〕. ② 荷重.

l.-and-shift-maneuver 負荷変位手技.

l. electrocardiogram 負荷心電図〔医学〕.

l. extension curve 負荷伸展曲線〔医学〕.

l. test 負荷試験〔医学〕, 荷重試験, = Klotz-Klotz-Valensi test.

l. velocity relation 負荷速度関係〔医学〕.

load·ing [lóudiŋ] 荷重, 加重, 負荷.

l. density 装填密度〔医学〕.

l. dose 負荷量〔医学〕, 負荷投与量.

l. material 充填剤〔医学〕.

loa·i·a·sis [lòuəáiəsis] ロア糸状虫症〔医学〕, = loasis.

lo·a·sis [lóuəsis] ロア糸状虫症〔医学〕.

lo·bar [lóubər] 葉の, 大葉の〔医学〕.

l. and segmental bronchi [TA] 葉気管支と〔区〕域気管支, = bronchi lobares et segmentales [L/TA].

l. atelectasis 肺葉無気肺〔医学〕, 一葉無気肺〔医学〕, 大葉性無気肺.

l. atrophy 脳葉萎縮〔医学〕, = Arnold-Pick disease.

l. branchi 葉気管支〔医学〕.

l. bronchus 肺葉気管支〔医学〕.

l. emphysema 肺葉気腫〔医学〕, 一葉肺気腫〔医学〕, 肺葉性肺気腫〔医学〕.

l. ganglion 脳葉神経節.

l. gliosis 葉性神経膠症.

l. nephronia 葉性ネフロニア.

l. (perfusion) defect 大葉〔潅流〕欠損〔医学〕(肺スキャン用語).

l. pneumonia 大葉性肺炎〔医学〕(クループ性肺炎).

l. sclerosis 〔大脳〕葉〔性〕硬化症〔医学〕(大脳葉の神経膠症と萎縮により, 痴呆を招来する), = convolutional atrophy of brain.

lo·bate [lóubeit] 葉状の.

l. hymen 葉状処女膜〔医学〕.

l. kidney 分葉腎, 葉状腎.

lobated tongue 分葉舌〔医学〕.

lo·ba·tion [loubéiʃən] 切り込み, 分葉(核などの).

lob·by [lábi] 遊歩室〔医学〕.

lobe [lóub] [TA] ① 葉(臓器が溝により分画された部分, または歯冠の主分画の一つ), = lobus [L/TA]. ② 脳葉. ③ 裂片(専片). 形 lobate, lobar.

l. of ear [TA] 耳垂, = lobulus auriculae [L/TA].

l. of prostate 前立腺葉.

lo·bec·to·my [loubéktəmi] ①〔肺〕葉切除〔術〕〔医学〕(肺の1葉または2葉を切除する手術). ②〔脳〕葉切除術(精神外科において, 前頭葉または側頭葉の一部を切除する方法).

l. of parotid gland 耳下腺分葉切除〔術〕〔医学〕.

lobed placenta 分葉胎盤〔医学〕.

lo·be·lia [loubí:liə] ロベリア(キキョウ科ミゾカクシ属植物を指す. アメリカの民間薬で, *Lobelia inflata* の葉にはロベリンが存在し, 往時は喘息, 百日ぜきなどに用いられた), = Indian tobacco, pukewood.

l. fluidextract ロベリア流エキス.

l. tincture ロベリアチンキ(ロベリア, 酢酸をアルコールと水で1,000mL とする).

lo·be·line [lóubilin] ロベリン(① $C_{22}H_{27}NO_2$. 強力な呼吸中枢の刺激薬として窒息, 虚脱, ショックなどに利用される. 構造はロベラニンの側鎖の一つの -CO が -CH(OH) になったもの. = alphalobeline. ② ロベリアから抽出されるアルファ, ベータ, ガンマの3種ロベリンの総称名).

lo·ben·gu·lism [loubéngjulizəm] (皮下脂肪織の萎縮と性機能減退とを特徴とする疾患).

lo·ben·za·rit [lòubənzǽrit] ロベンザリット(尿酸排泄促進薬).

lobes of cerebrum 大脳葉.

lobes of mammary gland [TA] 乳腺葉, = lobi glandulae mammariae [L/TA].

lobes of thyroid gland 甲状腺葉.

lobes, parts, divisions and segments [TA] 葉, 部, 区域, 区*, = divisiones et segmenta [L/TA], lobi [L/TA], partes [L/TA].

lo·bi [lóubai] (lobus の複数).

l. cerebri [L/TA] 大脳葉, = cerebral lobes [TA].

l. glandulae mammariae [L/TA] 乳腺葉, = lobes of mammary gland [TA].

l. mammae 乳腺葉.

l., partes, divisiones et segmenta [L/TA] 葉, 部, 区域, 区*, = divisions and segments [TA], lobes

[TA], parts [TA].
l. prostatae dexter et sinister [L/TA] 右葉と左葉，= right and left lobes of prostate [TA].
l. renales [L/TA] 腎葉，= kidney lobes [TA].
lo·bite [lóubait] 葉限局性の（特に肺結核が葉に限局されたことについていう）.
lo·bi·tis [loubáitis] 肺葉炎.
l. superior 上葉炎.
Lobo, Jorge [lóubou] ロボ（1900–1979，ブラジルの医師）.
L. disease ロボ病（ケロイド性分芽菌症），= keloidal blastomycosis.
Lo·bo·a lo·boi [loubóuə lóubɔi] ロボ真菌（lobomycosis の起炎菌．南アメリカや中央アメリカでみられる真菌症で皮膚に大きなケロイド様のいぼ（疣）の多い病変を形成）.
lo·bo·cy·te [lóubəsait] 分葉球（血液の白血球で核が分葉を呈するものをいい，好中球，好酸球および好塩基球のすべてについていう），= mature granulocyte, segmentocyte.
lo·bo·my·co·sis [lòuboumaikóusis] ロボ病，ロボミコーシス［医学］，ロボ真菌症（皮膚の慢性真菌感染症で，線維性の小結節やケロイドを形成する）.
lo·bo·po·di·um [lòubəpóudiəm] 葉状仮足，葉足（ほぼ液状の偽足で，葉状偽足ともいう），= lobopod. 複 lobopodia.
Lo·bo·sea [loubóusiə] 葉状仮足綱（肉質鞭毛虫門）.
lo·bot·o·my [loubátəmi] ロボトミー［医学］，白質切截術（ポルトガル精神外科医 Moniz の創始した手術で，前頭葉視床経路が精神症状の中枢であるとの前提の下に，前頭葉白質を破壊して症状を是正しようとする治療法で現在は行われない）.
Lobstein, Johann Friedrich Georg Christian Martin [lábʃti:n] ロブスタイン（1777–1840，ドイツの病理学者，ロブシュタインともいう）.
L. cancer ロブスタイン癌（後腹膜肉腫）.
L. disease ロブスタイン病［医学］（骨脆弱症，または骨形成不全症），= osteogenesis imperfecta, osteopsathyrosis.
L. ganglion ロブスタイン神経節（横隔膜の上にある大内臓神経の神経節）.
L. placenta ロブスタイン胎盤（膜様胎盤），= placenta velamentosa.
L. syndrome ロブスタイン症候群［医学］（青色強膜を伴う骨形成不全症の一タイプ）.
lob·ster [lábstər] ロブスター，ノイセエビ（軟甲類，ザリガニ群ネフロプス科のもの）.
l. claw 二指症，= bidactyly.
l.-eyed 出目の.
l.-tail catheter エビ尾状カテーテル（先端に3個の関節を備えたもの）.
lob·u·lar [lábjulər] 小葉の［医学］.
l. carcinoma 小葉癌.
l. carcinoma in situ 上皮内小葉癌.
l. glomerulonephritis 分葉性糸球体腎炎.
l. pattern 糸球体分葉化［医学］.
l. pneumonia 小葉性肺炎［医学］，= bronchial pneumonia.
lobulated kidney 分葉腎［医学］.
lobulated liver 分葉肝，= hepar lobatum.
lobulated ovary 分葉卵巣［医学］.
lobulated tongue 有溝舌，分葉舌［医学］.
lob·u·la·tion [làbjuléiʃən] 分葉.
lob·ule [lábju:l] [TA] 肺小葉，= lobulus [L/TA]. 複 lobules. 形 lobular, lobulated.
l. of auricle [TA] ① 耳垂，= lobulus auriculae [L/TA]. ② みみたぶ［医学］.
l. of clivis 斜台小葉，小脳山腹.
l. of culmen 山頂，= culmen.
l. of epididymis 精巣上体小葉，= vascular cone.
l. of folium 虫部葉（小脳の），= folium vermis.
l. of testicle 精巣小葉［医学］.
l. of tuber 虫部隆起，= tuber vermis.
lob·ules [lábju:lz] [TA]〔甲状腺〕小葉，= lobuli [L/TA]. 単 lobule.
l. of epididymis [TA] 精巣上体小葉，= lobuli epididymidis [L/TA].
l. of liver [TA] 肝小葉，= lobuli hepatis [L/TA].
l. of mammary gland [TA] 乳腺小葉，= lobuli glandulae mammariae [L/TA].
l. of testis [TA] 精巣小葉，= lobuli testis [L/TA].
l. of thymus [TA] 胸腺小葉，= lobuli thymi [L/TA].
l. of thyroid gland 甲状腺小葉.
lob·u·lette [labjulét] [F] 細葉（小葉の一部分）.
lob·u·li [lábjulai] [L/TA]〔甲状腺〕小葉（lobulus の複数），= lobules [TA].
l. corticales renis 腎皮質小葉.
l. epididymidis [L/TA] 精巣上体小葉，= lobules of epididymis [TA].
l. glandulae mammariae [L/TA] 乳腺小葉，= lobules of mammary gland [TA].
l. hepatis [L/TA] 肝小葉，= lobules of liver [TA].
l. semilunares [L/TA] 半月小葉，= semilunar lobules [TA].
l. testis [L/TA] 精巣小葉，= lobules of testis [TA].
l. thymi [L/TA] 胸腺小葉，= lobules of thymus [TA].
l. thymici accessorii [L/TA] 副胸腺小葉*，= accessory thymic lobules [TA].
lob·u·lose [lábjulous] 小葉のある，= lobulous.
lob·u·lous [lábjuləs] 小葉のある，= lobulose.
lob·u·lus [lábjuləs] [L/TA] 肺小葉，= lobule [TA]. 複 lobuli.
l. ansiformis〔H Ⅶ A〕 [L/TA] 係蹄葉*，= ansiform lobule〔H Ⅶ A〕[TA].
l. anteromedialis [L/TA] 前内側小葉，= anteromedial lobule [TA].
l. auriculae [L/TA] 耳垂，= lobe of ear [TA], lobule of auricle [TA].
l. biventer〔H Ⅷ〕 [L/TA] 二腹小葉，= biventral lobule〔H Ⅷ〕[TA].
l. centralis〔Ⅱ et Ⅲ〕 [L/TA]〔小脳〕中心小葉，= central lobule〔Ⅱ and Ⅲ〕[TA].
l. centralis cerebelli 小脳中心小葉.
l. gracilis [L/TA] 薄小葉*（正中旁小葉），= gracile lobule [TA].
l. gracilis anterior 前薄小葉（二腹小葉の後部）.
l. gracilis posterior 後薄小葉（下半月小葉の前部）.
l. inferolateralis [L/TA] 下外側小葉，= inferolateral lobule [TA].
l. inferoposterior [L/TA] 下後小葉，= inferoposterior lobule [TA].
l. lateralis 外側葉（狭義の視床下部の一部で，外側葉びまん核，視床下部小脳核，偽円形下核および乳頭核からなる）.
l. medius 内側葉（狭義の視床下部の一部で，脳室核と4隆起核とを含む）.
l. paracentralis [L/TA] 中心旁小葉，= paracentral lobule [TA].
l. paraflocularis dorsalis〔H Ⅷ B〕 [L/TA] 背側旁片葉，= dorsal paraflocularis〔H Ⅷ B〕[TA].
l. paramedianus〔H Ⅶ B〕 [L/TA] 正中旁小葉*，= paramedian lobule〔H Ⅶ B〕[TA].
l. parietalis inferior [L/TA] 下頭頂小葉，= inferior parietal lobule [TA].

l. parietalis superior [L/TA] 上頭頂小葉，＝superior parietal lobule [TA].
l. quadrangularis anterior〔H Ⅳ et H Ⅴ〕 [L/TA] 前四角小葉，＝anterior quadrangular lobule〔H Ⅳ and H Ⅴ〕[TA].
l. quadrangularis posterior〔H Ⅶ〕 [L/TA] 後四角小葉，＝posterior quadrangular lobule〔H Ⅶ〕[TA].
l. semilunaris inferior [L/TA] 下半月小葉，＝inferior semilunar lobule [TA].
l. semilunaris superior [L/TA] 上半月小葉，＝superior semilunar lobule [TA].
l. simplex〔H Ⅵ et Ⅵ〕 [L/TA] 単小葉（小脳後葉の最頭部でその上面に広く新月状帯をなす），＝simple lobule〔H Ⅵ and Ⅵ〕[TA].
l. superomedialis [L/TA] 上内側小葉，＝superomedial lobule [TA].

lo·bus [lóubəs] [L/TA] 葉，＝lobe [TA]. 複 lobi.
l. anterior [L/TA] 前葉，＝anterior lobe [TA].
l. azygos pulmonis dextri 右肺の奇静脈葉，＝azygos lobe of right lung.
l. cacuminis 山頂葉（小脳半月前葉）.
l. caudatus [L/TA] 尾状葉，＝caudate lobe [TA], posterior part of liver [TA].
l. cerebelli anterior [L/TA] 小脳前葉*，＝anterior lobe of cerebellum [TA].
l. cerebelli posterior [L/TA] 小脳後葉，＝posterior lobe of cerebellum [TA].
l. clivis 斜台葉（小脳の方形葉）.
l. flocculonodularis [L/TA] 片葉小節葉，＝flocculonodular lobe [TA].
l. frontalis [L/TA] 前頭葉，＝frontal lobe [TA].
l. hepatis dexter [L/TA] 右葉，＝right lobe of liver [TA].
l. hepatis sinister [L/TA] 左葉，＝left lobe of liver [TA].
l. inferior [L/TA] 下葉，＝inferior lobe [TA], lower lobe [TA].
l. insularis [L/TA] 島葉，＝insular lobe [TA].
l. limbicus [L/TA] 辺縁葉*，＝limbic lobe [TA].
l. linguiformis 舌葉，＝Riedel lobe.
l. medius [L/TA] 中葉，＝middle lobe [TA].
l. medius prostatae 前立腺中葉.
l. medius pulmonis 肺中葉.
l. medius pulmonis dextri [L/TA]〔左肺の〕中葉，＝middle lobe of right lung [TA].
l. nervosus [L/TA] 神経葉，＝neural lobe [TA].
l. occipitalis [L/TA] 後頭葉，＝occipital lobe [TA].
l. parietalis [L/TA] 頭頂葉，＝parietal lobe [TA].
l. posterior [L/TA] 後葉，＝posterior lobe [TA].
l. pyramidalis [L/TA] 錐体葉，＝pyramidal lobe [TA].
l. quadratus [L/TA] 方形葉，＝quadrate lobe [TA].
l. superior [L/TA] 上葉，＝superior lobe [TA], upper lobe [TA].
l. temporalis [L/TA] 側頭葉，＝temporal lobe [TA].

LOCA low osmolar contrast agent 低浸透圧造影剤の略.

lo·caine [lóukein] ロカイン 化 β-benzoyl-β-plenylethyl dimethylamine（クロウメモドキ科植物 *Rhamnus utilis* に存在するラムノースを含む配糖体で，局所麻酔薬），＝locao, locaonic acid.

lo·cal [loukéil] 局所の，局部の.
l. action 局所作用（薬物の）〔医学〕.
l. analgesic 局所鎮痛薬〔医学〕.
l. analysis 局所分析〔医学〕.
l. anaphylaxis 局所〔性〕アナフィラキシー〔医学〕（感作されたヒトの皮膚に同一抗原の投与後に生じる即時型，一過性の接種部位の周辺に限定される反応），＝skin test.
l. anemia 局所貧血.
l. anesthesia 局所麻酔〔法〕〔医学〕.
l. anesthetic 局所麻酔薬〔医学〕.
l. anticoagulant 局所抗凝血薬〔医学〕.
l. anti-infective agent 局所的抗感染薬〔医学〕.
l. application 局所応用.
l. asphyxia 局所仮死〔医学〕.
l. bath 部分浴〔医学〕.
l. cell 局部電池〔医学〕.
l. chorea 局所性舞踏病.
l. climate 局所気候〔医学〕.
l. coldness 局所冷感〔医学〕.
l. contraction 局所収縮〔医学〕.
l. control 局所制御〔医学〕.
l. convulsion 局所的痙攣.
l. current 局所電流〔医学〕，局部電流.
l. death 局所死，壊死.
l. death rate 地方別死亡率〔医学〕.
l. diagnosis 局所診断〔医学〕.
l. distribution 地域分布〔医学〕.
l. disturbance of growth 局所的発育障害〔医学〕.
l. epilepsy 局所てんかん〔医学〕.
l. excision 局所切除〔医学〕.
l. excitability disturbance 局所興奮性障害〔医学〕.
l. excitatory state 局所〔的〕興奮状態〔医学〕.
l. failure 局所制御失敗〔医学〕.
l. fatigue 局所疲労〔医学〕.
l. field ① 局所場. ② 局所電場.
l. finding 局所所見〔医学〕.
l. flap 局所皮弁〔医学〕.
l. frigorism 局部寒冷障害，＝trench foot.
l. health administration 地域保健，地方衛生.
l. heating 局所加温〔医学〕.
l. hormone 局所ホルモン，＝autacoid.
l. hot-air bath 局所熱気浴〔医学〕.
l. hygiene 局地衛生〔学〕〔医学〕.
l. hypothermia 局所冷却〔医学〕.
l. immunity 局所免疫〔医学〕（IgA により限局した粘膜に覆われる領域で発揮される免疫）.
l. infection 局所感染〔医学〕.
l. infiltration 局所浸潤〔医学〕.
l. lesion 局所性病変〔医学〕（神経の病変で，ある所定部分に局所的症状を起こすもの）.
l. liver excision 肝臓の局所切除〔医学〕.
l. lymph node dessection 局所リンパ節郭清〔医学〕.
l. maximum 極大.
l. medical doctor 地方開業医〔医学〕.
l. minimum 極小.
l. neoplasm recurrence 新生物（腫瘍）局所再発〔医学〕.
l. panatrophy 局所性全萎縮症（Gowers）.
l. parameter 局所変数.
l. pollution 局地汚染〔医学〕.
l. potential 局所電位〔医学〕.
l. pruritus 限局性かゆみ〔症〕〔医学〕.
l. reaction 局所性反応（アレルギー性），局所反応〔医学〕.
l. reaction to injury 傷害局所的反応〔医学〕.
l. recurrence 局所再発.
l. response 局所反応〔医学〕，局所応答.
l. sensitization 局所感作，＝local immunity.
l. sign 局所徴候〔医学〕.
l. stimulant 局所性興奮薬，局所刺激薬〔医学〕.
l. symptom 限局性症状，局所症状〔医学〕，＝localizing symptom.

l. syncope 局所仮死〔医学〕，局所壊死．
l. tetanus 局所性破傷風〔医学〕．
l. tic 局所性チック〔症〕．
l. treatment 局所療法〔医学〕．
l. vapor bath 局所蒸気浴〔医学〕．
l. variety 地方〔品〕種〔医学〕．
l. variometer 磁気偏差計．
lo·cal·i·za·tion ［loùkəlaizéiʃən］ ① 定位．② 局在〔医学〕，集積（細菌などの）．
l. of enzyme 酵素の局在．
l. of function 機能局在．
l. of infection 感染局在〔医学〕．
l. of sensation 感覚〔の〕局在，感覚の定位．
l. related epilepsy 局在関連〔性〕てんかん．
l. sense 部位覚．
lo·cal·ized ［lóukəlaizd］ 限局性の，局在性の．
l. absorption 局在吸着〔医学〕．
l. amnesia 定位性健忘症（定位定所の事件に関係する記憶障害）．
l. amyloidosis 局所〔性〕アミロイド症〔医学〕，限局性アミロイド症，限局性類デンプン症，限局性アミロイドーシス（原因疾患がなく，特定の臓器にアミロイドの沈着する病型）．
l. chiasma 局在キアズマ〔医学〕．
l. fringe 場所的干渉じま．
l. gingivitis 限局性歯肉炎〔医学〕．
l. infection 限局性感染〔医学〕，局所感染．
l. labyrinthitis 限局性迷路炎〔医学〕．
l. mesothelioma 限局性中皮腫．
l. myxedema 限局性粘液水腫〔医学〕．
l. nodular tenosynovitis 限局性結節性腱滑膜炎．
l. orbital 局在軌道〔関数〕．
l. osteitis fibrosa 単発性線維性骨炎．
l. pericarditis 限局性心膜炎〔医学〕．
l. peritonitis 限局性腹膜炎〔医学〕．
l. Schwartzman reaction 局所シュワルツマン反応．
l. scleroderma 限局性強皮症（皮膚硬化が限局している疾患で，通常進行性全身性強皮症と異なり，内臓臓器障害と免疫異常を伴わない）．
l. sensation of heat 局所的温熱感覚．
l. shrinkage 〔鋳造〕局部収縮〔医学〕．
l. spinal meningitis 限局性脊髄膜炎．
l. stomatitis 限局性口内炎〔医学〕．
l. tetanus 限局性破傷風，= modified tetanus．
lo·cal·iz·er ［lóukəlaizər］ 定位器〔医学〕（眼球に突入した異物の位置を判定するために用いる器械）．
l. cast ロカライザ〔ー〕ギプス包帯〔医学〕，ロカライザーキャスト．
localizing electrode 限局導子．
localizing symptom 局在症状．
lo·ca·tion ［loukéiʃən］ 局在〔医学〕，部位〔医学〕．
l. directory 位置案内〔医学〕．
l. parameter 位置母数．
l. test ずれの検定．
lo·ca·tor ［lóukeitər］ 探知器（組織内の異物探知器）．
lo·chia ［lóukiə, lák-］ 悪露おろ〔医学〕（分娩後に子宮および腟から排泄される液）．形 lochial．
l. alba 白色悪露〔医学〕．
l. cruenta 血性悪露〔医学〕．
l. flava 黄色悪露〔医学〕．
l. fusca 褐色悪露〔医学〕．
l. rubra 赤色悪露〔医学〕，= lochia cruenta．
l. serosa 漿液性悪露，= lochia sanguinolenta．
l. uterina 子宮悪露．
l. vaginae 腟悪露．
lochi(o)- ［louki(ou), -ki(ə)］ 産褥または悪露との関係を表す接頭語．
lo·chi·o·col·pos ［loùkiəkálpəs］ 悪露腟症〔医学〕．
lo·chi·o·cyte ［lóukiəsait］ 悪露細胞（悪露中にある特徴的脱落膜細胞）．
lo·chi·o·me·tra ［loùkioumí:trə］ 悪露滞留〔医学〕．
lo·chi·o·me·tri·tis ［loùkioumi:tráitis］ 産褥性子宮筋層炎．
lo·chi·o·per·i·to·ni·tis ［loùkioupèritounáitis］ 産褥性腹膜炎．
lo·chi·o·py·ra ［loùkioupáirə］ 産褥熱．
lo·chi·or·rha·gia ［loùkiəréiʤiə］ 悪露過多〔医学〕．
lo·chi·orr·h(o)ea ［loùkiərí:ə］ 悪露過多〔医学〕．
lo·chi·o·sche·sis ［loùkiáskisis］ 悪露停滞．
lo·chi·os·ta·sis ［loùkiástəsis］ 悪露停滞．
lo·cho·me·tri·tis ［loùkoumitráitis］ 悪露子宮炎，= lochiometritis．
lo·cho·per·i·to·ni·tis ［loùkoupèritounáitis］ 悪露性腹膜炎，= lochioperitonitis．
lo·ci ［lóusai］ 位置，座（locus の複数）．
lock ［lák］ 接合固定部．
l. and key theory 錠鍵説（酵素の特異性はあたかも錠に鍵が合うように正確である．Fischer and Emil）．
l. finger 固定指（伸筋表面の線維織増殖のために起こる手指関節固定），= trigger finger．
l. of forceps 鉗子接合〔医学〕．
l. spasm 書痙．
l.-stitch suture 纏（てん）絡縫合〔医学〕．
Locke, Frank Spiller ［lák］ ロック（1871-1949，イギリスの医師・生理学者）．
L. citrated solution ロッククエン酸塩液（食塩9.2g，塩化カリウム0.5g，塩化カルシウム0.1g，クエン酸ナトリウム10g を水1,000mL に溶解し，加圧滅菌後 pH7.4 に調節したもの）．
L.-Ringer solution ロックリンゲル液（NaCl 9g，KCl 0.42g，$CaCl_2$ 0.24g，$MgCl_2$ 0.2g，$NaHCO_3$ 0.5g，ブドウ糖0.5gを水1,000mL に溶解したもの）．
L. solution ロック液，= Locke-Ringer solution．
locked-in syndrome 閉じ込め症候群（中脳病変による）．
locked knee 非可動膝（膝関節の内側半月の破損により膝が完全に屈曲および伸展しないこと）．
locked twins 懸鉤〔医学〕（双胎児の），懸鉤双胎，= interlocking．
lock·ing ［lákiŋ］ 嵌頓，ロッキング．
l. finger ロッキング指．
l. suture 輪止め縫合．
lock·jaw ［lákʤɔ:］ 牙関緊急，咬痙，破傷風，破傷風強直〔医学〕（破傷風による開口障害），= trismus，tetanus．
Lockwood, Charles Barrett ［lákwud］ ロックウッド（1858-1914，イギリスの外科医）．
L. ligament ロックウッド靱帯（テノン嚢と下直筋および下斜筋鞘との間にある結合織）．
L. sign ロックウッド徴候（慢性虫垂炎の徴候で，右下腹部を触診すると，膨満が小腸盲腸弁を触指下に通過するのが感じられる）．
LOCM low osmolar contrast medium 低浸透圧造影剤の略．
lo·co ［lóukou］ ① ロコ草（北アメリカ産マメ科植物 *Astragalus*，*Sophora*，*Oxytropis* 属などの総称名で，セレニウムを含有するので家畜に有毒性を示す）．② ロコ病（家畜の），= locoism．③ ロコ中毒動物．
l. disease ロコ病（ウマのロコ中毒症），= locoism．
l. poisoning ロコ中毒，= locoism．
lo·coed ［lóukoud］ ロコ中毒の．
lo·co·ism ［lóukouizəm］ ロコ病（ロコソウ中毒による家畜の神経系の病気），= loco disease，loco poisoning．
lo·co·mo·tion ［lòukəmóuʃən］ 移動〔医学〕，〔歩行〕運動〔医学〕，歩行〔医学〕．形 locomotive，locomotor，

locomotory.
lo·co·mo·tive [lòukəmóutiv] 運動性.
l. ataxia 移動性運動失調.
l. contraction 交代性収縮.
l. murmur 機関車様雑音〔医学〕.
l. pulse (コリガン脈), = Corrigan pulse.
l. reflex 移動反射.
l. syndrome ロコモティブシンドローム, 運動器症候群(加齢とともに出現する運動器の障害. 移動機能の低下, 日常生活に支障をきたしている状態).
l. tissue 運動組織.
lo·co·mo·tor [lóukəmòutər, lòukəmóutər] 移動の〔医学〕, 運動の〔医学〕.
l. ataxia 歩行運動失調〔医学〕, 脊髄癆, 運動失調症, = tabes dorsalis.
l. system 運動器系(四肢とその解剖学的部分).
lo·co·mo·to·ri·al [lòukoumɔ:tɔ́:riəl] 運動器〔官〕の.
lo·co·mo·to·ri·um [loùkəmoutɔ́:riəm] 運動器〔官〕〔医学〕. 形 locomotorial, locomotory.
locomotory appendage 運動肢(節足動物の胸・腹部の付属肢).
locoweed disease ロコ草病.
loc·u·lar [lákjulər] 小房の〔医学〕, 小胞の.
loculated empyema 房性蓄膿症.
loculated pleural effusion 小房化胸水〔医学〕, 局所性胸水〔医学〕, 多胞性胸水.
loc·u·la·tion [làkjuléiʃən] 小房形成〔医学〕(小房に分画されたこと). 形 loculate.
l. syndrome 小房形成症候群, 小房化症候群(腰部の髄液が黄色を呈し迅速に凝固が起こり, グロブリン量の増加とリンパ球の増加をみる. これは脳室との交通が遮断されたためである), = Froin syndrome.
loc·u·lus [lákjuləs] ① 小房, 房〔医学〕, 小腔. ② 室. 形 locular.
lo·cum tenens [lóukəm ténəns] 臨時代診(ほかの医師の診療を一時的に代行すること), = locum tenent.
lo·cus [lóukəs] ① 軌跡. ② 部位〔医学〕. ③ 遺伝子座〔医学〕, 座〔位〕(染色体における遺伝子の位置). 複 loci.
l. caeruleus [L/TA] 青斑(第四脳室菱形窩の前端にある), = locus caeruleus [TA].
l. ceruleus 青斑〔医学〕.
l. Kiesselbachii キーセルバッハ部位(鼻中隔軟骨の前部で, 鼻出血の起こりやすい部位), = Kiesselbach area.
l. luteus 黄色部(鼻粘膜嗅覚部のこと).
l. minoris resistentiae 抵抗減少部.
l. niger 黒質(大脳脚横断面にある), = substantia nigra.
l. of center of gravity 重心位〔医学〕.
l. perforatus anterior 前穿孔部(脳底の脈管が通るところ), = substantia perforata anterior.
l. perforatus posterior 後穿孔部(脳橋の前方にある), = substantia perforata posterior.
l. ruber 赤核部, = red nucleus.
lo·cust [lóukəst] バッタ, イナゴ〔蝗〕.
l.-tree ニセアカシア, = *Robinia pseudoacacia*.
lod method ロッド法.
lod score ロッド値(2つの遺伝子座の遺伝的連鎖の強さを示す指標).
lodging bullet 盲貫射創.
lod·i·cule [ládikju:l] 鱗皮(イネ科の花の殻内にある鱗片状の小片で殻の開閉をつかさどるもの).
Loeb, Jaques [lóub] ロイブ(1859-1924, アメリカの生物学者. 動物の走向性 tropism, 人工単為発生 parthenogenesis, 再生の研究およびタンパク質の物理化学的研究を行い, 父親のないカエルを成熟させることに成功した).
Loeb, Leo [lóub] ロイブ(1869-1959, アメリカの病理学者. 腫瘍の移植およびその条件を研究し, ハツカネズミ(マウス)の乳癌発生率は卵巣切除により低下し得ることを証明した).
L. decidual reaction ロイブ脱落膜反応(機械的刺激により子宮内に脱落膜が形成されること), = Loeb deciduoma.
Loef·fle·rel·la [lèflərélə] レフレレラ属(旧称). → *Pseudomonas*.
loef·fle·ria [leflí:riə] レフレリア(Klebs-Löffler 菌の感染症で, ジフテリア性症状を伴わない疾患).
lo·e·mol·o·gy [louimálədʒi] 疫学, = loimology, lemology.
loem·pe [lémpi] 脚気, = beriberi.
loess [lés, lóues] 黄土〔医学〕, レス〔医学〕.
Loevit, Moritz [lə́:vit] レーフィット(1851-1918, チェコ・プラハの病理学者).
L. cells レーフィット細胞(赤芽球), = erythroblasts.
Loewi, Otto [lə́:vi] レーヴィ(1873-1961, ドイツ生れ, アメリカで死亡した薬理学者. 迷走神経刺激により迷走神経物質 Vagusstoff と呼ぶアセチルコリン様物質が遊離して心機能を抑制することを証明し, H. H. Dale とともに1936年ノーベル医学・生理学賞を受けた).
L. pupillary reaction レーヴィ〔散瞳〕反応, = Loewi symptom.
L. symptom レーヴィ試験(塩化エピネフリン 1:1,000 溶液3滴を結膜嚢内に点下し, さらに5分後3滴を追加すると, 膵〔臓〕機能不全, 糖尿病, 甲状腺機能亢進がある場合には, 散瞳が起こる), = Loewi pupillary reaction, L. test.
Loewit for·mic ac·id meth·od [lə́:vit fɔ́:mik ǽsid méθəd] レーウィットギ酸法(ギ酸1容と水1～2容との液で組織小片を透徹し, 塩化金1.0～1.5容を水100mLに溶かしたもので処置し, 次にギ酸1容, 水3容の液に24時間, 最後に濃ギ酸に24時間浸漬してグリセリン中に貯蔵する).
Löffler fas·cial plas·ty [léflər fǽʃiəl plǽsti] レフレル筋膜法(習慣性肩関節脱臼の手術法の一つで, 大腿筋膜を用いて骨頭を懸吊固定する方法).
Löffler, Friederich August Johannes [léflər] レフレル(1852-1915, ドイツの細菌学者).
L. alkaline methylene blue stain レフレルアルカリメチレンブルー染色液(1:10,000 苛性カリ液 100mL にメチレンブルーの飽和アルコール溶液 30mL を加え, 濾過したもの).
L. alkaline methylene blue staining solution レフレルアルカリ性メチレンブルー液(メチレンブルー, アルコール, 苛性カリ 1:10,000 溶液).
L. bacillus レフレル桿菌(らい菌), = *Mycobacterium leprae*.
L. blood culture medium レフレル血液培地.
L. blood serum レフレル血清培地(1%ブドウ糖1容と血清3容とを含有する栄養培地).
L. caustic stain レフレル焼灼薬染色〔法〕.
L. coagulated serum medium レフレル凝固血清培地(ジフテリア菌の分離に用いられる).
L. stain (for flagella) レフレル鞭毛染色法(媒染剤として20%タンニン酸液100mL, 硫酸第一鉄飽和水溶液50mL, 塩基性フクシンの飽和95%アルコール溶液10mL とを混合したもので乾燥固定標本を1分間注意して加温した後, カルボルフクシン液で染色する).
Löffler, Wilhelm [léflər] レフレル(1887-1972, スイスの医師. レフラーともいう).
L. disease レフレル病.

L. endocarditis レフレル心内膜炎（心内膜に広範な好酸球の浸潤をもち心内膜肥厚と血栓形成を起こす心内膜炎）.

L. eosinophilic syndrome レフレル好酸球症候群（好酸球性肺症とも呼ばれ，肺実質の一過性浸潤とともに血液中に好酸球の増加を伴う．全身症状は軽微である），= eosinophilic pneumopathy.

L. syndrome レフレル症候群（血中の好酸球増加を伴う一過性肺浸潤）.

Lofstrand crutch ［lάfstrənd krʌ́tʃ］ ロフストランドクラッチ〔医学〕，ロフストランド杖（肘より少し下の前腕部のカフと握りの２ヵ所で腕と杖が固定された杖），= elbow cruth.

log- ［lɑg］ 言語，言葉を表す接頭語.

log logarithm 対数の略.

log dose 対数用量〔医学〕.

log-mean temperature difference 対数平均温度差〔医学〕.

log-normal distribution 対数正規分布〔医学〕.

log phase 対数期〔医学〕.

log rank test ログランクテスト（統計手法の一つ）.

log·a·dec·to·my ［lὰgədéktəmi］ 結膜〔部分〕切除術.

log·a·di·tis ［lὰgədáitis］ 強膜炎.

log·a·do·blen·nor·rhea ［lɑgədəblenəríːə］ 封入体膿漏.

log·ag·no·sia ［lὰgəgnóusiə］ 失語症，= aphasia.

log·ag·no·sis ［lὰgəgnóusis］ 失読〔医学〕.

log·a·graph·ia ［lὰgəgrǽfiə］ 失書症，= agraphia.

log·am·ne·sia ［lὰgəmníːsiə］ 失語症（感覚神経性），= sensory aphasia.

Logan crown ローガン冠（白金製のねじをつけた陶材冠）.

Log·a·ni·a·ce·ae ［lὰgəniéisiiː］ フジウツギ科（ストリキニン，ゲルセミン，クラリンなどのアルカロイドを含有する植物を含む）.

log·a·pha·sia ［lὰgəféiziə］ 失語症（運動神経性），= motor aphasia.

log·a·rithm ［lάgəriðəm, -θəm］ 対数（a≒1 の正数として $a^y=x$ のとき，y を a を底とする x の対数という）. 形 logarithmic.

log·a·rith·mic ［lάgəriðəmik, -θəmik］ 対数の.

l. decrement 対数減衰率.

l. function 対数関数.

l. growth 対数発育〔医学〕.

l. growth phase 対数発育期〔医学〕，= logarithmic phase.

l. mean 対数平均〔医学〕.

l. normal distribution 対数正規分布.

l. odds 対数オッズ.

l. phase 対数期（細菌の培養において，その発生した菌数の対数が時間に対し直線的関係を示す時期）.

l. ratemeter 対数〔指示〕計数率計〔医学〕，対数レートメータ〔医学〕.

l. scale 対数目盛.

l. spiral 対数うず巻き線.

l. table 対数表.

l. transformation 対数変換〔医学〕.

log·as·the·nia ［lὰgəsθíːniə］ 言語理解不能.

log·ic ［lάdʒik］ 論理〔学〕〔医学〕.

l. design 論理設計〔医学〕.

l. of diagnosis (and treatment) 計量診断〔治療〕学（医療実践の場での最も重要な意思決定である診断・治療の論理を，客観的に追求しようとする学問分野で，電子計算機を用いるのでコンピュータ診断（治療）とも呼ばれている），= computer assisted diagnosis (treatment).

log·i·cal ［lάdʒikəl］ 論理〔上〕の，論理的な.

l. thinking ロジカルシンキング（論理思考，論理的思考を意味する），= critical thinking.

-logist ［lədʒist］ 学者，研究者の意を表す接尾語.

lo·gis·tic ［loudʒístik］ 記号論理学〔的〕の〔医学〕，ロジスティック〔医学〕.

l. curve 算定曲線〔医学〕，ロジスティック曲線〔医学〕.

l. function ロジスティック関数.

l. law of population growth 人口増加のロジスティック法則〔医学〕.

l. population ロジスティック〔型〕人口〔医学〕.

l. theory ロジスティック理論〔医学〕.

log·it ［lάdʒit］ ロジット（y=log (p/q)，ただし p+q=1 で表される）.

log(o)- ［lɑg(ou), -g(ə)］ 言語との関係を表す接頭語.

log·o·clo·nia ［lὰgouklóuniə］ 言語クローヌス〔医学〕，言語間代〔医学〕，語間代（自動言語 automatic speech の一種．自己発語の最終シラブルを律動的に繰り返し発語すること），= logoclonus.

log·o·clo·nus ［lὰgouklóunəs］ 言語クローヌス（単語の最後のつづりを何回も反復することで，構音障害の一つ），= logoklony.

log·o·co·pho·sis ［lὰgəkoufóusis］ 言語ろう（聾），= logokophosis, word deafness.

log·o·klo·ny ［lὰgouklóuni］ 言語間代，= logoclonus.

log·o·ko·pho·sis ［lὰgəkoufóusis］ 言語ろう（聾），= logocophosis, word deafness.

log·o·ma·nia ［lὰgouméiniə］ 多弁〔症〕〔医学〕.

log·o·mon·o·ma·nia ［lὰgoumὰnouméiniə］ 多弁症，= logomania.

log·o·neu·ro·sis ［lὰgounjuróusis］ 神経性言語障害（Kussmaul）.

lo·gop·a·thy ［lɑgάpəθi］ 言語障害，= logoneurosis.

log·o·pe·dia ［lὰgoupíːdiə］ 言語矯正法（Fröschel），= logopedics.

log·o·pe·dics ［lὰgoupíːdiks］ 言語治療〔医学〕，言語矯正学.

log·o·pha·sia ［lὰgouféiziə］ 構語障害，= dysarthria.

log·o·ple·gia ［lὰgouplíːdʒiə］ 言語麻痺，= logophasia.

log·or·rh(o)ea ［lὰgəríːə］ 語漏症〔医学〕，病的多弁症〔医学〕，= garrulousness.

log·o·spasm ［lάgəspæzəm］ 痙攣的発語，= stuttering.

log·o·ther·a·py ［lὰgəθérəpi］ ロゴセラピー（V.E. Frankl が第２次大戦中にアウシュビッツ捕虜収容所でみずから体験した事実に基づいて創始した実存的精神療法）.

log·wood ［lάgwud］ カンペシア木（ヘマトキシリンの原料植物），= *Haematoxylum*.

-logy ［lədʒi］ その単語の語幹の意味する主題の学問，研究または論文を示す接尾語.

Lohlein-Baehr lesion ローライン・ベール病変.

Löhlein, Hermann ［lɔ́ːlain］ レーライン（1847-1901，ドイツの婦人科医）.

L. diameter レーライン径（恥骨下靱帯の中央部と大坐骨孔の上内角とを結ぶ線）.

Lohmann ester ローマンエステル 化 3-phosphoglyceric acid.

Lohmann reagent ローマン試薬（濃硝酸 25mL を $Hg(NO_3)_2$-$8H_2O$ 100g に混ぜ，水 25mL を加え，加熱して溶解する）.

Lohnstein, Theodor ［lɔ́ːnstain］ ローンスタイン（1866-1918，ドイツの医師）.

L. saccharimeter ローンスタイン検糖計（糖尿に用いる定量計）.

lo·i·a·sis ［louáiəsis］ ロア糸状虫症.

L

lo·im·ic [louímik] ペストの，疫病の，= lemic.
lo·i·mo·graph·ia [lɔ̀iməgrǽfiə] ペストの医学的記録，= lemography.
loi·mol·o·gy [lɔimáləʤi] 疫学，ペスト学，= l(o)emology.
loin [lɔ́in] 腰腹，側腹，= flank.
l. pain 腰腹痛〔医学〕.
l. pain-hematuria syndrome 腰痛血尿症候群〔医学〕.
loi·pon·ic ac·id [lɔipánik ǽsid] ロイポン酸 $C_7H_{11}NO_4$.
lol·i(i)sm [láli(i)zəm] ドクムギ［毒麦］中毒症（ドクムギ *Lolium temulentum* による中毒）.
Lol·i·um [láliəm] ドクムギ属（イネ科の植物）.
L. perenne ホソムギ，= perennial ryegrass.
L. temulentum ドクムギ（まぐさに用いる）.
lo·mat·i·ol [ləmǽʃiɔ:l] ロマチオール $C_{11}H_{14}O_4$（3-hydroxy-naphthoquinone のアルキル化合物 lapachol の異性体で，植物酵素性色素）.
Lombard, Etienne [lámbərd] ロンバード（1868–1920，フランスの医師）.
L. test ロンバード試験（聾ろうを検査する方法で，声をあげて同じ調子で読書させる間，雑音を加えると健康人では妨害されるが聾者では調子が狂わない）.
L. voice-reflex test ロンバード音声反射試験.
Lombroso, Cesare [lɔmbróusou] ロンブローゾ（1836–1909，イタリアの医師，犯罪学者．犯罪者は独立した体型および精神型をもつとの説を提唱した）.
lo·ment [lóument] 節莢ふしざや，節果（植物学においてマメが横に分裂すること），= lomentum.
lo·mus·tine [loumʌ́sti:n] ロムスチン ㊗1-(2-chloroethyl)-3-cyclohexyl-1-nitrosourea（抗腫瘍薬）.
Lon·cho·car·pus [laŋkouká:pəs]（熱帯産マメ科植物の一属でロテノンの原植物）.
Londe, Paul Fréderic Léon [lándə] ロンデ（1864–1944，フランスの神経科医）.
London, F. [lʌ́ndən] ロンドン（1900–1954，ドイツ生まれのアメリカの理論物理学者．1927 年ハイトラーと共に化学結合の原理を解明）.
London type smog ロンドン型スモッグ〔医学〕.
Lone Star fever ロン・スター熱，= Bullis fever.
Lone Star tick = *Amblyomma americanum*.
lone atrial fibrillation 孤立性心房細動〔医学〕.
Long, Crawford Williamson [láŋ] ロング（1815–1878，アメリカの医師．エーテル麻酔を最初に用いた医師(1842)）.
Long, John Harper [láŋ] ロング（1856–1927，アメリカの医師）.
L. coefficient ロング係数（尿の比重値の終わりの 2 桁の数に 2.6 を乗ずると 1,000mL 中の固形物のグラム数が得られる）.
L. formula ロング公式，= Long coefficient.
long [láŋ, lɔ́:ŋ] 長い.
l. abductor muscle of thumb 〔手の〕長母指外転筋.
l.-acting 長時間作用性〔医学〕，徐効性の〔医学〕.
l.-acting drug 持効性薬剤〔医学〕，持続性薬剤〔医学〕，長時間作用薬〔医学〕，持効薬〔医学〕，徐効薬〔医学〕.
l.-acting thyroid stimulator (LATS) 持続性甲状腺刺激物質〔医学〕.
l. acting thyroid stimulator protector (LATS-P) 長時間作用性甲状腺刺激物質プロテクター（TSH に比べ長時間甲状腺刺激効果を有する IgG (LATS)と甲状腺組織との結合を妨げる IgG）.
l. adductor muscle 長内転筋〔医学〕.
l. arm 長腕〔医学〕.
l. association fibres [TA] 長連合線維*，= fibrae associationis longae [L/TA].
l. axis 長軸.
l. axis of body 身体長軸.
l. axis scan 長軸走査.
l. bone [TA] ① 長骨，= os longum [L/TA]. ② 長管骨，= pipe bone.
l. central artery 長中心動脈.
l. chain 長連鎖，長鎖〔医学〕（化合物）.
l.-chain 3-hydroxyacyl-CoA dehydrogenase deficiency 長鎖 3-ヒドロキシアシル CoA 脱水素酵素欠損症.
l. ciliary nerves [TA] 長毛様体神経，= nervi ciliares longi [L/TA].
l. circuit reflex 長回路反射（中枢を回る反射で分節反射 segmental r. と区別して用いる）.
l. cone technique 平行法，ロングコーン法.
l. crus of incus キヌタ骨長脚.
l.-day plant 長日植物（日長の長いときに花芽を形成する植物）.
l. diameter 長径〔医学〕.
l. distance 長距離.
l. distance irradiation 遠隔照射〔医学〕.
l.-distance order 長距離秩序.
l.-distance race 長距離走〔医学〕.
l. extensor muscle of great toe 〔足の〕長母指伸筋.
l. extensor muscle of thumb 〔手の〕長母指伸筋.
l. extensor muscle of toes 〔足の〕長指伸筋.
l. fibular muscle 長腓骨筋.
l. finger 中指，なか指.
l. flexor muscle of great toe 〔足の〕長母指屈筋.
l. flexor muscle of thumb 〔手の〕長母指屈筋.
l. flexor muscle of toes 〔足の〕長指屈筋.
l. flight syndrome ロングフライト症候群（economy class syndrome と一般に呼称されるが，静脈血栓は economy の座席に限らないことからこの名が提唱される），= deep vein thrombosis，economy class syndrome.
l. flight thrombosis ロングフライト血栓症（エコノミークラス症候群と同義の深部静脈血栓症をいうが，肺塞栓を加えたものを特にロングフライト血栓症という）.
l. gyrus of insula [TA]〔島〕長回，= gyrus longus insulae [L/TA].
l. head [TA] 長頭，= caput longum [L/TA].
l. incubation hepatitis 長期潜伏性肝炎.
l. kidney 長腎〔医学〕（同一側にある 2 つの腎臓が長軸に並んで相接触癒合したもの）.
l. leg brace (LLB) 長下肢装具〔医学〕.
l. leg cast 長下肢ギプス包帯〔医学〕.
l. levatores costarum muscles 長肋骨挙筋.
l. life milk 長期保存ミルク乳〔医学〕.
l. limb [TA] 長脚，= crus longum [L/TA].
l.-lived lymphocyte 長命リンパ球〔医学〕，長期寿命リンパ球（メモリー細胞など）.
l.-loop feedback 長経路フィードバック〔医学〕，= long feedback.
l. loop reflex 長ループ反射.
l.-looped nephron 長ループネフロン〔医学〕.
l. muscle of head 頭長筋.
l. muscle of neck 頸長筋.
l. neuron 長ニューロン（軸索）〔医学〕，= axis-cylinder.
l. opponens splint 長対立副子〔医学〕.
l. palmar muscle 長掌筋〔医学〕.
l. peroneal muscle 長腓骨筋〔医学〕.
l. pinporcelain tooth 長針陶歯〔医学〕.

l. pitch helicoidal layer [TA] ラセン筋層(長いピッチ)*, = stratum helicoidale longi gradus [L/TA].
l. plantar ligament [TA] 長足底靱帯, = ligamentum plantare longum [L/TA].
l. posterior ciliary arteries [TA] 長後毛様体動脈, = arteriae ciliares posteriores longae [L/TA].
l. pulse 長脈(衝撃が長く感じられるもの).
l. QT syndrome QT 延長症候群(R on T により心室頻拍を起こしやすい).
l. range 遠達.
l. root 長根歯〔医学〕.
l. saphenous vein [TA] 大伏在静脈, = vena saphena magna [L/TA].
l. sight 遠視, = far sight.
l. sitting 長座位〔医学〕.
l. sleeper 長時間睡眠者〔医学〕.
l. spinal reflex 長脊髄反射〔医学〕.
l. stem funnel 長脚漏斗〔医学〕.
l. stem prosthesis 長柄プロステーシス.
l.-term care 長期治療〔医学〕, 長期ケア.
l.-term culture cell line 長期継代培養細胞株.
l.-term culture cell strain = established cell strain.
l.-term depression 長期抑圧〔医学〕.
l.-term follow up results 遠隔成績〔医学〕.
l.-term memory 長期記憶〔医学〕.
l.-term potentiation (LTP) 長期増強〔医学〕.
l.-term survival 長期生存〔医学〕.
l.-term tolerability test 長期耐性(忍容)試験〔医学〕.
l.-term toxicity test 長期毒性試験.
l. terminal repeat (LTR) 末端長反復配列〔医学〕, 長末端反復.
l. terminal repeat sequences (LTR) 長い末端反復配列.
l. thoracic nerve [TA] 長胸神経, = nervus thoracicus longus [L/TA].
l. tract sign 長経路徴候〔医学〕.
l. wave 長い波, 長波.
l. wave length sensitive cone 長波長感受性錐体(L-錐体, 赤錐体).
l. wave sensitive cone pigment 赤錐〔状〕体色素〔医学〕.
l. wave-length 長波〔医学〕.
lon·gev·i·ty [lɑnʤéviti] 長寿〔医学〕, 長命〔医学〕.
long·gu [lɑŋgú:] リュウコツ[龍骨](大型の哺乳類の化石骨. 炭酸カルシウムを多く含み, 漢方では鎮静, 精神不安, 不眠などを目的として用いられる).
lon·gi·lin·e·al [lɑ̀nʤilíniəl] ① 縦線の. ② 細長の〔医学〕(体型についていう), = dolichomorphic.
lon·gim·a·nous [lɑnʤímənəs] 長手の.
lon·gi·nymph [lánʤinimf] (小陰唇の長いこと).
lon·gip·e·date [lɑnʤípədeit] 長脚の.
lon·gi·ra·di·ate [lɑ̀nʤiréidieit] 長放線状の(神経膠細胞についていう).
l. cell 長突起グリア細胞.
lon·gis·si·mus [lɑnʤísiməs] [TA] 最長筋, = musculus longissimus [L/TA].
l. capitis [TA] 頭最長筋, = musculus longissimus capitis [L/TA].
l. capitis muscle 頭最長筋.
l. cervicis [TA] 頸最長筋, = musculus longissimus cervicis [L/TA], musculus longissimus colli [L/TA].
l. cervicis muscle 頸最長筋.
l. dorsi 背最長筋.
l. muscle 最長筋.
l. thoracis [TA] 胸最長筋, = musculus longissimus thoracis [L/TA].
l. thoracis muscle 胸最長筋.
longitude effect 経度効果.
lon·gi·tu·di·nal [lɑ̀nʤitjú:dinəl] [TA] ① 縦, = longitudinalis [L/TA]. ② 縦の〔医学〕.
l. aberration 焦点収差〔医学〕(視軸上の焦点線で測る).
l. arc 縦弓(ナジオンからオピスチオンまでの線).
l. arch 縦アーチ〔医学〕.
l. arch of foot [TA] 縦足弓, = arcus pedis longitudinalis [L/TA].
l. axis 縦軸(身体などの), 軸線.
l. axis of fetus 胎児軸, = axis of fetus.
l. axis of tooth 歯牙長軸〔医学〕.
l. bands [TA] 縦束, = fasciculi longitudinales [L/TA].
l. bur band 有杆帯環.
l. canals of modiolus [TA] 蝸牛軸縦管, = canales longitudinales modioli [L/TA].
l. cerebral fissure [TA] 大脳縦裂, = fissura longitudinalis cerebri [L/TA].
l. cord 縦走索.
l. deficiency 縦軸欠損.
l. dehiscence 縦裂.
l. diameter 縦径〔医学〕.
l. dislocation 縦転位〔医学〕.
l. duct [TA] 卵巣上体管, = ductus longitudinalis [L/TA].
l. duct of epoophoron 副卵巣縦管, = Gartner duct.
l. duodenal plica 十二指腸縦ヒダ.
l. effect 縦効果.
l. fiber 縦走〔経〕線維.
l. fibres [TA] 縦走線維(視神経束の外側にあって, 同側の視神経に通じ, 同側の半球へそれぞれの網膜を連結させる), = fibrae longitudinales [L/TA].
l. fissure of cerebrum 大脳縦裂.
l. fissure of liver 肝縦裂.
l. fold 縦ヒダ.
l. fold of duodenum [TA] 十二指腸縦ヒダ, = plica longitudinalis duodeni [L/TA].
l. fracture 縦骨折〔医学〕.
l. groove 爪甲縦溝.
l. growth 長軸方向成長〔医学〕.
l. layer [TA] 縦筋層, 縦走筋層*, = stratum longitudinale [L/TA].
l. layer of muscular coat 筋層の縦層.
l. layers of muscular tunics 縦筋層.
l. ligament 縦靱帯, = ligamentum longitudinale.
l. line 縦走線〔医学〕.
l. magnification 縦倍率.
l. mass 縦質量.
l. medial bundle 内側縦束, = fasciculus longitudinalis medialis.
l. muscle 縦走筋〔医学〕.
l. muscle bundle 縦走筋束.
l. oval pelvis 縦卵形骨盤.
l. pancreaticojejunostomy 膵管空腸腸側吻合.
l. plane 縦断面〔医学〕.
l. pontine bundles 橋縦束.
l. pontine fasciculi 橋縦束.
l. pontine fibres [TA] 橋縦線維, = fibrae pontis longitudinales [L/TA].
l. presentation 縦位〔医学〕(子宮腔軸と胎児軸とが一致する場合で, 頭位と骨盤位とがある).
l. reaction 縦反応〔医学〕(運動神経が変性を起こすと, 皮膚に加えた電気刺激が遠位に転位すること).
l. relaxation 縦緩和〔医学〕.
l. relaxation time (T1) 縦緩和時間(T1：縦,

T2：横の二つの測定法がある），= spin-lattice relaxation time.
l. section 縦断面〔医学〕.
l. section scanning 長〔体〕軸断層スキャン〔ニング〕〔医学〕.
l. side to side anastomosis 腸管縦走側側吻合〔医学〕.
l. sinus 縦洞.
l. strain 縦ひずみ，線ひずみ，伸縮率.
l. study 縦断的研究〔医学〕，縦断的調査法（異なる時点に繰り返し調査を行う統計的調査法），= diachronic study.
l. sulcus of heart ① 前室間溝. ② 後室間溝.
l. suture 縦縫合，矢状縫合.
l. ulcer 縦走潰瘍〔医学〕.
l. vaginal septum 腟縦中隔.
l. vertebral venous sinus 縦椎骨静脈洞.
l. vibration 縦振動.
l. wave 縦波〔医学〕（電磁波の伝播の方向と並行する波動）.
long·i·tu·di·na·lis [lànʤitjù:dinéilis] [L/TA] 縦，= longitudinal [TA].
lon·gi·type [lánʤitaip] 細長型（細長体格，細身型ともいわれ，Kretschmer の体格分類法の一つで，短厚型に対立する），= leptosome. ↔ brevitype. 形 longitypical.
Longmire, William P., Jr. [láŋmaiər] ロングマイアー（1913–1977，アメリカの外科医）.
L. operation ロングマイアー手術（広範な総胆管または肝内胆管閉塞症に対する手術で，肝左葉の一部を切除し肝内胆管と空腸を吻合する方法）.
long·sight·ed·ness [laŋsáitidnis] 遠視，= hyperopia.
Longuet incision ロンゲー切開（静脈瘤および水瘤の療法として精巣（睾丸）を漿膜外に移植する手術）.
Longuet operation ロンゲー手術（精管水瘤，陰嚢水瘤などにおいて漿膜を経過せずに行う精巣（睾丸）手術）.
lon·gus [láŋgəs] 長筋.
l. capitis [TA] 頭長筋，= musculus longus capitis [L/TA].
l. capitis muscle 頭長筋.
l. colli [TA] 頸長筋，= musculus longus cervicis [L/TA], musculus longus colli [L/TA].
l. colli muscle 頸長筋.
looney gas 狂気ガス，= tetraethyl lead.
loop [lú:p] ① 係蹄〔医学〕，わな〔医学〕，ループ〔医学〕. ② 耳（織物または針金などの）. ③ ふく（腹）（定常振動または定常波における振幅の最大個所）.
l. colostomy 係蹄式結腸瘻造設〔医学〕.
l. cutaneous ureterostomy 環状尿管皮膚瘻〔術〕〔医学〕.
l. diuretic ループ利尿薬〔医学〕.
l. electrosurgical excision procedure (LEEP) ループ切除.
l. fracture 係蹄状骨折（半月軟骨が周径に一致しての骨折），= bucket-handle fracture.
l. motor （運動器成形組織），= plastic motor.
l. nephrostomy 環状腎瘻〔術〕〔医学〕.
l. of Henle ヘンレ係蹄〔医学〕.
l. of umbilical cord 臍帯巻絡，= coiling of umbilical cord.
l. suture 結節縫合〔医学〕.
loop·ful [lú:pful] 白金耳量の，1エーゼ量相当の.
loop·o·graph·y [lú:pàgrəfi] 導管造影〔法〕〔医学〕.
loose [lú:s] 疎性の〔医学〕.
l. body 遊離体〔医学〕.
l. body in joint 関節内遊離体〔医学〕.
l. body of joint 関節遊離体（生体組織由来の関節腔内遊離体の総称），= free body of joint, j. mouse.
l. bowel 下痢〔医学〕.
l. bulla 弛緩性水疱.
l. cartilage 弛緩軟骨〔医学〕.
l. connective tissue [TA] 疎性結合組織，= textus connectivus laxus [L/TA].
l. fracture 遊離骨折（骨片が遊離する骨折）.
l. joint 動揺関節.
l. knee joint 動揺膝〔医学〕.
l. shoulder 動揺肩〔医学〕，動揺性肩関節.
l. skin 皮膚弛緩症〔医学〕，弛緩性皮膚.
l. tooth 弛緩歯〔医学〕.
looseness of bowel 下痢〔医学〕，下痢傾向〔医学〕.
loos·en·ing [lú:sniŋ] 弛み〔医学〕.
Looser, Emil [lú:zər] ルーザー（1877–1936，スイスの医師）.
L. lines ルーザー線.
L.-Milkman syndrome ルーザー・ミルクマン症候群（骨痛，歩行難，X線透明線条の3症状が特徴で，ビタミンDの欠乏とも考えられる），= Milkman syndrome.
L. transformation zones ルーザー骨改変層（骨のX線像の陰像においてみられる暗黒点で，不全骨折に類似の線），= Looser zone.
L. zone ルーザー帯（改構層）.
Looss, Arthur [lú:s] ルース（1861–1923，ドイツの寄生虫学者．イヌの実験において，鉤虫は皮膚から侵入し，肺を経過して腸に達することを発見した）.
LOP ① left oblique projection 左斜方向の略. ② left occipitoposterior 第1後方頭後位の略（子宮内胎児の位置）.
lop ear ① 耳垂（じすい）〔医学〕，みみたぶ〔医学〕. ② 垂耳（耳翼軟骨が直角に頭部から突出する奇形）.
lo·per·am·ide hy·dro·chlo·ride [loupérəmid hàidroukló:raid] 塩酸ロペラミド 化 4-(*p*-chlorophenyl)-4-hydroxy-*N*,*N*-dimethyl-*α*,*α*-diphenyl-1-piperidinebutyramide HCl（下痢の治療薬）.
loph·ia [láfiə, lóuf–] 第1脊椎.
Loph·i·id·ae [láfi:di:] アンコウ［鮟鱇］科（硬骨魚綱，真骨上目，アンコウ目の一科で，アンコウ属 *Lophius* はその主属）.
Loph·i·us [láfiəs] アンコウ［鮟鱇］属（アンコウ目，アンコウ科の一属）.
L. litulon ホンアンコウ.
L. piscatorius 毒魚（goose-fish とも呼ばれ，腎臓には糸球体が欠損するので，腎機能の実験に利用される），= angler.
loph·i·us [láfiəs] （大脳の脳室面にある2溝間の稜）.
loph(o)- [laf(ou), laf(ə)] 房，総，叢などの意味を表す接頭語.
loph·o·cer·car·ia [làfəsə:kéəriə] 有膜セルカリア.
loph·o·dont [láfədant] ① ヒダ歯のある，冠歯のある. ② ヒダ歯.
loph·o·don·tia [làfədánʃiə] ヒダ歯〔型，性〕，冠歯型，櫛状歯型，= zygodontia.
Lophomonadina ロフォモナス亜目（肉質鞭毛虫門）.
Lo·phoph·o·ra [loufáfərə] ロフォフォラ属（サボテン科の一属）.
L. williamsii ウバタマ［烏羽玉］（俗称 peyote または mescal buttons ともいい，そのアルカロイドメスカリンを飲用すると，視界が五彩に色どられる奇妙な幻覚作用を現すといわれる）.
lo·phoph·o·rine [loufáfərin] ロフォフォリン $C_{13}H_{17}NO_2$（ウバタマから得られる毒性アルカロイド．メスカリン類似の作用をもつ）.

L

lo·phot·ri·chea [loufátrikiə] 叢毛菌〔医学〕.

lo·phot·ri·chous [loufátrikəs] 群毛菌の，叢毛〔性〕の〔医学〕(一極に鞭毛叢をもつ)，= lophotrichate.

lo·quat [lóukwæt] ビワ［枇杷］，= Japanese medler.

Lorain, Paul Joseph [lɔ:réin] ローラン(1827–1875，フランスの医師).

L. disease ローラン病(特発性幼稚症．下垂体前葉の分泌障害によって起こる低身長症)，= idiopathic infantilism.

L.-Lévi syndrome ローラン・レヴィ症候群.

L. type ローラン型(下垂体性幼稚症で，身体の発育および精神状態が小児期の段階にとどまる型)，= Lorain syndrome, L.-Levi syndrome.

Lóránd, Sándor (Loewi) [lɔ́:rɑ:nd] ロランド(ハンガリーの婦人科医).

L. tocograph ロランド陣痛波状図(腹前壁を通して子宮の収縮を描画したもの).

Lo·ran·tha·ce·ae [lɔ̀:rænθéisii:] ヤドリギ科，= showy mistletoe family.

lo·raz·e·pam [lɔ:rǽzəpæm] ロラゼパム $C_{15}H_{10}Cl_2N_2O_2$：321.16(ベンゾジアゼピン系抗不安薬．神経症における不安・緊張・抑うつや自律神経失調症，心臓神経症に用いる).

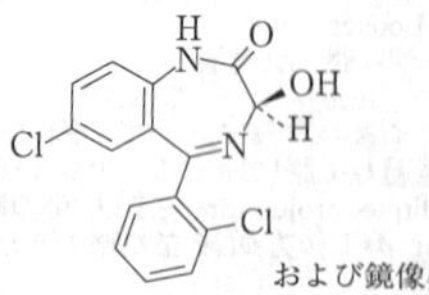

および鏡像異性体

Lord Rayleigh [lɔ:d réili:] レイリー卿(1842–1919，イギリスの物理学者). → Rayleigh, John William Strutt.

lord·o·sco·li·o·sis [lɔ̀:douskòulióusis] 脊柱前側彎〔医学〕.

lor·do·sis [lɔ:dóusis] 脊柱前彎〔医学〕. 形 lordotic.

l. cervicis [L/TA] 頸部前彎*，= cervical lordosis [TA].

l. colli [L/TA] 頸部前彎*，= cervical lordosis [TA].

l. lumbalis [L/TA] 腰部前彎*，= lumbar lordosis [TA].

l. reflex 脊椎前彎反射.

lor·dot·ic [lɔ:dátik] 〔脊柱〕前彎〔症〕の〔医学〕.

l. albuminuria 〔脊柱〕前彎性タンパク尿〔症〕，脊椎前彎性アルブミン尿.

l. curved back 凹円背〔医学〕.

l. pelvis 脊柱前彎性骨盤〔医学〕.

l. proteinuria 前彎性タンパク尿.

l. view 肺尖撮影〔医学〕.

Lorenz, Adolf Weidenau [lɔ́:rənts] ローレンツ(1854–1946，オーストリアの外科医).

L. limb position ローレンツ第一肢位(カエル姿勢ともいう脱臼整復後の肢位).

L. operation ローレンツ手術(先天股関節転位の手術で，整復後大腿骨頭を一時的に寛骨臼に固定する方法)，= Hoffa-Lorenz operation.

L. osteotomy ローレンツ骨切り術(大腿骨にV字形の切開を施し，その転位を阻止する方法).

L. sign ローレンツ徴候(肺結核初期にみられる脊椎の癒合様強直).

Lorenz, Konrad [lɔ́:rənts] ローレンツ(1903–1989，オーストリア生まれの動物学者．自然条件の中で動物を観察し，動物の行動は学習されたものではなく，遺伝的なものであるということを強く打ち出した．特に本能行動に関する研究が専門．近代動物行動学の創立者と呼ばれている．これらの業績によりK. von Frich, N. Tinbergen とともに1973年度ノーベル医学・生理学賞を受けた).

Lorenzo oil ロレンツォ油.

lo·ri·ca [lɔ:ráikə] 鎧(よろい).

Lorr inpatient multidimensional psychiatric rating scale ロル〔の〕入院患者多元性精神医学的評価尺度〔医学〕.

Lorrain Smith stain [lɔ́:rein smíθ stéin] ローレインスミス染色液(ニールブルーA染色液で，脂肪酸を青色，中性脂肪をピンクに染め出すのが特徴で，0.5%アルコール溶液，または2%水溶液として用いる)，= Nile blue sulfate.

Lortet lamp [lɔ́:tit lǽmp] ロルテット灯(フィンゼン光線療法に用いる電灯の一種).

Lorthiore meth·od [lɔ́:θiɔ:r méθəd] ロルチオール法(ヘルニアの根治手術で，鼡径管を開くことなく，ヘルニア嚢の処理を行う方法).

LOS low output syndrome 低拍出症候群の略.

Los Angeles classification ロサンゼルス分類(食道炎の分類で世界的に広く用いられている).

Los Angeles type smog ロサンゼルス型スモッグ〔医学〕.

Loschmidt num·ber [láʃmit nʌ́mbər] ロシュミット数(① アボガドロ数. ② 完全気体の単位量($1cm^3$)が0°C，1気圧の下に含有する分子数(2.69×10^{19})).

loss [lɔ:s, lɔs] 喪失，損失，消失.

l. angle 損失角〔医学〕.

l. mutation 喪失突然変異〔医学〕.

l. of appetite 食欲不振〔医学〕，無食欲〔医学〕.

l. of blood 失血〔医学〕.

l. of concentration 集中力欠乏.

l. of consciousness 意識消失〔医学〕.

l. of control 制御消失〔医学〕.

l. of empathy 共感の欠如.

l. of erection 勃起不能〔医学〕.

l.-of-function mutation 機能喪失型変異〔医学〕.

l. of hearing 聴力損失〔医学〕.

l. of heterozygocity 異型接合性喪失〔医学〕.

l. of imprinting インプリンティング(刷り込み)の消失〔医学〕.

l. of manners 礼節の欠如.

l. of memory 記憶喪失〔医学〕.

l. of muscle strength 筋力低下.

l. of self confidence 自信喪失.

l. of semen 精液過少(減少)〔症〕〔医学〕.

l. of sight 盲〔医学〕，失明〔医学〕，視覚消失〔症〕〔医学〕.

l. of spontaneity 自発性欠乏〔医学〕.

l. of sympathy 思いやりの欠如.

l. of tooth 歯牙欠損〔医学〕，歯牙脱落〔医学〕.

l. of weight 体重減少〔医学〕，減量(体重の).

l. on drying 乾燥減量〔医学〕.

Lossen, Herman Friedrich [lásən] ロッセン(1842–1909，ドイツの外科医).

L. law ロッセン法則(血友病は男子のみに出現し，女子はそれを遺伝する．また血友病患者自身はその病質を子孫に遺伝しない)，= Lossen rule.

L. operation ロッセン手術(咬筋を切断することなく，第5脳神経の第2枝を切断する方法).

lost-wax process ろう(蝋)原型法〔医学〕.

Lot lotio 洗浄剤の略.

lot [lát] ロット，仕切り，= batch, bulk.

l. inspection 仕切り検査.

l. number 仕切り番号.

l. quality protection 仕切り品質の保護.

l. tolerance percentage defection (LTPD) ロッ

ト許容不良率（品質管理の用語）.
lo·tio (Lot) [lóuʃiou] [L] 洗浄剤, = lotion.
l. alba 白色液（硫酸亜鉛, イオウ化カリを水1,000 mLに溶かしたもの）, = white wash.
l. astringens 収斂液（硫酸, アルコール, テルペンチン油の合剤）, = Warren styptic.
l. hydrargyri flava 黄色水銀液, = yellow wash.
l. hydrargyri nigra 黒色水銀液, = black wash.
l. rubra simplex 単純赤色液.
lo·tion [lóuʃən] 洗浄剤, 化粧液, ローション〔剤〕〔医学〕.
l. base ローション基剤〔医学〕.
Lotmarsch symp·tom [látmɑ:ʃ símptəm] ロトマルシュ症状（小脳疾患において同一重量の物体は患側において軽く, 健側では重く感じるが, 右利きと左利きの影響を考慮しなければならない）.
Lo·tus [lóutəs] ミヤコグサ属（マメ科の一属）.
L. arabicus （ミヤコグサの一種で, lotusin の原植物）.
L. corniculatus* var. *japonicus ミヤコグサ［都草］.
lotus lectin ミヤコグサレクチン, ロータスレクチン（L-フコース結合レクチン）.
Lou Gehrig disease ルー・ゲーリック病（筋萎縮性側索硬化症の別名. 大リーグの打撃王ルー・ゲーリック（ニューヨークヤンキース）がこの病気であったことからこの名がある）.
lou·chettes [lu:ʃéts] 斜視矯正用眼鏡.
loud voice 大声〔医学〕.
loud·ness [láudnis] 音量〔医学〕.
l. contour 音量等感曲線〔医学〕.
l. discomfort level 不快レベル.
l. discrimination 音量識別〔医学〕.
l. level 音のレベル.
l. level of sound 音の大きさのレベル〔医学〕.
Louis, Antoine [lú:is] ルイ（1723–1792, フランスの外科医）.
L. angle ルイ角（胸骨柄と胸骨体との接着部に横に触れる隆起）, = Ludwig angle, sternal angle.
Louis, Pierre Charles Alexander [lú:is] ルイ（1787–1872, フランスの医師）.
L. law ルイ法則（① 肺結核は一般に左側から始まる. ② 組織のいずれかに結核症がある場合, ついには肺臓にくるのが原則である）.
Louis-Bar, Denise [lú:i bá:r] ルイ・バール（フランスの医師）.
L.-B. syndrome ルイ・バール症候群（血管拡張性〔運動〕失調症）.
lounge [láunʤ] 遊歩室〔医学〕.
loupe [lú:p] [F] 凸レンズ（拡大用の）.
Louping ill virus 跳躍病ウイルス（フラビウイルス科のウイルス）.
louping ill [lú:piŋ íl] 跳躍病〔医学〕（ヒツジのウイルス性疾患で, ダニ *Ixodes ricinus* により伝播される. louping は leaping のスコットランド方言）, = ovine encephalomyelitis, thwarter-ill, trembling-ill.
louse [láus] シラミ［虱］. 複 lice.
l.-borne typhus シラミ媒介性チフス（*Rickettsia prowazekii* による疾患で, 悪寒, 発熱などから発病し, バラ疹が全身に広がり出血斑へと進行する. 意識障害や頻脈, 血圧異常などを発症する）, = epidemic typhus.
l. fly シラミバエ.
lousicide [láusisaid] シラミ駆除薬.
lous·i·ness [láuzinis] ① シラミ寄生症. ② 不潔. 形 lousy.
lou·tro·ther·a·py [lù:trəθérəpi] 人工炭酸泉浴療法.
lov·age [lʌ́viʤ] = *Levisticum officinale*.
Love sign [lʌ́v sáin] ラヴ徴候（脊髄腫瘍のある場合, 腰椎穿刺により2%塩酸プロカイン液を注入すると, 髄液圧は上昇を示さない. また椎間板の突出が大きく尾嚢を閉鎖する場合にも上昇は起こらず疼痛は増大する）.
Lovén, Otto C. [lʌvén] ロヴェン（1835–1904, スウェーデンの医師）.
L. reflex ロヴェン反射（切断した神経の中枢端を刺激すると, 一般の血管収縮により血圧上昇を起こすが, 局所的に末梢部の血管は拡張する）, = vasomotor reflex.
Lovibond, J. L. [lʌ́vibɑnd] ラヴィボンド（イギリスの皮膚科医）.
L. angle ラヴィボンド角.
L. profile sign ラヴィボンド輪郭徴候.
Lovibond unit ラヴィボンド単位（ビタミンAの単位で国際単位208に相当する量）.
low [lóu] 低い, 低層の.
l. air pressure 低圧〔医学〕.
l. air pressure physiology 低圧生理学〔医学〕.
l. amino acid diet 低アミノ酸食〔医学〕.
l. amplitude potential 低振幅電位〔医学〕.
l. amplitude voltage 低振幅電圧〔医学〕.
l. anterior resection 低位前方切除術〔医学〕.
l. attenuation area 低吸収領域（高分解能 CT での低吸収領域）.
l. back 腰部, 背部障害〔医学〕.
l. back pain (LBP) 腰痛〔症〕〔医学〕.
l. backgroundcounter 低バックグラウンド計数器〔医学〕.
l. basal metabolic rate 低基礎代謝率〔医学〕.
l. birth weight 出産（分娩）時低体重〔医学〕.
l. birth weight infant (LBWI) 低出生体重児〔医学〕（出生体重が2,500g以下の児）, = low live birth weight infant.
l. blood pressure 低血圧〔医学〕.
l. caloric diet 低カロリー食〔医学〕, 低熱量食〔医学〕, 低エネルギー食〔医学〕.
l. cardiac output syndrome (LOS) 低心拍出量症候群〔医学〕, = low output syndrome.
l. cerebrospinal fluid pressure syndrome 低髄液圧症候群.
l. cervical cesarean section 低子宮頸部帝〔王〕切〔開〕〔術〕〔医学〕.
l. cesarean section 子宮下部帝王切開〔術〕.
l. cholesterol diet 低コレステロール食〔医学〕.
l. colostomy 低位結腸造瘻術, = sigmoidorectostomy.
l.-compliance bladder 低コンプライアンス膀胱〔医学〕（膀胱壁の進展性が障害された状況）.
l. conus 低位脊髄円錐〔医学〕.
l. delirium 低活動性せん妄.
l. density area 低濃度域〔医学〕, 低吸収域〔医学〕.
l. density lipoprotein (LDL) 低比重リポタンパク〔質〕（リポタンパク質を比重によって分類命名すると, 比重1.006から1.063の間に分類される血漿成分）.
l. density lipoprotein cholesterol 低比重リポタンパク質コレステロール, LDL コレステロール.
l. density lipoprotein receptor 低比重リポタンパク質レセプター（LDL と特異的に結合する細胞表面レセプター）.
l. density lipoprotein receptor disorder = familial hypercholesterolemia.
l. density mass 低密度塊（陰影巣）〔医学〕.
l.-dosage pill 低用量ピル（経口避妊薬. 卵胞ホルモン含量が1錠中50μg未満のもの）.
l. dose 小線量〔医学〕.

L

l. dose level 低用量〔医学〕, = low level.
l. dose radiation 低線量放射線(国連科学委員会報告書では, 0.5Gy以下を低線量放射線としている. しかし通常は癌の有意な増加がみられない線量域(0.2 Gy)以下を低線量域と呼んでいる).
l. dose rate 低線量率〔医学〕.
l. dose tolerance 低量域〔免疫〕寛容〔医学〕.
l.-egg-passage vaccine 鶏卵低継代(LEP)ワクチン, = LEP vaccine.
l. electron density 低電子密度〔医学〕.
l. energy collimator 低エネルギー〔用〕コリメータ〔医学〕.
l. energy laser 低出力レーザー, 低エネルギーレーザー〔医学〕(熱損傷を伴わず治療効果を発現する出力 100mW 以下のレーザー).
l. energy laser therapy 低出力レーザー治療.
l.-energy phosphate compound 低エネルギーリン酸化合物.
l. energy trauma 低エネルギー外傷.
l. fat diet 低脂肪食〔医学〕.
l. fever 無力熱, 低熱〔医学〕.
l. fiber diet 低線維食.
l. forceps 低位鉗子〔医学〕, = low forceps operation.
l. forceps operation 低位鉗子〔手〕術(児頭が骨盤底まで下降してきて, 陰裂から見える状態になっており, 矢状縫合が前後径に一致しているときに行う鉗子手術).
l. frequency 低周波.
l. frequency blood group 低頻度に認められる血液型(非常に少ない家系にのみ認められる一群の赤血球抗原).
l. frequency current therapy 低周波療法〔医学〕.
l. frequency deafness 低周波ろう(聾)〔医学〕.
l. frequency oscillator 低周波発振器〔医学〕.
l. frequency therapy 低周波療法〔医学〕.
l. frequency transduction 低頻度〔形質〕導入〔医学〕.
l.-frequency wave 低周波(普通には可聴周波のことで, 高周波に対立していう).
l. friction arthroplasty (**LFA**) 低摩擦人工関節置換〔術〕.
l.-fusing porcelain 低溶陶材〔医学〕.
l.-grade 低級.
l. grade astrocytoma 低分化型星細胞腫〔医学〕.
l. grade dysplasia 低異形成.
l. grade polymer 低重合体〔医学〕.
l.-grade squamous intraepithelial lesion (**LSIL, LGSIL**) 上皮内低悪性度扁平上皮異型.
l. hair-line 毛髪線低位〔医学〕.
l. heart 心下垂症, = bathycardia.
l.-heat 低熱.
l. intensity area 低信号域〔医学〕.
l. level counting 低レベル計数法〔医学〕.
l. level discrimination 低レベル選別〔医学〕.
l. lip line 低口唇線.
l. live birth weight infant 低出生体重児, = low birth weight infant.
l. lying placenta 低位(置)胎盤〔医学〕, = deep lying placenta.
l. magnification 弱拡大.
l. molecular weight 低分子量〔医学〕.
l. molecular weight compound 低分子量化合物〔医学〕.
l. molecular weight dextran (**LMWD**) 低分子量デキストラン.
l. molecular weight heparin 低分子ヘパリン.
l. molecular weight proteins (**LMWP**) 低分子量タンパク.
l. myopia 低度近視(2ジオプトリー以下のもの).
l. nasal bridge 低鼻稜〔医学〕.
l. NK mouse NK細胞活性の低いマウス(SCIDマウスなど).
l. osmolar contrast agent (**LOCA**) 低浸透圧造影剤, = low osmolar contrast medium, nonionic c. agent.
l. osmolar contrast medium (**LOCM**) 低浸透圧造影剤, = low osmolar contrast agent.
l. output 低心拍出量.
l. output heart failure 低拍出心不全.
l. output syndrome (**LOS**) 低拍出症候群(心拍出量の低下により, 低血圧, 乏尿, 四肢冷感など末梢循環不全を呈する症候群).
l.-oxalate diet 低シュウ酸塩食, 減シュウ酸塩食(結石予防食).
l. oxygen syndrome 低酸素症候群〔医学〕.
l. pass filter 低周波フィルタ〔医学〕, 低域フィルタ〔医学〕.
l. pathogenic avian influenza (**LPAI**) 低病原性トリインフルエンザ.
l. phosphorus diet 低リン食(高度の腎機能障害時にリンが蓄積して起きる高リン血症に適用されるもの), = phosphorus restricted diet.
l. potassium diet 低カリウム食(慢性腎不全にみられる高カリウム血症に適用されるもの), = potassium restricted diet.
l. power field 弱拡大の視野〔医学〕.
l. pressure 低圧.
l. pressure area ① 低気圧域〔医学〕. ② 低血圧領域〔医学〕.
l. pressure chamber 減圧室〔医学〕.
l. pressure receptor 低圧受容器〔医学〕.
l. protein diet (**LPD**) 低タンパク食.
l. purine diet 低プリン食〔医学〕.
l. residue diet 低残渣食〔医学〕(線維類を含まない食).
l. responder ① 低応答系〔医学〕(その個体の免疫能力全般が正常に発達しているにもかかわらず特定の抗原に対する特異的免疫能力が著しく減弱または欠損している場合をいう). ② 低応答者, 低応答動物(生体が自己と非自己とを識別する能力の低い個体). ↔ high responder.
l. salt diet 低塩食〔医学〕.
l. salt syndrome 低塩症候群〔医学〕(水銀利尿剤を長期にわたり使用するときに起こる症候群で, 主として低クロール血症および低ナトリウム血症からなる).
l. set ear 低位耳介〔医学〕, 耳介低位〔医学〕.
l. set ear lobe 耳介低位, = low set ears.
l. signal intensity area 低信号域〔医学〕.
l. silver amalgam 低銀アマルガム〔医学〕.
l. sodium diet 低塩食〔医学〕.
l. sodium syndrome 低ナトリウム症候群〔医学〕.
l. spinal anesthesia 低位脊椎麻酔.
l. T_3 syndrome 低 T_3 症候群.
l. temperature 低温〔医学〕, = reduced temperature.
l. temperature carbonization 低温乾留〔医学〕.
l. temperature carbonization gas 低温乾留ガス〔医学〕, = low temperature gas.
l. temperature dialysis 低温透析〔医学〕.
l. temperature embrittlement 低温ぜい(脆)化〔医学〕.
l. temperature flame 低温炎〔医学〕.
l. temperature long time pasteurization (**LTLT**) 低温長時間殺菌乳〔医学〕.
l. temperature phase 低温期〔医学〕.

L

l. temperature resistance 耐寒性 [医学].
l. temperature stimulus 寒冷刺激 [医学].
l.-temperature storage 低温貯蔵.
l. tension glaucoma 低眼圧緑内障 [医学].
l.-tension pulse 低圧脈.
l. tidal-volume ventilation (LTVV) 低一回換気法.
l. tone deafness 低音域難聴.
l.-tone hearing loss 低音障害型難聴.
l. type anomaly 低位奇形 [医学].
l. virulent bacilli 弱毒菌 [医学].
l. visibility 低視度(視度の不良なこと).
l. vision 視力低下.
l. vision care 低視覚者ケア(視力障害者に対するケア).
l. voltage 低電圧 [医学], 低電位差(心臓内に生じた電気の伝導が阻害され, 心電図上の肢誘導におけるQRS 群の大きさが, 0.5mV 以下になる場合をいう).
l. voltage current 低圧電流 [医学].
l. voltage electroencephalogram 低電位脳波, = low voltage EEG.
l. voltage radiography 低圧 X 線撮影.
l. wine (最初にできる粗製ブドウ酒).
l.-zone tolerance 低量域〔免疫〕寛容 [医学], 低域寛容(少量の抗原の投与によって誘導される免疫寛容のこと. 常に少量体液中にある生体物質に対する自己免疫の不成立のモデルとされている). ↔ high-zone tolerance.

Lowe, Charles Upton [lóu] ロウ(1921-2012, アメリカの小児科医).
L. syndrome ロウ症候群(眼脳腎症候群. デブレ・ドゥトニー・ファンコーニ症候群と類似した尿細管障害のほかに, 著しい知能障害, 脳波異常, 筋緊張低下, 腱反射低下, 白内障, 緑内障などが認められる), = Lowe-Terry-Maclachlan syndrome, oculocerebrorenal s..
L.-Terrey-Maclachlan syndrome ロウ・テリー・マクラクラン症候群, = Lowe syndrome.

Löwenberg, Benjamin Benno [lə́:vənbə:g] レーヴェンベルグ(1836-1905, ドイツの外科医).
L. canal レーヴェンベルグ管, = ductus cochlearis.
L. forceps レーヴェンベルグ鉗子(後咽部からアデノイド組織を切除する鉗子).

Löwenhardt, Sigismund Ed. [lə́:vənhɑ:t] レーヴェンハルト(1794-1875, ドイツの医師).
L. rule レーヴェンハルト法則(受精卵は最初の月経欠如期に属するので, 月経があれば受精していない).

Lowenstein-Jensen medium レーヴェンシュタイン・ヤンセン培地(結核菌の培養に用いられる).

Löwenthal, Wilhelm [lə́:vəntɑ:l] レーヴェンタール(1850-1894, ドイツの医師).
L. bundle レーヴェンタール束.
L. tract レーヴェンタール路(被蓋脊髄路), = tectospinal tract.

Lower, Richard [lóuər] ローワー(1631-1691, イギリスの解剖学者. 輸血に関する実験を行い, 心臓の解剖学および生理学に貢献した).
L. ring ローワー輪.
L. tubercle ローワー結節(上下大静脈開口部の間の Vieussens 峡部にある隆起), = tuberculum intervenosum.

low·er [lóuər] ① 下方の [医学]. ② 下等の(動植物).
l. abdominal pain 下腹痛 [医学].
l. abdominal periosteal reflex 下腹骨膜反射.
l. abdominal region 下腹部 [医学].
l. alveolar point 下顎歯槽点.
l. aperture of pelvis 骨盤下口 [医学].
l. approximate value 過小の近似値.
l. arm 前腕 [医学].
l. back 腰部.
l. bound 下界.
l. bronchoscopy 下気管支鏡検査 [医学].
l. canine 下顎犬歯 [医学].
l. center 自動中枢, = low-level center.
l. central incisor 下顎中切歯 [医学].
l. complete denture 下顎総義歯 [医学].
l. critical temperature 下臨界温 [医学].
l. cuspid 下顎犬歯, = lower canine.
l. dental arcade [TA] 下歯列弓, = arcus dentalis inferior [L/TA].
l. dental arch 下歯列弓 [医学].
l. denture 下顎義歯 [医学].
l. digestive tract 下部消化管 [医学].
l. esophageal ring 下部食道輪 [医学].
l. esophageal sphincter 下部食道括約筋 [医学].
l. esophagus 下部食道 [医学].
l. extremity 下肢.
l. extremity orthosis 下肢装具 [医学].
l. extremity prosthesis 義足.
l. extremity prosthesis control system 義足の制御装置 [医学].
l. eyelid [TA] 下眼瞼, = palpebra inferior [L/TA].
l. first premolar 下顎第 1 小臼歯, = mandibular first premolar.
l. gastrointestinal tract 下部消化管 [医学].
l. half headache 下半頭痛 [医学].
l. head [TA] 下頭, = caput inferius [L/TA].
l. horizontal plane = intertubercular plane.
l. jaw 下顎 [医学].
l. labium 下唇.
l. lateral cutaneous nerve of arm 下外側上腕皮神経.
l. leg 下腿, すね, 下腿部.
l. ligament of pelvic girdle 下肢帯の靱帯 [医学].
l. limb [TA] 下肢, = membrum inferius [L/TA].
l. limb prosthesis 義足.
l. limit 下限.
l. limit of normal 正常下限 [医学].
l. lip [TA] 下唇(したくちびる), = labium inferius [L/TA].
l. lobe [TA] 下葉, = lobus inferior [L/TA].
l. lung field 下肺野 [医学].
l. milk canine 下顎乳犬歯 [医学].
l. milk cuspid 下顎乳犬歯, = lower dedicated canine.
l. milk incisor 下顎乳切歯 [医学].
l. milk molar 下顎乳臼歯 [医学].
l. motor neuron (LMN) 下位運動ニューロン [医学](細胞体は灰白質前角内にあって, 線維は末梢運動器に連結している).
l. motor neuron disease 下位運動ニューロン疾患 [医学].
l. motor neuron lesion 下位運動ニューロン病変.
l. nephron 下部ネフロン(腎単位の下部, すなわちヘンレループ, 遠位細尿管および集合管).
l. nephron nephrosis 下部ネフロンネフローゼ [医学], 下部ネフロン腎症(筋肉の圧潰性外傷に続発する疾患で, 下部腎単位の組織に病変を起こすため, 腎機能による尿毒症を併発する), = crush syndrome.
l. nephron syndrome 下部ネフロン症候群(圧滅性ショック, 原爆症, 輸血反応, 腎臓内低血圧, 胆血症性腎症, 薬剤中毒などにみられる症候群で, 乏尿, タンパク尿, 血色素尿, ミオグロビン尿, 血尿などを伴い, 糸球体濾液のような比重の低い酸性尿が続いて排泄される. 腎尿細管の下部腎単位の病変が主因をなし上皮の壊死をみることもある).

l. nodal extrasystole 下部結節性期外収縮.
l. order 低位.
l. pole [TA] ① 下端, = extremitas inferior [L/TA]. ②〔卵〕下極〔医学〕, = antigerminal pole.
l. pour point 最低流動点〔医学〕.
l. protista 下等原生生物〔医学〕.
l. punch 下杵〔医学〕.
l. quadrantanopsia 下四半盲〔医学〕.
l. quartile 低四分位.
l. respiratory infection 下気道感染.
l. respiratory tract 下気道〔医学〕.
l. respiratory tract infection 下気道感染症〔医学〕.
l. retina 下半(下部)網膜〔医学〕.
l. ridge slope 下顎歯槽堤斜面.
l. segment cesarean section 子宮下部帝王切開〔医学〕.
l. segment transversal cesarean section 子宮下部横帝王切開〔術〕(帝切〔術〕)〔医学〕.
l. thigh 下腿〔医学〕, すね〔医学〕.
l. trunk [TA] 下神経幹, = truncus inferior [L/TA].
l. urinary tract 下部尿路〔医学〕.
l. urinary tract candidiasis 下部尿路カンジダ症.
l. urinary tract dysfunction (LUTD) 下部尿路機能不全.
l. urinary tract infection 下部尿路感染症〔医学〕.
l. urinary tract obstruction 下部尿路閉塞〔医学〕.
l. uterine segment 子宮頸部, 子宮下部, = cervix uteri.
lowered height increase rate 身長増加率低下.
lowered metabolism 代謝低下〔医学〕.
lowered resistance 抵抗力低下〔医学〕.
low·er·ing [lóuəriŋ] 降下, = depression.
l. of melting point 融点降下.
lowest lumbar artery 最下腰動脈〔医学〕.
lowest part 最下端部〔医学〕, 先進部(胎児の).
lowest splanchnic nerve [TA] 最下内臓神経, = nervus splanchnicus imus [L/TA].
lowest thyroid artery 最下甲状腺動脈.
Löwitt, Moritz [lə́:vit] レウィット(1851–1918, ドイツの医師).
L. bodies レウィット小体(リンパ芽胞), = Löwitt lymphocytes, lymphogonia.
Lowman, Charles LeRoy [lóumən] ローマン(1879–1977, アメリカの整形外科医).
L. balance board ローマン平衡板(二等辺三角形の平衡板で, 患者は足を回外してその上を歩き, 扁平足の矯正に用いられる).
Lown, Bernard [lóun] ローン(1921生, アメリカの心臓学者).
L. classification ローンの分類.
L.-Ganong-Levine syndrome (LGL) ローン・ガノン・レヴァイン症候群(心電図上でPQ間隔が短くQRS幅が狭くても頻拍発作を起こす早期興奮症候群, games 線維や心房とヒス束を結ぶ線維が存在する際に生ずる).
L. grading ローン分類(心室性期外収縮の分類, まったく認めない：grade 0, 散発孤立性：grade 1, 頻発性：grade 2, 多形性：grade 3, 反復性, 連発性：grade 4, R on T：grade 5).
Lowry, Oliver Howe [láuri] ローリー(1910–1996, アメリカの生化学者). → Bessey-Lowry method.
Lowry, T. M. [láuri] ローリー(1874–1936, イギリスの物理学者. 1923年に酸と塩基の定義を提出した).
Lowsley, Oswald Swinney [lóusli:] ロースレー(1884–1955, アメリカの泌尿科医).
L. operation ロースレー手術(尿道下裂の3期手術法).
lox·a-bark [láksə bá:k] 褐色キナ〔規那〕樹皮, = loxa-china.
lox·a·pine [láksəpi:n] ロクサピン ㊅ 2-chloro-11-(4-methyl-1-piperazinyl) dibenz [*b*, *f*] [1,4] oxazepine(抗不安薬).
lox·arth·ron [lɑksá:θrən] 関節屈曲(脱臼の伴わない奇形), = loxarthrosis, loxarthrus.
lox·arth·ro·sis [làksɑ:θróusis] 関節屈曲, = loxarthron.
lox·ia [láksiə] 斜頸, = torticollis, wryneck.
lox(o)- [lɑks(ou), -s(ə)] 傾斜の意味を表す接頭語.
lox·o·cy·e·sis [làksousaií:sis] 子宮斜位.
lox·o·phthal·mus [làksɑfθǽlməs] 斜視, = squint, strabismus.
loxoprofen sodium ロキソプロフェンナトリウム $C_{15}H_{17}NaO_3 \cdot 2H_2O$：304.31(ロキソプロフェンナトリウム水和物. フェニルプロピオン酸系鎮痛性消炎薬. シクロオキシゲナーゼ阻害によるプロスタグランジン生合成の抑制).

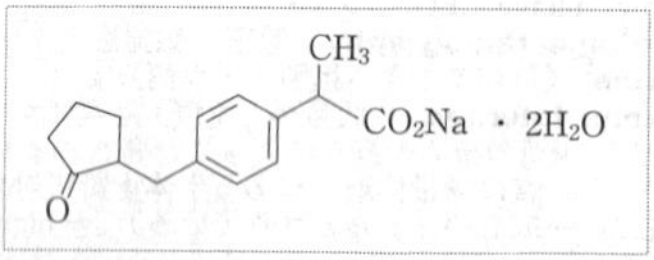

Lox·os·ce·les [lɑksásili:z] ロクソスセレス属(毒グモの一属).
lox·os·ce·lism [lɑksásilizəm] ロクソスセレス症(北アメリカ産の毒グモによって起こる疾病).
lox·o·sis [lɑksóusis] 斜位. 形 loxotic.
lox·ot·o·my [lɑksátəmi] 斜位切断術, = oblique amputation.
loz·enge [lázinʤ] ロゼンジ, トローチ〔剤〕〔医学〕(菓子錠剤, 舐剤), = medicated troche.
l. diagram 菱形図形.
LPAI low pathogenic avian influenza 低病原性鳥インフルエンザの略.
LPD low-protein diet 低タンパク食の略.
LPF ① leukopromoting factor 白血球増加因子の略. ② low power field 弱拡大の視野の略. ③ lymphocyte promoting factor リンパ球増加(殖)因子の略. ④ lymphocytosis promoting factor リンパ球増加〔症〕促進因子の略.
LPG ① lipoprotein glomerulopathy リポタンパク糸球体症の略. ② liquefied petroleum gas 液化石油ガスの略.
LPH ① left posterior hemiblock 左脚後枝ヘミブロックの略. ② lipotropin リポトロピンの略.
LPL ① lamina propria lymphocyte 粘膜固有層リンパ球の略. ② lipoprotein lipase リポタンパク質リパーゼの略.
LPN licensed practical nurse 免許准看護師, 免許専修看護師の略.
LPRC leukocyte poor red cells 白血球除去赤血球の略.
LPS lipopolysaccharide リポ多糖〔体〕の略.
Lr lawrencium ローレンシウムの元素記号.
Lr dose (抗毒素1単位と混じて, モルモットに皮内注射し陽性反応を起こす最小毒素量を表す記号).
LRF luteinizing hormone-releasing factor 黄体化ホルモン放出因子の略.
LS light sense 光覚の略.
L/S ratio lecithin-sphingomyelin ratio レシチンスフィンゴミエリン比(羊水中の lecithin, sphingomyelin の比により胎児肺の成熟度を判定する. L/S 比 2.0 以

上を肺成熟と認める).

LSA ① left sacroanterior position 左仙骨前方位の略(胎位の一種). ② lichen sclerosus et atrophicans 硬化性萎縮性苔癬の略.

LSD lysergic acid diethylamide の略(リセルギド lysergide とも称する. バッカクアルカロイドのリゼルグ酸誘導体より合成された幻覚薬でセロトニン拮抗作用を有し, 幻覚, 抑うつ, 多幸などの症状を示す. ㊛ *N,N*-diethyllysergamide $C_{20}H_{25}N_3O$).

LSF ① line spread function 線広がり関数の略. ② lymphocytosis stimulating factor リンパ球増加刺激因子の略.

LSI large-scale integration 大規模集積回路の略.

LSIL low-grade squamous intraepithelial lesion 上皮内低悪性度扁平上皮異型の略.

LSP ① left sacroposterior position 左仙骨後方位の略(胎位の一種). ② liver specific lipoprotein 肝特異〔リポ〕タンパクの略. ③ liver specific protein 肝特異タンパクの略.

LST ① lateral spreading tumor 側方発育型腫瘍の略. ② left sacrotransverse position 左仙骨横位の略(胎位の一種). ③ lymphocyte stimulation test リンパ球刺激試験の略.

LT ① heat-labile enterotoxin 易熱性腸管毒の略. ② leukotriene ロイコトリエンの略. ③ lymphotoxin リンホトキシンの略.

LTBI latent tuberculosis infection 潜伏性結核感染症の略.

LTF lymphocyte transforming factor リンパ球芽球化因子の略.

LTH ① luteotrop(h)ic hormone 黄体刺激ホルモン(プロラクチン)の略. ② luteotropin ルテオトロピンの略.

LTHIF luteotrop(h)ic hormone inhibitory factor 黄体刺激ホルモン抑制因子の略.

LTLT low temperature long time pasteurization 低温長時間殺菌乳の略.

LTM long-term memory 長期記憶の略.

LTP ① laser trabeculoplasty レーザー線維柱帯形成術の略. ② long-term potentiatio 長期増強の略.

LTPD lot tolerance percentage defection ロット許容不良率の略.

LTPP lipothiamide-pyrophosphate 焦性リン酸リポチアミドの略.

LTR ① long terminal repeat 長末端反復の略. ② long terminal repeat sequences 長い末端反復配列の略.

LTVV low tidal-volume ventilation 低一回換気法の略.

LU lytic unit 溶血ユニット(単位)の略.

Lu ① lutetium ルテチウムの元素記号. ② Lutheran blood group リュテラン血液型の型物質.

Lubarsch, Otto [lú:bɑ:ʃ] ルバルシュ(1863-1933, ドイツの病理学者).

L. crystals ルバルシュ結晶(死後精巣上皮細胞に発見される微細結晶で, シャルコー結晶またはベッチェル結晶とは異なる).

lubb [lʌ́b] ラブ(第1心音(Ⅰ音)の音節を表すために使われる語). → lubb-dupp.

l.-dupp ラブダプ(第1・第2心音(Ⅰ・Ⅱ音)を表現するための語).

Lübeck ca·tas·tro·phe [l(j)ú:bek kətǽstrəfi] リューベック事件(1929年ドイツの Lübeck 市で起こった事件で, Pasteur Institute の BCG 30.0mg を3日間に246名に注射したところ, 1931年までに70名の死亡者を出した歴史的事件).

lu·bri·cant [l(j)ú:brikənt] 潤滑剤〔医学〕.

l. bloom 油きず(傷)〔医学〕.

lubricating agent 潤滑剤〔医学〕.

lubricating oil 潤滑油〔医学〕.

lu·bri·ca·tion [lù:brikéiʃən] 潤滑〔医学〕.

Luc, Henri [lú:k] ルック(1855-1925, フランスの耳鼻咽喉科医. リュックともいう). → Caldwell-Luc operation, Ogston-L. operation.

L. operation ルック手術(1889年に発表された重症性副鼻腔炎の手術で, 鼻上顎開口術に加えて, 歯槽上窩から前壁を切開する方法), = Caldwell-Luc operation.

lu·can·thone hy·dro·chlo·ride [lu:kǽnθoun hàidroukló:raid] 塩酸ルカントン ㊛ 1-(2-diethylaminoethylamino)-4-methylthiaxanthen-9-one hydrochloride (ビルハルツ熱に対する治療薬).

Lucas-Baveridge meth·od for cys·teine [lú:kəs bévəridʒ méθəd fɔ: sísti:n] ルーカス・ベヴェリッジシステイン法(酸化第1銅を利用して人毛からシステインをつくる方法).

Lucas Championnière, Just Marie Marcellin [lú:kəs ʃɑ̀:mpiənié:r] ルーカス・シャンピオニエール(1843-1913, フランスの外科医).

L. C. disease ルーカス・シャンピオニエール病(慢性偽膜様気管支炎), = chronic pseudomembranous bronchitis.

L. C. operation ルーカス・シャンピオニエール手術(外鼡径ヘルニアの根治手術法の一つ).

Lucas, Richard Clement [lú:kəs] ルーカス(1846-1915, イギリスの外科医).

L. sign ルーカス徴候(くる病の初期にみられる腹部膨満).

Lucatello, Luigi [lù:kətélou] ルカテロ(1863-1926, イタリアの医師).

L. sign ルカテロ徴候(甲状腺機能亢進症においては腋窩温度は口内温度よりは0.2〜0.3°C高い).

luc·case [lúkeis] = phenolase.

lu·cerne [lú:sə:n] ムラサキウマゴヤシ(マメ科の植物で, ビタミンKを多量含有する), = alfalfa, *Medicago sativa*.

Lucey-Driscoll syndrome ルーシー・ドリスコール症候群(家族性非抱合型高ビリルビン血症. Lucey, J. F.), = familial unconjugated hyperbilirubinemia.

Luchinis re·agent [lúkinis riéidʒənt] ルチニス試薬(重クロム酸カリ, 濃硫酸からなるアルカロイド検出用試薬).

Luciani, Luigi [luʧiá:ni] ルシアニ(1842-1919, イタリアの生理学者).

L. triad ルシアニ3徴(筋無力症, 無緊張症および起立不能症の3徴で, 小脳の疾患にみられる).

lu·cid [lú:sid] ① 明瞭な, 正気な. ② 光沢のある.

l. interval 無症状期〔医学〕, 意識清明期〔医学〕(頭部外傷患者が受傷直後の意識障害から一時的に意識清明となった時期).

l. lethargy 明識性嗜眠(知的意識はあっても, 意志が喪失して行動が不可能な状態).

lu·cid·i·fi·ca·tion [lu:sìdifikéiʃən] 透徹〔法〕(顕微鏡標本作製の一つの過程), = clarification.

lu·cid·i·ty [lu:síditi] 明瞭, 正気.

lu·cif·er·ase [lu:sífəreis] ルシフェリン酵素, ルシフェラーゼ(酸素とルシフェリン luciferin との結合を触媒して蛍光を出させる酵素).

lu·cif·er·in [lu:sífərin] ルシフェリン, 発光素〔医学〕(動物に存在し, 生物発光を起こす水溶性, 透析可能の物質で, ルシフェレースとともに発光する性状がある).

lu·cif·u·gal [lu:sífjugəl] 羞明の(光を避ける).

Lu·cil·ia [lu:sília] キンバエ〔金蝿〕属(クロバエ科の一属).

L. caesar キンバエ(幼虫は腐肉を食し, ヒツジに寄生する).

L

L. sericata (イギリス産のキンバエで，幼虫は切創の治癒促進に利用される)，= sheep blowfly.
Lucio, Rafael [lú:siou] ルシオ(ルチオ)(1819–1886，メキシコの医師).
L. phenomenon ルシオ現象.
L. spotted leprosy ルシオ斑状らい(癩)(メキシコにみられるびまん性結節らい)，= diffuse lepromatous leprosy of Mexico.
lu·cip·e·tal [lu:sípitəl] 向光性の.
Lucké, Balduin [lʌkéi] リュッケ(1829–1894，アメリカの病理学者).
L. carcinoma リュッケ癌.
L. virus リュッケウイルス.
Lücke, George Albert [lə́:kə] リュッケ(1829–1894，ドイツの外科医).
L. test リュッケ試験(馬尿酸の検出法で，沸騰する硝酸を加えた後蒸発させ，その乾燥残渣を加熱するとニトロベンジンの臭気が発する)，= Lücke hippuric acid reaction.
lu·co·ther·a·py [lù:kəθérəpi] 光線療法，= phototherapy.
lu·dic [lú:dik] 遊戯的な(自律行動の).
Ludloff, Karl [lʌ́dlɑf] ルドロフ(1864–1954，ポーランドの外科医).
L. disease ルドロフ病(膝蓋軟骨の病的骨折)，= Baedinger–Ludloff–Laewen disease.
L. operation ルドロフ手術(母趾外反症に対し，第1中足骨を斜めに切開する方法).
L. sign ルドロフ徴候(大転子骨端の外傷性裂離においては，スカルパ三角底部に膨隆と皮下出血が起こり，座位で大腿を挙上することができない).
L. triangle ルドロフ三角(骨端三角，ルドロフ斑．15～16歳の発育期にしばしばみられる，大腿骨顆部の側面X線像で前半部に認められる逆三角の半透明の部分)，= epiphyseal triangle, Ludloff spot.
Ludwig, Daniel [lʌ́dvig] ルドウィヒ(1625–1680，ドイツの解剖学者).
L. angle ルドウィヒ角(胸骨角のこと．胸骨柄部と体部との癒合した部分で稜状の隆起を呈する).
Ludwig, Karl Friedrich Wilhelm [lʌ́dvig] ルドウィヒ(1816–1895，ドイツの生理学者．1846年キモグラフを考案した．内方浸透を研究し，1866年 Élie de Cyon とともに血管運動反射を発見した).
L. filtration theory ルドウィヒ濾過説(腎糸球体からはタンパクを除いた体液が濾過され，これが細尿管を通るとき水分再吸収の結果濃縮されるという説).
L. ganglion ルドウィヒ神経節(心臓神経叢と連結し，右心房付近にある神経節).
L. labyrinth ルドウィヒ迷路(腎の曲尿細管部).
L. labyrinthus ルドウィヒ迷路(腎柱すなわち腎中隔と腎皮質弓との間の空隙)，= renal labyrinthus.
L. nerve ルドウィヒ神経.
Ludwig, Wilhelm Friedrich von [lʌ́dvig] ルドウィヒ(1790–1865，ドイツの外科医).
L. angina ルドウィヒ口峡炎(レンサ球菌の感染による顎下腺および口床部に起こる化膿性炎症)，= angina Lodovici, a. Ludowigii.
Luebert test [l(j)ú:bə:t tést] リューベルト試験(牛乳中のホルマリン検出法).
Luenbach–Koeppe test [l(j)ú:nbɑ:x képe tést] リーンバッハ・ケッペ試験(Visscher–Bowman test の変法，妊娠試験法).
Luer [l(j)ú:ər] ルエル(1883没，パリに住んだドイツの器械製造家．ガラス製注射器 Luer syringe を考案した).
lu·es [lú:i:z, –i:s] 梅毒［医学］，= syphilis. 形 luetic.
l. canina イヌジステンパー.
l. congenita tarda 遅発性先天梅毒.
l. divina てんかん.
l. hepatis 肝梅毒.
l. maligna 悪性梅毒.
l. nervosa 神経梅毒.
l. sarmatica 糾髪病.
l. tarda 晩発梅毒，= late syphilis.
l. tuberculosa 結節性梅毒.
l. ulcerosa 潰瘍性梅毒.
l. venerea 梅毒.
lu·et·ic [lu:étik] 梅毒〔性〕の［医学］，= syphilitic.
l. aneurysm 梅毒性動脈瘤［医学］.
l. interstitial keratitis 梅毒性角膜実質炎［医学］.
l. mask 梅毒面(3期梅毒の患者にみられる).
l. retinitis 梅毒性網膜炎［医学］.
luetin reaction ルエチン反応(野口ルエチン反応).
luetin test ルエチン試験，= Noguchi luetin reaction.
LUF luteinized unruptured follicle syndrome 黄体化未破裂卵胞症候群の略.
Luf·fa cy·lin·dri·ca [lʌ́fə silíndrikə] ヘチマ［糸瓜］(旧暦8月15日夜に茎を地上60cm程度で切り，その根方の切口をびんに閉入すると数日間に透明な液が漏出し，これをヘチマ水と称し鎮咳去痰薬として用いる).
Luft, Rolf [lʌ́ft] ラフト(1914–2007，スウェーデンの内分泌医).
L. disease ラフト病，= hypermetabolic myopathy, mitochondria m..
Lugol, Jean Georg Antoine [lu:gɑ́l] ルゴール(1786–1851，フランスの医師).
L. caustic ルゴール腐食剤(ヨウ素およびヨウ化カリウムおのおの1を水2に混ぜたもの).
L. solution ルゴール液(ヨウ素5%，ヨウ化カリウム10%からなる液で，この原液を strong iodine solution に14容の水を加えたものはグラム染色に利用される)，= liquor iodi compositus.
Luken band ルケン帯環(頬面に当てる歯科用帯環).
luke·warm [l(j)ú:kwɔ:m] 微温の(体温程度の)，= tepid.
l. bath 微温浴［医学］.
l. water 微温湯［医学］.
luke·worm [l(j)ú:kwə:m] 吸虫，= *Trematoda*.
LUL left upper lobe (of lung)〔肺の〕左上葉の略.
lum·ba·go [lʌmbéigou] 腰痛〔症〕［医学］，腰仙痛，= low back pain, lumbodynia, osphyalgia, osphyitis.
lum·bal·gia [lʌmbǽlʤiə] 腰痛.
l. orthostatica 直立性腰痛(姿勢的腰痛).
lum·bar [lʌ́mbər] 腰部の［医学］，腰椎の.
l. abscess 腰部膿瘍［医学］.
l. anesthesia 腰椎麻酔〔法〕，= spinal anesthesia.
l. arteries [TA] 腰動脈，= arteriae lumbales [L/TA].
l. arteriography 腰動脈造影［医学］.
l. artery 腰動脈，= arteria lumbalis.
l. brace 腰部装具［医学］.
l. branch [TA] 腰枝，= ramus lumbalis [L/TA].
l. cistern [TA] 腰槽*，= cisterna lumbalis [L/TA].
l. colotomy 腰部結腸切開〔術〕［医学］.
l. cord 腰髄［医学］.
l. corset 腰部コルセット［医学］.
l. disc herniation 腰椎椎間板ヘルニア.
l. discopathy 腰椎円盤異常症.
l. ectopic kidney 腰部変位腎.
l. enlargement 腰膨大［医学］(第9～10胸椎に始まり第12胸椎の高さで最も太く，脊髄円錐に向かい細くなっていく)，= intumescentia lumbalis [NA], lumbar enlargement of spinal cord.
l. flexure 腰椎前曲.

l. ganglia [TA] 腰神経節, = ganglia lumbalia [L/TA].
l. ganglion 腰神経節.
l. hernia 腰ヘルニア〔医学〕(プチー腰三角に現れる腹壁ヘルニア).
l. hump 腰部隆起.
l. iliocostal muscle 腰腸肋筋.
l. interspinal muscle 腰棘間筋.
l. intumescence 腰膨大〔医学〕.
l. lordosis [TA] 腰部前弯*, = lordosis lumbalis [L/TA].
l. lymph nodes 腰リンパ節, = lymphonodi lumbales dextri.
l. myelopathia 腰髄障害〔医学〕.
l. nephrectomy 腰式腎摘出〔術〕〔医学〕, 腰式腎切除術.
l. nephrotomy 腰式腎切開〔術〕〔医学〕.
l. nerve 腰神経〔医学〕.
l. nerves〔L1〜L5〕 [TA] 腰神経, = nervi lumbales〔L1〜L5〕[L/TA].
l. nervous plexus 腰神経叢.
l. nodes 腰リンパ節〔医学〕.
l. pain 腰痛.
l. part [TA] 腰部, = pars lumbalis [L/TA], 腰椎部, = pars lumbalis diaphragmatis [L/TA].
l. part of diaphragm 横隔膜腰椎部, = pars lumbalis diaphragmatis.
l. part of spinal cord 脊髄腰部, = pars lumbalis medullae spinalis.
l. plexus [TA] 腰神経叢(腰神経1〜4の前枝からなる神経叢で, 大腰筋の後部にある), = plexus lumbalis [L/TA].
l. puncture 腰椎穿刺〔医学〕, = Corning puncture, Quinckes p..
l. puncture headache 腰椎穿刺性頭痛〔医学〕.
l. puncture needle 腰椎穿刺針〔医学〕.
l. reflex 腰〔部〕反射〔医学〕, 腰筋反射, = dorsal reflex erector spinae.
l. region [TA] 腰部, = regio lumbalis [L/TA].
l. rib [TA] 腰肋〔骨〕*, = costa lumbalis [L/TA].
l. rotator muscles 腰回旋筋.
l. segments〔1〜5〕 [TA] 腰髄, = segmenta lumbalia〔1〜5〕[L/TA].
l. segments of spinal cord 脊髄腰部.
l. spinal canal stenosis 腰部脊柱管狭窄症.
l. spinal column 腰部脊柱〔医学〕.
l. spinal cord 腰髄.
l. spine 脊柱腰椎部, 腰椎.
l. splanchnic nerves [TA] 腰内臓神経, = nervi splanchnici lumbales [L/TA].
l. triangle 腰三角〔医学〕, 腰椎三角(プチー三角, 広背筋の外縁と外腹斜筋の後縁と腸骨稜との間で形成される小三角形のこと. 下は腸骨稜, 前は外腹斜筋, 後は広背筋で囲まれ, 底には内腹斜筋をもつ), = Petit triangle.
l. trunk [TA] 腰リンパ本幹, = truncus lumbalis [L/TA].
l. veins [TA] 腰静脈, = venae lumbales [L/TA].
l. vertebra 腰椎〔医学〕.
l. vertebrae〔L1〜L5〕 [TA] 腰椎, = vertebrae lumbales〔L1〜L5〕[L/TA].
lum·bar·i·za·tion [lʌ̀mbərizéiʃən] 腰椎化〔医学〕(第1仙椎が第5腰椎の横突起と癒合した状態).
lumberman's itch 木材切出し人夫かゆみ〔症〕.
lumb(o)- [lʌmb(ou), -b(ə)] 腰部, 腰椎との関係を表す接頭語.
lum·bo·ab·dom·i·nal [lʌ̀mbouæbdáminəl] 腰腹部の.
lum·bo·co·los·to·my [lʌ̀mboukoulástəmi] 腰部結腸造口術.
lum·bo·co·lot·o·my [lʌ̀mboukoulátəmi] 腰部結腸切開術.
lum·bo·cos·tal [lʌ̀mbəkástəl] 腰肋の.
l. arch 腰肋弓(腰椎と第12肋骨を連結する靱帯で, 横隔膜脚部の一部の節束が付着する).
l. ligament [TA] 腰肋靱帯, = ligamentum lumbocostale [L/TA].
l. triangle [TA] 腰肋三角, = trigonum lumbocostale [L/TA].
lumbocosto-abdominal triangle 腰肋腹三角(外腹斜筋, 下後鋸筋, 仙棘筋, 内腹斜筋により囲まれる).
lum·bo·cru·ral [lʌ̀mboukrú:rəl] 腰脚の.
lum·bo·dor·sal [lʌ̀mboudɔ́:səl] 腰背の.
l. fascia 腰背筋膜.
l. splanchnicectomy 腰背内臓神経切除術, = Smithwick operation.
lum·bo·dyn·ia [lʌ̀mbədíniə] 腰痛, = lumbago.
lum·bo·il·i·ac [lʌ̀mbouíliæk] 腰腸骨の.
lum·bo·in·gui·nal [lʌ̀mbouíŋgwinəl] 腰鼡径の.
l. nerve 腰鼡径神経(陰部大腿神経の大腿枝のこと).
lum·bo·is·chi·al [lʌ̀mbouískiəl] 腰坐骨の.
lum·bo-ova·ri·an [lʌ́mbou ouvέəriən] 腰卵巣の.
lumboperitoneal shunt 腰部クモ膜下腔腹腔シャント, 腰椎クモ膜下腔腹腔短絡術(脊髄クモ膜下腔と腹腔の短絡を行う術式で, 水頭症のなかでも交通性水頭症に対して行われる).
lum·bo·sa·cral [lʌ̀mbouséikrəl] 腰仙の.
l. angle 腰仙角.
l. corset ダーメンコルセット, 軟性コルセット(元来婦人の美容上の用途から発して, 体幹の支持装置として用いられている).
l. enlargement [TA] 腰〔仙〕膨大(intumescentia lumbalis [PNA], 腰膨大), = intumescentia lumbosacralis [L/TA].
l. enlargement of spinal cord 脊髄の腰膨大, = lumbosacral enlargement.
l. joint [TA] 腰仙連結, = articulatio lumbosacralis [L/TA].
l. orthosis 腰仙椎装具.
l. pain 仙腰痛〔医学〕.
l. plexus [TA] 腰仙骨神経叢(腰, 仙, 尾脊髄神経からなり, 便宜上腰部, 仙部, 陰部に区別される), = plexus lumbosacralis [L/TA].
l. region 腰仙部〔医学〕.
l. strain 腰仙部挫傷.
l. support 腰仙椎装具.
l. trunk [TA] 腰仙骨幹, = truncus lumbosacralis [L/TA].
lum·bo·sa·cral·gia [lʌ̀mbouseikrǽldʒiə] 腰仙骨痛症.
lum·bo·stat [lʌ́mbəstæt] 腰部固定コルセット(正確に患者の腰部に当てる鋳造またはギプス製のコルセットで, 腰痛に用いる).
lumbotomy incision 腰部切開, = posterior nephrectomy.
lum·bri·cal [lʌ́mbrikəl] 虫の, ミミズの, = lumbricoid.
l. bar 虫様筋バー〔医学〕.
l. canal 虫様筋管.
l. muscle of foot 足の虫様筋.
l. muscle of hand 手の虫様筋.
l. plus contracture 虫様筋〔優位〕拘縮〔医学〕.
l. plus finger 虫様筋優位指〔医学〕.
lum·bri·ca·lis [lʌmbrikéilis] 虫様筋.
lum·bri·cals [lʌmbrikɔ́lz] [TA]〔足の〕虫様筋,

L

= musculi lumbricales [L/TA].
lum·bri·coid [lʌ́mbrikɔid] ① 虫状の. ② 回虫.
lum·bri·co·sis [lʌ̀mbrikóusis] 回虫症(ミミズまたは回虫による寄生虫病).
Lum·bri·cus [lʌmbráikəs] ミミズ[蚯蚓]属.
lum·bus [lʌ́mbəs] 腰部, 腰椎, = loin. 複 lumbi.
lu·men [l(j)ú:mən] ① 管腔, 内腔 [医学], 口径(管状器官の). ② ルーメン(光束の国際単位で, 1燭光の点光源から単位立体角内に放射される光束). 複 lumina, lumens.
l. form 腔内型.
l. of gland 腺腔 [医学].
l. philosophicum 哲学者火炎(細隙から出る水素に点火したとき現れる青色火炎).
l. protozoan 腔内原虫, ルーメンプロトゾア.
lumes oil ルミア油(ライムから得られる揮発油).
lu·mi·chrome [l(j)ú:mikroum] ルミクローム ㊗ 6,7-dimethyl iso-alloxazine $C_{12}H_{10}N_4O_2$ (リボフラビンの発光分解により生ずる物質).
lu·mi·fla·vin [l(j)ù:mifléivin] ルミフラビン $C_{13}H_{12}N_4O_2$ (リボフラビンのアルカリ溶液を照射して産生させる蛍光物質. Kuhn), = photoflavin.
lu·mi·na [l(j)ú:minə] (lumen の複数).
lu·mi·nal [lú:minəl] [TA] 管腔, = luminalis [L/TA].
l. feedback regulation ルミナールフィードバック調節機構 [医学].
lu·mi·na·lis [lù:minéilis] [L/TA] 管腔, = luminal [TA].
lu·mi·nance [l(j)ú:minəns] ルミナンス(明るさを眼で比較し, その各振動数の光に対する眼の感度を考慮して定義される輝度).
lu·mi·nes·cence [l(j)ù:minésəns] ルミネッセンス, 冷光 [医学], 発光(熱を起こさずに光が発する現象). 形 luminescent.
luminescent center 発光中心.
luminescent dosimeter ルミネセンス線量計 [医学].
luminescent material 発光材料 [医学].
lu·mi·nif·er·ous [l(j)ù:miníferəs] 発光の, 光を伝達する.
l. ether 光エーテル.
lu·mi·nol [l(j)ú:minɔ:l] ルミノール ㊗ 3-amino-2=3-dihydro-1=4-phthalazinedione (酸化されると強く発光し, ヘミンの存在の下に過酸化水素を加えると, 特に強烈であり, 0.005%程度の溶液においても, 肉眼的に発光が認められるので, ヘミン, ヘモグロビンまたは全血の検出に利用される).
l. test ルミノール試験(血痕の証明法で, 試薬としてルミノール 0.1g, 無水炭酸ソーダ 5g, 30%過酸化水素 15mL, 水 100mL をつくって被検物に混ぜると強力な蛍光を発するが, indazolon-4-carbonic acid を加えると, さらに強い反応を呈する).
lu·mi·no·phore [l(j)ú:minəfɔ:r] 発光団, 発光原子団(有機化合物に発光性を賦与する化学団).
lu·mi·nos·i·ty [lù:minásiti] 明度 [医学], 輝度 [医学], 光源の度 [医学].
l. curve 明度曲線 [医学].
l. factor 視感度 [医学].
l. sensitivity 光感度 [医学].
lu·mi·nous [l(j)ú:minəs] 発光の, 明るい.
l. bacteria 発光バクテリア.
l. efficiency 視感効率.
l. flame 輝炎 [医学].
l. flux 光束 [医学].
l. intensity 照度, 光度.
l. layer 発光層.
l. organ 発光器.
l. paint 発光塗料 [医学], 夜光塗料(展色剤にリン光を発する物質と顔料を加えたペイント).
l. rays 可視光線, = visible ray.
l. reaction 発光反応(常温で発光現象を伴う化学反応).
lu·mi·rho·dop·sin [l(j)u:miroudápsin] ルミロドプシン(ロドプシンの光化学反応産物の一種).
lu·mis·ter·ol [l(j)u:místərɔl] ルミステロール $C_{28}H_{44}O$ (エルゴステロールに紫外線照射を行うとき生ずるステロール), = lumisterin.
lumosacral support 腰仙椎装具.
lump [lʌ́mp] ① 塊. ② 腫瘍. ③ (ホウボウの一種), = lump fish. 形 lumpy.
l. kidney 塊状腎(背腹位に融合して塊状を呈するもの).
lum·pec·to·my [lʌmpéktəmi] 腫瘍切除 [医学], ランペクトミー(腫瘍摘除).
lumps [lʌ́mps] かたまり, 腫瘤, = hypopternosis cystica.
Lumpy skin disease virus ランピースキン病ウイルス(ポックスウイルス科のウイルスで, ウシ, ヒツジに内臓病を伴った熱病を起こす), = Neethling virus.
lumpy jaw 顎放線菌症 [医学] (放線菌病の肉眼的所見からの呼び名), = big jaw.
lumpy skin disease ランピースキン病 [医学], 塊皮病 [医学] (羊痘に近縁なウイルスの感染によるウシの伝染病).
lumpy wool disease ランピーウール病 [医学], 塊毛病 [医学].
Lumsden cen·ter [lʌ́mzdən séntər] ラムスデン中枢 [医学] (脳橋上部にある中枢で, 迷走神経とは無関係に吸気を調律的に抑制する), = pneumotaxic center.
Luna, Lee G. [lú:nə] ルーナ(アメリカの医療技術者).
L.-Ishak stain ルーナ・イスハック染色〔法〕.
lu·na·cy [lú:nəsi] 精神病(月の影響によると思われたことに由来する語), = insanity.
lu·nar [lú:nər] ① 銀の. ② 月の(太陰の).
l. bone 月状骨, = os lunatum.
l. calendar 太陰暦.
l. caustic 硝酸銀棒, 棒状硝酸銀, = fused silver nitrate, silver n. toughened, stylus argenti nitratis.
l. day 太陰日.
l. eclipse 月食.
lu·na·re [lunéəri] 月状骨, = os lunatum.
Lu·nar·ia [lu:néəriə] ギンセンソウ属(アブラナ科の一属で, *L. annua* はルナリンの原植物).
lu·nar·ia [lu:néəriə] 月経.
lu·nar·ine [lú:nərin] ルナリン(ギンセンソウ属植物から得られるアルカロイド).
lu·nate [lú:neit] [TA] ① 月状骨, = os lunatum [L/TA]. ② 三日月形の, 新月状の, 月状の [医学].
l. bone 月状骨, = os lunatum.
l. cerebral sulcus 大脳月状溝.
l. sulcus [TA] 月状溝, = sulcus lunatus [L/TA].
l. surface [TA] 月状面, = facies lunata [L/TA].
l. surface of acetabulum 〔寛骨臼〕月状面.
lu·na·tic [lú:nətik] ① 精神病〔患〕者 [医学]. ② 狂気の [医学], 精神障害の [医学], 精神錯乱の [医学].
l. asylum 精神病者保護収容施設.
lu·na·tism [lú:nətizəm] ① 夢中遊行, 夢遊〔症〕[医学], 月夜彷徨狂. ② (月により症状の変化すること).
lu·na·to·ma·la·cia [lu:nèitouməléiʃiə] 月状骨軟化症 [医学], = Kienböck disease.
Lund op·er·a·tion [lʌ́nd àpəréiʃən] ルンド手術(彎曲足に対する距骨切除術).

L

Lundh meal ルンド食（膵機能の検査のための食事，スキムミルクにコーンオイル，ブドウ糖を混ぜ合わせたもの）．

Lundsgaard ef·fect [lʌ́n(d)zgɑ:d ifékt] ランズガード効果（作業後に起こる筋肉の攣縮で，おそらく糖質の代謝に基づくものであろう）．

Lundvall, Halvar [lʌ́ndvəl] ルンドヴァル（1875–1950，スウェーデンの神経科医）．

L. blood crisis ルンドヴァル血液分利（統合失調症においてみられる白血球増加症から白血球減少症に移行すること）．

Luneberg de·sign [lú:nbə:g dizáin] ルネバーグ図案（視野の幾何的構造を証明する図案）．

lung [lʌ́ŋ] 肺（胸腔の大部分を占める呼吸器で，3葉からなる右肺と，2葉からなる左肺とに区別され，肺胞 alveoli において静脈血中の炭酸ガスと置換された酸素は動脈血中に循環して組織に運ばれる）．

l. abscess 肺膿瘍 [医学]（肺実質が化膿性細菌により膿瘍を形成する炎症性肺疾患），= pulmonary abscess, p. suppuration.

l. agenesis 肺無発育 [医学].

l. biopsy 肺生検 [医学].

l. calculus 肺臓結石，= lung stone.

l. cancer (LC) 肺癌 [医学].

l. capacity 肺気量 [医学]，肺容量．

l. clearance index 肺クリアランス指数 [医学].

l. collapse 肺虚脱，= atelectasis.

l. compliance 肺コンプライアンス [医学].

l. congestion 肺うっ血．

l. contusion 肺挫傷．

l. dead space 肺死腔 [医学].

l. death 肺臓死．

l. deflation reflex 肺収縮反射 [医学]，肺ちぢみ反射．

l. diffusing capacity 肺拡散容量 [医学].

l. disease 肺疾患 [医学].

l. edema 肺水腫．

l. fever 肺熱．

l. fibrosis 肺線維症 [医学].

l. field 肺野 [医学].

l. fluke 肺吸虫 [医学]，肺臓寄生吸虫．

l. fluke disease 肺吸虫症 [医学]（肺吸虫 lung fluke (*Paragonimus* 属) の肺内寄生によって起こり，代表的なものとしてウェステルマン肺吸虫 *P. westermani* による人体感染などがある）．

l. function 肺機能．

l. function test 肺機能検査 [医学]，= pulmonary function test.

l. inertia 肺慣性 [医学].

l. infection 肺感染症．

l. infiltration 肺浸潤 [医学]，= pulmonary infiltration.

l. inflation 肺膨張．

l. inflation reflex 肺膨張反射 [医学]，肺ふくれ反射．

l. inhalation scanning 肺吸入（肺換気）スキャンニング [医学].

l. injury 肺損傷．

l. irritant gas 肺刺激性ガス [医学].

l. lavage 肺洗浄検査 [医学].

l. lues 肺梅毒 [医学].

l. marking 肺紋理 [医学].

l. metastasis 肺転移．

l. neoplasm 肺新生物（腫瘍） [医学].

l. perfusion scanning 肺血流スキャンニング [医学].

l. perfusion scintigraphy 肺血流シンチグラフィ．

l. physical therapy 肺理学療法 [医学]（呼吸困難の軽減・予防に用いられる理学療法）．

l. physiotherapy 肺理学療法 [医学].

l. plague 肺ペスト [医学]，家畜の胸膜肺炎，= pleuropneumonia.

l. puncture 肺穿刺 [医学].

l. purpura with nephritis 腎炎合併肺性紫斑病 [医学].

l. reflex 肺反射，= Hering–Breuer reflex.

l. resistance 肺抵抗 [医学].

l. retractor 肺〔臓〕鉤 [医学].

l. scintigraphy 肺シンチグラフィ〔一〕 [医学].

l. stone 肺結石 [医学].

l. surgery 肺外科〔学〕 [医学].

l. thorax compliance 肺胸郭コンプライアンス [医学].

l. transplant 肺移植 [医学].

l. transplantation 肺移植 [医学].

l. transplantation from living donor 生体肺移植．

l. tuberculosis 肺結核．

l. unit 肺単位（肺の細気管支より遠位にある呼吸組織の総称）．

l. ventilation scintigraphy 肺換気シンチグラフィ．

l. volume 肺気量 [医学].

l. volume measurement 肺気量測定 [医学].

l. volume reduction surgery (LVRS) 気腫肺減量術，肺容積減少手術（重症慢性肺気腫の治療術で気腫化した肺部分を切除する）．

l. worm 肺虫，肺吸虫．

lung·mo·tor [lʌŋmóːtər] 肺モーター（空気または空気と酸素との混合気体を肺に送入するために用いる装置）．

lungs [lʌ́ŋz] [TA] 肺，= pulmones [L/TA].

lu·ni·so·lar [lù:nisóulər] 日月の．

lu·ni·ti·dal [lù:nitáidəl] 月潮の．

l. interval 月潮間隙．

lunogracile fissure [TA]（半月薄小葉裂*），= fissura lunogracilis [L/TA].

lu·nu·la [lú:njulə] [L/TA] ① 半月，= lunule [TA]. ② 爪半月，= white of nail. ③ 角膜半月状潰瘍 (Hirschberg). ④ 半月紋（昆虫類の前頭において弧状の縫合線下部に存在する小域）．複 lunulae.

l. lacrimalis 涙半月 [医学].

l. valvula semilunaris 半月弁遊離縁．

lunulae valvularum semilunarium [L/TA] 半月弁半月，= lunules of semilunar cusps [TA].

lu·nule [lù:njul] [TA] 半月，= lunula [L/TA].

l. of nail 爪半月．

lunules of semilunar cusps [TA] 半月弁半月，= lunulae valvularum semilunarium [L/TA].

Lunyo virus （リフトバレー熱ウイルスの非定型の菌株）．

lu·pe·ose [l(j)ú:pious] ルペオース（ハウチワマメの種子から得られる四糖類で，β-ガラクタンと同一物とも考えられている），= stachyose.

lu·pet·i·din [l(j)u:pétidin] ルペチジン 化 α,α′-dimethyl piperidin（植物神経毒）．

lu·pia [l(j)ú:piə] 眼瞼腫瘍 (Himley).

lu·pi·form [l(j)ú:pifɔ:m] ① 狼瘡状の．② 皮脂嚢腫様の．

lu·pine [l(j)ú:pain, –pin] ハウチワマメ，= *Lupinus*.

lu·pin·i·dine [l(j)u:pínidin] ルピニジン $(CH_2)_2C_5H_8N \cdot CH_2 \cdot C_5H_8N(CH_2)_2$（透明液状有毒アルカロイド．*Cytisus scoparius*, *Lupinus luteus*, *Anagyris foetida* などから得られる），= sparteine.

lu·pi·nine [l(j)ú:pinin] ルピニン $C_{10}H_{19}NO$ (*Lupinus luteus* の種子，食用葉から得られる毒性アルカロ

イド), = lupinid.

lu·pi·no·sis [l(j)ù:pinóusis] ハウチワマメ中毒症(肝の急性萎縮を主徴とする).

Lu·pi·nus [l(j)úpinəs] ハウチワマメ属(マメ科の一属).

L. angustifolius アオバナルーピン(ルパニンの原料植物), = narrow-leared blue lupine.

L. luteus キバナハウチワマメ, = yellow lupine.

lu·po-er·y·th·emo-vis·ce·ri·tis-ma·lig·na [lú:pou iríθimou vìsəráitis məlígnə] 悪性狼瘡性紅斑性内臓炎(特に急性播種性紅斑性狼瘡, Libman-Sachs 症候群で, 特に膠原病, 血小板減少性紫斑病を含む疾病群).

lu·poid [l(j)ú:pɔid] ① 類狼瘡〔医学〕, = benign sarcoid. ② 狼瘡様の.

l. hepatitis ルポイド肝炎〔医学〕.

l. sycosis 狼瘡様毛瘡, = keloid sycosis, s. lupoide.

l. ulcer ルポイド性潰瘍〔医学〕, 狼瘡性潰瘍, 侵食性潰瘍.

lu·po·ma [lu:póumə] 狼瘡結節〔医学〕(狼瘡で発生する腫脹).

lu·pous [lú:pəs] 狼瘡性の.

lu·pu·lin [l(j)ú:pjulin] ホップ腺, ルプリン(ホップの毬果から分離された腺状毛状体で, 鎮静鎮痙作用を示すといわれる), = grandulae lupuli, lupulinum.

lu·pu·lon [l(j)ú:pjulɑn] ルプロン(ホップ *Humulus lupulus* に存在する抗生物質で, humulin とともに存在する), = β-lupulinic acid.

lu·pu·lus [lú:pjuləs] (ホップの一種), = *Humulus lupulus*.

lu·pus [lú:pəs] ループス〔医学〕, 狼瘡〔医学〕(皮膚および粘膜の結核性疾患で, 真皮に肉芽腫性結節を形成し, その形状により病型が命名されている). 形 lupiform, lupoid.

l. annularis 環状狼瘡.

l. anticoagulant ループス抗凝固因子〔医学〕.

l. band test (LBT) ループスバンドテスト(試験)〔医学〕(全身性エリテマトーデスの診断法の一つ. 蛍光抗体直接法により, 表皮真皮境界部に免疫グロブリン, 補体の沈着を証明する).

l. carcinoma 狼瘡癌(尋常性狼瘡の潰瘍から発生する).

l. cystitis ループス膀胱炎〔医学〕.

l. discretus 散在性狼瘡.

l. endemicus 地方病性狼瘡.

l. erythematodes cell エリテマトーデス細胞〔医学〕.

l. erythematosus (LE) 紅斑性狼瘡〔医学〕, エリテマトーデス〔医学〕, = Cazenave lupus, l. erythematoides, l. erythematosus discoides, l. sebaceus.

l. erythematosus cell エリテマトーデス細胞〔医学〕(エリテマトーデスにおいて末梢血液および造血組織にみられる病的血球で, 主として好中球の原形質に濃染する核片の貪食された像を示すもので, この種類の血球の出現を lupus erythematosus (LE) phenomenon と呼ぶ), = Hargrave-Haserick cell, LE c..

l. erythematosus cell test 紅斑性狼瘡細胞試験.

l. erythematosus disseminatus 播種状エリテマトーデス, 播種状紅斑〔性〕狼瘡〔医学〕(全身症状を呈し, 内臓の病変, 皮疹, 稽留熱などを特徴とする), = systemic lupus eryohematosus (SLE).

l. erythematosus factor エリテマトーデス因子〔医学〕, LE 因子(SLE に特異的にみられる, 細胞核抗原と反応する抗核抗体).

l. erythematosus panniculitis 紅斑性狼瘡.

l. erythematosus phenomenon エリテマトーデス現象〔医学〕, = LE phenomenon.

l. erythematosus profundus 深在性エリテマトーデス.

l. erythematosus test 紅斑性狼瘡試験, = LE test.

l. erythematosus unguium mutilans 爪断節性紅斑狼瘡(手背に発生する狼瘡で, 爪が病変により変形し, 指端が切断されるようになるもの).

l. exedens 潰瘍性狼瘡.

l. exfoliativus 落屑性狼瘡.

l. hypertrophicus 増殖性狼瘡(破壊された瘢痕に新生組織が増殖するもの).

l. impetiginosus 天疱瘡性狼瘡.

l. keloid ケロイド性狼瘡.

l.-like syndrome ループス様症候群〔医学〕, 狼瘡様症候群.

l. livido ブドウ紫色狼瘡.

l. lymphaticus リンパ性狼瘡, = lymphangioma circumscriptum congenitale.

l. maculosus 斑状(扁平)狼瘡.

l. marginatus 辺縁性狼瘡(Hilliard).

l. miliaris disseminatus 播種状粟粒性狼瘡.

l. miliaris disseminatus faciei 顔面播種状粟粒性狼瘡.

l. mouse ループス様症状を呈するマウス(BXSB マウス, NZB / W マウス, MRC / lpr マウスなどが有名).

l. mutilans 断節性狼瘡.

l. nephritis (LN) ループス腎炎〔医学〕(全身性エリテマトーデス systemic lupus erythematosus に合併する糸球体腎炎で, 免疫複合体型腎炎の典型とみなされている).

l. nonexedens 非潰瘍性狼瘡.

l. panniculitis ループス脂肪〔組〕織炎(深在性エリテマトーデス).

l. papillomatosus 乳頭腫様狼瘡, = lupus verrucosus.

l. pernio 凍瘡性狼瘡, = Boeck sarcoid, Schaumann benign lymphogranulomatosis.

l. profundus 深在性エリテマトーデス.

l. sclerosus 硬化性狼瘡.

l. sebaceus 脂肪性狼瘡.

l. serpiginosus 蛇行性狼瘡.

l. sine lupo 無疹型ループス〔医学〕.

l. superficialis 浅在性狼瘡.

l. tuberculosus 結節性狼瘡.

l. tumidus 肥大性狼瘡.

l.-type anticoagulant ループス型抗凝固薬(リン脂質依存性の凝固時間を延長させる循環抗凝結素).

l. vegetans 増殖性狼瘡, = lupus hypertrophicus.

l. verrucosus ゆう(疣)状狼瘡, = lupus vorax.

l. vulgaris 尋常性狼瘡〔医学〕.

lu·ra [lú:rə] 脳漏斗の口. 形 lural.

Luria, Salvador Edward [lú:riə] ルリア(1912–1991, イタリア生まれでアメリカに帰化した微生物学者. ウイルスの増殖機構と遺伝学的な構造の研究により, A. D. Hershey および M. Delbrueck とともに1969年度ノーベル医学・生理学賞を受けた).

Luschka, Hubert von [lú:ʃkə] ルシュカ(1820–1875, ドイツの解剖学者).

L. bursa ルシュカ嚢(咽頭嚢), = bursa pharyngea.

L. cartilage ルシュカ軟骨(声帯の前部にまれにみられる軟骨).

L. ducts ルシュカ管.

L. foramen ルシュカ孔(第四脳室の外側孔), = foramen of Key and Retzius.

L. gland ルシュカ腺(尾骨腺), = glomus coccygeum.

L. joint ルシュカ関節(鉤椎関節), = uncoverte-

bral joint.
L. ligaments ルシュカ靱帯.
L. sinus ルシュカ洞.
L. subpharyngeal cartilage ルシュカ咽頭下軟骨(口蓋扁桃の被膜または中隔にある硝子様軟骨).
L. tonsil 咽頭扁桃, = tonsilla pharyngea.
L. tube ルシュカ管(胆囊にみられる粘膜面の裂目状に陥凹した小管状細胞腺), = Aschoff indentation, Luschka duct.
Luse, Sarah A. [lúːz] ルース(1918-1970, アメリカの医師).
L. bodies ルース〔小〕体.
lus·i·tropic [luːsítrəpik] 拡張性.
l. action 変弛緩作用〔医学〕.
lus·it·ro·py [luːsítrəpi] 拡張機能.
Lusk, Graham [lʌ́sk] ラスク(1866-1932, アメリカの生理学者. 代謝生理学の大家で, 栄養学に多大の貢献を遂げた).
Lusk, William Thompson [lʌ́sk] ラスク(1838-1897, アメリカの医師).
L. ring ラスク輪(子宮収縮輪), = Bandl ring, Schroeder r..
lu·so·ri(-us, -a, -um) [lusɔ́ːri(əs, ə, əm)] 奇形の(形成または位置異常の).
Lust phe·nom·e·non [lúst finámінən] ルスト現象, = peroneal-nerve phenomenon.
lus·ter [lʌ́stər] 光沢〔医学〕.
Lustgarten meth·od [lústgɑːtən méθəd] ルストガルテン法(梅毒菌を染色する方法で, アニリン, ゲンチアナ紫で24時間処置したものを2時間40°Cに加温, 0.5%過マンガン酸カリ液で, 次いで亜硫酸で脱色する).
lu·sus na·tu·rae [l(j)úːsəs nætʃúriː] 先天性奇形(造化の戯れ), = freak of nature.
LUTD lower urinary tract dysfunction 下部尿路機能不全の略.
lute [l(j)úːt] ① 封泥(薬物容器の接続部を封する泥剤). ② 琵琶(リュート).
lu·te·al [l(j)úːtiːəl] 黄体の(卵巣の)〔医学〕.
l. body 黄体〔医学〕.
l. defect 黄体機能不全〔症〕〔医学〕, = luteal insufficiency.
l. dysfunction 黄体機能不全〔症〕, = luteal insufficiency.
l. hormone 妊娠ホルモン〔医学〕, 黄体ホルモン〔医学〕. → progesterone.
l. insufficiency 黄体機能不全〔症〕〔医学〕, = luteal defect.
l. maintenance 黄体維持〔医学〕.
l. phase 黄体期〔医学〕.
l. phase defect 黄体期欠損.
l. phase menstruation 黄体期月経〔医学〕.
l. progestational phase 黄体期〔医学〕.
l. regression 黄体退行(退化)〔医学〕.
lu·te·cium [l(j)uːtíːʃiəm] ルテチウム, = lutetium.
lu·te·in [l(j)úːtiːn] ルテイン(① $C_{40}H_{56}O_2$. 黄体, 脂肪細胞, 卵黄などから得られるカロチノイド色素で, ゼアキサンチンの異性体, ルビーのような紅色結晶. 時には黄素とも呼ばれる. ② 脂肪色素. = lipochome. ③ 雌ブタから採った黄体の乾燥剤).
l. cell 黄体〔内分泌〕細胞〔医学〕, ルテイン細胞(卵胞の顆粒層細胞と卵胞膜の内卵胞膜細胞から生ずる脂溶性黄色色素を多量に含む細胞).
l. cyst ルテイン囊胞〔医学〕, 黄体囊胞.
l. jaundice カロチン血症, = carotinemia.
lu·te·in·ic [l(j)uːtiːínik] 黄体の, 黄体化の.
lu·te·in·i·za·tion [l(j)ùːtiːìn(a)izéiʃən] 黄体化〔医学〕, 黄体形成〔医学〕(グラフ卵胞細胞が成熟後排卵し, 肥大して黄色を呈して黄体となる過程).
luteinized unruptured follicle 黄体化閉鎖卵胞.
luteinized unruptured follicle syndrome (LUF) 黄体化未破裂卵胞症候群〔医学〕.
luteinizing hormone (LH) 黄体化ホルモン〔医学〕, 黄体形成ホルモン(ルトロピン)〔医学〕(間細胞刺激ホルモンともいう. 下垂体前葉の好塩基性細胞により産生・分泌される性腺刺激ホルモンの一つ), = interstitial cell-stimulating hormone, lutropin, prosylan B.
luteinizing hormone releasing factor (LRF, LHRF) 黄体化ホルモン放出因子(視床下部正中隆起で生成される因子で, 下垂体前葉の黄体ホルモンの放出を刺激する).
luteinizing hormone releasing hormone (LHRH) 黄体〔化〕形成ホルモン放出ホルモン〔医学〕.
luteinizing principle 黄体化成分, = prolan B.
Lutembacher, Rene [lúːtəmbàːkər, lùtɑmbáːʃə] ルタンバッシェ(1884-1916, フランスの医師. ルーテンバッヒェルともいう).
L. complex ルタンバッシェ症候群, = Lutembacher disease (syndrome).
L. syndrome ルタンバッシェ症候群(先天性の僧帽弁狭窄を伴う心房中隔欠損).
luteo- [l(j)uːtiou, -tiə] ① 黄色, 黄褐色を表す接頭語. ② 化学において黄色アンモニア性コバルト塩類を表す接頭語.
lu·te·o·hor·mone [l(j)ùːtiouhɔ́ːmoun] 黄体ホルモン.
lu·te·oid [l(j)úːtiɔid] ルテオイド(黄体ホルモン様の作用を示すホルモン).
lu·te·ol [l(j)úːtiɔːl] ルテオール ㊗ oxychlorodiphenyl-quinoxaline $C_{19}H_{14}NOCl$ (淡黄色針状結晶).
lu·te·olin [l(j)úːtiəlin] ルテオリン ㊗ 5,7,3′,4′-tetra-hydroxyflavone $C_{15}H_{10}O_6$ (ジギタリス葉などにある黄色結晶成分).
lu·te·o·li·poid [l(j)ùːtiouláipɔid] (卵巣濾胞成熟の極期に産生され, 排卵機能を制止する).
lu·te·ol·y·sin [l(j)ùːtiálisin] ルテオリジン, 黄体融解素.
lu·te·ol·y·sis [l(j)ùːtiálisis] 黄体融解.
luteolytic agent 黄体退行物質〔医学〕, 黄体退行因子.
lu·te·o·ma [l(j)ùːtióumə] 黄体腫(顆粒膜または卵胞膜細胞に由来する卵巣腫瘍で, 黄体化の結果子宮粘膜に対し黄体ホルモン作用を起こす), = xanthofibroma thecocellulare.
luteoplacental shift 黄体から胎盤への機能転換.
lu·te·ose [l(j)úːtious] ルテオース(ルテオン酸に存在する中性多糖類).
lu·te·o·tro·p(h)ic [l(j)ùːtiətrápik, -tráfik] 黄体刺激〔性〕の.
l. hormone (LTH) 乳腺刺激ホルモン〔医学〕, 泌乳ホルモン〔医学〕, 黄体刺激ホルモン(プロラクチン)〔医学〕(下垂体好酸性細胞で産生されるホルモン), = prolactin.
l. hormone inhibitory factor (LTHIF) 黄体刺激ホルモン抑制因子〔医学〕.
lu·te·o·tro·pin (LTH) [l(j)ùːtioutróupin] ルテオトロピン(プロラクチン. 脳下垂体前葉ホルモンで, 卵巣黄体の機能を亢進させ乳汁分泌を促進する), = lactogenic hormone, luteotrophin, prolactin.
lu·te·tium (Lu) [l(j)uːtíːʃiəm] ルテチウム(イットリウム族元素の一つで原子番号71, 元素記号 Lu, 原子量 174.967, 質量数 175, 176), = lutecium, cassiopeium.
Lutheran blood group [l(j)úːθərən blʌ́d grúːp] リュテラン式血液型(1945年に発見された抗 Lu^a および抗 Lu^b 抗体によって決められる血液型, リュテランは患者名).

lu·ti·dine [l(j)ú:tidin] ルチジン ㊗ dimethylpyridine（骨油または炭脂の蒸留により得られ，α，α′ および α，γ′ の2型がある）.

Luton se·rum [l(j)ú:tən sí:rəm] ルートン血清（結晶リン酸ナトリウム4容，硫酸ナトリウム10容，煮沸蒸留水100容）.

Lüttke test [ljútke tést] リュトケ試験（胃遊離酸を測定する法で，全塩化物のクロール量から，結合塩化物のクロール量を減じた数値）.

lu·tut·rin [l(j)u:tʌ́trin] ルーツトリン（雌ブタ卵巣の黄体から採取した子宮弛緩物質で，モルモットの子宮に対する作用に基づいて標準化したもので，Hisaw のレラキシンに類似の作用を示すペプチドの一つ）.

Lutz, Alfredo [lʌ́ts] ルッツ（1855–1940，ブラジルの医師）.

L. disease ルッツ病（南アメリカ分芽菌症），= South American blastomycosis.

L.–Splendore–Almeida disease ルッツ・スプレンドレ・アルメーダ病（パラコクシジオイデス症），= South American blastomycosis, Lutz disease, Almeida d..

Lutz·o·my·ia [lu:tzóumiə] ルツォミヤ属（新世界サシチョウバエの一属．リーシュマニアを媒介する）.

Lux, Sauel E. [lʌ́ks] ラックス（アメリカの小児科医）. → Gatti–Lux syndrome.

lux [lʌ́ks] ルックス（照度の単位でメートル燭光 $1m^2$ 当たり1ルーメンの照度すなわち1燭光の光源から1mでの垂直照明度をいう．その 10^4 倍をフォト phot という）.

l. meter ルックスメートル，= footcandle meter.

lux·a·tio [lʌkséiʃiou] 脱臼，転脱，= dislocation.

l. bulbi 眼球脱臼（眼球が眼瞼外に突出すること）.

l. coxae congenita (LCC) 先天股脱，先天性股関節脱臼.

l. coxae iliaca 股関節腸骨脱臼.

l. coxae obturatoria 股関節閉鎖孔脱臼.

l. coxae supracotyloidea 股関節股臼上脱臼.

l. coxae supracotyloidea et iliaca 股関節股臼上および腸骨脱臼.

l. erecta 直立性上腕骨脱臼（上肢が直立性に固定された脱臼）.

l. humeri erecta 上腕骨直立脱臼.

l. humeri subcoracoidea 上腕骨烏口下脱臼.

l. imperfecta 不全脱臼，= sprain.

l. lentis 水晶体脱臼.

l. penis 陰茎転脱.

l. perinealis 会陰脱臼（大腿骨頭が坐骨上行枝または会陰部に現れる脱臼）.

lux·a·tion [lʌkséiʃən] 脱臼〔医学〕，= dislocation.

l. during labor 分娩時脱臼〔医学〕.

l. of temporomandibular joint 顎関節脱臼.

l. of tooth 歯の脱臼.

lux·u·ri·ant [lʌksjú:riənt] 豊富な，繁茂した，= exuberant.

l. growth 繁殖（細菌培養の）.

luxurious caliculus 過剰仮骨.

luxurious callus 過剰仮骨〔医学〕.

luxury perfusion syndrome ぜいたく潅流症候群〔医学〕.

lux·us [lʌ́ksəs] 過剰，拡張，= excess.

l. breathing 過度呼吸，過度の吸気.

l. consumption ① 過剰栄養．② 代謝亢進.

l. heart 弛緩心臓（心肥大を伴う左心室拡張）.

Luys, Georges [lú:is] ルイス（1870–1953，フランスの医師）.

L. segregator ルイス分離器（左右の腎から別々に尿を採集する器械），= Luys separator.

Luys, Jules Bernard [lú:is] ルイス（1828–1897，フランスの医師）.

L. body ルイス小体，ルイス核（視床下核），= Luys nucleus.

L. nucleus ルイス核（視神経層の内核），= Luys body, median center.

luz [lúz]（ユダヤ法律信奉者の迷信骨で，蘇生の際それから身体が再生するといわれ，脊柱尾部にあるもの）.

Luzet anemia = anemia infantum pseudoleukemica.

LVAD left ventricular assist device 左室補助装置の略.

LVEDP left ventricular end diastolic pressure 左室拡張末期圧の略.

LVEDV left ventricular end diastolic volume 左室拡張末期容積の略.

LVESV left ventricular end systolic volume 左室収縮末期容積の略.

LVF left ventricular failure 左心室不全の略.

LVH left ventricular hypertrophy 左心室肥大の略.

LVN licensed vocational nurse 免許職業看護師，公認専修看護師の略.

LVRS lung volume reduction surgery 肺容積減少手術の略.

Lw lawrencium ローレンシウムの略.

Lwoff, André Michel [lvɔ́:f] ルヴォフ（1902–1994，フランスの微生物学者．酵素とウイルスの合成に関する遺伝的制御の研究により，F. Jacob および J. L. Monod とともに1965年度ノーベル医学・生理学賞を受けた）.

Ly subpopulation Ly 亜群，= Ly subset.

Ly subset Ly 亜群（リンパ球同種抗原として発見された Ly 抗原を用いて分類される亜群．T細胞は $Lyt1^+$, 2^+, 3^+, $Lyt1^-$, 2^+, 3^+, $Lyt1^+$, 2^-, 3^-，B細胞は $Lyb\text{-}1^+$ が知られている）.

ly·ase [láieis] リアーゼ（pesmolase の一つで，カタラーゼはその一例）.

Lyb antigens Lyb 抗原（マウスB細胞上に表現されている同種抗原の一群．Lyb-1〜4 がある．Lyb-1 は CD20，Lyb-2 は CD72，Lyb-3 は CD19 に相当する）.

ly·ca·con·i·tine [làikəkánitin] リカコニチン $C_{36}H_{46}N_2O_{10}$（*Aconitum lycoctonum* から得られる猛毒性アルカロイドで，クラーレ様作用を示す）.

ly·can·thro·py [laikǽnθrəpi] 獣化狂（自分がオオカミまたはほかの野獣であるとの妄想で，統合失調症患者にみられる），= lycomania.

ly·cine [láisi:n] リシン，= betaine.

ly·coc·to·nine [laikáktənin] リコクトニン $C_{25}H_{39}NO_7$（*Aconitum lycoctonum* に存在するアルカロイドで，リカコニチンの分解産物）.

ly·co·ma·ni·a [làikouméiniə] 獣化妄想，= lycanthropy.

ly·co·pene [láikəpi:n] リコペン $C_{40}H_{53}$（トマト，イチゴなどに存在する赤色カロチノイド色素で，カロチンの異性体），= prolycopene.

ly·co·pe·ne·mia [làikoupiní:miə] リコペン血〔症〕.

Ly·co·per·da·ce·ae [làikoupə:déisii:] ホコリタケ科.

Ly·co·per·don [làikoupə́:dən] ホコリタケ属（担子菌類，ホコリタケ科 *Lycoperdaceae* の一属），= puff-balls.

ly·co·per·do·no·sis [làikoupə̀:dənóusis] ホコリタケ症.

Ly·co·per·si·con [laìkoupə́:sikən] トマト属（ナス科 *Solanaceae* の一属）.

L. esculentum トマト，= tomato.

ly·coph·o·ra [laikáfərə] リコフォラ（十鉤幼虫），

= lycophore.
ly·co·pin [láikəpin] (① シロネ属植物からつくった樹脂様製剤. ② 色素バクテリアに存在する脂肪色素).
Ly·co·po·di·a·ce·ae [làikoupòudiéisii:] ヒカゲノカズラ科, = clubmoss family.
Ly·co·po·di·um [làikoupóudiəm] ヒカゲノカズラ属(ヒカゲノカズラ科 *Lycopodiaceae* の一属).
ly·co·po·di·um [làikoupóudiəm] ヒカゲノカズラ[石松]子(ヒカゲノカズラの胞子からつくった可燃性黄色粉末), = club moss, lycopodon, vegetable sulfur.
Ly·co·pus [láikəpəs] シロネ属(シソ科 *Lamiaceae* 植物).
ly·co·rex·ia [laìkəréksiə] 食欲旺盛.
ly·co·rine [líkərin] リコリン $C_{16}H_{17}NO_4$ (ヒガンバナ *Lycoris radiata* から得られたアルカロイドで narcissine と同一物かまたはその重合体), = amarylline, belamarine.
ly·co·ri·sine [likɔ́:risin] リコリシン(ヒガンバナの球根にあるグルコフルクタンで, グルコース1分子と果糖8分子からなる).
lye [lái] ① 灰汁〔医学〕(洗浄用アルカリ液). ② アルカリ(水酸化ナトリウム, 水酸化カリウムの).
Lyell, Aian [láiəl] ライエル(イギリスの皮膚科医).
L. disease ライエル病.
L. syndrome ライエル症候群〔医学〕(種々の病的経過中に, 表皮が広範に剥離する状態をいう. 原因的には成人では薬疹, 小児ではブドウ球菌感染症のときに生ずる(SSSS). 前者では口腔粘膜, 外陰に罹患し, 出血性のびらんを生じ, 重篤である), = toxic epidermal necrolysis (TEN).
L. syndrome type drug eruption ライエル症候群型薬疹〔医学〕.
ly·go·phil·ia [làigəfíliə] 暗所嗜好症.
ly·ing [láiiŋ] ① 虚言. ② 横たわること.
l.-down dysentery 細菌性赤痢(アメーバ赤痢を歩行赤痢 walking dysentery というのに対して細菌性赤痢を横臥赤痢という).
l.-in ① 産褥の. ② 産床〔医学〕.
l.-in hospital 産院〔医学〕.
l.-in woman 褥婦〔医学〕.
l. position 臥位.
Lyman meth·od [láimən méθəd] ライマン法(血中および尿中のカルシウム測定法).
Ly·man·tria [laimǽntriə] マイマイガ[蛾]属.
L. dispar マイマイガ(幼虫は多くの植物を侵害する).
L. monacha ノンネマイマイ.
Ly·man·tri·i·dae [làiməntríidi:] ドクガ[毒蛾]科(鱗翅類の一科で, ヒトの皮膚炎を起こす), = tussock moths.
Lyme [láim] ライム(1975年, アメリカ, コネチカット州, ライム地方でライム関節炎, ライム・ボレリア病が初めて報告された).
L. arthritis ライム関節炎.
L. borreliosis ライム・ボレリア症〔医学〕.
L. disease ライム病〔医学〕(野生のシカやネズミが保菌しているボレリアがマダニを介して感染して起こる疾患. 遊走性紅斑と神経障害を特徴とする).
Lym·naea [laimní:ə] モノアラガイ[物洗貝]属(肝蛭の中間宿主となる淡水性の巻貝).
lymph- [limf] リンパとの関係を表す接頭語, = lympho-.
lymph [límf] [TA] ① リンパ, = lympha [L/TA]. ② リンパ液, 滲出液. 形 lymphoid, lymphous.
l. capillary リンパ毛細管〔医学〕.
l. cell リンパ球.
l. channel リンパ管.
l. circulation リンパ循環〔医学〕, = lymphatic circulation.
l. cords リンパ節索.
l. corpuscle リンパ球.
l. cyst リンパ嚢胞〔医学〕.
l. drainage operation リンパ液誘導〔医学〕.
l. duct リンパ管〔医学〕.
l. embolism リンパ行性塞栓症, = lymphogenous embolism.
l. fistula リンパ瘻.
l. follicle リンパ濾胞〔医学〕.
l. formation リンパ生成〔医学〕.
l. gland リンパ節(腺).
l. heart リンパ心臓〔医学〕(カエル, 魚などの器官で, リンパを循環させる).
l. node [TA] リンパ節(身体各部に分布している腺様小体で, 濾胞, 髄質, 網状細胞およびリンパ球からなり, 体液から生成されるリンパ液が輸入管から流れ込み, 輸出管から排出される器官), = lymphonodus [L/TA], nodus lymphaticus [L/TA], nodus lymphoideus [L/TA].
l. node biopsy リンパ節生検〔術〕〔医学〕.
l. node dissection リンパ節郭清〔医学〕.
l. node enlargement リンパ節腫脹〔医学〕.
l. node excision リンパ節摘除〔医学〕.
l. node graft リンパ節移植〔医学〕.
l. node hypertrophy リンパ節腫大〔医学〕.
l. node permeability factor (LNPF) リンパ節〔由来〕透過〔性〕因子〔医学〕.
l. node tuberculosis リンパ節結核〔医学〕.
l. nodes of head and neck [TA] 頭頸部のリンパ節, = nodi lymphoidei capitis et colli [L/TA].
l. nodes of lower limb [TA] 下肢のリンパ節*, = nodi lymphoidei membri inferioris [L/TA].
l. nodes of upper limb [TA] 上肢のリンパ節, = nodi lymphoidei membri superioris [L/TA].
l. nodule リンパ小節〔医学〕(リンパ様組織の小さな集合体で上皮深くに存在する), = lymph node.
l. nodules of vermiform appendix [TA] 虫垂集合リンパ小節*, = noduli lymphoidei aggregati appendicis vermiformis [L/TA].
l. plasma リンパ漿〔医学〕.
l. sacs リンパ嚢.
l. scrotum リンパ陰嚢〔医学〕(フィラリア症においてみられる), = lymphscrotum.
l. sinus リンパ腔, リンパ洞, = lymph space.
l. space リンパ空隙, リンパ洞〔医学〕.
l. stream リンパ流〔医学〕.
l. tract リンパ管系, リンパ路〔医学〕.
l. varix リンパ管瘤〔医学〕, リンパ管怒張(普通フィラリアの寄生により起こるもの), = lymphvarix, varix lymphaticus.
l. vascular リンパ管の.
l. vascular system リンパ管系〔医学〕.
l. vessel リンパ管〔医学〕.
lym·pha [límfə] [L/TA] リンパ, = lymph [TA].
lym·pha·den [límfədən] リンパ節.
lym·phad·e·nec·to·my [limfǽdinéktəmi] リンパ節切除術, リンパ節摘出〔医学〕.
lym·phad·e·nia [lìmfədí:niə] リンパ節肥大, リンパ節症〔医学〕.
l. ossea 多発〔性〕骨髄腫, = multiple myeloma.
lym·phad·e·nism [limfǽdinizəm] リンパ節病質.
lym·phad·e·ni·tis [limfæ̀dináitis] リンパ節炎〔医学〕.
l. chancrosa 横痃.
l. hyperplastica 増生性リンパ節炎.

L

l. mesenterialis oxyurica 蟯虫腸間膜リンパ腺炎.
l. purulenta 化膿性リンパ節炎.
lym·phad·e·no·cele [limfǽdinəsi:l] リンパ節嚢腫, = lymphadenocyst.
lym·phad·e·no·cyst [limfǽdinəsist] リンパ節嚢腫.
lym·phad·e·no·ec·ta·sis [limfæ̀dinouéktəsis] リンパ節拡張症.
lym·phad·e·no·gram [limfǽdinəgræ̀m] リンパ節造影像.
lym·phad·e·nog·ra·phy [limfæ̀dinágrəfi] リンパ節造影〔法〕.
lym·phad·e·no·hy·per·tro·phy [limfæ̀dinouhaipə́:trəfi] リンパ節肥大.
lym·phad·e·noid [limfǽdinɔid] ① リンパ組織の(リンパ節, 脾, 骨髄, 扁桃などの臓器と粘膜に存在するリンパ小節の総称名). ② リンパ節様の〔医学〕.
l. thyroiditis リンパ節様甲状腺炎(局所性(散在性)の甲状腺炎のこと. 甲状腺内に散在性のリンパ球や形質細胞の浸潤を認める自己免疫性甲状腺炎である), = lymphocytic thyroiditis.
l. tissue リンパ節様組織〔医学〕.
lym·phad·e·no·leu·ko·poi·e·sis [limfæ̀dinoul(j)ù:koupɔiíːsis] (リンパ節様組織における白血球形成).
lym·phad·e·no·ma [limfæ̀dinóumə] リンパ節腫〔医学〕, リンパ腺腫, リンパ腫(子宮の良性腫瘍で, 間質リンパ節と腺組織とを侵すもの), = lymphoma.
l. cell リンパ節腫細胞.
lym·phad·e·no·ma·to·sis [limfæ̀dinoumətóusis] リンパ節腫症〔医学〕.
lym·phad·e·no·path·ia mes·a·rai·ca [limfæ̀dinəpǽθiə mèsəráikə] 腸間膜リンパ節症.
lym·phad·e·nop·a·thy [limfæ̀dinápəθi] リンパ節症.
lym·phad·e·no·sis [limfæ̀dinóusis] ① 全身リンパ節症. ② リンパ性白血病.
l. aleukemica parasitaria 寄生虫性非白血病性リンパ節症, = Rhodesiar fever.
l. benigna cutis 皮膚良性リンパ節腫症.
l. cutis 皮膚リンパ性白血病, = erythrodermia lymphatica.
l. cutis circumscripta 限局性皮膚リンパ性白血病.
l. cutis universalis 汎発性皮膚リンパ性白血病.
lym·phad·e·no·to·my [limfæ̀dinátəmi] リンパ節切開〔医学〕, リンパ管切開〔医学〕.
lym·phad·e·no·va·rix [limfæ̀dinouvéəriks] リンパ節瘤, リンパ腺瘤(拡張したリンパ管の圧迫によるリンパ節の肥大).
lym·pha·gog(ue) [límfəgɑg] 催リンパ薬〔剤〕, 増リンパ物質, リンパ生成促進物質, = lymphagogum.
lym·phan·ge·i·tis [limfænʤiáitis] リンパ管炎, = lymphangitis.
lym·phan·gi·al [limfǽnʤiəl] リンパ管の.
lym·phan·gi·ec·ta·sia [limfæ̀nʤiektéiziə] リンパ管拡張〔症〕, = lymphangiectasis. 形 lymphangiectatic.
l. conjunctivae 結膜リンパ管拡張症.
lym·phan·gi·ec·ta·sis [limfæ̀nʤiéktəsis] リンパ管拡張〔症〕〔医学〕, = lymphangiectasia.
lymphangiectatic elephantiasis リンパ管拡張性象皮病(症)〔医学〕.
lym·phan·gi·ec·to·des [limfæ̀nʤiéktoudz] 限局性リンパ管腫.
lym·phan·gi·ec·to·my [limfæ̀nʤiéktəmi] リンパ管切除術.
lym·phan·gi·i·tis [lìmfænʤái:tis] リンパ管炎, = lymphangitis.
lymphangio- [limfænʤiou, -ʤiə] リンパ管との関係を表す接頭語.
lym·phan·gi·o·cav·er·no·ma [limfæ̀nʤioukæ̀vənóumə] リンパ管海綿腫〔医学〕.
lym·phan·gi·o·en·do·the·li·o·blas·to·ma [limfæ̀nʤiouèndouθì:lioublæstóumə] リンパ管内皮芽細胞腫.
lym·phan·gi·o·en·do·the·li·o·ma [limfæ̀nʤiouèndouθì:lióumə] リンパ管内皮腫〔医学〕.
lym·phan·gi·o·fi·bro·ma [limfæ̀nʤioufaibróumə] リンパ管線維腫〔医学〕.
lym·phan·gi·o·gram [limfǽnʤiəgræm] リンパ管造影図〔医学〕, = lymphoangiogram.
lym·phan·gi·og·ra·phy [limfæ̀nʤiágrəfi] リンパ管造影〔法〕〔医学〕.
lym·phan·gi·o·lei·o·my·o·ma·to·sis [limfæ̀nʤioulàiəmàioumətóusis] リンパ管平滑筋腫症〔医学〕, = lymphangiomyomatosis, pulmonary hamartoangiomyomatosis.
lym·phan·gi·ol·o·gy [limfæ̀nʤiáləʤi] リンパ管学.
lym·phan·gi·o·ma [limfæ̀nʤióuma] リンパ管腫〔医学〕.
l. capillare varicosum (限局性リンパ管腫).
l. capsulare varicosum 静脈瘤被包性リンパ管腫, = lymphangioma circumscriptum.
l. cavernosum 海綿様リンパ管腫.
l. circumscriptum 限局性リンパ管腫.
l. circumscriptum congenitale 先天性限局性リンパ管腫.
l. cysticum 嚢胞性リンパ管腫, = hygroma colli cysticum congenitale.
l. cystoides 嚢腫状〔性〕リンパ管腫.
l. of salivary gland 唾液腺リンパ管腫〔医学〕.
l. simplex 単純リンパ管腫.
l. superficium simplex 単純表在性リンパ管腫.
l. tuberosum multiplex 多発性結節性リンパ管腫(Kaposi), = hidrocystoma tuberosum multiplex.
l. verrucosum いぼ(疣)状リンパ管腫.
l. xanthelasmoideum 類黄色板リンパ管腫.
lym·phan·gi·o·my·o·ma·to·sis (LAM) [limfæ̀nʤioumàioumətóusis] リンパ管〔平滑〕筋腫症(女性の呼吸細気管支, 肺胞道, 肺胞壁などに過誤腫性に平滑筋増生が起こり, 末梢の気腔は気腫性変化を呈して閉塞性換気障害を起こす疾患), = hamartoangiomyomatosis.
lym·phan·gi·on [limfǽnʤiən] リンパ管, = vas lymphaticum.
lym·phan·gi·o·phle·bi·tis [limfæ̀nʤiouflibáitis] リンパ管静脈炎.
lym·phan·gi·o·plas·ty [limfǽnʤiəplæ̀sti] リンパ管形成術(管状絹紐を用いて行う).
lym·phan·gi·or·rha·phy [limfæ̀nʤiɔ́:rəfi] リンパ管縫縮〔医学〕.
lym·phan·gi·o·sar·co·ma [limfæ̀nʤiousɑ:kóumə] リンパ管肉腫〔医学〕.
lym·phan·gi·o·sis car·ci·no·ma·to·sa [limfæ̀nʤióusis kɑ̀:sinoumətóusə] 癌性嚢症〔医学〕.
lym·phan·gi·ot·o·my [limfæ̀nʤiátəmi] リンパ管切開〔術〕〔医学〕.
lymphangitic carcinomatosis 癌性リンパ管炎.
lym·phan·gi·tis [limfænʤáitis] リンパ管炎〔医学〕, = lymphangeiitis, lymphangitis. 形 lymphangitic.
l. capillaris (細網リンパ管炎), = lymphangitis reticularis.
l. carcinomatosa 癌性リンパ管炎(腹腔腫瘍を伴う).
l. epizootica 伝染性リンパ管炎(分芽菌の一種 *Cryptococcus* (*Blastomyces*) *farciminosus* の寄生によ

るウマの慢性伝染病で，皮下リンパ管とリンパ節との化膿性炎症），= African or Japanese glanders, lymphosporidiosis, Neapolitan farcy, pseudofarcy.
l. periuterina 子宮周囲リンパ管炎.
l. reticularis 細網リンパ管炎，= lymphangitis capillaris.
l. truncularis 幹部リンパ管炎.
l. ulcerosa pseudofarcinosa 偽馬鼻疽性潰瘍性リンパ管炎，= pseudoglanders.
lym·pha·phe·re·sis [lìmfəfərí:sis] リンパ球除去，= lymphocytapheresis.
lym·phat·ic [limfǽtik] ①リンパ管. ②リンパの〔医学〕. ③リンパ性体質.
l. abscess リンパ節膿瘍〔医学〕.
l. angina リンパ性アンギナ.
l. blockade リンパ流障害〔医学〕.
l. cachexia リンパ性悪液質〔医学〕，= Hodgkin disease.
l. capillary [TA] 毛細リンパ管，= vas lymphocapillare [L/TA].
l. circulation リンパ循環，= lymph circulation.
l. constitution リンパ体質〔医学〕.
l. cyst リンパ性嚢胞〔医学〕.
l. diathesis リンパ体質〔医学〕.
l. disease リンパ系疾患〔医学〕.
l. dissemination リンパ行性播種〔医学〕.
l. duct リンパ管.
l. dyscrasia リンパ性障害.
l. edema リンパ〔性〕浮腫，= lymphedema.
l. filariasis リンパ系フィラリア症（フィラリア（糸状虫）と呼ばれる線虫の成虫がリンパ系に寄生して発症する．バンクロフト糸状虫，マレー糸状虫，チモール糸状虫の3種が知られている．リンパ管炎に伴う発熱をくり返し，リンパ流の障害が進展するにつれ浮腫，象皮症へと発展する）.
l. filariasis granuloma リンパ性フィラリア性肉芽腫.
l. fistula リンパ瘻（リンパ管と連絡しリンパ液を排泄する異常な通路）.
l. infantilism リンパ性体質性幼稚症.
l. leukemia リンパ性白血病〔医学〕（急性ではリンパ芽球の増殖が著しい．慢性では比較的成熟したリンパ球が増加し，リンパ節，脾などの腫大が目立つ），= lymphocytic leukemia.
l. metastasis リンパ行性転移〔医学〕.
l. nodule of spleen 脾リンパ小節〔医学〕.
l. periarterial vagina リンパ性動脈周囲鞘〔医学〕.
l. permeation リンパ管内蔓延.
l. plexus [TA] リンパ叢，= plexus lymphaticus [L/TA].
l. reaction リンパ球〔性〕反応〔医学〕，リンパ性反応（腺熱においてリンパ腺腫と白血球増加とを示すこと），= serous membrane sign.
l. rete [TA] リンパ管網，= rete lymphocapillare [L/TA].
l. ring 〔咽頭〕リンパ輪，= lymphoid ring, Waldeyer–Hartz tonsillar r..
l. ring of Waldeyer ワルダイエル咽頭輪〔医学〕.
l. sarcoma リンパ性肉腫.
l. sinus リンパ洞〔医学〕.
l. system リンパ系，= absorbent system.
l. system tuberculosis リンパ系結核〔医学〕.
l. temperament リンパ質（蒼白顔色，薄髪，組織の弛緩を特徴とする気質）.
l. tissue リンパ組織〔医学〕，= lymphoid tissue.
l. tract リンパ路〔医学〕.
l. trunks and ducts [TA] リンパ本幹とリンパ管，= trunci et ductus lymphatici [L/TA].
l. type リンパ体質.
l. ulcer リンパ様潰瘍（滲出物がリンパに似た場合にいう）.
l. valvule [TA] リンパ管弁，= valvula lymphatica [L/TA].
l. vessel [TA] リンパ管（先端が盲端の脈管でリンパ球を特異的に回収するばかりでなく血管系に回収されなかった物質，細胞なども回収する），= vas lymphaticum [L/TA].
lym·phat·i·cos·to·my [limfæ̀tikástəmi] リンパ管造瘻術，リンパ管瘻造設〔医学〕.
lymphaticovenous anastomosis リンパ管静脈吻合〔医学〕.
lymphaticovenous junction リンパ管静脈間結合〔医学〕.
lym·pha·tism [límfətizəm] リンパ〔性体〕質（滲出性素質の一つで，軽度の感染に対してリンパ節およびほかのリンパ装置が侵されやすい体質）.
lym·pha·ti·tis [lìmfətáitis] リンパ管炎.
lym·phat·o·gen·ic [limfæ̀təʤénik] リンパ行性の.
lym·pha·tol·o·gy [lìmfətáləʤi] リンパ学（リンパとリンパ組織とを研究する学問）.
lym·pha·tol·y·sin [lìmfətálisin] リンパ組織融解素.
lym·pha·tol·y·sis [lìmfətálisis] リンパ組織崩壊. 形 lymphatolytic.
lym·pha·tome [límfətoum] リンパ節切除刀，= lymphotome.
lym·phec·ta·sia [lìmfəktéiziə] リンパ管拡張〔症〕.
lymph·e·de·ma [lìmfidí:mə] リンパ水腫〔医学〕，リンパ浮腫〔医学〕.
l. praecox 早発性リンパ水腫（下肢に浮腫をきたす女性の疾患），= primary lymphedema.
l. precox 早発性リンパ浮腫〔医学〕.
l. tarda 遅発性リンパ浮腫〔医学〕.
lym·phe·mia [limfí:miə] リンパ性白血病.
lym·phen·do·the·li·o·ma [lìmfəndouθì:lióumə] リンパ内皮腫〔医学〕，= lymphangioendothelioma.
lym·phen·te·ri·tis [lìmfəntiráitis] 漿液性腸炎.
lymph·ep·i·the·li·o·ma [lìmfepiθì:lióumə] リンパ上皮腫，= lymphoepithelioma.
lymph·eryth·ro·cyte [lìmfəríθrəsait] 無色赤血球，= anerythrocyte.
lym·phi·za·tion [lìmfizéiʃən] リンパ形成.
lymph·no·di·tis [lìmfnoudáitis] リンパ節炎〔医学〕.
lympho– [limfou, –fə] リンパとの関係を表す接頭語，= lymph–.
lym·pho·ad·e·no·ma [lìmf(ou)ædinóumə] リンパ節腫，= lymphadenoma.
lym·pho·an·gi·o·gram [limf(ou)ǽnʤiəgræm] リンパ管像，リンパ管造影像〔医学〕，= lymphangiogram.
lym·pho·an·gi·og·ra·phy [lìmfouæ̀nʤiágrəfi] リンパ管造影法，= lymphangiography.
lym·pho·blast [límfəblæst] リンパ芽球〔医学〕（リンパ球に成熟していく未熟細胞）.
l.–like cell line リンパ芽球系細胞株.
lym·pho·blas·the·mia [lìmfoublæ̀sθí:miə] リンパ芽球血症，= lympoblastosis.
lym·pho·blas·tic [lìmfəblǽstik] リンパ芽球の，リンパ芽球型〔医学〕.
l. erythroderma リンパ芽球性紅皮症. →lymphadenosis cutis.
l. leukemia リンパ芽球性白血病〔医学〕.
l. lymphoma リンパ芽球性リンパ腫.
l. sarcoma リンパ芽球性肉腫〔医学〕.
l. transformation リンパ芽球様幼若化〔現象〕〔医学〕.
lym·pho·blas·to·gen·e·sis [lìmfəblæ̀stəʤénisis] リンパ芽球生成.

L

lym·pho·blas·to·ma [lìmfoublæstóumə] リンパ芽球腫，リンパ芽〔細胞〕腫［医学］.
lym·pho·blas·to·mid [lìmfoublæstóumid] リンパ芽球腫性皮疹.
lym·pho·blas·to·sis [lìmfoublæstóusis] リンパ芽球症［医学］.
lym·pho·cele [límfəsi:l] リンパ嚢腫，リンパ瘤［医学］.
lym·pho·cen·trum [lìmfəséntrəm] リンパ中枢.
lym·pho·cer·as·tism [lìmfousirǽstizəm] リンパ節形成.
lym·pho·ci·ne·sia [lìmfousiní:ziə] リンパ循環，= lymphokinesis.
lym·pho·crin·ia [lìmfəkríniə] 経リンパ管運搬.
Lym·pho·cryp·to·vi·rus [lìmfəkríptəvàiərəs] リンホクリプトウイルス属（ヘルペスウイルス科の一属で，ヒトヘルペスウイルス4型などが含まれる）.
lym·pho·cyst [límfəsist] リンパ嚢腫，リンパ嚢胞［医学］，= lymphocele.
lym·pho·cys·to·sis [lìmfəsistóusis] リンパ嚢腫症.
lym·pho·cy·ta·phe·re·sis [lìmfousàitəfərí:sis] リンパ球除去，リンパ球分離［医学］，= limphapheresis.
lym·pho·cyte [límfəsait] リンパ球［医学］（リンパ組織でつくられる白血球で，末梢血液中の総白血球の22～28%を占める．機能と関連した細胞表面マーカーを用いてT細胞とB細胞に大別できる．循環リンパ球中，T細胞は65～80%，B細胞は5～15%，残りはナチュラルキラー（NK）細胞である）．㊎ lymphocytic.
l. activating factor (**LAF**) リンパ球活性化因子［医学］，= IL-1.
l. activation リンパ球活性化［医学］.
l.-activation determinant リンパ球活性化抗原決定基［医学］.
l. alloantigen リンパ球同種抗原［医学］.
l. blastogenesis リンパ球幼若化（芽球化）現象［医学］.
l. blastogenesis assay リンパ球幼若化（芽球化）試験，= lymphocyte proliferation assay.
l. blastoid formation リンパ球芽球化.
l. chemotactic factor (**LCF**) リンパ球走化性因子（リンパ球の遊走を促進する液性因子．IL-8，IL-15などを含む）.
l. cooperation リンパ球共力作用［医学］.
l. defined antigen リンパ球規定抗原［医学］（リンパ球で規定される抗原），= LD antigen.
l.-derived chemotactic factor (**LDCF**) リンパ球由来走化性因子.
l. function-associated antigen 1 (**LFA-1**) リンパ球機能関連抗原-1（すべてのリンパ球に発現し，インテグリンファミリーに属する接着分子でICAM-1，2,3をリガンドとする），= CD11a/CD18.
l. function-associated antigen 2 (**LFA-2**) リンパ球機能関連抗原-2（最も古典的なT細胞マーカー．NK細胞にも発現している．ヒツジ赤血球に結合する．LFA-3をリガンドとした接着分子として機能する），= CD2.
l. function-associated antigen 3 (**LFA-3**) リンパ球機能関連抗原-3（血液系のほとんどの細胞，上皮細胞などに発現される．LFA-2（CD2）のリガンド），= CD58.
l. hyperplasia リンパ球過形成［医学］.
l. immunity リンパ球免疫［医学］.
l. mediated cytotoxicity (**LMC**) リンパ球依存性細胞毒性試験.
l. mitogenic factor リンパ球分裂促進因子［医学］.
l. proliferation assay リンパ球増殖試験（リンパ球が特異抗原やマイトジェンで刺激されると活性化し，増殖することを利用してリンパ球の活性化能をおおまかに調べたり，抗原に感作されているかどうかを調べる方法）.
l. proliferation test リンパ球増殖試験（リンパ球芽球化試験，リンパ球幼若化試験ともいう）.
l. promoting factor (**LPF**) リンパ球増殖因子，リンパ球増加因子（百日ぜき菌毒素のことで，マウスに0.1μg注射するとリンパ球増多を起こす）.
l. receptor リンパ球レセプター（リンパ球の抗原認識をする細胞膜分子．1つのリンパ球表面には多数のレセプターが存在するが，可変部の編成に対応した抗原のみに結合するため，リンパ球の抗原認識の多様性はレセプターの可変部の多様性を反映する）.
l. stimulation test リンパ球刺激試験［医学］.
l. surface receptor リンパ球表面レセプター，= lymphocyte receptor.
l. transfer reaction リンパ球移入反応［医学］（感作あるいは非感作リンパ球をほかの個体に移入して起きる反応）.
l. transformation リンパ球幼若化反応［医学］（リンパ球がConA，PHAなどのマイトジェンあるいは抗原刺激で芽球化すること）.
l. transformation test リンパ球芽球化試験，リンパ球増殖試験.
l. transforming factor (**LTF**) リンパ球芽球化因子.
lym·pho·cy·the·mia [lìmfousaiθí:miə] リンパ球増加〔症〕.
Lymphocytic choriomeningitis virus (**LCMV**) リンパ球性脈絡髄膜炎ウイルス（アレナウイルス科のウイルスで，インフルエンザ様の症状や髄膜炎を起こす）.
lym·pho·cyt·ic [lìmfəsítik] リンパ球性の［医学］.
l. choriomeningitis リンパ球性脈絡髄膜炎［医学］（急性ウイルス性髄膜炎で，5～12日の潜伏期後髄膜に高度のリンパ球浸潤を起こし，倦怠，頭痛，嘔吐，発熱，頸部硬直および徐脈を特徴とする），= acute aseptic meningitis, acute benign lymphocytic meningitis, benign lymphocytic choriomeningitis, epidemic serous meningitis.
l. depletion リンパ球減少型［医学］.
l. drop リンパ球急減［医学］.
l. hypophysitis リンパ球性下垂体炎.
l. index リンパ球指数［医学］.
l. infiltration of skin 皮膚リンパ球浸潤症.
l. interstitial pneumonia (**LIP**) リンパ球性間質性肺炎［医学］.
l. leukemia リンパ球性白血病［医学］，リンパ性白血病（急性と慢性がある）.
l. leukemoid reaction リンパ球性類白血病反応.
l. leukocytosis リンパ球増加〔症〕.
l. lymphoma リンパ球性リンパ腫［医学］.
l. meningitis リンパ球性髄膜炎［医学］，= acute aseptic meningitis.
l. predominance リンパ球優勢型［医学］.
l. sarcoma リンパ〔細胞〕肉腫［医学］.
l. thyroiditis リンパ球性甲状腺炎，= lymphadenoid thyroiditis.
l. transformation factor リンパ球〔形質〕幼若化因子［医学］.
lym·pho·cy·to·blast [lìmfousáitəblæst] リンパ芽球の，= lymphoblast.
lym·pho·cy·to·ma [lìmfousaitóumə] リンパ球腫，リンパ腫，リンパ細胞腫［医学］，= lymphoma.
l. cutis 皮膚リンパ球腫（皮膚良性リンパ節腫症），= limphadenosis benigna cutis.
lym·pho·cy·to·ma·to·sis [lìmfousàitoumətóusis] リンパ球腫症.
lym·pho·cy·to·pe·nia [lìmfousàitoupí:niə] リンパ球減少〔症〕［医学］，= lymphopenia.

L

lympho(cyto)penic center リンパ球減少中心〔医学〕.
lymphocytopenic hypogammaglobulinemia リンパ球減少性低ガンマグロブリン血〔症〕〔医学〕, = lymphopenic hypogammaglobulinemia.
lym·pho·cy·to·phe·re·sis [lìmfousàitəfərí:sis] リンパ球除去(血液中よりリンパ球のみを除去し，残りを供血者にもどす方法).
lym·pho·cy·toph·thi·sis [lìmfousaitáfθisis, –tou-θís–] リンパ球消失症，リンパ球消耗〔医学〕, = alymphocytosis.
lym·pho·cy·to·poi·e·sis [lìmfousàitoupɔií:sis] リンパ球生成，リンパ球形成〔医学〕.
lym·pho·cy·to·poi·et·ic [lìmfousàitoupɔiétik] リンパ球増殖性の.
lym·pho·cy·tor·rex·is [lìmfousàitəréksis] リンパ球崩壊(リンパ球が破壊あるいは破裂する現象).
lym·pho·cy·to·sis [lìmfousaitóusis] リンパ球増加〔症〕〔医学〕. 形 lymphocytotic.
l. promoting factor (**LPF**) リンパ球増加〔症〕促進因子〔医学〕.
l. stimulating factor (**LSF**) リンパ球増加刺激因子〔医学〕.
lym·pho·cy·tot·ic [lìmfousaitátik] リンパ球性の.
lym·pho·cy·to·tox·ic·i·ty [lìmfousàitətaksísiti] リンパ球傷害性.
lym·pho·cy·to·tox·in [lìmfousàitətáksin] リンパ球毒素〔医学〕(リンパ球に対する特異的毒物).
lym·pho·der·mia [lìmfoudə́:miə] 皮膚リンパ管症.
lym·pho·duct [límfədʌkt] リンパ管〔医学〕.
lym·pho·e·de·ma [lìmfoui:dí:mə] リンパ浮腫.
lymphoepithelial cyst リンパ上皮性嚢胞.
lymphoepithelial symbiosis リンパ球上皮共生〔医学〕.
lymphoepithelial tumor リンパ上皮性腫瘍(Regaud, Schmincke らが記載した腫瘍で，扁桃腺のリンパ装置から発生する).
lym·pho·ep·i·the·li·o·ma [lìmfouèpiθì:lióumə] リンパ上皮腫〔医学〕(鼻咽部リンパ節の上皮細胞癌), = Schminckes tumor.
lymphoepitheloid lymphoma リンパ類上皮細胞性リンパ腫.
lym·pho·eryth·ro·cyte [lìmfouiríθrəsait] 血色素を含有しない無核赤血球.
lym·pho·gan·glin [lìmfəgǽŋglin] リンホガングリン(ウシリンパ節のアセトンまたはアルコールエキスで動物に静注すると降圧作用を示す).
lym·pho·gen·e·sis [lìmfəʤénisis] リンパ球生成〔医学〕, リンパ球新生〔医学〕. 形 lymphogenic, lymphogenetic.
lymphogenic tuberculosis リンパ行性結核〔医学〕, リンパ管転移性結核症, = lymphogenous tuberculosis.
lym·phog·e·nous [limfáʤənəs] リンパ行性〔の〕.
l. dissemination リンパ行性伝播.
l. dysplasia リンパ系異形性.
l. embolism リンパ行性塞栓症〔医学〕.
l. follicle リンパ濾胞.
l. hypoplasia リンパ系低形成.
l. infection リンパ行性感染〔医学〕.
l. leukemia リンパ性白血病, = lymphatic leukemia.
l. metastasis リンパ行性転移〔医学〕.
l. tuberculosis リンパ行性結核〔医学〕.
lym·pho·glan·du·la [lìmfəglǽndjulə] リンパ節, = lymph node, lymphonodus.
l. subclavicularis 左鎖骨上窩リンパ節(Virchow).
l. subinguinalis profunda 深鼡径リンパ節, = Rosenmüller gland.
lym·pho·go·nia [lìmfougóuniə] リンパ芽球〔医学〕(リンパ節濾胞，静脈洞，胚芽中心などにある幼若型), = lymphoblast.
lym·pho·gran·u·lo·ma [lìmfougræ̀njulóumə] リンパ肉芽腫〔医学〕(Hodgkin 病).
l. benignum 良性リンパ肉芽腫, = Boeck sarcoid, Schaumann benign lymphogranuloma.
l. inguinale 鼡径リンパ肉芽腫症〔医学〕(*Chlamydia trachomatis* による性感染症で，外陰部に丘疹，水疱を生じ，鼡径リンパ節の腫脹をきたす．第四性病), = lymphogranuloma venereum, lymphopathia venerea, poradenitis nostras, Frei disease, Nicolas–Favre d., fifth venereal d., climatic bubo, tropical b., Durand–Nicolas–Favre d..
l. inguinale venereum 性病性鼡径リンパ肉芽腫〔医学〕.
l. venereum 性病性リンパ肉芽腫症, = lymphogranuloma inguinale.
l. venereum antigen 性病性リンパ肉芽腫抗原, = Frei antigen.
lym·pho·gran·u·lo·ma·to·sis [lìmfougræ̀njuloumətóusis] リンパ肉芽腫症〔医学〕(第四性病).
l. benigna シャウマン良性リンパ肉芽腫症(第四性病. Schaumann), = lupus pernio.
l. cutis 皮膚リンパ肉芽腫症, = lymphomatosis granulomatosa.
l. inguinalis 鼡径リンパ肉芽腫症, = lymphogranuloma inguinale, lymphogranuloma venereum.
l. maligna 悪性リンパ肉芽腫症, = Hodgkin disease.
lym·phog·ra·phy [limfágrəfi] リンパ〔系〕造影〔法〕〔医学〕.
lym·pho·he·ma·tog·e·nous [lìmfouhì:mətáʤənəs] リンパ血行性の〔医学〕.
lym·phoid [límfɔid] リンパの，リンパ〔球〕様の.
l. cell リンパ性細胞，リンパ球，リンパ様細胞，リンパ系細胞，類リンパ球, = lymphoidocyte.
l. corpuscle 類リンパ球.
l. dendritic cell リンパ組織性樹状細胞〔医学〕.
l. dysplasia リンパ系異形成〔症〕.
l. follicle リンパ濾胞〔医学〕.
l. hyperplasia リンパ組織過形成〔医学〕.
l. hyperplasia of terminal ileum 回腸末端リンパ濾胞過形成〔医学〕.
l. hypoplasia リンパ系形成不全.
l. interstitial pneumonia (**LIP**) リンパ性間質性肺炎.
l. leukocyte 類リンパ球(リンパ球と単球との総称).
l. nodules [TA] リンパ小節, = noduli lymphoidei [L/TA].
l. organ リンパ〔様〕器官.
l. polyp リンパ濾胞性ポリープ〔医学〕.
l. ring リンパ咽頭輪.
l. stem cell リンパ性幹細胞，リンパ芽細胞.
l. stroma リンパ様基質〔医学〕.
l. system [TA] リンパ系(リンパ組織，リンパ系組織，免疫担当細胞が分化，増殖する，骨髄，胸腺などの中枢性リンパ組織と抗原に対する免疫反応に関与する末梢性リンパ組織(リンパ節，扁桃，パイエル板など)を総称してさす), = systema lymphoideum [L/TA].
l. tissue リンパ様組織，リンパ組織〔医学〕.
l. triangle = Waldeyer tonsillar ring.
l. tubercle リンパ球性結核.
l. tuberculosis リンパ節結核症.
l. wandering cell リンパ性遊走細胞.
lym·phoi·dec·to·my [lìmfɔidéktəmi] リンパ節切除術.
lym·phoi·do·cyte [limfɔ́idəsait] 類リンパ球，リ

ンパ球様細胞〔医学〕(リンパ球をはじめ種々のリンパ球様細胞に分化しうると考えられた原始間葉細胞. Pappenheim), = hemocytoblast.

lym·phoi·do·tox·e·mia [limfɔidətɑksí:miə] 類リンパ質, = lymphatism.

lym·pho·ken·tric [lìmfəkéntrik] リンパ球形成刺激性.

lym·pho·kine [límfəkain] リンホカイン(リンパ球が活性化されて分泌する液性因子のなかで抗体成分を除いたものの総称. インターロイキンとして整理されてきている).

l. activated killer cell リンホカイン活性化キラー細胞〔医学〕, LAK 細胞(リンパ球を IL-2 添加で培養して得られる, 非特異的な抗腫瘍細胞活性をもったキラー細胞の総称).

l. activated killer cell therapy リンホカイン活性キラー細胞療法〔医学〕.

lym·pho·ki·ne·sis [lìmfoukainí:sis] ① リンパ〔液〕運動(半規管内の). ② リンパ〔液〕循環(全身の).

lym·pho·leu·ko·cyte [lìmfoulјú:kəsait] リンパ球, = lymphocyte.

lym·phol·o·gy [limfáləʤi] リンパ学, = lymphangiology.

lym·phol·y·sis [limfálisis] リンパ球溶解現象.

lym·pho·lyt·ic [lìmfəlítik] リンパ球溶解性の.

lym·pho·ma [limfóumə] リンパ腫〔医学〕(リンパ組織からなる腫瘍). 形 lymphomatous.

L

lym·pho·ma·toid [limfóumətɔid] リンパ腫様の.

l. papulosis リンパ腫様丘疹症(皮膚に壊疽性丘疹を慢性, 再発性に生じ, 組織学的に悪性リンパ腫に類似する).

l. polyposis リンパ腫様ポリポーシス.

lym·pho·ma·to·sis [lìmfoumətóusis] リンパ腫症〔医学〕, リンパ節症(主としてリンパ球の増殖による腫瘍の全身性疾患).

l. granulomatosa 肉芽腫性リンパ腫症(皮膚リンパ組織に腫瘍性肉芽を起こしたもの. Fränkel), = lymphogranulomatosis cutis.

l. leukemica 白血性リンパ腫症(リンパ性白血病のこと).

lymphomatous goiter リンパ腫性甲状腺腫(Hashimoto), = struma lymphomatosa.

lymphomatous thyroiditis リンパ球性甲状腺炎〔医学〕.

lym·pho·meg·a·lo·blast [lìmfouméɡələblæst] 白色巨赤芽球(ヘモグロビンを含まない巨赤芽球).

lym·pho·moid [límfəmɔid] 類リンパ腫〔医学〕.

lym·pho·mon·o·cyte [lìmfoumánəsait] 大単核細胞(単球), リンパ単球.

lym·pho·my·e·lo·cyte [lìmfoumáiələsait] リンパ球様骨髄細胞, = myeloblast.

lym·pho·my·e·lo·ma [lìmfoumaiəlóumə] リンパ性骨髄腫〔医学〕.

lym·pho·myx·o·ma [lìmfoumiksóumə] リンパ性粘液腫.

lym·pho·no·di [lìmfounóudai] リンパ節(lymphonodus の複数).

l. buccales 頬リンパ節.

l. buccinatoriae 頬筋リンパ節.

l. cervicales 頸リンパ節.

l. faciales 顔面リンパ節.

l. linguales 舌リンパ節.

l. occipitales 後頭リンパ節.

l. paramandibulares 顎傍リンパ節.

l. paroticidi 耳下腺リンパ節.

l. praelaryngici 喉頭前リンパ節.

l. retroauriculares 耳介後リンパ節.

l. retropharyngici 咽頭後リンパ節.

l. submandibulares 顎下リンパ節.

l. submentales オトガイ下リンパ節.

lym·pho·nod·u·li [lìmfounádјulai] リンパ小節(lymphonodulus の複数).

l. aggregati 集合リンパ小節(パイエル板), = Peyer patches.

l. lienis 脾小節.

l. solitarii 孤立リンパ小節.

lym·pho·nod·u·lus [limfounádјuləs] リンパ小節. 複 lymphonoduli.

lym·pho·no·dus [lìmfounóudəs] [L/TA] リンパ節, = lymph node [TA]. 複 lymphonodi.

lym·pho·pae·nia [lìmfoupí:niə] リンパ球減少〔症〕, = lymphopenia.

lym·pho·path·ia [lìmfəpǽθiə] リンパ異常症, リンパ管症, = lymphopathy.

l. venerea 性病性リンパ肉芽腫〔医学〕.

l. venereum 性病性リンパ異常症.

lym·phop·a·thy [limfápəθi] リンパ異常症, リンパ管症, = lymphopathia.

lym·pho·pe·nia [lìmfoupí:niə] リンパ球減少〔症〕(末梢血液中のリンパ球数が正常値以下になること), = lymphopaenia, lymphocytopenia.

lym·pho·pep·ti·dase [lìmfoupéptideis] リンパペプチダーゼ(子ウシ胸腺に存在するポリペプチダーゼ).

lym·pho·plasm [límfəplæzəm] 海綿状基質, = spongioplasm.

lymphoplasmacellular disorders リンパ形質細胞疾患.

lym·pho·plas·ma·phe·re·sis [lìmfouplæ̀zməfərí:sis] リンパプラスマフェレーシス, リンパ血漿除去.

lym·pho·plas·mia [lìmfəplǽzmiə] 赤血球無色症.

lym·pho·plas·ty [límfəplæ̀sti] リンパ管形成術.

lym·pho·poi·e·sis [lìmfoupɔií:sis] リンパ球生成〔医学〕, リンパ球新生〔医学〕.

lym·pho·poi·et·ic [lìmfoupɔiétik] リンパ球産生の.

l. cell リンパ球生成(新生)細胞〔医学〕.

lym·pho·pro·lif·er·a·tive [lìmfouprəlífərətiv] リンパ球増殖性の.

l. disease リンパ増殖性疾患.

l. disorder リンパ球増殖性疾患, = immunoproliferative syndrome.

l. syndrome リンパ増殖性症候群〔医学〕.

lym·pho·pro·te·ase [lìmfoupróutieis] (リンパ球に存在するタンパク質分解酵素).

lym·pho·re·tic·u·lar [lìmfouritíkјulər] リンパ網内系の.

l. system リンパ細網系, リンパ細網組織(リンパ球, マクロファージを主体とした生体防御機構).

l. tissue リンパ細網組織〔医学〕.

lym·pho·re·tic·u·lo·sis [lìmfouretìkјulóusis] リンパ性〔細〕網内〔皮〕症〔医学〕.

l. benigna 良性帯径リンパ腫症(ネコひっかき病として知られ, 感染ネコの掻傷により細菌が侵入するリンパ節疾患), = cat-scratch disease, subacute benign inoculation lymphadenitis.

lym·phor·rhage [límfəreiʤ] リンパ流出〔医学〕, リンパ漏, = lymphorrhagia.

lym·phor·rha·gia [lìmfəréiʤiə] リンパ流出, リンパ漏, = lymphorrh(o)ea.

lym·phor·rh(o)ea [lìmfərí:ə] リンパ漏〔医学〕.

lym·phor·rhoid [límfərɔid] 肛門周囲リンパ管の限局性拡張.

lym·pho·sar·co·leu·ke·mia [lìmfousà:kouljuːkí:miə] 白血病性リンパ肉腫.

lym·pho·sar·co·ma [lìmfousɑːkóumə] リンパ肉腫〔医学〕.

l.-cell leukemia リンパ肉腫細胞性白血病（リンパ肉腫（悪性リンパ腫の一型）に併発または続発する白血病）.

lym·pho·sar·co·ma·to·sis [lìmfousɑ̀:koumətóusis] リンパ肉腫症〔医学〕（Kundrat は独立疾患とみたが，Apitz は無白血病性リンパ腫症と考えた）.

lym·pho·sar·co·moid [lìmfousɑ́:kəmɔid] 類リンパ肉腫〔医学〕.

lym·pho·spo·ri·di·o·sis [lìmfouspɔ̀:ridióusis] 伝染性リンパ管炎，= lymphangitis epizootica.

lym·phos·ta·sis [limfɑ́stəsis] リンパうっ滞.

lymphotactin リンホタクチン.

lym·pho·tax·is [lìmfətǽksis] 趨リンパ球性.

lym·pho·tism [límfətizəm] リンパ症.

lym·pho·tome [límfətoum] リンパ節切除刀.

lym·phot·o·my [limfɑ́təmi] リンパ系解剖学.

lym·pho·tox·e·mia [lìmfətɑksí:miə] リンパ中毒症，= status lymphaticus.

lym·pho·tox·in (LT) [lìmfətɑ́ksin] リンホトキシン（腫瘍壊死因子βともいう）.

lym·phot·ro·phy [limfɑ́trəfi] リンパ栄養（血管のない組織に，血液でなくリンパによって栄養すること）.

lymphovenous anastomosis リンパ管静脈吻合〔医学〕.

lymphovenous septic(a)emia リンパ管静脈性敗血症.

lymphron allergy リンパ球系アレルギー.

lymph·scro·tum [limfskróutəm] リンパ陰嚢（フィラリアの感染による陰嚢象皮症）.

lym·phu·ria [limfjú:riə] リンパ尿〔症〕〔医学〕.

lymph·var·ix [limfvéəriks] リンパ管怒張，リンパ管瘤（リンパ管の閉鎖によるリンパ管の腫脹）.

Lynch, Henry T. [línʧ] リンチ（アメリカの腫瘍学者）.

L. syndrome リンチ症候群（1970年 Lynch の報告による常染色体優性遺伝を呈する大腸癌），= hereditary non-polyposis colorecal cancer.

Lynen, Feodor [láinən] リネン（1911-1979，ドイツの生化学者．コレステロールと脂肪酸の生合成の機構と調節に関する研究により，K. Bloch とともに1964年度ノーベル医学・生理学賞を受けた）.

lyn·es·tre·nol [linéstrənɔ:l] リネストレノール [化] 17α-ethinylestr-4-en-17β-ol（黄体ホルモン薬）.

ly(o)- [lai(ou), lai(ə)] 溶解の意味を表す接頭語.

ly·o·chrome [láiəkroum] リオクローム，= flavin.

l. malt リオクローム麦芽，= maltoflavin.

ly·o·en·zyme [làiouénzaim] 細胞外酵素（細胞内酵素 desmoenzyme に対立する語）.

ly·o·gel [láiəʤəl] 含水ゲル.

ly·ol·y·sis [laiɑ́lisis] リオリシス，加溶媒分解，= solvolysis.

Lyon, B. B. Vincent [láiən] リオン（1880-1953，アメリカの医師）.

L. method リオン試験（胆道疾患の試験法），=（Meltzer-）Lyon test.

Lyon, Mary Frances [láiən] ライオン（1925生，イギリスの遺伝学者）.

L. hypothesis ライオン仮説〔医学〕，不活性X染色体説，= lyonization.

Lyon tube ライオン管（一端を封鎖し，他端を毛細管に引き延ばし，その側面に小孔をあけたガラス管で，皮膚穿刺による採血に用いる）.

ly·on·i·za·tion [làiənizéiʃən] X染色体不活化，ライオニゼーション〔医学〕（あたかもヘミ接合体で伴性で劣性の表現型を示すようなヘテロ接合体の雌を性格づける用語．例えば血友病でない男性を生む血友病の母親などがある．Lyon の仮説によれば，ある特定の組織をつくるすべての細胞において正常型対立遺伝子をもつ方のX染色体が不活性化される場合に起きる現象）.

ly·o·phile [láiəfail] 乳濁性の，親液性の（膠質溶液において，分散媒と分散相との間に強い結合のあることで，分散媒が水であれば親水性 hydrophil という），= lyophilic.

l. colloid 乳濁膠質．→ hydrophilic colloid.

l. polymer 親液性重合体.

l. process 凍結乾燥法（血漿の），親液性過程（生物学的材料を凍結し，真空中にて低温で乾燥する方法で，cryochem，desivac などの方法をいう），= lyophile-process method.

ly·o·phil·ic [làiəfílik] 親液性〔医学〕，= lyophile.

l. colloid 乳濁膠質，= emulsion colloid.

l. polymer 親液性重合体〔医学〕.

ly·oph·i·li·za·tion [laiɑ̀fil(a)izéiʃən] ① 親液性化．② 凍結乾燥〔医学〕，= lyophil method.

lyophilized biologicals 凍結乾燥生物学的製剤，ライオフル法生物学的製剤.

lyophilized plasma 凍結乾燥血漿〔医学〕.

lyophilized vaccine 凍結乾燥ワクチン〔医学〕.

ly·o·phobe [láiəfoub] 懸濁性の，疎液性の，疎媒性の（コロイド溶液において，分散媒と分散相との間の親和性が弱いこと）．[形] lyophobic.

l. colloid 疎液コロイド.

l. surface 懸濁表面.

ly·o·pho·bic [làioufóubik] 疎液性〔医学〕.

l. colloid 疎液膠質，= suspension colloid.

ly·o·sol [láiəsəl] 液性ゾル（分散媒が液体であるゾル）.

ly·o·sorp·tion [làiəsɔ́:pʃən] 溶媒吸収（溶液の溶媒が選択的に吸収されること）.

ly·o·trop·ic [làiətrɑ́pik] 離液性の，趨解性の，離水性の.

l. colloid 親液性コロイド，= hydrophilic colloid.

l. ionic series 離液イオン系列（細胞原形質に対する膨張作用に基づく各種イオンの配列順序，親水コロイドの塩析における電解質イオンの効果の順序などをいう），= Hofmeister series.

l. series 離液系列〔医学〕（タンパク質の塩析，膠質の粘稠度などに対するイオンの効果の順序），= Hofmeister series.

ly·pe·ma·nia [làipiméiniə] うつ病，= melancholia.

ly·per·o·phre·nia [làipiroufrí:niə] メランコリー，= melancholia.

ly·po·thy·mia [làipouθáimiə] メランコリー.

ly·pres·sin [laiprésin, láipres-] リプレシン（抗利尿・血管収縮ホルモン）.

ly·ra [láirə] 脳琴（脳弓体後脚で海馬交連を含む），= lyra Davidis, l. of David, l. of fornix, psalterium.

l. of vagina 腟ヒダ，= vaginal rugae.

l. uterina 子宮頸部活樹（棕状ヒダ），= arbor vitae uteri.

Lys リジン基（リジン lysine またはペプチド中のリジン基の記号）.

lys- [lais] 溶解を意味する接頭語，= lyso-.

ly·sate [láiseit] ① 溶解質（細胞が崩壊して生ずる物質）．② 分解質（動物性組織を人工的に消化分解してつくった薬品）.

l. vaccine 濾液ワクチン（*Pseudomonas aeruginosa* の培養液を濾過してつくったもの）.

lyse [láis] 溶解する，溶解させる.

lysed [láist] 溶解した，分解した.

ly·se·mia [laisí:miə] 血液崩壊，溶血.

Ly·sen·ko·ism [liséŋkouizəm]（ロシア植物栽培家 Trofim Lysenko (1898-1976) が提唱した獲得形質が遺伝するという説）.

L

ly·ser·gic ac·id [laisə́:ʤik ǽsid] リゼルグ酸 ㊎7-methyl-4,6,6a,7,8,9-hexalydro-[4,3-f,g]quinoline-9-carboxylic acid（バッカクアルカロイドの母体で，その異性体イソリゼルグ酸とともにトリペプチドまたはアミノプロパノールと結合してバッカクアルカロイド類を形成する）.

ly·ser·gi·de (LSD) [láisə:ʤaid] リセルギド ㊎ *N,N*-diethyllysergamide $C_{20}H_{25}N_3O$（幻覚誘発剤）. → LSD.

Lysholm grid [líshoum gríd] リスホルムグリッド（X 線撮影における散乱線除去のための格子法の一つ）.

lys(i)- [lais(i)] 離れる，ゆるめることの意味を表す接頭語.

lys·i·din [lísidin] リシジン ㊎ methylglyoxalidine $C_4H_8N_2$（赤色結晶，尿酸溶媒として用いられる）.
l. bitartrate 二酒石酸リシジン（白色結晶で純リシジンに比べて溶媒性ははるかに低い）.

ly·sig·e·nous [laisíʤənəs] 破生的（細胞が分裂して生ずる細胞間隙についていう），= lysigenic.
l. aerenchyma 破生通気組織（破生細胞間隙が連続して空気の流通を行うようになった組織）.
l. intercellular space 破生細胞間隙（細胞自体が破壊してできた細胞間隙）.
l. secretory tissue 破生分泌組織（破生細胞間隙に分泌物が貯蔵されたもの）.

ly·sim·e·ter [laisímitər] 溶解計（物質の溶解度を測る器械）.

L

ly·sin [láisin] ① 溶解素［医学］（アルファ溶解素ともいい，細胞または血球の溶解作用をもつ抗体）. ② 線維素分解素（prolysin の活性化物で，Lewis と Ferguson の用いた術語），= fibrinolysin, plasmin, tryptase.

ly·sine [láisi:n] リジン ㊎ α-ε-diaminocaproic acid $NH_2(CH_2)_4CH(NH_2)COOH$ (Ellinger, 1900)（Drechsel が1889年に単離したもので，タンパクの水解により生成される α-アミノ酸）.
l. intolerance リジン不耐症.
l.-iron agar リジン・鉄培地（リジン脱炭酸反応など細菌の性状試験に用いられる）.

L-lysine hydrochloride L-リジン塩酸塩 ㊎ (2*S*)-2,6-diaminohexanoic acid monohydrochloride $C_6H_{14}N_2O_2 \cdot HCl$：182.65（塩酸 L-リジン，塩酸リジン．アミノ酸，必須アミノ酸の1つ．欠乏症としては発育不全，体重減少，食欲不振などがあげられる．細胞内での寿命は短く体内で再生されない）.

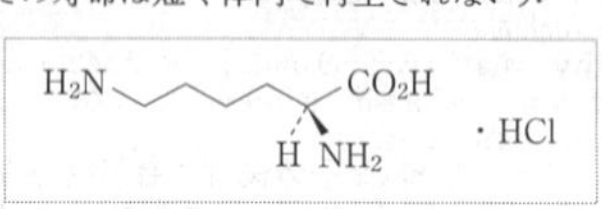

ly·sin·o·gen [laisínəʤən] 溶解素原.

ly·sin·o·gen·e·sis [laisìnəʤénisis] ① リジン症（体内にリジンが異常に蓄積して，腎結石症を誘発することがある）. ② 肺綿塵症（木綿線維の吸入による肺塵症の一つ）.

ly·sin·u·ria [làisinjú:riə] リジン尿〔症〕［医学］.

lysinuric protein intolerance リジン尿性タンパク不耐症.

ly·sis [láisis] ① 溶解［医学］，崩壊（細胞または細菌が特異抗体により破壊される現象）. ② 渙散（漸次に熱が降下し，または症状が軽減すること）.
l. by antibody 抗体性溶解〔現象〕［医学］.
l. inhibition 溶解阻止［医学］.
l. of adhesions 癒着剥離術（卵管形成術の一つ）.
l. reaction 溶解〔反応〕，= cytotoxic reaction.

lyso- [laisou, -sə] 溶解または崩壊の意味を表す接頭語.

ly·so·bac·te·ria [làisoubæktí:riə] 溶解性バクテリア.

ly·so·ceph·a·lin [làisəséfəlin] リゾケファリン（ヘビ毒によりケファリンから不飽和脂肪酸基が除去された化合物で，lysolecitin に類似し溶血作用がある），= lysokephalin.

ly·so·cy·thin [làisəsáiθin] 細胞溶解素（動物毒と体組織，特に濾出した血液との接触により生ずる物質で，細胞を破壊する作用がある）.

ly·so·gen [láisəʤən] ① リゾゲン（リシン産生を促す抗原）. ② 溶原菌（溶原性の状態の細菌）. ③ 溶原［医学］（溶解を起こすもの）. 形 lysogenic.

ly·so·gen·e·sis [làisəʤénisis] 溶〔解素〕原生成［医学］.

ly·so·gen·ic [làisəʤénik] 溶原性［医学］.
l. bacteria 溶原菌（ファージゲノムをもちながら増殖する細菌）.
l. conversion 溶原化変換［医学］（細菌の胞体がファージの感染を受けて溶原化されるとともに，その形質に変異が起こる現象．Lederberg）.
l. factor 溶原因子，= bacteriophage.
l. induction 溶原性誘導.
l. phase 溶菌素発生期.
l. response 溶原化応答［医学］.
l. strain 溶原性菌，溶原株［医学］.

ly·so·ge·nic·i·ty [làisouʤənísiti] 溶原性［医学］（テンペレートファージの感染により成立する宿主細菌の状態．紫外線照射などの誘因によりファージの増殖の起こり得る状態），= lysogeny.

ly·so·ge·ni·za·tion [làisouʤènizéiʃən] 溶原化［医学］.

ly·sog·e·ny [laisáʤəni] 溶原性［医学］. → lysogenicity.

ly·so·keph·a·lin [làisəkéfəlin] リソケファリン，= lysocephalin.

lysol solution リゾール液.

ly·so·lec·i·thin [làisəlésiθin] リゾレシチン（レシチンから不飽和脂肪酸基を除いたもので，強力な溶血作用を示す）.

ly·so·phos·pha·tide [làisəfásfətaid] リゾフォスファチド（リン酸塩からコブラ毒の作用により脂肪酸1分子を除去した化合物）.

ly·so·phos·pha·tid·ic ac·id [làisoufàsfətídik ǽsid] リゾホスファチジン酸（リゾリン酸の一種．ホスファチジン酸のグリセロールの1位または2位の脂肪酸1分子がとれたもの）.

ly·so·phos·pho·li·pase [làisoufàsfəláipeis] リゾホスホリパーゼ，= phospholipase B.

ly·so·phos·pho·lip·id [làisoufàsfəlípid] リゾリン脂質.

lysosomal disease リソソーム病（遺伝子の突然変異により，特定の物質のリソソームにおける消化機能にのみ障害が現れ，その物質がリソソームに蓄積し，病気としての症状を起こす場合をいう．H. G. Hers, 1965），= Harrison disease, lysosomal storage d..

lysosomal enzyme リソソーム酵素［医学］，分解酵素［医学］.

lysosomal storage disease リソソーム蓄積症，= lysosomal disease.

ly·so·some [láisəsoum] リソソーム，ライソゾーム（細胞内外の生体高分子物質を低分子にまで分解する細胞内小器官．水解小体ともいう）.

ly·so·staph·in [laisəstǽfin] リソスタフィン（ブドウ球菌 *Staphylococcus simulans* biovar staphylolyticus がつくる抗菌性酵素）.

ly·so·type [láisətaip] 溶菌型［医学］.

ly·so·zyme [láisəzaim] リゾチーム（涙，白血球，粘液，卵白，臓器および植物中にも存在する酵素で，特に *Micrococcus luteus* および他の細菌を溶解する.

EC 3.2.1.17. 1922年 A. Fleming により発見された), = globulin G_1, Longsworth, muramidase, *N*-acetylmuramide glycanohydrolase.

l.-ethylenediamine tetraacetic acid リゾチーム・エチレンジアミン四酢酸〔医学〕.

lys·sa [lísə] 恐水病〔医学〕, 狂犬病〔医学〕, = hydrophobia, rabies. 形 lyssic.

Lys·sa·vi·rus [lísəvaiərəs] リッサウイルス属(ラブドウイルス科の一属で, 狂犬病ウイルスが含まれる).

lys·sin [lísin] リシン(① 狂犬病ウイルス, ② 狂犬病ウイルスからつくった薬品), = hydrophobium.

lys·so·dex·is [lìsədéksis] 狂犬咬傷.

lys·soid [lísɔid] 狂犬病様の, 精神病様の.

lys·so·pho·bia [lìsoufóubiə] 狂犬〔病〕恐怖〔症〕〔医学〕, = hydrophobophobia, pseudohydrophobia.

Lyster, William J. L. [lístər] リスター(1869–1947, アメリカの軍医).

L. bag リスター袋(戦場などで飲料水などの供給に用いるゴム裏付きの布袋).

L. tube リスター管(次亜塩素酸カルシウムを充満した管で, 戦場にて飲用水をつくるために用いる).

ly·syl [láisil] リシル基 ($H_2N(CH_2)_4CH(NH_2)CO$–).

l. hydroxylase リシルヒドロキシラーゼ, = lysyl 2-oxoglutarate dioxygenase.

l. oxidase リシルオキシダーゼ.

Lyt antigens Lyt 抗原(マウス T 細胞上に表現されている同種抗原の一群. T 細胞サブクラスを区別に使用される. Lyt-1).

ly·te·ri·an [laití:riən] ① 渙散期に近い(症状軽減の兆があることについていう). ② 溶解の兆がある.

lyt·ic [lítik] ① 渙散性の. ② 溶菌の, 溶菌素生成の.

l. cocktail 遮断カクテル〔医学〕, 混合遮断薬(Laboritt が1951年に人工冬眠をひき起こすために提唱した薬剤の組み合わせ).

l. cocktail of autonomic blocking 自律神経遮断カクテル〔医学〕.

l. factor 溶解因子(凝血機序において線維素 fibrin を溶解するタンパク分解酵素. Milstone).

l. infection ① 渙散感染(持続した高熱が数日間で徐々に平熱に復する感染症). ② 溶菌感染〔医学〕.

l. nephritic factor 溶解性腎炎因子〔医学〕.

l. reaction 溶菌反応〔医学〕.

l. response 溶菌応答〔医学〕.

l. unit (LU) 溶血ユニット(補体の溶血性活性の表し方. 最少溶血量(MHD, CH_{100}), 50%溶血単位(CH_{50})など).

lyt·ta [lítə] 狂犬病, = lyssa.

lyx·on·ic ac·id [liksánik ǽsid] リキソン酸 $CH_2OH(CHOH)_3COOH$ (tetrahydroxy valeric acid の異性体).

lyx·ose [líksouz] リキソース(合成五炭糖 aldopentose の一つで, リボース, アラビノース, ザイロースの異性体).

lyze [láiz] 溶解する.

L

M

μ　ミュー（mu．ギリシャ語アルファベット第12字）．→mu，Mu．

μ meson　ミュー中間子．

μ sec　microsecond 100万分の1秒の記号．

μg　microgram マイクログラムの記号．

μm　micrometer マイクロメートルの記号．

μμg　micromicrogram マイクロマイクログラムの記号．

M　① macerate 水浸するの略．② male 男性（雄）の略．③ maximum 最大の略．④ meter メートルの記号．⑤ milli- 千分の一の略．⑥ milli-liter 千分の一リットルの記号．⑦ minim ミニム（滴）の略．⑧ misce 混合せよの略．⑨ mistura 合剤の略．⑩ molar モールの略．⑪ muscle 筋の略．⑫ myopia 近視の略．

M antigen　M抗原（A群溶血性レンサ球菌の細胞壁表面に存在する型特異的タンパク質．Mタンパク質保有菌株はマウスに対し致死作用が強く，白血球による貪食作用に抵抗性を示す），＝M protein．

M cell　M細胞，エムセル（腸管上のパイエル板を覆っている上皮細胞の一つで，MHCクラスⅡ分子を発現し，抗原提示能をもつ細胞をいう），＝membrane cell，microfold cell．

M colony　粘液性集落，＝mucoid colony．

M disk　M帯，M板（昆虫類筋肉の Hensen 板正中線）．

M-factor　M因子（赤血球凝集原の一つ）．

M line　M線（横紋筋のH帯の中央にある線）．

M-mode　Mモード（超音波受信信号表示法の一種）．

M-mode echocardiography　Mモード心エコー図（超音波トランスデューサーを固定したまま，動く物体のエコーを時間軸に対して記録する方法）．

M phase　M期．

M protein　① Mタンパク質，＝M component，monoclonal protein．② 骨髄腫タンパク質，＝myeloma protein．③ M物質，＝M substance．

M-spike　有髄神経スパイク，＝medullated spike．

M stage　M期（細胞分裂周期のなかで，細胞が分裂，分割される期間），＝mitotic period．

M substance　M物質（Mタンパク質とも呼ばれ，Lancefield が溶血性レンサ球菌から希釈塩酸液で抽出した型特異性抗原）．

M wave　M波．

M1 segment [TA] M1区*，＝segmentum M1 [L/TA]．

M2 segment [TA] M2区*，＝segmentum M2 [L/TA]．

m　① melior 開腹の略．② meta- メタ化合物の略．③ meter メートルの記号．④ male 男性（雄）の略．

m-chromosome　m染色体（精母細胞分裂初期においてのみ結合する小形染色体）．

m et sig　[L] misce et signa 混合して使用法を示せの略（処方用語）．

m-eyed　近眼の，＝myopic．

m ft　[L] mistura fiat 合剤とせよの略．

MA　① mental age 知能年齢，精神年齢の略．② meter angle メートル角の略．

mA (ma)　milliampere ミリアンペアの記号．

MAA　macroaggregated albumin 巨大凝集アルブミンの略．

MAC　① maximum allowable concentration 最大許容濃度の略．② membrane attacking complex 膜侵襲複合体，膜攻撃複合体の略．③ minimum anesthetic concentration 最小麻酔濃度の略．

MAC complex　MAC複合体．

ma·ca·bu·hay　[màkəbju:hái]　マカブハイ（フィリピン産ツヅラフジ科植物．解熱・催吐薬）．

Ma·ca·ca　[məkǽkə]　マカカ属（哺乳綱，霊長目，狭鼻猿亜目，オナガザル科，オナガザル亜科の一属），＝macaques．

　M. cyclopis　台湾ザル（黒肢ザルとも呼ばれ，台湾産の長尾黒肢ザル），＝Taiwan macaque．

　M. fuscata　ニホンザル，＝Japanese macaque．

　M. mulatta　アカゲザル（旧称 *Macacus rhesus*．アジア原産．血液型抗原の一種であるRh因子は，このサルによる実験から名付けられた），＝rhesus monkey．

ma·ca·co-worm　[məká:kou wə́:m]　マカコ虫（南アメリカ産ハエの一種 *Dermatobia hominis* の幼虫で，人畜の皮膚症を起こす），＝macaw-worm．

ma·ca·ja　[məkǽjə]　＝macaya．

ma·ca·ya　[məkǽjə]　マカヤ油（macaya oil．*Acrocomia aculeata* から得られる非揮発油），＝macaja．

MacCallum, William George　[məkǽləm]　マッカラム（1874-1944，アメリカの病理学者．Voegtlin との共同研究で，カルシウム代謝は上皮小体により支配されることを証明した）．

　M. stain　マッカラム染色（Goodpasture 染色法とゲンチアナバイオレットとを併用する法で，組織内のインフルエンザ菌およびグラム陰性菌を証明するために利用される）．

Macchiavello stain　[mæ̀kiəvélou stéin]　マキャヴェロ染色（リケッチア染色法で，塗抹標本を0.25%塩基性フクシン液で，次いで0.5%クエン酸液で染め，1%メチレンブルーで後染色を施す．A. Macchiavello はチリの医師），＝basic fuchsin stain．

MacConkey, Alfred Theodore　[məkáŋki]　マッコンキー（1861-1931，イギリスの細菌学者）．

　M. agar　マッコンキー寒天（腸内細菌科などグラム陰性桿菌の培養に用いられる）．

　M. bouillon　マッコンキー肉汁（胆汁酸塩と糖類とを加えた肉汁培養液）．

　M. stain　マッコンキー染色液（細菌被膜の染色液で，ダリア0.5g，メチルグリーン1.5g，フクシンのアルコール飽和液10mLと水90mLとを乳鉢で磨り砕き，水1,000mLで希釈する）．

MacCorrie stain　[məkɔ́:ri: stéin]　マッコリー染色液（鞭毛染色液でナイトブルーアルコール飽和溶液10mL，カリミョウバン飽和水溶液10mL，および10%タンニン水溶液10mLとの混合液）．

Macdonald index　マクドナルド指数（脾腫とマラリア原虫を保留する小児の割合）．

Macdowel frenulum　マクドウェル小帯（胸筋膜に付着して筋間中隔を強化する線維）．

mace　[méis]　ニクズク（ニクズクノキ［肉豆蔻樹］*Myristica fragrans* の果実（ナツメグ）の果皮または仮種皮を乾燥したもので香味料）．

　m. camphor　メースショウノウ $C_{16}H_{35}O_5$（ニクズク［肉豆蔻］油から採るショウノウ）．

　m. oil　ニクズク圧搾油，＝expressed nutmeg oil．

mac·er·ate　[mǽsəreit]　① 冷浸する，浸軟する．② 冷浸せよ，ふやかす（水，薬剤などに浸して軟らかくする．処方用語）．

　m. fetus　浸軟胎児［医学］．

macerated embryo　浸軟児．

macerated fetus　浸軟児，＝fetus maceratus．

macerated infant　浸軟児［医学］．

mac·er·a·tion [mæsəréiʃən] ① 離解. ② 浸軟〔医学〕(水に浸漬して物質を軟化すること). 形 macerative.

m. enzyme マセレーション酵素(ペクチン分解酵素の一つ).

Macewen, Sir William [məkúwən] マキューエン(1848–1924, イギリスの外科医で脳外科の発展に多大の貢献をなした).

M. operation マキューエン手術(鼡径ヘルニアの結紮部分で鼡径内輪を閉塞する方法).

M. osteotomes マキューエン切骨刀(三様に変わった大きさの骨切開刀).

M. osteotomy マキューエン骨切開術(大腿骨顆上楔状骨片を皮下において切除する膝内反症の手術).

M. sign マキューエン徴候(脳圧亢進または脳水腫のために頭蓋骨縫合が弛緩し, 骨板が薄くなり, 叩打すると濁音を呈せず, 鼓音または破壷音様となること).

M. symptom マキューエン症状.

M. triangle マキューエン三角(側頭骨の一部分).

Mach, Ernst [má:k] マッハ(1838–1916, オーストリアの科学者. 物質の原子・分子説を否定した).

M.–Breuer theory マッハ・ブロイエル学説(三半規管は回転運動の感受装置で, リンパが流動してその膨大部の先頭を動かし, 毛細胞を刺激するので, 頭が回転すると, 両側の各半規管には分力的に液の運動が起こり, その刺激効果が合成されて方向の回転運動が感じられる).

M. line マッハ線.

M. number マッハ数〔医学〕.

Mach syn·drome [má:k síndroum] マッハ症候群(1955年 Mach が初めて報告した, 著しい浮腫および尿中アルドステロンの増加, 尿中ナトリウム排泄の減少を主徴とする疾患).

Machado, Astrogildo [matʃádou] マシャド(1885–1945, ブラジルの医師).

M.–Guerreiro reaction マシャド・ゲレイロ反応(*Trypanosoma cruzi* の培養液からつくった抗原を用いる補体結合反応で, Chagas 病およびカラアザールにおいては30日後陽性となる).

M.–Guerreiro test マシャド・ゲレイロ試験.

Machado–Joseph dis·ease (MJD) [matʃá:dou ʤóuzif dizí:z] マシャド・ジョセフ病(この疾患家系2家族の名前. 遺伝性の運動失調を示し, 常染色体優性遺伝病. 第14染色体長腕の変異による), = Azorean disease.

Machaon [məkéiɑn] マカオーン(エスクラピアスの子で, 2人の兄弟はトロイ戦に参加したギリシャ軍の軍医).

Mache, Heinrich [má:hə, –kə] マッヘ(1876–1954, オーストリアの物理学者).

M. unit (Mu) マッヘ単位(ラジウムエマナチオン(Rn-222)の空気中または液体中の放射能濃度を表す単位. 1Mu=3.64eman=13.468Bq/L).

ma·chine [məʃí:n] 機械.

m. language 機械語〔医学〕.

machinery murmur 機械様雑音〔医学〕, 機械的雑音(動脈管開存症に聴取される機械が回転するような心雑音).

ma·cho [má:tʃou] マーチョ(皮膚リーシュマニア症の結節型).

mAChR muscarinic acetylcholine receptor ムスカリン性アセチルコリン受容体の略.

Macht, David Israel [mǽkt] マハト(1882–1961, アメリカの薬理学者).

M. test マハト試験(ハウチワマメ *Lupinus albus* の苗を発育させる血清効果で, 悪性貧血およびほかの血液病患者の血清では発育が遅延する).

Machupo virus マチュポウイルス(アレナウイルス科のウイルスで, ボリビア出血熱の原因ウイルス).

ma·cies [méisi:z] やせ〔医学〕, るいそう(羸痩)〔医学〕, = emaciation, wasting.

MACIF membrane attacking complex inhibitory factor 膜障害性複合体抑制因子の略.

mac·in·tosh [mǽkintɑʃ] マッキントッシュ(スコットランド発明家 Charles Macintosh (1766–1843) が考案した防水布で, 外科用包帯に用いる), = makintosh.

ma·cis [méisis] ニクズク花(ニクズク仮種皮を乾燥した香辛料), = mace.

Mackenrodt, Alwin Karl [má:kənrɔt] マッケンロット(1859–1952, ドイツの婦人科医).

M. ligament マッケンロット靱帯(基靱帯. 骨盤底部にある子宮傍組織の結合組織束の一つ. 子宮頸部および膣上端部を前後からおおって, 両外側で扇状をなして肛門挙筋や尾骨筋上面の筋膜につく), = cardinal ligament, cervical ligament (of uterus).

M. method マッケンロット法(子宮後方転位の手術で, 円靱帯の膣固定法).

M. operation マッケンロット手術(膣の形成術).

Mackenzie, Richard James [məkénzi] マッケンジー(1821–1925, スコットランドの外科医).

M. amputation マッケンジー切断術(法)(踝関節における切断法. 足首の内側から皮膚弁をつくる Syme 変法).

Mackenzie, Sir James [məkénzi] マッケンジー(1853–1925, イギリス・スコットランドの医師. 有名な心臓病学者で, 心房細動について研究した).

M. disease マッケンジー病(原因不明の疾患で, 呼吸および脈拍の不整, 寒冷に対する過敏性, 呼吸困難, 胃腸障害などの性状を特徴とする), = x disease.

Mackenzie, Sir Stephen [məkénzi] マッケンジー(1844–1909, イギリスの医師).

M. syndrome マッケンジー症候群(① 舌, 軟口蓋, 声帯の同側性麻痺. ② 胆石症において右第9肋軟骨部に小円形大の知覚過敏帯が現れる).

Mackenzie, William [məkénzi] マッケンジー(1791–1868, スコットランドの眼科医. 緑内障において眼内圧の亢進を研究し, 交感性眼炎について詳述した(1830)).

mack·er·el [mǽkərəl] サバ[鯖], = *Scomber*.

MacLachlan meth·od [məklǽklən méθəd] マクラクラン法(二酸化イオウガスを用いて液体凝集を矯正する方法).

Maclagan, Noel Francis [məklǽgən] マクラガン(1904生, イギリスの病理学者).

M. test マクラガン試験(チモール混濁試験).

M. thymol turbidity test マクラガンチモール混濁試験.

MacLean–Maxwell dis·ease [məklí:n mǽkswəl dizí:z] マクレーン・マクスウェル病(踵骨後部に腫脹を起こす慢性疾患で, 圧痛を特徴とする).

MacLeod, John James Rickard [məklóud] マクラウド(1876–1935, スコットランドの生理学者. カナダに住み, トロント大学にて Banting および Best と共同してインスリンを発見し(1922), その翌年ノーベル医学・生理学賞を受賞).

MacLeod, Roderick [məklóud] マクラウド(1795–1852, スコットランドの医師).

M. rheumatism マクラウドリウマチ(関節リウマチで, 滑液嚢および被膜内に水腫を伴うもの).

Macleod, William Mathieson [məklóud] マクラウド(1911–1977, イギリスの医師).

M. syndrome マクラウド症候群(一つの肺の異常な放射線透過性).

ma·clu·rin [mæklјú:rin] マクルリン 化 2,4,6,3′,

M

4′-pentahydroxy-benzophenone $C_{13}H_{10}O_6$=H_2O (黄色木材中にある黄色結晶性配糖体), = morintannic acid, moritannic acid.

MacNeal, Ward J. [məkní:l] マクニール(1881–1946, アメリカの病理学者).

M. stain マクニール染色法(梅毒スピロヘータ, マラリア原虫の染色に用いる方法で, メチレンバイオレット, メチレンブルー, 黄色エオジンをメタノール 100mL に溶解した液で1分間染めた後, 2万倍の炭酸ナトリウム液で処理する).

M. tetrachrome blood stain マクニール四色血液染色〔法〕.

M. tetrachrome stain マクニール4色染色液(血球染色液で, エオジンY 0.1g, メチレンブルー 0.1g, アズールA 0.06g, メチレンバイオレット 0.02g をメタノール 100mL に溶解する).

MacQuarrie, F. W. [məkwɔ́:ri] マククアリー(アメリカの心理学者).

M. test マククアリー試験(被検者の機械的能力を検査するための紙と鉛筆試験法).

Ma·cra·can·tho·rhyn·chus [mæ̀krəkæ̀nθɔ:ríŋkəs] マクラカントリンカス属(原虫. 体は円筒形または長紡錘形吻, 頸および躯幹の3部からなる).

M. hirudinaceus 大鉤頭虫(ブタに寄生する鉤頭虫の一種で, ロシアのヴォルガ河畔からヒトへの寄生例が報告されている).

mac·ra·cu·sia [mæ̀krəkú:siə] (てんかん様の脳疾患で, 音声が誇大される病型).

mac·rad·e·nous [mækrǽdinəs] 巨大腺の.

mac·ren·ce·pha·lia [mæ̀krensifǽliə] 巨大頭蓋, 長大頭蓋.

mac·ren·ce·pha·lis [mæ̀krensifǽlis] 巨大頭蓋, 長大頭蓋(脳の肥大による), = macrencephaly. 形 macrencephalic, macrencephalous.

mac·ren·ceph·a·lus [mæ̀krenséfələs] 巨大頭蓋体(ホルミオンから鼻根点までと, 外後頭隆起点までとの両線のなす角が, 156.5° から 170° までのもの).

mac·ren·ceph·a·ly [mæ̀krenséfəli] 巨〔大〕脳〔髄〕症, = macrencephalus.

macr(o)- [mækr(ou), -kr(ə)] 巨大, 長大の意味を表す接頭語, = makro-.

macroaggregated albumin (**MAA**) 巨大凝集アルブミン(ヒト血清アルブミンを凝集させたもので直径 10〜50μm の粒子. 肺スキャンを行うときの標識物質として用いる).

mac·ro·am·y·lase [mæ̀krouǽmileis] マクロアミラーゼ(血中のアミラーゼ分子にグロブリン, グリコーゲンなどタンパク質や多糖類が結合し, 分子が異常に大きくなったアミラーゼ. 腎からの排泄が妨げられる).

mac·ro·am·y·la·se·mia [mæ̀krouæ̀miləsí:miə] マクロアミラーゼ血〔症〕[医学].

mac·ro·anal·y·sis [mæ̀krouənǽlisis] 常量分析.

mac·ro·angi·op·a·thy [mæ̀krouæ̀ndʒiápəθi] 大血管障害 [医学], 動脈硬化性血管合併症(糖尿病の).

mac·ro·au·to·ra·di·o·gram [mæ̀krouɔ:təréidiəgræm] マクロオートラジオグラム(マクロオートラジオグラフィにより得た RI 分布像).

mac·ro·au·to·ra·di·og·ra·phy [mæ̀krouɔ̀:təreidiágrəfi] マクロオートラジオグラフィ(骨などの大きな材料のオートラジオグラフィで, X線フィルムのような感光材料を用いて, 肉眼的に RI 分布を得る方法).

mac·ro·bac·te·ri·um [mæ̀krəbæktí:riəm] 巨大バクテリア, = maxibacterium, megalobacterium.

ma·cro·bi·o·sis [mæ̀kroubaióusis] 長寿, 長命, = longevity.

mac·ro·bi·o·ta [mæ̀kroubaióutə] マクロ生物相(動物相と植物相を合わせたもの).

mac·ro·bi·ot·ic [mæ̀kroubaiátik] ① 長命の. ② マクロ生物〔圏〕の.

m. diet 長寿食.

mac·ro·blast [mǽkrəblæst] 大赤芽球.

mac·ro·ble·pha·ria [mæ̀kroublifέəriə] 大眼瞼, = macroblepharon.

mac·ro·bra·chia [mæ̀kroubréikiə] 巨腕, 長腕.

mac·ro·car·dius [mæ̀kroukɑ́:diəs] 巨大心奇形.

mac·ro·ce·phal·ia [mæ̀krəsefóliə] 大頭〔蓋〕症 [医学].

mac·ro·ce·phal·ic [mæ̀krousifǽlik] 巨大頭蓋の, = macrocephalous.

mac·ro·ceph·a·lous [mæ̀krəséfələs] 巨大頭蓋の, = macrocephalic.

mac·ro·ceph·a·lus [mæ̀krəséfələs] 大頭〔蓋〕体 [医学], 巨頭症, 巨大頭蓋症, = macrocephaly.

mac·ro·ceph·a·ly [mæ̀krəséfəli] 巨大頭蓋 [医学], 大頭症 [医学].

macrocercous cercaria 巨尾セルカリア.

mac·ro·ch(e)i·lia [mæ̀kroukáiliə] 大唇〔症〕[医学].

mac·ro·ch(e)i·ria [mæ̀kroukáiriə] 巨手〔症〕[医学], = cheiromegaly.

mac·ro·chem·is·try [mæ̀krəkémistri] マクロケミストリー.

mac·ro·clit·o·ris [mæ̀krəklítəris] 巨大陰核, 陰核肥大.

mac·ro·cne·mia [mæ̀krouní:miə, -krəkn-] 長大下肢.

mac·ro·coc·cus [mæ̀krəkákəs] 大球菌.

mac·ro·co·lon [mæ̀kroukóulən] 大結腸〔症〕, = macrocoly.

mac·ro·col·o·ny [mæ̀krəkáləni] マクロコロニー(大集落, 巨大集落).

m. formation technique マクロコロニー法(放射線または薬物による増殖阻害を定量的にみる方法として, 可視的コロニーの形成数がどれほど減少するかを計数する方法をいう).

mac·ro·co·nid·i·um [mæ̀kroukounídiəm] ① 大芽胞子. ② 大分生子.

mac·ro·con·ju·gant [mæ̀kroukándʒugənt] 大接合個体.

mac·ro·cor·nea [mæ̀kroukɔ́:niə] 大角膜, = megalocornea.

mac·ro·cor·tin [mæ̀kroukɔ́:tin] マクロコルチン(糖質コルチコイドが誘導するタンパク質の一種). → lipocortin.

mac·ro·cra·ni·a [mæ̀kroukréiniə] 大頭〔蓋〕症 [医学].

mac·ro·crys·tal [mæ̀krəkrístəl] 巨大結晶 [医学].

mac·ro·cyst [mǽkrəsist] 大嚢胞.

mac·ro·cy·tase [mæ̀krousáiteis] マクロシターゼ(大赤血球により生成される酵素で, 動物の大赤血球に対して溶解作用を示す. 動物組織中に広く存在する).

mac·ro·cyte [mǽkrəsait] 大赤血球 [医学].

mac·ro·cy·the·mia [mæ̀krousaiθí:miə] 大〔赤血〕球症.

mac·ro·cyt·ic [mæ̀krəsítik] 大球性の [医学].

m. anemia 大〔赤血〕球性貧血 [医学] (平均赤血球容積 MCV ≧ 101fL).

mac·ro·cy·to·sis [mæ̀krousaitóusis] 大〔赤血〕球症 [医学], = macrocythemia.

mac·ro·dac·tyl·ia [mæ̀kroudæktíliə] 大指〔症〕[医学].

mac·ro·dac·ty·ly [mæ̀krədǽktili] 巨指〔趾〕症 [医学], = macrodactylia, macrodactylism.

mac·ro·dont [mǽkrədɑnt] 巨大歯〔医学〕.
mac·ro·don·tia [mækrədánʃiə] 大歯症〔医学〕, 巨大歯〔症〕, = macrodontism.
mac·ro·don·tus [mǽkrədàntəs] 大(巨)歯〔医学〕.
mac·ro·dys·tro·phia li·po·ma·to·sa pro·gres·siva [mæ̀kroudistróufiə lipoumətóusə prougrésivə] 進行性脂肪腫性巨大症(脂肪組織の腫瘍状増殖を伴う部分的巨人症).
mac·ro·e·lec·tro·my·og·ra·phy [mæ̀krouilèktroumaiágrəfi] マクロ筋電図〔法〕.
mac·ro·e·lec·tro·pho·re·sis [mæ̀krouilèktroufərí:sis] チゼリウス式電気泳動法.
mac·ro·en·ce·phal·ia [mæ̀krouensifǽliə] 巨(大)脳症, 大脳〔髄〕症(単純な大きい大脳で, 解剖学的には正常な調和をみるが精神遅滞の傾向を伴う).
mac·ro·en·ceph·a·ly [mæ̀krouinséfəli] 大頭脳症〔医学〕.
mac·ro·e·ryth·ro·blast [mæ̀krouiríθrəblæst] 大赤芽球.
mac·ro·e·ryth·ro·cyte [mæ̀krəiríθrəsait] 大赤血球, = macrocyte.
mac·ro·es·the·sia [mæ̀krouesθí:ziə] 巨大知覚(実際よりも大きく感じる).
mac·ro·ev·o·lu·tion [mæ̀krouèvəlú:ʃən] 大進化.
macrofollicular goiter 大濾胞性甲状腺腫.
mac·ro·gam·e·tan·gi·um [mæ̀krəgæmitǽnʤiəm] 大配偶子嚢(多数の大配偶子を生ずる嚢状の器官, 菌類や藻類にみられる).
mac·ro·ga·mete [mæ̀krəgǽmi:t] 大配偶子, 大接合子, 雌性生殖体〔医学〕(① 動物および植物において合体や接合に関与する雌性生殖細胞. ② マラリア原虫の雌性生殖体で, カの体内で受精してオーシストとなり, 人体外の発育環の一部をなす).
mac·ro·ga·me·to·cyte [mæ̀krougəmí:təsait] 大配偶子母体, 大接合母体, 雌性生殖母体(ヒトからカに移されたマラリア原虫の雌性生殖母体で, 成長して macrogamete となる).
mac·ro·gam·ont [mæ̀krəgǽmənt] 雌性生殖母体, 大配偶子母細胞, = macrogametocyte.
mac·rog·a·my [mækrágəmi] 成熟原虫接合.
mac·ro·gas·tria [mæ̀krəgǽstriə] 胃拡張症.
mac·ro·gen·e·sy [mæ̀krəʤénisi] 巨大症, = gigantism.
mac·ro·ge·nia [mæ̀krəʤéniə] 大〔下〕顎〔症〕〔医学〕.
mac·ro·gen·i·to·so·mia [mæ̀krəʤenitousóumiə] 大性器症〔医学〕(多くは松果体の機能障害による発育異常).
  m. pinealis 松果体性大性器体躯症.
  m. praecox 早発性大性器体躯症 (Pellizzi), = precocious puberty.
mac·ro·gin·gi·vae [mæ̀krouʤinʤáivi:] 歯肉肥大症, = elephantiasis gingivae.
mac·rog·lia [mækrágliə] 大グリア細胞, 星状膠細胞〔医学〕, 大〔神経〕膠細胞, = astroglia.
  m. cell 大グリア細胞, 星状〔神経〕膠細胞, 大〔神経〕膠細胞.
mac·ro·glob·u·lin [mæ̀krəglábjulin] マクログロブリン, 大グロブリン (α_2-マクログロブリンと IgM).
mac·ro·glob·u·li·ne·mia [mæ̀krouglàbjuliní:miə] マクログロブリン血症〔医学〕(Waldenström が1944年に本態性高グロブリン血症として初めて記載した症候群で, 赤血球沈降速度の高度亢進, 血清タンパク質の増加, フィブリノーゲン減少症を特徴とし, この特殊グロブリンはパラプロテインの一種と考えられている), = essential hyperglobulinemia, Waldenström and Pedersen syndrome.
mac·ro·glos·sia [mæ̀krəglásiə] 巨大舌〔医学〕, 大舌〔症〕, = megaloglossia.
mac·ro·gna·thia [mæ̀krounéiθiə] 巨顎症〔医学〕, 大上顎〔症〕, = macrognathism.
mac·ro·go·nite [mæ̀króugənait] 大細菌生殖質.
mac·ro·gra·phia [mæ̀krougréifiə] 巨大書字, 大字症〔医学〕, = macrography.
mac·rog·ra·phy [mækrágrəfi] 大字症, = macrographia.
mac·ro·gy·ria [mæ̀krouʤáiriə] 巨大脳回症〔医学〕, 大脳回〔症〕〔医学〕.
mac·ro·he·ma·tu·ria [mæ̀krouhi:mətjú:riə] 肉眼的血尿〔医学〕.
mac·ro·la·bia [mæ̀krouléibiə] 大舌〔症〕, = macrocheilia.
mac·ro·leu·ko·blast [mæ̀kroul(j)ú:kəblæst] 大白芽球.
mac·ro·lide [mǽkrəlaid] マクロライド(マクロライド系抗生物質).
mac·ro·lym·pho·cyte [mæ̀krəlímfəsait] 大リンパ球.
mac·ro·lym·pho·cy·to·sis [mæ̀kroulìmfousaitóusis] 大リンパ球増加症.
mac·ro·ma·nia [mæ̀krouméiniə] 巨大妄想, 誇大妄想狂, 誇大狂(外界物体または自己の体部が巨大に見える妄想), = megalomania.
macromaniacal delirium 巨視せん妄, = macroptic delirium.
mac·ro·mas·tia [mæ̀krəmǽstiə] 大乳房〔症〕〔医学〕.
mac·ro·ma·zia [mæ̀krouméiziə] = macromastia.
mac·ro·me·lia [mæ̀kroumí:liə] 巨大肢, = macromely.
mac·rom·e·lus [mækrámiləs] 巨大肢奇形.
mac·ro·mere [mǽkrəmiər] 大分割球〔医学〕, 大割球, = macromerus, vegetative cell.
mac·ro·mer·ont [mæ̀krəmérənt] 大型メロント.
mac·ro·mer·o·zo·ite [mæ̀kroumèrouzóuait] 大型メロゾイト, 巨大メロゾアイト, = megamerozoite.
mac·ro·meth·od [mæ̀krəméθəd] 大量法〔医学〕(微量法に対立していう).
mac·ro·mi·mia [mæ̀krəmímiə] 誇張擬態.
mac·ro·mo·lec·u·lar [mæ̀kroumələ́kjulər] 高分子の〔医学〕.
  m. array 巨大分子配列〔医学〕.
  m. grating 高分子格子〔医学〕.
  m. rupture 高分子破壊〔医学〕.
  m. system 高分子系〔医学〕.
mac·ro·mol·e·cule [mæ̀krəmálikju:l] 高分子〔医学〕(細胞の形成分子で, 粘稠度の高いもの), = giant molecule. 形 macromolecular.
Mac·ro·mo·nas [mæ̀kroumóunəs] マクロモナス属(無色円柱状またはダイズ状の細菌で, 単一極毛により運動を行い, 体内には炭酸カルシウム結晶が証明される. 自然に存在するものはイオウ顆粒を蓄積する).
mac·ro·mon·o·cyte [mæ̀krəmánəsait] 大単球.
mac·ro·my·e·lo·blast [mæ̀kroumáiələblæst] 大骨髄芽球.
mac·ro·nor·mo·blast [mæ̀krounɔ́:məblæst] 大正赤芽球.
mac·ro·nor·mo·chro·mo·blast [mæ̀krounɔ:məkróuməblæst] 大正赤芽球.
mac·ro·nor·mo·cyte [mæ̀krounɔ́:məsait] 大正〔染〕赤血球.
mac·ro·nu·cle·us [mæ̀krounjú:kliəs] 大核〔医学〕(原虫の体内にある腎臓形の大きい核で, 生存上必要な栄養成分 vegetative chromatin を含むといわれる), = trophonucleus.
mac·ro·par·a·site [mæ̀kroupǽrəsait] 大寄生体〔医学〕.

M

mac·ro·pa·thol·o·gy [mæ̀kroupəθɑ́lədʒi] 肉眼的病理学.

mac·ro·pe·nis [mæ̀kroupí:nis] 巨大陰茎〔医学〕.

mac·ro·phage [mǽkrəfeidʒ] マクロファージ，大食球，大食細胞〔医学〕（骨髄中の幹細胞が前単核，単核の分化を経て種々の組織に定着したもので，貪食能を有する比較的大型の単核細胞で，免疫反応にも関与する），= macrophagus.

m. activating factor (**MAF**) マクロファージ活性化因子，大食細胞活性化因子〔医学〕（マクロファージ機能を活性化する因子）.

m. aggregating factor (**MAF**) マクロファージ凝集因子〔医学〕.

m. arming factor マクロファージ武装因子〔医学〕.

m. chemotactic factor (**MCF**) マクロファージ走化性因子〔医学〕（マクロファージの遊走を促進する因子）.

m. colony stimulating factor (**M-CSF**) マクロファージコロニー刺激因子〔医学〕（骨髄幹細胞から単球・マクロファージへの分化を促進する因子）.

m. cytophilic antibody マクロファージ〔細胞〕親和抗体〔医学〕.

m. differentiation factor マクロファージ分化誘導因子.

m. disappearance factor マクロファージ消失〔化〕因子〔医学〕.

m. disappearance reaction (**MDR**) マクロファージ消失反応〔医学〕（細胞性免疫が成立した動物の腹腔内に対応抗原を注射すると腹腔内滲出細胞，特にマクロファージが著しく減少することをいう），= peritoneal macrophage disappearance reaction.

m. disappearance test マクロファージ消失試験. → macrophage disappearance reaction.

m. growth factor マクロファージ増殖因子.

m. immunity マクロファージ免疫〔医学〕.

m. inflammatory protein (**MIP**) マクロファージ炎症タンパク（CC ケモカインファミリーに属する）.

m. inhibition factor マクロファージ〔遊走〕阻止因子〔医学〕.

m. lectin マクロファージレクチン.

m.-lymphocyte interaction マクロファージ-リンパ球間相互作用.

m. migration inhibition factor (**MIF**) マクロファージ遊走阻止因子〔医学〕（in vitro で，マクロファージのランダムな遊走を阻止する液性因子）.

m. migration inhibition test (**MIT**) マクロファージ遊走阻止試験〔医学〕（マクロファージ遊走阻止因子の活性測定検査. リンパ球の MIF 産生能とマクロファージの遊走とを同一の系で行う直接法と，別の系で行う間接法がある）.

m. migration test マクロファージ遊走試験〔医学〕（マクロファージに走化性を生じさせる因子を与え，その走化性を測定する試験. マクロファージ遊走阻止因子（MIF）が関与していると考えられる）.

m. system 大食細胞系（〔細〕網内〔皮〕系），= reticuloendothelial system.

mac·ro·phag·o·cyte [mækrəfǽgəsait] 大食細胞〔医学〕，= macrophage.

mac·ro·phal·lus [mækrəfǽləs] 巨大陰茎.

mac·ro·pho·to·graph [mæ̀kroufóutəgræf] 拡大写真.

mac·roph·thal·mia [mækrɑfθǽlmiə] 巨大眼球〔症〕〔医学〕.

mac·roph·thal·mus [mækrɑfθǽlməs] 大眼〔症〕.

mac·ro·pia [mæ̀króupiə] 大視〔症〕，= macropsia.

mac·ro·pla·sia [mæ̀kroupléiziə]〔体部〕発育過度，= macroplastia.

mac·ro·po·dia [mæ̀kroupóudiə] 巨大足〔医学〕，= pes gigas, sciapody.

mac·rop·o·dy [mækrɑ́pədi] 巨大足，= macropodia.

mac·ro·pol·y·cyte [mækrəpɑ́lisait] 大多分葉核球（悪性貧血患者の骨髄および末梢血液中にみられる多分葉性好中球で，形も大きい. Cooke），= polykaryocyte.

mac·ro·po·ly·mer·i·za·tion [mæ̀kroupɑ̀limərizéiʃən] 巨大重合〔医学〕.

mac·ro·pore [mǽkrəpɔ:r] マクロ細孔，巨視孔〔医学〕.

mac·ro·pro·my·e·lo·cyte [mæ̀krouproumáiələsait] 大前骨髄球.

mac·ro·pro·so·pia [mæ̀krouprousóupiə] 大顔症，巨顔症.

mac·rop·sia [mækrɑ́psiə] 大視症〔医学〕，巨視症（外界の対象が正常の知覚よりも大きく見えること，感ずること），= macropia.

macroptic delirium 巨視せん妄.

Mac·ro·pus [mǽkrəpəs] カンガルー［袋鼡］属（草食有袋類カンガルー科 *Macropodidae* の一属で，尾の腱は健固な縫線 kangaroo tendon として外科医に愛用される）.

mac·ro·py·u·ria [mæ̀kroupaijú:riə] 肉眼〔的〕膿尿〔医学〕（高度の尿路感染症の際にみられる白血球尿. 腎尿路結核症においてしばしばみられた）.

mac·ro·ra·di·og·ra·phy [mæ̀kroureidiɑ́grəfi] 拡大撮影〔法〕〔医学〕.

mac·ro·rhi·nia [mæ̀krouráiniə] 巨鼻症，巨大鼻.

mac·ro·sce·lia [mækrousí:liə] 巨大脚，長脚.

mac·ro·schi·zont [mæ̀krouskízɑnt] 大シゾント，大分裂体.

mac·ro·scop·ic [mækrəskɑ́pik] 肉眼〔的〕の〔医学〕.

m. agglutination 肉眼〔的〕凝集反応〔医学〕.

m. classification of protruded lesion of stomach 山田の分類（山田・福富により，胃の隆起性病変の肉眼形態を 4 つに分類したもの）.

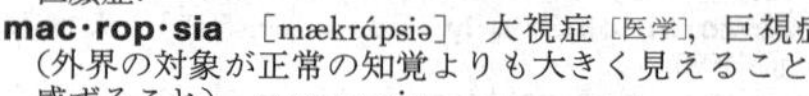

I II III IV

山田の分類

m. examination 肉眼〔的〕検査〔医学〕.

m. hematuria 肉眼的血尿〔医学〕.

m. lesion 肉眼的病変〔医学〕.

mac·ro·scop·i·cal [mækrəskɑ́pikəl] 肉眼的，巨視的.

m. anatomy 肉眼解剖学（顕微鏡的解剖学に対立していう），= gross anatomy.

m. lesion 肉眼的病変，= gross lesion.

ma·cros·co·py [mækrɑ́skəpi] 肉眼的検査，肉眼的観察〔医学〕.

mac·ro·sig·ma [mækrəsígmə] 大S状結腸〔症〕，= macrosigmoid.

mac·ro·sig·moid [mækrəsígmɔid] 大S状結腸〔症〕，= macrosigma.

ma·cro·sis [mækróusis] ① 巨大症. ② 容量増加.

mac·ros·mat·ic [mækrəsmǽtic] 嗅覚鋭敏の.

mac·ro·so·ma·tia [mæ̀krousouméiʃiə] 巨人症〔医学〕，= macrosomia.

m. adiposa congenita 先天脂肪性巨人症.

mac·ro·some [mǽkrəsoum] 巨大顆粒（ある種の細胞核内にみられる大顆粒）.

mac·ro·so·mia [mæ̀krousóumiə] 巨人症〔医学〕，= macrosomatia.

mac·ro·splanch·nia [mækrəsplǽŋkniə] 大内臓〔症〕〔医学〕.

mac·ro·splanch·nic ［mӕkrousplǽŋknik］ 大内臓〔症〕の〔医学〕(臓器発育が過大のため横の幅が縦の長さに比べて比較的異常なことについていう).
mac·ro·spo·ran·gi·um ［mӕkrouspɔ:rǽnʤiəm］ 大胞子嚢.
mac·ro·spore ［mǽkrəspɔ:r］ 大胞子.
mac·ro·spo·rin ［mӕkrouspɔ́:rin］ マクロスポリン(*Macrosporium porri* の培養液中に発見されたオレンジ色色素).
mac·ro·spo·ro·gen·e·sis ［mӕkrouspɔ:rəʤénisis］ 大胞子形成.
mac·ro·spo·ro·phyll ［mӕkrouspɔ́:rəfil］ 大胞子葉.
mac·ro·state ［mǽkrəsteit］ 巨視状態.
mac·ro·ster·e·og·no·sia ［mӕkrousti:riounóuziə］ 立体性巨視症(物体が実物よりは大きく見えること).
mac·ro·sto·mia ［mӕkroustóumiə］ 巨口〔症〕〔医学〕.
mac·ro·struc·tur·al ［mӕkrəstrʌ́kʧurəl］ 大構造の.
mac·ro·teeth ［mǽkrəti:θ］ 巨大歯.
mac·ro·tia ［mӕkróuʃiə］ 大耳〔症〕, 巨耳〔症〕.
mac·ro·tome ［mǽkrətoum］ マクロトーム(組織を7.5mmの厚さの切片にする器械).
mac·u·la ［mǽkjulə］ [TA] ① 黄斑, = macula lutea [L/TA]. ② 斑点. 複 maculae. 形 macular.
m. adherens 接着斑〔医学〕.
m. caeca 盲点.
m. communis 総斑(耳胞の内側にある肥大部で, 分裂して内耳の球形嚢, 卵形嚢をつくるもの).
m. corneae 角膜斑.
m. cribrosa 篩状斑(前庭壁の穿孔部で内耳神経線維を通し, 上, 中, 下および第4の4部からなる).
m. cribrosa inferior [L/TA] 下篩状斑, = macula cribrosa inferior [TA].
m. cribrosa media [L/TA] 中篩状斑, = macula cribrosa media [TA].
m. cribrosa superior [L/TA] 上篩状斑, = macula cribrosa superior [TA].
m. densa 緻密斑(ヘンレのループの上行脚上皮の肥大部で, 腎小体の血管極に付着する部分にみられる. Zimmermann).
m. flava 黄斑(声帯ヒダの).
m. folliculi 卵胞斑(グラーフ卵胞が排卵のとき破裂する点).
m. germinativa 卵母細胞核小体, 小核.
m. gonorrhoeica 淋疾斑(淋菌性腟炎においてみられるバルトリン腺の口), = Saenger macula.
m. lutea [L/TA] 黄斑, = macula [TA].
m. of saccule [TA] 球形嚢斑, = macula sacculi [L/TA].
m. of utricle [TA] 卵形嚢斑, = macula utriculi [L/TA].
m. pellucida 透明斑.
m. retinae [NA] 黄斑.
m. sacculi [L/TA] 球形嚢斑, = macula of saccule [TA].
m. solaris 夏日斑, 雀斑(そばかす).
m. syphilitica 梅毒性斑(バラ疹), 斑状梅毒疹, = roseola syphilitica.
m. utriculi [L/TA] 卵形嚢斑, = macula of utricle [TA].
mac·u·lae ［mǽkjuli:］ [L/TA] ① 平衡斑(macula の複数), = maculae [TA]. ② 斑点.
m. acusticae 聴神経斑(球形嚢および卵形嚢で, 聴神経の侵入する部分).
m. albidae 白斑, = maculae tendineae, milk-spots.
m. atrophicae 萎縮斑(皮膚の).
m. caeruleae 青斑(シラミの唾液による皮膚の着色), = taches bleuatres, tâches ombrées.
m. cribrosae [L/TA] 篩状斑, = maculae cribrosae [TA].
m. lacteae 乳様斑, = maculae albidae.
m. staticae 平衡斑(耳石と平衡砂とからなる).
mac·u·lar ［mǽkjulər］ 黄斑の〔医学〕.
m. amyloidosis 斑状アミロイドーシス.
m. aplasia 斑無形成〔医学〕.
m. area 黄斑領域.
m. arteries 黄斑動脈.
m. atrophy 斑状萎縮症(梅毒または非梅毒性のもの).
m. coloboma 黄斑欠損, = macular dysplasia.
m. corneal dystrophy 斑状角膜ジストロフィ.
m. degeneration 黄斑変性〔医学〕(原発性(先天性, 老人性)と後発性に分類される).
m. dysplasia 黄斑形成異常〔医学〕, 黄斑異形成〔医学〕, = macular coloboma.
m. dystrophy 黄斑変性.
m. edema 黄斑浮腫〔医学〕.
m. eruption 斑疹.
m. erythema 斑状紅斑.
m. evasion 黄斑回避(同名半盲のうち中心部視野が残存しているもの).
m. fasciculus 黄斑神経束.
m. fever 発疹熱, 発疹チフス.
m. heterotropia 黄斑偏位〔医学〕.
m. hole 黄斑円孔.
m. leprosy 斑紋らい〔医学〕, = maculoanesthetic leprosy.
m. retinal dystrophy 網膜黄斑ジストロフィ.
m. sparing 黄斑回避〔医学〕, 黄斑部残存〔医学〕.
m. syphilid(e) 斑状梅毒疹, 梅毒性バラ疹(体幹に生ずる淡い紅斑. 第2期梅毒の代表的発疹), = syphilitic roseola.
m. translocation 黄斑移動術(full macular translocation, limited m. t. の2つの方法が用いられる. 前者は網膜全周切開, 後者は強膜短縮による方法である).
mac·u·la·tion ［mӕkju:léiʃən］ ① 斑状. ② 汚点発生. 形 maculate.
mac·ule ［mǽkju:l］ マキュール斑(原発疹または個疹の一種), = macula.
mac·u·lo·an·es·thet·ic ［mǽkjulouӕnisθétik］ 斑〔紋〕状感覚麻痺の.
m. leprosy 斑紋麻痺らい(癩)〔医学〕, = macular leprosy.
mac·u·lo·ce·re·bral ［mӕkjulouséribrəl］ 大脳・網膜黄斑部の(脳リピドーシスなどでみられる障害分布).
maculopapular amyloidosis 斑状丘疹状アミロイドーシス.
maculopapular erythroderma 斑丘疹状紅皮症〔医学〕.
maculopapular syphilid(e) 斑状丘疹性梅毒疹.
mac·u·lo·pap·ule ［mӕkjuləpǽpju:l］ 斑状丘疹. 形 maculopapular.
mac·u·lop·a·thy ［mӕkjulɑ́pəθi］ 黄斑症.
MacWilliams, John Alexander ［məkwíljəmz］ マクウィリアムス(1857-1937, イギリスの医師).
M. test マクウィリアムス試験(タンパク尿の検査法で, 被検尿にサリチルスルフォン酸の飽和水溶液2滴を加えると, アルブミンの場合には, 混濁と沈殿が生じ, アルブモーゼまたはペプトンの場合には煮沸とともに消失し, 冷却すると再発する).
MAD ① maximum allowable dose 最大許容線量の略. ② methyl androstenediol メチルアンドロステネジオールの略. ③ methyl androsterone メチルアンドロステロンの略.
mad ［mǽd］ ① 狂気の〔医学〕, 精神障害の〔医学〕, 精

M

神錯乱の［医学］，発狂した，＝insane．② 恐水病の，＝rabid，hydrophobic．
m. cow disease 狂牛病［医学］，＝bovine spongiform encephalopathy．
m. hatter's syndrome マッド・ハッター症候群（不思議の国のアリスに由来した名称．慢性水銀中毒の症状）．
m.-itch 仮性恐水病，＝pseudorabies．
mad·a·ro·sis ［mædəróusis］〔睫毛，眉毛〕脱落症（Glen），＝eyelash loss，madaroma，madesis．
mad·der ［mǽdər］（アカネ［茜］*Rubia tinctoria*，またはその根茎から得られる紫赤色顔料）．
m. color アカネ色素（セイヨウアカネの根から採取される．食品添加物として用いられた）．
m. lake ＝alizarin lake．
Maddox, Ernest Edmund ［mǽdɑks］ マドックス（1860–1933，イギリスの眼科医）．
M. double prism マドックス複三稜鏡（2個のプリズムをその底部で合わせたもので，斜視の検査に用いる）．
M. rod マドックス桿（赤色ガラス桿で強度の円柱レンズの作用をなし，潜伏斜視の検査に用いる），＝Maddox glass rod．
M. tangent scale マドックス正切計．
M. test マドックス試験法（眼球斜位の測定で，並行したガラス桿を見ると，光が一線となるが，その像を両眼で比較すると，斜位の度合が判定される）．
made-to-order medicine オーダーメイド医療．
ma·de·fac·tion ［mædifǽkʃən］ 湿潤．形 madescent．
Madelung, Otto Wilhelm ［mɑ́:diluŋ］ マデルング（1846–1926，ドイツの外科医）．
M. deformity マデルング手変形（特発性進行性橈骨彎曲症），＝manus valga，radius carvus．
M. disease マデルング病（先天手首転位）．
M. neck マデルング頸（びまん性対称性脂肪腫により肥大した頸）．
M. operation マデルング手術（腰式結腸切開術）．
M. sign マデルング徴候（化膿性腹膜炎では，腋窩と肛門との温度が異なる）．
ma·des·cent ［mædésənt］ 引湿性の．
MADI maximum acceptable daily intake 1日摂取許容量の略．
ma·did·ans ［mǽdidəns］ 引湿性の，＝madescent．
Madlener, Max ［mǽdlənər］ マドレーネル（1868–1951，ドイツの外科医．マドレナーともいう）．
M. operation マドレーネル手術（胃の2/3を切除し，潰瘍を残存させると，胃液分泌量が減少するために自然の治癒をきたすとの原理に基づく胃切除術）．
M. tubal sterilization マドレーネル卵管不妊法（卵管の圧挫結紮による避妊法）．
mad·man ［mǽdmæn］ 精神病者［医学］．
mad·ness ［mǽdnis］ 狂気［医学］，熱狂，精神錯乱［医学］，精神障害［医学］，精神病［医学］．
Madonnen-finger マドンナの指（指端硬化症の症状の一つ．指尖は細く尖る）．
mad·re·por·ic ［mædripɔ́:rik］ 多孔性の．
m. body 多孔体．
MADS musculoskeletal ambulation disability symptom complex 運動器不安定症の略．
Madura foot ［mədjú:rə fút］ マズラ足，足菌腫（熱帯から亜熱帯に多く，特にインド南部のマズラ地方に多いことにより Madura foot と名づけられた．放線菌や *Nocardia* などによる actinomaduromycosis，actino mycetoma，nocardiomaduromycosis，nocardial mycetoma と，*Cephalosporium* などの真菌による maduromycosis の2種類がある．足に結節を生じ，軟化自潰してできた多数の瘻孔を伴う腫瘤形成がみられる），＝maduromycosis，mycetoma．
Mad·u·rel·la ［mædjurélə］ マズレラ属（黒色真菌の一種で，菌腫の原因となる *M. mycetomatis* などを含む）．
ma·du·ro·my·ce·to·ma ［mædjuroumàisitóumə］ マズラ菌腫，＝eumycotic mycetoma．
ma·du·ro·my·co·sis ［mædjuroumaikóusis］ マズラ菌症［医学］，＝mycetoma．
mae·di ［máiði，méidi:］ マエディ（アイルランド語で息切れの意．ヒツジにみられる慢性進行性間質性肺炎，ウイルス感染症）．
MAF ① macrophage activating factor マクロファージ活性化因子の略．② macrophage aggregating factor マクロファージ凝集因子の略．
Maffucci, Angelo ［məfú:ʧi］ マフッチ（1847–1903，イタリアの医師）．
M. syndrome マフッチ症候群（血管腫を伴う軟骨形成不全症）．
mag·al·drate ［mǽgəldreit］ マガルドレート $Al_2H_{14}Mg_4O_{14}\cdot 2H_2O$（制酸剤）．
Magath, Thomas Byrd ［mǽgəθ］ マガト（1895生，アメリカの病理学者．A. H. Sanford とともにヘマトクリット用の目盛遠沈管を考案し Sanford-Magath centrifuge tube と呼ばれる）．
mag·da·la red ［məgdǽlə red］ マグダラ赤（diaminonaphthosafranin $NH_2C_{10}H_5N_2Cl(C_{10}H_7)C_{10}H_5NH_2$ と monoamino-naphthosafranin との混合物で，結合織染色に用いる），＝Sudan red．
ma·gei·ric ［məʤéiric］ 調理の，栄養食の．
ma·gen·blase ［mɑ:gənblɑ́:ze］ ［G］胃泡（胃のX線像にみられる造影剤の上方に空気の貯留した部分）．
Magendie, François ［mɑ:ʒandí:］ マジャンディー（1783–1855，フランスの生理学者）．
M. foramen マジャンディー孔（第四脳室の膜状天蓋の小孔）．
M.-Hertwig sign マジャンディー・ヘルトヴィヒ徴候（一側の眼が他側よりも下方内側へ強く傾く斜視），＝skew deviation．
M.-Hertwig syndrome マジャンディー・ヘルトヴィヒ症候群．
M. law マジャンディー法則（脊髄後根は知覚性，前根は運動性である），＝Bell law．
M. solution マジャンディー液（硫酸モルヒネ0.015gを水30mLと溶解したもの）．
M. spaces マジャンディー腔（脳溝の部においてクモ膜と軟膜とが離れて，その間隙にリンパ液のある部）．
ma·gen·stras·se ［mà:gənstrɑ́:se］ ［G］胃道（小彎の一部で粘膜が多数の縦ヒダを示し，その間を食物が通過するという Waldeyer の語）．
ma·gen·ta ［məʤéntə］ マジェンタ（フクシンまたはローズアニリンに同じ）．
m. tongue 紅色舌，マジェンタ舌（ペラグラ患者にみられる平滑紅色の舌．リボフラビン欠乏症にみられる）．
ma·ger·sucht ［mɑ́:gərsu:kt］ ［G］痩せ（病的な）．
Magill, Sir Ivan Whiteside ［mǽʤil］ マギル（1888–1975，イギリスの麻酔医）．
M. band マギル帯環（矯正歯科の固定帯環）．
M. forceps マギル鉗子．
mag·is·ter·y ［mǽʤistəri］ ① 沈殿物．② 万能薬．
m. of bismuth 次硝酸ビスマス，＝bismuth subnitrate．
mag·is·tral ［mǽʤistrəl］ 医師の（先生の）．
m. formula 特別処方（患者に特に適合した処方）．
m. prescription 医師の処方．
mag·ma ［mǽgmə］ ① 晶泥（乳剤ともいい，薬品を少量の水に混ぜてつくったもの）．② 炭漿．

M

m. bismuthi ビスマス（蒼鉛）乳剤，= milk of bismuth.
m. magnesiae マグネシア乳剤，= milk of magnesia.
m. reticulare 網状粘質（胚胎外中胚葉の粘質物で，胚胎外腔を連結する）.
Magnan, Valentin Jacques Joseph ［mɑ:njɑ́:n］ マグナン（1835-1916，フランスの精神科医．マニャンともいう）.
M. movement マグナン運動（精神病者の全身麻痺が長びいたときにみられる舌の前後運動）.
M. sign マグナン徴候（慢性コカイン中毒症において患者が皮下に円形物の存在を感ずること），= Magnan symptom.
M. trombone movement マグナントロンボーン運動.
mag·ne·si·a ［mæɡní:ziə］ 酸化マグネシウム MgO（分子量 40.30）.
m. alba 抱水炭酸マグネシウム.
m. magma マグネシアマグマ（$Mg(OH)_2$ 7～8.5% を含む懸濁液），= milk of magnesia.
m. mixture マグネシア合剤（硫酸マグネシウム 175g と塩化アンモニウム 350g とを水 1,400mL に溶解して，濃アンモニア水 700mL を加える）.
mag·ne·si·e·mia ［mæ̀ɡni:sií:miə］ マグネシウム血症，= magnesemia.
magnesionitric test マグネシア硝酸試験（硫酸マグネシウムと硝酸の等量混合液を用いるタンパク尿検査法）.
mag·ne·si·um (Mg) ［mæɡní:ziəm］ マグネシウム（原子番号 12，元素記号 Mg，原子量 24.305，質量数 24～26，比重 1.74 の白色金属元素．栄養上必須の物質で，この欠乏は神経の過度興奮，痙攣の症状を引き起こす．血清中の含有量は 1～3mg%）．形 magnesic.
m. acetate 酢酸マグネシウム $Mg(C_2H_3O_2)_2 \cdot 4H_2O$.
m. acetylsalicylate アセチルサリチル酸マグネシウム $(CH_3COOC_6H_4COO)_2Mg$（白色無味無臭の解熱薬）.
m. ammonium chloride 塩化マグネシウムアンモニウム $MgCl_2-NH_4Cl \cdot 6H_2O$.
m. ammonium phosphate リン酸マグネシウムアンモニウム $Mg(NH_4)PO_4 \cdot 6H_2O$.
m. anesthesia マグネシウム麻酔.
m. benzoate 安息香酸マグネシウム $Mg(C_6H_5COO)_2 \cdot 3H_2O$.
m. biphosphate 酸性リン酸マグネシウム $MgH_4(PO_4)_2 \cdot 3H_2O$（白色粉末の緩下薬），= acid magnesium phosphate, monobasic m. phosphate, primary m. phosphate.
m. bisulfate 酸性硫酸マグネシウム $MgH_2(SO_4)_2$，= acid magnesium sulfate, magnesium hydrogen s..
m. borate ホウ酸マグネシウム $Mg(BO_2)_2 \cdot 8H_2O$（白色粉末の防腐剤），= antifungin.
m. borocitrate ホウ酸クエン酸マグネシウム（ホウ酸マグネシウムにクエン酸を加えた防腐剤）.
m. bromate 臭素酸マグネシウム $Mg(BrO_3)_2 \cdot 6H_2O$.
m. bromide 臭化マグネシウム $MgBr_2 \cdot 6H_2O$.
m. carbonate 炭酸マグネシウム（制酸薬，瀉下薬）.
m. chloride 塩化マグネシウム $MgCl_2 \cdot 6H_2O$.
m. citrate solution クエン酸マグネシウム液（緩下薬），= liquor magnesii citratis.
m. deficiency マグネシウム欠乏症［医学］.
m. deficiency syndrome マグネシウム欠乏症候群［医学］.
m. glycerophosphate グリセロリン酸マグネシウム $MgC_3H_5(OH)_2PO_4$.
m. hydroxide 水酸化マグネシウム $Mg(OH)_2$.
m. iodide ヨウ化マグネシウム $MgI_2 \cdot 8H_2O$.
m. lactate 乳酸マグネシウム $(CH_3CHOHCO_2)MG \cdot 3H_2O$.
m. loretinate ロレンチンマグネシウム $MgIOC_9H_4NSO_3 \cdot 5H_2O$（iodo-oxyquinoline-sulfonate のマグネシウム塩）.
m. mandelate マンデル酸マグネシウム $(C_6H_5CHOHCOO)_2Mg$（尿路防腐薬）.
m. metabolism マグネシウム代謝［医学］.
m. nitride 窒化マグネシウム Mg_3N_2.
m. oxide 酸化マグネシウム MgO：40.30（制酸薬，瀉下薬．胃・十二指腸潰瘍，胃炎，上部消化管機能異常に対して制酸薬として用いられる）.
m. perborate 過ホウ酸マグネシウム $Mg(BO_3)_2 \cdot 7H_2O$.
m. permanganate 過マンガン酸マグネシウム $Mg(MnO_4)_2-6H_2O$.
m. peroxide 過酸化マグネシウム MgO_2.
m. phenolsulfonate フェノールスルフォン酸マグネシウム $[C_6H_4(OH)SO_3]_2Mg \cdot 7H_2O$.
m. pheophytin （クロロフィル），= chlorophyll.
m. phosphate, tertiary （三塩基リン酸マグネシウム），= tribasic magnesium phosphate.
m. salicylate サリチル酸マグネシウム $Mg[C_6H_4(OH)COO]_2Mg \cdot 4H_2O$.
m. silicate ケイ酸マグネシウム（制酸薬．胃・十二指腸潰瘍，胃炎に適用）.
m. sulfate 硫酸マグネシウム $MgSO_4 \cdot 7H_2O$：246.47（瀉下薬，電解質補給薬，抗てんかん薬，抗不整脈薬）.
m. sulfite 亜硫酸マグネシウム $MgSO_3 \cdot 6H_2O$.
m. toxicology マグネシウム中毒学［医学］.
m. trisilicate 三ケイ酸マグネシウム $2MgO \cdot 3SiO_2 \cdot XH_2O$，= magnesii trisilicas.
m. uranyl acetate 酢酸ウラニルマグネシウム $UO_2(CH_3COO)_2Mg(CH_3COO)_2$（ナトリウム分析試薬）.
mag·net ［mǽɡnit］ 磁石.
m. operation 磁石手術（眼球内に突入した金属性異物を強力磁石により吸出させる方法）.
m. reaction 磁石反応（足を物体の表面に圧迫するときに起こる脚の反射性伸展）.
m. response 磁石反応［医学］.
mag·net·ic ［mæɡnétik］ 磁気の，磁石の.
m. attraction 磁気引力.
m. bead 磁気ビーズ.
m. body 磁性体.
m. cardiogram 心磁図［医学］.
m. character 磁気文字［医学］.
m. chart 磁場の図.
m. circuit 磁路，磁気回路.
m. core matrix 磁気コアマトリックス［医学］.
m. core memory 磁気コアメモリー［医学］.
m. core storage 磁心記憶装置［医学］.
m. current 磁流.
m. dipole 磁気双極子［医学］.
m. dipole transition 磁気双極子遷移［医学］.
m. electricity 磁電気.
m. field 磁場（磁気力の場），磁界.
m. field gradient 磁場勾配［医学］.
m. flux density 磁束密度（$B = \mu H$）.
m. force 磁〔気〕力，磁界強度.
m. hysteresis 磁気ヒステリシス（鉄を磁化するときと，消磁するときで，同一強度の磁界内における残留磁気が異なる性質）.
m. induction 磁気誘導.
m. influence 磁気誘導作用.
m. lens 磁気レンズ.

M

m. meridian 磁気子午線.
m. meridian plane 磁気子午面.
m. moment 磁気モーメント(双極子).
m. needle 磁針.
m. permeability 透磁率.
m. pole 磁極.
m. potential 磁位, 磁気〔スカラー〕ポテンシャル.
m. pyrite 磁硫鉄鉱, = pyrrhotite.
m. quantum number 磁気量子数〔医学〕.
m. resistance 磁気抵抗(磁気回路において電気回路の抵抗に相当する量), = reluctance.
m. resonance (MR) 磁気共鳴〔医学〕.
m. resonance angiography (MRA) MRアンギオグラフィ, 磁気共鳴血管造影法(非侵襲的に血管を描出する方法).
m. resonance cholangiography 磁気共鳴胆管撮影〔医学〕.
m. resonance cholangiopancreatography (MRCP) MR胆管膵管撮影(胆・膵を造影剤を使用せずT2強調像で描出する管腔撮影法).
m. resonance image 磁気共鳴〔画〕像.
m. resonance imagination tomography 磁気共鳴断層撮影法〔医学〕.
m. resonance imaging (MRI) 磁気共鳴映像〔診断〕法, 磁気共鳴画像〔法〕〔医学〕(高磁場下における原子核の核磁気共鳴現象を利用して, 生体解剖構造を画像化する検査法).
m. resonance imaging-guided stereotactic surgery 磁気共鳴像誘導定位脳手術〔医学〕.
m. resonance imaging tomography 磁気共鳴断層撮影法〔医学〕.
m. resonance spectroscopy (MRS) 磁気共鳴分光法〔医学〕.
m. resonance spectrum 磁気共鳴スペクトル〔医学〕.
m. retentivity 保磁率.
m. separation 磁気分離〔医学〕.
m. shell 板磁石, 磁殻.
m. shielding 磁気遮へい(蔽)〔医学〕.
m. stimulation 磁気刺激〔法〕.
m. stimulation test 磁気刺激検査.
m. stirrer 電磁式かく(攪)拌器〔医学〕.
m. storm 磁気あらし.
m. susceptibility 磁化率〔医学〕, 磁気感受率, 磁気係数(帯磁率).

mag·net·ism [mǽgnitizəm] 磁気, 磁性.
mag·net·ite [mǽgnitait] 磁鉄鉱, マグネタイト.
m. sand 砂鉄.
mag·net·i·za·tion [mæ̀gnitaizéiʃən] 磁化〔医学〕, 励磁, 磁気分極. 動 magnetize.
m. curve 磁化曲線.
mag·ne·to·car·di·og·ra·phy [mægnì:toukɑ:diágrəfi] 心磁図(心筋の活動電流を SQUID 磁束計で計測し, 時間変化や胸壁上での強度分布としたもの).
magnetochemical analysis 磁気化学分析〔医学〕.
mag·ne·to·chem·is·try [mægnì:toukémistri] 磁気化学〔医学〕.
magnetoelectric current 磁電流.
mag·ne·to·en·ceph·a·lo·gram (MEG) [mægnì:touenséfələgræm] 脳磁図〔医学〕.
mag·ne·to·en·ceph·a·log·ra·phy (MEG) [mægnì:touensefəlágrəfi] 脳磁図〔法〕〔医学〕(脳神経の活動を SQUID 磁束計を用いて, 磁場強度の時間的変化や空間的パターンとして表したもの).
magnetogyric ratio 磁気回転比〔医学〕.
mag·ne·tol·o·gy [mægnitáləʤi] 磁気学.
mag·ne·tom·e·ter [mægnitámitər] 磁力計(磁場の強さおよびその方向を測る器械).
mag·ne·ton [mǽgnitɑn] 磁子〔医学〕(原子, 陽子, 電子などの荷電粒子のもつ磁気モーメントを表す単位).
mag·ne·to·pneu·mog·ra·phy [mægnì:tounju:mágrəfi] 肺磁図(肺内の磁性粒子を SQUID 磁束計を用いて測定したもの. 粉塵の肺内蓄積量などの診断に利用される).
mag·ne·to·stric·tion [mægnì:toustríkʃən] 磁歪, 磁気ひずみ(強磁性体を磁化するときに現れるわずかな変形).
magnetotactic bacteria 走磁性細菌(菌体内に磁性を持った鉄の小体(磁性体 magnetosome)をもつ病原菌ではない細菌).
mag·ne·to·ther·a·py [mægnì:təθérəpi] 動物磁気療法(一種の暗示療法).
mag·ne·tron [mǽgnitrɑn] マグネトロン, 磁電管(真空管内のプレート電流を抑制する電場の代わりに磁場を用い, マイクロ波を発生させる装置).
mag·ne·trop·ic [mæ̀gnitrápik] 磁気走性の.
mag·net·ro·pism [mægnétrəpizəm] 向磁性.
mag·ni·fi·ca·tion [mæ̀gnifikéiʃən] 倍率, 拡大.
m. angiography 拡大血管造影〔医学〕.
m. radiography 拡大撮影〔医学〕, X線拡大撮影, = enlargement radiography.
mag·ni·fy [mǽgnifai] ① 拡大する(拡大鏡を用いて). ② 誇張する.
magnifying endoscopy 拡大内視鏡〔医学〕.
magnifying glass 拡大鏡〔医学〕(むしめがね).
magnifying laparoscopy 拡大腹腔鏡〔医学〕.
magnifying otoscope 拡大耳鏡〔医学〕.
mag·ni·tude [mǽgnitju:d] 規模, 大きさ(マグニチュード).
m. image 強度画像.
m. of class interval 級間の大きさ.
mag·no·cel·lu·lar [mæ̀gnouséljulər] 大型細胞の, = magnicellular.
m. division [TA] 大細胞部*, = pars magnocellularis [L/TA].
m. layers [TA] 大細胞層*, = strata magnocellularia [L/TA].
m. nucleus [TA] 大細胞部, = pars magnocellularis medialis [L/TA].
m. part [TA] 大細胞部*(大型細胞部), = pars magnocellularis [L/TA].
m. part of inferior vestibular nucleus [TA] 前庭神経核の大細胞部*, = pars magnocellularis nuclei vestibularis inferioris [L/TA].
m. subnucleus [TA] (大細胞亜核*), = subnucleus magnocellularis [L/TA].
Mag·no·lia [mægnóuliə] モクレン[木蓮, 辛夷]属(モクレン科 *Magnoliaceae* の一属. Pierre Magnol (1638–1715)にちなむ).
mag·no·lia [mægnóuliə] (モクレン属植物を指す).
m. bark コウボク[厚朴](和厚朴(ホウノキの樹皮)は magnol, machinol などの成分を含み, 漢方では利尿, 去痰, 腹痛, 咳などに用いられる).
mag·no·lol [mǽgnəlɔ:l] マグノロール $C_{18}H_{18}O_2$ (コウボク[厚朴] cortex magnoliae の成分).
mag·no·trop·ic [mægnətrápik] 磁気走性(細菌の).
mag·num [mǽgnəm] [L] 大きい.
Magnus, Heinrich Gustav [mǽgnəs] マグヌス (1802–1870, ドイツの化学者).
M. effect マグヌス効果(回転しつつ進む球に対する空気の相対的流れは球の回転に応じ, 付着力と粘性とによって起こる空気の回転的流れも加わるから, 上部で速度が増し流線は密集し下部では逆となって, 球は上向きの力を受けて曲がる).

Magnus, Rudolph [mǽgnəs] マグヌス(1873-1927，ドイツの生理学者).
M.-Dekleyn neck reflex マグヌス・デクライン頸反射(視床の障害の際には頸部を回転させると，回転した側の上肢は伸展し，他側は屈曲する).
M. sign マグヌス徴候(死後では指を軽く結紮しても静脈うっ血など外観上何の変化も起こらない).
magnus raphe nucleus [TA] 大縫線核，= nucleus raphes magnus [L/TA].
Magnus-Levy, Adolf [mǽgnəs lévi] マグヌスレヴィ(1865-1955，アメリカに在住したドイツの生理学者．1895年，甲状腺機能障害においては基礎代謝が低下し，乾燥甲状腺製剤を投与すると是正されることを発見した).
Magnuson splint [mǽgnəsən splínt] マグヌソン副子(上腕骨の骨折に用いる外転副子).
Mahaim, Ivan [má:haim] マーハイム(1897-1965，心臓病学者).
M. fiber マーハイム束，マーハイム線維(心の刺激伝導系で房室結節，ヒス束，または脚から出て心室筋に達する線維．エントリー性不整脈の回路となり得る).
ma·ham·ari [məhǽməri] マハマリ(ヒマラヤ山南麓に流行するペストの原語).
Mahler, Richard A. [má:lər] マーレル(1863-1941，ドイツの産科医).
M. sign マーレル徴候(血栓病においては脈拍数は増加するが，体温は上昇しない).
Ma·ho·ni·a [məhóuniə] ヒイラギナンテン［柊南天］属.
ma-huang [ma hwáŋ] マオウ(麻黄)，= Chinese ephedra, *Ephedra sinica*.
mai·da·lok·ri [maidəlákri] マイダロクリ(インド産植物の樹皮で下痢の治療に用いられる).
maidenhair tree イチョウ，= *Ginkgo biloba*.
maid·en·head [méidnhed] 処女膜，= hymen.
mai·dism [méidizəm] トウモロコシ中毒(ペラグラ)，= maidismus, maize poisoning (pellagra).
mai·dis·mus [meidízməs] トウモロコシ中毒(ペラグラ)，= maidism, maize poisoning (pellagra).
MAIDS mouse acquired immunodeficiency syndrome マウス後天性免疫不全症候群の略.
Maier, Rudolf [máiər] マイエル(1824-1888，ドイツの医師).
M. sinus マイエル洞(鼻涙管によってできる涙嚢内表面のロート状陥凹)，= Arlt sinus.
ma·ieu·si·o·ma·nia [meijù:siouméiniə] 分娩性精神病.
ma·ieu·si·o·pho·bia [meijù:sioufóubiə] 分娩恐怖〔症〕.
ma·ieu·tic [meijú:tik] ① 子宮頸拡張器．② 産科の，分娩の.
ma·ieu·tics [meijú:tiks] 産科学．形 maieutic.
Maillard, Louis Camille [máila:d] メイラード(1878-1936，フランスの生化学者．マイヤールともいう).
M. coefficient メイラード係数(尿中の総窒素量と尿素との関係を表す数値).
M. reaction メイラード反応(還元糖とアミノ酸あるいはタンパク質が共存するときに起こる反応で，アミノカルボニル反応 amino-carbonyl reaction とも呼ばれる).
maim [méim] 不具の，身体障害の．形 maimed.
main [méin] ① 主要な．② 本管．③ [F] 手，= hand.
m. aorta 主大動脈.
m. arch 主弧線［医学］.
m. artery 主動脈.
m. bronchus 主気管支.
m. bundle 主束(房室束幹．房室結節から発した房室束が左脚および右脚に分かれるまでの部分).
m. cause of death 主死因［医学］.
m. collecting tube 主集合管.
m. current 主流.
m. de tranchées [F] 塹壕手，= trench hand.
m. d'occoucheur [F] 助産師型手(テタニーにおいて手指が相接して腟診察を行うときのようになること)，= obsterical hand.
m. duodenal papilla 大十二指腸乳頭［医学］.
m. effect 主作用［医学］.
m. en crochet [F] かぎ針編手(第3，第4指が恒常的に屈曲した状態の手).
m. en griffe [F] ワシ〔爪〕手，= claw hand.
m. en lorgnette [F] 双眼鏡様手，= opera-glass hand.
m. en pince [F] 鑷子状手(指裂)，= cleft hand.
m. en singe [F] サル(猿)手，= monkey hand.
m. en squelette [F] 骸骨様手，= skeleton hand.
m. en trident 三叉手.
m. fermentation 主発酵［医学］.
m. fiber 主線維，= chief fiber.
m. fourché [F] 裂手，= cleft hand.
m. group metal 典型金属(アルカリ金属，アルカリ土類金属，アルミニウム，スズ，鉛，亜鉛，水銀などの典型元素の金属).
m. pancreatic duct 主膵管［医学］.
m. portal fissure [TA] (主門脈裂*)，= fissura portalis principalis [L/TA].
m. prédicateur 演説者手.
m. pulmonary artery 主肺動脈［医学］.
m. root 主根.
m. sensory nucleus of trigeminal nerve 三叉神経主知覚核(延髄から橋にかけて存在し，顔面の皮膚知覚，鼻腔・口腔の触覚と圧覚とに関与する).
m. stem 幹.
m. succulente 多汗手，= Marinesco succulent hand.
m. valence 主原子価.
m. valency 主原子価，= main valence.
Mainini re·ac·tion [mainíni riǽkʃən] マイニニ反応(妊娠早期診断法の一つで，雄性ガマ，ヒキガエル，食用ガエルなどに妊娠尿を皮下注射すると，その向生殖腺ホルモンの刺激により，使用動物の尿中に精子が排泄されるものを陽性とする)，= Galli Mainini test.
maintained inspiration 持続性吸息［医学］(アプネウシス)，= apneusis.
main·tain·er [meintéinər] 維持装置.
main·te·nance [méintinəns] ① 保持，保存，維持．② 扶養.
m. chemotherapy 維持化学療法［医学］.
m. dialysis 維持透析［医学］.
m. dosage 維持量［医学］.
m. dose 維持量(所定の状態を保持するために必要な薬剤の投与量).
m. drug therapy 薬物維持療法.
m. heat 維持熱［医学］.
m. medium 維持培養液［医学］.
m. protein 維持タンパク質.
m. solution 〔細胞〕維持液［医学］.
m. therapy 維持療法［医学］(薬物の).
m. transfusion 維持輸液［医学］.
m. treatment 維持療法［医学］.
mai·sin [méizin] マイジン(トウモロコシに存在するタンパク質).
Maisonneuve, Jules Germain François [mei-

zənú:v] メーゾンニューヴ(1809-1897, フランスの外科医).
M. amputation メーゾンニューヴ切断〔術〕(破骨後軟組織を切る切断).
M. bandage メーゾンニューヴ包帯(重ねた布と石膏でつくった包帯).
M. sign メーゾンニューヴ徴候(Colle 骨折においてみられる手の過伸展).
M. urethrotome メーゾンニューヴ尿道切開器, = maisonneuve.
mai·son·neuve [meizən(j)ú:v] メゾンニューヴ, = Maisonneuve urethrotome.
Maissiat, Jacques Henri [meisiǽt] メシアー(1805-1878, フランスの解剖学者).
M. band メシアーバンド(腸脛靱帯のことで, 大腿筋膜の外側の肥厚部), = iliotibial tract, Maissiat tract.
Maitland, Hugh Bethune [méitlənd] メートランド(1895-1972, カナダの細菌学者).
M. culture method メートランド培養法.
M. method メートランド法(ウイルス培養法の一種で, ニワトリ血清1容と Tyrode 液2容の温和液にニワトリ腎臓の細片を加えたものを Carrel びんに入れて用いる).
maitotoxin マイトトキシン(海産毒として最も毒性が強いもの).
maize [méiz] トウモロコシ(*Zea mays* の種子), = Indian corn.
m. factor トウモロコシ因子.
m. oil トウモロコシ油, = corn oil.
Maizels-Whittaker solution [méizəlz hwítəikər səl(j)ú:ʃən] メーゼルス・ホイテカー血液保存液(食塩, クエン酸ソーダ, ブドウ糖を水に溶解した血液保存液).
mai·zen·ate [méizəneit] メーゼン酸塩.
Majima needle 真島針(肝生検用の穿刺針の一つ. 吸引採取法に用いられる).
Majocchi, Domenico [məjáki] マジョッキ(1849-1929, イタリアの皮膚科医. マヨッキともいう).
M. disease マジョッキ病(血管拡張性環状紫斑ともいい, 主として下肢の毛細血管が対称的に拡張し, 点状紫斑が環状に配列する), = purpura annulare telangiectodes, telangiectoasia follicularis annulata.
ma·jor [méiʤər] ① 大, 長(音階の), 優. ② 第1専攻課程(アメリカの大学制において, 学生が主専攻の課程をいい, 第2のものを minor という).
m. agglutination 主凝集〔医学〕.
m. agglutinin 主凝集素.
m. alar cartilage [TA] 大鼻翼軟骨, = cartilago alaris major [L/TA].
m. allergen 主要アレルゲン〔医学〕.
m. amputation 大切断(足首または手首から上部の切断).
m. angle 優角.
m. axis 長軸(楕円両軸のうち長い方のもの).
m. basic protein (MBP) 主要塩基性タンパク質(アレルギー発現の際, 好酸球から放出されるタンパク質の一つで, 気管上皮に傷害を与える).
m. calices [TA] 大腎杯, = calices renales majores [L/TA].
m. calyx 大腎杯(第一次腎杯), = major calix.
m. circulus arteriosus of iris [TA] 大虹彩動脈輪, = circulus arteriosus iridis major [L/TA].
m. criteria 大基準〔医学〕.
m. cross-matching test 主交差試験.
m. defect 重欠点.
m. depression 大うつ病〔医学〕.
m. depressive disorder うつ病(DSM-5), 大うつ病性障害.
m. determinant 主要決定基〔医学〕.
m. diuretic 強利尿薬〔医学〕.
m. duodenal papilla [TA] 大十二指腸乳頭(Vater乳頭), = papilla duodeni major [L/TA].
m. epilepsy 大発作〔医学〕, 大てんかん, = epilepsia gravior.
m. forceps [TA] 大鉗子, = forceps major [L/TA].
m. gene 主遺伝子〔医学〕.
m. groove 深いほうの溝.
m. hand 利き手.
m. hemisphere 優位半球(大脳の), = dominant hemisphere.
m. histocompatibility antigens 主要組織適合抗原(脊椎動物の細胞表面にあって同種異系移植に際し, 際立って強い免疫原性を発揮する抗原), = MHC antigen.
m. histocompatibility complex (MHC) 主〔要〕組織適合〔性遺伝子〕複合体(組織適合性抗原の生産を支配する遺伝子群を含む染色体領域).
m. histocompatibility complex-linked disease 主要組織適合性遺伝子複合体関連疾患〔医学〕.
m. impairment 主欠陥〔医学〕.
m. medical insurance 重病保険〔医学〕.
m. neurocognitive disorder 認知症(DSM-5).
m. operation 大手術〔医学〕.
m. reaction 主反応〔医学〕.
m. salivary glands [TA] 大唾液腺, = glandulae salivariae majores [L/TA].
m. scale 長音階.
m. specificity メジャー特異性, 主特異性(免疫グロブリンイディオタイプのうち private 特異性以外の抗原特異性. 共有 shared, 交差反応性 cross-reactive, 公有特異性 public specificity をいう).
m. spiral 大ラセン.
m. sublingual duct [TA] 大舌下腺管, = ductus sublingualis major [L/TA].
m. surgery 大手術.
m. symptom 主症候.
m. testing 主試験(輸血を行う場合に実施される交差適合試験の一つ. 患者血清と供血者血球を混合して凝集反応をみる).
m. tranquilizer 強力精神安定薬, 強トランキライザー(抗精神病薬), = major tranquilizing agent.
Makeham hy·poth·e·sis [méikhæm haipáθisis] マケハム仮説(死は一定の確率のまま推移する偶然性と, 等比級数的に進行する抵抗性の衰弱との2因子によるとする死亡率仮説).
make-up water 補給水〔医学〕.
making machine 成形機〔医学〕.
Makins, Sir George Henry [meikinz] メーキンス(1853-1933, イギリスの外科医).
M. murmur メーキンス雑音(損傷を帯びた動脈の上に聴取される心臓収縮音のように聞こえる雑音).
mak·in·tosh [mǽkintɑʃ] = macintosh.
makro- [mækrou, -rə] 巨大, 長大の意味を表す接頭語, = macro-.
mal- [mæl] 不良の意味を表す接頭語.
mal [mæl] [F] 病, 疾患.
m. comitial てんかん, = epilepsy.
m. d'aviateur 飛行士病.
m. de caderas (南アメリカの家畜病で, 発熱, 衰弱, 後脚麻痺を起こす, トリパノソーマの感染によるもの).
m. de Cayenne ケイアン病, = elephantiasis.
m. de coit (媾疫, ウマ梅毒), = dourine.
m. de la rosa ペラグラ, = pellagra.
m. de los pintos 熱帯性白斑性皮膚病(ピント

病), = pinta.
m. de Meleda メレダ病, = Meleda disease.
m. de mer 船酔い, = sea-sickness.
m. de quebracho ケブラコ病, = saaj.
m. de siete dias 七日病, 七日疫(なぬかやみ), = seven-day disease.
m. de sole = pellagra.
m. del pinto 斑点病, = pinta.
m. des bassines (養蚕業者の皮膚病で, まゆ(繭)を取り扱うために起こるもの).
m. d'estomac 十二指腸虫症, = ancylostomiasis.
m. morado マル・モラド(オンコセルカ皮膚炎の紫色皮膚).
m. perforant 穿孔性潰瘍(足の).
ma·la [méilə] ① 頬, = cheek. ② 頬骨, = cheek bone.
Malabar itch マラバル渦状癬.
Malabar ulcer マラバル潰瘍, = tropical ulcer.
mal·a·bath·rum [mæləbǽθrəm] マラバトルム(ニッケイ[桂樹]属植物の一種の葉で薬剤として用いられたことがある), = cinnamon.
mal·ab·sorp·tion [mæləbsɔ́:pʃən] 吸収不良 [医学].
m. syndrome 吸収不良症候群 [医学].
Malacarne, Michele Vincenzo Giacintos [mɑ:ləkɑ́:nei] マラカルネ(1744–1816, イタリアの外科医).
M. antrum マラカルネ洞(後方穿孔帯), = Malacarne space.
M. pyramid マラカルネ錐体(小脳虫垂がその後中1/3の部において小脳半球を通る横の延長線と交差する部にある十字形隆起).
M. space マラカルネ腔(第三脳室底をなす篩状部), = posterior perforated space.
mal·a·chite [mǽləkait] マラカイト, 孔雀石(緑色の鉱石).
m. green マラカイトグリーン(トリフェニルメタン系染料の一つで, 普通塩素および亜鉛の複塩 3($C_{23}H_{24}N_2$-HCl)-2$ZnCl_2$・2H_2O またはシュウ酸塩2($C_{23}H_{25}N_2$)・3$C_2H_2O_4$ として得られる. 創傷の消毒薬, 組織および細菌の染色に用いる), = benzaldehyde green, brilliant green, diamond green B.
m. green G マラカイトグリーンG(マラカイトグリーンの $(CH_3)_4$ を $(C_2H_5)_4$ で置換した色素), = brilliant green.
m. green test マラカイトグリーン試験(ロイコマラカイトは血色素の過酸化酵素によりマラカイト緑となる原理に基づく反応).
ma·la·cia [məléiʃiə] ① 軟化〔症〕[医学]. ② 異食症, 偏食, = pica. 形 malacic, malacotic.
m. cordis 心筋軟化症(梗塞症の).
m. traumatica 外傷性軟化症, = Kienboeck disease.
malaco– [mæləkou, –kə] 軟化の意味を表す接頭語.
mal·a·col·o·gy [mæləkɑ́lədʒi] 軟体動物学. 形 malacological.
mal·a·co·ma [mæləkóumə] 軟化部(体の).
mal·a·co·path·ia [mæ̀ləkəpǽθiə] 小児舟状骨軟化症, = Koehler disease.
mal·a·co·pla·kia [mæ̀ləkoupléikiə] マラコプラキア [医学] (中空臓器の粘膜にみられる軟性斑の形成).
mal·a·co·sar·co·sis [mæ̀ləkousɑ:kóusis] 筋組織弛緩(軟化)症.
mal·a·co·sis [mæləkóusis] 軟化症, = malacia.
mal·a·cos·te·on [mæləkɑ́stiən] 骨軟化〔症〕[医学], = osteomalacia.
m. pelvis くる病性骨盤, = rachitic pelvis.
Mal·a·cos·tra·ca [mæləkɑ́strəkə] 軟甲綱(体は大きく, 頭部は5節, 胸部は8節, 腹部は7節からなるのが原則で, 腹節の1つを除きすべて付属肢をもつ. 人体寄生虫の中間宿主として重要な十脚目 *Decapoda* を含む).
mal·a·cot·ic [mæləkɑ́tik] 軟化の.
m. tooth 軟化歯 [医学].
mal·a·cot·o·my [mæləkɑ́təmi] 腹壁切開術.
ma·lac·tic [məlǽktik] 緩和薬, 軟化薬, = emollient.
mal·a·dap·ta·tion [mæ̀lədæptéiʃən] 不適応 [医学], 順応不良.
m. at work 職場不適応, = adjustment disorder.
m. reaction 不適応反応, = adjustment disorder.
m. syndrome 適応不良症候群(Selye).
mal·a·die [máladi] [F] 病, 疾患.
m. bronzée 青銅病(① 流行性血色素尿症. ② アジソン病).
m. cystique 乳房嚢腫性変性.
m. de plongeurs 潜水病.
m. des jambes 脚気.
m. des tics チック症.
m. du sommeil 嗜眠病.
mal·ad·just·ment [mælədʒʌ́stmənt] 適応障害 [医学], 不適応(失敗).
mal·a·dy [mǽlədi] 病, 疾患 [医学], 疾病 [医学], 病気 [医学].
ma·lag·ma [məlǽgmə] ① 罨法. ② 緩和薬.
ma·laise [məléiz] [F] 倦怠, 不快, 疲労感 [医学].
mal·a·lign·ment [mæ̀ləláinmənt] 不正歯列(歯弓線の正常位から転位して歯が並んでいる状態), = malalinement.
m. of teeth 歯列不正.
mal·a·line·ment [mæləláinmənt] 不正歯列, 歯列不正, = crowded malalignment, malalignment.
mal·an·ders [mǽləndərz] 馬疫(ウマの前脚膝部に発生する湿疹), = callenders, malandria, mallanders, sallenders.
ma·lar [méilər] 頬の, 頬骨の.
m. arch 頬骨弓.
m. bone 頬骨, = os zygomaticum.
m. fold 頬ヒダ.
m. foramen 頬骨孔.
m. node [TA]頬リンパ節*, = nodus malaris [L/TA].
m. point 頬骨点(頬骨の外面にある最も隆起した点).
m. process 頬骨突起, = processus zygomaticus maxillae.
m. rash 頬部紅斑 [医学].
m. tubercle 頬骨結節.
ma·lar·i·a [məléəriə, –lǽr–] マラリア(アノフェレスカ(蚊)の媒介によりマラリア原虫が赤血球内に寄生して起こる寄生虫性熱病で, 発熱悪寒, 脾腫を特徴とし, 原虫は赤血球に侵入して溶血を起こすために, 貧血を伴う). 形 malarial.
m. anemia マラリア貧血.
m. biliaris 胆汁性マラリア.
m. comatosa 昏睡性マラリア.
m. control program マラリア制圧対策.
m. drug 抗マラリア薬 [医学].
m. eradication program マラリア根絶計画, マラリア撲滅計画.
m. perniciosa 悪性マラリア, = malaria tropica.
m. plasmodium マラリア原虫.
m. treatment マラリア療法 [医学].
m. vaccine マラリアワクチン(マラリアに対するワクチンであるが, 現在研究段階である).
ma·lar·i·a·ci·dal [məlɛ̀əriəsáidəl] マラリア原虫撲滅性の.
malariae malaria 四日熱マラリア, = quartan ma-

M

laria.
ma·lar·i·al [məlɛ́əriəl] マラリア〔性〕の［医学］.
m. cachexia マラリア〔性〕悪液質［医学］.
m. cirrhosis マラリア性肝硬変.
m. crescent 半月体(熱帯マラリア原虫の生殖母体, 半月形をしている).
m. deafness マラリア性難聴.
m. dysentery マラリア様赤痢(間欠熱を伴う病型).
m. fever マラリア熱.
m. granuloma マラリア性肉芽腫(脳皮質下にみられる膠細胞蓄積).
m. hematuria マラリア性血尿［医学］.
m. hemoglobinuria マラリア性血色素尿症, = blackwater fever, bilious remittent fever.
m. malaria 四日熱マラリア.
m. melanin マラリア性メラニン［医学］.
m. melanuria マラリアメラニン尿(マラリアメラニンが尿中に排泄される状態で, 特に熱帯型マラリア熱を黒水熱という).
m. nephropathy マラリア腎症［医学］.
m. parasite マラリア原虫, = *Plasmodium*.
m. pigment マラリア色素(マラリア原虫により血色素よりつくられる色素).
m. pigment stain マラリア色素染色.
m. stippling マラリア斑点.
m. treatment マラリア療法, = malariotherapy.
ma·lar·i·a·li·za·tion [məlὲəriəlizéiʃən] マラリア発熱療法. 動 malarialize.
malarian therapy マラリア療法, = malariotherapy, malarization therapy.
ma·lar·i·a·ted [məlέərieitid] マラリアに罹患した.
ma·lar·i·a·ther·a·py [məlὲəriəθérəpi] マラリア療法, = malariotherapy.
ma·lar·i·ol·o·gist [məlɛəriάləʤist] マラリア学者.
ma·lar·i·ol·ogy [məlɛəriάləʤi] マラリア学.
malariometric rate マラリア侵食度［医学］, マラリア侵淫度.
ma·lar·i·om·etry [məlɛəriάmətri] マラリアの計量的研究.
ma·lar·i·o·sis [məlɛərióusis] マラリア症(マラリアに罹患した兵士が, 全快後もなお後遺症が続いているとして診療および恩給を要請すること).
ma·lar·i·o·ther·a·py [məlὲəriəθérəpi] マラリア療法.
ma·lar·i·ous [məlέəriəs] マラリア性の.
m. area マラリア常在地［医学］.
ma·lar·is [méiləris] 頬〔部〕の, 頬骨の, = malar.
Malassez, Louis Charles [mæləséiz] マラセー(1842-1910, フランスの生理学者).
M. disease マラセー病(精巣嚢腔).
M. epithelial rests マラセー上皮遺残, マラセー残存上皮, = debris of Malassez, epitherial rests of M., rests of M..
M. stain マラセー染色法(神経膠細胞の染色法で, アンモニア性ピクロカルミンで染色後40%炭酸カリウム液に10分間浸漬し, 水洗して濃酢酸で処理する).
Ma·las·sez·ia [mæləsí:ziə] マラセチア属(真菌. *M. furfur* などが含まれる. 癜風をはじめとする皮膚マラセジア症の原因となる).
M. furfur マラセチア・フルフル(でん(癜)風の原因菌. 皮膚, 頭部に存在し, 皮脂を食する常存菌で直接または間接に人から人へ感染する. 近年フケの原因として注目されている).
M. pachydermatis マラセチア・パチデルマチス(ヒトおよび動物に常在する. 主にイヌなどで外耳炎, 皮膚炎ほかの原因となる).
ma·las·sez·ia fol·li·cu·li·tis [mæləsí:ziə fəlikjuláitis] マラセチア毛包炎.
mal·as·se·zi·o·sis [mæləsi:zióusis] マラセチア症(担子菌系不完全菌酵母に属する *Malassezia* 属菌が引き起こす真菌症).
mal·as·sim·i·la·tion [mæləsimiléiʃən] 同化不良［医学］.
mal·ate [mǽleit] リンゴ酸塩.
m.-condensing enzyme リンゴ酸シンターゼ(グリオキシル酸トランスアセチラーセ(アセチルCoAとグリオキシル酸を縮合させリンゴ酸とCoAを生成する反応を触媒する酵素)), = malate synthase.
m. synthase リンゴ酸シンターゼ, リンゴ酸縮合酵素(アセチル CoA とグリオキシル酸を縮合させリンゴ酸と CoA を生成する反応を触媒する酵素).
mal·a·thi·on [mæləθáiən] マラチオン ㊥ *o,o*-dimethyl-*S*-(1,2dicarboxyethyl)dithiophosphate(有機リン殺虫剤).
mal·ax·a·tion [mæləkséiʃən] ① 煉和(軟膏をつくるときの). ② 捏揉(ねつじゅう)運動(マッサージにおける).
Malayan filariasis マレー糸状虫症.
mal·coeur [mælkjú:r] [F] ① 鉤虫症, 十二指腸虫病, = ancylostomiasis. ② 食土症, = geophagia.
mal·con·for·ma·tion [mælkɑnfɔ:méiʃən] 形成不全.
mal·de·vel·op·ment [mældivéləpmənt] ① 発育不良［医学］. ② 異常発生［医学］.
mal·di·ges·tion [mældaiʤéstʃən] 消化不良［医学］.
mal·dis·tri·bu·tion [mældìstribjú:ʃən] 不適当分布［医学］.
Maldonado-San Jose stain マルドナド・サンホセ染色〔法〕(膵島細胞の染色法).
male (M, m) [méil] ① 雄(おす). ② 男性の.
m. attendant 看護師［医学］.
m. breast 男の乳房.
m. climacteric 男性更年期［医学］.
m. contraceptive agent 男性用避妊薬［医学］.
m. contraceptive device 男性用避妊具［医学］.
m. die 凸型盤.
m. external genitalia [TA] 男の外生殖器, = organa genitalia masculina externa [L/TA].
m. fern oil メンマ［綿馬］油(メンマから得られる定油で, 駆虫薬).
m. fertility agent 男性用受精促進薬［医学］.
m. gametangium 雄配偶子嚢.
m. gamete 雄性配偶子(精子は多細胞生物の雄性配偶子である), = androgamete.
m. gametophyte 雄性配偶体.
m. genital 男性生殖器［医学］.
m. genital disease 男性生殖器(性器)疾患［医学］.
m. genital neoplasm 男性生殖器新生物(腫瘍)［医学］.
m. genital system 男性性器系［医学］.
m. genitalia 男性生殖器［医学］.
m. genitalia anatomy 男性性器解剖学［医学］.
m. gonad 男性生殖腺.
m. granule 雄性顆粒(受精後精子頭部が分裂して生ずる顆粒).
m. hermaphroditism 男性半陰陽［医学］.
m. homosexuality 男性同性愛, = uranism.
m. hormone 男性ホルモン(アンドロステロンなど), = testosterone.
m. infertility 男性不妊〔症〕［医学］.
m. internal genitalia [TA] 男の生殖器, = organa genitalia masculina interna [L/TA].
m. mother cell 雄核母細胞［医学］.
m. nurse 看護師［医学］.

m. organ 雄器，雄性器官．
m. orgasmic disorder 男性オルガズム障害．
m. pattern alopecia 男性はげ〔医学〕．
m. pattern baldness 男性型脱毛症，壮年性脱毛症．
m. preponderance 男性優位〔医学〕．
m. pronucleus 雄性前核，男性前核〔医学〕，= pronucleus masculinus．
m. pseudohermaphroditism 男性偽半陰陽〔医学〕，男性仮性半陰陽〔医学〕（生殖腺が精巣（睾丸）の場合），= androgyny，pseudohermaphroditismus masculinus．
m. receptacle 雄器床．
m. reproductive system 男性生殖〔器〕系〔医学〕．
m. screw 雄ねじ．↔ female screw．
m. sex 男性〔医学〕．
m. sex hygiene 男性性衛生〔医学〕．
m.-specific antigen 雄（おす）特異抗原〔医学〕．
m.-specific phage 雄特異ファージ〔医学〕．
m. sterility ① 雄性不稔性（特定の環境条件下で，生殖可能な雄性配偶子をつくりえないような不稔性）．② 男性不妊〔医学〕．
m. sterilization 男性不妊法〔医学〕．
m. to female (MTF) 男性から女性へ（性転換手術の一法）．
m. Turner syndrome 男性ターナー症候群（メイルターナー症候群ともいう），= Noonan syndrome．
m. urethra [TA] 男の尿道，= urethra masculina [L/TA]．
m. uterus 男性子宮〔医学〕．
m. vagina 男性腟〔医学〕．

Malecot, Achille Etienne [mæləkóu] マレコー（1852生，フランスの外科医）．
M. catheter マレコーカテーテル（2～4 翼付カテーテル）．

mal·e·fac·tor [mælifǽktər] 犯罪者，非行者．
ma·le·ic ac·id [məlí:ik ǽsid] マレイン酸 ㊌ *cis*-butenedioic acid（不飽和性二塩基酸で，trans 型のフマル酸に対する cis 型），= toxilic acid．
mal·e·mis·sion [mælimíʃən] 射精不全．
mal·e·oyl [mǽliɔil] マレオイル基（-COCH=CHCO-(*cis*)）．
mal·e·rup·tion [mælirʌ́pʃən] 生歯不全．
mal·for·ma·tion [mælfɔ:méiʃən] 奇形〔医学〕，= defect，deformity．
m. of auricle 耳介奇形．
m. of coronary artery 冠動脈奇形．
m. of coronary vessels 冠状動静脈異常．
m. of heart 心〔臓〕奇形〔医学〕．
m. of jaw 顎の奇形〔医学〕．
m. of teeth 歯牙奇形．
m. of tongue 舌の奇形．
m. syndrome 奇形症候群，= anomalad．

malformed nail 変形爪〔医学〕，奇形爪．
malformed tooth 形成異常歯〔医学〕，奇形歯．
mal·func·tion [mælfʌ́ŋkʃən] 機能不全〔医学〕，機能障害〔医学〕，= dysfunction．
malfusion of pancreaticobiliary ducts 膵胆管合流異常．

Malgaigne, Joseph François [mɑ:lgéin] マルゲーヌ（1806-1865，フランスの外科医．マルゲインともいう）．
M. amputation マルゲーヌ切断術（法）（断端に距骨のみを残す切断）．
M. fossa マルゲーヌ窩（上頸動脈三角），= superior carotid triangle．
M. fracture マルゲーヌ骨折（骨盤の両側性重複垂直骨折）．
M. hernia マルゲーヌヘルニア．
M. hook マルゲーヌ鉤（肉叉）（膝蓋骨折において骨片を接着するために用いる）．
M. pads マルゲーヌ脂肪褥（大腿骨下端部で膝関節上縁の両側にある）．
M. symptom マルゲーヌ症候（骨折部に限局する激痛）．
M. tenderness マルゲーヌ圧痛（骨折にみられる局所症状の一つで，骨折線に一致した著明な圧痛があり，骨折症状で最も発現率が高い）．
M. triangle マルゲーヌ三角，= superior carotid triangle．

Malherbe, Albert [mælə́:rb] マルヘルベ（1845-1915，フランスの外科医）．
M. calcifying epithelioma マルヘルベ石灰化上皮腫（毛質性上皮腫）．

mal·i·asm [mǽliəzəm] 鼻疽，馬鼻疽，= maliasmus．
mal·i·as·mus [mæliǽzməs] 鼻疽，馬鼻疽，= maliasm．
mal·ic ac·id [mǽlik ǽsid] リンゴ酸（不斉炭素原子 1 個をもち D-，L-，およびラセミ体の 3 種がある），= hydroxysuccinic acid．
malic dehydrogenase リンゴ酸脱水素酵素．
malic enzyme リンゴ酸デヒドロゲナーゼ（リンゴ酸を NAD^+ により可逆的に脱水素してオキサロ酢酸と NADH を生成する反応を触媒する酵素），= malate dehydrogenase．
mal·ice [mǽlis] 犯意〔医学〕．
ma·lig·nan·cy [məlígnənsi] ① 悪性，悪性度．② 悪性腫瘍，癌．㊎ malignant．
ma·lig·nant [məlígnənt] 悪性の，壊滅．
m. acanthosis nigricans 悪性黒色表皮腫．
m. adenoma 悪性腺腫〔医学〕．
m. alopecia 悪性脱毛〔症〕〔医学〕．
m. anemia 悪性貧血，= progressive pernicious anemia．
m. anthrax 悪性炭疽（敗血症を伴う）．
m. aphthae 悪性アフタ．
m. astrocytoma 悪性星細胞腫〔医学〕．
m. atrophic papulosis 悪性萎縮性丘疹症（皮膚と腸管の小動脈の閉塞をきたす疾患．皮膚では中心部が萎縮して陥凹する丘疹を特徴とする．腸管では多発性穿孔と腹膜炎を呈する），= Degos disease．
m. blue nevus 悪性青色母斑．
m. bubo 悪性横痃．
m. cachexia 悪性悪液質，= Rommelaere sign．
m. carbuncle 悪性炭疽〔医学〕．
m. carcinoid syndrome 悪性カルチノイド症候群〔医学〕．
m. catarrh 悪性カタル〔医学〕．
m. chemodectoma 悪性褐色細胞腫〔医学〕．
m. cholera ① 悪性コレラ〔医学〕，重症コレラ〔医学〕．② アジアコレラ（大流行し死亡率が高い），= Asiatic cholera．
m. chorioepithelioma 悪性絨毛上皮腫〔医学〕．
m. cilliary epithelioma 悪性毛様体上皮腫．
m. degeneration 悪性化〔医学〕．
m. diphtheria 悪性ジフテリア〔医学〕．
m. dysentery 悪性赤痢．
m. edema 悪性浮腫〔医学〕，悪性水腫〔医学〕（顔面，頸部，上肢に著明な浮腫がくる炭疽の一型．小水疱，水胞様発疹を伴い次第に壊疽となり，敗血症様の症状を呈する）．
m. endocarditis 悪性心内膜炎．
m. endocrine tumor of pancreas 悪性膵内分泌腫瘍〔医学〕．

m. epithelial neoplasm of small intestine 小腸上皮性悪性新生物〔医学〕.
m. erysipelas 悪性丹毒(産褥丹毒).
m. erythema 悪性紅斑〔医学〕.
m. exophthalmos 悪性眼球突出症(甲状腺刺激ホルモンTSHによって起こる著しい眼球突出), = thyrotrophic exophthalmus.
m. exophthalmus 悪性眼球突出〔症〕〔医学〕.
m. external otitis 悪性外耳道炎.
m. fever 悪性熱〔医学〕(主として血液の急激変化を伴う).
m. fibrous histiocytoma (MFH) 悪性線維性組織球腫〔医学〕.
m. fibrous histiocytosis 悪性線維性組織球症.
m. glaucoma 悪性緑内障〔医学〕.
m. glomus tumor 悪性血管球腫.
m. goiter 悪性甲状腺腫.
m. granuloma 悪性肉芽腫〔医学〕.
m. granulomatosis 悪性肉芽腫, = Hodgkin disease.
m. haemangioendothelioma 悪性血管内皮細胞腫.
m. haemangiopericytoma 悪性血管外皮細胞腫.
m. hemangioendothelioma 悪性血管内皮腫〔医学〕.
m. hemangiopericytoma 悪性血管外皮腫〔医学〕.
m. hemocytoblastoma 悪性血球芽細胞腫(幼若な血球芽細胞からなる肉腫が副腎皮質から発したまれな悪性腫瘍).
m. hibernoma 悪性冬眠腫.
m. histiocytoma 悪性組織球腫.
m. histiocytosis (MH) 悪性組織球症〔医学〕, 悪性組織球増殖症.
m. hyperpyrexia 悪性高熱〔症〕〔医学〕.
m. hypertension 悪性高血圧〔症〕〔医学〕.
m. hypertensive retinopathy 悪性高血圧性網膜症〔医学〕.
m. hyperthermia (MH) 悪性高熱症〔医学〕(揮発性麻酔薬などにより筋強直, 40°C以上の高熱をきたす. 骨格筋内のCa濃度上昇による. ミオグロビン尿, クレアチンキナーゼの上昇がみられる).
m. jaundice 悪性黄疸(急性黄色肝萎縮), = acute yellow atrophy of liver.
m. leiomyoblastoma 悪性平滑筋芽腫.
m. leiomyoma 悪性平滑筋腫.
m. lentigo melanoma 悪性黒子黒色腫.
m. leukopenia 悪性白血球減少症. → agranulocytosis.
m. lymphadenoma 悪性リンパ節腫(リンパ肉腫).
m. lymphangioendothelioma 悪性リンパ管内皮腫〔医学〕.
m. lymphogranulomatosis 悪性リンパ肉芽腫症.
m. lymphoma 悪性リンパ腫〔医学〕.
m. malaria 悪性マラリア, = flaciparum malaria.
m. malnutrition 悪性栄養失調症. → kwashiorkor.
m. mast cell tumor 悪性肥満細胞腫〔医学〕.
m. melanoma 悪性黒色腫〔医学〕.
m. melanoma in situ 表皮内悪性黒色腫.
m. meningioma 悪性髄膜腫.
m. mesenchymal hamartoma 悪性間葉性過誤腫〔医学〕.
m. mesenchymal neoplasm 悪性間葉系新生物〔医学〕.
m. mesenchymoma 悪性間葉腫〔医学〕.
m. mesothelioma 悪性中皮腫〔医学〕.
m. mesothelioma of pericardium 心膜悪性中皮腫〔医学〕.
m. mesothelioma of pleura 悪性胸膜中皮腫〔医学〕.
m. mixed müllerian tumor (MMMT) 悪性ミュラー管混合腫瘍.
m. mole syndrome 悪性黒子症候群.
m. monoclonal gammopathy 悪性単クローン性免疫グロブリン血症(B細胞, 形質細胞の腫瘍性増殖性疾患(骨髄腫, H鎖病, 原発性マクログロブリン血症)を本態とする単クローン性免疫グロブリン血症).
m. mucocele of appendix 悪性虫垂粘液瘤〔医学〕.
m. myoma 悪性筋腫〔医学〕.
m. myopia 悪性近視〔医学〕(脈絡膜の変性により, 網膜剥離と盲目に至る進行性近視).
m. neonatal jaundice 新生児重症黄疸〔医学〕.
m. neoplasm 悪性新生物〔医学〕.
m. nephrosclerosis 悪性腎硬化〔症〕〔医学〕(悪性高血圧症の際の腎病変. 急性に進行する腎実質の硬化により腎機能の減退および高血圧を起こし, 細動脈炎を伴うことがある).
m. neurile(m)moma 悪性神経鞘腫.
m. neurinoma 悪性神経鞘腫〔医学〕.
m. neuroma 悪性神経腫(神経肉腫).
m. neutropenia 悪性好中球減少〔症〕〔医学〕(無顆粒球症), = agranulocytosis.
m. nutrition 栄養障害〔医学〕, 栄養失調〔医学〕, 栄養欠乏〔医学〕, 栄養不足〔医学〕.
m. osteomyelitis 悪性骨髄炎, = myelomatosis.
m. papillary dermatitis 悪性乳頭状皮膚炎, = Paget disease.
m. paroxysmal cephalo-positional dizziness 悪性発作性頭位性めまい.
m. paroxysmal positional vertigo 悪性発作性頭位性めまい.
m. pericardial effusion (MPCE) 悪性心膜液.
m. peripheral nerve sheath tumor 悪性神経鞘腫.
m. pheochromocytoma 悪性褐色細胞腫〔医学〕.
m. pituitary adenoma 悪性下垂体腺腫〔医学〕.
m. pleural mesothelioma 悪性胸膜中皮腫.
m. polyp 悪性ポリープ(肉腫または癌のような).
m. proliferating trichilemmal cyst 悪性増殖性外毛根鞘性嚢腫.
m. purpura 悪性紫斑〔病〕.
m. pustule 悪性膿疱〔医学〕(炭疽), = anthrax.
m. relief 悪性ヒダ〔像〕.
m. rheumatism 悪性リウマチ〔医学〕.
m. rheumatoid arthritis (MRA) 悪性関節リウマチ〔医学〕(小・中血管炎を伴う関節リウマチの予後不良な一つの亜型をいう. リウマチ因子が高値を示す), = rheumatoid vasculitis.
m. scarlet fever 悪性猩紅熱〔医学〕.
m. schwannoma 悪性神経鞘腫〔医学〕.
m. smallpox 悪性痘瘡〔医学〕.
m. stenosis 悪性狭窄〔医学〕.
m. struma 悪性甲状腺腫〔医学〕.
m. syncytioma 悪性合胞体腫〔医学〕.
m. syndrome 悪性症候群(抗精神病薬投与により, 高熱, 錐体外路症状, 自律神経障害, 意識障害をきたし致死率が高い).
m. synovioma 悪性滑膜腫.
m. syphilis 悪性梅毒〔医学〕.
m. syringoma 悪性汗腺腫〔医学〕.
m. teratoma 悪性奇形腫.
m. tertian fever 悪性三日熱.
m. tertian malaria 悪性三日熱マラリア.
m. thymoma 悪性胸腺腫, = thymic carcinoma.
m. transformation 悪性変換〔医学〕.
m. trichilemmoma 外毛根鞘癌, 毛包癌.

m. tumor 悪性腫瘍〔医学〕.
ma·lig·nin [məlígnin] マリグニン(細胞を悪性化すると仮定される物質).
ma·lig·no·cy·to·ma [mælìgnousaitóumə] 悪性腫瘍，悪性細胞腫.
ma·lig·no·gram [məlígnəgræm] 発癌図表(悪性腫瘍発生の諸因子の数値を組織的に配列した表).
ma·li–ma·li [má:li má:li] マリマリ(フィリピン群島にみられる跳躍病).
Malin syn·drome [mǽlin síndroum] マリン症候群(赤血球が白血球に貪食されて起こる貧血)，= autoerythrophagocytosis, phagocytic anemia.
ma·lin·ger·er [məlíŋgərər] 仮病者，詐病者(罹患を装う者).
ma·lin·ger·ing [məlíŋgəriŋ] 詐病〔医学〕，仮病.
ma·lin·ger·o·scope [məlíŋgərəskoup] 眼疾仮病検出器.
ma·lin·ger·y [məlíŋgəri] 仮病，詐病.
mal·in·ter·dig·i·ta·tion [mælintə:diʤitéiʃən] 咬合不正.
Mall, Franklin Paine [mɔ́:l] モール(1862–1917, アメリカの解剖学者).
M. formula モール公式(長さ100mm以下の胚の発育日数を算出する式は次のようになるが，14日のピータース卵の場合，14日の胚子が3〜4日となるので，この値に10を加えて用いられる).

$$\sqrt{頭頂 - 殿部距離(mm) \times 100}$$

M. ovum モール卵(受精後発育日数13および26日の胚子).
M. stain モール染色法(細網組織染色法で，凍結標本をパンクレアチン，重曹，水の液で24時間消化し，水洗後少量の水を加えた浮遊液をガラス板の上で乾燥し，ピクリン酸，無水アルコール，水の混合液数滴をその上に落下した後，酸性フクシン，無水アルコール，水の液で染め，トリニトロフェノール液で処理する).
mal·le·a·bil·i·ty [mæ̀liəbíliti] 展性，順応性. 形 malleable.
mallear fold ツチ骨ヒダ.
mallear prominence ツチ骨隆起.
mal·le·ase [mǽlieis] マリエース(8%アンチフォルミンで処理した鼻疽菌培養液を中和濾過した鼻疽診断液).
mal·le·a·tion [mæliéiʃən] 槌で打つような手運動(舞踏病患者の手に起こる運動の一種).
malleatory chorea つち(槌)打ち様舞踏病〔医学〕.
mal·le·in [mǽli:n] マレイン(鼻疽桿菌培養基から得られた液で，ウマの鼻疽の早期診断に用いられる).
m. reaction マレイン反応(馬鼻疽に感染したウマやヒトにツベルクリン類似のアレルゲンで鼻疽菌(*Burkholderia mallei*)の生成物であるマレインを皮下，皮内に注射した際の皮膚反応. ツベルクリン反応型のアレルギー反応).
m. test マレイン試験(鼻疽診断試験).
mal·le·in·i·za·tion [mæ̀leinizéiʃən] マレイン接種.
mal·le·o·i·do·sis [mæ̀liouaidóusis] = melioidosis.
mal·le·o·in·cu·dal [mæ̀liouíŋkjudəl] ツチ骨キヌタ骨の.
mal·le·o·lar [məlíələr] くるぶし(踝)の.
m. articular surface of fibula 〔腓骨〕内果関節面.
m. articular surface of tibia 〔脛骨〕内果関節面.
m. distance 果(踝)間距離.
m. fossa [TA] 外果窩，= fossa malleoli lateralis [L/TA].
m. fracture 果部骨折.
m. groove [TA] 内果溝，外果溝，= sulcus malleolaris [L/TA].
m. prominence [TA] ツチ骨隆起，= prominentia mallearis [L/TA].
m. stria [TA] ツチ骨条，= stria mallearis [L/TA].
m. sulcus 内果溝，= sulcus malleolaris.
mal·le·o·lus [mælí:ələs] 踝，くるぶし(足関節の両側にある突起). 形 malleolar.
m. fibulae (外果のこと).
m. lateralis [L/TA] 外果，= lateral malleolus [TA].
m. medialis [L/TA] 内 果，= medial malleolus [TA].
m. tibiae (内果のこと).
mal·le·o·sta·pe·di·o·pe·xy [mæ̀lioustəpí:diəpeksi] ツチ・アブミ骨連結〔術〕.
mal·le·ot·o·my [mæliátəmi] 踝部骨切り〔術〕，ツチ骨切開〔術〕.
mal·let [mǽlit] ① 槌(つち). ② ツチ(槌)骨，= hammer.
m. finger ツチ(槌)指，= hammer finger.
m. toe ツチ(槌)〔状〕足ゆび，槌趾.
mal·le·us [mǽliəs] [L/TA] ① ツチ骨，= malleus [TA]. ② 鼻疽，= equinia, glanders.
m. farciminosus 結節状鼻疽.
m. humidus 湿性鼻疽.
mal·lo·cho·ri·on [mæloukɔ́:riən] 絨毛膜(哺乳動物の器官で槌状をなすため，このように呼ばれる).
Mallory, Frank Burr [mǽləri] マロリ(1862–1941, アメリカの病理学者).
M. aniline blue stain マロリのアニリンブルー染色〔法〕.
M. bodies マロリ小体(① アルコール性の肝炎，肝硬変などの肝細胞内に発現する硝子様構造物. = alcoholic hyalin, alcoholic hyalin bodies. ② 猩紅熱患者の皮膚上皮およびリンパ洞にみられる原虫様小体).
M. collagen stain マロリ膠原線維染色〔法〕.
M. iodine stain マロリのヨード染色.
M. leukemia マロリ白血病(タール，インドール，ベンゾールなどにより誘発されるもの).
M. phloxine stain マロリのフロキシン染色〔法〕.
M. phosphotungstic acid hematoxylin stain マロリのリンタングステン酸ヘマトキシリン染料.
M. stain マロリ染色法(① 放線菌の染色法でエオジン飽和水溶液で10分，水洗後アニリンゲンチアナ紫で，2〜5分，食塩水で洗い，ヨウ素水で1分，水洗，脱水，透徹，封入. ② 線維と細胞形質・核を染めわける染色法).
M. stain for actinomyces マロリ放線菌染色〔法〕.
M. stain for hemofuchsin マロリ血褐素染色〔法〕.
M. staining solution マロリ液(第1液：酸性フクシン，水. 第2液：水溶性アニリンブルー，オレンジG，リンタングステン酸，水).
M. trichrome stain マロリ三色染色〔法〕.
M. triple stain マロリ三重染色〔法〕.
Mallory, George Kenneth [mǽləri] マロリー(1900–1986, アメリカの病理学者).
M.–Weiss lesion マロリー・ワイス病変.
M.–Weiss syndrome マロリー・ワイス症候群〔医学〕(ひどい吐気や嘔吐により起こる食道下端の裂創)，= Mallory–Weiss tear.
Mal·lo·tus [məlóutəs] アカメガシワ属(トウダイグサ科 *Euphorbiaceae* の一属).
mal·low [mǽlou] ゼニアオイ，= *Malva*.
Malmud–Sand psychiatric rating scale マルマッド・サンド精神医学的評価尺度〔医学〕.
mal·nu·tri·tion [mælnju:tríʃən] 栄養不良〔医学〕，栄養失調〔症〕〔医学〕，= dystrophy. 形 malnutritional.
m.–related diabetes mellitus (MRDM) 栄養不良関連糖尿病〔医学〕，栄養障害関連糖尿病.

M

mal·oc·clu·sion [mælɑklúːʒən] 不正咬合〔医学〕, 咬合異常.
m. classes 不正咬合等級(① 第1級不正咬合(上下顎近遠心的無関係). ② 第2級不正咬合(下顎が正常より遠心に咬合する), 第2不正咬合第1類(両側遠心咬合で, 上前歯突出を伴う), 第2級不正咬合第1類の亜類(片側遠心咬合で, 上前歯前突を伴う), 第2級不正咬合第2類(両側遠心咬合で, 上前歯後退を伴う), 第2級不正咬合第1類の亜類(片側遠心咬合で, 上前歯後退を伴う). ③ 第3級不正咬合(下顎が正常より近心に咬合する), 第3級不正咬合第1類(両側ともに近心咬合する), 第3級不正咬合第1類の亜類(片側近心の咬合)).
mal·o·dor [mǽloudər] 悪臭.
mal·o·dor·ous [mælóudərəs] 悪臭ある〔医学〕.
mal·o·nal [mǽlənəl] マロナール(催眠薬), = barbital.
ma·lon·a·mide [məlɑ́nəmaid] マロンアミド $CH_2(CONH_2)_2$, = propanediamide.
malondialdehyde-modified low-density lipoprotein マロンジアルデヒド修飾低密度リポタンパク.
Malone chro·nax·im·e·ter [məlóun krounæksímitər] マローン時値計, マロンクロナキシメーター, = chronomyometer.
ma·lon·ic ac·id [məlɑ́nik ǽsid] マロン酸 $HOOCCH_2COOH$ (リンゴ酸を無水クロム酸で酸化して得られる).
malonic acid ethyl ester nitril シアン酢酸エチル, = ethyl cyanoethanoate.
mal·o·nyl [mǽlənil] マロニル基($-COCH_2CO-$, マロン酸の2価基).
m. chloride 塩化マロニン $CH_2(COCl)_2$.
m. group マロニル基.
m. urea マロニル尿素, = barbituric acid.
mal·o·plas·ty [mǽləplæsti] 頬形成術, = genyplasty, meloplasty.
Malot test [mǽlət tést] マロット試験(尿リン酸定量法で, エンジ(臙脂)とウラニウム塩を利用する).
Malpighi, Marcello [mælpíːgiː] マルピギー(1628–1694, イタリアの解剖学者. 組織学の開祖で, 毛細血管循環(1661), 肝の構造(1661), 腎の構造(1666)を研究し, カイコ〔蚕〕の変態(1669), 鏡検下の鶏胚(1673)を観察した). → malpighian body, m. capsule, m. layer, m. pyramid.
mal·pig·hi·an [mælpígiən] マルピギーの(Malpighi, Marcello).
m. body 腎小体(糸球体と Bowman 嚢よりなる), = malpighian capsule.
m. capsule マルピギー膜, = Bowman capsule.
m. cell マルピギー細胞, = keratinocyte.
m. corpuscle マルピギー小体〔医学〕, = renal corpuscle.
m. epithelium マルピギー上皮(粘膜上皮), = mucous epithelium.
m. glands マルピギー腺.
m. glomerulus マルピギー血管糸球.
m. layer マルピギー層, = stratum germinativum epidermidis.
m. pyramid マルピギー錐体, = Malpighi capsule.
m. tube マルピギー管〔医学〕.
m. tubule マルピギー小管.
m. vesicles マルピギー小胞.
malposed tooth 転位歯〔医学〕, = transposed tooth.
mal·po·si·tion [mælpəzíʃən] ① 変位(特に子宮内胎児の位置が異常なこと). ② 不良肢位〔医学〕. 形 malposed.
m. of placenta 胎盤位置異常〔医学〕.
m. of tooth 歯の転位〔医学〕.
m. of uterus 子宮位置異常〔医学〕.
mal·pos·ture [mælpɑ́sʧər] 不良姿勢〔医学〕.
mal·prac·tice [mælprǽktis] 医療過誤〔医学〕.
m. council 医事紛争処理委員会.
m. countermeasure 医療事故対策〔医学〕.
m. suit 医療過誤訴訟〔医学〕.
mal·prax·is [mælprǽksis] 医療過誤〔医学〕, = malpractice.
mal·pre·sen·ta·tion [mælprezəntéiʃən] 胎位異常.
mal·ros·i·nol [mælrɑ́sinɔːl] マルロシノール(一定度までの物理的性状を得るまでエステル化および重合化を行わせたマレイン酸樹脂エステル).
malrotated kidney 回転異常腎〔医学〕.
mal·ro·ta·tion [mælroutéiʃən] 異常回転, 回転異常〔医学〕.
m. of colon 結腸回転異常〔医学〕.
m. of intestine 腸管回転異常(腸の回転異常).
Malschalkó plasma cell マルシャルコ形質細胞(成熟したもの).
MALT mucosa-associated lymphoid tissue 粘膜関連リンパ装置, 粘膜随伴リンパ組織の略.
MALT lymphoma MALT リンパ腫(粘膜関連リンパ組織リンパ腫), = MALToma.
malt [mɔ́ːlt] バクガ〔麦芽〕, = maltum.
m. agar バクガ寒天.
m. extract バクガエキス, = extractum malti.
m. soup マルツ汁.
m. sugar バクガ糖(マルトース), = maltose.
m. worker's lung モルト作業者肺〔医学〕, 麦芽労働者肺.
Malta fever マルタ熱〔医学〕(ブルセラ症), = brucellosis.
malt·ase [mɔ́ːlteis] マルターゼ, バクガ糖酵素(マルトースを2分子のグルコースに分解するバクガ糖酵素).
maltese cross マルタ十字(バベシア症の赤血球に見られる寄生虫の形).
Malthus, Thomas Robert [mǽlθəs] マルサス(1766–1834, イギリスの経済学者).
M. law of population マルサスの人口法則("人類の員数は幾何学的に増加するが, 土地の生産物は算術的に増加するに止まる", また, 産児制限により性欲の禁断を主張した. この主義を守ることをマルサス主義 malthusianism という).
malthusian parameter マルサス係数〔医学〕.
malthusian population マルサス〔型〕人口〔医学〕.
mal·to·bi·ose [mɔːltoubáious] マルトビオース, = maltose.
mal·to·dex·trin [mɔːltədékstrin] バクガデキストリン(デンプン分解の中間生成物).
mal·to·fla·vin [mɔːltoufléivin] バクガフラビン, = lyochrome malt.
maltogenic amylase = beta (β)-amylase, saccharogenic amylase.
mal·tol [mɔ́ːltɔːl] マルトール ㊗ 3-hydroxy-2-methyl pyrone.
m. method マルトール法(ストレプトマイシンの定量法で, アルカリ分解によりストレプトマイシンの1分子にあるストレプトーズからマルトール1分子を生ずるので, これに Fe^{3+} を作用させると535mμにピークのある紅紫色が発生するので, 比色定量する. なおこの方法はジヒドロストレプトマイシンには応用できない).
MALToma MALT lymphoma MALT リンパ腫.
mal·to·sa·zone [mɔːltɑ́səzoun] マルトサゾン(マルトースのフェニルオサゾンで, バクガをフェニルヒドラジンと酢酸とで処理して得られる黄色結晶物. 融点 205°C．マルトースの定性反応に利用される)．
malt·ose [mɔ́:ltous] マルトース ㊗ 4-*O*-*α*-D-glucopyranosyl-*β*-D-glucopyranose monohydrate $C_{12}H_{22}O_{11}\cdot H_2O$: 360.31 (マルトース水和物．バクガ糖，二糖系糖質補給薬)．

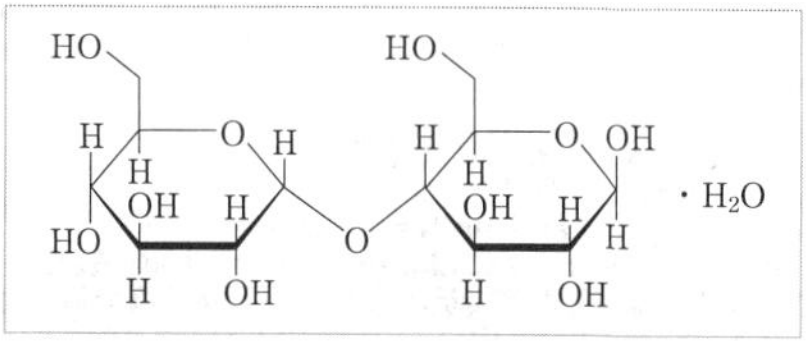

m. test マルトース試験，= Rubner test.
malt·o·side [mɔ́:ltəsaid] マルトース配糖体 (グルコース配糖体と同種の化合物で，糖がマルトースである場合のもの)．
malt·o·su·ri·a [mɔ:ltousjú:riə] マルトース尿症．
maltreated child 被虐待児．
maltreatment マルトリートメント，虐待．
m. of child 児童虐待．
malt·um [mɔ́:ltəm] 麦芽，= malt.
mal·turned [mæltə́:nd] 異常回転した，捻転した．
ma·lum [mǽləm] 病，疾患，= disease.
m. Aegyptiacum エジプト病，= diphtheria.
m. articulorum senilis 老人性関節症．
m. Cotunnii コツンニウム病 (坐骨神経痛)．
m. coxae 股関節症．
m. coxae juvenilis 若年性変形性股関節症，= Perthes disease.
m. coxae senile 老人性股関節症，= malum articulorum senile.
m. malannum 膿腫症．
m. mortuum 死病．
m. perforans pedis 足穿孔症．
m. pilare 旋毛虫症，= trichinosis.
m. Pottii ポット病，= spinal caries.
m. primarium 原発病．
m. Rusti ルスト病，= malum suboccipitale.
m. senile 老人病，= arthritis deformans.
m. suboccipitale 後頭下脊椎症 (環椎と軸椎の結核)，= angina Hippocratis, Rust disease.
m. terebrans 侵食病，侵食性深膿痂疹．
m. venereum 性病．
m. vertebrale suboccipitale 後頭下脊椎症，= Rust disease.
mal·un·ion [mæljú:niən] 変形癒合 (骨折の)．
m. fracture 変形癒合骨折．
mal·u·nit·ed [mælju:náitid] 変形治癒の (骨折の)．
Ma·lus [mǽləs] リンゴ属 (バラ科の一属)．
Mal·va [mǽlvə] アオイ属 (アオイ科 *Malvaceae* の一属)，= mallow.
Maly, Richard Leo [mǽli] マリー (1839–1894, オーストリアの化学者)．
M. test マリー試験 (胃液中遊離塩酸の検出法で，メチレン青液を加えると紫青色が緑色または緑青色に変わる．胃内容物中の遊離塩酸を検出するには，その濾液を群青 ultramarine で染めた後，鉛酸塩紙で被い，加温すると，褐色に変わり，鉛酸塩紙は暗色を呈する)．
MAM milliampere minute ミリアンペア分の略．
ma·man·pi·an [məmǽnpiən] 母イチゴ腫，= mother yaw.
mamary Paget disease 乳房パジェット病．
mam·ba [mǽmbə] マンバ (南アフリカ産の毒ヘビ)．
mam·e·lon [mǽmələn] 切縁結節，= mammelon.
mam·e·lon·at·ed [mǽmələneitid] 乳頭様隆起の．
mam·e·lo·na·tion [mæ̀mələnéiʃən] 切縁結節形成，= mammelonation.
ma·mil·la [məmílə] 乳頭，= mammilla.
ma·mil·lary [mǽmiləri] 乳頭の，乳頭様の．
m. body 乳頭体 [医学]．
m. corpus 乳頭体 (視床下部の)，= corpus mamillare.
m. line 乳頭線，= linea mamillaris.
m. process 乳頭突起 [医学]．
ma·mil·la·tion [mæmiléiʃən] 乳頭様突起，乳頭状化，顆粒状化．
ma·mil·li·form [mǽmilifɔ:m] 乳頭状の．
mamillotegmental fasciculus 乳頭被蓋束 [医学]，乳頭被蓋路．
mamillothalamic fasciculus 乳頭視床束 [医学]．
mam·ma [mǽmə] [L/TA] 乳房 (チブサ)，= breast [TA]．㊊ mammary.
m. aberrans 迷入乳房．
m. accessoria [L/TA] 副乳〔房〕，= accessory breast [TA]．
m. areolata 乳暈膨隆，乳房．
m. virilis 男性乳房．
mam·mal [mǽməl] 哺乳動物 (全動物界中最高の体制をもち，有羊膜脊椎動物で，幼児は母体乳腺の分泌汁，すなわち乳汁によって養育される)．㊊ mammalian.
m. fossil ほ (哺) 乳類化石 [医学]．
mam·mal·gia [məmǽlʤiə] 乳房痛 [医学]，= mastalgia.
Mam·ma·lia [məméiliə] 哺乳綱，= mammals.
mam·ma·li·an [məméiliən] 哺乳動物 (類)〔の〕．
mam·mal·o·gy [məmǽləʤi] 哺乳動物学．
mam·ma·mine [mǽməmin] マンマミン (授乳期哺乳類の乳腺に発生するペプチドの一種で，乳腺から三塩化酢酸で除タンパクして得られ，ペーパークロマトグラフにはリジンの下方に斑点として現れる)．
mam·ma·plas·ty [mǽməplæsti] 乳房形成〔術〕[医学]，= mammoplasty.
mam·ma·ry [mǽməri] 乳房の [医学]．
m. abscess 乳腺膿瘍 [医学]．
m. amputation 乳房切断〔術〕[医学]．
m. artery 乳房動脈 [医学]．
m. body 乳房体 [医学]．
m. calculus 乳腺結石 [医学]．
m. cancer 乳癌 [医学]．
m. duct 乳管．
m. duct ectasia 乳管拡張症 [医学]．
m. dysplasia 乳房形成異常 [医学]．
m. feminism 男性の女性型乳房，= gynecomastia.
m. fistula 乳管瘻 [医学]，乳瘻 [医学]．
m. fold 乳腺ヒダ，= mammary ridge.
m. gland [TA] 乳腺，= glandula mammaria [L/TA]．
m. hormone (乳腺より分泌されるホルモンで閉経作用を示す)，= mammin.
m. hypertrophy 乳腺肥大．
m. line 乳頭間線．
m. lymphatic plexus 乳腺リンパ叢．
m. neuralgia 乳房神経痛．
m. papilla 乳頭 (ちくび)．
m. plexus 乳リンパ管叢．
m. region [TA] 乳房部 (第3肋骨と第6肋骨との間の胸部の領域)，= regio mammaria [L/TA]．
m. ridge 乳腺堤 [医学]，乳房隆線 (胚の肢芽基底間にある外胚葉の縦隆起で，乳房と乳腺に発育する)，= milk ridge.
mam·mec·to·my [məméktəmi] 乳房切除術．
mam·me·lons [mǽmələnz] [TA] 切縁結節* (上顎

中切歯発生当時に現れる3個の結節), = mammillae [L/TA]. 形 mammelonated.
mam·mi·form [mǽmifɔ:m] 乳房状の.
mam·mil·la [məmílə] ① 乳頭(ちくび), = nipple. ② 乳暈. 複 mammillae. 形 mammillary.
mam·mil·lae [məmíli:] [L/TA] 切縁結節*, = mammelons [TA].
mam·mil·lar·ia [mæmiléəriə] 乳頭の.
mam·mil·lar·y [mǽmiləri] 乳頭の, 乳頭様の.
m. arteries [TA] 乳頭体動脈*, = arteriae mammillares [L/TA].
m. body [TA] 乳頭体, = corpus mammillare [L/TA].
m. line [TA] 乳頭線, = linea mammillaris [L/TA].
m. process [TA] 乳頭突起(腰椎の上関節突起の後部にある結節), = processus mammillaris [L/TA].
mam·mil·late [mǽmileit] 乳頭状の.
mam·mil·la·tion [mæmiléiʃən] 乳頭様(状)突起, 乳頭状化, 乳頭状状態, 顆粒状化. 形 mammillate, mammilated.
mam·mil·li·form [məmílifɔ:m] 乳頭状の, 乳頭の.
mam·mil·li·plas·ty [məmíliplæsti] 乳頭形成術, = thelyplasty.
mam·mil·li·tis [mæmiláitis] 乳頭炎.
mammillotegmental fasciculus [TA] 乳頭体被蓋束*, = fasciculus mammillotegmentalis [L/TA].
mammillotegmental tract 乳頭被蓋路(乳頭視床路からの分枝で, 中脳の被蓋の中を下方へ向かって通る線維).
mammillothalamic fasciculus [TA] 乳頭体視床束*, = fasciculus mammillothalamicus [L/TA].
mammillothalamic tract 乳頭視床路(乳頭体から視床前核に達する線維), = bundle of Vicq d'azyr, fasciculus thalamomammilaris.
mam·mi·tis [məmáitis] 乳房炎.
mammo– [mæmə] 乳房を意味する接頭語.
mam·mo·gen [mǽməʤən] マンモジェン(下垂体前葉ホルモン), 乳腺分泌管発育刺激ホルモン, 乳腺小葉発育刺激ホルモン.
mam·mo·gram [mǽməgræm] 乳房X線像.
mam·mog·ra·phy [məmágrəfi] 乳房撮影〔法〕[医学], 乳腺撮影 [医学], マンモグラフィ(女性の乳房X線撮影で乳癌のスクリーニング検査で用いられる).
mam·mo·plas·ty [mǽməplæsti] 乳房形成〔術〕[医学], = mammaplasty.
mam·mose [mǽmous] ① 巨大乳房の. ② 乳頭をもつ.
mammosomatotroph cell adenoma プロラクチン・成長ホルモン産生細胞腺腫.
mam·mo·ther·mog·ra·phy [mæ̀mouθə:mágrəfi] マンモサーモグラフィー.
mam·mot·o·my [məmátəmi] 乳房切開術, = mastotomy.
mam·mo·troph [mǽmətrouf] 乳腺刺激ホルモン産生の脳下垂体細胞, = lactotroph.
mam·mo·trop·ic [mæmətrápik] 乳腺親和性の, = mammotrophic.
m. cells 乳腺刺激ホルモン産生細胞.
m. factor 乳汁分泌因子.
m. hormone 乳腺刺激ホルモン(乳汁分泌ホルモン), = prolactin.
mam·mot·ro·pin [məmátrəpin] 下垂体前葉の催乳ホルモン, 乳腺刺激ホルモン [医学] (Evans, H. M.), = galactin, prolactin.
Man mannose マンノース, またはその多糖類中における基を表す記号.
man–hours index 延べ労働時間指数 [医学].
man–machine system 人間機械系 [医学].
man pr [L] mane primo 早朝, 朝一番の略.
man·a·ca [mǽnəkə] マナカ(ブラジル産樹木で, 痛風, リウマチ性疾患の治療薬).
managed care 管理医療(ケア), 統制医療(第3者機関の支払い側が医師に対して, 医療費の交渉をしたり, 治療内容を監視する制度. 医師の裁量に委ねられていた治療の決定権が, 支払い側に移り, 医師以外の職種によって医療が管理されるようになった).
man·age·ment [mǽniʤmənt] マネージメント, 管理.
m. by objective 目標管理 [医学].
m. creed 経営理念 [医学].
m. of labor and delivery 分娩管理 [医学].
m. of persons accidentally irradiated 被曝医療(放射線事故などで被曝した人の医療行為全体をさす).
m. philosophy 経営理念 [医学].
m. standard 指導区分 [医学].
m. through figures 計数管理 [医学].
manager's disease マネージャー病 [医学].
managerial index 経営指標 [医学].
Manchester [mǽnʧestər] マンチェスター.
M. brown マンチェスターブラウン, = Bismarck brown.
M. operation マンチェスター手術(子宮脱に対する腟式手術), = Fothergill operation.
M. (Paterson–Parker) system マンチェスター〔パターソン・パーカー〕方式(Paterson と Parker により1934年に開発された小線源照射における線源配置法で線量分布を均等にする方法).
M. type hysteropexy マンチェスター式子宮固定術(骨盤内筋膜または仙骨子宮靱帯または円靱帯を短縮して腹壁に固定する方法).
M. yellow マンチェスターイエロー $C_6H_5(NO_2)_2OH$(マルシアスイエロー. 遮光板の製造に用いる毒性染料), = Martius yellow.
man·chette [mænʃét] [F] ① マンシェット, 腕帯 [医学] (血圧測定時に腕に巻く帯). ② 袖皮状弁. ③ (精子の頸の周囲にある一時的な帯).
man·chi·neel [mænkiní:l] マンキニール(中央アメリカ産植物で, その樹脂および果実は有毒).
Manchurian [mænʧúriən] 満州の.
M. fever 満洲熱, 満州発疹熱(リケッチア症, 中国東北部に流行するチフスで, Brill 病または tarbadillo, Mexican typhus fever と同一疾患).
M. hemorrhagic fever 満州出血熱.
M. typhus 満州チフス(日露戦争中,満州においてみられた疾患で, 腸チフスとは区別される発疹チフス).
Mancini ra·di·al im·mu·no·dif·fu·sion [mǽnsini réidiəl imjù̀noudifjú:ʒən] マンシーニ単純放射状免疫拡散法, マンシーニ単純免疫拡散法(抗原の定量法として, 二重免疫拡散法の欠点を改良した方法), = single immunodiffusion.
Mancini test マンシーニ試験(テスト)[医学], = Mancini radial immunodiffusion.
man·cin·ism [mǽnsinizəm] 左利き, = left-handedness.
Mancke test [mǽŋki test] マンケ試験(インスリン, ブドウ糖, 水負荷試験), = Althausen–Mancke test.
man·da·ma [mændǽmə] マンダマ(東インド先住民語で phrynoderma の意味).
man·da·rin or·ange [mǽndərin ɔ́:rinʤ] ① 中国ミカン〔蜜柑〕. ② オレンジ染料(炭脂からつくったもの), = orange Ⅱ.
mandatory minute ventilation 強制的微量換気法.
man·de·late [mǽndileit] マンデル酸塩またはエステル.

M

Mandelbaum stain [mǽndəlbaum stéin] マンデルバウム染色法(梅毒スピロヘータの生体染色法で，血清の懸滴標本でメチレン青と食塩水を加える).

man·del·ic ac·id [mændélik ǽsid] マンデル酸 [化] hydroxyphenylacetic acid $C_6H_5CH(OH)COOH$ (苦扁桃から得られる有機酸で，体内では代謝に関与することなく尿中に排され，pH5.5以下では尿路消毒薬)，= amygdalic acid, racemic mandelic acid.

Mandelin re·a·gent [mǽndəlin riéiʤənt] マンデリン試薬(アルカロイドの呈色反応の試薬に用い，0.5gの塩化バナジンまたは五酸化バナジンを100mLの濃硫酸と熱してつくる).

man·del·ni·trile [mændəlnáitril] マンデルニトリル [化] benzaldehyde cyanohydrin $C_6H_5CH(OH)CN$ (ベンズアルデヒドにシアン化水素を付加して得られる)，= mandelonitrile.

man·de·loyl [mǽndəlɔil] マンデロイル基($C_6H_5CH(OH)CO–$).

man·di·ble [mǽndibl] [TA] ① 下顎骨，= mandibula [L/TA]. ② 下顎，大顎(節足動物の)，大顎針(クモの)，= inferior maxilla, mandibula.
m. ablation 下顎切除〔術〕[医学].

man·dib·u·la [mændíbjulə] [L/TA] 下顎骨，= mandible [TA]. [形] mandibular.

man·dib·u·lar [mændíbjulər] 下顎骨の [医学].
m. angle 下顎角.
m. ankylosis 顎〔関節〕強直〔症〕[医学].
m. arch 下顎弓，顎弓，顎骨弓(第1鰓弓のこと).
m. axis 下顎軸.
m. base 下顎底 [医学].
m. body 下顎体 [医学].
m. canal [TA]下顎管，= canalis mandibulae [L/TA].
m. canine 下顎犬歯，= lower canine.
m. cartilage 下顎軟骨，= Meckel cartilage.
m. dental arcade [TA] 下歯列弓*，= arcus dentalis mandibularis [L/TA].
m. distocclusion 〔下顎〕遠心咬合 [医学].
m. division〔Vc; V_3〕 [TA] 下顎神経，= nervus mandibularis〔Vc; V_3〕[L/TA].
m. first incisor 下顎第1切歯，= lower first incisor.
m. foramen [TA] 下顎孔，= foramen mandibulae [L/TA].
m. fossa [TA] 下顎窩(頬骨底部において側頭骨鱗状部の陥凹で，下顎顆と関節をなす)，= fossa mandibularis [L/TA].
m. gland 顎下腺，= submaxillary gland.
m. hinge position 下顎ちょうつがい位.
m. hypoplasia 小下顎症.
m. joint 顎関節 [医学].
m. micrognathia 小下顎症 [医学].
m. molar 下顎大臼歯，= lower molar.
m. movement 下顎運動.
m. nerve〔Vc; V_3〕 [TA] 下顎神経，= nervus mandibularis〔Vc; V_3〕[L/TA].
m. neuralgia 下顎神経痛.
m. node [TA] 下顎リンパ節，= nodus mandibularis [L/TA].
m. notch [TA] 下顎切痕，= incisura mandibulae [L/TA].
m. ost(e)itis 下顎骨骨炎 [医学].
m. pericoronitis 下顎智歯周囲炎 [医学].
m. process 下顎突起，= mandibular arch.
m. prognathism 下顎前突症，= lower prognathism.
m. prominence 下顎隆起 [医学].
m. prosthesis 下顎補てつ(綴) [医学].
m. protraction 下顎前突.
m. protrusion 下顎前突〔症〕[医学]，= anterior cross bite, progenia.
m. reflex 下顎反射 [医学]，= jaw jerk reflex.
m. rest position 下顎安静位 [医学].
m. retraction 下顎後退〔症〕[医学].
m. symphysis [TA] 下顎結合，= symphysis mandibulae [L/TA].
m. tooth 下顎歯 [医学].
m. torus [TA] 下顎隆起，= torus mandibularis [L/TA].
m. trusion 下顎変位.
m. tubercle 下顎結節.

man·di·bule [mǽndibju:l] 下顎.

man·dib·u·lec·to·my [mæ̀ndibjuléktəmi] 下顎骨切除〔術〕.

mandibulofacial dysostosis 下顎顔面骨形成不全症 [医学]，下顎顔面異骨症.

mandibulofacial dysostosis syndrome 下顎顔面異骨〔症〕症候群.

mandibulo-oculofacial syndrome 下顎眼顔面症候群.

man·dib·u·lo·pha·ryn·ge·al [mæ̀ndibjuloufərínʤiəl] 下顎咽頭の，= maxillopharyngeal.

man·dib·u·lum [mændíbjuləm] 下顎骨，= mandible.

Mandl, Louis [mǽndl] マンドル(1812–1881，ハンガリーの医師).
M. solution マンドル液(ヨード，ヨウ化カリウム，フェノール2滴，グリセリン15mL).

Mandler filter マンドラー濾過器(ケイ藻土を利用するもの).

Man·drag·o·ra [mændrǽgərə, –drəgɔ́:rə] マンダラゲ[曼陀羅華]属(ナス科 *Solanaceae* 植物の一種. マンダラゲ *M. officinarum* (mandrake)はベラドンナの一般的性質をもつ).

man·drag·or·ine [mændrǽgərin] マンドラゴリン $C_{15}H_{19}NO_2$ (マンダラゲに存在する毒性アルカロイドで，アトロピン様作用がある).

man·drake [mǽndreik] マンダラゲ，= mandragora, may-apple, *Mandragora officinarum*.

man·drel [mǽndril] ① 心軸 [医学] (回転物の心棒). ② マンドレル(歯科)，= mandril.

man·dril [mǽndril] マンドレル(歯科)，= mandrel.

man·drill [mǽndril] マンドリル(西部アフリカ産大ヒヒ).

man·drin [mǽndrin] マンドリン〔線〕[医学] (注射針，軟性カテーテルの腔内に挿入してある針金)，= stilet.

man·du·ca·tion [mæ̀ndjukéiʃən] 咀嚼(そしゃく) [医学].

ma·neu·ver [mənjú:vər] 手技(主として手を用いる胎児の娩出法についていうので，考案者の冠名で知られている).

man·ga·nese (Mn) [mǽŋgəni:z] マンガン(鉄に類似の金属元素で，原子番号25，元素記号 Mn，原子量54.9380，比重7.25，質量数55をもち，栄養上必須といわれる).
m. butyrate 酪酸マンガン $Mn(C_4H_7O_2)_2 \cdot 2H_2O$ (赤色水溶注射液として疔ちょうの治療に用いる).
m. citrate クエン酸マンガン $[C_3H_4OH(COO)_3]Mn_3$ (ペプトン鉄とマンガンの溶液をつくるために用いる).
m. difluoride 二フッ化マンガン MnF_2，= manganous fluoride.
m. dioxide 二酸化マンガン MnO_2 (黒色化合物で，水溶の皮膚治療薬).
m. disulfide 二硫化マンガン MnS_2.
m. glycerophosphate グリセロリン酸マンガン $MnC_3H_5(OH)_2PO_4$，= mangani glycerophosphas.

M

m. green マンガングリーン（不純のマンガン酸バリウムで無毒緑色顔料），= Rosenstiehl green.
m. hypophosphite 次亜リン酸マンガン $Mn(H_2PO_4)_2 \cdot H_2O$，= mangani hypophosphis.
m. iodide ヨウ化マンガン $MnI_2 \cdot 4H_2O$.
m. oxide 四三酸化マンガン Mn_3O_4，= mangano-manganic oxide.
m. peptonate ペプトンマンガン（マンガン3%を含有する造血薬）.
m. phosphate, dibasic リン酸水素マンガン $MnHPO_4 \cdot 3H_2O$.
m. poisoning マンガン中毒［医学］.
m. removal マンガン除去［医学］.
m. resinate 樹脂酸マンガン.
m.-steel マンガン鋼（マンガンを含有する鋼）.
m. sulfate 硫酸マンガン $MnSO_4$，$Mn_2(SO_4)_3$.
m. sulfide 硫化マンガン MnS，MnS_2.
man·gan·ic ［mæŋgǽnik］ 第二マンガンの.
m. acid マンガン酸 H_2MnO_4.
m. anhydride 無水マンガン酸 MnO_3（三酸化マンガン）.
m. sulfate 硫酸マンガン（① 硫酸第一マンガン $MnSO_4$. ② 硫酸第二マンガン $Mn_2(SO_4)_3$）.
man·gan·ism ［mǽŋgənizəm］ マンガン中毒〔症〕［医学］.
man·ga·no-man·gan·ic ox·ide ［mǽŋgənou mæŋgǽnik ɑ́ksaid］ 四三酸化マンガン Mn_3O_4（赤色酸化マンガン），= trimanganic tetroxide.
man·ga·nous ［mǽŋgənəs］ 第一マンガンの（2価のマンガン化合物についていう）.
m. acid 亜マンガン酸 H_2MnO_3.
m. fluoride （二フッ化マンガン），= manganese difluoride.
m. oxide 酸化第一マンガン MnO.
m. sulphate 硫酸第一マンガン $MnSO_4$，= manganous sulfate.
man·ga·num ［mǽŋgənəm］ マンガン，= maganese.
mange ［méinʤ］ マンジュ［医学］，家畜疥癬（家畜の伝染病で，ヒゼンダニ科 *Sarcoptidae* の寄生虫による）.
m. mite 疥癬虫.
Man·gif·e·ra in·dic·a ［mǽnʤìfərə índikə］ マンゴー［檬果］（ウルシ科 *Anacardiaceae* の一属で，その果実および樹皮は収斂薬），= mango.
man·go ［mǽŋgou］ マンゴー［檬果］.
m. dermatitis マンゴー皮膚炎.
m. toe 足指糸状菌症.
man·go·steen ［mǽŋgəsti:n］ マンゴスチン（オトギリソウ科植物 *Garcinia mangostana* の果実で，果皮は収斂薬），= mangostan.
man·go·stin ［mǽŋgəstin］ マンゴスチン $C_{23}H_{24}O_6$（マンゴスチン果皮に存在する黄色結晶物）.
Manhold, John H. ［mǽnhould］ マンホールド（1919生，アメリカの歯科医）. → Volpe-Manhold index.
ma·nia ［méiniə］ ① 躁病［医学］. ② 熱狂. 形 manic.
m. à potu 振戦せん妄，= delirium tremens.
m. mitis 軽症性躁病.
m. of amnesty 恩赦妄想［医学］.
m. secandi 外科手術狂.
ma·ni·ac ［méiniæk］ 躁病患者［医学］，精神病者. 形 maniacal.
ma·ni·a·cal ［mənáiəkəl］ 躁狂状の［医学］.
m. chorea 躁狂性舞踏病［医学］，= chorea insaniens.
ma·ni·a·phob·ia ［mèiniəfóubiə］ 精神病恐怖〔症〕.
man·ic ［mǽnik, méin-］ 躁病の.
m.-depressive 躁うつの.
m.-depressive insanity 躁うつ病，= manic depressive psychosis.
m.-depressive psychosis 躁うつ病［医学］（循環性精神病，周期性精神病など）.
m. excitement 躁病性興奮.
m. phase 躁病期［医学］.
m. psychosis 躁病（感情の不安定が特徴）.
m. state 躁状態［医学］.
m. stupor 躁病性昏迷［医学］.
man·ick·y ［mǽniki］ 躁行動，マニシー.
man·i·fest ［mǽnifest］ 顕性の［医学］.
m. anxiety scale (MAS) 〔顕在性〕不安尺度［医学］，テイラー不安テスト（J. A. テーラーが1953年に顕在性不安尺度として発表した）.
m. content 表出内容（夢に見たことを記憶していて，ありのまま口述すること）.
m. deviation 顕性斜視. → heterotropia.
m. edema 顕性水腫（浮腫）［医学］.
m. hypermetropia 現在遠視，顕性遠視［医学］.
m. strabismus 顕性斜視［医学］，現在斜視.
m. tetany 顕性テタニー［医学］.
man·i·fes·ta·tion ［mæ̀nifestéiʃən］ 発現（症候などの）［医学］，発症.
m. of disease 疾病顕在化［医学］.
manifestational criteria 外徴基準［医学］.
manifestational entity 外徴［医学］.
manifested syphilis 顕症梅毒.
manifesting carrier 顕在キャリア.
manifold effect 多面効果［医学］.
Manigini re·a·gent ［mænigíni riéiʤənt］ マニギニ試薬（ヨウ素カリウム，ヨードビスマス，塩酸からなるアルカロイド検出液）.
ma·nig·ra·phy ［məníɡrəfi］ ① 精神病論. ②複写法.
Man·i·hot ［mǽnihɑt］ イモノキ属（トウダイグサ科 *Euphorbiaceae* の一属）.
M. esculenta キャッサバ（塊根はデンプンおよびアルコールの原料），= cassava.
man·i·kin ［mǽnikin］ ① 型，モデル，模型［医学］，人体模型［医学］，ファントム（小人，人体模型などで，医学原理の教材として用いられる）. ② 矮人，小人.
ma·nil·o·quism ［məníləkwizəm］ 指話術，= dactylology.
man·i·lu·vi·um ［mænilú:viəm］ 手浴，= hand bath.
man·i·pha·lanx ［mæniféilæŋks］ 手指（足指 pediphalanx との区別）.
ma·nip·u·la·tion ［mənipju:léiʃən］ ① 操作，手技［医学］，用手操作［医学］，操縦. ② 処置. ③ 徒手整復［医学］. ④ 触診. 形 manipulatory.
m. Leopoldi レオポルド手技（妊娠後半期に用いる第1～4段の触診法）.
manipulative reduction 徒手整復〔術〕［医学］.
ma·nip·u·lus ［mənípjuləs］ 一つかみ，= handful.
Mann, Frank Charles ［mǽn］ マン（1887-1962，アメリカの生理学者，外科医）.
M.-Bollman fistula マン・ボルマン瘻（① 遊離係蹄の近位端を腹壁に縫合して腸分泌物の漏れないようにつくった瘻. ② 実験動物において小腸の逆蠕動により腸管内の物質代謝を検査する方法で，小腸の1係蹄の口側端を腹壁に開口させ，肛側端を小腸の機能部に吻合させる）.
M.-Williamson ulcer マン・ウィリアムソン潰瘍（実験的に胃・空腸吻合部に潰瘍を手術によって作成する方法で，吻合部に空腸潰瘍が発生する）.
Mann, Gustav ［mǽn］ マン（1864-1921，アメリカに住んだイギリス組織学者）.
M. stain マン染色法（Negri小体を淡赤色に染出する方法），= Mann methyl blue-eosin stain.
Mann, Henry Berthold ［mǽn］ マン（1905-2000，アメリカの数学者）.

M.-Whitney U test マン・ホイットニーU検定（それぞれに独立した2群間の差を検定する方法の一つ）.

Mann, John Dixon [mǽn] マン（1840–1912，イギリスの医師）.

M. sign マン徴候（① 眼突出性甲状腺腫患者の眼は同じ高さに並んでいないようにみえる．② 外傷性神経症では頭蓋の直流抵抗が低下する）.

Mann, Ludwig [mǽn] マン（1866–1936，ドイツの神経科医）.

M. syndrome マン症候群（下小脳脚の障害時にみられ，小脳性失調などを呈する）.

M.-Wernicke contracture マン・ウェルニッケ拘縮［医学］（痙性片麻痺に際し，上肢の手指は屈曲拘縮し，前腕は回内回前屈曲し，上腕は胸部に向かって内転する状態）.

man·na [mǽnə] マンナ（トネリコ［秦皮］属植物 *Fraxinus ornus* の滲出液で mannite を含有する収斂剤）.

m. sugar マンニトール，= mannitol.

man·nan [mǽnæn] マンナン（D-マンノースから構成される多糖の総称．各種マメ科植物，ゾウゲヤシ *Phytelephas macrocarpa* の果実などに存在する），= mannosan.

man·na·nase [mǽnəneis] マンナン分解酵素.

man·ner·ism [mǽnərizəm] 衒奇症（げんきしょう）［医学］，わざとらしさ（分裂病者，ことに緊張病者の奇妙な行為または態度）.

man·ni·no·tri·ose [mæ̀ninoutráious] $C_{18}H_{32}O_{16}$（マンナから得られる三糖類で，水解により2分子のガラクトースと1分子のグルコースが得られる）.

man·ni·tan [mǽnitæn] マンニタン $C_6H_{14}O_6$（マンニトールの無水物）.

man·nite [mǽnait] マンニット（マンナの成分で，非発酵性の六水酸基アルコール），= mannitol.

man·ni·tol [mǽnitɔ:l] マンニトール（六水酸基アルコールの白色甘苦結晶，腎糸球体では濾過されるが，尿細管上皮により再吸収されないので，前者の機能測定に用いられる．正常糸球体濾過率は男 131±21.5，女 117±15.6/分で，標準体表面積 1.48m² により補正する），= manna sugar，mannite.

m. clearance マンニトールクリアランス.

m. diuresis マンニトール利尿［医学］.

m. hexanitrate 六硝酸マンニトール（糖性アルコールであるマンニトールの硝化物で，NO_2 イオンの作用により血管拡張を招来する爆発性物質），= hexanitrin.

m. salt agar マンニトール食塩寒天培地（ブドウ球菌の分離に用いられる）.

D-mannitol D-マンニトール ㊗ D-mannitol $C_6H_{14}O_6$：182.17（D-マンニット，緑内障治療薬，多価アルコール系浸透圧性利尿薬．術中，術後・外傷後および薬物中毒時の急性腎不全の予防および治療，脳圧降下および脳容積の縮小，ならびに眼内圧降下に適用）.

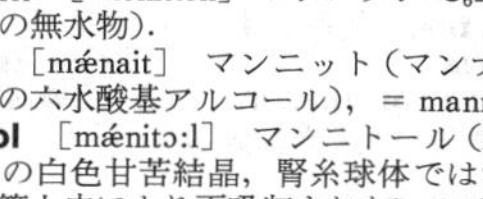

man·ni·tose [mǽnitous] マンニトース，= mannose.

Mannkopf, Emil Wilhelm [má:nkɔf] マンコッフ（1836–1918，ドイツの医師）.

M. sign マンコッフ徴候（真性疼痛点を圧迫すると脈拍が速くなるが，仮性疼痛では変化が起こらない），= Mannkopf-Rumpf sign.

man·no·car·o·lose [mænəkǽrəlous] マンノカロース（グルコースを含有する培養液中で *Penicillium charlesii* が発育するとき産生されるマンノース核をもつ多糖類）.

man·no·hy·dra·zone [mænəháidrəzoun] マンノヒドラゾン（マンノースのフェニルヒドラゾンで，マンノースの検出に利用される）.

man·no·ke·to·hep·tose [mænouki:təhéptous] マンノケトヘプトース $CH_2OHCO(CHOH)_4$-CH_2OH（クスノキ科植物 *Persea americana* に存在する天然糖類）.

man·no·mus·tine [mæ̀noumʌ́sti:n] マンノムスチン.

man·non·ic ac·id [mənɑ́nik ǽsid] マンノン酸 $CH_2OH(CHOH)_4COOH$（マンニトールの酸化により得られる酸）.

man·no·py·ra·nose [mænəpírənous] マンノピラノース，= mannose.

man·no·san [mǽnəsən] マンノサン，= mannan.

man·nose [mǽnous] マンノース（マンニトールの酸化物）.

m.-binding protein (MBP) マンノース結合タンパク質，マンナン結合タンパク質（ヒト，ウシ，マウスの血清中に存在するマンナンに結合するレクチン）.

m. 6-phosphate receptor マンノース6-リン酸レセプター（リソソーム酵素の細胞内輸送を担うレセプター．分子量 215,000 および 46,000 の2種がある）.

m. receptor マンノースレセプター（固定マクロファージ（肺胞マクロファージ，クッパー細胞，腹腔マクロファージなど）にレクチンが結合するレセプターである．分子量 175,000 の膜貫通タンパク質で，炎症刺激により細胞表面の量が減少する）.

man·nos·i·dase [mənɑ́sideis] マンノシダーゼ（非還元末端のマンノース残基をエキソ様式で加水分解する酵素）.

man·no·side [mǽnəsaid] マンノシド（マンノースのグリコシド）.

man·no·si·do·sis [mæ̀nousidóusis] マンノシドーシス，マンノース蓄積症［医学］，マンノシダーゼ欠損症（遺伝性糖タンパク質異常症で，リソソーム内の酸性の α-マンノシダーゼ活性の著しい低下をきたし，マンノースを含むオリゴ糖の蓄積が起こる）.

man·no·si·do·strep·to·my·cin [mæ̀nousidoustrèptoumáisin] マンノシドストレプトマイシン（*d*-マンノースの配糖体として化合したストレプトマイシン），= streptomysin B.

man·no·so·cel·lu·lose [mæ̀nousəséljulous] マンノソセルロース（コーヒーに存在するセルロースの一種）.

man·nu·ron·ic ac·id [mænju:rɑ́nik ǽsid] マンヌロン酸（mannose-uronic acid）.

ma·nom·e·ter [mənɑ́mitər] 圧力計［医学］，検圧計，マノメータ，U字管圧力計．㊊ manometric.

manometric analysis 測圧的分析，検圧分析.

manometric flame 圧力炎，躍り炎（密閉した管の中のガス炎が，外界からの音波により振動を起こすもので，音の分析に利用される）.

ma·nom·e·try [mənɑ́mitri] 検圧法［医学］，圧測定法［医学］.

ma·nop·to·scope [mənɑ́ptəskoup] マノプトスコープ（眼の優劣の状態を検出する器械）.

ma·nos·co·py [mənɑ́skəpi] 気圧計.

man·o·stat [mǽnəstæt] マノスタット（ある領域内の圧力を自動的に一定に保つ特殊な装置）.

man·pow·er [mǽnpauər] 人的資源［医学］.

man·que·a [mæŋkwíə] マーンケーア（南アメリカの幼若家畜病で，放線菌の感染によるもの）.

Mansfield, Peter [mǽnzfi:ld] マンスフィールド（1933生，イギリスの物理学者．磁気共鳴映像法

(MRI)の実用化に貢献し，1970年代後半に人体の映像化，MRI装置の開発を行った．MRIに関する発見により，Paul C. Lauterbur とともに2003年度ノーベル医学・生理学賞を受けた）．

man·slaugh·ter [mǽnslɔ:tər] 殺人［医学］．

Manson, Sir Patrick [mǽnsən] マンソン（1844–1922，スコットランドの医師，寄生虫学者）．

M. disease マンソン病，マンソン住血吸虫症．

M. hemoptysis マンソン喀血（肺寄生虫による喀血）．

M. larval tapeworm マンソン孤虫，マンソン裂頭条虫．

M. pyosis マンソン化膿症（伝染性天疱瘡），= pemphigus contagiosus.

M. schistosomiasis マンソン住血吸虫症．

M. solution マンソン液（メチレンブルー2，ホウ砂5，水100mL）．

M. tapeworm マンソン裂頭条虫．

Man·son·el·la [mænsənélə] マンソネラ属（糸状虫の一属．中間宿主はヌカカ）．

M. ozzardi オザード糸状虫，マンソネラ・オザルディ（中・南アメリカで多くのヒトに感染がみられる．体腔に寄生するが，症状はほとんどない．ヌカカにより媒介される）．

M. perstans （アフリカ，南アメリカでヒトに感染がみられる．腸間膜基部など深部結合組織内に寄生し，皮膚の一過性腫脹や関節痛をはじめ種々の症状を示す）．

M

man·so·nel·li·a·sis [mæ̀nsounəláiəsis] マンソネラ症［医学］．

m. ozzardi オザード糸状虫症．

Mantel, Nathan [mǽntəl] マンテル（1919–2002，アメリカの生物統計学者）．

M.-Haenszel test マンテル・ヘンツェル検定．

mantel plexus 外膜脈管叢（下垂体の腺組織と神経組織との中間にある．Romeis）．

man·tle [mǽntl] ①外套．②マント，外皮（外被），= mantel.

m. cavity マント腔．

m. cell 外套細胞（神経節の神経細胞をとり囲む一種の神経膠細胞）．

m. cell lymphoma (MCL) マントル細胞リンパ腫．

m. crown 外被冠，= jacket crown.

m. dentin(e) 外被ぞうげ（象牙）質［医学］，外表象牙質，外被デンチン．

m. fiber 外膜〔被覆〕線維，外套糸［医学］（核分裂において中心紡錘の極へ娘染色体を牽引する補助糸）．

m. field マントル照射野［医学］．

m. heater 加熱マントル［医学］．

m. layer 外套層（原始神経管の中層）．

m. sclerosis 外套硬化〔症〕．

m. zone 外套帯（胚子神経管の中部で，神経細胞体を含む），= mantle layer.

m. zone cell lymphoma 外套部リンパ腫（mantle zone lymphoma，intermediate lymphocytic lymphoma ともよばれる）．

Man·to·dea [mæntóudiə] カマキリ［蟷螂］目（カマキリ類），= mantids.

Mantoux, Charles [mɑ:ntú:] マントー（1877–1947，フランスの医師）．

M. conversion マントー反応陽転（ツベルクリン反応陰性者が陽性に転換すること）．

M. reaction マントー反応（1908年に発表したヒトの皮内に結核菌由来のツベルクリンやPPD（精製ツベルクリン）を注射し，48時間後に硬結と発赤を測定する皮内反応．遅延型過敏反応の存在を意味する．細胞性免疫が低下した場合陰転し，アネルギーと呼ぶ．同年独立的にドイツの医師 Felix Mendel により同じ反応が記載された），= tuberculin reaction, Mendel test.

M. reversion マントー反応逆転（マントー反応が陽性から陰性に逆転すること）．

M. test マントーテスト，= Mantoux reaction.

man·u·al [mǽnju:əl] ①用手の［医学］，徒手の．②便覧，手引，手順書［医学］，入門，小冊．

m. aid 用手介助術（骨盤位娩出において応用される用手牽出術）．

m. alphabet 指文字（ろうあ（聾唖）者の）［医学］．

m. artificial respiration 用手人工呼吸〔法〕［医学］（胸郭の弾力を利用するもので外部から圧迫して呼吸させる），= manual ventilation.

m. communication 手話法［医学］．

m. correction 徒手矯正［医学］．

m. English 手話英語．

m. expression 用手介助〔術〕［医学］．

m. extraction 用手牽出術［医学］．

m. for dental technician 歯科技工士マニュアル（手順〔書〕）［医学］．

m. for midwife 助産師マニュアル（手順〔書〕）［医学］．

m. hydraulic spray 手動噴霧機［医学］．

m. input unit 手動入力装置［医学］．

m. labor 手労働［医学］．

m. lock 手動ロック［医学］．

m. muscle test 徒手筋力試験（テスト）［医学］．

m. muscle testing (MMT) 徒手筋力テスト．

m. operation 手動操作［医学］．

m. pelvimetry 手指骨盤計測〔法〕，= digital pelvimetry.

m. percussion 用手打法［医学］．

m. reduction 徒手整復〔術〕．

m. removal 用手除去［医学］，用手剥離術．

m. removal of placenta 胎盤用手剥離〔術〕［医学］．

m. reposition 用手整復〔法〕［医学］，用手還納法［医学］．

m. strangulation 扼頸．

m. therapy 用手療法［医学］．

m. ventilation 用手換気［医学］，用手人工呼吸．

m. vibration 用手（徒手）振動法［医学］．

m. visual method 視覚手話法．

manubriosternal joint [TA] 胸骨柄結合，= symphysis manubriosternalis [L/TA].

manubriosternal synchondrosis [TA] 胸骨柄結合，= synchondrosis manubriosternalis [L/TA].

ma·nu·bri·um [mənjú:briəm] 柄（ツチ骨または胸骨の）．

m. mallei [L/TA] ツチ骨柄（ツチ骨の下部），= handle of malleus [TA].

m. of malleus ツチ骨柄．

m. of sternum [TA] 胸骨柄，= manubrium sterni [L/TA].

m. sterni [L/TA] 胸骨柄（胸骨の最上部），= manubrium of sternum [TA].

ma·nu·duc·tion [mænjudʌ́kʃən] マニュダクション，徒手処置，素手処置（外科または産科手術において器械の代わりに手を用いる方法）．

man·u·dy·na·mom·e·ter [mæ̀njudainəmɑ́mitər] マニュダイナモメータ（器械の推力を測る器械）．

manufacturing laboratory 製剤室［医学］．

ma·nus [méinəs] [L/TA] 手，= hand [TA]. 形 manual.

m. cava 陥凹手（掌が異常に凹んだ手）．

m. curta 屈手，= club hand.

m. extensa 張手．

m. flexa 屈手．

m. plana 嚢平手．

m. valga 外反手，= Madelung deformity.
m. valgus 外反手〔医学〕.
m. vara 内反手〔医学〕.
many-membered ring 多員環〔医学〕.
ma·ny·plies [méniplaiz] 重弁胃（反芻動物の第三胃），= omasum, psalterium.
manytailed bandage 多端包帯.
manzanillo tree （トウダイグサ科植物ヒポマニー），= hippomane.
man·za·ni·ta [mænzəní:tə] （ツツジ科 *Arbutus* 属の植物を指す）.
MAO ① maximal acid output 最大酸分泌量の略. ② methyl alumoxane メチルアルモキサンの略. ③ monoamine oxidase モノアミン酸化酵素の略.
MAOI monoamine oxidase inhibitor モノアミン酸化酵素阻害薬の略.
MAP ① mean arterial pressure 平均動脈圧の略. ② multiple antigenic peptide 多抗原性ペプチドの略.
MAP kinase マップキナーゼ（細胞の増殖，分化，情報伝達にとって重要な働きをするキナーゼ），= mitogen-associated protein kinase.
map [mǽp] 地図（遺伝子染色体上の位置を正確に同定すること）.
m. distance 地図距離〔医学〕.
m.-dot-fingerprint dystrophy 地図状斑点状指紋萎縮症.
m.-like destruction 地図状破壊〔医学〕.
m.-like skull 地図状頭蓋（Schüller-Christian 病の）〔医学〕.
m. unit マップ単位〔医学〕，図単位〔医学〕.
maph·ar·sen [mǽfə:sən] = oxophenarsine hydrochloride.
maple bark disease カエデ樹皮病（木屑とともに飛散する真菌を原因とするアレルギー性肺炎）.
maple sugar カエデ糖（糖楓の乳漿からつくった砂糖）.
maple syrup disease メープルシロップ病〔医学〕，= maple syrup urine disease.
maple syrup urine メープルシロップ尿〔医学〕.
maple syrup urine disease カエデシロップ尿症，メープルシロップ病〔医学〕，カエデ糖尿症（楓糖尿症）（ロイシン，イソロイシンおよびバリンの分枝アミノ酸のカルボキシル化に必要な酵素の欠乏で起こる疾患で，患者の体液，特に尿がカエデ糖蜜のにおいがするので，この呼び名がつけられた．出生直後より哺乳力低下や嘔吐がみられ，痙攣や昏睡状態に陥り，数週間ないし数ヵ月で死亡する），= branched chain ketonuria.
map·ping [mǽpiŋ] 写像，地図，地図作成〔医学〕.
Mapputta virus マップッタウイルス（ブニヤウイルス科のウイルス）.
mappy tongue 地図状舌，= geographic tongue.
ma·pro·ti·line [məpróutili:n] マプロチリン㊥ *N*-methxyl-9,10-ethanoanthracene-9(10*H*)-propylamine $C_{20}H_{23}N$（抗うつ薬）.
m. hydrochloride マプロチリン塩酸塩 $C_{20}H_{23}N \cdot HCl$: 313.86（塩酸マプロチリン．四環系抗うつ薬．カテコールアミン作動性神経機能の増強により抗うつ効果が現れると考えられている）.

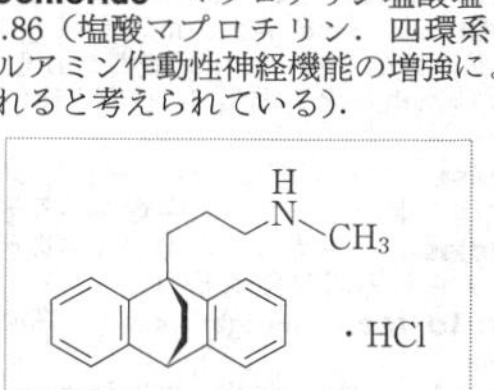

MAPs microtubule-associated proteins 微小管結合タンパクの略.
ma·qui [má:ki] マクイ（南アメリカ産ユリ科植物で，果実は解熱性ワインの原料）.
MAR multiple antibiotic resistance 多〔抗生〕剤耐性の略.
Marañón, Gregorio [mɑ:ranjɔ́n] マラニョン（1887-1960，スペインの医師）.
M. reaction マラニョン反応，= Marañón sign.
M. sign マラニョン徴候（中毒性甲状腺腫患者の前頭部皮膚を刺激したときの血管運動反射）.
M. syndrome マラニョン症候群（卵巣機能不全，脊柱側彎，扁平足を特徴とする）.
Ma·ran·ta [mərǽntə] クズウコン〔葛鬱金〕属（クズウコン科 *Marantaceae* の一属）.
M. arundinacea クズウコン（矢の根クズ（葛）粉の原植物），= arrowroot.
ma·ran·tic [mərǽntik] 消耗性の〔医学〕，憔悴性の，衰弱性の.
m. atrophy 衰弱性萎縮.
m. edema 衰弱性浮腫，= cachectic edema.
m. tabes 消耗脊髄癆（極度の体重減少を示す脊髄癆）.
m. thrombosis 衰弱性血栓症〔医学〕，= atrophic thrombosis, marasmic t..
m. thrombus 血流緩徐性血栓，= marasmic thrombus.
ma·ras·mic [mərǽzmik] 消耗性の〔医学〕.
m. thrombus 衰弱性血栓〔医学〕.
ma·ras·moid [mərǽzmɔid] 消耗症様の.
ma·ras·mus [mərǽzməs] 衰弱〔医学〕，消耗〔症〕，= athrepsia, decomposition, paedatrophy. 形 marasmatic, marasmic.
mar·ble [má:bl] 大理石（天然の炭酸カルシウムが岩様に形成された石）.
m. bone 大理石様骨，= osteopetrosis.
m. bone disease 大理石骨病〔医学〕，大理石症，= osteopetrosis.
m. skin 大理石様皮膚〔医学〕（皮膚血行障害により，蒼紅色の網状または大理石様の紋理が生じること），= marbled skin, cutis marmorata.
m. state 大理石状態〔医学〕（線条体の神経節がミエリンに変化すること）.
marbled skin 大理石様皮膚.
mar·ble·i·za·tion [mɑ:blaizéiʃən] ① 大理石様に変化すること（形体また模様の）. ② 大理石様紋理.
Marbrook sys·tem [má:bruk sístəm] マールブルック培養系，マールブルック法（in vitro での抗体産生をみるための方法．透析膜を用いて内外2つのチェンバーをつくるシステムで，このチェンバーをマールブルックチェンバーまたはマールブルックディナー瓶と呼ぶ）.
Marburg disease (**MD**) マールブルグ病（マールブルグウイルスによるウイルス性出血熱で，高熱，発疹，出血傾向などをきたす．1967年西ドイツのマールブルグなどでアフリカのウガンダから輸入したアフリカミドリザルを用いてワクチン製造に携わった研究員に発症した）.
Marburg-like viruses マールブルグ様ウイルス属（フィロウイルス科の一属で，マールブルグウイルスが含まれる）.
Marburg triad マールブルグ三徴（多発性硬化症の初期にみられる痙攣，一過性の乳頭蒼白，腹壁反射消失の3徴候）.
Marburg virus マールブルグウイルス（フィロウイルス科のウイルスで，マールブルグ病の原因となる）.
marc [má:k] [F] ブドウのしぼりかす.
Marcacci, Arturo [mɑ:rká:tʃi] マルカッチ（1854-1915，イタリアの生理学者）.

M. muscle マルカッチ筋.
mar·ces·cin [mɑsésin] マルセッシン(*Serratia marcescens* から得られる抗生物質で，ジフテリア菌に対し有効. Fuller と Horton が1950年に報告した).
march [mɑ́:ʧ] 行軍.
m. albuminuria 行軍タンパク尿〔症〕.
m. foot 行軍足 [医学] (中足骨の骨折に由来する足前部の疼痛性腫脹)，= forced foot.
m. fracture 行軍骨折 [医学]，= fatigue fracture, march foot.
m. hemoglobinuria 行軍血色素(ヘモグロビン)尿症 [医学].
m. of movement 運動行進型(Jackson).
m. syndrome of fracture 骨折による行軍症候群.
m. tumor 行軍腫瘍，= syndesmitis metatarsea.
Marchal bod·ies [mɑ́:ʧəl bɑ́diz] マルカル小体(ウイルス性のハツカネズミ伝染病 ectomelia において皮膚や腸管上皮細胞にみられる大きな好酸性封入体).
Marchand, Felix Jacob [mɑ́:ʃɑ:nd] マルヒャント(1846–1928，ドイツの病理学者).
M. adrenals マルヒャント副腎(広靱帯にある腎上体で，副副腎ともいう)，= accessory adrenals.
M. cell マルヒャント細胞，= adventitial cell.
M. wandering cell マルヒャント遊走細胞，= perithelial cell, pyrrhol cell.
Marchant, Gérard T. J. [mɑ́:rʧənt] マルシャン(1850–1903，フランスの外科医).
M. zone マルシャン帯.
Marchesani, Oswald [mɑ:kəsɑ́:ni] マルケサーニ(1900–1952，ドイツの眼科医).
M. syndrome マルケサーニ症候群(水晶体変位，低身長，短指. 常染色体性劣性遺伝)，= Weil-Marchesani syndrome.
Marchi, Vittorio [mɑ́:ki:] マルキ(1851–1908，イタリアの医師).
M. ball マルキ球(神経鞘の変性にみられる卵円形ミエリン節で，マルキ染色で褐色に染まる).
M. bundle マルキ神経束(小脳から脊髄前角灰白質に達する前索の線維束).
M. globules マルキ球(変性した神経細胞の鞘にみられる顆粒).
M. method マルキ染色法(神経変性を証明する方法で，Müller 液で固定後，Müller 液2と1%オスミウム酸液1との混合液に浸漬すると，変性した線維は黒色に染まる).
M. reaction マルキ反応(変性した神経鞘がオスミウム酸で不染のこと).
M. stain マルキ染色〔法〕.
M. tract マルキ路，= tectospinal tract.
Marchiafava, Ettore [mɑ:kiəfɑ́:və] マルキャファーヴァ(1847–1935，イタリアの病理学者).
M.-Bignami disease マルキャファーヴァ・ビギャミ病(アルコール中毒者の脳梁の変性).
M.-Micheli disease マルキャファーヴァ・ミケリ病，= Marchiafava-Micheli syndrome, nocturnal hemoglobinemia.
M.-Micheli syndrome マルキャファーヴァ・ミケリ症候群(発作性夜間血色素尿症).
mar·cid [mɑ́:sid] 消耗する，衰弱する.
Marcille, Maurice [mɑ:rsí:l] マルシーユ(1871–1941).
M. triangle マルシーユ三角.
Marckwald, Max [mɑ́:kwəld] マルクヴァルド(1844–1923，ドイツの外科医).
M. operation マルクヴァルド手術(子宮外口狭窄症の手術で，子宮頸部の腟側から2個の楔状片を切除する方法).
mar·cov [mɑ́:kɑv] 消耗症，= marasmus.
Marcus Gunn, Robert [mɑ́:rkəs gʌ́n] マーカス・ガン(1850–1909，イギリスの眼科医)，= Gunn, Robert Marcus.
M. G. phenomenon マーカス・ガン〔瞳孔〕現象(下顎の運動と同時に上眼瞼が上がる現象)，= Gunn syndrome.
M. G. sign マーカス・ガン徴候.
M. G. syndrome マーカス・ガン症候群(下顎眼瞼異常運動症候群).
Marden-Walker syndrome マーデン・ウォーカー症候群.
mare's tail (スギナモ属植物)，= *Hippuris*.
Maréchal, Louis Eugène [mɑ:rəʃɑ́:l] マレシャル(フランスの医師).
Marek, Josef [mɑ́:rek] マレック(1867–1952，ハンガリーの獣医，病理学者).
M. disease マレック病 [医学] (ヘルペスウイルス科，ガンマヘルペスウイルス亜科に属するマレック病ウイルスの感染に起因する伝播力の強いニワトリの悪性リンパ腫. 種々の器官や組織にリンパ様細胞浸潤やリンパ腫様腫瘤形成をきたす)，= avian lymphomatosis.
M. disease virus マレック病ウイルス.
ma·ren·nin [mərénin] マレンニン(フランスの Marennes のカキから得られる緑色色素で，それに寄生する微生物のクロロフィルに由来する).
Marey, Étienne Jules [mɑ:réi] マレー(1830–1904，フランスの生理学者).
M. law マレー法則(高血圧の脈拍は遅い).
M. sphygmograph マレー脈波計(橈骨動脈波を描記する器械).
ma·re·zine [mǽrəzin] (シクリジン塩酸塩)，= cyclizine hydrochloride.
Marfan, Bernard-Jean Antonin [mɑ:fɑ́:n] マルファン(1858–1942，フランスの小児科医).
M. disease マルファン病(先天梅毒における進行性痙攣性対麻痺).
M. law マルファンの法則.
M. method of puncture マルファン穿刺法(心嚢の穿刺には，胸骨剣状突起からその内面に沿い約2cmの深さで斜めにやや後方に突入し，横隔膜の胸骨付着点を通ると，心底の外膜内に入る)，= epigastric puncture.
M. sign マルファン徴候(舌の先端に赤色の三角がみられるときは，腸チフスが疑われる).
M. syndrome マルファン症候群(常染色体性優性遺伝する先天性結合織病で過長四肢(特に過長な指趾；クモ指)，水晶体偏位，心血管系異常を伴う).
mar·fan·oid [mɑ́:fənɔid] マルファン症候群様の.
mar·gar·ic ac·id [mɑ:gǽrik ǽsid] マルガリン酸，真珠酸 $CH_3(CH_2)_{15}COOH$ (合成脂肪酸の一つで，ある種の地衣にも存在する).
mar·ga·rid [mɑ́:gərid] 真珠様の.
mar·ga·rim·e·ter [mɑ:gərímitə] 乳脂計.
mar·ga·rin(e) [mɑ́:gərin, mɑ́:ʤə-] マーガリン $C_3H_5(C_{17}H_{33}O_2)_3$ (マーガリン酸のグリセロルエステルで，人造バターとして知られている)，= artificial butter.
m. disease マーガリン病(マーガリンの製造に用いた乳化剤によって起こった中毒性の多形性紅斑).
m.-needles マーガリン針状体(腐敗性気管支炎，肺壊疽にみられる脂肪性結晶物).
mar·ga·ri·to·ma [mɑ̀:gəritóumə] 真珠腫，= cholesteatoma.
mar·ga·roid [mɑ́:gərɔid] 真珠腫様の.
m. tumor 胆脂腫，= cholesteatoma.

mar·ga·rone [má:gəroun] マルガロン, = palmitone.
mar·gin [má:ʤin] 縁, = margo. 形 marginal.
m. bevel angle 窩縁傾斜角 [医学].
m. of acetabulum 寛骨臼縁.
m. of safety 安全域(薬物安全性の指標として治療指数(T1)を用いるが, 安全域が広いほど安全な薬物といえる).
m. of tongue [TA] 舌縁, = margo inguae [L/TA].
m. of ulcer 潰瘍辺縁 [医学].
mar·gi·nal [má:ʤinəl] 周縁の, 辺縁の. 名 margin.
m. abscess 辺縁膿瘍 [医学], 肛門周囲膿瘍.
m. arcade [TA] 結腸縁動脈* (marginal artery の別名, 結腸縁動脈弓), = arcus marginalis coli [L/TA].
m. artery [TA] 結腸縁動脈*, = arteria marginalis coli [L/TA].
m. artery of colon 結腸辺縁動脈.
m. attachment 辺縁付着 [医学].
m. bevel 窩縁斜端, 窩縁〔傾〕斜面.
m. blepharitis 眼瞼縁炎 [医学].
m. branch [TA] 辺縁枝*, = ramus marginalis [L/TA].
m. bundle 辺縁束(① リッサウエル束. ② レーヴェンタール束).
m. cell 辺縁細胞, 周辺細胞.
m. chorditis 辺縁性声帯炎 [医学].
m. contrast 辺縁対比 [医学].
m. convolution 近縁回(第1前頭回の内面).
m. corneal degeneration 角膜辺縁変性.
m. corneal ulcer 辺縁角膜潰瘍 [医学].
m. corpuscle 赤血球辺縁小体(貧血にみられる), = Giannuzzi crescent.
m. crest 辺縁隆線.
m. epithelium 縁上皮 [医学].
m. excision 腫瘍辺縁部切除〔術〕.
m. form 窩縁形態 [医学].
m. gingiva 歯肉縁 [医学].
m. gingivitis 歯肉縁炎.
m. gyrus 辺縁回.
m. infarct 辺縁梗塞 [医学].
m. keratitis 辺縁〔性〕角膜炎 [医学].
m. layer 縁帯, 辺縁層(原始神経管の外層).
m. line 窩縁線.
m. lobe 辺縁葉(大脳の第1前頭回).
m. mandibular branch [TA] 下顎縁枝, = ramus marginalis mandibularis [L/TA].
m. mesoderm 辺縁中胚葉 [医学].
m. nevus 境界〔部〕母斑, = junctional nevus.
m. nucleus [TA] 後〔辺〕縁核, = nucleus marginalis [L/TA].
m. nucleus of restiform body [TA] (索状体辺縁核*), = nucleus marginalis corporis restiformis [L/TA].
m. parodontitis 辺縁性歯周炎 [医学].
m. part [TA] 縁部(帯状溝の), = pars marginalis [L/TA].
m. part of orbicularis oris muscle 口輪筋の自由縁部.
m. perforation 辺縁性穿孔 [医学].
m. placenta 辺縁胎盤, 画縁胎盤.
m. placenta previa 辺縁前置胎盤 [医学].
m. plexus of cornea 角膜周囲血管網.
m. psychosis 周辺精神病 [医学].
m. rale 辺縁性ラ音, = crepitant rale.
m. ray 周縁光線 [医学] (光学系の軸から遠くを通る光線).
m. ridge [TA] ① 辺縁稜, = crista marginalis [L/TA]. ② 辺縁隆起, 辺縁隆線 [医学] (臼歯および小臼歯の咬合面外縁にある).
m. shut 辺縁封鎖 [医学].
m. sinus [TA] 辺縁洞, = sinus marginalis [L/TA].
m. sinus bleeding 辺縁洞出血 [医学].
m. spine 縁棘.
m. stream 縁流.
m. strength 辺縁強度 [医学].
m. sulcus [TA] 辺縁溝*, = sulcus marginalis [L/TA].
m. tubercle [TA] 縁結節, = tuberculum marginale [L/TA].
m. tubercle of zygomatic bone 頬骨縁結節.
m. ulcer 辺縁潰瘍(胃空腸吻合部付近の空腸粘膜に起こる).
m. zone 周縁帯, 辺縁帯(胚子神経管の外層. 神経線維を含む), = marginal layer.
m. zone lymphoma 辺縁層リンパ腫.
marginated eczema 頑癬 [医学] (「いんきんたむし」とも呼ばれる), = eczema marginatum.
mar·gi·na·tion [mɑːʤinéiʃən] 辺縁趨向(炎症初期に起こる白血球が内皮細胞に付着しやすくなる現象).
margines fibulares 腓側縁(足指の).
margines palpebrales 眼瞼縁.
mar·gin·o·plas·ty [mɑːʤínəplæsti, má:ʤin–] 辺縁形成術(眼瞼などの).
mar·go [má:gou] 縁, = edge, margin. 複 margines.
m. acetabuli [L/TA] 寛骨臼縁, = acetabular margin [TA].
m. acutus 鋭縁(脾臓の).
m. aditus 眼窩口縁.
m. alveolaris 歯槽縁(上顎骨, 下顎骨の).
m. anterior [L/TA] 前縁, = anterior border [TA].
m. arcuatus [L/TA] 鎌状縁, = falciform margin [TA].
m. axillaris 腋窩縁.
m. ciliaris [L/TA] 毛様体縁, = ciliary margin [TA].
m. cranialis 上縁(腎上体, 肩甲骨の).
m. dexter [L/TA] 右縁, = right border [TA].
m. diaphragmaticus 下縁(肺の).
m. dorsalis 背側縁(橈骨, 尺骨の).
m. falciformis [L/TA] 鎌状縁(卵円窩の), = falciform margin [TA].
m. fibularis pedis [L/TA] 外側縁, = fibular border of foot [TA], peroneal border of foot [TA].
m. frontalis [L/TA] 前頭縁(蝶形骨大翼,小翼,頭頂骨の), = frontal border [TA], frontal margin [TA].
m. gingivalis [L/TA] 歯肉縁, = gingival margin [TA].
m. incisalis [L/TA] 切縁, = incisal margin [TA].
m. inferior [L/TA] 下縁, = inferior border [TA].
m. inferolateralis [L/TA] 下(下外側)縁, = inferolateral margin [TA].
m. inferomedialis [L/TA] 内(下内)側縁, = inferomedial margin [TA].
m. infraorbitalis [L/TA] 眼窩下縁, = infra-orbital margin [TA].
m. inguae [L/TA] 舌縁, = margin of tongue [TA].
m. interosseus [L/TA] 骨間縁, = interosseous border [TA].
m. lacrimalis [L/TA] 涙骨縁(上顎骨の), = lacrimal margin [TA].
m. lambdoideus [L/TA] ラムダ〔状〕縁(後頭骨の), = lambdoid border [TA].
m. lateralis [L/TA] 外側縁(腎臓, 爪, 子宮の), = lateral border [TA], lateral margin [TA].
m. lateralis pedis [L/TA] 外側縁, = lateral bor-

M

der of foot [TA].

m. liber [L/TA] 自由縁(卵巣，精巣，爪の)，= free border [TA].

m. mascatorius 切縁(歯の).

m. mastoideus [L/TA] 乳突縁(後頭骨の)，= mastoid border [TA].

m. medialis [L/TA] 内側縁(腎臓，腎上体の)，= medial border [TA]，medial margin [TA].

m. medialis pedis [L/TA] 内側縁，= medial border of foot [TA].

m. mesorchicus 精巣間膜縁.

m. mesovaricus [L/TA] 間膜縁，= mesovarian border [TA].

m. nasalis [L/TA] 鼻骨縁(前頭骨の)，= nasal margin [TA].

m. obtusus 鈍縁(脾臓の).

m. occipitalis [L/TA] 後頭縁(頭頂骨，側頭骨の)，= occipital border [TA]，occipital margin [TA].

m. occultus [L/TA] 潜入縁(爪の)，= hidden border [TA].

m. orbitalis [L/TA] 眼窩縁(前頭骨，上顎骨の)，= orbital margin [TA].

m. parietalis [L/TA] 頭頂縁(前頭骨，側頭骨の)，= parietal border [TA]，parietal margin [TA].

m. pedis fibulais 腓側足縁.

m. posterior [L/TA] 後縁，= posterior border [TA].

m. posterior partis petrosae [L/TA] 錐体後縁，= posterior border of petrous part [TA].

m. pupillaris [L/TA] 虹彩縁，= pupillary margin [TA].

m. radialis [L/TA] 橈側縁(上腕骨，前腕の)，= radial border [TA].

m. sagittalis [L/TA] 矢状縁(頭頂骨の)，= sagittal border [TA].

m. sphenoidalis [L/TA] 蝶形骨縁，= sphenoidal margin [TA].

m. sphenoideus 蝶形骨縁(前頭骨，側頭骨の).

m. squamalis 鱗縁(蝶形骨，頭頂骨の).

m. squamosus [L/TA] 鱗 縁，= squamosal border [TA]，squamosal margin [TA].

m. sternalis 前縁(肺の).

m. superior [L/TA] 上縁，= superior border [TA]，superior margin [TA].

m. superior partis petrosae [L/TA] 錐体上縁，= superior border of petrous part [TA].

m. supraorbitalis [L/TA] 眼窩上縁，= supra-orbital margin [TA].

m. tibialis 脛側縁(腓骨，足指の).

m. tibialis pedis [L/TA] 内側縁，= tibial border of foot [TA].

m. ulnaris [L/TA] 尺側縁(手指の)，= ulnar border [TA].

m. uteri [L/TA] 子宮縁，= border of uterus [TA].

m. ventralis 前縁(肝の).

m. vertebralis 椎骨縁.

m. volaris 掌側縁(橈骨，尺骨の).

m. zygomaticus [L/TA] 頬骨縁(蝶形骨大翼の)，= zygomatic margin [TA].

margosa oil マルゴサ油(インド産ライラック lilac の種子から得られる).

Margulis, Lynn [má:rgəlis] マーギュリス(アメリカの生物学者．1970年に細胞進化について，細胞共生説を発表した).

ma·ri·a·hu·a·na [mæ̀riə(h)wá:nə] マリファナ，= marijuana.

ma·ri·a·ju·a·na [mæ̀riə(h)wá:nə] マリファナ，= marijuana.

Marie cer·e·bel·lar her·e·do·a·tax·ia [mərí: seribélər hèrədouətǽksiə] 遺伝性小脳性運動失調症.

Marié-Davy cell マリー・デイビー電池.

Marie, Pierre [mərí:] マリー(1853-1940，フランスの神経科医).

M. arthritis マリー関節炎(癒着性脊椎炎)，= Strümpell-Marie disease，M.-Strümpell arthritis.

M. ataxia マリー運動失調〔症〕〔医学〕(中年期に発病する遺伝病で，腱反射亢進，視神経萎縮，動眼神経麻痺，筋硬直などを特徴とする小脳性運動失調性の一型)，= hereditary cerebellar sclerosis.

M.-Bamberger disease マリー・バンベルガー病(肺性肥大性骨関節症)，= pulmonary osteoarthropathy.

M. disease マリー病(① 小脳皮質のプルキンエ細胞の病変による小脳性運動失調症で，緩慢な経過をとる遺伝病いわゆるフリードリッヒ病から Marie, P. により区別された疾病．② 先端巨大症．= acromegaly，Marie syndrome．③ 肺性肥大性骨関節症．= hypertrophic pulmonary osteoarthropathy).

M.-Foix sign マリー・フォア徴候(共同反射の一つである短縮反射を得るための一方法で，中足骨部を圧迫するか，または足の指を足底側へ被動屈曲を加えると，股および膝関節が屈曲する現象).

M.-Foix syndrome マリー・フォア症候群(病側の小脳症状，対側の片麻痺，温覚，痛覚の障害を呈する脳橋障害).

M.-Kahler tremor マリー・カーレル振戦〔医学〕.

M. phenomenon マリー現象，= Marie-Kahler tremor.

M. sign マリー徴候(甲状腺腫においてみられる躯幹または四肢の振戦)，= Marie-Kahler symptom.

M.-Strümpell arthritis (type) マリー・シュトリュンペル関節炎，= Marie disease.

M. syndrome マリー症候群(脳下垂体腫瘍による先端巨大症，異常感覚，月経不順，上顎前突，しばしば糖尿を伴う).

M. three paper test マリー3枚紙試験(注意力，記憶力の試験に3枚の紙面を与えて，それらを処置させるよう命令の下に行動させる方法).

Marie-Robinson syn·drome [mərí: rábinsən síndroum] マリー・ロビンソン症候群(食事性果糖尿症に伴う不眠症と軽度のうつ症).

ma·ri·hua·na [mærihwá:nə] マリファナ，= marijuana.

ma·ri·jua·na [mæri(h)wá:nə] マリファナ，タイマ〔大麻〕(ポルトガル語，アサの葉および花茎．多幸感を示し，通例喫煙される)，= *Cannabis sativa*，mariguana，marihuana.

Marin-Amat, Manuel [má:rin ǽmət] マリン・アマト(スペインの眼科医).

M.-A. syndrome マリン・アマト症候群(逆マーカス・ガン症候群ともいう).

Marine-Lenhart syndrome マリン・レンハルト症候群(中毒性の甲状腺腫).

ma·rine [mərí:n] 海洋の.

m. animal 海洋動物〔医学〕.

m. bacteria 海洋細菌〔医学〕.

m. biology 海洋生物学〔医学〕.

m. broad tapeworm 海産裂頭条虫，= marine diphyllobothriid.

m. meteorology 海洋〔上〕気象学〔医学〕.

m. poison 海産〔性〕毒物〔医学〕.

m. pollution 海洋汚染(わが国では「海洋汚染及び海上災害の防止に関する法律」で，油，有害廃棄物を規制している).

m. serum 海水血清(海水83容に，鉱泉水100容を混ぜた注射液).

m. soap 海水石ケン(海水のようにカルシウムやマ

グネシウムを含有する水でも塩析せず，また不溶性塩を生じないもので，ヤシ油，シュロ油などを原料としてつくられる抱水石ケン)，= salt water soap.

m. toxin 海洋生物毒素 [医学].

Marinesco, Georges [mɑ:rinéskou] マリネスコ(1863–1938，ルーマニアの神経科医).

M.-Garland syndrome マリネスコ・ガーランド症候群.

M.-Radovici palmomental reflex マリネスコ・ラドヴィチ手掌オトガイ反射(手の第1指から腕関節にかけ母指球を叩打または引っ掻くと，同側の顎関節が攣縮し，口角の挙上，後退することで錐体路疾患にみられ，末梢性顔面神経麻痺では陰性).

M.-Sjögren syndrome マリネスコ・シェーグレン症候群 [医学](身心の発達遅滞，小脳運動失調，先天性白内障を特徴とする．常染色体性劣性遺伝).

M. succulent hand マリネスコ嚢状手(脊髄空洞症における手の浮腫およびブドウ紫色の手)，= Marinesco sign.

mar·i·no·bu·fa·gin [mæ̀rinoubjú:fəʤin] マリノブファギン $C_{24}H_{32}O_5$ (オオヒキガエル *Bufo marinus* の皮膚に存在する心臓毒素).

mar·i·no·ther·a·py [mæ̀rinəθérəpi] 海浜転地療法.

Marion, Georges [mǽriən] マリオン(1869–1932，フランスの泌尿器科医).

M. disease マリオン病(先天性の後尿道閉鎖症).

Mariotte, Edme [mɑ:riɑ́t] マリオット(1620–1684，フランスの物理学者).

M. blind spot マリオット盲点.

M. experiment マリオット実験(眼底の盲点を証明する実験．左側，右側にマークを記した紙片を用い，右眼のみで左側マークを見つめ紙片を前後に動かすと，ある距離において右側マークが消失する).

盲点検査像

M. law マリオット法則，= Boyle law.

M. spot マリオット点(盲斑)，= optic papilla.

mar·i·po·sia [mæripóuziə] 海水摂取(心因性の要因により異常に海水を飲むこと).

ma·ris·ca [məríska] 痔，= hemorrhoid. 形 mariscal.

mar·i·tal [mǽritəl] ① 結婚の，婚姻の．②夫の.

m. coalition 夫婦連合.

m. correlation 夫婦相関 [医学].

m. history (MH) 結婚歴 [医学].

m. relationship 婚姻関係 [医学]，夫婦関係 [医学].

m. status 婚姻の状態 [医学].

m. syphilis 婚姻梅毒.

m. therapy 夫婦間関係改善心理療法 [医学]，夫婦療法，= marriage therapy.

maritine climate 海洋気候 [医学].

maritine meteorology 海洋〔上〕気象学 [医学].

maritine quarantine 海上検疫 [医学].

mar·i·to·nu·cle·us [mæ̀ritounjú:kliəs] 受胎卵核(精子が突入した卵子の核).

Ma·ri·tre·ma [mæritrémə] マリトレマ属(吸虫類被嚢幼虫で，ミヤイリガイ［宮入貝］，エビなどに寄生する).

Marjolin, Jean Nicolas [mɑ́:ʤəlen] マルジョラン(1780–1850，フランスの医師).

M. ulcer マルジョラン潰瘍(陳旧性瘢痕面の潰瘍．扁平上皮癌が発生することがある).

marjoram oil マージョラム油(シソ科 *Origanum* 属植物から得られる揮発油で刺激薬).

mark [mɑ́:k] ① 斑，汚点．② 目標，標識 [医学]，符号，象徴.

m.-time reflex 足拍子反射(走るときにみられるような伸屈交互の筋攣縮).

marked element 標識元素，= labeled element.

marked line 標線 [医学].

mark·er [mɑ́:kər] 標識 [医学]，マーカー.

m. chromosome 標識染色体 [医学].

m. enzyme 指標酵素.

m. gene 標識遺伝子 [医学].

m. rescue マーカー救済 [医学]，マーカーレスキュー(ある特殊なマーカーを失った細菌または細胞に再びそのマーカーを付与すること).

mark·ing-off [mɑ́:kiŋ ɑf] けがき(罫描〔き〕)(工作物に加工上必要な点や線をかくこと).

Markov, Andrei [mɑ́:rkɔ:f] マルコフ(1865–1922，ロシアの数学者).

M. process マルコフ過程.

mar·ma [mɑ́:mə] 急所(生命を支配する身体の部位を表す古いインド語).

Marme re·a·gent [mɑ́:mi riéiʤənt] マルメ試薬(アルカロイド検出試薬で，ヨウ化カリウムが主成分).

mar·mo·ra·tion [mɑ:məréiʃən] 大理石化，大理石様紋理 [医学]，= marbleization.

mar·mo·re·al [mɑ:mɔ́:riəl] 大理石様の.

mar·mo·set [mɑ́:məset] マーモセット，キヌザル(キヌザル科に属する小型サルの一群で，中南米産).

mar·mot [mɑ́:mət] マーモット(リス科の動物).

Mar·mo·ta [mɑ:móutə] マーモット属(哺乳綱，齧歯目，リス亜目，リス科リス亜科の一属．誤ってモルモットと混同誤用されることがある).

M. bobak タルバハン(アジア産で，シベリアペスト菌を媒介する)，= Bobak marmot.

M. marmota アルプスマーモット.

Marochetti blister マロケッティ水疱(恐水病患者の舌下にみられる小水疱).

Maroteaux, Pierre [mǽrətou] マロトー(1926生，フランスの遺伝医学者).

M.-Lamy syndrome マロトー・ラミー症候群(デルマタン硫酸が蓄積するムコ多糖代謝障害．常染色体性劣性遺伝).

Marquardt test [mɑ́:kwɑ:t tést] マルクァルト試験(フーゼル油検出法).

Marquis-Kobert reagent マルキス・コーベルト試薬(アルカロイドの呈色反応に用いる試薬の一種で，濃硫酸2〜3mL市販ホルマリン数滴を加えたもので，アヘンアルカロイドを紫色に変える)，= formalin-sulfuric acid reagent.

Marquis test [mɑ́:kwis tést] マルキス試験(アルカロイド検出法，モルヒネ検出法).

mar·riage [mǽriʤ] 結婚.

m. age 婚姻年齢 [医学].

m. manual 結婚手引書 [医学].

m. rate 婚姻率 [医学]，結婚率(一定期間の結婚件数のその期間の中央の人口総数に対する比率).

m. table 婚姻表 [医学]，結婚表(生命表にならってつくられたもの).

m. therapy 結婚療法(婚姻関係つまり配偶者間を対象とした家族療法の一つ)，= quadrangular therapy.

mar·row [mǽrou] 髄，骨髄 [医学](骨の中に含有されている造血組織).

m. cavity [TA] 髄腔，= cavitas medullaris [L/TA].

m. cell 骨髄細胞.

m. failure 骨髄不全.

m. graft 骨髄移植 [医学].

m.-lymph gland 骨髄リンパ節(腺)(骨髄の構造

をもつ血液リンパ節).
m.-mesenchyme connections 骨髄-間葉性結合.
m. phlegmon(e) 骨髄蜂巣織炎.
m. sheath 髄鞘.
m. transplantation 骨髄移植.
mar·row·brain [mǽroubrein] 髄脳, = myelencephalon.
Mar·ru·bi·um [mərjúːbiəm] ニガハッカ属(シソ科の一属), = horehounds.
M. vulgare (ニガハッカおよびマルービンの原植物), = white horehound.
mars [máːs] 鉄.
Marsden, Alexander [máːsdən] マルスデン(1832–1902, イギリスの外科医).
M. paste マルスデン泥剤(亜ヒ酸1とアカシアゴム2との合剤で腐食剤).
Marseilles fever マルセイユ熱, = bouttoneuse fever.
Marsh-Bendall factor マーシュ・ベンダル因子.
Marsh, James [máːʃ] マーシュ(1789–1846, イギリスの化学者).
M. test マーシュ試験(ヒ素およびアンチモンの検出法で, 亜鉛と希硫酸から発生する水素を被検物に作用させると, ヒ素は AsH_3 となり, この気体に点火し白色陶器をそれに当てると金属性ヒ素が付着して鏡となる. この鏡はヒ素の場合は次亜塩酸ナトリウム溶液に溶解するが, アンチモン鏡は溶解しない), = arsenic test.
Marsh, Sir Henry [máːʃ] マーシュ(1790–1860, アイルランドの医師).
M. disease マーシュ病(眼球突出性甲状腺腫), = exophthalmic goiter.
marsh [máːʃ] 湿地, 沼沢.
m. fever 沼熱 [医学], 沼地熱, 湿地熱(マラリア熱), = swamp fever.
m. gas 沼気(メタン), = methane.
m. mallow アルテア根, = Radix Althaeae.
Marshall, Don [máːrʃəl] マーシャル(1905生, アメリカの眼科医).
M. syndrome マーシャル症候群.
Marshall, Eli Kinnerly, Jr. [máːʃəl] マーシャル(1889–1966, アメリカの薬理学者. Bratton, Litchfield, White らとともにスルファグアニジンを腸管の伝染病に使用し Bratton, Edwards, Walker らとともに小児赤痢にも用いた. また Bratton と共同で考察したサルファ剤の血中および尿中濃度の定量法は Bratton-Marshall 法として知られている).
M. method マーシャル法.
Marshall Hall [máːʃəl hɔ́ːl] マーシャルホール(1790–1857, イギリスの医師).
M. H. disease マーシャルホール病(小児の脳貧血で, 水頭症に類似の症状を呈す), = spurious hydrocephalus.
M. H. facies マーシャルホール顔ぼう(貌)(水頭症にみられる前頭と顔との不調和).
M. H. method マーシャルホール法(人工呼吸法の一つで, 新生児を上臥下臥と交代に回転し, 上臥した際胸部に圧迫を加える).
M. H. syndrome マーシャルホール症候群(① 大動脈瘤の際, 心臓拡張期に気管に衝動を感ずる. ② 類水頭症), = hydrocephaloid.
Marshall, John M. [máːʃəl] マーシャル(1818–1891, イギリスの解剖学者).
M. fold マーシャルヒダ(心臓後面にある心外膜ヒダで, クーヴィエー管の閉塞したもの), = ligament of left vena cava, vestigial fold.
M. oblique vein マーシャル斜静脈(左心房後面を下行する小静脈で, 冠静脈洞に通ずる左総主静脈の痕跡に相当する).
M. vestigial fold マーシャル痕跡ヒダ.
Marshall, Victor F. [maːrʃəl] マーシャル(1913–2001, アメリカの泌尿器科医).
M.-Marchetti-Krantz operation マーシャル・マーケッティ・クランツ手術(腹圧性失禁に対する手術).
M. test マーシャルテスト.
mar·su·pi·al [maːsjúːpiəl] ① 有袋類, = *Marsupialia*. ② 袋状の.
m. bone 袋骨, 嚢状骨.
m. mole 袋モグラ.
m. muscle 袋筋.
m. notch 後小脳切痕, = incisura cerebelli posterior.
Mar·su·pi·a·lia [maːsjuːpiéiliə] 有袋類, = marsupials.
mar·su·pi·al·i·za·tion [maːsjùːpiəlizéiʃən] 開窓療法, 造袋術 [医学](胞虫嚢腫などを切開しその内容を除去した後, その縁を切開口に縫合すると, 化膿して肉芽腫形成が起こる).
m. of pancreatic cyst 膵嚢胞造袋術 [医学].
m. of ranula ガマ腫造袋術.
mar·su·pi·um [maːsjúːpiəm] ① 陰嚢, = scrotum. ② 育児嚢.
m. patellare 膝の翼状靭帯, = plicae alares.
MARTA multi-acting receptor-targeted antipsychotics 多元作用型受容体標的化抗精神病薬の略.
Martegiani a·re·a [maːtidʒiáni ɛ́əriə] マルテジアニ領(胚子における硝子体管のロート状先端).
mar·ten·site [máːtenzait] マルテンサイト(焼入れ鋼の組織で, 硬い刃物に適する).
mar·tial [máːʃəl] 含鉄の, = ferruginous, chalybeate.
Martin, August Eduard [máːtin] マルチン(1847–1933, ドイツの婦人科医).
M.-Gruber anastomosis マルチン・グルーベル吻合(正中神経の一部の線維束が前腕部で尺骨神経に連絡する神経の異常. 正常人の10~40%にみられる).
M. operation マルチン手術(腟式子宮摘出〔術〕).
M. tube マルチン管(突出を阻止するために先端に止めを備えた排膿管).
Martin hemostatic マルチン止血薬(塩化第二鉄を用いた外科用止血薬).
Martin, Henry Austin [máːtin] マルチン(1824–1884, アメリカの外科医).
M. bandage マルチン包帯(薄い弾性ゴム包帯).
M. disease マルチン病(過度の歩行による骨膜関節炎).
M. operation マルチン手術(① 会陰裂傷手術. ② 水瘤の根治手術).
Martin, Henry Newell [máːtin] マルチン(1848–1896, アメリカの生理学者. 1881年哺乳動物の心臓を潅流室内で分離し, E. M. Hartwell との共同研究において肋間筋の呼吸機能を証明した).
Martinet test [máːtinit tést] マルチネー試験(座位で, 脈拍数, 最大および最小血圧を測定した後, 膝の屈伸運動を連続20回行った直後, 3分, 5分後にそのまま脈拍と血圧を測ると, 健康者では10~20の脈拍増加と, 20~40mmHg の最大血圧が上昇する).
Martinotti, Giovanni [maːtináti] マルティノッティ(1857–1928, イタリアの病理学者).
M. cell マルティノッティ細胞(大脳皮質の多形層にある上行軸索をもつ神経細胞で, 表面に達した後平面に分枝を出すもの).
M. vaccine マルティノッティワクチン(結核菌タンパク質からつくったワクチンで, 注射すると抗体を産生するという).
Martius, Karl A. [máːtiəs] マルチウス(1920生,

ドイツの化学者).

M. yellow マルチウス黄 ㊗ 2,4-dinitro-1-naphthol (顕微鏡写真の撮影に必要な遮光板をつくるために用いる酸性ニトロ染料).

Maruyama vaccine 丸山ワクチン(丸山千里(皮膚科学者)の開発した免疫賦活薬).

Martorell, Fernando Otzet [mɑ:rtərél] マルトレル(1906-1984, スペインの心臓学者).

M. syndrome マルトレル症候群(大動脈弓症候群), = aortic arch syndrome.

mar·vo·san cre·me [má:vəsən krí:m] マルボサンクリーム(ステアリン酸の基剤にパラホルムアルデヒド, トリエタノルアミン, メチルパラベン, プロピルパラベンを混ぜた pH7.45 の避妊薬).

Marwedel, Georg [má:vedel] マルヴェデル(ドイツの外科医).

M. operation マルヴェデル手術(Witzel 手術に類似の胃吻合術).

Marx stain [má:ks stéin] マルクス染色液(エオジン, 苛性カリ, キニーネからなる).

MAS ① manifest anxiety scale〔顕在性〕不安尺度の略. ② meconium aspiration syndrome 胎便吸引症候群の略.

mas·chal·ad·e·ni·tis [mæskəlædináitis] 腋窩腺炎.

mas·cha·le [mæskɔ́:l] [G] 腋窩, = armpit.

mas·chal·eph·i·dro·sis [mæ̀skələfidróusis] 腋窩多汗症.

mas·chal·i·a·try [mæskəláiətri] 腋窩塗擦療法, = maschaliatic.

mas·chal·on·cus [mæskəlɑ́nkəs] 腋窩腫.

mas·cu·la·tion [mæskju:léiʃən] 男〔性〕化.

mas·cu·line [mǽskjulin] 男性〔の〕[医学], 雄の, 雄性の [医学].

m. pelvis 男〔性〕型骨盤 [医学], = android pelvis.

m. sex character 男性性徴 [医学].

m. urethra 男性尿道 [医学].

mas·cu·lin·ism [mǽskjulinizəm] 男性化〔症〕[医学].

mas·cu·lin·i·ty [mæskjulíniti] 男性特徴(男性化した状態. 女性が心身ともに男性特徴を発揮したこと), = masculinism.

mas·cu·lin·i·za·tion [mæ̀skjulinaizéiʃən] 男性化 [医学], = virilism.

mas·cu·li·nize [mǽskjulinaiz] 雄性化する, 男性化する.

mas·cu·lin·o·vo·blas·to·ma [mæ̀skjulinòuvoublæstóumə] 男化胚細胞腫(男性特徴を発生させる卵巣の腫瘍で男化芽細胞腫 arrhenoblastoma とは別個で, 卵巣副腎腺腫と男化黄体腫とを含むもの), = adrenal cortical cell tumor of ovary, hypernephroid tumor of ovary.

mas·cu·lo·nu·cle·us [mæ̀skjulounjú:kliəs] 雄核, = arsenoblast.

Masini, Giulio [məsí:ni] マシニ(1874-1937, イタリアの医師).

M. sign マシニ徴候(精神不安定の小児において は, 手足の指が過度に背屈する).

mask [mǽsk] ① 仮面. ② マスク. ③ 顔面包帯.

m. face 仮面顔(振戦麻痺にみられる不動顔で, 表情が欠如するもの), = Parkinsonian mask.

m. of pregnancy 妊娠性肝斑.

m. phenomenon マスク現象(怒責性紫斑と訳される. 激しい咳や排便時, 分娩時のいきみにより生じる一過性の皮下出血. 顔面や頸部に点状出血としてみられる).

m. ventilation マスク換気.

masked [mǽskt] ① 仮性 [医学]. ② 隠ぺい(蔽)性の, 仮面性の.

m. appendicitis 潜伏性虫垂炎, = appendicitis larvata.

m. depression 仮面うつ病 [医学](うつ代理症. 身体症状を主訴として医師を訪れるうつ病), = depressive equivalent.

m. diabetes 仮装糖尿病(初期には糖尿がない).

m. epilepsy 仮面てんかん [医学].

m. face 仮面状顔〔ぼう(貌)〕[医学].

m. fat 結合脂肪(染色では不可視, 化学的分析により証明されるもの).

m. gout 潜在性痛風 [医学](痛風症状を伴わない尿酸血症).

m. hypertension 仮面高血圧(自由行動下血圧が高い状態).

m. hyperthyroidism 隠された甲状腺機能亢進症.

m. iron (錯イオンの型で存在する鉄).

m. malaria 仮面性マラリア.

m. photopatch test 遮へい(蔽)光パッチテスト.

m. virus 潜在的ウイルス.

mask·ing [mǽskiŋ] 隠ぺい(蔽), 遮蔽.

m. agent 隠ぺい(蔽)剤.

m. effect 隠蔽効果, 隠蔽作用.

m. level difference マスキング・レベル差.

m. reagent マスキング剤 [医学].

m. threshold マスキング閾値.

mask·like [mǽsklàik] 仮面様の.

m. face 仮面様顔貌(錐体外路系疾患の時にみられるが, あたかも仮面をつけているような顔貌なのでこの名がある. 特にパーキンソン病のときにきわめて高率に現れる. また精神疾患による昏迷状態にも認められる), = Parkinson sign.

m. sign 仮面様徴候, = Parkinson sign.

Maslow, Abraham H. [mɑ́slou] マズロー(1908-1970, アメリカの心理学者).

M. hierarchy of human needs マズローの人間の欲求階層.

mas·och·ism [mǽsəkizəm] 被虐性愛 [医学], マゾヒズム(嗜痛愛 algolagnia の一型, 虐待または軽蔑されることにより性欲の満足を得る性倒錯症. オーストリア小説家 Leopold von Sacher-Masoch (1836-1895) にちなんだ Kraft-Ebing の造語で, 加虐性愛 sadism の反対).

mas·och·ist [mǽsəkist] マゾヒスト, 被虐性愛者.

masochistic personality disorders マゾヒスティック人格障害.

Mason, James Tate [méisən] メーソン(1882-1936, アメリカの外科医).

M. incision メーソン切開(上部腹壁の切開で, 胸骨剣状突起の直下から左側腹直筋に沿い, 臍の上方約1インチの点で正中線を右へ越え, 右側腹直筋に沿い約2インチ臍の下方に達する方法).

Mason-Pfizer monkey virus メーソン・ファイザーモンキーウイルス(レトロウイルス科のウイルスで, アカゲザルの乳癌から分離された).

mason's lung 石工肺 [医学].

MASS syndrome MASS 症候群(mitral valve prolapse, aortic anomalis, sketetal changes and skin changes の頭文字).

mass [mǽs] ① 質量(慣性を特徴とする物体固有の特性で, mks 単位では記号は kg). ② 錬剤, = massa. ③ 集団. ④ 塊(触診により手に触感される腫脹).

m. absorption 質量吸収.

m. absorption coefficient 質量吸収係数 [医学].

m. action 質量作用 [医学](質量作用の法則). → law of mass action.

m. action principle 集団作用の原則.

m. attenuation coefficient 質量減衰(減弱)係数 [医学].

M

m. behavior 集団行動［医学］.
m. casualty 大量災害（日常の救急医療体制で対応可能な人数以上に一時に傷病者が発生するような事態）.
m. chest X-ray 胸部X線集団検診.
m. chest X-ray of tuberculosis 結核X線胸部集検［医学］.
m. consumption 汎用.
m. culture 集団培養［医学］.
m. defect 質量欠損［医学］（原子核を構成する核子の質量の和から原子核の質量を差し引いたもの），＝ mass deficiency.
m. diagnosis 集団診断.
m. disaster 大規模災害［医学］.
m. doublet 質量二重線.
m. drug administration 集団投薬.
m. effect 質量効果［医学］.
m. energy absorption coefficient 質量エネルギー吸収係数［医学］.
m. energy transfer coefficient 質量エネルギー転移係数［医学］.
m. epidemic 集団流行（発生）［医学］.
m. examination 集団検診［医学］，集団検査.
m. feeding 集団給食［医学］.
m. food poisoning 集団食中毒［医学］.
m. fragmentography マスフラグメントグラフィ（ガスクロマトグラフ質量分析機）.
m. gathering medicine マスギャザリング医学（自然災害などで通常の医療体制では対処できない特別な状況におかれた集団を対象とする）.
m. health examination 集団検診.
m. hysteria 集団ヒステリー［医学］.
m. impaction 集合埋伏.
m. infection 集団感染［医学］.
m.-ligation 集束結紮［医学］.
m. ligature 集束結紮［医学］.
m. mating 集団交配［医学］.
m. mating method 集団交配法［医学］.
m. miniature radiography 集団間接〔X線〕撮影〔法〕［医学］.
m. motion 流れ運動.
m. murderer 大量殺人者［医学］.
m. number 質量数［医学］（原子核中の陽子と中性子の数の和をいう）.
m. peristalsis 集団ぜん（蠕）動，大量移動性ぜん（蠕）動.
m. pollination 集団受粉［医学］.
m. polymerization 塊状重合.
m. psychology 集団心理学［医学］，群集心理〔学〕［医学］.
m. radiography apparatus 集〔団〕検〔診〕用X線装置［医学］.
m. rearing 大量飼育［医学］.
m. reduction effect 容積減少効果［医学］.
m. reflex 集合反射［医学］，群反射（脊髄病変部以下の神経が支配する全ての作用の消失）.
m. screening マススクリーニング，集団検診［医学］.
m. screening of newborn 新生児マススクリーニング，＝ newborn mass screening.
m. selection 集団選択［医学］.
m. spectrograph 質量分析器［医学］（原子または分子の質量を測る器械で，イオン化した物質が磁場や電場内で加速した際の偏位を測定する原理に基づく）.
m. spectrometer 質量分析計［医学］.
m. spectrometry 質量分析法［医学］.
m. spectrum 質量スペクトル（質量分析器あるいは質量分析計で得られる試料の分析スペクトルで1919年以来 Aston が同位元素の探求に利用した方法）.
m. spectrum analysis 質量スペクトル分析［医学］.
m. stopping power 質量阻止能［医学］.
m. transfer 物質移動［医学］.
m. transfer rate 物質移動速度［医学］.
m. treatment 集団治療.
m. unit 質量単位［医学］.
m. velocity 質量速度［医学］.

Massa, Nicolo ［mǽsə］ マッサ（1485–1569，イタリアの医師．1532年，梅毒の神経に及ぼす影響について研究した）.

mas·sa ［mǽsə］ ① 錬剤．② 質量．③ 塊，＝ mass.
m. carnea jacobi sylvii 足の副筋.
m. copaibae コパイバ錬剤（コパイバ94，マグネシア6の合剤）.
m. hydrargyri 水銀賦形剤，＝ mercury mass.
m. innominata 精巣傍体，＝ paradidymis.
m. intermedia ［TA］視床間橋（第三脳室の上を通って両側の視床を連結する灰白質帯），＝ adhesio interthalamica ［L/TA］.
m. lateralis atlantis ［L/TA］外側塊（環椎の），＝ lateral mass ［TA］.

mas·sage ［məsáːʤ］ マッサージ，あんま（按摩）.
m. kidney マッサージ腎（痛風患者が腎部に過度のマッサージ療法を受けた結果，腎の排泄機能の不全を起こしたもの）.

Masselon, Miche Julien ［masəlɔ́n］ マッセロン（1844–1917，フランスの眼科医）.
M. spectacles マッセロン眼鏡（麻痺性下垂症の場合に用いる眼鏡で，眼瞼を上方に保つ工夫のあるもの）.

mas·se·ter ［mæsíːtər］ ［TA］咬筋，＝ musculus masseter ［L/TA］．形 masseteric.
m. clonus 下顎〔咬筋〕間代［医学］，下顎〔咬筋〕クロ〔ー〕ヌス［医学］.
m. muscle 咬筋［医学］，咀嚼（そしゃく）筋［医学］.
m. reflex 咬筋反射［医学］，下顎反射［医学］.

mas·se·ter·ic ［mæsíːtərik］ 咬筋の.
m. artery ［TA］咬筋動脈，＝ arteria masseterica ［L/TA］.
m. fascia ［TA］咬筋筋膜，＝ fascia masseterica ［L/TA］.
m. hypertrophy 咬筋肥大症.
m. nerve ［TA］咬筋神経，＝ nervus massetericus ［L/TA］.
m. reflex 下顎反射.
m. tuberosity ［TA］咬筋粗面，＝ tuberositas masseterica ［L/TA］.
m. veins 咬筋静脈.

mas·seur ［məsə́ːr］ ［F］① マッサージ師（士）［医学］．② あんま（按摩）器.

mas·si·cot ［mǽsikɑt］ マシコート，鉛丹，金密陀（無定形性一酸化鉛 PbO）.

Massini ma·neu·ver ［məsíːni mənúːvər］ マッシニ手技（鉗子分娩において，鉗子葉の先を胎児の顔に向け，一側はそのまま，他側は児頭を屈曲させたまま後頭を滑らせて矢状縫合に直角に両葉を置き，回旋させて入口部で左右いずれかの後方後頭位にして骨盤内に牽引するもの）.

mas·sive ［mǽsiv］ ① 大きい．② 塊状の．③ 充実した.
m. amnion aspiration syndrome 羊水過度吸引症候群［医学］，＝ massive aspiration syndrome, meconium aspiration syndrome.
m. aspiration 大量吸引.
m. aspiration syndrome 大量吸引症候群［医学］，＝ massive amnion aspiration syndrome, meconium aspiration syndrome.
m. atelectasis 巨大無気肺.

M

m. avulsion 全摧裂(肩関節嚢をおおう回旋筋蓋の弱点が全層を通じて完全に破裂した状態).
m. bleeding 大量出血〔医学〕.
m. bowel resection syndrome 消化管大量切除後症候群.
m. coagulation 塊状凝固(髄液が病的に固まること).
m. collapse 大虚脱(全肺ないし広範囲にわたる肺の), = massive atelectasis.
m. dose therapy 大量療法〔医学〕.
m. drip intravenous treatment (5日療法), = five day treatment.
m. hemorrhage 大量出血〔医学〕.
m. myoclonic jerking 汎性ミオクロ〔ー〕ヌス〔性〕反射〔医学〕.
m. necrosis 広範壊死〔医学〕.
m. osteolysis 大量骨溶解〔症〕.
m. pneumonia 全肺炎, 充実性肺炎〔医学〕(気管支が線維素により完全に充填された肺炎).
m. resection 広範囲切除〔医学〕.
m. sterilizing therapeutics 極量駆虫療法, = therapia sterilisans magna.
m. transfusion 大量輸血〔医学〕(24時間以内の輸血量が循環血液量に相当するか, それ以上の量の輸血. 血小板減少, 出血傾向, 低カルシウム血症, 低温による不整脈などの危険がある).
Massler formula マスラー体重式.

$$\text{理想的体重} = \frac{\dfrac{(\text{胸囲のインチ数})^2}{4} \times \text{身長のインチ数}}{27.69}$$

Massol bacillus マゾル菌(ブルガリア乳酸桿菌), = *Lactobacillus delbrueckii* subsp. *bulgaricus*.
Masson, Claude Laurent Pierre [mǽs(ə)n] マッソン(1880–1959, フランス生まれのカナダの病理学者).
M. argentaffin stain マッソン銀親和性染色〔法〕.
M. body マッソン体〔医学〕.
M.-Fontana ammoniacal silver stain マッソン・フォンターナのアンモニア銀染色〔法〕.
M. trichrome stain マッソン三色染料, マッソン三色染色法(結合織の染色法).
mas·so·ther·a·py [mæsəθérəpi] マッサージ療法.
mas·soy [mǽsɔi] マソイ(ニューギニア産クスノキ科植物の樹皮で, 日本では下痢止めに用いられる).
mast– [mæst] 乳房, 乳突との関係を表す接頭語, = masto–.
mast cell 肥満細胞, 肥胖細胞, マスト細胞.
mast cell deficient mouse 肥満細胞欠損マウス, 肥満細胞欠乏マウス(MRL / MP–lpr / lpr マウス. ループスマウスの一つ).
mast cell granule 肥満細胞顆粒.
mast cell growth factor (MCGF) マスト細胞増殖因子(マスト細胞の増殖を支持する液性因子で, 狭義には IL–3, IL–4 がある).
mast cell leukemia 肥満細胞性白血病.
mast cell sarcoma 肥満細胞肉腫〔医学〕.
mast cell tumor 肥満細胞腫.
mast leukocyte 肥満白血球.
mast·ad·e·ni·tis [mæstædináitis] 乳腺炎.
mast·ad·e·no·ma [mæ̀stædinóumə] 乳腺腫.
Mast·ad·e·no·vi·rus [mæstǽdinəvàiərəs] マストアデノウイルス属(アデノウイルス科の亜科で, ヒトアデノウイルスを含む).
mas·tal·gia [mæstǽldʒiə] 乳腺痛, 乳房痛〔医学〕.
mas·ta·tro·phia [mæstətróufiə] 乳腺萎縮, = mastatrophy.
mas·tat·ro·phy [mæstǽtrəfi] 乳腺萎縮〔医学〕.
mas·tauxe [mæstɔ́:ksi] 乳房肥大, = mastauxy.
mas·tec·chy·mo·sis [mæ̀stekimóusis] 乳房出血斑.
mas·tec·to·my [mæstéktəmi] 乳房切除術〔医学〕.
Master, Arthur M. [mǽstər] マスター(1895–1973, アメリカの医師. 運動負荷心電図試験であるマスター二階段試験を考案).
M. exercise test マスター負荷試験(運動負荷心電図試験).
M. test マスター試験.
M. two–step exercise test マスター二階段運動試験.
M. two–step test マスター二階段試験(9インチの2段の階段を年齢, 体重, 性別によって定められた回数をシングル負荷(1.5分), ダブル負荷(3分)で上下した後に記録した心電図から心臓の冠動脈予備力を観察する方法).
mas·ter [mǽstə] ①修士. ②主人. ③主導の. ④習得する.
m. cast 作業〔用〕模型〔医学〕, 主模型.
m. eye 利き眼, = dominant eye.
m. model 作業模型〔医学〕.
m. mold 種型〔医学〕.
m. of arts (MA) 文学修士.
m. of medical science 医科学修士.
m. of science (MS) 理学修士.
m. sample 主標本〔医学〕, 親標本.
m. viscometer 標準粘度計〔医学〕.
mas·thel·co·sis [mæsthelkóusis] 乳房潰瘍, 乳腺潰瘍〔医学〕.
mas·tic [mǽstik] 乳香〔脂〕〔医学〕(カンラン科 *Boswellia* 属植物から得られるゴム樹脂), = mastix, olibanus.
m. test マスチック試験(脳脊髄梅毒の髄液反応に乳香脂を利用してタンパクを沈殿させる方法).
mas·ti·cate [mǽstikèit] そしゃく(咀嚼)する, かみくだく.
masticating cycles そしゃくサイクル.
masticating side そしゃく(咀嚼)側〔医学〕, = chewing side.
masticating surface 咬合面.
mas·ti·ca·tion [mæstikéiʃən] ①そしゃく(咀嚼)〔医学〕(噛みくだき). ②素練り. 形 masticatory.
m. reflex 咬反射, そしゃく(咀嚼)反射.
mas·ti·ca·tor [mǽstikèitər] そしゃく(咀嚼)器.
m. nucleus そしゃく(咀嚼)核(三叉神経の運動線維の起始核).
m. space そしゃく筋隙.
mas·ti·ca·to·ry [mǽstikətəri, –tɔ:ri] そしゃく(咀嚼)の〔医学〕.
m. apparatus そしゃく器.
m. diplegia 両側咬筋麻痺〔医学〕, 咬筋両麻痺.
m. disturbance そしゃく(咀嚼)障害, = interference of masticatory, mastication trouble.
m. efficiency そしゃく(咀嚼)能率〔医学〕.
m. force そしゃく(咀嚼)力〔医学〕.
m. muscles [TA] 咀嚼筋, = musculi masticatorii [L/TA].
m. paralysis そしゃく(咀嚼)筋麻痺〔医学〕.
m. silent period そしゃく沈黙期.
m. spasm of face (咬痙, 牙関緊急), = trismus.
m. stomach 破砕胃.
m. substance そしゃく(咀嚼)物〔医学〕.
m. system そしゃく(咀嚼)系〔医学〕, そしゃく機構.
mas·ti·che [mǽstiki] 乳香, = mastic.
mastigont system 鞭毛系.

mas·ti·gote ［mǽstigout］ 鞭毛虫.
Mastin sign ［mǽstin sáin］ マスチン徴候（急性虫垂炎で鎖骨部に放散痛があり，虫垂を圧迫すると増強することがある）.
mas·ti·tis ［mæstáitis］ 乳腺炎［医学］，乳房炎.
m. adolescentium 青春期乳腺炎.
m. fibrosa chronica 慢性線維性乳腺炎.
m. neonatorum 新生児乳腺炎.
m. of newborn 新生児乳腺炎［医学］.
mas·tix ［mǽstiks］ 乳香，＝mastic.
masto– ［mæstou, –tə］ 乳房，乳突との関係を表す接頭語，＝mast–.
mas·to·car·ci·no·ma ［mæ̀stoukɑ:sinóumə］ 乳癌.
mas·toc·cip·i·tal ［mæ̀stəksípitəl］ 乳突後頭の.
mas·to·chon·dro·ma ［mæ̀stoukɑndróumə］ 乳腺軟骨腫.
mas·to·chon·dro·sis ［mæ̀stoukɑndróusis］ 乳腺軟骨腫，＝mastochondroma.
mas·to·cyte ［mǽstəsait］ 肥満細胞，組織好塩基細胞，マスト細胞，＝mast cell.
mas·to·cy·to·ma ［mæ̀stousaitóumə］ 肥満細胞腫［医学］（線維細胞から発生する皮膚腫瘍）.
mas·to·cy·to·sis ［mæ̀stousaitóusis］〔組織〕肥満細胞症［医学］.
mas·to·de·al·gia ［mæ̀stoudiǽlʤiə］ 乳突痛.
mas·to·dyn·ia ［mæstədíniə］ 乳房痛［医学］.
mas·toid ［mǽstɔid］ 乳様突起，乳突. ㊊ mastoidal.
m. abscess 乳様突起膿瘍.
m. air cells 乳突蜂巣.
m. angle ［TA］乳突角（頭頂骨の後下角），＝angulus mastoideus ［L/TA］.
m. antrum ［TA］乳突洞，＝antrum mastoideum ［L/TA］.
m. artery 乳突動脈.
m. bone 乳突骨，乳様突起（側頭骨にあり，胸鎖乳突筋が停止する），＝processus mastoideus.
m. border ［TA］乳突縁，＝margo mastoideus ［L/TA］.
m. branch ［TA］乳突枝，＝rami mastoidei ［L/TA］, ramus mastoideus ［L/TA］.
m. canal 乳突管.
m. canaliculus ［TA］乳突小管，＝canaliculus mastoideus ［L/TA］.
m. cells ［TA］乳突蜂巣，＝cellulae mastoideae ［L/TA］.
m. cortex 乳突板.
m. emissary vein ［TA］乳突導出静脈，＝vena emissaria mastoidea ［L/TA］.
m. empyema 乳様洞蓄膿症.
m. fontanelle ［TA］後側頭泉門，＝fonticulus mastoideus ［L/TA］, fonticulus posterolateralis ［L/TA］.
m. foramen ［TA］乳突孔，＝foramen mastoideum ［L/TA］.
m. fossa 乳突窩（側頭骨内面にあって，側洞のある部分）.
m. groove 乳突溝.
m. lymph nodes 乳突起リンパ節，＝nodi lymphatici mastoidei.
m. margin 乳突縁.
m. nodes ［TA］乳突リンパ節（耳介後リンパ節），＝nodi mastoidei ［L/TA］.
m. notch ［TA］乳突切痕，＝incisura mastoidea ［L/TA］.
m. obliteration 乳突充填［医学］.
m. part 乳突部，＝pars mastoidea.
m. part of temporal bone 側頭骨〔の〕乳突部.
m. portion 乳突部.
m. process ［TA］乳様突起，＝processus mastoideus ［L/TA］.
m. region ［TA］乳様突起部，＝regio mastoidea ［L/TA］.
m. ridge 乳突隆線（胸鎖乳突筋の付着する点）.
m. sinus 乳突洞.
m. wall ［TA］乳突壁，＝paries mastoideus ［L/TA］.
mas·toi·da·le ［mæstɔidéili］ 乳突最下部.
mas·toi·dal·gia ［mæstɔidǽlʤiə］ 乳突痛.
mas·toid·ea ［mæstɔ́idiə］ 乳突部（側頭骨の）.
mas·toid·ec·to·my ［mæ̀stɔidéktəmi］ 乳突洞削開術［医学］，乳様突起切開術（Schwartze の創案（1873年）以来主要な手術）.
mas·toi·de·o·cen·te·sis ［mæ̀stɔidiousintí:sis］ 乳突穿刺術.
mas·toi·de·um ［mæstɔ́idiəm］ 乳突骨，＝os mastoideum, mastoid bone.
mas·toid·i·tis ［mæstɔidáitis］ 乳突炎［医学］，乳様突起炎［医学］（急性と慢性の２型に区別される）.
m. externa 外乳突炎.
m. interna 内乳突炎.
mas·toi·dot·o·my ［mæstɔidɑ́təmi］ 乳突手術［医学］，乳突切開術.
mas·toi·do·tym·pa·nec·to·my ［mæ̀stɔidoutìmpənéktəmi］ 乳突炎根治手術法.
mas·to·me·nia ［mæstoumí:niə］ 乳腺月経（代償月経の一つ）.
mas·ton·cus ［mæstɑ́ŋkəs］ 乳房腫脹.
mas·to·ne·o·plas·ty ［mæstouní:əplæsti］ 乳房新造術.
mas·to–oc·cip·i·tal ［mǽstou ɑksípitəl］ 乳突後頭骨の.
mas·to·pa·ri·e·tal ［mæ̀stoupəráiətəl］ 乳突頭頂骨の.
mas·top·a·thy ［mæstɑ́pəθi］ 乳腺症［医学］，マストパチー.
mas·to·pexy ［mǽstəpeksi］ 乳房固定術［医学］.
mas·to·pla·sia ［mæstəpléiziə］ 乳腺増殖症，＝mazoplasia.
mas·to·plas·tia ［mæstəplǽstiə］ 乳房肥大.
mas·to·plas·ty ［mǽstəplæsti］ 乳房形成術.
mas·top·to·sis ［mæstɑptóusis, –stouptóus–］ 乳房下垂［医学］，下垂乳房［医学］.
mas·tor·rha·gia ［mæstəréiʤiə］ 乳腺出血.
mas·to·scir·rhus ［mæstəskírəs］ 乳腺硬化.
mas·to·sis ［mæstóusis］ 乳房症（疼痛性結節形成を伴う乳房の増殖性または退行性変性を表す一般名）.
mas·to·squa·mous ［mæstouskwéiməs］ 乳突側頭骨鱗状部の.
mas·tost·o·my ［mæstɑ́stəmi］ 乳腺排膿術.
mas·tot·o·my ［mæstɑ́təmi］ 乳房切開〔術〕［医学］.
mas·tur·ba·tion ［mæstə:béiʃən］ 手淫，自慰，＝self–pollution.
Masugi, Matazo ［masugi］ 馬杉復三（1896–1947, わが国の病理学者）.
M. hepatitis 馬杉肝炎（ラットの肝乳剤でウサギを免疫し，ラットの肝に対する抗血清をつくり，これをラットに静注すると，ヒトの子癇肝変化に酷似する所見が得られる）.
M. nephritis 馬杉腎炎（ウサギの腎をもってイエガモを免疫して得たネフロトキシンをウサギに注射すると，ヒトの急性または亜急性腎炎ならびに亜急性続発性萎縮腎に似た腎変化がみられる）.
ma·su·ri·um ［məs(j)ú:riəm］ 元素，＝technetium.
MAT multifocal atrial tachycardia 多源性心房頻拍の略.
mat burn マット傷.
Matas, Rudolph ［mǽtəs］ マタス（1860–1957, アメリカの外科医）.

M. band マタス帯(側副血行を検査する目的で，主静脈を閉鎖するために用いるアルミニウム製帯).
M. operation マタス手術(動脈瘤形成術，瘤を切開し内側から瘤を縫縮する)，= aneurysmoplasty, endoaneurysmorrhaphy.
M. test マタス試験(動脈瘤または動静脈奇形などの疾患で，治療上主幹動脈を閉塞する必要があるときに，遠位の臓器に虚血性合併症が起きないかどうかを予知する目的で，一時的に閉塞し様子をみるテスト).
M. treatment マタス療法(アルコールを脳底の神経節下に注射する神経痛の療法).
matched pair 対応対［医学］.
matched pair trial 対比較法［医学］.
matched perfusion 適合潅流〔量〕［医学］.
match·ing [mǽʧiŋ] 適合，整合，対応法［医学］.
m. fluid 色の比較液［医学］.
m. iris 整合絞り.
m. of blood 血液型適合試験(交差試験).
m. standard method 対応標準法［医学］.
m. test 組み合わせ試験［医学］.
mate [méit] 仲間，相手，朋輩.
maté [mɑ́:tei] マテ茶(南アメリカ産マテ *Ilex paraguaiensis* の葉を乾かしてつくったもの)，= mate.
mat·er [méitər] 膜，= mother.
Materia Medica Pura 精製薬物学(Hahnemann が研究した61種の薬物の成績を記載した文献で，類似療法の基礎をなす).
ma·te·ria [mətí:riə] [L] 物質，物体，= matter, substance. 形 material.
m. alba 白質沈着物［医学］，白質(歯肉に近い歯の部分に沈着する物質で，粘液，上皮細胞，細菌，カビなどからなるもの)，= white material.
m. dentica 歯科材料学，歯科薬物学.
m. medica 薬物学.
ma·te·ri·al [mətí:riəl] ① 物質，実体，= matter, substance. ② 材料，原料.
m. balance 物質収支［医学］.
m. particle 質点(物体の質量中心にその全質量が集合すると考えたもの)，= material point.
m. point 質点，= material particle.
m. wave 物質波(der Brogli により1924年に展開された波動力学の基礎をなす概念で，物質粒子の状態を表す一種の位相波)，= de Brogli wave, phase w..
ma·te·ries [mətí:ri:z] ① 物質，物体. ② 膿，分泌物，病的産物.
m. morbi 病原体，病因体.
m. peccans 病因体.
matern(-us, -a, -um) [mətə́:n(əs, ə, əm)] 母体部の.
Maternal Protection law 母体保護法(昭和23年に制定された優生保護法が改正されこの法律になった).
ma·ter·nal [mətə́:nəl] 母性の.
m. age 妊産婦年齢［医学］，母体年齢［医学］.
m. and child care 母子保健(母親と乳幼児の健康の保持，増進を支援すること).
m. and child health 母子保健［医学］.
m. and child health center 母子保健センター.
m. and child health handbook 母子健康手帳.
m. and child health program 母子保健プログラム［医学］.
m. and child welfare 母子福祉［医学］.
m. antibody 母親由来抗体.
m. behavior 母性行動［医学］.
m. care 母性保護［医学］.
m. correlation 母性相関［医学］.
m. death 母体死亡［医学］，妊産婦死亡.
m. deprivation 母性〔愛〕妨害［医学］，母性剥奪［医学］.
m. deprivation dwarfism 母性剥奪(遮断)性小人症.
m. deprivation syndrome 愛情剥奪症候群［医学］，= deprivation syndrome.
m. drive 母性衝動［医学］.
m. dystocia 母体難産［医学］(母体が原因の難産).
m. effect 母性効果［医学］.
m. expression 母性発現［医学］.
m. feeding 母乳栄養［医学］.
m.-fetal exchange 母体胎児間交換［医学］.
m.-fetal medicine 母子医学.
m.-fetal transfusion 母体胎児間輸血.
m. health service 妊産婦保健業務［医学］，母性保健業務［医学］.
m. hygiene 母性衛生［医学］.
m. immunity 母児免疫［医学］，母系免疫(母から子へ生前・生後に体液性に移行する免疫．ヒトでは IgG が胎盤を通過する).
m. impression 胎内感応［医学］，母体影響(妊娠中胎児が母体から受ける).
m. imprinting 母性刷り込み［医学］.
m. inheritance 母親遺伝，母系遺伝［医学］，母性遺伝.
m. instinct 母性本能.
m. line 母系［医学］.
m. morbidity 母体罹病，母体合併症.
m. mortality committee 妊産婦死亡〔調査〕委員会［医学］.
m. mortality rate 母性死亡率［医学］，母体死亡率(出産数1,000に対する母体死亡数の比で，普通1年間同地区に準じて算出する．普通母性死亡率).
m. mortality ratio 母体死亡率，= maternal mortality rate.
m. mRNA 母系メッセンジャーRNA(母性 mRNA).
m. nutrition 母性栄養［医学］.
m. phenylketonuria 母性フェニルケトン尿症［医学］.
m. placenta 母体側胎盤.
m. separation 母子分離.
m. surface 母体面［医学］.
m. transmission 母系伝達［医学］.
m. transport 母体搬送［医学］.
m. urinary excretion of estriol (E_3) 母子尿中エストリオール〔排泄量〕.
m. welfare 母性福祉［医学］.
ma·ter·ni·ty [mətə́:niti] ① 母性［医学］. ②(分娩して母となること). ③ 産科病棟.
m. blues マタニティーブルーズ(育児不安が主な原因で発生する産褥期精神障害).
m. blues syndrome マタニティーブルーズ症候群［医学］.
m. center 妊婦相談所.
m. harassment マタニティーハラスメント(働く女性が妊娠や出産を理由にハラスメントを受けること).
m. home 産院，= maternity hospital.
m. hospital 産院［医学］.
m. leave 産前産後休暇，産休，出産休暇.
m. protection 母性保護［医学］.
m. robe 妊婦服［医学］.
m. social work 母性ソーシャルワーク［医学］.
m. ward 産科病棟［医学］.
m. welfare work 母性福祉事業［医学］.
ma·ter·no·he·mo·ther·a·py [mətə̀:nouhi:məθérəpi] 母血療法(母体血液を乳児に注射する療法).
ma·ter·nol·o·gy [mətə:nɑ́ləʤi] 母性学.
mathematical induction 数学的帰納法.
mathematical law of mortality 死亡の〔数理〕法

則［医学］.
mathematical physics 数理物理学.
mathematical statistics 数理統計学.
Mathews os·cil·lo·graph ［mǽθjuz ousíləgræf］ マシュウスオシログラフ（可動鉄片型オシログラフで，感度は鏡より5mの距離で mm/mA くらい，増幅器と組み合わせて10μV くらいまで測定できる）.
Mathews test ［mǽθjuz tést］ マシュウス試験（乳糖およびブドウ糖検査法で，Benedict 法で，両糖混液の全還元力を測った後，酵母でブドウ糖のみを発酵させて再び還元力を測り，それらの差からブドウ糖量を算出する）.
mat·i·co ［mǽtikou］ マチコ葉（南アメリカおよび中央アメリカ産の *Piper aduncum* の葉剤）.
matin sleep 朝時昏睡（前夜フェノバルビタールの注射により翌朝前麻酔状態を誘発すること）.
mat·ing ［méitiŋ］ 交配［医学］，配偶（生殖の目的で，動物または個人が同棲すること）.
m. index 交配率［医学］.
m. pair 交配対［医学］.
m. system 交配様式［医学］.
m. type 交配型［医学］.
mat·laz·a·huatl ［matlazawá:l］ マトラザワトル（メキシコにおける流行性発疹チフス），= tabardillo.
Mato, Masao ［mátou］ 間藤方雄（わが国の解剖学者，マトウ細胞と呼ばれる Mato FGP cell の命名者(1980)）.
M. FGP cell マトウ細胞（FGP は fluorescent granular perithelial の略．中枢神経系における組織球性細胞で，神経系や血管壁の清掃機能を営むといわれている．血管網の形成とともに増加する．1980年，間藤方雄により人間の脳から発見され，蛍光性顆粒を多量に含むことから Mato FGP cell と命名された）.

M

mat·rass ［mǽtrəs］ マトラス（長頸卵形のフラスコ）.
mat·ri·cal ［mǽtrikəl］ 母体の，母型の，子宮の，基質の，= matricial.
Mat·ri·ca·ria ［mæ̀trikέəriə］ シカギク［鹿菊］属（キク科の一属．ジャーマンカモミール *M. recutita* などが含まれる）.
***M.* camphor** マトリカリアショウノウ $C_{10}H_{16}O$（ナツシロギク *Tanacetum* (*Matricaria*) *parthenium* から得られる揮発油の蒸留産物）.
ma·tri·ces ［méitrisi:z］ 行列（matrix の複数）.
ma·tri·cial ［mətríʃəl］ 母体の，基質の，= matrical.
ma·tric·li·nous ［mætrikláinəs］ = matroclinous.
mat·ri·cyte ［mǽtrisait］ 母細胞.
mat·ri·dine ［mǽtridin］ マトリジン $C_{15}H_{26}N$（クララ［苦参］*Sophora flavescens* から得られる結晶アルカロイド）.
mat·ri·lin·e·al ［mætrilíniəl］ 母系の，母系制の，女系の.
mat·rine ［mǽtrin］ マトリン $C_{15}H_{24}N_2O$（クララ［苦参］*Sophora flavescens* にある結晶アルカロイド）.
ma·trix ［méitriks］ ① 床，基質［医学］. ② 母型，隔壁，鋳型，母質［医学］. 形 matrical，matricial.
m. analysis マトリックス解析［医学］.
m. band 基質帯［医学］.
m. calculus 基質結石.
m. carcinomatosa 癌床，癌母基.
m. fiber 基質線維［医学］.
m. Gla protein (MGP) マトリックス Gla タンパク.
m. layer 基質層.
m. mechanics マトリックス力学（行列力学）.
m. metalloproteinase マトリックスメタロプロテアーゼ.
m. mitochondrialis 糸粒体基質.
m. of bone 骨基質［医学］.
m. of cartilage 軟骨基質［医学］.
m. protein マトリックスタンパク質（基質を構成するタンパク質．ミトコンドリアにおいては多くの酵素が含まれる）.
m. resister マトリックス抵抗（放射線像検出器の位置算出回路）.
m. size 画素数［医学］.
m. stone 基質結石［医学］.
m. unguis ［L/TA］ ① 爪床，= nail matrix ［TA］. ② 爪母.
m. vesicle 基質小胞.
ma·trix·i·tis ［meitriksáitis］ 爪床炎.
ma·tro·cli·nal ［mæ̀trouklάinəl］ 母性形質のある，= matroclinous.
ma·tro·cli·nous ［mætroukláinəs］ 母性形質のある，= matroclinal.
m. inheritance 母系遺伝，経母遺伝［医学］.
ma·tron ［méitrən］ 総師長.
Matsukura role 松倉の式（妊娠期間に相当した胎盤の重量を計算する式）.
matt ［mǽt］ マット（① 写真，絵などに用いる縁. ② むしろ，= mat. ③ 細菌培養面の粗粒性なこと）.
mat·ter ［mǽtər］ ① 物質，物体. ② 膿，= pus.
Mattioli, Pier Andrea ［mætióuli］ マッチオリ（1501–1577，イタリアの医師．薬学全書(1554)の著者．ルネッサンス末期に至るまでの標準参考書）.
mat·toid ［mǽtɔid］ マットイド（精神病者ではないが，奇怪な挙動を現す半錯乱者）.
mattress suture マットレス縫合［医学］，墨床（るいしょう）縫合（連次縫合）.
mat·u·rant ［mǽtʃurənt］ 化膿剤（化膿を促進する生薬因子）.
mat·u·rate ［mǽtʃureit］ ① 化膿する. ② 成熟する.
mat·u·ra·tion ［mætʃuréiʃən］ 成熟（生体の）［医学］. 動 mature.
m. arrest 成熟抑制，成熟停止（骨髄内の未熟細胞の成熟が停止し循環血液中へ放出されないこと），= anakmesis.
m. division 成熟分裂［医学］.
m. factor 赤血球成熟因子. → vitamin B_{12}.
m. immunity 成熟免疫（成長発育により生ずる免疫）.
m. index 成熟指数.
m. of ovum 卵成熟［医学］.
m. period 成熟期［医学］.
m. value 成熟度.
ma·ture ［mətjúə］ 成熟した［医学］.
m. cataract 成熟白内障［医学］.
m. cell 成熟細胞［医学］.
m. cyst 成熟嚢子.
m. fat cell 成熟脂肪細胞.
m. follicle 成熟卵胞［医学］，= Graafian follicle.
m. infant 成熟児［医学］.
m. larva 老熟幼虫［医学］.
m. milk 成〔熟〕乳［医学］.
m. ovarian follicle 成熟卵胞［医学］.
m. proglottid 成熟体節，成熟片節.
m. schizont 成熟分裂体.
m. segment 成熟片節，成熟体節.
m. teratoma 成熟奇形腫［医学］.
matured oocyst 成熟オーシスト.
maturing face 凹面（ライソソームの）.
maturing temperature 熟成（成熟）温度［医学］.
ma·tu·ri·ty ［mətʃú:riti］ 成熟〔した状態〕［医学］，成人［医学］.
m. onset diabetes 成人発症型糖尿病.
m. onset diabetes of young (MODY) 若年発症の成人型糖尿病.

m. signs 成熟徴候〔医学〕(新生児の), = signs of maturity.

Matut [L] maturtinus 朝の略.

ma·tu·ti·nal [mætʃu:táinəl, mətʃú:ti-] 早天の, 朝の, = matutine.

m. arousal 早朝覚醒〔医学〕.

m. epilepsy 早朝てんかん, = morning epilepsy.

mat·zoon [mǽtsu:n] 発酵乳.

Mauchart, Burkhard David [móukɑ:t] マウカルト(1696–1751, ドイツの解剖学者).

M. ligament マウカルト靱帯(外側歯槽または翼靱帯).

Maunoir, Jean Pierre [mounəwɔ́:] モーヌアール(1768–1861, フランスの外科医).

M. hydrocele モーヌアール水嚢腫(下顎角と乳様突起との間に生ずる嚢腫).

Maunsell su·ture [mɔ́:nsel sjú:tʃər] マウンセル縫合(切断した腸管の腸間膜縁を縫合する方法).

Maurer, Georg [móurər] マウレル(1909–1980, スマトラに住んだドイツの医師).

M. clefts マウレル裂.

M. dots マウレル斑点(熱帯熱マラリア原虫が感染した赤血球内に生ずる小斑点で, 赤色に染色されるもの).

M. stippling マウレル斑点, = Maurer dots.

Mauriac, Charles [mɔ:rjǽk] モーリアック(1832–1905, フランスの医師).

M. disease モーリアック病(梅毒性結節性紅斑), = erythema nodosum syphiliticum.

M. syndrome モーリアック症候群(肝肥大, 肥満, 幼稚症などの症候群).

Mauriac, Pierre [mɔ:rjǽk] モーリアック(フランスの医師).

M. syndrome モーリアック症候群(糖尿病の小児における肝腫大を伴う小人症).

Mauriceau, François [mɔ:risóu] モーリソー(1637–1709, フランスの産科医).

M. lance モーリソー刀(胎児切開に用いる先端の鋭い小刀).

M. method モーリソー法(殿位分娩において, 前腕で胎児を支え, その2指を胎児の口か上顎部に置き, ほかの手の2指で胎児頸部両側の肩の上から牽引を加える方法), = Veit-Smellie handgrasp.

Mauthner, Ludwig [mɔ́:θnər] マウトネル(1840–1894, チェコ・ボヘミアの眼科医).

M. cell マウトネル細胞(魚類, 両生類の後脳にある大型細胞).

M. sheath マウトネル鞘, マウトネル膜(神経細胞の軸索の周囲にあって, ミエリン鞘の深部にある原形質層), = axolemma, Mauthner membrane, M. cell.

M. test マウトネル試験(色盲の試験で, 1色の液を入れたびん, および偽等色液または等色液を入れたびんを用いて行う).

mau·ve·in [móuvəin] モーブ ㊗ aniline purple $C_{27}H_{24}N_4 \cdot HCl$ (アニリン染料の一つで, pH0.1では黄色, 2.9では紅色に変わる指示薬).

maw worm 回虫, = *Ascaris*.

Maxcy reaction マキシー反応(発疹熱リケッチア Rickettsia を雄ラットの腹腔内に接種すると5〜7日後に発熱とともに急性精巣炎を起こし, 多数のリケッチアが検出される).

maxi cell 巨大細胞(遺伝子変異による異常細胞). ↔ mini cell.

max·il·la [mæksílə] [L/TA] ① 上顎骨, = maxilla [TA]. ② 小顎(節足動物の), = superior maxilla, superior maxillary bone, supramaxilla, upper jaw bone. ㊍ maxillary.

max·il·lary [mæksíləri, mǽksi-] 上顎の, 顎骨の.

m. agnathia 上顎欠損奇形〔医学〕.

m. angle 上顎角(上下切歯の接触点からオフリオンと下顎の最高点とに達する線の延長によりつくられる角. Camper).

m. antrum 上顎洞, = antrum Highmori.

m. arch 上顎弓.

m. artery [TA] 顎動脈, = arteria maxillaris [L/TA].

m. bone 上顎骨〔医学〕.

m. canal 上顎管, 歯槽管, = alveolar canal.

m. cancer 上顎癌〔医学〕, = cancer of upper jaw, carcinoma of maxillary sinus.

m. carcinoma 上顎癌, = carcinoma of maxillary sinus.

m. dental arcade [TA] 上歯列弓*, = arcus dentalis maxillaris [L/TA].

m. division〔Vb; V_2〕 [TA] 上顎神経, = nervus maxillaris〔Vb; V_2〕[L/TA].

m. eminence 上顎隆起.

m. empyema of dentalorigin 歯性上顎洞蓄膿〔症〕〔医学〕.

m. fissure 顎〔骨〕〔披〕裂〔医学〕.

m. fossa 上顎窩, = canine fossa.

m. fracture 上顎骨骨折〔医学〕.

m. ganglion 顎下神経節(旧語), = submaxillary ganglion.

m. glands 顎下腺.

m. hiatus [TA] 上顎洞裂孔, = hiatus maxillaris [L/TA].

m. hypoplasia 小上顎症.

m. micrognathia 小上顎症〔医学〕.

m. nerve 上顎神経, = nervus maxillaris.

m. nerve〔Vb; V_2〕 [TA] 上顎神経, = nervus maxillaris〔Vb; V_2〕[L/TA].

m. neuralgia 上顎神経痛.

m. orifice 上顎洞口〔医学〕.

m. osteomyelitis 上顎骨骨髄炎.

m. plexus 顎神経叢(上下顎動脈の周囲にあるもの).

m. process [TA] 上顎突起, = processus maxillaris [L/TA].

m. prognathism 上顎前突症, = upper prognathism.

m. prominence 上顎隆起〔医学〕.

m. protraction 上顎前突.

m. protrusion 上顎前突〔医学〕, = prognathia, prognatism, upper protrusion.

m. protrusion and mandibular prognathism 上顎・下顎前突症.

m. rampart 顎堤, 上顎隆起(胎児の顎部にある上皮細胞縁で将来歯槽縁に発育する), = primitive alveolus.

m. retrusion 上顎後退症〔医学〕.

m. retrusion and mandibular retrognathia 上顎・下顎後退症(小上顎症・小下顎症), = maxillary micrognathia and mandibular micrognathia.

m. sinus [TA] 上顎洞, = sinus maxillaris [L/TA].

m. sinusitis 上顎洞炎〔医学〕.

m. splint 顎骨副子〔医学〕.

m. surface [TA] 上顎面, = facies maxillaris [L/TA].

m. surface of greater wing of sphenoid bone 蝶形骨大翼の上顎面.

m. tooth 上顎歯〔医学〕.

m. trusion 上顎変位.

m. tuber 上顎結節〔医学〕.

m. tuberosity [TA] 上顎結節*, = eminentia maxillae, tuber maxillae [L/TA].

m. veins [TA] 顎静脈, = venae maxillares [L/TA].

max·il·lec·to·my [mæksiléktəmi] 上顎骨切除〔術〕.

max·il·li·form [mæksílifɔːm] 顎骨状の.
max·il·li·palp [mæksílipælp] 小顎鬚.
max·il·li·pede [mæksílipiːd] 顎脚(多足類の).
max·il·li·tis [mæ̀ksiláitis] ① 上顎骨炎. ②顎下腺炎.
maxilloalveolar index 顎歯指数(第2臼歯の中心部で, 歯槽縁表面の最も外側に当たる点の左右両側間距離に100を乗じた数).
max·il·lo·den·tal [mæksìlədéntəl] 顎歯の, = alveolodental.
m. record 顎間関係の記録.
max·il·lo·fa·cial [mæksìləféiʃəl] 顎骨顔面の.
m. deformity 顎顔面変形〔症〕[医学].
m. prosthetics 顎顔面補てつ(綴).
max·il·lo·fron·ta·le [mæksìləfrʌntéili] 顎骨前頭点(前涙骨稜またはその延長線が間頭顎骨縫合と交差する点).
max·il·lo·ju·gal [mæksìləʤúːgəl] 顎骨頬骨の.
max·il·lo·la·bi·al [mæksìləléibiəl] 顎唇の.
maxillolacrimal suture 上顎涙骨縫合.
max·il·lo·man·dib·u·lar [mæksìləmændíbjulər] 上下顎骨の.
m. registration 上下顎記録.
max·il·lo·pal·a·tine [mæksìləpǽlətiːn] 顎骨口蓋の.
max·il·lo·pha·ryn·ge·al [mæksìləfərínʤiəl] 顎骨咽頭の.
max·il·lot·o·my [mæksilάtəmi] 顎骨切開〔術〕.
max·il·lo·tur·bi·nal [mæksìlətə́ːbinəl] 顎骨甲介の.
max·i·mal [mǽksiməl] 極大の, 最大の [医学]. ↔ minimal.
m. acid output (MAO) 最大酸分泌量 [医学].
m. aerobic power 最大有酸素的作業力 [医学].
m. blood pressure 最大血圧.
m. breathing capacity 最大換気量.
m. cardiac output 最大心拍出量 [医学].
m. diffusing capacity 最大拡散能.
m. exercise test 最大運動負荷試験(酸素摂取量が最大となるまで, 運動を負荷するテスト).
m. exercise tolerance 最大運動耐容能.
m. expiratory flow (MEF) 最大呼気流量.
m. expiratory flow rate 最大呼気流量率 [医学].
m. expiratory flow volume curve 最大呼気流量曲線 [医学].
m. expiratory level 最大呼気位 [医学].
m. expiratory pressure 最大呼気圧 [医学].
m. heart rate 最大心拍数.
m. inspiratory flow (MIF) 最大吸気流量.
m. inspiratory level 最大吸気位 [医学].
m. inspiratory pressure 最大吸気圧 [医学].
m. midexpiratory flow (MMF) 最大中間呼気流量(速度).
m. oxygen consumption 最大酸素消費量 [医学].
m. oxygen debt 最大酸素負債量.
m. oxygen uptake (max $\dot{V}O_2$) 最大酸素摂取量(運動量を増していくと, 酸素摂取量 $\dot{V}O_2$ が増すが, それには限界があり, それ以上運動負荷量を増しても $\dot{V}O_2$ が増加しなくなる).
m. stimulus 最大効果刺激, 最大刺激 [医学].
m. therapeutic dose 最大治療量.
m. thymectomy 拡大胸腺摘出〔術〕, = extended thymectomy.
m. tubular excretory capacity 尿細管最大排泄量.
m. voiding rate 最大排尿比(率).
m. voluntary ventilation 最大換気量.
Maximow, Alexander [mǽksimou] マキシモウ(1874–1928, ロシアの医師).
M. stain for bone marrow マキシモウ骨髄染色〔法〕, = hematoxylin-eosin-azure Ⅱ stain.

max·i·mum [mǽksiməm] 最大, 最高 [医学], 極大〔値〕. ↔ minimum.
m. acceptable concentration 最大許容濃度.
m. acceptable daily intake (MADI) 1日摂取許容量 [医学].
m. airway pressure 最大気道内圧.
m. allowable concentration (MAC) 最大許容濃度, = maximum permissible concentration.
m. allowable dose 最大許容〔線〕量 [医学].
m. allowable limit 最大許容限界 [医学].
m. allowable value 最大許容値 [医学].
m. and minimum thermometer 最高最低寒暖(温度)計(同一の装置で, ある時間内の温度の最高および最低を測るために用いる寒暖計).
m. blood pressure 最大血圧.
m. breathing capacity (MBC) 最大呼吸〔容〕量, 分時最大〔呼吸〕換気量, 〔毎分〕最大換気量 [医学].
m. capacity of tubular transport 尿細管最大輸送量.
m. cell concentration (培地・培養液中で生存・増殖しうる細菌の極数量).
m. clearance 極〔最〕大クリアランス.
m. concentration 最高血中濃度. = Cmax.
m. cystometric capacity 最大膀胱容量, = Vves max.
m. daily dose 最大1日量 [医学].
m. desire to void (MDV) 最大尿意 [医学].
m. diastolic potential 最大拡張期電位 [医学].
m. diffusing capacity (MDC) 最大拡散能.
m. dose 最大量, 極量 [医学].
m. effective dose 最大有効量.
m. exercise tolerance 最大運動耐容能.
m. flexural strength 最大曲げ強さ [医学].
m. flow rate 最大尿流率, = Q max.
m. friction force 最大摩擦力.
m. heart rate (MHR) 最大心拍数.
m. inspiratory capacity (MIC) 最大吸気量.
m. intensity projection (MIP) 最大値輝度投影法 [医学], 最大値投影法.
m. isometric tension 最大強縮張力 [医学].
m. likelihood (method) 最尤(ゆう)法 [医学].
m. likelihood solution 最尤解.
m. metabolic rate 最大代謝率 [医学].
m. nerve conduction velocity 最大神経伝達速度.
m. nontoxic dose 最大無毒性量.
m. occipital point 最大後頭点(眉間から最も遠い距離にある後頭骨の点).
m. oxygen intake (uptake) 最大酸素摂取量.
m. permissible body burden 最大許容身体負荷量 [医学].
m. permissible concentration 最大許容濃度 [医学].
m. permissible dose (MPD) 最大許容〔線〕量 [医学] (生涯のいずれの時期にも感知され得る程度の身体障害を起こさないと思われる電離放射線量).
m. permissible dose equivalent (MPDE) 最大許容線量当量 [医学].
m. permissible exposure level 最大曝露許容度 [医学].
m. permissible level 最大許容〔線〕量 [医学].
m. permissible limit 最大許容限界 [医学].
m. permissible value 最大許容値 [医学].
m. point 最大極点 [医学].
m. power output 最大出力.
m. shortening velocity 最大短縮速度 [医学].
m. surgical blood order schedule (MSBOS) 最大輸血(手術血液)準備量.

m. therapeutic dose 最大治療量.
m. tolerance dose 最大耐容量〔医学〕, 最大耐量.
m. tolerated dose 最大許容投与量, 最大耐量.
m. tubular excretory capacity 尿細管最大排泄量.
m. urea clearance 最大尿素クリアランス.
m. urethral closure pressure 最高尿道閉鎖圧, = UCP max.
m. urethral pressure 最高尿道内圧, = UP max.
m. urinary flow rate 最大尿流量率.
m. velocity of shortening 最大収縮速度(心筋収縮性の指標). → V max.
m. voluntary ventilation (MVV) 最大換気量.
m. work 極大仕事.
m. work rate 最大作業量〔医学〕.
Maxwell, James Clerk [mǽkswəl] マクスウェル (1831–1879, イギリスの物理学者).
M. distribution law マクスウェル分布法則〔医学〕.
M. effect マクスウェル効果(流動複屈折のこと).
M. law マクスウェルの電磁法則(電磁気に関する基本法則).
Maxwell, Patrick William [mǽkswəl] マクスウェル (1856–1917, アイルランドの眼科医).
M. ring マクスウェル環(Loewe 環に似ているが, 小さくまた微弱なもの).
max·well [mǽkswəl] マクスウェル(磁束の電磁単位で, 磁気感応が1電磁単位である場所で $1cm^2$ の面積を過ぎる磁束の数, すなわち $1 emu = 1/(3 \times 10^{10})$ esu で, J. C. Maxwell にちなむ).
May, Charles Henry [méi] メイ (1861–1943, アメリカの眼科医).
M. sign メイ徴候(緑内障においては, アドレナリンを点眼すると, 散瞳が起こる), = May test.
May, Richard [mei] メイ (1863–1936, ドイツの医師).
M.–Giemsa stain メイ・ギムザ染色法(May-Gruenwald 染色に続いて Giemsa 染色を施す二重染色法), = Pappenheim panoptic staining.
M.–Grüenwald stain メイ・グリーンワルド染色法(Romanowsky 液の変法で, メチレン青エオジン液を数日間放置して生じた沈殿を水洗乾燥した粉末からメタノール飽和溶液をつくる), = Louis Jenner stain.
M.–Hegglin anomaly メイ・ヘグリン異常〔医学〕(家族性白血球顆粒異常症).
May vasomotor rheumatism メイ血管運動神経性リウマチ症, = Babinski and Froment physiopathic syndrome, Kahlmeter sympathicao-cervico-brachial neuritis.
May–White syndrome メイ・ホワイト症候群(ミオクローヌス, 運動失調, 難聴などを呈するまれな遺伝性疾患).
may–ap·ple [méi ǽpl] メイアップル(メギ科植物), = *Podopyllum peltatum*.
Mayaro virus マヤロウイルス(南アメリカで未分化型熱の流行の原因となる, トガウイルス科のウイルス).
Mayer, Ferdinand F. [méiər] メイヤー(アメリカの薬化学者).
M. fluid メイヤー液(糖類, 酒石酸または硝酸アンモニウム, リン酸カリ, リン酸カルシウム, 硫酸マグネシウムなどからなる真菌培養液).
M. reagent メイヤー試薬(メイヤー試験用試薬).
M. test メイヤー試験(アルカロイド検出法で, 昇汞13.5g, ヨウ化カリウム50gを水1,000mLに溶かした液を被検物に混ぜると白色沈殿を生ずる).
Mayer, Karl [méiər] メイヤー (1862–1932, オーストリアの神経科医. マイエルともいう).
M. reflex メイヤー指基関節反射, メイヤー反射(伸展した第3指を抵抗下に屈曲すると, 健康者では第1指は内転および伸展を示すが, 片麻痺患者にはみられない), = basal joint reflex.
Mayer, Karl Wilhelm [méiər] メイヤー (1795–1868, ドイツの婦人科医. マイエルともいう).
M. ring メイヤー環(白ゴムペッサリー).
M.–Rokitansky–Küster syndrome メイヤー・ロキタンスキー・キュスター症候群(ミュラー管欠損による無月経, 膣欠損, 子宮欠損などを主徴とする).
M. speculum メイヤー管状ガラス腟鏡.
Mayer lig·a·ment [méiər lígəmənt] メイヤー靱帯(放線状手根靱帯), = ligamentum carpir adiatum.
Mayer, Paul [méiər] メイヤー (1848–1923, ドイツの組織学者. マイエルともいう).
M. acid carmine メイヤー酸性カルミン液(水20mLにカルミン4gと塩酸30滴を加え煮沸して溶解させ, 80%アルコール100mLを加えて濾過した後, アンモニアでカルミンを沈殿させ, さらにアンモニア4滴を加えて濾過する).
M. hemalum メイヤーミョウバンヘマトキシリン(A液にはヘマチンまたはアンモニウムヘマチン1gを加熱しながら90%アルコール50mLに溶解する. B液には水1Lにミョウバン50gを溶解する. AおよびBを混合し, 冷却後濾過するが, これに2%酢酸を加えると核の染まり方が良好となる).
M. hemalum staining solution メイヤーヘマラム液(ヘマテイン, ミョウバン, アルコール, 水).
M. mucicarmine stain メイヤーのムシカルミン染色〔法〕.
M. mucihematein stain メイヤーのムシヘマテイン染色〔法〕.
may·er (my) [méiər] メイヤー(熱容量の単位で, 1ジュールにより1°Cの加温を与える量).
may·fly [méiflai] カゲロウ.
may·hem [méihem] 身体障害(防衛に必要な身体部分, 特に四肢を使用不能).
may·id·ism [méidizəm] (傷んだトウモロコシによる中毒), = maidism, maidismus.
may·id·ism·us [meidízməs] (傷んだトウモロコシによる中毒), = maidism, maidismus.
Mayo, Charles Horace [méiou] メイヨー (1865–1939, アメリカの外科医. ミネソタ州ローチェスターにおいて兄 William James Mayo とともにメイヨー診療所を開設した).
M. operation メイヨー手術(① 足外反母指の手術で, 第1中足骨頭を切除し, 嚢とともに皮膚弁を内方に回転して縫合する方法. ② 静脈瘤を特に考案した切開器で切除する方法).
Mayo, William James [méiou] メイヨー (1861–1939, アメリカの外科医. 弟 Charles Horace Mayo とともにメイヨークリニックを開設した).
M. operation メイヨー手術(① 臍ヘルニア手術で, ヘルニア嚢を切除した後, 腹壁腱膜を重合する法. ② 輸胆管十二指腸吻合術, 後胃空腸吻合術, 癌における直腸切除術).
M. vein メイヨー静脈.
may·o [mǽjou] (カラカス市にみられるカタル性下痢症).
Mayor, Mathias Louis [méijə:r] マイヨール (1776–1846, スイスの外科医).
M. hammer マイヨール槌(金属製の槌で, 熱湯内に入れて温め, 皮膚に水疱を発生させるために用いる).
M. scarf マイヨール三角布(幅40インチ四角の布を対角線に沿い2つに折った上腕用包帯).
M. sign マイヨール徴候(妊娠において胎児心音を聴取すること).

Mayo－Robson, Arthur William ［méiou rábsən］ メーヨーロブソン（1853-1933，イギリスの外科医）.

M.－R. incision メーヨーロブソン切開（胆道手術に用いる切開で，右腹直筋の中央を下行し，必要に応じては上方肋骨縁に沿って延長し，剣状突起に達する）.

M.－R. point メーヨーロブソン点（胆嚢疾患にみられる極度の圧痛点で，臍の右上方にある）.

M.－R. position メーヨーロブソン〔体〕位（胆道手術に利用する患者の体位で，肋骨腰椎部を砂嚢を用いて支える方法）.

Mayou, Marmaduke Stephen ［máiou］ マイオー（1876-1934，イギリスの眼科医．メイヨウともいわれる．Batten-Mayou disease）.

ma·za ［mǽzə, méizə］ 胎盤，＝placenta. 形 mazic.

ma·za·mor·ra ［meizəmɔ́:rə］ 皮膚有鉤虫症.

maze ［méiz］ 迷路（走路，突き当たり，小房などを組み合わせた工夫で，知能検査または動物心理の実験に利用する）.

m. learning 迷路学習［医学］.

m. operation メイズ手術（1991年 Cox らによって開発された心房細動に対する手術術式．心房筋を迷路状に切開縫合されることから名付けられた．主に人工心肺を用いる弁膜手術に付随して行われている）.

ma·zin·dol ［méizindɑl］ マジンドール，マチンドール 化 5-(4-chloro-phenyl)-2,5-dihydro-3*H*-imidazo[2,1-*a*]isoindol-5-ol $C_{16}H_{13}ClN_2O$（アドレナリン作動薬．アンフェタミン作用を有し，肥満治療に食欲減退薬として用いる）.

mazo－ ［meizou, -zə］ 乳房に関する接頭語.

ma·zo·ca·co·the·sis ［meìzəkækəθí:sis］ ① 胎盤変位．② 前置胎盤.

ma·zo·dyn·ia ［meizədíniə］ 乳房痛.

ma·zol·y·sis ［meizálisis］ 乳房剥離.

ma·zo·mor·ria ［meizoumɔ́:riə］ ＝ground itch.

ma·zo·path·ia ［meizoupǽθiə］ 乳腺障害，乳腺症，＝mazopathy.

ma·zo·pexy ［méizəpeksi］ 乳房固定術，＝mastopexy.

ma·zo·pla·sia ［meizoupléiziə］ 乳腺増殖症.

ma·zun ［méizən］ メーズン（アルメニアでつくられるスイギュウまたはヤギの発酵乳）.

Mazzini, Louis Yolando ［matsí:ni］ マチニ（1894生，アメリカの血清学者）.

M. test マチニ試験（梅毒の顕微鏡的綿状反応で，心筋抗原を強化する目的でレシチンを豊富に含んだ卵黄粉末を用いる）.

Mazzoni, Vittorio ［mæzóuni］ マツォーニ（1880-1940，イタリアの医師）.

M. corpuscle マツォーニ小体（Krause 小体に類似の感覚神経終末），＝Golgi-Mazzoni corpuscle.

Mazzotti test マゾッティ試験.

MB ① maximum breathing 最大呼吸の略．② Medicinae Baccalaureus 医学士の略.

Mb myoglobin ミオグロビンの略.

mb ① millibar ミリバールの記号．② [L] misce bene 十分混合せよの略（処方用語），＝mix well.

MBC ① maximum breathing capacity 〔分時〕最大〔呼吸〕換気量の略．② minimum bactericidal concentration 最小殺菌濃度の略.

MBD minimal brain dysfunction 微細脳機能障害の略.

mbo·ri ［embɔ́:ri］ （ラクダの寄生虫性悪性貧血）.

MBP ① major basic protein 主要塩基性タンパク〔質〕の略．② mannose-binding protein マンノース結合タンパク〔質〕の略．③ mean blood pressure 平均血圧の略．④ myelin basic protein ミエリン塩基性タンパク〔質〕の略.

MBSA methylated bovine serum albumin メチル化ウシ血清アルブミンの略.

MBT mentalization based treatment メンタライゼーションに基づく治療の略.

MC ① Magister Chirurgiae 外科修士の略．② Medical Corps 軍医部隊の略．③ mitral commissurotomy 僧帽弁交連部切断術の略.

MC concentration （培地・培養液中で生存し増殖し得る細菌の極数量），＝maximum cell concentration.

mc milli curie ミリキュリーの略.

MCA ① middle cerebral artery 中大脳動脈の略．② monoclonal antibody モノクローナル抗体の略.

MCAD medium-chain acyl-CoA dehydrogenase 中位鎖アシル CoA デヒドロゲナーゼの略.

MCAF monocyte chemotactic and activating factor 単球走化性活性化因子の略.

McArdle, Brian ［məkɑ́:rdl］ マッカードル（イギリスの神経科医）.

M. disease マッカードル病（糖原病Ⅴ型），＝McArdle-Schmid-Pearson disease, type 5 glycogenosis.

M.－Schmid－Pearson disease マッカードル・シュミット・ピアーソン病，＝type 5 glycogenosis.

M. syndrome マッカードル症候群.

McArthur, Louis Linn ［məkɑ́:θər］ マックアーサー（1858-1934，アメリカの外科医）.

M. method マックアーサー法（胆嚢手術後総胆管にカテーテルを挿入して胆汁を排出させる方法）.

McBurney, Charles ［məkbə́:ni］ マックバーニー（1845-1913，アメリカの外科医）.

M. incision マックバーニー切開（腸骨の右側前上棘から約1インチ上方の位置で，外斜筋線維と平行する腹壁の切開）.

M. point マックバーニー点（虫垂の正常位置に相当する点．腸骨の右上前腸骨棘から約2インチの点で，それと臍とを結ぶ線の外側1/3の点上にある）.

M. sign マックバーニー徴候.

McCall, M. L. ［məkkɔ́:l］ マックコール（アメリカの婦人科医）.

M. culdoplasty procedure マックコール腟円蓋形成法.

McCarey－Kaufmann media マッケアリー・カウフマン溶液.

McCarthy, Daniel J. ［məkɑ́:θi］ マッカーシー（1874-1958，アメリカの神経科医）.

M. reflex マッカーシー反射（錐体外路，器質的片麻痺においてみられる反射で，眼窩上神経を軽打すると眼輪筋が収縮する），＝orbicularis oculi reflex, McCarthy sign.

McClintock, Barbara ［məklíntək］ マックリントック（1902-1992，アメリカ・コネチカット州生まれ，植物遺伝学の専門家．流動する遺伝子（トランスポゾン transposon）の概念の提唱により1983年度ノーベル医学・生理学賞を受けた）.

M. sign マックリントック徴候（分娩後の出血にみられる徴候で，1時間以上経過しても脈拍が100を超えること）.

McClure－Aldrich test マックルーア・オルドリッチ試験（滅菌生理的食塩水0.1mLを皮内注射してその吸収速度を観察する試験で，正常速度は20秒前後，遅延すれば浮腫の存在または潜在を示す），＝Aldrich-McClure test.

McCollum, Elmer Verner ［məkɑ́ləm］ マッカラム（1879-1967，アメリカの生化学者．特に栄養学に造詣が深く，1912年ビタミンA続いてビタミンBを発見し，また1922年肝油の抗くる病効果は，それに含有されているビタミンDの作用であることを報告した）.

McCormac reflex マコーマック反射（膝蓋靱帯を叩打すると他側の脚が内反する），＝crossed knee-jerk.

McCrudden method (for calcium and magnesium) マクラッデン〔尿中のカルシウム，マグネシウム〕定量法（カルシウムをシュウ酸塩として沈殿させたうえ，秤量するかまたは過マンガン酸カリウムで滴定する．マグネシウムはリン酸アンモニウムの錯塩として沈殿させ，燃焼して焦性リン酸として秤量する）．

MCCU mobile coronary care unit 移動式冠疾患集中治療室の略．

McCullagh method マカラフ法（ヨウ素の定量法で，ヨウ素をヨウ化物としたうえ，ヨウ素酸に酸化し，さらにヨウ化物を加えて遊離されるヨウ素をチオ硫酸ナトリウムで滴定する）．

McCune, Donovan James ［məkkjú:n］ マックーン（1902-1976，アメリカの小児科医）．

M.-Albright syndrome マックーン・オルブライト症候群（女児における皮膚斑状色素沈着を伴う多骨性線維性骨異形成症）．

McDonald, Ellice ［məkdánəld］ マクドナルド（1876-1955，アメリカの婦人科医で，Franklin Institute の生化学研究部長）．

M. operation マクドナルド手術（頸管無力症の）．

M. solution マクドナルド液（腹壁の消毒液で，sodium *o*-phenylphenate 20 容，オレイン酸ナトリウム 8 容，アセトン 400 容，95%アルコール 600 容からなる）．

MCF ① macrophage chemotactic factor マクロファージ走化性因子の略．② monocyte chemotactic factor 単球走化〔性〕因子，単球化学走性因子の略．

McFarlane method マクファーレン法（血中銅の証明法で，血液を燃焼して得た抽出物に sodium diethyldithocarbamate を加えると青色を呈するが，この色素をアミルアルコールで移行させ，標準液に対して比色する）．

MCFP mean circulatory filling pressure 平均循環充満圧の略．

mcg microgram マイクログラムの記号．

MCGF mast cell growth factor マスト細胞増殖因子の略．

MCGN mesangiocapillary glomerulonephritis メサンギウム毛細管性糸球体腎炎の略．

McGraw, Theodore A. ［məkgrɔ́:］ マグロー（1839-1921，アメリカの外科医）．

M. ligature マグロー結紮（腸吻合に利用する弾性結紮）．

McGregor line マックグレゴル線．

MCH mean corpuscular hemoglobin 平均赤血球血色素（ヘモグロビン）量の略（Wintrobe 定数の一つ．1 個の細胞内の平均ヘモグロビン含量をマイクロ・マイクログラム（ピコグラム）で示したもの．次の式から算出する．ただし Hb は血液 1dL 中のヘモグロビン（血色素）のグラム数，RBC は赤血球数を百万単位で表した数，正常値は 30±4pg）．

$$\mathrm{MCH} = \frac{\mathrm{Hb\,(g/dL)}}{\mathrm{RBC\,(10^6/\mu L)}} \times 10$$

McHardy, George Gordon ［məkhá:di］ マクハーデー（1910 生，アメリカの医師）．→ Browne-McHardy dilator.

MCHC mean corpuscular hemoglobin concentration 平均赤血球血色素（ヘモグロビン）濃度の略（Wintrobe 定数の一つ．次の式から算出する．ただし Hb はヘモグロビン（血色素）の量，Ht はヘマトクリット値で正常値は約 30〜35%）．

$$\mathrm{MCHC} = \frac{\mathrm{Hb\,(g/dL)}}{\mathrm{Ht\,(\%)}} \times 100$$

MCI ① mild cognitive impairment 軽度認知障害の略．② metacarpal index 中手指数，中手骨の骨皮質幅測定の略．

mCi millicurie ミリキュリーの記号．

McKee line マッキー線（第 11 肋骨軟骨端から腸骨前上棘の内方 2〜3cm の点に達し，さらに鼡径輪まで迂曲する線で，総腸骨動脈の位置を示す）．

MCL ① mantle cell lymphoma マントル細胞リンパ腫の略．② midclavicular line 鎖骨中線の略．

McLean, Franklin Chambers ［məklí:n］ マクレーン（1888-1968，アメリカの生理学者）．

M. formula マクレーン指数（尿素排泄に関する公式で，D を 24 時間に排泄される尿素のグラム数，C を尿 1L 中の尿素グラム数，Wt を患者体重のキログラム数，Ur を血液 1L 中の尿素グラム数とすると次の式で表される），= McLean index.

$$指数 = \frac{D\sqrt{C} \times 8.96}{Wt \times Ur^2}$$

McLean-Van Slyke method マクレーン・ヴァンスライク法（塩化物測定法，シュウ酸塩加血漿に硝酸銀を加えて塩化物を沈殿させた残余の硝酸銀をヨウ化カリウムとデンプンとで滴定する方法）．

McLeod syndrome マクラウド症候群（Kx 抗原の欠損した McLeod 赤血球を有する場合が多い．有棘赤血球，筋萎縮，腱反射低下，心筋症，ニューロパチーが観察される），= unilateral lobar emphysema.

McLester syn·drome ［məkléstər síndroum］ マクレスター症候群（慢性神経疲労において創造力に乏しく長期の精神活動不能を特徴とする）．

MCLS ① acute febrile mucocutaneous lymphnode syndrome 急性熱性皮膚〔粘膜〕リンパ節症候群の略．② mucocutaneus lymph node syndrome 粘膜皮膚リンパ節症候群（川崎病）の略．

McMurray, Thomas P. ［məkmʌ́ri］ マクマレー（1887-1949，イギリスの外科医）．

M. sign マクマレー徴候（膝関節の半月板の病変に際しては，膝を診断すると関節内に軋音が聴取される）．

M. test マクマレー試験．

McNaughten rule ［məknɔ́:tən rú:l］ マクノートンの法則（古典的なイギリスの犯罪責任規定），= M'Naghten rule.

McNemar test マクネマー検定．

MCNS minimal change nephrotic syndrome 微少変化群，微小変化型ネフローゼ症候群の略．

MCOS mucocutaneoocular syndrome 皮膚粘膜眼症候群の略．

MCP membrane cofactor protein 細胞膜補因子タンパク質の略．

MCP-1 monocyte chemoattractant protein-1 単球化学走化性タンパク質の略．

MCP joints 中手指節関節，= metacarpophalangeal joints.

MCPG *α*-methylenecyclopropylglycine メチレンシクロプロピルグリシンの略．

McPhail test マクファイル試験．

MCR melanocortin receptor メラノコルチン受容体の略．

McRae line マクレエ線〔医学〕．

McReynolds, John Oliver ［məkrénəldz］ マクレーノルズ（1865-1942，アメリカの眼科医）．

M. transplant マクレーノルズ植皮片（翼状贅片の療法に用いる植皮術）．

MCS multiple chemical sensitivity 化学物質過敏症の略．

M-CSF macrophage colony stimulating factor マクロファージコロニー刺激因子の略．

MCT ① mean circulation time (circulatory time) 平均循環時間の略. ② mean corpuscular thickness 平均赤血球厚径の略(次の式から算出する).

$$\mathrm{MCT} = \frac{\text{平均赤血球容積 (MCV)}}{\pi\left(\frac{\text{平均赤血球直径}}{2}\right)^2}$$

③ medium chain triglyceride 中鎖脂肪酸の略. ④ multiple compressed tablet 多重圧縮錠剤の略.

MCTD mixed connective tissue disease 混合性結合組織病の略.

MCV mean corpuscular volume 平均赤血球容積の略(Wintrobe の定数の一つで, 1個の赤血球の平均容積を μ^3 で示したもの. 次のように算出する. ただしHtはヘマトクリット値, RBCは赤血球数の百万単位で, 平均正常値は80～100fl).

$$\mathrm{MCV} = \frac{\mathrm{Ht}\,(\%)}{\mathrm{RBC}\,(10^6/\mu\mathrm{L})} \times 10$$

McVay operation マクヴェー手術(鼡径ヘルニア, 大腿ヘルニアの修復術).

MD ① Marburg disease マールブルグ病の略. ② medical doctor 医師の略. ③ Medicinae Doctor (Doctor of Medicine) 医学博士の略. ④ muscular dysplasia 筋ジストロフィーの略. ⑤ muscular dystrophy 筋ジストロフィーの略. ⑥ myotonic dystrophy 筋緊張性ジストロフィーの略.

Md mendelevium メンデレビウムの略.

MDA methylenedioxyamphetamine メチレンジオキシアンフェタミン(合成麻薬)の略.

MDC maximum diffusing capacity 最大拡散能の略.

MDF myocardial depressant factor 心筋〔収縮〕抑制因子の略.

MDI metered-dose inhaler 定量式噴霧器の略.

MDMA 3,4-methylendioxy-methamphetamine メチレンジオキシメタンフェタミンの略(合成麻薬で通称エクスタシーと呼ばれる. パステルカラーの錠剤型でファション・ドラッグなどともいわれ服用しやすいため覚醒剤として使われる).

MDNCF monocyte derived neutrophil chemotactic factor 単球由来好中球走化因子の略.

MDP muramyl dipeptide ムラミルペプチドの略.

MDR ① macrophage disappearance reaction マクロファージ消失試験の略. ② multidrug resistance 多剤耐性の略.

MDR gene 多剤耐性遺伝子, = multidrug resistance gene.

MDRP multidrug resistant *Pseudomonas aeruginosa* 多剤耐性緑膿菌の略.

MDS ① Master of Dental Surgery 口腔外科学修士の略. ② minimum data set ケアアセスメント表の略. ③ myelodysplastic syndrome 骨髄異形成症候群の略.

MDT mirror drawing test 鏡映描写法の略.

MDV maximum desire to void 最大尿意の略.

ME ① medical electronics 医用電子工学の略. ② medical engineering 医用工学の略(エレクトロニクスを中心とした工学技術を積極的に医学に応用し, それにより医学自体を大きく変革することを目的とした学問).

2-ME 2-mercaptoethanol 2-メルカプトエタノールの略.

M/E ratio M/E比(myeloid/erythroid ratio の略).

Me メチル基 methyl (CH_3-)の記号. 形 methylic.

MEA multiple endocrine adenomatosis 多発性内分泌腺腫症の略.

MeAde methyladenine メチルアデニンの略.

meadow dermatitis イチゴツナギ皮膚炎, = meadow grass dermatitis.

meadow saffron イヌサフラン(*Colchicum autumnale* はコルヒチンなどのアルカロイドを含む有毒植物), = autumn-crocus.

Meadows syndrome メドーズ症候群.

meal [míːl] ① 食事(1食分の)〔医学〕. ② 穀粉. ③ かゆ(粥).

m.-soup stool 米とぎ汁〔様〕便〔医学〕.

m.-time 食事時間〔医学〕.

m. times 食事回数.

meals for patients 患者食〔医学〕.

meals on wheels 給食宅配サービス, 食事搬入制度.

meal·worm [míːlwəːm] (甲虫, ゴミムシダマシの幼虫).

Mean, James Howard [míːn] ミーン(1885-1967, アメリカの医師).

M. sign ミーン徴候(中毒性甲状腺腫に認められる上方視の際の眼球運動遅滞).

mean [míːn] ① 平均の. ② 平均値, = average.

m. activity 平均活量〔医学〕.

m. airway pressure 平均気道内圧〔医学〕.

m. anomaly 平均近点角(天文).

m. arterial blood pressure 平均動脈圧.

m. arterial pressure (MAP) 平均動脈圧〔医学〕.

m. blood pressure (MBP) 平均血圧〔医学〕.

m. calorie 平均熱量(水1gを0°Cから100°Cまで上げる熱量の1/100).

m. circulation time (MCT) 平均循環時間〔医学〕.

m. circulatory filling pressure (MCFP) 平均循環充満圧〔医学〕.

m. corpuscular diameter 平均赤血球直径〔医学〕.

m. corpuscular hemoglobin (MCH) 平均赤血球血色素量.

m. corpuscular hemoglobin concentration (MCHC) 平均赤血球ヘモグロビン(血色素)濃度.

m. corpuscular thickness (MCT) 平均赤血球厚径〔医学〕.

m. corpuscular volume (MCV) 平均赤血球容積.

m. degree of polymerization 平均重合度〔医学〕.

m. deviation 平均偏差.

m. dispersion 平均分散.

m. effective dose 平均有効量.

m. electrical axis 平均電気軸.

m. energy imparted 付与された平均エネルギー.

m. error 平均誤差.

m. foundation plane 平均義歯支持構造面.

m. free path 平均自由行程〔医学〕.

m. grain count 平均粒子数〔医学〕.

m. length of generation 平均世代間隔〔医学〕.

m. length of life 平均生存期間〔医学〕.

m. lethal dose 平均致死量〔医学〕.

m. life 平均寿命〔医学〕.

m. molecular weight 平均分子量〔医学〕.

m. population 平均人口〔医学〕.

m. proportional 比例中項, 比例部分(数表の).

m. pulmonary arterial pressure (MPAP) 平均肺動脈圧.

m. residence time (MRT) 平均滞留時間(薬物が投与されてから排泄までの平均時間).

m. solar day 平均太陽日.

m. square 平均平方〔医学〕.

m. survival time 平均生存時間〔医学〕.

m. temperature 平均温度(所定地区における所定期間の)〔医学〕.

m. transit time 平均通過(循環)時間〔医学〕.

m. value 平均値〔医学〕.

m. velocity of circumferentical fiber shorten-

ing (mVCF) 平均内周収縮速度(左室収縮機能指標の一つ).
m. venous oxygen content 平均静脈血酸素含有量〔医学〕.
m. waiting time 平均待時間〔医学〕.
means [mí:nz] ① 手段. ② 中項. ③ 資力. ④ 平均値.
Measles virus 麻疹ウイルス(パラミクソウイルス科のウイルスで,麻疹の原因となる).
mea·sles [mí:zlz] ① 麻疹,はしか(麻疹ウイルスによる急性伝染疾患で,飛沫感染し,潜伏期11～14日を経て発病し,発熱,丘疹状の紅斑,粘膜カタル症状が出現し,発疹は融合傾向を示し,ぬか状落屑,色素沈着を伴う.発疹出現前に頬粘膜に Koplik 斑をみる),= morbilli, rubeola. ② 嚢虫症(獣医学では線虫の幼生による家畜病). ③ 嚢虫(サナダムシ *Taenia solium* の幼生).
m. convalescent serum 麻疹回復期血清.
m. encephalitis 麻疹脳炎.
m. immune serum 麻疹免疫血清(麻疹回復期患者の血清からつくった麻疹予防用血清).
m. immunoglobulin 麻疹免疫グロブリン(麻疹に対する受動免疫薬).
m. inclusion body encephalitis (MIBE) 麻疹封入体脳炎.
m. maculopathy 麻疹黄斑症〔医学〕.
m.-mumps-rubella vaccine 麻疹・流行性耳下腺炎・風疹混合ワクチン(麻疹生ワクチン,流行性耳下腺炎生ワクチン,風疹生ワクチンからなるワクチン.接種後の,無菌性髄膜炎が問題となり1993年4月以降日本では使用されていない),= MMR vaccine.
m. pneumonia 麻疹肺炎〔医学〕.
m. vaccine 麻疹ワクチン.
mea·sly [mí:zli] 汚染した(特に寄生虫の嚢虫を含有していることについていう).
m. eruption 麻疹様発疹〔医学〕.
m. erythema 麻疹様紅斑〔医学〕.
m. meat 寄生虫のついた肉.
m. papular rash 麻疹様丘疹性皮疹〔医学〕.
m. pork (有鉤条虫の幼虫が寄生するブタ肉).
m. rash 麻疹様皮疹〔医学〕.
m. tapeworm = *Taenia solium*.
mea·sure [méʒər] ① 測〔定尺〕度〔医学〕, 計量. ② 約数, = divisor.
m. of disease frequency 疾病頻度の尺度〔医学〕.
m. unit 秤量単位, = weighting unit.
m. vector 尺度ベクトル.
mea·sure·ment [méʒəmənt] ① 測定〔医学〕. ② 測定値.
m. education 測定教育〔医学〕.
m. equipment for radiation exposure control 被曝管理用測定器.
m. of cerebral circulation 脳循環〔動態〕検査(脳循環測定).
m. of dental caries う蝕の指標.
m. of fatigue grade 疲労度測定.
m. of joint motion 関節可動域測定.
m. of physical fitness 体力測定.
m. of radiation dose 放射線量の測定.
meas·ur·ing [méʒəriŋ] 計量〔医学〕.
m. apparatus 計量器〔医学〕.
m. flask 定容びん.
m. instrument 計測器〔医学〕.
m. of temperature 検温〔医学〕.
m. quality of nursing 看護評価〔医学〕.
m. tank 計量タンク〔医学〕.
m. vessel 計量器〔医学〕.
meat [mí:t] 〔食用〕肉.
m. color fixer 肉発色剤〔医学〕.
m. diet 肉食〔医学〕.
m. extract 肉エキス〔医学〕.
m. infusion broth 肉水ブロス〔医学〕.
m. inspection 食肉検査〔医学〕.
m.-packing industry 食肉包装産業〔医学〕.
m. plasma 肉漿(しょう)〔医学〕.
m. poisoning 肉中毒〔医学〕(腸炎菌,ブドウ球菌,レンサ球菌などの感染による急性腸炎).
m. product 肉製品〔医学〕.
m. serum 肉清〔医学〕.
m. stroma 肉基質〔医学〕.
m. sugar イノシット, = inositol.
me·a·tal [mi:éitəl] 道の,管の.
m. atresia 外耳道閉塞.
m. cartilage 外耳道軟骨.
m. plate 耳道板(2ヵ月の胎児にみられる細胞の集合で,外胚葉が鰓溝から鼓室の方に向かって増殖したもの).
m. spine 耳道棘.
m. stenosis 外耳道狭窄.
m. stenosis of urethra 尿道口狭窄〔医学〕.
meato- [mi:ətou, -tə] 孔,管,道などを表す接頭語.
me·a·tome [mí:ətoum] 尿道口切開刀, = meatotome.
me·a·tom·e·ter [mi:ətámitər] 尿道口径測定器, 尿道口計測器〔医学〕.
me·a·tom·e·try [mi:ətámitri] 尿道口計測〔法〕〔医学〕.
me·a·to·plas·ty [mí:ətəplæsti, mi:ǽtə-] 外尿道口形成術〔医学〕.
me·a·tor·rha·phy [mi:ətɔ́:rəfi] 尿道口縫合〔術〕〔医学〕.
me·at·o·scope [mi:ǽtəskoup] 尿道口鏡〔医学〕.
me·a·tos·co·py [mi:ətáskəpi] 尿道口鏡検査〔医学〕.
me·at·o·tome [mi:ǽtətoum] 尿道口切開刀〔医学〕.
me·a·tot·o·my [mi:ətátəmi] 外尿道口切開〔術〕〔医学〕.
me·a·to·tym·pa·no·plasty [mì:ətoutìmpənəplǽsti] 外耳道鼓室形成〔術〕〔医学〕.
me·a·tus [mi:éitəs] 道,管. 形 meatal.
m. acusticus cartilagineus 軟骨部外耳道.
m. acusticus externus [L/TA] 外耳道, = external acoustic meatus [TA].
m. acusticus externus cartilagineus [L/TA] 軟骨性外耳道, = cartilaginous external acoustic meatus [TA].
m. acusticus internus [L/TA] 内耳道, = internal acoustic meatus [TA].
m. conchae maxilloturbinalis 顎骨甲介道(上鼻道のこと).
m. nasi communis [L/TA] 総鼻道, = common nasal meatus [TA].
m. nasi inferior [L/TA] 下鼻道, = inferior nasal meatus [TA].
m. nasi medius [L/TA] 中鼻道, = middle nasal meatus [TA].
m. nasi superior [L/TA] 上鼻道, = superior nasal meatus [TA].
m. nasopharyngeus [L/TA] 鼻咽道, = nasopharyngeal meatus [TA].
m. of nose 総鼻道, = m. nasi communis.
m. tube 耳道管(胚子の鼓膜骨,外耳道膨大部,および耳管の軟骨部を含む器官).
m. urinarius 尿道口.
me·ben·da·zole [mibéndəzoul] メベンダゾール 化 methyl 5-bebzoyl-2-benzimidazolecarbamete $C_{16}H_{13}O_3$ (駆虫薬).

M

me·bev·er·ine hy·dro·chlo·ride [mibévəri:n haidroukló:raid] 塩酸メベベリン ㊗ 4-[ethyl(*p*-methoxy-*α*-methylphenethyl)-amino]butyl veratrate hydrochloride $C_{25}H_{35}NO_5$・HCl (消化管鎮痙薬).
me·but·a·mate [mibjú:təmeit] メブタメート ㊗ 2-secbutyl-2-methyl-1,3-propanediol dicarbamate (中枢神経抑制薬).
me·ca·myl·a·mine hy·dro·chlo·ride [mekəmíləmi:n haidroukló:raid] 塩酸メカミラミン ㊗ *N*-2,3,3-tetramethyl-2-norbornanamine hydrochloride $C_{11}H_{21}N$・HCl (神経節遮断作用を有し，血圧降下薬として用いられる).
MeCbl methylcobalamin メチルコバラミンの略.
Mecca balsam メッカバルサム，= Gilead balsam.
Mecca senna メッカセンナ，= Indian senna.
mechanic vector 機械的媒介者.
me·chan·i·cal [mikǽnikəl] 機械的，力学的.
m. antidote 機械的解毒薬 (毒物の吸収を防ぐ).
m. ascites 機械的腹水.
m. aspiration 機械的吸引 [医学].
m. bowel obstruction 機械的腸閉塞.
m. bronchitis 機械的気管支炎 (塵埃，粉末などの吸入による).
m. cell 機械細胞.
m. clearance 機械的クリアランス [医学].
m. constipation 機械性便秘 [医学].
m. control 機械的防除.
m. dead space 機械的死腔 [医学].
m. dentistry 歯科器械学，歯科技工学.
m. dysmenorrh(o)ea 機械性月経困難症，= obstructive dysmenorrh(o)ea.
m. emetic 機械的催吐薬，= direct emetic.
m. energy 力学的エネルギー，機械的エネルギー.
m. equivalent 仕事当量 (熱，光などの).
m. equivalent of heat 熱の仕事当量 (1カロリーは仕事の4.1855ジュール(J)に相当する)，熱の機械的当量，= Joule equivalent.
m. filter 機械的濾過器.
m. flare 機械的フレ〔ー〕ア [医学].
m. germination 機械的発芽 [医学].
m. grip 機械的把握 (テタニーのように上肢に攣縮がある場合，その手を受動的に背屈すると把握力が弛緩すること).
m. heart 人工心臓 [医学].
m. heart valve 機械的心臓弁 [医学].
m. hemolysis 機械的溶血 [医学].
m. ileus 機械的イレウス，機械的腸閉塞症.
m. jaundice 機械的黄疸 [医学].
m. kidney 人工腎 [医学].
m. materialism 機械的唯物論 [医学].
m. molding 機械成形 [医学].
m. organ 人工臓器 [医学].
m. property 機械的性質 [医学].
m. prophylaxis 機械的予防.
m. protective 機械的保護剤.
m. rectifier 機械的整流器.
m. restraint 機械的拘束.
m. retention 機械的保定〔法〕[医学].
m. scan 機械走査 [医学].
m. sector scanner メカニカルセクタースキャナ (振動子をモータで機械的に駆動し，扇形のビームを得る超音波走査方式).
m. stage 移動載物台，機械台 (顕微鏡の載台に取り付けた装置で，左右，前後にねじを用いて標本を動かすもの).
m. sterilization 機械的滅菌〔法〕[医学].
m. stimulus 機械的刺激，= mechanical irritation.
m. strabismus 機械的斜視 [医学].
m. stress 機械的ストレス [医学].
m. tabulation 機械製表 [医学].
m. thrombus 機械的血栓.
m. tissue 機械組織.
m. transmission 機械的伝達 [医学]，機械的伝播.
m. vector 機械的媒介動物 (体表に病原体を付着して運搬する動物．ハエ，ゴキブリなど).
m. ventilation 機械的(人工)換気 [医学].
m. ventirator 人工呼吸器.
m. vertigo 機械的めまい [医学].
m. work 機械的仕事量 [医学].
mechanically balanced occlusion 機械的平衡咬合.
me·chan·i·co·re·cep·tor [mikǽnikouriséptər] 機械的受容器 (音，触感，筋力などの).
me·chan·i·co·the·ra·peu·tics [mikǽnikouθerəpjú:tiks] 機械的療法，= mechanicotherapy.
me·chan·ics [mikǽniks] 力学，= dynamics. 形 mechanical.
m. of breathing 呼吸力学.
mech·a·nism [mékənizəm] ① 機序 [医学]，機転. ② 機構 [医学]，構造. ③ 機械論，機械観 (無機世界と同じように生物学的現象は理化学的作用により営まれるという説で，活力説に対していう). ↔ vitalism. 形 mechanistic.
m.-based inhibitor 機構に基づいた阻害剤.
m. of blood coagulation 血液凝固機構 [医学].
m. of engagement 骨盤進入機転 [医学].
m. of healing 治癒機転 [医学].
m. of heart beat 心拍機構 [医学].
m. of labor 分娩機序，分娩機転 [医学]，= mechanism of delivery.
m. of repairing 修復機転 [医学].
mech·a·nist [mékənist] ① 機械論者. ② 機械士.
mechanized thinking 機械的思考 [医学].
mechano- [mékənou, -nə] 機械との関係を表す接頭語.
mechanobullous disease 機械的水疱症.
mech·a·no·car·di·o·gram [mèkənouká:diəgræm] 心拍〔動〕曲線 (メカノカルジオグラム)，心機図 [医学].
mech·a·no·car·di·og·ra·phy [mèkənouka:diágrəfi] 心機図検査〔法〕.
mechanochemical coupling 化学力学連関 [医学].
mechanochemical system メカノケミカルシステム [医学].
mech·a·no·cyte [mékənəsait] 線維芽細胞.
mech·a·no·di·ag·no·sis [mèkənoudaiəgnóusis] 機械診断法.
mech·a·no·en·ter·og·ra·phy [mèkənouentərágrəfi] 腸運動記録法.
mech·a·no·gram [mékənəgræm] 機械的運動描画図，メカノグラム [医学]，運動〔記録〕図 [医学]，機械曲線 [医学].
mech·a·no·gym·nas·tics [mèkənəʤimnǽstiks] 機械的運動，機械体操.
mech·a·no·re·cep·tor [mèkənouriséptər] 機械〔的〕受容器，= mechanicoreceptor.
mech·a·no·ther·a·py [mèkənəθérəpi] メカノセラピー，機械〔的〕療法 [医学]，= mechanicotherapeutics.
mech·a·no·ther·my [mèkənouθé:mi] 機械的発熱法 (治療用の).
mech·a·nur·gy [mékənə:ʤi] 非観血的外科，矯正外科.
mech·a·tron·ics [mekətrániks] メカトロニクス (動く機械とエレクトロニクスを結合した機電一体製品を表す造語).

mèche [méʃ] [F] 外科用ガーゼ栓，タンポン．

mech·lor·eth·a·mine hy·dro·chlo·ride [meklɔ:réθəmi:n haidroukló:raid] 塩化メクロールエタミン [化] 2-2′-dichloro-*N*-methyldiethylamine hydrochloride $CH_3N(CH_2CH_2Cl)_2$-HCl (抗腫瘍薬．細胞毒ナイトロジェンマスタードの一種), = chlormethine, mustine.

mechlorethamine hydrochloride trituration 塩化メクロールエタミン倍散剤 (食塩水またはほかの溶媒中で倍散したもの).

mecholyl test メコリール試験 [医学] (食道アカラシアの診断テストの一つ).

me·cil·li·nam [misílinəm] メシリナム (抗生物質アムジノシリン), = amdinocillin.

me·cism [mí:sizəm] 身体の部分的延長.

me·cis·to·ceph·a·lus [misistəséfələs] 長頭〔症〕(頭蓋指数が 71 以下のもの). [形] mecistocephalic, mecistocephalous.

Mecke re·a·gent [mék riéiʤənt] メッケ試薬, = selenious-sulfuric acid reagent.

Meckel, Johann Friedrich (Junior) [mékəl] メッケル (1781-1833, ハレに住んだドイツの解剖学者で, Senior の孫に当たる).

M. cartilage メッケル軟骨 (第1鰓弓の軟骨), = Meckel rod.

M. diverticulum メッケル憩室 (胎生時の臍腸管膜管が生後完全に閉鎖されないために生ずる腸の憩室), = diverticulum ilei.

M.-Gruber syndrome メッケル・グルーバー症候群 [医学].

M. plane メッケル平面 (耳点と歯槽点とを通る平面).

M. scan メッケルスキャン (Meckel 憩室内の検査をするための胃粘膜スキャン).

M. syndrome メッケル症候群 (単一の染色体突然変異で神経管閉鎖不全による奇形がある．大脳瘤, 小頭症, 小眼球症, みつ口, 多指症, 腎嚢胞, 外陰部奇形など), = Meckel-Gruber syndrome.

Meckel, Johann Friedrich (Senior) [mékəl] メッケル (1714-1774, ベルリンに住んだドイツの解剖学者で, Junior の祖父).

M. band メッケル靱帯 (ツチ骨を鼓室壁に固定する前靱帯の一部), = Meckel ligament.

M. cavity メッケル洞 (腔)(側頭骨岩様部末端部における硬脳の2層の間にある間隙で, ガッセル神経節のあるところ), = Meckel space.

M. ganglion メッケル神経節 (蝶口蓋神経節), = sphenopalatine ganglion.

M. ligament メッケル靱帯, = Meckel band.

M. space メッケル腔, = cavum trigeminale.

meck·el·ec·to·my [mekəléktəmi] メッケル憩室切除術.

mec·li·zine hy·dro·chlo·ride [méklizin haidroukló:raid] 塩酸メクリジン [化] *N*-*p*-chlorbenzhydryl-*N′*-*m*-methyl-benzylpiperazine dihydrochloride (抗ヒスタミン薬または制吐薬として用いる), = meclozine hydrochloride, histamethizine.

mec·lo·fen·ox·ate [mìkloufinákseit] メクロフェノキセート [化] dimethylaminoethyl para-chlorophenoxyacetate (脳代謝賦活治療として用いられる).

m. hydrochloride メクロフェノキサート塩酸塩 [化] 2-dimethylaminoethyl 4-chlorophenoxyacetate monohydrochloride $C_{12}H_{16}ClNO_3 \cdot HCl$: 294.17 (塩酸メクロフェノキサート．エステル系抗めまい薬．中枢神経賦活作用, 脳代謝促進作用, 脳血流増加作用, 抗低酸素作用, 脳内コリン増加が認められる). (→ 構造式)

mec·lo·qual·one [mekləkwá:loun] メクロカロン [化] 3-(*o*-chlorophenyl)-2-methyl-4(3*H*)-quinazolinone $C_{15}H_{11}ClN_2O$ (鎮静・催眠薬).

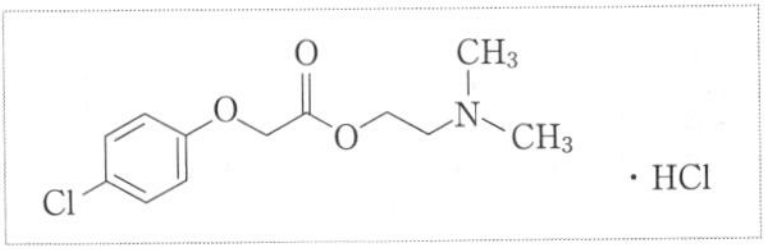

me·co·bal·a·min [mèkəbǽləmin] メコバラミン [化] Co*α*-[*α*-(5,6-dimethylbenz-1*H*-imidazol-1-yl)]-Co*β*-methylcobamide $C_{63}H_{91}CoN_{13}O_{14}P$: 1344.38 (補酵素型ビタミン B_{12} (ヌクレオチド - コバルトキレート)．末梢性神経障害, ビタミン B_{12} 欠乏による巨赤芽球性貧血に適用).

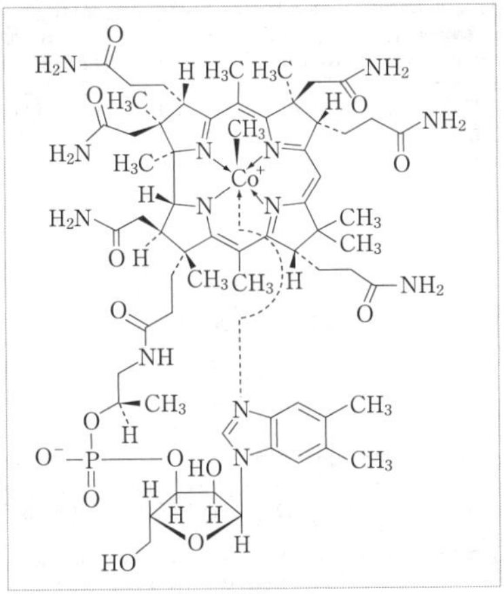

me·co·ce·phal·ic [mì:kousifǽlik] 長頭の, = dolichocephalic.

me·com·e·ter [mi:kámitər] メコメーター (乳児身長測定器).

mec·o·nate [mí:kəneit] メコン酸塩.

meconial colic 胎便仙痛.

me·con·ic ac·id [mi:kánik ǽsid] メコン酸 [化] 3-hydroxy-4-oxo-1,4-pyran-2,6-dicarboxylic acid $C_7H_4O_7$ (アヘンから得られる有機酸で, 弱麻酔性を示す化合物).

meconic membrane 胎便膜 (胚直腸内にある).

mec·o·nine [mí:kənin] メコニン $C_{10}H_{10}O_4$ (ナルコチンから得られる結晶質で, 鎮静・催眠薬), = opianyl, meconinic acid.

me·co·ni·or·rhe·a [mi:kòuniərí:ə] 胎便過多.

mec·o·nism [mí:kənizəm] アヘン中毒〔症〕.

me·co·ni·um [mi:kóuniəm] ① 胎便 [医学]. ② アヘン. ③ 蛹便 (昆虫の).

m. aspiration syndrome (MAS) 羊水吸収症候群, 胎便吸引症候群 [医学] (胎便で汚染された羊水を吸引して起こる呼吸障害).

m. blockage syndrome 胎便塞栓症候群.

m. corpuscle 胎便小球.

m. embolism 胎便性塞栓症.

m. ileus 胎便性イレウス, = dysporia entero-broncho-pancreatica congenita.

m. peritonitis 胎便性腹膜炎 [医学] (消化管の穿孔などにより腹腔内に胎便の漏出が起こり生じる).

m. plug 胎便栓.

m. plug syndrome 胎便栓症候群 [医学].

M

m. staining 羊水混濁.

Me·cop·te·ra [mikáptər] 長翅目(シリアゲムシ〔挙尾虫〕類. 節足動物門, 昆虫綱, 新翅亜綱, 内翅下綱の一目), = scorpionflies and hangingflies.

me·cys·ta·sis [misístəsis] 塑造状態(筋肉の長さは増しても, 正常の緊張を示す状態), = mecystatic relaxation.

MeCyt methylcytosine メチルシトシンの略.

MED ① minimum effective dose 最小有効量の略. ② minimum erythema doze 最小紅斑量の略. ③ multiple epiphyseal dysplasia 多発性骨端異形成症の略.

Medawar, Peter Brian [médəwər] メダワー(1915–1987, イギリスの免疫・細胞病理学者. F. M. Burnet と共同で後天的免疫耐性を発見した業績により, 1960年度ノーベル医学・生理学賞を受けた).

me·daz·e·pam [midǽzəpəm] メダゼパム ㊍ 7-chloro-2,3-dihydro-1-methyl-5-phenyl-1*H*-1,4-benzodiazepine $C_{16}H_{15}ClN_2$: 270.76 (ベンゾジアゼピン系抗不安薬. 神経症における不安・緊張・抑うつおよび心身症における身体症状ならびに不安・緊張・抑うつに用いる).

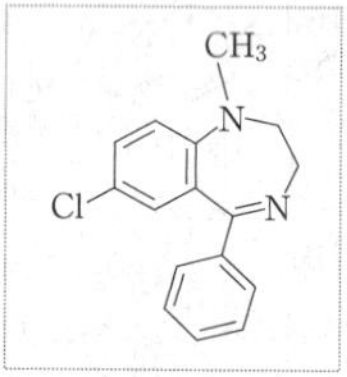

m. hydrochloride 塩酸メダゼパム ㊍ 7-chloro-2,3-dihydro-1-methyl-5-phenyl-1*H*-1,4-benzodiazepine monohydrochloride $C_{16}H_{15}ClN_2$-HCl (マイナートランキンサイザーの一種).

MedDRA メドラー(Medical Dictionary for Regulatory Activities の略. 医薬規制用語集. ICH の協力により作成された医薬用語集で新薬の申請, 副作用情報などこの用語を使用することが多くなっている).

Med·ex [médeks] メデックス(医師補助者の教育プログラム).

me·dia [mí:diə] ① 培養基, 培地. ② 中側の(血管の中膜), 中間の. ③ 中脈(昆虫の).

me·di·ad [mí:diæd] 正中方向へ.

me·di·al [mí:diəl] [TA] 内側, = medialis [L/TA].

m. accessory olivary nucleus [TA] 内側副オリーブ核(下オリーブ核と内側絨帯とを区別する灰白質), = nucleus olivaris accessorius medialis [L/TA].

m. ametropia 正中〔屈折〕性非正視.

m. amygdaloid nucleus [TA] 内側扁桃体核*, = nucleus amygdalae medialis [L/TA].

m. and inferior surfaces of cerebral hemisphere [TA] 大脳半球の内側面と下面*, = facies medialis et inferior hemispherii cerebri [L/TA].

m. angle of eye [TA] 内眼角, = angulus oculi medialis [L/TA].

m. antebrachial cutaneous nerve [TA] 内側前腕皮神経, = nervus cutaneus antebrachii medialis [L/TA].

m. anterior malleolar artery 前内果動脈〔医学〕.

m. anterior thoracic nerve 内側胸筋神経.

m. arcuate ligament [TA] 内側弓状靱帯, = ligamentum arcuatum mediale [L/TA].

m. arteriosclerosis 動脈中層硬化症(主に動脈筋層の石灰化と壊死), = Mönckeberg arteriosclerosis.

m. atrial vein 内側側脳室静脈.

m. basal segment〔S Ⅶ〕 [TA] 上枝下–下葉区, = segmentum basale mediale [L/TA], 内側肺底区, = segmentum cardiacum〔S Ⅶ〕[L/TA].

m. basal segmental artery [TA] 内側肺底動脈, = arteria segmentalis basalis medialis [L/TA].

m. basal segmental bronchus〔B Ⅶ〕 [TA] 上枝下–下葉枝, = bronchus segmentalis basalis medialis [L/TA], 内側肺底枝, = bronchus cardiacus〔B Ⅶ〕[L/TA].

m. bicipital groove [TA] 内側二頭筋溝, = sulcus bicipitalis medialis [L/TA], sulcus bicipitalis ulnaris [L/TA].

m. border [TA] 内側縁, = margo medialis [L/TA].

m. border of foot [TA] 内側縁, = margo medialis pedis [L/TA].

m. brachial cutaneous nerve [TA] 内側上腕皮神経, = nervus cutaneus brachii medialis [L/TA].

m. branch [TA] 内側皮枝, = ramus medialis [L/TA].

m. branches [TA] 内側枝*, = rami mediales [L/TA].

m. calcaneal branches [TA] 内側踵骨枝, = rami calcanei mediales [L/TA].

m. canthic fold [TA] 瞼鼻ヒダ, = plica palpebronasalis [L/TA].

m. cartilaginous layer 内側軟骨板.

m. central nucleus of thalamus 〔視床〕中心内側核.

m. cervical nucleus [TA] 内側頸髄核*, = nucleus cervicalis medialis [L/TA].

m. circumflex artery of thigh 内側大腿回旋動脈.

m. circumflex femoral artery [TA] 内側大腿回旋動脈, = arteria circumflexa femoris medialis [L/TA].

m. circumflex femoral veins [TA] 内側大腿回旋静脈, = venae circumflexae femoris mediales [L/TA].

m. classification 中膜石灰化.

m. clunial nerves [TA] 中殿皮神経, = nervi clunium medii [L/TA].

m. collateral artery [TA] 中側副動脈, = arteria collateralis media [L/TA].

m. collateral ligament of knee 膝関節内側側副靱帯.

m. compartment of thigh [TA] 大腿の内側区画*, = compartimentum femoris mediale [L/TA].

m. component 内側系〔医学〕.

m. condyle [TA] 内側顆, = condylus medialis [L/TA].

m. cord [TA] 内側神経束, = fasciculus medialis [L/TA].

m. cord of brachial plexus 腕神経叢の内側神経束.

m. crest of fibula 内側稜.

m. cresta [TA] 内側稜, = crista medialis [L/TA].

m. crural cutaneous nerve [TA] 内側下腿皮枝, = rami cutanei cruris mediales [L/TA].

m. crus [TA] 内側脚, = crus mediale [L/TA].

m. crus of facial canal 顔面神経管の内側脚.

m. crus of greater alar cartilage of nose 大鼻翼軟骨の内側脚.

m. crus of superficial inguinal ring 浅鼡径輪の内側脚.

m. cuneiform [TA] 内側楔状骨, = os cuneiforme mediale [L/TA].

m. cuneiform bone 内側楔状骨.

m. cutaneous branch [TA] 内側皮枝, = ramus cutaneus medialis [L/TA].

m. cutaneous nerve of arm [TA] 内側上腕皮神経, = nervus cutaneus brachii medialis [L/TA].

m. cutaneous nerve of forearm [TA] 内側前腕皮神経, = nervus cutaneus antebrachii medialis [L/TA].
m. cutaneous nerve of leg [TA] 内側下腿皮枝, = rami cutanei cruris mediales [L/TA].
m. division of lumbar erector spinae [TA] 腰部, = divisio medialis musculus erectoris spinae lumborum [L/TA].
m. dorsal cutaneous nerve [TA] 内側足背皮神経, = nervus cutaneus dorsalis medialis [L/TA].
m. dorsal nucleus [TA] 内側背側核*, = nucleus mediodorsalis [L/TA].
m. eminence [TA] 正中隆起*, = eminentia medialis [L/TA].
m. epicondyle [TA] 内側上顆, = epicondylus medialis [L/TA].
m. femoral intermuscular septum [TA] 内側大腿筋間中隔, = septum intermusculare femoris mediale [L/TA].
m. femoral tuberosity 大腿骨内側上顆.
m. fillet 内側毛帯.
m. forebrain bundle [TA] 終脳内側束*(視床下部内において前視領と嗅中枢とを結ぶ束), = fasciculus medialis telencephali [L/TA].
m. frontal gyrus [TA] 内側前頭回, = gyrus frontalis medialis [L/TA].
m. frontobasal artery [TA] 内側前頭脳底動脈*, = arteria frontobasalis medialis [L/TA].
m. geniculate body [TA] 内側膝状体, = corpus geniculatum mediale [L/TA].
m. geniculate nuclei [TA] 内側膝状体核, = nuclei corporis geniculati medialis [L/TA].
m. geniculate nucleus 内側膝状体核 [医学].
m. great muscle 内側広筋.
m. habenular nucleus [TA] 内側手綱核, = nucleus habenularis medialis [L/TA].
m. habenular nudei 内側手綱核 [医学].
m. hamstring 内側膝腱, 内側ハムストリング(膝屈筋群で内側にあるもの. 半膜様筋, 半腱様筋).
m. head [TA] 内側頭, = caput mediale [L/TA].
m. hypothalamus 視床下部内側部 [医学].
m. inferior genicular artery 内側下膝動脈.
m. inguinal fossa [TA] 内側鼡径窩, = fossa inguinalis medialis [L/TA].
m. inguinal fovea 内側鼡(そ)径窩 [医学].
m. intercondylar tubercle [TA] 内側顆間結節, = tuberculum intercondylare mediale [L/TA].
m. intermuscular septum of arm [TA] 内側上腕筋間中隔, = septum intermusculare brachii mediale [L/TA].
m. lacunar node [TA] 内側裂孔リンパ節, = nodus lacunaris medialis [L/TA].
m. lamina [TA] 内側板, = lamina medialis [L/TA].
m. lamina of cartilaginous auditory tube 耳管軟骨内側板.
m. lemniscus [TA] 内側毛帯, = lemniscus medialis [L/TA].
m. ligament [TA] 内側靱帯, = ligamentum collaterale mediale [L/TA], ligamentum mediale [L/TA].
m. ligament of wrist 内側手根側副靱帯, = ligamentum collaterale carpi ulnare.
m. lip [TA] 小結節陵, = labium mediale [L/TA].
m. longitudinal arch of foot 内側縦足弓.
m. longitudinal bundle 内側縦束.
m. longitudinal fasciculus [TA] 内側縦束, = fasciculus longitudinalis medialis [L/TA].
m. longitudinal fasciculus syndrome 内側縦束症候群, = MLF syndrome.
m. longitudinal stria [TA] 内側縦条, = stria longitudinalis medialis [L/TA].
m. loop 内係蹄 [医学].
m. lumbar intertransversarii [TA] 腰内側横突間筋, = musculi intertransversarii mediales lumborum [L/TA].
m. lumbar intertransversarii muscles 腰内側横突間筋.
m. lumbocostal arch 内側腰肋弓.
m. magnocellular nucleus [TA] 大細胞性内側核*, = nucleus medialis magnocellularis [L/TA].
m. malleolar arteries 内果動脈.
m. malleolar branches [TA] 内果枝, = rami malleolares mediales [L/TA].
m. malleolar facet [TA] 内果面, = facies malleolaris medialis [L/TA].
m. malleolar network [TA] 内果動脈網, = rete malleolare mediale [L/TA].
m. malleolar subcutaneous bursa 内果皮下包.
m. malleolar surface of talus 〔距骨〕内果面.
m. malleolus [TA] 内果, = malleolus medialis [L/TA].
m. mammary branches [TA] 内側乳腺枝, = rami mammarii mediales [L/TA].
m. margin [TA] 内側縁, = margo medialis [L/TA].
m. marginal vein [TA] 内側足縁静脈*, = venae marginalis medialis [L/TA].
m. medullary branches [TA] 内側脊髄動脈*, = rami medullares mediales [L/TA].
m. medullary lamina [TA] 内側髄板, = lamina medullaris medialis [L/TA].
m. medullary lamina of corpus striatum 線条体内側髄板.
m. meniscus [TA] 内側半月, = meniscus medialis [L/TA].
m. (muscle) necrosis 中膜壊死(動脈筋層壊死), = medionecrosis.
m. nasal branches [TA] 内側鼻枝, = rami nasales mediales [L/TA].
m. nasal process 内側鼻隆起 [医学].
m. nasal prominence 内側鼻隆起 [医学].
m. nodes [TA] 内側外腸骨リンパ節, 内側総腸骨リンパ節, = nodi mediales [L/TA].
m. nuclei [TA] 内側核*, = nuclei mediales [L/TA].
m. nuclei of thalamus [TA] 視床内側核, = nuclei mediales thalami [L/TA].
m. nucleus [TA] 内側核*, = nucleus medialis [L/TA], 内側部, = pars magnocellularis medialis [L/TA].
m. nucleus of mammillary body [TA] 乳頭体内側核*, = nucleus mammillaris medialis [L/TA].
m. nucleus of thalamus 〔視床〕内側核.
m. nucleus of trapezoid body [TA] 台形体内側核, = nucleus medialis corporis trapezoidei [L/TA].
m. occipital artery [TA] 内側後頭動脈, = arteria occipitalis medialis [L/TA].
m. occipitotemporal gyrus [TA] 内側後頭側頭回, = gyrus occipitotemporalis medialis [L/TA].
m. olfactory gyrus [TA] 内側嗅旁回*, = gyrus olfactorius medialis [L/TA].
m. orbitofrontal artery [TA] 内側眼窩前頭動脈*(内側前頭脳底動脈の別名), = arteria orbitofrontalis medialis [L/TA].
m. palmar space 内側手掌隙.
m. palpebral arteries [TA] 内側眼瞼動脈, = arteriae palpebrales mediales [L/TA].
m. palpebral commissure [TA] 内側眼瞼交連, = commissura medialis palpebrarum [L/TA].

M

m. palpebral ligament [TA] 内側眼瞼靱帯, = ligamentum palpebrale mediale [L/TA].
m. parabrachial nucleus [TA] 内側小脳旁脚核*, = nucleus parabrachialis medialis [L/TA].
m. part [TA] ① 内側枝, = pars medialis [L/TA]. ② 内側部, = pars medialis lobuli biventralis [L/TA].
m. part of middle lobar branch of right superior pulmonary vein 右上肺静脈の中葉静脈の内側部.
m. part of posterior cervical intertransversarii muscles 頸後横突間筋の内側部.
m. patellar retinaculum [TA] 内側膝蓋支帯, = retinaculum patellae mediale [L/TA].
m. pectoral nerve [TA] 内側胸筋神経, = nervus pectoralis medialis [L/TA].
m. pericuneate nucleus [TA] 内側楔状束周囲核*, = nucleus pericuneatus medialis [L/TA].
m. plane 正中平面(身体を左右の2部に分画する背腹平面), = median plane.
m. plantar artery [TA] 内側足底動脈, = arteria plantaris medialis [L/TA].
m. plantar nerve [TA] 内側足底神経, = nervus plantaris medialis [L/TA].
m. plate [TA]〔翼状突起の〕内側板, = lamina medialis [L/TA].
m. plate of pterygoid process 翼状突起内側板.
m. posterior cervical intertransversarii [TA] 頸後横突間筋(内側部), = musculi intertransversarii posteriores mediales cervicis [L/TA], musculi intertransversarii posteriores mediales colli [L/TA].
m. preoptic nucleus [TA] 内側視索前核*, = nucleus preopticus medialis [L/TA].
m. process [TA] 踵骨隆起内側突起, = processus medialis tuberis calcanei [L/TA].
m. process of calcaneal tuberosity 踵骨隆起内側突起.
m. pterygoid [TA] 内側翼突筋, = musculus pterygoideus medialis [L/TA].
m. pterygoid muscle 内側翼突筋.
m. pterygoid nerve 内側翼突筋神経〔医学〕.
m. pterygoid plate 内側翼状板.
m. puboprostatic ligament (♂) [TA] 恥骨前立腺内側靱帯, = ligamentum mediale puboprostaticum (♂) [L/TA].
m. pubovesical ligament (♀) [TA] 恥骨膀胱内側靱帯, = ligamentum mediale pubovesicale (♀) [L/TA].
m. pulvinar nucleus [TA] 内側視床枕*, = nucleus pulvinaris medialis [L/TA].
m. recess 内側谷〔部〕.
m. rectus [TA] 内側直筋, = musculus rectus medialis [L/TA].
m. rectus muscle 内側直筋.
m. reticular nucleus [TA] 内側網様体核*, = nucleus reticularis medialis [L/TA].
m. reticulospinal tract [TA] 内側網様体脊髄路*, = tractus pontoreticulospinalis [L/TA].
m. retromalleolar region [TA] 内果後部*, = regio retromalleolaris medialis [L/TA].
m. root [TA] 内側根, = radix medialis [L/TA].
m. root of median nerve [TA] 内側根, = radix medialis nervi mediani [L/TA].
m. rotation [TA] 内旋*, = rotatio interna [L/TA].
m. segment〔S V〕[TA] 内側中葉区, = segmentum mediale〔S V〕[L/TA].
m. segmental artery [TA] 内側枝, 内側区動脈, = arteria segmenti medialis [L/TA].
m. segmental bronchus〔B V〕[TA] 内側中葉枝, = bronchus segmentalis medialis〔B V〕[L/TA].
m. septal nucleus [TA] 内側中隔核*, = nucleus septalis medialis [L/TA].
m. solitary nucleus [TA] 内側孤束核*, = nucleus medialis solitarius [L/TA].
m. straight muscle 内側直筋〔医学〕.
m. stria [TA] 内側嗅条, = stria olfactoria medialis [L/TA].
m. striate arteries 内側線条体動脈.
m. subnucleus [TA] 内側部*, = pars medialis [L/TA].
m. subtendinous bursa of gastrocnemius [TA] 腓腹筋の内側腱下包, = bursa subtendinea musculi gastrocnemii medialis [L/TA].
m. sulcus of crus cerebri 大脳脚内側溝.
m. superior cerebellar artery [TA] 内側上小脳動脈*, = ramus medialis [L/TA].
m. superior genicular artery 内側上膝動脈.
m. superior olivary nucleus [TA] 内側上オリーブ核, = nucleus olivaris superior medialis [L/TA].
m. supraclavicular nerves [TA] 内側鎖骨上神経(前鎖骨上神経), = nervi supraclaviculares mediales [L/TA].
m. supracondylar crest 内側上顆稜.
m. supracondylar line [TA] 内側顆上線, = linea supracondylaris medialis [L/TA].
m. supracondylar ridge [TA] ① 内側顆上稜, = crista supracondylaris medialis [L/TA]. ② 外側顆上稜, = crista supracondylaris lateralis [L/TA].
m. supraepicondylar ridge [TA] ① 内側顆上稜, = crista supraepicondylaris medialis [L/TA]. ② 外側顆上稜, = crista supraepicondylaris lateralis [L/TA].
m. sural cutaneous nerve [TA] 内側腓腹皮神経, = nervus cutaneus surae medialis [L/TA].
m. surface [TA] 内側面, = facies medialis [L/TA].
m. surface of arytenoid cartilage 披裂軟骨内側面.
m. surface of cerebral hemisphere 大脳内側面.
m. surface of fibula 腓骨内側面.
m. surface of lung 〔肺の〕内側面.
m. surface of ovary 卵巣内側面.
m. surface of testis 精巣内側面.
m. surface of tibia 脛骨内側面.
m. surface of toes 足指内側面.
m. surface of ulna 尺骨内側面.
m. system 内側毛体系(識別力を具えた触覚・圧覚を伝える), = medial lemniscal system.
m. talocalcaneal ligament [TA] 内側距踵靱帯, = ligamentum talocalcaneum mediale [L/TA].
m. tarsal arteries [TA] 内側足根動脈, = arteriae tarsales mediales [L/TA].
m. tubercle [TA] 内側結節, = tuberculum mediale [L/TA].
m. tubercle of posterior process of talus 〔距骨後突起の〕内側結節.
m. umbilical fold [TA] 内側臍ヒダ, = plica umbilicalis medialis [L/TA].
m. umbilical ligament 臍動脈索.
m. vastus muscle 内側広筋.
m. vein of lateral ventricle [TA] 内側〔側脳室〕房静脈, = vena medialis ventriculi lateralis [L/TA].
m. ventral nucleus [TA] 内側前核*, = nucleus medioventralis [L/TA].
m. venule of retina 網膜内側小静脈〔医学〕.
m. vestibular nucleus [TA]〔前庭神経〕内側核(第四脳室底にある核で, 前庭根の内方, 灰白翼の外側に位置する), = nucleus vestibularis medialis

[L/TA].
m. vestibulospinal tract [TA] 内側前庭〔核〕脊髄路, = tractus vestibulospinalis medialis [L/TA].
m. wall [TA] 内側壁, = paries medialis [L/TA], 迷路壁, = paries labyrinthicus [L/TA].
m. whip 〔踵の〕内振り〔医学〕.
m. zone [TA] 内側帯*, = zona medialis [L/TA].
me·di·a·lec·i·thal [mìːdiəlésiθəl] 中卵黄の, = mesolecithal.
me·di·a·lis [miːdiéilis] [L/TA] 内側, = medial [TA].
me·di·al·i·za·tion [mìːdiəlizéiʃən] 正中固定術.
me·di·an [míːdiən] [TA] ① 正中, = medianus [L/TA]. ② 正中の, 中央の〔医学〕. ③ 中央値〔医学〕, メディアン, 中間数, 中等値(配列の中央に位置するものがもつ変量の値).
m. age at death 死亡年齢中央値〔医学〕.
m. age of population 人口の中位数年齢〔医学〕.
m. alveolar cyst 正中歯槽嚢胞〔医学〕.
m. antebrachial vein [TA] 前腕正中皮静脈, = vena mediana antebrachii [L/TA].
m. anterior maxillary cyst 正中前顎嚢胞〔医学〕.
m. aperture [TA] 正中口, = apertura mediana [L/TA].
m. aperture of fourth ventricle 第四脳室正中口, = foramen of Magendie.
m. arcuate ligament [TA] ① 内側弓状靱帯, = ligamentum arcuatum medianum [L/TA]. ② 正中弓状靱帯.
m. artery [TA] 正中動脈, = arteria comitans nervi mediani [L/TA].
m. atlanto-axial joint [TA] 正中環軸関節, = articulatio atlantoaxialis mediana [L/TA].
m. attachment 中部付着〔医学〕.
m. bar 正中稜〔医学〕(前立腺肥大による膀胱頸部の攣縮, または前立腺部尿道の狭窄 glandular bar, あるいは三角部または膀胱口後縁を横切る結合織増殖 fibrous bar をいう).
m. basilic vein 尺側正中皮静脈〔医学〕.
m. body 中央小体, 伴基体.
m. bulb 食道中球.
m. callosal artery [TA] 内側脳梁動脈*, = arteria callosa mediana [L/TA].
m. center 内側中枢(視床の内側中心部), = centrum medianum.
m. cephalic vein 橈側正中皮静脈〔医学〕.
m. cervical cyst 正中頸嚢胞〔医学〕.
m. cervical fistula 正中頸瘻〔医学〕.
m. cleft face syndrome 顔面正中裂症候群〔医学〕, 顔面中央裂症候群, = first branchial arch syndrome.
m. commissural artery [TA] 正中交連動脈*, = arteria commissuralis mediana [L/TA].
m. complement hemolytic dose = CH_{50}.
m. conjugate [TA] 正中径*, = conjugata mediana [L/TA].
m. cricothyroid ligament [TA] 正中輪状甲状靱帯, = ligamentum cricothyroideum medianum [L/TA].
m. cubital vein [TA] 肘正中皮静脈, = vena mediana cubiti [L/TA].
m. cyst 正中嚢胞〔医学〕.
m. density of population 中位数人口密度〔医学〕.
m. diameter 正中径(縦径), = conjugate diameter, diameter medianus.
m. diasthema 正中離開〔医学〕.
m. effective dose (ED_{50}) 平均有効量, = mean effective dose.
m. eminence [TA] 正中隆起*, = eminentia mediana [L/TA].
m. episiotomy 正中会陰切開〔術〕〔医学〕.
m. erythrocyte diameter 赤血球正中径〔医学〕.
m. expectation of life 余命中央値〔医学〕, 中位数余命〔医学〕.
m. facial cleft 正中顔〔面披〕裂〔医学〕.
m. field 中野.
m. forebrain bundle 内側前脳束〔医学〕.
m. frontal sulcus 中前頭溝.
m. glosso-epiglottic fold [TA] 正中舌喉頭蓋ヒダ, = plica glossoepiglottica mediana [L/TA].
m. groove of tongue 舌正中溝.
m. immunizing dose 平均免疫量.
m. incision 正中切開.
m. laryngotomy 正中喉頭切開〔術〕〔医学〕.
m. lethal dose (LD_{50}) 50%致死量(実験動物の50%を死滅させる量).
m. lethal time 半致死時間〔医学〕.
m. line 正中線, 中線.
m. lingual sulcus 舌正中溝〔医学〕.
m. lithotomy 〔会陰〕正中砕石術〔医学〕, 会陰正中切石術(肛門の前方会陰縫合から切開する術式), = Marian lithotomy.
m. lobe 正中葉(小脳虫部上突起).
m. mandibular cyst 正中下顎嚢胞〔医学〕.
m. mandibular point 正中下顎点.
m. maxillary anterior alveolar cleft 正中上顎前方歯槽突起裂.
m. maxillary cyst 正中上顎嚢胞〔医学〕.
m. nasal fold 内側鼻突起, = median nasal process.
m. nasal process 内側鼻突起(胎児の嗅嚢の間にあって, 前頭鼻溝の下方の全部で, 鼻中隔に発育するもの), = median nasal fold.
m. nerve [TA] 正中神経, = nervus medianus [L/TA].
m. nerve palsy 正中神経麻痺.
m. nerve paralysis 正中神経麻痺〔医学〕(猿手が特徴).
m. nuclei of thalamus [TA] 視床正中核, = nuclei mediani thalami [L/TA].
m. nucleus [TA] 正中核*, = nucleus medianus [L/TA].
m. organism 中央菌〔医学〕, 中心菌.
m. palatine cyst 正中口蓋嚢胞〔医学〕.
m. palatine process 正中口蓋突起〔医学〕.
m. palatine suture [TA] 正中口蓋縫合, = sutura palatina mediana [L/TA].
m. perineotomy 会陰正中切開〔術〕.
m. plane [TA] 正中面, = planum medianum [L/TA].
m. point of population 人口正中点〔医学〕.
m. preoptic nucleus [TA] 正中視索前核*, = nucleus preopticus medianus [L/TA].
m. prostatic notch 正中前立切痕.
m. raphe 中央縫線〔医学〕.
m. raphe cyst of penis 陰茎縫線嚢腫.
m. raphe nucleus [TA] 正中縫線核, = nucleus raphes medianus [L/TA].
m. rhinoscopy 中鼻鏡検査〔法〕〔医学〕.
m. rhomboid glossitis 正中菱形舌炎〔医学〕.
m. root zone 正中根帯, = oval fasciculus.
m. sacral artery [TA] 正中仙骨動脈, = arteria sacralis mediana [L/TA].
m. sacral crest [TA] 正中仙骨稜, = crista sacralis mediana [L/TA].
m. sacral vein [TA] 正中仙骨静脈, = vena sacralis mediana [L/TA].
m. sagittal plane [TA] 正中矢状面, = planum me-

M

dianum [L/TA].
m. section 正中切開〔術〕〔医学〕.
m. sternal line 胸骨中央線〔医学〕.
m. sternotomy 正中胸骨切開〔術〕〔医学〕.
m. sulcus [TA] 正中溝, = sulcus medianus [L/TA].
m. sulcus of fourth ventricle 〔第四脳室〕正中溝, = sulcus medianus ventriculi quarti.
m. sulcus of tongue [TA] 舌正中溝, = sulcus medianus linguae [L/TA].
m. survival 生存期間の中央値〔医学〕.
m. tarsorrhaphy 正中部瞼板縫合術.
m. thyrohyoid ligament [TA] 正中甲状舌骨靱帯, = ligamentum thyrohyoideum medianum [L/TA].
m. thyrohyoid ligamentum 正中甲状舌骨靱帯〔医学〕.
m. tolerance limit 半数生存限界濃度〔医学〕.
m. tongue bud 正中舌芽〔医学〕.
m. umbilical fold [TA] 正中臍ヒダ, = plica umbilicalis mediana [L/TA].
m. umbilical ligament [TA] 正中臍索, = ligamentum umbilicale medianum [L/TA].
m. vein of forearm [TA] ① 前腕の皮静脈, = vena mediana antebrachii [L/TA]. ② 前腕正中皮静脈.
m. vein of neck 頸正中静脈.
m. vertex presentation 頭頂位(頭頂が先進する胎位).
me·di·a·ne·cro·sis a·or·tae [mì:diənikróusis eiɔ́:ti:] 大動脈中膜壊死.
me·di·a·nus [mi:díənəs] [L/TA] 正中, = median [TA].
me·di·a·om·eter [mi:diəámitər] 屈折計, 透光検査器(透光媒体の屈折異常を測定する器械).
me·di·a·scle·ro·sis [mì:diəskliəróusis] 中膜硬化症(動脈硬化症にみられる中膜の石灰沈着. Moenckeberg).
me·di·as·ti·nal [mì:diæstáinəl] 縦隔洞の, 縦隔の〔医学〕.
m. abscess 縦隔膿瘍〔医学〕, 縦隔洞膿瘍.
m. arteries 縦隔動脈.
m. branches [TA] 縦隔枝, = rami mediastinales [L/TA].
m. cyst 縦隔嚢胞〔医学〕.
m. disease 縦隔疾患〔医学〕.
m. emphysema 縦隔気腫〔医学〕.
m. empyema 縦隔膿胸〔医学〕.
m. flap 縦隔弁〔医学〕.
m. flutter 縦隔動揺〔医学〕, 縦隔洞性粗動(呼吸とともに肺が縦隔洞を左右に動かすこと).
m. goiter 縦隔内甲状腺腫〔医学〕.
m. hematoma 縦隔血腫〔医学〕.
m. hemorrhage 縦隔出血〔医学〕.
m. hernia 縦隔ヘルニア〔医学〕.
m. lipomatosis 縦隔脂肪沈着症〔医学〕.
m. mass 縦隔腫瘤〔医学〕.
m. neoplasm 縦隔新生物(腫瘍)〔医学〕.
m. part [TA] 縦隔胸膜, = pars mediastinalis [L/TA].
m. pleura 縦隔胸膜.
m. pleurisy 縦隔胸膜炎〔医学〕.
m. pneumothorax 縦隔気胸〔医学〕.
m. shift 縦隔偏位〔医学〕, 縦隔動揺.
m. space 縦隔洞隙, 縦隔.
m. surface [TA] 縦隔部, = facies mediastinalis [L/TA].
m. surface of lung 肺〔臓の〕縦隔面.
m. syndrome 縦隔症候群(縦隔内の圧迫による振戦など).
m. teratoma 縦隔奇形腫〔医学〕.
m. tumor 縦隔腫瘍〔医学〕.
m. veins [TA] 縦隔静脈, = venae mediastinales [L/TA].
me·di·as·ti·ni·tis [mi:diæstináitis] 縦隔炎〔医学〕.
me·di·as·ti·nog·ra·phy [mì:diæstiágrəfi] 縦隔造影法〔医学〕.
me·di·as·tin·o·per·i·car·di·tis [mì:diæstinəpèrikɑ:dáitis] 縦隔心膜炎〔医学〕.
me·di·as·tin·o·pul·mo·na·ry [mì:diæstinəpʌ́lmənəri] 縦隔肺の.
me·di·as·tin·o·scope [mì:diəstínəskoup] 縦隔鏡〔医学〕.
me·di·as·ti·nos·co·py [mì:diæstinάskəpi] 縦隔鏡検査〔法〕〔医学〕.
me·di·as·ti·not·o·my [mì:diæstinátəmi] 縦隔切開術.
me·di·as·ti·num [mì:diæstáinəm] [L/TA] 縦隔, = mediastinum [TA]. 形 mediastinal.
m. anterius [L/TA] 縦隔の前部(前縦隔), = anterior mediastinum [TA].
m. cerebelli 小脳鎌, = falx cerebelli.
m. cerebri 大脳鎌, = falx cerebri.
m. inferius [L/TA] 縦隔の下部(下縦隔), = inferior mediastinum [TA].
m. medium [L/TA] 縦隔の中部(中縦隔), = middle mediastinum [TA].
m. of testis [TA] 精巣縦隔, = mediastinum testis [L/TA].
m. posterius [L/TA] 縦隔の後部(後縦隔), = posterior mediastinum [TA].
m. superius [L/TA] 縦隔の上部(上縦隔), = superior mediastinum [TA].
m. testis [L/TA] 精巣縦隔, = mediastinum of testis [TA].
me·di·as·ti·nus [mì:diəstáinəs] 医師助手.
me·di·ate [mí:dieit] 間接の, = indirect.
m. agglutination 第二次癒着(肉芽腫そのほかの増殖物が形成して治癒すること).
m. amputation 間接切断. → intermediate amputation.
m. auscultation 間接聴診〔法〕(聴診器を用いる方法).
m. contagion 〔間接〕媒体伝染, = indirect contagion.
m. heredity 祖先からの遺伝.
m. irrigation 間接潅注.
m. percussion 間接打診〔法〕〔医学〕.
m. therapeutics 間接療法(母体に投与して, その乳汁に排泄される成分を利用する乳児の治療).
m. transfusion 間接輸血〔医学〕.
mediating variable 媒介変数.
me·di·a·tion [mi:diéiʃən] 仲介, 介在, 調停.
me·di·a·tor [mí:dieitər] メディエーター, 仲介者, 調停器, 媒介物質, 伝達物質.
m. complex メディエーター複合体(肺結核初感染の初期変化群).
med·i·ca·ble [médikəbl] 治療し得る.
Med·i·ca·go [mèdikéigou] ウマゴヤシ属(マメ科の一属).
M. sativa ムラサキウマゴヤシ(ビタミン K_1 の原料植物), = alfalfa, lucerne.
Med·i·caid [médikeid] メディケイド(アメリカの低所得者を対象とした公的な医療保険制度).
Medical Practitioners Law 医師法〔医学〕.
Medical Research Council 医学研究審議会〔医学〕.
Medical Service Law 医療法〔医学〕.
med·i·cal [médikəl] ①医療〔医学〕. ②医学の. ③内科の. ④薬剤の.

m. activity 医療行為〔医学〕.
m. administrative work 医学管理業務〔医学〕.
m. advertising 医療広告〔医学〕.
m. affairs bureau 医務局〔医学〕.
m. anatomy 医学解剖学.
m. aneurysm 内科的動脈瘤(身体深部の動脈瘤. 外科手術で治療の不可能なもの).
m. animal 医動物〔医学〕.
m. anthropology 医療人類学.
m. aphorism 医学的格言〔医学〕.
m. appliance 医用機器〔医学〕, 医療器具(装置)〔医学〕.
m. arthropodology 医学節足動物学.
m. assessment 医学的評価〔医学〕.
m. assistance 医療扶助〔医学〕.
m. association 医師会〔医学〕.
m. astrology 医学的占星術(星学)〔医学〕.
m. audit 医療監査〔医学〕, 医療評価〔医学〕.
m. bacteriology 医〔学〕細菌学〔医学〕.
m. bioengineering 医用生体工学〔医学〕.
m. biography 医学伝記〔医学〕.
m. biotechnology 医用生体工学〔医学〕.
m. book 医学書〔医学〕.
m. botany 薬用植物学〔医学〕.
m. breathing gas 医用呼吸ガス〔医学〕.
m. care 医療〔医学〕, 診療〔医学〕.
m. care distribution 医療分布〔医学〕.
m. care for aged 老人医療〔医学〕.
m. care for indigents 低所得者医療保証〔医学〕.
m. care for low-income group 低所得者医療〔医学〕.
m. care for school children 学童医療〔医学〕.
m. care-getting behavior 受療行動.
m. care in remote site へき地診療〔医学〕.
m. care inspection 医療監視.
m. care insurance 医療保険制度〔医学〕.
m. care neglect メディカルケアネグレクト, = medical neglect.
m. care plan 医療計画〔医学〕.
m. care standard 医療水準〔医学〕.
m. care team 医療チーム〔医学〕.
m. caricature 医学戯画〔医学〕.
m. center 医療センター(医科大学, 大学附属病院, 医学研究所などの総称).
m. certificate 診断書〔医学〕, 検案書〔医学〕.
m. check up 健康診断〔医学〕, 健康診査〔医学〕.
m. chemistry 医化学〔医学〕.
m. chronology 医学年表〔医学〕.
m. climatology 気象医学〔医学〕.
m. cognitive psychology 医療認知学.
m. college 医科大学〔医学〕(主として単科大学についていう).
m. communication 医療コミュニケーション(医療機関内での良好な医療従事者-患者・家族間関係の樹立を目的としたコミュニケーション. 医療教育にとっても重要な課題である).
m. congress 医学会議〔医学〕.
m. continuing education 医学卒後教育〔医学〕, 医学生涯教育〔医学〕.
m. corporations 医療法人〔医学〕.
m. corps 軍医団(陸海軍の軍医部).
m. data processing 医療データ処理.
m. data processing computer 医用〔データ処理用〕コンピュータ(電〔子計〕算機)〔医学〕.
m. decision analysis 診断分析学〔医学〕.
m. decision making 医学判断学, 医療判断学, = clinical decision making.
m. decision support system 診断支援システム〔医学〕.
m. device 医用機器〔医学〕, 医療器具(装置)〔医学〕.
m. diagnosis 内科的診断〔医学〕.
m. diagnostic instrument 診断医学器械〔医学〕, 検査器械.
m. diathermy 内科的ジアテルミー(組織を死滅させない程度の透熱療法), = thermopenetration.
m. director 医長.
m. disposable products 医用ディスポーザブル製品(現在では容器, チューブなどの単純な器具類から人工透析関係, 呼吸器用回路まで多種多様に医療で使用される使い捨て製品).
m. dispute 医事紛争〔医学〕.
m. dissertation 医学学位論文〔医学〕.
m. doctor in hospital 勤務医〔医学〕.
m. dosis for children 小児薬用量, = pediatric posology.
m. ecology 医生態学〔医学〕.
m. economics 医療経済学〔医学〕.
m. education 医学教育〔医学〕.
m. education study 医学教育学.
m. electronics (ME) 医用電子工学〔医学〕.
m. engineering (ME) 医用工学〔医学〕. → ME.
m. entomology 衛生昆虫学〔医学〕, 医〔用〕昆虫学〔医学〕.
m. equipment 医用機器〔医学〕, 医療器具(装置)〔医学〕.
m. ethics 医の倫理〔医学〕(医師道徳の規約で, 各国の医師会またはそれに関係ある団体で成典として規定されている. アメリカ医師会による1949年の Principles of Medical Ethics は広く医師に愛読されている).
m. evidence 医学的確証〔医学〕.
m. examination 健康診断〔医学〕.
m. examination car 検診車〔医学〕.
m. examination hearing loss 健診難聴(器質性難聴がないのに検査上難聴とされるものをいう. 学童において健診の際に発見されるが, 本人には難聴の自覚はないことが多い. 広義の機能性難聴).
m. examination report 健康診断報告〔医学〕.
m. examination system 医学検査(監察)制度〔医学〕.
m. examiner ① 医学試験委員, 医術開業試験委員. ② 生命保険検察医. ③ 監察医〔医学〕.
m. examiner system 監察医制度〔医学〕.
m. examining instrument 医学検査(診断)器械〔医学〕.
m. expense insurance 医療〔費〕保険〔医学〕, = medical insurance.
m. expenses 医療費.
m. exposure 医療被曝〔医学〕.
m. facilities network 医療施設連携〔医学〕.
m. faculty 医学部教授会〔医学〕.
m. fee payment system 医療報酬点数制度〔医学〕.
m. fees 医療費.
m. fellowship 医学フェローシップ〔医学〕.
m. finger 薬指, = ring finger.
m. folklore 民族医学〔医学〕.
m. fraternity 医学フラタニティー〔医学〕.
m. gas 医療〔用〕ガス〔医学〕.
m. genetics 遺伝医学〔医学〕.
m. geography 医〔学〕地理学〔医学〕.
m. graduate education 医学部大学院教育〔医学〕.
m. gymnastics ① 医療体操〔医学〕. ② 医学修錬.
m. history 病歴.
m. history taking 病歴問診〔医学〕, 病歴聴取(病

M

歴をとること).
m. hydrology 温泉療法学〔医学〕, 水治療法学〔医学〕.
m. illustrating 医学図譜〔医学〕.
m. imaging technology 医用画像工学.
m. impairment 医〔学〕的欠陥〔医学〕.
m. indigency 医療貧困〔医学〕.
m. informatics 医療情報学〔医学〕(医療上の知識, 患者に関する資料など, あらゆる情報の流れを効率化することによって医療の質と能率を高めることを目的とした学問分野).
m. information 医学情報〔医学〕.
m. information data base 保健医療データベース〔医学〕.
m. information disclosure 診療情報開示.
m. information network 医療情報ネットワーク〔医学〕.
m. information system 医療情報システム〔医学〕.
m. information technology 医療情報工学〔医学〕.
m. inspection ①医療監視〔医学〕, 医療査察〔医学〕. ②検疫.
m. institution 医療機関〔医学〕.
m. institution survey 医療施設調査〔医学〕.
m. instrument 医療器械.
m. journal 医学雑誌.
m. jurisprudence 医事法制〔医学〕, 法医学〔医学〕, 裁判医学, = forensic medicine, legal medicine.
m. jurisprudence of accident 事故・災害法医学〔医学〕.
m. lawsuit 医療訴訟.
m. leech 医用ヒル(うっ血の治療に用いられる医療用に清潔環境で飼育されているヒル).
m. legislation 医事法制〔医学〕, 法医学〔医学〕.
m. library 医学図書館(室)〔医学〕.
m. license 医師免許証, = license for practice of medicine.
m. licensure 医師免許〔医学〕.
m. logic 医学論理〔医学〕.
m. magic 医学的魔術〔医学〕.
m. malpractice 医療過誤〔医学〕, 医療事故〔医学〕.
m. manuscript 医学原稿〔医学〕.
m. meteorology 医学的気象学〔医学〕.
m. microbiology 医学微生物学〔医学〕.
m. mission 医療使節〔医学〕.
m. missionary 医学使節〔医学〕.
m. model 医療モデル.
m. morality council 医道審議会.
m. museum 医学博物館〔医学〕.
m. mycology 医〔学〕真菌学〔医学〕.
m. neglect 医療ネグレクト, メディカルネグレクト(子どもの健康に関することで, 医療的ケアが必要であるにもかかわらず, 適切なケアが施されない結果, 心身障害をきたすもの), = medical care neglect.
m. nursing 内科的看護学〔医学〕.
m. office 医局〔医学〕.
m. ophthalmoscopy 内科的検眼法.
m. parasitology 医寄生虫学.
m. pathology 医学病理学.
m. philosophy 医哲学〔医学〕.
m. physics 医学物理学〔医学〕.
m. polymer 医用高分子(高分子材料で特に医学, 医療に用いられるもの. シリコンゴム, ポリウレタン, テフロンなど), = biomedical polymer.
m. postgraduate education 医学卒後教育〔医学〕.
m. practice 臨床〔医学〕, 医業, 開業, 医行為(医師が患者に対して行う医療すべての行為).
m. practice management 医業経営〔医学〕.
m. practitioner 医師〔医学〕, 開業医〔医学〕.
m. prepayment plan 前納医療保険〔医学〕.
m. profession 医業〔医学〕(診療に携わる職責をもつ医師の総称).
m. professional liability insurance 医師賠償責任保険〔医学〕.
m. professionals 医療関係職種〔医学〕.
m. protozoology 医原虫学.
m. proverb 医学的ことわざ(諺)〔医学〕.
m. psychology 医学〔的〕心理学〔医学〕, 医療心理学.
m. radiation 医療用放射線.
m. reactor 医用原子炉〔医学〕.
m. receptionist 医療〔事務〕受付係〔医学〕.
m. record ①病歴〔医学〕. ②診療録〔医学〕.
m. record administration 病歴管理〔医学〕.
m. record administrator 診療録管理者〔医学〕.
m. record library 病歴室〔医学〕.
m. record linkage 診療録共同利用〔医学〕.
m. reference book 医学参考書〔医学〕.
m. rehabilitation 医〔学〕的リハビリテーション〔医学〕.
m. representative (MR) 医薬情報担当者〔医学〕(医薬品や副作用情報を医学的に説明するメーカーの担当者).
m. research 医学研究〔医学〕.
m. research reactor 医〔学研究〕用小型原子炉〔医学〕.
m. responsibility 医療責任〔医学〕.
m. school ①医科大学〔医学〕. ②医学部〔医学〕(主として総合大学の学部をいう).
m. science 医学, 医科学.
m. secretary 医学秘書〔医学〕.
m. security 医療保障〔医学〕.
m. security system 医療保険制度〔医学〕.
m. selection 医学的選択〔医学〕.
m. sensor 医用センサー.
m. serial publication 医学逐次刊行物〔医学〕.
m. service ①医療〔医学〕, 診療〔医学〕, 医療業務〔医学〕. ②内科, 内科病棟.
m. service plan for low-income and indigent group 低所得層医療保障〔医学〕.
m. shorthand 医学速記〔医学〕.
m. soap 薬用石けん(鹸)〔医学〕.
m. social work 医療ソーシャルワーク〔医学〕.
m. social worker (MSW) 医療ソーシャルワーカー.
m. society 医学会〔医学〕.
m. sociology 医療社会学〔医学〕.
m. soft diet 内科的軟食(流動食).
m. specialist 専門医・認定医〔医学〕.
m. speciality 医学専門分野〔医学〕.
m. specialization 医学専門化〔医学〕.
m. specialty board 認定医制(各専門領域の学会が研修を受けた医師について独自に審査し, 認定医とすること).
m. spectrometer 医用スペクトロメータ〔医学〕.
m. staff 医員〔医学〕.
m. standard 医療水準.
m. statistics 医学統計〔医学〕, 医事統計〔医学〕, 医学統計学.
m. student 医学生〔医学〕.
m. superstition 医学的迷信〔医学〕.
m. supply 医療用品〔医学〕.
m. symbolism 医学シンボル〔医学〕.
m. technical term 医学技術用語〔医学〕.
m. technologist 臨床検査技師.
m. technology 医療技術〔医学〕, 臨床検査学(法).
m. technology assesment (MTA) 医療技術評価

(医薬品，機器，設備，診断・治療技術の効果，安全性，効率性などのテクノロジー・アセスメントである)．
m. telemeter 医〔療〕用テレメータ〔医学〕．
m. term 医学用語〔医学〕．
m. terminology 医学用語〔医学〕．
m. thermography 医用サーモグラフィ．
m. treatment 内科療法，内科的治療．
m. treatment aid 医療扶助〔医学〕．
m. treatment in less populated area へき地診療〔医学〕．
m. treatment insurance 医療保険〔医学〕，健康保険〔医学〕．
m. ultrasound 超音波医学．
m. undergraduate education 学部課程医学教育〔医学〕．
m. underwriting 医務査定〔医学〕．
m. waste 医療廃棄物〔医学〕．
m. welfare 医療福祉．
m. welfare work 医療福祉事業〔医学〕．
m. writing 医学著述〔医学〕．
m. X-ray television 医用X線テレビ〔ジョン装置〕〔医学〕．
m. zoology 医動物学．
medically handicapped 医学的障害者．
medically underserved area 無医地区〔医学〕．
me·dic·a·ment ［midíkəmənt, médi–］ 薬物，薬剤〔医学〕．
m. for external application 外用薬．
med·ic·a·men·to·sa ［mèdikəmentóusə］ 薬の副作用，= adverse drug reaction.
med·i·ca·men·to·sus ［mèdikəmantóusəs］ 薬物性の (medicamentous のラテン語)．
med·i·ca·ment·ous ［mèdikəméntəs］ 薬物性の〔医学〕，薬剤に起因する．
m. dermatitis 薬物〔性〕皮膚炎〔医学〕．
m. dose 薬用量〔医学〕．
m. urticaria 薬物(剤)性蕁麻(じんま)疹〔医学〕．
Med·i·care ［médikeər］ メディケア (アメリカの公的老人医療保険制度)．
med·i·cas·ter ［medikǽstər］ やぶ医者，= charlatan, quack.
med·i·cate ［médikeit］ 薬剤処理の．
med·i·cat·ed ［médikeitid］ 薬物を添加した，薬用の〔医学〕．
m. bath 薬浴〔医学〕，薬湯．
m. bougie ① 薬用坐剤 (薬)〔医学〕．② 薬物塗布ブジー．
m. cosmetic 薬用化粧品〔医学〕．
m. gelatin(e) 薬剤添加ゼラチン．
m. intrauterine device 薬物〔添加〕子宮内〔避妊〕器具〔医学〕，薬物〔付加〕IUD.
m. pencil ペンシル剤〔医学〕，かん(杆)剤〔医学〕．
m. soap 薬用石ケン．
med·i·ca·tion ［medikéiʃən］ ① 投薬〔法〕〔医学〕．② 薬剤，薬物．
m. by mouth 経口投与〔医学〕．
m. by vein 静脈内投与〔医学〕．
m. error 投薬過誤〔医学〕，調剤過誤．
m. history profile 薬歴管理〔医学〕．
m.-induced delirium 医薬品誘発性せん妄．
m.-overuse headache (MOH) 薬剤乱用〔性〕頭痛 (頭痛治療薬，鎮痛薬を継続的に過剰服用することによる)．
m. profile 〔投〕薬プロフィル〔医学〕．
m. system 投薬システム〔医学〕．
m. teaching 服薬指導．
m. use 薬物療法．
med·i·ca·tions (Meds) ［medikéiʃənz］ 薬剤．
med·i·ca·tor ［médikeitər］ 綿棒，= spplicator.
me·di·ce·phal·ic ［mì:disifǽlik］ 橈側正中皮〔静脈〕，= median cephalic vien.
me·di·ce·re·bel·lar ［mì:diseribélər］ 中小脳の．
me·di·ce·re·bral ［mi:diséribrəl, –sirí:brəl］ 中大脳の．
me·dic·i·nal ［midísinəl］ ① 薬剤の，医薬の〔医学〕．② 治療的，医用の〔医学〕，医療の〔医学〕，医学の〔医学〕．
m. charcoal 薬用炭〔医学〕，= carbo medicinalis.
m. chemistry 医薬品化学〔医学〕．
m. eruption 薬疹，= drug eruption.
m. finger 薬指 (第4手指)，= digitus medicus, ring finger.
m. pericementitis 薬物性歯根膜炎．
m. plant 薬用植物〔医学〕．
m. rash 薬疹，= drug rash.
m. restraint 薬物拘束 (麻薬，鎮静薬を用いて興奮状態の精神病者を拘束すること)．
m. soft soap 薬用石ケン (ヤシ油，シュロ油を除く植物油のカリウムけん化物で，1：20 水溶液ではアルカリ性反応を呈するので医薬的に利用される)，= green soap, soft soap, sapo mollis medicinalis.
m. treatment 薬物療法．
medicinated bath 薬浴．
med·i·cine ［médisin］ ① 薬剤．② 診療．③ 医学〔医学〕．④ 内科学〔医学〕．
m. of labor 労働医学〔医学〕．
m. of physical fitness 体力医学〔医学〕．
m. teaching 医学教育〔医学〕．
me·di·ci·ne·rea ［mì:disiní:riə］ 中央灰白質 (レンズ核および前障の灰白質)．
medicines 医薬品．
Medicins Sans Frontieres (MSF) 国境なき医師団 (非営利の国際的民間医療・人道援助団体．1971年パリで結成された)．
me·di·cis·ter·na ［mì:disistə́:nə］ 大脳大静脈槽．
med·i·co·chi·rur·gic ［mèdikoukairə́:ʤik］ 内科外科学の．
med·i·co·chi·rur·gi·cal ［mèdikoukairə́:ʤikəl］ 内科・外科の．
med·i·co·den·tal ［mèdikədéntəl］ 医歯科学の．
med·i·co·le·gal ［mèdikəlí:gəl］ 法医学の，法医の〔医学〕．
m. aspects of tooth 法歯学〔医学〕．
m. autopsy 法医解剖〔医学〕，司法解剖〔医学〕．
m. chemistry 法医〔学的〕化学〔医学〕．
m. dentistry 歯科法医学〔医学〕．
m. examination 法医学的検査〔医学〕．
m. genetics 法医遺伝学〔医学〕．
m. psychiatry 法医精神医学〔医学〕，精神法医学〔医学〕，司法精神医学〔医学〕．
m. semen stain 法医学的精液染色〔医学〕．
med·i·co·me·chan·ic(al) ［mèdikoumikǽnik(əl)］ 診療機械的な．
medicomechanical gymnastics 医療的機械体操〔医学〕．
med·i·co·met·rics ［mèdikəmétriks］ 計量医学．
me·di·com·mis·sure ［mi:dikámiʃuər］ 中央交連 (第三脳室の)，= mediocommissure.
med·i·co·phys·i·cal ［mèdikəfízikəl］ 医学の，医〔学〕物理学の．
med·i·co·phys·ics ［mèdikfíziks］ 医〔学〕物理学．
med·i·co·psy·chol·o·gy ［mèdikousaikáləʤi］ 医〔学〕心理学．
me·di·cor·nu ［mi:dikɔ́:nu］ 中央角 (外側脳室の)，= cornu medium.
med·i·co·sta·tis·tics ［mèdikoustətístiks］ 医学統

M

計学.

med·i·co·tho·rax [mèdikouθɔ́:ræks] (薬物注入を目的とする人工気胸).

med·i·co·to·pog·ra·phy [mèdikoutəpágrəfi] 疾病局所学.

med·i·co·zo·ol·o·gy [mèdikouzouáləʤi] 医動物学.

med·i·cus [médikəs] 医学の, 医師の.

Medin, Oskar [médin] メディン (1874-1928, スウェーデンの医師).

M. disease メディン病 (1890年急性前角灰白炎の流行性を指摘したのでこう呼ばれる), = Heine-Medin disease.

Medina worm メジナ虫, = Guinea worm, *Dracunculus medinensis*.

medio- [mi:diou, -diə] 中央, 中間を表す接頭語.

me·di·o·car·pal [mì:diouká:pəl] 手根中部の, = midcarpal.

me·di·o·com·mis·sure [mì:diəkámiʃuər] = medicommissure.

me·di·o·lat·er·al [mì:diəlǽtərəl] 中外側の.

m. episiotomy 中外側会陰切開〔術〕〔医学〕.

m. lithotomy 会陰正中側方切石術.

m. ray 中側肋.

me·di·o·ne·cro·sis [mì:diounikróusis] 中膜壊死(大動脈の).

me·di·o-oc·cip·ital [mí:diou aksípitəl] 後頭中部の, = midoccipital.

me·di·o·pon·tine [mì:diəpánti:n] 脳橋中部の.

mediopubic reflex 恥骨反射.

me·di·o·tar·sal [mìdiətá:səl] 足根中部の.

m. amputation 足根中部切断, = Chopart amputation, midtarsal a..

mediotorsio cruris 下腿内捻〔症〕.

me·di·o·tra·sal [mìdiətá:səl] 足根中部の.

me·di·pe·dun·cle [mì:dipidʌ́ŋkl] 中小脳脚, = brachium pontis.

me·di·sca·le·nus [mì:diskəlí:nəs] 中斜角筋, = scalenus medius.

me·di·sect [mí:disekt] 正中分割.

me·di·sec·tion [mi:disékʃən] 正中分割, 正中切断.

me·di·syl·vi·an [mi:disílviən] シルヴィウス裂中央部.

med·i·ta·tion [mèditéiʃən] メディテーション.

me·di·tem·po·ral [mi:ditémpərəl] 側頭骨中部の.

Me·di·ter·ra·ne·an [mèditəréiniən] 地中海の.

M. anemia 地中海貧血〔医学〕, = Cooley anemia, thalassemia.

M. Coast fever 地中海沿岸熱.

M. dengue 地中海デング熱, = pappataci fever.

M. erythematous fever 地中海紅斑熱.

M. exanthematous fever 地中海発疹熱〔医学〕, = boutonneuse fever.

M. fever 地中海熱〔医学〕(マルタ熱), = brucellosis, familial paroxysmal polyserositis.

M. spotted fever 地中海斑熱, = boutonneuse fever.

M. yellow fever 地中海黄熱 (ワイル病のこと).

me·di·tul·li·um [mi:ditʌ́liəm] ① 中央, 中心. ② 間板, 髄室.

m. profundum 深間板 (中脳視蓋の一部で, 四丘体下丘のこと).

me·di·um [mí:diəm] ① 媒質 (近接作用の行われる物質または空間). ② 手段, = means. ③ 培養基, 培地〔医学〕, 培養液〔医学〕. ④ 中等度〔の〕〔医学〕, 中庸. [複] media.

m. artery 中血管.

m.-chain acyl-CoA dehydrogenase (MCAD) 中鎖アシル CoA 脱水素酵素.

m.-chain acyl-CoA dehydrogenase deficiency 中鎖アシル CoA 脱水素酵素欠損症.

m.-chain triglyceride (MCT) 中鎖脂肪酸〔医学〕.

m.-chain triglyceride food MCT ミルク (含有脂質の大部分を中鎖脂酸 (C_8~C_{10}) をもつトリグリセリドに置換した人工栄養乳をいう).

m. lymphocyte 中リンパ球〔医学〕, = mesolymphocyte.

m. tolerable limit (MTL) 半数耐容限界〔医学〕.

m. vein 中静脈.

me·di·um·rale [mídiəmra:l] 中水泡音〔医学〕.

me·di·us [mí:diəs] [L/TA] ① 中, = middle [TA]. ② 中央における.

MEDLARS Medical Literature Analysis and Retrieval System メドラースの略 (アメリカ National Library of Medicine のコンピュータ化された医学文献検索システム).

MEDLARS-MEDLINE information system メドラース・メドライン情報システム.

MEDLINE メドライン (アメリカ国立医学図書館のコンピュータ化された医学文献データベース).

me·dor·rhe·a [medərí:ə] 尿道膿漏.

med·ro·ges·tone [medrəʤéstoun] メドロゲストン (経口黄体ホルモン).

me·drox·y·pro·ges·ter·one [medràksiprəʤéstəroun] メドロキシプロゲステロン.

m. acetate 酢酸メドロキシプロゲステロン [化] 17-hydroxy-6α-methylpregn-4-ene-3,20-dione 17-acetate $C_{24}H_{34}O_4$ (黄体ホルモン薬, 経口避妊薬).

med·ry·sone [médrisoun] メドリゾン [化] 11β-hydroxy-6α-methylpregn-4-ene-3,20-dione $C_{22}H_{32}O_3$ (抗炎症薬).

Meds medications 薬剤の略.

Medtronic valve メドトロニック弁 (傾斜ディスク型人工弁の一種).

me·dul·la [midʌ́lə, midjú:l-] [L/TA] ① 髄質 (骨髄, 脊髄, 延髄などをいう), = medulla [TA]. [形] medullar, medullary. ② 髄.

m. dorsalis 脊髄, = medulla spinalis.

m. nephrica 腎髄 (腎錐体の総称).

m. oblongata [L/TA] 延髄, = medulla oblongata [TA].

m. of hair 毛髄質〔医学〕.

m. of lymph node リンパ節髄質.

m. of ovary 卵巣髄質.

m. of thymus [TA] ① 髄質, = medulla thymi [L/TA]. ② 胸腺髄質 (やがて末梢へ移動する成熟Tリンパ球が多く存在する).

m. ossium [L/TA] 骨髄, = bone marrow [TA].

m. ossium flava [L/TA] 黄色骨髄, = yellow bone marrow [TA].

m. ossium rubra [L/TA] 赤色骨髄, = red bone marrow [TA].

m. ovarii [L/TA] 卵巣髄質, = ovarian medulla [TA].

m. renalis [L/TA] 腎髄質, = renal medulla [TA].

m. spinalis [L/TA] 脊髄, = spinal cord [TA].

m. thymi [L/TA] 髄質, = medulla of thymus [TA].

med·ul·lary [midʌ́ləri, médjul-] 髄の, 髄質の, 髄様の〔医学〕.

m. anesthesia 脊椎麻酔, 脊髄麻酔, = spinal anesthesia.

m. arteries of brain 大脳髄質動脈.

m. bone 髄様骨.

m. bundle 髄内維管束.

m. callus 髄仮骨.

m. canal 〔骨〕髄管.

m. cancer 髄様癌〔医学〕.
m. carcinoma 髄様癌〔医学〕.
m. carcinoma of breast 乳腺髄様癌.
m. carcinoma of thyroid 甲状腺髄様癌.
m. cavity [TA] 髄腔, = cavitas medullaris [L/TA].
m. center 髄質中枢, 卵形中枢(脳梁の切断面にみられる白色部), = centrum ovale.
m. chromaffinoma 副腎髄質クロム親和性細胞腫, = paraganglioma, pheochromocytoma.
m. coccygeal vesicle 脊髄尾端小胞(長さ10〜17mmの胚子の脊髄末端部の膨大部).
m. cone [TA] 脊髄円錐, = conus medullaris [L/TA].
m. cord 髄〔質〕索.
m. corpus 髄体〔医学〕.
m. epithelium 髄〔質〕上皮(神経膠細胞の最も幼若な細胞).
m. fold 脊髄ヒダ(髄板両側にある).
m. groove 神経溝, = neural groove.
m. laminae of thalamus 視床髄板.
m. layer 髄.
m. layers of thalamus 視床髄板.
m. membrane 骨内膜, = endosteum.
m. narcosis 脊椎麻酔, = spinal anesthesia.
m. necrosis 髄質壊死〔医学〕.
m. nucleus 小脳白質.
m. osteoma 髄様骨腫〔医学〕.
m. pin 髄内釘〔医学〕.
m. plate 髄板, = neural plate, dorsal p..
m. porencephaly 髄質孔脳症〔医学〕.
m. prosthesis 髄腔挿入プロステーシス.
m. rays [TA] 髄放射*, = radii medullares [L/TA].
m. reamer 骨髄リーマ.
m. respiratory center 延髄呼吸中枢〔医学〕.
m. respiratory chemo(re)ceptor 延髄呼吸化学受容体〔医学〕.
m. reticular formation 延髄網様体〔医学〕.
m. reticulospinal fibres [TA] 延髄網様体脊髄線維*, = fibrae medulloreticulospinales [L/TA].
m. reticulospinal tract [TA] 延髄網様体脊髄路, = tractus bulboreticulospinalis [L/TA].
m. rod 髄内釘〔医学〕.
m. sarcoma 髄様肉腫〔医学〕.
m. segment 髄鞘節(Schmidt-Lantermann 切痕の中間にある Schwann 鞘の一分節).
m. sheath 髄鞘, = myelin sheath.
m. sinus リンパ節髄洞, 髄洞.
m. sinusoid 骨髄シヌソイド.
m. space 〔骨〕髄腔.
m. spinal arteries 脊髄髄質動脈.
m. sponge kidney 海綿腎〔医学〕.
m. stimulant 延髄興奮薬.
m. streak 神経板, 神経溝.
m. striae of fourth ventricle [TA] 第四脳室髄条, = striae medullares ventriculi quarti [L/TA].
m. substance 髄質.
m. substance of ovary 卵巣髄質〔医学〕.
m. swelling 髄様腫脹〔医学〕.
m. syndrome 延髄症候群(同側の舌麻痺, 反対側の上下肢麻痺および反対側の知覚鈍麻を特徴とする延髄および橋の障害による交差性麻痺), = hypoglossal alternating hemiplegia syndrome.
m. tegmental paralysis 延髄被蓋性麻痺(交差性片麻痺, Babinski-Nageotte 症候群, Tapia 症候群, Chestan-Chenais 症候群を含む).
m. triangle 内包.
m. tube 髄管(神経管), = neural tube.

med·ul·lat·ed [médjuleitid] ① 髄質を含有した. ② 有髄鞘の, 有髄の〔医学〕.
m. fiber 有髄〔神経〕線維.
m. nerve 有髄神経.
m. nerve fiber 有髄神経線維〔医学〕.
m. spike 有髄神経スパイク〔医学〕.

med·ul·la·tion [medjuléiʃən] 髄質化, ミエリン鞘形成(神経線維の).
med·ul·lec·to·my [medjuléktəmi] 髄質切除術.
med·ul·li·ad·re·nal [mèdjuliədrí:nəl] 副腎髄質の.
med·ul·lic ac·id [midʌ́lik ǽsid] メズラ酸 $C_{20}H_{41}COOH$ (牛脂または骨髄にある無色酸).
med·ul·li·tis [medjuláitis] ① 骨髄炎. ② 脊髄炎.
me·dul·li·za·tion [mèdjulizéiʃən] 骨髄形成, 髄質化(骨炎の経過中にみられる骨組織が希薄となって骨髄が発生すること).
med·ul·lo·arth·ri·tis [midʌ̀louɑ:θráitis] 関節部骨髄炎.
me·dul·lo·blast [midʌ́ləblæst] 髄〔管〕芽細胞, 神経上皮細胞.
me·dul·lo·blas·to·ma [midʌ̀loublæstóumə] 髄芽腫〔医学〕, = neurospongiome.
me·dul·lo·cell [midʌ́lousel] 骨髄球, = myelocyte.
me·dul·lo·cul·ture [midʌ̀loukʌ́lʧər] 骨髄培養〔医学〕.
me·dul·lo·en·ceph·a·li·tis [midʌ̀louenséfələs] 脊髄脳炎, 髄質脳炎〔医学〕.
me·dul·lo·ep·i·the·li·o·ma [midʌ̀louèpiθi:lióumə] 髄〔様〕上皮腫〔医学〕(原始神経管に類似の構造が出現する未分化な神経外胚様性腫瘍).
me·dul·loid [midʌ́lɔid] 髄質様ホルモン, 副腎髄質刺激物質(副腎髄質ホルモンの作用に類似のアドレナリン作用性物質).
medullopontine sulcus [TA] 延髄橋溝, = sulcus bulbopontinus [L/TA].
me·dul·lo·sis [medjulóusis] 骨髄球増加〔症〕〔医学〕, = myelocytosis.
me·dul·lo·su·pra·re·no·ma [midʌ̀lousu:prəri-nóumə] 副腎髄質腫, = pheochromocytoma.
me·dul·lo·ther·a·py [midʌ̀louθérəpi] 脊髄療法(狂犬病の. Pasteur による).
Medusa head メズサの頭(門脈系, 下大静脈系の循環障害があるとき, 還流が妨げられた静脈血は胸腹壁静脈を通って上大静脈に入り心臓にかえる. この際, 臍窩周囲の静脈が放射状に著しく怒張し, 蛇行した状態をメズサ(ギリシャ神話でメズサの髪は蛇になっている)の頭という).
me·du·sa [mid(j)ú:sə] クラゲ [水母] (ヒドロ虫綱 *Hydrozoa* の世代交番における有性生殖期の生物で, 日本産アンドンクラゲおよびハナガサクラゲは有毒).
me·du·so·con·ges·tin [med(j)ù:soukənʤéstin] メズソコンジェスチン(クラゲの触手から得られる有毒物質).
MEE multilocus enzyme electrophoresis 酵素電気泳動の略.
Meeh, K. [méiei] メエー(ドイツの生理学者).
M.-Dubois formula メエー・デュボア計算式(身長と体重から体表面積を算出する式 $A=W^{0.425}\times H^{0.725}\times 71.84$, ただしAは体表面積($cm^2$), Wは体重(kg), Hは身長(cm)).
M. formula メエー公式(表面積計算式は次のように求める. ただしKは定数12.3, Pは体重).

$$O=K\sqrt[3]{P^2}$$

Mees, R. A. [mí:z] ミーズ(オランダの医師).
M. lines ミーズ線, ミーズ条(慢性ヒ素中毒およびハンセン病で, 爪にみられる水平な白帯), = Mess

stripes.

MEF maximal expiratory flow 最大呼気流量の略.

mef·e·nam·ic ac·id ［mefənéimik ǽsid］ メフェナム酸 [化] 2-(2,3-dimethylphenylamino)benzoic acid $C_{15}H_{15}NO_2$：241.29（抗炎症薬，アントラニル酸系解熱鎮痛薬．酸性の非ステロイド抗炎症薬で，シクロオキシゲナーゼの酵素活性を阻害し，プロスタグランジンの生合成を抑制し作用を発揮する）．

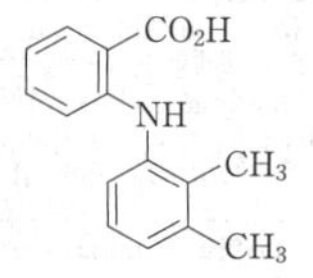

me·fen·o·rex hy·dro·chlo·ride ［miféṇəreks hàidroukló:raid］ 塩酸メフェノレックス [化] *N*-(3-chloropropyl)-α-methylphenethylamine hydrochloride $C_{12}H_{18}ClN$-HCl（交感神経興奮薬）．

me·fex·a·mide ［miféksəmaid］ メフェキサミド [化] *N*-[2-(diethylamino)ethyl]-2-(*p*-methoxyphenoxy) acetamide $C_{15}H_{24}N_2O_3$（抗うつ薬）．

mef·ru·side ［méfrusaid］ メフルシド $C_{13}H_{19}ClN_2O_5S_2$：382.88（スルホンアミド系ループ利尿薬．ヘンレ係蹄上行脚において Na^+-K^+-$2Cl^-$ 共輸送系を阻害し，利尿効果を示す．高血圧および心性浮腫，腎性浮腫，肝性浮腫における利尿に用いる）．

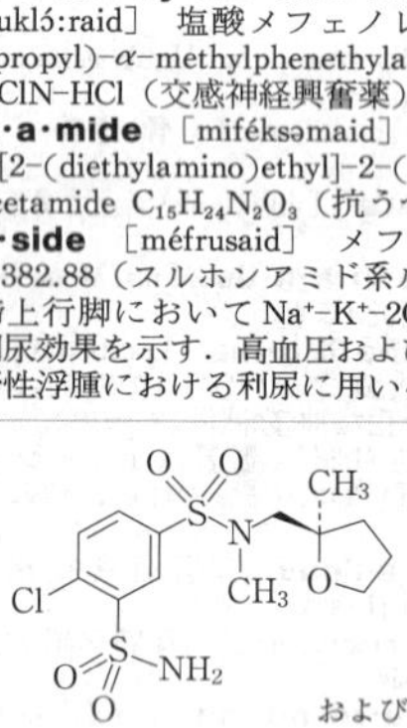

および鏡像異性体

MEG magnetoencephalography 脳磁図の略.

mega- ［megə］ 巨大の意味を表す接頭語，= megalo-.

meg·a·bac·te·ri·um ［mègəbæktí:riəm］ 巨大バクテリア，= maxibacterium.

meg·a·blad·der ［mègəblǽdər］ 巨大膀胱.

meg·a·cal·y·co·sis ［mègəkælikóusis］ 巨大腎杯〔症〕[医学].

meg·a·car·dia ［mègəká:diə］ 巨心症，心肥大，= cardiomegaly.

meg·a·car·y·o·blast ［mègəkǽriəblæst］ 巨核芽球 [医学]，= megakaryoblast.

meg·a·car·y·o·cyte ［mègəkǽriəsait］ 巨核球 [医学]，〔骨髄〕巨核芽細胞（球），= megakaryocyte.

meg·a·ce·cum ［mègəsí:kəm］ 巨大盲腸.

meg·a·ce·phal·ic ［mègəsifǽlik］ 巨〔大〕頭〔蓋〕の.

meg·a·ceph·a·lous ［mègəséfələs］ 巨〔大〕頭〔蓋〕の.

meg·a·ceph·a·ly ［mègəséfəli］ 大頭〔蓋〕症 [医学]，巨〔大〕頭〔蓋〕症 [医学]（頭蓋内積 1,450mL 以上のもの）．

meg·a·cho·led·o·chus ［mègəkoulédəkəs］ 巨大総胆管.

megacisterna magna 巨大大曹 [医学].

meg·a·coc·cus ［mègəkákəs］ 巨大球菌.

meg·a·co·lon ［mègəkóulən］ 巨大結腸〔症〕[医学]（臨床上，次の3型が区別される．① 先天型すなわち真性 Hirschsprung 病．② 機能性巨大結腸．③ 症候性巨大結腸），= congenital idiopathic dilatation of colon，giant colon，Hirschsprung disease.

meg·a·co·ly ［mègəkóuli］ 結腸管腔拡張.

megacystic syndrome 巨大膀胱症候群.

meg·a·cys·tis ［mègəsístis］ 巨大膀胱，= megabladder.

 m. syndrome 巨大膀胱症候群 [医学].

megacystitis-megaureter syndrome 巨大膀胱巨大尿管症候群.

megacystitis-microcolon-intestinal hypoperistalsis syndrome 巨大膀胱炎-小結腸症-腸ぜん動運動低下症候群.

meg·a·dol·i·cho·co·lon ［mègədɑ̀likoukóulən］ 長大結腸.

meg·a·dont ［mégədɑnt］ 巨大歯 [医学]，大歯型，大歯人種.

meg·a·don·tism ［megədɑ́ntizəm］ 巨大歯〔症〕.

meg·a·du·o·de·num ［mègədju:oudí:nəm］ 巨大十二指腸.

meg·a·dyne ［mégədain］ メガダイン（力の単位），= 10^6dyne.

meg·a·erg ［mégəə:g］ メガエルグ（仕事の単位），= 10^6erg.

meg·a·e·soph·a·gus ［mègəi:sɑ́fəgəs］ 巨大食道 [医学].

meg·a·far·ad ［mègəfǽrəd］ メガファラッド（電気容量の単位），= 10^6F.

meg·a·gam·ete ［mègəgǽmi:t］ 大配偶子，= macrogamete.

meg·a·gam·e·to·phyte ［mègəgəmí:təfait］ 大〔形〕配偶体（植物の）[医学].

meg·a·hertz (MHz) ［mégəhə:ts］ メガヘルツ（振動数の単位），= 10^6Hz.

megakaryo- ［megəkæriou, -riə］ 巨核の意味を表す接頭語，= megacaryo-.

meg·a·kar·y·o·blast ［mègəkǽriəblæst］ 巨核芽球 [医学]（骨髄でつくられ巨核球に成熟する母細胞）．→ thromboblast.

meg·a·kar·y·o·blas·to·ma ［mègəkæ̀riəblæstóumə］ 巨核芽球腫（誤ってホジキン病の別名として用いられたことがある）．

meg·a·kar·y·o·cyte ［mègəkǽriəsait］ 巨核球 [医学]，巨核細胞 [医学]（巨核芽球の成熟したもので，正常骨髄に存在し血小板を産生する）．

 m. colony forming unit (Meg-CFU) 巨核球コロニー形成細胞（骨髄細胞を巨核球コロニー刺激因子（Meg-CSF）の存在下に培養したとき形成される巨核球からなるコロニーの前駆細胞）．

 m. colony stimulating factor (Meg-CSF) 巨核球コロニー刺激因子，= interleukin 11 (IL-11).

meg·a·kar·y·o·cyt·ic ［mègəkæ̀riəsítik］ 巨核球の.

 m. leukemia 〔骨髄〕巨核芽球性白血病 [医学]，巨核球性白血病（増殖した白血病細胞が巨核芽球起源と考えられる白血病）．

meg·a·kar·y·o·cy·to·poi·e·sis ［mègəkæ̀riəsaitoupɔií:sis］ 巨核球増殖性の.

meg·a·kar·y·o·cy·to·sis ［mègəkæ̀riousaitóusis］ 巨核球増加〔症〕[医学].

meg·a·kar·y·o·phthis·is ［mègəkæ̀riəθísis］ 巨核球癆（血小板減少症にみられる巨核球性骨髄癆）．

meg·a·kar·y·o·poi·e·sis ［mègəkæ̀rioupɔií:sis］〔骨髄〕巨核球生成．[形] megakaryopoietic.

meg·a·lak·ria ［mègəlǽkriə］ 末端肥大症，= acromegaly.

megalecithal egg 卵黄多量卵子 [医学].

meg·a·len·ceph·a·lon ［mègəlenséfələn］ 巨〔大〕脳 [医学].

meg·a·len·ceph·a·ly ［mègəlenséfəli］ 巨脳症 [医

学〕.

meg·al·er·y·the·ma 〔mègaleriθí:mə〕 大紅斑症.
m. epidemicum 流行性大紅斑症 (Plachte), = erythema infectiosum.

meg·al·gia 〔mègǽlʤiə〕 激痛.

megalo- 〔megəlou, -lə〕 巨大の意味を表す接頭語, = mega-.

meg·a·lo·ap·pen·dix 〔mègəlouəpéndiks〕 巨大虫垂〔医学〕.

meg·a·lo·blast 〔mégələblæst〕 巨〔大〕赤芽球〔医学〕(DNA 合成に必須のビタミン B_{12}, 葉酸欠乏でみられる異常赤芽球. 巨赤芽球が特徴的な貧血は巨赤芽球性貧血と呼ばれる).

megaloblastic anemia 巨〔大〕赤芽球性貧血〔医学〕.

megaloblastic erythropoiesis 巨赤芽球性造血.

megaloblastosis 〔mègələblæstóusis〕 巨赤芽球症〔医学〕.

meg·a·lo·bul·bus 〔mègələbʌ́lbəs〕 巨大球部〔医学〕(X 線像で十二指腸球が大きいこと).

meg·a·(lo)·ca·ly·co·sis 〔mègə(lou)kælikóusis〕 巨大腎杯〔症〕〔医学〕.

meg·a·lo·car·dia 〔mègəloukɑ́:diə〕 巨心症, 心肥大, = cardiomegalia.

meg·a·lo·car·y·o·cyte 〔mègələkǽriəsait〕〔骨髄〕巨核球,〔骨髄〕巨核細胞, = megakaryocyte.

meg·a·lo·ce·phal·ia 〔mègəlousifǽliə〕 ① 巨〔大〕脳. ② 骨性獅子面, = leontiasis ossea, megalocephaly.

meg·a·lo·ceph·a·lus 〔mègələséfələs〕 巨〔大〕頭〔蓋〕体〔医学〕.

meg·a·lo·ceph·a·ly 〔mègələséfəli〕 巨〔大〕脳症.

meg·a·loc·e·rus 〔mègəlɑ́sərəs〕 (前額に角の生えた奇形).

meg·a·lo·chei·ria 〔mègəloukáiriə〕 巨〔大〕手〔症〕, = macrocheiria, megalochiria.

meg·a·lo·chei·rous 〔mègəloukáirəs〕 巨大手の.

meg·a·lo·clit·o·ris 〔mègələklítəris〕 巨大陰核.

meg·a·lo·co·ly 〔mègəloukóuli〕 結腸管腔拡張, = megacoly.

meg·a·lo·cor·nea 〔mègəloukɔ́:riə〕 巨大角膜〔医学〕, = macrocornea.

meg·a·lo·cys·tis 〔mègələsístis〕 巨大膀胱〔医学〕, = megacystis.

meg·a·lo·cyte 〔mégələsait〕 巨〔大〕赤血球〔医学〕(巨赤芽球 megaloblast が成熟して脱核したもので, 悪性貧血などでみられ, MCV 上昇がある), = gianto-cyte.

meg·a·lo·cyt·ic 〔mègələsítik〕 巨赤血球性の〔医学〕.
m. anemia 巨赤血球性貧血〔医学〕, = macrocytic anemia.
m. interstitial nephritis 巨細胞性間質性腎炎〔医学〕, = megacytic interstitial nephritis.

meg·a·lo·cy·to·sis 〔mègəlousaitóusis〕 巨赤血球増加症.

meg·a·lo·dac·tyl·ia 〔mègəloudæktíliə〕 巨大指症, = megalodactylism.

meg·a·lo·dac·ty·ly 〔mègələdǽktili〕 巨指〔医学〕.

meg·a·lo·dont 〔mégələdɑ̀nt〕 巨大歯〔医学〕.

meg·a·lo·don·tia 〔mègələdɑ́nʃiə〕 巨〔大〕歯症〔医学〕, 巨歯人種, = macrodontia.

meg·a·lo·en·ter·on 〔mègəlouéntərɑn〕 巨〔大〕腸〔管〕症, = enteromegaly.

meg·a·lo·er·y·the·ma 〔mègəlouiriθí:miə〕 巨大紅斑, = megalerythema.

meg·a·lo·e·soph·a·gus 〔mègəloui:sɑ́fəgəs〕 巨大食道, = megaesophagus.

meg·a·lo·gas·tria 〔mègələgǽstriə〕 巨大胃〔症〕〔医学〕.

meg·a·lo·glo·bus 〔mègəlougló ubəs〕 巨大眼球〔医学〕.

meg·a·lo·glos·sia 〔mègələglɑ́siə〕 巨舌症.

meg·a·lo·grap·hia 〔mègəlougrǽfiə〕 巨大字症〔医学〕, 大字症, = macrographia.

meg·a·lo·he·pat·ia 〔mègəlouhipǽtiə〕 巨肝症.

meg·a·lo·kar·y·o·blas·to·ma 〔mègəloukæriə-blæstóumə〕〔骨髄〕巨核芽球腫 (胎生期巨核球が増殖すると誤られたので, この語が Hodgkin 病の代用とされたことがある).

meg·a·lo·kar·y·o·cyte 〔mègələkǽriəsait〕〔骨髄〕巨核球,〔骨髄〕巨核細胞, = megakaryocyte.

meg·a·lo·ma·nia 〔mègəlouméiniə〕 誇大妄想〔狂〕〔医学〕.

meg·a·lo·ma·ni·ac 〔mègəlouméiniæk〕 誇大妄想患者.

meg·a·lo·me·lia 〔mègəloumí:liə〕 巨〔大〕肢症.

meg·a·lo·nych·ia 〔mègəlouníkiə〕 巨〔大〕爪症〔医学〕, = onychauxis.

meg·a·lon·y·cho·sis 〔mègəlɑnikóusis〕 巨〔大〕爪症.

me·ga·lo·pa 〔mègəlóupə〕 メガローパ幼生 (甲殻類のうち主に十脚類におけるゾエア zoea 期に次ぐ発生の階段).

meg·a·lo·pe·nia 〔mègəloupí:niə〕 巨大陰茎.

meg·a·lo·pe·nis 〔mègəloupí:nis〕 巨大陰茎〔医学〕, = macropenis.

meg·a·lo·pho·nia 〔mègəloufóuniə〕 大声.

meg·a·loph·thal·mus 〔mègəlɑfθǽlməs〕 巨〔大〕眼〔球〕症, = buphthalmos.

meg·a·lo·pia 〔mègəlóupiə〕 大視症, = megalopsia.

meg·a·lo·plas·to·cyte 〔mègələplǽstəsait〕〔巨〕大血小板〔医学〕, = giant platelet.

meg·a·lo·po·dia 〔mègəloupóudiə〕 巨〔大〕足〔症〕, = macropodia.

meg·a·lop·sia 〔mègəlɑ́psiə〕 大視症〔医学〕, = macropsia.

meg·a·lo·schiz·ont 〔mègələskízənt〕 巨大シゾント, 巨大分裂体.

meg·a·lo·scope 〔mégələskoup〕 拡大鏡〔医学〕, ルーペ, 虫めがね (眼鏡).

meg·a·lo·sig·moid 〔mègəlousígmɔid〕 巨大S状結腸.

meg·a·lo·splanch·nic 〔mègəlousplǽŋknik〕 巨大内臓〔症〕の〔医学〕.

meg·a·lo·sple·nia 〔mègəlousplí:niə〕 巨脾〔症〕〔医学〕, 脾腫〔医学〕, = splenomegaly.

meg·a·lo·spore 〔mégələspɔ:r〕 大胞子菌.

meg·a·lo·syn·dac·ty·ly 〔mègəlousindǽktili〕 巨大合指〔症〕.

meg·a·lo·thy·mus 〔mègəlouθáiməs〕 胸腺肥大〔症〕.

meg·a·lo·u·re·ter 〔mègəloujurí:tər〕 巨大尿管〔症〕〔医学〕, = megaureter.

meg·a·lo·u·re·thra 〔mègəloujurí:θrə〕 巨大尿道〔医学〕.

-megaly 〔megəli〕 大きいを意味する接尾語.

meg·a·mer·o·zo·ite 〔mègəmerouzóuait〕 巨大メロゾイト (分裂体 schizont の分裂により生じた娘虫 merozoite で, 形の大きいもの).

meg·a·my·ce·to·ma 〔mègəmaisitóumə〕 巨菌腫, 巨足菌腫.

meg·a·neu·rite 〔mègənjú:rait〕 巨大神経突起.

meg·an·thro·pus 〔mègǽnθrəpəs〕 巨人.

meg·a·nu·cle·us 〔mègənjú:kliəs〕 巨核, = macronucleus.

meg·a·poi·e·tin 〔mègəpɔií:tin, -pɔ́iət-〕 メガポエチン, = thrombopoietin.

M

meg·a·pros·o·pous [mègəprásəpəs] 巨顔の.
meg·a·pros·o·pus [mègəprəsóupəs] 巨顔.
meg·a·rec·to·sig·moid [mègərektəsígmɔid] 巨大直腸S状結腸〔症〕.
meg·a·rec·tum [mègəréktəm] 巨大直腸.
Meg·a·se·lia [mègəsí:liə] メガセリア属(ハエの一種で,その幼虫は腸ハエウジ症の原因となる).
meg·a·seme [mégəsi:m] 大頭(横前頭頂指数70～74.9,または眼窩指数89以上).
meg·a·sig·moid [mègəsígmɔid] 巨大S状結腸〔医学〕, = megalosigmoid.
meg·a·so·ma [mègəsóumə] 身体肥大(巨人とまでは達しない身体の肥大).
meg·a·some [mégəsoum] 巨大顆粒, = macrosome.
Meg·a·sphae·ra [mègəsfí:rə] メガスフェラ属(嫌気性のグラム陰性球菌).
meg·a·spo·ran·gi·um [mègəspɔ:rǽnʤiəm] 大胞子嚢.
meg·a·spore [mégəspɔ:r] ① 大分生子. ② 大胞子, = macrospore.
meg·a·sthen·ic [mègəsθénik] 強力な,強壮な.
meg·a·throm·bo·cyte [megəθrámbəsait] 巨大血小板(直径20～50μmにも達する程度の巨大血小板に対し Dreyfuss が与えた名称), = giant platelet.
meg·a·u·re·ter [mègəjurí:tər] 巨大尿管, = megaloureter.
m.-megacystis syndrome 巨大尿管膀胱症候群〔医学〕.
megavitamin therapy ビタミン大量〔投与〕療法〔医学〕.
meg·a·volt [mégəvòult] メガボルト(100万ボルト).
meg·a·volt·age [mègəvóultiʤ] メガボルト(100万ボルト以上をさす用語).
m. radiation therapy unit 超高圧放射線治療装置.
Meg-CFU megakaryocyte colony forming unit 巨核球コロニー形成細胞の略.
Meg-CSF megakaryocyte colony stimulating factor 巨核球コロニー刺激因子の略.
me·ges·trol ac·e·tate [miʤéstrɔ:l ǽsiteit] 酢酸メゲストロール ㊅ 17-hydroxy-6-methypregna-4,6-diene-3,20-dione acetate $C_{24}H_{32}O_4$ (抗癌剤).
meg·lit·in·ides [meglítinaidz] メグリチニド.
meg·lu·mine [méglumi:n] メグルミン(放射線不透〔過〕剤の溶解補助製剤).
meg·ohm [mégoum] メグオーム(100万オーム).
m. sensitivity メグオーム感度.
meg·ox·y·cyte [megáksisait] 大顆粒好酸球, = megoxyphil.
meg·ox·y·phil [megáksifil] 大顆粒好酸球.
me·grim [mégrim] 片頭痛, = migraine.
meg·sin [mégsən] メグシン(メサンギウム細胞の特異的機能遺伝子. mesangial cell-predominant gene with a homology to serpin).
MeGua methylguanine メチルグアニンの略.
MEH melanophore-expanding hormone メラニン細胞拡張ホルモンの略.
Mehlis gland メーリス腺.
Meibom, Heinrich [maibóum] マイボーム(1638-1700,ドイツの解剖学者). 形 meibomian.
M. cyst マイボーム腺嚢腫(麦粒腫), = chalazion.
M. gland マイボーム腺(瞼板腺), = glandula tarsalis, meibomian gland, tarsal g..
mei·bo·mi·an [maibámiən] マイボームによる(マイボームが記した).
m. blepharitis マイボーム腺性眼瞼炎.
m. conjunctivitis マイボーム〔腺〕結膜炎.
m. cyst マイボーム腺嚢腫, = chalazion.
m. gland マイボーム腺, = tarsal gland.
m. sty(e) マイボーム腺麦粒腫(内麦粒腫)〔医学〕, = hordeolum interna.
mei·bo·mi·a·ni·tis [màiboumiənáitis] 瞼板腺炎, = meibomitis.
mei·bo·mi·tis [màiboumáitis] マイボーム腺炎〔医学〕.
Meige, Henri [méiʒ] メージ(1866-1940, フランスの医師,メージュともいう).
M. disease メージ病(1899年の記載であるが,1892年すでにアメリカの Milroy が観察した遺伝性下腿浮腫), = Milroy disease.
M. syndrome メージ症候群〔医学〕(眼瞼下垂に口部ジストニーを合併したもの).
Meigs, Arthur Vincent [mégz] メーグス(1850-1912, アメリカの医師).
M. capillaries メーグス毛細血管(心筋の).
M. test メーグス試験(乳汁の脂肪測定法で,牛乳10mLに水20mLとエチルエーテル20mLとを加え,振った後95%アルコール20mLを加えると脂肪はエーテル層に移行するから,これを分離し乾燥して秤量する).
Meigs, Joe Vincent [mégz] メーグス(1892-1963, アメリカの外科医).
M. syndrome メーグス症候群(腹水と胸水とを伴う卵巣線維腫).
Meinicke, Ernst [máinikə] マイニッケ(1878-1945, ドイツの医師).
M. test マイニッケ試験(テスト)〔医学〕.
meio- [maiou, maiə] ① 縮小,短縮,小形など. ② 収縮,低下の意味を表す接頭語, = mio-.
mei·o·car·dia [maioukɑ́:diə] 心臓収縮,正常心〔動〕収縮〔医学〕, = systole.
mei·o·lec·i·thal [maiəlésiθəl] 無卵黄の, = alecithal, miolecithal, oligolecithal.
mei·o·sis [maióusis] 減数分裂〔医学〕, 還元分裂. 形 meiotic.
mei·o·spore [máiəspɔ:r] 還元胞子〔医学〕.
mei·ot·ic [maiátik] 減数分裂の,成熟分裂の.
m. chromosome 染色体ラセン.
m. division 成熟分裂.
m. drive 減数分裂傾向〔医学〕, マイオティックドライブ(減数分裂の際,相同染色体の間で不平等な分離が生じ,それにより集団の遺伝的構成に変化が起こること).
m. phase 減数期,還元期.
m. recombination 減数分裂性組換え〔医学〕.
Meischer syndrome マイシャー症候群, = cheilitis granulomatosa.
Meissl, Emerich [máisəl] マイスル(ドイツの化学者). →Reichert-Meissl number.
Meissner, Georg [máisnər] マイスネル(1829-1905, ドイツの解剖・生理学者. マイスナーともいう).
M. corpuscles マイスネル小体(真皮乳頭内にある結合織に囲まれた楕円形の触覚神経終末器), = Meissner-Wagner corpuscles, tactile corpuscle.
M. plexus マイスネル神経叢(消化管の粘膜下層にある扁平な神経および神経線維の集合), = plexus submucosus Meissneri.
M. tactile corpuscle マイスネル触覚小体〔医学〕.
meit·ne·ri·um (Mt) [màitní:riəm] マイトネリウム(原子番号109. 超アクチノイド元素の一つ. 質量数268の同位体が最も長い半減期(70ms)をもつ).
mel [mél] ハチミツ(ミツバチ *Apis mellifica* の集めた甘味物), = honey.
m. boracis ホウ酸蜜, = borated honey.
m. depuratum 精製ハチミツ(ハチミツ,水,カオリ

M

ンからなる)，= clarified honey，mel despumatum.

m. rosae バラミツ(バラ流エキス120をハチミツで1,000としたもの)，= honey of rose.

me·lae·na [milí:nə] メレナ〔医学〕，下血〔医学〕，= melena.

m. gastric ulcer メレナ性胃潰瘍〔医学〕.

me·lae·ne·me·sis [milì:nemésis] 黒色吐物〔医学〕，= melanemesis.

me·lag·ra [milǽgrə] 指節痛.

Me·la·leu·ca [melǝl(j)ú:kǝ] コバノブラシノキ属(フトモモ科 *Myrtaceae* の一属).

M. leucadendra カユプテ(カユプテ cajeput 油の原料).

M. viridiflora (ゴメノール gomenol の原料植物).

me·lal·gia [milǽlʤiə] 四肢痛，股神経痛.

mel·an·cho·lia [melənkóuliə] メランコリー〔医学〕，うつ病(精神的ならびに身体的活動が異常に抑制される精神病で，憂うつ感情が特徴). 形 melancholic.

m. activa 活動性うつ病.

m. anxia 苦悶性〔抑〕うつ病，= anxiety melancholia.

m. attonita 無動性うつ病(高度の運動機能抑制を伴うもの)，= stuporous melancholia.

m. errabunda 徘徊性うつ病.

m. gravis 重症性うつ病.

m. hypochondriaca ヒポコンドリー性うつ病.

m. metamorphoseos 自己変態性うつ病.

m. misanthropica 嫌人性うつ病.

m. religiosa 宗教的うつ病.

m. simplex 単純うつ病.

mel·an·cho·li·ac [melənkóuliæk] ① うつ病患者. ② 憂うつ質.

mel·an·chol·ic [melənkálik] 黒胆汁質，憂うつ質(ささいなことを重大に考え，取り越し苦労，心配性で他人を信用しない気質).

m. temperament 黒胆汁質(憂うつ質とも呼ばれ，極度に達すると，ヒポコンドリーに陥る).

mel·an·chol·y [mélənkəli] メランコリー，= melancholia.

mel·an·e·de·ma [melənidí:mə] 黒肺症，= melanoedema，anthracosis.

mel·a·nem·e·sis [mèlənéməsis] 黒吐病，= black vomit.

mel·a·ne·mia [meləní:miə] メラニン血症，黒血症〔医学〕.

mel·an·eph·i·dro·sis [mèlənefidróusis] 黒汗症，= melanidrosis.

mél·an·geur [melɑnʒə́:r] [F] メランジュール(血球計算の目的で血液を希釈するために用いるピペット). → hemocytometer.

mel·a·nic·ter·us [meləníktərəs] 黒黄症，= icterus melas，Winckel disease.

mel·an·i·dro·sis [mèlənidróusis] 黒汗症〔医学〕，= melanephidrosis.

mel·a·nif·er·ous [meləníf ərəs] メラニン色素含有の.

m. phagocyte メラニン食細胞.

mel·a·ni·for·ma·tion [mèlənifɔ:méiʃən] メラニン形成.

mel·a·nin [mélənin] メラニン〔医学〕，黒色素〔医学〕，黒素(皮膚，毛髪，黒色腫，網膜脈絡層，大脳黒質などに含有される細胞産物で，イオウ，鉄などの混合物が発見されることもある. 5,6-dihydroxyindole-2-carboxylic acid の重合体).

m.-concentrating hormone (MCH) メラニンコンセントレイティングホルモン，メラニン凝集ホルモン(色素沈着を制御するホルモンとして発見された. 19アミノ酸からなる環状ペプチド).

m. granule メラニン顆粒〔医学〕.

m. thesaurismosis メラニン蓄積症(von Gierke)，= Addison disease.

mel·a·nism [mélənizəm] 黒皮症，黒色症〔医学〕，メラニン沈着〔医学〕，黒化，= melanosis.

mel·a·nis·tic [melənístik] 黒色を呈する，黒皮症性の，= melanotic.

mel·a·ni·za·tion [mèlənizéiʃən] メラニン生成.

melan(o)- [melən(ou), -n(ə)] 黒色の意味を表す接頭語.

mel·a·no·am·e·lo·blas·to·ma [mèlənouəmeloublæstóumə] メラニン性エナメル上皮腫，メラニン性アダマンチノーマ.

mel·a·no·blast [mélənəblæst] メラニン芽細胞〔医学〕，黒色芽細胞(メラニンを原形質中にもつ上皮細胞).

mel·a·no·blas·to·ma [mèlənəblæstóumə] メラニン芽〔細胞〕腫〔医学〕，黒芽〔細胞〕腫.

mel·a·no·blas·to·sis [mèlənoublæstóusis] 黒芽細胞症.

mel·a·no·can·croid [mèlənəkǽŋkrɔid] 黒色カンクロイド(黒色類癌腫).

mel·a·no·car·ci·no·ma [mèlənəkɑ:sinóumə] 黒色癌(黒腫)〔医学〕.

mel·a·noch·r(o)ous [melənákrəs] 黄褐色皮膚のある人(ブルネット)，= brunette.

mel·a·noc·o·mous [melənákəməs] 黒髪の，= black-haired.

mel·a·no·cor·tin [mèlənoukɔ́:rtin] メラノコルチン(ACTH，α-MSHなどが含まれるPOMC(プロピオメラノコルチン)の生成物の総称).

m. receptor (MCR) メラノコルチン受容体.

mel·a·no·cyte [mélənəsait] メラノサイト，メラニン〔形成〕細胞〔医学〕，色素細胞.

m. stimulating hormone (MSH) メラニン細胞刺激ホルモン〔医学〕(脳下垂体中葉ホルモンの一つ)，= melanophore stimulating hormone (MSH).

m. stimulating hormone release inhibiting factor メラニン細胞刺激ホルモン放出抑制因子〔医学〕.

m. stimulating hormone release inhibiting hormone メラニン〔形成〕細胞刺激ホルモン放出抑制ホルモン〔医学〕.

m. stimulating hormone releasing hormone メラニン〔形成〕細胞刺激ホルモン放出ホルモン〔医学〕.

mel·a·no·cy·tic nae·vi [mèlənəsáitik ní:vai] メラニン細胞性母斑〔医学〕.

mel·a·no·cy·to·ma [mèlənousaitóumə] メラニン細胞腫.

mel·a·no·der·ma [mèlənədə́:mə] 黒皮症〔医学〕，メラニン沈着症〔医学〕，= melanodermia. 形 melanodermic.

m. cachectocorum 悪液質黒皮症.

m. macularis multiplex idiopathica 特発性多発性斑状黒皮症.

m. phthriatica pediculis ダニ刺性黒皮症.

mel·a·no·der·ma·ti·tis [mèlənoudə:mətáitis] 黒色皮膚炎〔医学〕.

m. toxica lihenoides et bullosa 苔癬様水疱性中毒性黒色皮膚炎，= Riehl melanosis，war melanosis.

mel·a·no·der·mia [mèlənoudə́:miə] 黒皮症〔医学〕，= melanoderma.

me·lan·o·des [milǽnədi:z] 黒色の，= melanoid.

mel·a·no·e·de·ma [mèlənouidí:mə] 黒肺症，= melanedema.

mel·a·no·ep·i·the·li·o·ma [mèlənouèpiθi:lióu-

M

mə] 黒色上皮腫(体幹に生ずる老人性疣贅の一種).
mel·a·no·floc·cu·la·tion [mèlənouflɑkjuléiʃən] 黒色綿状反応(メラニン抗原を用いるマラリア綿状反応), = Henry test.
mel·a·no·gal·lic ac·id [melənəgǽlik ǽsid] メラノ没食子酸 $C_6H_4O_2$ (無晶無味酸で, タンニン酸または没食子酸を加熱して得られる), = gallhumic acid, metagallic acid.
me·lan·o·gen [milǽnədʒən] メラノーゲン ㊗5,6-dihydroxyindole (黒色腫患者の尿中にある無色クロモゲンで, 酸化されてメラニンに転化する).
mel·a·no·gen·e·sis [mèlənədʒénisis] メラニン発生.
mel·a·no·glos·sia [mèlənəglɑ́siə] 黒毛舌〔病〕〔医学〕, 黒舌〔症〕〔医学〕, = black tongue.
mel·a·noid [mélənɔid] ① 類黒色素(人工的メラニン), = artificial melanin, factitious melanin. ② メラニンの.
Mel·a·noides [mélənɔidz] ヌノメカワニナ〔布目川蜷〕属(トウガタカワニナ科の一属で, パラゴニムスを媒介する).
mel·a·no·leu·ko·der·ma [mèlənoulju:kədə́:mə] 白斑黒皮症.
m. colli 頸部白斑黒皮症(梅毒患者の頸部にみられる黒白斑点状変化), = venereal collar of Venus.
mel·a·no·ma [melənóumə] 黒色腫〔医学〕, 悪性黒色腫, メラノーマ.
m. malignum mesenchymatosum 間葉性悪性黒色腫(Darice).
mel·a·no·ma·lig·nan·cy [mèlənouməlígnənsi] 悪性黒色腫, = melanomalignoma.
mel·a·no·ma·to·sis [mèlənoumətóusis] 黒色腫症.
mel·a·no·nych·ia [mèlənəníkiə] 黒爪〔症〕〔医学〕, メラニン爪, = black nail.
mel·a·nop·a·thy [melənɑ́pəθi] 黒皮症, = melanosis.
mel·a·no·phage [mélənəfeidʒ] メラノファージ, メラニン貪食組織球.
mel·a·no·phore [mélənəfɔ:r] メラノフォア, メラニン〔保有〕細胞〔医学〕(メラノサイトの一種, 皮膚の真皮結合織中にあり, 原形質中にメラニン顆粒を含んでいる), = melanophage.
m. expanding hormone (MEH) メラニン細胞拡張ホルモン(脳下垂体中葉でつくられる), = melanocyte stimulating hormone.
m. expanding substance メラニン産生細胞拡張物質(下垂体後葉ホルモン).
m. hormone メラノフォールホルモン, メラニン細胞ホルモン〔医学〕(下垂体の中葉および後葉中に存在するホルモンで, 動物の保護色の調節に関与する), = melanocyte stimulating hormone.
m. stimulating hormone メラニン〔形成〕細胞刺激ホルモン〔医学〕.
mel·a·noph·o·rin [melənɑ́fərin] メラノホリン(下垂体後葉の仮定ホルモンでメラニン保有細胞を刺激するもの).
mel·a·no·phor·o·cyte [mèlənoufɔ́:rəsait] メラニン保有細胞〔医学〕.
mel·a·no·pho·ro·trop·ic [mèlənoufɔ̀:rətrɑ́pik] メラノホリン親和性の.
m. hormone メラノホリン親性ホルモン.
mel·a·no·pla·kia [mèlənoupléikiə] 黒斑(口腔内の黒色素沈着).
mel·a·no·plast [mélənəplæst] 色素形成細胞. 形 melanoplastic.
mel·a·no·pro·tein [mèlənoupróuti:n] メラニンタンパク質(塩化メラニンを血色素溶液に加えるときに得られる無形性褐色化合物).

M

mel·a·nor·rha·gia [mèlənəréidʒiə] (メレナ melena の旧名).
mel·a·nor·rh(o)e·a [mèlənərí:ə] 黒吐〔症〕, = black vomit, melaena.
mel·a·no·sar·co·ma [mèlənousɑ:kóumə] 黒色肉腫〔医学〕.
mel·a·no·sar·co·ma·to·sis [mèlənousɑ:koumətóusis] 黒色肉腫症.
mel·a·no·scir·rhus [mèlənəskírəs] 黒色癌, = melanocarcinoma.
mel·a·no·sed [mélənoust] 黒皮症にかかった.
mel·a·no·sis [melənóusis] 黒皮症, 黒色症〔医学〕, メラニン沈着〔医学〕. 形 melanotic.
m. bulbi 眼球黒皮症.
m. coli 大腸黒皮症〔医学〕, 結腸黒皮症, 大腸メラノーシス(大腸黒皮症ともいう. 下部大腸粘膜が黒褐色を呈する. センノシドなどアントラキノン系しゃ下薬の長期連用で惹起される).
m. conjunctivae 結膜黒皮症.
m. corii degenerativa 変質性黒皮症(Siemens), = incontinentia pigmenti.
m. faciei feminina 女子顔面黒皮症, = Riehl melanosis.
m. iridis 虹彩黒皮症.
m. lenticularis progressiva (色素性乾皮症. Pick).
m. retinae 網膜黒皮症, = nevoid pigmentation of retina.
m. Riehl リール黒皮症(女子顔面黒皮症).
m. sclerae 強膜黒色症〔医学〕, 強膜メラノーシス〔医学〕, 強膜黒皮症.
mel·a·nos·i·ty [melənɑ́siti] 色黒(皮膚の色調をいう), = swarthy complexion. 形 melanous.
mel·a·no·some [mélənəsoum] メラノソーム.
m. complex メラノソーム複合体.
mel·a·not·ic [melənɔtik] 黒色の, メラニン性の.
m. cancer 黒色癌.
m. carcinoma 黒色癌〔医学〕.
m. cataract 暗黒色白内障〔医学〕.
m. freckle 黒色症〔性〕そばかす〔医学〕.
m. neuroectodermal tumor 黒色神経外胚葉性腫瘍.
m. sarcoma 黒色肉腫〔医学〕.
m. whitlow 黒色瘭疽, = melanoma subungualis.
mel·a·no·tri·chi·a lin·gu·ae [mèlənətríkiə líŋgwi:] 黒舌〔症〕〔医学〕, = black tongue.
mel·a·not·ri·chous [melənɑ́trikəs] 黒毛, 黒髪の, = melanocomous.
mel·a·no·troph [mélənətrouf] メラニン細胞刺激ホルモン産生細胞(MSH および β-エンドルフィン産生の脳下垂体細胞).
mel·a·no·trop·ic [mèlənətrɑ́pik] メラニン親和性の.
mel·a·no·tro·pin [mèlənoutróupin] メラニン細胞刺激ホルモン.
m. release-inhibiting hormone メラノトロピン放出抑制ホルモン.
m. releasing factor メラノトロピン放出因子.
m. releasing hormone メラノトロピン放出ホルモン.
me·lan·thin [milǽnθin] メランチン $C_{20}H_{33}O_7$, (クロタネソウ *Nigella sativa* から得られる無結晶性毒性配糖体またはサポニン).
mel·a·nu·ria [melənjú:riə] メラニン尿〔医学〕, 黒色尿症(メラノジェンの酸化物が尿中に排泄されること), = melanuresis. 形 melanuric.
mel·a·nu·rin [melənjú:rin] 尿メラニン, 尿黒色素.
mel·ar·so·prol [milɑ́:səprɔ:l] メラルソプロール ㊗2-〔4-[(4,6-diamino-1,3,5-triazin-2-yl)amino]phen-

yl]-1,3,2-dithiarsolane-4-methanol (抗原虫薬).
MELAS mitochondrial myopathy, encephalopathy, lactic acidosis and stroke like episodes の略 (メラス).
mel·a·sik·ter·us [meləsíktərəs] [G] 黒色黄疸 (① フラビン黄疸の一種. ② ウインケル病), = melanicterus, Winkel disease.
me·las·ma [milǽzmə] 肝斑 [医学] (しみ).
m. Addisonii アジソン黒皮症, = Addison disease.
m. gravidarum 妊娠性肝斑.
m. suprarenale 副腎性黒皮症, = Addison disease.
m. universale 汎発性黒皮症, = melanoderma senile.
mel·a·ton·in [melətánin] メラトニン [化] 5-methoxy-*N*-acetyl tryptamine (松果体でつくられるトリプトファン由来のアミン, 日周リズム, 性機能調節などをつかさどる).
m. receptor メラトニン受容体 (高親和性の mt, MT_2, 低親和性の MT_3 の3種のサブタイプに分類される).
Meleda dis·ease [méledə dizí:z] メレダ病 [医学] (旧ユーゴスラビアのメレダ島にみられる先天性掌蹠角化症. 常染色体劣性遺伝を示す).
me·le·na [milí:nə] メレナ [医学], 血便 [医学], 下血 (新生児メレナは新生児出血性素因の一つで, ビタミンKの欠乏によりプロトロンビン低下が起こり出血がみられ, ことに消化管出血による下血が特徴である), = melaena. [形] melenic.
m. neonatorum 新生児メレナ (新生児出血性プロトロンビン低下症), = neonatal melena, hypoprothrombinemia hemorrhagica neonatorum.
m. spuria 仮性メレナ (吐血の原因が乳母の乳房裂によるもの).
m. vera 真性メレナ.
me·le·nem·e·sis [melinémisis] 黒吐 [症], = black vomit.
Meleney, Frank Lamont [milí:ni] メレニー (1889-1963, アメリカの外科医).
M. ulcer メレニー潰瘍 (慢性の下掘れ潰瘍).
mel·en·ges·trol ac·e·tate [melənʤéstrɔ:l ǽsiteit] 酢酸メレンゲストロール [化] 17-hydroxy-6-methyl-16-methylene pregna-4,6-diene-3,20-dione acetate $C_{25}H_{32}C_4$ (黄体ホルモン性抗腫瘍薬).
mel·e·tin [mélitin] クエルセチン, = quercetin.
me·lez·i·tose [milézitous] メレジトース $C_{18}H_{32}O_{16} \cdot 2H_2O$ (マンナから得られる三糖類で, 水解により2分子のグルコースと, 1分子のフルクトースを生ずる), = melicitose.
meli- [meli, mili] ハチ蜜との関係を表す接頭語.
Melia [mí:liə] センダン属 (センダン科 *Meliaceae* の一属).
M. azedarach センダン [栴檀] (樹皮 (クレンピ [苦楝皮]) および果実は煎剤として駆虫, 催吐, 麻酔用).
Me·li·a·ce·ae [mi:liéisii:] センダン科.
mel·i·bi·ase [melibáieis] メリビアーゼ, = α-D-galacrosidase.
mel·i·bi·ose [melibáious] メリビオース [化] 6-(α-D-galactosido)-D-glucose $C_6H_{22}O_{11}$ (糖蜜またはオーストラリア産マンナから得られる二糖類で, 水解によりガラクトースとグルコースが生ずる).
mel·i·ce·ra [meliséra] 蜜ろう腫 (① 禿瘡. ② 伝染性軟腫), = meliceris.
mel·i·ce·ris [meliséris] 蜜ろう腫, = melicera.
mel·ic·i·tose [milísitous] メリシトース, = melizitose.
mel·i·lot [mélilat] シナガワハギ, = *Melilotus*.
mel·i·lo·tox·in [mèlilətáksin] メリロトキシン (シナガワハギに存在する毒素), = dicoumarin.
Mel·i·lo·tus [melilóutəs] シナガワハギ属 (マメ科の一属).
M. officinalis シナガワハギ (Herba meliloti の原植物).
mel·i·oi·do·sis [mèliɔidóusis] 類鼻疽 [医学] (類鼻疽菌 *Burkholderia pseudomallei* により起こる齧歯類の鼻疽様伝染性肉芽腫でヒトにも伝播される), = Whitmore disease.
Me·lis·sa [milísə] セイヨウヤマハッカ属 (シソ科の一属).
M. officinalis セイヨウヤマハッカ, メリッサソウ (葉は lemon-balm と呼ばれ, タンニン酸, 精油を含有, 発汗薬に用いられる).
melissa oil メリッサ油 (*Melissa officinalis* の葉から得られる揮発油で, 発汗薬として用いられる), = balm oil.
me·lis·sic ac·id [milísik ǽsid] メリス酸 $CH_3(CH_2)_{29}COOH$ (ミツロウに存在する結晶脂肪酸).
me·lis·so·pho·bia [milìsoufóubiə] ハチ [蜂] 恐怖症.
me·lis·so·ther·a·py [milìsəθérəpi] ハチ [蜂] 毒療法, = apiotherapy.
me·li·tag·ra [melitǽgrə] 蜂巣状湿疹, 乳痂.
me·li·te·mi·a [melití:miə] 過 (高) 血糖症, 糖血症.
me·li·tin(e) [mélitin] メリチン (*Brucella melitensis* の培養液からつくった試験液で波状熱の診断に用いられる).
m. test メリチン試験, = brucellin test.
me·li·tis [miláitis] 頬炎.
me·li·to·coc·co·sis [mèlitoukəkóusis] 波状熱, = undulant fever.
me·li·to·coc·cus [melitəkákəs] 波状熱球菌, = *Brucella melitensis*. [形] melitococcic.
me·li·top·ty·a·lism [mèlitoutáiəlizəm] 糖唾症, 甘唾症.
me·li·top·ty·a·lon [mèlitoutáiəlan] 唾糖 (唾液中に存在する糖).
mel·i·tose [mélitous] メリトース $C_{18}H_{32}O_{16} \cdot 5H_2O$ (オーストラリア産マンナ中に存在する三糖類で, 水解によりグルコース, フルクトース, ガラクトースを生ずる), = raffinose, melitriose.
mel·i·tra·cen hy·dro·chlo·ride [mèlitréisən haidroukló:raid] 塩酸メリトラセン [化] *N,N*,10,10-tetramethyl $\Delta^{9(10H),\gamma}$-anthracene-propylamine hydrochloride $C_{21}H_{25}N \cdot HCl$ (三環系抗うつ薬の一種).
mel·i·tri·ose [melitráious] メリトリオース, = melitose.
Mel·it·tan·gi·um [mèlitǽnʤiəm] メリッタンジウム属 (馬糞に存在する細菌の一属. 嚢胞はオレンジ色, 短い茎をもち, あたかもキノコのような形をとり, 内部の桿菌は膜と直角の位置にあり, 萌芽に際し, 被膜は無色となり, 蜂巣の外観を呈する).
mel·i·tu·ria [melitjú:riə] 糖尿 [症]. [形] melituric.
m. inosita イノシット尿症, = inosituria.
me·liz·i·tose [milízitous] メリジトース, = melezitose, melicitose.
Melkersson, Ernst Gustaf [mélkə:sən] メルカーソン (1898-1932, スウェーデンの神経科医).
M.-Rosenthal syndrome メルカーソン・ローゼンタール症候群 [医学] (肉芽腫性口唇炎, 亀裂舌, 顔面神経麻痺. 常染色体性優性遺伝).
M. syndrome メルカーソン症候群 (顔面神経麻痺, 顔面浮腫, ヒダ舌を示す症状群で, 病変部位として膝状神経節からの副交感線維の分布部に相当するので, 膝状神経節症候群とも呼ばれている), = Melkersson-Rosenthal syndrome.

Mellinger magnet [mélinʤər mǽgnit] メリンジャー磁石（巨大磁石で，磁心は外科医が手にもち，コイルを患者の眼にあてて，眼球内の異物を除去するために用いる）.
mel·lite [mélait] ハチミツ剤，＝ mellitum.
m. simple 精製ハチミツ，＝ honey.
mel·lit·ic ac·id [milítik ǽsid] メリット酸 ㊥ benzene–hexacarboxylic acid $C_6(COOH)_6$，＝ mellic acid.
mel·li·tum [mélitəm] ハチミツ製剤，＝ mellite.
mel·li·tu·ria [melitjú:riə] 糖尿，＝ melituria.
Mello, Craig C. メロー（1960生，アメリカの分子生物学者．RNA 干渉の発見（1998）により，Fire と共に2006年度ノーベル医学・生理学賞を受けた）.
mel·lo·phan·ic ac·id [meləfǽnik ǽsid] メロファン酸 ㊥ 1,2,3,4–benzenetetracarboxylic acid $C_6H_2(COOH)_4$.
Melnick, John C. [mélnik] メルニック（1928–2008，アメリカの放射線科医）.
M.–Needles osteodysplasty メルニック・ニードルズ骨異形成〔症〕，＝ osteodysplasty.
M.–Needles syndrome メルニック・ニードルズ症候群.
Melnick meth·od [mélnik méθəd] メルニック法（アスコルビン酸定量法），＝ Hochberg Melnick–Oser method.
melo– [melou, –lə] 肢を表す接頭語.
melodic scala 旋律的音階.
mel·o·di·dym·ia [mèloudidímiə] 副肢奇形.
mel·o·di·o·ther·a·py [mèloudiəθérəpi] 音楽療法，＝ musicotherapy.
melody deafness 音痴〔医学〕，失音楽症〔医学〕.
Me·loi·dae [milóidii:] ツチハンミョウ科（ハンミョウは発疱薬の母体），＝ blister beetles.
mel·o·ma·nia [meloumeíniə] 音楽狂.
mel·o·ma·ni·ac [meloumeíniæk] 音楽狂者.
me·lom·e·lus [milámiləs] 痕跡性副肢奇形.
melon–seed bodies 瓜種小体，ウリ種子様〔小〕体（関節または腱鞘嚢腫にみられる線維性小体）.
me·lon·cus [miláŋkəs] 頬腫瘍.
mel·on·o·plas·ty [melənəplǽsti, milánəplæsti] 頬形成術.
mel·o·plas·ty [mélouplæsti] ① 頬形成術〔医学〕，＝ melonoplasty，maloplasty. ② 四肢形成術.
mel·o·rhe·os·to·sis [mèlouri:ɑstóusis] メロレオストーシス〔医学〕（四肢長管骨の緻密質が増殖して流水状を呈する状態で，限局性骨緻密症ともいう），＝ melorheostosis leri.
mel·o·sal·gia [meləsǽlʤiə] 下肢痛.
me·los·chi·sis [miláskisis] 頬〔披〕裂〔医学〕（Morian 裂ともいう先天奇形），＝ macrostomia，prosoposchisis lateralis obliqua.
me·lo·ther·a·py [meləθérəpi] 音楽療法.
me·lo·tia [milóuʃiə] 頬耳症〔医学〕（先天的に耳介が頬部に発生していること），＝ melotus.
me·lo·trid·y·mus [meloutráidiməs] 三肢奇形.
me·lo·tus [milóutəs] 頬耳症，＝ melotia.
mel·pha·lan [mélfəlæn] メルファラン ㊥ 4–bis(2–chloroethyl)amino–L–phenylalanine $C_{13}H_{18}Cl_2N_2O_2$：305.20（クロロエチルアミノ系抗悪性腫瘍薬（アルキル化薬）．多発性骨髄腫の自覚ならびに他覚症状の寛解に用いる）.

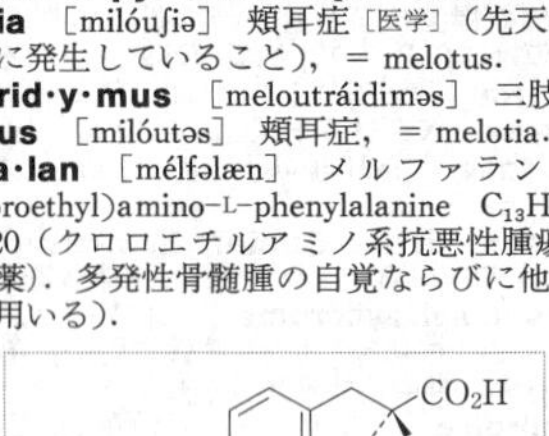

melt [mélt] メルト，融解，融成物（試料を融剤とともに溶融した後，冷却して凝固したもの）.
m. coating 融解塗装.
m. spinning 融解紡糸.
m. viscosity 融解粘度.
melt·ing [méltiŋ] 融解〔医学〕，＝ fusion.
m. curve 融解曲線〔医学〕.
m. furnace 融解炉〔医学〕.
m.–out process いりとり（煎取）法（動物質の含油原料を釜に水を入れないで直火またはほかの方法で加熱し，脂油を分離採集する方法）.
m. point (mp) 融〔解〕点〔医学〕（融解温度）.
m. point determination apparatus 融点測定器.
m. sign 氷解徴候〔医学〕.
m. temperature 変性温度〔医学〕，融解温度，＝ melting point.
m. zone 融解帯〔医学〕，融解域.
Meltzer, Samuel J. [méltsər] メルツァー（1851–1920，アメリカの生理学者）.
M. anesthesia メルツァー麻酔（気管内吹き込み麻酔），＝ endotracheal anesthesia.
M. law メルツァー法則（対立性神経支配の法則ですべての生物的機能は2つの相対立する力により絶えず支配されるが，その1つは増強または活動を示し，ほかは抑制を表す），＝ law of contrary innervation.
M.–Lyon test メルツァー・ライオン試験（胆道疾患の試験法で，硫酸マグネシウムの濃溶液を十二指腸ゾンデで注入すると，Oddi 括約筋が麻痺し，胆嚢の反射収縮が起こるので，総胆管，胆嚢および肝臓からの胆汁を採取できる），＝ Maltzer–Lyon method.
M. method メルツァー法（麻酔ガスを気管内に送入する麻酔法で，当時は胸部外科のみに利用された．現在の吸入麻酔法は本法の改良法である）.
M. sign メルツァー徴候（① 食道下部の狭窄または閉鎖の際，嚥下後，心第2音の消失する現象．② 虫垂炎において仰臥位でマックバーネー点を圧し右脚を伸展したまま挙上すると，その部位に激痛が感じられる）.
M. treatment メルツァー療法（硫酸マグネシウムを脊髄管内に注射する破傷風の療法）.
Melvin–Salsbury sign [mélvin só:lsbəri sáin] メルヴィン・サルスバリー徴候（死者の網膜静脈の主柱が顆粒状を呈すること），＝ Salsbury and Melvin ophthalmoscopic sign.
mem·ber [mémbər] ① 身体各部（特に四肢の一つ）. ② 会員（団体に属する一人）. ③ 男根（婉曲）.
mem·ber·ment [mémbəmənt] 体の構成，四肢配合.
mem·bra [mémbrə] 体肢（membrum の複数）.
mem·bra·na [membréinə, –brá:–] 膜，＝ membrane. 複 membranae.
m. abdominis 腹膜，＝ peritoneum.
m. adamantinea エナメル質膜，＝ Nasmyth membrane.
m. adventitia 外膜（血管などの）.
m. agnina 羊膜，＝ amnion.
m. atlantoepistrophica 環椎膜.
m. atlanto–occipitalis 環椎後頭膜.
m. atlantooccipitalis anterior [L/TA] 前環椎後頭膜，＝ anterior atlanto–occipital membrane [TA].
m. atlantooccipitalis posterior [L/TA] 後環椎後頭膜，＝ posterior atlanto–occipital membrane [TA].
m. basalis ductus semicircularis 半規管基底膜.
m. basilaris 基底膜.
m. bronchopericardiaca [L/TA]（気管心膜結合組織性膜*），＝ bronchopericardial membrane [TA].
m. caduca 脱落膜.
m. capsularis 水晶嚢膜，＝ capsular ligament.

M

m. capsulopupillaris 水晶瞳孔膜.
m. carnosa 肉様膜.
m. choriocapillaris 脈絡血管膜(最内部の膜).
m. cordis 心膜.
m. decidua 脱落膜.
m. eboris 象牙質膜.
m. elastica laryngis 喉頭弾性膜.
m. epipapillaris 上乳頭膜(網膜乳頭部に出現する異常な線維膜).
m. fibroelastica laryngis [L/TA] 喉頭弾性膜, = fibro-elastic membrane of larynx [TA].
m. fibrosa [L/TA] 線維膜, = fibrous layer [TA].
m. flaccida 弛緩膜, = Shrapnell membrana.
m. fusca 褐色膜(強膜と脈絡膜とを連結する).
m. germinativa 胚膜, = blastoderm.
m. granulosa 顆粒膜(卵胞の).
m. hyaloidea 硝子様膜(① 基底膜. ② 硝子体被膜).
m. hyaloidea of follicle 卵胞ヒアリン膜 [医学].
m. hyothyreoidea 舌骨甲状膜, = hyothyroid membrane.
m. intercostalis externa [L/TA] 外肋間膜, = external intercostal membrane [TA].
m. intercostalis interna [L/TA] 内肋間膜, = internal intercostal membrane [TA].
m. interossea [L/TA] 骨間膜*, = interosseous membrane [TA].
m. interossea antebrachii [L/TA] 前腕骨間膜, = interosseous membrane of forearm [TA].
m. interossea cruris [L/TA] 下腿骨間膜, = interosseous membrane of leg [TA].
m. limitans 限界膜.
m. limitans gliae グリア境界膜.
m. mucosa 粘膜.
m. nictitans 瞬膜.
m. obturans 閉鎖膜, = membrana obturatrix.
m. obturatoria [L/TA] 閉鎖膜(骨盤閉鎖孔をふさぐ膜), = obturator membrane [TA].
m. orbitalis musculosa 眼窩筋膜.
m. perinei [L/TA] 会陰膜, = perineal membrane [TA].
m. pituitosa 鼻粘液膜, = Schneider membrane.
m. preformativa 予成膜.
m. propria 固有膜, 基礎膜, = basal membrane.
m. propria ductus semicircularis 半規管固有膜.
m. pupillaris [L/TA] 瞳孔膜, = pupillary membrane [TA].
m. pupillaris persistens 瞳孔膜残遺, = membrana pupillaris perseverans.
m. quadrangularis [L/TA] 四角膜, = quadrangular membrane [TA].
m. reticularis [L/TA] 網状膜, = reticular membrane [TA].
m. reticulata 網状膜, = membrana reticularis.
m. ruyschiana ルイシュ膜, = lamina choriocapillaris.
m. sacciformis 嚢形膜(橈尺関節下部の滑液膜).
m. serosa 漿膜.
m. serotina 脱性脱落膜(胎盤を形成する部分).
m. spiralis [L/TA] ラセン膜, = spiral membrane [TA].
m. stapedialis [L/TA] アブミ骨膜, = stapedial membrane [TA].
m. stapedis アブミ骨膜.
m. statoconiorum [L/TA] 平衡砂膜, = otolithic membrane [TA].
m. sterni [L/TA] 胸骨膜, = sternal membrane [TA].
m. succingens 胸膜, = pleura.
m. suprapleuralis [L/TA] 胸膜上膜(Sibson 筋膜), = suprapleural membrane [TA].
m. synovialis [L/TA] 滑膜, = synovial membrane [TA].
m. synovialis inferior [L/TA] 下滑膜, = inferior synovial membrane [TA].
m. synovialis superior [L/TA] 上滑膜, = superior synovial membrane [TA].
m. tectoria [L/TA] 蓋膜, = tectorial membrane [TA].
m. tectoria ductus cochlearis 蝸牛管の蓋膜.
m. tensa 張膜, = membrana vibrans.
m. thyrohyoidea [L/TA] 甲状舌骨膜, = thyrohyoid membrane [TA].
m. tympani 鼓膜.
m. tympani reflex 鼓膜反射.
m. tympani secundaria 第2鼓膜, = Scarpa membrane.
m. tympanica [L/TA] 鼓膜, = tympanic membrane [TA].
m. tympanica secundaria [L/TA] 第二鼓膜, = secondary tympanic membrane [TA].
m. versicolor Fieldingi フィールディング着色膜, = tapetum.
m. vestibularis [L/TA] 前庭膜, = vestibular membrane [TA].
m. vestibularis Reissneri ライスナー前庭膜.
m. vibrans 振動膜, = membrana tensa.
m. vitellina 卵黄膜.
m. vitrea [L/TA] 硝子体膜(① 角膜の後境界板(デスメ膜). ② 眼球硝子体をいれる膜. ③ 脈絡膜の基底板(ブルッフ膜)), = vitreous membrane [TA].

mem·bra·na·ceous [membrənéiʃəs] 膜性の, 膜質の, 膜状の [医学].
m. ampullae 〔膜〕膨大部 [医学].
m. placenta 膜状胎盤 [医学].
m. wall 膜状壁 [医学].

membranae intercostalia [NA] 肋間膜.

mem·bra·nate [mémbrəneit] 膜様の.

mem·brane [mémbrein] 膜. 形 membranous.
m. A blood group substance 膜型A型物質(赤血球膜上のA型物質).
m. attacking complex (MAC) 膜侵襲複合体, 膜攻撃複合体(補体活性化で生じ, C5b-9_n からなり細胞膜上に管構造を形成し, 細胞溶解を起こす).
m. attacking complex inhibitory factor (MACIF) 膜障害性複合体抑制因子.
m. B blood group substance 膜型B型物質(赤血球膜上のB型物質).
m. blood group system 膜〔型〕血液型群(血液型物質が赤血球膜上に存在している, 血液型群の系).
m. bone 膜性骨(結合〔組〕織骨).
m.-bound immunoglobulin 膜結合免疫グロブリン.
m. bound receptor 膜結合レセプター(B細胞の表面にある免疫グロブリンであり, 外界の多種多様な抗原を特異的に認識するレセプターである), = membrane bound immunoglobulin.
m. charge 膜電荷 [医学].
m. cofactor protein (MCP) 細胞膜補因子タンパク質.
m. current 膜電流 [医学].
m. digestion 膜消化 [医学].
m. embryology 膜発生学 [医学].
m. enzyme 膜酵素.
m. equilibrium 膜平衡 [医学], 溶解半透膜平衡, = Donnan equilibrium.

M

m. filter ① メンブランフィルター(cellulose やその他の高分子物質でできた膜状のフィルター). ② 膜濾過 [医学].
m. fluidity 膜〔の〕流動性 [医学].
m. immunofluorescent technique 膜免疫蛍光法(細胞膜表面の抗原を検出するために蛍光標識した抗体を用いる方法).
m. immunoglobulin (mIg) 膜免疫グロブリン.
m. inhibitory protein 細胞膜抑制性タンパク質.
m. junction 膜接合部 [医学].
m. labilizer 膜不安定化薬(物質) [医学].
m. labyrinth 膜性迷路 [医学].
m. lipid 膜脂質 [医学].
m. lung 膜型肺, 膜型人工肺.
m. of Bowman ボーマン膜.
m. of Descemet デスメ膜 [医学].
m. of Slavianski スラヴィアンスキー膜, = glassy membrane.
m. of tympanum 鼓膜.
m. oxygenator 膜型人工肺.
m. permeability 膜透過性.
m.-potential 膜電位 [医学] (膜平衡におけるイオン分配の結果, 膜の両側の間に現れる電位差).
m. protein 膜タンパク〔質〕.
m. receptor 膜レセプター(大分子の糖タンパク質で構成されるレセプターで, これ自体が自己免疫疾患で自己抗原となることがある).
m. resistance 膜抵抗.
m. rupture 破水.
m. stabilization 膜安定化 [医学].
m. stabilizer 膜安定化薬(物質) [医学].
m. stripping 卵膜剥離.
m. teichoic acid 膜タイコ酸(膜テイコ酸).
m. theory 膜説 [医学] (Bernstein).
m. transport 膜輸送 [医学].
m. tympani 鼓膜 [医学].
m. type oxygen concentrator 膜型酸素濃縮器 [医学].
m. vesicle 膜小胞 [医学].
mem·bra·nec·to·my [membrənéktəmi] 〔内転筋〕膜切除術(下肢血管閉塞症の療法として membrana adductorum の切除).
mem·bra·nelle [membrənél] 膜板, 小膜(原生動物, 滴虫亜門, 繊毛綱のあるものにおける薄い三角または四角形の板で, 相癒合した線毛の一列からなる), = membranella.
mem·bra·ni·form [membréinifɔ:m] 膜状の.
mem·bra·nin [mémbrənin] メンブラニン, 膜素(① 水晶体被膜およびデスメー膜に存在するタンパク質. ② 酵母細胞のセルロース).
mem·bra·no·car·ti·lag·i·nous [mèmbrənoukɑ:tilǽʤinəs] 膜軟骨の.
mem·bra·no·cra·ni·um [mèmbrənoukréiniəm] 膜性頭蓋(骨化以前の胎児の頭).
mem·bra·noid [mémbrənɔid] 膜様の.
membranoproliferative glomerulonephritis (MPGN) 膜性増殖性糸球体腎炎 [医学] (ネフローゼ症候群, 低補体血症を主徴とし, 糸球体係蹄壁の不規則な肥厚, メサンギウム増殖, 分葉状係蹄を認める), = mesangiocapillary glomerulonephritis (MCGN).
mem·bra·nous [mémbrənəs] 膜性の, 膜様 [医学].
m. ampulla 膜膨大部, = membranous ampullae of semicircular ducts.
m. cataract 膜様白内障 [医学], 膜性白内障, = pseudoaphakia.
m. cochlear canal 膜〔性〕蝸牛管, = cochlear duct.
m. colitis 膜様結腸炎 [医学].
m. conjunctivitis 膜性結膜炎 [医学] (結膜ジフテリア).
m. croup 偽膜性喉頭炎 [医学]. → diphtheritic croup.
m. desquamation 膜状落屑.
m. diarrhea 膜性下痢.
m. dysmenorrhea 膜様月経困難〔症〕 [医学].
m. endometritis 膜性子宮内膜炎.
m. enteritis 膜様腸炎 [医学], 膜性腸炎.
m. glomerulonephritis 膜性糸球体腎炎 [医学] (免疫グロブリンの上皮下沈着による糸球体毛細管基底膜のびまん性肥厚, スパイク形成を特徴とする糸球体腎炎で, ネフローゼ症候群を呈することが多い).
m. labyrinth [TA] 膜迷路, = labyrinthus membranaceus [L/TA].
m. labyrinthectomy 膜迷路摘出〔術〕 [医学].
m. lamina [TA] 膜性板, = lamina membranacea [L/TA].
m. lamina of cartilaginous auditory tube 耳管軟骨膜性板.
m. laryngitis 膜様喉頭炎 [医学], 臭性喉頭炎(ジフテリアまたはほかの原因による偽膜を生ずるもの).
m. layer [TA] 膜様層, = stratum membranosum [L/TA].
m. lipodystrophy 膜性脂肪ジストロフィー, 膜〔形成〕性脂質異栄養症(1971年に那須らによって一独立疾患として提唱された, 全身性の特異な脂質代謝異常症), = Nasu-Hakola disease.
m. lupus nephritis 膜性ループス腎炎 [医学].
m. nephropathy (MN) 膜性腎症 [医学] (膜性糸球体腎炎), = membranous glomerulonephritis (MGN).
m. part [TA] 膜部, 膜性部, = pars membranacea [L/TA].
m. part of interventricular septum 心室中隔膜性部.
m. part of male urethra 男性尿道膜性部, = pars membranacea urethrae masculinae.
m. part of nasal septum 鼻中隔膜性部, = pars membranacea septi nasi.
m. pericolitis 膜性結腸周囲炎.
m. pharyngitis 膜性咽頭炎 [医学].
m. pregnancy 膜妊娠(羊膜腔が破裂して, 胎児が子宮壁に接触したもの).
m. rhinitis 〔偽〕膜性鼻炎 [医学].
m. semicircular canals 膜〔性〕半規管, = semicircular ducts.
m. septum 膜性〔鼻〕中隔 [医学].
m. stomatitis 膜性口内炎.
m. urethra [TA] ① 隔膜部, = pars membranacea [L/TA]. ② 膜様部尿道(尿生殖隔膜の2層間の部分).
m. wall [TA] 膜性壁, 鼓膜壁, = paries membranaceus [L/TA].
mem·broid [mémbrɔid] メンブロイド(薬品が腸に達するまでの吸収を防止するために用いる動物膜でつくったカプセル).
mem·brum [mémbrəm] 肢, 四肢. 複 membra.
m. inferius [L/TA] 下肢, = lower limb [TA].
m. muliebre 陰核(現在あまり用いられない用語), = clitoris.
m. superius 上肢.
m. virile 陰茎, = membrum seminale.
mem·o·ri·za·tion [mèməraizéiʃən] 記銘 [医学].
mem·o·ry [méməri] 記憶, 記銘力 [医学], 追想, 像.
m. B cells 記憶B細胞.
m. cell 記憶細胞(大脳の).
m. cycle time 記憶サイクル時間 [医学].
m. deficit 記憶欠損.
m. disorder 記憶障害 [医学].
m. for design test 図形記憶(記銘)力検査 [医学].

m. image 記憶像, = reminiscence image.
m. impairment 記憶障害.
m. of spoken word 音響像.
m. of word-movement 言動像.
m. span 記憶範囲〔医学〕.
m. storage 記銘〔医学〕.
m. T cells 記憶T細胞.

mem·o·tine hy·dro·chlo·ride [mémətin haidroukló:raid] メモチン塩酸塩 ㊗ 3-4-dihydro-1-[(*p*-methoxyphenoxy) methyl] isoquinoline hydrochloride $C_{17}H_{17}NO_2 \cdot HCl$ (塩酸メモチン.抗ウイルス薬).

MEN multiple endocrine neoplasia 多発性内分泌腫瘍の略.

men·ac·me [minǽkmi] 月経〔年〕齢〔医学〕(月経が発現し得る年齢の期間).

men·a·di·ol [menədáiɔ:l] メナジオール.
m. diacetate アセトメナフトン, = acetomenaphthone.
m. sodium diphosphate メナジオール二リン酸ナトリウム ㊗ tetrasodium salt of 2-methyl-1,4-naphthalenediodiphosphate hexahydrate (ビタミンK欠乏症の予防・治療薬).

men·a·di·one [menədáioun] メナジオン ㊗ 2-methyl-1,4-naphthoquinone (淡黄色結晶末で, 合成ビタミンK薬, ビタミンK_3のこと), = aquakay, aquinone, davitamon K, kappaxin, kayquinone, kolklot, menaquinone, menaphthene, menaphthone, prokayvit, synkay, thyloquinone, vitavel K.
m. sodium bisulfite メナジオン重亜硫酸ナトリウム (メナジオンの4位カルボニルに重亜硫酸ナトリウムを付加したもので, 水溶性注射薬).

men·al·gia [minǽldʒiə] 月経痛〔医学〕.

men·a·quin·one (**MK, MQ**) [mènəkwínoun] メナキノン.

men·ar·che [minɑ́:ki] 初経〔医学〕, 初潮〔医学〕(月経開始).

men·ar·che·al [minɑ́:kiəl] 初経の, 初潮の, = menarchial.

Ménard, Maxime [ménɑ:r] メナール (1872-1929, フランスの医師).
M.-Shenton line メナール・シェントン線. → Shenton line.

men·a·tet·re·none [mènətétrənoun] メナテトレノン $C_{31}H_{40}O_2$: 444.65 (ビタミンK_2, ナフトキノン-イソプレン系プロトロンビン産生薬. 低プロトロンビン血症, 分娩時出血, 骨粗鬆症における骨量, 疼痛の改善に適用).

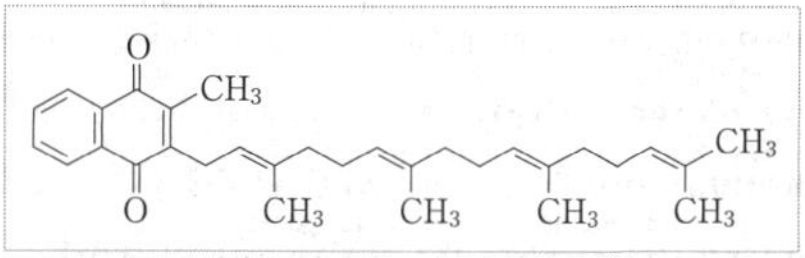

menbrum superius [L/TA] 上肢, = upper limb [TA].

men·dac·i·ty [mendǽsiti] 虚言を述べること, うそ(嘘)をつくこと.

Mendel, Felix [méndəl] メンデル (1862-1912, ドイツの医師).
M. test メンデル試験 (旧ツベルクリン0.05mLを皮内に注射して, 結核症の診断に利用する方法), = intracutaneous tuberculin test, Mantoux test, Mendel reaction.

Mendel, Gregor Johann [méndəl] メンデル (1822-1884, オーストリアの僧侶, 自然科学者. 著書 Experiments in Plant Hybridization, 1865).
M. first law メンデルの第1法則, = law of segregation.
M. law メンデル法則 (形質遺伝の法則で, 子孫は両親の中間を遺伝せず, そのいずれかの形質を遺伝する. この特異形質が発現する F_2 世代においては常に3:1またはその倍数の比を示す), = mendelian law.
M. second law メンデルの第2法則, = law of independent assortment.

Mendel, Kurt [méndəl] メンデル (1874-1946, ドイツの神経科医).
M.-Bechterew reflex メンデル・ベヒテレフ反射〔医学〕(足底筋反射の一つ. Bechterew は Bekhterev と表記することもある), = Mendel-Bechterew sign.
M.-Bechterew sign メンデル・ベヒテレフ徴候 (① ベヒテレフの瞳孔反射. ② 器質的片麻痺のあるときは, 立方骨背側面を打診すると, 足小指が屈曲する).
M. instep reflex メンデル足背反射.
M. reflex メンデル反射〔医学〕(足背反射とも呼ばれ, 足背の側縁を軽く打つと, 健康者では第2〜5足指の背屈が起こるが, 錐体路疾患においては足底側に屈曲する), = Mendel-Bechterew reflex, cuboidodigital reflex, dorsocuboidal reflex.

Mendeléeff, Dimitri Ivanovich [mèndəléief] メンデレーエフ (1834-1907, ロシアの化学者).
M. law メンデレーエフの法則 (元素を原子量の順に並べると, 周期的に類似した性質の元素が現れる).
M. periodic law メンデレーエフ周期律 (周期系, 周期表. メンデレーエフが1869年に元素の性質が原子量の関数であることに基づき, 元素を7〜8個の群に並列したもの).

men·de·le·vi·um (**Md**) [mendəlí:viəm] メンデレビウム (アメリカの Siebold らが1955年にサイクロトロンの衝撃により発見した希元素. 原子番号101, 元素記号 Md, 原子量258, 強力な放射能をもつ).

Mendelian ratio メンデル率 (メンデルの遺伝法則に準じて, 異なった形質が交雑により産生される諸型の近似値で, F_2 代では1対の形質につき3:1, 2対については9:3:3:1である).

men·de·li·an [mendí:liən] メンデルの (メンデルまたはメンデルの遺伝法則に関することの表現).
m. character メンデル形質〔医学〕(単一遺伝子により決定される形質はメンデル遺伝法則に従っている. これをメンデル形質という).
m. disorders メンデル病, メンデル〔型〕遺伝病 (古典的遺伝病で単一遺伝子病である). → monogenic disorders.
m. inheritance メンデル型遺伝 (メンデルの記した単一遺伝子形質に関する遺伝の法則に従った遺伝).
m. law メンデルの法則〔医学〕, 遺伝法則 (植物の交雑実験によって発見した遺伝の根本法則).
m. population メンデル集団〔医学〕.
m. ratio メンデル比〔医学〕.
m. rule メンデルの法則〔医学〕.
m. theory メンデル遺伝学説〔医学〕.

men·del·ism [méndəlizəm] メンデル遺伝学説〔医学〕, メンデル説 (メンデルの発見した染色体を基礎とする遺伝学説).

men·del·iz·ing [méndəlaiziŋ] メンデルの法則適用の.

Mendelson, Curtis Lester [méndəlsən] メンデルソン (1913生, アメリカの医師).
M. syndrome メンデルソン症候群〔医学〕(酸嚥下性肺炎).

Mendenhall, E. N. [méndənhɑ̀:l] メンデンホール (アメリカの医師). → Rabson-Mendenhall syndrome.

men·el·ko·sis [menəlkóusis] 潰瘍からの代償月経.

Ménétrier, Pierre E. [meinèitriéir] メネトリエー

(1859–1935, フランスの医師).
M. disease メネトリエー病(胃ヒダの巨大な状態. 低タンパク血症を伴うことが多い).
M. syndrome メネトリエー症候群.
Menge, Karl [ménge] メンゲ(1864–1945, ドイツの婦人科医).
M. operation メンゲ手術(卵径管から卵管を切断する人工不妊法).
M. pessary メンゲペッサリー(円形の輪に横桿を備え, それに取りはずしのできる小棒をつけたもの).
Menghini, Georgio [mengí:ni] メンギーニ(イタリアの医師).
M. needle メンギーニ針(肝生検針に用いられる).
Mengo encephalomyelitis メンゴ脳脊髄炎(Uganda のメンゴで発見されたウイルスによる感染症), = encephalomyocarditis.
Men·go·vi·rus [méŋgouvàiərəs] メンゴウイルス(ピコルナウイルス科のウイルスで, メンゴ脳脊髄炎 Mengo encephalomyelitis の病原体. Dick らが1948年にウガンダ Entebbe のサルから分離した).
menhaden oil ニシン油.
men·(h)id·ro·sis [menidróusis] 月経発汗, 月経代償性発汗.
Ménière, Prosper [meniéər] メニエール(1799–1862, フランスの耳科医).
M. disease メニエール病(難聴, めまい, 耳鳴りを主訴とし, 時には嘔気, 眼振を伴う内耳疾患で, アレルギー性迷路水症とも呼ばれる), = Ménière syndrome, M. vertigo.
M. syndrome メニエール症候群〔医学〕.
M
me·nin·ge·al [minínʤiəl] 〔脳脊〕髄膜の.
m. aneurysm 脳膜動脈瘤〔医学〕.
m. apoplexy 髄膜卒中〔医学〕, 髄膜出血.
m. artery 硬膜動脈〔医学〕.
m. bleeding 髄膜出血〔医学〕.
m. branch [TA]〔中〕硬膜枝, = ramus meningeus [L/TA].
m. carcinoma 髄膜癌腫症.
m. carcinomatosis 髄膜〔性〕癌腫症〔医学〕.
m. fibroblastoma 髄膜線維芽細胞腫, = meningioma.
m. granule クモ膜顆粒, = pacchionian granule.
m. hemorrhage 髄膜出血〔医学〕.
m. hernia 髄膜ヘルニア.
m. irritation 髄膜刺激徴候〔医学〕, 髄膜刺激症状.
m. irritation sign 髄膜刺激症状(クモ膜下出血または各種髄膜炎による炎症などによって髄膜が刺激されたときにみられる症候).
m. irritation syndrome 髄膜刺激症候群〔医学〕.
m. irritative symptom 髄膜刺激症状.
m. labyrinthitis 髄膜炎性迷路炎〔医学〕.
m. layer of dura mater 脳硬膜の脳膜層.
m. leukemia 髄膜白血病〔医学〕.
m. neoplasm 脳脊髄膜新生物(腫瘍)〔医学〕.
m. neurosyphilis 髄膜性神経梅毒.
m. plexus 髄膜神経叢(中髄膜動脈の周囲にある), = plexus meningeus.
m. sarcoma 髄膜肉腫.
m. sarcomatosis 髄膜肉腫症〔医学〕(髄膜のびまん性の肉腫のこと).
m. sign 髄膜症状〔医学〕.
m. space 髄膜隙.
m. symptom 髄膜症状〔医学〕.
m. tuberculosis 髄膜結核〔医学〕.
m. veins [TA] 硬膜静脈, = venae meningeae [L/TA].
m. vessels thrombosis 脳膜血管血栓症〔医学〕.
me·nin·ge·o·cor·ti·cal [minìnʤioukɔ́:tikəl] = meningocortical.
me·nin·ge·or·rha·phy [minìnʤiɔ́:rəfi] 髄膜縫合.
me·nin·ges [minínʤi:z] [L/TA] 髄膜, = meninges [TA].
me·nin·gi·na [minínʤinə] (軟膜とクモ膜とを単一膜と考えていう), = pia–arachnoid.
me·nin·gi·ni·tis [minìnʤináitis] 軟膜炎, = leptomeningitis, piarachnitis.
me·nin·gi·o·ma [minìnʤióumə] 髄膜腫〔医学〕, メニンジオーマ(クモ膜絨毛に近接した柔膜細胞から発生する腫瘍で, 組織学的に良性で, 全摘出されれば予後はよい), = arachnoid fibroblastoma, dural endoth elioma, meningeal fibroblastoma.
me·nin·gi·o·ma·to·sis [minìnʤioumətóusis] びまん性髄膜腫症.
me·nin·gism [minínʤizəm] 髄膜症, メニンギスムス(① 大脳皮質の刺激に基づく髄膜炎様の症候群で, 興奮, 憂うつ, 嘔吐, 便秘, 発熱などを特徴とし, 主として, 小児の急性熱病の合併症としてみられる. ② ヒステリー性髄膜炎模倣症), = meningismus.
me·nin·gis·mus [meninʤísməs] 髄膜症, = meningism.
men·in·git·ic [meninʤítik] 髄膜炎〔性〕の〔医学〕.
m. crying 髄膜炎性号叫〔医学〕.
m. respiration 〔間欠(断絶)〕髄膜炎性呼吸〔医学〕(10〜30秒の間隔をおいて現れる短く速い呼吸で正常人でも睡眠時にみられることがある), = Biot respiration.
m. streak = tache cérébrale.
men·in·git·i·des [meninʤítidi:z] 髄膜炎〔疾病群〕(meningitis の複数).
men·in·gi·tis [meninʤáitis] 髄膜炎〔医学〕, 脳膜炎(髄膜の炎症で, 硬膜炎 pachymeningitis および軟膜炎すなわち真性髄膜炎 leptomeningitis とに区別されている). 複 meningitides. 形 meningitic.
m. necrotoxica reactiva 反応性壊死中毒性髄膜炎(病巣性脳軟化症を起こす疾患で, 髄膜の刺激症状を呈し, 大脳皮質の病変を思わせる状態).
m. of convexity of brain 脳弓部髄膜炎〔医学〕.
m. ossificans 化骨性髄膜炎.
m. purulenta 化膿性髄膜炎.
m. serosa circumscripta cystica 限局嚢胞性漿液性髄膜炎(嚢胞様の液性嚢胞を発生するもの).
m. sympathica 交感性髄膜炎(髄膜近接部の炎症により髄液の圧, タンパク質含有量, 細胞数が増加する状態).
men·in·gi·to·pho·bia [minìnʤitoufóubiə] ① 髄膜炎恐怖〔症〕. ② 髄膜炎恐怖による偽髄膜炎.
mening(o)– [miniŋg(ou), –g(ə)] 髄膜との関係を表す接頭語.
me·nin·go·ar·te·ri·tis [minìŋgouɑ:təráitis] 髄膜動脈炎.
me·nin·go·cele [miníŋgəsi:l] 髄膜瘤〔医学〕, = cranial meningocele, spinal meningocele.
me·nin·go·ceph·a·li·tis [minìŋgousefəláitis] 髄膜脳炎, = meningoencephalitis.
me·nin·go·cer·e·bri·tis [minìŋgəseribráitis] 髄膜大脳炎.
meningococcal meningitis 髄膜炎菌性髄膜炎, = epidemic meningitis.
meningococcal polysaccharide vaccine 髄膜炎菌多糖体ワクチン(髄膜炎菌特異的多糖体を精製しワクチンとしたもの).
me·nin·go·coc·ce·mia [minìŋgoukɑksí:miə] 髄膜炎菌性敗血症.
me·nin·go·coc·ci [minìŋgoukɑ́ksai] 髄膜炎菌(meningococcus の複数).
meningococcic meningitis 髄膜炎菌性髄膜炎

〔医学〕, = meningococcal meningitis.
me·nin·go·coc·cid·al [minìŋgoukɑksáidəl] 髄膜炎菌撲滅性の.
me·nin·go·coc·co·sis [minìŋgoukəkóusis] 髄膜炎菌感染症.
me·nin·go·coc·cus [minìŋgəkákəs] 髄膜炎菌〔医学〕(流行性脳脊髄膜炎,敗血症の原因となる), = *Neisseria meningitidis*. 複 meningococci.
me·nin·go·cor·ti·cal [minìŋgoukɔ́:tikəl] 髄膜と皮質の.
me·nin·go·cyte [miníŋgəsait] 髄膜組織球(クモ膜下間隙の内面にある扁平上皮様細胞で,炎症に際し貪食性を示す).
me·nin·go·en·ceph·a·li·tis [minìŋgouensefəláitis] 髄膜脳炎〔医学〕.
me·nin·go·en·ceph·a·lo·cele [minìŋgouenséfələsi:l] 髄膜脳瘤〔医学〕, = encephalomeningocele.
me·nin·go·en·ceph·a·lo·my·e·li·tis [minìŋgouensèfəloumaiəláitis] 髄膜脳脊髄炎.
me·nin·go·en·ceph·a·lop·a·thy [minìŋgouènsefəlápəθi] 髄膜脳症.
me·nin·go·ma [meniŋgóumə] 髄膜腫, = meningioma.
me·nin·go·ma·la·cia [minìŋgouməléiʃiə] 髄膜軟化.
me·nin·go·my·e·li·tis [minìŋgoumaiəláitis] 髄膜脊髄炎〔医学〕.
me·nin·go·my·e·lo·cele [minìŋgoumáiələsi:l] 髄膜脊髄瘤〔医学〕, = myelomeningocele.
me·nin·go·my·e·lo·cys·to·cele [minìŋgoumàiəlousístəsi:l] 髄膜性脊髄嚢胞瘤〔医学〕.
me·nin·go·my·e·lo·ra·dic·u·li·tis [minìŋgoumàiəlourədikjuláitis] 髄膜脊髄神経根炎.
me·nin·go–os·te·o·phle·bi·tis [miníŋgou àstiouflibáitis] 骨静脈炎性骨膜炎.
me·nin·gop·a·thy [meniŋgápəθi] 髄膜症〔医学〕.
me·nin·go·pneu·mo·ni·tis [minìŋgounju:mənáitis] 髄膜肺炎(Francis と Magill が1938年に記載した疾患で,オウム病病原体を注射すると,実験動物,特にハツカネズミに起こる髄膜炎と肺炎との合併症).
me·nin·go·ra·chid·i·an [minìŋgourəkídiən] 髄膜脊髄の.
me·nin·go·ra·dic·u·lar [minìŋgourədíkjulər] 髄膜神経根の.
me·nin·go·ra·dic·u·li·tis [minìŋgourədikjuláitis] 髄膜神経根炎.
me·nin·go·re·cur·rence [minìŋgourikʌ́rəns] 髄膜炎再発(駆梅薬投与により再発する梅毒性髄膜炎).
me·nin·gor·rha·gia [minìŋgəréiʤiə] 髄膜出血〔医学〕(髄膜からの出血).
me·nin·gor·rhe·a [minìŋgərí:ə] 髄膜内出血,髄膜上出血, = meningorrhoea.
me·nin·go·sar·co·ma [minìŋgousɑ:kóumə] 髄膜肉腫〔医学〕.
me·nin·go·sis [meniŋgóusis] 膜性骨癒合.
meningothelial meningioma 髄膜細胞性髄膜腫〔医学〕.
me·nin·go·ty·phoid [minìŋgoutáifɔid] チフス様髄膜炎(チフス様症状が著明なもの),髄膜チフス〔医学〕.
m. fever 髄膜チフス熱.
me·nin·go·vas·cu·lar [minìŋgəvǽskjulər] 髄膜脈管の.
m. neurosyphilis 髄膜血管性(型)神経梅毒〔医学〕.
m. syphilis 髄膜血管梅毒(中枢神経系の梅毒で,軟髄膜と脳動脈を侵しゴム腫と動脈内膜炎を誘発し脳脊髄の病変は血管の異常の結果として現れる).
men·in·gu·ria [meniŋgjú:riə] 膜尿症(尿中に膜様物を排泄すること).
me·ninx [mí:niŋks] 髄膜,脳脊髄膜. 複 meninges. 形 meningeal.
m. fibrosa 硬膜, = dura mater.
m. primitive 原始髄膜〔医学〕.
m. serosa クモ膜, = arachnoid.
m. tenuis クモ軟膜, = arachnopia.
m. vasculosa 軟膜, = pia mater.
meniscal cyst 半月嚢腫,メニスカス嚢腫(発生頻度はきわめてまれな,膝関節半月に生じる嚢腫).
meniscal lesions of knee 〔膝〕半月障害.
meniscal tear 半月〔板〕断裂.
men·is·cec·to·my [meniséktəmi] 関節半月〔板〕切除〔術〕.
men·is·che·sis [meniskí:sis] 抑制月経,月経閉止.
me·nis·ci [minísai] 関節半月板(meniscusの複数).
men·is·ci·tis [menisáitis] 〔膝関節〕半月〔板〕炎〔医学〕.
me·nis·co·cyte [mínískəsait] 鎌状〔赤〕血球〔医学〕, = crescentocyte, sickle cell.
me·nis·co·cy·to·sis [miniskousaitóusis] 鎌状〔赤〕血球症〔医学〕.
meniscofemoral ligaments 半月大腿靱帯.
men·is·cop·a·thy [mèniskápəθi]〔関節〕半月〔板〕症,半月板症〔医学〕.
me·nis·co·pex·y [mínískəpeksi] 半月〔板〕固定〔術〕.
me·nis·cor·rha·phy [mènìskɔ́:rəfi] 半月〔板〕縫合〔術〕.
me·nis·co·tome [mínískətoum] 半月〔板〕切除刀〔医学〕.
me·nis·cus [mínískəs] [TA] ① 関節半月, = meniscus articularis [L/TA]. ② 半月(軟骨). ③ メニスカス(容器,とくに毛細管内の液体が管壁に沿ってつくる曲面). 複 menisci. 形 meniscal, menisceal.
m. articularis [L/TA] 関節半月, = meniscus [TA].
m. fibularis 腓側半月.
m. ganglion 半月〔板〕ガングリオン.
m. lateralis [L/TA] 外側半月, = lateral meniscus [TA].
m. lens メニスカスレンズ(一側は凹面,他側は凸面).
m. medialis [L/TA] 内側半月, = medial meniscus [TA].
m. rupture 半月板断裂〔医学〕.
m. sign 半月板徴候, = crescent sign.
m. tactus [NA] 触覚盤.
m. tibialis 脛側半月.
Me·nis·per·ma·ce·ae [menispə:méisii:] ツヅラフジ科(多数のアルカロイド,特にフェナントリンアルカロイドおよびイソキノリンアルカロイドが存在する植物の一科), = moonseed family.
me·ni·sperm·ine [menispə́:min] メニスペルミン $C_{18}H_{24}N_2O_2$ (ツヅラフジ科植物に存在する結晶性アルカロイド).
Me·ni·sper·mum [menispə́:məm] コウモリカズラ属(ツヅラフジ科の一属).
M. dauricum コウモリカズラ(アルカロイド dauricine の原料植物).
Menkes, John H. [ménkis] メンケス(1928–2008, アメリカの小児神経科医).
M. disease メンケス病〔医学〕.
M. kinky–hair syndrome メンケスちぢれ毛症候群, = Menkes syndrome.
M. syndrome メンケス症候群〔医学〕(X染色体劣性遺伝による先天性の銅吸収障害であり kinky–hair の特徴がある.多くは感染症や重篤な脳障害により3歳頃までに死亡する.ATP–7A 遺伝子異常といわれ

M

る), = kinky hair syndrome, Menkes disease.
Menkin, Valy [méŋkin] メンキン(1901生, アメリカの実験病理学者. テンプル大学癌研究所長として, 炎症に関与する多数の因子 leukotaxine, leukocytosis-promoting factor, necrosin, pyrexin, leukopenic factor, leukopenin, exudin, growth-promoting factor を分離した).
M. test メンキン試験(被検血清中のいわゆる毛細血管透過促進作用 CPPA を検出するため, 50〜100倍希釈血清 0.2mL/kg を皮内注射後 1% トリパンブルー溶液を 10mL/kg 静注すると陽性反応では 15 分後皮内注射部に 1cm² 程度の色素集積がみられる).
Mennell sign [ménəl sáin] メンネル徴候(母指を仙骨の後上方棘に置き, まず外側方に, 次いで内方に移動し加圧すると, 外方で圧痛があれば後上方棘の殿部に知覚過敏点があり, 内方の場合には仙骨, 腸骨間関節の上方に位する靱帯が知覚過敏であることを示す).
meno- [menou, -nə] 月経との関係を表す接頭語.
men·o·ce·lis [menousí:lis] (月経閉止期に生ずる皮膚斑点).
men·o·lip·sis [menəlípsis] 月経停止(一時的の)〔医学〕.
men·o·me·tas·ta·sis [mènəmitǽstəsis] 代償月経.
men·o·me·tror·rha·gia [mènoumi:trəréiʤiə] 機能性子宮出血.
men·o·pad [ménəpæd] 月経帯.
men·o·pau·sal [ménəpɔ:zəl] 閉経期の〔医学〕.
m. arthritis 閉経期関節炎, = arthropathia ovaripriva.
m. gingivitis 更年期性歯肉炎〔医学〕.
m. gonadotropin 閉経期性腺刺激ホルモン〔医学〕, 更年期ゴナドトロピン〔医学〕.
m. index (MI) 更年期(閉経期)指数〔医学〕.
m. syndrome 更年期症候群.
men·o·pause [ménəpɔ:z] 閉経〔期〕, 更年期〔医学〕, 月経閉止(女性更年期). 形 menopausal.
m. disturbance 更年期障害〔医学〕.
m. symptom 更年期症状〔医学〕.
men·o·pha·nia [menouféiniə] 初経(青春期の).
men·o·pla·nia [menoupléiniə] 代償性月経.
men·or·rha·gia [menəréiʤiə] 過多月経〔医学〕.
men·or·rhal·gia [menərǽlʤiə] 月経痛〔医学〕.
men·or·rhe·a [menərí:ə] 月経〔医学〕.
me·nos·che·sis [minɑ́skisis] 月経閉止, 抑制月経, 月経抑制〔医学〕.
men·o·sep·sis [menəsépsis] 月経敗血症.
men·o·sta·sia [menoustéisiə] 月経閉止, 抑制月経, = menostasis.
men·o·stax·is [menəstǽksis] 過長月経.
men·o·tax·is [menətǽksis] 保留走性(刺激の方向に対し一定の傾きをもって動くこと).
men·o·tox·in [menətɑ́ksin] 月経毒〔医学〕.
men·o·tro·pins [menoutróupinz] メノトロピンス(主として卵胞刺激ホルモンを含む閉経後尿中からの抽出物).
men·o·xe·nia [menouzí:niə] 月経不順.
mens [méns] [L] 心, 精神, = mind.
men·ses [ménsi:z] 月経〔医学〕, = catamenia.
men·stru·al [ménstruəl] 月経の〔医学〕.
m. abnormality 月経異常〔医学〕.
m. anomaly 月経異常〔医学〕.
m. bleeding 月経〔出血〕〔医学〕.
m. blood 月経血.
m. blood loss 経血量〔医学〕.
m. cycle 月経周期〔医学〕.
m. decidua 月経脱落膜〔医学〕.
m. discharge 月経.
m. disorder 月経異常〔医学〕.
m. edema 月経性浮腫.
m. epilepsy 月経性てんかん〔医学〕, = ovarian epilepsy.
m. eruption 月経疹〔医学〕.
m. exanthema 月経疹, = exanthema menstrualis, menstrual eruption.
m. fistula 月経瘻〔医学〕.
m. gingivitis 月経性歯肉炎〔医学〕.
m. history 月経歴〔医学〕.
m. intoxication 月経期中毒.
m. molimen 月経困難〔症〕〔医学〕, 月経モリミナ, = menstrual molimina, molimina menstrualia.
m. molimina 月経モリミナ, = premenstrual syndrome.
m. pain 月経痛〔医学〕.
m. period 月経期, = monthly period.
m. periodicity 月経周期性〔医学〕.
m. phase 月経期〔医学〕.
m. psychosis 月経精神病.
m. sclerosis 月経時硬化〔症〕.
m. toxemia 月経毒血症(月経血の毒素によるもの).
m. ulcer 月経代償性潰瘍.
m. wave 月経周期.
men·stru·ant [ménstruənt] 月経中の女性, 月経可能の者.
m. colic 月経痛.
men·stru·ate [ménstrueit] 月経がある.
men·stru·a·tio [menstruéiʃiou] 月経, = menses.
m. compensatoria 代償性月経.
m. irregularis 不順月経.
m. praecox 早発月経, 早発初経.
m. regularis 正調月経.
m. tard(iv)a 遅発月経.
m. vicaria 代償性月経.
men·stru·a·tion [menstruéiʃən] 月経〔医学〕. 形 menstrual, menstruous.
m. disorder 月経異常.
m. in newborn 新生女児性器出血.
m. inducing agent 月経誘発物質〔医学〕.
m.-like bleeding 月経様出血〔医学〕.
m.-like bleeding of newborn 新生児月経様出血.
m. psychosis 月経性精神病.
men·stru·um [ménstruəm] 溶媒, 溶剤, = solvent.
men·su·al [ménsjuəl] 月々の, 月経の, = monthly.
men·su·ra·tion [mensjuréiʃən] 求積, 測定法, = mensuratio.
men·tag·ra [mentǽgrə] オトガイ疽(Plinius), = sycosis parasitaria.
Mental Health Act 精神衛生法.
men·tal [méntəl] ①精神の. ②オトガイ(頤)の.
m. aberration 精神異常〔医学〕.
m. activity 精神活動〔医学〕.
m. adjustment 精神調整, = intrapsychica.
m. age (MA) 精神年齢〔医学〕, 知能年齢.
m. agraphia 脳性失書症, = cerebral agraphia.
m. alalia 精神的発語不能(どもり(吃音)による小児の発語不能), = relative alalia.
m. allergia 心理性アレルギー.
m. anesthesia 精神性感覚麻痺〔医学〕(知覚刺激を弁別できないこと).
m. anguish 精神的苦痛.
m. apparatus 精神機構, 心的装置.
m. artery オトガイ動脈〔医学〕, = arteria mentalis.
m. assimilation 精神同化, 感覚.
m. automatism 精神自動症〔医学〕, 心的自動性,

M

= psychogenic automatism.
m. branch(es) [TA] オトガイ枝, = rami mentales [L/TA].
m. canal オトガイ管(前下顎管), = canalis mandibulae anterior, canalis mentalis.
m. chronometry 時間意識.
m. clouding 昏迷〔医学〕, 意識混濁〔医学〕(意識のくもり).
m. condition 精神状態〔医学〕.
m. confusion 精神錯乱〔医学〕.
m. deafness 精神聾〔医学〕.
m. decay 精神荒廃〔医学〕.
m. deficiency ① 精神薄弱, = amentia. ② 精神発達遅滞〔医学〕, 精神遅滞症(痴呆, 痴愚, 魯鈍の3型に区別されている), = mental retardation.
m. derangement 精神錯乱.
m. deterioration 知的退行〔医学〕, 精神衰退〔医学〕, 痴呆, = dementia.
m. development 精神発達〔医学〕.
m. development test 精神発達検査〔医学〕.
m. disease 精神疾患〔医学〕, 精神障害.
m. disorder 精神障害〔医学〕.
m. disturbanee due to hemodialysis 透析精神障害.
m. fatigue 精神〔的〕疲労〔医学〕.
m. feeling 精神的感情〔医学〕.
m. flexibility impairments 心的柔軟性の障害.
m. fog 意識混濁.
m. foramen [TA] オトガイ孔, = foramen mentale [L/TA].
m. growth 精神的発育〔医学〕.
m. gymnastics 知的修錬.
m. healing 精神治癒〔医学〕, 精神療法, = psychotherapy.
m. health メンタルヘルス, 精神健康, 精神衛生, 精神保健(感情や日常生活の面で正常であり, 周囲とのバランスがとれていること).
m. health act 精神保健法.
m. health counseling 精神衛生相談.
m. health program 精神衛生プログラム(計画)〔医学〕.
m. health service メンタルヘルス業務〔医学〕.
m. hospital 精神病院〔医学〕.
m. hygiene 精神衛生〔医学〕, 精神保健, メンタルヘルス.
m. hygiene clinic 精神衛生クリニック.
m. hygiene consultation center 精神衛生相談所〔医学〕.
m. hygiene service 精神衛生業務〔医学〕.
m. illness 精神病〔医学〕.
m. image 心像.
m. impression 精神印象〔医学〕.
m. life 精神生活〔医学〕.
m. load 精神負荷(負担)〔医学〕.
m. mechanism 精神機構.
m. medicine 精神医学.
m. nerve [TA] オトガイ神経, = nervus mentalis [L/TA].
m. nerve block オトガイ神経ブロック〔医学〕.
m. parallax (個人差による観察の差).
m. pathology 精神病理学.
m. perspiration 精神性発汗.
m. picture 表象〔医学〕.
m. point 下顎点〔医学〕, = gnathion.
m. process ① オトガイ隆起, = protuberantia mentalis. ② 意識過程〔医学〕.
m. protuberance [TA] オトガイ隆起(正中線の下顎骨隆起), = protuberantia mentalis [L/TA].
m. region [TA] オトガイ部, = regio mentalis [L/TA].
m. rehabilitation 精神的リハビリテーション〔医学〕.
m. retardation (MR) 精神発達障害〔医学〕, 精神発達遅滞, 精神遅滞, = backwardness.
m. rumination 精神反すう(芻)〔医学〕.
m. sanity 精神健康度〔医学〕.
m. scotoma 精神的暗点.
m. sensitization 精神感作.
m. spine オトガイ棘, = genial tubercle.
m. state 精神状態像.
m. status schedule 精神状態一覧表〔医学〕.
m. strain (work) 精神緊張〔作業〕〔医学〕.
m. stress 精神負荷(負担)〔医学〕.
m. sweating 心因性発汗〔医学〕, 精神性発汗〔医学〕.
m. test メンタルテスト〔医学〕, 知能測定(ビネー・シモン知能試験 Binet-Simon intelligence test, オーチス知能独測法 Otis self-administering test for mental ability, ウェクスラー・ベルヴュー成人期知能階 Wechsler-Bellevue intelligence scale などがある).
m. therapeutics 精神治療学, = psycho-therapeutics.
m. therapy 精神療法.
m. treatment 精神療法〔医学〕.
m. tubercle [TA] オトガイ結節(オトガイ棘), = tuberculum mentale [L/TA].
m. vaginismus 精神的腟痙(性交に際して起こるもの).
m. welfare officer 精神衛生福祉司.
m. work 精神作業〔医学〕.
m. worker 頭脳労働者〔医学〕.
men·ta·lis [mentéilis] [TA] ① オトガイ筋, = musculus mentalis [L/TA]. ② 精神〔的〕の. ③ オトガイの.
m. muscle オトガイ筋.
mentalist メンタリスト, 唯心論者, 読心術者.
men·tal·i·ty [mentǽliti] 知能, 精神状態, 心性〔医学〕.
mentalization based treatment (MBT) メンタライゼーションに基づく治療.
mentally ill 精神障害者〔医学〕.
mentally ill laws and regulations 精神障害者法令〔医学〕.
men·ta·tion [mentéiʃən] 精神活動, 精神作用.
Men·tha [ménθə] ハッカ属(シソ科の一属), = mints.
M. piperita セイヨウハッカ, = peppermint.
M. spicata オランダハッカ, = spearmint.
mentha herb ハッカ[薄荷](ハッカの地上部. menthol, acethylmentho, α-pinene を含む. 芳香健胃, 矯味などに用いる. 漢方では発汗, 解熱, 健胃を目的として用いられる).
***p*-men·thane** [– ménθein] メンタン ㊎ 1-methyl-4-isopropylcycolhexane $C_{10}H_{20}$(単環テルペンの一つ. ウイキョウ[茴香]または石油のような臭気をもつ, ショウノウ類の母体炭化水素), = menthonaphthose, terpane.
men·thol [ménθɔ:l] メントール, ハッカ脳 ㊎ hexahydrothymol $C_{10}H_{20}O$(ハッカ油の主成分で鎮痛薬として用いる), = mint camphor, peppermint camphor.
m. camphoratum = camphomenthol.
m. pencil ハッカ脳棒(顔面神経痛用).
m. valerianate バレリン酸メントール, = valeriol.
mentholated camphor メントールショウノウ(メントールとショウノウの等量).
men·thyl [ménθil] メンチル基.
m. acetate 酢酸メンチル $CH_3COOC_{10}H_{19}$.
m. borate ホウ酸メンチル $(C_{10}H_{19})_3BO_3$(白色結

晶), = estoral.

m. ethylglycollate エチルグリコール酸メンチル $C_2H_5OCH_2COOC_{10}H_{19}$, = colmenthol, coryfin, menthyl ethoxyacetate.

m. salicylate サリチル酸メンチル $HOC_6H_4COOH_{10}H_{19}$ (シロップ状液体).

m. valerate 吉草酸メンチル $(CH_3)_2CHCH_2COOC_{10}H_{19}$ (ハッカ臭のある苦味鎮静薬).

men·ti·cide [méntisaid] 洗脳.

men·tim·e·ter [mentímitər] 知能測定法.

men·tism [méntizəm] ① メンチズム(判然たる心象が不随意的に発生する状態). ② 強迫観念.

mento- [mentou, -tə] オトガイ(頤)との関係を表す接頭語.

men·to·an·te·ri·or [mèntouæntí:riər] 前方オトガイ位の(胎児の分娩時の位置についていう).

m. face presentation オトガイ前方顔位, 前方オトガイ顔位(胎位の一つ).

m. position 前方オトガイ位(分娩時胎児の児頭の位置を示すもので, 顔が前方に向かう位置).

men·to·hy·oid [mentouháiɔid] オトガイ舌骨の.

men·to·la·bi·al [mentouléibiəl] オトガイ唇の.

m. furrow オトガイ(頤)唇溝.

m. sulcus [TA] オトガイ唇溝, = sulcus mentolabialis [L/TA].

men·to·la·bi·al·is [mèntouleibiéilis] オトガイ唇筋(下唇挙筋とオトガイ四角筋を同一のものと考えたときの名称).

men·ton [méntən] メントン(頭蓋測定における標点. 下顎を側方から見たときのオトガイ中央部の最下点).

mento-occipital diameter 大斜径(オトガイ部後頭径).

mentoparietal diameter 顎頂径(顎から頭頂まで).

men·to·plas·ty [méntəplæsti] オトガイ形成術.

men·to·pos·te·ri·or [mèntoupastí:riər] 後方オトガイ位の(胎児の分娩時の位置).

m. face presentation オトガイ後方顔位, 後方オトガイ顔位(胎位の一つ).

m. position 後方オトガイ位(分娩時胎児の児頭の位置を示すもので, 顔が後方に向かう位置).

mentotransverse position オトガイ部横定位.

men·tu·lag·ra [mentjulǽgrə] ① 持続勃起, = priapism. ② 淋疾性勃起痛, 陰瘡, = chordee.

men·tu·late [méntjuleit] 大陰茎をもつ.

men·tum [méntəm] [L/TA] ① オトガイ(したあご), = chin [TA]. ② 下唇基盤(カ[蚊]の口器にある腹面中央部の突起).

menu in practice 実施献立 [医学].

menu planning 献立計画 [医学].

Men·y·an·thes [meniǽnθi:z] ミツガシワ属(ミツガシワ科 *Menyanthaceae* の一属).

M. trifoliata ミツガシワ(苦味強壮薬として用いられる), = bogbean, buckbean, marsh trefoil.

Menzel disease メンツェル病, = olivopontocerebellar atrophy, spinocerebellar ataxia 2.

MEOS microsomal ethanol oxidizing system ミクロソームエタノール酸化系の略.

mep·a·crine [mépəkrin] メパクリン(アクリナミン. アタブリンまたはキナクリンのイギリス局方名, 抗マラリア薬), = quinacrine.

m. hydrochloride 塩酸メパクリン.

me·par·fy·nol [mipá:finɔ:l] メパルフィノール ㊈ 2-ethinylbutanol-2, = methylpentynol, methylparatynol.

mep·a·zine ac·e·tate [mépəzi:n ǽsiteit] 酢酸メパジン(トランキライザ).

mepenzolate bromide メペンゾラート臭化物 ㊈ (*RS*)-3-(hydroxydiphenylacetoxy)-1,1-dimethylpiperidinium bromide $C_{21}H_{26}BrNO_3$: 420.34 (臭化メペンゾラート. 副交感神経遮断薬, 過敏性大腸症治療薬, ヒドロキシジフェニル酢酸アミノアルコールエステル系鎮痙薬(第四級アンモニウム). 過敏性大腸症に対して用いられる).

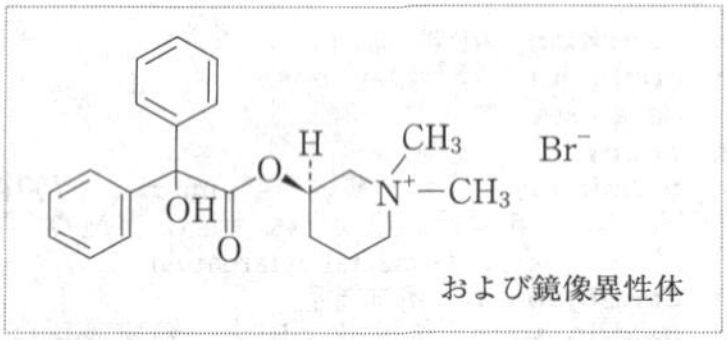

me·per·i·dine [mipéridi:n] メペリジン ㊈ 1-methyl-4-phenylpiperidine-4-carboxylic acid ethyl ester (モルヒネの作用に類似する鎮静薬), = atmorchin, dolantal, dolosal, isonipecaine, pethidine.

m. hydrochloride 塩酸メペリジン.

me·phen·e·sin [mifénəsin] メフェネシン ㊈ 3-*o*-toloxyl-1,2-propanediol (無色無臭の白色結晶で, 5%溶液で筋弛緩薬として用いられ, 特に中枢性筋神経機転の異常を緩和する効力を示す), = cresoxydiol, myanesin.

me·phen·ox·a·lone [mefinάksəloun] メフェノキサロン ㊈ 5-[(*o*-methoxy phenoxy)methyl]-2-oxazolidinone $C_{11}H_{13}NO_4$ (抗不安薬).

me·phen·ter·mine [miféntəmin] メフェンテルミン ㊈ *N*,*α*,*α*-trimethylphenethylamine (交感神経興奮による血管収縮薬), = mephetedrine.

m. sulphate 硫酸メフェンテルミン(点鼻薬), = wyamine sulfate.

me·phen·y·to·in [mifénitɔin] メフェニトイン ㊈ ethyl-3-methyl-5-phenylhydantoin $C_{12}H_{14}N_2O_2$ (フェニトイン誘導体, 鎮痙薬).

mephetic gangrene ガス壊疽, = gas gangrene.

me·phi·tib·ic [mefitíbik] 高圧炭酸ガス中で発育する.

me·phi·ti·bi·o·sis [mefìtibaióusis] 高張炭酸ガス中で発育すること.

me·phit·ic [mifítik] 悪臭性の.

m. air (窒素), = nitrogen.

Me·phi·tis [mifáitis] スカンク属(イタチ科の一属で, 肛門腺が大きく, その分泌物は強力な悪臭を放つ).

M. macroura セジロスカンク, = hooded skunk.

M. mephitis シマスカンク, = striped skunk.

me·phi·tis [mifáitis] 悪臭. 形 mephitic.

meph·o·bar·bi·tal [mefoubá:bitəl] メフォバルビタール ㊈ 5-ethyl-1-methyl-5-phenylbarbituric acid (運動神経を麻痺して鎮痙作用を示す), = isonal, methylphenobarbital.

me·pit·i·o·stane [mipítiəstein] メピチオスタン

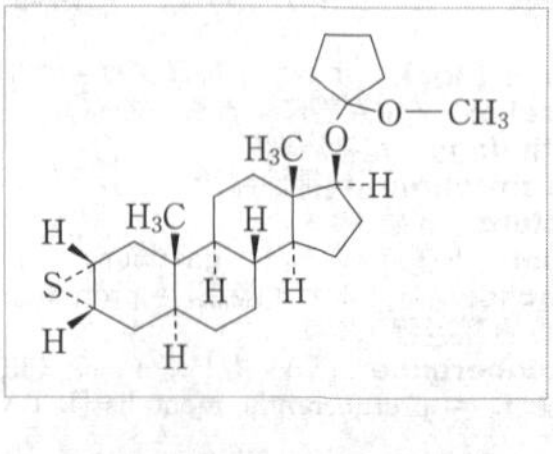

[化] 2α,3α-epithio-17β-(1-methoxycyclopentyloxy)-5α-androstane $C_{25}H_{40}O_2S$：404.65（抗悪性腫瘍薬(抗エストロゲン)，アンドロスタン系増血薬．乳癌，透析施行中の腎性貧血に適用）．

me·piv·a·caine ［mipívəkein］ メピバカイン $C_{15}H_{22}N_2O$（アシド型局所麻酔薬），＝carbocain.

m. hydrochloride メピバカイン塩酸塩 [化] N-(2,6-dimethylphenyl)-1-methylpiperidine-2-carboxamide monohydrochloride $C_{15}H_{22}N_2O \cdot HCl$：282.81（塩酸メピバカイン．アミド系局所麻酔薬．感覚・求心神経線維の活動電位の伝導を抑制して局所麻酔作用を示す．作用は塩酸リドカインとほぼ同等である）．

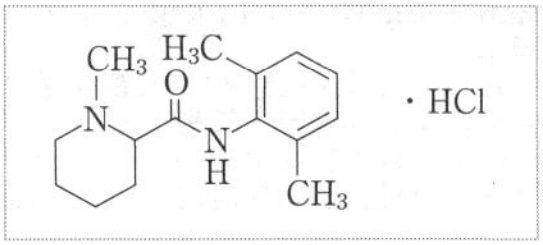

MEPP miniature end-plate potential 微小終板電位の略．

me·pred·ni·sone ［miprédnisoun］ メプレドニゾン [化] 17,21-dihydroxy-16β-methylpregna-1,4-diene-3,11,20-trione $C_{22}H_{28}O_5$（経口糖質コルチコイド，抗炎症薬，抗アレルギー薬，抗腫瘍薬）．

me·pro·ba·mate ［mipróubəmeit, meprəbǽmeit］ メプロバメート [化] 2-methyl-2-*n*-propyl-1,3-propandiol dicarbamate（精神病治療薬で，緊張状態に対する鎮静作用がある）．

mep·ryl·caine hy·dro·chlo·ride ［méprilkein haidroukl5:raid］ 塩酸メプリルカイン [化] 2-methyl-2-propylaminopropyl benzoate hydrochloride（局所麻酔薬），＝oracaine hydrochloride.

me·pyr·a·mine ［mipírəmi:n］ メピラミン [化] N-(*p*-methoxybenzyl)-N′, N′-dimethyl-N-(2-pyridyl) ethylenediamine（ヒスタミン H_1 拮抗薬），＝neoantergan, pyrilamine.

m. maleate マレイン酸メピラミン．

me·pyr·a·pone ［mipáirəpoun］ メピラポン（抗副腎皮質ホルモン薬）．

mEq milliequivalent ミリグラム当量の略．

me·qui·ta·zine ［mikwítəzi:n］ メキタジン [化] 10-[(*RS*)-1-azabicyclo[2,2,0]oct-3-ylmethyl]-10*H*-phenothiazine $C_{20}H_{22}N_2S$：322.47（フェノチアジン系抗ヒスタミン薬(H_1 受容体遮断薬)．じんま疹，皮膚疾患(湿疹，皮膚炎，皮膚瘙痒症)，アレルギー性鼻炎，気管支喘息に用いる）．

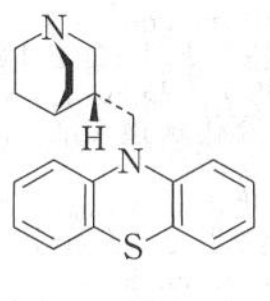

および鏡像異性体

me·ral·gia ［mirǽldʒiə］ 大腿神経痛，大腿痛［医学］．

m. anaesthetica 大腿無感覚［医学］．

m. paraesthetica 知覚異常性大腿神経痛（外側大腿皮神経の分布部に障害が起こり，知覚神経は軽度の過敏から完全無感覚になる変化を示す），＝Bernhardt disturbance of sensation, Roth-Bernhardt disease, Roth disease.

m. paresthetica 感覚異常性大腿神経痛，知覚異常性大腿神経痛，＝Bernhardt-Roth syndrome.

m. paresthetica syndrome 異常感覚性股神経痛症候群，＝Bernhardt-Roth disease.

me·ral·lu·ride ［mirǽljuraid］ メラルライド [化] 1-(3′-hydroxymercuri-2′-methoxypropyl)-3-succinylurea and theophylline（通常はナトリウム塩として用いられる水銀性利尿薬）．

m. sodium メラルライドナトリウム(注射用)，＝mercuhydrin sodium.

m. sodium solution メラルライドナトリウム注射液（苛性ソーダで pH7.5 とし，1mL につき水銀 39mg を含有する）．

mer·bro·min ［mə:bróumin］ メルブロミン [化] disodium 2,7-dibromo-4-hydroxy mercurifluorescein $C_{20}H_8O_6Br_2HgNa_2$（殺菌消毒薬，通常は2%溶液を創傷や粘膜の消毒に用いられる．水銀製剤のため製造中止．マーキュロクローム），＝gynochrome, mercuranine, mercurocol, mercurome.

m. solution liquor merbromini メルブロミン液（メルブロミン2%水溶液）．

mer·cap·tal ［mə:kǽptəl］ メルカプタール（酸の存在でアルデヒド1分子とメルカプタン2分子とから脱水縮合して生ずる不快臭のある液体の総称）．

mer·cap·tan ［mə:kǽptən］ メルカプタンチオアルコール（アルコール分子の -OH 酸がイオウにより置換されたもの），＝thioalcohol.

mer·cap·tide ［mə:kǽptaid］ メルカプチド（チオアルコールの -SH 基の水素原子が金属元素で置換された形の化合物）．

mercapto- ［mə:kæptou, -tə］ メルカプト基（-SH）．

mer·cap·to·a·ce·tic ac·id ［mə:kæ̀ptouəsí:tik ǽsid］ メルカプト酢酸，＝thioglycolic acid.

mer·cap·to·ben·zo·ic ac·id ［mə:kæ̀ptoubenzóuik ǽsid］ メルカプトベンゾイックアシッド，＝thiosalicylic acid.

2-mer·cap·to·eth·a·nol (2-ME) ［- mə:kæ̀ptouéθənɔ:l］ 2-メルカプトエタノール（還元剤）．

2-mer·cap·to-im·id·a·zole ［- mə:kǽptou imidǽzoul］ 甲状腺腫（バセドウ病）治療薬．

mer·cap·tol ［mə:kǽptɔ:l］ メルカプトール（メルカプトンとケトンとの化合物）．

mer·cap·to·mer·in so·di·um ［mə:kæ̀ptəmérin sóudiəm］ メルカプトメリンナトリウム [化] disodium N(γ-carboxymethylmercaptomercuri-β-methoxy)propylcamphoramic acid（マーキュリンとメルカプチドとの結合物で，果糖転化酵素拮抗性をもつ水銀利尿薬）．

mer·cap·to·pu·rine ［mə:kæ̀ptoupjú:ri:n］ メルカプトプリン [化] 1,7-dihydro-6*H*-purine-6-thione monohydrate $C_5H_4N_4S \cdot H_2O$：170.19（メルカプトプリン水和物．プリン系抗悪性腫瘍薬(核酸(プリン)合成阻害薬)．急性白血病および慢性骨髄性白血病の自覚的ならびに他覚的症状の寛解に使用）．

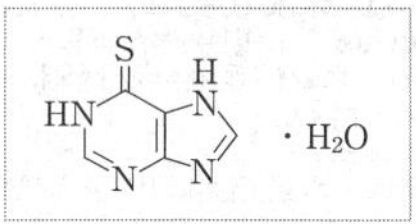

6-mercaptopurine (6MP) 6-メルカプトプリン(抗悪性腫瘍薬，小児白血病に有効な代謝拮抗物質．誘導体であるアザチオプリンは免疫抑制薬として使用される）．

mer·cap·tu·ric ac·id ［mə:kæptjú:rik ǽsid］ メルカプツール酸（$-SCH_2-CH(NHCOCH_3)COOH$．ベンゾールのハロゲン誘導物を摂取したときシステインと化合して生ずる解毒性産物）．

Mer·ce·nar·ia ［mə:sinéəriə］ ビノスガイ［美之主貝］属（マルスダレガイ科の一属）．

Mercier, Louis Auguste ［meisiéir］ メルシェー

(1811–1882, フランスの泌尿科医).

M. bar メルシェー稜(膀胱三角の基底をなす後稜で, 左右尿管開口部を結ぶ稜), = bar of bladder.

M. catheter メルシェーカテーテル(絹製のカテーテルでやや硬いゴム製の先端が弯曲しているもの), = bicoudate catheter.

M. curve メルシェー弯曲(メルシェーカテーテルについていう).

M. valve メルシェー弁(ときどき尿管口を閉鎖すると思われる弁).

mer·co·cre·sols [mə:koukrí:səlz] メルコクレゾール(防腐・殺菌薬), = mercresin.

mer·cu·ma·til·in [mə:kjumətílin] マーキュマチリン ㊥ 8-(2′-mcnoxy-3′-hydroxymercuripropyl)coumarin-3-carboxylic acid and theophylline (利尿性水銀剤で, ナトリウム塩 m. sodium として用いる), = cumertilin.

mer·cu·ra·mide [mə:kjú:rəmaid] マーキュラマイド ㊥ salicyl-(γ-hydroxymercuri-β-hydroxypropyl) amide-*o*-acetic acid (ネプタールの一成分).

mer·cur·am·mo·ni·um [mə:kjù:rəmóuniəm] アンモニウム化水銀(第二水銀塩に水酸化アンモニア液を加えたとき生ずる沈殿物).

m. chloride アンモニウム水銀クロライド $HgNH_2Cl$ (アンモニア化水銀剤の成分).

mer·cu·ra·tion [mə:kjuréiʃən] 水銀化 [医学].

mer·cu·ri [mə́:kjuri] 水銀基 (-Hg-).

mer·cu·ri·al [mə:kjú:riəl] ① 水銀の. ② 水銀剤, 汞剤.

m. barometer 水銀気圧計(トリチエリ管を利用した大気圧の測定装置).

m. cachexia 水銀中毒性悪液質.

m. dermatitis 水銀皮膚炎.

m. diuretic 水銀利尿薬 [医学].

m. enteritis 水銀〔性〕腸炎.

m. erethism 水銀過敏症 [医学].

m. eruption 水銀疹(水銀剤を塗布して生ずる粟粒大の紅色丘疹).

m. gauge 水銀圧力計, 検圧器.

m. gingivitis 水銀性歯肉炎.

m. line 水銀線 [医学].

m. liniment 水銀擦剤(水銀軟膏1オンス, 強アンモニア水160滴, ショウノウ擦剤で1.5オンスとする).

m. nephrosis 水銀ネフローゼ [医学].

m. ointment 水銀軟膏(局方では昇汞10%を含むものを mild m. o. と称し, 50%を含むものを strong m. o. という).

m. palsy 水銀性麻痺.

m. plaster 水銀硬膏 [医学].

m. poisoning 水銀中毒 [医学], 汞毒.

m. polyneuritis 水銀性多発神経炎 [医学].

m. ptyalism 水銀性唾液分泌過剰, 昇汞性流涎症(水銀中毒の一症候).

m. rash 水銀疹.

m. stomatitis 水銀〔性〕口内炎 [医学], 水銀中毒性口内炎.

m. thermometer 水銀温度計(膨張物に水銀を用いたもの).

m. tooth 汞毒歯(エナメル質発育不全症).

m. treatment 水銀療法.

m. tremor 水銀〔性〕振戦 [医学], 水銀中毒性振戦.

m. ulcer 水銀中毒性潰瘍.

m. ulitis 汞毒性歯肉炎.

Mer·cu·ri·a·lis [mə:kjùriéilis] ヤマアイ属(ヨーロッパ産薬草の一種で, *M. annua* および *M. perennis* は以前流エキスとして変質薬に用いられた).

mer·cu·ri·a·lism [mə:kjú:riəlizəm] 水銀中毒症, 汞毒症, = hydrargyrism.

mer·cu·ri·a·li·za·tion [mə:kjù:riəlaizéiʃən] 水銀療法. 動 mercurialize.

mercurialized serum 水銀剤加血清.

mer·cu·ric [mə:kjú:rik] 第二水銀の Hg^{2+} (多数の第二水銀塩が駆梅薬として用いられた).

m. acetate 酢酸第二水銀 $Hg(CH_3COO)_2$.

m. aminoacetate アミノ酢酸第二水銀 $Hg(CH_2NH_2COO)_2$, = mercuric glycocollate.

m. ammonium chloride 塩化水銀アンモニウム $(NH_4)_2HgCl_4$-$2H_2O$.

m. barium bromide 臭化水銀バリウム $BaHgBr_4$ (無色結晶).

m. benzoate 安息香酸第二水銀 $Hg(C_6H_5COO)_2$-2HO (白色針晶の防腐剤, 駆梅薬).

m. chloride 塩化第二水銀 ㊥ mercury bichloride $HgCl_2$ (昇汞. 無色結晶の劇毒), = corrosive sublimate.

m. chloride, ammoniated アミノ塩化水銀 ㊥ aminomercuric chloride $HgNH_2Cl$ (無色無臭有毒の結晶で, 防腐・殺菌剤), = white precipitate.

m. chloride-urea 塩化第二水銀尿素(昇汞1gと尿素0.5mLとを水100mLに溶解したもの).

m. cyanide シアン化第二水銀 $Hg(CN)_2$ (シアン化第一水銀は得られない).

m. diiodosalicylate ニヨウ化サリチル酸第二水銀 $(OHC_6H_2I_2COO)_2Hg$.

m. fulminate 雷汞.

m. iodate ヨード酸第二水銀 $Hg(IO_3)_2$.

m. iodide, red 赤色ヨウ化第二水銀 HgI_2, = mercury diiodide.

m. lactate 乳酸第二水銀 $(CH_3CHOHCOO)_2Hg$.

m. nitrate 硝酸第二水銀 $Hg(NO_3)_2$, = mercuric pernitrate.

m. nitrate ointment 硝酸第二水銀軟膏(硝酸第二水銀11%を含むもの), = citrine ointment.

m. oxide, red HgO (赤降汞), = red precipitate.

m. oxide, yellow HgO (黄降汞), = yellow precipitate.

m. oxycyanide オキシシアン化水銀(青酸酸化汞. HgO と $Hg(CN)_2$ の混合物. 局所の殺菌薬として用いられた).

m. potassium cyanide シアン化水銀カリウム $K_2Hg(CN)_4$ (鏡の製造に利用される).

m. potassium iodide ヨウ化水銀カリウム $HgI_2 \cdot 2KI$ (黄色粉末).

m. subsulfate 塩基性硫酸水銀 $HgSO_4 \cdot 2H_2O$, = basic mercuric sulfate, turpeth mineral.

m. succinate コハク酸第二水銀 $Hg(CH_2COO)_2$.

m. sulfate 硫酸水銀 $HgSO_4$, Hg_2SO_4.

m. sulfide, black 黒色硫化水銀 HgS (黒灰色粉末の顔料).

m. sulfide, red 赤色硫化水銀 HgS (天然に辰砂 cinnabar として存在し, 光で黒変する顔料), = artificial cinnabar, chinese red, vermillion.

m. sulfocyanate 硫化シアン酸第二水銀, = mercuric thiocyanate.

m. thiocyanate チオシアン第二水銀 $Hg(SCN)_2$ (写真の増感剤).

mer·cu·rim·e·try [mə:kjurímitri] 水銀(2)滴定.

mer·cu·ro·chrome [mə:kjúərəkroum] マーキュロクロム(メルブロミン). → fluorescein.

mer·cu·rom·e·try [mə:kjurámitri] 水銀(1)滴定.

mer·cu·ro·phyl·line in·jec·tion [mə:kjùrəfílin inʤékʃən] マーキュロフィリン注射液, = injectio mercurophyllinae.

mer·cu·ro·phyl·line so·di·um [mə:kjùrəfílin

sóudiəm] マーキュロフィリンソジウム ㊗ sodium N^3- [(3-hydroxymercuri)-2-methoxypropyl] -α-camphoramate and theophylline (強力な利尿性水銀薬), = mercuzanthin (sodium).

mer·cu·rous [mə́:kjurəs] 第一水銀の.
m. acetate 酢酸第一水銀 $Hg_2(CH_3COO)_2$.
m. chloride, mild 塩化第一水銀(甘汞)㊗ hydrargyri chloridum mite Hg_2Cl_2, = calomel.
m. chloride ointment 水銀軟膏(HgCl 30%), = calomel ointment.
m. iodide, yellow ヨウ化第一水銀 Hg_2I_2 (黄色ヨード汞).
m. oxide 酸化第一水銀 Hg_2O (亜酸化水銀).
m. rhodanide ロダン化第一水銀 HgSCN, = mercurous thiocyanide.
m. sozoiodolate ソゾヨドール酸水銀 $HgC_6H_2I_2OSO_3$ (殺菌消毒薬).
m. subchloride (塩化第一水銀), = calomel.
m. sulfate 硫酸第一水銀 Hg_2SO_4.
m. sulfide 硫化水銀 HgS_2.
m. tannate タンニン酸第一水銀(約50%の水銀を含有する不定化合物).
m. tartrate 酒石酸第一水銀 $Hg_2C_4H_4O_6$ (白色結晶).

mer·cu·ry (Hg) [mə́:kjuri] 水銀(原子番号80, 元素記号 Hg, 原子量200.59, 質量数196, 198～202, 204, 原子価1, 2, 比重13.546. 常温では液状を呈する唯一の金属元素), = hydrargyrum, quicksilver. 形 mercurial.
m. and potassium hyposulfite 次亜硫酸水銀カリ $2HgS_2O_3+5K_2S_2O_3$ (皮下注射用).
m. arc rectifier 水銀整流器 [医学].
m. bichloride ophthalmic ointment 昇汞点眼軟膏(昇汞, 水, 白色ワセリン), = unguentum hydragyri bichloridi ophtalmicum.
m. bulb 水銀球 [医学].
m. carbolate 石炭酸水銀 $Hg(C_6H_5O)_2$.
m.-203 chlormerodrin 水銀-203 クロルメロドリン.
m. cyanate シアン酸水銀 HgCNO.
m. dermatitis 水銀皮膚炎.
m. dropping electrode 滴下水銀電極(ポラログラフィなどの陰極として用いる).
m. ethylchloride エチル塩化水銀 $Hg(C_2H_5)Cl$.
m. ethylenediamine エチレンジアミン水銀(エチレンジアミンと水銀との混合物で消毒用).
m. fulminate 雷酸水銀(雷汞) $Hg(CNO)_2 \cdot 1/2H_2O$.
m. gallate 没食子酸水銀 $Hg[C_6H_2(OH)_3COO]_2$.
m. interrupter 水銀電流断続器.
m. isotope 水銀同位体 [医学].
m. lamp 水銀灯.
m. lamprelay 水銀灯継電器.
m. line 水銀縁.
m. mass 水銀錬剤(オレイン酸水銀, アルテア, ハチミツ, グリセリン, 甘草とからなるもので水銀31～35%を含有する), = blue mass, massa hydrargyri.
m.-197 mercuri-hydroxy-propane 水銀-197 MHP 標識赤血球法.
m. meter 水銀柱メートル(圧力の単位で, 1水銀柱メートル 1mHg は 13,595kg/m³ の密度をもつ高さ 1m の水銀柱が, 加速度の大きさが 9.80665m/sec² の重力の場合, その底面に及ぼす圧力).
m. millimeter 水銀柱ミリメートル(1mmHg は1水銀柱メートルの 1/1,000).
m. nephrotoxicity 水銀腎毒性 [医学].
m. oleate オレイン酸水銀(油酸汞), = oleated mercury, oleatum hydrargyri.
m. oxycyanide オキシシアン水銀 $Hg(CN)_2HgO$ (塩基性シアン化第二水銀).
m. perchloride 昇汞, = bichloride of mercury.
m. peroxide 過酸化水銀 HgO_2 (赤色粉末).
m. poisoning 水銀中毒 [医学].
m. pool 水銀池 [医学].
m. pyroborate 焦性ホウ酸水銀 B_4O_7Hg (駆梅用軟膏).
m. radioisotope 放射性水銀 [医学].
m. reservoir 水銀だめ(貯め) [医学].
m. silicofluoride ケイフッ化水銀 $HgSiF_6 \cdot 2H_2O$ (1:1,000 溶液または 1:2,000 軟膏として外科消毒用).
m. subchloride 甘汞, = calomel.
m. thermometer 水銀温度計.
m. thiocyanate チオシアン化水銀(ロダン化水銀).
m. vapor 水銀蒸気, = mercury vapour.
m. vapor lamp 水銀蒸気灯(石英燃焼器の中で水銀中のアークが衝撃される装置で空気で冷却するものと, 水で冷却するものとの2種がある).
m. vapor rectifier 水銀蒸気整流器.
m. with chalk 石灰水銀剤, 水銀白亜粉剤, = gray powder, hydrargyrum cum creta.

mercury herb ヤマアイ, = *Mercurialis*.

mercy killing 慈悲殺 [医学], 安楽死 [医学].

mere [míər] 節(細胞の接合子が分画して生ずる部分で, 分画後芽胞となる).

me·rer·ga·sia [merə:géisiə] 部分的機能不全(神経症的不安定ともいい, 最も単純な精神機能の病変で, 感情不安定と不安状態を特徴とし, 完全異常行動 holergasia に対立する術語. Meyer), = part disorders. 形 cacergasia, kakergasia, merergastic.

mer·e·thox·yl·line pro·caine [merəθáksili:n próukein] メレトキシリンプロカイン ㊗ *o*-(*N*-γ-hydorxy-mercuri-β-hydroxyethoxypropyl-carbamido) phenoxyacetic acid procaine salt with theophyllin (静注または筋注用利尿薬), = dicurin procaine.

Meretoja syndrome メレトヤ症候群, = Finnish type familial amyloidosis.

mericlinal chimaera 不完全周縁キメラ, = mericlinal chimera.

mericlinal chimera 不完全周縁キメラ [医学], = mericlinal chimaera.

me·rid·i·an [mərídiən] ① 経路 [医学], 経線. ② 子午線. 形 meridional.
m. of cornea 角膜経線.
m. of eye 眼球経線(縦軸に沿うものは鉛直経線 vertical meridian. 横軸のものは水平経線 horizontal m.).

me·rid·i·ani [məridiéinai] [L/TA] 経線 (meridianus の複数), = meridians [TA].

me·rid·i·ans [mərídiənz] [TA] 経線, = meridiani [L/TA].

me·rid·i·a·nus [məridiéinəs] 経線. 複 meridiani.

me·rid·i·o·nal [mərídiənəl] 経線の [医学], 子午線の.
m. aberration 経線収差, 子午線収差.
m. amblyopia 経線弱視(実験的弱視. 高度の乱視にみられることがある).
m. aniseikonia 経線性不等像症(乱視により像の大きさ, 形が左右で異なること).
m. canal 経線水管(櫛板帯水管).
m. circulation 南北(経線)循環.
m. cleavage 経線分割 [医学], 縦割(卵割において, 卵割面が卵の動物極と植物極とを通過すること).
m. fibers 経線状線維.
m. fibres [TA] 経線状線維, = fibrae meridionales [L/TA].

M

m. ray 子午光線.
m. section 縦割, = meridional cleavage.
m. surface 経線面.
me·rin·tho·pho·bia [mərinθoufóubiə] 束縛恐怖〔症〕.
mer·i·sis [mérisis] ① 細胞分割による組織の増大. ② 対称性. 形 meristic.
mer·ism [mérizəm] メリズム内部に隔膜を生じて分裂すること. 形 merismatic.
Mer·is·mo·pe·dia [mèrismoupí:diə] メリスモペディア属(シアノバクテリアの一種で, 細胞が平面上に整列, 方形の群をなす).
mer·i·spore [mérispɔ:r] 裂生胞子.
mer·i·stem [méristem] 分裂組織, 裂生組織(植物の). 形 meristematic.
me·ris·tic [məristik] ① 裂生の. ② 対称の, = symmetrical.
m. growth 細胞分裂性成長, = multiplicative growth.
m. variation 部分数変異(子孫の).
me·ris·ti·form [məristifɔ:m] 四裂体(球菌の).
me·ris·to·ma [meristóumə] 分裂組織腫, 細胞腫(植物の).
Merkel, Friedrich Siegmund [mə́:kel] メルケル(1845–1919, ドイツの解剖学者).
M. cell メルケル細胞.
M. cell carcinoma メルケル細胞癌.
M. cell tumor メルケル細胞腫.
M. corpuscles メルケル小体(メルケル神経節 Merkel ganglia とも呼ばれ, 口腔粘膜下にあって Henle の鞘に連絡し, その内部にある2個の扁平細胞が接触する面には神経線維の末端が入り込んでいる), = tactile disks, touch cells.
M. disk メルケル板, = tactile disk.
M. line メルケル線(涙嚢と鼻涙管の位置を示す想像線で, 内眼眼瞼靱帯の中央から第1臼歯と最後の小臼歯との間隙に向かって引いた線).
M.–Ranvier cell メルケル・ランビエー細胞(メラニン母細胞).
M. spur メルケル突起(大転子前板とも呼ばれ, 大腿骨皮質層の継続と考えられる基底線から小転子の下方に先端をもつ菱形または三角形の板で前後の両面をもつ), = lamina pretrochantinica.
M. tactile cell メルケル触覚細胞.
Merkel, Karl Ludwig [mə́:kel] メルケル(1812–1876, ドイツの解剖学者).
M. filtrum メルケル窩(喉頭の前庭窩), = filtrum ventriculi.
M. fossa メルケル窩.
M. muscle メルケル筋(舌骨角輪状軟骨筋).
mermaid fetus 人魚形胎児, = sirenoform fetus.
mermaid malformation 人魚体奇形, = sirenomelia.
Mer·mis [mə́:mis] メルミス属(線虫の一属).
M. nigrescens メルミス・ニグレッセンス(土壌中に存在する).
Mer·mith·oi·dea [mə̀:miθɔ́idiə] 糸片虫上科(線虫類の一つ. 体は細長く, 糸状, 不透明で前端が尖り, 細かいすじのある角皮に特徴がある. 幼虫期にはイナゴの体腔に寄生し, 成虫は土中で自由生活をする. 数例の人体感染例が報告されている).
mer(o)– [mer(ou), –r(ə)] 部分, 股の意味を表す接頭語, = mere–.
mer·o·a·cra·nia [mèrouəkréiniə] 部分無頭〔蓋〕症(先天的).
mer·o·an·en·ceph·a·ly [mèrouænenséfəli] 部分無脳症〔医学〕.
mer·o·blas·tic [merəblǽstik] 部割の, 局胚性の(動物極においてのみ行われる分割).
m. cleavage 局胚性分割〔医学〕, = partial cleavage.
m. egg 卵割性卵子, 部分割卵〔医学〕(卵黄量が多いため, 不完全卵割を行う卵).
m. ova 局胚性卵〔医学〕.
m. ovum 局割卵.
m. segmentation 部〔分〕割, 部分卵割, = partial segmentation.
mer·o·cele [mérəsi:l] 股ヘルニア.
mer·o·cox·al·gia [mèrəkɑksǽldʒiə] 股痛.
mer·o·crine [mérəkri:n] 部分分泌の(唾液腺または膵臓のように, 分泌腺細胞の一部だけが放出される分泌様式. 離出分泌 apocrine と漏出分泌 eccrine がある). ↔ holocrine.
m. gland 部分分泌腺(分泌細胞の成分が分泌物中に含まれないような腺), = merocrinous gland.
mer·o·cyst [mérəsist] メロシスト.
mer·o·cyte [mérəsait] 過剰卵黄核.
mer·o·di·a·stol·ic [mèroudaiəstɑ́lic] 部分的拡張期の.
mer·o·er·ga·sia [mèrouə:géisiə] 部分的機能不全, = merergasia.
me·rog·a·my [mirɑ́gəmi] 小配偶子生殖, = microgamy.
mer·o·gas·tru·la [merəgǽstrulə] 部割卵腸胚.
mer·o·gen·e·sis [merədʒénisis] 分節発生, 体節形成. 形 merogenetic, merogenic.
mer·o·gone [mérəgoun] 卵片発生子, 単性生殖子(卵核を除去された卵が精子により受胎して生物が発生するもの).
mer·o·go·nia [merɑ́gəni:ə] 処女生殖〔医学〕.
me·rog·o·ny [mərɑ́gəni] メロゴニー, メロゾイト形成, 卵片発生, 単精発生, 処女生殖〔医学〕.
me·rol·o·gy [mirɑ́lədʒi] 部分解剖学.
mer·o·me·lia [meroumí:liə] 四肢の部分欠損奇形.
mer·o·mi·cro·so·mia [mèrəmikrousóumiə] 部分的小人(体肢矮小症).
mer·o·mix·es [merəmíksis] メロミキセス, 部分接合体形成〔医学〕. → merozygote.
meromorphic function 有理型関数.
mer·o·mor·pho·sis [mèroumɔ:fóusis] 体肢再生不全症.
mer·o·my·ar·i·al [mèroumaiǽriəl] 部分筋肉〔細胞〕性の(線虫が少数の皮膚筋肉細胞をもつことについていう).
mer·o·my·a·ri·an [mèroumaiέəriən] 部分筋細胞型.
mer·o·my·o·sin [meroumáəsin] メロミオシン(ミオシンからタンパク質分解酵素によって生じる2種類のタンパク質).
mer·o·ne·cro·bi·o·sis [mèrounekroubaióusis] 細胞壊死, = meronecrosis.
mer·o·ne·cro·sis [mèrounikróusis] 細胞壊死.
mer·ont [mérənt] 増員生殖体, メロント(ある種の原虫. シゾント), = schizont.
mer·o·par·es·the·sia [mèroupærəsθí:ziə] 体肢触覚異常.
meropenem trihydrate メロペネム三水和物 $C_{17}H_{25}N_3O_5S \cdot 3H_2O$: 437.51(メロペネム水和物, β–ラクタム系抗生物質. 細菌の細胞壁合成を阻害し抗菌作用を発揮する). (→ 構造式)
me·ro·pia [miróupiə] 弱視(部分盲, 半視眼, 半盲), = amblyopia, dim vision.
mer·op·o·dite [miróupədait] 長節.
mer·o·quin·ene [merəkwíni:n] メロキネン $C_9H_{15}NO_2$ (シンコニン, キニンなどの酸化生成物).
mer·o·ra·chis·chi·sis [mèrourəkískisis] 部分的

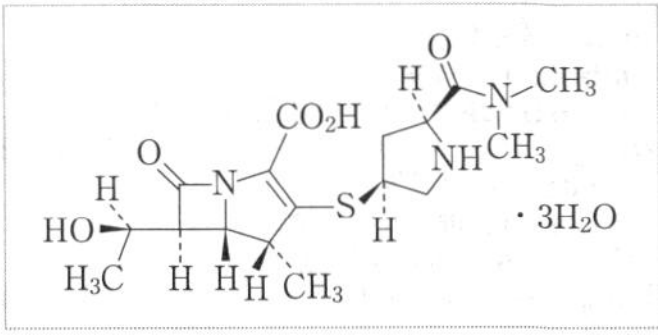

脊柱裂，= rachischisis partialis.

mer·o·scope ［méraskoup］ 分割的心音聴診器.

me·ros·co·py ［mirάskəpi］ 分割的心音聴診.

me·ros·mia ［mirάsmiə］ 部分的無嗅覚症.

mer·o·sper·mia ［merouspə́:miə］ 雌性前核生殖〔医学〕，= gynogenesis.

mer·o·sys·tol·ic ［mèrəsistάlic］ 部分的収縮期の.

me·rot·o·my ［mirάtəmi］ 試験的細胞切断.

Mer·o·zo·a ［mèrouzóuə］ 多節条虫類.

merozoic cestode 多節条虫.

mer·o·zo·ite ［merəzóuait］ メロゾイト，娘虫体，分裂小体（胞子虫の無性生殖において schizont が分割して生じたもの）.

mer·o·zy·gote ［merəzáigout］ 部分〔的〕接合体〔医学〕，メロザイゴート.

MERRF myoclonic epilepsy with ragged red fiber 赤色ぼろ線維を伴うミオクローヌスてんかんの略.

Merrifield knife メリフィールドナイフ.

Merritt, Katharine Krom ［mérit］ メリット（1886–1986，アメリカの小児科医）．→Kasabach–Merritt syndrome.

MERS middle east respiratory syndrome 中東呼吸器症候群の略（マーズ．MERS コロナウイルスにより起こるウイルス性呼吸器疾患）.

MERS–CoV 中東呼吸器症候群（マーズ）コロナウイルスの略（2012年サウジアラビアで同定された．重症の呼吸器疾患を起こす）.

mer·sa·lyl ［mə́:səlil］ マーサリル [化] sodium *o*–[(3–hydroxymercuri–2–methoxypropyl) carbamyl] phenoxyacetate（利尿薬）.

m. and theophylline injection マーサリルテオフィリン注射液（テオフィリン 0.25 モルを含有する），= injectio mersalylis et theophyllinae.

m. sodium マーサリルソジウム $C_{13}H_{16}HgNNaO_6$ $+C_7H_8N_4O_2 \cdot H_2O$（マーサリルのナトリウム塩）.

Merseburg(er) triad メルゼブルグ三〔主〕徴（ドイツの医師バセドウの故郷 Merseburg にちなんで命名されたもの．バセドウ病の眼球突出，甲状腺腫大，頻脈をいう），= Basedow triad.

merthiolate iodine formaldehyde concentration technic マーシオレートヨードホルマリン集積法（MIFC 法）（遠心沈殿法），= MIFC method.

Méry, Jean ［méri］ メリー（1645–1722，フランスの解剖学者）.

M. gland メリー腺，= Cowper gland.

me·ry·cism ［mérisizəm］ 反芻〔症〕〔医学〕，再嚼症，= merycismus, regurgitation, rumination.

Merzbacher, Ludwig ［mə́:tsbɑ:kər］ メルツバッヘル（1875–1942，アルゼンチン在住ドイツの医師）.

M.–Pelizaeus disease メルツバッヘル・ペリツェーウス病（遺伝性髄鞘形成不全症で，大脳および小脳白質での脱髄と神経膠の増生がある．幼小児期よりの運動および精神発達遅滞または停止を示す），= aplasia axialis extracorticalis congenita, familial centrolobar sclerosis, progressive hereditary cerebral leucodystrophy.

mes·a·con·ic ［mesəkάnik］ メサコン酸（シトラコン酸の異性体でトランス型）.

me·sad ［mí:sæd］ 正中方向に.

me·sal ［mí:səl］ = median, middle.

mes·a·me·boid ［mesəmí:bɔid］ 原始血球，= primitive hemoblast.

mes·an·gi·al ［misǽnʤiəl］ メサンギウムの（血管間膜の），〔糸球体〕血管間膜の.

m. cell 血管間膜細胞，メサンギウム細胞（糸球体の）.

m. cell proliferation メサンギウム細胞増殖〔医学〕.

m. deposit メサンギウム沈着物〔医学〕.

m. expansion メサンギウム拡大〔医学〕.

m. interposition メサンギウム間入〔医学〕.

m. matrix メサンギウム基質〔医学〕.

m. proliferation メサンギウム増殖〔医学〕.

m. proliferative glomerulonephritis メサンギウム増殖性糸球体腎炎〔医学〕.

m. sclerosis メサンギウム硬化〔医学〕.

m. thickening メサンギウム肥厚〔医学〕.

mesangiocapillary glomerulonephritis (MCGN) 膜性増殖性糸球体腎炎〔医学〕，メサンギウム毛細管性糸球体腎炎，= membranoproliferative glomerulonephritis (MPGN).

mes·an·gi·o·cyte ［mesǽnʤiəsait］ 血管間膜細胞.

mes·an·gi·ol·y·sis ［mesænʤiouláisəs］ メサンギオリシス（メサンギウム融解に伴う糸球体ループの構造変化をいう）.

mes·an·gi·um ［misǽnʤiəm］ メサンギウム，糸球体間質（糸球体毛細血管の間にある支持組織．メサンギウム細胞と基質からなる）.

m. cell メサンギウム細胞.

mes·a·or·ti·tis ［mèsəɔ:táitis］ 大動脈中膜炎.

m. productiva 増殖性大動脈中膜炎（梅毒性大動脈炎の一型で，大動脈瘤の原因となる）.

m. syphilitica 梅毒性大動脈中膜炎.

mes·a·ra·ic ［mesəréiik］ 腸間膜の，= mesareic, mesaroeic.

mes·a·re·ic ［mesəréiik］ 腸間膜の，= mesaraic, mesaroeic.

mes·a·ro·e·ic ［mesəréiik］ 腸間膜の，= mesaraic, mesareic.

mes·ar·ter·i·tis ［mèsɑ:tiráitis］ 動脈中膜炎.

me·sat·i·ce·phal·ic ［mesətisifǽlik］ 中長頭型（頭部指数 75〜80 で，その内容量 1,350〜1,450cm³ の頭型をいう）.

me·sat·i·ker·kic ［mesətikə́:kik］ 中上腕（橈上腕骨指数 75〜80 のものについていう）.

me·sat·i·pel·lic ［mesətipélik］ 中骨盤の（骨盤指数 90°〜95° のもの），= mesatipelvic.

m. pelvis 中型骨盤，= round pelvis.

mes·ax·on ［misǽksən］ メサクソン（神経軸索突起を取り巻いている神経鞘の細胞膜．電子顕微鏡で平行する 2 層の膜にみえる）.

mes·cal ［meskǽl, méskəl］ メスカル（アオノリュウゼツラン［青の龍舌蘭］*Agave americana* およびほかのメキシコ産植物の発酵汁）.

m. button （メキシコ産サボテン *Lophophora williamsii*（ウバタマ）のボタン様茎頂部）.

mes·ca·line ［méskəlin］ メスカリン [化] 3,4,5–trimethoxy phenyl ethylamine $C_{11}H_{17}NO_3$（メキシコ産サボテン *Lophophora williamsii* の花本の乾燥したものから得られる無色液状アルカロイドで，酩酊と妄想とを引き起こす），= peyote, peyotl.

mes·cal·ism ［méskəlizəm］ メスカリン中毒症（*Lophophora williamsii* またはメスカリンによる中毒，色彩，音の妄想を生じる）.

me·sec·tic ［meséktik］ 酸素の中等量を抱合する（酸素圧 40mmHg において血液が 70〜79% までの酸素を抱合し得る能力）.

M

mes·ec·to·blast ［mezéktəblæst］ 中外胚葉，＝ ectomesoblast.
mes·ec·to·derm ［mezéktədə:m］ 中外胚葉（胚葉が中胚葉と外胚葉とに分化していないもの）.
Meselson, Matthew Stanley ［mésəlsɑn］ メセルソン（1930生，アメリカの分子生物学者）.
M.–Stahl experiment メセルソン・スタールの実験（DNA は半保存的に複製されることを証明した実験）.
mes·em·brine ［misémbrin］ メセンブリン $C_{17}H_{23}NO_3$（*Mesembryanthemum* 属植物から得られるアルカロイドで，コカイン類似作用を示す）.
Me·sem·bry·an·the·mum ［misembriǽnθiməm］ メセンブリアンテマム属（ツルナ科植物. アイスプラント *M. crystallinum* などを含む）.
mes·en·ceph·al ［mezénsəfəl］ 中脳，＝ mesencephalon.
mes·en·ce·phal·ic ［mezènsefǽlik］ 中脳の.
m. animal 中脳動物，＝ mid brain animal.
m. arteries ［TA］中脳動脈*，＝ arteriae mesencephalicae ［L/TA］.
m. corticonuclear fibres ［TA］中脳皮質核線維*，＝ fibrae corticonucleares mesencephali ［L/TA］.
m. flexure 中脳曲，中脳屈〔曲〕.
m. nucleus ＝ Spitzka nucleus.
m. nucleus of trigeminal nerve ［TA］三叉神経中脳路核，三叉神経中脳核*，＝ nucleus mesencephalicus nervi trigemini ［L/TA］.
m. prominence 中脳隆起〔医学〕.
m. syndrome 中脳症候群.
m. tegmentum 中脳被蓋.
m. tract of trigeminal nerve ［TA］三叉神経中脳路，＝ tractus mesencephalicus nervi trigemini ［L/TA］.
m. tractotomy 中脳神経路切断術（Sjoequist）.
m. veins 中脳静脈.
mes·en·ceph·a·li·tis ［mèzənsefəláitis］ 中脳炎.
mes·en·ceph·a·lon ［mezənséfəlɑn］［L/TA］中脳，＝ mesencephalon ［TA］，midbrain ［TA］. 形 mesencephalic.
mesencephalospinal tract ＝ prepyramidal tract.
mes·en·ceph·a·lot·o·my ［mèzənsefəlátəmi］ 中脳切断〔術〕.
me·sen·chy·ma ［məzéŋkimə］ 間葉〔医学〕，＝ mesenchyme.
me·sen·chy·mal ［məzéŋkiməl］ 間葉の〔医学〕.
m. cell 間葉細胞.
m. chondrosarcoma 間葉性軟骨肉腫.
m. epithelium 間葉上皮.
m. hyloma 間葉性髄質腫.
m. neoplasm 間葉新生物（腫瘍）〔医学〕.
m. reaction 間葉性反応.
m. stem cell (**MSC**) 間葉系幹細胞（骨髄中にある未分化細胞で，増殖・分化能を有する）.
m. tissue 間葉組織.
m. tumor 間葉腫瘍〔医学〕.
mes·en·chyme ［mézəŋkaim］ 間葉〔織〕〔医学〕，間充織（胎生期結合組織）. 形 mesenchymal.
mes·en·chy·mo·ma ［mèzəŋkimóumə］ 間葉〔細胞〕腫〔医学〕.
mes·en·te·rec·to·my ［mèzəntəréktəmi］ 腸間膜切除術.
mes·en·ter·ic ［mezəntérik］ 腸間膜の〔医学〕.
m. abscess 腸間膜膿瘍〔医学〕.
m. adenitis 腸間膜腺炎，＝ mesenteric lymphadenitis.
m. artery 腸間膜動脈〔医学〕.
m. artery occlusion 腸間膜動脈閉塞〔症〕.
m. caval anastomosis 腸間膜静脈下大静脈吻合〔医学〕.
m. cyst 腸間膜嚢胞〔医学〕.
m. embolism 腸間膜塞栓〔医学〕.
m. fat necrosis 腸間膜脂肪壊死〔医学〕.
m. ganglion 腸間膜神経節（上，下，外側の 3 種）.
m. glands 腸間膜腺.
m. hernia 腸間膜ヘルニア.
m. infarction 腸間膜梗塞〔医学〕.
m. lymph nodes 腸間膜リンパ節，＝ lymphonodi mesenterici.
m. lymphadenitis 腸間膜リンパ節炎〔医学〕.
m. panniculitis 腸間膜脂肪織炎〔医学〕.
m. plexus 腸間膜動脈神経叢（交感神経の）.
m. pregnancy 腸管膜妊娠，＝ tuboligamentary pregnancy.
m. pull 腸間膜の引っ張り感，＝ Ott sign.
m. recess 腸間膜陥凹（原始胃腸間膜の陥凹で，右方腹の嵌頓により形成され，恒久胃腸間膜と大静脈腸間膜とを隔離して，将来大網嚢などに発達する）.
m. reflex 腸間膜反射〔医学〕.
m. thrombosis 腸間膜血栓〔医学〕.
m. triangle 腸間膜三角（腸間膜が腸管を包むために 2 枚の間膜が分離して腸間との間にできる三角形のスペース），＝ mesenteric line.
m. vascular insufficiency 腸間膜血行不全症（上腸間膜動脈の起始部の慢性的な閉塞性病変のため，便通の異常，体重減少，食後の腹痛をきたす病態）.
m. vascular occlusion 腸間膜脈管閉塞症〔医学〕，腸間膜血管閉塞症.
m. vein 腸間膜静脈〔医学〕.
m. vein thrombosis 腸間膜静脈血栓症〔医学〕.
m. vessel 腸間膜脈管〔医学〕.
mesentericoparietal fossa 腸間膜壁窩，＝ parajejunal fossa.
mes·en·ter·i·o·lum ［mèsəntərí:ələm, –zən–］ 間膜（小さい腸間膜）.
m. processus vermiformis 虫垂間膜.
mesenteriomesocolic fold 〔小〕腸結腸間膜ヒダ.
mes·en·ter·i·o·pexy ［mèzəntériəpeksi］ 腸間膜固定術.
mes·en·ter·i·or·rha·phy ［mèzəntərió:rəfi］ 腸間膜縫合術.
mes·en·ter·i·pli·ca·tion ［mèzəntəriplikéiʃən］ 腸間膜成襞（ヒダ形成術）.
mes·en·ter·i·tis ［mèzəntəráitis］ 腸間膜炎，＝ mesenteriitis.
mes·en·ter·i·um ［mesəntériəm, –zən–］［L/TA］ 腸間膜，＝ mesentery ［TA］.
m. commune 総腸間膜〔症〕.
m. ileocolicum commune 回腸結腸総腸間膜症（先天性発育異常のため固定されずに，腸間膜が上行結腸と盲腸から遊離されている状態）.
mesenteroaxial volvulus 腸間膜軸捻転.
mes·en·ter·on ［mezéntərɑn, –sén–］ 中腸（胚腔の中間部）.
mes·en·ter·y ［mézəntəri］［TA］① 腸間膜，＝ mesenterium ［L/TA］. ② 隔膜（動物学）. 形 mesenteric.
mes·ent·o·derm ［mézəntədə:m］ 中内胚葉.
mes·ent·o·mere ［mezéntəmiər］ 中内節.
mes·en·tor·rha·phy ［mezəntó:rəfi］ 腸間膜縫合術.
mes·ep·i·the·li·um ［mèsəpiθí:liəm］ 中皮細胞，＝ mesothelium.
mesethmoid bone 正中篩骨.
mesh ［méʃ］ 網目，メッシュ.
m. graft 網状移植〔医学〕，網状植皮〔片〕.
m. skin graft 網状（メッシュ）植皮，網目皮膚移植（採皮片を網状裁断器を使って，網目状にした皮膚を移植する方法）.

m. structure 網目状構造(岩石や鉱物の網目のような構造).
me·si·ad [mí:ziæd] 正中の，正中線方向へ，= mesad.
me·si·al [mí:ziəl] 近心，内側〔の〕，= medial.
m. accessory ridge 近心副隆線.
m. angle 近心面〔隅〕角(歯冠の正中線とほかの表面との角).
m. bite 近位咬合〔医学〕，近心咬合.
m. caries 近心面う蝕.
m. cutting edge 近心切縁.
m. fossa 近心〔小〕窩，= mesial pit.
m. fovea [TA] 近心窩*，= fovea mesialis [L/TA].
m. groove 近心溝.
m. lobe 近心葉.
m. margin 近心縁.
m. movement of teeth 歯牙近心移動〔医学〕.
m. occlusion 内側咬合.
m. pit 近心小窩(咬合面の).
m. plane 近心面〔医学〕.
m. root [TA] 近心根*，= radix mesialis [L/TA].
m. surface [TA] 近心面，= facies mesialis [L/TA].
m. temporal sclerosis 内側側頭葉硬化症〔医学〕.
m. wall 近心〔窩〕壁.
mesio- [mi:ziou, -ziə] 歯科で中央との関連を表す接頭語.
me·si·o·buc·cal [mì:ziəbʌ́kəl] 近心頬側の(歯についていう).
m. cusp [TA] 近心頬側咬頭*，= cuspis mesiobuccalis [L/TA].
m. line angle 近心頬側線角.
m. root [TA] 近心頬側根*，= radix mesiobuccalis [L/TA].
m. triangular groove 近心頬側三角溝.
me·si·o·buc·co-oc·clu·sal [mì:ziəbʌ́kou ɑklú:səl] 近心・頬・咬合面の.
m. point angle 近心頬側咬合面点角.
me·si·o·buc·co·pul·pal [mì:ziəbʌ̀koupʌ́lpəl] 近心頬歯髄側の.
me·si·oc·clu·sion [mì:ziəklú:ʒən] 近位咬合，= mesio-occlusion.
me·si·o·cer·vi·cal [mì:ziousə́:vikəl] ① 近心歯頸側の. ② 近心歯肉側の.
me·si·o·dens [mí:ziədenz] 正中歯〔医学〕.
me·si·o·dis·tal [mi:ziədístəl] 近心遠心側の.
mesioeccentric projection 偏近心投影〔法〕〔医学〕.
me·si·o·gin·gi·val [mì:zioudʒindʒáivəl] 近心歯肉側の.
me·si·o·la·bi·al [mì:zioulέibiəl] 近心唇側の.
m. groove 近心唇側溝.
me·si·o·lin·gual [mì:zioulíŋgwəl] 近心舌側の.
m. cusp [TA] 近心舌側咬頭*，= cuspis mesiolingualis [L/TA].
m. root [TA] 近心舌側根*，= radix mesiolingualis [L/TA].
m. triangular ridge 近心舌側三角隆線.
me·si·o·lin·guo-oc·clu·sal [mì:ziouliŋgwou ɑklú:səl] 近心舌側咬合面側の.
m. point angle 近心舌咬合面点角.
me·si·o·lin·guo·pul·pal [mì:zioulìŋgwəpʌ́lpəl] 近心舌側歯髄側の.
me·si·on [mí:ziən] 正中面(体を左右の対称半部に分割する平面). 形 mesien.
me·si·o-oc·clu·sal [mì:ziou ɑklú:səl] 近心咬合面側の.
me·si·o-oc·clu·sion [mì:ziou əklú:ʒən] 近心咬合. 形 mesio-occlusal.
mesiopalatal cusp [TA] 近心口蓋側咬頭*，= cuspis mesiopalatalis [L/TA].
me·si·o·pul·pal [mì:zioupʌ́lpəl] 近心髄壁の.
me·si·o·ver·sion [mì:ziouvə́:ʒən] 近心転位〔医学〕(歯が正常な位置より近心位に寄っている位置異常).
me·si·ris [misáiris] 虹彩中層.
me·si·ton·ic ac·id [mesitɑ́nik ǽsid] メシトン酸 $CH_3COCH_2C(CH_3)_2COOH$ (左旋糖の相同体).
mes·i·tyl [mésitil] メシチル基 (2,4,6-$(CH_3)_3C_6H_2$-).
m. oxide 酸化メシチル $(CH_3)_2C{=}CHCOCH_3$，= isopropylidene-acetone.
me·sit·y·lene [məsítili:n] メシチレン(タールから得られる対称性)，= trimethylbenzene.
me·sit·y·lox·y [mesìtilɑ́ksi] メシチルオキシ基 (2,4,6-$(CH_3)_3C_6H_2O$-).
mes·mer·ism [mézmərizəm] 動物磁気催眠術〔医学〕，催眠術〔医学〕，動物磁気(電気)術，メスメリズム(オーストリア医 Friedrich Anton Mesmer (1733-1815)による). 動 mesmerize.
mes(o)- [mez(ou), -z(ə), mes-] 中，中間部(解剖)，腸間膜，メソ型(化学)などを意味する接頭語.
***meso* compound** メソ化合物.
mes·o·ac·id [mezouǽsid] メソ酸(同一の酸化物に水が加わって3種の酸が生ずる場合，塩基度の最も高いものを正酸，次をメソ酸，最小のものをメタ酸と呼ぶ).
mes·o·a·or·ti·tis [mèzoueiɔ:táitis] 大動脈中膜炎〔医学〕.
mes·o·ap·pen·di·cit·is [mèzouəpendisáitis] 虫垂間膜炎.
mes·o·ap·pen·dix [mèzouəpéndiks] [L/TA] 虫垂間膜，= meso-appendix [TA].
mes·o·bac·te·ria [mèzəbæktí:riə] 中形バクテリア.
mes·o·bil·in [mezəbílin] メソビリン $C_{33}H_{42}O_6N_4$ (尿中に現れる物質).
mes·o·bil·i·ru·bin [mèzoubilirú:bin] メゾビリルビン $C_{33}H_{40}N_4O_6$ (ビリルビンの還元物で，bilidieneの一つ. 中性では，黄色，酸性ではオレンジ色を呈する).
mes·o·bil·i·ru·bin·o·gen [mèzoubìlirubínədʒən] = urobilinogen.
mes·o·bil·i·vi·o·lin [mèzoubìliváiəlin] メソビリヴァイオリン(bilidiene 型の4ピロル核誘導体で，中性溶液では紫赤，塩酸溶液では紫色).
mes·o·blast [mézəblæst] 中胚葉細胞，= mesoderm. 形 mesoblastic.
mes·o·blas·te·ma [mèzoublæstí:mə] 中胚葉細胞群. 形 mesoblastemic.
mesoblastic band 中胚葉帯(胚の全長を通じて存在する細胞列).
mesoblastic nephroma (MN) 間葉芽腎腫.
mesoblastic sensibility 深部感覚，= deep sensibility.
mes·o·blas·to·ma ovar·i·i [mèzoublæstóumə ouvέəriai] 卵巣中胚葉腫(Teilum). → embryonal carcinoma.
mesobranchial area 内鰓部(内臓弓と鰓溝との腹側咽頭部).
mes·o·bron·chi·tis [mèzoubraŋkáitis] 気管支中層炎.
mes·o·cae·cum [mezousí:kəm] 盲腸間膜，= mesocecum.
mes·o·car·dia [mezoukɑ́:diə] 中胸心〔医学〕，胸郭中央位心臓.
mes·o·car·di·um [mezoukɑ́:diəm] 心間膜(前方で心臓を体壁に，後方で腸と連結する胚の腸間膜).
mes·o·car·pal [mezoukɑ́:pəl] 中手根の，中手根骨の.

mes·o·cat·a·lyst [mezəkǽtəlist] 中間触媒(動かない中心的酵素と，動き得るものとの中間に介在して作用する担体), = intermediary catalyst.
mes·o·ce·cum [mezousí:kəm] 盲腸間膜, = mesocaecum. 形 mesocecal.
mes·o·cele [mézəsi:l] シルヴィウス水道, = mesocelia.
mes·o·ce·phal·ic [mèzousifǽlik] ① 中脳の. ② 中頭の.
mes·o·ceph·a·lon [mezəséfələn] ① 中脳. ② ヴァロリ橋. 形 mesocephalous.
mes·o·ceph·a·ly [mezəséfəli] 中頭〔蓋〕.
mes·o·cer·ca·ria [mèzousə:kéəriə] メソセルカリア.
Mes·o·ces·toi·des [mèzousestɔ́idi:z] メソセストイデス属(条虫綱，真正条虫亜綱，円葉目の一科，小形ないし中形の条虫で，頭節には著明な4個の吸盤があるが吻がない．成虫は鳥類，哺乳類に寄生する．ヒトの寄生例として有線条虫 *Mesocestoides lineatus* が報告されている).
mes·o·chon·dri·um [mezəkɑ́ndriəm] 軟骨中層.
mes·o·cho·roi·dea [mezoukɔ:rɔ́idiə] 脈絡膜中層, = mesochorioidea.
mes·o·chy·mal [mezoukáiməl] 間葉の(mesenchyme の形容詞), = mesenchymal.
mes·o·cne·mic [mezoukní:mik] 中脛骨指数の(脛骨幹近位部が左右に扁平となって指数が 65〜69.9 のものについていう).
mes·o·col·ic [mezoukɔlík] 結腸間膜の.
m. band 間膜ヒモ(結腸間膜の結腸付着部にみられる縦走筋(結腸ヒモ)の1つ), = mesocolic taenia.
m. hernia 結腸間膜ヘルニア.
m. lymph nodes 結腸間膜リンパ節, = lymphonodi mesocolici.
m. nodes [TA] 腸間膜リンパ節, = nodi mesocolici [L/TA].
m. shelf 結腸間膜架(横行結腸と大網との総称).
m. taenia [TA] 間膜ヒモ, = taenia mesocolica [L/TA].
mes·o·col·loid [mezəkɑ́lɔid] メソコロイド，準コロイド(平均の重合度が 100〜500 の鎖状分子).
mes·o·co·lon [mezoukóulən] [L/TA] 結腸間膜, = mesocolon [TA]. 形 mesocolic.
m. ascendens [L/TA] 上行結腸間膜, = ascending mesocolon [TA].
m. descendens [L/TA] 下行結腸間膜, = descending mesocolon [TA].
m. sigmoideum [L/TA] S状結腸間膜, = sigmoid mesocolon [TA].
m. transversum [L/TA] 横行結腸間膜, = transverse mesocolon [TA].
mes·o·co·lo·pexy [mezoukóuləpeksi] 結腸間膜固定術.
mes·o·co·lo·pli·ca·tion [mèzoukòuləplikéiʃən] 結腸間膜成襞(ヒダ形成)術(結腸間膜の可動性を制限する目的で行う手術).
mes·o·conch [mézəkɑntʃ] 中眼窩(眼窩指数 76.0〜84.9).
mes·o·cord [mézəkɔ:d] 臍帯付着ヒダ.
mes·o·cor·nea [mezoukɔ́:niə] 角膜固有質.
mes·o·cor·tex [mezoukɔ́:teks] [L/TA] 中間皮質, = mesocortex [TA].
mesocortical tract 中脳皮質路 〔医学〕.
mes·o·co·tyl [mezoukóutil] 中胚軸.
mes·o·cra·nic [mezoukréinik] 中頭蓋の(頭蓋指数 75〜79.9).
Mes·o·cri·ce·tus [mèzoukraisí:təs] ゴールデンハムスター属(ネズミ科，キヌゲネズミ亜科の一属で，ハムスターの一種).
M. auratus ゴールデンハムスター, = golden hamster.
mes·o·cu·ne·i·form [mèzoukjùní:ifɔ:m] 中間楔状骨.
mes·o·cyst [mézəsist] 胆肝腹膜(胆嚢と肝との中間にある腹膜の一部).
mes·o·cy·to·ma [mèzousaitóumə] 結合織腫瘍.
mes·o·derm [mézədə:m] 中胚葉(外胚葉と内胚葉の中間にある胚芽層で，結合織，骨・軟骨，筋肉，脈管，血液，リンパ節，生殖器，腎，腹膜などに分化する), = mesoblast. 形 mesodermal, mesodermic.
m. groove 中胚葉溝 〔医学〕.
mes·o·der·mal [mèzoudə́:məl] 中胚葉性.
m. amnion raphe 中胚葉羊膜縫線 〔医学〕.
m. factor 中胚葉〔誘導〕因子.
m. mixed tumor 中胚葉性混合腫瘍(ミュラー管混合腫瘍), = Müllerian mixed tumor.
m. segment 中胚〔葉〕節(原節のこと), = mesoblastic segment.
m. tissue 中胚葉性組織 〔医学〕.
mesodermogenic neurosyphilis 中胚葉性神経梅毒(髄膜，血管，神経鞘などを侵す神経梅毒).
mes·o·derm·o·path [mèzoudə́:məpæθ] 中胚葉性臓器病者.
mes·o·des·ma [mezədézmə] 子宮広間膜.
m. suspensorium 子宮広間膜支持部.
m. teres 子宮広間膜円索部.
mes·o·di·a·stol·ic [mèzoudaiəstɑ́lik] 拡張中期の, = middiastolic.
m. murmur 拡張中期雑音.
mesodiverticular vascular band 憩室間膜血管.
mes·o·dont [mézədɑnt] 中歯型, = mesodontic.
mes·o·du·o·de·nal [mèzoudjù:oudí:nəl] 十二指腸間膜の.
mes·o·du·o·de·num [mèzoudjù:oudí:nəm] 十二指腸間膜.
mes·o·en·te·ri·o·lum [mèzouentəríələm] 間膜, = mesenteriolum.
mes·o·ep·i·did·y·mis [mèzouepidídiməs] 精巣上体間膜.
mes·o·e·soph·a·gus [mèzoui:sɑ́fəgəs] 食道間膜.
mes·o·form [mézəfɔ:m] メソ型(対称的構造をもつ2不斉炭素原子が，その化合物の旋光性を互いに相殺して不旋光性となったもの).
mes·o·gas·ter [mèzəgǽstər] 胃間膜(腸管の主要部分の中位にあるもの).
mes·o·gas·tral·gia [mèzəgæstrǽlʤiə] 臍部痛 〔医学〕.
mes·o·gas·tric [mèzəgǽstrik] 胃間膜の 〔医学〕.
mes·o·gas·tri·um [mèzəgǽstriəm] 胃間膜. 形 mesogastric.
m. dorsale 後胃間膜.
m. ventrale 前胃間膜.
me·sog·lia [mizɑ́gliə] ① 希突起神経膠. ② 希突起および小神経膠.
mesoglial cells 中グリア細胞，中〔神経〕膠細胞.
mes·o·gli·o·ma [mèzouglaióumə] 中胚葉性グリオーマ(グリオーマという名称がついているが，中胚葉性の脳腫瘍．現在この言葉はほとんど使われない).
mes·o·glu·te·us [mèzouglutí:əs, -glú:tiəs] 中殿筋. 形 mesogluteal.
mes·o·gnath·ic [mezɑgnéiθik, -zoun-] ① 中等度顎顎指数の(顎顎指数 98〜103). ② 上顎の前骨外部の. 形 mesognathous.
mes·o·gna·thi·on [mezɑgnéiθiən, -zoun-] 顎顎骨化点(切歯骨にある側切歯骨化部).
mes·o·he·min [mezəhémin] メソヘミン $C_{34}H_{36}$

N_4O_4FeCl（ヘミンの還元型）.
mes·o·he·pat·i·cum ［mèzouhipǽtikəm］ 肝間膜.
m. laterale 外側肝間膜.
m. ventrale 前肝間膜.
mes·o·hy·lo·ma ［mèzouhailóumə］ 中皮腫, = mesothelioma.
mes·o·hy·po·blast ［mezouháipoublæst］ 中内胚葉, = mesentoderm.
mes·o·il·e·um ［mezouíliəm］ 小腸間膜.
mes·o·in·o·si·tol ［mèzouinóusitɔ:l］ メゾイノシトール（酵母，真菌などの発育因子）.
mesoionic compound メソイオン化合物〔医学〕（構造が共有結合構造とイオン構造の共鳴として理解される化合物群で，シドノンなどが知られている）.
mes·o·je·ju·num ［mèzouʤiʤú:nəm］ 空腸間膜.
mesolateral fold 側腸間膜ヒダ.
mes·o·lec·i·thal ［mezəlésiθəl］ 卵黄中量の, = medialecithal.
m. egg 卵黄中量卵子〔医学〕.
mes·o·le·pi·do·ma ［mèzoulepidóumə］ 中皮鱗状腫（胎生期残遺中皮に由来する組織から発生するもの）.
mesolimbic tract 中脳辺縁系路〔医学〕.
me·sol·o·bus ［mesáləbəs］ 脳梁（現在あまり用いられない）, = corpus callosum.
me·sol·o·gy ［misáləʤi］ 環境学.
mes·o·lym·pho·cyte ［mezəlímfəsait］ 中〔形〕リンパ球, = mesocyte.
mes·o·mel·ic ［mezəmélik］ 肢中部の.
m. dysplasia 中間肢異形成〔症〕.
mes·o·mere ［mézəmiər］ 中割球（大分割細胞 macromere と小分割細胞 micromere との中間大のもの）. 形 mesomeric.
mesomeric effect メソメリー効果〔医学〕, 共鳴効果（有機化学の電子反応説において原子団の電子密度を増大する機構の一つで，不飽和結合をもつ化合物に現れ，略して M 効果とも呼ばれる）, = electrometric effect.
me·som·er·ism ［misámərizəm］ メソメリズム〔医学〕, 分子内電子転位（原子核の空間的配列は同一であるが，電子分布の異なる化合物の性状）. 形 mesomeric.
mesometanephric carcinoma 中腎腫.
mesometric pregnancy 子宮間膜妊娠（卵管妊娠において，卵管の破裂により，卵管の一部と子宮間膜とからなる嚢内に胎児が存在すること）.
mes·o·me·tri·tis ［mèzoumi:tráitis］ 子宮筋層炎.
mes·o·me·tri·um ［mezəmí:triəm］ [L/TA] ① 子宮間膜, = mesometrium（♀）[TA]. ② 子宮筋層, = myometrium. ③ 子宮広靱帯の卵巣間膜部.
mes·o·morph ［mézəmɔ:f］ 中間体格者（屈強型または立方型の体格をもつ者）, 中胚葉型〔体型〕〔医学〕.
mes·o·mor·phy ［mézəmɔ:fi］ 中間状態, = mesomorphic state.
mes·om·pha·ri·on ［mesəmfǽriən］ 臍.
me·som·u·la ［misámjulə］ 中胚（上皮性中胚葉と内胚葉との間に間葉織をもった胚子の初期）.
me·son ［mésɑn, -zɑ-］ ① 正中面, = mesion. ② 中間子（メソトロン mesotron とも呼び，不安定な素粒子で，質量が電子と陽子との中間にあるもの．平均寿命は短く 10^{-16}～10^{-6}sec で自然崩壊する．1934 年湯川秀樹により核力を媒介する新しい場の素粒子として理論的に導入された）.
mes·o·neph·ric ［mèzənéfrik］ 中腎の〔医学〕.
m. adenomyoma 中腎腺筋腫.
m. cyst 中腎性嚢胞〔医学〕.
m. cystoma 中腎嚢腫.
m. duct 中腎管（男性では精管に発達し，女性では退化する胎生期生殖管）, = Wolff duct.
m. fold 中腎ヒダ（中腎が体腔内へ発育して生ずる）.
m. ridge 中腎隆線（中腎が成長して生ずる胚の体腔外壁にあるもの）.
m. tissue 中腎性組織.
m. tubule 中腎細管.
m. tumor 中腎性腫瘍〔医学〕.
mes·o·neph·roi ［mezənéfrɔi］（mesonephros の複数）.
mesonephroid carcinoma 中腎性癌.
mes·o·ne·phro·ma ［mezənifróumə］ 中腎腫〔医学〕（生殖路に発生する嚢腫性腫瘍の総称名であるが，必ずしも中腎からの起原は証明されていない．子宮外腺筋腫，卵巣の嚢腫および充実腫などを含む）.
m. ovarii 卵巣中腎腫, = papilloendothelioma ovarii.
mes·o·neph·ros ［mezənéfrɑs］ 中腎（ウォルフ体）, = mesonephron, wolffian body. 複 mesonephroi. 形 mesonephric.
mes·o·neu·ri·tis ［mèzounjuráitis］ ① 神経鞘内炎. ② 神経リンパ管炎.
mes·o-o·men·tum ［mézou ouméntəm］ 大網間膜.
mes·o-on·to·morph ［mézou ántəmɔ:f］ 短太体格者（頑丈な体格者ではあるが，甲状腺機能低下を生じやすい体質をもったもの）.
mes·o·pal·li·um ［mezəpǽliəm］ 中間皮質〔医学〕.
mes·o·pexy ［mézəpeksi］ 腸間膜固定術, = mesenteriopexy.
mes·o·phar·ynx ［mezəfǽriŋks］ 中咽頭.
mes·o·phile ［mézəfil］ 中温細菌.
mes·o·phil·ic ［mezəfílik］ 中温性の.
m. bacteria 中温細菌，常温細菌（15～40°C で発育する細菌）.
mes·o·phleb·ion ［mezəflébiən］ 静脈中層, = mesophlebium.
mes·o·phle·bi·tis ［mèzəflibáitis］ 静脈中層炎.
mes·o·phrag·ma ［mezəfrǽgmə］ 中間膜（ヘンセン膜）, = M disk.
me·soph·ry·on ［misáfriən, -zá-］ 眉間, = glabella.
mes·o·phyll ［mézəfil］ 葉肉（葉の実質組織）.
me·sop·ic ［misápik, -zá-］ 薄明の（明所視と暗所視との中間照度についていう）.
m. vision 薄明視〔医学〕.
Mes·o·plas·ma ［mèzouplǽzmə］ メソプラズマ属（マイコプラズマの一種）.
mes·o·pneu·mon ［mèzounjú:mən］ 肺間膜（肺門部で胸膜の 2 層が癒合する部分）, = mesopneumonium.
mes·o·pneu·mo·ni·um ［mèzounju:móuniəm］ 肺間膜.
mes·o·po·di·um ［mezoupóudiəm］ 中足（軟体動物腹足の中節）.
mes·o·por·phy·rin ［mezoupɔ́:firin］ メソポルフィリン 化 1,3,5,8-tetramethyl-2,4-diethyl-6,7-dipropionic acid porphine $C_{34}H_{38}N_4O_4$（ヘミンの還元物で，ソーダ石灰と熱すると炭酸基を失ってエチオポルフィリンⅢ $C_{32}H_{32}N_4$となる）, = mesoporphine.
mes·o·pro·sop·ic ［mèzouprəsápik］ 広顔の.
mes·o·psy·chic ［mezousáikik］ 精神発達中期の.
mes·o·pul·mo·num ［mezəpálmənəm］ 肺間膜.
me·sor·chi·um ［misɔ́:kiəm, -zɔ́:-］ 精巣間膜. 形 mesorchial.
mes·o·rec·tum ［mezəréktəm］ 直腸間膜.
mes·o·ret·i·na ［mezərétinə］ 網膜中層.
mes·o·rop·ter ［mezəráptər］ 眼正位, = isophoria, normal position of axes.
mes·or·rha·phy ［mizɔ́:rəfi］ 腸間膜縫合術, = mesenteriorrhaphy.
mes·or·rhine ［mézərain］（① 頭蓋測定法においては，梨状孔の幅より長さが 2 倍であることで，鼻根指数 47.0～50.9 のもの．② 体型測定法では，鼻が長く幅の広いことで，長幅指数 70.0～84.9 のもの)．

mes·o·sal·pinx (♀) [mezəsǽlpiŋks] [L/TA] 卵管間膜 (子宮広ヒダの内，卵管に接する部分)，= mesosalpinx (♀) [TA].

mes·o·scap·u·la [mezəskǽpjulə] 肩甲棘．

mes·o·seme [mézəsi:m] (眼窩指数 84～89 のものについていう)．

mes·o·sig·moid [mezəsígmɔid] S 状結腸間膜．

mes·o·sig·moi·di·tis [mèzousigmɔidáitis] S 状結腸間膜炎．

mes·o·sig·moid·o·pexy [mèzousigmɔ́idəpeksi] S 状結腸間膜固定術．

mes·o·skel·ic [mezəskélik] 正常の長さの脚のある．

mes·o·so·ma [mezousóumə] 中間型 (狭身型と広身型との中間体格)．

mes·o·so·ma·tous [mezousóumətəs] 中間型の．

mes·o·some [mézəsoum, mésə–] メソソーム〔医学〕(細菌の細胞質膜に接続し，細胞内部にくびれこんでいる膜構造)．

me·sos·o·my [misásəmi] 中間型体格．

mes·o·staph·y·line [mezəstǽfili:n] (口蓋指数 80.0～84.9 のものについていう)．

mes·o·state [mézəsteit] 中間産物 (代謝過程の)．

mes·o·ste·ni·um [mezoustí:niəm] 小腸間膜 (空回腸の腸間膜)．

mes·o·ster·num [mezoustə́:nəm] 胸骨中央部．

Mes·o·stig·ma·ta [mezoustígmətə] 中気門目 (ダニの一つで，気門は脚の基節の外側にあり，これから周気管 peritrema が前方に出ている．種類は多くワクモ科 *Dermanyssidae*，トゲダニ科 *Laelapidae* などを含む)．

mesostomate type 直達型．

mes·o·stro·ma [mezoustróumə] 中間基質 (硝子質に相当する胚の細線維性組織で，後にボーマン膜およびデスメー膜に発育するもの)．

mes·o·syph·i·lis [mezəsífiləs] 中期梅毒，= secondary syphilis.

mes·o·sys·tole [mezəsístəli] 収縮中期．形 mesosystolic.

mes·o·tar·sal [mezoutá:səl] 中足根の．

mes·o·tar·tar·ic ac·id [mèzouta:tǽrik ǽsid] メソ酒石酸 $[CH(OH)COOH]_2$ (内部補償により光学的には不活性の酸)，= antitartaric acid.

mes·o·ten·di·ne·um [mèzoutendíniəm] [L/TA] 腱間膜，= mesotendon [TA].

mes·o·ten·don [mezəténdən] [TA] 腱間膜，= mesotendineum [L/TA].

mes·o·ten·on [mèzəténən] 腱〔鞘〕間膜〔医学〕，メゾテノン．

mesothelial cancer 中皮癌．

mesothelial cell 中皮細胞．

mesothelial hyloma 中皮性髄質腫．

mes·o·the·li·o·ma [mèzouθi:lióumə] 中皮腫〔医学〕(内皮腫または中胚葉上皮腫ともいう)，= endothelioma.

m. malignum 悪性中皮腫．

m. of pleura 胸膜中皮腫〔医学〕．

mes·o·the·li·um [mezouθí:liəm] 中皮 (胚子体腔の内面をおおう中胚葉から発生した扁平細胞層で，成人期にはすべての漿膜をおおう内皮細胞に分化する)．形 mesothelial.

mes·o·the·nar [mezəθí:nər] 母指内転筋，= musculus adductor policis.

mes·o·ther·mal [mezouθə́:məl] 中等温度の．

mes·o·tho·rax [mezouθɔ́:ræks] 中胸．

mes·o·tho·ri·um [mezouθɔ́:riəm] メソトリウム (トリウムの変脱中間産物であるメソトリウムⅠ ($MsTh_1$) またはメソトリウムⅡ ($MsTh_2$) で，トリウムとラジオトリウムとの中間にある)．

mes·o·throm·bin [mezəθrámbin] メソトロンビン (プロトロンビンがトロンビンに転化する中間過程に生ずる複合体で，プロトロンビン因子と不安定性カルシウムとの結合物質)．

mes·o·tron [mésətran] メソトロン，中間子 (日本の物理学者湯川秀樹により1934年に導入された粒子で，その質量が陽子と電子の質量の中間に位するもの)，= meson, U particle, Yukawa particle.

mes·o·trop·ic [mezətrápik] 体腔中央位の (腹腔のような)．

m. lake 中栄養湖〔医学〕．

mes·o·tur·bi·nal [mezoutə́:binəl] 中鼻介骨の，= mesoturbinate.

mes·o·tym·pa·num [mezətímpənəm] 中鼓室．

mes·o·u·ran·ic [mèzouju:rǽnik] 中口蓋の，= mesuranic.

mesouterine fold 子宮間膜ヒダ．

mesovarian border [TA] 間膜縁，= margo mesovaricus [L/TA].

mesovarian margin 〔卵巣〕間膜縁．

mes·o·va·ri·um (♀) [mezouvέəriəm] [L/TA] 卵巣間膜，= mesovarium (♀) [TA]．複 mesovaria.

me·sox·a·late [misáksəleit] メゾシュウ酸塩．

mes·ox·al·ic ac·id [mesəksǽlik ǽsid] メゾオキサル酸，メゾシュウ酸 化 ketomalonic acid, oxomalonic acid HOOCCOCOOH.

mesoxalyl urea メゾキサリル尿素，= alloxan.

Mes·o·zo·a [mèzəzóuə, mì:zə–, mèsə–] 中生動物 (後生動物 *Metazoa* に属し，原始消化管には単一の外層のみが存在するので原虫に類似する)．

mesozoic era 中生代．

mes·quite [méski:t] メスキート (マメ科，*Prosopis* 属植物，アメリカ南部，メキシコ，ハワイ産の潅木で，アカシア様の樹脂がとれる)，= algaroba.

mess painting メス・ペインティング．

mes·sen·ger [mésənʤər] メッセンジャー，伝令，使者，配達人．

m. RNA (mRNA) メッセンジャー RNA，伝令 RNA (遺伝子 DNA 上に記されたタンパク質の情報を細胞質のタンパク質合成装置へ伝える RNA をいう)．

Messerer fracture メッセラーの骨折 (バンパーによって大腿骨や脛骨に生じる楔状の骨折)．

Messinger–Huppert meth·od [mésiŋər hʌ́pə:t méθəd] メッシンゲル・フッペルト法 (アセトン検出法で，Folin–Hart 法の変法として，アセトンを吸引せずに蒸留する方法)．

mes·te·ne·di·ol [mesti:nidáiɔ:l] (メタンドリオール)，= methandriol.

mes·tra·nol [méstrənɔ:l] メストラノール 化 3–methoxy–19–nor–17α–pregna–1,3,5(10)–trien–20–yn–17–ol $C_{21}H_{26}O_2$: 310.43 (19–ノルプレグナン系合成卵胞ホルモン．体内でエチニルエストラジオールに変換され，卵胞ホルモン作用を現す)．

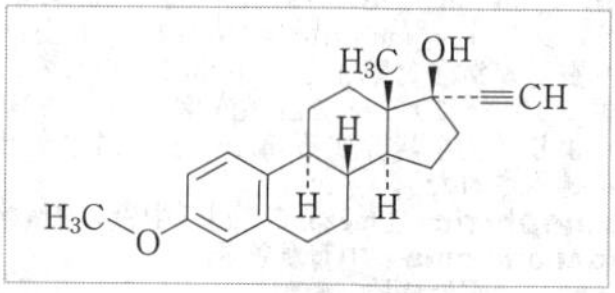

me·sul·phen [misʌ́lfən] メスルフェン (皮膚病治療薬)，= thianthol.

me·su·ran·ic [mezju:rǽnik] 中口蓋の (顎歯指数 110.0～114.9 のもの)．

MET metabolic equivalent 代謝当量(メット，メッツ)，代謝平衡の略.
Met methionine メチオニンの略.
met(a)- [met(ə)] ① 後，超，間，変化，変態，交換，置換. ② 化学ではベンゼン環の1，3位に側鎖のある誘導体で，m-と略す. ③ 医学では後 post-. ④ 解剖学では背側 dorso-. ⑤ 動物学では分化または発育が高等なものの意味を表す接頭語.
meta anthracite メタ無煙炭〔医学〕.
meta position メタ位〔医学〕.
met·a·anal·y·sis [mètəənǽlisis] メタ分析，集積分析(いくつもの異なった研究データを統合するための統計的手法).
Met·a·bac·te·ri·um [metəbæktí:riəm] メタバクテリウム属(モルモットの盲腸から分離された桿菌で，*M. polyspora* は菌体内で1〜8個の胞子をつくる).
me·tab·a·sis [metǽbəsis] ① 疾病転換. ② 転位.
met·a·ba·tic [metəbéitik] エネルギー転換の.
met·a·bi·o·sis [mètəbaióusis] 〔変態〕共生(共生する2生物の一つがほかを利用して生存すること).
met·a·bi·sul·fite [mètəbaisʌ́lfait] メタ重亜硫酸塩(二亜硫酸塩，ピロ亜硫酸塩)，= disulfite, pyrosulfite.
  m. test メタ重亜硫酸試験，鎌状赤血球形成試験.
met·a·bol·ic [metəbálik] 代謝性.
  m. acidosis 代謝性アシドーシス〔医学〕(代謝性変化に伴って血漿 HCO_3^- の減少をきたし，それによって血液の pH が低下する方向に変化する病的過程のこと).
  m. alkalosis 代謝性アルカローシス〔医学〕(血漿中重炭酸イオンの増加があり，pH の上昇に向かう病的過程のこと).
  m. analog(ue) 代謝的同族体.
  m. antagonism 代謝拮抗〔医学〕.
  m. antagonist 代謝拮抗〔物〕質〔医学〕，代謝阻害質，= metabolite antagonist.
  m. antigen 代謝抗原.
  m. bed 代謝試験用ベッド(排泄物の全部が収集できるような構造をもつ).
  m. body size 代謝〔性〕体重〔医学〕.
  m. brain disease 代謝性脳疾患〔医学〕.
  m. calculus 代謝結石(コレステリン結石).
  m. chemistry 代謝化学.
  m. clearance rate 代謝クリアランス量〔医学〕.
  m. cold acclimation 代謝性寒冷順化〔医学〕.
  m. coma 代謝性昏睡(代謝障害や中毒による昏睡).
  m. compartment 代謝の局在性〔医学〕.
  m. control of appetite 代謝性食欲調節.
  m. cooperation 代謝共力〔医学〕.
  m. craniopathy 代謝性頭蓋病(内前頭骨過骨症，肥満，頭痛などの症候群で，更年期女性に多くみられる遺伝性疾患)，= Morgagni syndrome, Stewart-Morel syndrome.
  m. cycle 代謝回路〔医学〕.
  m. detoxication 代謝性解毒機転.
  m. disease 代謝性疾患〔医学〕，代謝病.
  m. disorder 代謝異常〔医学〕.
  m. domino メタボリックドミノ(メタボリックシンドロームにより死の四重奏(高血圧，脂質異常症，糖尿病，肥満)を惹起し，次第に進行してCKD，脳卒中，心不全などの最終段階に到達する).
  m. drug 代謝薬〔医学〕.
  m. drug detoxication 代謝性薬物解毒〔医学〕.
  m. eclampsia 代謝性子かん(癇)〔医学〕.
  m. encephalopathy 代謝性脳症〔医学〕.
  m. energy 代謝エネルギー〔医学〕.
  m. equilibrium 代謝平衡〔医学〕.
  m. equivalent (MET) 代謝平衡，代謝当量(メット，メッツ)〔医学〕(体重当たりの1分間の消費酸素量(酸素摂取量)のこと).
  m. error 代謝異常〔医学〕.
  m. free energy production 代謝〔性〕自由エネルギー産生〔医学〕.
  m. function 代謝機能〔医学〕.
  m. gout 代謝性痛風〔医学〕.
  m. heat production 代謝〔性〕熱産生〔医学〕.
  m. inhibitor 代謝阻害薬〔医学〕.
  m. level 代謝水準〔医学〕.
  m. map 代謝経路図〔医学〕，代謝マップ，メタボリックマップ(生物の代謝経路を図式化したもの).
  m. model 代謝模型〔医学〕.
  m. myopathy 代謝性ミオパチー〔医学〕.
  m. neuropathy 代謝性ニューロパチー.
  m. nitrogen 代謝性窒素〔医学〕.
  m. nucleus 代謝核〔医学〕.
  m. pathway 代謝経路〔医学〕.
  m. pigment 代謝性色素(細胞自体の)〔医学〕.
  m. pool 代謝プール〔医学〕(体内で食事から由来し，または組織の分解により生ずる物質で，将来代謝され得るものの総量).
  m. process 代謝過程〔医学〕.
  m. product 代謝産物〔医学〕.
  m. rate 代謝率〔医学〕.
  m. regulation 代謝調節〔医学〕.
  m. stage 代謝期〔医学〕.
  m. syndrome 代謝症候群，メタボリックシンドローム(生活習慣病の病態といわれる死の四重奏(上半身肥満，耐糖能異常，高トリグリセリド血症，高血圧)，Syndrome X，内臓脂肪症候群，インスリン低抗性などを統合した名称. 1999年 WHO により命名).
  m. turnover 代謝回転〔医学〕.
  m. water 代謝水〔医学〕，= water of combustion.
met·a·bo·lim·e·ter [mètəbəlímitər] 基礎代謝測定器.
me·tab·o·lism [mitǽbəlizəm] 代謝〔医学〕，物質交代(同化作用 anabolism またはエネルギー産生を目的とする異化作用 catabolism の総称名). 形 metabolic.
  m. test 代謝試験〔医学〕.
  m. under physical exertion 作業代謝〔医学〕.
me·tab·o·lite [mitǽbəlait] 代謝産物〔医学〕.
me·tab·o·li·za·ble [mitǽbəlaizəbl] 代謝により転換し得られる.
me·tab·o·lize [mitǽbəlaiz] 代謝する.
metabolomics メタボロミクス(メタボローム解析)，= metabolomic analysis.
me·tab·o·lon [mitǽbəlɑn] メタボロン(放射性物質の壊変時に形成される一時的に存在する中間的物質).
me·tab·o·lor [mitǽbələr] 基礎代謝計.
met·a·bo·rate [metəbɔ́:reit] メタホウ酸塩.
met·a·bo·ric ac·id [metəbɔ́:rik ǽsid] メタホウ酸 HBO_2 (ホウ酸の一型で，正ホウ酸を100°C に熱すると水分子を失って生ずる).
metabotropic receptor 代謝調節型受容体〔医学〕.
met·a·bu·teth·a·mine hy·dro·chlo·ride [mètəbju:téθəmi:n haidroukló:raid] 塩酸メタブテタミン 化 2-(isobutylamino)-ethanol *m*-aminobenzcate (ester) monohydrochloride $C_{13}H_{20}N_2O_2$・HCl (歯科用の局所麻酔薬として用いられる).
met·a·bu·tox·y·caine hy·dro·chlo·ride [mètəbju:táksikein haidroukló:raid] 塩酸メタブトキシカイン 化 2-(dimethylamino) ethyl-3-amino-2-butoxybenzcate hydrochloride $C_{17}H_{28}N_2O_3$・HCl (局所麻酔薬).

M

met·a·car·pal [mètəkά:pəl] 中手〔骨〕の.
m. arch 中手アーチ，中手弓.
m. bone 中手骨（指骨の基節骨と遠位手根骨との間にある5本の長骨．母指側から数えてⅠ～Ⅴの番号が付けられている）.
m. index (MCI) 中手〔骨〕指数［医学］，中手骨の骨皮質幅測定（慢性腎不全の合併症である，腎性骨ジストロフィ（ROD）を評価するためのX線を使った検査法）.
m. ligaments 中手靱帯，= ligamenta metacarpalia.
m. region [TA] 中 手 部， = regio metacarpalis [L/TA].
m. sign 中手骨徴候［医学］.
m. veins 中手静脈.
met·a·car·pals〔1～5〕 [mètəkά:pəlz] [TA] 中手骨， = ossa metacarpi〔1～5〕[L/TA], ossa metacarpalia〔1～5〕[L/TA].
met·a·car·pec·to·my [mètəkɑ:péktəmi] 中手骨切り術［医学］，中手骨切除術.
metacarpohypothenar reflex 中手小指球反射.
met·a·car·po·pha·lan·ge·al [mètəkɑ:poufəlǽnʤiəl] 中手手指〔骨〕の.
m. joints [TA] ① 中手指節関節，= articulationes metacarpophalangeae [L/TA]. ② MP 関節，= MCP joints.
metacarpothenar reflex 中手母指反射.
met·a·car·pus [metəkά:pəs] [L/TA] 中手，= metacarpus [TA]. 形 metacarpal.
m.-phalangeal extension stop 中手・手指伸展制動〔装置〕［医学］.

M

met·a·ca·sein [metəkéisi:n] メタカゼイン（カゼイノーゲンが膵臓酵素によりカゼインに変化するときに生ずる中間産物）.
met·a·cele [métəsi:l] 後脳後部，= metacoele.
met·a·cen·tric [metəséntrik] 中部動原体型，中部動原体の［医学］.
m. chromosome 中部動原体染色体，中央着糸染色体［医学］.
met·a·cer·ca·ria [mètəsə:kéəriə] 被嚢幼虫，メタセルカリア（吸虫類の幼虫の一時期，第1中間宿主の体内より遊出したセルカリアが第2中間宿主に侵入し，被嚢した幼虫．終宿主が経口摂取すると，その体内で成虫に発育する），= encysted larva. 複 metacercariae.
met·a·chlo·ral [metəkló:rəl] メタクロラル（水難溶性の強力なクロラル代用物）.
met·a·chon·dria [metəkάndriə] 変粒体（原形質内の顆粒）.
met·a·chon·dro·ma·to·sis [mètəkɑndroumətóusis] メタコンドロマトーシス.
met·a·chro·ma·sia [mètəkrouméiziə] 異染性［医学］，メタクロマジー（① 染色液と異なった色に染まること．② 同一色素で異なった組織が，異なった色に染まること．③ 染色により異なった色になること），= change of color, metachromia. 形 metachromatic, metachromic.
met·a·chro·ma·sy [mètəkróuməsi] 異染性.
met·a·chro·mat·ic [mètəkroumǽtik] 異 染〔色〕性の.
m. body 異染〔小〕体［医学］.
m. granule 異染顆粒，異染〔小〕体， = Babès-Ernst bodies.
m. granule stain 異染小体染色.
m. leukodystrophy 異染性白質ジストロフィ，メタクロマジー性白質萎縮（進行性の運動機能障害，精神症状で発症（乳児型）．成人型では進行性の痴呆を示す．末梢神経生検でミエリンは変性し，異染性顆粒の蓄積を認める），= sulfatide lipidosis.
m. stain 異染〔染〕色［医学］.
m. staining 異色染色法.
m. substance 異染性物質.
met·a·chro·ma·tin [metəkróumətin] メタクロマチン（染色質の塩基性部）.
met·a·chro·ma·tism [metəkróumətizəm] 異染性，= metachromasia.
met·a·chro·mat·o·phil [mètəkroumǽtəfil] 好異染性の.
met·a·chro·mia [metəkróumiə] 異染性，= metachromasia.
met·a·chro·mo·phil(e) [metəkróuməfil] 異染性の（染色液の色調をとらないこと）.
met·a·chro·mo·some [metəkróuməsoum] 異性染色体（精子分裂における末期においてのみ接合する2個の小染色体の一つ）.
met·a·chron·al [metəkróunəl] 異時性の.
met·a·chron·ism [metəkrάnizəm] 継時性［医学］（線毛運動に波動状態がみられ，あるものがほかよりも遅れて運動すること）.
me·tach·ro·nous [mitǽkrənəs] 異時性の.
met·a·chro·sis [metəkróusis] 体色変化，= metachromatism.
me·tach·y·sis [mitǽkisis] 輸血，注輸.
met·a·cin·e·sis [mètəsiní:sis]〔染色体〕変位［医学］，= metakinesis.
met·a·coele [métəsi:l] 後脳後部（第四脳室後部），= metacele.
met·a·coe·lo·ma [mètəsi:lóumə] 胚体腔後部（後に胸腹腔になる部分）.
metacognition メタコグニション，メタ認知（自分自身の行為・思考を意識する行為）.
met·a·com·mu·ni·ca·tion [mètəkəmjùnikéiʃən] メタコミュニケーション.
met·a·con·dyle [metəkάndil] 指節，指骨.
met·a·cone [métəkoun] 上顎後錐（大臼歯の遠心頬側咬頭）.
met·a·con·id [metəkάnid] 下顎後錐，メタコニード［医学］（大臼歯の近心舌側咬頭）.
met·a·con·ule [metəkάnju:l] 上臼歯の遠心中間咬頭.
met·a·cre·sol [metəkrísɔ:l] メタクレゾール $C_6H_4(CH_3)OH$（クレゾールの一異性体で，最も消毒力の強いもの），= metacresyl.
m. acetate 酢酸メタクレゾール（殺菌薬）.
m. purple メタクレゾール紫（指示薬として用いられ，pH1.2 では紅赤，2.8 では青，7.4 では黄，9.0 では紫に変色する），= metacresol sulfonphthalein.
m. sulfonphthalein メタクレゾールスルフォンフタレイン（指示薬として用いられる），= metacresol purple.
met·a·cryp·to·zo·ite [mètəkriptəzóuait] メタクリプトゾイト（クリプトゾイトに続く世代のもの．マラリア原虫のスポロゾイトが組織細胞内に侵入し，クリプトゾイトとなり，多数分裂によって娘虫を形成する．この娘虫が新たな細胞に入り，形成された虫体をいう）.
met·a·cy·clic [metəsíklik] 発育終末期の.
m. form 発育終末型，メタサイクリック型.
m. trypanosome 発育終末トリパノソーマ.
m. trypanosome form 感染型トリパノソーマ，発育終末トリパノゾーマ.
m. trypomastigote 発育終末トリポマスティゴート.
met·a·cy·clo·gen·e·sis [mètəsàikləʤénisis] メタサイクロジェネシス.
met·a·cy·e·sis [mètəsaií:sis] 子宮外妊娠.
met·a·cyst [métəsist] 脱嚢後型.

metacystic trophozoite 脱嚢後栄養型.
met·a·de·riv·a·tive [mètədirívətiv] メタ誘導物.
met·a·der·ma·to·sis [mètədə:mətóusis] 病的内表皮発生.
met·a·di·a·be·tes [mètədaiəbí:ti:z] メタ糖尿病.
met·a·diph·ther·ic [mètədifθérik] ジフテリア後発性の.
met·a·dra·sis [metədréisis] 過労(精神または肉体の).
met·a·drom·ic [metədrámik] (歩行の困難なことについていう).
m. progression 変行性歩行(脳炎の後遺症で，歩行は困難でも，疾走は可能なこと).
met·a·du·o·de·num [mètədju:oudí:nəm] 後十二指腸(大十二指腸乳頭から下部).
met·a·dys·en·ter·y [metədísəntəri] メタ赤痢(細菌性赤痢．かつて大野の報告による赤痢菌(1903)の感染症を指した．赤痢菌のものと比べて軽い症状を呈する).
met·a·es·trus [metəéstrəs] 発情後期，= metaestrum. 形 metaestrous.
met·a·eth·ics [metəéθiks] 道徳哲学 [医学].
metafacial angle 後顔面角(脳底と翼状突起との角)，= Serres angle.
met·a·gas·ter [metəgǽstər] 胚の恒久腸管，胎児栄養管.
met·a·gas·tru·la [metəgǽstrulə] 異性腸胚.
met·a·gel·a·tin [metəʤélətin] 異性ゼラチン(ゼラチンをシュウ酸で処理して得られる).
met·a·gen·e·sis [metəʤénisis] 両性交代生殖，真正世代交番〔順生〕[医学](二次世代交番の一つで，配偶子生殖と栄養生殖とが交番するもの). 形 metagenic.
met·a·go·ni·mi·a·sis [mètəgòunimáiəsis] 横川吸虫症 [医学]，メタゴニムス症.
m. yokogawai 横川吸虫症.
Met·a·gon·i·mus [metəgánimәs] メタゴニムス属(異型吸虫科の一属．小型で卵円形ないし洋ナシ形，体表に皮棘がある．両精巣は体の後端にあり，互いに斜めに位置する．カワニナから多く発見される寄生虫で，終宿主として鳥類，哺乳類の腸管に寄生する).
M. yokogawai 横川吸虫(1911年，横川定により発見された．第1中間宿主はカワニナ，第2中間宿主はアユ，ウグイ，ヤマメ，モロコ，シラウオなどの川魚，終宿主はヒト，イヌ，ネコなどの哺乳類およびサギ，トビなどの鳥類で，腸管に寄生する．ヒトへの多数寄生により下痢，腹痛を起こす).
met·a·gran·u·lo·cyte [metəgrǽnjuləsait] 後顆粒球，後骨髄球.
met·a·grip·pal [metəgrípəl] 感冒後の，インフルエンザ後遺性の.
met·a·he·mo·glo·bin [mètəhi:mouglóubin] メタヘモグロビン，= methemoglobin.
metaherpetic keratitis メタヘルペス性角膜炎.
metahypophysial diabetes 下垂体性糖尿病.
met·a·ic·ter·ic [mètəiktérik] 黄疸後の.
met·a·in·fec·tive [mètəinféktiv] 後感染性の，感染後の.
met·a·i·som·er·ism [mètəaisámərizəm] メタ異性(化合物構造異性の一型で，2重または3重結合の位置の相違から起こるもの).
met·a·ki·ne·sis [mètəkainí:sis] ① 中期(核分裂の)，= metaphase. ②〔染色体〕変位 [医学]. ③ 変位期(間接核分体において娘係蹄が反対側に変位する時期). ④ メタキネシス(Lloyd Morgan の与えた術語で，無意識が有意識となる能力の仮定概念).
met·al [métəl] 金属(化学記号 M). 形 metallic.
m. albuminate 金属タンパク結合体.
m. allergy 金属アレルギー [医学].
m. base denture 金属床義歯.
m. bath 金属浴 [医学].
m. catheter 金属カテーテル [医学].
m. damage 金属被害 [医学].
m. deactivator 金属不活性化剤 [医学].
m. denture 金属床義歯 [医学].
m. die 圧印型盤，金属陽型盤.
m. distribution ratio 金属分布比 [医学].
m. fatigue 金属疲労.
m. fever 金属熱 [医学].
m. fog 金属霧 [医学].
m. fume fever 金属煙霧熱，金属〔蒸気〕熱，鋳熱(亜鉛，銅，マグネシウムなどの蒸気を吸入して起こる)，= brass founder's ague, brass worker's a..
m. indicator 金属指示薬 [医学].
m. insert teeth メタルインサート人工歯，金属咬合面人工歯.
m.-like hydride 金属状水素化物.
m. peptidase 金属ペプチダーゼ(Mg^{2+} などの金属イオンを補欠分子族とするもの).
m. plate denture 金属床義歯.
m. poisoning 金属中毒 [医学].
m. poisons 金属毒物.
m. sol 金属ゾル，金属コロイド状ゾル(酵素作用を示すので無機酵素 inorganic enzyme とも呼ばれる).
m. splint 金属副子 [医学].
m. syringe 金属製注射器 [医学].
met·al·bu·min [metælbjú:min] メトアルブミン，= pseudomucin.
met·al·de·hyde [metǽldihaid] メタアルデヒド 化 metaacetaldehyde $(CH_3CHO)_4$(催眠剤，防腐剤などの用途がある).
met·al·lax·is [metəlǽksis] メタラキシス(器官の病的変態または再生).
me·tal·les·the·sia [metəlesθí:ziə] 金属触知(触覚により金属の種類を鑑別し得ることで，ヒステリーまたは催眠においてみられる).
me·tal·lic [mitǽlik] 金属性の [医学].
m. astringent 鉱物性(金属性)収斂薬.
m. backing 金属裏装.
m.-block calorimeter 金属熱量計.
m. bond 金属結合 [医学](金属や合金で，原子同士を結び付けている結合).
m. carbide 炭化金属(炭化アルミニウム Al_4C_3，炭化タングステン W_2C，炭化カルシウム CaC_2 など).
m. coating 金属被覆 [医学].
m. echo 金属性反響.
m. ferment 膠質金黴.
m. foil 金属はく(箔) [医学].
m. foreign body 金属性異物 [医学].
m. luster 金属光沢 [医学].
m. phenomenon 金属現象(聴診に際し，金属音があること).
m. phosphorus 金属リン，= rhombohedral phosphorus.
m. poisoning 金属中毒 [医学].
m. poliomyelitis 金属中毒性神経炎(重症の場合には灰白脊髄炎との鑑別が困難となる).
m. rale 金属性ラ音 [医学].
m. soap 金属石ケン(アルカリ金属以外の金属の塩からなるもの).
m. sound ① 金属音 [医学]. ② 金属ゾンデ [医学].
m. taste 金属味 [医学].
m. thermometer 金属温度計(水銀以外の金属を膨張物に用いたもの).
m. tractor 金属〔製〕牽引器 [医学].
m. tremor 金属元素中毒性振戦.

m. vapor lamp 金属蒸気灯.
me·tal·li·za·tion [metəlaizéiʃən] ①渡金法，金属化. ②硬化(ゴムの).
metallized milk 金属元素加乳(鉄，銅，マグネシウムを添加した造血薬).
me·tal·lo·cy·a·nide [metəlousáiənaid] 金属シアン化物.
me·tal·lo·en·zyme [metəlouénzaim] 金属酵素(活性に金属イオンを必須とする酵素．または金属イオンを結合している酵素).
met·al·loid [métəlɔid] 半金属(①金属と非金属の中間の性質をもつ元素．②ホウ素やヒ素などのように自由電子は存在するが，その量がきわめて少ないもの).
metallo-organic compound 有機金属化合物〔医学〕.
metallophilic cell 金属親和細胞〔医学〕.
me·tal·lo·phobia [metəloufóubiə] 金属恐怖〔症〕.
me·tal·lo·por·phy·rin [metəloupɔ́:firin] 金属ポルフィリン〔医学〕(ポルフィリン環に金属元素が結合した化合物で，鉄の場合にはヘム，銅の場合にはツラシンとなる).
me·tal·lo·pro·tein [metəloupróuti:n] 金属タンパク.
me·tal·lo·pro·tein·ase [metəloupróuti:neis] メタロプロテアーゼ.
me·tal·los·co·py [metəlάskəpi] 金属診断法(金属を身体に触れさせて，その効果をみる方法).
met·al·lo·sis [metəlóusis] 金属症.
met·al·lo·ther·a·py [metələθérəpi] 金属療法〔医学〕，磁石療法，= siderism.
met·al·lo·thi·o·nein [metəlouθáiəni:n] メタロチオネイン(生物界に広く存在し SH 含量の高い金属，特に重金属と結合するタンパク質).
m. gene メタロチオネイン遺伝子(金属タンパクメタロチオネインの遺伝子).
met·al·lo·tox·e·mi·a [metəloutɑksí:miə] 金属中毒症，金属毒血症.
met·al·lo·tox·i·co·sis [metəloutɑksikóusis] 金属中毒〔症〕〔医学〕.
met·al·lur·gy [métələ:ʤi] 冶金〔学〕〔医学〕. 形 metallurgic, metallurgical.
met·al·u·es [metəlú:is] (変性梅毒，後梅毒)，= metasyphilis.
met·a·mer [métəmər] 同分異性体〔医学〕(似て非なる存在).
met·a·mere [métəmiər] 体節構造異性〔医学〕，中胚葉節，原節，分節(脊椎動物の発生期に左右の中胚葉が一定の間隔にて横位の隔に壁より一定数の分節に区画されたもの)，= primary segment, somite. 形 metameric.
met·a·mer·ic ner·vous sys·tem [metəmérik nə́:vəs sístəm] 体節性神経系，= paleencephalon, propriospinal nervous system.
metameric syndrome メタメリー症候群，分節症候群(脊髄，ことに灰白質の局所障害を中心とする諸症状を一括する名称)，= segmentary syndrome.
me·tam·er·ism [metǽmərizəm] ①メタメリー(多価原子に結合する原子団を相異するもので，エチルアルコール C_2H_5OH とメチルエーテル CH_3OCH_3 のような場合をいう). → structural isomerism. ②分節〔性〕〔医学〕，卵割〔医学〕，= metamery. 形 metameric.
me·tam·e·ter [metǽmitər] メタメータ(ある変量に適当な変換を行ったもの).
met·a·mine [métəmin] メタミン 化 triethanolamine trinitrate biphosphate (降圧薬).
met·a·mi·to·sis [metəmaitóusis] 後有糸分裂，メタ有糸分裂，メタミトーシス(原虫類にみられる後生動物のような分裂型).
met·a·morph·ism [metəmɔ́:fizəm] 変成作用〔医学〕.
met·a·mor·pho·co·ria [mètəmɔ:foukɔ́:riə] 瞳孔変形〔医学〕.
met·a·mor·phop·sia [mètəmɔ:fάpsiə] 変形視〔症〕〔医学〕，変視症，変体視.
metamorphosing breath sound (肺空洞の狭窄部を通るときに聴取される気音).
metamorphosing respiration 変態性呼吸，= bronchocavernous respiration.
met·a·mor·pho·sis [metəmɔ́:fəsis] 変態〔医学〕(形態または構造の変化で，特に昆虫類などが発生してから成体になるまでに起こる変化). 形 metamorphotic.
m. sexualic paranoica 偏執症性性的変態(偏執症患者が自己の性が変わったと妄想すること).
met·a·my·el·o·cyte [metəmáiələsait] 後骨髄球〔医学〕(骨髄性白血球の幼若型の一つで，原形質は完全に特異的顆粒を有し，核は腎臓の形や太いソーセージを曲げた形である).
Met·a·nar·the·ci·um lu·te·o-vir·i·de [mètənɑ:θí:ʃiəm lú:tiə víridi:] ノギラン，キツネノオ(茎根にはサポニン様物質メタニンを含有する).
met·a·nau·pli·us [mètənɔ́:pliəs] メタナウプリウス(切甲類の幼生).
met·a·ne·mia [mètəní:miə] 異型貧血(血液像は典型的変化を示すが，臨床上なんらの貧血症状が現れない変則型).
met·a·neph·ric [mètənéfrik] 後腎の.
m. blastema 後腎胚種質〔医学〕，後腎性芽腫，= metanephric cap.
m. cap 後腎帽.
m. diverticulum 後腎憩室〔医学〕.
m. duct 後腎管，腎管.
m. tissue 後腎組織〔医学〕.
m. tubule 後腎〔小〕管.
met·a·neph·rid·i·um [mètənifrídiəm] 後腎管(脊椎動物の細尿管).
met·a·neph·rine [mètənéfrin] メタネフリン 化 3-*O*-methylepinephrine $C_{10}H_{15}NO_3$ (カテコールメチルトランスフェラーゼを作用させて生成するエピネフリンの異化代謝物質).
met·a·neph·ro·gen·ic [mètənifrəʤénik] 後腎発生の.
m. cyst 後腎発生嚢胞.
m. tissue 後腎発生組織(胚子の).
met·a·neph·ron [metənéfrɑn] 後腎，真腎，永久腎(ヒトの場合)，= metanephros. 複 metanephroi.
met·a·neph·ros [metənéfrəs] 後腎，真腎，永久腎(ヒトの場合)，= metanephron. 複 metanephroi.
met·a·neu·tro·phil [mètənjú:trəfil] 異性好中性の(中性染色法で異なった色に染まる).
met·a·nic·o·tine [mètəníkətin] メタニコチン 化 β-pyridyl-8-butylenemethylamine.
met·a·nil yel·low [métənil jélou] メタニルイエロー，メタニル黄 化 4-(3-sulfobenzene-azo)-diphenylamine, sodium salt $NaSO_3C_6H_4N{=}NC_6H_4NHC_6H_5$ (褐黄色粉末で，pH 1.2 では赤，2〜3 では黄を呈する指示薬)，= metaniline yellow (extra), tropaeolin G, Victoria yellow.
met·a·nil·a·mi·do [mètəniləmí:dou] メタニルアミド基 (m-$H_2NC_6H_4SO_2NH$-).
met·a·nu·cle·us [mètənjú:kliəs] (胚芽母細胞から核が脱出した後の卵核).
met·a·pep·tone [mètəpéptoun] メタペプトン (dyspeptone と parapeptone との中間にある消化産物).
metaperiodic acid メタ過ヨウ素酸，= periodic

acid.

met·a·phase [métəfeiz] 中期〔医学〕(有糸分裂において染色体が赤道面に沿って縦に分割する時期).

met·a·phlo·em [métəflouem] 後生篩部, 後生皮部.

met·a·phos·pha·tase [mètəfásfəteis] メタフォスファターゼ(メタリン酸を正リン酸に変える酵素).

met·a·phos·phate [mètəfásfeit] メタリン酸塩.

m.-kinase メタリン酸キナーゼ(メタリン酸塩分子中の P^{32} を ADP 分子に転移させる酵素).

met·a·phos·phor·ic ac·id [mètəfasfɔ́:rik ǽsid] メタリン酸 HPO_3 (試薬, 特に血漿タンパク質除去剤として用いられる).

met·a·phre·nia [mètəfrí:niə] (家庭や家族に対する関心が消失して, 自己の貪欲利益を追求する精神病).

met·a·phre·non [mètəfrí:nɑn] 肩間域(両側の肩の間の距離または領域).

met·a·phy·se·al [mètəfízi:əl] 骨幹端の, 骨端線の.

m. aclasia 骨幹端組織結合.

m. chondrodysplasia 骨幹端軟骨異形成症〔医学〕.

m. dysostosis 骨幹端性骨形成不全〔症〕〔医学〕, 骨幹端異骨症〔医学〕.

m. dysplasia 骨幹端異形成〔症〕.

m. fibrous cortical defect 骨幹端部線維性骨皮質欠損.

me·taph·y·ses [mitǽfisi:z] 骨幹端 (metaphysis の複数).

met·a·phys·i·al [mètəfíziəl] 骨幹端の, 骨端線の, = metaphyseal.

m. fibrous cortical defect 骨幹端線維性皮質欠損〔症〕.

metaphysical healing 形而上学的治癒〔医学〕, 精神療法, = psychotherapy.

met·a·phys·ics [mètəfíziks] 形而上学〔医学〕.

me·taph·y·sis [mitǽfisis] [L/TA] ① 骨幹端, = metaphysis [TA]. ② 骨中間部(骨幹と骨端との中間部). ③ 変態. 形 metaphyseal, metaphysial.

me·taph·y·si·tis [mètəfisáitis] 骨幹端炎.

met·a·pla·sia [mètəpléiziə] 形成異常〔症〕〔医学〕, 異形成〔症〕〔医学〕, 化生〔医学〕(いったん分化しきった組織が, 形態的にも機能的にも, ほかの組織の性状をおびることをいう). 形 metaplastic.

m. of pulp 歯髄化生.

me·tap·la·sis [metǽpləsis] 中熟成〔期〕(退形成と降形成との中間期にみられる熟成期に到達したこと. Haeckel).

met·a·plasm [métəplæzəm] 後生質, 後形質〔医学〕(原形質の二次的生産物), = deuteroplasm.

met·a·plas·tic [métəplæstik] 化生の.

m. anemia 化生性貧血.

m. carcinoma 化生性癌.

m. gastritis 化生性胃炎.

m. granule 化成性顆粒(ボルチン顆粒), = volutin granule.

m. malacia 化生性軟化症(嚢腫性線維性骨炎のこと).

m. ossification 変形骨化〔医学〕, 化生骨化.

m. polyp 化生性ポリープ〔医学〕.

m. substance 細胞封入体.

m. type 化生型〔医学〕.

met·a·pleu·ron [mètəplúrɑn] 後側板.

Met·a·plex·is ja·pon·i·ca [mètəpléksis ʤəpánikə] ガガイモ, ゴガミ, クサパンヤ.

met·a·plex·us [mètəpléksəs] 第四脳室脈絡叢, = metaplex.

met·a·pneu·mon·ic [mètənju:mánik] 肺炎後の〔医学〕(肺炎分利後に発生することをいう).

m. empyema 肺炎後膿胸, 肺炎後発性膿胸.

m. lung abscess 肺炎後発性肺壊疽.

m. pleurisy 肺炎後胸膜炎〔医学〕, 肺炎後発胸膜炎.

Met·a·pneu·mo·vi·rus [mètənjù:məváiərəs] メタニューモウイルス属(パラミクソウイルス科の一属).

met·a·pneu·stic [mètənjú:stik] 後気門式の(カおよびウシバエにおいて尾端にのみ気門が開いていること).

met·a·po·di·a·lia [mètəpòudiéiliə] 中手足骨(中手骨と中足骨との総称).

met·a·po·di·um [mètəpóudiəm] 後足(軟体動物の腹足の後分節).

met·a·poph·y·sis [mètəpóufisis] 乳頭突起(腰椎の関節上突起にある乳頭突起).

met·a·pore [métəpɔ:r] 後孔(マジャンディー孔のこと).

met·a·pro·tein [mètəpróuti:n] メタプロテイン(タンパク質を酸, アルカリ, 酵素などで加水分解したときに生ずる誘導タンパク質 derived proteins の一種).

met·a·pro·ter·e·nol sul·fate [mètəproutérənɔ:l sʌ́lfeit] 硫酸メタプロテレノール 化 3,5-dihydroxy-α- [(isopropylamino) methyl] benzyl alcohol sulfate $(C_{11}H_{17}NO_3)_2 \cdot H_2SO_4$ (アドレナリン作用を有し, 気管支拡張薬として用いられる).

met·a·psy·che [mètəsáiki] 後脳, = hindbrain, metencephalon.

met·a·psy·chics [metəsáikiks] 心霊学(意識を超越した精神状態の研究), = parapsychology.

met·a·psy·chol·o·gy [mètəsaikáləʤi] メタ心理学(無意識について研究する理論心理学で局所論, 力動論, エネルギー経済論からなる).

met·a·pto·sis [mètəptóusis] ① 転移, = metastasis. ② 急変(疾病).

met·a·py·ret·ic [mètəpairétic] 発熱後の.

met·a·ram·i·nol bi·tar·trate [mètərǽminɔ:l baitá:treit] 重酒石酸メタラミノール 化 *l*-α-(1-aminoethyl)-*m*-hydroxybenzyl alcohol hydrogen *d*-tartrate (交感神経興奮性アミンでエフェドリン様の血管収縮作用がある. 重酒石酸塩は皮下, 筋, 静注用), = aramine.

me·tar·gi·nase [mitá:ʤineis] メタルギナーゼ (*Enterococcus faecalis* によるアルギニン代謝過程において, アンモニアとシトルリンを産出する), = arginine desimidase.

me·tar·gon [mitá:gɑn] メタルゴン(質量数 38 のアルゴンの同位体の別名).

met·ar·sen·ic ac·id [mètɑ:sénik ǽsid] メタヒ酸 $HAsO_3$.

met·ar·ter·i·ole [mètɑ:térioul] メタ細動脈〔医学〕, 後細動脈(痕跡性筋層をもつ収縮性毛細血管で, 血液を静脈系血管に輸送する細動脈の最終部. 時には動静脈接合部とも呼ばれる), = arteriovenous capillaries.

met·a·ru·bri·cyte [mètərjú:brisait] 後赤血球(赤芽球のうち成熟型で, 核は濃染し, 原形質は成熟したヘモグロビンを含む), = late normoblast, normoblast C, orthochromatic erythroblast.

met·a·sco·lex [mètəskóuleks] 後形頭節.

met·a·so·ma·tome [mètəsóumətoum] 体節間狭窄(体節の重なり合った中間にできる狭窄部).

met·a·sta·ble [métəstèibl] 準安定〔性〕の〔医学〕.

m. nuclide 準安定核種〔医学〕.

m. state 準安定状態〔医学〕.

met·a·stan·nic ac·id [mètəstǽnik ǽsid] メタスズ酸(スズの酸化物).

me·tas·ta·ses [mitǽstəsi:z] 転移 (metastasis の複数).

me·tas·ta·sis [mitǽstəsis] 転移〔医学〕(細胞または細菌が体内の一部からほかの部位に移行すること).

M

複 metastases. 形 metastatic.
m. caused by inoculation 接種転移〔医学〕.
m. of pigment 色素転移.
m. via cerebrospinal fluid 脳脊髄液性転移.
me·tas·ta·size [mitǽstəsaiz] 転移する.
metastasizing septic(a)emia 転移性敗血症, = pyemia.
me·tas·tat·ic [mètəstǽtik] 転移の〔医学〕, 転移性.
m. abscess 転移性膿瘍〔医学〕(膿血症にみられる).
m. amebiasis 転移アメーバ症, = metastatic amebiosis.
m. bone tumors 転移性骨腫瘍.
m. calcification 異所性石灰化, 転移性石灰化.
m. cancer 転移〔性〕癌, 転移癌.
m. carcinoid syndrome 転移カルチノイド症候群.
m. carcinoma 転移性癌.
m. choroiditis 転移性脈絡膜炎.
m. focus 転移巣〔医学〕.
m. inflammation 転移性炎症.
m. labor 転移分娩(収縮が子宮以外の個所に起こるもの).
m. lesion 転移性病巣〔医学〕.
m. lung tumor 転移性肺腫瘍, = pulmonary metastasis.
m. meningitis 転移性髄膜炎〔医学〕.
m. mumps 転移性耳下腺炎(耳下腺以外に精巣, 卵巣などを侵す病型).
m. neoplasm 転移性腫瘍.
m. ophthalmia 転移性眼炎〔医学〕.
m. parotitis 転移性耳下腺炎〔医学〕.
m. pneumonia 転移性肺炎〔医学〕.
m. recurrence 転移性再発.
m. retinitis 転移性網膜炎〔医学〕(網膜の血管に細菌性塞栓を形成する).
m. septicopyemia 転移性敗血膿毒症.
m. thermometer 変移温度計(微細な温度の変移を測り得るもの).
m. tumor 転移性腫瘍〔医学〕.
m. tumor of brain 転移性脳腫瘍(頭蓋内腫瘍の約15%を占め, 原発巣が明らかで脳転移が疑われる場合と, 脳腫瘍として発現し後に原発巣が発見される場合がある), = metastatic brain tumor.
met·a·ster·num [mètəstə́:nəm] 剣状突起(胸骨の), = ensiform process, xyphoid process.
metastomal mesoderm 口後〔節〕中胚葉, 囲口〔節〕中胚葉(環形動物の).
Met·a·stron·gy·loi·dea [mètəstrὰnʤilɔ́idiə] 擬円形線虫上科, 肺虫上科(体は糸状, 口腔はあっても痕跡状, 交接嚢は発達しているが, 肋条は多少変則, 主に哺乳類の呼吸系および循環系に寄生する), = lungworms.
Met·a·stron·gy·lus [mètəstrάnʤiləs] メタストロンギルス属(擬円形線虫上科 *Metastrongyloidea* の一属. ブタの気管内に寄生するブタ肺虫 *M. elongatus* などを含む).
met·a·syn·ap·sis [mètəsinǽpsis] 後端連接(連接期において染色体の後端と後端とが接合すること), = metasyndesis.
met·a·syn·cri·sis [mètəsíŋkrisis] 廃物除去, 病因排除.
met·a·syn·de·sis [mètəsindí:sis] 後端連接, = metasynapsis.
met·a·syph·i·lis [mètəsífilis] ① 変性梅毒(梅毒疹の欠損した先天梅毒). ② 後梅毒(第4期梅毒), = parasyphilis, postsyphilis. 形 metasyphilitic.
met·a·tar·sal [mètətά:səl] 中足の.
m. arch 中足アーチ, 中足弓.
m. artery 中足動脈.
m. bar 中足〔骨〕バー〔医学〕.
m. bone 中足骨.
m. interosseous ligaments [TA] 骨間中足靱帯, = ligamenta metatarsalia interossea [L/TA].
m. ligaments 中足靱帯, = ligamenta metatarsalia.
m. pad 中足〔骨〕パッド〔医学〕.
m. reflex 中足反射.
m. region [TA] 中足部, = regio metatarsalis [L/TA].
m. support 中足〔骨〕ささえ〔医学〕.
met·a·tar·sal·gia [mètətɑ:sǽlʤiə] 中足骨痛〔医学〕(第4中足骨付近に突然発現する激痛で, 靴が合わないために起こるといわれる), = Morton foot, Morton toe.
met·a·tar·sals〔1～5〕 [mètətά:səlz] [TA] 第一～第五中足骨, = ossa metatarsi〔1～5〕[L/TA], ossa metatarsalia〔1～5〕[L/TA].
met·a·tar·sec·to·my [mètətɑ:séktəmi] 中足骨切除〔術〕〔医学〕.
met·a·tar·si [mètətά:sai] 中足〔骨〕(metatarsus の複数).
met·a·tar·so·pha·lan·ge·al [mètətὰ:səfəlǽnʤiəl] 中足指〔骨〕の.
m. joints [TA] ① 中足指節関節, = articulationes metatarsophalangeae [L/TA]. ② 中足趾関節(MTP関節), = MTP joint.
met·a·tar·sus [metətά:səs] [L/TA] 中足, = metatarsus [TA]. 複 metatarsi. 形 metatarsal.
m. adductocavus 凹足性内転中足.
m. adductovarus 内反足性内転中足.
m. adductus 内転中足(足の前部が内転している奇形).
m. atavicus 隔世遺伝性中足(第1中足骨の短いこと).
m. latus 広中足, = broad foot, spread foot.
m. primus elevatus 第一中足〔骨〕挙上〔症〕.
m. primus varus 第一中足骨内反〔症〕.
m. varus 内反中足.
met·a·te·la [mètətí:lə] 第四脳室脈絡組織, = telachorioidea ventriculi quarti.
met·a·thal·a·mus [mètəθǽləməs] [L/TA] 視床後部, = metathalamus [TA].
Met·a·the·ria [mètəθí:riə] 後獣類(有袋目のこと), = *Marsupialia*, marsupials.
me·tath·e·sis [metǽθisis] ① 病部転位(人工的な). ② 置換(化学反応において原子または分子が相互に入れ替わること). 形 metathetic.
met·a·tho·rax [mètəθɔ́:ræks] 後胸.
met·a·throm·bin [mètəθrάmbin] メタトロンビン(トロンビンがトロンビン抑制物質により非活性化されて生ずる産物. Astrup).
met·a·troph [métətrɑf] (複数を要求する栄養要求株), = saprophyte.
met·a·tro·phi·a [mètətróufiə] ① 栄養性萎縮. ② 栄養変更, = metatrophy. 形 metatrophic.
metatrophic method 変更栄養法(薬品を投与するに際し, 薬効が最も顕著となるよう, まず食事の変更によって患者の栄養状態の改善をはかる方法).
metatrophic therapy 栄養補助療法(食事を補助するための投薬).
metatropic dysplasia 変容性骨異形成症.
met·a·try·pan·o·some [mètətripǽnəsoum] 発育終末トリパノソーマ.
met·a·try·po·mas·ti·gote [mètətrὰipoumǽstigout] 発育終末トリポマスティゴート.
met·a·typ·ic [mètətípik] 変型性の(腫瘍においてその組織の配列が非定型であることについていう), = metatypical.
metatypical carcinoma 変型性癌.

met·a·van·a·date [mètəvǽnədeit] メタヴァナジン酸塩.
me·tax·a·lone [mitǽksəloun] メタキサロン ㊗ [(3,5-xylylyloxy)methyl]-2-oxazolidinone $C_{12}H_{15}NO_3$ (骨格筋弛緩薬).
met·a·xe·nia [mètəzí:niə] メタキセニア [医学] (対の性質をもつ2植物を交雑したとき，雄植物の形質が雌植物の胚乳組織以外に現れる現象).
me·tax·e·ny [metǽksini] 宿主変更，= metoxeny.
Met·a·zoa [mètəzóuə] 後生動物，= metazoans.
met·a·zo·al [mètəzóuəl] 後生動物の，後生動物による，= metazoan.
met·a·zo·an [mètəzóuən] 後生動物〔の〕.
met·a·zo·nal [mètəzóunəl] 後粗面の (骨の粗面の下方またはその付近の).
Metchnikoff, Elie [méʧnikɔf] メチニコフ (1845–1916，ロシアの動物学者，細菌学者．のちフランスに帰化し，Pasteur 研究所長となった．食菌現象の発見 (1892)，コレラの病理，免疫，毒素および抗毒素に関する研究など，免疫学上の業績により1908年 P. Ehrlich と並んでノーベル医学・生理学賞を受けた)，= Metchnikoff, Ilya Ilyich.
M. bacillus メチニコフ菌，= *Vibrio metschnikovii*.
M. theory メチニコフ説 (老化の原因を腸内細菌毒素の中毒にありと唱えた).
me·te·cious [mití:ʃəs] 異種寄生，= heterecious, metoecious.
met·e·loi·dine [mètəlɔ́idin] メテロイジン $CH_3CH{=}C(CH_3)COOC_8H_{14}NO_2$ (チョウセンアサガオ *Datura metel* のアルカロイド).
met·en·ceph·a·lon [mètenséfəlɑn] [L/TA] ① 後脳 (菱脳の前部で，小脳と橋とができる部分)，= metencephalon [TA]. ② 小脳. 形 metencephal, metencephalic.
met·en·ce·pha·lo·spi·nal [mètensèfəlouspáinəl] 後脳 (小脳) 脊髄の.
metencepharic prominence 後脳隆起 [医学].
Metenier sign メテニエル徴候 (エーラース・ダンロス症候群では上眼瞼の易外転性がみられる).
met·en·keph·a·lin [mètənkéfəlin] メトエンケファリン (エンドルフィン類，モルヒネ同様の鎮痛作用をもつ).
metenolone acetate メテノロン酢酸エステル ㊗ 1-methyl-3-oxo-5α-androst-1-en-17β-yl acetate $C_{22}H_{32}O_3$: 344.49 (酢酸メテノロン．アンドロスタン系タンパク同化ステロイド．骨粗鬆症および慢性腎疾患，悪性腫瘍，外傷，熱傷による著しい消耗状態などに用いられる).

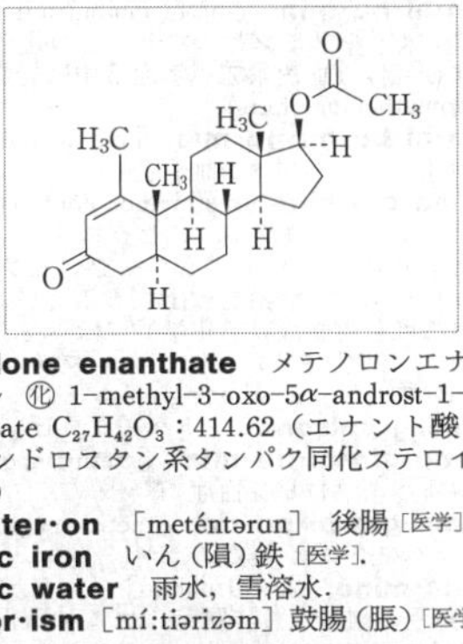

metenolone enanthate メテノロンエナント酸エステル ㊗ 1-methyl-3-oxo-5α-androst-1-en-17β-yl heptanoate $C_{27}H_{42}O_3$: 414.62 (エナント酸メテノロン．アンドロスタン系タンパク同化ステロイド). (→構造式)
met·en·ter·on [meténtərɑn] 後腸 [医学].
meteoric iron いん (隕) 鉄 [医学].
meteoric water 雨水，雪溶水.
me·te·or·ism [mí:tiərizəm] 鼓腸 (脹) [医学]，= tym-

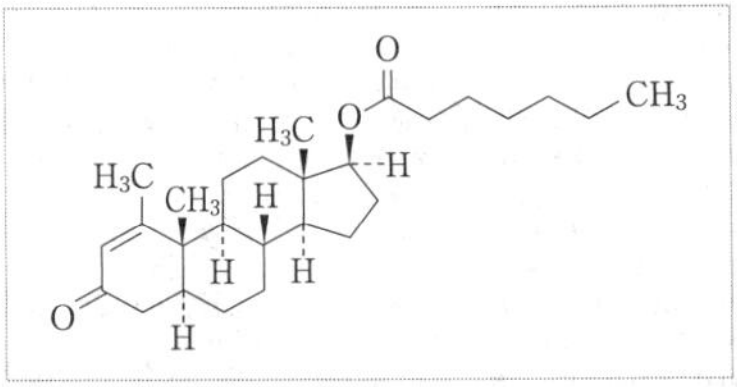

panites.
meteorological element 気象要素 [医学].
meteorological factor 気象要因 [医学]，気象的要因.
meteorological optics 気象光学.
me·te·or·ol·o·gy [mì:tiərɑ́ləʤi] 気象学 [医学].
me·te·o·ro·pa·thol·o·gy [mì:tiəroupəθɑ́ləʤi] 気象病理学.
me·te·o·rop·a·thy [mì:tiərɑ́pəθi] 気象病.
me·te·or·o·pho·bia [mì:tiəroufóubiə] 天候恐怖症，気象恐怖〔症〕[医学].
me·te·or·o·re·sis·tant [mì:tiərourezístənt] 気象抵抗性の [医学].
me·te·o·ro·sen·si·tive [mì:tiərousénsitiv] 気象敏感性の [医学].
me·te·or·o·trop·ic [mì:tiərətrɑ́pik] 気象向性の [医学] (天候の影響を受ける).
m. disease 気象病.
me·te·or·ot·ro·pism [mì:tiərɑ́trəpìzəm] 気象病.
met·e·pen·cep·h·alon [mètəpenséfəlɑn] 後脳 (小脳)，= myelencephalon.
me·ter (m) [mí:tər] ① メートル (長さのメートル式度量衡の基礎単位). ② 計器，= metre. 形 metric.
m. angle メートル角 [医学] (眼前1mにある点に向かって輻輳するときの注視線と以前平行状態にあったときの注視線とのなす角を1メートル角と呼び輻輳の単位とする).
m. candle メートル燭. → lux.
m.-kilogram-second system MKS (mks) 単位系 (長さ，質量，時間の単位として，メートル m，キログラム kg，秒 s を用いる単位系．1901年に C. Giorgi によって提案された．さらに電流の単位アンペア A を加えたものを MKSA 単位系と呼ぶ)，= MKS (mks) system, metric system.
m.-kilogram-second unit MKS 単位 (長さ meter，質量 kilogram，時間 second で表す単位)，= MKS unit.
m. lens メートルレンズ (1m の距離で，並行光線を結像するもの).
m. mask メートルマスク (空気と酸素とが一定の比率で供給されるようにつくられている).
m. transformer 計器用変成器.
metered-dose inhaler (MDI) 定量吸入器 [医学]，定量式噴霧器 (喘息，鼻アレルギー患者に所有させ，随時吸入することができるポケットタイプの吸入器．1噴射で少量一定量の薬液が噴霧される).
metered mist-hand nebulizer 定量噴霧式ハンドネブライザー [医学].
me·ter·ga·sis [mìtə:géisis] 機能変化.
met·er·gy [métə:ʤi] 機能転換.
met·es·trum [mitéstrəm] 発情後期，= metestrus.
met·es·trus [mitéstrəs] 発情後期 [医学] (発情期が終わり，これに続く時期).
met·for·min [mitfɔ́:min] メトホルミン ㊗ 1,1-dimethyl-biguanide (ビグアナイド系の経口血糖降下薬).
meth- [meθ] メチル基を表す接頭語.

meth·a·cho·line [mèθəkóuli:n] メタコリン [化] acetyl-β-metylcholine (コリンエステラーゼにより分解され難いコリン作用薬．ニコチン作用よりムスカリン作用が特に循環系で強い)，= mecholyl mecholin.

m. bromide 臭化メタコリン $CH_3COOCH(CH_3)CH_2N^+(CH_3)_3Br^-$，= mecholyl bromide.

m. challenge メタコリン誘発試験 [医学].

m. challenge test メタコリン吸入試験.

m. chloride 塩化メタコリン $CH_3COOCH(CH_3)CH_2N^+(CH_3)_3Cl^-$，= mecholyl chloride.

meth·a·cryl·ic ac·id [mèθəkrílik ǽsid] メタクリル酸 [化] α-methylacrylic acid $CH_2=C(CH_3)COOH$ (メチルエステルの重合物は外科用合成樹脂).

methacrylic resin メタクリル樹脂 [医学].

meth·a·done [méθədoun] メタドン [化] *d,l*,-6-dimethylamino-4,4-diphenyl-3-heptanon (非アヘン性の鎮痛薬で塩酸塩として用いる)，= Hoechst 10820, hyseptone methadon, miadone.

m. hydrochloride 塩酸メタドン (合成麻薬，麻薬性鎮痛薬．日本においては薬剤として認可されていない).

meth·a·fu·ry·lene fu·ma·rate [mèθəfjú:rili:n fjú:məreit] フマル酸メタフリレン [化] 2-[(2-dimethylaminoethyl)-furfurylamino]-pyridine (抗ヒスタミン薬).

meth·al·len·es·tril [mèθələnéstril] メタレンストリル [化] 3-(6-methoxy-2-naphthyl)-2,2-dimethylpentanoic acid (合成女性ホルモン薬).

methamidophos メタミドホス (農薬，有機リン系殺虫剤).

meth·am·phet·a·mine [mèθæmfétəmi:n] メタンフェタミン，ヒロポン [化] *d*-desoxyephedrine (硫酸アンフェタミンよりはさらに強力な中枢神経刺激を示す．末梢作用が現れるより少ない量で中枢作用が現れる覚醒アミンの一種である．アメリカ局方では塩酸塩として用いる).

m. hydrochloride メタンフェタミン塩酸塩 [化] (2*S*)-*N*-methyl-1-phenylpropan-2-amine monohydrochloride $C_{10}H_{15}N \cdot HCl$: 185.69 (塩酸メタンフェタミン．フェネチルアミン系中枢興奮薬(覚せい剤)．強い中枢神経興奮作用，覚せい作用，活動性の増加を示す).

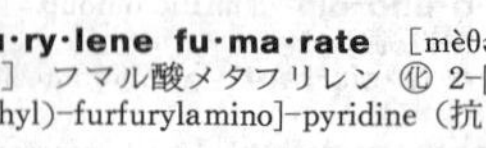

meth·a·na·tion [mèθənéiʃən] メタン生成 [医学].

meth·an·di·e·none [mèθəndáiənoun] メタンジェノン.

meth·an·dri·ol [meθǽndriɔ:l] メタンドリオール [化] 17methyl-Δ^5-androstenediol-3β-，17β (旧名 methylandrostenediol で，タンパク同化促進薬).

meth·an·dro·sten·o·lone [meθæ̀ndrousténəloun] メタアンドロステノロン (メチル基をもつデヒドロテストステロン．経口で有効な同化ステロイド).

meth·ane [méθein, meθéin] メタン CH_4 (脂肪族炭化水素の基礎物質)，= marsh gas.

meth·ane·ar·son·ic ac·id [mèθeinɑ:sánik ǽsid] $CH_3AsO(OH)_2$ (メチルアルシン酸)，= methylarsinic acid.

meth·ane·phos·phon·ic ac·id [mèθeinfɑsfánik ǽsid] $CH_3PO(OH)_2$，= methyl phosphinic acid.

meth·ane·sul·fon·ic ac·id [mèθeinsʌfánik ǽsid] CH_3SO_3H，= methyl sulfonic acid.

meth·ane·thi·ol [mèθeinθáiɔ:l] CH_3SH (メチルメルカプタン)，= methyl mercaptan.

Meth·ano·bac·te·ri·um [mèθənoubæktí:riəm] メタノバクテリウム属 (古細菌，メタノバクテリア科 *Methanobacteriaceae* の一属で，時には長連鎖をつくる桿菌，非運動性で，グラム陰性が原則，内胞子をつくり，多種の化合物を栄養とし，炭酸ガスからメタンを発生させる嫌気性菌).

Meth·an·o·coc·cus [mèθənəkákəs] メタノコッカス属 (古細菌，メタノコッカス科 *Methanococcaceae* の一属で，有機物を分解してメタンを発生させる小球菌).

meth·an·o·gen [méθənəʤən] メタン産生細菌，メタン細菌 [医学].

meth·a·nol [méθənɔ:l] メタノール，木精 [化] methyl alcohol CH_3OH，= carbinol, wood alcohol.

m. extraction residue メタノール抽出残渣.

m. poisoning メタノール中毒 [医学].

meth·a·nol·y·sis [mèθənálisis] メタノリシス (メタノール分解).

meth·an·the·line bro·mide [miθænθilín bróumaid] 臭化メタンセリン [化] β-diethylaminoethyl 9-xanthenecarboxylate methylbromide (副交感神経および交感神経の神経節および副交感神経末端においてアセチルコリンの作用に拮抗する物質で，胃潰瘍の治療薬).

meth·a·phen·i·lene hy·dro·chlo·ride [mèθəféniliːn hàidrouklɔ́:raid] 塩酸メタフェニレン [化] *N*, *N*-dimethyl-*N'*-(2-thenyl)-*N'*-phenylethylenediamine monohydrochloride (抗アレルギー薬)，= diatrine hydrochloride, enstamine, nilhistin.

meth·a·pyr·i·lene (hy·dro·chlo·ride) [mèθəpíriliːn (hàidrouklɔ́:raid)] 〔塩酸〕メタピリレン [化] *N,N*-dimethyl-*N'*-(2-pyridyl)-*N'*-(2-thenyl)-ethylenediamine (塩酸塩は抗アレルギー薬)，= dihistra, lullamin, pyracol, tenalin, thenylene, thenylpyramine.

meth·a·qua·lone [miθǽkwəloun] メタカロン [化] 2-methyl-3-*o*-tolyl-4(3*H*)-quinazolinone $C_{16}H_{14}N_2O_2$ (非バルビツール系の催眠薬).

meth·ar·bi·tal [miθá:bitəl] メタルビタール [化] 5, 5-diethyl-1-methylbarbituric acid (フェノバルビタールとほぼ同一の鎮痙薬).

meth·a·zo·la·mide [mèθəzóuləmaid] メタゾラミド [化] *N*-(4-methyl-2-sulfamoyl-Δ^2-1,3,4-thiadiazolin-5-ylidene) acetamide $C_5H_8N_4O_3S_2$ (炭酸脱水酵素阻害薬，利尿薬).

meth·di·a·mer·sul·fon·a·mide [mèθdaiəmə:sʌlfánəmaid] メトダイアメルスルフォンアミド剤 (サルファジン，サルファメラジン，サルファメタジンの等量混合薬のアメリカ医師会指定名).

met·hem·al·bu·min [mèthi:məlbjú:min] メトヘマルブミン (アルブミンとヘマチンとの化合物で，黒水熱および発作性血色素尿患者血液中に発見される)，= pseudomethemoglobin.

met·hem·al·bu·mi·ne·mia [mèthi:məlbjù:miní:miə] メトヘムアルブミン血〔症〕.

met·he·mo·glo·bin [methì:mouglóubin] メトヘモグロビン (抱水クロラル，アセチニリド，フェナセチンなどの中毒により生ずるヘモグロビンの変型物で，暗褐色を呈し，酸素を放出することができないため，呼吸機能を営まない．化学的にはヘモグロビンの F^{2+} が F^{3+} に酸化されたもので，ヘマチンとグロビンとの結合物)，= metahemoglobin.

m.-forming poisons メトヘモグロビン形成毒.

met·he·mo·glo·bi·ne·mia [methì:məglòubiní:miə] メトヘモグロビン血症 [医学].

met·he·mo·glo·bi·nu·ria [methì:məglòubinjú:riə] メトヘモグロビン尿症 [医学].

me·the·na·mine [meθí:nəmin] メテナミン $C_6H_{12}N_4$ (無色の結晶で，防腐剤，ゴム和硫促進剤，ガ

ス吸収剤試薬など多くの用途がある．hexamethylenetetramine の局方名)，= aminoform，cystamin，formin，hexamethylenamine，hexamine，methenamina，urotropin.

m. anhydromethylene citrate クエン酸脱水メチレンメテナミン(ウロシトリン)，= urocitrin.

m. camphorate ショウノウ酸メテナミン $C_8H_{14}(COOH)_2[(CH_2)_6N_4]_2$，= amphotropin.

m. mandelate マンデル酸メテナミン $C_6H_4CHOHCOOH[(CH_2)_6N_4]$，= mandelamine.

m. salicylate サリチル酸メテナミン $HOC_6H_4COOH[(CH_2)_6N_4]$.

m. silver stain メテナミン銀染色.

m. tetraiodide 四ヨウ化メテナミン [化] hexamethylenetetramine tetraiodide $(CH_2)_6N_4I_4$，= siomine.

meth·ene [méθiːn] メテン，= methylene.

me·then·o·lone [məθénəloun] メテノロン.

meth·e·nyl [méθinil] メテニル(≡CH≡)，= methylidyne.

m. tribromide (ブロモホルム)，= bromoform.

m. trichloride (クロロホルム)，= chloroform.

m. triiodide (ヨードホルム)，= iodoform.

meth·i·cil·lin [mèθəsílin] メチシリン(6-アミノペニシラン酸のジメトキシフェニル誘導体で Na 塩(メチシリンナトリウム)として用いられる)，= dimethoxyphenyl penicillin.

m.-resistant *Staphylococcus aureus* (MRSA) メチシリン耐性黄色ブドウ球菌.

m.-resistant *Staphylococcus epidermidis* (MRSE) メチシリン耐性表皮ブドウ球菌.

m. sodium メチシリンナトリウム(ペニシリン系抗生物質．ペニシリナーゼ産生ブドウ球菌にも作用する．筋注または静注として用いる).

meth·i·lep·sia [mèθilépsiə] 飲酒癖，= methomania.

me·thim·a·zole [miθíməzoul] メチマゾール [化] 1-methyl-2-mercaptoimidazole (甲状腺腫に用いる治療薬)，= thiamazole.

me·thi·o·dal so·di·um [miθáiədəl sóudiəm] メチオダルソジウム CH_2ISO_3Na (乾燥状態ではヨウ素98%を含み，静注用の尿路造影剤)，= skiodan sodium.

me·thi·o·nine [miθáiəniːn] メチオニン [化] α-amino-γ-methyl-mercaptobutyric acid $CH_3SCH_2CH_2CH(NH_2)COOH$ (栄養上必須の含硫アミノ酸の一つで，コリンと同様に肝臓の脂肪変性を防止する因子といわれ，肝臓病の食事に加えて与えるのであるが，過剰による毒性も考えられる)，= meonine，metione.

m.-activating enzyme メチオニン活性化酵素(*S*-アデノシルメチオニンをメチオニンと ATP から合成する酵素)，= methionine adenosyltransferase.

m. malabsorption メチオニン吸収不全症.

m. malabsorption syndrome メチオニン吸収不良症候群.

L-methionine L-メチオニン [化] (2*S*)-2-amino-4-(methylsulfanyl)butanoic acid $C_5H_{11}NO_2S$: 149.21 (アミノ酸，メチルチオ酸系解毒薬．薬物中毒の際の解毒，他の必須アミノ酸などと配合して総合アミノ酸製剤としても用いられる).

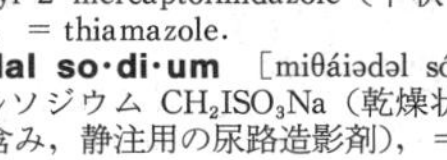

me·thi·o·nyl [miθáiənil] ① メチオニル基($CH_3SCH_2CH_2CH(NH_2)CO$-). ② メチレンジスルホニル基，= methylenedisulfonyl.

me·this·a·zone [miθísəzoun] メチサゾン(抗ウイルス薬).

meth·i·um [méθiəm] メチウム，= hexamethonium.

me·thix·ene hy·dro·chlo·ride [miθíksiːn hàidroukl ɔ́ːraid] 塩化メチキセン [化] 1-methyl-3-(thioxanthen-9-ylmethyl) piperidine hydrochloride monohydrate (抗コリン性鎮痛薬で，Parkinson 病薬としても用いられる).

metho- [meθou, -θə] メトキシ基を表す接頭語.

meth·o·car·ba·mol [mèθoukáːbəmɔːl] メトカルバモール [化] 3-(*o*-methoxyphenoxy)-1,2-propanediol 1-carbamate $C_{11}H_{15}NO_5$ (骨格筋弛緩薬).

meth·od [méθəd] 法，方法. [形] methodic，methodical.

m. for reconstruction of alimentary tract 消化管再建法 [医学].

m. of agreement 一致法 [医学].

m. of amino acid analysis アミノ酸分析法.

m. of analogy 類似法 [医学].

m. of difference 相違法 [医学].

m. of experiment 実験方法 [医学].

m. of expression of placenta 〔胎盤〕圧出法 [医学].

m. of extracellular fluid volume measurement 細胞外液量測定法.

m. of free association 自由連想法(自然に想起されてくる観念の生起).

m. of impression of head 〔児頭〕圧入法 [医学].

m. of least squares 最小二乗法(観測値と予測値との差の平方和を作り，それを最小にするという条件で予測式を求める方法).

m. of quantitative estimation of spinal fluid protein 髄液タンパク定量法.

m. of root canal cleaning 根管清掃法 [医学].

m. of successive approximation 逐次近似法.

m. of treatment 治療法 [医学].

m. of undetermined coefficients 未定係数法.

m. of undetermined multipliers 未定乗数法.

m. of water supply 給水法 [医学].

methodic chorea 旋律性舞踏病，= rhythmic chorea.

meth·od·ists [méθədists] メソジスト学派(古来の医学で経験よりむしろ理論や学説に従い診療を実施する派で，BC 50年頃 Themison により開始され，主として身体の腔孔と疾病との相関関係に基づき，急性病はその開放 state strictus，慢性病は閉鎖 status laxus と解釈した).

methodological research 方法論的調査，方法論的研究.

meth·od·ol·o·gy [mèθədálədʒi] 方法学，方法論 [医学]. [形] methodological.

meth·o·in [méθəin] メソイン [化] 3-methyl-5,5-phenylethyl-hydantoin (抗てんかん薬)，= mephenytoin，methantoin，phenantoin.

meth·o·ma·nia [mèθouméiniə] 酒精嗜癖，= methylepsia，methylmania.

meth·o·nal [méθənəl] メトナール [化] dimethylsulfone-dimethylmethane (スルフォナールに類似の催眠薬).

me·tho·ni·um [miθóuniəm] メトニウム基($(CH_3)_3N$- (デカメトニウム)).

meth·o·pho·line [mèθəfóuliːn] メトフォリン [化] 1-(*p*-chlorophenethyl)-1,2,3,4-tetrahydro-6,7-dimethoxy-2-methylisoquinoline (鎮痛薬).

meth·o·pryl [méθəpril] メトプリル [化] *n*-propylmethyl-ether $CH_3OCH_2CH_2CH_3$ (揮発性無色不燃性液体で刺激性臭気をもつ麻酔薬)，= metopryl.

me·thop·ter·in [miθáptərin] メトプテリン [化] 4-amino-N^{10}-methyl (抗葉酸物質).

me·thor·phi·nan [miθɔ́ːfinən] メトルフィナン，

M

= racemorphan.

meth·o·trex·ate [mèθətrékseit] メトトレキサート [化] *N*–{4–[*N*–(2,4–diaminopteridin–6–ylmethyl)–*N*–methylamino]benzoyl}–L–glutamic acid $C_{20}H_{22}N_8O_5$：454.44（プテリジン系抗悪性腫瘍薬（葉酸代謝拮抗薬））.

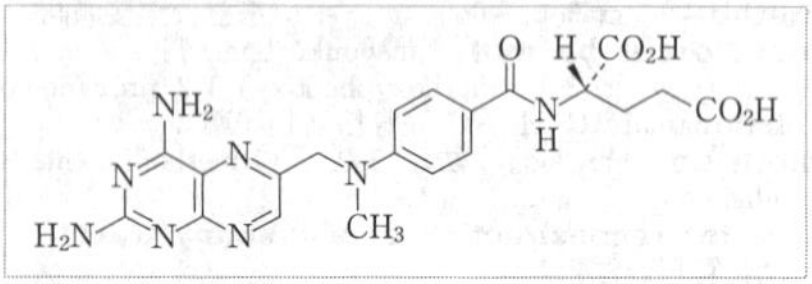

m. nephropathy メトトレキサート腎症.

meth·o·tri·mep·ra·zine [mèθoutraiméprəzi:n] メトトリメプラジン [化]10–[3–(dimethylamino)–2 methylpropyl]–2–methoxyphenothiazine（フェノチアジン系鎮痛薬．メジャートランキライザーの一種）.

me·thox·a·mine [miθáksəmin] メトキサミン [化] *β*–2,5–dimethoxyphenyl–*β*–hydroxy–isopropylamine（塩酸塩は血圧上昇作用のある交感神経興奮薬），= methoxamedrine.

m. hydrochloride 塩酸メトキサミン.

me·thox·sa·len [miθáksələn] メトキサレン [化] 9–methoxy–7*H*–furo[3,2–*g*]chromen–7–one $C_{12}H_8O_4$：216.19（フロクマリン系尋常性白斑治療薬）.

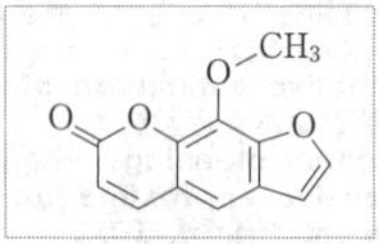

me·thox·y [miθáksi] メトキシ基 ($-OCH_3$).

me·thox·y·caf·feine [miθàksikǽfi:in] メトキシカフェイン $C_9H_{12}N_4O_3$（局所麻酔薬）.

me·thox·y·chlor [miθáksiklɔ:r] メトキシクロル [化] 1,1,1–trichloro–2,2–*bis*(*p*–methoxyphenyl)ethane（DDT のメトキシ誘導体で，殺虫薬）.

methoxyconiferyl alcohol メトキシコニフェリルアルコール $(CH_3O)_2(OH)C_6H_2CHCHCH_2OH$（シリンギンの加水分解産物），= syringenin.

methoxycyclopenteno–phenanthrene メトキシサイクロペンテノフェナントレン（発癌物質）.

me·thox·y·flu·rane [miθàksiflú:ərein] メトキシフルラン $CCl_2H-CF_2-O-CH_3$（揮発性吸入麻酔薬で鎮痛作用が強い．生体内代謝率が高く，無機フッ素の放出が多い．腎障害を招く危険性が高いため，臨床的使用が中止された）.

3–methoxy–4–hydroxymandelic acid test 3–メトキシ–4–ヒドロキシマンデル酸試験.

5–methoxyindole–3–acetate 5–メトキシインドール–3–酢酸.

me·thox·yl [miθáksil] メトキシル基（CH_2OH-（第1級アルコールの））.

me·thox·y·phen·a·mine hy·dro·chlo·ride [miθàksifénəmin hàidrouklɔ́:raid] 塩酸メトキシフェナミン [化] *β*–(*o*–methoxyphenyl) isopropylmethylamine hydrochloride（交感神経作用薬で気管支拡張作用がある），= mexyphamine, methoxyphenamine.

me·thox·y·tryp·ta·mine [miθàksitríptəmin] メトキシトリプタミン（トリプタミンの誘導体で，血管収縮作用を示す）.

meth·sco·pol·a·mine bro·mide [mèθskəpáləmin bróumaid] 臭化メトスコポラミン [化] epoxytropine tropate methylbromide（スコポラミンに臭化メチルのついた第4級アンモニウム塩基で，抗コリン作動薬として，十二指腸潰瘍などに用いられる），= epoxymethamine bromide, methobromide scopolamine methylbromide, scopolamine.

meth·sux·i·mide [meθsʌ́ksimaid] メトスクシミド [化] *N*,2–dimethyl–2–phenylsuccinimide（主に小発作に用いる抗てんかん薬）.

meth·y·clo·thi·a·zide [mèθiklouθáiəzaid] メチクロチアジド [化] 6–chloro–3–(chloromethyl)–3,4–dihydro–2–methyl–2*H*–1,2,4–benzothiadiazine–7–sulfonamide 1,1–dioxide $C_9H_{11}Cl_2N_3O_4S_2$（利尿・降圧薬）.

meth·yl (**Me**) [méθil] メチル基 (CH_3-). [形] methylic.

m. abietate アビエチン酸メチル $C_{15}H_{29}COOCH_3$，= abalyn.

m. acetanilide メチルアセタニリド $C_6H_5N(CH_3)COCH_3$（解熱薬），= exalgine.

m. acetylcarbinol メチルアセチルカルビノール，= acetoin.

m. acetylcholine メチルアセチルコリン（コリンのエステルで，降圧薬として用いられる）.

m. acetylene メチルアセチレン $CH_3C{\equiv}CH$（毒性の強い麻酔薬），= allylene, propine.

m. acetylsalicylate アセチルサリチル酸メチル $CH_3OOCC_6H_4OCOCH_3$（感冒・鎮痛薬），= methylaspirin, methylrodin.

m. alcohol メチルアルコール CH_3OH（メタノール），= methanol.

m. aldehyde メチルアルデヒド（ホルムアルデヒド），= formaldehyde.

m. alumoxane (**MAO**) メチルアルモキサン（トリメチルアルミニウムと水の反応生成物）.

m. amylketone メチルアミルケトン $C_5H_{11}COCH_3$（丁子油に存在する揮発油）.

m. androsterone (**MAD**) メチルアンドロステロン.

m. benzene メチルベンゼン，= toluene.

m. benzoate 安息香酸メチル $C_6H_5COOCH_3$（香料）.

m. benzoylsalicylate ベンゾイルサリチル酸メチル $C_6H_5COOC_6H_4COOCH_3$（殺菌薬），= benzosalin.

m. blue メチルブルー [化] sodium triphenyl–*p*–rosanilinetrisulfonate $C_{37}H_{27}O_9N_3S_3Na_2$（防腐剤，繊維染料），= brilliant cotton blue.

m. bromide 臭化メチル CH_3Br（消火薬），= bromomethane.

m. butyrate 酪酸メチル $CH_3CH_2CH_2COOCH_3$.

m. carbamate カルバミン酸メチル NH_2COOCH_3，= methylurethane, urethylane.

m. carbitol メチルカルビトール $CH_3(OCH_2CH_2)_2OH$，= diethyleneglycol monomethyl ether.

m. carbonate 炭酸メチル $CO(OCH_3)_2$.

m. chavicol メチルカビコール $H_2C{=}CHCH_2C_6H_4OCH_3$（アニス油から得られる揮発油），= esdragole.

m. chloroform メチルクロロホルム CH_3CCl_3（麻酔薬）.

m. chlorosulfonate クロロスルフォン酸メチル CH_3SO_2Cl（毒ガスの一種）.

m. cinnamate ケイ皮酸メチル $C_6H_5CHCHCOOCH_3$（香料），= methyl cinnamylate.

m. citrate クエン酸メチル $CH_3OOCH_2C(OH)(CO_2CH_3)CH_2COOCH_3$，= trimethylcitrate.

m. cupreine メチルクプレイン（キニーネ），= quinine.

m. ephedrine メチルエフェドリン [化] rac–*β*–phenyl–*β*–oxyisopropyl–dimethylamine（ラセミ型 *N* メチルエフェドリン），= methyl ephedrine.

m. ether メチルエーテル CH_3OCH_3，= dimethylether.

m. ethylether メチルエチルエーテル $C_2H_5OCH_3$.

m. ethylketone メチルエチルケトン $CH_3COC_2H_5$.
m. ethylmaleicimide メチルエチルマレイン酸イミド $C_2H_5(CCO)_2(NH)CH_3$（血色素および葉緑素から得られるピロール誘導体）.
m. ethylpyrrole メチルエチルピロール $CH_3(CCH)_2(NH)C_2H_5$（月桂油にあるピロール置換物）.
m. eugenol メチルオイゲノール $C_3H_5C_6H_5(OCH_3)_2$, = eugenyl methy ether.
m. formate ギ酸メチル $HCOOCH_3$（燻煙剤）.
m. furoate 焦性粘液酸メチル $C_5H_3O_3CH_3$, = methyl pyromucate.
m. gallate 没食子酸メチル $(HO)_3C_6H_2COOCH_3$（防腐剤）.
m. glucoside メチル配糖体（グルコースとメチルアルコールとの相互作用により生ずる）.
m. glyoxal メチルグリオキサール，焦性アルデヒド CH_3COCHO（焦性ブドウ酸の還元型で，臭気の強い黄色液体）.
m. green メチルグリーン ㊗heptamethyl-*p*-rosaniline chloride $C_{26}H_{23}N_3Cl_2$（緑色粉末の染料），= double green, light green, Paris green.
m. heptenone メチルヘプテノン $CH_3CO(CH_2)_4CH_3$（ウシクサの芳香油に存在する揮発油）.
m. hydrate メチルハイドレート（メチルアルコール，メタノール），= methyl alcohol.
m. hydride 水素化メチル，= methane.
m. hydrocupreine メチルヒドロキシクプレイン，= hydroquinine.
m. hydroxyfurfurol $CH_3C{=}CHC(OH){=}CCHO$（モリッシュ試験において六炭糖から生ずる着色物）.
m. iodide ヨウ化メチル CH_3I（局所麻酔薬）.
m. isocyanide イソシアン化メチル（アセトニトリルの異性体）.
m. isothiocyanate イソチオシアン酸メチル CH_3NCS（線虫治療薬），= methylmustard oil.
m. kairolin メチルカイロリン $C_9H_{10}N(CH_3)H_2SO_4$（解熱作用がある）.
m. lactate 乳酸メチル $CH_3CH(OH)COOCH_3$.
m. malonate マロン酸メチル ㊗ dimethyl malonate $CH_3OOCCH_2COOCH_3$.
m. mannoside メチルマンノシド $C_7H_{14}O_6$（D-, L-, DL- 型の３種がある）.
m. mustard oil （メチルイソチオシアネート），= methyl isothiocyanate.
m. nitrate 硝酸メチル CH_3ONO_2.
m. nitrite 亜硝酸メチル CH_3ONO.
m. orange メチルオレンジ ㊗ sodium *p*-dimethylaminoazobenzene sulfonate $C_{14}H_{14}N_3O_3SNa$（モノアゾ染料の一種で，0.1%の水溶液は，pH3.0 では赤，4.4 ではオレンジ色となる指示薬），= gold orange, helianthine B, orange Ⅲ, tropaeolin D.
m. oxalate シュウ酸メチル $CH_3OOCCOOCH_3$, = dimethyl oxaltae.
m. oxide （メチルエーテル），= methyl ether.
m. palmitate パルミチン酸メチル $CH_3(CH_2)_{14}COOCH_3$.
m. parahydroxybenzoate メチルパラヒドロキシベンゾエート（メチルパラベン），= methylparaben.
m. parasept パラオキシ安息香酸メチル，= methylparaben.
m. parathion メチルパラチオン ㊗ dimethyl *p*-nitrophenyl thiophosphate $NO_2C_6H_4OP{=}S(OCH_3)_2$.
m. pentosan メチルペントサン（水解してメチルペントースを産生するもの）.
m. phthalate フタル酸メチル $C_6H_4(COOCH_3)_2$.
m. propamine メチルプロパミン.
m. propiolic acid = tetrolic acid.
m. propionate プロピオン酸メチル $CH_3CH_2COOCH_3$.
m. propyl ether メチルプロピルエーテル（吸入麻酔薬），= metopryl, neothyl.
m. propyl ketone メチルプロピルケトン $CH_3CH_2CH_2COCH_3$, = ethylacetone, pentanone-(2).
m.-purine メチルプリン（カフェイン系の化合物で，テオブロミン，カフェイン，テオフィリン）.
m. pyromucate （フロ酸メチル），= methyl furoate.
m. pyruvate 焦性ブドウ酸メチル $CH_3COCOOCH_3$.
m. red メチルレッド ㊗ *p*-dimethylaminoazobenzene-*o*-carboxylic acid（光沢ある紫色結晶または暗赤色粉末で，pH4.4 では赤，6.2 では黄色に変わる指示薬）.
m. red test メチルレッド試験（腸内細菌科の細菌の鑑別に用いられる方法で，特定培地で培養したものをメチルレッドを指示薬として検査する）.
m. red-Voges-Proskauer broth メチルレッド・フォーゲス・プロスカウエル液体培地（メチルレッド反応，フォーゲス・プロスカウエル反応の試験に用いられる），= MR-VP broth.
m. salicylate サリチル酸メチル ㊗ methyl 2-hydroxybenzoate $C_8H_8O_3$：152.15（サリチル酸系局所刺激薬．関節痛，筋肉痛，打撲，捻挫に対する鎮痛・消炎に用いられる．シャクナゲ科植物などに含まれる特有の香りをもつ揮発油成分で香料としても用いられる）.

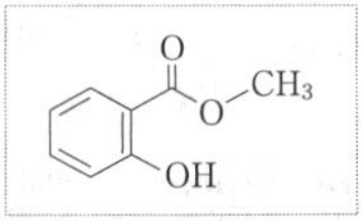

m. sebacamate セバカミン酸メチル $NH_2CO(CH_2)_8CO_2CH_3$.
m. stearate ステアリン酸メチル $CH_3(CH_2)_{16}COOCH_3$.
m. sulfate メチルサルフェート，= dimethyl sulfate.
m. sulfide 硫化メチル $(CH_3)_2S$.
m. sulfocyanate メチルスルフォシアネート，= methyl thiocyanate.
m. telluride テルル酸メチル $(CH_3)_2Te$（テルル酸を含む食物を摂取後糞便中に排泄される気体）.
m. thiazine メチルチアジン，= azure.
m. thiocyanate チオシアン酸メチル CH_3SCH, = methyl sulfocyanate.
m. thiophene メチルチオフェン，= thiotolene.
***m. p*-toluenesulfonate** *p*-トルエンスルフォン酸メチル $CH_3C_6H_4SO_3CH_3$.
m. tyrosine (Tyr) メチルチロシン，= surinamine.
m. undecyl ketone メチルウンデシルケトン $CH_3COC_{11}H_{23}$.
m. violet メチルバイオレット ㊗ pentamethyl-*p*-rosaniline chloride（トリフェニルメタン族の紫色染料で，パラローズアニリンのペンタメチル置換体．指示薬として用いられ，pH0.1 では黄，1.5 では青，3.2 では紫），= gentian violet.
m. yellow メチルイエロー ㊗ *p*-dimethylaminoazobenzene, = butter yellow.

meth·yl·a·cryl·ic ac·id [mèθiləkrílik ǽsid] メチルアクリル酸，= methacrylic acid.

meth·yl·ad·e·nine (MeAde) [mèθilǽdini:n] メチルアデニン（アデニンの 1,2, N^6 位メチル誘導体の総称）.

meth·yl·amine [méθiləmi:n, meθilǽm-] メチルアミン ㊗ aminomethane CH_3NH_2（アンモニアに類

似の気体プトマイン).

meth·yl·a·mi·no·hep·tane [mèθiləmì:nəhéptein] メチルアミノヘプタン ㊗ 2-methylaminoheptane (交感神経興奮薬).

meth·yl·ar·si·nate [mèθilɑ́:sineit] メチルアルシン酸塩.

meth·yl·ate [méθileit] メチラート CH_3OM (M はアルカリ金属元素).

meth·yl·at·ed [méθileitid] メチルアルコール含有の.

m. bovine serum albumin (**MBSA**) メチル化ウシ血清アルブミン.

m. spirit 変性アルコール, メチル化酒精, = denatured alcohol.

meth·yl·a·tion [mèθiléiʃən] メチル化 [医学].

meth·yl·au·rin [mèθilɔ́:rin] メチルアウリン $C_{28}H_{16}O_3$ (ロザリン酸の誘導物).

methylbenactyzium bromide メチルベナクチジウム臭化物 $C_{21}H_{28}BrNO_3$: 422.36 (臭化メチルベナクチジウム. 副交感神経遮断薬, ヒドロキシジフェニル酢酸アミノアルコールエステル系(第四級アンモニウム)鎮痙薬. 胃・十二指腸潰瘍, 胃炎, 夜尿症に対して用いられる).

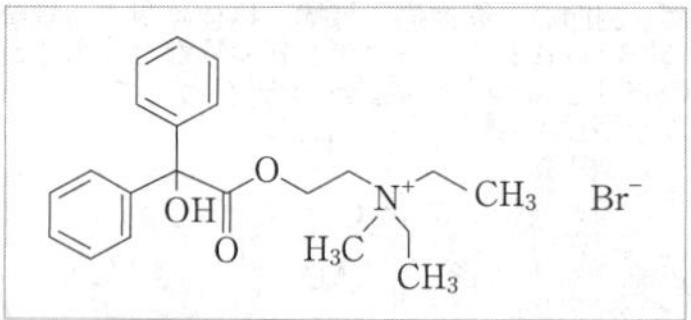

meth·yl·ben·zac·o·nine [mèθilbenzǽkəni:n] メチルベンザコニン(アコニチン誘導体で, クラーレの作用を示す).

meth·yl·benz·e·tho·ni·um chlo·ride [mèθilbènzəθóuniəm klɔ́:raid] 塩化メチルベンゼソニウム ㊗ benzyldimethyl{2-[2-(*p*-1,1,3,3-tetramethylbutylcresoxy)ethoxyl]ethyl} ammonium chloride (第4級アンモニウム塩の界面活性作用を示し, 陽イオン性清浄消毒薬と同じ目的に用いられる), = diaparene chloride.

meth·yl·cel·lu·lose [mèθilséljulous] メチルセルロース(セルロースのメチルエステルで水溶液は膠状をなし, 分散媒または下薬として用いられる), = cellothyl, methocel HG, syncelose.

meth·yl·ce·pha·e·lin [mèθilsifǽilin] メチルセファエリン(エメチンに類似の化合物. 腸アメーバ症の治療薬), = emethine dihydrochloride, ipecine hydrochloride.

meth·yl·chlo·ro·for·mate [mèθilklɔ:roufɔ́:meit] メチルクロロフォルメート ㊗ methyl chlorocarbonate $ClCOOCH_3$ (催涙性毒ガス).

20-meth·yl·cho·lan·threne [- mèθilkoulǽnθri:n] メチルコラントレン(デソキシコール酸の誘導体で, 発情および発癌作用がある), = 3-methylcholanthrane.

meth·yl·co·bal·a·min (**MeCbl**) [mèθilkoubǽləmin] メチルコバラミン(コバラミンのβ配位子がメチル基のもの).

meth·yl·co·caine [mèθilkóukein] メチルコカイン ㊗ ethylbenzoyl ecgonine $C_{18}H_{23}NO_4$.

meth·yl·co·ni·ine [mèθilkóunii:n] メチルコニイン $C_9H_{19}N$ (セリ科植物ドクニンジン *Conium maculatum* のアルカロイド).

meth·yl·cre·o·sol [mèθilkrí:əsɔ:l] メチルクレオソール $C_9H_{12}O_2$ (木脂クレオソートから得られるフェノール).

3-methylcrotonyl-CoA carboxylase 3-メチルクロトニル CoA カルボキシラーゼ.

meth·yl·cy·to·sine (**MeCyt**) [mèθilsáitəsi:n] メチルシトシン(シトシンの3, 5位メチル化体の総称).

meth·yl·di·chlo·ro·ar·sin [mèθildàiklɔ:rɑ́:sin] メチルジクロロアルシン CH_3AsCl_2 (発疱性毒ガス).

meth·yl·do·pa [mèθildóupə] メチルドパ ㊗ (2*S*)-2-amino-3-(3,4-dihydroxyphenyl)-2-methylpropanoic acid sesquihydrate $C_{10}H_{13}NO_4 \cdot 1\frac{1}{2}H_2O$: 238.24 (脳幹α_2受容体興奮薬, カテコールアラニン系抗高血圧薬. 脳内でノルアドレナリン神経に取り込まれ, α-メチルノルエピネフリンに代謝され作用する).

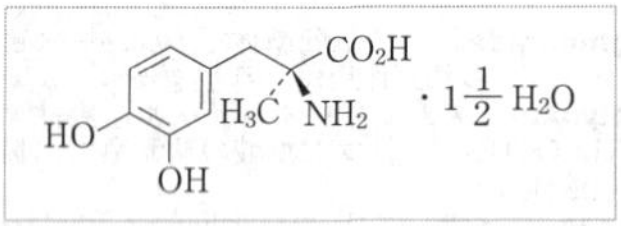

meth·yl·ene [méθili:n] メチレン基 ($-CH_2-$), = methene.

m. azur(e) メチレンアズール, =azur(e) I.

m. azur(e) Ⅱ メチレンアズールⅡ, = azur(e) Ⅱ.

m. bichloride 二塩化メチレン CH_2Cl_2 (麻酔薬), = methylene chloride.

m. blue メチレンブルー ㊗ methylthionine chloride $C_{16}H_{18}N_3SCl$-$3H_2O$ (サイアジン染料の一つ), = caeruleum methylenum.

m. blue silver 硝酸銀メチレンブルー, = methargyl.

m. blue test メチレン青試験法(① メチレン青を筋注して, その出現時間から腎臓の透過機能を測定する方法 = Achard-Castaigne method. ② 牛乳検査法で, メチレン青の脱色度をみる方法).

m. bromide 臭化メチレン CH_2Br_2, = dibromomethane.

m. chloride 塩化メチレン CH_2Cl_2 (吸入麻酔薬), = dichloromethane, methylene bichloride, solaesthin.

m. dibromide 二臭化メチレン CH_2Br_2.

m. diiodide 二ヨウ化メチレン CH_2I_2 (催眠薬), = diiodomethane.

m. green メチレングリーン $(CH_3)_2NC_6H_3(SN)C_6H_2(NO_2)N(CH_3)_2Cl$ (ポリクロムメチレンブルーの一成分).

m. hippuric acid メチレン馬尿酸(ホルムアルデヒドを放出して解熱作用を示す), = hippol.

m. oxide (ホルムアルデヒド), = formaldehyde.

m. resin-polyamine メチレン・ポリアミン樹脂, = exorbin.

m. violet メチレンバイオレット $(CH_3)_2NC_6H_3(SN)CH_3(=O)$ (polychrome methylene blue の一成分).

m. white 白色メチレンブルー, = leucomethylene blue.

***α*-methylenecyclopropylglycine** (**MCPG**) メチレンシクロプロピルグリシン(ライチの種子に含まれ, 低血糖を起こすと考えられている).

meth·yl·ene·di·oxy·am·phet·a·mine (**MDA**) [mèθili:ndaiɑ̀ksiæmfétəmi:n] メチレンジオキシアンフェタミン(合成麻薬).

meth·yl·ene·di·oxy·met·am·phet·a·mine (**MDMA**) [mèθili:ndaiɑ̀ksimetæmfétəmi:n] メチレンジオキシメタンフェタミン(合成麻薬).

meth·yl·e·no·phil [mèθilí:nəfil] メチレンブルー親和性の, 好メチレンブルー性の, = methylenophilous.

***dl*-methylephedrine hydrochloride** *dl*-メチルエフェドリン塩酸塩 ㊗ (1*RS*,2*SR*)-2-dimethylamino-1-phenylpropan-1-ol monohydrochloride $C_{11}H_{17}N$

O・HCl：215.72（*dl*–塩酸メチルエフェドリン．フェネチルアミン系交感神経興奮薬．エフェドリンと類似の薬理作用を示し，気管支拡張作用，中枢性の鎮咳作用，抗ヒスタミン，抗アレルギー作用もある）．

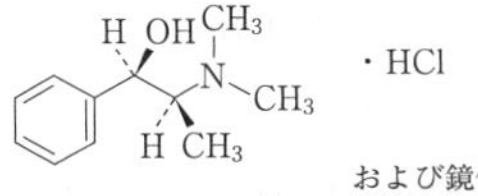

および鏡像異性体

meth·yl·er·go·met·rine ［mèθilə:gəmétri:n］ メチルエルゴメトリン．

m. maleate マレイン酸メチルエルゴメトリン $C_{20}H_{25}N_3O_2・C_4H_4O_4$：455.50（メチルエルゴメトリンマレイン酸塩，子宮収縮薬，リゼルギン酸アミド系止血薬．子宮収縮の促進ならびに子宮出血の予防および治療に用いる）．

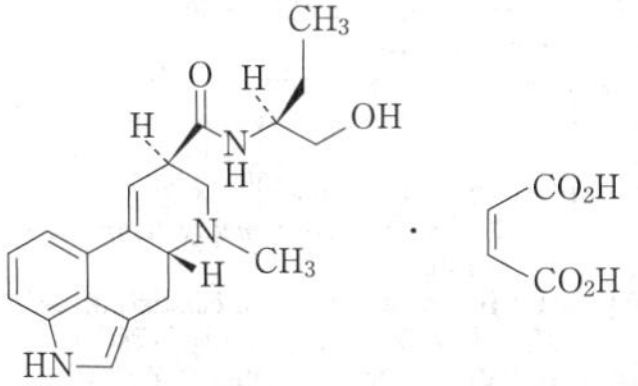

meth·yl·er·go·no·vine mal·e·ate ［mèθilə:gounóuvi:n mǽli:eit］ マレイン酸メチルエルゴノビン．

methyl–ethyl acetic acid メチルエチル酢酸 $CH_3(C_2H_5)CHCOOH$（活性酢酸とも呼ばれ，バレリン酸の異性体）．

2–methyl–3–ethyl–5–aminoindole 2–メチル–3–エチル–5–アミノインドール（昇圧薬セロトニンに対する拮抗物質）．

2–methyl–3–ethyl–5–nitroindole 2–メチル–3–エチル–5–ニトロインドール（昇圧薬セロトニンに対する拮抗物質）．

meth·yl·glu·ca·mine ［mèθilglú:kəmi:n］ メチルグルカミン，＝ diatorizoate sodium，meglumine．

m. *p*–aminobenzoate アミノ安息香酸メチルグルカミン（結核治療薬）．

meth·yl·gly·ox·a·lase ［mèθilglaiáksəleis］ メチルグリオキサル酵素（メチルグリオキサルを乳酸に変化する反応を触接するもの）．

meth·yl·gly·ox·al·i·din ［mèθiglàiɑksǽlidi:n］ メチルグリオキサリジン，＝ lysidin．

methylgreen–pyronine staining メチルグリーン・ピロニン染色〔法〕［医学］，＝ methylgreen–pyronin stain．

meth·yl·guan·i·dine ［mèθilgwá:nidi:n］ メチルグアニジン（腐敗した魚肉に産生される毒性プトマイン）．

meth·yl·gua·nine (**MeGua**) ［mèθilgwá:ni:n］ メチルグアニン（グアニンの1，N^2,3,7 位メチル化体の総称）．

meth·yl·hex·ab·i·tal ［mèθilheksǽbitəl］ メチルヘキサビタール，イソヘキサビタール ㊗ 5–cyclohexenyl–5–ethylbarbituric acid, hexobarbital．

meth·yl·hex·ane·a·mine ［mèθilhekséinəmi:n］ メチルヘキサンアミン ㊗ 1,3–dimethylpentylamine（交感神経興奮に基づく血管収縮性を示す揮発物），＝ forthane．

meth·yl·hy·dan·to·in ［mèθilhaidǽntɔin］ メチルヒダントイン（クレアチンの分解産物）．

meth·yl·im·id·a·zole ［mèθilimidǽzoul］ メチルイミダゾール，＝ oxalmethylin．

3–meth·yl·in·dol ［– mèθilíndɔ:l］ メチルインドール，＝ skatol．

meth·yl·ma·lon·ic ac·id ［mèθilməlánik ǽsid］ メチルマロン酸 HOOC–CH(CH_3)COOH（*α*–ジカルボン酸．メチルマロン酸血症患者の尿中に多量に排泄される）．

methylmalonic acidemia メチルマロン酸血症．

methylmalonic aciduria メチルマロン酸尿症［医学］．

methylmalonyl–CoA mutase メチルマロニル CoA ムターゼ（メチルマロニル CoA をサクシニル CoA に異性化する酵素）．

methylmalonyl pathway メチルマロニル経路．

meth·yl·me·lu·brin ［mèθilmeljú:brin］ メチルメルブリン（解熱鎮痛薬），＝ novalgin．

meth·yl·mer·cap·tan ［mèθilmə:kǽptən］ メチルメルカプタン ㊗ methyl hydrosulfide CH_3SH（腸内タンパク質の分解産物で，アスパラガス摂取後の臭気はこの物質の排泄による），＝ methanethiol，methylthioalcohol．

meth·yl·mer·cap·to–im·id·a·zole ［mèθilmə:kǽptou imidǽzoul］ メチルメルカプトイミダゾール（バセドウ病治療薬）．

meth·yl·mer·cu·ry ［mèθilmə́:kjuri］ メチル水銀．

m. poisoning メチル水銀中毒［医学］．

meth·yl·me·tha·cry·late (**MMA**) ［mèθilmeθǽkrileit］ メチルメタクリレート．

m. resins MMA 樹脂，メチルメタクリレート樹脂（monomer liquid と polymer powder を混合して，触媒の作用によって重合反応を起こし硬化させるアクリル樹脂）．

m. tube （血管吻合手術に用いる管）．

meth·yl·mor·phine ［mèθilmɔ́:fin］ メチルモルヒネ，＝ codeine．

***N*–meth·yl·nic·o·tin·a·mide** ［– mèθilnìkətínəmaid］ *N*–メチルニコチンアミド（ニコチンアミドの代謝産物で尿中に排泄される）．

meth·yl·no·nyl·ke·tone ［mèθilnɑnilkí:toun］ メチルノニルケトン $CH_3CO(CH_2)_8CH_3$（ミカン科植物ヘンルウダの全草に存在する精油の主成分で，主として鉤虫に対する駆虫作用を示す），＝ 2–hendecanone．

meth·yl·nor·nar·co·tine ［mèθilnɔ:ná:kətin］ メチルノルナルコチン（アヘンの有効成分）．

meth·yl·ol ［méθilɔ:l］ メチロール，＝ hydroxymethyl．

m. riboflavin(e) メチロルリボフラビン（弱アルカリ液中でリボフラビンにホルマリンを作用させて生ずるメチロル誘導体で，注射用リボフラビンとして用いられる）．

meth·y·lose ［méθilous］ メチロース（単糖類の末端 $-CH_2OH$ が還元されて $-CH_3$ になったもので，一種のデオキシ糖である）．

meth·yl·par·a·ben ［mèθilpǽrəbən］ メチルパラベン ㊗ methyl–*p*–hydroxybenzoate $C_8H_8O_3$（薬剤溶液に添加する抗真菌剤）．

meth·yl·par·af·y·nol ［mèθilpərǽfinɔ:l］ メチルパラフィノール ㊗ 4–methyl–1–pentyne–3–*ol*（催眠薬），＝ methylpentynol．

m. phthalate フタール酸メチルパラフィノール，＝ ftalo，phthalofyne．

meth·yl·phen·a·ce·tin ［mèθilfinǽsitin］ メチルフェナセチン $CH_3NH{=}C_6H_4OCH_2CH_3$（催眠薬）．

meth·yl·phen·i·date hy·dro·chlo·ride ［mèθilfénideit hàidrouklɔ́:raid］ 塩酸メチルフェニデート

M

㊓ methyl α-phenyl-2-piperidineacetate hydrochloride $C_{14}H_{19}NO_2$-HCl（中枢神経興奮作用を有し，抗うつ薬として用いられる）.

meth·yl·phen·id·yl ac·e·tate ［mèθilfénidil ǽsiteit］ メチルフェニジルアセテート ㊓ phenyl-(α-piperidyl) acetic acid methylester（中枢神経興奮薬），= phenidylate, ritalin.

meth·yl·phen·yl di·ke·tone ［mèθilfénil daikí:toun］ メチルフェニルジケトン（アセチルベンゾイル），= acetylbenzoyl.

methylphenyl levulosazone メチルフェニルレブロサゾン $CH_2OH(CHOH)_4C[=N\text{-}N(CH_3)C_6H_5]\text{-}CH$ $CHNHN\text{-}(CH_3)C_6H_5$.

meth·yl·phen·yl·hy·dra·zine ［mèθilfènilháidrəzi:n］ メチルフェニルヒドラジン $C_6H_5N(CH_3)NH_2$（試薬として用いられ，ケトンと化合してオサゾンを生じ，アルドースと化合するとヒドラゾンを産生する）.

m. test メチルフェニルヒドラジン試験（果糖を含む被検液 10mL にメチルフェニルヒドラジン 4g を加えて，アルコールで透明化し，50 %酢酸液 4mL を加えて 5～10 分間加熱すると，赤黄色のメチルフェニルレベロサゾン針晶が生ずる）.

meth·yl·pred·nis·o·lone ［mèθilprednísəloun］ メチルプレドニゾロン ㊓ 11β,17,21-trihydroxy-6α-methylpregna-1,4-diene-3,20-dione $C_{22}H_{30}O_5$: 374.47（プレグナン系合成副腎皮質ホルモン．副腎皮質機能不全，各種の炎症性疾患やアレルギー性疾患などに適用）.

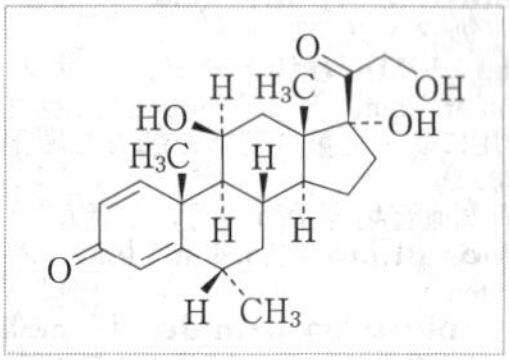

meth·yl·pseu·do·e·phed·rine ［mèθilsjù:douifédrin］ メチルプソイドエフェドリン $C_{11}H_{17}NO$（麻黄に存在するアルカロイド）.

meth·yl·psy·chot·rine ［mèθilsaikátrin］ メチルプシコトリン $C_{29}H_{38}N_2O_4$（吐根から得られる結晶アルカロイド）.

meth·yl·pyr·i·dine ［mèθilpíridi:n］ メチルピリジン $C_5H_4(CH_3)N$（塩基性物質で，体内でピリジンカルボン酸に酸化される），= picoline.

m. sulfocyanate メチルピリジンスルホシアネート.

4-meth·yl·quin·o·line ［– mèθilkwínəli:n］ 4-メチルキノリン $C_9H_6NCH_3$（スカンクの分泌物から得られる油状塩基物），= lepidine.

5-meth·yl·re·sor·cin·ol ［– mèθilrizɔ́:sinɔ:l］ 5-メチルレゾルシノール，= orcin, orcinol.

methylrosanilinium chloride 塩化メチルロザニリン $C_{25}H_{30}ClN_3$: 407.98（メチルロザニリン塩化物，クリスタルバイオレット．トリフェニルメタン－第四級アンモニウム塩系（leuco 型：三級）殺菌薬）.

meth·yl·tes·tos·ter·one ［mèθiltestástəroun］ メチルテストステロン ㊓ 17β-hydroxy-17α-methylandrost-4-en-3-one $C_{20}H_{30}O_2$: 302.45（合成男性ホルモン，アンドロスタン系抗悪性腫瘍薬）.（→ 構造式）

meth·yl·the·o·bro·mine ［mèθilθì:oubróumin］ メチルテオブロミン，= caffeine.

meth·yl·thi·o·nine ［mèθilθáiənin］ メチルチオニン，= azure.

m. chloride 塩化メチルチオニン，= methylene

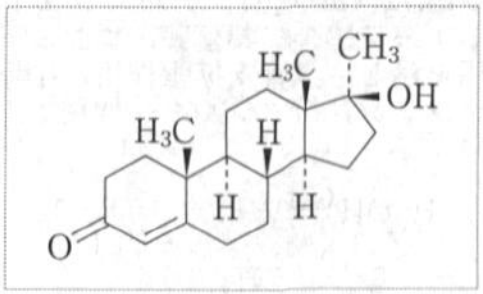

blue.

meth·yl·thi·o·u·ra·cil ［mèθilθàioujú:rəsil］ メチルチオウラシル ㊓ 6-methyl-2-thiouracil $C_5H_6N_2OS$（甲状腺腫に用いる抗甲状腺薬），= methiosil.

meth·yl·trans·fer·ase ［mèθiltrǽnsfəreis］ メチルトランスフェラーゼ，メチル基転移酵素（メチル基転移を触媒する酵素の総称）.

5-meth·yl·u·ra·cil ［-mèθiljú:rəsil］ 5-メチルウラシル，= thymine.

meth·yl·u·ra·mine ［mèθiljú:rəmin］ メチルウラミン，= methylguanidine.

meth·yl·xan·thine ［mèθilzǽnθi:n］ メチルキサンチン，= heteroxanthine.

meth·y·pry·lon ［mèθipráilən］ メチプリロン ㊓ 3,3-diethyl-2,4-dioxo-5-methylpiperidine（催眠・鎮静薬）.

meth·y·sti·cin ［méθistisin］ メチスチシン $C_{15}H_{14}O_5$（コショウ科植物 *Piper methysticum* に存する苦味質），= kavahin, kavatin.

meth·y·sti·cin·ic ac·id ［mèθistisínik ǽsid］ メチスチシン酸，カワ酸 $C_{14}H_{14}O_3$（局所麻酔性を示す）.

me·thys·ti·cum ［məθístikəm］ メチスチクム（尿路系炎症および下痢の治療薬），= kava.

me·ti·cor·te·lone ［mètikɔ́:tiloun］ メチコルテロン（商品名），= prednisolone.

me·ti·crane ［métikrein］ メチクラン ㊓ 6-methylthiochroman-7-sulfonamide 1,1-dioxide $C_{10}H_{13}NO_4S_2$: 275.35（チオクロマン系（非チアジド）抗高血圧薬．Na^+，Cl^- および水分の排泄と促進．K^+ 排泄には影響が少ない）.

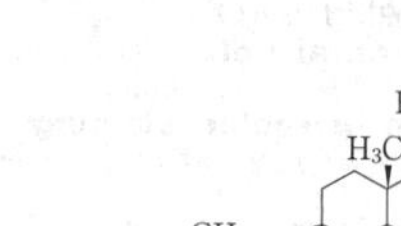

me·til·di·gox·in ［mètildaigáksin］ メチルジゴキ

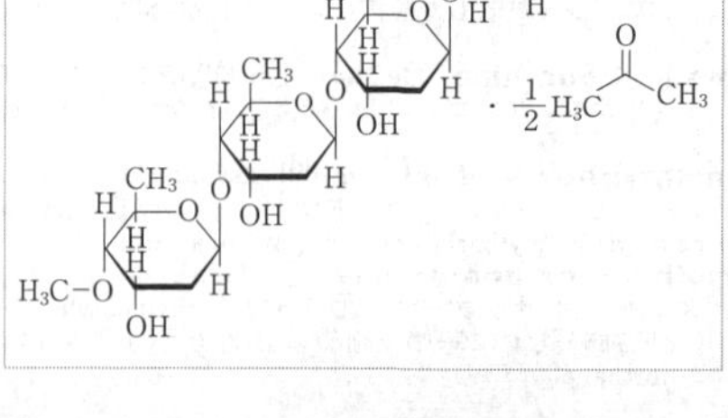

シン $C_{42}H_{66}O_{14}$・$\frac{1}{2}C_3H_6O$：824.00（コール酸ラクトン三グリコシド系強心薬．うっ血性心不全や，心房細動・粗動による頻脈，発作性上室性頻拍が適応）．

met·my·o·glo·bin ［metmàiouglóubin］ メトミオグロビン（ミオグロビンの自己酸化物）．

met·o·clo·pra·mide ［mètəklouprǽmaid］ メトクロプラミド [化] 4-amino-5-chloro-*N*-(2-diethylaminoethyl)-2-methoxybenzamide $C_{14}H_{22}ClN_3O_2$：229.80（消化器機能異常治療薬，ベンザミド系（第三級アミン）鎮吐薬）．

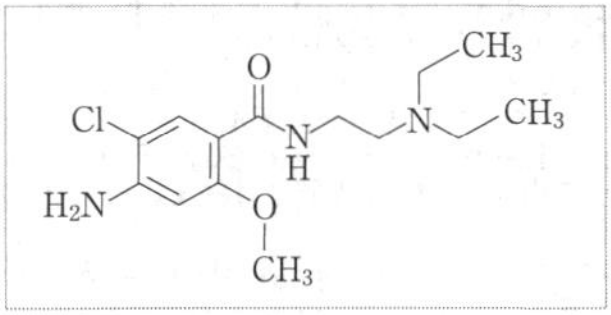

m. hydrochloride 塩酸メトクロプラミド [化] 4-amino-5-chloro-*N*-[2-(diethylamino)ethyl]-*o*-anisamide monohydrochloride $C_{14}H_{22}ClN_3O_2$・HCl（制吐薬として用いる．大量では錐体外路系症状を起こす）．

met·o·cur·ine i·o·dide ［mètoukjú:ri:n áiədaid］ ヨウ化メトクリン [化] 6,6′,6′12′-tetramethoxy-2,2,2′2′-tetramethyltubocuraranium diiodide（神経筋遮断薬）．

met·o·don·ti·a·sis ［mètədɑntáiəsis］ ① 第2生歯，= permanent dentition, secondary dentition. ② 歯牙再生．③ 生歯不全．

me·to·e·cious ［mìtouí:ʃəs］ = metecious.

met·oes·trum ［mitéstrəm］ 発情後期，= metestrus, metoestrus.

met·oes·trus ［mitéstrəs］ 発情後期〔医学〕，= metestrus, metoestrum.

me·to·la·zone ［mitóuləzoun］ メトラゾン [化] 7-chloro-1,2,3,4-tetrahydro-2-methyl-4-oxo-3-*o*-tolyl-6-quinazolinesulfonamide $C_{16}H_{16}ClN_3O_3S$（利尿薬）．

me·ton·y·my ［mitɑ́nimi］ 換語困難症（正確な言語を用いないで，その近似語を代用する思考の障害）．

me·top·a·gus ［mitɑ́pəgəs］ 前額結合奇形〔体〕．

met·o·pan·tral·gia ［mètəpæntrǽlʤiə］ 前額〔頭〕洞痛．

met·o·pan·tri·tis ［mètəpæntráitis］ 前額〔頭〕洞炎．

me·top·ic ［mitɑ́pik］ 前額の，前頭の〔医学〕．

m. fontanel(le) 眉間泉門〔医学〕．

m. point 前頭点，= metopion.

m. suture [TA] 前頭縫合（前頭骨にまれにみられる縫合），= sutura metopica [L/TA].

me·top·i·on ［mitɑ́piən］ 前頭点，前額点（両側前頭骨隆起間の中央点）．

met·o·pism ［métəpizəm］ 前頭縫合開存．

metop(o)- ［metəp(ou), -p(ə)］ 前額との関係を表す接頭語．

met·o·po·dyn·ia ［mètəpədíniə］ 前頭痛〔医学〕，= frontal headache.

met·o·pon ［métəpɑn］ 大脳前頭葉．

met·o·pop·a·gus ［mètəpɑ́pəgəs］ 前額結合奇形〔体〕，= metopagus.

met·o·po·plas·ty ［métəpəplæ̀sti］ 前額形成術．

met·o·pos·co·py ［mètəpɑ́skəpi］ 人相学，観相学．

me·tox·e·ny ［mitɑ́ksini］ 宿主変更（寄生虫が生活環を完了するため2種の宿主を要すること）．[形] metoxenous.

metra- ［mi:trə］ 子宮との関係を表す接頭語，= metro-, metry-.

me·tra ［mí:trə］ 子宮，= uterus.

me·tral·gia ［mitrǽlʤiə］ 子宮痛．

me·tra·mine ［métrəmin］ メトラミン，= hexamethylenamine.

me·tra·ne·mia ［mì:trəní:miə］ 子宮貧血．

me·tra·noik·ter ［mì:trənɔ́iktər］ メトラノイクテル〔医学〕，子宮頸部拡張器．

me·tra·pec·tic ［mì:trəpéktik］ 母系遺伝の．

me·tra·term ［mí:trətə:m］ 子宮末端部．

me·tra·tome ［mí:trətoum］ 子宮切開器，子宮切開刀〔医学〕．

me·trat·o·my ［mi:trǽtəmi］ 子宮切開〔術〕〔医学〕，= hysterotomy.

me·tra·to·nia ［mì:trətóuniə］ 子宮弛緩〔症〕〔医学〕，子宮アトニー．

me·tra·tre·sia ［mì:trətrí:ziə］ 子宮口閉鎖〔医学〕．

me·tra·tro·phia ［mì:trətróufiə］ 子宮萎縮〔症〕〔医学〕．

me·trau·xe ［mí:trɔ:ksi］ 子宮肥大．

met·ra·zol ［métrəzɔ:l］ メトラゾール [化] pentamethylene-tetrazol（神経刺激作用を示すのでバルビタール中毒の治療薬として用いられる），= pentefrazole.

m. convulsion treatment メトラゾール痙攣療法（Meduna により1937年に考案された統合失調症に有効な治療法で，10%溶液を急速に静注する），= cardiazole convulsion treatment.

m. therapy メトラゾール療法（てんかん様痙攣を起こす程度のメトラゾールを投与する統合失調症の療法）．

me·tre ［mí:tər］ メートル，= meter.

me·tre·chos·co·py ［mètrəkɑ́skəpi］ 測診聴診視診併用．

me·trec·ta·sia ［mì:trektéiziə］ 子宮口拡大（妊娠子宮以外の）〔医学〕．

me·trect·o·my ［mi:tréktəmi］ 子宮摘出〔術〕〔医学〕，= hysterectomy.

me·trec·to·pia ［mì:trektóupiə］ 子宮転位，= metrectopy.

me·tre·mia ［mi:trí:miə］ 子宮充血．

me·treu·ryn·ter ［mì:tru:ríntər］ メトロイリンテル〔医学〕（子宮頸管を拡大する目的で挿入するゴム嚢）．

me·treu·ry·sis ［mi:trú:risis］ メトロイリンテル挿置法〔医学〕（頸管内ゴム嚢挿入による拡張法）．

me·tri·a ［mí:triə］ 産褥熱．

metrial gland 子宮筋層腺〔医学〕．

met·ric ［métrik］ 計量の〔医学〕．

m. ophthalmoscopy 屈折検眼法．

m. quantity メートル式量〔医学〕．

m. scale 計量尺度〔医学〕．

m. system メートル法（メートル，キログラム，秒を基本単位とする単位系で，現在は MKSA 単位系と同義），= meter-kilogram-second system.

m. ton メートル式トン（1,000kg）．

me·tri·fo·nate ［mitráifəneit］ メトリホナート [化]（2,2,2-trichloro-1-hydroxyethyl）phosphoric acid dimethyl ester $C_4H_8Cl_3O_4P$（有機リン殺虫薬）．

met·ri·o·ce·phal·ic ［mètriousifǽlik］ 中頭の（鉛直指数72～77をもつ頭蓋についていう），= orthocephalic.

metritic synovitis 子宮内膜炎性滑膜炎．

me·tri·tis ［mi:tráitis］ 子宮筋層炎〔医学〕．

m. dissecans 解離性子宮筋層炎．

me·triz·a·mide ［metrízəmaid］ メトリザマイド [化] 2-〔[3-(acetylamino)-5-(acetylmethylamino)-2,4,6-triiodobenzoyl]amino〕-2-deoxy-D-glucoce $C_{18}H_{22}I_3N_3O_8$（造影剤）．

m. CT cisternography メトリザマイドCT脳槽造影〔医学〕．

met·ri·zo·ate so·di·um [mètrizóueit sóudiəm] メトリゾエートナトリウム(診断用 X 線造影剤).
metro- [mi:trou] 子宮との関係を表す接頭語, = metra-, metry-.
me·troc·a·ce [mi:trákəsi:] 子宮壊死.
me·tro·cam·pis [mì:trəkǽmpis] 子宮傾屈.
me·tro·car·ci·no·ma [mì:troukà:sinóumə] 子宮癌.
me·tro·cele [mí:trəsi:l] 子宮ヘルニア, 子宮脱.
me·tro·clyst [mí:trəklist] 子宮洗浄器.
me·tro·col·po·cele [mì:trəkálpəsi:l] 子宮腟脱.
met·ro·cys·to·sis [mì:trousaitóusis] 子宮嚢胞症.
me·tro·cyte [mí:trəsait] ① 母細胞. ② 赤芽球, メトロサイト.
me·tro·dy·na·mom·e·ter [mì:trədàinəmámitər] 子宮収縮計測器.
me·tro·dyn·ia [mì:trədíniə] 子宮痛 [医学].
me·tro·en·do·me·tri·tis [mì:trouèndoumi:tráitis] 子宮内膜筋層炎 [医学], 子宮筋層内膜炎.
m. corporis 子宮内膜筋層炎.
m. puerperalis 産褥子宮内膜筋層炎.
m. septica puerperalis 産褥敗血性子宮筋層内膜炎.
me·tro·fi·bro·ma [mì:troufaibróumə] 子宮線維腫.
me·trog·e·nous [mi:tráʤənəs] 子宮性の.
me·tro·go·nor·rhe·a [mì:trəgànərí:ə] 子宮淋疾.
me·trog·ra·phy [mi:trágrəfi] 子宮造影術.
me·tro·hy·per·tro·phy [mì:trouhaipə́:trəfi] 子宮肥大 [医学].
me·tro·leu·kor·rhe·a [mì:troul(j)ù:kərí:ə] 白帯下.
me·trol·o·gy [mitrálәʤi] 計測学, 測定学.
me·tro·lox·ia [mì:trəláksiə] 子宮傾屈.
me·tro·lym·phan·gi·tis [mì:troulìmfænʤáitis] 子宮リンパ管炎.
me·tro·ma·la·cia [mì:trouməléiʃiə] 子宮軟化, = metromalacoma.
me·tro·ma·la·co·ma [mì:troumæ̀ləkóumə] 子宮軟化, = metromalacia.
me·tro·ma·la·co·sis [mì:troumæ̀ləkóusis] 子宮軟化, = metromalacia.
me·tro·ma·nia [mì:trouméiniə] ① 慕男症(女性の), 女子色情症, = nymphomania. ② 作詞狂(詩や歌をつくることの病的傾向).
me·tro·me·nor·rha·gia [mì:troumènəréiʤiə] 過多月経, = menorrhagia.
me·tro·na·nia [mì:trounéiniə] 矮小子宮.
me·tro·neu·ria [mì:trounjú:riə] 子宮神経症.
met·ro·ni·da·zole [mètrounáidəzoul] メトロニダゾール ㊥ 2-(2-methyl-5-nitro-1*H*-imidazol-1-yl)ethanol $C_6H_9N_3O_3$: 171.15 (ニトロイミダゾール系抗原虫薬(抗トリコモナス)).

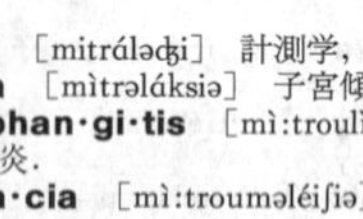

met·ro·nome [métrənoum] メトロノーム.
me·tron·o·scope [mitránəskoup] (動眼筋の調律性機能を助長するための運動を行わせる器械).
me·tro·pa·ral·y·sis [mì:trəpərǽlisis] 子宮麻痺.
me·tro·path·ia [mì:trəpǽθiə] メトロパチー(子宮疾患の総称).
m. haemorrhagica 本態性子宮出血症(出血メトロパチーとも呼ばれ, おそらく内分泌異常の症状であろう).
me·trop·a·thy [mi:trápəθi] 慢性子宮症, メトロパチー [医学]. 形 metropathic.
metroperitoneal fistula 子宮腹膜瘻.
me·tro·per·i·to·ni·tis [mì:troupèritounáitis] 子宮腹膜炎.
me·tro·pex·y [mí:trəpeksi] 子宮固定術, = hysteropexy.
me·tro·phle·bi·tis [mì:trouflibáitis] 子宮静脈炎.
me·tro·phy·ma [mì:troufáimə] 子宮筋腫.
me·tro·plas·ty [mí:trəplæ̀sti] 子宮形成〔術〕[医学].
me·trop·o·lis [mi:trápəlis] 種属中心地(細菌やほかの生物が普通存在する中心点).
me·tro·pto·sis [mì:trəptóusis, -troutóu-] 子宮脱 [医学], 子宮ヘルニア, 子宮下垂症, = metroptosia.
me·tror·rha·gia [mì:trəréiʤiə] 子宮出血 [医学], 不正子宮出血 [医学] (排卵や月経とは無関係の不正子宮出血).
me·tror·tho·sis [mì:trɔ:θóusis] 子宮整復(傾屈した子宮を是正すること).
me·tro·sal·pin·gi·tis [mì:trousæ̀lpinʤáitis] 子宮卵管炎.
me·tro·sal·pin·gog·ra·phy [mì:trousæ̀lpiŋgágrəfi] 子宮卵管造影術.
me·tro·scir·rhus [mì:trəskírəs] 子宮硬性癌.
met·ro·scope [mí:trəskoup] 子宮鏡.
met·ro·stax·is [mì:trəstǽksis] 子宮漏血.
me·tro·ste·no·sis [mì:troustinóusis] 子宮狭窄.
me·tro·ste·re·sis [mì:troustəri:sis] 子宮切除術.
me·tro·syn·i·ze·sis [mì:trousinizí:sis] 子宮癒着.
me·tro·ther·a·py [mètrəθérəpi] 実測療法(患者の関節の運動が漸次に好転しつつあることを実測により証明する療法).
metrotrophic test 向子宮性試験.
me·tro·tu·bog·ra·phy [mì:troutju:bágrəfi] 子宮卵管造影術.
me·tro·u·re·thro·tome [mì:troujurí:θrətoum] 調節性尿道切開刀.
metry- [metri, mi-] 子宮との関係を表す接頭語, = metra-, metro-.
-metry [mitri, me-] 測定法の意味を表す接尾語.
met·u·la [métjulə] メツラ, 基底梗子(コウジカビなどの分生子柄上に放射状にあり, 先端に小梗を生ずる菌糸).
me·tyr·a·pone [mitírəpoun] メチラポン ㊥ 2-methyl-1,2-di(pyridin-3-yl)propan-1-one $C_{14}H_{14}N_2O$: 226.27 (ピリジンプロパノン系機能検査薬(ACTH). 下垂体 ACTH 分泌予備能の測定).

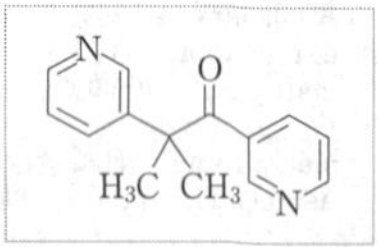

me·tyr·o·sine [mitírəsi:n] メチロシン(チロシンヒドロキシラーゼの阻害薬).
Meulengracht, Einar [mjú:ləngrà:kt] モイレングラハト(1887-1976, デンマークの内科医).
M. diet モイレングラハト食(消化性潰瘍に投与する完全食).
M. method モイレングラハト法(血清ビリルビン測定法で, 被験血清を標準重クロム酸カリ液の濃度となるまで希釈する方法. 正常値は 5 以下, 顕性黄疸では 18 以上になる).
M. unit モイレングラハト単位 [医学].
Meunier sign [mjú:niər sáin] ミュニエー徴候(麻疹の潜伏期における体重減少).
Meuse fever ミューズ熱, = trench fever.

MeV, mev million electron-volt 百万エレクトロンボルトの記号.

mev·a·lon·ic ac·id [mevəlánik ǽsid] メバロン酸 ㊗ β-,δ-dihydroxy-β-methyl valeric acid.

Mexican spotted fever メキシコ斑点熱.

Mexican typhus メキシコチフス〔医学〕, = tabardillo.

mexiletine hydrochloride メキシレチン塩酸塩 ㊗ (*RS*)-2-(2,6-dimethylphenoxy)-1-methylethylamine monohydrochloride $C_{11}H_{17}NO \cdot HCl$: 215.72 (塩酸メキシレチン. フェノキシプロピルアミン系抗不整脈薬. 各種実験的心室性不整脈に対して有効).

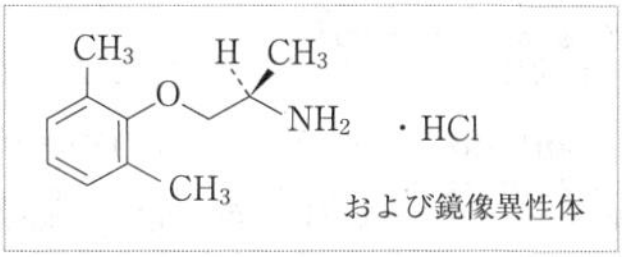

Meyenburg, Hans von [méienber:g] マイエンブルク(1887ドイツ生, スイスの病理学者).

M.-Altherr-Uehlinger syndrome マイエンブルク・アルテル・ユーリンガー症候群.

M. complex (胆管腺腫で, 胆管過誤腫ともいう).

M. disease マイエンブルク病(再発性多発性軟骨炎).

Meyer, Adolf [máiər] マイヤー(1866-1950, アメリカの精神科医. 1906年 psychobiology の概念を提唱, マイヤー学派といわれた).

M. loop マイヤー係蹄(視放射の一係蹄で, 側頭葉皮質下で側脳室下角を曲回し, 鳥距溝に達する).

M. theory マイヤー説(早発性痴呆は機能性のもので器質性疾患ではないとの説).

Meyer albumin マイヤーアルブミン.

Meyer antigen マイヤー抗原(肝特異タンパク liver specific protein (LSP) と同じ). → Meyer zum Büschenfelde.

Meyer-Bering pho·tom·e·ter [máiər bə́:riŋ foutámitər] マイヤー・ベーリング光度計(紫外線測定に用いる).

Meyer-Betz, Friedrich [máiər béts] マイヤーベッツ(ドイツの医師).

M.-B. disease マイヤーベッツ病(特発性横紋筋融解症).

M.-B. syndrome マイヤーベッツ症候群.

Meyer-Burgdorff plas·ty [máiər bə́:gdo:f plǽsti] マイヤー・ブルグドルフ形成術(3期にわたり行う尿道上裂症の療法で, 海綿体を伸展して生ずる尿道および皮膜奇形を包皮を利して整復する方法).

Meyer, Edmund V. [máiər] マイヤー(1864-1931, ドイツの喉頭科医).

M. cartilages マイヤー軟骨.

Meyer, Georg Hermann von [máiər] マイヤー(1815-1892, ドイツの解剖学者).

M. law マイヤー法則(正常に成熟した骨の内部構造は, 最大圧力と牽引との結果を示す線をもち, 最小量の骨質が最大抵抗力を示す).

M. line マイヤー線(正常人の足において第1足指の縦軸が踵と交わる線).

M. organ マイヤー器(舌後部に開口する腺の集合), = Meyer gland.

M. sinus マイヤー洞(鼓膜近くの外耳道底にできる小窩).

Meyer, Hans Horst [máiər] マイヤー(1853-1939, ドイツの薬理学者).

M.-Overton theory マイヤー・オヴァートン説(麻酔薬の麻酔作用の強さはそのリポイドと水に対する溶解度の分配係数によって定まる).

Meyer, Hans Wilhelm [máiər] マイヤー(1824-1898, デンマークの医師).

M. disease マイヤー病(咽頭のアデノイド増殖).

Meyer meth·od [máiər méθəd] マイヤー法(クレアチンをクレアチニンに転化する方法で, Folin-Benedict 法の変法).

Meyer, Robert O. [máiər] マイヤー(1864-1947, ドイツの産婦人科医).

M.-Weigert rule マイヤー・ワイゲルトの法則. → Weigert-Meyer rule.

Meyer sign マイヤー徴候(猩紅熱の発疹時, 手足に蟻走感がある).

Meyer, Willy [máiər] マイヤー(1854-1932, アメリカの外科医).

M. reagent マイヤー試薬(苛性ソーダーの0.1規定液21mLとフェノールスルファリン液0.032mLとを混じ, 水で100mLとしたもので, 微少量血液の混じた被験物をこれに加えると, 淡紫赤色を呈する).

M. solution マイヤー液(塩化カルシウム, 食塩, 塩化カリウム, 重曹, ブドウ糖を混ぜ, 15包に分け, その一つを1ガロンの水に溶解して, 閉鎖性血栓脈管炎の湿布に用いる).

M. test マイヤー試験(① エピネフリン証明法で, 被検液中ヘウシの新鮮血管を投入すると収縮が起こる. ② 乳糖証明法で, 牛乳をリンタングステン酸で除タンパクし, 濾液を Benedict 液で滴定する. ③ 潜血反応で, フェノールフタレイン0.032mL, N/10苛性ソーダ21mL, 水100mLからなる試薬を少量ずつ加えると紫色を呈する).

Meyer zum Büschenfelde [máiər] マイヤー(ドイツの医師, 1972年ヒト肝より可溶性の肝特異抗原を分離した). → Meyer antigen.

Meyerhof, Otto [máiə:ho:f] マイエルホフ(1884-1951, アメリカに住んだドイツの生化学者. 生体内酸化還元の機構, 筋のエネルギー転換の化学的研究で有名. A. V. Hill とともに, 1922年度ノーベル医学・生理学賞を受けた).

M. cycle マイエルホフ形式(糖原が焦性ブドウ酸に分解される可逆性過程で, 嫌気酸化ではエタノールまたは乳酸と炭酸ガスが終末産物. 好気酸化では Krebs 周期により分解される), = Emden-Meyerhof scheme, Emden-Meyerhof-Parnas (EMP) scheme.

M. oxidation quotient マイエルホフ酸化商.

M. scheme マイエルホフ機構(炭水化物が体内において乳酸またはエチルアルコールに酸化されていく過程の機構), = Embden-Meyerhof scheme.

Meyerian school [maií:riən skú:l] マイヤー学派(アメリカの精神医学者 Adolf Meyer の唱える精神生物学派で, 精神病は個人の社会環境における適応不全から起こるという正統派).

Meyer-Schwickerath, Gerhard Rudolph Edmund [máiər ʃwíkə:ræθ] マイヤーシュウィッケラート(1920-1992, ドイツの眼科医).

M.-S.-Weyers syndrome マイヤーシュウィッケラート・ワイエルス症候群(眼, 歯, 指形成異常).

Meynert, Theodor Hermann [máinə:t] マイネルト(1833-1892, オーストリアの精神神経学者).

M. basal nucleus マイネルト基底核〔医学〕.

M. bundle マイネルト束(反屈束), = fasciculus retroflexus.

M. cell マイネルト細胞(鳥距溝付近にある大脳皮質中の孤立錐体細胞).

M. commissure マイネルト交連(第三脳室底部から, 視束を通って視床下に達する神経線維).

M. fasciculus マイネルト束.

M. fibers マイネルト線維(前四丘体から動眼神経核へ光感覚を伝える).

M. layer マイネルト層.
M. retroflex bundle マイネルト反屈束.
M. solitary cells マイネルト孤立細胞(大脳皮質の視覚中枢に一列に配置された大形錐体細胞), = Maynert layer.
M. tract マイネルト反屈束, = Meynert retroflex bundle.

Mezei gran·ule [mézi: grǽnju:l] メジー顆粒(皮膚放線菌の病巣にみられる褐色顆粒), = sulfur granule.

me·ze·re·on [mizí:riən] ヨウシュジンチョウゲ, = *Daphne mezereum*, mezereum.

MF ① mitogenic factor マイトジェニック因子の略. ② mycosis fungoides 菌状息肉症の略.

MFD minimum fatal dose 最小致死量の略.

MFH malignant fibrous histiocytoma 悪性線維性組織球腫の略.

MFT mucous membrane function test 粘膜機能検査(上顎洞の)の略.

MG ① Meulengracht 黄疸指数の略. ② myasthenia gravis 重症筋無力症の略.

Mg magnesium マグネシウムの元素記号.

mg milligram ミリグラムの記号.

mgh milligram hour ミリグラム時の記号.

MGL method MGL法(寄生虫卵集卵法の一つ. ホルマリン・エーテル遠沈法), = medical general laboratory metnod.

MGN membranous glomerulonephritis 膜性糸球体腎炎の略.

MGP matrix Gla protein マトリックスGlaタンパクの略.

MGUS monoclonal gammopathy of unknown significance 意味不明の単クローン性高ガンマグロブリン血症の略.

MH ① malignant histiocytosis 悪性組織球増殖症の略. ② marital history 結婚歴の略. ③ malignant hyperthermia 悪性高熱症の略.

MHA microangiopathic hemolytic anemia 微小血管症性溶血性貧血の略.

MHC major histocompatibility complex 主要組織適合性遺伝子(抗原)複合体の略.

MHC class Ⅰ (Ⅱ, Ⅲ) antigen (molecule) MHCクラスⅠ(Ⅱ, Ⅲ)抗原(分子).

MHC class Ⅰ gene MHCクラスⅠ遺伝子(マウスではH-2K領域, ヒトではHLA-A, B, C領域に相当する. 遺伝子産物は, α, βヘテロ二量体であり, クラスⅠ抗原がペプチドを結合してcytotoxic T細胞に呈示する).

MHC class Ⅱ gene MHCクラスⅡ遺伝子(マウスではH-2I領域, ヒトではHLA-D領域に相当する. マウスではI-Aが, ヒトではDRが抗原認識の拘束分子として働くことが多い).

MHC class Ⅲ gene MHCクラスⅢ遺伝子(マウスではH-2S, ヒトではC4, Bf, C2に相当する).

MHD minimum hemolytic dose 最小溶血量(補体の)の略.

mho [móu] モー(導電度の単位, オームΩの逆数).

MHR maximum heart rate 最大心拍数の略.

MHz megahertz メガヘルツの記号.

MI ① menopausal index 更年期(閉経期)指数の略. ② morphologic index 菌形指数(細菌の)の略.

MIAA microaggregated albumin 小凝集アルブミンの略.

mi·an·a [maiǽnə] (イランにおける回帰熱).
m. bug ナガヒメダニ[姫壁虱], = *Argas persicus*, miana tick.

mianeh fever ミアネー熱, = Persian relapsing fever.

mianserin hydrochloride 塩酸ミアンセリン [化] 1,2,3,4,10,14b-hexahydro-2-methyldibenzo[*c*,*f*]-pyrazino[1,2-*α*]azepine monohydrochloride(抗セロトニン作用をもつ抗ヒスタミン薬).

mi·asm [máiəzəm] ① ミアズマ, 瘴気(身体の臭気または呼気). ② マラリア病原体, = miasma. [形] miasmal, miasmatic.
m. doctrine ミアズマ教義, = miasma doctrine.

mi·as·ma [máiǽzmə] ミアズマ, = miasm.
m. doctrine ミアズマ教義, = miasm doctrine.
m. theory しょう(瘴)気説 [医学].

MIBE measles inclusion body encephalitis 麻疹封入体脳炎の略.

mi·bef·ra·dil [mibéfrədil] ミベフラジル(テトラロール誘導体. カルシウム拮抗剤で狭心症の治療に用いる).

Mibelli, Vittorio [mibéli] ミベリ(1860–1910, イタリアの皮膚科医).
M. disease ミベリ病(汗孔角化症), = porokeratosis.

MIC ① maximum inspiratory capacity 最大吸気量の略. ② minimum inhibitory concentration 最小発育阻止濃度の略.

mi·ca [máikə] 雲母, キララ(造岩鉱物の最も普通な一群で, カリウム, 水素のアルミノケイ酸塩などを含む). [形] micaceous.
m.-slate 雲母検板(偏光顕微鏡に用いる).
m. spectacles 雲母眼鏡.
m. window 雲母窓 [医学].

mi·ca·tion [maikéiʃən] 急速反復(瞬目のような).

mi·cel·la [misélə, mais-] 膠質粒子 [医学], = micelle. [形] micellary.

mi·celle [misél, mais-] ① 微胞(主として細胞原形質に存在すると考えられる仮定分子であり, 可視性または非可視性の生命単位), = biophore, bioplast, chondria, gemma, gemmule, iaiosome, idioblast, microzyme, pangen, plastidule, protomero, somacule, tagmata. ② ミセル(MalfitanoおよびDucleauxらが提唱した術語で, 膠質粒子の荷電と反対の符号のイオンを伴っている場合の粒子についての名称で, NaegeliおよびMeyerは自然のゲルにおいて存する結晶性の膠質粒子をこう名づけた).
m. anisotropic reaction ミセル不均一反応 [医学].
m. colloid ミセルコロイド, = association colloid.
m. formation ミセル形成 [医学].

mi·cel·lo·pha·go·sis [misèloufəgóusis] ミセル食現象(粗性結合織における線維芽細胞が高分子性多糖類構造をもつ物質を貪食する現象. Higginbottom and Dougherty).

Michaelis, Gustav Adolf [mikéilis] ミカエリス(1798–1848, ドイツの婦人科医).
M. rhomboid ミカエリス菱窩(骨盤後面にある菱形の領域で, 左右腸骨後上棘, 殿筋内側, 第5腰椎棘突起先端とにより囲まれた部分).

Michaelis, Leonor [mikéilis] ミカエリス(1875–1949, アメリカの物理・生化学者).
M. complex ミカエリス複合体.
M. constant ミカエリス定数(Km. 酵素と基質との結合物が分解して酵素を遊離する場合, その分解速度は酵素と基質との結合物の濃度に比例する).
M.-Gutmann body ミカエリス・ガットマン小体.
M. indicator method of urine ミカエリス尿pH測定法, = pH estimation of urine.
M.-Menten equation ミカエリス・メンテンの式(酵素反応の初速度と基質濃度の間の関係を示す式).
M. stain ミカエリス染色法(メチレンブルーエオジンのアセトン溶液を用いるJenner法の変法).

M

M. theory ミカエリス説（酵素反応に関する説），= Michaelis–Menten theory.
Michailow test [mikáilou tést] ミカイロフ試験（タンパク質の証明法で，被検液に硫酸第一鉄を加え，濃硫酸を下層として重層し，1～2 滴の硝酸を滴下すると，褐色輪および赤色を発する）.
Michel, Gaston [míʃəl] ミシェル（1875–1937，フランスの外科医）.
M. clamps ミシェル鉗子（鉤．外科医が切創縫合に用いる金属製鉗子），= Michel clips.
Michel, M. [máikl] マイケル（フランスの医師）.
M. malformation マイケル型奇形.
Michelson–Weiss sign [máikəlsən wáis sáin] マイケルソン・ワイス徴候（肺結核に合併した中耳炎の際，難聴を感ずる耳に気管支性呼吸音が聴取される）.
Michurin–Leusenko genetics ミチュリン・ルイセンコ遺伝学（遺伝において染色体や遺伝子のような不変性の特殊物質を否定し，生物において遺伝の特別器官よりはむしろ後天的遺伝を強調する説で，ネオメンデリズムと呼ばれることもある）.
mi·con·a·zole [maikánəzoul] ミコナゾール ㊗ 1–[(*RS*)–2–(2,4–dichlorobenzyloxy)–2–(2,4–dichlorophenyl)ethyl]–1*H*–imidazole $C_{18}H_{14}Cl_4N_2O$: 416.13（アゾール（ベンジルエーテル－イミダゾール）系抗真菌薬）. → miconazole nitrate.

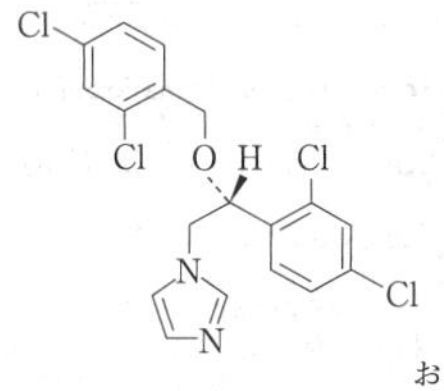

および鏡像異性体

m. nitrate ミコナゾール硝酸塩 $C_{18}H_{14}Cl_4N_2O \cdot HNO_3$: 479.14（硝酸ミコナゾール．アゾール（ジベンジルエーテル－イミダゾール）系抗真菌薬）.

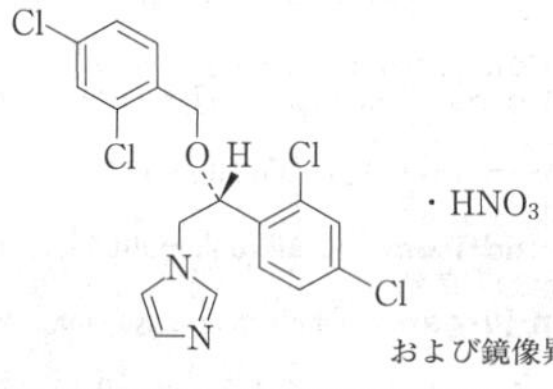

および鏡像異性体

mi·cra·cou·stic [màikrəkú:stik] ① 微音を聞こえるようにする．② 微音拡大器.
mi·cra·nat·o·my [màikrənǽtəmi] 組織学，= histology.
mic·ran·gi·op·a·thy [maikrænʤiápəθi] 微小血管異常.
mi·cran·gi·um [maikrǽnʤiəm] 細脈管，細管.
mi·cran·thine [maikrǽnθin] ミクランチン $C_{36}H_{32}N_2O_6$（*Daphnandra micrantha* から得られる結晶性アルカロイド）.
mi·cren·ce·phal·ia [màikrensifǽliə] 小脳〔髄〕症，= micrencephaly.
mi·cren·ceph·a·lon [màikrənséfəlɑn] 小脳〔髄〕症.
mi·cren·ceph·a·lous [màikrənséfələs] 小脳〔髄〕の.
mi·cren·ceph·a·ly [màikrənséfəli] 小脳症.
mi·crer·gy [maikrə́:ʤi] 顕微解剖学，= micrurgy.
micr(o)– [maikr(ou), –r(ə)] 次の意味を表す接頭語 ① 小，微細．② 百万分の一（10^{-6}）．③ 顕微鏡的な．④ 植物学では特異性状における微小．⑤ 化学では微量．⑥ 医学では異常に小さいこと.
micro [máikrou] 微量な，極小の.
m.–Astrup method マイクロアストラップ法.
m.–Kjeldahl method マイクロケルダール法.
m.–RNA (miRNA) マイクロ RNA（アメリカの A. Fire と C. Mello により1998年に発見され，遺伝子発現を抑制する一本鎖 RNA）.
m. TPHA test 微量 TPHA テスト（梅毒トレポネーマ微量赤血球凝集試験）.
mi·cro·ab·scess [màikrouǽbsis] 微小膿瘍 [医学].
mi·cro·ad·e·no·ma [màikrouædinóumə] 微小腺腫 [医学].
mi·cro·ad·e·nop·a·thy [màikrouædinápəθi] 微小腺症，= Legroux sign.
mi·cro·aer·o·bi·on [màikrouɛəróubiən] 微量酸素性好気性菌.
mi·cro·aer·o·phile [màikrouéərəfil] 微好気〔性〕の [医学]，微好気性（微量の酸素中で最良の発育を示す細菌についていう），= microaerophilic, micro–aerophilous.
mi·cro·aer·o·phil·ic [màikrouèərəfílik] 微好気〔性〕の [医学].
m. bacteria 微好気性菌 [医学]，= microaerophile.
m. bacterium 微好気性菌 [医学].
mi·cro·aer·o·to·nom·e·ter [màikrouèroutənámitər] 血中気圧計（血中の気体量を測る器具）.
microaggregated albumin (MIAA) 小凝集アルブミン.
mic·ro·al·bu·min·ur·ia [màikrouælbjuminjú:riə] 微量アルブミン尿 [医学]，ミクロアルブミン尿.
mi·cro·a·nal·y·sis [màikrouənǽlisis] 微量分析.
mi·cro·a·nas·to·mo·sis [màikrouənæstəmóusis] 微小吻合.
mi·cro·a·nat·o·my [màikrouənǽtəmi] 組織学.
mi·cro·an·eu·rysm [màikrouǽnju:rizəm] 毛細〔血〕管瘤，微小動脈瘤，小血管瘤，小動脈瘤 [医学].
mi·cro·an·gi·og·ra·phy [màikrouænʤiágrəfi] 微小血管造影（撮影）〔法〕，微細血管造影 [医学].
mi·cro·an·gi·o·ma [màikrouænʤióumə] 微小血管腫 [医学].
microangional surgery 微小血管外科.
mi·cro·an·gi·o·path·ic he·mo·ly·tic a·ne·mia (MHA) [màikrouænʤiəpǽθik hi:məlítik əní:miə] 細〔微〕小血管症性溶血性貧血，微小血管症性溶血性貧血 [医学].
mi·cro·an·gi·op·a·thy [màikrouænʤiápəθi] 微小血管障害 [医学]，微小血管症，= micrangiopathy.
mi·cro·an·gi·os·co·py [màikrouænʤiáskəpi] 微小血管観察器.
microarray マイクロアレイ（検査の対象物を多数個固定化し，一度に検査する方法，材料），= DNA chip.
mi·cro·at·e·lec·ta·sis [màikrouætiléktəsis] 微小無気肺，= adhesive atelectasis.
mi·cro·au·di·phone [màikrouɔ́:difoun] 補聴器.
mi·cro·au·to·ra·di·o·gram [màikrouɔ̀:təréidiəgræm] マイクロ（ミクロ）オートラジオグラム（オートラジオラフィにより組織内や細胞内の RI 分布を顕微鏡的に記録したもの）.
Mi·cro·bac·te·ri·um [màikroubæktí:riəm] ミクロバクテリウム属（グラム陽性の桿菌で，炭水化物を乳酸に転化する）.

M

mi·cro·bal·ance [màikrəbǽləns] 微量天秤.
mi·cro·bar [máikrəbɑr] マイクロ(ミクロ)バール(圧力の単位).
mi·crobe [máikroub] 微生物 [医学] (微小植物, 極微動物などを含む一般名). 形 microbial, microbian, microbic.
microbeam irradiation マイクロビーム照射法.
mi·cro·be·mia [màikroubí:miə] 菌血症, = bacillemia.
mi·cro·bi·al [maikróubiəl] 微生物の [医学].
m. calcification 菌体石灰化 [医学].
m. drug resistance 微生物薬剤耐性 [医学].
m. flora 微生物叢 [医学], 細菌叢.
m. genetics 微生物遺伝学 [医学].
m. insecticide 微生物殺虫剤 [医学].
m. metabolism 微生物代謝 [医学].
m. sensitivity test 〔微生物〕薬剤感受性テスト [医学].
m. substitution 菌交代現象 [医学].
m. vitamin 微生物ビタミン.
m. world 微生物界 [医学].
mi·cro·bic [maikróubik] 微生物の.
mi·cro·bi·cide [maikróubisaid] 殺菌薬. 形 microbicidal.
mi·cro·bid [máikrəbid] 細菌疹 [医学] (微生物またはその産物によるアレルギー性発疹).
mi·cro·bi·e·mia [màikroubaií:miə] 菌血症, = microbemia.
microbiological assay 微生物学的定量 [医学].
microbiological technique 微生物学的技法 [医学].
mi·cro·bi·ol·o·gist [màikroubaiáləʤist] 微生物学者.
mi·cro·bi·ol·o·gy [màikroubaiáləʤi] 微生物学 [医学]. 形 microbiological.
mi·cro·bi·o·pho·bia [màikrəbàioufóubiə] 細菌恐怖〔症〕.
mi·cro·bi·o·pho·tom·e·ter [màikroubàioufoutámitər] 細菌分光計(培養液の混濁度に基づく細菌発育測定器).
mi·cro·bi·o·scope [màikroubáiəskoup] 細菌用顕微鏡.
mi·cro·bism [máikrəbizəm] 微生物感染症, 細菌感染症 [医学].
mi·cro·biv·or·ous [màikrəbívərəs] 食菌性の.
mi·cro·blast [máikrəblæst] 小赤芽球 [医学] (直径 5μm 以下のもの).
mi·cro·ble·pha·ria [màikroubleféəriə] 小眼瞼症 [医学] (先天性瞼裂縮小), = microblepharon.
mi·cro·bleph·a·rism [màikroubléfərizəm] 小眼瞼症 [医学], = microblepharia.
mi·cro·bleph·a·ron [màikroubléfərən] 小眼瞼体 [医学].
mi·cro·bod·y [máikrəbɑdi] マイクロボディ, 微小体 [医学] (ペルオキシダーゼなどを含む小胞).
mi·cro·bra·chia [màikroubréikiə] 小腕症.
mi·cro·bra·chi·us [màikrəbréikiəs] 小腕体.
mi·cro·bren·ner [màikrəbrénər] 小焼灼器(先端に針のあるもの).
mi·cro·cal·ci·fi·ca·tions [màikroukælsifikéiʃənz] 微小石灰化.
mi·cro·ca·lor·ia [màikrəkəlɔ́:riə] ミクロカロリー, 小カロリー(蒸留水 1mL の温度を 0~1°C まで上昇させるために必要な熱量), = microcalory.
mi·cro·cal·o·ry [màikrəkǽləri] ミクロカロリー, = microcaloria.
mi·cro·cap·sule [màikrəkǽpsju:l] ミクロ莢膜.
mi·cro·car·ci·no·ma [màikroukà:sinóumə] 微小癌 [医学].
mi·cro·car·dia [màikroukɑ́:diə] 小心〔臓〕症.
mi·cro·cau·lia [màikroukɔ́:liə] 矮小陰茎.
microcell hybrid ミクロ細胞雑種 [医学].
mi·cro·cen·trum [màikrəséntrəm] 中心体, = centrosome.
mi·cro·ce·phal·ia [màikrousifǽliə] 小頭〔蓋〕症 [医学], = microcephaly.
mi·cro·ce·phal·ic [màikrousifǽlik] 小頭〔蓋〕症の.
mi·cro·ceph·a·lism [màikrəséfəlizəm] 小頭〔蓋〕症, = microcephalia.
mi·cro·ceph·a·lous [màikrəséfələs] 小頭〔蓋〕症の.
mi·cro·ceph·a·lus [màikrəséfələs] ① 小頭〔蓋〕症. ② 小頭〔蓋〕体 [医学].
mi·cro·ceph·a·ly [màikrəséfəli] 小頭〔蓋〕症 [医学].
microcercous cercaria 短尾セルカリア.
mi·cro·chei·lia [màikroukáiliə] 小唇〔症〕 [医学], = microchilia.
mi·cro·chei·ria [màikroukáiriə] 小手症 [医学], = microchiria.
microchemical analysis 微量化学分析.
mi·cro·chem·is·try [màikrəkémistri] 微量化学 [医学]. 形 microchemical.
mi·cro·chim·er·ism [màikroukímərizəm] マイクロキメリズム.
mi·cro·chi·ria [màikroukáiriə] 小手症, = microcheiria.
mi·cro·cin·e·ma·tog·ra·phy [màikrousìnəmətɑ́grəfi] 顕微〔鏡〕映画撮影〔法〕 [医学].
mi·cro·cir·cu·la·tion [màikrousə̀:kjuléiʃən] 微小循環 [医学].
mi·cro·cli·mate [màikroukláimit] 微小気候 [医学], 微気候.
Mi·cro·coc·cus [màikrəkɑ́kəs] ミクロコッカス属(ミクロコッカス科の一属で, グラム陽性球菌. 当初 Cohn が1872年に同定した. しばしば赤色ないし黄色の色素をつくり, ブドウ糖培地ではやや酸性を呈するが乳糖では中性を示す. 自然界に広く分布し, ヒトにも常在する).
mi·cro·coc·cus [màikrəkɑ́kəs] ① ミクロコッカス(ミクロコッカス属細菌を指す). ② 小球菌. 複 micrococci.
mi·cro·co·lon [màikroukóulən] 小結腸〔症〕 [医学].
mi·cro·col·o·ny [màikrəkɑ́ləni] ミクロコロニー, 微小コロニー, 小集落.
mi·cro·col·or·im·e·ter [màikroukʌlərímitər] 微量測色計.
mi·cro·co·nid·i·um [màikroukounídiəm] 小分生子(真菌類の) [医学].
mi·cro·con·ju·gant [màikroukɑ́nʤugənt] 小接合個体.
mi·cro·co·ria [màikroukɔ́:riə] 小瞳孔.
mi·cro·cor·nea [màikroukɔ́:niə] 小角膜 [医学].
microcosmic salt リン酸ナトリウムアンモニウム $NaNH_4HPO_4$-$4H_2O$.
mi·cro·cou·lomb [màikroukú:loum] マイクロクーロン(電気量の単位. 100万分の1クーロン).
mi·cro·cou·stic [màikroukú:stik] ① 微音を可聴とする. ② 微音拡大器, = micracoustic.
mi·cro·cra·nia [màikroukréiniə] 小頭蓋(症) [医学].
mi·cro·crith [máikrəkriθ] マイクロクリット(水素1原子の重量に等しい分子の重量単位).
mi·cro·crys·tal [màikrəkrístəl] 微結晶 [医学].
mi·cro·crys·tal·line [màikrəkrístəlin] 微晶質の, 微晶性の(肉眼で認められないが, 顕微鏡では確認で

M

きる結晶). 名 microcrystals.
m. cellulose 微結晶性セルロース.
mi·cro·crys·tal·lin·i·ty [màikrəkrístəlìniti] 微小結晶度 [医学].
mi·cro·cu·rie (**μCi**) [màikroukjú:ri:] マイクロキュリー(放射能の単位, 1μCi＝1 / 1,000,000Ci).
microcycle sporogenesis ミクロサイクル胞子形成 [医学].
mi·cro·cyst [máikrəsist] 小嚢腫 [医学], ミクロシスト.
microcystic disease of renal medulla 腎髄質微小嚢胞症.
microcystic epithelial dystrophy 小嚢胞性角膜上皮ジストロフィ.
Mi·cro·cys·tis [màikrəsístis] ミクロキスティス属(シアノバクテリア. 大量発生によりアオコを形成する藍藻).
mi·cro·cys·tom·e·ter [màikrousistámitər] 携帯用膀胱計.
mi·cro·cyte [máikrəsait] 小赤血球 [医学] (直径5μm 以下のもの).
mi·cro·cy·the·mia [màikrousaiθí:miə] 小〔赤血〕球症(特に地中海貧血 thalassemia における特徴に基づき, その同義語に用いられる).
mi·cro·cyt·ic [màikrəsítik] 小赤血球性の, 小球性の, 小球〔性〕[医学].
m. anemia 小赤血球性貧血 [医学] (容積指数＜1.0).
m. hypochromic anemia 小球性低色素性貧血.
mi·cro·cy·to·sis [màikrousaitóusis] 小〔赤血〕球症 [医学], ＝ microcythemia.
microcytotoxicity assay 微量細胞傷害試験(微量定量プレートを用いて抗体と補体による細胞傷害を検出する方法. HLA タイピングによく用いられている).
microcytotoxicity test 微量細胞傷害試験 [医学].
mi·cro·dac·tyl·ia [màikrədæktíliə] 小指〔症〕[医学], ＝ microdactyly.
mi·cro·dac·ty·ly [màikrədǽktili] 小指〔症〕.
mi·cro·dens·im·e·try [màikroudensímitri] 微量密度測定〔法〕.
mi·cro·den·si·tom·e·ter [màikroudènsitámitər] ミクロ濃度計 [医学].
mi·cro·den·tism [màikrədéntizəm] 歯の矮小, ＝ microdontia.
mi·cro·de·ter·mi·na·tion [màikrouditə̀:minéiʃən] 微量定量〔法〕.
mi·cro·di·al·y·sis [màikroudaiǽlisis] 微量透析法.
mi·cro·dif·fu·sion [màikroudifjú:ʒən] 微小拡散〔法〕[医学].
mi·cro·dis·sec·tion [màikroudisékʃən] 顕微手術, 顕微解剖 [医学].
mi·cro·dont [máikrədɑnt] 矮小歯 [医学] (歯牙指数42 以下のもの). 形 microdontic.
mi·cro·don·tia [màikroudɑ́ntiə] 小歯症.
mi·cro·do·sage [màikroudóusidʒ] 少用量.
mi·cro·dose [máikrədous] 少量(投薬または放射線の).
mi·cro·do·sim·e·try [màikrədousímitri] 微小線量測定〔法〕[医学].
mi·cro·dot im·ag·er [máikrədɑt ímidʒər] 微小輝点撮像装置 [医学].
mi·cro·drep·a·no·cyt·ic [màikroudrèpənəsítik] 小鎌状赤血球性の.
m. anemia 小鎌状赤血球貧血(鎌状赤血球と thalassemia 遺伝子の両者に異型接合である貧血), ＝ sickle cell-thalassemia disease.
m. disease 小鎌状赤血球性貧血, 小球鎌状赤血球病(Silverstroni と Bianco が1954年に初めて記載した遺伝性疾患で, 末梢血液中に小赤血球と鎌状赤血球が混在し, 脾腫, 骨関節痛, 腹痛, 鎌状赤血球形質および赤血球の変形を特徴とする慢性溶血性貧血. 遺伝上鎌状赤血球性と小血球症性因子の併存するものと思われる).
mi·cro·drep·a·no·cy·to·sis [màikroudrèpənousaitóusis] 小鎌状赤血球症.
microelectric waves 微小電波.
mi·cro·e·lec·trode [màikrouiléktroud] 微小電極 [医学].
mi·cro·e·lec·tro·pho·re·sis [màikrouilèktroufərí:sis] 顕微電気泳動〔法〕[医学], 微量式電気泳動法(Antweiler).
microembolic signal (**MS**) 微小塞栓信号(脳梗栓などの前兆).
mi·cro·em·bo·lism [màikrouémbəlizəm] 微小塞栓症 [医学].
mi·cro·em·bo·lus [màikrouémbələs] 微小塞栓 [医学].
mi·cro·en·ceph·a·ly [màikrouenséfəli] 小脳〔髄〕症, 矮小脳 [医学].
m. evolution 小進化(約10年程度の短期間に進化のみられること. Goldschmidt).
mi·cro·e·ryth·ro·cyte [màikrouiríθrəsait] 小赤血球.
mi·cro·es·ti·ma·tion [màikrouèstiméiʃən] ＝ microdetermination.
microetching technique マイクロエッチングテクニック(歯表面あるいは補綴物表面を研磨剤噴射により粗糙化する).
mi·cro·ev·o·lu·tion [màikrouevəlú:ʃən] 小進化 [医学].
mi·cro·far·ad [màikrəfǽrəd] マイクロファラッド(100万分の1ファラッドで電気容量の実用単位).
mi·cro·fi·bril [màikroufáibril] 微細線維 [医学], 微小原線維.
mi·cro·fil·a·ment [màikrəfíləmənt] マイロフィラメント, 微小線維 [医学].
mi·cro·fil·a·re·mia [màikroufilərí:miə] ミクロフィラリア血症.
mi·cro·fi·lar·ia [màikroufiléəriə] ミクロフィラリア [医学] (糸状虫雌虫より産下される幼虫, 血液や組織中に出現し, 診断上重要である). 複 microfilariae.
m. bancrofti バンクロフト糸状虫ミクロフィラリア.
m. diurna 昼間ミクロフィラリア [医学] (ロア糸状虫のミクロフィラリア).
m. nocturna 夜間ミクロフィラリア [医学] (バンクロフト糸状虫のミクロフィラリア).
m. perstans 常在糸状虫ミクロフィラリア.
microfilarial periodicity 定期出現性(ミクロフィラリアが末梢血に出現する時間帯が限られている現象をいう. 夜間・昼間出現性があり, 前者はとくにバンクロフト糸状虫, マレー糸状虫, チモール糸状虫が知られ, 後者にはロア糸状虫がある), ＝ turnus.
microfilarial sheath ミクロフィラリア鞘.
mi·cro·film [máikrəfilm] マイクロフィルム.
m. method 薄膜法 [医学] (核酸の相補性, タンパク質と抗体の反応特異性を検索する際ナイロンメンブランなど薄膜に被検物質を固着させ, 標識物質をその上で反応させて可視化し, 検出する方法).
mi·cro·fil·ter [màikrəfíltər] 微細フィルタ〔ー〕.
mi·cro·flo·ra [màikrouflɔ́:rə] 微生物叢.
mi·cro·fog [máikrəfɑg] 微粒霧.
microfold cell ミクロフォールド細胞, ＝ M cell.
microfollicular goiter 小濾胞性甲状腺腫.
mi·cro·frac·ture [màikroufrǽktʃər] 微小骨折.
mi·cro·gam·ete [màikrəgǽmi:t] 小配偶子 [医学],

小接合子（① 動物および植物において合体や接合に関与する雄性生殖細胞．② マラリア原虫の雄性生殖体）.
mi·cro·ga·me·to·blast ［màikrougəmí:təblæst］ ミクロガメトブラスト.
mi·cro·ga·me·to·cyte ［màikrougəmí:təsait, -krougǽmit-］ 小配偶子母体［医学］, 小接合子母体, 雄性生殖母体.
mi·cro·ga·me·to·phyte ［màikrougəmí:təfait］ 小〔形〕配偶体（植物の）［医学］.
mi·cro·gam·ont ［màikrəgǽmənt］ 小配偶子細胞, 雄性生殖母体.
mic·rog·a·my ［maikrágəmi］ 小配偶子生殖.
mi·cro·gas·tria ［màikrəgǽstriə］ 小胃症［医学］.
mi·cro·gen·e·sis ［màikrəʤénisis］ 矮小発育（身体の一部分が小さいこと）.
mi·cro·ge·nia ［màikrouʤí:niə］ 小下顎〔症〕, 小オトガイ（頤）症.
mi·cro·gen·i·tal·ism ［màikrəʤénitəlizəm］小性器症［医学］.
microgeodic disease 小空洞病.
mi·cro·ger·mi·na·tion ［màikrouʤə:minéiʃən］ ミクロ発芽［医学］.
　m. time ミクロ発芽時間［医学］.
mi·crog·lia ［maikrágliə］ 小膠細胞［医学］, ミクログリア［医学］（正常な中枢神経系にみられる小型の神経膠細胞で，病的状態においては食作用を示し，アメーバ様運動を起こす）, ＝ compound granular corpuscle, gitter cell, Hortega cell.
　m. cell 小膠細胞, ミクログリア細胞.
mi·crog·li·a·blast ［maikrágliəblæst］ 小グリア芽細胞, 小〔神経〕膠芽細胞［医学］.
mi·crog·li·a·cyte ［maikrágliəsait］ 小グリア細胞, 小〔神経〕膠細胞, ＝ microgliocyte.
mi·crog·li·o·cyte ［maikrágliəsait］ 小〔神経〕膠細胞［医学］.
mi·cro·gli·o·ma ［màikrouglaióumə］ ミクログリオーマ, 小神経膠腫.
mi·cro·gli·o·ma·to·sis ［màikrouglàioumətóusis］ 小神経膠腫症.
mi·cro·glob·u·lin ［màikrəglábjulin］ ミクログロブリン（分子量の小さいグロブリンで α-microglobulin と β_2-microglobulin がある．腎障害で血清濃度が高値となる）.
mi·cro·glos·sia ［màikrəglásiə］ 小舌〔症〕［医学］.
mi·cro·gna·thia ［màikrounéiθiə, -krəgn-］ 鳥顔〔ぼう（貌）〕, 小顎〔症〕［医学］（短顎症）.
micrognathic face 鳥顔〔ぼう（貌）〕, 短顎症［医学］（小顎症）, ＝ micrognathism.
mi·cro·gnath·ism ［màikrounéiθizəm］ 鳥顔〔ぼう（貌）〕（短顎症, 小顎症）.
mi·cro·go·nid·i·um ［màikrougounídiəm］ 小緑顆体（地衣類の小クロロフィル成分）.
mi·cro·go·ni·o·scope ［màikrougóuniəskoup］ 小前房隅角鏡（緑内障の検査に用いる）.
mi·cro·go·nite ［màikrougóunait］ 小生殖質（細菌の）.
mi·cro·gram (μg) ［máikrəgræm］ マイクログラム（1μg は 100 万分の 1 グラム，すなわち 0.001mg）.
mi·cro·graph ［máikrəgræf］ 顕微鏡写真.
mi·cro·graph·ia ［màikrougréifiə］ 小字症, 小書症［医学］.
mi·crog·ra·phy ［maikrágrəfi］ ① 顕微鏡撮影〔法〕, 鏡検．② 小書.
mi·cro·gy·ria ［màikrouʤáiriə］ 小脳回〔症〕［医学］.
mi·cro·ham·ar·to·ma ［màikrouhæmə:rtóumə］ 微小過誤腫.
microhemagglutination–*Treponema pallidum* test 微量梅毒トレポネーマ赤血球凝集試験, 微量 TPHA 試験.
microhematocrit concentration ミクロヘマトクリット濃度.
microhematocrit method 毛細管法.
mi·cro·he·ma·tu·ria ［màikrouhì:mətʃú:riə］ 顕微鏡的血尿［医学］（肉眼血尿症 gross hematuria に対立していう現象で，遠心沈殿により得た尿沈渣を顕微鏡で検査して初めて発見される赤血球の尿中存在をいう）, ＝ microscopic hematuria.
mi·cro·he·mo·pi·pet ［màikrəhì:moupaipét］ 血液微量管.
mi·cro·he·pat·ia ［màikrouhipǽtiə］ 小肝症.
mi·cro·his·tol·o·gy ［màikrouhistáləʤi］ 顕微組織学.
mi·crohm ［máikroum］ マイクロオーム（100 万分の 1 オーム Ω）.
mi·cro·i·den·ti·fi·ca·tion ［màikrouaidentifikéiʃən］ 微物鑑識.
mi·cro·in·cin·er·a·tion ［màikrouinsìnəréiʃən］ 顕微灰化法［医学］（組織切片を灰化して，その組成を鏡検すること）.
mi·cro·in·jec·tion ［màikrouinʤékʃən］ 微量注射［医学］, 顕微注射法（顕微鏡下で注射すること）.
　m. method マイクロインジェクション法（鏡検下に，ガラス微小管を用いて核酸などを受精卵や胚に注入する方法）.
mi·cro·in·sem·i·na·tion ［màikrouinsèminéiʃən］ 顕微授精〔法〕［医学］.
mi·cro·in·ter·fe·rom·e·try ［màikrouìntə:fərámitri］ 顕微干渉計法［医学］.
mi·cro·in·va·sion ［màikrouinvéiʒən］ 微小浸潤.
microinvasive carcinoma 微小浸潤癌, 小浸潤癌.
microinvasive carcinoma of cervix uteri 子宮頸癌部微小浸潤癌.
mi·cro·kin·e·mat·o·gra·phy ［màikroukìnəmætəgrəfi］ 顕微映写法.
mi·cro·ky·mo·ther·a·py ［màikroukàiməθérəpi］ 短波ジアテルミー, ＝ microkymatotherapy.
microlecithal egg 少〔卵〕黄卵［医学］, 無〔卵〕黄卵, 卵黄微量卵子（卵黄量の少ない卵）.
mi·cro·len·tia ［màikrəléntiə］ 小水晶体症.
mi·cro·le·sion ［màikrəlí:ʒən］ 小病巣, 小病変.
mi·cro·leu·ko·blast ［màikroul(j)ú:kəblæst］ 小白〔血球〕芽細胞.
mi·cro·li·ter (μL) ［máikrəlitər］ マイクロリットル（100 万分の 1 リットル (L)）.
mi·cro·lith ［máikrəliθ］ 小結石.
mi·cro·li·thi·a·sis ［màikrouliθáiəsis］ 微石症［医学］.
mi·crol·o·gy ［maikráləʤi］ 微物学, 微生物学, 鏡検学.
microlymphocyte cytotoxicity test 〔微量〕リンパ球細胞毒〔性〕試験, ＝ microlymphocytotoxicity assay.
microlymphocytotoxicity assay 〔微量〕リンパ球細胞毒〔性〕試験, ＝ microlymphocyte cytotoxicity test.
mi·cro·lym·phoid·o·cyte ［màikroulimfɔ́idəsait］ 小類リンパ球.
mi·cro·ma·chine ［máikrəməʃi:n］ マイクロマシン（元来は和製英語．センサー，プロセッサーなどの機能を有した微小機械）.
mi·cro·mand·i·bu·lare ［màikroumændibjuleər］ 鳥顔〔貌〕, ＝ micrognathia.
mi·cro·ma·nia ［màikrouméiniə］ マイクロマニー, 微小妄想［医学］, 小躯妄想（自己の身体またはその一部が矮小化したとの妄想で，巨躯妄想の反対語）. ↔ délire d'énormité.
micromaniacal delirium 微視せん妄, ＝ micro-

M

ptic delirium.

mi·cro·ma·nip·u·la·tion [màikroumənìpju:léiʃən] ① 顕微手術. ② 顕微操作〔医学〕.

mi·cro·ma·nip·u·la·tor [màikroumənípjuleitər] 顕微操作装置〔医学〕, マイクロマニピュレーター(微小物体を分析解剖するときに用いる顕微操作器で, 操作針は自由に動かし得るが, 普通内孔の小さい顕微的毛細管などを利用する).

mi·cro·mas·tia [màikrəmǽstiə] 小乳房症〔医学〕, = micromazia.

mi·cro·ma·zia [màikrouméiziə] 小乳房〔症〕, = micromastia.

mi·cro·meg·a·lop·sia [màikroumegəlάpsiə] 大小不同視.

mi·cro·meg·a·ly [màikrəmégəli] 早老症, = progeria.

mi·cro·me·lia [màikroumí:liə] 小肢症〔医学〕, = achondroplasis.

micromelic dwarf 小肢性小人症.

mi·cro·melus [maikrάmiləs] 小肢体〔医学〕, 四肢短小体.

mi·cro·mere [máikrəmiər] 小割球〔医学〕, 小分割球, = micromerus.

mi·cro·mer·ont [màikrəmérənt] 小型メロント.

mi·cro·mer·o·zo·ite [màikrəmèrəzóuait] 小メロツォイト.

mi·cro·me·tab·o·lism [màikroumitǽbəlizəm] 顕微代謝(限外顕微鏡を用いて血清タンパク質の変化をみる代謝機転).

mi·cro·me·tas·ta·sis [màikroumitǽstəsis] 微小転移〔医学〕.

micrometastatic disease 微小転移性病態.

mi·crom·e·ter (μm) [maikrάmitər] ① マイクロメータ, 測微尺. ② マイクロメートル(長さの単位 μm (10^{-6}m)).

m. microscope 測微顕微鏡〔医学〕.

m. ocular lens 測微接眼レンズ〔医学〕.

mi·cro·meth·od [màikrəméθəd] 微量法〔医学〕.

mi·crom·e·try [maikrάmitri] 測微法〔医学〕.

mi·cro·mi·cro– [maikroumaikrou, –rə] マイクロマイクロ.

mi·cro·mi·cro·gram (μμg) [màikroumáikrəgræm] マイクロマイクログラム(10^{-12} グラム. 通常はピコグラム pg を用いる).

mi·cro·mi·cron [màikroumáikrαn] マイクロミクロン(100分の1ミクロン μ).

mi·cro·mil·li·gram [màikrəmíligræm] マイクロミリグラム(ミリグラムの1,000分の1で通常ナノグラム ng という単位を用いる).

mi·cro·mil·li·me·ter [màikrəmílimi:tər] マイクロミリメートル, = micron.

mi·cro·min·er·als [màikrəmínərəlz] 微量ミネラル, = trace elements.

mi·cro·mo·lar [màikroumóulər] ① マイクロモル濃度(1マイクロモルは10^{-6}モル). ② マイクロモル濃度の (μmol/L).

Mi·cro·mo·nos·pora [maikroumənάspərə] ミクロモノスポラ属(放線菌目に属し, 発達した微細な無隔性菌糸体をもち, 分生子により繁殖し, タンパク分解能は強く, 高温で成長する).

mi·cro·mon·o·spo·rin [màikroumὰnəspɔ́:rin] ミクロモノスポリン(Waksman, Geiger, Bugie らにより1947年に *Micromonospora* から分離された抗生物質. グラム陽性菌にのみ有効).

mi·cro·mot·o·scope [màikrəmóutəskoup] 微動写真器(運動する微小物体を撮影する器械).

mi·cro·my·e·lia [màikroumaií:liə] 小脊髄症〔医学〕.

mi·cro·my·el·o·blast [màikroumáiələblæst] 小骨髄芽球〔医学〕.

micromyeloblastic leukemia 小骨髄芽球性白血病.

mi·cro·my·el·o·cyte [màikroumáiələsait] 小骨髄球.

mi·cro·my·el·o·lym·pho·cyte [màikroumàiələlímfəsait] = micromyeloblast.

mi·cron [máikrαn] ミクロン(① 100万分の1メートルあるいはマイクロミリメートルで, 普通ギリシャ文字 μm で表す. 1μm = 10^{-6}m. ② 直径 0.1～0.3μm ほどの微粒子(光学顕微鏡で観察できる)), = microne.

mi·cro·nee·dle [màikrouní:dl] 顕微針.

mi·cro·neme [máikrəni:m] 短糸, ミクロネーム.

mi·cro·ne·mous [màikrəní:məs] 短糸をもつ.

mi·cro·neu·ro·gram [màikrounjú:rəgræm] 微小神経電図.

mi·cro·neu·rog·ra·phy [màikrounju:rάgrəfi] 微小神経〔電〕図学, 微小神経〔電〕図法.

mi·cro·nize [máikrənaiz] 微粒子に細砕する.

mi·cro·nod·u·lar [màikrənάdjulər] 小結節性の.

micronomicin sulfate ミクロノマイシン硫酸塩 $C_{20}H_{41}N_5O_7 \cdot 2\frac{1}{2}H_2SO_4$: 708.77 (硫酸ミクロノマイシン. アミノグリコシド系抗生物質. タンパク質合成を阻害し, 殺菌的に作用する).

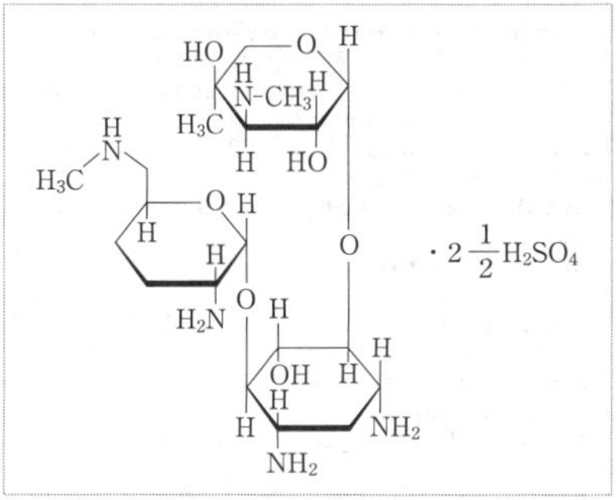

mi·cro·nu·cle·us [màikrounjú:kliəs] ① 小核〔医学〕(細胞の副核). ② 滴虫類生殖核.

mi·cro·nu·tri·ents [màikrounjú:triənts] 微量栄養素〔医学〕, 微量養分(微量で必要なビタミンまたは鉱物元素).

mi·cro·nych·ia [màikrəníkiə] 小爪〔症〕〔医学〕.

micro–ophthalmia transcription factor gene 微小眼炎転写因子遺伝子.

mi·cro–op·ti·cal [máikrou άptikəl] 顕微光学的な.

mi·cro–or·chid·ism [máikrou ɔ́:kidizəm] 小精巣症, = microrchidia.

mi·cro–or·gan·ic [máikrou ɔ:gǽnik] 微生物の, = micro–organismal.

mi·cro–or·gan·ism [máikrou ɔ́:gənizəm] 微生物〔医学〕(細菌, 真菌, ウイルスなどの総称).

mi·cro·par·a·site [màikrəpǽrəsait] 小寄生体(特に病原性をもつ小形な動植物).

mi·cro·pa·thol·o·gy [màikroupəθάləʤi] ① 顕微病理学. ② 微生物による疾病学.

mi·cro·pe·nis [màikroupí:nis] 小陰茎〔症〕〔医学〕.

mi·cro·phage [máikrəfeiʤ] ミクロファージ, 小食細胞〔医学〕, 小食球(分葉核白血球のこと), = microphagocyte, microphagus.

mi·cro·phag·o·cyte [màikrəfǽgəsait] ミクロファージ, 小食球, 小食細胞(主として細菌感染症において好中球が高度に運動性と食菌機能とを発揮したもの), = microphage.
mi·cro·pha·kia [màikrouféikiə] 小水晶体〔症〕[医学].
mi·cro·phal·lus [màikrəfǽləs] 小陰茎〔症〕[医学], = micropenis.
microphase separated structure ミクロ相分離構造 [医学].
mi·cro·phil·ic [màikroufílik] (微量の酸素または炭酸ガス中で最良の発育を示すこと).
mi·cro·pho·bia [màikroufóubiə] ① 微生物恐怖〔症〕. ② 微小物恐怖〔症〕[医学].
mi·cro·phone [máikrəfoun] マイクロフォン(音波を同波形の電流に変換する装置).
mi·cro·pho·nia [màikroufóuniə] 小声症.
mi·cro·phon·ics [màikrəfániks] マイクロフォン効果, 拡声効果. 形 microphonic.
mi·cro·pho·no·graph [màikroufóunəgræf] 微音拡大器(微音を拡大し録音する装置で, ろう者が話す訓練に用いる).
mi·cro·pho·no·scope [màikroufóunəskoup] 両耳聴診器.
mi·croph·o·ny [maikráfəni] 小声症, = microphonia.
mi·cro·pho·to·graph [màikroufóutəgræf] マイクロ写真(顕微鏡写真 photomicrograph と区別して用いることもある).
mi·cro·phot·om·e·ter [màikroufoutámitər] ミクロフォトメータ, 微小部測光器.
mi·croph·thal·mia [màikrɑfθǽlmiə] 小眼球〔症〕[医学], = microphthalmus.
mi·croph·thal·mos [màikrɑfθǽlməs] 小眼球体 [医学], = microphthalmus.
mi·croph·thal·mo·scope [màikrɑfθǽlməskoup] 眼底顕微鏡.
mi·croph·thal·mus [màikrɑfθǽlmus] 小眼球体 [医学].
mi·cro·phys·ics [màikrəfíziks] 微粒子理学(分子, 原子, 電子などの微粒子を取り扱う物理学).
mi·cro·phyte [máikrəfait] 微小植物, 幺微体, 細菌. 形 microphytic.
mi·cro·pia [maikróupiə] 小視症, 微視, = micropsia.
mi·cro·pi·pet [màikroupaipét] 微量ピペット, マイクロピペット.
mi·cro·plan·ia [màikrəplǽniə] ミクロプラニア(赤血球の直径が正常以下のもの).
mi·cro·pla·sia [màikroupléiziə] 小人症, = dwarfism.
mi·cro·plas·to·cyte [màikrəplǽstəsait] 小血小板, 小栓球.
microplate method ミクロ平板法 [医学].
mi·cro·pleth·ys·mo·graph [màikroupleθízməgræf] ミクロプレスチモグラフ, 微小体積変動記録計(身体の部分的体積変化を測定する装置).
mi·cro·pleth·ys·mog·ra·phy [màikrouplèθismágrəfi] ミクロプレチスモグラフィ, 微小体積変動記録法.
mi·cro·po·dia [màikroupóudiə] 小足症.
mi·cro·po·lar·i·scope [màikroupoulǽriskoup] 偏光顕微鏡.
mi·cro·pol·y·gy·ria [màikroupàliʤíriə] 小多脳回(症) [医学].
mi·cro·pore [máikrəpɔ:r] ミクロ細孔, 微細孔 [医学], ミクロポア, 微小孔, 微視孔(原虫が栄養物の飲食にあたりつくる体表の微小な陥凹).
m. filter ミクロ細孔フィルター, 微孔性フィルター.
mi·cro·po·rous [màikroupɔ́:rəs] 微孔性.
mi·cro·pre·ci·pi·ta·tion [màikrouprisìpitéiʃən] 微量沈殿.
m. test 微量沈降試験(微量の試薬を用いる沈降反応).
mi·cro·pro·jec·tion [màikrouprəʤékʃən] 顕微鏡的映写.
mi·cro·pro·lac·ti·no·ma [màikrouproulæktinóumə] 微小プロラクチノーマ.
mi·cro·pro·so·pus [màikrouprəsóupəs] 小顔症.
mi·cro·pro·tein [màikroupróuti:n] 細菌タンパク質.
mi·crop·sia [maikrápsiə] 小視症 [医学].
mi·cro·psy·chia [màikrəsáikiə] 精神遅滞, 痴愚, = imbecility.
microptic delirium 微視せん妄.
mi·cro·punc·ture [màikrəpʌ́ŋkʧər] 微小穿刺 [医学].
mi·cro·pus [maikróupəs] 小足.
mi·cro·pyle [máikrəpail] ① 卵門, 受精孔. ② 珠孔(植物の), ミクロパイル.
m. cap ミクロパイルキャップ.
mi·cro·ra·di·o·gram [màikrouréidiəgræm] ① ミクロラジオグラム(引き延ばしできるX線撮影像). ② 微小X線撮影像, 微小X線撮影図 [医学].
mi·cro·ra·di·og·ra·phy [màikrourèidiágrəfi] 微粒子(乳剤フィルムX線)撮影〔法〕.
mi·cror·chid·ia [màikrɔ:kídiə] 小精巣(睾丸)症 [医学], = micro-orchidism.
mi·cro·re·frac·tom·e·ter [màikrourìfræktámitər] 微細屈折計(主として赤血球の微細構造を観察するために用いる).
mi·cro·res·pi·rom·e·ter [màikrourèspirámitər] 微量呼吸計(組織の酸素利用を測定する装置).
mi·cro·rhi·nia [màikrouráiniə] 小鼻〔症〕[医学].
mi·cro·sat·el·lite [màikrəsǽtəlait] マイクロサテライト, = STR.
m. DNA マイクロサテライトDNA(DNA配列のうち縦列繰返し配列で1〜4塩基の短い繰返し単位のもの).
m. marker マイクロサテライトマーカー.
mi·cro·sce·lous [màikrousí:ləs] 短脚の.
mi·cro·schiz·ont [màikrəskízɑnt] ミクロシゾント, 小分裂体.
mi·cro·scler [máikrəsklər] 細長形の, = dolichomorphic.
mi·cro·sclere [máikrəskliər] 微小骨片.
mi·cro·scope [máikrəskoup] 顕微鏡 [医学].
m. image auto analyzing system 顕微鏡像自動解析装置.
m. stage 載物台 [医学].
mi·cro·scop·ic [màikrəskápik] 顕微鏡的な, 微視的な, = microscopical.
m. agglutination 顕微凝集反応 [医学].
m. agglutination-lysis test 顕微鏡的凝集・溶菌試験(テスト) [医学].
m. agglutination test 顕微鏡的凝集試験(テスト) [医学].
m. analysis 顕微鏡分析, 顕微分析 [医学], 鏡検分析(検鏡分析ともいう).
m. anatomy 組織学, 顕微解剖学 [医学], = histological anatomy.
m. crystal 顕微鏡的結晶 [医学].
m. diagnosis 顕微鏡的診断 [医学].
m. electrophoresis 顕微鏡的電気泳動.
m. examination 顕微鏡検査 [医学].
m. field 顕微鏡視野.
m. hematuria 顕微血尿 [医学], 顕微鏡的血〔尿〕.
m. interferometry 顕微干渉計法 [医学].
m. lesion 顕微鏡的病変 [医学].
m. object 微生物, 微粒子.
m. polyangiitis (MPA) 顕微鏡的多発血管炎 [医学](細動脈, 細静脈, 毛細血管に壊死性の血管炎を生じるもの).

M

m. pyuria 顕微〔鏡的〕膿尿〔医学〕.
m. scissors 顕微〔鏡用〕はさみ(鋏)〔医学〕.
m. slide precipitation test ガラス板法(載せガラス沈降反応. 載せガラス上で抗原液と沈降反応を起こさせ, 判定に顕微鏡観察を採用する梅毒血清反応の総称).
m. stage 顕微鏡載台.
m. test 顕微鏡試験, 顕微鏡検査〔法〕〔医学〕.
mi·cros·co·py [maikráskəpi] 顕微鏡検査〔法〕〔医学〕, 鏡検.
mi·cro·sec·ond (**μ sec**) [màikrəsékənd] 100万分の1秒.
mi·cro·sec·tion [màikrəsékʃən] 顕微鏡用切片.
mi·cro·sel·la [màikrəsélə] 小鞍症(X線像上で, トルコ鞍の形態が正常よりも小さく, それとともに下垂体ホルモン分泌の減退を伴う状態).
mi·cro·seme [máikrəsi:m] 小頭.
mi·cro·si·nus [màikrousáinəs] 〔副鼻腔〕洞発育不全〔症〕〔医学〕, ミクロサイナス.
mi·cro·sleep [máikrəsli:p] マイクロスリープ, 微小催眠〔医学〕(数秒, 長くて30秒程度の睡眠状態をいう. 睡眠障害が原因のことが多い).
mi·cro·slide [máikrəslaid] 顕微鏡用のせガラス板.
mi·cro·smat·ic [màikrɑzmǽtik] 嗅覚不全の, 嗅覚の鈍感な〔医学〕.
mi·cro·so·ma [màikrousóumə] ① 矮小体〔型〕. ② 顆粒(細胞の).
microsomal electron transport system ミクロソーム電子伝達系.
microsomal ethanol oxidizing system (**MEOS**) ミクロソームエタノール酸化系.
mi·cro·so·ma·tia [màikrousouméiʃiə] 小体〔症〕.
mi·cro·some [máikrəsoum] ① ミクロソーム(超遠心法で集めた核, ミトコンドリア以外の膜成分). ② 小胞体〔医学〕.
mi·cro·so·mia [màikrəsóumiə] 小人症, こびと症〔医学〕, 侏儒.
mi·cro·spe·cies [màikrəspí:ʃi:z] 小種〔族〕.
mi·cro·spec·trog·ra·phy [màikrouspèktrágrəfi] 顕微分光測定法.
mi·cro·spec·tro·pho·tom·e·ter [màikrouspèktroufoutámitər] 顕微分光光度計〔医学〕.
mi·cro·spec·tro·pho·tom·e·try [màikrouspèktroufoutámitri] 顕微分光測光〔法〕〔医学〕.
mi·cro·spec·tro·scope [màikrəspéktrəskoup] 顕微分光計.
mi·cro·sphere [máikrəsfiər] ① 中心体, = centrosome. ② 微小球状体〔医学〕.
m. column method ミクロスフェア(充填)カラム法〔医学〕.
m. method ミクロスフェア法.
mi·cro·spher·o·cyte [màikrousférəsait] 小球状赤血球.
mi·cro·sphe·ro·cy·to·sis [màikrousfèrousaitóusis] 小球状赤血球〔増加〕症.
mi·cro·sphyg·mia [màikrəsfígmiə] 小脈症, = microsphygmy, microsphyxia.
mi·cro·sphyx·ia [màikrəsfíksiə] 微脈, = microsphygmia.
mi·cro·splanch·nia [màikrəsplǽŋkniə] 小内臓〔症〕〔医学〕.
mi·cro·splanch·nic [màikrəsplǽŋknik] 小内臓症の(身長が身幅に比べてはるかに大きく発育した状態についていう), = microsplanchnous.
mi·cro·sple·nia [màikrousplí:niə] 小脾症〔医学〕.
mi·cro·spo·ran·gi·um [màikrouspɔ:rǽnʤiəm] 小胞子嚢. 複 microsporangia.
mi·cro·spore [máikrəspɔ:r] 小胞子〔医学〕, 微胞子.
mi·cro·spor·ia [màikrouspɔ́:riə] ① 微胞子虫症, = microsporidiosis, Gruby disease. ② 小胞子菌性白癬(せん)〔医学〕.
mi·cro·spo·rid [màikrouspɔ́:rid] ミクロスポロン性皮疹.
Mi·cro·spor·id·ia [màikrouspɔ:rídiə] 微胞子虫門, = microsporidians.
mi·cro·spo·rid·i·a·sis [màikrouspɔ̀:ridáiəsis] 微胞子虫症, = mycrosporidiosis.
mi·cro·spo·rid·i·o·sis [màikrouspɔ̀:ridióusis] 微胞子虫症(微胞子虫類による原虫感染症. 免疫不全患者の日和見感染症としてみられ, とくにAIDS患者に多い).
mi·cro·spo·rin [màikrouspɔ́:rin] ミクロスポリン(小胞子菌の培養液からの抽出液で, その疾患の有無を貼付法で検査するために用いる).
mi·cro·spo·ro·gen·e·sis [màikrouspɔ̀:rəʤénisis] 小胞子形成〔医学〕.
mi·cro·spo·ro·sis [màikrouspəróusis] 小胞子菌症.
m. capitis = Tinea tonsurans.
Mi·cros·po·rum [maikráspərəm, -krouspɔ́:r-] 小胞子菌属, ミクロスポルム属(皮膚糸状菌の一種).
M. audouinii オーズアン小胞子菌(アメリカにおける主要菌で頭部白癬の病原菌).
M. gallinae ニワトリ黄癬菌, = *Achorion gallinae*.
M. gypseum 石膏状黄癬菌, = *Achorion gypseum*.
mi·cro·stat [máikrəstæt] 顕微鏡用固定台, 位置探知装置(ファインダー).
mi·cro·sthen·ic [màikrəsθénik] 筋力薄弱症.
mi·cro·sto·mia [màikroustóumiə] 小口症〔医学〕(強皮症症状の一つ).
mi·cro·sto·mus [màikroustóuməs] 小口体〔医学〕.
mi·cro·struc·ture [màikrəstrʌ́kʧər] 微細構造, ミクロ組織.
mi·cro·sur·ger·y [màikrousə́:ʤəri] ① 顕微解剖, 顕微手術. ② 顕微外科〔医学〕, 微小外科〔医学〕.
m. of tube 卵管顕微手術(卵管通過障害による不妊症治療の術式).
mi·cro·syr·inge [màikrəsírinʤ] マイクロシリンジ, 微量注射器〔医学〕.
mi·cro·tac·tic·i·ty [màikroutæktísiti] ミクロタクチシティ〔ー〕(微細構造上の立体規則性).
mi·cro·tech·nic [màikrətéknik] 微量法, = micromethod.
mi·cro·teeth [máikrəti:θ] 小歯〔症〕.
mi·cro·the·lia [màikrouθí:liə] 小乳頭〔症〕〔医学〕.
mi·cro·thrix [máikrəθriks] 微小毛, = microtriches.
mi·cro·throm·bo·sis [màikrouθrambóusis] 微小血栓症〔医学〕.
mi·cro·throm·bus [màikrouθrámbəs] 微小血栓〔医学〕.
mi·cro·tia [maikróuʃiə] 小耳症〔医学〕.
mi·cro·ti·ter plate [màikroutáitər pléit] マイクロタイタープレート.
microtiter technique マイクロタイター法〔医学〕.
microtiter tray マイクロプレート(微量滴定に用いる容器).
mi·cro·tome [máikrətoum] ミクロトーム(顕微鏡標本をつくるとき, パラフィンまたはセロイジンに埋没した組織塊を薄い切片に切る器械).
m. section ミクロトーム切片〔医学〕.
mi·crot·o·my [maikrátəmi] 顕微鏡切片製作法.
mi·cro·to·nom·e·ter [màikroutənámitər] 微小圧力計(動脈血の酸素および炭酸ガス圧力を測定するための器械).
mi·cro·trans·fer·rin·u·ria [màikroutrænsfərinjú:riə] 微量トランスフェリン尿.
mi·cro·trau·ma [màikroutrɔ́:mə] 微小外傷(損傷)

〔医学〕, 顕微〔的〕外傷.
mi·cro·tro·pia [màikroutróupiə] 微小角斜視, = microstrabismus.
mi·cro·tube [máikrətju:b] 微細管.
mi·cro·tu·bule [màikroutjú:bju:l] 微小細管, 微小管.
m.-associated proteins (MAPs) 微小管結合タンパク.
m.-organizing center 微小管制御中枢.
m. protein 微小管タンパク質.
Mi·cro·tus [maikróutəs] ハタネズミ〔畑鼠〕属(ネズミ科, ハタネズミ亜科の一属), = meadow voles.
M. arvalis = common vole.
M. montebelli ハタネズミ(ツツガムシを媒介する), = Japanese grass vole.
mi·cro·u·nit [màikroujú:nit] マイクロ単位(100万分の1単位).
microvascular anastomosis 微小血管吻合〔術〕.
microvascular angina 微小血管性狭心症.
microvascular decompression (MVD) 微小血管減圧術.
microvascular surgery 微小血管外科.
mi·cro·ve·no·gram [màikrouví:nəgræm] 顕微鏡的静脈撮影像, 顕微静脈撮影図〔医学〕.
mi·cro·ven·tric·u·lia [màikrouventrikjú:liə] 小脳室〔症〕.
mi·cro·vi·bra·tion (MV) [màikrouvaibréiʃən] マイクロバイブレーション〔医学〕.
mi·cro·vil·li [màikrəvílai] 微〔小〕絨毛〔医学〕.
mi·cro·vil·lus [màikrəvíləs] 微〔小〕絨毛〔医学〕. 複 microvilli.
m. inclusion disease 微絨毛封入体病.
mi·cro·vis·co·sim·e·ter [màikrouvìskəsímitər] 微量粘度計.
mi·cro·viv·i·sec·tion [màikrouvìvisékʃən] 顕微生体解剖.
mi·cro·volt [máikrəvoult] マイクロボルト(100万分の1ボルトV).
mi·cro·vol·tom·e·ter [màikrouvoultámitər] 微小電位計, マイクロボルトメータ.
mi·cro·vo·lu·me·try [màikrouvəljú:mitri] 体液細胞計算法(Vierordt).
mi·cro·wave [máikrouweiv] 極超短波〔医学〕, マイクロ波(周波数がほぼ 1GHz (波長 30cm)〜300GHz (波長 1mm)の電磁波. テレビジョン, レーダーなどに利用される).
m. diathermy 極超短波療法〔医学〕.
m. hazard マイクロ波障害(白血球の増加, 徐脈, 内分泌機能異常, 甲状腺機能亢進, 嗅覚感受性の低下などが知られている).
m. surgery マイクロウェーブ手術〔医学〕.
m. therapy 極超短波療法〔医学〕, マイクロ波療法.
m. therapy apparatus 極超短波治療器〔医学〕.
m. thermography マイクロ波サーモグラフィ.
mic·rox·y·cyte [maikráksisait] 小好酸性細胞(細菌感染症の腹水中に発見される好酸性顆粒をもつ細胞).
mi·crox·y·phil [maikráksifil] 微小顆粒状好酸性細胞, = microxycyte.
mi·cro·zo·ar·ia [màikrouzouéəriə] 微生物.
mi·cro·zo·on [màikrouzóuən] 極微動物. 複 microzoa.
mi·cro·zyme [máikrəzaim] 微胞, = micelle.
mi·crur·gy [máikrə:ʤi] 顕微解剖. 形 micrurgic.
Mi·cru·roi·des [màikru:rɔ́idi:z] サンゴベニヘビ〔珊瑚紅蛇〕属(コブラ科, サンゴヘビ亜科の一属).
Mi·cru·rus [maikrú:rəs] サンゴヘビ〔珊瑚蛇〕属(コブラ科, サンゴヘビ亜科の一属), = coral snakes.

mic·tio [míkʃiou] 排尿, = miction.
m. involuntaria 尿失禁.
m. nocturna 夜尿, 夜間遺尿.
mic·tion [míkʃən] 排尿, = micturition, urination.
m. disturbance 排尿障害.
mic·tu·rate [míkʧureit] 放尿する, = urinate.
micturating cystourethrogram 排泄性膀胱尿道造影像.
mic·tu·ri·tion [mìkʧuríʃən] 排尿〔医学〕, 尿意, = miction, urination.
m. centers 排尿中心(higher center は中脳および延髄にあり, spinal center は第2, 3, 4腰髄にある).
m. desire 尿意〔医学〕.
m. difficulty 排尿障害〔医学〕.
m. disturbance 排尿障害.
m. pain 排尿痛〔医学〕.
m. reflex 排尿反射〔医学〕.
m. spermatorrhea 排尿時精液漏.
m. syncope 排尿失神〔医学〕, 排尿性失神(排尿の終了時または終了直後に突然生じる一過性の意識消失. 飲酒, 排尿困難, 低血圧など種々な原因による脳虚血のためと考えられている).
MID ① minimum infecting dose 最小感染量の略. ② multi-infarct dementia 多発性梗塞性痴呆の略.
mid- [mid] 中央, 中間などの意味を表す接頭語.
mid-African sleeping sickness 中部アフリカ睡眠病(トリパノソーマ症).
mid·ax·il·la [midǽksilə] 腋窩中央〔点(線)〕.
midaxillary line [TA]〔中〕腋窩線, = linea axillaris media [L/TA].
mid·bod·y [mídbɑdi] 中央体(有糸分裂後期から終期にかけて娘細胞間にみられる緻密な紡錘糸(微小管)の遺残物とアクチン含有フィラメントからなる茎上構造物で, 娘細胞同士をつないでいる. 精子細胞間では細胞間橋としてよく観察される), = intermediate body of Flemming.
mid·brain [mídbrein] [TA] 中脳, = mesencephalon [L/TA].
m. animal 中脳動物〔医学〕(間脳とそれより上位の脳を除去された動物).
m. deafness 中脳性難聴.
m. vesicle 中脳.
MIDCAB minimally invasive direct coronary artery bypass graft 低侵襲冠動脈バイパス術の略.
mid·car·pal [midkɑ́:pəl] 中手根(手根骨の2列の中間部).
m. joint [TA] 手根中央関節, = articulatio mediocarpalis [L/TA].
midclavicular line (MCL) [TA] 鎖骨中線, = linea medioclavicularis [L/TA].
MIDD monoclonal immunoglobulin deposition disease 単クローン性免疫グロブリン沈着症の略.
Middeldorpf, Albrecht Theodore [mídəldɔ:f] ミッデルドルフ(1824-1868, ドイツの外科医).
M. splint ミッデルドルフ副子, = Middeldorpf triangle.
M. triangle ミッデルドルフ三角(上腕骨骨折において上腕をやや伸長するための三角副子), = Middeldorpf splint.
mid·di·as·to·le [mìdaiǽstəli:] 拡張中期〔医学〕.
mid·di·a·stol·ic [mìdaiəstálik] 拡張中期の〔医学〕.
m. murmur 拡張中期雑音.
m. sound 拡張中期心音(心室の急速充満時に生ずるⅢ音, 心房収縮によって生ずるⅣ音またはⅢ・Ⅳ音の隔合が拡張中期心音の成分で, 奔馬調律をつくる).
mid·dle [mídl] [TA] 中央の, 中, = medius [L/TA].
m. age 中年〔医学〕.
m. atlantoepistrophic joint 正中環軸関節.

M

m. axillary line 中腋窩線.
m. calyx [TA] 中腎杯, = calyx medius [L/TA].
m. cardiac nerve 中心臓神経.
m. cardiac vein [TA] 中心〔臓〕静脈, = vena cardiaca media [L/TA], vena cordis media [L/TA].
m. carpal joint 手根中央関節.
m. cells 中部.
m. cerebellar peduncle [TA] 中小脳脚(橋と小脳とを連結する白質帯, 橋腕), = pedunculus cerebellaris medius [L/TA].
m. cerebellar peduncle syndrome 中小脳脚症候群(めまい, 偏視, 垂直軸に対する頭, 眼, 体の不安定感, 臥位では一側に強制された体位をとり, 嘔吐, 耳鳴り, 難聴を伴う), = Hertwig-Magendie sign.
m. cerebral artery (MCA) [TA] 中大脳動脈, = arteria cerebri media [L/TA].
m. cervical cardiac nerve [TA] 中〔頸〕心臓神経, = nervus cardiacus cervicalis medius [L/TA].
m. cervical ganglion [TA] 中頸神経節, = ganglion cervicale medium [L/TA].
m. clinoid process [TA] 中床突起(鞍結節の外側終末の後方にある小結節で, 欠損することもあるが, また大きく発育して前床状突起と連結することもある), = processus clinoideus medius [L/TA].
m. clunial nerve 中殿皮神経.
m. coat 中膜(動脈壁の筋層).
m. colic artery [TA] 中結腸動脈, = arteria colica media [L/TA].
m. colic nodes [TA] 中結腸リンパ節, = nodi colici medii [L/TA].
m. colic vein [TA] 中結腸静脈, = vena colica media [L/TA].
m. collateral artery 中側副動脈.
m. commissure = massaintermedia.
m. concha 中鼻甲介 〔医学〕.
m. constrictor [TA] 中咽頭収縮筋, = musculus constrictor pharyngis medius [L/TA].
m. constrictor muscle of pharynx 中咽頭収縮筋.
m. cranial fossa [TA] 中頭蓋窩, = fossa cranii media [L/TA].
m. cranial fossa approach 経中頭蓋窩法 〔医学〕, = middle fossa approach.
m. cuneiform [TA] 中間楔状骨, = os cuneiforme intermedium [L/TA].
m. distance race 中距離走 〔医学〕.
m. ear [TA] 中耳, = auris media [L/TA].
m. ear catarrh 中耳カタル 〔医学〕.
m. ear deafness 中耳性難聴 〔医学〕 (伝音系難聴).
m. ear disease reflex 中耳炎反射(軽度の中耳疾患において体温の変化が起こること).
m. ear effusion 中耳貯留液.
m. ear muscle reflex 耳小骨筋反射 〔医学〕.
m. ear prosthesis 中耳プロテーゼ 〔医学〕.
m. east respiratory syndrome (MERS) 中東呼吸器症候群(マーズ. 新種のコロナウイルスによる感染症).
m. ethmoidal cells [TA] 篩骨蜂巣(中部)*, 中篩骨洞, = cellulae ethmoidales mediae [L/TA].
m. facet for calcaneus [TA] 中踵骨関節面, = facies articularis calcanea media [L/TA].
m. finger [TA] 中指, = digitus medius [L/TA], 第3指, = digitus tertius〔Ⅲ〕[L/TA].
m. finger crease 中央指〔皮〕線 〔医学〕.
m. flagellum 中鞭毛.
m. fossa approach 中頭蓋窩到達法.
m. fossa dura mater 中頭蓋脳硬膜 〔医学〕.
m. frontal convolution 中前頭回.
m. frontal gyrus [TA] 中前頭回, = gyrus frontalis medius [L/TA].
m. frontal sulcus 中前頭溝.
m. genicular artery [TA] 中膝動脈, = arteria media genus [L/TA].
m. glossoepiglottic fold 正中舌喉頭蓋ヒダ.
m. gluteal muscle 中殿筋.
m. gray layer of superior colliculus 上近の中間灰白層.
m. hepatic vein 中肝静脈.
m. intranodal tract 中結節間路(刺激伝導系の).
m. kidney 中腎, = mesonephros, Wolffian body.
m. lamella 中層(植物細胞膜の間にはさまれたペクチン層).
m. lamella pectinase 中層ペクチン分解酵素.
m. latency response 中等潜伏時反応 〔医学〕, 〔聴性〕中間〔潜時〕反応.
m. layer [TA] 中葉, = lamina media [L/TA].
m. lobar artery [TA] 中葉動脈, = arteria lobaris media [L/TA].
m. lobar bronchus [TA] 中葉気管支, = bronchus lobaris medius [L/TA].
m. lobe [TA] 中葉, = lobus medius [L/TA].
m. lobe branch [TA] 中葉静脈, = ramus lobi medii [L/TA].
m. lobe of prostate 〔前立腺の〕中葉.
m. lobe of right lung [TA] 〔右肺の〕中葉, = lobus medius pulmonis dextri [L/TA].
m. lobe syndrome 〔肺〕中葉症候群 〔医学〕 (肺中葉の慢性拡張不全. 1948年 Graham により記載された非特異型肺炎), = S_5 disease.
m. lobe vein [TA] 中葉静脈, = vena lobi medii [L/TA].
m. lung field 中肺野 〔医学〕.
m. lymphocyte 中リンパ球 〔医学〕.
m. macular arteriole [TA] 中黄斑動脈*, = arteriola macularis media [L/TA].
m. macular venule [TA] 中黄斑静脈*, = venula macularis media [L/TA].
m. meatus of nose 中鼻道 〔医学〕.
m. mediastinum [TA] 縦隔の中部(中縦隔), = mediastinum medium [L/TA].
m. meningeal artery [TA] 中硬膜動脈, = arteria meningea media [L/TA].
m. meningeal artery groove 中大脳動脈溝.
m. meningeal veins [TA] 中硬膜静脈, = venae meningeae mediae [L/TA].
m. nasal concha [TA] 中鼻甲介, = concha nasalis media [L/TA], concha nasi media [L/TA].
m. nasal meatus [TA] 中鼻道, = meatus nasi medius [L/TA].
m. oil 中油(ナフタレンを主成分とする, コールタールの 170〜250°C の留分).
m. pain 中間痛.
m. palmar crease 中央手掌皮線 〔医学〕.
m. part [TA] ① 横行部, = pars transversa [L/TA]. ② 中部 〔医学〕.
m. phalanx [TA] 中節骨, = phalanx media [L/TA].
m. piece 中部 〔医学〕, 中片〔部〕(精子の).
m. point 中点.
m. radicular syndrome 中根症候群(第7頸神経根の麻痺による上腕三頭筋および手の伸筋の麻痺).
m. rectal artery [TA] 中直腸動脈, = arteria rectaslis media [L/TA].
m. rectal node 中直腸リンパ節.
m. rectal plexus [TA] 中直腸動脈神経叢, = plexus rectalis medius [L/TA].
m. rectal veins [TA] 中直腸静脈, = venae recta-

M

les mediae [L/TA].
m. register 中声区〔医学〕.
m. sacral artery 正中仙骨動脈.
m. sacral lymphatic plexus 中仙骨リンパ管叢.
m. sacral plexus 中仙骨リンパ管叢.
m. scalene [TA] 中斜角筋, = musculus scalenus medius [L/TA].
m. shadow 中央陰影〔医学〕.
m. superior alveolar branch [TA] 中上歯槽枝, = ramus alveolaris superior medius [L/TA].
m. supraclavicular nerve 中間鎖骨上神経.
m. suprarenal artery [TA] ① 中直腸動脈, = arteria suprarenalis media [L/TA]. ② 中副腎(腎上体)動脈.
m. talar articular surface [TA] 中距骨関節面, = facies articularis talaris media [L/TA].
m. talar articular surface of calcaneus 踵骨の中距骨関節面.
m. temporal artery [TA] 中側頭動脈, = arteria temporalis media [L/TA].
m. temporal branch [TA] 中側頭枝*, = rami temporales medii [L/TA], ramus temporalis medius [L/TA].
m. temporal convolution 中側頭回.
m. temporal gyrus [TA] 中側頭回, = gyrus temporalis medius [L/TA].
m. temporal sulcus 中側頭溝.
m. temporal vein [TA] 中側頭静脈, = vena temporalis media [L/TA].
m. thyroid veins [TA] 中甲状腺静脈, = venae thyroideae mediae [L/TA].
m. transverse rectal fold 中直腸横ヒダ.
m. trunk [TA] 中神経幹, = truncus medius [L/TA].
m. tunnel 中トンネル〔医学〕.
m. turbinate 中鼻甲介〔医学〕.
m. umbilical fold 正中臍ヒダ.
m. umbilical ligament 正中臍索.
m. wave length sensitive cone 中波長感受性錐体(M-錐体, 緑錐体).

Middlebrook 7H9 broth ミドルブルック7H9液体培地(抗酸菌の培養に用いられる. ほかに固形培地7H10, 7H11がある).

Middlebrook-Dubos test ミドルブルック・デュボス試験(結核菌の多糖体に対する抗体価の測定試験. 現在は使用されない).

mid·dor·sal [mìddɔ́:səl] 背中の.
m. line 背中線.

mid·e·ca·my·cin [mìdəkəmáisin] ミデカマイシン $C_{41}H_{67}NO_{15}$: 813.97(マクロライド系抗生物質. 細菌のタンパク質合成を阻害し, 静菌的に作用する. 本薬に感性のブドウ球菌, レンサ球菌, 肺炎球菌, マイコプラズマによる感染症に適用).

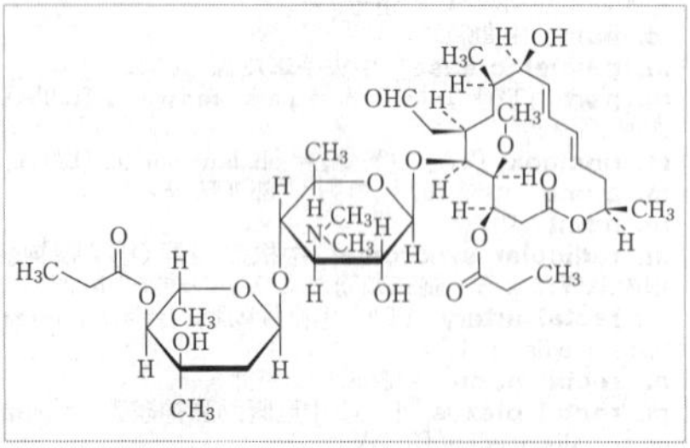

m. acetate ミデカマイシン酢酸エステル $C_{45}H_{71}NO_{17}$: 898.04(酢酸ミデカマイシン. マクロライド系抗生物質).

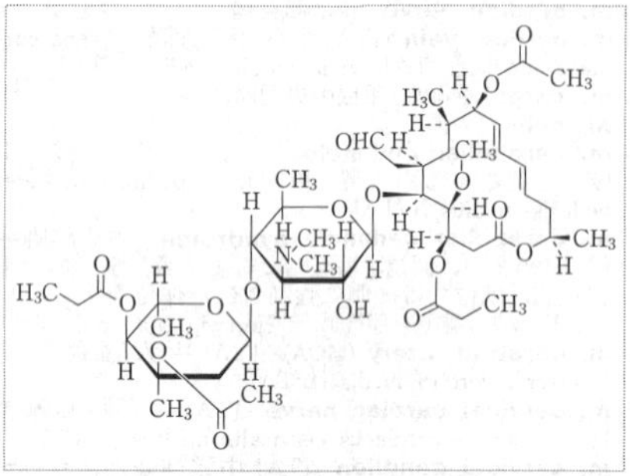

midepigastric plane = transpyloric plane.

mid·eye [midái] 中央眼, 単一眼〔医学〕, 重視眼〔医学〕, 中間視.

mid·face [mídfeis] 中顔面〔医学〕.

mid·for·ceps [midfɔ́:seps] 中位鉗子〔医学〕.
m. operation (児頭先進部が坐骨棘平面より下方まで下降してきているが, 陰裂から見えるところまで下降していないか, 矢状縫合が前後径に一致していない状態で行う鉗子手術).

mid·fron·tal [midfrʌ́ntəl] 前額中央の, = medifrontal.
m. area 中前頭野.

midge [míʤ] 小昆虫(ユスリカ, ヌカカ, ブユなど).

midg·et [míʤit] ① 小人〔症〕. ② 小型動物. ③ 小型の, 矮小の.
m. bipolar cells 小型双極細胞.
m. impinger 小型粉塵(じん)採取器〔医学〕, 小型インピンジャー(アメリカ鉱山局規定の).

midg·et·ism [míʤətizəm] 小人〔症〕.

mid·grac·ile [midgrǽsil] 中薄溝の(小脳の).
m. sulcus 中薄葉溝(小脳の).

mid·gut [mídgʌt] 中腸(胎児の腸管中央部で, 卵黄嚢に開口する), = midgut intestine.
m. volvulus 中腸軸捻〔転〕〔医学〕.

mid·lat·er·al [midlǽtərəl] 中外側.
m. incision 真横切開〔医学〕, 正側方切開, 側正中切開.

midlife crisis 中年の危機(中年期に, 目標喪失, さまざまな限界を感じる, 欲求不満といった思考に傾斜すること).

mid·line (ML) [mìdláin] 正中.
m. cleft 正中頸裂〔医学〕.
m. echo 正中〔線〕エコー〔医学〕.
m. groove of tongue [TA] 舌正中溝, = sulcus medianus linguae [L/TA].
m. incision 正中切開〔医学〕.
m. space 正中離開, = diastoma, medrian diastema.

midnodal extrasystole 中部結節性期外収縮.

mid·oc·cip·i·tal [mìdɑksípitəl] 後頭中央部の.

mid·pain [mídpein] 月経中間痛.

midpalmar fascial space 手掌中央腔.

midpalmar space 手掌正中隙.

midparent value 両親の平均値〔医学〕.

mid·pe·riph·er·y [mìdpərífəri] 網膜中央帯.

mid·piece [mídpi:s] ①(補体加分解する場合の沈殿グロブリン分画). ② 中節〔医学〕.

mid·plane [mídplein] 中央面.

mid·rib [mídrib] 主脈(葉の中央にある葉脈).

M

mid·riff [mídrif] 横隔膜，= diaphragm.
midsagittal plane 中矢状平面(頭蓋の正中平面).
mid·sec·tion [midsékʃən] 中央切断.
mid·stance [mídstæ̀ns] 立脚中期(立脚期のうち，全体重が支持脚の真上に負荷された時点).
mid·ster·num [midstə́:nəm] 胸骨中央，= mesosternum.
midstream urine 中間尿〔医学〕(排尿開始直後と終了直前の尿を捨てて採取された尿).
midstream voiding 中間排尿〔医学〕.
mid·swing [mídswiŋ] 遊脚中期〔医学〕.
mid·sys·tol·ic [mìdsistálik] 収縮中期の〔医学〕.
m. bucking 収縮中期突出(僧帽弁逸脱症のMモード心エコー図にみる，収縮中期より僧帽弁尖が後方左房内に弓状に落ち込む像).
m. click 収縮中期クリック〔医学〕(僧帽弁逸脱症の徴候).
m. click-late diastolic murmur syndrome 僧帽弁逸脱症，= mitral valve prolapse.
mid·tar·sal [midtá:səl] 中足根の(足根骨の2列の中間).
mid·teg·men·tum [mìdtegméntəm] 被蓋中央部.
mid·tri·mes·ter [mìdtraiméstər] 妊娠中期〔医学〕(日本では妊娠満16～27週をいうが，アメリカの妊娠第2三半期は満14～27週をいう).
mid·ven·tral [midvéntrəl] 腹部中央の.
mid·ven·tri·cle [midvéntrikl] 中脳室.
mid·ven·tric·u·lar ob·struc·tion [mìdventríkjulər ɑbstrʌ́kʃən] 左室中央部閉塞，心室中部狭窄(肥大型心筋症で，乳頭筋レベルで左室が狭窄されるものをいう).
mid·wife [mídwaif] 助産師〔医学〕，産婆.
m.'s license 助産師免許.
mid·wife·ry [mídwaifəri] 産婆術，助産学〔医学〕，産科学.
midwives registration 助産師登録〔医学〕.
midyear population 年央人口〔医学〕.
midzonal necrosis 中間域壊死〔医学〕.
Miescher, Johann Friedrich [mí:ʃər] ミーシェル(1811-1887，スイスの病理学者).
M. corpuscles ミーシェル小体(動物筋肉内にみられる卵形担胞子性の被膜をもつ小体で，住肉胞子虫の感染によるもの)，= Miescher tubules, Rainey corpuscles, saprocyst.
M. elastoma ミーシェルの弾力線維腫.
M. granuloma ミーシェル肉芽腫(結節性紅斑に発生する肉芽腫).
M. tubes ミーシェル管，= Miescher corpuscles.
MIF ① macrophage migration inhibition factor マクロファージ遊走阻止因子の略. ② maximal inspiratory flow 最大吸気量の略. ③ migration-inhibitory factor 遊走阻止因子の略.
mIg membrane immunoglobulin〔細胞〕膜免疫グロブリンの略.
mignon lamp ミグノン灯(膀胱鏡検査などに用いられる小型の電球).
mi·graine [mí:grein, mái-] 片頭痛〔医学〕(発作性頭痛で，はきけを伴う)，= sick headache. 形 migrainous.
m. headache 片(偏)頭痛(反復性の片側性，拍動性頭痛 throbbing headache で眼症状，運動感覚異常，情緒不安定，うつ状態，空腹などの前兆あるいは前駆症状，嘔気・嘔吐などの随伴症状を特徴とする)，= vascular headache of migraine type.
m.-related vestibulopathy 片頭痛関連性前庭障害.
mi·grant [máigrənt] 移住者〔医学〕.
m. erysipelas 遊走性丹毒，= wandering erysipelas.
m. population 移住人口〔医学〕.
mi·gra·teur [máigrətju:r] 徘徊症者.
mi·grat·ing [máigreitiŋ] 遊走〔性〕〔医学〕.
m. abscess 遊走〔性〕膿瘍.
m. kidney 遊走腎〔医学〕.
m. neuritis 遊走性神経炎〔医学〕.
m. phlebitis 遊走性静脈炎〔医学〕.
m. teeth 移転歯.
m. thrombophlebitis 遊走性血栓静脈炎〔医学〕.
mi·gra·tion [maigréiʃən] ① 遊歩，遊走，移動〔医学〕，移民〔医学〕. ② 回遊(魚類の)，渡り(鳥類の). 形 migrating, migratory.
m. chase method 成熟追跡法〔医学〕.
m. current 泳動電流〔医学〕.
m. disorder 移動異常〔医学〕.
m. index 遊走指数.
m. inhibition test 遊走阻止試験(テスト)〔医学〕.
m. inhibitory factor (MIF) 〔遊走〕阻止因子〔医学〕，= migration inhibition factor.
m. inhibitory factor test 遊走阻止因子試験.
m. of leukocytes 白血球遊走，= leukocyto migration.
m. of ovum 卵子遊走.
m. potential 泳動電位(ドルン効果においてみられる).
m. theory 移動説(交感性眼炎は患側からの病原体がリンパ管を通って他側に移動することによる).
m. transfer 遊走移動〔医学〕.
mi·gra·to·ry [máigrətəri] 遊走〔性〕の〔医学〕.
m. cell 遊走細胞.
m. edema 遊走性水腫(浮腫)〔医学〕，移動性浮腫.
m. phase 幼虫移行期.
m. pneumonia 遊走〔性〕肺炎〔医学〕.
m. testis 遊走精巣(睾丸)〔医学〕.
m. tumor 移動性腫瘍，遊走性腫瘍.
mi·gre·nin [máigrənin] ミグレニン(アンチピリン，カフェインおよびクエン酸の混合物．鎮痛薬).
MIH melanotropin release-inhibiting hormone メラノトロピン放出抑制ホルモンの略.
MIH solution エムアイエイチ液(食塩8.0g，クエン酸ナトリウム5.0g，塩化カリウム0.2g，硫酸マグネシウム0.4gを水1,000mLに溶解したもの).
mika operation マイカ手術(授精不能の目的で，尿道球部に瘻孔を造設する方法).
Mikity, Victor G. [míkəti] ミキティ(1919生，アメリカの放射線科医．Wilson-Mikity syndrome).
mikro- [maikrou, -krə] ① 微小，微細を表す接頭語. ② 百万分の一を表す接頭語，= micr(o)-.
Mikulicz, Johannes von Radecki [mikú:litʃ] ミクリッツ(1850-1905，ドイツに在住したポーランドの外科医．Mikulicz-Radecki とも表記される).
M. angle ミクリッツ角(頸体角．大腿骨頸部の長軸と骨幹の長軸を通る平面のなす角で，正常値は130°)，= angle of declination.
M. aphthae ミクリッツアフタ(慢性再発性).
M. cell ミクリッツ細胞(ミチリク細胞ともいい，鼻硬化症に特異と考えられる食細胞で原形質にクレブシエラに属する双桿菌を含む)，= Mikulicz-Radecki cells.
M. disease ミクリッツ病，= Mikulicz-Radecki disease.
M. drain ミクリッツドレーン(ガーゼタンポン)，= Mikulicz-Radecki drain.
M. operation ミクリッツ手術(腸の切除術．罹患腸管を腹腔外に一度前置したうえで数日後に切除し，腹腔外で閉鎖する2期的切除方法).
M.-Radecki cells ミクリッツ細胞(鼻硬腫にみら

れる食菌細胞).
M.-Radecki circulus vitiosus ミクリッツ悪循環(胃腸吻合術後胃内容物が輸入腸管内に流入し，それから胃内へ逆流すること).
M.-Radecki disease ミクリッツ病(両側の唾液腺，涙腺，顎下腺がリンパ球の浸潤により肥大する疾病), = achroacytosis.
M.-Radecki drain ミクリッツ排膿法(ヨードホルムガーゼを棒状として腹腔から排膿する方法).
M.-Radecki operation ミクリッツ手術(① 斜頸の治療に胸鎖乳突筋を切除する方法. ② Heineke-Mikulicz 手術. ③ 足根切除術), = Wladimiroff operation.
M.-Radecki syndrome ミクリッツ症候群, = Mikulicz syndrome.
M. syndrome ミクリッツ症候群［医学］(涙腺，唾液腺のリンパ組織が増殖し，無痛，対称性に腫脹した症状．慢性リンパ性白血病，悪性リンパ腫など).
M.-Vladimiroff amputation ミクリッツ・ウラジミロフ切断術(足の骨形成切断術).
mil ［míl］ ミル(長さの単位で，1ミルは1/1,000インチ，または25.4マイクロメートル).
mi·lam·me·ter ［milǽmitər］ ミリアンペア計, = milliamperemeter.
mild ［máild］ 軽度の，軟性の，緩和な.
m. blistering ointment 弱発疱膏.
m. cathartic 緩下薬.
m. chimation 凍瘡, = chilblain.
m. cognitive impairment (MCI) 軽度認知障害(アルツハイマー病などの前症状として，正常域と痴呆域の中間にあるもの).
m. concussion 軽症脳振盪.
m. depression 軽症うつ病.
m. diffuse axonal injury 軽症びまん性軸索損傷(意識障害6〜24時間).
m. mercurous chloride 甘汞.
m. mercurous chloride ointment 甘汞軟膏(甘汞33%を含む), = calomel ointment.
m. neurocognitive disorder 軽度認知障害(DSM-5).
m. protargin 弱力プロテイン銀, = argentum proteinicum mite.
m. resorcinol paste 弱レソルシノールペースト, = Lassar mild resorcinol paste, pasta resorcinolis mitis.
m. silver protein 緩和銀タンパク，弱力プロテイン銀, = argyrol.
m. steel 軟鋼.
m. symptom 軽症.
m. taste 緩和な味［医学］.
m. toxemia of late pregnancy 軽症妊娠中毒症［医学］, = mild toxemia of pregnancy.
m. toxemia of pregnancy 妊娠中毒症軽症.
m. typhoid 軽症〔腸〕チフス［医学］.
mil·dew ［míldju:］ べと病，うどんこ病，カビ症(藻菌類ベトカビ科の寄生によって起こる植物の病害).
m. proofing カビ止め加工.
Miles, William Ernest ［máilz］ マイルス(1869-1947，イギリスの外科医).
M. operation マイルス手術(S状結腸，直腸，肛門を周囲組織を含めて切除し，左下腹部に人工肛門を造設する方法), = Miles resection.
mil·foil ［mílfɔil］ セイヨウノコギリソウ［西洋鋸草］, = *Achillea milleifolium*.
mil·ia ［míliə］ 稗粒腫(表皮直下の小型角質嚢腫).
Milian, Gaston ［míliən］ ミリアン(1871-1945，フランスの皮膚科医).
M. disease ミリアン病, = Milian erythema.
M. erythema ミリアン紅斑(アルスフェナミン注射後9日目に出現する発熱と紅斑), = Milian disease.
M. sign ミリアン徴候(頭および顔の皮下組織の炎症性疾患では耳には病変は起こらないが皮膚病では耳にも広がる).
mil·i·ar·ia ［mìliέəriə］ 汗疹，粟粒疹［医学］(あせも).
m. alba 白色汗疹, = sudamina crystallina.
m. crystallina 水晶様汗疹, = sudamen.
m. epidemica 流行性粟粒疹(粟粒熱), = miliary fever.
m. profunda 深在性汗疹.
m. pustulosa 汗孔炎.
m. rubra 紅色汗疹(汗腺胞口に起こる丘疹および水疱からなり，皮膚の発赤と炎症性反応が伴う), = heat rash, lichen tropicus, prickly heat, strophulus.
mil·i·ar·is ［mìliέəris］ 粟粒, = miliary.
mil·i·ar·y ［míliəri］ 粟粒〔性〕の，粟粒状の.
m. abscess 粟粒性膿瘍［医学］.
m. aneurysm 粟粒動脈瘤［医学］.
m. atelectasis 粟粒無気肺.
m. carcinomatosis 粟粒癌腫症.
m. carcinosis 粟粒癌腫症［医学］.
m. embolism 粟粒〔性〕塞栓症［医学］(多数の小血管に同時に発生するもの).
m. fever 粟粒熱［医学］, = sweating sickness.
m. gland 粟粒腺.
m. lupoid (多発性良性類肉腫), = multiple benign sarcoid.
m. papular syphilid(e) 粟粒性丘疹性梅毒疹, = follicular syphilid.
m. phlyctenular conjunctivitis 多発性フリクテン.
m. sclerosis 粟粒性硬化症(悪性貧血においてみられる脊髄の小斑点状硬化).
m. shadow 粟粒陰影［医学］.
m. syphilid(e) 粟粒梅毒疹.
m. tubercle 粟粒〔結核〕結節［医学］，粟粒結核, = miliary tubercule.
m. tuberculosis 粟粒結核〔症〕［医学］.
mil·i·bis ［mílibis］ ミリビス, = glycobiarsol.
mi·lieu ［mí(:)lju:］ ［F］ 環境，ミリュー.
m. extérieur 外部環境［医学］.
m. intérieur 内部環境［医学］.
m. interne 内部環境, = milieu intérieur.
m. therapy 環境療法［医学］.
mil·i·tar·y ［mílitəri］ 軍隊の［医学］.
m. ambulance service 軍隊救急車部門［医学］.
m. and naval nursing 陸海軍看護［医学］.
m. disease 軍人病，軍隊病［医学］.
m. first aid 軍陣(軍隊)応急手当［医学］.
m. heart 兵隊心〔臓〕［医学］, = soldier's heart.
m. hospital 陸軍病院［医学］.
m. hygiene 軍隊衛生〔学〕［医学］.
m. medical care 軍陣医療［医学］.
m. medicine 軍陣医学［医学］.
m. nursing 従軍看護［医学］.
mil·i·um ［míliəm］ 稗粒腫［医学］. 複 milia.
milk ［mílk］ ① 乳汁(哺乳動物の乳腺からの分泌物). ② 乳剤. ③ 乳状液. 形 milky.
m. abscess 乳汁膿瘍(授乳期の).
m. agar 牛乳寒天［医学］.
m.-agent 乳汁因子(マウスの自然発生の乳癌は，遺伝的素因とホルモンの刺激のほかに母体の乳汁中に存在する因子が必要で，それはウイルス性のものであることがわかった．この因子を乳汁因子といい肝，脾，胸腺，血液などにも証明される).
m.-alkali syndrome ミルクアルカリ症候群(大量の牛乳と炭酸カルシウムを含む制酸剤を主として，消化性潰瘍の治療の目的で投与した症例に発症し，高カルシウム血症，高リン血症，腎不全などを主徴とした病態)，= Burnett syndrome.
m. allergy ミルクアレルギー，牛乳アレルギー〔医学〕.
m. analysis 牛乳分析〔医学〕.
m. anemia 乳汁貧血〔医学〕，牛乳貧血.
m. bacteriology 牛乳細菌学〔医学〕.
m. bath 牛乳浴〔医学〕.
m.-borne 介乳性の.
m.-borne infection 乳汁感染〔医学〕，介乳感染，牛乳感染.
m. chemistry 牛乳〔の〕化学〔医学〕.
m. clotting enzyme 凝乳酵素〔医学〕.
m. coagulation 凝乳.
m. conditioning 調乳〔医学〕.
m. corpuscle 乳小球.
m. crust 乳か(痂)〔医学〕(乳児の頭部湿疹).
m. culture medium 牛乳培地〔医学〕.
m. cure 牛乳療法〔医学〕.
m. cyst 乳汁嚢胞，= lacteal cyst.
m. day 牛乳日〔医学〕.
m. dental arch 乳歯列弓〔医学〕.
m. diet 牛乳食〔医学〕.
m. dietary deficiency 牛乳栄養障害〔医学〕.
m. discharge 射乳〔医学〕.
m. ducts 乳管，= ductus lactiferi.
m. ejection 射乳〔医学〕.
m. ejection reflex 乳汁射出反射.
m. epidemic 牛乳性流行〔医学〕.
m. factor ① 乳因子〔医学〕(乳腺腫瘍誘発因子)，= milk-agent. ② 母乳因子，乳汁因子(マウスの乳癌発生に必要な遺伝的素因とホルモンの影響以外に母獣の乳汁にある乳癌因子で，Bittner ウイルスとも考えられる)，= Bittner virus，mouse-mammary tumor factor.
m. fat 乳脂.
m. fermentation 牛乳発酵〔医学〕.
m. fever 授乳熱〔医学〕，乳熱.
m. formula 調乳処方〔医学〕.
m. gland 乳腺.
m. globule 乳球〔医学〕.
m. intolerance 牛乳不耐症〔医学〕.
m. leg 白股腫〔医学〕，疼痛白股腫，産褥有痛白股腫，= puerperal phlegmasia alba dolens.
m. line 乳線(胚の肥大した上皮層で，乳腺に発育するもの).
m. line mammary ridge 乳腺堤〔医学〕.
m. microbiology 牛乳微生物学〔医学〕.
m. of bismuth ビスマス(蒼鉛)乳剤(塩基性炭酸ビスマスの6%乳剤).
m. of calcium 石灰乳〔医学〕.
m. of calcium bile カルシウム乳胆汁，= limy bile.
m. of iron 鉄乳剤(リン酸第二鉄を含有する液).
m. of lime 石灰乳〔医学〕.
m. of magnesia マグネシア乳〔医学〕，マグネシア乳剤.
m. of sulfur イオウ乳，= precipitated sulfur.
m. of wet-nurse 乳母乳〔医学〕.
m. poisoning ミルク中毒，= trembles.
m.-procaine 牛乳プロカイン(脱脂乳を煮沸し，9mL につき 4%塩酸プロカインを混ぜたもので，筋肉内注射により異種タンパク作用を起こすために用いる).
m. protein 乳タンパク.
m. pump 搾乳器〔医学〕.
m. ridge 乳房隆起(ヒト胎児の腋窩から鼡径部に達する両側にある上皮隆起で，その頭側部から乳房が発生する)，= mammary ridge.
m. ring test ミルクリング試験(テスト)〔医学〕.
m. scall 乳痂〔医学〕，= crusta lactea.
m. secretion 乳汁分泌〔医学〕.
m. serum 乳清〔医学〕.
m.-sick (ウシの中毒性疾患).
m. sickness 牛乳病〔医学〕，戦慄症(サワラン［沢蘭］の毒性成分 trematol を摂取して発する戦慄症にかかった家畜の乳汁を飲んで起こるヒトの疾患)，= slows，tremble.
m. spitting 溢乳.
m. spot 白斑，腱斑(心外膜にみられる線維性肥厚部)，= macula albida.
m. stool 乳便〔医学〕.
m. sugar 乳糖〔医学〕(ラクトース)，= lactose.
m. teeth 乳歯〔医学〕，= deciduous teeth.
m. test 乳質検査(市乳や乳製品として加工処理する前に実施する品質検査).
m. thrombus 乳栓.
m. tooth ① 乳歯，= deciduous tooth. ② 脱落歯.
m.-tree 乳樹(乳汁を出す樹).
m. tumor 乳腺腫瘤，= lacteal tumor.
milker's node 乳しぼり人結節〔医学〕(パラ種痘疹).
milker's nodule 搾乳者結節(ウイルスが創傷から侵入し，5～7 日後に結節を生ずる．4～6 週で自然治癒する).
milker's nodule virus 搾乳者結節ウイルス(ポックスウイルス科のウイルスで，搾乳などでウシから感染し，結節をきたす)，= *Pseudocowpox virus*，paravaccinia virus.
milker's spasm 搾乳者攣縮.
milk·ing ［mílkiŋ］ ① 搾取法〔医学〕(乳房，尿道などの管孔からその内容物を搾り出すこと). ② ミルキング(比較的半減期の長い親核種から娘核種を分離して採取することをいう).
m. product ミルキング生成物〔医学〕.
milkmaid sign 乳しぼり徴候〔医学〕.
Milkman, Louis Arthur ［mílkmən］ ミルクマン(1895-1951，アメリカの放射線医).
M.-Looser syndrome ミルクマン・ルーサー症候群，= Milkman syndrome.
M. pseudofracture ミルクマン偽骨折〔医学〕.
M. syndrome ミルクマン症候群(多発特発性偽骨折で，骨疾患における緻密質の吸収による(骨粗鬆症))，= multiple spontaneous pseudo-fracture of bone.
milk·pox ［mílkpɑks］ 牛痘，乳痘，軽症性痘瘡(痘瘡ウイルスの弱毒株による痘瘡の軽症型)，= alastrim，amaas，variola minor.
milk·weed ［mílkwi:d］ (ガガイモ科トウワタ属植物を指す).
milk·wort ［mílkwə:t］ (ヒメハギ科ヒメハギ属植物を指す).
milk·y ［mílki］ 乳様の，乳状の〔医学〕，乳白の.
m. ascites 乳状腹水，= ascites adiposus.
m. cataract 乳汁様白内障，= fluid cataract.
m. gel test 乳様ゲルテスト.
m. glass 乳白ガラス.
m. juice 乳液，乳様液.
m. spot 白斑(大網の食細胞集合斑点).
m. tetter 乳痂，= crusta lactea.
m. urine 乳び(糜)尿〔医学〕，= chyluria.
mill ［míl］ 製粉機〔医学〕.
m. wheel murmur 水車雑音，= water wheel murmur.
Millar, John ［mílər］ ミラー(1735-1801，イギリスの医師).
M. asthma ミラー喘息(喉頭痙攣)，= Kopp asthma，laryngismus stridulus，Wichmann asthma.

M

Millar microtip catheter ミラー心臓カテーテル（カテーテルの先端に圧波計をつけたもの）.

Millard, August Louis Jules ［míləːd］ ミラート（1830–1915，フランスの医師．ミヤールとも表記された）.

M.–Gubler paralysis ミラート・グブラー麻痺（下交代性片麻痺，顔面神経交代性片麻痺とも呼ばれ，顔面神経麻痺と反対側の片麻痺を起こした疾病），＝Gubler paralysis，hemiplegia alternans oculomotorica，Weber syndrome.

M.–Gubler syndrome ミラート・グブラー症候群（橋の病変による同側の末梢性顔面神経麻痺と反対側の片麻痺を呈する）.

Millard, Henry B. ［míləːd］ ミラード（1832–1893，アメリカの医師）.

M. test ミラード試験（試薬として液状石灰酸，氷酢酸，苛性カリ液の混液をつくり，被検液に加えると，タンパク質は沈殿を起こす）.

milled ［míld］ 加工した，製造した.

m. flour 製粉.

m. soap 練石ケン.

Miller collutory （安息香酸，クラメリアチンキ，ハッカ油を含む含嗽薬）.

Miller–Kurzrok test ［mílər kə́ːtsrɔk tést］ ミラー・クルツロック試験［医学］（精子と頸管粘液の適合性をみる検査で，排卵直前の子宮頸管粘液をスライドグラスにとり，それに接して精液1滴をのせ，カバーグラスをかけて粘液・精液境界部を検鏡する．運動精子が粘液中に進入し，運動性があるときは適合性ありと判定する）.

M

Miller, Thomas Grier ［mílər］ ミラー（1886–1981，アメリカの医師）.

M.–Abbott tube ミラー・アボット管（腸閉塞症の診断・治療に用いられる管）.

miller's asthma 製粉業者喘息［医学］，デンプン喘息.

miller's lung 製粉業者肺［医学］.

mil·let ［mílit］ ① キビ，＝proso millet. ② アワ，＝foxtail millet.

m.–gluten あめ（飴），＝wheator.

m. seed 粟粒（キビ *Panicum miliaceum* の種子）.

milli– ［mili］ 1,000分の1の意味を表す接頭語.

mil·li·am·me·ter ［mìliǽmitər］ ミリアンペア計，＝milammeter.

mil·li·am·pere (mA) ［mìliǽmpeər］ ミリアンペア（電流の強さの単位で 10^{-3} アンペアに等しい）.

m. minute ミリアンペア分（電流の強さの単位で，1分間に流れたミリアンペア数）.

mil·li·bar (mb) ［mílibɑːr］ ミリバール（大気圧の旧単位で，1,000分の1バール．現在はヘクトパスカル hPa を用いる）.

mil·li·cu·rie (mCi) ［mìlikjúːriː］ ミリキュリー（放射性同位元素の放射能単位．1秒間 3.7×10^7 の壊変数を示す同位元素の量と定義され，SI単位で 3.7×10^7 Bq である．1910年1mgのラジウム Ra と放射平衡にあるラドン Rn の量として定義された）.

m. destroyed 崩壊ミリキュリー（ラドン管からの照射量の単位で，1ミリキュリーのラドン管を永久刺入したときの線量は，ラジウム1mgをラドンの平均寿命132.2時間刺入したときの線量と同じである）.

m. hour ミリキュリー時（放射性同位元素による照射量の単位で，1mCi で1時間照射するときの作用量を示す）.

mil·li·e·quiv·a·lent (mEq) ［mìliikwívələnt］ ミリグラム当量［医学］（1Eq＝1,000mEq）.

m. per liter （溶液1L当たりの溶質のミリグラム当量．1L中のミリグラム mg 数に原子価を乗じた数を，その原子量で除した値）.

Milligan–Morgan operation ミリガン・モルガン手術［医学］（痔核切除手術）.

mil·li·gram (mg) ［míligræm］ ミリグラム（10^{-3}g）.

$$1\text{mg} = \frac{1}{1{,}000}\text{ g}$$

m. hour (mgh) ミリグラム時（ラジウム使用量に時間数を乗じた数値．ラジウム治療における照射量の単位で，1mgのラジウムを1時間照射するときの作用量を示す），＝milligramage.

mil·li·gram·age ［mìligrǽmidʒ］ ミリグラム時，＝milligram hour.

Millikan, R. A. ［mílikən］ ミリカン（1868–1953，アメリカの物理学者．1909年油滴実験により電荷を求め，電子1個の持つ電気量を決めた）.

mil·li·lam·bert ［mìlilǽmbəːt］ ミリランベルト（ランベルトの1,000分の1単位で，発光面1cm² から出る光束が1ルーメンである場合の1/1,000）.

mil·li·li·ter (mL) ［mílilitər］ ミリリットル，＝cubic centimeter (cc).

mil·li·me·ter (mm) ［mílimiːtər］ ミリメートル（1mの1/1,000）.

40 m. test 40ミリメートル試験（運動選手に対する運動能力試験の一つ．40ミリメートルの水銀柱が下がらないように呼気をつづける時間で測定）.

m.–wave ミリメートル波（波長1〜10mmの電磁波で，30〜300GHzのもの）.

millimicro– ［milimaikrou, -krə］ 10^{-9}を表す接頭語（現在では nano– が使われている）.

mil·li·mi·cron (mμ) ［mìlimáikrɑn］ ミリミクロン（1,000分の1ミクロンで，通常ナノメータ nm が使われる），＝micromillimeter.

mil·li·mol (mmol) ［mílimɔːl］ ミリモル（1ミリモルは 10^{-3} モル）.

mil·li·mu ［mílimjuː］ ミリミュー，＝millimicron.

Millin op·er·a·tion ［mílin ɑpəréiʃən］ ミリン手術（後恥骨式膀胱外前立腺切除術）.

mil·ling ［míliŋ］ ［陶歯］削合（咬合面を調節するため，義歯を研磨すること）.

mil·li·nor·mal ［mìlinɔ́ːməl］ 1,000分の1規定溶液の.

million electron–volt (MeV) 百万エレクトロンボルト（百万電子ボルトともいい，放射線のエネルギー単位．$1\text{MeV}=1.602\times10^{-6}\text{erg}=1.602\times10^{-13}\text{J}=3.827\times10^{-14}\text{cal}$）.

mil·lions ［míljənz］ （ボウフラを貪食する小魚の総称）.

mil·li·os·mole (mOsm) ［mìliɑ́smoul］ ミリオスモル（浸透圧の単位オスモルの1/1,000．オスモルは溶質の分子量gを溶液に溶解しているイオンまたは粒子数で割った値）.

mil·li·pede ［mílipid］ ヤスデ［馬陸］（多足類），＝*Diplopoda*.

mil·li·phot ［mílifɑt］ ミリフォト（照度の実用単位で，1,000分の1フォトに相当し，1カンデラ (cd) にほぼ等しい）.

millipore membrane filter ミリポラフィルター.

mil·li·sec·ond (msec) ［mílisekənd］ ミリ秒（1,000分の1秒）.

mil·li·volt (mV) ［mílivoult］ ミリボルト（1,000分の1ボルト）.

Millon, Auguste N. E. ［miːjɑ́n］ ミロン（1812–1867，フランスの化学者）.

M. Clinical Multiaxial Inventory test ミロン臨床多軸質問紙検査.

M. reaction ミロン反応（チロシンの検出・定量法）.

M. reagent ミロン試薬（1849年に発表したタンパ

ク質および窒素化合物の定量に用いる試薬で，水銀10gを硝酸20gに溶解し，水で2倍に希釈したものを24時間放置後上澄みをとる）.

M. test ミロン試験（ミロン試薬はタンパク質およびチロシン，フェノール，チモールなどの hydroxyphenyl 群の存在する化合物に対し赤色を呈するので，*p*-hydroxyphenylpyruvic acid の定量に利用される）.

Mills, Charles Karsner ［mílz］ ミルズ（1845–1931，アメリカの神経科医）.

M. disease ミルズ病（慢性上行性片麻痺），= ascending homiplegia，Mills syndrome.

M. test ミルズ試験（テニス肘を診断する方法で，腕関節で指と手首を曲げて肘を伸ばし，前腕を回内位にすると激痛を感ずる）.

Mills, Hiram Francis ［mílz］ ミルズ（1836–1921，アメリカの技術者）.

M.-Reincke phenomenon ミルズ・ラインケの現象（水を濾過して供給すると，単に消化器系の伝染病による死亡率が低下するばかりでなく，一般の死亡率も減少する）.

mil·pho·sis ［milfóusis］ 睫毛脱落症，= milphae.

Milroy, William Forsyth ［mílrɔi］ ミルロイ（1855–1942，アメリカの医師）.

M. disease ミルロイ病（慢性遺伝性下腿浮腫とも呼ばれ，遺伝または家族的に発現する血管運動神経障害による浮腫性疾患で，主として大腿下部に限局して現れる），= hereditary edema，Meige disease.

Milstein, Cesar ［mílsti:n］ ミルスタイン（1927–2002，アルゼンチン生まれのイギリスの免疫学者．免疫機構の発達と制御について理論と，モノクローナル抗体の作り方の原理の発見により，N. K. Jerne および G. J. F. Köhler とともに1984年度ノーベル医学・生理学賞を受けた）.

Milton, John Laws ［míltən］ ミルトン（1820–1898，イギリスの皮膚科医）.

M. disease ミルトン病（巨大じんま疹），= urticaria gigans.

M. edema ミルトン浮腫血管性浮腫（水腫）.

milz·brand ［míltsbrɑ:nt］ [G] 炭素，= anthrax.

MIM Mendelian Inheritance in Man ヒトにおけるメンデル遺伝の略.

MIM number MIM番号.

mi·me·sis ［maimí:sis］ ① 模擬，模倣（疾病がほかの型に擬すること）. ② 表情（精神）. 形 mimetic.

mi·met·ic ［maimétik］ ① 表情の. ② 模倣性の，擬態の，= mimic.

m. chorea 模倣性舞踏病，= pseudochorea.

m. convulsion 顔面痙攣，= facial convulsion, mimic convulsion.

m. crystals 擬晶.

m. labor 偽〔性〕分娩［医学］，偽陣痛，= false labor.

m. movement 表情運動（種々な感情に対応して起こる顔面筋の運動）.

m. muscle 表情筋，模倣筋（顔面筋の），= mimic muscle.

m. paralysis 模倣麻痺（顔面神経麻痺）.

mim·ic ［mímik］ 擬態の. 名 mimicry.

m. gene 模擬遺伝子（同一または類似の表現型を支配する複数の独立した遺伝子）.

m. muscles 表情筋.

m. organisms 擬態生物.

m. spasm 顔面〔筋〕痙攣［医学］，表情筋攣縮，顔面攣縮（顔面筋の痙攣），= facial tic.

m. tic 顔面〔筋〕痙攣［医学］，模倣チック〔症〕.

mim·ic·ry ［mímikri］ 相同性，模擬，擬態.

mim·ics ［mímiks］ 擬態［医学］.

Mimm culicide ミム殺蚊法（フェノールショウノウを加熱して蒸発させ，室内に拡散させる方法）.

mim·ma·tion ［miméiʃən］（言語に不必要の m 音を挿入して発語すること）.

mi·mo·sis ［maimóusis］ ① 模擬. ② 表情，= mimesis.

min ① minimum 滴（液量の最小単位），または最小の略. ② minute 分の略.

Minamata disease 水俣病［医学］.

mincle ミンクル（マクロファージC型レクチンの一種）.

mind ［máind］ ① 心［医学］，精神［医学］. ② 精神力，知力. 形 mental，mindful.

m. blindness 精神盲［医学］（視力は正常であるが見えるものを理解しないこと），= psychic blindness.

m.-body unity 心身一如（心身医学の基本概念．語源は道元の身心一如とされる）.

m. control マインド・コントロール（個人の精神，意識を統制，制御，管理する心理操作手法でカルト集団などが好んで用いる）.

m. cure 精神療法，= mental healing.

m.-deafness 精神ろう（聾）（聴覚に異常はないが，聞いたことを理解しないこと）.

m. expanding drug 精神異常発動薬［医学］.

m. pain 精神痛，心痛，苦悶，= psychalgia.

m. reading 読心術.

m. wandering 夢想，白日夢，= reverie.

mindfulness マインドフルネス（瞑想とヨガを基本とした治療法．今に生きることを基調とする）.

Minds Medical Information Network Distribution Service（日本医療評価機構 EBM 普及推進事業）の略.

mine pollution 鉱〔毒〕害［医学］.

miner's anemia 鉱夫（坑夫）貧血（十二指腸虫性貧血），= ancylostomiasis.

miner's asthma 鉱夫喘息（珪肺性喘息），= silicosis.

miner's cramp 鉱夫痙攣.

miner's disease 鉱夫病（① 十二指腸虫症. ② 眼振）.

miner's elbow 鉱夫肘（肘頭滑液包炎）.

miner's headache 鉱夫頭痛（爆発したニトログリセリンガスによる頭痛）.

miner's lung 炭坑夫肺［医学］，鉱夫肺.

miner's nystagmus 鉱夫（坑夫）眼振［医学］.

miner's phthisis 鉱夫癆，= anthracosis.

min·er·al ［mínərəl］ 鉱物，鉱質，無機質［医学］，ミネラル.

m. acid 鉱酸［医学］.

m. alkali 鉱物アルカリ.

m. apposition rate 骨石灰化速度.

m. bath 鉱泉浴［医学］.

m. blue 炭酸第二銅，= cupric carbonate.

m. bone formation 骨形成速度.

m. butter ミネラルバター（三塩化アンチモン），= antimony trichloride.

m. carbon = graphite.

m. chemistry 鉱物化学［医学］.

m. content of food 食品ミネラル含有量［医学］.

m. corticoid ミネラルコルチコイド（副腎皮質の球状層から分泌されるステロイドホルモンの中で電解質作用をもつもの）.

m. drug 鉱物性薬品.

m. element 鉱物元素.

m. fiber 鉱物繊維［医学］.

m. glycerin （石油），= petroleum.

m. infiltration 鉱質浸潤.

m. jelly ワセリン，= petrolatum，petroleum jelly.

m. matter 鉱物質［医学］.

m. metabolism ミネラル代謝［医学］，鉱質代謝.

m. oil ワセリン，鉱油［医学］（流動パラフィン），= petroleum.
m. oil plasmacytoma 鉱物油形質細胞腫（マウス腹腔内に鉱物油を投与することによって生じた実験的形質細胞腫）.
m. orange 鉛丹，= lead oxide red, mineral red.
m. pitch 鉱物ピッチ，= asphalt, bitumen.
m. requirement ミネラル必要（要求）量［医学］.
m. resin 鉱物性樹脂.
m. salt 鉱酸塩.
m. soap = bentonite.
m. springs 鉱泉［医学］.
m. tallow （地ろう（蝋）），= mineral wax.
m. water ① 泉水［医学］，鉱泉水（炭酸水，人造鉱泉）. ② 鉱泉.
m. wax 地ろう（蝋），= ozocerite.
m. white （硫酸カルシウム），= calcium sulfate.
min·er·al·i·sa·tion ［minərəlizéiʃən］ 鉱質化，= mineralization.
min·er·al·i·za·tion ［mìnərəlaizéiʃən］ ① 鉱質化［医学］，鉱質強化法（鉱物元素の豊富な食物を摂取させること）. ② 鉱化作用.
min·er·al·iz·er ［mínərəlaizər］ 鉱化剤［医学］.
min·er·al·o·cor·ti·coid ［mìnərəloukɔ́:tikɔid］ ミネラルコルチコイド，鉱質コルチコイド（副腎皮質のホルモンで鉱質コルチコステロイド．アルドステロンが最も強く尿細尿管からのナトリウムの再吸収に作用しナトリウムの貯留とカリウム消失を起こす）.
m. analog ミネラルコルチコイド類似体［医学］.
min·er·al·o·gy ［minərǽləʤi］ 鉱物学.
M
min·gin ［mínʤin］ ミンギン $C_{13}H_{18}N_2O_2$（尿中に少量発見される含窒化合物）.
ming·wort ［míŋwɔ:t］ ニガヨモギ，= wormwood.
mini- ［minə, -ni］ ミニ「非常に小さい」「小型の」意味を表す接頭語.
mini ［míni］ 小型のもの.
m. cell 微小細胞（遺伝子変異による異常細胞）. ↔ maxi cell.
m.-exon ミニエクソン.
m.-mental state examination (**MMSE**) 小認知機能検査（アルツハイマー病などの痴呆検査に用いられる．認知機能である日時，場所，人物などに関する見当識と記憶の検査が主となる．11 項目 30 点で，24 点未満は認知障害の判定となる）.
m.-modeling ミニモデリング（顕微レベルの骨形成）.
m.-transplant ミニトランスプラント.
min·i·a·ture ［míniəʧər］ 小型モデル，縮小模型，小型［医学］.
m. end-plate potential (**MEPP**) 微小終板電位［医学］.
m. kidney 矮小腎［医学］，= dwarf kidney.
m. potential 微小電位［医学］.
m. scarlet fever 小猩紅熱（化膿レンサ球菌毒素を注射したときに起こる一過性猩紅熱様発疹）.
m. stomach 小胃［医学］（胃盲嚢），= Pavlov pouch.
m. synaptic potential 微小シナプス電位［医学］.
min·i·a·tur·i·za·tion ［mìniəʧərizéiʃən］ 小型化.
miniaturized electrode 微小電極［医学］.
min·i·fy ［mínifai］ 縮小する. ↔ magnify.
min·i·lap·a·rot·o·my ［mìnilæpərátəmi］ 小開腹術.
min·im (**min, m**) ［mínim］ ミニム，滴（重量 1 グレーン grain または 0.06g に相当し，フルイドドラムの 1/60．記号は♏）.
min·i·mal ［míniməl］ 最小の［医学］.
m.〔blood〕pressure 最小血圧，拡張期血圧.
m. brain damage (**MBD**) 微細脳損傷［医学］.
m. brain damage syndrome 微細脳損傷症候群，= minimal brain dysfunction syndrome.
m. brain dysfunction (**MBD**) 微細脳機能障害［医学］.
m. brain dysfunction syndrome 微細脳傷害症候群［医学］（ストラウス症候群）.
m. cancer 微小癌［医学］.
m. care unit 最小看護単位［医学］.
m. change 微小（少）変化〔群〕［医学］.
m. change disease = minimal change nephrotic syndrome.
m. change nephrotic syndrome (**MCNS**) 微小変化型ネフローゼ症候群，微小変化群（かつてのリポイドネフローゼ lipoid nephrosis に相当し，糸球体基底膜の器質的変化によらない透過性亢進に由来する），= minimal glomerular lesions.
m. current gradient 最小電流勾配［医学］.
m. deviation melanoma 最小偏位黒色腫.
m. dose 最小量.
m. effective dose 最小有効量.
m. erythema dose 最小紅斑量.
m. essential medium 最小必須培地.
m. identifiable odor (**MIO**) 嗅覚係数，最小確認臭気（空気またはほかの媒質中に存在する発香物を認知し得る最小量），= olfactory coefficient.
m. medium 最小栄養培地.
m. operation 最小手術［医学］.
m. perceptible odor 最小可嗅閾値，嗅覚最小刺激閾値.
m. residual disease (**MRD**) 最少残存病変［医学］，微小残存病変.
m. stimulus 最小効果刺激，最小刺激，= threshold stimulus.
m. surface 極小曲面.
m. tuberculosis 軽症性結核（アメリカ結核協会の術語で，結核性病変が第 2 胸肋接合部以上，または第 4 胸椎，棘および第 5 胸椎体以上に相当する部分に限局されたもの）.
min·i·mal·ly ［mínəməli］ 微小，最小.
m. invasive direct coronary artery bypass graft (**MIDCAB**) 低侵襲冠動脈バイパス術（ミッドキャブ．左前胸部の切開のみで施行する冠動脈バイパス手術）.
m. invasive operation 最小限侵襲手術［医学］.
m. invasive surgery 低侵襲手術，= minimally access surgery.
m. invasive treatment (**MIT**) 低侵襲治療（ミットと呼ばれ，治療的侵襲を最少にとどめ，患者の苦痛，入院期間の短縮などをはかる医療技術）.
min·i·mum ［mínimәm］ ① 最小（量，数，額）［医学］，最低（度，点）［医学］，最小限度. ② 極小値（数学）. ③ 閾値. 形 minimal.
m. acuity 分解視力.
m. air 最小〔残留〕気.
m. alveolar concentration 最小肺胞内麻酔濃度［医学］，最小肺胞濃度（吸入麻酔薬の強さ，麻酔の深さを表現する数値），= minimum anesthetic concentration (MAC).
m. angle resolution 最小角分解能［医学］.
m. audible field 最小可聴域［医学］.
m. audible pressure 最小可聴音圧［医学］.
m. audible threshold 最小可聴〔閾〕値.
m. bactericidal concentration (**MBC**) 最小殺菌濃度（殺菌作用の指標となる薬剤濃度）.
m. blood pressure 最小血圧.
m. daily requirement 最小 1 日必要量［医学］.
m. detectable true activity 最小〔放射能〕検出限界［医学］.
m. deviation 最小偏位（所定のプリズムから発す

る光線の最小偏位).

m. dose 最小量〔医学〕.

m. effective dose (MED) 最小有効量.

m. erythema dose (MED) 最小紅斑量.

m. essential medium (MEM) 最少必須培地(組織培養用の).

m. hemolytic dilution 最小溶血希釈〔医学〕.

m. hemolytic dose (MHD) 最小溶血量(補体の)〔医学〕.

m. infecting dose (MID) 最小感染量.

m. inhibitory concentration (MIC) 最小阻止濃度,最小発育阻止濃度〔医学〕(薬剤が細菌の増殖を阻止する最小濃度のことで,通常 mg/L で表す).

m. inhibitory dose 最小阻止(抑制)量〔医学〕.

m. lethal concentration 最少致死濃度.

m. lethal dose (MLD) 最少致死量〔医学〕.

m. light threshold 最小光閾値.

m. living standard 最低生活水準〔医学〕.

m. observed metabolic rate 平均最少代謝率〔医学〕.

m. phototoxic dose (MPD) 最少光毒量.

m. reacting dose (MRD, mrd) 最小反応量〔医学〕.

m. requirement ① 最小規格(基準)(複数形で表す). ② 最小必要量.

m. separable acuity 最小分解視力〔医学〕.

m. significant measured activity 最小〔放射能〕測定限界〔医学〕.

m. toxic dose 最小中毒量.

m. useful density 最小有効濃度(写真の)〔医学〕.

m. useful gradient 最小有効階調度(写真の)〔医学〕.

m. visual acuity 最小視力.

m. visual angle 最小視角(眼につくられる最小限度分別し得る角で,正常値は60″).

Minin, A. V. [mínin] ミニン(ロシアの外科医).

M. light ミニン灯(紫外線照射灯で,治療に用いる), = Minin lamp.

min·i·prep·a·ra·tion [mìniprèpəréiʃən] ミニプレップ(DNA 抽出法の一つ).

min·i·sat·e·l·lite [mìnisǽtəlait] ミニサテライト.

m. DNA ミニサテライト DNA (DNA 配列の縦列繰返し配列のうち中等度の長さの単位のもの. テロメア近くに主として存在), = VNTR.

Minister for Health, Labour and Welfare 厚生労働大臣.

Ministry of Health, Labour and Welfare 厚生労働省.

min·i·tho·ra·cot·o·my [mìniθɔ̀:rəkátəmi] 小開胸〔術〕〔口語〕.

min·i·um [míniəm] ① 鉛丹(光明丹) ㊥ lead oxide red Pb_3O_4, = mineral orange. ② 朱, = vermillion.

Mink enteritis virus ミンク腸炎ウイルス(パルボウイルス科のウイルス).

Minkowski, Oskar [miŋkɔ́:fski] ミンコウスキー(1858–1931, ドイツに住んだリトアニアの医師).

M.-Chauffard syndrome ミンコウスキー・ショファー症候群(先天遺伝性溶血性黄疸), = congenital spherotic anemia.

M. figure ミンコウスキー数値(肉食時における尿中ブドウ糖と窒素との関係と絶食時のそれとの比で, 2.8 : 1), = Minkowski quotient.

M. method ミンコウスキー法, = Naunyn-Minkowski method.

Minnesota code ミネソタコード(ミネソタ大学による疫学調査を目的とした成人の心電図分類基準).

Minnesota-Hartford personality assay ミネソタハートフォード性格分析.

Minnesota multiphasic personality inventory (test) (MMPI) ミネソタ多面人格目録(テスト)(1940年にミネソタ大学の心理学者 S. Hathaway と精神医学者 J. Mckinley によって発表された心理学試験で, 550 の問題について, 被験者が yes, no, 不明の3肢選択回答を行う質問紙法の代表的なもの).

Minnesota preschool scale ミネソタ前学齢階(16ヵ月から6歳までの前学齢児童の知能を検査するために用いる).

min·o·cy·cline [minousáikli:n] ミノサイクリン(テトラサイクリン系抗生物質).

m. hydrochloride ミノサイクリン塩酸塩 $C_{23}H_{27}N_3O_7$・HCl : 493.94 (塩酸ミノサイクリン. テトラサイクリン系抗生物質ドキシサイクリンと同様にテトラサイクリンに比べて抗菌作用が強く, 他の抗生物質が無効なアシネトバクターやステノトロホモナス・マルトフィリアなどにも有効).

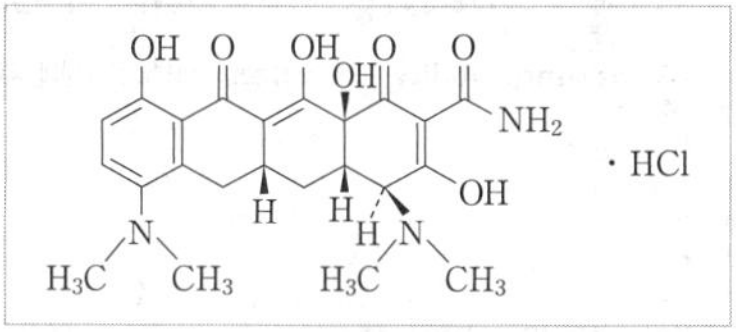

Minor, Lazar Salomovitsch [máinər] ミノル(1855–1942, ロシアの神経外科医).

M. disease ミノル病(中心性血脊髄症), = central hematomyelia.

M. sign ミノル徴候(坐骨神経痛では, 患者が座位から立ち上がるとき, 片手を背部において非患部で支え, 患脚を曲げて, 非患脚で平衡をとる).

M. tremor ミノル振戦(本態性振戦), = essential tremor.

Minor meth·od [máinər méθəd] マイナー法(1.5%ヨードチンキ 900mL に食用油 100mL を混ぜて皮膚に塗り, その上に散布したデンプンは発汗により紫青色に変わる).

mi·nor [máinər] ① 小さい方の. ② 第2次の. ③未成年〔者〕.

m. agglutinin 副凝集素(主凝集素より低濃度で抗血清中に存在する特異凝集素).

m. agglutinogen 副凝集原〔医学〕.

m. ailment 軽症.

m. alar cartilages [TA] 小鼻翼軟骨, = cartilagines alares minores [L/TA].

m. amputation 小切断(足首または手首から末端の切断).

m. anomaly 小奇形〔医学〕.

m. axis 短軸(楕円の).

m. brain damage 微細脳傷害(損傷)〔医学〕.

m. calices [TA] 小腎杯, = calices renales minores [L/TA].

m. calyx 小腎杯(第二次腎杯)〔医学〕.

m. cartilage = sesamoid cartilage.

m. causalgia 小カウザルギー.

m. circulus arteriosus of iris [TA] 小虹彩動脈輪, = circulus arteriosus iridis minor [L/TA].

m. criteria 小基準〔医学〕.

m. cross-match 副交差試験〔医学〕, = minor cross-matching test.

m. defect 軽欠点.

m. determinant 小行列式.

m. diuretic 弱利尿薬〔医学〕.

m. duodenal papilla [TA] 小十二指腸乳頭, = papilla duodeni minor [L/TA].

m. duodenal popliteal 小十二指腸乳頭, = papilla duodeni minor.

M

m. element 微量元素［医学］.
m. epilepsy てんかん小発作［医学］，小発作，小てんかん，= petit mal.
m. epileptic status 小発作てんかん重積状態［医学］.
m. fissure 小葉間裂［医学］.
m. forceps ［TA］小鉗子，= forceps minor［L/TA］.
m. gene 微動遺伝子［医学］.
m. glomerular abnormality 微小糸球体病変［医学］.
m. groove 浅いほうの溝.
m. hand 利かない手.
m. head injury 軽症頭部外傷［医学］.
m. hemisphere 劣位半球（大脳の）.
m. histocompatibility antigens 副組織適合抗原（同種移植における免疫原性がMHC抗原に比してはるかに弱く，マウスにおいてはH-Y抗原，MlS抗原など数十種が知られている．不一致の場合の拒絶反応も徐々に起こる）.
m. histocompatibility complex (MHC) 副組織適合性複合体.
m. hysteria 小ヒステリー発作［医学］.
m. impairment 副欠陥［医学］，小欠陥.
m. lip of pudendum 小陰唇［医学］.
m. operation 小手術［医学］.
m. pathergasia 軽症精神機能障害（Meyer）.
m. psychosis 小精神病.
m. reaction 副次反応［医学］.
m. renal calyx 小腎杯［医学］.
m. salivary glands ［TA］小唾液腺，= glandulae salivariae minores［L/TA］.
m. scale 短音階.
m. seizure 小型発作.
m. specificity 副特異性，マイナー特異性，= private specificity.
m. spiral 小ラセン.
m. sublingual ducts ［TA］小舌下腺管，= ductus sublinguales minores［L/TA］.
m. surgery 小外科処置，小手術［医学］.
m. testing 副試験（輸血を行う場合に実施される交差適合試験の一つ．患者血球と供血者血清を混合して凝集反応をみる）.
m. tooth movement 〔矯正用〕歯牙小移動［医学］.
m. tranquilizer 抗不安薬，穏和精神安定薬.
m. tranquilizing agent 弱精神安定薬.
m. tympanic cavity 小鼓室［医学］.
m. variola 小痘瘡［医学］.
minority group 少数者集団［医学］.
Minot, George Richards ［máinət］ マイノット（1885–1950，アメリカの医師．1926年悪性貧血の食事療法として，肝臓を用いた功績により，W. P. Murphy および G.H. Whipple とともに1934年ノーベル医学・生理学賞を受けた）.
M.–Murphy diet マイノット・マーフィー食（悪性貧血患者の治療食で，毎日250g程度のウシ肝臓を用いて，1日熱量約10.5キロジュール（約2500kcal）に調節し，塩類および脂肪類を減少させたもの），= Minot-Murphy treatment.
mi·nox·i·dil ［minάksidil］ミノキシジル ㊗ 6-amino-1,2-dihydro-1-hydroxy-2-imino-4-piperidinopyrimidine $C_9H_{15}N_5O$（降圧薬）.
mint ［mínt］ ① ハッカ［薄荷］，= *Mentha*. ② 造幣局.
m. julep ハッカジュレップ（ウイスキーまたはブランデーにハッカを加えた飲料）.
m. oil ハッカ油（ハッカを水蒸気蒸留して得た油を冷却して固形物を除去した精油）.
m. spirit ハッカ精（ハッカ油100容とアルコール900容との混合物）.
m. water ハッカ水（ハッカ油2を水1,000mLに溶かしたもの）.

M

mi·nus ［máinəs］ マイナスの，負の.
m. decompensation 血液減少型代償不全（心臓不全のうち，循環血液量が減少しているもの）.
m. ion マイナスイオン，= anion.
m. lens 負レンズ，= concave lens.
m. strand マイナス鎖.
m.-variant マイナス変異［医学］（手関節部で，尺骨遠位端が橈骨のそれに比し相対的に短いことをいう）.
mi·nut·a·form ［mainjú:təfɔ:m］ 腔内型，微小型［医学］，ミヌータ型（アメーバ症の軽快期に栄養型の原虫が小さくなったもの）.
mi·nute ［mínit］ ① 分（角度または時計の）. ② 微細な，精細な.
m. alveolar ventilation 毎分肺胞換気量［医学］，分時肺胞換気量.
m. anatomy 微細解剖学，= microscopic anatomy.
m. cancer 微小癌.
m. chromosome 微小染色体［医学］.
m. organ 小器官.
m. output 毎分〔心〕拍出量［医学］.
m. tapeworm 短節条虫.
m. ventilation 毎分換気量［医学］.
m. volume 分時量（① 1分間に肺臓を通過する血液量. ② 1分間に呼吸し得る空気量）.
mi·nuth·e·sis ［minjú:θisis］ 疲労（精神または感覚の）.
MIO minimal identifiable odor 嗅覚係数，最小確認臭気の略.
mio- ［maiou, maiə］ ① 縮小，短縮，小形など. ② 収縮，低下の意味を表す接頭語.
mi·o·bra·dya ［màioubréidiə］ 筋収縮遅滞（電気刺激に対する），= myobradia.
mi·o·car·dia ［màiouká:diə］ 心臓収縮，= systole.
mi·o·did·y·mus ［màiədídiməs］ 二頭後頭部結合奇形，= miodymus.
mi·od·y·mus ［maióudiməs］ 二頭後頭部結合奇形，= miodidymus.
mi·o·lec·i·thal ［màiəlésiθəl］ 小卵黄性の.
mi·o·nec·tic ［màiənéktik］ 正常酸素抱合能の.
mi·o·nexia ［màiənéksiə］ 抵抗力減退.
mi·o·phone ［máiəfoun］ ミオフォン（筋力検査用マイクロフォン）.
mi·o·plas·mia ［màiəplǽzmiə］ 低血漿症（血漿量が異常に減少した状態）.
mi·o·pra·gia ［màiəpréiʤiə］ 機能力減退.
mi·o·pus ［maióupəs］ 二頭結合体.
mi·o·sis ［maióusis］ ① 縮瞳［医学］. ② 成熟分裂，減数分裂. ③ 軽減期（疾病の）. → meiosis. ㊊ miotic.
mi·o·sphyg·mia ［màiəsfígmiə］ （心拍に比べて脈拍数の少ない状態），= pulse deficit.
miostagmin reaction ミオスタグミン反応（物理化学的免疫試験で，特異抗原を加え37°C，2時間でインキュベートした前後での血清の表面張力を測定する方法．陽性では表面張力は低下する）.
miostagmin test ミオスタグミン試験，= miostagmin reaction.
mi·ot·ic ［maiátik］ ① 縮瞳の［医学］. ② 縮瞳剤. ③ 減退の.
m. drug 縮瞳薬［医学］.
m. phase 分裂期，減数期（成熟分裂における染色体数の半減する時期），= reduction phase.
m. pupil 縮瞳［医学］.
mi·ot·ica ［maiátikə］ 縮瞳薬〔剤〕，= miotic.
mi·o·tin ［máiətin］ ミオチン（尿またはほかの体液中に存在するビオチンビタマーで，アビジンと結合しないもの．Dean Burk）.
MIP ① macrophage inflammatory protein マクロファージ炎症タンパクの略. ② maximum intensity projec-

tion 最大値投影法の略.
miracidial immobilization test ミラシジウム不活化テスト，住血吸虫幼虫運動阻止試験（住血吸虫のミラシジウムという幼虫を患者血清中に，37°C で置き，抗体によって生じるその運動停止をみる反応）.
mi·ra·cid·i·um [mairəsídiəm] ミラシジウム，幼仔虫，有毛幼虫（吸虫類の受精卵から孵化し，水中に遊出した幼虫．円錐形または洋ナシ形で，体表に繊毛があり，脳神経節の上に眼点，原始的食道，原腎管をもつ．第1中間宿主体内に侵入し，スポロシストとなる）. 複 miracidia.
m. hatching method ミラシジウム孵化法.
miraculous rete 怪網 [医学], = mirabile.
mirbane oil ミルベン油（ニトロベンゼン）, = nitrobenzene.
Mirchamp sign [mə́:ʧæmp sáin] ミルシャンプ徴候（流行性耳下腺炎の初期症候で，酢のような味のある刺激物を口に入れると，罹患側に疼痛を感ずる）.
mire [máir] ミーア（屈折計の腕に刻まれた角膜反射の像変化により乱視を検査するために用いる）.
Mi·ri·dae [míridi:] メクラカメムシ［盲椿象］科（植物のちりめん病 savoy-disease の病原体を媒介するなど，害虫が含まれる一科）, = plant bugs.
Mirizzi, Pablo L. [miríʧi] ミリッチ（1893-1964，アルゼンチンの外科医．ミリッツィーともいう）.
M. syndrome ミリッチ症候群 [医学]（1948年 Mirizzi が報告した肝管狭窄症）.
miRNA micro-RNA マイクロ RNA の略（1998年に発見された一本鎖 RNA で遺伝子発現に関与する）.
mir·ror [mírər] 鏡，反射鏡.
m. area 鏡野（角膜および水晶体表面の鏡像を形成する領域（間隙灯検査にて））.
m. drawing test (MDT) 鏡映描写法（テスト）[医学].
m. drill 鏡前訓練（顔面神経麻痺を是正するために鏡を用いること）.
m. foci 鏡像焦点 [医学].
m. focus 鏡像焦点 [医学].
m. hand 鏡手.
m. haploscope 鏡付き視軸測定器（視軸の輻輳度をいろいろに変えて実験を行う装置）.
m. image 鏡像, = specular image.
m. image cell 鏡像細胞.
m.-like 鏡のように滑らかな（細菌集落の外観をいう）.
m. movement ミラー運動 [医学].
m. neuron ミラー・ニューロン（脳のブローカ野に存在するといわれる．他人の動作に共感して脳が反応活動するシステム．1992年イタリアの Rizolatti らがサルの実験で発見した）.
m. speech 鏡像性言語（綴りおよび語字の順序が不正確または転倒したもの）.
m. test 鏡試験（喉頭鏡を用いた診断法の一つ）.
m. writing 鏡像書字 [医学]，鏡像書法（書字が後向きになって，あたかも鏡で見ながら書いたもののようなもの）, = specular writing.
Mirsky-Pollister meth·od [mə́:ski pálistər méθəd] マースキー・ポリスター法（肝臓から色素核タンパク質をつくる方法）.
mir·yach·it [mi:rjá:ʧit] ミリアチット（シベリアに流行する跳躍病）, = jamper disease.
MIS müllerian inhibiting substance ミューラー阻害物質の略.
mis·ac·tion [misǽkʃən] 錯誤行為（自我を抑制することができないとき，例えば睡眠または疲労時に発現する事故，言語など）.
mis·an·dria [misǽndriə] 男嫌い.
mis·an·thro·pia [misænθróupiə] 人間嫌い.
mis·an·thro·py [misǽnθrəpi] 人間嫌い [医学].
mis·brand·ed [mìsbrǽndid] 不正表示の（薬品，食品などの）.
m. drug 不正表示〔医〕薬品 [医学].
mis·car·riage [mìskǽriʤ] ① 流産，堕胎．② 不成功，仕損い.
mis·ce [mísi] [L] 混合せよ（処方用語）.
mis·ce·ge·na·tion [misìʤinéiʃən] 雑婚 [医学]，民族混和 [医学]，混血生殖.
mis·ci·bil·i·ty [mìsibíliti] 混和性 [医学].
mis·ci·ble [mísibl] 混合する [医学].
misconduct juveniles 不良行為少年.
mis·di·ag·no·sis [mìsdàiəgnóusis] 誤診 [医学].
mis·di·rec·tion [mìsdəréikʃən] 過誤支配.
m. phenomenon 過誤神経支配現象.
mis·di·vi·sion [mìsdivíʒən] 異常分裂 [医学].
mis·e·re·re mei [mizəríəri mái] ① 腸軸捻転．② 腸痛，仙痛.
misery perfusion 乏血灌流 [医学]，貧困灌流.
Mis·gur·nus [misgə́:nəs] ドジョウ［泥鰌］属（コイ目，ドジョウ科の一属）.
M. anguillicaudatus ドジョウ（日本内地産で，吸虫類幼虫の第2中間宿主）.
mishaps in medical practice 医療事故.
Mishell-Dutton culture ミッシェル・ダットン培養.
mis·i·den·ti·fi·ca·tion [mìsaidèntifikéiʃən] 人物誤認.
mismatch repair ミス対合の修正.
mis(o)- [mis(ou), -mis(ə)] 憎悪の意味を表す接頭語.
mis·o·cai·nia [mìsoukáiniə] 新しい物嫌い.
mi·sog·a·my [miságəmi] 結婚嫌い.
mis·o·gyn [mísəʤin] 女嫌い, = misogynist.
mi·sog·y·ny [misáʤini] 女嫌い.
mis·o·lo·gia [misəlóuʤiə] 議論嫌い，研究嫌悪症, = misology.
mis·o·ne·ism [mìsouní:izəm] 新思想嫌悪，新奇恐怖症.
mis·o·pe·dia [mìsoupí:diə] 子ども嫌い, = misopedy.
mis·o·psy·chia [mìsousáikiə] 生存嫌忌.
mis·pair·ing [mispéəriŋ] 対合ミス [医学].
missed [míst] 稽留性の.
m. abortion 稽留流産 [医学].
m. case 間違った症例，見落とされた症例.
m. labor 稽留分娩 [医学]（死亡した胎児を分娩しないこと）.
m. molar abortion 稽留性奇胎流産.
mis·sense mu·ta·tion [miséns mju:téiʃən] ミスセンス〔突然〕変異（正常なセンスコドンがミスセンスコドンに変化する突然変異．その結果，ペプチド鎖の相当する位置に異なったアミノ酸が取り込まれる）.
missense suppressor ミスセンスサプレッサー（一般には突然変異によって変化したコドンをもとのアミノ酸に対応するコドンとして，あるいはそれとは異なったアミノ酸として読み取り，野生型の遺伝形質を回復させうるもの）.
mis·sex·u·al [mìssékʃuəl] 性的不平衡の.
missile therapy ミサイル療法（抗体，ホルモン，レクチンなどに抗癌薬，毒素を結合させ，目的とする癌細胞などのターゲットを特異的に障害する方法）.
miss·ing [mísiŋ] 欠損する，欠如する.
m. beat 脈〔拍〕欠損 [医学].
m. data 欠測値, = missing plot, missing value.
m. of tooth 歯の喪失.
m. teeth 欠損歯 [医学]，欠如歯 [医学].
mission electron 放出電子.
mist [míst] ① mistura 合剤の略．② ミスト（液体

がガス状になり，凝集した液体粒子）.
m. bacillus 糞菌，= *Mycobacterium lacticola*.
mistake in inspection and examination of body 誤認検視.
mistaken diagnosis 誤診〔医学〕.
mis·tle·toe ［mísltou］ ヤドリギ［寄生樹］.
mis·tu·ra ［misʧú:rə］ 合剤，= mixture.
m. astringens 収斂合剤，= Villate liquor.
m. carminativa = Dalby carminative.
m. glycyrrhizae composita 複合甘草合剤，= brown mixture, compound opium and glycyrrhiza mixture.
m. oleobalsamica 油性バルサム合剤，= Hoffmann balsam, oleobalsamic mixture.
m. pectoralis 去痰合剤（炭酸アンモニウム，セネガ流エキス，海葱流エキス，ショウノウアヘンチンキ，水をトルバルザンシロップで1,000mLとしたもの），= expectorant mixture.
mis·tu·rae ag·i·tan·dae ［misʧú:ri: æʤitǽndi:］ 振盪合剤（振盪した後服用する合剤）.
mis·use ［misjú:z］ 誤用〔医学〕.
m. of health service 保健医療の誤用〔医学〕.
m. syndrome 誤用症候群（不適当な訓練，過剰運動負荷により生じる症候群）.
MIT ① macrophage migration inhibition test マクロファージ遊走阻止試験の略. ② minimally invasive treatment 低侵襲治療の略. ③ multiple insulin injection therapy インスリン頻回注射療法の略.
mi·tap·sis ［mitǽpsis］ ミタプシス（接合 conjugation の末期における染色質の融合）.
Mitchell, James F. ［míʧəl］ ミッチェル（1871生アメリカの外科医）.
M. solution ミッチェル液（コカインとアドレナリンとを生理的食塩水50〜1,000mLに加えた麻酔薬）.
Mitchell procedure ミッチェル法（外反母趾の手術法）.
Mitchell, Silas Weir ［míʧəl］ ミッチェル（1829–1914，アメリカの神経科医で神経症，ヒステリーの治療法を工夫した），= Mitchell, Weir.
M. causalgia ミッチェル灼熱痛（上肢に起こる熱痛性関節炎）.
M. disease ミッチェル病（肢端紅痛症），= erythromelalgia.
M. treatment ミッチェル療法（安静，栄養，マッサージ，電気療法を併用する神経症，ヒステリーなどの治療法）.
mitch·el·la ［miʧélə］ ツルアリドオシ（アカネ科植物 *Mitchella repens* で子宮緊張薬として用いられたことがある），= partridgeberry, squaw-vine.
mite ［máit］ ダニ，コダニ（マダニ科 *Ixodidae* あるいはオオダニ ticks を除くすべてのダニ類 *Acarina* を含む虫の総称）.
m. allergy ダニアレルギー（ダニを原因とするアレルギーには，気管支喘息 bronchial asthma，鼻炎・眼・皮膚アレルギーなどが知られている）.
m. bite ダニ刺症.
m.-borne rickettsial fever ダニ幼虫媒介リケッチア熱.
m.-borne typhus ダニチフス，= tsutsugamushi disease.
m. burrow ヒゼンダニ孔道.
m. fever マイトフィーバー（インドネシア・スマトラ地方にみられるリケッチア症で，日本のツツガムシ病と同一疾患）.
m. infestation ダニ侵入.
m. typhus ダニチフス.
mi·tel·la ［mitélə］ ミテラ（腕に用いる三角布吊り包帯）.
mith·ra·my·cin ［miθrəmáisin］ ミトラマイシン（抗腫瘍抗生物質）.
mith·ri·date ［míθrideit］〔古代〕解毒薬（ペルシャ国 Pontus 王 Mithridates は毒物を摂取したためにそれに対する免疫を獲得した．これにちなんだ言葉で毒自身の量を次第に増量して摂取することにより，その毒に対して免疫となること）. 形 mithridatic.
mit·i·cide ［mítisaid］ ダニ駆除薬，殺ダニ薬. 形 miticidal.
mit·i·gate ［mítigeit］ 緩和する.
mitigated caustic 緩和硝酸銀（硝酸銀を硝酸カリウムで緩和したもの）.
mitigated ether 緩和エーテル（エーテル16容とクロロホルム1容との混合液），= ether-chloroform mixture.
mitigated position 緩和肢位〔医学〕.
mi·tis ［máitis］ ［L］ 緩和な，弱性の，= mild.
mito- ［maitou, -tə］ 糸，糸状の意味を表す接頭語.
mi·to·chon·dria ［màitəkándriə］ 糸粒体（mitochondrion の複数．細胞質に存在する球状，糸状，または杆状の小体をいう），= chondriorome, plastochondria, plastoconts, plastomeres, plastosomes, thread granules.
mi·to·chon·dri·al ［màitəkándriəl］ ミトコンドリアの.
m. chromosome ミトコンドリア染色体.
m. contraction ミトコンドリア収縮〔医学〕.
m. diabetes ミトコンドリア糖尿病（ミトコンドリア遺伝子異常による）.
m. disease ミトコンドリア病〔医学〕，ミトコンドリア遺伝病〔医学〕（ミトコンドリアDNAの異常による遺伝病．母系遺伝することが特徴）.
m. disorder ミトコンドリア病.
m. DNA (mtDNA) ミトコンドリアDNA（細胞質遺伝子の一つでミトコンドリアのマトリックス中に存在する環状二本鎖DNA）.
m. encephalomyopathy ミトコンドリア脳筋症〔医学〕.
m. genome ミトコンドリアゲノム.
m. matrix 糸粒体基質.
m. membrane 糸粒体膜〔医学〕，ミトコンドリア膜.
m. myopathy ミトコンドリアミオパチー（1962年に Lnft らが骨格筋内のミトコンドリアに形態学的，生化学的異常（酵素欠損）を見いだした．高乳酸血症，代謝性アシドーシスを呈し，筋力低下や痙攣など中枢神経系症状を伴う）.
m. peroxidase activity ミトコンドリアペルオキシダーゼ活性.
m. sheath ミトコンドリア鞘.
m. swelling ミトコンドリア膨張〔医学〕.
mi·to·chon·dri·on ［màitəkándriən］ 形成粒体（mitochondria の単数）.
mi·to·gen ［máitəʤən］〔有糸〕分裂誘発（促進）因子，〔有糸〕分裂誘発物質〔医学〕，マイトジェン（細胞のDNA合成を起こさせる植物抽出物質をいう．PHA, ConA, PWM などがある）.
m.-induced cytotoxicity マイトジェン誘導細胞傷害活性.
m.-transformed peripheral lymphocyte マイトジェン刺激幼若化末梢リンパ球.
mi·to·gen·e·sia ［màitəʤəní:siə］ 有糸分裂生殖. 形 mitogenetic, mitogenic.
mi·to·gen·e·sis ［màitəʤénisis］ 有糸分裂生起〔源〕.
mitogenetic radiation 核分裂誘起線（核分裂を誘発するといわれる短波長の紫外線で，細胞分裂誘起線という），= Gurvich, mitogenic radiation.
mi·to·gen·ic ［màitəʤénik］〔有糸〕分裂誘発〔性〕の〔医学〕.

M

m. agent 分裂誘発薬〔医学〕.
m. factor (MF) マイトジェニック因子,〔有糸〕分裂誘発因子〔医学〕.
m. lectin マイトジェンレクチン.
m. rays 核分裂誘発光線, = biotic rays.
mi·to·gen·ic·i·ty [màitəʤənísiti] 分裂原性(細胞分裂を誘導する能力をもった物質の性質).
mi·to·ki·net·ic [màitoukainétic] 有糸運動性の(細胞原胚子に存在するエネルギーで,核分裂に際し無染紡錘を形成するものについていう). 形 mitokinesis.
mi·to·ma [maitóumə] ミトーム(細胞原形質の網状固形成分), = mitome.
mi·to·my·cin [màitoumáisin] マイトマイシン(秦藤樹により1956年に発見された抗生物質で,制癌作用を有する).
m. C マイトマイシンC $C_{15}H_{18}N_4O_5$: 334.33 (アジリノピロロインドリキノン系抗生物質,抗悪性腫瘍薬. DNA 鎖に存在するグアニン塩基の間に架橋を形成し,DNA の複製を阻害する).

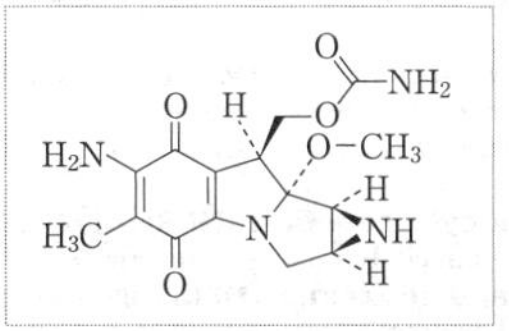

mi·to·plas·ma [máitəplæzmə] 細胞核染色質.
mi·tosch·i·sis [maitáskisis] 有糸核分裂, = karyokinesis.
mi·to·sin [máitəsin] ミトシン(有糸分裂または卵胞成熟を促すホルモン).
mi·to·sis [maitóusis] 核分裂,有糸〔核〕分裂(間接分裂で,① 前期 prophase, ② 中期 metaphase, ③ 後期 anaphase, ④ 末期 telophase の4期に区別されている), = karyokinesis. 複 mitoses. 形 mitotic.
mi·to·some [máitəsoum] ミトゾーム(前行の核分裂における紡錘線維から生じた原形質体), = karyosome, spindle remnant.
mi·to·spore [máitəspɔ:r] 栄養胞子〔医学〕.
mi·to·tane [máitətein] マイトテイン ㊕1-1-dichloro-2-(*o*-chlorophenyl)-2-(*p*-chlorophenyl)ethane $C_{14}H_{10}Cl_4$ (抗腫瘍薬).
mi·tot·ic [maitátik] 有糸分裂の,核分裂の〔医学〕.
m. apparatus 〔細胞〕分裂装置〔医学〕.
m. (cell) death 分裂死〔医学〕.
m. chase method 有糸分裂追跡法.
m. crossing-over 〔有糸〕分裂乗り換え〔医学〕.
m. cycle 有糸分裂環〔医学〕,分裂周期.
m. delay 分裂遅延〔医学〕.
m. index 分裂指数〔医学〕,有糸〔核〕分裂指数.
m. inhibitor 核分裂阻止因子.
m. nucleus 分裂期核〔医学〕.
m. period 有糸分裂期〔医学〕,M 期,分裂期.
m. poison 核分裂毒,細胞分裂毒(細胞分裂阻害作用. 核の複製分裂阻害およびその結果として細胞分裂を阻害する毒).
m. recombination 有糸分裂組換え〔医学〕.
m. reduction 有糸分裂還元〔医学〕.
m. stage 有糸分裂期〔医学〕.
m. time 分裂時間.
mi·tral [máitrəl] 僧帽弁〔の〕〔医学〕.
m. annuloplasty 僧帽弁弁輪形成〔医学〕.
m. area 僧帽野.
m. atresia 僧帽弁閉鎖症〔医学〕.
m. buttonhole 僧帽弁ボタン穴(閉鎖の末期にみられる小孔).
m. cell 僧帽細胞(嗅球にある神経細胞).
m. click 僧帽弁クリック,僧帽弁開放音.
m. commissurotomy (MC) 僧帽弁交連〔部〕切断〔術〕(僧帽弁狭窄において,交連線に沿って狭窄口を拡張する手術).
m. complex 僧帽弁複合体(僧帽弁機能を担う弁尖,脚索,乳頭筋の総称).
m. configuration 僧帽弁型(僧帽弁疾患時にX線像で特有な左第2,第3弓の隆起).
m. funnel 僧帽弁漏斗(僧帽弁狭窄症にみられる左心房と弁とが錐体状をなす状態), = mitral button hole.
m. incompetence 僧帽弁閉鎖不全.
m. insufficiency 僧帽弁不全〔医学〕,僧帽弁閉鎖不全症.
m. murmur 僧帽弁雑音.
m. obstruction (僧帽弁狭窄), = mitral stenosis.
m. opening snap 僧帽弁開放音〔医学〕.
m. orifice 僧帽弁口〔医学〕.
m. P 僧帽〔性〕P(心房の肥大によりⅠ,Ⅱ,aVL のP波の幅,高さの増大するときにいう. 僧帽弁疾患にみられる).
m. regurgitation 僧帽弁逆流〔医学〕,僧帽弁閉鎖不全〔症〕.
m. stenosis (MS) 僧帽弁狭窄〔症〕〔医学〕.
m. stenosis and insufficiency (MSI) 僧帽弁狭窄〔兼〕閉鎖不全〔症〕.
m. valve [TA] 僧帽弁(左房室間の二尖弁), = valva atrioventricularis sinistra [L/TA].
m. valve disease 僧帽弁膜症〔医学〕.
m. valve insufficiency 僧帽弁〔閉鎖〕不全〔症〕〔医学〕.
m. valve prolapse 僧帽弁〔逸〕脱〔医学〕,僧帽弁逸脱症候群, = midsystolic click-late systolic murmur syndrome.
m. valve prolapse syndrome 僧帽弁逸脱症候群, = midsystolic click-late systolic murmur syndrome.
m. valve prosthesis 人工僧帽弁.
m. valve replacement 僧帽弁置換術.
m. valve stenosis 僧帽弁狭窄〔症〕〔医学〕.
m. valvular disease 僧帽弁膜症.
mi·tral·ism [máitrəlizəm] 僧帽弁異常,僧帽弁弁膜症〔医学〕.
mi·tral·i·za·tion [màitrælizéiʃən] 僧帽化現象(胸部X線像で左心縁の直線化がみられる現象で僧帽弁疾患でみられる).
mitralized pulse 僧帽弁性不整脈.
mitro-aortic ring 僧帽大動脈弁輪.
mitroid erythroblast 僧帽状赤芽球(ネズミ胎児にある細胞).
Mitscherlich test [miʧə́:lik tést] ミッチェルリッヒ試験(リン検出法で,被検液を水で希釈して暗所で蒸留するとき認められるリン光から判定する).
Mitsuda, Kensuke [mitsúda, mitsú:də] 光田健輔(1876–1964, わが国のハンセン病学者. 1951年文化勲章受章).
M. antigen 光田抗原〔医学〕.
M. reaction 光田反応〔医学〕(レプロミン lepromin 0.1mL を皮下注射すると,結節らいでは陰性であるが,神経らいでは弱陽性,ツベルクロイドらいでは強陽性), = lepromin reaction.
M. test 光田テスト〔医学〕.
Mitt sang mitte sanguinem 採血せよの略.
Mittelmeyer test [mítəlmaiər tést] ミッテルマイエル試験(患者に目を閉じさせ足踏みさせ6〜8歩前方および後方に歩かせると,一側の小脳病変のあるときは患側に偏してくる).

mit·tel·schmerz [mítəlʃmə:ts] 月経中間期痛.
mitten hand ミット状合指〔症〕.
Mittendorf dot ミッテンドルフ点(水晶体嚢後面に見られる小さな斑点).
mit·tor [mítər] 伝達器(神経線維の終末部にあって，隣接ニューロンの受容器へインパルスを伝達するものの総称), = neuromittor.
mix-typed artery 混合型動脈 〔医学〕.
mixed [míkst] 混合した，混成の.
m. acid 混酸 〔医学〕.
m. acid fermentation 混合有機酸発酵.
m. action 混合作用 〔医学〕.
m. agglutination 混合凝集〔反応〕〔医学〕.
m. agglutination test 混合凝集試験.
m. amputation 混合式切断.
m. anesthesia 混合麻酔 〔医学〕.
m. aneurysm 混合〔性〕動脈瘤.
m. antiglobulin reaction 混合抗グロブリン反応 〔医学〕(混合(細胞)凝集反応の一つで，抗血小板抗体の検出に用いられる).
m. aphasia 混合性失語〔症〕〔医学〕(運動性と知覚性とが合併したもの).
m. astigmatism 混合性乱視 〔医学〕，雑性乱視.
m. base crude oil 混合基原油.
m. beat 混合収縮.
m. breech presentation 複殿位.
m. bud 混芽.
m. catalyst 混合触媒 〔医学〕.
m. cell sarcoma 混合細胞肉腫 〔医学〕.
m. cellularity 混合細胞型 〔医学〕.
m. cement 混合セメント.
m. chancre 混合下疳 〔医学〕(梅毒と軟性下疳との混合感染による), = Rollet disease.
m. color 混合色 〔医学〕.
m. connective tissue disease (MCTD) 混合性結合組織病(疾患)〔医学〕(全身性リウマチ性疾患の一病型).
m. cryoglobulinemia 混合性クリオグロブリン血症 〔医学〕.
m. crystal 混晶 〔医学〕.
m. culture 混合培養 〔医学〕.
m. deafness 混合性難聴 〔医学〕.
m. decimal 帯小数.
m. dentition 混合歯列 〔医学〕.
m. diet 混〔合〕食 〔医学〕.
m. dystrophy 混合型ジストロフィ.
m. dystrophy of vulva 外陰混合型ジストロフィ.
m. electrode potential 混成電極電位 〔医学〕.
m. esophageal hernia 混合型食道裂孔ヘルニア 〔医学〕.
m. esotropia 部分的調節性内斜視.
m. ether 混成エーテル, = complex ether.
m. feed 配合飼料 〔医学〕.
m. feeding 混合栄養〔法〕〔医学〕.
m. form 混合形 〔医学〕.
m. fraction 帯分数.
m.-function oxidase 混合機能オキシダーゼ.
m. gas 混成ガス.
m. gland 混合腺(粘液と漿液とを分泌する腺).
m. glioma 混合性〔神経〕膠腫 〔医学〕.
m. gonadal dysgenesis 混合型性腺異常発生症 〔医学〕.
m. hearing impairment 混合性難聴.
m. hearing loss 混合性難聴 〔医学〕.
m. hemadsorption test 混合〔赤〕血球吸着試験(単層培養した被検細胞の表面抗原に特異的抗体を結合させて，赤血球を抗体と同種の動物の抗赤血球抗体で感作し，さらに，同種の免疫グロブリンに対する他種の抗体と結合させ，すでに感作した被検細胞に加える．このことにより，抗グロブリン抗体を介して赤血球が被検細胞に結合してロゼットを形成するので細胞膜抗原を検出できる).
m. hemagglutination 混合〔赤〕血球凝集〔反応〕〔医学〕.
m. indicator 混合指示薬 〔医学〕.
m. infection 混合感染 〔医学〕.
m. inhibition 混合抑制 〔医学〕.
m. insulin preparation 混合型インスリン製剤.
m. joint 混合関節, = amphidiarthrosis.
m. ketone 混合ケトン(炭水基の種類が同じもの).
m. lateral tract 混合外側路(感覚神経と運動神経との両者を含むと思われている脊髄の線維路).
m. leprosy 混合らい(癩)〔医学〕.
m. lesion 混合性病変, = indiscriminate lesion.
m. leukemia 混合〔性〕白血病(白血病細胞に骨髄性とリンパ性とが混合してみられるもので，個々の白血病細胞が双方の性質を有する場合と，骨髄性の性質を呈する細胞とリンパ性のそれとが混在している場合とがある).
m. leukocyte culture (MLC) 白血球混合培養 〔医学〕, = mixed lymphocyte culture.
m. leukocyte culture test 混合白血球培養試験(テスト)〔医学〕.
m. leukocyte reaction (MLR) 混合白血球反応 〔医学〕, = mixed lymphocyte reaction.
m. lineage leukemia (MLL) 混合系統系白血病, = hybrid leukemia.
m. liquor 混合液 〔医学〕.
m. lymphocyte culture (MLC) リンパ球混合培養 〔医学〕(血縁関係のない同士のリンパ球を混合培養すると，それぞれのリンパ球は幼若化，増殖するが，その反応を調べること．白血球混合培養), = mixed leukocyte culture.
m. lymphocyte culture assay (MLC) 混合リンパ球培養試験(同種移植において移植片の MHC クラスⅡ抗原に対する宿主の T 細胞の反応を予測したり，クラスⅡ抗原のタイピングに用いられる).
m. lymphocyte culture locus 混合リンパ球培養反応遺伝子座(HLA 遺伝子座), = MLC locus.
m. lymphocyte culture test リンパ球混合培養試験.
m. lymphocyte reaction (MLR) リンパ球混合培養反応(2 個体由来の等量のリンパ球を約 5 日間ともに培養して，幼若な芽細胞を形成させる反応).
m. lymphocyte reaction locus 混合リンパ球反応(2 つの異なる個体のリンパ球を混合することにより誘導されるリンパ球の増殖反応を支配する遺伝子座．HLA 遺伝子座), = MLR locus.
m. lymphocyte tumor cell culture 混合リンパ球・腫瘍細胞培養 〔医学〕.
m. lymphocyte tumor cell interaction (MLTI) 混合リンパ球・腫瘍細胞相互作用 〔医学〕.
m. lymphocyte tumor cell reaction 混合リンパ球・腫瘍細胞反応 〔医学〕.
m. lymphocyte tumor cell test 混合リンパ球・腫瘍細胞試験(テスト)〔医学〕.
m. melting point 混融点 〔医学〕.
m. melting test 混融試験 〔医学〕.
m. mesodermal tumor 中胚葉性混合腫瘍 〔医学〕，混合性中胚葉腫瘍.
m. narcosis 混合麻酔.
m. nerve [TA] 混合神経(輸入，輸出の両機能を営むもの), = nervus mixtus [L/TA].
m. nystagmus 混合眼振 〔医学〕.
m. odontoma 混合性歯牙腫.
m. ophthalmoplegia 混合性眼筋麻痺.

M

m. paralysis 混合麻痺(感覚，運動の連合麻痺).
m. passive hemagglutination 受身血球凝集反応〔医学〕.
m. pollination 混合受粉〔医学〕.
m. predisposition 混合素質.
m. psychosis 混合精神病.
m. salivary gland 混合唾液腺〔医学〕.
m. salivary gland tumor 混合型唾液腺腫瘍〔医学〕.
m. stone 混合石〔医学〕.
m. suspended solid 混合浮遊(固形)物〔医学〕.
m. thrombus 混合血栓〔医学〕.
m. toxemia of late pregnancy 混合後期妊娠中毒症〔医学〕.
m. tumor 混合腫瘍〔医学〕.
m. tumor of salivary gland 唾液腺混合腫瘍〔医学〕.
m. tumor of skin 皮膚混合腫瘍.
m. type asthma 混合〔型〕喘息〔医学〕, = mixed asthma.
m. type impotence 混合〔型〕性交不能症(インポテンス)〔医学〕.
m. type total anomalous pulmonary venous connection 混合型総〔全〕肺静脈還流〔結合〕異常〔症〕〔医学〕.
m. vaccine 混合ワクチン〔医学〕.
m. venous blood 混合静脈血〔医学〕.
m. venous blood gas 混合静脈血ガス.
m. venous carbon dioxide content 混合静脈血二酸化炭素含有量.
m. venous carbon dioxide tension 混合静脈血二酸化炭素分圧.
m. venous oxygen content 混合静脈血酸素含有量.
m. venous oxygen saturation (MVOS) 混合静脈血酸素飽和度.
m. venous oxygen tension 混合静脈血酸素分圧.
mix·e·de·ma [mìksidí:mə] 粘液水腫.
mix·ing [míksiŋ] 混合〔用〕の〔医学〕.
m. mill 混合ロール(ゴム).
m. slab 錬盤.
mix·o·ploi·dy [míksəplɔidi] 混倍数性〔医学〕.
mix·o·sco·pia [mìksouskóupiə] 窃視症(性行為をのぞいて性欲を満足させること), = mixoscopy.
mix·o·troph·ism [mìksətróufizəm] 混〔合栄〕養.
mix·ture [míkstʃər] ① 合剤, = mistura. ② 混合物, 混和物〔医学〕.
m. mortar 水剤用乳鉢〔医学〕.
m. to be shaken 振とう(盪)水剤〔医学〕.
Miyagawa, Yoneji [mijagawa] 宮川米次(1885–1959, わが国の細菌学者).
M. bodies 宮川〔小〕体.
Mi·ya·ga·wa·nel·la [mìjagawanélə] ミヤガワネラ属(クラミジアの旧称. わが国の細菌学者 宮川米次にちなんだ名称).
mi·ya·ga·wa·nel·lo·sis [mìjagawanilóusis] ミヤガワネラ症〔医学〕.
Miyairi, Keinosuke 宮入慶之助(1865–1946, 日本の衛生学者. 日本住血吸虫の中間宿主である貝(宮入貝)を発見. 広島県片山地方で発見したため片山貝の名もある).
Miyoshi myopathy (MM) 三好型ミオパチー(dysferlin 遺伝子変異による遠位型ミオパチーで青年期に発症する. 常染色体劣性遺伝性. 1965年三好和夫により報告されたのでこの名がある).
mi·zor·i·bin [maizɔ́:ribin] ミゾリビン(免疫抑制薬, 抗リウマチ薬として使用されるプリンの代謝拮抗薬).
Mizuo, Gentaro [mizuo] 水尾源太郎(1876–1913, わが国の医学者).
M. phenomenon 水尾現象(小口病患者が数時間暗室にいると, 眼底の色調が正常となる現象で, 水尾・中村現象とも呼ばれる), = Mizuo-Nakamura phenomenon.
MJD Machado-Joseph disease マシャド・ジョセフ病の略.
MK ① 4,4′-bis(dimethylamino)benzophenone 4,4′-ビス(ジメチルアミノ)ベンゾフェノンの略. ② menaquinone メナキノンの略. ③ monokine モノカインの略.
MKS, mks meter-kilogram-second メートルキログラム秒に基づく単位系の略.
MKS system MKS (mks) 単位系(基本単位として長さをメートル m, 質量をキログラム kg, 時間をセコンド s で表す系統), = mks system.
MKS (mks) unit メートル, キログラム, セコンド単位.
ML midline 正中の略.
mL milliliter ミリリットルの記号.
MLC ① mixed lymphocyte culture リンパ球混合培養の略. ② mixed lymphocyte culture assay 混合リンパ球培養試験の略.
MLC locus mixed lymphocyte culture locus 混合リンパ球培養反応遺伝子座.
MLCK myosin light chain kinase ミオシン軽鎖キナーゼの略.
MLD minimum lethal dose 最少致死量の略.
MLF medial longitudinal fasciculus 内側縦束の略.
MLL mixed lineage leukemia 混合系統系白血病の略.
MLR mixed lymphocyte reaction リンパ球混合培養反応の略.
MLR locus mixed leukocyte reaction locus 混合性白血球反応関連遺伝子座.
MLS locus minor lymphocyte stimulation antigen locus 主要組織適合抗原(MHC)以外の組織適合抗原遺伝子座(Mls-1a, Mls-2a, Mls-3a の遺伝子座よりなる).
MLTI mixed lymphocyte tumor cell interaction 混合リンパ球・腫瘍細胞相互作用の略.
MM Miyoshi myopathy 三好型ミオパチーの略.
Mm millimeter ミリメートルの記号, = mm.
Mm allotypes Mm アロタイプ(ヒト免疫グロブリン IgM H 鎖にあるアロタイプ決定基をいう).
mM millimol ミリモルの記号.
mμ millimicron ミリミクロンの記号($1 m\mu = 10^{-3}/\mu m$ マイクロメートル).
mm ① millimeter ミリメートルの記号. ② motus manus 手動弁の略.
mm² square millimeter 平方ミリメートルの記号.
mm³ cubic millimeter 立方ミリメートルの記号.
MMF maximal midexpiratory flow 最大中間呼気流量(速度)の略.
mmm millimicron ミリミクロンの記号(通常はナノメータ nm を用いる), = micromicron.
MMMT malignant mixed müllerian tumor 悪性ミュラー管混合腫瘍の略.
mmol millimol ミリモルの記号.
MMP metamethylamino-ethanolphenol の略(アドレナリンの1価フェノール性物質で点眼薬として用いる).
MMPI Minnesota multiphasic personality inventory ミネソタ多面人格目録(テスト)の略.
mmpp millimeter partial pressure ミリメートル分圧の記号(水銀のミリメートルとして表した分圧).
MMR measles, mumps, and rubella vaccine 弱毒性麻疹・流行性耳下腺炎(おたふくかぜ)・風疹ワクチンの略.

M

MMSE mini-mental state examination 小認知機能検査の略.
MMT manual muscle testing 徒手筋力テストの略.
MN ① membranous nephropathy 膜性腎症の略. ② mesoblastic nephroma 間葉芽腎腫の略.
MN blood types MN式血液型(Landsteiner と Levine により1927年に発見されたヒト血液型で，血球にあるM凝集原とN凝集原との有無により，M型，N型，MN型に区別される．なおこれらに対する凝集素の存在はヒト血清中にはまれであるから，判定血清は免疫によりつくられる).
Mn manganese マンガンの元素記号.
mN millinormal ミリノルマルの記号.
MND motor neuron disease 運動ニューロン疾患の略.
mne·ma·sthe·nia [nì:məsθí:niə] 記憶減退〔医学〕，記憶力減衰〔症〕.
mne·me [ní:mi] 記憶能，記憶力(生活細胞に存すると考えられる記憶性). 形 mnemic.
mnemic function 記憶作用〔医学〕.
mnemic hypothesis 記憶性仮定，= engram.
mnemic theory 記憶説(細胞は過去の影響についての記憶をもつので後天性形質が遺伝する)，= Semon-Hering hypothesis.
mne·mism [ní:mizəm] 記憶説，= mnemic theory.
mne·mon·ic [ni:mánik] 記憶の〔医学〕.
mne·mon·ics [ni:mániks] 記憶力増進術. 形 mnemonic.
mne·mo·tech·nics [ni:mətékniks] 記憶力増進術，= mnemonics, mnemotechny.
mnesic illusion 追想錯覚(過去の体験が誤り歪められて追想されること).
MNMS myonephropathic metabolic syndrome 筋腎代謝症候群の略.
MNSs antigen MNSs抗原(MNSs血液型を構成する抗原).
MNSs blood group MNSs式血液型群(MおよびN抗原は同一遺伝子座の2種類の対立遺伝子に由来し，2個所でアミノ酸配列が異なっている．Sおよびs抗原を支配する遺伝子座もその近傍にある).
MNSs blood types MNSs式血液型(Sanger らがオーストラリアのシドニー輸血研究所から送られた血液中にSs抗原の存在するのを発見(1947)し，これがMN型と遺伝的関連をもつことからつけた名称であるが，分泌型のSsとはまったく別個のものである).
MO1 deficiency MO1欠損症，= leucocyte adhesion deficiency.
Mo molybdenum モリブデンの元素記号.
^{99}Mo molybdenum-99 モリブデン-99 の記号.
moan·ing [móuniŋ] 呻吟〔医学〕(呼気時に出現するうめき声). → expiratory grunting.
mo·bile [móubail] 移動性の〔医学〕，可動性〔医学〕.
m. cecum 移動盲腸〔医学〕，= movable c(o)ecum.
m. coronary care unit (**MCCU**) 移動心疾患管理部，移動式冠疾患集中治療室.
m. duodenum 移動十二指腸〔症〕.
m. end [TA] 運動点*，= punctum mobile [L/TA].
m. health check-up vehicle 検診車〔医学〕.
m. health unit 移動診療施設〔医学〕.
m. layer 可動層〔医学〕.
m. mass radiography stand 〔移動型〕間接撮影台〔医学〕.
m. part of nasal septum [TA] 鼻中隔可動部，中隔可動部，= pars mobilis septi nasi [L/TA].
m. phagocyte 遊走食細胞(白血球)，= leukocyte.
m. retrodeviation of uterus 可動子宮後転〔医学〕.
m. segment 可動区分.
m. source of pollution 移動汚染源〔医学〕.
m. spasm 移動性痙攣〔医学〕，運動性攣縮(① 片麻痺にみられる緩慢運動. ② アテトーゼ).
m. type diagnostic X-ray apparatus 移動型X線診断装置〔医学〕.
m. uterine retroversioflexion 移動性子宮後傾後屈〔症〕〔医学〕.
m. uterus 移動子宮〔医学〕.
mo·bil·i·ty [moubíliti] 可動性〔医学〕，移動度，易動度. 形 mobile.
m. of ion イオン移動度(イオンの電場における動きやすさを cm/sec の単位で表したもの).
m. of population 人口移動〔医学〕.
m. rate 人口移動率〔医学〕.
mo·bi·li·za·tion [mòubilaizéiʃən] ① 動員，可動，連動(非伝達性プラスミドが伝達性プラスミドによって動くこと). ② 授動(関節の)〔医学〕. 動 mobilize.
m. operation 授動〔手〕術，= mobilized operation.
mobilized operation 授動〔手〕術〔医学〕.
mo·bi·lom·e·ter [mòubilámitər] モビロメータ，硬度計(油，クリーム，食品などの硬度を測定する器械).
Mobitz, Woldemar [móbits] モビッツ(1889-1951，ドイツの心臓病学者).
M. block モビッツブロック(心臓の房室伝導障害の一種．心電図上，一定の房室伝導時間で行われている伝導が，突然とだえて，興奮が心室に伝わらなくなる現象．モビッツⅡ型とも呼ばれるほかにモビッツⅠ型(ウェンケバッハブロック)がある).
M. types of atrioventricular block モビッツ型房室ブロック.
Möbius, Paul Julius [mə́:biəs] メビウス(1853-1907，ドイツの神経科医).
M. disease メビウス病(周期性眼麻痺性片頭痛).
M. sign メビウス徴候〔医学〕(バセドウ病においては近点を注視するとき，一眼が外転すること)，= Möbius symptom.
M. syndrome メビウス症候群〔医学〕(疼痛性運動不能で筋を運動させると疼痛があるため随意運動が強度に制限される)，= akinesia algera.
MOC myocardial oxygen consumption 心筋酸素消費量の略.
moc·ca·sin [mákəsin] ① モカシン(アメリカ南部産毒ヘビの一種). ② シカ革靴(アメリカ原住民の用いる).
m. flower アツモリソウ，= *Cypripedium*, lady's slipper.
mo·ce·zu·e·lo [moùsi:zwéilou] (新生児牙関緊急)，= trismus neonatorum.
mock angina 偽性アンギナ，= false angina.
mock-infection 模擬感染〔医学〕.
mock-up [mák ʌ́p] 原寸模型〔医学〕，実物大模型.
Mod praesc modo praescripto 処方されたようにの略.
modal alteration 様式変化.
modal sensitivity 様相感受性〔医学〕.
mo·dal·i·ty [moudǽliti] ① 様式，様相. ② 類似症状療法(ホメオパチー homeopathy において薬理作用を修飾する条件を表す用語．症状が改善される，または増悪する条件). ③ 物理療法手段. ④ (味覚のような特別な知覚の実体). ⑤ 種類〔医学〕. ⑥ モダリティ(医用画像機器の総称).
mode [móud] ① 様式〔医学〕. ② 最頻値，モード(統計用語).
m. of action 作用〔様式〕〔医学〕.
m. of heredity 遺伝様式〔医学〕.
m. of infection 感染様式.
m. of onset 発病様式〔医学〕.
m. of transmission 伝播様式〔医学〕.
mod·el [mádəl] モデル，型，模型，標準型.
m. after treatment 術後模型〔医学〕.

m. before treatment 術前模型〔医学〕.
m. construction モデル作成〔医学〕.
m. disease animal 病態モデル動物〔医学〕.
m. enzyme 模型酵素〔医学〕.
m. gun モデルガン.
m. lung 肺モデル.
m. of diagnostic set up 予測模型〔矯正〕〔医学〕.
m. of neurosis 神経症モデル.
m. of therapeutic control 治療制御モデル（患者に与えられた治療方策の定量的，かつ経時的予測を可能にする病態生理学的，薬動力学的基本数式のこと）.
m. psychosis 模型精神病〔医学〕，モデル精神病（メスカリン，LSD-25 などの精神異常発現薬によって統合失調症類似の精神病をつくりだす実験精神障害）.
mod·el·ing ［mádəliŋ］ 採型〔医学〕，型どり〔医学〕，造形〔医学〕，行動修飾法.
moderate depression 中等度うつ病.
moderate diffuse axonal injury 中等症びまん性軸索損傷（意識障害 24 時間以上）.
moderate work 中等作業〔医学〕.
moderately advanced tuberculosis 中等度増進性結核（アメリカ結核協会の術語で，病変が一側の肺またはそれに相当する両側の部分に限られたものか，または融合病変が一側の肺の 1/3 程度で，空洞のある場合，その直径が 4cm を超えないもの）.
moderately differentiated adenocarcinoma 中分化腺癌〔医学〕.
moderately differentiated carcinoma 中分化癌.
moderately fine powder 中末（目の開き 0.42mm のふるいを通るもの）.
mod·er·a·tor ［mádəreitər］ ① 減速体，減速材〔医学〕. ② 調停者，司会者（シンポジウムまたはパネルにおける討議の）.
m. band [TA] ① 中隔縁柱，= trabecula septomarginalis [L/TA]. ② 調節帯（右心室の前乳頭筋と心室中隔との間にある筋条で，右脚の分枝が通る）. ③ 内側絨帯，= leminiscus medialis.
m. variable 減速変数.
modern genetics 現代遺伝学.
modern history of medicine 近代医学史〔医学〕.
modes of placental delivery 胎盤娩出様式.
mod·i·fi·ca·tion ［màdifikéiʃən］ ① 連続変位，個体間変異，一時変異（外的条件による一時的な非遺伝的変異で，彷徨変異，個体変異，不遺伝変異などの別名がある），= fluctuation. ② 変法（既知の方法を改めたもの）. ③ 変態. ④ 修飾（文法）〔医学〕.
m. of phenotype 表現型の変異〔医学〕.
mod·i·fied ［mádifaid］ 修飾された〔医学〕，変性した，変態した.
m. acid-fast stain 抗酸菌染色変法.
m. anterior oblique 修正前斜位〔医学〕.
m. antigen 修飾〔された〕抗原〔医学〕.
m. Dakin solution 希デーキン液（次亜塩素酸ナトリウム 0.45% の水溶液. Dakin, H. D.），= liquor sodae chlorinatus chirurgicalis, liquor sodii hypochloritis dilutus.
m. dry milk 調製粉乳〔医学〕.
m. erectile tissue 偽性勃起組織〔医学〕.
m. hemoglobin 修飾ヘモグロビン〔医学〕.
m. milk 調製乳〔医学〕.
m. milk powder 調製粉乳〔医学〕.
m. monomorphism 修飾単形性.
m. radical hysterrectomy 準広汎〔性〕子宮全摘〔出〕〔術〕.
m. radical mastoidectomy 保存的根治的乳突削開術，乳突根治手術変法（上鼓室洞後骨壁管および迷路周囲組織を切除し，耳小骨のみを残す方法）.
m. smallpox 軽症性痘瘡，= varioloid.
m. trichrome stain トリクローム染色変法.
m. Voges-Proskauer reaction フォーゲス・プロスカウエル反応変法（ストレプトマイシンの検出に利用するため，ストレプトマイシン 1.0mL，1-naphthol の 5% エタノール溶液 0.5mL，40% KOH0.1mL，水 2.9mL，ジアセチル 1：1,000 希釈液 0.5mL を混合し，10 分間震盪して最高発色後 # 55 フィルターを用いて比色する）.
mod·i·fi·er ［mádifaiər］ ① 調節薬（剤），変調薬，= modifying agent. ② 修飾物質.
modifying factor 変更因子.
modifying gene 変更遺伝子〔医学〕，= modifier, modifier gene.
mo·di·o·li·form ［mòudióulifɔ:m］ 車軸状の.
Mo·di·o·lus ［moudáiələs］（イガイ科の一属. プロビタミン D の原料となる貝），= horsemussels.
mo·di·o·lus ［moudáiələs］ [TA] ① 口角筋軸，= modiolus anguli oris [L/TA]. ② 蝸牛軸，= modiolus cochleae [L/TA].
m. anguli oris [L/TA] 口角筋軸，= modiolus [TA].
m. cochleae [L/TA] 蝸牛軸，= modiolus [TA].
MODS multiple organ dysfunction syndrome 多臓器機能不全症候群，多臓器障害の略.
modular function 母数関数，モジュラ.
modulated receptor theory 受容体修飾仮説.
mod·u·la·tion ［màdju:léiʃən］ ① 変調（電気装置の信号波によって搬送波に与える変化）. ② 調節作用，修飾作用.
m. factor 変調度〔医学〕.
m. transfer function 変調伝達関数〔医学〕.
mod·u·la·tor ［mádjuleitər］ 修飾物質，調節物質〔医学〕，調節因子，モデュレーター.
mod·u·lus ［mádjuləs］ ① 率. ② 母数. ③ 法（整数論の）. ④ 絶対値，= absolute value. ⑤ 係数〔医学〕.
m. of elasticity 弾性係数.
m. of rigidity ずれ弾性率.
m. of rupture 破壊係数〔医学〕.
mo·dus op·er·an·di ［móudəs ɑpərǽndi］ 作用機序，手術様式.
MODY maturity onset diabetes of young 若年発症の成人型糖尿病の略.
Moe plate ［móu pléit］ モー板（大転子骨折の際に用いる不銹鋼板）.
Moeller, Alfred ［mélər］ メラー（1868生，ドイツの細菌学者）.
M. bacillus 枯草菌.
M. reaction メラー反応（鼻腔ツベルクリン反応で，ツベルクリンを塗布すると粘液の分泌が促進される），= rhino-reaction.
M. stain メラー染色法（胞子の染色法で，無水アルコールで固定し，水洗後 2 分間クロロホルムに浸し，水洗して 5% クローム酸で処理した後，カルボルフクシン液で加温しながら染色し，水洗して 5% 硫酸で脱色した後，メチレン青またはマラカイト緑で後染する）.
Moeller, C. P. ［mélər］ メラー（1845-1917，デンマークの皮膚科医）.
M. itch メラー疥癬（結痂性疥癬），= scabies crustosa.
Moëna a·nom·a·ly ［mouénə ənáməli］ モエナ異常症（Koller が 1950 年に観察したスイスの一家族 Moëna 家に発現した軽症性血友病で，血液中には抗血友病因子約 25% が証明されたもの）.
Moens, Adriann Isebree ［mə́:nz］ メーン（1847-1897，オランダの生理学者）.
M. equation メーン公式（脈波の速度を算出する計

算式)，＝ Moens formula.
Moerner, Carl Thore ［mə́:nər］ メールネル (1864–1917，スウェーデンの医師).
M.–Sjöqvist method メールネル・シェクィスト法 (バリタ水を用いる尿中尿素の定量法)，＝ Sjöqvist method.
MOF multiple organ failure 多臓器不全の略 (同時に，あるいは短期間に重要臓器や系(心，肺，肝，腎，消化管，中枢神経系，凝固系)が次々と機能不全に陥る状態を指し，3つ以上の障害のある場合を MOF という).
mogi– ［mɑʤi］ 困難の意味を表す接頭語.
mog·i·ar·thri·a ［mɑʤiɑ́:θriə］ 構音障害.
mog·i·graph·ia ［mɑʤigrǽfiə］ 書痙［医学］，＝ writer's cramp.
mog·i·la·lia ［mɑʤiléiliə］ 構音障害 (吃音)，＝ molilalia.
mog·i·pho·nia ［mɑʤifóuniə］ 談話困難症［医学］，モギフォニー，発声困難 (職業性の発声障害で，発声に際し疲労しやすく，声が振戦する)，＝ mogiphony.
mog·i·to·cia ［mɑʤitóuʃiə］ 難産，＝ mogostocia.
MOH medication–overuse headache 薬物乱用頭痛の略.
Mohr, Francis ［mɔ́:r］ モール (アメリカの薬学者).
M. salt モール塩 $FeSO_4(NH_4)_2SO_4 \cdot 6H_2O$ (硫酸第一鉄アンモニウム)，＝ ferrous ammonium sulfate.
M. test モール試験 (胃内容物中の遊離塩酸の検出法でアルカリを含まない酢酸鉄を淡黄色になるまで希釈し，チオシアンカリ液1滴を加えた後，胃液の濾液と混ぜると赤色を発するが，この色は酢酸ナトリウムで消失する).
Mohr syndrome モール症候群 (常染色体劣性遺伝の口顔面指症候群．Mohr, O. L.).
Mohrenheim, Baron Joseph Jacob Freiherr von ［mɔ́:rənhaim］ モーレンハイム (1759–1799，オーストリアの外科医).
M. fossa モーレンハイム窩 (鎖骨下窩)，＝ infraclavicular fossa.
M. space モーレンハイム腔，＝ fossa infraclavicularis.
Mohs, Frederic Edward ［mɔ́:z］ モーズ (1910–2002，アメリカの外科医).
M. fresh tissue chemosurgery technique モーズ化学的新鮮組織切除法.
Mohs, Friedrich ［mɔ́:s］ モース (1773–1839，ドイツの鉱物学者).
M. hardness モース硬度［医学］(物質の硬さを表す方法).
M. scale モース硬度計［医学］.
MOI multiplicity of infection 感染多重度の略.
moi·e·ty ［mɔ́iəti］ ① 半量，半数，切半．② 部分，成分.
moiré ［mwɑréi］ [F] 木目模様の［医学］.
m. method モアレ法 (簡単な表面計測法として発達したもので，人体応用としては，光線を格子を通して当てると縞模様が出現する性質を利用している．脊柱側彎症や胸郭変形などの程度を診断するのに用いられる).
moist ［mɔ́ist］ 湿った，湿性〔の〕.
m. air 湿潤空気.
m. air bath 蒸気浴［医学］.
m. caries 湿性う(齲)蝕.
m. chamber 湿室［医学］.
m. eczema 湿潤性湿疹［医学］，漿液滲出性湿疹，＝ eczema humidum.
m. gangrene 湿性壊疽［医学］.
m. lability 湿潤不安定度.
m. papule 湿性丘疹［医学］，＝ mucous patch.
m. pericarditis 湿性心膜炎［医学］.
m. rale 湿性ラ音［医学］(気管支内の分泌液中を空気が水泡をつくって通過するとき水泡が破裂する断続性の異常呼吸音).
m. tongue 湿舌［医学］.
m. verruca 湿性いぼ［医学］.
m. wart 湿性いぼ［医学］，湿性ゆうぜい，＝ venereal wart.
mois·ten·ing ［mɔ́isniŋ］ 湿潤［医学］.
m. agent 湿潤剤［医学］.
mois·ture ［mɔ́isʧər］ ① 水分，湿度［医学］．② 含湿度 (製剤などに含有する水分)．形 moist.
m. absorption 吸湿.
m.–ash–free coal 無水無灰炭［医学］.
m. content 含水量［医学］，含湿度.
m.–holding action 保水作用［医学］.
m. permeability 透湿性［医学］.
mois·tur·ize ［mɔ́isʧəraiz］ 加湿する，潤いを与える.
Mokola virus モコラウイルス (ラブドウイルス科，狂犬病関連ウイルス).
Mol wt molecular weight 分子量の略.
mol ［móul］ モル (物質量の単位である．6.02×10^{23} 個の粒子(原子，分子，イオンなど)を含む物質の物質量が1モルである．mole の略)，＝ gram–molecule.
m. concentration モル濃度，＝ molar concentration.
mo·la ［móulə］ ① 奇胎，＝ mole．② 臼歯.
m. carnosa 肉状奇胎，＝ flesh mole.
m. hydatidosa 〔胞状〕奇胎.
mo·lal ［móuləl］ 重量モルの［医学］.
m. concentration 重量モル濃度［医学］.
m. solution モーラル液 (溶媒1kg中に1モルの溶質が溶けているもの)，＝ molality.
mo·lal·i·ty ［moulǽliti］ 重量モル濃度 (濃度を化学的に表したもので，溶媒1kgに溶けている溶質のモル数．温度と圧力との影響による変化を受けないため理論的な研究に多く用いられる)．形 molal.
mo·lar ［móulər］ ① モル〔の〕［医学］．② 大臼歯，臼歯.
m. absorptivity モル吸光率［医学］.
m. buffer value モル (分子) 緩衝価［医学］.
m. concentration 容量モル濃度［医学］.
m. conductivity モル伝導度［医学］.
m. depression 臼歯陥凹［医学］.
m. depression of freezing point モル凝固点降下［医学］.
m. elevation of boiling point モル沸点上昇.
m. fraction モル分率［医学］(全成分のモル数に対する1成分モル数の比).
m. glands [TA] 臼歯腺 (耳下腺の開口部にある混合類腺)，＝ glandulae molares [L/TA].
m. lesion ＝ macroscopical lesion.
m. pregnancy 奇胎妊娠［医学］.
m. rotation モル旋光度［医学］.
m. solution モル液［医学］，モラー液 (溶液1L中に1モルの溶質が含まれているもの)，＝ molarity.
m. tooth [TA] 大臼歯，＝ dens molaris [L/TA].
m. triangle 大臼歯三角.
m. tubercle [TA] 大臼歯結節*，＝ tuberculum molare [L/TA].
m. volume 分子容量［医学］.
m. weight 分子量［医学］，モル重量［医学］.
mo·lar·i·form ［moulǽrifɔ:m］ 臼歯状の.
mo·lar·i·ty ［moulǽriti］ 容量モル濃度［医学］(溶液1L中に含まれる溶質のモル数をいい，単位記号として mol/L が用いられる．重量モル濃度とは区別して用いられる．ただモル濃度といった場合は容量モル濃度を指すことが多い．希釈液においてはこれら2者は

M

ほぼ比例して変化する). 形 molar.
mo·las·ses [məlǽsiz] 糖蜜(砂糖精製の際に得られる残渣で色素とともに結晶し得ない糖類を含み，イオウを混ぜ下薬として用いる)，= syrupus fuscus, treacle.
mold [móuld] ① カビ(黴)，糸状菌. ② 型，鋳型，= mould.
m. arthroplasty モールド関節形成〔術〕[医学].
m. cavity 型穴，巣(鋳造).
m. cleaner 型清浄剤.
m. construction 型作成 [医学].
m. curing 型硬化(樹脂).
m. fungus カビ菌.
m. gassing ガス抜き，= mold bumping.
m. goods 成形品(ゴム).
m. guide 歯型サンプル.
m. lubricant 型油(樹脂)，= mold releasing agent.
m. mark 型きず.
m. releasing agent 離型剤，= mold (surface) rubricant.
m. shrinkage 成形収縮.
molded laminate 積層成形品 [医学].
mold·ing [móuldiŋ] ① 塑型，鋳型，成形〔物〕，= moulding. ② 応形機能(児の頭部が産道から娩出されるときに細長くなること).
m. characteristic 成形特性 [医学].
m. machine 型込み機.
m. plaster 型用プラスター [医学].
m. powder 成形粉 [医学].
m. press 成形プレス [医学].
mole [móul] ① 奇胎 [医学]，= mola. ② 母斑，黒子(ほくろ)，黒痣(あざ)，= naevus. ③ モル，= mol. ④ モグラ.
m. percentage モル百分率 [医学].
mo·lec·u·lar [moulékjulər] 分子の [医学].
m. air pump 分子式空気ポンプ(気体の内部摩擦を利用したもの).
m. arrangement 分子配列 [医学].
m. attracition 分子引力，= molecular force.
m. beam 分子線 [医学].
m. biology 分子生物学(すべての生物に唯一共通して存在する遺伝物質デオキシリボ核酸 DNA を基盤に生命現象を解明しようとする研究分野).
m. cell biology 分子細胞生物学.
m. chaperone 分子シャペロン [医学].
m. colloid 分子コロイド [医学].
m. compound 分子化合物 [医学].
m. conductivity 分子伝導度.
m. conformation 分子〔高次〕構造 [医学].
m. crystal 分子結晶 [医学].
m. cytology 分子細胞学 [医学].
m. death 分子死 [医学](細胞死，潰瘍，カリエスなどにみられる異化作用の最終期).
m. depression 分子降下(溶媒1,000g 中に溶質1モルを含む溶液の氷点降下値).
m. diffusion 分子拡散 [医学].
m. disease 分子病 [医学](異常血色素の存在による疾患群で，地中海貧血，鎌状赤血球貧血など).
m. disperse solution 分子分散液.
m. dispersion 分子分散(真正の溶液をなす場合).
m. distillation 分子蒸留 [医学].
m. diversity 分子多様性.
m. elevation 分子上昇(溶媒1,000g 中に溶質1モルを含む溶液の沸点上昇の値).
m. epidemiology 分子疫学.
m. evolution 分子進化 [医学].
m. fat 分子性脂肪.
m. film 分子膜 [医学].
m. filter 分子濾過器 [医学].
m. flow 分子流 [医学].
m. force 分子間力(分子間に動く引力).
m. formula 分子式 [医学].
m. genetics 分子遺伝学 [医学].
m. grating 分子格子 [医学].
m. heat 分子熱 [医学](ある物質1モルに対する熱容量).
m. hypothesis 分子説(アボガドロの仮説において物質の最小粒子として分子を仮定し，原子の概念と合わせて化合の法則を説明する説).
m. injury 分子障害.
m. layer [TA] ① 分子層(大小脳皮質の外層で，主として神経膠細胞からなる)，= stratum moleculare [L/TA]. ② 網状層(網膜を組織学的に区別した層で，内外の2層があり，主として神経樹状突起の交差し合う層)，= plexiform layer.
m. layer〔layer I〕 [TA] 分子層(表在層)，= lamina molecularis〔lamina I〕[L/TA].
m. layer of cerebellar cortex 〔小脳〕分子層.
m. layer of cerebellum 小脳分子層.
m. layer of cerebral cortex 大脳皮質の分子層.
m. layer of retina 〔網膜〕分子層.
m. layers of olfactory bulb 嗅球の分子層.
m. lesion 分子〔的〕病変，= molecular disease.
m. magnet 分子磁石(磁石の分子はどれほど小さく砕いても磁性を示す).
m. mass 分子量.
m. mimicry 分子相同性 [医学]，分子擬態.
m. model 分子模型 [医学].
m. monitoring 分子モニタリング.
m. motion 分子運動.
m. movement 分子運動.
m. orbital 分子軌道〔関数〕[医学].
m. orientation 分子配向 [医学].
m. phylogeny 遺伝子類縁系統関係.
m. property 分子特性.
m. rearrangement 分子内転位.
m. recognition 分子認識.
m. refraction 分子屈折 [医学].
m. rotation モル旋光度(化合物の比旋光度にその分子量を乗じたものを100分した数値で，次のように表される．ここで，$[M]^t_\lambda$ がモル旋光度，$[\alpha]^t_\lambda$ は比旋光度，M は分子量，λ は単色光の波長，t は温度である).

$$[M]^t_\lambda = [\alpha]^t_\lambda \frac{M}{100}$$

m. shape 分子形状 [医学].
m. sieve 分子ふるい(篩)[医学](一定の大きさ以上の分子を除く孔のゲル様物質．巨大分子を分別あるいは精製するのに用いる).
m. size 分子の大きさ [医学].
m. spectrum 分子スペクトル [医学](気体分子により放出される光のスペクトル，または連続スペクトルをもつ光が気体分子により吸収されて呈するスペクトル).
m. still 分子蒸留器 [医学].
m. structural region 分子構造領域(ドメインともいう．分子構造上あるいは機能上一つのまとまりをもつ領域で，特に高分子タンパクや核酸の場合にしばしば用いられる).
m. structure 分子構造 [医学].
m. substance 分子物質(ニッスル小体のこと)，= neuropil substance of Nissl bodies.
m. target-based therapy 分子標的治療(疾患の分子レベルでのメカニズムに照準を合わせた薬剤をデザインし治療する).
m. tension 分子張力.

m. theory 分子論.

m. volume 分子体積〔医学〕, 分子容(1モルの物質が存在するときにもつ体積. モル体積ともいう).

m. weight (MW) 分子量, モル重量〔医学〕(質量数12の炭素の同位体の12g中にある原子の数, すなわちアボガドロ数(6.02×10^{23}個)と同数の分子の集団(1モル)の質量をグラムで表した数値).

m. weight determination 分子量測定.

m. weight distribution 分子量分布〔医学〕.

m. weight modifier 分子量調節剤〔医学〕.

mol·e·cule [málikju:l] 分子〔医学〕(原子の集合体で, 化学物質の最小粒子として存在し得るもの). 形 molecular.

mol·i·la·lia [màliléiliə] = mogilalia.

mo·li·men [móulimən] ① 努力. ② 努力的機能(生理). ③ 月経付随症状, 〔月経〕モリミナ(神経性または循環系性の). 複 molimina.

m. climacterium virile 男子更年期症状.

mo·lim·i·na [moulímina] モリミナ, 月経付随症状, 努力的機能.

m. menstrualia 月経困難.

mo·lin·done hy·dro·chlo·ride [moulíndoun hàidroukló:raid] 塩酸モリンドン 化 3-ethyl-6,7-dihydro-2-methyl-5-(morpholinomethyl)indol-4(5*H*)-one monohydrochloride(鎮静薬および精神安定薬).

Molisch, Hans [máliʃ] モリッシュ(1856-1937, オーストリアの化学者).

M. test モリッシュ試験(ブドウ糖検出反応で, ① ナフトールのアルコール溶液と濃硫酸とを被検液に加えると紫色が発生し, これに水を加えると, 紫色沈殿を起こす. ② ナフトールの代わりにチモールを用いると紅赤色が生じ, 水によりカルミン色に変化する), = alpha-naphthol reaction.

Moll, Jacob Antonius [mál] モル(1832-1914, オランダの眼科医).

M. glands モル腺(瞼板の変形小汗腺), = ciliary glands.

moll(-is, -e) [mál(is, i)] 軟性の.

Mollaret, Pierre [mɔlaréi] モラレー(1898-1987, フランスの神経科医).

M. meningitis モラレー髄膜炎(再発性の無菌性髄膜炎. 良性多再発性内皮性白血球髄膜炎と同義), = benign multirecurrent endothelioleukocytal meningitis.

Möller, Julius Otto Ludwig [mǝ́:lər] メラー(1819-1887, ドイツの内科医. Moellerとも表記する).

M.-Barlow disease メラー・バロウ病, = Barlow disease, Möller disease.

M. disease メラー病(1859年に記載した小児壊血病で, 後年 Barlow の記載とともに, メラー・バロウ病と呼ばれている), = Möller-Barlow disease, infantile scurvy.

M. glossitis メラー舌炎(舌乳頭の腫脹とともに疼痛と神経興奮を伴う舌炎で, 慢性浅在性舌炎ともいう), = glossodynia exfoliativa.

mol·les·cence [məlésəns] 軟化. 形 mollescuse.

mol·li·cla·vin [màlikléivin] モリクラヴィン(バッカクに存在する水溶性アルカロイド).

mol·lin [málin] モリン(脂肪の過剰を加えてつくったグリセン化軟石ケンで外用薬品の賦形薬として用いられる).

Mollison, Patrick Loudon [málisən] モリソン(1914-2012, イギリスの血液学者. I. M. Young, J. F. Loutit らとともにイギリス式の ACD 血液保存液を創案し, Cutbush, Parkin との共同研究において1950年に新血液群系 Duffy 型を発見した).

mol·li·tia [məlíʃiə] 潤軟(子宮体の).

mol·li·ti·es [məlíʃii:z] 軟化.

m. cerebri 脳軟化症.

m. ossium 骨軟化症, = osteomalacia.

m. unguium 爪軟化症.

mol·lusc [máləsk] ① 軟体動物. ② 貝類.

m. venom 軟体動物毒〔医学〕.

Mol·lus·ca [məlʌ́skə] 軟体動物門, = mollusks.

mol·lus·ca·cide [məlʌ́skəsaid] 殺貝剤(薬), 軟体動物駆除薬〔医学〕(カタツムリなどの撲滅薬).

Mol·lusc·i·pox·vi·rus [málʌskipàksvàiərəs] モルシポックスウイルス属(ポックスウイルス科の一属で, 伝染性軟属腫ウイルスが含まれる).

molluscous body モルスクム小体(伝染性軟属腫中に存在する卵形小体), = molluscous corpuscle.

molluscous corpuscle 軟いぼ腫小体, = molluscous body.

Molluscum contagiosum virus 伝染性軟属腫ウイルス(ポックスウイルス科のウイルスで, 伝染性軟属腫の原因となる).

mol·lus·cum [məlʌ́skəm] ① 軟属腫(軟性腫瘍の発生を特徴とする皮膚症). ② 軟ゆう(疣). 形 molluscous.

m. body 軟属腫〔小〕体.

m. conjunctivitis 軟ゆう(疣)腫性結膜炎.

m. contagiosum 伝染性軟属腫, 伝染性軟疣腫〔医学〕(伝染性軟属腫ウイルスによる伝染病で, 水いぼとも呼ばれる. 皮膚表面に円形の平滑の結節を生じ, その内容物はモルスクム小体を含有し, 顔面, 背部, 四肢などに群をなして発生する), = condyloma porcellaneum, molluscum epitheliale, m. pendulum, m. sessile.

m. fibrosum 線維性軟属腫(皮膚表面に多発性の線維腺を生じ, 懸垂状を呈する疾患で, 真皮から発生する), = molluscum pendulum, m. simplex, neurofibromatosis.

m. lipomatoides 脂肪腫症様軟属腫, = essential xanthoma.

m. pendulum 伝染性軟疣(伝染性軟属腫ウイルスによる伝染病で, 水いぼとも呼ばれる), = molluscum contagiosum.

m. sebaseum 皮脂性軟属腫, = molluscum varioliformis.

m. simplex = neurofibromatosis.

m. verrucosum いぼ状軟ゆう(疣)(Kaposi), = molluscum contagiosum.

mol·lusk [məlʌ́sk] 軟体動物, = mollusc.

Moloney, John B. [máləni] モロニー(アメリカの腫瘍学者).

M. murine leukemia virus モロニーマウス白血病ウイルス.

M. sarcoma モロニー肉腫(RNA腫瘍ウイルスによって発生する肉腫).

Moloney, Paul Joseph [máləni] モロニー(1870-1939, カナダの免疫学者).

M. test モロニー反応, モロニー試験(テスト)〔医学〕(ジフテリアの予防接種のためアナトキシンを注射する際, アナトキシン過敏症を見分けるため, 同液の1:20希釈液0.1mLを皮内注射し, 翌日1cm以上の直径をもつ発赤反応は陽性).

mo·lox·ide [məláksaid] 分子酸化物(過酸化水素のように, 1分子中に2価の -O-O- 基を含む化合物).

molten salt 融解塩〔医学〕, 溶融塩.

molten slag 溶滓〔医学〕.

molt·ing [móultiŋ] 脱皮, = moulting.

m. hormone 脱皮ホルモン〔医学〕.

mol·u·gram [məljú:græm] グラム分子, = gram-molecule.

mo·lyb·date [məlíbdeit] モリブデン酸塩.

mo·lyb·den·ic ac·id [màlibdénik ǽsid] モリブ

デン酸 H_2MoO_4–H_2O，= molybdic acid.

mo·lyb·de·no·sis [moulìbdinóusis] モリブデン中毒症（基本的に慢性）.

mo·lyb·de·num (**Mo**) [məlíbdinəm] モリブデン（銀白色の硬質金属元素で，原子番号42，元素記号Mo，原子量95.94，比重10.2，質量数92，94～98，100をもち，主要な鉱石は輝水鉛鉱 MoS_2，水鉛鉛鉱 $PbMoO_4$ である）.

m.–99 (**^{99}Mo**) モリブデン-99.

m. dioxide 二酸化モリブデン MoO_2.

m. disulfide 二硫化モリブデン MoS_2.

m. oxide 酸化モリブデン（モリブデンブルーと呼ばれるものを含め数種が知られているが，詳細な組成については不確実なものが多い）.

m. sesquioxide 三二酸化モリブデン Mo_2O_3.

m. steel モリブデン鋼.

m. target tube モリブデンX線管.

m. trioxide 三酸化モリブデン MoO_3.

mo·lyb·dic [məlíbdik] 6原子価のモリブデン酸の.

m. acid モリブデン酸，= molybdenic acid.

m. anhydride 無水モリブデン酸，= molybdenum trioxide.

mo·lyb·dous [məlíbdəs] 4原子価のモリブデン酸の.

mo·lys·mo·pho·bia [mɑlìsməfóubiə] 不潔恐怖〔症〕[医学]，汚染恐怖症，潔癖症[医学]，= mysophobia.

Momburg, Friedrich [mámbə:g] モンブルグ（1870生，ドイツの外科医）.

M. belt モンブルグ帯（分娩後の出血抑制に用いるためのゴム製帯）.

mo·ment [móumənt] 運動量[医学]，モーメント[医学].

m. generating function 積率母関数.

m. method モーメント法[医学].

m. of inertia 慣性モーメント[医学]，慣性能率.

mo·men·tum [mouméntəm] 運動量（質量と速度との乗積）.

m. transfer 運動量移動[医学].

m. transfer theory 運動量輸送理論.

momordicin モモルデシン（ゴーヤなどに含まれる苦味の成分）.

mon·ad [mánæd] ①単細胞動物（生物），不分裂菌．②1価元素．③単子（モナード）.

m. radical 1価根，1価基.

mon·a·dol·o·gy [mànədáləʤi] 単子論（ドイツ哲学者 G. W. Leibniz (1646–1716)により提唱された哲学的世界観で，万有の基礎として絶対単一物 monad を仮定する論）.

Monakow, Constantin von [mouná:kɑf] モナコフ（1853–1930，スイスの神経学者）.

M. bundle モナコフ束（赤核から脊髄に下る有髄線維束で，直ちに交差して反対側に移り，脊髄の側索に下る前錐体外運動路），= Monakow fasciculus, M. tract, prepyramidal tract, rubrospinal tract.

M. nucleus モナコフ核，= nucleus cuneatus accessorius.

M. syndrome モナコフ症候群（前脈絡膜動脈閉塞症候群として知られ，片麻痺半身感覚鈍麻，半盲などの症状は病変部の反対側に現れる），= anterior chorioidal artery occlusion syndrome.

M. tract モナコフ路.

Monaldi drainage モナルディ排膿法（空洞内吸引法）.

mon·a·mide [mánəmaid] 単アミド（アンモニア基の水素1原子が酸基により置換されて生ずるアミド），= monamine.

mon·a·mine [mánəmain] 単アミン（アンモニア基の水素1原子がアルキル基により置換されて生ずるアミン）.

mon·a·mi·nu·ria [mànəminjú:riə] 単アミン尿〔症〕.

mon·an·gle [mánæŋgl] モノアングル（手用器具の刃部と把柄との間につくられた屈曲の数が1つのものをいう）.

Mo·nar·da [məná:də] ヤグルマハッカ属（シソ科の一属．スペインの医師で植物学者 Nicolas Monardes (1493–1588)にちなむ），= wild bergamots.

M. didyma タイマツバナ，= bee balm.

M. fistulosa ヤグルマハッカ.

M. punctata 白蘇（チモールの原植物）.

mon·ar·thric [məná:θrik] 単関節の，= monarticular.

mon·ar·thri·tis [mànɑ:θráitis] 単関節炎[医学].

mon·ar·tic·u·lar [mànɑ:tíkjulər] 単関節の，= monoarticular.

mon·as·ter [mɑnǽstər] 単星[医学]（間接核分裂の）.

monastic medicine 修道（僧尼）医学.

mon·ath·e·to·sis [mànəθitóusis] 単側アテトーゼ.

mon·a·tom·ic [mànətámik] ①1原子価の．②1塩基性の.

m. alcohol 1価アルコール.

m. molecule 1原子分子.

mon·auch·e·nos [mɑnɔ́:kinəs] 二頭単頸体（二頭が頸部で結合する奇形）.

mon·au·ral [mɑnɔ́:rəl] 片耳の.

m. hearing 一耳聴覚[医学].

mon·av·a·lent [mɑnǽvələnt] 一価の，= monovalent.

mon·a·vi·ta·min·o·sis [mànəvàitəminóusis] 単一ビタミン欠乏症.

mon·ax·on [mɑnǽksɑn] ①単極神経細胞．②軸相対的な，= unipolar neuron. 形 monaxonic.

Mönckeberg, Johann Georg [mə́:nkəbə:g] メンケベルグ（1878–1925，ドイツの病理学者）.

M. arteriosclerosis メンケベルグ動脈硬化症（主として中小動脈の中膜に石灰沈着を起こす動脈中膜炎），= Mönckeberg calcification, M. degeneration, M. sclerosis, pipe-stemarteries.

M. degeneration メンケベルグ変性，メンケベルグ動脈硬化（主に老年者の下肢に起こる，中膜のカルシウム沈着を伴う動脈硬化症），= Mönckeberg arteriosclerosis.

M. sclerosis メンケベルク硬化〔症〕.

Monday–morning sickness 月曜朝病（旧語．ウマが日曜日1日休んだために，月曜朝には跛行する状態．azoturia と考えられる）.

Mondeville, Henri de [moundəví:l] モンデビュ（1260–ca.1320，フランスの外科医．清潔を第1の法則とし，化膿は治癒の理に反することを強調した）.

Mondini, C. [mɑndí:ni] モンディーニ（1729–1803，イタリアの医師）.

M. deafness モンディーニ型難聴.

M. hearing impairment モンディーニ型難聴.

Mondino de' Luzzi [mɑndí:nou]（1270–ca.1326，イタリアの解剖学者．ボローニャ大学解剖学教授で，人体の解剖を行った最初の学者といわれ，1316年刊行の最初の解剖学教科書は2世紀以上用いられた），= Mondinus, Mundinus.

Mondonesi, Filippo [mɑndənési] モンドネシ（イタリアの医師）.

M. reflex モンドネシ反射（脳卒中による昏睡では，眼球を圧迫すると病巣反対側の顔面筋は攣縮するが，中毒性昏睡では両側に攣縮が起こる），= bulbomimic reflex, facial reflex.

Mondor, Henri [mándər] モンドル（1885–1962，

フランスの外科医).

M. disease モンドル病(乳房と肋弓癒着，リンパ節腫脹，静脈炎，脂肪壊死，脈管新生などを特徴とする胸郭前壁の静脈炎で，1944年の記載による)，= endophlebitis "en cordon" (cord phlebitis).

-mone [moum] ホルモンあるいはホルモン様物質を表す接尾語.

mo·ne·cious [məní:ʃəs] 雌雄同体の，= monoecious.

mo·nen·sin [mənénsin] モネンシン(放線菌の産生するポリエーテル系抗生物質の一種で Na^+, K^+ 透過性イオノホア).

mo·ne·phed·rine [mànifédrin] モネフェドリン $C_{13}H_{19}NO$ (マオウの一種 *Ephedra distachya* のアルカロイド)，= ephedrine–Spehr.

mo·ner [móunər] 無核原形質塊.

mon·er·u·la [mαnérulə] 無核受精卵.

mo·ne·sia [məní:ziə] モネジア(ブラジル産アカテツ科 *Chrysophyllum* 属植物から抽出されたエキスで健胃収斂薬).

mon·es·thet·ic [mànisθétik] 単〔一〕感覚性の.

mon·es·trous [mαnéstrəs] 単発情期の.

Monge, Carlos [máŋgə] モンゲ(1884–1970，ペルーの医師).

M. disease モンゲ病(高所酸素欠乏による赤血球増加症で，アンデス山病 Andes disease ともいう).

Mon·go·li·an [mαŋgóuliən] モンゴル人の.

M. fold 蒙古ヒダ.

M. idiocy 蒙古症性白痴(Down 症候群のこと．頭蓋は小さく短頭型で眼裂は傾斜し，内眼角贅皮が目立ち，可動性股関節．短く太い母指と小指とが特徴であり，21–トリソミーの染色体異常が高頻度でみられる)，= Down syndrome.

M. idiot 蒙古症性白痴，= mongolism.

M. macula 蒙古斑.

M. mark 蒙古斑.

M. spot 蒙古斑〔医学〕(主として幼児にみられる限局生皮膚青色母斑で，成長とともに漸次消失する．Baelz)，= mongolian (blue) spot, nevus caeruleus.

mon·gol·ism [máŋgəlizəm] ダウン症候群，モンゴリズム〔医学〕，= Langdon–Down disease, Mongolian idiocy, Mongolinism.

mon·go·loid [máŋgəlɔid] ① モンゴル人様の．② ダウン症候群様の.

m. face モンゴロイド顔貌.

mon·grel [máŋgrəl] モングレル，雑種〔医学〕(異変種間の雑種で，異種間の雑種 hybrid と区別する).

m. dog 雑犬〔医学〕.

Mo·ni·e·zia [mànií:ziə] モニチア属(大型の条虫で，各体節に2組の生殖器をもつ．成虫は反芻動物，幼虫は擬嚢尾虫であり，ササラダニ類に寄生する．*M. benedeni*，*M. expansa* を含む).

mo·ni·e·zi·a·sis [mànii:záiəsis] モニチア症〔医学〕(モニチア属の寄生により生ずるヒツジやヤギの条虫症．小腸に寄生し幼獣に消化障害，下痢，貧血を起こす).

mo·nil·e·thri·co·sis [mounìliθrikóusis] 連珠毛症.

mo·nil·e·thrix [mouníliθriks] 連珠毛〔医学〕(毛髪に紡錘状膨大部の一定間隔をおいて連生するもの)，= aplasia pilorum moniliformis, beaded hair, moniliform hair.

Mo·nil·i·a [mounília] モニリア属(*Candida* の旧名).

mo·ni·li·a·sis [mouniláiəsis] モニリア症〔医学〕(カンジダ症．*Candida albicans* の感染により生じる疾病)，= candidiasis, candidosis, thrush.

mo·nil·i·form [mounílifɔ:m] 連鎖状の，じゅず(数珠)状の，= moniliform.

m. hair 連珠毛，紡錘毛，= beaded hair.

Mo·nil·i·for·mis [mounìlifɔ́:mis] モニリフォルミス属(ネズミ，ハムスターなどの齧歯類，食虫類に寄生する鉤頭虫で，体は乳白色長円筒形，角皮は珠数状の偽節を呈し，その外観は鎖状).

M. moniliformis 鎖状鉤頭虫(体長：雄6～13cm，雌10～30cm，イヌ，ネズミ，ハツカネズミなどに寄生し，偶発的にヒトに寄生する).

mon·i·li·o·sis [mounìlióusis] モニリア症〔医学〕(カンジダ症．*Candida albicans* による感染症).

mon·ism [mánizəm] 一元論．形 monistic, monistical.

mon·i·tor [mánitər] 監視装置，モニター.

m. chamber モニター室.

m. ionization chamber モニター電離箱.

monitored speech 警戒言語(高音声の大きさを調節加減する言語).

mon·i·tor·ing [mánitəriŋ] モニター，監視〔医学〕.

m. device 監視装置〔医学〕，モニタリング装置.

m. equipment 監視装置〔医学〕.

m. flap モニター皮弁〔医学〕.

m. instrument 監視装置〔医学〕，モニター機器.

m. system モニターシステム.

Moniz, Antonio Caetano de Abreu Freire Egas [máni z] モニズ(1874–1955，ポルトガルの神経病学者．統合失調症などの精神病に対し frontal lobotomy と呼ばれる精神外科的手術を実施し，1949年ノーベル医学・生理学賞を受けた).

mon·key [máŋki] サル.

m. paw サル(猿)手症候(正中神経の病変により母指が内転伸張し，ほかの指頭を触れることができない症候).

m. pellagra サルペラグラ(サルにみられるニコチン酸欠乏症で，食欲減退，嘔吐，下痢，衰弱の症状が特徴).

Monkeypox virus サル痘ウイルス(ポックスウイルス科のウイルスで，ヒトにも痘瘡類似の疾患を起こす).

mon·key·pox [máŋkipαks] サル痘(サル痘ウイルスによって起こるサルの痘瘡).

monk's-hood [máŋks húd] トリカブト，= aconite.

mono- [mαnou, -nə] 単一の意味を表す接頭語.

mon·o·ace·tyl pyr·o·gal·lol [mànouǽsitil pàirəgǽlɔ:l] 一酢酸ピロガロール，= pyrogallol monoacetate.

mon·o·ac·id [mànouǽsid] 単基酸，1基酸.

monoacidic base 一酸塩基(NaOH のように水素1原子と置換する OH 1個をもつ塩基).

mon·o·am·ide [mànouǽmaid] モノアミド.

mon·o·a·mine [mànouǽmi:n] モノアミン(アミノ基1個をもつ化合物．一般式 RNH_2 で表される).

m. oxidase (MAO) モノアミン酸化酵素，モノアミンオキシダーゼ(アミンオキシダーゼ．第一級，第二級，第三級モノアミンを基質として酸化的脱アミノ反応を触媒し，アルデヒドを生成するフラビン含有酵素).

m. oxidase inhibitor (MAOI) MAO 阻害薬，モノアミン酸化酵素阻害薬(セロトニンやカテコールアミンの代謝に関与する monoamine oxidase (MAO) の活性を阻害する薬剤で，抗うつ薬として用いられる).

m.-oxyhydrase モノアミン酸素還元酵素，= tyraminase.

m. receptor モノアミン受容体.

mon·o·ami·ner·gic [mànouæminə́:dʒik] モノアミネルジック，モノアミン作用性の.

mon·o·a·mi·no·di·car·box·yl·ic ac·id [mànouæminoudàikα:bαksílik ǽsid] 1アミノ 2カルボン酸.

mon·o·a·mi·no·di·phos·pha·tide [mànouæmi-

noudaifásfətaid] 1アミノ2リン脂質(窒素1原子とリン2原子とを含有するリン脂質).
mon·o·a·mi·no·mon·o·car·box·yl·ic ac·id [mànouæminomànoukɑ:baksílik ǽsid] 1アミノ1カルボン酸.
mon·o·a·mi·no·mon·o·phos·pha·tide [mànouæminomànoufásfətaid] 1アミノ1リン脂質(窒素およびリンおのおの1原子を含有するリン脂質).
mon·o·am·ni·ot·ic [mànouæmniátik] 一羊膜の(すなわち一卵性のこと).
m. twins 一羊膜〔一卵〕性双生児, 一羊膜性双胎(双胎を包む羊膜が1枚の双胎).
mon·o·an·es·the·sia [mànouænisθí:ziə] 局所麻酔(一部または一臓器の麻酔).
mon·o·ar·thri·tis [mànouɑ:θráitis] 単関節炎.
mon·o·ar·tic·u·lar [mànouɑ:tíkjulər] 単関節の, = monarthric.
monoatomic alcohol 1原子(OH)アルコール, 1価アルコール.
monoatomic molecule 単原子分子〔医学〕(1個の原子でできている分子).
monoaxial monster 一軸奇形.
mon·o·az·o dyes [mànouǽzou dáiz] モノアゾ染料(アゾ基1個をもつアゾ染料の一種で, methyl orange はその一例).
mon·o·bac·il·la·ry [mànəbǽsiləri] 1種細菌性の.
mon·o·bac·tams [mànəbǽktæmz] モノバクタム系薬〔剤〕〔医学〕.
mon·o·bac·te·ri·al [mànoubæktí:riəl] 1種バクテリア性の.
mon·o·bal·lism [mànəbǽlizəm] 単バリスム〔医学〕.
mon·o·base [mànoubéis] 単塩基, 1塩基. 形 monobasic.
monobasic acid 一塩基酸〔医学〕.
monobasic calcium phosphate 第一リン酸カルシウム $CaH_4(PO_4)_2 \cdot H_2O$(潮解性粉末で, 酸性, 加熱すると $Ca(PO_3)_2$ となる, カルシウム, リン酸補給), = calcium superphosphate, primary c. phosphate.
monobasic potassium phosphate リン酸二水素カリウム KH_2PO_4, = potassium biphosphate, p. dihydrogen phosphate, monopotassium phosphate.
monobath developer-fixer 一浴現像定着〔医学〕.
monobed deionization 単床イオン除去法, 単床脱イオン化(陽イオン陰イオンの両者を単一の樹脂層にて除去する操作).
monobed operation 単床〔イオン置換〕操作(酸性置換体と塩基性置換体とを一定の比率で混合してイオン除去を行う方法).
mon·o·ben·zone [mànəbénzoun] モノベンゾン 化 *p*-(benzyloxy) phenol $C_{13}H_{12}O_2$(美顔漂白用に5%ローション, 10%軟膏塗布).
mon·o·blast [mánəblæst] 単芽球, 単球芽〔医学〕(単球 monocyte の未熟細胞).
monoblastic leukemia 単芽球性白血病〔医学〕.
mon·o·blas·to·ma [mànəblæstóumə] 単芽球腫.
mon·o·blep·sia [mànəblépsiə] ① 単眼視, 一眼視. ② 一色盲, 単色盲.
mon·o·bra·chi·us [mànəbréikiəs] 単腕奇形.
mon·o·bro·mat·ed [mànoubróumeitid] 一臭化の.
m. camphor 一臭化ショウノウ, = camphora monobromata, monobromcamphor.
m. phenol 一臭化フェノール OHC_6H_4Br, = monobromphenol.
mon·o·bu·lia [mànoubjú:liə] 単一欲望(唯一事のみに対する病的欲望).
mon·o·car·di·an [mànouká:diən] 単房室心臓の.
mon·o·cel·led [mɑnəséld] 単細胞の.
mon·o·cel·lu·lar [mànəséljulər] 単細胞の〔医学〕.
mon·o·cen·tric [mànəséntrik] 一動体の〔医学〕.
mon·o·ceph·a·lus [mànəséfələs] 一頭二体奇形.
mon·o·cer·cus [mànousə́:kəs] モノセルクス(単尾虫).
mon·o·chlor·a·mine [mànouklɔ́:rəmi:n] モノクロラミン NH_2Cl(塩素消毒剤).
mon·o·chlor·meth·ane [mànouklɔ:méθein] 塩化メチル CH_3Cl.
mon·o·chlor·me·thyl·chlo·ro·for·mate [mànouklɔ:mèθilklɔ:roufɔ̀:meit] = chloromethylchloroformate.
mon·o·chlo·ro·ace·tic ac·id [mànouklɔ̀:rouəsí:tik ǽsid] モノクロル酢酸 $CH_2ClCOOH$, = chloracetic acid.
mon·o·chlo·ro·ac·e·tone [mànouklɔ̀:rouǽsitoun] 化 1-chloro-2-propanone $CH_2ClCOCH_3$(有機化合物の合成に用いる試薬で, ハツカネズミにおいては解糖作用を抑制し, 発癌性を示す), = chloroacetone.
mon·o·chlo·ro·eth·ane [mànouklɔ̀:rouéθein] 塩化エチル C_2H_5Cl.
mon·o·chlo·ro·phe·nol [mànouklɔ̀:rəfí:nɔ:l] 一塩化フェノール OHC_6H_4Cl.
mon·o·chlo·ro·thy·mol [mànouklɔ̀:rəθáimɔ:l] モノクロロチモール, = chlorothymol.
mon·o·chord [mánəkɔ:d] モノコード, 一弦琴, 一絃器(上音または高音の聴覚を試験するために用いる), = Schultze monochord.
mon·o·chor·di·tis [mànoukɔ:dáitis] 一側〔性〕声帯炎〔医学〕.
mon·o·cho·re·a [mànəkərí:ə] 局部舞踏病(一肢に発現する舞踏病様運動).
mon·o·cho·ri·al [mànoukɔ́:riəl] 単絨毛膜〔性〕の, = monochorionic.
m. twins 単一絨毛膜性双生児(双胎).
mon·o·cho·ri·ate [mànəkɔ́:rieit] 単一絨毛膜児.
mon·o·cho·ri·on·ic [mànoukɔ̀:riánik] 一絨毛膜性の.
m. diamniotic placenta 単絨毛膜二羊膜胎盤.
m. diamniotic twins (M-D twin) 一絨毛膜二羊膜〔性〕双胎〔医学〕.
m. monoamniotic placenta 単絨毛膜単羊膜胎盤.
m. monoamniotic twins 一絨毛膜一羊膜〔性〕双胎〔医学〕(双胎を包む絨毛膜が1枚の双胎).
m. twins 一卵性双胎, = enzygotic twins.
mon·o·chro·ic [mànoukróuik] 1色性の, = monochromic.
mon·o·chro·ma·sy [mànoukróuməsi] 1色型色覚, = monochromatopsia.
mon·o·chro·mat(e) [mànoukróumət] 1色型色覚者〔医学〕, 単色性色覚者〔医学〕.
mon·o·chro·mat·ic [mànoukroumǽtik] 単色の〔医学〕, 一色性の, 白黒の, モノクロの.
m. eye 単色眼(赤, 緑, 青のうち1つのみを感覚し得る部分盲).
m. light ① 単色光線, 単彩光線(プリズムにより光線が分離されるスペクトルの一色). ② 単色光〔医学〕(単一の色からなる光).
m. objective 単色光対物鏡(単色光に対して矯正したレンズで, 275nm 線に対して矯正された石英対物鏡はその一例).
m. radiation 単色放射線.
m. ray 単色光線(二次光線のように, 波長が一定したもの).
m. specification 単色記法.
m. vision 単色性視覚〔医学〕.
mon·o·chro·ma·tism [mànoukróumətizəm] 1色

M

覚，単色性色覚（全色盲．旧，1色型色覚），＝ achromatopsia．
mon·o·chro·mat·o·phil ［mànoukroumǽtəfil］ 好単色性の，＝ monochromophilic．
mon·o·chro·ma·top·sia ［mànoukròumətápsiə］ 1色覚（すべての色が単一に知覚すること．旧，単色性色覚，全色盲）．
mon·o·chro·ma·tor ［mànoukróumeitər］ モノクロメータ，単色分光器（スペクトルの小部分を分離して観察できるようにした装置）．
mon·o·chrome ［mánəkroum］ 単色［医学］．
mon·o·cle ［mánəkl］ 片めがね（眼鏡）［医学］．
mon·o·clin·ic ［mànəklínik］ 単斜の，単斜晶系の（結晶についていう）．
m. prism 単斜柱体（結晶群の）．
m. structure 単斜構造．
m. sulfur 単斜晶系イオウ（イオウの同素体の一種）．
m. system 単斜晶系［医学］，＝ oblique system．
mon·o·clo·nal ［mànouklóunəl］ 単クローン〔性〕の［医学］，モノクローナルの．
m. antibody 単クローン抗体［医学］，モノクローナル抗体（単一の抗原決定基のみに高い特異的反応を示す抗体で，1つの抗体産生細胞クローンと骨ミエローマ細胞を人為的に細胞融合することによって得られる）．
m. gammopathy 単クローン性ガンマグロブリン血症，単クローングロブリン血症［医学］，単クローン性免疫グロブリン血症（血清あるいは尿中に免疫グロブリンまたはその構成成分が出現する病態の総称）．
m. gammopathy of undetermined significance 意味未確定の単クローン性高ガンマグロブリン血症．
m. gammopathy of unknown significance (MGUS) 意味不明の単クローン性高ガンマグロブリン血症．
m. immunoglobulin 単クローン〔性〕免疫グロブリン（単一クローンから産生された抗体），＝ monoclonal antibody．↔ polyclonal immunoglobulin．
m. immunoglobulin deposition disease (MIDD) 単クローン性免疫グロブリン沈着症．
m. immunoglobulin disorder 単クローン性免疫グロブリン異常（多発性骨髄腫など）．
m. peak 単クローン性ピーク．
m. protein Mタンパク質，＝ M protein．
mon·o·clo·nal·i·ty ［mànouklounǽliti］ 単クローン性の．
mon·o·coc·ci ［mànəkáksai］ 単球菌（monococcus の複数）．
mon·o·coc·cus ［mànəkákəs］ 単球菌［医学］．
mon·o·cor·di·tis ［mànoukɔ:dáitis］ 片声帯炎．
mon·o·cra·ni·us ［mànoukréiniəs］ 一頭二体奇形，＝ monocephalus．
mon·o·cro·ta·line ［mànəkróutəlin］ モノクロタリン $C_{16}H_{23}NO_6$ (*Crotalaria* 属植物から得られるアルカロイド）．
mon·o·crot·ic ［mànəkrátik］ 単拍脈の［医学］．
m. pulse 単拍脈［医学］（重複性がない単相の脈）．
mo·noc·ro·tism ［mənákrətizəm］ 単拍脈（動脈波の形が単純な山形で下行脚に切痕をつくらないもの）．形 monocrotic．
mo·noc·u·lar ［mənákjulər］ 単眼〔性〕の［医学］，一眼の．
m. diplopia 単眼複視［医学］，＝ diplopia monocularis．
m. nystagmus 単眼性眼振［医学］．
m. strabismus 一側斜視［医学］，片眼斜視．
m. vision 単眼視［医学］．

M

mo·noc·u·lus ［mənákjuləs］ ①片眼帯［医学］．②単眼奇形［医学］．
mon·o·cyc·lic ［manəsíklik］ 単環の，一環の（中心柱の），一輪の（花部器配列の）．
m. terpene 単環テルペン．
mon·o·cy·e·sis ［mànousaií:sis］ 単一妊娠．
Mon·o·cys·tis ［mànəsístis］ モノシスチス属（アピコンプレクサ門，グレガリナ綱，真正グレガリナ目に属する原虫）．
mon·o·cy·tang·i·na ［mànousaitǽnʤinə］ 伝染性単球症，＝ infectious mononucleosis．
mon·o·cyte ［mánəsait］ 単核細胞［医学］，単球（多形核白血球より一まわり大きく，貪食能をもつ単核細胞をいう）．形 monocytic．
m. chemoattractant protein 単球化学誘引物質．
m. chemoattractant protein-1 (MCP-1) 単球化学走化性タンパク質（CC ケモカインファミリーの一つ．76 アミノ酸からなる単球走化性因子），＝ MCAF (monocyte chemotactic and activating factor)．
m. chemotactic and activating factor (MCAF) 単球走化性活性化因子（chemokine の一種で単球，T細胞に対する走化性活性をもつ），＝ monocyte chemotactic protein-1．
m. chemotactic factor (MCF) 単球走化〔性〕因子［医学］，単球化学走性因子．
m. derived neutrophil chemotactic factor (MDNCF) 単球由来好中球走化因子．
mon·o·cy·tic ［manəsáitik］ 単球性の，単球の．
m. angina 単球〔性〕アンギナ［医学］，＝ angina monocytotica．
m. leukemia 単球性白血病［医学］，＝ aleukemic reticulosis, leukemic reticuloendotheliosis．
m. leukocytosis 単球増加〔症〕．
mon·o·cy·toid ［mànousáitɔid］ 単球様の［医学］．
m. cell 単球様細胞．
mon·o·cy·to·pe·nia ［mànəsàitoupí:niə］ 単球減少〔症〕［医学］．
mon·o·cy·to·poi·e·sis ［mànousàitoupɔií:sis］ 単球生成．
mon·o·cy·to·sis ［mànousaitóusis］ 単球増加〔症〕［医学］．
m.-producing factor (MPF) 単球増加〔症〕惹起因子［医学］．
Monod, Jaques Lucien ［manóu］ モノー（1910–1976，フランスの生化学者．酵素とウイルスの合成に関する遺伝的制御の研究により，F. Jacob および A. M. Lwoff とともに1965年度ノーベル医学・生理学賞を受けた）．
mon·o·dac·tyl·ism ［mànədǽktilizəm］ 一指症，＝ monodactyly．
mon·o·dac·ty·ly ［mànədǽktili］ 単趾〔症〕．
mo·no·dal ［mənóudəl］ モノダル（共振コイルまたは接地したソレノイドの一端に連結した状態．この回路において，患者はキャパシターと見なし得る）．
mon·o·del·phic ［mànədélfik］ 単子宮性，単子宮型．
monodentate ligand 単座配位子［医学］．
mon·o·der·mo·ma ［mànoudə:móumə］ 単胚葉性腫瘍．
mon·o·di·plo·pia ［mànoudiplóupiə］ 一眼性複視，＝ double vision in one eye, uniocular diplopia．
mon·o·dis·persed ［mànoudispə́:st］ 単分散の．
monodromy theorem 1価性の定理．
mo·noe·cious ［mənî:ʃəs］ 雌雄同体の［医学］，雌雄〔異花〕同株の［医学］．
m. flower 一家花．
mo·no·e·gres·in ［mànouegrésin］ モノエゲレシン（IgG の Fc の分解産物で，マクロファージ走化性因子．即時型アレルギー反応に関与する）．

mon·o·en·er·gy [mànəénəːʤi] 単一〔色〕エネルギー[医学].
mon·o·erg [mánəəːg] 同種抗原作用性抗血清.
mon·o·es·trus [mànouéstrəs] 単発情(発情周期が長く繁殖季節に1回しか発情しない), = monoestrum. 形 monoestrous.
m. animal 単発情性動物(イヌのような).
mon·o·eth·a·nol·a·mine [mànouèθənáləmin] モノエタノルアミン $HOCH_2CH_2NH_2$ (アンモニア様の臭気を放つ粘稠液で，一般に脂溶性化合物の溶媒として用いられる).
monoexponential function 単一指数関数[医学].
monofascicular block 一枝ブロック(左脚前枝または後枝1本の伝導障害, QRS の幅は正常で前額面平均 QRS 軸の偏位を起こす). → fascicular block.
mon·o·film [mánəfilm] 単分子層(タンパク質の).
monofixation syndrome 単眼固視症候群.
monoflexion crease 単一屈曲線[医学].
mon·o·flo·ra [mànoufló:rə] 単一菌叢[医学], 単一フローラ.
mon·o·flu·o·ro-a·ce·tic ac·id [mànəflúːərouəsíːtik ǽsid] モノフルオロ酢酸(殺鼡薬の一つ).
monofocal extrasystole 一源性期外収縮.
mon·o·func·tion·al [mànəfʌ́ŋkʃənəl] (作用基(官能基)が1個ある化合物についていう).
m. compound 単官能化合物[医学].
m. molecule 単官能基分子.
mon·o·ga·met·ic [mànougəmétik] 単一配偶子の.
mon·o·ga·mia [mànəgéimiə] 一妻(一夫), 単交配, = monogamy.
mo·nog·a·mous bi·va·len·cy [mənágəməs baivéilənsi] 単一分子結合二価性[医学].
monogamous bivalent binding 単一分子二価結合[医学].
mo·nog·a·my [mənágəmi] 一妻(一夫), = monogamia.
mon·o·gan·gli·al [mànəgǽŋgliəl] 単神経節の.
mon·o·gas·tric [mànəgǽstrik] 単胃の.
mon·o·gen [mánəʤən] ①1価性の. ②1抗原性抗血清.
Mon·o·ge·nea [mànouʤíːniə] 単生綱(扁形動物門の一綱で，主として冷血動物の外部寄生虫であるが，時には甲殻類，頭足類および哺乳類に寄生することもある).
mon·o·gen·e·sis [mànəʤénisis] ①単性生殖. ②無性生殖. ③一元論. 形 monogenetic.
mon·o·ge·net·ic [mànouʤənétik] 単生の，単生的.
m. dye 単色性染料[医学].
mon·o·gen·ic [mànəʤénik] 単一遺伝子の，1個から発生した.
m. disorders 単一遺伝子病(メンデル型遺伝病), = single gene disorders, Mendelian disorders.
monogenomic species 一ゲノム種[医学].
mo·nog·e·nous [mənáʤənəs] 無性生殖の.
mon·o·ger·mi·nal [mànəʤə́ːminəl] 1卵性の(双生児についていう).
m. mixed tumor 単胚葉性混合腫瘍[医学].
mon·o·glyc·er·ide [mànəglísəraid] モノグリセリド(別名モノアシルグリセロール. グリセロールと1分子の脂肪酸がエステル結合したもの).
mon·o·go·ni·um [mànəgóuniəm] 無性生殖子(マラリア原虫の無性生殖体で，発熱の直接原因をなすもの).
mo·nog·o·ny [mənágəni] 無性生殖, = agamocytogony, agamogony. 形 monogonous.
mon·o·graph [mánəgræf] モノグラフ(特定の主題について詳しく書かれた論文), = monogram.
mon·o·he·me·rous [mànouhíːmirəs] 1日持続の.
mon·o·hy·brid [mànouháibrid] 一性質雑種，単性雑種，単〔一〕遺伝子雑種[医学].
mon·o·hy·drate [mànouháidreit] 一水化物(水1分子の結晶水を含む結晶物).
mon·o·hy·drat·ed [mànouháidreitid] 1水化の，1水酸基の.
mon·o·hy·dric [mànouháidrik] 1水素の.
m. alcohol 1価アルコール(水酸基1個をもつもの), = monoatomic alcohol.
mon·o·hy·drol [mànouháidrɔːl] (1分子の水の定義), = hydrol.
mon·o·i·de·a·ism [mànouaidíəizəm] 単一観念狂, = monoideism.
mon·o·in·fec·tion [mànouinfékʃən] 単一菌感染.
mon·o·i·o·do·ty·ro·sine [mànouaioùdətáirəsiːn] モノヨードチロシン(1原子のヨウ素が結合した L-チロシンのヨウ化物).
mon·o·ke·to·hep·tose [mànəkìːtəhéptous] モノケトヘプトース $CH_2OHCO(CHOH)_4CH_2OH$.
mon·o·ke·tone [mànoukíːtoun] モノケトン(CO基1分子を含むケトン).
mon·o·kine [mánəkain] モノカイン(単球またはマクロファージから放出されるサイトカインの一群の総称).
mon·o·ki·net·ic [mànəkinétik] 一動原体の.
monolateral strabismus 一(片)側斜視, = unilateral strabismus.
mon·o·lay·er [mànəléiər] 単一層，単分子層，単層[医学].
m. culture 単層培養[医学].
m. viscosimeter 単層粘度計(単分子層の粘稠度を測定するもの).
mon·o·lene [mánəliːn] 透明な油状炭水化物.
mon·o·lep·sis [mànəlépsis] 片親からのみの形質遺伝.
monoleptic fever 単発作性熱.
monolobular cirrhosis 単小葉性肝硬変.
mon·o·loc·u·lar [mànəlákjulər] 単房性の[医学], = unilocular.
mon·o·logue [mánəlɔːg] 独語(ひとりごと).
mon·o·ma·nia [mànouméiniə] モノマニー，単一狂[医学], 偏執症，単一妄想症.
mon·o·ma·ni·ac [mànouméiniæk] 偏執症者.
mon·o·mas·ti·gote [mànəmǽstigout] 一鞭毛の.
mon·o·max·il·lary [mànəmǽksiləri] 一顎の.
mon·o·mel·ic [mànəmélik] 単肢の.
m. hyperostosis 一肢性骨増殖症(一側の手骨の骨管内にろう状変性が起こる原因不明の疾患で，X線像により判定される).
mon·o·mer [mánəmər] 単量体[医学], モノマー(比較的低分子化合物の単分子で，重合体の出発物資). 形 monomeric.
m. reactivity ratio 単量体反応性比[医学].
monomeric unit 単量体単位[医学].
mo·nom·er·ous [mənámərəs] 一数の.
mo·nom·er·y [mənáməri] 単〔一〕遺伝子性[医学], モノメリー.
mon·o·me·tal·lic [mànoumitǽlik] 1金属元素を含有する.
monomethyl-disulfanilamide モノメチルジスルファニルアミド 化 N'-methyl-N^4-sulfanilyl-sulfanilamide (サルファ剤).
mon·o·meth·yl·xan·thine [mànoumeθilzǽnθiːn] モノメチルキサンチン, = heteroxanthine.
mon·o·mi·cro·bic [mànoumaikróubik] 1種細菌性の.
mon·o·mo·dal [mànoumóudəl] 単峰性の[医学].
m. curve 単峰性曲線[医学].

mon·o·mo·lec·u·lar [mànoumoulékjulər] 単分子性の，1分子の．
m. film 単分子膜〔医学〕．
m. layer 単分子層〔医学〕(広い液面上で油などの層の厚さが約10^{-7}cmで，だいたい分子1個の直径に等しい層で，1899年にRayleighが提唱し，その後表面圧，表面電位，X線などの研究により確証された)．
m. membrane 単分子膜．
m. reaction 単分子反応，= unimolecular reaction.
mon·o·mo·ria [mànoumɔ́:riə] 偏執症，= monomania.
mon·o·mor·phic [mànoumɔ́:fik] 単形〔態〕性の．
m. adenoma 単形性腺腫〔医学〕．
mon·o·morph·ism [mànoumɔ́:fizəm] 単形〔態〕性(多形性に対立していわれ，発育期を通じて形態の変化が起こらないこと)．↔ polymorphism.
mo·nom·pha·lus [mənámfələs] 臍結合体．
mon·o·my·o·ple·gia [mànoumàiəplí:ʤiə] 単筋限局麻痺．
mon·o·my·o·si·tis [mànoumàiəsáitis] 単筋炎(二頭筋の炎症で周期的に起こる)．
Mon·o·neg·a·vi·ra·les [mànounègəvairéili:z] モノネガウイルス目(非分節ネガティブ鎖RNAをゲノムにもつウイルスのグループで，ボルナウイルス科，フィロウイルス科，パラミクソウイルス科，ラブドウイルス科が含まれる)．
mon·o·neph·rous [mànənéfrəs] 単腎の．
mon·o·neu·ral [mànounjú:rəl] 単神経の．
mon·o·neu·ric [mànounjú:rik] 単神経の，ニューロン1個をもつ．
mon·o·neu·ri·tis [mànounju:ráitis] 単神経炎〔医学〕(1個の末梢神経に限局的に起こるもの)．
m. multiplex 散在性単神経炎，多発性単神経炎〔医学〕(多発性単ニューロパチーともいわれる)，= mononeuropathy multiplex, multiple mononeuritis.
mon·o·neu·rop·a·thy [manounjuərápəθi] 単ニューロパチー，単〔発〕神経症〔医学〕，単発神経障害．
m. multiplex 多発性単神経炎．
mon·o·noe·a [manəní:ə] 単一狂(一物に注意を集中すること)．
mon·ont [mánant] モノント，= schizont.
mon·o·nu·cle·ar [mànounjú:kliər] ① 単核球．② 単核の，= mononucleate.
m. cell 単核球．
m. phagocyte 単核性食細胞(単球やマクロファージ)．
m. phagocyte system (MPS) 単核〔性〕食細胞系〔医学〕．
mon·o·nu·cle·o·sis [mànounjù:klióusis] 単核〔細胞増加〕症〔医学〕，単核細胞症〔医学〕．
mon·o·nu·cle·o·ti·dase [mànounjù:kliátideis] 1核酸塩分解酵素(mononucleotideを分解してリン酸とヌクレオチドに変化させる酵素)．
mon·o·nu·cle·o·tide [mànounjú:kliətaid] 単核酸化物(核酸の分解産物で，リン酸と配糖体または五炭糖類からなり，グアニン，アデニン，サイトミンまたはウラシルのようなプリン体を含有する)．
mon·o-or·gan·o·trop·ic [mánou ɔ̀:gənətrápik] 向単臓器性の(ウイルスが一つの臓器にのみ親和性を示すこと)．
mon·o-o·vu·lar [mánou óuvjulər] 一卵〔性〕双胎〔児〕．
mon·o·pa·re·sis [mànəpərí:sis] 不全麻痺，単麻痺，単不全麻痺〔医学〕．
mon·o·par·es·the·sia [mànoupæ̀risθí:ziə] 単一感覚異常．
mon·o·pa·tho·pho·bia [mànoupæ̀θəfóubiə] 単一疾病恐怖〔症〕．
mo·nop·a·thy [mənápəθi] 単一部疾患．
mon·o·pe·nia [mànoupí:niə] 単球減少〔症〕，= monocytopenia.
mon·o·pha·gia [mànouféiʤiə] 単食症(① 単一種の食べ物を摂取すること．② 1日1食のみを摂取すること)．
mo·noph·a·gism [mənáfəʤizəm] 単食症，= monophagia.
mon·o·pha·sia [mànouféiziə] 一語症，単語症〔医学〕(一語のみを残す失語症)．
mon·o·pha·sic [mànouféizik] 単相の，単相性〔医学〕，一相性の．
m. complex 単相性波形．
m. current 単相交流．
m. variation 単相性変化(一定の方向へのみ変動すること)．
monophenol oxidase モノフェノール酸化酵素(銅含有性のタンパク質酵素で，モノフェノールの酸化反応を触媒し，チロジンなどを分解する)，= polyphenol oxidase, tyrosinase.
mon·o·pho·bia [mànoufóubiə] 孤独恐怖〔症〕〔医学〕．
mon·o·phos·phate [mànəfásfeit] 一リン酸塩(1分子のリン酸を含有する化合物)．
mon·oph·thal·mia [mànafθǽlmiə] 単眼症〔医学〕，= unilateral anophthalmia.
mon·oph·thal·mus [mànafθǽlməs] 単眼体〔医学〕，= cyclops, monoculus.
mon·o·phy·let·ic [mànoufailétik] 一元性の．
m. theory 一元説(すべての血球は唯一の芽細胞から分化する)，= unitarian theory.
mon·o·phy·le·tism [mànoufáilətizəm] 一元論，単元論(すべての血球は単一の芽細胞に由来すると主張する学派)，= unitarianism. 形 monophyletic.
mon·o·phy·o·dont [mànoufáiədant] 一生歯〔医学〕，一生歯型，不換歯性(終生生え変わることのない歯)．
mon·o·phy·o·don·tia [mànoufàiədánʃiə] 一生歯〔性(型)〕〔医学〕，不換歯性．
mon·o·phy·o·don·ty [mànoufáiədanti] 一生歯性．
mon·o·pia [manóupiə] 単眼症，= cyclopia.
mon·o·plas·mat·ic [mànouplæzmǽtik] 単形質性の．
mon·o·plast [mánəplæst] 単一組成細胞．
monoplastic cell 単形成細胞(単一物質よりなるもの)．
mon·o·ple·gia [mànouplí:ʤiə] 単麻痺〔医学〕(麻痺の病巣が限局しているもの)．
m. brachialis 腕麻痺．
m. cruralis 脚麻痺．
m. facialis 顔面麻痺．
m. faciobrachialis 顔面腕麻痺．
m. faciolingualis 顔面舌麻痺．
mon·o·ploid [mánəplɔid] ① 一倍体(半数体)．② 一倍体の〔医学〕，単相の〔医学〕．→ haploid.
mon·o·ploi·dy [mánəplɔidi] 一倍性〔医学〕．
mon·o·plont [mánəplant] 一倍体〔医学〕．
mon·o·po·dia [mànoupóudiə] 単足症．
mon·o·poi·e·sis [mànoupɔií:sis] 単一系細胞増殖性の．
mon·o·po·lar [mànoupóulər] 単極〔性〕の〔医学〕，= unipolar.
m. cautery 単極焼灼器．
m. depression 単極性うつ病，単相性うつ病(感情病のうち，うつ病相のみを反復し，躁病相を示さないものをいう)，= unipolar depression.
m. electrothermal bath 単極電気浴〔医学〕，= monopolar bath.
m. lead 単極誘導〔医学〕．
mon·o·pro·pel·lant [mànouprəpélənt] 単元推進

M

薬〔医学〕.
mon·o·prot·a·mine ［mànəpróutəmi:n］ モノプロタミン（塩基性アミノ酸としてアルギニンのみを含むもので，最も多くのプロタミンはこれに属する）.
mon·ops ［mánaps］ 単視症，= monopsia.
mon·o·psy·cho·sis ［mànousaikóusis］ 偏執症，= monomania.
mon·o·pty·chi·al ［mànoutáikiəl］ 単層性の（腺の細胞が基底膜に沿い単層に配列されていることについていう）.
mon·o·pus ［mánəpəs］ 単脚体〔医学〕.
mon·o·ra·dic·u·lar ［mànourədíkjulər］ 単根性の（歯根が一つのことについていう）.
mon·or·chia ［manɔ́:kiə］ 単精巣（睾丸）症.
mon·or·chic ［manɔ́:kik］ 単精巣性，単精巣型.
mon·or·chid ［manɔ́:kid］ 単精巣（睾丸）者.
mon·or·chi·dism ［manɔ́:kidizəm］ 単精巣（睾丸）症〔医学〕（一側の精巣のみが下降していること），= monorchism. 形 monorchidic.
mon·or·chis ［manɔ́:kis］ 単精巣（睾丸）体，= monorchid.
mon·or·chism ［manɔ́:kizəm］ 単精巣（睾丸）症，= monorchidism.
mon·o·rec·i·dive ［mànərésidiv］ 単発再発下疳（下疳が治癒した後に同じ個所に再発することについていう），= chancre redux, recurrent chancre, sclerosis redux.
mon·o·re·frin·gent ［mànourifríndʒənt］ 単屈折性の. 名 monorefringency.
mon·o·rhin·ic ［mànərínik］ 単鼻腔の.
monorhythmic sinusoidal delta (δ) activity 単律動性正弦波様デルタ活動〔医学〕.
mon·o·sac·cha·ride ［mànəsǽkəraid］ 単糖類〔医学〕（糖類のうち最も簡単なもので，一般式は $C_nH_{2n}O_n$，加水分解により他の糖類を産生しない甘味結晶物．その炭素原子数により二炭糖，三炭糖などの名称で呼ばれ，アルデヒド基を有するものはアルドース，ケトン基を有するものをケトースという），= monosaccharose.
m. intolerance 単糖類不耐症.
mon·o·sce·nism ［mànousí:nizəm］ 懐旧症（過去の経験から一事件を反復回想すること）.
mon·ose ［mánouz］ ① 単糖類．② モノース（酸素1原子のみを含有する仮定糖類）.
monosensory aphasia 一知覚性失語〔症〕.
mon·o·sex·u·al ［mànəséksju:əl］ 単性の.
mon·o·side ［mánəsaid］ モノシド（配糖体の aglycone に糖類1分子が結合した化合物）.
mon·o·so·di·um glu·ta·mate (MSG) ［mànousóudiəm glú:təmeit］ グルタミン酸1ナトリウム.
mon·o·some ［mánəsoum］ 一染色体個体〔医学〕（① 対合をつくらない性染色体．② 異数性 aneuploid の対合する染色体をもたない1価染色体）. 形 monosomic.
mon·o·so·mic ［mànousóumik］ 単一染色体性の，一染色体の〔医学〕，一染色体個体〔医学〕.
m. analysis 一染色体分析〔医学〕.
mo·nos·o·my ［mənásəmi］ 単一染色体性，モノソミー，一染色体性〔医学〕.
mon·o·spasm ［mánəspæzəm］ 単痙攣.
mon·o·spe·cif·ic ［mànouspəsífik］ 単〔一〕特異性の〔医学〕.
m. antiserum 単〔一〕特異性抗血清〔医学〕.
mon·o·spe·ci·fic·i·ty ［mànouspesifísiti］ 単一特異性の.
mon·o·sperm ［mánəspə:m］ 単精〔医学〕.
mon·o·sper·mia ［mànouspə́:miə］ 単精，単精子受精.
mon·o·sper·my ［mánəspə:mi］ 単精受精〔医学〕（卵子が1個の精子で受精すること）.
mon·o·spo·ro·blas·tic ［mànouspɔ̀:rəblǽstik］ 単スポロブラスト性の.
mon·o·spo·rous ［mànouspɔ́:rəs］ 単胞子性の.
mon·o·ste·a·rin ［mànoustíərin］ 1価ステアリン $C_3H_5(OH)_2O\text{–}CO\text{–}C_{18}H_{35}$.
mon·o·sto·mi·do·sis ［mànoustòumidóusis］ モノストーマ感染症.
mon·o·stot·ic ［mànəstátik］ 単骨の（一骨のみの病変についていう）.
m. fibrous dysplasia 単骨線維性異形成.
mon·o·stra·tal ［mànoustréitəl］ 単層の，= monostratified.
mon·o·sub·sti·tut·ed ［mànəsʌ́bstitju:tid］ 単一置換の.
mon·o·symp·tom ［mànəsímptəm］ 単症候性の.
mon·o·symp·to·mat·ic ［mànəsìmptəmǽtik］ 単一症状の.
m. hysteria 単症候性ヒステリー.
m. tabes 単一症候性脊髄癆.
mon·o·sy·nap·tic ［mànəsinǽptik］ 単シナプスの.
m. reflex (MSR) 単シナプス反射〔医学〕.
mon·o·syph·i·lid(e) ［mànəsífilid］ 単一梅毒疹.
mon·o·ter·mi·nal ［mànoutə́:minəl］ 単極性の，= monopolar.
mon·o·ter·penes ［mànoutə́:pi:nz］ モノテルペン（植物香料の成分で，炭素数10個からなるテルペンのこと．ゲラニオール，メントール，ショウノウなどが知られている）.
mon·o·the·a·mine ［mànouθíəmi:n］ モノテアミン（テオフィリン，モノエタノール，アミン）.
mon·o·ther·mia ［mànouθə́:miə］ 単調体温〔医学〕（夕方の上昇がなく一日中体温が変わらない）.
mon·o·thet·ic ［mànəθétik］ 単一原則性の.
mon·o·thi·o·glyc·er·ol ［mànəθàiəglísərɔ:l］ モノチオグリセロール 化 3-mercapto-1,2-propanediol C_2H_7NO（医薬品の防腐剤）.
mo·not·o·cous ［mənátəkəs］ 単一分娩（1児のみを娩出する）.
monotonous speech 単調言語〔医学〕.
mo·not·o·ny ［mənátəni］ 単調〔医学〕.
Mon·o·tre·ma·ta ［mànoutrí:mətə］ 単孔目（原獣類 *Prototheria* の一目で，カモノハシ，ハリモグラなどを含み，哺乳類では最下等の卵生動物），= egg-laying mammals.
mon·o·tremes ［mánətri:mz］ 単孔類.
mo·not·ri·cha ［mənátrikə］ 単毛菌（単極性鞭毛のある細菌）.
mo·not·ri·chate ［mənátrikeit］ 一鞭毛菌の，= monotrichic, monotrichous, uniflagellate.
mon·o·trich·ic ［mànətríkik］ 単毛性〔医学〕.
mo·not·ri·chous ［mənátrikəs］ 単毛性〔の〕〔医学〕，= monotrichate.
mon·o·trop·ic ［mànətrápik］ 単一細菌親和性の，単一組織指向性の.
mo·not·ro·py ［mənátrəpi］ モノトロピー〔医学〕（単一指向性．一つの特定の細菌または組織のみをおかす性質）. ↔ polytropy.
mon·o·type ［mánətaip］ 単一型，単一基準〔株〕〔医学〕（単一種が属を構成する場合の種についていう）. 形 monotypic.
mon·o·u·rei·do ［mànoujurí:idou］ モノウレイド. → ureido.
mon·o·va·lent ［mànouvéilənt］ 1価の，単価の，= univalent.
m. antibody 一価抗体〔医学〕.
m. cation 一価陽イオン〔医学〕.

M

m. serum 単価血清（単一株ないし単一種の微生物だけあるいは単一抗原だけに対する抗体を含む血清）.
m. vaccine 単価ワクチン［医学］（1種類の病原体の抗原物質を含んだワクチン）.
monovalve conduit 一弁付き導管［医学］.
monovariant system 一変〔量〕系.
mon·o·ven·tri·cle ［mɑ̀nəvéntrikl］ 単脳室［医学］.
mo·nov·u·lar ［mənávjulər］ 一卵性の，= unioval.
monovulational menstruation 一卵性月経［医学］.
monovulatory species 一排卵種.
monoxenic culture 単一細菌共生（棲）培養.
mo·nox·e·nous ［mənáksənəs］ 単一宿主性の.
mo·nox·e·ny ［mənáksini］ 一宿主性の（多宿主性 heteroxeny に対立する語）. 形 monoxenous.
mo·nox·ide ［manáksaid］ 一酸化物［医学］（ある元素が酸素と1：1の原子比で結合した酸化物）.
mo·nox·ime ［mənáksim］ モノキシム（1個のオキシム >C=N-OH を含有する化合物）.
monozoic cestode 単節条虫.
mon·o·zy·gote ［mɑ̀nouzáigout］ 一卵性，単一接合子（体）［医学］. 形 monozygotic.
mon·o·zy·got·ic ［mɑ̀nouzaigátik］ 一卵〔性〕の，単一接合子の.
m. twins 一卵〔性〕双生児（双胎），一卵〔性〕双胎児［医学］，= identical twins，mono-ovular t.，uniovular t..
Monro, Alexander (Primus) ［mánrou］ モンロー（1697-1767，スコットランドの解剖学者）.
M. bursa モンロー嚢（肘頭腱内嚢）.
Monro, Alexander (Secundus) ［mánrou］ モンロー（1733-1817，スコットランドの解剖学者）.
M. foramen モンロー孔（脳室間孔），= foramen interventriculare.
M. line モンロー線.
M.-Richter line モンロー・リヒテル線（臍から左側腸骨前上棘までの線）.
M. sulcus モンロー溝（視床下溝），= sulcushypothalamicus.
mons ［mánz］ 丘，山. 複 montes.
m. pubis ［L/TA］ ① 恥丘，= mons pubis ［TA］. ② 陰阜いんふ.
m. ureteris 尿管丘.
m. veneris 陰阜，= mons pubis.
Mon·so·nia ［mansóuniə］ モンソニア属（フクロソウ科植物の一属で，かつて収斂薬として用いられたことがある）.
mon·ster ［mánstər］ 奇形体，奇形児.
mon·stra ［mánstrə］ 奇形，= monster.
m. duplicia 重複奇形.
mon·stri·cide ［mánstrisaid］ 奇形破滅.
mon·stros·i·ty ［manstrásiti］ 奇形.
mon·strum ［mánstrəm］ 奇形，奇胎.
m. abundans 過剰奇形.
m. deficiens 欠損奇形.
m. sirenoforme 人魚形奇形.
montage photograph モンタージュ写真.
Montagnier, Luc モンタニエ（1932生，フランスのウイルス学者．1983年，エイズ患者のリンパ球から lymphadenopathy-associated virus（LAV，後のHIV）を分離した．ヒト免疫不全ウイルス（HIV）を発見した業績により，zur'Hausen，Barre-Sinoussi とともに2008年度ノーベル医学・生理学賞を受賞）.
Montan wax モンタンろう（蝋）［医学］.
Monte Cristo syndrome モンテ・クリスト症候群（閉じ込め症候群の由来が Duma の「モンテ・クリスト伯」であることによりこのようにもいわれる），= locked-in syndrome.
Monteggia, Giovanni Battista ［mantéʤiə］ モンテジア（1762-1815，イタリアの外科医）.
M. dislocation モンテジア脱臼（股関節脱臼において大腿骨頭が腸骨前上棘の近くにあって，下肢が外転するもの）.
M. fracture モンテジア骨折（尺骨骨折に橈骨頭脱臼を伴うもの）.
montelukast sodium モンテルカストナトリウム.
Montenegro test ［mɑ̀ntəni:grou tést］ モンテネグロ試験［医学］（リーシュマニア症の皮内診断法）.
Monteverde sign ［mɑ̀ntəvə́rdi sáin］ モンテヴェルデ徴候（死徴候の一つで，死後皮下にアンモニアを注射しても充血が起こらない）.
Montevideo unit ［mɑ̀ntəvidéiou, -vídiou jú:nit］ モンテビデオ単位（陣痛の）.
Montgomery, William Fetherstone ［mɑ̀ntgʌ́məri］ モントゴメリー（1797-1859，アイルランドの産科医）.
M. glands モントゴメリー腺（乳輪の脂腺），= areolar glands.
M. tubercle モントゴメリー結節（妊娠末期および授乳期にみられる乳輪脂腺の肥大）.
month of gestation 妊娠月数［医学］.
monthly flux 月経.
monthly nurse 産褥看護師.
monthly population 月別人口［医学］.
mon·tic·u·lus ［mantíkjuləs］ 小山. 複 monticuli.
m. cerebelli 小山（小脳虫垂の中央部で，その前部を山頂 culmen，その後部を山腹 declive という）.
mont·mo·ril·lo·nite ［mɑ̀ntmərílənait］ $H_2(Al_2O_3-Fe_2O_3-3MgO)-4SiO_2 \cdot nH_2O$（ベントナイト bentonite の主成分）.
mood ［mú:d］ 気分［医学］，機嫌. 形 moody.
m.-congruent hallucination 気分調和性幻覚.
m. disorder 気分障害（感情障害と同等），= emotional disturbance.
m. elevation 気分高揚［医学］.
m.-incongruent hallucination 気分不調和性幻覚.
m. stabiliser 気分安定薬（抗躁薬の呼称）.
m. stabilizing agent 抗躁うつ病薬.
mood·i·ness ［mú:dinis］ 不機嫌，気まぐれ［医学］（気が向かないこと）.
Moon, Henry ［mú:n］ ムーン（1845-1892，イギリスの外科医）.
M. molars ムーン臼歯，= Fournier molars，Moon teeth.
moon ［mú:n］ 月，太陰.
m.-blind 月盲症（ウマの夜盲症），= moon blink.
m. blindness 月盲（睡眠中月光に曝露された網膜無感覚）.
m.-calf ① 肉いぼ（疣）. ② 奇形.
m. face 満月状顔〔貌〕［医学］（Cushing 病や副腎皮質ホルモン継続投与の際みられる），= moon-shaped face.
m.-shaped face 満月〔状〕顔〔ぼう（貌）〕［医学］.
m. walking 月夜夢中遊行.
moor ［múər］ モール，泥状物［医学］，荒れ地.
Moore, Austin Talley ［múər］ ムーア（1899-1963，アメリカの整形外科医）. → Austin Moore pins.
Moore, Charles Hewitt ［múər］ ムーア（1821-1870，イギリスの外科医）.
M. method ムーア法.
M. operation ムーア手術（C. Eurchison とともに1864年動脈瘤内へ針金を挿入する療法を考案した）.
Moore, Edward Mott ［múər］ ムーア（1814-1902，アメリカの外科医）.
M. fracture ムーア骨折（橈骨下端部の骨折で，尺骨頭の転位と輪状靱帯下に茎状突起が幽閉されたもの）.

Moore, John [múər] ムーア(イギリスの医師).
M. test ムーア試験(dextrose あるいは lactose の検出法).
Moore, Matthew T. [múər] ムーア(1901生, アメリカの神経精神科医).
M. syndrome ムーア症候群, = abdominal epilepsy.
Moore, Thomas [múər] ムーア(1900–1999, イギリスの生化学者. Benjamin M. は父).
M. blue unit ムーア青色単位(ビタミンAの単位で60国際単位に相当する).
Mooren, Albert [múərən] モーレン(1828–1899, ドイツの眼科医).
M. ulcer モーレン潰瘍(蚕食性角膜潰瘍), = rodent ulcer.
Mooser, Hermann [mú:sər] ムーサー(1891–1971, メキシコに在住したスイスの病理学者).
M. bodies ムーサー小体(発疹熱にみられる鞘膜内皮細胞内のリケッチア).
MOPP mechlorethamine メクロレタミン, oncovin オンコビン, procarbazine プロカルバジンおよび prednisone プレドニゾンの頭文字(癌の化学療法に用いられる).
MOPP therapy MOPP療法(ホジキン病の第3および第4期の症例に行う化学療法). → MOPP.
Mor dict more dicto 指示に従えの略.
Mor sol more solito 型のごとく, 常習に従いの略.
mor·al [mɔ́rəl] 道徳 [医学].
m. ataxia (思考と意志の不調和で, 痙攣と疼痛を伴うヒステリー患者の状態).
m. barrier 倫理的障壁.
m. dilemma モラルジレンマ.
m. idiot 道徳的白痴, 道徳精神欠如(犯罪者).
m. imbecile 道徳性痴愚.
m. insanity 背(悖)徳症 [医学] (道徳観念を欠く精神病).
m. instinct 道徳本能, モラル本能.
m. psychopathic 反社会性精神病質者, 背徳性精神病質者.
m. quotient 志気係数.
m. treatment 道徳療法.
Morand, Sauveur Francois [mɔ:rá:n] モラン(1697–1773, フランスの外科医).
M. disease モラン病(四肢不全麻痺).
M. foot モラン足(8指をもつ足).
M. foramen モラン孔(舌盲孔), = foramen caecum linguae.
M. spur モラン突起(小海馬), = hippocampus minor.
Morat, Jean-Pierre [mɔ:rát] モラー(1846–1920, フランスの生理学者).
mor·a·to·ri·um [mɔ̀:rətɔ́:riəm] モラトリアム.
Morax, Victor [mɔ̀:rɑ:ks] モラー(1866–1935, フランスの眼科医).
M.-Axenfeld bacillus モラー・アクセンフェルト菌(T. Axenfeld と同時に発見(1896)した結膜炎を起こす双桿菌), = *Moraxella lacunata*.
M.-Axenfeld conjunctivitis モラー・アクセンフェルト結膜炎(*Moraxella* (*Moraxella*) *lacunata* による眼角眼瞼炎を伴う慢性結膜炎).
Mor·ax·el·la [mɔ̀:rəksélə, mɔ̀:rɑ:k–] モラクセラ属(好気性のグラム陰性菌で, 日和見感染症の原因となる. *Moraxella*, *Branhamella* 亜属に分けられる).
M.* (*Branhamella*) *catarrhalis モラクセラ・カタラリス(鼻咽頭に存在し, 小児や老人に日和見的に副鼻腔炎や中耳炎などを引き起こす).
***M.* conjunctivitis** モラクセラ結膜炎.
M.* (*Moraxella*) *bovis モラクセラ・ボビス(ウシに結膜炎を起こす).
M.* (*Moraxella*) *lacunata モラクセラ・ラクナータ, = Morax-Axenfeld bacillus.
mor·bi [mɔ́:bai] 病気の.
mor·bid [mɔ́:bid] 病的な.
m. affinity 疾病親和性, = affinity disease (Heilner).
m. anatomy 病理解剖学 [医学], = pathological anatomy, pathology.
m. appetite ① 異味症. ② 病的食欲 [医学].
m. change 病的変化 [医学].
m. condition 病的状態 [医学].
m. fear 病的恐怖(恐怖症), = morbid phobia.
m. hunger 病的飢餓 [医学].
m. imitation 病的模倣.
m. impulse 病的欲求 [医学].
m. introspection 病的内省 [医学].
m. obesity 病的肥満 [医学].
m. volubility 言漏症.
mor·bi·dis·tat·ic [mɔ̀:bidistǽtik] 病状抑制の, 病態抑制の.
mor·bid·i·ty [mɔ:bíditi] ① 罹(り)患 [医学]. ② 罹病率, 罹患率, 疾病率(一定期間中の罹患数の, 特定人口に対する比).
m. incidence rate 罹患(病)率 [医学].
m. prevalence rate 有病率 [医学], 静態疾病率(罹病率)(特定の時刻において人口中疾病にかかっている人口の比率).
m. rate 罹患率 [医学], 疾病率(一定期間中の罹患者数の, 特定人口に対する比).
m. risk 罹患危険率 [医学].
m. survey 疾病実態調査 [医学].
mor·bid·o·stat·ic [mɔ̀:bidəstǽtik] 病状抑制の [医学].
mor·bif·ic [mɔ:bífik] 病原性の, 病因性の, = morbigenous.
mor·bil·li [mɔ:bílai] 麻疹(はしか), = measles. 形 morbillous.
m. acortibi 頓挫性麻疹.
m. apyreticae 無熱性麻疹.
m. gangrenosi 壊疽性麻疹.
m. hemorrhagici 出血性麻疹.
m. sine exanthemate 無疹性麻疹.
m. typosi チフス様麻疹.
m. vesiculosi 小水疱性麻疹.
mor·bil·li·form [mɔ:bílifɔ:m] 麻疹状の.
Mor·bil·li·vi·rus [mɔ:bílivaiərəs] モルビリウイルス属(パラミクソウイルス科の一属で, 麻疹ウイルスなどが含まれる).
mor·bus [mɔ́:bəs] [L] 病(disease のラテン語).
m. addisonii アジソン病(副腎の機能低下による全身病で, 皮膚に色素沈着を増し, やがて濃黒褐色, 青銅色に変わり, 口唇, 口腔粘膜に色素斑を生ずる副腎機能不全), = Addison disease, bronzed skin.
m. anglicus イギリス病(くる病).
m. apoplectiformis 卒中状病(メニエール病), = Menier disease.
m. arcuatus 黄疸.
m. asthenicus 全身無力症.
m. brightii ブライト病(糸球体腎炎).
m. britannicus 火夫病, 消防士病, = firemen's cramp.
m. caducus てんかん.
m. c(a)eruleus 青色病(チアノーゼを伴う先天性心臓奇形).
m. cardiacus = morbus cordis.
m. coeliacus 小児脂肪便症(成人の脂肪便症 steatorrhea またはスプルー sprue と同一疾患と考えられ

M

る).
m. comitalis てんかん.
m. cordis 慢性心臓病.
m. coxae senilis 老人性股関節炎.
m. coxarius 股関節病.
m. cucullaris 百日ぜき.
m. divinus てんかん.
m. dormitivus 嗜眠病.
m. elephas 象皮病.
m. gallicus 梅毒.
m. haemolysis of newborn 新生児溶血性黄疸〔医学〕.
m. haemolyticus neonatorum 新生児溶血病, = erythroblastosis foetalis.
m. herculeus ヘルキュリアス病(① てんかん. ② 象皮病).
m. hungaricus = epidemic typhus.
m. maculosus neonatorum 新生児紫斑病.
m. maculosus werlhofii 血小板減少性紫斑病.
m. magnus 大てんかん.
m. major 小てんかん.
m. medicorum 医師病(軽少な症候を訴えて医師を訪れるもの).
m. miseriae 貧困病.
m. morsus muris 鼡咬症.
m. nauticus 船酔い, = morbus naviticus.
m. niger メレナ, = melena.
m. Petzetakis (猫ひっかき病), = cat scratch disease.
m. phlyctenoides 天疱瘡.
m. regius 黄疸.
m. sacer てんかん, = epilepsy.
m. saltatorius 跳躍病(舞踏病).
m. senilis 老人病(変形性関節炎).
m. strangulatorius 窒息病(喉頭ジフテリア).
m. vesicularis 天疱瘡, = pemphigus.
m. virgineus 処女病(萎黄病. 鉄欠乏性貧血).
m. vulpis 脱毛症, = alopecia.

morcellated nephrectomy 細切腎摘出術.

mor·cel·la·tion [mɔ̀:səléiʃən] 細切〔除去〕〔術〕〔医学〕(腫瘍または奇形胎児を小片に破砕し, その小片を一つずつ取り出すこと), = morcellement.
m. operation 半截術.

mor·celle·ment [mɔ:selmáŋ] [F] 細切〔除去〕〔術〕〔医学〕.

mor·dant [mɔ́:dənt] ① 媒染剤〔医学〕. ②〔腸壁〕感作物.
m. color 媒染色素.
m. dye 媒染染料.

mor·dant·ing [mɔ́:dəntiŋ] [F] 媒染〔医学〕.
m. assistant 媒染助剤〔医学〕.

Morel, Bénédict Augustin [mɔ́:rel] モレル(1809–1873, フランスの精神科医).
M. delirium モレルせん(譫)妄(感情的せん妄).
M. ear モレル耳(巨大耳輪奇形で, 退化の象徴と考えられるもの).
M.-Kraepelin disease モレル・クレペリン病(① 統合失調症. ② 早発痴呆), = dementia praecox.
M. syndrome モレル症候群(前頭骨過骨症, 肥満症, 頭痛, 神経障害および精神病傾向などの症候群), = metabolic craniopathy, Morgagni syndrome, Stewart-Morel syndrome.

mo·res [mɔ́:ri:z] 社会道徳.

Morestin, Hippolyte [márəstin] モレスタン(1869–1919, フランスの外科医).
M. operation モレスタン手術(大腿骨を顆間部で切断する股関節切断法).

Morgagni, Giovanni Battista [morgáŋni] モルガニー(1682–1771, イタリアの病理・解剖学者. 病理解剖学の開祖で, 大動脈弁閉鎖不全症, 僧帽弁閉鎖症, 狭心症などについて研究し(1761), 心遮断について典型的記載を発表した(1761)).
M.-Adams-Stokes syncope モルガニー・アダムス・ストークス失神.
M.-Adams-Stokes syndrome モルガニー・アダムス・ストークス症候群(通常, 心ブロックの結果, 心停止のため意識消失が起こる).
M. appendix モルガニー垂.
M. cartilage モルガニー軟骨.
M. caruncle モルガニー丘(前立腺の中葉).
M. cataract モルガニー白内障(硬核をもつ液性の過熟白内障の一つ).
M. columns モルガニー柱(直腸の鉛直ヒダ).
M. concha モルガニー甲介(上鼻介).
M. crypt モルガニー陰窩(直腸粘膜表面にある).
M. cyst モルガニー嚢胞, = hydatid cyst of Morgagni.
M. disease モルガニー病(心臓ブロックによる意識障害), = Stokes-Adams syndrome.
M. foramen モルガニー孔(① 後頭骨基底突起と咽頭上収縮筋との間隙. ② 横隔膜の胸骨部と肋骨部の間にある小さな隙).
M. foramen hernia モルガニー孔ヘルニア.
M. fossa モルガニー窩(尿道の舟状窩).
M. fovea モルガニー窩.
M. frenulum モルガニー小帯(回結腸弁の先端が結合して生ずるヒダで, その一部は結腸内部に達するもの), = frenulum valvulae coil.
M. frenum モルガニー小帯, = Morgagni frenulum.
M. glands モルガニー腺(男子尿道の小粘膜腺), = Littre glands.
M. hernia モルガニー〔孔〕ヘルニア〔医学〕(傍胸骨裂孔ヘルニアで右側の裂隙から出るものをいう).
M. hyperostosis モルガニー過骨症〔医学〕, モルガニー骨化過剰症, = hyperostosis frontalis interna, Morgagni syndrome.
M. lacuna モルガニー凹窩.
M. lacunae モルガニー腔(モルガニー腺の開口部).
M. liquor モルガニー液(眼の水晶体とその膜被との間にある液).
M. nodule モルガニー小〔結〕節.
M. prolapse モルガニー洞翻転症(慢性増殖性洞炎).
M. sinuses モルガニー洞(モルガニーヒダの間にある間隙).
M. syndrome モルガニー症候群(① 3 徴として前頭骨の過骨症, 男性化, 肥満症をいい, 下垂体機能障害と考えられる. ② 代謝性頭蓋骨異常で老年女性にみられる内前頭骨化過剰), = metabolic craniopathy, Stewart-Morel syndrome.
M. tubercle モルガニー結節.
M. valves モルガニー弁.
M. ventricle モルガニー前庭(喉頭前庭).

mor·gag·ni·an [morgáŋniən] モルガニーの. → Morgagni.

Morgan-Elson re·ac·tion [mɔ́:gən élsən riǽkʃən] モルガン・エルソン反応(アミノ糖の呈色反応).

Morgan, Harry de Reimer [mɔ́:gən] モルガン(1863–1931, イギリスの医師).
M. bacillus モルガン菌, = *Morganella morganii*.

Morgan, John [mɔ́:gən] モルガン(1735–1789, アメリカの医師. アメリカで医薬分業を初めて唱えた).

Morgan, Thomas Hunt [mɔ́:gən] モーガン(1866–1945, アメリカの生物学者. 実験形態学を研究, の

ちショウジョウバエ *Drosophila* の飼育により遺伝の機制を明らかにし，細胞学上の研究と相俟って染色体と遺伝との関係を細密に説明した．1933年度ノーベル医学・生理学賞を受けた）．

M. unit モーガン単位（同一染色体上にある，連鎖している２つの遺伝子間の距離を相対的に表す単位．交差単位 crossing-over unit ともいう）．

mor·gan [mɔ́:gən] モルガン（遺伝的距離の単位）．

Mor·gan·el·la [mɔ̀:gənélə] モルガネラ属（腸内細菌科の一属で，通性嫌気性のグラム陰性桿菌．アレルギー様食中毒の原因となる場合がある）．

M. morganii モルガネラ・モルガニイ（アレルギー様食中毒の原因となる）．

Morgellons disease モルジェロンズ病（皮下を虫が這い回るような症状で，傷口から繊維状のものが出るという奇病）．

morgue [mɔ́:g] 死体検視所，死体置場［医学］，死体安置室．

Mori, Wataru [mɔ́:ri] 森亘（1926-2012，わが国の病理学者．1951年東京大学卒業，1973年東京大学教授就任，1985年東大学長．1992～2004年日本医学会会長．松果体，肝，腫瘍病理の研究者．病理学分野の発展に寄与した功績により2003年文化勲章を受章）．

mo·ria [mɔ́:riə] 痴呆，モリア［医学］（前頭葉底面の障害によるふざけ症）．

Morian fis·sure [mɔ́:riən fíʃər] モリアン裂（頬〔披〕裂のことで，胎生期における外側鼻突起と上顎突起の癒合不全による奇形），= meloschisis.

mor·i·bund [mɔ́:ribʌnd] 瀕死の［医学］．

m. condition 危篤〔状態〕［医学］，重態［医学］．

mo·rin [mɔ́:rin] モリン [化] 3,5,7,2′,4′-pentahydroxyflavone $C_{15}H_{10}O_7$（クワ科植物 *Maclura pomifera* の材木にある黄色色素）．

Mo·rin·da ci·tri·fo·lia [mɔ:ríndə sìtrifóuliə] ヤエヤマオオキ，アカダマノキ（アカネ科 *Rubiaceae* の植物で，その根皮中に種々の色素が存在する），= Indian mulberry.

mo·ri·o·plas·ty [mɔ́:riəplæsti] 整復外科．

Morison, James Rutherford [mɔ́:risən] モリソン（1853-1939，イギリスの外科医）．

M. method モリソン法（切創を十分洗浄した後，アルコールで清め，モリソンパスタ（泥膏）剤 bipp を塗布し，排膿管を用いずに縫合する方法）．

M. paste モリソンパスタ剤（亜硝酸ビスマスとヨードホルムとの混合物を流動ワセリンで泥状につくったもの），= BIP (bipp).

M. pouch モリソン窩［医学］，モリソン嚢（肝臓の下部，右腎の右方に生ずる腹膜の嚢）．

Morita, Masatake [mɔ́ritə] 森田正馬（1874-1938，わが国の精神科医）．

M. theory 森田理論．

M. therapeutic approach 森田療法的アプローチ．

M. therapy 森田療法［医学］（1918年森田正馬により創案された神経質（心気症，不安神経症など）の治療法．治癒像として“あるがまま”の概念）．

Mörner, Karl A. H. [mə́:nər] メールネル（1855-1917，スウェーデンの化学者）．

M. reagent メールネル試薬（ホルマリン 1mL，濃硫酸 55mL，水 45mL）．

M. test メールネル試験（① チロシンの証明法で，小試験管に被検結晶をとり，メールネル試薬少量を加えて徐々に加熱すると，チロシンは緑色を発する．② システイン証明法で，被検物の水溶液に4～5%ニトロプルシッドナトリウム液2～4滴とアンモニア数滴を加えると，濃紫色が発する）．

morn·ing [mɔ́:niŋ] 朝．

m. after pill 翌朝ピル［医学］，緊急避難ピル（性交後2～3日以内に用いる経口避妊薬），= emergency hormonal contraception.

m. blood pressure surge 血圧モーニング・サージ（早朝の血圧上昇）．

m. care 朝の看護，モーニングケア（朝の起床時患者に対して行われる一連の看護介助）．

m. diarrhea 早朝下痢［医学］，朝時下痢．

m. dipping 朝の落込み［医学］．

m. glory syndrome 朝顔症候群．

m. hours 午前中．

m. hypertension 早朝高血圧（早朝に特異的な高血圧）．

m. melancholy 朝の憂うつ［医学］．

m. paralysis 小児麻痺（早朝麻痺）．

m. ptosis 起床時瞼下垂，= waking ptosis.

m. sickness 早朝嘔吐［医学］，妊婦悪阻（つわり）．

m. specimen 起床時の尿．

m. stiffness 朝のこわばり［医学］（リウマチ性疾患の）．

m. surge 早朝血圧上昇，モーニングサージ（起床前後にみられる急激な血圧上昇）．

m. temperature 早朝体温［医学］．

m. urine 早朝尿［医学］（尿が最も濃縮状態にあるため腎の病変を反映しやすい）．

m. vomiting 早朝嘔吐［医学］．

Moro, Ernst [mɔ́:rou] モロー（1874-1951，ドイツの小児科医）．

M. embrace reflex モロー〔抱容〕反射．

M. reaction モロー反応（Koch 旧ツベルクリンの50％軟膏を塗布して，24～48時間後皮膚反応の陰陽を観察する結核菌感染の診断法），= percutaneous reaction.

M. reflex モロー反射［医学］（乳児を診察台に上臥させ，その一側から台上を強く打つと，両手を前方に出して抱擁姿勢をとる反射）．

mo·ron [mɔ́:rɑn] 魯鈍〔者〕，精神遅滞，軽愚者［医学］（知能年齢7～12歳までの成人）．

mo·ron·ism [mɔ́:rənizəm] 魯鈍，軽愚［医学］（精神遅滞のうち最も軽度なもの）．

mo·ron·i·ty [mərɑ́niti] 魯鈍〔症〕，軽愚〔症〕，知的障害［医学］．

mo·ro·sis [məróusis] 軽愚〔症〕，= moronity.

-morph [mɔ:f] 形，体型などの意味を表す接尾語．

mor·phal·lax·is [mɔ̀:fəlǽksis] 変形癒合，修復．

mor·phe·a [mɔ:fí:ə] 斑状強皮症，= Addison keloid, morphoea, sclerodermia circumscripta.

m. acroterica 四肢斑状強皮症．

m. alba 白斑状強皮症，= morphea atrophica.

m. atrophica 萎縮性斑状強皮症（白点病），= white spot disease.

m. flammea 火炎状斑状強皮症，= naevus vasculasis.

m. guttata 点斑状強皮症．

m. herpetiformis 疱疹状斑状強皮症（神経分布に相当して発現する）．

m. lardacea 豚脂様斑状強皮症（斑状らいにみられる皮疹）．

m.-like basal cell epithelioma 斑状強皮症型基底細胞上皮腫．

m. linearis 線斑状強皮症．

m. nigra 黒色斑状強皮症．

m. pigmentosa 色素性限局性強皮症．

morpheic epilepsy 睡眠型てんかん（脳内の限局性変化による）．

mor·pheme [mɔ́:fi:m] 有意言語単位．

mor·phia [mɔ́:fiə] モルヒネ，= morphine.

mor·phi·na [mɔ́:finə] = morphine.

mor·phine [mɔ́:fin] モルヒネ，モルフィン $C_{17}H_{19}O_3N\text{-}H_2O$（アヘンの最も重要なアルカロイドで，光

沢ある苦味有毒性物で，主としてケシ *Papaver somniferum* の未熟果中に存在する．塩基の性質とフェノールとしての特性を示し，多種の塩は鎮痛薬として広く医学的に応用されている)，= morphia, morphina. 形 morphinic.

m. abuse モルヒネ乱用〔医学〕.

m. acetate 酢酸モルヒネ $C_{17}H_{19}NO_3$–$C_2H_4O_2$–$3H_2O$.

m. addiction モルヒネ嗜癖〔医学〕.

m. hydrobromide 臭化水素酸モルヒネ $C_{17}H_{19}NO_3$–HBr–$2H_2O$.

m. hydrochloride モルヒネ塩酸塩 $C_{17}H_{19}NO_3 \cdot HCl \cdot 3H_2O$: 375.84 (塩酸モルヒネ．モルヒナン系鎮痛薬．意識や痛み以外の知覚に影響を及ぼさない量で痛覚を選択的に抑制する．呼吸抑制，鎮咳作用もみられる)．

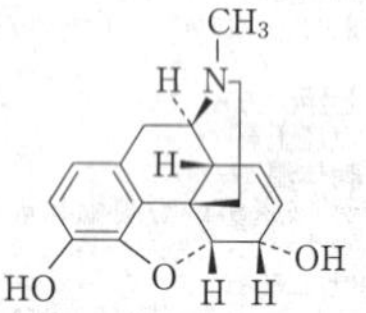

$\cdot HCl \cdot 3H_2O$

m. intoxication モルヒネ中毒〔医学〕.

m. meconate メコン酸モルヒネ $(C_{17}H_{19}NO_3)_2$–$C_7H_4O_7 \cdot 5H_2O$.

m. methylbromide モルヒネメチルブロミド $C_{17}H_{19}NO_3$–CH_3Br, = morphosan.

m. oxide モルヒネオキサイド，= genomorphine.

m. phthalate フタール酸モルヒネ $(C_{17}H_{19}O_3N)_2$–$C_6H_4(COOH)_2 \cdot 5H_2O$ (白色または微黄色結晶).

m. receptor モルヒネ受容体〔医学〕，= opioid receptor.

m. stearate ステアリン酸モルヒネ $C_{17}H_{19}NO_3$–$C_{17}H_{35}COOH$ (50%のモルヒネに相当し，油状賦形薬に混ぜて用いる).

m. substitute モルヒネ代用品〔医学〕.

m. sulfate 硫酸モルヒネ $(C_{17}H_{19}NO_3)_2$–$H_2SO_4 \cdot 5H_2O$ (アメリカで常用のモルフィン塩)，= morphinae sulfas.

m. tartrate 酒石酸モルヒネ $(C_{16}H_{19}NO_3)_2$–$C_4H_6O_6 \cdot 3H_2O$ (元イギリス局方に採用された塩).

m. test モルフィン試験，= Denigès test, Marquis t., Oliver t., Weppen t..

m. valerate 吉草酸モルヒネ $C_{17}H_{19}NO_3$–$C_5H_{10}O_2$.

mor·phin·ism [mɔ́:finìzəm] ① モルヒネ中毒．② モルヒネ常用，= morphinismus. 形 morphinistic.

mor·phin·ist [mɔ́:finist] モルヒネ常用者.

mor·phin·i·za·tion [mɔ̀:finizéiʃən] モルヒネ作用を起こすこと.

mor·phi·no·ma·nia [mɔ̀:finouméiniə] モルヒネ狂，モルヒネ中毒〔者〕〔医学〕，= morphiomania.

mor·phi·om·e·try [mɔ̀:fiámitri] モルヒネ定量法 (薬剤に含有しているモルヒネ量を測定すること).

morpho– [mɔ:fou, –fə] 形態の意味を表す接頭語.

mor·pho·dif·fer·en·ti·a·tion [mɔ̀:foudifərènʃiéiʃən] 形態分化.

mor·phoe·a [mɔ:fí:ə] 斑状強皮症，= morphea.

mor·pho·gen·e·sia [mɔ̀:fouʤəní:siə] 形態発生，= morphogenesis.

mor·pho·gen·e·sis [mɔ:fəʤénisis] 形態発生〔医学〕，形態形成〔医学〕，= morphogenesia.

mor·pho·ge·net·ic [mɔ:fəʤənétik] 形態形成の.

m. movement 形態形成運動.

mor·phog·e·ny [mɔ:fáʤəni] 形態発生，= morphogenesis.

mor·pho·gram [mɔ́:fəgræm] 体型像 (身体の発育型を記録したもの).

mor·phog·ra·phy [mɔ:fágrəfi] 体型記載学.

mor·pho·log·ic [mɔ̀:fəláʤik] 形態学的な〔医学〕.

m. face index 形態的顔面指数 (鼻根点から下顎点までの距離×100 を両頬骨間広さで除したもの).

mor·pho·log·i·cal [mɔ̀:fəláʤikəl] 形態学的な〔医学〕.

m. element 形態要素.

m. hematology 血液形態学 (主に血球，すなわち赤血球，白血球および血小板の形態を研究する部門)，= hemocytology.

m. index 形態指数.

m. mutant 形態突然変異体 (株).

m. synthesis 形態学的組み立て，形態発生.

mor·phol·o·gy [mɔ:fáləʤi] 形態学〔医学〕. 形 morphologic, morphological.

m. of bacteria 細菌形態学〔医学〕.

mor·phol·y·sis [mɔ:fálisis] ① 解体．② 奇形.

mor·phom·e·try [mɔ:fámitri] 体型測定，形態計測〔医学〕.

mor·phon [mɔ́:fɑn] 形態単位 (生物の).

mor·phoph·y·ly [mɔ:fáfili] 形態発育学.

mor·pho·phys·ics [mɔ̀:fəfíziks] 形態〔発育〕学.

mor·pho·plasm [mɔ́:fəplæ̀zəm] 有形形質〔医学〕(細胞網状体の基質).

mor·pho·sis [mɔ:fóusis] ① 構成．② 異常変異〔医学〕．③ 形態発生 (体またはその一部分の)．形 morphotic.

mor·pho·type [mɔ́:fətaip] 体型，形態型〔医学〕.

–morphous [mɔ:fəs] 形，型の意を表す接尾語.

mor·pho·var [mɔ́:fəvər] 形態型〔医学〕.

mor·pho·xyl·a·ce·tic ac·id [mɔ̀:fɑksiləsí:tik ǽsid] モルフォキシル酢酸 $C_{17}H_{16}NO_3CH_2COOH$ (麻酔薬).

mor·pi·o(n) [mɔ́:piə(n)] ケジラミ，= *Phthirus pubis*, crab louse.

Morquio, Louis [mɔ́:kiou] モルキオ (1867–1935, ウルグアイの小児科医).

M. disease モルキオ病〔医学〕(小児における家族性中心外性多発骨軟骨発育異常で，骨軟骨の発育障害が起こり，体躯，四肢ともに短縮彎曲を呈する疾患．硫酸ケラタン尿を認め，硫酸ケラタンとコンドロイチン–6–硫酸塩が組織に沈着する)，= eccentro-osteochondrodysplasia, Morquio-Brailsford disease, osteochondrodystrophia deformans.

M. sign モルキオ徴候 (流行性灰白髄炎においては仰臥位で患者は被動的に動かさない限り，自ら肢を座位に屈曲することができない).

M. syndrome モルキオ症候群 (ムコ多糖代謝障害，常染色体性劣性遺伝)，= mucopolysaccharidosis Ⅳ.

M.–Ullrich disease モルキオ・ウルリッヒ病.

mor·rhua [mɔ́:ruə] タラ〔鱈〕(肝油の給源).

mor·rhu·ate [mɔ́:rueit] モルイン酸塩.

mor·rhu·in [mɔ́:ruin] モルイン $C_{19}H_{27}N_3$ (肝油に存在するプトマイン).

Morris, Robert T. [mɔ́:ris] モリス (1857–1945, アメリカの外科医).

M. appendix モリス虫垂 (線維性変性を起こした虫垂).

M. point モリス点 (慢性虫垂炎にみられる圧痛点で，臍から腸骨前上棘に至る線上，臍から約2インチの点).

M. sign モリス徴候 (虫垂炎においては，モリス点を圧迫すると右側腰神経節に疼痛を感ずる).

Morrison, Ashton B. [mɔ́:risən] モリソン (1922–2008, アメリカに在住のアイルランドの病理医). → Verner-Morrison syndrome.

Morrison, W. N. [mɔ́:risən] モリソン(アメリカの歯科医).
M. crown モリソン金冠(帯環金属冠, しゃく(嚼)面圧印金属冠. 帯と鋳造した咬合面との2部からなるもの).
mors [mɔ́:s] 死.
m. subita 急死, 頓死.
m. thymica 胸腺死.
mor·sal [mɔ́:sæl] 咬合面の, そしゃく(咀嚼)面の(特に臼歯についていう).
m. teeth 大小臼歯.
m. tooth 大小臼歯, = buccal tooth.
Morse finger モルス指(電信手の指痙攣).
mor·su·lus [mɔ́:sjuləs] 円形錠剤(糖衣の), = troche.
mor·sus [mɔ́:səs] 咬しゃく(嚼), 刺咬.
m. diaboli 釆(卵管端の).
m. humanus ヒトによる咬傷.
m. vulnus 咬傷.
mor·tal [mɔ́:təl] ① 致死の, 致命の. ② 人間(死ぬべき運命をもつもの).
m. agony 断末魔の苦悶.
m. extirpation of pulp 歯髄切除〔法〕〔医学〕.
m. pulp amputation 歯髄切断〔法〕〔医学〕.
m. wound 致命傷〔医学〕.
mor·tal·i·ty [mɔ:tǽliti] 死亡率〔医学〕, = death-rate.
m. curve 死亡率曲線〔医学〕.
m. rate 死亡率〔医学〕(一定期間の死亡者数の, ある集団の人口に対する比で, 粗死亡率 crude mortality rate は人口1,000に対する年間の死亡数, 特殊死亡率 specific mortality r., または年齢別死亡率は, 各年齢の死亡者数の, その年齢の人口に対する比率で, 乳児を対象とする場合には乳児死亡率 infant mortality r. と呼ぶ. また異なった年齢構成をもつ集団の死亡率を比較する場合, 等しい年齢構成の条件で比較するため, 標準人口の年齢階級別人口と各集団の年齢階級別死亡率とをかけ合わせて得た期待死亡数を, 標準集団の全人口で割ったものを訂正死亡率 corrected mortality r. という), = death rate.
m. statistics 死亡統計〔医学〕.
m. statistics by cause of death 死因別死亡統計〔医学〕.
m. table 生命表〔医学〕.
mor·tar [mɔ́:tər] ① 乳鉢〔医学〕. ② モルタル, しっくい(漆喰).
m. kidney しっくい(漆喰)腎〔医学〕.
mor·ti·cian [mɔ:tíʃən] 葬儀屋(死体を処理する職業を営むもの).
Mor·ti·er·el·la [mɔ̀:tiərélə] モルティエレラ属(接合菌門に属する真菌で, *M. wolfii* などが含まれる).
mor·tif·er·ous [mɔ:tífərəs] 死因の, 致死的の.
mor·ti·fi·ca·tion [mɔ̀:tifikéiʃən] 壊疽, 壊死〔医学〕.
mor·ti·na·tal·i·ty [mɔ̀:tineitǽliti] 出生死産率, = natimortality.
mor·tise [mɔ́:tis] 嵌接(はめつぎ), 枘(ほぞ).
m.-and-tenon 枘接ぎ(陥凹した枘穴に対し, 突出した枘が嵌接される構造).
m. joint 足関節, 踝関節, 距骨下腿関節, = ankle joint, articulatio talocruralis.
m. view 距腿関節窩撮影.
mor·tis·em·blant [mɔ̀:tisémblənt] 仮死の(死んだような, 外観上死んだ).
Mortola sign [mɔ:tóula sáin] モルトラ徴候(仰臥位で腹筋を弛緩させ, 両手の指で下腹部を広くつかみあげて腹壁を移動させると, 腹腔内の炎症があれば疼痛を訴える).
Morton, Dudley J. [mɔ́:tən] モートン(1884–1960, アメリカの整形外科医).
M. syndrome モートン症候群.
Morton fluid モルトン液(ヨウ素0.6g, ヨードカリウム1.8g, グリセリン30mL).
Morton, Richard [mɔ́:tən] モートン(1637–1698, イギリスの医師).
M. cough モートンせき(咳)(結核にみられるせきで, 嘔吐を催すため栄養不良に陥ること).
Morton, Samuel G. [mɔ́:tən] モートン(1799–1851, アメリカの医師).
M. plane モートン平面.
Morton, Thomas George [mɔ́:tən] モートン(1835–1903, アメリカの外科医).
M. disease モートン病(第4足指の中足指節関節の疼痛性疾患), = metatarsalgia, Morton foot, M. toe.
M. metatarsalgia モートン中足骨痛, = Morton neuralgia.
M. neuralgia モートン神経痛.
M. neuroma モートン神経腫.
Morton, William Thomas Green [mɔ́:tən] モートン(1819–1868, アメリカの歯科医. Crawford W. Longとは独立的に硫酸エーテルの麻酔作用を発見し, 1846年に Warren の頸部腫瘍摘出術においてその効果を公開実験で証明した). → ether-dome.
mor·tu·ar·y [mɔ́:tʃuəri] ① 死体埋葬の. ② 霊安室〔医学〕, 死体安置所.
m. custom 埋葬習慣〔医学〕.
m. practice 屍体埋葬〔医学〕.
m. trolley 死体運搬車〔医学〕.
mor·u·la [mɔ́:ru(j)lə] 桑実胚〔医学〕(分割球の発育したもの). 形 morular.
m. stage 桑実期〔医学〕, 桑実胚期.
morular cell 桑実状血球(高グロブリン血症において形質球の原形質内に染色困難な空胞様小体が存在するもので, 1955年 Stich らが多発性骨髄腫の骨髄穿刺液中に発見したもの).
mor·u·la·tion [mɔ̀:r(j)uléiʃən] 桑実胚形成.
mor·u·loid [mɔ́:r(j)ulɔid] ① 桑実状の. ② 桑実状塊(細菌培養にみられる).
m. fat 桑実状脂肪(胎生期にみられる肩甲間に蓄積した褐色脂肪組織で, 肩甲間腺 interscapular gland とも考えられる), = mulberry fat.
Mo·rus [mɔ́:rəs] クワ属(クワ科 *Moraceae* の一属), = mulberries.
M. nigra クロミグワ(桑実 fructus mori の原植物).
Morvan, Augustin Marie de Lannitis [mɔ́:vən] モルヴァン(1819–1897, フランスの医師).
M. chorea モルヴァン舞踏病(仮性舞踏病で, 下肢筋の細動性痙攣はあるが, 頭, 頸などは侵されていないもの).
M. disease モルヴァン病(前腕および手指の進行性麻痺と無痛性瘭疽を起こすのが特徴で, おそらく脊髄空洞症 syringomyelia と同一疾患であろう), = analgesic panaris, pareso-analgesia.
mo·sa·ic [mouzéiik] モザイク, 寄木細工性の(① 遺伝学では, 突然変異, 体細胞交雑, または染色体抹殺などのため, 生体のある一部が隣接組織とは異なった遺伝的構成を示すこと. ② 胎生学では, 受精卵はその発育初期において, すでに将来の発育部分を決定する形質を備えていることをいい, 調節性発育 regulative development に対立する. ③ 植物病理学では, タバコモザイク病のようにウイルス性斑点を生じること).
m. bastard モザイク式の雑種.
m. bone モザイク骨(Paget 病において骨の新生と破壊とが, 寄木細工のようにセメント質によって境界が形成されること).

M

m. cleavage モザイク性分裂(受精卵の割球形成).
m. crystal モザイク結晶.
m. development モザイク性発育(生体の成長点に突然変異が起こり,その部分から発育する部分は,ほかの部分と異なった新しい性質が出現すること).
m. egg モザイク(嵌工)卵(ラセン型分割を行い,胚域が早期に確定する卵).
m. fungus 菌状モザイク[医学],コレステロールモザイク(足の皮膚表面の細胞間にみられるコレステロール沈着).
m. gold 偽金(硫化第二スズ SuS_2 を主とする黄色顔料).
m. hybrid モザイク雑種(両親の形質がモザイク状に現れる雑種).
m. inheritance モザイク性遺伝(父親と母親との形質が交互すること).
m. ovum 嵌工卵.
m. structure モザイク構造.
m. virus モザイクウイルス[医学].
m. wart モザイクゆうぜい(疣贅)(特に足底に多数のいぼが集まり,敷石をしきつめたような局面を形成するもの).

mo·sa·i·cism [mouzéisiizəm] モザイク型[医学],モザイク現象.

Moschcowitz, Alexis V. [máʃkouwits] モスコウィッツ(1865–1933,アメリカの外科医).
M. operation モスコウイッツ手術(鼡径部から行う大腿ヘルニアの手術).

Moschcowitz, Eli [máʃkouwits] モスコウィッツ(1879–1964,アメリカの医師).
M. disease モスコウィッツ病,= thrombotic thrombocytopenic purpura.
M. syndrome モスコウィッツ症候群(血栓性血小板減少性紫斑病).
M. test モスコウィッツ試験(動脈硬化の診断法で,駆血帯で下肢の基部を緊迫し,数分後これを解くと,動脈硬化があれば皮膚潮紅が遅れる.特に壊疽の場合に同一の所見が得られる),= Moschocowitz sign.

Mos·chus mos·chi·fer·us [máskəs màskiférəs] ジャコウジカ[麝香鹿](ジャコウ嚢をもちその分泌物は固有の香気を放ち,その成分はマスコン muscon),= Siberian musk deer.

Moscow typhus モスクワチフス,= murine typhus.

Mosenthal, Herman Otto [moúzənθɔ:l] モーゼンタール(1878–1954,アメリカの医師).
M. concentration test モーゼンタール濃縮試験(普通食を摂取する患者の尿について午前8時から午後8時までの総量と比重を測り,次に午後8時から翌朝8時までのものについて同じ検査を行うと,前者は1,000mL,1.012～1.020で,後者は725mL,1.026以上であるが,腎炎では異常を呈する).
M. test モーゼンタールテスト,= Mosenthal concentration test, Mosenthal test-meal method.
M. test-meal method モーゼンタール試験食法(食事の水分量を制限して昼間2時尿と夜尿の量および比重を比較して腎機能を制定する).

Moser, Edvard Ingjald モーセル(1962生,ノルウェーの心理・神経科学者.場所細胞を発見したO'Keefeの研究を発展させ,2005年にラットの脳の嗅内野に海馬へ空間情報を供給するグリッド細胞を特定した.脳内の空間認知システムを構成する細胞を発見した業績により,John O'Keefe,妻のMay-Britt Moserとともに2014年度ノーベル生理学・医学賞を受けた).

Moser, May-Britt モーセル(1963生,ノルウェーの心理・神経科学者.夫の Edvard I. Moserとともに空間情報を供給するグリッド細胞を特定,脳内の空間認知システムを構成する細胞を発見した業績により,John O'Keefe,夫の Edvard I. Moser とともに2014年度ノーベル生理学・医学賞を受けた).

Moser, Paul [móuzər] モーザー(1865–1924,オーストラリアの小児科医).
M. serum モーザー血清(猩紅熱患者から分離されたレンサ球菌をウマに注射して得た血清).

Mosetig-Moorhof, Albert von [móusetig múərho:f] モゼチッヒモーロフ(1838–1907,ドイツの外科医).
M.-M. wax モゼチッヒモーロフろう(蝋)(鯨ろう,ゴマ油との等量混合物にヨードホルムを加えたもので,骨の手術において無菌性空洞内に充填するために用いる).

Mosier sign [móuziər sáin] モジエー徴候(急性骨髄性白血病における胸骨下疼痛).

Mosler, Karl Friedrich [móuslər] モスレル(1831–1911,ドイツの医師).
M. diabetes モスレル糖尿病(多尿症にイノシット尿症を合併したもの).
M. sign モスレル徴候.

mOsm milliosmole ミリオスモルの記号(浸透圧の単位オスモルの1/1,000.オスモルは溶質の分子量gを溶液に溶解しているイオンまたは粒子数で割った値).

mos·qui·to [məskí:tou] カ[蚊],ブヨ[蚋](カ科 *Culicidae* に属する生物を呼ぶ通称名).
m. allergy 蚊アレルギー[医学].
m.-borne カ媒介性の.
m.-borne disease 蚊媒介疾病(患)[医学],カ媒介病.
m.-borne encephalitis カ(蚊)媒介脳炎.
m. clamp モスキート鉗子.
m. control カ(蚊)駆除.
m. cycle カ(蚊)体内生活環(マラリア原虫の),= Ross cycle.
m. density カ[蚊]密度(1単位中のカの数).
m. fever ①カ[蚊]熱(Herzegovia 地方にみられるカ刺咬熱).②モスキートフィーバー(第3回国際衛生会議で提唱された名称で,マラリアに代わる術語).
m. fish かだやし[医学].
m. forceps 止血小鉗子.
m. repellent 防蚊剤[医学].
m. stage カ体内発育期.
m. worm ウジ(ウシバエの幼虫).

mos·qui·to·ci·de [məskí:təsaid] カ[蚊]撲滅剤.

Moss, Gerald [más] モス(1931–1973,アメリカの医師).
M. tube モス管(栄養補給や胃洗浄に用いる鼻孔から胃に通す管).

Moss, William Lorenzo [más] モス(1876–1957,アメリカの血清学者).
M. classification モス血液型分類法(1910年,Moss が提唱したローマ数字Ⅰ～Ⅳを使うABO式血液型分類法で,AB=Ⅰ,A=Ⅱ,B=Ⅲ,O=Ⅳに対応している),= Moss grouping.
M. grouping モス血液型分類法,= Moss classification.

moss [más] コケ[苔].
m.-agate コケメノウ[苔瑪瑙].
m.-agate sputum コケメノウ痰(気管の疾患においてみられる灰白色球状の痰).
m. fiber 苔状〔神経〕線維(小脳白質の).
m. starch 地衣デンプン,= lichen starch.

Mosse, Max [mɔ́:si] モッセ(1873–1936,ドイツの医師).
M. syndrome モッセ症候群(肝硬変を伴う赤血球増加症).

Mossman fever モスマン熱(ニュージーランド・モスマン地方のサトウキビ刈り取り人夫に流行するレ

プトスピラ症である).
Mosso, Angelo [mɔ́sou] モッソ(1846-1910, イタリアの生理学者).
M. ergograph モッソ作業記録器(1890年の考案で, 主として手指の屈曲における力と頻度とを測定する装置).
M. plethysmograph モッソ血量計(ガラス管に温湯を入れ, その中へ肢端を入れ, 水面の動揺により血量を測定する器械).
M. sphygmomanometer モッソ脈圧計(1895年の考案).
mos·sy [mási] コケ[苔]のような, コケにおおわれた.
m. cell 苔状細胞(多数の樹状突起をもつ細胞体の大きい神経膠細胞).
m. fiber 苔状〔神経〕線維〔医学〕.
m. foot 生苔足(南アメリカアマゾン地方にみられる足の伝染性いぼ状皮膚病).
m. hemorrhage コケ状出血.
Most bath モスト浴(ミョウバン浴の一種で, 火傷に用いる).
most comfortable level 快適レベル(音の大きさ).
Moszkowicz, Ludwig [máʃkouwits] モスコウィッツ(1837-1945, オーストリアの外科医).
M. test モスコウィッツ試験(肢端切断の部位を決定する方法で, 患肢を挙上し, なるべく上部に包帯を固く施し, 数分後これを取り外して, 血色の回復を観察し, 血管循環の遅延する部位は, 切断に不適であることを定める), = hyperemia test of Moszkowicz.
Motais, Ernst [moutéi] モテー(1845-1913, フランスの眼科医).
M. operation モテー手術(眼瞼下垂症の手術).
moth [máθ] ① ガ[蛾]. ② シミ.
m.-balls シミよけボール(玉ナフタリンの類).
m. caterpilar dermatitis 毛虫皮膚炎, 毒蛾皮膚炎.
m.-eaten シミの食った.
m.-eaten muscle fibers 虫食い筋線維〔医学〕.
m. fly 蛾バエ.
m. patch 肝斑, 雀斑, = chloasma, liver-spot.
m. proofing 防虫処理〔医学〕.
m. repellent ガ(蛾)駆除剤.
moth·er [mʌ́ðər] ① 母. ② 母体. ③ 酢母(酢の中に *Acetobacter aceti* の増殖により発生する粘状物質).
m. abscess 原発膿瘍(転移性膿瘍の源になっている).
m. cell 母細胞, 親細胞, = parent cell.
m.-child relation 母子関係〔医学〕.
m. complex マザーコンプレックス, 母親コンプレックス, = Oedipus complex.
m. compound 母物質〔医学〕.
m. cyst 母胞, 母包嚢, 母嚢胞〔医学〕.
m.-infant interaction 母子相互作用〔医学〕.
m. instinct 母性本能〔医学〕.
m. liquor 母液〔医学〕(結晶化した物質を除去した残留液), = mother-water.
m. mark 母斑, = naevus.
m. milk 母乳〔医学〕.
m. milk jaundice 母乳性黄疸.
m. of rye バッカク(麦角).
m. of vinegar 酢母.
m. recognition 母親認知〔医学〕.
m. salve 散らし薬, = brown ointment.
m. superior complex 母親的優越感.
m. tincture 標準チンキ剤(類症療法医学において用いられる標準薬で, これを母液として他の希釈チンキ剤をつくる).
m. to infant infection 母子感染, 母児感染.
m. wart 母ゆうぜい.
m. wreath 母花環(表面から見た星体).
m. yaws 母イチゴ腫(原発巣のイチゴ腫).
moth·er·hood [mʌ́ðəhud] 母性〔医学〕.
moth·er·lease [mʌ́ðərli:s] あやし言葉〔医学〕.
mo·tile [móutail, -til] 動覚性の, 運動性〔の〕〔医学〕(運動感覚による記憶力についていう).
m. cilia 運動毛〔医学〕.
m. leukocyte 自動性白血球〔医学〕, 運動性白血球.
m. serum 運動血清〔医学〕(鞭毛凝集素を含むもの).
mo·til·in [móutilin] モチリン(消化管ホルモンの一種で運動促進作用がある).
mo·til·i·ty [moutíliti] ① 可動性〔医学〕. ② 固有運動性, 能動性(随意に動き得る能力).
m. disturbance 運動障害〔医学〕.
m. index 運動指数〔医学〕.
m. test 運動性試験(テスト)〔医学〕, 細菌運動検査.
m. test medium 運動性テスト培地.
mo·tion [móuʃən] ① 運動, 動作〔医学〕. ② 排便. ③ 合同変換.
m. disease 動揺病, 加速度病, = acceleration disease.
m. nucleus = kinetonucleus.
m. parallax 遠近視差〔医学〕.
m. perception 運動〔知〕覚〔医学〕.
m. sense 運動知覚〔医学〕.
m. sickness 乗物酔い〔医学〕, 動揺病〔医学〕(自動車, 電車などに搭乗する際吐き気, 嘔吐, めまい(眩暈)などの症候が発現する疾患. 乗り物酔い).
m. study 動作分析〔医学〕, 動作研究.
motionless stupor 無動作昏迷.
mo·ti·va·tion [mòutivéiʃən] 動機づけ〔医学〕(何らかの刺激により行為が誘発される心理状態).
mo·tive [móutiv] 動機〔医学〕, 誘因〔医学〕.
mo·to·cep·tor [mòutəséptər] 運動感覚受容器(筋肉の).
mo·to·fa·cient [mòutəféiʃənt] 運動誘発性の.
m. phase 運動誘発相.
m. tremor 運動発生性振戦.
mo·to·neu·ron(e) [mòutounjú:roun] 運動〔性〕ニューロン(神経細胞およびその軸索突起からなるニューロン運動に関係するもの).
m. pool 運動ニューロン集団〔医学〕.
mo·tor [móutər] ① 運動性, 動的の〔医学〕. ② 電動機, モータ.
m. ability 運動能〔力〕〔医学〕.
m. abreaction (身体的表出による)解除反応.
m. accessory tract 運動性副路.
m. activity 運動活性〔医学〕.
m. agraphia 運動不能性失書症.
m. alexia 運動〔神経〕性失読症.
m. amimia 運動性無表情〔症〕.
m. amusia 運動性失音楽〔症〕〔医学〕, 運動〔神経〕性楽音ろう(聾)(唱歌または演奏が不能なこと).
m. analyser 運動分析器〔医学〕.
m. aphasia 運動性失語〔症〕〔医学〕.
m. apparatus 運動器官〔医学〕.
m. apraxia 運動失行〔医学〕.
m. area 運動野, 運動領(大脳皮質のうち, 直接随意運動を支配する部分), = Brodmann area 4, motor cortex, pyramidal area.
m. ataxia 運動性運動失調〔医学〕, 歩行性運動失調.
m. auditory mutism 運動聴覚性無言症(聾唖の軽症なもの, またはその異型で, 言語機能の発達障害に基づく失語症の一型).
m. aura 運動性前兆.
m. cell 運動神経細胞(脊髄前角にある多極性細胞).

M

m. center 運動中枢［医学］.
m. control 運動制御［医学］.
m. cortex 運動皮質.
m. dapsone neuropathy 運動性ダプソンニューロパチー.
m. decussation [TA] 錐体交叉, = decussatio pyramidum [L/TA].
m. deficit 運動障害［医学］.
m. development 運動技能発達［医学］.
m. disturbance 運動障害.
m.-driven chamber 電動〔式〕回転室［医学］.
m. end-plate 運動終板（運動神経と筋の接合部にある円板状の特殊構造）.
m. epilepsy 運動性てんかん［医学］.
m. evoked potential 運動誘発電位.
m. excitability 運動機能興奮性［医学］.
m. fiber 運動〔神経〕線維.
m. fitness 運動適性［医学］.
m. function 運動機能［医学］.
m. function test 運動機能テスト.
m. generator 電動発電機.
m. hallucination 運動幻覚.
m. image 運動像（身体の運動についての概念）.
m. impersistence 動作維持困難.
m. incoordination 運動失調.
m. learning 運動学習［医学］.
m. neglect 運動無視.
m. nerve [TA] 運動神経（運動神経線維からなるもの）, = nervus motorius [L/TA].
m. nerve cell 運動神経細胞［医学］.
m. nerve conduction velocity 運動神経伝導速度［医学］.
m. nerve fiber 運動〔神経〕線維［医学］, = motor fiber.
m. neuron 運動ニューロン［医学］.
m. neuron disease (**MND**) 運動神経元性疾患, 運動ニューロン疾患［医学］（一次運動ニューロンが侵されるものは原発性側索硬化症, 二次運動ニューロンが侵されるものを下位運動ニューロン疾患と呼び, 一次・二次両方が侵されるものは筋萎縮性側索硬化症という）.
m. nucleus 運動核（運動神経の起始核）.
m. nucleus of facial nerve [TA] 顔面神経核, = nucleus nervi facialis [L/TA].
m. nucleus of trigeminal nerve [TA] 三叉神経運動核, = nucleus motorius nervi trigemini [L/TA].
m. nucleus of trigeminus 三叉神経運動核.
m. octane number モーター法オクタン価［医学］.
m. oculi 動眼神経（第3脳神経）.
m. paralysis 運動麻痺［医学］.
m. paralytic bladder 運動麻痺性膀胱［医学］.
m. peripheral nerve 末梢性運動神経［医学］.
m. plate 運動神経終板, = end-plate.
m. point 刺激点, 運動点［医学］（電気刺激により筋攣縮を起こす皮膚表面の点）.
m. reaction 運動反応［医学］.
m. reflex 運動反射（知覚反射に対立する総称名）. ↔ sensory reflex.
m. region 運動領, = rolandic region.
m. response 運動反応（意識障害の評価の一つ. M：motor response, E：eye movement, V：verbal response）.
m. root [TA] 前根, 運動根, = radix motoria [L/TA].
m. skill 運動技能［医学］.
m. speech area 運動言語領, = Brodmann area 44, Broca a., Broca center.
m. speech center 運動性言語中枢［医学］.
m. stimulation symptom 運動刺激症候［医学］.
m. syndrome 運動中枢症候群（大脳皮質の Brodmann 第4領の病変に基づき, 該当筋肉の弛緩性麻痺, 腱反射の亢進, 運動力の減退）.
m. tic 運動性チック〔症〕.
m. tract 運動神経索, 運動路.
m. unit 運動単位［医学］（運動神経細胞とこれに所属する軸索およびこれに支配される筋線維とを併せていう）, = neuromuscular unit.
m. urge incontinence 運動切迫〔尿〕失禁［医学］.
m. vehicle accident 自動車事故［医学］.
m. zone 運動帯（大脳皮質の）.
motorcycle gang 暴走族.
mo·tor·graph·ic ［mòutə:grǽfik］ 運動描写〔法〕の, = kinetographic.
mo·tor·i·al ［moutɔ́:riəl］ 運動神経の, 運動中枢の.
motoric tabes 運動性脊髄癆, = tabes dorsalis spasmodique.
mo·to·ric·i·ty ［moutərísiti］ 運動力.
mo·tor·i·um ［moutɔ́:riəm］ 総運動中枢, = motorium commune.
mo·tor·i·us ［moutɔ́:riəs］ 運動神経.
mo·tor·me·ter ［mòutə:mí:tər］ 運動描写器.
mo·tor·o·ger·mi·na·tive ［mòutə:roudʒə́:minətiv］ 筋発生性の（胚葉についていう）.
mo·tor·pa·thy ［móutə:pəθi］ 運動療法.
Mott, Sir Frederick Walker ［mát］ モット（1853-1926, イギリスの神経科医）.
M. law モット法則（精神病患者の子孫が発病するときは, 両親の発病よりも早期に起こるという予想法則）.
Mott, Valentine ［mát］ モット（1785-1865, アメリカの外科医. 血管および骨外科学の開祖で, 無名動脈（1818）, 頸動脈（1822）, 総腸骨動脈（1827）, 鎖骨下動脈（1831）, の結紮に成功した）.
mottled enamel tooth 斑状歯, = endemic dental fluorosis, mottled enamel.
mottled pattern まだら模様［医学］.
mottled tooth 斑状歯［医学］, = mottled enamel tooth.
mot·tling ［mátliŋ］ 斑点形成.
Motulsky dye reduction test モツルスキー色素還元試験.
mo·tus ma·nus (**mm**) ［móutʌs méinəs］ 手動弁（手の運動の認識力のことで, 視力減退患者の前で, 手を動かしながら検査する）.
mouches vo·lan·tes ［mú:ʃ vɔlánt］ [F] 飛蚊症, = flying flies, muscae volitantes.
Moudsley personality inventory (**MPI**) モーズレー性格目録［医学］.
mou·lage ［mu:láʒ］ [F] ろう（蝋）型（ろう製模型）［医学］.
m. sign ろう型徴候［医学］（特発性脂肪便症の一症候で, X線造影像において腸粘膜の萎縮により, 摂取した造影剤が固定したろう型のようにみえること）.
mould ［móuld］ カビ（黴）, 糸状菌［医学］, = mold.
m. arthroplasty モールド関節形成〔術〕.
m. fungus カビ菌, = mold fungus.
mo(u)lded tablet すりこみ錠〔剤〕, 湿製錠剤, = tablet triturates.
mould·ing ［móuldiŋ］ ① 成形［医学］. ② 塑型, 応形機能（分娩時胎児頭蓋が産道の大きさと形に応じて形を変えること）, = molding.
m. compound impression モデリングコンパウンド, 錬性材印象.
m. flask 鋳造型.
m. of fetal head 頭蓋応形機能［医学］.
moult·ing ［móultiŋ］ 脱皮［医学］, 換羽, = ecdysis, molting.

m. hormone 脱皮ホルモン.
mound·ing [máundiŋ] 筋膨隆(筋肉を叩打すると塊状に隆起を現すこと．甲状腺機能低下症，衰弱者でみられる)，= myoedema.
m. phenomenon 筋膨隆現象〔医学〕.
Mounier-Kuhn, Pierre [mu:níər kú:n] ムニエクーン(1901生，フランスの医師).
M.-K. syndrome ムニエクーン症候群(先天性の巨大気管気管支を呈する).
mount [máunt] マウント(スライドの).
moun·tain [máuntin] 山.
m. anemia 高山貧血．→ mountain sickness.
m. climate 山岳気候〔医学〕.
m. disease 高山病.
m. fever 山岳熱(ロッキー山発疹熱，コロラドダニ熱，ブルセラ症).
m. sickness 高山病〔医学〕(山岳病，山酔い)，= hypobaropathy.
m. sore (皮膚性リーシュマニア症)，= Madagascar sore.
moun·tain·eer·ing [màuntəníəriŋ] 登山〔医学〕.
mount·ing [máuntiŋ] ① マウンティング，合着(義歯などを装着すること)．② 封入(顕微鏡用切片を封入すること).
m. diameter 装着直径〔医学〕.
m. medium 封入剤.
m. method マウント法(ミクロオートラジオグラフィで用いられる方法の一つ).
m. of cast in articulator 模型咬合器付着.
mourning work 喪の仕事.
Mouse mammary tumor virus マウス乳癌ウイルス(レトロウイルス科のウイルス．当初，milk-factor，Bittner virus と呼ばれたウイルスで，マウスに乳癌を起こす).
mouse [máus] マウス，ハツカネズミ.
m. acquired immunodeficiency syndrome (MAIDS) マウス後天性免疫不全症候群.
m. antialopecia factor マウス抗脱毛因子，= inositol.
m. encephalomyelitis マウス脳脊髄炎(タイラーマウス脳脊髄炎ウイルスの感染によって起こる).
m. flea メクラネズミノミ.
m. myeloma マウス骨髄腫〔医学〕(マウスの骨髄腫．マウス腹腔にミネラルオイルを投与することで得られる．ハイブリドーマ作製の際に用いられる).
m. pinworm ネズミ蟯虫.
m. poliomyelitis マウス灰白髄炎，= Theiler disease.
m. protective unit = Felton unit.
m.-tail pulse 漸弱脈(ネズミの尾のようにだんだん弱まる脈)，= decurtate pulse, pulsus myurous.
m.-tail reaction マウスの挙尾反応(ハツカネズミに少量のモルフィンを注射すると，尾を上にあげる反応).
m.-tooth forceps 有鉤鉗子，有鉤摂子，有鉤ピンセット.
m. unit マウス単位〔医学〕(卵巣を除去したハツカネズミの腟上皮の特徴的変性を招来するエストロゲンの最小量．ふつう mu と略記)，= Thayer-Doisy unit.
mouse·pox [máuspɑks] マウス痘(エクトロメリアウイルスによる感染症)，= infectious ectromelia.
m. virus マウス痘ウイルス(ポックスウイルス科のウイルス)，= *Ectromelia virus*.
moutan bark ボタンピ[牡丹皮](ボタン *Paeonia suffruticosa* (*P. moutan*)の根皮．抗菌，抗炎症，胃内分泌抑制，鎮痙などの作用がある．漢方では通経，排膿を目的に用いられる).
mouth [máuθ] [TA] ① 口，= os [L/TA]．② 口腔.
m. abnormality 口腔先天異常〔医学〕.
m.-and-hand synkinesis 口手共同運動，= Saunder sign.
m. appendage 口肢(節足動物の頭部，特に口をかこむ付属肢).
m. breathing 口式人工呼吸〔医学〕，口呼吸.
m. capsule 口腔.
m. care 口腔ケア，口腔内清拭.
m. cavity 口腔.
m. cleaning 口腔清掃，= oral hygiene.
m. dryness 口腔乾燥〔医学〕.
m. floor 口腔底〔医学〕.
m. gag 開口器〔医学〕.
m. hygiene 口腔衛生〔学〕〔医学〕.
m. mirror 口鏡，歯鏡.
m. mucosa 口腔粘膜〔医学〕.
m. neoplasm 口腔新生物(腫瘍)〔医学〕.
m. opener 開口器〔医学〕.
m. pallor 口囲蒼白〔医学〕.
m. parts 口器.
m. phenomenon 口反射，= lip reflex.
m. piece マウスピース(口腔内に入れておくガーゼなどをまるめたもの).
m. pressure 口圧，口腔内圧.
m. prop マウスプロップ〔医学〕，開口器.
m. protector 口腔保護器〔医学〕.
m. rehabilitation 口腔リハビリテーション〔医学〕.
m. stick 口棒(身体障害者が口で操作して，本のページをめくる，ボタンを押すなどに使用する).
m. surgery 口腔外科学〔医学〕.
m. to mask ventilation マウス・トゥ・マスク換気法.
m. to mouth マウス・トゥ・マウス.
m.-to-mouth airway 口うつし空気管〔医学〕.
m.-to-mouth breathing 口対口人工呼吸〔医学〕，口うつし〔人工〕呼吸〔法〕.
m.-to-mouth insufflation 口から口への通気法.
m.-to-mouth respiration マウス・トゥ・マウス人工呼吸〔法〕.
m.-to-nose ventilation マウス・トゥ・ノーズ換気法，口鼻式人工呼吸法〔医学〕.
m. wash うがい液，含嗽剤〔医学〕，= collutorium.
mov·a·bil·i·ty [mù:vəbíliti] 可動性〔医学〕，移動性〔医学〕.
mov·a·ble [mú:vəbl] 可動の〔医学〕，移動性の，遊走性の.
m. furnace 移動炉〔医学〕.
m. genetic element 可動遺伝因子(遺伝因子が染色体から染色体へ，または染色体のある部位から別の部位へ転移すること).
m. heart 遊走心〔医学〕，移動心.
m. joint 可動性関節(滑膜性の連結)，= diarthrosis, synovial joint.
m. kidney 移動腎，遊走腎〔医学〕(立位により1椎体半以上下垂する腎臓)，= motile kidney.
m. pulse 可動脈.
m. spleen 遊走脾〔医学〕，= floating spleen.
move·ment [mú:vmənt] ① 運動．② 排便.
m. cure 筋運動療法.
m. disorder 運動障害〔医学〕.
m. electrocardiogram (ECG) 運動負荷心電図〔医学〕.
m. induced 運動誘発性〔医学〕.
m.-induced dyspnea 運動性呼吸困難〔医学〕.
m. limitation 運動制限〔医学〕.
m. of fusion 融合像運動.
m. of population 人口移動〔医学〕，人口動態.
m. of villi 絨毛運動.

m. spasms (疲労攣縮), = fatigue spasms.
mov·er [mú:vər] 動機.
mov·ing [mú:viŋ] 運動する, 移動する.
m. average 移動平均 [医学], = running mean.
m. average method 移動平均法.
m. bed 移動床 [医学].
m. boundary electrophoresis 移動界面電気泳動〔法〕[医学].
m. coil galvanometer 可動コイル電流計, 可動コイル検流計(電流の流れている導線が磁場から受ける力を利用してコイルが回転するようにつくったもの), = d'Arsonval galvanometer.
m. coil voltmeter 可動コイル電圧計(可動コイル検流計と同一の理論と工夫でつくった装置で, 電圧を測るために用いる).
m. detector 可動検出器 [医学].
m. detector imaging system 検出器移動型イメージング装置.
m. element 可動部.
m. field therapy 運動照射法.
m. grid device (ブッキーブレンデ. 散乱線除去格子の一つ), = Bucky diaphragm.
m.-iron type 可動鉄片型.
m.-magnet type 可動磁石型.
m. needle type galvanometer 可動磁針検流計.
Mowry colloidal iron stain モーリーのコロイド鉄染色〔法〕.
MOX MOX 燃料(ウランとプルトニウムとの混合酸化物(UO_2–PuO_2)で核燃料), = mixed oxide of uranium and plutonium.
mox·a [máksə] モグサ[艾](ヨモギ属 *Artemisia* の草および芽を乾燥してつくった綿毛で, 灸に用いる).
mox·a·cau·ter·y [màksəkɔ́:təri] 灸 [医学].
mox·i·bus·tion [màksibʌ́stʃən] 灸 [医学], 灸療法, 灸治.
moyamoya disease もやもや病 [医学](脳底部における脳の主幹動脈の狭窄, 閉塞および異常な側副血行路の二次的な発達をみるもの. わが国で報告された疾患の概念であり, 1982年特定疾患にウイリス動脈輪閉塞症として指定された. 脳底部異常血管網症とも言われる), = abnormal vascularnet at brain base, occlusive disease in circle of Willis.
Moynihan, Berkeley George Andrew [mɔ́inihən] モイニアン(1865–1936, イギリスの外科医).
M. clamp モイニアン鉗子.
M. symptom complex モイニアン症候群(食後3時間以後に起こる空腹時疼痛は十二指腸潰瘍の症徴).
M. test モイニアン試験(砂時計様胃の証明法で, 複合沸騰散の2部分を別々に投与すると, 胃に2部の隆起が起こる).
Mozambique ul·cer [moùzæmbí:k ʌ́lsər] モザンビーク潰瘍(熱帯性潰瘍. モザンビークはアフリカ南東部, インド洋に臨む共和国), = tropical ulcer.
Mozart ear モーツァルト耳(耳介の先天奇形).
MP, mp melting point 融点の略.
6MP 6-mercaptopurine 6-メルカプトプリンの略.
MPA microscopic polyangiitis 顕微鏡的多発血管炎の略.
MPAP mean pulmonary arterial pressure 平均肺動脈圧の略.
MPCE malignant pericardial effusion 悪性心膜液の略.
MPD ① maximum permissible dose 最大許容量の略. ② minimum phototoxic dose 最少光毒量の略. ③ multiple personality disorder 多重人格性障害の略. ④ myeloproliferative disease 骨髄増殖性疾患の略.
MPDE maximum permissible dose equivalent 最大許容線量当量の略.
MPF monocytosis-producing factor 単球増加〔症〕惹起因子の略.
MPGN membranoproliferative glomerulonephritis 膜性増殖性糸球体腎炎の略.
MPI Moudsley personality inventory モーズレー性格目録の略.
MPO myeloperoxidase ミエロペルオキシダーゼの略.
MPS ① mononuclear phagocyte system 単核〔性〕食細胞系の略. ② mucopolysaccharidosis ムコ多糖症の略. ③ myofacial pain syndrome 筋膜性疼痛症候群の略.
MPTP 1-methyl-4-phenyl-1,2,3,6-tetrahydropyridine 1-メチル-4-フェニル-1,2,3,6-テトラヒドロピリジンの略(霊長類の脳の黒質線条体のドーパミンニューロンの特異的変性物質).
MQ menaquinone メナキノンの略.
MR ① magnetic resonance 磁気共鳴の略. ② mental retardation 精神発達遅滞の略. ③ medical representatives 医薬情報担当者の略.
Mr relative molecular mass 相対分子質量の記号.
mR milliroentgen ミリレントゲンの記号(1R (2.85×10^{-4}C/kg)の1/1,000の線量).
MRA ① magnetic resonance angiography 磁気共鳴血管造影法, MR アンギオグラフィの略. ② malignant rheumatoid arthritis 悪性関節リウマチの略.
MRC Medical Reserve Corps 軍医予備隊の略.
MRCP magnetic resonance cholangiopancreatography MR 胆管膵管撮影の略.
MRCP(I) ① Member of the Royal College of Physicians イギリス内科学士院会員の略. ② Member of the Royal College of Physicians of Ireland アイルランド内科医師会会員の略.
MRCS(I) ① Member of the Royal College of Surgeons イギリス外科学士院会員の略. ② Member of the Royal College of Surgeons of Ireland アイルランド外科医師会会員の略.
MRCVS Member of the Royal College of Veterinary Surgeons イギリス獣医学士院会員の略.
MRD, mrd ① minimal residual disease 微小残存病変の略. ② minimum reacting dose 最小反応量の略.
mrd millirutherford ミリラザフォードの記号. → rutherford.
MRDM malnutrition-related diabetes mellitus 栄養障害関連糖尿病の略.
MRH melanotropin-releasing hormone メラノトロピン放出ホルモンの略.
MRI magnetic resonance imaging 磁気共鳴映像〔診断〕法の略.
MRL/MP-lpr/lpr mouse (著明なリンパ節腫大を特徴とする Fas 抗原の機能喪失変異を有するマウス系).
mRNA messenger RNA 伝令 RNA の略.
MRS magnetic resonance spectroscopy 磁気共鳴分光法の略.
MRSA methicillin-resistant *Staphylococcus aureus* メチシリン耐性黄色ブドウ球菌の略.
MRSE methicillin-resistant *Staphylococcus epidermidis* メチシリン耐性表皮ブドウ球菌の略.
MS ① Master of Science 理学修士の略. ② Master of Surgery 外科学修士の略. ③ microembolic signal 微小塞栓信号の略. ④ mitral stenosis 僧帽弁狭窄〔症〕の略. ⑤ multiple sclerosis 多発性硬化症の略. ⑥ marketing specialist の略(エム・エスと呼ばれる医薬品のセールスを行う担当者).
MS-1 hepatitis MS-1 肝炎, = viral hepatitis type A.
MSA ① multiple system atrophy 多系統萎縮症の略. ② multiplication-stimulating activity 増殖刺激活性の

略.
MSB trichrome stain MSB トリクローム染色.
MSBOS maximum surgical blood order schedule 最大輸血(手術血液)準備量の略.
MSC mesenchymal stem cell 間葉系幹細胞の略.
msec millisecond ミリ秒(1,000分の1秒).
MSF Medicins Sans Frontieres 国境なき医師団の略.
MSG monosodium glutamate グルタミン酸一ナトリウムの略.
MSH melanocyte stimulating hormone メラニン細胞刺激ホルモンの略.
MSH2 gene MSH2 遺伝子.
MSI mitral stenosis and insufficiency 僧帽弁狭窄〔兼〕閉鎖不全〔症〕の略.
MSLT multiple sleep latency test 反復睡眠潜時検査の略.
MSP Münchhausen syndrome by proxy 代理型ミュンヒハウゼン症候群の略.
MSR monosynaptic reflex 単シナプス反射の略.
MSS muscular subaortic stenosis 筋性大動脈弁下狭窄の略.
MSW medical social worker 医療ソーシャルワーカーの略.
MT ① medical technician 臨床検査技師の略. ② medical technologist 臨床検査士の略.
Mt meitnerium マイトネリウムの元素記号.
MTA medical technology assesment 医療技術評価の略.
mtDNA mitochondrial DNA ミトコンドリアDNAの略.
MTF male to female 男性から女性への略.
MTL medium tolerable limit 半数耐容限界の略.
MTP joint エムティーピー関節 metatarsophalangeal joint.
MTT method MTT 法(3-(4,5-dimetylthiazol-2-yl)-2,5-diphenyl tetrazolium bromide 法. 同仁化学研究所により開発された細胞増殖反応測定法. mitochondria の活性と増加を利用して測定する).
MU, Mu Maché unit マッヘ単位の略(ラジウムエマネーションの単位. 現在では用いない).
mu, Mu mouse unit マウス単位の略.
mu, Mu, μ [mjúː] ミュー(① ギリシャ語アルファベットの第12字. ② micron, micrometer (μm) (100分の1m). ③ micromillimeter (mμ) (100万分の1mm)).
m. chain ミュー鎖(IgM のH鎖).
m. chain immunoglobulin 免疫グロブリンのミュー鎖(IgM におけるH鎖).
m. heavy-chain disease ミュー鎖病.
m. meson ミュー中間子, = muon.
m. rhythm ミュー律動(① アルソー律動. = arceau rhythm. ② 弓状波. = wicket rhythm).
m.-sulfur (μ-S) ミューイオウ(液状粘稠性).
muc mucilage 粘質物, 粘漿剤, 〔植物の〕粘液の略.
Mucambo virus ムカンボウイルス(トガウイルス科のウイルス).
mu·case [mjúːkeis] ムカーゼ(ムチナーゼ)(ヒアルロン酸リアーゼ, ヒアルロニダーゼなどムコ多糖類を加水分解する酵素), = mucopolysaccharidase.
Much, Hans Christian R. [mʌ́tʃ] ムッフ(1880-1932, ドイツの医師).
M. bacillus ムッフ菌(結核病巣から得た物質中にみられるグラム陽性顆粒で, 結核菌の変型と考えられた), = Schroen-Much granule, *Mycobacterium tuberculosis*.
M. granule ムッフ顆粒, = Much bacilli.
M. reaction ムッフ反応(早発痴呆患者の血清はコブラ蛇毒による溶血を阻止する), = Much-Holzmann reaction, psychoreaction.
M. stain ムッフ染色法(結核菌の染色法で, メチル紫のアルコール飽和液10mLを2%カルボル液90mLに加えたものを標本に注ぎ加熱して水洗後, ルゴール液を5分間作用させた後水洗, 5%硝酸1分間, 3%塩酸10秒, 直ちにアセトンと無水アルコールの等量混合液をその上に注ぎ, 動かしながら脱色し, 水洗乾燥して後染色を施す).
Mucha, Victor [múːkə] ムッハ(1877-1919, オーストリアの皮膚科医).
M.-Habermann disease ムッハ・ハーベルマン病.
M.-Habermann syndrome ムッハ・ハーベルマン症候群, = pityriasis lichenoides et varioliformis acuta.
muci- [mjuːsi] 粘液あるいはムチンとの関係を表す接頭語.
mu·cic ac·id [mjúːsik ǽsid] 粘液酸〔医学〕㊅ tetrahydroxyadipic acid (ガラクトースまたはガラクトースを含有する炭水化物の酸化により生ずる4水酸基2塩基酸), = saccharolactic acid.
mucic acid test 粘素酸試験(ガラクトース, ラクトースなどの検出法で, 約2%容の硝酸を加え湯ぶね上で原液の1/5まで蒸発乾燥させると, 粘素酸の白色沈殿が起こる).
mu·ci·car·mine [mjùːsikáːmin] ムシカルミン(カルミン1.0g, 塩化アンモニウム0.5g, 水2mLからなりムシンの染色に用いる).
mu·cif·er·ous [mjuːsífərəs] 粘液分泌の.
mu·ci·fi·ca·tion [mjùːsifikéiʃən] 粘液分泌期(実験動物で卵巣周期における月経前, 腟粘膜が粘液を分泌する変化を起こす時期).
m. test 粘液化試験(マウスの腟内に血清を注入すると, 4日後粘液化が起こる).
mu·ci·form [mjúːsifɔːm] 粘液状の.
mucifying hormone 粘液化ホルモン(黄体ホルモンで腟粘膜を粘液化するもの).
mu·ci·gogue [mjúːsigɑg] ① 粘液分泌促進性の. ② 粘液分泌促進薬(eugenol でつくられる).
mu·ci·lage (muc) [mjúːsilidʒ] ① 粘質物, 粘漿剤. ②〔植物の〕粘液(植物性の粘液質生薬に水または熱湯を混和してつくった濃稠粘着性のコロイド液で, 多く内服に供する). 形 mucilaginous.
m. cell 粘液細胞.
m. of acacia アラビアゴム漿(アカシア漿. アカシアの35%水溶液), = acacia mucilage, gummi arabici mucilage, mucilago acaciae, mucilago gummi arabici.
m. sac 粘液包.
m. starch デンプン漿(デンプン2, 水94).
m. tube 粘液管.
mu·ci·lag·e·nous [mjùːsilǽdʒənəs] 粘〔滑〕質.
m. hair 粘毛.
mu·ci·lag·i·nous [mjùːsilǽdʒinəs] ムチン質の〔医学〕, 粘滑性の〔医学〕, 粘滑質の〔医学〕.
m. gland 滑膜腺.
mu·ci·la·go [mjùːsiláːgou] 粘漿剤, = mucilage.
m. amyli デンプン漿.
m. gummi acaciae アカシア漿, アラビアゴム漿, = mucilago arabici.
m. salep サレップ漿.
m. sassafras medullae サッサフラス木髄漿.
m. tragacanthae トラガカント漿.
mu·cil·loid [mjúːsilɔid] ムシロイド.
mu·cin [mjúːsin] ムチン, 粘素(粘液糖タンパク質, 粘液の主成分. 糖を70%含み粘性が高い). 形 mucinous.
m. cell 粘液細胞, = mucous cell.

m. clot test ムチン凝塊試験.
m.-producing cystic tumor of pancreas 粘液産生嚢胞性膵腫瘍〔医学〕.
m. sugar レブロース, = levulose.
m. test ムチン試験〔医学〕.
m. toxemia ムチン毒血症(甲状腺切除に続発する).
m. virulence ムチン増毒性(5%胃粘素中に浮遊させると微生物の毒性が増強されること).
mu·cin·ase [mjú:sineis] 粘液酵素〔医学〕, ムチナーゼ, = mucopolysaccharidase.
mu·ci·ne·mia [mjù:siní:miə] 粘素血症.
mu·ci·no·blast [mjú:sinəblæst] 粘液芽細胞.
mu·cin·o·gen [mju:sínəʤən] 粘素原(現在は使用されない).
mu·ci·noid [mjú:sinɔid] ムチン様の, 粘液〔状〕の.
m. cancer 粘液癌, = mucinous cancer.
m. carcinoma 粘液癌(粘液分泌力の旺盛な細胞の癌), = mucinous carcinoma.
m. degeneration ムチン様変性(類粘液変性と膠状変性との総称名. Greenfield and Lyon).
mu·cin·o·lyt·ic [mjù:sinəlítik] ムチン溶解性の.
mu·ci·no·sis [mjù:sinóusis] ムチン症, ムチン沈着症, 粘液症.
m. follicularis 毛包性ムチン沈着症, ムチン沈着性脱毛症, = alopecia mucinosa.
mu·ci·nous [mjú:sinəs] ムチンの, 粘液性の.
m. carcinoma 粘液癌〔医学〕.
m. cystadenocarcinoma 〔卵巣〕粘液性〔嚢胞〕腺癌, ムチン性嚢胞腺癌.
m. cystadenoma 粘液性嚢胞腺腫〔医学〕, 卵巣粘液性嚢胞腺腫, = cystadenoma mucinosum.
m. cystic tumor 粘液性嚢胞腫瘍.
m. cystoadenocarcinoma 粘液嚢胞腺癌〔医学〕.
m. cystoma 粘液性嚢胞腫.
m. exudate 粘液状滲出液.
m. plaque 粘液様斑点, = dental plaque.
mu·ci·nu·ria [mjù:sinjú:riə] 粘液尿〔症〕.
mu·cip·a·rous [mju:sípərəs] 粘液分泌の〔医学〕.
m. gland 粘液腺, = mucous gland.
mu·ci·tis [mju:sáitis] 粘膜炎.
Muckle, Thomas James [mʌ́kl] マックル(カナダの小児科医).
M.-Wells syndrome マックル・ウェルズ症候群(アミロイド症による有熱性じん麻疹, 難聴や腎障害を起こす. 常染色体性優性遺伝).
muc(o)- [mjuk(ou), -k(ə)] 粘液, 粘膜との関係を表す接頭語.
mucoalbuminous cell 粘漿液〔腺〕細胞, = mucoserous cell.
mucobuccal fold 頬粘膜ヒダ.
mu·co·car·ti·lage [mjù:koukά:tiliʤ] 粘膜軟骨.
mu·co·cele [mjú:kəsi:l] ① 粘液瘤腫. ② 涙嚢腫.
m. of appendix 虫垂粘液瘤〔医学〕.
mucocellular carcinoma 粘液細胞癌〔医学〕.
mu·co·cil·i·ar·y [mjù:kəsíləri] 粘液線毛性の.
m. clearance 粘液線毛クリアランス〔医学〕.
m. clearance rate 粘膜線毛クリアランス率.
m. escalator 粘膜線毛エスカレーター.
m. function 粘液線毛機能.
m. mechanism of bronchi 気管支粘膜線毛機構〔医学〕.
m. movement 粘膜線毛運動.
m. transport 粘液線毛輸送.
m. transport system 気道粘液線毛輸送系〔医学〕.
mu·coc·la·sis [mju:kάkləsis] 粘膜破壊術〔医学〕.
mu·co·co·li·tis [mjù:koukouláitis] 粘液性結腸炎, = mucous colitis.
mu·co·col·pos [mjù:kəkάlpəs] 膣粘液瘤.
muco-cutaneo-ocular syndrome = mucocutaneous ocular syndrome.
mu·co·cu·ta·ne·ous [mjù:koukju:téiniəs] 粘膜皮膚の.
m. candidiasis 粘膜皮膚カンジダ症.
m. junction 粘膜皮膚連結.
m. leishmaniasis 粘膜皮膚リーシュマニア症〔医学〕, = leishmaniasis americana, nasooral leishmaniasis, nasopharyngeal l..
m. lymph node syndrome (MCLS) 皮膚粘膜リンパ節症候群〔医学〕(紅斑を伴う熱性疾患で小児に起こる), = Kawasaki disease.
m. membrane 粘皮膜(鼓膜のように一部は粘膜, 一部は皮膚からなるもの).
m. ocular syndrome 皮膚粘膜眼症候群(多形滲出性紅斑の一異型), = Baader dermato stomatitis, ectodermosis erosiva pluriorificialis, Stevens-Johnson syndrome.
m. relapse 粘膜皮膚症状再発(梅毒の初期症状が消失した後の再発).
muc·o·cyte [mjú:kəsait] 粘液球(希突起グリア細胞が粘液変性を起こしたもの).
mu·co·derm [mjú:kədə:m] 粘膜の固有膜.
mu·co·en·ter·i·tis [mjù:kouentəráitis] 粘液性小腸炎.
mu·co·ep·i·der·moid [mjù:kouèpidə́:mɔid] 粘液類表皮性の.
m. carcinoma 粘膜類表皮癌〔医学〕, 粘〔膜〕表皮癌.
m. tumor 粘液類上皮腫.
mu·co·fi·brous [mjù:koufáibrəs] 粘液線維性の.
mu·co·floc·cu·lent [mjù:kəflάkjulənt] 粘液綿状の.
mu·co·glob·u·lin [mjù:kouglóubin] 粘〔性〕グロブリン(plastin のような物質).
mu·co·hem·or·rhag·ic [mjù:kouhèməréiʤik] 粘液出血性の.
mu·coid [mjú:kɔid] ① 粘液様の, 類粘液の. ② ムコイド(古い用語で, ムチンに類似するという意味で類粘素と呼んだ. 今日の糖タンパク質を意味する用語として使用されることがある).
m. colony 粘液性集落〔医学〕, = M colony.
m. cyst 粘液嚢胞.
m. degeneration 粘液様変性〔医学〕, ムコイド変性, 類粘液変性(粘液腫性変性).
m. gland 粘液腺.
m. impaction 粘液栓塞〔医学〕.
m. impaction of bronchi 気管支の粘液塞栓(嵌頓, 充填).
m. medial degeneration ムコイド中膜変性, 類粘液中膜変性.
m. otorrhea 粘液性みみだれ(耳漏)〔医学〕.
m. softening 粘液性軟化.
m. sputum 粘液性たん(痰)〔医学〕.
m. tissue 粘液様組織(胎児の臍帯, 体内にある疎性結合組織. 膠様組織ともいう).
m. tumor 粘液腫, = myxoma.
m. variant 粘着性変種, ムコイド変種.
mu·coi·dal [mju:kɔ́idəl] 粘液状の〔医学〕.
mu·co·i·tin [mju:kóuitin] ムコイチン(現在は使用しない).
mu·co·lip·id [mjù:kəlípid] ムコリピド(アミノ糖を含む糖脂質についてムコリピドと定義しているが, 現在はほとんど使用されない).
mu·co·lip·i·do·sis [mjù:koulìpidóusis] ムコ脂質症〔医学〕, ムコリピド症, ムコリピドーシス. 複 mucolipidoses.
mu·co·lyt·ic [mjù:kəlítik] 粘液溶解の.
m. agent 粘液溶解物質〔医学〕.

M

m. enzyme 粘質分解酵素(粘質多糖類の解重合を触媒する酵素), = hyaluronidase.

mu·co·mem·bra·nous [mjù:kəmémbrənəs] 粘膜の.

m. enteritis 粘液膜性腸炎, 粘液性腸炎, = intestinal myxoneurosis, mucous enteritis.

muconodular adenocarcinoma 粘液結節型腺癌.

mu·co·pep·tide [mju:kəpéptaid] ムコペプチド(細菌の細胞壁をつくる一成分), = peptidoglycan.

mu·co·per·i·os·te·al [mjù:koupèriástiəl] 粘膜骨膜の.

mu·co·per·i·os·te·um [mjù:koupèriástiəm] 粘膜〔性〕骨膜.

mu·co·per·i·os·ti·tis [mjù:koupèriɑstáitis] 粘膜骨膜炎 〔医学〕.

mu·co·pol·y·sac·cha·ri·dase [mjù:koupàlisǽkərideis] ムコポリサッカリダーゼ, = mucinase.

mu·co·pol·y·sac·cha·ride [mjù:koupàlisǽkəraid] ムコ多糖(ヘキソサミンとウロン酸からなり, 二糖の繰り返し単位からなる長鎖多糖の総称として用いられる. グリコサミノグリカンが正式名として使用されている).

m. keratin dystrophy ムコ多糖類異栄養症.

mu·co·pol·y·sac·cha·ri·do·sis [mjù:koupàlisækəridóusis] ムコ多糖〔体〕沈着〔症〕. 複 mucopolysaccharidoses.

mu·co·pol·y·sac·cha·ri·du·ria [mjù:koupàlisækəridjú:riə] ムコ多糖〔体〕尿〔症〕.

mu·co·pro·tein [mjù:kouprόuti:n] ムコタンパク質(臨床的に糖タンパク質と同義に使用されたり, ムコ多糖類とタンパク質の複合体(プロテオグリカン)に用いられることがあるが, 現在では用いない方がよい).

mu·co·pu·ru·lent [mjù:kəpjúərjulənt] 粘液膿性の 〔医学〕.

m. bronchitis 粘液膿性気管支炎 〔医学〕.

m. conjunctivitis 粘液膿性結膜炎.

m. otorrhea 粘膿性みみだれ(耳漏) 〔医学〕.

m. sputum 粘液性膿痰 〔医学〕, 粘膜痰.

mu·co·pus [mjú:kəpəs] 粘液性膿.

Mu·cor [mjú:kɔ:r] ムーコル属, ケカビ属(接合菌門に属する真菌で, *Mucor ramosissimus* などが含まれる).

Mu·co·ra·ce·ae [mjù:kəréisii:] ケカビ科.

Mu·co·ra·les [mjù:kəréili:z] ケカビ目(接合菌綱の一目. 数科を含むが, ヒトの病原菌はすべてケカビ科 *Mucoraceae* に属する), = pin moulds.

mu·co·rin [mjú:kərin] ムコリン(カビから得られるアルブミン様物質).

mu·cor·my·co·sis [mjù:kɔ:maikóusis] ムーコル症 〔医学〕, ケカビ症(ムーコル目に属する真菌による感染症. 中枢神経, 肺, 耳, 眼などの器官を侵す).

mu·co·sa [mju:kóusə] [TA] 粘膜(子宮内膜), 粘膜下層, = tunica mucosa [L/TA]. 形 mucosal.

m.-associated lymphoid tissue (MALT) 粘膜随伴リンパ組織, 粘膜リンパ組織, 粘膜関連性リンパ装置(粘膜に覆われた組織に備わったリンパ装置をいう).

m.-associated lymphoid tissue lymphoma 粘膜関連リンパ組織リンパ腫 〔医学〕.

m. of colon 結腸粘膜, = tunica mucosa coli.

m. of tympanic cavity [TA] 鼓室粘膜, = tunica mucosa cavitatis tympanicae [L/TA].

mu·co·sal [mju:kóusəl] 粘膜の 〔医学〕.

m. abrasion 粘膜剥離 〔医学〕.

m. anastomosis 粘膜吻合 〔医学〕.

m. barrier 粘膜防御.

m. bleeding 粘膜出血 〔医学〕.

m. block 粘膜遮断 〔医学〕.

m. blood flow 粘膜血流 〔医学〕.

m. bridge 粘膜橋 〔医学〕.

m. cancer 粘膜癌.

m. carcinoma 粘膜癌 〔医学〕.

m. cervical polyp 頸管粘膜ポリ〔ー〕プ 〔医学〕.

m. crypt 粘膜腺窩 〔医学〕.

m. disease 粘膜病(ウシのウイルス性下痢症), = bovine virus diarrhea.

m. equilibrium 粘膜平衡 〔医学〕.

m. flap 粘膜弁 〔医学〕.

m. folds [TA] 粘膜ヒダ, = plicae mucosae [L/TA].

m. graft 粘膜移植.

m. hernia 粘膜ヘルニア(腸管粘膜が筋層の裂孔から脱出するもの).

m. immune system 粘膜免疫系 〔医学〕.

m. immunity 粘膜免疫.

m. mast cell 粘膜〔型〕マスト(肥満)細胞 〔医学〕, 粘膜肥満細胞.

m. proctcolitis 直腸結腸粘膜炎 〔医学〕.

m. prolapse syndrome 粘膜脱症候群(直腸に好発する. 直腸孤立性潰瘍症候群, 限局性深在嚢胞性大腸炎とも呼称された).

m. relief pattern 粘膜ヒダ像.

m. relief roentgenography 粘膜レリーフX線撮影〔法〕 〔医学〕.

m. relief view 粘膜レリーフ像 〔医学〕.

m. remnant of umbilicus 臍部の粘膜遺残 〔医学〕.

m. resection of restum 直腸粘膜切除 〔医学〕.

m. vaccine 粘膜ワクチン.

m. wave 粘膜波動.

mu·co·san·guin·e·ous [mjù:kousæŋgwíniəs] 粘膜血液の, = mucosanguinolent.

mu·co·san·gui·nous [mjù:kousǽŋgwinəs] 粘液血様の.

mu·co·sed·a·tive [mjù:kəsédətiv] 粘膜鎮静薬.

mu·co·se·rous [mjù:kousí:rəs] 粘液性漿液の.

m. cell 粘漿液〔腺〕細胞, = trophochrome cell.

mu·co·si·tis [mjù:kəsáitis] 粘膜炎 〔医学〕.

mu·co·stat·ic [mjù:kəstǽtik] 粘液分泌抑制の.

mu·co·sul·fa·ti·do·sis [mjù:kəsʌ̀lfətidóusis] ムコスルファチドーシス.

mu·cous [mjú:kəs] 粘液〔性〕 〔医学〕, 粘液性の.

m. and blood stool 粘血便.

m. barrier 粘液防壁 〔医学〕.

m. blanket 粘液層.

m. bursa 滑液包, = bursa mucosa, bursa synovialis.

m. cast 粘液円柱 〔医学〕, = cylindroid.

m. cell 粘液細胞(粘液を分泌する細胞).

m. colic 粘液仙痛(神経性粘液漏).

m. colitis 粘液結腸炎 〔医学〕, 粘液性大腸炎(神経性粘液漏), = chronic exudative enteritis, croupous colitis, desquamative c., diphtheritic c., follicular c., intestinal c., membranous c., mucomembranous c., plastic c..

m. connective tissue 粘膜結合組織 〔医学〕, 粘液様結合組織.

m. corpuscle 粘液細胞(粘液中の白血球様細胞).

m. cyst 粘液嚢胞 〔医学〕.

m. cysts of lower lip 粘液嚢腫(口唇部の).

m. degeneration 粘液変性 〔医学〕.

m. diarrhea 粘液性下痢 〔医学〕.

m. duct 粘膜管.

m. edema 粘液水腫.

m. epithelium 粘膜上皮(消化管などの粘膜上皮).

m. fermentation 粘液発酵.

m. gland 粘液腺 〔医学〕, = muciparous gland.

m. glands of auditory tube 耳管粘液腺.
m. glycoprotein 粘液糖タンパク.
m. layer 粘膜層(表皮の内層), = rete mucosum.
m. membrane [TA] 粘膜, = tunica mucosa [L/TA].
m. membrane function test (**MFT**) 粘膜機能検査〔医学〕(上顎洞の).
m. membrane graft 粘膜移植(組織欠損部にほかの部位の粘膜を移植すること).
m. membrane of bronchus 気管支粘膜.
m. membrane of cheek 頬粘膜.
m. membrane of gum 歯肉粘膜〔医学〕.
m. membrane of mouth [TA] 口腔粘膜, = tunica mucosa oris [L/TA].
m. membrane of palate 口蓋粘膜.
m. membrane of tongue [TA] 舌粘膜, = tunica mucosa linguae [L/TA].
m. membrane of uterus 子宮粘膜〔医学〕.
m. membrane transplantation 粘膜層移植〔術〕〔医学〕.
m. neck cell 頸〔部〕粘液細胞(胃底腺の頸部粘液細胞(副細胞)).
m. patch 扁平コンジローマ, = condyloma latum, moist papule.
m. plantar 粘膜斑(扁平コンジローマの).
m. plaque 粘膜斑(扁平コンジローマ), = condyloma lata.
m. plug 粘液栓〔医学〕(妊娠中に子宮頸部に蓄積する濃い粘液で, 分娩とともに排泄される).
m. plug of cervix 〔子宮〕頸管粘液栓〔医学〕.
m. polyp 粘液ポリープ(① 粘膜の炎性肥厚. ② 真性粘液腫).
m. rale 粘液性ラ音〔医学〕.
m. reflex 粘膜反射〔医学〕.
m. salivary gland 粘液唾液腺〔医学〕.
m. secretion 粘液分泌〔医学〕.
m. sheath 粘液鞘(腱鞘のこと).
m. sputum 粘液痰〔医学〕.
m. stool 粘液便〔医学〕.
m. tissue (粘液様組織の旧名).
m. tumor 粘液腫〔医学〕, = myxoma.
mu·co·vis·ci·do·sis [mjù:kouvìsidóusis] 膵線維症〔医学〕, = cystic pancreatic fibrosis.
mu·cron [mjú:krɑn] ムクロン, 尾突起, 小棘(グレガリン類の原虫の前部にみられる円錐状の原形質の突出. 痕跡的な細胞器官である).
mucronate cartilage (剣状突起のこと), = ensiform cartilage, processus xiphoideus.
Mu·cu·na pru·ri·ens [mju:kjú:nə prú:riəns] テンジクマメ(マメ科の一種で, その果皮の毛茸は駆虫薬として用いられた), = cow(h)age, cowitch.
mu·cus [mjú:kəs] 粘液〔医学〕. 形 mucous.
m. blanket 粘液表層.
m.-forming cell 粘液形成細胞, = myxoblast.
mud [mʌ́d] 泥.
m. bath 泥〔土〕浴〔医学〕, = peat bath.
m. bed 泥ベッド.
m. fever 沼地熱〔医学〕, 泥熱, = swamp fever.
m. pack 泥パック〔医学〕.
m. therapy 泥浴療法〔医学〕.
mudar keratitis ムーダル角膜炎(東インド潅木ムーダルにより発現する).
mud·dy [mʌ́di] 泥状の〔医学〕.
m. bile 胆泥〔医学〕.
Muehrcke lines ミュルケ線.
Muehrcke sign ミュルケ徴候.
Mueller-Hinton medium ミュラー・ヒントン培地(細菌の薬剤感受性試験に用いられる).
muel·le·ri·a·no·ma [mjulèriənóumə] ミュラー管腫.
Muel·ler·i·us ca·pil·la·ris [mjulériəs kæ̀piléəris] 小肺虫(家畜肺炎の病原体).
muf·fle [mʌ́fl] マッフル, 烙室(歯科陶材術に用いる).
m. furnace マッフル濾(直接火炎を当てないで, 耐火物で遮断し, 伝導および放射により物体を加熱焼灼する濾).
m. painting 絵付け〔医学〕.
MUGA multiple-gated acquisition scan 多関門集積スキャンの略.
mug·ging [mʌ́giŋ] ひったくり.
mu·gi·line [mjú:ʤilin] ミュジリン(ボラ科魚類 *Mugil cephalus* から得られるプロタミン).
mu·guet [mjugéi] [F] 鵞口瘡, = thrush.
Muir, Edward G. [mjúər] ミュア(1906-1973, イギリスの外科医).
M.-Torre syndrome ミュア・トール症候群(大腸癌などを合併する多発性脂腺腫).
Muir meth·od [mjúər méθəd] ミュア法(① 鞭毛染色法. Pitfield 法の変法で, 媒染には10%タンニン酸10容, 昇汞飽和液容5, ミョウバン飽和液容5, カルボルフクシン容5との混合液を用い, 染色にはミョウバン飽和液容25とゲンチアナ紫アルコール飽和液容5との混合液を用いる. ② 莢膜染色法(同上の媒染, 染色剤を用いる)).
Muirhead treat·ment [mjúəhed trí:tmənt] ミュアヘッド療法(アドレナリンの極量を注射し, 副腎皮質ホルモン剤を内服させるアジソン病の療法).
mu·lar [mjúlər] ラバ[騾]の(ペルーいぼ(疣)病の病巣がラバのそれに類似することについていう).
mul·ber·ry [mʌ́lbəri] クワ[桑], 桑実〔医学〕.
m. bark ソウハクヒ[桑白皮](マグワ *Morus alba* または同属植物の根皮. トリテルペノイド, フラボノイドを含む. 漢方としては去痰, 鎮咳, 緩下, 消炎, 利尿に用いられる. 五虎湯などに配合).
m. calculus 桑実状結石〔医学〕(シュウ酸カルシウム結石).
m. cell 桑実細胞(空胞のある形質球).
m. mark 桑実状斑点, 母斑, = naevus.
m. mass 桑実胚, = morula.
m. molar 桑実状臼歯, = dome-shaped molar.
m. rash 桑実状発疹(発疹チフスにみられる).
m. spots 桑実状斑〔点〕.
m. teeth 桑実歯, = Fournier molar, Fournier molar teeth.
Mulder test マルダー試験〔医学〕(キサントプロテイン反応).
mule-spin·ner can·cer [mjú:l spínər kǽnsər] 木綿紡績工癌(いわゆるパラフィン癌の一種で, 機械油にまみれて働く職工に発する職業癌).
Mules, Philip Henry [mjú:lz] ミュールズ(1843-1905, イギリスの眼科医).
M. operation ミュールズ〔眼球切除〕手術(人工硝子体を用いる), = evisceration.
M. scoop ミュールズへら(眼科手術用).
mu·li·eb·ria [mjù:liébriə, -líːb-] 女性性器.
mu·li·eb·ri·ty [mjù:liébriti, -líːb-] ① 女性たること. ② 女性化(男性の).
mull [mʌ́l] 木綿, 綿布, 展膏剤〔医学〕.
Müller, Arthur [mjú:lər] ミュラー(1863-1926, ドイツの婦人科医).
M. method ミュラー手技(骨盤端位の娩出法に利用する方法), = Deventer method, Müller maneuver.
Müller, Edward [mjú:lər] ミュラー(1876-1928, ドイツの医師).
M. test ミュラー試験(① シスチンの検査法で, 被験物に苛性カリを加えともに加熱し, 溶解後冷却して

M

水で希釈し，ニトロプルシドナトリウム液を加えると紫色を呈するが速やかに黄色に変わる．② 結核性膿汁をミロン試薬に混ぜると，粘稠の被覆が生じて流動しないが，そのほかのものでは赤色に変化して動く）．

Müller, Friedrich von [mjú:lər] ミュラー（1858–1941，ドイツの医師）．

M. sign ミュラー徴候（大動脈弁閉鎖不全の症徴で，心拍と同時に口蓋垂に拍動をみ，舌と口蓋帆は発赤する）．

Müller, Fritz [mjú:lər] ミュラー（1821–1897，ドイツの博物学者）．

M. mimicry ミュラー擬態（ブラジル産チョウにみられる擬態）．

Müller, Heinrich [mjú:lər] ミュラー（1820–1864，ドイツの解剖学者．1851年視紅を発見し，1856年カエルの心臓が電流の刺激により収縮することを証明した）．

M. fiber ミュラー線維（網膜膠神経細胞の支持線維）．

M. muscle ミュラー筋（毛様体の内部にある輪状線維），= musculus ciliaris et orbitaris．

M. radial cells ミュラー放射細胞．

M. trigone ミュラー三角（視神経交差の上を弯曲する灰色隆起）．

Müller, Hermann Franz [mjú:lər] ミュラー（1866–1898，ドイツの組織学者）．

M. fixing fluid ミュラー固定液（重クロム酸カリ 2～2.5g，硫酸ソーダ 1g，水 100mL）．

Muller, Hermann Joseph [mʌ́lər] マラー（1890–1967，アメリカの遺伝学者．X線によりショウジョウバエ遺伝子の人工突然変異を高率に誘発できることを証明した．放射線遺伝学の確立者といわれる．1946年度ノーベル医学・生理学賞を受けた）．

Müller, Johannes Peter [mjú:lər] ミュラー（1801–1858，ドイツの解剖・生理学者．科学的医学の開祖．1837年，軟膏素 chondsin およびグルチン glutin を発見した．著書 Handbuch der Physiologie des Menschens（1833–1840）がある）．

M. capsule ミュラー嚢，ミュラー被膜，= Bowman capsule．

M. duct ミュラー管（ウォルフ管の外面にある一対の管で，胎生時ウォルフ管に平行する），= müllerian duct，Müller canal．

M. ducte gression factor ミュラー管退行因子［医学］．

M. experiment ミュラー試験，= Müller maneuver．

M. hillock ミュラー小丘（胚子の尿生殖洞の背側隆起で，ミュラー管の入口にある），= Müller tubercle．

M. law ミュラー法則（感覚神経はその刺激の種類によらず特異的に作用する），= law of specific energy of nerve．

M. maneuver ミュラー法（呼気後声門を閉じたまま息を吸い込む方法，例えば三尖弁疾患では本法により雑音が増強する）．→ Valsalva maneuver．

M. test ミュラー試験（呼気後声門を閉じて努力性吸気を行わせることをいう），= Müller maneuver．

M. tubercle ミュラー結節．

Müller, Leopold [mjú:lər] ミュラー（1862–1936，旧チェコスロバキアの眼科医）．

M. operation ミュラー手術（強膜切開を利用する網膜剥離の療法）．

Müller, Otto Friedrich [mjú:lər] ミュラー（1730–1784，デンマークの生物学者．細菌の分類に貢献し，bacillus および spirillum の術語を初めて用いた）．

Müller, Paul Herrmann [mjú:lər] ミュラー（1899–1965，スイスの化学者．1939年 DDT の合成を行い殺虫剤による植物害虫対策の研究やマラリア，発疹チフスに対する媒介動物の対策の功績により，1948年度ノーベル医学・生理学賞を受けた．その後 DDT は体内蓄積度が高いためわが国では1970年に使用禁止となっている）．

Müller, Peter [mjú:lər] ミュラー（1836–1923，スイスの婦人科医）．

M. ring ミュラー輪（妊娠後期における子宮体部と頸管との境界に起こる筋収縮輪）．

Müller–Ribbing dis·ease [mjú:lər ríbiŋ dizí:z] 骨軟骨異栄養症，= osteochondrodystrophy．

Müller, Rudolf [mjú:lər] ミュラー（1877–1934，オーストリアの皮膚科医）．

M.–Oppenheim reaction ミュラー・オッペンハイマー反応（① 淋疾の診断に用いる補体結合反応．② コレステリン添加ウシ心エキスと非活性化血清とを用いる梅毒反応），= conglobation reaction．

Müller, Walther [mjú:lər] ミュラー（1905–1979，ドイツの物理学者．Geiger–Müller 管の作成者の一人）．

mul·ler [mʌ́lər] すりこぎ，すりきね（薬研やげんに用いる先端の幅広い乳棒）．

mül·le·ri·an [mju:lέəriən] ミュラーの．

m. agenesis ミュラー管欠損症，= Mayer–Rokitansky–Küster–Hauser syndrome．

m. duct 傍中腎管（胎生期 Wolff 管と平行して出現する生殖管原基で，後に女性の卵管，子宮，腟の一部となる），= Müller duct，paramesonephric duct．

m. duct inhibitory factor ミュラー管抑制因子，= müllerian regression factor．

m. inhibiting factor ミュラー阻害因子．

m. inhibiting hormone ミュラー管抑制ホルモン．

m. inhibiting substance (MIS) ミュラー阻害物質，= müllerian inhibiting factor．

m. inhibitory factor ミュラー管誘導抑制因子（ミュラー管抑制物質，ミュラー管抑制ホルモン），= müllerian inhibiting hormone，müllerian inhibiting substance．

m. mixed tumor of uterus 子宮ミュラー管混合腫瘍．

m. regression factor ミュラー退行因子，= müllerian duct inhibitory factor．

mul·le·ri·o·sis [mʌləriόusis] ① 腺筋〔腫〕症．② 子宮内膜症（Bell，Blair）．

Mulliken, R. S. [mʌ́likən] マリケン（1896–1986，アメリカの物理化学者．イオン化エネルギーと電子親和力の平均値により電気陰性度を決めた）．

Mullis, Kary Banks [mʌ́lis] マリス（1944生，アメリカの分子生物学者．1993年 PCR（polymerase chain reaction）法の開発によりノーベル化学賞受賞．同年日本国際賞受賞）．

multangular bone ① 大菱形骨，= os trapezium．② 小菱形骨，= os trapezoideum．

mul·tan·gu·lum [mʌltǽngjuləm] 多角骨（菱形骨のこと），= multangular．

m. majus 大多角骨（手根遠位列の外側骨．大菱形骨のこと），= greater multangular，trapezium．

m. minus 小多角骨（手根遠位列の第2骨．小菱形骨のこと），= lesser multangular，trapezoid．

multi– [mʌlti] 多数，多発などの意味を表す接頭語．→ multiple．

multi block copolymer 多元ブロック共重合体［医学］．

multi infection 多感染（2つ以上の微生物の混合感染）．

multi–acting receptor–targeted antipsychotics (MARTA) 多元作用型受容体標的化抗精神病薬．

mul·ti·al·le·lic [mʌltiəlí:lik] 複対立の．

mul·ti·ar·tic·u·lar [mʌltiɑ:tíkjulər] 多関節性の．

multiaxial joint 多軸関節，= enarthrosis．

mul·ti·bac·il·lar·y [mʌltibǽsiləri] 多細菌性の．

M

m. type 多菌型〔医学〕.
mul·ti·cap·su·lar [mʌ̀ltikǽpsjulər] 多被膜性の.
mul·ti·cel·lu·lar [mʌ̀ltiséljulər] 多細胞の, 多細胞〔性〕〔医学〕.
m. gland 多細胞腺〔医学〕.
m. glass あわガラス.
m. organism 多細胞生物(個体の体が多くの細胞でできている生物).
multicenter trial 多施設試験〔医学〕.
mul·ti·cen·tric [mʌ̀ltiséntərik] 多中心の.
m. cancer 多中心性癌〔医学〕.
m. Castleman disease 多中心性キャッスルマン病.
m. idiopathic osteolysis 多中心性特発性骨溶解症.
m. liver cancer 多中心発生肝癌〔医学〕.
m. mitosis 多極有糸〔核〕分裂〔医学〕, 多極分裂.
m. reticulohistiocytosis 多中心性網内系組織球症.
Mul·ti·ceps [mʌ́ltiseps] ムルチセプス属(旧称). → *Taenia*.
mul·ti·chain [mʌ́ltiʧein] 多連鎖.
m. action 多連鎖作用(デンプン酵素の作用のような場合をいう).
multichannel analyzer マルチチャネルアナライザ, 多重分析器.
multicipital muscle 多頭筋.
multiclinical trial 多施設試験〔医学〕.
multi-colony-stimulating factor 重複コロニー刺激因子, = multi-CSF.
multicolor dyeing 多色染め〔医学〕.
multicolor theory 多〔原〕色説〔医学〕, = polychromatic test.
mul·ti·col·or·ed [mʌ̀ltikʌ́lə:d] 多色の.
multicomponent catalyst 多成分触媒〔医学〕.
mul·ti·con·tact [mʌ̀ltikántækt] 多重接触.
multicore disease マルチコア病(1971年に A. G. Engel らは良性で先天性非進行性ミオパチーの2症例をマルチコア病と記載した).
mul·ti·cos·tate [mʌ̀ltikásteit] 多肋骨の.
mul·ti·crys·tal [mʌ̀ltikrístəl] 多結晶〔医学〕.
m. imaging system 多結晶型イメージ装置〔医学〕.
m. scanner 多結晶型スキャナ〔医学〕.
m. scintillation camera 多結晶型シンチ〔レーション〕カメラ〔医学〕.
mul·ti·cus·pid [mʌ̀ltikʌ́spid] 多尖頭の, = multicuspidate.
mul·ti·cus·pi·date [mʌ̀ltikʌ́spideit] 多咬頭の.
multicystic dysplastic kidney 多嚢〔胞〕性異〔常〕形成腎〔医学〕.
multicystic echinococcus 多嚢包虫.
multicystic encephalo-(leuko-)malacia 多嚢胞性脳〔白質〕軟化〔医学〕.
multicystic kidney 多嚢〔胞性〕腎〔医学〕.
mul·ti·den·tate [mʌ̀ltidénteit] 多歯状の.
m. ligand 多座配位子〔医学〕.
mul·ti·dig·i·tate [mʌ̀ltidíʤiteit] 多指の.
multidimensional scale 多次元尺度構成法〔医学〕.
multidirectional instability 多方向不安定症.
mul·ti·dis·ci·pli·nar·y [mʌ̀ltidísiplinəri] 集学的〔医学〕.
m. care 集学的医療〔医学〕.
m. therapy 集学的治療〔医学〕.
m. treatment 集学的治療.
multidrug resistance (MDR) 多剤耐性.
multidrug resistance gene 多剤耐性遺伝子, MDR 遺伝子, = MDR gene.
multidrug resistance 1 gene 多剤耐性遺伝子(P-糖タンパクの責任遺伝子で, 分子量約170KDa, 12の膜貫通領域と2つのATP結合領域をもち, 広く全身の臓器の細胞表面に発現し, ATP依存性に濃度勾配に逆らって薬物を細胞外へ排出する. 遺伝子が癌細胞に過剰に発現することで, 抗癌剤の効果が減少する), = MDR1 gene.
multidrug-resistant *Acinetobacter* 多剤耐性アシネトバクター.
multidrug resistant bacteria 多剤耐性菌.
multidrug resistant malaria 多剤耐性マラリア.
multidrug resistant *Pseudomonas aeruginosa* (MDRP) 多剤耐性緑膿菌.
multienzyme complex 複合酵素群(系)〔医学〕.
multienzyme system 多酵素〔複合〕系.
mul·ti·fac·to·ri·al [mʌ̀ltifæktɔ́:riəl] 多因子〔的〕〔医学〕, 多因性の.
m. carcinogenesis 多因子発癌〔医学〕.
m. disease 多因子病〔医学〕, 多因子遺伝病, = multifactorial disorders.
m. inheritance 多因子性遺伝(別々の座位の多くの遺伝子が関与する遺伝).
mul·ti·fa·mil·i·al [mʌ̀ltifəmíliəl] 多家族性の.
mul·ti·fe·ta·tion [mʌ̀ltifi:téiʃən] 多受精, = superfetation.
mul·ti·fid [mʌ́ltifid] 多裂の.
mul·tif·idus [mʌltífidəs] [TA] ① 多裂筋, = musculi multifidi [L/TA]. ② 多裂の.
m. cervicis [TA] 頸多裂筋, = musculus multifidus cervicis [L/TA], musculus multifidus colli [L/TA].
m. lumborum [TA] 腰多裂筋, = musculus multifidus lumborum [L/TA].
m. muscle 多裂筋〔医学〕.
m. thoracis [TA] 胸多裂筋, = musculus multifidus thoracis [L/TA].
mul·ti·fil·a·ment [mʌ̀ltifíləmənt] 多線条.
m. yarn マルチ糸〔医学〕.
mul·ti·flag·el·late [mʌ̀ltiflǽʤəleit] 多鞭毛の.
mul·ti·flo·rin [mʌ̀ltiflɔ́:rin] ムルチフロリン $C_{27}H_{30}O_{15}$ (ノイバラ *Rosa multiflora* の果実に存在する配糖体で, 下薬として用いられる).
mul·ti·fo·cal [mʌ̀ltifóukəl] ① 多病巣性〔の〕. ② 多焦点性の(心電図の). ③ 多元(多源)性の, = multifocused.
m. atrial rhythm 多源性心房性調律.
m. atrial tachycardia (MAT) 多源性心房頻拍(自動能亢進によって心房に異所性反復性興奮を生じて起こる心房頻拍), = atrial chaotic tachycardia.
m. choroiditis 多病巣性脈絡膜炎.
m. extrasystole 多源性期外収縮.
m. lens 多焦点レンズ.
m. motor neuropathy 多巣性運動ニューロパチー.
m. osteitis fibrosa 多発性線維性骨炎.
mul·ti·fo·cus·ed [mʌ̀ltifóukəst] 多焦点性の〔医学〕, 多病巣性の〔医学〕.
mul·ti·form [mʌ́ltifɔ:m] 多形の〔医学〕, = polymorphous.
m. (exudative) erythema 多形〔滲出性〕紅斑〔医学〕.
m. layer [TA] 多形層, = stratum multiforme [L/TA].
m. layer〔layer Ⅵ〕 [TA] 多形〔細胞〕層, = lamina multiformis〔lamina Ⅵ〕[L/TA].
m. neuron 多形ニューロン, = polymorphic neuron.
mul·ti·for·mat im·ag·er [mʌ̀ltifó:mət ímiʤər] 多像撮影装置〔医学〕.
mul·ti·func·tion·al [mʌ̀ltifʌ́ŋkʃənəl] 多機能の.
m. compound 多機能化合物〔医学〕.
mul·ti·gan·gli·on·ic [mʌ̀ltigæ̀ŋgliánik] 多神経節

M

の，= multiganglionate.
multigene family 多重遺伝子族(構造，機能面で類似している遺伝子が，染色体上に多く並んで存在し，群をつくっているもの).
mul·ti·ges·ta [mʌ̀ltiʤéstə] 経妊婦〔医学〕，= multigravida.
mul·ti·glan·du·lar [mʌ̀ltiglǽndjulər] 多腺性の.
m. disease 多〔分泌〕腺性疾患.
m. syndrome 多内分泌腺症候群，= Timme syndrome.
multigonal astroglia 多突起大グリア(神経膠)細胞〔医学〕.
mul·ti·grav·i·da [mʌ̀ltigrǽvidə] 経妊婦.
mul·ti·hal·lu·cism [mʌ̀ltihǽljusizəm] 母指過剰〔症〕.
multihole collimator 多孔コリメータ.
mul·ti·hy·brid [mʌ̀ltiháibrid] 多遺伝子雑種(交雑により形成された多性雑種).
mul·ti-im·ag·er [mʌ́lti ímiʤər] マルチイメージャー(X線CTやガンマカメラなどのディジタル医用画像装置で収集されたディジタル像をフィルム上の濃度として出力するための装置).
multi-infarct dementia (**MID**) 多発脳梗塞性痴呆，多発性梗塞性痴呆，= dementia due to multiple cerebral infarction.
mul·ti·job [mʌ́ltiʤɑb] 多重作業〔医学〕.
multilamellar body 多層体(肺の大型(Ⅱ型)肺胞上皮細胞中にみられるリン脂質を多量に含む同心円状の層板構造をもつ分泌顆粒．層板小体ともいう)，= lamellar b..
multilamellar vesicle (リポソームのうち，多ラメラ層のもの).
multilaminar primary follicle 多層性原始卵胞.
mul·ti·lay·er [mʌ̀ltiléiər] 多層.
m. filtration 多層濾過〔医学〕.
mul·ti·lay·er·ed [mʌ̀ltiléiə:d] 多層〔性〕の〔医学〕.
mul·ti·lo·bar [mʌ̀ltilóubər] 多葉の，= multilobate.
multilobed placenta 多葉胎盤，= placenta multipartita.
mul·ti·lob·u·lar [mʌ̀ltilɑ́bjulər] 多小葉の，多小葉〔性〕〔医学〕.
m. cirrhosis 多小葉性肝硬変.
mul·ti·loc·u·lar [mʌ̀ltilɑ́kjulər] 多房〔性〕の，多室の.
m. adipose tissue 多房性脂肪組織.
m. bladder 多房性膀胱.
m. crypt 多房陰窩.
m. cyst 多房性嚢胞〔医学〕.
m. cyst of kidney 多房性腎嚢胞〔医学〕.
m. echinococcus 多胞包虫〔医学〕，多包虫.
m. fat 多房脂肪.
m. hydatid 多包虫.
m. hydatidosis 多包虫症.
m. sclerosis 多発性硬化症，= multiple sclerosis (MS).
m. vesiculation 多房化.
multilocus enzyme electrophoresis (**MEE**) 酵素電気泳動.
mul·ti·lu·nar [mʌ̀ltilú:nər] 褐円斑の，多半月の.
mul·ti·mam·mae [mʌ̀ltimǽmi:] 多乳房の.
mul·ti·me·dia [mʌ̀ltimí:diə] 多元的媒体，マルチメディア.
mul·ti·mo·dal [mʌ̀ltimóudəl] 多手法的〔医学〕.
m. curve 多峰性曲線〔医学〕.
m. therapy 集学的治療〔医学〕.
multimorbidity 多疾病罹患.
multineuron arc 多ニューロン〔反射〕弓〔医学〕(多シナプス反射路では複数のニューロンが介在して刺激が伝達される．逃避反射などでみられる).
mul·ti·nod·u·lar [mʌ̀ltinɑ́djulər] 多結節性の.
m. goiter 多発結節性甲状腺腫〔医学〕.
mul·ti·nu·cle·ar [mʌ̀ltinjú:kliər] 多核の，= multinucleate.
m. leukocyte 多核〔性〕白血球.
multinucleate(d) cell 多核細胞〔医学〕.
multinucleated giant cell 多核巨細胞〔医学〕，〔多核〕合胞体，= (multinucleated) syncytium.
multiovular ovulation 多卵性排卵.
multiovular twin pregnancy 多卵〔性〕双胎妊娠.
multipapillary kidney 多乳頭腎.
mul·tip·a·ra [mʌltípərə] 経産婦〔医学〕，= pluripara.
mul·ti·par·a·sit·ism [mʌ̀ltipæ̀rəsáitizəm] 共寄生〔医学〕.
mul·ti·par·i·ty [mʌ̀ltipǽriti] 経産婦であること.
mul·tip·a·rous [mʌltípərəs] 経産婦の.
m. woman 経産婦〔医学〕.
mul·ti·par·tial [mʌ̀ltipɑ́:ʃəl] 多価の(抗血清についていう).
m. vaccine = multivalent vaccine.
multiparticle virus 多成分ウイルス〔医学〕.
multipennate muscle [TA] 多羽状筋，= musculus multipennatus [L/TA].
multiphase sampling 多項抽出法.
mul·ti·pha·sic [mʌ̀ltiféizik] 多相の.
m. health check-up 多相検診〔医学〕(人間ドック).
m. health screening (**examination**) 多相〔式〕検診〔医学〕.
m. screening 多相スクリーニング法.
mul·ti·pin·nate [mʌ̀ltipíneit] 多数回羽状の.
multiplanar imaging 多平面撮像〔医学〕.
multiplanar reconstruction 多断面再構成〔医学〕.
multiplane tomographic scanner 多層断層スキャナ〔医学〕.
mul·ti·ple [mʌ́ltipl] ① 多発の，多発〔性〕〔医学〕. → multi-. ② 倍数. ③ 重複，多重.
m. abnormality 多発奇形〔医学〕.
m. abscess 多発性膿瘍.
m. adenomas 多発性腺腫〔医学〕.
m. adenomatosis 多発性腺腫症〔医学〕.
m. allele ① 複対立遺伝子〔医学〕. ② 複対立因子.
m. allelism 複対立〔性〕〔医学〕.
m. allelomorph 複対立遺伝子，複対立形質〔医学〕.
m. allelomorphism 複対立形質性，= multiple allelism.
m. amputation 多部位切断.
m. aneurysm 多発性動脈瘤〔医学〕.
m. antibiotic resistance (**MAR**) 多抗生剤耐性.
m. antigenic peptide (**MAP**) 多抗原性ペプチド.
m. apoplexy 多発性出血.
m. bag 多連バッグ〔医学〕.
m. basal cell nevi syndrome 多発性基底細胞母斑症候群〔医学〕.
m.-beam interferometry 繰り返し反射干渉法.
m. benign cystic epithelioma 多発性良性嚢胞性上皮腫.
m. benign sarcoid 多発性良性類肉腫，= Hutchinson-Boeck disease.
m. birth 多産，多胎出産〔医学〕，= plural birth.
m. bond 多重結合〔医学〕.
m. breath nitrogen washout test 多呼吸窒素洗い出し試験〔医学〕.
m. budding 多数出芽.
m. cancer 多発癌(同一の臓器に複数の癌がある場合をいう).

M

m. carcinoma 多発性癌〔医学〕.
m. cartilaginous exostoses 多発性軟骨性外骨腫症，= multiple cartilaginous exostosis.
m. cause of death 複合死因〔医学〕.
m. cell necrosis 多種細胞壊死〔医学〕.
m. cerebral aneurysm 多発性脳動脈瘤.
m. cerebral infarction 多発性脳梗塞.
m. cerebral sclerosis 多発性大脳硬化症.
m. cerebrospinal bulbar sclerosis 〔多発性〕延髄（球）硬化症〔医学〕.
m. chain condition 倍鎖律.
m. character 多相性状〔医学〕.
m. chemical sensitivity (MCS) 化学物質頻回曝露感度，化学物質過敏症，= chemical sensitivity.
m. chromosome 複合染色体〔医学〕.
m. colon cancer 結腸多発癌〔医学〕.
m. combination 多剤併用〔医学〕.
m. compressed tablet (MCT) 多重圧縮錠剤〔医学〕.
m. conception 多胎.
m. congenital enchondroma 多発性先天性軟骨腫，= dyschondroplasia.
m. correlation 重相関.
m. correlation coefficient 重相関係数〔医学〕.
m. cross 多系交雑〔医学〕.
m. cyst 多発性嚢胞〔医学〕，多胞.
m. division 複分裂〔医学〕.
m. dose vial 多人数用バイアル〔医学〕.
m. drug allergy 多種薬物アレルギー〔医学〕.
m. drug resistance 多剤耐性〔医学〕.
m. drug resistance factor 多剤耐性因子〔医学〕.
m. echo 鳴き龍.
m. ego states 多自我状態.
m. embolism 多発性塞栓症〔医学〕.
m. emulsion 多層乳剤〔医学〕.
m. emulsion adjuvant 多重乳剤アジュバント〔医学〕.
m. endocrine adenomatosis (MEA) 多発性内分泌腺腫〔症〕〔医学〕，= multiple endocrine neoplasia.
m. endocrine deficiency syndrome 多発性内分泌機能低下症候群.
m. endocrine gland hypofunction 多発性内分泌腺機能不全症.
m. endocrine neoplasia (MEN) 多発性内分泌腫瘍，= multiple endocrine adenomatosis.
m. endocrine neoplasia syndrome 多発性内分泌腫瘍症候群（2つ以上の内分泌腺に腫瘍が発生する疾患群で，I型とII型に分けられる），= Wermer syndrome.
m. epiphyseal dysplasia (MED) 多発性骨端骨異形成〔症〕(四肢管状骨の骨端骨が多発性に骨化障害をきたす疾患），= Fairbank disease, Ribbing-Müller disease.
m. exostosis 多発性外骨症〔医学〕.
m. factor 重複因子（遺伝の），同義因子，複合要因.
m. factor theory 多要因説〔医学〕.
m. fetation 多胎妊娠.
m. fibroma 多発性線維腫.
m. field irradiation 多門照射〔医学〕.
m. field technique 多門照射法.
m. fission 多数分裂〔医学〕.
m. foci 多焦点〔医学〕.
m. follicular cyst 多発性毛嚢嚢胞症.
m. fractions per day 1日多分割照射〔医学〕.
m. fracture 多発骨折〔医学〕.
m. fracture of ribs 多発肋骨骨折〔医学〕.
m. fruit 複合果.
m.-gated acquisition scan (MUGA) 多関門集積スキャン.
m. gene 同義遺伝子.
m. gestation 多胎妊娠.
m. glandular deficiency syndrome 多発性内分泌機能低下症候群.
m. hamartoma syndrome 多発性過誤腫症候群（常染色体性優性遺伝性疾患で，乳児期から多毛と歯肉線維腫症が現れ，やがて線維腺腫様乳房腫脹が出現する），= Cowden disease.
m. handicapped children 複合障害児〔医学〕.
m. hemorrhagic sarcoma 多発〔性〕出血性肉腫〔医学〕.
m. hit 多衝撃〔医学〕.
m. idiopathic hemorrhagic sarcoma 多発〔性〕特発性出血性肉腫.
m. infection 多重感染〔医学〕.
m. innervation 多重神経支配〔医学〕.
m. insulin injection therapy (MIT) インスリン頻回注射療法（強化インスリン療法の一つ）.
m. interdigitality 歯間音多発（S 以外の子音を歯間音として発音すること）.
m. intestinal stresia 多発性腸閉塞〔医学〕.
m. intussusception 多発〔性〕腸重積〔症〕〔医学〕.
m. labor 多胎分娩〔医学〕.
m. layer tablet 多層錠〔医学〕.
m. lentigines syndrome 多黒子症候群〔医学〕，多発性（汎発性）黒子症候群，= Leopard syndrome.
m. looping 顎間〔多重〕固定〔法〕.
m. lymphadenoma 多発性リンパ節腫（Hodgkin 病）.
m. lymphoma 多発性リンパ腫，= malignant lymphoma.
m. malformation 多発奇形.
m. malformation syndrome 多発奇形症候群〔医学〕.
m. marker screen 多項目マーカスクリーニング.
m. molluscous fibroma 多発性軟性線維腫〔医学〕.
m. mononeuritis 多発性単神経炎，= mononeuritis multiplex.
m. mononeuropathy 多発性単ニューロパチー.
m. mucosal neuroma syndrome 多発性粘膜神経腫症候群.
m. myeloma 多発〔性〕骨髄腫〔医学〕，= Bence-Jones albumosuria, Huppert disease, Kahler d., lymphadenia ossea, myelopathic albumosuria.
m. myelomatosis 多発〔性〕骨髄腫症〔医学〕.
m. myositis 多発〔性〕筋炎〔医学〕.
m. neuritis 多発〔性〕神経炎〔医学〕，= polyneuritis.
m. neurofibromatosis 多発性神経線維腫〔医学〕.
m. neuroma 多発〔性〕神経腫，= neuromatosis.
m. organ dysfunction (disfunction) syndrome (MODS) 多臓器機能不全症候群，多臓器機能障害症候群（MOF 多臓器不全にかわる用語として提唱された用語）.
m. organ failure (MOF) 多臓器不全〔医学〕.
m. osteocartilaginous exostosis 多発性骨軟骨性外骨症，= dyschondroplasia.
m. paralysis 散在性麻痺.
m. parasitism 多重寄生.
m. personality 多重人格〔医学〕，多相性人格.
m. personality disorder (MPD) 多重人格性障害（現在は解離性同一性障害といわれる）.
m. pharmacokinetics 反復投与時薬物動態〔医学〕.
m. piloleiomyoma 多発性立毛筋性平滑筋腫.
m. pinning 多鋼線固定〔法〕〔医学〕，多鋼線刺入〔法〕.
m. point 多重点，多交点，重複点.

m. point electrode 多極式導子.
m. polyps 多発ポリープ〔医学〕.
m. pregnancy 多胎妊娠〔医学〕.
m. pressure method 多圧法〔医学〕.
m. primaries 多源性の.
m. primary cancer 多重癌.
m. primary neoplasm 多発性原発新生物（腫瘍）〔医学〕.
m. puncture 乱刺法，多穿法.
m. puncture method 多刺法〔医学〕.
m. puncture tuberculin test 多刺ツベルクリン試験.
m. pupil 多裂瞳孔.
m. recombinant 多重組換え型〔医学〕.
m. reflection 繰り返し反射.
m. renal arteries 重複腎動脈.
m. resistance ① 多剤耐性，= multiple tolerance. ② 複合抵抗性〔医学〕.
m. rib fractures 多発性肋骨骨折.
m. risk factor syndrome マルチプルリスクファクター重積症候群（メタボリックシンドロームに含まれる）.
m. scattering 多重散乱.
m. sclerosis (MS) 多発性硬化症〔医学〕（脱髄疾患の一種．中枢神経に起こる慢性硬結で，断続性言語，眼振，筋薄弱，四肢振戦などの主徴を呈する），= multilocular sclerosis.
m. sclerotic gait 多発硬化症性歩行（下肢の硬直を伴う痙性歩行）.
m. screening examination 多段ふるい分け健診〔医学〕.
m. scrotal atheromatosis 多発性陰嚢粉瘤症.
m. segmental resection 多区域切除術〔医学〕.
m. self-healing squamous epithelioma 多発性自然治癒性扁平細胞上皮腫.
m. serositis 多発性漿膜炎，= polyserositis.
m. sleep latency test (MSLT) 反復睡眠潜時検査.
m. small infarction 多発性小梗塞.
m. spike 多発スパイク〔医学〕，多棘波〔医学〕.
m. spike and slow wave complex 多棘徐波複合（多発性棘波に徐波を伴ったもの）.
m. stain 多重染料.
m. stratification 重層化〔医学〕，多面層化.
m. subpial transection 軟膜下〔皮質〕多切〔医学〕.
m. sweat gland abscess 多発性汗腺膿瘍（エクリン汗腺の化膿性炎症，あせものより）.
m. sweat gland abscess of infant 乳児多発性汗腺膿瘍（あせものより）.
m. system atrophy (MSA) 多系統萎縮〔症〕.
m. system malformation syndrome 多発生奇形症候群.
m. tracer experiment 多重トレーサ実験〔医学〕.
m. trichoepithelioma 多発性毛包上皮腫.
m. valve disease 連合弁膜症〔医学〕.
m. vesicle body 多小胞体〔医学〕.
m. vision 複視〔医学〕（眼球運動神経の麻痺などにより物が二重に見えること）.
mul·tip·let [mʌ́ltiplèt] 多重線〔医学〕.
mul·ti·plex [mʌ́ltipleks] マルチプレックス，多発〔の〕，多重〔の〕，= multiple.
m. ovulation 多卵性排卵〔医学〕.
m. placenta 重複胎盤〔医学〕.
m. zygote 多相接合子（ある優性形質に対し，遺伝子をもたないもの）.
mul·ti·pli·ca·tion [mʌ̀ltiplikéiʃən] 増殖〔医学〕.
m. period 増殖期（相）〔医学〕.
m. phenomenon 多様現象（迷走神経線維はそれぞれの末梢において多数の腸神経節細胞に終わるという概念．Laurentjew）.
m.-stimulating activity (MSA) 増殖刺激活性.
mul·ti·plic·i·ty [mʌ̀ltiplísiti] 多重性〔医学〕.
m. of infection (MOI) 感染多重度〔医学〕（細胞数と感染性ウイルスの割合をいう）.
m. reactivation 重複再活性化現象，多重感染再活性化〔医学〕.
multiplier phototube 光電子増倍管〔医学〕，光電増幅管.
multipoint adsorption 多点吸着〔医学〕.
mul·ti·po·lar [mʌ̀ltipóulər] 多極〔性〕の〔医学〕.
m. budding 多極性出芽〔医学〕.
m. nerve cell 多極神経細胞〔医学〕.
m. neuroblast 多極神経芽細胞（単極神経芽細胞から分化し，神経単位 neurone に成熟する）.
m. neuron 多極ニューロン.
mul·ti·pole [mʌ́ltipoul] 多重極．形 multipolar.
m. radiation 多極放射.
mul·ti·po·ten·cy [mʌ̀ltipóutənsi] 多能性〔医学〕，多分化能（ある芽細胞が多種の細胞に分化し得る能力）．形 multipotent, multipotential.
multipotent stem cell 多能性幹細胞（造血幹細胞の分化ステージの一つ）.
mul·ti·po·ten·tial [mʌ̀ltipəténʃəl] 多能性の.
m. hematopoietic stem cell 多能性造血幹細胞（リンパ系細胞には分化しないが，赤血球，顆粒球，血小板のいずれの骨髄系細胞に分化できるステージの幹細胞）.
multiprobe scanner 多検出器型スキャナ〔医学〕.
mul·ti·pro·gram [mʌ̀ltipróugræm] 多重プログラム〔医学〕.
mul·ti·root·ed [mʌ̀ltirú:tid] 多根性の（臼歯のような多くの歯根のあること）.
m. tooth 多根歯.
mul·ti·ro·ta·tion [mʌ̀ltiróuteiʃən] 多旋光（変旋光），= mutarotation.
mul·ti·scal·er [mʌ̀ltiskéilər] マルチスケーラ〔医学〕.
multisection tomography 多層断層撮影，= simultaneous tomography.
mul·ti·sen·si·tiv·i·ty [mʌ̀ltisènsitíviti] 多種アレルゲン過敏性.
mul·ti·se·ri·ate [mʌ̀ltisí:rieit] 多層の.
m. epidermis 多層表皮.
multisite mutation 〔座内〕多点〔突然〕変異〔医学〕.
multislice positron computed tomography 多層ポジトロンCT.
mul·ti·stage [mʌ́ltisteiʤ] 多段〔の〕.
m. carcinogenesis 多段階発癌〔医学〕.
m. extraction 多段抽出法〔医学〕，= m. sampling.
m. sampling 多段抽出法〔医学〕.
multistate characters 多相性状〔医学〕.
mul·ti·syn·ap·tic [mʌ̀ltisinǽptik] 多シナプスの.
m. reflex 多シナプス反射〔医学〕.
mul·ti·ter·mi·nal [mʌ̀ltitə́:minəl] 多電極の.
multitracer technique 多重トレーサ法〔医学〕.
multitubercular tooth 多咬頭歯.
mul·ti·tu·ber·cu·late [mʌ̀ltitjubə́:kjuleit] 多結節性の.
multiunit smooth muscle 多ユニット平滑筋.
mul·ti·va·lent [mʌ̀ltivéilənt] ① 多価（抗体あるいは抗原が2価以上の結合力を持つこと）. ② 多価の〔医学〕，多価性（化合物またはワクチンについていう），= polyvalent.
m. antibody 多価抗体〔医学〕.
m. atom 多価原子〔医学〕.

M

m. formation 多価〔染色体〕形成.
m. vaccine 多価ワクチン〔医学〕, = polyvalent vaccine.
Mul·ti·val·vu·li·da [mʌ̀ltivælvjú:lidə] 多殻目(ミクソゾア門).
mul·ti·var·i·ate [mʌ̀ltivéərieit] 多変量〔の〕.
m. analysis 多変量解析.
m. regression analysis 多変量回帰分析〔医学〕.
m. statistical analysis 多変量〔統計〕解析〔医学〕, = multivariate analysis.
m. study 多変量解析(2つ以上の従属変数を対象として行う統計解析の総称).
mul·ti·vec·tor [mʌ̀ltivéktər] 多重ベクトル.
multivesicular bodies 多小胞体.
multiwire proportional chamber 多線式比例計数箱〔医学〕.
multiwire proportional gamma (γ) camera 多線式比例計数管型ガンマカメラ〔医学〕.
multiwire spark chamber (MWSC) 多線式放電箱〔医学〕.
muma fever ムーマ熱, = mumu fever, myositis purulenta tropica.
mum·mi·fi·ca·tion [mʌ̀mifikéiʃən] ① 乾性壊疽〔医学〕. ② ミイラ化, = dry gangrene. 形 mummified.
m. necrosis ミイラ化壊死.
m. of fetus 胎児ミイラ化〔医学〕.
mummified pulp 乾死歯髄〔医学〕.
mum·my [mʌ́mi] ミイラ〔医学〕.
mum·my·ing [mʌ́miiŋ] (身体をミイラのように毛布で包む拘束法).
MUMPS Massachusetts General Hospital Utility Multiprogramming System の略(マンプス. 1967年頃よりアメリカ・マサチューセッツ総合病院で G. O. Barnett らによって開発された, 医療データベース管理のためのコンピュータ言語の一つ).
Mumps virus ムンプスウイルス(パラミクソウイルス科のウイルスで, 流行性耳下腺炎の原因となる).
mumps [mʌ́mps] 流行性耳下腺炎, おたふくかぜ, ムンプス〔医学〕(ムンプスウイルスの感染による急性伝染病で, 潜伏期2〜3週を経て, 唾液腺, 特に耳下腺の有痛性腫脹を特徴とする全身性感染症で, 髄膜, 膵, 卵巣, 精巣(睾丸), 甲状腺, 乳腺などが侵される. 数日後回復すると, 恒久性免疫が得られる), = epidemic (contagious) parotitis.
m. meningoencephalitis 流行性耳下腺炎性髄膜脳炎, ムンプス髄膜脳炎.
m. orchitis ムンプス精巣炎〔医学〕(成人にみられ, 多くは片側である. これによる男性不妊は非常にまれ).
m. sensitivity test 流行性耳下腺炎感受性試験.
m. skin test antigen 流行性耳下腺炎皮膚試験抗原(ムンプスウイルスの死菌抗原で, 流行性耳下腺炎の既往を調べる皮内反応に用いる).
m. vaccine 流行性耳下腺炎ワクチン, おたふくかぜワクチン(おたふくかぜに対する弱毒生ワクチン).
mu·mu [mú:mu] (バンクロフト吸虫症の一型で, 急性アレルギー性リンパ管炎. 南太平洋地域にみられる), = acute allergic filarial lymphangitis.
Munchausen ミュンヒハウゼン. → Münchhausen.
Münchhausen, Baron Karl F. H. von [mʌ́ntʃauzən] ミュンヒハウゼン(1720-1797, ドイツの貴族, 軍人, 小説の主人公であるホラ吹き男爵のモデルとなった).
M. syndrome ミュンヒハウゼン症候群〔医学〕(1951年 R. Asher によりホラ吹き男爵と呼ばれるミュンヒハウゼン男爵にちなんで名づけられたもので, 虚偽と真実をおりまぜて病状を訴えて多く病院に入退院を繰り返す. ヒステリー, 統合失調症, 性格異常者などにみられる), = Munchausen syndrome.
M. syndrome by proxy (MSP) 身代りミュンヒハウゼン症候群, 代理型ミュンヒハウゼン症候群(小児虐待の特異なもので, 直接養育者が手を下さず, 養育者の訴えにより医療関係者が検査などの医療行為を行い, それに伴う苦痛を与える身体虐待の構図をいう. ミュンヒハウゼン症候群に因んで名付けられた).
Münchmeyer, Ernst [mi:ŋkmáiər] ミュンクマイエル(1846-1880, ドイツの医師).
M. disease ミュンクマイエル病(進行性骨化性筋炎), = progressive myositis ossificans.
mun·dal·age [mʌ́ndəlidʒ] 口の原基〔医学〕.
Mundinus [mʌndáinəs] ムンディヌス, = Mondino deLuzzi.
Mun·gos [mʌ́ŋgouz] マングース属(哺乳綱, 食肉目, 裂脚亜目, マングース科, マングース亜科の一属で, *M. mungo* は毒ヘビを食す).
municipal government 地方自治体〔医学〕.
municipal hospital 市中病院〔医学〕, 公立病院(市立病院, 都立病院など).
mu·ni·ty [mjú:niti] 感受性(免疫性 immunity の反対語).
Munk, Fritz [múnk] ムンク(1879生, ドイツの医師).
M. disease ムンク病(脂肪腎症), = lipid nephrosis.
Munro, John Cummings [mʌnróu] マンロー(1858-1910, アメリカの外科医).
M. point マンロー点(臍と右腸骨前上棘と腹直筋外縁との交差する点. 虫垂炎時の圧痛点).
Munro, William J. [mʌ́nrou] マンロー(1863-1908, オーストラリアの皮膚科医).
M. microabscess マンロー微小膿瘍(無菌的な表皮内膿瘍で, 膿疱性乾癬の特徴的な病変).
Munsell, Hazel E. [mʌ́nsel] マンセル(1891生, アメリカの化学者. H. C. Shermanとともに Sherman-M. unit を算出した. この量はビタミンA欠乏ネズミにおいて毎週3gの体重増加を起こすのに必要なビタミンA量).
Munson, Edward Sterling [mʌ́nsən] マンソン(1933生, アメリカの眼科医).
M. sign マンソン徴候(角膜突出のため下方視の際, 下眼瞼がV字型になること).
Munzer, Egmont [mʌ́nzər] ムンツェル(1865-1924, チェコ・プラハの内科医).
M. bundle ムンツェル束(視蓋橋路), = Munzer tract, tectopontine tract.
mupirocin calcium hydrate ムピロシンカルシウム水和物 $C_{52}H_{86}CaO_{18} \cdot 2H_2O$: 1075.34 (カルボン酸系抗生物質(鼻腔内MRSA除菌薬). 細菌のタンパク質合成を抑制することによって抗菌作用を示す. 鼻腔内のメチシリン耐性黄色ブドウ球菌(MRSA)の除菌に適用). (→ 付図)
Murad, Ferid [mjú:ræd] ムラド(1936生, アメリカの薬理学者. ニトログリセリン(狭心症薬)が NO を放出することを発見し, NO が血管拡張に重要な物質であることが確認された. 循環器系における信号伝達分子としての NO の発見により1998年度ノーベル医学・生理学賞を受賞).
Mu·rae·na hel·e·na [mju:rí:na hɘlí:nə] ウツボ(刺鰓類の一種).
mu·ral [mjú:rəl] 壁の, 壁在性の.
m. abscess 壁在性膿瘍(開腹術後の腹壁膿瘍).
m. aneurysm 心壁動脈瘤, = cardiac aneurysm, ventricular aneurysm.
m. cell 壁細胞.
m. endocarditis 壁性心内膜炎.
m. kidney 体壁腎.

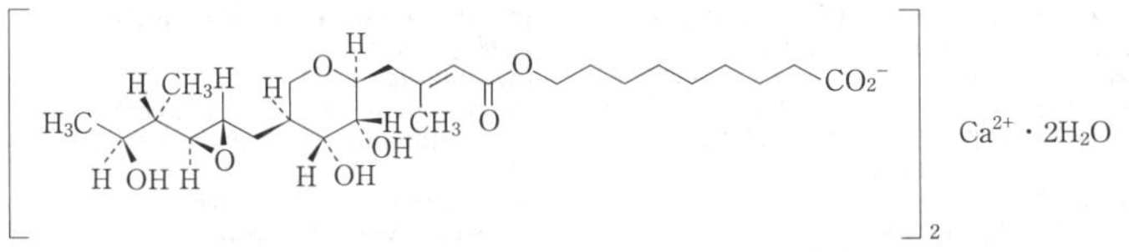

mupirocin calcium hydrate 付図

m. nodule 壁在結節［医学］.

m. pregnancy 〔卵管〕間質妊娠，卵管子宮妊娠，= interstitial pregnancy.

m. salpingitis 実質性卵管炎［医学］，慢性実質性卵管炎.

m. thrombosis 壁在血栓症.

m. thrombus 壁在〔性〕血栓［医学］，壁性血栓（心臓の）.

muramic acid ムラミン酸 $C_9H_{17}NO_7$（ローグルコサミン D-glucosamine の3の位置のOH基が D-乳酸で置換されたもので，原核生物の細胞壁に存在する糖の一種）.

mu·ram·i·dase ［mju:rǽmideis］ ムラミダーゼ（細菌細胞壁加水分解酵素で殺菌性をもつ），= lysozyme.

muramyl peptide ムラミルペプチド（好中球やマクロファージからのサイトカイン産生を誘導して免疫反応を増強するペプチド）.

murder ［mə́:dər］ 殺人［医学］.

mu·rein ［mjú:ri:n］ ムレイン（原核生物の細胞壁の基礎構造となっている物質．ドイツ語圏内ではムレイン，英語圏ではペプチドグリカンと呼ぶ），= peptidoglycan.

mu·rei·nase ［mjú:ri:neis］ ムレイン分解酵素［医学］.

mu·rex·ide ［mju:réksaid］ ムレキシド [化] ammonium purpurate $C_8H_8O_6N_6H_2O$（プルプル酸アンモニウム塩にあたる緑色板状または柱状結晶で，水溶液は紫赤色を呈する試薬用色素）.

m. reaction ムレキシド反応（尿酸と硝酸を蒸発乾燥し，これに少量のアンモニア水を加えると紫赤色を発する反応で，尿酸の定性反応に用いられる）.

m. test ムレキシド試験（尿酸の検出法で被験液に少量の硝酸を加え，湯浴上で蒸発させた後，アンモニアを加えると赤色を発する）.

mu·ri·ate ［mjú:rieit］ 塩酸塩（chloride の旧語）.

mu·ri·at·ic ［mju:riǽtik］ 食塩から得られる.

m. acid 塩酸（hydrochloric acid の旧語）.

Mu·ri·dae ［mjúridi:］ ネズミ科（哺乳綱，齧歯目，リス亜目の一科）.

Murine leukemia virus マウス白血病ウイルス（レトロウイルス科のウイルス．Friend，Moloney などの血清型に分けられる）.

mu·rine ［mjú:rain, –ri:n］ ネズミの.

m. leprosy 鼡癩（そらい）［医学］，ネズミらい（mycobacterium leprae murium の感染による），= rat leprosy.

m. major histocompatibility complex マウス主要組織適合遺伝子複合体.

m. typhus 発疹熱.

mur·mur ［mə́:mər］ 騒音［医学］，雑音［医学］（心周期各相の間に出現する持続の長い音の振動群）.

Mu·ro·meg·a·lo·vi·rus ［mjù:rəmégələvàiərəs］ ムロメガロウイルス属（ヘルペスウイルス科の一属）.

Murphy, John Benjamin ［mə́:fi］ マーフィー（1857–1916，アメリカの外科医）.

M. button マーフィー腸ボタン（1892年考案の腸吻合用金属製ボタン．現在用いない）.

M. drip 肛門滴注，= Murphy method.

M. kidney sign マーフィー腎徴候.

M. law マーフィー法則（胆石症時の黄疸には仙痛が先行し，胆管の新生物やカタル時の黄疸には仙痛がない）.

M. method マーフィー法（点滴療法），= Murphy drip method.

M. operation マーフィー手術（股関節形成術）.

M. piano percussion マーフィーピアノ打診法（中空の臓器内にある少量の滲出液の存在を確認するため，腹壁の右下四分の一の部位を指で交代に指弾すると鼓音は消失して体液の存在が触知される）.

M. sign マーフィー徴候（胆嚢疾患において，右季肋骨下で肝縁の下に指を深く挿入すると深呼吸ができなくなる徴候），= Murphy punch.

M. treatment マーフィー療法（① 窒素ガスを用いる肺結核気胸法．② 腹膜炎患者を Fowler 位に保ち，生理食塩水で持続的に排液点滴洗腸する方法），= Murphy drip method.

Murphy, William Parry ［mə́:fi］ マーフィー（1892–1987，アメリカの医師．G. R. Minot とともに1926年に悪性貧血に対する肝臓の効果を証明し，現在の肝臓食療法の基礎を築き，その功績により Minot および G. H. Whipple とともに1934年にノーベル医学・生理学賞を受けた）.

Murray, Joseph Edward ［mə́:rei］ マレー（1919–2012，アメリカの医学者．人間の病気治療への臓器・細胞移植の適用を確立した業績などにより，E. D. Thomas とともに1990年度ノーベル医学・生理学賞を受賞）.

Murray Valley encephalitis virus マレーバレー脳炎ウイルス（フラビウイルス科のウイルス）.

Murray Valley rash マレーバレー皮膚炎.

mur·ri·na ［mu:rí:nə］ ムーリナ（パナマ運河地方にみられるウマおよびラバの疫病で，*Trypanosoma evansi* の感染によるといわれる）.

Mus ［mjú:z］ ハツカネズミ属（哺乳綱，齧歯目，リス亜目，ネズミ科ネズミ亜科の一属），= mice.

M. musculus マウス，ハツカネズミ，= house mouse.

Mu·sa ［mjú:sə］ バショウ属（バショウ科の一属）.

M. acuminata バナナ（果実は食用，根は利尿薬），= banana.

M. basjoo バショウ［芭蕉］.

Mu·sa·cea·e ［mju:séisii:］ バショウ科.

Mus·ca ［mʌ́skə］ イエバエ［家蝿］属（双翅目，短角亜目，イエバエ科の一属）.

M. domestica イエバエ（体長5～8mmの暗褐色のハエで，世界に広く分布する．腸チフス，アメーバ赤痢，コレラ，トラコーマ，結核などの病原菌を伝播する），= house fly.

mus·ca·cide ［mʌ́skəsaid］ ハエ駆除薬，= muscicide.

muscae volitantes ［mʌ́si: valitǽnti:s］ 飛蚊症ひぶんしょう（眼前に飛蚊のような点が見える．muscae は

musca の複数)，= mouches volantes，myodesopsia．
mus·car·dine [mʌskáːdiːn] 硬化病(糸状菌 *Cordyceps bassiana* の寄生によるカイコの病気)．
mus·ca·rine [mʌ́skərin] ムスカリン $CH_3 \cdot CH_2 \cdot CHOH \cdot CH(CHO)N(CH_3)_3OH$ (アシタカベニタケおよび腐敗した魚肉に存在する猛毒アルカロイドで，アセチルコリンのムスカリン受容体に結合するので，徐脈，腺分泌亢進，縮瞳作用を示す)．
m. action ムスカリン様作用．
m. agent ムスカリン様〔作用〕物質 [医学]．
mus·ca·rin·ic [mʌ̀skərínik] ムスカリン〔様〕作用の．
m. acetylcholine receptor (mAChR) ムスカリン性アセチルコリン受容体，= muscarinic receptor．
m. action ムスカリン様作用 [医学]．
m. cholinergic blocking agents ムスカリン〔性〕受容体拮抗薬，= antimuscarinic agents．
m. effect ムスカリン様作用．
m. receptor ムスカリン受容体 [医学] (アルカロイドムスカリンにより刺激され，アトロピンにより遮断されるコリン作動性受容体)．
m. receptor antagonist ムスカリン受容体拮抗薬(アセチルコリンの作用のうち，ムスカリン性受容体を介する作用に拮抗する薬物)，= anticholinergic agent．
mus·ca·rin·ism [mʌ́skərinizəm] ムスカリン中毒．
mus·ce·ge·net·ic [mʌ̀sidʒənétik] 飛蚊症を起こす，= muscegenic．
mus·ci·cide [mʌ́sisaid] ハエ駆除薬，= muscacide．
M
Mus·ci·dae [mʌ́sidiː] イエバエ科(昆虫綱，双翅目，ハエ亜目，イエバエ上科の一科)，= house flies．
mus·ci·mol [mʌ́siːmal] ムシモール($GABA_A$ 受容体作用薬の一つ)，= abductor (muscle)．
Mus·ci·na [məsíːnə] オオイエバエ属(イエバエ科の一属)．
M. stabulans オオイエバエ．
mus·cle [mʌ́sl] 筋，筋肉(筋線維束の集合した運動器で，顕微鏡の所見により横紋筋 striated m. および平滑筋 smooth m. に分類され，神経支配の関係から随意筋 voluntary m. および不随意筋 involuntary m. に区別され，またその部位により骨格筋 skeletal m.，心筋 cardiac m. および内臓筋 visceral m. と呼ばれている)．→ muscles．[形] muscular．
m. ache 筋〔肉〕痛．
m. adenylic acid 筋肉アデニル酸 ㊗ adenosine-5-phosphoric acid．→ adenylic acid．
m. albumin 筋アルブミン．
m. atrophy 筋萎縮 [医学]．
m. belly 筋腹．
m. biopsy 筋生検 [医学]，筋肉生検〔法〕(旋毛虫の診断に用いる)．
m. blood flow 筋血流量 [医学]．
m. bound (過度運動の結果，筋が肥大し，その弾力性が低下する状態)．
m. bundle 筋束．
m. case = muscle compartment．
m. cell 筋細胞，= myocyte．
m. cement 筋肉膠質，= myoglia．
m. contractility 筋収縮性 [医学]．
m. contraction 筋収縮 [医学]．
m. contraction headache 筋収縮性頭痛 [医学]，〔筋〕緊張性頭痛，= tension headache．
m. contracture 筋拘縮症(筋肉が線維化し伸展性を失うために生ずる疾患で，大部分は後天性で乳児期に注射を受けたため発生する)．
m. cramp 筋痙攣 [医学]．
m. crush injury 筋挫滅．
m. curve 筋攣縮曲線．
m. cutaneous flap 筋皮弁(皮膚全層，皮下脂肪と筋肉を含む皮弁のこと)．
m. cylinder 筋円柱．
m. denervation 筋〔の〕除神経 [医学]．
m. epithelium 筋上皮，= myoepithelium．
m. erotism 筋肉好色症．
m. exercise 筋訓練 [医学]．
m. exerciser 筋訓練器 [医学]．
m. fatigue 筋疲労 [医学]．
m. fiber 筋線維，= myofiber．
m. fiber disarray 心筋錯綜配列(肥大型心筋症にみる)，= myocardial disarray．
m. fibril 筋細線維 [医学]．
m. fibrillation 筋細動 [医学]．
m. flap 筋弁 [医学]，筋肉皮弁．
m. flap plombage 筋肉弁充填〔術〕 [医学]．
m. force 筋力 [医学]，= muscular power．
m. fragmentation 肉ばなれ [医学]．
m. gelling 筋硬症．
m. graft 筋肉移植．
m. grafting 筋肉移植 [医学]．
m. guarding 筋性防御．
m. hemoglobin 筋ヘモグロビン，= myoglobin，myohemoglobin．
m. hernia 筋ヘルニア [医学]．
m. hypertonia 筋過緊張 [医学]．
m. hypotonia 筋緊張低下 [医学]．
m. imbalance 筋力不均衡．
m. larvae 筋肉内移行幼虫．
m. layer [TA] 筋層，= stratum musculosum [L/TA]．
m. layer of pharynx [TA] 咽頭筋層，= tunica muscularis pharyngis [L/TA]．
m. mitochondria 筋ミトコンドリア [医学]．
m.-nerve preparation 筋神経標本．
m. of anal triangle [TA] 肛門三角の筋*，= musculus regionis analis [L/TA]．
m. of antitragus 対珠筋．
m. of heart 心筋．
m. of mastication そしゃく(咀嚼)筋．
m. of terminal notch [TA] 耳輪切痕筋，= musculus incisurae terminalis [L/TA]．
m. of tragus 耳珠筋．
m. of uvula 口蓋垂筋．
m. origin 筋起始．
m. pattern 筋〔反応〕像．
m. pedicle bone graft 筋茎付き骨移植．
m. phenomenon 筋現象(槌打ちに際し筋肉が攣縮して硬塊を呈する現象で，疲労者にみられる)．
m. phosphofructokinase deficiency 筋性果糖リン酸化酵素欠損症．
m. phosphorylase deficiency 筋ホスホリラーゼ欠損症 [医学]．
m. plasm 筋漿，筋形質 [医学]．
m. plasma 筋漿(筋肉から圧搾により得られる液)．
m. plate 筋層，筋節，筋板(骨格筋の原基)，= myotome．
m. poison 筋肉毒 [医学]．
m. power ① 瞬発力 [医学]．② 筋仕事率．
m. protein 筋タンパク．
m. pump 筋ポンプ [医学]．
m. reeducation 筋再教育 [医学]．
m. relaxant 筋弛緩薬(Claude Bernard により神経筋接合部に作用することが証明された．アセチルコリンリセプターに結合して骨格筋を弛緩させる．呼吸は停止するが，心筋の収縮には影響しない．脱分極性と非脱分極性の2種類がある)．
m. relaxant agent 筋弛(し)緩薬 [医学]，= mus-

cle relaxant.
m. relaxant in anesthesia 麻酔時の筋弛（し）緩薬［医学］.
m. relaxation 筋弛（し）緩［医学］.
m. relaxing factor 筋弛（し）緩因子［医学］.
m. release operation 筋解離術［医学］.
m. repositioning 筋整復.
m. rigidity 筋硬直［医学］.
m. rods 筋細線維，= myofibrillae.
m. rupture 筋断裂［医学］.
m. segment 筋板，= myotome.
m. sense 感覚，筋〔の〕感覚［医学］，深部感覚（自己固有感覚），= proprioception.
m. serum 筋漿（ミオシンを除いた筋漿）.
m. sheath [TA] 筋の固有筋膜，= fascia propria musculi [L/TA].
m. sling 筋肉索［医学］.
m. sound 筋音，= muscle murmur.
m.-sparing thoracotomy 筋肉温存開胸〔術〕.
m. spasm 筋〔肉〕痙攣［医学］，筋攣縮.
m. spasms of triceps surae 腓腹（腸）筋痙攣.
m. spasticity 筋痙縮［医学］.
m. spindle 筋紡錘，= Kühne spindle.
m.-splitting incision 筋裂切開.
m. stiffness 筋硬直［医学］.
m. stiffness of shoulder 肩こり.
m. stimulant 筋興奮薬［医学］.
m. strain 肉ばなれ［医学］.
m. strength 筋力［医学］.
m. strengthening exercise 筋〔力〕強化運動，筋〔力〕強化訓練［医学］，筋力増強運動，筋力増強訓練.
m. sugar イノシトール，= inositol.
m. temperature 筋温［医学］.
m. tissue neoplasm 筋組織新生物（腫瘍）［医学］.
m. tone 筋緊張.
m. tonus 筋緊張［医学］，筋トーヌス.
m. transfer 筋移行術（外傷，麻痺などで筋の機能が果たせなくなった場合に，ほかの筋で代償させる方法），= muscle transference.
m. trichinella 筋旋毛虫［医学］.
m. twitch 筋収縮［医学］.
m. weakness 筋脱力感，筋力低下［医学］.
mus·cle·fi·brin [mʌ̀slfáibrin] 筋肉線維，= myosin.
mus·cles [mʌ́slz] [TA] 筋*，= musculi [L/TA].
m. of abdomen [TA] 腹部の筋，= musculi abdominis [L/TA].
m. of allimentary 消化管の筋［医学］.
m. of auditory ossicles [TA] 耳小骨筋，= musculi ossiculorum auditoriorum [L/TA], musculi ossiculorum auditus [L/TA].
m. of back [TA] 背部の筋，= musculi dorsi [L/TA].
m. of back proper [TA] 固有背筋，= musculi dorsi proprii [L/TA].
m. of coccyx 尾骨の筋.
m. of eyeball 〔外〕眼筋.
m. of facial expression 表情筋.
m. of head [TA] 頭部の筋，= musculi capitis [L/TA].
m. of larynx 喉頭筋.
m. of lower limb [TA] 下肢の筋，= musculi membri inferioris [L/TA].
m. of mastication そしゃく筋.
m. of neck [TA] 頸部の筋，= musculi cervicis [L/TA], musculi colli [L/TA].
m. of perineum 会陰筋［医学］.
m. of respiratory 呼吸管の筋［医学］.
m. of soft palate and fauces [TA] 軟口蓋と口峡の筋*，口蓋筋，= musculi palati mollis et faucium [L/TA].
m. of thorax [TA] 胸部の筋，= musculi thoracis [L/TA].
m. of tongue [TA] 舌筋，= musculi linguae [L/TA].
m. of upper limb [TA] 上肢の筋，= musculi membri superioris [L/TA].
m. of urogenital triangle [TA] 尿生殖三角の筋*，= musculi regionis urogenitalis [L/TA].
mus·cone [mʌ́skoun] ムスコン $C_{16}H_{30}O$（ジャコウ（麝香）の芳香成分で，ジャコウ中には約10%含まれている）.
mus·cul·a·mine [mʌ̀skjúləmin] マスクラミン（子ウシの筋肉を水解して得られる塩基性物質），= spermine.
mus·cu·lar [mʌ́skjulər] 筋〔肉〕の［医学］，筋性.
m. anesthesia 筋覚麻痺.
m. ankylosis 筋性強直〔症〕［医学］.
m. arteries [TA] 筋枝，= arteriae musculares [L/TA].
m. asthenia 筋無力［医学］.
m. asthenopia 動眼筋性眼精疲労，筋性眼精疲労.
m. atrophy 筋萎縮〔症〕［医学］（多数の病型に分類されている）.
m. branch [TA] 筋枝，= ramus muscularis [L/TA].
m. branches [TA] 筋枝，= rami musculares [L/TA], ramus musculares [L/TA].
m. cirrhosis 筋性硬化症［医学］.
m. coat [TA] 筋層，= tunica muscularis [L/TA].
m. contraction 筋収縮.
m. contracture 筋〔性〕拘縮［医学］，筋拘縮症.
m. defense 筋性防御［医学］.
m. disease 筋疾患［医学］.
m. dysplasia (MD) 筋ジストロフィ〔一〕［医学］，筋異形成.
m. dystrophy (MD) 筋ジストロフィ〔一〕［医学］（筋の変性，壊死を主たる病変とし，進行性の筋力低下を示す遺伝性疾患と定義されている）.
m. endurance 筋持久力［医学］.
m. equilibrium 筋力平衡［医学］.
m. exercise 筋運動［医学］，筋練習［医学］.
m. fascia [TA] 眼筋筋膜，= fasciae musculares [L/TA].
m. fascia of extraocular muscle 眼筋筋膜.
m. fascicle 筋束［医学］.
m. fiber 筋線維［医学］.
m. fitness 筋適性［医学］.
m. force 筋力［医学］.
m. funnel 筋肉漏斗（眼球の周囲にある直筋4個に囲まれた隙）.
m. hernia 筋ヘルニア.
m. hyperesthesia 筋〔の〕感覚過敏［医学］，筋感覚過敏症（疼痛または疲労の）.
m. hypertrophy 筋肥大［医学］.
m. incompetence 筋不全〔症〕［医学］.
m. insufficiency 筋肉不全〔症〕.
m. irritability 筋の正常攣縮性.
m. labor 筋肉労働［医学］.
m. lacuna 筋裂孔.
m. layer [TA] 筋層（子宮筋層），= tunica muscularis [L/TA].
m. layer of mucosa 粘膜筋板，= muscularis mucosae.
m. mesoropter 筋性眼正位（外側動眼筋が静止するとき，視軸がなす角）.
m. motion 筋運動.
m. movement 筋肉運動.
m. murmur 筋〔雑〕音［医学］，筋性雑音（筋肉の収

M

縮により発するもの).
m. pain 筋肉痛 [医学].
m. paralysis 筋麻痺 [医学], 筋性麻痺.
m. part [TA] 筋性部, = pars muscularis [L/TA].
m. part of interventricular septum of heart 〔心臓の〕心室中隔筋性部.
m. process [TA] 筋突起(披裂軟骨の底部の外角から突出する部分で, 輪状甲状筋の付着部), = processus muscularis [L/TA].
m. process of arytenoid cartilage 〔披裂軟骨〕筋突起.
m. pseudohypertrophy 筋性偽肥大(筋肉に筋以外の成分が増殖して萎縮ないし麻痺を起こす状態), = pseudohypertrophic paralysis.
m. reflex 筋反射(筋の等緊張性および等長性収縮を起こす反射).
m. rheumatism 筋肉リウマチ [医学], = intramuscular fibrositis.
m. rigidity 筋硬直 [医学], 筋固縮, 筋硬剛, = myotonia congenita.
m. scoliosis 筋性脊柱側弯 [医学].
m. sense 筋覚, 筋肉感覚.
m. sensibility 筋覚 [医学].
m. space [TA] 筋裂孔, = lacuna musculorum [L/TA].
m. spasticity 筋痙縮.
m. stiffness 筋硬直 [医学].
m. stomach 筋胃.
m. strabismus 筋性斜視.
m. strength 筋力 [医学].
m. subaortic stenosis (MSS) 筋性大動脈弁下狭窄, = idiopathic hypertrophic subaortic stenosis (IHSS).
m. substance 筋〔肉〕[医学].
m. substance of prostate 〔前立腺〕筋質.
m. system 筋系 [医学].
m. tissue [TA] ① 筋質, = substantia muscularis [L/TA]. ② 筋組織.
m. tonus 筋トーヌス(骨格筋は常に不随意的に緊張した状況にあり, この状態をいう).
m. torticollis 筋性斜頸 [医学].
m. tract 筋牽引 [医学].
m. tremor 筋攣縮.
m. triangle [TA] 筋三角, = trigonum musculare [L/TA].
m. trochlea [TA] 筋滑車, = trochlea muscularis [L/TA].
m. trophoneurosis 筋栄養性神経症.
m. tumor 筋腫, = myoma.
m. twitching 筋〔単〕収縮 [医学].
m. ventricular septal defect 筋性部心室中隔欠損〔症〕[医学].
m. venulae 筋性細静脈 [医学].
m. weakness 筋力低下 [医学].
m. work 筋肉作業 [医学].

mus·cu·lar·is [mʌ̀skjuléəris] 筋性.
m. mucosae [TA] 筋層, 粘膜筋板, = lamina muscularis mucosae [L/TA].
m. propria 固有筋.

mus·cu·lar·i·ty [mʌ̀skjulǽriti] 筋骨たくましいこと, 強壮〔な状態〕.

mus·cu·la·tion [mʌ̀skjuléiʃən] ① 筋肉組織. ② 筋作用.

mus·cu·la·ture [mʌ́skjulətʃər] 筋組織, 筋系.

mus·cu·li [mʌ́skjulai] [L/TA] 筋*(musculus の複数), = muscles [TA].
m. abdominis [L/TA] 腹部の筋, = muscles of abdomen [TA].
m. anorectoperineales [L/TA] 肛門直腸会陰筋*, = anorectoperineal muscles [TA].
m. auriculares [L/TA] 耳介筋, = auricular muscles [TA].
m. capitis [L/TA] 頭部の筋, = muscles of head [TA].
m. cervicis [L/TA] 頸部の筋, = muscles of neck [TA].
m. colli [L/TA] 頸部の筋, = muscles of neck [TA].
m. dorsi [L/TA] 背部の筋, = muscles of back [TA].
m. dorsi proprii [L/TA] 固有背筋, = muscles of back proper [TA].
m. externi bulbi oculi [L/TA] 外眼筋, = extraocular muscles [TA], 眼筋, = extrinsic muscles of eyeball [TA].
m. faciei [L/TA] 顔面筋, = facial muscles [TA].
m. infrahyoidei [L/TA] 舌骨下筋, = infrahyoid muscles [TA].
m. intercostales externi [L/TA] 外肋間筋, = external intercostal muscle [TA].
m. intercostales interni [L/TA] 内肋間筋, = internal intercostal muscle [TA].
m. intercostales intimi [L/TA] 最内肋間筋, = innermost intercostal muscle [TA].
m. interossei dorsales [L/TA]〔足の〕背側骨間筋, = dorsal interossei [TA].
m. interossei palmares [L/TA] 掌側骨間筋, = palmar interossei [TA].
m. interossei plantares [L/TA] 底側骨間筋, = plantar interossei [TA].
m. interspinales [L/TA] 棘間筋, = interspinales [TA].
m. interspinales cervicis [L/TA] 頸棘間筋, = interspinales cervicis [TA].
m. interspinales colli [L/TA] 頸棘間筋, = interspinales cervicis [TA].
m. interspinales lumborum [L/TA] 腰棘間筋, = interspinales lumborum [TA].
m. interspinales thoracis [L/TA] 胸棘間筋, = interspinales thoracis [TA].
m. intertransversarii [L/TA] 横突間筋, = intertransversarii [TA].
m. intertransversarii anteriores cervicis [L/TA] 頸前横突間筋, = anterior cervical intertransversarii [TA].
m. intertransversarii anteriores colli [L/TA] 頸前横突間筋, = anterior cervical intertransversarii [TA].
m. intertransversarii laterales lumborum [L/TA] 腰外側横突間筋, = intertransversarii laterales lumborum [TA].
m. intertransversarii mediales lumborum [L/TA] 腰内側横突間筋, = medial lumbar intertransversarii [TA].
m. intertransversarii posteriores laterales cervicis [L/TA] 頸後横突間筋(外側部), = lateral posterior cervical intertransversarii [TA].
m. intertransversarii posteriores laterales colli [L/TA] 頸後横突間筋(外側部), = lateral posterior cervical intertransversarii [TA].
m. intertransversarii posteriores mediales cervicis [L/TA] 頸後横突間筋(内側部), = medial posterior cervical intertransversarii [TA].
m. intertransversarii posteriores mediales colli [L/TA] 頸後横突間筋(内側部), = medial posterior cervical intertransversarii [TA].
m. intertransversarii thoracis [L/TA] 胸横突間筋, = thoracic intertransversarii [TA].

m. laryngis [L/TA] 喉頭筋, = laryngeal muscles [TA].
m. levatores costarum [L/TA] 肋骨挙筋, = levatores costarum [TA].
m. levatores costarum breves [L/TA]短肋骨挙筋, = levatores costarum breves [TA].
m. levatores costarum longi [L/TA] 長肋骨挙筋, = levatores costarum longi [TA].
m. linguae [L/TA] 舌筋, = muscles of tongue [TA].
m. lumbricales [L/TA] 〔足の〕虫様筋, = lumbricals [TA].
m. masticatorii [L/TA] 咀嚼筋, = masticatory muscles [TA].
m. membri inferioris [L/TA] 下肢の筋, = muscles of lower limb [TA].
m. membri superioris [L/TA] 上肢の筋, = muscles of upper limb [TA].
m. multifidi [L/TA] 多裂筋, = multifidus [TA].
m. oculi 〔動〕眼筋(外側直筋 m. rectus lateralis, 上斜筋 m. obliquus superior, 上直筋 m. rectus superior, 下直筋 m. rectus inferior, 内側直筋 m. rectus medialis, 下斜筋 m. obliquus inferior の総称名).
m. ossiculorum auditoriorum [L/TA] 耳小骨筋, = muscles of auditory ossicles [TA].
m. ossiculorum auditus [L/TA] 耳小骨筋, = muscles of auditory ossicles [TA].
m. palati mollis et faucium [L/TA] 軟口蓋と口峡の筋*, 口蓋筋, = muscles of soft palate and fauces [TA].
m. papillares [L/TA] 乳頭筋(心室肉柱を呼ぶ名), = papillary muscles [TA].
m. pectinati [L/TA] 櫛状筋(心房内部の肉柱), = musculi pectinati [TA], pectinate muscles [TA].
m. perinei [L/TA] 会陰筋, = perineal muscles [TA].
m. pharyngis [L/TA] 咽頭筋, = pharyngeal muscles [TA].
m. rectourethrales [L/TA] 直腸尿道筋, = rectourethral muscles [TA].
m. regionis urogenitalis [L/TA] 尿生殖三角の筋*, = muscles of urogenital triangle [TA].
m. rotatores [L/TA] 回旋筋, = rotatores [TA].
m. rotatores cervicis [L/TA] 頸回旋筋, = rotatores cervicis [TA].
m. rotatores colli [L/TA] 頸回旋筋, = rotatores cervicis [TA].
m. rotatores lumborum [L/TA] 腰回旋筋, = rotatores lumborum [TA].
m. rotatores thoracis [L/TA] 胸回旋筋, = rotatores thoracis [TA].
m. spinotransversales [L/TA] 横突棘筋, = spinotransversales [TA].
m. subcostales [L/TA] 肋下筋, = subcostales [TA].
m. suboccipitales [L/TA] 後頭下筋, = suboccipital muscles [TA].
m. suprahyoidei [L/TA] 舌骨上筋, = suprahyoid muscles [TA].
m. thoracis [L/TA] 胸部の筋, = muscles of thorax [TA].
m. transversospinales [L/TA] 横突棘筋, = transversospinales [TA].
m. trigoni vesicae [L/TA] 膀胱三角筋*, = trigonal muscles [TA].

muscul(o)- [mʌskjul(ou), -l(ə)] 筋との関係を表す接頭語.

mus·cu·lo·ap·o·neu·rot·ic [mʌ̀skjulouæ̀pounju:rátik] 筋腱膜の.
m. fibromatosis 筋腱膜性線維腫症.

mus·cu·lo·cu·ta·ne·ous [mʌ̀skjuloukju:téiniəs] 筋皮の(神経).
m. amputation 筋皮性切断.
m. flap 筋皮弁〔医学〕, = muscle cutaneous flap.
m. nerve [TA] 筋皮神経, = nervus musculocutaneus [L/TA].
m. nerve of leg 足の筋皮神経.

mus·cu·lo·der·mic [mʌ̀skjuloudə́:mik] 筋皮膚の, = musculocutaneous.

mus·cu·lo·e·las·tic [mʌ̀skjulouilǽstik] 筋弾性の.

mus·cu·lo·fas·cial [mʌ̀skjuloufǽʃiəl] 筋膜の.
m. flap 筋筋膜弁.

mus·cu·lo·in·tes·ti·nal [mʌ̀skjulouintéstinəl] 筋腸の.

mus·cu·lo·mem·bra·nous [mʌ̀skjuloumémbrənəs] 筋粘膜の.

Mus·cu·lo·my·ces [mʌ̀skjuloumáisi:z] マスクロマイセス属(旧称). → *Mycoplasma*.

mus·cu·lo·phren·ic [mʌ̀skjuloufrénik] 筋横隔膜の(神経の分布についていう).
m. artery [TA] 筋横隔動脈, = arteria musculophrenica [L/TA].
m. veins [TA] 筋横隔静脈, = venae musculophrenicae [L/TA].

mus·cu·lo·pla·sty [mʌ́skjuləplæsti] 筋形成〔術〕.

mus·cu·lo·ra·chid·i·an [mʌ̀skjulourəkídiən] 脊柱(筋の).

mus·cu·lo·skel·e·tal [mʌ̀skjulouskélitəl] 筋骨格の.
m. ambulation disability symptom complex (MADS) 運動器不安定症(高齢化により運動歩行能力が低下し, 転倒などのリスクが高い状態).
m. disease 筋骨格系疾患〔医学〕.
m. flap 筋骨〔付き〕皮弁.
m. system 筋骨格系〔医学〕.

mus·cu·lo·spi·ral [mʌ̀skjulouspáirəl] 筋ラセン性の(神経についていう).
m. groove 橈骨神経溝, 筋ラセン溝, = sulcus radialis.
m. nerve 橈骨神経, = nervus radialis.
m. paralysis 橈骨神経麻痺.

mus·cu·lo·teg·u·men·ta·ry [mʌ̀skjuloutègjuméntəri] 筋外皮の.

mus·cu·lo·ten·di·nous [mʌ̀skjulouténdinəs] 筋腱の.
m. center 筋腱反射中枢.
m. cuff 〔肩〕〔回旋筋〕腱板.
m. junction 筋腱移行〔部〕〔医学〕.

mus·cu·lo·ton·ic [mʌ̀skjulətánik] 筋緊張の, 筋攣縮の.

mus·cu·lo·trop·ic [mʌ̀skjulətrápik] 筋親和性の, 筋栄養性の.

musculotubal canal [TA] 筋耳管管, = canalis musculotubarius [L/TA].

mus·cu·lus [mʌ́skjuləs] [L] 筋, = muscle. 複 musculi.
m. abductor [L/TA] 外転筋, = abductor muscle [TA].
m. abductor digiti minimi [L/TA] 小指外転筋, = abductor digiti minimi [TA].
m. abductor hallucis [L/TA] 母指外転筋, = abductor hallucis [TA].
m. abductor metatarsi quinti [L/TA] 小指外転筋*, = abductor of fifth metatarsal [TA].
m. abductor pollicis brevis [L/TA] 短母指外転筋, = abductor pollicis brevis [TA].
m. abductor pollicis longus [L/TA] 長母指外転筋, = abductor pollicis longus [TA].
m. adductor [L/TA] 内転筋, = adductor muscle

M

[TA].
m. adductor brevis [L/TA] 短内転筋, = adductor brevis [TA].
m. adductor hallucis [L/TA] 母指内転筋, = adductor hallucis [TA].
m. adductor longus [L/TA] 長内転筋, = adductor longus [TA].
m. adductor magnus [L/TA] 大内転筋, = adductor magnus [TA].
m. adductor minimus [L/TA] 小内転筋, = adductor minimus [TA].
m. adductor pollicis [L/TA] 母指内転筋, = adductor pollicis [TA].
m. anconeus [L/TA] 肘筋, = anconeus [TA].
m. anoperinealis [L/TA] 肛門会陰筋*, = anoperinealis [TA].
m. antitragicus [L/TA] 対珠筋, = antitragicus [TA].
m. arrector pili [L/TA] 立毛筋(哺乳類の皮膚にある毛の根元にある筋肉), = arrector muscle of hair [TA].
m. articularis cubiti [L/TA] 肘関節筋, = articularis cubiti [TA].
m. articularis genus [L/TA] 膝関節筋, = articular muscle of knee [TA], articularis genus [TA].
m. arytenoideus obliquus [L/TA] 斜披裂筋, = oblique arytenoid [TA].
m. arytenoideus transversus [L/TA] 横披裂筋, = transverse arytenoid [TA].
m. auricularis anterior [L/TA] 前耳介筋, = auricularis anterior [TA].
m. auricularis posterior [L/TA] 後耳介筋, = auricularis posterior [TA].
m. auricularis superior [L/TA] 上耳介筋, = auricularis superior [TA].
m. biceps [L/TA] 二頭筋, = two-headed muscle [TA].
m. biceps brachii [L/TA] 上腕二頭筋, = biceps brachii [TA].
m. biceps femoris [L/TA] 大腿二頭筋, = biceps femoris [TA].
m. bipennatus [L/TA] 羽状筋, = bipennate muscle [TA].
m. biventer [L/TA] 二腹筋, = two-bellied muscle [TA].
m. brachialis [L/TA] 上腕筋, = brachialis [TA].
m. brachioradialis [L/TA] 腕橈骨筋, = brachioradialis [TA].
m. bronchooesophageus [L/TA] 気管食道筋, = broncho-oesophageus [TA].
m. buccinator [L/TA] 頬筋, = buccinator [TA].
m. bulbospongiosus [L/TA] 球海綿体筋, = bulbospongiosus [TA].
m. ceratocricoideus [L/TA] 下角輪状筋, = ceratocricoid [TA].
m. ceratoglossus [L/TA] 大角舌筋*, = ceratoglossus [TA].
m. chondroglossus [L/TA] 小角舌筋, = chondroglossus [TA].
m. ciliaris [L/TA] 毛様体筋, = ciliary muscle [TA].
m. coccygeus [L/TA] 尾骨筋, = coccygeus [TA].
m. compressor urethrae (♀) [L/TA] 尿道圧迫筋, = compressor urethrae (♀) [TA].
m. constrictor pharyngis inferior [L/TA] 下咽頭収縮筋, = inferior constrictor [TA].
m. constrictor pharyngis medius [L/TA] 中咽頭収縮筋, = middle constrictor [TA].
m. constrictor pharyngis superior [L/TA] 上咽頭収縮筋, = superior constrictor [TA].
m. coracobrachialis [L/TA] 烏口腕筋, = coracobrachialis [TA].
m. corrugator supercilii [L/TA] 皺眉筋, = corrugator supercilii [TA].
m. cremaster (♂) [L/TA] 精巣挙筋, = cremaster (♂) [TA].
m. cricoarytenoideus lateralis [L/TA] 外側輪状披裂筋, = lateral crico-arytenoid [TA].
m. cricoarytenoideus posterior [L/TA] 後輪状披裂筋, = posterior crico-arytenoid [TA].
m. cricopharyngeus [L/TA] 輪状咽頭筋*, = cricopharyngeus [TA].
m. cricothyroideus [L/TA] 輪状甲状筋, = cricothyroid [TA].
m. cruciatus 交叉筋.
m. cutaneus [L/TA] 皮筋, = cutaneous muscle [TA].
m. dartos [L/TA] 肉様膜, = dartos muscle [TA].
m. deltoideus [L/TA] 三角筋, = deltoid [TA].
m. depressor anguli oris [L/TA] 口角下制筋, = depressor anguli oris [TA].
m. depressor labii inferioris [L/TA] 下唇下制筋, = depressor labii inferioris [TA].
m. depressor septi nasi [L/TA] 鼻中隔下制筋, = depressor septi nasi [TA].
m. depressor supercilii [L/TA] 眉毛下制筋, = depressor supercilii [TA].
m. detrusor vesicae [L/TA] 排尿筋*, = detrusor [TA].
m. digastricus [L/TA] 顎二腹筋, = digastric [TA].
m. dilatator [L/TA] 散大筋, = dilator muscle [TA].
m. dilatator pupillae [L/TA] 瞳孔散大筋, = dilator pupillae [TA].
m. epicranius [L/TA] 頭蓋表筋, = epicranius [TA].
m. erector spinae [L/TA] 脊柱起立筋, = erector spinae [TA].
m. extensor [L/TA] 伸筋, = extensor muscle [TA].
m. extensor carpi radialis brevis [L/TA] 短橈側手根伸筋, = extensor carpi radialis brevis [TA].
m. extensor carpi radialis longus [L/TA] 長橈側手根伸筋, = extensor carpi radialis longus [TA].
m. extensor carpi ulnaris [L/TA] 尺側手根伸筋, = extensor carpi ulnaris [TA].
m. extensor digiti minimi [L/TA] 小指伸筋, = extensor digiti minimi [TA].
m. extensor digitorum [L/TA] 指伸筋, = extensor digitorum [TA].
m. extensor digitorum brevis [L/TA] 短指伸筋, = extensor digitorum brevis [TA].
m. extensor digitorum longus [L/TA] 長指伸筋, = extensor digitorum longus [TA].
m. extensor hallucis brevis [L/TA] 短母指伸筋, = extensor hallucis brevis [TA].
m. extensor hallucis longus [L/TA] 長母指伸筋, = extensor hallucis longus [TA].
m. extensor indicis [L/TA] 示指伸筋, = extensor indicis [TA].
m. extensor pollicis brevis [L/TA] 短母指伸筋, = extensor pollicis brevis [TA].
m. extensor pollicis longus [L/TA] 長母指伸筋, = extensor pollicis longus [TA].
m. fibularis brevis [L/TA] 短腓骨筋, = fibularis brevis [TA].
m. fibularis longus [L/TA] 長腓骨筋, = fibularis longus [TA].

m. fibularis tertius [L/TA] 第三腓骨筋, = fibularis tertius [TA].
m. flexor [L/TA] 屈筋, = flexor muscle [TA].
m. flexor accessorius [L/TA] 副屈筋*, = flexor accessorius [TA].
m. flexor carpi radialis [L/TA] 橈側手根屈筋, = flexor carpi radialis [TA].
m. flexor carpi ulnaris [L/TA] 尺側手根屈筋, = flexor carpi ulnaris [TA].
m. flexor digiti minimi brevis [L/TA] 短小指屈筋, = flexor digiti minimi brevis [TA].
m. flexor digitorum brevis [L/TA] 短指屈筋, = flexor digitorum brevis [TA].
m. flexor digitorum longus [L/TA] 長指屈筋, = flexor digitorum longus [TA].
m. flexor digitorum profundus [L/TA] 深指屈筋, = flexor digitorum profundus [TA].
m. flexor digitorum superficialis [L/TA] 浅指屈筋, = flexor digitorum superficialis [TA].
m. flexor hallucis brevis [L/TA] 短母指屈筋, = flexor hallucis brevis [TA].
m. flexor hallucis longus [L/TA] 長母指屈筋, = flexor hallucis longus [TA].
m. flexor pollicis brevis [L/TA] 短母指屈筋, = flexor pollicis brevis [TA].
m. flexor pollicis longus [L/TA] 長母指屈筋, = flexor pollicis longus [TA].
m. fusiformis [L/TA] 紡錘状筋, = fusiform muscle [TA].
m. gastrocnemius [L/TA] 腓腹筋, = gastrocnemius [TA].
m. gemellus inferior [L/TA] 下双子筋, = gemellus inferior [TA], inferior gemellus [TA].
m. gemellus superior [L/TA] 上双子筋, = gemellus superior [TA], superior gemellus [TA].
m. genioglossus [L/TA] 頤舌骨筋, = genioglossus [TA].
m. geniohyoideus [L/TA] オトガイ舌骨筋, = geniohyoid [TA].
m. gluteus maximus [L/TA] 大殿筋, = gluteus maximus [TA].
m. gluteus medius [L/TA] 中殿筋, = gluteus medius [TA].
m. gluteus minimus [L/TA] 小殿筋, = gluteus minimus [TA].
m. gracilis [L/TA] 薄筋, = gracilis [TA].
m. helicis major [L/TA] 大耳輪筋, = helicis major [TA].
m. helicis minor [L/TA] 小耳輪筋, = helicis minor [TA].
m. hyoglossus [L/TA] 舌骨舌筋, = hyoglossus [TA].
m. iliacus [L/TA] 腸骨筋, = iliacus [TA].
m. iliococcygeus [L/TA] 腸骨尾骨筋, = iliococcygeus [TA].
m. iliocostalis [L/TA] 腸肋筋, = iliocostalis [TA].
m. iliocostalis cervicis [L/TA] 頸腸肋筋, = iliocostalis cervicis [TA].
m. iliocostalis colli [L/TA] 頸腸肋筋, = iliocostalis cervicis [TA].
m. iliocostalis lumborum [L/TA] 腰腸肋筋, = iliocostalis lumborum [TA].
m. iliopsoas [L/TA] 腸腰筋, = iliopsoas [TA].
m. incisurae terminalis [L/TA] 耳輪切痕筋, = muscle of terminal notch [TA].
m. infraspinatus [L/TA] 棘下筋, = infraspinatus [TA].
m. ischiocavernosus [L/TA] 坐骨海綿体筋, = ischiocavernosus [TA].
m. ischiococcygeus [L/TA] 坐骨尾骨筋*, = ischiococcygeus [TA].
m. latissimus dorsi [L/TA] 広背筋, = latissimus dorsi [TA].
m. levator anguli oris [L/TA] 口角挙筋, = levator anguli oris [TA].
m. levator ani [L/TA] 肛門挙筋, = levator ani [TA].
m. levator glandulae thyroideae [L/TA] 甲状腺挙筋, = levator glandulae thyroideae [TA].
m. levator labii superioris [L/TA] 上唇挙筋, = levator labii superioris [TA].
m. levator labii superioris alaeque nasi [L/TA] 上唇鼻翼挙筋, = levator labii superioris alaeque nasi [TA].
m. levator palpebrae superioris [L/TA] 上眼瞼挙筋, = levator palpebrae superioris [TA].
m. levator prostatae (♂) [L/TA] 前立腺挙筋, = levator prostatae (♂) [TA].
m. levator scapulae [L/TA] 肩甲挙筋, = levator scapulae [TA].
m. levator veli palatini [L/TA] 口蓋帆挙筋, = levator veli palatini [TA].
m. longissimus [L/TA] 最長筋, = longissimus [TA].
m. longissimus capitis [L/TA] 頭最長筋, = longissimus capitis [TA].
m. longissimus cervicis [L/TA] 頸最長筋, = longissimus cervicis [TA].
m. longissimus colli [L/TA] 頸最長筋, = longissimus cervicis [TA].
m. longissimus thoracis [L/TA] 胸最長筋, = longissimus thoracis [TA].
m. longitudinalis inferior [L/TA] 下縦舌筋, = inferior longitudinal muscle [TA].
m. longitudinalis superior [L/TA] 上縦舌筋, = superior longitudinal muscle [TA].
m. longus capitis [L/TA] 頭長筋, = longus capitis [TA].
m. longus cervicis [L/TA] 頸長筋, = longus colli [TA].
m. longus colli [L/TA] 頸長筋, = longus colli [TA].
m. masseter [L/TA] 咬筋, = masseter [TA].
m. mentalis [L/TA] オトガイ筋, = mentalis [TA].
m. multifidus cervicis [L/TA] 頸多裂筋, = multifidus cervicis [TA].
m. multifidus colli [L/TA] 頸多裂筋, = multifidus cervicis [TA].
m. multifidus lumborum [L/TA] 腰多裂筋, = multifidus lumborum [TA].
m. multifidus thoracis [L/TA] 胸多裂筋, = multifidus thoracis [TA].
m. multipennatus [L/TA] 多羽状筋, = multipennate muscle [TA].
m. mylohyoideus [L/TA] 顎舌骨筋, = mylohyoid [TA].
m. nasalis [L/TA] 鼻筋, = nasalis [TA].
m. obliquus auriculae [L/TA] 耳介斜筋, = oblique muscle of auricle [TA].
m. obliquus capitis inferior [L/TA] 下頭斜筋, = obliquus capitis inferior [TA].
m. obliquus capitis superior [L/TA] 上頭斜筋, = obliquus capitis superior [TA].
m. obliquus externus abdominis [L/TA] 外腹斜筋, = external oblique [TA].
m. obliquus inferior [L/TA] 下斜筋, = inferior

M

oblique [TA].
m. obliquus internus abdominis [L/TA] 内腹斜筋, = internal oblique [TA].
m. obliquus superior [L/TA] 上斜筋, = superior oblique [TA].
m. obturatorius externus [L/TA] 外閉鎖筋, = obturator externus [TA].
m. obturatorius internus [L/TA] 内閉鎖筋, = obturator internus [TA].
m. occipitofrontalis [L/TA] 後頭前頭筋, = occipitofrontalis [TA].
m. omohyoideus [L/TA] 肩甲舌骨筋, = omohyoid [TA].
m. opponens [L/TA] 対立筋, = opponens muscle [TA].
m. opponens digiti minimi [L/TA] 小指対立筋, = opponens digiti minimi [TA].
m. opponens pollicis [L/TA] 母趾対立筋, = opponens pollicis [TA].
m. orbicularis [L/TA] 輪筋, = orbicular muscle [TA].
m. orbicularis oculi [L/TA] 眼輪筋, = orbicularis oculi [TA].
m. orbicularis oris [L/TA] 口輪筋, = orbicularis oris [TA].
m. orbitalis [L/TA] 眼窩筋, = orbital muscle [TA], orbitalis [TA].
m. palatoglossus [L/TA] 口蓋舌筋, = palatoglossus [TA].
m. palatopharyngeus [L/TA] 口蓋咽頭筋, = palatopharyngeus [TA].
m. palmaris brevis [L/TA] 短掌筋, = palmaris brevis [TA].
m. palmaris longus [L/TA] 長掌筋, = palmaris longus [TA].
m. papillaris anterior [L/TA] 前乳頭筋, = anterior papillary muscle [TA].
m. papillaris posterior [L/TA] 後乳頭筋, = posterior papillary muscle [TA].
m. papillaris septalis [L/TA] 中隔乳頭筋, = septal papillary muscle [TA].
m. pectineus [L/TA] 恥骨筋, = pectineus [TA].
m. pectoralis major [L/TA] 大胸筋, = pectoralis major [TA].
m. pectoralis minor [L/TA] 小胸筋, = pectoralis minor [TA].
m. pennatus [L/TA] 羽状筋, = pennate muscle [TA].
m. peroneus brevis [L/TA] 短腓骨筋, = peroneus brevis [TA].
m. peroneus longus [L/TA] 長腓骨筋, = peroneus longus [TA].
m. peroneus tertius [L/TA] 第三腓骨筋, = peroneus tertius [TA].
m. piriformis [L/TA] 梨状筋, = piriformis [TA].
m. plantaris [L/TA] 足底筋, = plantaris [TA].
m. planus [L/TA] 扁平筋, = flat muscle [TA].
m. pleurooesophageus [L/TA] 胸膜食道筋, = pleuro-oesophageus [TA].
m. popliteus [L/TA] 膝窩筋, = popliteus [TA].
m. procerus [L/TA] 鼻根筋, = procerus [TA].
m. pronator [L/TA] 回内筋, = pronator muscle [TA].
m. pronator quadratus [L/TA] 方形回内筋, = pronator quadratus [TA].
m. pronator teres [L/TA] 円回内筋, = pronator teres [TA].
m. psoas major [L/TA] 大腰筋, = psoas major [TA].
m. psoas minor [L/TA] 小腰筋, = psoas minor [TA].
m. pterygoideus lateralis [L/TA] 外側翼突筋, = lateral pterygoid [TA].
m. pterygoideus medialis [L/TA] 内側翼突筋, = medial pterygoid [TA].
m. puboanalis [L/TA] 恥骨肛門筋, = pubo-analis [TA].
m. pubococcygeus [L/TA] 恥骨尾骨筋, = pubococcygeus [TA].
m. puboperinealis [L/TA] 恥骨会陰筋, = puboperinealis [TA].
m. puboprostaticus [L/TA] 恥骨前立腺筋*, = puboprostaticus [TA].
m. puborectalis [L/TA] 恥骨直腸筋, = puborectalis [TA].
m. pubovaginalis (♀) [L/TA] 恥骨膣筋, = pubovaginalis (♀) [TA].
m. pubovesicalis [L/TA] 恥骨膀胱筋, = pubovesicalis [TA].
m. pyramidalis [L/TA] 錐体筋, = pyramidalis [TA].
m. pyramidalis auriculae [L/TA] 耳介錐体筋, = pyramidal muscle of auricle [TA].
m. quadratus [L/TA] 方形筋, = quadrate muscle [TA].
m. quadratus femoris [L/TA] 大腿方形筋, = quadratus femoris [TA].
m. quadratus lumborum [L/TA] 腰方形筋, = quadratus lumborum [TA].
m. quadratus plantae [L/TA] 足底方形筋, = quadratus plantae [TA].
m. quadriceps [L/TA] 四頭筋, = four-headed muscle [TA].
m. quadriceps femoris [L/TA] 大腿四頭筋, = quadriceps femoris [TA].
m. rectococcygeus [L/TA] 直腸尾骨筋, = rectococcygeus [TA].
m. rectoperinealis [L/TA] 直腸会陰筋*, = rectoperinealis [TA].
m. rectourethralis inferior [L/TA] 下直腸尿道筋*, = recto-urethralis inferior [TA].
m. rectourethralis superior [L/TA] 上直腸尿道筋, = recto-urethralis superior [TA].
m. rectouterinus [L/TA] 直腸子宮筋, = rectouterinus [TA].
m. rectovesicalis [L/TA] 直腸膀胱筋, = rectovesicalis [TA].
m. rectus [L/TA] 直筋, = straight muscle [TA].
m. rectus abdominis [L/TA] 腹直筋, = rectus abdominis [TA].
m. rectus capitis anterior [L/TA] 前頭直筋, = rectus capitis anterior [TA].
m. rectus capitis lateralis [L/TA] 外側頭直筋, = rectus capitis lateralis [TA].
m. rectus capitis posterior major [L/TA] 大後頭直筋, = rectus capitis posterior major [TA].
m. rectus capitis posterior minor [L/TA] 小後頭直筋, = rectus capitis posterior minor [TA].
m. rectus femoris [L/TA] 大腿直筋, = rectus femoris [TA].
m. rectus inferior [L/TA] 下直筋, = inferior rectus [TA].
m. rectus lateralis [L/TA] 外側直筋, = lateral rectus [TA].
m. rectus medialis [L/TA] 内側直筋, = medial rectus [TA].

m. rectus superior [L/TA] 上直筋, = superior rectus [TA].
m. regionis analis [L/TA] 肛門三角の筋*, = muscle of anal triangle [TA].
m. rhomboideus major [L/TA] 大菱形筋, = rhomboid major [TA].
m. rhomboideus minor [L/TA] 小菱形筋, = rhomboid minor [TA].
m. risorius [L/TA] 笑筋, = risorius [TA].
m. rotator [L/TA] 回旋筋, = rotator muscle [TA].
m. salpingopharyngeus [L/TA] 耳管咽頭筋, = salpingopharyngeus [TA].
m. sartorius [L/TA] 縫工筋, = sartorius [TA].
m. scalenus anterior [L/TA] 前斜角筋, = anterior scalene [TA], scalenus anterior [TA].
m. scalenus medius [L/TA] 中斜角筋, = middle scalene [TA], scalenus medius [TA].
m. scalenus minimus [L/TA] 最小斜角筋, = scalenus minimus [TA].
m. scalenus posterior [L/TA] 後斜角筋, = posterior scalene [TA], scalenus posterior [TA].
m. semimembranosus [L/TA] 半膜様筋, = semimembranosus [TA].
m. semipennatus [L/TA] 半羽状筋, = semipennare muscle [TA].
m. semispinalis [L/TA] 半棘筋, = semispinalis [TA].
m. semispinalis capitis [L/TA] 頭半棘筋, = semispinalis capitis [TA].
m. semispinalis cervicis [L/TA] 頸半棘筋, = semispinalis cervicis [TA].
m. semispinalis colli [L/TA] 頸半棘筋, = semispinalis cervicis [TA].
m. semispinalis thoracis [L/TA] 胸半棘筋, = semispinalis thoracis [TA].
m. semitendinosus [L/TA] 半腱様筋, = semitendinosus [TA].
m. serratus anterior [L/TA] 前鋸筋, = serratus anterior [TA].
m. serratus posterior inferior [L/TA] 下後鋸筋, = serratus posterior inferior [TA].
m. serratus posterior superior [L/TA] 上後鋸筋, = serratus posterior superior [TA].
m. soleus [L/TA] ヒラメ筋, = soleus [TA].
m. sphincter [L/TA] 括約筋, = sphincter muscle [TA].
m. sphincter ampullae [L/TA]〔胆膵管〕膨大部括約筋, = sphincter of ampulla [TA].
m. sphincter ani externus [L/TA] 外肛門括約筋, = external anal sphincter [TA].
m. sphincter ani internus [L/TA] 内肛門括約筋, = internal anal sphincter [TA].
m. sphincter ductus biliaris [L/TA] 総胆管括約筋, = sphincter of bile duct [TA].
m. sphincter ductus choledochi [L/TA] 総胆管括約筋, = sphincter of bile duct [TA].
m. sphincter ductus pancreatici [L/TA] 膵管括約筋, = sphincter of pancreatic duct [TA].
m. sphincter inferior [L/TA] 下〔総胆管〕括約筋*, = inferior sphincter [TA].
m. sphincter palatopharyngeus [L/TA] 口蓋咽頭括約筋*, = palatopharyngeal sphincter [TA].
m. sphincter pupillae [L/TA] 瞳孔括約筋, = sphincter pupillae [TA].
m. sphincter pyloricus [L/TA] 幽門括約筋, = pyloric sphincter [TA].
m. sphincter superior [L/TA] 上〔総胆管〕括約筋*, = superior sphincter [TA].
m. sphincter supracollicularis [L/TA] 内尿道括約筋*(内尿道括約筋の別名), = preprostatic sphincter [TA], supracollicular sphincter [TA].
m. sphincter urethrae externus [L/TA] 外尿道口括約筋, = external urethral sphincter [TA].
m. sphincter urethrae internus [L/TA] 内尿道括約筋, = internal urethral sphincter [TA].
m. sphincter urethrovaginalis (♀) [L/TA] 尿道腟括約筋*, = sphincter urethrovaginalis (♀) [TA].
m. spinalis [L/TA] 棘筋, = spinalis [TA].
m. spinalis capitis [L/TA] 頭棘筋, = spinalis capitis [TA].
m. spinalis cervicis [L/TA] 頸棘筋, = spinalis cervicis [TA].
m. spinalis colli [L/TA] 頸棘筋, = spinalis cervicis [TA].
m. spinalis thoracis [L/TA] 胸棘筋, = spinalis thoracis [TA].
m. splenius [L/TA] 板状筋, = splenius [TA].
m. splenius capitis [L/TA] 頭板状筋, = splenius capitis [TA].
m. splenius cervicis [L/TA] 頸板状筋, = splenius cervicis [TA].
m. splenius colli [L/TA] 頸板状筋, = splenius cervicis [TA].
m. stapedius [L/TA] アブミ骨筋, = stapedius [TA].
m. sternalis [L/TA] 胸骨筋, = sternalis [TA].
m. sternocleidomastoideus [L/TA] 胸鎖乳突筋, = sternocleidomastoid [TA].
m. sternohyoideus [L/TA] 胸骨舌骨筋, = sternohyoid [TA].
m. sternothyroideus [L/TA] 胸骨甲状筋, = sternothyroid [TA].
m. styloglossus [L/TA] 茎突舌筋, = styloglossus [TA].
m. stylohyoideus [L/TA] 茎突舌骨筋, = stylohyoid [TA].
m. stylopharyngeus [L/TA] 茎突咽頭筋, = stylopharyngeus [TA].
m. subclavius [L/TA] 鎖骨下筋, = subclavius [TA].
m. subscapularis [L/TA] 肩甲下筋, = subscapularis [TA].
m. supinator [L/TA] 回外筋, = supinator [TA], supinator muscle [TA].
m. supraspinatus [L/TA] 棘上筋, = supraspinatus [TA].
m. suspensorius duodeni [L/TA] 十二指腸提筋, = suspensory muscle of duodenum [TA].
m. tarsalis inferior [L/TA] 下瞼板筋, = inferior tarsal muscle [TA].
m. tarsalis superior [L/TA] 上瞼板筋, = superior tarsal muscle [TA].
m. temporalis [L/TA] 側頭筋, = temporal muscle [TA], temporalis [TA].
m. temporoparietalis [L/TA] 側頭頭頂筋, = temporoparietalis [TA].
m. tensor fasciae latae [L/TA] 大腿筋膜張筋, = tensor of fascia lata [TA], tensor fasciae latae [TA].
m. tensor tympani [L/TA] 鼓膜張筋, = tensor tympani [TA].
m. tensor veli palatini [L/TA] 口蓋帆張筋, = tensor veli palatini [TA].
m. teres major [L/TA] 大円筋, = teres major [TA].
m. teres minor [L/TA] 小円筋, = teres minor [TA].

m. thyroarytenoideus [L/TA] 甲状披裂筋, = thyro-arytenoid [TA].
m. thyrohyoideus [L/TA] 甲状舌骨筋, = thyrohyoid [TA].
m. thyropharyngeus [L/TA] 甲状咽頭筋*, = thyropharyngeus [TA].
m. tibialis anterior [L/TA] 前脛骨筋, = tibialis anterior [TA].
m. tibialis posterior [L/TA] 後脛骨筋, = tibialis posterior [TA].
m. trachealis [L/TA] 気管筋, = trachealis [TA].
m. tragicus [L/TA] 耳珠筋, = tragicus [TA].
m. transversus abdominis [L/TA]腹横筋, = transverse abdominal [TA], transversus abdominis [TA].
m. transversus auriculae [L/TA] 耳介横筋, = transverse muscle of auricle [TA].
m. transversus linguae [L/TA] 横舌筋, = transverse muscle [TA].
m. transversus menti [L/TA] オトガイ横筋, = transversus menti [TA].
m. transversus nuchae [L/TA] 項横筋, = transversus nuchae [TA].
m. transversus perinei profundus (♂) [L/TA] 深会陰横筋, = deep transverse perineal muscle (♂) [TA].
m. transversus perinei superficialis [L/TA] 浅会陰横筋, = superficial transverse perineal muscle [TA].
m. transversus thoracis [L/TA] 胸横筋, = transversus thoracis [TA].
m. trapezius [L/TA] 僧帽筋, = trapezius [TA].
m. triangularis [L/TA] 三角筋, = triangular muscle [TA].
m. triceps [L/TA] 三頭筋, = three-headed muscle [TA].
m. triceps brachii [L/TA] 上腕三頭筋, = triceps brachii [TA].
m. triceps surae [L/TA] 下腿三頭筋, = triceps surae [TA].
m. trigoni vesicae profundus [L/TA] 深膀胱三角筋*, = deep trigone [TA].
m. trigoni vesicae superficialis [L/TA] 浅膀胱三角筋*, = superficial trigone [TA].
m. unipennatus [L/TA] 半羽状筋, = unipennate muscle [TA].
m. uvulae [L/TA] 口蓋垂筋, = musculus uvulae [TA].
m. vastus intermedius [L/TA] 中間広筋, = vastus intermedius [TA].
m. vastus lateralis [L/TA] 外側広筋, = vastus lateralis [TA].
m. vastus medialis [L/TA] 内側広筋, = vastus medialis [TA].
m. verticalis linguae [L/TA] 垂直舌筋, = vertical muscle [TA].
m. vesicoprostaticus (♂) [L/TA] 膀胱前立腺筋, = vesicoprostaticus (♂) [TA].
m. vesicovaginalis (♀) [L/TA] 膀胱腟筋, = vesicovaginalis (♀) [TA].
m. vocalis [L/TA] 声帯筋, = vocalis [TA].
m. zygomaticus major [L/TA] 大頬骨筋, = zygomaticus major [TA].
m. zygomaticus minor [L/TA] 小頬骨筋, = zygomaticus minor [TA].

Museux [mju:zǿ:] ミュゾー(フランスの産婦人科医).
M. forceps ミュゾー鉗子(子宮腟部を固定牽引するための器具).

mush bite (蜜ろう(蝋)でつくられた咬合模型).
mush·room [mʌ́ʃru:m] キノコ.
m. graft 成層穿痛角膜形成術.
m. grower's lung キノコ栽培者肺.
m. poisoning キノコ中毒(植物性自然毒による食中毒は毒キノコによるものが大部分を占め,ツキヨタケの lampterol が最も多い).
m. poisons キノコ毒.
m. worker's lung マッシュルーム(キノコ)作業者肺,キノコ栽培者肺.
music blindness 音楽盲.
music deafness 失音楽症〔医学〕,音痴,楽音聾.
music therapy 音楽療法〔医学〕.
musical agraphia 音譜失書症.
musical alexia 楽譜失読〔症〕.
musical aphasia 楽譜失語〔症〕, = tonophasia.
musical interval 音程.
musical murmur 音楽様雑音〔医学〕,楽音的雑音.
musical scale 音階〔医学〕.
musical sound 楽音〔医学〕.
musicians' cramp 音楽家痙攣.
mu·si·co·gen·ic [mjù:zikəʤénik] 音楽に原因する.
musicokinetic therapy 音楽運動療法.
mu·si·co·ma·nia [mjù:zikəméiniə] 音楽狂.
mu·si·co·ther·a·py [mjuzikəθérəpi] 音楽療法.
musk [mʌ́sk] ジャコウ〔麝香〕(ジャコウジカ *Moschus moschiferus* の包皮腺からの分泌物を乾燥したもので,以前ヒステリーの療法に用いられた).
m. ambrette 合成ジャコウ類.
Musken tonometer ムスケン張力計(アキレス腱の緊張性を測定する器械).
musk·rat [mʌ́skræt] ジャコウネズミ(特に野兎病に対する感受性が強い), = *Ondatra zibethicus*.
musky odor ジャコウ〔麝香〕香, = ambrosial odor.
mus·sel [mʌ́səl] イガイ〔貽貝〕, = *Mytilus edulis*.
m. poisoning イガイ〔貽貝〕中毒, = mytilotoxism.
Musset, Louis Charles Alfred de [mʌ́sət] ミュッセ(1810-1857,大動脈弁閉鎖不全症で死亡したフランスの詩人).
M. sign ミュッセ徴候(大動脈弁閉鎖不全のとき,心拍動に一致して頭部に躍動様運動が認められる徴候で,これは本症で死亡した詩人 Musset の名を Delpeuch が命名したもの). → de Musset sign.
M. syndrome ミュッセ徴候(大動脈弁閉鎖不全でみられる律動的な頭部の前後運動).
mus·si·ta·tion [mʌ̀sitéiʃən] 呟語(重症患者にみられる発音のない口唇の運動).
Mussy, François de [mʌ́si] ミュシー, = Guéneau de Mussy, Noël Francois Odon.
must [mʌ́st] 果実汁(発酵を起こす前のしぼり汁).
Mustard, William Thornton [mʌ́stə:rd] マスタード(1914-1987,カナダの胸部外科医).
M. operation マスタード手術(完全大血管転位症の根治手術), = Mustard procedure.
mus·tard [mʌ́stə:d] カラシ〔芥子〕(① *Brassica* 属植物. ②シロガラシまたはクロガラシの成熟果種子の乾燥物).
m. bath カラシ浴,カラシ湯.
m. flour カラシ粉(クロガラシとシロガラシとを混ぜた粉).
m. gas マスタードガス ㊗ 2,2′-dichlorodiethyl sulfide $S=(CH_2CH_2Cl)_2$ (V. Meyer により1886年にその毒作用が発見された戦争用毒ガスで,悪性腫瘍には有効であるが毒性が強い. 分子中のSをNで置換したナイトロジェンマスタードが現在癌の治療に用いられている), = sulfur mustard, yperit.
m. oil カラシ油(クロガラシ *Brassica nigra* から

得られる揮発油で，主として allyl isothiocyanate を含む），= oleum sinapis volatile.
m. paper カラシ紙，= Char ta sinapis.
m. plaster カラシ硬膏，カラシ泥，= emplastrum sinapis.
m. poultice カラシ〔泥〕湿布.
m. seed oil カラシ油（芥子油）.
Mus·te·la [mʌ́stələ] イタチ［鼬鼠］属（哺乳綱，食肉目，裂脚亜目，イタチ科，イタチ亜科の一属）.
M. lutreola イタチ，= European mink.
M. nivalis コエゾイタチ，= least weasel.
M. putorius ケナガイタチ，= European polecat.
M. sibirica シベリアイタチ，= Siberian weasel.
M. vision ミンク，= American mink.
Mus·te·li·dae [mʌstélidi:] イタチ［鼬鼠］科（哺乳綱，食肉目，裂脚亜目の一科）.
mutabile-type mutation ムタビール〔型〕変異（ガラクトースオペロンの gal E 遺伝子の変異によるもの）.
mu·ta·bil·i·ty [mjù:təbíliti] 易変性，可変性［医学］，〔突然〕変異性［医学］.
mu·ta·ble [mjú:təbl] 可変性の［医学］.
m. gene 易変遺伝子［医学］.
mu·ta·cism [mjú:təsizəm] ① 発音困難〔症〕，= mytacism. ② 黙音発音異常（黙音を異常に発音すること）.
mu·ta·gen [mjú:təʤən] 〔突然〕変異原［医学］，変異誘発物質（因子）（突然変異を起こす原因因子．例えば放射性物質，X 線，ある種の化学物質など）. 形 mutagenic.
mu·ta·gen·e·sis [mjù:təʤénisis] 〔突然〕変異生成，突然変異誘発〔性〕［医学］（個体の子孫に遺伝するような形質変化で，自然状態あるいは人為的に起こる遺伝子上の変異）.
mu·ta·gen·ic [mjù:təʤénik] 突然変異誘発性の（突然変異率を自然突然変異率よりも有意に高める能力をもつ）.
m. agent 〔突然〕変異誘発物質（要因，因子）［医学］.
m. xenogenization 変異化［医学］，= mutagenization.
mu·ta·ge·nic·i·ty [mjù:təʤənísiti] 変異原性.
m. test 変異原性試験［医学］，= mutation test.
mu·ta·gen·i·za·tion [mjù:təʤənizéiʃən] 変異化［医学］.
mu·ta·nase [mjú:təneis] ミュータン分解酵素［医学］.
mutans streptococcus ミュータンスレンサ球菌（虫歯の原因菌の一つとして注目されている）.
mu·tant [mjú:tənt] 突然変異体［医学］，突然変異菌（株）.
m. allel(e) 〔突然〕変異遺伝子［医学］.
m. frequency 〔突然〕変異体頻度［医学］.
m. gene 突然変異遺伝子［医学］.
m. species 突然変異種［医学］.
m. virus 変異ウイルス.
mu·ta·ro·tase [mjù:təróuteis] ムタロターゼ（アルドース 1-エピメラーゼ．アルドース類の α と β 型との間の相互変換反応を触媒する酵素）.
mu·ta·ro·ta·tion [mjù:təroutéiʃən] 変旋光［医学］（糖類などの旋光性物質が，時間の経過に伴なって，その比旋光度を変えることをいう），= birotation, multirotation, tautorotation.
mu·tase [mjú:teis] ムターゼ（分子内基の転位反応を触媒する酵素の総称）.
mu·ta·tion [mju:téiʃən] ① 変異，突然変異［医学］（生物体においてなんらかの内部的原因により遺伝子に変化が起こり，これにより親とは形質の変わったものが生まれる現象）．② こえがわり（更声，変声）. 形 mutational.
m. breeding 〔突然〕変異育種［医学］.
m. curve 変異曲線［医学］.
m. frequency 〔突然〕変異頻度［医学］（突然変異率．ある集団における突然変異体の頻度），= mutation rate.
m. genetics 変異遺伝学.
m. pressure 〔突然〕変異圧［医学］.
m. rate 突然変異率［医学］.
m. test 変異原性試験（変異原性が疑われる化学物質や混合物が細胞内遺伝子に突然変異を誘発するかどうかを調べる方法で，Ames test などがある），= mutagenicity test.
mu·ta·tion·al [mju:téiʃənəl] 変異性の.
m. load 〔突然〕変異荷重［医学］.
m. site 〔突然〕変異点［医学］.
mu·ta·tor (gene) [mjúteitər] ミューテーター遺伝子，〔突然〕変異誘発遺伝子［医学］（ほかの遺伝子の突然変異率を高める作用をもつ遺伝子．複製時に誤りを起こしやすい DNA ポリメラーゼの合成を支配している）.
mute [mjú:t] ① 唖者．② 黙否.
m. mitral stenosis 無症状性僧帽弁狭窄〔症〕［医学］，無雑音性僧帽弁狭窄症［医学］.
mu·tein [mjú:ti:n] ムテイン（突然変異の結果生じたタンパク質の名称）.
mu·ti·lans [mjú:tilәns] 断節性.
mutilated hand 重度損傷手.
mu·ti·lat·ing [mjú:tileitiŋ] 断節〔性〕の［医学］.
m. keratoderma 断指趾型先天性掌蹠角化症.
m. leprosy 切断らい［医学］.
mu·ti·la·tion [mjù:tiléiʃən] 離断，断節（身体の部分をばらばらに切裂すること）.
m. of corpse 死体損壊［医学］.
mu·tism [mjú:tizəm] ① 無言〔症〕［医学］，緘黙症．② 唖，= dumbness.
mu·ton [mjú:tən] ① 突然変異単位，ミュートン（遺伝子突然変異の最小単位．ときには 1 塩基の欠落，付加，置換などの最小変異が一つの突然変異を引き起こす）．② 遺伝子［医学］.
mut·ter·ing [mʌ́təriŋ] 囁言，囁声語.
m. delirium チフス性せん（譫）語，= typhomania.
mutton suet ヒツジ脂，= prepared suet.
mutton tallow 羊脂［医学］.
mu·tu·al [mjú:ʧuəl] 相互の［医学］.
m. calibration 相互較正.
m. exchange 相互交換，= interchange.
m. exclusion 相互排除［医学］.
m. gene exclusion 遺伝子の相互排除.
m. insurance 相互保険［医学］.
m. translocation 相互転座［医学］.
mu·tu·al·ism [mjú:ʧuəlizəm] 共生，相利共生，共存，= symbiosis.
mu·tu·al·ist [mjú:ʧuəlist] 相利共生動物.
muz·zle [mʌ́zl] 鼻鏡部，鼻面はなづら，= snout.
Muzzy but·ton [mʌ́zi bʌ́tən] マッジーボタン，マッジー点（側胸骨線と第10肋骨との交差点で，微痛があれば横隔膜胸膜側の炎症を示唆する）.
MV ① medicus veterinarius 獣医の略．② microvibration マイクロバイブレーションの略．③ minute volume 分時換気量の略.
mV millivolt ミリボルトの記号.
mVCF mean velocity of circumferentical fiber shortening 平均内周収縮速度の略.
MVD microvascular decompression 微小血管減圧術の略.
MVOS mixed venous oxygen saturation 混合静脈血酸素飽和度の略.
MVV maximum voluntary ventilation 最大換気量の

略.

MW molecular weight 分子量の略.

MWSC multiwire spark chamber 多線式放電箱の略.

my mayer メイヤーの記号.

my·al·gia ［maiǽlʤiə］ 筋肉痛［医学］, 筋痛症（筋肉リウマチ）. 形 myalgic.

m. thermica 熱性痙攣, = heat cramps.

myalgic asthenia 筋痛性無力症.

my·a·sis ［maiéisis］ ハエウジ症, ハエ幼虫症, = myiasis.

my·as·ta·sia ［màiəstéiziə］ 筋不動症［医学］, 筋失調症（運動緩慢, 筋固縮, 顔面無表情, 寡言, 不活発, 精神遅鈍を特徴とする状態で, おそらく線条体の機能不全に基づく錐体外路性症候群. Strümpell）.

my·as·the·nia ［màiəsθíːniə］ 筋無力〔症〕［医学］. 形 myasthenic.

m. angiosclerotica 動脈硬化性筋無力症（間欠性は（跛）行）, = intermittent limping.

m. cardiovascularis 血管筋無力症.

m. gastrica 胃筋無力症.

m. gravis (MG) 重症筋無力症［医学］（神経筋接合部の興奮伝達ブロックにより, 筋の脱力, 易疲労性が生じる疾患. 自己免疫疾患とされる）.

m. gravis pseudoparalytica 偽麻痺性重症性筋無力症（随意筋の異常無力症で, 刺激による攣縮性が減退するが, 感覚異常または萎縮は起こらない. 主として顔面筋を侵す）, = myasthenic bulbar palsy.

m. gravis syndrome 重症性筋無力症症候群, = Erb syndrome.

m. laryngis 喉頭筋無力症.

m. ocularis 眼筋無力症［医学］.

my·as·then·ic ［màiəsθénik］〔筋〕無力症の, 筋無力性の.

m. bulbar palsy 無力性球麻痺, = myasthenia gravis pseudoparalytica.

m. crisis 筋無力症クリーゼ［医学］.

m. facies 筋無力症性顔ぼう（貌）（重症筋無力症に特徴的な顔貌で, 顔面筋の筋力低下により眼瞼や口角が下垂した無力的な顔貌）.

m. ptosis 〔筋〕無力性下垂症.

m. reaction 筋無力性反応［医学］（電気刺激を同一筋に持続的に加えると, だんだんと反応が減弱し, 最終的には反応が消失する）.

m. syndrome 筋無力症候群.

my·a·to·nia ［màiətóuniə］ 筋無力症, 筋無緊張症［医学］, = amyotonia.

m. congenita 先天性筋無力症（乳児にみられる先天疾患で, 脊髄神経分布筋のみが侵される）, = Oppenheim disease.

my·at·o·ny ［maiǽtəni］ 筋無力症, = myatonia.

my·at·ro·phy ［maiǽtrəfi］ 筋萎縮［医学］.

my·au·ton·o·my ［màiɔːtɑ́nəmi］ （刺激による筋攣縮が大きくかつ遅延するため, その刺激とは別個に攣縮をしているもののように思われる状態）.

myc– ［mik］ 真菌との関係を表す接頭語.

myc gene ミック遺伝子（トリの骨髄細胞腫から分離されたレトロウイルス MC29 骨髄球症ウイルスのゲノムに含まれる癌遺伝子）.

my·ce·li·al ［maisíːliəl］ ① ラセン糸. ② 核糸［医学］. ③ 菌糸の［医学］.

m. form 菌糸型［医学］.

m. phase 菌糸相［医学］.

m. threads 菌糸［医学］, = hyphae of mycelium.

m. type 菌糸型［医学］.

my·ce·li·oid ［maisíːliɔid］ 菌糸状の（細菌の培養の外観についていう）.

my·ce·li·um ［maisíːliəm］ 菌糸体［医学］（菌類の栄養体で菌糸 hyphae からなるもの）. 複 mycelia. 形 mycelial, mycelian.

mycet– ［maisit］ 真菌との関係を表す接頭語.

my·cete ［máisiːt］ 真菌, = fungus.

my·ce·the·mia ［màisəθíːmiə］ 真菌血症.

my·ce·tism ［máisitizəm］ キノコ中毒, = muscarinism, mycetismus.

my·ce·to·cyte ［maisíːtəsait］ 菌細胞［医学］.

my·ce·to·gen·ic ［màisiːtəʤénik］ 真菌による, = mycetogenous.

my·ce·tol·o·gy ［màisitɑ́ləʤi］ 菌学, 糸状菌学.

my·ce·to·ma ［màisitóumə］ 菌腫［医学］, 足菌腫（主として足に発生する放線菌, 真菌の感染による慢性疾患で, 皮膚および皮下組織に結節を生じ, 後に潰瘍となり顆粒とともに赤黒白色の漿液血液性滲出物を分泌し, 肉芽および線維形成を伴う）, = Madura foot, maduromycosis, mycetoma madurae, m. pedis.

m. pedis 足菌腫, = mycetoma.

my·cid ［máisid］ 糸状菌疹（皮膚糸状菌による続発性皮疹）, = dermatophytid.

myco– ［maikou, –kə］ 真菌との関係を表す接頭語.

my·co·ag·glu·ti·nin ［màikouæglúːtinin］ 真菌凝集素.

my·co·an·gi·o·neu·ro·sis ［màikouænʤiounjuː-róusis］ 粘液性血管神経症（粘液の分泌が過剰に起こり, 粘液性結腸炎を伴う神経症）.

my·co·bac·te·ria ［màikoubæktíːriə］ マイコバクテリア, 抗酸菌［医学］.

My·co·bac·te·ri·a·ce·ae ［màikoubæktìːriéisiː］ マイコバクテリア科（放線菌目, コリネバクテリウム亜目の一科で, マイコバクテリウム属 *Mycobacterium* は主要な病原菌属）.

my·co·bac·te·ri·o·phage ［màikoubæktíːriəfeiʤ］ マイコバクテリオファージ（マイコバクテリウムに感染しうるファージ）.

my·co·bac·te·ri·o·sis ［màikəbæktiːrióusis］ マイコバクテリア症, 抗酸菌症.

m. balnearea 沐浴性マイコバクテリア症.

My·co·bac·te·ri·um ［màikoubæktíːriəm］ マイコバクテリウム属, 抗酸菌属（好気性のグラム陽性桿菌）.

M. africanum アフリカ型結核菌.

M. avium マイコバクテリウム・アビウム（肺結核様の疾患を引き起こす. 亜種 *avium*, *paratuberculosis*, *silvaticum* に分けられ, また *M. intracellulare* など性状の類似した菌種をまとめ *M. avium* complex を構成する）.

M. bovis ウシ型結核菌.

M. haemophilum マイコバクテリウム・ヘモフィルム（皮膚に肉芽腫を起こす）.

M. intracellulare マイコバクテリウム・イントラセルラーレ（肺結核様の疾患を引き起こす）.

M. kansasii マイコバクテリウム・カンサシイ（肺結核様の疾患を引き起こす）.

M. leprae 癩（らい）菌（ハンセン病の原因となる）, = leprosy bacillus.

M. lepraemurium 鼠癩（らい）菌, = rat leprosy bacillus.

M. marinum マイコバクテリウム・マリヌム（皮膚に肉芽腫や潰瘍を起こす. 海水魚から分離された）.

M. microti ネズミ型結核菌.

M. phlei マイコバクテリア・フレイ（オオアワガエリ *Phleum pratense* の葉に寄生し, 家畜が摂取するためその腸管内に証明され, 牛乳, バターの中にも現れ, 動物に注射すると結核類似の結節をつくる）, = timothy hay bacillus.

M. smegmatis 恥垢菌（Lustgarten により1884年に発見されたもの）.

M. tuberculosis 結核菌（結核の原因となる）.

***M. tuberculosis* complex** 結核菌群（*M. tuberculosis*, *M. microti*, *M. bovis*, *M. africanum* などを含む）.
M. ulcerans マイコバクテリウム・ウルセランス（皮膚に潰瘍を起こす）.
my·co·bac·tin ［màikəbǽktin］ マイコバクチン（*Mycobacterium phlei* から分離された物質で，*Mycobacterium avium* subsp. *paratuberculosis* の成長因子）.
mycocardial damage 心筋障害.
mycocardial depressant 心筋収縮抑制剤.
mycocardial necrosis 心筋壊死.
mycocardial oxygen consumption 心筋酸素消費量.
my·co·ci·din ［màikousáidin］ マイコサイジン（Gerber と Gross により1945年に発見され，コウジカビから得た抗生物質で，試験管内では結核菌に対し有効）.
my·co·cyte ［máikəsait］ 粘液細胞，= mucous cell.
my·co·der·ma ［màikoudə́:mə］ 粘膜，= mucous membrane.
my·co·der·ma·ti·tis ［màikoudə̀:mətáitis］ 粘膜炎.
my·co·der·moid ［màikoudə́:mɔid］ 菌状皮様腫.
my·co·der·mo·my·co·sis ［màikoudə̀:moumaikóusis］ カンジダ症，= candidiasis.
my·co·dex·tran ［màikədékstrən］ = glucan.
my·co·fi·bro·ma ［màikoufaibróumə］ 菌状線維腫，= mycodesmoid.
my·co·ga·lac·tan ［màikougəlǽktən］ マイコガラクタン（マイコデキストランのようなもの）.
my·co·gas·tri·tis ［màikougæstráitis］ 真菌性胃炎，胃粘膜炎.
my·co·h(a)e·mia ［màikouhí:miə］ 真菌血症.
my·coid ［máikɔid］ 菌様の，= fungoid.
my·coi·nes ［maikɔ́ini:z］ マイコイン群（*Aspergillus*, *Fusarium*, *Cephalosporium*, *Microsporum*, *Epidermophyton* などに存在する抗生物質群で，Vonkennel らにより1943年に記載された）.
my·col·o·gist ［maikáləʤist］ 真菌学専門家.
my·col·o·gy ［maikáləʤi］ 〔真〕菌学［医学］，= mycologia［L］.
my·co·myr·in·gi·tis ［màikoumìrinʤáitis］ 鼓膜真菌症，鼓膜真菌炎，= myringomycosis.
my·co·phage ［máikəfeiʤ］ カビ溶解性ウイルス.
My·co·pla·na ［màikoupléinə］ マイコプラナ属（幼若菌は分枝状，染色標本では帯状を呈する．フェノール類の芳香物を利用して繁殖する．ゼラチンを液化しない *M. dimorpha* と液化する *M. bullata* などを含む）.
My·co·plas·ma ［máikəplæzmə］ マイコプラズマ属（マイコプラズマの一種）.
M. fermentans マイコプラズマ・フェルメンタンス（エイズとの関連性が示唆されている）.
M. haemocanis マイコプラズマ・ヘモカニス（イヌに溶血性貧血を起こす．旧名 *Haemobartonella canis*）.
M. haemofelis マイコプラズマ・ヘモフェリス（ネコに伝染性の溶血性貧血を起こす．旧名 *Haemobartonella felis*）.
M. mycoides* subsp. *mycoides 牛肺疫菌（ウシの肺疫から分離したマイコプラズマで，ウシや水牛に肺炎，胸膜炎を起こす）.
M. penetrans マイコプラズマ・ペネトランス（エイズとの関連性が示唆されている）.
M. pneumoniae マイコプラズマ・ニューモニエ，肺炎マイコプラズマ（原発性異型肺炎の原因となる）.
my·co·plas·ma ［máikəplæzmə］ マイコプラズマ（最も小さい原核生物で，細胞壁をもたず多形性を示すグラム陰性細菌．マイコプラズマ属をはじめとした類似の形態，性状をもつ細菌の総称．狭義にはマイコプラズマ属を指す）.
m.-like organism (MLO) マイコプラズマ様微生物（植物病原細菌として1967年わが国で発見された）. → *Phytoplasma*.
m. pneumonia マイコプラズマ肺炎［医学］（*Mycoplasma pneumoniae* による肺炎で，市中肺炎の15～20％を占める．経気道感染）.
My·co·plas·ma·ta·ce·ae ［màikəplæ̀zmətéisii:］ マイコプラズマ科.
My·co·plas·ma·ta·les ［màikəplæ̀zmətéili:z］ マイコプラズマ目.
mycoplastic sarcoma 粘液形成肉腫.
my·co·pre·cip·i·tin ［màikouprisípitin］ 真菌沈降素.
my·co·pro·tein ［màikouprouti:n］ 菌〔体〕タンパク質（体内で分解すると細菌と同一の作用を示す）.
my·co·pro·tein·a·tion ［màikoupròuti:néiʃən］ 菌細胞タンパク質接種，= mycoproteinization.
my·co·pus ［máikəpəs］ 粘液膿，= mucopus.
my·cor·rhi·za ［màikɔ:ráizə］ 菌根（植物の根と菌との共生）.
m. plants 菌根植物.
my·cose ［máikous］ マイコース $C_{12}H_{22}O_{11}$・$2H_2O$（バッカクおよびトレハラマンナから得られる糖），= trehalose.
my·co·sis ［maikóusis］ 糸状菌病，真菌症［医学］（浅在性または深在性の２型がある）. 形 mycotic.
m. cell 真菌症細胞［医学］，息肉症細胞.
m. cutis chronica 慢性皮膚真菌症. 複 mycoses.
m. favosa 黄癬，= favus.
m. fungoides 菌状息肉症［医学］（顔面，頭蓋または胸部に赤色結節を発生し，浸潤および潰瘍を起こし，慢性の不良経過をとる），= granuloma fungoides.
m. fungoides d'emblee 電撃性キノコ状息肉症.
m. intestinalis 腸炭疽（炭疽の腸型）.
m. leptothrica 咽喉炎，= leptothrix buccalis.
m. of brain 脳真菌症.
my·cos·ta·sis ［maikástəsis］ 糸状菌発育抑制. 形 mycostatic.
my·co·stat ［máikəstæt］ 真菌発育阻止薬（因子）.
my·cos·ter·ol ［maikástərɔ:l］ 真菌ステロール，= zymosterol.
my·cot·ic ［maikátik］ 真菌〔性〕の，糸状菌〔性〕の.
m. aneurysm 細菌性動脈瘤（血管内で真菌が増殖してできた動脈瘤），= bacterial aneurysm.
m. dermatitis 真菌性皮膚炎.
m. disease 真菌症，真菌感染症（真菌 fungus の感染によってひき起こされる疾患），= fungal infection, mycosis.
m. dys(h)idrosis 糸状菌性汗疱，= trichophytia pompholyciformis.
m. edema 真菌性浮腫.
m. endocarditis 真菌性心内膜炎.
m. endophthalmitis 真菌性眼内炎.
m. infection 真菌感染症.
m. keratitis 真菌性角膜炎［医学］，糸状菌性角膜炎.
m. lung infection 肺真菌感染〔症〕［医学］.
m. paronychia 真菌性爪囲炎（*Candida albicans* の感染による爪囲の炎症）.
m. pneumonia 真菌性肺炎［医学］.
m. skin infection 真菌性皮膚感染〔症〕［医学］.
m. stomatitis 真菌性口内炎［医学］，口腔カンジダ症，= thrush.
m. tonsillitis 糸状菌性扁桃炎.
m. ulcer 糸状菌性潰瘍.
m. vaginitis 真菌性腟炎［医学］.
my·co·ti·co·pep·tic ［màikoutìkəpéptik］ 真菌消

化性の.
my·co·tox·i·co·sis [màikoutàksikóusis] カビ〔中〕毒症，マイコトキシン〔中毒〕症，真菌中毒症 [医学].
my·co·tox·in [màikətáksin] カビ毒，マイコトキシン.
my·co·tox·i·na·tion [màikoutàksinéiʃən] 真菌ワクチン接種，= mycotoxinization.
myc·ter [míktər] 鼻腔，鼻孔. 形 mycteric.
myc·ter·o·pho·nia [mìktəroufóuniə] 鼻声.
myc·ter·o·xe·ro·sis [mìktərouziróusis] 鼻腔乾燥症.
my·da·le·ine [maidéili:in] ミダレイン（腐敗した臓器に存在するプトマイン）.
my·da·tox·ine [màidətáksin] ミダトキシン $C_6H_{13}NO_2$（腐敗した肉にある猛毒性プトマイン）.
my·dri·a·sis [midráiəsis] 散瞳〔症〕[医学]. 形 mydriatic.
my·dri·at·ic [mìdriǽtik] ① 散瞳薬，= mydriatica. ② 散瞳の [医学].
m. agent 散瞳薬 [医学].
m. rigidity ① 瞳孔強直 [医学]（ウェストファール瞳孔反応），= Westphal pupillary reflex. ② 緊張性瞳孔 [医学].
myd·ri·at·i·ca [mìdriǽitikə] 散瞳薬，= mydriatic.
my·ec·to·my [maiéktəmi] 部分的筋切除術，筋切除 [医学].
my·ec·to·py [maiéktəpi] 筋転位，= myectopia.
myel– [maiəl] 脊髄または骨髄との関係を表す接頭語，= myelo–.
my·el [máiəl] 脊髄.
my·el·a·ceph·a·lus [màiələséfələs] 無脳脊髄奇形.
my·e·lae·mia [màiəlí:miə] 骨髄球増加症，= myelemia.
my·el·al·gia [màiəlǽlʤiə] 脊髄痛.
my·el·an·a·lo·sis [màiəlænəlóusis] 脊髄癆，= tabes dorsalis.
my·el·ap·o·plex·y [màiəlǽpəpleksi] 脊髄内出血.
my·el·as·the·nia [màiəlæsθí:niə] 脊髄性神経症.
my·el·a·te·lia [màiələtí:liə] 脊髄発育不全.
my·el·at·ro·phy [màiəlǽtrəfi] 脊髄萎縮.
my·el·auxe [màiəlɔ́:ksi] 脊髄の病的肥大.
my·el·e·mia [màiəlí:miə] 骨髄性白血病，骨髄球増加症，= myelaemia.
my·el·en·ceph·a·li·tis [màiəlensèfəláitis] 脳脊髄炎.
my·el·en·ceph·a·lon [màiəlenséfələn] [L/TA] ① 髄脳（胎児終脳の最下部で，延髄に発達する部分をいう），= myelencephalon [TA]. ② 脊髄軸. 形 myelencephalic.
my·el·e·ter·o·sis [màiəli:təróusis] 脊髄病変.
my·el·ic [maiélik] 脊髄の.
my·e·lin [máiəlin] 髄索，ミエリン（髄鞘の主成分で，半液状，強屈光性の類脂肪質. 脳中に存在する），= monoamino monophosphatide. 形 myelinic.
m. basic protein (**MBP**) ミエリン塩基性タンパク質（実験的アレルギー性脳脊髄炎をひき起こす原因抗原で，ミエリンに局在する）.
m. body ミエリン〔小〕体 [医学].
m. degeneration ミエリン変性 [医学].
m. droplet ミエリン滴 [医学].
m. figure ミエリン像 [医学]，髄鞘様小体（髄鞘とは無関係），= myelin body.
m. globule ミエリン球（脂肪球に類似の形態をもつ喀痰中にあるもの）.
m. kidney ミエリン腎（表面がミエリンの浸潤により白色の顆粒状または線状様の沈着を示すもの）.
m. protein ミエリンタンパク.
m. protein A1 ミエリンタンパク A1.
m. sheath ミエリン鞘，ミエリン層板，髄鞘.
my·e·li·nat·ed [máiəlineitid] 有髄の，= medullated.
m. fiber 有髄神経線維.
m. nerve 有髄神経.
m. nerve fiber 有髄〔神経〕線維 [医学].
my·e·li·na·tion [màiəlinéiʃən] 髄鞘形成，= myelinization.
myelinic degeneration ミエリン変性（細胞内にミエリン，レシチンなどが沈積する），= myelin degeneration.
myelinic neuroma 有髄神経腫.
my·e·lin·i·za·tion [màiəlinizéiʃən] 髄鞘形成，髄鞘化，有髄化，= myelination.
my·e·li·noc·la·sis [màiəlináklәsis] 髄鞘脱落，脱髄，= demyelination.
my·e·lin·o·gen·e·sis [màiəlìnəʤénisis] 髄鞘形成化，= myelinization.
my·e·li·nog·e·ny [màiəlináʤəni] 神経線維髄鞘発生.
my·e·li·nol·y·sin [màiəlinálisin]（髄鞘を崩壊させる物質で，多発性硬化症患者の血清中に存在する）.
my·e·li·nol·y·sis [màiəlinálisis] 髄鞘溶解，髄鞘崩壊 [医学].
my·e·li·no·ma [màiəlinóumə] 髄鞘腫（Schwann 白質の腫瘍）.
my·e·li·nop·a·thy [maiəlinápəθi] 髄鞘障害，髄鞘疾患.
my·e·li·no·sis [màiəlinóusis] ミエリノーシス（ミエリン形成を伴う一種の脂肪変性）.
my·e·li·tis [màiəláitis] 脊髄炎 [医学]. 形 myelitic.
myelo– [maiəlou, –lə] 脊髄または骨髄との関係を表す接頭語，= myel–.
my·e·lo·ar·chi·tec·ton·ic [màiəlouà:kitektánik] 髄構築，髄鞘構築 [医学].
my·e·lo·blast [máiələblæst] ① 骨髄芽球. ②筋原細胞（筋節を構成する細胞の一つで，筋組織に発育するもの）. 形 myeloblastic.
my·e·lo·blas·ta·non [màiəloublǽstənən] 酵母菌.
my·e·lo·blas·te·mia [màiəloublæstí:miə] 骨髄芽球血症.
myeloblastic leukemia 骨髄芽球性白血病 [医学].
my·e·lo·blas·to·ma [màiəloublæstóumə] 骨髄芽球腫 [医学].
my·e·lo·blas·to·ma·to·sis [màiəloublæstoumətóusis] 骨髄芽球腫症 [医学].
my·e·lo·blas·to·sis [màiəloublæstóusis] 骨髄芽球症（骨髄性白血病でみられる）.
my·e·lo·bra·chi·um [màiəloubréikiəm] 小脳の下脚，= restibrachium.
my·e·lo·cele [máiələsi:l] 脊髄嚢瘤，脊髄瘤 [医学].
my·e·lo·cen·te·sis [màiəlousentí:sis] 脊髄穿刺.
my·e·lo·clast [máiələklæst] 髄鞘破壊細胞.
my·e·lo·cone [máiələkoun] 脳脂肪質.
my·e·lo·crit [máiələkrit] 骨髄液比量計（管）[医学]，ミエロクリット（骨髄穿刺液に抗凝固剤を混ぜたものを遠心沈殿すると，上層の脂肪層と中層の血漿と，下層の血球層とに分離される．そのそれぞれの量を百分率で読むために用いる小遠心管）.
my·e·lo·cyst [máiələsist] 脊髄嚢腫，脊髄嚢胞 [医学].
my·e·lo·cys·tic [màiələsístik] 脊髄嚢胞の.
my·e·lo·cys·to·cele [màiələsístəsi:l] 脊髄嚢瘤 [医学]，脊髄嚢ヘルニア，= syringomyelocele.
my·e·lo·cys·to·me·nin·go·cele [màiəlousìstəminíŋgəsi:l] 脊髄嚢髄膜瘤 [医学]，脊髄嚢髄膜ヘルニア.

my·e·lo·cyte [máiələsait] 骨髄球，ミエロサイト（骨髄性白血球の幼若型で，原形質は特異顆粒で充満されて完全な成熟を示すが，核は円形または卵円形）．形 myelocytic.
m. A（原形質の特異顆粒 10 個以下をもつもの），= leukoblast.
m. B（塩基性原形質と特異顆粒が約平等にあるもの），= promyelocyte.
m. C（原形質の特異顆粒が完全に発生したもの）．
my·e·lo·cy·the·mia [màiəlousaiθíːmiə] 骨髄球血症．
myelocytic crisis 骨髄球分利〔医学〕．
myelocytic leukemia 骨髄性白血病〔医学〕．
my·e·lo·cy·to·ma [màiəlousaitóumə] 骨髄球腫，骨髄細胞腫．
my·e·lo·cy·to·ma·to·sis [màiəlousaìtoumətóusis] 骨髄球腫症．
my·e·lo·cy·to·sis [màiəlousaitóusis] 骨髄球増加〔症〕〔医学〕．
my·e·lo·di·as·ta·sis [màiəloudaiǽstəsis] 脊髄崩壊．
my·e·lo·dys·pla·sia [màiəloudispléiziə] 脊髄形成異常〔症〕〔医学〕．
myelodysplastic syndrome (**MDS**) 骨髄異形成症候群（骨髄での血球形成異常により起こる一群の疾患で，汎血球減少があるが骨髄は低形成ではなく血球の形態異常が強い．骨髄細胞の染色体異常が多く，難治で白血病への移行もしばしばみられる），= preleukemia.
my·e·lo·en·ceph·a·li·tis [màiəlouènsefəláitis] 脊髄脳炎．
my·e·lo·fi·bro·sis [màiəloufaibróusis] 骨髄線維症〔医学〕．
my·e·lo·gang·li·tis [màiəlougæŋgláitis] 脊髄神経節炎．
my·e·lo·gen·e·sis [màiələʤénisis] ① 骨髄発生．② 脳脊髄発生．③ ミエリン形成（神経細胞の軸索の周囲にミエリンが形成されること）．形 myelogenetic.
myelogenetic law 髄鞘発生の法則，= Flechsig law.
my·e·lo·gen·ic [màiələʤénik] 骨髄性の，= myelogenous.
m. sarcoma 骨髄〔原〕性肉腫．
my·e·log·e·nous [màiəláʤənəs] 骨髄性の，= myelogenic.
m. leukemia 骨髄性白血病〔医学〕（骨髄系白血球細胞由来の白血病）．
m. osteosarcoma 骨髄性骨肉腫〔医学〕．
my·e·log·e·ny [màiəláʤəni] 骨髄発生．形 myelogonic.
my·e·lo·gone [máiələgoun] 骨髄芽細胞，= myelogonium.
my·e·lo·gram [máiələgræm] ① 骨髄像（骨髄血の有核細胞の百分率表）．② 脊髄〔X 線〕造影像〔医学〕．
my·e·lo·graph·ic cis·tern·og·ra·phy [maiələgrǽfik sistəːnágrəfi] 槽造影（撮影）法．
my·e·log·ra·phy [màiəlágrəfi] 脊髄造影法，脊髄腔造影（撮影）〔医学〕．
my·e·loid [máiəlɔid] ① 骨髄性の．② 脊髄の．③ 骨髄球様の．
m. body ミエロイド体〔医学〕．
m. cell 骨髄〔性〕細胞〔医学〕．
m. cell series 骨髄〔性〕細胞系〔医学〕．
m. leukemia 骨髄性白血病〔医学〕，= myelogenous leukemia.
m. metaplasia 骨髄様異形成（化生）〔医学〕，骨髄化生，= extramedullary hematopoiesis.
m. sarcoma 骨髄様肉腫（巨大細胞および紡錘形細胞を含む肉腫）．
m. stem cell 骨髄系幹細胞．
m. tissue 骨髄様組織（特に赤色骨髄 red marrow をいう）．
my·e·loi·din [màiəlɔ́idin] ミエロイジン（網膜色素細胞に存在するミエリン様物質）．
my·e·loi·do·sis [màiəlɔidóusis] 骨髄組織の過形成．
my·e·lo·li·po·ma [màiəloulaipóumə] 骨髄脂肪腫，髄質脂肪腫．
my·e·lo·lym·phan·gi·o·ma [màiəloulimfæ̀nʤióuma] 象皮病，= elephantiasis.
my·e·lo·lymph·o·cyte [màiəloulímfəsait] 骨髄性リンパ球（骨髄で形成される小リンパ球様細胞）．
my·e·lol·y·sis [màiəlálisis] ミエリン崩壊．
my·e·lo·ma [màiəlóumə] 骨髄腫〔医学〕，ミエローマ（形質細胞に似た骨髄腫細胞の増殖からなる腫瘍）．
m.-associated amyloidosis 多発性骨髄腫アミロイドーシス（多発性骨髄腫患者において，免疫グロブリンが原因となって生じるアミロイドーシス）．
m. cast 骨髄腫円柱〔医学〕，ミエローマ円柱〔医学〕．
m. cast nephropathy 骨髄腫円柱腎症〔医学〕．
m. cells 骨髄腫細胞〔医学〕（M成分を産生する腫瘍性形質細胞）．
m. globulin 骨髄腫グロブリン〔医学〕．
m. kidney 骨髄腫腎〔医学〕．
m. protein 骨髄腫タンパク〔質〕（骨髄腫の腫瘍性形質細胞によりつくられるタンパクで，モノクローナルなパラプロテインである）．
my·e·lo·ma·la·cia [màiələməléiʃiə] 脊髄軟化〔症〕〔医学〕．
my·e·lom·a·toid [màiəlámətɔid] 骨髄腫様の．
my·e·lo·ma·to·sis [màiəloumətóusis] 骨髄腫症〔医学〕．
my·e·lo·me·nia [màiəloumíːniə] ミエロメニア（脊髄内への月経性出血）．
my·e·lo·men·in·gi·tis [màiəloumèninʤáitis] 脊髄髄膜炎〔医学〕．
my·e·lo·me·nin·go·cele [màiəlouminíŋgəsiːl] 脊髄髄膜瘤〔医学〕．
my·e·lo·mere [máiələmiər] 髄節，神経節．
my·e·lo·mon·o·cyte [màiəloumánəsait] 骨髄性単球．
myelomonocytic leukemia 骨髄単球性白血病〔医学〕(Naegeli).
my·e·lo·my·ces [màiəloumáisiːz] 髄様癌，脳質様腫瘍，= encephaloid cancer.
my·e·lon [máiəlɑn] 脊髄．形 myelonic.
my·e·lo·neu·ri·tis [màiəlounjuːráitis] 脊髄神経炎．
my·e·lo·neu·rop·a·thy [màiəlounjurápəθi] 脊髄ニューロパチー（神経症）〔医学〕．
myelo-oxydase reaction 安定オキシダーゼ反応 (Graeff).
my·e·lo·pa·ral·y·sis [màiəloupərǽlisis] 脊髄麻痺〔医学〕．
my·e·lo·path·ia [màiələpǽθiə] 脊髄障害〔医学〕，脊髄症〔医学〕．
my·e·lo·path·ic [màiəloupǽθik] 脊髄症性の．
m. albumosuria 骨痨性アルブモーゼ尿（多発性骨髄腫にみられる），= Kahler disease.
m. anemia 骨髄障害性貧血〔医学〕，骨髄痨性貧血（骨髄に異常細胞が増殖するために起こる貧血）．
m. muscular atrophy 脊髄〔障害〕性筋萎縮〔症〕〔医学〕（脊髄前角細胞変性による進行性筋萎縮で，上肢筋（手指骨間筋）に始まり緩徐に下肢に及ぶ），= Aran-Duchenne muscular atrophy, progressive spinal muscular a..
m. polycyth(a)emia 骨髄障害性多血症〔医学〕，真性赤血球増加〔症〕，= erythremia.
my·e·lop·a·thy [màiəlápəθi] ミエロパチー，脊髄

M

症〔医学〕，脊髄障害〔医学〕，骨髄障害〔医学〕．

my·e·lo·per·ox·i·dase (MPO) ［màiəloupəráksideis］ ミエロペルオキシダーゼ（多形核白血球内の顆粒に存在するペルオキシダーゼの一種，脊髄過酸化酵素）．

m. deficiency ミエロペルオキシダーゼ欠損症，MPO 欠損症．

my·e·lop·e·tal ［màiəlápitəl］ 脊髄走向性の．

my·e·lo·phage ［máiələfeiʤ］ ミエリン貪食細胞．

myelophthisic anemia 骨髄癆性貧血〔医学〕，= aplastic anemia，myelopathic a..

myelophthisic splenomegaly 骨髄癆性巨脾〔症〕〔医学〕．

my·e·loph·thi·sis ［màiəláfθisis］ ① 脊髄癆．② 骨髄癆，= aleukia haemorrhagica．

my·e·lo·plaque ［máiələpleik］ 骨髄巨細胞，= myeloplax．

my·e·lo·plast ［máiələplæst］ 骨髄性白血球．

myeloplastic malacia 骨髄増殖性軟化症（骨形成不全症）．

my·e·lo·plax ［máiələplæks］ 骨髄巨細胞，= myeloplaque．

my·e·lo·plax·o·ma ［màiəlouplæksóumə］ 骨髄巨細胞腫．

my·e·lo·ple·gia ［màiəloupli:ʤiə］ 脊髄麻痺．

my·e·lo·poi·e·sis ［màiəloupɔií:sis］ 骨髄造血〔医学〕．

my·e·lo·pore ［máiələpɔ:r］ 脊髄孔．

my·e·lo·pro·lif·er·a·tive ［màiəlouprəlífərətiv］ 骨髄増殖性〔の〕〔医学〕．

m. disease (MPD) 骨髄増殖性疾患（骨髄の各種造血細胞の腫瘍性増殖を呈する疾患で，慢性骨髄性白血病，真性多血症，本態性血小板血症，骨髄線維症の4疾患の総称）．

m. disorder 骨髄増殖性疾患〔医学〕．

m. syndrome 骨髄増殖性症候群〔医学〕，脊髄増殖性症候群．

my·e·lo·ra·dic·u·li·tis ［màiəlourədìkjuláitis］ 脊髄神経根炎〔医学〕．

my·e·lo·ra·dic·u·lo·dys·pla·sia ［màiəlourədìkjuloudispléiziə］ 脊髄神経根形成障害．

my·e·lo·ra·dic·u·lop·a·thy ［màiəlourədìkjulápəθi］ 脊髄神経根障害〔医学〕．

my·e·lor·rha·gia ［màiələréiʤiə］ 脊髄出血．

my·e·lor·rha·phy ［màiəlɔ́:rəfi］ 脊髄縫合術．

my·e·lo·sar·co·ma ［màiəlousɑ:kóumə］ 骨髄肉腫〔医学〕．→ myeloma．

my·e·lo·sar·co·ma·to·sis ［màiəlousɑ:kòumətóusis］ 骨髄肉腫症〔医学〕．

my·e·los·chi·sis ［maiəláskisis］ 脊髄破裂症，脊髄披裂〔医学〕，脊髄裂〔医学〕．

my·e·lo·scle·ro·sis ［màiəlouskliəróusis］ ① 脊髄硬化〔症〕．② 骨髄硬化〔症〕〔医学〕．

my·e·lo·sis ［màiəlóusis］ ① 骨髄症．② 骨髄腫症，= myelomatosis．③ 脊髄症〔医学〕．

my·e·lo·spasm ［máiəlouspæzəm］ 脊髄痙攣．

my·e·lo·spon·gi·um ［màiəlouspʌ́nʤiəm］ 胎児神経管壁網状組織（神経膠細胞の原基）．

my·e·lo·sup·pres·sion ［màiəlousəpréʃən］ 骨髄抑制（骨髄内の正常血球細胞の産生障害をいう）．

my·e·lo·syph·i·lis ［màiəlousífilis］ 脊髄梅毒．

my·e·lo·syph·i·lo·sis ［màiəlousìfilóusis］ 脊髄梅毒症．

my·e·lo·sy·rin·go·sis ［màiəlousìriŋgóusis］ 脊髄空洞症，= syringomyelia．

my·e·lo·ther·a·py ［màiələθérəpi］ ① 骨髄療法．② 脊髄療法．

my·e·lo·tome ［máiələtoum］ ミエロトーム（剖検の際脳と脊髄とを離断するための刀）．

my·e·lot·o·my ［màiəlátəmi］ 脊髄切開〔術〕〔医学〕．

my·e·lo·tox·ic ［màiələtáksik］ 骨髄毒の．

my·e·lo·tox·i·co·sis ［màiəloutὰksikóusis］ 骨髄中毒症．

my·e·lo·tox·in ［màiələtáksin］ 骨髄毒．形 myelotoxic．

my·en·ta·sis ［màiəntéisis］ 筋伸張．

my·en·ter·ic ［màiəntérik］ 腸筋の．

m. nervous plexus 筋層間神経叢（そう）．

m. plexus ［TA］筋層間神経叢，= plexus myentericus ［L/TA］．

m. reflex 腸筋反射，腸管筋層反射（腸の一部に刺激を加えると，その上方部は収縮し，下方部は弛緩する），= intestinal reflex，law of intestines．

my·en·ter·on ［maiéntərən］ 腸筋（腸管の筋層）．形 myenteric．

Myer-Wardell meth·od ［máiər wɔ́:dəl méθəd］ マイヤー・ワルデル法（血中のコレステロールを石膏上で乾燥し，クロロホルムで抽出し，酢酸無水物と硫酸を加え，同様に処理した標準液と比色する）．

Myerson, Abraham ［máiərsən］ マイアーソン（1881–1948，アメリカの神経学者）．

M. sign マイアーソン徴候（1944年に Myerson がパーキンソン患者で誘発した眼徴候）．

my·es·the·sia ［màiəsθí:ziə］ 筋覚，筋〔の〕感覚〔医学〕．

my·i·a·sis ［maiáiəsis］ ハエウジ症（ハエの幼虫がヒトや動物の体内に寄生して起こる疾病．ヒトの消化管，外耳道，尿路，膣，手術創に寄生した例が報告されている），= myasis．

m. imagonosa 成虫症（完全に成熟したハエの寄生による疾病）．

m. intestinalis 腸ハエウジ病（ニクバエの幼虫による），= intestinal myiasis．

m. linearis ハエ幼虫爬行症，= creeping myiasis，larva migrans．

m. muscosa （イエバエによるハエウジ症）．

m. oestruosa ウシハエウジ症．

my·i·o·ceph·a·lon ［maiàiəséfələn］ 角膜瘻性虹彩脱，= myiocephalum，myocephalon．

my·i·o·de·sop·sia ［maiàiədisápsiə］ 飛蚊症〔医学〕，= mouches volantes．

my·i·o·sis ［maiióusis, –aióu–］ ウジ症，= myiasis．

my·i·tis ［maiáitis］ 筋炎，= myositis．

myko– ［maikou, –kə］ 真菌との関係を表す接頭語，= myco–．

my·kol ［máikɔ:l］ ミコール（菌体に存在するアルコール）．

myl·a·bris ［mailǽbris］ マダラゲンセイ（cantharidine を含有する甲虫の乾燥物）．

myl(o)– ［mail(ou), –l(ə)］ 臼歯との関係を表す接頭語．

my·lo·dus ［máilədəs］ 臼歯．

my·lo·glos·sus ［màiləglásəs］ 顎舌筋（① 下顎の顎舌稜に起始する咽頭上括約筋の部分．② 茎状舌筋の異常線維）．

my·lo·hy·oid ［màilouháiɔid］ ［TA］ ① 顎舌骨筋，= musculus mylohyoideus ［L/TA］．② 顎舌骨の，臼歯舌骨の，= mylohyoidean．

m. artery 顎舌骨筋動脈．

m. branch ［TA］顎舌骨筋枝，= ramus mylohyoideus ［L/TA］．

m. groove ［TA］顎舌骨筋神経溝，= sulcus mylohyoideus ［L/TA］．

m. line ［TA］顎舌骨筋線，= linea mylohyoidea ［L/TA］．

m. muscle 顎舌骨筋．

m. nerve 顎舌骨筋神経，= nervus mylohyoideus.
m. ridge 顎舌骨筋線，= linea mylohyoidea.
my·lo·hy·oi·de·us ［màilouhaiɔ́idiəs］ 顎舌骨筋.
mylopharyngeal part ［TA］ 顎咽頭部，= pars mylopharyngea ［L/TA］.
mylopharyngeal part of superior pharyngeal constrictor 上咽頭収縮筋の顎咽頭部.
my(o)- ［mai(ou), mai(ə)］ 筋との関係を表す接頭語.
my·o·al·bu·min ［màiouælbjú:min］ ミオアルブミン（筋タンパク質の約1％を占め，血清アルブミンと同じ）.
my·o·al·bu·mose ［màiouǽlbjumous］ 筋アルブモース.
my·o·ar·chi·tec·ton·ic ［màiouὰ:kitektɑ́nik］ 筋構築.
my·o·ar·se·no·ben·zol ［màiouὰ:sinəbénzɔ:l］（スルファルスフェナミン），= sulfarsphenamine.
my·o·as·the·nia ［màiouæsθí:niə］ 筋無力症，= amyosthenia.
my·o·at·ro·phy ［maiouǽtrəfi］ 筋萎縮.
my·o·blast ［máiəblæst］ 筋芽細胞（横紋筋をつくる母細胞）. 形 myoblastic.
my·o·blas·to·ma ［màioublæstóumə］ 筋芽〔細胞〕腫 ［医学］，= Abrikossoff (Abrikossov) tumor, myoblastic myoma, myoblastomyoma.
my·o·blas·to·my·o·ma ［màioublæ̀stoumaióumə］ 筋芽〔細胞〕腫，= myoblastoma.
my·o·bra·dia ［màioubréidiə］ 筋収縮遅滞（電気刺激に対する），= miobradya.
my·o·car·dia ［màioukɑ́:diə］ 非炎症性原発性心筋不全.
my·o·car·di·al ［màioukɑ́diəl］ 心筋の ［医学］.
m. anoxia 心筋無酸素 ［医学］.
m. bridge 心筋橋，心筋ブリッジ（冠動脈が心筋内を走行し，収縮期に圧迫される像を示す）.
m. contractility 心筋収縮性，= cardiac contractility.
m. contraction 心筋収縮 ［医学］.
m. degeneration 心筋変性 ［医学］.
m. depressant factor (MDF) 心筋〔収縮〕抑制因子 ［医学］.
m. disease 心筋疾患 ［医学］.
m. electrode 心筋電極 ［医学］.
m. fibroma 心臓線維腫 ［医学］.
m. fibrosarcoma 心臓線維肉腫 ［医学］.
m. imaging 心筋イメージング.
m. infarct 心筋梗塞 ［医学］.
m. infarction 心筋梗塞 ［医学］，= coronary thrombosis.
m. infarction in dumbbell form 亜鈴型心筋梗塞.
m. infarction scintigraphy 心筋梗塞シンチグラフィ，= myocardial scintigraphy.
m. insufficiency 心筋不全〔症〕.
m. ischemia 心筋虚血.
m. metabolism 心筋代謝 ［医学］.
m. mitochondria 心筋ミトコンドリア ［医学］.
m. necrosis 心筋壊死 ［医学］.
m. oxygen consumption (MOC) 心筋酸素消費量.
m. oxygen demand 心筋酸素需要.
m. oxygen uptake 心筋酸素摂取量.
m. perfusion 心筋潅流.
m. preinfarction syndrome 心筋梗塞前症候群.
m. protection 心筋保護 ［医学］.
m. revascularization 心筋血管再生手術 ［医学］，心筋血行再建術（冠状動脈の狭窄・閉塞病変に対して行う血行再建術）.
m. rhabdomyoma 心臓横紋筋腫 ［医学］.
m. rhabdomyosarcoma 心臓横紋筋肉腫 ［医学］.
m. scintigraphy 心筋シンチグラフィ.
m. sinusoid 心筋シヌソイド.
m. tension 心筋張力 ［医学］.
m. tumor 心筋腫瘍 ［医学］.
my·o·car·di·o·gram ［màioukɑ́:diəgræm］ 心〔筋〕運動図.
my·o·car·di·o·graph ［màioukɑ́:diəgræf］ 心筋運動記録計.
my·o·car·di·og·ra·phy ［màioukὰ:diɑ́grəfi］ 心〔筋〕運動記録器.
my·o·car·di·op·a·thy ［màioukὰ:diɑ́pəθi］ 心筋症，= cardiomyopathy.
my·o·car·di·or·rha·phy ［màioukὰ:diɔ́:rəfi］ 心筋縫合術.
my·o·car·di·o·scle·ro·sis ［màioukὰ:diousklìəróusis］ 心筋硬化〔症〕［医学］.
my·o·car·di·o·sis ［màioukὰ:dióusis］ 心筋症，= myocardosis.
my·o·car·di·tis ［màioukɑ:dáitis］ 心筋炎 ［医学］. 形 myocarditic.
my·o·car·di·um ［màioukɑ́:diəm］ ［L/TA］ 心筋層，= myocardium ［TA］. 複 myocardia. 形 myocardiac, myocardial.
my·o·car·do·sis ［màioukɑ:dóusis］ 心筋症（心筋症の古典的疾患概念）.
my·o·cele ［máiəsi:l］ 筋ヘルニア ［医学］.
my·o·ce·li·al·gia ［màiousì:liǽlʤiə］ 腹筋痛.
my·o·ce·li·tis ［màiousi:láitis］ 腹筋炎.
my·o·cel·lu·li·tis ［màiousèljuláitis］ 筋蜂巣織炎.
my·o·cep·tor ［màiouséptər］ 終板（筋の神経刺激の受容器）.
my·o·ce·ro·sis ［màiousiróusis］ 筋ろう（蝋）様変性.
m. angiotica haemorrhagica 出血性筋ろう（蝋）様変性，= angiohyalinosis haemorrhagica.
my·o·chor·di·tis ［màioukɔ:dáitis］ 声帯筋炎.
my·o·chrome ［máiəkroum］（筋色素 histohematin, myohematin の総称名）.
my·o·chron·o·scope ［màioukrɑ́nəskoup］ ミオクロノスコープ，筋伝導速度測定器（運動刺激が伝導するのに要する時間を測定する機械）.
my·o·ci·ne·sim·e·ter ［màiousìnəsímitər］ 筋攣縮記録器，= myokinesimeter.
my·oclo·nia ［màiouklóuniə］ ミオクローヌス性筋攣縮〔症〕，ミオクロニー（不随意の瞬間的な筋収縮），= myoclonus, polyclonia.
m. epileptica ミオクローヌス性てんかん性間代性筋痙攣症，= Unverricht disease.
m. fibrillaris multiplex 多発性線維性ミオクローヌス，= myokymia.
my·o·clon·ic ［màiouklɑ́nik］ ミオクローヌスの，筋クローヌスの，筋間代の.
m. astatic seizure ミオクロニー・失立発作 ［医学］.
m. contraction 筋間代性痙攣.
m. encephalopathy of childhood 小児期ミオクロニー脳症 ［医学］.
m. epilepsy with ragged red fiber (MERRF) 赤色ぼろ線維を伴うミオクローヌスてんかん.
m. reaction 筋間代性反応 ［医学］.
m. seizure ミオクロ〔ー〕ヌス発作 ［医学］.
m. syndrome ミオクロ〔ー〕ヌス症候群 ［医学］.
my·oc·lo·nus ［maiɑ́klənəs］ ミオクロ〔ー〕ヌス ［医学］，筋間代 ［医学］. 形 myoclonic.
m. astatic epilepsy ミオクローヌス失立てんかん.
m. epilepsy ミオクロ〔ー〕ヌスてんかん ［医学］（全身痙攣に，ミオクロニー，知能低下などを呈し，神経細胞内にラフォーラ小体と呼ばれる封入体のみられる家族性の一てんかん群），= association disease, my-

oclonia epileptica, myoclonic epilepsy, Unverricht d..
m. epilepsy with ragged-red fibers 赤ぼろ線維を伴うミオクロ〔ー〕ヌスてんかん［医学］.
m. multiplex 多発性ミオクローヌス, = paramyoclonus multiplex.
m. twitching 筋間代様単収縮［医学］, ミオクロ〔ー〕ヌス様単収縮［医学］.
my·o·coele ［máiəsi:l］ 筋腔, = myocoelom.
my·o·coe·lom ［màiousí:ləm］ 筋腔, = myocoele.
my·o·col·pi·tis ［màioukɑlpáitis］ 膣筋層炎.
my·o·com·ma ［màioukɑ́mə］ 筋節中隔 (筋間結合織板), = sclerotome.
my·o·cris·mus ［màioukrízməs］ 筋攣縮音.
my·oc·to·nine ［maiɑ́ktənin］ ミオクトニン $(C_{36}H_{46}N_2O_{10})_2$ (レイジンソウ *Aconitum lycoctonum* から得られる毒性アルカロイド).
my·oc·u·la·tor ［maiɑ́kjulətər］ (動眼筋の左右上下または回転運動または融像を起こさせる装置).
myocutaneous flap 筋〔肉付き〕皮弁［医学］.
my·o·cyte ［máiəsait］ ① 筋細胞. ② 原虫の筋膜.
my·o·cy·tol·y·sis ［màiousaitɑ́lisis］ 筋細胞溶解, 心筋細胞溶解.
my·o·cy·to·ma ［màiousaitóumə］ 筋細胞腫.
myocytus conduceus cardiasua 伝導心筋細胞［医学］.
my·o·de·gen·er·a·tio ［màioudiʤènəréiʃiou］ 筋変性〔症〕.
m. cordis 心筋変性〔症〕.
my·o·de·gen·er·a·tion ［màioudiʤènəréiʃən］ 筋変性.
m. of heart 心筋変性〔症〕.
my·o·de·mia ［màioudí:miə］ 筋脂肪変性.
my·od·e·sis ［maiɑ́dəsis］ 筋固定〔術〕.
my·o·de·sop·sia ［màioudisɑ́psiə］ 飛蚊症［医学］, = myiodesopsia.
my·o·di·as·ta·sis ［màioudaiǽstəsis］ 筋裂［医学］.
my·o·dil ［máiədil］ = iophendylate.
my·o·di·op·ter ［màioudaiɑ́ptər］ 筋ジオプトリー (正視眼の屈折を静止状態から1ジオプトリーだけ高めるのに必要な毛様体攣縮力).
my·o·dy·nam·ic ［màioudainǽmik］ 筋運動性の.
m. innervation 筋運動性神経支配［医学］.
my·o·dy·nam·ics ［màioudainǽmiks］ 筋運動学.
my·o·dy·na·mom·e·ter ［màioudàinəmɑ́mitər］ 筋力計.
my·o·dyn·ia ［màiədíniə］ 筋痛.
my·o·dys·pla·sia ［màioudispléiziə］ 筋異形成〔症〕.
m. foetalis deformans 変形性胎児筋異形成症, = arthrogryposis multiplex congenita.
my·o·dys·to·nia ［màioudistóuniə］ 筋張力障害 (振戦麻痺の症状で, 電気刺激に対しては迅速に感応するが, 攣縮期は遅延する), = myodystony.
my·o·dys·tro·phia ［màioudistróufiə］ 筋ジストロフィ, 筋異栄養症 (筋萎縮), = myodystrophy.
m. fetalis deformans 変形性胎児筋ジストロフィ〔ー〕, 変形性胎児筋異栄養症［医学］.
my·o·e·de·ma ［màiouidí:mə］ 筋水腫［医学］, 筋肉浮腫［医学］, = myo-oedema, mounding.
my·o·e·las·tic ［màiouilǽstik］ 筋弾力線維性の.
my·o·e·lec·tric ［màiouiléktrik］ 筋電性の.
m. arm prosthesis 筋電義手.
my·o·en·do·car·di·tis ［màiouèndoukɑ:dáitis］ 心筋心内膜炎.
my·o·ep·i·the·li·al ［màiouèpiθí:liəl］ 筋上皮性の.
m. cell 筋上皮細胞 (汗腺, 乳腺, 涙腺, 唾液腺などにある上皮由来の平滑筋様細胞).
m. hamartoma 筋上皮性過誤腫.
m. tumor 筋上皮腫［医学］.
my·o·ep·i·the·li·o·cyte ［màiouèpiθíliəsait］ 筋上皮細胞［医学］.
my·o·ep·i·the·li·o·ma ［màiouèpiθi:lióumə］ 筋上皮腫［医学］.
my·o·ep·i·the·li·um ［màiouèpiθí:liəm］ 筋上皮.
my·o·fas·cial ［màioufǽʃiəl］ 筋膜の.
m. pain dysfunction syndrome 筋膜疼痛性機能障害症候群［医学］, 顔面筋疼痛機能不全症候群.
m. pain syndrome (MPS) 筋膜性疼痛症候群 (筋肉を原因とする痛み. しびれなどをきたす).
m. syndrome 筋筋膜症候群.
my·o·fas·ci·tis ［màioufəsáitis］ 筋膜炎, = myositis fibrosa.
myofiber 筋線維.
my·o·fi·bril ［màioufáibril］ 筋原線維 (筋細胞原形質内の), = myofibrilla.
my·o·fi·bril·la ［màioufaibrílə］ 筋原線維, = myofibril. 複 myofibrillae.
my·o·fi·bril·lo·gen·e·sis ［màioufaibrìləʤénisis］ 筋細線維形成［医学］.
my·o·fi·bro·blast ［màioufáibrəblæst］ 筋線維芽細胞.
my·o·fi·bro·ma ［màioufaibróumə］ 筋線維腫［医学］.
my·o·fi·bro·sis ［màioufaibróusis］ 筋線維症.
my·o·fi·bro·si·tis ［màioufàibrəsáitis］ 筋線維膜炎.
myofibular contraction band 心筋収縮帯［医学］.
my·o·fil·a·ment ［màioufíləmənt］ 筋細糸［医学］, 筋フィラメント［医学］, 筋原線維.
my·o·func·tion·al ［màioufʌ́ŋkʃənəl］ 筋機能の (顔面筋の調節による不正咬合の矯正についていう).
m. therapy 筋機能療法.
my·o·ge·lo·sis ［màiouʤəlóusis］ 筋硬症［医学］(Schade), = hard muscle, rheumatic muscle.
my·o·gen ［máiəʤən］ ミオゲン (筋肉中に存在する水溶性タンパク質で, ミオジンが筋収縮に関係のある不溶性のゲルをつくるに対し, ミオゲンは自然に凝固し, 可溶性のミオゲン, フィブリンから難溶性のミオジンフィブリンに変化する).
my·o·gen·e·sis ［màiouʤénisis］ 筋発生.
my·o·ge·net·ic ［màiəʤənétik］ 筋原性の, 筋組織に由来する, = myogenic, myogenous.
my·o·gen·ic ［màiəʤénik］ 筋原〔性〕［医学］, 筋〔原〕性の.
m. contracture 筋性拘縮.
m. fiber 筋原線維［医学］, 筋細線維［医学］.
m. paralysis 筋性麻痺.
m. potential 筋〔原〕電位.
m. response 筋原性反応［医学］.
m. theory 筋原説［医学］, 筋支配説 (心臓の収縮は心筋にある力によるとする説).
m. tonus 筋原性緊張［医学］.
m. torticollis 筋原性斜頸［医学］, 筋性斜頸.
m. wryneck 筋性斜頸.
my·og·lia ［maiɑ́gliə］ 筋膠細胞.
my·o·glo·bin (Mb) ［màiouglóubin］ ミオグロビン (酸素を貯蔵するヘムタンパク質で単量体構造をもつ. 酸素抱合能は高く, 一酸化炭素親和力は低い. 分子量17,000), = muscle hemoglobin, myohemoglobin.
m. salting out method ミオグロビン塩析法.
my·o·glo·bi·ne·mi·a ［màiougloubiní:miə］ ミオグロビン血症.
my·o·glo·bi·nu·ria ［màiouglòubinjú:riə］ ミオグロビン尿〔症〕［医学］.
my·o·glob·u·lin ［màiouglɑ́bjulin］ ミオグロブリン (筋組織中にあるグロブリン).
my·o·glob·u·li·nu·ria ［màiouglɑ̀bjulinjú:riə］ ミオグロブリン尿症.
my·og·na·thus ［maiɑ́gnəθəs］ 下顎頭結合奇形 (寄

生体の痕跡頭が主体の下顎に皮膚と筋肉とのみで結合したもの).
my·o·gram [máiəgræm] 筋運動〔記録〕図 [医学].
my·o·graph [máiəgræf] ミオグラフ(筋の収縮を描写する器械).
my·o·graph·ic [màiougrǽfik] 筋運動描記法の, 筋運動記録器の.
my·o·graph·i·on [màiəgrá:fiən] 筋運動記録器 [医学], = myograph.
my·og·ra·phy [maiágrəfi] 筋運動記録法 [医学], 筋学.
my·o·hem·a·tin [màiouhémətin] 筋赤色素(筋肉に存するチトクロームの別名で, 鉄を含有するポルフィリン化合物として組織の酸化還元酵素. MacMunn).
my·o·he·mo·glo·bin [màiouhì:məglóubin] ミオヘモグロビン, = myoglobin.
my·o·hy·per·tro·phia ky·mo·par·a·lyt·ica [màiouhàipə:tróufiə kàimoupæ̀rəlítikə] 麻痺性筋肥大症 (Oppenheim).
my·o·hy·ste·rec·to·my [màiouhìstəréktəmi] 子宮体部摘出〔術〕(頸部を除く子宮摘出〔術〕).
my·o·hys·ter·o·pex·y [màiouhístərəpeksi] 子宮腹筋固定術.
my·oid [máiɔid] ① 筋様の, 筋組織様の. ② 筋様部(網膜の桿体および錐体の細胞の内節に相当する部分).
m. cell 筋様細胞(筋細胞に酷似する細胞).
my·oi·dem [maiɔ́idəm] 筋水腫, = myoedema.
my·oi·de·ma [màiouidí:mə] 筋水腫, = myodem.
my·oi·de·um [maiɔ́idiəm] 筋組織.
my·o·id·ism [maiouídizəm] 筋自家攣縮.
myo-inositol ミオイノシトール(種々なホスファチジールイノシトールで動植物に広く存在する).
my·o·is·che·mia [màiouiskí:miə] 筋乏血〔症〕.
my·o·ke·ro·sis [màiouki:róusis] 筋ろう(蝋)様変性.
my·o·ki·nase [màioukáineis] ミオキナーゼ(アデニル酸キナーゼ. 動物の筋肉にあるアデニル酸キナーゼはミオキナーゼとも呼ばれる. ATP+AMP⇄ADP+ADP の反応を触媒する).
my·o·kin·e·sim·e·ter [màioukìnəsímitər] 筋攣縮記録器.
my·o·ki·ne·sis [màioukiní:sis] ① 筋運動. ② 筋転位(手術的).
my·o·ki·nin [màiəkínin] ミオキニン $C_{11}H_{28}N_2O_3$ (筋肉に存在する塩基性物質).
my·okym·ia [màiəkímiə] ミオキミア, ミオキミー, 筋波動症 [医学] (筋の小部分が自然にくり返し収縮し, しかも隣接する部位が入れかわりたちかわり収縮して, あたかも虫が蠢(うごめ)くようにみえる), = myoclonia fibrillaris multiplex.
my·o·lem·ma [màiouléma] 筋鞘, = sarcolemma.
my·o·lin [máiəlin] ミオリン, 筋素(筋線維に存在する物質).
my·o·li·po·ma [màioulaipóumə] 筋脂肪腫.
my·o·lo·gia [màioulóuʤiə] 筋学.
my·ol·o·gy [maiáləʤi] 筋学 [医学].
my·ol·y·sis [maiálisis] 筋融解. 形 myolytic.
m. cardiotoxica 中毒性心筋融解.
my·o·ma [maióumə] 筋腫 [医学]. 形 myomatous.
m. capsule 筋腫被膜 [医学].
m. cutis multiplex 多発性皮膚筋腫.
m. delivery 筋腫分娩 [医学].
m. durum 硬性筋腫.
m. globosum 球状筋腫, = ball myoma.
m. heart 筋腫心 [医学], 子宮筋腫心臓(子宮の粘膜下筋腫のある患者で, 出血による著明な貧血により機能障害を起こした心臓).
m. in vaginal portion 子宮腟部筋腫 [医学].
m. intramurale 壁内筋腫.
m. laevicellulare 平滑筋腫, = leiomyoma.
m. lymphangiectodes リンパ管拡張性筋腫.
m. molle 軟性筋腫.
m. of body 〔子宮〕体筋腫 [医学].
m. of uterus 子宮筋腫, = myoma uteri.
m. pedunculatum 有茎筋腫.
m. portionis 子宮腟部筋腫.
m. praevium 前置筋腫(子宮頸管を閉鎖するもの).
m. sarcomatodes 肉腫性筋腫.
m. striocellulare 横紋筋腫, = rhabdomyoma.
m. submucosum 粘膜下筋腫.
m. subserosum 漿膜下筋腫.
m. telangiectodes 血管拡張性筋腫.
m. uteri 子宮筋腫, = myoma of uterus.
my·o·ma·gen·e·sis [màiouməʤénisis] 筋腫発生.
my·o·ma·la·cia [màiouməléiʃiə] 筋軟化〔症〕[医学].
m. cordis 心筋軟化〔症〕.
my·o·ma·tec·to·my [màiouməéktəmi] 筋腫摘出 [医学], 筋腫切除術.
my·o·ma·to·sis [màiouməóusis] 筋腫症.
my·o·ma·tous [maióumətəs] 筋腫の [医学].
m. polyp 筋腫ポリ〔ー〕プ [医学].
m. uterus 筋腫様子宮 [医学].
my·o·mec·to·my [màiəméktəmi] ① 筋腫切除術, 筋腫摘除術, 筋腫摘出 [医学]. ② 筋転位, = myectomy.
my·o·mel·a·no·sis [màioumèlənóusis] 筋黒色症.
my·o·mere [máiəmiər] 筋節 [医学], 筋板, = myocomma.
my·om·e·ry [maiáməri] 筋節形成.
my·om·e·ter [maiámitər] 筋攣縮計.
my·o·me·trec·to·my [màioumi:tréktəmi] 子宮筋層切除術 (Cirio, C. R.).
my·o·me·tri·al [màioumétriəl] 子宮筋層の.
m. arcuate arteries 子宮筋層弓状動脈.
m. gland 子宮筋腺(妊娠中期ウサギ子宮筋層の線維間に出現する細胞群).
m. increase 子宮筋増殖〔症〕[医学].
m. radial arteries 子宮筋層放射状動脈.
my·o·me·tri·tis [màioumi:tráitis] 子宮筋層炎 [医学], 子宮実質炎.
my·o·me·tri·um [màioumí:triəm] [L/TA] 筋層, = tunica muscularis [TA], 子宮筋層, = myometrium [TA].
my·o·mot·o·my [màioumátəmi] 筋腫摘出〔術〕, 筋腫核出〔術〕[医学], = myomectomy.
my·o·mo·tor [màioumóutər] 筋運動性の.
my·on [máiən] 筋単位.
my·o·ne·cro·sis [màiounikróusis] 筋壊死 [医学].
my·o·neme [máiəni:m] 糸筋 [医学], 筋線維, ミオネーム(ある原虫の体面にある筋線維).
myonephropathic metabolic syndrome (MNMS) 筋腎代謝症候群(急性動脈閉塞時の筋代謝異常), = crush syndrome.
my·o·neph·ro·pex·y [màiounéfrəpeksi] 筋腎固定術.
my·o·neu·ral [màiounjú:rəl] 筋神経の.
m. blockade 神経筋遮断 [医学].
m. junction 筋神経接合, 神経筋接合部 [医学].
my·o·neu·ral·gia [màiounju:rǽlʤiə] 筋神経痛.
my·o·neu·ras·the·nia [màiounjù:ræsθí:niə] 神経症患者の筋脱力.
my·o·neure [máiənjuər] 筋神経.
my·o·neu·rec·to·my [maiounjuréktəmi] 筋〔支

M

配〕神経切除〔術〕.
my·o·neu·ro·ma [màiounju:róumə] 筋神経腫.
my·o·neu·ro·sis [màiounju:róusis] 筋神経症.
my·o·no·sus [màiənóusəs] 筋病.
my·on·y·my [maiánimi] 筋命名法.
my·o–oe·de·ma [màiouidí:mə] 筋水腫, = myoedema.
my·o·pa·chyn·sis [màioupəkínsis] 筋肥大.
my·o·pal·mus [màioupǽlməs] 筋攣縮.
my·o·pa·ral·y·sis [màioupərǽlisis] 筋麻痺.
my·o·pa·re·sis [màioupərí:sis] 筋麻痺(軽度の筋麻痺), = myoparalysis.
my·o·path·ic [màioupǽθik] 筋障害性の〔医学〕, ミオパチー性の〔医学〕, 筋症の.
m. atrophy 筋障害性萎縮.
m. carnitine deficiency 筋型カルニチン欠乏症, = carnitine deficiency myopathy.
m. diathesis 筋障害体質〔医学〕, 筋障害素質(素因).
m. dorsal rigidity 筋障害性背部硬直〔症〕〔医学〕.
m. face 筋障害性顔ぼう(貌)〔医学〕, 筋症性顔ぼう, ミオパチー顔ぼう, 筋病顔(dystrophia muscularis progressiva にみられる強直性表情の顔ぼう).
m. gait ミオパチー性歩行, = waddling gait.
m. nephropathic metabolic syndrome 筋腎代謝性症候群〔医学〕.
m. nystagmus 筋性眼振〔医学〕.
m. paralysis 筋性麻痺〔医学〕, 筋症性麻痺.
m. progressive muscular atrophy 筋原性進行性筋萎縮〔医学〕, 筋障害性(筋病性)進行性筋萎縮〔症〕.
m. scoliosis 筋障害性(筋病性)〔脊柱〕側弯〔症〕〔医学〕, 筋麻痺性側弯.
m. spasm 筋病性攣縮.
my·op·a·thy [maiápəθi] ミオパチー〔医学〕, 筋障害〔医学〕, 筋病, 筋疾患.
m. potential ミオパチー活動電位〔医学〕.
my·o·pe [máioup] 近視眼者.
my·o·per·i·car·di·tis [màioupèrikɑ:dáitis] 心筋心膜炎〔医学〕.
my·o·per·i·to·ni·tis [màioupèritounáitis] 腹筋腹膜炎.
my·o·phage [máiəfeiʤ] 食筋細胞.
my·oph·a·gism [maiáfəʤizəm] 筋萎縮.
my·o·phone [máiəfoun] 筋収縮音聴診器.
my·o·pia [maióupiə] 近視〔医学〕, = near sightedness. 形 myopic.
m. gravis 強度近視.
m. media 中等度近視.
m. tenuis 軽度近視.
my·o·pic [maióupik] 近視〔性〕〔医学〕, 近視の.
m. astigmatism 近視性乱視〔医学〕.
m. chorioiditis 近視性脈絡膜炎.
m. crescent 近視性半月(眼底にある半月状後ぶどう腫), = posterior staphyloma.
m. degeneration 近視性変性.
m. reflex 近視反射, = Weiss reflex.
myopigment cell of iris 〔虹彩〕筋色素細胞〔医学〕.
my·o·plasm [máiəplæzəm] 筋細胞原形質(収縮を起こす物質).
myoplasmic reticulum 筋小胞体〔医学〕.
my·o·plas·tic [màiouplǽstik] 筋形成術用の.
m. amputation 筋形成切断〔術〕.
m. sarcoma 筋形成肉腫〔医学〕.
m. stump 筋形成断端〔医学〕.
my·o·plas·ty [máiəplæ̀sti] 筋形成術〔医学〕.
my·o·ple·gia [màiouplí:ʤiə] 筋麻痺〔症〕.
m. periodica 周期性筋麻痺(家族的に発現する四肢および躯幹の弛緩性麻痺で, 間欠期には比較的健康状態を示す), = Schachnowicz disease.
my·o·po·lar [màioupóulər] 筋極性の.
myopotential inhibition 筋電位抑制〔医学〕.
my·o·pro·tein [màioupróuti:n] 筋タンパク質(筋漿中に含まれている特殊なタンパク質で, ミオシン, ミオゲン, グロブリンX, ストローマタンパク, アクチンなどの総称).
my·op·sin [maiápsin] ミオプシン(トリプシンとともに膵液の中にあるタンパク分解酵素).
my·op·sis [maiápsis] 飛蚊症, = myiodesopsia.
my·o·psy·cho·sis [màiousaikóusis] 筋精神病(精神障害と関連した神経筋障害), = myopsychopathy. 形 myopsychic.
my·o·re·cep·tor [màiouriséptər] 筋受容器.
my·o·rhyth·mia [màiouríðmiə] ミオリトミー〔医学〕, 筋リズム, 筋律動(病的な筋の規則的・律動的運動の総称. ミオクローヌス myoclonus の一種).
my·or·rha·phy [maiɔ́:rəfi] 筋縫合術.
my·or·rhex·is [màiouréksis] 筋〔断〕裂〔医学〕, = rupture of muscle.
my·o·sal·gia [màiousǽlʤiə] 筋痛.
my·o·sal·pin·gi·tis [màiousæ̀lpinʤáitis] 卵管筋層炎.
my·o·sal·pinx [màiousǽlpiŋks] 卵管筋層.
my·o·sal·var·san [màiousǽlvə:sən] マイロサルバルサン, = sulfarsphenamine.
my·o·san [máiəsən] ミオサン(ミオシンの変性物で, 希酸または水の作用により生ずるタンパク質).
my·o·sar·co·ma [màiousɑ:kóumə] 筋肉腫〔医学〕.
myosatellite cell 筋衛星細胞〔医学〕.
my·o·scle·ro·sis [màiouskliəróusis] 筋硬化〔症〕.
my·o·seism [máiousaizəm] 不規則性筋痙攣.
my·o·sep·tum [màiouséptəm] 筋節中隔, = myocomma.
my·o·se·rum [màiousí:rəm] 肉汁.
my·o·sin [máiəsin] 筋線維素〔医学〕, ミオシン(筋肉の主な構造タンパク質で, 分子量48万, 長さ約150 nm のATP活性をもつ巨大分子. 筋細胞以外のどの細胞にも広く存在している).
m.–α ミオシンアルファ(Dybuisson), = actomyosin.
m.–β ミオシンベータ(Dybuisson), = myosin.
m. ATPase ミオシン ATP アーゼ(ミオシン頭部に活性中心をもつ ATP 分解酵素活性).
m. ferment ミオシン酵素(筋漿に存在する酵素で, ミオシノーゲンをミオシンに変化させるもの).
m. light chain kinase (MLCK) ミオシン軽鎖キナーゼ.
my·os·i·nase [maiásineis] ミオシナーゼ(ミオシノーゲンをミオシンに転化する反応を触媒する酵素).
my·o·sin·o·gen [màiəsínəʤən] ミオシノーゲン(現在では myogen と称するタンパク質. Kuehne).
my·os·i·nose [maiásinouz] ミオシノース(ミオシンの水解産物).
my·o·si·nu·ria [màiəsinjú:riə] ミオシン尿〔症〕.
my·o·sis [maióusis] 縮瞳〔医学〕, = miosis.
my·o·si·tis [màiousáitis] 筋炎〔医学〕(横紋筋の炎症). 形 myositic.
m. fibrosa 線維性筋炎.
m. ossificans 化骨性筋炎.
m. ossificans circumscripta 限局性骨化性筋炎.
m. ossificans progressiva 進行性化骨性筋炎.
m. ossificans traumatica 外傷性化骨性筋炎.
m. purulenta acuta 急性化膿性筋炎.
m. purulenta tropica 熱帯性化膿性筋炎.
my·o·spas·ia [màiouspǽziə] 筋痙攣性疾患.
my·o·spasm [máiəspæzəm] 筋痙攣〔医学〕.
my·o·spas·mia [màiouspǽzmiə] 筋痙攣症.

my·o·sta·sis ［màioustéisis］ 筋均衡(無意識的筋協調). 形 myostatic.

my·o·stat·ic ［màiəstǽtik］ 筋平衡の［医学］.

m. contracture 筋短縮性拘縮.

m. innervation 筋平衡性神経支配［医学］.

m. reflex 筋平衡反射［医学］.

my·o·ste·o·ma ［màioustióumə］ 筋骨腫.

my·o·sthe·nom·e·ter ［màiousθənámitər］ 筋力計.

my·o·stro·ma ［màioustróumə］ 筋基質.

my·o·stro·min ［màioustróumin］ ミオストロミン(筋基質のタンパク質).

my·o·su·ria ［màiousjú:riə］ ミオシン尿〔症〕, = myosinuria.

my·o·su·ture ［màiousú:tʃər］ 筋縫合, = myorrhaphy.

myo·syn·i·ze·sis ［màiousìnizí:sis］ 筋癒着.

my·o·tac·tic ［màioutǽktik］ 筋覚の.

m. irritability sign 筋弛緩性興奮徴候(筋を叩打するときに起こる局所的収縮), = muscle molding.

m. paranomia 触覚性錯名症.

my·o·tam·po·nade ［màioutǽmpəneid］ 筋充填術(胸郭外から筋を充填する肺虚脱療法).

my·ot·a·sis ［maiátəsis］ 筋伸展.

my·o·tat·ic ［màiətǽtik］ 筋伸展の.

m. contraction 伸展収縮(急激に筋を引き伸ばすときに起こる).

m. contracture 筋弛緩性拘縮.

m. irritability 伸張性筋感応.

m. reflex 筋伸展反射［医学］(腱反射, 骨膜反射などの深部知覚の受容器が刺激されて起こるものの総称), = stretch reflex.

my·o·te·non·to·plas·ty ［màioutənántəplæ̀sti］ 筋腱形成術, = tenontomyoplasty.

my·o·ten·o·plas·ty ［màiouténəplæ̀sti］ 筋腱形成〔術〕.

my·o·ten·o·si·tis ［màioutènəsáitis］ 筋腱炎.

my·o·te·not·o·my ［màioutənátəmi］ 筋腱切り術.

my·o·ther·a·py ［màiouθérəpi］ 肉食事療法.

my·o·ther·mic ［màiouθə́:mik］ 筋温度の.

my·ot·ic ［maiátik］ 縮瞳性, = miotic.

m. pupil 縮瞳［医学］.

my·o·til·i·ty ［màiətíliti］ 筋攣縮性.

my·o·tome ［máiətoum］ ① 筋節. ② 筋切開刀. ③ 筋板.

my·ot·o·my ［maiátəmi］ 筋切開術, 筋切離術［医学］.

my·o·tone ［máiətoun］ 筋緊張, = myotonia.

my·o·to·nia ［màiətóuniə］ 筋硬直症, 筋緊張〔症〕［医学］. 形 myotonic.

m. acquisita 後天性筋硬直症.

m. atrophica 萎縮性筋硬直症(クルシュマン・スタイネル病, 筋緊張性ジストロフィーともいう), = Curschmann-Steiner disease, dystrophia myotonica.

m. congenita 先天性筋硬直症(トムゼン病とも呼ばれ, 思春期の男子に好発する遺伝病で, 能動的に筋を収縮させても硬直を感じ, 物を握らせることは容易であるが, これを離させるには数秒の時間を要する. 筋萎縮はない).

m. dystrophica 筋強直性ジストロフィー, = myotonia atrophica.

m. hereditaria 遺伝性筋硬直症, = myotonia congenita.

m. neonatorum 新生児筋強直症［医学］, 新生児筋硬直症(テタニー症のこと), = tetanism.

my·o·ton·ic ［maiɑtánik］ 筋緊張性の［医学］.

m. atrophy 筋緊張性萎縮(幼児に発現し漸次進行する遺伝性疾患), = dystrophia myotonica.

m. cataract 筋緊張性白内障［医学］.

m. chondrodystrophy 筋緊張性軟骨形成異常〔症〕.

m. discharge 筋強直〔性〕放電［医学］(筋電図検査で, 針電極を刺入したり動かしたりすると高頻度に持続放電がみられる).

m. dystrophy (MD) 筋緊張性異栄養〔症〕, 筋緊張性ジストロフィー［医学］, = dystrophia myotonica, myotonia atrophica, myotonia dystrophica, Steinert disease.

m. potential ミオトニー電位［医学］.

m. pupil 筋緊張性瞳孔［医学］, = pupillotonia.

m. reaction 筋緊張性反応［医学］.

m. reflex 筋緊張性反射(感応電気興奮性の亢進).

m. response 筋緊張反応.

m. syndrome 筋緊張症候群［医学］.

my·ot·o·noid ［maiátənɔid］ 筋硬直様の, 筋緊張様の.

my·o·to·nom·e·ter ［màioutounámitər］ 筋緊張計.

my·ot·o·nus ［maiátənəs］ 筋緊張性痙攣.

my·ot·o·ny ［maiátəni］ 筋緊張症, = myotonia.

my·ot·ro·phy ［maiátrəfi］ 筋栄養.

my·o·trop·ic ［màioutrápik］ 筋親和性の.

my·o·tube ［máiətju:b］ 筋管, 管状筋細胞［医学］.

myotubular myopathy 筋細管ミオパチー, ミオチューブ様ミオパチー(筋障害)［医学］, = central nuclear myopathy.

my·o·tu·bule ［màioutjú:bju:l］ 筋細管.

myotyped artery 筋型動脈［医学］.

myotyped lymphatic vessel 筋型リンパ管［医学］.

myotyped vein 筋型静脈［医学］.

my·o·var·syl ［màiouvá:sil］ マイオバーシル, = sulfarsphenamine.

my·o·vas·cu·lar ［màiouvǽskjulər］ 心筋脈管の.

my·o·xan·tho·ma ［màiouzænθóumə］ 筋黄色腫.

my·o·zy·mase ［màiouzáimeis］ 筋攣縮酵素〔系〕.

myr·cene ［mə́:si:n］ ミルセン 化 7-methyl-3-methylene-1,6-octadiene $C_{10}H_{16}$ (オレフィンラルペンの一つで, シメン cymene の異性体, ゲッケイジュやホップの油の成分).

myria- ［miriə］ 10,000 倍 (M) の意味を表す接頭語.

myr·i·a·chit ［míriəkit］ (シベリア地方で流行する跳躍病), = lata, palmus.

myr·i·a·gram ［míriəgræm］ 10,000 グラム.

myr·i·a·li·ter ［míriəlitər］ 10,000 リットル.

myr·i·am·e·ter ［miriǽmitər］ 10,000 メートル.

Myr·i·ap·o·da ［miriǽpədə］ 多足類(多足動物中の一群で, 陸生の気管をもつもののうち多脚の類の総称名(唇脚類＋倍脚類＋結合類＋少脚類)).

My·ri·ca ［miráikə］ ヤマモモ属(ヤマモモ科 *Myricaceae* の一属).

my·ri·ca ［miráikə］ ヤマモモ［楊梅］皮(ヤマモモの樹皮を乾燥したもの).

Myr·i·ca·ce·ae ［mirikéisii:］ ヤマモモ科.

myr·i·cin ［mírisin］ ミリシン(① myricyl palmitate $C_{15}H_{31}COOC_{31}H_{63}$ 蜜ろう(蝋)に存在する一成分. ② ろうそく子からつくった濃縮剤で, 収斂, 駆梅に用いる).

myr·i·cyl ［mírisil］ ミリシル基($C_{31}H_{63}$-, 蜜ろう(蝋)に存在する成分のもつ基).

m. alcohol ミリシルアルコール $CH_3(CH_2)_{29}OH$ (蜜ろうの一成分), = melissyl alcohol.

m. bromide 臭化ミリシル $C_{31}H_{63}Br$.

m. chloride 塩化ミリシル $C_{31}H_{63}Cl$.

m. iodide ヨウ化ミリシル $C_{31}H_{63}I$.

m. palmitate (ミリシン), = myricin.

Myr·i·en·to·ma·ta ［mìriəntóumətə］ 原尾目, = *Protura*.

my·rin·ga ［miríŋgə］ 鼓膜, = drum membrane, tympanum.

myr·in·gec·to·my ［mìrindʒéktəmi］ 鼓膜切除術,

= myringodectomy.
myr·in·gi·tis [mìrindʒáitis] 鼓膜炎 [医学].
m. bullosa 水疱性鼓膜炎, = myringodermatitis.
myring(o)- [miriŋg(ou), -g(ə)] 鼓膜との関係を表す接頭語.
myr·in·go·dec·to·my [mirìŋgoudéktəmi] 鼓膜切除術, = myringectomy.
myr·in·go·der·ma·ti·tis [mirìŋgoudə:mətáitis] 鼓膜皮膚炎.
myr·in·gol·y·sis [mìriŋgálisis] 鼓膜剥離〔術〕[医学].
myr·in·go·my·co·sis [mirìŋgoumaikóusis] 鼓膜真菌症, = mycomyringitis.
my·rin·go·plas·ty [miríŋgəplæ̀sti] 鼓膜形成〔術〕.
my·rin·go·scle·ro·sis [miríŋgouskliróusis] 鼓膜硬化症.
my·rin·go·scope [miríŋgəskoup] 鼓膜鏡(耳鏡).
my·rin·go·sta·pe·di·o·pex·y [mirìŋgoustəpí:diəpèksi] 鼓膜アブミ骨固定術.
my·rin·go·tome [miríŋgətoum] 鼓膜切開刀 [医学].
myr·in·got·o·my [mìriŋgátəmi] 鼓膜切開〔術〕[医学], = tympanotomy.
my·rinx [míriŋks] 鼓膜, = myringa.
my·ris·tic ac·id [mirístik ǽsid] ミリスチン酸 $CH_3(OH_2)_{12}COOH$ (鯨ろう(蝋)などにミリスチンとして存在する酸).
my·ris·tic an·hy·dride [mirístik ænháidraid] 無水ミリスチン酸 $(C_{13}H_{27}CO)_2O$, = tetradecanoic anhydride.
My·ris·ti·ca frag·rans [mirístikə fréigrəns] ニクズク［肉豆蔻］(乾燥仮種皮はメースと称する香味料に用いられる), = nutmeg.
my·ris·ti·ca [mirístikə] ニクズク［肉豆蔻］(*Myristica fragrans* の乾燥種子で香味料, 苦味健胃薬).
m. oil (*Myristica fragrans* の種子から得られる揮発油で, 主として dextro-pinene, dextrocamphene, dipentene を含有する), = oleum myristicae.
My·ris·ti·ca·ce·ae [mirìstikéisii:] ニクズク科.
my·ris·ti·cene [mirístisi:n] ミリスチセン $C_{10}H_{14}$ (ニクズクに存在する揮発油).
my·ris·ti·cin [mirístisin] ミリスチシン ㊗ 5-methoxysafrole $C_{11}H_{12}O_3$.
m. aldehyde ミリスチシンアルデヒド $C_9H_8O_4$.
my·ris·ti·col [mirístikɔ:l] ミリスチコール $C_{10}H_{16}O$ (ニクズクから得られる揮発油の固形成分).
my·ris·tin [mirístin] ミリスチン $C_3H_5(C_{14}H_{27}O_2)_3$ (ミリスチン酸グリセロールで脂肪に存在する成分), = trimyristin.
my·ris·tyl al·co·hol [mirístil ǽlkəhɔ:l] ミリスチルアルコール ㊗ tetradecyl alcohol $CH_3(CH_2)_{12}CH_2OH$ (コールドクリームの粘滑剤).
myr·me·cia [mə:mí:ʃiə] ミルメシア(尋常性疣贅の一種で, 有棘細胞に好酸性封入体が存在する).
my·rob·a·lan [mairábələn] ミロバラン(インド産シクンシ科植物 *Terminalia chebula* の乾燥果実).
my·ro·nate [máirəneit] ミロン酸塩.
my·ro·sin [máirəsin] ミロシン, = myrosinase.
my·ro·si·nase [mairásineis] ミロシナーゼ(チオグルコシダーゼ, チオグリコシド結合を加水分解する酵素. 一般的にはミロニン酸を加水分解してカラシ油とグルコースおよび酸性硫酸カリウムとに分解する酵素).
Myroxylon balsamum (トルーバルサムの原植物).
myrrh [mə́:r] 没薬(もつやく), ミルラ(没薬樹のゴム樹脂で揮発油, 樹脂 myrrhin, ゴムを含む), = gum myrrh.
m. tincture 没薬チンキ(没薬20%のチンキ).
myr·rho·lin [mə́:rəlin] ミルロリン(没薬と脂肪との等量混合物で, クレオソートの賦形薬).
Myr·si·na·ce·ae [mə̀:sineísii:] ヤブコウジ科.
Myr·ta·ce·ae [mə:téisii:] フトモモ科.
myr·te·nol [mə́:tənɔ:l] ミルテノール $(CH_3)_2C=C_6H_7CH_2OH$ (テンニンカ［桃金嬢］*Myrtus communis* から得られるテルペンアルコール).
myr·ti·form [mə́:tifɔ:m] ミルトス状の(ミルトスの葉の形をした).
m. caruncle 処女膜痕 [医学].
m. fossa (切歯窩), = incisive fossa.
myr·tle [mə́:tl] (ミルトス属 *Myrtus* の植物).
m. berry 山桑子(テンニンカの実).
m.-wax フトモモ[楊梅]ろう(蝋), = bayberry bark.
Myr·tus [mə́:təs] ギンバイカ属(フトモモ科 *Myrtaceae* の一属).
My·si·da·cea [misidéiʃiə] アミ［醤蝦］類(節足動物, 甲殻亜門, 軟甲綱, 真軟甲亜綱, フクロエビ上目の一目).
my·so·phil·ia [màisoufíliə] 不潔嗜好症.
my·so·pho·bia [màisoufóubiə] 不潔恐怖〔症〕, 恐触症, = molysmophobia.
my·so·pho·bi·ac [màisoufóubiæk] 不潔恐怖患者.
mys·ti·cism [místisizəm] 神秘主義 [医学].
mys·tin [místin] ミスチン(ホルムアルデヒドと亜硝酸ナトリウムとからなる牛乳防腐剤).
my·ta·cism [máitəsizəm] 発音困難症, = mutacism.
my·thol·o·gy [miθálədʒi] 神話学 [医学].
myth·o·ma·nia [mìθouméiniə] 誇張症, 虚言症 [医学], = pseudologia phantastiea.
myth·o·pho·bia [mìθoufóubiə] 誇張恐怖〔症〕, 神話恐怖〔症〕, 虚構恐怖〔症〕[医学].
myth·o·plas·ty [míθəplæ̀sti] ヒステリー.
my·ti·lo·con·gestin [maitiloukəndʒéstin] (イガイ［貽貝］から分離された毒物. 実験的には内臓血管のうっ血および出血をおこす. Richet).
my·ti·lo·tox·in [maitilətáksin] ミチロトキシン $C_6H_{15}NO_2$ (イガイに存在する毒物).
my·ti·lo·tox·ism [maitilətáksizəm] イガイ中毒症.
Myt·i·lus ed·u·lis [mítiləs] (イガイ［貽貝］科の一種で, プロビタミンDの原料).
my·ur·ous [maijú:rəs] 鼡尾状の.
m. pulse 漸弱脈, = decurtate pulse.
myx- [miks] 粘液との関係を表す接頭語.
myx·ad·e·ni·tis [mìksædináitis] 粘液腺炎.
m. labialis 唇粘液腺炎, = Baelz disease, cheilitis glandularis, Volkmann disease.
myx·ad·e·no·ma [mìksædinóumə] 粘液腺腫 [医学].
myx·a·moe·ba [mìksəmí:bə] 粘液アメーバ(粘液虫の発芽した胞子).
myx·an·gi·tis [mìksəndʒáitis] 粘液腺管炎.
myx·an·goi·tis [mìksəŋgóitis] 粘液線管炎, = myxangitis.
myx·as·the·nia [mìksəsθí:niə] 粘液分泌欠乏.
myx·e·de·ma [mìksidí:mə] 粘液水腫 [医学] (甲状腺機能低下に基づく代謝病で, 甲状腺製剤の経口投与またはサイロキシンの静注により改善する), = athyreosis, Gull disease, myxoedema athyrea. 形 myxedematous.
m. circumscriptum pretibiale 脛骨前粘液水腫.
m. diffusum 汎発性粘液水腫.
m. heart 粘液水腫心(甲状腺機能低下症に伴う心異常).
m. tuberosum circumscriptum 限局性(結節性)粘液水腫.
myx·e·de·ma·toid [mìksidí:mətɔid] 粘液水腫様の.
myxedematous infantilism 粘液浮腫性幼稚症.
myx·e·mia [miksí:miə] 粘〔液〕素血症, = muci-

M

nemia.

myx·id·i·o·cy [miksídiəsi] 粘液痴呆，粘液水腫性痴呆〔医学〕，＝ cretinism，myxidiotie.

myx·i·o·sis [mìksióusis] 粘液漏.

myx(o)- [miks(ou), miks(ə)] 粘液との関係を表す接頭語.

myx·o·ad·e·no·ma [mìksouædinóumə] 粘液水腫，粘液腺腫〔医学〕，＝ myxadenoma.

myx·o·a·m(o)e·ba [mìksouəmí:bə] 粘液アメーバ（変形菌の胞子が発芽してできるアメーバ状の原形質の塊）.

myx·o·bac·te·ria [mìksoubæktí:riə] 粘液菌〔医学〕（粘液菌類の俗称），＝ slime bacteria.

myx·o·blast [míksoublæst] 粘液芽細胞（粘液腫を構成する未熟間葉系腫瘍細胞）.

myx·o·blas·to·ma [mìksoublæstóumə] 粘液芽細胞腫〔医学〕（胎生期の粘液組織からなるもの）.

Myx·ob·o·lus [miksábələs] ミクソボルス属（ミクソボルス科の一属．胞子の細胞質内には2個の核とルゴール液で褐色に染まるヨード胞がある．淡水魚のえらぶた，皮膚，内臓諸器官に寄生する粘液胞子虫）.

M. cyprini （コイの痘瘡を起こす寄生虫）.

myx·o·chon·dro·fi·bro·sar·co·ma [mìksoukàndroufàibrousɑ:kóumə] 粘液軟骨線維肉腫.

myx·o·chon·dro·ma [mìksoukɑndróumə] 粘液軟骨腫〔医学〕.

myx·o·chon·dro·sar·co·ma [mìksoukàndrousɑ:kóumə] 粘液軟骨肉腫.

Myx·o·coc·ca·ce·ae [mìksoukɑkéisii:] 粘液球菌科（粘液菌目の一科で，胞子体の形成されるときは菌体は短縮して球状または楕円形の胞子，小嚢胞を生ずる．発育菌体は胞子が分枝のようになって離断する）.

Myx·o·coc·cus [mìksəkákəs] 粘液球菌属（粘液球菌科の一属で，円柱形または卵円形の胞子体の内に球形胞子があり，可動性の粘液により癒合する）.

myx·o·cyte [míksəsait] 粘液細胞（粘液組織にある多角形または星状の大きい細胞）.

myx·o·der·mia [mìksoudə́:miə] 粘液皮膚症（溢血斑，皮膚軟化および筋痙攣を併発する急性疾患）.

myx·o·e·de·ma [mìksiou:dí:mə] 粘液水腫，＝ myxedema.

myx·o·en·chon·dro·ma [mìksouènkɑndróumə] 粘液軟骨腫.

myx·o·en·do·the·li·o·ma [mìksouèndouθì:lióumə] 粘液内皮腫.

myx·o·fi·bro·an·gi·o·ma [mìksoufàibrouænʤióumə] 粘液線維血管腫.

myx·o·fi·bro·ma [mìksoufaibróumə] 粘液線維腫〔医学〕.

myx·o·fi·bro·sar·co·ma [mìksoufàibrousɑ:kóumə] 粘液線維肉腫.

myx·o·gli·o·ma [mìksouglaióumə] 粘液神経膠腫.

myx·o·glo·bu·lo·sis [mìksouglàbjulóusis] 粘液球腫症，膠腹（虫垂回腸部の器質的または機能的狭窄を伴う粘液嚢腫で，粘液の分泌過多とその変化による粘液結石を続発する），＝ myxoglobosis，peritonitis gelatinosa，pseudomyxoma peritonaei.

myx·oid [míksɔid] 粘液様の，粘膜様の.

m. cyst 粘液様嚢胞，＝ synovial ganglion.

m. cystoma 粘液腫様〔卵巣〕嚢腫，粘液嚢腫，＝ myxocystoma.

m. degeneration 粘液腫変性，ミクソイド変性，＝ myxomatous degeneration.

myx·o·li·po·ma [mìksoulipóumə] 粘液脂肪腫〔医学〕.

Myxoma virus 粘液腫ウイルス（ポックスウイルス科のウイルス）.

myx·o·ma [miksóumə] 粘液腫〔医学〕（胎児臍帯の Wharton 膠（ワルトンのゼリー）から発生すると思われる結合織腫瘍で，星状形または紡錘形細胞間には結合織から分泌される粘液様物質が介在する）．形 myxomatous.

m. chorii 卵膜粘液腫（脈絡膜の絨毛が異常増殖し，粘液変性を起こした絨毛基質が液体となって嚢胞化したもの．Virchow）.

m. fibrosum 線維性粘液腫，＝ myxoinoma.

m. sarcomatosum 肉腫性粘液腫，＝ myxosarcoma.

myx·o·mar·rhe·a [mìksouməríːə] 粘液漏〔医学〕.

myx·o·ma·to·sis [mìksouməto̒usis] 粘液腫〔症〕.

m. cuniculi ウサギ［家兎］粘液腫症（粘液腫ウイルスによるウサギの熱性疾患で死亡率が高い．粘膜の腫脹と皮膚の粘液腫発生が特徴），＝ infectious myxoma.

myxomatous degeneration 粘液腫性変性，＝ mucoid degeneration.

myxomatous mixed tumor 粘液腫性混合腫瘍.

myxomembranous colitis 粘液膜様大腸炎，＝ mucous colitis.

myx·o·my·o·ma [mìksoumaióumə] 粘液筋腫.

myx·o·neu·ro·ma [mìksounju:róumə] 粘液神経腫（① 粘液変性を起こした神経線維腫．② 髄膜腫の粘液様型．③ 神経膠腫の膠様型）.

myx·o·neu·ro·sis [mìksounju:róusis] 粘液漏性神経症.

m. intestinalis 腸粘液漏性神経症（Ewald），＝ colica mucosa，mucous colitis.

myx·o·pap·il·lo·ma [mìksoupæpilóumə] 粘液乳頭腫.

myx·o·pod [míksəpɑd] 膠足（① アメーバ様突起をもつ胞子．② 赤血球内に侵入したマラリア原虫の最幼期），＝ myxopodia.

myx·o·poi·e·sis [mìksoupɔií:sis] 粘液生成，粘液分泌．形 myxopoietic.

myx·or·rh(o)e·a [mìksəríːə] 粘液漏（多量の管状または膜様の粘液塊を排出すること）.

m. nervosa 神経性粘液漏.

myx·o·sar·coma [mìksousɑ:kóumə] 粘液肉腫.

myx·o·spore [míksəspɔ:r] 粘体胞子（粘液様物質を周囲にもつ芽胞）.

Myx·o·spo·rea [mìksouspourí:ə] 粘液胞子虫類（ミクソゾア門に属する），＝ myxosporeans.

myx·o·vi·rus [míksouvàiərəs] ミクソウイルス（オルソミクソウイルス科とパラミクソウイルス科のウイルスを指す．インフルエンザウイルス，パラインフルエンザウイルス，RS ウイルス，麻疹ウイルス，流行性耳下腺炎ウイルスなどを含む）.

Myx·o·zo·a [mìksəzóuə] ミクソゾア門.

my·ze·sis [maizí:sis] 吸引，＝ sucking.

My·zo·my·ia [màizoumáiə] （アノフェレスカ［蚊］の一種で，マラリア原虫を媒介する）.

My·zo·rhyn·chus [màizouríŋkəs] （アノフェレスカ［蚊］の一種．マラリア原虫を媒介する）.

my·zo·rhyn·chus [màizouríŋkəs] 吸吻.

My·zo·sto·mi·da [màizoustóumidə] 吸口虫科（環形動物の一つ）.

M

N

ν　ニュー（nu. ギリシャ語アルファベット第13字）. → nu.

N　① nem ネムの略. ② nitrogen 窒素の元素記号（原子番号7, 元素記号N, 原子量14.0067, 比重0.9713, 質量数14, 15）. ③ normal 正常の, 標準の, 規定の, 直角の, 垂直の, 健常の, の略.

N chromatophorotropic hormone　ガンマ神経分泌細胞からのホルモン.

N factor　N因子（この因子が欠損するとネズミはアルコールを過剰に要求する）.

N hormone　Nホルモン（副腎皮質ホルモンで男性化および窒素代謝促進物質）.

n　normal ノルマル（鎖式化合物で炭素鎖に枝がなく, 直鎖のもの）.

n　① nasal 鼻側の略. ② neutron 中性子を表す記号. ③ refractive index 屈折率の記号.

n rays　n線, = Blondlot rays.

NA　Avogadro number アヴォガドロ数の記号.

NA　① nalidixic acid ナリジクス酸の略. ② neuraminidase ノイラミニダーゼの略. ③ Nomina Anatomica 解剖学用語の略. ④ numerical aperture 開口率の略. ⑤ nurse's aid 看護助手の略.

Na　sodium ナトリウムの元素記号（原子番号11, 元素記号 Na, 原子量22.98977, 質量数23, 比重0.971, 原子価1）.

nab·i·lone　［nǽbiloun］ ナビロン ㊥（±）-(6aR,10aR)-3-(1,1-dimethylheptyl)-6a,7,8,9,10,10a-hexahydro-1-hydroxy-6,6-dimethyl-6*H*-benzo[*c*]chromen-9-one（合成カンナビノイド. 鎮吐作用と鎮静作用を有し, 癌化学療法時の悪心, 嘔吐に対して用いられる）.

Naboth, Martin　［ná:bɔt］ ナボット（1675-1721, ドイツの解剖学者）. 形 nabothian.

N. follicle　ナボット腺（子宮頸管の外口に近く存在する粘膜濾胞）, = Naboth gland.

N. ovule　ナボット卵（子宮頸管のナボット濾胞に粘液が貯留した嚢腫）, = Naboth cyst, nabothian follicle.

na·both·i·an　［nəbóuθiən］ ナボットの.

n. cyst　ナボット嚢胞（子宮頸管腺の粘液貯留による）, = Naboth ovule.

n. follicle　ナボット卵（ナボット嚢胞）, = nabothian cyst.

n. menorrhagia　ナボット月経過多症（妊娠子宮からの粘液分泌過多のこと）.

NaCl-glycine-Kim-Goepfert agar (NGKG agar)　NGKG寒天培地（セレウス菌の分離に用いられる）.

na·cre·ous　［néikriəs］ 真珠光の（細菌培養の色調についていう）, = iridescent.

n. ichthyosis　真珠状魚りんせん［医学］.

NAD　① nicotinamide adenine dinucleotide ニコチンアミドアデニンジヌクレオチドの略. ② no appreciable disease 特記すべき疾病がないの略.

NAD⁺　glycerol-3-phosphate dehydrogenase グリセリン3-リン酸デヒドロゲナーゼの略.

NAD⁺ kinase　NAD⁺キナーゼ（NADP⁺合成酵素）.

NADH　reduced nicotinamide adenine dinucleotide 還元型ニコチンアミドアデニンジヌクレオチドの略.

NADH dehydrogenase　NADHデヒドロゲナーゼ（NADHを酸化して酸素以外の電子受容体を還元する酵素）.

Nadi re·ac·tion　［néidi, ná:di riǽkʃən］ ナーディー反応（Nadi 試薬を動物に注射すると, チトクローム酸化酵素の作用の下に, チトクロームからインドフェノール青が形成される反応）, = indophenol test.

Nadi re·agent　［néidi, ná:di riéidʒənt］ ナーディー試薬（*α*-naphthol と dimethyl-*p*-phenylene diamine との混合物）.

na·dide　［néidaid］ ナダイド（アルコールや麻薬の拮抗薬として用いる一種の酵素）, = codehydrogenase I, coenzyme I, diphosphopyridine nucleotide, nicotinamide adenine dinucleotide.

na·dir　［néidiər］ 最低点［医学］, 底.

na·do·lol　［néidəlɔ:l］ ナドロール $C_{17}H_{27}NO_4$：309.40（交感神経β_1受容体遮断薬. 狭心症治療および抗高血圧薬として用いられる）.

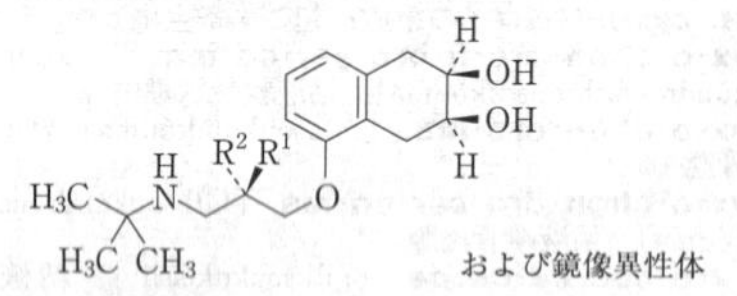

および鏡像異性体

NADP　nicotinamide adenine dinucleotide phosphate ニコチンアミドアデニンジヌクレオチドリン酸の略.

NADP⁺　oxidized nicotinamide adenine dinucleotide phosphate 酸化型ニコチンアミドアデニンジヌクレオチドリン酸の略.

NADP⁺ nucleosidase　NADP⁺ヌクレオシダーゼ.

NADPH　reduced nicotinamide adenine dinucleotide phosphate 還元型ニコチンアミドアデニンジヌクレオチドリン酸の略.

NADPH dehydrogenase　NADPHデヒドロゲナーゼ（NADPHジアホラーゼ. 黄色酵素と呼ばれていた. NADPHを酸化して酸素などを還元する）.

NADPH-ferrihemoprotein reductase　NADPH-フェリヘモプロテインレダクターゼ（NADPH-シトクロームレダクターゼ. 電子伝達系を構成するフラビン酵素の一つ）.

NADPH oxidase　NADPHオキシダーゼ（食細胞の細胞膜に存在する複合酵素系）.

Naegele, Franz Karl　［négəl］ ネーゲレ（1777-1851, ドイツの産科医）. → Nägele, Franz Karl.

Naegeli, Oskar　［ní:gəli］ ネーゲリ（1885-1959, スイスの皮膚科医）.

N. syndrome　ネーゲリ症候群（常染色体性優性遺伝性疾患で, 網様皮膚色素沈着, 発汗減少, 歯数不足, 手掌と足底の角化を認める）.

N. test　ネーゲリ試験（皮膚に軽度の掻傷をつくって試験薬を貼付すると, 無傷の皮膚に貼付するよりは陽性率が高い）, = Jaeger test, Tucker and Thomas test.

Naegeli, Otto　［ní:gəli］ ネーゲリ（1871-1938, スイスの血液学者. その著 "Lehrbuch der Blutkrankheiten und Blutdiagnostik"（1931）は著名. ネーゲリ白血病 N. leukemia（急性骨髄単球性白血病）, ネーゲリ大赤芽球（pronormoblast）などの冠名語がある）.

N. law　ネーゲリ法則（好酸球が正常値の半数以上に存在している疾患は腸チフスではなく, また少数でもあれば腸チフスの診断には注意を要する）.

N. type leukemia　ネーゲリ型白血病［医学］.

N. type of monocytic leukemia ネーゲリ型単球性白血病.

Nae·gle·ria [ni:glí:riə] ネグレリア属(自由生活性アメーバであるが，ヒトが湖沼で泳いだとき鼻粘膜より侵入し，嗅神経に沿って脳に入り，これにより死亡例が世界で報告されている．原発性アメーバ性髄膜脳炎と呼ばれる).

nae·paine [néipain] ネーパイン [化] 2-amylamino-ethyl-*p*-aminobenzoate $C_{14}H_{22}N_2O_2$ (コカインに類似する作用を示す局所麻酔薬), = amylsine.

n. hydrochloride 塩酸ネーパイン, = naepainium chloride.

nae·void [ní:vɔid] 母斑様の, = nevoid.

nae·vus [ní:vəs] 母斑, = nevus.

nafamostat mesilate メシル酸ナファモスタット(タンパク分解酵素阻害薬の一つ).

naf·cil·lin [næfsílin] ナフシリン [化] (6R)-6-(2-ethoxy-1-naphthamido) penicillanate monohydrate (ペニシリン系抗生物質の一つ．ベンジルペニシリン耐性ブドウ球菌を対象として使われる), = nafcillinum.

n. sodium ナフシリンナトリウム(ナフシリンのナトリウム塩．製剤化はこれを原料とする), = nafcillinum natricum.

Naffziger, Howard Christian [næfzigər] ナフジガー(1884–1961, アメリカの外科医).

N. operation ナフジガー手術(進行性眼球突出の手術で，眼窩の上外側壁の一部を切除する方法).

N. sign ナフジガー徴候(髄膜腫にみられる後根症状の一つで，頸静脈を機械的に圧迫すると髄液圧が上昇し，後根痛を訴える).

N. syndrome ナフジガー症候群(前斜角筋症候群), = Scalenus anticus syndrome.

N. test ナフジガー試験(髄核ヘルニアに際し，頸静脈を圧迫すると，脊髄内圧を増大し疼痛を起こす).

NAFLD nonalcoholic fatty liver disease 非アルコール性脂肪肝疾患の略.

naf·ro·nyl ox·a·late [næfrənil áksəleit] シュウ酸ナフロニル [化] 2-diethylaminoethyl-3-(1-naphthyl)-2-tetrahydrofurfuryl propionate hydrogen oxalate (末梢血管および脳血管障害に対して用いる．細胞内酸化能増強と平滑筋収縮抑制作用を有しているといわれる), = naftidrofuryl oxalate.

NAG *N*-acetyl-*β*-D-glucosaminidase *N*-アセチル-*β*-D-グルコサミニダーゼの略.

Naga sore [ná:gɑ: sɔ́r] ナガ潰瘍, 熱帯潰瘍, = tropical ulcer.

na·ga·na [nəgá:nə] ナガナ，ナガナ病 [医学] (ウマのトリパノソーマ病．ツェツェバエ *Glossina morsitans* の媒介による *Trypanosoma brucei* の感染症で，中央アフリカ地方にみられる).

Nagai, Tsuneji 永井恒司(1933生，群馬県渋川市出身，日本の薬学者．ドラッグデリバリーシステム(DDS)の研究など幾多の業績がある).

Nagayo, Mataro [nagajo] 長与又郎(1878–1941, わが国の病理学者．肝硬変の研究，ツツガムシ(恙虫)病の病原体の発見，癌研究所創設などで有名).

Nagel, Willibald [néigəl] ナーゲル(1870–1911, ドイツの眼科医，生理学者).

N. test ナーゲル試験(色覚の試験で，患者をして赤と緑とを適宜に混ぜてスペクトルの黄に近い色を出させる器械を用いる方法).

Nägele, Franz Karl [néigəli:] ネーゲレ(1777–1851, ドイツの産科医).

N. forceps ネーゲレ鉗子(頭部および殿部に対する曲線を備えた応軸鉗子).

N. obliquity ネーゲレ傾斜(胎児の前頭頂骨が産道内を先進し，骨盤縁に対して両頭頂骨が斜位を呈する状態).

N. pelvis ネーゲレ骨盤(傾斜した収縮骨盤で，腸仙骨結合部の強直と仙骨の不全発育を伴うもの).

N. rule ネーゲレ法則(分娩日の予知法で最終月経初日から3ヵ月を引き，7日を加えた日).

Nageli, Otto [néigəli] ナゲリ(1843–1922, スイスの医師).

N. maneuver ナゲリ法(鼻血の阻止法で，患者の頭を上方に伸張し，医師の一手は患者の後頭下，他手は下顎下に支える方法), = Nageli treatment.

Nageotte, Jean [naʒɔ́t] ナジオット(1866–1948, フランスの病理学者．Babinski とともに，片麻痺の研究で有名).

N. bracelet ナジオット輪帯(Ranvier の絞輪の辺りで軸索上をとりまく).

N. cell ナジオット細胞(脳脊髄液細胞で疾病時に著明に増加する).

Nagler, F. P. O. [nǽglər] ナグラー(1908–1975, オーストラリアの細菌学者).

N. reaction ナグラー反応(血清に *Clostridium perfringens* 毒素を加えて混濁を生ずるのは，その菌が混在しているからである), = Nagler test.

nag·pha·ni [nǽgfəni] サボテン［仙人掌］.

naikan therapy 内観療法.

nail [néil] [TA] ① 爪, = unguis [L/TA]. ② 釘.

n. bed 爪床, = onychocline.

n. biting 爪かみ [医学], 咬爪症, = onychophagia.

n. bleach 爪漂白剤 [医学].

n. bound 釘傷(蹄鉄が敏感部に打ち込まれて発生するウマのは(跛)行), = bind nailing, tight nailing.

n. excision 爪切除〔術〕[医学].

n. extension 釘牽引〔法〕[医学], 釘付牽引(Steinmann 釘を用いて骨折の遠位骨片を牽引すること).

n. file 爪やすり [医学].

n. fixation 釘固定〔法〕[医学].

n. fold 爪ヒダ, 爪郭.

n. graft 爪移植 [医学].

n. groove 爪溝, 爪洞.

n. horn 爪角.

n. hypertrophy 爪肥大 [医学].

n. line 爪線 [医学].

n. mark 爪痕 [医学].

n. matrix [TA] ① 爪床, = matrix unguis [L/TA]. ② 爪母.

n.-patella dysplasia 爪・膝蓋骨異形成症.

n.-patella syndrome 爪・膝蓋骨症候群(膝蓋骨，腸骨角の低形成，爪の形成異常).

n. plate 爪板, = nail.

n. pulse 爪床脈 [医学] (爪部脈で観察される毛細管脈).

n. quick 胎生爪皮, = eponychium.

n. root 爪根, = radix unguis, onychorhiza, rhizonychia.

n. scissors 爪切り〔ばさみ〕[医学].

n. splitting 爪甲縦裂〔症〕[医学], = onychorrhexis.

n. thickening 爪肥厚〔症〕[医学].

n. traction 爪牽引.

n. tread 〔馬〕蹄足外傷(釘を踏んで生じる).

n. wall [TA] ① 爪郭, = vallum unguis [L/TA]. ② 爪壁.

nail·ing [néiliŋ] 釘止め法, 釘固定〔法〕[医学].

Nair buffered methylene blue stain ネアー緩衝メチレンブルー染色.

Nairobi dis·ease [nairóubi dizí:z] ナイロビ病(ナイロビにおけるヒツジ，ヤギの出血性腸炎で，*Rhipicephalus*, *Amblyomma* 属ダニなどに媒介されるウイルス感染症).

Nairobi eye ナイロビ眼炎(ハンミョウ［芫菁］の汁が眼に入って起こる東アフリカにみられる結膜炎).

Nairobi sheep disease ナイロビヒツジ病，= Nairobi disease.

Nairobi sheep disease virus ナイロビヒツジ病ウイルス（ブニヤウイルス科のウイルス）.

Nai·ro·vi·rus [náirəvàiərəs] ナイロウイルス属（ブニヤウイルス科の一属で，クリミア・コンゴ出血熱ウイルスなどが含まれる）.

naive T cell ナイーブT細胞（まだ抗原に感作されていないTリンパ球をいう）.

NAJ Nomina Anatomica Japonica 日本解剖学用語（1945）の略.

Na·ja [ná:ʤə] コブラ属（セイロン，台湾産などの毒ヘビ），= cobra di capello.

naja antivenin コブラ抗毒素［医学］.

naja venom コブラ毒［医学］.

Najjar, Victor Assad [næʤər] ナジャー（1914–2002，レバノン生まれアメリカの小児科医）．→Crigler-Najjar disease.

Nakamura, Shuji 中村修二（1954生，日本の電子工学者．青色発光ダイオード（LED）の発明，開発により赤﨑勇，天野浩とともに2014年度ノーベル物理学賞を受賞）.

na·ked [néikid] 裸の［医学］.
- **n. axon(e)** 無鞘軸索.
- **n. cell** 裸細胞，無膜細胞.
- **n. eye** 裸眼，肉眼［医学］.
- **n. vision** 裸眼視力［医学］.

nakra fever ナクラ熱（ベンガル地方にみられる弛張熱の一型で，眼充血とともに鼻粘膜の膨張と多量の鼻汁分泌を最も特徴とする夏季の疾患），= nasa fever, nasha f..

na·ku·ru·i·tis [nakuruáitis]（ケニア Kenya においてみられる，特にコバルト，銅などの微量元素欠乏による衰弱症），= enzootic marasmus.

nal·bu·phine hy·dro·chlo·ride [nælbjufi:n hàidroukló:raid] 塩酸ナルブフィン (化) 17-cyclobutylmethyl-7,8-dihydro-14-hydroxy-17-normorphine hydrochloride（モルヒネ様の麻薬性鎮痛薬であるが，同時にオピオイド受容体拮抗作用を有する．中等度～重度の痛みに対して用いる）.

na·li·dix·ic ac·id (NA) [nælidíksik ǽsid] ナリジクス酸 (化) 1-ethyl-1,4-dihydro-7-methyl-4-oxo-1,8-naphthyridine-3-carboxylic acid $C_{12}H_{12}N_2O_3$：232.24（ピリドンカルボン酸系抗細菌薬）.

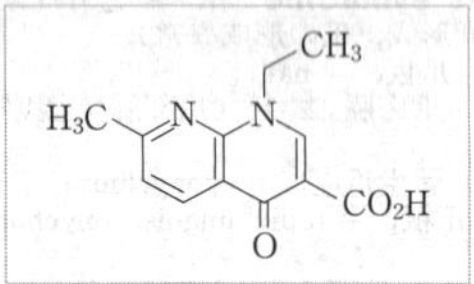

nalidixic acid–cetrimide agar (NAC agar) ナリジクス酸・セトリミド寒天培地（緑膿菌の培養に用いられる）.

nal·or·phine [nǽlɔ:fi:n] ナロルフィン (化) *N*-allyl-norcodeine $C_{19}H_{21}NO_3$（麻薬拮抗薬．モルフィン分子のNをallyl基で置換したものでモルフィンやモルフィン様薬物に対する拮抗物質），= nalline, lethidrone.
- **n. hydrochloride** 塩酸ナロルフィン.

nal·ox·one hy·dro·chlo·ride [nəlɑ́ksoun hàidroukló:raid] ナロキソン塩酸塩 $C_{19}H_{21}NO_4 \cdot HCl$：363.84（塩酸ナロキソン．モルヒナン系モルヒネ拮抗薬．オピエート受容体において麻薬性鎮痛薬の作用に競合的に拮抗し，呼吸抑制などの作用を軽減する．呼吸抑制に対する拮抗作用の強さは，鎮痛作用に対する拮抗作用よりも強いので鎮痛作用を減弱させず，呼吸抑制を寛解できる）.

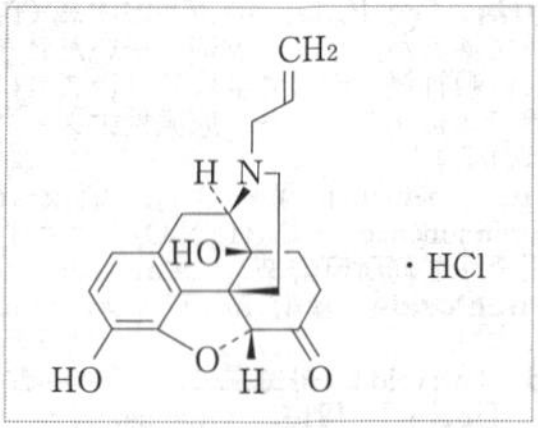

NALT nasal cavity associated lymphoid tissue 鼻腔関連リンパ組織の略.

nal·trex·one hy·dro·chlo·ride [næltréksoun hàidroukló:rəid] 塩酸ナルトレキソン (化) (5R)-9*a*-cyclopropylmethyl-3,14-dihydroxy-4,5-epoxymorphinan-6-one（エンドルフィンの一つ．塩酸ナロキソンに類似のオピオイド受容体拮抗作用をもつ．作用はナロキソンより強く，持続性がある），= naltrexone.

nam·bi-u·vu [nǽmbi jú:vju] イヌ黄熱〔病〕（ブラジルにみられるイヌの出血性疾患で，住血虫類の寄生による），= bleeding ear, blood plague, canine yellow fever.

NAME syndrome ネイム症候群（nevi, atrial myxoma, myxoid neurofibromas, ephelides の合併症）.

name [néim] 名，名称.
- **n. of a genus** 属名.
- **n. of a species** 種名，学名.
- **n. tag** 個人識別票［医学］.

naming difficulty 喚語困難［医学］.

nan·an·dr·ium [nənǽndriəm] 小雄体.

NANC neuron non-adrenergic, non-cholinergic neuron 非アドレナリン性非コリン性神経細胞.

Nan·di·na do·mes·ti·ca [nændáinə dəméstikə] ナンテン［南天］（メギ科 *Berberidaceae* で，果実には domesticin methyl ester を，また樹皮にはナンジニンなどを含有する）.

nan·dro·lone [nǽndrəloun] ナンドロロン（半合成タンパク同化ステロイド．デカン酸塩，プロピオン酸塩，フェニルプロピオン酸塩などの形で製剤化されている．骨粗鬆症，悪性腫瘍，慢性腎疾患，術後，外傷，熱傷後の消耗状態などに用いる）.
- **n. decanoate** デカン酸ナンドロロン (化) 3-oxoestr-4-en-17*β*-yl decanoate.
- **n. phenpropionate** フェンプロピオネート，= nandrolone phenylpropionate.
- **n. phenylpropionate** フェニルプロピオン酸ナンドロロン (化) 3-oxoestr-4-en-17*β*-yl 3-phenylpropionate, = nandrolone phenpropionate.

nan·ism [néinizəm] 小人症，こびと症［医学］，矮小体躯〔症〕，= nanismus, dwarfism.

nan·no·pha·ner·o·phyte [nænoufənérəfait] 矮形挺空植物（挺空植物の中で，2m以下の潅木をいう）.

nano- [nænou, nein-, -nə] 矮小の意味を表す接頭語.

nanobacterium (NB) ナノバクテリア（1977年に極小細菌として報告された．しかし微生物ではなく炭酸アパタイトの結晶であることが解明されている）．[複] nanobacteria.

nan·o·bi·ol·o·gy [nèinoubaiɑ́lədʒi] ナノバイオロジー（分子レベルで細胞内での生命現象を解析しようとする生物学の一分野）.

nan·o·ce·phal·ia [nèinousifǽliə] 小頭症.

nan·o·ce·phal·ic [nænəséfəlik] 小頭の，= microcephalic, nanocephalous.

nan·o·ceph·a·lous [nænəséfələs] 小頭の, = microcephalic, nanocephalic.
nan·o·ceph·a·lus [nèinəséfələs] 小頭症.
nan·o·ceph·a·ly [nænəséfəli] 小頭症, = microcephaly.
nan·o·cor·mia [nènoukɔ́:miə] 小人症, = nanism, nanosoma.
nan·o·cor·mus [nèinoukɔ́:məs] 矮小症.
nan·o·gram (ng) [nǽnəgræm] ナノグラム (10億分の1 (10^{-9}) g).
nan·oid [néinɔid] 小人症様の.
n. dentin わい(矮)小ぞうげ(象牙)質 [医学], 矯性デンチン.
n. enamel 矮生エナメル.
nan·o·me·lia [nænoumí:liə] 小肢症, = micromelia.
na·nom·e·lus [nənάmiləs] ① 萎縮 [医学]. ② 小肢症. 形 nanomelous.
na·nom·e·ter (nm) [nənάmitər] ナノメーター (10億分の1 (10^{-9}) m).
nan·oph·thal·mia [nænαfθǽlmiə] 小眼球〔症〕, = microphthalmia, nanophthalmos.
nan·oph·thal·mos [nænαfθǽlməs] 小眼球〔症〕, = microphthalmia, nanophthalmia.
Na·no·phy·e·tus sal·min·cola [nænəfáiətəs sælmíŋkələ] サルミンコラ住胞吸虫, サケ住胞吸虫 (大きさ0.8～1.1×0.3～0.5mm, 成虫はイヌ, キツネ, クマの消化管に寄生し, ヒトにもみられる. セルカリアは第2中間宿主であるサケ, マスの皮下, 腎臓, 筋肉内で被嚢し, ひれや尾を損傷させる. サケ[鮭] 中毒症 salmon poisoning の病原体である).
nan·o·so·mia [nèinousóumiə] 小人症, こびと症 [医学], 低身長症 (侏儒), = dwarfism.
n. athyreotica 無甲状腺性小人症.
n. infantilis 小児期小人症, = Paltouf dwarf.
n. pituitaria 下垂体性小人症, = pituitary dwarfism.
n. primordialis 先天性小人症.
nan·o·so·mus [nèinousóuməs] 矮小体躯〔症〕, 小人症, = dwarf.
nan·o·tech·nol·o·gy [nèinəteknάləʤi] ナノテクノロジー (ナノ単位を取り扱う技術の総称).
nan·ous [néinəs, nǽn–] 小人のような.
n. hymenolepis 小形条虫 [医学].
na·nu·ka·ya·mi [nənu:kəjά:mi, nαnukαjαmi] 七日熱なぬかやみ (秋季レプトスピラ症で, 野ネズミの媒介による).
na·nus [néinəs] 小人症. 形 nanous.
NAP ① nerve action potential 神経活動電位の略. ② Nomina Anatomica Parisiensia パリ解剖学用語の略.
NAP-1 neutrophil activating protein-1 好中球活性化タンパク-1の略.
nape [néip] うなじ (項), 項〔部〕, = nucha.
n. nevus 項〔部〕母斑.
n. prominence うなじ (項) 結節 [医学].
na·pel·line [néipəlin] ナペリン $C_{22}H_{33}O_3N$ (トリカブトより得られる鎮痛性アルカロイド), = picroaconitine.
na·pex [néipeks] うなじ (項).
naph·az·o·line [nəfǽzəlin] ナファゾリン 化 2-(1-naphtyl-methyl)imidazoline $C_{14}H_{14}N_2$ (アドレナリン作用薬. 局所性の血管収縮作用が強力で, 風邪, 鼻炎などに点眼または点鼻として用いる), = privine, naphthazoline.
n. hydrochloride ナファゾリン塩酸塩 $C_{14}H_{14}N_2 \cdot HCl$: 246.74 (塩酸ナファゾリン. イミダゾリン系交感神経 α_1 受容体興奮薬. アドレナリン α_1 受容体に直接作用し血管収縮作用を示す. 粘膜に直接適用すれば粘膜の充血腫脹を寛解する). (→ 構造式)

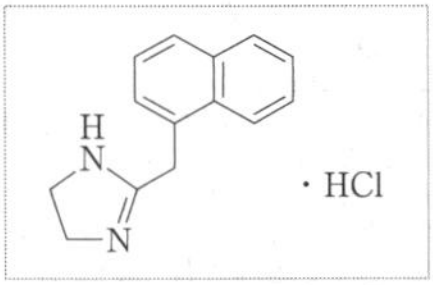

n. nitrate ナファゾリン硝酸塩 化 2-(naphthalen-1-ylmethyl)-4,5-dihydro-1*H*-imidazole mononitrate $C_{14}H_{14}N_2 \cdot HNO_3$: 273.29 (硝酸ナファゾリン. イミダゾリン系交感神経 α_1 受容体興奮薬, 局所血管収縮薬. 表在性充血, 上気道の諸疾患や上気道に適用する局所麻酔薬の作用増強のために用いられる).

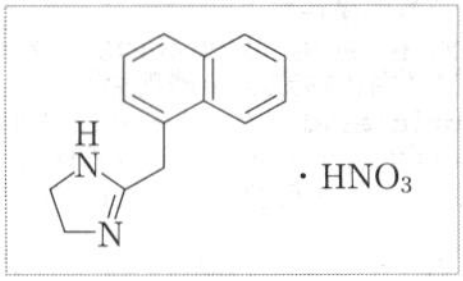

naph·ta·lin [nǽftəlin] ナフタリン, = naphtalene.
naph·tha [nǽfθə] ナフサ (原油から蒸留により得られる比較的低沸点 (約30～200°C) の無色可燃性液体のこと).
naph·thal·de·hy·de [næfθǽldihaid] ナフトアルデヒド $C_{10}H_7CHO$.
naph·tha·lene [nǽfθəli:n] ナフタレン $C_{10}H_8$ (コールタールから得られる無色炭化水素で, 2個のベンゼン環が縮合したもの), = naphthalin, naphthalinum.
n.-acetic acid ナフタレン酢酸 $C_{10}H_7CH_2COOH$ (植物の発育を調節する作用がある物質).
n. iodoform ナフタレンヨードホルム, = pulvis iodoformi compositus.
n. red ナフタレンレッド, = magdala red, Sudan red.
n. sulfonic acid ナフタレンスルフォン酸 $C_{10}H_8O_3S$ (α-および β-型がある).
naph·thal·ic ac·id [næfθǽlik ǽsid] ナフタル酸 化 naphthalene-1,8-dicarboxylic acid.
naph·thal·i·dine [næfθǽlidi:n] ナフタリジン, = α-naphthylamine.
naph·tha·lim·i·do [nǽfθəlímidou] ナフタルイミド基 ($C_{10}H_6(CO)_2N$-).
naph·tha·lin [nǽfθəlin] ナフタリン, = naphthalene.
naph·tha·mine [nǽfθəmi:n] ナフタミン, ナフサミン, = methenamine.
naph·thaz·a·rine [næfθǽzərin] ナフタザリン 化 1,4-dioxy-5,8-naphthoquinone-(1,4) $C_{10}H_6O_4$.
n. S ナフタザリンS $C_{10}H_6O_4NaHSO_3$ (ナフタザリンに亜硫酸水素ナトリウムが付加した化合物で染料として用いられる), = alizarin black WR.
naph·tha·zine [nǽfθəzin] ナフタジン 化 1,2,7,8-dibenzophenazine $C_{20}H_{12}N_2$.
naph·thaz·o·line [næfθǽzəli:n] ナフタゾリン, = naphazoline.
naph·thene [nǽfθi:n] ナフテン (シクロヘキセンおよびその同族体の総称で, 一般式は C_nH_{2n}).
n. base crude oil ナフテン基原油.
n. hydrocarbon ナフテン系炭化水素.
naph·the·nic ac·id [næfθí:nik ǽsid] ナフテン酸 $C_nH_{2n-4}O_2$ (① 石油中に含まれるナフテン属のカルボン酸類. ② 狭義では $C_6H_{11}COOH$), = cyclohexanecarboxylic acid.
naph·thi·on·ic ac·id [næfθaiάnik ǽsid] ナフチオン酸 化 1-naphthylamine-4-sulfonic acid (ヨード

中毒症および亜硝酸中毒に用いる拮抗薬)，＝Piria acid，Koch acid.

naphth(o)-　[næfθ(ou), -θ(ə)]　ナフタレンまたはその環状化合物との関係を表す接頭語.

naph·thol　[nǽfθɔ:l]　ナフトール [化] hydroxynaphthalene（ナフタレン環の1位または2位にOH基が結合した化合物で，前者はアルファ，後者はベータと呼ばれる異性体として区別されている)，＝napht(h)olum.

n. AS　ナフトールAS [化] 3-hydroxynaphthoic acid-(2)-anilide $C_{17}H_{13}NO_2$.

n. blue　ナフトールブルー $(CH_3)_2NC_6H_4N{=}C_{10}H_6{=}O$，＝neublau R，Meldola dye.

n. blue black B　ナフトールブルーブラックB $C_{22}H_{16}O_9N_6S_2$（羊毛染色料).

n.-carboxylic acid　カルボン酸ナフトール $C_{10}H_6(OH)COOH$（白色粉末状の消毒薬).

n.-disulfonic acid　ナフトール二スルホン酸 $C_{10}H_5(OH)(SO_2OH)_2$（ナフトール誘導体).

n. dye　ナフトール染料（冷凍染料の一種)，＝azoic dye.

n. green B　ナフトールグリーンB $Fe(NaO_3S_1C_{10}H_5ONO)_3$（nitroso-β-naphthol-monosulfonic acid の鉄塩で緑色染料).

n. orange　ナフトールオレンジ，＝orange I.

n. red　ナフトールレッド，＝amaranth.

n.-sulfonic acid　$C_{10}H_6(OH)SO_2OH$（ナフトール誘導体).

n. yellow　ナフトールイエロー（ニトロ染料の一種（酸性染料）で淡黄色ないし橙黄色の物質．遊離の酸は flavianic acid)，＝citronin A，acid yellow S，sulfur yellow.

naph·tho·late　[nǽfθəleit]　ナフトール塩（ナフトールの OH 基の水素が塩基により置換された物質).

naph·thol·ism　[nǽfθəlizəm]　ナフトール中毒症.

naph·thol·um　[nǽfθələm]　ナフトール，＝naphthol.

naph·tho·ni·tril　[næ̀fθounáitril]　ナフトニトリル $C_{10}H_7CN$.

naph·tho·phen·az·ine　[næ̀fθəfénəzi:n]　ナフトフェナジン $C_{16}H_{10}N_2$.

naph·tho·phe·nox·az·ine　[næ̀fθəfináksəzi:n]　ナフトフェノキサジン（オキサジン染料の一種).

naph·tho·pyr·i·dine　[næ̀fθəpíridi:n]　ナフトピリジン，＝β-naphthoquinoline.

naph·tho·pyr·ine　[næ̀fθəpíri:n]　ナフトピリン（β-ナフトールの誘導体).

naph·tho·qui·none　[næ̀fθəkwínoun, -kwinóun]　ナフトキノン（α-およびβ-の2異性体がある).

naph·tho·re·sor·ci·nol　[næ̀fθourisɔ́:sinɔ:l]　ナフトレゾルシン [化] 1,3-dihydroxynaphthalene $C_{10}H_8O_2$（板状結晶で，糖，油，尿中のグルクロン酸の試薬)，＝naphthoresorcin.

naph·thox·y　[næfθáksi]　ナフトキシ，＝naphthyloxy.

naph·thox·yl　[næfθáksil]　ナフトキシル基（$C_{10}H_7O$-).

naph·thoyl　[nǽfθɔil]　ナフトイル基（$C_{10}H_7CO$-).

n. chloride　塩化ナフトイル $C_{10}H_7COCl$.

naph·thoy·lox·y　[næ̀fθɔiláksi]　ナフトイルオキシ基（$C_{10}H_7COO$-).

naph·thyl　[nǽfθil]　ナフチル基（$C_{10}H_7$-).

n. alcohol　ナフチルアルコール，＝naphthol.

n. benzoate　安息香酸ナフチル，＝benzonaphthol.

n. lactate　乳酸ナフチル，＝lactol.

n. phenol　ナフチルフェノール，＝naphthol.

n. salicylate　サリチル酸ナフチル，＝betol.

naph·thyl·a·mine　[næfθíləmin]　ナフチルアミン（α-，β-の2異性体があり，染料の製造に用いられる)，＝naphalidine.

n. blue　ナフチルアミンブルー，＝trypan blue.

n. sulfonic acid　ナフチルアミンスルホン酸（ナフタレン核にアミノ基とスルホン基とをもつ化合物の総称).

naph·thy·lene　[nǽfθili:n]　ナフチレン基（$-C_{10}H_6-$).

naph·thyl·mer·cap·tu·ric ac·id　[næ̀fθilmə̀:kæptjú:rik ǽsid]　ナフチルメルカプト尿酸（ウサギにナフタリンを投与した後，尿中に排泄された化合物).

naph·thyl·meth·y·lene　[næ̀fθilméθili:n]　ナフチルメチレン基（$C_{10}H_7CH{=}$)，＝naphthal.

naph·thyl·me·thyl·i·dyne　[næ̀fθilməθílidain]　ナフチルメチリジン基（$C_{10}H_7C{\equiv}$)，＝naphthenyl.

naph·thyl·o·xy　[næ̀fθiláksi]　ナフチルオキシ基（$C_{10}H_7O$-).

naph·thyl·par·a·ro·san·i·line　[næ̀fθilpæ̀rərouzǽnilin]　ナフチルパラローズアニリン（制癌作用を示す染料)，＝isamin blue.

naph·tol　[nǽftɔ:l]　ナフトール，＝naphthol.

naph·to·lum　[nǽftələm]　ナフトール，＝naphthol.

Napier, Lionel Everard　[nèipiə(r)]　ナピアー（1888-1957，インド在住のイギリスの医師).

N. aldehyde test　ナピアーアルデヒドテスト（カラアザールの血清学的診断法).

na·pi·form　[néipifɔ:m]　カブ［蕪］状の，カブラ形の.

nap·kin　[nǽpkən]　ナプキン（小型のタオル，おむつなど).

n. area dermatitis　おむつかぶれ，＝ammonia dermatitis.

n. candidiasis　乳児寄生菌性紅斑（おむつ部カンジダ症)，＝diaper candidiasis.

n. dermatitis　おむつ皮膚炎.

n. erythema　おむつ紅斑，＝diaper erythema.

n. psoriasis　おむつ部乾癬.

n. rash　おしめ疹，おむつかぶれ.

nap·ra·path　[nǽprəpæθ]　ナプラパチー医，マッサージ師.

na·prap·a·thy　[nəprǽpəθi]　ナプラパチー（腱および靱帯などの結合織にすべての疾病が由来すると信じる診療法，マッサージ療法).

nap·rox·en　[nəpráksin]　ナプロキセン [化] (2*S*)-2-(6-methoxynaphthalen-2-yl)propanoic acid $C_{14}H_{14}O_3$：230.26（非ステロイド性抗炎症薬，解熱鎮痛薬).

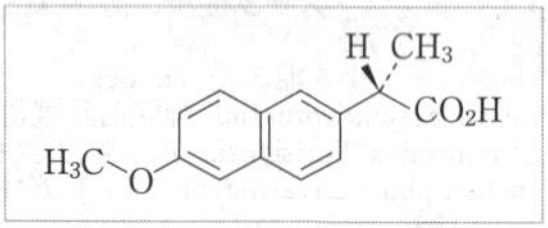

nap·sy·late　[nǽpsileit]　ナプシラート 2-naphthalenesulforate の略.

Narath, Albert　[nǽrəθ]　ナラット（1864-1924，オーストリアの外科医).

N. operation　ナラット手術（肝硬変症性腹水に対して行う大網固定術で，皮下組織中に大網を軽く埋没縫合する方法).

nar·ce·ine　[ná:si:in]　ナルセイン $C_{23}H_{27}NO_8 \cdot 3H_2O$（アヘンに存在するアルカロイドで，モルフィンの代用物).

nar·cism　[ná:sizəm]　ナルシズム，＝narcissism.

nar·cis·sine　[nɑ:sísin]　ナルシッシン $C_{16}H_{17}NO_4$（スイセン［水仙］*Narcissus pseudonarcissus* から得られるアルカロイド)，＝lycorine.

nar·cis·sism　[ná:sisizəm]　ナルシシズム [医学]，自己愛 [医学]（ギリシャ神話で，Cephesus の子 Narcissus が水に映った自己の身体にあこがれたので，死後スイセンという花に変態したという伝説にちなむ), = narcism, autoeroticism. 形 narcissistic.

narcissistic personality disorder 自己愛性パーソナリティ障害, 自己愛性人格障害.

Nar·cis·sus [nɑ:sísəs] スイセン属(ヒガンバナ科 *Amaryllidaceae* の一属).

N. pseudonarcissus ラッパスイセン, = daffodil.

N. tazetta フサザキスイセン.

narco– [nɑ:kou, –kə] 麻酔, 無感覚, 昏睡の意味を表す接頭語.

nar·co·a·nal·y·sis [nὰ:kouənǽlisis] 麻酔分析 [医学] (緊張状態では発言不可能な患者にバルビタール系薬物の緩徐的静注による軽度麻酔を施して, 内的体験や心的外傷を言語化させる方法). → narcosynthesis.

nar·co·ca·thar·sis [nὰ:koukəθά:sis] ナルコカタルシス. → narcoanalysis.

nar·co·di·ag·no·sis [nὰ:koudàiəgnóusis] 麻酔診断. → narcoanalysis.

nar·co·hyp·nia [nὰ:kəhípniə] 覚醒無感覚(ねくたびれ. 睡眠から覚醒したときに経験する無感覚症).

nar·co·hyp·no·a·nal·y·sis [nὰ:kəhìpnouənǽlisis] 麻酔催眠分析法, = narcoanalysis, narcosynthesis.

nar·co·hyp·no·sis [nὰ:kouhipnóusis] 麻酔催眠法, = hypnonarcosis.

nar·co·lep·sy [nά:kəlepsi] 発作睡眠 [医学], ナルコレプシー(睡眠発作, 情動脱力発作, 入眠幻覚, 睡眠麻痺を主徴とする過眠症の代表的疾患で, 入眠時レム段階を特徴とする). 形 narcoleptic.

narcolocal analgesia 局所麻酔性無痛覚, = local analgesia.

nar·col·y·sis [nɑ:kálisis] 麻酔分析, = narcoanalysis.

nar·co·ma [nɑ:kóumə] 麻酔〔薬〕性昏睡. 形 narcomatous.

nar·co·ma·ni·a [nὰ:kouméiniə] 麻薬中毒.

nar·co·ma·ni·ac [nὰ:kouméiniæk] 麻酔中毒者.

Nar·co·me·du·sae [nὰ:koumədjú:si:] コワクラゲ〔剛水母〕亜目.

nar·co·pep·sia [nὰ:kəpépsiə] 消化不良.

nar·co·plex·is [nὰ:kəpléksis] 麻酔診断(精神病者に診療の目的で軽度麻酔を施したときの状態).

narc·o·sine [nά:kəsi:n] ナルコシン, = narcotine.

nar·co·sis [nɑ:kóusis] 昏睡, 麻酔〔法〕[医学], 無感覚, = anesthesia. 形 narcose, narcotic.

n. paralysis 麻酔〔性〕麻痺 [医学].

nar·co·so·ma·ni·a [nὰ:kousouméiniə] 麻酔狂.

nar·co·spasm [nά:kəspæzəm] 昏睡性痙攣.

nar·co·stim·u·lant [nὰ:kəstímjulənt] ① 麻酔刺激性の. ② 麻酔刺激薬, = analeptic, narcoirritant.

nar·co·sug·ges·tion [nὰ:kousəʤéstʃən] 麻酔暗示法(アミタール面接による精神療法の一つ).

nar·co·syn·the·sis [nὰ:kəsínθisis] 麻酔〔総合〕療法 [医学] (麻酔を利用する精神神経症療法で, アミタール面接はその一種). → narcoanalysis.

nar·co·ther·a·py [nὰ:kəθérəpi] 麻酔療法 [医学].

nar·cot·ic [nɑ:kátik] ① 昏睡の, 麻酔性の. ② 麻酔薬. ③ 麻薬, 麻薬中毒者.

n. addict 麻薬常用者 [医学], 麻薬中毒者.

n. addiction 麻薬中毒 [医学], 麻薬嗜癖, = narcomania.

n. analgesic agent 麻薬性鎮痛薬 [医学].

n. analgesics 麻薬性鎮痛薬 [医学].

n. anesthesia 麻薬麻酔 [医学].

n. antagonist 麻薬拮抗薬 [医学], = opioid antagonists.

n. drug 麻薬 [医学].

n. intoxication 麻薬中毒.

n. management 麻薬管理.

n. poison 麻酔性毒物(アヘン, ヒヨスのような昏睡, せん妄を起こす毒).

n. prescription 麻薬処方せん(箋) [医学].

n. receptor 麻薬受容体 [医学].

Narcotics and Phychotropics Control Law 麻薬及び向精神薬取締法.

nar·co·ti·cism [nά:kətisizəm] 麻薬性昏睡, = narcotism.

nar·cot·i·co–ac·rid [nɑ:kátikou ǽkrid] 辛味麻痺性, = acronarcotic.

nar·co·tile [nά:kətil] ナルコチル(全身麻酔薬).

nar·co·tine [nά:kətin] ナルコチン $C_{22}H_{23}NO_7$ (アヘンから得られる結晶性アルカロイド), = narcosine, α–gnoscopine, opianine, noscapine.

nar·co·tin·ic ac·id [nὰ:kətínik ǽsid] ナルコチン酸(ナルコチンを苛性カリとともに熱して得られる).

nar·co·tism [nά:kətizəm] 麻薬性昏睡, 麻薬中毒, = narcosis, narcoticism.

nar·co·tize [nά:kətaiz] 麻酔をかける, 眠らせる.

nar·cot·o·line [nɑ:kátəlin] ナルコトリン $C_{21}H_{21}NO_7$ (ケシ[罌粟]から得られるアルカロイド).

nar·cous [nά:kəs] 昏睡状態の, = narcose.

nard [nά:d] カンショウ[甘松], 甘松油, = spikenard.

Nar·dos·ta·chys [nɑ:dástəkis] (甘松香), = spikenard.

NARE non–allergic rhinitis with eosinophilia 好酸球増多性鼻炎の略.

nar·es [néəri:z] [L/TA] ① 外鼻孔, = nares [TA], nostrils [TA]. ② 鼻孔, 鼻腔(naris の複数).

na·rin·ge·nin [nəríndʒənin] ナリンゲニン 化 5,7,4′–trioxyflavanone (配糖体のナリンギンとしてザボンの花に存在する無色針晶).

na·rin·gin [nəríndʒin] ナリンギン 化 naringenin–5–rhamnoglucoside $C_{27}H_{32}O_{14} \cdot 4H_2O$ (西洋文旦の果実に存在する結晶性配糖体), = aurantiin, isohesperidine.

nar·is [néəris] 鼻孔, 鼻腔, = nostril. 複 nares.

Nar·ke [nά:ki:] シビレエイ[痺鱝]属(シビレエイ科の一属で, 発電器および胸鰭は合してほとんど円形に近い体板をなす).

N. japonica シビレエイ.

NARP neuropathy, ataxia, retinitis pigmetosa syndrome の略.

narrative based medicine (NBM) 物語に基づく医療.

nar·row [nǽrou] 細い(小幅の).

n. angle glaucoma 狭〔隅〕角緑内障 [医学].

n. arch 狭窄歯列弓, = constricted dental arch.

n. beam ナロービーム(放射線治療を行うためのビーム).

n. beam attenuation 細いビームの減衰(減弱) [医学].

n.–mouthed bottle 細口びん [医学].

n. segment 狭窄部 [医学].

n. slit 細隙 [医学].

n. spectrum antibiotic 狭域抗生物質 [医学], 狭スペクトル抗生物質.

nar·row·band [nǽroubæ̀nd] 狭帯域.

nar·row·ing [nǽrouiŋ] 狭窄〔症〕[医学].

nar·ry [nǽri] (モンゴル人のアルコール性胃病).

na·sal [néizəl] 鼻の, 鼻骨の.

n. accessory cartilage 副鼻軟骨.

n. airway 経鼻呼吸チューブ [医学].

n. alar breathing 鼻翼呼吸 [医学].

n. allergy 鼻アレルギー [医学], アレルギー性鼻炎.

n. angle 鼻角(内眼角).

n. antigen challenge testing 鼻粘膜抗原誘発試

験［医学］.
n. apex 鼻尖［医学］.
n. aprosexia 鼻性注意集中不能［医学］.
n. arch 鼻弓（前頭静脈をつなぐもの），＝nasal venous arch.
n. area 嗅覚領，＝nasal field, olfactory field.
n. asthma 鼻性喘息［医学］.
n. atresia 鼻腔閉鎖〔症〕［医学］.
n. bleeding 鼻出血［医学］，鼻血.
n. bone [TA] 鼻骨，＝os nasale [L/TA].
n. bougie 鼻坐剤［医学］，鼻坐薬.
n. breathing 鼻呼吸［医学］.
n. bridge 鼻橋.
n. calculus 鼻石［医学］，鼻結石，＝rhinolith.
n. canal 鼻管.
n. cannula 鼻カニューレ［医学］，鼻腔カニューレ（酸素吸入用）.
n. capsule 鼻殻，鼻胞，鼻嚢（胚鼻腔を囲む軟骨）.
n. cartilages [TA] 鼻軟骨，＝cartilagines nasi [L/TA].
n. catarrh 鼻カタル［医学］.
n. catheter 経鼻カテーテル（酸素吸入カテーテル）.
n. cavity [TA] 鼻腔，＝cavitas nasi [L/TA].
n. cavity associated lymphoid tissue (NALT) 鼻腔リンパ装置.
n. concretion 鼻石［医学］.
n. continuous positive airway pressure (NCPAP, nCPAP) 経鼻的持続気道陽圧呼吸［医学］.
n. crest [TA] 鼻稜（①上顎骨の口蓋突起の内縁にあって鋤骨と連接するもの．②口蓋骨の内縁にあるもの．③鼻骨の内縁にあって，鼻中隔を形成するもの），＝crista nasalis [L/TA].
n. crisis 鼻クリーゼ［医学］.
n. decongestant 鼻充血抑制薬，鼻血管収縮薬［医学］，抗鼻閉薬.
n. deviatomy 鼻中隔矯正〔術〕［医学］，鼻中隔弯曲切除術.
n. dilatator 鼻拡張器［医学］.
n. diphtheria 鼻ジフテリア［医学］.
n. directional positive airway pressure (nDPAP) 経鼻方向式呼気陽圧呼吸.
n. discharge 鼻汁［医学］，鼻漏.
n. douche 鼻圧注［医学］.
n. douching 鼻洗剤［医学］.
n. drip 鼻漏［医学］.
n. drops 点鼻剤［医学］.
n. duct 鼻涙管.
n. emission 鼻漏〔出〕［医学］.
n. feeding 鼻腔栄養［医学］，経鼻栄養.
n. field 嗅領，＝olfactory field, nasal area.
n. flow 鼻漏［医学］.
n. fontanelle 鼻泉門.
n. foramina [TA] 鼻骨孔*，＝foramina nasalia [L/TA].
n. fossa 鼻窩［医学］.
n. ganglion 鼻神経節，＝Meckel ganglion.
n. glanders 鼻馬鼻疽（はなばびそ），＝malleus humidus.
n. glands [TA] ①嗅腺，＝glandulae nasales [L/TA]. ②鼻腺.
n. gleet 慢性鼻孔炎（ウマの），慢性カタル性鼻漏（悪臭のする青色クリーム状の鼻漏を特徴とするウマの疾患）.
n. glioma 鼻神経膠腫（嗅神経球から発生するもの）.
n. height 鼻高（鼻根点と鼻孔下部間の距離）.
n. hemorrhage 鼻出血，＝epistaxis.
n. hydrorrhea 水様性鼻漏［医学］.
n. index 鼻指数（鼻幅と鼻高との比．鼻孔の最大直径×100を鼻根点から鼻棘までの高さで除したもので，その値は次の種類に区別される）.

細長鼻	X－46.9	扁平鼻	51.0－57.9
中等鼻	47.0－50.9	過度扁平鼻	58.0－X

n. inhaler 鼻吸入器［医学］，呼吸器，吸入器.
n. insufflation 経鼻的吸入〔法〕［医学］.
n. intermittent positive pressure ventilation 経鼻的間欠的陽圧呼吸［医学］.
n. irrigation 鼻洗浄.
n. irrigator 鼻洗〔浄〕器［医学］，鼻腔イリガトール.
n. labyrinth 鼻甲介骨迷路.
n. margin [TA] 鼻骨縁，＝margo nasalis [L/TA].
n. mask 鼻マスク［医学］.
n. meatus 鼻道［医学］.
n. mucosa 鼻粘膜.
n. mucosa provocation test 鼻粘膜誘発テスト（試験）［医学］.
n. mucosa test 鼻粘膜誘発試験（テスト）［医学］.
n. muscle 鼻筋，＝nasalis.
n. myiasis 鼻ハエウジ病.
n. notch [TA] 鼻切痕，＝incisura nasalis [L/TA].
n. obstruction 鼻閉塞［医学］.
n. occlusion 鼻閉［医学］.
n. packing 鼻タンポン挿入，鼻腔タンポン挿入.
n. pallor 鼻側蒼白［医学］.
n. part [TA] 鼻部（前頭骨，咽顎咽頭部の），＝pars nasalis [L/TA].
n. part of frontal bone 前頭骨鼻部.
n. part of pharynx 咽頭鼻部，＝pars nasalis pharyngis.
n. pharynx 咽頭鼻部，＝pars nasalis pharyngis.
n. pit 鼻窩［医学］，原鼻孔.
n. placode 鼻板［医学］，鼻プラコード［医学］.
n. plasty 鼻形成術（整容を目的とした隆鼻あるいは低鼻術のほか，先天性および後天性鼻変形に対する再建を総括していう），＝rhinoplasty.
n. plate 鼻板［医学］.
n. plug 鼻栓［医学］.
n. point 鼻根点，＝nasion.
n. polyp 鼻ポリープ［医学］，鼻たけ（茸）［医学］，＝polypi nasi.
n. process 鼻突起（胎児顔面形成に関与する突起で外側と内側の2者がある）.
n. prominence 内側鼻隆起［医学］.
n. pyramid 鼻錐体［医学］.
n. reflex ①くしゃみ反射［医学］. ②鼻性反射（鼻粘膜の刺激によるくしゃみ反射），＝Bekhterev reflex.
n. reflex-neurosis 鼻性反射神経症［医学］.
n. region [TA] 鼻部，＝regio nasalis [L/TA].
n. respiration 鼻式呼吸.
n. retina 鼻側網膜（内半部）.
n. rhombus 鼻菱形.
n. sacs 鼻嚢.
n. saw 鼻鋸.
n. scleroma 鼻硬化症［医学］.
n. septal branch [TA] 鼻中隔枝，＝ramus septi nasi [L/TA].
n. septal cartilage 鼻中隔軟骨.
n. septum [TA] 鼻中隔，＝septum nasi [L/TA].
n. sinus 副鼻腔.
n. smear 鼻汁塗抹〔標本〕［医学］.
n. snare 鼻用係蹄［医学］.
n. speculum 鼻鏡［医学］.
n. speech 鼻声［医学］.
n. spine [TA] 鼻棘（鼻中隔棘は前頭骨鼻突起から下方鼻中隔に突出し，鼻骨稜および篩骨垂直板と関節運動を営む), = spina nasalis [L/TA].
n. spirometry 鼻呼吸測定法.
n. spray 鼻〔内〕噴霧 [医学].
n. step 鼻側階段 [医学].
n. steroid insufflation 鼻腔ステロイド噴霧 [医学].
n. surface [TA] 鼻腔面, = facies nasalis [L/TA].
n. surface of maxilla 〔上顎骨〕鼻腔面.
n. surface of palatine bone 口蓋骨鼻腔面.
n. syringe 鼻洗〔浄〕器 [医学].
n. tonsil 鼻扁桃, = tubercle of Morgagni, tonsil of Zuckerkandl.
n. tube 経鼻呼吸チューブ.
n. valve 鼻弁.
n. vasoconstrictor 鼻粘膜血管収縮薬 [医学].
n. venous arch 鼻静脈弓.
n. vertigo 鼻性めまい [医学].
n. vestibule [TA] 鼻前庭, = vestibulum nasi [L/TA].
n. voice 鼻声 (口蓋裂患者の声), = rhinolalia.
n. width 鼻幅 (最大直径).
na·sa·lis [neizǽlis] [TA] 鼻筋, = musculus nasalis [L/TA].
n. muscle 鼻筋.
na·sal·i·ty [neizǽliti] 鼻音性.
na·sal·i·za·tion [neizæ̀lizéiʃən] 鼻音化 [医学].
Nasaroff phe·nom·e·non [nǽzərɔf finámінən] ナザロフ現象 (冷浴を反復するとその前後の直腸温の差異が次第に少なくなるのは, 生体の固有体温防衛力が強まるためである).
NASBA nucleic acid sequence-based amplification の略.
nas·cent [nǽsənt] 発生期の (化学反応により発生しつつある状態についていう).
n. hydrogen 発生期水素 [医学].
n. short chain 新生短鎖, = Okazaki fragment.
n. state 発生期状態, 発生期 [医学] (ある元素が一つの化合物から化学的に遊離してくる瞬間に著しい活性を示す状態).
NASH nonalcoholic steatohepatitis 非アルコール性脂肪性肝炎の略.
na·sha fe·ver [nǽʃə fí:vər] ナシャ熱, = nakra fever.
na·si·o-al·ve·o·lar [néiziou ælví:ələr] 鼻根点と歯槽点との.
na·si·o-in·i·ac [néiziou íniæk] ナジオン (鼻根点) とイニオン (外後頭点) との (前頭縫合と外後頭隆起との直線距離についていう).
na·si·on [néiziən] [L/TA] ① 鼻根点, = nasion [TA]. ② ナジオン (鼻前頭縫合と正中線との交差点).
n.-postcondylar plane ナジオン関節頭平面.
n.-prosthion ナジオンプロスチオン (上顎歯槽下縁正中点).
n. soft tissue 軟組織鼻点.
n.-stomion ナジオンストミオン (閉口時正中口裂点).
na·si·tis [neizáitis] 鼻炎, = rhinitis.
Nasmyth, Alexander [nǽsmiθ] ナスミス (1789-1849, スコットランドの解剖学者で歯科医).
N. membrane ナスミス膜 (原始エナメル小皮. 歯小皮), = primary enamel cuticle, cuticula dentis.
naso- [neizou, -zə] 鼻との関係を表す接頭語.
nasoalveolar cyst 鼻歯槽嚢胞 [医学] (鼻唇嚢胞), = nasolabial cyst.
na·so·an·tral [nèizouǽntrəl] 鼻洞の.
na·so·an·tri·tis [nèizouæntráitis] 鼻洞炎, 鼻副鼻腔炎 [医学].
nasobasilar line 鼻根-基底線, = basinasal line.
nasobregmatic arc 鼻ブレグマ弓 (鼻根からブレグマへの測定値).
na·so·bron·chi·al [nèizoubrάŋkiəl] 鼻気管支の.
na·so·cil·i·ary [nèizəsíliəri] 鼻毛様の (鼻根, 眼および睫毛に分布される神経についていう).
n. nerve [TA] 鼻毛様体神経, = nervus nasociliaris [L/TA].
n. neuralgia 鼻毛様体神経痛 [医学], = ciliary neuralgia.
n. root [TA] 鼻毛様体根*, = radix nasociliaris [L/TA].
n. root of ciliary ganglion [TA] 毛様体神経節の鼻毛様体神経根*, = radix nasociliaris ganglii ciliaris [L/TA].
na·so·dor·sum [nèizoudɔ́:səm] 鼻背 [医学].
nasoesophageal feeding 経鼻栄養.
nasoesophageal feeding tube 経鼻栄養チューブ [医学].
nasofacial angle 鼻顔面角 [医学].
na·so·fron·tal [nèizəfrάntəl] 鼻前頭の.
n. duct 鼻前頭管 [医学], 前頭鼻管, = frontonasal duct.
n. fontanelle 鼻前頭泉門.
n. suture 鼻骨前頭縫合.
n. vein [TA] 鼻前頭静脈, = vena nasofrontalis [L/TA].
na·so·gas·tric [nèizəgǽstrik] 経鼻胃の.
n. feeding 経鼻胃管栄養 [医学].
n. tube ① 経鼻胃管 (チューブ). ② 鼻腔栄養チューブ, = NG tube.
na·so·gen·i·tal [nèizədʒénitəl] 鼻粘膜と生殖器との.
na·so·graph [néizəgræf] 測鼻器.
nasographic mirror 測鼻鏡 (グラッツェル鏡), = Glatzel mirror.
nasojugal fold 鼻顎ヒダ.
na·so·la·bial [nèizouléibiəl] 鼻唇の.
n. angle 鼻唇角 [医学].
n. groove 鼻唇溝, = nasolabial line.
n. line 鼻唇溝.
n. node [TA] 鼻唇リンパ節, = nodus nasolabialis [L/TA].
n. sulcus [TA] 鼻口唇溝, = sulcus nasolabialis [L/TA].
na·so·lac·ri·mal [nèizəlǽkriməl] 鼻涙の.
n. canal [TA] 鼻涙管, = canalis nasolacrimalis [L/TA].
n. duct [TA] 鼻涙管, = ductus nasolacrimalis [L/TA].
n. groove 鼻涙溝 [医学].
n. reflex 鼻涙腺反射 [医学].
na·so·lamb·doid [nèizəlǽmdɔid] 鼻ラムダ縫合線の.
na·so·ma·lar [nèizouméilər] 鼻頬の.
n. arc 鼻頬弓 (ナジオンを通る両眼窩外縁間の測定値).
na·so·ma·nom·e·ter [nèizoumənámitər] 鼻圧力計 [医学] (鼻腔内圧力を計る機械).
nasomaxillary epithelial inlay graft 鼻上顎上皮インレー移植 [医学].
nasomaxillary suture [TA] 鼻骨上顎縫合, = sutura nasomaxillaris [L/TA].
nasomental reflex 鼻オトガイ反射 (鼻側を軽く打つとき, オトガイの皮膚が動き, オトガイ筋の攣縮により下唇が上がること).
na·son·ne·ment [nazɔnmά́n] [F] 鼻声, 開〔放性〕鼻声 [医学].
nasooccipital arc 鼻後頭弓 (鼻根から外後頭骨隆起の最下部までの距離).
na·so·o·ral [nèizoɔ́:rəl] 鼻口腔の.
na·so·pal·a·tine [nèizoupǽləti:n] 鼻口蓋の.

n. canal 鼻口蓋管.
n. cyst 鼻口蓋管嚢胞〔医学〕.
n. duct 鼻口蓋管, = ductus nasolacrimalis.
n. groove 鼻口蓋溝.
n. nerve [TA] 鼻口蓋神経, = nervus nasopalatinus [L/TA].
n. plexus 鼻口蓋神経叢.
n. recess 鼻口蓋陥凹(鼻中隔下部にある).
nasopalpebral reflex 鼻眼瞼反射〔医学〕.
nasoparanasal sinus tumor 鼻副鼻腔腫瘍〔医学〕.
na·so·pha·ryn·ge·al [nèizoufəríndʒiəl] 鼻咽頭の.
n. airway 鼻咽頭エアウェイ〔医学〕.
n. atresia 鼻咽腔閉鎖〔症〕〔医学〕.
n. cancer 鼻咽腔癌.
n. carcinoma (NPC) 鼻咽腔癌, 上咽頭癌.
n. catheter 鼻咽頭カテーテル〔医学〕.
n. electroencephalogram 鼻腔誘導脳波.
n. electroencephalography 鼻腔誘導法(脳波のとり方の一つ, 鼻腔誘導脳波測定法. 脳死判定の補助診断としても用いられる).
n. fibroma 鼻咽頭線維腫〔医学〕.
n. groove 鼻咽頭溝.
n. insufficiency 鼻咽腔閉鎖機能不全〔医学〕.
n. leishmaniasis 鼻咽頭リーシュマニア症, = nasopharyngeal leishmaniosis.
n. meatus [TA] 鼻咽道, = meatus nasopharyngeus [L/TA].
n. neoplasm 鼻咽頭新生物〔医学〕.
na·so·phar·yn·gi·tis [nèizoufæ̀rindʒáitis] 鼻咽頭炎〔医学〕.
na·so·pha·ryn·go·la·ryn·go·scope [nèizoufərìŋgoulərínɡəskoup] 鼻咽頭喉頭鏡, 鼻咽喉〔ファイバー〕スコープ.
na·so·pha·ryn·go·scope [nèizoufəríŋgəskoup] 鼻咽頭鏡.
na·so·pha·ryn·gos·co·py [nèizoufæriŋgáskəpi:] 鼻咽〔頭〕腔検査〔法〕〔医学〕.
na·so·phar·ynx [nèizəfǽriŋks] [TA] ①〔咽頭の〕鼻部(上咽頭), = pars nasalis pharyngis [L/TA]. ② 鼻咽腔. ③ 上咽腔(後鼻腔と軟口蓋を通る平面との間隙), = rhinopharynx, epipharynx. 形 nasopharyngeal.
na·so·ros·tral [nèizərástrəl] 鼻吻の(鼻と蝶形骨吻との).
na·so·scope [néizəskoup] 鼻鏡〔医学〕, = nasal speculum, rhinoscope.
na·so·sep·ti·tis [nèizouseptáitis] 鼻中隔炎〔医学〕.
na·so·si·nu·i·tis [nèizousàinjuáitis] 鼻洞炎, 副鼻腔炎, = nasosinusitis.
na·so·spi·nale [nèizouspinά:l, –spainéili] 鼻棘点(頭蓋測定学に用いる点で, 鼻縁の最下部の点を結ぶ線上にある正中矢状平面にあって, この点が前鼻棘と合致するときは, 鼻棘の左側壁の1点を利用して測定する).
na·so·spi·rom·e·try [nèizouspirάmitri] 〔左右別〕鼻呼吸測定法〔医学〕.
nasotracheal intubation 経鼻〔気管内〕挿管.
nasotracheal tube 鼻気管チューブ(鼻から気管へ挿入する管).
na·so·tur·bi·nal [nèizoutə́:binəl] 鼻介骨の.
Nasse, Christian Friedrich [nά:sə] ナッセ(1788–1851, ドイツの医師).
N. law ナッセの法則(X連鎖劣性遺伝の法則).
Nasso test [nǽsou tést] ナッソ試験(自家髄液反応試験で, 結核診断補助法).
nas·ty [nǽsti] 傾性(植物の器官が, 刺激の強さに応じて屈曲反応を起こす性質のことをいう).
Nasu, Takeshi [násu] 那須毅(1915–1996, わが国の病理学者).
N.-Hakola disease 那須・ハコラ病(膜性脂肪ジストロフィ, 脂肪膜性多発嚢胞性骨異形成症), = lipomembranous polycystic osteodysplasia, membranous lipodystrophy.
na·sus [néizəs] [L/TA] 鼻, = nose [TA].
n. aduncus 鉤状鼻, = hooked nose.
n. cartilagineus 鼻の軟骨部.
n. externus 外鼻, = external nose.
n. incurvus 鞍状鼻, = saddle nose.
n. osseus 鼻の骨部.
n. simus 獅子鼻, = pug nose.
NAT ① neonatal alloimmune thrombocytopenia 新生児自己免疫性血小板減少〔症〕の略. ② nucleic acid amplification test 核酸増幅検査の略.
Natal aloe ナタールアロエ.
Natal boil (東邦腫), = oriental boil.
Natal sore ナタール潰瘍(草原潰瘍. 皮膚リーシュマニア病変), = veldt sore.
na·tal [néitəl] ① 出産の, 出生の〔医学〕, 分娩の. ② 殿部の.
n. cleft [TA] 殿裂(殿部の間の溝), = crena ani [L/TA], crena interglutealis [L/TA].
n. tooth 出生時歯〔医学〕, 出産歯, 出生歯.
na·tal·i·ty [neitǽliti, nə–] 出産率(医学統計学の), = birth rate.
na·ta·loin [néitəlɔin] ナタロイン $C_{21}H_{19}O_9$–CH_2OH(ナタルロカイ[蘆薈](アロエ)から得られるアロインで, 苦味質).
na·ta·lone [néitəloun] ナタロン, = pregnenolone.
na·ta·my·cin [nèitəmáisin] ナタマイシン(抗真菌抗生物質. *Streptomyces natalensis* が産生する, ポリエン系抗生物質. カンジダ症などの真菌感染やトリコモナス症に使用する).
na·tant [néitənt] 遊泳する. 名 natation.
natatory bristle 浮遊剛毛.
natatory ligament 指間靱帯, みずかき靱帯.
na·tes [néiti:z] [L/TA] 殿部(しり), = buttocks [TA]. 単 natis.
Nathans, Daniel [néiθənz] ネイサンズ(1928–1999, アメリカの微生物学者. 制限酵素の発見と分子遺伝学への応用により, H. O. Smith および W. Arber とともに1978年度ノーベル医学・生理学賞を受けた).
natiform skull (頭蓋表面の硬結節. 先天梅毒児にみられる), = Parrot nodes.
na·ti·mor·tal·i·ty [nèitimɔ:tǽliti] 出生死産率(死産と出生との比), = stillbirth rate.
National Academy of Sciences (1863年に設立されたアメリカ国立科学会).
National Board of Medical Examiners 〔アメリカ〕国家試験委員(少数の州を除いて, 各州の認めるもの).
National Committee for Clinical Laboratory Standards (NCCLS) 〔アメリカ〕臨床検査委員会.
National Council on Radiation Protection and Measurements (NCRP) 〔アメリカ〕国立放射線防護委員会〔医学〕.
National Formulary (NF) 国民医薬品集(アメリカ薬剤師協会 American Pharmaceutical Association の処方委員会により編纂される公認処方集で, 第I版は1888年に発行され, 5年ごとに改版されている).
National Health Service 国民保健サービス〔医学〕.
National Heart Lung Blood Institute (NHLBI) アメリカ心肺血液研究所.
National Institute of Health (NIH) アメリカ国立衛生研究所(公衆衛生と厚生に関する研究を行う機関で, 生物学的製剤の管理も行う).
National Institute of Nutrition 国立栄養研究所.

National Institute of Preventive Medicine 国立予防衛生研究所.
National Institute of Public Health 国立公衆衛生院.
National Public Safety Commission 国家公安委員会.
National Research Council 全国科学研究協議会.
National Research Institute of Police Science 科学警察研究所.
National wheatmeal （コムギ粉 280 ポンドにつき炭酸カルシウム 14 オンスを加えたイギリスの製品）.
na·tion·al [næʃ(ə)nəl] 国立の，国民の.
n. death registration area 国民死亡登録制度地域 [医学].
n. health insurance 国民健康保険 [医学].
n. health insurance for the whole nation 国民皆保険 [医学].
n. health survey 国民健康調査 [医学].
n. hospital 国立病院 [医学].
n. medical care 国民医療 [医学].
n. medical care expenditures 国民医療費 [医学].
n. nutrition survey 国民栄養調査 [医学]（1945 年，国民の緊急食料対策資料のために，東京都民 30,000 人を対象に実施されたことを端緒として，現在では栄養だけでなく食生活の状況も調査され，今後は生活習慣病対策にも活用されることになろう）.
n. population mortality 国民死亡率 [医学].
n. registered dietitian 管理栄養士.
n. registered nutritian 管理栄養士 [医学].
n. survey on family income and expenditure 全国消費実態調査 [医学].
na·tion·al·i·ty [næʃənǽliti] 国籍 [医学].
na·tive [néitiv] ① 出生の. ② 土着の. ③ 天然の. ④ 自然の.
n. albumin 天然〔性〕アルブミン.
n. gold 自然金.
n. immunity 先天免疫 [医学].
n. iron 自然鉄.
n. platinum 自然白金（天然産の白金で，常に Fe, Ir, Os, Rh, Pd, Cu, Au, Ni などを含む）.
n. protein 天然タンパク〔質〕（変性していないもの）.
n. silver 自然銀.
n. sulfur 自然イオウ，天然イオウ.
na·tiv·i·ty [nətíviti] 出生地 [医学].
Natori fiber 名取の〔筋〕線維，除膜筋線維.
NATP neonatal autoimmune thrombocytopenic purpura 新生児自己免疫性血小板減少性紫斑病の略.
na·tre·mia [neitrí:miə] ナトリウム血症.
na·tri·um [néitriəm] ナトリウム，= sodium.
n. chloratum 食塩.
na·tri·u·re·sis [nèitrijurí:sis] ナトリウム利尿 [医学]（ナトリウム排泄増加）.
na·tri·u·ret·ic [nèitriju:rétik] ナトリウム利尿性の，ナトリウム排泄剤.
n. factor ナトリウム利尿因子 [医学].
n. hormone ナトリウム利尿ホルモン [医学].
n. principle ナトリウム〔尿〕排泄増加因子 [医学].
Na·trix [néitriks] ヒバカリ属（ナミヘビ科，ヒバカリ亜科の一属）.
na·tron [néitrən] ① 天然炭酸ナトリウム $Na_2CO_3 \cdot 10H_2O$. ② 水酸化ナトリウム.
na·trum [néitrəm] ナトリウム，= natrium.
Nattrassia mangiferae （デマチウス科の真菌で爪真菌症，黒色真菌症の原因となる）.
nat·u·a·ry [nǽtʃuəri] 産科病棟.
nat·u·ral [nǽtʃurəl] 天然の，自然の.
n. aluminum silicate 天然ケイ酸アルミニウム（止瀉薬）.
n. amboceptor 天然両受体.
n. amputation 自然切断，= congenital amputation.
n. antibody 自然抗体 [医学]（明らかな抗原による感作を受けていないにもかかわらず，正常血清中に存在する細菌や赤血球に反応する抗体. IgM を主とする. 例えばヒト A，B 血液型物質に対する正常同種凝集素. 正常抗体ともいう），= normal antibody.
n. background radiation 自然〔背景〕放射線 [医学].
n. change of population 人口の自然動態 [医学].
n. childbirth 自然分娩 [医学].
n. classification 自然分類 [医学].
n. coke セン石.
n. color photography カラー写真〔術〕，= photochromography.
n. coloring matter 天然色素.
n. constriction 生理的狭窄〔部〕 [医学].
n. count 自然計数.
n. course 自然経過 [医学].
n. crossing 自然交配 [医学].
n. death 自然死 [医学].
n. disaster 天災 [医学].
n. dye 天然色素 [医学]，天然染料.
n. electrode potential 自然電極電位 [医学].
n. emulsion 天然乳剤 [医学].
n. enemy 天敵 [医学].
n. expulsion 自然排虫.
n. fiber 天然繊維 [医学].
n. fish 天然魚，自然生息魚.
n. fluorescence 自然蛍光 [医学].
n. gas 天然ガス [医学].
n. healer 先天治療者（病魔を退治する力を先天的にもつ者）.
n. healing 自然治癒 [医学].
n. history 自然史 [医学]，自然歴.
n. host 自然宿主.
n. hybrid 自然雑種 [医学].
n. immunity 先天免疫 [医学]，自然免疫 [医学]（生来自然に備わった生体防御反応をいう. 好中球，マクロファジー，NK 細胞，補体などがこの反応に関与する），= innate immunity.
n. increase 自然増加 [医学].
n. increase rate 自然増加率 [医学].
n. infancy 幼児期，未丁年期（法律上責任を負えない年齢期で一般に 7 歳までをいう）.
n. infection 自然感染 [医学].
n. insemination 自然受精 [医学].
n. killer cell ナチュラルキラー細胞，NK 細胞（大型のリンパ球で，MHC に拘束されずに腫瘍細胞やウイルス感染細胞に傷害活性を示す. T および B 細胞とは異なる細胞で，IL-2 に反応して LAK 細胞に分化する）.
n. killer cell leukemia NK 細胞白血病，ナチュラルキラー細胞白血病（NK 細胞の形質をもつリンパ球がクローン性に増加する疾患）.
n. killer cell-mediated cytotoxicity ナチュラルキラー細胞媒介性細胞傷害（ナチュラルキラー細胞による標的細胞の非特異的な傷害）.
n. killer stimulating factor (NKSF) NK 細胞刺激因子.
n. light 自然光 [医学].
n. lighting 自然照明〔法〕 [医学].
n. line-width 固有幅 [医学].
n. logarithm 自然対数 [医学]（底を e (≒2.71828) とする対数）.
n. magnet 天然磁石.
n. moire 自然木目.
n. moistening 自然給湿 [医学].

N

n. monument 天然記念物.
n. mutation 自然突然変異〔医学〕.
n. nidality 自然感染巣.
n. number 自然数(正の整数).
n. nutrition 天然栄養〔法〕〔医学〕.
n. parthenogenesis 自然単為(処女)生殖〔医学〕.
n. phenomenon 自然現象〔医学〕.
n. polymer 天然高分子〔医学〕.
n. population 自然集団〔医学〕.
n. product 天然物〔医学〕.
n. pure culture 自然純粋培養〔医学〕.
n. radiation 自然放射線〔医学〕.
n. radioactivity 自然放射能.
n. radionuclide 自然放射性核種〔医学〕.
n. resin 天然樹脂〔医学〕.
n. resistance 自然抵抗性〔医学〕.
n. right 自然権〔医学〕.
n. rubber 天然ゴム〔医学〕.
n. science 自然科学〔医学〕.
n. selection 自然選択〔医学〕, 自然淘汰(Darwinの進化論).
n. silk 天然絹糸〔医学〕.
n. sleep 自然睡眠〔医学〕.
n. soda 天然ソーダ〔医学〕.
n. system 自然分類〔医学〕, 自然系.
n. thymocytotoxic autoantibody 〔自然〕胸腺細胞傷害〔性〕自己抗体〔医学〕.
n. ventilation 自然換気法.
n. water 天然水〔医学〕.
nat·u·ral·i·za·tion [nætʃərəlɑizéiʃən] 帰化〔医学〕.
nat·u·ral·ized [nǽtʃurəlaizd] 帰化した, 移植した.
n. species 帰化種〔医学〕.
naturally acquired immunity 自然獲得免疫〔医学〕.
naturally occurring antibodies 自然抗体.
n. occurring irregular antibody 不規則性自然抗体.
na·tur·a·tox·in [nætʃərətɑ́ksin] 自然〔型〕毒素〔医学〕.
na·ture [néitʃər] 自然〔医学〕, 本性〔医学〕.
n. and nurture 氏と育ち〔医学〕.
n. of gene 遺伝子の本性〔医学〕.
n. of virus ウイルスの特質〔医学〕.
na·tur·o·path [nǽtʃurəpæθ] 自然療法医.
na·tur·op·a·thy [nèitʃurɑ́pəθi] 自然療法〔医学〕, ナチュロパチー(自然にある物質, すなわち水, 空気, 光線, 熱などを用いる自然治癒力を主体とした医療概念). 形 naturopathic.
na·tus [néitəs] 出産.
n. mortus 死産.
nau·cle·ine [nɔ́:kli:in] ナウクレイン $C_{21}H_{26}N_2O_4$ (日本産 *Nauclea* 属に存在するアルカロイドで, アヘン中毒の治療に用いられる).
Nauheim bath ナウハイム湯(炭酸鉱泉).
Nauheim treatment ナウハイム療法(Nauheim鉱泉と運動とを併用する心臓病の療法), = Schott treatment.
Naunyn, Bernard [náunin] ナウニン(1839-1925, ドイツの医師. 胆嚢, 膵臓に関する著述, また糖尿病の代謝に関する研究で有名であり, アシドーシス acidosis という術語を提唱した).
N.-Minkowski method ナウニン・ミンコウスキー法(結腸に空気を注入した後, 腎臓を触診する方法).
N. sign ナウニン徴候(胆嚢炎において, 深呼気に続いて右側上腹部の外側を圧迫すると深部疼痛を感ずる).
nau·path·ia [nɔ:pǽθiə] 船酔い, = sea-sickness.
nau·pli·us [nɔ́:pliəs] ナウプリウス(切甲類, 特にカイアシ類の幼生). 形 nauplian.
nau·sea [nɔ́:ziə, -siə] 嘔気, 吐き気〔医学〕, 悪心. 形 nauseous.
n. and vomiting 悪心嘔吐〔医学〕.
n. anesthesia 嘔気消失.
n. epidemica 流行性嘔気症(デンマーク, イギリスに流行する疾患で, 嘔気, 嘔吐, めまい, 下痢を起こす).
n. gravidarum 悪阻, 妊娠性悪心, つわり.
n. marina 船暈(船酔い), = sea-sickness.
n. navalis 船酔い, = nausea marina.
nau·se·ant [nɔ́:ziənt, -si-] 催吐薬.
nau·se·ate [nɔ́:zieit, -si-] 嘔気(はきけ)を催す, = nauseous.
nauseating odor 催嘔気臭.
Nauta, Walle J. H. [nɑ́:tə] ノータ(1916-1994, アメリカの神経科医).
N. stain ノータ染色〔法〕.
naval hygiene 海軍衛生〔学〕〔医学〕.
naval medicine 海軍医学〔医学〕.
naval nursing 海軍〔の〕看護〔医学〕.
naval surgery 海軍外科学〔医学〕.
na·vel [néivəl] 臍(へそ).
n. blennorrhoea 臍膿漏〔医学〕.
n. region 臍部〔医学〕.
n. spine line 臍棘線.
n. string 臍帯, = umbilical cord.
n. truss 臍ヘルニアバンド〔医学〕.
na·vic·u·la [nəvíkjulə] 舟状窩. 形 navicular.
na·vic·u·lar [nəvíkjulər] [TA] ① 舟状骨, = os naviculare [L/TA]. ② 舟状の.
n. abdomen 舟状腹〔医学〕, = boat-shaped abdomen.
n. arthritis 舟状骨関節炎(馬蹄舟状骨上軟骨の炎症).
n. articular surface [TA] 舟状骨関節面, = facies articularis navicularis [L/TA].
n. articular surface of talus 〔距骨の〕舟状骨関節面.
n. bone 舟状骨.
n. bone of hand 手の舟状骨, = os scaphoideum.
n. disease 舠(とう)嚢炎, 舟状骨病(ウマの), = navicularthritis.
n. fossa [TA] 舟状窩, = fossa navicularis urethrae [L/TA].
n. fossa of urethra 尿道舟状窩.
n. pad 舟状〔骨〕パッド〔医学〕.
n. tuberosity 〔足の〕舟状骨粗面.
na·vi·cu·lar·thri·tis [nəvikjulɑ:θráitis] 舟状関節炎(ウマの遠位種子骨の炎症), = navicular disease, podotrochilitis.
navigation surgery ナビゲーション手術(術中に三次元位置計測装置を使用し, CT や MRI 画像上にモニターし, 適確に病変に到達することを目的とした手術法で, 1986年渡辺英寿らにより開発された. 定位脳手術のようにフレームを使用しないためフレームレス定位脳手術ともいわれる), = flameless stereotaxy.
navigator echo ナビゲーターエコー.
Nb niobium ニオビウムの元素記号(希金属元素, 原子番号41, 元素記号 Nb, 原子量92.9064, 質量数93).
NBAS neonatal behavioral assessment scale 新生児行動評価の略.
NBM narrative based medicine 物語に基づく医療の略.
NBT nitroblue tetrazolium ニトロブルーテトラゾリウムの略.
NBT reduction test NBT還元試験, = NBT test.
NBT test ニトロブルーテトラゾリウム試験(好中球・単球機能の検査法の一つ), = nitroblue tetrazoli-

um test.

NC non-contributory 特記すべきことなしの略.

NC curve NC曲線，騒音判定曲線，＝ noise criteria curve.

nc non corrigunt 矯正不能の略.

NCA neurocirculatory asthenia 神経循環〔性〕無力症の略.

NCAM, N-CAM neural cell adhesion molecule 神経細胞接着分子の略（エヌキャム．1980年前後，G. M. Edelman がニワトリ神経性網膜細胞の Ca^{2+} 非依存性の細胞―細胞間接着を担うタンパク質として発見した．ヘパラン硫酸とも反応する細胞間接着分子の一つで，細胞外マトリックスとの接着にも関与する）.

NCCLS National Committee for Clinical Laboratory Standards〔米国〕臨床検査委員会の略.

NCDs non-commnicable diseases 非感染性疾患の略.

NCF neutrophil chemotactic factor 好中球走化因子の略.

NCL neuronal ceroid-lipofuscinosis 神経セロイドリポフスチン症の略.

NCPAP, nCPAP nasal continuous positive airway pressure 経鼻的持続気道陽圧呼吸の略.

NCPR neonatal cardiopulmonary resuscitation 新生児蘇生法の略.

ncRNA non-coding RNA ノンコーディングRNAの略.

NCRP National Council on Radiation Protection and Measurements〔米国〕国立放射線防護委員会の略.

NCSE non-convulsive status epilepticus 非痙攣性てんかん重積状態の略.

NCU ① neurological care unit 神経疾患集中治療部（病棟・室）の略（脳神経障害者を対象とするICU）. ② neurological intensive care unit 神経系集中治療部（室）の略.

NCV nerve conduction velocity 神経伝導速度の略.

ND ① neurocognitive disorder 神経認知障害の略. ② not detectable 不検出の略.

Nd neodymium ネオジミウムの元素記号（原子番号60，元素記号Nd，原子量144.24，質量数142〜146，148，150）.

Nd-YAG laser Nd-ヤグレーザー．→ YAG laser.

nd numerus digitorum 指数（ゆびかず）の略（視標と距離との関係を表し，30cmで指の数がわかるときはnd/30cmと記す）.

NDA National Dental Association 全国歯科医師会の略.

NDGA nordihydroguaiaretic acid ノルジヒドログアヤレット酸の略.

NDN nondiabetic nephropathy 非糖尿病性腎症の略.

nDPAP nasal directional positive airway pressure 経鼻方向式呼気陽圧呼吸の略.

NDV Newcastle disease virus ニューカッスル病ウイルスの略.

Ne neon ネオンの元素記号（原子番号10，元素記号Ne，原子量20.179，質量数20〜22）.

ne·al·o·gy [niǽləʤi] 幼小動物学.

Neanderthal man [ni:ǽndə:θɔ:l, -tɑ:l mǽn] ネアンデルタール人（旧石器時代の人類で，1848年ジブラルタルで発見された有史前の頭蓋），＝ *Homo sapiens neanderthalensis*.

Neapolitan farcy ナポリ鼻疽，＝ lymphangitis epizootica.

Neapolitan fever ナポリ熱〔医学〕（ブルセラ症），＝ undulant fever.

near [níər] 近く，接して.

n. death experience 臨死体験.

n. distance test chart 近距離視力表〔医学〕.

n. far accommodation 遠近調節〔医学〕.

n. focus limit 近実効焦点限界〔医学〕.

n.-inflared spectroscopy (NIRS) 近赤外線分光法（800〜2,500nmの近赤外波長域における光計測法．食品分野において非破壊分析法として広まったが，近年間欠性跛行症状などの重症度評価法として用いられるようになった）.

n. infrared 近赤外の〔医学〕.

n. point 近点〔医学〕（はっきりと眼が物体を知覚し得る最近点）.

n. point of convergence 輻輳近点〔医学〕.

n. point optometer 近点測定器〔医学〕.

n. reflex 近距離反射〔医学〕，近見反射.

n. shooting 近射.

n. sight 近視〔医学〕，＝ myopia.

n.-sightedness 近視〔医学〕，＝ nearsight，myopia. 形 near-sighted.

n. ultraviolet 近紫外線（可視スペクトルの近くにある紫外線，波長190nmまたは200nm以上のもの）.

n. UV 長波長紫外線，＝ UVA.

n.-water density 水近似濃度〔医学〕.

nearest-neighbor analysis ニアレストネイバー分析法（DNAまたはRNAの合成反応で生成された核酸が鋳型の塩基配列を正しく読み取ったか否かを調べる方法）.

nearest-neighbor base sequence analysis 隣接塩基頻度分析〔医学〕.

nearly tasteless ほとんど無味〔医学〕（薬局方用語）.

near·thro·sis [nìɑ:θróusis] 新関節〔症〕，偽関節〔症〕（骨折により関節のように骨片が動くこと），＝ neoerthrosis，pseudarthrosis，false joint.

neat's foot oil [ní:ts fút ɔ́il] 牛脚油（淡黄色の油で，皮革軟化・潤滑剤）.

ne·ben·kern [né:bənkə:n] 小（副）核，＝ paranucleus.

Nebenthau factor ネーベンタウ因子 N=C(OH)CH_2（尿素からの誘導基でバルビツール催眠薬の基礎因子）.

Nebinger-Praun op·er·a·tion [nibíŋgər práun àpəréiʃən] ネビンゲル・プラウン手術（前頭洞の疾患に対する手術療法）.

ne·bra·my·cin [nèbrəmáisin] ネブラマイシン（nebramycin factor 2 と factor 6 とがあり，前者を apramycin，後者を tobramycin と呼ぶ．両者とも *Streptomyces tenebrarius* が産生するアミノ配糖体系抗生物質）.

neb·u·la [nébjulə] ① 角膜薄えい（翳），角膜白濁〔医学〕. ② 噴霧剤. ③ 星雲（天文学）. 複 nebulae. 形 nebular.

n. aromatica 芳香噴霧剤（フェノール，メントール，チモール，ショウノウ，安息香酸，ユーカリ油，ケイ皮油，チョウジ油，サリチル酸メチルと軽流動パラフィンの混合剤）.

n. ephedrinae エフェドリン噴霧剤（エフェドリン10g，サリチル酸メチル2mLを軽流動ワセリンに溶かしたもの），＝ ephedrine spray.

n. of cornea 角膜片雲.

neb·u·la·rine [nébjulərin] ネブラリン（Loefgrenらにより1949年に *Agaricus* (*Clitocybe*) *nebularis* の圧搾汁から分離された抗生物質）.

neb·ul·i·za·tion [nèbjulaizéiʃən] ① 噴霧化〔医学〕. ② 煙霧療法，噴霧療法〔医学〕.

neb·u·liz·er [nébjulaizər] 噴霧器，ネブライザ〔ー〕〔医学〕.

nebulous urine 混濁尿〔医学〕，＝ chylous urine.

NEC necrotizing enterocolitis 壊死性腸炎の略.

Ne·ca·tor [nikéitər] 鉤虫属（鉤虫科の一属．口腔は球形に近く，背側と腹側に各2個の三角形の歯がある．ヒト，チンパンジー，ブタに寄生）.

N

N. americanus アメリカ鉤虫，アメリカ十二指腸虫（体長：雄7～10mm，雌9～13mm，ヒト，まれにブタの小腸に寄生する鉤虫症 ancylostomiasis の病原寄生虫），= American hookworm.
ne·ca·to·ri·a·sis ［nikèitouráiəsis］ アメリカ鉤虫症〔医学〕，= necatoriosis.
necessary cause 必須病因〔医学〕.
necessary minimum quantity of exercise 最小運動必要量〔医学〕.
ne·ces·si·ty ［nisésiti］ ①必然性（偶然性に対立する語）．②必要性．形 necessary.
nech ring 暗色環.
neck ［nék］ [TA] ①頸，= collum [L/TA]，cervix [L/TA]．②肋骨頸，= collum costae [L/TA]．③橈骨頸，= collum radii [L/TA]．④大腿骨頸，= collum femoris [L/TA]．⑤腓骨頸，= collum fibulae [L/TA]．⑥距骨頸，= collum tali [L/TA]．⑦歯頸，= cervix dentis [L/TA]．⑧後角頸，= cervix [L/TA]．⑨頸部.
n.-band 頸帯（ペラグラ病変が頸の周囲に発現した状態）.
n. bend 頸屈曲（胚の後脳と脊髄の間に起こるもの）.
n. brace 頸椎装具〔医学〕.
n. canal cell 頸管細胞.
n. cell 頸細胞.
n. clipping 頸部クリッピング〔医学〕.
n. compression test 頸部圧迫テスト.
n. dissection 頸部郭清術〔医学〕.
n. ligation 頸部結紮〔医学〕.
n. neoplasm 頸部新生物（腫瘍）〔医学〕.
n. of bladder [TA] 膀胱頸，= cervix vesicae [L/TA]，collum vesicae [L/TA].
n. of femur 大腿骨頸〔医学〕.
n. of gallbladder [TA] 胆嚢頸，= collum vesicae biliaris [L/TA]，collum vesicae felleae [L/TA].
n. of glans [TA] 亀頭頸，= collum glandis [L/TA].
n. of malleus [TA] ツチ骨頸，= collum mallei [L/TA].
n. of mandible [TA] 下顎頸，= collum mandibulae [L/TA].
n. of pancreas [TA] 膵頸*，= collum pancreatis [L/TA].
n. of scapula [TA] 肩甲頸，= collum scapulae [L/TA].
n. of tooth 歯頸，= toothneck.
n. of uterus 子宮頸〔部〕〔医学〕.
n. pain 頸部痛〔医学〕，頸痛，= cervical pain.
n. phantom 頸部模型〔医学〕.
n. phenomenon 頸現象（ブラジンスキー症徴），= Brudzinski sign.
n. reflex 頸反射〔医学〕.
n. regions 頸の部位〔医学〕.
n. righting reflex 頸立ち直り反射〔医学〕.
n. shaft angle 頸体角.
n.-shoulder-arm disorder 頸肩腕障害〔医学〕.
n. sign 頸部徴候，= Brudzinski sign.
n.-thigh ratio 頸大腿計数比〔医学〕.
neck·lace ［néklis］ ネックレス，頸帯（頸部の周りに生じる発疹を示す用語）.
ne·crae·mia ［nikrí:miə］ 敗血症，= necremia.
nec·rec·to·my ［nikréktəmi］ 壊死部切除術.
ne·cre·mia ［nikrí:miə］ 敗血症，= necraemia.
nec·ren·ceph·a·lus ［nìkrenséfələs］ 脳軟化.
necro- ［nekrou, -krə］ 死，壊死，屍の意味を表す接頭語．= nekro-.
nec·ro·ba·cil·lo·sis ［nèkroubæsilóusis］ 壊死桿菌症〔医学〕（家畜において *Fusobacterium necrophorus* の感染により起こるウシ，ウマの膿瘍性ジフテリア，または壊疽性口腔炎）.
nec·ro·bi·o·sis ［nèkroubaióusis］ 類壊死〔症〕〔医学〕，偽壊死〔医学〕，死生〔症〕．形 necrobiotic.
n. lipoidica 類脂〔肪〕性類壊死.
n. lipoidica diabeticorum 糖尿病性類脂〔肪〕性類壊死（皮膚の弾力組織および結合織が変性を起こす糖尿病性皮膚症），= Oppenheim-Urbach disease.
nec·ro·bi·ot·ic ［nèkroubaiátik］ 類壊死〔性〕の.
n. fever 破壊熱.
n. granuloma 類壊死性肉芽腫.
n. ray 細胞壊死性X線〔医学〕，細胞致死線.
nec·ro·cy·to·sis ［nèkrousaitóusis］ 細胞壊死.
nec·ro·cy·to·tox·in ［nèkrousàitətáksin］ 細胞壊死毒素.
necrodegenerative stage 壊死変性期.
nec·ro·gen·ic ［nèkrəʤénik］ 壊死惹起性の，= necrogenous.
n. wart 死毒性いぼ〔医学〕，壊死性ゆうぜい.
ne·crog·e·nous ［nikráʤənəs］ 壊死惹起性の，= necrogenic.
nec·ro·hor·mone ［nèkrouhó:moun］ 壊死ホルモン〔医学〕，ネクロホルモン（生体内で一定の細胞，組織抽出物，またはその破壊産物を注射すると産生される，それらと同種の細胞，組織を壊死に陥らせるホルモン様の物質）.
nec·rol·o·gist ［nikráləʤist］ 死亡統計者.
nec·rol·o·gy ［nikráləʤi］ 死亡統計学，死亡録，過去帳.
nec·rol·y·sis ［nikrálisis］ 表皮融解〔医学〕.
necrolytic migratory erythema 壊死性遊走性（移動性）紅斑.
nec·ro·man·cy ［nékrəmænsi］ 巫術，魔術.
nec·ro·ma·nia ［nèkrouméiniə］ 死体狂，死亡狂.
nec·rom·e·ter ［nikrámitər］ 検死計（死体臓器を測定する器械）.
nec·ro·mi·me·sis ［nèkroumaimí:sis］ 死模倣症，死亡妄想.
nec·ro·nec·to·my ［nèkrounéktəmi］ 壊死組織切除術.
nec·ro·par·a·site ［nèkroupǽrəsait］ 死体寄生虫.
nec·roph·a·gous ［nikráfəgəs］ 死肉食の.
nec·ro·phil·ia ［nèkrəfíliə］ 屍姦，死体〔性〕愛，= necrophily.
nec·roph·i·lism ［nekráfilizəm］ 死姦〔医学〕，ネクロフィリズム，= necrophilia.
nec·roph·i·lous ［nikráfiləs］ 死体寄生性の，腐食性の.
nec·ro·pho·bia ［nèkroufóubiə］ 死亡恐怖〔症〕，死体恐怖〔症〕〔医学〕.
nec·roph·o·rus ［nikráfərəs］ = *Actinomyces necrophorus*.
nec·ro·pneu·mo·nia ［nèkrounju:móuniə］ 肺壊疽，壊死性肺炎.
nec·rop·sy ［nékrɑpsi］ 剖検〔医学〕，検死，= autopsy.
nec·ro·py·o·cul·ture ［nèkroupàiəkʌ́lʧər］ 壊死膿培養（膿中の白血球を死滅させて培養する方法）.
nec·ro·sa·dism ［nèkrəsǽdizəm］ 死体加虐愛.
nec·ros·co·py ［nikráskəpi］ 検死，= necropsy.
ne·crose ［nikróuz］ 壊死を起こす，壊死する.
necrosectomy ネクロセクトミー，壊死部分切除術.
nec·ro·sin ［nékrəsin］ ネクロシン，傷害因子（メンキン因子の一つ）.
necrosing arteritis 壊死性動脈炎〔医学〕.
nec·ro·sis ［nikróusis］ ネクローシス，壊死〔医学〕，壊疽（生活組織または細胞に接触する組織または細胞の死滅をいう）．複 necroses．形 necrotic.
n. cutis 皮膚壊死（脱疽）.

n. of artery 動脈壊死〔医学〕.
n. of labyrinth 迷路腐骨.
n. of larynx 喉頭壊死〔医学〕.
n. of mandible 下顎壊死〔医学〕.
n. of pancreas 膵壊死〔医学〕.
n. of pulp 歯髄壊死.
n. of tissue 組織壊死〔医学〕.
nec·ro·sper·mia [nèkrouspə́:miə] 死精子〔症〕, 精子死滅〔症〕〔医学〕, = necrozoospermia.
nec·ro·stu·prum [nèkroustjú:prəm] 死姦, = necrophilia.
ne·crot·ic [nekrátik] 壊死の.
n. angina 壊死性アンギナ〔医学〕, = angina gangrenosa.
n. apophyseopathy 壊死性骨端症(Digger 病はその一例).
n. congelation 壊死性凍傷〔医学〕.
n. cyst 壊死性嚢胞.
n. enteritis 壊死性腸炎〔医学〕.
n. esophagitis 壊死性食道炎〔医学〕.
n. inflammation 壊死性炎症〔医学〕.
n. myelopathy 壊死〔性〕ミエロパチー〔医学〕.
n. otitis media 壊死性中耳炎〔医学〕.
n. pulp 壊死歯髄.
n. stomatitis 壊死性口内炎〔医学〕.
n. tissue 壊死組織〔医学〕.
n. tonsil 壊死性扁桃炎〔医学〕.
necrotizd chilblain 壊死性凍瘡, = lupus pernio.
nec·ro·tiz·ing [nékrətaiziŋ] 壊死性の.
n. and crescentic glomerulonephritis 壊死性半月体形成性糸球体腎炎.
n. angiitis 壊死性血管炎〔医学〕.
n. arteriolitis 壊死性細動脈炎.
n. arteritis 壊死性動脈炎〔医学〕.
n. bronchitis 壊死性気管支炎〔医学〕.
n. cholecystitis 壊死性胆嚢炎〔医学〕.
n. encephalitis 壊死性脳炎〔医学〕.
n. encephalomyelitis 壊死性脳脊髄炎〔医学〕.
n. encephalopathy 壊死性脳症〔医学〕.
n. enterocolitis (NEC) 壊死性腸炎〔医学〕.
n. factor 壊死因子, = necrotoxin.
n. fasciitis 壊死性筋膜炎〔医学〕, 壊疽性筋膜炎.
n. fascitis 壊死性筋膜炎, = necrotizing fasciitis.
n. glomerulitis 壊死〔性〕糸球体炎〔医学〕.
n. glomerulonephritis 壊死性糸球体腎炎〔医学〕(病理学的名称で, 糸球体に巣状分節状の壊死巣をもった増殖性糸球体腎炎のこと).
n. granulomatous inflammation 壊死性肉芽腫性炎, = gangrenous granulomatous inflammation.
n. hemorrhagic encephalomyelitis 壊死性出血性脳脊髄炎〔医学〕.
n. inflammation 壊死性炎〔医学〕.
n. keratitis 壊死性角膜炎.
n. lymphadenitis 壊死性リンパ節炎〔医学〕.
n. nephrosis 壊死性ネフローゼ〔医学〕, 壊死性腎症(特に尿細管の).
n. pancreatitis 壊死性膵炎〔医学〕.
n. papillitis 壊死〔性〕乳頭炎〔医学〕.
n. pneumonia 壊死性肺炎.
n. pyelonephritis 壊死性腎盂腎炎〔医学〕.
n. renal papillitis 壊死性腎乳頭炎〔医学〕.
n. respiratory granulomatosis 壊死性呼吸器肉芽腫症〔医学〕.
n. toxin 壊死性毒素, = dermonecrotic toxin.
n. tracheobronchitis 壊死性気管気管支炎.
n. ulcerative gingivitis 壊死性潰瘍性歯肉炎〔医学〕.
n. vasculitis 壊死性血管炎〔医学〕(アレルギー性血管炎と同義), = allergic vasculitis, cutaneous v., leukocytoclastic v..
nec·rot·o·my [nikrátəmi] ① 壊死〔組織〕除去〔術〕〔医学〕. ② 腐骨摘出〔術〕, = sequestrotomy. ③ 剖検, 死体解剖, 検死.
nec·ro·tox·in [nèkrətáksin] 壊死毒素, 壊死〔性〕毒〔医学〕.
nec·ro·zo·o·sper·mia [nèkrouzòuəspə́:miə] 死滅精子症, 精子死滅症, = necrospermia.
nec·ton [néktɑn] 遊泳生物〔医学〕.
nec·to·phore [néktəpɔ:r] 泳鐘(管クラゲ類における気胞体の下にある器官).
nec·to·so·me [néktəsoum] 泳体(管クラゲ幹の一部).
Nec·tur·us [néktʃurəs] サンショウウオ属.
need [ní:d] ① 必要, 入用. ② 要求, 欲求.
Needham, John Turberville [ní:dhəm] ニードハム(1713-1781, アイルランドの僧. 煮沸した肉浸液を密閉すると数日後その中に微生物が発生したことから, 自然発生論を唱えたが, Spallanzani により否定された).
nee·dle [ní:dl] ① 針〔医学〕(縫合用, 注射用などの). ② 可動子.
n. bath 針状灌水浴(水流を針のように細くして全身にかける方法).
n. biopsy 穿針生検〔法〕, 針生検〔医学〕(穿刺針を臓器内に挿入して診断用組織小片を取り出すこと. 主として肝臓の生体穿刺をいう).
n. carrier 持針器〔医学〕.
n. crystal 針状結晶〔医学〕.
n. culture 穿刺培養〔医学〕, 針培養, = stab culture.
n. electrode 針電極〔医学〕.
n. forceps 持針器〔医学〕, = needle holder.
n. galvanometer 磁針検流計, 磁針電流計(電流計の可動部分として磁針を用いるもの).
n. holder 持針器〔医学〕, 把針器, = needle forceps.
n. of injection 注射針〔医学〕.
n. probe 針状プローブ〔医学〕.
n. puncture 針穿刺〔医学〕.
n. radiation 針状放射(放射線の放出および吸収が常に方向性であることをいう).
n. reaction 針反応〔医学〕(Behçet 病患者の皮膚に無菌的に皮内針を刺すと2～3日後に膿疱を生ずる現象).
n. spray 針状噴霧.
n. valve ニードル弁〔医学〕.
n. washer 注射針洗浄器〔医学〕.
nee·dle·like [ní:dllàik] 針状の〔医学〕.
Needles, Carl F. [ní:dlz] ニードルズ(1935生, アメリカの小児科医). → Melnick-Needles syndrome.
Needles, J. W. [ní:dlz] ニードルズ(アメリカの歯科医).
N. split cast method ニードルズスプリットキャスト法.
nee·dling [ní:dliŋ] 切割, 穿刺(特に水晶体の).
n. in aneurysm 動脈瘤穿刺(古い療法).
n. of heart 心臓(右房)穿刺, = cardiocentesis.
n. of kidney 腎臓穿刺(腎石探索法).
needs deprivation 要求剥奪.
Neef, Christoper Ernst [ní:f] ネーフ(1782-1849, ドイツの医師).
N. hammer ネーフ槌(電流を迅速に開閉する器械), = Wagner hammer.
Neelsen, Friederich Karl Adolf [ní:lsən] ニールセン(1854-1894, ドイツの細菌学者. Franz Ziehl とともにカルボールフクシン染色法を創案した).
ne·en·ceph·a·lon [nì:enséfəlɑn] 新脳(脳皮質およびその付属質).
Neer impingement sign ニアーインピジメント

徴候.

Neethling virus ニースリングウイルス(ポックスウイルス科のウイルスで，ウシ，ヒツジに内臓病を伴った熱病を起こす)，= *Lumpy skin disease virus*.

NeF nephritic factor 腎炎因子の略.

nefast crisis 重症発症(ワイル病の急激発症).

nef·o·pam hy·dro·chlo·ride [néfəpæm hàidroukló:raid] 塩酸ネオパム [化] 3,4,5,6-tetrahydro-5-methyl-1-phenyl-1*H*-2,5-benzoxazocine hydrochloride (鎮痛作用を有する．作用機序は不明だが中枢性に作用するといわれている)，= benzoxazocine, fenazoxine.

nef·rens [néfrəns] 無歯の(歯なし．老人または幼児についていう). [複] nefrentes.

Neftel, William Basil [néftəl] ネフテル(1830-1906, ロシア生まれのアメリカの医師).

N. disease ネフテル病(ヒステリー性運動不能症)，= atremia.

ne·ga·tion [nigéiʃən] 拒否，否定，欠如，反論.

neg·a·tive [négətiv] ① 拒否の，否定の．② 陰性の，負の．③ 陰画(写真，放射線像の).

n. acceleration 陰性加速度 [医学].

n. accommodation 虚性調節(動眼筋が弛緩する遠像の調節).

n. adaptation 虚性適応，= habituation.

n. adsorption 負吸着(吸着界面における物質の2相のうち，その密度が内部と異なって減少する現象).

n. affection 陰性感情.

n. afterimage 陰性残像 [医学].

n. afterpotential 陰性後電位 [医学].

n. anemia 陰性貧血(末梢血液中には多数の赤芽球がみられるが，赤血球数の減少を起こさない).

n. anergy 陰性アネルギー(無関係な疾患(代謝性疾患，高齢者，担癌患者)によって引き起こされる過敏症反応の低下あるいは欠如)，= nonspecific anergy.

n. balance 負のバランス [医学].

n. base excess 負の塩基過剰.

n. blood pressure 陰血圧.

n. cardiogram 虚性心臓曲線，陰性心臓曲線(心描図曲線が基線の下方に変位するもの).

n. catalysis 負触媒.

n. catalyst 負触媒 [医学].

n. catalyzer 負触媒(化学反応の進行を遅らせる作用を示す触媒)，= inhibitor.

n. chemotaxis 負の走化性(走化性因子の濃度勾配の中心から遠ざかること). ↔ positive chemotaxis.

n. chronotropic action 陰性周期変動.

n. colloid 陰性コロイド，負コロイド(分散質が負電荷をもつコロイド).

n. conditioned reflex 陰性条件反射 [医学].

n. contrast media 陰性造影剤.

n. contrast medium 陰性造影剤 [医学].

n. control 負の調節 [医学]，負の制御，陰性対照 [医学].

n. convergence 虚性輻輳(視軸が外転すること).

n. conversion 陰性転化 [医学].

n. converter 陰〔性〕転〔化〕者 [医学].

n. correlation 逆相関.

n. cyclophoria 虚性回転斜位，= minus cyclophoria.

n. deflection 陰性動揺.

n. die 陰型盤.

n. dromotropism 神経伝導低下.

n. electricity 陰電気，= resinous electricity.

n. electrode 負極 [医学]，陰極，= cathode.

n. electron 陰電子(狭義の電子).

n. electrotropism 電気刺激反発性.

n. element 陰性元素(ハロゲン族元素のように容易に陰イオンとなるもの).

n. end-expiratory pressure 呼気終期(末)陰圧 [医学].

n. entropy 負のエントロピー，= negentropy.

n. eugenics 消極的優生学(拙劣家系を根絶する対策).

n. eyepiece 負の接眼鏡(ホイヘンス接眼鏡のようにレンズ系の前側焦点がレンズ系内にあるもの).

n. feedback ネガティブフィードバック，負のフィードバック [医学] (出力を打ち消す方向に働くフィードバック).

n. feedback control ネガティブフィードバック制御.

n. geotropism 非向地性.

n. glow 陰極グロー(比較的低圧下に放電管の陰極の周囲に起こるもの)，負グロー，陰極光，= cathode glow.

n. image 残像.

n. incretion 虚性内分泌(ホルモンとしては作用しないが，血中の毒物を中和する).

n. interference 負の干渉 [医学].

n. intropic action 筋変力陰性作用.

n. ion 陰イオン，= anion.

n. lens 凹レンズ，負のレンズ，発散レンズ，= concave lens.

n. leukotaxis 陰性白血球走性，白血球反発性.

n. matrix 負型 [医学].

n. maximum 陰性極大 [医学].

n. meniscus 虚性メニスカスレンズ(凹凸レンズで，凸面半径が凹面のそれよりも小さいもの).

n. model 陰性モデル [医学].

n. P wave 陰性P波.

n. parallax 負視差.

n. phase 陰性相 [医学]，陰性期(抗原を注射するときに血液中の抗体が一過性に低下する初期)，= apophylactic.

n. photodromy 趨光陰性(避光性).

n. phototaxis 陰性走光性.

n. placebo response 陰性プラシー(セ)ボ反応 [医学].

n. plaster cast 陰性ギプスモデル.

n. pole 負極，陰極，= cathode.

n. politzerization 陰圧式ポリッツェル通気法.

n. practice 負の練習〔法〕.

n. pressure 陰圧(吸引力または減圧).

n. pressure breathing (NPB) 陰圧呼吸〔法〕[医学] (体表面に外部から陰圧を加え胸郭を拡張させる).

n. pressure drainage 陰圧排液法.

n. pressure ventilation 陰圧換気法.

n. proton 陰子(陽子と同じ質量をもち，負の電気素量をもつ粒子).

n. pulse (心房性静脈波)，= auriculovenous pulse, normal venous p..

n. radical 陰根(陰イオンを生ずる原子または原子団).

n. reaction 負の反応，陰性反応.

n. reinforcement 陰性強化 [医学].

n. reinforcer 陰性強化刺激 [医学].

n. relationship 負の関係.

n. resistance 負抵抗(電流回路に加える電圧を増すと，電流の減少する場合をいう).

n. scotoma 虚性暗点 [医学] (他覚的に証明される網膜中心部の欠損).

n. selection ① 負の淘汰(集団の中に現れる遺伝的変異のうち生存に不利なものが除かれ，頻度が減少していくこと). ② ネガティブセレクション，負の選択(胸腺内で自己成分と強く結合する自己反応性T細胞レセプターをもつT細胞はT細胞レセプターからの強いシグナルによりアポトーシスが誘導されて死滅することをいう).

n. selection of T cells T細胞のネガティブセレクション（T細胞のレパートリー形成過程で働く選別圧力の一つで胸腺内で起こる．自己抗原に強く反応するクローンを排除ないし不活化する）．

n. sensation 虚性感覚（刺激が閾値以下の場合に起こる感覚）．

n. stain 陰性染色〔法〕．

n. staining 陰性染色〔法〕［医学］，虚性染色法（菌体を染めないで，背景のみを染める方法）．

n. strand virus ネガティブ鎖ウイルス，マイナス鎖ウイルス．

n. suggestibility 暗示感応性欠如，= active negativism.

n. symptom 陰性症状．

n. T wave 陰性T波．

n. taxis 負の走性［医学］．

n. torsion 反時計式回転．

n. transfer 感覚転移の不利なこと．

n. transference 陰性感情転移（患者が好意を前面に示さないか，または敵意を向けるもの）．

n. trophotropism 栄養嫌性．

n. variation 負変動，陰性変動（テタニー痙縮において起こる筋電流の減退）．

n. vertical divergence (−VD) 虚性垂直開散（左眼の視線は上方へ，または右眼の視線は下方へ開散すること）．

n. wave 陰性波［医学］．

negatively bathmotropic 変閾値性低下の．

negatively inotropic 負の変力作用（筋収縮力を減退させること）．

neg·a·tiv·ism ［négətivizəm］ 反抗現象［医学］，拒絶症（統合失調症によくみられ，従命自動と反対の症状で，受動性と能動性とに区別される）．

negativistic period 反抗期．

negativizing effect 陰転効果，陰性化効果．

ne·gat·o·scope ［nigǽtəskoup］ X線観察箱［医学］，陰像観察器（X線フィルムを見るための装置）．

neg·a·tron ［négətrɑn］ 陰電子（陽電子 positron に対立する電子 electron），= negative electron.

ne·gen·tro·py ［niʤéntrəpi］ 負エントロピー，情報量，ネゲントロピー，= negative entropy.

Negishi virus ネギシウイルス（日本でヒト脳炎から分離されたダニ媒介性ウイルス．フラビウイルス科）．

ne·glect ［niglékt］ ① ネグレクト［医学］（幼児，児童の養育に必要なケアをしない，または不適切なケアを行うこと．身体的・教育的・情緒的ネグレクトの3つに区別される）．② 無視［医学］．

neglected transverse lie 遷延横位．

neglected transverse presentation 遷延横位［医学］．

Negri, Adelchi ［né:gri］ ネグリ（1876–1912，イタリアの医師，病理学者）．

N. bodies ネグリ小体（1903年の記載によるもので，狂犬病で死亡した生体の神経細胞の原形質または突起中にみられる卵円形または円形の封入体），= neurorrhycetes hydrophobiae.

N.-Jacod syndrome ネグリ・ジャコッド症候群（側頭骨錐体部蝶形骨交叉路の症候群で，三叉神経の刺激または脱落症状で，進行性動眼筋麻痺を伴い，耳管腫瘍に関連を示す）．

Negro, Camillo ［négrou］ ネグロ（1861–1927，イタリアの神経科医）．

N. phenomenon ネグロ現象（歯車様現象．過緊張筋を強いて屈曲すると抵抗を示し，ときには軽度の筋攣縮を呈する現象），= cogwheel phenomenon.

N. sign ネグロ徴候（動眼神経麻痺に際し，眼球を上方に回転させると，麻痺側に最大の運動がみられる）．

negro female 黒人女性［医学］．

negro lethargy 嗜眠病．

negro male 黒人男性［医学］．

ne·groid ［ní:grɔid］ ニグロイド［医学］（黒色人種，黒色人種の）．

Nehb lead ［néib lí:d］ ネーブ誘導（W. Nehb が提唱した心電図描写に用いる誘導で，胸壁上の3点，すなわちa＝右第2肋骨胸骨接合部，b＝心尖拍動の後腋窩線投影点，c＝心尖拍動を規定し，肢誘導導子の右手をaに，左手をbに，左足をcに当てⅠ誘導に相当する心電図をD，ⅡのものをA，ⅢのものをJと呼ぶ．これらは心後壁，心前壁および心下壁に一致，心筋梗塞症において特に変化がみられる）．

Neher, Erwin ［néhə:r］ ネハー（1944生，ドイツ・ランツベルク生まれの細胞生理学者．細胞の単一イオンチャネルの機能に関する発見およびパッチクランプ法（1982）など，分析技術を開発し，チャネルの存在とそのメカニズムを明らかにし，糖尿病，心臓病，嚢胞性線維症などの病気の解明に貢献した．これらの業績により，B. Sakmann とともに1991年度ノーベル医学・生理学賞を共同受賞）．

neighborhood health center 住民保健医療センター［医学］．

neighborhood symptom 隣接部症状．

neighborhood system 近傍系．

neighboring-group participation 隣接基関与［医学］．

neighboring organ 隣接器官（臓器）［医学］．

neighboring tissue 隣接組織［医学］．

Neill, Mather Humphrey ［ní:l］ ニール（1882–1930，アメリカの医師）．

N.-Mooser test ニール・ムーザー試験（発疹チフスのリケッチアを実験動物に接種して，陰嚢内に滲出する液の中には多数の単核細胞があり，その原形質にはリケッチアが貪食されている．Hermann Mooser（1891–1971）はスイスの病理学者），= Neill-Mooser reaction.

Neill-Robertson stretcher ニール・ロバートソン担架（割竹で強化するカンバス製担架で負傷兵士を病院船に運搬するために用いる）．

Neisser, Albert Ludwig Siegmund ［náisər］ ナイセル（1855–1916，ドイツの医師，淋菌の発見者）．

N. coccus ナイセル球菌（1876年に発見された淋菌），= *Neisseria gonorrhoeae*.

N. syringe ナイセル洗浄器（淋疾に用いる尿道洗浄器）．

Neisser, Ernst ［náisər］ ナイセル（1863–1942，ドイツの医師）．

N.-Doering phenomenon ナイセル・デーリング現象（抗溶血素の存在によるヒト血清の溶血阻止現象．Hans Doering（1871生）はドイツの医師）．

Neisser, Max ［náisər］ ナイセル（1869–1938，ドイツの細菌学者）．

N. phenomenon ナイセル現象（R. Lubowski と共同で1901年に発見．抗体を過剰に加えると，抗原とともに補体までが結合されるため抗原抗体反応に変化を起こす現象），= Neisser-Wechsberg phenomenon, complement deviation.

N. stain ナイセル染色法（ジフテリア菌の染色法で，メチレンブルー，無水アルコール，氷酢酸を水で希釈した液で2～5秒間染め，水洗後ビスマルク褐液で5秒間後染色する），= Neisser-Gins solution.

N. staining solution ナイセル液（メチレンブルー，アルコール，氷酢酸，水）．

N.-Wechsberg phenomenon ナイセル・ウェクスベルグ現象（補体結合反応の一種）．

Neis·se·ria ［naisí:riə］ ナイセリア属（好気性のグラム陰性球菌）．

N. flavescens 黄色球菌(髄膜炎の髄液中にある).
N. gonorrhoeae 淋菌(淋疾の原因となる).
N. meningitidis 髄膜炎菌(流行性脳脊髄膜炎, 敗血症の原因となる).
N. sicca (気道粘膜, 心臓内膜炎患者血液から分離された腎炎の病原菌).
neis·se·ri·a [naisíːriə] (ナイセリア属細菌を指す).
Neis·se·ri·a·ce·ae [naisìːriéisiiː] ナイセリア科.
neis·se·ri·ol·o·gy [naisìːriáləʤi] 淋病学, 淋菌学.
neis·se·ro·sis [nàisiróusis] 淋菌感染症.
nekro– [nekrou, –rə] = necro–.
Nélaton, Auguste [nelatɔ́n] ネラトン(1807–1873, フランスの外科医).
N. catheter ネラトンカテーテル(軟性ゴム製カテーテル).
N. disarticulation ネラトン関節離断術(脛骨と腓骨との間に楔状窩をつくる距骨下関節離断術).
N. fibers ネラトン線維(肛門から8～10cm上方にある直腸の小線維帯), = Nélaton sphincter.
N. line ネラトン線(腸骨前上棘から坐骨粗面に至る線).
N. operations ネラトン手術(結石手術, 強直手首の手術, 鼻成形術, 肘または股関節成形術, 横切開による肩切除術).
N. probe ネラトン消息子(陶製先端をもつ消息子).
N. sphincter ネラトン括約筋, = Nélaton fibers.
N. tumor ネラトン腫(腹壁の奇形腫).
nel·a·van [néləvæn] アフリカ嗜眠病, = African lethargy.
ne·log·ism [niláʤizəm] (造語症), = neologism.
Nelson, Don Harry [nélsən] ネルソン(1925–2010, アメリカの内科医).
N. syndrome (NS) ネルソン症候群(クッシング症候群で両側の副腎摘出後に発現するACTH産生下垂体腫瘍で, 皮膚の色素沈着, トルコ鞍部拡大をきたす).
N. tumor ネルソン腫〔瘍〕.
Nelson lobe [nélsən lóub] ネルソン葉(肺第6区域).
Nelson test [nélsən tést] (梅毒菌の運動阻止効果からみる抗体の発生度判定法), = Nelson–Mayer test.
nem (N) [ném] ネム(Pirquet の栄養単位牛乳 Nahrungs–Einheit–Milch の頭字からなる術語で, 母乳1mLの栄養値に相当する量).
NEMA National Eclectic Medical Association アメリカ折衷派医師会の略.
ne·ma [némə] 線虫類, = nematode.
nem·a·line my·op·a·thy [néməliːn maiápəθi] ネマリン筋障害〔医学〕, ネマリンミオパチー(先天性ミオパチーの一種. 出生後 floppy infant で発生し運動機能発達遅延, 全身性筋萎縮, 深部反射低下を示す. 高口蓋, 脊椎側弯, 凹足を伴う. 筋生検所見で筋線維内に杆状構造物をみとめる(Gomori–trichrome 染色)).
nem·a·thel·minth [nèməθélminθ] 線形動物.
ne·mat·ic [nimǽtik] ネマチック性の.
n. state ネマチック状態(液晶の一種類で, 細長い分子が, その相互の位置は不規則であるが, その長軸を一定方向に向けている状態で, smectic state に比べて粘度が小さく, 流動性に富む).
nem·a·ti·cide [nimǽtisaid] = nematocide.
nem·a·ti·za·tion [nèmətizéiʃən] 線虫(回虫)感染.
nemato– [nemətou, –tə] 線虫または糸状の意味を表す接頭語.
nem·a·to·blast [némətəblæst] 精子芽細胞, = spermatocyte.
nem·a·to·cide [nimǽtəsaid] 線虫撲滅薬, = nematicide.
nem·a·to·cyst [némətəsist, nimǽtə–] 棘糸胞(有形体 morphite の一つ).
Nem·a·to·da [nèmətóudə] 線形動物門, = roundworms, nematodes.
nem·a·tode [némətoud] 線虫.
n. endophthalmitis 線虫眼内炎.
n. infection 線虫症(線形動物の寄生による疾病で, 経口感染と経皮感染による2系統がある), = nematodiasis.
nem·a·to·di·a·sis [nèmətoudáiəsis] 線虫症〔医学〕.
Nem·a·to·di·rus [nèmətoudáirəs] (線虫の一属. 体は比較的長くて糸状, 前部は細い. 哺乳類の胃や小腸に寄生).
nem·a·tog·e·nous [nèmətáʤənəs] 線虫性の.
nem·a·toid [némətɔid] 糸状の, 線虫〔様〕の.
nem·a·tol·o·gist [nèmətáləʤist] 線虫学者.
nem·a·tol·o·gy [nèmətáləʤi] 線虫学.
Nem·a·to·mor·pha [nèmətoumɔ́ːfə] 類線形動物門.
nem·a·to·sis [nèmətóusis] 線虫症, 円虫症.
nem·a·to·sper·mia [nèmətouspə́ːmiə] 線状精子.
ne·mic [níːmik] 線虫の. 名 nema.
Nencki, Marcellus von [néŋki] ネンキー(1847–1901, ポーランドの医師).
N. test ネンキー試験(インドール検出法で, 被検液に硝酸を加え, さらに少量の亜硝酸を加えると, 赤色を発し, 濃度の高いものでは赤色沈殿を生ずる).
ne(o)– [niː(ou), niː(ə)] ①新, 新生 ②幼若③新化合物などの意味を表す接頭語.
ne·o·ad·ju·vant [nìːouǽʤuvənt] 新補助療法.
n. chemotherapy 新アジュバンド化学療法〔医学〕, 術前補助化学療法(手術や放射線療法の前に腫瘍を縮小させ, かつ微小転移を早期に治療することで延命効果や機能保存手術を目的とする化学療法のこと).
ne·o·an·ti·gen [nìːouǽntiʤən] 新生抗原〔医学〕.
ne·o·ars·phen·a·mine [nìːouɑːsfénəmiːn] ネオアルスフェナミン ㊋ sodium 3,3′–diamino–4,4′–dihydroxyarsenobenzene–*N*–methane sulfoxylate $C_{13}H_{13}As_2N_2NaO_4S$ (淡黄色の水溶性粉末. 強力な駆梅薬), = neoarsphenamina, neosalvarsan, 914, neodiarsenol, neokharsivan, neoarsenobilon, neoarsaminol, arsphenamine–S.
ne·o·ar·thro·sis [nìːouɑːθróusis] 新関節〔医学〕(骨折後の偽関節), = nearthrosis.
ne·o·be·hav·ior·ism [nìːəbihéivjərizm] 新行動主義.
ne·o·bi·li·rub·ic ac·id [nìːoubìlirjúːbik ǽsid] ネオビリルビン酸.
ne·o·bi·o·gen·e·sis [nìːoubàiəʤénisis] 生物新発生〔説〕(無生物から生命が発生しうるとする説).
ne·o·blad·der [níːəblædər] 新膀胱〔医学〕.
ne·o·blas·tic [nìːəblǽstik] 新生組織の.
ne·o·cal·a·mine [nìːəkǽləmiːn] ネオカラミン(赤色酸化第Ⅱ鉄, 黄色酸化第Ⅱ鉄, 亜鉛華とからなる粉末で, カラミンと同一目的に用いられるが, その色調が皮膚の色とほとんど同じように混合されたもの), = neocalamina praeparata.
n. liniment ネオカラミン擦剤(ネオカラミン, オリーブ油, 水酸化カルシウム液), = linimentum neocalaminae.
n. lotion ネオカラミン水(ネオカラミン, ベントナイトマグマ, 水で100mLとする), = lotio neocalaminae.
n. ointment ネオカラミン軟膏(ネオカラミン, 羊毛脂, ワセリン, 流動パラフィン, 水), = unguentum neocalaminae.
Neocaridina denticulata ミナミヌマエビ(淡水に生息するエビの一種で, 吸虫類幼虫 *Maritrema*, *Pleurogenes*, *Coitocaecum*, *Phyllodistomum*, *Plagiorchis* などの被嚢幼虫の第2中間宿主).
ne·o·cen·tro·mere [nìːəséntrəmiər] 新生動原体

〔医学〕.

neocerebellar aplasia 新小脳無形成〔症〕〔医学〕.

ne·o·cer·e·bel·lum [nì:ousèribéləm] [L/TA] 新小脳(外側葉と歯状核とからなる小脳新生部), = neocerebellum [TA].

ne·o·cin·cho·phen [nì:əsíŋkəfən] ネオシンコフェン $C_{19}H_{17}NO_2$ (6-methyl-2-phenylquinoline-4-carboxylic acid のエチルエステルで, シンコフェンと同一の目的に用いられる), = nocinchophenum, neoquinophan, novatophan, tolysin.

ne·o·ci·net·ic [nì:ousinétik] = neokinetic.

ne·o·cor·tex [nì:oukɔ́:teks] [L/TA] 新皮質(大脳皮膚表面の大部分を占め, 同皮質 isocortex とも呼ばれる), = neocortex [TA].

neocortical system 新皮質系〔医学〕.

ne·o·cupf·er·ron [nì:əkʌ́fərɑn] ネオクペロン [化] ammonium *α*-naphthylnitrosohydroxylamine $C_{10}H_7N(NO)ONH_4$ (クペロンのフェニル基の代わりにナフチル基をもつ化合物).

ne·o·cu·proine [nì:əkjú:prɔin] ネオクプロイン [化] 2,9-dimethyl-1,10-phenanthroline (銅の微量定量検出に用いる試薬).

ne·o·cyte [ní:əsait] 幼若白血球.

ne·o·cy·to·sis [nì:ousaitóusis] 幼若白血球増加症.

ne·o·dar·win·ism [nì:oudɑ́:winizəm] ネオダーウィニズム(生物種の進化は自然淘汰のみによるという説, 自然選択説もその一つ). ↔ neutral theory.

ne·o·di·a·ther·my [nì:oudáiəθə:mi] 短波ジアテルミー.

ne·o·dym·i·um (**Nd**) [nì:ədímiəm] ネオジミウム(希土類元素の一つであり, 原子番号60, 元素記号Nd, 原子量144.24, 質量数142~146, 148, 150).

n.-epinine ネオジミウムエピニン, = isopropylarterenol.

n.-femergin ネオジミウムフェマジン(エルゴメトリン), = ergometrine.

n. sulfoisonicotinate スルホイソニコチン酸ネオジミウム(抗血栓性作用を示し, 5%濃度の溶液5mLの静注により, 凝血時間を25分程度まで延長させ得るヘパリン拮抗性抗凝固薬), = thrombodym.

ne·o·en·ceph·a·lon [nì:əenséfəlɑn] = neencephalon.

ne·o·erth·ro·sis [nìouə:θróusis] = nearthrosis.

ne·o·fe·tal [nì:oufí:təl] 初期胎児の.

ne·o·fe·tus [nì:oufí:təs] (妊娠8~9週間で出産した流産児).

ne·o·for·ma·tion [nì:oufɔ:méiʃən] 新生物. [形] neoformative.

ne·og·a·la [ni:ɑ́gələ] 初乳, = colostrum.

ne·o·gen·e·sis [nì:əʤénisis] 新生(再生 anagenesis に比べて, やや速度が遅い組織の生成). [形] neogenetic.

ne·o·gly·co·gen·e·sis [nì:ouglàikəʤénisis] 糖新生, = glyconeogenesis.

ne·o-god·win·i·an·ism [nì:ougɑdwíniənizəm] 新ゴドウィン主義, = neoGodwinism.

ne·o·hip·poc·ra·tism [nì:ouhipɑ́krətizəm] 新ヒポクラテス派医学(臨床医学を主眼とし, 人道的観点から患者を人間として科学的に診療する傾向についていう).

ne·o·hy·men [nì:ouháimən] 偽膜.

ne·o·in·su·lin [nì:ouínsjulin] ネオインスリン, = protamine insulin.

ne·o·in·ti·ma [nì:ouíntimə] 新生内膜〔医学〕.

ne·o·i·o·pax [nì:ouáiəpæks] ネオアイオパックス, = sodium iodomethamate.

ne·o·iso·co·deine [nì:ouàisoukóudi:n] ネオアイソウコーディン, = pseudocodeine.

ne·o-jack·son·ism [nì:ou ʤǽksənizəm] 新ジャクソン学説.

ne·o·khar·si·van [nì:oukɑ́:sivæn] ネオカーシバン(ネオアルスフェナミンのイギリス局方名).

ne·o·ki·net·ic [nì:oukainétik] 新皮質運動性の(旧皮質性に対立していう語で, 大脳新皮質の運動領に基づく随意筋の運動機序についていう).

ne·o·lal·lia [nì:əléiliə] 新語多弁, 新語濫発症, = neolallism.

ne·ol·o·gism [ni:ɑ́ləʤizm] ① 新語〔構成〕. ②造語症〔医学〕, 言語新作症(精神病者の譫言(たわごと)), = allegorization.

ne·o·loid [ní:əlɔid] (ヒマシ油), = castor oil.

ne·o·mal·thu·sism [nì:əmǽlθju:sizəm] 新マルサス主義(社会の幸福は産児制限することにより達成されるという考え方).

ne·o·mem·brane [nì:oumémbrein] 偽膜.

ne·o·men·thol [nì:əménθɔ:l] ネオメントール $C_{10}H_{20}O$.

ne·o·morph [ní:əmɔ:f] ネオモルフ〔医学〕(新形態).

ne·o·mor·phism [nìəmɔ́:rfizm] 新形態.

ne·o·mor·pho·sis [nìəmɔ́:rfəsis] 新形態.

ne·o·my·cin (**NM**) [nì:oumáisin] ネオマイシン(Waksman-Lechevalier が1949年に *Streptomyces fradiae* から分離した抗生物質で, 結核菌およびグラム陰性菌に有効), = fradiomycin, mycifradin.

n. A ネオマイシン A, = neamin.

ne·on (**Ne**) [ní:ɑn] ネオン(1898年, 空気中に発見された気体元素で, 原子番号10, 元素記号 Ne, 原子量20.179, 質量数20~22).

n. lamp ネオンランプ(15mmHg 程度のネオンを封入してグロー放電を起こさせて用いる電球).

n. light ネオン光線(紫外線と赤外線のない光線).

n. tube ネオン管(低圧放電管の一種).

ne·o·na·tal [nì:ənéitəl] ① 新生の, 新生児の. ② 出生時, 新生児期, = neonate.

n. alloimmune thrombocytopenia (**NAT**) 新生児自己免疫性血小板減少〔症〕.

n. anemia 新生児貧血〔医学〕(赤芽球性貧血の最も軽度なもの), = congenital anemia of newborn.

n. apoplexy 新生児頭蓋内出血.

n. arthritis of foals 新生仔ウマの関節炎.

n. asphyxia 新生児仮死〔医学〕.

n. autoimmune thrombocytopenic purpura (**NATP**) 新生児自己免疫性血小板減少性紫斑病.

n. behavioral assessment scale (**NBAS**) 新生児行動評価.

n. blennorrhea 新生児膿漏眼〔医学〕.

n. calf diarrhea virus 新生仔ウシ下痢症ウイルス.

n. cardiopulmonary resuscitation (**NCPR**) 新生児蘇生法, 新生児心肺蘇生法.

n. cerebral leukomalacia 新生児脳白質軟化〔医学〕.

n. cold injury 新生児寒冷障害〔医学〕.

n. conjunctivitis 新生児結膜炎.

n. death 新生児死亡〔医学〕.

n. death rate 新生児死亡率.

n. desquamation 新生児落屑.

n. diarrhea 新生児下痢〔医学〕.

n. eclampsia 新生児子かん(癇)〔医学〕.

n. encephalitis 新生児脳炎〔医学〕.

n. gastric rupture 新生児胃破裂〔医学〕.

n. gray syndrome 新生児灰白症候群〔医学〕.

n. hematemesis 新生児吐血〔医学〕.

n. hemolytic anemia 新生児溶血性貧血(疾患)〔医学〕(母児間に血液型の不一致があり, 母体が胎児赤血球のみがもつ血液型抗原に対し, IgG 型の抗体を産生することにより，胎児期あるいは新生児期に生じる溶血を中心とした種々の障害）.
n. hemorrhage 新生児出血〔医学〕.
n. hemorrhagic anemia 新生児失血性貧血.
n. hepatitis (NH) 新生児肝炎〔医学〕.
n. hepatitis syndrome (NHS) 新生児肝炎症候群〔医学〕.
n. herpes 新生児疱疹，新生児ヘルペス.
n. hyperbilirubinemia 新生児高ビリルビン血症〔医学〕.
n. hyperthyroidism 新生児甲状腺機能亢進症.
n. hypocalcemia 新生児低カルシウム血症.
n. hypoglycemia 新生児低血糖〔医学〕.
n. hypothyroidism 新生児甲状腺機能低下症（クレチン症）.
n. impetigo 新生児膿か（痂）疹〔医学〕.
n. inclusion conjunctivitis 新生児封入体結膜炎.
n. infectious mastitis 新生児感染性乳腺炎〔医学〕.
n. intensive care unit (NICU) 新生児集中治療部（病棟・室）.
n. intraventricular hemorrhage 新生児脳室内出血〔医学〕.
n. isoimmune thrombocytopenic purpura 新生児同種免疫性血小板減少性紫斑病（Rh陰性の母体から生まれたRh陽性の子に生じる紫斑で，抗Rh抗体によって生じると考えられている）.
n. jaundice 新生児黄疸〔医学〕.
n. leukocytopenia 新生児白血球減少〔症〕.
n. line 新生線（生下時エナメルとデンチンとの境界線）.
n. lupus erythematosus 新生児紅斑性狼瘡〔医学〕，新生児エリテマトーデス（SLEの母親から生まれ，生直後よりSLE症状を呈する）.
n. melena 新生児メレナ〔医学〕，= melena of newborn infant.
n. meningitis 新生児髄膜炎.
n. mortality rate 新生児死亡率〔医学〕（特定期間における乳児生後4週未満の死亡のその期間内の出生に対する比率）.
n. necrotizing enterocolitis 新生児壊死性腸炎〔医学〕.
n. neutropenia 新生児好中球減少症（短期間の好中球減少症で新生児にみられる）.
n. occipital alopecia 乳児後頭脱毛症.
n. pneumonia 新生児肺炎〔医学〕.
n. polycythemia 新生児多血症.
n. purpura fulminans 新生児電撃性紫斑病.
n. respiration distresss syndrome 新生児呼吸困難（窮迫）症候群.
n. respiration tract hemorrhage 新生児呼吸系出血〔医学〕.
n. respiratory distress syndrome 新生児呼吸窮迫（困難）症候群〔医学〕.
n. ring 新生〔児〕輪（胎生期のエナメル発育と，新生期のそれとを区別する輪）.
n. sclerema 新生児皮膚硬変症〔医学〕.
n. seizure 新生児痙攣発作〔医学〕.
n. sepsis 新生児敗血症〔医学〕.
n. syphilis 新生児梅毒〔医学〕.
n. tetanus 新生児破傷風〔医学〕.
n. tetany 新生児テタニー.
n. thrombocytopenia 新生児血小板減少症（母親由来の血小板同種抗体や，特発性血小板減少性紫斑病の母親由来の抗血小板抗体により児の血小板が減少し，出血傾向をきたす一過性の疾患）.
n. thrombocytopenic purpura 新生児血小板減少性紫斑〔病〕〔医学〕（胎盤を通過した抗血小板因子によって生じるものがある）.
n. thymectomy (NTx) 新生児胸腺摘出（出生直後の新生児の胸腺を外科的に摘出除去すること．免疫現象における胸腺やTリンパ球の役割を解析するのに用いられる）.
n. thymectomy syndrome 新生児胸腺摘出症候群〔医学〕.
n. thyrotoxicosis 新生児甲状腺中毒〔症〕〔医学〕.
n. tolerance 新生児免疫寛容（新生児期に誘導された免疫応答のこと．新生期としてマウスでは生後48時間以内では寛容が成立しやすい）.
n. tooth 新生歯〔医学〕，新生児歯.
n. transport 新生児搬送〔医学〕.
n. weight loss 新生児体重減少，生理的体重減少.
ne·o·nate [níːəneit] 新生児〔医学〕. 形 neonatal.
ne·o·na·tol·o·gist [nìːounətáləʤist] 新生児科医.
ne·o·na·tol·o·gy [nìːounətáləʤi] 新生児学〔医学〕，= neonatologia.
ne·o·na·to·rum [nìːounətɔ́ːrəm] 新生児の（neonatus の複数第2格）.
ne·o·na·tus [nìːounéitəs] 新生児，新産児. 形 neonatal.
ne·o·neu·rot·i·za·tion [nìːounjùːrətizéiʃən] 新神経再生.
ne·o·ni·grum [nìːounáigrəm] 新黒質.
ne·on·tol·o·gy [nìːəntáləʤi] 現存生物学.
ne·o·pal·li·um [nìːəpǽliəm] 新皮質，= neocortex. 形 neopallial.
ne·op·a·thy [niːápəθi] ① 新病. ② 新発生併発病.
ne·o·pel·lin [nìːəpélin] ネオペリン $C_{30}H_{39}NO_6$（アコニチンから得られるアルカロイド）.
ne·o·pen·tane [nìːəpéntein] ネオペンタン 化 tetramethylmethane, 2,2-dimethyl propane $(CH_3)_4C$（ペンタンの異性体）.
ne·o·pen·tyl [nìːəpéntil] ネオペンチル基 $((CH_3)_3CH_2-)$.
ne·oph·il·ism [niːáfilizəm] 好新症，新規嗜好症，新もの食い.
ne·o·pho·bia [nìːoufóubiə] ① 異物反応〔医学〕. ② 新規恐怖〔症〕，= cainophobia.
ne·o·phre·nia [nìːoufríːniə] 若年期精神衰弱症.
ne·o·pi·lo·car·pine [nìːoupàilouká:piːn] ネオピロカルピン.
ne·o·pine [níːəpiːn] ネオピン $C_{18}H_{21}NO_3$（アヘンアルカロイドの一つ），= hydroxycodeine, β-codeine.
ne·o·pla·sia [nìːoupléiziə] ① 新形成〔医学〕. ②〔組織〕異常増殖.
ne·o·plasm [níːəplæzəm] ① 新生物〔医学〕. ② 腫瘍. 形 neoplastic.
n. antibody 新生物（腫瘍）抗体〔医学〕.
n. antigen 新生物（腫瘍）抗原〔医学〕.
n. chemotherapy 新生物（腫瘍）化学療法〔医学〕.
n. diagnosis 新生物（腫瘍）診断〔医学〕.
n. etiology 新生物（腫瘍）病因論〔医学〕.
n. invasiveness 新生物（腫瘍）侵入性〔医学〕.
n. metastasis 新生物（腫瘍）転移〔医学〕.
n. nursing 新生物（腫瘍）看護〔医学〕.
n. protein 新生物（腫瘍）タンパク.
n. radiotherapy 新生物（腫瘍）放射線療法〔医学〕.
n. research 新生物（腫瘍）研究〔医学〕.
n. seeding 新生物（腫瘍）播種〔医学〕.
n. staging 新生物病期〔医学〕，新生物（腫瘍）進行度（病期）.
n. transplantation 新生物（腫瘍）移植〔医学〕.
n. treatment 新生物（腫瘍）療法〔医学〕.
ne·o·plas·ma·tase [nìːəplǽzməteis] 新生物形成素.
ne·o·plas·tic [nìːəplǽstik] 腫瘍性の（新生物性の）.
n. cell transformation 新生物（腫瘍）細胞化〔医

学].
n. cyst 腫瘍嚢胞.
n. disease 新生物(腫瘍)疾患 [医学].
n. dysmenorrhea 新生物(腫瘍)性月経困難 [医学].
n. endocrine-like syndrome 異所性ホルモン産生新生物(腫瘍)症候群 [医学].
n. fibrosis 新生物(腫瘍)性線維形成 [医学], 腫瘍性線維症.
n. fracture 新生物骨折(腫瘍増殖による骨折).
n. histiocytosis 腫瘍性組織球症.
n. meningitis 新生物性髄膜炎.
n. state 発癌状態.
n. transformation 腫瘍性転化 [医学].
n. type 新生型 [医学].

ne·o·plas·ti·gen·ic [nì:ouplæstiʤénik] 新生物発生性の.

ne·o·plas·ty [ní:əplæsti] 新形成術.

ne·o·pyr·i·thi·a·mine [nì:oupìriθáiəmin] ネオピリチアミン(ビタミンB_1のチアゾール基と同じような側鎖をもつピリジン化合物がピリミジンと結合したもの. ピリチアミンの約3倍の活性をもつビタミンB_1拮抗物質で, *Microsporum audouini* の発育阻止作用を示す).

ne·o·quas·sin [nì:əkwá:sin] ネオクアシン $C_{24}H_{34}O_6$(ニガキ[苦木]から得られる結晶成分で, クアシンの異性体. 健胃薬として用いられる).

ne·o·ret·i·nene [nì:ərétini:n] ネオレチニン(ビタミンAのアルデヒドであるレチニンの cis-trans 立体異性体で, 少なくとも5種以上が存在する).
n. a ネオレチニンA(ネオビタミンAaのアルデヒドで, オプシンと結合しても光感作性物質をつくらない).
n. b ネオレチニンB(ネオビタミンAaのアルデヒドの cis-異性体の一つで, オプシンと結合して視紅に類似の光感作性物質をつくる).

Ne·o·rick·ett·sia [nì:ourikétsiə] ネオリケッチア属.
N. sennetsu ネオリケッチア・センネツ(腺熱(伝染性単核症)類似疾患で, 鏡熱, 日向熱などと呼ばれる地方病の原因となる. 旧名 *Ehrlichia sennetsu*, *Rickettsia sennetsu*).

ne·o·rick·ett·si·o·sis [nì:ərikètsióusis] ネオリケッチア感染症.

ne·o·ru·brum [nì:ərú:brəm] 新赤核.

ne·o·sal·var·san [nì:əsǽlvə:sæn] ネオサルバルサン, = neoarsphenamine.
n. test ネオサルバルサン試験, = Abelin reaction.

ne·o·sen·sa·tion [nì:ousenséiʃən] 新感覚(軽度の外因性感覚を判別する感覚で, 強度のものの場合の旧感覚 paleosensation に対立する), = epicritic sensation.

ne·o·sen·si·bil·i·ty [nì:ousènsibíliti] 判別感覚, = gnostic sensibility, epicritic s..

ne·o·sin [ní:əsin] ネオシン $C_6H_{17}NO_2$(筋肉に存在する塩基の一つ).

ne·o·spi·ran [nì:ouspáirən] ネオスピラン ㊌ *N,N,N′,N′*-tetraethylpthalimide.

ne·os·sin [ni:ásin] ネオッシン(食用鳥巣またはLiebig 肉エキス中にある糖タンパク質).

ne·o·stig·mine [nì:əstígmin] ネオスチグミン $(CH_3)_2NCOOC_6H_4N^+(CH_3)_3$ (3-hydroxyphenyltrimethylammonium のジメチルカルバミン酸エステルで, physostigmine と同様の薬理的作用を示す副交感神経興奮薬), = prostigmine, vagostigmine.
n. bromide 臭化ネオスチグミン $C_{12}H_{19}O_2N_2Br$(筋無力症の治療薬), = neostigminae bromidum, prostigmine bromide.
n. methylsulfate ネオスチグミンメチル硫酸塩 ㊌ *N*-(3-dimethylcarbamoyloxyphenyl)-*N,N,N*-trimethylammonium methyl sulfate $C_{13}H_{22}N_2O_6S$: 334.39 (メチル硫酸ネオスチグミン, コリンエステラーゼ阻害薬, 重症筋無力症治療薬, 消化機能興奮薬コリンエステラーゼを可逆的に阻害し, 神経興奮によりシナプス間隙に放出されたアセチルコリンの分解を抑制することにより, アセチルコリンの濃度を高めその作用を増強・持続させる).

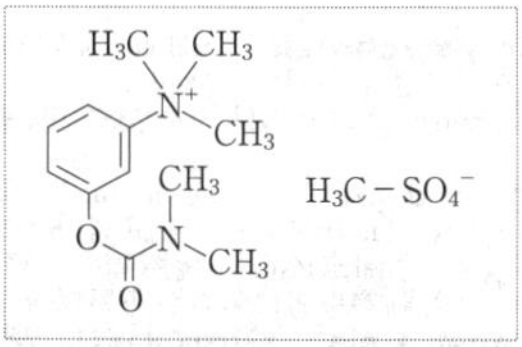

ne·os·to·my [ni:ástəmi] 新口形成術.

ne·os·to·sis [nì:ɑstóusis] 骨新生 [医学].

ne·o·stri·a·tum [nì:oustraiéitəm] [TA] ① 新線条体(尾状核と被殻との総称), = corpus striatum [L/TA]. ② 線条*, = striatum [L/TA].

neotenic larva 成熟幼虫.

ne·ot·e·ny [ni:átəni] 幼形成熟 [医学], 幼虫発生.

ne·o·te·tra·zo·li·um [nì:outètrəzóuliəm] ネオテトラゾリウム $C_{40}H_{32}Cl_2N_8O_2$(淡黄色物質であるが, 代謝の活発な組織には還元されて暗紫または黒色に染色するので, 指示薬として用いられる).

ne·o·thal·a·mus [nì:əθǽləməs] 新視床(視床の皮質部).

neotwoplane theory 新二面説 [医学].

ne·o·type [ní:ətaip] 新基準(原著者が記載した正基準 holotype が消滅した場合, 新たに指定される生物の標本). ㊎ neotypic.
n. specimen 新基準標本.
n. strain 新標準菌株.

neounitarian theory 新一元説(リンパ球は他の血球に分化しないが, 特別の場合にはリンパ球様の芽細胞はすべての血球に分化し得る).

ne·o·vas·cu·lar·i·ty [nì:əvæskjulǽriti] 新生血管.

ne·o·vas·cu·lar·i·za·tion [nì:əvæskjulərizéiʃən] 血管新生 [医学], 血管化.

ne·o·vi·tal·ism [nì:ouváitəlizəm] 新生気説.

ne·o·vi·ta·min A [nì:ouváitəmin ei] ネオビタミンA(*cis*-trans 型のビタミンAで, 天然ビタミンAの all-trans 型の異性体で, 視紅の再生に当たり, オプシンと結合するレチニンの前駆物質), = neovitamin Aa (Robeson and Baxter).

neovitamin Ab ネオビタミンAb(視紅が光によりレチニンに変化した後, アルコール脱水素酵素の触媒によりビタミンAに還元されたもの. 視紅の再合成に作用する活性の異性体).

ne·pen·thic [nipénθik] ① 忘憂性の. ② 忘憂薬.

ne·pe·ta [nipí:tə, népitə] イヌハッカ, = *Nepeta cataria*, catmint, catnip.

neph·a·lism [néfəlizəm] 禁酒〔主義〕.

neph·e·lite [néfəlait] 霞石 $(Al, Si)_2O_4$, = nepheline.

ne·phel·i·um [niféliəm] ① 角膜えい(翳). ② 軽濁, 雲えい(翳)(尿中不溶性物による軽度の混濁).

nephelo- [nefəlou, -lə] 混濁の意味を表す接頭語.

neph·e·lom·e·ter [nèfəlámitər] 比濁計 [医学], 混濁計(細菌または化合物の粒子により生ずる混濁度に基づく数量計).

nephelometric analysis 比濁分析.

nephelometric immunoassay ネフェロメトリ

ックイムノアッセイ.
ne·phe·lom·e·try [nèfəlámitri] 比濁〔法〕(懸濁溶液中を通過した光の散乱により，その中の粒子の数と大きさを定量する方法をいう)，比濁分析. 形 nephelometric.
ne·phe·lo·pia [nèfəlóupiə] 弱視，= dysopia，dim vision.
ne·phe·lop·si·a [nèfəlápsiə] 霧視〔医学〕，もうろう視.
ne·phe·lo·psy·cho·sis [nèfəlousaikóusis] 雲嗜好症(雲を見て喜ぶ一種の精神病).
nephr– [nefr] 腎臓との関係を表す接頭語，= nephro–.
neph·rad·e·no·ma [nèfrædinóumə] 腎臓腺腫.
ne·phral·gi·a [nefrǽlʤiə] 腎臓痛〔医学〕，腎仙痛.
ne·phral·gic [nefrǽlʤik] 腎臓痛の，腎疼痛の.
n. crisis (脊髄癆患者にみられる腎臓痛発作).
neph·ra·post·a·sis [nèfrəpástəsis] 腎臓化膿.
neph·ra·sthe·nia [nèfrəsθí:niə] 腎臓機能低下.
neph·ra·to·ni·a [nèfrətóuniə] 腎臓無力症，= nephratony.
neph·raux·e [nefró:ksi] ① 腎肥大. ② 腎腫.
neph·rec·ta·si·a [nèfrəktéiziə] 腎拡張〔医学〕，腎臓拡張(腎盂および腎杯の拡張のみのあるもの)，= nephrectasy. 形 nephrectatic.
ne·phrec·ta·sis [nefréktəsis] (腎盂腎杯の拡張を表す).
ne·phrec·to·my [nifréktəmi] 腎切除術，腎摘除〔術〕〔医学〕. 動 nephrectomize.
neph·re·de·ma [nèfridí:mə] 腎水腫，= hydronephrosis.
ne·phrel·co·sis [nèfrelkóusis] 腎臓潰瘍.
ne·phre·mia [nefrí:miə] 腎臓充血.
ne·phremph·rax·is [nèfremfrǽksis] 腎臓脈管閉鎖.
neph·ri·a [néfriə] 腎臓炎，= Bright disease.
neph·ric [néfrik] 腎の〔医学〕，腎臓の.
n. duct 原腎管，前腎管，= pronephric duct.
nephridial canal 腎管.
ne·phrid·i·o·pore [nefrídiəpɔ:r] 腎管孔.
ne·phrid·i·un [nefrídiəm] 腎管(環形動物または胎児の排泄管で，将来腎を形成するもの). 複 nephridia.
neph·rin [néfrən] ネフリン(1,241 個のアミノ酸からなる分子量 180kDa の糖タンパク質. フィンランド型先天性ネフローゼ症候群の責任遺伝子産物).
neph·rism [néfrizəm] 腎性悪液質.
ne·phrit·ic [nifrítik] 腎炎の(腎臓の).
n. colic 腎仙痛〔医学〕，腎炎性仙痛.
n. edema 腎炎性水腫(浮腫)〔医学〕.
n. factor (**NeF**) 腎炎因子〔医学〕(低補体血症を伴う膜性増殖性腎炎患者血清中に見い出された血清タンパク質).
n. retinitis 腎炎〔性〕網膜炎〔医学〕，= albuminuric retinitis.
n. stare sign 腎炎性凝視徴候，= Hanes nephritic stare sign.
n. symptom 腎炎〔様〕症状〔医学〕.
n. syndrome 腎炎症候群〔医学〕.
ne·phrit·i·des [nifrítidi:z] 腎炎群(nephritis の複数).
ne·phri·tis [nifráitis] 腎炎〔医学〕，腎臓炎(腎実質，間質および脈管系にびまん性進行性病変をきたす炎症性疾患). 複 nephritides. 形 nephritic.
n. dolorosa 疼痛性腎炎(腰部疼痛を伴い，被嚢は肥厚し癒着を起こすもの).
n. gravidarum 妊娠腎炎.
n. mitis 軽症腎炎，= nephrosis.
n. of children 小児腎炎.
n. of pregnancy 妊娠腎炎〔医学〕.
n. repens 匐行性腎炎(急性腎炎の既往が欠けている患者にみられる慢性腎炎と高血圧症).
ne·phrit·o·gen·ic [nefrìtəʤénik] 腎炎原性〔の〕(腎炎を惹起する物質または作用を示す).
n. factor 起腎炎因子〔医学〕(腎炎を惹起する因子).
n. glycoprotein 腎炎惹起性糖タンパク質.
n. immune reaction 腎炎惹起性免疫反応〔医学〕.
n. strain 起腎炎〔菌〕株〔医学〕(急性糸球体腎炎の際に関与する腎炎惹起細菌株).
ne·phrit·o·ge·nic·i·ty [nefrìtəʤənísiti] 腎炎惹起性〔医学〕.
ne·phrit·o·gen·o·side [nefrìtəʤénəsaid] 腎炎惹起物質〔医学〕.
nephro– [nefrou, –frə] 腎臓との関係を表す接頭語，= nephr–.
neph·ro·ab·dom·i·nal [nèfrouæbdáminəl] 腎腹部の.
neph·ro·an·gi·o·scle·ro·sis [nèfrouænʤiouskliəróusis] 腎血管硬化症.
neph·ro·blas·to·ma [nèfroublæstóumə] 腎芽腫〔医学〕，腎芽細胞腫，= Wilm tumor.
neph·ro·cal·ci·no·sis [nèfroukælsinóusis] 腎石灰〔化〕症〔医学〕(主として腎尿細管内リン酸カルシウムの沈着を起こし，腎機能低下症状として過クロール血症および酸性症を併発する)，= renal calcinosis.
neph·ro·cap·sec·to·my [nèfroukæpséktəmi] 腎臓剥皮術，腎被膜切除〔術〕〔医学〕，= nephrocapsacectomy，Edebohl operation.
neph·ro·cap·sul·ec·to·my [nèfroukæpsjuléktəmi] 腎被膜切除術，= nephrocapsectomy.
neph·ro·cap·su·lot·o·my [nèfroukæpsjulátəmi] 腎被膜切開〔術〕〔医学〕.
neph·ro·car·ci·no·ma [nèfrouka:sinóumə] 腎癌〔医学〕.
neph·ro·car·di·ac [nèfrouká:diæk] 腎心臓の.
neph·ro·cele [néfrəsi:l] 腎臓ヘルニア，腎臓脱，腎脱〔医学〕.
neph·ro·cir·rho·sis [nèfrousiróusis] ① 腎硬変〔症〕〔医学〕. ② 萎縮腎.
neph·ro·col·ic [nèfrəkálik] 腎性仙痛.
neph·ro·col·o·pex·y [nèfrəkáləpeksi] 腎結腸固定〔術〕〔医学〕.
neph·ro·co·lop·to·sis [nèfroukòulaptóusis] 腎結腸下垂〔症〕〔医学〕.
neph·ro·cys·ta·na·sto·mo·sis [nèfrousìstənæstəmóusis] 腎膀胱吻合術.
neph·ro·cys·ti·tis [nèfrousistáitis] 腎膀胱炎.
neph·ro·cys·to·sis [nèfrousistóusis] 腎〔臓〕嚢腫症.
neph·ro·dys·tro·phy [nèfrədístrəfi] 腎異栄養症(腎臓の単なる局所および全身代謝障害).
neph·ro·er·y·sip·e·las [nèfrouèrisípiləs] 腎炎性丹毒.
neph·ro·gas·tric [nèfrəgǽstrik] 腎胃の.
neph·ro·ge·net·ic [nèfrəʤənétik] 腎原発性の，= nephrogenic.
neph·ro·gen·ic [nèfrəʤénik] 腎原発性の，= nephrogenetic，nephrogenous.
n. cord 腎形成索，造腎〔組織〕索〔医学〕.
n. diabetes insipidus 腎性尿崩症〔医学〕，腎原発性尿崩症.
n. eclampsia 腎性子かん(癇)〔医学〕.
n. tissue 造腎組織(胚子の).
n. zone 腎実質発生帯(腎被膜下の層).
neph·rog·e·nous [nifráʤənəs] 腎原発性の，= nephrogenic.

N

n. albuminuria 腎性タンパク尿〔症〕，腎性アルブミン尿．
n. hypertension 腎性高血圧症．
n. peptonuria 腎性ペプトン尿症．
neph·ro·gram [néfrəgræm] ネフログラム〔医学〕，腎影像，腎造影（撮影）図．
ne·phrog·ra·phy [nifrágrəfi] 腎造影〔法〕〔医学〕．
neph·ro·he·mia [nèfrouhí:miə] 腎うっ血．
neph·ro·hy·dro·sis [nèfrouhaidróusis] 腎水腫症，= hydronephrosis.
neph·ro·hy·per·tro·phy [nèfrouhaipə́:trəfi] 腎臓肥大．
neph·roid [néfrɔid] 腎臓形の．
neph·ro·lith [néfrəliθ] 腎石，腎結石〔医学〕．
neph·ro·li·thi·a·sis [nèfrouliθáiəsis] 腎石症〔医学〕，腎〔臓〕結石症（腎盂または腎杯にある尿石を腎石といい，その砂状のものを腎砂という）．
neph·ro·li·thot·o·my [nèfrouliθátəmi] 腎切石〔術〕〔医学〕．
ne·phrol·o·gist [nifrálədʒist] 腎臓病専門医．
ne·phrol·o·gy [nifrálədʒi] 腎臓〔病〕学〔医学〕．
nephrolumbar ganglion 腎腰神経節（精管および腰神経支の交差点にあって，腎および腰部に線維を送るもの）．
ne·phrol·y·sine [nifrálisin] 腎臓毒素，= nephrotoxin.
ne·phrol·y·sis [nifrálisis] 腎臓剥離術．
neph·ro·lyt·ic [nèfrəlítik] 腎細胞溶解〔性〕の．
ne·phro·ma [nifróumə] 腎腫〔医学〕．
neph·ro·ma·la·cia [nèfrouməléiʃiə] 腎軟化〔症〕〔医学〕．
neph·ro·meg·a·ly [nèfrəmégəli] 腎肥大〔症〕〔医学〕．
neph·ro·mere [néfrəmiər] 腎節，= nephrotome.
neph·ron [néfrən] 腎単位，ネフロン〔医学〕（ボーマン嚢と，その内部にある糸球体，および細尿管を総合する腎の構造と機能の最小単位）．
n. hypertrophy ネフロン肥大〔医学〕．
n. loop ネフロンループ〔医学〕．
n. segment ネフロン分節〔医学〕．
n.-sparing ネフロン保存の，腎〔組織〕保存の．
ne·phro·ncus [nifráŋkəs] 腎臓腫瘍．
neph·ro·no·ph·thi·sis [nèfrənoufθáisis] 髄質性嚢胞腎〔医学〕．
neph·ro-o·men·to·pex·y [néfrou ouméntəpeksi] 腎大網固定術．
neph·ro·pa·ral·y·sis [nèfroupərǽlisis] 腎麻痺．
neph·ro·path·ia [nèfrəpǽθiə] 腎臓病症，腎症，= nephropathy.
n. epidemica 流行性腎症，流行性腎臓病症（北スカンジナビア諸国に流行するウイルス性伝染病で，急性伝染性出血熱の極東型 Far Eastern acute infectious hemorrhagic fever の類似疾患）．
n. gravidarum 妊娠腎，= preeclampsia mild.
nephropathic cardiopathy 腎臓病性心臓病．
nephropathic cystinosis シスチン腎症〔医学〕．
ne·phrop·a·thy [nifrápəθi] 腎症，ネフロパチー〔医学〕，腎障害〔医学〕．
n. of pregnancy 妊娠腎〔医学〕．
neph·ro·pexy [néfrəpeksi] 腎〔臓〕固定〔術〕〔医学〕．
neph·ro·pha·gi·a·sis [nèfroufədʒáiəsis] 食腎（寄生虫により腎臓が破壊されること）．
neph·roph·thi·sis [nifráfθisis] 腎結核〔症〕〔医学〕，= tuberculosis renis.
neph·ro·poi·et·ic [nèfroupɔiétik] 腎形成〔性〕の．
neph·ro·poi·e·tin [nèfroupɔií:tin] 腎形成素（胎児の腎または再生しつつある腎中に含有され，腎形成を促進させると思われるもの）．
neph·rop·to·sis [nèfraptóusis] 腎下垂〔症〕〔医学〕，= nephroptosia.
neph·ro·py·e·li·tis [nèfroupàiəláitis] 腎盂腎炎〔医学〕，= pyelonephritis.
neph·ro·py·e·lo·li·thot·o·my [nèfroupàiəlouliθátəmi] 腎盂切石〔術〕〔医学〕．
neph·ro·py·e·lo·plas·ty [nèfroupáiələplæ̀sti] 腎盂形成術．
neph·ro·py·o·sis [nèfroupaióusis] 腎臓化膿症，膿腎〔症〕〔医学〕．
neph·ro·ro·se·in [nèfrouróuzi:n] ネフロロゼイン（スペクトルでｂおよびＥ線の中間に吸収帯を示す尿性色素）．
neph·ror·rha·gia [nèfrəréidʒiə] 腎〔臓〕出血〔医学〕．
neph·ror·rha·phy [nifrɔ́:rəfi] 腎縫合術，腎縫着〔術〕〔医学〕．
neph·ros [néfrəs] [L/TA] 腎臓，= kidney [TA].
neph·ro·scle·ria [nèfrousklíəriə] 腎硬化症，= nephrosclerosis.
neph·ro·scle·ro·sis [nèfrouskliəróusis] 腎硬化〔症〕〔医学〕（高血圧症に起こる腎臓の硬化性変化）．
neph·ro·scope [néfrəskoup] 腎臓鏡〔医学〕．
neph·ros·co·py [nefráskəpi] 腎臓鏡検査〔医学〕．
ne·phro·sis [nifróusis] ネフローゼ〔医学〕，腎〔臓〕症（非炎症性腎実質の変性を主とする慢性疾患で，著明なタンパク尿と浮腫が起こり，血漿中のアルブミンが特に減少する状態）．複 nephroses. 形 nephrotic.
neph·ro·so·ne·phri·tis [nefròusənifráitis] 腎症性腎炎．
neph·ro·spa·sis [nèfrəspǽsis] 腎遊走症，= nephrospasia.
neph·ro·sple·no·pexy [nèfrousplénəpeksi] 腎脾固定術．
neph·ros·tog·ra·phy [nèfrəstágrəfi] 腎瘻造影〔法〕〔医学〕．
neph·ro·sto·ma [nèfroustóumə] 腎口，= nephrostome.
neph·ro·stome [néfrəstoum] 腎口（前腎が体腔と交通する部分），= nephrostoma.
ne·phros·to·my [nifrástəmi] 腎瘻設置術，腎造瘻術，腎瘻造設術〔医学〕．
n. tube 腎瘻チューブ．
ne·phrot·ic [nifrátik] ネフローゼの．
n. component 腎症性混入型（糸球体腎炎の）．
n. crisis ネフローゼ発症〔医学〕．
n. edema ネフローゼ性浮腫〔医学〕，ネフローゼ性水腫．
n. stare sign 腎性凝視徴候〔医学〕．
n. syndrome ネフローゼ症候群〔医学〕，腎症症候群（特に血漿中のアルブミンが著明に減少する状態），= Epstein syndrome.
neph·ro·tome [néfrətoum] 腎節（体節と中胚葉外側壁とを連結する中胚葉の細胞塊で，前腎，中腎，後腎およびそれらの排泄管に発育するもの），= intermediate cell mass, mesomere, nephromere.
neph·ro·to·mo·gram [nèfroutóuməgræm] 腎断層撮影像．
neph·ro·to·mog·ra·phy [nèfroutəmágrəfi] 腎断層撮影〔法〕〔医学〕（静脈性尿路造影剤による腎造影に断層撮影を応用した方法がよく用いられる）．
ne·phrot·o·my [nifrátəmi] 腎切開〔術〕〔医学〕（腹式および腰式の２法がある）．
neph·ro·tox·ic [nèfrətáksik] 腎毒性の．
n. acute renal failure 腎毒性急性腎不全〔医学〕．
n. acute tubular necrosis 腎毒性急性尿細管壊死〔医学〕．
n. agent 腎毒性物質（因子）〔医学〕．
n. serum 腎毒性血清（異種腎血清．異種抗体が糸球体基底膜に結合して腎炎を起こす).
n. serum nephritis ネフロトキシン血清腎炎〔医学〕, 腎毒性血清誘発腎炎(馬杉腎炎ともいう. 血清中の腎毒性物質により生じる腎炎), = Masugi nephritis.
neph·ro·tox·ic·i·ty [nèfroutɑksísiti] 腎毒性.
neph·ro·tox·in [nèfrətáksin] 腎細胞毒素, 腎毒性物質〔医学〕, ネフロトキシン〔医学〕.
neph·ro·tre·sis [nèfroutrí:sis] 腎臓瘻孔形成術, 腎造瘻術.
neph·ro·trop·ic [nèfrətrápik] 腎〔臓〕向性の, = renotrophic.
neph·ro·tu·ber·cu·lo·sis [nèfroutjubə̀:kjulóusis] 腎結核, 腎臓結核〔症〕〔医学〕.
neph·ro·ty·phoid [nèfroutáifɔid] 腎臓性腸チフス.
neph·ro·typh·us [nèfroutáifəs] 腎臓チフス(腸チフスの末期に起こる症状).
neph·ro·u·re·ter·ec·ta·sis [nèfroujù:ritəréktəsis] 腎尿管拡張症, = ureterohydronephrosis.
neph·ro·u·re·ter·ec·to·my [nèfroujùri:təréktəmi] 腎尿管切除〔術〕〔医学〕.
neph·ro·u·re·ter·o·cys·tec·to·my [nèfroujurì:tərousistéktəmi] 腎尿管膀胱切除術.
neph·ro·zy·mase [nèfrouzáimeis] ネフロチマーゼ(尿中に発見される酵素).
neph·ro·zy·mo·sis [nèfrouzaimóusis] 腎酵素症.
neph·ry·dro·sis [nèfridróusis] 水腎症. 形 nephrydrotic.
nep·o·din [népədin] ネポジン $C_{18}H_{16}O_4$ (羊蹄根に存在するアルカロイド).
Neptune girdle ネプチューン帯(腹部に湿布を当てるための帯).
nep·tu·ni·um (Np) [neptjú:niəm] ネプツニウム(原子番号93, 元素記号 Np, 原子量 237.0482, ^{238}U に中性子を照射してえられる ^{239}U が β 崩壊(半減期23分)して生成する放射性元素).
n. series ネプツニウム系(4n+1の質量をもつ放射性元素の崩壊系列で, ^{237}Np から ^{205}Tl までを含む).
ne·ral [ní:rəl] ネラル $(CH_3)_2CHCH_2CH{=}CHC(CH_3){=}CHCHO$ (脂肪性テルペンアルデヒドで, 人造香油の原料).
Ne·reis [ní:ri:s] ゴカイ〔沙蚕〕属(環形動物, 多毛綱, ゴカイ科の一属).
Nergo phe·nom·e·non [nə́:gou finámìnən] ネルゴ現象(脳炎後パーキンソニズム, 振戦麻痺などでは, 肢節が被動的位置をとること).
Neri, Vincenzo [néri] ネリ(1882生, イタリアの神経科医).
N. leg sign ネリ脚徴候(器質的片麻痺において背位をとらせ, 患肢を挙上すると, 膝関節が自ら曲がる).
N. pronation ネリ回内(片麻痺または単麻痺において, 仰臥位で上肢を伸ばし回内位にして健側を曲げると, 患肢は回外するが, 健肢は変わらない).
N. sign ネリ徴候(① 片麻痺の場合, 片脚を受動的に伸展すると麻痺側は膝が曲がる. ② 坐骨神経痛で, 足底に平流を通ずると, 足の第1指は伸張するが, 正常者では屈曲する).
ne·ri·an·thin [nì:riǽnθin] ネリアンチン(西洋キョウチクトウの葉に存在する結晶性配糖体), = neriantin.
ne·ri·co·rin [nì:rikɔ́:rin] ネリコリン, = neriocorin.
ne·ri·in [ní:riin] ネリイン(西洋キョウチクトウの葉から得られる配糖体でジギタリス群に属する薬品), = Oleander digitalein, conessine.
ne·ri·o·co·re·in [nì:rioukɔ́:ri:n] ネリオコレイン(日本産キョウチクトウに存在する配糖体).
ne·ri·o·co·rin [nì:rioukɔ́:rin] ネリオコリン(日本産キョウチクトウから分離された配糖体).
ne·ri·o·do·re·in [nì:rioudɔ́:ri:n] ネリオドレイン(キョウチクトウの葉に存在する配糖体).
ne·ri·o·do·rin [nì:rioudɔ́:rin] ネリオドリン(キョウチクトウの葉に存在する配糖体).
Ne·ri·um [ní:riəm] キョウチクトウ〔夾竹桃〕属(キョウチクトウ科 *Apocynaceae* の一属).
N. oleander セイヨウキョウチクトウ, = common oleander.
Nernst, Walter H. [nə́:nst] ネルンスト(1864–1941, ドイツの物理化学者で, 1920年ノーベル化学賞受賞者).
N. equation ネルンスト〔等〕式(ネルンストによって導かれた平衡電極電位を表す式).
N. lamp ネルンスト灯(酸化した金属をフィラメントに用いるアーク灯).
N. law ネルンスト法則(筋攣縮を起こすために必要な電流は, その周波数の平方根に比例する).
N. potential ネルンスト電位(界面における電位の低下で, 外界のイオン作用にのみよるもの).
N. theory ネルンスト説(組織内に電流が流れると, イオンが解離して細胞膜に接触する溶液中の溶質を濃縮させる. これによって電気刺激が有効となるという説).
ne·rol [ní:rɔ:l] ネロール(ベルガモットに存在する精油で, シトラールの還元物).
ner·o·li oil [nérəli ɔ́il] ネロリーオイル(橙花油), = nerolidol, orange flower oil.
ne·rol·i·dol [nirálidəl] ネロリドール 化 3,7,11-trimethyl-1,6,10-dodecatriene-3-ol $C_{15}H_{26}O$ (ネロリ油中にある芳香性化合物. ファルネソールの異性体で, 不飽和第三アルコール), = nerolic oil, peruviol.
ner·o·lin [nérəlin] ネロリン 化 β-naphthol-methyl ether (香料), = jara-jara.
ne·rop·a·thy [ni:rápəθi] 按手養老法(按手を行って精神身体の健康を保つウェルトマー法の一種), = manual gerocomia.
ner·val [nə́:vəl] 神経の. 名 nerve, nervus [L].
ner·van·gi·o·ma [nə:vænʤióumə] 神経血管腫.
nerve [nə́:v] [TA] ① 神経(語原の意味はひもまたは糸であって, ギリシャ医学では神経および腱の総称名であったが, Galen が神経のみに用いて以来現在に至る), = nervus [L/TA]. ② 脈体.
n. action potential (NAP) 神経活動電位.
n. anastomosis 神経吻合〔医学〕.
n. angina 神経アンギナ(栄養神経の障害による).
n. avulsion 神経引き抜き, 神経捻除術〔医学〕.
n. bank 神経銀行.
n. block 神経ブロック〔医学〕(疼痛の伝達神経やその関連する神経を局所麻酔薬や神経破壊薬を用いて一時的, 永久的に遮断すること), 神経遮断〔法〕.
n. block anesthesia 神経ブロック麻酔〔医学〕.
n. branch 神経枝.
n.-broach 神経根切除針.
n. bulb 神経球.
n.-cavity 神経管.
n. cell 神経細胞.
n. cell body 神経細胞体.
n. cell layer 神経細胞層〔医学〕.
n. cell multipolar 多極神経細胞〔医学〕.
n. cement 神経膠質, = neuroglia.
n. center 神経中枢〔医学〕.
n. ceptor 神経受体, 神経受容器, = ceptor.
n. chromatin 神経染色質〔医学〕.
n. component 神経構成分.
n. conduction 神経伝導〔医学〕.
n. conduction velocity (NCV) 神経伝導速度〔医学〕.
n. crossover 神経交叉法〔医学〕.

N

n. crush 神経圧挫〔医学〕.
n. deafness 神経聾（ろう）, = psychic deafness.
n. degeneration 神経変性〔医学〕.
n. ending 神経終末部, = end buld, nerve-hillock.
n.-endorgan 神経終末器官.
n.-energy 神経伝導力, = neurorrheuma, potential energy.
n. epithelium 神経上皮.
n. exhaustion 神経衰弱, = neurasthenia.
n. fascicle 神経〔線維〕束〔医学〕.
n. fiber 神経線維（神経細胞からでた1本の長い軸索とよばれる突起で, 有髄または無髄線維がある).
n. fiber layer 神経線維層（内限界膜を除く網膜の最内層).
n. fibre [TA] 神経線維, = neurofibra [L/TA].
n. force 神経力（① 神経がインパルスを伝導し得る力. ② 患者がもつ神経力または精力), = nervous force.
n. ganglion 神経節.
n. graft 神経移植〔片〕〔医学〕.
n. grafting 神経移植〔法〕〔医学〕, 神経移植術.
n. growth cone 神経成長円錐（細胞の).
n. growth factor (NGF) 神経成長因子.
n. growth factor receptor 神経成長因子レセプター（NGF に対するレセプター. 高親和性と低親和性のレセプターがある).
n. hillock 神経小丘, = neuromast.
n. implantation 神経移植〔術〕.
n. impulse 神経衝動, 神経衝撃, 神経インパルス.
n. injury 神経損傷〔医学〕.
n. muscle preparation 神経筋標本（試料)〔医学〕.
n. net 神経網（連接のない神経線維網).
n. of external acoustic meatus 外耳道神経, = nervi carotici externi.
n. of pterygoid canal [TA] 翼突管神経, = nervus canalis pterygoidei [L/TA].
n. of smell 嗅神経.
n. of tensor tympani 口蓋帆張筋神経.
n. of tensor tympani muscle 鼓膜張筋神経.
n. of tensor veli palatini muscle 口蓋帆張筋神経.
n. pain 神経痛, = neuralgia.
n. papilla 神経乳頭（皮膚の触球または他の感覚器).
n. plexus 神経叢, = plexus nervosus.
n. regeneration 神経再生〔医学〕.
n. resection 神経切除〔術〕.
n. retractor 神経牽引子〔医学〕.
n. ring 神経環, 神経輪.
n. root 神経根.
n. root avulsion 神経根引き抜き.
n. root compression 神経根圧迫〔医学〕.
n. root sign 神経根症状.
n. root sleeve 神経根嚢.
n. sheath 神経鞘, = perineurium.
n. sheath myxoma 神経鞘粘液腫〔医学〕.
n. sheath tumor 神経鞘由来腫瘍.
n.-sparing 神経保存の.
n. stimulation 神経刺激.
n. storm 神経急性発作〔症状〕〔医学〕.
n. stretching 神経伸延〔術〕〔医学〕, 神経伸展術（神経痛そのほかの疾患において行う療法).
n. stretching test 神経伸張テスト〔医学〕.
n. stroma 神経間質, 神経支質.
n. suture 神経縫合〔術〕〔医学〕, = neurorrhaphy.
n. swelling 神経肥厚〔医学〕.
n. tabes 神経癆.
n. terminals [TA] 神経終末, = terminationes nervorum [L/TA].
n.-tire 神経衰弱, = neurasthenia.
n. tissue 神経組織〔医学〕.
n. tissue protein 神経組織タンパク.
n. to external acoustic meatus [TA] 外耳道神経, = nervus meatus acustici externi [L/TA].
n. to lateral pterygoid [TA] 外側翼突筋神経, = nervus prerygoideus lateralis [L/TA].
n. to medial pterygoid [TA] 内側翼突筋神経, = nervus pterygoideus medialis [L/TA].
n. to mylohyoid [TA] 顎舌骨筋神経, = nervus mylohyoideus [L/TA].
n. to obturator internus [TA] 内閉鎖筋神経, = nervus musculi obturatorii interni [L/TA].
n. to piriformis [TA] 梨状筋神経, = nervus musculi piriformis [L/TA].
n. to quadratus femoris [TA] 大腿方形筋神経, = nervus musculi quadrati femoris [L/TA].
n. to stapedius [TA] アブミ骨筋神経, = nervus stapedius [L/TA].
n. to tensor tympani [TA] 口蓋帆張筋神経, = nervus musculi tensoris tympani [L/TA].
n. to tensor tympaul 鼓膜張筋神経〔医学〕.
n. to tensor veli palatini [TA] 口蓋帆張筋神経, = nervus musculi tensoris veli palatini [L/TA].
n. to thyrohyoid muscle 甲状舌骨筋神経.
n.-tracing 神経捜索法.
n. tract 神経路.
n. transfer 神経移行〔術〕〔医学〕.
n. transmitter substance 神経伝達物質〔医学〕.
n. transplantation 神経移植〔法〕〔医学〕.
n. transposition 神経移行術〔医学〕, 神経移所〔術〕, 神経移動〔術〕.
n. trunk 神経幹〔医学〕.
n. tubulization 神経包管術〔医学〕.
n. tumor 神経腫瘍.
n. unit 神経単位（ニューロンのこと).
ner·vi [nə́:vai] 神経（nervus の複数).
n. alveolares superiores [L/TA] 上歯槽神経, = superior alveolar nerves [TA].
n. anales inferiores [L/TA] 下肛門神経*, = inferior anal nerves [TA].
n. anales superiores [L/TA] 上肛門神経*, = superior anal nerves [TA].
n. auriculares anteriores [L/TA] 前耳介神経, = anterior auricular nerves [TA].
n. carotici externi [L/TA] 外頸動脈神経, = external carotid nerves [TA].
n. caroticotympanici [L/TA] 頸鼓神経, = caroticotympanic nerves [TA].
n. cavernosi clitoridis (♀) [L/TA] 陰核海綿体神経, = cavernous nerves of clitoris (♀) [TA].
n. cavernosi penis (♂) [L/TA] 陰茎海綿体神経, = cavernous nerves of penis (♂) [TA].
n. cervicales〔C1〜C8〕 [L/TA] 頸神経, = cervical nerves〔C1〜C8〕[TA].
n. ciliares breves [L/TA] 短毛様体神経, = short ciliary nerves [TA].
n. ciliares longi [L/TA] 長毛様体神経, = long ciliary nerves [TA].
n. clunium inferiores [L/TA] 下殿皮神経, = inferior clunial nerves [TA].
n. clunium medii [L/TA] 中殿皮神経, = medial clunial nerves [TA].
n. clunium superiores [L/TA] 上殿皮神経, = superior clunial nerves [TA].
n. craniales [L/TA] 脳神経, = cranial nerves [TA].
n. digitales dorsales [L/TA] 背側指神経, = dorsal digital nerves [TA], dorsal digital branches [TA].

N

n. digitales dorsales pedis [L/TA] 足背指神経, = dorsal digital nerves of foot [TA].
n. digitales palmares communes [L/TA] 総掌側指神経, = common palmar digital nerves [TA].
n. digitales palmares proprii [L/TA] 固有掌側指神経, = proper palmar digital nerves [TA].
n. digitales plantares communes [L/TA] 総底側指神経, = common plantar digital nerves [TA].
n. digitales plantares proprii [L/TA] 固有底側指神経, = proper plantar digital nerves [TA].
n. erigentes 勃起神経(第2～3仙骨神経の分枝で, 膀胱, 直腸および生殖器に分布するもの).
n. intercostales [L/TA] 肋間神経, = intercostal nerves [TA].
n. intercostobrachiales [L/TA] 肋間上腕神経, = intercostobrachial nerves [TA].
n. labiales anteriores (♀) [L/TA] 前陰唇神経, = anterior labial nerves (♀) [TA].
n. labiales posteriores (♀) [L/TA] 後陰唇神経, = posterior labial nerves (♀) [TA].
n. lumbales〔L1～L5〕 [L/TA] 腰神経, = lumbar nerves〔L1～L5〕[TA].
n. nervorum 神経幹神経(神経幹および鞘に分布するもの).
n. palatini minores [L/TA] 小口蓋神経, = lesser palatine nerves [TA].
n. perineales [L/TA] 会陰神経, = perineal nerves [TA].
n. phrenici accessorii [L/TA] 副横隔神経, = accessory phrenic nerves [TA].
n. rectales inferiores [L/TA] 下直腸神経, = inferior rectal nerves [TA].
n. sacrales 仙骨神経, = sacral nerves.
n. sacrales et nervus coccygeus〔S1～S5, Co〕 [L/TA] 仙骨神経と尾骨神経, = sacral nerves and coccygeal nerve〔S1～S5, Co〕[TA].
n. scrotales anteriores (♂) [L/TA] 前陰嚢神経, = anterior scrotal nerves (♂) [TA].
n. scrotales posteriores (♂) [L/TA] 後陰嚢神経, = posterior scrotal nerves (♂) [TA].
n. spinales [L/TA] 脊髄神経, = spinal nerves [TA].
n. splanchnici lumbales [L/TA] 腰内臓神経, = lumbar splanchnic nerves [TA].
n. splanchnici pelvici [L/TA] 骨盤内臓神経, = pelvic splanchnic nerves [TA].
n. splanchnici sacrales [L/TA] 仙骨内臓神経, = sacral splanchnic nerves [TA].
n. subscapulares [L/TA] 肩甲下神経, = subscapular nerves [TA].
n. supraclaviculares [L/TA] 鎖骨上神経, = supraclavicular nerves [TA].
n. supraclaviculares intermedii [L/TA] 中間鎖骨上神経, = intermediate supraclavicular nerves [TA].
n. supraclaviculares laterales [L/TA] 外側鎖骨上神経(後鎖骨上神経), = lateral supraclavicular nerves [TA].
n. supraclaviculares mediales [L/TA] 内側鎖骨上神経(前鎖骨上神経), = medial supraclavicular nerves [TA].
n. temporales profundi [L/TA] 深側頭神経, = deep temporal nerves [TA].
n. thoracic〔T1～T2〕 [L/TA] 胸神経, = thoracic nerves〔T1～T2〕[TA].
n. vaginales (♀) [L/TA] 腟神経, = vaginal nerves (♀) [TA].
n. vasorum [L/TA] 神経の脈管(脈管壁に分布するもの), = vascular nerves [TA].

ner·vic ac·id [nə́:vik ǽsid] ネルボン酸, = nervonic acid.
ner·vi·mo·til·i·ty [nə̀:vimoutíliti] 神経運動性, = neurimotility.
ner·vi·mo·tion [nə̀:vimóuʃən] 神経運動.
ner·vi·mo·tor [nə̀:vimóutər] 神経運動の, = neurimotor.
ner·vi·mus·cu·lar [nə̀:vimʌ́skjulər] 筋神経の.
ner·vine [nə́:vi:n] ① 神経鎮静の. ② 神経薬.
n. tonic 神経強壮薬.
ner·vi·num [nə́:vinəm] 神経薬 [医学].
ner·voc·i·dine [nə:vásidi:n] ネルボシジン(インド産植物 gasu–basu から得られるアルカロイドで, 歯科局所麻酔薬).
ner·vo·mus·cu·lar [nə̀:vəmʌ́skjulər] 筋神経の, = nervimuscular.
ner·vone [nə́:voun] ネルボン(脳実質中に存在するセレブロシドで, ガラクトース, スフィンゴシン, ネルボン酸からなる).
ner·von·ic ac·id [nə:vánik ǽsid] ネルボン酸 $CH_3(CH_2)_7CH{=}CH(CH_2)_{13}COOH$ (ネルボンの一成分をなす不飽和脂肪酸で, トランス型とシス型とに区別される), = nervic acid, selacholeic acid.
ner·vo·sism [nə́:vəsizəm] ① 神経症, 神経衰弱. ② 疾患神経原説(神経力の異常が万病の根源と考える古説).
ner·vos·i·ty [nə:vásiti] 神経質 [医学], 神経過敏質, = nervousness.
ner·vous [nə́:vəs] ① 神経性の, 神経の [医学]. ② 神経過敏性の, 神経質の [医学].
n. albuminuria 神経性アルブミン尿.
n. amblyopia 神経性弱視 [医学].
n. angina 神経性狭心症 [医学].
n. apoplexy 神経性卒中 [医学].
n. asthenopia 神経性眼精疲労 [医学], = retinal asthenopia, asthenopia of retina.
n. asthma 神経性喘息 [医学].
n. bladder 神経性膀胱.
n. breakdown 神経衰弱.
n. cephalagia 神経症性頭痛 [医学].
n. correlation 神経性協関(調).
n. cough 神経性咳嗽.
n. deafness 神経性難聴 [医学].
n. debility 神経性弱質, 神経衰弱.
n. diarrhea 神経性下痢 [医学].
n. diathesis 神経性素質.
n. disease 神経疾患 [医学].
n. disorder 神経障害 [医学].
n. disturbance 神経障害 [医学].
n. dyspepsia 神経性消化不良 [医学].
n. dysphagia 神経性嚥(えん)下困難 [医学].
n. eructation 神経性噯気.
n. exhaustion 神経疲労, = nervous prostration.
n. fatigue 精神的疲労 [医学].
n. fever 神経熱 [医学].
n. glycosuria 神経性糖尿 [医学].
n. gray 神経灰白質(神経系統灰白質の比較的未知成分. Nissl).
n. habit 神経症的習癖(自分の体をいじる小児の癖).
n. headache 神経性頭痛.
n. indigestion 神経性消化不良症.
n. irritability ① 神経の刺激伝導能. ② 神経の異常感応.
n. lesion 神経性病変 [医学], 神経系病変.
n. lobe 神経葉.
n. lobe of hypophysis 下垂体神経葉.
n. onychalgy 神経性爪痛 [医学].
n. pollakisuria 神経性頻尿.

N

n. predisposition 神経的素質〔医学〕.
n. pregnancy 神経性妊娠, = hysteric pregnancy.
n. prostration 神経衰弱〔医学〕.
n. purpura 神経性紫斑病〔医学〕.
n. respiration 神経性呼吸〔医学〕, = cerebral respiration.
n. rhinitis 神経性鼻炎〔医学〕.
n. shock 神経性ショック〔医学〕.
n. system (NS) 神経系, = systema nervosum.
n. system disease 神経系疾患〔医学〕.
n. system disorder 神経系障害〔医学〕.
n. system examination 神経系検査〔医学〕.
n. temperament 神経質.
n. tension 神経張力〔医学〕.
n. tic 神経性チック〔医学〕.
n. tinnitus 神経性耳鳴.
n. tissue 神経組織.
n. tissue neoplasm 神経組織新生物（腫瘍）〔医学〕.
n. toothache 神経性歯痛〔医学〕.
n. tremulousness 神経性のふるえ〔医学〕（心因により誘発された振戦）.
n. trepidation 神経性戦りつ（慄）〔医学〕.
n. type 神経質.
n. type of influenza 神経型インフルエンザ.
n. vanillism 神経性バニラ症（バニラの揮発性物質の刺激による疾患）.
n. vomiting 神経性嘔吐（胃神経症にみられる）.
n. weakness 神経衰弱.
ner·vous·ness [nə́:vəsnis] 神経質〔医学〕, 神経過敏症, 先天性神経衰弱.
ner·vus [nə́:vəs] [L/TA] 神経, = nerve [TA]. 複 nervi.
n. abducens〔VI〕 [L/TA] 外転神経, = abducent nerve〔VI〕[TA].
n. accessorius〔XI〕 [L/TA] 副神経, = accessory nerve〔XI〕[TA].
n. alveolaris inferior [L/TA] 下歯槽神経, = inferior alveolar nerve [TA].
n. ampullaris anterior [L/TA] 前膨大部神経, = anterior ampullary nerve [TA].
n. ampullaris lateralis [L/TA] 外側膨大部神経, = lateral ampullary nerve [TA].
n. ampullaris posterior [L/TA] 後膨大部神経, = posterior ampullary nerve [TA].
n. anococcygeus [L/TA] 肛〔門〕尾〔骨〕神経, = anococcygeal nerve [TA].
n. auricularis magnus [L/TA] 大耳介神経, = great auricular nerve [TA].
n. auricularis posterior [L/TA] 後耳介神経, = posterior auricular nerve [TA].
n. auriculotemporalis [L/TA] 耳介側頭神経, = auriculotemporal nerve [TA].
n. autonomicus [L/TA] 自律神経, = autonomic nerve [TA].
n. axillaris [L/TA] 腋窩神経, = axillary nerve [TA].
n. buccalis [L/TA] 頬神経, = buccal nerve [TA].
n. canalis pterygoidei [L/TA] 翼突管神経, = nerve of pterygoid canal [TA].
n. cardiacus cervicalis inferior [L/TA] 下〔頸〕心臓神経, = inferior cervical cardiac nerve [TA].
n. cardiacus cervicalis medius [L/TA] 中〔頸〕心臓神経, = middle cervical cardiac nerve [TA].
n. cardiacus cervicalis superior [L/TA] 上〔頸〕心臓神経, = superior cervical cardiac nerve [TA].
n. caroticus internus [L/TA] 内頸動脈神経, = internal carotid nerve [TA].
n. coccygeus [L/TA] 尾骨神経, = coccygeal nerve [TA].
n. cochlearis [L/TA] 蝸牛神経, = cochlear nerve [TA].
n. cranialis [L/TA] 脳神経, = cranial nerve [TA].
n. curvaturae minoris anterior [L/TA] 前小弯神経*, = anterior nerve of lesser curvature [TA].
n. curvaturae minoris posterior [L/TA] 後小弯神経*, = posterior nerve of lesser curvature [TA].
n. cutaneus antebrachii lateralis [L/TA] 外側前腕皮神経, = lateral antebrachial cutaneous nerve [TA], lateral cutaneous nerve of forearm [TA].
n. cutaneus antebrachii medialis [L/TA] 内側前腕皮神経, = medial antebrachial cutaneous nerve [TA], medial cutaneous nerve of forearm [TA].
n. cutaneus antebrachii posterior [L/TA] 後前腕皮神経, = posterior antebrachial cutaneous nerve [TA], posterior cutaneous nerve of forearm [TA].
n. cutaneus brachii lateralis inferior [L/TA] 下外側上腕皮神経, = inferior lateral brachial cutaneous nerve [TA], inferior lateral cutaneous nerve of arm [TA].
n. cutaneus brachii lateralis superior [L/TA] 上外側上腕皮神経, = superior lateral brachial cutaneous nerve [TA], superior lateral cutaneous nerve of arm [TA].
n. cutaneus brachii medialis [L/TA] 内側上腕皮神経, = medial brachial cutaneous nerve [TA], medial cutaneous nerve of arm [TA].
n. cutaneus brachii posterior [L/TA] 後上腕皮神経, = posterior brachial cutaneous nerve [TA], posterior cutaneous nerve of arm [TA].
n. cutaneus dorsalis intermedius [L/TA] 中間足背皮神経, = intermediate dorsal cutaneous nerve [TA].
n. cutaneus dorsalis lateralis [L/TA] 外側足背皮神経, = lateral dorsal cutaneous nerve [TA].
n. cutaneus dorsalis medialis [L/TA] 内側足背皮神経, = medial dorsal cutaneous nerve [TA].
n. cutaneus femoris lateralis [L/TA] 外側大腿皮神経, = lateral cutaneous nerve of thigh [TA], lateral femoral cutaneous nerve [TA].
n. cutaneus femoris posterior [L/TA] 後大腿皮神経, = posterior cutaneous nerve of thigh [TA], posterior femoral cutaneous nerve [TA].
n. cutaneus perforans [L/TA] 貫通皮枝*, = perforating cutaneous nerve [TA].
n. cutaneus surae lateralis [L/TA] 外側腓腹皮神経, = lateral sural cutaneous nerve [TA].
n. cutaneus surae medialis [L/TA] 内側腓腹皮神経, = medial sural cutaneous nerve [TA].
n. dorsalis clitoridis (♀) [L/TA] 陰核背神経, = dorsal nerve of clitoris (♀) [TA].
n. dorsalis penis (♂) [L/TA] 陰茎背神経, = dorsal nerve of penis (♂) [TA].
n. dorsalis scapulae [L/TA] 肩甲背神経, = dorsal scapular nerve [TA].
n. ethmoidalis anterior [L/TA] 前篩骨神経, = anterior ethmoidal nerve [TA].
n. ethmoidalis posterior [L/TA] 後篩骨神経, = posterior ethmoidal nerve [TA].
n. facialis〔VII〕 [L/TA] 顔面神経, = facial nerve〔VII〕[TA].
n. femoralis [L/TA] 大腿神経, = femoral nerve [TA].
n. fibularis communis [L/TA] 総腓骨神経, = common fibular nerve [TA].
n. fibularis profundus [L/TA] 深腓骨神経, = deep fibular nerve [TA].
n. fibularis superficialis [L/TA] 浅腓骨神経,

N

= superficial fibular nerve [TA].
n. frontalis [L/TA] 前頭神経, = frontal nerve [TA].
n. genitofemoralis [L/TA] 陰部大腿神経, = genitofemoral nerve [TA].
n. glossopharyngeus〔Ⅸ〕 [L/TA] 舌咽神経, = glossopharyngeal nerve〔Ⅸ〕[TA].
n. gluteus inferior [L/TA] 下殿神経, = inferior gluteal nerve [TA].
n. gluteus superior [L/TA] 上殿神経, = superior gluteal nerve [TA].
n. hypogastricus [L/TA] 下腹神経, = hypogastric nerve [TA].
n. hypoglossus〔Ⅻ〕 [L/TA] 舌下神経, = hypoglossal nerve〔Ⅻ〕[TA].
n. iliohypogastricus [L/TA] 腸骨下腹神経, = iliohypogastric nerve [TA].
n. ilioinguinalis [L/TA] 腸骨鼡径神経, = ilio-inguinal nerve [TA].
n. iliopubicus [L/TA] 腸骨恥骨神経*, = iliopubic nerve [TA].
n. infraorbitalis [L/TA] 眼窩下神経, = infra-orbital nerve [TA].
n. infratrochlearis [L/TA] 滑車下神経, = infratrochlear nerve [TA].
n. intermedius [L/TA] 中間神経, = intermediate nerve [TA].
n. interosseus antebrachii anterior [L/TA] 前〔前腕〕骨間神経, = anterior interosseous nerve [TA].
n. interosseus antebrachii posterior [L/TA] 後〔前腕〕骨間神経, = posterior interosseous nerve [TA].
n. interosseus cruris [L/TA] 下腿骨間神経, = crural interosseous nerve [TA], interosseous nerve of leg [TA].
n. ischiadicus [L/TA] 坐骨神経, = sciatic nerve [TA].
n. jugularis [L/TA] 頸静脈神経, = jugular nerve [TA].
n. lacrimalis [L/TA] 涙腺神経, = lacrimal nerve [TA].
n. laryngeus recurrens [L/TA] 反回神経, = recurrent laryngeal nerve [TA].
n. laryngeus superior [L/TA] 上喉頭神経, = superior laryngeal nerve [TA].
n. lingualis [L/TA] 舌神経, = lingual nerve [TA].
n. mandibularis〔Vc; V_3〕 [L/TA] 下顎神経, = mandibular division〔Vc; V_3〕[TA], mandibular nerve〔Vc; V_3〕[TA].
n. massetericus [L/TA] 咬筋神経, = masseteric nerve [TA].
n. maxillaris〔Vb; V_2〕 [L/TA] 上顎神経, = maxillary division〔Vb; V_2〕[TA], maxillary nerve〔Vb; V_2〕[TA].
n. meatus acustici externi [L/TA] 外耳道神経, = nerve to external acoustic meatus [TA].
n. medianus [L/TA] 正中神経, = median nerve [TA].
n. mentalis [L/TA] オトガイ神経, = mental nerve [TA].
n. mixtus [L/TA] 混合神経, = mixed nerve [TA].
n. motorius [L/TA] 運動神経, = motor nerve [TA].
n. musculi obturatorii interni [L/TA] 内閉鎖筋神経, = nerve to obturator internus [TA].
n. musculi piriformis [L/TA] 梨状筋神経, = nerve to piriformis [TA].
n. musculi quadrati femoris [L/TA] 大腿方形筋神経, = nerve to quadratus femoris [TA].
n. musculi tensoris tympani [L/TA] 口蓋帆張筋神経, = nerve to tensor tympani [TA].
n. musculi tensoris veli palatini [L/TA] 口蓋帆張筋神経, = nerve to tensor veli palatini [TA].
n. musculocutaneus [L/TA] 筋皮神経, = musculocutaneous nerve [TA].
n. mylohyoideus [L/TA] 顎舌骨筋神経, = nerve to mylohyoid [TA].
n. nasociliaris [L/TA] 鼻毛様体神経, = nasociliary nerve [TA].
n. nasopalatinus [L/TA] 鼻口蓋神経, = nasopalatine nerve [TA].
n. obturatorius [L/TA] 閉鎖神経, = obturator nerve [TA].
n. obturatorius accessorius [L/TA] 副閉鎖神経, = accessory obturator nerve [TA].
n. occipitalis major [L/TA] 大後頭神経, = greater occipital nerve [TA].
n. occipitalis minor [L/TA] 小後頭神経, = lesser occipital nerve [TA].
n. occipitalis tertius [L/TA] 第三後頭神経, = third occipital nerve [TA].
n. oculomotorius〔Ⅲ〕 [L/TA] 動眼神経, = oculomotor nerve〔Ⅲ〕[TA].
n. olfactorius〔Ⅰ〕 [L/TA] 嗅神経, = olfactory nerve〔Ⅰ〕[TA].
n. ophthalmicus〔Va; V_1〕 [L/TA] 眼神経*, = ophthalmic division〔Va; V_1〕[TA], ophthalmic nerve [TA].
n. opticus [L/TA] 視神経, = optic nerve [TA], optic nerve〔Ⅱ〕[TA].
n. palatinus major [L/TA] 大口蓋神経, = greater palatine nerve [TA].
n. pectoralis lateralis [L/TA] 外側胸筋神経, = lateral pectoral nerve [TA].
n. pectoralis medialis [L/TA] 内側胸筋神経, = medial pectoral nerve [TA].
n. peroneus communis [L/TA] 総腓骨神経, = common peroneal nerve [TA].
n. peroneus profundus [L/TA] 深腓骨神経, = deep peroneal nerve [TA].
n. peroneus superficialis [L/TA] 浅腓骨神経, = superficial peroneal nerve [TA].
n. petrosus major [L/TA] 大錐体神経, = greater petrosal nerve [TA].
n. petrosus minor [L/TA] 小錐体神経, = lesser petrosal nerve [TA].
n. petrosus profundus [L/TA] 深錐体神経, = deep petrosal nerve [TA].
n. pharyngeus [L/TA] 咽頭枝, = pharyngeal nerve [TA].
n. phrenicus [L/TA] 横隔神経, = phrenic nerve [TA].
n. pinealis [L/TA] 松果体神経*, = pineal nerve [TA].
n. plantaris lateralis [L/TA] 外側足底神経, = lateral plantar nerve [TA].
n. plantaris medialis [L/TA] 内側足底神経, = medial plantar nerve [TA].
n. prerygoideus lateralis [L/TA] 外側翼突筋神経, = nerve to lateral pterygoid [TA].
n. presacralis [L/TA] 仙骨前神経, = presacral nerve [TA].
n. pterygoideus medialis [L/TA] 内側翼突筋神経, = nerve to medial pterygoid [TA].
n. pudendus [L/TA] 陰部神経, = pudendal nerve [TA].
n. radialis [L/TA] 橈骨神経, = radial nerve [TA].

n. saccularis [L/TA] 球形囊神経, = saccular nerve [TA].
n. saphenus [L/TA] 伏在神経, = saphenous nerve [TA].
n. sensorius [L/TA] 知覚神経, = sensory nerve [TA].
n. spinalis [L/TA] 脊髄神経, = spinal nerve [TA].
n. spinosus [L/TA] 硬膜枝, = nervus spinosus [TA].
n. splanchnicus imus [L/TA] 最下内臓神経, = least splanchnic nerve [TA].
n. splanchnicus major [L/TA] 大内臓神経, = greater splanchnic nerve [TA].
n. splanchnicus minor [L/TA] 小内臓神経, = lesser splanchnic nerve [TA].
n. stapedius [L/TA] アブミ骨筋神経, = nerve to stapedius [TA].
n. subclavius [L/TA] 鎖骨下筋神経, = subclavian nerve [TA].
n. subcostalis [L/TA] 肋下神経, = subcostal nerve [TA].
n. sublingualis [L/TA] 舌下部神経, = sublingual nerve [TA].
n. suboccipitalis [L/TA] 後頭下神経, = suboccipital nerve [TA].
n. supraorbitalis [L/TA] 眼窩上神経, = supra-orbital nerve [TA].
n. suprascapularis [L/TA] 肩甲上神経, = suprascapular nerve [TA].
n. supratrochlearis [L/TA] 滑車上神経, = supratrochlear nerve [TA].
n. suralis [L/TA] 腓腹神経, = sural nerve [TA].
n. terminalis〔0〕 [L/TA] 終神経, = terminal nerve 〔0〕 [TA].
n. thoracicus longus [L/TA] 長胸神経, = long thoracic nerve [TA].
n. thoracodorsalis [L/TA] 胸背神経, = thoracodorsal nerve [TA].
n. tibalis [L/TA] 脛骨神経, = tibial nerve [TA].
n. transversus cervicalis [L/TA] 頸横神経, = transverse cervical nerve [TA].
n. transversus colli [L/TA] 頸横神経, = transverse cervical nerve [TA].
n. trigeminus〔V〕 [L/TA] 三叉神経, = trigeminal nerve 〔V〕 [TA].
n. trochlearis〔Ⅳ〕 [L/TA] 滑車神経, = trochlear nerve 〔Ⅳ〕 [TA].
n. tympanicus [L/TA] 鼓室神経, = tympanic nerve [TA].
n. ulnaris [L/TA] 尺骨神経, = ulnar nerve [TA].
n. utricularis [L/TA] 卵形囊神経, = utricular nerve [TA].
n. utriculoampullaris [L/TA] 卵形囊膨大部神経, = utriculo-ampullary nerve [TA].
n. vagus〔X〕 [L/TA] 迷走神経, = vagus nerve 〔X〕 [TA].
n. vertebralis [L/TA] 椎骨動脈神経, = vertebral nerve [TA].
n. vestibularis [L/TA] 前庭神経, = vestibular nerve [TA].
n. vestibulocochlearis〔Ⅷ〕 [L/TA] 内耳神経, = vestibulocochlear nerve 〔Ⅷ〕 [TA].
n. zygomaticus [L/TA] 頬骨神経, = zygomatic nerve [TA].

ner·yl [néril] ネリル基 ($C_{10}H_{17}$–).

Nesbit, Reed Miller [nésbit] ネスビット (1898–1980, アメリカの泌尿器科医. 膀胱および尿道結核の末期に行う手術を考案し, ネスビット式切除鏡を考案した).

ne·si·di·ec·to·my [ni:sìdiéktəmi] 膵〔臓〕島切除術.

ne·sid·i·o·blast [ni:sídiəblæst] 膵〔臓〕島芽細胞.

ne·si·di·o·blas·to·ma [ni:sìdioublæstóumə] 膵〔臓〕島細胞腫.

ne·si·di·o·blas·to·sis [ni:sìdioublæstóusis] 膵〔臓〕島細胞症.

ne·si·di·o·ma [ni:sìdióumə] 膵〔臓〕島腺腫.

ne·sis [ní:sis] 縫合, = suture.

Nessler, A. [néslər] ネスラー (1827–1905, ドイツの化学者).
N. color comparison tube ネスラー比色管.
N. reagent ネスラー試薬 (ヨウ化水銀とヨウ化カリウムとの錯体 HgK_2I_4 を水酸化カリウム液に溶かしたもので, 微量のアンモニアにより赤褐色の沈殿 NHg_2I をつくる最も鋭敏な試薬. KI 15g を熱湯 5mL に溶解し, これに昇汞 2.5g を熱湯 10mL に溶かしたものを少量ずつ加え, 冷却後水酸化カリウム 15g を水 30mL に溶かしたもので 100mL とし, さらに昇汞溶液 0.5mL を加えて静置してつくる).

nes·sler·i·za·tion [nèslərizéiʃən] ネスラー試薬処置. 動 nesslerize.

nest [nést] 〔細胞〕巣 (異所に発生する細胞の集合をいう).

nested polymerase chain reaction ネステッドポリメラーゼ連鎖反応 (PCR 法の一つ. ネステッド PCR).

nes·te·ia [néstiiə] ① 飢餓. ② 空腸.

nes·te·os·to·my [nèstiástəmi] 空腸〔造〕瘻術, = jejunostomy.

nes·ti·a·tria [nèstiéitriə] 飢餓療法, = hunger-cure.

nesting behavior 造巣行動 [医学].

nes·ti·os·to·my [nèstiástəmi] 空腸〔造〕瘻術, = nesteostomy.

nes·tis [néstis] ① 飢餓. ② 空腸.

nes·ti·ther·a·py [nèstiθérəpi] 飢餓療法, = nestiatria.

nes·to·ther·a·py [nèstəθérəpi] 飢餓療法, = nestitherapy, nestiatria.

net [nét] ① 網, 網目. ② 正味の.
n. calorific value 正味熱量 [医学], 真発熱量.
n.-cell sarcoma 細網肉腫.
n. counting rate 正味 (ネット) 計数率 [医学].
n. efficiency 正味効率, = pure efficiency.
n. energy 正味エネルギー [医学].
n. flux 正味の流束 [医学].
n. gain 正味の増加 [医学].
n. knot 網状結節 (核染色質の塊で, クロミジウム網の濃厚な部分にみえる染色核小体), = karyosome.
n. pattern 網目図形.
n. plane 網平面.
n. polymer 網状重合体.
n. reproduction rate 純再生産率 [医学].
n. transport 正味移送 [医学].

Netherton, Earl Weldon [néθə:tən] ネザートン (アメリカの皮膚科医).
N. syndrome ネザートン症候群 (先天性魚鱗癬様紅皮症または限局性線状魚鱗癬に竹状毛を伴うもの).

ne·til·mi·cin sul·fate [nètilmáisin sʌ́lfeit] ネチルマイシン硫酸塩 $C_{21}H_{41}N_5O_7 \cdot 2\frac{1}{2}H_2SO_4$: 720.78 (硫酸ネチルマイシン. アミノグリコシド系抗生物質. 細菌のタンパク質合成を阻害し殺菌的に作用する). (→ 構造式)

netted venation 網状脈.

net·ting [nétiŋ] 網状結合 (樹脂), = net working.

net·tle [nétl] イラクサ [蕁麻], = *Urtica*.
n. rash じんま疹 (旧称), = urticaria.

N

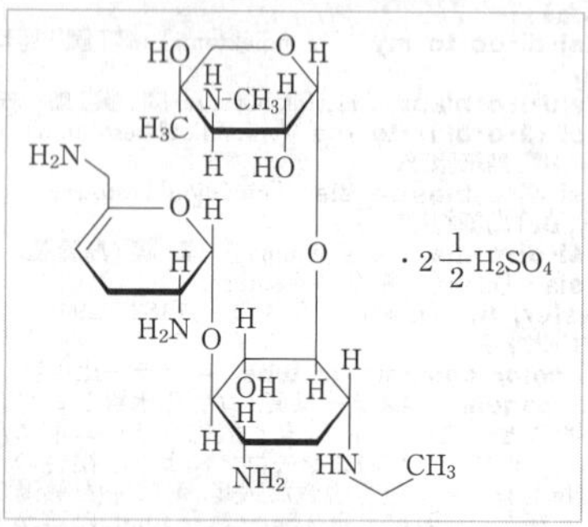

Nettleship, Edward [nétlʃip] ネットルシップ (1845–1913, イギリスの眼科医).
N. disease ネットルシップ病 (色素性じんま疹), = urticaria pigmentosa.
Nettleshop-Falls albinism ネトルショップ・フォールス白子〔症〕, = ocular albinism.
nettling hairs 棘毛.
net·work [nétwə:k] ① ネットワーク, 網, 網絡, = rete. ② 回路.
n. model HMO ネットワーク方式保健維持機構 (加入者に対する医療提供者として, HMO がグループ診療医師と契約している HMO. 医師は HMO 加入者以外の患者を診察する権利を保有している).
n. polymer 網状重合体 [医学].
n. structure 網目構造.
n. theory ネットワーク説 [医学].
net·work·ing [nétwə:kiŋ] 網状結合 [医学].
Neu neuraminic acid ノイラミン酸の略.
neu [njú:] 神経鞘, = neurilemma.
Neubauer, Johann Ernst [nóibauər] ノイバウエル (1742–1777, ドイツの解剖学者).
N. artery ノイバウエル動脈 (腕頭動脈からの分枝で, 最下甲状腺動脈), = arteria thyroidea ima.
N. ganglion ノイバウエル神経節 (下頸神経節と胸神経節との癒合からなる).
Neubauer, Otto [nóibauər] ノイバウエル (1874–1957, ドイツの医師).
N. ruling for counting chamber ノイバウエル計算盤分画 (血球計算盤を 9 個の正方形に分割し, さらに, そのおのおのを細小な正方形に分割したもの).
Neuber, Gustar Adolf [nóibər] ノイベル (1850–1932, ドイツの外科医).
N. treatment ノイベル療法 (骨結核症の療法として, 腐骨を除去し, その空洞にヨードホルムとグリセリンでつくった泥剤を挿入する方法).
N. tubes ノイベル管 (脱石灰した骨を用いる排液管).
Neuberg, Carl [nóibə:g] ノイベルグ (1877–1956, ドイツの生科学者).
N. ester ノイベルグエステル [化] D-fructose-6-phosphoric acid ester (六炭糖リン酸エステルの一種で, Harden-Young エステルの部分的水解により生ずる).
Neuendorf treat·ment [nóiendɔ:f trí:tmənt] ノイエンドルフ療法 (ドイツ・ノイエンドルフの泥浴を利用する関節リウマチの療法).
Neufeld, Fred [nóifeld] ノイフェルド (1869–1945, ドイツの細菌学者).
N. capsular swelling ノイフェルド莢膜膨化.
N. reaction ノイフェルド反応 (肺炎双球菌と特異抗血清とを混ぜると, 菌の凝集とともに菌体外膜の膨張が起こる反応で, 肺炎菌株の分類に利用される), = quellung test.
N. swelling reaction ノイフェルド莢膜膨化反応 (肺炎球菌莢膜膨化反応のこと. 肺炎球菌莢膜を構成する多糖類のエピトープに対応抗原が反応すると莢膜膨化を起こす. この有無により菌型を同定する), = pneumococcus capsule swelling reaction.
Neumann, Ernst F. C. [nóimən] ノイマン (1834–1918, ドイツの病理学者. 白血病における骨髄の変化を観察して骨髄性白血病の名称を提唱した).
N. cells ノイマン細胞 (骨髄にある有核赤血球または赤芽球. これが赤血球に発育することをノイマンが発見した).
N. sheath ノイマン鞘 (デンチン細管), = dentinal tubule.
Neumann, Franz Ernst [nóimən] ノイマン (1798–1895, ドイツの物理学者).
N. law ノイマン法則 (① 固体のモル比熱に関する法則 (固体のモル比熱は近似的に成分元素の原子熱の和に等しい). ② 誘導電流に関する法則).
Neumann, Heinrich [nóimən] ノイマン (1873–1939, オーストリアの耳科医).
N. method ノイマン法 (耳の手術において, コカインとアドレナリンとの混合液を骨膜に注射する局所麻酔法).
N. operation ノイマン手術 (迷路の手術).
Neumann, Isador [nóimən] ノイマン (1832–1906, オーストリアの皮膚科医. 1875年限局性疱疹状皮膚炎の名称の下に汗孔角化症 (ミベリ病) を記載した).
N. disease ノイマン病 (増殖性天疱瘡), = pemphigus vegetans.
neu·rad [njú:ræd] 神経軸索方向へ.
neu·ra·dy·na·mia [nju:rædinéimiə] 神経衰弱症, = neurasthenia.
neu·rag·mia [nju:rǽgmiə] (神経束を神経節から離断すること).
neu·ral [njú:rəl] 神経の.
n. analyzer 神経分析器 [医学].
n. anesthesia → regional anesthesia.
n. arc 神経弓 (① 受容器と奏効器とを連結するニューロンからなる神経回路. ② 椎弓).
n. arch 神経弓 (① 椎弓. ② 神経管を含む脊椎のアーチ状の部分を示す発生学的用語).
n. arch of vertebra 脊髄神経弓, = vertebral arch.
n. axis 神経軸, = cerebrospinal axis.
n. canal 神経管.
n. cell adhesion molecule (NCAM, N-CAM) 神経細胞接着分子 (ヘパラン硫酸とも反応する, 細胞間接着分子の一つで, 細胞外マトリックスとの接着にも関与する. エヌキャムともいう).
n. conduction 神経興奮伝導 [医学].
n. crest 神経堤, 神経稜 (神経節稜, 胚盤で神経板の両側にある組織で, 将来脳神経および脊髄神経節はじめ頭部顔面の筋や結合組織になる), = ganglionic crest.
n. crest syndrome 神経堤症候群.
n. cyst 神経嚢胞 (髄腔のリンパ腔の拡張).
n. ectoderm 神経外胚葉, = neuroblast.
n. epithelium 神経上皮.
n. factor 神経〔誘導〕因子.
n. fold 神経ヒダ (癒合して脊髄管をつくるもの).
n. ganglion 神経節, = nerve ganglion.
n. groove 神経溝 (神経板が累積して神経管を形成するときに生ずる溝), = medullary groove.
n. hearing impairment 神経性難聴.
n. hearing loss 神経性難聴 (聴神経の障害による後迷路性難聴).
n. hiatus 神経管裂孔.

n. inhibition 神経活動抑制〔医学〕.
n. lamella 神経薄膜.
n. layer [TA] 神経層, = stratum nervosum [L/TA].
n. layer of optic part of retina 網膜の乳頭部分の神経層.
n. layer of optic retina 乳頭網膜の神経〔成分〕層.
n. layer of retina 〔網膜〕脳層.
n. lepra 神経らい(癩)〔医学〕.
n. leprosy 神経らい, = leprosy nervorum.
n. lobe [TA] 神経葉, = lobus nervosus [L/TA].
n. lymphomatosis 神経リンパ腫症(ニワトリの神経組織にリンパ球の浸潤が起こり, 頸, 翼, 下肢などの麻痺を伴う), = range paralysis, fowl paralysis, neurolymphomatosis gallinarum.
n. networks 神経様回路網〔医学〕.
n. paralysis 神経性麻痺.
n. pathway 神経経路〔医学〕.
n. placode 神経プラコード〔医学〕.
n. plate 神経板(神経管に発育するもの).
n. progressive muscular atrophy 神経性進行性筋萎縮〔医学〕.
n. regeneration 神経再生.
n. rete 脊髄動脈網.
n. ridge 神経隆起〔医学〕.
n. sclerosis 神経炎性硬化症.
n. segment 神経節, = neuromere.
n. septum 神経中隔(下等脊椎動物においては脊椎の被覆筋膜が表面から内方へ拡張したものであるが, 人類では項靱帯および棘上筋, 棘突間筋の筋膜に相当する).
n. sheath = myelin.
n. spine 神経棘, 神経弓棘(脊椎棘).
n. stem cell 神経幹細胞.
n. sulfite pulp 中性亜硫酸パルプ〔医学〕.
n. syphilis 神経梅毒〔医学〕.
n. thermoregulation 神経性体温調節〔医学〕.
n. transmission 神経伝達〔医学〕.
n. tube 神経管(胚子において外胚葉から発生して脳および脊髄に発育する管), = medullary tube.
n. tube defect 神経管閉鎖不全, 神経管奇形〔医学〕.
neu·ral·gia [njurǽlʤiə] 神経痛〔医学〕(突然発作性に起こる神経の機能性疼痛で, 神経が深部から浅部に出る部分, すなわち疼痛点 points douloureux に疼痛が感じられ, また疼痛は特異圧迫部位, すなわち発痛帯 trigger zones により誘発されることがある). 形 neuralgic.
n. facialis vera 真正顔面神経痛.
n. ischiadica 坐骨神経痛, = sciatica, ischialgia.
n. of gum 歯肉神経痛〔医学〕.
n. spermatica 精系神経痛(精系ならびに精巣に強度の疼痛発作が起こる).
neu·ral·gic [njurǽlʤik] 神経痛の〔医学〕.
n. akinesia 神経痛性無動症.
n. amyotrophia 神経痛性筋萎縮症(肩および上腕の疼痛と肩甲筋肉の萎縮を伴う).
n. amyotrophy 神経痛性筋萎縮〔症〕〔医学〕.
n. headache 神経痛性頭痛〔医学〕.
n. pain 神経痛様疼痛〔医学〕.
n. scoliosis 神経痛性〔脊柱〕側弯〔症〕.
n. stadium 神経痛期(脊髄癆における一期).
neu·ral·gi·form [nju:rǽlʤifɔ:m] 神経痛様の.
neu·ral·gis·mus [njù:rəlʤísməs] (神経痛), = neuralgia.
neurally mediated syncope (**NMS**) 神経調節性失神.
neu·ral·ward [njú:rəlwɔ:d] (神経軸索方向へ), = neurad.
neur·am·e·bim·e·ter [njù:ræmibímitər] 神経反応時間測定計, = neuramoebimeter.
neu·ra·min·ic ac·id (**Neu**) [njù:rəmínik ǽsid] ノイラミン酸 $C_9H_{17}O_8$ (天然にはアミル誘導体(シアル酸)として存在し, 置換基をもたない遊離のノイラミン酸としては存在しない).
neu·ra·min·i·dase (**NA**) [njù:rəmínideis] 受容体破壊酵素〔医学〕, ノイラミニダーゼ(シアリダーゼ. シアロ糖複合体のシアル酸残基を遊離するエキソ型グリコシダーゼ).
neur·an·a·gen·e·sis [njù:rænəʤénisis] 神経再生.
neu·ran·gi·o·sis [njù:rænʤióusis] 血管神経症.
neu·ra·poph·y·sis [njùrəpáfisis] 神経隆縁, 神経弓(胎児脊椎の背弓で, 弯曲して脊髄管をつくり, 脊髄を包む構造).
neu·ra·prax·ia [njù:rəprǽksiə] ニューラプラキシー〔医学〕(末梢神経の変性を伴わない神経麻痺).
neur·ar·chy [nju:rá:ki] 神経支配.
neur·ar·throp·a·thy [njù:rɑ:θrápəθi] 神経関節症.
neur·as·the·nia [njù:rəsθí:niə] 神経衰弱〔症〕〔医学〕. 形 neurasthenic.
n. gravis 重症神経衰弱〔症〕.
n. praecox 早発性神経衰弱症.
n. pura 純性神経衰弱症.
neur·as·the·ni·ac [njù:rəsθí:niæk] 神経衰弱患者.
neur·as·then·ic [njù:rəsθénik] 神経衰弱の〔医学〕.
n. malingerer 神経衰弱の詐病者.
n. neurosis 神経衰弱性神経症〔医学〕.
n. reaction 神経衰弱反応〔医学〕.
n. stigma 神経衰弱徴候.
n. vertigo 神経衰弱性めまい〔医学〕.
neu·ra·tro·phia [njù:rətróufiə] 神経栄養障害, = neuratrophy. 形 neuratrophic.
neur·ax·is [nju:rǽksis] ① 軸索. ② 脳脊髄幹. 形 neuraxial.
neur·ax·on(e) [nju:rǽksən, -ksoun] 神経突起(旧語), 軸索(旧語), = axon.
neu·re [njú:ri] (ニューロン), = neuron.
neur·ec·ta·sia [njù:rəktéiziə] 神経伸張術, = neurectasis, neurectasy.
neu·rec·to·my [njuréktəmi] 神経切除〔術〕, 神経切断〔術〕〔医学〕.
neur·ec·to·pia [njù:rəktóupiə] 神経転位, = neurectopy.
neur·en·er·gen [nju:rénə:ʤən] 神経栄養素(神経細胞が体液から吸収する栄養素).
neur·en·ter·ic [njù:rəntérik] 神経腸の.
n. canal 神経腸管(胚発育期にみられる卵黄嚢と羊膜腔を連絡する一過性の管), = blastoporic canal, notochordal canal, canalis neurentericus.
n. cyst 神経腸嚢腫〔医学〕.
n. pore 神経腸管孔(神経腸管の末端).
neur·ep·i·the·li·um [njù:repiθí:liəm] 神経上皮(①コルチ器または網膜の神経末端部にある上皮. ②脳脊髄の神経細胞に発育する神経外胚葉の組織). 形 neurepithelial.
neur·er·gic [nju:rə́:ʤik] 神経作用の, = neururgic.
neur·ex·er·e·sis [njù:riksérəsis] 神経捻除術, = neurexairesis.
neu·rhyp·nol·o·gy [njù:raipnálədʒi] 神経催眠学, = neurohypnology.
neuri- [nju:ri] 神経, 神経系に関する接頭語.
neu·ria [njú:riə] 神経組織, 神経層.
neu·ri·a·try [nju:ráiətri] 神経病療法, = neuriatria.
neu·ri·dine [njú:ridin] ノイリジン $C_{10}H_{26}N_4$ (ウマ肉, ウシ肉, ヒト筋肉などの腐敗により生ずる無毒性プトマイン), = spermine.
neu·ri·lem·ma [njù:rilémə] 神経〔線維〕鞘〔医学〕

N

(有髄神経線維を包む薄膜，無髄神経線維の軸索)，= primitive sheath，s. of Schwann，nucleated s..

neu·ri·lem·mi·tis [njù:rilemáitis] 神経〔線維〕鞘炎.

neu·ri·le(m)·mo·ma [njù:rilemóumə] 神経〔線維〕鞘腫 [医学]，= schwannoma，neurinoma.

neurilem(m)omal sarcoma 神経鞘肉腫.

neu·ril·i·ty [njuríliti] 神経組織性.

neu·ri·mo·til·i·ty [njù:rimoutíliti] 神経運動性，= nervimotility.

neu·ri·mo·tor [njù:rimóuter] 神経運動，= nervimotor.

neu·rin [njú:rin] ノイリン ㊍ trimethyl vinyl ammonium hydroxide $CH_2{=}CHN(CH_3)_3OH$ (大脳，腐敗魚肉，菌類などに存在する毒性プトマイン).

neu·ri·no·fi·bro·ma [njù:rinoufaibróumə] 神経鞘線維腫 [医学] (脳神経支持細胞(神経鞘)から発生した腫瘍で聴神経鞘から発生するものが多い(聴神経鞘腫)).

neu·ri·no·ma [njù:rinóumə] 神経鞘腫，= schwannoma，neurilemmoma.

n. sarcomatoides 肉腫様神経鞘腫.

neu·ri·no·ma·to·sis [njù:rinoumətóusis] 神経鞘腫症 [医学].

neu·rite [njú:rit, -rait] ① 軸索(神経細胞突起)，神経突起 [医学]. ② 神経炎.

neu·rit·ic [nju:rítik] 神経炎の.

n. atrophy 神経炎性萎縮.

neu·ri·tis [nju:ráitis] 神経炎 [医学]. 複 neuritides. 形 neuritic.

n. migrans 遊走性神経炎.

n. nodosa 結節性神経炎.

n. of pregnancy 妊娠神経炎 [医学].

n. optica axialis 軸性視神経炎，= axial optic neuritis.

n. papulosa 丘疹性視神経炎(梅毒感染後4ヵ月から2年前後に発生する眼病で，硝子体の混濁，乳頭部の滲出，脈絡網膜炎を伴う. Fuchs).

n. rhinogenes 鼻性神経炎.

neur(o)- [n(j)u:r(ou), -r(ə)] 神経，神経組織または神経系との関係を表す接頭語.

neu·ro·a·can·tho·cy·to·sis [njù:rouəkænθousaitóusis] 神経有棘赤血球症 [医学].

neu·ro·al·ler·gy [njù:rouǽlə:ʤi] 神経アレルギー [医学].

neu·ro·am·e·bi·a·sis [njù:rouæmi:báiəsis] アメーバ性神経炎.

neu·ro·an·as·to·mo·sis [njù:rouənæstəmóusis] 神経吻合術.

neu·ro·a·nat·o·my [njù:rouənǽtəmi] 神経解剖学 [医学].

neu·ro·a·ne·mia [njù:rouəní:miə] 貧血性神経病 [医学].

neuroanemic syndrome 貧血性神経症候群(悪性貧血に神経症状が共存する場合をいう).

neu·ro·ap·pen·di·cop·a·thy [njù:rouəpèndikápəθi] 神経虫垂病変.

neu·ro·arth·ri·tism [njù:rouá:θritizəm] 神経関節素質.

neu·ro·arth·rop·a·thy [njù:roua:θrápəθi] 神経障害性関節症 [医学]，= Charcot joint.

neu·ro·ax·is [njù:rouǽksis] 中枢神経軸 [医学].

neuroaxonal dystrophy 神経軸索ジストロフィ〔ー〕[医学] (ザイテルバーガー病)，= Seitelberger disease.

neu·ro·bar·to·nel·lo·sis [njù:roubà:tənəlóusis] 神経性バルトネラ症.

neurobehavioral teratology 神経行動先天異常学 [医学].

neuro-Behçet disease 神経ベーチェット病 [医学].

neuro-Behçet syndrome 神経ベーチェット症候群 [医学].

neu·ro·bi·ol·o·gy [njù:roubaiáləʤi] 神経生物学 [医学].

neu·ro·bi·on [njù:roubáiən] (① 神経細胞に存在する微細顆粒. ② 神経細胞の再生に関与する限外顕微粒子).

neurobiotactic movement 神経刺激走性運動.

neu·ro·bi·o·tax·is [njù:roubàiətǽksis] 刺激走性(刺激を受ける方向に移動する生物の傾向を表現するために，A. Kappers が提唱した術語).

neu·ro·blast [njú:rəblæst] 神経芽細胞.

neu·ro·blas·to·ma [njù:roublæstóumə] 神経芽細胞腫 [医学] (主として単極神経芽細胞から発生する神経膠細胞腫の一つ)，= sympathoblastoma.

neu·ro·bru·cel·lo·sis [njù:roubrù:silóusis] 神経性ブルセラ症.

neurobuccal pouch 神経頬窩，= Rathke pouch.

neu·ro·ca·nal [njù:roukənǽl] 脊髄中心管，神経管.

neu·ro·car·di·ac [njù:roukά:diæk] 神経心臓の.

neu·ro·cele [njú:rəsi:l] 神経腔(脳および脊髄にある腔室).

neu·ro·cel·lu·lar [njù:rəséljulər] 〔神経〕細胞軸索の.

neu·ro·cen·tral [njù:rəséntrəl] 椎体の.

n. suture 椎体縫合，椎体結合(子供にみられる椎体と椎弓との軟骨性の結合)，= neurocentral synchondrosis.

neu·ro·cen·trum [njù:rouséntrəm] 〔脊〕椎体中心部.

neu·ro·cep·tor [njú:rəseptər] 神経受容体，= ceptor.

neu·ro·ce·ra·tin [njù:rəsérətin] ニューロセラチン，= neurokeratin.

neu·ro·chem·ism [njù:rəkémizəm] 神経化学的平衡.

neu·ro·chem·i·stry [njù:rəkémistri] 神経化学 [医学].

neu·ro·chi·tin [njù:roukáitin] ニューロカイチン(神経線維の支持物質).

neu·ro·chon·drite [njù:rəkάndrait] (脊椎弓に発育する胎児の軟骨).

neu·ro·chon·drous [njù:rəkάndrəs] 線維軟骨の，= fibrocartilaginous.

neu·ro·cho·ri·o·ret·i·ni·tis [njù:roukɔ̀:riourètináitis] 脈絡網膜神経炎.

neu·ro·cho·roi·di·tis [njù:roukɔ̀:rɔidáitis] 脈絡膜視神経炎.

neu·ro·cir·cu·la·to·ry [njù:rousə́:kjulətəri, -tɔ:ri] 神経循環系の.

n. asthenia (**NCA**) 神経循環〔性〕無力症 [医学] (呼吸困難，めまい，疲労感，左胸部疼痛，心悸亢進などの症状群で，特に戦争に従軍する軍人にみられるが，一般にもみられる)，= effort syndrome，soldier's heart，irritable h.，disordered action of h.，DaCosta syndrome.

n. dystonia 神経循環性失調 [医学].

neu·roc·la·dism [nju:ráklədizəm] 神経突起再生(外因性影響により破損した神経突起が再生すると考えられる栄養現象)，= odogenesis.

neu·ro·clo·nic [njù:rəklάnik] 神経痙攣の.

neu·ro·coel [njú:rəsi:l] 神経腔(神経管の内腔をいう).

neurocognitive deficits 神経認知欠損.

neurocognitive disorder (**ND**) 神経認知障害

N

(DSM-5 より dementia の名称は変更).
neurocognitive syndrome 神経認知症候群.
neurocranial granulomatous arteritis 神経頭蓋性肉芽性動脈炎.
neu·ro·cra·ni·um [njù:roukréiniəm] [L/TA] 神経頭蓋(脳頭蓋), = neurocranium [TA], brain box [TA]. 形 neurocranial.
neu·ro·crine [njú:rəkrin] 神経作用性ホルモン.
neu·ro·crin·ia [njù:rəkríniə] 神経ホルモン作用.
neu·ro·cris·top·a·thy [njù:roukristápəθi] 神経堤障害 [医学], 神経堤症.
neu·ro·cu·ta·ne·ous [njù:roukju:téiniəs] 神経皮膚の.
n. melanosis 神経皮膚黒色症 [医学], 神経皮膚メラノーシス.
n. syndrome 神経皮膚症候群 [医学] (中枢神経系の疾患により, 骨の変形, 皮膚病, ことに母斑を合併する症候群).
neu·ro·cyte [njú:rəsait] 神経細胞.
neu·ro·cy·tol·y·sin [njù:rousaitálisin] 神経細胞溶解素.
neu·ro·cy·to·ma [njù:rousaitóumə] 神経細胞腫 [医学] (神経組織または交感神経組織の細胞からなる腫瘍の一般名).
neurode- [nju:roudi] 網膜の意味を表す接頭語.
neu·ro·de·al·gia [njù:roudiǽlʤiə] 網膜痛.
neu·ro·de·a·tro·phia [njù:roudiətróufiə] 網膜萎縮, = atrophia retinae.
neu·ro·dec·i·div [njù:rədésidiv] 神経再発症.
neu·ro·de·gen·er·a·tve [njù:rəʤénərətiv] 神経変性の.
neu·ro·den·drite [njù:rədéndrait] 〔神経〕樹状突起, = neurodendron.
neu·ro·den·dron [njù:rədéndrɑn] = neurodendrite.
neu·ro·derm [njú:rədə:m] 神経皮膚症.
neurodermal layer 神経皮膚層(外胚葉), = epiblast.
neu·ro·der·ma·ti·tis [njù:roudə̀:mətáitis] 神経皮膚炎 [医学].
n. circumscripta 限局性神経皮膚炎(ウィダール苔癬), = lichen chronicus simplex.
n. diffusa 汎発性神経皮膚炎.
n. disseminata 播種性神経皮膚炎, = atopic eczema.
n. lichenoides pruriens 瘙痒性苔癬様神経炎(ウィダール苔癬), = lichen chronicus simplex.
n. linealis 線状神経皮膚炎.
n. universalis 汎発性神経皮膚炎, = neurodermatitis diffusa.
neu·ro·der·ma·to·my·o·si·ti·s [njù:rədə̀:mətoumàiousáitis] 神経皮膚筋炎.
neu·ro·der·ma·to·sis [njù:roudə̀:mətóusis] 神経皮膚症, = dermatoneurosis.
neu·ro·der·ma·tro·phi·a [njù:roudə̀:mətróufiə] 神経性皮膚萎縮.
neu·ro·der·mite [njù:roudə́:mait] 神経皮膚疹.
neu·ro·der·mi·tis [njù:roudə:máitis] 神経皮膚炎, = neurodermatitis.
neu·ro·di·ag·no·sis [njù:roudàiəgnóusis] 神経病診断〔法〕.
neu·ro·di·as·ta·sis [njù:roudaiǽstəsis] 神経伸張術, = neurectasia.
neu·ro·do·ci·tis [njù:roudousáitis] 神経根炎(髄膜外部の圧迫による. Sicard).
neu·ro·do·kon [njù:roudóukɑn] 神経根(椎間孔または骨管の内部にある神経).
neu·ro·dy·na·mia [njù:roudainéimiə] 神経エネルギー, 神経力.
neu·ro·dy·nam·ic [njù:roudainǽmik] 神経エネルギーの, 神経力の.
neu·ro·dyn·ia [njù:roudíniə] 神経痛.
neu·ro·dys·to·nia [njù:roudistóuniə] 神経異緊張症, 神経失調 [医学].
neuroeconomics [njù:roèkənámiks] ニューロエコノミクス, 神経経済学(脳解析により意思決定の機能を解明する学際領域).
neu·ro·ec·to·derm [njù:rouéktədə:m] 神経外胚葉(初期胚外胚葉の中央部. 後に脳・脊髄・末梢神経系の神経細胞, シュワン細胞となる).
neu·ro·ec·to·der·mal [njù:rouèktədə́:məl] 神経外胚葉の.
n. cyst 神経外胚葉(上皮)嚢胞 [医学].
n. dysplasia 神経外胚葉異形成.
n. junction 神経外胚葉接合部 [医学].
n. tumor 神経外胚葉性腫瘍 [医学].
neuroeffector junction 神経効果器接合部 [医学].
neu·ro·e·lec·tric·i·ty [njù:rouìlektrísiti] 神経電気.
neu·ro·e·lec·tro·ther·a·peu·tics [njù:rouilèktrouθèrəpjú:tiks] 神経病電気療法.
neu·ro·en·ceph·a·lo·my·e·lop·a·thy [njù:rouensèfəloumàiəlápəθi] 神経脳脊髄障害.
neu·ro·en·do·crine [njù:rouéndəkri:n] 神経内分泌の.
n. cell 神経内分泌細胞.
n. disease 神経内分泌疾患 [医学].
n. system 神経内分泌系 [医学].
n. transducer cell 神経内分泌変換細胞.
n. tumor 神経内分泌腫瘍 [医学] (神経内分泌細胞は, 肺, 消化管, 膵臓, 甲状腺, 副腎髄質, 皮膚など生体内に広く存在する. したがって肺や消化管のカルチノイド腫瘍, 肺小細胞癌, 膵島腫瘍, 甲状腺髄様癌, 褐色細胞腫, メラノーマなどがこれにあたる).
neur·o·en·do·cri·nol·o·gy [njù:rouèndəkrinálədʒi] 神経内分泌学 [医学].
neu·ro·en·do·scope [njù:rouéndəskoup] 神経内視鏡.
neuroendoscopic surgery 神経内視鏡手術.
neu·ro·en·ter·ic [njù:rouentérik] 神経腸管の, = neurenteric.
n. cyst 神経腸管嚢胞 [医学].
neu·ro·ep·i·der·mal [njù:rouèpidə́:məl] 神経表皮の.
neu·ro·ep·i·the·li·al [njù:rouèpiθí:liəl] 神経上皮の, = neurepithelial.
n. body 神経上皮小体.
n. cell 神経上皮細胞.
n. layer 視細胞層 [医学].
n. layer of retina 〔網膜〕神経上皮層(網膜の色素上皮層より外顆粒層まで), = stratum neuroepitheliale retinae.
neu·ro·ep·i·the·li·o·ma [njù:rouèpiθi:lióumə] 神経上皮腫 [医学].
n. gliomatosum 膠腫性神経上皮腫.
neu·ro·ep·i·the·li·um [nju:rouepiθí:liəm] 神経上皮 [医学], 感覚上皮, = neuroepithelial cells.
n. of ampullary crest 膨大部稜の感覚上皮, = neuroepithelium cristae ampullaris.
n. of macula 平衡斑の感覚上皮, = neuroepithelium maculae.
neuroexcitability test 神経被興奮性検査 [医学].
neu·ro·fi·bra [njù:roufáibrə] [L/TA] 神経線維, = nerve fibre [TA].
neu·ro·fi·brae [njù:roufáibri:] (neurofibra の複数).
n. afferentes [L/TA] 求心性〔神経〕線維, = afferent nerve fibres [TA].

N

n. autonomicae [L/TA] 自律神経線維（内臓性〔神経〕線維），= autonomic nerve fibres [TA].
n. efferentes [L/TA] 遠心性〔神経〕線維，= efferent nerve fibres [TA].
n. postganglionicae [L/TA] 節後〔神経〕線維，= postganglionic nerve fibres [TA].
n. preganglionicae [L/TA] 節前〔神経〕線維，= preganglionic nerve fibres [TA].
n. somaticae [L/TA] 体性〔神経〕線維，= somatic nerve fibres [TA].
n. tangentiales [L/TA] 接線線維*，= tangential fibres [TA].
neu·ro·fi·bril [njù:roufáibril] 神経原線維，= neurofibrilla.
neur·o·fi·bril·lar [njù:roufáibrilər] 神経細線維の.
neurofibrillary degeneration 神経原線維変性.
neurofibrillary tangle (**NFT**) 神経原線維変化（アルツハイマー型老人痴呆の脳で観察される特徴的病理像．アルツハイマー神経原線維変化といわれる）.
neu·ro·fi·bri·to·ma·to·sis [njù:roufàibritòumətóusis] 神経腫性象皮病〔医学〕.
neu·ro·fi·bro·ma [njù:roufaibróumə] 神経線維腫〔医学〕，= neurilemmoma, perineurial fibroblastoma, schwannoma.
neu·ro·fi·bro·ma·to·sis [njù:roufaibròumətóusis] 神経線維腫症〔医学〕（レックリングハウゼン病．胎生期神経外胚葉の発育および分化異常とその分布する中枢葉性組織の不調和に基づく常染色体優性遺伝疾患．神経線維腫とカフェオレ斑を特徴とする．Ⅰ型，Ⅱ型がある），= molluscum fibrosum, m. pendulum, von Recklinghausen disease, Smith–Recklinghausen d..
neu·ro·fi·bro·pha·co·ma·to·sis [njù:roufàibroufækoumətóusis] 神経線維症性母斑症，= von Recklinghausen neurofibromatosis.
neu·ro·fi·bro·sar·co·ma [njù:roufàibrousɑ:kóumə] 神経線維肉腫〔医学〕，= neurogenic sarcoma.
neu·ro·fi·bro·si·tis [njù:roufàibrousáitis] 神経線維炎.
neu·ro·fil [njú:rəfil] 神経糸（神経細胞軸索からの突起が細胞を囲む網状構造）.
neu·ro·fil·a·ment [njù:rəfíləmənt] 神経細糸，ニューロフィラメント，神経フィラメント.
neu·ro·fix·a·tion [njù:roufikéiʃən] 神経梅毒固定（ヒ素剤により梅毒の外観症状は消失しても，神経症状の残存すること）.
neu·ro·gan·gli·i·tis [njù:rougæŋgliáitis] 神経節炎.
neu·ro·gang·li·o·ma [njù:rougæŋglióumə] 節神経腫〔医学〕.
neu·ro·gang·li·on [njù:rəgǽŋgliən] 神経節.
neu·ro·gas·tric [njù:rəgǽstrik] 胃神経の.
neu·ro·gen [njú:rədʒən] 神経原（① 神経接合部において発生すると仮定される物質．② 神経板の発育を刺激する化学的物質）.
neu·ro·gen·e·sis [njù:rədʒénisis] 神経発生〔医学〕，神経組織発生．㊍ neurogenetic, neurogenic, neurogenous.
neu·ro·gen·ic [njù:rədʒénik] 神経〔原〕性の，= neurogenous.
n. airway 神経因性気道.
n. arthropathy 神経原性関節症〔医学〕，神経病性関節症，= Charcot joint, neuropathic arthropathy.
n. atrophy 神経原性萎縮〔医学〕.
n. bladder 神経性膀胱〔医学〕，神経因性膀胱〔障害〕，= irritable bladder.
n. claudication 神経原性跛行.
n. cord bladder 神経〔原〕性脊髄膀胱〔医学〕.
n. emaciation 神経性やせ〔医学〕.
n. fracture 神経原性骨折〔医学〕（神経疾患による病的骨折）.
n. hypertension 神経性高血圧.
n. inflammation 神経原性炎症〔医学〕.
n. muscular atrophy 神経原性筋萎縮.
n. paralysis 神経性麻痺〔医学〕.
n. pulmonary edema 神経原性肺水腫〔医学〕.
n. sarcoma 神経線維肉腫〔医学〕.
n. shock 神経原性ショック〔医学〕（神経系の障害または刺激が原因となって血圧の低下した状態）.
n. theory 神経原説〔医学〕，神経支配説（心臓収縮は心臓内神経節の支配によるとの説）.
n. tonus 神経原性緊張.
n. torticollis 神経〔原〕性斜頸〔医学〕.
n. trismus 神経〔原〕性開口障害〔医学〕.
n. tumor 神経原性腫瘍〔医学〕.
n. ulcer 神経性潰瘍〔医学〕，= neurotrophic ulcer.
neurogenous diabetes 神経病性糖尿病.
neu·rog·lia [nju:rágliə] [L/TA] ① グリア（神経膠），= neuroglia [TA]. ② 神経膠細胞，神経支持質（1854年 Virchow が神経組織の支持構造を呼んだ術語で，変化した外胚葉成分からなる微細網状織で，神経膠細胞は星状膠細胞 astroglia，稀突起膠細胞 oligodendroglia，および小膠細胞 microglia の3種に区別される），= glia, bind web. ㊍ neurogliar, neuroglic.
n. cell 神経膠細胞.
n. fiber 神経膠線維〔医学〕.
neu·rog·li·al [nju:rágliəl] 神経膠の.
n. cell tissue 神経膠組織.
n. feet 神経膠小足〔医学〕.
n. tissue グリア組織，神経膠組織〔医学〕.
neu·rog·li·o·cy·te [nju:rágliəsait] 神経膠細胞，= neurogliacyte.
neu·ro·gli·o·cy·to·ma [nju:ràgliousaitóumə] 神経膠細胞腫，= neurogliacytoma.
neu·ro·gli·o·ma [nju:ràglióumə] グリオーマ〔医学〕，神経膠腫，= glioma.
n. ganglionare 神経節神経膠細胞腫.
neu·ro·gli·o·ma·to·sis [nju:ràglioumətóusis] 神経膠腫症，= neurogliosis.
neu·ro·gli·o·sis [nju:ràglióusis] 神経膠増殖症.
n. gangliocellularis diffusa びまん性神経節細胞神経膠増殖症，= epiloia.
neu·ro·gram [njú:rəgræm] 神経像（過去の大脳活動の残遺印象で，人格に影響を与える因子群）.
neu·rog·ra·phy [nju:rágrəfi] 神経記録〔法〕，神経検査〔法〕.
neu·ro·he·mal [njùrouhí:məl] 神経血管の.
n. organ 神経血管器官〔医学〕.
neu·ro·he·ma·tol·o·gy [njù:rouhì:mətálədʒi] 神経血液学.
neu·ro·his·tol·o·gy [njù:rouhistálədʒi] 神経組織学.
neu·ro·hor·mone [njù:rouhɔ́:moun] 神経〔分泌〕ホルモン.
neu·ro·hu·mor [njù:rouhjú:mər] 神経体液．→ neurohumoralism．㊍ neurohumoral.
neu·ro·hu·mor·al [njù:rouhjúmərəl] 神経液性の〔医学〕.
n. transmitter 神経液性伝達物質〔医学〕.
neu·ro·hu·mor·al·ism [njù:rouhjú:mərəlizəm] 神経体液説（刺激された自律神経ニューロンには化学的興奮物質 chemical excitor または神経体液 neurohumor が発生して，隣接神経ニューロンへのインパルスを伝達するため，交感神経の刺激はアドレナリンとシンパシンを分泌させ，副交感神経ではアセチルコリンが発生するという説）.
neu·ro·hyp·nol·o·gist [njù:rouhipnálədʒist] 〔神経〕催眠学者.

neu·ro·hyp·nol·o·gy [njù:rouhipnálədʒi] 〔神経〕催眠学.
neurohypophysial hormones 神経下垂体ホルモン.
neu·ro·hy·poph·y·sis [njù:rouhaipáfisis] [L/TA] ① 神経下垂体, = neurohypophysis [TA]. ② 下垂体後葉(下垂体の神経性部分). 形 neurohypophyseal, neurohypophysial.
neu·roid [njú:rɔid] ① 神経様の. ② 下垂体後葉の.
neu·ro·im·mu·nol·o·gy [njù:rouìmjunálədʒi] 神経免疫学 [医学].
neu·ro·im·mu·no·mod·u·la·tion [njù:rouìmju:noumàdju:léiʃən] 神経免疫調節.
neu·ro·in·duc·tion [njù:rouindʌ́kʃən] 精神的暗示, = suggestion.
neu·ro·i·nid·ia [njù:rouinídiə] 神経細胞栄養障害.
neu·ro·i·no·ma [njù:rouinóumə] 神経線維腫, = neurofibroma.
neu·ro·i·no·ma·to·sis [njù:rouìnoumətóusis] 神経線維腫症, = neurofibromatosis.
neu·ro·ker·a·tin [njù:rəkérətin] 神経角質素(神経細胞, 特にミエリン鞘および網膜の支柱組織にある不溶性タンパクで, ヒスチジン1, リジリ2, アルギニン2の割合で含まれている).
n. network 神経角質材 [医学].
neu·ro·ki·net [njù:roukáinit] 連打神経刺激器.
neu·ro·kin·in A [njù:rəkínin éi] ニューロキニンA(日本で発見された神経ペプチド. A, Bがある).
neurokinin B ニューロキニンB.
neu·ro·lab·y·rin·thi·tis [njù:roulæbirinθáitis] 前庭迷路炎.
neu·ro·lem·ma [njù:rəlémə] 神経線維鞘(neurilemma と同義に用いられることがある).
neu·ro·lem·mo·blast [njù:ləléməblæst] 神経鞘芽細胞 [医学].
neu·ro·lep·tan·al·ge·sia [njù:roulèptənældʒí:ziə] 神経遮断無痛〔法〕, 神経遮断麻酔〔法〕(ブチロフェノン(ハロペリドール, ドロペリドール)と麻薬性鎮痛薬(モルヒネ, フェンタニル)の併用による麻酔法. 意識はあるが不安はなく, 全身の痛みを感じない状態にさせる).
neu·ro·lep·tan·es·the·sia [njù:roulèptənisθí:ziə] 神経遮断麻酔〔法〕(ブチロフェノンと麻薬性鎮痛薬を用いる neuroleptanalgesia に催眠作用のある薬剤を追加して意識を消失させる全身麻酔法). → neuroleptanalgesia.
neu·ro·lep·tic [njù:rəléptik] 神経抑制薬.
n. analgesia 神経遮断麻酔〔法〕.
n. anesthesia 神経遮断鎮痛法 [医学].
n. malignant syndrome 神経遮断薬〔による〕悪性症候群 [医学].
neu·ro·lep·tics [njù:rəléptiks] 神経弛緩薬, = tranquil(l)izer.
neu·ro·lep·to·an·al·ge·sia (**NLA**) [njù:roulèptouænældʒí:ziə] 神経遮断鎮痛法. → neuroleptanalgesia.
neu·ro·lep·to·an·es·the·sia (**NLA**) [njù:roulèptouænesθí:ziə] 神経弛緩麻酔.
neu·ro·lin·guis·tic pro·gram·ming [njú:rouliŋgwístik próugræmiŋ] 神経言語プログラミング.
neu·ro·lip·o·ma [njù:roulipóumə] 神経脂肪腫 [医学].
neu·ro·lip·o·ma·to·sis [njù:roulìpoumətóusis] 神経脂肪腫症, = adiposis.
neu·ro·log·ic [njù:rəládʒik] 神経〔学〕の.
n. examination 神経学的検査 [医学].
n. manifestation 神経症状 [医学].
n. refractory period 神経刺激不応期 [医学].
neu·ro·log·i·cal [njù:rəládʒikəl] 神経学〔的〕の.
n. care unit (**NCU**) 神経疾患集中治療部(病棟・室).
n. disorder 神経障害 [医学].
n. intensive care unit (**NCU**) 神経系集中治療部(室).
n. model 神経モデル [医学].
n. nursing 神経科〔の〕看護 [医学].
neu·rol·o·gist [njurálədʒist] 神経科医, 神経学者.
neu·rol·o·gy [njurálədʒi] 神経学, 神経病学 [医学].
neu·ro·lu·es [njù:rouljú:i:z] 神経梅毒, = neurosyphilis.
neu·ro·lymph [njú:rəlimf] 髄液(現在は cerebrospinal fluid を用いる).
neurolymphogranulomatous syndrome 神経リンパ肉芽腫症候群(悪性リンパ肉芽腫の転移により脊髄側索, 脳, 神経根が圧迫されて現れる神経症状群で, 第1型は第6神経麻痺を伴う髄膜根神経炎を合併するもの, 第2型は知覚運動神経麻痺を伴わない進行性両側性筋萎縮症).
neu·ro·lym·pho·ma·to·sis [njù:roulìmfoumətóusis] 神経リンパ腫症 [医学].
neu·rol·y·sin [nju:rálisin] 神経溶解素.
neu·rol·y·sis [nju:rálisis] 神経剥離〔術〕[医学](神経包鞘剥離術とも呼ばれ, 神経線維を絞扼して, その機能を阻害するとき, 神経線維と阻止組織とを離脱させる手術で, 外剥離術 ectoneurolysis と内剥離術 endoneurolysis との2法がある). 形 neurolytic.
neurolytic agent 神経破壊薬 [医学].
neu·ro·ma [njuróumə] 神経腫 [医学]. 形 neuromatous.
n. cellulare 細胞性神経腫, = neuroma gangliocellulare.
n. cutis 皮膚神経腫.
n. gangliocellulare 神経節細胞腫, 細胞性神経腫.
n. of gum 歯肉神経腫 [医学].
n. racemosum つる状神経腫.
n. spurium 仮性神経腫.
n. telangiectodes 血管神経腫(血管が増殖して海綿状をなす神経腫).
n. verum 真性神経腫.
neu·ro·ma·la·cia [njù:rouməléiʃiə] 神経軟化 [医学], = neuromalakia.
neu·ro·mast [njú:rəmæst] 神経小丘(感覚器の構造をなす神経上皮群), = nerve hillock.
neu·ro·ma·to·sis [njù:roumətóusis] 神経腫症 [医学].
neu·ro·mech·a·nism [njù:rəmékənizəm] 神経機序.
neu·ro·mel·a·no·cyte [njù:rəmélənəsait] 神経メラニン細胞 [医学].
neu·ro·me·li·to·coc·co·sis [njù:roumèlitəkakóusis] 神経性波状熱.
neu·ro·men·in·ge·al [njù:rouminíndʒiəl] 神経髄膜の.
neur·o·mere [njú:rəmiər] 神経分節(胎児神経管の前端にある隆起の一つで, 将来脳小胞に変化するもの).
neu·ro·me·so·der·mo·sis [njù:roumèzoudə:móusis] 神経中胚〔葉〕症(硬膜頭蓋症, 限局性線維癒着性クモ膜炎, リウマチ性神経根炎, 髄索炎, 神経炎などの総称).
neu·ro·mi·me·sis [njù:roumaimí:sis] 仮面神経症(ヒステリー患者が器質的疾患を装うこと).
neu·ro·mi·met·ic [njù:roumaimétik] ① 仮面神経症の. ② 神経興奮剤.
neu·ro·mit·tor [njù:rəmítər] 神経伝達体, 神経伝達物質.

N

neu·ro·mod·u·la·tor [njù:rəmádjuleitər] 神経修飾物質〔医学〕, 神経変調薬.
neu·ro·mo·tor [njù:roumóutər] 神経支配の, 神経運動〔医学〕.
n. system 神経支配系.
neu·ro·mus·cu·lar [njù:rəmʌ́skjulər] 神経筋の, 筋神経の, = neuromyal.
n. blocking agent 神経筋遮断薬〔医学〕.
n. cell 神経筋〔肉〕細胞(下等動物にみられる細胞で, その外部で刺激を受け, 内部で収縮を起こす).
n. contractility 神経筋収縮性(正常収縮性).
n. coordination 神経筋共調(共応)性〔医学〕.
n. depolarizing agent 神経筋〔接合部〕脱分極物質〔医学〕.
n. disease 神経筋疾患〔医学〕.
n. hypertension 神経筋肉性過緊張症.
n. junction 神経筋接合〔部〕.
n. nondepolarizing agent 神経筋非脱分極薬, 神経筋接合部非消極物質.
n. spindle 神経筋紡錘, = muscle spindle.
n. stimulant 神経筋興奮薬〔医学〕.
n. termination 神経筋終末〔医学〕.
n. transmission 神経筋伝達〔医学〕.
n. unit (NMU) 神経筋単位〔医学〕, = motor unit.
neu·ro·my·as·the·nia [njù:roumàiəsθí:niə] 神経筋無力症.
neu·ro·my·e·li·tis [njù:roumàiəláitis] 神経脊髄炎〔医学〕.
n. optica 視神経脊髄炎〔医学〕, = Devic disease.
neu·ro·my·ic [njù:roumáiik] 神経筋の, = neuromuscular.
neuromyoarterial glomus 神経筋動脈球, = glomus tumor.
neuromyoarterial glomus tumor 神経筋動脈球腫.
neu·ro·my·o·gen·ic [njù:roumàiouʤénik] 神経筋原性の.
n. theory 神経筋支配説(心臓収縮は筋線維およびそれに存在する神経組織からなる刺激伝導系および刺激発生部の機能によるとする説).
neu·ro·my·o·ma [njù:roumaióumə] 神経筋腫〔医学〕.
neu·ro·my·on [njù:roumáiɑn] 筋神経単位.
neu·ro·my·o·path·ic [njù:roumàioupǽθik] 神経筋症の.
neu·ro·my·op·a·thy [njù:roumaiápəθi] ニューロミオパチー〔医学〕, 神経筋障害〔医学〕, 神経筋症(末梢神経系と筋系がともに障害される病態).
neu·ro·my·o·si·tis [njù:roumàiousáitis] 神経筋炎〔医学〕.
neu·ro·my·o·to·ni·a [njù:roumaioutóuniə] 神経性筋強直, 神経ミオトニー, = Isaccs syndrome.
neu·ro·myx·o·ma [njù:roumiksóumə] 神経粘液腫〔医学〕.
neu·ron [njú:rɑn] [L/TA] ① ニューロン, = neuron [TA]. ② ノイロン, 神経単位, 神経元, 神経細胞(神経細胞体 perikaryon, 軸索 axone, および樹状突起 dendrite からなる完全神経細胞で, 興奮(インパルス)を伝達する機能をもつ), = neurone, neure. 形 neuronal, neuronic.
n. degeneration ニューロン変性〔医学〕.
n. of muscle spindle 筋紡錘ニューロン〔医学〕.
n. pathway ニューロン路(興奮が伝導される一連のニューロン).
n. pattern ニューロン形式(興奮が伝達されるべき理論的形式).
n. specific enolase (NSE) 神経特異性エノラーゼ〔医学〕, ニューロン特異〔性〕エノラーゼ.
n. theory ニューロン説(神経系統は無数の神経単位が相接近してなるが, 連続ではない. Waldeyer, 1891).
neu·ro·na·gen·e·sis [njù:rounəʤénisis] 神経元無発生.
neuronal ceroid-lipofuscinosis (NCL) 神経セロイドリポフスチノーシス, 神経セロイドリポフスチン症 (Bielschowsky-Jansky 病, Spielmyer-Vogt 病, Kufs 病などをまとめた疾患群), 神経元セロイドリポフスチン症〔医学〕.
neuronal heterotopia 神経細胞異所形成〔医学〕.
neuronal hyperplasia 神経過形成.
neuronal migration abnormality ニューロン遊走異常.
neuronal migration defects 神経細胞移動障害〔医学〕.
neuronal necrosis 神経細胞壊死〔医学〕.
neuronal regeneration 神経再生〔医学〕.
neu·ro·nat·ro·phy [njù:rənǽtrəfi] 神経元萎縮性(神経元の硬化によるもの. Southard and Solomon).
neu·ron·doc·trine [njù:rɑndáktrin] ニューロン説〔医学〕.
neu·rone [njú:roun] ニューロン, = neuron.
neu·ro·neph·ric [njù:rənéfrik] 神経腎の(神経系および腎系に関連して).
neu·ro·neu·ro·ni·tis [njù:rənjù:rounáitis] ニューロン炎, = neuronitis.
neu·ro·ne·vus [njù:rouní:vəs] 神経母斑〔医学〕.
neu·ro·nin [njú:rənin] ニューロニン(神経軸索の主成分をなすタンパク質).
neu·ro·nist [njú:rənist] 神経元論者(神経元が神経系統を構成すると考える学者).
neu·ro·ni·tis [njù:rounáitis] ニューロン炎〔医学〕(脊髄内の神経根および細胞に炎症を起こす疾患), = central neuritis.
neu·ro·nog·ra·phy [njù:rənágrəfi] 神経元検査法, ニューロン記録法〔医学〕.
neu·ro·nop·a·thy [nju:rounápəθi] 神経細胞障害(ニューロパチーの分類の一つ).
neu·ron·o·phage [nju:ránəfeiʤ] 神経食細胞.
neu·ro·no·pha·gia [njù:rənouféiʤiə] 神経細胞侵食〔医学〕, ニューロノファギー, = neuronophagy.
neu·ro·no·phag·o·cy·to·sis [njù:rənoufæ̀gousaitóusis] (神経細胞侵食), = neuronophagia.
neu·ro·no·sis [njù:rounóusis] 神経症〔医学〕.
neu·ron·y·my [nju:ránimi] 神経命名法.
neu·ro·nyx·is [njù:rəníksis] 神経穿刺.
neu·ro·oph·thal·mol·o·gy [njú:ròuɑ̀fθælmáləʤi] 神経眼科学.
neurooptic myelitis 視神経脊髄炎.
neu·ro·op·t·i·co·my·e·li·tis [njù:rouɑ̀ptikoumàiəláitis] 視神経脊髄炎(視神経板の浮腫と脊髄性痙直性麻痺とを合併した疾患. スモン, 抗結核薬エタンブトール中毒症など).
neu·ro·otol·o·gy [njù:rououtáləʤi] 神経耳科学.
neu·ro·pa·pil·li·tis [njù:roupæ̀piláitis] 視神経炎.
neu·ro·pa·ral·y·sis [njù:roupərǽlisis] 神経病性麻痺, 神経麻痺〔医学〕.
neu·ro·par·a·lyt·ic [njù:roupæ̀rəlítik] 神経麻痺の.
n. congestion 血管神経麻痺性充血.
n. keratitis 神経麻痺性角膜炎〔医学〕(顔面神経の).
neu·ro·path [njú:rəpæθ] 神経病者.
neuropathia epidemica 流行性神経障害.
neu·ro·path·ic [njù:rəpǽθik] ニューロパチー〔性〕の, 神経障害〔性〕の.
n. arthropathy 神経障害性関節症〔医学〕, 神経病性関節症.
n. atrophy 神経障害性萎縮〔医学〕.

n. bladder 神経因性膀胱〔障害〕.
n. bleeding 神経障害性出血［医学］.
n. constitution 神経病体質［医学］.
n. diathesis 神経障害性素質［医学］, 神経病素質.
n. edema 神経病性浮腫, = pseudolipoma.
n. eschar (脊髄病患者にみられる褥瘡). → decubitus ulcer.
n. hemorrhage 神経症性出血.
n. joint 神経障害性関節〔症〕.
n. joint disease 神経障害性関節症［医学］.
n. osteoarthropathy 神経障害性骨関節症［医学］.
n. pain 神経因性疼痛(末梢神経, 中枢神経の損傷などによる疼痛).
n. scoliosis 神経障害性〔脊柱〕側弯〔症〕［医学］.
neu·rop·a·thist [nju:rápəθist] 神経科医, 神経病専門医.
neu·ro·path·o·gen·e·sis [njù:roupæθəʤénisis] 神経病発生機序.
neu·ro·pa·thol·o·gy [njù:roupəθáləʤi] 神経病理学［医学］.
neu·rop·a·thy [njurápəθi] ① 末梢神経障害, ニューロパチー, 神経障害［医学］. ② 神経性病原論(病原は主として神経の支配の下にあるとの論). 形 neuropathic.
n., ataxia, retinitis pigmetosa syndrome (NARP) NARP〔症候群〕(先天性ミトコンドリア病の一つ).
neu·ro·pep·tide [njù:rəpéptaid] 神経ペプチド(神経刺激の伝達, 調整に作動するペプチドの総称).
n. Y (NPY) 神経ペプチドY, ニューロペプタイドY(1982年, 立元らによりブタ脳から単離された36個のアミノ酸残基からなるペプチド. 中枢神経系・末梢神経系に存在する).
neu·ro·phage [njú:rəfeiʤ] 神経食細胞, = neuronophage.
neu·ro·phar·ma·col·o·gy [njù:roufà:məkáləʤi] 神経薬理学［医学］.
neu·ro·phil·ic [njù:rəfílik] 神経向性の, = neutrotropic.
neu·ro·pho·nia [njù:roufóuniə] 痙攣性叫声(動物に似た叫声を発するのを特徴とする神経病).
neu·roph·thal·mol·o·gy [njù:rafθælmáləʤi] 神経眼科学［医学］, = neuroophthalmology.
neu·roph·this·is [nju:ráfθisis] 神経癆.
neu·ro·phy·sin Ⅰ,Ⅱ [njù:roufáisin] ニューロフィジンⅠ, Ⅱ(視床下部で作られるタンパク. 下垂体後葉のオキシトシン, バソプレシンの前駆タンパクの一部).
neu·ro·phy·si·ol·o·gy [njù:roufìziáləʤi] 神経生理学［医学］.
neu·ro·pil(e) [njú:rəpil, -pail] ニューロピル［医学］, 神経絨［医学］, 神経線維網［医学］, 神経網(無髄神経線維が網状に集合して中枢神経系内に偏在し, 神経衝動を伝播するものと仮定される), = molecular substance, dotted substance, neurite.
neu·ro·pi·lem [njù:rəpáiləm] = neuropil(e).
neu·ro·plasm [njú:rəplæzəm] 神経形質［医学］(未分化好塩基性の原形質). 形 neuroplasmic.
neu·ro·plas·ma [njù:rəplǽzmə] 神経形質.
neuroplastic sarcoma 神経形成肉腫, = sympathogonioma.
neu·ro·plasty [njú:rəplæ̀sti] 神経形成〔術〕［医学］.
neu·ro·ple·gics [njù:rouplí:ʤiks] 神経遮断薬［医学］, = ganglioplegics.
neu·ro·plex [njú:rəpleks] 神経叢, = neuroplexus.
neu·ro·plex·us [njù:rəpléksəs] 神経叢, = neuroplex.
neu·ro·po·dia [njù:roupóudiə] 神経足, 腹肢(神経軸索先端から伸びた小足), = axon terminalis.
neu·ro·po·di·on [njù:roupóudiən] = neuropodium.
neu·ro·po·di·um [njù:roupóudiəm] 神経足(第2型軸索末端にある球状突起), = neuropodion, end-foot, end-bulb. 複 neuropodia.
neu·ro·pore [njú:rəpɔ:r] 神経孔(胎生初期の神経管にある孔で, 前孔 foramen anterius と後孔 foramen posterius があり, 成長とともに漸次閉鎖する).
neu·ro·po·ten·tial [njù:roupouténʃəl] 神経電位.
neu·ro·pro·ba·sia [njù:rouprəbéiziə] 経神経性(ウイルスが神経に沿い進行伝播すること).
neuroprotective drug 脳保護薬.
neu·ro·psy·chi·at·ric [njù:rousàikiǽtrik] 神経精神病学の［医学］, 精神神経.
neu·ro·psy·chi·a·try [njù:rousaikáiətri] 神経精神科学, 神経精神医学, 神経精神病学［医学］.
neu·ro·psy·chic [njù:rousáikik] 神経精神の(中枢についていう).
neu·ro·psy·cho·log·ic [njù:rousaikəláʤik] 神経心理学〔的〕の, = neuropsychological.
n. disorder 神経心理学的障害.
neu·ro·psy·chol·o·gy [njù:rousaikáləʤi] 神経心理学［医学］.
neu·ro·psy·chop·a·thy [njù:rousaikápəθi] 神経精神障害.
neu·ro·psy·cho·phar·ma·col·o·gy [njù:rousàikoufà:məkáləʤi] 神経精神薬理学, = psychopharmacology.
neu·ro·psy·cho·sis [njù:rousaikóusis] 神経精神病.
neu·ro·py·ra [njú:rəpairə] 神経熱.
neu·ro·ra·di·ol·o·gy [njù:rourèidiáləʤi] 神経放射線学［医学］.
neu·ro·re·cep·tor [njù:rouriséptər] 神経受容体［医学］.
neu·ro·rec·i·dive [njù:rərésidiv] 神経再発〔症〕, = neurorelapse.
neu·ro·re·cur·rence [njù:rourikʌ́rəns] 神経再発〔症〕, = neurorelapse.
neu·ro·reg·u·la·tion [njù:rourègjuléiʃən] 神経〔性〕調節.
neu·ro·reg·u·la·tor [njù:rourègjuléitər] 神経調節物質.
neu·ro·re·lapse [njù:rouriléps] 神経再発症(梅毒患者のペニシリンまたはサルバルサン治療中に起こる神経梅毒症状), = neurorecidive, neurorecurrence.
neu·ro·re·ti·ni·tis [njù:rourètináitis] 〔視〕神経網膜炎［医学］.
neu·ro·re·ti·nop·a·thy [njù:rourètinápəθi] 〔視〕神経網膜障害(疾患)［医学］.
neu·ror·rha·phy [nju:rɔ́:rəfi] 神経縫合［医学］.
neu·ror·rheu·ma [njù:rour(j)ú:mə] 神経力, = neuroenergy.
neu·ror·rhex·is [njù:rəréksis] 神経炎.
neu·ror·rhy·ce·tes hy·dro·pho·bi·ae [njù:rouraisí:ti:s hàidroufóubii:] 狂犬病封入体, = Negri bodies.
neu·ro·sar·co·klei·sis [njù:rousà:koukláisis] 神経筋肉剥離術(神経痛の外科的療法として, 神経の通る骨管の一部を切除し, 軟組織中へ神経を移植する方法).
neu·ro·sar·co·ma [njù:rousɑ:kóumə] 神経肉腫［医学］.
neu·ro·sci·ence [njù:rousáiəns] 神経科学［医学］.
neu·ro·scle·ro·sis [njù:rouskliəróusis] 神経硬化症.
neu·ro·se·cre·tion [njù:rousikrí:ʃən] 神経分泌.
neu·ro·se·cre·to·ry [njù:rəsikrí:təri] 神経分泌の.

N

n. cell 神経分泌細胞.
n. granule 神経分泌顆粒［医学］.
n. hormone 神経分泌ホルモン.
n. substance 神経分泌物質.
neu·ro·sen·so·ry ［njù:rəsénsəri］ 感覚神経の.
n. cell 神経感覚細胞.
n. epitheliul cell 神経感覚〔上皮〕細胞［医学］.
n. skin flap 知覚神経〔付き〕皮弁.
neu·ro·sen·sot·o·my ［njù:rousensátəmi］ 感覚神経切り術，知覚神経切除〔術〕［医学］.
neu·ro·ses ［nju:róusi:z］（neurosis の複数）.
neu·ro·sis ［nju:róusis］ 神経症［医学］（心因性の，心身の機能の障害で，1776年スコットランドの医師 Cullen により初めて用いられた語）. 複 neuroses. 形 neurosal，neurotic.
n. tarda 晩発性神経症.
n. traumatica ocularis 外傷性眼神経症.
neu·ro·sism ［njú:rəsizəm］ ＝ neurasthenia.
neu·ro·skel·e·ton ［njù:rouskélitən］ 内骨格，＝ endoskeleton.
neurosomatic degeneration 神経身体変性（持続性間代痙攣により起こる精神，肉体，神経などの変化）.
neu·ro·so·me ［njú:rəsoum］ 神経粒体（① 神経細胞体. ② 神経細胞原形質内の顆粒）.
neurospinal muscular atrophy 神経脊髄性筋萎縮〔症〕［医学］.
neu·ro·splanch·nic ［njù:rəsplǽŋknik］ 内臓神経の.
neu·ro·spon·gi·o·blas·to·ma ［njù:rəspʌ̀nʤiou-blæstóumə］ 神経海綿芽細胞腫，海綿芽腫（Ostertag が中枢神経組織の未分化細胞からなる腫瘍に与えた名称. 現在は Bailey–Cushing 分類法により髄芽細胞腫 medulloblastoma と同一物であると考えられている）.
neu·ro·spon·gi·o·ma ［njù:rouspʌ̀nʤióumə］ 神経海綿腫（神経膠腫）.
neu·ro·spon·gi·um ［njù:rəspʌ́nʤiəm］ ① 神経海綿体（神経膠）. ② 網膜網様層.
Neu·ros·po·ra ［nju:ráspərə］ ニューロスポラ属（子嚢菌の一種で，酵素の生物試験に利用される. パンカビ）.
N. crassa（ギ酸塩とホルムアルデヒドを利用するパンカビ）.
N. sitophila（パンのアカカビ）.
neu·ro·spor·en ［njù:rouspɔ́:rən］ ニューロスポレン（*Neurospora sitophila* の胞子により産出される色素カロチノイドで，クロマトグラフィーではリコピンと γ-カロチンの中間に吸着される）.
neu·ro·sta·tus ［njù:roustéitəs］ 神経現在症.
neu·ro·ste·ar·ic ac·id ［njù:roustéərik ǽsid］ $C_{18}H_{30}O_2$（大脳に存在する phrenosin の分解産物）.
neu·ro·ster·oid ［njùərousteróid］ 神経ステロイド，ニューロステロイド（神経系内で合成され，神経系に作用を及ぼすステロイド）.
neu·ro·sthe·nia ［njù:rousθí:niə］ 神経力（神経興奮性の高度なこと）.
neu·ro·sur·geon ［njù:rousə́:ʤən］ 神経外科医.
neu·ro·sur·gery ［njù:rousə́:ʤəri］ 神経外科.
n. instrument 脳手術器械［医学］.
neu·ro·su·ture ［njù:rousú:ʧər］ 神経縫合［医学］，＝ neurorrhaphy.
neu·ro·syph·i·lis ［njù:rəsífilis］ 神経梅毒［医学］，＝ neurolues.
neu·ro·sys·te·mi·tis ep·i·dem·i·ca ［njù:rou-sìstəmáitis èpidémikə］ ＝ encephalitis lethargica.
neu·ro·ta·bes ［njù:routéibi:z］ 神経癆［医学］.
neu·ro·tag·ma ［njù:rətǽgmə］ 神経線状配列.
neu·ro·ten·di·nous ［njù:rəténdinəs］ 神経腱の.
n. spindle 腱紡錘，ゴルジ終末（腱内の感覚受容器で，腱の緊張度を感知する. 錘外筋に関連する腱内にあり，筋の受動的伸張により緊張度は増加する）.
neu·ro·ten·sin ［njù:rəténsin］ ニューロテンシン［医学］（アミノ酸13個のペプチドからなる神経伝達物質）.
neu·ro·ten·sion ［njù:rəténʃən］ 神経伸張〔術〕，神経伸延〔術〕［医学］，＝ neurectasia.
neu·ro·ter·mi·nal ［njù:routə́:minəl］ 終器，＝ end-organ.
neu·ro·the·ci·tis ［njù:rouθi:sáitis］ 神経鞘炎.
neu·ro·thele ［njú:rəθi:l］ 神経乳頭，＝ nerve papilla.
neu·ro·the·l(e)i·tis ［njù:rouθi:l(i)áitis］ 神経乳頭炎.
neu·ro·ther·a·peu·tics ［njù:rouθèrəpjú:tiks］ 神経療法，＝ neurotherapy.
neu·ro·ther·a·py ［njù:rəθérəpi］ 神経療法（① 神経病の治療. ② 神経作用療法）.
neu·ro·thlip·sis ［nju:rəθlípsis］ 神経圧迫，神経圧砕，＝ neurothlipsia.
neu·rot·ic ［njurátik］ ① 神経症の. ② 神経性の，神経質な. ③ 神経症患者，神経病者.
n. albuminuria 神経〔疾患〕性タンパク尿，神経症性アルブミン尿（精神病性アルブミン尿）.
n. alopecia 神経性脱毛［医学］.
n. anxiety 神経症性不安.
n. decubitus 神経性褥瘡.
n. depression 神経症性うつ病.
n. disorder 神経症性障害.
n. excoriation 神経症性擦創.
n. gangrene 神経性壊疽［医学］.
n. insomnia 神経症性不眠［医学］.
n. personality 神経症性人格.
n. poisons 神経毒.
n. reaction 神経症的反応［医学］.
neu·rot·i·ca ［nju:rátikə］ 機能性神経症.
neu·rot·i·cism ［njurátisizəm］ 神経質.
neu·ro·ti·gen·ic ［njù:rətiʤénik］ 神経症発生の.
neu·ro·ti·za·tion ［njù:rətizéiʃən］ ① 神経再生（切断後）. ② 神経移植術（麻痺した筋肉に神経を移植する方法），神経再生術［医学］. ③ 神経機能回復. 動 neurotize.
neu·rot·me·sis ［njù:rətmí:sis］ 神経断裂［医学］（神経の軸索のみでなく，シュワン鞘まで断裂した状態をいう）.
neu·ro·tol·o·gy ［njù:rətáləʤi］ 神経耳科学［医学］.
neu·ro·tome ［njú:rətoum］ ① 神経切開刀. ② 神経分節，＝ neuromere.
neu·ro·to·mia ［njù:routóumiə］ 神経切断〔術〕，＝ neurotomy.
n. opticociliaris 視神経毛様神経切断.
neu·rot·o·my ［njurátəmi］ 神経切断術，神経切離［医学］.
neu·ro·to·nia ［njù:routóuniə］ 神経緊張（植物神経不安定性）.
neu·ro·ton·ic ［njù:rətánik］ ① 神経伸張術の. ② 神経緊張性の.
n. congestion 血管神経拡張性充血.
n. reaction 神経緊張反応（筋攣縮を起こした刺激が除去されても，攣縮が持続すること）.
neu·ro·ton·o·gen·ic ［njù:routòunəʤénik］ 神経緊張発生の.
neu·ro·to·nom·e·ter ［njù:routounámitər］ 皮膚緊張測定計.
neu·rot·o·ny ［nju:rátəni］ 神経伸張術，＝ nerve-stretching.
neu·ro·tox·ia ［njù:rətáksiə］ 神経中毒症.
neu·ro·tox·ic ［njù:rətáksik］ 神経毒〔性〕の.

N

n. serum 神経毒性血清(動物の中枢神経組織で処置した血清).
neu·ro·tox·ic·i·ty [njù:rətɑksísiti] 神経毒性 [医学].
neu·ro·tox·in [njù:rətɑ́ksin] 神経毒 [医学].
n.-like substance 神経毒様物質.
neu·ro·trans·mis·sion [njù:routrænsmíʃən] 神経伝達 [医学], = neurohumoral transmission.
neu·ro·trans·mit·ter [njù:routrǽnsmitər] 神経伝達物質 [医学].
neu·ro·trans·plan·ta·tion [njù:routrænsplæntéiʃən] 神経移植(脳機能の回復を目的として神経細胞を脳内に移植することで,脳移植ともいう. パーキンソン病などに臨床応用されている), = brain transplantation.
n. surgery 神経移植手術(失われた脳機能の回復を目的として細胞を脳内に移植する手術. 脳移植), = brain transplantation.
neu·ro·trau·ma [njù:routrɔ́:mə] 神経外傷.
neu·ro·trip·sy [njú:rətripsi] 神経破砕術, 神経挫砕術 [医学].
neu·ro·trope [njú:rətroup] 向神経性〔ウイルス〕.
neu·ro·tro·phas·the·nia [njù:routròufæsθí:niə] 神経栄養障害.
neu·ro·troph·ic [njù:rətrɑ́fik] 神経栄養の.
n. arthritis 神経栄養性関節炎, = Charcot arthritis.
n. atrophy 神経栄養性萎縮 [医学](栄養を左右する末梢神経単位の破壊による筋萎縮).
n. factor 神経栄養因子 [医学].
n. keratitis 神経栄養性角膜炎.
neurotrophin ニューロトロフィン(神経成長因子).
neu·rot·ro·phy [nju:rɑ́trəfi] 神経栄養.
neu·ro·trop·ic [njù:rətrɑ́pik] 神経向性〔の〕, 向神経性〔の〕, = neurotropism.
n. action 向神経作用 [医学].
n. factor 向神経因子 [医学].
n. virus 向神経性ウイルス(主として脳, 脊髄組織に対して親和性を示し, 神経単位を侵すもの).
neu·ro·tro·pism [njù:routróupizəm, nju:rɑ́trə–] 向神経性, 神経向性 [医学], 神経親和性(主として中枢神経に親和性のある薬物や微生物についていう), = neurotropy. 形 neurotropic.
neu·ro·tro·sis [njù:routróusis] 神経外傷, = neurotrauma.
neu·ro·tu·bule [njù:routjú:bju:l] 神経細管 [医学].
neu·ro·u·ro·dy·nam·ics [njù:rouju:roudainǽmiks] 神経尿流動態〔学〕[医学].
neu·ro·vac·cine [njù:rəvǽksin] 神経ワクチン(ウサギの脳内にウイルスを注射してつくったワクチン).
neu·ro·var·i·co·sis [njù:rouvæ̀rikóusis] 神経瘤, = neurovaricosity.
neu·ro·va·ri·o·la [njù:rouvəráiələ] = neurovaccine.
neu·ro·vas·cu·lar [njù:rəvǽskjulər] 神経脈管の, 神経血管の [医学].
n. bundle 神経血管束 [医学].
n. bundle of Walsh ウオルシュ神経血管束.
n. compression 神経血管性圧迫症 [医学].
n. decompression 神経血管減圧〔術〕[医学](後頭下開頭により, 手術顕微鏡下に圧迫血管を神経から転位して減圧を図る手術法), = Jannetta operation.
n. disorder 神経血管障害 [医学].
n. flap 神経血管〔柄付き〕皮弁.
n. island flap 神経血管島状皮弁 [医学].
n. island graft 神経血管付き島状移植.
n. pedicle graft 神経血管茎移植, 神経血管柄移植.
n. sheath 神経血管鞘.
n. skin flap 神経血管皮弁 [医学].
n. syndrome 神経血管症候群(腕の異常感覚, 倦怠感, ときに指の壊疽を生ずる症候群).
n. theory 神経血管説(片頭痛の発生機序説. 本態性の三叉神経痛は, 脳内小血管が三叉神経根部を圧迫して疼痛発作をきたすという説).
neu·ro·veg·e·ta·tive [njù:rəvédʒitətiv] 自律神経〔系〕の.
neurovesical dysfunction 神経因性膀胱機能障害 [医学].
neu·ro·vi·rus [njù:rouváiərəs] ニューロウイルス(神経組織を通過させた牛痘ワクチン).
neu·ro·vis·cer·al [njù:rouvísərəl] 内臓神経の.
n. syndrome 内臓神経症候群(脳性脂肪症症候群, 尿崩症症候群, 内臓神経痛症候群, ホルネル症候群, ローレンス・ビードル症候群などの総称).
neu·ru·la [njú:rjulə] 神経胚. 複 neurulae.
neu·ru·la·tion [njù:rjuléiʃən] 神経胚形成, 神経管形成 [医学].
neu·rur·gic [nju:rə́:dʒik] 神経作用の, = neurergic.
neu·ryp·nol·o·gy [njù:ripnɑ́lədʒi] 催眠学, = neurohypnology.
Neusser, Edmund von [nɔ́isər] ノイサー(1852–1912, オーストリアの医師).
N. granules ノイサー顆粒(白血球の核周囲にみられる好塩基性顆粒).
neuter hermaphrodism 中性半陰陽, = neutral hermaphrodism.
neu·tral [njú:trəl] 中性の, 中立の.
n. acriflavine 中性アクリフラビン(アクリフラビン塩基の一つ).
n. alum 中性ミョウバン(カリウムアルミニウムミョウバン).
n. atmosphere 中性雰(ふん)囲気 [医学].
n. axis of straight beam 直線梁の中立軸.
n. bath 微温〔湯〕浴 [医学].
n. bite 中性咬合.
n. density 中性濃度 [医学].
n. dye 中性色素, 中性染料.
n. fat 中性脂肪 [医学](最も多量に動植物界に存在する典型的な単純脂肪で, グリセリン3個のOH基が全部脂肪酸と結合したトリグリセリド. $R_1=R_2=R_3$ を単純グリセリドと呼ぶ).
n.-flavin (トリパフラビンの塩酸を除去したもの).
n. gene 中立遺伝子 [医学].
n. line 中性線 [医学].
n. lipid storage disease 神経脂質蓄積症.
n. mixture 中性合剤(クエン酸と炭酸カリウムとを反応させて生ずるクエン酸カリウムの8%溶液).
n. mutation 中立〔突然〕変異(自然淘汰に関し有利でも不利でもない突然変異).
n. occlusion 正常咬合, = normal occlusion.
n. oxide 中性酸化物.
n. point 中立点 [医学], 中性点 [医学], 転向帯.
n. position 中間位 [医学], 基本肢位(関節の可動域を計測表示するとき, その運動方向の出発点となる解剖学的肢位 anatomical position のこと).
n. principle 中性成分.
n. reaction 中性反応(pH=7.0のとき).
n. red ニュートラルレッド 化 amino-dimethylaminotoluaminozine hydrochloride(色素として用いられ, 指示薬としては, pH6.8では赤, 8.0では黄色を呈する), = toluylene red.
n. red staining solution 中性レッド液(中性レッド1, 水100).
n. refractory 中性耐火物〔質〕[医学].
n. region 中性区間.
n. salt 中性塩(溶液として中性を示す塩).

N

n. spirits 中性スピリッツ.
n. stain 中性染色液.
n. theory 中立説(分子レベルで観察される種間での違いは,突然変異と遺伝的浮動によって起こり,偶発的,確率論的変異の方が自然淘汰による蓄積よりもはるかに多いとする学説.木村資生(1924-1974)により提唱された).
n. vertebra 〔側彎〕移行椎.
n. violet ニュートラルバイオレット $C_{14}H_{14}N_4$-HCl(塩酸塩として染料に用いられる).
n. zone 中立帯(唇と頬の側と舌の側の間にある間隙).
neu·tral·i·ty [nju:trǽliti] 中性,中和性,中立性.
neu·tral·i·za·tion [njù:trəlaizéiʃən] 中和. 動 neutralize.
n. coefficient 中和係数〔医学〕.
n. index 中和指数〔医学〕.
n. plate 中和プレート.
n. point 中和点.
n. test 中和試験(① 細菌の毒素と抗毒素との中和により,その毒性検定または鑑別を行う方法.② ウイルス,毒素などの生物活性を特異抗体の添加より抑制させる試験).
n. value 中和価〔医学〕.
neu·tral·iz·er [njú:trəlaizər] 中和剤〔医学〕.
neutralizing antibody 中和抗体〔医学〕(毒素中和抗体(抗毒素)は細菌の外毒素やヘビ毒に結合して毒素活性を中和する作用を消し,ウイルス中和抗体はウイルスに結合して細胞への感染を抑制する).
neutralizing cordial = syrupus rhei et potassae compositus.
neu·tret·to [nju:trétou] ニュートレット(バリトロン barytron と同質量をもつが,電荷のない粒子).
neu·tri·no [nju:trí:nou] ニュートリノ,中性微子〔医学〕(β 崩壊の際電子と同時に原子核から放出されるが物質との相互作用が小さいため,観測困難な中性の素粒子).
neutritional neuropathy 栄養障害性ニューロパチー.
neu·tro·clu·sion [njù:trəklú:ʒən] 中性咬合〔医学〕.
neu·tro·cyte [njú:trəsait] 好中球.
neu·tro·cy·to·pe·nia [njù:trousàitəpí:niə] 好中球減少症, = neutropenia.
neu·tro·cy·to·phil·ia [njù:trousàitəfíliə] 好中球増加症, = neutrophilia.
neu·tro·cy·to·sis [njù:trousaitóusis] 好中球増加〔症〕. → neutrophilia.
neu·tro·fla·vine [njù:troufléivin] ニュートロフラビン, = acriflavine.
neu·tron [njú:trɑn] 中性子〔医学〕(Chadwick により1932年に発見された無電荷微粒子で,水素元素を除くすべての原子に陽子 proton とともに存在し,速中性子は物体の深部に到達し,初期衝突により限局性効果を示す).
n. activation analysis 中性子放射化分析〔医学〕.
n. bombardment 中性子衝撃〔医学〕.
n. capture 中性子捕獲〔医学〕.
n. capture therapy 中性子捕獲療法〔医学〕.
n. flux 中性子束〔医学〕.
n. flux density 中性子束密度〔医学〕.
n. radiation 中性子線.
n. ray 中性子線(サイクロトロンなどにより生ずる中性子の粒子線).
n. therapy 中性子治療.
neu·tro·pe·nia [njù:troupí:niə] 好中球減少〔症〕〔医学〕.
neutropenic angina 白血球減少性アンギナ.
neu·tro·phil [njú:trəfil] ① 好中球. ② 好中性〔医学〕, = neutrophilic, neutrophilous.
n. activating factor 好中球活性化因子(好中球機能を活性化する液性因子. IL-8 がその中心である).
n. activating protein-1 (NAP-1) 好中球活性化タンパク-1.
n. aggregation 好中球凝集.
n. cell 好中性細胞〔医学〕.
n. chemotacictant factor 好中球走化因子.
n. chemotactic 好中球遊走.
n. chemotactic factor (NCF) 好中球走化因子,好中球遊走因子〔医学〕.
n. granule 好中性顆粒, = epsilon granule.
n. immobilizing factor 好中球固定化因子.
neu·tro·phil·ia [njù:trəfíliə] 好中球増加〔症〕〔医学〕.
neu·tro·phil·ic [njù:trəfílik] 好中性〔医学〕.
n. eccrine hidradenitis 好中球性エクリン汗腺炎.
n. leukemia 好中球性白血病.
n. leukocyte 好中球〔医学〕(運動性と貪食性の強い顆粒性白血球で,原形質は中性染色を呈する).
n. leukocytosis 好中球増加〔症〕.
n. metamyelocyte 好中性後骨髄球.
n. myelocyte 好中骨髄球〔医学〕.
neu·tro·phil·in [njù:trəfílin] 白血球増加因子.
neu·tro·phil·o·pe·nia [njù:troufiloupí:niə] 好中球減少, = neutropenia.
neu·tro·pism [njú:trəpizəm] 向神経性, = neurotropism.
neu·tro·tax·is [njù:trətǽksis] 好中球走性(好中球の正,負の走化).
ne·vi [ní:vai] 母斑(nevus の複数).
ne·vo·car·ci·no·ma [nì:vəkɑ̀:sinóumə] 母斑癌〔医学〕(母斑から発生する悪性腫瘍), = melanocarcinoma.
nevocellular nevus 母斑細胞母斑.
ne·vo·cyte [ní:vəsait] 母斑細胞, = nevus cell.
ne·void [ní:vɔid] 母斑様の.
n. amentia 母斑性アメンチア〔医学〕.
n. cyst 母斑様嚢胞.
n. elephantiasis いぼ(疣)状象皮症(リンパ管の極度拡張による).
n. lipoma 母斑様脂肪腫.
n. neuroma 母斑性神経腫, = neuroma telangiectodes.
n. pigmentation of retina 網膜母斑様色素沈着, = melanosis retina.
ne·vo·li·po·ma [nì:vəlipóumə] 脂肪性母斑(脂肪織を含有する母斑), = naevus lipomatodes.
ne·vose [ní:vous] 母斑のある, = nevous.
ne·vo·xan·tho·en·do·the·li·o·ma [nì:vəzæn-θouèndouθì:lióumə] 若年性黄色肉芽腫,母斑性黄色内皮腫(乳児に発生する黄褐色結節).
ne·vus [ní:vəs] ① 母斑(皮膚を構成する成分の先天的または後天的な形成異常の一種.俗にあざ(痣)ともいう). ② 先天性皮膚血管腫, = naevus. 複 nevi.
n. acneiformis unilateralis 片側性痤瘡様母斑, = nevus comedonicus.
n. anaemicus 貧血〔性〕母斑(Voerner).
n. angiectodes 血管拡張様母斑.
n. arachnoideus クモ状母斑, = nevus araneus.
n. araneus ① クモ状母斑. ② 星芒状血管腫, = stellar nevus, spider n..
n. caeruleus 青色母斑, = blue nevus.
n. cartilagineus ① 軟骨〔性〕母斑. ② 副耳,副耳珠.
n. cell 母斑細胞(色素母斑,軟母斑,神経性母斑などの).
n. comedo-follicularis 面皰毛包性母斑, = ne-

vus comedonicus.
n. comedonicus コメド母斑，面皰母斑，= comedo nevus.
n. depigmentosus 脱色素性母斑，白斑性母斑.
n. durus 硬母斑.
n. elasticus 弾力〔線維〕性母斑，= elastosis.
n. elasticus of Lewandowski レーヴァンドヴスキー弾力線維母斑.
n. epithelioma-cylindromatosus 円柱腫性上皮母斑（円柱腫），= cylindroma.
n. epitheliomatosus 上皮腫性母斑（母斑上皮腫），= nevoepithelioma.
n. fibrosebaceus symmetrica faciei 対称性線維脂腺性顔面母斑，= Pringle disease.
n. fibrosus 線維性母斑.
n. flammeus 火炎（焰）状母斑（単純血管性母斑ともいい，主として顔面および頸に発生する），= capillary hemangioma, nevus vinosus, port-wine stain, port-wine mark.
n. follicularis keratosis 角化性毛包母斑.
n. fuscocaeruleus ophthalmomaxillaris 眼上顎褐青色母斑（太田母斑）.
n. ichthyosiformis 魚りんせん（鱗癬）様母斑.
n. leiomyomatosus 平滑筋母斑.
n. lenticularis 扁豆状母斑，= lentigo.
n. lichenodes 苔癬状母斑.
n. linearis verrucosus 線状いぼ（疣）状母斑.
n. lipomatodes 脂肪腫様母斑，脂肪腫性母斑，= nevus lipomatosus.
n. lipomatodes cutaneous superficialis 表在性皮膚脂肪腫性母斑.
n. lipomatosus 脂肪腫性母斑，= nevus lipomatodes, nevolipoma.
n. lymphangiectodes リンパ管拡張性母斑，= hemolymphangioma.
n. lymphaticus リンパ管性母斑.
n. mollis 軟母斑.
n. nervosus 神経性母斑.
n. nevocellularis 母斑細胞母斑.
n. of Ito 伊藤母斑.
n. of Ota 太田母斑［医学］.
n. papillaris 乳頭状母斑.
n. papillomatosus 乳頭腫性母斑.
n. pigmentosus 色素性母斑，= pigmented nevus.
n. pigmentosus piliferus 有毛性色素性母斑，= pigmented hairy nevus.
n. pilosus 毛髪性母斑（有毛母斑）.
n. sanguineus 血液性母斑.
n. sebaceus 脂腺母斑［医学］.
n. sebaceus syndrome 脂腺母斑症候群（脂腺母斑に眼，神経，骨などの異常を合併するもの）.
n. spilus 扁平母斑，斑紋状母斑.
n. syringoadenomatosus pailliferus 乳頭状汗管嚢胞腺腫（Werther），= hidrocystadenoma papilliferum.
n. systematicus 列序性母斑，表皮母斑.
n. tardivus 晩発性母斑（ベッカー母斑）.
n. teratomatosus 奇形腫状母斑.
n. tumor 母斑腫瘍.
n. unius lateralis 片側性母斑，= papilloma neuropathicum.
n. Unna ウンナ母斑.
n. vasculosus 血管性母斑.
n. venosus 静脈性母斑.
n. verrucosus いぼ（疣）状母斑，表皮母斑.
n. vinosus （火炎状母斑），= nevus flammeus.
n. vitiligoides 脱色素性母斑，白斑性母斑.
n. vulgaris 尋常性母斑.

New and Non-official Drugs (NND) 局方外新薬集（アメリカ医師協会の薬物化学委員会の監督のもとに発行される新薬集で，局方に編入されていない製品などを記載したもの）.
New Guinea lung ニューギニア肺［医学］.
New York virus ニューヨークウイルス（ブニヤウイルス科のウイルス）.
New Zealand black mouse ニュージーランドブラック系マウス（はじめニュージーランドの Otago 大学で近交系として開発された．肝脾腫・貧血・黄疸を示すことが知られていたが，これらの症状は自己免疫溶血性貧血によるものであることが明らかにされた自己免疫疾患のモデル動物）.
New Zealand white mouse ニュージーランドホワイト系マウス（NZB マウスと同時期に確立された毛の白い純系マウス．NZB / NZW F_1 ではヒトの SLE 様に酷似する腎病変が形成される）.
new ［njú:］ 新しい.
n. baby 新生児［医学］.
n. brain 新脳，= neencephalon.
n. candle 新燭光単位（光度の単位の一つで，1937年国際度量衡委員会により決定された．単位はカンデラ cd）.
n. coccine ニューコクシン（赤色の染料）.
n. combination 新組み合わせ［医学］.
n. drug 新薬［医学］.
n. drug application 新薬申請［医学］.
n. duck disease カモの新疾患.
n. fuchsin ニューフクシン ㊆ triaminotritolylmethane chloride $[CH_3(NH_2)C_6H_3]_2CC_6H_3(CH_3)NH_2$-Cl, = isorubin.
n. glucose 新生ブドウ糖.
n. growth 新生物（腫瘍のこと），= neoplasm.
n. life 新生［医学］.
n. line 新妊娠線［医学］.
n. mutation 新突然変異.
n. quinolones ニューキノロン系薬［医学］.
n. sensation 新感覚，= gnostic sensation.
n. solid green ニューソリッドグリーン $[(CH_3)_2NC_6H_4]_2CC_6H_4Cl$（制菌薬）.
n. striation of pregnancy 新妊娠線［医学］.
n. thalamus 新視床，= neothalamus.
n. tuberculin 新ツベルクリン［医学］（破砕した結核菌の浮遊液で，可溶性物質を除去して，グリセリンを加えたもので，一般にツベルクリン残渣 TR と呼ばれる）.
n. variant Creutzfeldt-Jakob disease (nvCJD) 新変異型クロイツフェルト・ヤコブ病（クロイツフェルト・ヤコブ病とは臨床像を異にする疾患で，ウシ海綿状脳症との関連が示唆されている），= variant Creutzfeldt-Jakob disease.
n. victoria green ニュービクトリアグリーン，= malachite green.
n. world arenaviruses 新世界アレナウイルス（アレナウイルス科のウイルス群で，フニンウイルス，マチュポウイルス，グアナリトウイルス，サビアウイルスなどが含まれる），= Tacaribe complex.
n. world cutaneous leishmaniasis 新世界皮膚リーシュマニア症.
n. world hookworm = *Necator americanus*.
n. yellow enzyme 新黄色酵素.
new·born ［njú:bɔ:n］ 新生児［医学］，= neonatal, newly born.
n. animal 動物新生仔［医学］.
n. anoxia 新生児無酸素〔症〕［医学］.
n. apnea 新生児無呼吸［医学］.
n. care 新生児養護［医学］.
n. edema 新生児水種（浮腫）［医学］.

N

n. infant 新生児.
n. infant disease 新生児疾患〔医学〕.
n. intensive care unit 新生児集中治療室(病棟).
n. mass screening 新生児マススクリーニング〔医学〕, = mass screening of newborn.
n. melena 新生児メレナ〔医学〕.
n. nursery 新生児室.
n. resuscitation 新生児蘇生〔医学〕.
n. rhinitis 新生児鼻炎〔医学〕.
n. seborrhoea oleosa 新生児油性脂漏〔症〕〔医学〕.

Newburg test [njú:bə:g tést] ニューバーグ試験, = Lashmet-Newburg concentration test.

Newcastle dis·ease [nju:kǽsl dizí:z] ニューカッスル病〔医学〕(鳥類にみられる急性伝染病. イギリスの Newcastle 付近で発見された), = avian pseudoplague, avian pneumoencephalitis, Philippine fowl disease, pneumoencephalitis.

Newcastle disease virus **(NDV)** ニューカッスル病ウイルス(パラミクソウイルス科のウイルスで, 鳥類に感染症を起こす. ヒトではまれに結膜炎の原因となる).

Newcomer, Harry Sidney [njú:kʌmər] ニューカマー(1887生, アメリカの医師).
N. hemoglobinometer ニューカマー血色素計(ジュボスク比色計の原理に基づき, 着色したガラス板を標準として用いる血色素測定用比色計).

Newland law [njú:lənd lɔ́:] ニューランド法則, = periodic law.

newly generated mediator 新規産生メディエーター〔医学〕.

N

Newman, David [njú:mən] ニューマン(1854–1924, スコットランドの外科医).
N. nephropexy ニューマン腎固定術(腎臓被膜を切開して, 上部にある腰筋に縫合する方法).

new·quin·o·lone [nju:kwínəloun] ニューキノロン.

Newton al·loy [njú:tən ǽlɔi, əlɔ́i] ニュートン合金.

Newton met·al [njú:tən métəl] ニュートンメタル(メロットメタル. 歯科用材料), = Melotte metal.

Newton, Sir Isaac [njú:tən] ニュートン(1642–1727, イギリスの物理学者で, 引力に関する研究で有名). 形 newtonian.
N. constant ニュートン定数(引力の定数), = gravitation constant.
N. disk ニュートン円板(円板に虹の7色を彩色したもので, 速やかに回すと眼の残像現象により混合色の感覚を生じ, 全体が白くまたはネズミ色に見える).
N. law ニュートンの法則, = law of gravitation.
N. law of cooling ニュートンの冷却法則〔医学〕(物体が放射によって失う熱量は, その物体と周囲の温度の差に比例するという法則(1701)であるが, これは近似的法則で, 温度差が5°C以内の程度の場合に適用する).
N. law of gravitation ニュートン万有引力の法則(2つの質点間に作用する万有引力は両者を結ぶ直線の方向に向かい, 両質点の実量 m, m′ の積に比例し, その距離 r の2乗に逆比例する).
N. law of motion ニュートンの運動の法則, = law of motion.
N. ring ニュートン輪.

new·ton [njú:tən] ニュートン(力の mks 単位で, 質量1kg の物体に作用して1m/sec² の加速度を生ずる力. 1ニュートン =10^5dyn).

new·to·ni·an [nju:tóuniən] ニュートンの.
n. aberration ニュートン収差(色収差), = chromatic aberration.
n. flow ニュートン流動〔医学〕.
n. fluid ニュートン流体〔医学〕.

nex·ins [néksinz] ネキシン(繊毛を構成しているタンパク質).

nex·us [néksəs] 関係, ネクサス, 結合, 細隙結合(伝染病などの成因についていう), = interlacing.

Nezelof, C [nezəlɑ́f] ネゼロフ(1922生, フランスの病理学者).
N. syndrome ネゼロフ症候群〔医学〕(常染色体性劣性の遺伝疾患. 免疫グロブリンは正常だが胸腺の低形成と, 細胞性免疫の障害を伴う), = DiGeorge syndrome.
N. type of thymic alymphoplasia ネゼロフ型胸腺リンパ無形成〔症〕.

NF National Formulary 国民医薬品集(アメリカの)の略.

NF1 factor NF1因子.

NF1 gene NF1遺伝子.

NFAT nuclear factor of activated T cell の略(活性化T細胞で検出される核タンパク質).

NFT neurofibrillary tangle 神経原線維変化の略.

ng nanogram ナノグラムの記号(10億分の1(10^{-9}g).

n'ga·na [nəgɑ́:nə] ナガナ, = nagana.

NGF nerve growth factor 神経成長因子の略.

NGSP National Glycohemoglobin Standerdization Program の略(NGSP値は全米グリコヘモグロビン標準化プログラムの値で, 糖尿病診断に用いるHbA1c値の国際標準).

NH neonatal hepatitis 新生児肝炎の略.

NH_2-terminal NH_2末端基, N末端(タンパク質またはペプチド鎖の遊離の α-アミノ基をもつアミノ酸残基), = amino-terminal.

NHF nonimmune hydrops fetalis 非免疫性胎児水腫の略.

NHI National Health Insurance 国家健康保険制度の略.

NHL non-Hodgkin lymphoma 非ホジキンリンパ腫の略.

NHLBI National Heart Lung Blood Institute アメリカ心肺血液研究所の略.

NHS ① National Health Service イギリス国家健康保証制度の略. ② neonatal hepatitis syndrome 新生児肝炎症候群の略.

Ni nickel ニッケルの元素記号(原子番号28, 元素記号 Ni, 原子量58.69, 質量数58, 60～62, 64, 比重8.9).

ni·a·cin [náiəsin] ナイアシン(抗ペラグラ因子), = nicotinic acid.
n. test ナイアシンテスト〔医学〕, ナイアシン試験(結核菌をほかの抗酸菌より鑑別する定性法をいう).

ni·a·cin·a·mide [nàiəsínəmaid] ナイアシンアミド, = nicotinamide.

ni·al·a·mide [naiǽləmaid] ニアラミド $C_{16}H_{18}N_4O_2$(モノアミンオキシダーゼ阻害薬. 抗抑うつ性を示す).

ni·an·i [niǽni] (セネガルの兵士間にみられた類痘瘡).

nib [níb] ニブ(歯科用器具の末端のこと).

nib·ble [níbl] 少しずつ咬む.

nibbled colony 侵食集落, = bitten colony.

Nicander, Nicandros [naikɑ́:ndər, -sɑ́:n-] ニカンダー(BC 175–135年頃, ギリシャの医師. 毒物学成書 Theriaca および Alexipharmaca の著述がある).

nicardipine hydrochloride ニカルジピン塩酸塩 $C_{26}H_{29}N_3O_6 \cdot HCl$: 515.99(塩酸ニカルジピン. ニトロフェニルピリジンジカルボン酸系カルシウム拮抗薬. 血管平滑筋細胞内への Ca^{++} 流入を抑制することにより強力な血管拡張作用を発揮する. 血管平滑筋に対する作用は心筋に対する作用よりも低濃度で現れるので血管に対する選択性は高い). (→ 構造式)

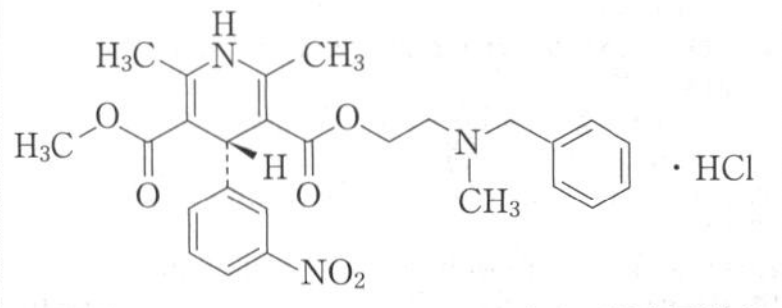

および鏡像異性体

nic·co·lum [níkələm] ニコラム(元素ニッケル nickel のラテン名).

ni·cer·i·trol [naisérìtrə:l] ニセリトロール (化) tetrakis(hydroxymethyl)methane tetranicotinate $C_{29}H_{24}N_4O_8$: 556.52 (抗高脂血症薬, 末梢循環障害治療薬).

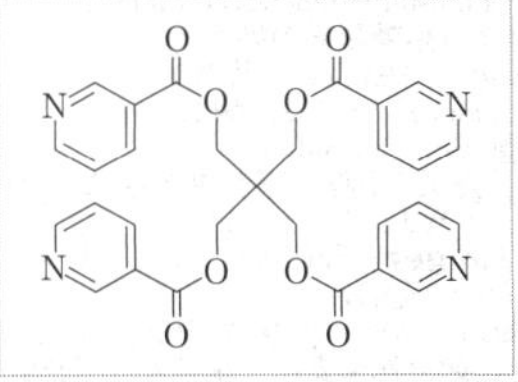

niche [nítʃ, níʃ] 壁凹かべくぼみ, 壁龕へきがん, ニッシェ [医学] (扁平な表面に生ずる陥凹で, 特に胃のような臓器の内面に潰瘍病変の起こったときにみられるX線像についていう), = recess.

n. sign ニッシェ徴候, = Haudek sign.

ni·chrome [náikroum, ník-] ニクロム(クロム3%以下を含有するニッケルとクロムとの合金で, 加工を容易にし, 価格を下げるために25%の鉄を配合することがある. 電気比抵抗が大きく, 耐酸, 耐アルカリを示すために, 抵抗線, 電熱線などに用いられる), = nichonichrome.

nicht rechtzeitiger blasensprung 非適時破水.

nick [ník] ニック.

n. translation ニック翻訳 [医学].

nick·el (**Ni**) [níkəl] ニッケル(銀白色金属元素で, 原子番号28, 元素記号 Ni, 原子量58.69, 質量数58, 60〜62, 64, 比重8.9), = niccolum.

n. bromide 臭化ニッケル $NiBr_2 \cdot 3H_2O$.

n. bronze ニッケル青銅(ニッケルとアルミニウムを含む青銅).

n. chloride 塩化ニッケル $NiCl_2 \cdot 6H_2O$.

n. dermatitis ニッケル皮膚炎(カルボニルニッケル $Ni(CO)_4$ など, ニッケル化合物を取り扱う職場で発生する).

n. disulfide 二硫化ニッケル NiS_2.

n. hypersensitivity ニッケル過敏症.

n. silver 洋銀, = German silver.

n. steel ニッケル鋼.

n. sulfate 硫酸ニッケル $NiSO_4 \cdot 6H_2O$.

n. sulfide 硫化ニッケル NiS, NiS_2, Ni_3S_4.

nick·el·am·mo·ni·um sul·fate [nìkələmóuniəm sʌ́lfeit] 硫酸ニッケルアンモニウム $(NH_4)_2SO_4$–$NiSO_4 \cdot 6H_2O$ (硫酸ニッケルの希硫酸溶液に硫酸アンモニウムを加えて蒸発結晶させて得られる).

nick·el·in [níkəlin] ニッケリン(銅55〜75%, ニッケル18〜32%, 亜鉛0〜20%からなる合金).

nick·el·ine [níkəli:n] 紅ニッケル鉱(鉄, コバルト, イオウとを含む鉱石でアンチモンがヒ素を置き換えて含まれることがある).

Nickerson–Kveim test ニッケルソン・クベイム試験.

nick·ing [níkiŋ] ① ニッキング [医学], きざみ目(きりかけ), = notching. ② 馬尾腹側筋切開(尾を高くあげるようにするため). ③ 網膜血管狭窄(高血圧にみられる), = A –V nicking.

n.-closing enzyme 切れ目開閉酵素 [医学].

n. enzyme ニッキング酵素 [医学].

Nicklès, François Joseph Jerome [niklèi] ニクレー(1821–1869, フランスの化学者).

N. test ニクレー試験(ブドウ糖とショ糖との鑑別法で, 後者を四塩化炭素とともに100°Cに加熱すると黒色化するが, 前者にはこれがみられない).

ni·clo·sa·mide [niklóusəmaid] ニクロサミド (化) 2′,5-dichloro-4′-nitrosalicylanilide (条虫殺虫剤).

Nicobar fever ニコバ〔ー〕ル群島熱(ベンガル湾東部ニコバル諸島にみられる激烈な密林熱).

ni·co·fu·ra·nose [nìkəfjú:rənous] ニコフラノース(1,3,4,6-四ニコチン酸果糖, 末梢血管拡張剤の一種).

Nicol, William [níkəl] ニコル(1768–1851, イギリスの物理学者).

N. prism ニコルプリズム(偏光プリズムの一種. 一般に略してニコル nicols という. 氷州石2枚を合わせてつくったプリズムで光線が通るとき普通の光線は完全に反射し, 偏光したものは通過する).

Nicola, Toufick [níkələ] ニコラ(1894生, アメリカの整形外科医).

N. operation ニコラ手術(習慣性肩関節脱臼の療法として, 二頭筋長頭を移植する方法).

Nicolaier, Arthur [nìkəláiər] ニコライエル(1862–1942, ドイツの医師. 1884年, 破傷風菌 *Clostridium tetani* を発見したといわれるが, 純培養には不成功であった).

N. bacillus ニコライエル菌(破傷風菌), = *Clostridium tetani*.

Nicolas, Joseph [níkələs] ニコラ(1868–1960, フランスの内科医).

N.-Favre disease ニコラ・ファーヴル病(鼡径リンパ肉芽腫, 第四性病), = fourth venereal disease, lymphogranuloma inguinale, lymphogranuloma venereum, Durand–Nicolas–Favre disease.

Nicolle, Charles Jules Henri [nikɔ́:l] ニコル(1866–1936, フランスの微生物学者. カラアザールおよび発疹チフスに関する研究が多く, C. Comte および E. Conseil との共同研究(1909)において発疹チフスがダニにより伝播されることを証明し, 1928年ノーベル医学・生理学賞を受けた. また, カラアザール培養基 Novy–Nicolle–McNeal agar を改良したものは NNN 培地として知られている).

N. stain for capsules ニコル莢膜染色〔法〕.

nic·ols [níkəlz] ニコルプリズム(偏光プリズムの一種), = Nicol prism.

nic·o·mol [níkəmɔ:l] ニコモール (化) 2,2,6,6-tetrakis(hydroxymethyl)cyclohexan-1-ol 2,2,6,6-tetranicotinate $C_{34}H_{32}N_4O_9$: 640.64 (抗高脂血症薬, 末梢循環障害治療薬).

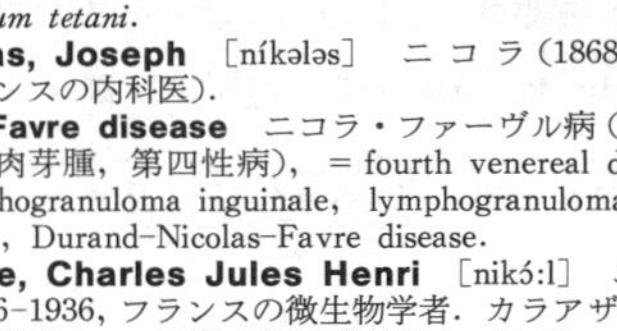

Ni·co·ti·a·na [nìkouʃiéinə] タバコ属(ナス科 *Solanaceae* の一属で, フランス外交官 Jean Nicot de Villemain (1530–1600) が Catherine de Medici にかみタバコを紹介したことにちなむ).

N. tabacum タバコ［煙草］, = common tabacco.

nic·o·tin·a·mide ［nìkətínəmaid, –tinǽ–］ ニコチン酸アミド ㊗ pyridine–3–carboxamide $C_6H_6N_2O$: 122.12 (抗ペラグラ因子ビタミンとして発見された. 生理的効果はニコチン酸と同一).

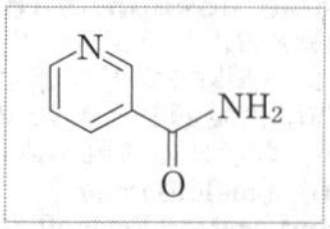

n. adenine dinucleotide (NAD) ニコチンアミドアデニンジヌクレオチド(酸化還元酵素に関与する補酵素の一つで NAD⇄NADH の反応を行う).

n. adenine dinucleotide phosphate (NADP) ニコチンアミドアデニンジヌクレオチドリン酸(酸化還元酵素の補酵素).

nic·o·tin·a·mid·e·mia ［nìkətinæmidí:mə］ ニコチンアミド血症.

nic·o·tine ［níkəti:n］ ニコチン ㊗ methyl 2–(3–pyridyl)–*N*–pyrrolidine $C_{10}H_{14}N_2$ (タバコ *Nicotiana tabacum* のアルカロイドで, ピリジン誘導体).

n. dependence ニコチン依存症(タバコ依存症).

n. poisoning ニコチン中毒［医学］.

n. salicylate サリチル酸ニコチン $C_{10}H_{14}N_2$–$C_7H_6O_3$, = endermol.

n. stomatitis ニコチン性口内炎.

n. tape ニコチンテープ(禁煙を実行するに当たり, 禁煙継続を目的(ニコチン置換療法)に開発された貼布薬).

n. tartrate 酒石酸ニコチン $C_{10}H_{14}N_2$–$(C_4H_6O_6)_2$–$2H_2O$ (破傷風またはストリキニーネ中毒に用いられた鎮静薬).

nic·o·tin·ic ［nìkətínik］ ニコチン〔様〕作用の, ニコチン様［医学］.

n. acid ニコチン酸 ㊗ pyridine–3–carboxylic acid $C_6H_5NO_2$: 123.11 (抗ペラグラ因子ビタミン(ピリジン)).

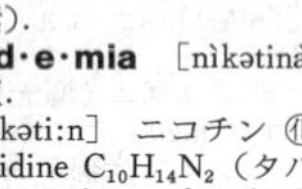

n. acid amide ニコチン酸アミド $C_5H_4N(CONH_2)$, = niacinamide.

n. action ニコチン様作用［医学］.

n. effect ニコチン様作用［医学］.

n. like agent ニコチン様作用薬［医学］.

n. receptor ニコチン受容体(アルカロイドニコチンの高用量で最初刺激され, その後遮断されツボクラリンにより遮断されるコリン作動性受容体).

nic·o·tin·ism ［níkətinizəm］ ニコチン中毒.

nic·o·tin·o·lyt·ic ［nìkətinəlítik］ ニコチン分解性の.

nic·o·toine ［níkətɔin］ ニコトイン $C_8H_{11}N$ (トルコタバコのアルカロイド).

nic·o·tyr·ic ac·id ［nìkətírik ǽsid］ ニコチリン酸 $C_5H_4NCONHCH_2COOH$ (ニコチンを吸収した後, 尿中に排泄される物質).

ni·cot·y·rine ［nikátirin］ ニコチリン ㊗ 2 or 3(1–methyl–2–pyrryl)pyridine $C_{10}H_{10}N_2$ (ニコチンの脱水素触媒反応により産生される. 特異臭, 殺虫性油状物質).

ni·cou·ma·lone ［nikú:məloun］ ニクマロン, = acenocoumarin.

nic·ta·tion ［niktéiʃən］ 瞬目(またたき, まばたき), = nictitation.

NICTH non–islet cell tumor hypoglycemia 膵外腫瘍低血糖の略.

nic·ti·tat·ing ［níktiteitiŋ］ 瞬目の.

n. membrane 瞬膜［医学］.

n. spasm 瞬目痙攣(眼輪筋の痙攣により, 瞬目が頻発する状態).

nic·ti·ta·tio ［nìktitéiʃiou］ = nictation.

nic·ti·ta·tion ［nìktitéiʃən］ 瞬目［医学］, = nictation.

NICU neonatal intensive care unit 新生児集中治療部(病棟・室)の略(新生児を対象とする ICU).

ni·dal ［náidəl］ ① 核の. ② 巣の.

ni·da·mental ［nàidəméntəl］ 包卵の.

n. gland 包卵腺.

ni·da·tion ［naidéiʃən］ 着床(受精卵 zygote が妊娠子宮内膜に付着すること), = implantation.

NIDDM noninsulin–dependent diabetes mellitus インスリン非依存型糖尿病の略.

ni·di ［náidai］ (nidus の複数).

ni·dus ［náidəs］ ① 巣, 病巣［医学］. ② 病的中心. ③ 核. 複 nidi. 形 nidal.

n. avis 鳥巣(小脳の下髄帆と中部垂との中間にある陥凹), = nidus hirundinis.

Nielsen, Holger ［ní:lsən］ ニールセン (1866–1955, デンマークの軍人).

N. method ニールセン人工呼吸法(患者を左側に横臥させ, 頭を枕で支え, 左側の上下肢をやや屈曲の位置を保たせて, 胸部の両側に圧迫を加えて呼気を起こし, 患者の上腕を前後に動かして吸気を起こす方法), = Copenhagen methed.

Nielsen syn·drome ［ní:lsən síndroum］ ニールセン症候群, = Feil–Klippel syndrome.

Nielson gen·er·al·ized neu·ro·mus·cu·lar ex·haus·tion syn·drome ［ní:lsən ʤénərəlaizd njùrəmʌ́skjulər egzɔ́:sʧən síndroum］ ニールソン全身神経筋疲労症候群(神経筋肉の疲労現象で, 初期の多幸性, 筋弛緩不能, 筋痛, 痙攣および激痛などの症候群で, 過労に基づく生理的な状態).

Niemann, Albert ［ní:mən］ ニーマン (1880–1921, ドイツの小児科医. 1914年小児においてみられる類脂質代謝異常によるレシチン蓄積症を記載し, L. Pick が1922年にこれをゴーシェ病と区別したので, ニーマン・ピック病 Niemann–Pick disease と呼ばれている. 生後数ヵ月で発病し, 高度の肝脾腫大, 腹水, 浮腫, 皮膚の黄色調をみる. 組織学的には, 網内系細胞が多量のリポイドを貪食していわゆるニーマン・ピック細胞に変化している). → lipoid histiocytosis.

N. disease ニーマン病.

N.–Pick C1 disease ニーマン・ピック病.

N.–Pick cell ニーマン・ピック細胞(類脂質, 特にレシチンを多量に含有する貪食細胞).

N.–Pick disease ニーマン・ピック病［医学］.

N. splenomegaly ニーマン病脾腫.

Niemeyer, Felix von ［ní:maiər］ ニーマイヤー (1820–1871, ドイツの医師).

N. pills ニーマイヤー丸(キニーネ, ジギタリス, アヘンからなる丸薬).

niepa bark (インド産黄センダン楝樹の皮).

Niewenglowski, Gaston Henri ［njewanlóuski］ ニーウェングロウスキ(フランスの物理学者).

N. rays ニーウェングロウスキ光線(日光にさらしたリン光体から発する光線).

***nif* gene** ニフ遺伝子(窒素固定遺伝子), = nitrogen fixation gene.

ni·fed·i·pine ［naifédipi:n］ ニフェジピン ㊗ dimethyl 1,4–dihydro–2,6–dimethyl–4–(2–nitrophenyl)–pyridine–3,5–dicarboxylate $C_{17}H_{18}N_2O_6$: 346.33 (ジヒ

ドロピリジン系カルシウム拮抗薬．狭心症，高血圧治療に用いる）．

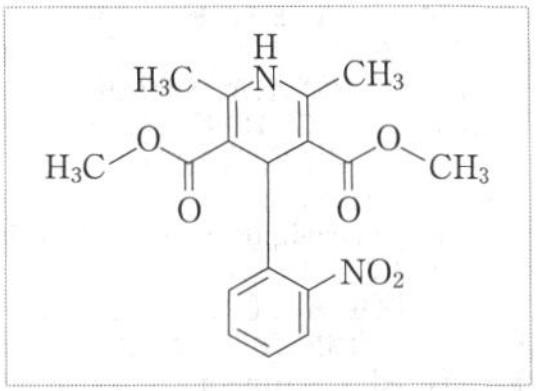

ni·fur·al·de·zone ［nàifjurǽldəzoun］ ニフラルデゾン ㊥ 5-nitro-2-furaldehyde semioxamazone.
ni·fu·ra·tel ［naifjú:rətəl］ ニフラテル ㊥ 5-methylthiomethyl-3-(5-nitrofurfurylideneamino)-2-oxazolidone（ニトロフランの誘導体で広い抗微生物活性を有する．ニトロフラントインに類似の抗菌域をもちトリコモナス症などに使われる），＝thiodinone, thyodatil, methylmercadone.
ni·fu·rox·ime ［nàifjurάksi(:)m］ ニフロキシム ㊥ 5-nitro-2-furaldehyde oxime（フラン誘導体．*Candida albicans* および *Trichomonas vaginalis* による腟感染に使用される）．
ni·ger·i·cin ［naiʤérisin］ ナイジェリシン $C_{39}H_{68}O_{11}Na$（*Streptomyces* の一種によってつくられ，グラム陽性菌，抗酸菌，カンジダなどに強く，グラム陰性菌と白癬菌には弱く作用する．Harned らが1951年に報告した）．
niggling pains 前陣痛［医学］．
night ［náit］ 夜．
n. blindness 夜盲〔症〕［医学］，＝nyctalopia.
n. care 夜間介護，ナイトケア，＝night hospital.
n. cry 夜なき，夜驚［医学］（小児が睡眠中叫び出すこと）．
n. delirium 夜間せん妄．
n.-eating syndrome 夜間摂食症状群（過食・不眠・朝方無食欲症状群），＝hyperphagia-insomnia-morning anorexia syndrome.
n. enuresis 夜尿［医学］．
n. guard ナイトガード（上下顎の歯に接するようにつくられた可撤式スプリントの総称）．
n. hospital 夜間病院［医学］，ナイトホスピタル（昼間は通学，就労している精神障害者のため，夜間あるいは週末だけ治療的な場を提供する施設）．
n. hypoglycemia 夜間低血糖［医学］．
n. labor 夜間出産［医学］．
n. monkey よざる（夜猿）［医学］．
n. myopia 夜間近視．
n. nurse 夜間勤務看護師．
n. pain 夜間痛［医学］（股関節疾患などにみられる）．
n. palsy 夜間麻痺［医学］（睡眠中の四肢のしびれで，閉経期の女性にみられる更年期症状の一つでもある）．
n. pharmacy 夜間開業薬局［医学］．
n. pollakisuria 夜間頻尿〔症〕［医学］．
n. polyuria 夜間多尿〔症〕［医学］．
n. population 夜間人口［医学］．
n. shift 夜勤，夜間勤務．
n. sight 夜間視力［医学］，夜視（昼盲），＝day blindness, hemeralopia.
n. soil 屎尿，糞便．
n.-soil fever 夜土熱，＝typhoid fever.
n. splint ナイトスプリント，夜間〔用〕副子．
n.-stool 寝室用便器［医学］．
n. supervisor 深夜勤務の看護師長．
n. sweat 盗汗，ねあせ（寝汗）［医学］．
n. terrors 夜驚症，夜中驚悸（悪夢を見ておびえて泣くこと），＝pavor nocturnus, nightmare, night-startlings.
n. urination 夜間多尿［医学］．
n. vision 夜間視（照明度の低い光線で視力の高いこと）．
n. vision tester 夜視力試験器（20フィートの距離で，ランドルト輪の欠損部を認識し得る視力を試験する自記装置で，照明度を8種に変更できるもの）．
n. walker 夢遊症〔患〕者［医学］．
n. walking 夜間徘徊［医学］，夢中遊行，＝somnambulism.
Nightingale, Florence ［náitiŋgeil］ ナイチンゲール（1820–1910，イギリスの看護師．イタリアの Florence に生まれ，ドイツの Kaiserwerth の尼僧学院で看護教育を受け，1854年クリミア戦争に際し Istanbul 郊外のイギリス陸軍病院に従軍し，その献身的看護奉仕は模範として後世に賞賛され，戦後ロンドンに看護学校を開いて後進を養成した）．
night·mare ［náitmὲər］ 悪夢［医学］．
n. disorder 悪夢障害．
night·start·lings ［nàitstά:tliŋs］ 夜驚症，＝night terrors.
nig·ra ［náigrə］ 黒質，＝substantia nigra, nucleus niger. 形 nigral.
ni·gr(a)e·mia ［naigrí:miə］ 黒血症．
ni·gri·cans ［náigrikəns, ní–］ 黒色の，＝blackish.
ni·gri·ti·es ［naigríʃii:z］ 黒染，黒変症．
n. ab sole 日焦，日焼け．
n. artis 黒皮症，＝melasma.
n. cutis 皮膚黒化症．
n. linguae 黒毛舌，＝black tongue, glossiphytia.
nigroid body ニグロイド体（ウマの虹彩縁にある黒色または褐色の増殖物）．
ni·gros·tri·a·tal ［nàigroustráiətəl］ 黒質線条体の．
n. pathway 黒質線条体路［医学］．
nig·rot·o·my ［naigrάtəmi］ 黒質切離術（黒質 substantia nigra を破壊する方法）．
NIH National Institute of Health アメリカ国立衛生研究所の略．
NIH swab 〔アメリカ〕予防衛生研究所綿棒（セロファンの小片をガラス棒の先端に付着したもので，肛門周囲から虫卵を採集し，セロファン小片を直接顕微鏡で観察し得るもの）．
ni·hil·ism ［nái(h)ilizəm］ ① 虚無妄想（物体の存在を否定する精神病）．② 虚無主義．
ni·hil·is·tic ［nài(h)ilístik］ 虚無的な．
n. delusion 虚無妄想［医学］，＝delusion of negation.
ni·in ［náiin］ ニイン（axin に類似の脂肪様物質）．
Nijmegen syndrome ナイミーヘン症候群（毛細血管拡張性運動失調症に類似の遺伝性疾患で，放射線高感受性，染色体不安定性をもち，高率に癌を発症する）．
ni·keth·a·mide ［nikéθəmaid］ ニケタミド ㊥ pyridine-β-carboxylic acid diethylamide（中枢興奮薬．全身麻酔による呼吸困難に対抗する興奮薬で普通25%溶液として経口または注射に用いる），＝coramine, aminocordin.
Nikiforoff, Mikhail ［nikifɔrɔ́ʃ］ ニキフォーロフ（1858–1915，ロシアの皮膚科医）．
N. method ニキフォーロフ法（無水アルコール，純エーテル，および両者の等量混合液で5〜15分間血液塗抹標本を固定する方法）．
Nikolsky, Pyotr Vasilyevich ［nikɔ́lski］ ニコルスキー（1858–1940，ロシアの皮膚科医）．
N. phenomenon ニコルスキー現象（指で強く圧しながら滑らせると，表皮の外側部が基底層から分離す

N

る現象).

N. sign ニコルスキー徴候(尋常性天疱瘡の際の皮膚の特異なぜい(脆)弱性. 水疱の辺縁の健常皮膚をこすると表皮が容易に剥離する), = Nikolsky phenomenon.

nil by mouth 絶食.

nil disease ニル病 [医学] (リポイドネフローゼ).

Nile blue A [náil blúː éi] ナイルブルーA染色色素(塩基性オキサジン染料で, 脂肪酸を青色に染め, 0.5%アルコール溶液または2%水溶液として用いる), = Nile blue sulfate.

Nilson, Lars Fredrick [nílsən] ニルソン(1840-1899, スウェーデンの化学者. 1883年, 元素スカンジウムを発見した).

nine-mile fever 9マイル熱(Q熱), = Q fever.

nin·hy·drin [ninháidrin] ニンヒドリン(アミノ酸やタンパク質を含む中性溶液にニンヒドリン1%水溶液を加え, 加熱すると赤紫〜青紫色に変色する. ニンヒドリン反応という).

n. reaction ニンヒドリン反応(遊離アミノ酸定量に用いる).

n.-Schiff stain for proteins ニンヒドリン-シッフタンパク染色〔法〕.

n. test ニンヒドリン試験, = ninhydrin reaction.

ninth cranial nerve (**CN Ⅸ**) 第Ⅸ脳神経.

ninth nerve 第Ⅸ脳神経(舌咽神経), = glossopharyngeal nerve.

ninthday erythema 九日紅斑(アルスフェナミン注射後9日目に現れる紅斑), = Milian erythema.

ni·o·bate [náiəbeit] ニオブ酸塩(ニオブ酸の塩に相当し, *o*-, *m*-の異性体があり, ピロ塩 $M^{I}_4Nb_2O_7$, ポリニオブ酸塩などがある).

N

ni·o·bic ac·id [naióubik ǽsid] ニオブ酸 $Nb_2O_5 \cdot xH_2O$.

ni·o·bi·um (**Nb**) [naióubiəm] ニオブ(希金属元素, 原子番号41, 元素記号 Nb, 原子量92.9064, 質量数93).

n. pentachloride 五塩化ニオブ $NbCl_5$.

n. pentoxide 五酸化ニオブ Nb_2O_5.

n. potassium fluoride フッ化ニオブカリウム $NbOF_3$-$2KF$-H_2O.

ni·ox·ime [naiɑ́ksiːm] ニオキシム [化] cyclohexanedione-dioxime $C_6H_{10}N_2O_2$ (Ni, Pd 定量の試薬).

Nipah virus ニパウイルス(パラミクソウイルス科のウイルスで, 動物, ヒトに重篤な感染症を引き起こす場合がある).

niph·ab·lep·sia [nìfəblépsiə] 雪眼炎, 雪目, = snow blindness.

ni·pho·typh·lo·sis [nifòutiflóusis] 雪目, = niphablepsia.

nip·i·ol·o·gy [nìpiɑ́lədʒi] = nepiology.

Nippe test [nípi tést] ニッペ試験(Teichmann 血液検出法の変法).

nip·pers [nípərz] ① はさむ道具, 爪鉗子 [医学]. ② 歯科用鉗子. ③ ウマの切歯.

nip·ple [nípl] [TA] 乳頭(チクビ), = papilla mammaria [L/TA].

n. areolar complex 乳輪乳頭(複合体) [医学].

n. line [TA] 乳頭線(体躯腹面の乳頭を通る仮定垂直線), = linea mammillaris [L/TA].

n. perforation 乳頭状穿孔 [医学].

n. protector 乳頭保護器, = nipple shield.

n. retraction 乳頭状陥凹〔症状〕 [医学].

n. shield ちくび(乳首) [医学], 乳頭あて, 乳頭保護器(哺乳びんに使用), = nipple protector.

n. test 乳房試験(モルモットの乳房にエストロゲンを経皮的に接種すると, 乳房の長さは増し, 発情ホルモン性棘細胞症が発現する現象を利用する法).

NIPPV non-invasive positive pressure ventilation 非侵襲型陽圧換気の略.

Nirenberg, Marshall Warren [nírənbəːg] ニレンベルグ(1927-2010, アメリカの生化学者. 遺伝情報の解読とそのタンパク合成への役割に対する研究により, R. Holley および H. G. Kborana とともに1968年度ノーベル医学・生理学賞を受けた).

ni·rid·a·zole [nirídəzoul] ニリダゾール [化] 1-(5-nitrothiazol-2-yl)imidazolidin-2-one (nitrothiamidazole の誘導体. メトロニダゾールやチアベンダゾール類似の作用を有し抗原虫薬として住血吸虫症, アメーバ症, メジナ虫症の治療に用いられる).

NIRS near-inflared spectroscopy 近赤外線分光法の略.

nir·va·na [nəːvɑ́ːnə] 涅槃(寂滅), 解脱.

Nisbet, William [nísbit] ニスベット(1859-1882, イギリスの医師).

N. chancre ニスベット下疳(軟性下疳に続発する陰茎急性リンパ管炎の結節性膿瘍).

ni·sen·til [naiséntil] ニセンチル(alpha prodine 1, 3-dimethyl-4-phenyl-4-propionoxypiperidine の *dl*-体の hydrochloride 化合物. 麻薬性鎮痛作用がある).

Nishida disease 西田病(1951年西田五郎により報告された無発汗, 不明熱, 無痛性, 精神発達遅滞, 自傷などを呈する疾患. 全身無汗無痛症, 先天性無痛無汗症ともいう).

Nishizuka, Yasutomi [niʃizúːkə] 西塚泰美(1932-2004, わが国の生化学者. 1977年プロテインキナーゼCを発見. 1988年文化勲章, 1989年ラスカー賞を受けた).

ni·sin [náisin] ナイシン(Mattick および Hirsch により1944年に *Streptococcus lactis* N 群から分離された抗生物質で, 結核菌およびグラム陽性菌に有効).

Nissen, Rudolf [nísən] ニッセン(1896-1981, ドイツの外科医).

N. fundoplication ニッセン胃底ヒダ形成〔術〕.

N. operation ニッセン手術(胃底部で腹部食道の全周を包み込む噴門形成術), = fundoplication.

Nissl, Franz [nísl] ニッスル(1860-1919, ドイツの神経学者).

N. acid ニッスル酸(神経線維酸 fibril acid とともに存在する酸で, 酸性液, アンモニアに溶解する).

N. bodies ニッスル小体(神経細胞に存在する塩基性色素で好染する物質で, 粗面小胞体の集積に相当する), = chromophilous body, tigroid b..

N. degeneration ニッスル変性(神経線維切断後に起こる神経節細胞の虎斑溶解).

N.-Esbach test ニッスル・エスバッハ試験(髄液中のタンパク量測定法で, Nissl 管にとった液に Esbach 試薬を加え, 黄色の沈渣量から算出するもので, 目盛1区画0.01mL はタンパク量0.018%に相当する).

N. granule ニッスル顆粒, = Nissl bodies.

N. stain ニッスル染色〔法〕, ニッスル染色液(メチレンブルー, ベニス石ケン, 水).

N. substance ニッスル物質.

ni·sus [náisəs] ① 努力. ② 傾向. ③ 努力的機能.

n. formativus 形成傾向(受精卵がその種族の特徴的形態を示す傾向).

nit [nít] ① シラミの卵(幼生). ② ニット(輝度の単位(nt). $1m^2$ 当たり1カンデラに等しい光度).

Nitabuch, Raissa [nítəbuk] ニタブック(ドイツの医師).

N. layer ニタブック層(トロフォブラストと脱落膜間にある開口部をもつフィブリン層. 胎盤に発生する初期類線維様物質で, 胎児と母体との連接縁にある床脱落膜と, 被包脱落膜に発生する), = Nitabuch membrane, Nitabuch stria, Nitabuch zone.

N. membrane ニタブック膜.

ni·ter [náitər] 硝石（硝酸カリウム），= salpeter.

n. paper 亜硝酸カリウム紙，= charta potasii nitratis, asthma paper.

Nithsdale neck [níθsdeil nék] ニトスデル頸（甲状腺腫のことでスコットランドの Nithsdale と称する渓谷地方に甲状腺腫の多発する事実にちなむ）.

nitidous ichthyosis 雲母状魚りんせん［医学］.

ni·ton [náitɑn] ニトン（radon の旧名）.

ni·trae·mia [naitrí:miə] 窒素血症，= nitremia.

ni·tra·mide [náitrəmaid] ニトラミド（水の中では互変体 HN=NO(OH) として存在する）.

ni·tra·mine [náitrəmin] ニトラミン ㊗ picrylnitromethylamine $(NO_2)_3C_6H_2N(CH_3)NO_2$（指示薬として用いられ，pH11.0 では無色，pH12.5 では橙褐色），= tetryl, tetralite.

ni·tra·mino [nàitrəmí:nou] ニトラミノ基（O_2NNH–）.

ni·tra·tase [náitrəteis] ニトラターゼ（硝酸塩の還元に関与する酵素で，reductase の一種．Green）.

ni·trate [náitreit] 硝酸塩.

n. bacteria 硝酸菌（NO_2^- を発酵する細菌），= nitrate forming bacteria.

n. plants 硝酸植物.

n. reduction 硝酸塩還元［医学］.

n. reduction test 硝酸塩還元試験．→ Ilosvay reagent.

n. respiration 窒素呼吸.

ni·tra·tion [naitréiʃən] 硝酸処置，ニトロ置換，ニトロ化［医学］.

n. kettle ニトロ化器［医学］.

ni·tra·tor [náitrèitər] ニトロ化器［医学］.

ni·tra·ze·pam [naitrǽzəpæm] ニトラゼパム ㊗ 1,3-dihydro-7-nitro-5-phenyl-2*H*-1,4-benzodiazepin-2-one $C_{15}H_{11}N_3O_3$：281.27（ベンゾジアゼピン系催眠薬，抗不安薬，抗てんかん薬）.

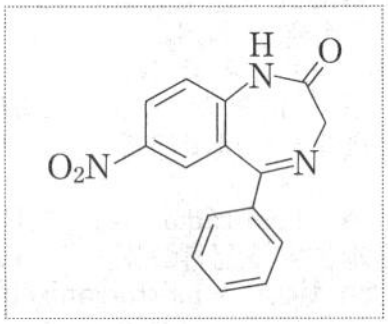

ni·tre [náitər] 硝石，= niter.

ni·tre·mia [naitrí:miə] 窒素血症，= nitraemia.

ni·tric [náitrik] 硝酸の.

n. acid 硝酸（HNO_3 67〜71%を含有する水溶液）.

n. oxide (NO) 一酸化窒素，酸化窒素（無色の気体．生体内で血管弛緩作用がある．マクロファージの活性化などさまざまな生理活性をもつ），= nitrogen monoxide.

n. oxide hemoglobin （酸化窒素とヘモグロビンとの安定性化合物）.

n. oxide synthase (NOS) 一酸化窒素合成酵素（cNOS, eNOS, iNOS などがある）.

ni·tri·da·tion [nàitridéiʃən] 窒化物形成.

ni·tride [náitraid] 窒化物（窒素とそれより電気的に陽性な物質とのみからなる化合物）.

ni·trid·ing [náitràidiŋ] 窒化［医学］.

ni·tri·fi·ca·tion [nàitrifikéiʃən] 硝化［医学］，ニトロ化（アンモニアまたはアンモニウム塩の窒素を酸化して，硝酸，亜硝酸またはこれらの塩に変えること），= azotization.

ni·tri·fi·er [náitrifaiər] ① 硝化作用物質．② 硝化細菌.

ni·tri·fy·ing [náitrifaiiŋ] 硝化する.

n. bacteria 硝化菌（ニトロ化細菌）.

n. organism 亜硝酸化微生物（亜硝酸塩を酸化して硝酸塩に変化させる細菌，すなわち *Nitrobacter*, *Nitrocystis* の類）.

ni·tri·lase [náitrileis] ニトリル分解酵素.

ni·trile [náitril] ニトリル（シアン基 –C≡N が直接炭素原子に結合した有機物で，イソニトリルの異性体）.

ni·tri·lese [náitrili:s] ニトリル合成酵素.

ni·tri·lo [náitrilou] ニトリロ基（N≡）.

ni·trite [náitrait] 亜硝酸塩.

n. bacteria 亜硝酸菌［医学］，= nitrate forming bacteria.

n. bleaching 亜硝酸漂白［医学］.

n. test 亜硝酸塩試験（唾液中の硝酸塩を検出する方法で，硫酸 1〜2 滴と KI 液数滴を加えた後，デンプンを混ぜると青色を発するのは亜硝酸塩が含有されるためである）.

ni·tri·toid [náitritɔid, naitrái–] 亜硝酸塩性の.

n. crisis ナイトライト様発作（アルスフェナミン注射後起こる発作，顔面紅潮，呼吸困難，心窩部疼痛などを伴い，亜硝酸アミル中毒の症状に酷似する）.

n. reaction ニトリトイド反応，亜硝酸塩様副作用（輸血に続発する副作用で，嘔気，紅潮，軽頭痛，不安顔貌，気絶，脈拍微弱，浅呼吸を特徴とする），= nitritoid crisis.

n. syndrome 亜硝酸アミル様症候群（サルバルサンの注射時に起こる呼吸困難，顔面潮紅，咳嗽，心窩部の苦痛を特徴とし，amyl nitrite の投与時にみられる症状に類似するので，こう呼ばれる）.

ni·tri·tu·ria [nàitritjú:riə] 亜硝酸塩尿〔症〕.

nitr(o)- [naitr(ou), –tr(ə)] ① 硝酸または窒素との関係を表す接頭語．② ニトロ基 $-NO_2$.

nitro group ニトロ基（1 価の基 $-NO_2$ をいう）.

ni·tro·ac·et·an·i·lide [nàitrouæ̀sitǽnilaid] ニトロアセトアニリド $C_8H_8N_2O_3$（*o*–, *m*–, *p*–の異性体がある）.

ni·tro·am·ine [nàitrouǽmi:n] ニトロアミン，= nitramine.

ni·tro·an·i·sol [nàitrouǽnisɔl] ニトロアニソール $NO_2C_6H_4OCH_3$（アニソールのニトロ誘導物）.

ni·tro·an·throne [nàitrouǽnθroun] ニトロアントロン.

Ni·tro·bac·ter [nàitrəbǽktər] ニトロバクター属（硝化バクテリア，硝酸菌．菌体は桿状，亜硝酸塩を硝酸塩に酸化する）.

ni·tro·bac·te·ria [nàitroubæktí:riə] ニトロバクテリア（アンモニアを亜硝酸塩に酸化し得る細菌）.

ni·tro·ben·zene [nàitrəbénzi:n] ニトロベンゼン $C_6H_5NO_2$（ベンゼンの誘導物で，香水，石ケンの製造に用いる），= nitrobenzol, oil of mirbane, artificial oil of bitter almond.

ni·tro·ben·zo·ic ac·id [nàitroubenzóuik ǽsid] ニトロ安息香酸 $NO_2C_6H_4COOH$（ニトロトルオールが酸化されて生ずる化合物で，*o*–, *m*–, *p*–の異性体がある）.

nitroblue tetrazolium (NBT) ニトロブルーテトラゾリウム.

nitroblue tetrazolium reaction ニトロブルーテトラゾリウム反応（好中球機能の検査．好中球が貪食刺激にさらされた場合にのみ本染色剤は取り込まれる．正常好中球は，この色素の還元酵素をもっており細胞内にホルマザン結晶として沈着する．肉芽腫患者の好中球は本剤の還元能力を欠如する）.

nitroblue tetrazolium test NBT テスト，ニトロブルーテトラゾリウム試験（ニトロブルーテトラゾリウム（NBT）はスーパーオキシドラジカルや H_2O_2 と反応して不溶性青色物ホルマザンを生成する．このことから顆粒球の H_2O_2 生成能の検査に用いられる）.

ni·tro·cel·lu·lose [nàitrəséljulous] ニトロセルロース, = pyroxylin.
ni·tro·chlo·ro·ben·zene [nàitrouklɔ̀:rəbénzi:n] ニトロクロロベンゼン ㊛ nitrochlorobenzene (*m*–, *p*–, *o*–の3型があって, パラ型は染料製造の中間産物であるが, 甘味ある有毒物で, 工業中毒症の原因となる).
ni·tro·chlo·ro·form [nàitrouklɔ́:rəfɔ:m] ニトロクロロホルム(殺虫薬, 穀物消毒薬), = trichloronitromethane, chloropicrin.
nitrochromogenic bacteria 窒素菌.
ni·tro·com·pound [nàitroukánpaund] ニトロ化合物(ニトロ基が直接炭素原子に結合している化合物).
ni·tro·eth·ane [nàitroueθéin, –éθein] ニトロエタン $C_2H_5NO_2$ (芳香をもつ無色液体).
ni·tro·fer·ro·cy·an·ic ac·id [nàitrəfèrousiǽnik, –sai– ǽsid] ニトロフェロシアン酸 $H_2[Fe(NO)Cy_6]$ (フェロシアン化カリウムに硝酸を作用させて得られるシアノ錯塩で, 広く試薬として用いられる), = nitroprussic acid.
ni·tro·form [náitrəfɔ:m] ニトロホルム ㊛ trinitromethane $CH(NO_2)_3$ (無色の結晶で, 加熱すると爆発する).
ni·tro·fu·ral·dox·ime [nàitroufjù:raldáksi:m] ニトロフラルドキシム.
ni·tro·fu·ran [nàitroufjú:ræn] ニトロフラン.
ni·tro·fu·ran·to·in [nàitroufju:rǽntɔin] ニトロフラントイン ㊛ *N*–(5–nitro–2–furfurylidene)–1–aminohydantoin $C_8H_6N_4O_5$ (ニトロフラン誘導体の消毒薬), = furadantoin.
ni·tro·fu·ra·zone [nàitroufjú:rəzoun] ニトロフラゾン ㊛ 5–nitro–2–furaldehyde semicarbazone $C_6H_6N_4O_4$ (ニトロフラン誘導体で強力な制菌作用を有する消毒薬).
 n. ointment ニトロフラゾン軟膏(ニトロフラゾン2を諸種ポリエチレングリコール1,000gに混ぜたもの), = unguentum nitrofurazoni.
ni·tro·gen (N) [náitrəʤən] 窒素(無色気体元素で, 原子番号7, 元素記号N, 原子量14.0067, 比重0.9713, 質量数14, 15. 大気中には約78%の割合で存在し, 比較的活性の低い元素であるが, すべての生物に必須の物質である).
 n. assimilation 窒素同化.
 n. balance 窒素平衡 [医学], 窒素決算(生体が摂取したタンパク質の窒素と, その排泄量との差を表す術語で, 採取量と排泄量とが等しい場合を nitrogen equilibrium といい, 採取量が多い場合は陽性, 少ない場合は陰性という).
 n. chloride 塩化窒素 NCl_3.
 n. coefficient 窒素係数(食品の総窒素量からタンパク質含量を算出するときの係数).
 n. content 窒素分 [医学].
 n. cycle 窒素サイクル [医学], 窒素循環 [医学] (窒素化合物は微生物を介して自然界を循環している現象. 大気中の窒素が空中放電により気体窒素酸化物となり, 雨水などに溶けて亜硝酸, 硝酸として地中に入り, また地下では微生物の作用により窒素固定が行われるなど, 地球上における窒素の形態変化の循環をいう).
 n. dioxide 二酸化窒素 NO_2 (硝酸の分解により生ずる有毒気体).
 n. elimination 窒素排泄 [医学].
 n. embolism 窒素塞栓症(窒素ガスによる塞栓症).
 n. equilibrium 窒素平衡 [医学] (タンパク代謝が近似的に平衡状態にあること), = nitrogen balance.
 n. equivalent 窒素当量.
 n. excretion 窒素排泄 [医学].
 n. fixation 窒素固定 [医学] (大気中の遊離窒素を原料として窒素化合物が合成されること).
 n. fixing bacteria 窒素固定菌(空中窒素などを固定する細菌).
 n. group 窒素群(3~4価の元素, すなわち窒素, リン, ヒ素, アンチモンの一群で, それらの水素化合物は塩基性).
 n. hexoxide 六酸化窒素 N_2O_6.
 n. isotope 窒素同位体 [医学].
 n. lag 窒素遅滞(タンパク質を摂取してから, その相当量の窒素が尿中に排泄されるまでの期間).
 n. metabolism 窒素代謝 [医学].
 n. monoxide ① 笑気 [医学]. ② 一酸化窒素 N_2O, = nitrous oxide.
 n. mustards ニトロジェンマスタード(硫化ジクロロジエチルの窒素性誘導体で, 次の2種の総称名, ① methyl–*bis* (*β*–chloroethyl)amine. ② *tris* (*β*–chloroethyl)amine. これらの塩酸塩はそれぞれ強力な制癌作用を示す), = mustard.
 n. mustards *N*–oxide hydrochloride マスタードNオキサイドハイドロクロライド, = nitromin.
 n. narcosis 窒素麻酔 [医学].
 n. oxides (NO_x) 窒素酸化物.
 n. partition 窒素分画(尿中の総窒素量の百分率で, 各種窒素成分により表されたもの).
 n. partition test 窒素分布試験(血液および尿の窒素化合物の窒素分布を測定し, その変動から肝機能を判定する方法).
 n. pentoxide 五酸化窒素 N_2O_5 (水と化合して酸化窒素を形成する).
 n. peroxide 過酸化窒素(二酸化窒素 NO_2 および四酸化二窒素 N_2O_4 の誤称).
 n. radioisotope 放射性窒素 [医学].
 n. sesquioxide 三二酸化窒素.
 n. source 窒素源 [医学].
 n.–sparing effect 窒素代償効果.
 n. sulfide 硫化窒素 N_2S_5.
 n. tetroxide 四酸化窒素 N_2O_4.
 n. trioxide 三酸化窒素 N_2O_3 (二酸化窒素と酸化窒素との混合気体を寒剤で冷却して得られる深青色の液体).
ni·trog·e·nase [naitráʤəneis] ニトロゲナーゼ(分子窒素を受容体とする窒素酵素), = azotase.
ni·tro·gen·i·za·tion [naitrɑʤənizéiʃən] 窒素添加, 窒素飽和.
ni·trog·e·nous [naitráʤənəs] 窒素性の, 窒素を含有する.
 n. constituents in blood 血液窒素成分 [医学].
 n. fertilizer 窒素肥料 [医学].
 n. manure 窒素肥料.
ni·tro·glyc·er·in [nàitrəglísərin] ニトログリセリン ㊛ glyceryl trinitrate (硝酸エステル系の狭心症・心筋梗塞治療薬).
 n. spirit ニトログリセリンスピリット(ニトログリセリンの1%アルコール溶液), = spiritus glycerylis trinitratis.
 n. tablets ニトログリセリン錠剤, = tabellae glycerylis trinitratis.
ni·tro·hip·pu·ric ac·id [nàitrouhipjú:rik ǽsid] ニトロ馬尿酸 $NO_2C_6H_4CONHCH_2COOH$.
ni·tro·hy·dro·chlo·ric ac·id [nàitrəhàidrouklɔ́:rik ǽsid] ① 硝塩酸. ② 王水(硝酸と塩酸との混合液で, そのほかに塩化ニトロシルと塩素とを含有する), = acidum nitrohydrochloricum, nitromuriatic acid, aqua regia.
ni·tro·hy·drox·yl·am·ic ac·id [nàitrouhaidràksilǽmik ǽsid] ニトロヒドロキシルアミン酸 $H_2N_2O_3$.
nitroid shock 類亜硝酸性ショック.

N

ni·tro·lev·u·lose [nàitrəlévjulous] ニトロレブロース（レブロースの硝酸塩）.

ni·trol·ic ac·id [naitrálik ǽsid] ニトロール酸（一般式 $RC(NO_2)(NOH)$ をもつ化合物）.

ni·trol·y·sis [naitrálisis] ニトロリシス.

ni·tro·man·nite [nàitroumǽnait] ニトロマナイト，= nitromannitol，mannitol hexanitrate.

ni·tro·mer·sol [nàitroumə́:sɔ:l] ニトロメルソール ㊗ 4-nitro-3-hydroxymercuri-*o*-cresol （$C_7H_5HgNO_3$ の無水物で57%の水銀を含む殺菌薬），= metaphen.

n. solution ニトロメルソール溶液（ニトロメルソール 0.2g，水酸化ナトリウム 0.04g，$NaCO_3 \cdot H_2O$ 0.425%を水 100mL に溶解したもの），= liquor nitromersolis.

n. tincture ニトロメルソールチンキ（ニトロメルソール 0.2g，水酸化ナトリウム 0.1g，アセトン 10mL，アルコール 10mL，水 80mL），= tinctura nitromersolis.

ni·trom·e·ter [naitrámitər] 窒素計［医学］，= azotometer.

ni·tro·meth·ane [nàitrouməθéin, -trəméθein] ニトロメタン CH_3NO_2（無色の液体）.

ni·tro·min [náitrəmin] ナイトロミン ㊗methyl-*bis*(*β*-choroethyl)-amine *N*-oxide hydrochloride（石館・吉田らの研究により制癌物質として1949年に発見されたナイトロジェンマスタードの同族体）.

ni·tron [náitran] ニトロン（① ラジウム放散の分子量を表すために Sir W. Ramsay と R.W. Gray の与えた名称．② ニトロン，硝酸イオン NO_3^- の特殊分析試薬）.

ni·tro·naph·tha·lin [nàitrənǽfθəlin] ニトロナフタレン $C_{10}H_7NO_2$.

ni·tron·ic ac·id [naitránik ǽsid] ニトロール酸.

ni·tro·ni·um salt [naitróuniəm sɔ́:lt] ニトロニウム塩（NO_2X のようなニトロニウムイオン NO_2^+ をもつ化合物，X は1価の酸基）.

ni·tro·par·af·fine [nàitrəpǽrəfin] ニトロパラフィン（脂肪属ニトロ化合物，パラフィンの誘導体で，エーテル様香気を放つ）.

ni·tro·pen·tane [nàitroupéntein] ニトロペンタン $(CH_3)_2CH(CH_2)_2NO_2$.

ni·tro·phe·nol [nàitroufí:nɔ:l] ニトロフェノール（広義ではニトロ基の置換したフェノール類で，狭義ではモノニトロフェノール $C_6H_4(OH)(NO_2)$ をいい，pH5.0 では無色，pH7.0 では黄色を呈する指示薬として用いられる）.

ni·troph·i·lous [naitráfiləs] 親窒素性の，好窒素性の（アルカリ性の）.

n. plant 好窒素植物（アルカリ植物）.

ni·tro·phthal·ic ac·id [nàitrəfθǽlik ǽsid] ニトロフタル酸.

ni·tro·pro·pi·ol [nàitrəpróupiɔ:l] ニトロプロピオール $NO_2C_6H_4C{\equiv}CCOOH$（糖類の分析用試薬），= *o*-nitrophenylpropiolic acid.

n. test ニトロプロピオール試験（尿糖を検査する方法．尿をアルカリおよびオルトニトロフェニルプロピオン酸と共に煮沸して生ずる色調により判定する）.

ni·tro·prus·side [nàitrəprʌ́said] ニトロプルシド（ニトロフェロシアン酸の化合物），= nitroferricyanide.

n. test ニトロプルシド試験（システインを含むタンパク液に5%ニトロプルシドナトリウム液2〜4滴とアンモニア水2〜4滴を加えると深紅紫色を発する），= Moerner test.

ni·tro·sa·li·cyl·ic ac·id [nàitrousæ̀lisílik ǽsəd] ニトロサリチル酸 $C_7H_5NO_5$，= anilotic acid.

ni·tro·sal·ol [nàitrəsǽlɔ:l] ニトロサロル $C_6H_4(OH)CO_2C_6H_4NO_2$（黄色結晶粉末状のエステル）.

nitros·a·mine [naitróusəmi:n] ニトロソアミン（① 2価の基 =NNO をもつ化合物の総称．② ニトロソ基 -NO，およびアミノ基 $-NH_2$ をもつ化合物の総称）.

ni·tros·a·mi·no [nàitrousəmí:nou] ニトロソアミノ基（=N-NO）.

ni·trose [náitrous]（硝酸および亜硝酸の意味を表す総称語）.

ni·tros·i·fi·ca·tion [naitròusifikéiʃən] ニトロソ化（アンモニアを亜硝酸塩に酸化すること）.

nitrosifying organism ニトロソ化微生物（アンモニアを硝酸塩に酸化し得る細菌，すなわち *Nitrosomonas*，*Nitrosococcus*，*Nitrosospira* など）.

ni·tros·i·ty [naitrásiti] 含硝度［医学］.

ni·tro·so [nàitrousou, -sə] ニトロソ基（NO-），= nitrosyl.

n.-*β*-naphthol ニトロソベーター-ナフトール（コバルト検出用試薬）.

n. dye ニトロソ染料（ニトロソ基-NO を発色団とし，かつそのオルト位にヒドロキシル基をもつ *o*-ニトロ．フェノール類染料）.

n.-indole-nitrate test ニトロソインドール硝酸塩試験（インドールおよびスカトール検出法で，被検液を硝酸で酸性とし，亜硝酸カリウム溶液数滴を加えると，インドールは赤色沈殿を，スカトールは白色混濁を生ずる）.

n. R salt ニトロソR塩 ㊗ disodium 1-nitroso-2-naphthol-3,6-desulfonate（試薬）.

Ni·tro·so·coc·cus [naitròusoukákəs] ニトロソ球菌属（非運動性の大形球菌）.

***S*-ni·tro·so·he·mo·glo·bin** [- nàitrousouhì:mouglóubin] *S*-ニトロソヘモグロビン.

Ni·tro·so·mo·nas [naitròusoumóunəs] ニトロソモナス属，亜硝酸菌属（アンモニアを亜硝酸塩にまたは亜硝酸塩を硝酸塩に酸化するもの）.

ni·tro·so·ni·tric ac·id [naitròusounáitrik ǽsid] 亜硝酸ガスを含有する発煙硝酸.

ni·tro·so·ni·um i·on [nàitrousóuniəm áiən] ニトロソニウムイオン（1価の陽イオン NO^+ および NOH^+）.

Ni·tro·sos·pi·ra [naitròusouspáirə] ニトロソスピラ属（ラセン状を呈し，亜硝酸塩を徐々にアンモニアに酸化する）.

ni·tro·so·sub·sti·tu·tion [naitrousousʌbstitjú:ʃən] ニトロソ置換（ニトロソ基をほかの基と置換して化合物中に導入すること）.

ni·tro·so·u·rea [nàitrousoujú:riə] ニトロソウレア［医学］（ニトロソ尿素）.

ni·tro·syl [náitrəsil] ニトロシル（1価基 NO-），= nitroso.

n. chloride 塩化ニトロシル NOCl（赤黄色ガス）.

n. sulfuric acid ニトロシル硫酸 NO_2HSO_3（鉛室法硫酸製造の中間生成物）.

ni·tro·tol·u·ol [nàitrətáljuɔ:l] $C_6H_4(CH_3)NO_2$（*o*-，*m*-，*p*-の3異性体がある），= nitrotoluene.

ni·trous [náitrəs] ①（陽性3価窒素を含むこと）．② 亜硝酸の.

n. acid 亜硝酸 HNO_2（N_2O_3 を水に通過させて生ずる不安定酸）.

n. anhydride 無水亜硝酸（三二酸化窒素）.

n. ether 亜硝酸エーテル，= ethyl nitrate.

n. oxide 亜酸化窒素，笑気［医学］N_2O（Priestley により1772年に発見され，Wells が1846年に臨床的に用いた吸入麻酔薬．不燃性でガス吸入麻酔薬として広く使用されている），= hyponitrous oxide，laughing gas，nitrogen monoxide.

n. oxide anesthesia 笑気麻酔［医学］.

ni·trox·yl [naitráksil] NO_2 基（仮定の），= nitryl.

n. compound ニトロキシル化合物（正しくはニト

リル化合物．NO_2X 型の化合物で，X はハロゲン原子）．

ni·trox·yl·ic ac·id ［nàitrɑksílik ǽsid］ ニトロキシル酸（ヒドロ亜硝酸 H_2NO_2，HNO）．

NITTS noise-induced temporary threshold shift 騒音後一過性閾値上昇の略．

ni·veau ［nivóu］ ニボー［医学］，断位，水準，水平像［医学］，レベル（気体と液体，または比重の異なる液体の間に生じる層構造で重要な画像検査所見）．

n. diagnosis 部位診断［医学］，水準診断，＝level diagnosis．

NK Nomenklatur Kommission ドイツ解剖学命名委員会の略．

NK cell NK 細胞，＝natural killer cell．

NKSF natural killer stimulating factor NK 細胞刺激因子の略．

NKT cell NKT 細胞（NK（natural killer）細胞と T 細胞の両方の性質をもつリンパ球）．

NLA neurolepto anesthesia 神経弛緩麻酔，神経遮断鎮痛法の略．

NM neomycin ネオマイシンの略．

nm nanometer ナノメーターの略（10 億分の $1(10^{-9})$m）．

NMDA *N*-methyl, D-aspartic acid *N*-メチル，D-アスパラギン酸の略．

NMN nicotinamide mononucleotide ニコチンアミドモノヌクレオチドの略．

NMR nuclear magnetic resonance 核磁気共鳴の略．

NMS neurally mediated syncope 神経調節性失神の略．

NMU neuromuscular unit 神経筋単位の略．

NND New and Non-official Drugs 局方外新薬集の略（アメリカ医師協会の薬物化学委員会の監督のもとに発行される新薬集）．

N

NNN culture medium NNN 培地（Novy-McNeal-Nicolle culture medium）．

NNN medium NNN 培地（Novy-MacNeal-Nicolle 培地．食塩と寒天とからなるリーシュマニアの培養基）．

NO nitric oxide 一酸化窒素，酸化窒素の略．

N_2O nitrous oxide 亜酸化窒素（笑気）の記号（不燃性でガス吸入麻酔薬として広く使用されている），＝hyponitrous oxide, laughing gas, nitrogen monoxide．

NO_X nitrogen oxides 窒素酸化物の略．

No nobelium ノーベリウムの元素記号．

No, no ［L］ numero 数の略．

No. number 番号の略．

no evidence of disease 無病生存［医学］．

no fault insurance 無過失保険［医学］．

no man's land ノーマンズランド（示指から小指の中節および基節部で切断された屈腱損傷の症例では，腱癒着が起き運動障害が高率で発生するため，専門家でも 1 次腱縫合は行わないほうがよいという意味でこう呼ばれたが，縫合材料などの進歩により 1 次縫合を行うようになってきている）．

no particular (np) 異常なし［医学］．

no-pressure laminating 常圧積層［医学］．

no reflow phenomenon 無血流再開現象．

no-threshold substance 無閾物質．

NOAC novel oral anticoagulants 新規経口抗凝固薬の略．

no·as·the·nia ［nòuəsθí:niə］ 低知能．

Nobel, Alfred Bernard ［noubél］ ノーベル（1833-1896，スウェーデンの技術者．ダイナマイトの発明により巨万の富をなした．1901年以来，化学，物理学，医学・生理学，文学，経済学，世界平和の各専門部門に最も顕著な貢献を遂げた人に毎年授与されるノーベル賞を設定した）．

N. explosive （ニトログリセリン），＝nitroglycerin．

N. prize ノーベル賞［医学］．

no·be·li·um (No) ［noubí:liəm］ ノーベリウム（原子番号 102，元素記号 No，原子量 259 の超ウラン元素の一つで，1957年アメリカのアルゴンヌ研究所，イギリスのハーワエル研究所およびスウェーデンのノーベル研究所の共同研究において，人工放射性元素キュリウムをサイクロトロンで加速した炭素原子核の陽イオンで衝撃してつくった．α 粒子を放射し，半減期は 10〜12 分）．

Noble, Charles Percy ［nóubl］ ノーブル（1863-1935，アメリカの婦人科医）．

N. position ノーブル体位（立位で少し前にかがむ体位），＝Noble posture．

N. posture ノーブル体位（腎臓の触診に際し，患者の体躯を前屈し，両手を伸長させる体位）．

no·ble ［nóubl］ 貴重な，〔高〕貴の．

n. cells （器官，神経，筋肉などの細胞）．

n. gas 不活性気体（ヘリウム，ネオン，アルゴン，クリプトン，キセノン，ラドン），希（貴）ガス．

n. metals 貴金属（金，銀，白金のように，容易に他の物質と化合しないもの）．

Nocard, Edmund Isidore Etienne ［noukáːr］ ノカルド（1850-1903，フランスの獣医．Pierre Paul Roux とともに1898年にオウム病ウイルスを発見し，家畜の仮性結核症の病原菌 *Salmonella typhimurium* について記載した．また1885年ヒツジの腎から分離したジフテリア類似菌 *Corynebacterium ovis*（Lehmann-Neumann の *C. pseudotuberculosis*）は Preisz-Nocard 菌と呼ばれている）．

N. bacillus ノカルド菌，＝*Salmonella typhimurium*．

No·car·dia ［nóukɑ:diə］ ノカルジア属（好気性のグラム陽性細菌）．

N. africana （南アフリカにおける足菌腫にみられる種）．

N. asteroides ノカルジア・アステロイデス（ノカルジア症，放線菌腫の原因となる）．

N. brasiliensis ノカルジア・ブラジリエンシス（ノカルジア症，放線菌腫の原因となる）．

N. farcinica （ウシにみられる結核様疾患の病原菌で，ウシ，ヒツジおよびモルモットには伝播するが，ウサギ，イヌ，ウマ，サルには感染しない）．

N. otitidiscaviarum ノカルジア・オチチディスカビアルム（ノカルジア症，放線菌腫の原因となる）．

no·car·dia ［nóukɑ:diə］ （ノカルジア属細菌を指す）．複 nocardiae．

No·car·di·a·ceae ［noukà:diéisii:］ ノカルジア科．

no·car·di·al ［noukáːdiəl］ ノカルジア菌の．

n. abscess ノカルジア性膿瘍．

no·car·di·a·nine ［noukáːdiəni:n］ ノカルジアニン（*Nocardia* から Bick, Jann と Cram により 1952 年に抽出された赤色結晶物質で，グラム陽性菌に対し拮抗作用を示す）．

no·car·di·a·sis ［nòukɑ:dáiəsis］ ノカルジア症（グラム陽性球菌，弱抗酸菌である *Nocardia asteroides* などの *Nocardia* によるヒトにみられる全身感染症．通常，胞子を吸入し肺に初感染する．易感染宿主で重篤な感染を起こす），＝nocardiosis．

no·car·din ［noukáːdin］ ノカルジン（Emmart により1947年に *Nocardia* から分離された抗生物質）．

No·car·di·op·sis ［nòukɑ:diápsis］ ノカルジオプシス属（好気性のグラム陽性細菌）．

N. dassonvillei ノカルジオプシス・ダソンビレイ（放線菌腫の原因となる）．

no·car·di·o·sis ［noukà:dióusis］ ノカルジア症（ノカルジア属細菌による感染症で，肺をはじめとして脳，腎などに膿瘍を起こす），＝nocardiasis．

no·ce·bo ［nousí:bou］ ノセボ．

Nocht, Bernhard Albrecht Eduard ［nɔ́kt］ ノホト（1857-1927，ドイツの衛生学者）．

N. stain ノホト染色〔法〕（A 液としてメチレン青

1.0g，炭酸ナトリウム0.5g，水100mLを約2日間60°Cで加熱して紫色とする．B液としては黄色エオジン1.0gを水100mLに溶解し，AおよびBを数滴ずつ混ぜ，メタノール固定血液塗抹標本を10分間染める），= Nocht-Romanovsky stain.

noci- ［nousi］ ラテン語の害する，痛めるを意味する nocere から由来し，外傷または痛覚の意味を表す接頭語．

no·ci·as·so·ci·a·tion ［nòusiəsòusiéiʃən］ 外傷連想（手術などの外傷の刺激のもとで無意識に起こる神経エネルギーの発散）．

no·ci·cep·tion ［nòusisépʃən］ 侵害受容．

no·ci·cep·tive ［nòusiséptiv］侵害受容〔の〕［医学］．

n. pain 侵害受容性疼痛（体の中，外から侵害刺激が加わって生じる痛み．体性痛，内臓痛がある）．

n. reflex 侵害〔受容〕反射［医学］，有害受容器反射（疼痛により起こる反射）．

no·ci·cep·tor ［nòusiséptər］ 侵害受容器（外傷，疼痛などの刺激を受容する神経または器官で，有利受容器に対立する）．↔ beneceptor. 形 nociceptive.

no·ci·fen·sor ［nòusifénsər］ 外傷防衛器，= nocufensor.

n. reflex 外傷防衛器反射．

n. tenderness 防衛〔的〕痛覚過敏〔症〕［医学］．

no·ci·in·flu·ence ［nòusiínfluəns］ 外傷影響，有害効果．

no·ci·per·cep·tion ［nòusipə:sépʃən］ 侵害知覚，痛覚．

no·ci·per·cep·tor ［nòusipə:séptər］ 侵害知覚器（外傷性侵害刺激を知覚する末梢神経系）．

no·ci·re·cep·tor ［nòusiriséptər］侵害受容器［医学］．

Noct ［L］ nocte 夜の略．

noct- ［nɑct］ 夜，夜間の意を表す接頭語．

noct maneq nocte maneque 夜と朝の略．

noc·tal·bu·min·u·ria ［nɑ̀ktælbjù:minjú:riə］ 夜間アルブミン尿症，= nyctalbuminuria.

noc·tam·bu·la·tion ［nɑ̀ktæmbjuléiʃən］夢中遊行，夢遊病，= sleep-walking. 形 noctambulic.

noc·tam·bu·lism ［nɑktǽmbjulizəm］ 夢中遊行，夢遊〔症〕［医学］．

noc·ti·pho·bia ［nɑ̀ktifóubiə］暗闇恐怖〔症〕［医学］，暗夜恐怖〔症〕，= nyctophobia.

Noc·tu·i·dae ［nɑktú:idi:］ ヤガ［夜蛾］科（鱗翅目の一科で，その幼虫の毛は有毒で，毛虫皮膚病を起こす），= owlet moths.

noc·tu·ria ［nɑktʃú:riə］ ①夜間頻尿［医学］，夜間多尿，= nycturia. ②夜尿症，= nocturnal enuresis.

noc·tur·nal ［nɑktə́:nəl］ 夜の，夜間の，夜行の．

n. amblyopia 夜間弱視［医学］．

n. angina 夜間狭心症［医学］．

n. animal 夜行〔性〕動物．

n. asthma 夜間〔性〕喘息［医学］．

n. bone pain 夜間骨痛，= bone pain in night.

n. continuous tube feeding 持続夜間経管栄養〔法〕［医学］．

n. diarrhea 夜間下痢［医学］．

n. dysaesthesia 夜間異感覚症，= Schultze-Wartenberg syndrome.

n. dyspnea 夜間呼吸困難［医学］．

n. emission 夢精［医学］，夜間精漏，夜間遺精，= nocturnal pollution.

n. enuresis 夜尿〔症〕［医学］，= enuresis nocturna.

n. epilepsy 夜間てんかん［医学］．

n. hemoglobinuria 夜間血色素尿〔症〕［医学］，夜間ヘモグロビン尿症，= Marchiafava-Micheli syndrome.

n. hypertension 夜間高血圧．

n. incontinence 夜間〔尿〕失禁［医学］．

n. myoclonus 夜間ミオクローヌス［医学］，= periodic limb movement disorder.

n. oxygen desaturation 夜間酸素飽和度低下．

n. penile tumescence (**NPT**) 陰茎夜間腫脹［医学］，夜間睡眠時勃起．

n. penile tumescence test (**NPT**) 夜間陰茎腫脹テスト［医学］．

n. pollakisuria 夜間頻尿〔症〕［医学］．

n. pollution 夜間遺精，夢精［医学］，= nocturnal emission.

n. retina 夜間網膜（杆状体により色消視覚をつかさどる網膜部）．

n. vertigo 夜間めまい．

no·cu·fen·sor ［nɑ̀kjufénsər］ 外傷防衛器（痛覚神経終末部を刺激すると考えられる化学的物質を放出する輸出神経線維系で，局所的外傷に対する防衛機構），= nocifensor.

no·cu·i·ty ［nɑkjú:iti］ 有毒性，有害〔性〕．

noc·u·ous ［nɑ́kjuəs］ 有毒な，有害の，= noxious, hurtful, venomous.

n. stimulus 有害刺激［医学］．

nod ［nɑ́d］ ①うなずく，会釈する．②うなずき，会釈．③居眠り．

no·dak·e·nin ［noudǽkənin］ ノダケニン $C_{20}H_{24}O_9$（セリ科植物ノダケ *Peucedanum decursivum* の根にある配糖体）．

nod·al ［nóudəl］ 結節性の（特に心臓房室結節についていう）．

n. arrhythmia 房室結節性不整脈．

n. bigeminy 〔房室〕結節性二段脈（房室性期外収縮が2つ連続して起こる現象），= arterio ventricular nodal bigemin.

n. bradycardia 結節性徐脈（心房収縮波はなく，房室結節の刺激により緩徐な心収縮が起こる状態）．

n. extrasystole 房室結節性期外収縮，= auriculoventricular nodal extrasystole.

n. fever 結節性熱，= nodular fever.

n. line 節線［医学］，節の線（振動の）．

n. lymphoma 節性リンパ腫．

n. myocyte 結節筋細胞［医学］．

n. plane 節面，節平面．

n. point 〔結〕節点，= Gaussian point.

n. polyarteritis 結節性多発動脈炎［医学］．

n. rhythm 結節性リズム（調律）(1分間60～70回の速度で心房室結節から起こる心拍で，現在では興奮は房室結節の周辺部で発生すると考えられ，連結部(junctional)リズムと呼ばれることが多い)．

n. surface 節の面（振動の）．

n. tachycardia 結節性頻拍，= atrioventricular junctional tachycardia.

n. tissue 結節組織（心臓の洞房結節のような神経および特殊心筋組織からなるもの）．

nod·ding ［nɑ́diŋ］ 点頭（うなずくこと）．

n. spasm 点頭攣縮［医学］．

node ［nóud］ ①結節（(1)突起．(2)狭窄部．(3)円形の小器官），結び目［医学］．②節（振動の）．

n. of anterior border of omental foramen ［TA］〔網嚢〕孔リンパ節，= nodus foraminalis ［L/TA］．

n. of arch of azygos vein ［TA］奇静脈弓リンパ節，= nodus arcus venae azygos ［L/TA］．

n. of Aschoff and Tawara アショフ・田原結節，= atrioventricular node.

n. of Cloquet クロケー結節．

n. of Keith and Flack キース・フラック結節．

n. of ligamentum arteriosum ［TA］動脈管索リンパ節*，= nodus ligamenti arteriosi ［L/TA］．

n. of Ranvier ランヴィエ絞輪．

N

nodes around cardia [TA] 噴門リンパ輪，= anulus lymphaticus cardiae [L/TA].

no·di [nóudai]〔結〕節 (nodus の複数).

n. accessorii [L/TA] 副神経リンパ節，= accessory nodes [TA].

n. anorectales [L/TA] 直腸旁リンパ節，= pararectal nodes [TA].

n. anteriores [L/TA] 前頸静脈リンパ節，前腋窩リンパ節*，= anterior nodes [TA].

n. aortici laterales [L/TA] 外側大動脈リンパ節，= lateral aortic nodes [TA].

n. apicales [L/TA] 上〔腋窩〕リンパ節，= apical nodes [TA].

n. appendiculares [L/TA] 虫垂リンパ節，= appendicular nodes [TA].

n. brachiales [L/TA] 上腋窩リンパ節，= brachial nodes [TA].

n. brachiocephalici [L/TA] 腕頭静脈リンパ節*，= brachiocephalic nodes [TA].

n. bronchopulmonales [L/TA] 気管支肺リンパ節（肺根リンパ節），= bronchopulmonary nodes [TA].

n. cavales laterales [L/TA] 外側大静脈リンパ節，= lateral caval nodes [TA].

n. centrales [L/TA] 中心〔腋窩〕リンパ節，= central nodes [TA].

n. cervicales anteriores [L/TA] 前頸リンパ節，= anterior cervical nodes [TA].

n. cervicales laterales [L/TA] 外側頸リンパ節，= lateral cervical nodes [TA].

n. coeliaci [L/TA] 腹腔リンパ節，= coeliac nodes [TA].

n. colici dextri [L/TA] 右結腸リンパ節，= right colic nodes [TA].

n. colici medii [L/TA] 中結腸リンパ節，= middle colic nodes [TA].

n. colici sinistri [L/TA] 左結腸リンパ節，= left colic nodes [TA].

n. colli anteriores [L/TA] 前頸リンパ節，= anterior cervical nodes [TA].

n. colli laterales [L/TA] 外側頸リンパ節，= lateral cervical nodes [TA].

n. cubitales [L/TA] 肘リンパ節，= cubital nodes [TA].

n. deltopectorales [L/TA] 三角筋胸筋リンパ節，= deltopectoral nodes [TA].

n. epigastrici inferiores [L/TA] 下腹壁リンパ節，= inferior epigastric nodes [TA].

n. faciales [L/TA] 顔面リンパ節，= facial nodes [TA].

n. gastrici dextri [L/TA] 右胃リンパ節，= right gastric nodes [TA].

n. gastrici sinistri [L/TA] 左胃リンパ節，= left gastric nodes [TA].

n. gastroomentales dextri [L/TA] 右胃大網リンパ節，= right gastro-omental nodes [TA].

n. gastroomentales sinistri [L/TA] 左胃大網リンパ節，= left gastro-omental nodes [TA].

n. gluteales [L/TA] 殿リンパ節*，= gluteal nodes [TA].

n. hepatici [L/TA] 肝リンパ節，= hepatic nodes [TA].

n. humerales [L/TA] 上腕リンパ節，= humeral nodes [TA].

n. ileocolici [L/TA] 回結腸リンパ節，= ileocolic nodes [TA].

n. iliaci communes [L/TA] 総腸骨リンパ節，= common iliac nodes [TA].

n. iliaci externi [L/TA] 外腸骨リンパ節，= external iliac nodes [TA].

n. iliaci interni [L/TA] 内腸骨リンパ節，= internal iliac nodes [TA].

n. inferiores [L/TA] 下膵リンパ節，下殿リンパ節，= inferior nodes [TA].

n. infraauriculares [L/TA] 耳介下リンパ節，= infra-auricular nodes [TA].

n. infraclaviculares [L/TA] 鎖骨下リンパ節，= infraclavicular nodes [TA].

n. infrahyoidei [L/TA] 舌骨下リンパ節*，= infrahyoid nodes [TA].

n. inguinales profundi [L/TA] 深鼡径リンパ節，= deep inguinal nodes [TA].

n. inguinales superficiales [L/TA] 浅鼡径リンパ節，= superficial inguinal nodes [TA].

n. intercostales [L/TA] 肋間リンパ節，= intercostal nodes [TA].

n. interiliaci [L/TA] 腸骨動脈間リンパ節，= interiliac nodes [TA].

n. intermedii [L/TA] 中間総腸骨リンパ節，中間外腸骨リンパ節，= intermediate nodes [TA].

n. interpectorales [L/TA] 胸筋間リンパ節*，= interpectoral nodes [TA].

n. intraglandulares [L/TA] 腺内リンパ節，= intraglandular nodes [TA].

n. intrapulmonales [L/TA] 肺内リンパ節*，= intrapulmonary nodes [TA].

n. jugulares anteriores [L/TA] 前頸静脈リンパ節，= anterior jugular nodes [TA].

n. juxtaintestinales [L/TA] 小腸旁リンパ節，= juxta-intestinal mesenteric nodes [TA].

n. juxtaoesophageales [L/TA] 食道旁リンパ節*，= juxta-oesophageal nodes [TA].

n. laterales [L/TA] 外側総腸骨リンパ節，外側〔腋窩〕リンパ節，外側外腸骨リンパ節，= lateral nodes [TA].

n. lienales [L/TA] 脾リンパ節，= splenic nodes [TA].

n. linguales [L/TA] 舌リンパ節，= lingual nodes [TA].

n. lumbales dextri [L/TA] 右腰リンパ節，= right lumbar nodes [TA].

n. lumbales intermedii [L/TA] 中間腰リンパ節（大動脈大静脈間リンパ節），= intermediate lumbar nodes [TA].

n. lumbales sinistri [L/TA] 左腰リンパ節，= left lumbar nodes [TA].

n. lymphatici iliaci communes mediales 内側総腸骨リンパ節.

n. lymphoidei abdominis [L/TA] 腹部リンパ節*，= abdominal lymph nodes [TA].

n. lymphoidei axillares [L/TA] 腋窩リンパ節，= axillary lymph nodes [TA].

n. lymphoidei capitis et colli [L/TA] 頭頸部のリンパ節，= lymph nodes of head and neck [TA].

n. lymphoidei inguinales [L/TA] 鼡径リンパ節*，= inguinal lymph nodes [TA].

n. lymphoidei membri inferioris [L/TA] 下肢のリンパ節*，= lymph nodes of lower limb [TA].

n. lymphoidei membri superioris [L/TA] 上肢のリンパ節，= lymph nodes of upper limb [TA].

n. lymphoidei parietales [L/TA] 壁側リンパ節，= parietal lymph nodes [TA], parietal nodes [TA].

n. lymphoidei pelvis [L/TA] 骨盤リンパ節*，= pelvic lymph nodes [TA].

n. lymphoidei regionales [L/TA] 局所のリンパ節*，= regional lymph nodes [TA].

n. lymphoidei thoracis [L/TA]（胸壁リンパ節*），

N

= thoracic lymph nodes [TA].
n. lymphoidei viscerales [L/TA] 臓側リンパ節*, = visceral lymph nodes [TA].
n. mastoidei [L/TA] 乳突リンパ節(耳介後リンパ節), = mastoid nodes [TA].
n. mediales [L/TA] 内側総腸骨リンパ節, 内側外腸骨リンパ節, = medial nodes [TA].
n. mesenterici inferiores [L/TA] 下腸間膜〔動脈〕リンパ節, = inferior mesenteric nodes [TA].
n. mesenterici superiores [L/TA] 上腸間膜リンパ節, = superior mesenteric nodes [TA].
n. mesocolici [L/TA] 腸間膜リンパ節, = mesocolic nodes [TA].
n. obturatorii [L/TA] 閉鎖リンパ節, = obturator nodes [TA].
n. occipitales [L/TA] 後頭リンパ節, = occipital nodes [TA].
n. pancreatici [L/TA] 膵臓リンパ節, = pancreatic nodes [TA].
n. pancreaticoduodenales [L/TA] 膵十二指腸リンパ節, = pancreaticoduodenal nodes [TA].
n. paracolici [L/TA] 結腸旁リンパ節, = paracolic nodes [TA].
n. paramammarii [L/TA] 副乳房リンパ節*, = paramammary nodes [TA].
n. pararectales [L/TA] 直腸旁リンパ節, = pararectal nodes [TA].
n. parasternales [L/TA] 胸骨旁リンパ節, = parasternal nodes [TA].
n. paratracheales [L/TA] 気管旁リンパ節, = paratracheal nodes [TA].
n. parauterini (♀) [L/TA] 子宮旁リンパ節, = para-uterine nodes (♀) [TA].
n. paravaginales (♀) [L/TA] 腟旁リンパ節, = paravaginal nodes (♀) [TA].
n. paravesicales [L/TA] 膀胱旁リンパ節, = paravesical nodes [TA].
n. parotidei profundi [L/TA] 深耳下腺リンパ節, = deep parotid nodes [TA].
n. parotidei superficiales [L/TA] 浅耳下腺リンパ節, = superficial parotid nodes [TA].
n. pectorales [L/TA] 胸筋リンパ節, = pectoral nodes [TA].
n. pericardiaci laterales [L/TA] 外側心膜リンパ節, = lateral pericardial nodes [TA].
n. phrenici inferiores [L/TA] 下横隔リンパ節, = inferior diaphragmatic nodes [TA].
n. phrenici superiores [L/TA] 上横隔リンパ節, = superior diaphragmatic nodes [TA].
n. poplitei [L/TA] 膝窩リンパ節, = popliteal nodes [TA].
n. postaortici [L/TA] 大動脈後リンパ節, = postaortic nodes [TA].
n. postcavales [L/TA] 大静脈後リンパ節, = postcaval nodes [TA].
n. posteriores [L/TA] 後腋窩リンパ節, = posterior nodes [TA].
n. postvesicales [L/TA] 膀胱後リンパ節, = postvesical nodes [TA].
n. preaortici [L/TA] 大動脈前リンパ節, = pre-aortic nodes [TA].
n. preauriculares [L/TA] 耳介前リンパ節, = pre-auricular nodes [TA].
n. precaecales [L/TA] 盲腸前リンパ節, = precaecal nodes [TA].
n. precavales [L/TA] 大静脈前リンパ節, = precaval nodes [TA].
n. prelaryngei [L/TA] 喉頭前リンパ節, = prelaryngeal nodes [TA].
n. prepericardiaci [L/TA] 心膜前リンパ節, = prepericardial nodes [TA].
n. pretracheales [L/TA] 気管前リンパ節, = pretracheal nodes [TA].
n. prevertebrales [L/TA] 椎前リンパ節, = prevertebral nodes [TA].
n. prevesicales [L/TA] 膀胱前リンパ節, = prevesical nodes [TA].
n. profundi [L/TA] 深前頸リンパ節, 深膝窩リンパ節, = deep nodes [TA].
n. profundi inferiores [L/TA] 下深外側頸リンパ節, = inferior deep nodes [TA].
n. profundi superiores [L/TA] 上深外側頸リンパ節, = superior deep nodes [TA].
n. promontorii [L/TA] 岬角リンパ節, = promontorial nodes [TA].
n. pylorici [L/TA] 幽門リンパ節, = pyloric nodes [TA].
n. rectales superiores [L/TA] 上直腸リンパ節, = superior rectal nodes [TA].
n. retroaortici [L/TA] 大動脈後リンパ節, = postaortic nodes [TA].
n. retrocaecales [L/TA] 盲腸後リンパ節, = retrocaecal nodes [TA].
n. retrocavales [L/TA] 大静脈後リンパ節, = postcaval nodes [TA].
n. retropharyngeales [L/TA] 咽頭後リンパ節, = retropharyngeal nodes [TA].
n. retropylorici [L/TA] 幽門後リンパ節, = retropyloric nodes [TA].
n. retrovesicales [L/TA] 膀胱後リンパ節, = postvesical nodes [TA].
n. sacrales [L/TA] 仙骨リンパ節, = sacral nodes [TA].
n. sigmoidei [L/TA] S状結腸リンパ節, = sigmoid nodes [TA].
n. splenici [L/TA] 脾リンパ節, = splenic nodes [TA].
n. subaortici [L/TA] 大動脈下リンパ節, = subaortic nodes [TA].
n. submandibulares [L/TA] 顎下リンパ節, = submandibular nodes [TA].
n. submentales [L/TA] オトガイ下リンパ節, = submental nodes [TA].
n. subpylorici [L/TA] 幽門上リンパ節, = subpyloric nodes [TA].
n. subscapulares [L/TA] 肩甲下リンパ節(後腋窩リンパ節), = subscapular nodes [TA].
n. superficiales [L/TA] 浅前頸リンパ節, 浅外側頸リンパ節, 浅膝窩リンパ節, = superficial nodes [TA].
n. superiores [L/TA] 上膵リンパ節, 上殿リンパ節, = superior nodes [TA].
n. superiores centrales [L/TA] 〔中心〕上腸間膜リンパ節, = central superior mesenteric nodes [TA].
n. superolaterales [L/TA] 上外側浅鼡径リンパ節, = superolateral nodes [TA].
n. superomediales [L/TA] 上内側浅鼡径リンパ節, = superomedial nodes [TA].
n. supraclaviculares [L/TA] 鎖骨上リンパ節, = supraclavicular nodes [TA].
n. supratrochleares [L/TA] 滑車上リンパ節*, = supratrochlear nodes [TA].
n. thyroidei [L/TA] 甲状腺リンパ節, = thyroid nodes [TA].
n. tracheobronchiales [L/TA] 気管気管支リンパ

N

節*，= tracheobronchial nodes [TA].
n. tracheobronchiales inferiores [L/TA] 下気管気管支リンパ節，= inferior tracheobronchial nodes [TA].
n. tracheobronchiales superiores [L/TA] 上気管気管支リンパ節，= superior tracheobronchial nodes [TA].
n. vesicales laterales [L/TA] 外側膀胱リンパ節，= lateral vesical nodes [TA].
n. viscerales [NA] 内臓リンパ節.
nodosa phthisis 粟粒結核，= miliary tuberculosis.
no·dose [nóudous] 節状の，節のある，= nodulous.
n. arteriosclerosis 結節性動脈硬化症，= nodular arteriosclerosis.
n. ganglion 節状神経節（頸静脈下部の迷走神経節で，第1および第2頸椎の横突起に対する部にある），= ganglion nodosum, g. of trunk, g. inferius, lower g. of vagus.
n. rheumatism 結節〔性〕リウマチ［医学］.
no·dos·i·tas [noudásitəs] 結節〔症〕，= nodosity.
n. crinium 結節性裂毛〔症〕，= trichorrhexis nodosa.
n. juxta-articularis 関節近部結節症（熱帯地方先住民にみられる疾病．肘，腰，股関節に近い部位に皮下結節を生じ，多くは梅毒及びイチゴ腫に併発する）.
no·dos·i·ty [noudásiti] 〔小〕結節性，〔小〕結節症，〔小〕結節状隆起，結節形成［医学］.
nodoventricular fibers 房室結節心室間線維（マハイム線維）.
nod·u·lar [nádjulər] 結節〔性〕の.
n. amyloidosis 結節性アミロイドーシス.
n. arteriosclerosis 結節性動脈硬化症［医学］.
n. body 結節体［医学］，小結節体.
n. chorditis 結節性声帯炎［医学］.
n. circumscribed lipomatosis 結節性限局性脂肪腫症.
n. cortical dysplasia 結節性皮質形成異常［医学］.
n. diabetic glomerulosclerosis 結節性糖尿病性糸球体硬化〔症〕［医学］.
n. disease 小結節病.
n. elastosis with cysts and comedones ファーブル・ラクショ病.
n. eruptive xanthoma 結節性発疹性黄色腫.
n. fasciitis 結節性筋膜炎［医学］.
n. fat necrosis 結節性脂肪壊死症.
n. gliosis 結節性神経膠症，= epiloia.
n. goiter 結節性甲状腺腫［医学］，= struma nodosa.
n. headache 小結節性頭痛［医学］.
n. hyperplasia 結節性過形成.
n. hyperplasia of prostate 結節性前立腺過形成.
n. hypodermitis 結節性皮下脂肪炎（主として女性にみられる慢性疾患で，皮下組織の脂肪細胞および血管周囲のリンパ球組織球の浸潤が特殊的所見）.
n. iritis 小結節〔性〕虹彩炎.
n. keratitis 結節状角膜混濁［医学］.
n. leprosy 結節らい（癩）［医学］.
n. lesion 結節性病変［医学］.
n. lipomatosis 結節性脂肪腫症［医学］.
n. lymphoma 結節性リンパ腫［医学］.
n. melanoma 結節性黒色腫［医学］.
n. mesoneuritis 結節性神経鞘内炎.
n. myolysis 結節性筋融解（舌の）.
n. nonsuppurative panniculitis 結節性非化膿性皮下脂肪組織炎［医学］，= Weber-Christian disease.
n. opacity 結節状陰影［医学］.
n. organ 結節体［医学］.
n. panencephalitis 結節性汎脳炎，結節性全脳炎.
n. panniculitis 結節性脂肪織炎.
n. parenchymal amyloidosis 結節性肺アミロイドーシス.
n. prurigo 結節性痒疹［医学］.
n. regenerative hyperplasia (NRH) 結節性再生〔性〕過形成［医学］.
n. salpingitis 結節性卵管炎［医学］.
n. sclerosis 結節性硬化〔症〕.
n. structure 小結節構造［医学］.
n. subepidermal fibrosis 結節性表皮下線維症.
n. syphilid(e) 結節性梅毒疹，= syphilis nodosa.
n. tapeworm 棘溝条虫.
n. vasculitis 結節性血管炎，結節性脈管炎（硬結性紅斑の別名）.
n. worm 腸結節虫.
n. xanthoma 結節性黄色腫.
nod·u·lar·i·ty [nàdjulǽriti] 結節形成［医学］.
no·du·la·tion [nàdjuléiʃən] 結節形成，小結節形成［医学］，結節症.
nod·ule [nádju:l] ①小結節，細胞小集合体．②根瘤（植物）．形 nodular, nodulate, nodulated.
n. bacteria 根粒（瘤）菌，= root nodule bacteria.
n. disease 結節病（ヒツジの寄生虫病）.
n. of semilunar valve 半月弁結節.
nod·ule〔X〕 [nádju:l] [TA]〔虫部〕小節，= nodulus〔X〕[L/TA].
nodules of semilunar cusps [TA] 半月弁結節，= noduli valvularum semilunarium [L/TA].
nod·u·li [nádjulai] 小結節（nodulus の複数）.
n. lymphatici aggregati 集合リンパ小節（Peyeri）.
n. lymphatici laryngei 喉頭扁桃小結節.
n. lymphatici tubarii 耳管リンパ小節，= eustachian tonsils.
n. lymphoidei [L/TA] リンパ小節，= lymphoid nodules [TA].
n. lymphoidei aggregati [L/TA] 集合リンパ小節，= aggregated lymphoid nodules [TA].
n. lymphoidei aggregati appendicis vermiformis [L/TA] 虫垂集合リンパ小節*，= lymph nodules of vermiform appendix [TA].
n. lymphoidei lienales [L/TA] 脾リンパ小節，= splenic lymphoid nodules [TA].
n. lymphoidei pharyngeales [L/TA] 咽頭リンパ小節*，= pharyngeal lymphoid nodules [TA].
n. lymphoidei solitarii [L/TA] 孤立リンパ小節，= solitary lymphoid nodules [TA].
n. lymphoidei splenici [L/TA] 脾リンパ小節，= splenic lymphoid nodules [TA].
n. thymicus 胸腺小結節（第3咽頭孔の上端にある細胞群で，上皮小体に発育するもの），= epithelial body.
n. valvularium semilunarium 半月弁小結節.
n. valvularum semilunarium [L/TA] 半月弁結節，= nodules of semilunar cusps [TA].
n. velorum semilunarium 半月帆結節（大動脈弁，肺動脈弁の）.
n. vermis 虫垂結節（小脳小葉の）.
nod·u·lous [nádjuləs] 結節〔性〕の，節のある，= nodose.
nod·u·lus [nádjuləs] 小〔結〕節，小脳小結節．複 noduli.
n. sinuatrialis reentry 洞房結節性回帰収縮.
nod·u·lus〔X〕 [nádjuləs] [L/TA] 小節*，= nodule〔X〕[TA].
no·dus [nóudəs]〔結〕節，= node．複 nodi.
n. anterior [L/TA] 前頸静脈リンパ節，= anterior node [TA].
n. arcus venae azygos [L/TA] 奇静脈弓リンパ節，= node of arch of azygos vein [TA].

N

n. arthriticus 痛風結節.
n. atrioventricularis [L/TA] 房室結節, = atrioventricular node [TA].
n. buccinatorius [L/TA] 頬筋リンパ節, = buccinator node [TA].
n. cerebri 大脳結節(脳橋のこと), = pons varolii.
n. cordis 心臓結節, = trigonum fibrosum cordis.
n. cursorius 走核(尾状核の前部で, これを傷つけると強迫行為として動物は前方へ走り出す).
n. cysticus [L/TA] 胆嚢リンパ節, = cystic node [TA].
n. distalis [L/TA] 遠位深鼡径リンパ節*, = distal node [TA].
n. fibularis [L/TA] 腓骨リンパ節, = fibular nodes [TA], peroneal node [TA].
n. foraminalis [L/TA]〔網嚢〕孔リンパ節, = node of anterior border of omental foramen [TA].
n. gelatinosus 膠質結節(臍帯の膠質が結節状に堆積したもの).
n. intermedius [L/TA] 中間深鼡径リンパ節*, = intermediate node [TA].
n. jugulodigastricus [L/TA] 頸静脈二腹筋リンパ節, = jugulodigastric node [TA].
n. juguloomohyoideus [L/TA] 頸静脈肩甲舌骨筋リンパ節, = jugulo-omohyoid node [TA].
n. lacunaris intermedius [L/TA] 中間裂孔リンパ節, = intermediate lacunar node [TA].
n. lacunaris lateralis [L/TA] 外側裂孔リンパ節, = lateral lacunar node [TA].
n. lacunaris medialis [L/TA] 内側裂孔リンパ節, = medial lacunar node [TA].
n. lateralis [L/TA] 外側頸静脈リンパ節, = lateral node [TA].
n. ligamenti arteriosi [L/TA] 動脈管索リンパ節*, = node of ligamentum arteriosum [TA].
n. lymphaticus [L/TA] リンパ節, = lymph node [TA].
n. lymphoideus [L/TA] リンパ節, = lymph node [TA].
n. malaris [L/TA] 頬リンパ節*, = malar node [TA].
n. mandibularis [L/TA] 下顎リンパ節, = mandibular node [TA].
n. nasolabialis [L/TA] 鼻唇リンパ節, = nasolabial node [TA].
n. neurentericus 神経腸管結節, = Hensen node.
n. proximalis [L/TA] 近位深鼡径リンパ節*, = proximal node [TA].
n. rectalis medius 中直腸リンパ節.
n. sinuatrialis [L/TA] 洞房結節, = sinu-atrial node [TA].
n. suprapyloricus [L/TA] 幽門上リンパ節(右骨リンパ節), = suprapyloric node [TA].
n. tibialis anterior [L/TA] 前脛骨リンパ節, = anterior tibial node [TA].
n. tibialis posterior [L/TA] 後脛骨リンパ節, = posterior tibial node [TA].
n. varicosus 静脈瘤結節(臍帯の Wharton 膠中に静脈瘤が発生したもの).
no·e·ma·tach·o·graph [nouì:mətǽkəgræf] 知性作用タコグラフ.
no·e·ma·ta·chom·e·ter [nouì:mətəkámitər] 知性作用タコメータ.
no·e·sis [nouí:sis] 純粋知性作用. 形 noetic.
Noesske treat·ment [néski trí:tmənt] ネースケ療法(患部を切開して停滞する静脈血を吸い出す壊疽の療法).
no·et·ic [nouétik, -í:tik] ① 知力の. ② 知性論.
n. consciousness 知的意識(経験が主として純理なこと).
no·eud vi·tal [njú: vitál] [F] 呼吸中枢(生命点).
Noguchi, Hideyo [nəgú:tʃi] 野口英世(1867–1928, アメリカに住んだわが国の細菌学者. Simon Flexer とともにヘビ毒の研究を行い, ロックフェラー医学研究所員として1913年, 麻痺性痴呆患者から梅毒菌の純培養に成功し世界的名声を得た. また1927年トラコーマ病原体を報告した. 1909年ルエチン反応 Noguchi luetin reaction を創案した. 1928年黄熱の研究中感染しアフリカで死去).
N. luetin reaction 野口ルエチン反応(梅毒血清反応の一つ), = luetin reaction.
N. reaction 野口反応(梅毒ワッセルマン反応の変法).
noise [nɔ́iz] ① 雑音 [医学] (楽音に対立している不規則な音, または一般に不規則な信号). ② 騒音, 喧噪音.
n. abatement 騒音防止 [医学].
n. attenuation 消音 [医学].
n. box 騒音箱 [医学].
n. criteria 騒音判定基準 [医学].
n. criteria alternate 改良騒音判定基準 [医学].
n. criterion curve 騒音判定曲線 [医学].
n. damage 騒音被害 [医学].
n. deafness 騒音性難聴 [医学].
n. figure 雑音指数.
n. induced deafness 騒音性難聴 [医学].
n. induced hearing impairment 騒音性難聴.
n. induced hearing loss 騒音性難聴 [医学].
n. induced temporary threshold shift (NITTS) 騒音後一過性閾値上昇.
n. level meter 騒音計 [医学].
n. masking 雑音マスキング [医学].
n. measurement 騒音測定 [医学].
n. rating number 騒音評価数 [医学].
n. ratio 雑音比.
n. sound level 騒音レベル [医学].
n. source 騒音源 [医学].
n. standard 騒音基準 [医学].
n. temperature 雑音温度.
n. trauma 騒音(音響)〔性〕傷害 [医学].
noi·sem·e·ter [nɔizími:tər] 騒音計(聴力検査の際, 反対側の耳を完全に遮断するために外耳口に気密にあてて騒音を発する. Barany).
noisy shoulder 肩関節雑音 [医学].
no·li·me·tan·ge·re [nóulai mí: tǽndʒəri] ノリメタンゲレ(侵食性潰瘍), = rodent ulcer.
no·ma [nóumə] 水癌 [医学], 壊疽性口内炎 [医学] (主として発疹性伝染病に続発する小児の口内炎で, 粘膜に潰瘍を生じ, 壊死とともに頬外面まで侵食する重症性疾患), = cancrum oris, gangraena oris, gangrenous stomatitis.
n. pudendi 陰部水癌(幼若女子にみられる), = noma vulvae.
no·mad·ic [noumǽdik] びまん性の, 拡大性の(主として潰瘍についていう).
n. nitrogen 移動窒素(大気から生物体内に入るもの).
no·mat·ic [noumǽtik] 知性的, 知性学の.
no·men [nóumən] 用語, 族名(第2格は nominis). 複 nomina.
nomenclatural type 命名基準 [医学].
nomenclatural type strain 命名基準株.
no·men·cla·ture [nóumənkleitʃər, nouménklə-] 命名〔法〕(疾病, 学術用語など), = terminology.
NOMI non occlusive mesenteric infarction 非閉塞性腸間膜梗塞の略.

N

no·mi·fen·sine mal·e·ate [nòumifénsi:n mǽlieit] マレイン酸ノミフェンシン [化] 1,2,3,4-tetrahydro-2-methyl-4-phenylisoquinolin-8-ylamine maleate (うつ病の治療薬として使用されていたが，急性溶血性貧血の危険性があることから現在は市場からなくなった).
Nomina Anatomica (**NA**) 解剖学用語.
nomina generalia [L/TA] 一般用語，= general terms [TA].
nom·i·nal [náminəl] 名の〔医学〕.
  n. aphasia 失名詞〔医学〕，名称失語〔症〕.
  n. classificatory scale 分類尺度〔医学〕.
  n. scale 名義尺度.
  n. single dose 一回照射等価線量〔医学〕.
  n. standard dose (**NSD**) 名目標準線量〔医学〕.
  n. stress 公称応力.
nominative case 主格〔医学〕.
nom·i·ni·fer [náminifər] 命名標準〔医学〕.
nomo- [noumou, nɑm-, -mə] 常習または規則の意味を表す接頭語.
no·mo·gen·e·sis [nòuməʤénisis] ノモゲネシス (一種の運命説または既定論で，生命の発生はすでに運命により規定され，ほかの偶発因子の支配を受けないという説).
nom·o·gram [náməgræm] 計算図表〔医学〕，共線図表 (計算公式に表されたすべての変数を方眼紙に配列し一群の変数から他群の変数を直続するために用いる図表)，= nomograph.
nom·o·graph [náməgræf] ノモグラフ，計算図表，= nomogram.
nomographic chart 共線図表，= alignment chart.
no·mog·ra·phy [noumágrəfi] 計算図表学.
nomothetic analysis 法則定立的解析.
no·mo·top·ic [nòumətápik] 正所〔性〕の，常位の.
  n. beat 正所性拍動〔医学〕.
non- [nɑn] 否定を表す接頭語.
non-A non-B hepatitis virus 非A非B型肝炎ウイルス.
no·na [nóunə] ノーナ〔病〕(1889～1890年，南ヨーロッパ諸国に流行した嗜眠性脳炎).
nonabsorbable ligature 非吸収結紮糸.
nonabsorbable surgical suture 非吸収性外科用縫合糸.
non·ac·cess [nɑnǽkses] 同衾不能 (法医学では性交の機会がないことをいう).
nonaccomodative esotropia 非調節性内斜視.
no·nac·o·sane [nɑnǽkəsein] ノナコサン $C_{29}H_{60}$ (植物性ろう(蝋)から抽出される脂肪族炭化水素).
no·nac·o·syl [nɑnǽkəsil] ノナコシル基 ($CH_3(CH_2)_{27}CH_2$-).
nonacoustic labyrinth 非聴覚性迷路，= statokinetic labyrinth.
nonactivated lymphocyte 非活性化リンパ球.
no·nad·e·cane [nɑnǽdikein] ノナデカン $CH_3(CH_2)_{17}CH_3$.
no·nad·e·cyl [nɑnǽdisil] ノナデシル基 ($CH_3(CH_2)_{17}C_2$-).
no·na·de·cyl·ic ac·id [nànædisílik ǽsid] ノナデシル酸 $CH_3(CH_2)_{17}COOH$.
non·ad·he·rent [nànædhí:rənt] 非癒着性の.
  n. lymphocyte 非接着性リンパ球.
non·ad·i·a·bat·ic [nànædiəbǽtik] 非断熱の.
nonadrenergic inhibitory fiber 非アドレナリン作動性抑制線維〔医学〕.
nonadrenergic noncholinergic nervous system 非アドレナリン作動性非コリン作動性神経系.
nonadrenergic, noncholinergic neuron (**NANC neuron**) 非アドレナリン性非コリン性ニューロン，非アドレナリン性非コリン性神経細胞.
non-A-E hepatitis 非A-E型肝炎.
nonalcoholic chronic pancreatitis 非アルコール性慢性膵炎〔医学〕.
nonalcoholic fatty liver disease (**NAFLD**) 非アルコール性脂肪肝疾患.
nonalcoholic steatohepatitis (**NASH**) 非アルコール性脂肪性肝炎 (アルコール非摂取者で肥満，糖尿病などの因子により発症すると考えられる疾患概念. 組織所見はアルコール性肝障害に類似する).
non·al·ka·loid [nɑnǽlkəlɔid] 非アルカロイド〔医学〕.
non·al·ler·gen·ic [nànələ:ʤénik] 非アレルギー性の〔医学〕.
nonallergic rhinitis with eosinophilia (**NARE**) 好酸球増多性鼻炎.
nonallergic urticaria 非アレルギー性じんま疹〔医学〕.
non-Alzheimer degenerative dementias 非アルツハイマー型変性痴呆.
non·a·mer [nánəmər] ノナマー〔医学〕.
no·nan [nóunən] ①9日目発作の (8日の間隔をおいて). ②九日熱. [形] nonary.
  n. malaria 九日熱マラリア.
nonanatomic teeth 非解剖学的人工歯.
no·nane [nóunein] ノナン $CH_3(CH_2)_7CH_3$.
no·nane·di·oyl [nòuneindáiɔil] ノナンジオイル基 ($-CO(CH_2)_7CO-$).
non·a·noyl [nánənɔil] ノナノイル基 ($CH_3(CH_2)_7CO-$)，= pelargonyl.
non·an·ti·gen·ic [nànæntiʤénik] 非抗原性の.
non·a·pep·tide [nànəpéptaid] ノナペプチド (アミノ酸9分子からなるペプチド化合物).
non·a·que·ous [nɑnéikwi:əs] 非水溶性の (溶媒が水以外の物質であるときにいう).
  n. polymerization 非水系重合〔医学〕，非水溶性重合.
  n. solvent 非水溶媒〔医学〕.
  n. suspension 非水性懸濁液〔医学〕.
non-arcon articulator ノン・アルコン咬合器.
no·na·sac·cha·ride [nànəsǽkəraid] 九糖類.
nonatopic asthma 非アトピー性喘息〔医学〕.
nonattendance at school 不登校.
non-B non-C hepatitis virus 非B非C型肝炎ウイルス.
nonbacterial meningitis 非細菌性髄膜炎〔医学〕.
nonbacterial thrombotic endocarditis 非細菌性血栓性心内膜炎.
nonbarbiturate sedative 非バルビツール酸系鎮静薬 (非マロニル尿素系鎮静薬).
non·bar·bi·tu·ra·tes [nànbà:rbítjureits] 非バルビツール酸系睡眠薬.
non·ben·ze·noid [nɑnbénzənɔid] 非ベンゼノイド〔医学〕.
nonbonding orbital 非結合〔性〕軌道〔関数〕〔医学〕.
nonbreathing test 無呼吸テスト (脳死判定法の一つ).
nonbullous congenital ichthyosiform erythroderma 非水疱性先天性魚鱗癬様紅皮症.
noncalcified pancreatitis 非石灰化膵炎〔医学〕.
noncarbonate buffer system 非重炭酸塩緩衝系〔医学〕.
noncardiac pulmonary edema 非心原性肺水腫.
noncariogenic bacteria 非う蝕〔原性〕菌.
noncatalytic polymerization 無触媒重合〔医学〕.
noncatalyzed solution polymerization 無触媒溶液重合〔医学〕.
non·cau·sal [nɑnkǽʒuəl] 原因不明の，関連のない，因果関係のない.
noncellular animal 非細胞的動物 (単細胞動物の

こと).
non·cen·tral [nansέntrəl] 無〔中〕心性の，非心〔性〕の.
n. conics 無心二次曲線.
non·cha·lance [nànʃəlá:ns] 不関性，無頓着，無関心 [医学]，無感情 [医学].
nonchromaffin paraganglia 非クロム親和性傍神経節(パラガングリオン).
nonchromaffin paraganglioma 非クロム親和性傍神経節腫 [医学].
non·chro·mo·gens [nankróuməʤənz] 非〔光〕発色菌.
nonciliated cell 無線毛細胞.
nonclassifiable interstitial pneumonia 分類未定間質性肺炎 [医学].
non-coding region ノンコーディング領域，非コード領域(遺伝子 DNA の上でタンパク質のアミノ酸配列を支配していない領域).
non-coding RNA (ncRNA) ノンコーディング RNA，非コーディング RNA (タンパク質をコードしていない RNA)，= non-protein-coding RNA, non-translatable RNA.
non·com·bus·ti·ble [nànkəmbʌ́stibl] 不燃性の.
noncommitted mode ノンコミッテドモード[医学].
non-commnicable diseases (NCDs) 非感染性疾患(生活習慣が関与するとされる疾患(脳卒中，癌，糖尿病，心疾患，高血圧などいわゆる生活習慣病)の総称)，= life style related diseases.
noncommunicating hydrocephalus 非交通性水頭症 [医学].
noncompetitive agent 非競合薬 [医学].
noncompetitive antagonism 非競合的拮抗 [医学] (一方の薬物が他方の薬物の作用を抑えてしまう非可逆的な拮抗作用).
noncompetitive enzyme immunoassay 非競合性酵素免疫測定法.
noncompetitive inhibition 非競合阻害，非競合抑制.
noncomplementary role 非相補的役割.
non·com·pli·ance [nànkəmpláiəns] 〔服薬〕不履行，不従順，不承諾，ノンコンプライアンス(服薬非遵守)，〔指示〕不履行 [医学].
non·com·pos men·tis [nankámpəs méntis] 精神異常.
nonconcomitant strabismus 非共同斜視.
noncondensing gas 不凝縮性ガス [医学].
non·con·duc·tor [nànkəndʌ́ktər] 不導体，不良導体 [医学]，絶縁体(電気または熱の).
nonconjugative plasmid 非接合性プラスミド，非伝達性プラスミド.
nonconsonating bubbling rale 無響性ラ音[医学].
non·con·strained [nànkənstréind] 非拘束性の.
n. knee prosthesis 非拘束式人工膝関節.
n. prosthesis 非拘束式人工関節.
noncontained disk herniation 非包含椎間板ヘルニア.
non·con·trib·u·to·ry (NC) [nànkəntríbjutəri] 特記すべきことなし.
nonconvulsive eclampsia 無痙攣子癇 [医学].
non-convulsive status epilepticus (NCSE) 非痙攣性てんかん重積状態.
noncoronary cusp [TA] 後半月弁*，= valvula non coronaria [L/TA].
noncrime corpes 非犯罪死体.
noncross linked fibrin 非架橋フィブリン [医学].
non·cross·o·ver [nankrɔ́:souvər] 非乗換え型 [医学].
non·crys·tal [nankrístəl] 非晶系の [医学].
noncurative operation 非治癒手術 [医学].
non-cycle-specific agent 細胞周期非特異的物質.
nondeciduous placenta 非脱落膜性胎盤.
nondecremental conduction 不減衰伝導 [医学] (神経線維の直径その他の条件が一定である場合，興奮の大きさおよび伝導速度は一定で伝わる).
nondepolarizing agent 非脱分極性薬 [医学].
nondepolarizing block 非脱分極〔性〕遮断，非脱分極性ブロック.
nondepolarizing blocker 非脱分極〔性〕遮断薬 [医学].
nondepolarizing muscle relaxant 非脱分極性筋弛緩薬(脱分極による筋弛緩ではなく，競合的遮断作用による筋弛緩薬. 塩化ツボクラリン，臭化パンクロニウムなどがある).
non·des·truc·tive [nàndistrʌ́ktiv] 非破壊性の.
n. test 非破壊性試験 [医学].
nondiabetic melituria 非糖尿病性糖尿.
nondiabetic nephropathy (NDN) 非糖尿病性腎症.
non-dialysis(ND) kidney disease 保存期慢性腎臓病.
nondiffuse coupler 不拡散発色剤 [医学].
non·dif·fu·si·ble [nàndifjú:zibl] 非拡散性の.
n. coupler 不拡散発色剤(写真の).
nondirective therapy 無指示療法 [医学].
non·dis·junc·tion [nàndisʤʌ́ŋkʃən] 〔染色体〕不分離現象，性染色体不分離，不分離 [医学] (減数分裂に当たって2個の X 染色体が分離せずに両方とも一方の娘細胞に運ばれ，他方にはいかないこと).
non·dis·pens·a·ble [nàndispénsəbl] 調剤不可 [医学].
non·di·ver·gent [nàndivə́:ʤənt] わきだしのない，逸脱しない.
nondomestic animal 非家畜化動物 [医学].
nondrug prescription 非薬剤処方 [医学].
nondrying oil 不乾性油 [医学].
non·elec·tro·lyte [nàniléktrəlait] 非電解質 [医学].
non·e·li·ci·ted smile [nànilísitid smáil] 生得的微笑 [医学].
nonessential amino acid 非必須アミノ酸.
nonesterified fatty acid 遊離脂肪酸.
nonexanthematous tick fever コロラドダニ熱，= Colorado tick fever.
nonexchangeable sodium 非交換性ナトリウム [医学].
nonexcisional hemorrhoidectomy 非切除的痔核療法 [医学].
nonexperimental study 非実験的研究 [医学].
non·ex·plo·sive [nàniksplóusiv] 非爆発性の.
nonfainting type 非失神型 [医学]，神経変調型.
non·fat [nanfǽt] 脱脂.
n. milk 脱脂乳.
nonfermentable substance 非発酵性物質 [医学].
nonfermenting bacteria 非発酵菌 [医学].
nonfilament polymorphonuclear leukocyte 非線条多形核球.
nonfilamented neutrophil 無糸好中球 [医学] (核の分葉が起こっていないもの).
non·flam·ma·bi·li·ty [nanflæ̀məbíliti] 非引火性 [医学]，非燃焼性.
nonfluent aphasia 非流暢性失語〔症〕.
nonfunctioning adrenal tumor 非機能性副腎腫瘍 [医学].
nonfunctioning endocrine tumor 非機能性膵内分泌腫瘍 [医学].
nonfunctioning kidney 無機能腎 [医学].
nonfunctioning nodule 無機能結節 [医学].

N

nonfunctioning pituitary adenoma 非機能性下垂体腺腫〔医学〕.
nonfunctioning tumor 無機能性腫瘍〔医学〕.
nongenetic reactivation 非遺伝的回復〔医学〕.
nongestational choriocarcinoma 非妊娠性絨毛癌.
nongestational urethritis 非淋菌性尿道炎.
nonglandular stomach 無腺胃〔医学〕.
nongonococcal urethritis 非淋菌性尿道炎〔医学〕.
nongranular leukocyte 非顆粒性白血球(顆粒球以外の白血球の総称).
non·heme [nánhi:m] 非ヘムの〔医学〕.
  n. iron 非ヘム鉄〔医学〕.
  n. iron protein 非ヘム鉄タンパク.
nonhemolytic blood transfusion reaction 非溶血性輸血反応(輸血反応の一つで，溶血を伴わない反応．発熱，皮疹などの軽いものからアナフィラキシー反応のような重い症状まで認められる).
nonhereditary chorea 非遺伝性舞踏病.
nonheritable variation 非遺伝的変異(環境変異や獲得形質などのような遺伝しない突然変異).
nonhinged constrained prosthesis 非蝶番型拘束式人工関節.
nonhistone chromosomal protein 非ヒストン性染色体タンパク質.
non-Hodgkin B-cell lymphoma 非ホジキン性Bリンパ腫.
non-Hodgkin disease 非ホジキン病〔医学〕.
non-Hodgkin lymphoma (**NHL**) 非ホジキンリンパ腫．↔ Hodgkin lymphoma.
non·ho·mo·ge·ne·i·ty [nanhòumouʤəní:iti] 不均質性，不均一性〔医学〕.
nonhomologous chromosomes 非相同染色体.
nonhomologous pairing 非相同対合.
non 24-hour sleep-wake syndrome (**Non-24**) 非24時間睡眠・覚醒症候群(生体リズムの機能不全による概日リズム睡眠障害である．睡眠相が毎日一定時間ずれ，周期的な昼夜逆転が起こる).
nonhuman primate ヒト(人間)以外の霊長類.
Nonidez chlo·ral hy·drate meth·od [nánidiz kló:rəl háidreit méθəd] ノニデス抱水クロラル法(神経組織の染色法で，1〜3日間抱水クロラル25，50%，アルコール100との液で固定した後，ピロガロール2.5〜3.0g，ホルマリン8mLと水100mLとの液で還元する方法).
Noniewicz meth·od [nániəwiʧ méθəd] ノニエウィチ法(Leffler メチレンブルー液で2〜4分間染色し，水洗後0.5%酢酸液75容にトロペオリンの0.5%水溶液25容を加えたもので脱色する).
nonifiltrating carcinoma 非浸潤癌.
no·ni·grav·i·da [nànigrǽvidə] 9回経妊婦.
non·im·mune [nànimjú:n] 非免疫性の.
  n. animal 非免疫動物〔医学〕.
  n. fetal hydrops 非免疫性胎児水腫.
  n. hydrops fetalis (**NHF**) 非免疫性胎児水腫〔医学〕.
  n. serum 非免疫血清.
non·in·bred [nàninbréd] ①非近交系〔医学〕. ②非近交動物(集団内の近交係数が急激に上昇することを防ぐためにアウトブリーディングによって維持，繁殖されている集団および動物)，= outbred.
noninclusion virus 封入体非形成〔性〕ウイルス.
noninfecting chancre 非伝染性下疳，= simple chancre, soft chancre.
non·in·fec·tious [nàninfékʃəs] 非感染性の.
noninfective endocarditis 非感染性心内膜炎〔医学〕.
noninfiltrating lobular carcinoma 非浸潤性小葉癌.
non·in·flam·ma·ble [nàninflǽməbl] 非炎症性の〔医学〕.
noninflammatory edema 非炎症性浮腫，= edema frigidum.
noninsulin-dependent diabetes mellitus (**NIDDM**) インスリン非依存型糖尿病(膵B細胞のインスリン分泌能は低下しているが，廃絶には至らず，治療上必ずしもインスリンを必要としない)，= type 2 diabetes mellitus, maturity-onset type diabetes mellitus.
non·in·va·sive [nàninvéisiv] 非観血〔的〕の，無血の，非侵襲性の.
  n. measurements 無侵襲計測.
  n. monitoring 非観血的モニター.
  n. positive pressure ventilation (**NIPPV**) 非侵襲型陽圧換気〔法〕(鼻マスクやフェイスマスクなどを用い，気管内挿管や気管切開をせずに陽圧換気を行う方法).
  n. temporary pacemaker (**NTP**) 非観血的体外式ペースメーカ.
  n. test 非侵襲的検査.
non·in·va·sive·ness [nàninvéisivnis] 非侵襲性〔医学〕.
non·i·on [nániən] 九元数.
  n. form 九元数の形.
non·i·on·ic [nànaiánik] 非イオン化の，イオン化しない，解離しない，= nondissociable.
  n. agent 非イオン〔性〕薬〔物〕〔医学〕.
  n. contrast agent 非イオン性造影剤，= low osmolar contrast agent.
  n. diffusion 非イオン拡散〔医学〕.
  n. surface active agent 非イオン界面活性剤.
nonionizing radiation 非イオン化性放射線，非電離性放射線.
no·nip·a·ra [nanípərə] 9回経産婦.
non-islet cell tumor hypoglycemia (**NICTH**) 膵外腫瘍低血糖(インスリノーマ以外の膵外腫瘍に伴う低血糖).
Nonius, Petrus [nóuniəs] ノニウス(1492-1577，ポルトガルの数学者．副尺を発明したといわれ，ノニウス nonius と呼ぶことがある).
nonketotic hyperglycemic coma 非ケトン性高血糖性昏睡(糖尿病性昏睡の亜型で，高浸透圧性非ケトン性糖尿病昏睡 hyperosmolar nonketotic diabetic coma ともいう).
nonketotic hyperglycinemia 非ケトン性高グリシン血症〔医学〕.
nonketotic hyperosmolar diabetic coma 非ケトン性高浸透圧性糖尿病昏睡.
nonlabeled immunoassay 非標識免疫測定法.
nonlamellar bone 無層板骨(中心にハバース管をもたない線維骨(束状骨)).
nonleukemic myelosis 非白血病性骨髄症〔医学〕，= aleukemic myelosis.
nonlinear compartmental system 非線形コンパートメント系〔医学〕.
nonlinear kinetics 非線形的動態，零次速度動態，非直線的動態〔医学〕.
nonlinear molecule 非直線〔状〕分子〔医学〕.
nonlinear regression analysis 非線形回帰分析〔法〕.
non·lin·e·ar·i·ty [nanlàiniǽriti] 非線形〔性〕〔医学〕，非線形〔度〕，非直線性.
  n. correction 非直線性補正〔医学〕.
nonlocalized adsorption 非局在〔性〕吸着〔医学〕.
nonluminous flame 不輝炎〔医学〕.
nonmammalian embryo 非哺乳類の胚〔医学〕.
nonmedical arthropod 非医学的節足動物〔医学〕.

nonmedical hospitalization 社会的入院〔医学〕.
non·med·u·llat·ed [nanmédjuleitid] 無髄〔の〕〔医学〕.
 n. fiber 無髄線維.
 n. nerve 無髄神経(ミエリン鞘のない神経).
 n. nerve fiber 無髄神経線維(髄鞘をもたない神経線維で,自律神経線維に多く包まれている), = Remak fiber.
 n. spike 非髄質性スパイク〔医学〕.
nonmendelian inheritance 非メンデル〔性〕遺伝〔医学〕.
non·met·al [nanmétəl] 非金属〔医学〕(金属に共通する性質を持たない物質).
non·mo·tile [nanmóutil] 非運動性の〔医学〕.
 n. cilia 不動毛〔医学〕.
 n. leukocyte 非運動性白血球.
non·my·e·li·na·ted [nanmáiəlineitid] 無髄の, = unmyelinated.
nonnarcotic analgesic 非麻薬性鎮痛薬〔医学〕.
nonnarcotic analgesic agent 下熱〔性〕鎮痛薬〔医学〕.
Nonne, Max [nánnə] ノンネ(1861-1959, ドイツの医師. 1891年遺伝性栄養性浮腫 hereditary trophedema を記載したが,これは現在ではミルロイ病またはメージ病として知られている).
 N.-Apelt reaction ノンネ・アペルト反応(硫酸アンモニウム飽和液を煮沸し,数日間室温に放置して濾過したものを試薬とし,被検液0.3mLと等量混合すると,1〜24時間後混濁を生ずれば,タンパク質の増加を示す).
 N.-Froin syndrome ノンネ・フロアン症候群, = Froin syndrome.
 N.-Marie disease ノンネ・マリー病(優性遺伝をする小脳疾患で,小脳性運動失調,ロンベルグ現象,構音障害,脳神経障害,知能障害,視神経萎縮を伴う), = cerebellar heredoataxia.
 N.-Milroy-Meige syndrome ノンネ・ミルロイ・メージュ症候群, = Milroy disease.
 N. syndrome ノンネ症候群(小脳の形成不全に基づく,協調運動障害,測定障害,平衡障害,言語障害の症候群), = cerebellar agenesis syndrome.
 N. test ノンネ試験(髄液グロブリン検出法), = Ross-Jones test.
non·ne·o·plas·tic [nannì:əplǽstik] 非新生物の〔医学〕.
 n. lesion 非新生物性病変〔医学〕.
 n. naevus 非腫瘍母斑〔医学〕.
nonneurogenic neurogenic bladder 非神経性神経因性膀胱.
nonnewtonian flow 非ニュートン流動〔医学〕.
nonnucleated area 無核部(血管内皮細胞あるいは肺胞上皮細胞などの扁平な細胞において切片上で核のない部位).
nonnucleated plaque 無核板〔医学〕.
nonnystagmic spontaenous abnormal eye movement 非眼振性特発性異常眼球運動〔医学〕.
nonobese diabetic mouse 非肥満性糖尿病マウス(ヒト1型糖尿病のモデル動物).
nonobstructive atelectasis 非閉塞性無気肺, = adhesive atelectasis.
nonobstructive hypertrophic cardiomyopathy 非閉塞性肥大型心筋症〔医学〕.
nonobstructive jaundice 非閉塞性黄疸.
nonobstructive type megaloureter 非閉塞型巨大尿管〔症〕〔医学〕.
nonoccluded virus 非閉塞ウイルス.
non·oc·clu·sion [nànəklú:ʒən] 開咬〔医学〕.
nonocclusive intestinal infarction 血管非閉塞性梗塞〔医学〕.
nonocclusive mesenteric infarction (**NOMI**) 非閉塞性腸間膜梗塞.
nonocclusive mesenteric vascular insufficiency 非閉塞性腸間膜血行不全.
nonoccupational illness 非職業性疾患〔医学〕.
nonodontogenic cyst 非歯原性嚢胞.
nonofficial drug 局方外医薬品〔医学〕.
nonofficial remedies 局方外治療薬.
no·no·ic ac·id [nanóuik ǽsid] (ペラルゴン酸), = pelargonic acid.
nonoliguric acute renal failure 非乏尿性急性腎不全〔医学〕.
non·o·paque [nànoupéik] 透明な(X放射線像についていう).
non·op·er·a·tive [nanápərətiv] 非手術的の,非観血〔的〕の,無血の,非侵襲的の.
nonorganic hearing loss 非器質性難聴〔医学〕(心因性難・詐聴などを総称する), = functional hearing loss.
non·ose [nánous] 九炭糖 $C_9H_{18}O_9$ (炭素9個を含有する糖).
nonossifying fibroma 非骨化〔性〕線維腫〔医学〕.
nonovulation bleeding 無排卵性出血〔医学〕.
nonovulational menstruation 無排卵性月経〔医学〕.
nonpacemaking region 非歩調形成領域.
nonpalpable testis 非触知精巣(睾丸)〔医学〕.
non·par·a·met·ric [nànpærəmétrik] 母数によらない,ノンパラメトリック(統計手法上の手続きの一つ), = parameter-free.
nonparasitic chyluria 非寄生性乳び尿(偽乳び尿).
nonparasitic sycosis 非真菌性毛瘡(特発性毛瘡), = idiopathic sycosis.
nonparental type 非両親型〔医学〕.
non·par·ous [nanpǽrəs] 未経産婦, = nulliparous.
nonparoxysmal tachycardia 非発作性頻泊.
non·path·o·gen [nanpǽθəʤən] 非病原体〔医学〕.
non·path·o·gen·ic [nanpæ̀θəʤénik] 非病原〔性〕〔医学〕.
 n. ameba 非病原性アメーバ, = nonpathogenic amoeba.
nonpenetrating blunt injury of heart 非穿通性心臓損傷〔医学〕.
nonpenetrating injury 非穿通傷〔医学〕,閉鎖性損傷(打撲,振盪,挫創など,開放創を伴わない損傷(外傷)), = nonpenetrating wound. ↔ penetrating injury.
nonpenetrating wound 非穿通傷,閉鎖性損傷, = nonpenetrating injury.
non·pe·ri·od·ic [nànperiádik] 非周期性.
 n. acceleration 非周期〔性〕一過性頻脈.
 n. form 無周期型.
nonpermissive cell 非許容細胞〔医学〕.
nonpermissive temperature 非許容温度〔医学〕.
non·pho·to·chro·mo·gen·ic [nànfoutəkròuməʤénik] 非光発色性の.
non·pho·to·chro·mo·gen(s) [nànfoutəkróuməʤən(z)] 非光発色菌.
nonphotosynthetic bacteria 非光合成細菌.
nonpitting edema 非圧痕性浮腫(押しても圧痕を残さない皮下組織の浮腫).
nonplanar structure 非平面構造〔医学〕.
non·plas·tic [nanplǽstik] 非塑性の.
 n. material 非塑(そ)性物質〔医学〕.
non·po·lar [nanpóulər] 無極の,非極性の.
 n. bond 無極性結合〔医学〕.
 n. compound 非極性化合物(溶液中でイオン化す

N

るもの).
n. solvent 無極性溶媒(双極子モーメントを持たない分子からなる溶媒).
non·po·lar·iz·a·ble [nanpòulərάizəbl] 不分極性の.
n. electrode 不分極電極 [医学].
nonpolarizing electrode 不分極電極.
non·po·rous [nanpɔ́:rəs] 無孔の.
nonprecipitating antibody 非沈降抗体 [医学].
nonpregnant uterus 非妊〔娠〕子宮 [医学].
nonprescription drug 一般用医薬品, 非処方せん(箋)薬 [医学].
nonproprietary name 一般名, 非固有名, 非独占名.
non·pro·tein [nanpróuti:n] 非タンパク性の.
n. nitrogen (NPN) ① 非タンパク質性窒素. ② 残余窒素(体液中の窒素で, タングステンナトリウムおよびほかの窒素沈殿剤で沈殿しないもの), = residual nitrogen.
n. respiratory quotient (NPRQ) 非タンパク質性呼吸商 [医学](排泄された炭酸ガスと吸入した酸素との比で, 尿素排泄量から求められるタンパク質代謝に利用された量を差し引いたもの).
non–protein–coding RNA (npcRNA) 非翻訳RNA, = non-coding RNA.
nonpsychotic organic brain syndrome 非精神病性器質的脳症候群 [医学].
nonpurulent mastitis 非化膿性乳腺炎 [医学].
non·py·o·gen·ic [nànpaiəʤénik] 非化膿性の.
non–Q infarction 非Q心筋梗塞.
non Q–wave myocardial infarction 非Q波心筋梗塞(非貫壁性のためQ波をつくらない心筋梗塞, 心内膜下に散在性に生じ, 繰り返すことが多い). → subendocardial infarction.
non·ra·di·a·ble [nanréidiəbl] 光線不透過の.
nonradical excision 非根治切除 [医学].
nonradical operation 非根治手術 [医学].
non·ra·di·o·active [nanrèidiouǽktiv] 非放射性の.
n. probe 非放射性プローブ.
nonrapid eye movement (NREM) 非REM眼球運動.
non·read·ing [nanrí:diŋ] 読書障害 [医学].
non·re·a·gin·ic [nànri:əʤínik] 非レアギン性の(アレルギーについていう).
non–reassuring fetal status (NRFS) 胎児機能不全(胎児に正常でない所見が認められた場合をいう. 退治仮死, 胎児ジストレスの用語は用いない), = fetal distress.
non·re·breath·ing [nanribrí:ðiŋ] 非再呼吸 [医学].
n. anesthesia 非再呼吸麻酔〔法〕.
n. method 非再呼吸法 [医学].
n. valve 非再呼吸弁 [医学], 再呼吸防止弁.
nonreciprocal recombination 非相互組換え.
non·re·cur·rent par·ent [nànrikʌ́rənt péərənt] 一回親(生殖能力のない子を生む親).
nonreducing sugar 非還元糖 [医学].
non·re·dun·dant pin·hole ar·ray (NRPH) [nànridʌ́ndənt pínhoul əréi] 少数小孔配列.
non·re·flow phe·nom·e·non [nànriflóu finάminən] 有効血流非再開現象(冠動脈の閉塞を開放しても末梢に有効な血流が得られない現象. 毛細血管異常, 心筋細胞の腫脹などが考えられる).
non·re·frac·tive [nànrifrǽktiv] 非屈折性の(光線についていう).
n. accomodative esotropia 非屈折性調節性内斜視.
nonregulated practice system 自由開業制 [医学].
non–REM sleep ノンレム睡眠, = NREM sleep.
nonrepetitive sequence 非反復〔塩基〕配列(高等生物DNAのうち反復配列DNA以外をいう), = unique sequence.
non·re·sec·ta·ble [nànriséktəbl] 切除不能の.
nonrespiratory acidosis 非呼吸性アシドーシス [医学].
non·re·spond·er [nànrispάndər] 無反応者 [医学], 不応答系動物(ある抗原に対して特異的免疫応答を起こすことのできない遺伝的な形質をもつ動物).
non·res·ponse [nànrispάns] 無反応 [医学], 無回答.
non·res·traint [nànristréint] 無束縛法(精神病患者の治療に何らの束縛を課さないこと).
nonrheumatic aortic valve disorders 非リウマチ性大動脈弁障害 [医学].
nonrheumatic mitral valve insufficiency 非リウマチ性僧帽弁閉鎖不全〔症〕 [医学].
nonrheumatic tricuspid valve insufficiency 非リウマチ性三尖弁閉鎖不全〔症〕 [医学].
nonrigid connector 緩圧型連結装置.
non·ro·ta·tion [nànroutéiʃən] 無回転.
n. of intestine 腸管無回転症 [医学], 腸の無回転.
n. of kidney 腎臓の無回転.
non·sac·char·o·lyt·ic [nansæ̀kərəlítik] 糖非分解性の.
non·screen·film [nanskrí:nfilm] ノンスクリーン・フィルム [医学].
nonseasonal hay fever 通年性枯草熱, = perennial hay fever.
nonsecretion of semen 射精不能〔症〕 [医学], 無射精 [医学].
non·se·cre·tor [nànsikrí:tər] 非分泌型, 非分泌者 [医学](唾液や精液などに ABO 血液型の抗原のない者).
nonsecretory myeloma 非分泌性骨髄腫.
nonsegmental perfusion defect 非区域性潅流欠損(肺スキャン用語).
nonselective proteinuria 非選択性タンパク尿.
non·self [nánself] 非自己(免疫系が自己と認識していない生体内外の物質をいう), 異物.
n. antigen 非自己抗原 [医学].
nonsense codon ナンセンスコドン(遺伝暗号子のうちで20種のアミノ酸のどれをも指定しないもの).
nonsense mutant ナンセンス〔突然〕変異株(遺伝子のナンセンス突然変異によって, ある表現型を欠失した細胞種).
nonsense mutation ナンセンス〔突然〕変異(特定のアミノ酸に対応する正常なコドンが, 3つの終止コドン(UAA, UAG, UGA)のうちの一つに変えられる, あるいはその逆の突然変異).
nonsense suppressor ナンセンスサプレッサー [医学].
nonsense syndrome ナンセンス症候群, = Ganser syndrome.
non·sep·tate [nanséptei t] 無〔中〕隔性の.
n. hypha 無隔菌糸 [医学].
n. hyphae 無隔菌糸(隔膜をもたないで, 原形質が自在に合流するもの), = coenocyte.
non·sex·u·al [nansékʃuəl] 無性の, = asexual.
non–shivering thermogenesis 非ふるえ熱産生 [医学](体温維持に必要な機能).
nonsister chromatid 非姉妹染色分体 [医学], = nonsister strand.
nonsister strand 非姉妹染色分体, = nonsister chromatid.
non–Sjögren syndrome (non–SS) 非シェーグレン症候群(シェーグレン症候群以外で涙液減少型ドライアイの原因となる疾患群をいう).
nonsmall cell carcinoma 非小細胞性癌 [医学].
nonsmall cell lung cancer (NSCLC) 非小細胞肺癌.

non·smok·er ［nɑnsmóukər］ 非喫煙者［医学］.
nonsoap grease 非石ケン基グリース.
non·sol·vent ［nɑnsálvənt］ 非溶剤.
non·spe·cif·ic ［nànspesífik］ 非特異性の.
n. airway hyperresponsiveness 非特異的気道過敏性.
n. building-related illnesses 非特異性建物関連疾病.
n. cancer immunotherapy 非特異的な腫瘍の免疫療法（種々のアジュバント投与により免疫機能を高める治療法）.
n. cholinesterase 非特異的コリンエステラーゼ.
n. defense mechanism 非特異的防御機構.
n. fluorescence 非特異蛍光［医学］.
n. immunity 非特異免疫（抗体産生や抗原反応性のリンパ球を介さない免疫）.
n. inflammation 非特異性炎.
n. inhibitor 非特異的阻害剤［医学］.
n. interstitial pneumonia (NSIP) 非特異的間質性肺炎.
n. mesenteric lymphadenitis 非特異性腸間膜リンパ節炎［医学］.
n. multiple ulcers of small intestine 非特異性多発性小腸潰瘍症［医学］.
n. projection system 非特異投射系［医学］.
n. protein 非特異タンパク質.
n. reaction 非特異反応［医学］.
n. reactive hepatitis 非特異的反応性肝炎［医学］.
n. retroperioneal fibrosis 非特異性後腹膜線維症［医学］.
n. therapy 非特異療法［医学］.
n. thyroiditis 非特異的甲状腺炎, = lymphadenoid thyroiditis.
n. tuberculin reaction 非特異性ツベルクリン反応［医学］.
n. urethritis 非特異性尿道炎［医学］（淋疾性でないもの）.
nonsteroidal abortifacient agent 非ステロイド性堕胎薬.
nonsteroidal antiinflammatory drugs (NSAIDs) 非ステロイド性抗炎症薬（エヌセイドとも呼称される）.
nonstochastic effect 非確率的影響（放射線の）.
nonstochastic quantity 非統計的量［医学］.
non·stoi·chi·o·met·ric ［nɑnstɔ̀ikiəmétrik］ 非化学量論的の.
n. composition 正規から外れた組成.
n. compound 不定比化合物［医学］.
nonstreptococcal glomerulonephritis 非連鎖球菌性糸球体腎炎［医学］.
nonstress test (NST) ノンストレステスト（代表的な分娩前胎児心拍数モニタリングの方法で，子宮収縮による負荷がない状態で胎児が示す心拍数パターンを手掛かりに胎児の状態を評価する）.
nonstriated muscle 平滑筋.
nonstructural viral protein 非構造ウイルスタンパク質.
nonsuppressible insulin-like activity-P 非抑制〔性〕インスリン様作用物質 -P［医学］.
nonsuppressible insulin-like activity protein 非抑制〔性〕インスリン様タンパク.
nonsuppressible insulin-like activity substance (NSILA) 非抑制〔性〕インスリン様作用物質［医学］.
non·sup·pu·ra·tive ［nɑnsʌ́pjurətiv］ 非化膿性の（外科切創についていう）.
non·sur·gi·cal ［nɑnsə́:ʤikəl］ 非外科的の［医学］, 非外科的な（非観血的な）.
non-susceptible host 非感受性宿主, 非好適宿主.
nonterminal sedation 非終末期鎮静（セデーションの分類の一つで，週単位から月単位の意識の低下を図る）.
non·throm·bo·cy·to·pe·nic ［nɑnθràmbəsàitəpí:nik］ 血小板非減少性の.
n. purpura 血小板非減少性紫斑〔病〕［医学］.
nonthyroidal illness 非甲状腺疾患［医学］.
nontissuespecific antigen 非組織特異抗原［医学］.
non·tox·ic ［nɑntáksik］ 非毒性の.
n. goiter 非中毒性甲状腺腫［医学］.
n. nodule 非中毒性結節［医学］（甲状腺結節の）.
nontranscriptional region 非転写領域（遺伝子 DNA の上で転写 transcribe されない領域）.
nontransmural infarction 非貫壁性梗塞［医学］（貫壁性でなく，心内膜下ときに心筋内に生ずる筋梗塞．心電図上 Q 波を伴わない non Q-wave infarction）. → subendocardial infarction.
nontransmural myocardial infarction (NTMI) 非貫壁性心筋梗塞（梗塞が心筋全層にまで及ばないもの．壊死が心内膜下筋層に限局している心内膜下梗塞がほとんどである）.
nontraumatic perforation of intestine 非外傷性腸管破裂［医学］.
non·trop·i·cal ［nɑntrápikəl］ 非熱帯性の.
n. sprue 非熱帯性スプルー（成人にみられる脂肪便症）.
nontuberculous mycobacteria (NTM) 非結核性抗酸菌（培養可能な抗酸菌のうち，結核菌群 4 菌種以外のものを指す）, = atypical mycobacteria.
nontuberculous mycobacteriosis (NTM) 非結核性（非定型）抗酸菌症［医学］（結核菌群，らい菌群以外の抗酸菌による感染症）, = atypical mycobacteriosis.
non·typ·a·ble ［nɑntáipəbl］ 型別不能の.
nontypeable *Haemophilus influenzae* 分類不能型インフルエンザ菌.
nonulcer dyspepsia (NUD) ノンアルサーディスペプシア（器質的疾患がないのに上腹部に慢性的な症状を訴える病態を示すもので，NUD と略称されることが多い．非潰瘍性消化不良ともいう）.
nonuniform surface 不均一表面［医学］.
nonuniformity correction 不均一性補正［医学］.
non·un·ion ［nɑnjú:niən］ 骨癒合不全，偽関節（骨折において骨折端の癒合が起こらないこと）.
non·us ［nánəs］ 第 9 脳神経（舌咽神経）.
non·vac·ci·nat·ed ［nɑnvǽksineitid］ 非接種の［医学］.
non·va·lent ［nɑnvéilənt］ 無価の（ほかの物質と化合しない元素についていう）.
nonvalvular atrial fibrillation (NVAF) 非弁膜症性心房細動.
non·var·i·ant ［nɑnvέəriənt］ 不変の.
nonvenereal bubo 非性病性横痃, = climatic bubo.
nonvenereal sclerosing lymphangitis of penis 陰茎非性病性硬化性リンパ管炎.
nonvenereal syphilis 非性病性梅毒［医学］（*Treponema pallidum* の亜腫 *endemicum* による疾患）.
nonverbal communication 非言語的コミュニケーション［医学］.
nonverbal test 言語を用いない知能検査法.
non·vi·a·bil·i·ty ［nɑnvàiəbíliti］ 生育不能〔性〕［医学］.
non·vi·a·ble ［nɑnváiəbl］ 無生育性の（生存する力のないことについていう）, 生育不能な［医学］.
n. infant 生存不能児［医学］, 生育不能児［医学］.
nonvibratory tinnitus 非振動性耳鳴（化学的変化によるもの）.

nonvisual retina [TA] 網膜盲部, = pars caeca retinae [L/TA].
nonvisualized cholecystogram 胆嚢不造影 [医学] (造影できなかった胆嚢造影).
nonvisualized kidney 非描出腎 [医学].
nonvital pulp 失活歯髄, 非生活歯髄.
nonvital tooth 失活歯.
nonvolatile acid 不揮発性酸 [医学].
nonvolatile drug and chemicals 難揮発性毒薬物.
nonvolatile matter 不揮発物 [医学].
nonweight bearing (NWB) 免荷.
nonweight bearing brace 免荷装具.
nonweight bearing orthosis 免荷装具.
non·wet·ta·ble [nɑnwétəbl] ① 非濡性の (水などが付着しない性質についていう). ② 非吸湿性の.
n. surface 防水表面 (血液を体外に取り出して有形成分の検査を行うときに起こる変化を防止するため器具の表面に体液が触れても, それに付着しないような物質を塗布したもので, 古くから用いられていたパラフィンの代用品として最近有機化合物シリコトンが用いられる), = water repellent surface.
nonwoven fabric 不織布 [医学].
non·yl [nánil] ノニル基 ($CH_3(CH_2)_7CH_2-$).
n. alcohol ノニルアルコール $CH_3(CH_2)_7CH_2OH$, = nonalol.
n. aldehyde ノニルアルデヒド $C_8H_{17}CHO$.
n.-amine ノニルアミン $CH_3(CH_2)_3CH_2NH_2$.
non·y·lene [nánili:n] ノニレン (次の3異性体がある: ① α-nonylene $CH_3(CH_2)_6CH=CH_2$, ② β-n. $CH_3(CH_2)_5CH=CHCH_3$, ③ δ-n. $CH_3(CH_2)_3CH=CHCH_2CH_2CH_3$).
no·nyl·ic ac·id [nɑnílik ǽsid] = pelargonic acid.
noogenic neurosis 精神因性神経症.
noo·klep·tia [nu:klépʃiə] 知性盗難症 (自己の知性が盗み取られたと考える精神病).
no·ol·o·gy [nouáləʤi] 知性論.
Noon pol·len unit [nú:n pálən jú:nit] ヌーン花粉単位 (花粉1グレインすなわち60mgの百万分の一からの食塩水抽出物中に存在する活性).
Noonan, Jacqueline Anne [nú:nən] ヌーナン (1921生, アメリカの心臓学者).
N. syndrome ヌーナン症候群 (Turner 症候群のXX, XY表現型で, 種々の先天性心疾患を伴う), = male Turner syndrome.
no·o·psy·che [nòuəsáiki] 知性〔の〕.
Noorden, Carl Harko von [nɔ́:rdən] → von Noorden, Carl Harko.
noose suture 断続縫合 [医学].
no·o·thy·mo·psy·chic [nòuəθàimousáikik] 知性感情の.
n. ataxia 心内失調, = intrapsychic ataxia.
nootropic drug 向知性薬, 抗痴呆薬 [医学] (学問的な薬効分類ではないが, 脳循環改善と脳代謝改善に入るものが多い).
no·pa·lin G [nóupəlin ʤí:] ノパリンG, = eosin.
NOPHN National Organization for Public Health Nursing アメリカ公衆衛生看護協会の略.
no·pin·ic ac·id [noupínik ǽsid] ノピン酸 $C_{10}H_{16}O_3$ (β-pinene の酸化物).
no·pi·none [nóupinoun] ノピノン $C_9H_{14}O$ (β-pinene が酸化されて, 1の炭素が -CO となったもの).
nor- [nɔ:r] 化合物の由来を示す接頭語.
nor·a·dren·a·line [nɔ:rədrénəlin] ノルアドレナリン, = norepinephrine.
n. receptor ノルアドレナリン受容体.
nor·a·dren·er·gic [nɔ̀:rədrenə́:rʤik] ノルアドレナリン作用〔動〕の.
n. cells [TA] ノルアドレナリン作動性細胞*, = cellulae noradrenergicae [L/TA].
n. cells in caudolateral pons [TA] 橋後外側のノルアドレナリン作動性細胞*, = cellulae noradrenergicae caudalis lateralis 〔A5〕 [L/TA].
n. cells in locus caeruleus [TA] 青斑のノルアドレナリン作動性細胞*, = cellulae noradrenergicae loci caerulei 〔A6〕 [L/TA].
n. cells in medulla [TA] 延髄のノルアドレナリン作動性細胞*, = cellulae noradrenergicae medullae oblongatae 〔A1, A2〕 [L/TA].
n. cells in nucleus of lateral lemniscus [TA] 外側毛帯のノルアドレナリン作動性細胞*, = cellulae noradrenergicae nuclei lemnisci lateralis 〔A7〕 [L/TA].
nor·ap·o·mor·phine [nɔ̀:ræpoumɔ́:fin] ノルアポモルフィン (アポモルフィンから *N*-のメチル基を除去したもの).
nor·a·re·cai·din [nɔ̀:rærikáidin] ノルアレカイジン $C_6H_9NO_2$ (ビンロウジ〔檳榔子〕に含有されるアルカロイド), = guvacin.
nor·a·rec·o·lin [nɔ̀:rərékəli:n] ノルアレコリン $C_7H_{11}NO_2$ (ビンロウジに含有されるアルカロイドの一つ), = guvacolin.
nor·ar·gem·o·nine [nɔ̀:rɑːʤémənin] ノルアルゲモニン (*Argemone hispida* から得られるアルカロイド).
nor·at·ro·pine [nɔ:rǽtrəpin] ノルアトロピン (ノルヒオスチアミンがラセミ化して生ずる散瞳性アルカロイド).
NOR-banding nucleolar organizer regions banding 核小体形成部位染色法.
nor·cam·pha·nyl [nɔ:kǽmfənil] ノルカンファニル基 ($C_7H_{11}-$).
nor·car·a·di·ene car·box·yl·ic ac·id [nɔ̀:kærədáii:n kɑ̀:bɑksílik ǽsid] ノルカラジエンカルボン酸.
nor·ca·rane [nɔ:kǽrein] ノルカラン [化] bicycloheptane.
Nordach treat·ment [nɔ́rdɑ:x trí:tmənt] ノルダッハ療法 (新鮮な空気, 休養および栄養食を用いる肺結核療法).
Nordau, Max Simon [nɔ́:dau] ノルドー (1849-1923, ドイツの医師. 変性症 degeneracy (1892-1893) の著述において, 天才と狂者との関係を指摘して名をなした. それにちなんで変性症のことをノルドー症 nordauism と呼ぶことがある).
nor·de·frin hy·dro·chlo·ride [nɔ́:difrin hàidroukló:raid] 塩酸ノルデフリン (交感神経興奮薬および血管収縮薬), = corbadrine, levonordefrin.
nor·des·ox·y·chol·ic ac·id [nɔ̀:disɑ̀ksikálik ǽsid] ノルデソキシコール酸 $C_{23}H_{38}O_4$ (胆汁中に存在する酸).
Nordhausen sul·fu·ric ac·id [nɔ:dháuzən sʌlfjú:rik ǽsid] ノルドハウゼン硫酸 (発煙硫酸), = Nordhausen oil.
nor·di·hy·dro·guai·a·ret·ic ac·id (NDGA) [nɔ̀:daihàidrougwàiərétik ǽsid] ノルジヒドログアヤレット酸 [化] 4,4′-(2,3-dimethyltetramethylene) dipyrocatechol (酸化防止剤).
nor·e·phed·rine [nɔ̀:rifédri:n] ノルエフェドリン [化] 1-phenyl-2-aminopropanol (エフェドリンのアミノ基のメチル基が水素により置換された化合物).
norepinephric cells [TA] ノルアドレナリン作動性細胞*, = cellulae noradrenergicae [L/TA].
norepinephric cells in caudolateral pons 〔A5〕 [TA] 橋後外側のノルアドレナリン作動性細胞*, = cellulae noradrenergicae caudalis lateralis 〔A5〕 [L/TA].

N

norepinephric cells in locus caeruleus〔A6〕 [TA] 青斑のノルアドレナリン作動性細胞*, = cellulae noradrenergicae loci caerulei〔A6〕[L/TA].

norepinephric cells in medulla〔A1, A2〕 [TA] 延髄のノルアドレナリン作動性細胞*(noradrenergic＝norepinephric), = cellulae noradrenergicae medullae oblongatae〔A1, A2〕[L/TA].

norepinephric cells in nucleus of lateral lemniscus〔A7〕 [TA] 外側毛帯のノルアドレナリン作動性細胞*, = cellulae noradrenergicae nuclei lemnisci lateralis〔A7〕[L/TA].

nor·ep·i·neph·rine [nɔ̀:repinéfrin] ノルエピネフリン ㊗ (*RS*)-2-amino-1-(3,4-dihydroxyphenyl)ethanol $C_8H_{11}NO_3$：169.18 (ノルアドレナリン, ノルエピレナミン. 交感神経興奮薬, 昇圧薬, 副腎髄質ホルモン).

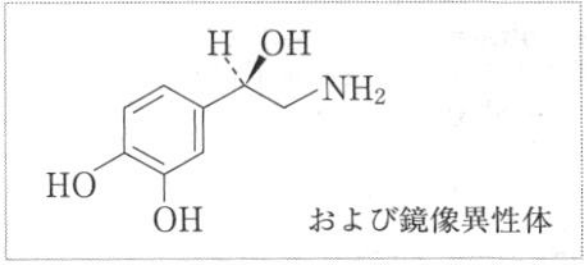

n. bitartrate ノルエピネフリン, = levarterenol bitartrate.

no·rep·i·val [nɔ:répivəl] ノルエピバル ㊗ 5-(1-cyclohexene-1-yl)-5-methyl barbitrate.

nor·eth·an·dro·lone [nɔ̀:riθǽndrəloun] ノルエタンドロロン ㊗ 17*α*-ethyl-17-hydroxy-19-norandrost-4-en-3-one (タンパク同化ホルモンの一種).

nor·eth·in·drone [nɔ:réθindroun] ノルエチンドロン ㊗ 17*β*-hydroxy-19-nor-17*α*-pregn-4-en-20-yn-3-one (黄体ホルモンの一種で下垂体性ゴナドトロピンの分泌を抑え, 卵胞の成熟と排卵を妨げる. 無月経症, 子宮内膜症, 不正子宮出血などに用いる), = norethisterone, ethinylnortestosterone, norethisteronum, norpregneninolone.

n. acetate 酢酸ノルエチンドロン, = norethisterone acetate.

nor·eth·is·ter·one [nɔ̀:riθístəroun] ノルエチステロン ㊗ 17-hydroxy-19-nor-17*α*-pregn-4-en-20-yn-3-one $C_{20}H_{26}O_2$：298.42 (合成黄体ホルモン), = norethindrone.

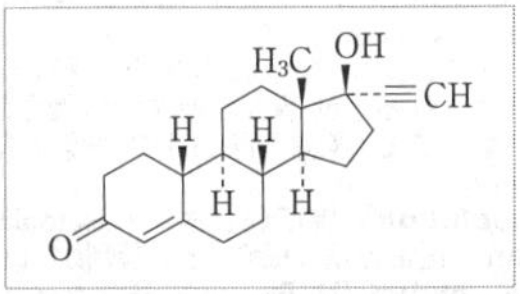

nor·e·thyn·o·drel [nɔ̀:riθáinədrəl] ノルエチノドレル, = noretynodrel.

nor·flox·a·cin [nɔ:flɑ́ksəsin] ノルフロキサシン ㊗ 1-ethyl-6-fluoro-1,4-dihydro-4-oxo-7-(piperazin-1-yl)quinoline-3-carboxylic acid $C_{16}H_{18}FN_3O_3$：319.33 (ピリドンカルボン酸系抗細菌薬. フルオロキノロン系薬の一つ).

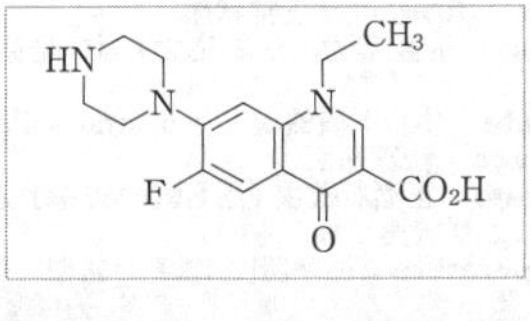

nor·ges·trel [nɔ:ʤéstrəl] ノルゲストレル ㊗ 13-ethyl-17-hydroxy-18,19-dinor-17*α*-pregn-4-en-20-yn-3-one $C_{21}H_{28}O_2$：312.45 (合成黄体ホルモン. 経口避妊薬に用いる).

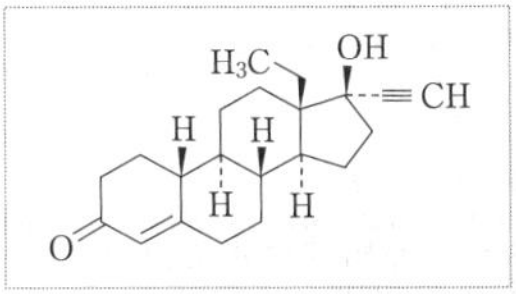

nor·hy·o·scy·a·mine [nɔ:hàiousáiəmi:n] ノルヒオスチアミン $C_{16}H_{21}NO_3$ (ナス科植物から得られる散瞳性アルカロイド), = pseudohyosyamine.

nor·ite [nɔ́:rit] ノーリット.

n. eluate factor ノーリット溶出液因子, = folic acid.

n. factor ノーリット〔溶出〕因子 (葉酸), = folic acid.

nor·leu·cine [nɔ:ljú:sin] ノルロイシン ㊗ *α*-amino-*n*-caproic acid $CH_3(CH_2)_3CH(NH_2)COOH$ (Abderhalden および Weil が1913年に神経組織のタンパク質を分解して得られるロイチン分画から抽出したアミノ酸), = caprine, glycoleucine.

nor·leu·cyl [nɔ:ljú:sil] ノルロイシル基 ($CH_3(CH_2)_3CH(NH_2)CO$-).

nor·lo·bel·a·nine [nɔ̀:ləbélənin] ノルロベラニン $C_{21}H_{23}NO_2$ (サワギキョウ科植物 *Lobelia inflata* の全草から得られる化合物), = isolobelanine.

Norm of Criminal Investigation 犯罪捜査規範.

norm [nɔ́:m] ① 基準, 標式, 有理整数, ノルム. ② 正常〔健康状態〕.

n. of reaction 反応規格 [医学].

nor·ma [nɔ́:mə] 面 (特に頭蓋骨の面を定義するために設けられた語). 複 normae.

n. anterior 頭蓋前面.

n. basalis [L/TA] 底面観, = inferior aspect [TA].

n. basilaris 頭蓋底面.

n. facialis [L/TA] ① 顔面観*, = facial aspect [TA]. ② 頭蓋顔面.

n. frontalis [L/TA] ① 前頭観, = frontal aspect [TA]. ② 頭蓋前面.

n. inferior [L/TA] ① 下面観, = inferior aspect [TA]. ② 頭蓋底面.

n. lateralis [L/TA] ① 側面観, = lateral aspect [TA]. ② 頭蓋側面.

n. occipitalis [L/TA] ① 後頭観, = occipital aspect [TA]. ② 頭蓋後面.

n. sagittalis 頭蓋矢状面.

n. superior [L/TA] ① 上面観, = superior aspect [TA]. ② 頭蓋頭頂面.

n. temporalis 頭蓋側面, = norma lateralis.

n. ventralis 頭蓋下面.

n. verticalis [L/TA] ① 水平観, = vertical aspect [TA]. ② 頭蓋頭頂面.

nor·mal (N) [nɔ́:məl] ① 正常の (健康な), 健常の. ② 規定の (化学). ③ 無処置の (細菌学). ④ 正規の (統計学, 標準に合致する), 標準の. ⑤ 法線, 直角の, 垂直の.

n. acceleration 法線加速度.

n. acidity 正酸 [医学].

n. adult male 健常成人男子 [医学].

n. agglutinin 正常凝集素 [医学] (人為的免疫操作によらないで産生される凝集素).

n. anatomic variants of bone 骨格破格, 骨格異常, = anatomic variants of bone.

N

n. animal 正常動物〔医学〕.
n. antibody 正常抗体〔医学〕.
n. antitoxin 正常抗毒素〔医学〕(等量の正常毒素溶液を中和できる抗毒素).
n. bacterial flora 正常細菌叢(そう)〔医学〕.
n. bacteriolysin 正常溶菌素〔医学〕.
n. bite 正常咬合〔医学〕, = normal occlusion.
n. breath sound 正常呼吸音, = normal respiratory sound.
n. build 標準体格〔医学〕.
n. calomel electrode 規定カロメル電極〔医学〕.
n. candle 標準燭(国際燭光単位).
n. catalyst 正触媒.
n. cell 正常細胞.
n. chain 直鎖(環をなさず, また側鎖もなく, 一直線に炭素原子が結合していることをいう).
n. child 正常児〔医学〕.
n. color vision 正常色覚.
n. complex 正規錯体.
n. consistency 標準硬度〔医学〕.
n. coordinates 標準座標(正規座標).
n. crystal 正晶.
n. curve 正規曲線〔医学〕(つりがね型), = Gaussian curve.
n. delivery 正常分娩, = normal labor.
n. diet 普通食〔医学〕.
n. dispersion 常分散, 正規分散.
n. distribution 正規分布〔医学〕.
n. distribution curve 正規曲線(次の式で表される. ただし e は自然対数の底, m, σ は母平均, 母標準偏差で, その形は鐘状を画く), = curve of error, gaussian curve.

$$f(x) = \frac{1}{\sigma\sqrt{2\pi}}\ \exp\left\{-\frac{(x-\mathrm{m})^2}{2\sigma^2}\right\}$$

e^{-x} を $\exp(-x)$ と記す

n. dropper 標準滴びん〔医学〕.
n. dwarf 均勢型小人症, = physiological dwarf.
n. electrical axis 電気軸.
n. electrode 標準電極, 基準電極(標準電極電位を示す電極と溶液との組み合わせ).
n. electrode potential 標準電極電位〔医学〕.
n. element 標準電池.
n. equation 正規方程式.
n. fatty acid 直鎖式脂肪酸(直鎖結合のもの).
n. finding 正常所見〔医学〕.
n. flora 正常細菌叢(そう)〔医学〕.
n. fold 正常ヒダ.
n. force 法線力.
n. function ① 正常機能. ② 正規〔化〕関数.
n. gigantism 正常巨人症(体躯の各部が比例して巨大な状態).
n. glycemic 正〔常〕血糖性の〔医学〕.
n. hearing 正常聴力.
n. histology 正常組織学〔医学〕.
n. horse serum 正常ウマ血清.
n. human 正常人〔医学〕, 健康人.
n. human plasma 正常ヒト血漿.
n. human serum 正常ヒト血清(凝血後の血液液状成分を遠心分離し, 少なくとも8名から採集したものを混注し, 2～10°C で28日間保存する).
n. human serum albumin 正常ヒト血清アルブミン(正常ヒトから採血して凝血後分離した血漿を, 血漿タンパク質分画委員会所定の方法により得られたアルブミン分画で, アルブミン含有量25%以上, ナトリウム含有量0.33%以下のもの).
n. labor 正常分娩〔医学〕, = normal delivery.
n. level of sensation 正常感覚レベル〔医学〕.
n. liquid 正常液〔体〕〔医学〕.
n. lymphocyte transfer reaction 正常リンパ球移入反応〔医学〕.
n. mental growth and development 精神正常発育〔医学〕.
n. multivariate analysis 正規多変量解析〔医学〕.
n. occlusion 正常咬合〔医学〕.
n. opsonin 正常オプソニン, = common opsonin, thermolabile o..
n. oxidizing solution 規定酸化液(溶液1L中に, 還元剤1g当量をちょうど酸化するのに必要な酸化剤を含んだもの).
n. parturition 正常産〔医学〕.
n. perfusion pressure 正常潅流圧〔医学〕.
n. phase chromatography 順相クロマトグラフィ.
n. phosphate 正リン酸塩(リン酸分子のすべての水素が金属により置換されているもの).
n. physical growth and development 正常身体発育〔医学〕.
n. posture 標準姿勢.
n. potential 標準電位差〔医学〕.
n. pregnancy 正常妊娠〔医学〕.
n. pressure 正常圧〔医学〕.
n. pressure hydrocephalus (**NPH**) 正常圧水頭症〔医学〕.
n. pressure thoracotomy 平圧開胸術.
n. probability curve 正規確率密度曲線(次式で表される曲線で, μ は分布の母平均, σ は分布の標準偏差, π=3.1416, e=2.7182).

$$\mathrm{y} = \frac{1}{\sigma\sqrt{2\pi}}\cdot e^{-\frac{(x-\mu)^2}{2\sigma^2}}$$

n. rabbit serum 正常ウサギ血清.
n. random digit 正規乱数〔医学〕.
n. range 正常域〔医学〕.
n. reducing solution 規定還元液(規定酸化液の反対のもの).
n. respiration 正常呼吸〔医学〕.
n. retinal correspondence 正常網膜対応〔医学〕(両側の網膜上の結像が対応点で一致すること).
n. room temperature 標準室温〔医学〕.
n. saline solution 生理食塩液, = isotonic sodium chloride solution.
n. salt 正塩〔医学〕(中和が完全に行われており, 酸基で置換される水酸基も, 金属で置換される水素も含まない塩のこと(多塩基酸および多酸塩基の塩についていう)).
n. salt solution 規定食塩水, = isotonic solution.
n. serum 正常血清(正常未処置動物の血清).
n. sinus rhythm (**NSR**) 正常洞リズム(律動)〔医学〕, 正常洞調律.
n. solution 規定液, 標準液(滴定に用いるための溶液で, 1L当たり1g当量の酸またはアルカリを含んだ試薬を1規定という).
n. spectrum 標準スペクトル.
n. spontaneous full term delivery 正常満期産〔医学〕.
n. state 標準状態, 正常状態.
n. stress 垂直応力, 法線応力(面に垂直な応力の成分).
n. sulfate オルト硫酸塩, = neutral sulfate.
n. surface 法線曲面.
n. tartrate 正酒石酸塩(酒石酸の酸基水素の2個とも塩基により置換されたもの).
n. temperature 標準温度〔医学〕, 常温, 平温.

n. temperature and pressure 常温正常気圧〔医学〕，正常体温，正常血圧.
n.-tension glaucoma (**NTG**) 正常眼圧緑内障，= low-tension glaucoma.
n. thermometer 標準温度計.
n. tissue 正常組織〔医学〕.
n. toxin 標準毒素(毒素の0.01mLを注射すると，体重250gのモルモットを4日間で死に至らしめる強度).
n. toxin solution 規定毒素液(ジフテリア毒素100単位を含む液).
n. transmitter 正常伝達者〔医学〕.
n. trichromatism 3色覚(旧，正常3色型色覚).
n. type 正常型〔医学〕.
n. value 基準値〔医学〕，標準値，正常値.
n. variant 正常範囲内変異〔医学〕.
n. vibration 正規振動〔医学〕.
n. vision 正〔常〕視〔医学〕.
nor·mal·i·ty [nɔ:mǽliti] 規定度，正規性，正常度〔医学〕.
nor·mal·i·za·tion [nɔ̀:məlizéiʃən] ① 正規化，標準化，規格化. ② ノーマライゼーション，等しく生きる社会の実現(障害をもつ人々が普通(ノーマル)に生活できるようにすることで，そのための環境整備などの理念). 動 normalize.
n. constant 規格化定数〔医学〕.
normalizing agent 感情調整薬〔医学〕.
normally posed tooth 正常位歯.
nor·mer·gy [nɔ́:mə:ʤi] 正作動〔医学〕(ノルメルギー)，= orthergasia.
Normet, Leon [nɔ:méi] ノルメー(フランスの医師).
N. solution ノルメー液(ナトリウム，カルシウム，マグネシウムのクエン酸と塩化鉄アンモニウムおよびマンガンを含有する水溶液).
normo- [nɔ:mou, -mə] 正規，規定，基準，正常などの意味を表す接頭語.
nor·mo·a·cid·i·ty [nɔ̀:mouəsíditi] 正酸〔医学〕.
nor·mo·blast [nɔ́:məblæst] 正赤芽球〔医学〕(正常赤血球の脱核前段階の一連の有核細胞). 形 normoblastic.
n. A 正赤芽球A(核はやや硬性核染質をもち，核小体はやや不明，原形質は濃青色)，= basophilic rubricyte.
n. B 正赤芽球B(核染質は棒状に集合して縮小し，原形質は多染性)，= polychromatic rubricyte.
n. C 正赤芽球C(核は著しく濃縮し，原形質は赤色を呈する)，= metarubricyte.
normoblastic refractory anemia 正赤芽球性不応性貧血〔医学〕.
nor·mo·blas·to·sis [nɔ̀:moublæstóusis] 正赤芽球症.
nor·mo·cap·nia [nɔ̀:məkǽpniə] 炭酸ガス正常状態，二酸化炭素正常状態〔医学〕.
nor·mo·chro·ma·sia [nɔ̀:moukrouméiziə] 正染性(組織または細胞が正常染色を示すこと).
nor·mo·chro·mia [nɔ̀:moukróumiə] 正色素性〔医学〕(赤血球が正常量の血色素を含有していること).
nor·mo·chro·mic [nɔ̀:məkróumik] 正色素性の.
n. anemia 正色〔素〕性貧血〔医学〕(平均赤血球ヘモグロビン濃度31～35%).
nor·mo·chro·mo·cyte [nɔ̀:moukróuməsait] 正色赤血球.
nor·mo·crin·ic [nɔ̀:məkrínik] 正常分泌性の.
nor·mo·cyte [nɔ́:məsait] 正赤血球〔医学〕(赤血球のヘモグロビン，形および大きさが正常であるもの). 形 normocytic.
normocytic anemia 正赤血球性貧血〔医学〕，正球性貧血(平均赤血球容積 MCV 81～100fL).
nor·mo·cy·to·sis [nɔ̀:mousaitóusis] ① 正赤血球症. ② 血球正常〔状態〕.
nor·mo·e·ryth·ro·cyte [nɔ̀:mouiríθrəsait] 正赤血球，= normocyte.
nor·mo·gly·ce·mia [nɔ̀:mouglaisí:miə] 正常血糖〔症〕〔医学〕.
nor·mo·gly·ce·mic [nɔ̀:mouglaisí:mik] 正常血糖の，= euglycemic.
n. glycosuria 正常血糖性糖尿〔医学〕.
nor·mo·ka·le·mia [nɔ̀:moukəlí:miə] 正常カリウム血，= normokaliemia.
nor·mo·ka·le·mic [nɔ̀:moukəlí:mik] 正常カリウム血の.
n. periodic paralysis 正常カリウム血性周期性〔四肢〕麻痺.
nor·mo·ki·ne·sis [nɔ̀:moukainí:sis] 正常運動(心室壁の).
nor·mo·ki·net·ic [nɔ̀:moukainétik] 正常代謝の.
normolipemic plane xanthoma 正脂血性扁平黄色腫.
normolipemic xanthomatosis 正脂血性黄色腫症.
nor·mo·pla·sia [nɔ̀:moupléiziə] 正常形成〔医学〕(細胞が正常に増殖すること).
nor·mo·pro·tein·e·mia [nɔ̀:mouprὸutiní:miə] 正常タンパク血〔症〕.
nor·mo·sex·u·al [nɔ̀:məsékʃuəl] 性欲正常の.
nor·mo·ske·o·cy·to·sis [nɔ̀:mouskì:əsaitóusis] 〔核〕左方移動性白血球増加症(白血球の総数は正常範囲内).
nor·mo·sthe·nu·ria [nɔ̀:mousθənjú:riə] 正常尿排泄.
nor·mo·ten·sive [nɔ̀:məténsiv] 正常血圧性の，常圧性の.
n. glaucoma 正常眼圧緑内障，= low tension glaucoma.
nor·mo·ther·mia [nɔ̀:mouθə́:miə] 正常温度，正常体温，適温(細胞活動を刺激も抑制もしない体温).
nor·mo·ther·my [nɔ́:məθə:mi] 正常体温状態〔医学〕.
nor·mo·ton·ic [nɔ̀:mətánik] 普通緊張型の，正常緊張状態の〔医学〕.
nor·mo·to·pia [nɔ̀:mətóupiə] 定所性. ↔ heterotopic.
nor·mo·top·ic [nɔ̀:mətápik] 正常緊張状態の.
nor·mo·vol·e·mia [nɔ̀:mouvɑlí:miə] 正常循環血液量，正常血液量〔医学〕.
normovolemic anemia 正血量性貧血(循環血液総量が増減を示さないもの).
nor·mox·ia [nɔ:máksiə] 酸素正常状態〔医学〕.
nor·nar·co·tine [nɔ:nɑ́:kətin] ノルナルコチン(アヘンに存在する有効成分).
nor·nic·o·tine [nɔ:níkəti:n] ノルニコチン 化 2-(3-pyridyl)-pyrrolidine(タバコ属植物から抽出されるアルカロイド).
Nor·o·vi·rus [nɔ́:rəvàiərəs] ノロウイルス属(カリシウイルス科の旧ノーウォーク様ウイルス属で，ノーウォークウイルスを含む).
nor·pin·ic ac·id [nɔ:pínik ǽsid] ノルピン酸 化 1,1-dimethyl-cyclobutane-dicarboxylic acid(ピネンの酸化により生成される酸で，トランス型とシス型とがある).
nor·pseu·do·ephed·rine [nɔ:sjù:douifédri:n] ノルプソイドエフェドリン $C_9H_{13}NO$(マオウの葉にあるアルカロイドの一つ).
Norrie, Gordon [nɔ́:ri:] ノリエ(1855-1941，デンマークの眼科医).
N. disease ノリエ病(先天盲と白色瞳孔を伴う眼

の先天異常).

Norris, Charles [nɔ́:ris] ノーリス(1867–1935, アメリカの医師. A. M. Pappenheimer および T. Flournoy との共同研究において1906年に回帰熱からスピロヘータを分離した).

Norris, Richard [nɔ́:ris] ノーリス(1831–1916, イギリスの生理学者).

N. coronary prognosis index ノーリス冠疾患予後指標.

N. corpuscle ノーリス小体(脱色赤血球).

N. test ノーリス試験, = atropine test.

nor·tes·te·ri·o·nate [nɔ̀:testí:riəneit] ノルテステリオネート ㊥ 19-nortestosterone cyclopentylpropionate, = nortestonate.

North American antisnakebite serum 北アメリカ抗ヘビ毒血清(毒ヘビ *Crotalus* 科のヘビ毒抗血清), = crotalus antivenin, crotalus antitoxin.

North American blastomycosis 北アメリカブラストミセス症(*Blastomyces dermatitidis* による感染症), = oidiomycosis americana, Gilchrist disease.

North, Elisha [nɔ́:θ] ノース(1771–1843, アメリカの医師. 1811年, 斑点熱 spotted fever または流行性脳脊髄膜炎について記載した).

North Queensland tick fever 北クイーンズランドダニ熱.

North Queensland tick typhus 北クイーンズランドダニチフス.

Northern blot analysis ノーザンブロット分析〔法〕.

Northern blot technique ノーザンブロット法(特定の RNA の大きさと量とを検出する方法).

Northern hybridization ノーザンハイブリダイゼーション.

Northern method ノーザン法(RNA を電気泳動でバンド形成して, ニトロセルロースに移行させてから DNA プローブで mRNA を検出する方法), = Northern blot technique.

Northrop, John Howard [nɔ́:θrɑp] ノースロップ(1891–1987, アメリカの化学者. 結晶性酵素およびウイルスタンパク質を純粋に単離した業績により, W. M. Stanley とともにノーベル化学賞を受けた(1946)).

Norton, Larry [nɔ́:rtən] ノートン(アメリカの腫瘍学者).

N.-Simon hypothesis ノートン・サイモン仮説(腫瘍についての仮説).

Norton, U. F. [nɔ́:rtən] ノートン(アメリカの産科医).

N. operation ノートン手術(腹膜外帝王切開術術式).

nor·trip·ty·line hy·dro·chlo·ride [nɔ:tríptiri:n hàidroukló:raid] ノルトリプチリン塩酸塩 $C_{19}H_{21}N \cdot HCl$: 299.84 (塩酸ノルトリプチリン. 三環系抗うつ薬. セロトニンの取込み阻害作用はイミノプラミンより弱い. うつ病でも意欲減退や精神運動抑制のある患者に有効).

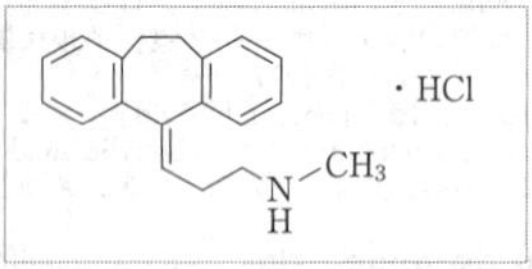

nor·tro·pi·non [nɔ:tróupinən] ノルトロピノン $C_6H_{11}NO$ (トロピンからの誘導体で固形可溶性ケトン).

nor·val·ine [nɔ:vǽli:n] ノルバリン ㊥ α-amino valeric acid $CH_3(CH_2)_2CH(NH_2)COOH$ (カゼイン, グロビン, 角質などのアミノ酸).

Norwalk virus ノーウォークウイルス(カリシウイルス科ノロウイルス属のウイルスで, 胃腸炎の原因となる).

Norwalk-like viruses ノーウォーク様ウイルス属. → *Norovirus*.

Norway rat ノルウェーラット(ドブネズミ).

Norwegian itch ノルウェー疥癬.

Norwegian saltpeter ノルウェー硝石 $CaNO_3$.

Norwegian scabies ノルウェー疥癬(栄養不良, 免疫異常などのある場合に生ずる重症の疥癬).

Norwood, Wesley C. [nɔ́:wu:d] ノルウッド(アメリカの医師).

N. tincture ノルウッドチンキ剤, = tincture of veratum viride.

NOS nitric oxide synthase 一酸化窒素合成酵素の略.

no·saz·on·tol·o·gy [nousæ̀zəntɑ́lədʒi] 病因学, = nosetiology.

nos·ca·pine [nɑ́skəpi:n] ノスカピン $C_{22}H_{23}NO_7$: 413.42 (ナルコチン. アヘンアルカロイドの一種で鎮咳薬として用いる).

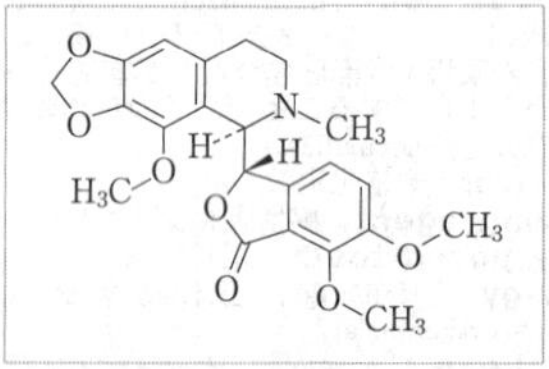

n. hydrochloride ノスカピン塩酸塩 $C_{22}H_{23}NO_7 \cdot HCl \cdot xH_2O$ (塩酸ノスカピン, 塩酸ナルコチン. イソキノリン系鎮咳薬. 咳中枢を抑制し, 速効性の鎮咳作用を示す非麻薬性の鎮咳薬. 各種呼吸器疾患時の咳嗽に用いる).

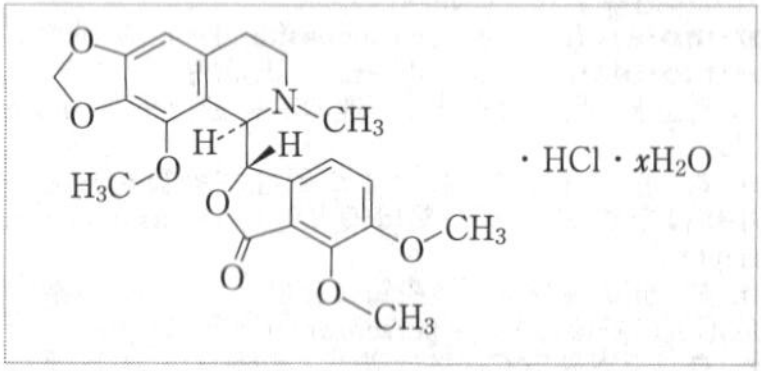

nose [nóuz] [TA] 鼻(顔の正中部にある腔洞性器官で, 上部の嗅領 regio olfactoria と下部の呼吸領 regio respiratoria とからなる), = nasus [L/TA]. 形 nasal.

n. allergy 鼻アレルギー.

n. and throat 鼻咽喉 [医学].

n. bleed 鼻出血 [医学], = nosebleed.

n. breathing 鼻呼吸.

n.-bridge-lid reflex 鼻橋眼瞼反射.

n. clip 鼻栓(水泳選手などが鼻腔内に水の流入を防ぐために用いる栓).

n. cocaine test 鼻コカイン試験(テスト) [医学].

n. disease 鼻疾患 [医学].

n. drops 点鼻薬.

n.-eye reflex 鼻眼瞼反射.

n.-fly (ヒツジの鼻腔を侵すウシバエ), = *Oestrus ovis*, sheep bot fly.

n. neoplasm 鼻新生物 [医学].

n. olfaction 鼻嗅覚〔作用〕 [医学].

n. wing 鼻翼 [医学].

nose·bleed [nóuzbli:d] 鼻出血, 鼻血(はなぢ), = epistaxis.

nose·brain [nóuzbrein] 嗅脳, = rhinencephalon.
No·se·ma [nousí:mə] ノゼマ属(微胞子虫類).
N. apis (ハチの nosema 病を起こす).
N. bombycis (カイコの pébrine 病を起こす).
no·se·ma·to·sis [nousì:mətóusis] ノセマ感染症, ノゼマ症.
no·sen·ceph·a·lus [nàsinséfələs] 前頭〔部〕〔頭蓋〕〔披〕裂体 [医学].
no·sen·ceph·a·ly [nàsinséfəli] 前頭〔部〕〔頭蓋〕〔披〕裂症 [医学].
nose·piece [nóuzpi:s] ① 転換器. ② 管嘴(くださき. 顕微鏡筒の下端に取り付ける器具で, 数種の対物鏡を取り付け, その中心軸を回転することによって, 自由に所要の対物鏡を光軸下に移動させる装置), = revolving nose–piece.
no·ser·es·the·sia [nàsirisθí:ziə] 錯覚症, = perverted sensibility.
nos·e·ti·ol·o·gy [nàsitiáləʤi] 病因学.
nos(o)– [nas(ou), –s(ə)] 疾病との関係を表す接頭語.
nos·o·a·cu·sis [nàsouəkú:sis] 疾患性聴力障害.
nos·och·tho·nog·ra·phy [nàsəkθounágrəfi] 疾病発生分布学, = nosogeography.
nos·o·co·mi·al [nàsoukóuminəl] 病院の. 名 nosocomium.
n. gangrene 病院壊疽 [医学], = hospital gangrene.
n. infection 病院〔内〕感染, 院内感染 [医学], = hospital infection, hospital acquired i..
n. pneumonia 院内肺炎, = hospital–acquired pneumonia.
nos·o·co·mi·on [nàsoukóumiən] 病院, = nosocomium.
no·soc·o·my [nousákəmi, na–] 看病.
nos·ode [násoud] (疾病により獲得した治療用物質).
nos·o·doch·i·um [nàsədákiəm] 病院, = nosocomium.
nos·o·gen·e·sis [nàsouʤénisis] 病因, 疾病発生, = nosogeny.
nos·o·gen·ic [nàsəʤénik] 病因の, 病原性の, = pathogenic.
nos·o·ge·og·ra·phy [nàsouʤiágrəfi] 流行病地理学, 疾病地理学, 疾病分布学.
no·sog·ra·pher [nouságrəfər] 疾病学者.
no·sog·ra·phy [nouságrəfi] 疾病学.
nos·o·h(a)e·mia [nàsouhí:miə] 血液学.
nos·o·in·tox·i·ca·tion [nàsouintàksikéiʃən] 疾病中毒症.
nos·o·log·ic [nàsəláʤik] 疫病分類学の.
no·sol·o·gy [nousáləʤi, na–] 疾病分類学 [医学]. 形 nosological.
nos·o·ma·nia [nàsouméiniə] 疾病狂 [医学].
no·som·e·try [nousámitri] 罹患率測定〔法〕, = morbidity rate determination.
nos·o·my·co·sis [nàsoumaikóusis] 真菌病.
no·son·o·my [nousánəmi] 疾病分類.
nos·o·par·a·site [nàsəpǽrəsait] 疾病寄生物(疾病を変型させるが, その原因とならない寄生物).
nos·o·phil·ia [nàsəfíliə] 疾病親和性, 好病症 [医学].
nos·o·pho·bia [nàsoufóubiə] 疾病恐怖〔症〕.
nos·o·phyte [násəfait] 病因性植物.
nos·o·poi·et·ic [nàsoupɔiétik] 病原〔性〕の, 病因の, = pathogenic.
nos·o·taxy [násətæksi] 疾病分類学, = nosology.
nos·o·ther·a·py [nàsəθérəpi] 疾病による疾病治療(マラリアによる梅毒治療のような).
nos·o·tox·ic [nàsətáksik] 疾病毒素の, 中毒性疾病の.
nos·o·tox·ic·i·ty [nàsoutaksísiti] 疾病毒性.
nos·o·tox·i·co·sis [nàsoutàksikóusis] 自家疾病中毒.
nos·o·tox·in [nàsətáksin] 疾病毒素.
no·sot·ro·phy [nousátrəfi] 看護.
nos·o·trop·ic [nàsətrápik] 疾病に対処する, 対症療法の.
nos·tal·gia [nastǽlʤiə] ノスタルジア, 懐郷, 郷愁, = nostalgic state, nostalgy, homesickness. 形 nostalgic.
nos·tol·o·gy [nastáləʤi] 老人学, = gerontology.
nos·to·ma·nia [nàstouméiniə] 郷愁症(強い望郷の念).
nos·tras [nástrəs] 土着の, 国産の, われわれの.
nos·tril [nástril] 前鼻孔, 外鼻孔, = nasal meatus.
n. floor 鼻孔底 [医学].
n. reflex 鼻孔反射.
n. sign 鼻孔徴候, = unequal nares sign.
n. sill 鼻孔底隆起 [医学].
n. symptom 鼻孔症状(呼吸時の鼻孔の動き).
nos·trils [nástrils] [TA] 外鼻孔, = nares [L/TA].
nos·trum [nástrəm] 売薬, 秘密薬 [医学], 山師医薬, = quack medicine.
not detectable (ND) 不検出.
not in labor force 非労働力 [医学].
not yet di·ag·nosed (NYD) [nát jét dáiəgnouzd] 診断未確定〔の〕[医学].
no·tal [nóutəl] 背側の, = dorsal.
no·tal·gia [noutǽlʤiə] 背痛, = dorsalgia, rhachialgia.
no·tan·ce·pha·lia [nòutənsifǽliə] 背脳症(項部披裂).
no·tan·en·ce·pha·lia [nòutənènsifǽliə] 小脳欠損.
notarial deed 公正証書.
NOTB National Ophthalmic Treatment Board イギリス眼科治療委員会の略.
notch [nátʃ] [TA] 切痕, = incisura [L/TA].
n. for ligamentum teres [TA] 肝円索切痕, = incisura ligamenti teretis [L/TA].
n. for round ligament of liver 肝円索切痕.
n. in cartilage of acoustic meatus [TA] 外耳道軟骨切痕, = incisura cartilaginis meatus acustici [L/TA].
n. of apex of heart 心尖切痕.
n. of cardiac apex [TA] 心尖切痕, = incisura apicis cordis [L/TA].
n. of tentorium テント切痕.
notched teeth 切痕歯.
notches in cartilage of external acoustic meatus 外耳道軟骨切痕.
notch·ing [nátʃiŋ] 陥凹, 窩 [医学], 圧入.
n. rotational osteotomy 刻み目付き回旋骨切り術.
note [nóut] ① 音調, 音符. ② 音, = sound.
n. blindness 音痴, = amusia.
No·tech·is [noutékis] ノテキス属(コブラ科の一属で, 陸生毒ヘビ).
N. scutatus (オーストラリア産, 強力な神経毒をもつ), = common tiger snake.
no·ten·ceph·a·lo·cele [nòutenséfələsi:l] ① 頭蓋背側脳脱, 後脳脱出. ② 小脳欠損性脳水腫.
no·ten·ceph·a·lus [nòutenséfələs] 背脳体 [医学](脳の形成欠損, 無頭蓋症, 頭蓋破裂, 脊椎破裂などを伴う高度の奇形).
no·ten·ceph·a·ly [nòutenséfəli] 背脳症 [医学](項部披裂), = notoencephaly.
nothing by mouth 絶食 [医学].
nothing per os (NPO) 絶食 [医学]. → fasting.

N

Nothnagel, Carl Wilhelm Hermann [nɔ́tnɑ:gəl] ノトナーゲル(1841–1905, ドイツの医師).

N. bodies ノトナーゲル小体(肉食者の糞便中にある肉片で, 直径 15~60μm のもの).

N. disease ノトナーゲル病(ノトナーゲル死指ともいい, 血管運動神経障害による指の貧血, 冷却, 知覚異常), = acroparesthesia.

N. sign ノトナーゲル徴候(顔面麻痺を主とし, 随意運動よりも表情運動に際し, 動眼神経麻痺が現れる. 視丘の腫瘍および小脳性運動失調において起こる).

N. syndrome ノトナーゲル症候群(中脳の腫瘍の場合にみられる).

N. test ノトナーゲル試験(食塩の結晶を腸管の漿膜上に置くと, その部位から上行性ぜん動が起こる).

no·tice [nóutis] 注意, 告知(癌などの予後不良の疾患, あるいは回復の見込みのない疾患などの場合に, 病名や予後などについて患者に真実を告げること).

n. of cancer 癌告知 [医学].

n. of death 死亡届, = obituary notice.

no·ti·fi·a·ble [nòutifáiəbl] 法的に報告すべき(伝染病についていう).

n. communicable disease 届出伝染病.

n. disease 届出疾患 [医学].

n. disease registration 法定伝染病届 [医学].

notional insanity 概念精神病.

not(o)– [nout(ou), –t(ə)] 背部, 脊部の意味を表す接頭語.

no·to·chord [nóutəkɔ:d] 脊索, = chorda dorsalis. 形 notochordal.

no·to·chord·al [nòutəkɔ́:rdəl] 脊索の.

n. canal 脊索管, = neurenteric canal.

n. groove 脊索溝 [医学].

n. plate 脊索板.

n. process 脊索突起, = head process.

n. sheath 脊索鞘.

n. vertebra 脊索椎(魚類の脊椎下端が化骨しないこと).

no·to·chor·do·ma [nòutoukɔ:dóumə] 脊索腫, = chordoma.

Notoedres cati ネコショウヒゼンダニ(mange mite の一種).

no·to·en·ceph·a·ly [nòutouenséfəli] 頸椎披裂 [医学](項部披裂の一つ).

no·to·gen·e·sis [nòutəʤénisis] 脊索発生.

no·to·me·lia [nòutoumí:liə] 背肢症 [医学].

no·tom·e·lus [noutámiləs] 背肢体(二殿体) [医学].

no·to·my·e·li·tis [nòutoumàiəláitis] 脊髄炎.

no·to·po·di·um [nòutoupóudiəm] 背肢.

notself [nátself] 非自己 [医学].

no·tum [nóutəm] 背板.

nou·men·on [nú:mənɑn] 実体, 実在, 本態(知覚に無関係の直覚対象). 形 noumenal.

nour·ish [nɔ́:riʃ] 養う, 育てる.

nourishing villi 栄養絨毛 [医学].

nour·ish·ment [nʌ́riʃmənt] 栄養摂取, 栄養〔物〕[医学], 食物, 育成.

nous [nú:s] 智恵, 機敏. 形 nousic.

novel oral anticoagulants (NOAC) 新規経口抗凝固薬(不正脈治療薬).

novel psychoactive substance 新規向精神薬(危険ドラッグ(脱法ドラッグ)のこと).

novelty seeking 探索行動(気質因子の一つ).

no·vo·bi·o·cin [nòuvoubáiəsin] ノボビオシン $C_{13}H_{36}N_2O_{11}$ (*Streptomyces* から1957年に分離された抗生物質で, 主としてグラム陽性菌に対して抑制作用を示す), = albomycin, cathomycin, cardelmycin, streptonovicin.

no·vo·cain·az·o·al·bu·min [nòuvəkeinèizouælbjú:min] ノボカインアゾアルブミン(免疫反応を起こす抗原).

no·vo·clean·er [nòuvouklí:nər] 水中洗腸器.

no·vo·scope [nóuvəskoup] 聴打診器(Fornai).

Novy, Frederick George [nóuvi] ノヴィ(1864–1957, アメリカの細菌学者).

N. bacillus ノヴィ菌, = *Clostridium novyi*.

N.-MacNeal agar = Novy medium.

N. medium ノヴィ培地(トリパノソーマ培養に用いる血液寒天培地. またリーシュマニア培養に用いるため, Nicolle の改良したものは NNN medium として知られている), = Novy–MacNeal agar.

nox·a [náksə] 病毒 [医学]. 複 noxae. 形 noxious.

nox·ious [nákʃəs] 有害〔性〕[医学], 有害な.

n. coloring matter 有害色素 [医学].

n. fume 有毒ガス.

n. gas 有害ガス.

n. stimulus 有害刺激 [医学].

nox·ious·ness [nákʃəsnis] 有害〔性〕[医学], 有毒〔性〕.

Noy [nɔ́i] ノイ [医学](音のやかましさの単位).

no·yau [nwɑjóu] ① 果核酒(西インドの洋酒で, 桜実を芳香料として用いたもの). ② 核汁(細胞の).

Noyes, Arthur Amos [nɔ́iz] ノイズ(1866–1936, アメリカの化学者. カリフォルニア工科大学の Gates Chemical Laboratory の所長として電気化学, 特に溶液および気体性アルカリ塩蒸気の電気伝導について多くの研究がある).

noz·zle [názl] ノズル [医学].

NP ① Nurse Practitioner 診療看護師, ナースプラクティショナーの略. ② nursing practice 看護実践, 看護業務, 看護実習の略. ③ nursing procedure 看護手順の略.

Np neptunium ネプツニウムの元素記号.

np no particular 異常なしの略.

NPB negative pressure breathing 陰圧呼吸〔法〕の略.

NPC nasopharyngeal carcinoma 上咽頭癌の略.

npcRNA non–protein–coding RNA 非翻訳 RNA の略.

NPH normal pressure hydrocephalus 正常圧水頭症の略.

NPH insulin NPH インスリン(neutral–protamine–Hagedorn insulin), = isophane insulin.

NPN nonprotein nitrogen 非タンパク質性窒素, 残余窒素の略.

NPRQ nonprotein respiratory quotient 非タンパク質性呼吸商の略.

NPT ① nocturnal penile tumescence 夜間睡眠時勃起の略. ② nocturnal penile tumescence test 夜間陰茎腫脹テストの略.

NPY neuropeptide Y ニューロペプタイド Y の略.

NREM non–rapid eye movement 非 REM 眼球運動の略.

NREM sleep ノンレム睡眠, 非迅速眼運動睡眠(正常波睡眠, オーソ睡眠, 徐波睡眠), = non–rapid eye movement sleep.

NRFS non–reassuring fetal status 胎児機能不全の略.

NRH nodular regenerative hyperplasia 結節性再生性過形成の略.

NRPH nonredundant pinhole array 少数小孔配列の略.

NS ① nephrotic syndrome ネフローゼ症候群の略. ② nervous system 神経系の略.

NSAIDs nonsteroidal anti–inflammatory drugs 非ステロイド性抗炎症薬の略(化学構造にステロイド骨格をもたない抗炎症薬の総称. アスピリン, イブプロフェン, ピロキシカムなど).

NSCLC nonsmall cell lung cancer 非小細胞肺癌の略.

NSD nominal standard dose 名目標準線量の略.

NSE neuron specific enolase ニューロン特異エノラーゼ，神経特異的エノラーゼの略．
NSILA nonsuppressible insulin-like activity substance 非抑制〔性〕インスリン様作用物質の略．
NSIP nonspecific interstitial pneumonia 非特異的間質性肺炎の略．
NSPCC the National society for prevention of cruelty to children の略．
NSR normal sinus rhythm 正常洞調律の略．
NST ① non-stress test ノンストレステストの略．② nutrition support team 栄養管理チームの略．
Ntaya virus ウンタヤウイルス（カ［蚊］に寄生するウイルスで，マウスにおいては神経趨向性）．
NTM ① nontuberculous mycobacteria 非結核性抗酸菌の略．② nontuberculous mycobacteriosis 非結核性抗酸菌症の略．
NTMI nontransmural myocardial infarction 非貫壁性心筋梗塞の略．
NTP noninvasive temporary pacemaker 非観血的体外式ペースメーカの略．
NTx neonatal thymectomy 新生児胸腺摘出の略．
nu, ν [njúː] ニュー（ギリシャ語アルファベット第13字）．
n. angle ニュー角（固定半径とホルミオンとオジオンとを結ぶ線とのなす角）．
nu·bec·u·la [njuːbékjuːlə] ① 片雲．② 雲状浮遊物［医学］．形 nubecular.
n. corneae 角膜片雲，= nephelium.
nu·bil·i·ty [njuːbíliti] 結婚適齢期［医学］，結婚期（女性が年頃になったこと）．形 nubile.
nu·ces [njúːsiz] ① クルミ．② ニクズク（nux の複数）．
nu·cha [njúːkə] 項（うなじ），= nape. 形 nuchal.
nu·chal [núːkəl] 項部〔の〕［医学］．
n. arm 上肢巻絡．
n. cord 臍帯巻絡．
n. dystonia 項部ジストニー［医学］．
n. fascia [TA] 項筋膜，= fascia nuchae [L/TA].
n. ligament [TA] 項靱帯，= ligamentum nuchae [L/TA].
n. line 項線．
n. pain 項部痛［医学］．
n. plane 項面，= planum nuchale.
n. region 項〔部〕［医学］，うなじ［医学］．
n. rigidity 項部硬直［医学］，= stiff neck, meningeal irritation sign.
n. tubercle 項結節（第7頸椎の長棘突起により生ずる項の皮下隆起）．
nu·cin [njúːsin] ニュシン，= juglandic acid.
nu·cis [njúːsis] クルミ，ニクズク（nux の第二格）．
nu·cism [njúːsizəm] ナ行発音不全，ナ行構音障害［医学］（ナ行吶）．
nu·cite [njúːsait] ヌーサイト $C_6H_{12}O_6 \cdot 4H_2O$, = inositol.
Nuck, Anton [núk] ヌック（1650-1692，オランダ解剖学者）．
N. canal ヌック管（女性の子宮から鼡径管に達する腹膜の支腔で，男性の鞘状突起に相当する憩室），= Nuck diverticulum, processus vaginalis peritonei.
N. diverticulum ヌック管，= canal of Nuck.
N. hydrocele ヌック水瘤（ヌック管の水瘤），= hydrocele feminae.
nucl- [njuːkl] 核，核のを意味する接頭語，= nucleo-.
Nuclear Regulatory Commission アメリカ原子力規制委員会．
nu·cle·ar [njúːkliər] 核の．
n. angiocardiography RI 心血管造影［医学］．
n. anomaly 核異常［医学］．
n. aplasia 核形成不全〔症〕［医学］（脳神経核の発育または形成不全）．
n. apparatus 核装置（細菌の）．
n. arc 核弓（水晶体の発育線維が放射状の星形をつくる状態），= lens star.
n. area 核野［医学］．
n. atrophy 核消失［医学］．
n. bag fiber 核嚢線維，核袋線維（核が中央部に集っている太い錘内筋線維）．
n. boiling 核沸騰［医学］．
n. cardiography 心臓核医学．
n. cardiology ① 心臓核医学［医学］．② 心臓 RI 検査．
n. cataract 核白内障，核性白内障［医学］．
n. cavity 核腔．
n. cell 核〔様〕細胞（大脳皮質知覚野にみられる神経細胞）．
n. chain fiber 核鎖線維（中央部に核が一列に並んでいる細い錘内筋線維）．
n. change 核変化［医学］．
n. chemistry 核化学［医学］，原子核化学．
n. chromatin 核染色質［医学］（核の濃染する顆粒状または桿状構造で，淡染する傍染色質 parachromatin と区別する）．
n. cytoplasmic ratio 核細胞質比［医学］．
n. decay 核壊変．
n. decay data 核崩壊データ［医学］．
n. delay 核遅延［医学］．
n. desalting 原子力脱塩［医学］．
n. disintegration 核壊変．
n. disk = equatorial plate.
n. division 細胞核分裂［医学］，核性分裂，= mitosis.
n. dust 核塵．
n. electron 核内電子．
n. emulsion 原子核乳剤［医学］．
n. endocrinology 核内分泌学［医学］．
n. energy 核エネルギー［医学］．
n. envelope 核エンベロープ［医学］．
n. factor of activated T cell (NFAT) （活性化 T 細胞で検出される核タンパク質．IL-2 の転写調節に関与するほか，各種細胞で転写活性を調節している．FK501，サイクロスポリンの標的分子の一つ）．
n. factor-κB (NF-κB) 核性因子 κB.
n. family 核家族［医学］．
n. figure 核像．
n. fission 細胞核分裂［医学］，核分裂，原子核分裂（破壊），= nuclear division.
n. force 核力［医学］．
n. fragment 核粒子［医学］．
n. fuel 核燃料［医学］（ウラン U やプルトニウム PU など，原子炉で核分裂を起こしエネルギーを発生させるために用いる物質）．
n. fusion 核融合［医学］（原子核同士を融合させる反応）．
n. gene 核〔内〕遺伝子［医学］．
n. hazard 原子力災害［医学］．
n. hepatology 肝臓核医学［医学］．
n. herniation 髄核ヘルニア．
n. hormone receptor 核内ホルモン受容体（核内にあり転写調節因子として標的遺伝子の活性，抑制を介してホルモンなどのシグナル伝達を行う）．
n. hyaloplasm 核透明質（核染質以外の透明な構成部分），= karyenchyma, karyolymph.
n. icterus 核黄疸［医学］，= kernicterus.
n. inclusion bodies 核封入体．
n. index 核指数．

n. isomer 核異性体〔医学〕.
n. isomerism 核異性(環式化合物で，核に結合する置換基の位置の相違から起こり，ベンゼン環の *o*-，*m*-，*p*-がある).
n. jaundice 核黄疸〔医学〕，= kernicterus.
n. juice 核液〔医学〕.
n. lamina 核ラミナ.
n. magnetic moment 核磁気モーメント〔医学〕.
n. magnetic resonance (NMR) 核磁気共鳴〔医学〕.
n. magnetic resonance microscope NMR 顕微鏡(臨床医学分野で新しい断層診断技術として注目されている，NMR イメージングの分解能をよくしたもの)，= NMR microscope.
n. magnetic resonance scanning 核磁気共鳴スキャン〔医学〕，核磁気共鳴走査，NMR スキャン.
n. magneton 核磁子.
n. matrix 核基質.
n. medicine 核医学〔医学〕.
n. medicine department 核医学検査部〔医学〕.
n. membrane 核膜.
n. model 原子核模型.
n. myopia 核性近視〔医学〕.
n. ophthalmoplegia 核性眼筋麻痺〔医学〕.
n. paralysis 核麻痺〔医学〕，核性麻痺.
n. phases 核相〔医学〕(固体や細胞の染色体のセット．ゲノムの状態).
n. photography 粒子線写真〔医学〕.
n. physics 〔原子〕核物理学〔医学〕.
n. pile 原子炉〔医学〕.
n. plate 原子核乾板〔医学〕，核板(① 赤道板に沿って配列された核分裂中期の染色体．② 無糸分裂において核を分画する中隔).
n. polyhedrosis viruses 核多角体病ウイルス群〔医学〕.
n. pore 核膜孔〔医学〕.
n. power 原子力(核反応により生ずるエネルギー).
n. power plant 原子力〔発電〕プラント〔医学〕.
n. proliferation 核増殖〔医学〕.
n. protein 核タンパク質〔医学〕.
n. quadrupole moment 核四極モーメント〔医学〕.
n. quadrupole resonance 核四極共鳴〔医学〕.
n. radius 核半径.
n. reaction 核反応(原子核とほかの粒子との衝突によって起こる原子核の変化を伴う反応をいう).
n. reactor 原子炉，原子核反応炉.
n. receptor 核内レセプター，核内受容体.
n. region 核領域〔医学〕.
n. resonance imaging agent 核磁気共鳴造影剤〔医学〕.
n. rest ① 核休止〔医学〕．② 核材．③ 核残遺物.
n. reticulum 核〔細〕網(リニンとクロマチンとからなる核の構造)，核材〔医学〕.
n. sap 核液，= karyolymph.
n. scan 核スキャン法〔医学〕.
n. sclerosis 核硬化〔症〕〔医学〕.
n. segmentation 核分裂〔医学〕.
n. shift 核偏位〔医学〕.
n. shift index 核移動指数〔医学〕.
n. site 核領域〔医学〕.
n. solution 核融壊，= karyolysis.
n. species 核種，= nuclide.
n. sphere 核小球(病的赤血球内にある球状小体で，赤芽球の核が変性したものと思われる).
n. spindle 核紡錘，= fiber spindle.
n. stain 核染色.
n. staining 核染色〔医学〕.
n. stethoscope 核聴診器〔医学〕.
n. stone 核石(結石の中心).
n. structure 核構造〔医学〕.
n. test 核融解試験，細胞核試験(細胞核は膵液で消化されるが，胃液には影響されない原理に基づく)，= Adolf Schmidt test, nucleus t..
n. threads 核糸，= chromatin fibril.
n.-track detector 核飛跡検出器〔医学〕.
n.-track plate 核飛跡検出板〔医学〕.
n. transmutation 〔細胞〕核突然変異〔医学〕.
n. transplantation 核移植〔医学〕(ある細胞から核を分離し，これをほかの細胞に注入する操作).

nu·cle·ase [njú:klieiz] 核酸分解酵素〔医学〕，ヌクレアーゼ(核酸を分解して核酸塩および核酸配糖体に変え，または核酸配糖体の成分に分解する酵素で，広く動物組織中に存在する).

nu·cle·ated [njú:klieitid] 有核の.
n. cell 有核細胞.
n. epithelium 有核上皮.
n. plastid 有核原形子(プラスチド．真細胞)，= cell.

nu·cle·a·tion [njù:kliéiʃən] 核生成〔医学〕，核発生(結晶の).

nu·cle·i [njú:kliai] 核(nucleus の複数).
n. accessorii nervi oculomotorii [L/TA] 動眼神経副核，= accessory nuclei of oculomotor nerve [TA].
n. accessorii tractus optici [L/TA] 視索副核*，= accessory nuclei of optic tract [TA].
n. anteriores thalami [L/TA] 視床前核，= anterior nuclei of thalamus [TA].
n. arcuati [NA] 弓状核，= arcuate nuclei.
n. autonomici [L/TA] 自律神経核*，= autonomic nuclei [TA].
n. basales et structurae pertinentes [L/TA] 基底核及び関連構造物*，= basal nuclei and related structures [TA].
n. campi perizonalis〔H, H1, H2〕 [L/TA](帯状周囲野核*)，= nuclei of perizonal fields〔H, H1, H2〕[TA].
n. cerebelli [L/TA] 小脳核，= cerebellar nuclei [TA].
n. cochleares [L/TA] 蝸牛神経核，= cochlear nuclei [TA].
n. colliculi inferioris [L/TA] 下丘核，= nuclei of inferior colliculus [TA].
n. corporis geniculati medialis [L/TA] 内側膝状体核，= medial geniculate nuclei [TA].
n. corporis mamillaris 乳頭体核，= nucleus of mamillary body.
n. corporis trapezoidei [L/TA] 台形体核，= nuclei of trapezoid body [TA].
n. dorsales thalami [L/TA] 視床背側核*，= dorsal nuclei of thalamus [TA].
n. interstitiales fasciculi longitudinalis medialis [L/TA] 内側縦束間質核*，= interstitial nuclei of medial longitudinal fasciculus [TA].
n. interstitiales hypothalami anteriores [L/TA] 前視床下部間質核*，= interstitial nuclei of anterior hypothalamus [TA].
n. intralaminares thalami [L/TA] 髄板内核，= intralaminar nuclei of thalamus [TA].
n. laterales [L/TA] 外側核*，= lateral nuclei [TA].
n. laterales thalami 〔視床〕外側核〔医学〕.
n. lemnisci lateralis [L/TA] 外側毛帯核，= nuclei of lateral lemniscus [TA].
n. mediales [L/TA] 内側核*，= medial nuclei [TA].
n. mediales thalami [L/TA] 視床内側核，= medial nuclei of thalamus [TA].
n. mediani thalami [L/TA] 視床正中核，= median nuclei of thalamus [TA].

N

n. nervi cochlearis 蝸牛神経核, = nuclei cochleares.
n. nervi vestibulocochlearis [NA] 内耳神経核, 前庭蝸牛神経核.
n. nervorum cranialium [NA] 脳神経核.
n. of cranial nerves 脳神経核, = nuclei nervorum cranialium.
n. of inferior colliculus [TA] 下丘核, = nuclei colliculi inferioris [L/TA].
n. of lateral lemniscus [TA] 外側毛帯核, = nuclei lemnisci lateralis [L/TA].
n. of mammillary body 乳頭体核〔医学〕.
n. of origin 起始核〔医学〕.
n. of perizonal fields〔H, H1, H2〕 [TA] (帯状周囲野核*), = nuclei campi perizonalis〔H, H1, H2〕[L/TA].
n. of pons 橋核〔医学〕.
n. of solitary tract [TA] 孤束核, = nuclei tractus solitarii [L/TA].
n. of trapezoid body [TA] 台形体核, = nuclei corporis trapezoidei [L/TA].
n. olivares inferiores [L/TA] 下オリーブ核, = inferior olivary complex [TA].
n. originis [NA] 起始核, = nuclei of origin.
n. parabrachiales [L/TA] 小脳脚核*, = parabrachial nuclei [TA].
n. parasympathici sacrales [L/TA] 仙髄副交感核, = sacral parasympathetic nuclei [TA].
n. paraventriculares thalami [L/TA] 視床脳室旁核*, = paraventricular nuclei of thalamus [TA].
n. perihypoglossales [L/TA] 舌下神経周囲核, = perihypoglossal nuclei [TA].
n. periolivares [L/TA] オリーブ周囲核*, = periolivary nuclei [TA].
n. pontis [L/TA] 橋核, = pontine nuclei [TA].
n. posteriores thalami [L/TA] 視床後核群, = posterior nuclear complex of thalamus [TA].
n. pretectales [L/TA] 視蓋前核*, = pretectal nuclei [TA].
n. pulvinares [L/TA] 後核(視床枕), = pulvinar nuclei [TA].
n. raphes [L/TA] 縫線核, = raphe nuclei [TA].
n. reticulares [L/TA] 網様体核*, = reticular nuclei [TA].
n. septales et structurae pertinentes [L/TA] 中隔核及び関連構造物*, = septal nuclei and related structures [TA].
n. tegmentales anteriores [L/TA] 前被蓋核, = anterior tegmental nuclei [TA], ventral tegmental nuclei [TA].
n. tegmenti [NA] 被蓋核, = Gudden tegmental nuclei.
n. terminationis [NA] 終止核.
n. thalami 視床核.
n. tractus solitarii [L/TA] 孤束核, = nuclei of solitary tract [TA], solitary nuclei [TA].
n. tuberales [NA] 隆起核.
n. tuberales laterales [L/TA] 外側隆起核*, = lateral tuberal nuclei [TA].
n. tuberes 隆起核(視床下部の漏斗帯の腹方側にある神経細胞集合で, 内側小細胞および外側大細胞の2群に分けられている), = tuberal nuclei.
n. ventrales laterales [L/TA] 外側前核*, = ventral lateral complex [TA].
n. ventrales mediales [L/TA] 内側前核*, = ventral medial complex [TA].
n. ventrales thalami [L/TA] 視床前核*, = ventral nuclei of thalamus [TA].
n. ventrobasales [L/TA] (腹側基底複合体*), = ventrobasal complex [TA].
n. vestibulares [L/TA] 前庭神経核, = vestibular nuclei [TA].
n. viscerales [L/TA] 内臓核*, = visceral nuclei [TA].
n. viscerales nervi oculomotorii 動眼神経内臓核.
nu·cle·ic [nju:klí:ik] 核の〔医学〕.
n. acid 核酸(すべての生体細胞中にあり, 遺伝, タンパク質合成の情報伝達物質. リン酸, 糖(ペントース, デソキシペントース), および塩基(プリン, ピリミジン)からなり, モノヌクレオチドが重合した多量体. 糖の相違によりデオキシペントース核酸とペントース核酸とに大別されている).
n. acid amplification 核酸増幅法.
n. acid amplification test (NAT) 核酸増幅検査(ウイルスの有無を検出する検査. ウイルス核酸の一部を人工的に増幅(約1億倍)して, 高感度に検出できる).
n. acid conformation 核酸〔立体〕構造〔医学〕.
n. acid denaturation 核酸変性〔医学〕.
n. acid derivative 核酸誘導体〔医学〕.
n. acid hybridization 核酸ハイブリット形成〔医学〕.
n. acid medicine 核酸医薬(核酸を素材として作られるバイオ医薬), = oligonucleotide〔-based〕therapeutics.
n. acid precursor 核酸前駆物質(体)〔医学〕.
n. acid renaturation 核酸再生〔医学〕.
n. acid sequence-based amplification (NASBA) ナスバ法(核酸増幅法の一つ).
n. acid stain 核酸染色法.
n. acid synthesis inhibitor 核酸合成阻害剤〔医学〕.
n. battery 原子力エネルギー源〔医学〕.
nu·clei·cac·i·dase [njù:kli:kǽsideis] 核酸分解酵素.
nu·cle·ide [njú:kliaid] 核酸塩(核酸の金属元素化合物).
nu·cle·i·form [njú:ikli:fɔ:m] 核形の, 核状の.
nu·clein [njú:kli:n] ヌクレイン, 核素(F. Miescher の命名(1874)により, 細胞核に存在する核酸とタンパク質との化合物. 細胞ヌクレインまたは真性ヌクレインのほかに, 仮性ヌクレイン, パラヌクレインおよびヌクレオアルブミンなどを含む), = cell-nuclein, true nuclein.
n. animal ヌクレイン〔注射〕動物.
n.-desaminase ヌクレインデスアミナーゼ(アミダーゼの一つで, 核酸またはその分解物のプリン核などにつくアミノ基を加水的に脱アミノし, 水酸基と置換してアンモニアを遊離させる酵素), = nuclein-deaminose.
n. therapy ヌクレイン体療法〔医学〕.
nu·cle·in·ase [njú:kliəneis] = nuclease.
nu·cle·in·e·mia [njù:kliəní:miə] ヌクレイン血症.
nu·cle·in·ic ac·id [njù:kli:ínik ǽsid] = nucleic acid.
nucleinic base ヌクレイン塩基(プリン塩基).
nucleo- [nju:kliou, -liə] 核, 核のを意味する接頭語, = nucl-.
nu·cle·o·al·bu·min [njù:kliouælbjú:min] ヌクレオアルブミン, = pseudonuclein, paranuclein.
n. test 核アルブミン試験, = Ott test.
nu·cle·o·al·bu·min·ur·ia [njù:kliouæ̀lbjuminjú:riə] ヌクレオアルブミン尿症.
nu·cle·o·al·bu·mose [njù:kliouǽlbjumous] ヌクレオアルブモース(ヌクレオアルブミンが部分的分解

N

を起こした物質).
nu·cle·o·anal·y·sis [njù:kliouənǽlisis] 有核白血球分析法，核分析 [医学].
nu·cle·o·bi·ont [njù:klioubáiənt] 有核体.
nu·cle·o·cap·sid [njù:kliəkǽpsid] ヌクレオカプシド.
nu·cle·o·chy·le·ma [njù:kliuoukailémə] 核漿.
nu·cle·o·chyme [njú:kliəkaim] 核液，= karyenchyma，nucleochylema.
nu·cle·o·clu·pe·ine [njù:kliouklú:pi:in] ヌクレオクルペイン(核酸とクルペインとの結合タンパク質).
nucleocortical fibers 核皮質線維.
nu·cle·o·cy·to·plas·mic [njù:kliousàitəplǽzmik] 核細胞質の.
n. ratio 核－細胞質比.
nu·cle·of·u·gal [njù:kliáfjugəl] 離核性の，離心性の.
nu·cle·o·gly·co·pro·tein [njù:kliouglàikoupróuti:n] 核酸糖タンパク質.
nu·cle·og·ra·phy [njù:kliágrəfi] 〔髄〕核描画法，髄核造影(撮影)〔法〕[医学].
nu·cle·o·his·tone [njù:kliəhístoun] ヌクレオヒストン(核タンパク質の一つで，デソキシペントース核酸と塩基性タンパク質であるヒストンとが静電気結合したもの).
nu·cle·o·hy·a·lo·plasm [njù:kliouháiələplæzəm] 核漿(現在では linin，chromatin，nucleolus などの構造以外の核の液状成分，すなわち nuclear sap または nuclear juice をいう).
nu·cle·oid [njú:kliɔid] ① 核様の. ② 核状物質，核様体(赤血球にまれにみられる核以外の物質).
nu·cle·o·ker·a·tin [njù:kliəkérətin] ヌクレオケラチン(神経組織に存在するケラチンの一種).
nu·cle·o·ki·ne·sis [njù:kliuokainí:sis] 核分裂，細胞核分裂 [医学].
nu·cle·o·lar [nju:klí:ələr] 核小体の，仁の.
n. chromosome 仁染色体，核小体染色体.
n. gene 〔核〕仁遺伝子.
n. organizer 仁形成体 [医学].
nu·cle·o·li [nju:klí:əlai] 核小体，仁(nucleolus の複数).
nu·cle·o·li·form [nju:klí:əlifɔ:m] 核小体状の.
nu·cle·o·lin [nju:klí:əlin] 小核素(核小体を構成する物質)，= plastin.
nu·cle·o·li·nus [njù:kliəláinəs] 核点，核胚，小仁 [医学]，小核小体(小核の染色質).
nu·cle·o·lo·id [nju:klí:əlɔid] 小核様の.
nu·cle·ol·o·lus [njù:kliálələs] 仁，= nucleolonucleus.
nu·cle·o·lo·ne·ma [njù:klioulənί:mə] 核小体系，= nucleoloneme.
nu·cle·o·lus [nju:klí:ələs] 仁，核仁，核小体 [医学]，小核. 複 nucleoli. 形 nucleolar.
n. organizer 核小体形成体.
n. organizer region 核小体オルガナイザー領域.
nu·cle·o·mi·cro·some [njù:kliəmáikrəsoum] 核微小体(核染質線維の一部分).
nu·cle·on [njú:kliən] ① 核子 [医学] (陽子，中性子などの重い微粒子). ② リンカルニン酸，= phosphocarnic acid.
nu·cle·on·ics [njù:kliániks] 〔原子〕核工学，= nuclear physics. 形 nucleonic.
nu·cle·o·nu·cle·us [njù:kliounjú:kliəs] 核小体内核質.
nu·cle·op·e·tal [njù:kliápitəl] 求核性の，求心性の.
n. movement 求核運動(精子前核が卵細胞に向かう運動).
nu·cle·o·phag·o·cy·to·sis [njù:kliəfægousaitóusis] 核食現象(タート細胞のように，食細胞により貪食された血球の核が，完全に破壊消化されていない現象で，LE 現象と区別される).
nu·cle·o·phil·ic [njù:kliəfílik] 求核〔性〕の [医学]，求核的(電子の)，= anionoid.
n. substitution 求核置換 [医学].
nu·cle·o·phos·pha·tase [njù:kliəfásfəteis] ヌクレオホスファターゼ，= nucleotidase.
nu·cle·o·plasm [njú:kliəplæzəm] 核質 [医学]，= karyoplasm.
nucleoplasmic index 核形成指数 [医学]，核指数.
nucleoplasmic ratio 核細胞質比 [医学]，= nucleocytoplasmic ratio.
nucleoplasmic reaction 核細胞質化.
nu·cle·o·prot·a·mine [njù:kliouprόutəmi:n] ヌクレオプロタミン(ある種の魚の精子核中にある核タンパク質の一つで，デソキシペントース核酸とプロタミンとの塩類様結合物).
nu·cle·o·pro·tein [njù:kliouprόuti:n] 核タンパク質，ヌクレオプロテイン(核を構成するタンパク質で，核酸と塩基性タンパク質からなり，分解して，プリン塩基，ピリミジン塩基，リン酸および炭水化物を生ずる)，= nucleoproteid.
nu·cle·o·re·tic·u·lum [njù:kliouritíkjuləm] 核材 [医学].
nu·cle·os·i·dase [nju:kliásideis] 核酸配糖体分解酵素，ヌクレオシダーゼ(adenosin-hydrolase，guanosin-hydrolase，inosin-hydrolase，xanthosin-hydrolase の総称)，= phosphonuclease.
nu·cle·o·side [njú:kliəsaid] ヌクレオシド(ペントースまたはデオキシペントースがプリン塩基またはピリミジン塩基と結合した配糖体状化合物の総称で，ピリミジン型のウリジン uridine およびプリン型のアデノシンはその例).
n. pair ヌクレオシド対，= nucleotide pair.
n. phosphorylase ヌクレオシドホスホリラーゼ(ヌクレオシドの *N*-グリコシド結合を加リン酸分解する酵素群).
nucleosidediphosphate kinase ヌクレオシド二リン酸キナーゼ.
nu·cle·o·sin [njú:kliəsin] ヌクレオシン，= thymin.
nu·cle·o·sis [njù:kliόusis] 核増殖 [医学].
nu·cle·o·skel·e·ton [njù:kliəskélətn] 核性スケルトン.
nu·cle·o·some [njú:kliəsoum] ヌクレオソーム(細胞核内で DNA 糸がヒストン分子に巻きついてできるビーズ状の糸. 11nm の太さでこれがさらに折りたたまれて染色体糸となる. またクロマチン中のヌクレオヒストンの繰り返し単位構造をいう).
nu·cle·o·spin·dle [njù:kliəspíndl] 核紡錘 [医学] (無星状体性核分裂においてみられる核糸の紡錘).
nu·cle·ot·i·dase [njù:kliátideis] ヌクレオチダーゼ(ヌクレオチドを加水分解してリン酸とヌクレオシドにする酵素)，= nucleophosphatase.
nu·cle·o·tide [njú:kliətaid] ヌクレオチド(ヌクレオシドのリン酸エステルで核酸の最小構成単位).
n. metabolism ヌクレオチド代謝.
n. sequence 塩基配列(DNA の塩基配列).
n. sequence homology ヌクレオチド配列相同〔性〕[医学].
n. substitution 塩基置換(DNA の塩基置換).
nu·cle·ot·o·my [njù:kliátəmi] 髄核摘出〔術〕.
nu·cle·o·tox·in [njù:kliətáksin] 核毒素 [医学] (細胞核から得られる毒素または細胞核に作用する毒素).
nu·cle·us [njú:kliəs] [L/TA] 神経核(① 細胞の栄養中心. ② 神経細胞の集合体. ③ 原子核. ④ 結晶核.

⑤中心原子(錯塩の). ⑥有機化合物の環), = nucleus [TA]. 複 nuclei.
n. accessorius nervi trigemini 三叉神経副〔中脳〕核, = mesencephalicus.
n. accumbens [L/TA] 側坐核, = nucleus accumbens [TA].
n. accumbens septi 中隔側坐核(尾状核の頭の内側にある線条体の一部).
n. acusticus 聴神経核.
n. alae cinereae 灰白翼神経核(第四脳室底の聴覚領下にある迷走神経および舌咽神経の知覚線維群の核).
n. ambiguus [L/TA] 疑核(オリーブ核後方の菱形窩の底部にある神経線維集合体で, 舌咽神経および迷走神経の起始点), = nucleus ambiguus [TA].
n. amygdalae 扁桃核(嗅覚神経の一部をなし, 側頭葉先端下にある皮質下神経核).
n. amygdalae basalis lateralis [L/TA] 外側基底扁桃体核*, = basolateral amygdaloid nucleus [TA].
n. amygdalae basalis medialis [L/TA] 内側基底扁桃体核*, = basomedial amygdaloid nucleus [TA].
n. amygdalae centralis [L/TA] 中心扁桃体核*, = central amygdaloid nucleus [TA].
n. amygdalae corticalis [L/TA] 皮質扁桃体核*, = cortical amygdaloid nucleus [TA].
n. amygdalae interstitialis [L/TA] 間質扁桃体核*, = interstitial amygdaloid nucleus [TA].
n. amygdalae lateralis [L/TA] 外側扁桃体核*, = lateral amygdaloid nucleus [TA].
n. amygdalae medialis [L/TA] 内側扁桃体核*, = medial amygdaloid nucleus [TA].
n. ansae lenticularis [L/TA] レンズ核ワナ核, = nucleus of ansa lenticularis [TA].
n. anterior [L/TA] 前核*, = anterior nucleus [TA], ventral nucleus [TA].
n. anterior corporis trapezoidei [L/TA] 台形体腹側核, = anterior nucleus of trapezoid body [TA], ventral nucleus of trapezoid body [TA].
n. anterior hypothalami [L/TA] 視床下部前核, = anterior hypothalamic nucleus [TA].
n. anterior lemnisci lateralis [L/TA] 外側毛帯前核*, = anterior nucleus of lateral lemniscus [TA], ventral nucleus of lateral lemniscus [TA].
n. anterior thalami 視床前核(視床前側にある核で, 乳頭視床路の終止点).
n. anterior ventrolateralis [L/TA] 腹外側前核*, = anterior ventrolateral nucleus [TA].
n. anterodorsalis [L/TA] 前背側核, = anterodorsal nucleus [TA].
n. anterolateralis [L/TA] 前外側核*, = anterolateral nucleus [TA], ventrolateral nucleus [TA].
n. anteromedialis [L/TA] 前内側核*, = anteromedial nucleus [TA], ventromedial nucleus [TA].
n. anteroventralis [L/TA] 前腹側核, = anteroventral nucleus [TA].
n. arciformis 弓状核(延髄前錐体の表面にある灰白質核).
n. arcuatus [L/TA] 弓状核*, = arcuate nucleus [TA].
n. arcuatus thalami 視床弓状核.
n. basalis [L/TA] 基底核, = basal nucleus [TA].
n. basalis of Ganser ガンザー基底核.
n. basalis ventralis medialis [L/TA] 内側腹側基底核*, = basal ventral medial nucleus [TA].
n. basilaris internus [L/TA] 内基底核*, = internal basilar nucleus [TA].
n. caeruleus [L/TA] 青斑核, = caerulean nucleus [TA].
n. campi dorsalis〔H1〕 [L/TA] 背側野核*, = nucleus of dorsal field〔H1〕[TA].
n. campi medialis〔H〕 [L/TA] 内側野核*, = nucleus of medial field〔H〕[TA].
n. campi ventralis〔H2〕 [L/TA] 腹側野核*, = nucleus of ventral field〔H2〕[TA].
n. caudatus [L/TA] 尾状核, = caudate nucleus [TA].
n. centralis [L/TA] 中心核, = central nucleus [TA].
n. centralis lateralis [L/TA] 中心外側核*, = central lateral nucleus [TA].
n. centralis lateralis thalami 視床外側中心核.
n. centralis medialis [L/TA] 中心内側核, = central medial nucleus [TA].
n. centralis tegmenti superior 上被蓋中心核.
n. centromedianus [L/TA] 正中中心核, = centromedian nucleus [TA].
n. cerebellaris hypothalami 視床下部小脳核(視床下部外側葉にある).
n. cerebelli 小脳核.
n. cervicalis lateralis [L/TA] 外側頸髄核, = lateral cervical nucleus [TA].
n. cervicalis medialis [L/TA] 内側頸髄核*, = medial cervical nucleus [TA].
n. cochlearis anterior [L/TA]〔腹側〕蝸牛神経核(蝸牛神経腹側核), = anterior cochlear nucleus [TA], ventral cochlear nucleus [TA].
n. cochlearis posterior [L/TA]〔背側〕蝸牛神経核(蝸牛神経背側核), = dorsal cochlear nucleus [TA], posterior cochlear nucleus [TA].
n. colliculi inferioris 下丘核(四丘体下部中央にある灰白核).
n. commissurae posterioris [L/TA] 後交連核*, = nucleus of posterior commissure [TA].
n. commissuralis [L/TA] 交連核*, = commissural nucleus [TA].
n. commissuralis nervi vagi [L/TA] 迷走神経交連核*, = commissural nucleus of vagus nerve [TA].
n. commissuralis rhomboidalis [L/TA] 菱形核, = rhomboid nucleus [TA].
n. corporis geniculati lateralis 外側膝状体核.
n. corporis geniculati medialis 内側膝状体核, = nucleus of medial geniculate body.
n. corporis mammillaris 乳頭体核(乳頭体中にある3個の神経核で, それから出る線維は視床乳頭体束および脚乳頭体束となる).
n. cuneatus [L/TA] 楔状束核, = cuneate nucleus [TA].
n. cuneatus accessorius [L/TA] 副楔状束核(Monacow の核ともいう), = accessory cuneate nucleus [TA].
n. cuneiformis [L/TA] 楔状核, = cuneiform nucleus [TA].
n. dentatus [L/TA] 歯状核, = dentate nucleus [TA].
n. dentatus cerebelli [NA] 小脳歯状核.
n. diffusus lobi lateralis 視床下部外側葉のびまん核.
n. dorsalis [L/TA] 背核, = dorsal thoracic nucleus [TA], 後核*, = dorsal nucleus [TA], posterior nucleus [TA], 背側核*, = dorsal nucleus [TA].
n. dorsalis corporis geniculati lateralis [L/TA] 外側膝状体後核*, = dorsal lateral geniculate nucleus [TA].
n. dorsalis corporis trapezoidei [NA] 台形体背側核, = oliva superior.
n. dorsalis hypothalami [L/TA] 視床背側核*,

N

= dorsal nucleus [TA].
n. dorsalis lateralis [L/TA] 背側外側核, = lateral dorsal nucleus [TA].
n. dorsalis nervi vagi [L/TA] 迷走神経背側核, = dorsal nucleus of vagus nerve [TA].
n. dorsomedialis [L/TA] 背内側核*, = dorsomedial nucleus [TA].
n. dorsomedialis hypothalami 視床下部背内側核, = dorsomedial hypothalamic nucleus.
n. ectomamillaris 乳頭外核(視床前部 praethalamus の一部をなし, 硬骨魚カワハギにおいてみられる).
n. emboliformis [L/TA] 栓状核, = emboliform nucleus [TA].
n. endolemniscalis [L/TA] 毛帯内核*, = endolemniscal nucleus [TA].
n. endopeduncularis [L/TA] 大脳脚内核*, = endopeduncular nucleus [TA].
n. externus [L/TA] 外 核*, = external nucleus [TA].
n. facialis 顔面神経核, = facial nucleus.
n. fasciculi gracilis 薄束核.
n. fasciculi solitarii 孤束核.
n. fastigii [L/TA] 室頂核, = fastigial nucleus [TA].
n. formation 核形成 [医学].
n. funiculi cuneati 楔状束核(錐体交差の上端部位にある楔状核中の核).
n. funiculi gracilis 薄束核, = nucleus gracilis.
n. gelatinosus 椎間円板髄核, = nucleus pulposus.
n. gelatinosus solitarius [L/TA] 膠様質孤束核*, = gelatinous solitary nucleus [TA].
n. gigantocellularis [L/TA] 巨大細胞核*, = gigantocellular reticular nucleus [TA].
n. gigantocellularis anterior [L/TA] 前巨大細胞核*, = anterior gigantocellular reticular nucleus [TA], ventral gigantocellular reticular nucleus [TA].
n. gigantocellularis medullae oblongatae 延髄巨大細胞核.
n. globosus [L/TA] 球 状 核, = globose nucleus [TA].
n. gracilis [L/TA] 薄束核, = gracile nucleus [TA].
n. grisea centralis 中央灰白核(旧視床の一部).
n. habenulae [NA] 手綱核.
n. habenularis lateralis [L/TA] 外 側 手 綱 核, = lateral habenular nucleus [TA].
n. habenularis medialis [L/TA] 内 側 手 綱 核, = medial habenular nucleus [TA].
n. hernia 髄核ヘルニア [医学], 脱出髄核 [医学].
n. hypothalamicus 視床下核, = subthalamic nucleus, corpus luysi.
n. infrasolitarius 下孤束核.
n. infundibularis [L/TA] 漏斗核*, = infundibular nucleus [TA].
n. intercalatus [L/TA]〔舌下神経〕介在核(迷走神経背側核と舌下神経核との中間にある神経細胞の集合), = intercalated nucleus [TA].
n. interfascicularis [L/TA] 束間核*(舌下神経根に沿ってある), = interfascicular nucleus [TA].
n. interfascicularis nervi hypoglossi [L/TA] (舌下神経束内核*), = interfascicular nucleus of hypoglossal nerve [TA].
n. intermediolateralis [L/TA] 中間外側核, = intermediolateral nucleus [TA].
n. intermediomedialis [L/TA] 中間内側核*, = intermediomedial nucleus [TA].
n. intermedius lemnisci lateralis [L/TA] 外側毛帯中間核*, = intermediate nucleus of lateral lemniscus [TA].
n. interpeduncularis [L/TA] 脚間核, = interpeduncular nucleus [TA].
n. interpositus 中位核.
n. interpositus anterior [L/TA]〔小 脳〕前 中 位 核, = anterior interpositus nucleus [TA].
n. interpositus posterior [L/TA]〔小脳〕後中位核, = posterior interpositus nucleus [TA].
n. interstitialis [L/TA] 間質核, = interstitial nucleus [TA].
n. interstitialis solitarius [L/TA] 間質孤束核*, = interstitial solitary nucleus [TA].
n. isomer 核異性体(陽子数と中性子数が等しく, 全エネルギー値だけが異なる原子核の中で, 比較的寿命の長いものを互いに核異性体の関係にあるという).
n. juxtasolitarius 隣孤束核.
n. lacrimalis [L/TA] 涙 腺〔分 泌〕核, = lacrimal nucleus [TA].
n. lateralis [L/TA] 外側核*(延髄のオリーブとローランド膠様質との間にある核), = lateral nucleus [TA], 外核*, = external nucleus [TA].
n. lateralis cerebelli [L/TA]〔小 脳〕外 側 核, = nucleus lateralis cerebelli [TA].
n. lateralis corporis trapezoidei [L/TA] 台形体外側核, = lateral nucleus of trapezoid body [TA].
n. lateralis medullae oblongatae [NA]〔延 髄〕外側核, = lateral nucleus of medulla oblongata.
n. lateralis posterior [L/TA] 後外側核*, = lateral posterior nucleus [TA].
n. lateralis thalami [NA]〔視床〕外側核(視床の内外板の中間にある核).
n. lemnisci lateralis 外側毛帯核(外側毛帯の上部にある核).
n. lentiformis [L/TA] レンズ核, = lentiform nucleus [TA].
n. lentis [L/TA] 水晶体核, = nucleus of lens [TA].
n. limitans [L/TA] 境 界 核, = nucleus limitans [TA].
n. linearis inferioris [L/TA] 下核*, = inferior linear nucleus [TA].
n. linearis intermedius [L/TA] 中間核*, = intermediate linear nucleus [TA].
n. linearis superior [L/TA] 上核*, = superior linear nucleus [TA].
n. magnocellularis 大細胞核, = lateral vestibular nucleus.
n. magnus 大核(視床の).
n. mamillaris 乳頭核(視床下部外側葉にある核で, 硬骨魚類においては3型に区別される).
n. mamilloinfundibularis 乳頭漏斗核.
n. mammillaris lateralis [L/TA] 乳頭体外側核*, = lateral nucleus of mammillary body [TA].
n. mammillaris medialis [L/TA] 乳頭体内側核*, = medial nucleus of mammillary body [TA].
n. marginalis [L/TA] 後〔辺〕縁 核, = marginal nucleus [TA].
n. marginalis corporis restiformis [L/TA] (索状体辺縁核*), = marginal nucleus of restiform body [TA], Y 細胞群*, = cell group Y [TA].
n. masticatorius そしゃく神経核.
n. medialis [L/TA] 内側核*, = medial nucleus [TA].
n. medialis anterior [L/TA] 前内側核*, = anterior medial nucleus [TA], ventral medial nucleus [TA].
n. medialis centralis thalami 〔視床〕中心内側核, = medial central nucleus of thalamus.
n. medialis cerebelli [L/TA]〔小 脳〕内 側 核, = nucleus medialis cerebelli [TA].
n. medialis corporis trapezoidei [L/TA] 台形体内側核, = medial nucleus of trapezoid body [TA].

n. medialis magnocellularis [L/TA] 大細胞性内側核*, = medial magnocellular nucleus [TA].
n. medialis solitarius [L/TA] 内側孤束核*, = medial solitary nucleus [TA].
n. medialis thalami 〔視床〕内側核, = medial nucleus of thalamus.
n. medianus [L/TA] 正中核*, = median nucleus [TA].
n. mediodorsalis [L/TA] 内側背側核*, = dorsomedial nucleus [TA], medial dorsal nucleus [TA].
n. medioventralis [L/TA] 内側前核*, = medial ventral nucleus [TA].
n. mesencephalicus nervi trigemini [L/TA] 三叉神経中脳路核, = mesencephalic nucleus of trigeminal nerve [TA].
n. motorius nervi trigemini [L/TA] 三叉神経運動核, = motor nucleus of trigeminal nerve [TA].
n. nervi abducentis [L/TA] 外転神経核, = nucleus of abducens nerve [TA].
n. nervi accessorii [L/TA] 副神経核, = nucleus of accessory nerve [TA].
n. nervi acustici 内耳神経核.
n. nervi cochlearis 蝸牛神経核.
n. nervi cranialis [L/TA] 脳神経核, = nucleus of cranial nerve [TA].
n. nervi facialis [L/TA] 顔面神経核, = motor nucleus of facial nerve [TA].
n. nervi hypoglossi [L/TA] 舌下神経核, = nucleus of hypoglossal nerve [TA].
n. nervi oculomotorii [L/TA] 動眼神経核, = nucleus of oculomotor nerve [TA].
n. nervi phrenici [L/TA] 横隔神経核*, = nucleus of phrenic nerve [TA], phrenic nucleus [TA].
n. nervi pudendi [L/TA] 陰部神経核*, = nucleus of pudendal nerve [TA].
n. nervi trochlearis [L/TA] 滑車神経核, = nucleus of trochlear nerve [TA].
n. nervi vestibularis 前庭神経核.
n. niger 黒質.
n. of abducens nerve [TA] 外転神経核, = nucleus nervi abducentis [L/TA].
n. of accessory nerve [TA] 副神経核, = nucleus nervi accessorii [L/TA].
n. of ansa lenticularis [TA] レンズ核ワナ核, = nucleus ansae lenticularis [L/TA].
n. of candal colliculus 下丘核〔医学〕.
n. of cranial nerve [TA] 脳神経核, = nucleus nervi cranialis [L/TA].
n. of Darkschewitsch ダルクシェーヴィチ核.
n. of diagonal band [TA] 対角帯核*, = nucleus striae diagonalis [L/TA].
n. of dorsal field〔H1〕 [TA] 背側野核*, = nucleus campi dorsalis 〔H1〕 [L/TA].
n. of fastigium 室頂核〔医学〕.
n. of glossopharyngeal nerve 舌咽神経核〔医学〕.
n. of Goll ゴル核.
n. of hypoglossal nerve [TA] 舌下神経核, = nucleus nervi hypoglossi [L/TA].
n. of inferior colliculus 下丘核.
n. of lateral geniculate body 外側膝状体核.
n. of lateral lemniscus 外側毛帯核, = nucleus leminisci lateralis.
n. of lateral olfactory tract [TA] 外側嗅索核*, = nucleus tractus olfactorii lateralis [L/TA].
n. of lens [TA] 水晶体核, = nucleus lentis [L/TA].
n. of locus ceruleus 青斑核.
n. of Luys ルイ核, = nucleus subthalamicus.
n. of mammillary body 乳頭体核〔医学〕.
n. of medial field〔H〕 [TA] 内側野核*, = nucleus campi medialis 〔H〕 [L/TA].
n. of medial geniculate body 内側膝状体核, = nucleus corporis geniculati medialis.
n. of oculomotor nerve [TA] 動眼神経核, = nucleus nervi oculomotorii [L/TA].
n. of optic tract [TA] 視索核*, = nucleus tractus optici [L/TA].
n. of origin [TA] 起始核, = nucleus originis [L/TA].
n. of phrenic nerve [TA] 横隔神経核*, = nucleus nervi phrenici [L/TA].
n. of posterior commissure [TA] 後交連核*, = nucleus commissurae posterioris [L/TA].
n. of pudendal nerve [TA] 陰部神経核*, = nucleus nervi pudendi [L/TA].
n. of raphe 縫線核(延髄網様体の中央部にある神経細胞集合).
n. of solitary tract 孤束核, = nucleus tractus solitarii.
n. of trigeminal nerve 三叉神経核〔医学〕.
n. of trochlear nerve [TA] 滑車神経核, = nucleus nervi trochlearis [L/TA].
n. of vagus nerve 迷走神経核〔医学〕.
n. of ventral field〔H2〕 [TA] 腹側野核*, = nucleus campi ventralis 〔H2〕 [L/TA].
n. of vestibulocochlear nerve 内耳神経核〔医学〕.
n. olfactorius anterior [L/TA] (前嗅核*), = anterior olfactory nucleus [TA].
n. olivae オリーブ核(延髄表面のオリーブ内部にある著しくうねった灰白質で, 延髄の最も特色ある構造).
n. olivaris オリーブ核, = inferior olivary nucleus.
n. olivaris accessorius dorsalis 背側副オリーブ核, = dorsal accessory olivary nucleus.
n. olivaris accessorius medialis [L/TA] 内側副オリーブ核, = medial accessory olivary nucleus [TA].
n. olivaris accessorius posterior [L/TA] 背側副オリーブ核, = dorsal accessory olivary nucleus [TA], posterior accessory olivary nucleus [TA].
n. olivaris inferior 下オリーブ核, = inferior olivary nucleus.
n. olivaris principalis [L/TA] 主オリーブ核, = principal olivary nucleus [TA].
n. olivaris superior [L/TA] 上オリーブ核, = superior olivary complex [TA], superior olivary nucleus [TA].
n. olivaris superior lateralis [L/TA] 外側上オリーブ核, = lateral superior olivary nucleus [TA].
n. olivaris superior medialis [L/TA] 内側上オリーブ核, = medial superior olivary nucleus [TA].
n. originis [L/TA] 起始核, = nucleus of origin [TA].
n. originis accessorius nervi glossopharyngici 舌咽神経副起始核.
n. originis accessorius nervi oculomotorii 動眼神経副起始核.
n. originis nervi facialis 顔面神経起始核.
n. originis nervi hypoglossi 舌下神経起始核.
n. originis nervi trigemini 三叉神経起始核.
n. originis nervi trochlearis 滑車神経起始核.
n. originis parasympathicus nervi vagi 迷走神経副交感起始核.
n. originis salvatorius medullae oblongatae 延髄唾液起始核.
n. originis salvatorius pontis 橋唾液起始核.
n. ovalis 卵円核(味覚神経の脳内終末点. Grossmann).
n. para-alaris 翼傍核(第四脳室基底灰白質外側

方の領で，後索および側索を上行する仙髄延髄間を連絡する終末部）.
n. parabrachialis lateralis [L/TA] 外側旁小脳脚核*，= lateral parabrachial nucleus [TA].
n. parabrachialis medialis [L/TA] 内側小脳旁脚核*，= medial parabrachial nucleus [TA].
n. paracentralis [L/TA] 中心旁核，= paracentral nucleus [TA].
n. paracentralis thalami 視床中心傍核，= paracentral nucleus of thalamus.
n. paracommissuralis solitarius [L/TA]（交連旁孤束核*），= paracommissural solitary nucleus [TA].
n. parafascicularis [L/TA] 束旁核，= parafascicular nucleus [TA].
n. paragigantocellularis lateralis [L/TA] 外側巨大細胞核*，= lateral paragigantocellular reticular nucleus [TA].
n. paragigantocellularis posterior [L/TA] 後巨大細胞旁核*，= dorsal paragigantocellular reticular nucleus [TA], posterior paragigantocellular reticular nucleus [TA].
n. paralemniscalis [L/TA] 毛帯旁核*，= paralemniscal nucleus [TA].
n. paramedianus [L/TA] 正中旁核*，= paramedian nucleus [TA].
n. paramedianus posterior [L/TA] 後正中旁核*，= dorsal paramedian nucleus [TA], posterior paramedian nucleus [TA].
n. paranigralis [L/TA] 黒質旁核*，= paranigral nucleus [TA].
n. parapeduncularis [L/TA] 大脳脚旁核*，= parapeduncular nucleus [TA].
n. parasolitarius [L/TA] 孤束旁核，= parasolitary nucleus [TA].
n. parataenialis [L/TA] 視床ヒモ旁核*，= parataenial nucleus [TA].
n. paratrigeminalis [L/TA] 三叉神経旁核*，= paratrigeminal nucleus [TA].
n. paraventricularis [NA] 室傍核.
n. paraventricularis anterior [L/TA] 前室旁核*，= anterior paraventricular nucleus [TA].
n. paraventricularis hypothalami [L/TA] 脳室周囲核*，= paraventricular nucleus [TA].
n. paraventricularis posterior [L/TA] 後室旁核*，= posterior paraventricular nucleus [TA].
n. peduncularis [L/TA] 小脳脚核*，= peduncular nucleus [TA].
n. pericentralis [L/TA] 中心周囲核*，= pericentral nucleus [TA].
n. pericuneatus lateralis [L/TA] 外側楔状束周囲核*，= lateral pericuneate nucleus [TA].
n. pericuneatus medialis [L/TA] 内側楔状束周囲核*，= medial pericuneate nucleus [TA].
n. perifornicalis [L/TA] 脳弓周囲核*，= perifornical nucleus [TA].
n. peripeduncularis [L/TA] 大脳脚周囲核*，= peripeduncular nucleus [TA].
n. peritrigeminalis [L/TA] 三叉神経周囲核*，= peritrigeminal nucleus [TA].
n. periventricularis [L/TA] 脳室周囲核*，= periventricular nucleus [TA].
n. periventricularis posterior [L/TA] 後室周囲核，= posterior periventricular nucleus [TA].
n. periventricularis ventralis [L/TA] 腹側室周囲核，= anterior periventricular nucleus [TA].
n. pigmentosus parabrachialis [L/TA]（小脳旁脚色素核*），= parabrachial pigmented nucleus [TA].
n. pontis 橋核（橋の内部に散在する灰白質の集合）.
n. pontobulbaris [L/TA] 橋延髄核*，= pontobulbar nucleus [TA].
n. posterior [L/TA] 視床後核，= dorsal nucleus [TA], posterior nucleus [TA].
n. posterior funiculi lateralis [L/TA] 側索後核*，= posterior nucleus of lateral funiculus [TA].
n. posterior hypothalami [L/TA] 視床下部後核，= posterior nucleus of hypothalamus [TA].
n. posterior lateralis [L/TA] 後外側核*，= dorsolateral nucleus [TA], posterolateral nucleus [TA].
n. posterior lemnisci lateralis [L/TA] 外側毛帯後核*，= dorsal nucleus of lateral lemniscus [TA], posterior nucleus of lateral lemniscus [TA].
n. posterior medialis [L/TA] 後内側核*，= dorsomedial nucleus [TA], posteromedial nucleus [TA].
n. posterior nervi vagi [L/TA] 迷走神経背側核，= posterior nucleus of vagus nerve [TA].
n. posterior ventrolateralis [L/TA] 腹外側後核*，= posterior ventrolateral nucleus [TA].
n. posterolateralis [L/TA] 後外側核，= dorsolateral nucleus [TA], posterolateral nucleus [TA].
n. posteromedialis [L/TA] 後内側核，= dorsomedial nucleus [TA], posteromedial nucleus [TA].
n. praecursorius pontis 橋先行核（延髄の）(Ziehen).
n. praeopticus 視束前核（視床前部の一部で，小細胞性部 pars parvocellularis と大細胞性部 pars magnocellularis の2部からなる）.
n. praepositus hypoglossi 舌下神経前位核.
n. precommissuralis centralis [L/TA] 中心交連前核*，= central precommissural nucleus [TA].
n. precuneatus accessorius [L/TA] 副前楔状束核*，= preaccessory cuneate nucleus [TA], X細胞群*，= cell group X [TA].
n. pregeniculatus [L/TA] 膝状体前核*，= pregeniculata nucleus [TA].
n. premammillaris dorsalis [L/TA] 背側乳頭体前域*，= dorsal premammillary nucleus [TA].
n. premammillaris ventralis [L/TA] 乳頭体前核*，= ventral premammillary nucleus [TA].
n. preopticus lateralis [L/TA] 外側視索前核*，= lateral preoptic nucleus [TA].
n. preopticus medialis [L/TA] 内側視索前核*，= medial preoptic nucleus [TA].
n. preopticus medianus [L/TA] 正中視索前核*，= median preoptic nucleus [TA].
n. preopticus periventricularis [L/TA] 脳室周囲前視索核*，= periventricular preoptic nucleus [TA].
n. prepositus [L/TA]〔舌下神経〕前位核，= prepositus nucleus [TA].
n. pretectalis anterior [L/TA] 前視蓋前核*，= anterior pretectal nucleus [TA].
n. pretectalis olivaris [L/TA] オリーブ視蓋前核*，= olivary pretectal nucleus [TA].
n. pretectalis posterior [L/TA] 後視蓋前核*，= posterior pretectal nucleus [TA].
n. princeps 主核（三叉神経の主な感覚核）.
n. principalis nervi trigemini [L/TA] 三叉神経主感覚核（三叉神経主知覚核），= principal sensory nucleus of trigeminal nerve [TA].
n. principalis ventralis medialis [L/TA] 内側腹側主核*，= principal ventral medial nucleus [TA].
n. proprius [L/TA] 固有核*，= nucleus proprius [TA].
n. proprius cornus posterioris 後角固有核.
n. pseudosubrotundus 偽円形下核（視床下部外側葉にあって，Holmgren の円形下核 n. subrotundus に相当する）.

N

n. pulposus [L/TA] 髄核(椎間板の中心部にあるゼリー状物質で，胎生期脊索を示す)，= nucleus pulposus [TA].
n. pulposus prolapse 髄核脱出〔症〕.
n. pulvinaris anterior [L/TA] 前視床枕*，= anterior pulvinar nucleus [TA].
n. pulvinaris inferior [L/TA] 下視床枕*，= inferior pulvinar nucleus [TA].
n. pulvinaris lateralis [L/TA] 外側視床枕*，= lateral pulvinar nucleus [TA].
n. pulvinaris medialis [L/TA] 内側視床枕*，= medial pulvinar nucleus [TA].
n. quintus 第5核(三叉神経起始核).
n. radicis descendentis nervi vestibuli 前庭神経下行路核，= nucleus terminalis spinalis nervi vestibuli.
n. raphes magnus [L/TA] 大縫線核，= magnus raphe nucleus [TA].
n. raphes medianus [L/TA] 正中縫線核，= median raphe nucleus [TA], superior central nucleus [TA].
n. raphes obscurus [L/TA] 不確縫線核，= obscurus raphe nucleus [TA].
n. raphes pallidus [L/TA] 淡蒼縫線核，= pallidal raphe nucleus [TA].
n. raphes pontis [L/TA] 橋縫線核，= pontine raphe nucleus [TA].
n. raphes posterior [L/TA] 後縫線核*，= dorsal raphe nucleus [TA], posterior raphe nucleus [TA].
n. restoration 核複元〔医学〕.
n. reticularis 網様核(視床の)，= nucleus thalami.
n. reticularis centralis [L/TA] 中心網様体核*，= central reticular nucleus [TA].
n. reticularis intermedius [L/TA] 中間網様体核*，= intermediate reticular nucleus [TA].
n. reticularis lateralis [L/TA] 外側網様体核*，= lateral reticular nucleus [TA].
n. reticularis medialis [L/TA] 内側網様体核*，= medial reticular nucleus [TA].
n. reticularis paramedianus [L/TA] 正中旁網様核*(小脳前正中旁網様核)，= paramedian reticular nucleus [TA].
n. reticularis parvocellularis [L/TA] 小細胞性網様核*，= parvocellular reticular nucleus [TA].
n. reticularis pontis caudalis [L/TA] 尾側橋網様体核，= caudal pontine reticular nucleus [TA].
n. reticularis pontis rostralis [L/TA] 吻側橋網様体核，= oral pontine reticular nucleus [TA].
n. reticularis tegmenti 被蓋網様核.
n. reticularis tegmenti pontis [L/TA] 網様体視蓋核，= reticulotegmental nucleus [TA].
n. reticularis thalami [L/TA] 視床網様体核*，= reticular nucleus of thalamus [TA].
n. retroambiguus [L/TA] 疑後核*，= retro-ambiguus nucleus [TA].
n. retrobulbaris〔A8〕 [L/TA] 延髄後核*，= retrobulbar nucleus [A8] [TA].
n. retrofacialis [L/TA] 顔面神経後核*，= retrofacial nucleus [TA].
n. retroposterolateralis [L/TA] 後背外側核，= retroposterior lateral nucleus [TA].
n. retrotrigeminalis [L/TA] 三叉神経後核*，= retrotrigeminal nucleus [TA].
n. reuniens [L/TA] 結合核，= nucleus reuniens [TA].
n. rostralis 前核(視床の).
n. ruber [L/TA] 赤核，= red nucleus [TA].
n. saguli [L/TA] 外被核*，= sagulum nucleus [TA].
n. salivatorius inferior [L/TA] 下唾液核，= inferior salivatory nucleus [TA].
n. salivatorius superior [L/TA] 上唾液〔分泌〕核，= superior salivatory nucleus [TA].
n. secretorius nervi intermedii 中間神経分泌核.
n. semilunaris [L/TA] 漏斗核*，= infundibular nucleus [TA].
n. sensorius principalis nervi trigemini 三叉神経主知覚核，= nucleus sensorius superior nervi trigemini.
n. septalis dorsalis [L/TA] 背側中隔核*，= dorsal septal nucleus [TA].
n. septalis lateralis [L/TA] 外側中隔核*，= lateral septal nucleus [TA].
n. septalis medialis [L/TA] 内側中隔核*，= medial septal nucleus [TA].
n. septalis precommissuralis [L/TA] 交連前中隔核*，= precommissural septal nucleus [TA].
n. septofimbrialis [L/TA] 中隔采核*，= septofimbrial nucleus [TA].
n. solitarius anterior [L/TA] 前孤束核*，= anterior solitary nucleus [TA], ventral solitary nucleus [TA].
n. solitarius anterolateralis [L/TA] 前外側孤束核*，= anterolateral solitary nucleus [TA], ventrolateral solitary nucleus [TA].
n. solitarius posterior [L/TA] 後孤束核*，= dorsal solitary nucleus [TA], posterior solitary nucleus [TA].
n. solitarius posterolateralis [L/TA] 後外側孤束核*，= dorsolateral solitary nucleus [TA], posterolateral solitary nucleus [TA].
n. spinalis nervi accessorii 副神経脊髄核，= spinal nucleus of accessory nervi.
n. spinalis nervi trigemini [L/TA] 三叉神経脊髄路核，= spinal nucleus of trigeminal nerve [TA].
n. striae diagonalis [L/TA] 対角帯核*，= nucleus of diagonal band [TA].
n. striae terminalis [L/TA] (分界条核*)，= bed nucleus of stria terminalis [TA].
n. subbrachialis [L/TA] (小脳脚下核*)，= subbrachial nucleus [TA].
n. subcaeruleus [L/TA] 青斑下核，= subcaerulean nucleus [TA].
n. subcuneiformis [L/TA] 楔状下核*，= subcuneiform nucleus [TA].
n. subhypoglossalis [L/TA]〔舌下神経〕下核，= subhypoglossal nucleus [TA].
n. submedialis [L/TA] 内側下核*，= submedial nucleus [TA].
n. subparabrachialis [L/TA] 小脳脚旁核*，= subparabrachial nucleus [TA].
n. substitution 核置換(核移植その他の方法によって，ある生物が本来持っている核を別種の生物の核で置換すること).
n. subthalamicus [L/TA] 視床下核*，= subthalamic nucleus [TA].
n. suprachiasmatica 視交叉上核.
n. suprachiasmaticus [L/TA] 視交叉上核，= suprachiasmatic nucleus [TA].
n. suprageniculatus [L/TA] 膝上核*，= suprageniculate nucleus [TA].
n. supralemniscalis [L/TA] 毛帯上核*，= supralemniscal nucleus [TA].
n. supramammillaris [L/TA] 乳頭体上核，= supramammillary nucleus [TA].
n. supraopticus [L/TA] 視索上核，= supra-optic

N

nucleus [TA].
n. supraopticus hypothalami 視床下部視索上核, = supraoptic nucleus.
n. supraspinalis [L/TA] 脊髄上核*, = supraspinal nucleus [TA].
n. taeniaeformis 扁桃体, = claustrum.
n. tecti 視蓋核.
n. tegmentalis anterior [L/TA] 前被蓋核*, = anterior tegmental nucleus [TA], ventral tegmental nucleus [TA].
n. tegmentalis pedunculopontinus [L/TA] 脚橋被蓋核*, = pedunculopontine tegmental nucleus [TA].
n. tegmentalis posterior [L/TA] 後被蓋核, = dorsal tegmental nucleus [TA], posterior tegmental nucleus [TA].
n. tegmentalis posterolateralis [L/TA] 外側後被蓋核*, = laterodorsal tegmental nucleus [TA], lateroposterior tegmental nucleus [TA].
n. terminalis 終止核.
n. terminalis alae cinereae 灰白翼終止核.
n. terminalis dorsalis nervi cochleae 蝸牛神経背側終止核.
n. terminalis dorsalis nervi vestibuli 前庭神経背側終止核.
n. terminalis fibrarum olfactoriarum 嗅糸終止核(嗅糸球), = glomeruli olfactorii.
n. terminalis lateralis nervi vestibuli 前庭神経外側終止核.
n. terminalis medialis nervi vestibuli 前庭神経内側終止核(三角核), = nucleus triangularis.
n. terminalis nervi glossopharyngici et nervi vagi 舌咽迷走神経終止核(灰白翼核).
n. terminalis nervi trigemini 三叉神経終止核.
n. terminalis spinalis nervi vestibuli 前庭神経脊髄路終止核.
n. terminalis tractus spinalis nervi trigemini 三叉神経脊髄路終止核.
n. terminalis ventralis nervi cochleae 蝸牛神経腹側終止核.
n. terminationis [L/TA] 終止核, = terminal nucleus [TA].
n. thoracicus 胸髄核, = thoracic nucleus.
n. thoracicus posterior [L/TA] 胸髄核, = posterior thoracic nucleus [TA].
n. tractus mesencephali nervi trigemini [NA] 三叉神経中脳路核.
n. tractus olfactorii lateralis [L/TA] 外側嗅索核*, = nucleus of lateral olfactory tract [TA].
n. tractus optici [L/TA] 視索核*, = nucleus of optic tract [TA].
n. tractus solitarii 孤束核, = nucleus of solitary tract.
n. tractus solitarius 孤束核.
n. tractus spinalis trigemini 三叉神経脊髄路核, = descending nucleus of trigeminus.
n. triangularis [L/TA] 三角核*, = triangular nucleus [TA].
n. triangularis septi [L/TA] 中隔三角核*, = triangular nucleus of septum [TA].
n.-trophozoite index 核・栄養型指数.
n.-trophozoite ratio 核・栄養型指数.
n. tuberomammillaris [L/TA] 隆起乳頭体核, = tuberomammillary nucleus [TA].
n. ventralis [L/TA] 腹側核*, = ventral principal nucleus [TA].
n. ventralis anterior [L/TA] 前腹側核, = ventral anterior nucleus [TA].
n. ventralis anterior thalami 〔視床〕前腹側核, = ventral anterior nucleus of thalamus.
n. ventralis corporis geniculati lateralis [L/TA] 〔外側〕膝状体前核, = ventral lateral geniculate nucleus [TA].
n. ventralis corporis trapezoidei [NA] 台形体腹側核, = nucleus of trapezoid body.
n. ventralis intermedius [L/TA] 中間腹側核, = ventral intermediate nucleus [TA].
n. ventralis intermedius thalami [NA] 〔視床〕中間腹側核, = nucleus ventralis lateralis.
n. ventralis lateralis 〔視床〕外側腹側核.
n. ventralis posterior inferior [L/TA] 下後前核*, = ventral posterior inferior nucleus [TA].
n. ventralis posterior intermedius thalami 〔視床〕後中間腹側核.
n. ventralis posterior internus [L/TA] 内後腹側核*, = ventral posterior internal nucleus [TA].
n. ventralis posterior thalami 〔視床〕後腹側核.
n. ventralis posterolateralis [L/TA] 後外側腹側核, = ventral posterolateral nucleus [TA].
n. ventralis posterolateralis thalami [NA] 〔視床〕後中間腹側核, = ventral posterior intermediate nucleus of thalamus.
n. ventralis posteromedialis [L/TA] 後内側前核*, = ventral posteromedial nucleus [TA].
n. ventralis posteromedialis thalami [NA] 〔視床〕後腹側核, = ventrodosal nucleus.
n. ventralis thalami [NA] 〔視床〕腹側核, = ventral nucleus of thalamus.
n. ventricularis 脳室核(視床下部内側葉の一部).
n. ventromedialis hypothalami [L/TA] 視床腹内側核*, = ventromedial nucleus of hypothalamus [TA].
n. ventroposterior parvocellularis [L/TA] 小細胞腹側後核*, = ventral posterior parvocellular nucleus [TA].
n. vestibularis [NA] 前庭神経核.
n. vestibularis inferior [L/TA] 前庭神経下核, = inferior vestibular nucleus [TA].
n. vestibularis lateralis [L/TA] 前庭神経外側核, = lateral vestibular nucleus [TA].
n. vestibularis medialis [L/TA] 前庭神経内側核, = medial vestibular nucleus [TA].
n. vestibularis superior [L/TA] 前庭神経上核, = superior vestibular nucleus [TA].

nu·clide [njú:klaid] 核種(原子核で同重体 isobar, 異性核体 isomer, 同位核 isotope, isodiaphere を含む).
n. table 核種表 [医学].
nu·cu·la [njú:kjulə] 小堅果, = small nut.
NUD non-ulcer dyspepsia ノンアルサーディスペプシアの略.
nude mice [nú:d máis] ヌードマウス, = nude mouse.
nude mouse [nú:d máus] ① ヌードマウス(突然変異で生まれた先天的無毛のマウスで胸腺欠損である. 癌の継代および免疫系の実験動物として用いられている). ② ヌー(研究用マウスで第11染色体にマップされる劣性突然変異 *nu* のホモ接合体), = nu. 複 nude mice.
nu·di·branch [nú:dibræŋk] 裸鰓類.
Nu·di·bran·chia [nù:dibrǽŋkiə] 裸鰓亜目(軟体動物, 後鰓目の一亜目).
nud·ism [nú:dizəm] ① 裸体主義. ② 裸体狂.
nu·di·ty [nú:diti] 裸体. 形 nude.
nu·do·ma·nia [nù:douméiniə] 裸体狂.
nu·do·pho·bia [nù:doufóubiə] 裸体恐怖〔症〕.

Nuel, Jean Pierre [nuél] ヌエル(1847-1920, ベルギーの眼科医).
N. space ヌエル腔(コルチ器の外有毛細胞, 外指節(支持)細胞と外柱細胞の間).
Nuesslein-Volhard, Christiane [nú:slain fólhɑ:rt] ニュスライン・フォルハルト(1942生, ドイツの女性遺伝学者. 初期胚発生における遺伝的制御の研究により, Wieschaus および Lewis と共に1995年度ノーベル医学・生理学賞を受賞).
NUG necrotizing ulcerative gingivitis 壊死性潰瘍性歯肉炎の略.
Nuhn, Anton [nú:n] ヌーン(1814-1889, ドイツの解剖学者).
N. gland ヌーン腺(前舌腺), = Blandin gland, glandula lingualis anterior.
nui·sance [njú:səns] ① 妨害, 迷惑. ② 不快害虫.
n. control 不快害虫防除〔医学〕.
n. insect 不快昆虫〔医学〕.
n. parameter かく(撹)乱母数〔医学〕.
null [nʌ́l] 零〔医学〕, ゼロ, = zero.
n. cell ヌル細胞(T細胞・B細胞いずれのマーカーをももたないリンパ球の総称である).
n. factor 零因子.
n. hypothesis 帰無仮説〔医学〕(実験, 検査などで得られた結果が, 全くの偶然で生じたものと同じであるという仮説).
n. instrument 示零器.
n. lymphocyte ヌルリンパ球(CD4, CD8ともに発現していないリンパ球の表面マーカー分子をもたない細胞), = null cell.
n. method 零位法〔医学〕, 零点法(帰零法).
n. point 零点, = zero point.
n.-system 零系.
nulla poena sine lege 罪刑法定主義, = nullum crimen sine lege.
nul·li·grav·i·da [nʌligrǽvidə] 未妊婦.
nul·lip·a·ra [nəlípərə] 未産婦〔医学〕, 未経産婦. 形 nulliparous.
nul·li·par·i·ty [nʌlipǽriti] 未産〔医学〕, 未経産.
nulliparous mosquito 未経産蚊〔医学〕.
nulliparous woman 未産婦〔医学〕.
nul·li·plex cha·rac·ter [nʌ́lipleks kǽrəktər] 脱落形質(先祖に存在しないために, 子孫にも現れない形質をいう).
nul·li·pore [nʌ́lipɔr] サンゴモ[珊瑚藻](紅藻の一種. 石灰藻).
nul·li·so·mat·ic [nʌlisoumǽtik] (染色体の1対が欠如する).
nul·li·som·ic [nʌlisámik] 零染色体の.
n. analysis 零染色体分析〔医学〕.
nul·li·som·ics [nʌlisámiks] 零染色体〔植物〕.
nul·li·zy·gous [nʌlizáigəs] ヌル接合性〔医学〕.
nullum crimen sine lege 罪刑法定主義, = nulla poena sine lege.
Numa Pompilius [nú:mə pəmpíliəs] (BC715-673, ローマ帝国の伝説的第2代帝王. 妊婦が分娩前に死亡したときは, 胎児を救うために開腹術を行う法令 lox regia を発令したことにより有名. Julius Caesar の時代この法令は lex caesaria と改名されたので, 現今の帝王切開 caesarean section はこの事実にちなんだ術語となるに至った).
numb [nʌ́m] しびれた, 麻痺した, 無感覚な.
n. chin syndrome しびれたオトガイ症候群.
num·ber (No.) [nʌ́mbər] 数, 番号.
n. average degree of polymerization 数平均重合度〔医学〕.
n. average molecular weight 数平均分子量〔医学〕(分子量分布をもつ高分子化合物の成分分子種の分子量を数分率あるいはモル分率で平均して得られる平均分子量).
n. distribution curve 数分布曲線〔医学〕.
n. dying 死亡数〔医学〕.
n. line 数直線.
n. living 生存数〔医学〕.
n. of drops 滴数〔医学〕.
n. of sample 標本数.
n. of stage 病期数〔医学〕.
n. of step 階級数〔医学〕.
n. of transfer units 移動単位数〔医学〕.
n. plus method ナンバープラス法(臨床検査の内部精度管理法 internal quality control method の一つで, Hoffman らによって提唱されたもの).
numb·ness [nʌ́mnis] しびれ〔感〕, 無感覚〔医学〕, 麻痺, = obdormition.
nu·mer·i·cal [nju:mérikəl] 数の, 数字的な, 数値の.
n. analysis 数値分析〔医学〕.
n. aperture (NA) 開口数〔医学〕(顕微鏡対物レンズが光線を像にまで受け送り得る能力で, その表現は NA =sin 1/2 開放角×屈折指数), 開口率.
n. atrophy 数的萎縮〔医学〕(細胞数の減少による萎縮), = neurobiotic atrophy.
n. axis 数量開口, 開口数(接物レンズが像に光線を伝導し得る能力で, その計算には次の式を用いる. ただし∠a =隅角開口, ir=レンズ前方媒介体の屈折指数), = numerical aperture.

$$\mathrm{NA} = \sin\frac{1}{2}\angle a \times ir$$

n. classification 数値分類法(M. Adanson により基本的原理が示され(1757), アダンソン分類法 Adansonian c. ともいい, コンピュータの発展に伴い細菌学から霊長類まで適用されてきた分類法), = computer classification.
n. control 数値制御〔医学〕.
n. data 数値データ〔医学〕.
n. hyperthophy 数的肥大(過形成の結果として臓器の組織が大きくなること).
n. hypertrophy 数量的肥大, = hyperplasia.
n. integration 数値積分(被積分関数の値が数値として知られているとき, その積分値を関数としてではなく, 直接に数値として求める方法).
n. table 計算表.
n. taxonomy 数値分類学〔医学〕.
n. underwriting 数字査定法〔医学〕.
n. value 数値.
num·mi·form [nʌ́mifɔ:m] ① 連銭状の. ② 貨幣状の.
num·mu·lar [nʌ́mjulər] ① 連銭状の. ② 貨幣状の.
n. aortitis 貨幣状大動脈炎(大動脈内膜に白斑を形成する炎症).
n. dermatitis 貨幣状皮膚炎.
n. eczema 貨幣状湿疹〔医学〕.
n. erythema 貨幣状紅斑(乾癬の円板状紅斑).
n. keratitis コイン状角膜炎〔医学〕.
n. psoriasis コイン状乾癬(せん)〔医学〕.
n. sputum 連銭痰〔医学〕.
n. syphilid(e) 貨幣状梅毒疹.
num·mu·la·tion [nʌmjuléiʃən] 連銭形成(ルーロー形成), = rouleaux formation.
nun's mur·mur [nʌ́nz mə́:mər] ナン雑音, コマ(独楽)音(内頸静脈上に聴取される雑音. 静脈雑音), = venous hum, venous murmur.
Nunn gorged corpuscle ナン肥満小体(高度の脂肪変性を呈する卵巣嚢腫の上皮細胞), = Bennett large corpuscle.
nun·na·tion [nənéiʃən] 鼻声(n音の頻発すること).
Nu·phar [njú:fər] コウホネ[河骨, 川骨]属(ス

N

イレン科の植物), = spatterdock.

N. japonica コウホネ.

N. lutea (黄色ヒツジグサ), = yellow water lily.

nuphar rhizome センコツ[川骨](コウホネ *Nuphar japonica* の根茎の縦割物. アルカロイド, タンニンを含む. 漢方では利尿, 止血, 強壮に用いられる).

nu·phar·i·dine [nju:færidin] ヌファリジン(スイレン *Nuphar lutea* の根茎に存在するアルカロイドの一つ).

nu·phar·ine [njú:fərin] ヌーファリン $C_{18}H_{24}N_2O_2$ (黄色スイレンから得られるアルカロイド).

nuptial coloration 婚姻色, 婚姻羽装.

nuptial flight 婚姻飛行(アリなどの)(交尾のため雌雄がまじって飛ぶこと).

nuptial plumage 生殖羽.

nup·tial·i·ty [nʌ̀pʃiǽliti] 結婚率(全人口における結婚数). 形 nuptial.

n. rate 婚姻率 [医学].

Nürenberg gold ニューレンベルク金(金2.5%, アルミニウム7.5%, 銅90%).

Nurse, Paul M. [nə́:s] ナース(1949生, イギリスの研究者. 1970年代半ば, 酵母を用いた研究で, 細胞周期を制御する遺伝子*cdc2*を発見した. また, 1987年にはそれに相当するヒトの遺伝子*CDK1*も特定した. 細胞周期に関わる主要な制御因子を発見した業績により, 2001年度ノーベル医学・生理学賞を受賞).

nurse [nə́:s] ① 看護師(2002年, 従来の看護婦から名称変更). ② 看護. ③ 哺乳する. ④ 乳母, = nursemaid.

n.'s aid (NA) 看護助手, 看護補助者.

n. anesthetist 麻酔専門看護師 [医学], 看護麻酔師.

n. cell ナース細胞(胸腺上皮細胞で, 未熟なリンパ球をT細胞へ分化させる役割をもつと考えられる. 培養では未熟リンパ球は本細胞の下にもぐりこむ像がみられる).

n. clinician 臨床専門看護師 [医学].

n. corps 看護部隊(陸海軍).

n. epidemiologist 疫学専門ナース(看護師), = infection control nurse.

n.'s license 看護師免許.

n. midwife 助産師 [医学], 看護助産師.

n.-patient relation 看護師－患者関係 [医学].

n. practitioner (NP) 実地看護師 [医学], 看護医, 看護専門家, ナースプラクティショナー(熟練した技術をもってプライマリーケアに関与する専門職).

n. record 看護記録.

n. specialist ナーススペシャリスト(専門分野において, 看護を実践する専門家).

n. station 看護師室 [医学], ナースステーション [医学], 看護師詰め所.

n. supervisor 看護師長(患者と看護従事者の管理にあたる看護師).

n.-teacher 養護教諭.

Nurse Practitioner (NP) 診療看護師, ナースプラクティショナー(日本ではJNPといわれ2010年から育成が開始されている).

nurse·maid [nə́:smèid] 乳母.

n. elbow 家婦肘(肘頭滑液包炎), = housemaid's elbow.

nurs·e·ry [nə́:səri] ① 育児室(乳児を収容する場所). ② 保育所 [医学], 託児施設.

n. hygiene 育児室保健 [医学].

n. school 保育学校 [医学].

nurses contracture 乳母拘縮.

nurses licensure 看護師免許 [医学].

nurses placement agency 看護師職業紹介所 [医学].

nurses registration 看護師登録 [医学].

nurses training school 看護師養成所.

nurs·ing [nə́:siŋ] 保育, 授乳 [医学], 哺乳, 看護.

n. action 看護行為, 看護活動.

n. assessment 看護アセスメント(情報を集めて分析する).

n. assignment 看護割当て, 看護指示.

n. associate education 准看護師教育 [医学], 短大課程看護学教育.

n. audit 看護監査 [医学].

n. bottle 哺乳びん.

n. bottle caries 哺乳瓶う蝕.

n. care 看護ケア [医学], 看護法.

n. care insurance 介護保険(保険者を市町村とする介護サービスの給付を行う社会保険制度. 2000年4月より実施).

n. care plan 看護計画 [医学], 看護ケアプラン.

n. continuing education 看護学生涯教育 [医学], 看護学卒後教育.

n. delivery system 看護方式 [医学].

n. department 病棟 [医学].

n. diagnosis 看護診断 [医学](明確な目的のもとで看護実践の組織化, 系統化をはかる「看護過程」の重要なプロセスの一つで, 一定の分類システムに基づいて看護問題を特定すること).

n. economics 看護経済学 [医学].

n. education 看護学教育 [医学].

n. ethics 看護の倫理 [医学].

n. evaluation 看護評価.

n. faculty 看護学校教授団 [医学].

n. goal 看護目標.

n. graduate education 看護学大学院教育 [医学], 大学院課程看護学教育.

n. home 養護ホーム [医学](入院を必要としないが, 家庭では看護しきれない病人を収容し, 介護する施設. 個人病院).

n.-home-type unit 療養型病床群 [医学].

n. implementation 看護の実施.

n. infant 乳児.

n. information system 看護情報システム [医学].

n. intervention 看護介入, 看護実践, 看護の実施, = intervention.

n. jurisprudence 看護法医学 [医学].

n. legislation 看護法制 [医学].

n. library 看護図書館 [医学].

n. licensure 看護師認可 [医学].

n. malpractice 看護過誤 [医学].

n. management 看護管理.

n. model 看護モデル.

n. neurology 看護神経病学 [医学].

n. of contagious disease 接触感染症看護 [医学].

n. officer 看護〔師〕官.

n. organization 看護組織 [医学].

n. orthopedics 整形外科〔の〕看護 [医学].

n. philosophy 看護哲学 [医学].

n. plan of care 看護ケア計画(プラン).

n. practice (NP) ① 看護実践, 看護業務. ② 看護実習.

n. procedure (NP) 看護技術 [医学], 看護手順 [医学].

n. process 看護プロセス, 看護過程.

n. psychology 看護心理学 [医学].

n. record 看護記録 [医学].

n. research 看護研究 [医学].

n. service 看護業務 [医学], 看護サービス.

n. society 看護協会 [医学].

n. specialization 看護専門化 [医学].

n. specialty 看護専門分野〔医学〕.
n. staff 看護職員〔医学〕.
n. standards 看護基準〔医学〕.
n. student 看護学生〔医学〕.
n. supervisor 看護師〔総〕長.
n. surgery 看護外科学〔医学〕.
n. survey 看護調査〔医学〕.
n. theory 看護理論〔医学〕.
n. unit 看護単位〔医学〕.
n. velum (口蓋裂の場合, 乳児の哺乳を補助するために用いる軟らかいゴム片).
nurs·ling [nə́:sliŋ] 哺乳児, = suckling.
n. newborn child 嬰児.
nur·ture [nə́:ʧər] 養育.
nur·u·la [n(j)úrjulə] ヌルラ期(両生動物胎生初期における神経板と軸構造が発生する時期で, 高等動物における体節期に相当する).
Nussbaum, Johann Nepomuk von [nú:sbaum] ヌースバウム(1829-1890, ドイツの外科医. 外科の諸分野において, 80以上の単行書の著者として有名).
N. bracelet ヌースバウム特筆器(筋および神経の失調による書字困難者が用いる工夫).
N. narcosis ヌースバウム麻酔法(クロロホルムを吸入させる前処置として, モルヒネを注射する方法).
Nussbaum, Moritz [nú:sbaum] ヌースバウム(1850-1915, ドイツの組織学者).
N. cells ヌースバウム細胞(胃幽門部にある無機能性小細胞).
N. experiment ヌースバウム実験(糸球体を循環系から除外するために施す腎動脈結紮法).
nut [nʌ́t] 堅果(小塊の比喩語).
n. coal 小塊炭.
n. oil ラッカセイ[落花生]油.
nu·tans [njú:təns] 点頭する, 下垂する.
nu·tant [njú:tənt] 点頭.
nu·tar·i·an [nətéəriən] 椒果食家.
nu·tat·ion [nju:téiʃən] ① 章動(一般の歳差運動の周期的部分の総称). ② 前屈, 屈垂, 点頭〔医学〕(不随意の点頭運動—頭を傾ける運動). 形 nutatory.
n. movement 点頭運動(植物の), ねじれ運動(植物の).
n. of sacrum 仙骨前屈(仙骨がその横軸を中心に前方に回転するため, 下脚と骨盤前壁との距離が短縮される状態).
nu·ta·tor [njú:teitər] 胸鎖乳突筋.
nutcracker esophagus くるみ割り食道〔医学〕.
nutcracker phenomenon くるみ割り現象〔医学〕, ナットクラッカー現象, = renal entrapment syndrome.
nut·gall [nʌ́tgɔ:l] 五倍子, 没食子, = galla, golls.
nut·meg [nʌ́tmeg] ニクズク[肉荳蔲](*Myristica fragrans* の乾燥種子). 形 nutmeggy.
n. liver ニクズク肝(肝切断面が暗赤色斑点を呈するもの).
n. oil ニクズク油, = myristica oil.
nu·tri·cep·tor [njù:triséptər] 栄養受容器(栄養素と結合する側鎖で, 細胞の栄養に資するもの).
nu·tric·i(‑us, ‑a, ‑um) [nju:trísi(əs, ə, əm)] 栄養の, = nutrient.
nu·tri·ent [njú:triənt] 養分[素], 栄養素, 栄養物〔医学〕.
n. agar 普通寒天〔培地〕, 栄養寒天培地〔医学〕.
n. agar medium 栄養寒天培地.
n. arteries of humerus 上腕骨栄養動脈, = arteriae nutriciae humeri.
n. artery [TA] 栄養動脈(心臓や骨などの器官に血液を送り養う動脈), = arteria nutricia [L/TA].
n. artery of femur 大腿骨栄養動脈.
n. artery of fibula 腓骨栄養動脈.
n. artery of radius [TA] 橈骨栄養動脈*, = arteria nutricia radii [L/TA].
n. artery of tibia 脛骨栄養動脈.
n. artery of ulna [TA] 尺骨栄養動脈*, = arteria nutricia ulnae [L/TA].
n. broth 普通ブイヨン培地, 普通ブイヨン〔医学〕, 普通ブロス〔医学〕, 肉汁培地(獣肉または魚肉の浸出物で, 主に腐生有機栄養の細菌培養に用いる).
n. canal [TA] 栄養管, = canalis nutricius [L/TA].
n. enema 栄養浣腸, 滋養浣腸, = nutritive enema.
n. enrichment 栄養強化〔医学〕.
n. foramen [TA] 栄養孔(栄養血管の通る骨皮質の孔), = foramen nutricium [L/TA].
n. gelatin(e) 栄養ゼラチン(ゼラチン10%を加えて固化した培地).
n. injection 栄養注射.
n. intake 栄養摂取量〔医学〕.
n. intake survey 接取栄養調査〔医学〕.
n. matter 栄養物質〔医学〕.
n. medium 栄養培地.
n. polysaccharide 栄養多糖類.
n. preparation 栄養物〔医学〕.
n. requirement 栄養必要量〔医学〕.
n. requiring mutant 栄養素要求突然変異体〔医学〕.
n. value 栄養価〔医学〕.
n. vein [TA] 栄養静脈*, = vena nutricia [L/TA].
n. vessel 栄養〔血〕管.
nu·tri·en·tia [njù:triénʃiə] 滋養剤, = nutrient.
nu·tri·lite [njú:trilait] 微生物栄養素.
nu·tri·ment [njú:trimənt] 栄養, 栄養物.
nu·tri·ol·o·gy [njù:triáləʤi] 栄養学, = science of nutrition.
nu·tri·tion [nju:tríʃən] 栄養〔学〕. 形 nutritional, nutritory.
n. administration 栄養管理〔医学〕.
n. counselor 栄養指導員〔医学〕.
n. disorder 栄養障害〔医学〕.
n. education 栄養指導〔教育〕〔医学〕.
n. improvement 栄養改善〔医学〕.
n. in infants 乳児栄養法.
n. labeling 〔食品〕栄養価標示〔医学〕.
n. nucleus 栄養核, = trophonucleus.
n. requirement 栄養必要量〔医学〕.
n. support team (NST) 栄養管理チーム.
n. table 栄養表〔医学〕.
nu·tri·tion·al [nju:tríʃənəl] 栄養の.
n. accounting 栄養出納〔医学〕.
n. allowance 栄養所要量, = dietary (nutritional) allowances.
n. allowances percapita of whole population 国民の栄養基準量〔医学〕.
n. anasarca 食事性全身水腫(浮腫)〔医学〕.
n. anemia 栄養性貧血〔医学〕, 食事性貧血〔医学〕.
n. assessment 栄養評価〔法〕〔医学〕.
n. cirrhosis 栄養性肝硬変〔医学〕.
n. consulting office 栄養相談所〔医学〕.
n. council 栄養審議会〔医学〕.
n. deficiency 栄養欠乏〔医学〕.
n. deficiency disease 栄養欠乏〔症〕〔医学〕.
n. deficiency in infants 乳児栄養障害.
n. depled patient 低栄養患者〔医学〕.
n. dermatosis 栄養性皮膚症〔医学〕.
n. diagnosis 栄養診断〔医学〕.
n. disease 栄養病.
n. disorder 栄養障害〔医学〕.

N

n. disturbance 栄養障害〔医学〕.
n. dystrophy 栄養性ジストロフィ，= tropical myocarditis.
n. edema 栄養性水腫〔医学〕，栄養性浮腫（飢餓浮腫，戦争浮腫）.
n. enema 栄養浣腸〔医学〕.
n. epidemiology 栄養疫学〔医学〕.
n. equivalent 栄養等価〔医学〕，栄養当量（加工食品の栄養評価標準として，栄養所要量を1,000kcal当たりで表したもの）.
n. factor X 栄養X因子，= animal protein factor.
n. hemosiderosis 栄養性血鉄症〔医学〕.
n. index 栄養指数〔医学〕.
n. loss rate during cooking 調理栄養損失率〔医学〕.
n. marasmus 栄養失調による衰弱〔医学〕.
n. parameter 栄養指標〔医学〕.
n. quality 栄養価〔医学〕.
n. requirement ① 栄養要求. ② 栄養必要量（実験科学的根拠に基づいて求められたエネルギー量や栄養諸要素の量. 安全率などを考慮して栄養必要量が決められる）.
n. requirements of children 小児栄養必要量〔医学〕.
n. roup 栄養性ループ（ビタミンA欠乏によるループ様疾患）.
n. science 栄養学〔医学〕.
n. standard 栄養基準量〔医学〕，= dietary standard.
n. status 栄養状態〔医学〕.
n. stimulation 栄養刺激〔医学〕.
n. sugar 栄養糖〔医学〕.
n. supplement 栄養補給剤〔医学〕.
n. surgical risk index 栄養的手術危険度指数〔医学〕.
n. survey 栄養調査〔医学〕.
n. therapy 栄養療法〔医学〕.
n. value 栄養価〔医学〕.
nu·tri·tion·ist [nju:tríʃənist] 栄養士〔医学〕.
n. training facility 栄養士養成施設〔医学〕.
nu·tri·tious [nju:tríʃəs] 滋養性の，栄養になる.
nu·tri·tive [njú:tritiv] 栄養的，栄養素の.
n. apparatus 栄養器.
n. canal 栄養管，= Haversian canal, nutrient c..
n. equilibrium 栄養平衡.
n. index 栄養指数〔医学〕.
n. intake 栄養摂取量〔医学〕.
n. irritation 栄養刺激.
n. pole 栄養極（植物極），= antigerminal pole, vegetative pole.
n. polyp 栄養ポリープ（管体），= siphona.
n. ratio 栄養率〔医学〕，栄養比率（標準食における消化し得るタンパク質と脂肪および糖類との比）.
n. requirement 食事需要量，= nutritional requirement.
n. substance 栄養素〔医学〕，栄養物質.
n. value 栄養価〔医学〕.
n. yolk 栄養卵黄〔医学〕.
nu·tri·tor·i·um [njù:tritɔ́:riəm] 栄養器.
nu·tri·ture [njú:tritʃər] 栄養状態.
nu·trix [njú:triks] 乳母，= wet nurse.
nu·trose [njú:trous] 中性カゼインナトリウム（カゼインを苛性ソーダ液に溶解して乾燥した白色粉末で，若干の混濁度を呈して水に溶解する滋養薬）.
Nuttall, George Henry Falkiner [nʌ́tɔ:l] ナトール（1862–1937，アメリカの生物学者. William H. Welch との共同研究で，1892年にガス壊疽菌 *Clostridium welchii* (*C. perfringens*)を発見し，また以前に脱線維素血の殺菌性を証明した）.
N. stain ナトール染色，= Welch stain.
nux [nʌ́ks] クルミ［胡桃］，ニクズク［肉荳蔲］，= musky nut, nutmeg, myristica.
n. moschata ニクズク，= myristica.
n. vomica ① ホミカ〔医学〕. ② マチンシ［馬銭子］（ホミカ（コフジウツギ）*Strychnos nux-vomica* の種子）.
n. vomica extract ホミカエキス，= extractum nucis vomicae.
n. vomica fluidextract ホミカ流エキス，= fluidextractum nucis vomicae.
n. vomica tincture ホミカチンキ，= tinctura nucis vomicae.
Nv naked vision 肉眼視の略.
NVAF non-valvular atrial fibrillation 非弁膜症性心房細動の略.
nvCJD new variant Creutzfeldt-Jakob disease 新変異型クロイツフェルト・ヤコブ病の略.
NWB non-weight bearing 免荷の略.
ny·ad [náiæd]（節足動物のサナギ（蛹）型）.
nyc·tal·bu·min·ur·ia [niktæ̀lbju:minjú:riə] 夜間アルブミン尿症，= noctalbuminuria.
nyc·tal·gia [niktǽldʒiə] 夜痛症，夜間痛〔医学〕.
nyc·ta·lope [níktəloup] 夜盲症患者.
nyc·ta·lo·pia [nìktəlóupiə] 夜盲〔症〕〔医学〕，鳥目（Galen の night blindness が本来の意味であるが，Heberden は1767年に強い光線でのみ，より完全な視覚のあることに用い，また Hippocrates は昼盲，すなわち輝いた光線よりはむしろ薄暗い光線で完全な視覚のあることに用いた），= night blindness.
nyc·ta·pho·nia [nìktəfóuniə] 夜間無声症（仮性クループなどにみられる）.
Nyc·te·reu·tes [nìkteréutes] タヌキ［狸］属（イヌ科の一属）.
N. procyonoides タヌキ，= racoon dog.
nyc·ter·ine [níktəri:n] 夜間の，曖昧な.
nyc·ter·o·hem·e·ral [nìktirəhí:mərəl] 昼夜の，= nyctohemeral.
nyc·ti·nas·tic [nìktinǽstik] 昼夜（夜間に好発の意味）.
n. movement 就眠運動（昼夜運動）.
nyct(o)– [nikt(ou), –t(ə)] 夜，暗黒などの意味を表す接頭語.
nyc·to·ba·sis [nìktoubéisis] 夢中遊行，= nyctobatesis.
nyc·to·ba·te·sis [nìktoubéitisis] 夢中遊行.
nyc·to·hem·e·ral [nìktəhí:mərəl] 昼夜の.
n. fluctuation 昼夜動揺，昼夜変動.
n. rhythm 昼夜リズム.
nyc·tom·e·ter [niktɑ́mitər] 夜視計（光覚計. Comberg）.
nyc·to·phil·ia [nìktəfíliə] くらやみ嗜好〔症〕，= scotophilia.
nyc·to·pho·bia [nìktoufóubiə] くらやみ恐怖〔症〕〔医学〕，= scotophobia.
nyc·to·pho·nia [nìktoufóuniə] 夜間発声（昼間には発声不能であるが，夜間には発声し得るヒステリー症状）.
nyc·to·pia [niktóupiə] 夜視（しばしば誤って夜盲症 nyctalopia と同義に用いられる. Ebstein, E.）.
Nyc·to·the·rus [niktɑ́θərəs]（主に脊椎動物に寄生する原虫. 扁平な腎臓形で，体表面は繊毛でおおわれている）.
nyc·to·ty·phlo·sis [nìktoutiflóusis] 夜盲症，= nyctalopia.
nyc·tu·ria [niktjú:riə] 夜間多尿〔症〕〔医学〕，= nocturia.
NYD not yet diagnosed 診断未確定〔の〕の略.

nyg·ma [nígmə] 刺創.

NYHA classification NYHA (New York Heart Association) の心機能分類 (旧分類と新分類があるが, ふつう用いられているのは旧分類, クラスⅠ～Ⅳに分ける).

Nyhan, William [náiən] ナイハン (1926生, アメリカの小児科医). → Lesch-Nyhan syndrome.

Nyiri test [níiri tést] ニイリ試験 (体重1kg当たり次亜硫酸ナトリウム0.1～0.5gを静注し, 2時間内に尿中に排泄される分量を測定し, その清掃度により腎糸球体濾過機能を検査する方法).

Nylander, Claes Wilhelm [ní:lɑ:ndər] ニーランダー (1835-1907, スウェーデンの化学者).

N. reagent ニーランダー試薬 (亜硝酸ビスマス (蒼鉛) 2gと Rochelle 塩4gとを10%苛性カリ液100mLに溶解して濾過する).

N. test ニーランダー試験 (糖尿の検査法で, ニーランダー試薬1容を被験尿10容に混ぜて5分間煮沸すると, 還元糖のある場合には暗色または黒色を発生する), = Almén-Nylander test.

ny·lid·rin hy·dro·chlo·ride [nailídrin hàidroukló:raid] ニリドリン塩酸塩 ㊗ 1-(*p*-hydroxyphenyl)-2-(1-methyl-3-phenyl propylamino)-propanol (血管拡張薬), = arlidin.

ny·lon [náilɑn] ナイロン (1935年に W. H. Carothers により発明され, Du Pont 社から発売された人造繊維で, ヘキサメチレンジアミンとアジピン酸の縮合により炭素鎖に窒素を加えて得られるポリアミド系合成高分子).

n. resin ナイロン樹脂.

n.-wool ナイロンウール (B細胞や単球を付着しやすく, T細胞は付着しにくい性質を利用して, これらの細胞の分離に用いられている).

nymph [nímf] ニンフ, サナギ (蛹), 若虫 [医学] (節足動物の幼生と成虫との中間期).

nym·pha [nímfə] 小陰唇, = labium minus. 複 nymphae.

Nym·phae·a [nimfí:ə] スイレン属 (スイレン科 *Nymphaeaceae* の一属で, その根茎は薬草).

Nym·phae·a·ce·ae [nìnfi:éisii:] スイレン科.

nym·phec·to·my [nimféktəmi] 小陰唇切除術.

nym·phi·tis [nimfáitis] 小陰唇炎.

nymph(o)- [nimf(ou), -f(ə)] 小陰唇を意味する接頭語.

nym·pho·car·un·cu·lar [nìmfoukərʌ́ŋkjulər] 小陰唇処女膜痕の.

n. sulcus 小陰唇処女膜溝, = nymphohymenal sulcus.

nym·pho·hy·men·e·al [nìmfouhàiminí:əl] 小陰唇処女膜の.

nym·pho·la·bi·al [nìmfouléibiəl] 小陰唇の.

n. furrow 外陰唇溝 (大陰唇と小陰唇との間にある).

nym·pho·lep·sy [nímfəlepsi] ① 大悦, 仰天, 逆上. ② 小陰唇切除術.

nym·pho·ma·nia [nìmfouméiniə] 女子色情症 [医学], ニンフォマニア (女性の性欲異常亢進症).

nym·pho·ma·ni·ac [nìmfouméiniæk] 女子性欲亢進者.

nym·phon·cus [nimfɑ́ŋkəs] 小陰唇腫脹.

nym·phot·o·my [nimfɑ́təmi] 小陰唇切開術.

Nyquist lim·it [níkwist límit] ニクイストの限界 (パルスドプラー法で高速血流をとらえようとしても, サンプル回数が制限されて, これを定量化する能力が制限される), = aliasing.

Nys·sa [nísə] ヌマミズキ属 (ヌマミズキ科 *Nyssaceae* の一属で, tupelo tent をつくる原料).

Nyss·o·rhyn·chus [nìsɔ:ríŋkəs] ニソリンカス属 (アノフェレスカ [蚊] の一亜属で, アマゾン川流域地方のマラリア媒介者).

nys·tag·mic [nistǽgmik] 眼振の.

nys·tag·mi·form [nistǽgmifɔ:m] 眼振状の.

nys·tag·mo·gen·ic [nistæ̀gmədʒénik] 眼振発生の.

n. area 眼振誘発野 [医学].

nys·tag·mo·go·ni·om·e·ter [nistæ̀gməgòuniɑ́mitər] 眼振 [検査用] 角度計, = otogoniometer.

nys·tag·mo·gram [nistǽgməgræm] 眼振 [記録] 図 [医学].

nys·tag·mo·graph [nistǽgməgræf] 眼振計, 眼振図.

nys·tag·mo·gra·phy [nìstægmɑ́grəfi:] 眼振記録法 [医学].

nys·tag·moid [nistǽgmɔid] ① 眼振様の. ② 偽眼振, = pseudonystagmus.

nys·tag·mus [nistǽgməs] 眼振, 眼球振盪 [症] (眼球の不随意的運動が左右, 上下, または混合方向に反復し, 一般に急速方向と, 緩慢方向との部分からなる).

n. against rule 鉱夫眼振 (下方を注視するときに発現する).

n. blockage syndrome 眼振遮断症候群.

n. mixtus 混合眼振.

n.-myoclonus 眼振間代痙攣 (眼振とともに体躯または四肢に間代痙攣を発現するまれな先天疾患).

n. test 眼振試験, = Bárány test.

ny·sta·tin [náistətin] ナイスタチン (ポリエンマクロライド系抗生物質. 抗真菌作用をもつ).

nys·tax·is [naistǽksis] 眼振, = nystagmus.

Nysten, Pierre Hubert [nistɑ́n] ニスタン (1774-1817, フランスの小児科医. Littré et Robin の医学辞典の主筆者, 死後強直の法則 Nysten law を提唱した. すなわち強直はそしゃく (咀嚼) 筋にまず現れ, 顔面および頸部の筋肉に広がり, 最後に四肢に及ぶという法則).

N. law ニスタンの法則 (死体硬直の時間的推移の法則. 下顎部に始まり徐々に下行しつつ全身に及ぶ (下行型, その逆もある)).

nyx·is [níksis] 穿刺 (外科的).

NZB/NZW mouse (ループスマウスのNZBマウスとその亜型で, 免疫学的特徴の少ないNZWとのF_1の雌には, NZBよりも強い自己免疫病変が出現することで有名).

N

O

o オミクロン（omicron．ギリシャ語アルファベット第15字）．→omicron.
Ω, ω オメガ（omega．ギリシャ語アルファベット第24字）．→omega.
O ① objective 客観的所見の略．② octarius パイントの略．③ oculus 眼の略．④ opening 開放の略．⑤ oral 経口的の略．⑥ oxygen 酸素の元素記号．⑦ O株（細胞の非動株をいうときに用い，H株に対立する）．
O_2 ① both eyes 両眼の符号．② 酸素分子の化学記号．
O_3 オゾン分子の化学記号．
^{17}O, ^{18}O 酸素原子の同位元素で，質量数17および18をもつものの化学記号．
O-agglutination O凝集（細菌細胞壁のO抗原とそれに対する抗O凝集素との間に起こる凝集反応）．
O agglutinin O凝集素（細菌細胞壁中にある耐熱性抗原と反応する凝集素）．
O antibody O抗体（細菌細胞壁O抗原と反応する抗体）．
O antigen O抗原（グラム陰性菌の細胞壁外層に存在するリポ多糖より成る抗原で，耐熱性である．菌体抗原と同義語），= somatic antigen.
O blood group O血液型［医学］．
O blood type O血液型（O型ともいう．赤血球膜上にA型，B型抗原ともに持たない．遺伝子型はOOである）．
O colony ohne Hauch colony 非拡散集落の略．
O-substance O型物質（O血液群に属する個人の唾液中に分泌される物質で，抗O血清により凝集される赤血球の基質に存在すると考えられたが，Morgan と Watkins はO遺伝子とは無関係である理由により，これを H-substance と呼んだ（1948））．
o- ortho- オルトの略．
OA osteoarthritis 骨関節症，変形性関節症の略．
OAA $C_4H_4O_5$ oxaloacetic acid オキサロ酢酸の略．
OAB overactive bladder 過活動膀胱の略．
OAF osteoclast activating factor 破骨（溶骨）細胞活性化因子の略．
oak ［óuk］ ナラ［楢］（コナラ属 *Quercus* の殻斗をもつ樹で，その樹皮にはタンニンが多量に含まれている）．
　o. apple = nutgall.
oa·kum ［óukəm］ オーカム，あかどめ（船または湯槽の空隙にはめるもので，包帯にも利用された），= pledget.
oa·ri·al·gia ［ɔ̀:riǽlʤiə］ 卵巣痛，= ovarialgia.
oa·ric ［ɔ́:rik］ 卵巣の，= ovarian.
oario- ［ouɛəriou, ɔ:r-, -riə］ 卵巣との関係を表す接頭語，= ovario-.
o·ar·i·ot·o·my ［òuɛəriátəmi］ 卵巣切開術，= oothecotomy.
o·ar·i·tis ［òuɛəráitis］ 卵巣炎，= oothecitis.
o·ar·i·um ［ouéəriəm］ 卵巣，= ovarium.
oa·sis ［ouéisis］ オアシス（病巣中に存在する健康組織）．
oasthouse urine disease オーストハウス尿症（遺伝的欠陥によるメチオニンの吸収障害があり，腸管内でメチオニンが細菌により，α-ヒドロキシ酪酸に変換される．これが尿中に大量排泄されてホップ乾燥所に似た匂いを呈する．下痢，多呼吸等を伴う）．
oat cell carcinoma エンバク（燕麦）細胞癌，= small cell carcinoma.
oat-shaped cell エンバク（燕麦）形細胞（肉腫にみられる）．
OAT syndrome OAT症候群（精子濃度，精子運動，正常形態精子の率が低い状態），= oligoasthenoteratozoospermia syndrome.
oath ［óuθ］ ① 宣誓，誓約．② ののしり，悪口．
　o. of Hippocrates ヒポクラテスの誓い（最も古い医の倫理を説いた文）．
OB ① obstetrics 産科の略．② occult blood 潜血の略．
ob- ［əb, ɑb］ 転倒，反対，前方などの意味を表す接頭語．
ob·ce·ca·tion ［àbsi:kéiʃən］ 弱視，= dysopsia, partial blindness.
ob·cor·date ［ɑbkɔ́:deit］ 倒心臓形の．
obd obduce おお（被）えの略（処方箋用語）．
ob·dor·mi·tion ［àbdɔ:míʃən］ 無感覚，麻痺，しびれ，= numbness.
obducent cartilage 関節軟骨．
ob·duc·tion ［ɑbdʌ́kʃən］ 剖検，死体解剖，= medicolegal autopsy.
O'Beirne, James ［oubə́:rn］ オバーン（1786-1862，アイルランドの外科医）．
　O. sphincter オバーン括約筋（直腸と結腸の連接部にある直腸壁環状筋の肥厚）．
　O. tube オバーン管（S状結腸部に液を注輸するために用いる長い可撓性の管）．
　O. valve オバーン襞（ひだ）．
o·be·li·ac ［oubí:liæk］ オベリオンの．
o·be·li·ad ［oubí:liæd］ オベリオンの方向に．
o·be·li·on ［oubí:liən］ オベリオン（頂頭孔を連結する線が矢状縫合と交差する点）．
Ober, Frank Roberts ［óubə:r］ オーバー（1881生，アメリカの整形外科医．オーベルともいう）．
　O. operation オーバー手術（多数の手術を考案したが，特に腓腹筋，大腿四頭筋の麻痺に対して行われるもの，および関節被膜の切開などが有名である）．
　O. sign オーバー徴候（坐骨神経痛または腰痛においてみられる大腿筋膜の収縮），= back strain and sciatica.
Obermayer, Fritz ［oubə:máiər］ オーベルマイエル（1861-1925，オーストリアの生化学者）．
　O. test オーベルマイエル試験（尿中インジカンの検出法で，塩酸酸性の塩化第二鉄で酸化されるとインジゴとなり，青色になる）．
Obermeier, Otto Hugo Franz ［oubə:máiər］ オーベルマイエル（1843-1873，ドイツの医師）．
　O. spirillum オーベルマイエルスピリルム（1868年に発見した回帰熱スピロヘータ *Borrelia recurrentis*）．
Oberst, Maximilian ［óubə:st］ オーベルスト（1849-1925，ドイツの外科医）．
　O. method オーベルスト法（1889年に記載した食塩水，蒸留水または希薄コカイン溶液を指（趾）の基部に注射する神経遮断局所麻酔法）．
　O. operation オーベルスト手術（腹水の排液法で，腹壁の皮膚弁の一端を腹腔内に挿入する方法）．
Obersteiner, Heinrich ［oubə:stáinər］ オベルスタイナー（1847-1922，オーストリアの神経科医）．
　O.-Redlich area オベルスタイナー・レッドリッヒ域（神経後根が脊髄内に入る陥凹した無髄部分）．
　O.-Redlich line オベルスタイナー・レッドリッヒ線．
　O.-Redlich zone オベルスタイナー・レッドリッ

ヒ帯(神経の後根が脊髄に入る部分が狭窄された領域).

o·bese [oubí:s] 肥満した〔医学〕, 肥満の. 名 obeseness, obesity.

o. belly 脂肪腹〔医学〕.

o. mice 肥満マウス〔医学〕.

o. strain of chicken 肥満ニワトリ(自己免疫性甲状腺炎を自然発症するニワトリで甲状腺ホルモンの欠乏のため発育が阻害される).

o·be·si·tas [oubí:sitəs] 肥満〔症〕, = obesity.

o·be·si·ty [oubí:siti] 肥満症〔医学〕, 肥満. 形 obese.

o. diet 肥満症食.

o. hypoventilation syndrome (OHS) 肥満低換気症候群. → pickwickian syndrome.

o. in diabetes 糖尿病合併型肥満症〔医学〕.

o. index 肥満度〔医学〕, 肥満指数(体重と体容積との比).

o. phobia 肥満恐怖.

o·be·sog·e·nous [òubi:sáʤənəs] 肥満症発生の.

o·bex [óubeks] [L/TA] 閂(カンヌキ), = obex [TA].

ob·fus·ca·tion [àbfʌskéiʃən] 不明瞭化, 昏迷.

obituary notice 死亡届, = notice of death.

ob·ject [ábʤikt] ① 物体, 物象, 対象. ② 異議を申し立てる, 反対する.

o. agnosia 物体失認〔医学〕.

o. attachment 対象愛着性〔医学〕.

o. blindness 物体盲〔医学〕, = apraxia.

o. choice 対象選択(性的発達以前に愛慕の対象を選ぶこと).

o.-film distance 被写体フィルム間距離〔医学〕.

o. glass 載せガラス, 対物レンズ, 対物鏡, スライドガラス, = slide glass.

o. identification 物体認知〔医学〕.

o. lens 対物レンズ〔医学〕.

o. lesson 実物課業, 実物教育.

o. libido 対象リビドー〔医学〕(自身に備給されるリビドーを自我リビドーといい, 対象に備給されるものを対象リビドーという).

o. loss 対象喪失(愛するものの死など自己の心の拠りどころであるものの喪失によって起こるストレス).

o. love 対象愛.

o. naming 呼称.

o. oriented system オブジェクト指向システム〔医学〕.

o. point 物点.

o. program オブジェクト(目的)プログラム〔医学〕.

o. relation theory 対象関係論.

o. relationship 対象関係〔医学〕.

o. space 物〔体〕空間(光学系に入射した光線が反射または屈折して最後に通過する基質で, 像界 image space ともいう).

ob·jec·tive [əbʤéktiv] ① 対象, 目的物. ② 客観的の, 他覚的の〔医学〕, 目的とする. ③ 対物鏡, 対物レンズ.

o. attitude 客観的態度, = realistic attitude.

o. audiometry 他覚的聴力検査〔法〕〔医学〕.

o. finding 他覚的所見〔医学〕.

o. lens 対物レンズ.

o. magnetic coil 対物コイル.

o. method of eye 他覚的眼検査法〔医学〕.

o. micrometer 対物マイクロメータ.

o. photometry 客観的測光法.

o. psychology 客観的心理学.

o. sensation 外因性感覚〔医学〕.

o. sign 他覚的徴候〔医学〕.

o. structured clinical examination (OSCE) オスキー, 客観的臨床能力〔評価〕試験. → OSCE.

o. symptom 他覚症状〔医学〕.

o. synonym 客観シノニム〔医学〕.

o. tinnitus 他覚的耳鳴.

o. toothache 他覚的歯痛〔医学〕.

o. vertigo 他覚的めまい〔医学〕(自己以外の物体が動き回る感).

o. visual acuity test set 他覚的視力計〔医学〕.

ob·jec·tiv·i·ty [àbʤektíviti] 客観性〔医学〕.

ob·late [ábleit] オブラート〔剤〕〔医学〕.

o. ellipsoid 短軸楕円体.

o. spheroid 扁球(楕円をその短軸のまわりに回転させて得られる立体).

ob·li·gate [ábligeit] ① 真性の, 絶対の. ② 偏性の. ③ 強制の(任意でないこと).

o. aerobe 偏性好気性菌, 偏性好気性寄生虫.

o. anaerobe 偏性嫌気性菌, 偏性嫌気性寄生虫.

o. intracellular parastites 偏性細胞内寄生虫.

o. intracellular parastitism 偏性細胞内寄生性.

o. myiasis 真正ハエ症.

o. parasite 偏性寄生虫, 真性寄生虫.

o. parasitism 偏性寄生.

ob·lig·a·tive [ábligətiv] 偏性の(通性に対立する語). ↔ facultative.

o. aerobe 偏性好気性菌.

o. anaerobe 偏性嫌気性菌.

o. parasite 偏性寄生虫, 必常的寄生体(一生の全期または一時期にほかの動物を宿主として, 必ず寄生する寄生虫, 不偏性寄生虫に対比する語). ↔ facultative parasite.

ob·lig·a·to·ry [ɑblígətəri, -tɔ:ri] 義務的な.

o. anaerobe 偏性嫌気性生物, 偏性嫌気性菌.

o. endoparasite 偏性内部寄生虫.

o. nitrogen loss 不可避窒素損失〔医学〕.

o. parasite 偏性寄生体(虫)〔医学〕.

o. parasitism 偏性寄生.

o. reabsorption 不可避的再吸収〔医学〕.

o. symptom 必須症状〔医学〕.

o. urine volume 水負荷時尿量〔医学〕.

o. water loss 不可避的水分損失〔医学〕.

o. water reabsorption 随伴的水再吸収.

ob·lique [oublí:k] 斜位の, 斜傾, = slanting, inclined.

o. agar 斜面寒天〔培地〕〔医学〕.

o. amputation 斜走切断, 斜切法切断.

o. arytenoid [TA] 斜披裂筋, = musculus arytenoideus obliquus [L/TA].

o. arytenoid muscle 斜披裂筋.

o. astigmatism 斜乱視〔医学〕(主径線の方向が 45° と 135° に近づくもの).

o. auricular muscle 耳介斜筋.

o. bandage 傾斜包帯〔医学〕.

o. blepharotomy 斜式眼瞼切開術, = sphincterectomy, Stellwag operation.

o. bundle of pons 橋斜束.

o. contracted pelvis 斜狭骨盤〔医学〕.

o. coordinates 斜交座標, = Cartesian coordinates.

o. cord [TA] 斜索, = chorda obliqua [L/TA].

o. diameter [TA] 斜径, = diameter obliqua [L/TA].

o. diameter of pelvic inlet 骨盤上口斜径(右側腸恥骨隆起から左側仙腸骨関節までの線).

o. facial claft 斜顔〔面〕裂〔医学〕.

o. fibers of stomach 胃の斜線維.

o. fibres [TA] 斜線維, = fibrae obliquae [L/TA].

o. fissure [TA] 斜裂, = fissura obliqua [L/TA].

o. fracture 斜骨折〔医学〕.

o. head [TA] 斜頭, = caput obliquum [L/TA].

o. hernia 斜鼡径ヘルニア, = indirect inguinal her-

nia.
o. ligament of elbow joint 斜索.
o. light 斜光.
o. line [TA] 斜線, = linea obliqua [L/TA].
o. line of mandible 下顎骨斜線.
o. line of thyroid cartilage 甲状軟骨斜線.
o. muscle 斜紋筋.
o. muscle of auricle [TA] 耳介斜筋, = musculus obliquus auriculae [L/TA].
o. osteotomy 斜め骨切り術.
o. part [TA] 斜部(輪状甲状筋, 披裂筋の), = pars obliqua [L/TA].
o. part of cricothyroid muscle 輪状甲状筋の斜部.
o. pelvis 傾斜骨盤(結合線が傾斜するもの), = Naegele pelvis.
o. pericardial sinus [TA] 心膜斜洞, = sinus obliquus pericardii [L/TA].
o. pontine fasciculus 橋斜束.
o. popliteal ligament [TA] 斜膝窩靱帯, = ligamentum popliteum obliquum [L/TA].
o. presentation 斜位 [医学] (胎児の).
o. prism 斜角柱.
o. retinacular ligament 斜支靱帯.
o. ridge [TA] 斜走隆線(① 上顎臼歯咬合面を斜めに走るもの. ② 菱形靱帯隆線), 斜稜*, = crista obliqua [L/TA].
o. sinus of pericardium 心膜斜洞(心膜が弓状に反屈した嚢状をなす部分で, 心房の後方に上に向かって延長する).
o. vein of left atrium [TA] 左心房斜静脈(胎生期の左上主静脈の遺残), = vena obliqua atrii sinistri [L/TA].
o. view 斜位像 [医学].
obliquely contracted pelvis 斜狭骨盤.
ob·liqu·im·e·ter [oùblikwímitər] 斜位計(骨盤の傾斜度を測る器械).
ob·liq·ui·ty [oublíkwiti] 傾斜, 斜位.
ob·liq·u·us [oublíkwəs] 斜筋(腹壁の).
o. capitis inferior [TA] 下頭斜筋, = musculus obliquus capitis inferior [L/TA].
o. capitis inferior muscle 下頭斜筋.
o. capitis superior [TA] 上頭斜筋, = musculus obliquus capitis superior [L/TA].
o. capitis superior muscle 上頭斜筋.
o. reflex 斜筋反射(鼡径靱帯下の大腿皮膚面を刺激すると, 外腹斜筋は全体的に収縮する), = hypogastric reflex.
obliterated omphaloenteric duct 閉塞性臍腸管 [医学].
ob·lit·er·at·ing [ɑblìtəréitiŋ] 閉塞性の.
o. bronchiolitis 閉塞性細気管支炎 [医学].
o. endarteritis 閉塞性動脈内膜炎(バージャー(ビュルガー)病), = Buerger disease.
o. pericarditis 閉塞性心膜炎 [医学].
o. phlebitis 閉塞性静脈炎 [医学], = obstructive phlebitis.
o. power 隠ぺい(蔽)力 [医学].
ob·lit·er·a·tio [ɑblìtəréiʃiou] 閉塞, = obliteration.
o. camerae anterioris 前房閉塞.
o. canaliculi lacrimalis 涙小管閉塞.
ob·li·ter·a·tion [ɑblìtəréiʃən] ① 閉塞(血管腔などの) [医学]. ② 抹殺, 切除, = extirpation. ③ 忘却(過去の経験または記憶を隠滅すること).
o. of esophageal varices 食道静脈瘤塞栓 [医学].
ob·lit·er·a·tive [əblítərətiv] 閉塞性の [医学].
o. azoospermia 閉塞性無精子〔症〕.
o. bronchitis 閉塞性気管支炎, = bronchitis obliterans.
o. cardiomyopathy 内腔狭小型心筋症.
o. inflammation 閉鎖性炎症(血管の内腔を閉鎖するもの).
oblong fovea [TA] 楕円窩, = fovea oblonga [L/TA].
ob·lon·ga·ta [àblɔ:ŋɡá:tə] 延髄, = medulla oblongata.
o. animal 延髄動物 [医学].
ob·lon·ga·tal [àblɔŋɡéitəl] 延髄の.
ob·mu·tes·cence [àbmjutésəns] 失声, 無声, = dumbness.
ob·nu·bi·la·tion [ɑbnjù:biléiʃən] 精神もうろう(朦朧), 意識障害 [医学], 意識混濁 [医学].
OBS organic brain syndrome 器質脳症候群の略.
obscure vision 意識性盲点異常.
obscurus raphe nucleus [TA] 不確縫線核, = nucleus raphes obscurus [L/TA].
ob·ser·va·tion [àbzə:véiʃən] ① 観察, 実測, 測定, 観測. ② 観測値.
o. error 観測誤差.
o. hip 観察股(股関節結核患者を医師が観察下におくこと).
observed value 観測値.
ob·serv·er·scope [əbzə́:və:skoup] 観察鏡(2個の接眼鏡を備え, 同一物体を2人で同時に観察し得るようにつくった器械).
ob·ses·sion [əbséʃən] 強迫〔観念〕[医学], 偏執状態. 形 obsessive, obsessional.
o. of doubting 疑惑癖.
obsessional impulse 強迫欲求.
obsessional neurosis 強迫神経症.
ob·ses·sive [əbsésiv] 強迫の.
o. affect 強迫感情(恐怖症), = phobia.
o. behavior 強迫行動 [医学], 脅迫行動 [医学].
o. character 強迫性格(強迫傾向をもち強迫現象を生じやすい性格).
o.-compulsive 強迫の, 強迫反応.
o.-compulsive disorder (OCD) 強迫性障害(強迫神経症).
o.-compulsive idea 強迫観念 [医学].
o.-compulsive neurosis 強迫神経症 [医学].
o.-compulsive personality 強迫性性格 [医学].
o.-compulsive personality disorder 強迫性パーソナリティ障害, 強迫性人格障害, = anankastic personality disorder.
o.-compulsive spectrum disorder (OCSD) 強迫スペクトラム障害.
o.-compulsive state 強迫状態 [医学].
o. idea 強迫思考, 強迫観念, = compulsive idea.
o. impulsion 強迫欲求.
o. laughter 強迫笑い [医学].
o. neurasthenia 強迫神経衰弱症.
o. ruminative state 強迫黙想状態 [医学].
ob·so·les·cence [àbsəlésəns] すたれていること, 廃退(生理作用が停止して萎縮すること).
obsolescent glomerulus 荒廃糸球体 [医学].
ob·so·lete [ábsəli:t] 陳旧の, 廃用の, すたれた.
obstacle sense 障害〔物感〕覚.
ob·stet·ric [əbstétrik] 産科〔学〕の [医学].
o. anesthesia 産科麻酔 [医学].
o. canal 産道, = parturient canal.
o. cardiac problem 産科心臓問題 [医学].
o. conjugate 産科〔学〕的真結合線 [医学].
o. conjugate diameter 産科的真結合線.
o. extraction 娩出術 [医学].
o. forceps 分娩鉗子 [医学].

o. internal os 産科〔学〕的内子宮口〔医学〕.
o. manikin 産科マネキン〔医学〕.
o. model 産科モデル〔医学〕.
o. nursing 産科看護〔医学〕.
o. operation 産科手術〔医学〕.
o. palsy 分娩麻痺，= brachial birth palsy，obstetric paralysis.
o. paralysis 分娩麻痺〔医学〕，= birth palsy.
o. position 分娩位〔医学〕.
o. preparatory manipulation 産科予備的触診.
o. surgery 産科外科学〔医学〕.
o. urology 産科泌尿器科学〔医学〕.
o. vacuum extraction 吸引分娩術〔医学〕.
ob·stet·ri·cal [əbstétrikəl] 産科〔学〕の〔医学〕.
o. auscultation 産科聴診法(妊婦の子宮上から胎児の心音を聞く方法).
o. binder 産科用腹帯.
o. evisceration 分娩時胎児内臓除去.
o. forceps 産科鉗子.
o. hand 助産婦型手(テタニーにみられる).
o. palsy 産科麻痺.
o. position 分娩位(左側臥位で右大腿部，膝部を腹側に引き上げた体位)，= English position.
o. shock 産科ショック.
ob·ste·tri·cian [àbstətríʃən] 産科医〔医学〕.
o. hand 助産師手位.
ob·stet·rics [ɑbstétriks] 産科〔学〕〔医学〕，= tocologia，tocology. 形 obstetric，obstetrical.
ob·sti·nate [ábstinit] 頑固な(性質または疾病についていう).
ob·sti·pant [ábstipænt] 止痢薬，止瀉薬.
ob·sti·pa·tia [àbstipéiʃiə] 制瀉薬，= antidiarrhoica.
ob·sti·pa·tion [àbstipéiʃən] 便秘〔症〕，腸閉塞.
obstructed labor 停止分娩.
ob·struc·tio [əbstrʌ́kʃiou] 閉鎖〔症〕，= obstruction.
o. ductus nasolacrimalis 鼻涙管閉塞.
ob·struc·tion [əbstrʌ́kʃən] 閉鎖〔症〕〔医学〕，阻害，遮断，= clogging. 形 obstructive.
o. atelectasis 閉塞性無気肺〔医学〕.
o. of mouse and nose 鼻口閉塞，= smothering.
ob·struc·tive [əbstrʌ́ktiv] 閉塞性〔医学〕.
o. airway disease 閉塞性気道疾患〔医学〕.
o. anovulation 閉塞性無排卵〔症〕〔医学〕.
o. anoxia 閉塞性無酸素〔症〕〔医学〕.
o. anuria 閉塞性無尿.
o. appendicitis 閉鎖性虫垂炎.
o. asphyxia 閉塞性窒息.
o. atelectasis 閉塞性無気肺〔医学〕.
o. bronchiolitis 閉塞性細気管支炎〔医学〕.
o. bronchitis 閉塞性気管支炎〔医学〕.
o. cardiomyopathy 閉塞性心筋症〔医学〕，閉塞型心筋症.
o. cholecystitis 閉塞性胆嚢炎〔医学〕.
o. cirrhosis 閉塞〔性〕肝硬変〔医学〕.
o. colitis 閉塞性大腸炎.
o. dysmenorrh(o)ea 閉鎖性月経困難症，機械的月経困難症，= mechanical dysmenorrh(o)ea.
o. edema うっ血性水腫(浮腫)〔医学〕.
o. enterocolitis 閉塞性腸炎.
o. hydrocephalus 閉塞性水頭〔症〕〔医学〕.
o. hypertrophic cardiomyopathy 閉塞性肥大型心筋症〔医学〕.
o. ileus 閉塞性腸閉塞.
o. jaundice 閉塞性黄疸(胆汁が十二指腸に流出しないために起こるもの)，= mechanical jaundice.
o. lung disease 閉塞性肺疾患〔医学〕.
o. murmur 閉塞性雑音.
o. nephropathy 閉塞性腎症〔医学〕.
o. phlebitis 閉塞性静脈炎〔医学〕.
o. pneumonia 閉塞性肺炎〔医学〕.
o. pulmonary disease 閉塞性肺疾患.
o. pulmonary emphysema 閉塞性肺気腫〔医学〕.
o. sleep apnea 閉塞性睡眠時無呼吸〔医学〕.
o. sleep apnea-hypopnea syndrome (**OSAHS**) 閉塞性睡眠時無呼吸低呼吸症候群.
o. sleep apnea syndrome (**OSAS**) 閉塞性睡眠時無呼吸症候群〔医学〕(睡眠時無呼吸症候群(SAS)の原因として上気道の閉塞が関与するもの．日中の眠気や心血管系異常の原因ともなり，また痛風の増悪因子になるともいわれる).
o. sleep respiratory disorder 閉塞性睡眠時呼吸障害〔医学〕.
o. supprative cholangitis 閉塞性化膿性胆管炎〔医学〕.
o. thrombus 閉塞性血栓〔医学〕，閉鎖性血栓.
o. type megaloureter 閉塞型巨大尿管〔症〕〔医学〕.
o. uropathy 閉塞性尿路疾患〔医学〕.
o. ventilatory impairment 閉塞性換気障害〔医学〕.
ob·stru·ent [ábstruənt] ① 閉鎖を起こす．② 止痢薬.
ob·tund [ɑbtʌ́nd] 鈍感にする.
ob·tun·dent [ɑbtʌ́ndənt] 鈍麻薬，麻酔薬，= anesthetic.
obturating embolism 閉塞性塞栓症.
obturating embolus 閉塞性塞栓〔医学〕.
ob·tu·ra·tion [àbtjuréiʃən] 閉塞，閉鎖.
o. ileus 閉塞性イレウス，イレウス腸閉塞.
o. of bile duct 総胆管閉塞症.
obturative ileus 閉塞性腸閉塞〔医学〕.
ob·tu·ra·tor [ábtjureitər] ① 栓子，栓塞子．② 閉鎖物(脈管，筋，膜などの)，閉鎖筋〔医学〕.
o. artery [TA] 閉鎖動脈(内腸骨動脈前枝より起始．腸骨，恥骨，閉鎖筋，内転筋に分布し，腸腰動脈，下腹壁動脈，内側大腿回旋動脈と吻合し，恥骨枝，寛骨臼枝，前・後枝に分枝する)，= arteria obturatoria [L/TA].
o. branch [TA] 閉鎖動脈との吻合枝，= ramus obturatorius [L/TA].
o. bursa 閉鎖筋〔滑液〕包.
o. canal [TA] 閉鎖管(閉鎖神経および動脈・静脈を通す管で寛骨の閉鎖孔にある)，= canalis obturatorius [L/TA].
o. crest [TA] 閉鎖稜(恥骨結節から寛骨臼の前縁に達するもの)，= crista obturatoria [L/TA].
o. externus [TA] 外閉鎖筋，= musculus obturatorius externus [L/TA].
o. externus muscle 外閉鎖筋.
o. fascia [TA] 閉鎖筋膜，= fascia obturatoria [L/TA].
o. foramen [TA] 閉鎖孔，= foramen obturatum [L/TA].
o. groove [TA] 閉鎖孔，= sulcus obturatorius [L/TA].
o. hernia 閉鎖孔ヘルニア〔医学〕(寛骨の閉鎖孔からの腹腔内臓の脱出).
o. internus [TA] 内閉鎖筋，= musculus obturatorius internus [L/TA].
o. internus muscle 内閉鎖筋.
o. lymph nodes 閉鎖リンパ節，= lymphonodi obturatorii.
o. membrane [TA] 閉鎖膜，= membrana obturatoria [L/TA].
o. nerve [TA] 閉鎖神経，= nervus obturatorius [L/TA].
o. nodes [TA] 閉鎖リンパ節，= nodi obturatorii

[L/TA].
o. pouch 閉鎖嚢，= paravesical pouch.
o. sign 閉鎖筋徴候（虫垂炎において，閉鎖神経の炎症のため，閉鎖孔の外側を圧迫すると疼痛が起こる）.
o. test 閉鎖筋試験，= Cope test.
o. tubercle 閉鎖結節（恥骨のものは前結節，坐骨のものは後結節で，ともに閉鎖孔の縁にある）.
o. veins [TA] 閉鎖静脈，= venae obturatoriae [L/TA].
ob·tuse [əbtjú:s] ①鈍い，鈍形の. ②知能の劣った，理解の遅い，= blunt, stupid.
o. angle 鈍角.
o. triangle 鈍角三角形.
ob·tu·sion [əbtjú:ʒən] 病的鈍感，感覚鈍麻.
OC oral contraceptive 経口避妊薬の略.
o·cas·ca·ra [oukǽskərə] 下剤，しゃ（瀉）下薬.
oc·cal·ca·rine [ɑkǽlkərain] = occipitocalcarine.
occasional parasite 偶発寄生虫，= periodic parasite.
oc·ci·den·tals [àksidéntəlz] 西洋人.
oc·cip·i·tal [ɑksípitəl] [TA] 後頭側，= occipitalis [L/TA].
o. angle [TA] 後頭角（頭頂骨の上後角），= angulus occipitalis [L/TA].
o. angle of parietal bone 頭頂骨後頭角.
o. aphasia 後頭性失語〔症〕.
o. arc 後頭弓（ラムダからオピスチオンへの測定値）.
o. artery [TA]後頭動脈，= arteria occipitalis [L/TA].
o. aspect [TA] 後頭観，= norma occipitalis [L/TA].
o. belly [TA] 後頭筋，= venter occipitalis [L/TA].
o. bone [TA] 後頭骨，= os occipitale [L/TA].
o. border [TA] 後頭縁，= margo occipitalis [L/TA].
o. branch [TA] 後頭枝，= ramus occipitalis [L/TA].
o. branches [TA]後頭枝，= rami occipitales[L/TA].
o. cartilage 後頭軟骨.
o. cerebral veins 後頭葉静脈.
o. condyle [TA] 後頭顆，= condylus occipitalis [L/TA].
o. convolution 後頭回（後頭葉）.
o. cross 後頭交差.
o. diploic vein [TA] 後頭板間静脈，= vena diploica occipitalis [L/TA].
o. emissary vein [TA] 後頭導出静脈，= vena emissaria occipitalis [L/TA].
o. eye field 後頭眼球運動野〔医学〕，後頭葉視覚野.
o. fissure 後頭裂.
o. fontanel(le) 小泉門，= posterior fontanel(le).
o. forceps [TA] 大鉗子*，= forceps occipitalis [L/TA].
o. groove [TA] 後頭溝，後頭動脈溝，= sulcus arteriae occipitalis [L/TA].
o. gyrus 後頭回（上後頭回，中後頭回，下後頭回）.
o. horn [TA] 後角，= cornu occipitale [L/TA].
o. line [TA] 後頭線，後頭葉帯*，= stria occipitalis [L/TA].
o. lobe [TA] 後頭葉，= lobus occipitalis [L/TA].
o. lobe epilepsy 後頭葉てんかん.
o. lobe of cerebrum 後頭葉.
o. lobe syndrome 後頭葉症候群.
o. lobectomy 後頭葉切除〔医学〕.
o. lymph nodes 後頭リンパ節，= lymphonodi occipitales.
o. margin [TA]後頭縁，= margo occipitalis [L/TA].
o. myotome 後頭筋板〔医学〕.
o. neuralgia 後頭神経痛〔医学〕（大小後頭神経領域の発作性疼痛）.
o. neuritis 後頭神経炎.
o. nodes [TA] 後頭リンパ節，= nodi occipitales [L/TA].
o. pachydermia 後頭強皮症〔医学〕（後頭部が皺裂状に硬化するまれな疾患），= pachydermie occipitale vorticellée.
o. part of corpus callosum 脳梁の後頭葉部.
o. plane [TA] 後頭平面*，= planum occipitale [L/TA].
o. plexus 後頭神経叢（交感神経の）.
o. point 後頭点〔医学〕（①乳突後縁にある圧痛点. ②頭蓋矢状径の後端）.
o. pole [TA] 後頭極，= polus occipitalis [L/TA].
o. presentation 後頭位〔医学〕.
o. region [TA] 後頭部，= regio occipitalis [L/TA].
o. selerotome 後頭椎板〔医学〕.
o. sinus [TA] 後頭静脈洞，= sinus occipitalis [L/TA].
o. somite 後頭体節（後頭部にある3〜4対の体節で，その一部が舌下神経により支配される舌筋となる）.
o. spine 後頭棘，= external occipital protuberance.
o. spur 後頭距.
o. stripe [TA] 後頭葉帯*，= stria occipitalis [L/TA].
o. suture 後頭縫合.
o. transtentorial approach 後頭部経テント到達.
o. triangle 後頭三角（前は胸鎖乳突筋，後は僧帽筋，下は肩甲舌骨筋により囲まれる）.
o. vein [TA] 後頭静脈，= vena occipitalis [L/TA].
o. veins [TA] 後頭静脈，= venae occipitales [L/TA].
o. view 頭部後面像〔医学〕.
oc·cip·i·ta·lis [ɑksìpitéilis] [L/TA] 後頭側（後頭前頭骨筋の後腹部），= occipital [TA].
o. muscle 後頭筋.
oc·cip·i·tal·i·za·tion [ɑksìpitəlaizéiʃən] 後頭骨環椎癒合〔医学〕. 動 occipitalize.
occipito– [ɑksipitou, –tə] 後頭骨との関係を表す接頭語.
oc·cip·i·to·an·te·ri·or [ɑksìpitouænti:riər] 後頭腹側位の（分娩における胎児の体位）.
o. position 前方後頭位.
o. presentation 前方後頭位〔医学〕.
oc·cip·i·to·at·loid [ɑksìpitouǽtlɔid] 後頭〔骨〕環椎の.
oc·cip·i·to·ax·i·al [ɑksìpitouǽksiəl] 後頭〔骨〕軸椎の，= occipitoaxoid.
o. ligaments 後頭軸椎靱帯.
oc·cip·i·to·bas·i·lar [ɑksìpitəbǽsilər] 後頭〔骨〕頭底の.
oc·cip·i·to·breg·mat·ic [ɑksìpitoubregmǽtik] 後頭〔骨〕前項の.
oc·cip·i·to·cal·car·ine [ɑksìpitəkǽlkərain] 後頭〔骨〕鳥距の.
oc·cip·i·to·cer·vi·cal [ɑksìpitousə́:vikəl] 後頭骨頸の.
occipitocollicular tract 後頭被蓋路.
oc·cip·i·to·fa·cial [ɑksìpitəféiʃəl] 後頭〔骨〕顔面の.
oc·cip·i·to·fron·tal [ɑksìpitəfrʌ́ntəl] 後頭前頭の.
o. circumference 前後周囲径〔医学〕.
o. diameter 後頭前頭径（鼻根から後頭骨隆起まで）.
o. fasciculus 後頭前頭束.
o. muscle 後頭前頭筋.
o. plane 後頭前頭平面〔医学〕.
oc·cip·i·to·fron·ta·lis [ɑksìpitoufrʌntéilis] [TA] 後頭前頭筋，= musculus occipitofrontalis [L/TA].

occipitoiliac position 後頭腰位(胎児の後頭が母体の腰部に向かう位置).
oc·cip·i·to·mas·toid [ɑksìpitəmǽstɔid] 後頭乳突の.
o. suture [TA] 後頭乳突縫合, = sutura occipitomastoidea [L/TA].
oc·cip·i·to·men·tal [ɑksìpitəméntəl] 後頭〔骨〕オトガイの.
o. circumference 大斜径周囲 [医学].
o. diameter 後頭オトガイ径(後頭骨外隆起からオトガイまでの線), 大斜径 [医学].
oc·cip·i·to·pa·ri·e·tal [ɑksìpitoupəráiətəl] 後頭〔骨〕頭頂骨の.
o. suture 後頭頭頂縫合.
occipitopontine fibres [TA] 後頭橋線維, = fibrae occipitopontinae [L/TA].
occipitopontine tract 後頭橋〔核〕路.
oc·cip·i·to·pos·te·ri·or [ɑksìpitoupɑstí:riər] 後方後頭位の(分娩時胎児の位置).
o. position 後方後頭位(胎児の後頭が母体の仙骨部に向かう位置).
o. position of vertex 後方後頭位.
o. presentation 後方後頭位 [医学].
occipitotectal fibres [TA] 後頭視蓋線維, = fibrae occipitotectales [L/TA].
occipitotectal tract 後頭被蓋路.
oc·cip·i·to·tem·po·ral [ɑksìpitətémpərəl] 後頭〔骨〕側頭骨の.
o. branch [TA] 後頭側頭枝, = ramus occipitotemporalis [L/TA].
o. sulcus [TA] 後頭側頭溝, = sulcus occipitotemporalis [L/TA].
oc·cip·i·to·tha·lam·ic [ɑksìpitouθəlǽmik] 後頭葉視床の.
occipitotransverse position 後頭横定位.
oc·ci·put [ɑ́ksipʌt] [L/TA] 後頭, = occiput [TA].
o. posterior presentation 後方後頭位.
oc·clu·da·tor [əklú:dətər, ɑk-] 咬合器, = articulator.
oc·clude [əklú:d, ɑk-] ① 咬合する. ② 閉塞する.
occluded front 閉塞前線 [医学].
occluded hepatic portal pressure 遮断時肝側門脈圧 [医学].
occluded nephrophthisis 閉鎖性腎結核.
occluded part [TA] 閉鎖部, = pars occlusa [L/TA].
occluded virus 閉塞ウイルス.
oc·clud·er [əklú:dər] ① 閉塞物 [医学], 遮断子 [医学]. ② 咬合器, = articulator. ③ 平線咬合器, = plane line articulator, hinge articulator.
occluding frame 歯科用咬合器.
occluding ligature 閉塞結紮 [医学] (遠位組織の循環を閉鎖する結紮法).
occluding paper 咬合紙.
oc·clu·sal [əklú:səl, ɑk-] 咬合の, 咬合側の [医学], 咬頭側の.
o. adjustment 咬合調整.
o. articulation 咬合関節.
o. cap 咬合面板 [医学].
o. caries 咬合面う蝕.
o. curvature 咬合彎曲.
o. curves [TA] 咬合曲線*, = curvea occlusalis [L/TA].
o. disharmony 咬合不調和 [医学], 咬合異常.
o. edge 咬合縁 [医学], = occlusal margin.
o. embrasure 咬合面鼓形空隙.
o. equilibration 咬合均衡化 [医学].
o. fissure [TA] 咬合裂*, = fissura occlusalis [L/TA].
o. force 咬合力.
o. fossa [TA] 咬合窩*, = fossa occlusalis [L/TA].
o. imbalance 咬合の不調和.
o. interference 咬合干渉(咬頭干渉), = cuspal interference.
o. margin 咬合縁.
o. method 咬合撮影法 [医学].
o. pain 咬合痛 [医学].
o. pit 咬合面窩 [医学].
o. plane 咬合平面 [医学] (上下顎中切歯切縁間の中点と上下第1大臼歯の咬頭嵌合の中央点とを結んだ直線), = plane of occlusion.
o. position 咬合位 [医学].
o. pressure impression 咬合圧印象 [医学].
o. rest 咬合面レスト(部分義歯を支えるために咬合面に架けた金属の棒), = occlusal stop.
o. retention 咬合保定.
o. roentgen method 咬合撮影法.
o. surface [TA] 咬合面, = facies occlusalis [L/TA].
o. trauma 咬合性外傷 [医学].
o. vertical dimension 咬合の高さ [医学], 咬合高径(中心咬合位の垂直的上・下顎距離).
o. view 咬合面観.
o. wall 咬合面壁 [医学].
o. zone 咬合帯(咬合面に最も近い三分の一).
oc·clu·sio [əklú:ʒiou, ɑk-] 閉鎖, = occlusion.
o. pupillae 瞳孔閉鎖.
oc·clu·sion [əklú:ʒən, ɑk-] ① 咬合(かみあわせ). ② 閉鎖 [医学], 閉塞〔症〕 [医学]. ③ 滅却(反対運動の). ④ 吸蔵. 形 occlusal.
o. of basilar artery 脳底動脈閉塞〔症〕 [医学].
o. of carotid artery 頸動脈閉塞症(頸動脈不全症候群), = carotid artery insufficiency syndrome.
o. of internal carotid artery 内頸動脈閉塞症 [医学] (デニーブラウン症候群), = Denny-Brown syndrome.
o. of middle cerebral artery 中大脳動脈閉塞〔症〕 [医学].
o. of pupil 瞳孔閉塞.
o. of vertebral artery 椎骨動脈閉塞〔症〕 [医学].
o. rim 咬合堤, = bite rim.
oc·clu·sive [əklú:siv, ɑk-] 閉塞性の.
o. bandage 密封包帯 [医学].
o. cerebrovascular disease 閉塞性脳血管障害 [医学].
o. dressing 密封包帯法 [医学], 閉鎖包帯.
o. dressing technique (ODT) 密封包帯法.
o. ileus 閉塞性腸閉塞 [医学], 閉塞性イレウス, = obturation ileus.
o. meningitis 閉鎖性髄膜炎 [医学] (マジャンディー孔の閉鎖を起こす小児の髄膜炎).
o. pessary 閉塞ペッサリー [医学].
o. therapy 遮蔽療法.
oc·clu·so·cer·vi·cal [ɑklù:sousə́:vikəl] 咬合面歯頸側の.
oc·clu·som·e·ter [ɑ̀klu:sɑ́mitər] 咬合計, = gnathodynamometer.
occular herpes zoster 眼部帯状ヘルペス.
occular proptosis 眼突出.
oc·cult [əkʌ́lt, ɑ́kʌlt] ① 潜在性の, 隠ぺいされた. ② 超自然的な.
o. anemia 潜在貧血.
o. antigen 潜在抗原 [医学].
o. bifid spine 潜在脊椎破裂, = spina bifida occulta.
o. bleeding 潜在出血, 潜〔伏〕出血.
o. blood 潜出血, 潜〔伏〕血.
o. blood test 潜血試験 [医学].

o. cancer 潜伏癌〔医学〕, 潜在癌, 不顕性癌, = latent cancer.
o. carcinoma 潜伏癌, 潜在癌〔医学〕, = latent cancer.
o. choroidal neovascularization 潜在性脈絡膜血管新生.
o. dysraphic state 潜在性閉鎖不全状態〔医学〕.
o. fracture 潜行骨折〔医学〕, 不顕性骨折.
o. hematuria 潜血尿〔医学〕.
o. immunization 潜在性免疫(原因不明の状態で自然に生じた免疫過程).
o. margin 潜入縁(爪の).
o. posterior laryngeal cleft 潜在性後部喉頭裂.
o. science 神秘学.
o. tail 潜伏尾(殿部にみられる過剰尾骨).
oc·cult·ism [əkʌ́ltizəm] 神秘学〔医学〕.
occupancy factor 居住因子〔医学〕.
occupancy rate 病床利用率〔医学〕.
oc·cu·pa·tion [ɑ̀kjupéiʃən] 職業〔医学〕.
o. cramp 職業痙攣, = professional cramp.
o. tic 職業性チック, = occupation spasm.
oc·cu·pa·tion·al [ɑ̀kjupéiʃənəl] 作業の, 職業の. 名 occupation.
o. acne 職業性痤瘡.
o. air pollutant 産業性大気汚染物質〔医学〕.
o. allergy 職業〔性〕アレルギー〔医学〕.
o. asthma 職業〔性〕喘息〔医学〕.
o. cancer 職業癌〔医学〕.
o. cervicobrachial disorder 職業起因性頸腕障害〔医学〕, 職業性頸腕障害(キーパンチャー, OA 機器従事者にみられる頸椎性脊髄神経根障害).
o. convulsion 職業性痙攣〔医学〕.
o. cramp 職業性痙攣〔医学〕.
o. deafness 職業性難聴〔医学〕.
o. delirium 作業せん(譫)妄〔医学〕.
o. dermatitis 職業性皮膚炎〔医学〕.
o. dermatosis 職業性皮膚障害, 職業皮膚病.
o. disease 職業病〔医学〕.
o. exposure 職業被曝〔医学〕.
o. group 職業グループ〔医学〕.
o. hazard 労働災害.
o. health 労働衛生〔学〕〔医学〕.
o. health nursing 職業保健看護〔医学〕.
o. health service 労働衛生業務〔医学〕.
o. hearing loss 職業性難聴, = noise-induced hearing impairment.
o. history (OH) 職歴.
o. hypersensitivity pneumonitis 職業性過敏性肺炎〔医学〕.
o. injury 職業外傷〔医学〕, 労働災害〔医学〕.
o. low back pain 職業性腰痛.
o. medicine 産業医学〔医学〕.
o. morbidity 職業別罹患〔率〕〔医学〕.
o. mortality 職業別死亡〔率〕〔医学〕.
o. nasal allergy 職業性鼻アレルギー〔医学〕.
o. neurosis 職業神経症〔医学〕(① 職業が主因となるもの. ② 職業にかかわる筋肉運動障害が主症状となる神経症).
o. nystagmus 職業眼振〔医学〕.
o. paralysis 職業性麻痺.
o. poisoning 職業性中毒〔医学〕.
o. stress 産業ストレス〔医学〕.
o. stress disease 職場ストレス〔病〕〔医学〕.
o. therapeutics 作業療法.
o. therapist (OT) 作業療法士〔医学〕.
o. therapy 作業療法〔医学〕.
o. therapy in hospital 院内作業療法〔医学〕.
o. therapy in psychiatry 精神科作業療法〔医学〕.
o. toxicology 職業中毒学〔医学〕.
occupations spasms 職業性神経症, = fatigue spasms.
oc·cur [əkə́:r] 起こる, 発生する.
OCD obsessive-compulsive disorder 強迫性障害の略.
ocean disposal 海洋投棄〔医学〕.
ocean pollution 海洋汚染〔医学〕.
o·cea·nog·ra·phy [òuʃənɑ́grəfi] 海洋学〔医学〕.
O·ce·an·o·spi·ril·lum [ouʃiænouspairíləm] 海洋ラセン菌属(*O. linum* などが含まれる).
o·cel·lus [ouséləs] ① 小眼. ② 単眼(無脊椎動物の簡単な眼). ③ 眼点(下等動物の感覚器と考えられている). 複 ocelli. 形 ocellar.
och·le·sis [ɑklí:sis] 密集病(ヒトの雑踏することから発生する疾患).
och·lo·pho·bia [ɑ̀kləfóubiə] 雑踏恐怖〔症〕.
Ochoa, Severo [outʃóuə] オチョア(1905-1993, スペイン生まれのアメリカの生化学者. A. Kornberg とともに試験管内でリボ核酸合成など種々の酵素学的合成の業績により, 1959年度ノーベル医学・生理学賞を受けた).
O. law オチョアの法則.
o·chra·tox·in [òukrətɑ́ksin] オクラトキシン(コウジカビの一種).
o. A オクラトキシン A.
ochre [óukər] 黄土〔医学〕, 赭土しゃど(鉄の酸化物またはその水化物を含む帯黄色の土), = ocher.
o. mutant オーカー〔突然〕変異体〔医学〕.
o. mutation オーカー〔突然〕変異(ナンセンス〔突然〕変異の一つ).
o·chrea [óukriə, ɑ́-] ① 鞘. ② えり, = ocrea. 形 ocreate.
o·chro·der·ma·to·sis [òukroudə:mətóusis] 黄色皮膚症(東洋特にインドに在住するヨーロッパ人の).
ochro·der·mia [òukroudə́:miə] 皮膚黄色症(貧血などにみられる).
o·chrom·e·ter [oukrɑ́mitər] 皮膚毛細血圧計.
O·chro·mo·nas [òukroumóunəs] オクロモナス属(黄金色藻類の一つ).
o·chro·no·sis [òukrənóusis] 組織黒変症〔医学〕, オクロノーシス(靱帯, 軟骨, 表皮, 結合織などが暗黒または褐色に変化する状態で, チロシンのようなフェノール系物質代謝の異常に基づくもの). 形 ochronotic.
o·chro·no·sus [òukrounóusəs] 組織黒変症, = ochronosis.
ochronotic arthritis アルカプトン尿性関節炎.
ochronotic arthropathy アルカプトン尿性関節症.
Ochsner, Albert John [ɑ́ksnər] オクスナー(1858-1925, アメリカの外科医).
O. method オクスナー法.
O. ring オクスナー輪(膵管孔の周囲にある粘膜輪).
O. solution オクスナー液(フェノール0.5%, ホウ酸飽和液66%, アルコール33%).
O. treatment オクスナー療法(腹膜炎の療法で, 癒着を促進するために絶食, 胃洗浄および浣腸などの処置により腸管の蠕動を減退させる方法).
o·ci·mene [óusimi:n] オシメン 化 2,6-dimethyl-1,5,6-octatriene $CH_2{=}C(CH_3)CH_2CH_2CH{=}C(CH_3)CH{=}CH_2$ (*Ocimum basilicum* の精油から得られる物質).
O·ci·mum [óusiməm] メボウシ属(シソ科 *Lamiaceae* の一属. アメリカ産の植物で, 芳香剤または緩和薬として用いられる), = basils, mountain mint.
O. basilicum メボウキ(Herba basilici の原植物で, 全草は香料原料, 種子は淋病, 下痢に, 花は興奮薬, 葉汁はタムシの秘薬), = sweet basil.
O'Conner stain [oukɑ́nər stéin] オコンナー染色

法(扁虫類の幼虫を染める方法で，濃厚標本をアルコールエーテルで固定し，ヘマトキシリンで染色，酸性アルコールに浸け，アンモニア水で洗う).

O·co·tea [oukóutiə] (熱帯産の大木，クスノキ科の一属).

OCP Onchocerciais Control Program オンコセルカ症防圧計画の略.

o·crea [óukriə, á–] = ochrea.

OCRL oculocerebrorenal syndrome of Lowe ロー眼脳腎症候群の略.

oc·ry·late [ákrileit] オクリレート(外科用組織接着剤).

OCSD obsessive-compulsive spectrum disorder 強迫スペクトラム障害の略.

OCT ① optical coherence tomography 光干渉断層計(法)の略. ② oxytocin challenge test オキシトシンチャレンジテストの略.

octa–, oct– [aktə, akt] 8の意味を表す接頭語.

oc·ta·co·sane [àktəkóusein] オクタコサン $C_{29}H_{60}$ (植物性ろう(蝋)から得られる脂肪族炭化水素).

oc·ta·co·sa·nol [àktəkóusənɔ:l] オクタコサノール $C_{28}H_{57}OH$ (バクガおよびリンゴ皮から得られる白色固形アルコール).

oc·ta·co·syl [àktəkóusil] オクタコシル基 ($CH_3(CH_2)_{26}CH_2$–).

oc·tad [áktæd] ① 8原子価基，8価元素. ② 八連球菌 [医学].

oc·ta·dec·ane [àktədékein] オクタデカン㊗ *n*-octadecane $CH_3(CH_2)_{16}CH_3$.

oc·ta·de·ca·no·ic ac·id [àktədèkənóuik ǽsid] オクタデカン酸，= stearic acid.

oc·ta·dec·a·nol [àktədékənɔ:l] オクタデカノール㊗ *n*-octadecyl alcohol $CH_3(CH_2)_{16}CH_2CH$ (癩菌に存在する旋光性アルコール).

oc·ta·dec·a·no·yl [àktədékənɔil] オクタデカノイル基 ($CO_3(CH_2)_{16}CO$–).

oc·ta·dec·yl [àktədésil] オクタデシル基 ($CH_3(CH_2)_{16}CH_2$–).

oc·ta·flu·o·ro·pro·pane [àktəflù:ərouprόupein] オクタフルオロプロパン.

octamer オクタマー，八量体.

oc·ta·meth·yl py·ro·phos·phor·a·mide (OMPA) [àktəméθil pàirəfásfɔ:rəmaid] オクタメチルピロフォスフォラミド〔$(CH_3)_2N$〕$_2$=POOOP〔$N(CH_3)$〕$_2$ (抗コリンエステラーゼ作用を示す比較的無毒安定性の物質で重症性筋無力症の治療に用いられる).

oc·tam·y·lose [aktǽmilous] オクトアミロース ($(C_6H_{10}O_5)_8$ (結晶性アミロース).

oc·tan [áktən] 8日目ごとの(7日の間隔をおいて発生することについていう).

oc·tane [áktein] オクタン $CH_3(CH_2)_6CH_3$ (石油に存在する油状炭化水素で，鎖式飽和炭化水素に属し，18個の異性体がある).

o. number オクタン価(ガソリンのアンチノック性を定量的に表す指数の一つで，この目的にはイソオクタン iso-octane を利用する).

o. number requirement 要求オクタン価 [医学].

o. value オクタン価 [医学].

oc·tane·di·oyl [àkteindáiɔil] オクタンジオイル基 (–$CO(CH_2)_6CO$–).

oc·ta·no·ate [àktənóueit] (カプリル酸塩)，= caprylate.

oc·ta·no·ic ac·id [àktənóuik ǽsid] オクタノン酸，= caprylic acid.

oc·ta·no·yl [áktənɔil] オクタノイル基 ($CH_3(CH_2)_6CO$–).

oc·ta·pep·tide [àktəpéptaid] オクタペプチド.

oc·ta·ploid [áktəplɔid] 8倍体，8相(染色体の).

oc·ta·ploi·dy [áktəplɔidi] 8倍性.

oc·ta·va·lent [àktəvéilənt] 8価の.

oc·tet [aktét] 八重項(原子の外殻においてみられる8個の電子群).

o. theory 八隅説(価電子の位置を立方体の8隅中のいずれかにあるとする原子模型).

oc·ti·grav·i·da [àktigrǽvidə] 8回経妊婦.

oc·tip·a·ra [aktípərə] 8回経産婦.

oc·to·dec·a·nol [àktədékənɔ:l] オクトデカノール $C_{18}H_{37}OH$ (鯨油に存在する白色固形アルコール).

oc·to·meth·yl py·ro·phos·phor·a·mide [àktəméθil pàirəfásfɔ:rəmaid] オクトメチルピロホスホラミド，= octamethyl pyrophosphoramide.

oc·to·pam·ine [àktəpǽmi:n] オクトパミン(交感神経興奮性アミン).

oc·to·ploid [áktəplɔid] 8倍体の [医学].

oc·to·pole [áktəpoul] 八重極.

oc·to·pus [áktəpəs] タコ(蛸).

o. venom タコ毒.

oc·to·roon [àktərú:n] (黒人の血8分の1を受けた白人の子. 白人と黒人間の子を mulatto, mulatto と白人間の子を quadroon, quadroon と白人間の子を octoroon, という).

oc·tose [áktous] オクトース(八炭糖) $C_8H_{16}O_8$ (単糖類の一つ).

oc·tox·y·nol [aktáksinɔ:l] オクトキシノール㊗ polyethylene glycol mono[*p*-(1,1,3,3-tetramethylbutyl)-phenol]ether $C_{34}H_{62}O_{11}$ (界面活性剤).

oc·tyl [áktil] オクチル基 ($CH_3(CH_2)_6CH_2$–).

o. acetate 酢酸オクチル㊗ 2-ethylhexyl acetate $CH_3(CH_2)_3CH(C_2H_5)CH_2OCOOCH_3$.

o. alcohol オクチルアルコール $CH_3(CH_2)_3CH(C_2H_5)CH_2OH$ (89種の異性体のうち正オクチルアルコール *n*-octyl alcohol はエステルとしてハナウド属 *Heracleum* 植物の精油中にある).

o. aldehyde オクチルアルデヒド $C_7H_{15}CHO$ (芳香性の単純アルデヒド).

o. nitrite 亜硝酸オクチル(亜硝酸アミルと同一の目的に用いる吸入用血管拡張薬)，= octrite.

oc·tyl·ene [áktili:n] オクチレン C_8H_{16} (液状不飽和炭化水素の一つ)，= octene, caprylene.

oc·tyl·ic ac·id [aktílic ǽsid] オクチル酸(カプリル酸)，= caprylic acid.

oc·tyl·phe·noxy–pol·y·eth·ox·y·eth·a·nol [àktilfináksi pàlieθàksiéθənɔ:l] オクチルフェノキシポリエトキシエタノール㊗ polyethyleneglycol isooctyl phenyl ether (製剤用化合物).

oc·tyl·re·sor·ci·nol [àktilrizɔ́:sinɔ:l] オクチルレゾルシノール(鉤虫駆除薬).

oc·u·lar [ákjulər] ① 眼の. ② 接眼鏡(接眼レンズ).

o. accommodation 眼の調節作用 [医学].

o. adaptation 眼の順応 [医学].

o. albinism 眼〔型〕白皮症.

o. albinism with late–onset sensorineural deafness 晩発性感音難聴を伴う眼白子〔症〕.

o. albinism with sensorineural deafness 感音難聴を伴う眼白子〔症〕(Waardenburg 症候群Ⅱ型).

o. angiography 眼動脈造影(撮影)〔法〕[医学].

o. angle 眼角，= canthus.

o. ataxia 眼性運動失調，= nystagmus.

o. axis ① 光学軸 [医学]. ② 視軸 [医学]，眼球軸 [医学].

o. ballottement 眼球浮球感 [医学] (眼球運動後硝子体内に混濁粒子の落下すること).

o. bobbing 眼球垂直振動 [医学]，眼球浮き運動.

o. chalcosis 眼蓄銅症.

o. cicatricial pemphigoid 眼瘢痕性類天疱瘡，眼

O

類天疱瘡(慢性的炎症と瘢痕を生じる難治性眼表面疾患).
o. cone 眼円錐(基底は角膜にあり,尖頂は網膜にある光線円錐).
o. corrective device 眼の矯正具〔医学〕.
o. crisis 眼発症〔医学〕,眼クリーゼ〔医学〕,視覚発作.
o. dichroscope 二色接眼レンズ.
o. displacement 眼球偏位〔医学〕.
o. dominance 利き目〔医学〕,眼優性(一方の眼の視力がほかを支配している状態).
o. fixation 固視〔医学〕.
o. flutter 眼球粗動〔医学〕.
o. following response (OFR) 追従眼球運動.
o. fundus 眼底〔医学〕.
o. gymnastics 動眼体操〔医学〕,動眼修練(動眼筋麻痺において行う).
o. herpes simplex 眼部単純ヘルペス〔医学〕.
o. histoplasmosis 眼ヒストプラズマ症.
o. humor 眼水(眼房水,水晶体,硝子体の総称).
o. hypertelorism 両眼隔離〔症〕〔医学〕(蝶形骨肥大に伴い,鼻橋の幅が広いため両眼が隔離され,眼球突出開散斜視,視神経萎縮を起こす),= Crouzon disease, Greig d., hereditary craniofacial dystosis.
o. hypertension 高眼圧症.
o. hypertension indicator 眼球高血圧指標〔医学〕.
o. image 視像,= visual image.
o. larva migrans granuloma 眼幼虫徘徊性肉芽腫.
o. lens 接眼レンズ〔医学〕.
o. lymphomatosis 眼球リンパ腫症(虹彩にリンパ球の浸潤がみられるニワトリの疾患).
o. micrometer 接眼マイクロメータ,= eye-piece micrometer.
o. migraine 眼性片頭痛〔医学〕.
o. movement 眼球運動〔医学〕.
o. mucous membrane syndrome 眼粘膜症候群.
o. muscle 眼筋.
o. muscle palsy 眼筋麻痺〔医学〕.
o. myiasis 眼ハエウジ病.
o. myopathy 眼〔性〕ミオパチー,眼〔性〕筋障害,眼筋筋障害〔医学〕.
o. nystagmus 視性眼振〔医学〕,眼病性眼振.
o. onchocerciasis オンコセルカ眼症.
o. oscillation 眼球振動〔医学〕.
o. paralysis 眼球麻痺〔医学〕.
o. pemphigoid 眼類天疱瘡.
o. phthisis 眼球ろう(癆)〔医学〕.
o. proptosis 眼球突出〔医学〕.
o. prosthesis 義眼〔医学〕.
o. provocation test 眼誘発試験〔医学〕.
o. psychosomatic disease 眼精神身体症〔医学〕.
o. rigidity 眼球壁硬直〔医学〕.
o. scoliosis 眼性側弯(乱視などによる習慣性側弯),= ophthalmic scoliosis.
o. segment 眼体節.
o. spectrum 残像.
o. tension (Tn) 眼〔内〕圧〔医学〕.
o. therapeutics 眼科治療学〔医学〕.
o. torticollis 眼性斜頸.
o. toxoplasmosis 眼トキソプラズマ症〔医学〕.
o. tuberculosis 眼球結核〔医学〕.
o. vertigo 視性めまい〔医学〕,眼性めまい.
o. vesicle 眼胞,= optic vesicle.
o·cu·len·tum [ɑkjuléntəm] 眼軟膏(イギリス局方名). 複 oculenta.
oc·u·li [ákjulai] 眼(oculus の複数).
o. marmarygodes 変視症,= metamorphopsia.
oc·u·list [ákjulist] 眼科医〔医学〕,= ophthalmologist.
oc·u·lis·tics [àkjulístiks] 眼病療法.
ocul(o)- [ɑkjul(ou), -l(ə)] 眼または接眼鏡との関係を表す接頭語.
oculoagravic illusion オキュロアグラビック錯覚.
oculoauricularvertebral dysplasia 眼耳脊椎異形成〔症〕〔医学〕,眼耳脊椎形成異常.
oc·u·lo·au·ric·u·lo·ver·te·bral [àkjulouɔ:rìkjəlouvə́rtəbrəl] 眼耳介脊椎の.
o. dysostosis 眼耳介脊椎異骨症.
oculobuccogenital syndrome 眼頬性器症候群.
oculocardiac reflex 眼球心臓反射〔医学〕(眼球を圧迫すると,1分間5〜13心拍が減少すること),= Aschner reflex.
oc·u·lo·ceph·a·lo·gy·ric [àkjulousèfəlouʤáirik] 視覚的頭運動.
o. reflex 眼球頭振反射(注視に際し,焦点を合わせるため,眼,頭,体などを調節すること).
oculocerebrorenal syndrome 眼脳腎症候群(X染色体連鎖劣性遺伝).
o. syndrome of Lowe (OCRL) ロー眼脳腎症候群,= Lowe syndrome.
oc·u·lo·cu·ta·ne·ous [àkjuloukju:téiniəs] 眼皮膚の.
o. albinism 眼皮膚型白子症〔医学〕,眼皮膚〔型〕白皮症.
o. syndrome 眼皮膚症候群.
oc·u·lo·den·to·dig·i·tal [àkjuloudèntoudíʤitəl] 眼歯指の.
o. dysplasia 眼歯指形成異常.
oc·u·lo·den·to·osseous [àkjuloudèntəásiəs] 眼歯骨の.
o. dysplasia 眼歯骨異形成症〔医学〕.
oc·u·lo·der·mal [àkjuloudə́rməl] 眼皮膚の.
o. melanosis 眼皮膚黒色症.
oc·u·lo·fa·cial [àkjuloufėiʃəl] 眼と顔の.
oculoglandular syndrome 眼腺症候群,= Parinaud syndrome.
oculoglandular tularemia 眼リンパ節型野兎病〔医学〕.
oculogravic illusion オキュログラビック錯覚,眼重力錯覚〔医学〕.
oculogyral illusion 眼回転錯覚〔医学〕.
oc·u·lo·gy·ra·tion [àkjulouʤairéiʃən] 眼〔球〕運動〔医学〕.
oc·u·lo·gy·ria [àkjulouʤáiriə] 動眼限界.
oc·u·lo·gy·ric [àkjulouʤáirik] 動眼の,注視の.
o. crisis 注視発症〔医学〕,注視クリーゼ,眼回発症(嗜眠性脳炎にみられる,眼球の緊張性上方共役偏差発作).
o. illusion オキュロジャイリック錯覚〔医学〕,動眼錯覚,注視錯覚.
o. mechanism 動眼機序.
oculomandibulofacial syndrome 眼下顎顔面症候群〔医学〕,後頭下顎顔面症候群.
oc·u·lo·met·ro·scope [àkjuləmétrəskoup] (網膜鏡の一種で,試験レンズが自由に回転し得るもの).
oc·u·lo·mo·tor [àkjuloumóutər] 眼球運動の,動脈神経の.
o. apraxia 眼球運動失行〔医学〕.
o. muscle 動眼筋〔医学〕.
o. nerve〔Ⅲ〕 [TA] 動眼神経(第3脳神経),= nervus oculomotorius〔Ⅲ〕[L/TA].
o. nerve paralysis 動眼神経麻痺.
o. nucleus 動眼神経核〔医学〕,= nucleus nervi oculomotorii.
o. paralysis 動眼筋麻痺〔医学〕.
o. paresis 動眼神経不全麻痺〔医学〕.

O

o. pathway 眼運動神経路〔医学〕.
o. reflex 動眼〔神経〕反射〔医学〕, = Aschner phenomenon.
o. root [TA] 動眼神経根*, = radix oculomotoria [L/TA].
o. root of ciliary ganglion [TA]〔副交感性〕動眼神経根, = radix oculomotoria ganglii ciliaris [L/TA].
o. sulcus [TA] 動眼神経溝*, = sulcus nervi oculomotorii [L/TA].
o. system 眼球運動系〔医学〕.
oc·u·lo·mo·to·ri·us [àkjuloumoutɔ́:riəs] 動眼神経.
oc·u·lo·my·co·sis [àkjuloumaikóusis] 眼真菌症〔医学〕, 眼糸状菌症, = ophthalmomycosis.
oc·u·lo·na·sal [àkjulounéizəl] 眼鼻の.
oculo-orogenital syndrome 眼口外陰部症候群(制限食を長期間摂取して起こる多ビタミン欠乏症で, 陰嚢皮膚炎, 口内炎, 結膜角膜炎などの合併症).
oculo-oto-meningo-cutaneous syndrome 眼・耳・髄膜・皮膚症候群, = Harada disease.
oc·u·lop·a·thy [àkjulápəθi] 眼病.
oc·u·lo·pha·ryn·ge·al [àkjuloufərínʤiəl] 眼球咽頭の.
o. dystrophy 眼咽頭筋ジストロフィ.
o. myopathy 眼筋咽頭筋障害〔医学〕.
o. reflex 眼球咽頭反射〔医学〕(球結膜を刺激するときにみられる嚥下運動と閉眼の出現).
o. syndrome 眼球咽頭症候群.
oc·u·lo·phren·i·co·re·cur·rent [àkjuləfrénikourikʌ́rənt] 反回喉頭横隔膜神経の.
o. paralysis 反回喉頭横隔膜神経麻痺(Horner 症候群にみられる), 眼横隔膜反回神経麻痺.
oc·u·lo·pu·pil·lary [àkjuloupjú:piləri] 瞳孔の.
o. phenomenon 眼瞳孔現象〔医学〕.
oc·u·lo·re·ac·tion [àkjulouriǽkʃən] 眼反応, = ophthalmoreaction.
oc·u·lo·scope [ákjuləskoup] 眼鏡.
oc·u·lo·spi·nal [akjulouspáinəl] 眼脊髄の.
oculovagal reflex 眼球迷走反射.
oculovertebral syndrome 眼球脊椎骨症候群.
oculovestibulo-auditory syndrome 眼前庭聴覚症候群.
oc·u·lo·zy·go·mat·ic [àkjulouzàigəmǽtik] 眼頬骨の.
oc·u·lus [ákjuləs] [L/TA] 目, = eye [TA]. 複 oculi.
o. artificialis 義眼.
o. caesius 緑内障, = glaucoma.
o. dexter (OD) 右眼.
o. duplex 両眼.
o. et structurae pertinentes [L/TA]眼と副眼器, = eye and related structures [TA].
o. felis amauroticus 黒内障性ネコ眼.
o. lacrimans 流涙, = epiphora.
o. leporinus 兎眼, = lagophthalmos.
o. normalis 正常眼.
o. ovi 卵核.
o. purulentus 前房蓄膿, = hypopyon.
o. reductus 略式眼 (Helmholtz).
o. schematicus 要式眼 (Donders).
o. simplex 単眼, = monoculus.
o. sinister (OS) 左眼.
o. uterque (OU) 一眼, = oculus unitas.
oc·y·o·din·ic [àsiədínik] = ocytocic, oxytocic.
oc·y·toc·ic [àsitásik] ① 陣痛促進の. ② 陣痛促進薬, = ocyodinic, oxytocic.
OD ① oculus dexter 右眼の略. ② officer of day 日直医の略. ③ optic density 光学密度の略. ④ optical dose 吸光度の略. ⑤ optimal dose 適量の略. ⑥ oxygene demand 酸素要求量の略. ⑦ doctor of optometry 検眼医の略. ⑧ orthostatic dysregulation 起立性調節障害の略.
od [ád] オッド, 磁力, 催眠力(磁力により神経系に作用すると仮定されている力). 形 odic.
ODA occipitodextra anterior 第2前方後頭位の略(胎児の体位の一つ), = right occiput anterior.
o·dax·es·mus [òudæksézməs] ① 生歯困難(生歯時歯肉瘙痒). ② 舌咬み(てんかん発作において舌または頬内面を咬むこと), = odoxismus.
o·dax·et·ic [òudæksétik] 瘙痒感を起こす.
Oddi, Ruggero [ɔ́di] オッディ(1864–1913, イタリアの医師).
O. sphincter オッディ〔括約〕筋.
O. sphincter constriction オッディ〔括約〕筋収縮.
O. sphincter spasm オッディ〔括約〕筋痙攣.
od·di·tis [oudáitis] オッディ括約筋炎.
odds [ádz] オッズ(見込み, 可能性).
o. ratio オッズ比, か(賭)け率.
O·del·ca cam·er·a [oudélkə kǽmərə] オデルカカメラ(オランダの Odelca 社製のカメラで, 特殊な光学系を用いて蛍光板に生じたX線像をフィルム上に集める装置. 胸部集検に広く使われている).
Od·i·e·net sign [ɔdiənéi sáin] オディエネー徴候(胞虫症反響徴候), = echo sign.
o·di·na·gogue [óudinəgag] 分娩促進薬.
o·di·no·po·e·ia [òudinəpouí:iə] 陣痛誘発.
Od·land body [ádlænd bádi] オドランド小体(ケラチノソーム, セメントソーム. 有棘細胞の細胞膜にある100～300nmの楕円形の顆粒).
o·do·gen·e·sis [òudəʤénisis] 神経突起再生, = neurocladism.
o·dom·e·try [oudámitri] 嗅覚検査〔医学〕.
odont- [oudant] 歯骨との関係を表す接頭語, = odonto-.
o·don·tal·gia [òudantǽlʤiə] 歯痛〔医学〕. 形 odontalgic.
o·don·ta·tro·phia [oudàntətróufiə] 歯牙萎縮, 歯牙発生不全.
o·don·tec·to·my [òudantéktəmi] 抜歯.
o·don·ter·ism [oudántərizəm] 軋歯, 咬牙.
o·don·thar·pa·ga [òudanθá:pəgə] 歯牙激痛.
o·don·the·mo·dia [oudànθimóudiə] 歯牙感覚過敏.
-odontia [oudanʃiə] 歯の症状の意を表す接尾語.
o·don·ti·a·sis [òudantáiəsis] 歯牙発生.
o·don·ti·at·ria [oudàntiǽtriə] 歯科治療学, 歯科学, = dentistry.
o·don·tic [oudántik] 歯牙の, 歯骨の.
o·don·ti·noid [oudántinɔid] 類歯腫, 歯牙様の.
o·don·ti·tis [oudantáitis] 歯〔骨〕炎.
odonto- [oudantou, -tə] = odont-.
o·don·to·am·e·lo·blas·to·ma [oudàntouæ̀miloublæstóumə] 歯牙エナメル上皮腫, = ameloblastic odontoma.
o·don·to·blast [oudántəblæst] 象牙質芽細胞〔医学〕, 造歯細胞(デンチンに隣接して歯髄外面をなす円柱形結合織細胞で, 原形質突起により相互連結し, トーム細線維と称する長い糸状突起はデンチン管を通ってデンチンとエナメル接合部に接する).
odontoblastic layer 象牙芽細胞層.
odontoblastic process 象牙細胞突起〔医学〕, 歯象牙芽細胞突起(象牙細管の中にある象牙芽細胞の原形質突起), = Thome fiber.
o·don·to·blas·to·ma [oudàntoublæstóumə] 象牙芽細胞腫, 歯骨芽細胞腫.
o·don·to·both·ri·on [oudàntəbáθriən] 歯槽.

o·don·to·both·ri·tis [oudàntəbαθráitis] 歯槽〔突起〕炎.
o·don·to·cele [oudántəsi:l] 歯性嚢胞〔医学〕, 歯槽嚢腫, = coronodental cyst.
o·don·to·ce·ram·ic [oudàntəsirǽmik] 陶歯の, 歯牙〔の〕陶材の.
o·don·to·ce·ram·o·tech·ny [oudàntəsirǽmətekni] 歯科陶材術.
o·don·to·chi·rur·gic [oudàntoukairə́:ʤik] 歯科手術の.
o·don·to·cia [oudαntóuʃiə] 歯骨軟化症.
o·don·toc·la·sis [oudαntákləsis] デンチン吸収, 歯牙破折〔医学〕.
o·don·to·clast [oudántəklæst] 破歯細胞〔医学〕.
o·don·to·cne·sis [oudàntəní:sis] 歯肉刺衝.
o·don·to·dyn·ia [oudàntədíniə] 歯痛, = odontalgia.
o·don·to·gen [oudántəʤən] 歯原(デンチンをつくる物質).
o·don·to·gen·e·sis [oudàntəʤénisis] 歯芽発生〔医学〕, 歯原性, 歯の形成.
o. imperfecta 歯牙発育不全〔医学〕, 歯牙形成不全, 歯骨発生不全, 象牙質形成不全症, = dentinogenesis imperfecta, dentin hypoplasia, osteogenesis imperfecta.
o·don·to·gen·ic [oudàntəʤénik] 歯原〔性〕の, 歯〔性〕の, 歯科の, 歯因性の.
o. carcinoma 歯原性癌腫〔医学〕.
o. cervical lymphadenitis 歯原性頸部リンパ節炎〔医学〕.
o. cyst 歯原性嚢胞〔医学〕, 歯性嚢胞.
o. fiber 造歯線維(歯牙質形成線維).
o. fibroblastoma 歯原線維芽細胞腫〔医学〕.
o. fibroma 歯原線維腫〔医学〕.
o. inflammation of jaw 歯性顎炎〔医学〕.
o. keratocyst 歯原性角化嚢胞〔医学〕.
o. maxillary sinusitis 歯性上顎洞炎〔医学〕.
o. mixed tumor 歯原混合腫瘍〔医学〕.
o. myxoma 歯原粘液腫〔医学〕.
o. otalgia 歯性耳痛〔医学〕.
o. peritonsillar abscess 歯性扁桃周囲膿瘍〔医学〕.
o. peritonsillitis 歯性扁桃周囲炎〔医学〕.
o. sarcoma 歯原性肉腫〔医学〕.
o. sinusitis 歯原性副鼻腔炎〔医学〕.
o. tumor 歯性腫瘍〔医学〕, 歯原性腫瘍.
o·don·tog·e·ny [oudαntáʤəni] 歯芽発生〔医学〕.
o·don·to·glyph [oudántəglif] 歯骨掻は(爬)器.
o·don·to·gram [oudántəgræm] 歯型図, 歯面描画図.
o·don·to·graph [oudántəgræf] 歯面描画器.
o·don·tog·ra·phy [òudαntágrəfi] 歯面描画法.
o·don·to·hy·per·es·the·sia [oudàntouhàipəresθí:ziə] 歯骨知覚過敏.
o·don·to·i·at·ria [oudàntouaiǽtriə] 歯科治療学.
o·don·toid [oudántɔid] 歯状の, 歯のような.
o. ligament 歯状靱帯, 翼状靱帯(歯突翼状靱帯, 第2頸椎の), = alar odontoid ligament, ligamentum alare, ligamentum apicis dentis.
o. process 歯状突起(軸椎の歯状突起で, 環椎と関節連結するもの).
o. process of epistropheus 軸椎歯突起.
o. vertebra 歯状脊椎, = vertebra dentata, axis.
o·don·to·lith [oudántəliθ] 歯石〔医学〕, = tartar, dental calculus.
o·don·to·li·thi·a·sis [oudàntəliθáiəsis] 歯石形成〔医学〕, 歯石沈着.
o·don·to·lo·gia [oudàntəlóuʤiə] 歯痛, = toothache, odontalgia, odontodynia, dentalgia.
o·don·tol·o·gist [oudαntáləʤist] 歯科医〔医学〕.
o·don·tol·o·gy [oudαntáləʤi] 歯〔科〕学〔医学〕.
o·don·to·lox·ia [oudàntouláksiə] 歯列不整(傾斜), = odontoloxy.
o·don·tol·y·sis [òudαntálisis] デンチン吸収.
o·don·to·ma [òudαntóumə] 歯牙腫〔医学〕.
o·don·tome [oudántoum] 歯牙腫, = odontoma.
o·don·to·mere [oudántəmiər] 歯原列〔医学〕.
o·don·tom·e·try [òudαntámitri] 歯牙計測法〔医学〕.
o·don·to·ne·cro·sis [oudàntounikróusis] う(齲)歯, う食(齲蝕)〔医学〕.
o·don·to·neu·ral·gia [oudàntounju:rǽlʤiə] 歯牙神経痛〔医学〕.
o·don·ton·o·my [òudαntánəmi] 歯科命名法.
o·don·to·no·sol·o·gy [oudàntənousáləʤi] 歯牙疾病学.
o·don·to·par·al·lax·ia [oudàntoupæ̀rəlǽksiə] 歯列不正.
o·don·top·a·thy [òudαntápəθi] 歯疾患.
o·don·to·per·i·os·te·um [oudàntoupèriástiəm] 歯骨膜.
o·don·to·pho·bia [oudàntəfóubiə] 歯牙恐怖〔症〕〔医学〕, 歯手術恐怖症.
o·don·to·plast [oudántəplæst] 象牙芽細胞, = odontoblast.
o·don·to·plas·ty [oudántəplæ̀sti] 歯牙形成術.
o·don·to·ple·ro·sis [oudàntəpli:róusis] 歯牙充填, = filling of tooth.
o·don·to·pri·sis [oudàntəpráisis] 軋歯.
o·don·top·to·sis [oudàntαptóusis] 歯脱落, 歯牙喪失, = odontosteresis.
o·don·to·ra·di·o·graph [oudàntəréidiəgræf] 歯牙X線像.
o·don·to·ra·di·og·ra·phy [oudàntərèidiágrəfi] 歯牙X線撮影〔法〕, 歯牙X線造影〔法〕.
o·don·tor·rha·gia [oudàntəréiʤiə] 抜歯後出血.
o·don·tor·tho·sis [oudàntɔ:θóusis] 歯牙矯正術.
o·don·to·schism [oudántəskizəm] 歯牙亀裂, 歯牙裂傷, 歯牙破折〔医学〕.
o·don·to·scope [oudántəskoup] 歯鏡, 検歯鏡.
o·don·tos·co·py [òudαntáskəpi] 検歯法.
o·don·to·sei·sis [oudàntəsáisis] 歯牙弛緩.
o·don·to·sis [òudαntóusis] 歯牙〔の〕発生, 歯骨形成.
o·don·tos·meg·ma [oudàntəsmégmə] 歯牙清掃剤.
o·don·to·spas·mus [oudàntəspǽzməs] 生歯痙攣.
o·don·to·sphac·e·lis·mus [oudàntəsfæ̀silízməs] う(齲)歯症.
o·don·to·ste·o·phyte [oudàntəstí:əfait] 象牙質瘤, 象牙質腫.
o·don·to·ster·e·sis [oudàntəstərí:sis] 歯牙喪失, 歯牙欠損〔医学〕.
o·don·to·sthoe·chos [oudàntəsθí:kəs] 歯列, = odontostichos.
o·don·to·sto·ma·tol·o·gy [oudàntəstòumətáləʤi] 歯科口腔〔病〕学〔医学〕. → odontology, stomatology.
o·don·to·syn·e·ris·mus [oudàntəsìnərízməs] 歯牙振戦(がたがた歯を振わせること).
o·don·to·tal·gia [oudàntətǽlʤiə] 歯耳痛.
o·don·to·tech·ny [oudántətekni] 歯科医学, = dentistry.
o·don·to·the·ca [oudàntəθí:kə] 歯胞, = dental sac.
o·don·toth·e·ny [òudαntáθəni] 歯科治療, = odontotherapy.
o·don·to·ther·a·py [oudàntəθérəpi] 歯科治療.
o·don·tot·o·my [òudαntátəmi] 予防的歯の開削法.
o·don·to·tribe [oudántətraib] 歯牙磨耗症, = odon-

totripsis.
o·don·tot·rim·ma [òudɑntátrimə] 歯みがき粉.
o·don·to·trip·sis [oudɑ̀ntətrípsis] 歯牙摩耗症.
o·don·to·try·pe·sis [oudɑ̀ntətraipí:sis] 歯牙穿孔〔術〕.
o·don·to·try·py [oudántətraipi] 歯牙穿孔術〔医学〕.
o·dor [óudər] 香(におい), 香気, 臭気〔医学〕. 形 odorous.
o. concentration 臭気濃度〔医学〕.
o. control process 臭気防止法〔医学〕.
o. emission rate 臭気放出度〔医学〕.
o.-free 無臭の〔医学〕.
o. injection method におい吹き込み法〔医学〕.
o. intensity においの強さ〔医学〕.
o. phthisicus 悪臭, = fetor stench.
o. source 臭気源〔医学〕.
o. test 臭気試験(テスト)〔医学〕.
o. threshold 臭気閾値.
o. unit 臭気単位〔医学〕.
o·dor·a·men·ta [òudərəméntə] 嗅薬, = olfactoria.
o·dor·a·men·tum [òudərəméntəm] 嗅薬〔医学〕(アンモニア水, 芳香アンモニウム精, 芳香性精油, 酢酸など失神者, 昏睡者, 酩酊者などに嗅がせて呼吸を回復させて血圧を上昇させる薬).
o·dor·ant [óudərənt] 発香性の, = odoniferous, 臭気物質〔医学〕.
o. binding protein 臭気物質結合タンパク.
o. element 発臭元素〔医学〕.
o·dor·a·tion [òudəréiʃən] ① 嗅覚. ② 放臭. 形 odorant.
o·dor·a·tism [óudərətizəm] (*Lathyrus odoratus*を摂取して起こる中毒症). → osteolathyrism.
o·dor·if·er·ous [òudəríf ərəs] 発香性の.
o. gland 嗅腺, 臭腺(陰茎亀頭および陰唇の基底にある).
o. substance 香料.
o·dor·im·e·ter [òudərímitər] 嗅覚計, 香気計.
o·dor·im·e·try [òudərímitri] 嗅覚測定, 臭気測定〔医学〕, 嗅ぎ分け.
o·dor·i·phore [óudərifɔ:r] 発香原子団(有機化合物分子内に存在して香気を発する原子団).
o·dor·i·vec·tor [òudərivéktər] 発香物.
o·dor·less [óudə:les] 無臭の〔医学〕.
o·dor·og·ra·phy [òudərágrəfi] 香気論.
odorous substance におい物質〔医学〕.
o·dour [óudər] 臭気〔医学〕, = odor.
ODP occipitodextra posterior 第2後方後頭位の略.
ODT ① occipitodextra transverse 第2後頭定位の略. ② occlusive dressing technique 密封包帯法の略.
O'Dwyer, Joseph P. [oudwáiər] オズワイヤー(1841-1898, アメリカの耳鼻咽喉科医).
O. method of artificial respiration オズワイヤー人工呼吸法, = Fell-O'Dwyer method.
O. method of intubation オズワイヤー管挿入法.
O. tube オズワイヤー管(喉頭ジフテリアまたはほかの原因による咽喉頭閉塞の際, 通気の目的で気管に挿入する管), = tracheostomy tube.
o·dyn·a·cu·sis [òudinəkú:sis] 騒音耳痛, = odynacousis.
o·dyn·a·go·ga [oudínəgougə] 陣痛促進薬(分娩誘発に利用する薬剤).
-odynia [oudíniə] 疼痛の意味を表す接尾語.
odyno- [oudinou, -nə] 疼痛の意味を表す接頭語.
o·dyn·ol·y·sis [òudinálisis] 鎮痛.
o·dyn·om·e·ter [òudinámitər] 痛覚計.
o·dyn·o·pe·an [òudinóupiən] 痛覚発生, 陣痛誘発.
o·dyn·o·pha·gia [òudinouféiʤiə] 嚥下痛〔医学〕, = dysphagia.
o·dyn·o·pho·bia [òudinoufóubiə] 疼痛恐怖〔症〕〔医学〕, = algophobia.
o·dyn·o·poe·ia [òudinoupí:iə] 陣痛誘発.
o·dyn·pha·gia [òudinféiʤiə] 嚥下痛, = odynophagia.
Oe oersted エルステッドの略(磁気抵抗の電磁単位).
oe- [i:] この綴りで始まる語は e- の項を参照, = e-.
oeci·o·ma·nia [èsiouméiniə] エコマニア, = eciomania, ecomania.
oe·coid [í:kɔid] 赤血球礎質, = ecoid.
oe·co·par·a·site [ì:kəpǽrəsait] 内部寄生虫, = ecoparasite, ecosite.
oed·e·ma [idí:mə] 水腫(全般的用法), 浮腫(外から見える部位のもの), = edema.
o. bullosum 胞状水腫, 胞状浮腫.
o. glottis 声門水腫.
o. induratum 硬化性水腫.
o. malignum 悪性水腫.
oedipal neurosis エディプス神経症.
oedipal period エディプス期.
oedipal phase エディプス期.
oed·i·pism [édipizəm] エディピズム(自分で目に傷をつけること).
Oedipus com·plex [édipəs, í:d- kámpleks] エディプスコンプレックス〔医学〕(ギリシャ神話. テーベの王 Laius と后 Jocasta の子 Oedipus Tyrannus が父王を殺して母に通じたという物語にちなんで名づけられた無意識心理に関する精神分析学の基本概念で, 男児が母の愛を独占し, 父に対抗する傾向. これに対立する語はエレクトラコンプレックスで, 女児が父と親しむ傾向を示すことをいう), = mother complex. ↔ Electra complex.
OEG olfactory ensheathing glia 嗅神経鞘グリア細胞の略.
Oehl, Eusebio [í:l] イール(1827-1903, イタリアの解剖学者. 組織学に関する単行書(1857)の著者).
O. layer イール層(表皮の透明層), = stratum lucidum.
O. muscles イール筋.
Oehler, Johannes [ə́:lər] エーラー(1879生, ドイツの医師. エーレルともいう).
O. symptom エーラー症状, エーラー症候(間欠性は(跛)行症における足の寒冷感と蒼白).
oe·nan·thal [inǽnθəl] エナンタル $CH_3(CH_2)_5CHO$, = heptoic aldehyde, oenanthaldehyde.
Oe·nan·the [inǽnθi] セリ属(セリ科植物).
O. crocata ドクゼリ(ヨーロッパ産), = water-hemlock.
O. javanica セリ[芹].
oenanthic ether エナンチックエーテル, = pelargonic ether.
oe·nan·thol [inǽnθɔ:l] エナントール, = enanthol.
oe·nan·thone [inǽnθoun] エナントン $(C_6H_{13})CO$.
oe·nan·tho·tox·in [inæ̀nθətáksin] エナントトキシン $C_{17}H_{22}O_5$, $C_{33}H_{42}O_{10}$ (ヨーロッパ産ドクゼリ *Oenanthe crocata* から得られる樹脂状毒性成分).
oe·nan·thyl·ic ac·id [ì:nənθílik ǽsid] エナンチル酸 $CH_3(CH_2)_5COOH$.
oe·neth·yl [í:nəθil] イーネシル 化 *N*, 1-dimethylaminoheptane $C_8H_{19}N$ (樹脂族アミンの一つで, 脊髄麻酔法において, 血圧降下を予防するために筋注用の血管収縮薬).
oe·nil·i·o·mus [iníliəməs] アルコール中毒.
oe·nin [í:nin] エニン $C_{23}H_{25}O_{12}Cl$ (ヨーロッパ種ブドウ *Vitis vinifera* の果皮にあるアントシアンで, 1分子のグルコースとエニジンからなる).
oe·no·cyte [í:nəsait] 扁桃細胞.

oe·no·phyg·ia [ì:noufíʤiə] 酒狂.
oe·no·si·ma·nia [inòusiméiniə] 戦慄性恐怖病, = enosimania.
oe·nox·i·dase [inɑ́ksideis] エノキシダーゼ, = enoxidase.
OER oxygen enhancement ratio 酸素増感比の略.
Oersted, Hans Christian [ə́:sted] エルステッド(1777–1851, デンマークの物理学者. 1820年電流を通じた針金の傍においた磁針が電流から力を受けることを発見した. 磁場の強さの電磁単位 oersted はこの学者の名にちなんで命名されている).
oer·sted (**Oe**) [ə́:sted] エルステッド(磁気抵抗の電磁単位. 1電磁単位の磁位差によって1電磁単位の磁気感応束を生ずる場合の磁気抵抗をいう).
Oertel, Max Joseph [ə́:tel] エルテル(1835–1897, ドイツの医師).
O. method エルテル療法(食事の制限, 水分摂取量の制限, 登山, 運動などによる心臓病および肥満症の歩行療法), = Oertel treatment, terrain-cure.
oe·soph·a·geal [isɑ́fəʤi:l] 食道の. → esophageal.
o. branches [TA] 食道枝, 食道動脈, = rami oesophageales [L/TA].
o. hiatus [TA] 食道裂孔, = hiatus oesophageus [L/TA].
o. impression [TA] 食道圧痕, = impressio oesophageale [L/TA].
o. plexus [TA] 食道神経叢, = plexus oesophageus [L/TA].
o. veins [TA] 食道静脈, = venae oesophageales [L/TA].
oesophago- [i:sɑfəgou, -gə] 食道との関係を表す接頭語, = esophago-.
oe·soph·a·go·sto·mi·a·sis [i:sɑ̀fəgoustoumáiəsis] 腸結節虫症(哺乳類の腸管に寄生する *Oesophagostomum* 属の線虫による疾病).
Oe·soph·a·gos·to·mum [i:sɑ̀fəgɑ́stəməm] エソファゴストム属(線虫の一種. 口は前方に向き, 頸部の背側に深い環状の溝をもつ. 哺乳類の腸管に寄生する腸結節虫).
oe·soph·a·gus [i:sɑ́fəgəs] [L/TA] 食道, = oesophagus [TA].
oespohageal glands [TA] 食道腺, = glandulae oesophageae [L/TA].
Oestreicher re·ac·tion [estréiʧər riǽkʃən] エストリカー反応, = Mulder test.
oes·tri·a·sis [estráiəsis] ウシハエウジ症.
Oes·tri·dae [éstridi:] ヒツジバエ科(節足動物門, 昆虫綱, 双翅目の一科. 大形で体表に毛が多い. 成虫の口器は退化する. 幼虫は哺乳類に寄生する).
oest·rone [éstroun, i:s-] エストロン, = estrone.
oes·trous [éstrəs] 発情性の, = estrous.
oes·tru·al [éstruəl] 発情の, = estrual.
oes·tru·a·tion [èstruéiʃən] 発情期, = estruation.
oes·trum [éstrəm] 発情, 発情期, = estrus, oestrus.
Oes·trus [éstrəs] ヒツジバエ属(ヒツジバエ科の一属).
O. ovis ヒツジバエ, = sheep bot fly.
oes·trus [éstrəs] 発情期, = estrus.
of official ① 薬局方のの略. ② 公式のの略.
OFD syndrome OFD 症候群(口・顔面・指症候群), = orofaciodigital syndrome.
off effect 〔刺激〕終了効果.
off-fiber オフ線維 [医学].
off-flavor 異臭 [医学].
off-focus radiation 焦点外照射 [医学].
off label indication 適応外使用.
off-line オフライン [医学].
off-line system オフラインシステム [医学].
off-pump coronary artery bypass graft オフポンプ手術(人工心肺装置を用いず, 心拍動下で行う冠動脈バイパス手術).
off-vertical rotation 垂直線外回転.
of·fen·der [əféndər] ① 犯罪者(法律上の). ② 病原体.
of·fen·sive [əfénsiv] 不快な.
o. breath 悪臭呼気 [医学].
o. odor 悪臭 [医学].
o. odor substance 悪臭物質(生活環境をそこなう不快な臭いの原因である気体状物質をいう).
o. respiration 呼気〔の〕異臭 [医学].
office automation syndrome オフィスオートメーション症候群 [医学], OA 症候群.
office nursing 診療所看護 [医学].
of·fi·cial [əfíʃəl] ① 薬局方の. ② 公式の.
o. compendium 公定書 [医学].
o. drug 局方薬 [医学].
o. formula 公定処方.
o. gazette 官報 [医学].
o. medical mission 公式医学使節団 [医学].
o. medicine dropper アメリカ局方ドロッパー(外径3mm の滴下面 delivery end で, 15°C において水 20 滴で 1g の重量を滴下するもので, 10%の差が許されている).
o. method of analysis 公定分析法 [医学].
o. preparation 局方製剤 [医学].
o. remedy 局方薬 [医学].
of·fic·i·nal [əfísinəl, ɔ(:)fəsái-] 常備薬品(薬局などに絶えず備えられてある薬品で, 処方によらず販売されるもの).
o. formula 薬局方処方(製薬会社で規定した処方).
off·seed [ɑ́fsi:d] 複種 [医学].
off·spring [ɑ́fspriŋ] 子孫 [医学].
OFP orofacial pain 口腔顔面痛の略.
OFR ocular following response 追従眼球運動の略.
Ofuji disease オフジ病(好酸球性膿疱性毛包炎).
Ogata, Tomio [ogɑtɑ] 緒方富雄(1901–1989, わが国の血清学者).
O. method of Wassermann reaction ワッセルマン緒方法(梅毒の脂質抗体の検出に際し, 最適比の現象を利用するため抗原減量法を採用する方法).
O. test 緒方試験(梅毒トレポネーマの血清学的診断法として行われるワッセルマン反応の術式の一つ. カルジオリピンを抗原として補体結合反応をみる. 補体作用増強のため Mg 食塩水を用いる).
Ogata, Tomosaburo [ogɑtɑ] 緒方知三郎(1883–1973, わが国の病理学者. 唾液腺の内分泌を研究し, その線条部において唾液は再吸収されて, その内分泌的有効成分は体内に移行することを証明し, この内分泌物を parotin と命名した).
Ogata-Ogata sil·ver meth·od [ogɑtɑ ogɑtɑ sílvər méθəd] 緒方・緒方鍍銀法(クロム親和性細胞の染色法で, 新鮮組織を1~2時間暗所で1%アンモニア水に浸漬した後 Bielschowsky-Maresch のジアミン銀液の希釈液に移し, 数回アンモニア水で洗い, さらに3%チオ硫酸ナトリウム液に1時間固定し, 1~2日間10%ホルマリンで固定する).
Ogawa, Tatsuji [ogəwɑ] 小川辰次(1906–1994, わが国の細菌学者).
O. medium 小川培地 [医学].
Ogilvie, Sir William Heneage [ɑ́gilvì:] オギルヴィー(1887–1971, イギリスの外科医).
O. syndrome オギルヴィー症候群(痙攣性イレウスで, 結腸閉塞症に類似の症候), = false colonic obstruction.
Ogino, Kyusaku [ógino] 荻野久作(1882–1975,

わが国の産科医．荻野学説の提唱者）．
O. theory 荻野学説（月経周期の長短に関係なく，排卵から次回月経開始までの期間は一定しており，月経開始日から排卵までの期間は周期の長短によって変動することを明らかにした．妊娠法の説であるが反対に避妊法にも利用できるため，避妊法として広まった），＝Knaus-Ogino theory.
o·give ［óuʤaiv］ オジーブ，累積度数曲線．
o. curve 度数分布曲線．
o·go ［óugou］ オゴ，＝gangosa.
Ogston, Alexander ［ágstən］ オグストン（1844–1929，スコットランドの外科医）．
O. line オグストン線（大腿骨内転筋結節から顆間隆起に至る線）．
O.-Luc operation オグストン・ルック手術（前頭洞の手術で，眼窩縁を切開し，正中線の外側から前頭洞に達する方法．Henry Luc (1855–1925) はフランスの耳鼻咽喉科医）．
O. operation オグストン手術（① 大腿骨内側顆を切断する内反膝手術．② 足根骨から楔状骨を切除して，扁平足を治療する手術）．
OGTT oral glucose tolerance test 経口ブドウ糖負荷試験の略．
Oguchi, Chuta ［oguʧi］ 小口忠太（1875–1945，わが国の眼科医）．
O. disease 小口病（1907年日本において初めて観察された先天性夜盲症で，暗順応は不良であるが，2時間以上暗室にいると光覚は増進する．劣性因子として遺伝される）．
OH ① 溶液中にある水酸基の化学記号．② occupational history 職歴の略．③ open heart (surgery) 開心〔術〕の略．④ orthostatic hypotention 起立性低血圧の略．
17-OH-corticoids test 17-水酸化コルチコイド試験．
Oh type Oh型（ボンベイ型ともいう．赤血球膜上にA型，B型，H型抗原を持たず，血清中に抗A，抗B，抗H抗体をもつ．輸血においてはOh型しか適合しない）．
O'Hara, Michael ［ouhǽrə］ オハラ（1869–1926，アメリカの外科医）．
O. foceps オハラ鉗子（腸吻合用）．
Ohara, Hachiro ［o:hara］ 大原八郎（1882–1943，わが国の医師）．
O. disease 大原病（野兎病），＝tularemia.
Ohl lay·er ［óul léiər］ オール層（表皮の透明層），＝stratum lucidum.
Ohlmacher fixing fluid オールマッヘル固定液（無水アルコール32mL，クロロホルム6mL，氷酢酸2mLを混和し，使用直前に昇汞を加える）．
Ohm, Georg Simon ［óum］ オーム（1787–1854，ドイツの物理学者．1826年ボルタ電池に注目し，金属の電気伝導を測って，オームの法則を発見した）．形 ohmic.
O. law オームの法則（回路の抵抗Rに流れる電流Iは，抵抗の両端に加えられた電圧Eに比例し，抵抗Rに逆比例するという法則）．
ohm (*Ω*) ［óum］ オーム（電気抵抗の単位で，1ボルト(V)の電圧で1アンペア(A)の電流が流れる抵抗値）．
ohm·am·me·ter ［oumǽmmitər］ オームアンメーター（電気抵抗と電流とを測定する器械）．
ohm·me·ter ［óummiter］ オーム計，電気抵抗計．
ohne Hauch ［ɔ́:nə hóuk］ [G] ① 非遊走性成育（寒天培地上での無鞭毛細菌の非拡散性成育を示す）．② 細胞体凝集素（グラム陰性細菌の細胞膜の表面抗原）．
ohne Hauch colony 非拡散集落，＝O colony.
ohne Hauchbildung [G] 非クモリ形成（プロテウス菌を寒天培地に培養したとき，孤立集落をつくること）．
Ohngren line オーングレン線．
OHP oxygen under high pressure 高圧酸素療法の略．
OHS ①obesity hypoventilation syndrome 肥満低換気症候群の略．②open heart surgery 開心術の略．
OHSS ovarian hyperstimulation syndrome 卵管過剰刺激症候群の略．
OI osteogenesis imperfecta 骨形成不全症の略．
oi·co·ma·nia ［ɔikouméiniə］（エコマニア），＝ecomania.
-oid ［ɔid］ 類似，様の意味を表す接尾語．
o·id·ia ［ouídiə］ 分裂子（分節胞子），＝arthrospore. 単 oidium.
o·id·i·o·my·co·sis ［ouìdioumaikóusis］（*Oidium* 属真菌による感染症），＝candidiasis，moniliasis.
o. americana アメリカ分芽菌症，＝Gilchrist disease.
O·id·i·um ［ouídiəm］ オイディウム属（旧称．現在では *Candida* 属などに分類される真菌）．
oid·i·um ［ouídiəm］ 分裂子〔医学〕．複 oidia.
OIH ovulation inducing hormone 排卵誘発ホルモンの略．
oi·ki·o·ma·nia ［ɔ̀ikiouméiniə］（エコマニア），＝ecomania.
oi·ko·fu·gic ［ɔ̀ikoufjú:ʤik］ ① 出家する．② 家から逃げる．
oi·koid ［ɔ́ikɔid］ オイコイド，＝ecoid，oecoid.
oi·kol·o·gy ［ɔikáləʤi］ 住居衛生学．
oi·ko·ma·nia ［ɔ̀ikouméiniə］（エコマニア），＝ecomania.
oi·ko·pho·bia ［ɔ̀ikoufóubiə］ 住居恐怖〔症〕．
oi·ko·site ［ɔ́ikəsait］ オイコサイト，＝ecosite.
oil ［ɔ́il］ ① 油，脂肪油（20°Cで液状をなす脂肪で，水と混合しない液体），＝fatty oil. ② 不揮発性油（植物種子から圧搾して得られる非揮発油），＝fixed oil. ③ 精油，揮発油，＝essential (volatile) oil. ④ 石油，鉱油，＝liquid petroleum，mineral oil.
o. absorption 吸油量〔医学〕．
o. acne 油性痤瘡．
o. and fat 油脂〔医学〕．
o. bath 油浴〔医学〕．
o. cake 油かす（滓）〔医学〕．
o. canal 油道（植物の），＝oil duct.
o. cavity 油室（植物の）．
o. cell 油細胞．
o. color 油溶染料〔医学〕．
o. cyst 脂性囊胞．
o. embolism ① 油滴塞栓〔医学〕．② 脂肪塞栓症．
o. emulsion 油乳剤〔医学〕．
o. emulsion adjuvant 油性乳剤アジュバント〔医学〕．
o. enema オイル浣腸〔医学〕．
o. gland 油腺（〔皮〕脂腺），＝sebaccous gland.
o. globule 油球（網膜錐状体の）．
o. granuloma 油脂肉芽腫．
o. immersion 油浸〔法〕〔医学〕．
o.-in-water emulsion 水中油乳剤（油が分散相で，水が分散媒のもの）．
o.-in-water type 水中油型の〔医学〕．
o. meal 油かす（滓）〔医学〕．
o. of absinthium ニガヨモギ油．
o. of American wormseed アメリカアカザ油，＝oil of chenopodium.
o. of chenopodium アカザ油．
o. of lemon レモン油 $C_{10}H_{16}$，＝oleum limonis.
o. of peppermint ハッカ油，＝oleum menthae piperitae.

o. of rue ヘンルーダ油 $CH_3COC_9H_{19}$（芸香に存する揮発油で，局所刺激性をもち，堕胎薬，催吐薬として用いられる），= oleum ruae.
o. of vitriol 硫酸，= sulfuric acid.
o. of wine 硫酸エチル $(C_2H_5)_2SO_4$，= ethyl sulfate.
o. of wintergreen 冬緑油，アカモノ油，= oil of Gaultheria.
o. of yarrow 西洋ノコギリソウ油，= milfoil oil.
o. paper 油紙.
o. pneumonia 脂肪性肺炎〔医学〕，油性肺炎，脂肪嚥下性肺炎，= oil-aspiration pneumonia.
o. pollution 油汚染〔医学〕.
o. red オイル赤（ズダンⅢ），= sudanⅢ.
o. red Ⅳ オイルレッドⅣ，= scarlet red.
o. red O オイルレッドO（酸性モノアゾ色素で，ズダンⅢよりも強力な脂肪親和性を示す）.
o. red OS オイルレッドOS（紫色の染料）.
o. removing 油抜き〔医学〕.
o. resistance 耐油性〔医学〕.
o. resistance test 耐油性試験〔医学〕.
o. sac 油室（植物の）.
o. seeds 油脂種子.
o. separator オイルセパレータ〔医学〕.
o.-soluble 脂溶性の〔医学〕.
o. stain 油しみ（浸）〔医学〕.
o. test オリーブ油法（十二指腸液検査に用いられる Meltzer Lyon 法の硫苦液の代わりにオリーブ油 200mL を注入する方法）.
o. tumor 油腫.
o. vaccine 油液ワクチン，= lipovaccine.
o. ventriculography 油脳室造（撮）影〔法〕〔医学〕.
o. waste water 油性廃水〔医学〕.
oiled paper 油紙〔医学〕.
oil·i·ness ［ɔ́ilinis］ 油性〔医学〕.
oil·y ［ɔ́ili:］ 油の〔医学〕.
o. face あぶら顔〔医学〕.
o. hair 油毛症〔医学〕.
o. matter 油状物〔医学〕.
oi·no·ma·nia ［ɔ̀inəméiniə］ ① アルコール依存症. ② 振戦せん（譫）妄，= enomania.
oint·ment ［ɔ́intmənt］ 軟膏（外用の薬剤を皮膚面に応用するための半液状の脂肪性医薬品で，賦形薬としては種々の半固形性脂肪または親水性脂肪が用いられ，50～57%の水分を含むことがある），= unguentum［L］.
o. base 軟膏基剤〔医学〕.
o. jar 軟膏壺〔医学〕.
o. mill 軟膏ミル〔医学〕.
o. slab 軟膏板（軟膏を研和するのに用いる器）.
o. spatula 軟膏へら〔医学〕.
o. tube 軟膏チューブ〔医学〕.
o·ite ［óuait］ バクテリアの雌型.
Oka, Sutemi ［okə］ 岡捨己（1909-2001，わが国の内科医）.
O.-Katakura medium 岡・片倉培地（広く用いられている結核菌培養基で，KH_2PO_4，Na_2HPO_4，グルタミン酸ソーダを水に溶かしたものを滅菌後，グリセリン，2%マラカイトグリーン，卵液を加え，pH を 6.9 に調整したもの）.
OKAN optokinetic afternystagmus 視〔線運〕動性後眼振の略.
Okazaki, Reiji ［okɑzaki］ 岡崎令治（1930-1975，わが国の分子生物学者）.
O. fragment 岡崎フラグメント（DNA 不連続合成によってできる複製途中の DNA 断片. 1968年岡崎令治，恒子らにより提唱）.
O. piece 岡崎ピース，= Okazaki fragment.
O'Keefe, John オキーフ（1939生，アメリカ生まれのイギリスの神経科学者. 1971年，ラットの脳の海馬に特定の場所を通過するときにだけ反応する細胞（場所細胞）を発見した. 脳内の空間認知システムを構成する細胞を発見した業績により，Edvard I. Moser, May-Britt Moser とともに2014年度ノーベル生理学・医学賞を受けた）.
Oken, Lorenz ［óukən］ オーケン（1779-1851，ドイツの自然科学者，生理学者）.
O. body オーケン小体（ウォルフ小体），= Wolffian body.
Okew pu·pil ［óukju pjú:pil］ オキュ瞳孔（一側の視軸が上方に，他側が下方に向かっているもの）.
OKM-1 deficiency OKM-1欠損症，= leukocyte adhesion deficiency.
OKN optokinetic nystagmus 視〔線運〕動性眼振，動体注視眼振の略.
OKP optokinetic pattern 視〔線運〕動性眼振パターンの略.
OKR optokinetic response 視運動性〔眼球〕反応の略.
o·kra ［óukrə］ オクラ［秋葵］（*Abelmoschus esculentus* で，その莢は粘稠度の高度な食物）.
ok·rin ［óukrin］ オクリン（オクラの乾燥粉末で，胃潰瘍に用いられる）.
OKT cell オーケーティー細胞（T リンパ球のうち OKT モノクロナール抗体で検出される抗原を細胞表面にもつ細胞），= Ortho-Kung T cell.
OL ① oculus laevus 左眼の略. ② oleandomycin オレアンドマイシンの略.
Ol oleum 油の略.
-ol ［ɔ:l, oul, ɑl］ アルコールまたはフェノールを表す接尾語で，ステロイド化合物では -OH の結合を示す.
OLA occipitolaevo anterior 第1前方後頭位の略（胎児の体位の一つ），= left occiput anterior.
ol·a·mine ［óuləmi:n］ オーラミン（ethanolamine の短縮名）.
OLB open lung biopsy 開胸肺生検の略.
old ［óuld］ 陳旧性の〔医学〕.
o. age 高齢〔医学〕.
o. age assistance 老人介護〔医学〕，高齢者介護.
o. age home 老人ホーム〔医学〕.
o. age-medical insurance 老人医療保険〔医学〕.
o. age psychiatry 老年精神医学〔医学〕，老人精神医学.
o. age psychoanalysis 老年精神分析〔学〕〔医学〕.
o. brain 旧脳，= paleencephalon.
o. dislocation 陳旧性脱臼〔医学〕（整復されない），= unreduced dislocation.
o. infarction 陳旧性梗塞〔医学〕.
o. line 旧妊娠線〔医学〕.
o. myocardial infarction 陳旧性〔治癒〕心筋梗塞〔医学〕.
o. perineal laceration 陳旧会陰裂傷〔医学〕.
o. primipara 高年初産婦〔医学〕.
o. sight 老視，= aging sight.
o. striation of pregnancy 旧妊娠線〔医学〕.
o. thalamus 視床，= paleothalamus.
o. tuberculin (OT) 旧ツベルクリン〔医学〕（グリセリン肉汁を用いた結核菌培養液を加熱滅菌し，その 1/10 量に濃縮したものの濾液で，特殊な臭気を放つ褐色液. 皮内反応が結核感染の診断に用いられる）.
o. world arenaviruses 旧世界アレナウイルス（アレナウイルス科のウイルス群で，リンパ球性脈絡髄膜炎ウイルス，ラッサウイルスなどが含まれる），= LCMV-LASV complex.
o. world hookworm = *Ancylostoma duodenale*.
o. yellow enzyme 旧黄色酵素，= NADH dehy-

drogenase.
Oldekop me·di·um [óuldkɑp mí:diəm] オルデコップ培地，= neutral red agar.
Oldfield syndrome オールドフィールド症候群.
olea [óuliə] (oleum の複数).
o·le·ag·i·nous [òuliǽʤinəs] 油性の，= oily.
o. base 油脂性基剤〔医学〕.
o. ointment 油脂性軟膏〔医学〕.
o. ointment base 油性軟膏基剤，= plastibase.
o·le·an·der [òuliǽndər] セイヨウキョウチクトウ，オレアンダー，= *Nerium oleander*.
o. glycosid(e) キョウチクトウ配糖体（ネリコリン，ネリオコレインなどを有効成分とする強心薬).
o. vertigo キョウチクトウ性めまい.
o·le·an·do·my·cin (OL) [òuliæ̀ndoumáisin] オレアンドマイシン $C_{35-37}H_{60-67}NO_{12-13}$ (Sobin らが1954年に *Streptomyces antibioticus* の培養液から発見した抗生物質で，erythromycin，carbomycin，leucomycin などと交差耐性を示す)，= matromycin，romicil.
o. phosphate リン酸オレアンドマイシン（マクロライド系抗生物質).
o·le·an·dri·gen·in [òuliæ̀ndriʤénin] オレアンドリゲニン（クリプトグランドシドの母体).
o·le·an·drin [òuliǽndrin] オレアンドリン $C_{31}H_{48}O_9$ (ジギタロースとジギタリジニンからなる強心性配糖体).
o·le·an·drism [òuliǽndrizəm] オレアンダー（セイヨウキョウチクトウ）中毒症.
o·le·an·drose [òuliǽndrouz] オレアンドロース（抗生物質オレアンドマイシンの分子中にあるジメル糖).
o·le·a·nol [óuliənɔ:l] オレアノール，= caryophylline.
o·le·a·nol·ic ac·id [òuliənálic ǽsid] オレアノール酸 $C_{30}H_{48}O_3$，= caryophylline.
o·le·ase [óulieis] オリアーゼ（オリーブ油に存在する酵素で，変敗および変色を起こす).
o·le·as·ter [òuliǽstər] ① 野生オリーブ，= O'lea oleaster. ② グミ（*Elaeagnus* 属の植物).
o·le·ate [óulieit] ① オレイン酸塩. ② オレイン酸薬，= oleatum.
o·le·a·tum [òuliéitəm] 油酸剤〔医学〕.
o·lec·ra·nal [oulékrənəl] 肘頭の.
o. fossa 肘頭窩〔医学〕.
o. region 肘頭部.
o. spur 肘頭棘〔医学〕.
o·lec·ran·ar·thri·tis [oulèkrənɑ:θráitis] 肘関節炎.
o·lec·ran·ar·throc·a·ce [oulèkrənɑ:θrákəsi:] 肘関節癆（肘頭関節結核症).
o·lec·ran·ar·throp·a·thy [oulèkrənɑ:θrápəθi] 肘関節症.
o·lec·ra·noid [oulékrənɔid] 肘頭状の，肘頭の.
o·lec·ra·non [oulékrənɑn, ouləkréi–] [L/TA] 肘頭，= olecranon [TA].
o. bursitis 肘頭部滑液包炎.
o. fossa [TA] 肘頭窩，= fossa olecrani [L/TA].
o. process 肘頭突起.
o. reflex 肘頭反射.
o. spur 肘頭距（上腕三頭筋の停止部における異常な骨の突起).
o·lef·i·ant [ouléfiənt, ouləfái–] 生油性の.
o. gas 生油気（エチレンの別名），= ethylene，olefine.
o·le·fin(e) [óuləfin] オレフィン（エチレン系炭化水素の別名で，一般式は C_nH_{2n})，= alkene.
o·le·fin·ic ac·id [ouləfínik ǽsid] オレフィン酸（$C_nH_{2n-1}COOH$ の一般式をもつ不飽和脂肪酸).
olefinic terpene オレフィンテルペン（環式化合物ではないが，構造上から密接な関係のあるもので，ミルモンはその一例)，= aliphatic terpene.
o·le·ic ac·id [oulí:ik ǽsid] オレイン酸，油酸 $CH_3(CH_2)_7CH{=}CH(CH_2)_7COOH$ (脂肪および不揮発性油から得られる不飽和脂肪酸で，黄褐色液状物質で水には不溶，アルコールと混合でき，軟膏などの調製に用いられる)，= acidum oleicum.
oleic acid series オレイン酸系（不飽和性の2重結合1個をもち，一般式は $C_nH_{2n-1}COOH$).
o·le·in [óuliin] オレイン $C_3H_5[CH_3(CH_2)_7CH{=}CH(CH_2)_7COO]_3$ (脂肪に存在するオレイン酸グリセリルで，無色液状をなし，水には不溶，アルコールエーテルなどには溶けやすく，−6°C で固化する)，= triolein，elain，elaidin.
o.–alcohol オレインアルコール $C_{18}H_{35}OH$.
o·le·ni·tis [òulináitis] 肘関節炎.
oleo– [ouliou, –iə] 油またはオレインとの関係を表す接頭語.
o·le·o·ar·thro·sis [òuliouɑ:θróusis] 関節内注油療法.
o·le·o·bal·sam·ic [òulioubælsǽmik] オレオバルザム合剤，= Hoffmann mixture.
o. mixture バルザム油合剤（ペルバルザムに芳香油を加えた局所刺激薬)，= Hoffmann balsam.
o·le·o·chrys·o·ther·a·py [òulioukrìsəθérəpi] 金塩油剤療法.
o·le·o·cre·o·sote [òulioukrí:əsout] クレオソートのオレイン酸エステル（結核治療薬)，= creosote oleate.
o·le·o·di·pal·mi·tin [òulioudaipǽlmitin] オレオジパルミチン $[CH_3(CH_2)_{14}COO]_2C_3H_5OCO(CH_2)_7CH{=}CH(CH_2)_7CH_3$ (ダイズ，バター，カカオなどに存在する脂肪).
o·le·o·di·ste·a·rin [òulioudistíərin] オレオジステアリン $[CH_3(CH_2)_{16}COO]_2C_3H_5OCO(CH_2)_7CH{=}CH(CH_2)_7CH_3$ (インド産マンゴー種子にある脂肪).
o·le·o·gran·u·loma [òuliougræ̀njulóumə] ① 油〔肉芽〕腫. ② パラフィン腫，= paraffinoma.
o·le·o·guai·a·col [òuliougwáiəkɔ:l] グアヤコールのオレイン酸エステル，= guaiacol oleate.
o·le·o·gum–res·in [óuliəgʌ̀m rézin] 精油ゴム樹脂.
o·le·o·in·fu·sion [òuliouinfjú:ʒən] 油浸剤，= oleum infusum.
o·le·o·ma [òulióumə] ① 油腫. ② パラフィン腫，= paraffinoma.
o·le·o·mar·ga·rine [òulioumá:ʤəri:n] オレオマーガリン（羊脂，豚脂などからつくった人造バター).
o·le·om·e·ter [òuliámitər] 油重計，検油器.
o·le·o·pal·mit·o·ste·a·rin [òuliouрæ̀lmitoustíərin] オレオパルミトステアリン $C_3H_5(OCOC_{17}H_{35})(OCOC_{15}H_{31})(OCOC_{17}H_{33})$ (混合脂肪酸のグリセリンエステルからなる天然脂肪).
o·le·o·per·i·to·ne·og·ra·phy [òuliouрèritouniágrəfi] 油剤腹腔造影〔法〕(ヨード〔化〕油剤を注入して撮影する腹腔造影〔撮影法〕).
o·le·o·phos·phor·ic ac·id [òuliəfɑsfɔ́:rik ǽsid] $C_{78}H_{143}PO_{12}$ (レシチンの分解産物と思われる物質で，脳実質に存在する).
o·le·o·res·in [òuliərézin] ① 含油樹脂〔医学〕(精油と樹脂との不純混合物). ② エーテル抽出物（局方の脂油はメンマ［綿馬］樹脂油)，= oleoresina. 形 oleoresinous.
o·le·o·re·si·na [òuliourezí:nə] 樹脂油，= oleoresin.
o. capsici トウガラシ脂油.
o. filicis malis メンマエキス.
o·le·o·sa [òulióusə] 脂肪剤.
o·le·o·sac·cha·rum [òuliəsǽkərəm] 油糖剤，

= oil sugar, eleosaccharum. 複 oleosacchara.

o·le·o·ste·a·rate [òulioustíəreit] オレオステアリン酸塩.

o·le·o·ste·ar·ic ac·id [òulioustíərik ǽsid] オレオステアリン酸 $CH_3(CH_2)_3(CH{=}CH)_3(CH_2)_7COOH$ (不飽和脂肪酸の一つで, α- および β- の 2 異性体があり, 桐油の主成分), = eleostearic acid.

o·le·o·sus [òulióusəs] 油性の, = oily.

o·le·o·ther·a·py [òuliəθérəpi] 油剤注入療法, = eleotherapy.

o·le·o·tho·rax [òuliouθɔ́:ræks] 油胸〔術〕[医学] (肺虚脱療法の一つ), = eleothorax.

o·le·o·tine [óuliəti:n] ペプトン化油 (バターの代用品).

o·le·o·ven·tric·u·log·ra·phy [òuliouventrìkjulάgrəfi] 油脳室造影 (撮影)〔法〕[医学].

o·le·o·vi·ta·min [òuliouváitəmin] ビタミン油剤, 油溶性ビタミン剤.

o. A ビタミン A 油 (1g 中ビタミン A 5～6.5 万単位, ビタミン D 0.1 万単位以下を含む), = vitamin A oil, oleovitamina A.

o. A and D ビタミン A·D 油 (1g 中ビタミン A 850～1,100 単位, ビタミン D 85～110 単位を含む), = oleovitamina A et D.

o·le·o·yl [oulí:ouil] オレオイル基 ($CH_3(CH_2)_7CH{=}CH(CH_2)_7CH$-(*cis*)).

o·le·um [óuliəm] ① 油. ② 発煙硫酸 (三酸化イオウを濃硫酸に溶解した液). 複 olea.

o. animale anthereum 動物油, 骨油 (ジッペル油), = Dippel animal oil.

o. armeniacae キョウニン油, = oleum persicae, apricot kernel oil, persic oil, peach kernel oil.

o. bergamottae ベルガモット油, = oleum bergamii.

o. camelliae ツバキ [椿] 油.

o. chaenoceti 鯨油.

o. gaultheriae gaultheria 冬緑油, = gaultheria oil.

o. hippoglossi ハリバ肝油.

o. infusum = oil-infusion.

o. jecoris aselli 肝油, = oleum morrhuae.

o. jecoris forte 強肝油.

o. ligni santali サンタル木油.

o. morrhuae 肝油.

o. percomorphum パーコモルフ魚類の肝油.

o. ricini ヒマシ油, = castor oil.

o. tiglii クロトン油, = croton oil.

o. zinci oxidi チンク油 (亜鉛華 500g, 植物油 500g とを研和したもの).

o·le·u·ro·pein [òuləju:róupi:n] オレウロペイン (加工前のオリーブに存在する苦味配糖体).

o·le·yl al·co·hol [oulí:il ǽlkəhɔ:l] オレイルアルコール $CH_3(CH_2)_7CH{=}CH(CH_2)_7CH_2OH$, = ocenol KD.

OLF ossification of ligamentum flavum 黄〔色〕靱帯骨化〔症〕の略.

ol·fact [άlfækt] オルファクト, 嗅覚単位 [医学] (溶液中に存在する物質の嗅覚により確認される最小量で, 1 リットル中のグラム数で表される), = minimum perceptible odor.

ol·fac·tie [αlfǽkti] オルファクチー, 嗅単位 (嗅覚計円筒から発散する香気が被検者の嗅覚により確認されるまで嗅覚計の管を動かす距離の単位で, 香気発散面の露出度を表す. Zwaardemaker), = olfacty.

ol·fac·tion [αlfǽkʃən] 嗅覚 [医学].

ol·fac·tism [αlfǽktizəm] 嗅感作用 (嗅覚以外の刺激により発生する嗅感).

ol·fac·tive [αlfǽktiv] 嗅角の.

o. angle 嗅角 (嗅窩の線と蝶形骨扁平骨との角).

o. examination 嗅診 [医学].

ol·fac·tol·o·gy [àlfæktάləʤi] 嗅感学, 嗅覚学.

olfactomammillary tract 嗅覚頭路 (嗅三角および前有孔質から, 灰白隆起を回って乳頭体に達する線維).

olfactomesencephalic tract 嗅中脳路 (嗅三角から後方中脳の灰白質に至る線維).

ol·fac·tom·e·ter [àlfæktάmitər] 嗅覚計 [医学].

ol·fac·tom·e·try [àlfæktάmitri] 嗅覚検査, 臭気測定 [医学].

ol·fac·to·pho·bia [αlfæ̀ktoufóubiə] 臭気恐怖〔症〕.

ol·fac·to·ria [àlfæktɔ́:riə] 嗅薬 [医学].

ol·fac·to·ri·um [àlfæktɔ́:riəm] 嗅覚測定用無臭室 [医学].

ol·fac·to·ri·us [àlfæktɔ́:riəs] 嗅覚〔の〕[医学].

ol·fac·to·ry [αlfǽktəri] 嗅覚の, 嗅神経.

o. acuity 嗅〔覚〕力 [医学].

o. acuity test 嗅力検査 [医学].

o. after-sensation 後遺嗅感 [医学].

o. agnosia 嗅覚脱失.

o. amnesia 嗅覚性健忘〔症〕[医学].

o. anesthesia 無嗅覚症.

o. angle 嗅角, = olfactive angle.

o. aplasia 嗅神経無形成 (欠損) [医学].

o. area [TA] ① 鼻粘膜嗅部, = pars olfactoria tunicae mucosae nasi [L/TA]. ② 嗅覚領, 嗅覚野.

o. aura 嗅覚性アウラ [医学], 嗅覚性前兆.

o. blindness 嗅盲 [医学].

o. brain 嗅脳, = smell brain, rhinencephalon.

o. bulb [TA] 嗅球, = bulbus olfactorius [L/TA].

o. bundle 嗅索.

o. canal 嗅管 (発育初期の鼻窩).

o. cell 嗅覚細胞, 嗅細胞 [医学].

o. center 嗅覚中枢 [医学].

o. cilia 嗅線毛 [医学].

o. cleft 嗅裂 [医学].

o. cortex 嗅皮質.

o. disturbance 嗅覚障害 (不全)〔症〕[医学].

o. ensheathing glia (OEG) 嗅神経鞘グリア細胞, = olfactory ensheathing cell.

o. epithelial 嗅上皮 [医学].

o. epithelium 嗅上皮 [医学].

o. fatigue 嗅覚疲労 [医学].

o. field 嗅領, = nasal field.

o. foramen 嗅神経孔 (篩骨の篩板にある多孔の一つ).

o. fossa 嗅葉窩 (頭蓋骨内面の).

o. fossette 嗅小窩.

o. glands [TA] 嗅腺, = glandulae olfactoriae [L/TA].

o. glomeruli 嗅糸球 [医学].

o. glomerulus 嗅糸球 (嗅神経球における神経叢の小糸球で, 嗅神経路において最初のシナプスを含有するもの).

o. groove [TA] 嗅溝 (脳嗅葉を収める篩骨の溝), = sulcus olfactorius [L/TA].

o. groove meningioma 嗅窩髄膜腫.

o. hair 嗅小毛 [医学].

o. hallucination 幻嗅 [医学], = hallucination of smell.

o. hyperesthesia 嗅覚過敏〔症〕[医学], = hyperosmia.

o. hypoesthesia 嗅覚鈍麻 [医学].

o. impairment 嗅覚障害.

o. islets [TA] (嗅島*), = insulae olfactoriae [L/TA].

o. labyrinth 嗅迷路, = labyrinth of ethmoid.

o. lobe 嗅葉 (嗅脳), = rhinencephalon.

o. membrane 嗅膜, = Schneider membrane.

o. meningioma 嗅神経髄膜腫〔医学〕.
o. mucosa 嗅粘膜〔医学〕.
o. nerve〔Ⅰ〕 [TA] 嗅神経（第1脳神経），= nervus olfactorius〔Ⅰ〕[L/TA], fila olfactoria [L/TA].
o. neuroblastoma 嗅神経芽腫〔医学〕.
o. organ [TA] 嗅覚器，= organum olfactorium [L/TA], organum olfactus [L/TA].
o. part of nasal mucosa [TA] 鼻粘膜嗅部，= pars olfactoria tunicae mucosae nasi [L/TA].
o. pathway 嗅覚経路〔医学〕.
o. peduncle [TA]（嗅脚*），= pedunculus olfactorius [L/TA].
o. perception 嗅覚〔医学〕.
o. pit 嗅窩（内外鼻突起の発育により胎児の聴板付近に発生する陥凹で，鼻腔の原基）.
o. placode 鼻板〔医学〕.
o. prominence 嗅突起〔医学〕.
o. pyramid 嗅三角，= trigonum olfactorium.
o. receptor cells 嗅〔覚〕受容〔器〕細胞.
o. region [TA] 嗅部，= pars olfactoria [L/TA].
o. region of tunica mucosa of nose 鼻粘膜嗅部.
o. root 嗅根，= stria olfactoria.
o. sac 嗅嚢〔医学〕.
o. seizure 嗅覚発作〔医学〕.
o. sensation 嗅覚〔医学〕.
o. sense 嗅覚〔医学〕.
o. sensibility 嗅覚〔医学〕.
o. striae [TA] 嗅条*，= striae olfactoriae [L/TA].
o. sulcus [TA] 嗅溝，= sulcus olfactorius [L/TA].
o. sulcus of nasal cavity 鼻腔の嗅溝.
o. sulcus of nose 〔鼻腔〕嗅溝，= sulcus olfactorius nasi.
o. test 嗅覚テスト，= olfactometry.
o. threshold 嗅覚閾値.
o. tract [TA] 嗅索，= tractus olfactorius [L/TA].
o. trigone [TA] 嗅三角，= trigonum olfactorium [L/TA].
o. tubercle [TA] 嗅結節*（嗅三角の），= tuberculum olfactorium [L/TA].
o. vesicle 嗅胞.
olfactotegmental tract 嗅被蓋路（2次嗅覚野から脳脚に達する線維）.
ol·fac·tus [ɑlfǽktəs] 嗅覚単位.
ol·fac·ty [ɑlfǽkti] オルファクチー，= olfactie.
o·lib·a·num [oulíbənəm] 乳香（真性没薬），= true frankincense, mastic.
ol·i·gae·mia [àligí:miə] 血液減少〔症〕，乏血〔症〕（血液総量が減少する状態），= oligemia.
ol·i·gak·i·su·ria [àligæ̀kisjú:riə] 排尿回数減少，希尿症〔医学〕.
ol·i·ge·mia [àligí:miə] 血液過少（減少）〔症〕〔医学〕.
ol·i·ge·mic [àliʤí:mik] 血液減少〔症〕の，乏血〔症〕の.
o. shock 乏血性ショック.
ol·i·ger·ga·sia [àligə:géiziə] 精神薄弱症（精神薄弱に基づく精神障害の総称. Meyer and Adolf）. 形 oligergastic.
ol·ig·hy·dria [àligháidriə] 脱水症，乏水症.
ol·ig·id·ria [àligídriə] 乏汗症，= oligidrosis.
ol·i·gi·dro·sis [àligidróusis] 乏汗症，発汗過少〔症〕〔医学〕，= oligohydrosis.
olig(o)– [ɑlig(ou), –g(ə)] 寡少，欠乏などの意味を表す接頭語.
oligo [ɑligou] オリゴ，= oligonucleotide.
ol·i·go·am·ni·on [àligouǽmniən, –niɑn] 羊水過少〔医学〕.
ol·i·go·am·ni·os [àligouǽmiəs] 羊水過少〔症〕，= oligohydramnios.
ol·i·go·blast [áligəblæst] 稀突起神経膠芽細胞.
ol·i·go·blen·nia [àligəbléniə] 粘液分泌過少〔症〕.
ol·i·go·car·dia [àligouká:diə] 徐脈，= bradycardia.
Ol·i·go·chae·ta [àligoukí:tə] 貧毛亜綱（環形動物門の一綱）.
ol·i·go·cho·lia [àligoukóuliə] 乏胆汁症，胆汁減少症〔医学〕.
ol·i·go·chro·ma·sia [àligoukrouméisiə] 減色症，乏色素症，色素過少〔症〕〔医学〕.
ol·i·go·chro·me·mia [àligoukroumí:miə] 乏色素血〔症〕，血色素過少（減少）〔症〕〔医学〕，ヘモグロビン減少〔症〕（全赤血球中の全ヘモグロビンの減少）.
ol·i·go·chro·mia [àligoukróumiə] 淡染性〔医学〕，色素減少.
ol·i·go·chro·sis [àligoukróusis] 乏血球素症.
ol·i·go·chy·lia [àligoukáiliə] 乏乳び（糜）症（旧語）.
ol·i·go·chy·mia [àligoukáimiə] 乏（糜）汁症（旧語）.
ol·i·go·clo·nal [àligouklóunəl] 少数クローンの，オリゴクロナール性.
ol·i·go·clo·nal·i·ty [àligouklounǽliti] 少数クローン性，オリゴクロナール性.
ol·i·go·cys·tic [àligəsístik] 寡嚢胞性の（数個の小嚢胞で構成される）.
ol·i·go·cy·the·mia [àligousaiθí:miə] 赤血球過少〔症〕〔医学〕，赤血球減少〔症〕〔医学〕，= oligocytosis.
ol·i·go·cy·to·sis [àligousaitóusis] 赤血球過少（減少）症，= oligocythemia.
ol·i·go·dac·rya [àligədǽkriə] 乏涙症.
ol·i·go·dac·tyl·ia [àligoudæktíliə] 乏指（趾）症，減指〔医学〕.
ol·i·go·dac·tyl·ism [àligədǽktilizəm] 減指（趾）症.
ol·i·go·dac·ty·ly [àligədǽktili] 指（趾）不足〔症〕，乏指（趾）〔症〕〔医学〕，欠指（趾）症〔医学〕.
ol·i·go·den·dria [àligədéndriə] 希突起神経膠，= oligodendroglia.
ol·i·go·den·dro·blas·to·ma [àligoudèndroublæstóumə] 希（乏）突起〔神経〕膠芽腫〔医学〕.
ol·i·go·den·dro·cyte [àligədéndrəsait] 希突起神経膠細胞，希突起グリア細胞〔医学〕，= oligodendroglia, oligoglia.
ol·i·go·den·drog·lia [àligoudendrágliə] 希突起神経膠細胞（神経膠細胞の一種で，球形または卵円形の核と多数に分枝する原型質細突起をもつのが特徴），希突起グリア〔医学〕，オリゴデンドログリア，= oligodendrocyte, oligoglia, oligodendria.
o. cells 乏突起〔神経〕膠細胞.
ol·i·go·den·dro·gli·o·ma [àligoudèndrouglaióumə, –gli–] 希（乏）突起グリオーマ，乏突起膠腫，希（乏）突起〔神経〕膠腫（相当の大きさをもち，輪郭の判然とした神経膠腫で，その細胞は小さく，核は濃染し，原形質は淡染して細胞突は欠如し，発育中の星細胞が散在する）.
ol·i·go·dip·sia [àligoudípsiə] 乏渇感症〔医学〕.
ol·i·go·don·tia [àligədánʃiə] 乏歯〔症〕〔医学〕，歯数不足，= hypodontia.
ol·i·go·dy·na·mia [àligoudainéimiə] 微量作用能（特に重金属イオンの細胞や細菌に対する作用）.
ol·i·go·dy·nam·ic [àligoudainǽmik] 極微作用の，微量作用の〔医学〕.
o. action 微量作用〔医学〕.
o. metal action 微量金属作用〔医学〕.
ol·i·go·eryth·ro·cy·the·mia [àligouirìθrousaiθí:miə] 赤血球減少〔症〕.
ol·i·go·ga·lac·tia [àligougəlǽkʃiə] 乳汁〔分泌〕過少〔症〕（乳汁分泌不全），乳汁過少〔医学〕.

ol·i·go·gene [áligədʒi:n] オリゴジーン〔医学〕(個々のメンバーが小さな効果しかもたない顕著な表現型効果をもたらす遺伝子をいう).

ol·i·go·gen·ics [àligədʒéniks] ① 産児制限. ② 少数因子性遺伝(少数の因子により規定される形質遺伝). 形 oligogenic.

ol·i·gog·lia [àligágliə] 希突起〔神経〕膠細胞, = oligodendrocyte.

ol·i·go·glob·u·lia [àligouglabjú:liə] 乏細胞血症, = oligocythemia.

ol·i·go-1,6-glu·co·si·dase [áligou – glu:kóusideis] オリゴ-1,6-グルコシダーゼ(イソマルターゼ, イソマルトースやα-アミラーゼによりつくられた限界デキストリンのα1→6 グルコシド結合を分解する酵素).

oligogonal astroglia 希(乏)突起大グリア(神経膠)細胞, 星状膠細胞.

ol·i·go·he·mia [àligouhí:miə] 乏血症, = oligemia.

ol·i·go·hy·dram·ni·on [àligouhaidrǽmniən] 羊水過少〔症〕〔医学〕, = oligohydrammnios.

ol·i·go·hy·dram·ni·os [àligouhaidrǽmniəs] 羊水過少症〔医学〕.

o. sequence 羊水過少症候群.

ol·i·go·hy·dria [àligouháidriə] 脱水症, = olighydria.

ol·i·go·hy·dro·sis [àligouhidróusis] 発汗過少〔症〕〔医学〕, = oligidrosis.

ol·i·go·hy·dru·ria [àligouhaidrú:riə] 濃縮尿(尿の水分が比較的減少していること).

Ol·i·go·hy·me·no·phor·ea [àligouhàimənoufɔ́:riə] 少膜綱(繊毛虫門).

ol·i·go·hy·per·men·or·rhea [àligouhàipə:mènərí:ə] 希発過多月経.

ol·i·go·hy·po·men·or·rhea [àligouhàipoumènərí:ə] 希発過少月経.

ol·i·go·lec·i·thal [àligoulésiθəl] 少卵黄性の, = meiolecithal.

o. egg 少〔卵〕黄卵〔医学〕.

o. ovum 寡黄卵.

ol·i·go·leu·ko·cy·the·mia [àligoul(j)ù:kousaiθí:miə] 白血球減少症, = leukopenia.

ol·i·go·leu·ko·cy·to·sis [àligoul(j)ù:kəsaitóusis] 白血球減少症, = oligoleukocythemia, leukopenia.

ol·i·go·ma·nia [àligouméiniə] 少数対象性精神病.

ol·i·go·mas·ti·cate [àligoumǽstikeit] 乏鞭毛性の.

ol·i·go·meg·a·ne·phro·nia [àligoumègənifróuniə] 寡巨大糸球体症.

ol·i·gom·e·lus [àligámiləs] 四肢発育不全体.

ol·i·go·men·or·rhea [àligoumènərí:ə] 希発月経〔医学〕.

ol·i·go·mer [áligəmər] オリゴマー〔医学〕(monomer, polymer に対する語).

oligomerization 重合化.

ol·i·go·met·a·car·pus [àligoumètəká:pəs] 乏中手骨奇形.

ol·i·go·me·tal·lic [àligoumitǽlik] 金属に乏しい, 少量金属性の.

ol·i·go·min·er·al [àligəmínərəl] 鉱物元素に乏しい.

ol·i·go·mor·phic [àligoumɔ́:fik] 発育不全の.

ol·i·go·na·tal·i·ty [àligounətǽliti, –neit–] 出産率低下.

ol·i·go·nec·ro·sper·mia [àligounèkrouspə́:miə] 乏精液症, 死滅精子過少症.

ol·i·go·ni·tro·phil·ic [àligoutroufílik] 乏好窒素性の(嫌窒素性の), = oligonitrophilous.

ol·i·go·nu·cle·o·tide [àligounjú:kliətaid] オリゴ核酸塩(deoxyribonuclease によりデオキシリボ核酸が分解されて生ずる産物で, ホスホジエステル結合によってつながった20 ヌクレオチドぐらいまでの直線塩基配列).

ol·i·go·pep·sia [àligəpépsiə] 消化不良.

ol·i·goph·a·gy [aligáfədʒi] 狭食性.

ol·i·go·phos·ta·tu·ria [àligoufàstətjú:riə] 乏リン酸酵素尿症(尿中フォスファターゼが減少していること).

ol·i·go·phre·nia [àligoufrí:niə] 精神発達遅滞〔医学〕, 精神遅滞, 精神薄弱, = feeblemindedness. 形 oligophrenic.

o. phenylpyruvica フェニルピルビン酸精神薄弱〔医学〕.

ol·i·go·plas·mia [àligəplǽzmiə] 乏血漿〔症〕, 血漿減少〔症〕, 血漿過少〔症〕〔医学〕.

ol·i·go·plas·tic [àligəplǽstik] 再生不全の.

ol·i·gop·n(o)ea [àligapní:ə, –gápni–] 呼吸緩慢, 呼吸〔量〕減少.

ol·i·go·pod [áligəpad] 小肢.

o. type 小肢型.

ol·i·gop·o·sy [aligápəsi] 飲量過少〔症〕, 乏飲〔症〕.

ol·i·go·psy·chia [àligousáikiə] 精神遅滞.

ol·i·go·pty·a·lism [àligoutáiəlizəm] 乏唾液症, 唾液過少〔医学〕.

ol·i·go·py·rene [àligoupáiri:n] 乏染色体の, 過少染色質の(精子についていう), = oligopyrous.

o. sperm 貧核精子〔医学〕.

ol·i·gor·ia [àligɔ́:riə] うつ病(Snell), = melancholia.

ol·i·go·sac·cha·ride [àligəsǽkəraid] 寡糖類, 少糖類〔医学〕(オリゴ糖類ともいい, 広義の多糖類のうち構造が比較的簡単で, 単糖類との中間にある化合物の総称), = oligose.

o. determinant オリゴ糖決定基〔医学〕.

ol·i·go·si·a·lia [àligousaiǽliə] 唾液減少〔症〕〔医学〕.

ol·i·go·sid·er·e·mia [àligousìdərí:miə] 乏鉄血症, 鉄過少(減少)血〔症〕〔医学〕.

ol·i·go·sper·ma·tism [àligouspə́:mətizəm] 精液過少症, = oligospermia.

ol·i·go·sper·mia [àligouspə́:miə] 精液過少症〔医学〕(精液の量の少ないもの).

ol·i·go·sy·nap·tic [àligousinǽptik] 乏シナプスの, = paucisynaptic.

ol·i·go·trich·ia [àligətríkiə] 毛髪過少〔医学〕, = oligotrichosis.

ol·i·go·tri·cho·sis [àligoutrikóusis] 乏毛症, = oligotrichia.

ol·i·go·tro·phia [àligoutróufiə] 栄養不良.

oligotrophic lake 貧栄養湖〔医学〕.

ol·i·got·ro·phy [àligátrəfi] 栄養不良, 栄養不足.

ol·i·go·zo·o·sper·ma·tism [àligoùzouəspə́:mətizəm] 乏精子症〔医学〕, = oligozoospermia.

ol·i·go·zo·o·sper·mia [àligouzòuəspə́:miə] 乏精子症〔医学〕.

ol·i·gu·re·sis [àligjurí:sis] 排尿減少(排尿回数の寡少なこと).

ol·i·gu·ria [àligjú:riə] 乏尿〔医学〕, 尿量減少〔医学〕, 減尿症, 寡尿, 利尿不全(尿量の寡少なこと).

oliguric acute renal failure 乏尿性急性腎不全.

ol·i·gyd·ria [àligídriə] 乏水症, = olighydria.

ol·i·ka·gu·ria [àlikəgjú:riə] 乏尿, = oliguria.

o·lis·bos [oulízbəs] 人工陰茎(女性が手淫の目的に用いるもの).

o·lis·the [oulísθi] 脱却, 脱出(腱が関節窩から脱出することについていう), = olisthy.

O-lis·the·sis [ou lísθisis] 脊椎すべり症(1854年に Kilian が命名したもので, 腰椎体が下位の椎体の上を前方, またはまれではあるが後方にすべるものをいう), = spondylolisthesis.

olis·thy ［oulísθi］ 脱却，= olisthe.
ol·i·va ［álivə］ [L/TA] オリーブ（延髄の），= inferior olive [TA]. 複 olivae.
ol·i·va·ry ［álivəri］ オリーブの，オリーブ形の.
o. body オリーブ〔体〕，= oliva.
o. fasciculus オリーブ核束.
o. fillet オリーブ核周囲の神経線維.
o. nucleus オリーブ核.
o. pretectal nucleus [TA] オリーブ視蓋前核*，= nucleus pretectalis olivaris [L/TA].
ol·ive ［áliv］ オリーブ.
o. inferior 下オリーブ（延髄側索の上前部にある卵円形の隆起部），= olive magna.
o. oil オリーブ油（*Olea europaea* の果実から圧搾採集した不揮発性油で，オレイン酸，パルミチン酸のグリセリルエステルを含む），= oleum olivae.
o. superior 上オリーブ（ヴァロリ橋の腹側において顔面核と外旋核との間にある）.
o.-tipped bougie オリーブ頭ブジー（球頭ブジー），= acorn-tipped bougie.
o.-tipped catheter 先オリーブ形カテーテル.
Oliver, George ［álivər］ オリヴァー（1841-1915，イギリスの医師. 1894年 Sharpy-Schafer との共同研究において副腎昇圧性物質の存在を証明し，後年 Abel はこの物質をエピネフリンと呼んだ）.
Oliver, William Silver ［álivər］ オリヴァー（1836-1908，イギリスの医師）.
O.-Cardarelli sign オリヴァー・カルダレリ徴候（大動脈瘤が気管と密着した時，心臓の収縮する際，喉頭が下行する状態），= Oliver sign.
O. sign オリヴァー徴候（患者の直立位において喉頭を2指で圧迫すると拍動を感ずるのは，大動脈瘤または縦隔腫瘍の存在に原因する），= Oliver-Cardarelli sign, Porter sign.
ol·i·vif·u·gal ［àlivífjəgəl］ オリーブ核から遠位の.
ol·i·vil ［álivil］ オリビル $C_{20}H_{24}O_7$-H_2O（オリーブ *Olea europaea* にあるゴム様樹脂の苦味質）.
ol·i·vine ［álivi:n］ かんらん石〔医学〕.
ol·i·vip·e·tal ［àlivípətəl］ オリーブ核から近位の.
olivocerebellar fiber オリーブ核小脳線維（一側のオリーブ核から反対側の小脳に至る）.
olivocerebellar tract [TA] オリーブ小脳路（オリーブ下部から起こり，対側に交差してそのオリーブを貫通し，下小脳脚から小脳に入る），= tractus olivocerebellaris [L/TA].
olivocochlear bundle オリーブ蝸牛神経束.
olivocochlear tract [TA] オリーブ蝸牛路*，= tractus olivocochlearis [L/TA].
ol·i·vo·pon·to·cer·e·bel·lar ［àlivəpàntousèribélər］ オリーブ橋小脳皮質の.
o. atrophy (**OPCA**) オリーブ橋小脳萎縮〔症〕〔医学〕.
o. degeneration オリーブ核橋小脳変性.
olivorubrocerebellar atrophy オリーブ赤核小脳萎縮.
olivospinal fibres [TA] オリーブ脊髄路線維*，= fibrae olivospinales [L/TA].
olivospinal tract オリーブ脊髄路（延髄のオリーブ下部から下行して脊髄の胸髄下部および腰髄上部分節に達する），三稜路（オリーブ小脳路のこと），= bulbospinal tract, Helweg triangular t., Helweg bundle.
Ollier, Léopold Louis Xavier Edouard ［ɔlijér］ オリエー（1830-1901，フランスの外科医）.
O. disease オリエー病，= dyschondroplasia.
O. law オリエー法則（2個の長管骨の一端が靱帯により結合されている場合，その一つに異常が起こると，必ずほかの骨も異常を呈する）.
O. layer オリエー層（骨膜の内層），= osteogenetic layer.
O. method オリエー植皮術（表皮または皮膚組織全部を含有する皮膚弁を薄く切り取って植皮する方法で，のちに Carl Thiersch により改良された），= Ollier-Thiersch method.
O. operations オリエー手術（膝関節，肩甲骨，肩，肘などの切除術は一時オリエー手術として知られていた）.
O.-Thiersch graft オリエー・チールシュ植皮（真皮を含めた菲薄植皮）.
Olmsted, H. C. ［óumsted］ オルムステッド（アメリカの小児科医）.
O. syndrome オルムステッド症候群（先天性の口囲，掌蹠角化症）.
-ology ［ɑlədʒi］ 学問の意味を表す接尾語.
o·lo·pho·nia ［àloufóuniə］ 声帯異常による発声困難症.
OLP occipitolaevo posterior 第1後方後頭位の略（胎児の体位の一つ），= left occiput posterior.
Olshausen, Robert von ［ólzhouzən］ オルスハウゼン（1835-1915，ドイツの産科医）.
O. method オルスハウゼン法（臍脱出を切開することなく還納した後，皮膚に縫合する方法）.
O. operation オルスハウゼン手術（子宮後傾の手術で，円靱帯と広靱帯の一部とを腹壁に縫合する方法），= Koeberlé operation.
O. sign オルスハウゼン徴候（若い女性の子宮前方の腫瘍は多くは類皮嚢腫である）.
Olshevsky, Dimitry F. ［ɑlʃéfski］ オルシェフスキー（1900生，アメリカの物理学者）.
O. tube オルシェフスキー管（対陰極板を通過する強力な線束のみを得られるように，ほかの部分をおおったX線管）.
OLT occipitolaeva transversa 第1後頭横定位の略（胎児の体位の一つ），= left occiput transverse.
olym·pi·an fore·head ［oulímpiən fɔ́:rid, fɔ́:hed］ オリンピア額（先天梅毒児にみられる高く広い前頭）.
olympic brow オリンピック額（先天梅毒児にみられる前額部の発育過剰）.
O-ly·sis ［ou láisis］ 脊椎分離〔症〕（脊椎椎弓間関節突起間部に分離あるいは離断の生じたものをいう），= spondylolysis.
om- ［oum］ 肩甲の意味を表す接頭語.
om [L] omni mane 毎朝の略.
om quar hor [L] omni quadrante hora 4時間ごとの略.
-oma ［oumə］ 腫瘍，腫瘍状結節または膨隆の意味を表す接尾語.
o·ma·ceph·a·lus ［òuməséfələs］ 無頭無上腕奇形児（主として頭部の発育の不全な胎盤寄生双生）.
o·ma·gra ［oumǽgrə］ 肩関節痛，肩関節痛風〔医学〕.
o·mal·gia ［oumǽldʒiə］ 肩痛，肩〔関節〕痛〔医学〕.
o·mar·thral·gia ［òumɑ:θrǽldʒiə］ 肩関節痛〔医学〕.
o·mar·thri·tis ［òumɑ:θráitis］ 肩関節炎〔医学〕.
o·mar·thro·ca·ce ［oumɑ̀:θroukéisi］ 肩関節病，肩関節結核〔症〕〔医学〕.
o·ma·si·tis ［òuməsáitis］ 第三胃炎，重弁胃炎.
o·ma·sum ［ouméisəm］ 葉胃〔医学〕，重弁胃（反芻動物の第三胃），= manyplies, psalterium.
o·ma·to·cia ［òumətóuʃiə］ 肩甲分娩.
-omatosis ［oumətousis］ 腫症または腫瘍多発症の意味を表す接尾語.
Ombrédanne, Louis ［ɔmbréidɑ:n］ オンブレダン（1871-1956，フランスの外科医）.
O. mask オンブレダン麻酔吸入器.
O. operation オンブレダン手術（患側精巣（睾丸）を陰嚢中隔を越えて対側の陰嚢内に入れて固定する停留精巣手術），= transseptal orchiopexy.
O. syndrome オンブレダン症候群（手術後にみら

れる虚脱で，蒼白性高熱症 paleur hyperthermie ともいい，おそらく血管痙攣によるものであろう)，= hyperpyrexia pallida.

O. vertical line オンブレダン垂線(先天性股関節脱臼のX線診断においての補助線の一つ)，= Perkins vertical line.

om·bro·pho·bia [àmbroufóubiə] 恐雨症，雨恐怖〔症〕[医学].

om·bro·phore [ámbrəfɔ:r] (二酸化炭素を含有する水を用いる浣腸器).

o·meg·a, Ω, ω [óumigə, oumégə] オメガ(ギリシャ語アルファベットの最終の字で，大文字Ω(オームと読む)は電気抵抗 specific resistance の単位．小文字ωは炭素直鎖化合物において，ある注目した作用基とは反対側の鎖端を占める炭素原子に結合した置換基の位置を示す記号).

o. melancholium オメガ沈うつ症(前額の皮膚にヒダが現れてオメガω字形を呈する状態)，= Schüle sign.

o. oxidation theory オメガ酸化説(中等度の長さの鎖式構造をもつ脂肪酸の酸化は最終の炭素において起こる).

o·mei·re [oumáiər] (アフリカの発酵乳).

Omeliansky-Makrinof me·di·um [ɑméliənski mǽkrinəf mí:diəm] オメリアンスキー・マクリノフ培地(石膏，炭酸マグネシウム，リン酸アンモニウム，マグネシウム，肥沃土滲出液からなり，亜硝酸菌の培養に用いる).

Omenn, Gilbert S. [óumen] オーメン(1941生，アメリカの医師).

O. syndrome オーメン症候群(常染色体劣性遺伝の免疫不全).

o·men·tal [ouméntəl] 網の，大網の.

o. adhesions syndrome 網癒着症候群(腸閉塞症様の症状が反復して現れる状態).

o. appendices [TA] 大網垂*，= appendices omentales [L/TA].

o. band 大網ヒモ(大網付着部の結腸ヒモ).

o. branches [TA] 大網枝，= rami omentales [L/TA].

o. bursa [TA] 網嚢，= bursa omentalis [L/TA].

o. bursitis 網嚢炎.

o. cake 大網ケーキ[医学].

o. eminence [TA] 小網隆起，= tuber omentale [L/TA].

o. flap 大網弁.

o. foramen [TA] 網嚢孔，= foramen omentale [L/TA].

o. graft 大網移植(大網の一部を用いて腸吻合部を覆うこと).

o. hernia 大網ヘルニア[医学]，大網膜ヘルニア，= epiplocele.

o. recesses 大網陥凹(肝後部を上陥凹，脾後部を線状陥凹，および下陥凹に区別する).

o. sac 網嚢(大網の上行部と下行部とにより生ずるもの).

o. taenia [TA]大網ヒモ，= taenia omentalis [L/TA].

o. tuber 小網隆起.

o. tuberosity [TA] 小網隆起，= tuber omentale [L/TA].

o·men·tec·to·my [òumentéktəmi] 大網切除〔術〕[医学]，= omentumectomy.

o·men·ti·tis [òumentáitis] 大網炎，= epiploitis.

omento- [oumentou, -tə] 大網との関係を表す接頭語.

o·men·to·fix·a·tion [oumèntoufikséiʃən] 大網固定〔術〕.

o·men·to·pexy [ouméntəpeksi] 大網補填[医学]，大網固定〔術〕，= omentofixation.

o·men·to·plasty [ouméntəplæ̀sti] 大網移植術.

o·men·tor·rha·phy [òuməntó:rəfi] 大網縫合術.

o·men·to·sple·no·pexy [oumèntəsplí:nəpeksi] 大網脾固定術.

o·men·tot·o·my [òuməntátəmi] 大網切開術.

o·men·to·vol·vu·lus [oumèntəválvjuləs] 大網〔腸〕軸捻症.

o·men·tu·lum [ouméntələm] 小網，= lesser omentum.

o·men·tum [ouméntəm] 網(ラテン語では前掛けまたは被覆の意味で，解剖学では腹膜の二重になった構造をいい，特に腹腔内臓器が胃に連結される薄い膜をいう)．複 omenta.

o. majus [L/TA] 大網，= greater omentum [TA].

o. minus [L/TA] 小網，= lesser omentum [TA].

o. transplantation 大網移植[医学].

o·men·tu·mec·to·my [oumèntəméktəmi] 大網切除術[医学]，= omentectomy.

o·mep·ra·zole [ouméprəzoul] オメプラゾール(胃酸分泌抑制作用を有するプロトンポンプインヒビター).

om·i·cron, o [áməkràn, əumáikrən] オミクロン(ギリシャ語アルファベット第15字).

o·mis·sion [oumíʃən] 不作為.

o·mi·tis [oumáitis] 肩甲炎.

om·ma·tid·i·um [àmətídiəm] 個眼(節足動物の複眼にある個々の小眼で，水平に半切した標本では角膜の後面にある光受体単位)．複 ommatidia.

omn bih [L] omni bihora 2時間ごとの略.

omn hor [L] omni hora 1時間ごとの略.

omn noct [L] omni nocte 毎夜の略.

omne vivum ex vivo [L] 生物は生物より生ずる，= biogenesis.

omni hora (Oh) [L] 1時間ごと.

omnifocal lens 全焦点レンズ.

om·nip·o·tence [ɑmnípətəns] 全能，全能感[医学]，万能．形 omnipotent.

o. of thought 思考全能妄想(自己の思考が最高であるとの妄想で，表現すると必ず実行されるものと考える精神状態).

om·niv·o·rous [ɑmnívərəs] ① 雑食の．② 濫読の.

o. animal 雑食〔性〕動物[医学].

omo- [oumou, -mə] 肩または生(なま)の意味を表す接頭語.

o·mo·ceph·a·lus [òuməséfələs] 無腕頭不全奇形.

o·mo·cla·vic·u·lar [òumoukləvíkjulər] 肩鎖骨の.

o. triangle [TA] 肩甲鎖骨三角，= trigonum omoclaviculare [L/TA].

o·mo·co·tyl [òumoukóutil] = glenoid cavity.

o·mo·dyn·ia [òumədíniə] 肩痛.

o·mo·hy·oid [òumouháiɔid] [TA] 肩甲舌骨筋，= musculus omohyoideus [L/TA].

o. muscle 肩甲舌骨筋.

o·mo·pha·gia [òuməféiʤiə] 生食物摂取.

o·mo·ster·num [òumoustə́:nəm] 肩鎖骨(関節間の靱帯についていう).

o·mo·to·cia [òumoutóuʃiə] 早産.

omotracheal triangle [TA] 筋三角*(頸部で正中線，肩甲舌骨筋，胸鎖乳突筋前縁で囲まれる領域)，= trigonum omotracheale [L/TA].

omovertebral bone 肩甲脊椎骨.

OMPA ① octamethyl pyrophosphoramide オクタメチルピロフォスフォラミドの略．② otitis media purulenta acuta 急性化膿性中耳炎の略.

om·pha·lec·to·my [àmfəléktəmi] 臍切除術.

om·phal·el·co·sis [àmfəlalkóusis] 臍潰瘍.

om·phal·ic [ɑmfǽlik] 臍の(へその).

o. duct 臍腸管，卵黄管，= vitelline duct.
om·phal·i·on ［amfǽliən］ 臍点.
om·pha·li·tis ［àmfəláitis］ 臍炎.
omphal(o)– ［amfəl(ou), –l(ə)］ 臍または臍帯との関係を表す接頭語.
omphaloangiopagous twins 臍帯結合双胎，= allantoidoangiopagous twins.
om·pha·lo·an·gi·op·a·gus ［àmfəlouæ̀nʤiápəgəs］ 臍帯栄養児［医学］，= omphalosite.
om·phal·o·cele ［ámfəlasi:l］ 臍ヘルニア，臍帯ヘルニア［医学］.
om·pha·lo·cho·ri·on ［àmfəloukɔ́:riən］ 臍絨毛膜［医学］（胎生の卵黄嚢の臍腸間膜血管により連結されている部分の絨毛膜で，卵黄胎盤ともいう），= omphaloideum yolk-sac placenta.
om·pha·lo·cra·ni·o·did·y·mus ［àmfəloukrèiniədídiməs］ 臍帯頭蓋結合体［医学］（寄生体が臍帯により自生体の頭部に付着している双体奇形）.
om·pha·lo·did·y·mus ［àmfələdídiməs］ 臍結合双胎奇形，= gastrodidymus.
omphaloenteric band 臍腸管索［医学］.
omphaloenteric sinus 臍腸管洞［医学］.
om·pha·lo·gen·e·sis ［àmfələʤénisis］ 臍発生.
om·pha·lo·id·e·um ［àmfelouídiəm］ 臍絨毛膜，= omphalochorion.
om·pha·lo·ma ［àmfəlóumə］ 臍腫［医学］，= omphaloncus.
om·pha·lo·mes·en·ter·ic ［àmfəloumèsəntérik］ 臍腸間膜の，= omphalomesaraic.
o. canal 臍腸間膜管.
o. circulation 臍腸間膜循環［医学］，= vitelline circulation.
o. cord 臍腸間膜線.
o. cyst 臍腸間膜管嚢胞［医学］.
o. duct 臍腸管（卵黄管），= vitelline duct.
o. duct cyst 臍腸管嚢胞.
o. duct fistula 臍腸管瘻.
o. duct remnants 臍腸管遺残，= vitello-intestinal remnants.
om·pha·lo·mon·o·did·y·mus ［àmfəloumànədídiməs］ 臍帯結合体.
om·pha·lon·cus ［àmfəláŋkəs］ 臍腫瘍.
om·pha·lop·a·gus ［àmfəlápəgəs］ 臍帯結合体［医学］（臍帯が共通で，腹部の付着部で2分し，身体的には結合のない双生児），= gastrodidymus.
om·pha·lo·phle·bi·tis ［àmfalouflibáitis］ 臍静脈炎［医学］.
om·pha·lo·prop·to·sis ［àmfələpraptóusis］ 臍帯脱，臍帯脱出〔症〕［医学］.
om·pha·lor·rha·gia ［àmfələréiʤiə］臍出血［医学］.
om·pha·lor·rhea ［àmfələrí:ə］臍リンパ液漏［医学］.
om·pha·lor·rhex·is ［àmfələréksis］ 臍帯離断［医学］，臍破裂.
om·pha·los ［ámfələs］ 臍，= umbilicus.
om·pha·lo·site ［ámfələsait］ 臍帯栄養児，臍帯寄生体［医学］（非対称性一卵性双生児の寄生体で，心臓発育不全のために自生体の胎盤から血液の供給を受けて栄養を営むもの），= placental parasite, acardius, omphaloangiopagus chorioangiopagus, allantoidoangiopagous twin, adelphosite.
om·pha·lo·so·tor ［àmfəlousóutər］ 脱出臍帯還納器.
om·pha·lo·spi·nous ［àmfəlouspáinəs］ 臍〔腸骨〕棘の.
om·pha·lo·tax·is ［àmfələtǽksis］ 臍帯脱整復術.
om·pha·lo·tome ［ámfələtoum］臍帯切断刀［医学］.
om·pha·lot·o·my ［àmfəlátəmi］ 臍帯切断〔術〕.
om·pha·lo·tribe ［ámfələtraib］ 臍帯圧挫器［医学］.
om·pha·lo·trip·sy ［ámfələtripsi］ 臍帯圧潰術，臍帯圧挫術［医学］.
om·pha·lo·trip·tor ［ámfələtrìptər］ 臍帯圧挫器.
om·pha·lus ［ámfələs］ = omphalos.
OMS organic mental syndrome 器質精神症候群の略.
OMS membrane OMS膜（奥田，松野によって創案された動物組織処理膜のこと）.
Omsk hemorrhagic fever オムスク出血熱（中央ロシア地方で発生するウイルス出血熱で，ダニを介して感染し，発熱，頭痛，筋肉痛，出血傾向などがみられ，キャサヌール森林病 Kyasanur forest disease に似た臨床像を呈する）.
Omsk hemorrhagic fever virus オムスク出血熱ウイルス（フラビウイルス科のウイルス）.
om·u·none ［ámunoun］ フランベジア，= yaws.
Omura, Satoshi 大村智（1935生，日本の化学者．1978年，静岡県伊東市川奈の土壌から *Streptomyces avermitilis* を分離，抗生物質エバーメクチン avermectin を発見した．エバーメクチンを改良した抗寄生虫薬イベルメクチン ivermectin は世界で広く用いられ，特に熱帯地域におけるオンコセルカ症やリンパ系フィラリア症の抑制に貢献した．寄生虫感染症に対する新治療法を発見した業績により，William Cecil Campbell，屠呦呦とともに2015年度ノーベル生理学・医学賞を受賞）.
ON, on ［L］ ① omni nocte 毎夜の略．② optic nerve 視神経の略.
on call 待期［医学］.
on effect 〔刺激〕開始効果.
on–fiber 開始型線維［医学］，オン線維.
on–off–control オンオフ制御［医学］.
on–off–effect オンオフ効果，〔刺激〕開始終了効果.
on–off–fiber オンオフ線維［医学］.
on–off phenomenon オンオフ現象（急激に症状悪化が起こり30分から2時間で急に改善する，L-DOPA 長期治療中（パーキンソン病）に起こる副作用の一つ），= on and off phenomenon.
on–off–response オンオフ応答［医学］.
on–site identification 現場鑑識.
o·na·nia ［ounéiniə］ 不全性交（性快感絶頂の発現前に陰茎を抜き出すことで，旧約聖書に Onan という男性が行った記録にちなむ．手淫と同義に用いられるようになったのはやや不正確），= onanism, coitus interruptus.
o·nan·ism ［óunənizəm］ 自慰［医学］，オナニズム，= onania.
o·na·ye ［ouná:je］ オナエ（*Strophanthus hispidus* から得られる猛毒）.
oncho– ［aŋkou, –kə］ 腫瘍の意味を表す接頭語，= onco–.
On·cho·cer·ca ［àŋkousə́:kə］ オンコセルカ属（糸状虫の一種．体は糸状で細長く，ミクロフィラリアは無鞘，哺乳類の靭帯，皮下結合織，筋間などに寄生する）.
O. cervicalis 頸部糸状虫（ウマの夏癬病の原因をなし，頸靭帯に寄生する）.
O. gibsoni キブソン糸状虫（ウシ，シマウマなどに寄生する）.
O. volvulus 回旋糸状虫（アフリカ中央部，西部，中・南アメリカに分布，中間宿主はブユ，終宿主はヒト．ヒトの皮下組織に寄生し，ミクロフィラリアは皮膚を移動する．皮膚腫瘤，瘙痒，脱色斑を生じ，ミクロフィラリアが眼球へ侵入し，失明を起こす）.
onchocerca dermatitis オンコセルカ皮膚炎.
Onchocerciais Control Program (OCP) オンコセルカ症防圧計画.
on·cho·cer·ci·a·sis ［àŋkousə:káiəsis］ 回旋糸状

虫症，オンコセルカ症〔医学〕，＝onchocercosis, river blindness, Robles disease.

on·cho·cer·co·ma [àŋkousə:kóumə] オンコセルカ腫瘤.

on·cho·cer·co·sis [àŋkousə:kóusis] オンコセルカ症，回旋糸状虫症.

on·cho·cer·co·to·ma [àŋkousə̀:kətóumə] オンコセルカ腫瘤.

on·cho·der·ma·ti·tis [àŋkoudə̀:mətáitis] オンコセルカ皮膚炎.

on·chos·ph(a)e·ra [aŋkásfərə] 六鉤幼虫，鉤球子，オンコスフェラ，＝oncosphere.

on·cho·sphere [áŋkəsfiər] オンコスフェラ，六鉤幼虫，鉤球子.

On·cic·o·la [ansíkələ] (体長：雄6～13mm，雌7～14mmで，太く短い鎖状鉤頭虫．イヌやネコの小腸に寄生する．テキサス，オハイオ，ネブラスカに分布).

onco- [aŋkou, -kə] ＝oncho-.

on·co·cer·ci·a·sis [àŋkousə:káiəsis] オンコセルカ症，回旋糸状虫症，＝onchocerciasis.

on·co·cer·co·sis [àŋkousə:kóusis] オンコセルカ症，回旋糸状虫症，＝onchocercosis.

on·co·cyte [áŋkəsait] ① 膨大細胞．② 好酸性顆粒細胞.

oncocytic adenoma 膨大細胞腺腫，＝Hürthle cell adenoma.

on·co·cy·to·ma [àŋkousaitóumə] 膨大細胞腫，好酸性顆粒細胞腫，好酸性腺腫，オンコサイトーマ.

on·co·fe·tal [àŋkoufí:təl] 腫瘍胎児性.

o. antigen ① 癌胎児性抗原（胎生期に存在し，正常成人では消失するかごく少量しか存在せず，細胞の癌化に伴って再び出現する腫瘍関連抗原．代表的なものとしてα-フェトプロテイン，CEAなどがある)．② 分化関連抗原〔医学〕.

o. marker 腫瘍胎児マーカ.

on·co·gene [áŋkəʤi:n] オンコジーン，腫瘍遺伝子，〔発〕癌遺伝子（ある種のレトロウイルスに見いだされるウイルス遺伝子，v-oncともいう)，＝transforming gene.

o. amplification 腫瘍遺伝子増幅〔医学〕.

o. hypothesis 腫瘍遺伝子仮説，癌の遺伝子説（R. J. HuebnerとG. J. Todaroらが提唱した説で，正常細胞には癌化を支配する遺伝子が存在し，その変化によって癌化が生じるというもの).

o. theory 癌遺伝子説，腫瘍遺伝子説，オンコジーン説.

on·co·gen·e·sis [àŋkəʤénisis] 腫瘍形成，発癌〔医学〕.

on·co·gen·ic [àŋkəʤénik] 腫瘍形成の，腫瘍発生の，癌〔発生〕の，＝oncogenous.

o. osteomalacia 腫瘍原性骨軟化症（おもに間葉系由来の良性腫瘍に合併し，低リン血症とともに骨軟化症を呈する病態).

o. virus 腫瘍〔発生〕ウイルス，癌〔発生〕ウイルス，発癌ウイルス.

on·co·ge·nic·i·ty [àŋkəʤənísiti] 腫瘍原性〔医学〕，癌原性（腫瘍をつくる能力をいう).

on·cog·e·nous [aŋkáʤənəs] 腫瘍形成の，腫瘍発生の，＝oncogenic.

on·co·graph [áŋkəgræf] 臓器容積図，体積記録器〔医学〕.

on·cog·ra·phy [aŋkágrəfi] 臓器容積描写法，器官容積描写法〔医学〕.

on·coi·des [aŋkóidi:z] 膨大する，腫脹の.

on·col·o·gy [aŋkáləʤi] 腫瘍学〔医学〕.

on·col·y·sis [aŋkálisis] 腫瘍崩壊〔医学〕，＝oncolytic.

on·co·lyt·ic [àŋkəlítik] 腫瘍崩壊の，＝oncolysis.

o. virus 腫瘍崩壊ウイルス〔医学〕.

on·co·ma [aŋkóumə] 腫瘍.

On·co·me·la·nia [àŋkouməléiniə] オンコメラニア属（水陸両生の巻貝で，カタヤマガイ〔片山貝〕（ミヤイリガイ〔宮入貝〕）は日本住血吸虫の中間宿主となる．水中に出た日本住血吸虫のミラシジウムは，この貝の中でスポロシストからさらにセルカリアになって水中に再び遊出する).

on·com·e·ter [aŋkámitər] 臓器容積計，体積変動記録器〔医学〕，体積計（血液の増減による臓器の容積変化を測定する器械で，plethysmographとだいたい同一の目的に用いられる).

on·com·e·try [aŋkámitri] 臓器容積測定法．形 oncometric.

oncorna virus オンコルナウイルス（RNA腫瘍ウイルス群の旧名).

on·co·sis [aŋkóusis] 腫瘍症.

on·cos·phae·ra [aŋkásfərə] ＝oncosphere.

on·co·sphere [áŋkəsfiər] 六鉤幼虫，オンコスフェラ（扁形動物門，条虫綱の卵細胞により発育した幼虫で，後端に3対の鉤をもつ．周囲は胚膜に包まれ，この胚膜を被って水中に出た六鉤幼虫をコラシジウムcoracidiumと呼び，繊毛をもったものは水中を遊泳し，持たないものは水底に沈んで第1中間宿主に摂食されるのを待つ)，＝hexacanth.

on·co·sta·sis [àŋkəstéisis, -kástəsis] 制癌，＝onchostasis．形 oncostatic.

on·cos·ta·tin M (**OSM**) [aŋkástətin] オンコスタチンM（MI細胞のマクロファージへの分化誘導を促進するサイトカインで，IL-6と共通のgp130を介してシグナルを伝達する).

on·co·ther·a·py [àŋkəθérəpi] 腫瘍治療〔医学〕.

on·co·thlip·sis [àŋkəθlípsis] 腫瘍による圧迫.

on·cot·ic [aŋkátik] 腫脹の，膨張の.

o. pressure コロイド浸透圧.

on·cot·o·my [aŋkátəmi] 腫瘍切開術〔医学〕.

on·co·trop·ic [àŋkətrápik] 腫瘍細胞親和性の，＝tumoraffin.

on·co·vi·rus [àŋkouváiərəs] オンコウイルス，腫瘍ウイルス，癌ウイルス〔医学〕.

Ondine curse オンディーヌの呪い（肺胞低換気症候群の病型で中枢性の病態をきたした呼吸中枢の自動能の欠如によるものをドイツの伝説の水の精の物語に因んでこう呼ぶ).

on·dom·e·ter [andámitər] 波長計（無線電波の波長を測定する器械).

-one [wʌn] 有機化合物におけるケトンketone [C-O]の存在を表す接尾語.

one-and-a half syndrome 一眼半水平注視麻痺症候群.

one arm drive wheel chair 片手駆動〔型〕車椅子〔医学〕.

one bath dyeing 一浴染め〔医学〕.

one cell-one antibody hypothesis 一細胞一抗体仮説（生体はある抗原に対応する抗体を産生する細胞を用意しているという考え方).

one-child sterility 一子不妊症〔医学〕（1児を分娩した後の不妊).

one-compartment model 一区画モデル〔医学〕.

one-compound system 一成分系.

one dimensional double immunodiffusion 一次元二重免疫拡散法.

one dimensional single immunodiffusion 一次元単純免疫拡散法.

one-electron jump 単一電子飛躍.

one field irradiation 一門照射〔法〕〔医学〕.

one-fluid cell 単一液電池.

one-gene-one enzyme theory 一遺伝子一酵素説.

O

one-hit kinetics 単一ヒット・カイネティクス.
one-host tick 一宿主性マダニ.
one-injection-a-day therapy 1日1回注射療法［医学］.
one lung anesthesia 一側肺麻酔〔法〕［医学］.
one-piece bifocals 2種曲面をもったレンズをともに磨き込んだ2焦点眼鏡.
one-plane theory 一面説［医学］.
one-point discrimination 1点〔圧痛〕区別.
one-point method 一点法［医学］.
one second forced expiratory volume rate 一秒率［医学］.
one-shot 単発［医学］.
one-shot therapy 一回投与療法［医学］.
one-side cross 相互交差［医学］.
one-side descent 一系出系［医学］.
one-side screen 一方視窓［医学］.
one-sided dominance 一側優性.
one-sided test 片側検定［医学］.
one-stage sampling 一段抽出法［医学］.
one-step growth 一段発育［医学］.
one-step growth curve 一段発育曲線［医学］.
one-step growth experiment 一段発育実験［医学］.
one tailed test 片側検定.
one-way layout 一元配置法（推計学で，複数の標本の母平均が等しいかどうかをみるために用いる方法）.
one-way mixed lymphocyte reaction 一方向混合リンパ球反応（混合リンパ球培養において，一方の単核細胞集団を X 線照射し反応性を除き抗原性のみを残し，もう一方の抗原に対する反応の強さを増殖度によりみる反応）.
o·nei·ric ［ounáiərik］ 夢の，＝oniric.
o. delirium 夢幻せん妄，＝oneirism.
o. hyperesthesia 夢幻状態時の痛覚過敏症.
o·nei·rism ［ounáiərizəm］ 白昼夢，夢幻症［医学］，夢幻せん（譫）妄，＝onirism，oneiric delirium.
oneiro- ［ounaiərou，-rə］ 夢の意味を表す接頭語.
o·nei·ro·dyn·ia ［ounàiərədíniə］ 悪夢，夢魔.
o. activa 夢中遊行.
o. passiva 夢魔.
o·nei·rog·mus ［òunaiərágməs］ 遺精.
o·nei·roid ［ounáiərɔid］ 夢幻様の.
o. stupor 夢幻様もうろう（朦朧）状態.
o·nei·rol·o·gy ［òunaiərálədʒi］ 夢学.
o·nei·ro·no·sus ［ounàiərounóusis］ 病夢（病的な夢）.
o·nei·ro·phre·nia ［ounàiəroufrí:niə］ 夢幻精神病［医学］（統合失調症の一亜型で，急性に発病し，軽い意識混濁と当惑を伴う夢幻状態を呈して数週から2～3ヵ月で寛解する．一部に健忘を残す．Meduna）.
o·nei·ros·co·py ［òunaiəráskəpi］ 夢分析診断法.
onesided chorea 片側性舞踏病.
on·io·ma·nia ［ániəmeiniə］ 乱買癖，買いぐせ（癖）［医学］.
onion bodies 上皮巣（epithelial nests の廃語）.
onion bulb neuropathy 玉ねぎ茎ニューロパチー.
onion-peel shadow 重層陰影.
onion-skin lesion 玉ねぎ（葱）状病変［医学］.
o·nir·ic ［ounírik］ 夢の，＝oneiric.
o·ni·rism ［ounáiərizəm］ 白昼夢，＝oneirism.
Onishi, Yoshiakira ［ouníʃi］ 大西克知（1865-1932，わが国の眼科医）.
O. scotometer 大西式暗点視野計.
o·ni·um ［óuniəm］ オニウム（アンモニウム基 NH_4^+ のように窒素がその最高原子価をもつ陽イオンに適用される術語で，ベタイン，コリン，酸化アミンなどをいう）.
o. compound オニウム化合物［医学］.
on·kin·o·cele ［aŋkínəsi:l］ 腱膜腫脹.
on·lay ［ánlei］ アンレー（① 前歯の舌面や臼歯の交合面の金属鋳造修復物．② 骨の表面に用いる移植片）.
o. graft 上のせ移植［医学］.
only child ひとりっ子［医学］.
on·nes ［ánnəs］ オンネス（エントロピーの単位．熱量単位ジュールJと絶対温度単位Kを用いて，J/Kと表される）.
on·o·baio ［ànəbéjou］ 矢毒（アフリカ産 Obak からとれる，心機能抑制作用をもつ）.
on·o·caine ［ánəkein］ オノカイン ㊗ β-diethylaminoethyl-2-hexoxy-4-aminothiobenzoate hydrochloride（表面麻酔薬）.
Onodi, Adolf ［ənóudi］ オノディ（1857-1920，ハンガリーの耳鼻咽喉科医）.
O. cell オノディ小胞.
on·o·ma ［anóumə］ 名辞.
on·o·ma·tol·o·gy ［ànəmətálədʒi］ 命名法，術語学，学名語彙，＝terminology，nomenclature.
on·o·mat·o·man·cy ［ànəmætəmǽnsi］ 姓名判断.
on·o·mat·o·ma·nia ［ànəmætəméiniə］ 名称強迫［医学］，詞語狂（特定の人または事物の名が強迫的に脳裏に浮かぶ状態で，それに関連をもつ名称を想い起こして恐怖の念に襲われる強迫症状の一つ），＝word mania.
on·o·mat·o·pho·bia ［ànəmætəfóubiə］ 名称恐怖〔症〕，語字恐怖症.
on·o·mat·o·poe·ia ［ànəmætəpí:ə］ 造語.
on·o·mat·o·poi·e·sis ［ànəmætəpɔií:sis］ ①擬声，造語［医学］，声喩法．② 言語新作〔症〕（統合失調症の徴候），＝onomatopoeia.
on·o·nin ［ánənin］ オノニン $C_{25}H_{26}O_{11}$，$C_{30}H_{34}O_{13}$（エニシダ類の植物に存在する配糖体）.
On·o·nis ［ánənis］ オノニス属（マメ科の一属）.
O. spinosa ハリモクシュ（ヨーロッパ産エニシダ類の植物で，ononin の原植物，その根茎を ononis，radix ononidis という）.
on·o·tes·tic ［ànətéstik］ 限局性精巣の（半陰陽の型についていう），＝onotesticular.
onsecutive esotropia 続発性内斜視.
on·set ［ánset］ 発症［医学］，発病.
o. of analgesia 無痛〔の〕発現［医学］.
o. of anesthesia 麻酔効果〔の〕発現［医学］.
o. of blood lactate accumulation 血中乳酸蓄積開始点［医学］.
o. of labor 分娩開始.
o. of labor pains 陣痛発来［医学］.
on·to·gen·e·sis ［àntədʒénisis］ 個体発生［医学］，＝ontogeny.
on·tog·e·ny ［antádʒini］ 個体発生［医学］，＝ontogenesis. 形 ontogenetic，ontogenic.
on·tol·o·gy ［antálədʒi］ 存在学，本体論.
Onuf nucleus オヌフ核，＝Onufrowicz nucleus.
Onufrowicz, Wladislaus ［anəfrávitʃ］ オヌフロヴィッツ（1836-1900，スイスの解剖学者．オヌフと呼称される）.
ony·al·ai ［àniǽlai］ オニアライ（中部アフリカの黒人にみられる急性出血性疾患），＝chilopa，akembe，kafindo，onyalia.
ony·al·ia ［àniǽliə］ オニアライ，＝onyalai.
onych- ［anik］ 爪，爪甲の意味を表す接頭語，＝onycho-.
on·y·chal·gia ［àniǽldʒiə］ 爪痛［医学］.
o. nervosa 神経性爪痛，＝hyperesthesia unguium.
on·y·chat·ro·phy ［ànikǽtrəfi］ 爪萎縮〔症〕［医学］，

= onychatrophia.
on·y·chauxe [ànikɔ́:ksi] 巨爪，= onychoauxis, megalonychia.
on·y·chaux·is [ànikɔ́:ksis] 巨爪〔症〕.
on·y·chec·to·my [ànikéktəmi] 爪切除〔術〕[医学].
on·y·chex·al·lax·is [ànikèksəlǽksis] 爪母炎.
o·nych·ia [ouníkiə] 爪炎 [医学].
o. craquelé [F] 爪ぜい（脆）弱症.
o. et paronychia syphilitica 梅毒性爪囲爪炎.
o. lateralis 爪囲炎，= paronychia.
o. maligna 悪性爪炎（衰弱者にみられるもので，爪床に潰瘍を生じ，後爪が脱落する）.
o. parasitica 寄生虫性爪炎，= onychomycosis.
o. periungualis 爪周囲炎.
o. periunguinalis 爪囲炎，= paronychia.
o. punctata 斑状爪炎.
o. sicca 乾性爪炎（梅毒患者にみられる）.
o. simplex 単純性爪炎.
o. superificialis ondulata 表在性波状爪炎（梅毒第2期にみられる）.
on·y·chin [ánikin] オニキン（爪に存在するケラチン様の硬質）.
on·y·chi·tis [ànikáitis] 爪炎 [医学].
onycho– [ɑnikou, –kə] = onych–.
on·y·cho·a·tro·phia con·gen·i·ta [ànikouə-tróufiə kənʤénitə] 先天性爪萎縮症.
on·y·cho·at·ro·phy [ànikouǽtrəfi] 爪萎縮〔症〕，= onychatrophy.
on·y·cho·cam·pe [ànikəkǽmpi] 爪彎曲，= curvature of nail.
on·y·choc·la·sis [ànikákləsis] 爪破傷，= breaking of nail.
on·y·cho·cryp·to·sis [ànikoukriptóusis] 陥入爪，= ingrowing of nail.
on·y·cho·dyn·ia [ànikədíniə] 爪痛，= onychalgia.
on·y·cho·dys·pla·sia [ànikoudispléiziə] 爪甲形成不全.
on·y·cho·dys·tro·phy [ànikədístrəfi] 爪ジストロフィ，爪甲栄養障害，爪異栄養〔症〕（後天的な爪甲の発育異常．爪甲の変形，変色など種々の性状を示す）.
on·y·cho·gen·ic [ànikəʤénik] 爪甲発生の.
on·y·cho·gram [ouníkəgræm] 爪部脈波図.
on·y·cho·graph [ouníkəgræf] 爪部脈波描写器.
on·y·cho·gry·pho·sis [ànikougrifóusis] 爪甲鉤彎症，= onychogryposis.
on·y·cho·gry·po·sis [ànikougripóusis] 爪甲鉤彎症（爪甲が厚く長くなって，指先を越えて彎曲し，凸凹で汚い黄灰色になる状態），= onychogryphosis.
on·y·cho·hel·co·sis [ànikouhelkóusis] 爪床潰瘍，= ulceration of nail bed.
on·y·cho·het·er·o·to·pia [ànikouhètəroutóupiə] 爪甲異所症.
on·y·choid [ánikɔid] 爪状の，爪様の.
on·y·chol·y·sis [ànikálisis] 爪甲剥離症，爪剥離症 [医学].
on·y·cho·ma [ànikóumə] 爪腫，= tumor of nail bed.
on·y·cho·ma·de·sis [ànikouмədí:sis] 爪甲脱落症 [医学]，= defluvium unguim.
on·y·cho·ma·la·cia [ànikouməléiʃiə] 爪軟化症 [医学]，= softening of nail.
on·y·cho·my·co·sis [ànikoumaikóusis] 爪真菌症 [医学].
o. favosa 爪甲黄癬.
o. trichophytica 爪甲白癬，= trichophytia unguium.
on·y·chon·o·sus [ànikánəsəs] 爪病，= disease of nail，onychopathy.
on·y·cho–os·te·o·dys·pla·sia [ánikou àstiədis-pléiziə] 爪骨異形成〔症〕.
on·y·cho·pac·i·ty [ànikəpǽsiti] 爪甲白斑症，= leukonychia.
on·y·cho·path·ic [ànikəpǽθik] 爪疾患の.
on·y·cho·pa·thol·o·gy [ànikoupəθáləʤi] 爪甲病理学.
on·y·chop·a·thy [ànikápəθi] 爪病.
on·y·cho·pha·gia [ànikəféiʤiə] 咬爪症.
on·y·choph·a·gist [ànikáfəʤist] 咬爪癖患者.
on·y·choph·a·gy [ànikáfəʤi] 爪かみ（爪をかむ習慣），= onychophagia.
on·y·cho·phe·mia [ànikoufí:miə] 爪下出血，= bleeding beneath nail.
On·y·choph·o·ra [ànikáfərə] 有爪動物門.
on·y·cho·pho·sis [ànikoufóusis] 指（趾）爪肥厚，= tumor of nail bed, onychoma, onychyphosis.
on·y·cho·phy·ma [ànikoufáimə] 爪肥大，= hypertrophy of nail.
on·y·choph·y·sis [ànikáfisis] 爪腫.
on·y·chop·to·sis [ànikɑptóusis] 爪甲脱落症，= falling of nail.
on·y·cho·rhi·za [ànikouráizə] 爪根，= rhizonychia, radix unguis.
on·y·chor·rhex·is [ànikəréksis] 爪甲縦裂症，爪裂症 [医学].
on·y·chos·chi·sis [ànikouskísis, –káskisis] 爪甲層状分裂症（爪甲の先端が上下に裂ける状態），= onychoschisia.
o. lamellina 爪甲葉状分裂症.
o. lamellina symmetrica 対称性爪甲葉状分裂症.
on·y·cho·schiz·ia [ànikəskíziə] 爪甲層状分裂〔症〕（爪甲の先端が層状に剥がれること．爪甲の水分保有能の急激な減少による）.
on·y·cho·sis [ànikóusis] 爪病，爪の疾患 [医学].
on·y·cho·stro·mel·co·sis [ànikoustròumelkóusis] 爪囲潰瘍.
on·y·choth·la·sis [ànikáθləsis] 爪挫傷，= bruising of nail.
on·y·cho·til·lo·ma·nia [ànikoutìlouméiniə] 爪甲引抜癖.
on·y·chot·o·my [ànikátəmi] 爪切開術.
on·y·chot·ro·phy [ànikátrəfi] 爪栄養，= nutrition of nail.
on·y·chy·pho·sis [ànikifóusis] 指（趾）爪肥厚，= onychophosis.
on·ym [ánim] 術語，学名.
O'nyong–nyong virus オニオニオンウイルス（ウガンダ，ケニヤ，コンゴで発見された O'nyong–nyong 熱の原因となるトガウイルス科のウイルス）.
on·yx [ániks] ① 爪．② 角膜層間膿瘍．③ シマメノウ（オニキス）.
on·yx·is [aníksis] 陥入爪，= ingrowing of nail, onychocryptosis.
on·yx·i·tis [àniksáitis] 爪炎，= whitlow, felon, onychia.
oo– [ouə] 卵の意味を表す接頭語.
o·o·blast [óuəblæst] 卵母細胞.
o·o·cen·ter [óuəsentər] 卵子中心体，= ovocenter.
o·o·ceph·a·lus [òuəséfələs] 卵形頭奇体，= trigonocephalus.
o·o·ci·ne·sia [òuəsiní:ziə] 卵子分裂，= ookinesis.
o·o·cin·ete [òuəsíni:t] 単相接合子，= ookinete.
o·o·cy·an [òuəsáiæn] オオシアン（鳥類の卵に存在する青緑色色素），= dehydrobilirubin.
o·o·cy·a·nin [òuəsáiənin] オオシアニン（鳥類の卵に存在する青色色素）.

O

o·o·cy·e·sis [òuəsaií:sis] 卵巣妊娠 [医学].
o·o·cyst [óuəsist] オーシスト，嚢胞体(胞子原虫の嚢胞期)，卵嚢子.
o. residuum オーシスト残体.
oocysts per gram (**OPG**) 糞便1g当たりのオーシスト数.
o·o·cy·tase [ouəsáiteis] 卵巣細胞分解酵素.
o·o·cyte [óuəsait] 卵母細胞.
o·o·cy·tin [òuəsáitin] オオシチン(精子，白血球，赤血球に存在する物質で，卵子の受精膜の形成を促進する作用を呈する).
o·od·e·o·cele [ouádiəsi:l] 閉鎖孔ヘルニア，= obturator hernia.
o·o·e·ci·um [òuəí:siəm] 卵室 [医学]，= ovicell.
oof [ú:f] (ヒツジ鵞口瘡)，= orf.
o·o·gam·a·my [òuəgǽməmi] 卵受生殖.
o·og·a·my [ouágəmi] 卵受精，卵接合 [医学]，オオガミー. 形 oogamous.
o·o·gen·e·sis [òuəʤénisis] 卵子発生 [医学]，卵形(受精に備えて起こる卵子の発生，発育および形成)，= ovogenesis. 形 oogenetic，oogenic，oogenous.
oogenetic cycle 卵巣周期，= ovarian cycle.
o·o·go·nia [òuəgóuniə] ① 卵祖細胞 [医学]. ② 造卵器(oogonium の複数).
o·o·go·ni·um [òuəgóuniəm] ① 卵祖細胞 [医学]. ② 造卵器(雌器または生卵器とも呼ばれ，卵子をつくる部分). 複 oogonia.
o·og·o·ny [ouágəni] 原卵.
o·o·kar·y·on [òuəkǽriən] 卵核.
o·o·ki·ne·sis [òuəkainí:sis] 卵子分裂. 形 ookinetic.
o·o·ki·nete [òuəkáini:t, -kəní:t] 単相接合子 [医学]，虫様体，オオキネート(マラリア原虫などの胞子原虫の生活環の一部をなす細長く，運動性を示す接合子で，マラリアにおいてはカの腸粘膜を通過して，その壁中で包嚢となる).
o·o·lem·ma [òuəlémmə] 卵黄膜，卵膜 [医学]，透明帯，= zona pellucida.
O·o·my·ce·tes [òuəmaisí:ti:z] 卵菌(ストラメノパイル *Stramenopiles* に含まれる菌類で，卵胞子 oospore を生じる).
o·o·pha·gia [òuəféiʤiə] 食卵，= oophagy.
oophor- [ouɑfər] 卵巣との関係を表す接頭語，= oophoro-.
o·oph·or·al·gia [òuɑfərǽlʤiə] 卵巣痛 [医学].
o·o·pho·ra·phy [òuəfárəfi] 卵巣縫合術(卵巣脱出の手術で，卵巣門を弛緩した漏斗骨盤靱帯に縫合固定する方法. Imlach and Tait).
o·oph·or·auxe [òuɑfərɔ́:ksi] 卵巣肥大.
o·oph·ore [óuəfɔ:r] 生殖細胞，= oophyte.
o·oph·o·rec·to·my [òuɑfəréktəmi] 卵巣摘出〔術〕[医学]，= ovariectomy.
oophori(ti)c cyst 卵巣嚢胞，= ovarian cyst.
o·oph·o·ri·tis [òuɑfəráitis] 卵巣炎 [医学].
oophoro- [ouɑfərou, -rə] = oophor-.
o·oph·o·ro·cys·tec·to·my [ouàfərousistéktəmi] 卵巣嚢腫切除術.
o·oph·o·ro·cys·to·sis [ouàfərousistóusis] 卵巣嚢腫形成.
o·oph·or·o·ep·i·lep·sy [ouàfəlouépilepsi] 卵巣性てんかん.
o·oph·o·rog·e·nous [ouàfəráʤənəs] 卵巣原性の.
o·oph·o·ro·hys·ter·ec·to·my [ouàfərouhistərék-təmi] 卵巣子宮摘出〔術〕.
o·oph·o·ro·ma [ouàfəróumə] 卵巣腫[医学](1907年 Fritz Brenner が顆粒膜細胞腫の卵胞様型であると考えたものを呼んだ名称).
o. folliculare 卵胞性卵巣腫.
o·oph·or·o·ma·la·cia [ouàfərouməléiʃiə] 卵巣軟化.
o·oph·o·ro·ma·nia [ouàfərouméiniə] 卵巣性精神病 [医学].
o·oph·o·ron [ouáfəran] 卵巣上体，副卵巣，= parovarium.
o·oph·or·op·a·thy [ouàfərápəθi] 卵巣病.
o·oph·o·ro·pel·li·o·pexy [ouɑfərəpéliəpeksi] 卵巣付属器固定術.
o·oph·o·ro·pexy [ouáfərəpeksi] 卵巣固定術.
o·oph·o·ro·plas·ty [ouáfərəplæsti] 卵巣形成術.
o·oph·o·ror·rha·phy [ouàfərɔ́:rəfi] 卵巣縫合術.
o·oph·o·ro·sal·pin·gec·to·my [ouàfərousæ̀lpin-ʤéktəmi] 卵巣卵管摘出〔術〕[医学]，= ovariosalpingectomy.
o·oph·o·ro·sal·pin·gi·tis [ouàfərousæ̀lpinʤáitis] 卵巣卵管炎.
o·oph·o·ros·to·my [ouàfərástəmi] 卵巣開口術.
o·oph·o·rot·o·my [ouàfərátəmi] 卵巣切開〔術〕[医学].
o·oph·or·rha·gia [ouàfəréiʤiə] 卵巣出血.
oophortic cyst 卵巣嚢胞 [医学].
o·o·phyte [óuəfait] 生殖細胞(地衣類，シダ類の).
o·o·plasm [óuəplæzəm] 卵細胞質 [医学](卵子の能動性原形質).
ooplasmic segregation 卵細胞質分離(特殊原形質が卵内の一定の場所に局在し，顕微鏡などでそれが識別される現象).
o·o·por·phy·rin [òuəpɔ́:firin] オオポルフィリン(鳥卵殻にあるプロトポルフィリンで，そのメチルエステルの分子式は $C_{35}H_{42}N_4O_2$).
o·o·rho·dein [òuərɔ́:di:n] オオロデイン(鳥卵から得られる赤色色素).
o·o·some [óuəsoum] 卵節(生殖細胞中へ移行する卵子の原形質体).
o·o·sperm [óuəspə:m] 受精卵.
o·o·sphere [óuəsfiər] 卵球 [医学].
o·o·spo·ran·gi·um [òuɑspərǽnʤiəm] 卵子嚢(卵胞子の生殖における雌性部).
o·o·spore [óuəspɔ:r] 卵胞子 [医学](大形の卵球 oosphere と小形の精子 sperm との接合により生ずる)，= oosporon.
o·o·spo·ro·sis [òuɑspəróusis] 卵胞子菌感染症(糸状菌のうちで有性生殖細胞として卵胞子 oospore をつくるものによる疾患).
o·o·the·ca [ouəθí:kə] (卵巣)，= ovary.
o·o·the·cal·gia [òuəθi:kǽlʤiə] 卵巣痛，= ovarialgia.
o·o·the·cauxe [òuəθi:kɔ́:ksi] 卵巣肥大.
o·o·the·ci·tis [òuəθi:sáitis] 卵巣炎.
ootheco- [ouəθi:kou, -kə] 卵巣との関係を表す接頭語，= ovari(o)-，oophor-.
o·o·thec·to·my [òuəθéktəmi] 卵巣摘出〔術〕.
o·o·ther·a·py [òuəθérəpi] 卵巣製剤療法，= ovotherapy.
o·o·tid [óuətid] 卵細胞，オオチッド(成熟分裂を完了した卵子で，その結果オオチッド1個と極体3個が生じる).
o·o·type [óuətaip] 卵形成腔，成卵腔(多くの吸虫類の子宮の始部のやや広がった部分).
o·o·xan·thine [òuəzǽnθi:n] オオキサンチン(卵殻にある黄色色素).
ooz·ing [ú:ziŋ] 毛細〔血〕管性出血 [医学].
o. tumor 漏血腫(大陰唇に発生する扁平腫瘍で，深裂から多量の刺激性悪臭漏出液を分泌するまれな疾患).
OP organized pneumonia 器質化肺炎の略.
o·pac·i·fi·ca·tion [oupæ̀sifikéiʃən] 不透明化，混濁化.

o·pac·i·fi·er [oupǽsifaiər] 乳白剤〔医学〕.
o·pac·in [oupǽsin] (可溶性ヨードフタレイン), = iodophthalein sodium.
o·pac·i·tas [oupǽsitəs] 混濁.
o. corneae centralis 中心角膜混濁.
o. corneae congenita 先天角膜混濁.
o. corneae edematosa 水腫性角膜混濁.
o. corneae nodularis 結節性角膜混濁.
o. corneae saturnia 鉛中毒性角膜混濁.
o. corneae striata 線状角膜混濁.
o. corneae zonularis 帯状角膜混濁.
o. corporis vitrei 硝子体混濁.
o·pac·i·ty [oupǽsiti] 乳白度，混濁〔医学〕，不透明度(光線および放射線を十分に通さない性状).
o. of vitreous body 硝子体混濁〔医学〕.
o·pake [oupéik] 不透明の，= opaque.
opal glass 乳白ガラス〔医学〕.
opal mutant オパール〔突然〕変異体〔医学〕.
opal mutation オパール〔突然〕変異(ナンセンス〔突然〕変異の一つ).
o·pal·es·cence [òupəlésəns] 乳白色〔医学〕.
o·pal·es·cent [òupəlésənt] タンパク光を発する，乳光を発する，= iridescent.
o·pal·es·cin [òupəlésin] オパレスシン(乳汁中に存在するタンパク質で乳光溶液をつくる)，= opalisin.
o·pal·gia [oupǽldʒiə] 顔面神経痛.
O·pa·li·na [òupəláinə] オパリナ属(寄生性で繊毛をもつ原虫).
O. ranarum (カエルの直腸に寄生する).
o·pa·line [óupəlin] タンパク石(オパール)様の，タンパク石的映光を発する.
o. patch 乳光性扁平コンジローマ.
o. plantar 乳色斑〔医学〕.
o·pa·lis·in [òupəlísin] = opalescin.
o·pa·liz·er [óupəlaizər] 乳白剤.
Opalski, Adam [oupǽlski] オパルスキー(1897–1963, ポーランドの医師).
O. cell オパルスキー細胞.
o·paque [oupéik] 不透明の，= opake.
o. body 不透明体.
o. enema 造影注腸〔医学〕.
o. glass 不透明ガラス〔医学〕.
o. injection 造影剤注射，= opacifying injection.
o. lung 無構造肺.
o. meal 造影がゆ〔医学〕，不透明食(牛乳などに造影剤を混ぜたもの).
o. media 不透明造影剤〔医学〕.
o. zone 不透明層〔医学〕.
Oparin, Aleksandr Ivanovich [opá:rin] オパーリン(1894–1980, モスクワ北方の町生まれの生化学者. ダーウィンと同じ生物進化の考えで，無生物から生物への段階を研究した. すなわちコアセルベート(タンパクのコロイド状物質，水を多量に含んだ液状の液滴)の形成とその進化，自然淘汰による最初の生物の生成を論じた. また進化の生化学(比較生化学)の研究への途も開いた. そのほか細胞内酵素の働き，特に酸化酵素原(ポリフェノールオキシダーゼなど)やアミラーゼの研究などがある)，= Oparin, Alexander Ivanovich.
OPCA olivopontocerebellar atrophy オリーブ橋小脳萎縮〔症〕の略.
OPD out patient department 外来の略.
o·pei·do·scope [oupáidəskoup] オパイドスコープ(鏡に反射する光線を応用して音声の振動数を測定する器械).
o·pen [óupən] 開放性の，開存性の，直視下の〔医学〕.
o. air school 林間学校〔医学〕.
o. air therapy 開放大気療法〔医学〕，外気療法〔医学〕.
o. amputation 開放切断〔術〕.
o. anesthesia 開放麻酔〔医学〕(再吸入のない方法)，= open drop anesthesia.
o. angle glaucoma 開放〔隅〕角緑内障〔医学〕.
o. aotic commissurotomy 直視下大動脈弁交連切開〔医学〕.
o. bed system オープン制病院.
o. biopsy 開放生検〔医学〕，直視下生検.
o. bite 開咬〔医学〕.
o.-bite malocclusion 開咬，開放不正咬合.
o. bronchus sign 気管支開存徴候〔医学〕.
o. chain 開鎖.
o.-chain compound 開鎖化合物族(主としてメタン CH_4 系の誘導物で，脂肪族 aliphatic であり，非環式またはパラフィン系化合物ともいう).
o.-chain series 開鎖式化合物族.
o. chest biopsy 開胸生検〔医学〕.
o. chest cardiac massage 開胸〔式〕心マッサージ〔医学〕.
o. circuit 開路，開放回路.
o.-circuit grinding 開回路粉砕〔医学〕.
o. circuit method 開放回路法.
o. comedo 開放面疱.
o. dislocation 開放脱臼.
o. door system 開放病棟制〔医学〕，オープンドア方式，開放管理性(精神病院の).
o. drainage 開放排液(ドレナージ)〔医学〕.
o. drop 開放点滴〔医学〕.
o. drop method 開放点滴法〔医学〕.
o. drop narcosis 点滴麻酔〔法〕〔医学〕.
o.-ended interview 自由面接(あらかじめ質問を準備しない面接).
o.-ended question 多回答質問〔医学〕，自由質問，自由回答質問〔法〕(多肢選択法のように回答が決まっていなくて，被質問者に自由に答えさせる質問法).
o.-face crown 開面金冠(歯冠)，= openfaced crown.
o. field 開電場〔医学〕.
o. fracture 開放〔性〕骨折〔医学〕，= compound fracture.
o. healing 開放性治癒〔医学〕.
o. heart surgery (OHS) 直視下心臓手術〔医学〕，開心術.
o. heart valvotomy 直視下弁切開〔医学〕.
o. hearth process 平炉法.
o. hemorrhoidectomy 開放的痔核切除〔医学〕.
o. hospital 開放〔式〕病院〔医学〕(所属医以外の開業医が自由に患者を入院させて診療が許されるもの).
o. injury 開放〔性〕損傷〔医学〕.
o. interval 開区間.
o. investigation 公開捜査.
o. irradiation 開創照射〔医学〕.
o. joint 開放性関節炎(獣医学).
o. kernel 開核.
o. lateral subcutaneous internal sphincterotomy 開放性側方皮下内括約筋切離〔医学〕.
o. loop 開放係蹄.
o. lung biopsy (OLB) 開胸肺生検〔医学〕.
o. medical staff hospital 開放型病院〔医学〕.
o. method therapy 開放療法〔医学〕.
o. mitral commissurotomy 直視下僧帽弁交連切開〔医学〕.
o. mouth movement 開口運動〔医学〕.
o. negative cavity 菌陰性空洞〔医学〕.
o. nephrostomy 観血的腎造瘻〔術〕〔医学〕.
o. operation 開放手術〔医学〕.

o. pneumothorax 開放〔性〕気胸 [医学]，開口性気胸．
o. pollination 放任受粉 [医学]．
o. population 開放人口 [医学]．
o. pulmonary commissurotomy 直視下肺動脈弁交連切開 [医学]．
o. reading frame (**ORF**) オープンリーディングフレーム，読み枠 [医学]，翻訳可能領域．
o. reduction 観血的整復〔術〕 [医学]．
o. rhinolalia 開放性鼻音〔症〕．
o.-roofed skull = cranioschisis.
o. set 開集合．
o. singing 開放〔不正〕発声〔法〕 [医学]．
o. steam 直接蒸気 [医学]．
o. system ① 開放系．② 開放制（常勤以外の医師が患者を入院させて診療を行う病院制度）．
o. technique 開放術 [医学]．
o. tenotomy 切開腱切り術 [医学]．
o. tuberculosis 開放性結核 [医学]．
o. vascular system 開放血管系．
o. vessel system 開放〔管〕循環系 [医学]．
o. wedge osteotomy 楔開き骨切り術．
o. wound 開放性損傷 [医学]，開放創，開創．
o·pen·ing [óupniŋ] 口，孔，開孔，開放 [医学]．
o. angle 弁開放角度 [医学]．
o. axis 開口運動軸．
o. contraction 開放〔時〕収縮 [医学]，電極開放収縮．
o. movement 開口運動．
o. of aqueduct of midbrain [TA] 中脳水道口*，= apertura aqueductus mesencephali [L/TA].
o. of cerebral aqueduct [TA] 中脳水道口*，= apertura aqueductus cerebri [L/TA].
o. of cochlear canaliculus [TA] 蝸牛小管，= apertura canaliculi cochleae [L/TA].
o. of coronary sinus [TA] 冠状静脈口，= ostium sinus coronarii [L/TA].
o. of frontal sinus [TA] 前頭洞口，= apertura sinus frontalis [L/TA].
o. of inferior vena cava [TA] 下大静脈口，= ostium venae cavae inferioris [L/TA].
o. of nasolacrimal canal [TA] 鼻涙管口*，= ostium canalis nasolacrimalis [L/TA].
o. of nasolacrimal duct [TA] 鼻涙管口*，= apertura ductus nasolacrimalis [L/TA].
o. of pulmonary trunk [TA] 肺動脈口，= ostium trunci pulmonalis [L/TA].
o. of pulmonary vein 肺静脈口 [医学]．
o. of sphenoidal sinus [TA] 蝶形骨洞口，= apertura sinus sphenoidalis [L/TA].
o. of superior vena cava [TA] 上大静脈口，= ostium venae cavae superioris [L/TA].
o. of vestibular canaliculus [TA] 前庭水管外口，= apertura canaliculi vestibuli [L/TA].
o. shock 開〔放〕電撃．
o. snap 開放音 [医学]，弁開放音（とくに僧帽弁狭窄症において，Ⅱ音の直後に，第4肋間に聴取される）．
openings of papillary ducts [TA] 乳頭孔，= foramina papillaria [L/TA].
openings of pulmonary veins [TA] 肺静脈口，= ostia venarum pulmonalium [L/TA].
openings of smallest cardiac veins [TA] 最小静脈孔，= foramina venarum minimarum [L/TA].
opera-glass hand 双眼鏡様手（リウマチ性関節炎にみられる．手指または手首の短縮はあるが，運動方向および範囲は増している状態）．
op·er·a·bil·i·ty [àpərəbíliti] 手術可能性 [医学]．形 operable.
op·er·ant [ápərənt] オペラント（条件づけの際に実験者が選択した行動や特定の反応）．
o. behavior オペラント行動．
o. conditioning オペラント条件づけ [医学]．
o. technique オペラント技法．
op·er·ate [ápəreit] 手術する．
op·er·at·ing [ápəreitiŋ] 手術の．
o. chair 手術いす [医学]．
o. department 手術部 [医学]．
o. gown 手術衣 [医学]．
o. microscope 手術用顕微鏡．
o. room 手術室 [医学]．
o. room nursing 手術室看護 [医学]．
o. room supervisor 手術室看護師長．
o. room technician 手術室技術者 [医学]．
o. table 手術台 [医学]．
o. voltage 作動電圧 [医学]．
op·er·a·tion [àpəréiʃən] ① 手術 [医学]．② 操作（抽出，試験，証明などの）．③ 作動（特に薬物などの効力）．形 operative.
o. of complaisance 慎重手術（応急手術の反対で，急速に行う必要のない手術）．
operational definition 操作定義．
operational quantity 実用線量．
operational taxonomic unit 操作上の分類単位 [医学]．
op·er·a·tive [ápərətiv] ① 手術の．② 実動性の，活動性の．
o. delivery 手術産 [医学]．
o. dentistry 保存修復学（歯科充填学），手術歯科学（歯科保存学）．
o. mortality rate 手術死亡率 [医学]．
o. mouth cleaning 手術的口腔清掃〔法〕 [医学]．
o. myxedema 手術粘液水腫，= cachexia strumipriva.
o. obstetrics 産科手術学 [医学]．
o. position 手術体位 [医学]．
o. removal 手術的剥離術，手術的除去 [医学]．
o. risk 手術危険度 [医学]．
o. stress 手術〔的〕侵襲 [医学]．
o. surgery 手術学 [医学]，手術的外科学．
o. temperature 作用温度 [医学]．
o. time 手術開始時 [医学]．
o. transluminal coronary angioplasty 手術的経管冠〔状〕動脈形成術 [医学]．
o. treatment 手術療法 [医学]．
o. wound 手術創 [医学]．
op·er·a·tor [ápəreitər] ① 手術者（外科医）．② 技術者（オペレーター）．③ 演算子（数学）．
o. gene 作動遺伝子 [医学]．
opercular fold 弁蓋ヒダ（扁桃腺とその前柱とが癒合して生ずる）．
opercular part [TA] 弁蓋部（前頭弁蓋），= pars opercularis [L/TA].
opercular process 弁蓋突起（舌骨弓の尾方延長したもので，頸洞を閉鎖するもの）．
o·per·cu·li·tis [oupə:kjuláitis] 弁蓋炎．
o·per·cu·lum [oupə́:kjuləm] ① 弁蓋．② えらぶた（鰓蓋）．③ ふた．複 opercula．形 opercular, operculate, operculated.
o. frontale [L/TA] 前頭弁蓋，= frontal operculum [TA].
o. ilei 小腸弁（小腸盲腸弁）．
o. laryngis 喉頭蓋（会圧軟骨）．
o. parietale [L/TA] 頭頂弁蓋，= parietal operculum [TA].
o. temporale [L/TA] 側頭弁蓋，= temporal oper-

culum [TA].
op·er·on [ápərɑn] オペロン(メッセンジャーRNAの生成のもととなる遺伝的機能単位. オペレーターとオペレーターによって支配される隣接する構造遺伝子あるいは遺伝子群とが結合したもの), = transcription unit.
OPG oocysts per gram 糞便1g当たりのオーシスト数の略.
o·phi·a·sis [oufáiəsis] 蛇行状脱毛.
Oph·ich·thus [ɑfíkθəs] ウミヘビ[海蛇]属.
O·phid·ia [oufídiə] → *Serpentes*.
oph·i·di·a·sis [àfidáiəsis] ヘビ毒中毒, = ophidism.
o·phid·ic [oufídik] ヘビによる, ヘビに関した.
o·phid·i·o·phil·ia [oufìdioufíliə] ヘビ嗜好症.
ophid·i·o·pho·bia [oufìdioufóubiə] ヘビ恐怖〔症〕.
o·phid·ism [óufidizəm, áf–] ヘビ毒による中毒症.
Oph·i·oph·a·gus han·nah [àfiáfəgəs hǽnə] キングコブラ, = king cobra.
oph·i·o·phobe [àfiəfóub] ヘビ恐怖症患者.
Oph·i·o·plo·cus [àfiouplóukəs] クモヒトデ[蛇尾]属.
O. japonicus クモヒトデ(日本産).
oph·i·o·plu·te·us [àfiouplú:tiəs] オフィオプルテウス幼生(クモヒトデ類のプルテウス幼生).
Oph·i·o·po·gon [àfioupóugən] ジャノヒゲ属(バクモンドウ[麦門冬] radix ophiopogonis は鎮咳・解熱薬).
ophiopogon tuber バクモンドウ[麦門冬](ジャノヒゲ *Ophiopogon japonicus* や同属植物の根の膨大部. ophiopogonin 類, ステロール, ホモイソフラボノイドなどを含む. 強壮, 止瀉, 去痰, 鎮咳, 鎮静を目的として用いられる. 麦門冬湯).
o·phi·o·sis [oufáiəsis] 蛇行状脱毛, = ophiasis.
oph·i·o·tox·e·mia [àfioutɑksí:miə] ヘビ毒による中毒症.
oph·i·o·tox·in [àfiətáksin] オフィオトキシン $C_{17}H_{26}O_{10}$ (コブラ毒に見いだされる非タンパク質性の毒素).
oph·i·ox·y·lin [àfiáksilin] オフィオキシリン $C_{48}H_{39}O_{18}$ (南アジア産キョウチクトウ[夾竹桃]科植物 *Rauwolfia serpentina* の根茎から得られる黄色結晶体で, 駆虫に用いられる).
oph·i·tox·e·mia [àfitɑksí:miə] ヘビ毒中毒症, = ophiotoxemia.
Oph·i·u·roi·dea [àfi(j)u:rɔ́idiə] クモヒトデ(蛇尾)綱(棘皮動物門の一綱), = brittle stars.
oph·ri·tis [ɑfráitis] 眉毛〔部皮膚〕炎, = ophryitis.
oph·ry·i·tis [àfriáitis] 眉毛〔部皮膚〕炎, = ophritis.
oph·ry·on [áfriən] 鼻上点, 眉間中点, オフリオン(眼窩上縁に沿う両耳骨を結ぶ直線の中央点), = supranasal point.
oph·ry·o·sis [àfrióusis] 眉毛振戦, 眉間代.
oph·ry·o·spi·nal [àfriouspáinəl] 眉間鼻棘の.
o. angle 眉間鼻棘角(耳介点からと眉間中点からとの両線により前鼻棘において結ばれる角), = Jacquart angle.
oph·ry·phthei·ri·a·sis [àfri(f)θi:ráiəsis] 眉毛ダニ症.
oph·rys [áfris] 眉毛, = eyebrow. 形 ophrytic.
ophthalm– [ɑfθǽlm] 眼との関係を表す接頭語, = ophthalmo–.
oph·thal·mac·ro·sis [àfθælmækróusis] 大眼症, = megalophthalmia, enlargement of eye.
oph·thal·mag·ra [àfθælmǽgrə] 痛風性眼痛〔医学〕.
oph·thal·mal·gia [àfθælmǽlʤiə] 眼〔球〕痛〔医学〕, = opthalmodynia.
oph·thal·ma·tro·phia [àfθælmətróufiə] 眼球萎縮〔症〕〔医学〕.
oph·thal·mec·chy·mo·sis [àfθælmèkimóusis] 結膜溢血, 眼球結膜出血〔医学〕.
oph·thal·mec·to·my [àfθælméktəmi] 眼球摘出〔医学〕.
oph·thal·men·ceph·a·lon [àfθælmənséfələn] 視神経構成(網膜, 視神経, 視床, 視路, 視中枢).
oph·thal·mia [ɑfθǽlmiə] 眼炎〔医学〕, 眼結膜炎, = ophthalmitis.
o. eczematosa 湿疹性眼炎.
o. metastatica 転移性眼炎(偽神経膠腫), = pseudoglioma.
o. militaris 軍陣眼炎, = trachoma.
o. neonatorum 新生児眼炎〔医学〕, = acute infectious conjunctivitis.
o. nivalis 雪眼炎(ゆきめ), = glacial catarrh.
o. nodosa 結節性眼炎, = caterpillar hair ophthalmia.
oph·thal·mi·ac [ɑfθǽlmiæk] 眼炎患者.
oph·thal·mia·ter [àfθælmíətər] 眼科医.
oph·thal·mi·at·rics [àfθælmiǽtriks] 眼科治療学, 眼科学.
oph·thal·mic [ɑfθǽlmik] 眼の.
o. artery [TA]眼動脈, = arteria ophthalmica [L/TA].
o. division〔Ⅴa; V_1〕[TA] 眼神経*, = nervus ophthalmicus〔Ⅴa; V_1〕[L/TA].
o. migraine 眼性片頭痛〔医学〕, = ocular migraine.
o. nerve [TA] 眼神経, = nervus ophthalmicus〔Ⅴa; V_1〕[L/TA].
o. neuralgia 眼〔部〕神経痛〔医学〕.
o. nursing 眼科〔の〕看護〔医学〕.
o. plexus 眼神経叢(眼動脈視神経の周囲にある).
o. reaction 眼反応, 結膜反応〔医学〕, = Calmette test.
o. remedy 眼科用薬剤〔医学〕.
o. suspension 眼科用懸濁液剤〔医学〕.
o. unit 眼科ユニット〔医学〕.
o. veins 眼静脈.
o. vesicle 眼水胞〔医学〕, 眼胞(将来の眼球知覚構造が発生する脳胞の部分), = optic vesicle.
o. zoster 眼部帯状疱疹〔医学〕, 眼部帯状ヘルペス〔医学〕.
oph·thal·min [ɑfθǽlmin] ① 化膿性眼炎のウイルス. ② ビタミンA.
oph·thal·mi·tis [àfθælmáitis] 眼球炎, 眼炎〔医学〕, = ophthalmia. 形 ophthalmitic.
ophthalmo– [ɑfθǽlmou, –mə] = ophthalm–.
oph·thal·mo·blen·or·rhea [ɑfθæ̀lmoublènərí:ə] 膿漏眼〔医学〕.
oph·thal·moc·a·ce [àfθælmákəsi:] 眼球破裂, = ophthalmolyma.
oph·thal·mo·car·ci·no·ma [ɑfθæ̀lmoukà:sinóumə] 眼球癌.
oph·thal·mo·cele [ɑfθǽlməsi:l] 眼球突出, = exophthalmos.
oph·thal·mo·cen·te·sis [ɑfθælmousentí:sis] 眼球穿刺〔医学〕.
oph·thal·mo·co·pia [ɑfθæ̀lmoukóupiə] 眼精疲労, = ophthalmokopia.
oph·thal·mo·de·ne·sis [ɑfθæ̀lmoudəní:sis] 眼振, = ophthalmodonesis.
oph·thal·mo·des·mi·tis [ɑfθæ̀lmoudezmáitis] 眼腱炎, = ophthalmic tenonitis.
oph·thal·mo·di·ag·no·sis [ɑfθæ̀lmoudàiəgnóusis] 眼診断. → ophthalmoreaction.
oph·thal·mo·di·a·pha·nos·co·py [ɑfθæ̀lmoudàiəfənáskəpi] 眼徹照法, = transillumination of eye.
oph·thal·mo·di·a·stim·e·ter [ɑfθæ̀lmoudaiətími-

tər〕 レンズ調節計（レンズが視軸に対し正しく調節されているか否かを検査する器械）.
oph·thal·mo·do·ne·sis 〔ɑfθǽlmoudəníːsis〕 眼振，＝ophthalmodenesis.
oph·thal·mo·dy·na·mom·e·ter 〔ɑfθæ̀lmoudàinəmámitər〕 ①近点輻輳力計．②網〔膜〕血管血圧計.
oph·thal·mo·dy·na·mom·e·try 〔ɑfθæ̀lmoudàinəmámitri〕 眼底血圧測定〔法〕［医学］.
oph·thal·mo·dyn·ia 〔ɑfθæ̀lmoudíniə〕 眼痛［医学］.
oph·thal·mo·ei·ko·nom·e·ter 〔ɑfθæ̀lmouàikənámitər〕（眼屈折力と視像の大きさを測定する器械）.
oph·thal·mo·fil·a·ri·a·sis 〔ɑfθæ̀lmoufìləráiəsis〕 眼フィラリア症.
oph·thal·mo·fun·do·scope 〔ɑfθæ̀lmoufʌ́ndəskoup〕 眼底鏡［医学］，底鏡（眼底像を拡大して検査する器械）.
oph·thal·mo·fun·dos·co·py 〔ɑfθæ̀lmoufʌndáskəpi〕 眼底検査〔法〕［医学］.
oph·thal·mo·gram·me·try 〔ɑfθæ̀lmougrǽmitri〕 眼底計測〔法〕［医学］.
oph·thal·mo·graph 〔ɑfθǽlməgræf〕 眼球運動描写器.
oph·thal·mog·ra·phy 〔àfθælmágrəfi〕 ①眼球運動描画器．②眼球局所解剖学（Orschansky）．③眼底撮影［医学］.
oph·thal·mo·gy·ric 〔ɑfθæ̀lmouʤáirik〕 動眼の，＝oculomotor.
oph·thal·mo·i·co·nom·e·ter 〔ɑfθæ̀lmouàikənámitər〕 網〔膜〕像測定器［医学］.
oph·thal·mo·leu·co·scope 〔ɑfθæ̀lmoul(j)úːkəskoup〕 色感計（分極光線を用いる色覚検査器）.
oph·thal·mo·lith 〔ɑfθǽlməliθ〕 眼結石［医学］，＝lacrimal calculus.
oph·thal·mo·log·ic 〔ɑfθæ̀lməláʤik〕 眼科の.
oph·thal·mo·log·i·cal 〔ɑfθæ̀lməláʤikəl〕 眼科の.
o. surgery 眼科外科学［医学］.
oph·thal·mol·o·gist 〔àfθælmáləʤist〕 眼科医.
oph·thal·mol·o·gy 〔àfθælmáləʤi〕 眼科学［医学］.
oph·thal·mo·ly·ma 〔ɑfθæ̀lmouláimə〕 眼球破裂.
oph·thal·mo·ma·cro·sis 〔ɑfθæ̀lmoumɑːkóusis〕 大眼症，＝ophthalmacrosis.
oph·thal·mo·ma·la·cia 〔ɑfθæ̀lmouməléiʃiə〕 眼球軟化〔症〕［医学］.
o. intermittens 間欠性眼球軟化症（数時間または数日間持続する軟化症），＝phthisis bulbi essentialis.
oph·thal·mo·mel·a·no·ma 〔ɑfθæ̀lmoumèlənóumə〕 眼黒色腫.
oph·thal·mo·mel·a·no·sis 〔ɑfθæ̀lmoumèlənóusis〕 眼黒色症.
oph·thal·mom·e·ter 〔àfθælmámitər〕 眼球計［医学］，眼曲率計，角膜曲率計［医学］.
oph·thal·mo·met·ro·scope 〔ɑfθæ̀lməmétrəskoup〕 眼曲率眼底鏡.
oph·thal·mom·e·try 〔àfθælmámitri〕 眼曲率計測法，角膜曲率測定〔法〕［医学］.
oph·thal·mo·mi·cros·cope 〔ɑfθæ̀lmoumáikrəskoup〕 検眼顕微鏡.
oph·thal·mo·my·co·sis 〔ɑfθæ̀lmoumaikóusis〕 眼糸状菌症.
oph·thal·mo·my·i·a·sis 〔ɑfθæ̀lmoumaiáiəsis〕 眼蛆（そ）病（眼および付属器にハエ幼虫が寄生する疾患）.
oph·thal·mo·my·i·tis 〔ɑfθæmoumaiáitis〕 眼筋炎［医学］，＝ophthalmomyositis.
oph·thal·mo·my·o·si·tis 〔ɑfθæ̀lmoumàiousáitis〕 眼筋炎［医学］，＝ophthalmomyitis.
oph·thal·mo·my·ot·o·my 〔ɑfθæ̀lmoumaiátəmi〕 動眼筋切開術.
oph·thal·mo·neu·ri·tis 〔ɑfθæ̀lmounjuːráitis〕 視神経炎.
oph·thal·mo·neu·ro·my·e·li·tis 〔ɑfθæ̀lmounjùːroumaiəláitis〕 視神経脊髄炎.
oph·thal·mop·a·thy 〔àfθælmápəθi〕 眼病.
oph·thal·mo·pha·com·e·ter 〔ɑfθæ̀lmoufeikámitər〕 眼水晶体面測度計.
oph·thal·mo·pha·kom·e·ter 〔ɑfθæ̀lmoufeikámitər〕 眼水晶体面測度計，＝ophthalmophacometer.
oph·thal·mo·phan·tom 〔ɑfθæ̀lmoufǽntəm〕 眼球模型（実習用）.
oph·thal·mo·phas·mat·o·scope 〔ɑfθæ̀lmoufæ̀zmætəskoup〕 眼球分光検査鏡.
oph·thal·mo·pho·bia 〔ɑfθæ̀lmoufóubiə〕 注視恐怖〔症〕（他人に注視されることを恐れること）.
oph·thal·moph·thi·sis 〔àfθælmáfθisis〕 眼球癆，＝ophthalmomalacia, phthisis bulbi.
oph·thal·mo·phy·ma 〔ɑfθæ̀lmoufáimə〕 眼瘤，眼腫脹.
oph·thal·mo·plas·ty 〔ɑfθǽlməplæsti〕 眼形成術.
oph·thal·mo·ple·gia 〔ɑfθæ̀lmoupliːʤiə〕 眼筋麻痺．形 ophthalmoplegic.
o. externa 外眼筋麻痺（眼球運動）.
o. interna 内眼筋麻痺（調節，瞳孔運動）.
o. totalis 全眼筋麻痺（外眼筋，内眼筋の両者）.
oph·thal·mo·ple·gic 〔ɑfθæ̀lmoupliːʤik〕 眼筋麻痺の.
o. migraine 眼筋麻痺性片頭痛［医学］.
oph·thal·mo·pleu·ro·ple·gia 〔ɑfθæ̀lmouplùːroupliːʤiə〕 眼球共同側方運動麻痺（Schapringer）.
oph·thal·mop·to·sis 〔ɑfθæ̀lmɑptóusis〕 眼球突出，＝exophthalmos.
oph·thal·mo·py·or·rhea 〔ɑfθæ̀lmoupaiəríːə〕 眼膿漏.
oph·thal·mo·py·ra 〔ɑfθæ̀lmoupáirə〕 眼炎，結膜炎.
oph·thal·mo·re·ac·tion 〔ɑfθæ̀lmouriǽkʃən〕 結膜反応［医学］，眼反応（希薄ツベルクリンまたはチフス菌液を結膜に点下すると，結膜充血の起こるときは，その病気に罹患していることの一証明法），＝Calmette test.
oph·thal·mor·rha·gia 〔ɑfθæ̀lməréiʤiə〕 眼出血.
oph·thal·mor·rhea 〔ɑfθæ̀lməríːə〕 眼膿漏.
oph·thal·mor·rhex·is 〔ɑfθæ̀lməréksis〕 眼球破裂.
oph·thal·mos 〔ɑfθǽlməs〕 眼球，＝ophthalmus.
oph·thal·mo·scope 〔ɑfθǽlməskoup〕 検眼鏡［医学］（Helmholtz が1851年に考案したもの），＝retinoscope.
ophthalmoscopic sign 検眼鏡徴候（瀕死に際してみられる網膜動脈内の血液循環が停滞して，小片に切断される所見）.
oph·thal·mos·co·py 〔àfθælmáskəpi〕 検眼鏡検査〔法〕［医学］.
oph·thal·mo·spasm 〔ɑfθǽlməspæzəm〕 眼痙攣，眼筋痙攣［医学］.
oph·thal·mo·spin·the·ris·mus 〔ɑfθæ̀lmouspìnθərízməs〕 眼華閃発.
oph·thal·mos·ta·sis 〔àfθælmástəsis〕 眼球固定（手術における）.
oph·thal·mo·stat 〔ɑfθǽlməstæt〕 眼球固定器.
oph·thal·mo·sta·tom·e·ter 〔ɑfθæ̀lmoustətámitər〕 眼位測定計.
oph·thal·mo·sta·tom·e·try 〔ɑfθæ̀lmoustətámitri〕 眼位測定.
oph·thal·mo·ste·re·sis 〔ɑfθæ̀lmoustəríːsis〕 眼球欠如，＝anophthalmos.
oph·thal·mo·syn·chy·sis 〔ɑfθæ̀lməsíŋkisis〕 眼内溢血.
oph·thal·mo·ther·mom·e·ter 〔ɑfθæ̀lmouθəː-

mámitər] 眼球温度計.
oph·thal·mot·o·my [àfθælmátəmi] 眼球切開術.
oph·thal·mo·to·nom·e·ter [afθæ̀lmoutounámitər] 眼圧計.
oph·thal·mo·to·nom·e·try [afθæ̀lmoutənámitri] 眼圧測定〔法〕[医学].
oph·thal·mo·to·nus [afθæ̀lmoutóunəs] 眼圧(正常値は19～22 mmHg).
oph·thal·mo·tox·in [afθæ̀lmətáksin] 眼毒素(毛様体乳濁液を注射して得られる特異的細胞素).
oph·thal·mo·trope [afθǽlmətroup] (6個の動眼筋模型を動かして実物のように動かす人工眼).
oph·thal·mo·tro·pom·e·ter [afθæ̀lmoutroupámitər] 眼球回転計.
oph·thal·mo·tro·pom·e·try [afθæ̀lmoutroupámitri] 眼球回転計測.
oph·thal·mo·vas·cu·lar [afθæ̀lməvǽskjulər] 眼血管の.
o. choke 眼網膜血管閉鎖，眼血管閉塞(網膜血管が重なり合って血流を妨げる状態).
oph·thal·mo·xe·ro·sis [afθæ̀lmouzi:róusis] 眼球乾燥症.
oph·thal·mox·y·sis [àfθælmáksisis] 結膜掻は(爬)，= blepharoxysis.
oph·thal·mox·ys·ter [afθælmaksístər] 結膜掻は(爬)器，= conjunctival curette.
oph·thal·mo·zo·a [afθæ̀lmouzóuə] 眼寄生動物.
oph·thal·mu·la [afθǽlmjulə] 眼瘢痕.
oph·thal·mus [afθǽlməs] 眼，眼球，= ophthalmos.
-opia, -opy [oupiə, əpi] 眼の不全を表す接尾語.
o·pi·a·lum [oupáiələm] オピアラム [化] alkaloidorum opii hydrochlorida(アヘンアルカロイド).
o·pi·an·ic ac·id [àpiǽnik ǽsid] オピアン酸 [化] 5, 6-dimethoxy-2-formylbenzoic acid $C_{10}H_{10}O_5$ (ナルコチンから誘導される化合物).
op·i·a·nine [apáiənin] オピアニン(ナルコチン)，= narcotin.
o·pi·ate [óupiət, -eit] アヘン(阿片)薬.
o. agent アヘン作用薬.
o. antagonist アヘン〔作用薬〕拮抗薬.
o. intoxication syndrome オピオイド中毒症候群，= heroin overdose syndrome.
o. receptor モルヒネ受容体，= morphine receptor.
Opie, Eugene Lindsay [óupi] オピー(1873-1971, アメリカの病理学者. 膵臓の組織および病理に関する研究に貢献し，1898年マラリア原虫の性接合を発見した).
O. paradox オピー背理(麻痺性局所性アナフィラキシーは時として特異的保護機転として作用する).
opi·la·ca·o [opiləsáou] (ブラジルにみられるトリパノソーマ症).
opi·lag·co [opiláŋkou] (ブラジルにみられるトリパノソーマ症).
o·pi·la·tion [òupiléiʃən] = opilacao.
o·pin·ion [əpínjən] 公表見解(意見)[医学].
o·pi·o·cor·tin [òupioukɔ́:tin] オピオコルチン，= opiomelanocortin.
o·pi·oid [óupiɔid] オピオイド(合成および内因性モルヒネ様物質の総称名)，アヘン様合成麻酔薬.
o. antagonists 麻薬拮抗薬，= narcotic antagonists.
o. intoxication オピオイド中毒.
o. peptide オピオイドペプチド(内因性モルヒネ様物質)，モルヒネ様〔作用〕ペプチド.
o. receptor オピオイド受容体，モルヒネ受容体(アヘン類受容体)，= morphine receptor.
o. withdrawal オピオイド離脱.
o·pi·o·ma·nia [òupiəméiniə] アヘン中毒.
o·pi·o·ma·ni·ac [òupiəméiniæk] アヘン中毒者.
o·pi·o·mel·a·no·cor·tin [òupioumèlənoukɔ́:tin] オピオメラノコルチン.
o·pi·oph·a·gy [òupiáfəʤi] アヘン吸飲症，= opiophagia, opiophagism.
o·pi·o·phile [óupiəfail] アヘン吸飲者，= opium smoker.
o·pip·ra·mol hy·dro·chlo·ride [oupíprəmɔ:l hàidroukl ɔ́:raid] 塩酸オピプラモール [化] 4-[3-(5*H*-dibenz[*b*,*f*]azepin-5-yl)propyl]-1-piperazineethanol dihydrochloride $C_{23}H_{29}N_3O \cdot 2HCl$ (抗うつ薬).
o·pis·then [oupísθin] ① 動物体後部. ② 手背部. [形] opisthenar.
o·pis·then·ceph·a·lon [òupisθenséfələn] 小脳，= cerebellum.
o·pis·thi·o·cra·ni·al [oupìsθioukréiniəl] 後頭点頭蓋の(頭蓋測定上の規定点ではなく，眉間から測定して最も長い正中線を示す後頭骨の1点についていう)，= maximal occipital point.
o·pis·thi·on [oupísθiən] [L/TA] オピスチオン(大後頭孔の後縁が頭蓋正中線と交差する点)，= opisthion [TA].
o·pis·thi·o·na·si·al [oupìsθiənéiziəl] 後頭〔点〕鼻根点の.
opisth(o)- [oupisθ(ou), -θ(ə)] 後部，背部の意味を表す接頭語.
O·pis·tho·bran·chia [oupìsθəbrǽŋkiə] 後サイ類〔後鰓亜綱〕(軟体動物，腹足綱の一亜綱).
o·pis·tho·c(o)e·lous [oupìsθəsí:ləs] 後凹みの.
o·pis·tho·del·phic [oupìsθədélfik] 後子宮性，後子宮型.
o·pis·tho·det [oupísθədet] 後帯性.
o·pis·tho·don·tia [oupìsθədánʃiə] 後退咬合.
o·pis·tho·dro·mia [oupisθoudróumiə] 回帰収縮(心筋の電気刺激が，心房と心室とが時間的関係の下に交互収縮し，興奮波が心房から心室へ，次いで逆方向に伝導される現象)，= reciprocal beat, reciprocating rhythm.
o·pis·tho·ge·nia [oupìsθouʤí:niə] 下顎発育不全[医学]，= retrognathia.
o·pis·thog·e·ny [òupisθáʤəni] 下顎発育不全，= opisthogenia.
o·pis·thog·na·thia [òupisθagnéiθiə] 下顎後退〔症〕[医学].
o·pis·thog·na·thism [òupisθágnəθizəm] 下顎後退〔症〕[医学].
o·pis·tho·mas·ti·gote [oupìsθəmǽstigout] オピストマスティゴート，後鞭毛型，後鞭毛期(原生動物，動物鞭毛虫綱，トリパノソーマ科の原虫のうち，昆虫に寄生する *Herpetomonas* 属の発育段階の一時期にみられる虫体で，鞭毛が体外に出る部分に存在するつぼ状構造が体前端にある. キネトプラストは体後方にあり，波動膜はない).
o. stage オピストマスティゴート期，後鞭毛期.
o·pis·tho·mel·o·pho·rus [oupìsθoumèləfɔ́:rəs] (四肢が後部に付着している奇形).
o·pis·tho·phal·a·kro·sis [oupìsθəfæ̀ləkróusis] 後頭脱毛.
o·pis·tho·po·rei·a [oupìsθəpɔ:ráiə] 不随意後退歩行症(パーキンソン症において前方へ歩こうとし不随意的に後方に進むこと)，= walking backward.
o·pis·thor·chi·a·sis [oupìsθɔ:káiəsis] オピストルキス症[医学].
O·pis·thor·chi·i·dae [oupìsθɔ:káiidi:] 後睾吸虫科(扁形動物門，吸虫綱，二生亜綱，オピストルキス目の一科，中形または小形，扁平で細長い. 精巣は体後部にあり，卵巣はその前方にある. 爬虫類，鳥類，哺乳類の胆管，胆嚢に寄生する. *Opisthorchis*, *Clo-*

norchis 属などを含む).
Op·is·thor·chis [àpisθɔ́:kis] オピストルキス属(後睾吸虫科の一属. 体の前端は尖り, 両精巣は分葉し, 互いに斜めに位置し, 体の後1/3より後方にある. 魚類, 鳥類, 哺乳類の胆管, 胆嚢に寄生).
O. felineus ネコ肝吸虫(イヌ, ネコの肝臓, 胆道に寄生する).
O. viverrini (ジャコウネコに寄生する肝吸虫).
o·pis·thor·cho·sis [oupìsθɔ:kóusis] オピストルキス感染症, = opisthorchiasis.
op·is·thot·ic [àpisθátik] 耳後の.
op·is·thot·o·noid [àpisθátənɔid] 反弓緊張状の, 弓なり反張状の.
op·is·thot·o·nos [àpisθátənəs] 弓なり緊張, 強直性発作(仰臥位で頭と踵を支点にして弓なりにそり返った体位を示す状態), = opisthotonus, tetanus dorsalis, tetanus posticus.
op·is·thot·o·nus [àpisθátənəs] 強直性発作 [医学], 弓なり緊張, = opisthotonos.
Opitz, Hans [ɔ́pits] オピッツ(1888生, ドイツの小児科医).
O. disease オピッツ病(血栓性静脈炎性脾腫), = thrombophlebitic splenomegaly.
Opitz, John M. [ɔ́pits] オピッツ(1935生, ドイツ生まれアメリカの小児科医).
O.-Greig syndrome オピッツ・グレーグ症候群(両眼隔離. 常染色体優性遺伝), = ocular hypertelorism.
o·pi·um [óupiəm] アヘン[阿片], オピアム(オウゾク[罌粟] *Papaver somniferum* などの未熟果皮の裂目から滲出する汁を空気乾燥したもので, 多数のアルカロイドを含有し, その主成分はモルフィンで, 粗製アヘンには5〜15%のほかに, ナルコチン2〜8%, コデイン0.1〜2.5%, パパベリン0.5〜2.0%, テバイン0.15〜0.5%, ナルセイン0.1〜0.4%を含む).
o. addiction アヘン嗜(し)癖.
o. alkaioids アヘンアルカロイド.
o. extract アヘンエキス(熱湯で抽出したアヘン薬で, 無水モルフィン20%を含む), = extractum opii.
o. habit アヘン中毒, = opiumism.
o. plaster アヘン硬膏.
o. poisoning アヘン中毒.
o. poppy アヘンケシ, = *Papaver somniferum*.
o. tincture アヘンチンキ(モルフィン含有量約10%), = tinctura opii.
o·pi·um·ism [óupiəmizəm] アヘン中毒(急性型と慢性型との2型がある), = opium addiction.
OPLL ossification of posterior longitudinal ligament 後縦靱帯骨化症の略.
opo- [ɑpou, -pə] ①汁の意味を表す接頭語. ②顔または目を表す接頭語.
op·o·bal·sa·mum [àpoubǽlsəməm] バルサム汁, = Gilead balsam, tolu balsam.
op·o·be·zoar [àpoubí:zɔ:r] 果実胃石.
o·po·ceph·a·lus [àpəséfələs] 単眼無口無鼻耳癒着奇形.
o·po·did·y·mus [àpədídiməs] 二顔単躯奇形, = opodymus, diprosopus.
O·pos·sum [əpásəm] コモリネズミ〔属〕.
o·pos·sum [əpásəm] オポッサム, フクロネズミ, コモリネズミ(完全な育児嚢をもつ有袋目の一属で, トリパノソーマの媒介者), = *Didelphis marsupialis*.
op·o·ther·a·py [àpəθérəpi] ①汁食療法. ②臓器療法.
Oppenheim, Hermann [ápənhaim] オッペンハイム(1858-1919, ドイツの神経科医).
O. attitude dystony オッペンハイム態度緊張異常症, = Oppenheim torsion spasm.
O. disease オッペンハイム病(1900年に記載された先天性筋無緊張症), = amyotonia congenita.
O. gait オッペンハイム歩行(頭, 肢, 体などの不規則性振動を伴う歩行で播種性硬化症にみられる).
O. reflex オッペンハイム反射(皮膚脊髄路の疾患において, 脛骨の内側面を下方に向かい摩擦すると, 足の母指が背屈する), = Oppenheim sign.
O. syndrome オッペンハイム症候群(特に乳児においてみられる先天性の無緊張性偽性麻痺).
O. torsion spasm オッペンハイム捻転ジストニア(脳炎性パーキンソニスム, 舞踏病, ウイルソン病などにみられる症候性痙攣), = Oppenheim attitude dystony, Ziehen-O. disease, dystonia musculorum deformans.
Oppenheim, Maurice [ápənhaim] オッペンハイム(1876生, アメリカの皮膚科医).
O. disease オッペンハイム病(糖尿病性リポイド類壊死〔症〕), = necrobiosis lipoidica diabeticorum, Oppenheim-Urbach disease, dermatitis atrophicans necroticans diabetica, Müller-Oppenheim reaction.
O.-Urbach disease オッペンハイム・ウルバッハ病, = Oppenheim disease.
Oppenheimer, Isaac [ɑpənháimər] オッペンハイマー(1855-1928, アメリカの医師).
O. treatment オッペンハイマー療法(アルコール中毒症の治療法).
Oppler lac·to·ba·cil·lus [áplər lǽktoubəsíləs] オプラー乳酸桿菌, = Boas-Oppler bacillus, *Lactobacillus acidophilus*.
Oppolzer sign [ɑpɔ́ltsər sáin] オッポルツァー徴候(漿液線維性心膜炎では患者の体位が変わると心尖拍動の位置も変わる).
op·po·nens [əpóunənz] 対立筋.
o. digiti minimi [TA] 小指対立筋, = musculus opponens digiti minimi [L/TA].
o. digiti minimi muscle 小指対立筋.
o. muscle [TA] 対立筋, = musculus opponens [L/TA].
o. pollicis [TA] 母趾対立筋, = musculus opponens pollicis [L/TA].
o. pollicis muscle 母指対立筋.
opponent color 反対色.
opponent-color theory 反対色説(ヘーリングの反対色説).
op·po·no·plas·ty [əpóunəplæ̀sti] 対立筋形成〔術〕[医学].
op·por·tu·nis·tic [àpɔ:tjunístik] 日和見〔性〕の.
o. fungal infection 日和見真菌症(比較的病原性の低い真菌, すなわち健常者ではほとんど感染性を示さない真菌が, 感染抵抗性の低下をもたらす何らかの素因をもつ宿主(易感染宿主)に引き起こす感染症).
o. fungus 日和見真菌 [医学](生体防御能の低下した人に感染する真菌という意味).
o. infection 日和見感染 [医学](感染抵抗性が低下した宿主に起こる弱毒菌あるいは平素無害菌による感染症).
o. lymphoma 日和見リンパ腫(免疫不全患者に引き起こされる悪性リンパ腫をいう).
o. pathogen 日和見病原体 [医学](通性病原体).
opposer muscle of little finger 小指対立筋.
opposer muscle of thumb 母指対立筋.
opposing bilateral portal irradiation 対向二門照射 [医学].
opposing muscle 対立筋.
opposing muscle of little finger 小指対立筋.
opposing muscle of thumb 母指対立筋.
op·po·site [ápəzit] 対立の [医学], 反対の [医学].
o. color 反対色 [医学].

o. occlusion ① 反対咬合〔医学〕. ② 下顎前突〔症〕〔医学〕.
op·po·si·tio [àpəzíʃiou] [L/TA] 対立, ＝ opposition [TA].
op·po·si·tion [àpəzíʃən] [TA] ① 対立, ＝ oppositio [L/TA]. ② 反衝, 反対, 抵抗, 妨害, 対立運動〔医学〕.
oppositional defiant disorder 反抗挑発症, 反抗挑戦性障害.
oppositional disorder 反抗性障害.
oppositional gene 離反遺伝子〔医学〕.
op·pos·i·ti·pol·ar [àpəzìtipóulər] 〔反〕対極の.
op·pres·sion [əpréʃən] ① 圧迫〔医学〕, 恐怖〔症〕〔医学〕, 不安〔医学〕. ② 苦悩. ③ 心拍. 形 oppressive.
o. to actions 作業心拍.
o. to conduct 行為心迫(発動性が異常に亢進し, たえず動き回り, 駆り立てられるように次々と行為をする状態).
o. to conduct act 行為心迫〔医学〕.
o. to speak 談話心拍.
oppressive bandage 圧迫包帯.
oppressive feeling 緊迫感〔医学〕, 圧迫感.
-ops [əps] 動植物学では眼のあることを表す接尾語.
-opsia, -opsy [ɑpsiə, ɑpsi] 視力の状態を表す接尾語.
op·si·al·gia [àpsiǽlʤiə] 顔面神経痛.
op·sig·e·nes [əpsíʤəni:z] 後生の, 晩発の(智歯のように発生が遅延するものについていう).
op·sin [ápsin] オプシン(レチニンと結合してロドプシンを合成するタンパク質), ＝ rhodopsin protein.
op·sin·o·gen [ɑpsínəʤen] ① オプシン原. ② オプソニン原, ＝ opsogen, opsonogen.
op·si·nog·e·nous [àpsináʤənəs] ① オプソニン形成性の. ② オプシン合成性の.
op·si·nom·e·ter [àpsinámitər] 眼計測計, ＝ optometer.
op·si·no·sis [àpsinóusis] 眼病, 視力低下症.
op·si·to·cia [àpsitóuʃiə] 顔位分娩.
op·si·u·ria [àpsijú:riə] 遅尿(食後に比べて空腹時に排尿量の多い状態).
op·so·bi·lin [àpsəbáilin] オプソビリン(胆汁産生において必要と考えられるオプソニンの中間作用物質).
op·so·clo·nia [àpsəklóuniə] 眼球クローヌス〔医学〕, 眼間代(急性灰白炎においてみられる斜視および眼振様痙攣).
op·so·clo·nus [àpsouklóunəs] オプソクローヌス, 眼球クローヌス〔医学〕, ＝ opsoclonia.
o.-polymyoclonus syndrome 眼球クローヌス多発クローヌス症候群.
op·so·gen [ápsəʤen] オプソニン原, ＝ opsinogen.
op·so·hy·po·men·or·rhea [àpsəhàipoumènərí:ə] 遅発過少月経(卵巣機能の低下に基づいて, 月経周期の延長とともに, 月経量の少ないこと).
op·so·ma·nia [àpsəméiniə] 美食狂(偏食の一種で, その患者を opsomaniac と呼ぶ).
op·so·men·or·rhea [àpsəmènərí:ə] 遅発月経(卵巣機能低下による月経周期の延長で, 過少月経 oligomenorrhea と区別されている).
op·so·my·oc·lo·nus [àpsoumaiákləənəs] オプソミオクローヌス〔医学〕.
op·sone [ápsoun] ＝ opsonin.
op·son·ic [àpsəník] オプソニンの.
o. action オプソニン作用, 食菌作用.
o. activity 食作用.
o. immunity オプソニン性免疫.
o. index オプソニン係数〔医学〕, オプソニン指数(正常血液の食作用と被検者のそれとの比).
o. protein オプソニンタンパク.
o. therapy ワクチン療法, 細菌療法, ＝ bacterial therapy, vaccine t..
op·so·nif·er·ous [àpsənífərəs] オプソニン担体の, オプソニン発生の.
op·so·ni·fi·ca·tion [àpsənìfikéiʃən] オプソニン作用〔医学〕, ＝ opsonization.
op·so·nin [ápsənin] オプソニン(細菌や異物粒子と反応して, その表面に結合することにより食細胞による貪食作用を受けやすくする血清因子(補体や免疫グロブリン)をいう).
o. test オプソニンテスト〔医学〕(被検血清を58〜60°C で10分間以上加熱して耐熱性オプソニン価を測定する試験).
op·so·ni·za·tion [àpsənizéiʃən] オプソニン効果, オプソニン作用〔医学〕(細菌や異物粒子を貪食されやすくすること).
opsonized zymosan オプソニン化ザイモサン, ＝ activated zymosan.
op·so·no·cy·to·pha·gic [àpsənousàitəfǽʤik, -féiʤik] オプソニン作用による食菌現象の.
o. test オプソニン食菌テスト〔医学〕.
op·son·o·gen [ɑpsánəʤən] ＝ opsinogen.
op·so·noid [ápsənɔid] オプソノイド(オプソニンの有効成分を破壊したもの).
op·so·nol·o·gy [àpsənáləʤi] オプソニン学.
op·so·nom·e·try [àpsənámitri] オプソニン指数法.
op·so·no·phil·ia [àpsənəfíliɑ] オプソニン親性.
op·so·no·phil·ic [àpsənəfílik] オプソニン親性の.
op·so·no·phor·ic [àpsənəfɔ́:rik] ＝ opsoniferous.
op·so·pyr·role [àpsəpíroul] オプソピロール 化 3-methyl-4-ethyl pyrrole $C_7H_{11}N$ (ヘミンの還元産物の一つ), ＝ hemopyrrole acid.
op·so·ther·a·py [àpsəθérəpi] オプソニン増強療法.
op·tes·the·sia [àptisθí:ziə] 視覚, 視力.
op·tic [áptik] 眼の, 視覚の, 光学の, ＝ optical.
o. activity 光学活性.
o. agnosia 視覚失認〔医学〕.
o. agraphia 視覚性失書症(複写不能).
o. anesthesia 視神経麻痺.
o. angle ＝ visual angle.
o. antipode 光学的対掌体, ＝ enantiomer.
o. aphasia 視覚性失語〔医学〕.
o. area 視覚野〔医学〕, 視覚領(8分節胚の両側にあって, 将来眼球に発育する領域), ＝ area striata.
o. ataxia 視覚失調.
o. atrophy 視神経萎縮〔医学〕.
o. axis [TA] ① 視軸, ＝ axis opticus [L/TA]. ② 光軸((1)重屈折性結晶体において, 光線が単屈折を起こす方向. (2)レンズの両屈折点を結ぶ線).
o. canal [TA] 視神経管, ＝ canalis opticus [L/TA].
o. canal fracture 視神経管骨折〔医学〕.
o. capsule 視嚢(胚において強膜に発育する構造).
o. cavity 眼杯腔〔医学〕.
o. chiasm [TA] 視〔神経〕交叉, ＝ chiasma opticum [L/TA].
o. chiasma [TA] 視〔神経〕交叉, ＝ chiasma opticum [L/TA].
o. commissure 視神経交連, 視神経交叉.
o. cup 眼杯, ＝ calyculus ophthalmicus.
o. density (OD) 光学密度, ＝ absorbance.
o. disc [TA] 視神経円板, ＝ discus nervi optici [L/TA].
o. evagination 眼杯突出(胚子前脳からの憩室で眼杯の発生する部分).

o. exaltation 光学的超過.
o. fasciculus 視束, = fasciculus opticus.
o. fissure 眼杯裂.
o. ganglion 眼神経節(① 四丘体の一つ. ② 視神経節または毛様神経節. ③ マイネルト神経節).
o. glioma 視神経膠腫 [医学].
o. groove 視溝(視交連を収める蝶形骨上面の溝).
o. hyperesthesia 光線過敏症.
o. iridectomy 光学的虹彩切除術 [医学] (角膜混濁の療法. von Graefe), = optical iridectomy, iridectomia optica.
o. isomerism 光学異性.
o. keratoplasty 視力補充角膜移植〔術〕 [医学].
o. labyrinthine reflex 視覚性立ち直り反射 [医学].
o. layer [TA] 視神経層*, = stratum opticum [L/TA].
o. lobe 視葉 [医学], 二対体(下等脊椎動物の上丘), = corpora bigemina.
o. nerve [TA] 視神経(第2脳神経), = nervus opticus [L/TA].
o. nerve〔Ⅱ〕 [TA] 視神経, = nervus opticus〔Ⅱ〕[L/TA].
o. nerve atrophy 視神経萎縮〔症〕 [医学].
o. nerve disease 視神経疾患 [医学].
o. nerve glioma 視神経膠腫.
o. nerve injury 視神経損傷 [医学], = traumatic optic nerve injury.
o. nerve meningioma 視神経髄膜腫.
o. nerve tumor 視神経腫瘍(視神経に発生する腫瘍の総称).
o. neuritis 視神経炎 [医学], = papillitis.
o. neuromyelitis 視神経脊髄炎 [医学].
o. neuropathy 視神経症.
o. nystagmus 視性眼振.
o. papilla 視神経乳頭 [医学].
o. part of retina [TA] 網膜視部, = pars optica retinae [L/TA].
o. path 視覚路.
o. perineuritis 視神経外鞘炎 [医学].
o. pit 視窩 [医学].
o. placode 視板.
o. popliteal 視神経乳頭, = discus nervi optici.
o. pseudoneuritis 偽性視神経炎 [医学].
o. radiation [TA] 視放線, = radiatio optica [L/TA].
o. recess 視交叉陥凹 [医学], 視束陥凹(漏斗陥凹の前方にあって, 視束交叉まで延長する), = chiasmal recess.
o. rotation 旋光度.
o. rotatory dispersion (ORD) 旋光分散.
o. stalk 眼茎(眼胞と眼杯との細い内側部で, 視神経がこれに沿って発育する).
o. sulcus 視溝 [医学].
o. tectum 視蓋 [医学].
o. tract [TA] 視索, = tractus opticus [L/TA].
o. vertigo 眼性めまい [医学].
o. vesicle 眼胞 [医学].

op·ti·cal [áptikəl] 光学の, 視覚の, = optic.
o. activity 光学活性 [医学], 旋光度.
o. alexia 眼性失読症.
o. allach(a)esthesia 光学的異所知覚症(視野の一つ, 四分円にある実像を正反対の四分円に投射する錯覚).
o. angle 光角.
o. anisotropic body 光学的異方体.
o. antipode 光学的対掌体.
o. asymbolia 視覚不能症(見るものを正しく理解することの不能な状態. Monakow).
o. axis 光軸, 光学軸.
o. bench 光学台 [医学].
o. center 視覚中枢 [医学], 光心, 光学的中心(光線の通路と光軸とが交わる点).
o. character 光学性 [医学].
o. character recognition 光学文字認識 [医学].
o. characteristic reader 光学文字読取装置 [医学].
o. coherence tomography (OCT) 光干渉断層法.
o. constants 眼光学恒数(要式眼において, 眼球は角膜, 眼房水, 水晶体, 硝子体の4種の屈折体をもち, おのおのの光学恒数はその屈折率, 彎曲半径および厚径を実測し, ほかは光学公式により算出される. ① 角膜：前面(彎曲半径 7.7mm, 屈折力 48.83D). 後面(彎曲半径 −6.8mm, 屈折力 −5.88D). 厚さ 0.5mm (屈折率 1.376). 総屈折力 43.05D. ② 眼房水(屈折率 1.336). ③ 水晶体：前面(彎曲半径 10mm, 屈折力 5.0D). 厚さ 3.6mm (屈折率 1.386). 後面(彎曲半径 6.0mm, 屈折力 8.33D). ④ 核水晶体：前面(彎曲半径 7.911mm), 厚さ 2.416mm (屈折率 1.406). 後面(彎曲半径 −5.76mm). 水晶体＋核水晶体総屈折力 19.11D).
o. cycle 光学的循環.
o. density 光学的疎密, 光学密度, 光学的濃度.
o. diffraction 光回折 [医学].
o. dispensing 眼鏡処方.
o. exaltation 光学超過.
o. fiber 光ファイバー(一般にはガラス線維が用いられている, 光を通すための線維).
o. fiber for carbon dioxide laser 炭酸ガスレーザー用ファイバー(炭酸ガスレーザー光を通しかつ折り曲げ可能なファイバー).
o. flat 光線定盤, 光学平面ガラス(平面の等不等を測定するために用いる).
o. glass 光学ガラス [医学] (眼鏡用の).
o. illusion 光学的錯覚, 錯視〔症〕 [医学].
o. image 視像.
o. inactivation 光学不活性化 [医学].
o. index 光学指数 [医学] (顕微鏡の拡大率と開口値を考慮して, 対物鏡を比較するために用いる定数).
o. indicatrix 屈折率楕円体.
o. instrument 眼科装置 [医学].
o. isomer 光学異性体 [医学], 鏡像異性体, = mirror image isomer.
o. isomerism 光学異性 [医学] (旋光性の相違が起こり, 右旋性では *d* または D, 左旋性では *l* または L で表す).
o. isotropy 光学的等方性.
o. lever 光学てこ, 光学梃子.
o. manometer 光学圧力計 [医学] (圧力波動を正確に自記する装置).
o. microscope 光学顕微鏡.
o. middle point 光学的中央点, 光心(レンズの両面の曲率の中心間の距離を曲率半径の比に内分する点).
o. parallel 光線平行定盤.
o. path 光路 [医学], 光学距離.
o. path difference 光路差 [医学].
o. path length 光路程.
o. property 光学的性質 [医学].
o. purity 光学純度 [医学].
o. pyrometer 光高温計 [医学], 光学的高温計.
o. reader 光学読取り機 [医学].
o. resolution 光学分割 [医学].
o. righting reflex 視覚正位反射 [医学] (水平または熟知物体に基づき視覚により, 体位の不自然性を正すこと).
o. rotation 旋光 [医学], 旋光度(光学活性物質が偏光面を回転する角度のこと).
o. rotatory dispersion 旋光分散 [医学].
o. sensitization ① 光学増感. ② 色増感.

o. system　光学系〔医学〕.
o. tube length　光学筒長〔医学〕.
o. wedge　光学くさび，光楔子（光の強さを既知の比に分光する装置）.
o. whitening agent　蛍光増白剤〔医学〕.
o. zone　光学帯.
optically active　旋光性.
optically active substance　光学活性体（旋光性を示す物質で旋光性物質ともいう．結晶の状態で旋光性を示すものと，溶液の状態で旋光性を示すものがある．前者の例は水晶 SiO_2，後者の例はグルコース，酒石酸など（不斉炭素原子をもつ分子）である）.
op·ti·cian　［aptíʃən］　① 光学器製作者．② 眼鏡士.
op·ti·cian·ry　［aptíʃənri］　眼科薬局（眼科用調剤，眼鏡などの眼科医の需要を取り扱う店）.
op·ti·co·chi·as·mat·ic　［àptikoukàiæzmǽtik］　視交叉の，= opticochiasmic.
o. arachnoiditis　視〔神経〕交差（叉）クモ膜炎.
op·ti·co·cil·i·a·ry　［àptikousíliəri］　視〔神経〕毛様体の.
o. neurectomy　視〔神経〕毛様〔体〕神経切除〔術〕〔医学〕.
o. neurotomy　視〔神経〕毛様体神経切離〔術〕〔医学〕，視神経毛様体神経切断術.
opticofacial reflex　閉瞼反射〔医学〕，瞬目反射〔医学〕，視覚顔面反射（物体が視野に突入したときの閉眼による防御反射），= winking reflex.
op·ti·co·my·e·li·tis　［àptikoumaiəláitis］　視神経鞘炎.
op·ti·co·na·si·on　［àptikənéisiən］　視神経鼻根点（視神経孔から鼻根点までの距離）.
opticopapillomacular neuritis　（軸性視神経炎），= axial optic neuritis.
op·ti·co·pu·pil·lary　［àptikoupjú:pilәri］　視神経乳頭の.
op·tics　［áptiks］　光学（光線の法則，屈折，反射および視覚との関係を研究する学問）．形 optical.
op·ti·mal　［áptiməl］　最適〔医学〕.
o. condition　最適条件〔医学〕.
o. diet　適量食〔医学〕.
o. dose　適量〔医学〕，= optimum dose.
o. health　オプティマルヘルス（理想的な健康状態をいう）.
o. nutrition　最適栄養〔医学〕.
o. pH　最適 pH，= optimum pH.
o. point　最適点，= eqivalent point.
o. position　機能肢位〔医学〕.
o. proportion　最適比〔医学〕，至適比率（抗原と抗体が結合して最も速く沈降物が生成する際の抗原と抗体の相対濃度をいう）.
o. ratio　最適比.
o. sensitivity　最適感度〔医学〕.
o. speed　至適速度〔医学〕.
o. temperature　最適温度〔医学〕.
o. value　至適値〔医学〕.
o. work　最適作業，至適作業.
op·ti·mate　［áptimət］　最適値〔医学〕，至適値.
op·ti·max·i·ga·tion　［àptimæksigéiʃən］　最適化〔医学〕.
op·tim·e·ter　［aptímitər］　屈折計，視力計，= opsiometer，optometer.
op·ti·mism　［áptimizəm］　①楽観，楽天主義．② 安心感（病気の経過についていう）．形 optimistic.
op·ti·mi·za·tion　［áptimizèiʃən］　最適化〔医学〕.
op·ti·mum　［áptiməm］　最適〔の〕，至適．形 optimal.
o. allocation　最適配分.
o. allocation of sample　標本の最適配分〔医学〕.
o. condition　至適条件〔医学〕.
o. cure　最適加硫，= optimum vulcanization.
o. dose　適量〔医学〕.
o. estimate　最適推定量.
o. flow rate　適正潅流量〔医学〕.
o. pH　最適 pH〔医学〕，至適 pH〔医学〕.
o. point of coagulation　最適凝集点〔医学〕.
o. population　適度人口〔医学〕.
o. proportion　最適比〔医学〕.
o. ratio　最適比〔医学〕.
o. requirement　至適必要量〔医学〕.
o. sensitivity　最大感度，最適感度.
o. temperature　至適温度〔医学〕，最適温度.
o. timing for control　防除適期.
optimun temperature　適温.
optional surgery　任意希望の手術〔医学〕.
op·tist　［áptist］　眼鏡士，= optician.
opto-　［aptou, -tə］　視力または光学との関係を表す接頭語.
op·to·blast　［áptəblæst］　視芽細胞（網膜神経節にある大きな細胞）.
op·to·dy·na·mom·e·ter　［àptoudàinəmámitər］　近点測定器，調節度計.
op·to·e·lec·tron·ics　［àptouìlektrániks］　オプトエレクトロニクス（光テクノロジーと電子工学とのそれぞれの長所，利点をうまく組み合わせてできた技術分野のこと）.
op·to·gram　［áptəgræm］　オプトグラム（① Küehne の考えでは，網膜の映像は視紅が光に対して変化するので像が結ばれるという歴史的概念．② 眼底写真），網膜光像〔医学〕.
op·to·ki·net·ic　［àptoukainétik］　視〔線運〕動性の〔医学〕，視覚性運動の，= optomotor.
o. afternystagmus (OKAN)　視〔線運〕動性後眼振〔医学〕.
o. inversion　視〔線運〕動性倒錯現象〔医学〕.
o. nystagmus (OKN)　視〔線運〕動性眼振〔医学〕，動体注視眼振.
o. pattern (OKP)　視〔線運〕動性眼振パターン〔医学〕.
o. pattern test　視〔線運〕動性眼振パターン検査〔医学〕.
o. reflex　視覚性運動反射〔医学〕.
o. response (OKR)　視運動性〔眼球〕反応.
op·to·me·ninx　［àptəméniŋks］　網膜，= retina.
op·tom·e·ter　［aptámitər］　オプトメータ〔医学〕，眼計測計，= opsiometer，optimeter.
op·tom·e·trist　［aptámitrist］　視力検査者，眼鏡検定士〔医学〕（一般医師以外で視力検査を職業とする者）.
op·tom·e·try　［aptámitri］　検眼〔医学〕，視力検査法，= Scheiner test.
op·to·mo·tor　［áptəmoutər］　= optokinetic.
op·to·my·om·e·ter　［àptoumaiámitər］　眼球回転計，= opthalmotropometer.
op·to·phone　［áptəfoun］　光音器（盲人が聴覚により色覚を得るように作った器械で，光波が聴波に転換するように工夫してある）.
op·to·stri·ate　［àptoustráieit］　視床線状体の.
op·to·type　［áptoutàip］　指標.
op·to·types　［áptətaips］　視力表〔医学〕，= test letters.
O·pun·tia　［oupʌ́nʃiə］　ウチワサボテン属（サボテン科 *Cactaceae* の一属），= prickly-pears.
O. vulgaris　タンシウチワ（ホメオパチーに使用された）.
OPV　oral poliovirus vaccine 経口ポリオウイルスワクチンの略.
OR　① operating room 手術室の略．② optimum re-

quirement 至適必要量の略. ③ oxygen requirement 酸素需要量の略.
ora [ɔ́:rə] [L] ① 縁. 複 orae. ② 口 (os の複数).
o. serrata [L/TA] 鋸状縁 (網膜の視部 pars optica と盲部 pars caeca との境界), = ora serrata [TA].
o. serrata retinae 鋸状縁.
or·ad [ɔ́:ræd] 口の方, 口縁側の.
o·ral [ɔ́:rəl] 口の, 経口的.
o. administration 経口〔的〕投与, 内服, = peroral administration.
o. anatomy 口腔解剖学.
o. antiallergics 経口抗アレルギー薬〔医学〕.
o. antidiabetic agent 経口抗糖尿病薬〔医学〕.
o. apraxia 発語器官失行〔症〕〔医学〕.
o. arch 口蓋弓.
o. atresia 口腔閉鎖〔症〕〔医学〕.
o. auditory method 聴覚口話法, = combined methods.
o. bacteriology 口腔細菌学〔医学〕.
o. biology 口腔生物学〔医学〕.
o. candidiasis 口腔カンジダ症〔医学〕.
o. cavity [TA] 口腔, = cavitas oris [L/TA].
o. cavity proper [TA] 固有口腔, = cavitas oris propria [L/TA].
o. character 口唇的性格〔医学〕, 口愛性格 (Freud によって人から愛されることを貪欲に求める自己愛的な人格とされた).
o. cholecystography 経口胆嚢造影〔医学〕.
o. commissure 口裂.
o. consent 口頭による同意〔医学〕.
o. contraceptive (OC) 経口避妊薬.
o. contraceptive agent 経口避妊薬〔医学〕.
o. deformity 口腔奇形〔医学〕.
o. diagnosis 口腔診断〔学〕〔医学〕.
o. diagnostics 口腔診断〔学〕〔医学〕.
o. diaphragm 口底隔膜〔医学〕.
o. disc 口盤.
o. disease 口腔疾患〔医学〕.
o. dyscinesia 口囲ジスキネジア (口唇, 舌, 下顎に現れる不規則な持続性の不随意運動).
o. dyskinesia 口〔部〕ジスキネジア〔医学〕.
o. dysodia 口臭症〔医学〕, 口気悪臭症.
o. epithelial nevus 口腔上皮〔性〕母斑.
o. examination 口頭試問.
o. exploration 口探索行為.
o.-facial apraxia 口部顔面失行.
o.-facial-digital syndrome 口顔面指症候群.
o. feeding 経口栄養〔医学〕.
o. fissure [TA] 口裂, = rima oris [L/TA].
o. floor 口底〔医学〕.
o. flora 口腔菌叢 (そう) 〔医学〕.
o. focal infection 口腔巣性感染〔医学〕.
o. fossa 口窩〔医学〕.
o. gland 口腔腺〔医学〕.
o. glucose tolerance test (OGTT) 経口ブドウ糖負荷試験.
o. habit 口癖 (くちぐせ) 〔医学〕.
o. health 口腔衛生〔医学〕.
o. hemorrhage 口腔出血〔医学〕.
o. hygiene 口腔衛生〔医学〕.
o. hygiene index 口腔衛生指数〔医学〕.
o. immunization 経口免疫〔医学〕.
o. immunotherapy 経口免疫療法〔医学〕.
o. indefinite pain 口腔不定疼痛症.
o. infection 経口感染〔医学〕, 口腔感染〔医学〕.
o. insulin substitute 経口〔的〕インスリン代用薬.
o. intake 経口摂取〔量〕.
o. leukoderma 口腔白斑〔医学〕.
o. leukoplakia 口腔白板〔症〕〔医学〕.
o. lichen planus 口腔扁平苔癬.
o. manifestation 口腔症状発現〔医学〕.
o. membrane = buccopharyngeal membrane.
o. microbial flora 口腔微生物叢 (そう) 〔医学〕.
o. microbiology 口腔微生物学〔医学〕.
o. microbiota 口腔微生物叢 (そう) 〔医学〕.
o. moniliasis 鵞口瘡〔医学〕.
o. mycosis 口腔真菌症〔医学〕.
o. neurosis 口腔神経症〔医学〕.
o. nutrition 経口栄養法〔医学〕.
o. olfaction 経口〔性〕嗅覚〔医学〕.
o. opening [TA] 口裂, = rima oris [L/TA].
o. organ 口器.
o. oxytetracycline for suspension 経口内服用.
o. paresthesia 口腔異常感症.
o. part 口部〔医学〕.
o. part of pharynx 咽頭口部, = pars oralis pharyngis.
o. pathology 口腔病理学〔医学〕.
o. petit mal 口部小発作〔医学〕.
o. pharyngeal membrane 口咽頭膜〔医学〕.
o. pharynx 咽頭口部, = pars oralis pharyngis.
o. phase 口愛期.
o. phimosis 小口〔症〕〔医学〕.
o. pill 経口避妊薬〔医学〕.
o. plate 口板 (胎児の口腔と咽頭との中間に開孔する部分), = buccopharyngeal membrane.
o. poliovirus vaccine (OPV) 経口ポリオウイルスワクチン.
o. pontine reticular nucleus [TA] 吻側橋網様体核, = nucleus reticularis pontis rostralis [L/TA].
o. portion of tongue 舌体〔部〕〔医学〕.
o. prophylaxis 口腔予防〔法〕〔医学〕.
o. provocation test 経口誘発試験〔医学〕.
o. psoriasis 口腔乾癬 (せん) 〔医学〕.
o. psychosomatic disorder 口腔心身症.
o. region [TA] 口部, = regio oralis [L/TA].
o. rehabilitation オーラルリハビリテーション, = occlusal reconstruction.
o. rehydration 経口輸液〔医学〕.
o. rehydration therapy (ORT) 経口補水療法.
o. respiration 口呼吸〔医学〕.
o. sadism 口腔加虐愛.
o. sepsis 口腔腐敗症〔医学〕, 口腔敗血症.
o. sinus 口窩, = stomod(a)eum.
o. spine 口棘.
o. stage 口唇期〔医学〕.
o. streptococci 口腔レンサ球菌 (口腔, 上気道に常在する菌群で, う蝕や細菌性心内膜炎の原因菌を含む).
o. submucous fibrosis 口腔粘膜下線維症〔医学〕.
o. subnucleus [TA] (吻側亜核*), = subnucleus oralis [L/TA].
o. sucker 口吸盤 (吸虫類の).
o. surgeon 口腔外科医〔医学〕.
o. surgery 口腔外科学〔医学〕.
o. tablet 口内 (口腔) 錠〔医学〕.
o. teeth (前歯), = anterior teeth.
o. temperature 口腔温〔医学〕.
o. therapeutics 口腔治療学〔医学〕.
o. thermometer 口腔体温計.
o. tissue 口腔組織〔医学〕.
o. tolerance 経口寛容 (ある抗原で経口的に感作した個体に対して, 同一抗原を経口, 非経口で投与しても, 免疫学的無反応の状態のこと), 経口免疫寛容.
o. tooth 口歯, = anterior tooth.
o. toxin 経口毒素〔医学〕.

o. tuberculosis 口腔結核［医学］.
o. tumor 口腔腫瘍［医学］.
o. urography 経口式尿路造影術.
o. vaccine 経口ワクチン.
o. vestibule [TA] 口腔前庭，= vestibulum oris [L/TA].
o. whiff 口腔吹音（ドランモンド徴候），= Drummond sign.

o·ra·le [ɔrá:li, -réi-] オラーレ，口蓋点（頭蓋測定上の用語で，内切歯の歯槽骨の舌縁の切線を硬口蓋に延長するとき，正中矢状線と交差する硬口蓋前方の一点）.

o·ral·i·ty [ɔ:rǽliti] ① 口愛（Freud は口愛の証例として，小児期の指しゃぶり，成人期の前戯的な行為—接吻などの観察をあげた）. ② 口唇性.

o·ral·o·gy [ɔ:rǽləʤi] ① 口腔衛生学，= oral health, oral hygiene. ② 口腔学.

or·ange [ɔ́:rinʤ] ① オレンジ（ミカン科 *Rutaceae* の一属ダイダイ［橙］属の *Citrus aurantium* およびその果実 fructus aurantii). ② オレンジ色の.
o. Ⅰ オレンジⅠ，= trop(a)eolin OOO No. 1.
o. Ⅱ オレンジⅡ（酸性モノアゾ染色薬），= trop(a)eolin OOO No. 2.
o. Ⅲ オレンジⅢ，= helianthin(e) B.
o. Ⅳ オレンジⅣ，= trop(a)eolin OO.
o. bitters 橙皮苦味剤.
o. flower 橙花.
o. flower oil 橙花油（*Citrus aurantium* の花から蒸留により得られる複合揮発油），=oleum aurantii floris, neroli oil.
o. G オレンジG $C_6H_5N{=}NC_{10}H_4(SO_2ONa)_2OH$（原形質の染色薬）.
o. MN オレンジ MN，= trop(a)eoline G.
o. N オレンジN，= trop(a)eoline OO.
o. oil = orange peel oil.
o. peel 橙皮.
o. peel oil 橙皮油（*Citrus sinensis* の果皮から得られる揮発油），= oleum aurantii corticis.
o. peel sign ミカンの皮徴候（脂肪腫診断上の一徴候で，指に腫瘍をつかんで加圧すると平行して増殖した線維性肉柱の牽引により皮膚面にミカンの皮のような凸凹が生ずる）.
o. peel skin とう（橙）皮状皮膚［医学］.
o. red 赤鉛 Pb_3O_4（赤色四三酸化鉛），= sandix.
o. SS オレンジ SS.

orang·ou·tang [ɔ:rǽŋu:tæ̀n, -ræ̀ŋu:tǽŋ] オランウータン，ショウジョウ［猩猩］，= orangutan.

Orbeli, Leon Abgarovich [ɔ:bél:] オルベリ（1882-1958，ロシアの自然科学者）.
O. effect オルベリ効果（運動神経の刺激によって起こる筋疲労は，その交感神経を同時に刺激すると減退する）.

or·bic·u·lar [ɔ:bíkjulər] ① 輪筋の. ② 輪状の，円形の.
o. ligament 輪状靱帯.
o. ligament of radius 橈骨輪状靱帯，= ligamentum annulare radii.
o. muscle [TA]輪筋，= musculus orbicularis [L/TA].
o. muscle of eye 眼輪筋.
o. muscle of mouth 口輪筋.
o. reaction 閉瞼反応［医学］.
o. ring-shaped 輪状の［医学］.
o. zone 輪帯［医学］.

or·bic·u·la·re [ɔ:bìkjulá:ri, -léi-] 輪状骨（ツチ骨の長突起の一端の結節で，胎生期には独立している）.

or·bic·u·la·ris [ɔ:bìkjulá:ris] 輪筋（口輪筋，眼輪筋など）.
o. muscle 輪筋.
o. oculi [TA] 眼輪筋，= musculus orbicularis oculi [L/TA].
o. oculi muscle 眼輪筋.
o. oculi reflex 眼輪筋反射［医学］，= eye-lid reflex.
o. oris [TA] 口輪筋，= musculus orbicularis oris [L/TA].
o. oris muscle 口輪筋.
o. oris reflex 口輪筋反射［医学］.
o. phenomenon 眼輪筋現象，輪筋現象（片麻痺患者が正常の1眼を閉鎖せずには，病的眼を閉じることができない），= Westphal-Pilcz phenomenon.
o. pupillary reflex 輪筋瞳孔反射.
o. reaction 眼輪筋反応，= Pilcz-Westphal phenomenon.
o. sign 眼輪筋徴候（片麻痺において健側の眼を開けたまま患側の眼を閉じることはできない）.

orbiculoanterocapsular fiber 輪状前被膜線維（硝子体の前境界に近く最も後方にある主線維）.

orbiculociliary fiber 輪状毛様体線維（輪状帯から毛様体に達する副線維）.

orbiculoposterocapsular fiber 輪状後被膜線維（毛様体輪を包む硝子膜の延長から出る主線維）.

or·bic·u·lus [ɔ:bíkjuləs] 輪. 複 orbiculi.
o. ciliaris [L/TA] 毛様体輪（毛様体前面にある灰白色小輪状物），= orbiculus ciliaris [TA].
o. oculi reflex 眼輪筋反射［医学］.

or·bit [ɔ́:bit] [TA] 眼窩，= orbita [L/TA]. 形 orbital.
o.-orbit interaction 軌道軌道〔間〕相互作用.

or·bi·ta [ɔ́:bitə] [L/TA] 眼窩，= orbit [TA]. 複 orbitae.

or·bi·tae [ɔ́:biti:] 眼窩（orbita の複数）.

or·bi·tal [ɔ́:bitəl] ① 眼窩の. ② 軌道の.
o. abscess 眼窩〔内〕膿瘍［医学］.
o. apex 眼窩尖.
o. apex syndrome 眼窩先端症候群（純然たる蝶骨裂症候群で，第2脳神経は無傷，腫瘍性であるため眼突出が起こる），= Rollet syndrome.
o. axis 眼窩軸.
o. branch [TA] 眼窩枝，= ramus orbitalis [L/TA].
o. canal 眼窩管，= ethmoid canal.
o. cavity [TA] 眼窩腔*，= cavitas orbitalis [L/TA].
o. cellulitis 眼窩蜂巣織炎［医学］，眼窩蜂巣炎.
o. contents 眼窩内容.
o. convolution 眼窩回（前頭葉の内回，前回，後回）.
o. electron 軌道電子［医学］.
o. electron capture 軌道電子捕獲［医学］.
o. exentration 眼窩内容除去.
o. fascia 眼窩筋膜.
o. fat body [TA] 眼窩脂肪体，= corpus adiposum orbitae [L/TA].
o. floor 眼窩底（床）［医学］.
o. foramen 眼窩孔.
o. fork 眼窩尾叉［医学］.
o. function 軌道関数（原子核のまわりを運動する電子の波動関数のこと）.
o. gyri [TA] 眼窩回，= gyri orbitales [L/TA].
o. gyrus 眼窩回.
o. height 眼窩上下の距離.
o. hernia 眼窩ヘルニア.
o. hypertelorism 両眼隔離〔症〕［医学］.
o. index 眼窩指数［医学］（眼窩の高さと広さとの比で，次の種類に区別する）.

扁平眼窩	X－75.9	高眼窩	85.0－X
中等眼窩	76.0－84.9		

o. inlet syndrome 眼窩口症候群〔医学〕.
o. lamina 眼窩板〔医学〕.
o. lamina of ethmoid bone 篩骨眼窩板.
o. layer of ethmoid bone 〔篩骨の〕眼窩板.
o. lobe 眼窩葉（眼窩の上部に位置する前頭葉の部分）.
o. lobotomy 眼窩式ロボトミー，眼窩式前頭葉切断術.
o. margin [TA] 眼窩縁，= margo orbitalis [L/TA].
o. muscle [TA] 眼窩筋，= musculus orbitalis [L/TA].
o. neoplasm 眼窩新生物（腫瘍）〔医学〕.
o. opening [TA] 眼窩口，= aditus orbitalis [L/TA].
o. ophthalmoplegia 眼窩性眼筋麻痺.
o. paragonimiasis 眼窩肺吸虫症.
o. parasite 眼窩寄生体.
o. part [TA] 眼窩部，= pars orbitalis [L/TA].
o. part of frontal bone 前頭骨眼窩部.
o. part of lacrimal gland 涙腺の眼窩部.
o. part of optic nerve 視神経眼窩部，= pars orbitalis nervi optici.
o. part of orbicularis oculi muscle 眼輪筋の眼窩部.
o. plane 眼窩平面〔医学〕.
o. plate [TA] 眼窩板，= lamina orbitalis [L/TA].
o. plate of ethmoid bone 篩骨眼窩板.
o. point 眼〔窩〕点〔医学〕.
o. process [TA] 眼窩突起，= processus orbitalis [L/TA].
o. region [TA] 眼窩部，= regio orbitalis [L/TA].
o. roof 眼窩上壁〔医学〕.
o. septum [TA] 眼窩隔膜，= septum orbitale [L/TA].
o. sulci [TA] 眼窩溝，= sulci orbitales [L/TA].
o. surface [TA] 眼窩面，= facies orbitalis [L/TA].
o. suture 眼窩の縫合.
o. tubercle [TA] 眼窩隆起，= tuberculum orbitale [L/TA].
o. tubercle of zygomatic bone 頬骨の眼窩隆起.
o. undercutting 眼窩〔下〕式皮質下切除術.
o. valency 軌道原子価.
o. veins [TA] 眼窩の静脈，= venae orbitae [L/TA].
o. wall 眼窩壁〔医学〕.
o. width 眼窩横経（① 涙骨点と眼窩外縁の前端との間の距離 (Broca)．② 前頭涙骨縫合と涙溝の後端との間の距離）.

or·bi·ta·le [ɔ̀:bitéili] オルビターレ，眼〔窩〕点〔医学〕（頭蓋測定上の用語で，眼窩の最下点をいうのであるが，測定にはポリオンとともに Frankfort 水平面を表すために利用する点）．複 orbitalia.
o. plane 眼窩平面，= planum orbitale.

or·bi·ta·lis [ɔ̀:bitéilis] [TA] 眼窩筋，= musculus orbitalis [L/TA].
o. muscle 眼窩筋.

or·bi·tog·ra·phy [ɔ̀:bitágrəfi] 眼窩造影〔法〕.
orbitomeatal line 眼窩外耳道線，眼窩外耳孔線.
orbitomeatal plane 耳眼面.
or·bi·to·na·sal [ɔ̀:bitounéizəl] 眼窩鼻腔の.
o. index 眼窩鼻根指数（眼窩鼻根の最大距離×100を眼窩外縁間の距離で除して得る値）.

扁平眼	X－109.9	突出眼	113.0－X
中等眼	110.0－112.9		

or·bi·to·nom·e·ter [ɔ̀:bitənámiter] 眼窩内圧計〔医学〕，= piezometer.
or·bi·to·nom·e·try [ɔ̀:bitənámitri] 眼窩内圧測定〔法〕〔医学〕.
or·bi·top·a·gus [ɔ̀:bitápəgəs] 眼窩奇形腫（副胎児が主生体の眼窩に付着した奇形），= teratoma orbitae.
or·bi·to·pal·pe·bral [ɔ̀:bitoupǽlpibrəl] 眼窩眼瞼の.
o. cyst 眼窩眼瞼嚢胞.

or·bi·to·sphe·noid [ɔ̀:bitousfí:nɔid] 眼窩蝶骨 (Owen)，= orbital wing.
or·bit·o·stat [ɔ:bítəstæt] 眼窩軸測定器.
or·bi·to·tem·por·al [ɔ̀:bitoutémpərəl] 眼窩側頭の.
or·bi·tot·o·my [ɔ̀:bitátəmi] 眼窩切開術.
orbitozygomatic approach 眼窩頬骨到達〔医学〕.
Or·bi·vi·rus [ɔ̀:biváiərəs] オルビウイルス属（レオウイルス科の一属で，代表的なものとして，ヒツジに出血，浮腫，舌のチアノーゼ（ブルータング bluetongue），跛行などをひきおこすブルータングウイルスなどがある）.
or·ce·in [ɔ́:siin] オルセイン $C_{28}H_{24}N_2O_7$（オルシンから合成した赤褐色結晶物で，水には不溶，アルコールには可溶の組織染色剤）.
or·chec·to·my [ɔ:kéktəmi] 精巣摘除術，= orchiectomy.
or·chel·la [ɔ:ʃélə] オルシエラ染色剤，= archil.
orcheo– [ɔ:kiou, –iə] 精巣（睾丸）との関係を表す接頭語，= orchio–.
or·ches·tro·ma·nia [ɔ̀:kəstrouméiniə] 舞踏病，= chorea，dancing mania，St. Vitus dance.
orchi– [ɔ:ki] 精巣（睾丸）との関係を表す接頭語，= orchio–.
or·chi·al·gia [ɔ̀:kiǽlʤiə] 精巣（睾丸）痛，= orchidalgia，orchiodynia.
or·chi·auxe [ɔ:kiɔ́:ksi] 精巣（睾丸）肥大.
orch·ic [ɔ́:kik] 精巣（睾丸）の.
or·chi·cho·rea [ɔ̀:kikɔ:rí:ə] 精巣（睾丸）痙攣.
or·chid [ɔ́:kid] 精巣，= orchis.
or·chi·dal·gia [ɔ̀:kidǽlʤiə] 精巣痛〔医学〕，睾丸痛，= orchialgia.
or·chi·dec·to·my [ɔ̀:kidéktəmi] 精巣摘除術〔医学〕，睾丸摘除術.
or·chid·ic [ɔ:kídik] 精巣の，睾丸の.
o. hormone 精巣ホルモン（男性ホルモン），= testicular hormone.

or·chi·di·tis [ɔ̀:kidáitis] 精巣炎〔医学〕，= orchitis.
orchido– [ɔ:kidou, –də] 精巣（睾丸）との関係を表す接頭語，= orchio–.
or·chi·do·ep·i·did·y·mec·to·my [ɔ̀:kidouèpidìdiméktəmi] 精巣精巣上体摘除術，睾丸副睾丸摘除術.
or·chi·dom·e·ter [ɔ̀:kidámitər] 精巣計測器，睾丸計測器.
or·chi·don·cus [ɔ̀:kidáŋkəs] 精巣腫瘍，睾丸腫瘍.
or·chi·dop·a·thy [ɔ̀:kidápəθi] 精巣病，= orchiopathy.
or·chi·do·pexy [ɔ́:kidəpeksi] 精巣固定〔術〕〔医学〕，= orchiopexy.
or·chi·do·plas·ty [ɔ́:kidəplæ̀sti] 精巣形成術，= orchioplasty.
or·chi·dop·to·sis [ɔ̀:kidaptóusis] 精巣下垂，睾丸下垂.
or·chi·dor·rha·phy [ɔ̀:kidɔ́:rəfi] 精巣縫合術，= orchiorrhaphy.
or·chi·do·ther·a·py [ɔ̀:kidəθérəpi] 精巣（睾丸）抽出剤療法.
or·chi·dot·o·my [ɔ̀:kidátəmi] 睾丸切開術，= orchotomy.
or·chi·ec·to·my [ɔ̀:kiéktəmi] 精巣摘除術，睾丸

摘除術.
or·chi·en·ceph·a·lo·ma [ɔ̀:kiènsefəlóumə] 精巣(睾丸)腫瘤.
or·chi·ep·i·did·y·mi·tis [ɔ̀:kièpidìdimáitis] 精巣精巣上体炎 [医学], 睾丸副睾丸炎.
or·chi·lyt·ic [ɔ:kilítik] 精巣破裂の, 睾丸破裂の.
orchio– [ɔ:kiou, –kiə] 精巣(睾丸)との関係を表す接頭語.
or·chi·o·ca·tab·a·sis [ɔ̀:kioukətǽbəsis] 精巣下降, 睾丸下降.
or·chi·o·cele [ɔ́:kiəsi:l] 陰嚢ヘルニア.
or·chi·o·dyn·ia [ɔ̀:kiədíniə] 精巣痛, 睾丸痛.
or·chi·o·my·e·lo·ma [ɔ̀:kioumaiəlóumə] 精巣骨髄腫, 睾丸骨髄腫.
or·chi·on·cus [ɔ̀:kiáŋkəs] 睾丸腫瘍, = orchidoncus.
or·chi·o·neu·ral·gia [ɔ̀:kiounju:rǽlʤiə] 精巣神経痛, 睾丸神経痛.
or·chi·op·a·thy [ɔ̀:kiápəθi] 精巣障害, 精巣病, 睾丸病.
or·chi·o·pexy [ɔ́:kiəpeksi] 精巣固定術 [医学], 睾丸固定術.
or·chi·o·plas·ty [ɔ́:kiəplæ̀sti] 精巣形成術, 睾丸形成術.
or·chi·or·rha·phy [ɔ̀:kiɔ́:rəfi] 精巣縫合術, 睾丸縫合術.
or·chi·os·che·o·cele [ɔ̀:kiáskiəsi:l] 陰嚢腫を伴う陰嚢ヘルニア.
or·chi·o·scir·rhus [ɔ̀:kiəskírəs] 精巣硬性腫, 睾丸硬性腫.
or·chi·ot·o·my [ɔ̀:kiátəmi] 精巣切開術, 睾丸切開術, = orchotomy.
or·chis [ɔ́:kis] [L/TA] ① 精巣, = testis [TA]. ② 睾丸.
or·chi·tis [ɔ:káitis] 精巣炎 [医学], 睾丸炎(急性と慢性とに区別される). 形 orchitic.
o. gummosa 精巣(睾丸)ゴム腫(梅毒の第3期にみられる).
o. metastatica 転移性精巣炎, 転移性睾丸炎.
o. parotidea 耳下腺性精巣炎, 耳下腺性睾丸炎.
o. variolosa 痘瘡性精巣炎, 痘瘡性睾丸炎.
or·chi·to·lyt·ic [ɔ̀:kitəlítik] 精巣〔組織〕破壊性の, 睾丸〔組織〕破壊性の.
or·chit·o·my [ɔ:kítəmi] 精巣切開術, 睾丸切開術, = orchotomy, orchiotomy.
or·chot·o·my [ɔ:kátəmi] 精巣切開術, 睾丸切開術, = orchiotomy, orchitomy.
or·cin [ɔ́:sin] オルシン 化 3,5–dihydroxytoluene $O_7H_8O_2$–H_2O (地衣類から得られる白色結晶体で, 空気中では赤色化する), = orcinol, 5–methylresorcinol.
o. test オルシン試験(ペントースの呈色反応. 濃塩酸と水との等容混液100mLにオルシン1gを加えたものに少量の塩化鉄(Ⅲ)溶液を添加して試薬をつくり, その3mLを被検物に加えて15分間加温すると, ペントースがあれば, 赤色から青色, さらには緑青色を呈する), = Bial test.
orcine reaction オルシン反応, = orcinol reaction.
or·cin·ol [ɔ́:sinɔ:l] オルシノール, = orcin.
o. reaction オルシノール反応, = orcine reaction.
o. test オルシノール試験, = Bial test.
or·ci·pren·a·line [ɔ:siprénəli:n] オルシプレナリン.
o. sulfate オルシプレナリン硫酸塩 $(C_{11}H_{17}NO_3)_2$・H_2SO_4 : 520.59 (硫酸オルシプレナリン. レゾルシノールアミン系交感神経興奮薬, 抗不整脈薬, 気管支拡張薬. 気管支喘息, 慢性気管支炎, 気管支拡張症, 肺気腫に適用). (→ 構造式)

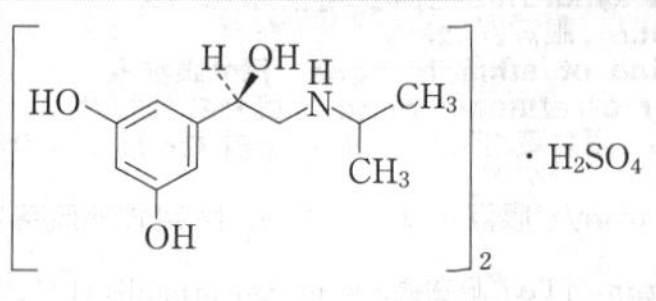

および鏡像異性体

or·cyl al·de·hyde [ɔ́:sil ǽldihaid] オルシルアルデヒド 化 4,6–dihydro–*o*–toluylaldehyde $(OH)_2C_6H_2(CH_3)CHO$.
ORD optic rotatory dispersion 旋光分散の略.
Ord, William Miller [ɔ́:d] オルド(1834–1902, イギリスの外科医).
O. operation オルド手術(関節の新生癒着を剥離する方法).
or·deal [ɔ:dí:l] (古代ゲルマン民族の間に行われた裁判法).
o. bark (マメ科植物, 有毒の樹皮).
o. bean カラバル豆, = ordeal nut, Calabar bean, physostigma.
or·der [ɔ́:dər] ① 順序, 秩序, 順位 [医学]. ② 位数, 階数. ③ 次数(化学反応の). ④ 目(動植物の分類上, 綱 class と科 family との中間にある部門). 形 orderly.
o.–disorder 秩序無秩序.
o. of bond 結合次数.
o. of perturbation 摂動の次数.
o. of reaction 反応次数 [医学] (化学反応の速度は, 反応物質の濃度に依存し, 反応の速度をv, 各反応質の濃度を[A], [B], [C] …とすると, 一般に $v = k[A]^{n_1}[B]^{n_2}[C]^{n_3}$ …で表される. kは比例定数で速度定数とよばれる. このときの $n_1 + n_2 + n_3 + \cdots = n$ のnを反応次数という).
o. rate レベル用量 [医学].
o. statistic 順序統計量.
o. type 順序型.
ordered categorial scale 順序分類尺度 [医学].
ordered mechanism 定序機構.
ordered on–random off mechanism 定序オン・ランダムオフ機構(酵素反応).
or·der·ly [ɔ́:dəli] ① オーダリ, 看護士(病人の看護を担当する男性). ② 順序正しい, 整然たる.
ordermade medicine オーダーメード医療(和製造語. テーラーメード医療ともいう. 個人の遺伝子レベルの違いに合わせた医療のこと), = personalized medicine.
or·di·nal [ɔ́:dinəl] 順序の.
o. number 順序数.
o. ranking scale 順序尺度 [医学].
or·di·nary [ɔ́:dinəri] ① 常習の. ② 通常の, 普通の.
o. cardiac muscle 固有心筋 [医学].
o. diet 普通食 [医学].
o. differential equation 常微分方程式.
o. joint strength test 常態接着試験 [医学].
o. living condition 普通生活条件 [医学].
o. phosphorus 普通リン, = vitreous phosphorus.
o. ray 常光線 [医学].
o. state 常態 [医学].
o. temperature 常温 [医学].
or·di·nate [ɔ́:dineit] 縦線, 縦座標, 縦軸. ↔ abscissa.
o. reflex 秩序反射.
or·di·na·tion [ɔ̀:dinéiʃən] 処方.
or·dure [ɔ́:djuər, –ʤər] 汚物(糞便などの排泄物).

o·ren·sin [ɔ́:rensin] オレンシン(*Adenocarpus commutatus* に存在するアルカロイド).
o·re·o·se·li·num [ɔ̀:riəsəlí:nəm] セリ科植物(薬草の一種), = imperatoria, mountain parsley.
Orestes complex オレステスコンプレックス(幼児における精神の発達，対象の喪失をめぐる葛藤のあり様をいい，ギリシャ悲劇『オレスティア三部作』に関する女性精神分析家である M. Klein の考案に由来する).
o·rex·ia [ɔ:réksiə] 食思，食欲，= orexis.
o·rex·i·gen·ic [ɔ:rèksiʤénik] 食欲を誘発する.
o·rex·i·ma·nia [ɔ:rèksiméiniə] 健啖，病的食欲亢進.
o·rex·in [ɔ:réksin] オレキシン(1998年，ヒト，ラット，マウスの視床下部から単離・同定された神経ペプチド).
o·rex·is [ɔ:réksis] 食思，食欲，= orexia.
ORF open reading frame オープンリーディングフレーム，翻訳可能領域の略.
Orf virus オルフウイルス(ポックスウイルス科のウイルスで，ヒツジなどから感染し，伝染性膿胞性皮膚炎を起こす).
orf [ɔ́:f] ① オルフ〔医学〕，ヒツジ鵞口瘡，ヒツジ潰瘍性口炎. ② 羊痘，伝染性深膿痂疹，= ecthyma contagiosum.
Orfila mu·se·um [ɔ́:filə mju:zíəm] オルフィラ博物館(Matthieu Joseph Orfila (1787–1853) が創設したパリ医科大学の解剖学博物館).
or·gan [ɔ́:gən] 臓器，器官.
  o. and tissue nematode 臓器組織寄生線虫.
  o. choice 器官選択.
  o. culture 臓器培養〔医学〕，器官培養.
  o. derangement 臓器障害〔医学〕.
  o. donor 臓器提供者〔医学〕.
  o. dose 臓器線量〔医学〕.
  o. erotism 器官愛〔医学〕(精神分析学におけるリビド発達の第1段階).
  o. extract 臓器(器官)抽出物〔医学〕.
  o. language 臓器言語，器官言語〔医学〕(身体言語，臓器言語．精神的苦痛を言葉で直接表現するのではなく身体的表現により伝達すること)，= body language, organ l., o. speech, o. jargon.
  o. neurosis 内臓神経症〔医学〕，器官神経症〔医学〕.
  o. nevus 器官母斑〔医学〕.
  o. nonspecific autoimmune disease 臓器非特異的自己免疫疾患(全身性自己免疫疾患).
  o. of Corti コルチ器.
  o. of hearing 聴〔覚〕器.
  o. of respiration 呼吸器〔医学〕.
  o. of Rosenmüller ローゼンミュラー器官.
  o. of smell 嗅覚器.
  o. of speech 言語器官〔医学〕.
  o. of taste 味覚器.
  o. of touch 触覚器〔医学〕.
  o. of vision 視覚器.
  o. of Zuckerkandl ツッカーカンドル器官.
  o.-oriented psychobiology 臓器指向精神生物学〔医学〕.
  o. pathology 器官病理学.
  o. perfusion 臓器潅流〔医学〕.
  o. perfusion system 臓器潅流システム〔医学〕.
  o. preparation 臓器製剤〔医学〕.
  o. preservation 臓器保存〔医学〕.
  o. puncture 臓器穿刺.
  o. resuscitation 臓器蘇生.
  o. selectivity 臓器選択性〔医学〕.
  o. sharing 臓器分配〔医学〕.
  o.-specific 器官特異的(特定の臓器のみに作用するホルモンなどの性質).
  o.-specific antigen 臓器特異抗原，器官特異抗原(特定の臓器に特異性を有し，種の壁を越えてひろく存在する交差反応性抗原).
  o. specific autoimmune disease 臓器特異的自己免疫疾患(自己免疫の対象が特定の臓器に限られた疾患をいう．橋本病，バセドウ病の一部，悪性貧血，アジソン病の一部，男性不妊症などがある).
  o. specificity ① 臓器特異性〔医学〕(ある特定の臓器は種を越えて共通抗原をもっており，これらの抗原に対する抗血清は他種の同一臓器と交差反応性を示すが，同じ種の他臓器とは反応しないことをいう)，器官特異性〔医学〕. ② 寄生部位特異性.
  o. survival 臓器生存〔期間〕〔医学〕.
  o. system 臓器系〔医学〕.
  o. technology 臓器工学(臓器の創生，改変に関する技術の総称．臓器移植を代替する研究分野).
  o. tolerance dose 臓器許容量〔医学〕.
  o. toxicity 臓器毒性.
  o. transplantation 器官移植，臓器移植〔医学〕(臓器を移植すること).
  o. transplantation from brain dead donor 脳死臓器移植.
  o. treatment 臓器療法，= organotherapy.
  o. weight 臓器重量〔医学〕.
or·ga·na [ɔ́:gənə] 器(organon, organum の複数).
  o. genitalia feminina externa [L/TA] 女の外生殖器，= female external genitalia [TA].
  o. genitalia masculina externa [L/TA] 男の外生殖器，= male external genitalia [TA].
  o. genitalia masculina interna [L/TA] 男の生殖器，= male internal genitalia [TA].
  o. lacrimalia 涙器.
  o. lymphoidea primaria [L/TA] 一次性リンパ性器官，= primary lymphoid organs [TA].
  o. lymphoidea secundaria [L/TA] 二次性リンパ性器官，= secondary lymphoid organs [TA].
  o. oculi accessoria 眼球付属器.
  o. sensuum [L/TA] 感覚器，= sense organs [TA].
or·ga·na·cid·ia [ɔ̀:gənəsídiə] 有機酸性胃液〔症〕.
or·ga·nel·le [ɔ̀:gənél] 細胞小器官〔医学〕，細胞器官，機能質，小器官(単細胞生物体の分化した部分で，運動などの特殊機能を営むもの)，= organella, cell-organ.
or·gan·ic [ɔ:gǽnik] 有機の，器質の，生物体の.
  o. accelerator 有機促進剤〔医学〕.
  o. acid 有機酸〔医学〕.
  o. acidemia 有機酸血症〔医学〕.
  o. albumin 組織アルブミン.
  o. analysis 有機分析〔医学〕.
  o. anosmia 器質性無嗅覚症(鼻粘膜嗅覚部異常).
  o. base 有機塩基(有機化合物の中でも塩基性を示すものが多数あり，有機塩基という)，= basic organic compound.
  o. bleeding 臓器性出血〔医学〕.
  o. brain syndrome (OBS) 器質脳症候群.
  o. catalyst 有機触媒(化学的に構造の知られた有機物質で，触媒としての作用を示す物質).
  o. chemistry 有機化学〔医学〕.
  o. circuit = reflex circuit.
  o. compound 有機化合物〔医学〕.
  o. constipation 臓器性便秘〔医学〕.
  o. contracture 臓器性拘縮〔医学〕，器質性拘縮(永続性拘縮).
  o. deafness 器質性難聴〔医学〕.
  o. dementia 器質性痴呆〔医学〕.
  o. disease 器質病.
  o. drug 有機性医薬品.

O

o. electrolyte 有機電解質.
o. epilepsy 器質性てんかん.
o. evolution 生物進化〔論〕, = biologic evolution.
o. fluoride insecticide 有機フッ素〔殺虫〕剤.
o. glass 有機ガラス(ガラスに似た外観と用途をもつ有機物質).
o. hallucination 器官幻覚〔医学〕.
o. headache 器質性頭痛〔医学〕(脳膜の構造病変によるもの).
o. hearing impairment 器質性難聴.
o. heart disease 器質性心疾患〔医学〕.
o. heart murmur 器質性〔心〕雑音〔医学〕.
o. homogenate 臓器ホモジネート〔医学〕.
o. impotence 器質性インポテンス.
o. lesion 器質的病変, = structural lesion.
o. mental disorder 器質性精神障害.
o. mental syndrome (OMS) 器質精神症候群.
o. mercurial fungicide 有機水銀〔殺菌〕剤〔医学〕.
o. molecular compound 有機分子化合物.
o. murmur 器質性〔心〕雑音〔医学〕.
o. muscle 内臓筋, = smooth muscle.
o. neurosis 器質神経症〔医学〕.
o. oxacid 有機酸素酸(COOHを含有して, OH基と結合したもの).
o. pain 器質〔性〕疼痛.
o. paralysis 器質性麻痺〔医学〕.
o. peroxide 有機過酸化物(acetozone, alphozoneなど).
o. phosphorus poison 有機リン毒.
o. pigment 有機顔料〔医学〕.
o. poison 有機毒〔医学〕.
o. principle 有機成分.
o. psycho syndrome 器質精神症状群.
o. psychosis 器質〔性〕精神病〔医学〕.
o. reaction type 器質性反応型(脳の実質の変化による精神病).
o. reagent 有機試薬〔医学〕.
o. scintillator 有機シンチレータ〔医学〕.
o. scoliosis 器質性〔脊椎〕側弯.
o. sensation 臓器感覚〔医学〕, = visceral sensation.
o. solvent 有機溶剤, 有機溶媒(物質を溶かす溶媒のうち, 有機化合物のもの).
o. solvent poisoning 有機溶剤中毒.
o. stricture 器質性狭窄〔医学〕.
o. sulfur fungicide 有機イオウ〔殺菌〕剤.
o. vertigo 器質性めまい〔医学〕.
or·gan·i·cism [ɔ:gǽnisizəm] ① 器質病説(すべての症候は器質病に原因するという説). ② 器質特異説.
or·gan·i·cist [ɔ:gǽnisist] 器質病説論者.
or·gan·i·din [ɔ:gǽnidin] オルガニジン, = iodinated glycerol.
organification defect 〔ヨード〕有機化障害.
or·gan·ism [ɔ́:gənizəm] ① 有機体, 生体〔医学〕(生物の総称). ② 生物, 微生物.
or·ga·ni·za·tion [ɔ̀:gənaizéiʃən] ① 組織化, 器〔質〕化. ② 協会, 機構〔医学〕, 編成, 体制.
o. affiliation 系列化〔医学〕.
o. center 器官形成原, = organizer.
o. chart 系統図表.
o. development 組織開発〔医学〕.
o. management 組織管理〔医学〕.
or·gan·i·za·tor [ɔ:gǽnəzeitər] 形成体.
or·ga·nize [ɔ́:gənaiz] 組織する, 器官化する, 構成する, 有機化する.
or·gan·ized [ɔ́:gənaizd] 器質化した〔医学〕.
o. clot 器質化凝血〔医学〕.
o. ferment 有機性酵素(酵素の作用をもつ生物体. 現在ほとんど使用されない用語).
o. pneumonia (OP) 器質化肺炎.
o. thrombus 組織化血栓(血栓に細血管が貫通したもの).
or·ga·niz·er [ɔ́:gənaizər] 形成体, オーガナイザー〔医学〕(脊椎動物の卵が発生する際, 嚢胚の原口上唇部が胚体の体制を決定し, なおそれ自身は陥入して脊索, 中胚葉になり, かつ近くの外胚葉を神経に分化させる複雑な作用のある部分), = organizator, organization center.
organizing pneumonia 器質化肺炎〔医学〕.
organo- [ɔ:gənou, -nə] 器官または有機性の意味を表す接頭語.
organoaluminium compound 有機アルミニウム化合物.
or·ga·no·ca·lie [ɔ̀:gənoukéili:] 電気的所在確認法.
or·ga·no·chlor·ine [ɔ̀:rgənouklɔ́:rin] 有機塩素系殺虫剤〔の〕.
o. compound 有機塩素化合物(ダイオキシン類のこと).
o. insecticide 有機塩素系殺虫薬(剤)〔医学〕(DDT, BHC, ドリン薬などがある).
o. pesticide 有機塩素系農薬〔医学〕.
or·ga·no·dy·na·mism [ɔ̀:gənədáinəmizəm] 器質力動説〔医学〕, 有機力動説(H. Eyにより提唱された新ジャクソン学説).
or·ga·no·fac·tion [ɔ̀:gənəfǽkʃən] 器官形成.
or·ga·no·fer·ric [ɔ̀:gənəférik] 有機鉄の.
or·ga·no·flu·oride [ɔ̀:gənouflú:əraid] 有機フッ素剤.
or·gan·o·gel [ɔ:gǽnəʤəl] 有機ゲル, オルガノゲル.
or·gan·o·gen [ɔ:gǽnəʤən] 有機原(炭素, 水素, 酸素, 窒素などは有機化合物をつくる元素なのでこう呼ばれる).
or·ga·no·gen·e·sis [ɔ̀:gənəʤénisis] 器官発生〔医学〕, 器官形成〔医学〕, = organogeny.
or·ga·no·ge·net·ic [ɔ̀:gənəʤənétik] 器官発生の, 器官形成の, = organogenic.
o. period 器官形成期, = organogenic period.
organogenic period 器官形成期, = organogenetic period.
or·ga·nog·e·ny [ɔ̀:gənáʤəni] 器官形成, = organogenesis.
or·ga·nog·ra·phy [ɔ̀:gənágrəfi] ① 器官学. ② 器官造影〔法〕〔医学〕.
or·ga·noid [ɔ́:gənɔid] ① 器官様の, 類器官の〔医学〕, 類臓器. ②〔細胞内〕小器官(ミトコンドリア, ゴルジ器官, リボゾーム, 小胞体などをいう).
o. neoplasm 類器官〔性〕腫瘍.
o. nevus 類器官母斑.
o. tumor 奇形腫, = teratoma.
organoiron pigment 有機鉄色素, = coprogen, ferrichrome.
or·ga·no·lep·tic [ɔ̀:gənəléptik] 感覚刺激性の.
o. test 官能検査〔医学〕.
or·ga·no·lep·tics [ɔ̀:gənəléptiks] 官能検査〔医学〕.
or·ga·nol·o·gy [ɔ̀:gənáləʤi] 器官学, 内臓学, 臓器学〔医学〕.
or·ga·no·ma [ɔ̀:gənóumə] 臓器腫(奇形嚢腫のようなもの).
or·ga·no·meg·a·ly [ɔ̀:gənəmégəli] 臓器巨大〔症〕, = visceromegaly.
or·ga·no·mer·cu·ri·al [ɔ̀:gənouməːkjú:riəl] 有機水銀化合物(有機性水銀剤で, mercurochrome, merthiolate, metaphenなどをいう).
organomercury compound 有機水銀化合物(水銀を含む有機金属化合物で, ジメチル水銀 $(CH_3)_2Hg$,

ジフェニル水銀 $(C_6H_5)_2Hg$，ヨウ化メチル水銀 CH_3HgI などが知られている．いずれも毒性が強い）．

or·ga·no·me·tal·lic [ɔ:gənoumitǽlik] 有機金属化合物の．

o. compound 有機金属化合物〔医学〕（金属原子とアルキル基，アリール基などの炭素原子が直接結合して形成された化合物であり，一般に陽性があまり強くない水素原子（炭素原子と結合している）を金属原子で置換したものをいう）．

or·ga·non [ɔ́:gənɑn] 器．複 organa．

o. olfactus 嗅覚器．

o. spirale ラセン器〔官〕（コルチ器〔官〕）．

o. status et auditus 平衡感覚器および聴覚器．

o. subcommissurale 交連下器．

o. visus 視覚器．

o. vomeronasale 鋤鼻器（ヤコブソン）．

or·ga·non·o·my [ɔ̀:gənánəmi] 生体原則．

or·ga·non·y·my [ɔ̀:gənánimi] 器官命名法．

or·ga·nop·a·thy [ɔ̀:gənápəθi] 臓器病．

or·ga·no·pex·ia [ɔ̀:gənəpéksiə] 臓器固定〔術〕，= organopexy．

or·ga·no·pex·il [ɔ̀:gənəpéksil] 類線維腫摘出法．

or·ga·no·pexy [ɔ́:gənəpeksi] 臓器固定〔術〕，= organopexia．

or·ga·no·phil [ɔ́:gənəfil] = organophilic．

or·ga·no·phil·ic [ɔ̀:gənəfílik] ① 臓器親和性の．② 有機親和性の，= organophil．

or·ga·noph·i·lism [ɔ̀:gənáfilizəm] 臓器親和性．

or·ga·no·phos·phate [ɔ̀:gənəfásfeit] ① 有機リン酸塩．② 臓器性リン酸塩．

o. insecticide 有機リン酸系殺虫剤．

organophosphorus compound 有機リン化合物（多くの場合リン原子とアルキル基またはアリール基の炭素原子が直接結合して形成された化合物のことであり，ホスフィン，ホスフィンオキシド，ホスホランなどが知られている）．

organophosphorus pesticide 有機リン系農薬，有機リン系〔殺虫〕剤．

organoplatinum compound 有機白金化合物．

or·ga·no·pol·y·sil·ane [ɔ̀:gənoupɑ̀lisílein] オルガノポリシラン．

or·ga·nos·co·py [ɔ̀:gənáskəpi] 腹腔臓器検査法．

or·ga·no·sil·ane [ɔ̀:gənəsílein] オルガノシラン．

or·ga·no·sil·a·nol [ɔ̀:gənəsílənɔ:l] オルガノシラノール（オルガノハロゲノシラン，およびオルガノアルコキシシランの水解によって得られる）．

organosilicic compound 有機ケイ素化合物（有機化合物の炭素がケイ素により置換されたもの）．

or·gan·o·sol [ɔ:gǽnəsəl] オルガノゾル〔医学〕．

or·ga·no·tax·is [ɔ̀:gənətǽksis] 趨臓器性．

or·ga·no·ther·a·py [ɔ̀:gənəθérəpi] 臓器療法．

organothiophosphate insecticide 有機チオリン酸系殺虫薬（剤）．

organothiophosphorus compound 有機リンイオウ化合物．

organotin compound 有機スズ化合物（テトラフェニスズ $(C_6H_5)_4Sn$ などが知られている）．

or·ga·no·trope [ɔ́:gənətròup] 臓器親和性の．

or·ga·no·troph [ɔ́:gənətrɑf] 有機栄養生物〔医学〕．

or·ga·no·troph·ic [ɔ̀:gənətráfik] 有機栄養の．

o. bacteria 有機栄養細菌．

or·ga·no·trop·ic [ɔ̀:gənətrápik] 臓器親和性の，臓器向性の〔医学〕．

or·ga·not·ro·pism [ɔ̀:gənátrəpizəm] 臓器向性〔医学〕，臓器親和性（ウイルスの繁殖が主として臓器で行われることで，これには単臓器向性と多臓器向性とがあり，また向汎性のこともある），= organotropy．

or·ga·not·ro·py [ɔ̀:gənátrəpi] 臓器向性（特定の臓器に対する親和性），= organotropism．

organotypic growth 器官型的成長．

or·ga·no·zo·a [ɔ̀:gənouzóuə] 臓器内原虫，内臓虫．

or·ga·nule [ɔ́:gənju:l] 感覚器受容体の終器（味蕾のような）．

or·ga·num [ɔ́:gənəm] 臓器，器官，= organ．複 organa．

o. gustatorium [L/TA] 味覚器，= gustatory organ [TA]．

o. gustus [L/TA] 味覚器，= gustatory organ [TA]．

o. juxtaorale [L/TA] 口腔周辺の器官*，= juxtaoral organ [TA]．

o. olfactorium [L/TA] 嗅覚器，= olfactory organ [TA]．

o. olfactus [L/TA]嗅覚器，= olfactory organ [TA]．

o. spirale [L/TA] ラセン器，= spiral organ [TA]．

o. subcommissurale [L/TA] 交連下器官*，= subcommissural organ [TA]．

o. subfornicale [L/TA] 脳弓下器官，脳弓下構造物*，= subfornical organ [TA]．

o. vasculosum laminae terminalis [L/TA] 終板の脈管器官*（終板〔血（脈）管〕器官），= vascular organ of lamina terminalis [TA]．

o. vestibulocochleare [L/TA] 平衡聴覚器，= vestibulocochlear organ [TA]．

o. vomeronasale [L/TA] 鋤鼻器，= vomeronasal organ [TA]．

or·gasm [ɔ́:gæzəm] 性快感〔医学〕，オルガスム〔医学〕，オーガズム，性感極期，高潮（性交中の極致），= orgasmia．形 orgastic．

or·gasm·o·lep·sy [ɔ̀:gæzməlépsi] オルガズモレプシー（性交中筋緊張が突然弛緩して，一過性の意識不明を起こすこと）．

Orgyia leucostigma （ドクガの一種．幼虫の体毛は有毒で，蕁麻疹を起こす），= white-marked tussock moth．

Or·i·ba·si·us [ɔ̀:ribéisiəs] オリベシアス（AD 325–403，Pergamos の医師．ジュリアン帝の侍医として，約 70 冊にわたる Medicinalia Collecta と題する書を著述した）．

oriens layer [TA] 多形細胞層*，= stratum oriens [L/TA]．

or·i·en·ta·ble [ɔ́:rientəbl] 方向づけが可能な．

Or·i·en·tal boil [ɔ̀:riéntəl bɔ́il] = Oriental sore．

Oriental button 東洋腫．

Oriental hemoptysis 東洋喀血，= parasitic hemoptysis．

Oriental leishmaniasis 東方腫．

Oriental ringworm 東洋白癬，= tinea imbricata, eczema marginatum．

Oriental schistosomiasis 日本住血吸虫症．

Oriental sore 東洋瘤腫，東方腫（チョウバエ［蝶䗉］により伝播される *Leishmania tropica* の感染に起因する旧大陸皮膚リーシュマニア症），= Aleppo boil, Bagdad b., Delhi b., Oriental b., tropical sore, Biskra button, Kandahar sore, Tashkent ulcer．

Oriental ulcer オリエンタル潰瘍．

oriental bezoar ゴオウ［牛黄］（ウシ胆嚢中の結石．強心，鎮痙，鎮痛，解熱，解毒に用いられる）．

oriental medicine 東洋医学〔医学〕（日本では漢方医学と鍼灸医学のことをいう）．

oriental philology 東洋文献学〔医学〕．

ori·en·ta·tion [ɔ̀:rientéiʃən] ① 定位，見当識〔医学〕，方向づけ（外界との関係を決定すること）．② 配向（化学の）．

o. course 入門（新しく学ぶ学科に対する入門課程）．

o. disturbance 見当識障害〔医学〕．

O

o. plate 基準板〔医学〕.
o. polarization 配向分極〔医学〕.
o. reflex 探索反射〔医学〕. → investigating reflex.
o. selectivity 方位選択性〔医学〕.
o.-sensitive neuron 方位感受性ニューロン.
o. suture 定位縫合〔医学〕.
o. test 見当識試験(時日，曜日，年月などを正確に認知しているか否かの検査).
or·i·ent·ed [ɔ́:rientid] 方向づけられた，有向の.
o. direction 有向距離.
O·ri·en·tia [ɔ̀:riénʃiə] オリエンチア属(リケッチアの一属).
O. tsutsugamushi オリエンチア・ツツガムシ(恙虫病の原因となる．旧名 *Rickettsia tsutsugamushi*).
orienting impression 早取り印象.
orienting reflex 指向反射〔医学〕，探索反射〔医学〕.
orienting response 定位反応(身近に新しい刺激が加えられた場合，その刺激を感覚器官が感知し，刺激に反応するための一定方向の反射，反応).
or·i·en·to·my·cin [ɔ̀:rientoumáisin] オリエントマイシン(抗生物質の一つ)，= oxamycin.
orifacial angle 口顔角(上顎そしゃく面を通る線と顔面線とがつくる角).
or·i·fice [ɔ́:rifəs] 口，孔〔医学〕，開口〔部〕〔医学〕. 形 orificial.
o. meter オリフィス流量計〔医学〕.
o. of ileal papilla [TA] 回腸口，= ostium ileale [L/TA].
o. of vermiform appendix [TA] 虫垂口，= ostium appendicis vermiformis [L/TA].
or·i·fi·cial·ist [ɔ̀:rifíʃəlist] 孔口治療専門医.
or·i·fi·ci·um [ɔ̀:rifíʃiəm] 口，= orifice. 複 orificia.
o. externum canalis isthmi 外峡管口.
o. externum uteri 外子宮口.
o. internum canalis cervici = orificium internum uteri.
o. internum canalis isthmi 内峡管口.
o. internum urethrae 内尿道口.
o. internum uteri 内子宮口(解剖的内子宮口 o. internum uteri anatomicum と組織的内子宮口 o. internum uteri histologicum とがある).
o. uretericum 尿管口.
o. uteri 子宮口.
or·i·gin [ɔ́:ridʒin] 起始(筋の)，起原，原点，由来，発生.
o. of heart beat 心拍動起始部.
o. of life 生命の起源.
o·rig·i·nal [əríʤinəl] ① 独創的な. ② 根源の，起原の〔医学〕，最初の.
o. antigen sin 抗原原罪説〔医学〕.
o. antigenic sin 原抗原罪(最初の免疫原とは異なる免疫原によって抗体産生が起こる際に，第2の免疫原より最初の免疫原に強く反応を生じる現象．A型インフルエンザウイルスの異なる株の感染が続いて起こった際に見いだされた).
o. breed 起原種〔医学〕.
o. cell 原細胞.
o. coal 原炭.
o. color 原色〔医学〕.
o. container 元封容器〔医学〕.
o. endotoxin protein (**OEP**) 菌体内毒素タンパク.
o. mold 原型〔医学〕.
o. paper 原著論文.
o. seed 起原種〔医学〕.
o. species 原種〔医学〕，= original seed.
o. table 原表.
or·i·na·sal [ɔ̀:rinéizəl] 口鼻の，= oronasal.
or·i·no·ther·a·py [ɔ̀:rinəθérəpi] 高地生活療法.
or·mer [ɔ́:mər] ミミガイ，= sea-ear.
Ormond, John K. [ɔ́:rmənd] オーモンド(1886生，アメリカの泌尿器科医).
O. disease オーモンド病(特発性後後腹膜線維症，不明の原因による腹膜後域の線維症．しばしば尿管通過障害を起こし，水腎症，腎不全をきたすことがある)，= idiopathic retroperitoneal fibrosis.
Orn ornithine オルニチンの略.
Ornish, Dean [ɔ́:rniʃ] オーニッシュ(1953生，アメリカの医師).
O. prevention diets オーニッシュ予防食事.
O. reversal diet オーニッシュ逆食事療法.
or·ni·thine (**Orn**) [ɔ́:niθi:n] オルニチン 化 α-δ-diamino-valeric acid $NH_2(CH_2)_3CH(NH_2)COOH$ (アルギニンから尿素を除去して得られるアミノ酸で，尿素回路の代謝中間物質).
o. cycle 尿素回路〔医学〕，オルニチンサイクル(尿素回路．哺乳類そのほかの尿素排出型動物の肝臓に存在する尿素を生成する経路．本回路でアンモニア，アスパラギン酸のアミノ基，二酸化炭素から尿素が合成される).
o. decarboxylase オルニチン脱炭酸酵素，オルニチンデカルボキシラーゼ.
o. transcarbamylase deficiency オルニチントランスカルバミラーゼ欠損症〔医学〕.
or·ni·thi·ne·mia [ɔ̀:niθiní:miə] オルニチン血症(血中オルニチン濃度が先天的に異常増加する疾患をいう).
Or·ni·thod·o·ros [ɔ̀:niθádərəs] カズキダニ属(回帰熱スピロヘータを伝播する)，= relapsing fever ficks.
O. coriaceus (カリフォルニアの山の多い海岸地方に多くみられる)，= pajaroello.
O. moubata (アフリカでみられる)，= soft fick.
O. savignyi (東アフリカ，エジプト南部，エチオピア，南西アジアでみられる回帰熱を媒介する).
O. turicata (アメリカ南部，メキシコでみられる).
or·ni·thol·o·gy [ɔ̀:niθáləʤi] 鳥〔類〕学.
or·ni·thoph·i·lous [ɔ̀:niθáfiləs] ① 鳥媒の. ② 愛鳥家の.
Ornithorhynchus anatinus カモノハシ〔鴨嘴獣〕属(カモノハシ科の一属で，オーストラリアに産し，河岸に穴を掘り，その奥に卵を産む哺乳動物)，= duck-bill, platypus.
or·ni·tho·sis [ɔ̀:niθóusis] 鳥類病，トリ病(*Chlamydia psittaci* による人獣共通感染症で，肺炎などをきたす)，= psittacosis.
or·ni·thu·ric ac·id [ɔ̀:niθjú:rik ǽsid] オルニツール酸 化 dibenzoylornithin $C_6H_5CONH(CH_2)_3CHNHCOC_6H_5COOH$ (安息香酸摂取後鳥類の尿中に排泄される酸).
or·ni·thyl [ɔ́:niθil] オルニチル基 ($(NH_2)(CH_2)_3CH(NH_2)CO$-).
oro- [ɔ:rou, -rə] ① 血清との関係を表す接頭語. ② 口との関係を表す接頭語，= orrho-.
oroantral fistula 口腔上顎洞瘻〔医学〕.
orobuccolingual dyskinesia 口頬舌障害〔医学〕，= orobuccolingual dyscinesia.
or·o·di·ag·no·sis [ɔ̀:roudàiəgnóusis] 血清診療法，= orrhodiagnosis.
orodigitofacial dysostosis 口指顔面骨異栄養症〔医学〕.
orofacial pain (**OFP**) 口腔顔面痛.
orofaciodigital syndrome 口顔面指症候群，口指顔骨形成異常症候群〔医学〕(男性における致命的な遺伝症候群).
or·o·graph·ic [ɔ̀:rəgrǽfik] 地形の.
or·o·im·mu·ni·ty [ɔ̀:rouimjú:niti] 経口免疫，= pas-

sive immunity.

or·o·kin·ase [ɔroukíneis] オロキナーゼ(口腔粘膜腺から分泌される酵素で，プチアリンを活性化すると考えられる).

or·o·lin·gual [ɔ̀:roulíŋgwəl] 口唇の.

or·o·na·sal [ɔ̀:rounéizəl] 口鼻の.

o. membrane 口鼻膜，= bucconasal membrane.

or·o·no·sus [ɔ̀:rounóusəs] 高山病，山岳病(山酔い)，= mountain sickness.

o·ro·pha·ryn·ge·al [ɔ̀:roufərínʤiəl] 口咽頭の.

o. airway 口咽頭エアウェイ [医学].

o. isthmus [TA] 口峡峡部，= isthmus faucium [L/TA].

o. membrane 口咽頭膜(頬咽頭膜)，= buccopharynegeal membrane.

o. tular(a)emia 口腔咽頭野兎病.

or·o·phar·ynx [ɔ̀:rəfǽriŋks] [TA] 口腔咽頭，〔咽頭の〕口部(中咽頭)，= pars oralis pharyngis [L/TA]. 形 oropharyngeal.

Oropouche fever オロポーチ熱.

or·os [ɔ́:rəs] 乳漿，= whey.

or·o·sin [ɔ́:rəsin] オロシン(乳漿中にある凝固性物質の総称).

o. hypothesis 凝血仮説. → orosin.

or·o·so·mu·coid [ɔ̀:rəsoumjú:kɔid] オロソムコイド(血漿に存在する α_1 酸性糖タンパク質(AGA)で，電気泳動法により α_1 画分に移動する．分子量44,000 血清中濃度は癌，炎症などで増加する)，= α_1 acid glycoprotein.

or·ot·ic ac·id [ɔ:rátik ǽsid] オロチン酸 化 2,6-dioxy-pyrimidine-4-carboxylic acid(オロト酸．Biscaro が1904年に牛乳中に発見した成長促進因子で，初乳に多く存在する．ビタミンB_{13} でピリミジン酸基合成の主成な中間体).

or·ot·ic ac·i·du·ria [ɔ:rátik æ̀sidjú:riə] オロト酸尿〔症〕(ヒトの遺伝的代謝欠陥で，尿中にオロト酸が排出されるのが特徴．オロト酸ホスホリボシルトランスフェラーゼとオロチジル酸デカルボキシラーゼの2つの酵素活性をもつタンパク質の欠損によるもの)，オロチン酸尿症.

orotracheal intubation 経口〔的〕気管挿管 [医学]，経口挿管.

orotracheal tube 経口気管内チューブ，口腔気管チューブ.

or·ox·y·lin [ɔ:ráksilin] オロキシリン(ノウゼンカズラ科 *Oroxylum indicum* の根皮にある苦味質).

Oroya fe·ver [ɔ:rɔ́jə fí:vər] オロヤ熱(*Bartonella bacilliformis* による疾患で，発熱，溶血性貧血，肝脾腫などを発症する．*B. bacilliformis* はペルーいぼの原因菌でもある).

or·pa·vine [ɔ́:pævin] オルパビン $C_{18}H_{21}NO_3$ (東洋ケシに存在する結晶性アルカロイド).

orphan disease 希少疾患.

orphan drug 希用薬 [医学] (患者数が少なく，薬効があっても市販になりにくい薬)，希少疾患用薬，オーファンドラッグ.

orphan product 希〔少疾患〕用製品 [医学].

orphan receptor オーファン受容体(核内受容体の一つ)，オーファンレセプタ〔ー〕.

orphan viruses オーファンウイルス(機能不明のウイルスという意味，みなし子ウイルス).

or·pi·ment [ɔ́:pimənt] 雄黄，石黄，三硫化二ヒ素 化 arsenic trisulfide As_2S_3 (鶏冠石の分解物)，= King yellow.

Orr, Hiram Winnett [ɔ́:r] オーア(1877-1956，アメリカの外科医).

O. method オーア療法(複雑骨折と骨髄炎との合併症の治療法で，創のデブリードマン，骨折の整復後ワセリンガーゼで排膿し，ギプスで固定して，排泄物により自然にギプスが軟化するまで安静を保つ方法).

or·rhag·o·sus [ɔ:rǽgəsəs] 利尿薬，= hydragog.

orrho- [ɔ:rou] 血清との関係を表す接頭語.

or·rho·im·mu·ni·ty [ɔ̀:rouimjú:iti] 受身免疫，= passive immunity.

or·rhol·o·gy [ɔ:rálədʒi] 血清学，= serology.

or·rho·men·in·gi·tis [ɔ̀:roumèninʤáitis] 漿膜炎.

or·rho·re·ac·tion [ɔ̀:rouriǽkʃən] 血清反応.

or·rhor·rhea [ɔ̀:rərí:ə] 漿液漏.

or·rho·ther·a·py [ɔ̀:rəθérəpi] 血清療法，乳漿療法.

or·ris [ɔ́:ris] ニオイイリス(*Iris floretina* の根の粉末)，= iris.

o. butter イチハツバター(イチハツの蒸留物).

o. camphor (イチハツ［鳶尾］根から得られる芳香性結晶体).

o. root イチハツの根茎.

or·se(i)l·lin [ɔ:sí:lin] オルセリン(地衣から得られる紫色染料)，= roccellin.

or·sel·li·nic ac·id [ɔ̀:silínik ǽsid] オルセリン酸 化 4,6-dihydroxy-2-methylbenzoic acid(地衣に存在する酸).

Orsgkov meth·od [ɔ́:skɔ:f méθəd] オルスコフ法(細菌を単一体に分離して培養する方法).

Orsi, Francesco [ɔ́:si] オルシ(1828-1890，イタリアの医師).

O.-Grocco method オルシ・グロッコ法(心臓の触診打診法).

ORT oral rehydration therapy 経口補水療法の略.

Orth, Johannes [ɔ́:θ] オルト(1847-1923，ドイツの病理学者．オルト液(ホルマリン1容，ミュラー液9容の割に混合したもの)を組織固定に使用).

O. discharging fluid オルト退院液(塩酸1容，塩酸アルコール1容，70%アルコール98容).

O. fixing fluid オルト固定液(2～2.5%重クロム酸カリ水溶液9容に，使用時10%ホルマリン液1容を加える．病理組織固定液).

O. stain オルト染色液(オルトのリチウムカルミン液で，カルミン2.5～5.0g，炭酸リチウム飽和液100 mLにチモール少量を加えたカルミン染色液).

or·tha·nil·ic ac·id [ɔ̀:θænílik ǽsid] オルタニル酸 化 *o*-aminobenzene sulfonic acid $NH_2C_6H_4SO_3H$.

or·ther·ga·sia [ɔ̀:θə:géiziə] 正常機能調節常態.

or·the·sis [ɔ:θí:sis] 装具. 複 ortheses.

or·thet·ics [ɔ:θétiks] ①装具学 [医学]. ②歯科矯正学，= orthotics.

or·thi·au·che·nus [ɔ̀:θiɔ́:kinəs] 急直頸頭蓋(固定半径がバシオンとイニオンとを結ぶ線とでなす角が38°～49°との間にある頭蓋).

orthi(o)- [ɔ:θi(ou), -i(ə)] 急勾配，急峻の意味を表す接頭語.

or·thi·o·chor·dus [ɔ̀:θioukɔ́:dəs] 急直索頭蓋(固定半径がホルミオンとバシオンとを結ぶ線とでなす角が33.2°～52°である頭蓋).

or·thi·o·cor·y·phus [ɔ̀:θiəkɔ́:rifəs] 急直頭頭蓋(固定半径がブレグマとラムダとを結ぶ線とでなす角が29°～41°である頭蓋).

or·thi·o·don·tus [ɔ̀:θiədántəs] 急直歯頭蓋(固定半径が歯槽点と鼻下点とを結ぶ線とでなす角が88°～121°である頭蓋).

or·thi·o·met·o·pus [ɔ̀:θiəmétəpəs] 急直前額頭蓋(固定半径がブレグマと鼻点とを結ぶ線とでなす角が47°～60°である頭蓋).

or·thi·o·pis·thi·us [ɔ̀:θiəpísθiəs] 後部急直頭蓋(固定半径がラムダとイニオンとを結ぶ線とでなす角が84°～95°である頭蓋).

or·thi·o·pis·tho·cra·nus [ɔ̀:θioupìsθoukréinəs] 急直後頭頭蓋(固定半径がラムダと後頭点とを結ぶ線

とでなす角が 107°～119° である頭蓋).

or·thi·o·pro·so·pus [ɔ:θiəprásəpəs] 急直顔頭蓋 (固定半径が鼻根点と歯槽点とを結ぶ線とでなす角が 89.4°～100° である頭蓋).

or·thi·op·y·lus [ɔ:θiápiləs] 急門頭蓋 (固定半径が大孔前縁の中央点とその後縁の中央点とを結ぶ線とでなす角が 15.5°～24° である頭蓋).

or·thi·or·rhi·nus [ɔ:θiɔ́:rinəs] 急鼻頭蓋 (固定半径が鼻根点と鼻下点とを結ぶ線とでなす角が 87.5°～98° である頭蓋).

or·thi·u·ra·nis·cus [ɔ:θijù:rənískəs] 急口蓋頭蓋 (固定半径が切歯孔の後縁と歯槽点とを結ぶ線とでなす角が 40°～60° である頭蓋).

orth(o)– [ɔ:θ(ou), –θ(ə)] オルト (① 真直, 正規, 真性, 正の意味を表す接頭語. ② ベンジン環に化合する物質の位置が隣接, すなわち1～2 であることを表す接頭語で, *o*–と略す).

or·tho·ac·id [ɔ:θouǽsid] 正酸 (非金属の酸化物が水と化合して数種の酸をつくる場合に, それらの中で塩基度の最も高い酸).

or·tho·ami·no·az·o·tol·u·ene [ɔ́:θouəmì:nou-èizətáljui:n] オルトアミノアゾトルエン (黄金色板結晶のアミド化合物で, 全身中毒を起こす毒物であるが, 最近発癌物質として研究されている), = amino-azotoluol.

or·tho·ar·sen·ic ac·id [ɔ:θouɑ:sénik ǽsid] 正ヒ酸 H_3AsO_4, = arsenic acid.

or·tho·ar·te·ri·ot·o·ny [ɔ:θouɑ:tìriátəmi] 正常動脈圧.

or·tho·ax·is [ɔ:θouǽksis] 正軸 (単斜晶系における結晶左右軸).

or·tho·bar·ic [ɔ:θəbǽrik] 規圧の.

o. density 規圧密度 (液体およびその蒸気が与えられた温度で, 互いに熱平衡を保つときの密度).

o. volume 規圧容積 (与えられた温度で, 液体の蒸気が飽和状態となり, 液体の蒸発は止まって, その容積が不変となったときの容積).

or·tho·bi·o·sis [ɔ:θoubaióusis] 健康状態, 摂生.

or·tho·caine [ɔ́:θəkein] オルトカイン $HOC_6H_2(NH_2)COOH_3$ (*m*–amino–*p*–hydroxybenzoic acid のメチルエステル), = orthocaina, orthoform.

or·tho·car·bon·ic ac·id es·ter [ɔ́:θoukɑ:bánik ǽsid éstər] オルト炭酸エステル (オルト炭酸 $C(OH)_4$ は遊離されていないが, このエステル $C(OR)_4$ が知られている).

or·tho·car·box·yl·ic es·ter [ɔ́:θoukà:bɑksílik éstər] オルトカルボン酸エステル (オルトカルボン酸 $RC(OH)_3$ (R＝炭化水素基) のエステルに相当する化合物 $RC(OR')_3$ で, オルトカルボン酸は遊離されていない), = ortho–ester.

orthocardiac reflex 体位性心臓反射, = Livierato test.

or·tho·ceph·a·ly [ɔ:θəséfəli] 直〔立〕頭蓋 (垂直指数 70.1～75 をもつ頭蓋). 形 orthocephalic, orthocephalous.

or·tho·cho·rea [ɔ:θoukərí:ə] 直立性舞踏病.

or·tho·chro·mat·ic [ɔ:θoukroumǽtik] ① 正染性の. ② 整色乾板の (写真の乾板に用いる乳剤の一種についていうもので, 赤色に対して不敏感である).

o. erythroblast 正染性赤芽球〔医学〕.

o. erythrocyte 正染性赤血球.

o. filter 整色フィルタ〔医学〕.

o. leukodystrophy 正染性白質ジストロフィ〔ー〕〔医学〕.

o. macroblast 正染性大赤芽球〔医学〕.

o. megaloblast 正染性巨赤芽球〔医学〕.

o. normoblast 正染性正赤芽球〔医学〕.

or·tho·chrome [ɔ́:θəkroum] オルトクローム (イソシアニン染料の一つ), = 1,1–diethyl–6–methyl isocyanine.

or·tho·chro·mia [ɔ:θoukróumiə] 正染性 (赤血球が成熟してその血色素が純赤色に染まる状態).

or·tho·chro·mo·phil [ɔ:θoukróuməfil] 正染性の.

or·tho·chro·mo·phile [ɔ:θoukróuməfail] 正染性の, = orthochromatic.

or·tho·clase [ɔ:θəkleis] 正長石〔医学〕.

or·tho·co·lo·sis [ɔ:θoukəlóusis] 四肢強直.

or·tho·cra·sia [ɔ:θoukréiziə] 正常体質 (特異体質のないこと).

or·tho·cre·sa·lol [ɔ:θoukrí:əsɔ:l] オルトクレサロール.

or·tho·cre·sol [ɔ:θourí:sɔ:l] オルトクレゾール $CH_3C_6H_4OH$ (クレゾールの異性体).

o. phthalein オルトクレゾールフタレイン (pH8.2～9.8 の範囲に用いられる指示薬).

or·tho·cy·to·sis [ɔ:θousaitóusis] 成熟血球状態.

or·tho·dac·ty·lous [ɔ:θədǽktiləs] 真〔正〕指の.

or·tho·den·tine [ɔ:θədénti:n] 真正象牙質.

or·tho·den·tist [ɔ:θədéntist] 矯正歯科医, = orthodontist.

or·tho·de·riv·a·tive [ɔ:θoudirívətiv] オルト誘導体, = orthocompound.

or·tho·di·a·gram [ɔ:θoudáiəgræm] 正写図, X 線正写撮影像 (X 線を平行に照射してつくった臓器の真正な実大像).

or·tho·di·a·graph [ɔ:θoudáiəgræf] X 線実大計測装置.

or·tho·di·ag·ra·phy [ɔ:θoudaiǽgrəfi] 実大〔透視〕計測〔法〕〔医学〕, 正写法, X 線正写撮影〔法〕.

or·tho·di·a·scope [ɔ:θoudáiəskoup] 正写透視装置.

or·tho·di·as·co·py [ɔ:θoudaiǽskəpi] 正写透視法.

or·tho·di·chlo·ro·ben·zene [ɔ:θoudaiklɔ̀:rəbénzi:n] オルトジクロロベンゼン $C_6H_4Cl_2$ (殺虫薬).

or·tho·dig·i·ta [ɔ:θoudíʤitə] 指趾矯正術.

or·tho·dol·i·cho·ceph·a·ly [ɔ:θoudɑ̀likəséfəli] 直立長頭 (垂直指数 70.1～75 で, 横直指数 70～74.9 のもの).

or·tho·dome [ɔ́:θədoum] 正軸庇面.

or·tho·dont [ɔ́:θədɑnt] 正常歯の.

or·tho·don·tia [ɔ:θədɑ́nʃiə] 歯科矯正学〔医学〕, = orthodontist.

or·tho·don·tic [ɔ:θədɑ́ntik] 歯科矯正の.

o. appliance 歯科矯正装置〔医学〕, 矯正装置.

o. diagnosis 矯正診断〔医学〕.

o. face bow 歯科矯正用フェイス・ボー〔医学〕.

o. material 矯正用材料〔医学〕.

o. plate 矯正床〔医学〕, 床矯正装置.

o. therapy 矯正療法〔医学〕, 矯正治療.

o. treatment 矯正処置〔医学〕, 矯正治療.

or·tho·don·tics [ɔ:θədɑ́ntiks] 歯列矯正〔医学〕, 歯科矯正学〔医学〕, = orthodontia.

or·tho·don·tist [ɔ:θədɑ́ntist] 矯正歯科医.

or·tho·don·tol·o·gy [ɔ:θədɑntáləʤi] 矯正歯科学.

or·tho·don·ture [ɔ:θədɑ́ntʃər] 歯科矯正学, = orthodontia.

or·tho·dox [ɔ́:rθədɑ̀ks] 正統の.

o. medicine 正統医学.

o. sleep 正常睡眠 (正睡眠ともいう. 睡眠中夢を見ない睡眠).

or·tho·drom·ic [ɔ:θədrɑ́mik] 順方向〔性〕の, 順行〔性〕の, = dromic.

o. conduction 順行伝導.

o. method 順行法〔医学〕.

or·tho·es·ter [ɔ́:θouéstər] オルトエステル (オルトカルボン酸エステル).

or·tho·gen·e·sis [ɔ:θəʤénisis] ① 定向進化（身体と精神との平衡した発育進化）．② 進化直進説（種族発生は，ある限界内において秩序正しく進化するとの説，定向進化ともいう）．形 orthogenetic，orthogenic.
orthogenic evolution 定向進化，= orthogenesis.
or·tho·gen·ics [ɔ:θəʤéniks] 優生学，= eugenica.
or·tho·gly·ce·mic [ɔ:θouglaisí:mik] 正常血糖値の．
or·thog·nath·ia [ɔ:θɑgnǽθiə, –θou–] ① 正顎性，直顎性．② 頬顎異常矯正学．
or·thog·na·thic [ɔ:θɑgnéiθik, –θou–] ① 真正頬顎の（頭蓋を Frankfort 水平位に保つとき顔面骨格の横顔に対して上顎がほぼ垂直の関係にある状態）．② 正顎指数の（頬顎指数が 97.9 以下のもの），= orthognathous.
orthogonal illumination 直角照明（観察線と照明線とが直角をなす細隙超顕微鏡照明）．
or·tho·grade [ɔ́:θəgreid] 直立歩行の（四足獣の横位歩行に対立していう）．
  o. conduction 逆行性刺激伝導．
  o. degeneration 順行〔性〕変性．
orthographic error つづり（綴り）の誤り［医学］．
orthographic variant つづり（綴り）の異形［医学］．
or·thog·ra·phy [ɔ:θɑ́grəfi] つづり（綴）字法［医学］．
or·tho·he·li·um [ɔ:θouhí:liəm] オルトヘリウム（中性ヘリウム原子に存在する 2 個の電子の旋回子数が 1，すなわち 2 個の電子の旋回の向きが同じであることについていう．パラヘリウムではその向きが反対である）．
Or·tho·hep·ad·na·vi·rus [ɔ:θouhepǽdnəvàiərəs, –hi:pǽd–] オルトヘパドナウイルス属（ヘパドナウイルス科の一属で，B 型肝炎ウイルスが含まれる）．
or·tho·hex·ag·o·nal [ɔ:θouheksǽgənəl] 直六方角の．
  o. axis 直〔交〕六方軸．
or·tho·hy·dro·gen [ɔ:θouháidrəʤən] オルト水素（水素分子の 2 個の陽子の旋回が互いに同方向に向かうもので，通常の水素にはパラ水素 *p*–hydrogen と 3：1 の割合で混合されている）．
or·tho·hy·drox·y·ben·zo·ic acid [ɔ:θouhaidrɑ̀ksibenzóuik ǽsid] オルトヒドロキシ安息香酸，= salicylic acid.
or·tho·i·o·dox·y·ben·zo·ic ac·id [ɔ:θouàiədɑ̀ksibenzóuik ǽsid] 安息香酸のヨウ素置換物．
or·tho·ker·a·tol·o·gy [ɔ:θoukèrətɑ́ləʤi] 角膜屈折矯正学．
or·tho·ker·a·to·sis [ɔ:θoukèrətóusis] （正常表皮における無核のケラチン層の形成）．
or·tho·ke·tone [ɔ:θoukí:toun] オルトケトン R R′C(OH)$_2$（ケトン RCOR′ の水化物．不安定であるため遊離の状態では得られていない）．
or·tho·li·po·sis [ɔ:θoulipóusis, –lai–] 正常脂肪症．
or·tho·me·lic [ɔ:θəmí:lik] 四肢異常矯正の．
or·tho·mes·o·ceph·a·lous [ɔ:θoumèsəséfələs] 直中頭の（頭蓋測定術の用語で，横直指数が 75.1～79.9，垂直指数が 70.1～75 のもの）．
or·thom·e·ter [ɔ:θɑ́mitər] 眼球突出度計，= exophthalmometer.
or·tho·mo·lec·u·lar [ɔ:θoumouléckjulər] 正常生体分子の（分子レベルでの最適濃度．Panling による造語）．
  o. therapy 分子矯正療法［医学］．
or·tho·mor·phia [ɔ:θoumɔ́:fiə] 整形術，復形術．
Or·tho·myx·o·vir·i·dae [ɔ:θoumìksəvíridi:] オルトミクソウイルス科（一本鎖 RNA ウイルスで，*Influenzavirus* A，*Influenzavirus* B，*Influenzavirus* C，*Thogotovirus* 属に分けられる）．
or·tho·myx·o·vi·rus [ɔ:θoumìksouváiərəs] オルトミクソウイルス（オルトミクソウイルス科のウイルスを指す）．
Or·tho·nec·ti·da [ɔ:θənéktidə] 直泳動物門．
or·tho·neu·ria [ɔ:θounjú:riə] 正直神経系，十字神経系，= Chiastoneuria.
or·tho·neu·ry [ɔ́:θənju:ri] 直神経系（腹足類の特殊神経系）．
or·tho·neu·tro·phil [ɔ:θounjú:trəfil] = orthochromophil.
or·tho·nor·mal [ɔ:θənɔ́:məl] 正規直交の．
or·tho·ox·y·ben·zo·ic ac·id [ɔ́:θouɑ̀ksibenzóuik ǽsid] オルトオキシ安息香酸，= salicylic acid.
or·tho·pae·dic [ɔ:θəpí:dik] 整形外科の．
  o. shoes 整形靴．
  o. surgery 整形外科学．
or·tho·pae·dics [ɔ:θəpí:diks] 整形外科〔学〕，= orthopedics.
or·tho·pan·to·mog·ra·phy [ɔ:θəpæ̀ntəmɑ́grəfi] 実大汎（全）X 線断層撮影〔法〕，オルソパントモグラフィ［医学］．
or·tho·pe·dia [ɔ:θəpí:diə] 整形外科学，= orthopedics.
or·tho·pe·dic [ɔ:θəpí:dik] 整形外科〔の〕［医学］．
  o. appliance 整形外科的装具［医学］．
  o. bed 矯正ベッド［医学］．
  o. dentistry 矯正歯科学［医学］．
  o. equipment 整形外科用器具［医学］．
  o. fixation device 整形外科固定具［医学］．
  o. manipulation 整形外科的処置［医学］．
  o. prosthesis 整形外科装具［医学］．
  o. shoe(s) 整形靴［医学］．
  o. splint 整形外科用副子［医学］．
  o. surgeon 整形外科医［医学］．
  o. surgery 整形外科学．
or·tho·pe·dics [ɔ:θəpí:diks] 整形外科学［医学］．形 orthopedic.
or·tho·pe·dist [ɔ:θəpí:dist] 整形外科医．
or·tho·per·cus·sion [ɔ:θoupə:kʌ́ʃən] 限界打診法（限界弱打診），閾値打診法（最も弱い打診法で，浅い呼吸時に左中指の遠位 2 指節を直角に屈曲し，その先端を患者皮膚面に垂直に当てて打診板とする方法．心臓の大きさを決めるために使用する）．
or·tho·phen·an·thro·lene [ɔ:θoufinǽnθrəli:n] オルトフェナントロレン 化 1,10–phenanthrolene $C_{12}H_8N_2H_2O$（2 価鉄定量試薬）．
or·tho·phen·o·lase [ɔ:θəfí́nəleis] オルトフェノール酵素（色素酸化酵素の一つ），= Cu–protein.
or·tho·phen·yl·phe·nol [ɔ́:θoufènilfí:nɔ:l] オルトフェニルフェノール 化 2–hydroxydiphenyl $C_6H_5C_6H_4OH$（消毒薬），= orthoxenol，dowicide.
or·thoph·o·ny [ɔ:θɑ́fəni] 発声正常．
or·tho·pho·ria [ɔ:θoufɔ́:riə] 眼球正位［医学］．形 orthophoric.
or·tho·phos·phate [ɔ:θəfɑ́sfeit] オルトリン酸塩．
or·tho·phos·phor·ic ac·id [ɔ:θoufɑsfɔ́:rik ǽsid] オルトリン酸 H_3PO_4（普通のリン酸），= phosphoric acid.
or·tho·phre·nia [ɔ:θoufrí:niə] 精神正常．
or·tho·pia [ɔ:θóupiə] 斜視矯正学．形 orthopic.
or·tho·pin·a·coid [ɔ:θəpínəkɔid] 正軸面（単斜晶系において結晶上下軸と左右軸，すなわち正軸とに平行な結晶面）．
or·tho·plas·to·cyte [ɔ:θəplǽstəsait] 正常血小板．
or·tho·ples·sim·e·ter [ɔ:θəplesímitər] 直立打診板（直立打診において指に代わる打診板）．
or·thop·nea [ɔ:θəpní:ə] 起坐呼吸［医学］，坐位呼吸．形 orthopnesc.
  o. position 起坐呼吸姿勢．

or·thop·ne·ic [ɔ̀:θɑpní:ik] 起坐呼吸の.
o. position 起坐〔位〕呼吸姿勢.
or·thop·noea [ɔ:θápniə] 起坐呼吸，= orthopnea.
or·tho·po·si·tion [ɔ̀:θoupəzíʃən] 正位.
Or·tho·pox·vi·rus [ɔ́:θəpɑksvàiərəs] オルトポックスウイルス属（ポックスウイルス科の一属で，痘瘡ウイルス，ワクシニアウイルス，牛痘ウイルスなどが含まれる）.
or·tho·prax·is [ɔ̀:θəprǽksis] 機械的整形法，= orthopraxy.
or·tho·prism [ɔ́:θəprizəm] 正軸柱（単斜晶系の柱面のうち h>k のようなもの）.
or·thop·sia [ɔ:θápsiə] 正視，= normal vision, emmetropia.
or·tho·psy·chi·a·try [ɔ̀:θousaikáiətri] 矯正精神医学〔医学〕（主として精神衛生をいう）.
Or·thop·tera [ɔ:θáptərə] 直翅目（節足動物門，昆虫綱，新翅亜綱の一目で，跳躍目とも呼ばれる）.
or·thop·tics [ɔ:θáptiks] 視能訓練〔法〕（一般に眼球運動または練習により斜視の両眼視を正常に矯正する方法）. 形 orthoptic.
or·thop·tist [ɔ:θáptist] 視能訓練士.
or·thop·to·scope [ɔ:θáptəskoup] 両眼視練習器.
or·tho·pyr·a·mid [ɔ̀:θəpírəmid] 正軸錐（単斜晶系の錐面のうち h>k のようなもの）.
or·tho·ra·di·al [ɔ̀:θouréidiəl] 整放線方向の.
o. projection 整放線方向投影〔法〕.
Or·tho·re·o·vi·rus [ɔ̀:θərí:əvàiərəs] オルトレオウイルス属（レオウイルス科の一属）.
or·tho·rhom·bic [ɔ̀:θərámbik] 斜方晶の.
o. system 斜方晶系（3つの結晶軸が互いに直交し，各軸の長さは異なり，前後軸は左右軸よりも短いので，それぞれを短軸および長軸という）.
or·tho·roent·gen·o·gram [ɔ̀:θərentgénəgræm] 実大X線撮影〔法〕.
or·tho·roent·gen·og·ra·phy [ɔ̀:θərèntgənágrəfi] 正写X線撮影〔法〕，実大X線撮影〔法〕〔医学〕.
or·tho·scope [ɔ́:θəskòup] ① 虹彩検視器（水層を備えて角膜屈折を中和するように工夫されたもの）. ② 頭蓋投影図描写器.
or·tho·scop·ic [ɔ̀:θəskápik] 正視の，整像の.
o. eye-piece 整像接眼レンズ，= orthoscopic ocular.
o. lens 正像レンズ.
o. ocular 正視接眼鏡（Ramsden 接眼鏡を改良したもので，レンズの間隔は短く，視界は広く，映像の歪曲が比較的少くなるようなもの）.
o. spectacles 矯正眼鏡.
or·thos·co·py [ɔ:θáskəpi] ① 虹彩検視法. ② 正像法.
or·tho·se·lec·tion [ɔ̀:θousilékʃən] 定向選択〔医学〕.
or·tho·ses [ɔ:θóusi:z] 装具（orthosis の複数）.
or·tho·sis [ɔ:θóusis] ① 装具〔医学〕. ② 整形術，複形法. 複 orthoses. 形 orthotic.
or·tho·ski·a·graph [ɔ̀:θouskáiəgræf] 実大計測装置，= orthodiagraph.
or·tho·ski·ag·ra·phy [ɔ̀:θouskaiǽgrəfi] 実大計測〔医学〕，= orthodiagraphy.
or·tho·sleep [ɔ́:θəslì:p] オーソ睡眠，正常波睡眠〔医学〕，ノンレム睡眠，= orthodox sleep.
or·tho·stat·ic [ɔ̀:θəstǽtik] 直立の，起立の.
o. albuminuria 直立性アルブミン尿〔症〕.
o. disturbance 起立性調節障害〔医学〕.
o. dyspnea 起立性呼吸困難〔医学〕.
o. dysregulation (OD) 起立性調節障害〔医学〕，起立性循環障害.
o. examination 起立試験，= Schellong test.
o. fainting 起立性失神〔医学〕.
o. hypopiesia 起立性低血圧〔症〕.
o. hypotension 起立性低血圧〔症〕〔医学〕，起立性血圧降下症.
o. intolerance 起立不耐症.
o. proteinuria 起立性タンパク尿，= orthostatic albuminuria.
o. purpura 起立性紫斑病〔医学〕.
o. syndrome 起立性症候群〔医学〕.
o. tachycardia 起立性〔心〕頻拍（脈）症（心臓神経症にみられる頻脈）.
o. tolerance 起立性耐性〔医学〕.
o. tremor 起立時振戦.
or·tho·stat·ism [ɔ̀:θəstǽtizəm] ① 直立位. ② 起立性障害. 形 orthostatic.
or·tho·ster·e·o·scope [ɔ̀:θəstériəskoup] 〔正〕立体X線撮影装置.
or·tho·stig·mat [ɔ̀:θəstígmət] （広角写真レンズの一つで，視角100°をもつ）.
or·tho·sym·pa·thet·ic [ɔ̀:θousìmpəθétik] 正交感神経の（副交感神経とを区別することについていう）.
or·tho·tast [ɔ́:θətæ̀st] 彎曲骨矯正器.
or·tho·te·ri·on [ɔ̀:θətí:riən] 四肢彎曲矯正器.
or·tho·ther·a·py [ɔ̀:θəθérəpi] 姿勢矯正療法.
or·thot·ic [ɔ:θátik] ① 正位の. ② 直立の.
o. device 装具用装置〔医学〕.
or·thot·ics [ɔ:θátiks] ① 装具学. ②歯科矯正学.
or·tho·tist [ɔ́:θətist] 歯科矯正医.
or·tho·tol·i·dine [ɔ̀:rθoutálidi:n] オルトトリジン.
o. reagent オルトトリジン試薬（オルトトリジン，氷酢酸）.
orthotoluidine test オルトトルイジン試験，= Ruttan and Hardisty test.
or·tho·tom·ic [ɔ̀:θətámik] 直交の.
o. surface 直交〔表〕面（束を形成する各束線に直角に交わる一つの連続面）.
or·thot·o·nos [ɔ:θátənəs] 真直緊張（頭部，体幹，四肢筋の痙攣により全身を真直に緊張した状態），= orthotonus.
or·thot·o·nus [ɔ:θátənəs] 真直緊張（頭部，体幹，四肢筋の痙攣により全身を真直に緊張した状態），= orthotonos.
or·tho·top·ic [ɔ̀:θətápik] ① 同所性. ② 正常位の（歯科用語の）.
o. graft 同所移植片〔医学〕.
o. heart transplantation 同所性心臓移植〔医学〕.
o. liver transplantation 同所性肝移植〔医学〕.
o. transplantation 正所性移植（同種移植において，移植片をそれ本来の場所に移植すること），= homotropic transplantation.
o. ureterocele 正位性尿管瘤.
or·tho·ty·phoid [ɔ̀:θoutáifɔid] 真性腸チフス（パラチフスと区別するためにいう）.
or·tho·vol·tage [ɔ̀:θouvóultiʤ] 慣用電圧（1MV以上の超高圧X線が放射線治療に用いられる以前の50〜400kVの範囲の電圧をいう）.
o. unit 慣用電圧X線装置〔医学〕.
or·thox·ine hy·dro·chlo·ride [ɔ:θáksi:n hàidroukl5:raid] 塩酸オルトキシン，= methoxyphenamine hydrochloride.
or·throp·sia [ɔ:θrápsiə] 黄昏視，薄明視.
or·thu·ria [ɔ:θjú:riə] 排尿頻度正常.
Ortolani, Marius [ɔ:rtəláni] オルトラニー（イタリアの整形外科医）.
O. maneuver オルトラニー法（股関節脱臼整復手技），= Ortolani test.
O. sign オルトラニー徴候.
O. test オルトラニー試験，= Ortolani maneuver.
Orton crown [ɔ́:tən kráun] オルトン金冠（金殻

状歯冠の一種).

Orton, Samuel T. [ɔ́:tən] オルトン(1879–1975, アメリカの神経科医).

O·ryc·tol·a·gus [əríktɑ̀ləgəs] アナウサギ [穴兎] 属.

O. cuniculus ウサギ [家兎], カイウサギ, = rabbit.

o·ryl·ic ac·id [ɔrílik ǽsid] オリル酸 $C_{18}H_{28}N_4O_5$ (カルニフェリンをバリタ水で煮沸して得られる酸).

O·ry·za [ɔ:ráizə] イネ属.

O. sativa イネ [稲], = rice.

o·ryz·a·nin [ɔ:rízənin] オリザニン(鈴木梅太郎により脱脂ヌカのアルコール抽出物からリンウォルフラム酸を用いて精製されたビタミンB_1 の製品).

o·ryz·a·nol [ɔ:rízənɔ:l] オリザノール $C_{40}H_{58}O_4$, $C_{41}H_{60}O_4$ (コメヌカ油から抽出されたアルコール性物質).

o·ry·ze·nin [ɔ:ráizənin] オリゼニン(単純タンパク質グルテリン glutelin の一つで, イネ *Oryza sativa* に存在するもの).

Oryzias latipes メダカ(男性ホルモンの定量に利用される), = Japanese killifish.

OS, os ① oculus sinister 左眼の略. ② opening snap 僧帽弁開放音の略.

Os osmium オスミウムの元素記号.

os [ɑs] [L/TA] ① 口, = mouth [TA]. ② 骨, = bone. 複 ossa.

o. acromiale 肩峰骨.

o. basilare 後頭骨底部, = basilar bone.

o. breve [L/TA] 短骨, = short bone [TA].

o. calcis 踵骨, = calcaneus.

o. capitatum [L/TA] 有頭骨, = capitate [TA].

o. centrale [L/TA] 中心骨, = os centrale [TA].

o. centrale tarsi 舟状骨(足の), = os naviculare.

o. clitoridis 陰核骨.

o. coccygis [L/TA] 尾骨, = coccyx [coccygeal vertebrae 1〜4] [TA].

o. costale 肋骨.

o. coxae [L/TA] 寛骨, = hip bone [TA], coxal b. [TA], pelvic b. [TA].

o. cuboideum [L/TA] 立方骨, = cuboid [TA].

o. cuneiforme intermedium [L/TA] 中間楔状骨, = intermediate cuneiform [TA], middle c. [TA].

o. cuneiforme laterale [L/TA] 外側楔状骨, = lateral cuneiform [TA].

o. cuneiforme mediale [L/TA] 内側楔状骨, = medial cuneiform [TA].

o. ethmoidale [L/TA] 篩骨, = ethmoid [TA], ethmoidal bone [TA].

o. femoris [L/TA] 大腿骨, = thigh bone [TA].

o. frontale [L/TA] 前頭骨, = frontal bone [TA].

o. hamatum [L/TA] 有鉤骨, = hamate [TA].

o. hyoides 舌骨.

o. hyoideum [L/TA] 舌骨, = hyoid bone [TA].

o. ilium [L/TA] 腸骨, = ilium [TA].

o. incae インカ骨, = os interparietale.

o. incisivum [L/TA] 切歯骨, = incisive bone [TA].

o. innominatum 寛骨, = os coxae.

o. intermedium 月状骨, = os lunatum.

o. intermetatarseum 中足骨.

o. interparietale [L/TA] 頭頂間骨, = interparietal bone [TA].

o. irregulare [L/TA] 不規則骨, = irregular bone [TA].

o. ischii [L/TA] 坐骨, = ischium [TA].

o. japonicum 二分頬骨, 三分頬骨.

o. lacrimale [L/TA] 涙骨, = lacrimal bone [TA].

o. longum [L/TA] 長骨, = long bone [TA].

o. lunatum [L/TA] 月状骨, = lunate [TA].

o. magnum 大骨, 有頭骨, = os capitatum.

o. metacarpale 中手骨. 複 ossa metacarpalia.

o. multangulum majus 大多角骨(大菱形骨), = os trapezium.

o. multangulum minus 小多角骨(小菱形骨), = os trapezoideum.

o. nasale [L/TA] 鼻骨, = nasal bone [TA].

o. naviculare [L/TA] 舟状骨, = navicular [TA].

o. naviculare manus 舟状骨(手の), = os scaphoideum.

o. occipitale [L/TA] 後頭骨, = occipital bone [TA].

o. odontoideum 歯突起骨.

o. orbiculare [キヌタ骨] 豆状突起, = processus lenticularis incudis.

o. palatinum [L/TA] 口蓋骨, = palatine bone [TA].

o. parietale [L/TA] 頭頂骨, = parietal bone [TA].

o. penis 陰茎骨, = penis bone.

o. pisiforme [L/TA] 豆状骨(「ずじょうこつ」ともいう), = pisiform [TA].

o. planum [L/TA] 扁平骨, = flat bone [TA].

o. pneumaticum [L/TA] 含気骨, = pneumatized bone [TA].

o. pubis [L/TA] 恥骨, = pubis [TA].

o. sacrum [vertebrae sacrales 1〜5] [L/TA] 仙骨, = sacrum [sacral vertebrae 1〜5] [TA].

o. scaphoideum [L/TA] 舟状骨, = scaphoid [TA].

o. sesamoideum [L/TA] 種子骨, = sesamoid bone [TA]. 複 ossa sesamoidea.

o. sphenoidale [L/TA] 蝶形骨, = sphenoid [TA], sphenoidal bone [TA].

o. subtibiale 脛骨下骨.

o. suprasternale 胸上骨. 複 ossa suprasternalia.

o. suturale [L/TA] 縫合骨, = sutural bone [TA].

o. sylvii シルヴィウス骨.

o. temporale [L/TA] 側頭骨, = temporal bone [TA].

o. tibiale externum 外脛骨.

o. tibiale posterius 後脛骨, = os tibiale posticum.

o. tincae コイの口(子宮頸部の[外]子宮口のこと).

o. trapezium [L/TA] 大菱形骨, = trapezium [TA].

o. trapezoideum [L/TA] 小菱形骨, = trapezoid [TA].

o. triangulare 三角骨.

o. tribasilare 三頭底骨.

o. trigonum [L/TA] 三角骨, = os trigonum [TA].

o. triquetrum [L/TA] 三角骨, = triquetrum [TA].

o. unguis 涙骨, = os lacrimale.

o. uteri externum 外子宮口.

o. uteri internum 内子宮口.

o. ventriculi [胃] 噴門.

o. vesalianum ヴェサリウス骨.

o. zygomaticum [L/TA] 頬骨, = zygomatic bone [TA].

OSAHS obstructive sleep apnea–hypopnea syndrome 閉塞性睡眠時無呼吸低呼吸症候群の略.

o·sa·mine [óusəmi:n] オサミン(オサゾンを亜鉛と酢酸で還元して得られるケトースのアミノ誘導体で, その例の構造は $CH_2NH_2CO(CHOH)_3CH_2OH$).

OSAS obstructive sleep apnea syndrome 閉塞性睡眠時無呼吸症候群の略.

o·sa·zone [óusəzoun] オサゾン(酢酸とともに糖類に phenylhydrazine を作用させるとき生ずる化合物で, 一般に $-C(=NNHC_6H_5)C(=NNHC_6H_5)-$ の構造をもつ. オサゾンが生成する反応は糖の分離, 確認などに利用される).

o. crystal オサゾン結晶(フェニルヒドラジンと糖

との化合した結晶).

o. test オサゾン試験(糖の検出法で, Kowarsky 試験, von Jaksch 試験などがある).

Osborne, Thomas Burr [ázbɔ:n] オズボーン(1859–1929, アメリカの化学者. アミノ酸の研究においてヒスチジンをアルギニンから分離定量する方法を発見し, リジン, アルギニンおよびヒスチジンを結晶として分離した. 1912年以来生理学者 L. M. Mendel とともに油溶性ビタミンの栄養的意義を実証し, ビタミンAの発見の基礎的研究を発表した).

OSCE objective structured clinical examination 客観的臨床能力〔評価〕試験の略(オスキーと呼称される. 医学生の臨床能力を評価する試験法で, 1975年 R. Harden らにより開発された. わが国では1993年に一部の教育機関で導入が図られ, 現在では多くの大学で導入されている).

os·ce·do [ɑsí:dou] ① 欠伸(あくび). ② アフタ, = aphtha.

osche- [ɑski:] 陰嚢との関係を表す接頭語.

os·chea [áskiə] 陰嚢. 形 oscheal.

oscheal reflex 陰嚢反射〔医学〕.

os·che·i·tis [àskiáitis] 陰嚢炎.

os·che·le·phan·ti·a·sis [àskiləfæntáiəsis] 陰嚢象皮病.

oscheo- [ɑskiou, -iə] 陰嚢との関係を表す接頭語.

os·che·o·cele [áskiəsi:l] ① 陰嚢水瘤. ② 陰嚢ヘルニア.

os·che·o·hy·dro·cele [àskiouháidrəsi:l] 陰嚢ヘルニア水瘤.

os·che·o·lith [áskiəliθ] 陰嚢結石.

os·che·o·ma [àskióumə] 陰嚢腫, = oscheoncus.

os·che·o·plas·ty [áskiəplæ̀sti] 陰嚢形成術.

os·chi·tis [ɑskáitis] 陰嚢炎, = oscheitis.

os·cil·lat·ing [ásileitiŋ] 振動する.

o. bed 振動ベッド〔医学〕.

o. bone saw 振動骨鋸.

o. convulsion 振動性痙攣, = oscillatory convulsion.

o. granulator オシレイティング・グラニュレータ.

o. nystagmus 振子様眼振〔医学〕.

o. vision 振動視, 動揺視〔医学〕, = oscillopsia.

os·cil·la·tion [ɑsiléiʃən] ① 動揺, 振動〔医学〕(一定量の力が, ある間隔を経て一定の値をとる変化). ② 振幅. 動 oscillate. 形 oscillatory.

o. circuit 振動回路, 共振回路.

o. frequency 振動数.

o. galvanometer 振動電流計(弱い交流電流の周波数および強さを測るために用いる電流計).

o. method オッシレーション法〔医学〕.

o. photograph 振動〔結晶〕写真.

o. wave 振動波〔医学〕(血管壁の慣性に起因する二次性脈波).

oscillational viscometer 振動粘度計〔医学〕.

os·cil·la·tor [ásileitər] ① 発振器. ② 振動子(微小な振動体).

o. strength 振動子強度〔医学〕.

Os·cil·la·to·ria [ɑsìlətɔ́:riə] ユレモ〔顫藻〕属(ユレモ科の一属).

os·cil·lato·ry [ásələtɔ̀:ri] 振動する.

o. movement 振戦運動〔医学〕.

o. nystagmus 振動性眼振(弱視にみられる眼振), = pseudon.

o. potential 律動様小波.

oscillo- [ɑsilou, -lə] 振動の意味を表す接頭語.

os·cil·lo·gram [ousíləgræm] オシログラム(オシログラフで描いた記録).

os·cil·lo·graph [ousíləgræf] オシログラフ(種々の現象の時間的に変動する波形を記録する装置で, その記録をオシログラムという).

os·cil·lom·e·ter [àsilámitər] 振動計, 波動計, オシロメータ. 形 oscillometric.

os·cil·lo·met·ric [àsiləmétrik] 振動計の, オシロメータの.

os·cil·lom·e·try [àsilámitri] 振動測定法(絃電流計を利用して種々の振動, 特に血液循環の振動を記録する方法).

os·cil·lop·sia [àsilápsiə] 動揺視〔医学〕(多発性硬化症にみられる症状で, 物体が前後に動揺するように見えること).

os·cil·lo·scope [ousíləskoup] オシロスコープ(電気信号を蛍光面上に表示して肉眼的に観察できるようにした装置), = cathode ray oscilloscope.

o. camera オシロスコープカメラ.

o. readout オシロスコープ読取り.

Os·cil·lo·spi·ra [àsilouspáirə] オシロスピラ属(オシロスピラ科の一属で, *O. guilliermondii* などを含む).

Os·cil·lo·spi·ra·ce·ae [àsilouspairéisii:] オシロスピラ科(桿状または糸状の染色質は Feulgen の反応陽性で, 隣接菌体の原形質体が聰合して胞子をつくる. 脊椎動物の腸管内に発生する).

os·cine [ási:n] オスシン $C_8H_{13}NO_2$ (ヒオスシンの分解により生ずる物質), = scopoline.

os·ci·ta·tion [àsitéiʃən] あくび. 動 oscitate.

os·cu·lum [áskjuləm] ① 排水孔(カイメンなどの). ② 吸盤(条虫の). ③ 顔に行う接吻. 複 oscula.

-ose [ous] ① 炭水化物. ② タンパク質水解物の意味を表す接尾語.

Oser meth·od [óusər méθəd] オーザー法(アスコルビン酸定量法), = Hochberg-Melnik-Oser method (for ascorbic acid).

Oseretsky test [àsərétski tést] オセレッキー試験(患者の運動力を測定する心理学的試験).

Osgood, Robert Bayley [ázgud] オズグッド(1873–1956, アメリカの整形外科医).

O. disease オズグッド病(青少年期にみられる脛骨粗面の病変すなわち脛骨骨端炎), = Osgood-Schlatter disease, osteochondritis of tuberosity of tibia.

O. operation オズグッド手術(テニス競技者にみられる肘部上顆炎の療法として, 上顆から下方に向かい切開を施し, 滑液包を切除する方法).

O.-Schlatter disease オズグッド・シュラッター病(脛骨結節付近に発生する骨端症).

O'Shaughnessy op·er·a·tion [ouʃɔ́:nəsi àpəréiʃən] オショウネシー手術(心臓大網固定術), = cardiomentopexy.

Osiander sign [àsiǽndər sáin] オシアンダー徴候(妊娠初期に腟が拍動する徴候).

-osis [ousis] ① 状態, 病態を表す接尾語. ② 真菌症の意味を表す接尾語.

Osler, Sir William [óuslər] オスラー(1849–1919, カナダ生まれのイギリスの医師. カナダ, アメリカ, イギリスで活躍. その名著 Principles and Practice of Medicine は19〜20世紀に最も広く用いられた内科書. 欧米で最も尊敬されている医師).

O. disease オスラー病(① 遺伝性出血性毛細管拡張症, = Rendu-Osler disease, telangiectasis hereditaria haemorrhagica. ② 原発性赤血球白血病, = Osler-Vaquez disease).

O. endocarditis オスラー心内膜炎〔医学〕.

O.-Libman-Sacks syndrome オスラー・リブマン・ザクス症候群, = lupus erythematosus disseminatus.

O. nodes オスラー結節(疼痛性紅斑症ともいい, 急性細菌性心内膜炎にみられる指先端の疼痛性小結節), = Osler sign, painful spots.

O. phenomenon オスラー現象(血液を生体循環外に取り出すときに起こる血小板凝集).

O. polycythemia オスラー赤血病〔医学〕.

O. sign オスラー徴候(急性細菌性心内膜炎のとき,手足の皮膚や皮下組織に出現する異常), = Osler nodes.

O.-Vaquez disease オスラー・ヴァケー病.

O.-Weber-Rendu disease オスラー・ウェーバー・ランデュ病(遺伝性出血性末梢血管拡張症).

Oslo break·fast (meal) [ázlou brékfəst (mí:l)] オスロ朝食(ノルウェー・オスロ市の Carl Schiotz の考案した学童の食事で,全乳750mL,全穀粉パンとマーガリン,ヤギ乳からつくったチーズと,ミカンとリンゴとの半量,および生ニンジンからなる).

OSM oncostatin M オンコスタチン M の略.

Osm osmole オスモルの略(浸透圧の標準単位).

os·mate [ázmeit] オスミウム酸塩.

os·mat·ic [azmǽtik] 正常嗅覚の.

os·ma·zome [ázməzoum] オスマズーム(動物筋肉線維から得られる芳香物質).

os·me·sis [azmí:sis] 嗅覚.

os·mes·the·sia [àzmesθí:ziə] 嗅覚力.

os·mic ac·id [ázmik ǽsid] オスミン酸,オスミウム酸 $H_2O_2O_4$(三酸化オスミウムの黒色水和物 OsO_3-H_2O が得られているが,H_2OsO_4 であるかどうかは不確実である.組織の固定剤としてオスミン酸と称するものは四酸化オスミウム OsO_4 およびその水溶液の誤称).

osmic acid fixing fluid オスミウム酸固定液(普通四酸化オスミウム2%水溶液として用いる).

osmic acid solution オスミウム酸液(OsO_4, 水).

os·mi·cate [ázmikeit] オスミウムで処理する.

os·mics [ázmiks] 嗅覚学.

os·mi·dro·sis [àsmidróusis] 臭汗症〔医学〕, = osmihidrosis, bromidrosis.

o. axillae 腋臭症,わきが.

os·mi·fi·ca·tion [àzmifikéiʃən] オスミウム処理.

os·mi·o·phil·ic [àzmiəfílik] 親オスミウム酸性の,オスミウム親和性の〔医学〕.

o. body オスミウム親和小体〔医学〕.

o. cell オスミウム親和〔性〕細胞〔医学〕.

o. lamellated body オスミウム親和性層板小体〔医学〕.

os·mi·o·pho·bic [àzmioufóubik] 疎オスミウム酸性の.

os·mi·o·phor [àzmiəfɔ:r] におい原子団.

os·mi·um (Os) [ázmiəm] オスミウム(金属元素で,原子番号76,元素記号 Os,原子量190.2,質量数184,186~190,192).

o. fluoride フッ化オスミウム(六フッ化,八フッ化化合物).

o. lamp オスミウム電球(オスミウムフィラメントを用いた白熱電球).

o. octafluoride 八フッ化オスミウム OsF_8.

o. tetroxide 四酸化オスミウム OsO_4.

osmo- [azmou, -mə] 浸透または嗅覚の意味を表す接頭語.

os·mo·cep·tor [ázməseptər] 浸透圧受容器.

os·mo·dys·pho·ria [àzmoudisfɔ́:riə] 臭気嫌忌症(ある種の臭気に限る).

os·mo·gen [ázmədʒən] 酵素原.

os·mo·lag·nia [àzməlǽgniə] 嗅覚性性欲, = osmolagny.

os·mo·lal·i·ty [àzmoulǽliti] 重量オスモル濃度(溶媒1kgに溶けている全粒子(分子,イオンなど)全モル数(総和)),重量モル浸透圧濃度〔医学〕.

os·mo·lar [azmóulər] ① オスモルの. ② 浸透性の.

o. clearance 浸透圧クリアランス〔医学〕.

o. concentration 浸透圧濃度〔医学〕.

o. load 浸透圧負荷〔医学〕.

os·mo·lar·i·ty [àzmoulǽriti] 容量オスモル濃度(溶液1L中の全粒子(分子,イオンなど)の全モル数(総和)),容積モル浸透圧濃度〔医学〕.

os·mole (Osm) [ázmoul] オスモル(浸透圧の標準単位.通常,1オスモルは溶液1L中の全粒子(分子,イオンなど)の全モル数(総和)が1molのときの濃度).

os·mol·o·gy [azmálədʒi] ① 浸透学〔医学〕,嗅覚学〔医学〕. ② 嗅覚論.

os·mom·e·ter [azmámitər] ① 浸透圧計,浸透計. ② 嗅覚計.

os·mom·e·try [azmámitri] 浸透圧測定法.

os·mo·mol [ázməmɔ:l] オスモモル, = osmole.

os·mo·no·sol·o·gy [àzmounousálədʒi] 嗅覚病学.

osmo-osmotic coupling 浸透浸透共役(連結)〔医学〕.

os·moph·i·ly [azmáfili] ① 高浸透圧親和性(浸透圧が高い). ② 臭気嗜好. 形 osmophilic.

os·mo·pho·bia [àzmoufóubiə] 臭気恐怖〔症〕〔医学〕.

os·mo·phore [ázməfɔ:r] 発香体の.

o. group 発香団〔医学〕(化合物に特徴的香を与える原子団).

os·mo·re·cep·tor [àzmouriséptər] 浸透圧受容器〔医学〕(下垂体後葉抗利尿ホルモンの増減を支配する中枢神経装置).

os·mo·reg·u·lar·i·ty [àzmourègjulǽriti] 浸透圧調節性.

os·mo·reg·u·la·tion [àzmourègjuléiʃən] 浸透度調節,浸透圧調節〔医学〕.

os·mo·reg·u·la·tor [àzmərégjuleitər] 浸透圧調節器〔医学〕.

os·mo·reg·u·la·to·ry [àzmərégjulətəri, -tɔ:ri] 浸透調節の.

o. canal 浸透調節管.

o. system 浸透圧調節機構(ヒトを含む哺乳動物における体液の浸透圧を一定に保つ機構).

os·mo·scope [ázməskoup] 嗅覚計(Fair).

os·mose [ázmous] 浸透〔現象〕, = osmosis.

os·mo·sis [azmóusis] 浸透〔現象〕〔医学〕(半透壁を通って液体または気体が拡散する現象で,浸透圧の作用による). 形 osmotic.

os·mo·sol·o·gy [àzməsálədʒi] = osmology.

os·mo·tax·is [àzmoutǽksis] 走濃性(細胞が入っている液体の濃度で影響される),濃度走性〔医学〕.

os·mo·ther·a·py [àzməθérəpi] 浸透療法,高張液注射療法〔医学〕.

os·mot·ic [azmátik] 浸透の.

o. barrier 浸透圧壁〔医学〕.

o. coefficient 浸透圧係数〔医学〕,浸透係数.

o. concentration 浸透圧濃度〔医学〕.

o. diuresis 浸透圧利尿〔医学〕.

o. diuretic 浸透性利尿薬.

o. diuretic agent 浸透圧性利尿薬〔医学〕.

o. diuretics 浸透圧性利尿薬〔医学〕.

o. flow 浸透圧流〔医学〕.

o. fragility 浸透圧ぜい(脆)弱性〔医学〕,赤血球浸透圧脆弱性試験.

o. fragility curve 浸透圧抵抗曲線〔医学〕.

o. fragility test of erythrocytes 赤血球浸透圧抵抗〔脆弱性〕試験.

o. lysis 浸透圧細胞融解,浸透圧溶解〔医学〕.

o. nephrosis 浸透圧ネフローゼ〔医学〕.

o. pressure 浸透圧〔医学〕(半透膜を隔てて溶液と純溶媒とが存在する場合に,純溶媒は半透膜を通して溶液中に入る傾向があり,時の経過とともに平衡状態に達する.このときの両側の圧力の差を浸透圧という).
o. regulation 浸透圧調節〔医学〕.
o. resistance 浸透圧抵抗〔医学〕.
o. shock 浸透圧ショック〔医学〕, 浸透圧性ショック.
o. value 浸透価.
os·mot·ro·pism [àzmətróupizəm, ɑzmɑ́trəpizəm] 屈稠性, 屈粘性, 屈濃性.
os·myl [ɑ́zmil] 臭気.
Osol-Johansen stain [ouzɔ́:l jouhǽnsən stéin] オゾール・ヨハンセン染色法(結核菌の染色法で, 加熱固定標本を Ziehl のカルボルフクシンで3分間加熱染色した後10%硫酸で脱色後室温に放置し, さらに10%次亜硫酸ナトリウムとアルコールとを加えた液に脱色, 水洗乾燥する).
osol·o·gy [ousɑ́ləʤi] 体液学.
o·sone [óusoun] オソン $CHOCO(CHOH)_3CH_2OH$ (オサゾンを濃塩酸と煮ると得られるカルボニル糖).
osphresio- [ɑsfri:ziou, -iə] 嗅覚との関係を表す接頭語.
os·phre·si·o·lag·nia [àsfri:ziəlǽgniə] 嗅覚による性欲興奮.
os·phre·si·ol·o·gy [àsfri:ziɑ́ləʤi] 嗅覚学.
os·phre·si·om·e·ter [àsfri:ziɑ́mitər] 嗅覚計, = osmometer, olfactometer.
os·phre·si·o·phil·ia [àsfri:ziəfíliə] 臭気嗜好症.
os·phre·si·o·pho·bia [àsfrizioufóubiə] 臭気恐怖〔症〕.
os·phre·sis [ɑsfrí:sis] 嗅覚〔医学〕, = olfaction. 形 osphretic.
os·phy·al·gia [àsfiǽlʤiə] 坐骨神経痛, 股関節痛.
os·phy·ar·thro·sis [àsfiɑ:θróusis] 股関節症.
os·phy·i·tis [àsfiáitis] 腰椎炎, 尾骨炎.
os·phy·o·my·e·li·tis [ɑsfioumaiəláitis] 腰椎骨髄炎.
os·sa [ɑ́sə] 骨(os の複数).
o. carpalia [L/TA] 手根骨, = carpal bones [TA].
o. carpi [L/TA] 手根骨, = carpal bones [TA].
o. cranii [L/TA] 頭蓋骨, = bones of cranium [TA].
o. digitorum [L/TA] 趾(指)骨* (ossa digitorum manus [PNA]), = phalanges [TA].
o. extremitatis inferioris 下肢骨.
o. faciei 顔面骨, = facial bones.
o. manus [L/TA] 手の骨*, = bones of hand [TA].
o. membri inferioris [L/TA] 下肢骨, = bones of lower limb [TA].
o. membri superioris [L/TA] 上肢骨, = bones of upper limb [TA].
o. metacarpalia〔1～5〕 [L/TA] 中手骨, = metacarpals〔1～5〕[TA].
o. metacarpi〔1～5〕 [L/TA] 中手骨, = metacarpals〔1～5〕[TA].
o. metatarsalia〔1～5〕 [L/TA] 第一～第五中足骨, = metatarsals〔1～5〕[TA].
o. metatarsi〔1～5〕 [L/TA] 第一～第五中足骨, = metatarsals〔1～5〕[TA].
o. pedis [L/TA] 足の骨*, = bones of foot [TA].
o. plana 扁平骨, = flat bones.
o. sesamoidea [L/TA] 種子骨, = sesamoid bones [TA].
o. suprasternalia [L/TA] 胸上骨, = suprasternal bones [TA].
o. suturarum [NA] 縫合骨.
o. tarsalia [L/TA] 距骨, = tarsal bones [TA].
o. tarsi [L/TA] 距骨, = tarsal bones [TA].
os·sal [ɑ́səl] 骨の, 骨性の.
o. ankylosis 骨性強直.
os·sa·ture [ɑ́sətʃər] 骨格.
os·se·in(e) [ɑ́si:in] オセイン, 骨質(① 動物の骨質, = ostein. ② 膠原, = collagen).
os·se·let [ɑ́səlit] ① 骨瘤(ウマの膝内面の硬結節). ② 小骨.
osseo- [ɑsiou, -siə] 骨との関係を表す接頭語.
os·se·o·al·bu·moid [àsiouǽlbjumɔid] オセオアルブモイド(膠原の水和により生ずるタンパク質).
os·se·o·ap·o·neu·rot·ic [àsiouæpounju:rɑ́tik] 骨腱膜の.
os·se·o·car·ti·lag·i·nous [àsioukà:tilǽʤinəs] 骨軟骨の.
os·se·o·fi·brous [àsiəfáibrəs] 骨線維の.
os·se·o·mu·cin [àsiəmjú:sin] オセオムチン(骨組織の膠原と弾力線維とを結合する物質).
os·se·o·mu·coid [àsiəmjú:kəsaid] オセオムコイド(骨から得られる多糖-タンパク質複合体. プロテオコンドロイチン硫酸と糖タンパク質の混合物).
os·se·o·so·nom·e·ter [àsiousounɑ́mitər] 骨伝導測定器.
os·se·o·so·nom·e·try [àsiousounɑ́mitri] 骨伝導測定法.
os·se·ous [ɑ́siəs] 骨の, 骨性の.
o. ampulla 骨膨大部.
o. ankylosis 骨性強直〔症〕〔医学〕.
o. cell 骨細胞.
o. cement 骨様セメント質〔医学〕.
o. cochlear canal 骨蝸牛管.
o. cyst 骨虫嚢.
o. graft 骨移植, 骨移植片〔医学〕.
o. labyrinth 骨迷路〔医学〕, = bony labyrinth.
o. lacuna 骨小窩.
o. lamella 骨層板.
o. lesion 骨病変〔医学〕.
o. palate 骨口蓋.
o. part of skeletal system 骨格系の骨部, = pars ossea systematis skeletalis.
o. polyp 骨性ポリープ.
o. ribs 骨性肋骨, 肋硬骨.
o. semicircular canal 骨半規管.
o. sound 骨性音.
o. spiral lamina [TA] 骨ラセン板, = lamina spiralis ossea [L/TA].
o. system 骨系.
o. tissue 骨組織.
o. torticollis 骨性斜頸.
o. vertebra 骨性椎骨〔医学〕.
ossi- [ɑsi] 骨との関係を表す接頭語.
os·si·cle [ɑ́sikl] 小骨, = ossiculum.
os·sic·u·la [ɑsíkjulə] 小骨(ossiculum の複数).
o. auditoria [L/TA] 耳小骨, = auditory ossicles [TA].
o. auditus [L/TA] 耳小骨, = auditory ossicles [TA].
os·sic·u·lar [ɑ́sik(ə)l] 小骨の〔医学〕.
o. chain 耳小骨連鎖.
o. conduction 耳小骨伝導〔医学〕.
o. reconstruction 耳小骨連鎖再建.
os·sic·u·lec·to·my [àsikjuléktəmi] 耳小骨切除術, 耳小骨摘出〔術〕〔医学〕.
os·sic·u·lo·plas·ty [ousíkjuləplæsti] 耳小骨形成術〔医学〕.
os·sic·u·lot·o·my [àsikjulɑ́təmi] 耳小骨剥離〔術〕〔医学〕(鼓室小骨の癒着を剥離する手術).
os·sic·u·lum [ɑsíkjuləm] 耳小骨. 複 ossicula.
o. auditus 耳小骨.
os·si·des·mo·sis [àsidezmóusis] 骨靱帯形成, = osteodesmosis.
os·sif·er·ous [ɑsífərəs] 骨含有の, 骨形成の.
os·sif·ic [ɑsífik] 骨性の, 骨質の.
os·sif·i·cans [ɑsífikənz] 骨化性の.

os·si·fi·ca·tion [àsifikéiʃən] 骨化 [医学], 化骨〔作用〕.
o. center 骨化点 [医学], 骨化中心 [医学], 骨核.
o. centre [TA] 骨化点(中心), = centrum ossificationis [L/TA].
o. of ligamentum flavum (**OLF**) 黄〔色〕靱帯骨化〔症〕.
o. of posterior longitudinal ligament (**OPLL**) 後縦靱帯骨化症(脊柱後縦靱帯が部分的または全体的に骨化変性を起こす疾患).
o. of spinal ligaments 脊椎靱帯骨化症.
o. of yellow ligament 黄色靱帯骨化症.
o. period 骨化期 [医学].
os·sif·lu·ence [əsíflu:əns] 骨軟化. 形 ossifluent.
os·sif·lu·ent [əsíflu:ənt] 骨軟化性の [医学].
o. abscess 骨軟化〔性〕膿瘍 [医学].
os·si·form [ásifɔ:m] 骨状の.
os·si·fy [ásəfái] 骨形成する, 骨化する.
os·si·fy·ing [ásifaiiŋ] 骨化の.
o. cartilage 化骨性軟骨, 骨化性軟骨 [医学].
o. diathesis 化骨性素質(筋肉が化骨しやすいこと).
o. fibroma 化骨性線維腫 [医学], 骨化性線維腫 [医学].
o. lipoma 骨化性脂肪腫 [医学].
o. myositis 化骨性筋炎(外傷性化骨性筋炎, 外傷後化骨), = traumatic myositis ossificans, posttraumatic ossification.
o. periosteitis 骨化性骨膜炎.
os·si·phone [ásifoun] 骨伝導補聴器.
os·tal·gia [ɑstǽlʤiə] 骨痛 [医学]. 形 ostalgic.
os·tal·gi·tis [àstəlʤáitis] 疼痛性骨炎.
os·tar·thri·tis [àstɑ:θráitis] = osteoarthritis.
os·te·al [ástiəl] 骨の, 骨性の, = osseous.
o. resonance 骨共鳴音.
os·te·al·bu·moid [àstiǽlbjumɔid] = osseoalbumoid.
os·te·al·gia [àstiǽlʤiə] 骨痛, = ostalgia, osteodynia.
os·te·al·le·o·sis [àstiæliόusis] 骨変態症(骨肉腫のようなもの).
os·te·a·me·ba [àstiəmí:bə] 骨球.
os·te·an·a·bro·sis [àstiænəbróusis] 骨萎縮.
os·te·an·a·gen·e·sis [àstiænəʤénis] 骨再生, 骨新生.
os·te·a·naph·y·sis [àstiənǽfiləs] = osteanagenesis.
os·te·ar·throt·o·my [àstiɑ:θrátəmi] = osteoarthrotomy.
os·tec·to·my [ɑstéktəmi] 骨切除〔術〕[医学], 骨切り術, = osteectomy.
os·te·ec·to·pia [àstiektóupiə] 骨転位, = osteectopy.
os·te·in [ástein] オステイン, 骨質, = ossein(e).
os·te·ite [ástiait] 骨, 骨化核.
os·te·i·tis [àstiáitis] 骨炎 [医学], = ostitis. 形 osteitic.
o. albuminosa アルブミン様骨炎.
o. alveolaris 歯槽〔骨〕炎, = alveolar osteitis.
o. carnosa 肉様骨炎.
o. condensans generalisata 全身緻密化骨炎, = osteopoikilosis.
o. condensans ilii 硬化性腸骨骨炎.
o. deformans 変形性骨炎 [医学], = Paget disease of bone.
o. fibrosa 線維性骨炎 [医学].
o. fibrosa circumscripta 限局性線維性骨炎.
o. fibrosa cystica 嚢腫性線維性骨炎 [医学].
o. fibrosa cystica generalisata 全身嚢腫性線維性骨炎(上皮小体の機能亢進により, 骨格のカルシウムが遊離されて骨の嚢腫線維性変化を起こす疾病), = hyperparathyroidism, parathyroid osteitis, von Recklinghausen disease.
o. fibrosa disseminata 散在性線維性骨炎 [医学].
o. fibrosa generalisata 汎発性線維性骨炎.
o. fibrosa localisata 限局性線維性骨炎(膝蓋骨の疾病で, 肥大と洞性構造を生ずる).
o. fibrosa osteoplastica 骨新生線維性骨炎.
o. fungosa 菌状骨炎.
o. granulosa 肉芽性骨炎.
o. interna 歯槽突起骨髄炎.
o. malacissans 軟化性骨炎.
o. ossificans = condensing osteitis.
o. pubis 恥骨骨炎.
o. syphilica 梅毒性骨炎.
o. tuberculosa cystica 嚢腫様結核性骨炎.
o. tuberculosa multiplex cystica 多発〔性〕嚢胞性結核性骨炎.
o. tuberculosa multiplex cystoides 多発嚢腫様結核性骨炎, = Jüngling disease.
os·tem·bry·on [ɑstémbriən] 胎児骨化, = lithopedium.
os·te·mia [ɑstí:miə] 骨充血.
os·tem·py·e·sis [àstəmpaií:sis] 骨化膿.
oste(o)- [ɑsti(ou), -ti(ə)] 骨との関係を表す接頭語.
os·te·o·a·cu·sis [àstiouəkú:sis] 骨伝導.
os·te·o·an·a·gen·e·sis [àstiouænəʤénisis] 骨再生.
os·te·o·an·es·the·sia [àstiouænisθí:ziə] 骨感覚麻痺, 骨感覚脱失(消失) [医学].
os·te·o·an·eu·rysm [àstiouǽnjurizəm] 骨静脈瘤.
os·te·o·ar·thri·tis (**OA**) [àstiouɑ:θráitis] 骨関節症 [医学], 骨関節炎 [医学], 変形性関節症 [医学].
o. deformans 変形性骨関節症.
o. endemica 地方病性骨関節症, = Kaschin-Beck disease.
o. of hip joint 股関節症(老人の股関節を侵す変形性関節症), = malum coxae senile, arthrosis deformans coxac senilis.
o. of spine 変形性脊椎症(脊柱の退行性変化による病変), = spondylosis.
os·te·o·ar·throp·a·thy [àstiouɑ:θrápəθi] 骨関節症 [医学].
os·te·o·ar·thro·sis [àstiouɑ:θróusis] 骨関節症(関節変性病), 変形性関節症 [医学].
o. deformans 変形性関節症 [医学].
o. of spinous processes 棘突起間関節形成症(主に腰椎に発生し, 変形性脊椎症などの退行性変化による疾患にみられる病態), = kissing spine, Baarstrup disease.
os·te·o·ar·throt·o·my [àstiouɑ:θrátəmi] 骨関節切開術, 顎関節頭切除術 [医学].
os·te·o·ar·tic·u·lar [àstiouɑ:tíkjulər] 骨関節の.
o. graft 骨関節移植.
o. tuberculosis 骨関節結核 [医学].
os·te·o·blast [ástiəblæst] 造骨細胞, 骨芽細胞 [医学](間葉細胞の一つで, 骨組織を形成するもの). 形 osteoblastic.
os·te·o·blas·tic [àstiəblǽstik] 骨芽細胞の [医学].
o. layer 骨芽細胞層 [医学].
o. lesion 造骨性病変 [医学].
o. sarcoma 骨芽細胞性肉腫 [医学].
o. tissue 骨芽組織 [医学].
os·te·o·blas·to·ma [àstioublæstóumə] 骨芽細胞腫 [医学].
os·te·o·ca·chex·ia [àstioukəkéksiə] 骨痨.
os·te·o·cal·cin [àstiəkǽlsin] オステオカルシン, = bone Gla protein.

os·te·o·camp [ástiəkæmp] 骨固定器(大腿骨切開後に用いる固定器).
os·te·o·camp·sia [àstiəkǽmpsiə] 骨彎曲症〔医学〕, 屈骨矯正法, = osteocampsis.
os·te·o·car·ci·no·ma [àstioukɑ́:sinoumə] 骨癌.
os·te·o·car·ti·lag·i·nous [àstioukɑ̀:tilǽʤinəs] 骨軟骨の.
o. exostosis 骨軟骨性外骨腫.
os·te·o·cele [ástiəsi:l] 含骨性陰嚢腫.
os·te·o·ce·ment [àstiousimént] 骨様セメント質, = osteocementum.
os·te·o·ceph·a·lo·ma [àstiousèfəlóumə] 骨頭蓋腫.
os·te·o·chon·dral [àstiəkándrəl] 骨軟骨の.
o. fracture 骨軟骨骨折〔医学〕.
o. graft 骨軟骨移植.
os·te·o·chon·dri·tis [àstioukandráitis] 骨軟骨炎〔医学〕.
o. deformans juvenilis 若年期変形性骨軟骨炎(5〜10歳の小児にみられる大腿骨上部の疾患), = Legg-Calve-Perthes disease.
o. dissecans 離断性骨軟骨炎(膝関節にしばしば起こる関節炎で, 軟骨および骨の一部が離断される炎症で, 解離性骨軟骨炎ともいう).
o. ischiopubica 坐骨恥骨軟骨炎(舟状骨の疾患).
o. necroticans 壊死性骨軟骨炎(第1足指の種子骨にみられる崩壊性骨炎).
o. syphilitica 梅毒性骨軟骨炎, = syphilitic osteochondritis.
os·te·o·chon·dro·dys·pla·sia [àstioukàndroudispléiziə] 骨軟骨異形成症〔医学〕.
os·te·o·chon·dro·dys·tro·phia de·for·mans [àstiəkàndroudistróufiə difɔ́:mənz] 変形性骨軟骨異栄養症, = eccentro-osteochondrodysplasia.
os·te·o·chon·dro·dys·tro·phy [àstioukàndroudístrəfi] 骨軟骨形成異常〔症〕, 骨軟骨ジストロフィ〔ー〕, = chondro-osteodystrophy.
os·te·o·chon·dro·fi·bro·ma [àstioukàndroufaibróumə] 骨軟骨線維腫.
osteochondrogenic cell 骨軟骨形成原細胞.
os·te·o·chon·drol·y·sis [àstioukandrálisis] 離断性骨軟骨炎, = osteochondritis dissecans.
os·te·o·chon·dro·ma [àstioukandróumə] 骨軟骨腫〔医学〕(良性ではあるが手術後再発することがある).
os·te·o·chon·dro·ma·to·sis [àstioukàndroumətóusis] 骨軟骨腫症〔医学〕.
os·te·o·chon·dro·path·ia cre·tin·oi·dea [àstiəkàndrəpǽθiə kritinɔ́idiə] クレチン様骨軟骨症, = Läwen-Roth syndrome.
os·te·o·chon·dro·phyte [àstioukándrəfait] 骨軟骨新生物.
os·te·o·chon·dro·sar·co·ma [àstioukàndrousɑ:kóumə] 骨軟骨肉腫〔医学〕.
os·te·o·chon·dro·sis [àstioukandróusis] 骨端症〔医学〕, 骨軟骨症〔医学〕(小児の骨化点の異常を呈する疾患で, 壊死または変性に続いて, 骨再生または石灰化を誘発し, その侵襲部位により異なった臨床所見が得られる), = osteochondritis.
o. intervertebralis 脊椎骨軟骨症.
o. of capitular epiphysis of femur 大腿骨頭部骨端骨軟骨症, = Legg-Calve-Perthes disease, Waldenström disease, osteochondritis coxae juvenilis, coxa plana, pseudocoxalgia.
o. of head of second metatarsal bone 第2中足骨頭部骨軟骨症, = Freiberg infraction.
o. of ilium 腸骨骨軟骨症.
o. of lunate bone 月状骨骨軟骨症, = Kienböck disease.
o. of navicular bone 中足舟状骨骨軟骨症, = osteochondrosis of tarsal scaphoid bone, Köhler tarsal scaphoiditis.
o. of tuberosity of tibia 脛骨粗面骨端〔軟骨〕症〔医学〕, 脛骨粗面骨軟骨症, = Osgood-Schlatter disease.
o. of vertebra 脊椎骨軟骨症, = Scheuermann disease, juvenile kyphosis, vertebral osteochondritis, vertebral epiphysitis, kyphosis dorsalis juvenilis.
os·te·o·chon·drous [àstiəkándrəs] 骨軟骨の, = osteochondral.
os·te·o·cla·sia [àstiouklέiziə] ① 骨砕き術〔医学〕(非観血治療において人為的に骨折させる方法). ② 骨破壊. ③ 骨再折, = osteoclasis.
os·te·o·clast [ástiəklæst] ① 破骨細胞〔医学〕, 溶骨細胞. ② 砕骨器. 形 osteoclastic.
o. activating factor (OAF) 破骨細胞活性化因子〔医学〕, 溶骨細胞活性化因子.
os·teo·clast·ic [àstiouklǽstik] 骨破壊〔性〕〔医学〕.
o. carcinoma 骨破壊性癌〔医学〕.
o. lesion 破骨性病変〔医学〕.
o. sarcoma 破骨細胞性肉腫.
os·te·o·clas·to·ma [àstiouklæstóumə] 破骨細胞腫(骨の巨大細胞腫), 骨巨細胞腫〔医学〕.
os·te·o·clas·ty [ástiəklæsti] 骨砕き術.
os·te·o·com·ma [àstioukóumə] 骨片, = osteomere.
os·te·o·cope [ástiəkoup] 骨痛.
os·te·o·cop·ic [àstiəkápik] 骨痛性の.
o. pain 骨痛〔医学〕.
os·te·o·cra·ni·um [àstioukréiniəm] 骨化頭蓋(骨化しつつある胎児の頭蓋), 骨性頭蓋〔医学〕.
osteocutaneous flap 骨皮弁〔医学〕, 骨付き皮弁.
os·te·o·cys·to·ma [àstiousaitóumə] 骨嚢腫〔医学〕.
os·te·o·cyte [ástiəsait] 骨細胞〔医学〕.
osteodental dysplasia 骨歯異形成, = cleidocranial dysostosis.
os·te·o·den·tin(e) [àstiədéntin] 骨様象牙質〔医学〕.
os·te·o·den·to·ma [àstioudentóumə] 骨象牙質腫.
os·te·o·der·mia [àstioudə́:miə] 皮膚骨化.
os·te·o·des·mo·sis [àstioudezmóusis] 骨靱帯形成, 靱帯骨化.
os·te·o·di·as·ta·sis [àstioudaiǽstəsis] 骨離開.
os·te·o·dyn·ia [àstiədíniə] 骨痛, = ostealgia.
os·te·o·dys·plas·ty [àstioudisplǽsti, -dísplæs-] 骨異形成〔症〕, = Melnick-Needles syndrome.
os·te·o·dys·tro·phia [àstioudistróufiə] 骨異栄養〔症〕, = osteodystrophy.
o. deformans 変形性骨異栄養症, = Paget disease.
o. fibrosa 線維性骨異栄養症(女性にのみみられる).
o. juvenilis 幼年期骨異栄養症, = osteitis fibrosa cystica generalisata.
os·te·o·dys·tro·phy [àstiədístrəfi] 骨異栄養症, 骨ジストロフィ〔ー〕〔医学〕.
os·te·o·ec·ta·sia [àstiouektéisiə] 骨肥大〔症〕.
o. with hyperphosphatasia 高アルカリホスファターゼを伴う骨肥大症.
os·te·o·ec·to·my [àstiouéktəmi] 骨切除術, = ostectomy.
os·te·o·en·ceph·a·lo·ma [àstiouensèfəlóumə] 骨脳様癌.
os·te·o·en·chon·dro·ma [àstiouènkandróumə] 骨軟骨腫, = osteochondroma.
os·te·o·e·piph·y·sis [àstiouepífisis] 骨端.
os·te·o·fi·bro·chon·dro·sar·co·ma [àstioufàibroukàndrousɑ:kóumə] 骨線維軟骨肉腫.
os·te·o·fi·bro·ma [àstioufaibróumə] 骨線維腫

〔医学〕.
os·te·o·fi·bro·ma·to·sis [àstioufàibroumətóusis] 骨線維腫症〔医学〕.
os·te·o·gen [ástiəʤən] 骨形成原(骨膜内層に存在するという).
os·te·o·gen·e·sis [àstiəʤénisis] 骨形成, 骨発生, = osteogeny. 形 osteogenetic, osteogenic, osteogenous.
o. imperfecta (OI) 骨形成不全〔症〕〔医学〕, 化骨不全症, = odontogenesis imperfecta, fragilitas ossium, brittle bones, osteopsathyrosis.
o. imperfecta congenita 先天性骨形成不全〔症〕〔医学〕(胎生後期または出生直後に診断しうるもので, 劣性遺伝のものが多く重症で, 致死性短肢症候群の一つに数えられる), = Vrolik type osteogenesis imperfecta, Porak-Durant type osteogenesis i..
o. imperfecta cystica 嚢腫性骨形成不全症.
o. membranacea 膜性骨発生〔医学〕.
os·te·o·ge·net·ic [àstiəʤənétik] 骨形成〔性〕の.
o. fiber 骨形成線維.
o. layer 骨形成層〔医学〕.
os·te·o·gen·ic [àstiəʤénik] 骨原の, 骨形成の, 骨〔原〕性.
o. cell 骨形成原細胞.
o. fibroma 骨化性線維腫〔医学〕, 骨原性線維腫.
o. layer 骨形成層(骨膜の最内層), = Ollier layer.
o. sarcoma 骨原性肉腫〔医学〕, 骨肉腫〔医学〕.
o. tissue 骨発生組織.
os·te·og·e·ny [àstiáʤəni] 骨発生, = osteogenesis.
os·te·o·gram [ástiəgræm] 脊椎骨画.
os·te·og·ra·phy [àstiágrəfi] 骨論.
os·te·o·ha·li·ste·re·sis [àstiouhæ̀listərí:sis] 骨軟化症.
os·te·o·ha·mar·to·ma [àstiouhæ̀ma:tóumə] 骨過誤腫(異所性に生じた骨組織で, 骨表面, 気管, 肺, 扁桃, 鰓弓などの軟組織中にみられる).
os·te·o·hem·a·chro·ma·to·sis [àstiouhèməkròumətóusis] 骨着色症(動物の).
os·te·o·hy·da·tid·o·sis [àstiouhàidətidóusis] 骨胞虫症.
os·te·oid [ástiɔid] 類骨の, オステオイド.
o. aneurysm 骨動脈瘤, = bone aneurysm.
o. cementum 骨様セメント質〔医学〕.
o. chondroma 類骨軟骨腫〔医学〕(軟骨肉腫 chondrosarcoma と類骨肉腫 osteid sarcoma との中間型).
o. osteoma 類骨骨腫〔医学〕(骨様組織からなる良性骨芽細胞腫. Jaffé).
o. sarcoma 類骨肉腫〔医学〕.
o. tissue 類骨組織(石灰沈着のないもの).
os·te·o·lath·y·rism [àstiəlǽθirizəm] スイートピー中毒性骨症(スイートピーやその活性成分のβ-アミノプロピオニトリルあるいはその他のアミノニトリルで, ラットなどを飼育して実験的に起こした).
os·te·o·lip·o·chon·dro·ma [àstioulìpoukandróumə] 骨脂肪軟骨腫.
os·te·o·li·po·ma [àstioulipóumə, -laip-] 骨脂肪腫〔医学〕.
os·te·o·lith [ástiəliθ] 化骨.
os·te·o·lo·gia [àstioulóuʤiə] 骨学, = osteology.
os·te·ol·o·gist [àstiáləʤist] 骨学者.
os·te·ol·o·gy [àstiáləʤi] 骨学〔医学〕.
os·te·ol·y·sis [àstiálisis] 骨軟化, 骨溶解〔医学〕.
os·te·o·lyt·ic [àstəlítik] 骨溶解性の, 溶骨性の.
o. cancer 溶骨性癌(転移による).
o. lesion 溶骨性病変〔医学〕.
o. osteosarcoma 骨融解性骨肉腫〔医学〕.
o. sarcoma 骨融解性肉腫.
os·te·o·ma [àstióumə] 骨腫〔医学〕.
o. cutis 皮膚骨腫, = osteosis cutis.
o. dentale 歯骨腫(歯外骨症), = dental exostosis.
o. eburneum 硬質骨腫.
o. medullare 髄質骨腫.
o. sarcomatosum 肉腫性骨腫.
o. spongiosum 海綿質骨腫.
os·te·o·ma·la·cia [àstiouməléiʃə] 骨軟化症〔医学〕(主として妊婦にみられるビタミンD欠乏による骨の軟化と, その結果として現れる変形), = osteomalacosis. 形 osteomalacial, osteomalacic.
o. lunatum 月状骨軟化症, = Kienböck disease.
os·te·o·ma·la·cic [àstiouməléisik] 骨軟化の〔医学〕.
o. pelvis 骨軟化症骨盤.
os·te·o·mal·a·co·sis [àstioumæ̀ləkóusis] 骨軟化症, = osteomalacia.
os·te·o·ma·toid [àstióumətɔid] 骨腫様の.
os·te·o·ma·to·sis [àstioumətóusis] 骨腫症.
os·te·o·mere [ástiəmiər] 骨節, = osteocomma.
os·te·om·e·try [àstiámitri] 骨計測法.
os·te·o·mi·o·sis [àstioumaióusis] 骨分離.
os·te·o·mu·coid [àstioumjú:kɔid] オステオムコイド, = osseomucoid.
osteomusculocutaneous flap 骨筋皮弁〔医学〕.
os·te·o·my·e·li·tis [àstioumàiəláitis] 骨髄炎〔医学〕. 形 osteomyelitic.
o. gummosa ゴム腫性骨髄炎〔医学〕.
o. maxillaris 上顎骨髄炎.
o. of jaw 顎骨骨髄炎.
o. purulenta acuta 急性化膿性骨髄炎.
o. variolosa 痘瘡性骨髄炎.
os·te·o·my·e·lo·dys·pla·sia [àstioumàiəloudispléiziə] 骨髄異形成症, 骨髄形成異常〔医学〕.
osteomyelofibrotic syndrome 骨髄線維症症候群.
os·te·o·my·e·log·ra·phy [àstioumàiəlágrəfi] 骨髄造影〔法〕〔医学〕.
osteomyocutaneous flap 骨筋皮弁〔医学〕.
os·te·on [ástiən] 骨単位〔医学〕, オステオン〔医学〕. → bone.
os·te·on·cus [àstiáŋkəs] 骨腫瘍, = osteoma.
os·te·o·ne·cro·sis [àstiounikróusis] 骨壊死〔症〕〔医学〕(骨の分子死).
os·te·o·neu·ral·gia [àstiounju:rǽlʤiə] 骨神経痛.
os·te·o·no·sus [àstiənóusəs] 骨病.
os·te·o·odon·to·ma [ástiouòudantóumə] 骨歯牙腫, = odontoma adamantinum.
os·te·o·on·y·cho·dys·os·to·sis [ástiouànikədisastóusis] 骨・爪異骨症.
os·te·o·on·y·cho·dys·pla·sia [ástiouànikoudispléiziə] 骨・爪形成不全〔症〕.
os·te·o·path [ástiəpæθ] 整骨医.
os·te·o·path·ia [àstiəpǽθiə] 骨症.
o. fibrosa 線維性骨症.
o. striata 線条性骨症.
o. tabidorum 脊髄癆性骨症.
os·te·o·path·ic [àstiəpǽθik] 骨障害性〔医学〕.
o. medicine ① 整骨医学. ② オステオパチー.
o. scoliosis 骨障害性〔脊柱〕側弯〔症〕〔医学〕, 骨病性側弯.
os·te·o·pa·thol·o·gy [àstioupəθáləʤi] 骨病理学.
os·te·op·a·thy [àstiápəθi] ① オステオパチー. ② 整骨医学. ③ 骨障害〔医学〕. 形 osteopathic.
os·te·o·pe·cil·ia [àstioupisí:liə] = osteopoikilosis.
os·te·o·pe·di·on [àstioupí:diən] 石児, = lithopedion.
os·te·o·pe·nia [àstioupí:niə] オステオペニア, 骨減少〔症〕〔医学〕.
os·te·o·per·i·os·te·al [àstioupèriástiəl] 骨骨膜の.

o. graft 骨膜付き骨移植.
os·te·o·per·i·os·ti·tis [àstioupèriastáitis] 骨骨膜炎.
os·te·o·pe·tro·sis [àstioupitróusis] 骨化石症，大理石骨病 [医学]，= Albers-Schönberg disease，marble bones，osteosclerosis.
o. gallinarum ニワトリ骨化石症（骨化性リンパ腫症），= osteopetrotic lymphomatosis.
osteopetrotic lymphomatosis 骨化石性リンパ腫症（骨幹にリンパ球の浸潤を起こすニワトリの疾患），= osteopetrosis gallinaum.
os·te·o·phage [ástioufeiʤ] 破骨細胞，= osteoclast.
os·te·o·pha·gia [àstioufeíʤiə] 食骨症（主としてリン欠乏のため）.
os·te·o·phle·bi·tis [àstiouflibáitis] 骨静脈炎.
os·te·o·phle·bog·ra·phy [àstiouflibágrəfi] 骨髄静脈造影〔法〕.
os·te·o·phone [ástiəfoun] 補聴器，= audiphone.
os·te·oph·o·ny [àstiáfəni] 骨伝導.
os·te·o·phore [ástiəfɔ:r] 砕骨鉗子.
os·te·o·phy·ma [àstioufáimə] 骨腫.
os·te·o·phyte [ástiəfait] 骨増殖体 [医学]，骨棘 [医学].
os·te·o·phy·to·sis [àstioufaitóusis] 骨増殖症 [医学].
os·te·o·plaque [ástiəplæk] 骨層 [医学].
os·te·o·plast [ástiəplæst] 骨芽細胞.
os·te·o·plas·tic [àstiəplǽstik] ① 骨形成〔性〕の. ② 骨形成〔術〕.
o. amputation 骨形成性切断.
o. bone flap 骨形成用骨弁.
o. cancer 骨形成性癌 [医学]，造骨性癌（転移により骨およびその隣接組織に増殖を起こす）.
o. craniotomy 骨形成開頭〔術〕[医学].
o. flap 骨形成〔皮〕弁.
o. frontal sinus operation 骨弁形成前頭洞手術 [医学].
o. lesion 骨形成性病変 [医学].
o. method 骨弁形成法（鼻外前頭洞の手術法）.
o. obliteration of frontal sinus 前頭洞骨形成充填術.
o. osteosarcoma 骨形成性骨肉腫 [医学].
os·te·o·plas·ty [ástiəplæ̀sti] 骨形成〔術〕[医学].
os·te·o·poi·ki·lo·sis [àstioupɔ̀ikilóusis] 骨斑症 [医学]，骨斑紋症（X 線像において楕円形の小斑紋が多数の骨に証明される疾患で，骨動脈血栓のために緻密質が限局性増殖を起こし，皮膚症，播種性レンズ大皮膚線維などに併発する），= osteitis condensans generalisata，osteosclerosis fragilis g.，osteopathia condensans disseminata.
os·te·o·pon·tin [àstiəpántin] オステオポンチン（骨の主要タンパク質．血漿，尿，乳，胆汁中に見出される分泌リンタンパク質）.
os·te·o·po·ro·sis [àstioupɔ:róusis] 骨〔多〕孔症，骨粗鬆症 [医学]. 形 osteoporotic.
o. circumscripta cranii 頭蓋限局性骨孔症，= Schüller second disease.
osteoprogenitor cell 前骨芽細胞.
os·te·o·pro·teg·er·in [àstiouproutégərin] オステオプロテゲリン.
os·te·op·sath·y·ro·sis [àstiousæ̀θiróusis, -tiaps-] 骨ぜい（脆）弱症 [医学]（慢性，遺伝家族性のまれな疾病で，骨のぜい弱なため骨折が起こりやすく，時には青色強膜と聾とが併存する），= fragilitas ossium，Lobstein disease，osteogenesis imperfecta.
osteopulmonary arthropathy 骨肺性関節症（慢性胸部疾患における指端の棍棒状肥厚），= Marie disease.
os·te·o·ra·di·o·ne·cro·sis [àstiourèidiounikróusis] 放射線骨壊死 [医学].
os·te·or·rha·gia [àstiəréiʤiə] 骨出血.
os·te·or·rha·phy [àstiɔ́:rəfi] 骨縫合〔術〕[医学].
os·te·o·sar·co·ma [àstiousa:kóumə] 骨肉腫 [医学].
os·te·o·scle·ro·sis [àstiouskliəróusis] 骨硬化〔症〕[医学]（骨石化症），= osteopetrosis. 形 osteosclerotic.
o. fragilis ぜい（脆）弱性骨硬化症 [医学].
o. fragilis diffusa びまん性ぜい（脆）弱性骨硬化症，= Albers-Schönberg disease.
o. fragilis generalisata 全身性ぜい（脆）弱性骨硬化症，= osteopoikilosis.
o. of skull 頭蓋骨硬化症（まれな家族性の疾患で全身の骨皮質の硬化と厚化を示す），= Albers-Schönberg disease.
osteosclerotic anemia 骨硬化性貧血 [医学].
os·te·o·scope [ástiəskoup] 骨折検査器（標本に比べて X 線像を検査する装置）.
os·te·o·sep·tum [àstiəséptəm] 骨性鼻中隔.
os·te·o·sis [àstióusis] ① 骨症. ② 骨発生.
o. cutis 皮膚骨形成，= osteoma cutis.
os·te·o·spon·gi·o·ma [àstiouspʌ̀nʤióumə] ① 骨海綿腫. ② 風棘病，= spina ventosa.
os·te·o·ste·a·to·ma [àstioustì:ətóumə] 骨性脂肪腫.
os·te·o·stix·is [àstiəstíksis] 骨穿刺〔術〕[医学].
os·te·o·su·ture [àstiəsú:ʧər] 骨縫合〔術〕[医学]，= osteorrhaphy.
os·te·o·sy·no·vi·tis [àstiousàinəváitis] 骨滑膜炎.
os·te·o·syn·the·sis [àstiəsínθisis] 骨縫合，骨接合〔術〕[医学].
os·te·o·ta·bes [àstioutéibi:z] 骨癆 [医学]，骨萎縮.
os·te·o·tel·an·gi·ec·ta·sia [àstioutelæ̀nʤiektéisiə] 骨終末血管拡張症.
os·te·o·throm·bo·sis [àstiouθrambóusis] 骨静脈血栓症 [医学].
os·te·o·tome [ástiətoum] 砕骨刀，骨刀 [医学]，骨切りのみ.
os·te·o·to·moc·la·sia [àstioutouməkléiziə] 骨弯曲矯正術（骨の一部を切除する方法），= osteotomoclasis.
os·te·ot·o·my [àstiátəmi] 骨切り術 [医学].
os·te·o·tribe [ástioutraib] 骨掻は（爬）さじ，骨鑢（りょ）子，= osteotrite.
os·te·o·trip·sy [ástiətrìpsi] 骨挫砕〔術〕.
os·te·ot·ro·phy [àstiátrəfi] 骨栄養.
osteotropic hormone 骨調節ホルモン.
os·te·ot·y·lus [àstiátiləs] 骨折断端仮骨.
os·te·o·tym·pan·ic [àstiətimpǽnik] = craniotympanic.
o. conduction 骨鼓室伝導，= bone conduction.
Osterreich syndrome オステルライヒ症候群，= nail-patella syndrome.
Osterreich-Turner syndrome オステルライヒ・ターナー症候群.
Os·ter·ta·gia [àstə:téiʤiə]（ウシの第四胃に寄生する毛様線虫の一属，ドイツの獣医 Robert von Ostertag (1864-1940) にちなむ）.
os·ter·ta·gi·a·sis [àstə:təʤáiəsis] オステルタギア胃虫症 [医学]（線形動物門，線虫綱，円虫目，毛様線虫科の一属 *Ostertagia* 属の寄生により生ずる疾病．ウシ，ヒツジの 4 胃に寄生し，貧血，下痢が生じる）.
os·thex·ia [asθéksiə] 異常骨化，= osthexy.
os·thol [ásθɔ:l] オストール $C_{14}H_{13}O_2$-OCH_3（セリ科植物 *Imperatoria ostruthium* の根にある苦味質）.
os·tia [ástiə] 口（ostium の複数）.
o. arteriosa 動脈口（心臓の）.

o. venarum pulmonalium [L/TA] 肺静脈口, = openings of pulmonary veins [TA].
o. venosa 房室口(心臓の).
os·ti·a·sis [ɑstáiəsis] オスチアージス(限局性の筋肉が石灰化することで, 乗馬者の骨, 練兵による化骨などをいう).
os·ti·ole [ástioul] 孔口.
ostiomeatal complex 小孔道複合体.
os·ti·tis [ɑstáitis] 骨炎 [医学], = osteitis.
os·ti·um [ástiəm] 口, 小孔, 心門. 複 ostia. 形 ostial, ostiary.
o. abdominale tubae 卵管腹腔口.
o. abdominale tubae uterinae [L/TA] 卵管腹腔口, = abdominal ostium [TA].
o. accessorium tubae 卵管副口.
o. anatomicum uteri internum [L/TA] 解剖学的内子宮口*, = anatomical internal os [TA].
o. aortae [L/TA] 大動脈口, = aortic orifice [TA].
o. appendicis vermiformis [L/TA] 虫垂口, = orifice of vermiform appendix [TA].
o. arteriosum 動脈口.
o. arteriosum dextrum 右動脈口.
o. arteriosum sinistrum 左動脈口.
o. atrioventriculare dextrum [L/TA] 右房室口, = right atrioventricular orifice [TA].
o. atrioventriculare sinistrum [L/TA] 左房室口, = left atrioventricular orifice [TA].
o. canalis nasolacrimalis [L/TA] 鼻涙管口*, = opening of nasolacrimal canal [TA].
o. cardiacum [L/TA] 噴門口, = cardial orifice [TA].
o. histologicum uteri internum [L/TA] 組織学的内子宮口*, = histological internal os [TA].
o. ileale [L/TA] 回腸口, = ileal orifice [TA], o. of ileal papilla [TA].
o. ileocecale [NA] 回盲口.
o. iliocaecocolicum 回盲結腸口.
o. infundibulare 漏斗状部口.
o. maxillare 上顎洞口.
o. maxillare accessorium 上顎洞副口.
o. of ureter 尿管口 [医学].
o. of uterine tube 〔卵管〕子宮口 [医学].
o. of vagina 腟口 [医学].
o. of vermiform appendix 虫垂口.
o. pharyngeum tubae 耳管咽頭口, = pharyngo tympanicae.
o. pharyngeum tubae auditivae [L/TA] 耳管咽頭口, = pharyngeal opening [TA], p. opening of auditory tube [TA].
o. pharyngeum tubae auditoriae [L/TA] 耳管咽頭口, = pharyngeal opening [TA], p. opening of auditory tube [TA].
o. primum 一次口.
o. primum atrial septal defect 一次孔心房中隔欠損〔症〕[医学].
o. pyloricum [L/TA] 幽門口, = pyloric orifice [TA].
o. recesuale 前頭洞口.
o. secundum 二次口.
o. sinus coronarii [L/TA] 冠状静脈口, = opening of coronary sinus [TA].
o. trunci pulmonalis [L/TA] 肺動脈口, = opening of pulmonary trunk [TA].
o. tympanicum tubae auditivae [L/TA] 耳管鼓室口, = tympanic opening [TA].
o. tympanicum tubae auditoriae [L/TA] 耳管鼓室口, = tympanic opening [TA].
o. tympanicum tubae pharyngotympanicae 耳管鼓室口.
o. ureteris [L/TA] 尿管口, = ureteric orifice [TA].
o. urethrae externum [L/TA] 外尿道口, = external urethral orifice [TA], e. urinary meatus [TA].
o. urethrae internum [L/TA] 内尿道口, = internal urethral orifice [TA], i. urinary meatus [TA].
o. urethrae internum accipiens [L/TA] 膨満時内尿道口*, = filling internal urethral orifice [TA].
o. urethrae internum evacuans [L/TA] 排尿時内尿道口*, = emptying internal urethral orifice [TA], voiding internal urethral orifice [TA].
o. uteri [L/TA] 〔外〕子宮口, = external os of uterus [TA].
o. uteri internum 内子宮口.
o. uterinum tubae 卵管子宮口.
o. uterinum tubae uterinae [L/TA] 卵管子宮口, = uterine ostium [TA].
o. vaginae [L/TA] 腟口, = vaginal orifice [TA].
o. venae cavae inferioris [L/TA] 下大静脈口, = opening of inferior vena cava [TA].
o. venae cavae superioris [L/TA] 上大静脈口, = opening of superior vena cava [TA].
ostochondral graft 骨軟骨移植.
os·to·mate [ástəmeit] 人工瘻造設患者(人工瘻(人工肛門, 人工膀胱など)をもつ人を意味する用語).
-ostomy [ɑstəmi] 瘻設置術または吻合術の意味を表す接尾語.
os·to·my [ástəmi] ① 瘻造設術. ② 吻合術.
os·to·sis [ɑstóusis] 骨形成, 骨発生, = osteosis.
os·tra·ceous [ɑstréiʃəs] カキ[牡蠣]殻様の.
os·tra·co·sis [àstrəkóusis] カキ[牡蠣]殻症(骨がカキ殻のような硬度を呈すること).
Os·trea [ástriə] イタボガキ[牡蠣]属(カキ科の一属で, その貝殻は制酸, 収斂剤に利用される), = oyster.
***Os·tre·ae* tes·ta** [ástrii: téstə] カキ[牡蠣]の貝殻.
os·trea·ster·ol [àstriəstérɔ:l] オストレアステロール $C_{28}H_{46}O$ (カキ[牡蠣]に存在する固形アルコール).
os·tre·o·tox·is·mus [àstriətɑksízməs] カキ[牡蠣]中毒症.
Ostrum-Furst syn·drome [ástrəm fə́rst síndroum] オストラム・フルスト症候群(頸部の骨癒合症, 扁平頭底症および Sprengler 奇形の合併した先天疾患).
os·tru·thol [ástrəθɔ:l] オストルトール $C_{21}H_{22}O_7$ (インペラトリア根にある苦味質).
Ostwald, Friedrich Wilhelm [ɔ́stvalt] オストワルド(1853–1932, ドイツの化学者).
O. dilution law オストワルド希釈律(1価2元電解質の溶液において希釈度をV, 電離度を α とすると, 次のような関係が成り立つという法則).

$$\frac{\alpha^2}{(1-\alpha)V} = K \text{ (一定)}$$

O.-Folin pipet オストワルド・フォリンピペット(単位容積当たりの表面積が小さくなるよう工夫されたもので, 液体排出も容易である微量定量用管).
O. viscosimeter オストワルド粘度計(粘性係数を比較測定する器械で, ガラス製のU字管からなり, 毛細管を備え, その上部の球形の部分の上下に標線をつけ, 一定量の液体が毛細管を通って流下するのに要する時間を測定する).
OT ① occular tension 眼圧の略. ② occupational therapist 作業療法士の略. ③ occupational therapy 作業療法の略. ④ old term 解剖学旧名の略. ⑤ old tuberculin 旧ツベルクリンの略.

ot- [out] 耳との関係を表す接頭語，= oto-.
Ota, Masao [óutə] 太田正雄（1885-1945．わが国の皮膚科学者．太田母斑で有名であるが，木下杢太郎のペンネームを持つ詩人，劇作家としても知られる）．
ota·cou·stic [òutəkú:stik] 補聴の．
otag·ra [outǽgrə] 耳痛．
otal·gia [outǽlʤiə] 耳痛［医学］，耳神経痛，= otodynia，ear-ache．形 otalgic．
o. dentalis 歯性耳痛．
o. intermittens 間欠性耳痛．
ota·phone [óutəfoun] 補聴器，= otophone．
OTC ① ornithine transcarbamylase オルニチントランスカルバミラーゼの略．② over the counter の略（薬局のカウンター越しに買える大衆薬を指す．OTC薬）．③ oxytetracycline オキシテトラサイクリンの略．
OTC deficiency ornithine transcarbamylase deficiency オルニチントランスカルバミラーゼ欠損症．
OTD organ tolerance dose X線の臓器許容量の略．
o·tec·to·my [outéktəmi] 耳小骨切除術，= ossiculectomy．
ot·hae·ma·to·ma [òuthi:mətóuma] 耳血腫，= othematoma．
ot·hel·co·sis [òuthelkóusis] ① 耳潰瘍（耳内潰瘍の発生）．② 中耳化膿．
Othello syndrome オセロ症候群（配偶者の不貞に関する嫉妬妄想を中心とする症候群．Shakespeare のオセロより命名された）．
ot·he·ma·to·ma [òuthi:mətóumə] 耳血腫，= othaematoma．
ot·he·mor·rhage [óuthi:məreiʤ] 耳出血［医学］．
oth·e·mor·rha·gia [òuthemərέiʤiə] 耳出血［医学］．
oth·e·mor·rhea [òuthemərí:ə] 耳出血［医学］．
othy·drops [outháidrɑps] 耳水腫，= otohydrops．
othy·gro·ma [òuthaigróumə] 耳介水腫．
oti·at·rics [òutiǽtriks] 耳治療学，耳科学，= otiatria．形 otiatric．
otia·try [outáiətri] = otiatrics．
-otic [ɑtik] 過程，状態の意を表す接尾語．
o·tic [óutik] 耳性の．
o. capsule 耳嚢（耳胞を囲む軟骨嚢で蝶形および後頭軟骨に癒合する），耳殻［医学］．
o. depression 耳窩（発生初期にみられる耳板の陥凹）．
o. ganglion [TA] 耳神経節（卵円孔の下にあって，耳下腺の分泌に関係する神経線維を送る），= ganglion oticum [L/TA]．
o. imperforation 外耳道閉塞［医学］．
o. mesenchym 耳殻間葉［医学］．
o. neuralgia 耳神経痛，= geniculate neuralgia．
o. pit 耳窩［医学］．
o. placode 耳板［医学］．
o. vesicle 耳胞［医学］，= auditory vesicle．
oti·co·din·ia [òutikədíniə] 耳性めまい（眩暈）［医学］，= Ménière disease．
oti·co·di·no·sis [òutikoudinóusis] = oticodinia．
otid·i·um [outídiəm] = otocell．
oti·o·bi·o·sis [òutioubaióusis] 棘状耳虫症，= otobiosis．
Otis, Fessenden Nott [óutis] オーチス（1825-1900，アメリカの泌尿科医．1884年泌尿器科で局所麻酔を応用し，また内部式尿道切開術を考案した）．
o·tit·ic [outítik] 耳炎性の．
o. abscess 耳炎性膿瘍．
o. barotrauma ① 耳気圧障害［医学］．② 航空中耳炎，= aviator's ear．
o. hydrocephalus 耳炎性水頭症［医学］．
o. hydrocephaly 耳性水頭症．
o. intracranial complication 耳炎性頭蓋内合併症［医学］．
o. meningitis 耳性髄膜炎［医学］（中耳または内耳の原発性炎症がリンパ管を通って髄膜に移行するもの）．
o·ti·tis [outáitis] 耳炎［医学］．形 otitic．
o. externa 外耳炎［医学］，外耳道炎．
o. interna 内耳炎［医学］．
o. labyrinthica 迷路性耳炎．
o. mastoidea 乳突性耳炎．
o. media 中耳炎［医学］．
o. mycotica 菌性耳炎．
o. parasitica 寄生虫性耳炎．
o. sclerotica 硬化性耳炎．
oto- [outou, -tə] 耳との関係を表す接頭語，= ot-．
oto·ac·a·ri·a·sis [òutouækəráiəsis] 耳疥癬〔症〕，ミミダニ症（ミミダニの寄生によるイヌ，ネコ，ウサギなどの耳病），= parasitic otitis．
otoacoustic emission 耳音響放射（外耳道内にて蝸牛より放射されるさまざまな音響が記録される現象）．
oto·an·tri·tis [òutouæntráitis] 耳洞炎（上鼓室および乳突洞の炎症を合併した中耳炎）．
oto·au·di·on [òutouɔ́:diən] オトオージオン，唸周波聴力計（聴力検査に用いる器具で，電気により発音サイレン体で45～17,000振動範囲の音を出し，気導，骨導などを検査するもの）．
oto·bi·o·sis [òutoubaióusis] 耳寄生虫症（棘状耳虫 *Otobius megnini* の寄生による外耳炎），= parasitic otitis．
Oto·bi·us [outóubiəs] 棘状耳虫属（ダニ目，ヒメダニ科の一属で，ウシの *O. megnini* などの幼虫はヒトに寄生することがある）．
oto·blen·nor·rhea [òutoublènərí:ə] 耳膿漏［医学］．
oto·cal·o·rim·e·ter [òutoukæ̀lərímitər] オトカロリメータ（前庭機能検査において温度性眼振を測定するための装置），温度性眼振検査計［医学］．
oto·can·di·di·a·sis [òutoukæ̀ndidáiəsis] 耳カンジダ症［医学］．
oto·ca·ri·a·sis [òutoukəráiəsis] = otoacariasis．
oto·ca·tarrh [òutoukətɑ́:r] カタル性耳炎．
oto·cell [òutousél] 耳胞（無脊椎動物の）［医学］．
oto·ce·phal·ia [òutousifǽliə] 耳頭症（耳頭奇形）．
oto·ceph·a·lus [òutəséfələs] 耳頭体（顔面の下部が欠損し，一眼無鼻で，耳は頭部下方で結合した奇形）．
oto·ceph·a·ly [òutəséfəli] 耳頭症［医学］．
oto·cer·e·bri·tis [òutousèribráitis] 耳性脳炎，= otoencephalitis．
oto·clei·sis [òutoukláisis] 耳道閉鎖，耳管閉塞，外耳道閉塞［医学］．
o·to·co·nia [òutoukóuniə] ① 耳石．② 平衡砂（otoconium の複数）．
otoc·o·nite [outɑ́kənait] 耳石，= otoconium．
o·to·co·ni·um [òutoukóuniəm] オトコニアム，耳石［医学］，平衡砂［医学］，聴砂，= otoconite，ear-dust，statolith．複 otoconia．形 otoconial．
oto·crane [òutoukréin] = otocranium．
o·to·cra·ni·al [òutoukréiniəl] 頭蓋骨耳部の．
o·to·cra·ni·um [òutoukréiniəm] 頭蓋骨耳部（側頭骨岩状部にある室で，内耳を含む部分，または岩状乳突部），= otocrane．形 otocranial．
o·to·cyst [óutəsist] ① 耳〔小〕胞［医学］（無脊椎動物の身体平衡調節器官で，小結石が在中），= otocell，otidium．② 胎生聴胞（無脊椎動物の）．
Oto·dec·tes [òutədékti:z]（ダニの一種で家畜の寄生虫性耳炎の病原体．ミミヒゼンダニ）．
o·to·dyn·ia [òutoudíniə] 耳痛，= otalgia．
o·to·en·ceph·a·li·tis [òutouensèfəláitis] 耳性脳炎．
o·to·gang·li·on [òutəgǽŋgliən] 耳神経節，= otic

ganglion.
o·to·gen·ic [òutəʤénik] 耳原の，= otogenous.
o. brain abscess 耳性脳膿瘍〔医学〕.
o. cough 耳性せき（咳）〔医学〕.
o. sigmatism 耳性シグマチズム.
o·tog·e·nous [outáʤənəs] 耳原〔性〕の〔医学〕.
o. nephritis 耳性腎炎.
o. pyemia 耳原性膿血症.
oto·go·ni·om·e·ter [òutougòuniámitər] 眼振角度計，= nystagmogoniometer.
otog·ra·phy [outágrəfi] 耳学.
oto·hem·i·neu·ras·the·nia [òutouhèminjù:rəsθí:niə] 神経性片側ろう（聾）(片側聴覚麻痺).
oto·hy·drops [òutouháidrɑps] 耳水腫.
o·to·lar·yn·gol·o·gy [òutoulæriŋgáləʤi] 耳喉頭学，耳鼻咽喉科学.
o·to·lite [óutəlait] 聴石，耳石，= otolith.
o·to·lith [óutəlíθ] [TA] ① 平衡砂，= statoconium [L/TA]. ② 耳石〔医学〕.
o. organ 耳石器（内耳前庭迷路にある受容器で，身体の位置判断の機能をもち，平衡斑 macula statica と耳石 otolith とからなる).
o·to·li·thi·a·sis [òutouliθáiəsis] 耳石症.
o·to·lith·ic [òutəlíθik] 耳石の.
o. crisis 耳石クリーゼ，耳石発症.
o. hair 平衡毛〔医学〕.
o. membrane [TA] 耳石膜，平衡砂膜，= membrana statoconiorum [L/TA].
o. organs 耳石器〔医学〕.
o. reflex 耳石反射〔医学〕.
o. system 耳石系〔医学〕.
oto·lo·gia [òutoulóuʤiə] 耳科学，= otology.
o·to·log·ic [òutəláʤik] 耳科学の.
o·tol·o·gist [outáləʤist] 耳科医〔医学〕.
o·tol·o·gy [outáləʤi] 耳科学〔医学〕.
otomandibular syndrome 耳下顎〔異骨〕症候群.
oto·mas·sage [òutouməsá:ʤ] 鼓室マッサージ.
o·to·mas·toid·i·tis [òutoumæstɔidáitis] 耳乳突炎.
oto·mi·cro·scope [òutoumáikrəskoup] 耳顕微鏡，耳〔科〕手術用顕微鏡〔医学〕.
o·to·mi·cro·sur·gery [òutoumàikrousə́:ʤəri] 顕微下耳〔科〕手術〔医学〕.
o·to·mu·cor·my·co·sis [òutoumjù:kɔ:maikóusis] 粘液菌性耳炎.
-otomy [ɑtəmi] 切開術の意を表す接尾語.
oto·my·as·the·nia [òutoumàiəsθí:niə] 耳筋無力症（鼓室筋の衰弱による聴覚異常).
o·to·my·co·sis [òutoumaikóusis] 耳真菌症〔医学〕（アスペルギルス属の糸状菌が外耳道に増殖する疾患).
oto·my·ia·sis [òutoumáiəsis] 外耳道ハエウジ症.
oton·cus [outáŋkəs] 耳腫瘍.
oto·nec·rec·to·my [òutounikréktəmi] 耳（伝音器）壊死部切除術，= otonecronectomy.
oto·neu·ral·gia [òutounju:rǽlʤiə] 聴神経痛.
oto·neu·ras·the·nia [òutounjù:rəsθí:niə] 聴神経衰弱.
oto·neu·rol·o·gy [òutounju:ráləʤi] 耳神経学.
otopalatodigital dysostosis 耳・口蓋・指異骨症〔医学〕.
otopalatodigital syndrome 耳・口蓋・指症候群.
otop·a·thy [outápəθi] 耳病.
o·to·pha·ryn·ge·al [òutoufərínʤiəl] 耳咽頭の.
o. tube 耳咽頭管，耳管，= auditory tube, tuba auditiva.
oto·phleg·mone [òutoufléɡmoun] 耳蜂巣織炎.
o·to·phone [óutəfoun] 補聴器.
o·to·pi·e·sis [òutoupaií:sis] 中耳減圧症，迷路高圧症.
o·to·plas·ty [óutəplæ̀sti] 耳形成〔術〕〔医学〕.
oto·pol·y·pus [òutəpálipəs] 外耳道ポリープ（茸腫).
o·to·py·or·rhea [òutəpàiərí:ə] 耳漏.
oto·py·o·sis [òutoupaióusis] 膿性耳漏.
otor [óutər] 耳の，= aural.
otorhinolaryngologic disease 耳鼻咽喉疾患〔医学〕.
oto·rhi·no·lar·yn·go·log·i·cal [òutouràinoulæriŋgəláʤikəl] 耳鼻咽喉科の.
o. anatomy 耳鼻咽喉解剖学〔医学〕.
o. anomaly 耳鼻咽喉先天異常〔医学〕.
o. diagnosis 耳鼻咽喉診断学〔医学〕.
o. embryology 耳鼻咽喉発生学〔医学〕.
o. nursing 耳鼻咽喉科〔の〕看護〔医学〕.
o. physiology 耳鼻咽喉生理学〔医学〕.
o. surgery 耳鼻咽喉外科学〔医学〕.
o. symptomatology 耳鼻咽喉症候学〔医学〕.
o·to·rhi·no·lar·yn·gol·o·gist [òutouràinoulæriŋgáləʤist] 耳鼻咽喉科医〔医学〕（通称).
o·to·rhi·no·lar·yn·gol·o·gy [òutouràinoulæriŋgáləʤi] 耳鼻咽喉科学〔医学〕.
o·to·rhi·nol·o·gy [òutourainάləʤi] 耳鼻学.
o·tor·rha·gia [òutəréiʤiə] 耳出血〔医学〕.
o·tor·rhea [òutərí:ə] 耳漏〔医学〕（みみだれ).
o. of cerebrospinal fluid 髄液耳漏〔医学〕.
oto·sal·pinx [òutəsǽlpiŋks] 耳管，= tuba auditiva.
oto·scle·rec·to·my [òutouskliəréktəmi] 耳硬化切除術，= otoscleronectomy.
oto·scle·ro·nec·to·my [òutousklìərənéktəmi] 耳硬化切除術.
o·to·scle·ro·sis [òutouskliəróusis] 耳硬化〔症〕〔医学〕.
o·to·scope [óutəskoup] ① 耳鏡〔医学〕. ② 耳聴管.
otos·co·py [outáskəpi] 検耳法，耳聴法，耳鏡検査〔法〕〔医学〕.
oto·sis [outóusis] 錯聴症.
oto·spon·gi·o·sis [òutouspʌ̀nʤióusis] 耳海綿化症，= otosclerosis.
o·tos·te·al [outástiəl] 耳骨の.
o·tos·te·on [outástiən] ① 耳小骨. ② 耳結石（聴塵よりは大きい結石).
o·tot·o·my [outátəmi] ① 耳解剖. ② 鼓膜切開術.
o·to·tox·ic [òutətáksik] 耳毒性の.
o. substance 聴毒〔性〕物質，耳毒性物質〔医学〕.
o·to·tox·ic·i·ty [òutətaksísiti] 耳毒性，聴器毒性〔医学〕.
otri·vin [óutrivin] オトリビン ㊗ 2-anilinomethyl imidazoline（コリンエステラーゼの分解を阻止して，アセチルコリンの作用を助長し，副交感神経の機能を亢進させる血管収縮薬).
Otto, Adolph Wilhelm [átou] オット（1786-1845，ドイツの外科医).
O. disease オット病（寛骨臼が骨関節炎を起こして骨盤内突出すること).
O. pelvis オット骨盤（寛骨臼骨盤内突出（股臼底突出症）の結果として現れる骨盤の異常（股関節寛骨臼が異常に深くなる)），= arthrokatadysis, Otto-Chrobak pelvis, Otto disease, protrusio acetabuli.
Otto, Friedrich Julius [átou] オット（1809-1870，ベルギーの化学者). →Stas-Otto method.
Otto, Isaac A. [átou] オット（1847-1916，アメリカの生理学者).
O. sign オット徴候（虫垂炎患者が左側に横臥するとき自覚する腸間膜が引っ張られる感じ)，= mesenteric pull.
Otto, John Conrad [átou] オット（1774-1844,

アメリカの医師．1803年，初めてアメリカの文献に血友病を発表し，女子には発病しないが，その形質が遺伝し得ることを発表した．この現象は Nasse により1820年に確認されたので，普通ナッセ法則として知られている）．
otto of rose バラ油，＝attar of rose.
Ottoson, David ［átousən］ オットソン（1918-2001, スウェーデンの生理学者）．
O. potential オットソン電位（嗅電図をいう）．
OU ① observation unit 観察棟（室）の略．② oculus uterque 一眼の略．
oua·ba·in ［wɑ:béiin, -bá:in］ ウアバイン $C_{29}H_{44}O_{12}\cdot 8H_2O$（アフリカ原産のキョウチクトウ科植物 *Strophanthus gratus* の種子に存在する配糖体で，ジギタリス同様の強心作用をもつ．アフリカ先住民が矢毒として用いた），＝acocantherin.
ouch-ouch disease イタイイタイ病，＝Itai-itai disease.
Ouchterlony, Orjan ［àktəlóuni］ オクタロニー（1914-2004, スウェーデンの細菌学者）．
O. agar diffusion オクタロニー寒天内拡散法，二重免疫拡散法（寒天ゲル内のウェルに抗原や抗体を入れるとゲル内を放射状に拡散する．両者が最適比率となったところで沈降線が形成される．さらに別の孔にほかの血清，ほかの抗原を入れることで，抗原，抗体の異同を測定できる）．
O. agar diffusion method オクタロニー法．
O. double immunodiffusion オクタロニー二重免疫拡散法（沈降反応をゲル内で生じさせる二次元二重免疫拡散法）．
O. gel diffusion test オクタロニーゲル内拡散法，＝Ouchterlony gel diffusion method.
O. immunodiffusion オクタロニー免疫拡散法，＝Ouchterlony agar diffusion.
O. method オクタロニー法（寒天平板で抗原・抗体結合物の沈降線を観察し，抗原性の異同や交差性を調べる方法）．
O. technique オクタロニー法，オクタロニー二重免疫拡散法（抗原または抗体を検出するために，寒天ゲル内で抗原抗体反応を行わせ，沈降線の形成の有無や位置によって判定する方法）．
O. test オクタロニーテスト（抗原と抗体をゲル上の別の2点に置き，両者の二重拡散の結果生じる沈降線から，抗原と抗体の最適比率を求める免疫沈降反応試験）．
Oudin, Paul ［ú:dən］ ウーダン（1851-1923, フランスの電気治療専門家）．
O. agar diffusion ウーダン寒天拡散法，一次元単純免疫拡散法（小試験管に抗体を溶解した寒天を入れ，この上に抗原溶液を重層する．抗原と抗体は最適比率となったところで沈降線を形成する），＝single immunodiffusion in one dimension.
O. current ウーダン電流（通常用いられているよりも高圧の高周波電流で，電気治療に利用される）．
O. resonator ウーダン共振器（電気治療に利用する高周波電源に使われるソレノイドコイルで，巻数を調節することができる）．
O. single immunodiffusion ウーダン単純免疫拡散法（ゲル内で抗原抗体沈降反応を見る一法），＝single immunodiffusion in one dimension.
O. technique ウーダン法（一次元単純免疫拡散法ともいう．抗血清を含む寒天ゲルに抗原溶液を重層し，円板状の沈降物の有無や数で抗原抗体反応系の有無や数を知る方法）．
O. test ウーダン試験［医学］．
oudi·ni·za·tion ［ù:dinizéiʃən］ ウーダン電流療法．
ou·la ［ú(:)lə］ 歯肉，＝ula.
ou·lec·to·my ［u:léktəmi］ 歯肉切開〔術〕［医学］，＝ulectomy.
ou·li·tis ［u:láitis］ 歯肉炎，＝ulitis, gingivitis.
ou·lo·ni·tis ［ù:lounáitis］ 歯髄炎，＝pulpitis, endodontitis.
ou·lor·rha·gia ［ù:louréiʤiə］ 歯肉出血，＝gingival bleeding.
ounce (OZ) ［áuns］ オンス（重量単位で，記号は ℥．avoirdupois オンス（常用オンス）は，1ポンドの1/16, 28.3495g, また troy オンスは1ポンドの1/12, 31.10349g）．
ou·rang·ou·tang ［ɔ:rǽŋu:tæ̀ŋ, -rǽŋu:tǽn］ オランウータン，＝orangoutang.
-ous ［əs］ 原子価の低いほうの元素の名につく接尾語．
out- ［aut］ 外の意味を表す接頭語．
out knee O脚，内反膝，＝genu varum, bowleg.
out-of-plane vibration 面外振動［医学］．
out·break ［áutbreik］ 爆発（流行病の），突発［医学］，大流行，大発生，アウトブレイク．
out·bred ［áutbred］ 非近交系［医学］，非近交動物，＝noninbred.
out·breed·ing ［áutbri:diŋ］ 異系交配［医学］．
out·burst ［áutbə:st］ 爆裂，怒発，躍進．
out·come ［áutkʌm］ 転帰［医学］，成果，結果［医学］．
o. management アウトカムマネジメント，成果医療．
o. study アウトカムスタディ．
out·crop ［áutkrɑp］ ① 露歯（歯のエナメル線が歯肉から露出すること）．② 露頭，＝basset.
out·cross·ing ［áutkràsiŋ］ 異系統支配，他配（遺伝子型が異なる配偶子間の交配），他殖配［医学］．
outdoor exercise 屋外運動［医学］．
outdoor type wheel chair 戸外用車椅子［医学］．
out·er ［áutər］ 外の［医学］．
o. basic lamellae 外基礎層板［医学］．
o. border of iris ［TA］大虹彩輪，＝anulus iridis major [L/TA].
o. bulb 外球［医学］．
o. canthus めじり［医学］，外眥（側頭側眼角）．
o. cap 外冠［医学］．
o. coat 外皮（外被）［医学］．
o. cortical layer 外皮質層．
o. ear 外耳．
o. electron 外郭電子，＝valence electron.
o. enamel band 外側エナメル堤［医学］．
o. enamel epithelium 外エナメル上皮［医学］．
o. flame 外炎［医学］（ブンセン灯の炎の外側，一酸化炭素が周囲の空気をとって燃焼し，炭酸ガスと水とになる部分で，酸化炎ともいう）．
o. fundamental layer 外基礎層［医学］．
o. hair cell 外有毛細胞［医学］．
o. hamstring 外側膝窩腱（大腿二頭筋の腱）．
o. labial papilla 外唇乳頭．
o. limiting layer ［TA］外境界層，＝stratum limitans externum [L/TA].
o. lip ［TA］外唇，＝labium externum [L/TA].
o. malleolus ＝external malleolus.
o. membrane 外膜．
o. membrane protein 外膜タンパク〔質〕．
o. nuclear layer ［TA］外顆粒層（網膜の桿体と錐体の細胞体を含む層），＝stratum nucleare externum [L/TA].
o. orbital point 外眼窩点（頬骨前頭骨縫合と眼窩峰の交差点）．
o. phalangeal cells 外指節〔上皮〕細胞［医学］．
o. pillar 外柱［医学］．
o. pillar cells 外柱〔上皮〕細胞［医学］．
o. plexiform layer ［TA］外網状層，＝stratum plex-

O

iforme externum [L/TA].
o. principallayer 外主層〔医学〕.
o. product 外積(ベクトルの). →inner product.
o. protein 外部タンパク.
o. residuum 外残体.
o. root sheath 外毛根鞘.
o. segment 外節〔医学〕.
o. sheath [TA] 視神経外鞘*, = vagina externa [L/TA].
o. spiral sulcus [TA] 外ラセン溝, = sulcus spiralis externus [L/TA].
o. stripe [TA] 外側線条*(外層), = stria externa [L/TA].
o. surface 外側〔医学〕.
o. table 外板(頭蓋骨の).
o. tunnel 外トンネル〔医学〕.
o. ventral teeth 外腹歯.
o. wall 外壁〔医学〕.
o. zone [TA] 外帯, = zona externa [L/TA].
out·flow [áutflou] ① 輸出神経刺激の伝導. ② 拍出量, 流出(量)〔医学〕.
o. patch 流出路パッチ〔医学〕.
o. reconstruction 流出路再建〔医学〕.
o. remainder wave (過剰波), = overflow wave.
o. tract 流出路.
out·flux [áutflʌ̀ks] 外向き流束(流出)〔医学〕.
out·go·ing [áutgòuiŋ] 外向きの〔医学〕.
o. beam 出射光束〔医学〕.
out·growth [áutgròuθ] 増殖物〔医学〕, 生成〔医学〕.
out·lay [áutlei] 表面移植.
out·let [áutlit] 出口, 排出口〔医学〕.
o. forceps 出口鉗子〔医学〕, 低位鉗子〔医学〕.
o. forceps operation 低位鉗子〔手〕術, = low forceps operation.
o. of stomach 幽門〔医学〕.
o. of thorax 胸郭下口〔医学〕.
out·lier [áutlaiər] 脱落者(臨床試験での).
out·limb [áutlim] 肢端.
out·pa·tient [áutpèiʃənt] 外来患者〔医学〕.
o. anesthesia 外来〔患者〕麻酔.
o. clinic 外来診療所〔医学〕.
o. department 外来部, 外来診療部〔医学〕.
o. dispensary 外来薬局〔医学〕.
o. dispensing 外来患者用調剤, 外来調剤〔医学〕.
o. service 外来診療〔医学〕.
out·pock·et [áutpɑkit] 除外すること.
out·put [áutput] ① 拍出量〔医学〕(心臓から拍出される血液量), 排出量〔医学〕. ② 出力(発電機などの出すエネルギー).
o. per second 毎秒〔心〕拍出量.
out·rig·ger [áutrigər] アウトリガー(張り出し支柱).
out·side [áutsaid] 外の〔医学〕, 外側〔医学〕.
o. flow type oxygenator 外部潅流型人工肺〔医学〕.
o. in 裏返し〔医学〕.
o. locking elbow hinge 外部ロック式肘継手〔筋金型〕〔医学〕.
out·sourc·ing [áutsɔ:siŋ] 外部委託〔医学〕(アウトソーシング).
outstanding ear たち耳〔医学〕, 突出耳.
out·ward [áutwə:d] 外側〔医学〕.
o. current 外向き電流〔医学〕.
o. rotation 外旋〔医学〕.
ov ovum 卵の略.
OVA ovalbumin 卵白アルブミンの略.
o·va [óuvə] 卵(ovum の複数).
o. and parasite examination 寄生虫および寄生虫卵検査.
o·val [óuvəl] ① 卵形の, 卵円の. ② 卵形線, 卵円形.
o. amputation 卵円状切断〔医学〕.
o. area of Flechsig フレクシッヒ卵形野, = semilunar fasciculus.
o. bottle 楕円びん〔医学〕.
o. cell 卵形細胞〔医学〕.
o. corpuscle 卵形小体(触覚球).
o. fasciculus 卵形束(脊髄の後索で後中隔付近にある下行線維), = median root zone.
o. fat body 卵円形脂肪球〔医学〕.
o. fetus 卵形胎児〔医学〕.
o. fossa [TA] 卵円窩, = fossa ovalis [L/TA].
o. section 卵形切開〔医学〕.
o.-shaped perforation 卵円形穿孔〔医学〕.
o. window [TA] ① 前庭窓, = fenestra vestibuli [L/TA]. ② 卵円窓, = fenestra ovalis.
ov·al·bu·min (OVA) [òuvælbjú:min] オボアルブミン, 卵白アルブミン(卵白にある主要糖タンパク質の一つで, 1888年に Hofmeister に発見され, 分子量は45,000).
ovale malaria 卵形マラリア.
ovalocytary anemia = ovalocytic anemia, elliptocytic a..
o·val·o·cyte [ouvǽləsait] 楕円赤血球, 卵形赤血球〔医学〕, = elliptocyte. 形 ovalocytal, elliptocytal.
ovalocytic anemia 楕円赤血球貧血〔医学〕.
o·val·o·cy·to·sis [òuvalousaitóusis] 卵形赤血球症, 楕円赤血球増加〔症〕〔医学〕, 楕円赤血球症. 形 ovalocytotic, elliptocytic.
o·val·oid [óuvəlɔid] 卵形面.
o·var·al·gia [òuvərǽlʤiə] 卵巣痛, = ovarialgia.
o·var·ia [ouvéəriə] 卵巣痛(ヒステリー性圧痛点のうち, 最も著明な卵巣部の圧痛).
o·var·i·al [ouvéəriəl] 卵巣の.
o. blutung 卵巣出血.
o. cyst 卵巣嚢胞〔医学〕.
o. dose 卵巣量〔医学〕.
o·var·i·al·gia [ouvèəriǽlʤiə] 卵巣痛〔医学〕, = ovaralgia.
o·var·i·an [ouvéəriən] 卵巣の.
o. abscess 卵巣膿瘍〔医学〕.
o. adrenal like tumor 卵巣〔類〕副腎腫〔医学〕.
o. agenesis 卵巣無形成〔医学〕.
o. amenorrhea 卵巣性無月経〔医学〕.
o. aplasia 卵巣欠損〔医学〕.
o. apoplexy 卵巣卒中〔医学〕.
o. appendage 副卵巣, = parovalium.
o. artery (♀) [TA] 卵巣動脈, = arteria ovarica (♀) [L/TA].
o. branches (♀) [TA] 卵巣枝, = ramus ovaricus (♀) [L/TA].
o. bursa 卵嚢(広靱帯により形成される).
o. cancer 卵巣癌〔医学〕.
o. carcinoma 卵巣癌.
o. clear cell tumors 卵巣明細胞腫瘍.
o. colic 卵巣仙痛.
o. cortex [TA] 卵巣皮質, = cortex ovarii [L/TA].
o. cumulus 卵丘〔医学〕.
o. cycle 卵巣周期〔医学〕.
o. cyst 卵巣嚢胞.
o. cystoma 卵巣嚢腫〔医学〕.
o. deficiency symptom 卵巣欠落症状〔医学〕.
o. dermoid cyst 卵巣類皮嚢胞〔医学〕.
o. disease 卵巣疾患〔医学〕.
o. diverticula 卵巣憩室.
o. duct 卵管〔医学〕.
o. dwarf 卵巣性小人症.

o. dysfunction 卵巣機能不全〔症〕, = ovarian insufficiency.
o. dysmenorrh(o)ea 卵巣性月経困難症.
o. endometrioid adenocarcinoma 卵巣類内膜腺癌.
o. endometrioid adenoma 卵巣類内膜腺腫.
o. epilepsy 卵巣性てんかん, = menstrual epilepsy.
o. epithelium 卵巣上皮.
o. fimbria [TA] 卵巣采, = fimbria ovarica [L/TA].
o. follicle 卵胞, 卵巣濾胞, = folliculus ovarii.
o. folliculoma 卵胞腫.
o. fossa (♀) [TA] 卵巣窩*, = fossa ovarica (♀) [L/TA].
o. function test 卵巣機能検査法〔医学〕.
o. graft 卵巣移植.
o. hemorrhage 卵巣出血〔医学〕.
o. hernia 卵巣ヘルニア〔医学〕, 卵巣脱出.
o. hilus 卵巣門〔医学〕, = hilus ovarii.
o. hilus cell 卵巣門細胞〔医学〕.
o. hilus cell tumor 卵巣門細胞腫.
o. hormone 卵巣ホルモン〔医学〕(成熟婦人の卵巣から分泌される女性ホルモンで, 卵胞液中に常在するエストロン oestrone と, 黄体からのプロゲステロン progesterone との2種に大別されている), = female hormone, estrin.
o. hypernephroma 卵巣〔類〕副腎腫〔医学〕, 卵巣腎上体腫〔医学〕.
o. hyperstimulation syndrome (OHSS) 卵管過剰刺激症候群.
o. hypofunction 卵巣機能低下症.
o. immature teratoma 卵巣未熟奇形腫.
o. insufficiency 卵巣機能不全〔医学〕.
o. interstitial cell 卵巣間質細胞〔医学〕.
o. interstitial gland 卵巣間質腺〔医学〕.
o. ligament 固有卵巣索, = ligamentum ovarii proprium.
o. medulla [TA] 卵巣髄質, = medulla ovarii [L/TA].
o. mucoid 卵巣類粘液質.
o. myoma 卵巣筋腫〔医学〕.
o. neoplasm 卵巣新生物〔医学〕(卵巣腫瘍).
o. plexus (♀) [TA] 卵巣動脈神経叢(広靱帯にある), = plexus ovaricus (♀) [L/TA].
o. pregnancy 卵巣妊娠〔医学〕, = graviditas ovarica.
o. preparations 卵巣製剤.
o. pseudo mucinous cystoma 偽〔性〕ムチン卵巣嚢腫〔医学〕.
o. remnant 卵巣残遺物.
o. seminoma 卵巣精上皮腫, 卵巣セミノーマ.
o. serous cystoma 漿液卵巣嚢腫〔医学〕.
o. Sertoli-stromal cell tumor 卵巣セルトリ・間質細胞腫瘍〔医学〕.
o. sinus 卵巣洞.
o. solid teratoma 卵巣充実性奇形腫.
o. steroid lipid cell tumor 卵巣ステロイド脂質細胞腫瘍.
o. stroma [TA] 卵巣支質, = stroma ovarii [L/TA].
o. struma 卵巣甲状腺腫〔医学〕.
o. tenderness 卵巣痛.
o. teratoma 卵巣奇形腫〔医学〕.
o. theca cell tumor 卵巣莢膜細胞腫〔医学〕.
o. tube 卵巣管(寄生虫の).
o. tumor 卵巣腫瘍〔医学〕.
o. varicocele 卵巣静脈瘤(広靱帯に起こるもの), = pelvic varicocele.
o. veins 卵巣静脈.
o. yolk sac tumor 卵巣卵黄嚢腫瘍〔医学〕.
o·var·i·ec·to·my [ouvèəriéktəmi] 卵巣摘出〔医学〕, = oophorectomy.
ovari(o)- [ouvɛəri(ou), -i(ə)] 卵巣との関係を表す接頭語.
ovarioabdominal pregnancy 卵巣腹腔妊娠〔医学〕.
o·var·i·o·cele [ouvéəriəsi:l] 卵巣ヘルニア〔医学〕, 卵巣瘤〔医学〕.
o·var·i·o·cen·te·sis [ouvèəriousentí:sis] 卵巣穿刺.
o·var·i·o·cy·e·sis [ouvèəriousaií:sis] 卵巣妊娠.
ovar·i·o·dys·neu·ria [ouvèərioudisnjú:riə] 卵巣神経痛.
ovar·i·o·ep·i·lep·sy [ouvèəriouépilepsi] (ヒステリーてんかん), = hysteroepilepsy.
o·var·i·o·gen·ic [ouvèəriəʤénik] 卵巣原性の.
o. dysmenorrhea 卵巣性月経困難〔医学〕.
o·var·i·o·hys·ter·ec·to·my [ouvèəriouhìstəréktəmi] 卵巣子宮切除術, = oophorohysterectomy.
ovar·i·o·la [ouvèərióulə] 卵巣管.
o·var·i·ole [ouvéərioul] 卵巣小管.
o·var·i·o·lyt·ic [ouvèəriəlítik] 卵巣崩壊の, = oothecolytic.
o·var·i·on·cus [ouvèəriáŋkəs] 卵巣腫.
o·var·i·op·a·thy [ouvèəriápəθi] 卵巣病.
ovarioprival arthropathy 卵巣〔機能低下〕性関節症〔医学〕.
o·var·i·or·rhex·is [ouvèəriəréksis] 卵巣破裂〔医学〕.
o·var·i·o·sal·pin·gec·to·my [ouvèəriəsælpinʤéktəmi] 卵巣卵管摘出〔術〕.
o·var·i·o·ste·re·sis [ouvèərioustərí:sis] 卵巣摘出.
o·var·i·os·to·my [ouvèəriástəmi] 卵巣開口術, = oophorostomy.
o·var·i·o·tes·tis [ouvèəriətéstis] 卵精巣, = ovotestis.
o·var·i·o·ther·a·py [ouvèəriəθérəpi] 卵巣製剤療法.
o·var·i·ot·o·my [ouvèəriátəmi] 卵巣切開〔術〕〔医学〕.
o·var·i·o·tu·bal [ouvèərioutjú:bəl] 卵巣卵管の.
o·var·ip·ri·val [òuvərípriv əl] 卵巣脱落性の.
o·va·ri·tis [òuvəráitis] 卵巣炎, = oophoritis, oothecitis.
o·var·i·um [ouvéəriəm] [L/TA] 卵巣, = ovary [TA]. 複 ovaria.
o. accessorium 付属卵巣.
o. gyratum 回転卵巣(卵巣の浅在性線維化).
o. lobatum 分葉卵巣.
o. supernumarium 過剰卵巣.
o. tertium 第3卵巣.
o·var·o·ther·a·py [òuveərəθérəpi] 卵巣製剤療法, = ovariotherapy.
o·va·ry [óuvəri] [TA] 卵巣(卵子が形成される女性生殖腺), = ovarium [L/TA]. 形 ovarian.
o. endocrine function 卵巣内分泌機能〔医学〕.
o·va·se·rum [òuvəsí:rəm] 抗卵白血清.
o·vate [óuveit] 卵形の.
o·va·ther·a·py [òuvəθérəpi] 卵巣製剤療法, = ovotherapy.
over-and-over suture 斜かがり縫合〔医学〕.
over the counter drug 一般用医薬品(大衆薬).
o·ver·ac·tive [òuvərǽktiv] 饒舌誇張の(精神病の一種).
o. bladder (OAB) 過活動膀胱〔医学〕(2001年 Abrams らが提唱した概念. 膀胱の無抑制収縮で頻尿, 尿意切迫感を主症状とする).
o. type 誇張型(積極的饒舌の精神状態).
o·ver·ad·ap·ta·tion [òuvərædæptéiʃən] 過剰適応.

o·ver·all [óuvərɔ:l] 全体の.
o. and Gorham brief psychiatric rating scale ゴルハム包括的精神医学的評価尺度〔医学〕.
o. aniseikonia 総径線性不等像症(すべての径線像が不等なもの).
o. coefficient of heat transfer 総括伝熱係数〔医学〕.
o. rate of consumption 全消費率〔医学〕.
o. reaction rate 総括〔反応〕速度〔医学〕.
o. yield 全収率〔医学〕(全般的収率).
overanxious disorder 過剰不安障害〔医学〕.
o·ver·bite [óuvə:bait] オーバーバイト，過蓋咬合〔医学〕，垂直〔的〕被蓋.
o·ver·breath·ing [òuvə:brí:ðiŋ] 深呼吸法.
o·ver·charge [óuvə:ʧɑ:ʤ] 過充電〔医学〕.
o·ver·clo·sure [òuvə:klóuʒər] 顎間垂直距離の短縮，過小咬合面間距離，近接(短縮)咬合，咬合の高さの低下.
o·ver·com·pen·sa·tion [òuvə:kὰnpənséiʃən] 代償過度〔医学〕，過剰補償量(薬または放射線の).
o·ver·con·ver·gence [òuvə:kάnvə:ʤəns] 超収束.
o·ver·cor·rec·tion [òuvərkərékʃən] 過矯正，補正過度〔医学〕.
overcounter drug 大衆薬，一般用医薬品.
o·ver·den·ture [òuvə:dénʧər] オーバーデンチャー(義歯床で歯根を破った総義歯)，= overlay denture.
o·ver·de·ter·mi·na·tion [òuvə:ditə̀:minéiʃən] 多連想症(精神分析の).
o·ver·de·vel·op·ment [òuvə:divéləpmənt] 発育過度，現像過度〔医学〕.
o·ver·dom·i·nance [òuvə:dάminəns] 超優性〔医学〕(ヘテロ接合体が両方のホモ接合体よりも適応がすぐれていて生存度が高い場合).
overdominant effect 超優性効果〔医学〕.
o·ver·do·sage [òuvə:dóusiʤ] 過量(放射線または薬の)，過量投与，過剰投与〔医学〕.
o·ver·dose [òuvə:dóus] 過剰量〔医学〕，過量.
o·ver·drive [òuvə:dráiv] 過剰駆動，オーバードライブ.
o. suppression オーバードライブサプレッション(自動能よりも早い周期が一定期間ペーシングを行い，停止すると，直後に自動能興奮が抑制される現象．洞機能不全症の診断に使われる).
o. suppression test オーバードライブサプレッションテスト(人工的に高頻度の心房ペーシングを行って overdrive suppression を起こさせ，ペーシング中と後の回復状態により洞機能が抑制されやすいかを調べるテスト．ペーシングを中止して洞機能が回復するまでの時間を sinus node recovery time と呼び，本来の PR 時間を減じた corrected sinus node recovery time (CSRT) が 500msec 以上あれば異常と判定する).
over·eat·ing [óuvəri:tiŋ] 過食〔症〕〔医学〕.
o·ver·e·rup·tion [òuvərʌ́pʃən] 挺出(歯の)，過萌出，高位咬合.
o·ver·ex·er·tion [òuvərigzə́:ʃən] 過努力，努力過度〔医学〕.
o·ver·ex·po·sure [òuvərikspóuʒər] 露出過度.
ove·rex·ten·sion [òuvərikstén∫ən] 過度延長，過伸展〔医学〕.
o·ver·fa·tigue [òuvə:fətí:g] 過労〔医学〕.
o. periostitis offibula 腓骨過労性骨膜炎〔医学〕.
o·ver·feed·ing [òuvə:fí:diŋ] 過食，過飲，栄養過剰〔医学〕，過栄養〔医学〕.
o·ver·flow [óuvə:flòu] オーバーフロー，溢流.
o. diabetes 超過糖尿病(ブドウ糖を許容量以上に注射するときに起こる糖尿病).
o. incontinence 蓄尿性失禁，溢流性尿失禁.
o. rate 超流速〔医学〕.
o. urinary incontinence 溢流性尿失禁〔医学〕.
o. wave あふれ波〔医学〕，過剰波(主峰と重拍波との中間にある動脈波の下降脚の部分).
o·ver·graft·ing [òuvə:grǽftiŋ] 重ねばり移植〔医学〕.
o·ver·growth [óuvə:grouθ] 過成長〔医学〕，発育過度，肥満.
o·ver·hair [óuvə:hεər] うわげ.
o·ver·haul·ing [òuvə:hɔ́:liŋ] オーバーホール，分解修理，回修(破損した部分を修正する操作).
overhead traction 頭上方向牽引，体上牽引〔医学〕.
o·ver·hy·dra·tion [òuvə:haidréiʃən] 過水〔症〕．水分過剰〔医学〕，= hyperhydration.
o·ver·in·clu·sion [òuvərinklú:ʒən] 過包括〔医学〕.
o·ver·in·fla·tion [òuvərinfléiʃən] 過膨張〔医学〕.
o·ver·in·ter·fer·ence [òuvərìntə:fíərəns] 過干渉.
o·ver·jet [óuvərʤet] オーバージェット，水平被蓋〔医学〕，上歯突出，= horizontal overbite, vertical overlap.
o·ver·lap [óuvə:læp] オーバーラップ，重なり〔医学〕，折り重ね，被蓋.
o. joint 〔二枚〕重ね継手〔医学〕.
o. syndrome オーバーラップ症候群〔医学〕，重複症候群〔医学〕(膠原病の).
overlapping gene 重なり遺伝子(互いに重なり合う遺伝子).
overlapping of bones 骨重積，= mo(u)lding of skull.
overlapping of cranial bones 骨重積〔医学〕.
overlapping toes 重なり趾.
o·ver·lay [óuvə:lei] 重塁，上塗り.
o. agar medium 重層寒天培地〔医学〕.
o. denture オーバーレイ義歯〔医学〕.
o. technique 外側被覆〔法〕〔医学〕.
o·ver·lay·er [óuvə:leijər] 上層〔医学〕.
o·ver·learn·ing [óuvə:lə:niŋ] 過剰学習〔医学〕(記憶心理学).
o·ver·load [óuvə:loud] 過負荷〔医学〕(前負荷，または後負荷の).
o·ver·load·ing [óuvərlòudiŋ] 負荷荷重.
o·ver·ly·ing [óuvə:laiiŋ] 重層.
o. shadow 重複陰影〔医学〕.
o·ver·max·i·mal [òuvə:mǽksiməl] 極度超過.
overnight drunkenness 宿酔〔医学〕.
overnight polysomnography 終夜睡眠ポリグラフ検査.
o·ver·nu·tri·tion [òuvə:nju:tríʃən] 過栄養〔医学〕.
o·ver·pop·u·la·tion [òuvərpὰpjəléiʃən] 過剰人口.
o·ver·print [óuvə:print] 過度焼付け〔医学〕.
overproduction theory 過剰生産説，= Weigert law.
o·ver·pro·duc·tiv·i·ty [òuvə:pròudʌktíviti] 能動性亢進，過剰生産性.
o·ver·pro·tec·tion [òuvə:prətékʃən] 過保護〔医学〕.
overracing phenomenon 過レーシング現象.
overrange protection 振り切れ防止〔医学〕.
o·ver·reach·ing [òuvərrí:ʧiŋ] (ウマの歩調が乱れて前脚の踵を蹴ること).
o·ver·res·ponse [òuvərrespάns] 過剰反応.
o·ver·rid·ing [òuvəráidiŋ] ① 騎乗の〔医学〕. ② 骨折端交叉(骨折の骨片端が重なり合うこと).
o. aorta 大動脈騎乗〔医学〕，騎乗大動脈〔医学〕.
o·ver·ripe [òuvərráip] 過熟の，= overmature.
o. cataract 過熟白内障，= hypermature cataract, Morganian c..
o. cell 過熟細胞(好中球で多数の分葉を呈する核をもつもの).
o. infant 過熟児.

o·ver·ro·ta·tion [òuvəroutéiʃen] 過剰回旋［医学］.
o·ver·salt [óuvə:sɔ:lt] 塩類過剰〔投与〕.
o·ver·sat·u·ra·tion [òuvə:sæʧuréiʃən] 飽和過度，過飽和［医学］.
overshoot potencial オーバーシュート電位.
o·ver·stain [óuvə:stein] 染色過度［医学］.
o·ver·stim·u·la·tion [òuvə:stìmjuléiʃən] 刺激過度［医学］，過刺激.
o·ver·strain [óuvə:strein] 過労［医学］.
o·ver·stress [óuvə:stres] ストレス過剰［医学］，過剰歪力.
overstretching pain 過伸展痛［医学］.
overstretching rupture 過伸展破裂［医学］.
o·ver·sub·li·ma·tion [òuvə:sʌbliméiʃən] 昇華過度［医学］.
o·vert [ouvə́:t, óuvə:t] 顕性の.
 o. behavior 顕性行動［医学］（あらわな行動）.
 o. diabetes 顕性糖尿病［医学］.
 o. type myeloma 定型骨髄腫（多発性に骨病変を呈する多発性骨髄腫）. ↔ variant type myeloma.
o·ver·talk·a·tive·ness [òuvə:tɔ́:kətivnis] 談話心拍（話したい欲求を抑えることができず，たえずしゃべりつづけること）.
o·ver·toe [óuvə:tou] 内反母趾（第1足指が重なり合う内反指）.
Overton, Charles Ernst [óuvə:tən] オヴァートン（1865–1933，ドイツの生物学者）. → Meyer–Overton theory.
o·ver·tone [óuvə:toun] 倍音，協和倍音，協和的上音（振動数が基音 fundamental tone の整数倍である合成音），= harmonics, partial tone.
o·ver·trac·tion [òuvə:trǽkʃən] 過牽引.
o·ver·train·ing [òuvərtréiniŋ] 過訓練［医学］.
o·ver·use [òuvə:jú:z] 過用.
 o. syndrome 過度使用症候群［医学］（筋の）.
overutilization of health service 保健医療の過度利用［医学］.
overvalued idea 支配観念［医学］.
o·ver·ven·ti·la·tion [òuvə:vèntiléiʃən] 過換気［医学］，= hyperventilation.
o·ver·vol·tage [òuvə:vóultiʤ] 過電圧［医学］.
o·ver·vul·can·i·za·tion [òuvərvʌlkənaizéiʃən] 補正過度［医学］.
o·ver·weight [óuvə:weit] 過体重（同一身長での比較において体重が基準より重いものをさす．体脂肪量の多い肥満 obesity と区別して用いる）.
overwhelming sepsis 致死的敗血症［医学］.
o·ver·work [óuvə:wə̀:rk] 過労［医学］.
ovi– [ouvi] 卵，卵子との関係を表す接頭語，= ovo–.
o·vi [óuvai] 卵の（ovum の第2格）.
 o. albumen recens 新鮮卵白.
 o. albumin 卵白.
 o. vitellus 卵黄.
 o. vitellus recens 新鮮卵黄.
o·vi·cap·sule [òuvikǽpsjul] 卵胞内層.
o·vi·capt [óuvikæ̀pt] 卵吸引装置.
o·vi·cell [óuvisel] 卵房（海生苔癬虫の多形を呈する合体において，生殖の役目をもつ個員である特別付属器），= ooecium.
o·vi·cide [óuvisaid] 殺卵剤［医学］.
o·vi·du·cal [òuvidjú:kəl] 卵管の.
o·vi·duct [óuvidʌkt] 卵管，輸卵管.
o·vi·duc·tal [òuvidʌ́ktəl] 卵管の，= oviducal.
o·vif·er·ous [òuvífərəs] 卵子発生の.
o·vi·fi·ca·tion [òuvifikéiʃən] 卵子形成，= ovulation.
o·vi·form [óuvifɔ:m] ① 卵形，卵円形. ② 卵〔円〕形の.
o·vi·gen·e·sis [òuviʤénisis] 卵子発生［医学］，= oogenesis.
o·vi·ge·net·ic [òuviʤénik] 卵子発生の，= ovigenic, ovigenous.
o·vig·e·nous [ouvíʤənəs] 卵子形成の，= ovigenetic, ovigenic, oogenous, oogenic, oogenetic.
o·vi·ge·r(–e·ra, –e·rum) [òuviʤər(í:rə, í:rəm)] ① 卵の. ② 担卵脚（負卵脚）.
o·vi·germ [óuviʤə:m] 卵子芽細胞.
o·vig·e·rous [ouvíʤərəs] 輸卵の（卵を運ぶ）.
 o. disk 卵丘，= cumulus oophorus.
o·vi·jec·tor [óuviʤèktər] 排卵管.
o·vi·na·tion [òuvinéiʃən] 羊痘接種.
ovine [óuvain] ヒツジの.
 o. encephalomyelitis ヒツジ脳脊髄炎，= louping-ill, trembling-ill.
 o. piroplasmosis ヒツジピロプラズマ症（*Babesia* の感染によるヒツジの疾患で，貧血，血色素尿症，発熱，黄疸，衰弱を引き起こす）.
 o. progressive pneumonia メンヨウ進行性肺炎.
 o. pulmonary adenomatosis ヒツジ肺腺腫症.
 o. pustular dermatitis ヒツジ膿疹性皮膚炎，ヒツジ膿疱性皮膚炎（ヒツジおよびヤギにみられるウイルス性疾患），= infectious labial dermatitis.
 o. smallpox 羊痘，= ovinia.
o·vin·ia [ouvíniə] 羊痘，= ecthyma contagiosum, sheeppox.
O·vip·a·ra [ouvípərə] （卵生動物の総称）.
o·vi·par·i·ty [òuvipǽriti] 卵生［医学］.
o·vip·a·rous [òuvípərəs] 卵生の（動物についていう）.
ovipositing period 産卵期間.
o·vi·po·si·tion [òuvipəzíʃən] 産卵［医学］，放卵.
o·vi·pos·i·tor [ouvipázitər] 産卵管，排卵器（昆虫にみられる雌の外部生殖器）.
O·vis ar·ies [óuvis éəri:z] ヒツジ（ウシ科 *Bovidae* の動物で，その毛からラノリンを抽出する），= sheep.
o·vi·sac [óuvisæk] 胎嚢［医学］，卵胞，卵嚢，= graafian follicle.
ovist [óuvist] 卵子説主張者.
o·vi·um [óuviəm] 成熟卵子［医学］（Waldeyer）.
ovo– [ouvou, –və] 卵，卵子との関係を表す接頭語，= ovi–.
o·vo·cen·ter [òuvəséntər] 卵子中心体（受精期の）［医学］.
o·vo·cyte [óuvəsait] 卵母細胞，= oocyte.
 o. of first order 未熟卵（生後原卵が成長した初期のもので，発育卵胞に成熟する）.
o·vo·fla·vin [òuvoufléivin] オボフラビン $C_{17}H_{20}N_4O_6$（卵白から抽出されたリボフラビンで，ビタミンB_2の一型）.
o·vo·gen·e·sis [òuvəʤénisis] 卵形成，卵子形成［医学］，卵子発生［医学］，= oogenesis.
o·vo·glob·u·lin [òuvəglábjulin] オボグロブリン，卵白グロブリン.
o·vo·go·ni·um [òuvougóuniəm] 卵祖細胞，原卵子（原始卵胞 primordial follicle の中心をなす部分），= oogonium.
o·void [óuvɔid] 卵円体，卵形の.
 o. gland 卵円腺.
o·vo·kar·y·on [òuvəkǽriən] 卵核.
o·vo·lem·ma [òuvəlémə] 卵膜.
o·vol·y·sin [ouválisin] 卵白溶解素.
o·vo·mu·cin [òuvəmjú:sin] オボムシン［医学］，卵白粘素［医学］（卵白の糖タンパク質）.
o·vo·mu·coid [òuvəmjú:kɔid] オボムコイド［医学］（卵白中の類粘液質）.
o·vo·plasm [óuvəplæzəm] 卵子原形質，= ooplasm.

o·vo·pre·cip·i·tin [òuvouprisípitin] 卵白沈降素.
o·vo·se·rum [òuvousí:rəm] 卵白アルブミン抗血清.
o·vo·sis·ton [òuvousístən] オボシストン（経口避妊薬）.
o·vo·tes·tis [òuvətéstis] 卵精巣〔医学〕，両性腺（卵巣と精巣とが併存する半陰陽）.
o·vo·ther·a·py [òuvəθérəpi] 卵巣製剤療法.
o·vo·tid [óuvətid] 卵母細胞，= oocyte.
o·vo·trans·fer·rin [òuvoutrænsférin] オボトランスフェリン（コンアルブミン．卵白中の鉄を含むタンパク質）.
o·vo·ty·rine [òuvoutáirin] オボチリン（ビテリンを酵素分解して Swigel らが得たペプチドで，α，β_1，β_2，γ の4種に分けられ，鉄は β_2 に存在する）.
o·vo·ver·din [òuvouvə́:din] 卵緑素（ウミザリガニそのほかの卵の青い色素タンパク質で，アスタキサンチンとタンパク質とが1：1で結合したもの）.
o·vo·vi·tel·lin [òuvouvaitélin] オボビテリン（卵黄タンパク質で，希酸液および希アルカリ液に可溶の白色粉末），= vitelline.
o·vo·vi·vip·a·rism [òuvouvivípərizəm, –vaiví–] 卵胎生〔医学〕，= ovoviviparity. 形 ovoviviparous.
o·vo·viv·i·par·i·ty [òuvouvìvipǽriti, –vàiv–] 卵胎生〔医学〕.
o·vo·vi·vip·a·rous [òuvouvivípərəs, –vaiví–] 卵胎生の〔医学〕.
o·vu·la [óuvjulə, áv–] 卵子．単 ovulum. 形 ovular.
  o. Nabothi ナボット卵，ナボット囊胞（子宮膣部表面にみられる淡黄色の丸い隆起性外観を示す貯留囊胞で，通常は多発する）.
  o. Nabothi pendulum 下垂性ナボット卵.
o·vu·lar [óuvjulər] 卵子の〔医学〕.
  o. abortion 卵子流産〔医学〕.
  o. infection 卵子感染〔医学〕.
  o. membrane = vitelline membrane.
  o. transmigration 卵子移行.
o·vu·lase [óuvjuleis, áv–] 卵酵素（生卵に存在すると思われる核分裂促進酵素）.
o·vu·la·tio [òuvjuléiʃiou, áv–] 排卵，= ovulation.
  o. biovarialis 両側卵巣性排卵.
  o. unifollicularis 一卵胞性排卵.
  o. uniovarialis 一側卵巣性排卵.
o·vu·la·tion [òuvjuléiʃən, áv–] 排卵〔医学〕. 形 ovulatory.
  o. age 排卵齢〔医学〕.
  o. bleeding 排卵期出血〔医学〕.
  o. cycle 排卵周期〔医学〕.
  o. day 排卵日.
  o. detection 排卵確認法〔医学〕.
  o. disorder 排卵障害（視床下部，下垂体，卵巣系の障害により起こる）.
  o. inducing hormone (OIH) 排卵誘発ホルモン.
  o. induction 排卵誘発〔法〕〔医学〕.
  o. inhibitor 排卵抑制剤.
  o. phase 排卵期〔医学〕.
ovulational metamorphosis 排卵性変態.
ovulational sclerosis 排卵期硬化〔症〕.
o·vu·la·to·ry [óuvjulətəri] 排卵の〔医学〕.
  o. agent 排卵誘発薬.
  o. bleeding 排卵性出血〔医学〕.
  o. menstruation 排卵性月経〔医学〕.
  o. pain 排卵痛，= ovulation associated pain.
o·vule [óuvju:l] ①小卵．②胚珠（植物）．③胞囊. 形 ovular.
o·vu·list [óuvjulist, áv–] 卵子説主張者，= ovist.
o·vu·log·e·nous [òuvjuládʒənəs, áv–] 小卵発生の.
o·vul·um [óuvjuləm] 小卵，= ovule. 複 ovula.
o·vum [óuvəm] 卵，卵子，卵細胞（卵巣内に発生する生殖細胞）. 複 ova.
  o. development 卵〔細胞〕発育〔医学〕.
  o. implantation 卵着床〔医学〕.
  o.-nucleus 卵子核〔医学〕.
  o.-sperm interaction 卵子・精子相互作用〔医学〕.
  o. transport 卵子輸送〔医学〕.
Owen, Sir Richard [óuən] オーエン（1804–1892，イギリスの解剖学者．有名な生物学者で，1835年に *Trichinella spiralis* を発見し，また象牙質の増加線 Owen lines または Salter lines を記載した）.
  O. contour line オーエン外形線.
  O. line オーエン線，= contour lines of Owen.
owl eye cell フクロウの目細胞.
owl midge サシチョウバエ，= *Phlebotomus*.
own controls 同一対照〔法〕.
Owren, Paul Arnor [óurən] オーレン（1905–1990，ノルウェーの血液学者．凝血新因子プロアクセレリン（第V因子）を1943年に発見し，その活性型をアクセレリンと呼び，また，プロコンバーチンを1947年に発見し，これがカルシウムとの共同の下にコンバーチンとなることを発表した）.
  O. disease オーレン病（凝固機序においてプロトロンビンがトロンビンに転化されるときに不安定性促進因子，すなわち第V因子の欠乏による先天性凝固異常症），= parahemophilia.
Ox oxidant 酸化体の略.
ox– [ɑks] 酸素の存在を表す接頭語.
ox [áks] 雄ウシ.
  o. bile ウシ胆汁，牛胆，= fel bovis.
  o. bile extract 牛胆エキス，= extractum fellis bovis.
  o. bot ウシバエ（幼虫は家畜および人類に寄生する）.
  o. gall 牛胆，ウシ胆汁，= ox bile.
  o. heart 牛心〔医学〕，= bovine heart，cor bovinum.
  o. rickettsial pox リケッチア〔牛〕痘〔医学〕.
  o. warble ウシバエ，= ox bot.
oxa– [ɑksə] 酸素が炭素の位置にあることを表す接頭語.
ox·a·ceph·ems [àksəséfəmz] オキサセフェム系薬〔剤〕.
ox·ac·id [ɑksǽsid] 酸素酸.
ox·a·cil·lin [àksəsílin] オキサシリン.
  o. sodium オキサシリンナトリウム（半合成ペニシリン）.
ox·al·a·ce·tic ac·id [àksələsí:tik ǽsid] オキサル酢酸（炭水化物代謝の中間産物．ケトン酸の一つで，2種の異性体がある），= hydroxymaleic acid，oxaloacetic a..
ox·al·al·de·hyde [àksəlǽldihaid] オキサルアルデヒド，= glyoxal.
ox·a·late [áksəleit] シュウ酸塩.
  o. calculus シュウ酸塩結石.
  o. stone シュウ酸塩結石.
ox·a·lat·ed [áksəleitid] シュウ酸塩加の.
  o. blood シュウ酸塩加血液（シュウ酸塩を血液に加えると，血清カルシウムがシュウ酸カルシウムとして沈殿除去されるために凝固が阻止される）.
  o. plasma シュウ酸塩加血漿（血液にシュウ酸塩を加えて，カルシウムを除去したもの）.
ox·a·la·tion [àksəléiʃən] シュウ酸塩添加.
ox·a·le·mia [àksəlí:miə] シュウ酸塩血〔症〕（シュウ酸塩類が過剰に血中に存在する状態）.
ox·a·leth·y·lin [àksəléθilin] オキサレチリン 化 ethylimidazole $C_6H_{10}N_2$（毒性芳香性液体で，心臓刺激薬）.
ox·al·ic ac·id [ɑksǽlik ǽsid] シュウ酸（植物界

に広く分布している物質).
oxalic diathesis シュウ酸尿素質.
oxalic fermentation シュウ酸発酵(シュウ酸を生成する発酵で, 多くの糸状菌がこれを行う).
oxalic gout シュウ酸痛風, = oxalism.
ox·al·i·mide [ɑ́ksəlmaid] = oximide.
ox·al·ism [ɑ́ksəlizəm] シュウ酸中毒症.
oxal(o)– [ɑksəlou, –lə] シュウ酸との関係を表す接頭語.
ox·a·lo·a·ce·tic ac·id (OAA) [ɑ̀ksəlouəsí:tik ǽsid] オキサロ酢酸 $C_4H_4O_5$ (炭素数4つのジカルボン酸クエン酸回路の中間物質として重要な役割を果たしている), = oxalacetic acid.
ox·a·lo·sis [ɑ̀ksəlóusis] シュウ酸症(体内にシュウ酸代謝不全のため多量のシュウ酸塩が蓄積する状態).
ox·al·u·ria [ɑ̀ksəljú:riə] シュウ酸塩尿〔症〕, = oxalaturia.
ox·al·ur·ic ac·id [ɑ̀ksəljú:rik ǽsid] オキサルリン酸 $NH_2CONHCOCOOH$ (ヒトの尿に微量含有されている).
ox·a·lyl [ɑ́ksəlil] オキサリル基(–COCO–).
o. chloride 塩化オキサリル $(COCl)_2$.
ox·a·lyl·u·rea [ɑ̀ksəlilyú:riə] オキサリル尿素, = oxaluric acid, parabanic a..
ox·am·ic ac·id [ɑksǽmik ǽsid] オキサミン酸 $NH_2COCOOH$ (無色結晶性粉末).
ox·am·ide [ɑ́ksəmaid, ɑksǽmid] オキサミド $NH_2COCONH_2$ (シュウ酸のジアミドでビウレット反応陽性).
ox·a·mi·do [ɑ̀ksəmí:dou] オキサミド基($H_2NCOCONH$–).
ox·a·min·ic ac·id [ɑ̀ksəmínik ǽsid] オキサミン酸, = oxamic acid.
ox·am·mo·ni·um hy·dro·chlo·ride [ɑ̀ksəmóuniəm hàidrouklɔ́:raid] (塩酸ヒドロキシルアミン), = hydroxylamine hydrochloride.
ox·am·ni·quine [ɑksǽmnikwi:n] オキサムニキン (化)1,2,3,4-tetrahydro-2-〔[(1-methylethyl)amino]methyl〕-7-nitro-6-quinolinemethanol $C_{14}H_{21}N_3O_3$ (住血吸虫症治療薬. マンソン住血吸虫に有効であるが, 耐性をもつものも報告されている).
ox·a·moyl [ɑ́ksəmɔil] オキサモイル基(H_2NCOCO–), = oxamyl.
ox·a·my·cin [ɑ̀ksəmáisin] オキサマイシン, = cycloserine.
ox·an·a·mide [ɑksǽnəmaid] オキサナミド (化) 2,3-epoxy-2-ethylhexanamide $C_8H_{15}NO_2$ (鎮静薬).
ox·an·dro·lone [ɑksǽndrəloun] オキサンドロロン (化) 17β-hydroxy-17-methyl-2-oxa-5α-androstan-3-one $C_{19}H_{30}O_3$ (アンドロゲン同化ステロイド).
ox·a·nil·ic ac·id [ɑ̀ksənílik ǽsid] オキサニル酸 (化) phenyloxamic acid $C_6H_5NHCOCOOH$.
ox·an·i·lide [ɑksǽnilid] オキサニリド (化) *N,N'*-diphenyl-oxamide $(CONHC_6H_6)_2$.
ox·a·pen·ta·meth·yl·ene [ɑ̀ksəpèntəméθilin] オキサペンタメチレン (化) *N*-(3-oxapentamethylene)-*N'*,*N''*-diethylenephosphoramide (悪性腫瘍, 白血病などの治療薬).
ox·a·phor [ɑ́ksəfɔ:r] オキサフォール(オキシカンフル精の55%液), = oxycamphor.
oxapium iodide オキサピウムヨウ化物 (化) 1-(2-cyclohexyl-2-phenyl-1,3-dioxolan-4-ylmethyl)-1-methylpiperidinium iodide $C_{22}H_{34}INO_2$: 471.42 (ヨウ化オキサピウム, 平滑筋弛緩薬, 鎮痙薬 : 第四級アンモニウム塩. 消化管の炎症, 胃・十二指腸潰瘍, 胆道疾患などにおける痙攣ならびに運動障害に伴う疼痛の寛解に用いる).

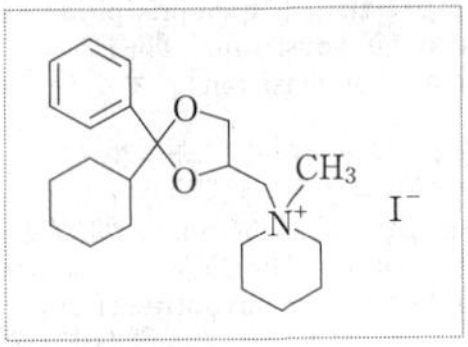

ox·ap·ro·zin [ɑksǽprəzin] オキサプロジン (化) 3-(4,5-diphenyloxazol-2-yl)propanoic acid $C_{18}H_{15}NO_3$: 293.32 (オキサゾールプロピオン酸系抗炎症薬. 抗炎症作用, 鎮痛, 解熱作用を示す).

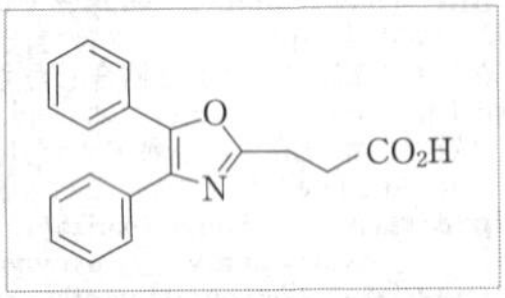

ox·az·e·pam [ɑksǽzipæm] オキサゼパム (化) 7-chloro-1,3-dihydro-3-hydroxy-5-phenyl-2*H*-1,4-benzodiazepin-2-one $C_{15}H_{11}ClN_2O_2$ (マイナートランキライザー, 抗不安薬).
ox·a·zine [ɑ́ksəzi:n] オキサジン(オキサジン環を含む化合物).
ox·az·in·yl [ɑksǽzinil] オキサジニル基 (C_4H_4NO–).
ox·az·o·lam [ɑksǽzəlæm] オキサゾラム $C_{18}H_{17}ClN_2O_2$: 328.79 (ベンゾジアゼピン系抗不安薬. ベンゾジアゼピン誘導体として抗不安, 鎮静, 催眠, 抗痙攣, 筋弛緩, 鎮痛薬の増強作用がみられる).

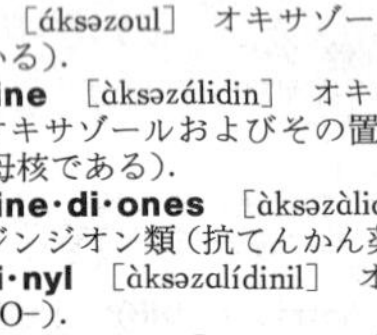

ox·a·zol(e) [ɑ́ksəzoul] オキサゾール(誘導体のみが知られている).
ox·a·zol·i·dine [ɑ̀ksəzɑ́lidin] オキサゾリジン(テトラヒドロオキサゾールおよびその置換体で, trimethadione の母核である).
ox·a·zol·i·dine·di·ones [ɑ̀ksəzɑ̀lidindáiounz] オキサゾリジンジオン類(抗てんかん薬).
ox·a·zo·lid·i·nyl [ɑ̀ksəzɑlídinil] オキサゾリジニル基 (C_3H_6NO–).
ox·az·o·line [ɑksǽzəlin] オキサゾリン(dihydro-oxazol およびその置換体など).
ox·a·zol·i·nyl [ɑ̀ksəzɑ́linil] オキサゾリニル基 (C_3H_4NO–).
ox·az·o·lyl [ɑksǽzəlil] オキサゾリル基 (C_3H_3NO–).
ox·eth·a·zaine [ɑkséθəzain] オキセサゼイン $C_{28}H_{41}N_3O_3$: 467.64 (オキセタカイン. アミド(アミノアセタミド)系局所麻酔薬. 感覚・求心神経線維の Na^+ チャネルを遮断することにより局所麻酔作用を示す. 酸性でも活性があり胃幽門部からのガストリン遊離を抑制し胃液の分泌を抑制するので, 胃粘膜局所麻酔として用いられる). (→ 構造式)
Oxford u·nit [ɑ́ksfə:d jú:nit] オックスフォード単位(肉汁エキス50mLに溶解すると, 黄色ブドウ球菌の試験株の発育を阻止するだけに必要なペニシリン

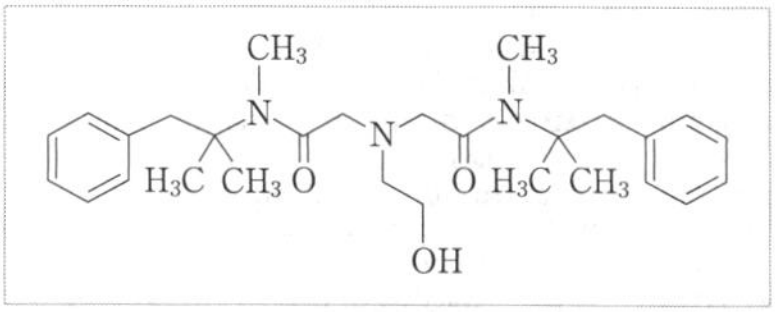

量)，= Florey unit.

ox·i·dant (Ox) ［ɑ́ksidənt］ 酸化剤(酸化促進剤)，酸化体［医学］.

o. smog 光化学スモッグ［医学］.

ox·i·dase ［ɑ́ksideis］ 酸化酵素［医学］，オキシダーゼ(酸素を電子受容体として基質を酸化する酵素．酸化・還元酵素に属す)．㊎ oxidasic.

o. reaction 酸化酵素反応(α ナフトールとジメチルパラフェニレンジアミンを用いてインドフェノール青を形成させるナディー反応)，= oxydase reaction, Nadi r..

ox·i·da·sis ［ɑ̀ksidéisis］ 酸化酵素作用.

ox·i·da·tion ［ɑ̀ksidéiʃən］ 酸化(元素の酸化数が大きくなるような変化)，酸化作用［医学］.

o. bleaching 酸化漂白［医学］.

o. discharge printing 酸化抜染［医学］.

o. ditch 酸化溝［医学］.

o. dye 酸化染料［医学］.

o. enzyme 酸化酵素［医学］，= oxidizing enzyme.

o. inhibitor 酸化防止剤［医学］.

o. number 酸化数［医学］(化合物のもつ電子を，ある一定の方法で各成分原子に割当てるときの電荷をその原子の酸化数という).

o. polymerization 酸化重合［医学］.

o. pond 酸化池［医学］.

o. potential 酸化電位［医学］.

o.-reduction 酸化還元［医学］，= redox.

o.-reduction catalyst 酸化還元触媒［医学］.

o.-reduction electrode 酸化還元電極(酸化体と還元体(たとえば Fe^{3+} と Fe^{2+} など)を含む溶液中に不活性電極を入れた系).

o.-reduction potential 酸化還元電位(酸化還元電極 oxidation-reduction electrode の平衡電極電位で，溶液の酸化力あるいは還元力を表す量．この量Eは次の式で与えられる．ただしE_0は溶液の標準電極電位，Rは気体定数，Tは絶対温度，nは酸化反応によって生じた電子の数，Fはファラデー定数，[O]と[R]はそれぞれ物質の酸化体Oと還元体Rの活動度).

$$E = E_0 + \frac{RT}{nF}\log_e\frac{[O]}{[R]}$$

o.-reduction reaction 酸化還元反応［医学］.

o.-reduction system 酸化還元系［医学］.

o.-reduction titration 酸化還元滴定［医学］.

o. rinsing 酸化洗い［医学］.

o. stability 酸化安定性［医学］.

o.-state 酸化状態(ある酸化数をもつ元素の結合した状態をその数の酸化状態にあるという).

o. test 酸化試験(テスト)［医学］.

o. theory 酸化説［医学］.

o. treatment 酸化処理［医学］.

ox·i·da·tive ［ɑ́ksideitiv, ɑksidéit-］ 酸化の.

o. deamination 酸化的脱アミノ化［医学］.

o. decarboxylation 酸化的脱炭酸［医学］.

o. degradation 酸化分解反応［医学］.

o. fermentation 酸化発酵［医学］.

o. metabolism 酸化代謝.

o. phosphorylation 酸化的リン酸化.

o. phosphorylation coupling factor 酸化的リン酸化共役因子.

o. stress 酸化ストレス.

ox·ide ［ɑ́ksaid］ 酸化物［医学］(最も広義には酸素とほかの元素との化合物).

o. catalyst 酸化物触媒［医学］.

o. coated cathode 酸化物被覆陰極.

o. ion 酸化物イオン［医学］.

ox·i·dim·e·try ［ɑksidímitri］ 酸化滴定(標準溶液として酸化剤を用いる滴定法).

oxidizable substance 易酸化物［医学］.

ox·i·di·za·tion ［ɑ̀ksidizéiʃən］ 酸化，= oxidation.

ox·i·dize ［ɑ́ksidaiz］ 酸化する．㊎ oxidizable.

ox·i·diz·ed ［ɑ́ksidaizd］ 酸化した［医学］.

o. ascorbic acid 酸化型アスコルビン酸.

o. cellulose 酸化線維素［医学］，酸化セルロース［医学］ ㊌ cellulosic acid (特殊の処置を加えた綿またはガーゼで，外科手術において止血に用いられ，組織中では2〜7日以内で吸収される)，= oxycel.

o. flavoprotein 酸化型黄色酵素(還元型補酵素Ⅱを酸化する).

o. form 酸化形［医学］.

o. hemoglobin 酸化ヘモグロビン［医学］，酸素ヘモグロビン，= oxyhemoglobin.

o. (reduced) heme 酸化(還元)ヘム(血色素の非タンパク性分画).

o. starch 酸化デンプン.

ox·i·diz·ing ［ɑ̀ksidáiziŋ］ 酸化する性質の，酸化性の［医学］.

o. agent 酸化薬，酸化剤，= oxidant, oxidizer.

o. antiseptic 酸化防腐薬(消毒薬)［医学］.

o. color 酸化染料.

o. enzyme 酸化酵素［医学］.

o. flame 酸化炎［医学］(ブンセン灯の外炎).

o. zone 酸化帯［医学］.

ox·i·do·re·duc·tase ［ɑ̀xidouridʌ́kteis］ オキシドレダクターゼ，酸化還元酵素［医学］(生体物質の酸化還元を触媒する酵素の総称．200種以上が知られている)，= oxydoreductase.

ox·i·do·sis ［ɑ̀ksidóusis］ 酸性症，= acidosis.

ox·i·do·trans·for·ma·tion ［ɑ̀ksidoutræ̀nsfɔ:méiʃən］ オキシド変化［医学］.

ox·i·ge·na·tion ［ɑ̀ksidʒənéiʃən］ 酸素過剰〔症〕［医学］，高酸素〔症〕［医学］.

ox·i·gram ［ɑ́ksigræm］ 酸素飽和図(動脈血が酸素で飽和される状態の記録).

ox·i·he·mo·graph ［ɑ̀ksihí:məgræf］ 酸素〔濃度〕計，= oximeter.

ox·im(e) ［ɑ́ksi:m］ オキシム(ヒドロキシルアミン H_2NOH がアルデヒドまたはケトンと縮合して生ずる物質で，それぞれアルドキシム RCH=NOH，ケトキシム RR′C=NOH という).

ox·im·e·ter ［ɑksímitər］ オキシメータ，酸素〔濃度〕計［医学］(血色素が酸素により飽和される度合を非観血的に測定する装置で，耳朶にセンサーを装着するイヤオキシメータがよく使われる)，= anoxia-photomer, oxihemograph.

ox·im·e·try ［ɑksímitri］ オキシメトリー，酸素〔濃度〕計測〔法〕［医学］.

ox·i·mide ［ɑ́ksimid］ オキシミド，= oxalimide.

ox·in·dole ［ɑksíndoul］ オキシンドール C_8H_7NO (*O*-アミノフェニル酢酸のラクタムに相当するもの).

ox·ine ［ɑ́ksi:n］ オキシン，= 8-hydroxyquinoline.

o. diabetes オキシン糖尿病.

ox·i·toc·ic ［ɑ̀ksitɑ́sik］ 陣痛促進薬［医学］.

oxo ［ɑ́ksou］ オキソ基(O=．化合物中のカルボニルの O を示す).

ox·o·com·pound ［ɑ̀ksoukɑ́mpaund］ オキソ化合

物(カルボニル基>C=O を含む化合物).

2-ox·o·glu·tar·ate de·hy·dro·gen·ase [-àksouglú:təreit diháidrouʤəneiz] 2-オキソグルタール酸デヒドロゲナーゼ(2-オキソグルタール酸デヒドロゲナーゼ複合体の成分酵素の一つ. 2-オキソグルタール酸とリポアミドから脱炭酸によりS^6-スクシニルジヒドロリポアミドを生成する反応を触媒する).

ox·o·glu·tar·ic ac·id [àksouglu:tǽrik ǽsid] オキソグルタール酸 $HO_2CCOCH_2CH_2COOH$.

ox·o·i·som·er·ase [àksouaisáməreis] オキソイソメラーゼ(グルコース6-リン酸イソメラーゼ. グルコース-6-リン酸とフルクトーゼ-6-リン酸の分子内転位を触媒する酵素).

ox·o·lin·ic ac·id [àksəlínik ǽsid] オキソリニン酸(キノリン系抗菌薬).

ox·o·ma·lon·ic ac·id [àksouməlánik ǽsid] オキソマロン酸, = mesoxalic acid.

ox·o·ni·um [aksóuniəm] OH_3(遊離の状態では存在しないが, オキソニウム化合物中に陽イオン性の基として存在する. 水素がほかの原子または基で置換された陽イオン性の基を指すことも多い).

o. compound オキソニウム化合物(酸化物とほかの物質との加成化合物, すなわち高次化合物).

o. salt オキソニウム塩(オキソニウム化合物である塩).

ox·o·phen·ar·sine hy·dro·chlo·ride [àksoufená:si:n hàidrouklɔ́:raid] 塩酸オキソフェナルシン [化] 3-amino-4-hydroxyphenyl arsinoxide hydrochloride(駆梅薬), = oxophenarsinae hydrochloridum, mafarsol mapharside.

2-ox·o·pro·pan·ic ac·id [-àksouproupǽnik ǽsid] ピルビン酸, = pyruvic acid, α-ketopropionic a..

ox·o·suc·cin·ic ac·id [àksousəksínik ǽsid] オキソコハク酸(オキサル酢酸の異性体).

oxo·syn·the·sis [áksousinθisis] オキソ合成.

6-ox·o·tes·ter·one [-àksotéstəroun] 6-オキソテステロン(卵胞刺激性のあるテストステロンの誘導体).

ox·o·tu·ber·o·stem·o·nine [àksoutjù:bərəstémənin] オキソツベロステモニン $C_{22}H_{31}NO_5$(ビャクブ[百部] *Stemona tuberosa* の根にあるアルカロイドの一つ).

ox·o·zone [áksəzoun] オキソゾン(オゾン中に存在するといわれる O_4 分子で, Harries の説による).

ox·pren·o·lol hy·dro·chlo·ride [àksprénəlɔ:l hàidrouklɔ́:raid] オクスプレノロール塩酸塩 $C_{15}H_{23}NO_3$・HCl : 301.81(塩酸オクスプレノロール. アリルオキシプロパノールアミノ(アリロキシ)系交感神経β受容体遮断薬. プロプラノールとほぼ同程度の強さでアドレナリンβ受容体をブロックすることにより心拍数増加, 心収縮力増大を抑制する. 冠動脈拡張薬).

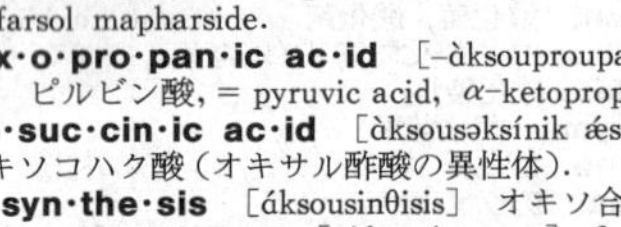

および鏡像異性体

ox·triph·yl·line [akstrífili:n] オクストリフィレン [化] oholine theophyllinate $C_{12}H_{21}N_5O_3$(テオフィリンの正塩, 気管支拡張薬).

oxy- [aksi] ① 鋭, 尖, ② 尖状の, ③ 知覚の鋭敏, ④ 酸素原子の存在, ⑤ 水酸基(最近はヒドロキシとすることが多い)の意味を表す接頭語.

oxyacetylene flame 酸素アセチレン炎 [医学].

oxy-ac·id [áksi ǽsid] オキシ酸(① 酸素酸. ② ヒドロキシ酸).

ox·y·a·coia [àksiəkɔ́iə] 聴覚過敏, = oxyecoia.

ox·y·a·phia [àksiǽfiə] 触覚鋭敏.

ox·y·bar·bi·tu·ric ac·id [àksibà:bitjú:rik ǽsid] オキシバルビツール酸.

ox·y·ben·zo·ic ac·id [àksibenzóuik ǽsid] ヒドロキシ安息香酸(そのオルト体はサリチル酸 $C_6H_4(OH)COOH$. ほかにメタ, パラの3異性体がある).

ox·y·ben·zone [àksibénzoun] オキシベンゾン [化] 2-hydroxy-4-methoxybenzophnone $C_{14}H_{12}O_3$(紫外線遮へい薬).

ox·y·bi·on·tin [àksibaiántin] = aerobic.

ox·y·bi·o·sis [àksibaióusis] (酸素を利用する脱水反応).

ox·y·blep·sis [àksiblépsis] 視力鋭敏, = oxyopia.

oxybuprocaine hydrochloride オキシブプロカイン塩酸塩 [化] 2-(diethylamino)ethyl 4-amino-3-butyloxybenzoate monohydrochloride $C_{17}H_{28}N_2O_3$・HCl : 344.88(塩酸オキシブプロカイン, 塩酸ベノキシネート. 安息香酸エステル系局所麻酔薬).

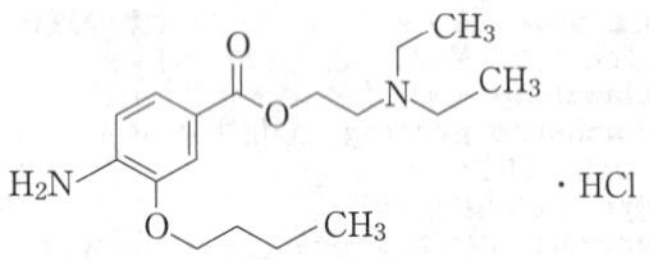

ox·y·bu·ty·nin chlo·ride [àksibjú:tinin klɔ́:raid] 塩化オキシブチニン [化] 4-(diethylamino)-2-butyl α-phenylcyclohexaneglycolate $C_{22}H_{31}NO_3$-HCl(コリン作用抑制物質, 腸管の鎮痙薬).

ox·y·bu·tyr·ia [àksibju:tíriə] オキシブチル酸尿〔症〕.

ox·y·bu·tyr·ic·ac·i·de·mia [àksibju:tìrikæsidí:miə] オキシブチル酸血症.

ox·y·cal·o·rim·e·ter [àksikæləríimitər] 酸素熱量計.

ox·y·cam·phor [àksikǽmfər] オキシショウノウ $C_8H_{14}CHOHCO$(ショウノウの酸化物).

ox·y·can·na·bin [àksikǽnəbin] $C_{11}H_{11}NO_4$(カナビノールの誘導体).

ox·y·car·box·yl·ic ac·id [àksikà:baksílik ǽsid] オキシカルボン酸, = hydroxycarboxylic acid.

ox·y·car·nic ac·id [àksiká:nik ǽsid] ヒドロキシカルニン酸 $C_{30}H_{41}N_9O_{15}$(カルニン酸からの誘導体).

ox·y·ce·pha·lia [àksisifǽliə] 尖頭〔蓋〕症, 塔状頭〔蓋〕症, = oxycephaly.

ox·y·ceph·a·lus [àksiséfələs] 塔状頭蓋体, 尖頭〔蓋〕体 [医学]. [形] oxycephalous.

ox·y·ceph·a·ly [àksiséfəli] 尖頭症 [医学], 塔状頭蓋(頭蓋縫合の早期化骨のために頭が尖圭となったもの), = acrocephaly, hypsicephaly, turricephaly, oxycephalia, sugar loaf head, steeple h., tower h.. [形] oxycephalic.

ox·y·chin·o·line [àksikínəli:n] オキシキノリン, = oxyquinoline.

ox·y·chlo·ride [àksiklɔ́:raid] オキシ塩化物(-OH と -Cl とが同一元素と化合している物質, または -OCl 基を含有するもの).

ox·y·chlo·ro·quine [àksiklɔ́:rəkwi:n] オキシクロロキン(アテブリンと同一の目的に用いられる抗マラリア薬).

ox·y·cho·les·ter·in [àksikouléstrin] オキシコレステリン, = oxycholesterol.

ox·y·cho·les·ter·ol [àksikəléstərɔ:l, -koul-] オキシコレステリン(酸化コレステリン).

ox·y·cho·line [àksikóuli:n] オキシコリン，= muscarine.

ox·y·chro·mat·ic [àksikroumǽtik] 酸染色料の，酸染色質の，= acidophile.

ox·y·chro·ma·tin [àksikróumətin] 酸染色質.

ox·y·cin·cho·phen [àksisíŋkəfən] ヒドロキシシンコフェン [化] 3-hydroxy-2-phenyl cinchoninic acid.

ox·y·ci·ne·sis [àksisiní:sis] ① 過剰運動(躁うつ病の躁病期にみられる). ② 運動時疼痛.

ox·y·co·done [àksikóudoun] オキシコドン [化] dihydroxycodeinone.

o. hydrochloride オキシコドン塩酸塩 $C_{18}H_{21}NO_4 \cdot HCl \cdot 3H_2O$: 405.87 (塩酸オキシコドン．モルヒナン系鎮痛，鎮咳薬．モルヒネよりも鎮痛作用はやや劣る．嘔吐などの副作用は少ない．乱用による依存がある).

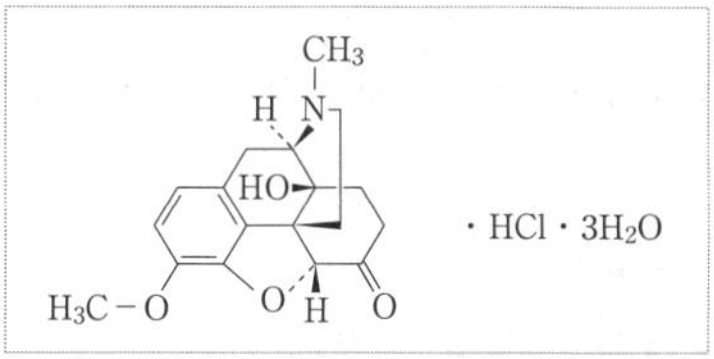

ox·y·cy·an·o·gen [àksisaiǽnəʤən] オキシシアン $(CNO)_2$.

ox·y·dans [ɑ́ksidəns] 酸化性の.

ox·y·dant (Ox) [ɑ́ksidənt] オキシダント，酸化体 [医学] (強酸化性物質の総称．光化学スモッグにおける二次汚染物質).

ox·y·dase [ɑ́ksideis] オキシダーゼ，= oxidase.

ox·y·da·sis [àksidéisis] 酸化酵素作用，= oxidasis.

ox·y·den·dron [àksidéndrɑn] オキシデンドロン(北アメリカ産 *Oxydendrum arboreum* の葉からつくった薬品)，= oxydendrum.

Ox·y·den·drum ar·bo·re·um [àksidéndrəm ɑ:bɔ́:riəm] 酸葉樹(アメリカ産ツツジ科の植物で，その葉は酸味を帯び利尿薬に用いられる)，= sourwood.

ox·y·de·sis [àksidí:sis] 酸結合能(赤血球の凝集を起こさないでシュウ酸塩加全血に加えうる0.01 N HCl の最大量を表す). [形] oxydetic.

ox·y·dig·i·ni·gen·in [àksidìʤiniʤénin] オキシジギニゲニン $C_{21}H_{28}O_5$ (非強心アグリコンで，無形性の物質).

ox·y·dig·i·nin [àksidíʤinin] オキシジギニン $C_{26}H_{40}O_8$ (*Digitalis purpurea* の葉に存在する成分).

ox·y·dol [ɑ́ksidɔ:l] 過酸化水素水 [化] hydrogen peroxide solution，オキシドール H_2O_2aq (殺菌薬．栄養型細菌に対して殺菌作用を示すが作用は緩和で持続性がない．発泡による機械的浄化作用がある).

ox·y·do·re·duc·tase [àksidòuridʌ́kteis] オキシドレダクターゼ，= oxidoreductase.

ox·y·dum [ɑ́ksidəm] 酸化物，= oxide.

ox·y·e·co·ia [àksii:kóuiə] 聴覚過敏〔症〕[医学]，= hyperacusis.

ox·y·es·the·sia [àksiesθí:ziə] 知覚過敏，= hyperesthesia.

ox·y·e·ther·o·ther·a·py [àksiì:θərəθérəpi] 酸素エーテル吸入療法.

ox·y·eth·yl·a·mine [àksièθilǽmi:n] C_2H_7NO，= hydroxyethylamine.

ox·y·eth·yl-the·oph·yl·line [àksiéθil θi:ɑ́fíli:n] オキシエチルテオフィリン [化] 7(β-oxyethyl)theophylline (水溶性テオフィリンである利尿薬)，= oxyphylline.

ox·y·fat·ty ac·id [àksifǽti ǽsid] ヒドロキシ脂肪酸(脂肪酸の炭素原子に結合している水素を水酸基で置換したオドロキシカルボン酸).

ox·y·gen (O) [ɑ́ksiʤən] 酸素 O_2 : 32.00 (空気中に遊離状態，または化合物として多量に存在する無色，無味，無臭の気体，原子番号 8，元素記号 O，原子量 15.9994，質量数 16～18．臨床医学では医療用ガスとして酸素欠乏症状の起きた際に行う酸素吸入，あるいは閉鎖循環麻酔時に単独または二酸化炭素と共に用いられる)，= oxygenium. [形] oxygenic.

o. administration 酸素吸入.

o. aeration 酸素エアレーション [医学].

o. affinity 酸素親和性 [医学].

o. affinity hemoglobin ヘモグロビン酸素親和性.

o. apnea 酸素性無呼吸 [医学].

o. balance 酸素平衡 [医学].

o. bath 酸素浴 [医学].

o. capacity 酸素結合能 [医学]，酸素容量 [医学]，酸素結合容量(特に血液が大気中でとり得られる酸素量．vol%として表す).

o. capacity of blood 血液酸素容量.

o. carrier 酸素運搬体 [医学]，酸素担体 [医学].

o. carrying capacity 酸素運搬能 [医学].

o. combining capacity 酸素結合能.

o. concentration 酸素濃度.

o. condenser 酸素濃縮器.

o. consumption 酸素消費〔量〕.

o. content 酸素含〔有〕量 [医学].

o. cost 酸素コスト [医学].

o. cycle 酸素サイクル [医学].

o. cylinder 酸素ボンベ [医学].

o. debt 酸素不足，酸素損失，酸素負債 [医学] (激しい運動の回復期に，運動中に生成した乳酸を再びグルコースに戻したりするために取り入れられる余分な酸素)，= oxygen deficit.

o. deficiency 酸素不足 [医学]，酸素欠乏症.

o. deficit 酸素欠乏，= anoxia，anoxemia.

o. delivery 酸素輸送 [医学]，酸素運搬量.

o. demand 酸素必要〔量〕[医学]，酸素需要量.

o.-dependent microbial killing 活性酸素依存性殺菌.

o. depletion 酸素不足 [医学]，酸素欠乏症.

o. deprivation 酸素欠損 [医学]，酸素欠乏.

o. diffusion capacity 酸素拡散能 [医学].

o. dissociation 酸素解離.

o. dissociation curve 酸素解離曲線 [医学].

o. effect 酸素効果 [医学].

o. electrode 酸素電極 [医学].

o. enhancement ratio (OER) 酸素増感比 [医学]，酸素効果増強率 [医学]，酸素増感率.

o. equilibrium curve 酸素平衡曲線(血液の) [医学].

o. equivalent 酸素当量 [医学].

o. free radical 活性酸素 [医学]，酸素フリーラジカル.

o. hemoglobin dissociation curve 酸素ヘモグロビン解離曲線 [医学].

o. hood 酸素フード [医学].

o.-independent microbial killing 活性酸素非依存性殺菌.

o. index 酸素指数(酸素供給と酸素消費との比．Selkurt)，= O_2 index，palatal i.，palatine i.，palatomaxillary i..

o. inhalation 酸素吸入.

o. inhalation therapy 酸素吸入療法 [医学].

o. inhaler 酸素吸入器 [医学].

o. intake 酸素摂取〔量〕[医学].

o. intoxication 酸素中毒〔医学〕.
o. isotope 酸素同位体〔医学〕.
o. lack 酸素不足〔医学〕, 酸素欠乏.
o. manifold 酸素マニホールド〔医学〕, 酸素吸入用多岐管.
o. mask 酸素マスク〔医学〕.
o. meter 酸素メータ〔医学〕.
o. partial pressure 酸素分圧〔医学〕.
o. point 酸素沸騰点, 酸素点(国際温度定点の一つ. 国際実用温度目盛において, 液体酸素が気体酸素との間に平衡を保つ温度で, −182.81°C).
o. poisoning 酸素中毒〔医学〕.
o. pulse 毎拍酸素量〔医学〕.
o. radical 酸素ラディカル〔医学〕, 活性〔化〕酸素〔医学〕, 酸素遊離基〔医学〕.
o. radioisotope 放射性酸素〔医学〕.
o. removal 酸素摂取率〔医学〕.
o. requirement (OR) 酸素必要〔量〕〔医学〕, 酸素需要量.
o. reserve 酸素予備〔医学〕.
o. room 酸素室〔医学〕.
o. sag curve 酸素減少曲線〔医学〕.
o. saturation 酸素飽和度〔医学〕.
o. saturation curve 酸素飽和曲線〔医学〕.
o. saturation in blood 血中酸素飽和度〔医学〕.
o. secretion 酸素分泌〔医学〕.
o. supply 酸素供給.
o. supply equipment 酸素供給装置〔医学〕.
o. tank 酸素タンク.
o. tension 酸素張力〔医学〕, 酸素分圧.
o. tent 酸素テント〔医学〕, 酸素吸入用テント.
o. therapy 酸素療法〔医学〕.
o. toxicity 酸素毒性〔医学〕.
o. transport 酸素運搬〔医学〕.
o. transport mechanism 酸素運搬機構〔医学〕.
o. uptake 酸素摂取〔量〕〔医学〕, 酸素消費.
o. utilization 酸素利用〔医学〕.
o. want 酸素不足〔医学〕.

ox·y·gen·ase [ɑ́ksiʤəneis] オキシゲナーゼ(酸素によって基質を酸化する酵素のなかで, 酸素分子を構成する酸素原子を基質に直接結合させる酵素), 酸素添加酵素〔医学〕.

ox·y·gen·ate [ɑ́ksiʤənéit] 酸素化〔医学〕.
o. coefficient 酸化係数〔医学〕.

oxygenated hemoglobin 酸素ヘモグロビン〔医学〕, = oxyhemoglobin.

ox·y·gen·a·tion [ɑ̀ksiʤənéiʃən] 酸素添加反応, 酸素投与〔医学〕, 酸素化〔医学〕.

ox·y·gen·a·tor [ɑ́ksiʤəneitər] 酸素化装置〔医学〕, 酸素供給器, 酸素付加器.

ox·y·gen·ic [ɑksiʤénik] 酸素の, 酸素を含む, 酸素性の.

ox·y·gen·i·um [ɑ̀ksiʤéniəm] = oxygen.

ox·y·gen·ize [ɑ́ksiʤənaiz] 酸素を飽和する, = oxidize.

ox·y·gen·oid con·sti·tu·tion [ɑ́ksiʤənɔid kɑ̀nstitjú:ʃən] 酸化性体質(血液の酸化作用が過剰に行われる体質で, 低酸化性体質および水血性体質とともに3体質分類の一つ. von Grauvogel).

ox·y·geu·sia [ɑ̀ksigú:siə] 味覚過敏.

ox·y·hem·a·tin [ɑ̀ksihí:mətin] オキシヘマチン $C_{34}H_{32}N_4O_7Fe$ (オキシヘモグロビンの色素をなす化合物で, 酸化によりヘマチン酸を, 還元されてヘマトポルフィリンを生ずる).

ox·y·he·ma·to·por·phy·rin [ɑ̀ksihì:mətəpɔ́:firin] オキシヘマトポルフィリン(尿中に排泄される色素で, ヘマトポルフィリンに関係のある物質).

ox·y·heme [ɑ́ksihi:m] オキシヘム, = hematin.

ox·y·he·mo·chro·mo·gen [ɑ̀ksihì:moukróuməʤən] オキシヘモクロモゲン, = hematin.

ox·y·he·mo·cy·a·nine [ɑ̀ksihì:məsáiənin] オキシヘモシアニン(酸素化したヘモシアニン).

ox·y·he·mo·glo·bin [ɑ̀ksihí:məgloubin] オキシヘモグロビン, 酸化血色素〔医学〕, 酸素ヘモグロビン〔医学〕(ヘモグロビン中のヘムに酸素分子 O_2 が結合したもの).

ox·y·he·mo·graph [ɑ̀ksihí:məgræf] 血液酸素計(患者血液中の酸素量を測定する器械).

ox·y·hy·drase [ɑ̀ksiháidreis] 酸素還元酵素(酸素を特異的に還元する脱水素酵素).

ox·y·hy·dro·gen [ɑ̀ksiháidrəʤən] 酸水素(酸素と水素との混合物).
o. blowpipe 酸水素吹管.
o. flame 酸水素炎〔医学〕(吹管を用い酸素と水素とをともに熱して得られる炎で, 温度約3,000°Cに達し, 金属の溶接に利用される).

ox·y·hy·per·gly·ce·mia [ɑ̀ksihàipə:glasí:miə] 急峻高血糖症〔医学〕.

ox·y·ja·van·i·cin [ɑ̀ksiʤəvǽnisin] オキシジャバニシン $C_{15}H_{14}O_7$ (融点212°C. javanicin と共存する色素性抗菌物質).

ox·y·krin·in [ɑ̀ksikrínin] オキシクリニン, = secretin.

ox·y·la·lia [ɑ̀ksiléiliə] 談話急速症.

ox·y·leu·co·tin [ɑ̀ksiljú:kətin] オキシロイコチン $C_{34}H_{32}O_{22}$ (パラコート樹皮から得られる化合物).

ox·yl·ic ac·id [ɑksílik ǽsid] オキシル酸 $C_{18}H_{28}N_4O_8$ (カルニフェリンから得られる).

ox·y·lith [ɑ́ksiliθ] オキシリット ㊥ sodium dioxide, = solid oxygen.

ox·y·lu·mi·nes·cence [ɑ̀ksil(j)ù:minésəns] 酸化発光.

ox·y·mat·rine [ɑ̀ksimǽtrin] オキシマトリン $C_{20}H_{17}NO_6$ (ケリトニンを酸化して得られる結晶アルカロイド).
o.-myohematin 酸素ミオヘマチン(筋肉の).

ox·y·mel [ɑ́ksimèl] 酢みつ(蜜)剤〔医学〕.

ox·y·meth·o·lone [ɑ̀ksiméθəloun] オキシメトロン ㊥ 17β-hydroxy-2-hydroxymethylene-17α-methyl-5α-androstan-3-one $C_{21}H_{32}O_3$: 332.48 (アンドロスタン系タンパク同化ステロイド. 抗脂血作用, 造血作用を示しタンパク同化作用を示す).

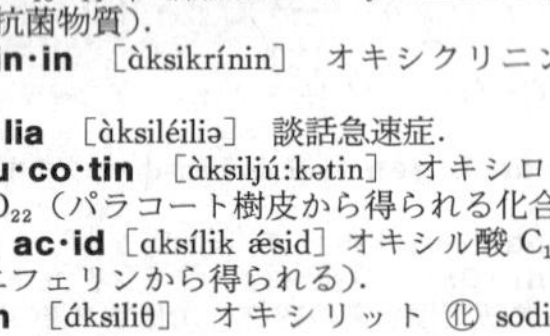

Ox·y·mo·na·d·i·da [ɑ̀ksimounǽdidə] オキシモナス目(肉質鞭毛虫門), = oxymonads.

ox·y·mor·phone hy·dro·chlo·ride [ɑ̀ksimɔ́:foun hàidrouklɔ́:raid] 塩酸オキシモルホン ㊥ 4,5α-epoxy-3,14-dihydroxy-17-methlmorphinan-6-one hydrochloride $C_{12}H_{19}NO_4$・HCl (半合成麻薬性鎮痛薬, 麻酔薬として使用).

ox·y·my·o·glo·bin [ɑ̀ksimàiouglóubin] オキシミオグロビン(酸化型ミオグロビン).

ox·y·nar·co·tine [ɑ̀ksiná:kətin] オキシナルコチン $C_{22}H_{23}NO_8$ (アヘンアルカロイドの一つ).

ox·y·ner·vone [ɑ̀ksinə́:voun] オキシネルボン(オキシネルボン酸を含むセレブロシド).

ox·y·ner·von·ic ac·id [ɑ̀ksinə:vɑ́nik ǽsid] オキ

シネルボン酸 $CH_3(CH_2)_7CH=CH(CH_2)_{12}CHOHCOOH$（オキシネルボンの化学的成分で，ネルボン酸の水酸基化合物である不飽和酸糖脂質）.

ox·y·neu·rine ［àksinjú:ri:n］ オキシニューリン，＝ betaine hydrochloride.

ox·y·neu·ron ［àksinjú:rɑn］ オキシニューロン（神経組織中に存在するセレブロシド）.

ox·y·ni·tri·lase ［àksináitrileis］ オキシニトリラーゼ（扁桃エマルシンに存在する酵素で青酸とアルデヒドとの反応に作用する酵素）.

ox·yn·tic ［ɑksíntik］ 酸分泌性の（胃腺壁細胞の分泌についていう）.

o. cells 〔胃〕酸分泌細胞（胃腺壁細胞で，主細胞 chief cells と区別していう），＝ parietal cells.

o. glands 胃腺（胃酸分泌細胞）.

ox·y·o·pia ［àksióupiə］ 視力鋭敏症，＝ oxyopsia.

ox·y·op·ter ［àksiáptər］ 視力鋭敏度の単位（視角の度数の逆数）.

ox·y·o·sis ［àksióusis］ 酸〔性〕血症，＝ acidosis.

ox·y·os·mia ［àksiázmiə］ 嗅覚鋭敏，嗅覚超過敏〔症〕［医学］.

ox·y·os·phre·sia ［àksiɑsfrí:ziə］ 異常嗅覚鋭敏症.

ox·y·par·a·plas·tin ［àksipæ̀rəplǽstin］ オキシパラプラスチン（パラプラスチンの酸性色素親和質）.

ox·yp·a·thy ［ɑksípəθi］ 酸毒症，＝ acid poisoning. 形 oxypathic.

ox·y·per·i·to·ne·um ［àksipèritəní:əm］ 酸素腹（酸素を腹腔内に注入すること）.

ox·y·per·ox·i·dase ［àksiperáksideis］ オキシペルオキシダーゼ.

ox·y·per·tine ［àksipə́:ti:n］ オキシペルチン 化 5,6-dimethoxy-2-methyl-3-[2-(4-phenyl-1-piperazinyl)-ethyl]-indole $C_{23}H_{29}N_3O_2$（抗不安薬）.

ox·y·phen·bu·ta·zone ［àksifenbjú:təzoun］ オキシフェンブタゾン 化 4-butyl-1-(*p*-hydroxyphenyl)-2-phenyl-3,5-pyrazolidinedione $C_{19}H_{20}N_2O_3 \cdot H_2O$（非ステロイド性抗炎症・鎮痛薬）.

ox·y·phen·cy·cli·mine hy·dro·chlo·ride ［àksifensáiklimi:n hàidrouklɔ́:raid］ 塩酸オキシフェンサイクリミン（抗コリン作用薬，消化性潰瘍，尿管や膀胱の痙縮，胆管疾患などの治療に用いる）.

ox·y·phe·no·ni·um bro·mide ［àksifinóuniəm bróumaid］ オキシフェノニウムブロマイド 化 diethyl-(2-hydroxyethyl) methylammonium bromide *α*-phenylcyclohexane glycolate（鎮痙薬），＝ antrenyl.

ox·y·phen·yl·a·mi·no-pro·pi·on·ic ac·id ［àksifènilәmí:nou pròupiánik ǽsid］ オキシフェニルアミノプロピオン酸，＝ tyros－ine.

ox·y·phen·yl·eth·yl·a·mine ［àksifènileθíləmi:n］ オキシフェニルエチラミン，＝ tyramine.

oxyphenylsulfonic acid test オキシフェニルスルホン酸試験（タンパク尿検出法で，オキシフェニルスルホン酸3容とサリチルスルホン酸1容とを水20容に溶かした試薬1滴を尿1mLに加えると，白色沈殿を生ずる）.

ox·y·phil ［áksifil］ 酸性色素親和性，好酸性，＝ acidophil，eosinophil. 形 oxyphilic，oxyphilous.

o. cell 好酸性細胞（① 上皮小体の好酸性細胞. ② 下垂体のアルファ細胞. ③ 胃壁細胞）.

o. granule 好酸性顆粒，＝ alpha granule.

ox·y·phil·ic ［àksifílik］ 好酸性の.

o. adenoma 好酸性腺腫.

o. carcinoma 好酸性癌，＝ Hürthle cell carcinoma.

o. granular cell 好酸性顆粒細胞（唾液腺にある好酸性巨大細胞）.

o. granular cell adenoma 好酸性顆粒細胞腺腫［医学］，＝ oncocytoma，pyknocytoma，Hürthle cell adenoma.

o. leukocyte 好酸球.

ox·y·pho·nia ［àksifóuniə］ 鋭清音（瀏喨りゅうりょう（高く鋭い）な声音）.

ox·y·phor ［áksifɔ:r］ 担酸素体（赤血球の酸素運搬部分. Spirito），＝ catalase，oxaphor.

ox·y·pho·rase ［áksifəreis］ 担酸素酵素.

oxyphosphate cement リン酸セメント（歯科用）.

ox·y·plasm ［áksiplæzm］ オキシプラスム（原形質の好酸部分）.

ox·y·pol·y·gel·a·tin ［àksipàliʤélətin］ オキシポリゲラチン（凝縮薬 glyoxal でゼラチンを処理したうえ，酸化剤過酸化水素で酸化して得られる重合体で，輸液の血漿増量薬として用いられる）.

ox·y·pro·pi·on·ic ac·id ［àksipròupiánik ǽsid］ オキシプロピオン酸，＝ lactic acid.

ox·y·pro·py·lene di·i·so·am·yl·a·mine ［àksipróupili:n dàiaisouǽmiləmain］ オキシプロピレンジイソアミルアミン（無色液体で強心薬として用いる）.

ox·y·pro·ton·ic ac·id ［àksiproutánik ǽsid］（タンパク質の酸化により生ずる酸），＝ oxyprotosulfonic acid.

ox·y·pue·ce·da·nin ［àksipu:sí:dənin］ オキシピューセダニン $C_{16}H_{14}O_5$（インペラトリア根に存在する苦味質）.

ox·y·pu·ri·nase ［àksipjúrineis］ プリン酸化酵素.

ox·y·pu·rine ［àksipjú:ri:n］ オキシプリン，＝ hypoxanthine.

ox·y·quin·a·sep·tol ［àksikwìnəséptɔ:l］ 黄色結晶性防腐剤，＝ diaphtherin.

ox·y·re·duc·tase ［àksiridʌ́kteis］ オキシリダクターゼ（補酵素と協力してカニツァロ反応を起こす酵素）.

ox·y·ren·in ［àksirénin］ オキシレニン（レニンEの酸化により生ずるとされた昇圧性物質）.

ox·y·rhine ［áksirain］ ① 高鼻の（鼻端が尖圭をなすこと）. ② 嗅覚鋭敏の.

ox·y·ryg·mia ［àksirígmiə］ 酸味曖気，酸性曖気（おくび，現在ではあまり用いられない語）.

ox·y·salt ［áksisɔ:lt］ 酸素酸塩，オキシ塩.

ox·y·san·to·nin ［àksisǽntənin］ オキシサントニン（サントニン摂取後体内に発生する）.

Ox·y·spi·ru·ra man·so·ni ［àksispairú:rə mænsóuni］ マンソン眼虫（体長：雄 8～16mm，雌 12～19mm，ニワトリ，シチメンチョウ，クジャクなどの瞬膜下，涙管内などに寄生する線虫）.

ox·y·spore ［áksispɔ:r］ ＝ exotospore.

ox·y·ta·lan ［ɑksítələn］ オキシタラン（歯根膜にみられる結合織線維）.

o. fiber オキシタラン線維.

ox·y·tet·ra·cy·cline ［àksitètrəsáikli:n］ オキシテトラサイクリン 化 4-dimethylamino-octahydrohexahydroxy-5-methyl-1,11-dioxo-2-naphthacenecarboxamide（Finlay が1950年に土壌菌 *Streptomyces rimosus* から分離した黄色結晶性の両性化合物で，広スペクトル性の抗生物質），＝ oxytetracycline base，terramycin.

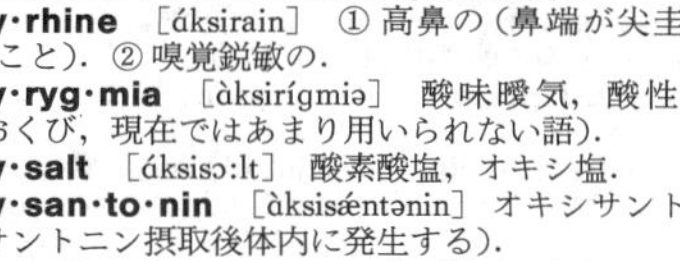

o. dihydrate 二水化オキシテトラサイクリン（イギリス局方名で，2分子の水を含むもの）.

o. hydrochloride オキシテトラサイクリン塩酸塩 $C_{22}H_{24}N_2O_9$・HCl：496.89（塩酸オキシテトラサイクリン．テトラサイクリン系抗生物質．グラム陽性・陰性菌，放線菌，レプトスピラ，リケッチア，クラミジアに有効．作用機序は細菌のリボソームに結合することによりタンパク質合成を阻害する）.

o.-polymyxin B オキシテトラサイクリン–ポリミキシンB（オキシテトラサイクリンとポリミキシンBとの混合薬）.

o. sodium オキシテトラサイクリンナトリウム $C_{22}H_{22}N_2O_9Na_2$-$2H_2O$.

ox·y·to·cia [àksitóuʃiə] 急速分娩，分娩促進. 形 oxytocic.

ox·y·to·cic [àksitóusik] ① 子宮収縮薬［医学］. ② 子宮収縮性の（分娩を促進する）.

o. substance 子宮収縮性物質（下垂体後葉ホルモン）.

ox·y·to·cics [àksitóusiks] 分娩促進薬.

ox·y·to·cin [àksitóusin] オキシトシン（pituitrinとして知られていた下垂体後葉ホルモンで，ポリペプチド系脳下垂体後葉ホルモン・子宮収縮薬．ウシまたはブタの脳下垂体後葉より精製．生理的陣痛と同様の律動的な子宮収縮作用を示す．1928年 Kamm らが純結晶物として抽出し，1953年 du Vigneaud らにより合成された）．（→ 付図）

o. challenge test (OCT) オキシトシン負荷試験，オキシトシンチャレンジテスト（主にハイリスク妊娠における胎児管理を目的にして行われるもの），= contraction stress test.

o. sensitivity test オキシトシン感受性試験.

ox·y·tox·in [àksitáksin]（毒素の酸化によって生ずる物質）.

oxytropic dehydrogenase 向酸素性脱水素酵素.

ox·yt·ro·pism [aksítrəpizəm] 向酸素性［医学］（向酸素性，生体の酸素に対する反応）.

2-ox·y·tro·pone [-àksitróupoun] オキシトロポン，= tropolone.

ox·y·tu·ber·cu·lin [àksitjubə́:kjulin] 酸化ツベルクリン（強力な結核菌からつくったツベルクリンで，酸化により減毒したもの）.

ox·y·ty·ra·min [aksitáirəmin] オキシチラミン（L-dopa(dioxyphenylalanine)から dopa-decarboxylase (DDC)の作用によりできる昇圧性（N_2 中）または降圧性（O_2 中）物質）.

ox·y·u·ria [àksijú:riə] = oxyuriasis.

ox·y·u·ri·a·sis [àksiju:ráiəsis] 蟯（ぎょう）虫症［医学］，= enterobiasis.

ox·y·u·ri·cide [àksijú:risaid] 蟯虫駆除薬.

ox·y·u·rid [àksijú:rid] 蟯虫（ヒトに寄生するもの），= pinworm，seatworm.

ox·y·u·ri·fuge [àksijú:rifju:ʤ] 蟯虫駆除薬.

ox·y·u·ri·o·sis [àksijù:rióusis] = oxyuriasis.

Ox·y·u·ris [àksijú:ris]（線虫の一種）.

O. equi ウマ蟯虫.

O. vermicularis（旧称）. → *Enterobius vermicularis*.

Oxyuroidea 蟯虫上科.

oys·ter [ɔ́istər] カキ.

o. ovaries カキ様卵巣（子宮筋腫にしばしばみられる）.

o. shell ボレイ（カキの貝殻．炭酸カルシウムを含み，制酸薬として用いられる．また漢方では不眠，精神不安などにも用いる）.

o. shucker's keratitis カキ殻剥脱者角膜炎（カキ殻の小片が角膜に突入して生ずる）.

OZ ounce オンスの略（重量単位．記号は ℥）.

o·zae·na [ouzí:nə] 臭鼻症，オツェーナ，= ozena. 形 ozenous.

o. genuina 真性臭鼻症，= rhinitis atrophica foetida.

o. laryngis 喉頭〔鼻〕臭痂症.

o. pharyngis 咽頭〔鼻〕臭痂症.

o. syphilitica 梅毒性〔鼻〕臭痂症.

o. tracheae 気管〔鼻〕臭痂症.

o·ze·na [ouzí:nə] 臭鼻症［医学］，= ozaena.

o·zo·cer·ite [ouzóukərait] オゾケライト（地ろう（蝋）），= ceresin(e)，ozokerit.

o·zo·chro·tia [òuzoukróuʃiə] 皮膚悪臭. 形 ozochrotous.

o·zo·ker·it [ouzóukərait] オゾケライト（地ろう（蝋）），= ceresin(e)，ozocerite.

o·zon·a·tor [óuzəneitər] オゾン発生器.

o·zone (O_3) [óuzoun] オゾン（青色液体または淡青色気体で，殺菌，漂白などの作用を示す）.

o. hole オゾンホール（成層圏のオゾン濃度の減少により低濃度部分が穴のあいたようになる現象）.

o. layer depletion オゾン層破壊.

o.-proof 耐オゾン性の［医学］.

o·zo·nide [óuzənaid] オゾニド，オゾン化物（エチレン結合をもつ有機化合物にオゾンを作用させるとき，二重結合部にオゾンが付加したもの）.

o·zon·i·za·tion [òuzənizéiʃən] ① オゾン消毒法. ② オゾン化［医学］.

o·zon·ize [óuzənaiz]（有機不飽和化合物をオゾンで酸化してオゾニドにする）.

o·zon·iz·er [óuzənaizər] オゾン発生器［医学］.

o·zon·ol·y·sis [òuzənálisis] オゾン分解［医学］（有機化合物の合成法の一つで，オゾンをアルケンの二重結合に作用させオゾン化し，生成したオゾニドを水あるいは水素の存在下で分解してアルデヒド，ケトン，カルボン酸などをつくる）.

o·zo·nom·e·ter [òuzənámətər] オゾン〔測定〕計.

o·zo·no·phore [ouzánəfɔ:r] ① 赤血球. ② 原形質顆粒.

o·zo·no·scope [ouzánəskoup] オゾン研究器，オゾン観測紙.

o·zo·sto·mia [òuzoustóumiə] 口臭〔症〕.

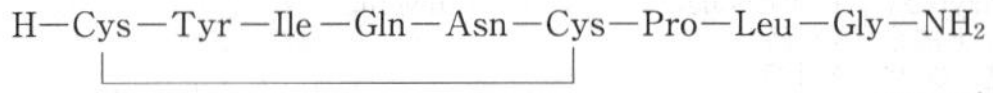

oxytocin 付図

P

π パイ(pi. ギリシャ語アルファベット第16字). → pi.

ϕ ファイ(phi. ギリシャ語アルファベット第21字). → phi.

ψ プサイ(psi. ギリシャ語アルファベット第23字). → psi.

P ① parental generatio 親の世代の略. ② peta- の略. ③ phosphorus リンの元素記号. ④ 核酸用語のリン酸残基の記号. ⑤ pharmacopeia 薬局方の略. ⑥ position 位置の略. ⑦ properdin プロペルジンの略. ⑧ pugillus (handful) 一つかみの量の略. ⑨ punctum proximum 近点の略. ⑩ presbyopia 老視の略. ⑪ pulse 脈拍の略. ⑫ pupil 瞳孔の略.

P_1 parental generation 祖先第1代の略.

P_2 pulmonic second sound 肺動脈II音の略.

^{32}P phosphorus-32 リン-32の記号.

P ae [L] partes aequales 等分, 等量の略.

P Austr Australian Pharmacopoeia オーストラリア薬局方の略.

P blood group P式血液型(赤血球型の一つ. 抗Pと呼ばれる免疫家兎血清との反応によって決められる血液型. 3つの抗原からなり, その組合せにより5つの表現型に分類される).

P cell P細胞.

P enzyme P酵素, = phosphorylase.

P-glycoprotein P-糖タンパク質(P-170).

P Helv Swiss (Helvetia) Pharmacopeia スイス薬局方の略.

P-selectin P-セレクチン(接着分子ファミリーの一つで, 血小板のα顆粒および血管内皮細胞の Weibel-Palade body に存在する顆粒膜糖タンパク質の一種).

P substantia P物質(ペプチド性神経伝達物質の1つ, 痛覚の伝達や炎症に関係する), = Oriel P substantia.

P wave P波(心電図上で心房の電気的興奮に対応する棘波).

P1 segment [TA] P1区*, = segmentum P1 [L/TA].

P2 protein P2タンパク質(λファージと細菌の複製酵素とを結びつけるタンパク).

P2 segment [TA] P2区*, = segmentum P2 [L/TA].

P3 segment [TA] P3区*, = segmentum P3 [L/TA].

P4 segment [TA] P4区*, = segmentum P4 [L/TA].

P-80 test P-80試験(放射活性のある抗原を用い, 倍々希釈の抗血清を添加して行われる定量的免疫沈降反応試験).

P-92 penicillin ペニシリンP-92 (*N*-methyl-1:2-diphenyl-2-hydroxyethylamine を配したペニシリン塩).

4P-syndrome 4番短腕部分欠失症候群.

***p*-** para- の略(化合物の正 ortho- に対していい, またベンゼンまたはナフタリンの1, 4置換体の位置を示す語).

p proton 陽子の略.

p rat aetat [L] pro ratione aetatis 年齢に応じての略.

p53 gene p53遺伝子(代表的な癌抑制遺伝子).

PA ① pernicious anemia 悪性貧血の略. ② piromidic acid ピロミド酸の略. ③ plasminogen activator プラスミノゲンアクティベータの略. ④ pulpoaxial 髄軸の略.

P-A interval P-A間隔.

Pa ① pascal パスカルの略. ② protactinium プロトアクチニウムの元素記号.

pa·aj [pá:ʤ] (ケブラコの葉による接触皮膚炎), = mal de quebracho.

Paas, H. R. [pá:s] パース(1900生, ドイツの医師).

P. disease パース病(骨異栄養を主とする家族性疾患で, 多発性骨格奇形を特徴とする).

PAB, PABA, Paba para-aminobenzoic acid パラアミノ安息香酸の略.

pab·u·lin [pǽbjulin] パブリン(食後血漿中に出現する脂肪状, アルブミン状の消化産物).

pab·u·lum [pǽbjuləm] 滋養物, 栄養剤. 形 pabular.

Pacchioni, Antonio [pɑ:kióuni] パキオニ(1665-1726, イタリアの解剖学者). 形 pacchionian.

P. bodies パキオニ小体(クモ膜顆粒), = Pacchioni glands, granulationes arachnoidales.

P. depression パキオニ小窩(パキオニ小体の個所に生ずる頭蓋骨内面の小窩), = foveolae granulares.

P. foramen パキオニ孔, = incisura tentorii.

pac·chi·on·i·an [pækióuniən] パキオニの. → Pacchioni, Antonio.

p. bodies パキオニ小体, = granulationes arachnoideales.

p. depression パキオニ小窩(頭蓋内面にパキオニ小体の存在する部分に相当する凹窩).

p. glands パキオニ腺.

p. granulation パキオニ顆粒〔医学〕.

pace [péis] 歩調〔医学〕(ペース).

paced task 規制作業〔医学〕.

pace·mak·er [péismèikər] ① ペースメーカ, 〔心拍の〕歩調とり(正常の心臓では, 右房の洞房結節のことで, 心拍が起因する組織. 異常の際には下位に移動する), = sinus node, Keith-Flack node. ② 整調物(化学反応における連関反応の歩調を支配する物質).

p. cell ペースメーカ細胞(P cell ともいう).

p. failure ペースメーカ不全.

p. implantation ペースメーカ植込み.

p. mediated tachycardia (PMT) ペースメーカ誘発性回帰頻拍, ペースメーカ起因頻脈〔医学〕(リエントリー回路で, ペーシング刺激によりつくられたQRSが逆行性にP波を生じ, 心房リードがこれを感知して次の周期をつくるもの, 多くのペースメーカはこれを予防するプログラムをもっている).

p. potential ペースメーカ電位〔医学〕.

p. rate ペースメーカ頻度〔医学〕.

p. run away ペースメーカランナウェイ(ペースメーカ本体の故障により, 突然刺激頻度が200〜1000/minに増加する異常).

p. syndrome ペースメーカ症候群.

p. wire ペースメーカワイヤー.

pac·er [péisər] ペーシング(整調)装置〔医学〕(ペーサー).

Pacheco disease パチェコ病.

pach·e·mia [pəkí:miə] 血液濃縮, = pachyaemia.

pa·chis·mus [pəkízməs] 肥厚.

pa·chom·e·ter [pəkámitər] 厚み計, = pachymeter, pachyometer.

Pachon, Michel [paʃɔ́n] パション(1867-1938, フランスの生理学者).

P. method パション法(患者を左側横臥にして心拍動図を記録する方法).

P

P. oscillometer パション振動計(収縮期および弛緩期の血圧を測定する器械), = sphygmo-oscillometer.

P. test パション試験(血圧を測定して, 動脈瘤における側副血行を判定する方法).

pach·o·nych·ia [pækouníkiə] 厚硬爪甲.

pach·u·lo·sis [pækjulóusis] 乾性皮膚肥厚〔症〕, = pachylosis.

pachy- [pæki] 厚または硬の意味を表す接頭語.

pach·y·ac·ria [pækiǽkriə] 肢端巨大症, = pachyakria, pseudoacromegaly.

pach·y·ae·mia [pəkí:miə] 血液濃縮, = pachyemia.

pach·y·bleph·a·ron [pækibléfəlrɑn] 眼瞼肥厚症〔医学〕, 厚眼瞼症, = pachyblepharosis.

pach·y·bleph·a·ro·sis [pækiblèfəróusis] 厚眼瞼症, 瞼縁肥厚症.

pach·y·car·pine [pækikɑ́:pi:n] (スパルテイン), = sparteine.

pach·y·ce·pha·lia [pækisifǽliə] 短厚頭, = pachycephaly.

pach·y·ce·phal·ic [pækisifǽlik] 短厚頭の, = pachycephalous.

pach·y·ceph·a·ly [pækiséfəli] 頭蓋肥厚〔医学〕.

pach·y·ch(e)i·lia [pækikáiliə] 口唇肥厚〔症〕.

pach·y·cho·lia [pækikóuliə] 胆汁濃縮症, 濃胆汁症.

pach·y·chro·mat·ic [pækikroumǽtik] 濃染性の.

pach·y·chy·mia [pækikáimiə] 濃び(糜)汁症.

pach·y·col·pis·mus [pækikɑlpísməs] 肥厚性膣炎, = pachyvaginitis.

pach·y·dac·tyl·ia [pækidæktíliə] 指趾末端部肥大(神経線維腫症によくみられる).

pach·y·dac·ty·ly [pækidǽktili] 指趾肥厚.

pach·y·der·ma [pækidə́:mə] 強皮, = pachydermia.

p. of larynx 喉頭強皮症〔医学〕.

p. oralis 口腔強皮症〔医学〕.

pach·y·der·mat·o·cele [pækidə:mǽtəsi:l] 硬性皮膚懸垂症(象皮病様状態を呈する叢状神経腫).

pach·y·der·ma·to·sis [pækidə:mətóusis] 強皮症.

pach·y·der·ma·tous [pækidə́:mətəs] 強皮の, 硬皮の.

pach·y·der·mia [pækidə́:miə] ① 強皮症〔医学〕. ② 象皮症. 形 pachydermial, pachydermic, pachydermatous.

p. circumscripta 限局性硬皮症〔医学〕, 限局性強皮症〔医学〕(喉頭粘膜が結節状に肥厚すること), = pachydermia laryngis.

p. diffusa 汎発性強皮症〔医学〕.

p. laryngis 喉頭強皮症〔医学〕.

p. lymphangiectatica リンパ管拡張性強皮症.

p. verrucosa いぼ(疣)状強皮症〔医学〕(後頭にポリープ状硬化の起こること).

p. vesicae 膀胱強皮症.

pachydermic cachexia 粘液水腫性悪液質, = myxedematous cachexia.

pach·y·der·mo·dac·ty·ly [pækidə:mədǽktili] 指皮膚肥厚〔症〕.

pach·y·der·mo·per·i·os·to·sis [pækidə:moupèriɑstóusis] 強皮骨膜症〔医学〕, 厚皮骨膜症(思春期男子にみられる家族性変性症), = pachydermatoperiostosis.

p. syndrome 肥厚性皮膚骨膜症症候群.

pach·y·e·mia [pəkí:miə] 血液濃縮, = pachyaemia.

pach·y·glos·sia [pækiglɑ́siə] 厚舌症, 舌肥厚〔医学〕, 巨舌症.

pa·chyg·na·thous [pəkígnəθəs] 巨顎の, 下顎肥大の.

pach·y·gy·ria [pækiʤáiriə] 脳回肥厚, 厚脳回〔症〕〔医学〕.

pach·y·he·ma·tous [pækihí:mətəs] 濃血の.

pach·y·he·mia [pækihí:miə] 濃血, = pachyaemia.

pach·y·hy·men·ic [pækihaiménik] 厚皮性の.

pach·y·lep·to·men·in·gi·tis [pækilèptoumèniŋʤáitis] 硬軟〔髄〕膜炎.

pach·y·lo·sis [pækilóusis] 乾性皮膚肥厚〔症〕(特に下肢の).

pach·y·me·nia [pækimí:niə] 皮膚肥厚, 皮膜肥厚.

pach·y·men·ic [pækiménik] 皮膚肥厚性の.

pach·y·men·in·ges [pækiminínʤi:z] (硬〔髄〕膜 pachymeninx の複数).

pach·y·men·in·gi·tis [pækimèninʤáitis] 硬〔髄〕膜炎〔医学〕. 形 pachymeningitic.

p. cervicalis hypertrophica 肥厚性頸部硬〔髄〕膜炎.

p. hemorrhagica interna 出血性内硬膜炎.

p. interna hemorrhagica 出血性硬膜内層炎〔医学〕.

p. intralamellaris 硬〔髄〕膜内膿瘍.

pach·y·men·in·gop·a·thy [pækimèniŋgɑ́pəθi] 硬髄膜症.

pach·y·me·ninx [pækimí:niŋks, -mén-] [L/TA] 硬膜*, = pachymeninx [TA].

pa·chy·me·ter [pəkímitər] 厚度計.

pach·y·ne·ma [pækiní:mə] 厚染色糸〔医学〕, 太糸期(有糸分裂で, 染色体が糸球をつくる糸期), = pachytene.

pach·y·ne·sis [pækiní:sis] 粒質体肥大.

pa·chyn·sis [pəkínsis] 硬化, 肥厚, 肥大(ときにミトコンドリアなどの). 形 pachyntic.

pa·chy·o·dont [pəkíədɑnt] 厚歯〔型〕.

p. hinge 厚歯性蝶番.

pach·y·om·e·ter [pækiɑ́mitər] 厚度計, = pachymeter.

pach·y·o·nych·ia [pækiouníkiə] 爪肥厚〔医学〕, 爪甲肥厚〔症〕.

p. congenita 先天爪肥厚症(おそらく内胚葉の異常によるもので, 爪の異栄養, 手掌足底角質増加, 毛髪異常, 膝肘の毛胞角質増加および角膜の角化異常を特徴とする先天性疾患).

pach·y·o·nyx·is [pækiouníksis] 爪〔甲〕肥厚〔症〕, = pachyonychia.

pach·y·o·sto·sis [pækiɑstóusis] 硬骨症(水生動物の).

pach·y·o·tia [pækióuʃiə] 巨耳症.

pach·y·pel·vi·per·i·to·ni·tis [pækipèlvipèritounáitis] 肥厚性骨盤腹膜炎.

pach·y·per·i·car·di·tis [pækipèrikɑ:dáitis] 肥厚性心膜炎〔医学〕, 肥厚性心嚢炎.

pach·y·per·i·os·te·o·der·ma [pækipèriɑ̀stiədə́:mə] 肥厚性骨膜硬皮症.

pach·y·per·i·os·ti·tis [pækipèriɑstáitis] 肥厚性骨膜炎.

pach·y·per·i·to·ni·tis [pækipèritounáitis] 肥厚性腹膜炎.

pach·y·pleu·ri·tis [pækipl(j)u:ráitis] 肥厚性胸膜炎.

pa·chyp·o·dous [pəkípədəs] 巨足の.

pach·y·rhine [pǽkirain] 巨鼻の.

pach·y·rhi·zid [pækiráizid] パキリジド $C_{30}H_{18}O_8(OCH_3)_2$ (マメ科クズイモ *Pachyrhizus* 属植物の種子にある黄緑色の毒性配糖体).

pach·y·sal·pin·gi·tis [pækisælpinʤáitis] 肥厚性卵管炎〔医学〕, = hypertrophic salpingitis.

P

pach·y·sal·pin·go-oo·the·ci·tis [pækisǽlpiŋgou òuɑθəsáitis] 肥厚性卵管卵巣炎, = pachysalpingo-ovaritis.
pach·y·sal·pin·go-o·va·ri·tis [pækisǽlpiŋgou òuvəráitis] 肥厚性卵管卵巣炎, = pachysalpingo-oothecitis.
pach·y·so·mia [pækisóumiə] 軟部肥厚症〔医学〕(体の軟部組織の異常肥厚).
pach·y·tene [pǽkitì:n] パキテン期(有糸分裂の).
p. analysis 太糸期分析〔医学〕.
p. stage パキテン期〔医学〕, 太糸期〔医学〕, 厚糸期〔医学〕(減数第1分裂前期において合糸期に続く時期).
pach·y·tes [pǽkiti:z] 厚眼瞼症, = pachyblepharon.
pa·chyt·ic [pəkítik] 肥厚した.
pach·y·trich·ous [pækitríkəs] 剛毛の.
pach·y·vag·i·nal·i·tis [pækivæʤinəláitis] 肥厚性鞘膜炎.
pach·y·vag·i·ni·tis [pækivæʤináitis] 肥厚性腟炎.
Paci op·er·a·tion [páːʧi ɑpəréiʃən] パチ手術(Lorenz 手術の改良法で, 関節内の癒着を非観血的に剥離する方法).
pac·i·fi·er [pǽsifaiər] ゴム製乳首, おしゃぶり(乳児の泣き声を鎮めるためにすらせておくもの).
pac·ing [péisiŋ] ペーシング〔医学〕.
p. catheter ペーシングカテーテル.
p. failure ペーシング不全.
p. threshold ペーシング閾値〔医学〕.
Pacini, Filippo [pɑʧí:ni] パチニ(1812-1883, イタリアの解剖学者). 形 pacinian.
P. corpuscle パチニ小体(層板小体. 皮膚受容器の一つで振動覚を特異的に感受する), = pacinian corpuscle, corpusculum lamellosum, Vater-Pacini corpuscle.
pa·cin·i·an [pəsíniən] パチニの. → Pacini, Filippo.
p. corpuscle パチニ小体(皮膚受容器の一つで振動覚を特異的に感受する).
pa·cin·i·tis [pæsináitis, -ʧin-] パチニ小体炎.
pack [pǽk] 罨法, 湿布〔医学〕, 巻包法(毛布または適宜な布片で身体を巻き包む療法).
package insert 医療用医薬品添付文書.
packaged hospital 非常時用資材病院〔医学〕.
packaging machine 包装機〔医学〕.
packaging of drug 薬の包装〔医学〕.
packed [pǽkt] 圧縮された.
p. cell volume パック細胞容積, ヘマトクリット(ヘマトクリット管に採った全血を極度に遠心して得られる赤血球の沈殿層の容積を百分率で表した値で, 成人男子では45%程度が正常値).
p. column 充填塔〔医学〕.
p. erythrocyte volume 充填赤血球量〔医学〕.
p. human blood cell ヒト濃縮血液.
pack·er [pǽkər] 填塞子, 挿入器(ガーゼなどを切創または窩孔に詰め込むために用いるもの).
pack·et [pǽkit] 菌塊, 腺塊, 群塊, ドルーゼ(放線菌の).
pack·ing [pǽkiŋ] 充填〔医学〕, 填入(ガーゼで切創を充填すること, またはその充填材料).
p. materials 閉塞材.
p. process 填入法.
pack-year パックイヤー(累積の喫煙量を表す単位. 年間を通してタバコ1箱を喫煙する量).
pac·li·tax·el [pæklitǽksəl] パクリタキセル.
Pacquelin [pakilέn] パクラン, = Paquelin.
PACS picture archiving and communication system 医用画像管理システムの略.
PAD ①peripheral artery disease 末梢動脈疾患の略. ②public access defibrillation の略.
pad [pǽd] パッド, クッション, 褥(しとね)(柔らかくつくったあて物).
p. of corpus callosum 脳梁膨大, = splenium corporis callosi.
PADAM partial androgen deficiency of aging male の略, = ADAM.
padded cast 下敷きギプス包帯〔医学〕.
pad·di [pǽdi] 莢付きのコメ, 籾ゴメ.
pad·ding [pǽdiŋ] パッディング(色留め法).
pad·dle [pǽdl] 遊泳片(カ(蚊)の腹部の最後の1節にある1対の構造).
Padgett, Earl Calvin [pǽʤit] パジェット(1893-1946, アメリカの外科医).
P. dermatome パジェット型皮膚採取器(大きさは4×7.5インチまで, また厚さも自由に調整して移植用皮膚弁を採取する装置).
P. operation パジェット手術(唇形成術で, 周辺からの皮膚弁を用いる).
Padykula-Herman stain for myosin ATPase パディクラ・ハーマンミオシンATP分解酵素染色〔法〕.
PAE post antibiotic effect 抗生物質治療効果の略.
Pae·ci·lo·my·ces [pi:siloumáisi:z] ペシロミセス属(真菌. トウモロコシから伝播する眼炎の病原体).
paed(o)- [pi:d(ou), ped(ou), -d(ə)] 小児, 乳児との関係を表す接頭語, = pedo-.
pae·do·gen·e·sis [pì:dəʤénisis] 幼生生殖〔医学〕, 幼虫生殖.
pae·do·ne·phri·tis [pì:dounifráitis] 小児腎炎, = pedonephritis.
PAEDP pulmonary artery end-diastolic pressure 肺動脈拡張終末期圧の略.
Pae·o·nia [pi:óuniə] ボタン属(ボタン科の植物).
P. lactiflora シャクヤク［芍薬］(生薬の芍薬は本植物の根を乾燥させたもの), = Chinese peony.
P. suffruticosa ボタン［牡丹］(根皮は牡丹皮と呼ばれ生薬), = tree peony.
pae·on·i·din [pi:ánidin] ペオニジン, = peonidin.
pae·o·nol [pí:ənɔ:l] ペオノール, = peonol.
PAF ① paroxysmal atrial fibrillation 発作性心房細動の略. ② platelet-activating factor 血小板活性化因子の略. ③ platelet-aggregating factor 血小板凝集因子の略. ④ pure autonomic failure 純粋性自律神経失調症の略. ⑤ progressive autonomic failure 進行性自律神経不全の略.
Pagano re·ac·tion [pǽgənou riǽkʃən] パガノ反応(Calmette の眼反応と同一の原理に基づき, ツベルクリンを尿道口に点下して行う).
PAGE polyacrylamide gel electrophoresis ポリアクリルアミドゲル電気泳動〔法〕の略.
Page, Herbert William [péiʤ] ページ(1845-1926, イギリスの医師).
P. disease ページ病(外傷性脊髄神経症).
Page, I. H. [péiʤ] ページ(アメリカの高血圧学者).
P. mosaic theory ページのモザイク説(本態性高血圧症は神経性因子, 化学的因子, 血管反応性, 循環血液量, 血管径, 血液粘性, 心拍出量, 血管弾性の8因子がモザイクの様に組み合わさって発生すると考える説).
Pagenstecher, Alexander [pá:ʤənstèkər] パゲンステッヘル(1828-1879, ドイツの眼科医).
P. circle パゲンステッヘル環(移動性腹腔腫瘍の周囲に描かれる円で, 中心部は癒着部とみなされる).
P. ointment パゲンステッヘル軟膏(黄色酸化水銀とワセリンとからなる眼科用軟膏).
P. operation パゲンステッヘル手術(角膜に圧迫を加えて白内障をレンズ被膜とともに摘出する方法).

P

P. suture パゲンステッヘル縫線(セルロイドを塗った麻糸縫線).
Paget, Sir James [pǽʤit] パジェット(1814–1899, イギリスの外科医. ページェットともいわれる).
P. abscess パジェット膿瘍(再発膿瘍).
P. cell パジェット細胞(女子乳房の湿疹状表皮癌にみられる色素を含有する原形質の透明な円形の変性細胞).
P. disease パジェット病(変形性骨炎), = ostitis deformans.
P. disease of bone 骨パジェット病〔医学〕.
P. disease of breast 乳房パジェット病〔医学〕.
P. disease of nipple パジェット乳癌.
P. disease of vulva 外陰パジェット病.
P.–Eccleston stain パジェット・エクレストン染色〔法〕.
P. test パジェット試験(嚢胞はその腫瘤の中央が軟らかいが腫瘍では硬い).
P.–von Schrötter syndrome パジェット・フォンシュレッター症候群.
pa·get·ic [pəʤétik] パジェット病の.
pag·et·oid [pǽʤitɔid] パジェット病様の.
p. cell パジェット細胞, = Paget cell.
p. epithelioma 類パジェット上皮腫.
p. melanoma 表在性黒色腫〔医学〕.
Pagliello sign [pagliélou sáin] パグリエロ徴候(中および後腋窩線上第4肋間腔を圧迫すると疼痛を感ずることで, マラリアに多くみられる).
pag·on [pǽgən, péig–] (氷中にある動植物).
pa·go·pha·gia [pèigəféiʤiə] 食氷(強迫観念にかられての氷の摂取).
pa·go·plex·ia [pèigəpléksiə] 凍瘡(しもやけ), = frostbite.
pag·ro·sine [pǽgrəsi:n] パグロシン(マダイ *Pagrus major* の精子から得られるプロタミン).
Paguma larvata ハクビシン[白鼻心](ジャコウネコ科の哺乳類. 成獣で体重3kg, 体長50cm程度. 中国西部, 東南アジアに分布), = masked palm civet.
-pagus [pəgəs] 結合双胎において前後の連結を表すために I. Geoffroy Saint-Hilaire の用いた接尾語.
PAH, PAHA para-aminohippuric acid パラアミノ馬尿酸の略.
Pahvant Valley fever パーヴァント渓谷熱(野兎病のこと. アメリカ・ユタ州にある平野の名にちなむ), = tularemia.
Pahvant Valley plague パーヴァントバレーペスト.
PAI plasminogen activator inhibitor プラスミノゲンアクチベータインヒビターの略.
PAI–1 plasminogen activator inhibitor-1 プラスミノゲンアクチベータインヒビター1の略.
PAID problem areas in diabetes survey 糖尿病問題領域質問表の略.
pai·dol·o·gy [pèi:dáləʤi] 小児科学, = paedology, pedology.
pai·do·no·sol·o·gy [pèi:dounousáləʤi] 小児病学, = paenosology, pedonosology.
PAIgG platelet-associated IgG 血小板関連IgGの略.
pain [péin] ①痛, 痛み〔医学〕, 疼痛. ②陣痛(通常複数形 pains で用いる). ③骨折り, 努力(複数形で用いる).
p. after exodontia 抜歯後疼痛症.
p. asymbolia 痛覚失象徴.
p. behavior 疼痛行動.
p. clinic ペインクリニック〔医学〕, 痛み治療, 疼痛外来(疼痛のある患者, 星状神経ブロックの適応患者, あるいは神経ブロックを必要とする患者を対象に治療を行う診療部門).
p. control 疼痛管理〔医学〕, ペインコントロール.
p. crisis 疼痛発作.
p. disorder 疼痛性障害.
p. elimination 疼痛排除〔医学〕.
p. imaging ペインイメージング(疼痛時の脳機能画像解析).
p. in ovulation 排卵痛〔医学〕.
p. in side 側刺, 側胸痛, = pleurodynia.
p. in stomach 胃痛〔医学〕.
p. joy 苦痛愛(ヒステリーの徴候).
p. on miction 排尿痛〔医学〕.
p. on micturition 排尿痛.
p. on motion (POM) 運動痛〔医学〕.
p. on pressure 圧痛〔医学〕.
p. on urination 排尿痛〔医学〕.
p. point 痛点.
p. producing substance (PPS) 発痛物質〔医学〕.
p. prone personality (PPP) 痛がりやさん.
p. reaction 疼痛反応(疼痛感による散瞳).
p. receptor 痛覚受容体〔医学〕.
p. relief 鎮痛法.
p. scale ペインスケール.
p. sensation 痛覚〔医学〕.
p. sense 痛覚〔医学〕.
p. spot 痛点〔医学〕.
p. threshold 疼痛閾値, 痛覚閾値.
pain·ful [péinfəl] 有痛性の, 骨の折れる, 難しい.
p. arc 有痛弧.
p. arc sign ペインフルアーク徴候, 有痛弧徴候.
p. arc syndrome 有痛弧症候群, = supraspinatus syndrome.
p. area 有痛〔運動〕域〔医学〕.
p.–bruising syndrome 疼痛性挫傷症候群(赤血球に対するアレルギー感受性により起こる).
p. claudication 疼痛性跛行.
p. defecation urge 疼痛性排便切迫〔医学〕.
p. feet syndrome 疼痛性足症候群(おそらく栄養欠乏性の神経症候群で, 第2次大戦中極東で捕虜生活を送ったものにみられた. 足の感覚過敏, 皮膚温の上昇, 血管運動神経障害, 倦怠感, ときには足の激痛灼熱感がある. 血漿タンパク, 脂肪, ビタミンの欠乏がある).
p. heel 踵骨痛.
p. leg cramps 疼痛性脚痙攣, = Unschuld sign.
p. legs and moving toes syndrome 痛む脚と動く足趾症候群(1971年 Spillane により報告された下腿以下の疼痛と足趾の不随意運動).
p. menses 月経痛〔医学〕.
p. point 疼痛点, = Valleix point.
p. shoulder sign 肩甲痛徴候.
p. spots 疼痛性紅斑(敗血疹の一種で, 主として指趾, 手掌足底頬部に現れ, かすかに発赤, 腫脹し, 圧痛のはなはだしい結節), = Osler nodes.
p. stiffneck and shoulder 肩こり〔医学〕.
p. tonic seizure 有痛性強直性痙攣発作, = painful tonic spasm.
pain·less [péinlès] 痛みのない.
p. infarction 無痛性梗塞. →asymptomatic myocardial ischemia.
p. jaundice 無痛性黄疸.
p. labor 無痛分娩〔医学〕(鎮痛薬を用いる法).
p. thyroiditis 無痛性甲状腺炎(軽度のびまん性甲状腺腫).
p. tic 無痛性痙攣(間代性筋痙攣).
p. whitlow 無痛性瘭疽, = Morvan disease.
pains of delivery 産痛, 分娩陣痛.
paint [péint] ①塗布〔剤〕. ②ペイント(塗料).

P

painted sickness （ピンタ，熱帯白斑性皮膚病），= pinta.
painter's colic 塗装工仙痛〔医学〕，鉛（なまり）仙痛，鉛毒仙痛，= lead colic.
painter's palsy （鉛中毒性麻痺），= lead palsy.
paint·ing ［péintiŋ］ 塗布.
pair ［péər］ 対.
p. bond 雌雄一対〔医学〕，つがい〔医学〕.
p. peak 電子対ピーク〔医学〕.
paired allosome 対性異常染色体（Montgomery），= diplosome.
paired-associate learning 対連合学習〔医学〕.
paired beats 対収縮.
paired comparison 一対比較法（対にした刺激の選択確率から刺激間の心理的距離を求める方法）.
paired feeding 対給餌〔医学〕.
paired helical filament (PHF) 二重ラセン状〔構造〕フィラメント.
paired organelles 対器官.
paired sampling ペア抽出〔医学〕.
paired sera ペア血清〔医学〕，対血清（特定の微生物の感染があったか否かを調べるためには，その微生物に対する血清抗体の上昇が調べられる．その際，今回の感染により出現した抗体か既存の抗体かを区別するために急性期血清と回復期血清を比較し有意な抗体上昇があるか否か比較される．この2つの血清をいう）.
paired serum ペア血清〔医学〕.
paired stimulation 対刺激〔医学〕.
pair·ing ［péəriŋ］ ①1対にすること，2つずつの組に分けること，動物をつがわせること．②対合〔医学〕（減数第1分裂前期に，2本ずつの相同染色体が接着する現象）.
pairmating pair 交配対〔医学〕.
pa·ja·ro·e·llo ［pajarouέ:jou］ パハロエヨ（カズキダニ属の一種），= *Ornithodoros coriaceus*.
Pajot, Charles ［paʒóu］ パジョー（1816–1896，フランスの産科医）.
P. hook パジョー鉤（分娩困難のとき胎児の頭を切断する器械）.
P. law パジョー法則（1固体がほかの固体の中にあるとき，後者内において運動と静止とが交代的に起こり，その内面が滑りやすいと，前者は後者の内腔に一致しようとして回転運動をなす）.
P. maneuver パジョー手技（鉗子分娩において一手を鉗子の交差に当てて強く牽引し，他手は水平位に牽引する方法で，パジョー以前にも用いられていた），= Pajot method, Saxtorph maneuver.
pak·u·rin ［pǽkurin］ パクリン（コロンビアで用いられる矢毒．ジギタリス様心臓作用をもつ）.
Pal, Jacob ［pá:l］ パール（1863–1936，オーストリアの医師）.
P. myelin stain パールミエリン染色（セロイジン切片を Weigert のリチウムヘマトキシリン液で6～48時間15～20°C で染色，Li_2CO_3 の飽和液2～3滴を加えた水で洗い，0.25% $KMnO_4$ 液で15～20秒間分別，パール漂白液（シュウ酸0.5g，亜硫酸カリウム0.5g，水100mL）で処置，水洗，カルミンで後染色を施してもよい）.
P.-Weigert method パール・ワイゲルト法，= Weigert stain for nerve tissue.
Pal vas·cu·lar cri·sis ［pá:l vǽskjulər kráisis］ パール血管クリーゼ（局所的な血管収縮より起こる血行障害）.
Palade, George Emile ［pəléid］ パラーデ（1912–2008，ルーマニア生まれで1946年にアメリカに移住した細胞学者．細胞の構造と機能の研究をいっそう発展させ，RNA 顆粒の分離など細胞生物学を大きく前進させた．A. Claude および C. de Duve とともに1974年度ノーベル医学・生理学賞を受けた）.
P. granule パラーデ顆粒，= ribosome.
Pa·lae·mon ［pəlí:mɑn］ テナガエビ［手長蝦］属（テナガエビ科の一属で，吸虫類幼虫の第2中間宿主）.
palaeo- ［peili:ou, pæl-, -liə］ 古，旧，原の意味を表す接頭語，= paleo-.
pa·la·gi·o·ceph·a·ly ［pəlèiʤiəséfəli］ 斜頭蓋.
pa·la·ta ［pəléitə］ （palatum の複数）.
pal·a·ta·bil·i·ty ［pæ̀lətəbíliti］ 美味性〔医学〕.
pal·at·a·ble ［pǽlətəbl］ 美味な〔医学〕.
pal·a·tal ［pǽlətəl］ 口蓋〔の〕〔医学〕.
p. abscess 口蓋膿瘍〔医学〕，= abscess of palate.
p. arch 口蓋弓，= oral arch, palatine a..
p. bar パラタルバー，口蓋杆〔医学〕（上顎義歯の両側を連結するための硬口蓋に沿う金属製バー）.
p. cusp ［TA］口蓋側尖頭*，= cuspis palatinalis ［L/TA］.
p. expansion technique 口蓋拡大法〔医学〕.
p. fistula 口蓋瘻〔医学〕.
p. index 口蓋指数，= palatine index.
p. myoclonus 口蓋ミオクローヌス〔医学〕（脳幹の病変が下オリーブ核およびその中心被蓋路との連結部ギラン・モラーレ Guillan-Morale の三角に及ぶときに発生する口蓋の調律的攣縮），= palatal nystagmus.
p. neoplasm 口蓋新生物（腫瘍）〔医学〕.
p. nystagmus 口蓋挙筋痙攣.
p. perforation 口蓋穿孔〔医学〕.
p. process 口蓋突起（①胎児の上顎骨が腹内側方に延長したもので恒久口蓋に発育するもの．②上顎骨の内側にある突起で，鼻底および口腔の屋根に発育するもの），= palatine process, lateral palatine p..
p. reflex 軟口蓋反射〔医学〕，口蓋反射（軟口蓋を刺激すると嚥下反射が起こる）.
p. ridge 口蓋稜〔医学〕.
p. root ［TA］口蓋側根*，= radix palatinalis ［L/TA］.
p. surface ［TA］口蓋側面*，= facies palatinalis ［L/TA］.
p. triangle 口蓋三角（口蓋の最大横直径と，その両端から歯槽点までの2線に囲まれる）.
pal·ate ［pǽlət］ ［TA］口蓋，= palatum ［L/TA］. 形 palatal, palatine.
p. hook 口蓋鉤.
p. myograph 口蓋筋図，= palatograph.
p. plate 口蓋板.
pal·a·te·graph ［pǽlətgræf］ 口蓋曲線描写器，= palatograph.
pa·lat·i·form ［pəlǽtifɔ:m］ 口蓋状の.
pal·a·tine ［pǽlətain］ 口蓋〔の〕〔医学〕.
p. aponeurosis ［TA］口蓋腱膜，= aponeurosis palatina ［L/TA］.
p. arch 口蓋弓〔医学〕.
p. bone ［TA］口蓋骨，= os palatinum ［L/TA］.
p. canal 口蓋管，= canales palatini.
p. cell 口蓋〔篩骨〕蜂巣.
p. crest ［TA］口蓋陵，= crista palatina ［L/TA］.
p. facies 口蓋面〔医学〕.
p. foramen 口蓋孔〔医学〕.
p. glands ［TA］口蓋腺，= glandulae palatinae ［L/TA］.
p. grooves ［TA］口蓋溝，= sulci palatini ［L/TA］.
p. inflammation 口蓋炎〔医学〕.
p. membrane 口蓋膜.
p. nerve 口蓋神経〔医学〕.
p. obturator 口蓋塞栓子〔医学〕.
p. papilla 切歯乳頭，= incisive papilla.
p. process ［TA］口蓋突起，= processus palatinus ［L/TA］.
p. raphe ［TA］口蓋縫線，= raphe palati ［L/TA］.

P

p. ridges 口蓋隆線(硬口蓋の中央縫合とその両側の粘膜ヒダで，ヒト胎児において特に顕著である).
p. root 口蓋根(口蓋に最も接近する上顎臼歯根).
p. rugae [TA] 横口蓋ヒダ*, = rugae palatinae [L/TA].
p. sail 口蓋帆〔医学〕.
p. shelf 外側口蓋突起〔医学〕.
p. spines [TA] 口蓋棘(後鼻棘), = spinae palatinae [L/TA].
p. surface [TA] 口蓋面, = facies palatina [L/TA].
p. suture 口蓋縫合〔術〕〔医学〕.
p. tonsil [TA] 口蓋扁桃, = tonsilla palatina [L/TA].
p. torus [TA] 口蓋隆起(正中口蓋縫合が下方に突出する異常), = torus palatinus [L/TA].
p. tubercle 口蓋結節.
p. uvula 口蓋垂〔医学〕.
p. vein 口蓋静脈.

pal·a·ti·tis [pæ̀lətáitis] 口蓋炎〔医学〕, = uraniscoritis.
palato– [pælətou, –tə] 口蓋との関係を表す接頭語.
pal·a·to·dyn·ia [pæ̀lətədíniə] 口蓋痛〔医学〕.
palatoethmoidal suture [TA] 口蓋篩骨縫合, = sutura palatoethmoidalis [L/TA].
pal·a·to·glos·sal [pæ̀lətəglɑ́səl] 舌口蓋の.
p. arch [TA]口蓋舌弓, = arcus palatoglossus [L/TA].
pal·a·to·glos·sus [pæ̀lətəglɑ́səs] [TA] 口蓋舌筋, = musculus palatoglossus [L/TA].
p. muscle 口蓋舌筋.
pal·a·tog·na·thous [pæ̀lətɑ́gnəθəs] 口蓋裂の.
pal·a·to·gram [pǽlətəgræ̀m] 口蓋図〔医学〕.
pal·a·to·graph [pǽlətəgræ̀f] 口蓋曲線描写器〔医学〕(発音するときの運動を記録する装置).
pal·a·tog·ra·phy [pæ̀lətɑ́grəfi] 軟口蓋運動描写法.
pal·a·to·max·il·la·ry [pæ̀lətəmǽksiləri] 口蓋上顎骨の.
p. canal 後口蓋管.
p. suture [TA] 口蓋上顎縫合, = sutura palatomaxillaris [L/TA].
pal·a·to·my·o·graph [pæ̀lətəmáiəgræf] 口蓋筋運動描写器〔医学〕.
pal·a·to·na·sal [pæ̀lətounéizəl] 鼻口蓋の.
pal·a·top·a·gus par·a·sit·i·cus [pæ̀lətɑ́pəgəs pæ̀rəsítikəs] 寄生口蓋結合体(寄生体またその残遺物が自生体の口蓋に結合している奇形), = epipalatum.
pal·a·to·pha·ryn·ge·al [pæ̀ləloufərínʤiəl, –fæ̀rinʤí:əl] 咽頭口蓋の.
p. arch [TA] 口蓋咽頭弓, = arcus palatopharyngeus [L/TA].
p. incompetence 咽頭口蓋不全〔医学〕.
p. muscle 口蓋咽頭筋.
p. ridge [TA] 口蓋咽頭稜*, = crista palatopharyngea [L/TA].
p. sphincter [TA] 口蓋咽頭括約筋*, = musculus sphincter palatopharyngeus [L/TA].
pal·a·to·pha·ryn·ge·us [pæ̀ləloufərínʤiəs, –fæ̀rinʤí:əs] [TA] 口蓋咽頭筋, = musculus palatopharyngeus [L/TA].
p. muscle 口蓋咽頭筋.
pal·a·to·plas·ty [pǽlətəplæ̀sti] 口蓋形成〔術〕〔医学〕.
pal·a·to·ple·gia [pæ̀lətouplí:ʤiə] 口蓋麻痺, = uranoplegia.
pal·a·to·pter·y·goid [pæ̀lətoutérigɔid] 口蓋翼状突起の.
pal·a·to·quad·ra·tum [pæ̀lətoukwɑdréitəm] 口蓋方形軟骨.
pal·a·tor·rha·phy [pæ̀lətɔ́:rəfi] 口蓋縫合〔術〕〔医学〕.
pal·a·to·sal·pin·ge·us [pæ̀lətousælpínʤiəs, –sælpinʤí:əs] 口蓋耳管張筋, = tensor veli palatini.
pal·a·tos·chi·sis [pæ̀lətɑ́skisis] 口蓋裂, 口蓋披裂〔医学〕, = cleft palate.
pal·a·to·staph·y·li·nus [pæ̀lətoustæfiláinəs] 口蓋垂筋.
pal·a·to·u·vu·la·ris [pæ̀lətoujù:vjuléəris] 〔不対〕口蓋垂筋.
p. muscle 口蓋垂筋.
palatovaginal canal [TA] 口蓋骨鞘突管(頸動脈，翼口蓋神経節をいれる), = canalis palatovaginalis [L/TA].
palatovaginal groove [TA] 口蓋骨鞘突溝, = sulcus palatovaginalis [L/TA].
pa·la·tum [pəléitəm] [L/TA]口蓋, = palate [TA]. 複 palati.
p. durum [L/TA] 硬口蓋, = hard palate [TA].
p. fissum 口蓋裂, = fissured palate.
p. mobile 口蓋垂.
p. molle [L/TA] 軟口蓋, = soft palate [TA].
p. ogivale (ゴシック式口蓋), = gothic palate.
p. osseum [L/TA] 硬口蓋, = bony palate [TA].
p. velum 口蓋帆〔医学〕.
pale [péil] ① 淡色の，淡染の. ② 蒼白の(顔色についていう).
p. cell 淡染細胞〔医学〕.
p. feces 白色便〔医学〕.
p. hypertension 蒼白性高血圧症, = malignant hypertension.
p. infarct 白色梗塞〔医学〕.
p. muscle 白〔色〕筋〔医学〕.
p. rose 薄バラ(花弁は香料として用いる), = *Rosa centifolia*.
p. thrombus 灰白色血栓.
pa·le·en·ceph·a·lon [péilensèfəlɑn] 旧脳(大脳皮質以外の全脳に対して Edinger が命名した語), = metameric nervous system, propriospinal nervous system.
paleo– [peiliou, pæl–, –liə] 古，旧，原などの意味を表す接頭語, = palaeo–.
pa·le·o·an·thro·pol·o·gy [pèiliouæ̀nθrəpɑ́ləʤi] 化石人類学.
pa·le·o·cer·e·bel·lum [pèiliousèribéləm] [L/TA] 旧小脳(主として虫部，片葉のことをいう), = paleocerebellum [TA].
pa·le·o·ci·net·ic [pèiliousinétik] 旧運動の(線条体支配下にある), = paleokinetic.
pa·le·o·cor·tex [pèilioukɔ́:teks] [L/TA] 旧皮質(異皮質 allocortex の一部), = paleocortex [TA].
paleocortical system 古皮質系〔医学〕.
pa·le·o·don·tol·o·gy [pèilioudɑntɑ́ləʤi] 古歯科学〔医学〕.
pa·le·o·en·ceph·a·lon [pèiliouenséfəlɑn] 古脳, = paleencephalon.
pa·le·o·gen·e·sis [pèilioʤénisis] 古発生(生物体の特異な形態が，きわめて長期間，完全に潜在して遺伝的に伝達すること．ヒトの疾病としての頸部白斑の斑状の皮膚は，これに類似した紋理がシカやウマに正常でもみられる．動物とヒトとにおけるこういった状態は，古くは共通の祖先から由来していると Hutchinson は説明した). 形 paleogenetic.
pa·le·og·ra·phy [pèiliɑ́grəfi] 古文書〔医学〕.
pa·le·o·ni·grum [pèiliounáigrəm] 旧黒質〔医学〕.
pa·le·on·tol·o·gy [pèiliɑntɑ́ləʤi] 古生物学〔医学〕, 化石学, = palaeontology.
pa·le·o·pal·li·um [pèilioupǽliəm] 旧外套，古外套(下等動物の外側嗅葉または梨状葉). 形 paleopallial.

P

pa·le·o·pa·thol·o·gy ［pèiliouрəθáləʤi］ 古生物病理学〔医学〕.
pa·le·o·phre·nia ［pèilioufrí:niə］ 小児期退行精神病（幼若期への水準に退行する精神病としての意味で用いられた）.
pa·le·o·phys·i·ol·o·gy ［pèilioufìziáləʤi］ 古生理学.
pa·le·o·phy·tol·o·gy ［pèilioufaitáləʤi］ 化石植物学.
pa·le·o·psy·chol·o·gy ［pèiliousaikáləʤi］ 原始心理学，祖先心理学.
pa·le·o·sen·sa·tion ［pèiliousenséiʃən］ 旧感覚（強度な痛覚，高熱などに対する感覚で，微妙な軽度の感覚，すなわち新感覚 new sensation に対立する）.
pa·le·o·stri·a·tal ［pèilioustraiéitəl］ 旧線条体の.
p. syndrome 古線条体症候群（ハント古線条体症候群），= Hunt striatal syndrome.
pa·le·o·stri·a·tum ［pèilioustraiéitəm］ ［TA］ ① 淡蒼球，= pallidum ［L/TA］. ② 古線条体，旧線条体〔医学〕（淡蒼球 globus pallidum のような原始的発育部分のこと）. 形 paleostriatal.
pa·le·o·thal·a·mus ［pèiliəθǽləməs］ 古（旧）視床（視床正中部の紐傍核，脳室傍核，中央正中核，中央灰白質などの総称）.
pa·le·o·zo·ic ［pèiliouzóuik］ 古生物の.
p. era 古生代.
pa·le·o·zo·ol·o·gy ［pèiliouzouáləʤi］ 化石動物学.
pa·leur hy·per·ther·mie ［péilə:r hàipə:θə́:mi:］ 蒼白性高熱症，= Ombrédanne syndrome.
Palfyn, Jean ［pǽlfin］ パルフィン（1650–1730，ベルギーの外科，解剖学者．パルファンともいう）.
P. sinus パルフィン洞.
P. suture パルフィン縫合（切断した腸の係蹄の両端を皮膚に縫合する方法）.
pali– ［pæli］ 病的反復の意味を表す接頭語.
pal·i·ci·ne·sia ［pæ̀lisainí:siə］ 病的持続運動，病的反復運動，= palikinesia，palikinesis.
pal·i·gra·phia ［pæ̀ligréifiə］ 書字反復〔症〕〔医学〕，= palingraphia.
pal·i·ki·ne·sia ［pæ̀likainí:siə］ 病的持続運動，病的反復運動，= palicinesia，palikinesis.
pal·i·la·lia ［pæliléiliə］ 反復言語，同語反復〔症〕〔医学〕，= paliphrasia.
palin– ［pælin］ 病的反復の意味を表す接頭語，= pali–.
pal·i·nal ［pǽlinəl］ 後方への，後退の.
pal·in·drome ［pǽlindroum］ パリンドローム，回文構造〔医学〕（自己相補的核酸配列のこと．DNA の一方の塩基配列（5′→3′方向）と相手の対をなす塩基配列が 5′→3′方向に読んでも同一なもの．5′…GAATTC…3′，3′…CTTAAG…5′）.
p. sequence パリンドローム配列，回文配列（2 本鎖 DNA 中の 2 回転対称配列のこと）.
p. structure パリンドローム構造〔医学〕.
pal·in·dro·mia ［pæ̀lindróumiə］ 再発，回帰，（疾患の再発すること）. 形 palindromic.
pal·in·dro·mic ［pæ̀lindróumik］ 回帰性の，再発性の.
p. rheumatism 回帰性リウマチ〔医学〕（数日間の経過で完全に治癒し，また再発する急性関節炎および関節周囲炎）.
pal·in·es·the·sia ［pæ̀linesθí:ziə］ 覚醒（全身麻酔状態から急速に覚めること）.
pal·ing ［péiliŋ］ 皮膚貧血，蒼白化〔医学〕.
pal·in·gen·e·sis ［pæ̀linʤénisis］ ① 原形発生（祖先の特徴が子孫に連続的に反復発生すること）. ② 再生.
pal·in·gra·phia ［pæ̀lingréifiə］ 書字反復症.
pal·in·mne·sis ［pælinní:sis］ 過去追想.
pal·i·nop·sia ［pæ̀linápsiə］ 反復視.
pal·in·phra·sia ［pæ̀linfréiziə］ 字句反復症.
pal·i·op·sia ［pæ̀liápsiə］ 反復視（刺激する物体が除去された後に，その物体の視覚が再発すること）.
pal·i·phra·sia ［pæ̀lifréiziə］ 同語反復〔症〕〔医学〕，字句反復症，= palinphrasia.
pal·ir·rh(o)ea ［pælirí:ə］ ① 粘液分泌再発. ② 反芻.
pal·i·sade ［pæ̀liséid］ ① 柵〔構造〕（腱膜が骨の素面に付着する直前に呈する構造）. ② 断崖.
p. arrangement 柵状配列.
p. formation 柵形成（神経膠腫にみられる花環状態）.
p. layer 柵状層（粘膜層の基底層）.
p. worm 柵虫（ウマに寄生する），= *Strongylus equinus*.
pal·i·sad·ing ［pæ̀liséidiŋ］ 柵状構造.
pal·i·stro·phia ［pæ̀listróufiə］ 脊椎捻転（Massa）.
pal·it ［pǽlit］ パリット 化 chloromethylchloroformate $ClCOOCHCl_2$，$ClCOOCHCl_2$（戦争用毒ガス），= palite.
pal·i·tan·tin ［pæ̀litǽntin］ パリタンチン $C_{14}H_{22}O_4$（*Penicillium* 属真菌の培養液中に生ずる物質を減圧濃縮すると得られる結晶で，残余の溶液中から frequentin が得られる）.
pal·lad·ic po·tas·si·um chlo·ride ［pəlǽdik poutǽsiəm klɔ́:raid］ 塩化第二パラジウムカリウム K_2PdCl_6（赤色ないし赤褐色物質）.
pal·la·di·um (Pd) ［pəléidiəm］ パラジウム（白金に似た硬質金属元素．原子番号 46，元素記号 Pd，原子量 106.42，比重 12.16，質量数 102，104～106，108，110）.
p. asbestos パラジウム石綿〔医学〕.
p. chloride 塩化パラジウム $PdCl_2 \cdot 2H_2O$（赤色または赤褐色結晶体で，局所防腐剤または結核の療法に用いられ，また CO により還元されて黒色のパラジウムに変わる反応を利用して，その検出に用いられる）.
p. sponge パラジウム海綿（塩化パラジウム酸アンモニウム $(NH_4)_2PdCl_4$ を水素中で熱して得られる海綿状パラジウム）.
pal·la·dous ［pəléidəs, pǽlə–］ 第一パラジウム.
p. chloride 塩化パラジウム，= palladium chloride.
p. iodide ヨウ化パラジウム PdI_2，= palladium iodide.
p. nitrate 硝酸パラジウム $Pd(NO_3)_2$，= palladium nitrate.
p. oxide 一酸化パラジウム PdO，= palladium monoxide.
p. potassium chloride 塩化第一パラジウムカリウム K_2PdCl_4.
pall·an·es·the·sia ［pæ̀lənesθí:ziə］ 振動覚欠如，振動覚脱失（消失）〔症〕〔医学〕，= apallesthesia.
pal·la·sy·nap·sis ［pæ̀ləsinǽpsis］ パラシナプシス（平行接合）.
pal·les·cence ［pəlésəns］ 蒼白，淡蒼.
pall·es·the·sia ［pæ̀ləsθí:ziə］ 振動感覚〔医学〕，= bone sensitivity. 形 pallesthetic.
pallesthetic sensibility 振動感覚（音叉などを皮膚にあてるとき得られる），= palmesthetic sensibility.
pall·hyp·es·the·sia ［pæ̀lhàipisθí:ziə］ 振動覚減退.
pal·li·al ［pǽliəl］ 外套の（脳の）.
pal·li·ate ［pǽlieit］ 待期する，軽減する.
pal·li·a·tion ［pæ̀liéiʃən］ 待期，姑息，軽減（病気，苦痛などの一時的緩和），好転.
pal·li·a·tive ［pǽliətiv］ 姑息的な，姑息的〔医学〕，待期的（症状を軽くするためだけの治療）.

p. care 緩和ケア〔医学〕, 待機的ケア, 姑息的ケア, パリアティブケア(ターミナルケアと同義に用いられる. 積極的医療が患者にとって不適切と考えられる場合, QOL の向上を目指すケアをいう). → terminal care.

p. care unit 緩和ケア病棟〔医学〕.

p. irradiation 姑息照射〔法〕〔医学〕.

p. operation 姑息的手術, 待期性手術〔医学〕.

p. resection 姑息〔的〕切除〔術〕〔医学〕.

p. therapy 緩和的治療〔医学〕, 姑息的療法〔医学〕.

p. treatment 緩和療法, 姑息療法.

pallid spell 蒼白発作〔医学〕.

pal·li·dal [pǽlidəl] 淡蒼球の.

p. degeneration 淡蒼球変性.

p. necrosis 淡蒼球壊死〔医学〕.

p. raphe nucleus [TA] 淡蒼縫線核, = nucleus raphes pallidus [L/TA].

p. syndrome 淡蒼球症候群, = Hunt striatal syndrome.

p. system 淡蒼系(線条体の遠心運動系で, レンズ核および尾状核の淡蒼球細胞から発し, その軸索は視床下部のレンズ係蹄を横断する).

pal·li·dec·to·my [pæ̀lidéktəmi] 淡蒼球切除〔術〕.

pal·li·do·an·sot·o·my [pæ̀lidouænsátəmi] 淡蒼球わな切断(切開)〔術〕.

pal·li·doi·do·sis [pæ̀lidɔidóusis] ウサギ [家兎] 梅毒(*Treponema* の感染によるもの).

pallidoluysian degeneration 淡蒼球ルイ体変性〔症〕〔医学〕.

pallidomesencephalic syndrome 淡蒼球中脳症候群(パーキンソン病に類似し, 筋硬直のため運動は緩慢, 精神反応は減退する症候群), = bradykinesia.

pal·li·do·spi·nal [pæ̀lidouspáinəl] 淡蒼球脊髄の, = palliospinal.

pal·li·dot·o·my [pæ̀lidátəmi] 淡蒼球切離術(舞踏病の外科的手術に応用される方法).

pal·li·dum [pǽlidəm] [L/TA] ① 淡蒼球(大脳半球の深部にある灰白質で, レンズ核 nucleus lentiformis の内側部), = pallidum [TA], paleostriatum [TA]. ② 梅毒トレポネーマ, = *Treponema pallidum*.

p. dorsale [L/TA] 背側淡蒼球*, = dorsal pallidum [TA].

p. ventrale [L/TA] 腹側淡蒼球*, = ventral pallidum [TA].

pal·li·um [pǽliəm] [L/TA] ① 大脳皮質, = cerebral cortex [TA]. ② 外套(脳の皮質およびその下層を含む組織の旧名で, 嗅脳 archipallium および非嗅脳部 neopallium からなる), = mantle, brain mantle. 形 pallial.

pal·lor [pǽlər] 蒼白〔医学〕, = paleness.

palm [pá:m] [TA] ① 手掌(てのひら), = palma [L/TA], vola [L/TA]. ② ヤシ [椰子].

p. and sole system of identification 手掌足底確証法(ゴルトン法を延長して手掌と足底の印紋を利用する方法).

p. kernel oil パーム核油(アブラヤシ種子の核から得られる油).

p. oil シュロ油, パーム油(アブラヤシ *Elaeis guineensis* などの果肉から採った油), = palm butter.

p. print 掌紋〔医学〕.

p. sized 手掌大の.

Palma, Eduardo C. [pá:lmə] パルマ(1907-1994 ウルグアイの心臓外科医).

P. operation パルマ手術(腸骨静脈血栓に対する交差バイパス手術. 健側の大伏在静脈を用いる術式で1958年 Palma によって考案された).

pal·ma [pá:lmə] [L/TA] 手掌, = palm [TA]. 複 palmae.

pal·mae pli·ca·tae [pá:lmi: plikéiti:] 腟内面のヒダ.

pal·ma·nes·the·sia [pæ̀lmənesθí:ziə] 振動覚欠如, = pallanesthesia.

pal·mar [pá:lmər, pá:m–] [TA] ① 掌側, = palmaris [L/TA]. ② 手掌の. ③ 掌側の〔医学〕.

p. abduction 掌側外転〔医学〕.

p. abscess 手掌膿瘍〔医学〕.

p. adduction 掌側内転〔医学〕.

p. and plantar fibromatosis 手掌足蹠線維腫症(Dupuytren 拘縮).

p. aponeurosis [TA] 手掌腱膜(長掌筋の腱から指の付け根に向かって放射状にのびている線維束), = aponeurosis palmaris [L/TA].

p. arch = volar arch.

p. branch [TA] 掌枝, 手掌枝, = ramus palmaris [L/TA].

p. carpal branch [TA] 掌側手根枝, = ramus carpalis palmaris [L/TA].

p. carpal tendinous sheaths [TA] 掌側手根腱鞘, = vaginae tendinum carpales palmares [L/TA].

p. carpometacarpal ligaments [TA] 掌側手根中手靱帯, = ligamenta carpometacarpalia palmaria [L/TA].

p. contraction 手指攣縮.

p. digital veins [TA] 掌側指静脈, = venae digitales palmares [L/TA].

p. erythema 手掌紅斑〔医学〕(肝硬変症にみられる), = liver palms.

p. fascia 手掌筋膜, = fascia aponeurosis palmaris.

p. flexion 掌屈.

p. grasp 手掌把握〔医学〕, 把握反射, = grasp reflex, plantar g., hand g..

p. intercarpal ligaments [TA] 掌側手根間靱帯, = ligamenta intercarpalia palmaria [L/TA].

p. interossei [TA] 掌側骨間筋, = musculi interossei palmares [L/TA].

p. interosseous muscle 掌側骨間筋.

p. ligaments [TA] 掌側靱帯, = ligamenta palmaria [L/TA].

p. metacarpal arteries [TA] 掌側中手動脈, = arteriae metacarpales palmares [L/TA].

p. metacarpal ligaments [TA] 掌側中手靱帯, = ligamenta metacarpalia palmaria [L/TA].

p. metacarpal veins [TA] 掌側中手静脈, = venae metacarpales palmares [L/TA].

p. plate 掌側板.

p. print 手掌紋理, 手掌紋〔医学〕.

p. print pattern 手掌紋理図.

p. radiocarpal ligament [TA] 掌側橈骨手根靱帯, = ligamentum radiocarpale palmare [L/TA].

p. reflex 手掌反射〔医学〕(手掌を刺激すると指が屈曲する反射).

p. region [TA] 手掌部, = regio palmaris [L/TA], vola [L/TA].

p. space 手掌空隙.

p. striae 手掌線条.

p. surface of fingers [TA] ① 指掌面, = facies palmares digitorum [L/TA]. ② 手指掌側面.

p. syphilid(e) 手掌梅毒疹.

p. ulnocarpal ligament [TA] 掌側尺骨手根靱帯, = ligamentum ulnocarpale palmare [L/TA].

p. xanthoma 手掌黄色腫.

pal·mar·is [pɑ:lméəris] [L/TA] ① 掌側, = palmar [TA]. ② 手掌筋.

p. brevis [TA] 短掌筋, = musculus palmaris brevis [L/TA].

p. brevis muscle 短掌筋.
p. longus [TA] 長掌筋, = musculus palmaris longus [L/TA].
p. longus muscle 長掌筋.
pal·mate [pá:lmeit] 掌状の（植物学では，葉の直径が縦横ほぼ等しい形についていう）.
p. folds [TA] ① 棕状ヒダ, = plicae palmatae [L/TA]. ② 掌状ヒダ（子宮頸管部にみられる放線状のヒダ）.
p. folds of cervical canal 棕状ヒダ.
p. leaf 掌状複葉, = palmate compound leaf.
pal·ma·tine [pǽlmətin] パルマチン $C_{21}H_{23}NO_5$（ツヅラフジ科植物 calumba などから得られるアルカロイド）.
pal·ma·ture [pá:lmətʃər] 手指癒合.
palmchin reflex 手掌オトガイ反射（母指球を刺激するとオトガイ筋が攣縮を起こす）, = palmomental reflex.
pal·mel·la stage [pælmélə stéiʤ] 粘着期（下等生物の発育の一時期）, = zooglea stage.
pal·mel·lin [pǽlmelin] パルメリン（淡水藻類の一種に存在する赤色色素で，血色素に類似する）.
Palmer, Walter L. [pá:mər] パルマー（1896–1993, アメリカの医師）.
P. acid test for peptic ulcer パルマー消化性潰瘍酸試験.
palmer psoriasis 手掌型乾癬.
pal·mes·the·sia [pæ̀lmesθí:ziə] 振動〔感〕覚, = pallesthesia.
palmesthetic sensation 振動感覚.
pal·met·to [pælmétou]（アメリカ産矮小シュロの一種）.
pal·min [pǽlmin] = palmitin.
pal·mis·try [pá:lmistri, pá:m–] 手相判断.
pal·mi·tal [pǽlmitəl] パルミタール（アルデヒド性脂肪）.
pal·mi·tate [pǽlmiteit] ① パルミチン酸塩. ② パルミチンエステル.
pal·mit·ic ac·id [pælmítik ǽsid] パルミチン酸 $CH_3(CH_2)_{14}COOH$（脂肪のグリセリンエステルに存在する飽和酸で，特にグリセリドとして中性脂肪に多量に存在する）, = cetylic acid, hexadecylic acid.
pal·mit·ic al·de·hyde [pælmítik ǽldihaid] パルミチンアルデヒド $CH_3(CH_2)_{14}CHO$.
pal·mit·ic an·hy·dride [pælmítik ænháidraid] 無水パルミチン酸 $[CH_3(CH_2)_{14}CO]_2O$.
pal·mi·tin [pǽlmitin] パルミチン [化] glyceryl tripalmitate（パルミチン酸のグリセリルエステルで，ステアリンオレインとともに多くの脂肪の主成分の一つ）, = tripalmitin.
p. test パルミチン試験（パルミチン含有食を与えた後，胃内容中の脂肪酸を定量し，それにより膵機能を判定する方法）, = Ehrmann pancreatic efficiency test, palmin test.
pal·mi·to·le·ic acid [pæ̀lmitoulí:ik ǽsid] パルミトレイン酸 $CH_3(CH_2)_5CH{=}CH(CH_2)_7COOH$（鯨油にある酸で，グリセリンエステルとして存在する）.
pal·mi·tol·ic ac·id [pæ̀lmitálik ǽsid] パルミトル酸（リノレイン酸の異性体）.
pal·mi·tone [pǽlmitoun] パルミトーン $CH_3(CH_2)_{14}CO(CH_2)_{14}CH_3$（パルミチン酸を石灰とともに蒸留して得られる）.
pal·mi·to·ni·trile [pæ̀lmitounáitril] パルミトニトリル [化] pentadecyl cyanide $C_{15}H_{31}CN$.
pal·mi·to·yl [pǽlmitɔil] パルミトイル基（$CH_3(CH_2)_{14}CO–$）.
pal·mi·tyl [pǽlmitil] パルミチル基.
p. alcohol パルミチルアルコール, = cetanol.
p. chloride 塩化パルミチル $C_{15}H_{31}COCl$, = palmitoyl chloride.
palmomental reflex 手掌オトガイ反射（同側掌の母指球を敏活に掻くと，オトガイ筋と口輪筋とが攣縮する）, = Marinesco reflex.
palmoplantar phenomenon 手掌足底現象（腸チフスにおいてみられる手掌および足底の黄色調）, = Filipowicz sign.
palmoplantar sign 手掌足底徴候（現象）（腸チフスで手掌および足底が黄変すること）, = Filipovicz sign, palmoplantar phenomenon.
pal·mo·spasm [pǽlməspæ̀zəm] 振戦痙攣 [医学].
pal·mus [pǽlməs] ① 振動，鼓動. ② 跳躍痙攣. [複] palmi. [形] palmic, palmodic.
pa·log·ra·phy [pəlágrəfi] 振動描写法.
palp [pǽlp] ひげ（鬚）（節足動物の触毛をいい，pedipalp ともいう）, = palpum, palpus.
pal·pa·bil·i·ty [pæ̀lpəbíliti] 触知〔可能〕性 [医学].
pal·pa·ble [pǽlpəb(ə)l] 触知可能の，触診しうる.
p. aorta 触診性大動脈.
p. kidney 触診腎（触診し得る程度の肥大または下垂）.
p. rale 触知可能ラ音.
pal·pa·tion [pælpéiʃən] 触診. [動] palpate. [形] palpable.
p.–percussion and auscultation (pp&a) 触診・打診・聴診.
pal·pa·tom·e·try [pæ̀lpətámitri] 加圧測定法.
pal·pa·to·per·cus·sion [pæ̀lpətoupə:kʌ́ʃən] 触打診.
pal·pa·to·ri·um [pæ̀lpətɔ́:riəm] 触診器.
palpatory albuminuria 触診性アルブミン尿（腎臓の触診によるもの）.
palpatory percussion 触打診〔法〕[医学]，触診的打診法.
palpatory proteinuria 触診性タンパク尿.
pal·pe·bra [pælpí:brə] 眼瞼, = eyelid. [複] palpebrae. [形] palpebral.
p. inferior [L/TA] 下眼瞼, = inferior eyelid [TA], lower eyelid [TA].
p. superior [L/TA] 上眼瞼, = superior eyelid [TA], upper eyelid [TA].
pal·pe·brae [pælpí:bri:] [L/TA] 眼瞼（マブタ）, = eyelids [TA].
pal·pe·bral [pæ̀lpí:brəl] 眼瞼〔の〕[医学].
p. alcoholization アルコール点眼.
p. angle 眼角 [医学].
p. arch 眼瞼弓.
p. arteries 眼瞼動脈, = arteriae palpebrales.
p. blotch 瞼裂斑 [医学].
p. branches [TA] 眼瞼枝, = rami palpebrales [L/TA].
p. cartilage 眼瞼軟骨, = tarsal cartilage.
p. conjunctiva [TA] 眼瞼結膜, = tunica conjunctiva palpebrarum [L/TA].
p. fascia 眼瞼筋膜.
p. fissure [TA] 眼瞼裂（上眼瞼と下眼瞼との間隙. 瞼裂ともいう）, = rima palpebrarum [L/TA].
p. fold 眼瞼ヒダ.
p. follicle マイボーム腺, = meibomian glands.
p. glands 瞼板腺.
p. ligament 眼瞼靱帯（眼窩中隔）.
p. part [TA] 眼瞼部, = pars palpebralis [L/TA].
p. part of lacrimal gland 涙腺眼瞼部.
p. part of orbicularis oculi muscle 眼輪筋の眼瞼部.
p. veins [TA] 眼瞼静脈, = venae palpebrales

[L/TA].
pal·pe·bra·lis [pælpi:bréilis] 上眼瞼挙筋.
pal·pe·brate [pǽlpibreit] ①眼瞼のある. ②瞬目する.
pal·pe·bra·tion [pælpibréiʃən] 瞬目.
pal·pe·bri·tis [pælpibráitis] 眼瞼炎, = blepharitis.
palpebronasal fold [TA] 瞼鼻ヒダ, = plica palpebronasalis [L/TA].
pal·pi [pǽlpai] 触毛(palpus の複数).
Pal·pig·ra·di [pælpígrədài, -pigrèid-] 鬚脚目(節足動物, コヨリムシ[紙縒虫]).
pal·pi·ta·tion [pælpitéiʃən] 心悸亢進, 動悸[医学]. 動 palpitate.
pal·pus [pǽlpəs] 触毛, = palpum. 複 palpi.
PALS ① pediatric advanced life support 二次小児救命処置の略. ② periarteriolar lymphatic sheath〔細〕動脈周囲リンパ鞘の略.
pal·sy [pɔ́:lzi] 麻痺[医学](特に軽症なものをいい, 完全なものは paralysis と呼ぶ). → paralysis.
Paltauf, Arnold [pá:ltauf] パルタウフ(1860-1893, ドイツの医師).
 P. nanism パルタウフ小人症(リンパ体質を伴う小人症), = Paltauf dwarfism.
Paltauf, Richard [pá:ltauf] パルタウフ(1858-1924, オーストリアの病理学者).
 P. disease パルタウフ病(リンパ肉芽腫症), = lymphogranulomatosis, Paltauf-Sternberg disease, Hodgkin disease.
 P. spots パルタウフ斑(溺死斑).
 P. stain パルタウフ染色液(グラム染色液を改良したもので, 無水アルコール 7mL, 水 90mL の混合液にアニリン油 3～5mL を加え, 十分振って濾過したものに, ゲンチアナ紫 2g を混ぜ, 24時間放置後濾過して用いる).
 P.-Sternberg disease パルタウフ・ステルンベルグ病, = lymphogranulomatosis.
pal·u·dal [pəljú:dəl, pǽlju-] ①マラリアの. ②沼地の.
 p. fever マラリア熱.
pal·u·dide [pəljú:did, pǽlju-] マラリア皮疹.
pal·u·dism [pǽljudizəm] 瘴気熱[医学], 泥沼熱(マラリア).
pa·lus·tral [pəlʌ́strəl] ①マラリアの. ②沼地の.
pa·lus·trine [pəlʌ́strin] パルストリン $C_{12}H_{24}O_2N_2$ (*Equisetum palustre* に存在するアルカロイド).
palytoxin パリトキシン(海産毒でソウシハギなどが保有し猛毒).
PAM ① potential acuity meter ポテンシャル視力測定計の略. ② primary amebic meningoencephalitis 原発性アメーバ性髄膜脳炎の略. ③ pulmonary alveolar microlithiasis 肺胞微石症の略.
pam·a·quine [pǽməkwi:n] パマキン 化 6-methoxy-8-(1-methyl-4-diethylamino)butylaminoquinoline $C_{19}H_{29}N_2O$ (抗マラリア薬).
 p. naphthoate ナフトエ酸パマキン 化 methylene -*bis*-β-hydroxynaphthoate of pamaquine $C_{42}H_{45}N_2O_7$ (黄色または黄褐色の無臭粉末で, マラリア原虫の有性生殖体を殺す作用がある), = pamaquinae naphthoas.
pam·bo·ta·no [pæmbətǽnou] (メキシコ産マメ科 *Calliandra* 属植物の根皮).
pam·o·ate [pǽməeit] パモエート 化 4,4-methylenebis(3-hydroxy-2-naphthoate).
pam·pin·i·form [pæmpínifɔ:m] つる状の.
 p. body 副卵巣, = epoophoron, parovarium.
 p. plexus [TA] 蔓(つる)状静脈叢, = plexus pampiniformis [L/TA].
pam·pin·o·cele [pæmpínəsi:l] 精系静脈瘤, = varicocele.
pam·ple·gia [pæmplí:ʤiə] 全麻痺, = panplegia.
pan- [pæn] 全, 汎, 多発, 全身性などの意味を表す接頭語.
pan [pǽn] ①皿状器具[医学]. ②鍋.
 p. paper 秤量紙[医学].
 p. stop 皿受け[医学].
pan·a·cea [pænəsí:ə] 万能薬, = cure-all.
panacinar emphysema 汎細葉性肺気腫[医学], 汎小葉型肺気腫.
pan·aes·the·sia [pænisθí:ziə] 全身麻酔, = general anesthesia.
pan·ag·glu·tin·a·ble [pænəglú:tinəbl] 汎凝集性の.
pan·ag·glu·ti·na·tion [pænəglù:tinéiʃən] 汎凝集現象, 汎凝集〔反応〕[医学].
pan·ag·glu·ti·nin [pænəglú:tinin] 汎凝集素[医学].
Panama [pǽnəmɑ:] パナマ(中央アメリカの共和国).
 P. bark パナマ皮, キラヤ皮, = cortex quillajae.
 P. fever パナマ熱, = Chagres fever.
 P. paralysis パナマ麻痺(脚気), = beriberi.
pan·an·g(i)·i·tis [pænænʤ(i)áitis] 全血管炎, 汎血管炎[医学](血管壁の全層に炎症が起こった状態).
pan·a·ri·o·cyte [pənǽriəsait] (癌組織にみられるかご(籠)状細胞).
pan·a·ris [pǽnəris] 瘭(ひょう)疽, = panaritium.
 p. analgicum 無痛性瘭疽(脊髄空洞症における手指の栄養障害), = Morvan disease.
pan·a·rit·ium [pænəríʃiəm] 瘭(ひょう)疽[医学], = panaris, whitlow, felon.
 p. articulare 関節性瘭疽.
 p. tendinosum 腱性瘭疽.
 p. unguate 爪囲瘭疽.
pan·ar·te·ri·tis [pænɑ:tiráitis] 汎動脈炎[医学].
pan·ar·thri·tis [pænɑ:θráitis] 汎関節炎[医学].
Panas, Photinos [paná:] パナス(1832-1903, フランスの眼科医).
 P. operation パナス手術(眼瞼下垂症の手術で, 頭蓋表筋が眼瞼挙筋の機能をなしうるように縫合する方法).
 P. solution パナス液(昇汞を400倍のアルコールに希釈し, これをさらに2万倍の水に溶かした洗眼液).
pan·as·the·nia [pænəsθí:niə] 神経衰弱, = neurasthenia.
pan·as·trag·a·lar [pænəstrǽgələr] 汎距骨の.
 p. arthrodesis 汎距骨関節固定術[医学].
pan·at·ro·phy [pənǽtrəfi] 全身萎縮.
Pa·nax [péinæks] ニンジン属(ウコギ科の一属).
 P. ginseng チョウセンニンジン[朝鮮人参](薬用ニンジン), = Korean ginseng.
 P. japonicus トチバニンジン(根茎は去痰薬, チクセツニンジン[竹節人参]).
panax rhizome チクセツニンジン[竹節人参](トチバニンジン *Panax japonicus* の根茎を湯通ししたもの. 漢方として強壮, 解熱, 去痰, 健胃に用いられる).
pan·ax·sap·o·nin [pænəksǽpənin] パナクスサポニン(チクセツニンジンの有効成分. テルペノイド系サポニン).
pan·blas·tic [pænblǽstik] 胞胚壁全層の.
pan·blas·to·trop·ic [pænblæstətrápik] 全胚葉性の.
 p. reaction 全胚葉親和性反応(梅毒の場合などにすべての胚葉が侵されることをいう).
pan·bron·chi·ol·i·tis [pænbrɑŋkiouláitis] 汎細気

P

管支炎.
pancake splint パンケーキ〔型〕副子〔医学〕.
pan·car·di·tis [pænkɑ:dáitis] 汎心炎〔医学〕.
pan·chon·tee [pænʃɑntí:] パンションティー(インド産樹木から採集したゴムで，グッタペルカに類似のもの).
pan·chrest [pǽŋkrest] 万能薬，= panacea.
pan·chro·mat·ic [pænkroumǽtik] パンクロの，全色性の(写真の).
Pancoast, Henry Khunrath [pǽnkoust] パンコースト(1875-1939，アメリカの放射線学者).
P. syndrome パンコースト症候群(① 上肺溝の癌による腕神経叢上への圧迫に起因する腕の神経痛，手筋の萎縮．② 肋骨後部の骨破壊).
P. tumor パンコースト腫瘍(肩腕痛，同側手の筋萎縮，同側のホルネル症候群を示す腫瘍．多くは肺癌の胸壁浸潤)，= superior pulmonary sulcus tumor.
Pancoast, Joseph [pǽnkoust] パンコースト(1805-1882，アメリカの外科医．尿道上裂を伴う膀胱外反の手術に成功(1859)).
P. operation パンコースト手術(三叉神経痛の手術でその下顎枝を卵円孔の近辺で切断する方法).
P. plastic suture パンコースト形成縫合(創縁の片側を舌状にし，反対側を溝状にして縫合する方法).
P. suture パンコースト縫合.
pan·co·lec·to·my [pænkouléktəmi] 結腸全摘出〔術〕.
pan·col·po·hys·ter·ec·to·my [pænkɑlpouhìstəréktəmi] (子宮腟全摘〔出〕〔術〕)，= panhysterocolpectomy.
pan·cre·al·gia [pæŋkriǽlʤiə] 膵臓痛，= pancreatic pain，pancreatalgia.
pan·cre·as [pǽŋkriəs] [L/TA] 膵臓(腹腔後壁に沿い，横位にある消化腺で，右端の膵頭は十二指腸に，また左端の膵尾は脾臓に接触する．腺房からは消化酵素，またランゲルハンス島からはインスリンを分泌する)，= pancreas [TA]. 複 pancreata. 形 pancreatic.
p. accessorium [L/TA] 副膵，= accessory pancreas [TA].
p. cirrhosis 膵硬変〔症〕〔医学〕.
p. cyst 膵嚢胞〔医学〕.
p. divisum 膵分離症〔医学〕.
p. extract 膵臓エキス(インスリン，リポカイアック，パンクレアチン).
p. of Aselli アセリの膵臓(盲腸部の腸間膜リンパ節群).
p. scintigraphy 膵シンチグラフィ.
p. transplantation 膵移植(膵を移植すること．重症糖尿病治療に行われる).
pan·cre·a·tal·gia [pæŋkriətǽlʤiə] 膵〔臓〕痛〔医学〕，= pancrealgia.
pan·cre·a·tec·to·my [pæŋkriətéktəmi] 膵切除〔術〕〔医学〕.
pan·cre·at·em·phrax·is [pæŋkriətemfrǽksis] 膵管閉塞(膵管が閉鎖して膵臓が膨張すること).
pan·cre·a·thel·co·sis [pæŋkriəθilkóusis] 膵潰瘍.
pan·cre·at·ic [pæŋkriǽtik] 膵〔臓〕の〔医学〕.
p. abscess 膵膿瘍〔医学〕.
p. achylia 膵液分泌欠乏〔症〕〔医学〕.
p. amylase 膵アミラーゼ〔医学〕，膵臓デンプン酵素，= amylopsin.
p. apoplexy 膵〔臓〕卒中〔医学〕.
p. ascites 膵性腹水〔医学〕.
p. branches [TA] 膵枝，= rami pancreatici [L/TA].
p. calculus 膵石〔医学〕，膵臓結石，= pancreatic stone.
p. carcinoma 膵癌〔医学〕.
p. carcinoma of childhood 小児膵癌.
p. cholera syndrome 膵性コレラ症候群〔医学〕.
p. colic 膵〔臓〕仙痛〔医学〕.
p. cyst 膵臓嚢胞〔医学〕.
p. cystic fibrosis 膵嚢胞性線維症〔医学〕.
p. diabetes 膵性糖尿病〔医学〕，= diabetes mellitus.
p. diarrhea 膵〔臓〕性下痢〔医学〕.
p. diastase 膵ジアスターゼ〔医学〕，膵臓デンプン酵素.
p. digestion 膵液性消化〔医学〕.
p. disease 膵〔臓〕疾患〔医学〕.
p. diverticulum 膵〔臓〕憩室〔医学〕(十二指腸から膵臓が発生してくる部分).
p. duct [TA] 膵管，= ductus pancreaticus [L/TA].
p. encephalopathy 膵性脳症(急性膵炎に伴い発症するまれな神経症状).
p. endocrine tumor 膵内分泌腫瘍〔医学〕.
p. enema パンクレアチン注腸.
p. enzyme 膵酵素〔医学〕.
p. exocrine secretion 膵外分泌〔医学〕.
p. extract 膵エキス〔医学〕.
p. fibrosis 膵線維化〔医学〕，膵線維症(Anderson).
p. fistula 膵瘻〔医学〕.
p. function test 膵機能試験〔医学〕(リトマス乳汁試験，核消化試験，パルミチン試験，Sahli-Nencki test，セクレチン試験など).
p. glomerulus 膵臓糸球(ランゲルハンス島)，= islets of Langerhans.
p. hemorrhage 膵出血〔医学〕.
p. hormone 膵ホルモン(膵内分泌組織であるランゲルハンス島で合成分泌されるホルモン類).
p. hyperglycemic hormone 膵性血糖上昇ホルモン.
p. impression [TA] 膵面*，= facies pancreatica [L/TA].
p. incisure 膵切痕〔医学〕.
p. infantilism 膵〔臓〕性幼稚症〔医学〕.
p. injury 膵損(外)傷(開放性，非開放性に大別される).
p. insufficiency 膵不全〔医学〕，膵〔臓〕機能不全.
p. insular tissue 膵インスリン組織〔医学〕.
p. islets [TA] 膵島，= insulae pancreaticae [L/TA].
p. juice 膵液〔医学〕(膵臓の外分泌液で，反応はアルカリ性．アミロプシン，トリプシン，シオプシン，ステアプシンなどを含有する)，= succus pancreaticus.
p. lipase 膵リパーゼ〔医学〕.
p. lithiasis 膵臓結石症(仙痛，脂肪便，糖尿およびるいそう(羸痩)を招来する).
p. lymph nodes 膵リンパ節，= lymphonodi pancreatici.
p. necrosis 膵壊死〔医学〕.
p. neoplasm 膵〔臓〕新生物(腫瘍)〔医学〕.
p. nodes [TA] 膵臓リンパ節，= nodi pancreatici [L/TA].
p. notch [TA] 膵切痕，= incisura pancreatis [L/TA].
p. oncofetal antigen 膵癌胎児抗原〔医学〕.
p. physiology 膵臓生理学〔医学〕.
p. pleural effusion 膵性胸水〔医学〕.
p. plexus [TA] 膵神経叢，= plexus pancreaticus [L/TA].
p. polypeptide (PP) 膵ポリペプチド.
p. polypeptide secretion tumor 膵ポリペプチド産生腫瘍〔医学〕.
p. pseudocyst 膵仮性嚢胞.
p. ranula 膵管嚢腫.
p. reflux 膵液還流(膵液が逆流するため，胆道に膵液が存在すること)，= biliary pancreatic reflux.
p. salt 膵臓塩(膵臓酵素と食塩とを混ぜた消化薬).

P

p. secretion 膵〔臓〕分泌〔医学〕.
p. secretory trypsin inhibitor 膵分泌性トリプシンインヒビター〔医学〕.
p. sialorrh(o)ea 膵液分泌.
p. steatorrhea 膵性脂肪性下痢〔医学〕.
p. stone 膵石〔医学〕.
p. succorrh(o)ea 膵液分泌過多.
p. transplantation 膵〔臓〕移植.
p. trauma 膵外傷〔医学〕.
p. tumor 膵腫瘍.
p. veins [TA] 膵静脈, = venae pancreaticae [L/TA].
pancreatico- 〔pæŋkriætikou, -kə〕 膵臓を表す接頭語.
pancreaticobiliary malunion 膵管胆道合流異常〔症〕〔医学〕.
pan·cre·at·i·co·cho·le·cys·tos·to·my 〔pæ̀ŋkriætikoukoulisistástəmi〕 膵嚢胆嚢吻合〔医学〕, 膵胆嚢吻合術.
pancreaticocolic ligament [TA] 膵結腸間膜*, = ligamentum pancreaticocolicum [L/TA].
pan·cre·at·i·co·du·o·de·nal 〔pæŋkriæ̀tikoudjù:oudí:nəl〕 膵十二指腸の.
p. artery 膵十二指腸動脈〔医学〕.
p. lymph nodes 膵十二指腸リンパ節, = lymphonodi pancreaticoduodenales.
p. nodes [TA] 膵十二指腸リンパ節, = nodi pancreaticoduodenales [L/TA].
p. plexus 膵十二指腸神経叢(交感神経の).
p. transplantation 膵十二指腸移植〔術〕.
p. veins [TA] 膵十二指腸静脈, = venae pancreaticoduodenales [L/TA].
pan·cre·at·i·co·du·o·de·nec·to·my 〔pæ̀ŋkriætikoudjù:oudinéktəmi〕 膵〔頭〕十二指腸切除〔術〕〔医学〕, = pancreatoduodenectomy.
pan·cre·at·i·co·du·o·de·nos·to·my 〔pæ̀ŋkriætikoudjù:oudinástəmi〕 膵〔管〕十二指腸吻合〔術〕〔医学〕.
pancreaticoenteric recess 膵腸陥凹.
pan·cre·at·i·co·en·ter·os·to·my 〔pæ̀ŋkriætikouèntərástəmi〕 膵〔管〕小腸吻合〔術〕〔医学〕.
pan·cre·at·i·co·gas·tros·to·my 〔pæ̀ŋkriætikougæstrástəmi〕 膵胃吻合〔術〕〔医学〕.
pancreaticohepatic syndrome 膵肝症候群(膵組織の広範な壊死と肝脂肪変性).
pan·cre·at·i·co·je·ju·nos·to·my 〔pæ̀ŋkriætikouʤèʤu:nástəmi〕 膵空腸吻合〔術〕〔医学〕.
pancreaticolienal nodes 膵脾リンパ節〔医学〕.
pan·cre·at·i·co·li·thot·o·my 〔pæ̀ŋkriætikouliθátəmi〕 膵石切開術, 膵管切石〔術〕〔医学〕.
pan·cre·at·i·co·splen·ic 〔pæ̀ŋkriætikousplénik〕 膵脾の.
p. ligament [TA] 膵脾間膜*, = ligamentum pancreaticosplenicum [L/TA].
p. lymph nodes 膵脾リンパ節, = lymphonodi pancreaticolinales.
p. omentum 膵脾網(膵尾部と脾の内側面とを連結する大網の部分).
pan·cre·a·tin 〔pǽŋkriətin〕 パンクレアチン(ウシ, ブタなどの新鮮膵臓からの抽出物で, 数種の消化酵素を含有する淡黄色粉末), = pancreatinum.
pan·cre·a·tism 〔pǽŋkriətizəm〕 膵機作用.
pan·cre·a·ti·tis 〔pæ̀ŋkriətáitis〕 膵〔臓〕炎〔医学〕(急性型は突如発現する腹部の激痛, 鼓腸, 嘔吐を主症候とし, 出血性, 化膿性または壊死性の変化による致死的な疾患であるが, 慢性型は葉間結合織の増殖を示す). 形 pancreatitic.
pancreato- 〔pæŋkriətou, -tə〕 膵臓との関係を表す接頭語.
pancreatobiliary maljunction 膵胆管合流異常〔医学〕.
pan·cre·a·to·blas·to·ma 〔pæ̀nkriətoublæstóumə〕 膵芽腫(まれな小児膵癌の一型. 1974年に提唱された概念(堀江ら). 10歳以下の男児に好発し, 腹部腫瘤, 腹痛, 消化管出血を初発症状とする. 予後良好の例が多い).
pan·cre·a·to·du·o·de·nec·to·my 〔pæ̀ŋkriətoudjù:oudinéktəmi〕 膵〔頭〕十二指腸切除〔術〕〔医学〕.
pan·cre·a·to·du·o·de·nos·to·my 〔pæ̀ŋkriətoudjù:oudinástəmi〕 膵十二指腸吻合術, = pancreaticoduodenostomy.
pan·cre·a·to·en·ter·os·to·my 〔pæ̀ŋkriətouèntərástəmi〕 膵消化管吻合〔医学〕, 膵小腸吻合術, = pancreaticoenterostomy.
pan·cre·a·to·gas·tros·to·my 〔pæ̀ŋkriətougæstrástəmi〕 膵胃吻合〔医学〕.
pan·cre·a·to·gen·ic 〔pæ̀ŋkriətəʤénik〕 膵臓に発生する, = pancreatogenous.
pan·cre·a·tog·e·nous 〔pæ̀ŋkriətáʤənəs〕 膵性の〔医学〕.
p. diarrhea 膵性下痢.
p. fatty diarrhea 膵臓性脂肪下痢.
pan·cre·a·tog·ra·phy 〔pæ̀ŋkriətágrəfi〕 膵〔臓〕撮影〔術, 法〕, 膵〔管〕造影(撮影)〔法〕〔医学〕.
pancreatohepatic syndrome 膵肝症候群〔医学〕.
pan·cre·a·toid 〔pǽŋkriətɔid〕 膵臓様の.
p.-lipase 膵臓脂肪分解酵素.
pan·cre·a·to·je·ju·nos·to·my 〔pæ̀ŋkriətouʤì-ʤu:nástəmi〕 膵空腸吻合〔医学〕.
pan·cre·a·to·li·pase 〔pæ̀ŋkriətouláipeis〕 膵リパーゼ.
pan·cre·at·o·lith 〔pæ̀ŋkriǽtəliθ〕 膵石〔医学〕, = pancreatic calculus, pancreatic stone.
pan·cre·a·to·li·thec·to·my 〔pæ̀ŋkriətouliθéktəmi〕 膵石切石術, = panctato lithotomy.
pan·cre·a·to·li·thi·a·sis 〔pæ̀ŋkriətəliθáiəsis〕 膵石〔症〕〔医学〕.
pan·cre·a·to·li·thot·o·my 〔pæ̀ŋkriətəliθátəmi〕 膵石切石術.
pan·cre·a·tol·y·sis 〔pæ̀ŋkriətálisis〕 膵組織崩壊〔医学〕.
pan·cre·a·to·lyt·ic 〔pæ̀ŋkriətəlítik〕 膵組織崩壊〔性〕の.
pan·cre·at·o·my 〔pæ̀ŋkriǽtəmi〕 膵〔臓〕切開術, = pancreatotomy.
pan·cre·a·ton 〔pæŋkríətən〕 膵臓機能単位.
pan·cre·a·ton·cus 〔pæ̀ŋkriətáŋkəs〕 膵臓腫瘍.
pan·cre·a·top·a·thy 〔pæ̀ŋkriətápəθi〕 膵〔臓〕疾患〔医学〕.
pancreatorenal syndrome 膵腎症候群.
pan·cre·a·tor·rha·gia 〔pæ̀ŋkriətəréiʤiə〕 膵出血〔医学〕.
pan·cre·a·tot·o·my 〔pæ̀ŋkriətátəmi〕 膵〔臓〕切開〔術〕〔医学〕, = pancreatomy.
pan·cre·a·to·troph·ic 〔pæ̀ŋkriətətráfik〕 膵〔臓〕刺激性の(膵臓に特別に親和性のある), = pancreatrophic.
pan·cre·a·to·tro·phin 〔pæ̀ŋkriətoutróufin〕 向膵性ホルモン(下垂体前葉の仮定的ホルモンで, 膵臓機能を亢進させるといわれる), = pancreatrophic substance.
pan·cre·a·to·zy·min 〔pæ̀ŋkriətouzáimin〕 パンクレオザイミン, = pancreozymin.
pan·cre·a·troph·ic 〔pæ̀ŋkriətráfic〕 膵向性の, 膵刺激性の.
pan·cre·a·trop·ic 〔pæ̀ŋkriətrápic〕 膵刺激性の, = pancreatrophic.

pan·cre·ec·to·my [pæ̀ŋkriéktəmi] 膵切除〔術〕, = pancreatectomy.

pan·cre·li·pase [pæ̀ŋkriláipeis] パンクレリパーゼ, 標準濃厚リパーゼ(膵不全症状の補助治療に用いる脂肪分解薬), = lipancreatin.

pan·cre·o·li·thot·o·my [pæ̀ŋkriouliθátəmi] 膵石切石術, = pancreatolithotomy.

pan·cre·ol·y·sis [pæ̀ŋkriálisis] 膵組織崩壊, = pancreatolysis.

pan·cre·o·lyt·ic [pæ̀ŋkriəlítik] 膵組織崩壊性の.

pan·cre·op·a·thy [pæ̀ŋkriápəθi] 膵疾患, = pancreatopathy.

pan·cre·o·priv·ic [pæ̀ŋkriəprívik] 膵臓欠損の, 膵酵素欠乏の.

pan·cre·o·ther·a·py [pæ̀ŋkriəθérəpi] 膵臓薬剤療法.

pan·cre·o·trop·ic [pæ̀ŋkriətrápik] 膵〔臓〕刺激性の, = pancreatrophic.

pan·cre·o·zyme [pǽŋkriəzaim] パンクレオザイム(膵臓の酵素の一つで, セクレチンに類似の作用を示す).

pan·cre·o·zy·min [pæ̀ŋkriouzáimin] パンクレオザイミン(腸粘膜の粗製抽出物で, 膵臓の酵素産生を促進する因子), = pancreatozymin.

p.-secretin test パンクレオザイミン-セクレチン試験.

pan·cu·ro·ni·um [pæ̀ŋkjuróuniəm] パンクロニウム $C_{35}H_{60}Br_2N_2O_4$ (全身麻酔の筋弛緩薬として利用).

p. bromide パンクロニウム臭化物(臭化パンクロニウム. アンドロスタン系筋弛緩薬, 神経-筋接合部遮断薬(麻酔用, 非脱分極性). 手術時の筋弛緩に用いる).

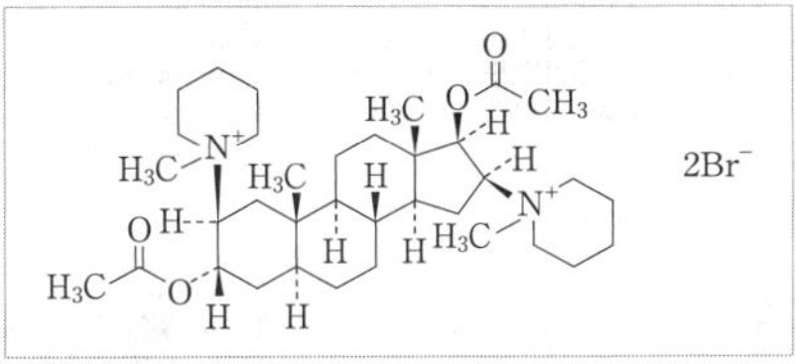

pan·cy·to·pe·nia [pæ̀nsaitəpí:niə] 汎血球減少〔症〕(末梢血液中の赤血球, 白血球, 血小板すべての減少で, 再生不良性貧血, 骨髄異形成症候群, 急性白血病などでみられる).

p.-dysmelia syndrome 汎血球減少肢形成異常症候群.

pan·de·mia [pændí:miə] 汎流行(疫病の広範な伝播), = pandemy. 形 pandemic.

pan·dem·ic [pændémik] 汎流行〔性〕の, 汎発流行, 汎発性流行〔病〕の.

p. cholera 汎流行性コレラ.

p. disease 汎流行病.

pan·de·mic·i·ty [pæ̀ndimísiti] 汎流行性(広範な世界的流行のこと). 形 pandemic.

Pander, Heinrich Christian von [pá:ndər] パンデル(1794-1865, ドイツの発生学者).

P. islands ① パンデル島. ② 血島(中胚葉臓側板にある細胞群で, 将来血管に発育するもの), = blood islet.

P. layer パンデル層(中胚葉の臓側板).

P. nucleus パンデル核(視床下方にある被蓋核とその白体との間にある豆状の核).

pandiastolic murmur 全拡張〔期〕雑音〔医学〕.

pan·dic·u·la·tion [pæ̀ndikjuléiʃən] 伸び(あくびとともに手足を伸張する動作).

panduriform placenta バイオリン状胎盤〔医学〕.

Pandy, Kalman [pá:ndi] パンディー(1868-1945, ハンガリーの神経科医).

P. reaction パンディー反応(髄液中のタンパク, 主にグロブリンの存在を測定する反応. パンディー試薬に髄液1滴を加えると, タンパク質増加のある場合には混濁を呈する), = Pandy test.

P. reagent パンディー試薬(パンディー試験に用いる).

P. test パンディー試験(髄液中のタンパク, 主にグロブリンの存在の有無を調べる検査).

pan·dys·au·to·no·mia [pæ̀ndisɔ̀:tounóumiə] 汎自律神経異常〔医学〕.

pan·el [pǽnəl] ① 医師および患者の登録簿(イギリス健康保険制に利用される). ② 陪審団. ③ 講師団.

p. discussion パネルディスカッション(課題の各部分を演者が担任し, 終了後批判討議する会合).

p. point 格点.

p. practice 社会健康保険診療(イギリスの).

pan·em·phy·se·ma [pæ̀nemfisí:mə] 汎気腫症.

pan·en·ceph·a·li·tis [pæ̀nensèfəláitis] 汎脳炎〔医学〕, 全脳炎.

pan·en·do·cri·nec·to·my [pænèndəkrinéktəmi] 汎内分泌腺切除〔術〕(副腎, 下垂体, 膵臓, 精巣または卵巣, 甲状腺, 上皮小体を摘出すること).

pan·en·do·scope [pænéndəskoup] 前方斜視膀胱鏡(McCarthy).

pan·en·dos·co·py [pæ̀nendáskəpi] 汎内視鏡検査〔医学〕.

pan·es·the·sia [pæ̀nisθí:ziə] 全感覚, 一般感覚, = cenesthesia. 形 panesthetic.

Paneth, Josef [pá:net] パネート(1857-1890, ドイツの医師).

P. cell パネート細胞(小腸リーベルキューン腺の腺底にある好酸性細胞で, リゾチームの分泌に関与すると思われる).

P. granular cells パネート顆粒細胞.

pang [pǽŋ] 激痛(突然の一時的な激痛).

pan·gam·ic ac·id [pægǽmik ǽsid] パンガム酸 化 glucono-6-di(*N*-diisopropylamino)acetate HOOC $(CHOH)_4CH_2OCOCH[N(i\text{-}C_3H_7)]_2$ (Krebs により1951年に研究された化合物で, ビタミンB_{15}のこと), = vitamine B_{15}.

pan·gas·tri·tis [pæ̀ngæstráitis] びまん性胃炎.

pan·gen [pǽnʤən] 汎原体(生命の単位と仮定されるものの一つの名称), = biogen.

pan·gen·e·sis [pænʤénisis] パンゲネシス(ダーウィンの遺伝発生説で, 生物の卵子や精子は親の各器官から受け継いだ粒子, 胚芽を含み, 生物のすべての個体は子孫にそれを再生するという説. Darwin).

pan·glos·sia [pæŋglásiə] 病的饒舌症.

pan·hae·mag·glu·ti·na·tion [pæ̀nhi:məglù:tinéiʃən] 汎血球凝集反応.

pan·he·ma·to·pe·nia [pænhì:mətoupí:niə] 汎血液細胞減少症.

pan·he·ma·to·poi·et·ic [pænhì:mətoupɔiétik] 汎血球形成の.

pan·he·mo·cy·toph·thi·sis [pænhì:mousàitəθísis, -táfθisis] 汎血球癆(汎骨髄癆), = panmyelophtisis.

pan·hi·dro·sis [pæ̀nhidróusis] 全身発汗, = panidrosis.

pan·hy·drom·e·ter [pæ̀nhaidrámitər] 万能比重計.

pan·hy·grous [pænháigrəs] 全表面湿性の.

pan·hy·per·e·mia [pæ̀nhaipərí:miə] 全身充血, = generalized plethora.

pan·hy·per·pi·tu·i·tar·ism [pænhàipə:pitjú:itərizəm] 汎下垂体機能亢進症.

pan·hy·po·pi·tu·i·tar·ism (PHP) ［pænhàipoupitjúːtərizəm］ 汎下垂体機能低下〔症〕［医学］（シモンズ病），= hypophyseal cachexia, Simmonds disease.

pan·hys·ter·ec·tomy ［pæ̀nhistəréktəmi］ 子宮全摘〔出〕〔術〕.

pan·hys·ter·o·col·pec·to·my ［pænhìstəroukɑlpéktəmi］ 子宮腟全摘〔出〕〔術〕.

pan·hys·ter·o–o·oph·o·rec·to·my ［pænhístərou òuɑfəréktəmi］ 子宮卵巣全摘〔出〕〔術〕.

pan·hys·ter·o·sal·pin·gec·to·my ［pænhìstərousæ̀lpinʤéktəmi］ 子宮卵管全摘〔出〕〔術〕.

pan·hys·ter·o·sal·pin·go–o·oph·o·rec·tomy ［pænhìstərousǽlpiŋgou òuɑfəréktəmi］ 子宮卵管卵巣全摘〔出〕〔術〕.

pan·ic ［pǽnik］ 恐慌［医学］.
 p. disorder パニック症，パニック障害.
 p. reaction パニック反応［医学］，恐慌反応.
 p. values パニックバリュー，パニック値，緊急異常値，= critical values.

pa·nic·u·la·tine ［pæníkjulətin］ パニクラチン $C_{29}H_{35}NO_7$（キンポウゲ科 *Aconitum* 属植物の塊根にあるアルカロイド）.

pa·nig·hao ［pæ̀nighάo］ = ground itch.

pan·im·mu·ni·ty ［pæ̀nimjúːniti］ 汎免疫性.

panIN classification panIN 分類（膵管上皮病変の分類），= pancreatic intraepithelial neoplasia classification.

pan·i·pen·em ［pæ̀nipénəm］ パニペネム $C_{15}H_{21}N_3O_4S$: 339.41（β-ラクタム系抗生物質．細菌の細胞壁合成を阻害する）.

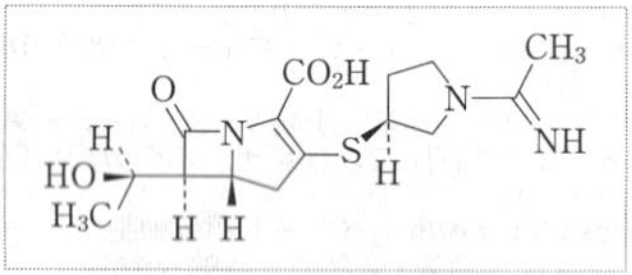

pan·is ［pǽnis］ パン，= bread.

Panizza, Bartolomeo ［pάnitsə］ パニッツァ（1785–1867，イタリアの解剖学者．1855年大脳後頭葉の後方部に視覚機能のあることを発見し，1年後 Joseph Swann もこの事実を発表した）.
 P. plexuses パニッツァリンパ叢（包皮小帯の両側にあるリンパ叢）.

pan·ki ［pǽŋki］（溝状蹠角化症），= keratodermia plantare sulcatum.

pan·leu·ko·pe·nia ［pæ̀nljuːkəpíːniə］ 汎白血球減少〔症〕（ネコの伝染病）.

panlobular distribution 汎小葉性分布（病変が二次小葉全体に均等に存在し小葉間間質によって境界される場合をいう）.

panlobular emphysema 汎小葉性肺気腫［医学］，= panacinar emphysema.

pan·mer·i·dis·tic ［pæ̀nmeridístik］ ① 汎発生の．② 汎分裂組織性の.

pan·mic·tic ［pænmíktik］ 任意交配の［医学］.

pan·mix·ia ［pænmíksiə］ パンミクシー，遺伝素因混合，任意交配［医学］，= panmixis, random mating.

pan·mix·is ［pænmíksis］ パンミクシス，任意交配［医学］，= panmixia.

pan·mne·sis ［pænmníːsis］ 潜在記憶（すべての印象に対する）.

panmural fibrosis 全壁性線維化，= elusive ulcer.

pan·my·e·loid ［pænmáiəlɔid］ 汎骨髄性の.

pan·my·e·lop·a·thy ［pæ̀nmaiəlάpəθi］ 汎骨髄病.

pan·my·e·loph·thi·sis ［pæ̀nmaiəlάfθisis］ 汎骨髄癆［医学］，= panmyelotoxicosis. 形 panmyelophthisic.

pan·my·e·lo·sis ［pæ̀nmaiəlóusis］ 汎骨髄症［医学］（骨髄線維症に伴う，脾，肝の骨髄様化生）.

pan·my·e·lo·tox·i·co·sis ［pænmàiəloutɑ̀ksikóusis］（汎骨髄癆），= panmyelophthisis.

Panner, H. J. ［pǽnər］ パナー（1871–1930，デンマークの放射線科医．パンナーともいう）.
 P. disease パナー病（上腕骨小頭の骨軟骨炎），= Köhler bone disease.

pan·neu·ri·tis ［pæ̀njuːráitis］ 汎神経炎.
 p. epidemica 脚気，= beriberi.

pan·nic·u·lal·gia ［pənìkjulǽlʤiə］（疼痛性脂肪蓄積〔症〕），= adiposalgia.

pannicular hernia 皮下脂肪性ヘルニア.

pan·nic·u·lec·to·my ［pənìkjuléktəmi］ 脂肪層切除術（過剰な皮下脂肪層の切除術），皮下脂肪組織切除［医学］.

pan·nic·u·li·tis ［pənìkjuláitis］ 皮下脂肪組織炎，脂肪織炎［医学］.

pan·nic·u·lus ［pəníkjuləs］ 層，膜．複 panniculi.
 p. adiposus [L/TA] 脂肪組織層（皮下，特に腹壁の），= fatty layer [TA].
 p. carnosus 筋肉層（毛皮のある動物では浅在筋膜のことで，人類では広頸筋のこと）.
 p. carnosus muscle 皮筋.

pan·ning ［pǽniŋ］ パニング（抗原あるいは抗体をコートしておいたシャーレに特異的に結合する細胞が含まれる細胞浮遊液を入れ，その特異細胞を分離回収する方法をいう）.
 p. method パニング法（細胞分取法の一つで，細胞表面抗原に対応する抗体などでコートしたプラスチックシャーレを用いる）.

pan·nus ［pǽnəs］ パンヌス（① 角膜における顆粒球増加と血管の増殖をきたした異常．② 正常組織の表面をおおう肉芽組織の膜，例えば関節リウマチ患者にみられる炎症性滑膜組織をいう）．複 panni.
 p. carateus 熱帯性白斑性皮膚病，= pinta.
 p. carnosus 肥厚性パンヌス，= pannus crassus.
 p. corneae 角膜パンヌス.
 p. degenerativus 変性パンヌス.
 p. formation パンヌス形成［医学］.
 p. leprosum らい（癩）性パンヌス［医学］.
 p. on arthritis 関節パンヌス（種々の関節炎で，滑膜から生じて関節軟骨を浸食破壊していく肉芽組織のこと）.
 p. phlyctaenulosus フリクテン性パンヌス.
 p. regenerativus 回復性パンヌス.
 p. siccus 乾性パンヌス，= pannus degenerativus.
 p. tenuis 淡性パンヌス.
 p. trachomatosus トラコーマ性パンヌス.
 p. traumaticus 外傷性パンヌス.

pan·od·ic ［pǽnədik］ 放射状拡散の，= panthodic.

pan·o·pho·bia ［pæ̀nəfóubiə］ 汎恐怖〔症〕，= pantophobia.

pan·oph·thal·mia ［pæ̀nɑfθǽlmiə］ 全眼球炎，= panophthalmitis.
 p. purulenta 化膿性全眼球炎.

pan·oph·thal·mi·tis ［pæ̀nɑfθəlmáitis］ 全眼〔球〕炎［医学］，= panophthalmia.
 p. endogena 内因性全眼炎.
 p. exogena 外因性全眼炎.

pan·op·tic ［pænάptik］ 汎視性（すべての部分が一目でみえる）.
 p. combination method 汎視性併用法（May–Grünwald 染色に続いて Giemsa 法を併用する血液塗抹標本染色法），= Pappenheim method.
 p. stain 汎視性染色，= Pappenheim staining.

panoramic radiography X 線パノラマ撮影〔法〕［医学］，連続 X 線写真撮影〔法〕.

pan·o·ste·i·tis [pænɑstiáitis] 汎骨炎[医学], = panostitis.
pan·o·ti·tis [pænoutáitis] 全耳炎.
pan·par·nit [pænpá:nit] パンパーニット, = caramiphen hydrochloride.
pan·per·i·to·ni·tis [pænperitounáitis] 汎腹膜炎, 汎発性腹膜炎 [医学].
pan·phar·ma·con [pænfá:məkɑn] 万能薬.
pan·phle·bi·tis [pænflibáitis] 汎静脈炎 [医学].
pan·pho·bia [pænfóubiə] 汎恐怖症, = pantophobia.
panphobic melancholia 汎恐怖性うつ病.
pan·pi·tu·i·tar·ism [pænpitjú:itərizəm] 汎下垂体〔機能〕障害 [医学].
pan·ple·gia [pænplí:ʤiə] 全麻痺, = pamplegia.
Pansch, Adolf [pá:nʃ] パンシュ (1841-1887, ドイツの解剖学者).
P. fissure パンシュ裂 (中央裂下端から後頭裂に至る大脳裂).
pan·scle·ro·sis [pænskliəróusis] 汎硬化症.
pan·sep·tum [pænséptəm] 全鼻中隔.
pan·sex·u·al·ism [pænsékʃuəlizəm] 汎性的傾向.
pan·si·nec·to·my [pænsainéktəmi] 全副鼻洞切除術, 汎(全)副鼻腔切除〔術〕[医学].
pan·si·nu·i·tis [pænsainjuáitis, -sinju-] 汎(全)副鼻腔炎, = pansinusitis.
pan·si·nu·sek·to·my [pænsainjuséktəmi] → pansinectomy.
pan·si·nu·si·tis [pænsainjusáitis] 全副鼻洞炎, 全洞炎, 汎副鼻腔炎 [医学].
pan·sper·mia [pænspə́:miə] 胚種広布説 (動植物の生命は胚種の形で偏在すると仮定して, 外見上の自然発生を説明する説), = panspermatism.
pan·sphyg·mo·graph [pænsfígməgræf] 汎脈波描写器.
pan·spor·o·blast [pænspɔ́:rəblæst] 胞子母細胞, パンスポロブラスト.
pan·spor·o·cyst [pænspɔ́:rəsist] パンスポロシスト.
Pan·stron·gy·lus [pænstrɑ́nʤiləs] (サシガメ〔食椿象〕科の一属で, トリパノソーマを媒介する), = assassin bugs, cone-nosed bugs.
P. geniculatus (*Trypanosoma cruzi* を媒介する).
P. megistus (旧名 *Triatoma megista* と呼ばれたもので, ブラジルにおけるトリパノソーマ病の重要な媒介体).
pan·sys·tol·ic [pænsistɑ́lik] 全(汎)収縮期性の.
p. bowing 全収縮期膨隆 (僧帽弁逸脱症候群のMモード心エコー図において, 僧帽弁尖エコーが全収縮にわたり弓状に下行する所見をいう).
p. murmur 汎(全)収縮〔期〕雑音 [医学] (I音からII音まで収縮期全域にわたる心雑音).
pant [pǽnt] あえぐ, 息切れする, = gasp.
pan·ta·chro·mat·ic [pæntəkroumǽtik] 全部無色の.
pan·ta·lar [pæntéilər] 汎距骨の.
p. arthrodesis 汎距骨関節固定術 [医学].
pan·tal·gia [pæntǽlʤiə] 全身痛.
pantaloon embolism ズボン状塞栓症.
pantaloon hernia パンタロンヘルニア (鼡径ヘルニアの一つ).
pan·ta·mor·phia [pæntəmɔ́:fiə] 全身奇形, = shapelessness. 形 pantamorphic.
pan·tan·en·ce·pha·lia [pæntænènsifǽliə, -fái-] 全脳欠如〔奇形〕, = pantanencephaly. 形 pantanencephalic.
pan·tan·en·ceph·a·lus [pæntænenséfələs] 全脳欠如体.
pan·tan·en·ceph·a·ly [pæntænenséfəli] 全脳欠如〔奇形〕, = pantanencephalia.
pan·tan·ky·lo·bleph·a·ron [pæntæŋkiləbléfərən] 完全眼縁癒着.
pan·ta·so·ma·tous [pæntəsóumətəs] 全身の.
pan·ta·tro·phia [pæntətróufiə] 完全萎縮, 全身萎縮, = pantatrophy.
pan·te·the·ine [pæntiθí:in] パンテテイン (*Lactobacillus bulgaricus* の増殖因子として発見されたのでLB因子(LBF)とも呼ばれる. $C_{11}H_{22}N_2O_4S$ でCoAの代謝分解物として存在する).
pan·te·thine [pǽntiθin:] パンテチン $C_{22}H_{42}N_4O_8S_2$: 554.72 (抗高脂血症薬. パンテテインが空気酸化を受けて2分子がジスルフィド結合したもの. リポタンパクリパーゼ活性を上昇させ血清中性脂肪を低下させる).

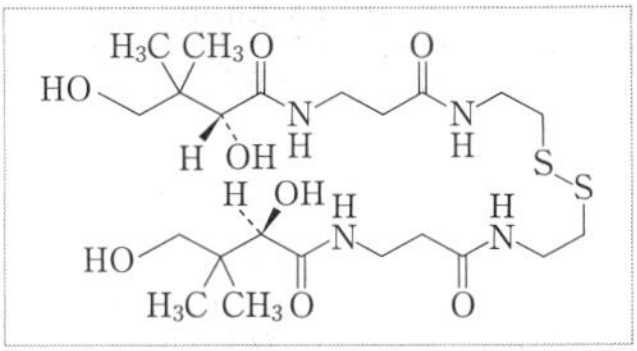

Pan·the·ra [pǽnθərə] ヒョウ属 (ネコ科の一属).
P. leo ライオン, = lion.
P. onca ジャガー, = jaguar.
P. pardus ヒョウ〔豹〕, = leopard.
P. tigris トラ〔虎〕, = tiger.
pan·ther·a·pist [pænθérəpist] 汎治療者.
pan·thod·ic [pænθɑ́dik] 放射状拡散の (神経インパルスについていう), = panodic, pollodic.
pant·ing [pǽntiŋ] あえぐこと, 喘ぎ [医学], 浅速呼吸, 多呼吸, = polypnea, polypnoea.
p. center 呼吸促進中枢 (呼吸速度を高める灰白結節の中枢).
panto- [pæntou, -tə] 全, 汎, 多発, 全身性などの意味を表す接頭語, = pan-.
pan·to·chro·mism [pæntoukróumizəm] 汎色性 (2つ以上の色調で見られる現象).
pan·tog·a·my [pæntɑ́gəmi] 乱交.
pan·to·graph [pǽntəgræf] パントグラフ, 写図器 (原図を自由に拡大縮小して複写するための器械).
pan·to·ic ac·id [pæntóuik ǽsid] パントイン酸 化 α,γ-dihydroxy-β,β-dimethyl carboxylic acid (コエンザイムAの生成過程において α-keto-pantoic acid が還元されて生じ, β-alanine と結合してパントテン酸をつくる).
pantomimic spasm 模倣攣縮, = painless tic.
pan·to·mog·ra·phy [pæntəmɑ́grəfi] パントモグラフィ, パノラマX線断層撮影〔法〕(上下顎の歯列弓とその周囲組織を1枚のフィルム上に描出できるようなパノラマX線撮影法).
pan·to·mor·phia [pæntoumɔ́:fiə] 完全対称, 汎形態性. 形 pantomorphic.
pan·to·pho·bia [pæntoufóubiə] 汎恐怖〔症〕(精神衰弱の一症候). 形 pantophobic.
pan·top·to·sis [pæntətóusis, -tɑp-] 汎内臓下垂症.
pan·to·scope [pǽntəskoup] パントスコープ (X線透視用の万能検査台で, 患者の体位, および蛍光板を自由に移動し得る装置), = clinoscope.
pan·to·scop·ic [pæntəskɑ́pik] 汎焦点性の, = bifocal.
p. spectacles 広視野眼鏡, = bifocal spectacles.
p. tilt 汎視性傾斜.

pan·to·so·ma·tous [pæ̀ntəsóumətəs] 全身の，= pansomatous.

pan·to·then [pǽntəθin] パントテン（パントテン酸）.

pan·to·the·nate [pæntóuθəneit] パントテン酸塩.

pan·to·then·ic ac·id [pæ̀ntəθénik ǽsid] パントテン酸 ㊥ D(+)-*N*-(2,4-dihydroxy-3,3-dimethyl butyryl)-*β*-alanine $C_9H_{17}NO_5$（ニワトリの抗皮膚炎因子として発見され，補酵素 A（coenzyme A）の一成分をなす代謝機序に関与する物質，ビタミンB群の一つ）.

pan·to·then·yl al·co·hol [pæ̀ntəθénil ǽlkəhɔ:l] パントテニルアルコール ㊥ *N*-pantoyl-3-propanolamine，= panthenol.

pan·to·then·yl cys·te·ine [pæ̀ntəθénil sísti:in] パントテニルシステイン（パントテン酸とシステインの化合物）.

pan·to·then·yl-4′-phos·phate [pæ̀ntəθénil - fɑ́sfeit] 4′-リン酸パントテニル（パントテン酸から ATP の作用により生ずる中間代謝物）.

pan·to·ther·mia [pæ̀ntəθə́:miə] 全身発熱.

pan·to·trop·ic [pæ̀ntətrɑ́pik] 向汎性の（ウイルスがすべての臓器または組織に対し親和性を示すこと），= polytropic.

pan·to·yl·tau·rine [pæ̀ntɔiltɔ́:ri:n] パントイルタウリン ㊥ thiopanic acid $HOCH_2C(CH_3)_2CHOHCONHCH_2CH_2SO_3H$（微生物の発育促進因子）.

pan·trop·ic [pæntrɑ́pik] 汎親和性の，= pantotropic.

p. virus 向汎性ウイルス.

pan·tur·bi·nate [pæntə́:bineit] 全鼻介.

Panum, Peter Ludwig [pɑ́:nu:m] パーナム（1820-1885，デンマークの生理学者．1856年腐敗作用に関する研究を遂げ，1864年血栓症について記載した．また1846年 Faroe 島における麻疹の大流行についての観察は疫病学史上重要な史材となっている）.

P. area パーナム野（網膜の融合野）.

P. casein パーナムカゼイン（血清グロブリン），= serum globulin.

pa·nus [péinəs] 非化膿性リンパ節炎.

p. faucium 咽喉リンパ節炎.

p. inguinalis 鼡径リンパ節炎，= bubo.

pan·zer·brust [pǽnzə:brʌst] [G] 装甲胸.

pan·zer·herz [pǽnzə:hə:ts] [G] よろい心，= armored heart.

pan·zer·krebs [pǽnzə:krebs] [G] 甲癌よろいがん（胸部に発生した癌が，皮膚に多数の結節性浸潤を生じてよろい状になったもの），= cancer en cuirasse [F].

pan·zo·ot·ic [pæ̀nzouɑ́tik] 動物流行病の，汎発性家畜流行病性の.

PAO pustulotic arthro-osteitis 膿疱症性関節骨炎の略.

pao-fer·ro [páo férou] ブラジル産のシデ（アサダの硬質材で，その内樹皮は糖尿病に用いられる）.

PAP ① *p*-amino-propiophenone の略（青酸に対する解毒薬）．② primary atypical pneumonia 原発性非定型性肺炎の略．③ prostatic acid phosphatase 前立腺性酸ホスファターゼの略．④ pulmonary alveolar proteinosis 肺胞タンパク症の略．⑤ pulmonary artery pressure 肺動脈圧の略.

PAP method PAP 法，= peroxidase-antiperoxidase method.

PAP technique PAP 法，= peroxidase-antiperoxidase method.

Pap test パプ試験，パパニコロー試験（細胞診染色法），= Papanicolaou smear test.

pap [pǽp] パンがゆ（粥）．形 pappy.

pa·pa·in [pəpéiin, -páiin] パパイン（パパイヤ *Carica papaya* に存在するタンパク質分解酵素で，動物の catepsin に相当する消化薬），= papayotin，vegetable pepsin.

p. hydrolysate パパイン〔加〕水〔分〕解物［医学］.

p. hydrolysis of immunoglobulin 免疫グロブリンのパパイン処理（IgG をパパイン処理すると2つの Fab フラグメントと1つの Fc フラグメントが形成される）.

pa·pa·in·ase [pǽpeineis] カテプシン酵素.

Papanicolaou, George N. [pɑ:pənikouléiu] パパニコロー（1883-1962，ギリシャからアメリカに移住した細胞診学者）.

P. classification パパニコロークラス分類.

P. cytologic study パパニコロー細胞診［医学］.

P. smear test パパニコロー・スミア試験［医学］，パパニコロー塗抹試験.

P. stain パパニコロー染色（子宮および腟分泌物中の細胞を染色する液およびその診断法であるが，現在では痰その他の塗抹標本の染色に広く利用されている），= Papanicolaou test，P. method.

P. test パパニコローテスト.

Pa·pav·er [pəpéivər, -pǽv-] ケシ〔芥子，罌粟〕属（ケシ科の一属で，アヘンの原料植物）.

P. orientale オニゲシ.

P. rhoeas ヒナゲシ，虞美人草，= corn poppy.

P. somniferum ケシ（アヘンの原料植物），= opium poppy.

Pa·pav·er·a·ce·ae [pəpèivəréisii:] ケシ科.

pa·pav·er·al·dine [pəpæ̀vərǽldin] パパベラルジン $C_{20}H_{19}NO_5$（アヘン中にあるアルカロイドの一つで，黄色の塩類をつくる），= xanthaline.

pa·pav·er·a·mine [pæ̀pəvérəmin] パパベラミン $C_{21}H_{25}NO_6$（市販パパベリンに存在するアヘンアルカロイド）.

pa·pav·er·ine [pəpǽvərin] パパベリン ㊥ 6,7-dimethoxy-1-veratryl-isoquinoline $C_{20}H_{21}NO_4$（ケシ *Papaver somniferum* の未熟果に存在するアルカロイドで，鎮痙薬）.

p. hydrochloride パパベリン塩酸塩 ㊥ 6,7-dimethoxy-1-(3,4-dimethoxybenzyl)isoquinoline monohydrochloride $C_{20}H_{21}NO_4 \cdot HCl$: 375.85（塩酸パパベリン．ベンジルイソキノリン系平滑筋弛緩薬．各種平滑筋に対して直接的な弛緩作用を示す．血流量の上昇，とくに痙攣性に収縮している内臓平滑筋に対する鎮痙作用が著しい）.

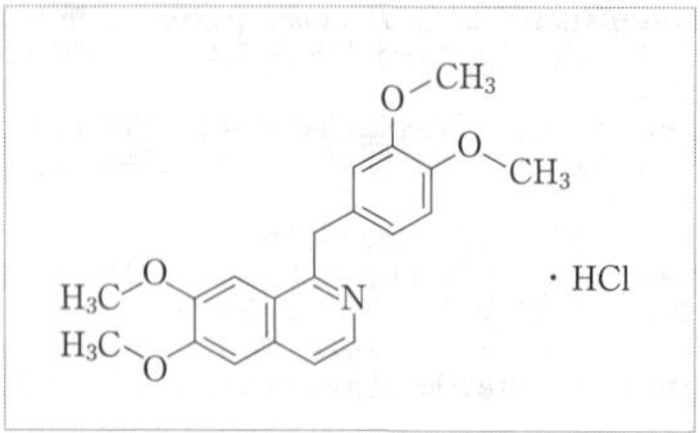

p. nitrite 亜硝酸パパベリン（淡黄色の塩），= panitrin.

pa·pav·er·o·line [pæ̀pəvérəlin] パパベロリン ㊥ 1-(3,4-dihydroxybenzyl)-6,7-dihydroxyisoquinoline（パパベリンから CH_2 群4個が脱失した結晶性アルカロイド．血管拡張薬）.

pa·pav·er·o·sine [pæ̀pəvérəsin] パパベロシン（ケシの乾燥種子莢から得られる結晶性アルカロイド）.

pa·paw [pɔ́:pɔ:]（パパイヤ *Carica papaya* または *Asimina triloba* の果実で，パパインおよびパパヨーチンの原料植物）.

pa·pa·ya [pəpɑ́:jə] パパイヤ（またはその果実），= papaw，carica.

pap·a·yo·tin [pəpájətin] パパヨチン，= papain.

pa·per [péipər] 紙，〔薬〕包紙，= charta.

p. bag rebreathing (呼吸性アルカローシスの治療として行われる呼気ガスの再吸入).

p. chromatoelectrophoresis (PCE) 濾紙電気泳動法.

p. chromatogram ペーパークロマトグラム〔医学〕.

p. chromatography ペーパークロマトグラフィ〔ー〕〔医学〕，濾紙クロマトグラフィ〔ー〕(細長い濾紙片の一端に物質の混合溶液を点じ，その端から展開剤を滲み込ませると，溶質は分配比の大小に応じて移動し，ある時間後いくつかの斑点となって分離する．無色の物質であれば発色剤で処置する)，= papyrochromatography.

p. disc method 濾紙円板法〔医学〕.

p.-doll fetus 紙様〔胎〕児.

p. electrophoresis 濾紙電気泳動〔法〕〔医学〕.

p. electrophoresis apparatus 濾紙電気泳動装置.

p. envelope 薬袋〔医学〕.

p. ionophoresis 濾紙イオン泳動法(溶液に浸漬した濾紙に低電圧をかけイオンの移動を観察する方法).

p. label 薬名箋〔医学〕.

p. machine 抄紙機〔医学〕.

p. mill worker's disease 製紙工場作業者病.

p. money skin 紙幣状皮膚(主として上腕外側に生ずる斑状の毛細血管拡張．慢性肝障害に伴うことが多い).

p. plate 篩骨眼窩板，= lamina papyracea.

p. pulp 紙パルプ〔医学〕.

p. radioimmunosorbent test 濾紙ラジオイムノソルベントテスト〔医学〕.

p.-skin (羊皮紙皮膚)，= parchment skin.

p. yarn 抄繊糸.

pa·pes·cent [pæpésənt] パンがゆ(粥)状の.

Pa·phia [péifiə] スダレガイ［簾貝］属(マルスダレガイ科の一属).

pap·i·li·o·na·ceous [pəpìliounéiʃəs] 蝶形の.

pa·pil·la [pəpílə] 乳頭．複 papillae．形 papillary.

p. dentis [L/TA] 歯乳頭，= dental papilla [TA].

p. diameter 乳頭直径〔医学〕.

p. ductus parotidei [L/TA] 耳下腺乳頭，= papilla of parotid duct [TA].

p. duodeni major [L/TA] 大十二指腸乳頭(Vater乳頭)，= major duodenal papilla [TA].

p. duodeni minor [L/TA] 小十二指腸乳頭，= minor duodenal papilla [TA].

p. foliata 葉状乳頭〔医学〕.

p. gingivalis [L/TA] 歯肉乳頭，= gingival papilla [TA].

p. ilealis [L/TA] 回盲乳頭(回腸乳頭)，= ileal papilla [TA].

p. incisiva [L/TA] 切歯乳頭，= incisive papilla [TA].

p. interdentalis [L/TA] 歯間乳頭，= interdental papilla [TA].

p. lacrimalis [L/TA] 涙乳頭，= lacrimal papilla [TA].

p. lingualis 舌乳頭．複 papillae linguales.

p. mammaria [L/TA] 乳頭(チクビ)，= nipple [TA].

p. nervi optici 視神経乳頭.

p. odematosa うっ血乳頭，= papillitis.

p. of breast 乳頭，ちくび.

p. of parotid duct [TA] 耳下腺乳頭，= papilla ductus parotidei [L/TA].

p. of Vater ファーター乳頭.

p. parotidea [NA] 耳下腺乳頭.

p. pili 毛乳頭，= hair papilla.

p. renalis [L/TA] 腎乳頭，= renal papilla [TA].

p. salivaria buccalis 頬唾液乳頭.

p. salivaria sublingualis 舌下唾液乳頭.

p. vallata 有郭乳頭．複 papillae vallatae.

pa·pil·lae [pəpíli:] [L/TA] 乳頭(papilla の複数)，= papillae [TA].

p. conicae 円錐乳頭(舌の)，= conic papillae.

p. corii 真皮乳頭，= papillae dermis.

p. dermis [NA] 真皮乳頭.

p. filiformes [L/TA] 糸状乳頭，= filiform papillae [TA].

p. foliatae [L/TA] 葉状乳頭，= foliate papillae [TA].

p. fungiformes [L/TA] 茸状乳頭，= fungiform papillae [TA].

p. linguales [L/TA] 舌乳頭，= lingual papillae [TA], papillae of tongue [TA].

p. of corium 真皮乳頭.

p. of tongue [TA] 舌乳頭，= papillae linguales [L/TA].

p. vallatae [L/TA] 有郭乳頭，= vallate papillae [TA].

pap·il·lary [pǽpiləri] 乳頭〔状〕の〔医学〕.

p. adenocarcinoma 乳頭状腺癌〔医学〕.

p. adenocystoma 乳頭様腺嚢腫.

p. adenoma 乳頭状腺腫〔医学〕.

p. cancer 乳頭状癌〔医学〕.

p. carcinoma 乳頭状癌〔医学〕，= carcinoma papillare.

p. collecting duct 乳頭部集合管〔医学〕.

p. cyst 乳頭性卵巣嚢胞.

p. cystadenoma 乳頭状嚢腺腫〔医学〕.

p. cystadenoma lymphomatosum 乳頭状リンパ腫性嚢腺腫〔医学〕，リンパ腫様乳頭嚢腺腫，乳頭状嚢胞リンパ腫.

p. cystic adenoma 乳頭嚢状腺腫，= adenoma papilliferum.

p. dermis 真皮乳頭層.

p. duct 乳頭管.

p. ectasia 乳頭様毛細血管拡張.

p. erosion 乳頭〔状〕びらん〔医学〕(表皮剥離して皮膚乳頭が露出肥大したもの).

p. fibroma 乳頭状線維腫〔医学〕.

p. foramina 乳頭孔〔医学〕.

p. hyperplasia 乳頭状過形成〔医学〕.

p. layer [TA] 乳頭層(真皮の外層)，= stratum papillare [L/TA].

p. muscle 乳頭筋．→ papillary muscles.

p. muscle dysfunction 乳頭筋機能不全〔医学〕，乳頭筋不全症候群(乳頭筋が線維化のような原因で機能が障害されて僧帽弁を閉鎖させることができず，僧帽弁閉鎖不全症を生ずる病態).

p. muscle dysfunction syndrome 乳頭筋不全症候群〔医学〕.

p. muscle rupture 乳頭筋断裂〔医学〕.

p. muscle syndrome 乳頭筋〔不全〕症候群.

p. muscles [TA] 乳頭筋(心室の内壁から円錐状に突出する筋に腱索 chordae tendineae が房室弁の縁に付着する)，= musculi papillares [L/TA].

p. process [TA] 乳頭突起(胎児肝臓の尾状葉から突出し，門脈裂の後方にあって，膵臓に接触する)，= processus papillaris [L/TA].

p. ridges [TA] 皮膚小稜，= cristae cutis [L/TA].

p. stasis うっ血乳頭〔医学〕，= choked disc.

p. stratum 乳頭層〔医学〕.

p. trachoma 乳頭性トラコーマ〔医学〕.

p. tubercle 乳頭結節(肝尾状葉が門脈窩に突出する部分).

p. tumor 乳頭腫.

p. varix 乳頭状静脈瘤（老人の皮膚にみられる紅斑），= De Morgan spots.

p. wave 主峰波（動脈波曲線の主要脚で，頂点は収縮初期にある），= percussion wave.

pap·il·late [pǽpileit] 乳頭状の〔医学〕.

pap·il·lec·to·my [pæ̀piléktəmi] 乳頭切除術（特に血尿の場合腎乳頭の切除）.

pa·pil·le·de·ma [pəpìlidí:mə] 乳頭水腫（浮腫）〔医学〕，うっ血乳頭（視神経円板の）〔医学〕，= choked disc.

pap·il·lif·er·ous [pæ̀pilífərəs] 乳頭のある，乳嘴状の，乳頭性の〔医学〕.

p. carcinoma 乳頭状癌.

pa·pil·li·form [pəpílifɔ:m] 乳頭状の〔医学〕.

pa·pil·li·o·na·ceous [pəpìliounéiʃəs] 蝶形の，= papilionaceous.

pap·il·li·tis [pæ̀piláitis] 乳頭炎〔医学〕（① 視神経炎．② 歯肉乳頭炎）.

p. interdentalis 歯間乳頭炎.

p. simplex 単純性歯間乳頭炎.

pap·il·lo·ad·e·no·cys·to·ma [pæ̀pilouæ̀dinousistóumə] 乳頭腺嚢腫〔医学〕.

pap·il·lo·car·ci·no·ma [pæ̀piloukɑ̀:sinóumə] 乳頭癌.

pap·il·lo·e·de·ma [pæ̀pilouidí:mə] うっ血乳頭，= papilledema.

pap·il·lo·ma [pæ̀pilóumə] 乳頭腫〔医学〕（樹枝状〜葉状の良性上皮性腫瘍）. 形 papillomatous.

p. choroideum 脈絡膜乳頭腫.

p. superficialis 表在性乳頭腫.

p. virus パピローマウイルス，乳頭腫ウイルス，= papillomavirus.

pap·il·lo·mac·u·lar [pæ̀piləmǽkjulər] 乳頭黄斑の.

p. bundle 乳頭黄斑線維束，乳頭黄斑束.

pap·il·lo·ma·tose con·flu·ente et ré·tic·u·lée [pæ̀pilóumətous kɑ̀nflú:ənt e rètikjuléi] 融合性細網状乳頭腫症.

pap·il·lo·ma·to·sis [pæ̀piloumətóusis] 乳頭腫症〔医学〕.

p. cutis carcinoides 類癌性皮膚乳頭腫症.

pap·il·lo·ma·tous [pæ̀pilóumətəs] 乳頭腫〔性〕の.

p. goiter 乳頭腫性甲状腺腫，= adenomatous goiter.

p. ulcer 乳頭腫状潰瘍〔医学〕.

Pap·il·lo·ma·vir·i·dae [pæ̀pilòuməvíridi:] パピローマウイルス科（二本鎖DNA ウイルスで，*Papillomavirus* 属が含まれる）.

Pap·il·lo·ma·vi·rus [pæ̀pilóuməvàiərəs] パピローマウイルス属（パピローマウイルス科に属し，ヒトパピローマウイルスなどが含まれる）.

Papillon, M. M. [pǽpilɑn] パピヨン（フランスの皮膚科医）.

P.–Lefèvre disease パピヨン・ルフェーヴル病，= Papillon–Lefèvre syndrome.

P.–Lefèvre syndrome (PLS) パピヨン・ルフェーヴル症候群（びまん性掌蹠角化症のほか早期に歯周症を伴う症候群．歯牙は4〜5歳までに脱落，永久歯の萌出とともに歯周症が再発する），= Papillon–Lefèvre disease.

Papillon–Léage, E. [pǽpilɑn léəʤ] パピヨンレアージュ（フランスの歯科医）.

P.–L. and Psaume syndrome パピヨンレアージュ・プソーム症候群.

pap·il·lo·plasty [pǽpiləplæ̀sti] 乳頭形成〔術〕〔医学〕（十二指腸乳頭部狭窄に対し，内視鏡的あるいは外科的に乳頭括約筋を切開し十二指頭開孔部を拡大する術式）.

pap·il·lo·ret·i·ni·tis [pæ̀pilourètináitis] 乳頭網膜炎〔医学〕，= neuroretinitis.

pap·il·lo·sar·co·ma [pæ̀pilousɑ:kóumə] 乳頭肉腫.

pap·il·lot·o·my [pæ̀pilɑ́təmi] 十二指腸乳頭部切開術，乳頭切開〔医学〕.

papillotonic pseudotabes = Adie syndrome.

pa·pil·lu·la [pəpíljulə] 小乳頭. 複 papillulae.

Papin, Denis [papɛ́n] パパン（1647–1714，フランスの物理学者）.

P. digester パパン消化器，パパン分解器（密閉した装置で有機物を圧力下で煮沸する器械）.

Pa·pio [péipiou] ヒヒ属（オナガザル科の一属），= baboons.

P. hamadryas マントヒヒ，= hamadryas baboon.

P. papio ギニアヒヒ，= Guinea baboon.

pap·oose–root [pæpú:s rú:t] パポース根，= *Caulophyllum thalictroides*, blue cohosh.

Pa·po·va·vir·i·dae [pəpòuvəvíridi:] パポーバウイルス科（現在ではパピローマウイルス科とポリオーマウイルス科に再分類されている）.

papovavirus パポーバウイルス.

pap·pa·taci fe·ver [pǽpətæʧ fí:vər] パパタチ熱（スナバエ *Phlebotomus papatasi* に刺されて起こるウイルス感染症で，発熱，倦怠，筋肉痛，頭痛が必発である．そのほか眼球結膜充血，発疹，白血球減少などがみられる．発熱は3日続いて下熱するため three-day fever の名がある），= phlebotomus fever, sandfly f..

Pappenheim, Artur [pǽpənhaim] パッペンハイム（1870–1917，ドイツの病理・血液学者）.

P. method パッペンハイム染色法（結核菌の染色法で，カルボールフクシン液で染色後，パッペンハイム液で4〜5回反復染色，水洗乾燥する）.

P. methyl green–pyronin staining solution パッペンハイムメチルグリーンピロニン液（メチルグリーン，ピロニンY，フェノール，グリセリン，アルコール，水）.

P.–Saathoff methyl green–pyronin stain パッペンハイム・サートホッフ染色液（淋菌の染色液で，メチルグリーン1gを95%アルコール5mLに溶解し，別にグリセリン20mLと水100mLとの混合液にピロニン0.5gとフェノール2gとを溶解し，これら2液を混合，濾過して用いる）.

P. solution パッペンハイム液（ロソリン酸1gをアルコール100mLに溶解した後，メチレンブルー1.3gを加え，振って溶解後，グリセリン20mLを加えて濾過する）.

P. stain パッペンハイム染色法（赤血球内部にある顆粒と核断片との分別法で，メチルグリーンとピロニンを用いる），= panoptic staining.

Pappenheim phenomenon パッペンハイム現象（静脈洞血栓の際には，片側ずつ頸静脈を圧迫してみると，病側に Queckenstedt 徴候がみられる）.

Pappenheimer, Alwin Max [pǽpənhaimər] パッペンハイマー（1877–1955，アメリカの病理学者．Charles Norris および Thomas Flournoy との共同研究で1906年に，回帰熱におけるスピロヘータの存在を発見した）.

P. bodies パッペンハイマー小体（フェリチンやヘモジデリンなどの鉄顆粒で，鉄芽球性貧血や脾摘出術後の赤血球に多くみられる）.

pap·pose [pǽpous] うぶ毛の，冠毛の，= pappous.

pap·pous [pǽpous] うぶ毛の，冠毛の，= pappose.

pap·pus [pǽpəs] 冠毛，うぶひげ. 形 pappose, pappous.

pap·ri·ka [pǽprikə] パプリカ（トウガシ〔蕃椒〕 *Capsicum annuum* の実の被膜を乾燥粉砕したもので，ビタミンCが多量に含まれている），= Spanish pep-

P

per, Turkish pepper.
p. splitter's lung トウガラシ挽き割作業者肺.
PAPS 3′-phosphoadenosine 5′-phosphosulfate 3′-ホスホアデノシン 5′-ホスホ硫酸の略.
pap·u·la [pǽpjulə] 丘疹, = papule.
pap·u·lar [pǽpjulər] ① 丘疹〔状〕の [医学]. ② 丘疹.
p. acne 丘疹性痤瘡(アクネ) [医学].
p. dermatitis of pregnancy 妊娠性丘疹状皮膚炎.
p. eczema 丘疹性湿疹 [医学].
p. eruption 丘疹.
p. fever 丘疹熱(丘疹, リウマチ性疼痛を伴う熱病).
p. mucinosis 丘疹性ムチン沈着症.
p. necrotic tuberculid 壊死性丘疹状結核疹 [医学].
p. scarlet fever 丘疹性猩紅熱.
p. scrofuloderma 丘疹性皮膚腺病, = lichen scrophulosorum.
p. syphilid(e) 丘疹性梅毒疹, = syphilis papulosa.
p. urticaria 丘疹状じんま疹.
pap·u·la·tion [pæ̀pjuléiʃən] 丘疹形成期.
pap·ule [pǽpju:l] 丘疹 [医学], = papula. 形 papular.
pap·u·lif·er·ous [pæ̀pjulífərəs] 丘疹のある.
papulo- [pæpjulou-] 丘疹, 丘疹状の意を表す接頭語.
papuloannular syphilid(e) 丘疹環状梅毒疹.
pap·u·lo·er·y·them·a·tous [pæ̀pjulouèriθémətəs] 丘疹紅斑性.
pap·u·loid [pǽpjulɔid] 丘疹様の.
papulomiliary disseminated tuberculide 播種状粟粒性丘疹状結核疹.
pap·u·lo·ne·crot·ic [pæ̀pjulounikrátik] 壊疽性丘疹状の.
p. tuberculid 丘疹性壊疽性結核疹 [医学].
p. tuberculide 壊死性丘疹状結核疹, 丘疹壊疽性結核疹, = tuberculosis (cutis) papulonecrotica.
pap·u·lo·pus·tu·lar [pæ̀pjuləpʌ́stʃulər] 丘疹膿疱〔性〕の.
pap·u·lo·pus·tule [pæ̀pjuləpʌ́stʃu:l] 丘疹膿疹.
pap·u·lo·sis [pæ̀pjulóusis] 丘疹症.
pap·u·lo·squa·mous [pæ̀pjulouskwéiməs] 丘疹鱗屑状の.
p. rash 丘疹りん(鱗)状皮疹 [医学].
p. syphilid(e) 丘疹性落屑性梅毒疹.
papulous vaginitis 丘疹性腟炎.
pap·u·lo·ve·sic·u·lar [pæ̀pjulouvesíkjulər] 丘疹小水胞の.
p. acrolocated syndrome 小児丘疹性小水疱性肢端皮膚炎, = Gianotti syndrome, G.-Crosti disease.
p. rash 丘疹小胞性皮疹 [医学].
PAPVR partial anomalous pulmonary venous return 肺静脈還流の部分異常の略.
pap·y·ra·ceous [pæ̀piréiʃəs] 紙様の, = chartaceous.
p. fetus 紙状胎児, = fetus compressus.
p. plate 紙状板(篩骨の)(眼窩板の旧名).
Paquelin, Claude André [pakjəlén] パクラン (1836-1905, フランスの外科医), = Pacquelin.
P. cautery パクラン焼灼器 [医学] (① 内視鏡的にポリープなどを切除するとき用いる. パクラン烙白金を用いて組織に熱凝固壊死を起こさせ, 切離する. ② 蒸気を通じて恒熱を保つ装置).
Par aff [L] pars affecta 罹患部の略.
par [pá:] [L] pair 対の意.
p. nonum 9対(脳神経の名称であったが現在では12対).
p. vagum 迷走神経.
Para Ⅰ, Para Ⅱ, Para Ⅲ, Para Ⅳ unipara 1回経産婦, bipara 2回経産婦, tripara 3回経産婦, quadripara 4回経産婦を表す略字.
par(a)- [pær(ə)] 周囲, 副, 傍, 錯, または化学ではパラの位置を示す化合物を表す接頭語.
par·a [pǽrə] 産婦 [医学].
para group sensitization パラ群化合物感作(芳香族アミンおよびそのパラ置換化合物に対する感作で, これらの物質はタンパク質親和性を示すので, 強力なアレルギー抗原(アレルゲン)となり得る).
para position パラ位 [医学].
para-ac·er·a·to·sis [pǽrə æ̀sirətóusis] (不全角化), = parakeratosis.
para-ac·ti·no·my·co·sis [pǽrə æ̀ktinoumaikóusis] パラアクチノミコーゼ, = pseudoactinomycosis.
para-ag·glu·ti·nin [pǽrə ɑglú:tinin] 副凝集素(部分的凝集素. 対応する凝集原以外の他の抗原と弱い凝集反応を起こす凝集素).
para-al·ge·sia [pǽrə ældʒí:ziə] 錯痛覚〔症〕, = paralgesia.
para-al·ler·gy [pǽrə ǽlə:dʒi] パラアレルギー, = parallergy.
para-am·e·bi·a·sis [pǽrə æ̀mi:báiəsis] パラアメーバ症(アメーバ赤痢菌以外の微生物 *Entamoeba coli*, *Endolimax nana*, *Dientamoeba fragilis*, *Iodamoeba buetschlii* などの感染による疾患で, 消化器系, 神経系, アレルギー性症候などを誘発する), = para-amoebiasis.
para-am·i·do·phen·e·tol [pǽrə æ̀midəfénitɔ:l] パラアミドフェネトール $NH_2C_6H_4OC_2H_5$ (pyrantin の原料薬品).
para-ami·no·az·o·ben·zene [pǽrə əmì:nouèizəbénzi:n] パラアミノアゾベンゼン(塩酸塩は黄色染料), = aminoazobenzol.
para-aminobenzoic acid パラアミノ安息香酸.
para-aminohippuric acid (PAHA) パラアミノ馬尿酸(一定血中濃度範囲では, 腎を一回通過するごとにほぼ全量 Na 塩として, 排泄されるので, 腎内の血漿流量と細尿管排泄機能の測定に利用される).
para-aminohippuric acid clearance パラアミノ馬尿酸クリアランス(有効腎血漿流量 effective renal plasma flow (ERPF) を表す).
para-aminosalicylic acid (PAS) パラアミノサリチル酸.
para-ami·no·thi·o·phe·nol [pǽrə əmì:nouθàiəfí:nɔ:l] パラアミノチオフェノール.
para-am·oe·bi·a·sis [pǽrə æ̀mi:báiəsis] パラアメーバ症, = para-amebiasis.
para-an·al·ge·sia [pǽrə æ̀nəldʒí:ziə] 下半身痛覚麻痺.
para-an·es·the·sia [pǽrə æ̀nisθí:ziə] 対〔性〕知覚麻痺 [医学], 対無感覚〔症〕.
para-an·ol [pǽrə éinɔ:l] パラアノール 化 4-hydroxy-1-propenylbenzene (エストロゲン合成の中間産物で卵胞ホルモン様作用を示し, 乳腺の発育を促進する).
para-aortic bodies [TA] 大動脈傍体, = corpora paraaortica [L/TA].
para-aortic line 傍大動脈線.
para-aortic lymph nodes 傍大動脈リンパ節.
para-ap·pen·di·ci·tis [pǽrə əpèndisáitis] 虫垂周囲炎, = periappendicitis.
paraarterial nervous plexus 動脈周囲神経叢 [医学].
par·a·ar·tic·u·lar [pæ̀rəɑ:tíkjulər] 関節傍の.
p. tendon 関節傍腱.

P

para－axostylar granule 副軸索顆粒.
par·a·ba·cil·lus [pæ̀rəbəsíləs] ＝parabacteria.
par·a·bac·te·ria [pæ̀rəbæktí:riə] 副生細菌（他の細菌とともに発育することにより，その免疫反応が変化したもの）.
par·a·ban·ic ac·id [pæ̀rəbǽnik ǽsid] パラバン酸 ㊉ imidazoletrione $C_3H_2O_3N_2$（尿酸を酸化して得られる固形酸），＝oxalylurea.
parabasal apparatus [pæ̀rəbéisəl æ̀pəréitəs] 副基体装置.
Par·a·ba·sa·lid·ea [pæ̀rəbèisəlídiə] 副基体類（*Trichomonadida* などの鞭毛虫類を含む）.
par·ab·i·on [pərǽbiən] 副生体（細菌などが２種以上共生するもの），＝parabiont.
par·a·bi·o·sis [pæ̀rəbaióusis] パラビオーシス，並体結合 [医学]（天然の奇形，または人工手術により２個の生体の一部を縫合して生存させること）. 形 parabiotic.
parabiotic pygopagus 副生殿結合体.
par·a·blast [pǽrəblæst] 副胚胞，分脈葉（中胚胞の一部で，脈管を形成するもの）. 形 parablastic.
par·a·blas·to·ma [pæ̀rəblæstóumə] 副胚胞腫.
par·a·blep·sia [pæ̀rəblépsiə] 錯視，＝parablepsis，pseudopsia，pseudoblepsia.
paraboloid condenser 放線集光鏡（暗視野にある切片に光線を照射する装置）.
pa·rab·o·lus [pərǽbələs] パラボラス（中世の教会が貧民の病者を訪問看護させるために使用していた人）.
para－Bombay phenotype パラボンベイ型.
parabrachial nuclei [TA] 小脳脚核*，＝nuclei parabrachiales [L/TA].
parabrachial pigmented nucleus [TA]（小脳旁脚色素核*），＝nucleus pigmentosus parabrachialis [L/TA].
par·a·bu·lia [pæ̀rəbjú:liə] 病的意志，意向錯倒，錯意欲〔症〕[医学]，パラブリー（統合失調症にみられる意志障害で，ある一つの衝動に代わって，反対のあるいは関係のない衝動で代用しようとする）.
par·a·bux·ine [pæ̀rəbʌ́ksi:n] パラバキシン $C_{24}H_{48}NO$（ツゲ科植物 *Buxus sempervirens* の皮や葉にあるアルカロイド）.
par·a·cain [pǽrəkein] パラカイン（2-diethylaminoethyl *p*-aminobenzoateの塩酸塩で局所麻酔薬），＝procaine hydrochloride.
par·ac·an·tho·ma [pæ̀rəkænθóumə]（有棘細胞不整増殖），＝paracanthosis.
par·ac·an·tho·sis [pæ̀rəkænθóusis] 有棘細胞不整増殖，＝paracanthoma.
par·a·car·di·ac [pæ̀rəká:diæk] 心臓周囲の.
 p. type 傍心臓型 [医学].
par·a·car·mine [pæ̀rəká:mi:n] パラカルミン（カルミン酸，塩化カルシウム，70%アルコールとの混合染色液）.
 p. stain パラカルミン染料.
par·a·ca·se·in [pæ̀rəkéisi:in] パラカゼイン（凝乳酵素の作用によりカゼインが非可逆的に凝固したもの），＝rennet-casein.
paracathodic rays パラ陰極線（対陰極に陰極線が衝突して発するＸ線）.
par·a·cele [pǽrəsi:l] 脳側室，＝parocoele.
par·a·cel·lu·lose [pæ̀rəséljulous] パラセルロース（木髄に存在するセルロース）.
paracelsian method パラセルス法.
Paracelsus [pæ̀rəsélsəs] パラセルサス（Philippus Aureolus Theophrastus Bombastus von Hohenheim のペンネーム，1493-1541，スイスの医師，化学者，革命家．化学的療法を応用して，製薬化学の発展の基礎を築き，その方法をパラセルサス法 paracelsian method という．また内分泌の置換説としては，類似物は類似症を癒す similia similibus curantur を提唱した）. 形 paracelsian.
par·a·ce·nes·the·sia [pæ̀rəsìnesθí:ziə] 一般感覚異常，体感異常（生きているという一般感覚の異常）.
par·a·cen·te·sis [pæ̀rəsentí:sis] 穿開術，穿刺術. 形 paracentetic.
 p. and suction 穿刺と吸引 [医学].
 p. bulbi 眼球穿開.
 p. capitis 頭蓋穿開.
 p. cordis 心臓穿開.
 p. needle 角膜穿孔針 [医学]，穿刺針.
 p. of tympanum 鼓膜切開〔術〕[医学].
 p. pericardii 心膜穿開.
 p. pulmonis 肺穿開.
 p. thoracis 胸腔穿開.
 p. tunicae vaginalis 鞘膜穿開.
 p. tympani 鼓膜穿開.
 p. vesicae 膀胱穿刺 [医学]，膀胱穿開.
par·a·cen·tral [pæ̀rəséntrəl] 中心に向かう，副中心の，傍中心の.
 p. artery 中心〔溝〕傍動脈，＝arteria paracentralis.
 p. branches [TA] 中心旁小葉動脈（中心旁枝*），＝rami paracentrales [L/TA].
 p. convolution 側正中回（上行前頭回と上行頭頂回の上端が連結する内側回）.
 p. fissure 中心傍溝.
 p. gyrus 中心傍回.
 p. lobule [TA] 中心旁小葉（中心溝上端周囲の大脳半球内面にある方形回），＝lobulus paracentralis [L/TA].
 p. nucleus [TA] 中心旁核，＝nucleus paracentralis [L/TA].
 p. nucleus of thalamus 視床中心傍核.
 p. scotoma 傍中心暗点 [医学]，副中心暗点.
 p. sulcus [TA] 中心旁溝*，＝sulcus paracentralis [L/TA].
paracentric inversion 偏動原体逆位.
par·a·ceph·a·lus [pæ̀rəséfələs] 胎盤寄生双胎，臍帯結合児（頭蓋は痕跡奇形で，体躯四肢ともに不全のもの），＝acephalus paracephalus.
par·a·cer·a·to·sis [pæ̀rəsèrətóusis] 錯角化，＝parakeratosis.
paracervical block 傍〔子宮〕頸〔管〕ブロック.
paracervical block anesthesia 〔子宮〕頸管傍ブロック麻酔〔法〕.
paracervical plexus 傍子宮頸部神経叢.
par·a·cer·vix [pæ̀rəsə́:viks] [L/TA] 子宮頸旁組織*，＝paracervix [TA].
par·ac·e·tal·de·hyde [pæ̀rəsitǽldihaid] パラセトアルデヒド，＝paraldehyde.
par·a·cet·a·mol [pæ̀rəsitǽmɔ:l, -sétəm-] パラセタモール ㊉ 4-hydroxyacetanidide（解熱，鎮痛薬でアセトアミノフェン，パラアセトアミノフェノール），＝acetoaminophen，paracetoaminophenol.
parachitic osteoporosis 先天性前くる病性骨孔症.
par·a·chlo·ra·lose [pæ̀rəklɔ́:rəlous] パラクロラロース $C_8H_{12}Cl_3O_6$（ブドウ糖とクロラールが結合して生ずるスミレ色板状物質）.
para－chlo·ro·ben·zo·ic ac·id [pæ̀rə klɔ̀:roubenzóuik ǽsid] パラクロル安息香酸 ClC_6H_5COOH，＝chlorodracylic acid.
para－chlo·ro·mer·cu·ri·ben·zo·ate (PCMB) [pæ̀rə klɔ̀:roumə̀:kjuribénzoueit] パラクロロ安息香

P

酸水銀.

par·a·chlo·ro·met·a·xy·le·nol [pæ̀rəklɔ̀ːrəmètəzáilənɔːl] パラクロールメタキシレノル C_8H_9OCl (局所あるいは尿道に用いる制菌薬), = chloroxylenol.

par·a·chlo·ro·phe·nol [pæ̀rəklɔ̀ːrəfíːnɔːl] パラクロロフェノール(殺菌・消毒薬).

p. paste パラクロロフェノール糊剤(デンプン, ラノリン, ワセリン, パラクロロフェノールの等量合剤で狼瘡の治療薬).

par·a·chol·er·a [pæ̀rəkɑ́lərə] パラコレラ〔医学〕(臨床的にはコレラに類似するが *Vibrio cholerae* 以外の病原菌の感染によるコレラ).

par·a·cho·les·ter·in [pæ̀rəkəléstərin] 植物性コレステリン.

par·a·chor [pǽrəkɔːr] パラコール〔医学〕(表面張力に関係した物質定数).

par·a·chor·dal [pæ̀rəkɔ́ːdəl] 側索の, 脊索周囲の, 胎児頭蓋底軟骨の.

p. cartilage 索傍軟骨〔医学〕, 側索軟骨(胎児脊索の後頭部両側にあるもの).

p. mesoderm 索傍中胚葉〔医学〕.

p. myotome 索傍筋板〔医学〕.

p. plate 側索板(下等動物の).

par·a·chor·da·lia [pæ̀rəkɔːdéiliə] 傍脊索軟骨.

par·a·chrea [pæ̀rəkríːə] 色調異常, = parachroia.

par·a·chroia [pæ̀rəkrɔ́iə] 色調異常(顔色などの).

par·a·chro·ma [pæ̀rəkróumə] 皮膚変色.

par·a·chro·ma·tin [pæ̀rəkróumətin] パラクロマチン(核染色質の周囲にある核漿), = achromatin.

par·a·chro·ma·tism [pæ̀rəkróumətizəm] 不正色覚, 色覚不全〔医学〕(完全な色盲とは異なるが, 色盲に移行することがある).

par·a·chro·ma·top·sia [pæ̀rəkroumətɑ́psiə] (色覚不全), = parachromatism.

par·a·chro·ma·to·sis [pæ̀rəkròumətóusis] (皮膚変色), = parachroma.

par·a·chro·mo·phore [pæ̀rəkróuməfɔːr] 担色細菌(色素を分泌して菌体内部に保有する細菌または真菌). 形 parachromophoric, parachromophorous.

parachute mitral valve パラシュート僧帽弁.

parachute reflex パラシュート反射.

parachute response パラシュート反応(抱きかかえた乳児の身体を支えて, 前方に落下させたとき, 乳児は両腕を伸ばし手を開いて身体を支えようとする反応), = protective extensor thrust, Prochet reflex.

par·a·chut·ing [pǽrəʃuːtiŋ] 落下傘降下〔医学〕.

par·a·chy·mo·sin [pæ̀rəkáiməsin] 類凝乳酵素.

paracicatricial emphysema 傍瘢痕性〔肺〕気腫〔医学〕, 瘢痕周辺性気腫.

par·a·ci·ne·sia [pæ̀rəsiníːziə] 運動力異常, = paracinesis, parakinesia.

paraclinical medicine 臨床的基礎医学〔医学〕.

par·ac·me [pərǽkmi] 軽快期, 鎮静期(疾病経過における), = paracmasia. 形 paracmastic.

par·ac·ne·mis [pæ̀rəkníːmis] 腓骨, = fibula, paracnedion.

paracoccidioidal granuloma 南アメリカブラストミセス症〔医学〕, パラコクシジオイデス症, = paracoccidioidomycosis.

Paracoccidioides brasiliensis パラコクシジオイデス・ブラジリエンシス(パラコクシジオイデス症の原因となる真菌).

par·a·coc·cid·i·oi·do·my·co·sis [pæ̀rəkɑksìdiɔ̀idoumaikóusis] パラコクシジオイデス症〔医学〕(*Paracoccidioides brasiliensis* による疾患で南アメリカに限りみられる. 胞子を吸入することによる経気道と皮膚傷口からの感染があり, 肺, 皮膚粘膜リンパ管, 全身型の病型がある), = Almeida disease, paracoccidioidal granuloma, South American blastomycosis.

paracoccygeal drainage 尾骨側方ドレナージ〔医学〕.

par·a·coele [pǽrəsiːl] 脳側室, = paracele.

paracolic gutters [TA] 結腸旁溝, = sulci paracolici [L/TA].

paracolic nodes [TA] 結腸旁リンパ節, = nodi paracolici [L/TA].

paracolic recess 結腸傍陥凹, = recessus paracolici.

par·a·co·li·tis [pæ̀rəkouláitis] 結腸傍結合織炎, 結腸周囲炎.

Par·a·col·o·bac·trum [pæ̀rəkɑ̀ulәbǽktrəm] パラコロバクトラム属(旧称. 大腸菌に類似するが, 乳糖の発酵を徐々に行うもので, 現在では他の属に分類される).

par·a·co·lon [pæ̀rəkóulɑn] 異性大腸菌, パラコリ菌(大腸菌とサルモネラ・赤痢菌属との中間にある細菌群を指した用語. 生化学的にはサルモネラに近く, 乳糖の分解が遅いか不能である. Arizona 群と Bethesda–Ballerup 群に分けられる).

p. bacillus パラ大腸菌.

par·a·col·pi·tis [pæ̀rəkɑlpáitis] 腟周囲炎〔医学〕.

par·a·col·pi·um [pæ̀rəkɑ́lpiəm] 腟傍結合組織〔医学〕.

paracommissural solitary nucleus [TA] (交連旁孤束核*), = nucleus paracommissuralis solitarius [L/TA].

par·a·cone [pǽrəkoun] パラコーヌス〔医学〕, 上顎傍錐(上顎大臼歯の近心頬側咬頭).

par·a·co·nid [pæ̀rəkóunid] パラコニード〔医学〕.

par·a·co·ni(i)n [pæ̀rəkóuni(i)n] パラコニ〔イ〕ン $C_8H_{15}N$ (ブチルアルデヒドをアンモニアとともに熱して得られる毒性黄色液体).

par·a·con·sti·tu·tion [pæ̀rəkɑ̀nstitjúːʃən] 非遺伝体質(遺伝的に制約されない形質の全体で, 遺伝体質 genoconstitution に対立していう).

pa·ra·cor·tex [pæ̀rəkɔ́ːteks] 副皮質, 傍皮質(リンパ節の皮質深層領域で, T 細胞依存領域である).

paracortical area 傍皮質領域〔医学〕.

paracortical hyperplasia 傍皮質性過形成.

paracostal granule 副基条顆粒.

par·a·co·to [pæ̀rəkóutou] パラコート(南アメリカ産 *Ocotea* 属植物で, コト類似の樹).

par·a·co·to·in [pæ̀rəkóutəin] パラコトイン $C_{12}H_8O$ (南アフリカ産の樹皮パラコトから得られる結晶物).

par·a·cou·sis [pæ̀rəkúːsis] 錯聴〔症〕, 聴覚性錯覚, = paracusis, paracusia.

par·a·cox·al·gia [pæ̀rəkɑksǽldʒiə] 偽尾骨炎.

par·a·cre·sa·lol [pæ̀rəkríːsəlɔːl] パラクリサロル(クリサロルの異性体).

pa·ra·cre·sol [pæ̀rəkríːsɔːl] パラクレゾール C_7H_8O (クレゾールの異性体).

par·a·cre·sot·ic ac·id [pæ̀rəkrisɑ́tik ǽsid] パラクレソート酸 化 oxytoluic acid $CH_3C_6H_3(OH)COOH$ (ナトリウム塩は解熱薬).

par·a·cres·yl·ol [pæ̀rəkrésilɔːl] パラクレシロール, = cresol.

par·a·crine [pǽrəkriːn] パラクリン〔医学〕(ある細胞から分泌される物質(ホルモンやサイトカイン)が隣接細胞に直接作用する機構).

p. secretion 傍分泌〔医学〕.

par·a·cris·is [pæ̀rəkrísis] 非定型的クリーゼ(発症).

par·a·crys·tals [pæ̀rəkrístəlz] 不完全結晶体.

par·a·cu·ra·rine [pæ̀rəkjúːrariːn] パラクラリン

P

$C_{38}H_{44}O_6N_2$・$5H_2O$（クラーレから得られる）.

par·a·cu·sia ［pæ̀rəkúːsiə］ 錯聴〔症〕, 聴覚性錯覚〔医学〕, = paracusis, paracousis.

p. acris 聴覚過敏症, = hypercusis aesthetica.

p. duplicata 後聴, 複聴.

p. imaginaria 仮性錯聴, = tinnitus aurium.

p. loci 位置錯聴, 方向錯聴.

p. obtusa 難聴.

p. willisii ウイリス錯聴（騒音中で逆に聴覚の鋭敏な状態で, 1672年に Thoma Willis の用いた語), = paradoxic deafness.

par·a·cu·sis ［pæ̀rəkúːsis］ 錯聴〔症〕, 聴覚性錯覚〔医学〕, = paracusia.

par·a·cy·an·ic ac·id ［pæ̀rəsaiǽnik ǽsid］ 雷酸, = fulminic acid.

par·a·cy·an·o·gen ［pæ̀rəsaiǽnəʤən］ パラシアン $(C_2N_2)_n$（シアンの重合したもので, 金属のシアン化物を加熱してシアンを製すると同時に生ずる黒褐色粉末), = paracyan.

paracyclic ovulation 傍周期性排卵（1月経期間に2回の排卵が起こること).

par·a·cy·e·sis ［pæ̀rəsaiíːsis］ 子宮外妊娠.

par·a·cys·tic ［pæ̀rəsístik］ 膀胱傍組織の.

p. pouch 側膀胱嚢（子宮膀胱嚢の外側部).

par·a·cys·ti·tis ［pæ̀rəsistáitis］ 膀胱傍組織炎, 膀胱周囲炎〔医学〕.

par·a·cys·ti·um ［pæ̀rəsístiəm］ 膀胱傍組織, 膀胱傍結合組織〔医学〕, 膀胱周囲組織.

par·a·cyt·ic ［pæ̀rəsítik］ 細胞間にある, 異所細胞の.

parade arrangement パレード〔様〕配列〔医学〕.

par·ad·e·ni·tis ［pæ̀rədináitis］ リンパ肉芽腫.

p. inguinalis 鼡径リンパ肉芽腫〔医学〕.

p. inguinalis subacuta 亜急性鼡径リンパ肉芽腫（第四性病), = lymphogranulomatosis inguinalis.

p. nostras 性病性リンパ肉芽腫〔医学〕.

par·a·den·tal ［pæ̀rədéntəl］ 歯牙周囲の, 歯周性の.

p. cyst 歯周嚢胞〔医学〕.

p. epithelial cyst 歯周性上皮性嚢腫.

p. osteitis 歯牙周囲骨炎.

p. pyorrh(o)ea 歯周膿瘍（悪性の歯槽膿漏で, 歯槽組織の切除後も深部から膿漏の継続するもの), = paradentalpyorrh(o)ea.

par·a·den·ti·tis ［pæ̀rədentáitis］ 歯周炎〔医学〕, 歯根膜炎, = parodontitis.

p. dystrophicans complicata 併発異栄養性歯周炎, = dystrophia diffusa.

p. profunda simplex 単純深在性歯周炎, = paradental pyorrh(o)ea.

par·a·den·ti·um ［pæ̀rədéntiəm］ 歯周組織〔医学〕, 歯傍組織（歯牙支持組織), = parodontium.

par·a·den·to·ma ［pæ̀rədentóumɑ］ 歯周腫, 〔歯牙〕支持組織腫.

par·a·den·to·sis ［pæ̀rədentóusis］ 歯周症〔医学〕, = periodontosis.

par·a·derm ［pǽrədəːm］ パラデルム（卵黄から発生して胎児の体をつくる細胞成分).

par·a·des·mose ［pæ̀rədésmous］ パラデスモス, 核外紡錘（鞭毛虫の核の外部にある紡錘糸で, 2個の分離した生毛体あるいは中心体をつなぐ紡錘糸).

par·a·di·a·be·tes ［pæ̀rədàiəbíːtiːz］ 非定型的糖尿病（多尿, 糖尿を呈さない糖尿病).

par·a·di·ag·no·sis ［pæ̀rədàiəgnóusis］ 仮診断（やや正確に近い診断).

par·a·did·y·mis ［pæ̀rədídimis］ [L/TA] 精巣傍体（中腎の生殖傍管の残遺物で, 中腎管から遊離して精巣上体管の回転部にあるもの), = paradidymis [TA]. 複 paradidymides. 形 paradidymal.

par·a·digm ［pǽrədaim］ パラダイム, 凡例.

par·a·di·meth·yl·a·mi·no·benz·al·de·hyde ［pæ̀rədimèθiləmìːnoubenzǽldihaid］ パラジメチルアミノベンズアルデヒド $HCOC_6H_4N(CH_3)_2$（トリプトファンまたはほかのインドール体の試薬).

p. test パラジメチルアミノベンズアルデヒド試験（トリプトファンまたはインドール証明法で, 等量の塩酸を加えた被検液を煮沸し, 10%硫酸を加えたのち本試薬2滴を添加すると赤色または紫色を呈する).

par·a·di·one ［pæ̀rədáioun］ パラジオン, = paramethadione.

par·a·di·ox·y·ben·zene ［pæ̀rədaiὰksibénziːn］ パラジオキシベンゼン, = hydroquinone.

par·a·di·phen·yl·bi·u·ret ［pæ̀rədaifènilbáijuret］ パラジフェニルビウレット $NH(CONHC_6H_4OH)_2$（体内では安息香酸に変化する物質).

par·a·diph·the·ri·al ［pæ̀rədifθériəl］ ジフテリア類似の, = paradiphtheritic.

par·a·dip·sia ［pæ̀rədípsiə］ 異常口渇.

par·a·dol ［pǽrədɔːl］ パラドール（*Aframomum* 属植物の種子にある芳香物), = melegueta pepper.

par·a·dox ［pǽrədɑks］ 奇異, 矛盾, 逆説. 形 paradoxic, paradoxical.

p. murmur 奇異雑音（収縮期雑音が延長して拡張期雑音と継続するもの).

par·a·dox·ia ［pæ̀rədɑ́ksiə］ 奇異, = paradox.

p. sexualis 異期性欲（老年または少年の性欲亢進).

par·a·dox·i·cal ［pæ̀rədɑ́ksikəl］ 矛盾の, 逆理の, 逆説〔の〕〔医学〕.

p. ankle reflex 奇異性アキレス腱反射〔医学〕（屈筋を刺激すると伸筋が応答し, またはその逆).

p. breathing 奇異呼吸〔医学〕.

p. cold sensation 奇異（矛盾）冷覚〔医学〕, 矛盾冷感, 逆説的冷感（一定の温度45°Cを超えると先に冷点が刺激されるために起こる).

p. contraction 奇異性収縮（筋の起点と着点とを被動的に接近するとき起こる攣縮).

p. deafness 奇異的難聴, = paracusis willisiana.

p. diaphragm phenomenon 横隔膜逆運動現象〔医学〕, = Litten diaphragm phenomenon.

p. diarrhea 奇異性下痢〔医学〕, = stercoral diarrhea.

p. dysphagia 矛盾性嚥下困難〔医学〕.

p. embolism 奇異〔性〕塞栓症〔医学〕（静脈血栓症により動脈に発生する塞栓症), = crossed embolism.

p. embolus 奇異〔性〕塞栓〔医学〕, 交差塞栓.

p. enhancement 奇異増強効果〔医学〕.

p. extensor reflex 逆説伸筋反射, 奇異伸筋反射.

p. flexor reflex 奇異屈筋反射〔医学〕（腓腹筋を強く圧迫すると足の母指が伸張する), = Gordon reflex.

p. incontinence 奇異性尿失禁〔医学〕, 矛盾性尿失禁〔医学〕.

p. intention 逆説的志向.

p. metastasis 奇異転移（腫瘍が血流に沿わない方向に転移するものをいう), = retrograde metastasis.

p. motion 奇異性運動.

p. movement ① 矛盾運動（横隔膜の上昇下降が呼吸の逆になること). ② 奇異性運動（Mモード心エコー図において, 収縮期に心室中隔が右室方向に運動する. 心房中隔欠損症のような右室容量負荷時にみる).

p. obesity 奇異肥満症.

p. patellar reflex 奇異性膝蓋反射〔医学〕（膝蓋腱を打つと, 膝腱付着筋が攣縮する).

p. pulse 奇脈〔医学〕（心タンポナーデの際のように, 吸気時に静脈還流量が増しても右室への流入がせき止められる際には肺血管にとり込まれる血液量のほうが多くなり, 血圧が下がり脈拍の拍動が弱くなる現象), = Kussmaul pulse.

p. pupillary phenomenon 逆説瞳孔現象, 奇異瞳

孔現象〔医学〕(眼瞼を強制閉鎖するときに起こる縮瞳と，それに続く散瞳)，= Pilcz sign, orbicularis phenomenon.
p. pupillary reaction 奇異瞳孔反応(上頸神経節切除後には，アドレナリンを点下すると散瞳を起こす).
p. pupillary reflex 奇異性瞳孔反射〔医学〕，矛盾瞳孔反射(網膜に光をあてるときの散瞳).
p. reaction 奇異(矛盾)反応〔医学〕.
p. respiration 奇異呼吸〔医学〕(例えば開放性気胸において，開口側の肺は呼気により充満し，吸気により排気される).
p. sexual libido 奇異性欲〔医学〕.
p. sleep 逆説睡眠，パラ睡眠.
p. split(ting) 奇異性分裂〔医学〕(心音図でⅡ音がⅡP－ⅡAとなり呼気時に分裂幅が広がるもの，重症大動脈弁狭窄症や左脚ブロックにみる).
p. stage 矛盾期.
p. triceps reflex 逆説三頭筋反射，奇異三頭筋反射.
p. vocal cord movement 奇異性声帯運動.
p. warm sensation 矛盾温覚〔医学〕.
paraduodenal fold [TA] 十二指腸旁ヒダ，= plica paraduodenalis [L/TA].
paraduodenal fossa 十二指腸傍陥凹.
paraduodenal hernia 十二指腸傍ヘルニア.
paraduodenal recess [TA] 十二指腸旁陥凹(十二指腸終末部にまれにみられる)，= recessus paraduodenalis [L/TA].
par·a·dym [pǽrədim] 視座〔医学〕.
par·a·dys·en·tery [pæ̀rədísentəri] パラ赤痢〔医学〕，異型赤痢(*Shigella flexneri* (旧名 *S. paradysenteriae*) の感染症).
par·a·ec·cri·sis [pæ̀rəékrisis] 異常分泌.
par·a·e·lec·tric [pæ̀rəiléktrik] 常誘電性の.
p. range 常誘電性範囲.
par·a·en·dos·te·al [pæ̀rəendástiəl] 側骨内膜の.
paraenteral nutrition 非経口的栄養法〔医学〕.
par·a·en·ter·ic [pæ̀rəentérik] パラチフスの.
par·a·ep·i·lep·sy [pæ̀rəépilepsi] 傍てんかん(前兆のみあって痙攣が発現しない型).
par·a·ep·o·nych·ia [pæ̀rəèpəníkiə] (ひょう(瘭)疽と上爪皮膿疱との合併症).
par·a·e·qui·lib·ri·um [pæ̀rəì:kwilíbriəm] めまい(眩暈)(耳前庭障害のため起こる).
par·a·e·ryth·ro·blast [pæ̀rəiríθrəblæst] 側赤芽球(Di Guglielmo 病において出現する非定型的赤芽球で，その原形質は好塩基性を示す).
paraesophageal hernia 食道傍ヘルニア〔医学〕，傍食道ヘルニア(食道孔や隣接する部位から，胃など腹腔内臓器が脱出すること).
paraesophageal hiatal hernia 食道裂孔傍ヘルニア〔医学〕.
par·a·es·the·sia [pæ̀rəisθí:ziə] 錯感覚〔症〕，= paresthesia.
p. sexualis 性感倒錯〔症〕.
parafascicular nucleus [TA] 束旁核，= nucleus parafascicularis [L/TA].
par·af·fin [pǽrəfin] ① パラフィン系化合物 C_nH_{2n+2} (一般式をもつもので，アルカン alkane とも呼ばれる). ② パラフィン(固形パラフィン，パラフィンろう，石ろう)，= paraffinum, paraffin wax, hard paraffin.
p. bath パラフィン浴〔医学〕，パラフィン浸漬(組織切片の包埋に用いる).
p. cancer パラフィン癌.
p. compound パラフィン族化合物，= open-chain compound.
p. distillate ろう(蝋)原料油〔医学〕.
p. dressing パラフィン包帯〔医学〕.
p. hydrocarbon パラフィン族炭化水素〔医学〕.
p.-lined tube (パラフィンを内面に塗布した管で血管吻合手術に用いる).
p. mould パラフィン〔鋳〕型〔医学〕.
p. oil パラフィン油〔医学〕，= liquid petroleum.
p. ointment パラフィン軟膏〔医学〕.
p. pack パラフィンパック(融点50°C以下の固形パラフィンを使った美顔療法の一つ).
p. paper パラフィン紙〔医学〕.
p. prostheses パラフィン補てつ(綴)術〔医学〕.
p. root canal filling パラフィン根管充填〔法〕〔医学〕.
p. section パラフィン切片〔医学〕.
p. stock パラフィン原料油〔医学〕.
p. syringe パラフィン注入器〔医学〕.
p. tumor パラフィン腫.
p. wax パラフィン・ワックス(蝋)〔医学〕，石ろう(蝋).
par·af·fin·ic ac·id [pæ̀rəfínik ǽsid] パラフィン酸 $C_{24}H_{48}O_2$ (パラフィンから硝酸の作用で生ずる酸).
par·af·fin·o·ma [pæ̀rəfinóumə] パラフィノーマ，パラフィン肉芽腫，= oleoma.
p. formation パラフィン腫形成〔医学〕.
par·af·fin·um [pǽrəfinəm] パラフィン，= paraffin.
par·a·fi·brin·o·gen [pæ̀rəfaibrínəʤən] パラ線維素原(フィブリノーゲンから食塩で反復沈殿して得られ，または動物の線維素(フィブリン)にニンヒドリンが作用して生ずる膠状物質)，= pseudofibrin, bradyfibrin.
Par·a·fi·lar·ia mul·ti·pa·pil·lo·sa [pæ̀rəfiléəriə mʌ̀ltipæ̀pilóusə] 多乳頭糸状虫(前端に多数の乳頭があり，雄にはさらに尾翼と肛門の前後に大きな有柄乳頭がある．ウマの皮下および筋間結合織に寄生し，出血性結節を生じる).
par·a·fla·gel·la [pæ̀rəfləʤélə] (paraflagellum の複数).
par·a·flag·el·late [pæ̀rəflǽʤəleit] 副鞭毛のある.
par·a·fla·gel·lum [pæ̀rəfləʤéləm] 副鞭毛. 複 paraflagella.
par·a·floc·cu·lus [pæ̀rəflákjuləs] 傍片葉(ヒト以外の動物の小脳にある).
p. ventralis〔H Ⅸ〕 [L/TA] 腹側旁片葉，= ventral paraflocculus〔H Ⅸ〕[TA].
parafollicular cell 傍濾胞細胞(甲状腺の好銀性細胞)，= interfollicular cell.
par·a·form [pǽrəfɔ:m] パラホルム，= paraformaldehyde.
par·a·form·al·de·hyde [pæ̀rəfɔ:mǽldihaid] パラホルムアルデヒド 化 poly(oxymethylene) $(CH_2O)_n$ (オキシメチレン高分子系歯科口腔薬．殺菌および緩和な腐食作用).
Par·a·fos·sar·u·lus [pæ̀rəfəsǽrjuləs] (マメタニシの一属で，吸虫 *Clonorchis sinensis* を伝播する).
par·a·foul·brood [pæ̀rəfáulbru:d] パラ型腐そ(蛆)病(ミツバチにより媒介される家畜の細菌感染症で，アメリカ型およびヨーロッパ型から区別される).
parafrenal abscess 包皮膿瘍(テイスン腺膿瘍).
par·a·fuch·sin [pæ̀rəfúksin] パラフクシン 化 triaminotriphenylmethane chloride $C(C_6H_4NH_2)_3Cl$ (トリフェニールメタン群の色素でトリパノソーマの治療に用いる)，= pararosaniline.
par·a·func·tion [pæ̀rəfʌ́ŋkʃən] 異常機能. 形 parafunctional.
par·a·ga·lac·tan [pæ̀rəgəlǽktən] パラガラクタン(ハウチワマメ種子にあるガラクタンで，lupeose と

P

同一物であるともいわれ，またベータガラクタン β-galactan とも呼ばれている）．

par·a·gam·ma·cism [pærəgǽməsizəm] 代償性ガ行構音障害，パラガンマシズム（g と k を d と t とに代えて発音する構音障害），= paragammacismus.

par·a·gan·glia [pærəgǽŋgliə] 傍神経節（paraganglion の複数）．

p. sympathica [L/TA] パラガングリオン*，= sympathetic paraganglia [TA].

par·a·gan·gli·o·ma [pærəgæŋglióumə] 傍神経節腫［医学］（神経節と内分泌腺のクロム親性細胞から発生する腫瘍で，副腎に発生するものは pheochromocytoma または chromaffinoma と呼ばれる），= paraganglioneuroma, pheochromocytoma.

par·a·gan·gli·on [pærəgǽŋgliən] パラガングリオン，傍神経節（特に胎児の大動脈腹側面に散在しているクローム親性細胞群），= abdominal paraganglions of Zuckerkandl, chromaffine system, chromaffin body. 複 paraganglia, paraganglions.

paraganglionic cells パラガングリオン細胞，傍神経節細胞．

par·a·gel·a·tose [pærəʤélətous] パラゲラトース（ゼラチンを煮沸して得られる物質）．

paragenital mesonephric tubule 傍性器中腎細管（精巣の輸出管，精巣上体垂および精巣傍体に発育する中腎細管）．

paragenital tubules 性器傍管．

par·a·gen·i·ta·lis [pærəʤènitéilis] 生殖傍体（下等脊椎動物または高等動物の胎児における生殖器から尾側部にある中腎の機能部で，高等動物においては精巣傍体 paradidymis または卵巣傍体 paroophoron として永存する）．

par·a·geu·sia [pærəgú:siə] 錯味覚［医学］，錯味症，= parageusis. 形 parageusic.

par·ag·glu·ti·na·tion [pærəglù:tinéiʃən] 異性凝集（赤痢患者の血清は大腸菌または球菌を凝集させるが，再培養によりこの能力は消失する）．

p. phenomenon 異性凝集現象（ある種の血清が赤血球を凝集させる非特異的現象で，37°C で消失する）．

par·a·gle·noid [pærəglí:nɔid] 傍関節窩．

p. groove 関節［窩］傍溝．

p. sulcus 関節［窩］傍溝．

par·a·glob·u·lin [pærəglábjulin] パラグロブリン（血清，リンパ，血球，結合織などから抽出できるグロブリン），= fibroplastin, fibrinoplastin, serum globulin.

par·a·glob·u·lin·u·ria [pærəglàbjulinjú:riə] パラグロブリン尿症．

par·a·glos·sa [pærəglásə] 舌腫脹（先天性厚舌症），側舌．

par·a·glos·sia [pærəglásiə] 舌下傍炎，= paraglossitis.

par·a·glos·si·tis [pærəglasáitis] 舌下傍炎［医学］．

paraglottic space 副声門腔，傍声門腔．

par·a·gly·co·gen [pærəgláikəʤən] 動物性デンプン，= zooamylum.

par·ag·na·thus [pərǽgnəθəs] ① 下顎過剰症．② 下顎結合奇形．③ 側鰓．

par·ag·no·sis [pærəgnóusis] 死後診断（歴史的証拠に基づく診断法）．

par·a·gom·pho·sis [pærəgámfəsis] 児頭嵌入不全．

par·a·gon·i·mi·a·sis [pærəgòunimáiəsis] 肺吸虫症［医学］（肺吸虫特にウエステルマン肺吸虫 *Paragonimus westermani* の寄生による疾患）．

p. miyazakii 宮崎肺吸虫症．

Par·a·gon·i·mus [pærəgánimәs] 肺吸虫属（吸虫の一属で，体は卵円形ないし紡錘形で肉厚く，精巣は分葉し体の後半部にあり，左右に並ぶ．哺乳類の肺に嚢をつくり寄生する），= lung fluke.

***P.* cyst** 肺吸虫［虫］嚢．

***P.* granuloma** 肺吸虫肉芽腫．

P. iloktsuenensis コガタオオヒラ［小型大平］肺吸虫．

P. kellicotti ケリコット肺吸虫．

P. miyazakii 宮崎肺吸虫．

P. ohirai オオヒラ［大平］肺吸虫．

P. westermani ウエステルマン肺吸虫（大きさ 7～16×4～8mm，両精巣は深く分葉する．ヒトをはじめ，ブタ，イヌなど多くの哺乳動物の肺に虫嚢をつくって寄生する．第1中間宿主はカワニナ類，第2中間宿主はカニおよびザリガニである）．

par·a·gon·or·rhe·al [pærəgànərí:əl] 淋疾と間接の関係をもつ．

Par·a·gor·dius [pærəgɔ́:diəs]（線虫の一属．線虫 *P. tricuspidatus*, *P. varius* の感染症の報告がある）．

par·a·gram·ma·tism [pærəgrǽmətizəm] 錯文法［医学］，文法錯誤症（談話に際し不正確な文法を用い，また不適な言語を用いる失語症）．

par·a·gran·u·lo·ma [pærəgrænjulóumə] 傍肉芽腫（肉芽腫様の細胞浸潤）．

par·a·gra·phia [pærəgréifiə] 錯書［医学］，錯字症．形 paragraphic.

paraguay tea パラグアイ茶剤（ソヨゴ［冬青］*Ilex paraguariensis* の葉からつくった茶剤で，カフェイン 2% を含む強壮薬），= maté.

par·a·he·ma·tin [pærəhí:mətin] パラヘマチン（ヘマチン hematin がグロビン以外の窒素化合物と結合したもの），= cathemoglobin.

par·a·he·mo·glo·bin [pærəhì:mouglóubin] パラヘモグロビン（溶血が高度に起こる場合にみられる暗黒色の血色素）．

par·a·he·mo·phil·ia [pærəhì:məfíliə] パラ血友病［医学］，血友病類似症（Owren が1943年，女子に発見した凝固第 V 因子，後に proaccelerin と呼ばれた因子の欠乏による先天性凝固異常症），= Owren disease, hemophilia-like disease.

par·a·he·pat·ic [pærəhipǽtik] 肝周囲の．

par·a·he·red·i·ty [pærəhərέditi] 異型遺伝（母細胞から子孫への遺伝ではなく，外界の環境により影響を受けた細胞から正常細胞への遺伝）．

par·a·hex·yl [pærəhéksil] パラヘキシル，= synhexyl.

parahiatal hernia 食道裂孔傍ヘルニア［医学］，傍食道裂口ヘルニア．

par·a·hi·dro·sis [pærəhidróusis]（異汗症），= paridrosis.

parahippocampal gyrus [TA] 海馬旁回，= gyrus parahippocampalis [L/TA].

par·a·hor·mone [pærəhɔ́:moun] パラホルモン［医学］（ホルモン様物質または準ホルモン）．

par·a·hy·dran·gin [pærəhaidrǽnʤin] パラヒドランギン，= hydrangin.

par·a·hy·dro·gen [pærəháidrəʤən] パラ水素［医学］（普通の水素分子 H_2 は2個の陽子と2個の電子とからなるが，2つの陽子のスピンが互いに反対の方向に向かう状態にある水素はパラ水素といわれ，同じ方向に向かうオルト水素とは 1:3 の割合で存在する）．

parahypophysial cyst 傍下垂体嚢胞［医学］．

par·a·hy·poph·y·sis [pærəhaipáfisis] 傍下垂体．

par·a·im·mu·no·glob·u·lin·e·mia [pærəìmjunouglàbjulinί:miə] パラ免疫グロブリン血症［医学］（異常に増殖する腫瘍性形質細胞のクローンに由来する免疫グロブリン血症）．

par·a·in·fec·tion [pærəinfékʃən] 傍感染（細菌が

直接原因をなさない感染).

parainfectious encephalomyelitis 傍感染性脳脊髄炎〔医学〕, 感染随伴性脳脊髄炎, = postinfectious encephalomyelitis.

par·a·in·flu·en·za [pæ̀rəinfluénzə] パラインフルエンザ.

Parainfluenza virus パラインフルエンザウイルス(パラミクソウイルス科のウイルスで, *Human parainfluenza virus* 1〜4の4型に分かれる. 小児の急性呼吸器感染症の原因となる. ヒトのほか, サル, ウシ, マウスなどに分布する).

par·a·in·flu·en·zal [pæ̀rəinfluénzəl] パラインフルエンザ〔ウイルス〕の.

par·a·in·su·lin [pæ̀rəínsjulin] パラインスリン(結核組織から得られるインスリン様物質).

para-i·o·do-phen·yl-ar·se·nic ac·id [pǽrə áiədou fénil ɑ:sénik ǽsid] パラヨードフェニルヒ酸 $C_6H_4IAsO(OH)_2$.

parajejunal fossa 空腸傍陥凹, = Broesike fossa.

par·a·kap·pa·cism [pæ̀rəkǽpəsizəm] カ行構音障害(カ行の発音をまったくほかの音で代用する構音障害).

par·a·ker·a·to·sis [pæ̀rəkèrətóusis] 不全角化〔医学〕, 錯角化(表皮の角質層において脱核が起こらず, 角化が不全に終わる状態で, 粘膜の重層扁平上皮においては正常の状態).

p. gonorrheica 淋疾性錯化症, = keratosis blennorrhagica.

p. scutularis 菌甲状錯角化症(毛髪の周囲に結痂する病型).

p. variegata 多色性不全角化症〔医学〕, 苔癬状類乾癬(Unna), = pityriasis lichenoides chronica.

par·a·ki·ne·sia [pæ̀rəkainí:siə] 運動錯誤症(喉頭の), = parakinesis, paracinesis. 形 parakinetic.

par·a·ki·ne·sis [pæ̀rəkainí:sis] 運動錯誤〔医学〕.

par·a·lac·tic ac·id [pæ̀rəlǽktik ǽsid] パラ乳酸 化 *d*-ethylinden lactic acid $CH_3CH(OH)-COOH$ (右旋性乳酸), = sarcolactic acid.

par·a·la·lia [pæ̀rəléiliə] 言語錯誤〔医学〕, 錯音症(談話において言語の音を正確に発し得ない錯誤症).

p. literalis どもり(吃音), = stammering.

par·a·lamb·da·cism [pæ̀rəlǽmdəsizəm] l(エル)音発音不能症, = paralambdacismus.

paralaminar part [TA] (髄板旁部*), = pars paralaminaris [L/TA].

par·al·bu·min [pæ̀rælbjú:min] パラアルブミン(卵巣嚢腫内に存在する物質).

par·al·de·hyde [pərǽldihaid] パラアルデヒド 化 paracetaldehyde $C_6H_{12}O_3$ (アセトアルデヒドの重合体で, 催眠薬), = paraldehydum.

par·al·de·hyd·ism [pərǽldihaidizəm] パラアルデヒド中毒症.

par·a·lei·po·pho·bia [pæ̀rəlìpoufóubiə] 怠慢恐怖〔症〕, 放任恐怖〔症〕, = paralipophobia.

paralemniscal nucleus [TA] 毛帯旁核*, = nucleus paralemniscalis [L/TA].

par·a·lep·ro·sis [pæ̀rəleprόusis] 副らい症, = paraleprosy.

par·a·lep·sy [pæ̀rəlépsi] パラレプシー(サイコレプシー), = psycholepsy.

pa·ra·le·re·ma [pæ̀rələrí:mə] せん(譫)語, 軽度せん(譫)妄, = paraleresis.

par·a·lex·ia [pæ̀rəléksiə] 読字錯誤〔医学〕, 錯読〔症〕〔医学〕. 形 paralexic.

par·al·ge·sia [pæ̀rəlʤí:ziə] 錯痛覚〔症〕. 形 paralgesic.

par·al·gia [pərǽlʤiə] 皮膚感覚異常(蟻走感, 冷寒, 燃焼感など).

par·a·lin·in [pæ̀rəláinin] 核液, = karyolymph.

par·a·lip·o·pho·bia [pæ̀rəlìpoufóubiə] 怠慢恐怖〔症〕, 放任(放置)恐怖〔症〕〔医学〕(神経衰弱症の一症状で, 細小な行為を放任しておくと, 大事に至るかもしれないと悩むこと), = paraleipophobia.

parallactic shift 視差移動.

par·al·lag·ma [pæ̀rəlǽgmə] 結節端転位.

par·al·lax [pǽrəlæks] 視差〔医学〕. 形 parallactic.

p. method 視差法(透視法により光源が動くとき異物の影が動く).

p. test 視差試験.

par·al·lax·ic [pæ̀rəlǽksik] 視差の.

p. refractometer 視差屈折計.

par·al·lel [pǽrəlel] 平行, 平行の〔医学〕.

p. auscultation 平行聴診〔法〕(両側を同時に聴診する方〔法〕).

p. bar 平行棒〔医学〕.

p.-cousin marriage 平行四等親婚〔医学〕.

p. current 並流〔医学〕.

p. displacement 平行移動.

p. elastic element component 並列弾性要素〔医学〕.

p. flow 並流〔医学〕.

p. (hole) collimator 平行〔孔〕型コリメータ〔医学〕.

p. multihole collimator 平行多孔コリメータ〔医学〕.

p. mutation 平行〔突然〕変異〔医学〕.

p. opposing irradiation 対向二門照射.

p. projection 平行射影.

p. rays 平行光線(無限遠から発する光線).

p. reaction 並発反応〔医学〕.

p. slit しま(縞).

p. swing test 平行振子(ふりこ)検査〔医学〕.

p. transaction 平行的交流.

p. translation 平行移動.

p. venation ① 平行脈(平行して走る葉脈. 単子葉類にみられる). ② 平行静脈分布.

p. vice 箱万力.

p.-wire micrometer 平行線マイクロメータ.

parallelebenensystem des beckens nach Hodge ホッジ骨盤平行平面区分法.

par·al·lel·ism [pǽrəlelizəm] ① 平行, 並列. ② 精神機転平行説. ③ 平行現象. 形 parallel.

p. of disease 疾病並行性(疾病がほかの病型に類似すること).

par·al·lel·om·e·ter [pæ̀rəlelámitər] 平行測定器(歯橋の付着および歯床を平行にするために用いる器械).

par·al·ler·gia [pæ̀rələ́:ʤiə] パラレルギー(ほかのアレルゲンに反応するために体を適応させる特別な感受性によって生じたアレルギー状態で, 最初の反応と違う臨床症状を伴う), = parallergy. 形 parallergic.

parallergic reaction パラレルギー反応.

par·al·ler·gy [pərǽlə:ʤi] パラレルギー〔医学〕.

par·a·lo·di·on [pæ̀rəlóudiən] パラロジオン(糸状に調製したコロジオンで, 顕微鏡切片を包埋するために用いる材料).

par·a·lo·gia [pæ̀rəlóuʤiə] 論理錯誤〔医学〕, 錯論理〔症〕, = paralogism, paralogy.

pa·ral·o·gism [pərǽləʤizəm] ① 論過, 謬見, 似而非推論. ② 錯論理症状. 形 paralogistic.

par·a·loid [pǽrəlɔid] パラロイド(パラフィンの性状を増強するために用いる化合物).

par·a·lu·es [pæ̀rəlú:i:z] パラ梅毒, 変性梅毒(梅毒の第4期で脳脊髄に変化を及ぼす時期), = parasyphilis, metasyphilis. 形 paraluetic.

paraluteal cell = paralutein cells, thecalutein c..

paralutein cells 副黄体細胞（内卵胞膜から発生した黄体の類上皮細胞で，黄体膜細胞ともいう），= thecalutein cells.

par·a·lym·pho·blast [pærəlímfəblæst] 傍リンパ芽球（白血病においてみられるリーデル型リンパ芽細胞）.

par·a·ly·sant [pǽrəlaizənt] 麻痺薬（麻痺させる薬物），= paralyzant.

p. gas 麻痺性ガス［医学］.

par·a·ly·sa·tor [pǽrəliseitər] 麻痺薬（麻痺させる薬物），= paralyzant.

par·a·ly·sin [pæ̀rəláisin] 部分的凝集素［医学］.

paralysing dose (PD) 麻痺量［医学］.

pa·ral·y·sis [pərǽlisis] 麻痺［医学］（神経または筋肉の障害による運動機能の消失で，その軽度なものは軽症麻痺 palsy と呼ばれる）. 複 paralyses. 形 paralytic.

p. agitans 振戦麻痺［医学］，= Parkinson disease.

p. agitans juvenile 若年性振戦麻痺.

p. agitans sine agitatione 無振戦性振戦麻痺.

p. agitans syndrome 振戦麻痺症候群，= Hunt striatal syndrome.

p. convergentiae 輻輳麻痺.

p. diaphragmatica 横隔膜麻痺.

p. divergentiae 開散麻痺.

p. from fright 驚愕麻痺［医学］.

p. notariorum 書痙.

p. of axillary nerve 腋窩神経麻痺［医学］.

p. of deglutition 嚥下麻痺［医学］.

p. of gaze 注視麻痺，= Foville syndrome.

p. of glottis 声門麻痺.

p. of median nerve 正中神経麻痺［医学］.

p. of radial nerve 橈骨神経麻痺［医学］.

p. of recurrent laryngeal nerve 反回神経麻痺［医学］.

p. of sciatic nerve 坐骨神経麻痺.

p. of soft palate 軟口蓋麻痺［医学］.

p. of ulnar nerve 尺骨神経麻痺［医学］.

p. spastic spinal 脊髄性痙性麻痺.

p. tick = *Ixodes pilosus*.

p. vacillans 舞踏病.

par·a·lys·or [pǽrəlaizər] ① 抑制質. ② 招痺体（化学），= paralysator, paralyzant.

pa·ra·lys·sa [pərǽlisə] 麻痺性狂犬病（オオコウモリ *Desmodus* の刺咬による狂犬病のうち麻痺型），= Trinidad disease.

par·a·lyt·ic [pæ̀rəlítik] 麻痺〔性〕［医学］，麻痺の，麻痺による，麻痺患者の.

p. abasia 麻痺性失歩〔症〕［医学］，麻痺性歩行不能症，= spastic abasia.

p. aphonia 麻痺性失声〔症〕［医学］.

p. attack 麻痺性発作［医学］.

p. beriberi 麻痺性脚気，= atrophic beriberi.

p. chorea 麻痺性舞踏病［医学］，= chorea mollis.

p. contracture 麻痺性拘縮［医学］.

p. dementia 麻痺性痴呆.

p. dislocation 麻痺性脱臼［医学］.

p. dysphagia 麻痺性嚥下障害［医学］.

p. ectropion 麻痺性外反〔症〕［医学］.

p. exophthalmo(u)s 麻痺性眼球突出〔症〕［医学］.

p. face 麻痺顔貌［医学］.

p. gait 麻痺性歩行［医学］.

p. ileus 麻痺性イレウス［医学］.

p. miosis 麻痺性縮瞳.

p. mydriasis 麻痺性散瞳［医学］（動眼神経麻痺による）.

p. rabies 静狂，麻痺性狂犬病［医学］（麻痺性狂犬病で上行性脊髄麻痺をきたす）.

p. scoliosis 麻痺性〔脊柱〕側弯〔症〕［医学］.

p. secretion 麻痺性分泌［医学］（分泌腺を支配する神経を切断した後に起こる分泌で，迷走神経切断後の胃液はその一例）.

p. strabismus 麻痺性斜視［医学］.

p. stroke 麻痺発作［医学］.

p. tetanus 麻痺性破傷風.

p. theory 麻痺説（炎症は充血を特徴とし，血管神経の麻痺による）.

p. thorax 無力性胸郭［医学］.

par·a·lyt·o·gen·ic [pæ̀rəlàitəʤénik] 麻痺誘発性の［医学］，麻痺惹起〔性〕の.

par·a·ly·zant [pǽrəlaizənt, pərǽliz–] ① 麻痺を生ずる. ② 麻痺薬，= paralysant.

par·a·lyze [pǽrəlaiz] 麻痺させる.

par·a·lyz·er [pǽrəlaizər] = paralysor.

paralyzing vertigo 麻痺性めまい，= Gerlier disease.

par·a·ma·gen·ta [pæ̀rəməʤéntə] パラマジェンタ，= parafuchsin.

par·a·mag·net·ic [pæ̀rəmægnétik] 常磁性の.

p. body 強磁性体，= paramagnetic substance.

p. contrast agent 常磁性造影剤［医学］.

p. resonance 常磁性共鳴［医学］.

par·a·mag·ne·tism [pæ̀rəmǽgnitizəm] 強磁性，常磁性［医学］（物体が外部磁場と同じ向きに磁化され，かつ磁場の向きを逆にすると磁化もまたこれに伴う場合を常磁性といい，また磁化現象が正常以上である場合を強磁性という）. 形 paramagnetic.

paramalta fever 類マルタ熱，= paramelitensis fever.

paramammary lymph nodes 乳腺傍リンパ節，= lymphonodi paramammarii.

paramammary nodes [TA]副乳房リンパ節*，= nodi paramammarii [L/TA].

par·a·man·del·ic ac·id [pæ̀rəmændélik ǽsid] パラマンデル酸，= mandelic acid.

par·a·ma·nia [pæ̀rəméiniə] 倒錯症（苦情を言って喜ぶ感情倒錯）.

par·a·mas·ti·gote [pæ̀rəmǽstigout] 側鞭毛の.

par·a·mas·ti·tis [pæ̀rəmæstáitis] 乳腺傍結合組織炎.

par·a·mas·toid [pæ̀rəmǽstɔid] 乳様傍〔突起〕の.

p. process [TA] 乳突旁突起（頸静脈突起の外側部にある突起で，環椎の横突起と関節連結することがある），= processus paramastoideus [L/TA].

par·a·mas·toi·di·tis [pæ̀rəmæ̀stɔidáitis] 乳頭傍突起炎.

par·a·me·cia [pæ̀rəmí:ʃiə] ゾウリムシ（paramecium の複数）.

par·a·me·cin [pæ̀rəmí:sin] パラメシン（特に養育されたゾウリムシ *Paramecium aurelia* から分泌される毒素で，他の種類を死滅させるので殺手 killer の俗称がある．この物質の生成を決定する因子をカッパ Kappa と呼んでいる）.

Par·a·me·ci·um [pæ̀rəmí:ʃiəm] ゾウリムシ属（繊毛虫類）.

P. aurelia （その分泌物パラメシンは他の種類を死滅させるので，特に killer と呼ばれる）.

P. caudatum （ゾウリムシの一種で生理学，遺伝学，細胞学の研究材料に用いられる普通の種類）.

par·a·me·ci·um [pærəmí:ʃiəm] ゾウリムシ，= slipper animalcule. 複 paramecia.

par·a·me·di·an [pæ̀rəmí:diən] 傍正中の，傍内側の.

p. incision 正中傍切開［医学］，側正中切開.

p. lobule 副内側小葉（小脳の下面にあって，係蹄小葉の内側に位置する円形小葉）.

p. lobule〔H Ⅶ B〕［TA］正中旁小葉*，＝lobulus paramedianus〔H Ⅶ B〕［L/TA］.

p. nucleus［TA］正中旁核*，＝nucleus paramedianus［L/TA］.

p. planes［TA］正中旁面*，＝plana paramediana［L/TA］.

p. pontine branches［TA］内側枝*，＝rami mediales［L/TA］.

p. pontine reticular formation（**PPRF**）傍正中橋網様体〔医学〕.

p. reticular nucleus［TA］正中旁網様核*（（小脳前）正中旁網様核），＝nucleus reticularis paramedianus［L/TA］.

par·a·med·i·cal［pæ̀rəmédikəl］①パラメディカル，医療関係の．②医療補助〔医学〕（医師を中心に計画された医療行為を補助するスタッフ．現在ではコメディカルといわれる），＝co-medical.

p. science パラメディカル科学〔医学〕.

par·a·med·ics［pæ̀rəmédiks］救急医療技師（救急処置ができるように訓練され認定される）.

paramelitensis fever 類マルタ熱（ブルセラ菌以外の病因菌によるもの）.

par·a·me·nia［pæ̀rəmí:niə］月経不順.

par·a·me·nin·go·coc·cus［pæ̀rəminìŋgəkɑ́kəs］パラ髄膜炎菌.

p. meningitis パラ髄膜炎菌性髄膜炎.

par·a·men·is·ci·tis［pæ̀rəmì:nisáitis］〔膝関節〕傍半月〔板〕炎.

par·a·me·nis·cus［pæ̀rəmi:nískəs］半月線維軟骨傍〔組織〕.

par·a·men·stru·a·tion［pæ̀rəmènstruéiʃən］更年期出血.

par·a·me·si·al［pæ̀rəmí:ziəl］＝paramedian.

par·a·mes·o·neph·ric［pæ̀rəmèsənéfrik］傍中腎管の（Müller 管の）.

p. duct 中腎傍管，＝Müller duct.

par·a·me·tab·o·ly［pæ̀rəmitǽbəli］亜変態（昆虫変態の一つ）.

pa·ram·e·ter［pərǽmitər］①パラメータ，助変数，媒介変数，径数（幾何学のみ）．②母数（推計学における母集団の値）.

p.-free statistic パラメータによらない統計量〔医学〕.

p. of connection 接続の径数.

par·a·meth·a·di·one［pæ̀rəmèθədáioun］パラメタジオン ㊍ 5-ethyl-3,5-dimethyloxazolidine-2,4-dione（てんかん小発作に用いる鎮痙薬で，tridione の同族体）.

par·a·met·ric［pæ̀rəmétrik］子宮傍〔結合〕組織の.

p. abscess 子宮傍組織膿瘍〔医学〕.

p. analysis パラメータ分析〔医学〕.

p. hematocele 子宮傍組織血瘤（ダグラス窩の），＝pelvic hematocele, retrouterine h..

p. test パラメトリックな検定.

par·a·met·rism［pæ̀rəmétrizəm］子宮傍〔結合〕組織症（子宮広靭帯の痙攣または疼痛），＝parametrismus.

par·a·me·trit·ic［pæ̀rəmi:trítik］子宮傍〔結合〕組織炎の.

p. abscess 子宮傍組織膿瘍，＝parametric abscess.

par·a·me·tri·tis［pæ̀rəmi:tráitis］子宮傍〔結合〕組織炎〔医学〕，骨盤結合組織炎．形 parametritic.

p. circumscripta 限局性子宮傍〔結合〕組織炎.

p. diffusa びまん性子宮傍〔結合〕組織炎.

p. puerperalis 産褥子宮傍〔結合〕組織炎.

par·a·me·tri·um［pæ̀rəmí:triəm］［L/TA］子宮旁組織，＝parametrium［TA］．複 parametria．形 parametrial.

par·am·i·do·ac·e·to·phe·none［pærǽmidouæ̀sitoufí:noun］パラアミドアセトフェノン $NH_3C_6H_4COCH_3$（エールリッヒ Ehrlich のジアゾ反応に用いる試薬）.

par·a·mim·ia［pæ̀rəmímiə］表情錯誤〔医学〕，パラミミー（表情や身振りなどの意義の倒錯があり，感情とその表現手段との間の不一致を生じる症状．統合失調症にみられるもので感情の動きと表情が一致しないもの）.

par·a·mi·tome［pæ̀rəmáitoum］パラミトーム（細胞形質の液性細顆粒状物質），＝interfilar mass, hyaloplasm.

par·am·ne·sia［pæ̀ræmní:ziə］錯記憶〔医学〕，記憶錯誤（誤記憶，妄想的追想，記憶幻覚，記憶の錯覚などを含めて呼ぶ），＝déjà reconté, pseudomnesia.

par·a·mo·lar［pæ̀rəmóulər］臼傍歯.

p. cusp［TA］小臼歯尖頭*，＝cuspis paramolaris［L/TA］.

p. tubercle［TA］小臼歯結節*，＝tuberculum paramolare［L/TA］.

Par·a·mo·nos·to·mum［pæ̀rəmounɑ́stəməm］（線虫の一属）.

par·a·mor·phia［pæ̀rəmɔ́:fiə］奇形.

par·a·mor·phine［pæ̀rəmɔ́:fi:n］パラモルフィン，＝thebaine.

par·a·mor·phism［pæ̀rəmɔ́:fizəm］同質多像仮像.

par·am·phis·to·mi·a·sis［pæ̀ræmfistoumáiəsis］双口吸虫感染症.

Par·am·phis·to·mi·dae［pæ̀ræmfistóumidi:］双口吸虫科（吸虫の一科．体は円錐形または円筒形で体の後端に後吸盤がある．魚類，両生類，鳥類，哺乳類の消化管に寄生する）.

Par·am·phis·to·mum［pæ̀ræmfístəməm］双口吸虫属（双口吸虫科の一属．成虫は哺乳類の消化管に寄生する）.

par·a·mu·cin［pæ̀rəmjú:sin］異性粘〔液〕素（卵巣嚢中の粘素で pseudomucin の変種）.

par·a·mu·sia［pæ̀rəmjú:ziə］音律錯誤症（調子外れ）.

par·a·mu·ta·tion［pæ̀rəmju:téiʃən］パラミューテーション，疑似〔突然〕変異〔医学〕（ヘテロ接合体において対立遺伝子の一方が，他方の遺伝子を非常に高頻度に恒久的に変える突然変異で非常に特殊なケース）.

par·a·my·ce·to·ma［pæ̀rəmàisitóumə］変形性菌腫.

par·a·my·e·lin［pæ̀rəmáiəlin］パラミエリン（脳実質に存在する mono-amino-monophosphatid）.

paramyeloblastic leukemia 側骨髄芽球性白血病（骨髄芽球の核が多核形態を示したものを，Naegeli は側骨髄芽球と呼んだが，この種の細胞は単球の一異型とも思われるので，ネゲリ型単球性白血病を，この名称の同義語に用いる学者もある）.

par·am·y·loi·do·sis［pæræ̀milɔidóusis］パラアミロイド症（主として多発性骨髄腫患者の組織に類デンプン様タンパク質が沈着し，形質細胞の浸潤を伴う状態で，1938年 Magnus Levy が初めて報告したもの）.

p. cutis 皮膚パラアミロイド症.

par·a·my·oc·lo·nus［pæ̀rəmaiɑ́klənəs］パラミオクローヌス，＝myoclonus multiplex.

p. multiplex 多発〔性〕パラミオクロ〔ー〕ヌス〔医学〕，散在性筋ミオクローヌス（成人にみられるまれな変性疾患で，脳底神経節の病変に基づき，急速な筋痙攣，すなわち筋間代性ショックを特徴とする），＝myoclonia, polyclonia.

par·a·my·o·sin·o·gen［pæ̀rəmàiəsínəʤən］パラミオシノーゲン（47°C で凝固する筋細胞原形質のタ

P

ンパク質の一つ), = von Fuerth myosin.

par·a·my·o·tone [pæ̀rəmáiətoun] 異常筋緊張, = paramyotonus.

par·a·my·o·to·nia [pæ̀rəmàiətóuniə] 異常筋緊張〔症〕(寒冷にさらされたときのみ筋強直現象が起こり, 完全な麻痺に進行するが, 暖めると回復する).

p. atactica 失調性異常筋緊張症(運動失調と知覚消失との合併症. Gowers).

p. congenita 先天性パラミオトニー〔医学〕, 先天性異常筋緊張症(遺伝家族性の先天性のまれな疾患で, 冷却に際し, 頸, 手などの筋が異常に持続的緊張を呈する状態. Thomsen), = Eulenburg disease.

par·a·my·o·to·nus [pæ̀rəmaiátənəs] 異常筋緊張, = paramyotone.

Par·a·myx·ea [pæ̀rəmíksiə] パラミクサ類(原虫).

Par·a·myx·o·vir·i·dae [pæ̀rəmìksəvíridi:] パラミクソウイルス科(一本鎖RNAウイルスで, *Paramyxovirinae*, *Pneumovirinae* の2亜科に分けられる).

Par·a·myx·o·vir·i·nae [pæ̀rəmìksəvírini:] パラミクソウイルス亜科(パラミクソウイルス科の亜科で, *Respirovirus*, *Rubulavirus*, *Morbillivirus* 属に分けられる).

Paramyxovirus パラミクソウイルス.

par·a·na·ga·na [pæ̀rənəgá:nə] ウマのトリパノソーマ病(中央アフリカ).

par·an·al·ge·sia [pæ̀rənældʒí:ziə] 四肢麻痺.

par·a·na·sal [pæ̀rənéizəl] 副鼻腔の〔医学〕, 副鼻の.

p. cartilage 副鼻軟骨(鼻中隔の両側にある原基).

p. cavity 副鼻腔.

p. sinus 副鼻腔.

p. sinus aspergillosis 副鼻腔アスペルギルス症.

p. sinus disease 副鼻腔疾患〔医学〕.

p. sinus neoplasm 副鼻腔新生物〔医学〕.

par·a·na·tal [pæ̀rənéitəl] 出生時, 新生児期〔医学〕.

par·a·nea [pæ̀rəní:ə] パラノイア, = paranoia.

par·a·ne·o·plas·tic [pæ̀rənì:əplǽstik] 腫瘍随伴性の.

p. acrokeratosis 腫瘍随伴性肢端角化症, = Bazex syndrome.

p. dermatosis 腫瘍随伴性皮膚症.

p. pemphigus 腫瘍随伴性天疱瘡.

p. syndrome 傍腫瘍性症候群, 腫瘍随伴症候群〔医学〕.

par·a·neph·ric [pæ̀rənéfrik] ① 副腎の. ② 腎傍の, = pararenal.

p. abscess 腎傍〔結合〕組織膿瘍.

p. body 腎傍体.

p. fat [TA] 腎旁脂肪体*, = corpus adiposum pararenale [L/TA].

paranephri(ti)c cyst 腎周囲〔脂肪〕嚢胞.

par·a·ne·phri·tis [pæ̀rənifráitis] 腎傍〔結合〕組織炎〔医学〕.

par·a·neph·roi [pæ̀rənéfrɔi] 副腎(paranephros の複数).

par·a·ne·phro·ma [pæ̀rənifróumə] 副腎腫.

par·a·neph·ros [pæ̀rənéfrəs] 副腎, = paranephrus. 複 paranephroi.

par·an·es·the·sia [pæ̀rənesθí:ziə] 対性知覚麻痺, = para-anesthesia, paranaesthesia.

par·a·neu·ral [pæ̀rənjú:rəl] 傍神経の.

p. anesthesia 神経周囲麻酔.

p. infiltration 神経浸潤麻酔, = perineural infiltration, nerve block.

par·a·neu·ron [pæ̀rənjú:rɑn] パラニューロン〔医学〕(普通ニューロンとしては取り扱われないが, 発生, 微細構造, 機能, 代謝などでニューロンと近縁なもの).

pa·ran·gi [pərǽŋdʒi] パランジ(スリランカにみられる皮膚病で, フランベシアに類似する).

paranigral nucleus [TA] 黒質旁核*, = nucleus paranigralis [L/TA].

par·a·noia [pæ̀rənɔ́iə] 偏執症〔医学〕, 妄想症〔医学〕, パラノイア(病的性格の発展あるいは体験反応によって妄想形成に至る反応), = paranea. 形 paranoic.

p. originaria 小児におけるパラノイア.

par·a·noi·ac [pæ̀rənɔ́iæk] パラノイア患者.

paranoic aphonia 強情性失声〔症〕〔医学〕.

paranoic delusion パラノイア(妄想症)の妄想(妄想が特に強く出る中年の妄想性精神病にみる妄想).

paranoic psychosis パラノイア性精神病〔医学〕, 偏執〔病〕性精神病〔医学〕, 妄想性精神病, = paranoid psychosis.

par·a·noid [pǽrənɔid] ① 偏執的な, パラノイア様の, 妄想(偏執)性の. ② 妄想〔医学〕.

p. amentia 軽症性アメンチア〔医学〕.

p. condition = paranoid process, paraphrenia.

p. disorder 妄想〔性〕障害.

p. melancholia 偏執性うつ病(躁うつ病の一相), = melancholic insanity.

p. personality 偏執性人格〔医学〕.

p. personality disorder 猜疑性パーソナリティ障害, 妄想性人格障害〔医学〕.

p. psychosis 偏執(妄想)性精神病〔医学〕, パラノイア性精神病〔医学〕.

p. reaction 妄想反応.

p. schizophrenia 偏執型統合失調症, 妄想型統合失調症.

p. syndrome 偏執(妄想)〔型〕症候群〔医学〕.

p. tendency 偏執傾向〔医学〕.

p. type 偏執(妄想)型〔医学〕.

par·a·noid·ism [pæ̀rənɔ́idizəm] パラノイディズム, 偏執症.

par·a·no·mia [pæ̀rənóumiə] 錯名症, 失名症(事物の名称を誤って用いる錯語症の一種).

par·a·nor·mal [pæ̀rənɔ́:məl] やや異常, 正常に近い.

par·a·no·sis [pæ̀rənóusis] パラノーシス(疾病により得られる1次性の利益). 形 paranosic.

par·an·thra·cene [pərǽnθrəsi:n] = dianthracene.

paranuclear body 副核体, = attraction sphere.

paranuclear spherule (原胚子形質, 原細胞質), = archiplasm.

par·a·nu·cle·ic ac·id [pæ̀rənju:klí:ik ǽsid] パラ核酸(ヌクレイン塩基を放出しない核酸).

par·a·nu·cle·in [pæ̀rənjú:kli:n] パラヌクレイン(タンパク質と核酸との化合物で核タンパク質の分解または直接の結合により生ずる), = nucleo-albumin, paranucleoprotein, pseudonuclein, prochromatin, pyrenin.

par·a·nu·cle·o–al·bu·min [pæ̀rənjú:kliou ælbjú:min] パラヌクレオアルブミン, = paranuclein.

par·a·nu·cle·o·lus [pæ̀rənju:klí:ələs] 副小核. 形 paranucleolar.

par·a·nu·cle·o·pro·tein [pæ̀rənjù:kliouprouti:n] パラヌクレオプロテイン, = paranuclein.

par·a·nu·cle·us [pæ̀rənjú:kliəs] 副核, = nebenkern. 形 paranuclear, paranucleate.

paraolfactory area [TA] 嗅旁野*, = area paraolfactoria [L/TA].

paraolfactory gyri [TA] 嗅旁回*, = gyri paraolfactorii [L/TA].

paraolfactory sulci [TA] 嗅旁溝*, = sulci paraolfactorii [L/TA].

par·a·om·phal·ic [pæ̀rəamfǽlik] 副臍の.
par·a·op·er·a·tive [pæ̀rəáp∂rətiv] 手術付随物の.
par·a·o·ral [pæ̀rəɔ́:rəl] 副口腔の.
par·a·os·mia [pæ̀rəásmiə] 嗅覚異常, = parosmia.
par·a·os·te·o·ar·throp·a·thy [pæ̀rəàstiouɑ:θrápəθi] 対麻痺性骨関節病.
paraovarian cyst 副卵巣嚢胞〔医学〕.
par·a·pan·cre·at·ic [pæ̀rəpæ̀ŋkriǽtik] 膵傍の.
par·a·pa·re·sis [pæ̀rəpərí:sis] 対不全麻痺（特に下肢の），不全対麻痺〔医学〕.
paraparetic gait 不全対麻痺性歩行〔医学〕（やじろべえ歩行. 痙直性対麻痺歩行では歩行時に上体が左右に揺れる）.
par·a·path·ia [pæ̀rəpǽθiə] 感情性精神神経症.
par·a·pe·de·sis [pæ̀rəpidí:sis] 胆汁の血管内移行.
parapeduncular nucleus [TA] 大脳脚傍核*, = nucleus parapeduncularis [L/TA].
par·a·per·i·to·ne·al [pæ̀rəpèritóuniəl] 腹膜傍の.
p. hernia 傍腹膜性膀胱ヘルニア（脱出した膀胱の一部が腹膜により覆われているもの）.
p. nephrectomy 側腹式腎摘出〔術〕〔医学〕, 側腹式腎切除術.
par·a·per·tus·sis [pæ̀rəpə:tʌ́sis] パラ百日ぜき〔医学〕（パラ百日ぜき菌 *Bordetella parapertussis* の感染症で，百日ぜきとは臨床上ほぼ同一であるが，病原菌の性状が異なっている）.
par·a·pes·tis [pæ̀rəpéstis] パラペスト（小ペスト）, = pestis minor.
parapharyngeal space [TA] 咽頭側隙*, = spatium lateropharyngeum [L/TA].
par·a·pha·sia [pæ̀rəféiziə] 錯語〔症〕〔医学〕（中枢性の障害により自発的発語に誤りの多いこと）, = paraphasis, paraphrasia. 形 paraphasic.
par·a·phe·mia [pæ̀rəfí:miə] 誤字錯語症（誤字を用いる錯語症）.
par·a·phen·e·tol car·ba·mide [pæ̀rəfénitoul ká:bəmaid]（ズルチン）, = dulcin.
par·a·phe·ny·lene·di·a·mine [pæ̀rəfènili:ndáiəmi:n] パラフェニレンジアミン $C_6H_4(NH_2)_2$（毛髪を染める色素の原料）.
para-phen·yl·phe·nol [pǽrə fènilfí:nɔ:l] パラフェニルフェノール ㊌ 4-hydroxydiphenyl（オルトフェニルフェノールの異性体で，樹脂製造に利用される）, = paraxenol.
pa·ra·phia [pəréifiə] 触覚障害.
par·a·phil·ia [pæ̀rəfíliə] 性〔欲〕倒錯〔症〕〔医学〕. 形 paraphilic. 名 paraphiliac.
par·a·phi·mo·sis [pæ̀rəfaimóusis] 嵌頓包茎〔医学〕.
par·a·pho·bia [pæ̀rəfóubiə] 軽症恐怖症.
par·a·pho·nia [pæ̀rəfóuniə] ①異声症，声音障害〔医学〕. ②不全唖.
p. puberum 青春期声変わり.
pa·raph·o·ra [pərǽfərə] 軽症精神病，中毒性精神病.
par·a·phra·sia [pæ̀rəfréiziə] 錯話, = partial aphrasia.
p. praecox 早口，連話症，囃語症, = sputtering.
p. vesana 狂的錯語症.
par·a·phre·nia [pæ̀rəfrí:niə] 偏執性痴呆〔医学〕, パラフレニー（統合失調性の妄想の形成が前景にありながら，人格障害がきわめて軽く，最後までその崩れが目立たない，妄想型の軽症型）. 形 paraphrenic.
p. confabulans 作話性パラフレニー.
p. expansiva 誇大性パラフレニー.
p. hebetica 破瓜期パラフレニー.
p. phantasitica 空想性パラフレニー.
p. systematica 系統的パラフレニー.
par·a·phre·ni·tis [pæ̀rəfrináitis] 横隔膜傍炎.
par·a·phro·nia [pæ̀rəfróuniə] パラフロニア（性格と態度とに著明な変化を呈する精神病）.
par·a·phyp·no·sis [pæ̀rəfipnóusis] 異常睡眠（催眠や睡眠時随伴症にみられる）.
paraphyseal arch 線状体弓（終脳蓋板から生ずる嚢状小体）.
paraphysial body 側糸〔体〕.
paraphysial cyst 第三脳室内嚢胞（原因不明）.
pa·raph·y·sis [pərǽfisis] 側糸，副糸，綿状体（地衣の）. 複 paraphyses. 形 paraphyseal, paraphysial.
par·a·phyte [pǽrəfait] 増殖過剰.
par·a·phy·ton [pæ̀rəfáitən] 植物性寄生物.
par·a·pin·e·al [pæ̀rəpíniəl] 副松果体の.
par·a·plasm [pǽrəplæzəm] 副形質〔医学〕（細胞原形質内に封入された物質または微粒を含有する細胞透明体）, = deutoplasm. 形 paraplasmic.
par·a·plas·ma fla·vig·e·num [pæ̀rəplǽzmə fləvídʒinəm]（黄熱患者の赤血球内に発見される小体でその疾病の病原体と考えられた）, = Seidelin bodies.
par·a·plast [pǽrəplæst] 硬膏賦形薬.
par·a·plas·tic [pæ̀rəplǽstik] 副形質の，奇形の.
par·a·plas·tin [pæ̀rəplǽstin] パラプラスチン（細胞の糸状体）.
par·a·ple·gia [pæ̀rəplí:dʒiə] 対麻痺（下肢の両側麻痺）. 形 paraplectic, paraplegic, paraplegiform.
p. dolorosa 疼痛性対麻痺.
p. in extension 伸張対麻痺.
p. in flexion 屈曲対麻痺.
paraplegic stadium 対麻痺期（脊髄癆の一期）.
par·a·pleg·i·form [pæ̀rəplédʒifɔ:m] 対麻痺状の.
par·a·pleu·ri·tis [pæ̀rəpl(j)u:ráitis] 胸壁胸膜炎.
par·a·pleu·ro·loph·o·cer·car·ia [pæ̀rəpl(j)ù:rolàfousə:kéəriə] 類有膜セルカリア.
par·a·pneu·mo·nia [pæ̀rənjumóuniə] 副肺炎（肺炎菌以外の感染によるもの）.
parapneumonic effusion 肺炎随伴性胸水.
par·a·po·di·um [pæ̀rəpóudiəm] 側足，疣脚，亜脚（昆虫の）(いぼあし. 腹側匍匐蹠の外縁の弁状の広がった部分).
par·a·po·li·o·my·e·li·tis [pæ̀rəpòulioumàiəláitis] 傍灰白髄炎〔医学〕.
par·a·poph·y·sis [pæ̀rəpáfisis] 側突起（比較解剖学で椎骨の下横突起）.
par·a·po·plexy [pǽrəpəpleksi] 偽性卒中，異型卒中.
Par·a·pox·vi·rus [pæ̀rəpáksvaiərəs] パラポックスウイルス属（ポックスウイルス科の一属で，オルフウイルスなどが含まれる）.
par·a·prax·ia [pæ̀rəprǽksiə] 錯行症〔医学〕, 動作錯誤, = parapraxis.
par·a·proc·tia [pæ̀rəprákʃiə] 直腸傍組織（paraproctium の複数）.
par·a·proc·ti·tis [pæ̀rəprɑktáitis] 直腸傍結合〔組〕織炎〔医学〕.
par·a·proc·ti·um [pæ̀rəprákʃiəm] 直腸傍結合組織〔医学〕. 複 paraproctia.
par·a·pros·tate [pæ̀rəprásteit] 副前立腺〔医学〕（膀胱三角から尿道の屋根にかけ，括約筋のある部分に大小不同をなして粘膜下にあるもので，老人性萎縮の際代償的に肥大することがある）.
p. gland 副前立腺，傍前立腺.
par·a·pros·ta·ti·tis [pæ̀rəpràstətáitis] 副前立腺炎.
par·a·pro·tein [pæ̀rəpróuti:n] パラプロテイン〔医学〕, 異常タンパク質（カゼインをレンニンおよびペプシンで処置して得られる変性タンパク質で，α および α_2 の2型に区別される）.

P

par·a·pro·tein·e·mia [pæ̀rəprouti:ní:miə] パラプロテイン血症〔医学〕, 異常タンパク質血症（寒冷グロブリンや高分子グロブリンのようなパラプロテインが多量に血中に存在すること）.

paraproteinemic coma 異常タンパク〔性〕昏睡〔医学〕.

par·a·pro·tein·o·sis [pæ̀rəpròuti:nóusis] パラプロテイン増加症.

pa·rap·sia [pərǽpsiə] 触覚異常, = parapsis, paraphia.

par·a·pso·ri·a·sis [pæ̀rə(p)souráiəsis] 類乾癬〔医学〕（乾癬に類似の皮膚疾患で, Brocq は滴状 p. guttata, 斑紋状 p. maculata en plaques, および苔癬状 p. lichenoides papulata の3型を記載している）.

p. atrophicans 萎縮性類乾癬, = parapsoriasis varioliformis.

p. en plaque 斑状（局面状）類乾癬.

p. guttata 滴状類乾癬.

p. lichenoides et guttata 苔癬状滴状類乾癬, = pityriasis lichenoides chronica.

p. maculosa 斑状類乾癬, = erythrodermie pityriasique en plaques disseminees, pityriasis maculosa chronica, xanthoerythrodermia perstans.

p. varioliformis 痘瘡状類乾癬, = parapsoriasis atrophicans, pityriasis lichenoides et varioliformis acuta.

par·a·psy·chol·o·gy [pæ̀rəsaikálədʒi] 超心理学〔医学〕（伝心術, 千里眼など純正心理学以外の心霊現象を扱う）, = cryptopsychism.

par·a·psy·cho·sis [pæ̀rəsaikóusis] 常識外れ（必ずしも病的ではない）.

par·a·pyk·no·mor·phous [pæ̀rəpìknoumɔ́:fəs] 染色性中等度の（神経細胞についていう）.

par·a·py·ram·i·dal [pæ̀rəpirǽmidəl] 副錐体の.

par·a·quat [pǽrəkwɑt] パラコート ㊥ 1,1′-dimethyl-4,4′-dipyridylium dichloride（除草剤）.

p. intoxication パラコート中毒〔医学〕.

p. nephropathy パラコート腎症〔医学〕.

par·a·ra·bin [pæ̀rəréibin] パララービン $(C_6H_{10}O_5)_x$（寒天から窒素を除去して得られる炭水化物残渣）.

par·a·re·ac·tion [pæ̀rəriǽkʃən] パラ反応（偏執症または統合失調症のこと）.

par·a·rec·tal [pæ̀rəréktəl] 傍直腸の.

p. fossa [TA] 直腸旁陥凹, = fossa pararectalis [L/TA].

p. incision 傍腹直筋切開〔医学〕.

p. lymph nodes 直腸傍リンパ節, = lymphonodi pararectales.

p. nodes [TA] 直腸旁リンパ節, = nodi anorectales, nodi pararectales [L/TA].

p. pouch 側直腸嚢（ダグラス窩の外側部）.

p. space 傍直腸隙〔医学〕.

par·a·red [pǽrəred] = *p*-nitraniline red.

par·a·re·du·cine [pæ̀rərid(j)ú:sin] パラリジュシン（尿中にあるロイコマイン）.

par·a·re·flex·ia [pæ̀rərifléksiə] 異常反射.

par·a·re·nal [pæ̀rərí:nəl] 傍腎の, 腎傍の.

p. fat body [TA] 腎旁脂肪体*, = corpus adiposum pararenale [L/TA].

p. space 腎傍腔〔医学〕.

par·a·res·o·nance [pæ̀rərézənəns] 準共鳴〔医学〕.

par·a·rhi·zo·cla·sia [pæ̀rəràizoukléiziə] 歯根骨周囲破裂（炎症性）.

par·a·rho·ta·cism [pæ̀rəróutəsizəm] パラロタシズム（ラ行の発音をほかの音, 例えばダ行で発音すること）, = pararotacism.

par·a·ro·sol·ic ac·id [pæ̀rərouzálik ǽsid] パラロゾール酸 $O{=}C_6H_4C(C_6H_4OH)_2$ (trihydroxyphenylmethane 系の染料で, 指示薬).

par·ar·rhyth·mia [pæ̀rəríðmiə] パラリズム〔医学〕, 副調律（2つのペースメーカが共存する不整脈）.

par·ar·thria [pərá:θriə] 構音不能〔症〕.

p. literalis 文字的構音不能症.

p. syllabaris 綴字的構音不能症（どもり）.

para-sac·cha·ric ac·id [pǽrə səkǽrik ǽsid] $COOH(CHOH)_4COOH$（サッカリン酸の異性体）.

parasaccular hernia 滑出ヘルニア, = sliding hernia.

par·a·sa·cral [pæ̀rəséikrəl] 仙椎傍の, 仙骨周囲の.

p. anesthesia 仙椎傍麻酔〔医学〕, 仙骨神経周囲麻酔.

par·a·sag·it·tal [pæ̀rəsǽdʒitəl] 矢状面に平行の, 傍矢状の〔医学〕, 側副平面の.

p. meningioma 傍矢状〔洞〕髄膜腫.

p. plane 側矢状平面（正中平面と平行する垂直面）.

par·a·sal·pin·ge·al [pæ̀rəsælpíndʒi:l, -pindʒí:əl] 卵管傍〔結合〕組織の.

par·a·sal·pin·gi·tis [pæ̀rəsælpindʒáitis] 卵管傍〔結合〕組織炎〔医学〕.

par·a·scar·la·tina [pæ̀rəskɑ̀:lətáinə] パラ猩紅熱, = parascarlet.

par·a·scar·let [pæ̀rəská:lit] パラ猩紅熱, = exanthema subitum.

par·a·scor·bic ac·id [pæ̀rəskɔ́:bik ǽsid] パラスコルビン酸.

par·a·se·cre·tion [pæ̀rəsikrí:ʃən] 分泌障害, 分泌過剰, = paracrisis, pareccrisis.

par·a·se·le·nae [pæ̀rəsəlí:ni:] 幻月.

par·a·sel·lar [pæ̀rəsélɑ:r] 傍トルコ鞍の.

p. region 傍トルコ鞍領域〔医学〕.

p. tumor 傍トルコ鞍腫瘍〔医学〕.

paraseptal cartilage 副鼻中隔軟骨（胎児の鼻中隔前部から発生する軟骨板で, ヤコブソン鋤鼻器官の下にある. 生後は消失する）.

paraseptal emphysema 傍隔壁型肺気腫, 傍中隔型肺気腫, 中隔周囲気腫.

paraserum reaction 側血清反応（チフス菌および赤痢菌が, パラチフス, 大腸菌その他の感染症で凝集すること）, = paragglutination.

par·a·se·rum re·flex [pæ̀rəsí:rəm rí:fleks] = group agglutination.

parasexual cycle 〔性〕倒錯的生活環〔医学〕.

par·a·sex·u·al·i·ty [pæ̀rəsèkʃuǽliti] 性倒錯, 性的倒錯症〔医学〕.

par·a·sig·ma·tism [pæ̀rəsígmətizəm] 代償性サ行構音障害, 不全シグマチスムス（s および z 音を他音 f, ph, t, d などで発音すること）.

par·a·si·noi·dal [pæ̀rəsainɔ́idəl] 静脈洞傍の.

par·a·si·no·me·nine [pæ̀rəsainóumənin]（ジベルシン）, = diversine.

par·a·si·nu·soi·dal [pæ̀rəsainjusɔ́idəl] 傍洞様の.

p. lacuna 静脈外側小窩.

p. sinus 傍洞様洞（上矢状洞の両側にある硬膜静脈洞で, 矢状洞と交連しクモ膜粒が内腔に突出する）, = lateral lacuna.

p. space 静脈洞傍隙.

Par·a·si·ta·ce·ae [pæ̀rəsaitéisii:]（旧称）, = *Mycoplasmataceae*.

par·a·site [pǽrəsait] ① 寄生虫〔医学〕, 寄生生物〔医学〕（宿主 host と呼ばれるほかの生物の体内または体表に生活し宿主より食物などの利益を受け, 宿主には害を与える生物）. ② 寄生体（奇形学において自生体 autosite に寄生する胎児）. 形 parasitic.

p. control 寄生虫防除.

p. egg count 寄生虫卵数の算定〔医学〕.
p. fauna 寄生虫相.
p. index 原虫指数（血液塗抹標本中に，マラリア原虫が証明される人間の数を，その地方の人口に対する百分率で表したもので，地方病的流行指数の一種），寄生虫指数.
p. rate 原虫率（特定年齢または地方における，マラリア原虫保持者数とその該当人口との比）.
par·a·si·te·mia ［pærəsaití:miə］ 寄生虫血症〔医学〕，虫血症.
par·a·sit·ic ［pæ̀rəsítik］ 寄生虫〔性〕の，寄生虫〔性〕〔医学〕.
p. achromia 寄生虫皮膚色素欠乏〔症〕〔医学〕.
p. adaptation 寄生的適応.
p. allergy 寄生虫アレルギー.
p. arterial supply 寄生動脈栄養〔医学〕.
p. bacteria 寄生虫細菌〔医学〕.
p. blepharitis 寄生虫眼瞼炎〔医学〕.
p. castration 寄生虫去勢〔医学〕，寄生去勢（幼時寄生虫病による性器発育異常）.
p. chylocele 寄生虫性乳び（糜）陰嚢水腫〔医学〕（フィラリア症におけるリンパ性陰嚢水腫）.
p. count 寄生虫数（血中マラリア原虫の）.
p. crasis 寄生虫性素質（寄生虫により体質が衰弱すること）.
p. cyst 幼虫嚢胞（寄生虫により形成される嚢胞），寄生虫性嚢胞〔医学〕.
p. density (PD) 寄生虫密度（1単位中の寄生虫数），マラリア原虫密度.
p. dermatosis 寄生虫皮膚症〔医学〕.
p. disease 寄生虫〔感染〕症〔医学〕，寄生虫病.
p. diseases in brain 脳寄生虫症（寄生虫が脳に寄生し，てんかん，視力障害など重篤な病害を与えるものが少なくない）.
p. diseases in lung 肺寄生虫症（寄生虫が肺に病害を与えるもの）.
p. embolism 寄生虫塞栓症〔医学〕.
p. generation 寄生世代（生物の体内や体表で生活しているのを寄生といい，生活史において自由生活と寄生を交互に営むものがあり，寄生している時期をいう．とくに糞線虫はよい例である）.
p. glossitis 寄生〔性〕舌炎〔医学〕（黒舌症），= glossophytia.
p. granuloma 寄生虫肉芽腫.
p. hemoptysis 寄生虫〔性〕喀血〔医学〕，= pulmonary distomatosis.
p. infection 寄生虫感染.
p. inflammation 寄生虫性炎症反応.
p. intestinal disease 寄生虫性腸疾患〔医学〕.
p. laryngo-pharyngitis 寄生虫咽喉頭炎.
p. liver disease 寄生虫性肝疾患〔医学〕.
p. lung disease 寄生虫性肺疾患〔医学〕.
p. melanoderma 寄生虫性黒皮症〔医学〕.
p. monster 寄生奇形〔医学〕.
p. oscillation 寄生振動（発振器や増幅器がその予定周波数以外の周波数で発振すること）.
p. root 寄生根.
p. skin disease 寄生虫性皮膚疾患〔医学〕.
p. stomatitis 寄生〔性〕口内炎〔医学〕，= thrush.
p. thrombus 寄生虫性血栓（マラリア原虫からなるもの）.
p. thyroiditis 寄生虫性甲状腺炎，= Chagas disease.
p. zoonosis 人獣共通寄生虫症.
par·a·sit·i·cide ［pæ̀rəsítisaid］ 寄生虫駆除薬．形 parasiticidal.
par·a·sit·i·fer ［pæ̀rəsítifər］ 宿主，自生体.
par·a·sit·i·fer·ism ［pæ̀rəsítifərizəm］ 寄生虫感染恐怖症.
parasitiferous schistocyte 寄生虫在住分裂赤血球.
par·a·sit·i·ne·mia ［pæ̀rəsìtiní:miə］ 寄生虫性貧血.
par·a·sit·ism ［pǽrəsitizəm］ 寄生〔医学〕，寄生虫感染症〔医学〕.
p. generation 寄生世代.
par·a·sit·i·za·tion ［pæ̀rəsìtizéiʃən］ 寄生虫感染．動 parasitize.
par·a·si·to·gen·ic ［pæ̀rəsàitəʤénik］ 寄生虫により発生する.
par·a·si·toid ［pǽrəsitɔid, pærəsái-］ ① 寄生ダニ類［中気門類］，= Parasitoidea. ② 擬寄生虫〔医学〕，寄生虫様の.
par·a·si·tol·o·gist ［pæ̀rəsaitáləʤist］ 寄生虫学者.
par·a·si·tol·o·gy ［pæ̀rəsitáləʤi］ 寄生虫学〔医学〕.
par·a·si·to·ma ［pæ̀rəsaitóumə］ 寄生虫腫〔医学〕.
par·a·si·to·pho·bia ［pæ̀rəsàitoufóubiə］ 寄生虫恐怖症〔医学〕.
parasitophorous vacuole 寄生体胞.
par·a·si·to·sis ［pæ̀rəsaitóusis］ 寄生虫症，寄生虫疾患〔医学〕.
par·a·si·to·trope ［pæ̀rəsáitətroup］ 寄生虫親性の，= parasitotropic.
par·a·si·to·trop·ic ［pæ̀rəsàitətrápik］ ① 寄生虫親性の．② 寄生虫親和剤.
par·a·si·tot·ro·pism ［pæ̀rəsaitátrəpizəm］ 向寄生虫性.
par·a·si·tot·ro·py ［pæ̀rəsaitátrəpi］ 寄生生物向性，寄生生物親和性，寄生虫に対する薬剤感受性，= parasitotropism.
par·a·sleep ［pǽrəsli:p］ パラ睡眠〔医学〕，逆説睡眠〔医学〕，= REM sleep.
para-small·pox ［pǽrə smɔ́:lpɑks］ 軽症性痘瘡，= alastrim.
parasol insertion 分岐付着，= insertio furcata.
parasolitary nucleus [TA] 孤束旁核，= nucleus parasolitarius [L/TA].
par·a·some ［pǽrəsoum］ 副核，= parasoma.
par·a·som·nia ［pæ̀rəsámniə］ ① 睡眠時随伴症，錯睡眠〔医学〕．② 刺激に対する反応消失.
par·a·spa·di·as ［pæ̀rəspéidiəs］ 尿道側裂.
par·a·spasm ［pǽrəspæzəm］ 対称性痙攣（特に両側下肢の）.
par·a·spe·cif·ic ［pæ̀rəspesífik］ 副特異性の（特異的効果のほかに有効性のある）.
p. therapy 非特異療法，= nonspecific therapy.
paraspinal line 傍脊椎線〔医学〕.
par·a·splen·ic ［pæ̀rəsplénik］ 脾傍組織の.
parasporal body 副芽胞小体〔医学〕，副胞子小体〔医学〕.
parasporal inclusion 副芽胞封入体〔医学〕.
par·a·sprue ［pæ̀rəsprú:］ 軽症脂肪便症.
par·a·ste·a·to·sis ［pæ̀rəstìətóusis］ 皮脂分泌障害.
par·a·ster·nal ［pæ̀rəstə́:nəl］ 胸骨傍の.
p. heaves 傍胸骨台起性拍動.
p. hernia 胸骨傍ヘルニア〔医学〕，傍胸骨ヘルニア，傍胸骨裂孔ヘルニア.
p. line [TA] 胸骨旁線（胸骨縁と乳房との中央を通る想像線），= linea parasternalis [L/TA].
p. lymph nodes 胸骨傍リンパ節，= lymphonodi parasternales.
p. nodes [TA] 胸骨旁リンパ節，= nodi parasternales [L/TA].
p. region 胸骨傍部（胸骨縁と胸骨傍線との間にある部位）.
par·as·the·nia ［pæ̀rəsθí:niə］ 不規則性機能亢進.
pa·ras·ti·chy ［pərǽstiki］ 斜列.

P

parastomal hernia 傍ストーマヘルニア〔医学〕.
parastriated area 側線状野, = Brodmann area 18.
par·a·stru·ma [pærəstrú:mə] 上皮小体腫(上皮小体の腫瘤で，血中カルシウム量の増加とリン量の低下を起こす), = parathyroid tumor.
p. maligna 悪性上皮小体腫(甲状腺腫の中で，上皮小体に類似する細胞の浸潤性増殖および転移を起こすもの).
par·a·su·bic·u·lum [pærəs(j)u:bíkjuləm] [L/TA] 鉤状旁回*, = parasubiculum [TA].
par·a·su·i·cide [pærəsú:əsaid] 自殺類似行為，パラスアサイド(自殺に類似した行為と解され自殺未遂とは区別される概念，Kreitman の提唱).
par·a·sym·pa·thet·ic [pærəsìmpəθétik] 副交感神経の〔医学〕.
p. blocking agent 副交感神経遮断薬〔医学〕.
p. drug 副交感神経薬〔医学〕, 副交感神経刺激薬.
p. ganglia 副交感神経節.
p. ganglion [TA] 副交感神経節, = ganglion parasympathicum [L/TA].
p. nerve 副交感神経〔医学〕(脳神経の一部に含まれて脳を出て，末梢の諸器官に達するが，脊髄下部の仙髄からも出る脊髄副交感神経 spinal parasympathetic n. もある．機能は交感神経に拮抗する).
p. nerve cell 副交感神経細胞〔医学〕.
p. nervous system (**PNS**) 副交感神経系〔医学〕(自律神経の一部で，その節前線維は第3脳神経とともに中脳から，また顔面神経，舌咽神経および迷走神経とともに延髄から，また脊髄の仙髄部から発する).
p. part [TA] 副交感神経*, = pars parasympathica [L/TA].
p. root [TA] 副交感神経根*, = radix parasympathica [L/TA].
p. root of ciliary ganglion [TA]〔副交感性〕動眼神経根, = radix parasympathica ganglii ciliaris [L/TA].
p. root of otic ganglion [TA] 耳神経節の副交感神経枝*, = radix parasympathica ganglii otici [L/TA].
p. root of pterygopalatine ganglion [TA] 翼口蓋神経節の副交感神経根*, = radix intermedia ganglii pterygopalatini [L/TA], radix parasympathica ganglii pterygopalatini [L/TA].
p. root of submandibular ganglion [TA]〔顎下神経節への〕交感神経枝, = radix parasympathica ganglii submandibularis [L/TA].
p. system 副交感神経系.
par·a·sym·path·i·co·lyt·ic [pærəsimpæθikəlítik] 副交感神経遮断作用〔薬〕, = parasympatholytic.
par·a·sym·path·i·co·mi·met·ic [pærəsimpæθikoumaimétik] 副交感神経類似作用の, 副交感神経刺激薬, = parasympathomimetic.
par·a·sym·path·i·co·to·nia [pærəsimpæθikoutóuniə] 副交感神経緊張〔症〕〔医学〕, = vagotonia.
parasympathicotonic drug 副交感神経性(様)作動薬〔医学〕(副交感神経系の興奮を惹起させる薬物でカルバコールとピロカルピンがある).
par·a·sym·pa·thin [pærəsímpəθin] パラシンパチン(副交感神経の刺激により発生されるとされた仮定物質).
par·a·sym·pa·tho·lyt·ic(s) [pærəsìmpəθəlítik(s)] 副交感神経遮断作用のある〔薬〕(副交感神経作用を遮断することまたはその薬物を意味するが通常はアセチルコリンのムスカリン作用に拮抗することまたは薬物をさす), = antiparasympathomimetic, parasympathetic blocking agent.
p. agents 副交感神経遮断薬.
par·a·sym·pa·tho·mi·met·ic [pærəsìmpəθoumaimétik] 副交感神経興奮作用のある〔薬〕(通常はアセチルコリンのムスカリン受容体刺激作用を示す薬物), = cholinergic.
p. agents 副交感神経作用(動)薬.
p. drug 副交感神経性(様)作動薬〔医学〕.
p. substance 副交感神経性(様)作動物質〔医学〕.
par·a·sy·nan·che [pærəsinǽŋki] 耳下腺炎，咽喉筋炎.
par·a·syn·ap·sis [pærəsinǽpsis] 平行接合.
par·a·syn·de·sis [pærəsindí:sis] 側面接着(減数分裂における染色体の), 平行対合〔医学〕.
par·a·sy·no·vi·tis [pærəsàinəváitis] 滑液包傍炎.
par·a·syph·i·lis [pærəsífilis] 変性梅毒(第4期梅毒), = parasyphilosis, metasyphilis.
par·a·syph·i·lit·ic [pærəsifílik] 副梅毒の(梅毒が間接的な原因と考えられる一定の疾患についていう).
par·a·syph·i·lo·sis [pærəsìfilóusis] 変性梅毒, = parasyphilis.
par·a·sys·to·le [pærəsístəli:] 副収縮〔医学〕(2つのペースメーカが共存する不整脈のこと), = parasystolic rhythm, pararrhythmia.
parasystolic rhythm 副収縮性リズム(調律)〔医学〕, = parasystole.
parataenial nucleus [TA] 視床ヒモ旁核*, = nucleus parataenialis [L/TA].
paratal suture 口蓋縫合.
par·a·tar·si·um [pærətá:siəm] 足根傍の.
paratemporal gyrus 側頭回, = subcallosal convolution.
paratenic host 運搬宿主〔医学〕, 待機宿主，二次宿主(延長中間宿主ともいう).
par·a·ten·on [pærəténən] 腱傍の.
p. (tissue) 腱傍〔結合〕組織〔医学〕.
par·a·ter·e·se·o·ma·nia [pærətèri:siouméiniə] 隙見狂(のぞき孔から内部を見る癖).
par·a·ter·mi·nal [pærətá:minəl] 終点付近の.
p. gyrus [TA] 終板旁回, = gyrus paraterminalis [L/TA].
par·a·tes·tic·u·lar [pærətestíkjulər] 精巣傍組織の.
p. mesothelioma 傍精巣(睾丸)中皮腫〔医学〕.
par·a·ther·a·peu·tic [pærəθèrəpjú:tik] ① 副治療的な(ほかの疾病を治療するとき副産物として出現することについていう). ② 医原性の.
par·a·ther·mo·es·the·sia [pærəθə:mouisθí:ziə] 錯温度覚〔症〕, 温度錯覚〔症〕〔医学〕.
par·a·thi·on [pærəθáiən] パラチオン ㊗ diethyl *p*-nitrophenylmonothiophosphate $C_{10}H_{14}NO_5PS$ (有機リン化合物で，コリンエステラーゼの作用を阻害して中毒症状を起こす強力な殺虫薬), = E-605, thiophos, PAC, follidol.
par·a·thor·mone [pærəθɔ́:moun] 上皮小体ホルモン〔医学〕(上皮小体から分泌されるホルモンの有効成分で，J. B. Collip により1925年に抽出された，NH_2 または NH を含有するインスリン類似物質．動物に注射すると上皮小体腫 parastruma にみられる症状を起こす．副甲状腺ホルモンともいう), = Collip hormone, parathyrin, parathyroid hormone.
par·a·thy·mia [pærəθáimiə] 感情倒錯，パラチミー(ある事態または事件から当然期待される気分とはまったく反対の反応を起こす状態で，主として統合失調症にみられる), = impulsive insanity.
par·a·thy·rin [pærəθáirin] 上皮小体ホルモン(副甲状腺ホルモン．カルシウムおよびリンの代謝を調節するホルモンで，Collip が1924年にウシ，ウマの上皮小体から得たもの), = parathormone, parathyroid hormone.
par·a·thy·roid [pærəθáirɔid] 上皮小体(傍(副)甲状腺とも呼ばれるが accessory thyroid (これも副甲状

P

腺と呼ばれる）とは区別する）．形 parathyroidal.
p. adenoma 上皮小体腺腫〔医学〕．
p. autoimplantation 上皮小体自己移植〔医学〕．
p. cell 上皮小体細胞〔医学〕．
p. crisis 上皮小体発症〔医学〕．
p. disease 上皮小体疾患〔医学〕．
p. extract 上皮小体エキス〔医学〕．
p. gland [TA] 上皮小体，＝glandula parathyroidea [L/TA].
p. hormone 上皮小体ホルモン〔医学〕，＝parathyrin.
p. hormone-related peptide 副甲状腺ホルモン関連ペプチド．
p. hormone-related protein 副甲状腺ホルモン関連タンパク，＝parathyroid hormonelike protein.
p. hormonelike protein (PLP) 副甲状腺ホルモン様タンパク．
p. injection 上皮小体注射液（副甲状腺注射液．食用に供する家畜の上皮小体からつくった滅菌注射薬で，上皮小体性テタニーにおける低カルシウム血症の治療に用いる），＝parathyroid extract, solution of parathyroid.
p. insufficiency 上皮小体不全〔症〕．
p. neoplasm 上皮小体新生物（腫瘍）〔医学〕．
p. osteitis 上皮小体性骨炎，＝osteitis fibrosa cystica generalisata.
p. osteodystrophy 上皮小体性骨ジストロフィ〔ー〕〔医学〕．
p. osteosis → osteitis fibrosa cystica.
p. scintigraphy 副甲状腺シンチグラフィ．
p. tetany 上皮小体ホルモン欠乏性テタニー〔医学〕，副甲状腺機能低下テタニー（上皮小体切除によりカルシウム減少が起こることによる），＝parathyroprival tetany.
p. tumor 上皮小体腫瘍〔医学〕．
par·a·thy·roid·ec·to·my [pæ̀rəθàirɔidéktəmi] 上皮小体切除〔術〕．動 parathyroidectomize.
par·a·thy·roid·i·tis [pæ̀rəθàirɔidáitis] 上皮小体炎〔医学〕．
par·a·thy·roid·o·ma [pæ̀rəθàirɔidóumə] 上皮小体腫．
par·a·thy·rop·a·thy [pæ̀rəθairápəθi] 上皮小体疾患．
par·a·thy·ro·pri·val [pæ̀rəθàirouprάivəl] 上皮小体欠損の〔医学〕．
p. coma 上皮小体除去性昏睡〔医学〕．
p. tetany 上皮小体ホルモン欠乏性テタニー〔医学〕．
par·a·thy·ro·priv·ia [pæ̀rəθàirəprívіə] 上皮小体欠損〔症〕〔医学〕，上皮小体欠如〔症〕．形 parathyroprival, parathyroprivic, parathyroprivous.
parathyroprivic coma 上皮小体除去性昏睡〔医学〕．
par·a·thy·ro·tox·i·co·sis [pæ̀rəθàirətὰksikóusis] 上皮小体（副甲状腺）中毒症（上皮小体機能亢進症）．
par·a·thy·ro·troph·ic [pæ̀rəθàirətráfik] 向上皮小体性の，＝parathyrotropic.
p. hormone 上皮小体刺激ホルモン，向上皮小体性ホルモン（下垂体前葉のホルモンで，上皮小体機能を支配する効果を示すもの），＝parathyrotrophin.
p. principle 向上皮小体性成分（下垂体前葉の一成分で，上皮小体に対して刺激作用を呈するもの）．
par·a·thy·ro·trop·ic [pæ̀rəθàirətrápik] 上皮小体刺激〔性〕の〔医学〕，＝parathyrotrophic.
paratollicular cell 濾胞傍細胞〔医学〕．
par·a·to·nia [pæ̀rətóuniə] 伸張過度，＝hyperextension, superextension. 形 paratonic.
paratonic movement 刺激運動．
par·a·ton·sil·lar [pæ̀rətάnsilər] 扁桃傍の．
p. abscess 扁桃傍膿瘍．
par·a·tope [pǽrətoup] パラトープ（抗体のH鎖とL鎖から成る可変結合部位に存在し抗原エピトープとの特異結合に関与する）．
par·a·tra·che·al [pæ̀rətréikiəl] 気管傍の，傍気管．
p. nodes [TA] 気管旁リンパ節，＝nodi paratracheales [L/TA].
par·a·tra·cho·ma [pæ̀rətrəkóumə] パラトラコーマ（トラコーマに類似の結膜炎）．
par·a·tri·cho·sis [pæ̀rətrikóusis] 所所生毛．
paratrigeminal nucleus [TA] 三叉神経旁核*，＝nucleus paratrigeminalis [L/TA].
paratrigeminal sympathetic syndrome 副三叉神経症候群〔医学〕．
paratrigeminal syndrome 副三叉神経症候群（三叉神経麻痺に交感神経麻痺が合併した症候群）．
par·a·trip·sis [pæ̀rətrípsis] ① びらん（糜爛）．② 擦過．③ 消耗増加．
par·a·troop·er frac·ture [pæ̀rətrú:pər frǽktʃər] 落下傘士（パラシュート）骨折（脛骨踝またはその後関節縁部の骨折で，落下傘で飛び下りるときに起こる）．
par·a·troph [pǽrətrὰf] 寄生栄養体（菌株）〔医学〕．
par·a·tro·phia [pæ̀rətróufiə, -tráf-] 栄養異常〔医学〕．
paratrophic bacteria 寄生栄養菌〔医学〕．
pa·rat·ro·phy [pərǽtrəfi] ① 栄養異常〔医学〕，錯栄養，異栄養（変性とほぼ同義）．② 宿主よりの栄養，寄生栄養性〔医学〕（寄生虫または細菌についていう）．形 paratrophic.
par·a·tu·ber·cu·lin [pæ̀rətjubə́:kjulin] ＝johnin.
par·a·tu·ber·cu·lo·sis [pæ̀rətjubə̀:kjulóusis] パラ結核〔症〕〔医学〕，副結核症（ウシにみられる慢性結核性腸炎で，ヨーネ桿菌 *Mycobacterium avium* subsp. *paratuberculosis* の感染による），＝Johne disease.
par·a·tu·ber·cu·lous [pæ̀rətjubə́:kjuləs] 結核に間接関係のある，副結核症の．
p. lymphadenitis 側結核性リンパ節炎（肥大した腸間膜リンパ節には結核菌は証明されないが，ほかの器官には証明されるもの）．
par·a·tu·do [pæ̀rətjú:dou] （ブラジル産ヒユ科 *Gomphrena* 属植物の根）．
par·a·tu·mo·rous [pæ̀rətjú:mərəs] 副腫瘍の．
p. cyst 副腫瘍嚢腫（骨腫の近接部に圧迫性循環の障害により発生する変性嚢腫）．
par·a·type [pǽrətaip] ① 従基準，副基準標本（原著者が記載した生物の新標本3個以上のうち，正基準を除いた残りの標本）．② 非正型（遺伝とは無関係に，環境により発生する形質）．形 paratypic, paratypical.
p. specimen 従基準標本．
par·a·typh·li·tis [pæ̀rətifláitəs] 盲腸周囲炎〔医学〕．
par·a·ty·phoid [pæ̀rətáifɔid] パラチフス（パラチフスは腸チフスより臨床，経過いずれも軽症である．日本では1985年にパラチフスの原因菌は *Salmonella* Paratyphi A のみに限られ，その他のパラチフス菌によるものはサルモネラ症となった），＝paratyphoid fever.
p. fever パラチフス熱．
p. vaccine パラチフス・ワクチン〔医学〕．
par·a·ty·phus [pæ̀rətáifəs] パラチフス，＝paratyphoid.
par·a·typ·i·cal [pæ̀rətípikəl] 異型の．
p. ichthyosis 異型魚りんせん〔医学〕．
par·a·um·bil·i·cal [pæ̀rəʌmbílikəl] 臍傍の．
p. hernia 臍傍ヘルニア〔医学〕，傍臍ヘルニア，＝parumbilical hernia.
p. veins [TA] 臍旁静脈，＝venae paraumbilicales [L/TA].

P

para-undulant fever 類波状熱（波状熱菌以外の病因菌の感染症）.
par·a·u·re·thra [pæ̀rəjurí:θrə] 尿道側管，副尿道管.
par·a·u·re·thral [pæ̀rəjurí:θrəl] 尿道傍の.
p. ducts [TA] 尿道旁管，= ductus paraurethrales [L/TA].
p. gland 尿道傍腺（傍尿道腺），= Skene gland.
p. saccule 傍尿管小室（小嚢）.
par·a·u·re·thri·tis [pæ̀rəjù:riθráitis] 尿道側管炎，尿道傍管炎［医学］，副尿道管炎.
par·a·u·ter·ine [pæ̀rəjú:tərin] 子宮傍の.
p. lymph nodes 子宮傍リンパ節，= lymphonodi parauterini.
p. nodes (♀) [TA] 子宮旁リンパ節*，= nodi parauterini (♀) [L/TA].
par·a·vac·cin·ia [pæ̀rəvæksíniə] 偽牛痘，= pseudocowpox.
p. virus パラワクシニアウイルス（ポックスウイルス科のウイルスで，搾乳などでウシから感染し，結節をきたす），= *Pseudocowpox virus*, milker's nodule virus.
par·a·vag·i·nal [pæ̀rəvǽʤinəl] 腟傍結合織の.
p. hysterectomy 傍腟式子宮摘出〔術〕(会陰を経由する方法).
p. incision 腟傍切開〔術〕［医学］.
p. lymph nodes 腟傍リンパ節，= lymphonodi paravaginales.
p. nodes (♀) [TA] 腟旁リンパ節*，= nodi paravaginales (♀) [L/TA].
par·a·vag·i·ni·tis [pæ̀rəvæ̀ʤináitis] 腟傍結合組織炎［医学］.
par·a·va·rio·la [pæ̀rəvəríələ] 白痘，= alastrim.
par·a·ven·in [pæ̀rəvénin] （部分的不活性化されたヘビ毒）.
par·a·ve·nous [pæ̀rəví:nəs] 側静脈の.
paraventricular fibres [TA] 脳室周囲下垂体線維*，= fibrae paraventriculohypophysiales [L/TA].
paraventricular nuclei of thalamus [TA] 視床脳室旁核*，= nuclei paraventriculares thalami [L/TA].
paraventricular nucleus [TA] 脳室周囲核*（視床下部の頭部にあって，前部後部に区別される），= nucleus paraventricularis hypothalami [L/TA].
paraventriculohypophyseal tract 室傍核下垂体路.
paraventriculohypophysial tract [TA] 脳室周囲下垂体路*，= tractus paraventriculohypophysialis [L/TA].
par·a·ver·te·bral [pæ̀rəvə́:tibrəl] 脊椎傍の，傍脊椎.
p. abscess 脊椎傍膿瘍［医学］，傍脊柱膿瘍.
p. anesthesia 傍脊髄神経麻酔.
p. block 脊椎傍麻酔〔法〕［医学］，傍脊椎遮断，傍脊髄神経麻酔.
p. dullness 脊柱傍濁音［医学］.
p. ganglia 脊椎傍神経節.
p. ganglion 脊椎傍神経節［医学］.
p. injection 脊椎傍注射［医学］.
p. line [TA] 椎骨旁線，= linea paravertebralis [L/TA].
p. pneumonia 脊椎傍肺炎［医学］.
p. space 脊椎傍隙［医学］.
p. triangle 脊椎傍三角［医学］，傍脊椎三角，= Grocco sign.
par·a·ves·i·cal [pæ̀rəvésikəl] 膀胱傍の.
p. fossa [TA] 膀胱旁陥凹，= fossa paravesicalis [L/TA].
p. hernia 膀胱周囲ヘルニア.
p. nodes [TA] 膀胱旁リンパ節，= nodi paravesicales [L/TA].
p. space 膀胱側隙［医学］.
par·a·xan·thine [pæ̀rəzǽnθi:n] パラキサンチン ㊇ 1,7-dimethylxanthine $C_7H_8N_4O_2$（テオブロミンの異性体結晶物質で，正常尿中に発見される）.
par·ax·i·al [pərǽksiəl] 近軸の，沿軸の，軸傍の（身体または光線の主軸に沿う近接部分の）.
p. mesoblast 神経軸の両側にある中胚葉細胞.
p. mesoderm 沿軸（軸傍）中胚葉.
p. ray 近軸光線.
par·ax·on [pərǽksɑn] パラキソン（軸索側副）.
par·a·zone [pǽrəzoun] 白色帯（暗色帯 diazone と交番してエナメル稜にある部分で，歯の切断面に認められるもの）.
par·a·zo·on [pæ̀rəzóuən] 動物性寄生虫（寄生体）.
parch·ment [pá:ʧmənt] 羊皮紙，硫酸紙.
p. chancre 羊皮紙様下疳（初期病変）.
p. crackling 羊皮紙様頭蓋音（くる病または先天梅毒児の頭蓋骨が局所的に薄くなって，これを圧迫すると，羊皮紙を圧すような音の発すること），= parchment crepitation.
p. crepitation 羊皮紙〔様捻髪〕音［医学］，羊皮紙様頭蓋音（くる病または先天梅毒児の頭蓋骨が局所的に薄くなって，これを圧迫すると，羊皮紙を圧すような音の発すること），= parchment crackling.
p. heart 羊皮紙心.
p. induration 羊皮紙状硬化［医学］，= laminate induration.
p. paper 羊皮紙［医学］，硫酸紙（約4倍に水で希釈した硫酸に少量のグリセリンを加えた液に糊付けしない紙を浸してつくったもの）.
p. skin 羊皮紙〔様〕皮膚［医学］（色素性皮膚乾燥症，老人皮膚，または風雨に暴露された表皮にみられる萎縮），= paper-skin.
parch·ment·ing [pá:rʧməntiŋ] 革皮〔様〕化.
parchy pattern 斑模様［医学］（肝スキャン用語）.
Pardee, Harold Ensign Bennett [pá:di:] パーディ（1886生，アメリカの心臓病学者．1920年に初めて冠状動脈疾患における心電図の変化を記載した．心筋梗塞の心電図において S-T 波が上昇しているものを，パーデイ徴候，冠性 T 波をパーデイ T 波，また特にⅢ誘導の Q/R≧1/4 の深い Q 波を示す場合をパーデイの異常 Q 波と呼ぶ）.
Paré, Ambroise [paréi] パレ（1510-1590，フランスの外科医．1545年の銃創に関する単行書において，焼灼法よりはむしろ軽度な療法の適性を主張し，また Works of Ambroise Paré (1575) は当時の権威書であった）.
P. suture パレ縫合法（① 切創の両側に布片を用いて縫合する方法．② 脈管外科において焼灼法に代わる結紮法）.
Par·ech·o·virus [pærékouvàiərəs] パレコウイルス属（ピコルナウイルス科の一属）.
par·ec·ta·sis [pəréktəsis] 拡張過度，伸展過剰，= parectasia.
par·ec·tro·pia [pæ̀rektróupiə] 失行〔症〕，= apraxia.
par·e·gor·ic [pæ̀rigɔ́:rik] アヘン安息香チンキ，= camphorated opium tincture.
par·e·gor·ism [pǽrigɔ:rizəm] パレゴリ性アヘン中毒（パレゴリック（ショウノウを含むアヘンチンキ）使用によるアヘン中毒）.
pa·rei·do·lia [pæ̀reidóuliə] パレイドリア（変像）〔症〕［医学］（対象を正しく知覚していながら視像に空想的な解釈を与えること）.
pa·rei·ra [pəréərə, -rí:i-] パレイラ根（*Chondrodendron tomentosum* (*Pareira brava*) の根茎で，ベビーレンまたはペロシンと称するアルカロイド，およびク

ラーレを含有する).

pa·rei·rin [pæréərin, -ríːi] (ベロシン), = vellosine.

par·e·lec·tro·no·mic [pærilèktrounóumik] 非電気法則の.

par·e·lei·din [pærəlíːidin] パレレイジン(透明層のイレイジンからの誘導物で, 表皮細胞のケラチンを形成する).

par·en·ce·pha·lia [pærensifǽliə] 先天性脳奇形.

par·en·ceph·a·li·tis [pærensèfəláitis] 小脳炎.

par·en·ceph·a·lo·cele [pærinséfələsiːl] 小脳脱出.

par·en·ceph·a·lon [pærinséfəlɑn] 小脳, = cerebellum. 形 parencephalous.

pa·ren·chy·ma [pəréŋkimə] [L/TA] ① 実質(器官の主要部分をなす組織で, 支持結合織から区別していう), 〔甲状腺〕実質, = parenchyma [TA]. ② 柔組織(植物). ③ 体肉(寄生虫の柔組織). 形 parenchymal, parenchymatous.

p. cell embolus 実質細胞塞栓.

p. of testis [TA] 精巣実質, = parenchyma testis [L/TA].

p. testis [L/TA] 精巣実質, = parenchyma of testis [TA].

pa·ren·chy·mal [pəréŋkiməl] 実質〔性〕〔の〕.

p. renal failure 腎性腎不全.

p. tissue 実質組織.

pa·ren·chy·ma·ti·tis [pæreŋkìmətáitis] 実質炎〔医学〕.

par·en·chym·a·tous [pæreŋkímətəs] 実質性の, 実質の〔医学〕.

p. bleeding 実質性出血〔医学〕.

p. cartilage 実質性軟骨, = cellular cartilage.

p. cell 実質細胞.

p. center 実質中枢(臓器中の).

p. cerebellar atrophy 実質性小脳萎縮〔医学〕.

p. degeneration 実質変性〔医学〕.

p. disease 実質病.

p. goiter 実質性甲状腺腫〔医学〕, = hyperplastic goiter.

p. hemorrhage 実質性出血.

p. implantation 実質移植.

p. inflammation 実質炎〔医学〕, 実質性炎症.

p. jaundice 実質性黄疸〔医学〕.

p. keratitis 実質性角膜炎〔医学〕, 角膜実質炎.

p. mastitis 実質性乳腺炎〔医学〕.

p. myocarditis 実質性心筋炎〔医学〕.

p. myositis 実質性筋炎〔医学〕.

p. nephritis 実質性腎炎.

p. neuritis 実質性神経炎〔医学〕, = degenerative neuritis.

p. organ 実質臓器, 実質器官.

p. pneumonia 実質性肺炎〔医学〕.

p. syphilis 実質性梅毒〔医学〕.

p. tonsillitis 実質性扁桃炎, = quinsy.

par·en·chyme [péreŋkaim, -kim] 実質, 柔組織(無脊椎動物).

par·en·chym·u·la [pæreŋkímjulə] 幼虫期(閉鎖胞胚期に続く胎生期).

par·ent [péərənt] 親〔医学〕.

p. artery 親動脈.

p. cell 親細胞, = mother cell.

p.-child relation 親子関係〔医学〕.

p.-child relationship 親子関係.

p. compound 母物質〔医学〕.

p. cyst 親嚢胞, = mother cyst.

p.-daughter nuclide 親・娘核種〔医学〕.

p. fixation 両親固着(父, 母などに対する).

p. mentor ペアレントメンター(発達障害の子を持つ親への相談・支援者. 自身も発達障害の子をもった経験者でもある).

p. nuclide 親核種〔医学〕.

p.-offspring correlation 親子相関〔医学〕.

p.-offspring line 親子線〔医学〕.

pa·ren·tal [pəréntəl] 親の, 祖先の.

p. coalition 両親連合.

p. generation 親の世代(P で表す).

p. type 両親型〔医学〕.

pa·ren·tal·ism [pəréntəlizəm] 親権主義.

par·ent·ec·to·my [pærəntéktəmi] 家庭隔離(喘息児童の)〔医学〕.

pa·ren·te·ral [pəréntərəl] ① 非経口的〔医学〕(皮下, 静脈, 筋肉内注射をいう). ② 腸管外の.

p. administration 腸管外投与, 非経口〔的〕投与(薬品の)〔医学〕.

p. alimentation 非経口〔的〕栄養, 腸管外栄養〔法〕.

p. diarrhea 非経口的下痢〔医学〕, 避腸性下痢(腸以外の器官の炎症に伴う下痢).

p. feeding 非経口栄養法, 非経口的栄養補給.

p. fluid therapy 輸液療法.

p. hyperalimentation 非経口高カロリー輸液, = intravenous hyperalimentation.

p. infection 非経口感染〔医学〕.

p. infusion 非経口注入〔医学〕.

p. injection 注射〔医学〕, 非経口的注射.

p. nutrition 非経口栄養〔医学〕, 非経口的栄養法.

p. pathway 非経口経路(腸管外の経路による物質, 薬物の摂取経路).

p. solution 注射液〔医学〕.

p. solution room 注射剤室〔医学〕.

p. therapy 注射療法.

par·en·ter·al·ly [pəréntərəli] 非経口〔的〕に(避腸的に)〔医学〕.

parenteric fever チフス・パラチフス様熱病.

parenthesis like structure 括弧状構造物.

par·ent·hood [péərənthud] 親たること.

parents counseling 親面接.

par·e·phyl·lin [pærəfílin] パレフィリン 化 7-(2-diethylaminoethyl)theophylline (利尿薬).

par·ep·i·coele [pərépisiːl] 第四脳室(旧語).

par·ep·i·did·y·mis [pærepidídimis] = paradidymis.

par·ep·i·gas·tric [pærepigǽstrik] 上腹部に接近する.

par·ep·i·thy·mia [pærepiθáimiə] 病的欲望(食欲, 性欲などの).

par·er·ga·sia [pærəːgéiziə] 錯誤症, 機能倒錯, 躁うつ病(① Kraepelin の用語では衒奇症. ② Meyer の用語では人格的ひねくれ反応). 形 parergastic.

pa·re·sis [pəríːsis] 不全麻痺〔医学〕. 形 paretic.

p. accommodationis 調節不全麻痺.

p. of facial nerve 顔面神経不全麻痺〔医学〕.

p. of intestine 腸管麻痺.

p. of plexus brachialis 腕神経叢麻痺〔医学〕.

p. uteri 子宮不全麻痺.

par·es·the·sia [pærisθíːziə] 感覚異常, 錯知覚症〔医学〕, 触覚性錯覚〔医学〕, 錯感覚, = paraesthesia. 形 paresthetic.

paresthetic melalgia 錯感覚性股神経痛, = Roth-Bernhardt disease, Roth disease.

paresthetic meralgia 異常感覚性大腿神経痛, 知覚異常性大腿股神経痛, = meralgia paraesthetica, Roth-Bernhardt disease.

pa·ret·ic [pərétik] 麻痺〔性〕の, 不全麻痺〔の〕.

p. analgesia 〔限局性〕麻痺性痛覚脱失(消失)〔症〕〔医学〕, 麻痺性無痛覚〔症〕.

P

p. formula 麻痺性認知症の髄液所見(圧は正常またはやや上昇, 中等度の多球性, タンパク質やや増加, 膠金(金コロイド)反応異常, ワッセルマン反応陽性).
p. gait 不全麻痺〔性〕歩行〔医学〕.
p. impotence 麻痺性インポテンス〔医学〕.
p. melancholia 不全麻痺性うつ病.
p. neurosyphilis 進行麻痺, = dementia paralytica.
p. nystagmus 眼筋麻痺性眼振〔医学〕(仮性眼振の一種).

pareto analysis パレート分析〔医学〕.

pa·reu·nia [pərjú:niə] 性交.

par·fo·cal [pa:fóukəl] 同焦点, パーフォーカル(顕微鏡の接眼鏡と対物鏡とを移動しても焦点が変わらないこと).

par·gy·line hy·dro·chlo·ride [pá:gəli:n hàidroukló:raid] 塩酸パルギリン ㊗ *N*-methyl-*N*-2-propargylbenzylamine hydrochloride (降圧薬), = A19120, O-911.

Parham, Frederick William [pá:rəm] パーラム(1886-1926, アメリカの外科医).
P. band パーラム帯(骨折に用いる金属製帯鐶).
P.-Martin band パーラム・マルチン金属帯(骨折の両端に付着させて癒合の起こるまで, 骨端を固定するための金属帯).

par·he·do·nia [pà:hidóuniə] 色情倒錯(Freud の用語で, 自分や他人の性器を見たり, 見せたり, 触れて快感を得ようとする性欲倒錯の意味).

par·he·mo·glo·bin [pa:hì:mouglóubin] アルコール不溶性ヘモグロビン.

par·hi·dro·sis [pà:hidróusis] 異汗症, = paridrosis.

par·hor·mone [pa:hó:moun] パルホルモン(ほかの器官の作用に影響を与える代謝物で炭酸ガスはその一例).

P

pa·ri pas·su [pá:ri pá:su:, péərai pǽsu:] 同一歩調で, 並行して.

par·i·ca [pǽrikə] パリカ(ブラジル産 *Anadenanthera peregrina* の種子からつくった麻酔性嗅薬).

paricardial fat pad 心膜脂肪瘤〔医学〕.

par·i·dro·sis [pæ̀ridróusis] 異汗症(分泌される汗の成分が異常の場合をいい, osmidrosis, bromidrosis などの総称), = parhidrosis.

par·i·es [péərii:z] ① 壁(構造の外郭). ② 頭頂. ③ 側膜(植物). 複 parietes. 形 parietal.
p. anterior [L/TA] 前壁(胃または膣の), = anterior wall [TA].
p. carotica tympani 頸動脈壁(鼓室の).
p. caroticus [L/TA] 頸動脈壁, = carotid wall [TA].
p. dorsalis 後壁(膣の).
p. dorsocaudalis 後壁(胃の).
p. externus [L/TA] 外面*, = external surface [TA].
p. inferior [L/TA] 下壁(眼窩の), = floor [TA].
p. jugularis [L/TA] 頸静脈壁, = jugular wall [TA].
p. jugularis tympani 頸動脈壁(鼓室の).
p. labyrinthica tympani 迷路壁(鼓室の).
p. labyrinthicus [L/TA] 迷路壁, = labyrinthine wall [TA], medial wall [TA].
p. lateralis [L/TA] 外側壁(眼窩の), = lateral wall [TA].
p. mastoidea tympani 乳突壁(鼓室の).
p. mastoideus [L/TA] 乳突壁, = mastoid wall [TA], posterior wall [TA].
p. medialis [L/TA] 内側壁(眼窩の), = medial wall [TA].
p. membranacea tracheae 膜性壁(気管の).
p. membranacea tympani 鼓膜壁(鼓室の).
p. membranaceus [L/TA] 膜生壁, = membranous wall [TA], 鼓膜壁, = membranous wall [TA], lateral wall [TA].
p. nasalis 内側壁(眼窩の).
p. posterior [L/TA] 後壁(眼窩の), = posterior wall [TA].
p. superior [L/TA] 上壁(眼窩の), = roof [TA].
p. tegmentalis [L/TA] 室蓋壁, = tegmental wall [TA].
p. tegmentalis tympani 室蓋壁(鼓室の).
p. temporalis 外側壁(眼窩の).
p. tympanicus [L/TA] 鼓室階面*, = tympanic surface [TA].
p. ventralis 前壁(膣の).
p. ventrocranialis 前壁(胃の).
p. vestibularis [L/TA] 前庭階面*, = vestibular surface [TA].

pa·ri·e·tal [pəráiətəl] 頭頂〔部〕〔医学〕, 壁在〔性〕〔医学〕, 壁の, 壁側の.
p. abdominal fascia [TA] 腹部の壁側筋膜, = fascia abdominis parietalis [L/TA].
p. abscess 壁在膿瘍.
p. adverse field 頭頂葉対側野.
p. angle 頭頂角(ブレグマとラムダとを連結する直線の上方にある頭頂骨弓における最高点を求め, この点とブレグマおよびラムダとを結ぶと頭頂角が得られる), = Lissauer angle.
p. arc 頭頂弓(ブレグマからラムダへの測定値).
p. arteries 頭頂葉動脈, = arteriae parietales.
p. association cortex 頭頂連合野〔医学〕.
p. bone [TA] 頭頂骨, = os parietale [L/TA].
p. border [TA] 頭頂縁, = margo parietalis [L/TA].
p. boss 頭頂隆起, = parietal eminence.
p. branch [TA] 頭頂枝, = ramus parietalis [L/TA].
p. cell 壁細胞(胃底腺にある塩酸分泌細胞), = Rollet cell, acid c..
p. decidua 壁側脱落膜〔医学〕.
p. diameter 頭頂直径(頭頂骨粗面を結ぶ線), = posterotransverse diameter.
p. eminence [TA] 頭頂隆起, = eminentia parietalis [L/TA].
p. emissary vein [TA] 頭頂導出静脈, = vena emissaria parietalis [L/TA].
p. epithelial cell (壁細胞のこと), = parietal cell.
p. eye 頭頂眼(爬虫類において特有な構造で, 頭頂孔の下にある無対の眼), = pineal eye, epiphysial e..
p. fascia [TA] 壁側筋膜, = fascia parietalis [L/TA].
p. fascia of thorax [TA] 胸郭の壁側筋膜*, = fascia parietalis thoracis [L/TA].
p. fistula 体壁瘻.
p. foramen [TA] 頭頂孔(矢状縫合付近にある頭頂骨上部の後方部分にある孔), = foramen parietale [L/TA].
p. foramina 頭頂孔〔医学〕.
p. fossa 頭頂窩.
p. gyrus 頭頂回.
p. hernia 腸壁ヘルニア(腸管壁とともに内腔の一部が脱出するもの), = Richter hernia.
p. layer [TA] 壁側板, = lamina parietalis [L/TA].
p. layer of serous pericardium 心膜壁側板.
p. layer of tunica vaginalis 精巣鞘膜壁側板.
p. lobe [TA] 頭頂葉, = lobus parietalis [L/TA].
p. lobe epilepsy 頭頂葉てんかん.
p. lobe of cerebrum 頭頂葉.
p. lobe syndrome 頭頂葉症候群, = Gerstmann syndrome.
p. lobule 頭頂小葉(上下の区別がある).
p. lymph nodes [TA] 壁側リンパ節, = nodi lym-

phoidei parietales [L/TA].
p. margin [TA] 頭頂縁, = margo parietalis [L/TA].
p. nodes [TA] 壁側リンパ節*, = nodi lymphoidei parietales [L/TA].
p. notch [TA] 頭頂切痕, = incisura parietalis [L/TA].
p. operculum [TA] 頭頂弁蓋, = operculum parietale [L/TA].
p. pelvic fascia [TA] 壁側骨盤筋膜, = fascia pelvis parietalis [L/TA].
p. peritoneum [TA] 壁側腹膜, = peritoneum parietale [L/TA].
p. placentation 側膜胎座(植物の).
p. plate 壁側板.
p. pleura [TA] 壁側胸膜(肺胸膜), = pleura parietalis [L/TA].
p. pregnancy 壁内妊娠, = interstitial pregnancy.
p. presentation 頭頂骨定位〔医学〕, 頭頂位.
p. protuberance 頭頂隆起.
p. region [TA] 頭頂部, = regio parietalis [L/TA].
p. thrombosis 心壁血栓.
p. thrombus 壁在血栓, = valvular thrombus.
p. tuber [TA] 頭頂結節, = tuber parietale [L/TA].
p. veins [TA] 頭頂静脈, = venae parietales [L/TA].
p. wall 胞胚体壁(胞胚の外層).
pa·ri·e·tes [pəráiəti:z] (paries の複数).
pa·ri·et·ic ac·id [pəraiétik ǽsid] (レイン), = rhein.
pa·ri·e·ti·tis [pəràiətáitis] 臓器壁の炎症.
parietocolic fold 結腸腹壁ヒダ.
pa·ri·e·to·fron·tal [pəràiətoufrʌ́ntəl] 頭頂前頭の, = frontoparietal.
pa·ri·e·tog·ra·phy [pəraiətάgrəfi] 臓器壁撮影〔法〕.
pa·ri·e·to·mas·toid [pəraiətəmǽstɔid] 頭頂乳突の, = mastoidoparietal.
p. suture [TA] 頭頂乳突縫合, = sutura parietomastoidea [L/TA].
parietomaxillary suture 頭頂上顎縫合.
pa·ri·e·to·oc·cip·i·tal [pəràiətouαksípitəl] 頭頂後頭の.
p. aphasia 頭頂後頭葉性失語〔症〕.
p. artery 頭頂後頭葉動脈.
p. branch(es) [TA] 頭頂後頭枝, 頭頂後頭溝動脈*, = rami parietooccipitales [L/TA], ramus parietooccipitalis [L/TA].
p. fissure 頭頂後頭溝.
p. sulcus [TA] 頭頂後頭溝, = sulcus parietooccipitalis [L/TA].
p. syndrome 頭頂葉後頭葉症候群, = Gerstmann syndrome.
parietoperitoneal fold 腹壁腹膜ヒダ.
parietopontine fibres [TA] 頭頂橋線維, = fibrae parietopontinae [L/TA].
parietopontine tract 頭頂橋〔核〕路.
pa·ri·e·to·sphe·noid [pəràiətousfí:nɔid] 頭頂蝶形骨の.
pa·ri·e·to·splanch·nic [pəràiətousplǽŋknik] = parietovisceral.
pa·ri·e·to·squa·mo·sal [pəràiətouskwəmóusəl] 頭頂鱗状部の.
pa·ri·e·to·tem·po·ral [pəràiətətémpərəl] 頭頂側頭の.
p. region 頭頂側頭部(感覚部).
pa·ri·e·to·vis·cer·al [pəràiətəvísərəl] 体壁内臓の, = parietosplanchnic.
pa·ri·gen·in [pəriʤénin] パリゲニン $C_{27}H_{44}O_3$ (parillin を硫酸により分解して得られる).
pa·rig·lin [pəríglin] パリグリン, = parillin.
pa·ril·lin [pərílin] パリリン $C_{45}H_{74}O_{17}$ (サルサパリラ根茎に存在するサポニンで, 徐脈作用がある), = parilli(ni)c acid, saliseparin, sarseparisin, pariglin, smilacin.
pa·ril·li(ni)c ac·id [pərílik(pærilínik) ǽsid] パリリン酸, = parillin.
Parinaud, Henri [pàrinɔ́:] パリノー(1844-1905, フランスの眼科医).
P. conjunctivitis パリノー結膜炎(Galezowski と共同で1889年に記載した *Leptothrix* 感染症で動物からヒトに伝播する), = leptotrichosis of conjunctiva.
P. oculoglandular syndrome パリノー結膜腺症候群(野兎病, 下疳, 結核でみられる片側結膜の肉芽腫).
P. sign パリノー徴候〔医学〕.
P. syndrome パリノー症候群(中脳の病変に基づく上方注視麻痺に瞳孔輻輳障害を伴う症候群で, 一眼の外直筋は麻痺, 他眼の内直筋は痙攣を起こす), = Parinaud ophthalmoplegia, oculoglandular syndrome.
pa·ri·pin·nate [pæripínneit] 偶数羽状.
pa·ri·pin·nate·ly [pæripínətli] 偶数羽状の.
p. compound leaf 偶数羽状複葉.
Paris [pǽris] パリ(フランスの首都).
P. black パリブラック, = animal black.
P. blue パリブルー, = Berlin blue, prussian blue.
P. green パリグリーン [化] copper acetoarsenite $3Cu(AsO_3)_2Cu(CH_3CO_2)_2$, = imperial, Schweinfurth, Vienna or parrot blue.
P. line パリライン.
P. red パリレッド(ベンガラ Fe_2O_3, または鉛丹 Pb_3O_4).
P. violet パリバイオレット, = gentian violet.
P. white 白亜(方解石 $CaCO_3$ の粉石).
P. yellow パリイエロー(クローム黄 $PbCrO_4$, またはカッセレル黄 $PbO+NH_4Cl$ を熱したもの).
pa·risth·mion [pærísθmiən] 扁桃腺. [形] paristhmic.
par·isth·mi·tis [pærisθmáitis] 扁桃炎, = tonsillitis.
par·i·ty [pǽriti] ① 出産経歴, 経産〔歴〕〔医学〕. ② 分娩可能(妊娠分娩が可能である状態). ③ 相同, 同価, 等価. ④ パリティ, 偶奇性(量子力学において, 原子または原子核の波動関数が構成粒子の座標の偶関数であるか奇関数であるかによって状態を区別する語).
p. check パリティチェック〔医学〕.
Park, Henry [pά:k] パーク(1744-1831, イギリスの外科医).
P. aneurysm パーク動脈瘤(動脈拡張部が2個の静脈と交通する動静脈瘤).
Park, William Hallock [pά:k] パーク(1863-1939, アメリカの細菌学者で, Anna Wessels Williams との共同研究がある).
P.-Williams bacillus パーク・ウィリアムス菌(アンチトキシンをつくるために用いられる特殊なジフテリア菌).
P.-Williams fixative パーク・ウィリアムス固定法(スピロヘータを染色するとき用いる固定法で数秒間オズミウム酸の2%溶液の発煙に標本を当てる方法).
Parke syndrome パーク症候群(小児の流行性アシドーシスで, チアノーゼ, 肝腫大, アセトン血症性嘔吐, 不眠, 呼吸障害などを特徴とする).
Parker, George H. [pά:kər] パーカー(1864-1955, アメリカの動物学者. 下等動物および脊椎動物の神経系の研究で有名).
P. fluid パーカー液(1%ホルムアルデヒドと70%アルコールからなる固定液).
Parker, Willard [pά:kər] パーカー(1800-1884,

アメリカの外科医．1864年開腹術による虫垂炎の手術を実施した．粜径帯とほとんど並行した線に沿う腹壁濁音部の切開は P. incision と呼ばれる．また1851年膀胱炎または膀胱裂の療法として膀胱切開術を行った)．

Parkes-Weber-Dimitri disease パークス・ウェーバー・ディミトリ病(大脳三叉神経性血管腫症のことで，先天性母斑と血管腫が三叉神経支配領域の顔面に発生し，同側の大脳皮質に血管腫が証明される)，= encephalotrigeminal angiomatosis, Sturge-Weber syndrome.

Parkes-Weber syndrome パークス・ウェーバー症候群(動静脈奇形などを呈する)．

par·kin [pɑ:rkən] パーキン(若年性パーキンソン病の原因遺伝子として単離された)．

Parkinson, James [pá:kinsən] パーキンソン(1755-1824，イギリスの医師)．形 parkinsonian.

P. disease パーキンソン病[医学](振戦麻痺のことで，50～60歳前後に発病する進行性調律的振戦，仮面性顔ぼう，歩行遅滞，進行性固縮を特徴とする疾患．病態生理は脳内ドーパミンの欠乏で，治療にエルドパ剤を用い，有効である)，= paralysis agitans, shaking palsy.

P. disease with dementia (PDD) 認知症を伴うパーキンソン病(レビー小体病の1型．パーキンソン病が先行した後に認知症を発現する)．

P. facies パーキンソン顔ぼう(貌)，= mask face.

P. mask パーキンソン顔ぼう(貌)．

P. syndrome パーキンソン症候群[医学]．

parkinsonian gait パーキンソン歩行[医学]．

parkinsonian symptoms パーキンソン症状．

parkinsonian syndrome パーキンソン症候群，= parkinsonism.

par·kin·son·ism [pá:kinsənizəm] パーキンソン症候群[医学](パーキンソン病に類似の症状を示すが，脳炎後，薬剤中毒性などの原因が明らかなもののほかに，多数の疾患が含まれる)．

p. dementia complex パーキンソニズム痴呆コンプレクス[医学]．

par·lo·di·on [pɑ:lóudiən] パーロジオン(polyvinyl formaldehyde を0.1%の濃度で二塩化エチレンに溶解したもので，Formvar 膜をつくるために用いる)．

Par·me·li·a·ce·ae [pà:mi:liéisii:] ウメノキゴケ科(地衣類)．

par·me·lin [pá:məlin] パーメリン $C_{19}H_{18}O_8$ (多数の地衣中に存在するデプシドで白色針状結晶)，= atranorin.

par·oc·cip·i·tal [pæraksípitəl] 後頭骨付近の，= paraoccipital.

p. gyrus 側後頭回．

par·o·dont [pérədɑnt] 歯周組織[医学]．

pa·ro·don·tal [pèrədántəl] 歯周性の，= paradental.

p. disease 歯槽膿漏，= alveolar pyorrhea, pyorrhea alveolaris.

pa·ro·don·tid [pèrədántid] 歯肉腫，エプリス，= epulis.

par·o·don·ti·tis [pèrədɑntáitis] 歯根膜炎，歯周炎[医学]，= paradentitis.

p. apicalis 根尖性歯周炎．

p. marginalis 辺縁性歯周炎．

pa·ro·don·ti·um [pèrədánsiəm] 歯周組織，歯牙支持組織，= paradentium.

par·o·don·top·a·thy [pèrədɑntápəθi] 歯牙支持組織疾患．

par·o·dyn·ia [pèrədíniə] 難産．

p. perversa 難産，= cross-birth.

par·ol·fac·to·ry [pèrəlfǽktəri] 嗅葉傍野の．

p. area 嗅領傍野(レチウスの正中嗅葉回)，= Broca area, gyrus olfactoria medialis of Retzius.

par·ol·i·va [pərálivə] 副オリーブ核．形 parolivary.

par·om·pha·lo·cele [pərámfələsi:l, pərɑmfǽlə-] ① 臍ヘルニア．② 側臍瘤腫．

Parona, Francesco [pəróunə] パローナ(1861-1910，イタリアの外科医)．

P. space パローナ腔(隙)．

par·o·ni·ria [pèrənáiriə] 魔夢[医学]．

p. ambulans 夢中遊行，= sleep walking.

par·o·nych·ia [pèrəníkiə] 爪[周]囲炎[医学]，爪郭炎，= paronyxis. 形 paronychial.

p. acquisita 後天性厚硬爪甲．

p. sicca 乾性爪囲炎．

p. simplex 単純爪囲炎．

p. syphilitica 梅毒性爪囲炎．

p. tendinosa 腱鞘炎(手掌屈筋の)．

par·o·ny·cho·my·co·sis [pèrɑnìkoumaikóusis] 爪囲真菌症[医学]．

par·o·ny·cho·sis [pèrɑnikóusis] ① 異所生爪症．② 爪囲異常．

paroophoric cyst 傍卵巣嚢胞，= parovarian cyst.

par·o·oph·o·ri·tis [pèrouàfəráitis] 副卵巣炎，卵巣傍体炎．

par·o·oph·o·ron [pèrouáfərɑn] [L/TA] ①卵巣旁体，= paroophoron [TA]．② 傍卵巣，= parovarium. 形 paroophoric.

par·oph·thal·mia [pèrɑfθǽlmiə] 眼傍結合織炎．

par·oph·thal·mon·cus [pèrɑfθælmáŋkəs] 眼傍腫瘍．

pa·ro·pi·on [pəróupiən] 眼障板(めかくし)，= eye screen.

pa·rop·sia [pərápsiə] 仮視，視力障害，= paropsis, defective vision.

pa·rop·sis [pərápsis] 視力障害，= paropsia.

pa·rop·tic [pəráptik] (回折により生ずる色についていう)．

par·o·ra·sis [pèrəréisis] 幻覚視(視力または色彩知覚の錯誤)．

par·or·chid·i·um [pèrɔ:kídiəm] 異所精巣(睾丸)，精巣(睾丸)転位，= ectopia testis.

par·or·chis [pərɔ́:kis] 睾上体，= epididymis.

par·o·rex·ia [pèrəréksiə] 異物嗜好[医学]，食欲倒錯(食物でない物品への渇望を伴う食欲の倒錯)，= perverted appetite.

par·os·mia [pərázmiə] 錯嗅覚[症][医学]，嗅覚錯誤[医学](嗅覚性幻覚，脳器質障害，統合失調症などにみられる)，= parosphresia, parosphresis.

par·os·phre·sia [pèrɑsfrí:ziə] 嗅覚錯誤，= parosmia.

par·os·phre·sis [pèrɑsfrí:sis] 嗅覚錯誤，= parosmia.

par·os·sal [pərásəl] 傍骨[性][医学]．

par·os·te·al [pərástiəl] 傍骨[性][医学]．

p. osteoma 傍骨性骨腫(骨肉腫に類似する良性腫瘍)．

p. sarcoma 傍骨肉腫(骨の付近に発生するもの)．

par·os·te·i·tis [pèrɑstiáitis] 傍骨炎，= parostitis.

par·os·te·o·sis [pèroustióusis] 傍骨症[医学]，= parostosis.

par·os·ti·tis [pèrɑstáitis] 傍骨炎，= parosteitis.

par·os·to·sis [pèrɑstóusis] 傍骨症(骨膜周囲組織の化骨)，= parosteosis.

pa·rot·ic [pərátik, -róu-] 耳下の，耳傍の．

pa·rot·id [pərátid] 耳下腺[医学]，= parotid gland. 形 protidean.

p. abscess 耳下腺膿瘍．

p. amylase 耳下腺アミラーゼ[医学]．

p. bed 耳下腺床．

p. branch(es) [TA] 耳下腺枝, = rami parotidei [L/TA], ramus parotideus [L/TA].
p. bubo 耳下腺腫.
p. duct [TA] 耳下腺管, = ductus parotideus [L/TA].
p. fascia [TA] 耳下腺筋膜, = fascia parotidea [L/TA].
p. gland [TA] 耳下腺, = glandula parotidea [L/TA].
p. neoplasm 耳下腺新生物(腫瘍)〔医学〕.
p. notch 耳下切痕.
p. papilla 耳下腺乳頭〔医学〕.
p. plexus [TA] 耳下腺神経叢(顔面神経の), = plexus intraparotideus [L/TA].
p. popliteal 耳下腺乳頭, = papilla parotidea.
p. recess 耳下腺陥凹.
p. region [TA] 耳下腺咬筋部, = regio parotideomasseterica [L/TA].
p. saliva 耳下腺唾液(耳下腺の刺激により得られ, 粘素が欠損しているため粘稠度は低い).
p. space 耳下腺間隙.
p. veins [TA] 甲状腺静脈, = venae parotideae [L/TA].

parotidean 耳下腺.
parotidean plexus 耳下腺神経叢〔医学〕.
pa·rot·i·dec·to·my [pəràtidéktəmi] 耳下腺切除術, 耳下腺摘出〔医学〕.
parotideomasseteric fascia 耳下腺咬筋筋膜.
parotideomasseteric region 耳下腺咬筋部.
pa·rot·i·di·tis [pəràtidáitis] 耳下腺炎〔医学〕, = parotitis.
pa·rot·i·do·au·ri·cu·la·ris [pəràtidouɔ̀:rikjulǽris] 耳下甲介筋(人類にはまれにみられる筋肉で, 耳下腺の結合〔組〕織に起こり耳甲介に終わるもの).
pa·rot·i·do·scir·rhus [pəràtidəskírəs] 耳下腺硬化.
pa·rot·i·do·scle·ro·sis [pəràtidouskliəróusis] 耳下腺硬化症.
par·o·tin [pǽrətin] パロチン〔医学〕(唾液腺ホルモンのことで, 骨と歯牙の石灰沈着および骨端軟骨の増殖を促す因子で, おそらくポリペプチドを含むリポプロテインであろう. Ogata).
par·o·ti·tis [pèroutáitis] 耳下腺炎〔医学〕, = parotiditis. 形 parotitic.
p. epidemica 流行性耳下腺炎, = mumps.
p. suppurativa 化膿性耳下腺炎.
p. virus 耳下腺炎ウイルス〔医学〕.

par·o·to·nia [pèrətóuniə] 副交感神経緊張.
par·ous [pǽrəs] 経産婦の.
p. mosquito 経産蚊〔医学〕.
p. rate 経産率〔医学〕.

parovarian cyst 副卵巣嚢腫〔医学〕, 卵巣上体嚢胞(副卵巣嚢胞), = paroophoritic cyst.
parovarian cystoma 傍卵巣嚢腫.
par·o·var·i·ot·o·my [pèrouvèəriátəmi] 副卵巣切開術.
par·o·va·ri·tis [pèrouvəráitis] 副卵巣炎.
par·o·var·i·um [pèrouvéəriəm] 卵巣上体〔医学〕, 副卵巣(女子におけるウルフ体の残遺物で, 男子の精巣上体頭に相当する), = epoophoron, organ of Rosenmüller. 形 parovarian.
par·ox·ia [pəráksiə] 異食〔症〕, = pica.
par·ox·ysm [pǽrəksizəm] ① 発作〔医学〕, 痙攣発作〔医学〕, 熱発作, = attack. ② 痙攣. 形 paroxysmal.
p. of weeping 啼泣痙攣〔医学〕.

par·ox·ys·mal [pèrəksízməl] 発作性〔の〕〔医学〕.
p. abdominal bloating 発作性腹部膨満症.
p. activity 突発性異常波.
p. albuminuria 発作性タンパク尿〔症〕, 発作性アルブミン尿, = cyclic albuminuria.
p. atrial fibrillation (PAF) 発作性心房細動.
p. atrial tachycardia (PAT) 発作性心房〔性〕頻拍(細動)〔症〕〔医学〕.
p. atrial tachycardia with block 房室ブロックを伴う心房頻拍(心房性頻拍において心房の興奮が一部心室に伝わらず QRS 群の脱落を伴うもの, digitalis 中毒に多い).
p. atrioventricular tachycardia 発作性房室性頻拍〔症〕〔医学〕.
p. cerebral dysrhythmia 発作性脳性律動異常.
p. choreoathetosis 発作性舞踏病〔医学〕.
p. cold hemoglobinuria (PCH) 発作性寒冷ヘモグロビン尿症〔医学〕, 発作性寒冷血色素尿症, 発作性寒冷ヘモグロビン尿症(冷式自己抗体(ドナート・ランドシュタイナー抗体)による後天性溶血性貧血).
p. discharge 発作性放電(発射)〔医学〕.
p. disease 発作性疾患.
p. dyspnea ① 発作性呼吸困難〔医学〕. ② 発作性上室性頻拍.
p. dyspnea on exertion (PDE) 運動時発作性呼吸困難〔医学〕.
p. dysrhythmia 発作性リズム(調律)異常〔医学〕.
p. dystonic choreoathetosis 発作性ジストニー性舞踏アテトーゼ(疲労, ストレス, 飲酒などを誘因として起こり, 数分〜2 時間にも及ぶ持続性ジストニーが発作性に出現する).
p. furor 発作性躁病〔医学〕, 発作性激怒, = furor epilepticus.
p. hallucination 発作性幻覚.
p. hemicrania 発作性片側頭痛.
p. hemoglobinuria 発作性血色素尿症〔医学〕.
p. hypertension 発作性高血圧〔症〕〔医学〕, = episodic hypertension.
p. junctional tachycardia 発作性接合部頻拍〔症〕〔医学〕.
p. kinesigenic choreoathetosis (PKC) 発作性運動誘発性舞踏アテトーゼ.
p. myoglobinuria 発作性ミオグロビン尿症〔医学〕.
p. nocturnal dyspnea (PND) 発作性夜間呼吸困難〔医学〕.
p. nocturnal hemoglobinuria (PNH) 発作性夜間血色素尿症, 発作性夜間ヘモグロビン尿症〔医学〕(補体活性抑制因子(DAF)の欠損により患者赤血球が補体による溶血を受けやすくなったために起こる発作性の後天性溶血性貧血である).
p. nodal tachycardia 発作性結節性頻拍〔症〕〔医学〕.
p. period 発作期〔医学〕.
p. sleep 睡眠発作〔医学〕(ナルコレプシーのこと), = narcolepsy.
p. sneezing くしゃみ発作〔医学〕.
p. supraventricular tachycardia (PSVT) 発作性上室性頻拍〔症〕〔医学〕.
p. tachycardia 発作〔性〕〔心〕頻拍(脈)〔症〕〔医学〕(発作も停止もともに急速な頻脈).
p. trepidant abasia 一過性振戦性歩行不能〔症〕〔医学〕, 振戦発作性歩行不能症.
p. ventricular tachycardia (PVT) 発作性心室〔性〕頻拍〔症〕〔医学〕.
p. vertigo 発作性めまい〔医学〕.

par·quine [pá:kwain, -kwi:n] パルキン $C_{21}H_{39}NO_8$ (南アメリカ産チョウジ [丁子] *Cestrum parqui* から得られるアルカロイド).
Parr tur·bi·dim·e·ter [pá:r tə̀:bidímitər] パー比濁計(イオウを定量するために用いる比濁計で, 被検物を硫酸バリウムに転化するときに光線の分散を観察する原理に基づくもの).
par·ri·cum [pǽrikəm] ヒエ [稗].
Parrish, Edward [pǽriʃ] パリッシュ (1822-1872,

アメリカの薬剤師).
P. mixture パリッシュ合剤(芳香性ショウノウ合剤), = mistura camphorae aromatica.
P. syrup パリッシュシロップ(複合リン酸鉄シロップ), = Parrish food, compound syrup of iron phosphate.

Parrot, Jules Marie [paróu] パロー(1829-1883, フランスの医師).
P. atrophy of newborn パロー新生児萎縮(栄養失調), = marasmus.
P. disease パロー病(梅毒性偽麻痺), = syphilitic pseudoparalysis.
P. furrow パロー裂溝(先天性梅毒児の口囲に生じたびまん性浸潤の瘢痕性治癒に基づく口囲に放射状に走る線状の瘢痕), = Parrot rhagades.
P. nodes パロー結節(先天性梅毒患児の前頭および頭頂にみられる結節).
P. pseudoparalysis パロー偽麻痺(先天性梅毒乳児にみられる).
P. sign パロー徴候(髄膜炎においては頸部の皮膚をつねると瞳孔が開散する).

par·rot [pǽrət] オウム(オウム科 *Psittacidae* のトリ).
p.-beak nail オウム〔くちばし(嘴)〕状爪.
p.-beak tear くちばし状断裂.
p. disease オウム病, = psittacosis.
p. fever オウム病, オウム熱(オウムなど鳥類からヒトに伝染する人獣共通感染症. 病原体は *Chlamydophila psittaci* で, 潜伏9~14日を経て精神症状, 循環器障害, 続いて肺炎などを併発する重症疾患), = psittacosis, ornithosis.
p. green (パリグリーン), = Paris green.
p.-like speaking オウム返しことば.
p. mouth オウム口(下顎の後退するウマの口部奇形).
p. tongue オウム舌(熱病にみられる乾いた舌).

Parry, Caleb Hillier [pǽri] パリー(1755-1822, イギリスの医師).
P. disease パリー病(眼球突出性甲状腺腫), = Graves disease, Basedow disease.

Parry-Romberg syndrome パリー・ロンベルク症候群(顔面片側萎縮症), = facial hemiatrophy.

parry fracture 〔打撲〕受け止め骨折(頭部への打撲を受け止めるため, 屈曲上挙した前腕に受けた外傷による橈骨の脱臼および尺骨骨折. 旧語).

pars [pá:z] [L] 部, = part. 複 partes.
p. abdominalis [L/TA] ① 腹部〔の〕自律神経系, = abdominal part [TA]. ② 腹部(大胸筋の). ③ 腹腔部(尿管の).
p. abdominalis aortae [L/TA] 腹大動脈, = abdominal aorta [TA].
p. acetabularis 寛骨臼部(坐骨枝, 恥骨枝の).
p. acromialis [L/TA] 肩峰部, = acromial part [TA].
p. affixa 付着部(肝横隔面の).
p. alaris [L/TA]〔鼻〕翼部, = alar part [TA].
p. alpha [L/TA] アルファ部*, = pars alpha [TA].
p. alveolaris [L/TA] 歯槽部(下顎骨の), = alveolar part [TA].
p. alveolaris mandibulae [NA]〔下顎骨〕歯槽部.
p. amorpha 無定形部.
p. ampularis 膨大部(直腸の).
p. analis recti 直腸肛門部.
p. anterior [L/TA] 末端部(前交連, 小脳方形葉の), = anterior part [TA], pars distalis [TA], ventral part [TA], anterior subnucleus [TA], ventral subnucleus [TA].
p. anularis vaginae fibrosae [L/TA]〔線維鞘の〕輪状部, = anular part of fibrous sheath [TA], anular part [TA].
p. aponeurotica fasciae lumbodorsalis 腰背筋膜腱膜部.
p. aryepiglottica [L/TA] 披裂喉頭蓋部*, = aryepiglottic part [TA].
p. ascendens [L/TA] 上行部, = ascending part [TA], inferior part [TA].
p. ascendens aortae [L/TA] ① 上行大動脈, = ascending aorta [TA]. ② 大動脈上行部.
p. atlantica [L/TA] 環椎部, = atlantic part [TA].
p. auditiva 聴覚部(膜迷路の).
p. autonomica [NA]〔神経系〕自律神経部, 自律神経系.
p. autonomica systematis nervosi peripherici [L/TA] 末梢神経系の自律神経*, = autonomic part of peripheral nervous system [TA].
p. basalis [L/TA] 肺底動脈, = basal part [TA].
p. basalis arteriae pulmonalis [NA]〔肺動脈の〕肺底動脈.
p. basalis telencephali [L/TA] 終脳基底部*, = basal forebrain [TA].
p. basilaris [L/TA] 底部, = basilar part [TA].
p. basilaris ossis occipitalis 〔後頭骨〕底部, = basal part of occipital bone, basilar apophysis basilar process.
p. basilaris pontis [L/TA] 橋底部, = basilar part of pons [TA].
p. buccalis 頬部(下垂体前葉のこと), = pars anterior, p. distalis.
p. buccopharyngea [L/TA] 頬咽頭部, = buccopharyngeal part [TA].
p. bulbosa 〔尿道〕球部 [医学].
p. caeca 盲部(網膜で毛様体と虹彩の内面をおおう部分).
p. caeca retinae [L/TA] 網膜盲部, = nonvisual retina [TA].
p. calcaneonavicularis 踵舟部(二分靱帯の).
p. canalis [L/TA] 視神経管部*, = part in canal [TA].
p. cardiaca [L/TA] 噴門部, = cardial part [TA].
p. cardiaca ventriculi 噴門部(胃の), = cardiac part of stomach, cardia.
p. cartilagea 軟骨部(鼻中隔の).
p. cartilaginea [L/TA] 軟骨部, 耳管軟骨部, = cartilaginous part [TA].
p. cartilaginea septi nasi 鼻中隔軟骨部, = cartilago septi nasi.
p. cartilaginea tubae auditivae 耳管軟骨部, = cartilaginous part of auditory tube.
p. cartilaginosa systematis skeletalis [NA] 骨格系の軟骨部.
p. caudalis [L/TA] ① 尾部*, = caudal part [TA]. ② 下部(十二指腸の).
p. cavernosa [L/TA] ① 海綿部(海綿〔静脈洞〕部), = cavernous part [TA]. ② 海綿体部(男性の).
p. cavernosa arteriae carotidis internae [NA] 内頸動脈海綿洞部.
p. ceca retinae 網膜盲部.
p. centralis [L/TA] ① 中心部*, = body [TA], central part [TA], (細胞巣部*), = cell nest region [TA]. ②〔神経系〕中枢神経部, 中枢神経系.
p. centralis ventriculi lateralis [NA]〔側脳室〕中心部.
p. cephalica et cervicalis systematis sympathic 交感神経系の頭部および頸部.
p. ceratopharyngea [L/TA] 大角咽頭部, = ceratopharyngeal part [TA].

P

p. ceratopharyngica 大角咽頭部(舌骨咽頭筋の).
p. cerebralis [L/TA] 大脳部, = cerebral part [TA].
p. cerebralis arteriae carotidis internae [NA] 内頸動脈大脳部.
p. cervicalis [L/TA] 頸部(脊髄の), = cervical part [TA].
p. cervicalis arteriae carotidis internae [NA] 内頸動脈頸部.
p. cervicis vesicae [L/TA] 膀胱頸*, = bladder neck part [TA].
p. chondropharyngea [L/TA] 小角咽頭部, = chondropharyngeal part [TA].
p. chondropharyngica 小角咽頭部(舌骨咽頭筋の).
p. chordae ductus venosi 静脈管索部(肝臓の).
p. chordae venae umbilicalis 臍静脈索部(肝臓の).
p. ciliaris 毛様体部(網膜の).
p. ciliaris retinae [L/TA] 網膜毛様体部, = ciliary part of retina [TA].
p. clavicularis [L/TA] 鎖骨部(大胸筋の), = clavicular head [TA], clavicular part [TA].
p. coccygea [L/TA] 尾部*, = coccygeal part [TA].
p. coccygea medullae spinalis [NA] 脊髄尾骨部.
p. cochlearis nervi vestibulocochlearis [NA] 前庭蝸牛神経の蝸牛部.
p. coeliacoduodenalis [L/TA] (腹腔十二指腸部*), = coeliacoduodenal part [TA].
p. colli [L/TA] 頸部, = cervical part [TA].
p. colli vesicae [L/TA] 膀胱頸*, = bladder neck part [TA].
p. compacta [L/TA] 緻密部, = compact part [TA], compact subnucleus [TA].
p. conjugationis 結合部.
p. conoides 円錐部(烏口鎖骨靱帯の).
p. convoluta 曲部(尿細管の).
p. convoluta lobuli corticalis renis [NA]〔腎皮質小葉〕曲部, = convoluted part of kidney lobule.
p. copularis〔H Ⅷ A〕 [TA] (コプーラ部*), = pars copularis lobuli paramediani〔H Ⅷ A〕[L/TA].
p. copularis lobuli paramediani〔H Ⅷ A〕 [L/TA] (コプーラ部*), = pars copularis〔H Ⅷ A〕[TA].
p. corneoscleralis [L/TA] 角膜強膜部, = corneoscleral part [TA].
p. corticalis [NA] 皮質部.
p. corticostrialis 皮質線条部.
p. costalis [L/TA] 肋骨胸膜, = costal part [TA].
p. costalis diaphragmatis [L/TA] 肋骨部, = costal part [TA].
p. cranialis [L/TA] 頭部*(縦隔, 十二指腸の), = cranial part [TA].
p. craniocervicalis [L/TA] 頭部と頸部, = craniocervical part [TA].
p. cricopharyngea [L/TA] 輪状咽頭部, = cricopharyngeal part [TA].
p. cricopharyngica 輪状咽頭部(喉頭咽頭筋の).
p. cruciformis vaginae fibrosae [L/TA]〔線維鞘の〕十字部, = cruciform part of fibrous sheath [TA], cruciform part [TA].
p. cuneiformis vomeris [L/TA] 鋤骨楔状部, = cuneiform part of vomer [TA].
p. cupularis [L/TA] 頂部, = cupular part [TA].
p. cutanea 皮部(鼻中隔の).
p. cystica 胆嚢部.
p. descendens [L/TA] 下行部(十二指腸, 脊髄後索の), = descending part [TA], superior part [TA].
p. descendens aortae [L/TA] ① 下行大動脈, = descending aorta [TA]. ② 大動脈下行部.
p. dextra [L/TA] 右部, = right part [TA].
p. diaphragmatica [L/TA] ① 横隔胸膜, = diaphragmatic part [TA]. ② 横隔部(心嚢, 胸膜の). ③ 隔膜部(男子尿道の).
p. diencephalica ventriculi tertii 第三脳室間脳部.
p. dissipata [L/TA] (放散部*), = dissipated part [TA], dissipated subnucleus [TA].
p. distalis [L/TA] 末端部, = distal part [TA], pars distalis [TA], 前部*, = pars anterior [TA].
p. dorsalis [L/TA] 背側部*, = dorsal part [TA], dorsal subdivision [TA].
p. dorsalis〔Ⅲ〕 [L/TA] 後部*, = dorsal part〔Ⅲ〕[TA].
p. dorsalis〔H Ⅲ〕 [L/TA] 後部, = dorsal part〔H Ⅲ〕[TA].
p. dorsalis〔Ⅴ〕 [L/TA] 後部*, = dorsal part〔Ⅴ〕[TA].
p. dorsalis〔H Ⅴ〕 [L/TA] 後部, = dorsal part〔H Ⅴ〕[TA].
p. dorsalis pontis 橋背側部.
p. dorsolateralis [L/TA] 背外側部*, = dorsolateral part [TA].
p. dorsomedialis [L/TA] 後内側部*, 背内側部*, = dorsomedial part [TA].
p. duralis [L/TA] 硬膜部(硬膜終系)*, = dural part [TA], coccygeal ligament [TA], 外終糸*, = filum terminale externum [TA].
p. encephalica 脳部(副交感神経の).
p. endocrina pancreatis 膵臓内分泌部.
p. epididymica 精巣上体部(精管の).
p. epigenitalis 副生殖部(原腎の上部).
p. exocrina pancreatis 膵臓外分泌部.
p. extraocularis [L/TA] 眼球外部*, = extraocular part [TA].
p. facialis platysmatis 広頸筋顔面部.
p. fetalis placentae [NA] 胎盤胎児部.
p. flaccida [L/TA] 弛緩部(鼓膜のシュラップネル膜), = pars flaccida [TA].
p. flaccida membranae tympani 〔鼓膜〕弛緩部, = membrana flaccida.
p. fornicata pallii 外套脳弓部.
p. frontalis 前頭部(放線冠, 脳梁放線, 皮質橋核路, 眼窩縁の).
p. funicularis [L/TA] 精索部(精管の), = funicular part [TA].
p. gastrica 胃部(脾臓の).
p. gastrocnemialis [L/TA]浅部*(腓腹筋部), = superficial part [TA].
p. gastrolienalis 胃脾部(背側胃間膜の).
p. gastromesocolica 胃結腸間膜部(背側胃間膜の).
p. geniculata 膝状体部(視索放線の).
p. glandularis 腺部(下垂体前葉のこと), = pars buccalis, p. distalis.
p. glossopharyngea [L/TA] 舌咽頭部, = glossopharyngeal part [TA].
p. glossopharyngica 舌咽頭部(頭咽頭筋の).
p. granulosa 顆粒部.
p. grisea hypothalami 視床下灰白部.
p. hepatica 肝臓部.
p. hepatis dextra [L/TA] 右の肝臓*, = right liver [TA], right part of liver [TA].
p. hepatis sinistra [L/TA] 左の肝臓*, = left liv-

P

er [TA], left part of liver [TA].
p. hepatoduodenalis 肝十二指腸部(小網の).
p. hepatogastrica 肝胃部(小網の).
p. horizontalis [L/TA] 水平部(口蓋骨あるいは十二指腸の), = inferior part [TA], horizontal part [TA].
p. horizontalis ossis palatini 口蓋骨水平部.
p. humeroradialis 腕橈部(肘関節の).
p. humeroulnaris 腕尺部(肘関節の).
p. hyoidea 舌骨部(側頭骨の).
p. iliaca [L/TA] 腸骨筋部*, = iliac fascia [TA].
p. ilica 腸骨部(骨盤分界線の).
p. impar ventriculi telencephali 終脳室不対部.
p. inferior [L/TA] 前部, = horizontal part [TA], transverse part [TA], inferior part [TA].
p. inferior duodeni 十二指腸下部.
p. infraclavicularis [L/TA] 鎖骨下部(腕神経叢の), = infraclavicular part [TA].
p. infraclavicularis plexus brachialis 〔腕神経叢〕鎖骨下部, = infraclavicular part of brachial plexus.
p. infralobaris [L/TA] 葉下枝, = infralobar part [TA].
p. infrasegmentalis [NA] 区間枝.
p. infundibularis 漏斗部.
p. inguinalis [L/TA] 鼡径部(精管の), = inguinal part [TA].
p. insularis [L/TA] 島部*, = insular part [TA].
p. interarticularis 関節間部.
p. intercartilaginea [L/TA] 軟骨間部, = intercartilaginous part [TA].
p. intercartilaginea rimae glottidis 〔声門裂〕軟骨間部, = intercartilaginous part of glottic opening.
p. interlacunaris fasciae ilicae 腸骨筋膜裂孔間部.
p. intermedia [L/TA] 中間部*(下垂体中葉), = intermediate part of urethra [TA], pars intermedia [TA].
p. intermembranacea [L/TA] 膜間部(声門裂の), = intermembranous part [TA].
p. intermembranacea rimae glottidis 〔声門裂〕膜間部, = intermembranous part of glottic opening.
p. interpolaris [L/TA] (極間部*), = interpolar part [TA].
p. intersegmentalis [L/TA] 区間枝, = intersegmental part [TA].
p. interstitialis [L/TA] 間質部*(卵管の), = interstitial subdivision [TA].
p. intracanaliculus nervi optici [NA] 視神経管内部.
p. intracranialis [L/TA] 頭蓋内部, = intracranial part [TA].
p. intracranialis arteriae vertebralis 椎骨動脈頭蓋内部.
p. intralaminaris [L/TA] 強膜篩板内部*, = intralaminar part [TA].
p. intralaminaris nervi optici [NA] 視神経〔篩〕板内部.
p. intralobaris (intersegmentalis) [L/TA] 区間枝, = intralobar part [TA].
p. intramuralis [L/TA] 壁内部(男性および女性尿道の), = intramural part [TA].
p. intraocularis [L/TA] 眼球内部*, = intraocular part [TA].
p. intraocularis nervi optici [L/TA] 視神経眼球〔内〕部, = intraoccular part of optic nerve [TA].
p. intrasegmentalis [L/TA] 区内枝, = intrasegmental part [TA].
p. iridica 虹彩部(網膜の).
p. iridica retinae [L/TA] 網膜虹彩部, = iridial part of retina [TA].
p. labialis [L/TA] 唇部, = labial part [TA].
p. lacrimalis musculi orbicularis oculi [NA] 〔眼輪筋〕涙嚢部.
p. laminaris [TA] (髄板旁部*), = pars paralaminaris [L/TA].
p. laryngea pharyngis [L/TA] 〔咽頭の〕喉頭部(下咽頭), = laryngopharynx [TA], hypopharynx [TA].
p. laryngica 喉頭部(咽頭の).
p. lateralis [L/TA] 外側枝(諸器官などの), = lateral part [TA], lateral subnucleus [TA], core region [TA].
p. lateralis arcus pedis longitudinalis 縦足弓外側部.
p. lateralis lobuli biventralis [L/TA] 外側部, = lateral part [TA].
p. libera 自由部(肝横隔面, 精管の).
p. libera columnae fornicis 脳弓柱出部.
p. libera coni elastici 弾性円錐自由部.
p. lumbalis [L/TA] ① 腰部, = lumbar part [TA]. ② 腰椎部(横隔膜の).
p. lumbalis diaphragmatis [L/TA] 腰椎部, = lumbar part [TA].
p. lumbalis medullae spinalis [NA] 脊髄腰部.
p. magnocellularis [L/TA] 大細胞部*(大型細胞部), = magnocellular part [TA], magnocellular division [TA].
p. magnocellularis medialis [L/TA] 内側部, = medial nucleus [TA], 大細胞部, = magnocellular nucleus [TA].
p. magnocellularis nuclei vestibularis inferioris [L/TA] 前庭神経核の大細胞部*, = magnocellular part of inferior vestibular nucleus [TA], F細胞群*, = cell group F [TA].
p. marginalis [L/TA] 縁部(帯状溝の), = marginal part [TA].
p. maxillaris 上顎部(眼窩口縁の).
p. media retinaculi uteri 子宮堤靱帯中部, = ligamentum cardinale.
p. medialis [L/TA] 内側枝, = medial part [TA], medial subnucleus [TA], shell region [TA].
p. medialis arcus pedis longitudinalis 縦足弓内側部.
p. medialis lobuli biventralis [L/TA] 内側部, = medial part [TA].
p. mediastinalis [L/TA] 縦隔胸膜, = mediastinal part [TA].
p. membranacea [L/TA] 膜性部*(心房中隔, 心室中隔の), 膜部, = membranous part [TA], 隔膜部, = membranous urethra [TA].
p. membranacea septi atriorum 心房中隔膜性部.
p. mesencephalica 中脳部(視索放線, 副交感神経の).
p. mobilis septi nasi [L/TA] 中隔可動部, = mobile part of nasal septum [TA].
p. muscularis [L/TA] 筋性部(心房中隔, 心室中隔の), = muscular part [TA].
p. mylopharyngea [L/TA] 顎咽頭部, = mylopharyngeal part [TA].
p. mylopharyngica 顎咽頭部(頭咽頭筋の).
p. nasalis [L/TA] 鼻部(前頭骨, 咽頭の), = nasal part [TA].
p. nasalis ossis frontalis [NA] 前頭骨鼻部.
p. nasalis pharyngis [L/TA] 〔咽頭の〕鼻部, = nasopharynx [TA].

P

p. nervosa [L/TA] 神経葉*, 神経部*(下垂体後葉のこと), = pars nervosa [TA].
p. nervosa hypophyseos 神経下垂体, = neurohypophysis.
p. nervosa retinae [NA] 網膜神経部.
p. neuralis = pars nervosa.
p. nonstratificata [L/TA] 非重層部*, = unstratified part [TA].
p. obliqua [L/TA] 斜部(輪状甲状筋, 披裂筋の), = oblique part [TA].
p. occipitalis 後頭部(放線冠, 脳梁放線の).
p. occipitotemporalis 後頭側頭部(皮質橋核路の).
p. occlusa [L/TA] 閉鎖部, = occluded part [TA].
p. olfactoria [L/TA] 嗅部, = olfactory region [TA].
p. olfactoria tunicae mucosae nasi [L/TA] 鼻粘膜嗅部, = olfactory part of nasal mucosa [TA], olfactory area [TA].
p. opercularis [L/TA] 弁蓋部(前頭弁蓋), = opercular part [TA].
p. optica 視部(網膜が実際に光を感ずる部分).
p. optica retinae [L/TA] 網膜視部, = optic part of retina [TA].
p. oralis 口部(咽頭の).
p. oralis pharyngis [L/TA]〔咽頭の〕口部(中咽頭), = oropharynx [TA], oral part of pharynx.
p. orbitalis [L/TA] 眼窩部(眼輪筋, 前頭骨, 涙腺の), = orbital part [TA].
p. orbitalis glandulae lacrimalis [NA] 涙腺眼窩部.
p. ossea [L/TA] 骨部(鼻中隔の), 耳管骨部, = bony part [TA].
p. ossea septi nasi 鼻中隔骨部, = bony part of nasal septum.
p. ossea systematis skeletalis [NA] 骨格系の骨部.
p. ossea tubae auditivae 耳管骨部, = bony part of auditory tube.
p. ossea tubae pharyngotympanicae 耳管骨部.
p. pallida 淡蒼部(レンズ核の).
p. palpebralis [L/TA] 眼瞼部(眼輪筋, 涙腺の), = palpebral part [TA].
p. palpebralis glandulae lacrimalis [NA] 涙腺眼瞼部.
p. pancreatica 膵部(脾の).
p. paralaminaris [L/TA] (髄板旁部*), = paralaminar part [TA], pars laminaris [TA].
p. parasympathica [L/TA] 副交感神経*, = parasympathetic part [TA].
p. parietalis 頭頂部(脳の諸構造の).
p. parvocellularis [L/TA] 小細胞部*(小型細胞部), = parvocellular part [TA], L細胞群*, = cell group L [TA].
p. parvocellularis lateralis [L/TA] 外側部, = lateral nucleus [TA], 小細胞核*, = parvocellular nucleus [TA].
p. patens [L/TA] 開存部, = patent part [TA].
p. pelvica [L/TA] 骨盤部〔の〕自律神経系, = pelvic part [TA].
p. pelvina 骨盤部(精管, 尿管の).
p. pericardiaca 心膜部(胸膜の).
p. peripherica systematis nervosi [L/TA] 末梢神経系*, = peripheral nervous system [TA].
p. perpendicularis ossis temporalis 側頭骨鉛直部.
p. petromastoidea 錐体乳突部(側頭骨の).
p. petrosa [L/TA] 岩様部(錐体部), = petrous part [TA].
p. phallica 〔尿生殖洞の〕生殖結節部.
p. pharyngea hypophyseos 下垂体咽頭部.
p. phrenicocoeliaca [L/TA] (横隔腹腔部*), = phrenicocoeliac part [TA].
p. phrenicogastrica 横隔胃部(後胃間膜, 小網の).
p. pialis [L/TA] 軟膜部(軟膜終系)*, = pial part [TA], pial filament [TA], 内終糸*, = filum terminale internum [TA].
p. pigmentosa retinae [NA] 網膜色素部.
p.-planitis 毛様体扁平部炎.
p. plicata (of ciliary body) ヒダ部(毛様冠とも呼ばれ, 毛様体の後方から見える内側部のヒダ状の隆起 processus ciliares のある部分), = corona ciliaris.
p. postcommunicalis [L/TA] 交通後部*, = postcommunicating part [TA].
p. posterior [L/TA] ① 後部, = posterior part [TA], dorsal part [TA], posterior subnucleus [TA], dorsal subnucleus [TA]. ② 下垂体後葉. ③ 神経部, = pars neuralis, p. nervosa, neurohypophysis, processus infundibuli.
p. posterior commissurae anterioris 前交連後部.
p. posterior fornicis vaginae 腟円蓋後部.
p. posterior funiculi lateralis [L/TA] 側索後部*, = posterior part of lateral funiculus [TA].
p. posterior hepatis [L/TA] 肝臓の後部*, = posterior liver [TA].
p. posteromedialis [L/TA] 後内側部*, = posteromedial part [TA].
p. postlaminaris [L/TA] 強膜篩板後部*, = postlaminar part [TA].
p. postlaminaris nervi optici [NA] 視神経〔篩〕板後部.
p. postsulcalis [L/TA] 溝後部, = postsulcal part [TA].
p. praeurethralis 尿道前部(前立腺の).
p. precommunicalis [L/TA] 交通前部, = precommunicating part [TA].
p. prelaminaris [L/TA] 強膜篩板前部*, = prelaminar part [TA].
p. prelaminaris nervi optici [NA] 視神経〔篩〕板前部.
p. preprostatica [L/TA] 前立腺前部*, = preprostatic part [TA].
p. presulcalis [L/TA] 溝前部, = presulcal part [TA].
p. prevertebralis [L/TA] 椎骨前部, = prevertebral part [TA].
p. principalis [L/TA] 主細胞部*, = principal division [TA].
p. profunda [L/TA] 深部, = deep part [TA].
p. profunda glandulae parotideae [NA] 耳下腺深部.
p. propria 固有部(脊髄後索の).
p. prostatica [L/TA] 前立腺部, = prostatic urethra [TA].
p. prostatica urethrae [NA] 尿道前立腺部.
p. proximalis [L/TA] 近位部*, = proximal part [TA].
p. psoatica [L/TA] 大腰筋部*, = psoas fascia [TA].
p. pterygopharyngea [L/TA] 翼突咽頭部, = pterygopharyngeal part [TA].
p. pterygopharyngica 翼咽頭部(頭咽頭筋の).
p. pubica 恥骨部(骨盤分界線, 坐骨枝の).
p. pylorica [L/TA] 幽門部, = pyloric part [TA].

p. pylorica ventriculi 〔胃〕幽門部.
p. quadrata 方形部(肝臓を4部に区分した際の一つ), = quadrate part.
p. radialis [L/TA] 橈側部*, = radial part [TA].
p. radiata lobuli corticalis renis 〔腎皮質小葉〕放線部, = medullary ray.
p. radioulnaris articuli cubiti 肘関節橈尺部.
p. recta [L/TA] 直部(輪状甲状筋の), = straight part [TA].
p. respiratoria [L/TA] 呼吸部, = respiratory region [TA].
p. reticularis [L/TA] 網様部*, = reticular part [TA].
p. retrolentiformis [L/TA] レンズ核後部, = retrolentiform limb [TA], retrolenticular limb [TA].
p. retrolentiformis capsulae internae レンズ後部, = retrolenticular limb of internal capsule.
p. retrorubralis [L/TA] 赤核後部*, = retrorubral part [TA].
p. rhombencephalica 菱脳部(副交感神経の).
p. rostralis [L/TA] 吻側部*, = rostral part [TA], 被殻部*, = shell region [TA].
p. sacci lacrimalis 涙嚢部(眼輪筋の).
p. sacralis [L/TA] ① 仙部*, = sacral part [TA]. ② 仙骨部(骨盤分界線の). ③ 仙髄部(副交感神経の).
p. sacralis medullae spinalis [NA] 脊髄仙骨部.
p. scrotalis [L/TA] 陰嚢部, = scrotal part [TA].
p. sellaris 鞍部(中頭蓋窩の).
p. solealis [L/TA] 深部*(ヒラメ筋部), = deep part [TA].
p. sphenoidalis [L/TA] 蝶形骨部*, = sphenoid part [TA].
p. spinalis [L/TA] 肩甲棘部, 脊髄部*, = spinal part [TA].
p. spinalis fili terminalis [L/TA] 終糸(脊柱部), = spinal part of filum terminale [TA].
p. spongiosa [L/TA] 海綿体部, = spongy urethra [TA].
p. spongiosa urethrae masculinae 〔男性尿道〕海綿体部, = spongiose part of male urethra.
p. squamalis 鱗部(側頭骨の).
p. squamosa [L/TA] 鱗部, = squamous part [TA].
p. squamosa ossis temporalis 側頭骨鱗部, = squama temporalis.
p. statica 平衡部(膜迷路の).
p. sternalis 胸骨部(横隔膜の).
p. sternalis diaphragmatis [L/TA] 胸骨部, = sternal part [TA].
p. sternocostalis [L/TA] 胸肋部(大胸筋, 心膜の), = sternocostal head [TA].
p. striosubthalamica 線条視床下部(線条体放線の).
p. subcutanea [L/TA] 皮下部, = subcutaneous part [TA].
p. subfrontalis 前頭下部(帯状溝の).
p. sublenticularis amygdalae [L/TA] 扁桃体レンズ核下部*, = sublenticular extended amygdala [TA].
p. sublentiformis [L/TA] レンズ核下部, = sublentiform limb [TA], sublenticular limb [TA].
p. sublentiformis capsulae internae レンズ下部, = sublenticular limb of internal capsule.
p. subtrigeminalis [L/TA] 三叉神経下部*, = subtrigeminal part [TA].
p. superficialis [L/TA] 浅部, = superficial part [TA].
p. superficialis glandulae parotideae [NA] 耳下腺浅部.
p. superior [L/TA] 後部, = superior part [TA].
p. superior duodeni [NA] 十二指腸上部.
p. supraclavicularis [L/TA] 鎖骨上部(腕神経叢の), = supraclavicular part [TA].
p. supraclavicularis plexus brachialis 〔腕神経叢〕鎖骨上部, = supraclavicular part of brachial plexus.
p. sympathica [L/TA] 交感神経*, = sympathetic part [TA].
p. symphysica 結合部(恥骨枝の).
p. tecta 被蓋部.
p. tecta columnae fornicis 脳弓柱没部.
p. tecta duodeni [L/TA] ① 十二指腸被蓋部*, = hidden part of duodenum [TA]. ② 十二指腸没部.
p. tecta pancreatis 膵臓被蓋部.
p. telencephalica ventriculi tertii 第三脳室終脳部.
p. temporalis 側頭部(大脳部構造の).
p. tensa [L/TA] 緊張部(鼓膜の), = pars tensa [TA].
p. tensa membranae tympani 鼓膜緊張部, = tense part of tympanic.
p. terminalis [L/TA] ① 回腸終末部*, = terminal ileum [TA]. ② 終末部.
p. thalamica 視床部(視索放線の).
p. thoracica [L/TA] 胸部〔の〕自律神経系(脊髄の), = thoracic part [TA].
p. thoracica aortae [L/TA] ① 胸大動脈, = thoracic aorta [TA]. ② 大動脈胸部.
p. thyreopharyngica 甲状咽頭部(喉頭咽頭筋の).
p. thyroepiglottica [L/TA] 甲状喉頭蓋部*, = thyro-epiglottic part [TA].
p. thyropharyngea [L/TA] 甲状咽頭部, = thyropharyngeal part [TA].
p. tibiocalcanea [L/TA] 脛踵部, = tibiocalcaneal part [TA].
p. tibiocalcanearis 脛踵部(三角靱帯の).
p. tibionavicularis [L/TA] 脛舟部(三角靱帯の), = tibionavicular part [TA].
p. tibiotalaris 脛距部(三角靱帯の).
p. tibiotalaris anterior [L/TA] 前脛腓部, = anterior tibiotalar part [TA].
p. tibiotalaris posterior [L/TA] 後脛腓部, = posterior tibiotalar part [TA].
p. transversa [L/TA] 横行部(水平部), = transverse part [TA], middle part [TA].
p. transversaria [L/TA] 頸部(横突部), = cervical part [TA].
p. transversaria arteriae vertebralis [NA] 椎骨動脈横突部.
p. trapezoides 菱形部(烏口鎖骨靱帯の).
p. triangularis [L/TA] 三角部(下前頭回, 側頭頭頂筋の), = triangular part [TA].
p. tricipitalis [L/TA] 浅部*(下腿三頭筋部), = superficial part [TA].
p. tuberalis [L/TA] 隆起部(下垂体の), = pars tuberalis [TA].
p. tympanica [L/TA] 鼓室部(側頭骨の), = tympanic part [TA].
p. tympanica ossis temporalis [NA] 〔側頭骨の〕鼓室部.
p. umbilicalis [L/TA] ① 臍静脈部, = umbilical part [TA]. ② 臍部(中腹部の).
p. uterina [L/TA] 子宮部, = uterine part [TA], 間質部, = intramural part [TA].
p. uterina placentae [NA] 胎盤子宮部.
p. uvealis [L/TA] ブドウ膜部(虹彩部), = uveal part [TA].

P

p. vagalis [L/TA] 迷走神経部*, = vagal part [TA].
p. ventralis [L/TA] 腹側部*, = ventral part [TA], ventral subdivision [TA].
p. ventralis〔Ⅱ〕 [L/TA] 前部*, = ventral part〔Ⅱ〕[TA].
p. ventralis〔H Ⅱ〕 [L/TA] 前部, = ventral part〔H Ⅱ〕[TA].
p. ventralis〔Ⅳ〕 [L/TA] 前部*, = ventral part〔Ⅳ〕[TA].
p. ventralis〔H Ⅳ〕 [L/TA] 前部, = ventral part〔H Ⅳ〕[TA].
p. ventralis pontis 橋腹部, = pars basilaris pontis.
p. ventromedialis [L/TA] 腹内側部*, = ventromedial part [TA].
p. vertebralis [L/TA] 椎骨部, = vertebral part [TA].
p. vocalis 声帯部(甲状披裂筋の).
p. zygomatica 頬骨部(眼窩口縁の).
pars·ley [pá:sli] パセリ, オランダゼリ(セリ科植物の一属で, その種子からは揮発性油状液 apiol が得られる), = *Petroselinum crispum*.
p. camphor $CH_2O_2=C_6H(CH_3O)_2CH_2CH=CH_2$, = apiol.
p. oleoresin 液状アピオール, = liquid apiol.
p. seed oil パセリ種油(主として apiol, apiolin, myristicin を含む), = apiol, liquid apiol.
Parsonage-Turner syndrome パーソネージ・ターナー症候群(神経痛性筋萎縮症).
Parsons, James [pá:sənz] パーソンズ(1705-1770, イギリスの医師).
P. disease パーソンズ病(眼球突出性甲状腺腫).
part [pá:t] 部〔医学〕, 部分〔医学〕, 部位, 野, 区, 領域, = pars [L].
p.-disorder 部分的異常行動, = merergasia.
p. in canal [TA] 視神経管部*, = pars canalis [L/TA].
p.-method 分習法〔医学〕.
p. of thoracic duct 胸管頸部, = ductus thoracicus.
part aeq [L] partes aequales 等量の略.
part vic [L] partibus vicibus 分割投与量の略.
par·tal [pá:təl] 分娩の, 出産の.
par·tes [pá:ti:z] 部(pars の複数).
p. corporis humani 人体体部, = parts of human body.
p. dorsales [L/TA] 後部, = dorsal parts [TA].
p. genitales externae 外陰部(男性, 女性の).
p. genitales femininae externae 女性の外生殖器, = organa genitalia feminina externa.
p. genitales masculinae externae 男性の外生殖器, = organa genitalia masculina externa.
p. ventrales [L/TA] 前部, = ventral parts [TA].
par·then·i·cin [pɑ:θénisin] パルテニシン(熱帯産キク科植物 *Parthenium hysterophorus* に存在する解熱性アルカロイド), = parthenin.
Par·the·ni·um [pɑ:θéniəm] パルセニウム属(キク科の植物).
P. argentatum グワユールゴム.
P. hysterophorus (パルセニシンおよびパルセニンと称するアルカロイドの原植物).
P. integrifolium スイバ(マラリアあるいは回帰熱の抗周期薬として用いる).
par·the·no·car·py [pà:θənouká:pi] 単為結実.
Parthenocissus quinquefolia アメリカヅタ(葉の浸煎は去痰薬で, 果皮にはシリンギンの成分がある), = Virginia-creeper.
par·the·nog·a·my [pà:θənágəmi] 処女受精.
par·the·no·gen·e·sis [pà:θənəʤénisis] 処女生殖〔医学〕, 単為生殖〔医学〕, 不受精生殖(昆虫, 甲殻類, 虫類などにみられる無受精卵からの発生). 形 parthenogenetic.
parthenogenetic merogony 無性卵片発生(卵核を含まないで, 人工受精されたもの).
par·the·nol·o·gy [pà:θənáləʤi] 処女病学(処女の生殖器病を専門とする婦人科の一分野).
par·the·no·pho·bia [pà:θənoufóubiə] 処女恐怖症.
par·the·no·plas·ty [pá:θənəplæ̀sti] 処女性偽装術(破裂した処女膜を縫合して処女と見せる方法).
par·the·no·spore [pá:θənəspɔ:r] 単為胞子.
par·tho·gen·e·sis [pà:θəʤénisis] 単為(処女)生殖, = parthenogenesis.
par·tial [pá:ʃəl] ① 部分〔的〕〔医学〕. ② 偏.
p. abortion 不〔完〕全流産.
p. Addison disease 部分的アジソン病(A. Thomas).
p. adrenocortical insufficiency 部分的副腎皮質不全.
p. agglutinin 部分的凝集素(同種の細菌または血球に対して働く同種凝集素), = minor agglutinin, mitagglutinin, nehenagglutinin, paraagglutinin, coagglutinin.
p. agonist 不完全作動薬.
p. agonists 部分活性化薬〔医学〕, パーシャルアゴニスト.
p. albinism 限局性白皮症.
p. albuminuria 部分的タンパク尿, 部分的アルブミン尿(尿細管の一部分のみの病変による).
p. amnesia 部分健忘〔症〕〔医学〕.
p. amputation 部分的切断〔医学〕.
p. androgen deficiency of aging male (PADAM) (加齢に伴い男性ホルモンが減少することにより諸々の症状を示す, いわゆる男性更年期), = androgen decline in aging male.
p. anesthesia ① 部分的麻酔. ② 部分的感覚麻痺.
p. ankylosis 不全強直〔症〕〔医学〕.
p. anodontia 局部性無歯症〔医学〕.
p. anomalous pulmonary arterial connection 部分肺動脈還流〔結合〕異常〔症〕〔医学〕.
p. anomalous pulmonary venous connection 部分肺静脈還流〔結合〕異常〔症〕〔医学〕.
p. anomalous pulmonary venous return (PAPVR) 部分的肺静脈還流異常〔医学〕, 肺静脈還流の部分異常.
p. antibody 不完全抗体〔医学〕, 非定型抗体〔医学〕.
p. antigen 部分抗原, = hapten.
p. asystole 部分不全収縮〔期〕〔医学〕.
p. asystolia 部分〔的〕不全収縮.
p. atony of uterus 部分子宮弛(し)緩〔症〕〔医学〕.
p. banded dowel crown 部分帯環継続歯〔医学〕, 一部帯環継続歯.
p. bath (PB) 部分浴〔医学〕, 部分清拭.
p. bicarbonate pressure 炭酸ガス分圧〔医学〕.
p. birth 部分分娩〔医学〕.
p. block 不〔完〕全ブロック〔医学〕.
p. body irradiation 部分照射〔医学〕.
p. breathing 部分呼吸〔医学〕.
p. breech extraction 骨盤位介助術.
p. cardiopulmonary bypass 部分体外循環〔医学〕.
p. cleavage 部分卵割〔医学〕.
p. color-blindness 部分色盲〔医学〕.
p. complex epilepsy 複合発作型部分てんかん〔医学〕.
p. confounding 部分交絡法.
p. constant epilepsy 持続性てんかん, = continuous epilepsy.
p. contracted pelvis 部分狭骨盤〔医学〕.

P

p. correlation 部分偏相関，偏相関．
p. correlation coefficient 偏相関係数〔医学〕．
p. cricoid cleft 部分的輪状軟骨裂．
p. crown 部分金冠〔医学〕，一部金冠．
p. denaturation 部分変性〔医学〕．
p. denaturation map 部分変性地図〔医学〕．
p. denture 局部義歯，部分義歯〔医学〕，= partial prosthesis．
p. differentiation 部分的分化．
p. DiGeorge syndrome 部分ディジョージ症候群（ディジョージ症候群（胸腺無形成症ないし低形成症）のうち，小さな胸腺が存在する例で経過とともにT細胞がある程度増加してくるもの）．
p. dislocation 不全脱臼〔医学〕，亜脱臼，= incomplete dislocation．
p. dispersion 部分分散．
p. dominance 部分優生〔医学〕．
p. enterocele 部分的腸瘤〔医学〕（リヒターヘルニア）．
p. epilepsy 部分てんかん〔医学〕，= focal epilepsy．
p. equilibrium 部分平衡〔医学〕．
p. eruption 半埋伏〔医学〕．
p. exchange transfusion 部分交換輸血．
p. fraction 部分分数．
p. fracture 部分骨折．
p. gastrectomy 部分的胃切除，= subtotal gastrectomy，gastric resection．
p. glossectomy 舌部分切除．
p. hand prosthesis 手部義手〔医学〕．
p. heart block 部分性心ブロック，部分ブロック（第2度心ブロック）．
p. hepatectomy 肝部分切除〔医学〕．
p. hydatidiform mole 部分〔胞状〕奇胎〔医学〕．
p. immunity 部分免疫〔医学〕．
p. inanition 部分的飢餓〔医学〕．
p. infantilism 部分的幼稚症．
p. laryngectomy 喉頭部分切除〔術〕〔医学〕．
p. left ventriculectomy (PLV) 部分左心室心筋切除術，左室部分切除術（左室縮小形成術ともいい，Batista の開発した重症心筋症の手術），= Batista operation．
p. lesion 部分的病変．
p. lipoatrophy 部分〔的〕脂肪組織萎縮〔症〕．
p. lipodystrophy 部分的脂肪異栄養症（脂肪異栄養症の分類上の一型．上体を中心に脂肪異栄養症として女性に現れることが多い．C3 低下を伴うネフローゼ症候群に伴うことが多い）．
p. liver transplantation 部分肝移植〔医学〕．
p. luxation tooth 半脱臼歯〔医学〕．
p. mastectomy 乳腺部分切除術（乳癌手術の一方法）．
p. molar quantity 分子配量．
p. mole 部分〔胞状〕奇胎〔医学〕．
p. monosomy 部分モノソミー〔医学〕．
p. nephrectomy 腎部分切除〔医学〕．
p. ophthalmoplegia 部分的眼筋麻痺〔医学〕．
p. ordering 半順序．
p. oxygen pressure 酸素分圧〔医学〕．
p. pack 部分パック〔医学〕．
p. papillary necrosis 部分乳頭壊死．
p. perfusion 部分潅流．
p. periodontitis 部分性歯根膜炎〔医学〕．
p. placenta previa 一部前置胎盤，部分前置胎盤〔医学〕．
p. plate denture 部分床義歯〔医学〕．
p. pneumonectomy 部分的肺切除術，= lobectomy．
p. posterior laryngeal cleft 部分的後部喉頭裂．
p. pressure 分圧〔医学〕（混合気体の各成分が単独で全体積を占めた場合にみられる圧力）．
p. product 部分積．
p. prolapse of vagina 不全腟脱〔医学〕．
p. pulpitis 一部性歯髄炎〔医学〕．
p. pulpotomy 部分的断髄法〔医学〕．
p. purification ①部分洗浄．②部分鈍化．
p. reaction of degeneration 部分変性反応〔医学〕．
p. rebreathing 部分再呼吸〔医学〕，部分的呼吸．
p. regression coefficient 偏回帰係数〔医学〕．
p. remmision 部分寛解〔医学〕．
p. resection 部分切除〔医学〕．
p. response 〔部分的〕反応〔医学〕．
p. segmentation 部分分割．
p. seizure 部分発作〔医学〕．
p. sequence 部分列．
p. shell crown 局部金冠．
p. sit-up 部分的上体起こし〔医学〕．
p. sum 部分和．
p. symblepharon 限局性瞼球癒着．
p. tarsorrhaphy 部分瞼板縫合術．
p. tetanus 部分的破傷風，= tetany．
p.-thickness burn 中間層熱傷．
p.-thickness graft 分層植皮．
p. thromboplastin 部分トロンボプラスチン〔医学〕．
p. thromboplastin time (PTT) 部分トロンボプラスチン時間〔医学〕．
p. tone 部分音〔医学〕（音を構成する要素音）．
p. vacuum 不完全真空．
p. valence 分原子価（一般に二重結合に与える2つの原子価のうち，自由になっているものをいう）．
p. valency 分原子価〔医学〕．
p. veneer crown 一部被覆冠，部分被覆冠〔医学〕．
p. volume effect 部分体積効果，= partial volume phenomenon．
p. volume phenomenon 部分体積効果〔医学〕．
p. zygote 部分〔的〕接合子〔医学〕，部分〔的〕接合体〔医学〕．

par·tia·lism [pá:rʃəlizəm] 部分性愛，パーティアリズム．

partially fixed retroflexion of pregnant uterus 部分癒着性妊娠子宮後屈〔症〕〔医学〕．

participant observation 関与〔しながらの〕観察．

par·ti·cle [pá:tikl] 粒子〔医学〕．形 particulate．
p. accelerator 粒子加速器〔医学〕，粒子加速装置（電子，陽子，重陽子，Ne イオンなどの荷電粒子を加速し，高エネルギー放射線を発生させる装置）．

粒子加速装置

装置名	加速粒子	利用放射線
ベータトロン	電子	電子線，X線
リニアアクセレレータ	電子	電子線，X線
マイクロトロン	電子	電子線，X線
サイクロトロン	陽子，重陽子	陽子線，速中性子線
プロトンライナック	陽子	陽子線，π中間子線
シンクロトロン	電子，陽子	陽子線，π中間子線，重イオン線

p. agglutination test (PAT) 凝集反応.
p. attraction 粒子引力.
p.-beam radiotherapy 粒子線治療.
p. count 粒子数〔測定〕〔医学〕.
p. detector 粒子検出器〔医学〕.
p. fluence 粒子フルエンス〔医学〕.
p. fluence rate 粒子フルエンス率〔医学〕.
p. flux density 粒子束密度〔医学〕.
p. path 流れの道すじ, = path line.
p. size 粒子の大きさ〔医学〕.
p. size determination 粉末度試験〔医学〕.
p. size distribution 粒度分布〔医学〕, = size distribution.
p. weight 粒子量.
particular death rate 特別死亡率〔医学〕.
par·tic·u·late [pɑ:tíkjuleit] 微粒子物, 粒子の.
p. antigen 粒状抗原〔医学〕.
p. inheritance 分子性遺伝, 粒子遺伝〔医学〕.
p. theory 粒子遺伝説〔医学〕.
p. wear debris 粒子状磨耗破片.
par·ti·lat·er·al [pà:tilǽtərəl] 父方〔の〕〔医学〕.
par·ti·mute [pá:timju:t] ろうあ(聾唖)者.
par·ti·mu·tism [pà:timjú:tizəm] ろうあ(聾唖).
part·ing [pá:tiŋ] 分金法.
p. agent 離型剤.
par·tin·i·um [pɑ:tíniəm] パルチニウム(アルミニウムとタングステンとの合金).
par·ti·tion [pɑ:tíʃən] ① 分配〔医学〕, 分割. ② 区分, 隔絶〔医学〕. 形 partitive.
p. box 隔絶箱〔医学〕.
p. chromatography 分配クロマトグラフィ〔医学〕(混和しない液体にそれぞれ溶ける物質の混合液を振盪した後, 両者を分離するとその溶液中に分配された物質の濃度は一定の分配比を示し, 分配比の大きいものは後になり, 小さいものは先に進む).
p. coefficient 分配係数〔医学〕.
p. function 状態和, 分配関数〔医学〕.
p. ratio 分配率(係数), = partition coefficient.
p. scaling 等現間隔法(刺激間の間隔的距離を等しくするように刺激を調整する方法).
partitional calorimeter 分割熱量計〔医学〕.
par·ti·tive [pá:titiv] 分配的, 部分的.
p. feeling 分配的感情.
part·ner·ship [pá:tnə:ʃip] 共同〔医学〕.
p. practice 共同経営診療〔医学〕.
par·to·gram [pá:təgræm] パルトグラム, 分娩経過図〔医学〕(分娩の連続的な進行過程の総合的診断と異常分娩経過の早期発見を目的とした分娩経過図をいう).
par·tog·ra·phy [pɑ:tágrəfi] 分配クロマトグラフィ, = partition chromatography.
par·to·grid [pá:təgrid] パートグリッド(paper chromatography に用いる均等分画器).
part·ridge-ber·ry [pá:triʤ béri] ツルアリドオシ, = mitchella.
parts of human body 人体体部, = pars corporis humani.
parts per million 百万分率.
Partsch, Carl [pá:ʧi] パルチュ(1855-1932, ドイツの医師).
P. operation パルチュ手術(濾胞性歯牙嚢腫, 歯根嚢胞, 歯周嚢胞などに施される手術で, 第1法は副腔形成, 第2法は嚢胞壁を全摘出し粘膜骨膜弁を元に戻して縫合する).
par·tu·ri·ent [pɑ:tjúəriənt] 分娩〔の〕〔医学〕.
p. apoplexy 分娩卒中.
p. canal 産道〔医学〕, 通過管〔医学〕, = birth canal.
p. paralysis 分娩麻痺.
p. paresis 分娩麻痺〔医学〕.
p. woman 産婦〔医学〕.
par·tu·ri·fa·cient [pà:tjuriféiʃənt] ① 分娩誘発の. ② 分娩誘発薬.
par·tu·ri·om·e·ter [pà:tjuriámitər] 陣痛測定計(子宮の娩出力を測定する器械).
par·tu·ri·tion [pà:tjuríʃən] 分娩〔医学〕, 出産〔医学〕. 形 parturient.
p. center 分娩中枢.
p. index 出産率〔医学〕.
par·tus [pá:təs] 分娩〔医学〕, 出産〔医学〕.
p. abortus 流産, = miscarriage, abortion.
p. agrippinus 骨盤位分娩.
p. caesareus 帝王切開分娩, = caesarean section.
p. difficilis 難産, = dystocia.
PARU postanesthetic recovery unit 麻酔後回復ユニットの略.
pa·ru·lis [pərú:lis] パルーリス〔医学〕, 歯肉膿瘍〔医学〕, = gingival abscess. 複 parulides.
par·um·bil·i·cal [pærəmbílikəl] 臍傍の.
par·u·ria [pərjú:riə] 排尿異常.
paruterine organ 副子宮器官.
par·u·ter·us [pərjú:tərəs] 副子宮.
par·val·bu·min [pɑ:vǽlbjumin] パルブアルブミン(カルシウム結合タンパク質の一種).
parvi- [pɑ:vi] 小さいの意を表す接頭語.
par·vi·cel·lu·lar [pà:viséljulər] 小細胞性の.
p. neurosecretion 小細胞性神経分泌.
parvicollic uterus 小頸部性子宮〔医学〕, = uterus parvicollis.
parvimaculate alopecia 小斑性脱毛〔症〕〔医学〕.
par·vo·cel·lu·lar [pà:vəséljulər] 小細胞性の.
p. layers [TA] 小細胞層*, = strata parvocellularia [L/TA].
p. nucleus [TA] 小細胞部, = pars parvocellularis lateralis [L/TA].
p. part [TA] 小細胞部*(小型細胞部), = pars parvocellularis [L/TA].
p. reticular nucleus [TA] 小細胞性網様核*, = nucleus reticularis parvocellularis [L/TA].
par·vo·line [pá:vəlin] パルボリン $C_9H_{13}N$ (腐敗魚肉に産生するプトマイン).
Par·vo·vir·i·dae [pà:vəvíridi:] パルボウイルス科(一本鎖DNA ウイルスで, *Parvovirinae*, *Densovirinae* の2亜科に分けられる).
Par·vo·vir·i·nae [pà:vəvírini:] パルボウイルス亜科(パルボウイルス科の亜科で, *Parvovirus*, *Erythrovirus*, *Dependovirus* 属に分けられる).
Par·vo·vi·rus [pá:vəvàiərəs] パルボウイルス属(パルボウイルス科の一属).
par·vule [pá:vju:l] 小丸薬, 粒(薬物の), = pillet, pellet, granule.
par·vus [pá:vəs] [L] 短い, 小さい.
PAS ① para-aminosalicylic acid パラアミノサリチル酸の略. ② periodic acid-Schiff stain 過ヨウ素酸シッフ染色〔法〕の略.
PAS stain パス染色, = periodic acid Schiff stain.
Pascal, Blaise [pɑ:ská:l] パスカル(1623-1662, フランスの物理数学者).
P. distribution パスカル分布〔医学〕.
P. law パスカルの法則.
P. principle パスカルの原理(体積力を考えないときの静止流体内の圧力はすべての点において等しい, すなわちその1点に加えた圧力はすべての方向に等しく伝わる(1657)).
pas·cal (Pa) [pǽskəl] パスカル(ニュートン毎平方メートル).
pas·cha·chur·da [pǽskəʧà:ɑə] (東邦腫), = Ori-

ental sore.

Pascheff (Pashev), Konstantin M. [pǽʃef] パシェッフ(1873-1961, ブルガリアの眼科医).

P. conjunctivitis パシェッフ結膜炎(唾液腺腫脹を伴うもの).

Paschen, Enrique [pá:ʃən] パッシェン(1860-1936, ドイツの病理学者).

P. bodies パッシェン小体〔医学〕(痘瘡の病変部に光学顕微鏡レベルで観察できる円形の小体で, 痘瘡ウイルスの基本小体で, 診断に利用される).

Paschutin, Victor Vasilyevich [paʧú:tin] パチュチン(1845-1901, ロシアの医師. 糖尿病の研究(1871)で有名で, 糖尿病に特有な変性はパチュチン変性 Paschutin degeneration と呼ばれている).

PASI score パッシースコア(PASI は psoriasis area and severity index の略. 乾癬の重症度判定の際に用いられる).

pas·pal·ism [pǽspəlizəm] スズメノヒエ中毒症(スズメノコビエ *Paspalum scrobiculatum* による中毒).

Pas·pa·lum [pǽspələm] スズメノヒエ属(イネ科の一属).

P. scrobiculatum スズメノコビエ.

pas·sage [pǽsiʤ] ① 通路. ② 継代〔医学〕, 継代接種(同株の細菌を動物に接種して毒性を増強すること).

p. cell 通過細胞.

p. cell line 継代細胞株.

p. cell strain 継代細胞株(長期培養細胞系).

p. vaccination 継代接種〔医学〕.

Passavant, Philip Gustav [pá:səva:nt] パッサファント(1815-1893, ドイツの外科医).

P. bar パッサファント隆起(唇裂患者が発声する際, 口蓋咽頭括約筋が収縮して咽頭後壁面に生ずる隆起), = Passavant cushion.

P. cushion パッサファント隆起(鼻咽頭後側壁から軟口蓋の自由縁の高さに隆起する稜で, 硬化性および萎縮性鼻炎患者にみられる), = Passavant bar.

passed out [pǽst áut] 気絶する〔医学〕, 気を失う.

passenger virus パッセンジャーウイルス〔医学〕(非病原性ウイルス).

Passey, R. D. [pǽsi] パッセー(イギリスの病理学者. Harding-P. melanoma).

Pas·si·flo·ra [pæ̀siflɔ́:rə] トケイソウ属(トケイソウ科の一属).

P. edulis クダモノトケイソウ, = passion fruit.

P. incarnata チャボトケイソウ(アメリカ南部のつる性植物の一属で, その根茎は催眠作用がある), = passion flower.

Pas·si·flo·ra·ce·ae [pæ̀siflɔ:réisii:] トケイソウ科.

pas·sion [pǽʃən] 熱情, 情欲. 形 passional.

passionate attitude 多情態勢〔医学〕(劇的態度).

pas·sive [pǽsiv] 受動〔医学〕.

p. agglutination 受身凝集反応(法), 受動凝集〔反応〕〔医学〕(血球や各種粒子に可溶性抗原を吸着させ, 特異抗体により生じさせる凝集反応), = indirect agglutination.

p.-aggressive personality 受動的・攻撃的人格〔医学〕, 受動・攻撃性人格.

p. algolagnia 受動性嗜痛愛, = masochism.

p. anaphylaxis 受動アナフィラキシー〔医学〕, 受身アナフィラキシー(IgE を含むアレルギー患者血清を健常人の皮内に接種し, 24 時間後に同じ部位に特異抗原を接種して起こる即時型アナフィラキシー), = antiserum anaphylaxis, reversed anaphylaxis, inverse anaphylaxis. → Prausnitz-Küstner reaction.

p. Arthus reaction 受動アルツス反応(正常動物の静脈内に同種または異種の抗体を注射し, 時間をおかずに抗原を皮内に注射して惹起された反応. Ⅲ型アレルギー).

p. atelectasis 受動的無気肺(外から肺が圧迫されて起こる無気肺).

p. carrier 潜在性保菌者〔医学〕, 被動保菌者.

p. choice 他動的選択〔医学〕.

p. congestion 受動的充血(心不全による受身の充血).

p. cutaneous anaphylaxis (PCA) 受動皮膚アナフィラキシー〔医学〕, 受身皮膚アナフィラキシー(モルモットにおいて皮内に抗血清を注射後, エバンスブルーのような色素を一緒に特異抗原を静脈内に接種したときに起こる皮膚反応. 抗体接種部位を中心として起こった反応は青色を呈する).

p. cutaneous anaphylaxis test 受動皮下アナフィラキシー試験.

p. cutaneous water exchange 皮膚水分交換〔医学〕.

p.-dependency reaction 受け身・依存反応〔医学〕.

p.-dependent personality 受動・依存〔性〕性格〔医学〕.

p. duction 受動的ひき運動試験, = forced duction.

p. edema うっ血性水腫(浮腫)〔医学〕, 受動性水腫.

p. enhancement 受動エンハンスメント〔医学〕.

p. eruption 受動的萌出(歯の).

p. euthanasia 消極的安楽死〔医学〕.

p. exercise 受動運動〔医学〕, 他動運動.

p. hemagglutination 受動血球凝集〔反応〕〔医学〕, 受身〔赤〕血球凝集反応(感作〔赤〕血球凝集反応, 間接赤血球凝集反応).

p. hemagglutination test 間接赤血球凝集反応.

p. hemolysis 受動溶血〔反応〕〔医学〕, 受身溶血(可溶性抗原を吸着した赤血球が, 抗体と補体の作用で溶血する反応).

p. hyperemia 受動性充血〔医学〕, = venous hyperemia.

p. hyperventilation 受動〔的〕過換気〔医学〕.

p. illusion 受動錯覚(感覚器または環境の性質により影響されるもの).

p. immunity 受動免疫, 受身免疫(特異抗体の移行により生じる獲得免疫). ↔ active immunity.

p. immunization 受動免疫〔法〕〔医学〕, 受身免疫〔法〕(感作リンパ球や血清を非免疫個体に投与して免疫反応性を授けること).

p. immunotherapy 受動免疫療法〔医学〕.

p. incontinence 受動失禁〔医学〕, 被動失禁, = true incontinence.

p. interval 静止期(心臓の収縮も拡張も起こさない期間).

p. learning 受動的学習.

p. leukocytosis 受動性白血球増加〔症〕〔医学〕, 被動性白血球増加〔症〕(不活発な白血球が被動的に循環系内に押し出されたもの).

p. medium 被動性溶液(組織に影響を与えない液).

p. melancholia 受動性うつ病.

p. movement 受動運動〔医学〕.

p. negativism 受動的拒絶症〔医学〕, 受動性拒絶症(期待されることを行わない症状).

p. particle agglutination test 受身粒子凝集試験〔医学〕.

p. phenomenon 受動現象〔医学〕.

p. prophylaxis 受動的予防(抗血清やガンマグロブリンなどの受動的な疾病の予防手段).

p. protection 受動感染防禦.

p. resistance (PR) 無為抵抗.

p. sensitization 受身感作(生体または組織に抗体を受身に与えてアレルギー準備状態とすること).

p. smoking 間接喫煙〔医学〕, 受動喫煙〔医学〕, = involuntary smoking.
p. state 受動状態〔医学〕, 不動態.
p. symptom 静止症状〔医学〕, = static symptom.
p. systemic anaphylaxis 受動全身アナフィラキシー〔医学〕.
p. temperature lability 受動的体温変動〔医学〕.
p. transfer 受身伝達, 受動伝達〔医学〕, 受身移入, 被動性転嫁, = Prausnitz-Küstner reaction, passive sensitization.
p. transport 受動輸送(イオンの).
p. tremor 受動〔性〕振戦〔医学〕, 被動性振戦(静止時に起こる).
pas·siv·ism [pǽsivizəm] 無抵抗(特に不自然な性的行為に対して).
pas·siv·i·ty [pæsíviti] 不動態, 受動性〔医学〕, = passive state.
p. experience させられ体験, = 'made' experience.
past [pǽ(:)st] 過去, 既往.
p. dental history 歯科既往歴〔医学〕.
p. history (PH) 既往歴〔医学〕.
p. medical history (PMH) 薬歴簿, 既往歴.
p. menstrual period 前月経期〔医学〕.
p. pointing 偏示〔医学〕, 指示試験法, 偏示試験法, = Bárány pointing test, past pointing test.
p. pointing test 指示試験, 偏示検査(バラニーの考案によるもので, 開眼して一定目標を数回指示させた後, 閉眼して同一の目標を指示させると, 正常人は誤らないが小脳に病変のあるときは偏倚する. Bárány).
p. surgical history (PSH) 手術歴.
pas·ta [pǽstə] パスタ(泥膏)〔剤〕(油脂と粉剤とを練和して泥状とした膏剤), = paste. 複 pastae.
p. lanolinata ラノリンパスタ(泥膏)(サリチル酸 2g, 亜鉛華 24g, デンプン 24g, ラノリン 50g).
p. sulfuris cum pice liquida 木タールパスタ(蔘硫膏), = unguentum picis pini.
paste [péist] パスタ(① パスタ(泥膏)〔剤〕(別名皮膚用パスタ dermatologic p. ともいい, グリセリン, 軟石けん, 羊毛脂, ワセリン, などの賦形薬でつくった軟膏様合剤). ② 糊(のり)).
pasteboard splint 厚紙副子〔医学〕.
past·er [péistər] ペースタ(近視に対して研磨された2重焦点レンズの一部分).
pas·tern [pǽstə:n] ① 骹(あくと)(ウマの距毛と踝節との間の骨), = pastern-bone. ② 繋(つなぎ, けい). ③ 足械(ウマの).
p. bone 繋, 骹, = coronary bone.
p. joint 冠関節(ウマの).
Pasteur, Louis [pastú:r] パスツール(1822-1895, フランスの細菌学者. 近代細菌学の開祖と呼ばれ, 発酵の研究において, 原因菌を発見して自然発生の理を否定した. Joubert との共同研究により vibrion septique を発見し, この嫌気性菌の性状から好気性菌との区別を明らかにし, また Chamberland および Roux とともに弱毒ウイルスワクチンを治療に応用し, 1884年狂犬病ウイルスを発見して予防ワクチンをつくった. そのほか低温殺菌法などを考案).
P.-Chamberland filter パスツール・シャンベラン濾過器(真空装置により液体が素焼の中腔円柱を通るもの).
P. effect パスツール効果〔医学〕(通気による発酵の抑制で, 解糖の阻害, 乳酸の酸化および Cori エステルからの糖原の再合成から成立する).
P. method パスツール法(① 炭疽菌属を減弱させる目的で, 42〜43°C で培養する方法. ② 狂犬病ワクチンをつくる方法で, 感染イヌの脊髄を無菌的に取り出し, 乾燥して粉砕したものの懸濁液をつくる, = Pasteur reaction).
P.-Meyerhof reaction パスツール・マイエルホフ反応(組織呼吸と発酵との相関反応).
P. pipette パスツール・ピペット〔医学〕.
P. solution パスツール液(真菌, 酵母菌などの培養液で, 酒石酸アンモニウム 10g, ショ糖 100g と酵母 10g から得られる灰分とを水 1,000mL に混ぜたもの).
P. theory パスツール説(免疫は細菌が体内で発育するために必要な物質の消失によるとの説).
P. vaccination パスツール予防接種(炭疽に対する予防接種で, 42〜43°C で培養してつくったワクチンを第1, 続いて10日後第2接種を行う方法).
P. vaccine パスツールワクチン.
Pas·teu·rel·la [pæ̀stərélə] パスツレラ属(通性嫌気性のグラム陰性桿菌. 多くの動物, ヒトに常在する).
P. multocida パスツレラ・マルトシダ(ヒトには主にイヌ, ネコから感染し, 身体局所の膿瘍, 肺炎, 髄膜炎などの原因となる).
P. pestis ペスト菌(旧称. 北里および Yersin により1894年に独立的に発見された腺ペスト bubonic plague を起こす病原菌. 現在ではエルシニア属に分類される). → *Yersinia pestis*.
P. pseudotuberculosis 偽結核菌(旧称). → *Yersinia pseudotuberculosis*.
P. tularensis 野兎病菌(旧称). → *Francisella tularensis*.
pas·teur·el·lo·sis [pæ̀stərəlóusis] パスツレラ症〔医学〕(パスツレラは原則的には動物の病原菌であるが咬傷などによりヒトへの感染も起こす. 局所感染から呼吸器感染, 敗血症など全身感染症をきたす).
Pas·teu·ria [pæstʃú:riə] パスツリア属(菌体はナシ状をなし, その細い末端からの分泌物により基質に付着する).
pas·teur·i·za·tion [pæ̀stʃəraizéiʃən] パスツール法, 低温殺菌〔法〕〔医学〕(パスツールの考案した方法. ソクスレート法による低温間欠滅菌で, 特に牛乳に応用する殺菌法, 60°〜70°C で 30〜40 分間加熱すると, 普通の病原菌は死滅する. 火入り殺菌とも呼ばれる). 動 pasteurize.
p. of milk 牛乳低温殺菌〔医学〕.
pasteurized milk 低温殺菌〔牛〕乳〔医学〕. → pasteurization.
pas·teur·iz·er [pǽstʃəraizər] パスツール殺菌器.
Pastia sign [pǽstiə sáin] パスチア徴候(猩紅熱の発疹前に現れる肘窩の赤色横線で, 初めは淡赤色であるが, 後にはやや褐色となる).
pas·til [pǽstil] ① 香錠. ② パステル剤〔医学〕. ③ 香菓(においがし). ④ パステル紙(白金シアン化バリウムなどを塗布した紙で, X 線の照射により緑色が褐色に変わるので, X 線の照射量を測定し, また紫外線を増強するために用いられる), = pastille.
pas·tille [pæstí:l] = pastil.
p. radiometer パステル紙線量計.
past·ing [péistiŋ] ペースト化〔医学〕.
pastoral medicine 農村医学〔医学〕.
pastoral psychiatry 農村精神医学〔医学〕.
pastoral psychology 農村心理学〔医学〕.
pastular scrofuloderma 膿疱性皮膚腺病.
pas·ty [péisti] ① 糊のような, のり状〔医学〕. ② 腫れぼったい.
p. stool かゆ(粥)状便〔医学〕.
PAT ① paroxysmal atrial tachycardia 発作性心房〔性〕頻拍(細動)〔症〕の略. ② particle agglutination test 凝集反応の略.
PAT with block paroxysmal atrial tachycardia (with block) 房室ブロックを伴う心房頻拍.
pa·ta·gi·um [pətéidʒiəm] 飛膜(翼膜). 複 patagia.

P

Patau, Klaus ［pɑːtóu］ パトー（1908–1975，ドイツ生まれのアメリカの細胞遺伝学者）.
P. syndrome パトー症候群（13 番染色体の一本の過剰（トリソミー）による多発性奇形症候群），＝ trisomy D syndrome.
patch ［pǽtʃ］ ① パッチ［医学］，斑［医学］，斑点．② 貼剤．③ 貼布.
p. aortoplasty パッチ大動脈形成［医学］.
p.-clamp method パッチクランプ法（電圧固定法の一種）.
p. closure パッチ閉鎖［医学］.
p. formation パッチ形成，斑形成.
p. medicine 貼り薬.
p.（skin）graft 切り張り植皮〔片〕［医学］，パッチ植皮〔片〕［医学］.
p. test 貼布試験，パッチテスト［医学］（アレルギー性接触皮膚炎において原因と思われる物質の溶液に浸漬したガーゼまたは濾紙の小片を皮膚に貼布し，48 時間後それを剥ぎ取った後の反応を観察する方法で，ツベルクリン貼布反応は Vollmer パッチテストと呼ばれる）.
patch·ou·li ［pətʃúːli］ パチューリ（インド産ヒゲオシベ属 *Pogostemon* 植物で，主として香水の固定に用いられる），＝ patchouly.
p. oil パチューリ油（東インド産 *Pogostemon cablin* の葉から得られる揮発油）.
patch·ou·ly ［pǽtʃəːli］ パチューリ，＝ patchouli.
patchy atelectasis 斑状無気肺［医学］.
patchy pallor 斑状蒼白［医学］.
pat·e·fac·tion ［pæ̀təfǽkʃən］ 切開（切り広げること），開放.
Patein, G. ［pǽtin］ パタン（1857–1928，フランスの医師）.
P. albumin パタンアルブミン（尿中に発見されるアセトン可溶性のアルブミン），＝ acetosoluble albumin.
Patella, Vincenzo ［patélə］ パテラ（1856–1928，イタリアの医師）.
P. disease パテラ病（結核症における線維組織の増殖に起因する胃幽門閉塞症）.
pa·tel·la ［pətélə］ ［L/TA］膝蓋骨，＝ patella ［TA］. 複 patellae. 形 patellar.
p. alta 膝蓋〔骨〕高位〔症〕.
p. baja 膝蓋〔骨〕低位〔症〕.
p. bipartita ＝ patella partita.
p. cubiti 肘蓋骨（肘関節伸張側にある異常の骨）.
p. emarginata ＝ patella partita.
p. partita 分裂膝蓋骨.
p. phenomenon 膝蓋現象，＝ trepidation sign.
p. tendon transfer 膝蓋腱移行〔術〕.
p. tripartita 三分膝蓋骨.
pa·tel·la·pexy ［pətèləpéksi］ 膝蓋骨固定術.
pa·tel·la·plas·ty ［pə̀teləplǽsti］ 膝蓋骨形成〔術〕.
pa·tel·lar ［pətélər］ 膝蓋骨の.
p. advancement 膝蓋骨前進術.
p. anastomosis ［TA］膝蓋動脈網，＝ rete patellare ［L/TA］.
p. apprehension sign 膝蓋骨不安感徴候.
p. bursa 膝蓋包，膝蓋嚢.
p. clonus 膝蓋間代［医学］，膝蓋クローヌス［医学］（膝蓋を 2 本の指でつかみ，1〜2 回下方へ押し下げるとき発現する間代痙攣）.
p. clonus reflex 膝〔蓋〕間代反射.
p. fossa 膝蓋窩，＝ hyaloid fossa，f. hyaloidea.
p. ligament ［TA］膝蓋靱帯，＝ ligamentum patellae ［L/TA］.
p. network 膝蓋動脈網.
p. plexus 膝蓋神経叢.
p. realignment 膝蓋骨アライメント再建.
p. reflex 膝蓋〔腱〕反射［医学］，＝ knee-jerk reflex，knee-kick r.，quadriceps r.，patellar tendon r..
p. rete 膝蓋静脈網，＝ rete patellare.
p. retinaculum 膝蓋支帯［医学］.
p. shaving 膝蓋軟骨そぎ取り術.
p. surface ［TA］膝蓋面，＝ facies patellaris ［L/TA］.
p. surface of femur 大腿骨膝蓋面.
p. synovial fold 膝蓋滑液膜ヒダ.
p. tap 膝蓋跳動［医学］.
p. tendon 膝蓋靱帯（膝蓋腱），＝ patellar ligament.
p. tendon bearing（PTB） 膝蓋腱支持［医学］.
p. tendon bearing prosthesis（PTB） 膝蓋腱支持義肢.
p. tendon reflex（PTR） 膝蓋腱反射［医学］，＝ knee-jerk reflex.
p. tendon transfer 膝蓋腱移行〔術〕.
pat·el·lec·to·my ［pæ̀tiléktəmi］ 膝蓋骨摘出〔術〕［医学］.
pa·tel·li·form ［pətélifɔːm］ 膝蓋骨状の，皿状の.
patello adductor reflex 膝〔蓋〕内転反射（膝蓋を刺激すると大腿が内転する交差反射）.
pa·tel·lo·fem·o·ral ［pətèloufémərəl］ 膝蓋大腿骨の.
p. joint 膝蓋大腿関節，＝ PF joint.
p. stress syndrome 膝蓋大腿ストレス症候群，＝ runner's knee.
p. syndrome 膝蓋大腿症候群.
pat·el·lom·e·ter ［pæ̀tilámitər］ 膝反射計.
pa·ten·cy ［péitənsi］ 開存性［医学］，開通性，＝ persistence. 形 patent.
pa·tent ［péitənt］ 開存〔性〕の，＝ patulous.
p. airway 開存気道.
p. common atrioventricular canal 共通房室口（孔）開存〔症〕［医学］.
p. ductus arteriosus（PDA） 動脈管開存〔症〕［医学］（いわゆるボタロー管開存〔症〕），＝ patent ductus Botallo.
p. ductus Botallo ボタロー管開存〔症〕［医学］.
p. foramen ovale 卵円孔開存〔症〕［医学］.
p. lint ＝ sheet lint.
p. medicine 秘〔密〕薬［医学］，売薬.
p. omphaloenteric duct 臍腸管開存［医学］.
p. ostium primum 一次孔開存〔症〕［医学］.
p. ostium secundum 二次孔開存〔症〕［医学］.
p. part ［TA］開存部，＝ pars patens ［L/TA］.
p. period 寄生虫証明期［医学］，顕性期.
p. urachus 尿嚢管瘻，尿膜管開存〔症〕［医学］.
patented medicine 特許薬.
patented name 特許名.
pa·tent·or·ange ［pæ̀təntɔ́ːrindʒ］ ＝ orange G.
pa·ter·nal ［pətə́ːnəl］ 父親の［医学］，父性の［医学］.
p. behavior 父性行動［医学］.
p. deprivation 父性愛遮断［医学］，父性妨害［医学］.
p. expression 父性発現［医学］.
p. imprinting 父性刷り込み［医学］.
p. infection 父系感染［医学］.
p. inheritance 父性遺伝［医学］.
p. line 父系.
pa·ter·nal·ism ［pətə́ːnəlizəm］ パターナリズム［医学］.
paternalistic relation 父権主義［医学］.
pa·ter·ni·ty ［pətə́ːniti］ 父系［医学］，父権［医学］（父たること）.
p. examination 父子鑑別［医学］.
p. test 親子鑑定［医学］，父親試験（関係ある親子の血液型を検査して，父親を決定する方法）.
Paterson, Donald Rose ［pǽtəːsn］ ペーターソ

P

ン (1863-1939, イギリスの耳鼻咽喉科医).
P.-Kelly syndrome ペーターソン・ケリー症候群 (鉄欠乏性貧血, 嚥下困難, 食道部の贅片形成, 萎縮性舌炎), = Plummer-Vinson syndrome.
P. syndrome ペーターソン症候群, = Plummer-Vinson syndrome.
Paterson, Robert [pǽtə:sn] ペーターソン (1814-1889, スコットランドの医師).
P. corpuscles ペーターソン小体 (伝染性軟いぼ腫の丘疹中に存在する小体), = Paterson nodules, molluscous bodies.
Patey operation パティー手術 [医学] (胸筋温存乳房切除術の一つ).
path [pǽθ, pá:-] 路, 道, 経路.
p. analysis パス解析.
p. coefficient 経路係数 [医学].
p.-difference 路差.
p. of condyle 顆路.
pa·the·ma [pəθí:mə] 疾病, 病態.
pathematic aphasia 感動性失語〔症〕.
pa·the·ma·tol·o·gy [pæ̀θimətáləʤi] ① 病理学 (特に精神の). ② 感情学.
path·er·ga·sia [pæ̀θə:géiziə] 全精神機能障害.
path·er·ga·si·ol·o·gy [pæ̀θə:gèiziáləʤi] 精神病学.
path·er·gi·za·tion [pæ̀θə:ʤizéiʃən] 反応過敏化.
path·er·gy [pǽθə:ʤi] ① パテルギー (Roessle の用語で, 抗原に対する特異的ならびに非特異的反応過敏症). ② 過敏性異常, = pathergia. 形 pathergic.
pa·thet·ic [pəθétik] 感動的, 感傷的, 悲愴の. 名 pathos.
pa·thet·i·cus [pəθétikəs] ① 第4脳神経, 滑車神経. ② 眼球上斜筋.
path·e·tism [pǽθitizəm] ① 催眠術. ② 動物磁気 (Mesmer が使用した語), = mesmerism, hypnotism.
path·find·er [pǽθfaindər] 開通器 (尿道または歯根管を追跡するために用いる).
path·i·cus [pǽθikəs] 受動的男色者, = passive pederast. 形 pathic.
patho- [pæθou, -θə] 疾病または病理学との関係を表す接頭語.
path·o·am·ine [pæ̀θouǽmi:n] 病的アミン, プトマイン, = ptomaine.
path·o·a·nat·o·my [pæ̀θouənǽtəmi] 病理解剖学.
path·o·bi·ol·o·gy [pæ̀θoubaiáləʤi] 病理生物学, = pathology.
path·o·bo·lism [pəθábəlizəm] 病的代謝, 代謝異常.
path·o·clis·is [pæ̀θəklísis] 特異〔的〕過敏性.
path·o·crine [pǽθəkri:n] 内分泌機能異常の.
path·o·crin·ia [pæ̀θəkríniə] 内分泌機能障害.
path·o·dix·ia [pæ̀θədíksiə] 患部露出症.
path·o·don·tia [pæ̀θədánʃiə] 歯牙病学.
path·o·for·mic [pæ̀θoufɔ́:mik] 疾病発端の (精神病についていう).
path·o·gen [pǽθəʤən] 病原体 [医学] (特に微生物をいう).
path·o·gen·e·sis [pæ̀θəʤénisis] 病理発生 [医学], 発生病理 [医学], 病因論 [医学], 発生機序, = pathogenesy. 形 pathogenetic, pathogenic.
path·o·ge·net·ic [pæ̀θəʤənétik] 病像成因的 [医学].
path·o·gen·ic [pæ̀θəʤénik] 病原〔性〕[医学], 病原性の.
p. agent 病原体 [医学].
p. bacteria 病原〔性〕〔細〕菌 (感染宿主に何らかの障害を与える細菌).
p. coli 病原大腸菌 [医学].
p. free-living ameba 病原性自由生活アメーバ, 病原性自活アメーバ.
p. fungus 病原〔性〕真菌 [医学].
p. microorganism 病原〔性〕微生物 [医学].
p. mutation 病因的突然変異.
p. occlusion 病原性咬合.
p. organism 病原性生物.
p. parasite 病原〔性〕寄生体 (寄生虫) [医学].
p. strain 病原〔性〕株.
p. virus 病原〔性〕ウイルス [医学].
p. yeast 病原性酵母菌, = blastomycetes.
path·o·ge·nic·i·ty [pæ̀θəʤənísiti] 病原性 [医学], = virulence.
p. plasmid 病原性プラスミド [医学].
pa·thog·e·nous [pəθáʤənəs] 病原〔性〕[医学].
pa·thog·e·ny [pəθáʤəni] 発生機序, = pathogenesis.
path·o·gly·ce·mia [pæ̀θouglaisí:miə] 病的高血糖症.
path·og·no·mon·ic [pæ̀θəgnoumánik] 〔疾病〕特徴的な, = pathognostic.
p. sign 疾病特有徴候 [医学].
p. symptom 特異的症状 [医学], 疾病特異症状, 特徴的症状.
path·og·no·my [pəθágnəmi] 症候診断学 [医学].
path·og·nos·tic [pæ̀θəgnástik] 疾病特有の [医学], 〔疾病〕特徴的な, = pathognomonic.
pathographie 病跡学.
pa·thog·ra·phy [pəθágrəfi] 病跡〔学〕[医学], 病誌 [医学].
path·o·klis·is [pæ̀θəklísis] 特異過敏性, = pathoclisis.
path·o·le·sia [pæ̀θoulí:ziə] 意志薄弱.
path·o·log·ic [pæ̀θəláʤik] 病的の, 病理的の.
p. amenorrhea 病的無月経 [医学].
p. anatomy 病理解剖学.
p. anteversio-flexion 病的子宮前傾前屈 [医学].
p. atrophy 病的萎縮.
p. bleeding 病的出血 [医学].
p. calcification 病〔理〕的石灰化 [医学].
p. cell 病的細胞.
p. constriction 病的絞窄 [医学].
p. cornification 病的角化.
p. decalcification 病的脱灰現象 [医学].
p. dilatation 病的拡張症 [医学].
p. dimple 病的陥凹 [医学].
p. dislocation 病的脱臼 [医学].
p. drunkenness 病的酩酊, 病酔.
p. fracture 病理骨折 [医学], 病的骨折 [医学].
p. growth 病的成長.
p. histology 病理組織学.
p. inebriation 病的酩酊 [医学].
p. intoxication 病的酩酊 (少量のアルコールを飲んでも現れる精神病発作で, 回復後はその間の完全健忘を残す), = mania à potu.
p. liar 病的虚言者 [医学].
p. lying 病的虚言 [医学].
p. mitosis 異常分裂.
p. myopia 病的近視.
p. ossification 病的骨化 [医学].
p. physiology 病態生理学 [医学], = morbid physiology.
p. predisposition 病的素因.
p. pregnancy 異常妊娠 [医学].
p. proteins 異常タンパク.
p. pulse 病的静脈波, 陽性静脈波, = positive venous pulse.
p. reaction 病的反応 [医学].

P

p. reflex 病的反射〔医学〕.
p. retraction ring 病的収縮輪.
p. rigidity of cervix uteri 病的子宮頸硬靱症(子宮頸の器質的病変による硬直).
p. sign 病的徴候〔医学〕.
p. startle syndrome 病的びっくり症候群, 病的驚愕症候群.
p. tannin 病的タンニン(原植物の病的贅生物としての五倍子から得られたもの).
p. tubercle 病的結節〔医学〕, = dissection tubercle.
p. waste 病原性廃棄物〔医学〕.
p. yawning 病的あくび〔医学〕.
path·o·log·i·cal [pæθəlɑ́ʤikəl] 病理学の, 病的の, 異常の.
p. absorption 病的吸収.
p. amputation 病的切断.
p. anatomy 病理解剖〔医学〕, 剖検〔医学〕.
p. autopsy 病理解剖.
p. chemistry 病態生化学〔医学〕, 病理化学.
p. constitutional type 病的体質型〔医学〕.
p. crying 病的泣き(強迫泣きのこと).
p. diagnosis 病理学的診断〔医学〕, 病理診断, = Path Dx.
p. dislocation 病的脱臼〔医学〕.
p. finding 病理〔学的〕所見〔医学〕.
p. fracture 病的骨折.
p. histology 病理組織学〔医学〕.
p. inertia 病的惰性.
p. laughing 病的笑い(強迫笑いのこと).
p. lying 病的虚言.
p. mitosis 異常分裂〔医学〕.
p. physiology 病態生理学〔医学〕.
p. proteins 異常タンパク.
p. shortening reflex 病的短縮反射.
path·o·log·i·co-an·a·tom·ic [pæθəlɑ́ʤikou ænətɑ́mik] 病理解剖学の.
pa·thol·o·gist [pəθɑ́lədʒist] 病理学者.
pa·thol·o·gy [pəθɑ́ləʤi] 病理学〔医学〕, = morbid anatomy. 形 pathologic, pathological.
p. examination 病理学検査〔医学〕.
pa·thol·y·sis [pæθɑ́lisis] 疾病消失.
path·o·ma·nia [pæθouméiniə] 道徳的精神病, 背徳症.
path·o·m(e)i·o·sis [pæθoumaióusis] パトミオーシス(自己の疾病を軽くみる精神状態).
path·o·me·tab·o·lism [pæθoumitǽbəlizəm] 病的代謝.
pa·thom·e·try [pəθɑ́mitri] 寄生虫感染測定法.
path·o·mi·me·sis [pæθoumaimí:sis] 仮病〔医学〕, = malingering.
path·o·mim·ia [pæθəmímiə] 疾病模倣, 仮病.
pathomimic elaiopathy 脂肪浮腫詐病(流動パラフィンを皮下に注射して行う詐病).
path·o·mim·ic·ry [pæθəmímikri] 仮病, = pathomimesis.
path·o·mor·phism [pæθoumɔ́:fizəm] 異常形態, 病理形態〔医学〕.
path·o·mor·phol·o·gy [pæθoumɔ:fɑ́ləʤi] 病理形態学.
path·o·neu·ro·sis [pæθounju:róusis] 病型変異性神経症.
pa·thon·o·my [pəθɑ́nəmi] 疾病法則学, = pathonomia.
path·o-oc·clu·sion [pǽθou ɑklú:ʒən] 不正咬合, = malocclusion.
path·o·phil·ia [pæθəfíliə] 疾病順応〔医学〕.
path·o·pho·bia [pæθoufóubiə] 疾病恐怖〔症〕〔医学〕.
path·o·pho·re·sis [pæθoufərí:sis] 疾病伝播.
path·o·pho·ric [pæθoufɔ́:rik] 疾病伝播の, = pathophorous.
path·o·phys·i·o·log·ic [pæθoufiziəlɑ́ʤik] 病態生理学的〔医学〕.
p. dysfunction 病態生理学的機能障害.
pathophysiological diagnosis 病態生理学的診断名.
path·o·phys·i·ol·o·gy [pæθoufiziɑ́ləʤi] 病態生理学〔医学〕.
path·o·plas·tic [pæθəplǽstik] 病像形成的〔医学〕.
path·o·plei·o·sis [pæθouplaióusis] (自己の疾病を誇張する精神状態).
path·o·poi·e·sis [pæθoupɔií:sis] 発病.
path·o·psy·chol·o·gy [pæθousaikɑ́ləʤi] 病態心理学〔医学〕, 精神病理学.
path·o·psy·cho·sis [pæθousaikóusis] 器質精神病(脳器質障害に基づく精神病).
path·o·ra·di·og·ra·phy [pæθourèidiɑ́grəfi] 疾病放射線診断法.
pathor·o·ent·gen·og·ra·phy [pæθourèntgənɑ́grəfi] 疾病放射線診断法, = pathoradiography.
pa·tho·sis [pəθóusis] 病的状態, 病的所見.
pa·thot·ro·pism [pæθɑ́trəpizəm] 向病巣性(薬物が病巣に親和性を示すこと).
path·o·var [pæθóuver] 病原型.
path·way [pǽθwei] 行路, 経路(特に神経衝動の通過する路).
-pathy [pəθi] 病または異常の意味を表す接尾語.
pa·tience [péiʃəns] 忍耐〔力〕, 根気.
pa·tient [péiʃənt] 受療者〔医学〕, 患者〔医学〕(症例 case と区別して用いる).
p. acceptance of health care 保健医療患者の受容〔医学〕.
p. admission 入院〔医学〕.
p. advocacy 患者の権利擁護〔医学〕.
p. care 患者介護〔医学〕, 患者管理.
p. care planning 患者医療計画〔医学〕.
p. care team 患者介護チーム〔医学〕.
p. comfort 患者の安楽.
p. compliance 患者の同意〔医学〕.
p. compliance instruction 服薬指導〔医学〕.
p. controlled analgesia (PCA) 自己疼痛管理法, 患者管理鎮痛(無痛)法.
p. cooperation 患者の協力〔医学〕.
p. council 患者自治会〔医学〕.
p. credit 医療クレジット〔医学〕.
p. discharge 退院〔医学〕.
p. dropout 医療中止患者〔医学〕.
p. education 患者教育〔医学〕.
p. escort service 患者の付添い介護〔医学〕.
p. evaluation grid (PEG) 患者評価グリッド.
p. flow management (PFM) ペーシェント・フロー・マネジメント(入退院のコントロールシステム).
p. government 患者自治会〔医学〕.
p. identification system 患者識別システム〔医学〕.
p. isolation 患者隔離〔医学〕.
p. isolator 患者隔離室〔医学〕.
p. library 患者図書室〔医学〕.
p. meals 病院食.
p. medication counseling 服薬指導〔医学〕.
p. monitoring 患者監視〔医学〕.
p. name 患者名〔医学〕.
p. non-compliance 非協力的患者〔医学〕.
p. ombudsmen 患者苦情処理担当者〔医学〕, 患者のオンブズマン(苦情調査担当者).
p.-oriented pharmacy 臨床薬学〔医学〕.

P

p. participation 患者の医療活動参加〔医学〕.
p. psychology 患者心理〔医学〕.
p. readmission 〔患者の〕再入院〔医学〕.
p.'s right 患者の権利〔医学〕.
p. robot 患者ロボット(通常医学教育用に用いられるシミュレータ simulater を意味し，実際の患者と同じような症状，所見を呈するマネキンのこと).
p. satisfaction 患者満足度〔医学〕.
p. serum 患者血清〔医学〕.
p. service 患者サービス〔医学〕.
p. survey 患者調査〔医学〕.
p. survival 〔移植〕患者生存〔率〕〔医学〕.
Patois virus パトワウイルス(ブニヤウイルス科．パナマ，メキシコのイエカ属から分離された).
Paton, David [péitn] パトン(アメリカの眼科医).
P. lines パトン線(網膜線条).
pa·tri·ar·chy [péitriɑ:ki] 家父長制〔医学〕.
Patrick, Hugh Talbot [pǽtrik] パトリック(1860–1938，アメリカの神経科医).
P. test パトリック試験(両脚を伸ばして上臥した患者の一脚を他側脚の膝上に屈曲させて圧力を加えると，股関節疾患があれば痛みを感ずる．この反応を fabere 徴候と呼んだのは，屈曲 flexion，外反 abduction，外回転 external rotation，伸展 extension の頭文字を並べて得られた語).
P. trigger areas パトリック発痛帯(三叉神経分布域における皮膚，頬粘膜，舌の両側面，上下唇の領域で，それらを刺激すると疼痛が起こる).
pat·ri·lin·e·al [pæ̀trilíniəl] 父系の，父親家系の.
patroclinal inheritance 傾父遺伝〔医学〕.
pat·ro·cli·nous [pæ̀troukláinəs] 父系の，= patroclinal，patrilineal.
p. inheritance 父系遺伝.
pat·ro·gen·e·sis [pæ̀trəʤénisis] 雄核発生〔医学〕，父系発生(精子からの発生).
pat·ten [pǽtən] (股関節病患者が足底の支持に用いる金属板).
pat·tern [pǽtə:n] ① 形模様(模様，縞柄，様式，像). ② 原型〔医学〕. ③ 木型.
p. analysis パターン解析〔医学〕.
p. distortion amblyopia パターン歪像弱視.
p. of fetal heart rate change 胎児心拍数変動パターン.
p. recognition パターン認識〔医学〕，図形認識.
p. retinal dystrophy パターン網膜ジストロフィ.
p. sensitive epilepsy パターン感受性てんかん，図形過敏性てんかん〔医学〕.
pat·u·lous [pǽtjuləs] 開張した，開放した.
PAU penetrating atherosclerotic ulcer 穿通性粥(じゅく)状硬化性潰瘍の略.
pau·ci·ar·tic·u·lar [pɔ̀:siɑ:tíkjulər] 少関節性の.
p. rheumatoid arthritis 少関節性リウマチ様関節炎〔医学〕.
pau·ci·bac·il·lary [pɔ̀:sibǽsiləri] 乏菌性の.
p. type 少菌型〔医学〕.
pau·cine [pɔ́:sin] パウシン $C_{27}H_{39}N_5O_5$–6½H_2O (アフリカ産マメ科 *Pentaclethra macrophylla* の種パウコから得られる葉片状アルカロイド).
pau·ci·sy·nap·tic [pɔ̀:sisinǽptik] 乏シナプスの，= oligosynaptic.
pau·ci·ty [pɔ́:siti] 僅少，小量，払底，不十分.
p. of data 資料不十分(実験上の).
Paul, Constantin Charles Théodore [pául] パウル(1833–1896，フランスの医師).
P. sign パウル徴候(心膜癒着においては心尖拍動は微弱であるが，ほかの部分では強い).
Paul, Frank Thomas [pɔ́:l] ポール(1851–1941，イギリスの外科医).
P.–Mixter tube ポール・ミクスター管(凸縁のあるガラス製排膿管で腸手術の際一時的に用いられたが，現在では直角をなす管で，凸縁には腸線で腸の切端を縫合する).
P. tube ポール管.
Paul, Gustav [pɔ́:l] ポール(1859–1935，オーストリアの医師).
P. test ポール試験法(痘瘡または牛痘の滲出物を創傷をつくったウサギの角膜に移植すると，36〜48時間後痘瘡が発生する)，= Paul reaction.
P. treatment ポール療法(リウマチ性疾患にリンパを皮膚に応用する方法).
Paul, John Rodman [pɔ́:l] ポール(1893–1971，アメリカのウイルス学者).
P.–Bunnell antibody ポール・バンネル抗体.
P.–Bunnell reaction ポール・バンネル反応〔医学〕，= Paul–Bunnell test.
P.–Bunnell test ポール・バンネルテスト(伝染性単核球症に特異的な IgM に属する異好抗体 heterophil antibodies の検出試験．ヒツジ血球凝集反応，ウシ血球溶血反応を示すが，現在は EIA 法が用いられる)，= Hanganatziu–Deicher test.
Paul–Mikulicz operation ポール・ミクリッツ手術(ミクリッツ手術に類似の方法で行う結腸閉塞の手術)，= enterectomy in stages.
Paul of Aegina [pɔ́:l] ポールスアジネータ(7世紀にアレキサンドリアにて開業していたギリシャの医師．医学書を編纂し，鉛中毒性仙痛について最初の記載を発表した)，= Paulus Aegineta.
Pauli, Wolfgang [páuli] パウリ(1900–1985，ウィーン生まれのスイスの物理学者).
P. exclusion principle パウリの禁制原理(フェルミ粒子においては2個以上の粒子が量子数の全く同一な状態を同時にもつことは禁じられている).
Pauling, Linus Carl [pɔ́:liŋ] ポーリング(1901–1994，アメリカの物理化学者．イオンの大きさの決定，また免疫化学，特に抗体の生成，および抗原抗体反応に関する多方面の研究があり，主著 The Nature of the Chemical Bond (1941)は和訳されている．1954年鎌状赤血球にある特殊血色素の研究などの業績に対しノーベル化学賞を受賞した).
P. equation ポーリング(ライナスカール)方程式(ヘムが正方形または矩形の4隅に位置するような関係を考える血色素と酸素との解離定数を表す式).
Paul·lin·ia [pɔ:líniə] ガラナ属(南アメリカ産ムクロジ科 *Sapindaceae* の植物で，魚毒または矢毒の原植物).
P. cupana (ガラナ guarana の原植物).
Pauly point [pɔ́:li pɔ́int] ポウリ点(第4–5肋間腔の高さで脊椎棘突起間の，右肩甲骨縁にある点で，正中線から2〜3cm に位置し，肝仙痛の際圧痛がある).
paunch [pɔ́:nʧ] 瘤胃(反芻動物の第一胃)，= rumen.
pau·per·i·za·tion [pɔ:pərizéiʃən] 雑種弱勢〔医学〕.
pause [pɔ́:z] 休止，休止期〔医学〕，休息.
p. signal 休止シグナル.
pau·si·me·nia [pɔ̀:zimí:niə] 閉経，= menopause.
Pautrier, Lucien M. A. [pɔ:triéər] ポートリエ(1876–1959，フランスの皮膚科医).
P. abscess ポートリエ膿瘍(菌状息肉症で息肉症細胞と呼ばれる異型Tリンパ球が表皮内に集合して出現する．これがポートリエ微小膿瘍と呼ばれる).
P. microabscess ポートリエ微小膿瘍.
P.–Woringer disease ポートリエ・ボーリンジャー病，= lipomelanic reticulosis.
Pauzat, Jean Eugène [pɔ:zá:] ポーザー(フランスの医師).

P

P. disease ポーザー病(中足骨の骨増殖性骨膜炎).
pa·vaex [pǽveks] パーヴェックス, = pavex.
pavement cell 被覆状細胞(被覆状上皮を形成する扁平上皮細胞).
pavement epithelium 鋪床上皮, 単層扁平上皮, 敷石状上皮, = simple squamous epithelium, tesselated epithelium.
pave·ment·ing [péivməntiŋ] 舗床形成(炎症に際し白血球が血管壁に配列して舗石様構造をつくること).
pavex passive vascular exercise の略(パーヴェックス. 閉鎖性血栓血管炎の療法として, 受動的血管運動を起こさせる陰陽圧付加器), = pavaex.
PAVF pulmonary arteriovenous fistula 肺動静脈瘻の略.
pa·vil·ion [pəvíljən] ① 膨大部. ② パビリオン(分館式病棟).
p. of pelvis 骨盤膨大部(大骨盤. 骨盤上部).
pavingstone degeneration 敷石状変性[医学].
Pavlík, S. [pǽvlik] パヴリック(チェコスロバキアの医師).
P. harness アブミバンド, パヴリックハーネス.
P. harness method アブミバンド法, リーメンビューゲル法(1957年に Pavlík が発表した, 乳児先天性股関節脱臼に対する機能的治療法).
Pavlov, Ivan Petrovich [pá:vlɑf] パブロフ(1849–1936, ロシアの生理学者. 心臓の神経支配, 肝臓の意義に関する研究, および特に消化作用, 腺の分泌作用などの研究に対し, 1904年ノーベル医学・生理学賞を受け, その後, 条件反射から大脳の機能を研究した(1928). 消化腺作用(1898), 大脳半球作用(1932)の主著がある).
P. method パブロフ法(唾液流出反応や脳波変化などを指標に, 条件反射を研究する方法).
P. pouch パブロフ小胃(胃の基底部で約1/8を小嚢として体外に小孔をつくって導き, 主要部と粘膜は隔絶され, 胃内容による汚染されない胃液の採集ができる), = Pavlov stomach.
P. reflex パブロフ反射.
P. stomach パブロフ胃.
P. theory of sleep パブロフ睡眠説(睡眠は大脳の抑制によるという学説で, 条件反射学で実際に証明された).
Pavlovian conditioning パブロフ型条件づけ[医学].
PAVM pulmonary arteriovenous malformation 肺動静脈奇形の略.
pa·vor [péivər] 驚愕, 恐怖〔症〕[医学], = fright, fear.
p. diurnus 昼驚〔症〕[医学], 昼泣き(小児昼寝に起こる), = day terrors.
p. nocturnus 夜驚〔症〕[医学], 夜泣き(夜驚症), = night terrors.
Pavy, Frederick William [péivi] ペービー(1829–1911, イギリスの医師).
P. disease ペービー病(周期性タンパク尿症).
P. joint ペービー関節(腸チフス性関節炎).
P. solution ペービー液(1L中, 硫酸銅4.158g, 苛性カリ20.4g, 酒石酸ナトリウムカリウム20.4g, 36%アンモニア水300mLを含む).
P. test ペービー試験(糖尿の証明法で, ペービー試薬を混ぜて煮沸するとき脱色に要する尿量から糖含有量を算定する).
Pawlik, Karel J. [pá:vlik] パウリック(1849–1914, 旧チェコスロバキアの外科医).
P. folds パウリックヒダ(腟前壁のヒダで, パウリック三角を囲み, 尿管の所在部を決定する目標).
P. grip パウリック把握(腹壁から胎児の位置を判定するために胎児を把握すること).
P. triangle パウリック三角(パウリックヒダにより両側から囲まれた腟前壁の三角で, 膀胱三角に相当する).
paw·paw [pɔ́:pɔ:] パパイヤ, = papaw, papaya.
Paxon crush syndrome [pǽksən krʌ́ʃ síndroum] パクソン圧挫症候群(特に産婦人科領域に関係あるものをいう), = Heyd syndrome.
Paxton, Francis Valentine [pǽkstən] パクストン(1840–1924, イギリスの皮膚科医).
P. disease パクストン病(結節性裂毛症または砂毛), = tinea nodosa, trichorrhexis nodosa.
pax·wax [pǽkswæks] 項靭帯.
payment system 支払い方法[医学].
Payne, John Howard [péin] ペイン(1916生, アメリカの外科医).
P. operation ペイン手術(空腸回腸バイパス吻合手術. 超肥満者に用いる).
Payr, Erwin [pí:r] パイル(1871–1946, ドイツの外科医).
P. clamp パイル鉗子(胃腸切除の前処理として用いる圧潰器).
P. disease パイル病(脾弯曲部症候群, 左右結腸曲における結腸静止症), = splenic flexure syndrome.
P. incision パイル皮切法(膝関節の進入路として最も広く用いられている), = Payr approach.
P. membrane パイル膜.
P. method パイル法(① 血管縫合に利用する吸収性マグネシウム円柱. ② 水頭症において脳室内への血管移植).
P. proctoplasty パイル肛門形成術.
P. sign パイル徴候(足内側の圧痛で, 手術後血栓形成の前兆).
P. solution パイル液(フェノール, ショウノウ, 無水アルコールの液で, 化膿性滑液嚢炎に際し, 関節内に輸注する).
pay·ta [péitə] パイタ(*Aspidosperma* の白色樹皮でシンコナに類似する).
pay·ta·mine [péitəmi:n] パイタミン $C_{21}H_{24}N_2O \cdot H_2O$(パイタから得られるアルカロイドで, パイチンの異性体).
pay·tin [péitin] パイチン $C_{21}H_{24}N_2O\text{–}H_2O$(キョウチクトウ植物 *Aspidosperma quebracho* の樹皮に存在するアルカロイドで, paytamine の異性体).
PB ① partial bath 部分清拭の略. ② Pharmacopoeia Britannica イギリス薬局方の略.
Pb ① lead 鉛の元素記号. ② lead 鉛製のの略.
PBA pressure breathing assister 加圧呼吸補助器の略.
PBF pulmonary blood flow 肺血流圧の略.
PBG porphobilinogen ポルフォビリノーゲンの略.
PBI protein bound iodine タンパク質結合ヨウ素の略.
PBIgG platelet-binding IgG 血小板結合性 IgG の略.
PBL problem-based learning 問題立脚型学習の略.
PBO penicillin in beeswax 蜜ろう(蝋)ペニシリンの略.
PBP ① penicillin-binding protein ペニシリン結合タンパク〔質〕の略. ② progressive bulbar palsy 進行性球麻痺の略, = Fazio-Londe disease.
PBS phosphate buffered saline リン酸〔塩〕緩衝生理食塩水の略.
PBSCT peripheral blood stem cell transplantation 末梢血幹細胞移植〔術〕の略.
PBU phenylbutyl urea の略. ㊥ alpha-phenyl-butyl urea $H_2NCONHCOCH(C_2H_5)(C_6H_5)$.
PC ① pericarditis constrictiva 収縮性心膜炎の略. ② phosphocreatine クレアチンリン酸の略. ③ platelet concentrate 濃厚血小板の略. ④ pneumotaxic center 呼吸調節中枢の略. ⑤ pondus civile (avoirdupois) 常衡法重量の略. ⑥ present complaint 主訴の

略．⑦ protein C プロテインC の略．
pc [L] post cibum 食後の略．
PCA ① passive cutaneous anaphylaxis 受身（受動）皮膚アナフィラキシーの略．② patient-controlled analgesia 患者管理鎮痛（無痛）法，自己疼痛管理法の略．③ posterior cerebral artery 後大脳動脈の略．
PCB polychlorinated biphenyl ポリ塩化ビフェニルの略（熱媒体，絶縁油などとして用いられていたが，毒性が問題になり現在は生産されていない）．
PCDD polychlorinated dibenzo-*p*-dioxin ポリ塩化ジベンゾ-パラ-ダイオキシンの略．
PCDF polychlorinated dibenzofuran ポリ塩化ジベンゾフランの略．
PCE paper chromatoelectrophoresis 濾紙電気泳動法の略．
PCF ① prothrombin conversion factor プロトロンビン転換因子の略．② pharyngoconjunctival fever 咽頭結膜熱の略．
PCG ① benzyl penicillin (penicillin G) ベンジルペニシリン（ペニシリンG）の略．② phonocardiogram 心音図の略．
PCH paroxysmal cold hemoglobinuria 発作性寒冷ヘモグロビン尿症，発作性寒冷血色素尿症の略．
PCI ① percutaneous coronary intervention 経皮的冠動脈インターベンションの略．② physiological cost index 生理的コスト指数の略．
PCL posterior cruciate ligament 後十字靱帯の略．
PCM protein-calorie malnutrition タンパクカロリー栄養失調の略．
PCMB, pCMB *p*-chloromercuribenzoate *p*-クロロ安息香酸水銀の略．
PCN percutaneous nephrolithotomy 経皮的腎結石摘出〔術〕の略．
PCO polycystic ovary 多嚢胞性卵巣の略．
PCPA percutaneous cardiopulmonary assist device 経皮的心肺補助装置の略．
P. CPI Peel coronary prognosis index ピールの冠動脈予後指数の略．
PCPS percutaneous cardiopulmonary support 経皮的心肺補助の略．
PCR polymerase chain reaction ポリメラーゼ連鎖反応，PCR 法の略（DNA の in vitro での遺伝子増幅法）．
PCT ① peak concentration time 最高濃度時間の略．② porphyria cutanea tarda 晩発性皮膚ポルフィリン症の略．
PCV ① packed cell volume 赤血球沈層容積の略．② phenoxymethyl penicillin (penicillin V) フェノキシメチルペニシリン（ペニシリンV）の略．③ pneumococcal conjugate vaccine 肺炎球菌ワクチンの略．④ postcapillary venule 後毛細〔血〕管細静脈，毛細血管後〔小〕静脈の略．
PCZ procarbazine プロカルバジンの略．
PD ① Doctor of Pharmacy 薬学博士の略．② peritoneal dialysis 腹膜透析〔法〕の略．③ paralysing dose 麻痺量の略．④ parasitic density マラリア原虫密度の略．⑤ pupillary distance 瞳孔間距離の略．
Pd palladium パラジウムの元素記号．
PDA patent ductus arteriosus 動脈管開存〔症〕の略．
PDC preliminary diagnostic clinic 予備診断クリニックの略．
PDD ①Parkinson's disease with dementia 認知症を伴うパーキンソン病の略．②pervasive developmental disorders 広汎性発達障害の略．
PDE paroxysmal dyspnea on exertion 運動時発作性呼吸困難の略．
PDGF platelet-derived growth factor 血小板由来成長（増殖）因子の略．
PDGF inducible gene family PDGF 誘導遺伝子群（血小板由来増殖因子（PDGF）の刺激によって発現が高まる遺伝子群）．
PDR Physicians' Desk Reference（アメリカの医師用医薬品集）．
PDS placental dysfunction syndrome 胎盤機能不全症候群の略．
PDT photodynamic therapy 光線力学的治療，光力学療法の略．
PE ① phosphatidylethanolamine ホスファチジルエタノールアミンの略．② physical examination 身体所見の略．③ pulmonary embolism 肺〔動脈〕塞栓症の略．④ pulmonary eosinophilia 肺好酸球増多症の略．
PEA ① phacoemulsification and aspiration 超音波水晶体乳化吸引術の略．②pulseless electrical activity の略．
pea enation mosaic virus エンドウひだ葉モザイクウイルス（植物ウイルス）．
pea-pickerss' disease マメ採集者病（レプトスピローゼの一型）．
pea sized エンドウ豆大．
pea soup stool エンドウスープ様便，肉汁様便（腸チフスにみられる）．
peach brandy モモ汁を蒸留してつくったもの．
peach enation virus モモひだ葉ウイルス（植物ウイルス）．
peach fever モモ［桃］摘熱（モモを採集する者にみられるカタル性アレルギー性熱病）．
peach kernel トウニン［桃仁］（モモ *Prunus persica* の種子．漢方では通経，緩下，排膿などを目的に用いられる）．
peach oil 桃油（*Prunus persica* の種子から得られる），= persic oil.
peak [pí:k] 絶頂，最高点［医学］，頂点，頂上（① 病勢が絶頂に達した時期．② 曲線の頂上）．
p. acid output 最高酸分泌［医学］．
p. airway pressure 最高気道内圧．
p. concentration 最高濃度［医学］．
p. concentration time (PCT) 最高濃度時間［医学］．
p. count rate 最高計数率［医学］．
p. exercise 最高〔到達〕運動（運動負荷テストにおいて，種々の条件で運動を中止せざるをえなくなるまで運動量を増加させた時の運動，その運動量は心拍数に比例するので，それを peak heart rate，その際の酸素摂取量を peak $\dot{V}O_2$ と呼ぶ）．
p. expiratory flow (PEF) ピークフロー［医学］，最大呼気，最高呼気流量［医学］．
p. expiratory flow rate (PEFR) 最高呼気速度［医学］，ピークフロー値（最大吸気位から最大努力呼出を行うときに得られる最大呼気流量．ピークフローメータにより測定する）．
p. flow meter ピークフローメータ［医学］（ピークフロー値 peak expiratory flow rate (PEFR) を測定するための器械）．
p. flow rate 最大気流速度［医学］，ピークフロー率．
p. kilovolt 最大キロボルト．
p. latency 頂点潜時［医学］．
p. metabolic rate 最高代謝率［医学］．
p. metabolism 最大代謝，= vertex metabolism.
p. negative dp/dt 最大陰性 dp/dt（等容性弛緩期の最大圧低下速度で心筋弛緩特性と関連をもつ）．
p. positive dp/dt 最大陽性 dp/dt（等容性収縮期の最大圧発生速度で，心筋収縮特性と関連をもつ）．
p. sound pressure 最大音圧．
p. speech power 音声ピークパワー［医学］．
p. time 最高時間［医学］．
p. value 最高値［医学］．
p. width at half height 半値幅（ガスクロマトグラフィの）［医学］．

P

peaked－point spread function 中心点分布関数〔医学〕，ひろがり分布関数〔医学〕.
peak·ing ［pí:kiŋ］ 突っ立ち現象〔医学〕.
p. phenomenon ピーキング現象（動脈圧波型が末梢に向かうにつれて鋭くなり，脈圧を増す現象）.
Péan, Jules Emile ［peán］ ペアン（1830–1898，フランスの外科医）.
P. forceps ペアン鉗子（動脈止血鉗子）.
P. operation ペアン手術（骨盤化膿の際行う膣式子宮切除術）.
P. position ペアン体位（仰臥位の患者の両下肢の間にあって腹腔内手術を行うときの体位）.
Peanut stunt virus ピーナッツスタントウイルス（植物ウイルス）.
peanut lectin ピーナッツレクチン，＝peanut agglutinin.
peanut oil ピーナッツ油，＝arachis oil.
Pearce, Louise ピアース（1885–1959，アメリカの医師．トリパノソーマの研究に貢献し，Wade Hampton Brownとのウサギの癌の移植の研究を行った．Brown–Pearce tumorにその名がある）.
pear oil （酢酸イソアミル），＝isoamyl acetate.
pear－shaped 西洋ナシ形.
pear－shaped bladder 洋ナシ形膀胱.
pear－shaped heart 西洋梨形心〔医学〕（X線像の）.
Pearl, Raymond ［pə́:l］ パール（1879–1940，アメリカの生物学者）.
P. index パール指数（女性の年平均避妊失敗例100の数）.
pearl ［pə́:l］ ① 真珠．② 丸薬，パール剤，球剤．③ 小球〔医学〕．形 pearly.
p. alum パールアラム，＝aluminum sulfate.
p. barley 精白玉ムギ（脱穀精製オオムギで，重湯をつくるために用いる）.
p. cyst 真珠嚢胞〔医学〕（睫毛が眼前房に突入して生ずる虹彩の嚢胞）.
p. disease 真珠病〔医学〕（ウシ型結核症）.
p. essence 擬真珠粉.
p. organ 追い星.
p. polymerization 粒状重合.
p. tumor 真珠腫〔医学〕，＝cholesteatoma.
p. white 真珠白（オキシ塩化ビスマス（蒼鉛）），＝bismuth oxychloride.
p.－worker's disease 真珠工病（真珠粉末の影響による慢性骨肥大症）.
pearl·ash ［pə́:læʃ］ 真珠灰（粗製炭酸カリウムの結晶）.
pearl·ite ［pə́:lait］ 真珠岩（フェライト（α鉄）と，セメンタイトとの共融混合物）.
pearly layer 真珠層〔医学〕.
pearly nodule ウシ結核の小結節.
pearly tumor 真珠様腫瘍〔医学〕.
Pearson, George ［píəsən］ ピアソン（1751–1828，イギリスの医師）.
P. solution ピアソン液（亜ヒ酸ナトリウム液の10倍希釈液）.
peat ［pí:t］ 泥状物〔医学〕，泥炭（最も炭化の程度が低い石炭ではあるが，一般には石炭とは考えられないもの）.
p. bath 泥〔土〕浴〔医学〕，泥炭浴〔医学〕.
peb·ble ［pébl］ ① ペッブル（無水透明の水晶でレンズの製作に用いられる），＝rock crystal．② ミカン膚（樹脂）．③ 礫（径数mm～数十mm大の）.
PEC peritoneal exudate cell 腹腔滲出細胞の略.
pec·cant ［pékənt］ 病的な，病原となる.
p. humors 病原性体液.
pec·can·ti·pho·bia ［pèkəntifóubiə］ 犯罪恐怖〔症〕，＝peccatiphobia.
pec·ca·ti·pho·bia ［pèkətifóubiə］ 犯罪恐怖〔症〕，＝peccantiphobia.
pech·y·ag·ra ［pèkiǽglə］ 肘痛風.
pecilo－ ［pekilou, –lə］ 変形，変性の意味を表す接頭語，＝poikilo–.
pecking response ついばみ反応〔医学〕.
Pecquet, Jean ［pekéi］ ペケー（1622–1674，フランスの解剖学者）.
P. cistern ペケー槽（胸管の起始部である腹腔部における膨大部で，乳び槽と呼ばれる），＝Pecquet reservoir，receptaculum chyli.
P. duct ペケー管（イヌにおいて発見された胸管），＝thoracic duct.
pec·tase ［pékteis］ ペクトース酵素（五炭糖とともに果実に存在する酵素で，ペクトースをペクチンに転化するもの），＝pectinesterase，pectinmethylesterase.
Pec·ten ［péktən］ イタヤガイ［板屋貝］属（イタヤガイ科の一属）.
pec·ten ［péktən］ ① 櫛．② 櫛膜，櫛板（肛門管の中央部）．③ 海扇（ホタテ貝）．④ とさか〔医学〕.
p. analis ［L/TA］ 肛門櫛*，＝anal pecten ［TA］.
p. band 櫛帯（肛門中央部の炎症性硬結），＝pectenosis.
p. oculi くし（櫛）状眼突起〔医学〕.
p. ossis pubis ［L/TA］ 恥骨櫛，＝pecten pubis ［TA］，pectineal line ［TA］.
p. pubis ［TA］ 恥骨櫛，＝pecten ossis pubis ［L/TA］.
p. sclerae 強膜櫛（視神経の入口のまわりで強膜が櫛状をなす部分），＝scleral rim.
pec·te·nine ［péktənin］ ペクテニン（メキシコ産サボテンのアルカロイド性化合物），＝carnegine.
pec·ten·i·tis ［pèktənáitis］ 肛門櫛炎.
pec·ten·o·sis ［pèktənóusis］ 肛門櫛〔硬結〕症，とさか症〔医学〕.
pec·ten·ot·o·my ［pèktənátəmi］ 肛門櫛切開術，とさか切離（切開）術〔医学〕.
pec·tic ［péktik］ ペクチンの.
p. acid ペクチン酸，膠素酸（ペクチンから得られる多糖類で，ガラクツロン酸4mol，アラビノース，ガラクトースおのおの1mol，酢酸，メチルアルコール，2molからなる）.
p. substance ペクチン質（植物に存在するコロイド状の炭水化物誘導の総称で，プロトペクチン，ペクチン，およびペクチン酸などに区別される）.
pec·tin ［péktin］ ペクチン（Frémyが1840年に野菜や果物中の酸性ゲル状物質を発見して命名したペクチニン酸のうち水溶性でメチルエステルを含有し，砂糖と糖添加でゲルをつくる一群のポリガラクツロン酸を総称），＝pectinum．形 pectic.
p. insulin ペクチンインスリン（ペクチン4～5%を混ぜたインスリンで吸収が徐々に行われ，pH4.0～4.4に調節したもの），＝decurvon.
p. paste ペクチン泥膏〔医学〕，ペクチンパスタ（ペクチン7.5%を含み，グリセリンと塩化塩3種を配したもので，褥瘡の治療に用いられる），＝pasta pectini.
p. sugar ペクチン糖（アラビノース），＝arabinose.
pec·tin·ae·us ［pèktiní:əs］ ＝pectineus.
pec·tin·ase ［péktineis］ ペクチナーゼ（ペクチンを糖類およびガラクツロン酸に転化する酵素），＝polygalacturonase.
pec·ti·nate ［péktineit］ ① 櫛（くし）状の．② ペクチン酸塩.
p. fiber 櫛状線維（心房の心筋線維）.
p. hypha 櫛状菌糸（櫛状の型をした菌糸）.
p. ligament 櫛状靱帯（虹彩の），＝pectineal ligament.

p. ligament of iridocorneal angle 小柱網, = reticulum trabeculare.
p. ligaments of iris 虹彩櫛状靱帯.
p. line [TA] 櫛状線(歯状線. 肛門弁と同一の位置で, その間の円柱を横切って通る凹凸線で, 肛門管の鱗状上皮層帯と, その柱状上皮層帯との接近点を示す線), = linea pectinata [L/TA].
p. muscles [TA] 櫛状筋, = musculi pectinati [L/TA].
p. zone 櫛状帯, = zona pectinata.

pec·tin·e·al [pektíniəl] 櫛の, くし(櫛)状の [医学], 恥骨櫛の.
p. fascia 恥骨筋筋膜.
p. hernia 恥骨〔大腿〕ヘルニア.
p. ligament [TA] 恥骨櫛靱帯(ligamentum pectineale [PNA]), = ligamentum pectineum [L/TA].
p. line [TA] 恥骨櫛, = pecten ossis pubis [L/TA], 恥骨筋線, = linea pectinea [L/TA].
p. muscle 恥骨筋.
p. triangle 恥骨三角(上は前腹壁, 外は外腸骨動脈, 内は骨盤辺縁部により囲まれる).

pec·tin·es·ter·ase [pèktinéstəreis] ペクチンエステラーゼ, = pectase.

pec·ti·ne·us [pektiní:əs] [TA] 恥骨筋, = musculus pectineus [L/TA].
p. muscle 恥骨筋.

pec·tin·ic ac·id [pektínik ǽsid] ペクチニン酸(膠質状のポリガラクツロン酸, メチルエステル基を多量に含んでいる3点で, ペクチン酸から区別される).

Pec·tin·i·dae [pektínidi:] イタヤガイ[板屋貝]科, = scallops.

pec·tin·i·form [pektínifɔ:m] 櫛状の.

pec·tin·meth·yl·es·ter·ase [pèktinmèθiléstəreis] ペクチンメチルエステラーゼ, = pectase.

pec·tin·o·gen [pektínəʤən] ペクチノーゲン, = pectose.

pec·tin·o·pol·y·ga·lac·tu·ro·nase [pèktinəpàligæ̀ləktjú:rəneis] ペクチノポリガラクツロナーゼ, = pectinase.

pec·ti·nose [péktinous] ペクチノース, = arabinose.

pec·tin·um [péktinəm] ペクチン, = pectin.

pec·ti·ose [péktious] ペクチオース, = arabinose.

pec·ti·za·tion [pèktizéiʃən] 凝膠(化学の).

Pec·to·bac·te·ri·um [pektoubæktí:riəm] ペクトバクテリウム属(Waldee が1945年に提唱した属名で, 腸内菌科の一属).

pec·to·cel·lu·lose [pèktəséljulous] ペクトセルロース(ペクチンとセルロースとの結合物).

pec·to·lase [péktəleis] ペクトラーゼ, = polygalacturonase.

pec·to·lin·a·rin [pèktəlínərin] ペクトリナリン $C_{29}H_{34}O_{15}$ (ホソバウンラン *Linaria vulgaris* の花にある配糖体).

pec·to·ral [péktərəl] 胸の, 胸筋の.
p. branches [TA] 胸筋枝, = rami pectorales [L/TA].
p. fascia [TA] 胸筋筋膜, = fascia pectoralis [L/TA].
p. fin 胸ひれ(鰭).
p. fremitus 胸振戦, 音声振戦 [医学].
p. girdle [TA] 上肢帯, = cingulum pectorale [L/TA].
p. glands 胸腺.
p. heart 胸筋心臓(心臓が胸壁近くにあって膨隆を起こすもの).
p. limb 胸肢(節足動物における胸部に付属する脚のこと).
p. lymph nodes 胸筋リンパ節, = lymphonodi poplitei.
p. muscles 胸筋(大, 小).
p. nerve 胸筋神経 [医学].
p. nodes [TA] 胸筋リンパ節, = nodi pectorales [L/TA].
p. reflex 胸筋反射(大胸筋の上腕付着部を打つと, 腕がやや内転する).
p. region [TA] 胸筋部*, = regio pectoralis [L/TA].
p. ridge 胸筋隆線(二頭筋隆線の外側にあるもの).
p. veins [TA] 胸筋枝, = venae pectorales [L/TA].

pec·to·ral·gia [pèktərǽlʤiə] 胸痛.

pec·to·ra·lis [pèktəréilis] 胸筋.
p. major [TA] 大胸筋, = musculus pectoralis major [L/TA].
p. major muscle 大胸筋, = greater pectoral muscle.
p. minor [TA] 小胸筋, = musculus pectoralis minor [L/TA].
p. minor muscle 小胸筋.
p. muscle 胸筋 [医学].

pectoriloquous bronchophony 胸語性気管支声.

pec·to·ril·o·quy [pèktəríləkwi] 胸声(増強された気管支声で, 肺実質の固質化部に聴取される).

pectorodorsal muscle 胸背筋, = pectorodorsalis muscle.

pectorodorsalis muscle 胸背筋.

pec·to·roph·o·ny [pèktəráfəni] 胸音.

pec·tose [péktous] ペクトース(プロトペクチンと同義に用いられることが多い. 植物細胞壁中の不溶性のペクチン), = pectinogen, protopectin.

pec·tos·i·nase [pektásineis] ペクトース酵素. → protopectinase.

pec·tous [péktəs] ペクチンの, 膠素様の.

pec·tun·cu·lus [pektʌ́ŋkjuləs] シルヴィウス水道の長径線条.

pec·tus [péktəs] [L/TA] ① 前胸, = front of chest [TA]. ② 胸, 胸郭. 複 pectora.
p. carinatum 鳩胸 [医学], = pectus gallinaceum, chicken breast, carinate breast.
p. excavatum 漏斗胸 [医学], = funnel breast.
p. gallinaceum 鳩胸, = pectus carinatum.

peculiar odor 特異臭 [医学].

ped·al [pédəl] 足の, 踏板(ペダル), 垂足線.
p. bone 蹄骨(ウマの).
p. curve 垂足曲線.
p. ganglion 足神経節.
p. system 踏子神経系(大脳神経節および白質線維の系統で, 尾条核, 皮質のレンズ核連合線維および錐体路を含む).

Ped·al·i·a·ce·ae [pèdəliéisii:] ゴマ科, = sesame family.

ped·ar·throc·a·ce [pì:dɑ:θrákəsi:] 小児関節カリエス.

ped·ate [pédeit] 鳥足状の.

pe·da·tro·phia [pì:dətróufiə] 小児衰弱症, 小児腸間膜結核, = marasmus.

ped·er·ast [pédərəst, pí:–] 男色を行う者, = pygist.

ped·er·as·ty [pédəræsti, pí:–] 小児性愛, ペデラスチー(語義は男性小児を愛する者の意味で, 男性を対象とし肛門性交を行うこと).

pederin ペデリン.

ped·er·o·sis [pì:dəróusis, péd–] 小児性愛(ペドフィリーの一型), = ederotosis, paedophilia erotica.

pe·des [pí:di:z] 足(pes の複数).

ped·e·sis [pidí:sis] 分子運動(ブラウン運動), = Brown movement.

P

pe·des·tri·an [pədéstriən] 歩行者〔医学〕.
pedi [pi:di, pedi] 小児の，足の.
pedi(a)– [pi:di(ə), pe–] 小児，乳児との関係を表す接頭語，= pedo–.
pe·di·a·don·tol·o·gy [pì:diədɑntáləʤi] 小児歯科学，= pedodontia.
ped·i·al·gia [pèdiǽlʤiə] 足〔神経〕痛〔医学〕，= pedionalgia.
pe·di·at·ric [pì:diǽtrik] 小児の，小児科学の.
p. anesthesia 小児麻酔〔医学〕.
p. dentistry 小児歯科学〔医学〕，= pedodontics.
p. dermatology 小児皮膚科学.
p. diagnosis 小児科的診断〔医学〕.
p. dose 小児用量〔医学〕.
p. examination 小児科学検査〔医学〕.
p. gynecology 小児婦人科〔医学〕.
p. hospital 小児病院〔医学〕.
p. intensive care unit (PICU) 小児集中治療部門.
p. nuclear medicine 小児核医学〔医学〕.
p. nursing 小児看護〔医学〕.
p. ophthalmology 小児眼科学.
p. posology 小児薬用量.
p. psychiatry 小児精神医学.
p. roentgen diagnosis 小児Ｘ線診断〔医学〕.
p. surgery 小児外科学〔医学〕.
p. therapeutics 小児治療学〔医学〕.
p. X–ray diagnosis 小児科Ｘ線診断〔学〕〔医学〕.
pe·di·a·tri·cian [pì:diətríʃən] 小児科医〔医学〕.
pe·di·at·rics [pì:diǽtriks] 小児科学〔医学〕. 形 pediatric.
pe·di·at·rist [pì:diǽtrist] 小児科医〔医学〕，= pediatrician.
pe·di·at·ry [pí:diətri] 小児科学，= pediatrics.
ped·i·ca·tion [pèdikéiʃən] 男児との男色.
ped·i·cel [pédisəl] 小足（腎臓の），細胞足.
ped·i·cel·la·ria [pèdisəléəriə] はさみとげ（鋏棘）.
ped·i·cel·late [pédisəleit] 有脚の，有茎の，= pediculate.
ped·i·cel·la·tion [pèdisəléiʃən] 茎発生，脚発生.
ped·i·cle [pédikl] [TA] ① 椎弓根，= pediculus arcus vertebrae [L/TA]. ② 脚. ③ 肉茎，小花梗. 形 pedicled, pediculated.
p. clamp 肉茎クランプ.
p. flap 有茎皮弁〔医学〕.
p. graft 茎状移植片〔医学〕，有茎移植.
p. screw fixation スクリュー固定，椎弓根ねじ固定，螺子固定.
p. skin 植皮片〔医学〕.
p. skin flap 有茎皮弁.
p. skin tube 筒状皮弁〔医学〕.
pedicled flap 有茎皮弁.
pedicled skin graft 有茎皮膚移植〔法〕〔医学〕.
pe·dic·ter·us [pi:díktərəs] 新生児黄疸，= icterus neonatorum.
pe·dic·u·lar [pidíkjulər] シラミの，シラミだらけの.
p. kinking 椎弓根性ねじれ.
pediculated cell 有脚細胞（毛細血管壁に脚を出している神経細胞）.
pe·dic·u·la·tion [pidìkjuléiʃən] ① 肉茎形成. ② シラミ感染（シラミがわくこと）.
pe·dic·u·li [pidíkjulai] ① 茎. ②（pediculus の複数）.
pe·dic·u·li·cide [pidíkjulisaid] シラミ撲滅薬.
Ped·i·cu·li·dae [pèdikjú:lidi:] ヒトジラミ科（体は扁平で気門は中胸および第3～8腹節にある．頭部は非吸血時には突出し色素をもつ眼点がある．ヒトに寄生するものにはコロモジラミとケジラミ2種を含み，発疹チフス，塹壕熱，回帰熱などを媒介する），= body lice.
pe·dic·u·lo·cide [pidíkjuləsaid] 殺シラミ薬〔医学〕.
pe·dic·u·lo·fron·tal [pedìkjuləfrʌ́ntəl] 前頭葉脳脚の.
ped·i·cu·lo·pa·ri·e·tal [pidìkjuloupəráiətəl] 頭頂脳脚の.
ped·i·cu·lo·pho·bia [pidìkjuloufóubiə] シラミ恐怖〔症〕，= phthiriophobia.
ped·i·cu·lo·sis [pidìkjulóusis] シラミ〔寄生〕症〔医学〕，= phtheiriasis. 形 pediculous.
p. capitis アタマ（頭）ジラミ症.
p. corporis コロモジラミ症.
p. pubis ケジラミ〔症〕.
p. vestimenti コロモジラミ症，= p. corporis.
Pe·dic·u·lus [pidíkjuləs] ヒトジラミ属（ヒトジラミ科の一属．ヒトに寄生する）.
P. humanus ヒトジラミ（頭につくものと，衣服につくものとに分かれる），= human lice.
P. humanus capitis アタマジラミ，= human head louse.
P. humanus corporis コロモジラミ，= human body louse.
pe·dic·u·lus [pidíkjuləs] ① 茎，= stilus. ② シラミ. 複 pediculi.
p. arcus vertebrae [L/TA] 椎弓根，= pedicle [TA].
ped·i·cure [pédikjuər] ①〔足の〕治療. ② 手足マッサージ，= chiropody.
ped·i·gree [pédigri:] 血統〔医学〕，系統，家系〔医学〕，家系図〔医学〕.
p. analysis 系図解析〔医学〕.
p. chart 家系図，血統図，祖先表，= ancestral family table.
p. culture 系統培養〔医学〕.
p. selection 系統選択〔医学〕.
ped·i·greed [pédigri:d] 血統のわかった.
p. expansion stock 系図付拡大繁殖ストック〔医学〕.
ped·i·lu·vi·um [pèdilú:viəm] 足浴，= foot bath.
Pe·di·o·coc·cus [pì:diəkɑ́kəs] ペディオコッカス（腐敗したビール中に発見される）.
pe·di·o·don·tia [pì:diədɑ́nʃiə] 小児歯科学，= pedodontia.
ped·i·on [pédiən] 三斜単面体.
ped·i·o·nal·gia [pèdiənǽlʤiə, pì:d–] 足底痛.
p. epidemica 流行性足底痛（多発神経病性紅色水腫症），= erythredema polyneuropathy.
pe·di·o·pho·bia [pì:dioufóubiə] 乳児（人形）恐怖〔症〕.
ped·i·palp [pédipælp] 触鬚（ダニの顎体部にある1対の触毛で，単に palp ともいう）.
ped·i·pha·lanx [pèdifǽlæŋks] 足指節（手指節 maniphalanx と区別していう）.
ped·i·stib·u·lum [pèdistíbjuləm] アブミ骨，= stapes.
pe·di·tis [pi:dáitis] 蹄骨炎（ウマの）.
pedo– [pedou, pi:–, –də] 小児，乳児との関係を表す接頭語.
pe·do·bar·o·mac·rom·e·ter [pì:doubæ̀rouməkrɑ́mitər] 小児〔身長，体重〕測定器.
pe·do·bar·om·e·ter [pì:doubərɑ́mitər] 小児体重計.
pe·do·don·tia [pì:dədɑ́nʃiə] 小児歯科学，= pedodontics.
pe·do·don·tics [pì:dədɑ́ntiks] 小児歯科学，= pediatric dentistry.
pe·do·don·tist [pì:dədɑ́ntist] 小児歯科医.

pe·do·dy·na·mom·e·ter [pì:doudàinəmámitər] 足力測定器.
pe·dog·a·my [pi:dágəmi] 幼生受精, = endogamy.
pe·do·gen·e·sis [pì:dəʤénisis] 幼生生殖, = neoteny.
pe·do·graph [pí:dəgræf] 足底捺印, 足底描写器〔医学〕.
pe·dol·o·gist [pi:dáləʤist] 小児科医, = pediatrician.
pe·dol·o·gy [pi:dáləʤi] ① 小児科学. ② 土壌衛生学.
pe·dom·e·ter [pi:dámitər] 歩数計〔医学〕(歩行における歩程数を記録する器械), = podometer.
pe·do·mor·phism [pì:doumɔ́:fizəm] 児形保有(成人が小児の形態を呈すること).
pe·do·ne·phri·tis [pì:dounifráitis] 小児腎炎(小児期に特有な良性の慢性腎炎で, 単に尿に中等度のタンパク, 円柱, 少量の赤血球の排出がみられ, 病理学的には限局性腎炎. Heubner).
pe·do·no·sol·o·gy [pì:dounousáləʤi] 小児科学, = pediatrics.
pe·don·tia [pi:dánʃiə] 小児歯科学, = pedodontia.
pe·don·tol·o·gy [pì:dantáləʤi] 小児歯科学, = pedodontia.
pe·dop·a·thy [pi:dápəθi] 足病.
pe·do·phil·ia [pì:dəfíliə] 小児性愛〔医学〕, ペドフィリー(異性の小児を対象として性交を欲する変態), = pedophily. 形 pedophilic.
 p. erotica 色情性ペドフィリー(Krafft, Ebing).
pedophilic disorder 小児性愛障害.
pe·do·pho·bia [pì:doufóubiə] 小児恐怖〔症〕〔医学〕.
ped·o·scope [pédəskoup] 接地足跡投影器〔医学〕.
pe·dra be·zoar [pí:drə bí:zɔ:r] 獣石(ウシ, ウマの腹中から出る赤褐色の結石). → bezoar.
pe·dun·cle [pidʌ́ŋkl] ① 茎, 脚. ② 花柄. ③ 柄. 形 peduncular, pedunculate, pedunculated.
 p. of flocculus [TA] 片葉脚, = pedunculus flocculi [L/TA].
pe·dun·cu·lar [pidʌ́ŋkjulər] 茎の, 柄の, 脚の.
 p. branches [TA] 大脳脚枝, = rami pedunculares [L/TA].
 p. hallucinosis 脳脚性幻覚症(入眠時幻覚と同様幻視を主徴とする. Lhermitte, Bogaert らの報告した幻覚症).
 p. loop [TA] 脚ワナ*, = ansa peduncularis [L/TA].
 p. nucleus [TA] 小脳脚核*, = nucleus peduncularis [L/TA].
 p. veins [TA] 大脳脚静脈, = venae pedunculares [L/TA].
pe·dun·cu·lat·ed [pidʌ́ŋkjuleitid] 有茎状〔医学〕.
 p. fibroma 懸垂性線維腫.
 p. hydatid 精巣上体垂, = appendix epididymidis.
 p. tumor 有茎腫瘤〔医学〕.
pedunculi cerebellares [L/TA] 小脳脚, = cerebellar peduncles [TA].
pedunculopontine tegmental nucleus [TA] 脚橋被蓋核*, = nucleus tegmentalis pedunculopontinus [L/TA].
pe·dun·cu·lot·o·my [pidʌ̀ŋkjulátəmi] 脚切断〔術〕, 脚切開〔術〕.
pe·dun·cu·lus [pidʌ́ŋkjuləs] 脚, = peduncle. 複 pedunculi.
 p. cerebellaris inferior [L/TA] 下小脳脚, = inferior cerebellar peduncle [TA].
 p. cerebellaris medius [L/TA] 中小脳脚(橋腕), = middle cerebellar peduncle [TA].
 p. cerebellaris superior [L/TA] 上小脳脚(結合腕), = superior cerebellar peduncle [TA].
 p. cerebri [L/TA] 大脳脚, = cerebral peduncle [TA].
 p. corporis mammillaris 乳頭体脚.
 p. corporis pinealis 松果体脚.
 p. flocculi [L/TA] 片葉脚, = peduncle of flocculus [TA].
 p. olfactorius [L/TA] (嗅脚*), = olfactory peduncle [TA].
 p. thalami basialis 下視床脚.
Peel cor·o·nary prog·no·sis in·dex (P. CPI) [pí:l kárənəri prognóusis índeks] ピールの冠動脈予後指数(性, 年齢, 既往歴, ショック, 心不全, 心電図, 心調律の因子から心筋梗塞の予後を推定する指標).
peel off method はぎとり法〔医学〕.
peel·ing [pí:liŋ] ① 脱皮, 落屑, 皮膚剥離, 剥皮〔医学〕. ② 果皮を剥ぐこと, 皮をむくこと. ③ はがれ.
pee·nash [pí:næʃ] ピーナッシュ(鼻腔内に昆虫の幼虫が入って起こる鼻炎).
PEEP positive endexpiratory pressure 終末呼気陽圧法の略.
peep hole [pí:p hóul] 観察孔(鼓膜につけた).
peeping testis かくれ精巣.
peeping Tom 出歯亀(俗語).
peer [pír] 同僚〔医学〕.
 p. group 同僚集団〔医学〕.
 p. review 同僚検討〔医学〕, ピア・レビュー〔医学〕.
Peet, Max Minor [pí:t] ピート(1885-1949, アメリカの外科医).
 P. operation ピート手術(高血圧の手術で, 横隔膜下方から大小内臓神経と, 9〜12 胸神経節を切除する方法).
PEF peak expiratory flow ピークフロー, 最大呼気の略.
PEFR peak expiratory flow rate ピークフロー値の略.
PEG ① patient evaluation grid 患者評価グリッドの略. ② percutaneous endoscopic gastrostomy 経皮内視鏡的胃瘻造設術の略. ③ pneumoencephalography 気脳造影法の略.
peg [pég] ① 釘. ② 栓.
 p.-and-socket joint 釘植, = gomphosis.
 p. board ペグボード〔医学〕.
 p. bone graft 移植骨釘, 骨釘移植.
 p. graft 移植骨釘, 骨釘移植.
 p.-shaped tooth 栓状歯〔医学〕, = peg(ged) tooth. → cone-shaped tooth.
 p. tooth 栓状歯, = peg-shaped tooth, pegged tooth, Hutchinson tooth.
peg·a·moid [pégəmɔid] ペガモイド(コロジオン製剤で, 繊維製品の処置に用いる).
peg·a·nine [péganin] ペガニン 化 *l*-pagamine $C_{11}H_{12}N_2O$ (キツネノマゴ科 *Justicia adhatoda* などに存在するアルカロイドで, 気管支拡張薬), = vasicine.
Peg·a·num har·ma·la [pégənəm há:mələ] ハルマラ(その種子から harmine が分離される).
pegged shoulder 釘付け肩(ウマの肩関節が固定した状態).
peg·ma·tite [pégmətait] ペグマタイト(帯白淡色の粗粒完晶質岩石で, 長石と石英の大晶とが紋理構造を示すことがある).
peg·ol·o·gy [pegáləʤi] 鉱泉学.
pegtop teeth (ハッチンソン歯), = Hutchinson teeth.
pegtop tooth 栓状歯, = peg(ged) tooth, Hutchinson t., peg-shaped t..

Pe·gu-cat·e·chu [péigu kǽtiʧuː] ペグカテチュ(阿仙薬の一種．口内清涼剤，胃腸薬として用いられる)．

PEI phosphate excretion index リン排泄係数の略．

pei·no·ther·a·py [pèinəθérəpi] 飢餓療法，= hunger or starvation cure, pinotherapy.

Peiper-Isbert reaction パイパー・イスバート反応(中枢性協調障害を診断するための Vojta の7つの姿勢反射の一つ．パイパー垂直試験，さかさ吊り試験ともいう)，= Peiper vertical test.

Peking man [píːkiŋ mǽn] 北京原人(哺乳綱，霊長目，類人亜目，狭鼻班，ヒト科の一種で，中国北京の西北にある周口店の石灰洞から発見された臼歯，下顎骨片，頭蓋骨などにより洪積世中葉以前に住んでいたと想定される化石人類)，= *Sinanthropus pekinensis*.

PEL primary effusion lymphoma 原発性体液性リンパ腫の略．

Pel, Pieter Klazes [pél] ペル(1852-1919，オランダの医師)．

P. crisis ペル発作(脊髄癆における視覚発作)，= ocular crisis.

P.-Ebstein disease ペル・エブスタイン病(Hodgkin 病においてみられる周期性発熱)，= Pel-Ebstein fever, Pel-Ebstein sympton, Murchison-Sanderson syndrome.

P.-Ebstein fever ペル・エブスタイン熱(Hodgkin 病でみられる熱型で，数日の発熱期と無熱期を繰り返す)，= Pel-Ebstein disease.

pe·la·da [piláːdə] [F] 円形脱毛症，= pelade. 形 peladic.

pe·lade [piláːd] 円形脱毛症，= pelada.

pe·la·do·pho·bia [pilàːdəfóubiə] 脱毛恐怖〔症〕．

pel·age [péliʤ, pəláːʒ] [F] 体毛．

pe·lag·ia [pilǽʤiə] 手，顔面の丹毒．形 pelagic.

pe·lag·ic [pilǽʤik] 外洋の，深海の．

p. egg 浮卵．

p. plankton 上層性浮遊生物．

pel·a·gism [péləʤizəm] 船酔い，= sea sickness.

Pelamis platurus セグロウミヘビ(インド洋産の有毒ウミヘビ)，= pelagic sea snake.

pel·ar·gone [peláːgoun] ペラルゴン $C_8H_{17}COC_8H_{17}$.

pel·ar·gonic ac·id [pèlaːgánik ǽsid] ペラルゴン酸 $CH_3(CH_2)_7COOH$ (直鎖脂肪酸でアオイ *Geranium* または *Pelargonium* に存在する酸)，= nonoic acid, nonylic acid.

pel·ar·gon·ic al·de·hyde [pèlaːgánik ǽldihaid] ペラルゴンアルデヒド $C_8H_{17}CHO$ (弱刺激臭をもつ化合物)．

pelargonic ether ペラルゴン酸エーテル．

pel·ar·gon·i·din [pèlaːgánidin] ペラルゴニジン $(C_{15}H_{11}O_5)Cl$ (アントシアニジンに属する色素で，ペラルゴニン，モナルジン，サルビアニンなどの配糖体となって存在する)．

p. tetramethyl ether ペラルゴニジンテトラメチルエーテル $(C_{19}H_{19}O_5)Cl$.

pel·ar·go·nin [peláːgənin] ペラルゴニン $C_{27}H_{30}O_{15}Cl$ (モンテンジクアオイ *Pelargonium zonale* の花冠に存在するアントシアン，ペラルゴニジンと2分子のグルコースからなる)，= salvinine, monardin.

pel·ar·go·ni·trile [pelàːgounáitril] ペラルゴニトリル $C_8H_{17}CN$.

Pel·ar·go·ni·um [pèlaːgóuniəm] テンジクアオイ属(フウロソウ科の一属)．

P. denticulatum (全草は賦香料で，ゼラニウム油の原料)．

pel·ar·go·no·yl [peláːgənɔil] ペラルゴノイル，= pelargonyl.

pel·ar·go·nyl [peláːgənil] ペラルゴニル基，= pelargonoyl, nonanoyl.

p. chloride 塩化ペラルゴニル $CH_3(CH_2)_7COCl$.

Pel·e·cyp·o·da [pèlisípədə] 斧足綱(二枚貝類)，= *Bivalvia*.

pel·en·tan·ic ac·id [pèləntǽnik ǽsid] ペレンタン酸 ㊋ *bis*-(4-hydroxycoumaryl) acetic acid (ジクマロールの近縁物質)．

Pelger cell ペルゲル〔核異常〕細胞．

Pelger, Karel [pélgər] ペルゲル(1885-1931，オランダの医師)．

P.-Huët anomaly ペルゲル・ヒュエット異常．

P.-Huët nuclear anomaly ペルゲル・ヒュエット核異常〔症〕，= Pelger nuclear anomaly.

P. nuclear anomaly ペルゲル核形異常症(好中球の核が2個の分葉以上を示さない遺伝病で，分葉はやや卵円形梨状を呈し，核染色質は濃染し，また杆状核好中球も多数出現する)，= Pelger-Huët anomaly.

pel·ge·roid [pélgərɔid] 類ペルゲル，= pseudo-Pelger anomaly.

pe·li·dis·i [pèlidísi] ペリディシー(Pirquet の提唱した小児栄養状態指数単位で，ラテン語 pondus decies linearis divisus sidentis (altitudo) を略したもの．次の計算式により算出する．ただし体重は g，座高は cm で表す)．

$$\frac{10\times体重}{座高^3} \text{または} \frac{\sqrt[3]{10\times体重}}{座高}$$

pe·lid·no·ma [pèlidnóumə] 限局性紫色斑点．

pe·li·do·ma [pèlidóumə] ①皮膚のブドウ色斑点，= pelidnoma. ②紫斑症，= peliosis.

p. rheumatica リウマチ性紫斑病，= purpura rheumatica.

p. typhosum 四肢紫斑病．

pe·li·o·sis [pèlióusis] 紫斑病〔医学〕，= purpura.

p. hepatis (hepatic periosis) 肝〔臓〕紫斑病．

p. rheumatica リウマチ性紫斑病，= purpura rheumatica.

p. senilis 老人性紫斑病．

Pelizaeus, Fridrich [pélitseus] ペリツェーウス(1850-1917，ドイツの神経科医．先天脳皮質外軸性形成不全症 aplasia axialis extracorticalis congenita または Merzbacher-Pelizaeus disease の記載で有名)．

P.-Merzbacher disease (PMD) ペリツェーウス・メルツバッハー病，= Merzbacher-Pelizaeus disease, familial centrolobar sclerosis.

pel·lag·ra [pəléigrə, -lǽg-] ペラグラ(不完全な食物の摂取または同化によるビタミンB，特にナイアシンの欠乏に基づく疾病で，下痢，身体露出部の紅斑および落屑とともに全身症状が発現する)，= erythema endemica, Italian leprosy, Lombardy leprosy, maidism. 形 pellagrous, pellagral, pellagrose.

p.-preventive factor ペラグラ予防因子(ニコチン酸を主とするビタミン複合体の混合物．Goldberger)，= nicotinic acid.

p. sine pellagra 異型ペラグラ(ペラグラ紅斑を伴わないペラグラ)．

p. typhoid チフス様ペラグラ．

pel·lag·ra·gen·ic [pəlèigrəʤénik, -læg-] ペラグラ発生の．

pel·lag·ra·pho·bia [pəlèigrəfóubiə, -læg-] ペラグラ恐怖症．

pel·lag·ra·zein [pèləgréiziːn] ペラグラゼイン(腐敗したトウモロコシに存在するプトマインで，以前ペラグラの病原と考えられたもの)，= pellagracein.

pel·lag·rin [pəléigrin, -lǽg-] ペラグラ患者．

pel·lag·roid [pəléigrɔid, -lǽg-] 類ペラグラ〔医学〕，

P

偽ペラグラ(ペラグラ様紅斑).

p. erythema ペラグラ様紅斑, 仮性ペラグラ, = pseudopellagra.

pel·lag·rol·o·gist [pèləgrálədʒist] ペラグラ専門医.

pel·lag·rol·o·gy [pèləgrálədʒi] ペラグラ学.

pel·lag·ro·sar·i·um [pəlèigrəsǽriəm, –læg–] ペラグラ療養所.

pel·lag·ro·sis [pèləigróusis] ペラグラ症(皮膚着色, 湿疹, 角質増加症を特徴とする皮膚症).

pel·lag·rous [pəléigrəs] ペラグラの〔医学〕.

pel·lant [pélənt] 駆除薬, 浄化薬, = deputative.

pel·late [péleit] 反発する, 分離する, 抵抗する.

Pellegrini, Augusto [pèləgrí:ni] ペレグリニ(1877–1958, イタリアの外科医).

P. disease ペレグリニ病(外傷性膝内側側副靱帯の石灰化), = Pellegrini–Stieda disease.

pel·len·tia [pəlénʃiə] 堕胎薬, = abortives.

pel·let [pélit] ① ペレット剤, 粒剤〔医学〕(植込錠), = implants. ② 結晶小球, 圧搾結晶, = pelota. ③ 粒塊〔医学〕. ④ 固形飼料〔医学〕.

p. injector ペレット注射器〔医学〕.

Pelletier, Pierre Joseph [pelətié:r] ペレティエ(1788–1842, フランスの化学者. 薬物の有効成分について研究し, エメチン(1817), ストリキニン(1819), キニーネ(1820)を発見した).

pel·le·ti·er·ine [pèlitáiərin] ペレチエリン $C_8H_{15}ON$ (ザクロ樹皮から得られる液性アルカロイドで旋光性を示し, 駆虫薬として用いられる), = punicine.

p. tannate タンニン酸ペレチエリン(ペレチエリンの誘導体のすべてを混合したもの), = pelletierinae tannas.

pel·li·cle [pélikl] ① ペリクル, 外被. ② 薄膜, 皮膜〔医学〕. ③ 菌膜. ④ 上皮, 周皮. 形 ellicular, pelliculous, pelliculate.

pel·lic·u·la [pilíkjulə] 表皮, 周皮, = epidermis.

pellicular enteritis 薄膜性腸炎, = mucous enteritis.

pel·li·dol [pélidɔ:l] ペリドール 化 4-*o*-tolylazo-*o*-diacetotoluide (アゾ染料の一つ), = dimazon, peripphermin.

pel·lit·o·rin [pilítərin] ペリトリン $C_{10}H_{17}CONHCH_2CH(C{=}H_3)_2$ (キク科植物ノコギリソウから得られる除虫薬で, pyrethrin–amaroid と同一物または類似の構造をもつという報告もある).

pel·li·to·ry [pélitəri] ① 小白キク, 駆熱キク. ② ヒカゲミズ, = *Parietaria*.

Pellizzi, G. B. [pelítsi] ペリッチ(イタリアの医師).

P. syndrome ペリッチ症候群, = epiphyseal syndrome, pineal syndrome.

pe·llote [peijóuti] ペヨーテ, = peyote.

pel·lo·tine [pélәti:n] ペロチン 化 *N*-methylanhalonidine $C_{13}H_{19}NO_3$ (メキシコ産サボテン *Lophophora williamsii* から得られるアルカロイドで, 神経麻痺作用がある).

pel·lu·cid [pəlú:sid] 透明の, = transparent.

p. area 明域〔医学〕.

p. marginal corneal degeneration ペルーシド辺縁角膜変性.

p. zone 透明帯, = zona pellucida.

pel·ma [pélmə] 足底, = planta. 形 pelmatic.

pel·mat·o·gram [pilmǽtəgræm] 足底紋, = foot print.

pelo– [pi:lou, –lə] 泥との関係を表す接頭語.

Pe·lo·dic·ty·on [pi:lədíktiən] ペロディクチオン属(厚い粘液莢膜中に特徴的形態を示す楕円形または桿状菌で, 光合成によるイオウは体外に排出される).

pe·lo·he·mia [pì:louhí:miə] 泥状血, 濃縮血, = pachyemia, pycnohemia.

pe·loid [pí:lɔid] 泥様の, 治療泥〔医学〕.

p. bath 泥浴〔医学〕.

p. pack 泥パック〔医学〕.

p. therapy ペロイド療法(peloid を利用し, 浴または湿布で使用する).

pe·lol·o·gy [pi:lálədʒi] 泥学.

Pel·o·myx·a [pèləmíksə] ペロミクサ属(巨大アメーバ).

pe·lop·a·thy [pi:lápəθi] 泥土療法, = pelotherapy.

pel·o·sine [péləsi:n] ペロシン, = bebeerine.

pe·lo·ta [pilóutə] ペレット剤, = pellet.

pe·lo·ther·a·py [pi:ləθérəpi] 泥土療法, 泥療法〔医学〕, = pelopathy.

pel·otte [pélət] ペロッテ, 圧子〔医学〕.

p. symptom ペロッテ(圧子)症状〔医学〕.

Pels–Lensden meth·od [péls lénsdən méθəd] ペルス・レンスデン法(遊離植皮術の一術式).

pelt [pélt] 毛皮.

pel·ta [péltə] ペルタ, 盾状体(原生動物, 動物鞭毛虫綱のうちトリコモナス類などにみられる半月状の膜構造物で, 軸索の基部に認められる).

pel·ta·lin [péltəlin] ペルタリン(天然 podophyllin の一成分で, α および β 型がある).

pel·tate [pélteit] 楯形の, = shield–shaped.

pel·ta·tion [peltéiʃən] 予防効果(抗血清, ワクチン接種による防御効果).

Peltier effect ペルチエ効果(2物質の接触部を電流が通過するとき, 通常熱の発生あるいは吸収が起こり, 単位時間当たりその熱量Qは電流の強さiに比例する. $Q=\pi i$, π はペルチエ係数).

Pel·ti·ge·ra·ce·ae [pèltidʒəréisii:] ツメゴケ[爪苔]科(地衣類).

pelveoperitonitis 骨盤腹膜炎.

pel·ves [pélvi:z] 骨盤(pelvis の複数).

Pel·ve·tia can·a·lic·u·la·ta [pelví:ʃiə kæ̀nəlìkjuléitə] (褐藻の一種).

pel·vic [pélvik] 骨盤の, 腰部の.

p. abscess 骨盤膿瘍〔医学〕.

p. angiography 骨盤内血管造影法.

p. appendix 骨盤付属体.

p. arrest 骨盤内胎児固定.

p. arteriography 骨盤動脈造影〔医学〕.

p. autonomic nerve preservation 骨盤内自律神経温存術.

p. axis 骨盤軸〔医学〕(骨盤誘導線. 小骨盤各平面の前後径の中央を結ぶ線).

p. band 腰帯〔医学〕, 骨盤帯.

p. belt 骨盤ベルト〔医学〕.

p. blotches 骨盤斑点〔医学〕, ベッケンフレッケ(ドイツ語由来).

p. bone [TA] 寛骨, = os coxae [L/TA].

p. brim 骨盤縁.

p. canal 骨盤管(骨盤の上下を通す管).

p. cavity [TA] 骨盤腔, = cavitas pelvina [L/TA], cavitas pelvis [L/TA].

p. cellulitis 骨盤蜂巣〔織〕炎〔医学〕.

p. cephalometry 骨盤児頭計測〔法〕〔医学〕.

p. circumference 骨盤囲〔医学〕.

p. clearance 骨盤郭清術〔医学〕.

p. colon S状結腸の骨盤部.

p. congestion syndrome 骨盤内うっ血症候群〔医学〕.

p. contraction 骨盤峡〔部〕〔医学〕.

p. curve of forceps 鉗子の骨盤弯曲〔医学〕.

p. diameter 骨盤直径〔医学〕.

p. diaphragm [TA] 骨盤隔膜, = diaphragma pel-

P

vis [L/TA].
p. ectopia kidney 骨盤変（偏）腎〔医学〕.
p. endometriosis 骨盤内子宮内膜症.
p. evisceration 骨盤内臓器〔全〕摘出術〔医学〕.
p. examination 内診〔医学〕, 双合〔手〕診, = bimanual examination.
p. exenteration 骨盤内容除去術.
p. expansion 骨盤広部〔医学〕.
p. fascia [TA] 骨盤筋膜, = fascia pelvica [L/TA], fascia pelvis [L/TA].
p. flap pyeloplasty 腎盂弁腎盂形成〔術〕〔医学〕.
p. floor [TA] ① 骨盤隔膜, = diaphrama pelvis [L/TA]. ② 骨盤底.
p. fracture 骨盤骨折〔医学〕.
p. ganglia [TA] 骨盤神経節, = ganglia pelvica [L/TA].
p. ganglion 骨盤神経節〔医学〕.
p. girdle [TA] 下肢帯, = cingulum menbri inferioris [L/TA], cingulum pelvicum [L/TA].
p. hammock 骨盤吊床（骨盤骨折の際, 患部を支持するための布製品包帯を備えた床）.
p. hematoma 骨盤〔内〕血腫〔医学〕.
p. horn syndrome 骨盤角症候群〔医学〕.
p. inclination [TA] 骨盤傾斜, = inclinatio pelvis [L/TA].
p. index 骨盤指数（骨盤の背腹直径と横径との比）.
p. infectious disease 骨盤内感染症〔医学〕.
p. inflammation 骨盤内炎症〔医学〕.
p. inflammatory disease (PID) 骨盤内炎症性疾患〔医学〕.
p. inlet [TA] ① 骨盤上口, = apertura pelvis superior [L/TA]. ② 骨盤入口（前方は恥骨結合上縁, 後方は岬角を含む平面を上限, 分界線の最下縁を通り上限と平行な面を下限とした腔間）.

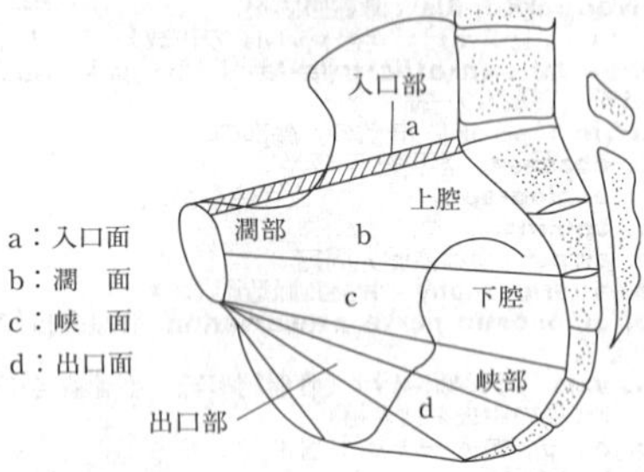

骨盤の区分（産科諸定義委員会の分類）

p.-inlet index 骨盤入口指数（骨盤入口の直結合線と横径との比で, その値を 100 倍すると, 次の種類が区別される）.

扁平骨盤　X－89.9　　長径骨盤　95.0－X
中等骨盤　90.0－94.9

p. intestinal cavity 骨盤腸腔（発育の早期に盲嚢に連絡する脊椎動物胎児の腸管原基の後端）.
p. irrigation 腎盂洗浄.
p. joint 骨盤関節〔医学〕.
p. kidney 骨盤腎〔医学〕.
p. largeness 骨盤広部〔医学〕, 骨盤闊.
p. lateral wall triangle（♀）[TA] 外側骨盤壁三角*, = trigonum parietale laterale pelvis（♀）[L/TA].
p. limb 骨盤肢（節足動物における脚のこと）.
p. lipomatosis 骨盤脂肪腫症〔医学〕.
p. lymph nodes [TA] 骨盤リンパ節*, = nodi lymphoidei pelvis [L/TA].
p. narrowing 骨盤狭窄〔医学〕.
p. neoplasm 骨盤新生物（腫瘍）〔医学〕.
p. nerve 骨盤神経〔医学〕.
p. obliquity 骨盤側傾.
p. organ prolapse 骨盤臓器脱（性器脱）.
p. osteotomy 骨盤骨切術.
p. outlet [TA] 骨盤下口, = apertura pelvis inferior [L/TA].
p. pain 骨盤痛〔医学〕.
p. part [TA] 骨盤部〔の〕自律神経系, = pars pelvica [L/TA].
p. part of ureter 尿管骨盤部.
p. peritoneum 骨盤腹膜〔医学〕.
p. peritonitis 骨盤腹膜炎〔医学〕.
p. plane of greatest dimensions 最大骨盤面.
p. plane of least dimensions 最小骨盤面.
p. plane of outlet 骨盤下口, = apertura pelvis inferior.
p. plexus [TA] 骨盤神経叢（直腸と膀胱の側辺にあって, 骨盤臓器に分布されるもの）, = plexus pelvicus [L/TA].
p. pole 殿極（胚体の）.
p. presentation 骨盤位〔医学〕, 殿位〔医学〕.
p. region 骨盤部（真骨盤）.
p. ring 骨盤輪.
p. rock test 骨盤揺すりテスト.
p. splanchnic nerves [TA] 骨盤内臓神経, = nervi splanchnici pelvici [L/TA].
p. spot 骨盤斑（X 線写真において下腸骨棘と恥骨上枝の領域にみられる円形または卵円形の陰影）.
p. support 骨盤支持器〔医学〕.
p. supporting structure 骨盤支持構造〔医学〕.
p. surface [TA] 前面（骨盤面ともいう）, = facies pelvica [L/TA].
p. surface of sacrum 〔仙骨〕前面.
p. surgery 婦人外科学.
p. tilt 骨盤傾斜.
p. traction 骨盤牽引.
p. tuberculosis 骨盤結核〔医学〕（卵管結核が骨盤臓器に拡張したもの）.
p. tumor 骨盤腫瘍〔医学〕.
p. ureter 骨盤部尿管〔医学〕.
p. ureteral junction 腎盂尿管移行部〔医学〕.
p. varices 骨盤静脈瘤〔医学〕.
p. venography 骨盤静脈造影〔医学〕.
p. verrucous ① 骨盤回転〔術〕〔医学〕. ② 骨盤内いぼ状の.
p. version 骨盤回転〔術〕.
p. viscera 骨盤内臓器（器官）〔医学〕.
p. wall 骨盤壁〔医学〕.

pel·vi·cal·gia [pèlvikǽlʤiə] 骨盤痛〔医学〕.
pel·vi·cel·lu·li·tis [pèlvisèljuláitis] 骨盤結合織炎〔医学〕.
pel·vi·ceph·a·log·ra·phy [pèlvisèfəlágrəfi] 骨盤児頭撮影〔法〕, = cephalopelvimetry.
pel·vi·ceph·a·lom·e·try [pèlvisèfəlámitri] 骨盤児頭計測〔法〕.
pel·vi·cli·se·om·e·ter [pèlviklìsiámitər] 骨盤傾斜直径測定器.
pel·vi·en·ceph·a·log·ra·phy [pèlviensèfəlágrəfi] 骨盤胎児頭撮影法.
pel·vi·en·ceph·a·lom·e·try [pèlviensèfəlámitri] 骨盤胎児頭測定法.
pel·vi·fix·a·tion [pèlvifikséiʃən] 骨盤臓器固定器.
pel·vi·li·thot·o·my [pèlviliθátəmi] 腎盂結石切開〔医学〕, = pelviolithotomy.
pel·vim·e·ter [pelvímitər] 骨盤計〔医学〕（骨盤直

径を測定する器械).
pel·vim·e·try [pelvímitri] 骨盤計測〔法〕[医学], = pelvimetria.
pel·vi·og·ra·phy [pèlviágrəfi] 骨盤X線撮影〔法〕, = pelvioradiography.
pel·vi·o·li·thot·o·my [pèlviouliθátəmi] 腎盂切石術, = pelvilithotomy, pyelolithotomy.
pel·vi·o·ne·os·to·my [pèlviouni:ástəmi] 尿管腎盂吻合〔術〕, = ureteroneopyelostomy.
pel·vi·o·per·i·to·ni·tis [pèlvioupèritounáitis] 骨盤腹膜炎 [医学], = pelviperitonitis, pelvic peritonitis.
p. puerperalis 産褥骨盤腹膜炎.
pel·vi·o·plas·ty [pélviəplæsti] ① 骨盤形成術. ② 腎盂形成術.
pel·vi·o·ra·di·og·ra·phy [pèlviourèidiágrəfi] 骨盤X線撮影法, = pelviradiography.
pel·vi·os·co·py [pèlviáskəpi] 骨盤検査法.
pel·vi·os·to·my [pèlviástəmi] 腎盂尿管吻合術.
pel·vi·o·to·my [pèlviátəmi] ① 腎盂切開術. ② 骨盤切開術, = pelvitomy.
pel·vi·per·i·to·ni·tis [pèlvipèritounáitis] 骨盤腹膜炎, = pelvioperitonitis.
pel·vi·ra·di·og·ra·phy [pèlvirèidiágrɑfi] 骨盤X線撮影〔法〕, = pelvioradiography.
pel·vi·rec·tal [pèlviréktəl] 骨盤直腸の [医学].
p. abscess 骨盤直腸窩膿瘍 [医学].
p. achalasia 骨盤直腸弛緩不能.
pel·vis [pélvis] [L/TA] ① 骨盤, = pelvis [TA]. ② 杯, 腎盂. 複 pelves. 形 pelvic.
p. aequabiliter justo major 均等膨大骨盤.
p. aequabiliter justo minor 均等狭窄骨盤.
p. angusta 狭窄骨盤.
p. justo major 均等膨大骨盤, = generally enlarged pelvis.
p. major [L/TA] 大骨盤, = false pelvis [TA], greater pelvis [TA].
p. minor [L/TA] 小骨盤, = lesser pelvis [TA], true pelvis [TA].
p. nana 小人骨盤, = dwarf pelvis.
p. obstetrics 骨盤産科学 [医学].
p. obtecta 有蓋骨盤(脊柱が骨盤入口の上を覆うもの).
p. ovalis 卵円形骨盤.
p. plana 扁平骨盤, = flat pelvis.
p. plana deventeri 単純扁平骨盤, = simple flat pelvis.
p. renalis [L/TA] 腎盤(腎盂), = renal pelvis [TA].
p. rest 骨盤支持器 [医学].
p. rotunda 正円窩(鼓室内側の陥凹で, その底部に正内窓がある).
p. spinosa 棘状突起骨盤, = acanthopelvis, Kilian pelvis.
p. spuria 上骨盤, = false pelvis.
p. vera 真骨盤, = true pelvis.
p. with dislocation 脱臼骨盤 [医学].
p. with tumor 腫瘍骨盤 [医学].
pel·vi·sa·cral [pèlviséikrəl] 骨盤仙骨の.
pel·vi·sa·crum [pèlviséikrəm] 骨盤仙骨.
pel·vi·scope [pélviskoup] 骨盤輪郭描画器.
pel·vi·sec·tion [pèlvisékʃən] 骨盤切開術.
pel·vi·ster·num [pèlvistə́:nəm] 恥骨軟骨部.
pel·vi·therm [pélviθə:m] 腟式骨盤温度療法器.
pel·vit·o·my [pelvítəmi] ① 骨盤切開〔術〕(分娩困難における), = symphysiotomy. ② 腎盂切開〔術〕.
pel·vi·tro·chan·te·ri·an [pèlvitroukæntí:riən] 骨盤大転子の.
pel·vi·u·re·ter·o·ra·di·og·ra·phy [pèlvijurì:tərourèidiágrəfi] 腎盂尿管造影術.
pelvivertebral angle 骨盤椎骨角, = angle of inclination.
pel·vo·ca·li·ec·ta·sis [pèlvoukèiliéktəsis] 腎盂腎杯拡張症.
pelvofemoral muscular dystrophy 骨盤大腿筋ジストロフィ, 骨盤大腿筋異栄養〔症〕, = limb-girdle muscular dystrophy.
pel·vos·co·py [pelváskəpi] 骨盤検査法, = pelvioscopy.
pel·y·cal·gia [pèlikǽlʤiə] 骨盤痛(総称名).
pel·y·ceph·a·lom·e·try [pèlisèfəlámitri] 骨盤児頭計測〔法〕.
pelyco– [pelikou, –kə] 骨盤との関係を表す接頭語.
pel·y·co·chi·ro·me·tre·sis [pèlikoukàiroumitrí:sis] 手指骨盤診察法.
pel·y·co·gram [pélikəgræm] 骨盤X線像.
pel·y·co·graph [pélkəgræf] 骨盤X線像, = pelycogram, pelviograph.
pel·y·cog·ra·phy [pelkágrəfi] 骨盤描写法.
pel·y·col·o·gy [pèlikáləʤi] 骨盤学.
pel·y·com·e·try [pèlikámitri] 骨盤計測法.
pel·y·cos·co·py [pèlikáskəpi] 骨盤診察法.
pel·y·co·zo·na [pèlikouzóunə] (骨盤帯), = pelvic girdle.
PEM prescription-event monitoring 処方-イベントモニタリングの略.
pem·mi·can [pémikən] ペンミカン(アメリカ先住民の食品).
pem·o·line [péməli:n] ペモリン 化 2-imino-5-phenyl-4-oxazolidinone(中枢神経興奮薬で軽症うつ病, 抑うつ神経症に用いられる), = phenylisohydantoin, azoxodone, enoxazol, henoxazol, CS293, A956, FWH352, bbott30400.
pem·phi·goid [pémfigɔid] 類天疱瘡 [医学].
p. syphilid(e) 天疱瘡状梅毒疹.
pem·phi·gus [pémfigəs] 天疱瘡 [医学](表皮細胞間物質に対する自己免疫性水疱症).
p. arthriticus 関節炎性天疱瘡, = dermatitis herpetiformis.
p. benignus 良性天疱瘡.
p. chronicus 慢性天疱瘡環, = p. vulgaris.
p. circinatus 環状天疱瘡, = pemphigus gyratus.
p. confertus 密集性天疱瘡.
p. diphtheriticus ジフテリア性天疱瘡.
p. disseminatus 播種状天疱瘡.
p. diutinus 永続性天疱瘡.
p. (epidemicus) neonatorum et infantilis 新生児乳児〔流行性〕天疱瘡.
p. erythematodes 紅斑性天疱瘡(鼻, 頬, 胸, 背などに出現する紅斑性狼瘡に類似する), = Senear-Usher disease, S.-U. syndrome, p. erythematosus.
p. erythematosus 紅斑性天疱瘡 [医学].
p. foliaceus 落葉状天疱瘡.
p. gangraenosus 壊疽性天疱瘡.
p. haemorrhagicus 出血性天疱瘡.
p. hystericus ヒステリー性天疱瘡.
p. leprosus らい(癩)性天疱瘡(神経らいにみられる水疱形成).
p. malignus 悪性天疱瘡.
p. neonatorum 新生児天疱瘡, = impetigo neonatorum.
p. pruriginosus 瘙痒性天疱瘡.
p. seborrhoicus 脂漏性天疱瘡, 紅斑性天疱瘡.
p. serpiginosus 蛇行状天疱瘡.
p. solitarius 孤立天疱瘡.
p. syphiliticus 梅毒性天疱瘡.
p. syphiliticus of newborn 新生児梅毒性天疱瘡

〔医学〕.
p. traumaticus 外傷性天疱瘡.
p. vegetans 増殖性天疱瘡〔医学〕, = Neumann disease.
p. vulgaris 尋常性天疱瘡〔医学〕.
pem·phoid [pémfɔid] 類天疱瘡, = dermatitis herpetiformis.
pem·pi·dine [pémpidi:n] ペンピジン ㊗ 1,2,2,6,6-pentamethylpiperidine bitartate (自律神経節遮断薬, 弱いムスカリン様作用を有すため降圧薬として用いることがある), = pyrilene.
pe·nal [pí:nəl] 刑罰の.
p. code 刑法.
p. code offenses 刑法犯.
p. institution 刑務所.
p. offence 刑事犯罪.
p. servetude 懲役.
pen·al·ty [pénəlti] 刑罰, 罰則.
penbutolol sulfate ペンブトロール硫酸塩 ㊗ (2*S*)-1-*tert*-butylamino-3-(2-cyclopentylphenoxy)propan-2-ol hemisulfate $(C_{18}H_{29}NO_2)_2 \cdot H_2SO_4$: 680.94 (硫酸ペンブトロール. 交感神経β受容体遮断薬, アミルアルコール系抗高血圧薬. 本態性高血圧症に適用).

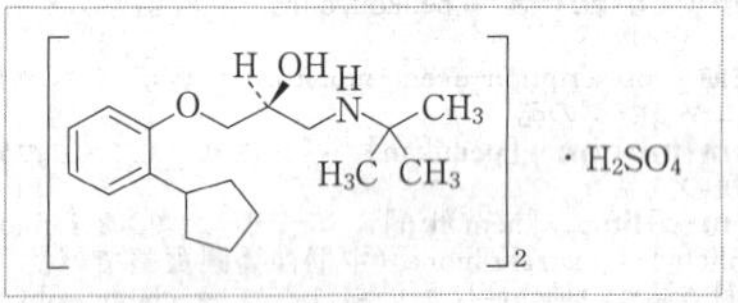

pen·cil [pénsil] ① 束. ② 束線 (一束として考えられた線). ③ 桿剤 (薬物の). ④ 綿繖糸. ⑤ 簇毛 (毛虫などの), = penicil.
p.-line thinness 鉛筆線状菲薄 (小児壊血病患者の長管骨のX線像にみられる皮質の薄い像).
p. tenderness 鉛筆圧痛 (鉛筆のゴム尖で圧すと疼痛を感ずること).
Pende, Nicola [pénde] ペンデ (1880-1970, イタリアの医師).
P. sign ペンデ徴候 (副腎機能低下の際, 皮膚を摩擦すると鵞皮様皮膚描記症を呈する).
P. syndrome ペンデ症候群 (先天性汎下垂体前葉機能亢進症とも呼ばれ, 壮年期にみられる肥満症, 巨体症, 女性型乳房, 性器の正常発育と赤色線状などを特徴とする), = congenital anterior panhyperpituitarism of adolescence.
pen·del·luft [péndəluft] 振子空気, = pendulum air.
pen·dent-drop [péndənt dráp] 懸滴.
Pendinski ulcer ペンジンスキー潰瘍, = tropical ulcer.
Pendred, Vaughan [péndred] ペンドレッド (1869-1946, イギリスの外科医).
P. syndrome ペンドレッド症候群 (先天性両側性神経性難聴を伴う家族性甲状腺腫の一型. 常染色体性劣性遺伝).
pen·du·lar [péndjulər] 振子の〔医学〕.
p. heart 振子心.
p. movement 振子運動〔医学〕, = pendulum movement.
p. nystagmus 振子〔様〕眼振〔医学〕, = undulatory nystagmus.
p. penis 振子部陰茎〔医学〕.
p. rotation test 振子様回転検査〔医学〕.
p. tonsil 振子様扁桃〔医学〕.
pen·du·lous [péndjuləs] 垂下の, しだれの.
p. abdomen 懸垂腹, 下垂腹〔医学〕, = overhanging tummy.
p. belly 下垂腹〔医学〕.
p. breast 乳房下垂〔症〕〔医学〕.
p. fibroma 下垂性線維腫〔医学〕.
p. heart 滴状心〔医学〕, = drop heart.
p. limp 振子は(跛)行 (両側先天性股関節脱臼にみられる特有な跛行で, 歩行の際に上体が振子状に激しく動揺する現象のこと).
p. palate ① 口蓋帆, = velum palati. ② 口蓋垂, = uvula.
p. urethra 振子部尿道〔医学〕.
pen·du·lum [péndjuləm] ① 振子. ② 帆, 垂. ③ 垂下 (しだれ)(植物の). 形 pendular, pendulous.
p. air 振子空気〔医学〕(一側性開放性気胸などの際に気管支内の空気の一部が吸気時に健側へ, 呼気時に患側へ流入する現象).
p. flocculi 片葉 (小脳の), = flocculus.
p. irradiation 振子照射〔法〕〔医学〕.
p. palati 口蓋垂, = velum palati, uvula.
p. rhythm 胎児性心音, 振子リズム (時計の振子のように第1音と第2音とが同じように弱く聴取される心音で, 胎児にみられる. 成人で聴取されるときは重篤な心筋障害の徴候), = embryocardia.
pe·nec·to·my [pinéktəmi] 陰茎切除〔術〕〔医学〕, 陰茎切断〔医学〕, = phallectomy.
pen·e·tra·bil·i·ty [pènitrəbíliti] 透過率, 貫通性〔医学〕, 透過能 (放射線の). 形 penetrable.
pen·e·trance [pénitrəns] 表現率, 浸透度〔医学〕(突然変異遺伝子がそれを所有する個体において, その特徴を示す頻度を百分率で表現したもの), = expressivity.
pen·e·trant [pénitrənt] 浸透剤〔医学〕.
p. trait 浸透性形質.
pe·net·ra·sol [pinétrəsəl] ペネトラソル (透通性賦形薬).
pen·e·trate [pénitreit] 貫通する.
penetrated ulcer 穿通性潰瘍〔医学〕.
pen·e·trat·ing [pénitreitiŋ] ① 貫通性〔の〕〔医学〕. ② 深達性の.
p. agent 浸透剤〔医学〕.
p. atherosclerotic ulcer (PAU) 穿通性粥(じゅく)状硬化性潰瘍 (Stanson の報告による(1986)概念).
p. blood vessel 貫通血管〔医学〕.
p. caries 突入性う(齲)蝕.
p. fiber 穿通線維 (① 角膜を穿通して前進し, 前弾力板を穿つ神経線維. ② シャーピー線維), = Sharpey fibers, perforating fiber.
p. graft 全層移植片〔医学〕.
p. injury 穿通性損傷〔医学〕.
p. keratoplasty 全層角膜移植〔術〕〔医学〕.
p. power 透過力〔医学〕, 透過能, 透過度.
p. shot wound 貫通射創〔医学〕.
p. ulcer 穿通性潰瘍〔医学〕.
p. wound 貫通創〔医学〕, 穿通創〔医学〕, 刺創.
pen·e·tra·tion [pènitréiʃən] ① 貫入, 穿通〔医学〕, 透過, 浸透. ② レンズの焦点深度. 動 penetrate.
p. complex 貫入錯体〔医学〕.
p. curve 侵入曲線〔医学〕.
p. gland 穿通腺.
p. orbit 貫入軌道.
p. rate 浸透率 (度)〔医学〕.
p. test 侵入度試験〔医学〕.
p.-twin 貫入双晶 (双晶をなす2つの個体が互いに貫入して交差状を呈するもの).
pen·e·tra·tor [pénitreitər] ペネトレータ, 圧子, 針入度計, = penetrometer.

pen·e·trol·o·gy [pènitrάlədʒi] 光線透過力学.

pen·e·trom·e·ter [pènitrάmitər] 侵入度計 [医学], 硬度計(X線の透過能を測定する器械).

Penfield, Wilder Graves [pénfi:ld] ペンフィールド(1891–1976, カナダの神経科医).

P. operation ペンフィールド手術(脳皮質の瘢痕を切除して外傷性てんかん発作の軽減に用いる), = Foerster–Penfield operation.

P. stain ペンフィールド染色法(神経膠の染色法で, Hortegaの鍍銀液を45～75mLの水で希釈し, 20, 45, 120秒後取出すると, 膠細胞は暗灰色, ほかは淡色に染まる).

PENG photoelectronystagmograph 光電〔式〕眼振計の略.

pen·gha·war djam·bi [péŋgəwα:r jάmbi] (ヘゴ. 東インド産植物).

-penia [pí:niə] 欠乏を意味する接尾語.

pe·ni·al [pí:niəl] 陰茎の, = penile.

pe·ni·a·pho·bia [pì:niəfóubiə] 貧困恐怖〔症〕.

pen·i·ci·din [pènisídin] ペニシジン(*Penicillium* のある種の培養液中に発見されチフス菌に有効な抗生物質. Atkinson により1942年に記載された).

pen·i·cil [pénisil] = pencil.

pen·i·cil·la·mine [pènisíləmi:n] ペニシラミン(ペニシリンの水解産物で血中の金属(鉛, 銅など)とキレート結合に尿中への排泄を促進するためウィルソン病で使用される. また細胞性免疫調節作用もあり, 関節リウマチにも使用される).

pen·i·cil·lase [pènisíleis] ペニシリナーゼ, = penicillinase.

pen·i·cil·late [pènisíleit] 毛筆状の.

pen·i·cil·li [pènisílai] [L/TA] 筆毛動脈, = penicilli [TA].

penicilliary artery 筆毛動脈(脾臓中心動脈が濾胞を出て, 筆の穂先ような形に分岐する部分).

pen·i·cil·li·des [pènisílidi:z] ペニシリン疹(ペニシリン投与により発現する皮疹).

pen·i·cil·lin [pènisílin] ペニシリン(Fleming により1929年に初めて報告された抗生物質で, *Penicillium chrysogenum* (*P. notatum*) および *Aspergillus* などにより産生され, 数種の化合物として存在し, その一般構造でR基はペニシリン型を規定し, 水溶液は不安定, 酸性またはアルカリ性液, ペニシリン分解酵素により迅速に破壊される).

p. A ペニシリンA, = corylophillin, notatin, penatin, penicillin B.

p. allergy ペニシリンアレルギー [医学].

p. B ペニシリンB, = corylophillin, notatin, penatin, penicillin A.

p.-binding protein (**PBP**) ペニシリン結合タンパク〔質〕.

p. calcium ペニシリンカルシウム(ペニシリンとカルシウム塩1～2種以上との合剤で, 1mgにつき500国際ペニシリン単位以上の力価をもつ), = penicillinum calcium.

p. dental cones ペニシリン歯科円錐.

p. F ペニシリンF(ペニシリンの一般構造式において R=CH_3CH_2CH=$CHCH_2$– であるもの), = Δ^2-pentenyl penicillin, penicillin I.

p.-fast ペニシリン耐性の, ペニシリン抵抗性の.

p. G ペニシリンG(ペニシリンの一般構造式において R=$C_6H_5CH_2$– であるもの), = arasiticin, penicillin II.

p. hypersensitivity ペニシリン過敏症 [医学].

p. injection in oil and wax 油ろう(蝋)ペニシリン注射液.

p. K ペニシリンK(ペニシリンの一般構造式において R=$CH_3CH_2(CH_2)_4CH_2$– であるもの), = *n*-heptyl penicillin, p. IV.

p. O ペニシリンO [化] allylmercaptomethyl-p. (ペニシリンGと同様の効力をもち, 副作用の少ないものといわれる).

p. ointment ペニシリン軟膏.

p. repository therapy ペニシリン還納療法(ペニシリンカリウム塩30万単位, アドレナリン0.3mg, 植物性油1mLからなる合剤の注射療法).

p. resistance ペニシリン耐性 [医学].

p. resistant *Streptococcus pneumoniae* (**PRSP**) ペニシリン耐性肺炎球菌.

p. screening method ペニシリン選別法 [医学].

p. shock ペニシリンショック [医学].

p. sodium ペニシリンナトリウム(ペニシリンとナトリウム塩1～2種以上の合剤), = sodium penicillin G.

p. S-R ペニシリン S-R (ペニシリンGとプロカインペニシリンGとの合剤で, 1mL中ペニシリン40万単位を含む).

p. sulfonamide powder ペニシリンスルフォナミド散.

p. V ペニシリンV (*N*-(2-hydroxyphenyl)-phenoxy acetamide を前駆物として, Behrens らにより1947年にペニシリウム培養基中で生合成されることが発見された. 酸に対し強い抵抗を示す. 構造はペニシリンGの分子中の $C_6H_5CH_2$ が $C_6H_5OCH_2$ になったもの), = V-cillin, pen-vee.

p. X ペニシリンX (ペニシリンの一般構造式において R=$HOC_6H_4CH_2$– であるもの), = *p*-hydroxybenzyl penicillin, penicillin III.

pen·i·cil·li·nase [pènisílineis] ペニシリナーゼ(ペニシリン分子中の四角の β-lactam 環を開裂し, その抗菌性を失わせるペプチダーゼ), = penicillase, bacto-penase.

p.-producing *Neisseria gonorrhoeae* (**PPNG**) ペニシリナーゼ産生淋菌.

pen·i·cil·lin·o·sis [pènisìlinóusis] ペニシリン〔中毒〕症(ペニシリンにより起こる副作用, とくにアレルギーまたはアナフィラキシー性ショックなどの総称).

pen·i·cil·lins [pènisílinz] ペニシリン系薬〔剤〕 [医学].

pen·i·cil·li·o·sis [pènisìlióusis] ペニシリウム症 [医学] (ペニシリウム属真菌による感染症).

Pen·i·cil·li·um [pènisíliəm] ペニシリウム属(*P. commune*, *P. marneffei* などのペニシリウム症の原因となる真菌が含まれる).

pen·i·cil·lo·ic ac·id [pènisilóuik ǽsid] ペニシロ酸(ペニシリンのラクタム環が分解酵素により開いたジカルボキシル酸).

pen·i·cil·lo·sis [pènisilóusis] ペニシリウム症(ペニシリウム属真菌による感染症).

pen·i·cil·lo·yl pol·y·ly·sine [pènisíloil pαliláisi:n] ペンシロイルポリリシン(ポリリシンとペニシリン酸の製剤. ペニシリンの過敏症の診断に用いる).

pen·i·cil·lum [pènisíləm] ① 毛筆状突起. ② アオカビ. [複] penicilla.

pen·i·cil·lus [pènisíləs] ① 筆毛動脈(脾臓の). ② 箒状体(アオカビ *Penicillium* の分生子柄の先端が分岐して筆毛状をなす部分). [複] penicilli.

pen·i·cyl·in·der [pènisílindər] ペニシリン柱(少量のペニシリンを沈着させた柱状物で, 細菌培養基に挿入して, その制菌作用を検査するために用いる).

pe·nile [pí:nail] 陰茎〔の〕, = penial.

p. cancer 陰茎癌.

p. carcinoma 陰茎癌 [医学].

p. epispadias 陰茎部尿道上裂 [医学].

p. hypospadias 陰茎部尿道下裂 [医学].

P

p. induration 陰茎形成性硬結 [医学], = Peyronie disease.
p. neoplasm 陰茎新生物(腫瘍) [医学].
p. prosthesis 陰茎プロテーゼ, 陰茎プロステーシス(勃起障害の治療に用いられるシリコン製のプロステーシス. 陰茎移植術に用いられる).
p. prothesis 陰茎プロテーゼ [医学].
p. reflex 陰茎反射, = penis reflex, bulbocavernous r..
p. revascularization procedure 陰茎血管再生法 [医学].
pen·il·lam·ine [pènilǽmi:n] ペニルアミン(ペニル酸から CO_2 1分子が除去されたアミン).
pen·il·lo·al·de·hyde [pènilouǽldihaid] ペニロアルデヒド(ペニシリンから誘導されるアルデヒド).
pe·nis [pí:nis] [L/TA] 陰茎(男性の性器で, 尿道海綿体, 勃起組織からなる海綿体および亀頭を含む総称名), = penis [TA]. 複 penes. 形 penial, penile.
p. bone 陰茎骨(イヌ, ネコ, ミンクなど食肉類の雄の陰茎に存在する内臓骨).
p. captivus 陰茎捕獲 [医学], 捕捉陰茎(会陰筋の痙攣により腟内に捕捉された陰茎のこと).
p. envy ペニス羨望.
p. palmatus 埋没陰茎(陰嚢の皮膚により埋没されたもの).
p. plastica 形成性陰茎硬化症, = Peyronic disease, plastic induration of penis.
p. syringe 尿道洗浄器.
p. tuberculide 陰茎結核疹, = tuberculide penis.
pe·nis·chi·sis [pi:nískisis] 陰茎裂(上方への破裂は尿道上裂 epispadia, 下方へは尿道下裂 hypospadia, また側方へは尿道側裂となる).
pe·ni·tis [pi:náitis] 陰茎炎, = phallitis, priapitis.
Penjdeh sore [pénje sɔ́:r] ペンジュデーびらん, = cutaneous leishmaniasis, Penjdeh ulcer.
Penjdeh ul·cer [pénje ʌ́lsər] ペンジュデー潰瘍, = cutaneous leishmaniasis, Penjdeh sore.
pen·na [pénə] 羽, 羽毛, おおばね. 形 pennate, penniform.
pennate muscle [TA] 羽状筋(中心腱に線維が付着するもの), = musculus pennatus [L/TA].
pen·ny·roy·al [pènirɔ́iəl] ペニーロイヤルミント(ハッカの類), = hedeoma.
p. oil ペニーロイヤル油(揮発油で, 鎮痛薬), = oleum pulegii, oleum hedeomae.
pen·ny·weight [péniweit] ペニーウェート(金衡1オンスの1/20, すなわち24グレーンで, dwt, pwt と略す).
pe·nol·o·gy [pi:nálədʒi] 刑罰学, 刑務所管理学, = poenology. 形 penologic, penological.
pe·no·scro·tal [pì:nouskróutəl] 陰茎陰嚢の.
p. hypospadias 陰茎陰嚢部尿道下裂 [医学].
p. transposition 陰茎前位陰嚢 [医学].
pe·no·ther·a·py [pì:nəθérəpi] 公娼(売春婦)検診(性病予防の目的で売春婦を検診すること).
pe·no·ther·mo·curve (**PTC**) [pì:nouθə́:məkə:v] 陰茎皮膚温曲線 [医学].
Penrose, Charles Bingham [pénrouz] ペンローズ(1862–1925, アメリカの婦人科医).
P. drain ペンローズ排膿法(巻タバコ式のもの).
pen·sion [pénʃən] 年金, 恩給.
p. neurosis 年金神経症 [医学](災害神経症の一つ).
pent(a)– [pent(ə)] 5の数を表す接頭語.
pen·ta·ba·sic [pèntəbéisik] 5塩基の(置換し得る水素5個をもつ化合物についていう).
pen·ta·brom·phe·nol [pèntəbroumfí:nɔ:l] 五臭化フェノール $C_6(OH)Br_5$ (ハロゲン石炭酸の一つで, 強力な殺菌薬).
pen·ta·chlor·eth·ane [pèntəklɔ:réθein] 五塩化エタン $CHCl_2CCl_3$ (強力な麻酔作用を示す), = pentalin.
pen·ta·chlor·phe·nol [pèntəklɔ:fí:nɔ:l] ペンタクロルフェノール(五塩化石炭酸) $C_6(OH)Cl_5$ (針晶の殺菌薬).
pen·ta·chro·mic [pèntəkróumik] 5色分別の(部分的色盲が5種の色を分別し得ることについていう).
Pen·ta·cleth·ra [pèntəklí:θrə] (paucineの原植物).
pen·ta·con·tyl [pentəkántil] ペンタコンチル基 $(CH_3(CH_2)_{48}CH_2–)$.
pen·ta·co·san·ic ac·id [pèntəkəsǽnik ǽsid] ペンタコサン酸$C_{25}H_{50}O_2$ (フレノシンから得られる酸).
pen·tac·ri·noid stage [pentǽkrinɔid stéidʒ] ペンタクリノイド期(棘皮動物, 海百合上綱の幼生).
pen·ta·cy·clic [pèntəsáiklik] 5環性の.
p. flower 五輪花.
pen·tad [péntæd] ①5価原子. ②5(五).
pen·ta·dac·tyl(e) [pèntədǽktil] 五指の, 五指形の, = pentadactylous.
pen·ta·dec·ane [pèntədékein] ペンタデカン $CH_3(CH_2)_{13}CH_3$.
pen·ta·dec·a·no·ic ac·id [pèntədèkənóuik ǽsid] ペンタデカン酸, = pentadecylic acid.
pen·ta·dec·an·oyl [pèntədékənɔil] ペンタデカノイル基 $(CH_3(CH_2)_{13}CO–)$.
pen·ta·dec·yl [pèntədésil] ペンタデシル基 $(CH_3(CH_2)_{13}CH_2–)$.
p. cyanide シアン化ペンタデシル $CH_3(CH_2)_{14}CN$.
pen·ta·de·cyl·ic ac·id [pèntədisílik ǽsid] ペンタデシル酸 化 pentadecanoic acid $CH_3(CH_2)_{13}COOH$.
pen·ta·e·ryth·rite [pèntəiríθrait] ペンタエリスリット 化 2,2–bishydroxy–methyl–1,3–propandiol $C(CH_2OH)_4$, = penetek, penta–erythritol.
pen·ta·e·ryth·ri·tol [pèntəiríθritɔ:l] ペンタエリスリトール 化 2,2–*bis*(hydoxymethyl)–1,3–propanediol tetranitrat (冠血管拡張・抗狭心薬), = nitrorpentaerythlum, pentaerythrite, tetranitrate.
p. chloral ペンタエリトリトールクロラール $C_{13}H_{16}Cl_{12}O_8$, = periclor.
pen·ta·e·ryth·ri·tyl [pèntəiríθritil] ペンタエリスリチル基.
p. bromide 臭化ペンタエリスリチル 化 *sym*–tetrabromoneopentane $C(CH_2Br)_4$.
p. iodide ヨウ化ペンタエリスリチル 化 *sym*–tetraiodoneopentane.
p. tetranitrite (**PETN**) 四亜硝酸ペンタエリスリトール(降圧作用を利用して狭心症の治療に用いる), = pentaerythritol tetranitrate, peritrate.
pen·ta·gas·trin [pèntəgǽstrin] ペンタガストリン 化 *N–tert.*–butyloxycarbonyl–*β*–alanyl–L–tryptophyl–L–trypotphyl–L–methionyl–L–aspartyl–L–phenylalanine amide (胃液分泌検査薬).
p. test ペンタガストリン試験.
pen·ta·gen·ic [pèntədʒénik] 5対立染色体の.
pen·ta·glu·cose [pèntəglú:kous] 五炭糖, = pentose.
pen·tag·o·nal [pentǽgənəl] 五角形の.
p. dodecahedron 五角十二面体.
p. prism 五角プリズム(入射光線と, 透過光線との間に90°の偏角を与える五角型のプリズム).
pen·ta·hy·drox·y·ben·zene [pèntəhaidràksibénzi:n] ペンタヒドロキシベンゼン $C_6H(OH)_5$.
pen·ta·hy·drox·y·hex·o·ic ac·id [pèntəhaidràksiheksóuik ǽsid] (ガラクトン酸), = galactonic acid.
pen·tal [péntəl] ペンタール 化 1,1,2–trimethyl–eth-

P

ylene $(CH_3)_2C{=}CHCH_3$（無色液性の炭水化物で，小手術における麻酔薬），= β-isoamylene.

pen·ta·loc·u·lar ［pèntəlákjulər］ 5室の.

pen·tal·o·gy ［pentǽləʤi］ ①5つ組（5つの要素の組み合わせ）. ② 五徴〔症〕.

p. of Fallot ファロー五徴〔症〕〔医学〕.

p. of Gasul ガサル五徴（Fallot 四徴，すなわち肺動脈弁口狭窄，心室中隔欠損，右室肥大，大動脈騎乗位のほかに卵円孔開存をもつ先天性心臓奇形），= pentalogy of Fallot.

pen·ta·mer ［péntəmər］ ペンタマー，五量体.

pen·ta·me·tho·ni·um bro·mide ［pèntəmeθòuniəm bróumaid］ 臭化ペンタメトニウム [化] pentamethylene *bis*-(trimethylammonium)bromide（自律神経節遮断作用を利用する降圧薬）.

pentamethyl violet ペンタメチルバイオレット，= gentian violet.

pen·ta·meth·yl·ene ［pèntəméθili:n］ ペンタメチレン基 $(-CH_2(CH_2)_3CH_2-)$.

p. bromide 臭化ペンタメチレン $Br(CH_2)_5Br$.

p. chloride 塩化ペンタメチレン.

p.-diamine ペンタメチレンジアミン，= cadaverine.

p. glycol ペンタメチレングリコール $HO(CH_2)_5OH$.

p. oxide 酸化ペンタメチレン，= polymethylene oxide.

p.-tetrazole ペンタメチレン-テトラゾール，= metrazol.

pen·tam·i·dine ［pentǽmidi:n］ ペンタミジン [化] 4,4′-(pentamethylenedioxy) dibenzamidine $(NH_2)(NH)CC_6H_4O(CH_2)_5OC_6H_4C(NH)(NH_2)$（化膿菌培養において脱水素酵素を著しく減少させる作用を利用する制癌剤，トリパノゾーマ症治療薬）.

p. dimethylsulfonate ジメチルスルホン酸ペンタミジン [化] *p,p′*-diamidino diphenoxy-1,5-pentane disulfonate.

p. isethionate イセチオン酸ペンタミジン [化] *p,p′*-(pentamethylenedioxy) dibenzamidine *bis*-(β-hydroxyethanesulfonate).

pen·ta·nal ［péntənəl］ ペンタナール，= valeraldehyde.

pen·tane ［péntein］ ペンタン C_5H_{12}（パラフィン系炭化水素で，3種の異性体がある）.

p. lamp ペンタン灯（イギリスで光度の標準として用いられるもの）.

p. thermometer ペンタン寒暖計（主としてペンタンを用いる液体寒暖計）.

2,4-pen·tane·di·one ［- pènteindáioun］ = acetylactone.

pen·ta·no·ic ac·id ［pèntənóuik ǽsid］ ペンタン酸，= valerianic acid.

pen·ta·none ［péntənoun］ ペンタノン $CH_3COC_3H_5$（単純性混合ケトニン）.

pen·ta·phen ［péntəfən］ ペンタフェン $C_5H_{11}C_6H_4OH$（殺菌・消毒薬），= amylphenol.

pen·ta·phen·yl·eth·ane ［pèntəfènileθein］ ペンタフェニルエタン $(C_6H_5)_2CHC(C_6H_5)_3$.

pent·aph·o·nate ［pentǽfəneit］ ペンタフォネート.

pen·ta·ploid ［péntəplɔid］ 五倍体，五倍体の〔医学〕.

pen·ta·quine ［péntəkwi:n］ ペンタキン [化] 6-methoxy-8-(5-isopropylaminoamylamino)-quinoline，= SN 13276.

p. phosphate リン酸ペンタキン.

pen·tarch ［pénta:k］ 5原型.

pen·ta·spher·i·cal ［pèntəsférikəl］ 五球の.

p. coordinates 五球座標.

pen·ta·stome ［péntəstoum］ 舌虫.

pen·ta·sto·mi·a·sis ［pèntəstoumáiəsis］ 舌虫感染症.

Pen·ta·sto·mi·da ［pèntəstóumidə］ 舌形動物亜門.

pen·ta·thi·o·nate ［pèntəθáiəneit］ 五チオン酸塩 $M^I{}_2S_5O_6$（不安定で四チオン酸に変化しやすい）.

pen·ta·thi·on·ic ac·id ［pèntəθaiánik ǽsid］ 五チオン酸 $H_2S_5O_6$（水溶液中においてのみ知られている二塩基酸）.

pen·ta·tom·ic ［pèntətámik］ 5原子の.

pen·ta·tom·id ［pèntətámid］ かめむし〔医学〕.

Pen·ta·trich·o·mo·nas ［pèntətrìkoumóunəs］ 五鞭毛トリコモナス.

P. hominis 腸トリコモナス（ヒトの腸管に寄生する）.

pen·ta·uni·loc·u·lar ［pèntəjùnilákjulər］ 5室の.

pen·ta·va·lent ［pèntəvéilənt］ 5原子価の，= quintavalent.

p. gas gangrene antitoxin 5価ガス壊疽抗毒素（*Clostridium perfringens*, *C. septicum*, *C. novyi*, *C. bifermentans*, *C. histolyticum* の毒素と特異的に反応する抗毒素をいう）.

pen·taz·o·cine ［pentǽzəsi:n］ ペンタゾシン $C_{19}H_{27}NO$: 285.42（鎮痛薬．中枢神経における痛覚伝達を抑制する）.

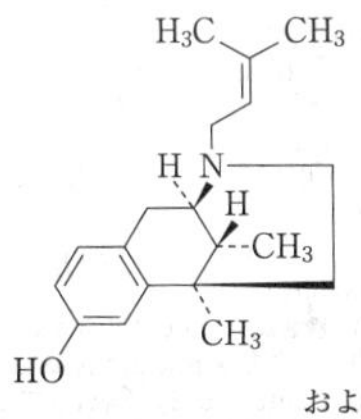

および鏡像異性体

pen·ta·zoyl ［péntəzɔil］ ペンタゾイル基.

pent·dy·o·pent ［pentdáiəpent］ ペントジオペント（ある種の疾病，特に肝疾患において尿中に排泄される血色素分解産物）.

p. reaction ペントジオペント反応（ヘミン，胆汁色素などを過酸化水素で酸化した後，苛性ソーダ＋亜硫酸塩試薬で処置するとき，特殊な吸収線を示す赤色発現反応）.

pen·tene ［pénti:n］ ペンテン C_5H_{10}（オレフィン系炭化水素），= amylene.

2-pen·ten·yl ［- péntinil］ 2-ペンテニル基 $(CH_3CH_2CH{=}CHCH_2-)$.

pen·ten·yl·pen·i·cil·lin ［pèntinilpènisílin］ ペンテニルペニシリン，= penicillin F.

pen·tet·ra·zol ［pentétrəzɔ:l］ ペンテトラゾール，= metrazol.

pen·thi·e·nate bro·mide ［penθáiəneit bróumaid］ 臭化ペンチエネート [化] 2-diethylaminoethyl α-cyclopentyl-2-thiopheneglycolate methobromide（胃液分泌と胃運動とを抑制する抗コリン作動性化合物．胃・十二指腸潰瘍）.

pen·thi·o·phene ［penθáiəfi:n］ ペンチオフェン（イオウ1原子をもつ六員化合物の基本核），= thiopyran.

pen·tho·ni·um ［penθóuniəm］ ペントニウム [化] hexamethylpentane ammonium（全身麻酔に利用される補助薬）.

pen·thrit ［pénθrit］ ペンスリット，= pentaerythrityl tetranitrite (PETN).

pen·tite ［péntait］ ペンチット（5価アルコールで，理論的には4種の立体構造，すなわち D-アラビット，

L-アラビット，アドニットおよびキシリットがある)，= pentitol.

pen·ti·tol [péntitɔ:l] ペンチトール，= pentite.

pent·lan·dite [pentlǽndait] 硫鉄ニッケル鉱 (Fe, Ni)S.

pen·to·bar·bi·tal [pèntoubá:bitæl] ペントバルビタール [化] 5-ethyl-5-(1-methylbutyl) barbituric acid (短時間持続性の催眠，鎮静薬で，ナトリウムおよびカルシウム塩として広く用いられる)，= pentobarbitalum.

p. calcium ペントバルビタールカルシウム $C_{22}H_{34}CaN_4O_6$：490.61 (催眠薬，鎮静薬，全身麻酔薬．中枢神経系に対し全般的抑制作用を示す．とくに大脳皮質，脳幹網様体に対する抑制が強い)．

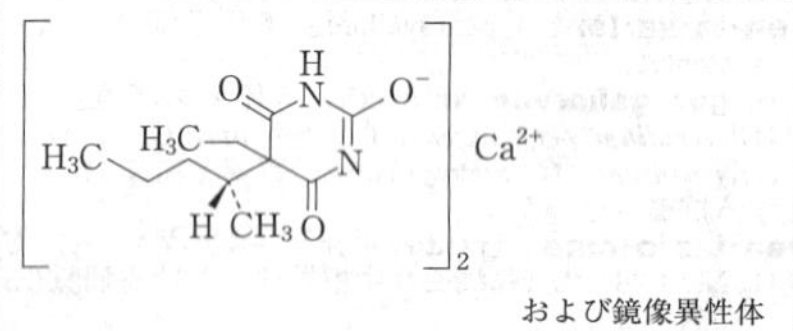

および鏡像異性体

p. elixir ペントバルビタールエリキシル (ペントバルビタールソーダ4を甘橙皮チンキ，グリセリン，シロップに希釈塩とカラメルとを混ぜたものを加え，水で1,000mL としたもの)．

p. sodium ペントバルビタールナトリウム，= pentobarbitalum sodicum.

pen·to·bar·bi·tone [pèntoubá:bitoun] ペントバルビトン，= pentobarbital.

pen·to·lin·i·um tar·trate [pèntəlíniəm tá:treit] 酒石酸ペントリニウム [化] pentamethylene-1,1′-*bis*-(1-methylpyrrolidinium bitartrate) (第四アンモニウム化合物の一つで，強力な神経節遮断薬)，= ansolysen.

pen·to·lyt·ic [pèntəlítik] 五炭糖分解の. [名] pentolysis.

p. reaction 五炭糖分解反応 (癌腫患者の血清にあるといわれる)．

pen·ton [péntən] ペントン (正十二面体キャプシドの頂点に位置するタンパク質)．

pen·tone [péntoun] ペントン，= valylene.

pen·ton·ic ac·id [pentánik ǽsid] ペントン酸 (tetrahydroxy-valeric acid の異性体)．

pen·to·san [péntəsæn] ペントサン $(C_5H_8O_4)_n$ (五炭糖多糖類で，水解してペントースを産生する)．

pen·tos·a·zon [pentásəzan] ペントサゾン (ペントースとフェニルヒドラジンとが作用して生ずる結晶物で，この反応は，他の糖類からペントースを鑑別するのに利用される)．

pen·tose [péntous] 五炭糖，ペントース $C_5H_{10}C_5$ (炭素5個をもつ糖質で，3個の不斉炭素原子があるため光学異性体を生じ，アルドースとケトースに大別される)．

p. nucleic acid ペントース核酸，= ribonucleic acid (RNA)．

p. phosphate cycle ペントースリン酸回路，五炭糖リン酸回路．

p. test ペントース試験 (フロログルシン試験，Bial test など)．

pen·to·se·mia [pèntousí:miə] 五炭糖血症．

pen·tos·i·dase [pentásideis] 五炭糖水解酵素．

pen·to·side [péntəsaid] ペントシド (ペントースを含有するヌクレイン)．

pen·tos·u·ria [pèntəsjú:riə] ペントース尿〔症〕，五炭糖尿〔症〕[医学]. [形] pentosuric.

pen·tox·ide [pentáksaid] 五酸化物．

pen·tox·i·fyl·line [pèntaksífilin] ペントキシフィリン [化] 1-(5-oxohexyl) theobromine (間欠性は(跛)行の治療，脳血栓に基づく後遺症の改善に用いる)．

pentoxyverine citrate ペントキシベリンクエン酸塩 [化] 2-[2-(diethylamino)ethoxy]ethyl 1-phenylcyclopentanecarboxylate monocitrate $C_{20}H_{31}NO_3 \cdot C_6H_8O_7$：525.59 (クエン酸ペントキシベリン，クエン酸カルベタペンタン，クエン酸カルベタペンテン．エステル系鎮咳薬)．

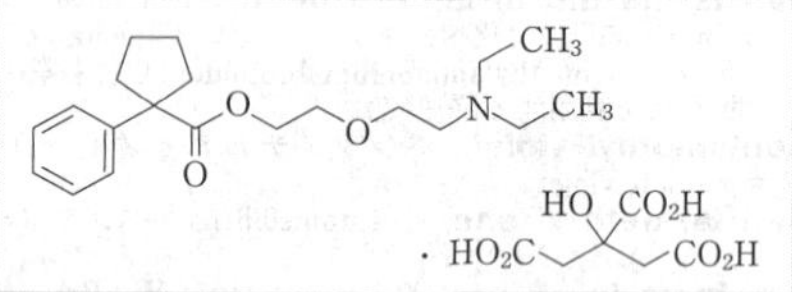

pen·tyl [péntil] ペンチル基 $(CH_3(CH_2)_3CH_2-)$，= amyl.

pen·ty·lene [péntili:n] ペンチレン，= amylene.

pen·ty·lene·tet·ra·zol [pèntili:ntétrəzɔ:l] ペンチレンテトラゾール $C_6H_{10}N_4$ (中枢神経興奮薬で，痙攣を起こす)．

pen·tyl·i·dene [pentílidi:n] ペンチリデン基 $(CH_3(CH_2)_3CH=)$．

pen·tyl·i·dyne [pentílidain] ペンチリジン基 $(CH_3(CH_2)_3C\equiv)$．

pen·ty·lox·y [pèntiláksi] ペンチルオキシ基 $(CH_3(CH_2)_3CH_2O-)$．

pe·num·bra [pinʌ́mbrə] ① 半影，明暗の境 (X線像の)．② 可逆的虚血領域 [医学]. [形] penumbal.

pe·on·i·din chlo·ride [pi:ánidin klɔ́:raid] 塩化ペオニジン [化] 3,5,7,4′-tetrahydroxy-3′-methoxyflavylium chloride $C_{16}H_{13}O_6Cl$ (赤褐色針状結晶)．

pe·o·nol [píənɔ:l] ペオノール [化] 2-hydroxy 4-methoxy acetophenone $(CH_3O)(HO)C_6H_3COCH_3$ (ボタン［牡丹］の成分)．

peony root シャクヤク［芍薬］(シャクヤクや近縁植物の根．モノテルペノイド配糖体，タンニンなどを含み鎮痛，鎮痙，血圧下降，血管拡張などの作用がある．漢方では鎮痛，鎮痙などに用いられる)．

people disease 国民病．

people with disabilities 障害者 [医学]．

pe·o·til·lo·ma·nia [pì:ətilouméiniə] 陰茎玩弄症 (神経症の一症状で，手淫ではない)，= pseudomasturbation.

pe·ot·o·my [pi:átəmi] 陰茎切除術．

PEP ① phosphoenolpyruvic acid ホスホエノールピルビン酸の略．② preejection period 前駆出期の略．

PEPCK phosphoenolpyruvate carboxykinase ホスホエノールピルビン酸カルボキシキナーゼの略．

pep·lo·mer [péplәmər] ペプロマー (ウイルス粒子のペプロスのサブユニットの一部)，= spike.

peplomycin sulfate ペプロマイシン硫酸塩 [化] N^1-{3-[(1*S*)-(1-phenylethyl)amino]propyl}bleomycinamide monosulfate $C_{61}H_{88}N_{18}O_{21}S_2 \cdot H_2SO_4$：1571.67 (硫酸ペプロマイシン．ブレオマイシン系抗生物質，抗悪性腫瘍薬．in vitro において DNA 合成阻害および DNA 鎖切断活性を有する)．(→ 付図)

pep·los [pépləs] ペプロス (ウイルス粒子を包んでいるリポタンパクの外被)．

pe·po [pí:pou] (ペポカボチャ *Cucurbita pepo* の種．駆虫薬)．

Pepper, William Jr. [pépər] ペッパー (1874–1947，アメリカの医師)．

P. syndrome ペッパー症候群（副腎の神経芽細胞腫で肝への転移を伴う）.

P. treatment ペッパー療法（腹膜炎の際，ぜん動抑制の目的で大量のアヘンを用いる療法）.

P. type ペッパー型（右側副腎より発した交感神経芽細胞腫が主として肝臓に転移する病型で，骨髄に転移するハッチソン型 Hutchison type と区別している）.

P. type of sympathoblastoma ペッパー型交感神経芽細胞腫（主として肝臓に転移するもの）.

Pepper, William Sr. ［pépər］ ペッパー（1843–1898，アメリカの医師．進行性貧血における骨髄像の研究（1875）で有名）.

pep·per ［pépər］ コショウ［胡椒］.

p.-and-salt fundus ゴマ塩眼底.

p. oil コショウ油.

p. pot skull ごましお頭蓋 X 線像.

p. wood （サンショウ属植物）.

pep·per·mint ［pépəmint］ ペパーミント，ハッカ［薄荷］（シソ科植物 *Mentha piperita* で，葉を蒸留して揮発油が得られる）.

p. camphor ハッカノウ，= menthol.

p. oil ハッカ油（*Mentha piperita* の乾草から得られる揮発油で，数十%の l-メントールを含有する），= oleum menthae piperitae.

p. test ペパーミント試験（肺穿孔の有無を検査する方法で，胸腔にペパーミント蒸気を注入すると，患者はその香気を嗅覚で認識する）.

pep·sase ［pépseis］ ペプシン性酵素.

pep·sic ［pépsik］ 消化性の，= peptic.

pep·sin ［pépsin］ ペプシン（胃液中のタンパク分解酵素）.

p. and rennin elixir ペプシンレンニンエリキシール，= elixir pepsini et rennini, pepsin essence.

p. digestion ペプシン消化［医学］.

p. elixir ペプシンエリキシール，= elixir pepsini.

p. hydrolysis of immunoglobulin 免疫グロブリンのペプシン処理（IgG をペプシン処理すると $F(ab')_2$ が得られる）.

p. inhibitor ペプシン阻害薬［医学］，抗ペプシン薬［医学］.

p. test ペプシン試験，= Jacoby test.

p. unit ペプシン単位（胃液中のペプシン定量における単位）.

pep·si·nase ［pépsineis］ ペプシナーゼ（タンパク質を分解してペプチドに転化するペプシン型プロテアーゼ）.

pep·si·nate ［pépsineit］ ペプシンで処置する.

pep·sin·ia ［pepsíniə］ ペプシン分泌.

pep·si·nif·er·ous ［pèpsiníførəs］ ペプシン分泌性の.

pep·sin·o·gen ［pepsínəʤən］ タンパク酵素原，ペプシノーゲン（ペプシンの酵素原 zymogen で針状結晶として精製されている）.

pep·sin·og·e·nous ［pèpsináʤənəs］ ペプシン産生の.

pep·sin·o·ther·a·py ［pèpsinəθéræpi］ ペプシン療法.

pep·sin·um ［pépsinəm］ ペプシナム（ペプシナム pepsin の局方名）.

p. aromaticum 芳香ペプシン（ペプシン，乳糖，食塩，酒石酸の合剤）.

pep·sin·u·ria ［pèpsinjú:riə］ ペプシン尿症.

pep·si·ten·sin ［pèpsiténsin］ ペプシテンシン（ペプシンによりレニン媒質が水解されて生ずる昇圧性物質で，hypertensin と同様の作用を示す）.

pep·ta·mine ［péptəmi:n］ ペプタミン（ポリペプチドから誘導されたアミン）.

pep·tase ［pépteis］ （① アルブミンに作用するバクガ酵素．② ペプチドを分解してアミノ酸を産生する酵素），= peptidase.

pep·tic ［péptik］ 消化性〔の〕［医学］，= pepsic.

p. cell 消化細胞（胃腺の主細胞），= chief cells, central cells.

p. digestion ペプシン消化，= gastric digestion.

p. esophagitis 消化性食道炎［医学］.

p. gland 消化腺，= fundic gland.

p. juice 消化液［医学］.

p. salt 消化塩（ペプシンと食塩との合剤）.

p. ulcer 消化性潰瘍（胃または十二指腸の）［医学］，= gastric ulcer.

p. ulcer hemorrhage 消化性潰瘍出血［医学］.

p. ulcer perforation 消化性潰瘍穿孔［医学］.

pep·ti·dase ［péptideis］ ペプチダーゼ（プロテオー

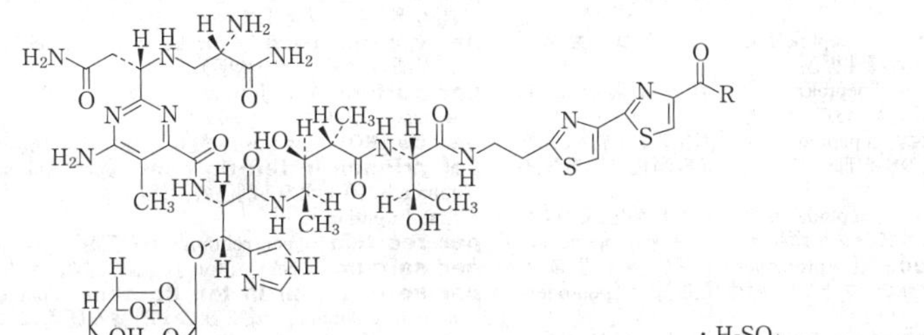

peplomycin sulfate 付図

P

ゼ，ペプトン級のポリペプチドをアミノ酸に水解する酵素で，エレプシンに含まれている)，= peptase.

pep·tide [péptaid] ペプチド(2分子以上のアミノ酸がペプチド結合をなす物質で，合成またはタンパク質の分解により生ずる).

p. antibiotic ペプチド抗生物質.

p. bond ペプチド結合(タンパク質にある -CO-NH 結合).

p. chain elongation ペプチド鎖延長 [医学].

p. chain initiation ペプチド鎖合成開始 [医学].

p. chain termination ペプチド鎖合成終了 [医学].

p. elongation factor ペプチド鎖延長因子 [医学].

p. fragment ペプチド断片 [医学].

p. group ペプチド基(-CONH-).

p. hormone ペプチドホルモン(タンパク質ホルモンとも呼ばれたもので，結晶として得られたもの，アミノ酸配列が明らかにされたもの，合成されたものなどを含む).

p. initiation factor ペプチド開始因子 [医学].

p. leukotriene ペプチドロイコトリエン(ロイコトリエン C_4，D_4，E_4 をさす).

p. map ペプチド地図 [医学].

p. receptor ペプチド受容体.

p. termination factor ペプチド終止因子 [医学].

p. vaccine ペプチドワクチン(病原体のタンパク質のうち抗原性をもつアミノ酸配列を化学的に合成したワクチン).

pep·ti·der·gic [pèptidə́:ʤik] ペプチド作用(作動)〔性〕の，ペプチド性の [医学].

pep·tides [péptaidz] ペプチド系薬〔剤〕[医学].

pep·ti·do·gly·can [pèptidougláikən] ペプチドグリカン(糖に結合したアミノ酸またはペプチドを含む物質．原核生物の細胞壁の糖ペプチドのポリマー・ムラミン酸と D-アミノ酸を含む).

pep·ti·do·gly·co·lip·id [pèptidouglàikəlípid] ペプチドグリコリピド，ペプチド糖脂質.

pep·ti·do·lyt·ic [pèptidəlítik] ペプチド分解の.

pep·ti·no·tox·in [pèptinətáksin] 消化毒素(消化不良により生ずる毒素).

pep·ti·za·tion [pèptizéiʃən] ① 解膠〔作用〕(ゲルがゾルに転化されること，または固形物が液状にされること)．② 消化 [医学]，= digestion. 動 peptize.

Pep·to·coc·ca·ce·ae [pèptəkakéisii:] ペプトコッカス科.

Pep·to·coc·cus [pèptəkákəs] ペプトコッカス属(嫌気性のグラム陽性桿菌).

pep·to·crin·in [pèptəkrínin] 消化分泌素(secretin に類似する腸粘膜からの分泌物).

pep·to·gas·ter [péptəgæstər] 消化胃，胴腸(脊椎動物の腸系統の主要部分で，もっぱら消化のみを司るもの).

pep·to·gen·ic [pèptəʤénik] ペプトン生成の(ペプシンまたはペプトンを産生する)，= peptogenous.

pep·tog·e·nous [pèptáʤənəs] ペプトン生成の(ペプシンまたはペプトンを産生する)，= peptogenic.

pep·to·hy·dro·chlo·ric ac·id [pèptouhàidrouklɔ́:rik ǽsid] ペプト塩酸(ペプシンと希塩酸の結合物)，= chloropeptic acid，pepsin hydrochloric acid.

pep·toid [péptɔid] ペプトイド(タンパク質の分解産物でビウレット反応は陰性).

pep·tol·y·sis [peptálisis] ペプトン分解，= peptonolysis. 形 peptolytic.

peptolytic enzyme ペプトン分解酵素.

pep·ton·ae·mia [pèptouní:miə] ペプトン血症，= peptonemia.

pep·tone [péptoun] ペプトン(タンパク質の分解により生ずる中間産物で，乾燥粉末は赤黄または赤褐色を帯び，熱により凝固せず，また硫酸アンモニウムなどにより沈殿しない．種類には amphipeptone，antipeptone，hemipeptone，propeptone などがある)，= meat peptone，beef peptone. 形 peptonic.

p. reflex (**of gall-bladder**)〔胆嚢の〕ペプトン反射(十二指腸腔にペプトンを注入して起こる胆嚢の反射的収縮．Rost).

p. shock ペプトンショック(ペプトンの注射により起こるアナフィラキシー様状態).

p. test ペプトン試験，= Randolph test.

p. water ペプトン水(液) [医学]，ペプトン〔水〕培地(ペプトン 1%，NaCl 0.5%水溶液を pH7.2〜7.4 に調整し加熱滅菌したものが基本的な培地).

pep·ton·e·mia [pèptouní:miə] ペプトン血症，= peptonaemia.

pep·to·ni·za·tion [pèptənizéiʃən] ペプトン化 [医学]. 動 peptonize.

peptonized milk 乳餅(ペプシンまたは膵臓液で部分的消化を施したもの).

pep·to·noid [péptənɔid] ペプトン類似物.

pep·to·nol·y·sis [pèptənálisis] ペプトン分解，= peptolysis.

pep·ton·u·ria [pèptounjú:riə] ペプトン尿症. 形 peptonuric.

pep·to·nu·trine [pèptounjú:tri:n] ペプトヌートリン(ペプトンとムギとを含む滋養品).

pep·to·phil·ic [pèptəfílik] ペプトン親性(ペプトン培地で発育する細菌についていう).

Pep·to·strep·to·coc·cus [pèptəstrèptəkákəs] ペプトストレプトコッカス属(嫌気性のグラム陽性桿菌).

pep·to·tox·in [pèptətáksin] ペプトン性毒素.

pep·to·zyme [péptəzaim] ペプトザイム(ペプトンの一成分で，凝血を阻止する作用をもつと考えられる物質).

per- [per, pər] ① 完全，経由，向かってなどの意味．② 化学では化合物結合の最高原子価．③ 〜当たり，〜についての意味を表す接頭語.

per-ab·ro·dil [pər əbróudil] (ヨードピラセット)，= iodopyracet.

per a·num [pər éinəm] 経肛門，= by anus.

per clys·ma [pər klízmə] 浣腸，= enema，cyster.

per con·tig·u·um [pər kəntígjuəm] 連続して(物体の端が相互接触していることをいう).

per con·tin·u·um [pər kəntínjuəm] 継続して(物体が断裂を呈しない状態).

per cu·tem [pər kjú:təm] 皮膚を介して，= percutaneous.

per os (**PO**) [pər ás] 経口，経口的，経口的に.

per pri·man in·ten·tio·nem [pər práimən inténʃənəm] 第1次の(創傷の治癒についていう)，= by first intention.

per rec·tum [pər réktəm] 経直腸.

per sal·tum [pər sɔ́:ltəm] 跳躍して，= by leaps.

per se·cun·dam in·ten·tio·nem [pər sekándəm inténʃənəm] 第2次の(創傷の癒着についていう)，= by second intention.

per ter·ti·am in·ten·tio·nem [pər tə́:ʃiəm inténʃənəm] 第3次の(創傷の癒着についていう)，= by third intention.

per tu·bam [pər tjú:bəm] 耳管を通って.

per vi·as nat·ur·al·es [pər váiəs nætʃurəli:z] 自然通路を経て(産道を通る分娩のような).

per vi·gil·i·um [pər viʤíliəm] ① 不眠．② 覚醒昏睡，= coma vigil.

per·a·ceph·a·lus [pèrəséfələs] 上体欠如奇形(頭と腕とを欠如し，胸は不完全，体躯は骨盤と下肢のみのある胎盤寄生双児).

P

per·ac·e·tate [pə:rǽsiteit] 過酢酸塩.
per·a·ce·tic ac·id [pè:rəsí:tik ǽsid] 過酢酸(羊毛の酸性亜硫酸塩結合を酸化して溶性とする作用がある).
per·ac·id [pə:rǽsid] 過〔酸素〕酸(酸素を普通以上に含有する酸).
per·a·cid·i·ty [pə̀:rəsíditi] 過剰酸度, = hyperacidity.
per·a·cute [pə̀:rəkjú:t] 過急性の, 超急性の, 最急性 [医学], = hyperacute, superacute.
per·ad·ren·a·lone [pə̀:rədrénəloun] アドレナロンの酸化物.
per·al·kyl [pə:rǽlkil] 過アルキル.
　p. poisoning 過アルキル中毒.
per·al·kyl·i·za·tion [pə:rælkilizéiʃən] 過アルキル化.
perambulating ulcer 侵食性潰瘍, = phagedenic ulcer.
per·ar·tic·u·la·tion [pə̀:rɑ:tìkjuléiʃən] 関節, = diarthrosis.
per·a·to·dyn·ia [pèrətədíniə] 胃噴門痛, 胸やけ, = heartburn, pyrosis.
perauricular cyst 前耳介嚢胞 [医学].
per·ben·zo·ic ac·id [pə̀:benzóuik ǽsid] 過安息香酸 C_6H_5COOOH (過酸化水素のモノベンゾイル誘導体).
per·bo·rate [pə:bɔ́:reit] 過ホウ酸塩.
per·bo·ric ac·id [pə:bɔ́:rik ǽsid] 過ホウ酸 $HBO_3 \cdot 4H_2O$ (ホウ酸を酸化したもの), = peroxy-boric acid.
per·ca·mine [pə́:kəmi:n] ペルカミン(塩酸ジブカインで主に腰椎麻酔に用いる).
perceived noise level (**PNL**) 騒音認知レベル [医学], PN レベル(騒音のレベル).
per·cent [pərsént] パーセント, 百分率 [医学], = per cent.
　p. body fat 体脂肪率 [医学].
　p. error 百分率誤差 [医学].
　p. intelligibility 了解度 [医学].
　p. transmission 透過パーセント [医学].
　p. utilization 利用百分率 [医学].
per·cent·age [pə:séntidʒ] 百分率 [医学]. 形 percentile, percentual.
　p. breathing 百分率呼吸予備.
　p. by weight 重量パーセント [医学].
　p. composition 百分組成.
　p. depth dose 深部線量率 [医学], 深部百分率.
　p. dose 線百分率 [医学].
　p. error 百分率誤差.
　p. humidity 比較湿度 [医学].
　p. solution パーセント溶液(100mL 単位の溶液が百分率数量に相当する有効成分を含んだもの).
per·cen·tile [pə:séntail] パーセンタイル [医学], 百分位数 [医学] (一連の変数区間を百等分し, 観察事項の優劣, 高低, 大小に準じて配列した曲線, 図表, 等級などによりその順位を示す語).
　p. rank 百分位 [医学].
per·cept [pə́:sept] 認知の対象.
per·cep·tion [pə:sépʃən] 知覚 [医学], 認知 [医学], 感覚(sense とほぼ同義). 形 perceptive.
　p. disorder 知覚障害 [医学], 感覚障害 [医学].
　p. intelligibility 受聴了解度(明瞭度) [医学].
　p.-meter between two points 2点間知覚計 [医学].
　p. needle 知覚針 [医学].
　p. of fetal movement 胎動自覚.
　p. of light 光覚 [医学].
　p. of three dimensional space 三次元空間知覚 [医学].
　p. pencil 知覚筆 [医学].
　p. reflex 知覚反射, 感受反射(知覚器を通じての印象を認識するとただちに起こる反射).
　p. time 認知時間 [医学], 知覚時間 [医学], = recognition time.
perceptional insanity 妄覚精神病.
perceptional-motor integrity 感覚運動統合.
perceptive deafness 感音〔性〕難聴 [医学], 感音系難聴.
perceptive discrimination 知覚的識別 [医学].
perceptive hearing impairment 知覚性難聴.
per·cep·tiv·i·ty [pə̀:septíviti] 知覚力.
per·cep·to·ri·um [pə̀:septɔ́:riəm] = sensorium.
per·cep·tron [pə:séptrən] パーセプトロン [医学].
per·cep·tual [pə:sépʧuəl] 知覚〔の〕 [医学].
　p. closure 知覚閉鎖 [医学].
　p. completion phenomenon 知覚完成現象 [医学].
　p. defect 知覚欠損 [医学].
　p. defense 知覚的防衛 [医学].
　p. distortion 知覚の歪み [医学].
　p. disturbance 知覚障害.
　p. expansion 知覚拡大.
　p. masking 知覚マスキング, 知覚遮蔽 [医学].
　p. vigilance 知覚的看視 [医学].
perch [pə́:ʧ] (スズキ[鱸]の一種).
per·chlo·rate [pə:klɔ́:reit] 過塩素酸塩(塩素の酸素酸のうち最も安定なもので, 一般式は $M^{I}ClO_4$).
　p. explosive 過塩素酸塩爆薬(過塩素酸のカリウムまたはアンモニウム塩を主成分とした爆薬).
per·chlor·eth·yl·ene [pə̀:klɔ:réθili:n] 四塩化エチレン, = tetrachlorethylene.
per·chlo·ric ac·id [pə:klɔ́:rik ǽsid] 過塩素酸 $HClO_4$ (揮発性無色発煙酸で, 爆発性が高い).
per·chlo·ride [pə:klɔ́:raid] 過塩化物.
　p. test 過塩化物試験(悪阻を経験する妊婦の尿を塩化鉄溶液で処理すると赤酒様紅色を呈するので, これを悪阻の程度の判定に利用する方法).
per·chlor·meth·yl·for·mate [pə̀:klɔ:mèθilfɔ́:meit] 過塩化ギ酸メチル, = diphosgene.
per·chlo·ro·ben·zene [pə:klɔ̀:rəbénzi:n] 過クロルベンゼン, = hexachlorobenzene.
per·chlo·ro·eth·ane [pə:klɔ̀:rouéθein] (ヘキサクロロエタン), = hexachloroethane.
per·chlo·ro·eth·yl·ene [pə:klɔ̀:rouéθili:n] パークロロエチレン, = perchlorethylene.
per·chlo·ro·meth·ane [pə:klɔ̀:rəméθein] 過塩化メタン, = carbon tetrachloride.
per·chro·mate [pə:króumeit] 過クロム酸塩(赤色のものは $(NH_4)_3CrO_8$, 青色のものは $M^{I}H_2CrO_7$).
per·chro·mic ac·id [pə:króumik ǽsid] 過クロム酸 CrO_5 (過酸化クロム).
per·cine [pə́:sin] ペルシン(アメリカ産黄色スズキ *Perca flavescens* などの精液から採れるプロタミンで, α, β, γ の3種に分けられる).
per·co·late [pə́:kəleit] 滲出する [医学].
percolating filter 浸透式濾過器.
per·co·la·tion [pə̀:kəléiʃən] 透水, 滲出 [医学]. 動 percolate.
per·co·la·tor [pə́:kəleitər] パーコレータ [医学], 抽出器, 濾過器, 透水器(薬物またはコーヒーをつくるときに用いる).
percoll method パーコール法(パーコールとは, ポリビニルピロリドンにおおわれたコロイド状ケイ素粒子である. 高速遠心法または混合重層法により密度勾配を形成する. 細胞, ウイルス, 細胞小器官の分離に用いられる).
per·co·morph [pə́:kəmɔ:f] パーコモルフ(ビタミ

P

ンAおよびDを肝臓から抽出するために利用する魚類).

p. liver oil パーコモルフ肝油，パーコモルフ油(魚類の肝臓から得られる油で，ビタミンAおよびDを豊富に含む).

perctaneous endoscopic gastrostomy 経皮的胃瘻造設術〔医学〕.

per·cu·pri·met·ric [pə:kjù:primétrik] 過銅化合物測定法の.

per·cuss [pə:kʌ́s] 打診する. 名 percussion.

per·cus·sion [pə:kʌ́ʃən] ① 打診〔法〕〔医学〕. ② 軽打按摩法，叩打〔法〕〔医学〕. 形 percussible.

p. dullness 打診濁音〔医学〕.

p. findings 打診所見〔医学〕.

p. hammer 打診槌〔医学〕，= plexor.

p. myotonia 叩打性筋緊張〔医学〕，叩打性筋強直，叩打性ミオトニー(筋緊張症を有する患者にみられ，安静にしている筋肉を打腱器などで叩くと，筋の収縮が誘発され，筋肉がもり上がってくる状態).

p. note 打診音.

p. sound 打診音.

p. tone 打診音〔医学〕.

p. wave 主波，主峰，= papillary wave.

per·cus·sor [pə:kʌ́sər] 打診槌，= plessor.

per·cu·ta·ne·ous [pə̀:kju:téiniəs] 経皮〔の〕〔医学〕.

p. abscess drainage 経皮膿瘍ドレナージ〔医学〕.

p. absorption 経皮吸収〔医学〕.

p. balloon aortic valvuloplasty 経皮的バルーン大動脈弁形成〔医学〕.

p. balloon pulmonary valvuloplasty 経皮的バルーン肺動脈弁形成〔医学〕.

p. biliary drainage 経皮胆汁ドレナージ〔医学〕.

p. biopsy 経皮生検〔医学〕.

p. cardiopulmonary assist device (PCPA) 経皮的心肺補助装置.

p. cardiopulmonary support (PCPS) 経皮的心肺補助.

p. cholangiography 経皮胆管造影〔医学〕.

p. cholecystolithotomy 経皮胆嚢切石術〔医学〕.

p. cholecystostomy 経皮胆嚢瘻造設術〔医学〕.

p. cordotomy 経皮的脊髄索切断〔医学〕.

p. coronary intervention (PCI) 経皮的冠動脈インターベンション.

p. disc surgery 経皮的椎間板手術.

p. discectomy 経皮的椎間板切除術.

p. discectomy nucleotomy 経皮〔的〕髄核摘出〔術〕.

p. endoscopic gastrostomy (PEG) 経皮内視鏡的胃瘻造設術.

p. energy transmission system 経皮的エネルギー伝達システム〔医学〕.

p. ethanol injection therapy 経皮的エタノール注入療法〔医学〕.

p. infection 経皮感染〔医学〕.

p. intrahepatic portal-systemic shunt (PIPS) 経皮的肝内門脈静脈短絡術.

p. liver biopsy 経皮的肝生検〔医学〕.

p. nephrolithotomy 経皮腎〔結〕石摘出〔術〕〔医学〕.

p. nephrostomy 経皮腎瘻造設〔術〕〔医学〕.

p. nephroureteral lithotomy 経皮〔的〕腎尿管切石(砕石)〔術〕〔医学〕.

p. nucleotomy 経皮〔的〕髄核摘出〔術〕〔医学〕.

p. reaction 経皮反応，= Moro reaction.

p. retrogasserian rhizotomy 経皮的ガッセル神経節後神経切断〔医学〕.

p. stimulation 経皮的刺激.

p. transhepatic biliary drainage 経皮経肝胆汁ドレナージ〔医学〕.

p. transhepatic cholangioduodenal drainage (PTCDD) 経皮経肝〔的〕胆管十二指腸ドレナージ〔医学〕(胆道系の閉塞症例に対し超音波ガイド下に経皮的に肝内胆管を穿刺し，通常胆道系の造影を行った後にガイドワイヤーを挿入しさらにカテーテルを留意して胆道系のドレナージを行う方法).

p. transhepatic cholangiography (PTC, PTHC) 経皮経肝胆道造影〔法〕〔医学〕(経皮的経肝的に肝内胆管を穿刺して行う直接胆道造影法).

p. transhepatic cholangiole drainage 経皮経肝胆道ドレナージ〔医学〕.

p. transhepatic choledochoscopic lithotomy (PTCL) 経皮経肝〔的〕胆道鏡下切石術(砕石術)〔医学〕.

p. transhepatic gallbladder drainage 経皮経肝胆嚢ドレナージ〔医学〕.

p. transhepatic obliteration (PTO) 経皮経肝側副血行路塞栓術.

p. transhepatic obliteration of esophageal varices 経皮経肝食道静脈瘤塞栓〔医学〕.

p. transhepatic obliteration of gastroesophageal varices 経皮経肝胃食道静脈瘤塞栓〔医学〕.

p. transhepatic portography 経皮経肝門脈造影〔医学〕.

p. transluminal angioplasty 経皮経管血管形成〔術〕〔医学〕.

p. transluminal aortic valvuloplasty 経皮的大動脈弁形成術.

p. transluminal coronary angioplasty (PTCA) 経皮経管的冠動脈形成術〔医学〕(冠動脈内にバルーンを挿入しこれをふくらませて狭窄冠動脈を拡張させる方法). → angioplasty.

p. transluminal coronary recanalization (PTCR) 経皮経管的冠状動脈再開通〔術〕〔医学〕，経皮的冠動脈再開療法，= percutaneous transluminal coronary reperfusion.

p. transluminal pulmonary angioplasty (PTPA) 経皮的肺動脈形成術(肺血栓塞栓症の治療など).

p. transluminal renal angioplasty (PTRA) 経皮経管的腎動脈形成〔術〕〔医学〕，腎動脈拡張術.

p. transluminal valvoplasty 経皮的弁形成術.

p. transluminal valvuloplasty 経皮経管的弁形成術〔医学〕，= percutaneous transluminal valvoplasty.

p. transvenous mitral commissurotomy (PTMC) 経皮経静脈僧帽弁交連切開〔術〕〔医学〕，経皮経静脈的僧帽弁交連裂開術，経皮経中隔的交連切開術(外科手術によらず，バルーンカテーテルで MC を行う井上法).

p. tuberculin test 経皮〔的〕ツベルクリン試験〔医学〕，= Moro reaction.

p. ultrasonic lithotripsy 経皮超音波砕石術〔医学〕.

Percy, James Fulton [pə́:si] パーシー(1864-1946，アメリカの外科医).

P. cauterization パーシー焼灼(子宮癌の熱療法).

P. cautery パーシー焼灼器(手術不可能の子宮癌に用いる低温焼灼器)，= Percy method, cold iron method.

Perdrau meth·od [pə́:drɔ: méθəd] ペルドロー法(膠原線維および細網線維を染色する Bielschowsky 法の変法).

per·ec·to·my [pə:réktəmi] 結膜輪状切除，= peritectomy.

pe·re·i·rine [pərí:irin] ペレイリン $C_{20}H_{26}ON_2 \cdot \frac{1}{2}H_2O$ (キョウチクトウ科植物 *Geissospermum laeve* の樹皮に存在する無晶性アルカロイド).

P

per·en·nial [pəréniəl] 多年性の，通年性〔医学〕. 名 perennation.
p. asthma 通年性喘息〔医学〕.
p. elements 多年性要素（胚初期においてのみ有糸分裂により増殖する細胞. Bizzozero).
p. hay fever 通年性枯草熱.
p. treatment 継続的療法〔医学〕，多年的療法（四季を通じて行う療法).
per·ex·tract [pərékstrækt] 強力抽出物.
Perez, Bernard [pérəz] プレー（1836-1903，フランスの医師).
P. reflex プレー反射.
Perez, Fernando [peré:θ] ペレス（1863-1935，アルゼンチンの細菌学者).
P. bacillus ペレス菌（1899年発見された臭鼻症の原因菌と考えられたもの).
Perez, Jorge Victor [peré:θ] ペレス（スペインの医師).
P. sign ペレス徴候（縦隔腫瘍または大動脈弓の動脈瘤においては患者が腕を上下するとき摩擦音が聴取される).
Pe·rez·ia [pərézіə] ペレジア属（メキシコ産キク科の一属で，根茎は pipitzahoak，pipitzahuae と称して峻下薬に用いられる).
per·e·zon [pérəzən] ペレゾン 化 pipitzahoic acid $C_{15}H_{13}O_3$（*Perezia* 属植物の根茎から得られる黄色物質で，植物金 vegetable gold と呼ばれる峻下薬).
per·fect [pə́:fikt] 完全な，理想の.
p. black body 完全黒体.
p. combustion 完全燃焼〔医学〕.
p. conductor 完全導体（無限大の伝導率をもつ電気または熱の導体).
p. fluid 理想流体〔医学〕，完全流体（粘性のない流体，運動中でも接線応力が現れない).
p. gas 理想気体，完全気体（ボイル・シャルルの法則に完全に従う仮想的気体)，= ideal gas.
p. solution 理想溶液.
p. square expression 完全平方式.
p. stage 完全世代〔医学〕，完全期.
p. state 完全状態.
per·fec·tion·ism [pə:fékʃənizəm] 完全主義〔医学〕（道徳的標準を最高に保つ精神的傾向で，自己の現状に失敗と苛責を感ずること).
per·fec·tion·ist [pə:fékʃənist] 完全主義者〔医学〕.
perfectionistic personality 完全主義性格.
per·fla·tion [pə:fléiʃən] 通気，送風.
per·fo·li·ate [pə:fóulieit] つき抜きの（植物).
p. leaf つき抜き葉（貫生葉).
per·fo·rans [pə́:fərəns] 穿孔性の.
per·fo·rate [pə́:fəreit] 穿孔する.
p. hymen 貫通処女膜〔医学〕.
per·fo·rat·ed [pə́:fəreitid] 穿孔した〔医学〕.
p. space 穿孔隙（血管により，穿孔されている脳底の部分. 有孔質)，= substantia perforata.
p. ulcer 穿孔性潰瘍〔医学〕.
per·fo·rat·ing [pə́:fəreitiŋ] 穿孔性の〔医学〕.
p. arteries [TA] 貫通枝，= arteriae perforantes [L/TA].
p. arteries of penis (♂) [TA] 陰茎貫通動脈*，= arteriae perforantes penis (♂) [L/TA].
p. branch(es) [TA] 貫通枝，= ramus perforans, rami perforantes [L/TA].
p. cutaneous nerve [TA] 貫通皮枝*，= nervus cutaneus perforans [L/TA].
p. dermatosis 穿孔性皮膚症.
p. folliculitis 穿孔性毛包炎.
p. fracture 穿孔骨折.
p. radiate arteries [TA] 放線貫通動脈，= arteriae perforantes radiatae [L/TA].
p. ulcer 穿孔性潰瘍〔医学〕.
p. ulcer of foot 足穿孔病，= malumperforans pedis.
p. veins [TA] 貫通静脈，= venae perforantes [L/TA].
p. wound 穿孔創〔医学〕.
p. wound of eye 眼穿孔創〔医学〕.
per·fo·ra·tio [pə̀:fəréiʃiou] 穿孔，= perforation.
p. corneae 角膜穿孔.
p. foveae centralis 中心窩穿孔.
p. septi nasi 鼻中隔穿孔.
p. uteri 子宮穿孔.
per·fo·ra·tion [pə̀:fəréiʃən] ① 穿孔〔医学〕，穿通. ② 穿頭術. 形 perforate, perforated.
p. of cornea 角膜穿孔〔医学〕.
p. of ear drum 鼓膜穿孔〔医学〕.
p. of nasal septum 鼻中隔穿孔〔医学〕.
p. of stomach 胃穿孔〔医学〕.
p. of vermiform appendix 虫垂穿孔〔医学〕.
p. plate 穿孔板.
per·fo·ra·tive [pə́:fəreitiv] 穿孔性〔医学〕.
p. appendicitis 穿孔性虫垂炎，= perforating appendicitis.
p. peritonitis 穿孔性腹膜炎〔医学〕.
per·fo·ra·tor [pə́:fəreitər] ① 穿孔器〔医学〕，穿頭器 (Naegele)，= perforatorium. ② 穿通枝〔医学〕.
p. flap 穿通枝皮弁〔医学〕.
per·fo·ra·to·ri·um [pə̀:fərətɔ́:riəm] 先（尖）体，= acrosome, perforator.
per·fo·rin [pə́:fərin] パーフォリン（細胞傷害性T細胞や NK 細胞の顆粒中に含まれる細胞膜傷害性タンパク質である).
per·for·mance [pə:fɔ́:məns] 実行，動作，作為.
p. activity 活動度〔医学〕.
p. intensity 認識向上.
p. IQ 動作性 IQ〔医学〕.
p. status (PS) パフォーマンスステータス（全身状態を評価する指標. グレード0～4，PS スコアとして用いられる).
p. test 遂行試験，動作（演技）テスト〔医学〕，動作性検査（質問に答える代わりに，ある種の行為に基づく知能検査).
performic acid oxidation 過ギ酸酸化.
per·fri·ca·tion [pə̀:frikéiʃən] 塗擦，= inunction.
per·frig·er·a·tion [pə:frìʤəréiʃən] 軽症凍傷，= frostbite.
per·frin·gens [pə:frínʤəns] ① 破壊性の. ② ガス壊疽菌，= *Clostridium perfringens*.
per·fume [pə:fjú:m, pə́:fju:m] 香料〔医学〕（動植物から得られる芳香油からなる天然香料と合成香料とに分類される).
p. dermatitis 香水皮膚炎.
perfumed spirit 香精，コロン水（ベルガモット，レモン，ローズマリー，ラベンダー，橙花の揮発油をアルコールと水とに溶かした香剤で，神経痛の治療に利用される)，= spiritus odoratus, cologne water.
per·fu·sate [pə:fjú:zeit] 灌流液.
per·fuse [pə:fjú:z] 灌流する.
per·fu·sion [pə:fjú:ʒən] 灌流〔医学〕. 動 perfuse.
p. cannula 灌流カニューレ（空洞を灌流する目的で2本の管よりなり，1本は注入用，ほかは排泄用).
p. chamber 灌流チェンバ〔医学〕.
p. cooling 灌流冷却〔医学〕.
p. defect 灌流欠損〔医学〕.
p. index 灌流指数〔医学〕.
p. machine 灌流装置〔医学〕.
p. rate 灌流量〔医学〕.
p. scan(ning) 灌（血）流スキャン〔ニング〕〔医学〕.

P

per·ga·me·ne·ous [pə:gəmí:niəs] ① 羊皮紙の. ② ペコペコ音のする.
per·hal·o·gen·a·tion [pə:hælədʒənéiʃən] 過ハロゲン化〔医学〕.
per·hex·il·ine ma·le·ate [pə:héksil:n mǽli:eit] マレイン酸ペルヘキシリン ㊗2-(2,2-dicyclohexylethyl)piperidine maleate (冠血管拡張・利尿薬).
per·hy·drase milk [pə:háidreis mílk] 過酸化水素加乳(過酸化水素で処理された乳汁).
per·hy·dride [pə:háidraid] 過酸化水素, = hydrogen peroxide.
per·hy·dro·naph·tha·lene [pə:hàidrənǽfθəli:n] ㊗ decahydronaphthalene $C_{10}H_{18}$ (シス型とトランス型があり, 溶剤として用いられる), = decalin.
peri– [peri] 解剖学では組織または器官の周囲, 付近などを, 化学では置換基の位置, すなわち縮合環化合物の1, 8位を表す接頭語.
peri acid ペリ酸 ㊗ 1-naphthylamine 8-sulfonic acid $NH_2C_{10}SO_3H$.
periaccretio pericardii 心膜癒着.
per·i·ac·i·nal [pèriǽsinəl] 小房周囲の, = periacinous.
per·i·ad·e·ni·tis [pèriædináitis] 腺周囲炎〔医学〕.
  p. mucosa necrotica recurrens 再発性壊死性粘膜腺周囲炎.
per·i·ad·ven·ti·tial [pèriædventíʃiəl] 血管外膜周囲.
per·i·a·lie·ni·tis [pèrièiliənáitis] 異物周囲炎, = foreign body reaction, perixenitis.
periampullary carcinoma 膨大部領域癌〔医学〕.
per·i·a·myg·da·li·tis [pèriəmìgdəláitis] 扁桃周囲炎.
periamygdaloid cortex [TA] 扁桃体周囲皮質*, = cortex periamygdaloideus [L/TA].
per·i·a·nal [pèriéinəl] 肛門周囲〔の〕〔医学〕.
  p. abscess 肛門周囲膿瘍〔医学〕.
  p. examination 肛囲検査.
  p. gland 肛門周囲腺〔医学〕.
  p. gland neoplasm 肛門周囲腺新生物〔医学〕.
  p. hematoma 肛門周囲血腫〔医学〕.
  p. itching 肛門周囲のかゆみ〔医学〕.
  p. odoriferous glands 肛門周囲臭腺.
  p. skin fissure 肛門周囲皮膚裂傷〔医学〕.
  p. streptococcal dermatitis (PSD) 肛囲溶連菌皮膚炎(溶連菌による肛囲の紅斑性病変を主徴とする. 1990年 Krol により病名の提唱がされた).
  p. subcutaneous abscess 肛門皮下膿瘍〔医学〕.
  p. swab 肛囲ふきとり法.
per·i·an·gi·i·tis [pèriænʤiáitis] 脈管周囲炎.
per·i·an·gi·o·cho·li·tis [pèriænʤioukouláitis] 胆管周囲炎, = pericholangitis.
per·i·an·gi·o·ma [pèriænʤióumə] 脈管周囲腫.
per·i·anth [périænθ] 花被, 花蓋(蕚(がく)と花冠とを含む).
  p. lobe 花被片.
  p. segment 花被片.
per·i·a·or·tic [pèrieió:tik] 大動脈周囲の.
per·i·a·or·ti·tis [pèrièio:táitis] 大動脈周囲炎〔医学〕.
per·i·a·pex [pèriéipeks] 根尖周囲.
per·i·ap·i·cal [pèriǽpikəl] 根尖周囲の, 歯根端周囲の.
  p. abscess 歯根尖〔端〕周囲膿瘍〔医学〕, 根尖周囲膿瘍.
  p. cemental dysplasia 根尖性セメント質異形成〔症〕〔医学〕.
  p. cyst 歯根尖周囲嚢胞〔医学〕, 歯周嚢胞, = apical periodontal cyst.
  p. granuloma 歯根尖〔端〕周囲肉芽腫〔医学〕.
  p. infection 歯根尖周囲感染〔症〕〔医学〕.
  p. lesion 根尖周囲病巣.
  p. tissue 根尖部歯周組織〔医学〕, 根尖周囲組織.
periappendiceal abscess 虫垂周囲膿瘍〔医学〕.
per·i·ap·pen·di·ci·tis [pèriəpèndisáitis] 虫垂周囲炎〔医学〕.
  p. decidualis 脱落細胞性虫垂周囲炎(右側卵管妊娠に際し, 脱落細胞が虫垂部腹膜に発育して癒着を起こした状態).
per·i·ap·pen·dic·u·lar [pèriæpəndíkjulər] 虫垂周囲の.
per·i·apt [périæpt] 護符(疾病予防のおまもり).
periaqueductal grey matter 水道周囲灰白質〔医学〕.
periaqueductal grey substance [TA] ①中心灰白質, = substantia grisea centralis [L/TA]. ② 中脳水道周囲灰白質.
per·i·ar·te·ri·al [pèriɑ:tí:riəl] 動脈周囲の.
  p. fibroplasia 動脈周囲〔性〕線維増殖〔症〕〔医学〕.
  p. lymphatic sheath (PALS) 動脈周囲リンパ鞘.
  p. pad 極枕(ポルキッセン), = juxtaglomerular apparatus, polkissen.
  p. plexus [TA] 血管周囲神経叢, = plexus periarterialis [L/TA].
  p. plexus of anterior cerebral artery 前大脳動脈〔動脈〕周囲神経叢.
  p. plexus of ascending pharyngeal artery 上行咽頭動脈〔動脈〕周囲神経叢.
  p. plexus of choroid artery 脈絡動脈〔動脈〕周囲神経叢.
  p. plexus of facial artery 顔面動脈〔動脈〕周囲神経叢.
  p. plexus of inferior phrenic artery 下横隔動脈〔動脈〕周囲神経叢.
  p. plexus of inferior thyroid artery 下甲状腺動脈〔動脈〕周囲神経叢.
  p. plexus of internal thoracic artery 内胸動脈〔動脈〕周囲神経叢.
  p. plexus of lingual artery 舌動脈〔動脈〕周囲神経叢, = lingual plexus.
  p. plexus of maxillary artery 上顎動脈周膜神経叢.
  p. plexus of middle cerebral artery 中大脳動脈〔動脈〕周囲神経叢.
  p. plexus of occipital artery 後頭動脈〔動脈〕周囲神経叢, = occipital plexus.
  p. plexus of ophthalmic artery 眼動脈〔動脈〕周囲神経叢.
  p. plexus of popliteal artery 膝窩動脈〔動脈〕周囲神経叢.
  p. plexus of posterior auricular artery 後耳介動脈〔動脈〕周囲神経叢.
  p. plexus of superficial temporal artery 浅側頭動脈〔動脈〕周囲神経叢, = superficial temporal plexus.
  p. plexus of superior thyroid artery 上甲状腺動脈〔動脈〕周囲神経叢.
  p. plexus of testicular artery 精巣動脈〔動脈〕周囲神経叢.
  p. plexus of thyroid artery 甲状腺動脈〔動脈〕周囲神経叢.
  p. plexus of vertebral artery 椎骨動脈周膜神経叢.
  p. plexuses of coronary arteries 冠状動脈〔動脈〕周囲神経叢, = coronary plexus.
  p. sympathectomy 動脈周囲交感神経切除〔医学〕, 血管周囲交感神経切除術(動脈の周囲に分布した交感

P

神経を切除する方法で，血管拡張を起こさせる)，＝ arterial decortication.

periarteriolar lymphatic sheath (PALS) 〔細〕動脈周囲リンパ鞘(脾臓は赤脾髄と白脾髄に分かれるが，白脾髄の中心動脈にそってその周囲を紡錘形もしくは円柱状に鞘状に取り囲むリンパ組織で，T細胞とアクセサリー細胞が集積している).

per·i·ar·te·ri·tis [pèriɑ̀:tiráitis] 動脈周囲炎.

p. nodosa (PN) 結節性動脈周囲炎〔医学〕，＝ polyarteritis acuta nodosa.

p. placentaria 胎盤動脈周囲炎.

p. umbilicalis 臍動脈周囲炎.

per·i·ar·thric [pèriɑ́:θrik] 関節周囲の，＝ circumarticular.

per·i·ar·thri·tis [pèriɑ:θráitis] 関節周囲炎〔医学〕.

p. humeroscapularis 上腕肩甲関節周囲炎(五十肩. Duprey). → frozen shoulder, stiff and painful shoulder.

p. scapulohumeralis 肩甲関節周囲炎〔医学〕(五十肩).

per·i·ar·thro·sis [pèriɑ:θróusis] 関節周囲炎，＝ periarthritis.

per·i·ar·tic·u·lar [pèriɑ:tíkjulər] 関節周囲〔の〕.

p. abscess 関節周囲膿瘍.

p. fracture 関節周囲骨折.

per·i·a·tri·al [pèriéitriəl] 心房周囲の，＝ periconchal.

per·i·au·ric·u·lar [pèriɔ:ríkjulər] 耳周囲の.

per·i·au·ri·tis [pèriɔ:ráitis] 耳周囲炎.

per·i·ax·i·al [pèriǽksiəl] 環椎周囲の，軸周囲性の.

per·i·ax·il·lary [pèriǽksiləri] 腋窩周囲の.

per·i·ax·o·nal [pèriǽksənəl] 軸索周囲の.

per·i·blast [périblæst] 原形質，核外膜，胚膜，＝ periplast.

per·i·blem [périblem] 皮層原.

per·i·blep·sis [pèriblépsis] 凝視(精神病患者の)，＝ periblepsia.

per·i·bran·chi·al [pèribrǽŋkiəl] 周鰓の.

per·i·bron·chi·al [pèribrɑ́ŋkiəl] 気管支周囲の.

p. cuffing 気管支周囲袖縁形成〔医学〕.

per·i·bron·chi·o·lar [pèribrɑŋkáiələr] 細気管支周囲の.

per·i·bron·chi·o·li·tis [pèribrɑ̀ŋkiouláitis] 細気管支周囲炎.

per·i·bron·chi·tis [pèribrɑŋkáitis] 気管支周囲炎〔医学〕.

per·i·bro·sis [pèribróusis] 眼角潰瘍.

per·i·bul·bar [pèribʌ́lbər] 延髄周囲の.

per·i·bur·sal [pèribə́:səl] 滑液嚢周囲の.

Per·i·ca [périkə] ペリカ(*Piptadenia* 属植物種子からつくった嗅薬で，狂暴に近い中毒症を誘発する作用がある)，＝ niopo.

per·i·cae·cal [pèrisí:kəl] 回盲部(盲腸)周囲の，＝ pericecal.

pericaedial friction rub 心膜雑音.

per·i·cal [périkəl] 菌腫，＝ mycetoma.

pericallosal artery [TA] 脳梁周囲動脈*，＝ arteria pericallosa [L/TA].

pericallosal cistern [TA] 脳梁周囲槽，＝ cisterna pericallosa [L/TA].

per·i·cam·bi·um [pèrikǽmbiəm] 周囲形成層.

per·i·can·a·lic·u·lar [pèrikæ̀nəlíkjulər] 細管周囲の.

pericapillary cell 毛細血管周囲細胞，＝ perithelium.

per·i·cap·su·lar [pèrikǽpsjulər] 被膜周囲の.

p. fibrosis 〔ボーマン〕嚢周囲線維〔化〕〔医学〕.

per·i·car·dec·to·my [pèrikɑ̀:déktəmi] ＝ pericardiectomy.

per·i·car·di·ac [pèrikɑ́:diæk] 心臓周囲の，心膜〔の〕〔医学〕，＝ pericardial.

p. adhesion 心膜癒着(閉鎖性または癒着性心膜炎).

pericardiacophrenic artery [TA] 心膜横隔動脈，＝ arteria pericardiacophrenica [L/TA].

pericardiacophrenic veins [TA] 心膜横隔静脈，＝ venae pericardiacophrenicae [L/TA].

per·i·car·di·al [pèrikɑ́:diəl] 心膜〔の〕〔医学〕，心臓周囲の.

p. branch(es) [TA] 心膜枝，＝ rami pericardiaci, ramus pericardiacus [L/TA].

p. calcification 心膜石灰化〔医学〕(よろい心ともいう).

p. cavity [TA]心膜腔，＝ cavitas pericardiaca [L/TA].

p. cyst 心膜嚢胞〔医学〕.

p. defect 心膜欠損〔症〕〔医学〕.

p. diverticulum 心膜憩室〔医学〕.

p. effusion 心膜滲出液〔医学〕，心嚢滲出液.

p. exsudate 心膜滲出液.

p. fat pad 心膜脂肪片〔医学〕.

p. fenestration 心膜開窓〔術〕〔医学〕.

p. fluid 心膜液〔医学〕，＝ liquor pericardii.

p. fremitus 心外膜振盪音.

p. friction rub 心膜摩擦音〔医学〕，＝ pericardial rub.

p. friction sound 心膜摩擦音.

p. gland 囲心腺.

p. hemorrhage 心膜出血〔医学〕.

p. injection 心膜腔内注入〔医学〕.

p. knock 心膜ノック，心外膜軋音(収縮性心膜炎で聞かれ，Ⅲ音の前にくる高調な音，心室が急速に充満される際，運動制限のある心外膜によって血流がせき止められて生ずる).

p. murmur 心膜雑音〔医学〕，心外膜雑音.

p. paracentesis 心膜穿刺〔術〕〔医学〕.

p. pleura 心胸膜.

p. puncture 心膜穿刺〔術〕〔医学〕，心嚢穿刺.

p. reflex 心臓周囲反射.

p. sac 心膜嚢.

p. symphysis 心膜の癒着.

p. tamponade 心膜タンポナーデ〔医学〕，心タンポナーデ.

p. tumor 心膜腫瘍〔医学〕.

p. veins [TA] 心膜静脈，＝ venae pericardiacae [L/TA].

p. villus 心外膜絨毛.

p. window operation 心膜開窓術〔医学〕.

per·i·car·di·cen·te·sis [pèrikɑ̀:disentí:sis] ＝ pericardiocentesis.

per·i·car·di·ec·to·my [pərikɑ̀:diéktəmi] 心膜切除〔術〕〔医学〕.

per·i·car·di·o·cen·te·sis [pèrikɑ̀:diousentí:sis] 心膜穿刺，心膜腔穿刺〔医学〕，心嚢穿刺〔医学〕，＝ pericardicentesis.

per·i·car·di·ol·o·gy [pèrikɑ̀:diɑ́lədʒi] 心外膜学.

per·i·car·di·ol·y·sis [pèrikɑ̀:diɑ́lisis] 心膜剥離術.

per·i·car·di·o·me·di·as·ti·ni·tis [pèrikɑ̀:dioumì:diəstináitis] 心膜縦隔炎.

pericardioperitoneal canal 心〔膜〕腹膜管〔医学〕.

per·i·car·di·o·phren·ic [pèrikɑ̀:diəfrénik] 心膜横隔膜の.

p. vein 心膜横隔静脈〔医学〕.

per·i·car·di·o·pleu·ral [pèrikɑ̀:diəpl(j)ú:rəl] 心膜胸膜の.

per·i·car·di·or·rha·phy [pèrikɑ̀:diɔ́rəfi] 心膜縫合〔術〕〔医学〕.

P

per·i·car·di·os·to·my 〔pèrikà:diástəmi〕 心膜開放術.
per·i·car·di·o·sym·phy·sis 〔pèrikà:diəsímfisis〕 心膜癒着.
per·i·car·di·ot·o·my 〔pèrikà:diátəmi〕 心膜（嚢）切開〔術〕〔医学〕，心包切開〔術〕.
pericarditic pseudocirrhosis 心膜炎性偽肝硬変症，= Pick syndrome.
per·i·car·di·tis 〔pèrikɑ:dáitis〕 心膜炎〔医学〕，心包炎，心嚢炎. 形 pericarditic.
p. obliterans 閉塞性心膜炎.
per·i·car·di·um 〔pèriká:diəm〕 [L/TA] ① 心膜，= pericardium [TA]. ② 心嚢，囲心腔（動物）. 複 pericardia. 形 pericardiac, pericardial.
p. fibrosum [L/TA] 線維性心膜，= fibrous pericardium [TA].
p. serosum [L/TA] 漿膜性心膜，= serous pericardium [TA].
per·i·car·dot·o·my 〔pèrikɑ:dátəmi〕 心膜切除術，= pericardiectomy.
per·i·carp 〔périkɑ:p〕 果皮.
per·i·car·pi·um au·ran·ti·i 〔pèriká:piəm ɔ:rǽnʃiai〕 橙皮.
per·i·car·y·on 〔pèrikǽriən〕 核周囲部，= perikaryon.
pericavitary infiltration 空洞周囲浸潤〔医学〕.
per·i·ce·cal 〔pèrisí:kəl〕 回盲部（盲腸）周囲の，= pericaecal.
per·i·ce·ci·tis 〔pèrisi:sáitis〕 回盲部（盲腸）周囲炎，= perityphlitis.
per·i·cel·lu·lar 〔pèriséljulər〕 細胞周囲の，= pericytial.
p. cell 細胞周囲細胞（神経細胞の随伴細胞）.
p. plexus （神経細胞，または隣接軸索から発生する新生神経線維で，脊髄神経節細胞周囲にあるもの）.
per·i·ce·men·tal 〔pèrisiméntəl〕 歯周の，歯根膜の，= periodontal.
p. abscess セメント質周囲膿瘍.
per·i·ce·men·ti·tis 〔pèrisìmentáitis〕 歯根膜炎，根尖性セメント歯周炎〔医学〕，= periodontitis.
per·i·ce·men·to·cla·sia 〔pèrisimèntoukléiziə〕 歯根膜崩壊症.
per·i·ce·men·tum 〔pèrisiméntəm〕 歯根膜，= periodontium.
per·i·cen·tral 〔periséntrəl〕 中心周囲の.
p. nucleus [TA] 中心周囲核*，= nucleus pericentralis [L/TA].
p. scotoma 辺縁暗点.
per·i·cen·tric 〔pèriséntrik〕 挟動原体の〔医学〕.
p. inversion 腕間逆位.
per·i·ce·phal·ic 〔pèrisifǽlik〕 頭周囲の.
per·i·ce·re·bral 〔pèrisirí:brəl〕 脳周囲の.
per·i·cha·reia 〔pèrikəráiə〕 狂喜.
per·i·cho·lan·gi·tis 〔pèrikoulænʤáitis〕 胆管周囲炎〔医学〕，= periangiocholitis.
per·i·cho·le·cys·ti·tis 〔pèrikòulisistáisis〕 胆嚢周囲炎〔医学〕.
perichondral bone 軟骨膜骨.
perichondral ossification 軟骨外骨化〔医学〕.
per·i·chon·dri·tis 〔pèrikɑndráitis〕 軟骨膜炎〔医学〕.
p. auriculae 耳介軟骨膜炎.
p. auris 耳軟骨膜炎.
p. laryngis 喉頭軟骨膜炎.
p. septi nasi 鼻中隔軟骨膜炎.
per·i·chon·dri·um 〔pèrikándriəm〕 [L/TA] 軟骨膜，= perichondrium [TA]. 形 perichondrial.
per·i·chon·dro·ma 〔pèrikɑndróumə〕 軟骨膜腫.
per·i·chord 〔périkɔ:d〕 脊索囲，脊索鞘. 形 perichordal.
per·i·cho·roid 〔pèrikɔ́:rɔid〕 脈絡外の，= perichoroidal.
p. space 脈絡外隙.
per·i·cho·roi·dal 〔pèrikɔ:rɔ́idəl〕 脈絡膜周囲の.
p. space [TA] 脈絡外隙，= spatium perichoroideum [L/TA].
per·i·chrome 〔périkroum〕 ペリクローム（Nissl小体が細胞膜の近くに分布している神経細胞），= perichrome cell.
p. cell ペリクローム細胞（Nissl），= perichrome.
per·i·chy·mate 〔pèrikáimeit〕 周波条.
per·i·cla·sia 〔pèrikléiziə〕 粉砕骨折.
per·i·claus·tral 〔pèriklɔ́:strəl〕 前障周囲の.
p. lamina 外包（レンズ核の被殻と前障とを分隔する白質層），= external capsule.
per·i·cli·nal 〔pèrikláinəl〕 周縁の（植物）.
p. chimera 周縁キメラ〔医学〕.
per·i·coe·lom 〔pèrisí:ləm〕 外体腔.
per·i·col·ic 〔pèrikálik〕 結腸周囲の.
p. membrane 結腸周囲膜（腹壁から結腸に達するまれな腹膜の帯），= Jackson membrane, pericolonic m., Treves fold.
p. membrane syndrome 大腸周囲粘膜症候群（慢性虫垂炎に類似した症状を呈し，いわゆる Jackson 膜の炎症による）.
per·i·co·li·tis 〔pèrikouláitis〕 結腸周囲炎〔医学〕，= pericolitis-colonitis.
p. dextra 右側〔上行〕結腸周囲炎.
p. sinistra S状結腸周囲炎.
per·i·co·lon·i·tis 〔pèrikoulənáitis〕 結腸周囲炎，= pericolitis.
per·i·col·pi·tis 〔pèrikɑlpáitis〕 腟周囲炎，= paracolpitis.
per·i·con·chal 〔pèrikáŋkəl〕 甲介周囲の.
per·i·con·chi·tis 〔pèrikɑŋkáitis〕 耳介周囲炎.
per·i·cor·ne·al 〔pèrikɔ́:niəl〕 角膜周囲の.
p. hyperemia 角膜周囲充血〔医学〕，= ciliary injection.
per·i·cor·o·nal 〔pèrikəróunəl〕 歯冠周囲の.
p. abscess 歯冠周囲膿瘍.
p. cyst 歯冠周囲嚢胞.
per·i·cor·o·ni·tis 〔pèrikɔ̀:rənáitis〕 歯冠周囲炎〔医学〕.
p. of wisdom tooth 智歯周囲炎.
per·i·cos·tal 〔pèrikástəl〕 胸囲の.
p. abscess 肋骨周囲膿瘍〔医学〕.
p. tuberculosis 肋〔骨周〕囲結核〔医学〕.
per·i·cox·i·tis 〔pèrikɑksáitis〕 股関節周囲炎.
per·i·cra·ni·tis 〔pèrikreináitis〕 頭蓋骨膜炎.
per·i·cra·ni·um 〔pèrikréiniəm〕 [L/TA] 頭蓋骨膜*，= pericranium [TA], periosteum externum cranii [TA]. 形 pericranial.
per·i·cy·cle 〔périsaikl〕 内鞘（植物の）.
pericyclic reaction ペリ環状反応〔医学〕.
per·i·cys·tic 〔pèrisístik〕 ① 膀胱周囲の. ② 胆嚢周囲の. ③ 嚢胞周囲の，= perivesical.
per·i·cys·ti·tis 〔pèrisistáitis〕 膀胱周囲炎〔医学〕.
per·i·cys·ti·um 〔pèrisístiəm〕 ① 膀胱周囲組織. ② 嚢胞の脈管性外壁.
per·i·cyte 〔périsait〕 血管周囲細胞，周皮細胞（単に周細胞ともいう），= perithelial cell, Rouget cell.
per·i·cy·ti·al 〔pèrisáiʃəl〕 細胞周囲の，= pericellular.
per·i·dec·to·my 〔pèridéktəmi〕 結膜輪状切除〔術〕〔医学〕，= peritectomy.
per·i·def·er·en·ti·tis 〔pèridèfərəntáitis〕 精管周囲炎.

per·i·den·drit·ic [pèridəndrítik] 樹状突起周囲の.
per·i·dens [péridəns] 過剰転位歯.
per·i·den·tal [pèridéntəl] 歯周の, 歯根膜の, = periodontal.
p. abscess 歯膜膿瘍.
p. anesthesia 歯周囲麻酔.
p. branches [TA] 歯周枝, = rami peridentales [L/TA].
p. membrane 歯根膜, = periodontal membrane.
per·i·den·ti·um [pèridéntiəm] 歯根膜. 形 peridental.
per·i·den·to·cla·sia [pèridèntəkléiziə] 歯根膜崩壊.
per·i·derm [péridə:m] ① 胎児表皮, = epitrichium. ② 周皮 [医学], 擬上皮, 抱皮. 形 peridermal.
per·i·der·mic [pèridə́:mik] 胎児表皮の.
per·i·des·mi·tis [pèridezmáitis] 靱帯膜炎.
per·i·des·mi·um [pèridézmiəm] 靱帯膜. 形 peridesmic.
per·i·di·as·to·le [pèridaiǽstəli:] 心臓拡張と収縮との中間期. 形 peridiastolic.
peridicrotic wave (過剰波), = overflow wave.
per·i·did·y·mis [pèridídimәs] 精巣(睾丸)鞘膜, = tunica vaginalis testis.
per·i·did·y·mi·tis [pèridìdimáitis] 精巣(睾丸)鞘膜炎.
pe·rid·i·um [pirídiəm] 子嚢殻(子嚢菌類の子嚢をおおうもの). 複 peridia.
per·i·di·ver·tic·u·li·tis [pèridàivə:tìkjuláitis] 憩室周囲炎 [医学].
per·i·don·tia [pèridánʃiə] 歯周病科, 歯根膜病科, = periodontia.
per·i·don·to·cla·sia [pèridàntoukléiziə] 歯根膜崩壊(歯槽膿漏), = periodontoclasia.
per·i·do·tite [péridətait] カンラン岩 $(Mg, Fe)_2SiO_4$ (緑色の美しいものを peridot という), = olivine, chrysolite.
per·i·duc·tal [pèridʌ́ktəl] [乳腺]管周囲の, = periductile.
per·i·du·o·de·ni·tis [pèridjù:oudináitis] 十二指腸周囲炎 [医学].
per·i·du·ral [pèridjú:rəl] 硬膜上の, 硬膜外[の] [医学], = epidural.
p. anesthesia 硬膜外麻酔[法] [医学], = surface analgesia.
per·i·du·rog·ra·phy [pèridju:rágrəfi] 硬膜周囲撮影法, 硬膜外造影(撮影)[法] [医学].
per·i·en·ceph·a·li·tis [pèriensèfəláitis] 脳皮質髄膜炎, = periencephalomeningitis.
per·i·en·ceph·a·log·ra·phy [pèriensèfəlágrəfi] 脳皮質髄膜造影[法].
per·i·en·ceph·a·lo·men·in·gi·tis [pèriensèfəloumènindʒáitis] 脳皮質髄膜炎, = periencephalitis.
per·i·en·do·the·li·o·ma [pèrièndouθi:lióumə] 血管外皮腫.
per·i·en·ter·ic [pèrientérik] 腸周囲の.
per·i·en·ter·i·tis [pèrièntəráitis] 腸周囲炎.
per·i·en·ter·on [pèriéntəran] 原始内臓腔(腸胚における内胚葉と外胚葉との中間にある).
per·i·e·pen·dy·mal [pèriəpéndiməl] 上衣周囲の.
Périer, Charles [perié:r] ペリエー(1838–1914, フランスの外科医).
P. operation ペリエー手術(外反子宮の結紮摘出).
per·i·e·soph·a·ge·al [pèrii:sàfədʒí:əl, –i:sáfədʒiəl] 食道周囲の.
per·i·e·soph·a·gi·tis [pèrii:sàfədʒáitis] 食道周囲炎 [医学].
periextraarticular rheumatism 非関節型リウマチ [医学].
per·i·fis·tu·lar [pèrifístʃulər] 瘻[孔]周囲の.
per·i·fo·cal [pèrifóukəl] 病巣周囲[の] [医学].
p. inflammation 病巣周囲炎 [医学].
per·i·fol·lic·u·lar [pèrifəlíkjulər] ① 毛包周囲の. ②[リンパ]濾胞周囲の.
p. zone 濾周囲帯(辺縁帯ともいう. 赤脾髄と白脾髄との移行部. 血液由来の抗原異物が最初に脾実質に接触するところで多くのマクロファージ, リンパ球が存在する), = marginal zone.
per·i·fol·lic·u·li·tis [pèrifəlìkjuláitis] 毛包周囲炎 [医学].
p. abscedens et suffodiens 膿瘍性穿掘性毛包周囲炎 [医学].
p. capitis abscedens et suffodiens 膿瘍性穿掘性頭部毛包周囲炎(Hoffmann).
p. necrotica profunda 深在性壊死性毛包周囲炎. → furuncle.
perifornical nucleus [TA] 脳弓周囲核*, = nucleus perifornicalis [L/TA].
per·i·gan·gli·i·tis [pèrigæŋgliáitis] 神経節周囲炎.
per·i·gan·gli·on·ic [pèrigæŋgliánik] 神経節周囲[の] [医学].
per·i·gas·tric [pèrigǽstrik] 胃周囲の.
per·i·gas·tri·tis [pèrigæstráitis] 胃周囲炎 [医学].
per·i·gem·mal [pèridʒéməl] 味蕾周囲の.
per·i·gen·e·sis [pèridʒénisis] 輪生.
per·i·gen·i·tal [pèridʒénitəl] 陰部周囲の.
p. sclerosis 陰部周囲硬結.
per·i·glan·du·lar [pèriglǽndjulər] 腺周囲[の].
per·i·glan·du·li·tis [pèriglændjuláitis] 腺周囲炎.
per·i·gli·al [pèrigláiəl] 神経膠周囲の.
periglomerular fibrosis 糸球体周囲線維化 [医学].
per·i·glo·mer·u·li·tis [pèriglouméṛjulaitis] 糸球体周囲炎 [医学].
per·i·glos·si·tis [pèriglɑsáitis] 舌周囲炎.
per·i·glot·tic [pèriglátik] 舌周囲の.
per·i·glot·tis [pèriglátis] 舌粘膜.
per·i·glu·mar [pèriglú:mər] 囲莢の(脾小動脈莢組織周囲の).
per·ig·nath·ic [pèrignǽθik] オトガイ周囲の.
per·i·gone [périgoun] 花蓋, = perianth.
per·i·go·ni·um [pèrigóuniəm] 花蓋, = perianthim simplex.
pe·rig·y·nous [pərídʒinəs] 子房周囲の.
per·i·he·pat·ic [pèrihipǽtik] 肝周囲の.
p. halo sign 肝うん(暈)[輪]徴候(サイン) [医学] (腹水の存在時に見られるサイン. 肝スキャン用語).
per·i·hep·a·ti·tis [pèrihèpətáitis] 肝周囲炎 [医学].
p. chronica hyperplastica 増殖性慢性肝周囲炎(肝臓の腹膜が霜のような, 白色粉末を散布したような病変を起こす慢性の疾患), = frosted liver, icing liver, sugar-icing liver, zuckergussleber.
per·i·her·ni·al [pèrihə́:niəl] ヘルニア周囲の, = periherniary.
per·i·hi·lar [pèriháilər] 肺門周囲の.
p. infiltration 肺門周囲浸潤 [医学].
perihypoglossal nuclei [TA] 舌下神経周囲核, = nuclei perihypoglossales [L/TA].
per·i·hys·ter·ic [pèrihistérik] 子宮周囲の.
peri-infarction block 梗塞周囲ブロック.
per·i·in·su·lar [pèriínsjulər] 島周囲の(特に大脳ライル島の).
per·i·je·ju·ni·tis [pèridʒèdʒu:náitis] 空腸周囲炎.
per·i·kar·ya [pèrikǽriə] 核周囲部(perikaryon の複数).
per·i·kar·y·on [pèrikǽriən] [L/TA] 神経細胞形質*(核周囲部), = perikaryon [TA]. 複 perikarya.

per·i·ke·rat·ic [pèrikerǽtik] 角膜周囲の.
per·i·ky·ma·ta [pèrikáimətə] 周波条〔医学〕, 櫛状隆起(エナメル質表面にみられる微細な横線条).
per·i·lab·y·rinth [pèrilǽbirinθ] 迷路周囲. 形 perilabyrinthine.
per·i·lab·y·rin·thi·tis [pèrilæ̀birinθáitis] 迷路周囲炎〔医学〕.
per·i·la·ryn·ge·al [pèrilərínʤiəl] 喉頭周囲の.
per·i·lar·yn·gi·tis [pèrilæ̀rinʤáitis] 喉頭周囲炎.
per·i·len·tic·u·lar [pèrilentíkjulər] 水晶体周囲の.
p. space 水晶体周囲隙.
per·i·lig·a·men·tous [pèrilìgəméntəs] 靱帯周囲の, = peridesmic.
Pe·ril·la [pərílə] シソ属(シソ科の一属).
P. frutescens エゴマ[荏胡麻].
P. frutescens* var. *crispa シソ[紫蘇].
perilla herb ソヨウ[蘇葉](シソまたは近縁植物の葉および枝先. 漢方では発汗, 解熱, 鎮咳, 健胃などに用いる).
perilla oil えの油〔医学〕, エゴマ油(荏油).
pe·ril·lar·tine [pèrilá:tin] ペリラルチン ㊗ perillyl aldehyde-anti-oxime(タバコ, 醤油, 歯磨き粉などの甘味).
pe·ril·lyl al·de·hyde [périlil ǽldihaid] ペリラアルデヒド(シソ属 *Perilla* にある物質), = perilla aldehyde.
per·i·lo·bar [pèrilóubər] 葉周囲の.
p. pancreatitis 膵小房周囲炎.
per·i·lob·u·li·tis [pèrilɑ̀bjuláitis] 肺小葉周囲炎.
perilunar dislocation 月状骨周囲脱臼.
per·i·lymph [périlimf] [TA] 外リンパ(骨迷路内にある体液で, 膜迷路を保護する機能がある), = perilympha [L/TA].
p. fistula リンパ嚢周辺瘻〔孔〕〔医学〕.
per·i·lym·pha [pèrilímfə] [L/TA] 外リンパ, = perilymph [TA].
per·i·lym·pha·de·ni·tis [pèrilimfæ̀dináitis] リンパ節周囲炎.
per·i·lym·phan·ge·al [pèrilimfǽnʤiəl] リンパ管周囲の, = perilymphangial.
per·i·lym·phan·gi·tis [pèrilìmfænʤáitis] リンパ管周囲炎〔医学〕.
per·i·lym·phat·ic [pèrilimfǽtik] リンパ管周囲の.
p. duct 外リンパ管.
p. fistula 外リンパ瘻.
p. gusher 外リンパ液ガッシャー(外リンパ液が流れ出ること).
p. space [TA] 外リンパ隙, = spatium perilymphaticum [L/TA].
p. trabecula 外リンパ小柱〔医学〕.
per·i·mac·u·lar [pèrimǽkjulər] 黄斑周囲の.
p. ringscotoma 黄斑周囲環状暗点.
per·i·mas·ti·tis [pèrimæstáitis] 乳腺周囲炎.
per·i·max·il·lary [pèrimǽksiləri] 顎骨周囲の.
p. inflammation 顎骨周囲炎, = perimandibular inflammation.
per·i·med·ul·lary [pèrimédjuləri] 延髄周囲の, 骨髄周囲の.
per·i·men·in·gi·tis [pèrimèninʤáitis] 硬〔髄〕膜炎, = pachymeningitis.
pe·rim·e·ter [pərímitər] ① 視野計〔医学〕. ② 周界(平面像を囲む線). 形 perimetric.
per·i·met·ric [pèrimétrik] ① 視野計測の. ② 子宮周囲の. ③ 子宮外膜の.
per·i·me·tri·tis [pèrimi:tráitis] 子宮外膜炎〔医学〕. 形 perimetritic.
p. puerperalis 産褥子宮外膜炎.
per·i·me·tri·um [pèrimí:triəm] [L/TA] ① 子宮外膜, = serous coat [TA], perimetrium [TA]. ② 子宮漿膜. 複 perimetria. 形 perimetric.
per·i·me·tro·sal·pin·gi·tis [pèrimì:trousæ̀lpinʤáitis] 子宮外膜卵管炎.
pe·rim·e·try [pərímitri] 視野測定〔法〕〔医学〕.
per·i·mit·rist [pèrimítrist] 結膜切除医, 角膜周囲切開医.
per·i·mit·ry [pèrimítri] ① 角膜周囲切除術(パンヌスの手術療法). ② 縁部結膜切除術(眼球摘出の予備手術), = peridectomy, peritomy.
per·i·my·e·lis [pèrimáiəlis] ① 骨内膜, = endosteum. ② 柔膜(脊髄の).
per·i·my·e·li·tis [pèrimaiəláitis] ① 脊髄髄膜炎. ② 骨髄内膜炎.
per·i·my·e·log·ra·phy [pèrimàiəlágrəfi] 脊髄クモ膜造影術.
per·i·my·lol·y·sis [pèrimailálisis] 歯冠硬質崩壊.
per·i·my·o·en·do·car·di·tis [pèrimàiouèndoukɑ:dáitis] 心膜心筋心内膜炎, = endoperimyocarditis.
per·i·my·o·si·tis [pèrimàiousáitis] 筋周囲炎.
per·i·my·si·(i)·tis [pèrimisiáitis] 筋周膜炎〔医学〕, 筋鞘炎.
per·i·my·si·um [pèrimísiəm] [L/TA] ① 筋周膜, = perimysium [TA]. ② 筋鞘. 複 perimysia. 形 perimysial.
p. externum 外筋周膜, = epimysium.
p. internum 内筋周膜, = perimysium.
per·i·nae·um [pèriní:əm] 会陰, = perineum.
per·i·na·tal [pèrinéitəl] 分娩前後の, 周産期〔の〕〔医学〕, 周生期〔の〕〔医学〕.
p. care 周産期養護〔医学〕, 周産期看護.
p. death 周産期〔児〕死亡〔医学〕.
p. history 周産期歴.
p. intensive care unit (PICU) 周産期集中治療室.
p. medicine 周産期〔医〕学〔医学〕.
p. morbidity 周産期(周生期)死亡率〔医学〕.
p. mortality 周産期死亡率.
p. mortality rate 周産期死亡率〔医学〕.
p. mortality ratio 周産期死亡比.
p. period 出生前期〔医学〕, 周産期.
p. telencephalic leukoencephalopathy 周産期終脳白質脳症〔医学〕.
p. torsion 周産期精巣捻転.
p. toxicology 周産期(周生期)毒性学〔医学〕.
per·i·na·tol·o·gist [pèrinətáləʤist] ペリナトロジスト, 周産期医.
per·i·na·tol·o·gy [pèrinətáləʤi] 周産期学〔医学〕.
per·i·ne·al [pèriní:əl] 会陰〔の〕〔医学〕.
p. abscess 会陰膿瘍〔医学〕.
p. approach 経会陰式到達法〔医学〕.
p. artery [TA] 会陰動脈, = arteria perinealis [L/TA].
p. body [TA] 会陰体, = corpus perineale [L/TA], centrum perinei [L/TA].
p. branches [TA] 会陰枝, = rami perineales [L/TA].
p. cannal 会陰部瘻管〔医学〕.
p. cauterization 会陰焼灼〔医学〕.
p. crutch 会陰支持架.
p. fascia [TA] 会陰筋膜, = fascia perinei [L/TA].
p. fistula 会陰瘻〔医学〕.
p. flexure [TA] 会陰曲, = flexura perinealis [L/TA].
p. hernia 会陰ヘルニア〔医学〕(骨盤隔膜を通過し, 直腸ヘルニア, 膣ヘルニア, 膀胱ヘルニアとなるもの), = ischiorectal hernia.
p. hypospadias 会陰部尿道下裂〔医学〕.
p. laceration 会陰裂傷〔医学〕.
p. lithotomy 会陰式砕石術〔医学〕, 会陰切石術.
p. luxation 会陰脱臼〔医学〕.

P

p. membrane [TA] 会陰膜, = membrana perinei [L/TA].

p. muscles [TA] 会陰筋, = musculi perinei [L/TA].

p. nerves [TA] 会陰神経, = nervi perineales [L/TA].

p. position 会陰位 [医学].

p. prostatectomy 会陰〔式〕前立腺切除〔術〕[医学].

p. raphe [TA] 会陰縫線, = raphe perinei [L/TA].

p. region [TA] 会陰の部位, = regio perinealis [L/TA].

p. section 会陰切開.

p. tear 腟会陰裂傷, 会陰裂傷 [医学].

p. vaginism 会陰筋性腟痙 [医学].

p. vaginismus 会陰筋性腟痙, = perineal vaginism.

per·i·ne·aux·e·sis [pèriniɔ:ksí:sis] 腟会陰縫合〔術〕, = colpoperineorrhaphy.

perineo– [perini:ou, –i:ə] 会陰との関係を表す接頭語.

per·i·ne·o·cele [pèriní:əsi:l] 会陰ヘルニア, 会陰瘤.

per·i·ne·o·col·po·rec·to·my·o·mec·to·my [pèrinì:oukàlpourèktəmàiəméktəmi] (会陰, 直腸, 腟を切開して筋腫を切除する方法).

per·i·ne·om·e·ter [pèrini:ámitər] 会陰腟圧測定器 [医学].

per·i·ne·o·plas·ty [pèriní:əplæsti] 会陰形成〔術〕[医学].

per·i·ne·or·rha·phy [pèrini:ɔ́:rəfi] 会陰縫合〔術〕[医学].

per·i·ne·o·scro·tal [pèrinì:ouskróutəl] 会陰陰嚢の.

p. hypospadias 会陰陰嚢部尿道下裂 [医学].

per·i·ne·os·to·my [pèrini:ástəmi] 会陰開口術.

per·i·ne·o·syn·the·sis [pèrinì:əsínθəsis] 会陰整復術.

per·i·ne·ot·o·my [pèrini:átəmi] 会陰切開〔術〕[医学].

per·i·ne·o·vag·i·nal [pèrinì:ouvǽʤinəl] 会陰腟の.

p. fistula 腟会陰瘻 [医学].

per·i·ne·o·vag·i·no·rec·tal [pèrinì:ouvæ̀ʤinəréktəl] 会陰腟直腸の.

per·i·ne·o·vul·var [pèrinì:əvʌ́lvər] 会陰外陰の.

per·i·neph·ric [pèrinéfrik] 腎周囲の.

p. abscess 腎周囲膿瘍 [医学], = perinephritic abscess.

p. fat [TA] 脂肪被膜, = capsula adiposa [L/TA].

p. hematoma 腎周囲血腫 [医学].

perinephritic abscess 腎周囲膿瘍.

per·i·neph·ri·tis [pèrinifráitis] 腎周囲炎 [医学]. [形] perinephritic.

per·i·neph·ri·um [pèrinéfriəm] 腎周囲組織. [複] perinephria. [形] perinephrial.

per·i·ne·um [pèriní:əm] [L/TA] 会陰, = perineum [TA]. [複] perinea. [形] perineal.

per·i·neu·ral [pèrinjú:rəl] 神経周囲〔の〕[医学].

p. analgesia 神経周囲局所麻酔〔法〕(神経叢麻酔, 伝達麻酔, 硬膜外麻酔, 脊椎麻酔などはいずれも神経周囲に局所麻酔薬を投与する麻酔法), = nerve block.

p. anesthesia 神経周囲麻酔〔法〕, = nerve block.

per·i·neu·ri·al [pèrinjú:riəl] 神経鞘の, 神経外鞘の.

p. cyst 神経鞘嚢腫.

p. fibroblastoma 神経鞘線維芽細胞腫, = neurogenic sarcoma.

per·i·neu·ri·tis [pèrinju:ráitis] 神経外鞘炎, 神経周囲炎 [医学]. [形] perineuritic.

p. gummosa ゴム腫性神経外鞘炎.

per·i·neu·ri·um [pèrinjú:riəm] [L/TA] ① 神経周膜, = perineurium [TA]. ② 神経鞘. [複] perineuria. [形] perineurial.

perineuronal space ニューロン周囲隙.

per·i·neu·rot·o·my [pèrinju:rátəmi] 神経周膜切開〔術〕[医学].

perinevoid vitiligo 黒痣周囲性白斑, = perinevic vitiligo, Sutton disease.

perinodular cortical sinus 小節周囲皮質洞 [医学].

per·i·nu·cle·ar [pèrinjú:kliər] 核周囲の.

p. cataract 核周囲白内障.

p. space 核膜腔, = cisterna caryothecae.

per·i·oc·u·lar [pèriákjulər] 眼周囲の, = periophthalmic, circumocular.

pe·ri·od [pí:riəd] ① 周期(一振動をする時間 T). ② 時期 [医学]. ③ 月経期. ④ 時代. [形] periodic.

p. of average life 平均寿命.

p. of changing dentition 歯牙交代期 [医学].

p. of dilatation 〔分娩〕開口期 [医学].

p. of dilation 開口期(分娩開口期).

p. of half–decay 半減期.

p. of tension 緊張期.

p. of weaning 離乳期 [医学].

p. prevalence 期間有病数(率) [医学].

per·i·o·date [piráiədeit] 過ヨウ素酸塩.

pe·ri·od·ic [pì:riádik] 周期〔的〕の, 周期〔性〕の, = periodical.

p. abnormal secretion of ACTH and ADH ACTH・ADH 分泌異常症, 周期性 ACTH・ADH 過剰症.

p. acceleration 周期〔性〕一過性頻脈.

p. acid 過ヨウ素酸(過ヨウ素酸無水物 I_2O_7 が異なった分量の水と化合して生ずる一連の酸で, HIO_4 から H_7IO_7 までの数種がある).

p. acid–Schiff reaction 過ヨウ素酸・シッフ反応(組織内の多糖類を染色する方法で, 組織切片を過ヨード酸で処理し, 多糖類の水酸基を酸化し, アルデヒドを遊離させて, Schiff の試薬によりアルデヒド呈色反応を起こさせる).

p. acid–Schiff stain(ing) (PAS) 過ヨウ素酸・シッフ染色〔法〕[医学], PAS 染色 [医学].

p. apnea 周期性無呼吸.

p. arthralgia 周期性関節痛.

p. asthenia 定期性無力症 [医学].

p. bone pain 周期性骨痛.

p. breathing 周期性呼吸.

p. bulimia 周期性大食 [医学].

p. burst 周期性群発 [医学].

p. change 周期〔性〕変化 [医学].

p. depression 周期性うつ病 [医学].

p. disease 周期性疾患 [医学], 周期病(Reimann が 1948年に記載した疾病群で, 発熱, 腹痛, 筋無力症, 関節痛, 好中球および血小板減少症, 紫斑などが周期的に回帰するもので, 周期熱とも呼ばれる), = periodic fever.

p. edema 周期性浮腫, 血管〔運動〕神経性浮腫(皮膚, 粘膜, 内臓に周期的に突発する浮腫. 皮膚描画症, じんま疹, 紅斑, 紫斑などを伴うこともあり, アレルギー性または神経性の原因などが考えられている), = angioneurotic edema, Quinck e..

p. fever 周期熱 [医学], = periodic disease (Reimann).

p. form 周期型.

p. health examination 定期健〔康〕診〔断〕[医学].

p. hypersomnia 周期性傾眠症(周期的に起こる傾

眠と過食を主徴として，思春期～青年期の男子に多い），= Kleine-Levin syndrome.
p. insanity 周期性精神病，= manic-depressive insanity.
p. lateralized epileptiform discharge 周期性一側てんかん型放電〔医学〕.
p. law 周期律〔医学〕，= Mendeleeff law.
p. lethargy 周期嗜（し）眠症〔医学〕.
p. limb movement disorder (**PLMD**) 周期性四肢運動障害（睡眠時，下肢，上肢に不随意運動を生じる），= nocturnal myoclonus.
p. limb movement in sleep (**PLMS**) 睡眠時周期性四肢運動，= periodic limb movement disorder.
p. mania 周期性躁病，= recurrent mania.
p. migrainous neuralgia 周期性片頭痛性神経痛〔医学〕.
p. neutropenia 周期性好中球減少症（慢性型の好中球減少症．不規則かつ周期性に生じ，好中球減少によるさまざまな症状を伴う），= cyclic neutropenia.
p. ophthalmia 間欠性眼炎.
p. palsy 周期性四肢麻痺（家族遺伝性の弛緩性麻痺で，血清カリウム減少が特徴．Musgrave）.
p. paralysis 周期性四肢麻痺〔医学〕，周期性麻痺，= familial periodic paralysis.
p. parasite 周期的寄生体（寄生虫）〔医学〕.
p. parasitism 周期的寄生.
p. perionitis 周期性腹膜炎〔医学〕.
p. psychosis 周期性精神病〔医学〕（循環性精神病）.
p. reaction 周期反応.
p. respiration 周期性呼吸〔医学〕，= Cheyne-Stokes respiration.
p. rhinitis 周期性鼻炎，= allergic rhinitis.
p. selection 周期的選択〔医学〕.
p. strabismus 周期的斜視〔医学〕，定期的斜視.
p. synchronous discharge 周期性同期性放電（CJD などで示す特徴的な脳波）.
p. table 周期表〔医学〕（元素の周期系を表示したもので，表示法に従い次の3種が広く用いられている．① Mendeléeff のつくった短周期を基準とするもの．② Thomsen-Bohr の原子構造論に基づくもの．③ 長周期を基準として各周期の始終を明らかにしたもの）.
p. vomiting 周期性嘔吐〔症〕〔医学〕，= cyclic vomiting.
pe·ri·od·i·cal ［pìəriádikəl］ 周期〔性〕の〔医学〕，循環〔性〕の〔医学〕，= periodic.
p. alternating nystagmus 周期性交代性眼振〔医学〕.
p. depression 周期性うつ病.
p. disease 周期性疾患.
p. fecal examination 定期検便〔医学〕.
p. moodiness 周期性不機嫌.
pe·ri·o·dic·i·ty ［pì:riədísiti］ 周期性〔医学〕，定期出現性.
p. pich 周期性ピッチ〔医学〕.
pe·ri·od·o·gram ［píəriədəgræm］ ピリオドグラム.
per·i·o·don·tal ［pèriədántəl］ 歯周の〔医学〕，歯根膜の.
p. abscess 歯周膿瘍〔医学〕.
p. anesthesia 歯根膜麻酔〔法〕，歯周麻酔〔法〕.
p. atrophy 歯根膜萎縮.
p. cyst 歯周嚢胞〔医学〕，歯根周囲嚢胞.
p. disease 歯周（歯根膜）疾患〔医学〕，歯周病（歯周ポケット）.
p. dressing 歯周仮封〔医学〕.
p. fibre ［TA］ 歯根膜線維*（歯周線維），= desmodontium ［L/TA］.
p. index 歯周（歯根膜）疾患指数〔医学〕.
p. ligament 歯周靱帯，= alveolodental ligament, gingivodental ligament, peridental l., periodontal membrane, tapetum alveoli.
p. ligament fibers 歯根膜線維.
p. membrane ［TA］ 歯根膜（セメント質と周囲の組織とを連結する線維膜），= periodontium ［L/TA］.
p. pack 歯肉包填（パック）〔医学〕.
p. prosthesis 歯周組織用補綴装置〔医学〕.
p. space 歯根膜腔〔医学〕.
p. splint 歯周固定装置〔医学〕.
p. tissue 歯周組織，= paradentium, periodontium.
per·i·o·don·tia ［pèriədánʃiə］ 歯周病科，歯根膜病科（歯根膜病すなわち歯槽膿漏に関する診療科学）.
per·i·o·don·tics ［pèriədántiks］ 歯周病学，歯周治療学，= periodontology.
per·i·o·don·tist ［pèriədántist］ 歯槽膿漏専門歯科医.
per·i·o·don·ti·tis ［pèrioudɑntáitis］ 歯周炎〔医学〕，歯根膜炎〔医学〕.
per·i·o·don·ti·um ［pèriədántiəm］ ［L/TA］ ①歯周組織，= periodontium ［TA］. ② 歯根膜（歯槽骨の内面にあって，歯根を被う膜），= periodontal membrane ［TA］, periodontium ［TA］. 複 periodontia.
p. circulare 歯周靱帯.
p. insertionis ［L/TA］ 付着歯周組織（歯に付着する歯根膜の部分で，内縁上皮と歯周靱帯からなる），= inserting periodontium ［TA］.
p. protectionis ［L/TA］ 保護歯周組織（歯肉），= gum ［TA］, gingiva ［TA］.
per·i·o·don·to·cla·sia ［pèrioudɑ̀ntəkléiziə］ 歯周組織崩潰〔症〕〔医学〕，歯根膜崩壊（歯槽膿漏），= pyorrhea alveolaris, Rigg disease interstitial gingivitis, phagedenic pericementitis chronic suppurative peridentitis.
per·i·o·don·tol·o·gy ［pèrioudɑntáləʤi］ 歯周病学，歯周療法学〔医学〕.
per·i·o·don·to·sis ［pèrioudɑntóusis］ 歯周症〔医学〕.
pe·ri·od·o·scope ［pì:riádəskoup］ 妊娠期間計算表.
per·i·o·dyl ［peráiədil］ パーヨオジル 化 diiodoricinst earolic acid $CH_3(CH_2)_5CHOHCH_2CI{=}CI(CH_2)_7COOH$（針状結晶の弛緩薬），= diiodyl.
per·i·o·dyn·ia ［pèriədíniə］ 全身性激痛.
peri-olivary nuclei ［TA］ オリーブ周囲核*，= nuclei periolivares ［L/TA］.
per·i·om·phal·ic ［pèriɑmfǽlik］ 臍周囲の.
per·i·om·pha·li·tis ［pèriɑ̀mfəláitis］ 臍周囲炎〔医学〕.
per·i·o·nych·ia ［pèriouníkiə］ 爪囲炎〔医学〕，= whitlow.
per·i·o·nych·i·um ［pèriouníkiəm］ 爪床縁〔医学〕. 複 perionychia.
per·i·on·yx ［pèriániks］ ［L/TA］ 痕跡爪皮（胎生爪皮の残遺物），= perionyx ［TA］.
per·i·o·nyx·is ［pèriouníksis］ 痕跡爪皮，= perionychia, perionyx.
per·i·o·o·pho·ri·tis ［pèriouɑ̀fəráitis］ 卵巣周囲炎〔医学〕，= perioothecitis.
per·i·o·o·pho·ro·sal·pin·gi·tis ［pèriouɑ̀fərousælpinʤáitis］ 卵巣卵管周囲炎，= perioothecosalpingitis.
per·i·o·o·the·ci·tis ［pèriòuəθi:sáitis］ 卵巣周囲炎，= perioophoritis.
per·i·o·o·the·co·sal·pin·gi·tis ［pèriòuəθi:kəsælpinʤáitis］ 卵巣卵管周囲炎，= perioophorosalpingitis.
per·i·op·er·a·tive ［pèriápərətiv］ 周術期の〔医学〕，手術時の，= paraoperative.
per·i·oph·thal·mia ［pèriɑfθǽlmiə］ 眼周囲炎，

P

= periophthalmitis.
per·i·oph·thal·mic [pèriɑfθǽlmik] 眼周囲の, = periocular.
per·i·oph·thal·mi·tis [pèriɑ̀fθælmáitis] 眼周囲炎 [医学], = periophthalmia.
per·i·ople [périɑpl] 馬蹄角皮(蹄の表面を保護するため馬蹄周囲輪から分泌される角質組織の外層). 形 perioplic.
perioplic band 蹄冠表皮縁帯.
per·i·op·tom·e·try [pèriɑptɑ́mitri] 視野測定.
per·i·o·ral [pèriɔ́:rəl] 口周囲の, = circumoral, peristomatous.
p. chloasma 口周肝斑 [医学].
p. dermatitis 口囲皮膚炎, 酒皶様皮膚炎.
p. pathway 口周囲の経路.
per·i·or·bit [pèriɔ́:bit] 眼窩骨膜 [医学], = periorbita.
per·i·or·bi·ta [pèriɔ́:bitə] [L/TA]眼窩骨膜, = periorbita [TA].
per·i·or·bi·tal [pèriɔ́:bitəl] 眼窩骨膜の, 眼窩周囲の.
p. cellulitis 眼窩周囲蜂巣炎, = preseptal cellulitis.
p. membrane 眼窩骨膜.
per·i·or·bi·tis [pèriɔ:báitis] 眼窩骨膜炎, = periorbititis.
per·i·or·bi·ti·tis [pèriɔ̀:bitáitis] 眼窩骨膜炎, = orbital periostitis.
per·i·or·chi·tis [pèriɔ:káitis] 精巣(睾丸)周囲炎 [医学].
per·i·or·chi·um [pèriɔ́:kiəm] 精巣(睾丸)周囲膜.
per·i·ost [périəst] 骨膜, = periosteum.
per·i·os·te·al [pèriɑ́stiəl] 骨膜の [医学].
p. abscess 骨膜膿瘍 [医学].
p. bone 骨膜〔性〕骨.
p. collar 骨膜骨輪(早期骨発育においてみられる骨幹周囲の海綿状骨の輪).
p. cyst 骨膜性嚢胞 [医学], = radicular cyst.
p. elevator 骨膜剥離子 [医学], 骨膜起子, 骨膜剥離器, = raspatory.
p. flap 骨膜弁 [医学].
p. ganglion 骨膜結節腫, タンパク性骨膜炎.
p. graft 骨膜移植 [医学].
p. implantation 骨膜移植〔術〕.
p. lamella 骨膜層板, = peripheral lamella.
p. layer 骨膜層 [医学].
p. layer of dura mater 脳硬膜の骨膜層.
p. osteosarcoma 骨膜性骨肉腫 [医学].
p. proliferation 骨膜性増殖 [医学].
p. reflex 骨膜反射 [医学] (足または前腕の骨を軽打すると起こる筋収縮で脊髄側索疾患で亢進する), = bone reflex.
p. retractor 骨膜牽引子 [医学].
p. sarcoma 骨膜性肉腫 [医学].
p. sleeve 骨膜スリーブ.
p. spindle-cell sarcoma 骨膜性紡錘細胞肉腫.
p. thickening 骨膜肥厚 [医学].
per·i·os·te·i·tis [pèriɑ̀stiáitis] 骨膜炎, = periostitis.
p. gummosa necroticans 壊死性ゴム腫性骨膜炎.
p. hyperplastica 増殖性骨膜炎.
p. hypertrophicans generalisata (肥大性肺性骨関節症), = hypertrophic pulmonary osteoarthropathy.
p. orbitae 眼窩骨膜炎.
per·i·os·te·o·ma [pèriɑ̀stióumə] 骨膜腫 [医学], = periostoma.
per·i·os·te·o·med·ul·li·tis [pèriɑ̀stioumèdjuláitis] 骨全体の炎症, = periosteomyelitis.
per·i·os·te·o·my·e·li·tis [pèriɑ̀stioumàiəláitis] 骨膜骨髄炎 [医学], = periosteomedullitis.
per·i·os·te·o·phyte [pèriɑ́stiəfait] 骨膜腫瘍 [医学], 骨膜新生物.
periosteoplastic amputation 骨膜形成性切断.
per·i·os·te·o·plas·ty [pèriɑ́stiəplæ̀sti] 骨膜形成術 [医学].
per·i·os·te·or·rha·phy [pèriɑ̀stiɑ́rəfi] 骨膜縫合術 [医学].
per·i·os·te·o·sis [pèriɑ̀stióusis] 骨膜腫症.
per·i·os·te·o·tome [pèriɑ́stiətoum] 骨膜刀 [医学], 骨膜切開器.
per·i·os·te·ot·o·my [pèriɑ̀stiɑ́təmi] 骨膜切開術 [医学], = periostotomy.
per·i·os·te·ous [pèriɑ́stiəs] 骨膜の, = periosteal.
per·i·os·te·um [pèriɑ́stiəm] [L/TA] 骨膜(関節軟骨を除く骨組織の全表面をおおう線維膜で, 骨形成性の内層と神経および血管を包含する結合織層との2層からなる), = periosteum [TA]. 複 periostea. 形 periosteal, periosteous.
p. alveola 歯根膜, = periodontium, periodontal membrane, periodontal ligament, pericementum.
p. cranii 頭蓋骨膜, = pericranium.
p. elevator 骨膜起子, 骨膜剥離器.
p. externum cranii [L/TA] 頭蓋骨膜*, = pericranium [TA].
per·i·os·ti·tis [pèriɑstáitis] 骨膜炎 [医学] (骨膜の急性・慢性炎症, 発熱, 骨の腫脹, 疼痛をきたす).
p. alveolaris 歯槽骨膜炎.
per·i·os·to·ma [pèriɑstóumə] 骨膜腫, = periosteoma.
per·i·os·tome [pèriɑ́stoum] 骨膜刀.
per·i·os·to·sis [pèriɑstóusis] 周骨症, = periosteosis. 複 periostoses.
per·i·os·tos·te·i·tis [pèriɑstɑ̀stiáitis] 骨膜骨炎 [医学].
per·i·os·to·tome [pèriɑ́stətoum] 骨膜切開器, = periosteotome.
per·i·os·tot·o·my [pèriɑstɑ́təmi] 骨膜切開術, = periosteotomy.
per·i·os·tra·cum [pèriɑ́strəkəm] 外殻層.
per·i·ot·ic [pèriɑ́tik] 耳周囲の.
p. capsule 耳周囲嚢(内耳を囲む構造).
p. cartilage 耳周囲軟骨(胎児の軟骨性頭蓋の上面両側にある卵円形の塊).
p. wall 耳胞壁 [医学].
per·i·o·va·ri·al [pèriouvέəriəl] 卵巣周囲の.
per·i·o·va·ri·tis [pèriòuvəráitis] 卵巣周囲炎.
per·i·o·vu·lar [pèrióuvjulər] 卵子周囲の.
per·i·pach·y·men·in·gi·tis [pèripæ̀kimènindʒáitis] 硬〔髄〕膜周囲炎.
per·i·pan·cre·at·ic [pèripæ̀ŋkriǽtik] 膵周囲の.
p. abscess 膵周囲膿瘍 [医学].
per·i·pan·cre·a·ti·tis [pèripæ̀ŋkriətáitis] 膵周囲炎 [医学].
per·i·pap·il·lary [pèripǽpiləri] 乳頭周囲の [医学].
p. carcinoma 十二指腸乳頭周囲癌 [医学].
p. tumor 乳頭周囲腫瘍 [医学].
per·i·par·a·me·tri·tis [pèripæ̀rəmi:tráitis] 子宮傍〔結合〕組織周囲炎.
per·i·pa·tet·ic [pèripətétik] 逍遙的な.
peripeduncular nucleus [TA] 小脳脚周囲核*, = nucleus peduncularis [L/TA], 大脳脚周囲核*, = nucleus peripeduncularis [L/TA].
peripelvic cyst 腎盂周囲嚢胞 [医学].
per·i·pe·ni·al [pèripí:niəl] 陰茎周囲の.
per·i·per·i·car·di·tis [pèripèrikɑ:dáitis] 心外膜周囲炎.

P

per·i·pha·ci·tis [pèrifəsáitis] 水晶体嚢周囲炎, = periphakitis.
per·i·pha·kus [pèriféikəs] 水晶体嚢.
per·i·pha·ryn·ge·al [pèrifərínʤiəl] 咽頭周囲の.
p. space [TA] 咽頭周囲隙, = spatium peripharyngeum [L/TA].
pe·riph·er·ad [pəríferæd] 末梢方向へ.
pe·riph·e·ral [pərífərəl] [TA] 辺縁, 末梢, = peripheralis [L/TA], periphericus [L/TA].
p. airway 末梢気道.
p. aneurysm 末梢部動脈瘤.
p. angiography 末梢血管造影〔医学〕.
p. annular infiltration 角膜周囲浸潤, = ring abscess.
p. anosmia 末梢性無嗅覚症〔医学〕(嗅覚神経末梢病変).
p. arterial embolism 末梢動脈塞栓症〔医学〕.
p. artery disease (PAD) 末梢動脈疾患.
p. autonomic plexuses and ganglia [TA] 末梢の自律神経叢と神経節*, = plexus viscerales et ganglia [L/TA].
p. blood 末梢血〔医学〕.
p. blood lymphocyte (PBL) 末梢血リンパ球.
p. blood mononuclear cell (PBMC) 末梢血単核細胞.
p. blood stem cell transplantation (PBSCT) 末梢血幹細胞移植〔術〕(悪性リンパ腫, 白血病や種々の癌腫の治療法の一つ. あらかじめ末梢血液中の造血幹細胞を採取しておき, 強力な抗腫瘍療法を行った後にこの細胞を再輸注して治療の副作用である血球減少を防ぐ方法).
p. body 周辺体〔医学〕.
p. cataract 辺縁性白内障.
p. chemoreceptor 末梢性化学受容体〔医学〕.
p. chromatin 周辺染色質.
p. chromatin granule 周辺染色質顆粒.
p. circulation 末梢循環〔医学〕.
p. circulatory disturbance 末梢〔血液〕循環障害〔医学〕, 末梢循環調節障害.
p. circulatory insufficiency 末梢循環不全〔医学〕.
p. compartment 末梢区画〔医学〕.
p. dissociation 末梢性感覚解離(多発性神経炎における).
p. dysosmia 末梢性嗅覚障害〔医学〕.
p. embolism 末梢動脈塞栓症〔医学〕.
p. epilepsy 末梢性てんかん, = reflex epilepsy.
p. equipment 周辺装置〔医学〕.
p. facial paralysis 末梢性顔面〔神経〕麻痺.
p. glare 末梢性眩輝(物体の像が中心窩を外れて落ちるもの).
p. glioma 末梢〔神経〕膠腫〔医学〕, = schwannoma.
p. hematoma 〔火傷〕辺縁血腫〔医学〕.
p. iridectomy 周辺虹彩切除〔術〕〔医学〕.
p. layer 末梢層(大脳皮質の分子層の外部).
p. lesion 末梢性病変.
p. lymphoid organ 末梢リンパ〔様〕器官, 末梢リンパ系器官〔医学〕.
p. lymphoid tissue 末梢リンパ組織(成熟TおよびB細胞から構成される組織で, 各種の免疫反応の場となる. リンパ節, 脾臓, 扁桃, 消化器および気管関連リンパ節, パイエル板など).
p. motor neuron 末梢運動ニューロン(反射弓において介在ニューロンから受ける興奮を末梢筋肉へ伝えるもの).
p. muscle fatigue 末梢性筋疲労〔医学〕.
p. necrosis 周辺部壊死〔医学〕.
p. nerve 末梢神経.
p. nerve block 末梢神経ブロック〔医学〕.
p. nerve disease 末梢神経疾患〔医学〕.
p. nerve neoplasm 末梢神経新生物〔医学〕.
p. nerve stimulator 末梢神経刺激装置〔医学〕.
p. nerve tumor 末梢神経腫瘍〔医学〕.
p. nervous system [TA] 末梢神経系*, = pars peripherica [L/TA], systema nervosum periphericum [L/TA].
p. neuralgia 末梢神経痛.
p. neurectomy 末梢神経切断〔術〕〔医学〕.
p. neuritis 末梢神経炎〔医学〕.
p. neuropathy 末梢神経障害, 末梢神経疾患, = peripheral nerve disorder.
p. obesity 末端部肥満〔医学〕.
p. paralysis 末梢神経麻痺〔医学〕, 末梢性麻痺(下位運動ニューロンの障害によるもの).
p. paraplegia 末梢神経性対麻痺〔医学〕.
p. part 末梢部.
p. part of nervous system 末梢神経系, = peripheral nervous system.
p. proteins 周辺タンパク質.
p. resistance (PR) 末梢抵抗〔医学〕(末梢血管, とくに毛細血管に血液循環が抑制されること).
p. scotoma 周辺暗点〔医学〕.
p. sensitization 末梢〔性〕感作〔医学〕(局部に限局して免疫応答を誘導すること).
p. sensory neuron 末梢感覚ニューロン(末梢反射弓における第1ニューロンで, 細胞体は中枢外にあるが, 線維は中枢に入る), = protoneuron.
p. smear 末梢血塗抹標本〔医学〕.
p. T cell lymphoma 末梢T細胞性リンパ腫.
p. T cell lymphoma, unspecified 〔不特定〕末梢T細胞リンパ腫.
p. tabes 末梢性脊髄癆, = pseudotabes.
p. temperature 末梢温度.
p. tolerance 末梢性トレランス〔医学〕, 末梢性〔免疫〕寛容(特定の抗原に対して個体全体としては寛容状態にあるが, 反応するクローンは存在すること. アネルギーなどによる).
p. vascular disease (PVD) 末梢血管疾患〔医学〕.
p. vascular resistance (PVR) 末梢血管抵抗.
p. vasoconstriction 末梢血管収縮.
p. vasodilation 末梢血管拡張〔医学〕.
p. vertigo 末梢性めまい〔医学〕, 非中枢性めまい.
p. vessel 末梢血管〔医学〕.
p. vision 周辺視〔覚〕, 中心外視, = indirect vision.
p. wall 周壁〔医学〕.
p. zone 辺縁帯〔医学〕, 周辺部, 周辺帯(前立腺の).
pe·riph·e·ra·lis [pərìfəréilis] [L/TA] 辺縁, 末梢, = peripheral [TA].
pe·riph·er·a·phose [pərífərəfous] 末梢性黒点自覚症, 末梢性暗黒感.
per·i·phe·ria [pèrifí:riə] ① 末梢. ② 周囲. 形 peripheric.
p. fronto-occipitalis 前後径周囲(頭囲), = head circumference.
p. mento-occipitalis 大斜径周囲.
p. suboccipito-bregmatica 小斜径周囲.
per·i·pher·ic [pèriférik] ① 周辺の〔医学〕. ② 末梢〔性〕の〔医学〕, = peripheral.
per·i·pher·i·cus [pèriférikəs] [L/TA] 辺縁, 末梢, = peripheral [TA].
per·i·pher·mine [pèrifə́:min, pərífə:–] ペリフェルミン ㊥ 4-*o*-tolylazo-*o*-diacetotoluide(肉芽発生促進薬).
pe·riph·e·ro·cen·tral [pərìfərəséntrəl] 末梢中枢の.
pe·riph·e·ro·cep·tor [pərìfərəséptər] 末梢受容

P

器.
pe·riph·e·ro·gen·ic [pərìfərədʒénik] 末梢原性の.
pe·riph·e·ro·mit·tor [pərìfərəmítər] 末梢伝達器.
pe·riph·e·ro·neu·ral [pərìfərounjú:rəl] 末梢神経の.
pe·riph·e·ro·phose [pərìferəfous] 末梢性光点自覚症.
pe·riph·e·ry [pərífəri] ① 末梢. ② 周囲, 周辺〔医学〕. 形 peripheral.
p. resonance 周辺共鳴〔医学〕.
per·i·phle·bi·tic [pèriflébitik] 静脈周囲炎〔性〕の.
per·i·phle·bi·tis [pèriflibáitis] 静脈周囲炎〔医学〕. 形 periphlebitic.
p. retinalis tuberculosa 結核性網膜静脈周囲炎.
p. syphilitica 梅毒性静脈周囲炎.
per·i·pho·ria [pèrifɔ́:riə] 回転斜位, = cyclophoria.
per·i·phras·tic [pèrifræ̀stik] 婉曲的言葉を用いる, 遠回しの, 回りくどい.
per·i·phre·ni·tis [pèrifrináitis] 横隔膜周囲炎.
Per·i·pla·ne·ta [pèripləní:tə] ゴキブリ属(ゴキブリ科の一属. 多くの疾病をヒトに媒介する).
P. americana ワモンゴキブリ, = American cockroach.
P. australasiae コワモンゴキブリ, = Australian cockroach.
P. brunnea トビイロゴキブリ.
P. fuliginosa クロゴキブリ, = smokybrown cockroach.
per·i·plasm [périplæzəm] ペリプラスム〔間隙〕(グラム陰性菌の外膜と細胞膜にはさまれた空間), = periplasmic space.
periplasmic space ペリプラスム間隙.
per·i·plast [périplæst] 外質(原生動物の鞭毛虫類にみられる薄膜物質), = periplasm, periblast. 形 periplastic.
per·i·pleural [pèriplú:rəl] 胸膜周囲の.
p. abscess 胸膜周囲膿瘍〔医学〕.
per·i·pleu·ri·tis [pèriplu:ráitis] 胸膜周囲炎〔医学〕.
per·i·plo·ca [pèriplóukə] ペリプロカ(南ヨーロッパ産 *Periploca graeca* の樹皮茎幹で, 強心薬として用いられる).
pe·rip·lo·cin [períplәsin] ペリプロシン $C_{36}H_{56}O_{13}$ (*Periploca graeca* に存在する無形性配糖体で, 強心作用および遅脈作用を呈する).
per·i·plog·e·nin [pèriplάdʒənin] ペリプロゲニン $C_{23}H_{34}O_5$ (アグリコーンステロール誘導体).
per·i·pneu·mo·nia [pèrinju:móuniə] 肺胸膜炎, = peripneumonitis. 形 peripneumonic.
p. notha 肺充血.
per·i·pneu·stic [pèrinjú:stik] 側気門式の(昆虫の幼虫における).
per·i·po·dal [pèripóudəl] 囲芽の.
per·i·po·lar [pèripóulər] 極周囲の.
p. cell 周血管極細胞.
p. zone 極帯周囲.
per·i·po·le·sis [pèripoulí:sis] ペリポレーシス(ある種の細胞がほかの細胞周囲に移動すること. リンパ組織内でマクロファージの周囲にリンパ球が集積すること).
per·i·po·ri·tis [pèripɔ:ráitis] 汗孔周囲炎.
p. staphylogenes ブドウ球菌性汗孔炎.
per·i·por·tal [pèripɔ́:təl] 門脈周囲の, = peripylic.
p. carcinoma 門脈周囲癌.
p. cirrhosis 門脈〔周囲〕性肝硬変.
p. space of Mall マル門脈周囲腔.
per·i·proct [périprakt] 肛門囲(頂板系ともいう), = peripygium.
per·i·proc·tal [pèripráktəl] 肛門周囲〔医学〕.
per·i·proc·tic [pèripráktik] 肛門周囲の.
p. abscess 肛門周囲膿瘍.
per·i·proc·ti·tis [pèripraktáitis] 肛門周囲炎〔医学〕.
per·i·pros·tat·ic [pèriprastǽtik] 前立腺周囲の.
per·i·pros·ta·ti·tis [pèripràstətáitis] 前立腺周囲炎〔医学〕.
per·i·py·e·ma [pèripaií:mə] 周囲性蓄膿.
per·i·py·gi·um [pèripáidʒiəm] 頂板系(肛門囲), = periproct.
per·i·py·le·phle·bi·tis [pèripàiliflibáitis] 門脈周囲炎.
per·i·py·lic [pèripáilik] 門脈周囲の, = periportal.
per·i·py·lor·ic [pèripailɔ́:rik] 幽門周囲の.
per·i·rad·i·cal [pèrirǽdikəl] 歯根周囲の.
per·i·rec·tal [pèriréktəl] 直腸周囲の.
p. abscess 直腸周囲膿瘍.
per·i·rec·ti·tis [pèrirektáitis] 直腸周囲炎〔医学〕.
per·i·renal [pèrirí:nəl] 腎周囲の〔医学〕.
p. abscess 腎周囲膿瘍〔医学〕.
p. cyst 腎周囲嚢胞〔医学〕.
p. fat capsule [TA]脂肪被膜, = capsula adiposa [L/TA].
p. insufflation 腎周囲ガス注入法.
p. pseudocyst 腎周囲偽性嚢胞.
p. space 腎周囲腔〔医学〕.
periretinal edema 漿液性中心網膜炎, = retinitis centralis serosa.
per·i·rhi·nal [pèriráinəl] 鼻周囲の.
per·i·rhi·zo·cla·sia [pèriràizoukléiziə] 歯根周囲崩壊.
per·i·sal·pin·gi·tis [pèrisæ̀lpindʒáitis] 卵管周囲炎〔医学〕.
per·i·sal·pin·go-ova·ri·tis [pèrisǽlpiŋgou ouvəráitis] 卵管卵巣周囲炎, = perioophorosalpingitis.
per·i·sal·pinx [pèrisǽlpiŋks] 卵管外膜〔医学〕.
per·i·scope [périskoup] 潜望鏡, 展望鏡.
per·i·scop·ic [pèriskápik] 周辺視性の.
p. lens 均等屈折レンズ〔医学〕(凹凸レンズまたは両凹面レンズ), = meniscus lens.
p. spectacles 凹凸眼鏡.
pe·ris·co·py [pərískəpi] 周辺視〔医学〕.
per·i·se·ro·ti·ni·tis [pèrisiròutináitis] 智歯周炎.
p. inferior 下顎智歯周炎.
p. serosa 漿液性智歯周炎.
p. superior 上顎智歯周炎.
per·i·si·a·lo·do·chi·tis [pèrisàiəlòudəkáitis] 唾液管周囲炎.
p. parotidea 耳下腺管(ステンソン管)周囲炎.
per·i·sig·moi·di·tis [pèrisìgmɔidáitis] S状結腸周囲炎〔医学〕.
per·i·sin·u·i·tis [pèrisìnjuáitis] 洞周囲炎.
per·i·sin·u·ous [pèrisínjuəs] 洞周囲の.
per·i·sin·u·si·tis [pèrisìnjusáitis] 洞周囲炎(特に脳静脈洞の).
perisinusoidal space 類洞周囲腔.
per·i·sperm [périspə:m] 外乳.
per·i·sper·ma·ti·tis [pèrispə̀:mətáitis] 滲出性精索炎(精索水瘤), = funicular hydrocele.
per·i·sphere [périsfiər] 星状体外圏(神経細胞の), = plasmosphere.
per·i·splanch·nic [pèrisplǽŋknik] 内臓周囲の.
per·i·splanch·ni·tis [pèrisplæŋknáitis] 内臓周囲炎.
per·i·splen·ic [pèrisplénik] 脾周囲の.
per·i·sple·ni·tis [pèrisplináitis] 脾周囲炎〔医学〕.
p. cartilaginea 軟骨様脾周囲炎(脾臓被膜が硬質

P

炎症を起こす状態), = hyalin capsulitis.

per·i·spon·dyl·ic [pèrispɑndílik] 脊椎周囲の, = perivertebral.

per·i·spon·dy·li·tis [pèrispɑ̀ndiláitis] 脊椎周囲炎〔医学〕.

pe·ris·sad [pərísæd] 奇価元素(窒素, 塩素のように原子価が奇数のもの).

pe·ris·so [pərísou] 奇数指(手または足の指が奇数のこと).

Pe·ris·so·dac·ty·la [pərìsədǽktilə] 奇蹄目(哺乳綱の一目で, ウマ, サイ, バクなど含む), = odd-toed ungulates.

pe·ris·so·dac·ty·lous [pərìsədǽktiləs] 奇数指の.

per·i·stal·sis [pèristǽlsis] 蠕動. 形 peristaltic.

per·i·stal·tic [pèristǽltik] 蠕動〔性〕〔医学〕.
- **p. deficiency** 蠕動低下〔医学〕.
- **p. hormone** 蠕動ホルモン, = hormonal.
- **p. jump** 蠕動欠損〔医学〕, かんぬき症状(胃潰瘍部の蠕動欠乏), = peristaltic rigidity.
- **p. restlessness** 胃蠕動不安〔医学〕.
- **p. rush** 直行蠕動〔医学〕.
- **p. unrest** 蠕動亢進.
- **p. wave** 蠕動波〔医学〕.

per·i·staph·y·line [pèristǽfilin] 口蓋垂周囲の.

per·i·staph·y·li·tis [pèristæ̀filáitis] 口蓋垂周囲炎.

pe·ris·ta·sis [pərístəsis] ① ペリスターシス(〔炎症初期〕血管神経性うっ血. Rickerの説によると, 炎症初期における血管収縮力の減少により前充血 prestasis を起こし, さらに赤色充血 rubrostasis から後充血 poststasis, postrubrostasis の順序で, 血管神経性収縮の結果が発現する), = peristatic hyperemia. ② 環境, = environment.

per·i·stat·ic [pèristǽtik] 血管神経性うっ血.
- **p. factor** 血管神経性うっ血因子.
- **p. hyperemia** 循環遅滞期充血, = peristasis.

pe·ris·to·le [perístəli:] 胃蠕動(食物を摂取した胃が消化作用を行うときの緊張をいう). 形 peristolic.

per·is·tom [péristəm] 歯(植物の).

pe·ris·to·ma [pərístəmə, pèristóumə] = peristome.

peristomal mesoderm 口周中胚葉〔医学〕.

per·i·sto·ma·tous [pèristɑ́mətəs] = perioral.

per·i·stome [péristoum] ① 口囲(口道, 囲口部, 口囲, 殻口縁などの総称). ② 口器, 囲口部(原虫の細胞口からの溝). 形 peristomal, peristomatous.

peristriate area 有線周野.

per·i·stru·mi·tis [pèristru:máitis] 甲状腺周囲炎.

per·i·stru·mous [pèristrú:məs] 甲状腺〔腫〕周囲の.

per·i·syn·o·vi·al [pèrisinɑ́viəl] 滑液膜周囲の.

per·i·syr·in·gi·tis chron·i·ca na·si [pèrisìrinʤáitis krɑ́nikə néisai] 鼻の慢性汗腺管周囲炎, = granulosis rubra nasi.

per·i·sys·to·le [pèrisístəli:] 心収縮後期(弛緩期と休止期). 形 perisystolic.

peritarsal network 眼瞼リンパ管網.

per·i·tar·si·tis [pèritɑ:sáitis] 瞼板周囲炎〔医学〕.

per·i·tec·tic [pèritéktik] 包晶, 包析晶.

per·i·tec·to·my [pèritéktəmi] 結膜輪状切除〔術〕(パンヌス療法).

per·i·ten·di·nea [pèritendíniə] 腱鞘(peritendineum の複数).

per·i·ten·din·e·um [pèritendíniəm] 腱周膜〔医学〕, 腱鞘. 複 peritendinea.

per·i·ten·di·ni·tis [pèritèndináitis] 腱周囲炎〔医学〕, 腱鞘炎〔医学〕, = peritenonitis, peritenontitis.
- **p. Achillie** アキレス腱周囲炎(スポーツなどで過度に足関節運動をすることにより, アキレス腱周囲組織 paratenon に生じる非感染性炎症のこと).
- **p. calcarea** 石灰化性腱周囲炎.
- **p. crepitans** 軋音性腱周囲炎.
- **p. serosa** 漿液性腱周囲炎, = ganglion.

per·i·te·non [pèrití:nən] 腱鞘〔医学〕.

per·i·ten·o·ne·um [pèritènəní:əm] 腱鞘.

per·i·ten·o·ni·tis [pèritènənáitis] 腱鞘炎〔医学〕, = peritenontitis, peritendinitis.

per·i·ten·on·ti·tis [pèritènəntáitis] 腱鞘炎, = peritendinitis.

per·i·the·ca [pèriθí:kə] 周莢.

per·i·the·ci·um [pèriθí:siəm] 子嚢殻〔医学〕. 複 perithecia.

perithelial cell 外被細胞, 周皮細胞, = adventitial cell.

per·i·the·li·o·cyte [pèriθí:liəsait] 周皮細胞, = pericyte.

per·i·the·li·o·ma [pèriθì:lióumə] 周皮細胞腫〔医学〕(血管周皮細胞 perithelium に由来する悪性腫瘍で, 多発性またはびまん性のもの).

per·i·the·li·um [pèriθí:liəm] ① 被子器(子嚢果が閉鎖して小孔のあるもの). ② 周皮細胞(血管の外膜をなす細胞層), = Eberth perithelium, adventitial cell. 複 perithelia. 形 perithelial.

per·i·tho·rac·ic [pèriθɔ:rǽsik] 胸腔周囲の, 胸囲の.

perithral cell 外周細胞(血管を囲んで存在する形質細胞).

per·i·thy·re·oi·di·tis [pèriθàiriɔidáitis] 甲状腺周囲炎, = perithyroiditis.

per·i·thy·roi·di·tis [pèriθàirɔidáitis] 甲状腺周囲炎〔医学〕.

pe·rit·o·mist [pərítəmist] 包皮切開〔術〕者.

pe·rit·o·my [pərítəmi] 角膜周囲切開術, 包皮周囲切除術.

per·i·to·ne·al [pèritouní:əl] 腹膜の.
- **p. adhesion** 腹膜癒着〔医学〕.
- **p. attachments of liver** [TA] 肝間膜, = ligamenta hepatis [L/TA].
- **p. autoplasty** 腹膜同体形成術.
- **p. button** 腹膜ボタン(腹腔内の漏出液の排泄に用いる).
- **p. canal** 腹腔管(鞘状突起), = vaginal process.
- **p. carcinomatosis** 腹膜癌症.
- **p. cavity** [TA] 腹膜腔, = cavitas peritonealis [L/TA].
- **p. dialysis (PD)** 腹膜透析〔法〕〔医学〕(末期腎不全の治療法の一つで, 腹膜を介して血液中の溶質を拡散により透析する), = peritoneal lavage.
- **p. disease** 腹膜疾患〔医学〕.
- **p. exudate cell (PEC)** 腹腔滲出細胞〔医学〕.
- **p. exudate lymphocyte** 腹腔滲出リンパ球.
- **p. fluid** 腹腔液〔医学〕.
- **p. fossae** 腹膜陥凹.
- **p. insufflation** 腹腔内送気.
- **p. irritation sign** 腹膜刺激症状〔医学〕.
- **p. lavage** 腹膜潅流〔医学〕, 腹腔洗浄.
- **p. loose body** 腹腔内遊離体, 腹膜ネズミ.
- **p. macrophage** 腹腔マクロファージ〔医学〕(腹腔内のマクロファージ).
- **p. macrophage disappearance reaction** 腹腔マクロファージ消失試験, = macrophage disappearance reaction.
- **p. mesothelioma** 腹膜中皮腫〔医学〕.
- **p. neoplasm** 腹膜新生物(腫瘍)〔医学〕.
- **p. pregnancy** 腹膜妊娠〔医学〕.
- **p. pseudotubercle** 腹膜偽結核結節.
- **p. sac** 腹膜嚢.
- **p. transfusion** 腹腔内輸血〔医学〕, 腹腔内輸液.

P

p. tumor 腹膜腫瘍.
per·i·to·ne·al·gia [pèritouni:ælʤiə] 腹膜痛[医学].
per·i·to·ne·al·i·za·tion [pèritounì:əlaizéiʃən] 腹膜化[医学], 腹膜被覆.
per·i·to·ne·al·ize [pèritouní:əlaiz] 腹膜でおおう.
peritoneo– [peritouni:ou, –i:ə] 腹膜を意味する接頭語.
per·i·to·ne·o·cen·te·sis [pèritounì:ousentí:sis] 腹膜穿刺[医学].
per·i·to·ne·oc·ly·sis [pèritouniáklisis, –ni:əkláis–] 腹腔内灌注法.
per·i·to·ne·og·ra·phy [pèritouniágrəfi] 腹腔造影術, 腹腔撮影[医学].
per·i·to·ne·o·mus·cu·lar [pèritounì:əmʌ́skjulər] 腹膜筋肉の.
per·i·to·ne·op·a·thy [pèritouniápəθi] 腹膜病, 腹膜障害.
per·i·to·ne·o·per·i·car·di·al [pèritounì:əpèrikà:diəl] 腹膜心膜の.
per·i·to·ne·o·pexy [pèritóuniəpèksi, –touní:ə–] 腹膜固定術.
per·i·to·ne·o·plas·ty [pèritóuniəplæsti, –touní:ə–] 腹膜形成術.
per·i·to·ne·o·scope [pèritóuniəskòup, –touní:ə–] 腹腔鏡[医学], = laparoscope.
per·i·to·ne·os·co·py [pèritòuniáskəpi] 腹腔鏡検査法, = laparoscopy.
per·i·to·ne·o·tome [pèritouní:ətoum] (脊髄後根の輸入神経の分布する腹膜の一域).
per·i·to·ne·ot·o·my [pèritòuniátəmi] 腹膜切開術, 開腹術.
peritoneovenous shunt 腹腔・静脈短絡術[医学].
per·i·to·ne·um [pèritouní:əm] [L/TA] 腹膜(内臓腹膜 visceral p. と体壁腹膜 parietal p. との2つに大別される), = peritoneum [TA]. 複 peritonea. 形 peritoneal.
p. parietale [L/TA] 壁側腹膜, = parietal peritoneum [TA].
p. urogenitale [L/TA] 尿生殖隔膜, = urogenital peritoneum [TA].
p. viscerale [L/TA] 臓側腹膜, = visceral peritoneum [TA].
per·i·to·nism [péritənizəm] 腹膜症, 腹膜炎様ショック(腹膜の炎症を伴わないが, その症状を呈するショック).
per·i·to·ni·tis [pèritounáitis] 腹膜炎[医学]. 形 peritonitic.
p. arenosa 砂状腹膜炎(砂状小結節を形成する虫垂炎, または卵巣嚢腫からの移植性転移巣が破壊を起こす状態).
p. carcinomatosa 癌性腹膜炎[医学].
p. chronica fibrosa encapsulans 被包線維性慢性腹膜炎(線維組織が硝子状変性を起こして腸外膜に白色の被膜が生ずる疾病), = iced intestine, Zuckergussdarm.
p. deformans 変形性腹膜炎.
p. gelatinosa 膠質性腹膜炎(Virchow), = peritonitis myxomatosa.
p. myxomatosa 膠質性腹膜炎, = peritonitis gelatinosa.
p. obliterans deformans 奇形閉塞性腹膜炎.
p. septica puerperalis 産褥敗血症性腹膜炎.
per·i·to·ni·za·tion [pèritounizéiʃən] 腹膜被覆術. 動 peritonize, peritonealize.
per·i·ton·sil·lar [pèritánsilər] 扁桃周囲の.
p. abscess 扁桃〔腺〕周囲膿瘍[医学], = quinsy.
p. space 扁桃周囲腔[医学].
per·i·ton·sil·li·tis [pèritànsiláitis] 扁桃周囲炎[医学].
p. abscedens anterior 扁桃前周囲膿瘍.
p. abscedens linguae 舌扁桃周囲膿瘍.
p. abscedens posterior 扁桃後周囲膿瘍.
p. acuta 急性扁桃周囲炎.
p. linguae 舌扁桃周囲炎.
per·i·tra·che·al [pèritréikiəl] 気管周囲〔の〕[医学].
p. glands 気管周腺.
per·i·tra·che·i·tis [pèritrèikiáitis] 気管周囲炎[医学].
per·i·trate [péritreit] ペリトレート, = pentaerythrityl tetranitrite (PETN).
per·i·tre·ma [pèritrí:mə] 周気管, 角皮管(寄生虫蟎上科の気門が第3～4歩脚間の側方に開口するまで通ずる管).
peri·trich [péritrìk] ① 周毛菌. ② 周毛類(周毛亜綱に属する繊毛虫を指す).
pe·rit·ri·chal [pərítrikəl] 周毛〔性〕の, = peritrichous.
Per·i·trich·ia [pèritríkiə] 周毛亜綱, 縁毛亜綱(繊毛虫門).
per·i·trich·ic [pèritríkik] 周毛〔性〕の[医学].
pe·rit·ri·chous [pərítrikəs] 菌体から鞭毛の突出する, 周毛〔性〕の[医学], = peritrichal, peritrichate, peritrichial.
peritrigeminal nucleus [TA] 三叉神経周囲核*, = nucleus peritrigeminalis [L/TA].
per·i·tro·chan·ter·ic [pèritroukæntérik] 転子周囲の.
per·i·troph·ic mem·brane [pèritráfik mémbrein] 栄養囲膜(昆虫の中腸における腸の内容を包んだ薄膜).
per·i·trun·cal [pèritrʌ́ŋkəl] 管周囲の(脈管と気管周囲を総称していう).
p. carcinoma of lung 肺臓の脈管周囲癌.
per·i·tu·bal [pèritjú:bəl] 耳管周囲の.
p. cell 耳管周囲蜂巣.
p. hematocele 卵管周囲血腫[医学].
per·i·tu·ber·cu·lo·sis [pèritjubə̀:kjulóusis] ペリ結核〔症〕, = paratuberculosis.
per·i·tu·bu·lar [pèritjú:bjulər] 管周の, 尿細管周囲の.
p. capillary (PTC) 尿細管周囲毛細血管[医学], 傍尿細管毛細血管.
p. contractile cell 周細管性収縮細胞, 筋様細胞.
p. zone 管周ぞうげ質.
per·i·typh·lic [pèritíflik] 盲腸周囲の.
p. abscess 盲腸周囲膿瘍[医学].
perityphlitic abscess 盲腸周囲膿瘍(虫垂, 盲腸部の).
per·i·typh·li·tis [pèritifláitis] 盲腸周囲炎, = pericecitis.
per·i·um·bil·i·cal [pèriʌmbílikəl] 臍周囲の[医学].
per·i·un·gual [pèriʌ́ŋgjuəl] 爪周囲の[医学].
p. erythema 爪囲紅斑(全身性エリテマトーデスに特徴的な爪廓部の潮紅).
p. fibroma 爪囲線維腫[医学](ケネン腫瘍).
per·i·u·re·ter·al [pèrijurí:trəl] 尿管周囲の, = periureteric.
p. abscess 尿管周囲膿瘍.
p. fibrosis 尿管周囲線維症[医学].
p. notch 尿管周囲切痕[医学].
per·i·u·re·ter·ic [pèrijùritérik] 尿管周囲の.
per·i·u·re·ter·i·tis [pèrijurì:təráitis] 尿管周囲炎[医学].
per·i·u·re·thral [pèrijurí:θrəl] 尿道周囲の.
p. abscess 尿道周囲膿瘍[医学].
p. gland zone [TA] 尿道周囲腺帯*, = zona glan-

P

dularum periurethralium [L/TA].

per·i·u·re·thri·tis [pèrijù:riθráitis] 尿道周囲炎［医学］.

per·i·u·ter·ine [pèrijú:tәri:n] 子宮周囲の.

per·i·u·vu·lar [pèrijú:vjulәr] 口蓋垂周囲の.

per·i·vag·i·nal [pèrivǽʤinәl] 腟周囲の.

per·i·vag·i·ni·tis [pèrivæʤináitis] 腟周囲炎［医学］, = pericolpitis.

per·i·vas·cu·lar [pèrivǽskjulәr] 血管周囲の.

p. bleeding 血管周囲出血［医学］.

p. canal 血管周囲〔リンパ〕管.

p. cell 血管周囲細胞.

p. cuffing 血管周囲細胞浸潤［医学］.

p. edema 血管周囲浮腫［医学］.

p. fibrous capsule [TA]〔血管周囲〕線維鞘, = capsula fibrosa perivascularis [L/TA].

p. gliosis 血管周囲性神経膠症.

p. goiter 血管周囲甲状腺腫.

p. nerve fiber 血管周囲神経線維［医学］.

p. nervous plexus 血管周囲神経叢［医学］.

p. plexus 血管周囲神経叢.

p. pseudorosette 血管周囲性偽ロゼット.

p. space 血管周囲隙(脳実質の血管外膜と柔膜限界膜との間隙で，内皮細胞により包まれ，クモ膜下腔と交通する), = space of Virchow-Robin.

per·i·vas·cu·li·tis [pèrivæskjuláitis] 血管周囲炎［医学］.

per·i·ve·nous [pèriví:nәs] 静脈周囲の.

pe·ri·ven·tri·cu·lar [pèriventríkjulәr] 室周囲の.

p. epilepsy 脳室周囲性てんかん.

p. fiber 心室周囲線維，室周線維［医学］.

p. fibres [TA] 脳室周囲線維*, = fibrae periventriculares [L/TA].

p. hemorrhage 脳室周囲出血［医学］.

p. leukomalacia (PVL) 脳室周囲白質軟化〔症〕.

p. lucency 脳室周囲低吸収〔域〕［医学］, 周脳室壁透明度.

p. nucleus [TA] 脳室周囲核*, = nucleus periventricularis [L/TA].

p. preoptic nucleus [TA] 脳室周囲前視索核*, = nucleus preopticus periventricularis [L/TA].

p. substance 脳室周囲物質(第三脳室の上衣層の周囲にある細胞群).

p. zone [TA] 脳室周囲帯*, = zona periventricularis [L/TA].

per·i·ver·te·bral [pèrivә́:tibrәl] 脊椎周囲の.

per·i·ves·i·cal [pèrivésikәl] 膀胱周囲の［医学］, = pericystic.

p. abscess 膀胱周囲膿瘍［医学］.

per·i·ve·sic·u·lar [pèrivesíkjulәr] 精嚢周囲の.

per·i·ve·sic·u·li·tis [pèrivәsìkjuláitis] 精嚢周囲炎［医学］.

per·i·vis·cer·al [pèrivísәrәl] 内臓周囲の.

p. cavity 内臓周囲腔.

per·i·vis·cer·i·tis [pèrivìsәráitis] 内臓周囲炎, = polyserositis.

per·i·vi·tel·line [pèrivaitélin] 卵黄周囲の.

p. space 卵黄周囲膜(哺乳類の卵子において，卵子と透明帯との間隙で，極体がその中へ移行する部分), 卵黄周囲腔.

per·i·xe·ni·tis [pèrizináitis] 異物周囲炎, = perialienitis.

per·ker·a·to·sis [pә̀:kerәtóusis] 角化亢進症(ウシのウイルス病で，角層の増殖する疾患), = hyperkeratosis, X disease.

Perkin, Sir W. H. [pә́:kin] パーキン(1838-1907, イギリスの有機化学者．石炭の廃物のタールを原料として，絹を紫色に染める染料を見出しモーブと名付けて製品化した).

per·kin·ism [pә́:kinizәm] パーキンス療法［医学］(Perkins, Elisha が始めた磁力と魔力をもつ金属を用いるいんちき療法).

Perkins, Elisha [pә́:kins] パーキンス(1741-1799, アメリカの医師).

P. tractors パーキンス牽引棒(金属棒を用いて，炎症部から病巣を引き出すための用具で，その療法を perkinism, perkinsism と呼ぶ).

Per·kin·si·da [pә:kínsidә] パーキンサス目(アピコンプレックス門，原虫).

perle [pә́:l] 真珠型の医薬カプセル.

per·le·can [pә́:likәn] パーリカン(基底膜や細胞周囲に存在する主要なプロテオグリカンで，細胞外に分泌されるタンパク質).

per·lèche [pә:léʃ] [F] 口角びらん(糜爛)症，口角瘡(リボフラビン欠乏症の一症状), = angulus vitiosus.

Perles, Max [pә́:lәs] ペルレス(1843-1881, ドイツの病理学者).

P. bodies ペルレス小体(悪性貧血の血液中にまれにみられる運動性微粒体).

P. test ペルレス試験(ヘモジデリン(血鉄素)の検出法で，フェロシアンカリと塩酸とを混ぜると青色を呈する).

Perlia, Richard [pé:liә] ペルリア(ドイツの眼科医).

P. fibers ペルリア線維(視覚機能をもつ大脳の神経線維で，延髄に通ずる).

P. nucleus ペルリア核(動眼核の内側部にある神経細胞群で，中脳における輻輳中枢と考えられる), = Spitzka nucleus.

per·lin·gual [pә:líŋgwәl] 舌下，経舌.

p. administration 舌下投与(薬品を患者の舌下に保持してその吸収により効果を得る投与法).

per·lon [pә́:lәn] パーロン(合成ポリアミド線維で，パーロン袋 p. bag およびパーロン線維 p. fibers は肺臓充填術に利用される).

Perls, Max [pә́:lz] ペルルス(1843-1881, ドイツの病理学者).

P. Prussian blue stain ペルルスのプルシアンブルー染色〔法〕.

P. test ペルルス試験.

perl·sucht [pә́:lsʌkt] [G] 真珠病，ウシ結核症, = pearl disease, bovine tuberculosis.

per·mal·loy [pә́:mәlɔi] パーマロイ(鉄20～25%を含有するニッケル合金).

per·ma·nence [pә́:mәnәns] ① 永久．② 耐久性．③ 耐久度［医学］. 形 permanent.

per·ma·nent [pә́:mәnәnt] 永続する，永久の，永久的［医学］, 固定した.

p. amnesia 永久健忘［医学］.

p. block 永久ブロック.

p. bypass 永久的バイパス［医学］.

p. callus 永久仮骨.

p. cartilage 恒久軟骨(骨化しないもの).

p. castration 永久去勢［医学］.

p. corpse 永久死体(ミイラや死蝋などをいう).

p. deformation 永久変形［医学］.

p. dental filling 歯牙永久充填［医学］.

p. dentition 永久歯列［医学］, 永久歯群［医学］.

p. denture 永久義歯［医学］.

p. dipole 永久双極子，固定双極子.

p. effect 永続効果［医学］.

p. (endocardial) pacing 恒久的〔心内膜〕ページング.

p. expansion 永久膨張.

p. fat 安定脂肪, = stable fat.

P

p. filling material 永久充填剤〔医学〕.
p. finishing 永久加工〔医学〕.
p. fixation 永久固定〔法〕〔医学〕.
p. form 耐久形〔医学〕.
p. gas 永久気体.
p. gastrostomy 永久的胃瘻造設〔医学〕.
p. hard water 永久硬水〔医学〕.
p. hardness 永久硬度〔医学〕.
p. healing 永久治癒〔医学〕.
p. hearing defect 永久聴力損失〔医学〕.
p. heterozygote 永久ヘテロ接合体〔医学〕.
p. immunity 永久免疫〔医学〕, 終生免疫.
p. incisor 永久切歯（I と略す）.
p. magnet 永久磁石.
p. modification 持続変異〔医学〕.
p. paralysis 永久麻痺〔医学〕.
p. parasite 恒久寄生虫, 永久寄生体（寄生虫）〔医学〕（早期から死ぬまで宿主内に寄生する寄生虫）.
p. preparation 永久標本〔医学〕.
p. prosthesis 永久人工補填物〔医学〕.
p. retention 永久保定〔医学〕.
p. splinting 永久固定〔法〕〔医学〕.
p. sterility 永久不妊〔医学〕.
p. sterilization 永久不妊法〔医学〕.
p. strabismus 永久斜視.
p. strain 永久歪.
p. successor 後続永久歯.
p. teeth [TA] 永久歯, = dentes permanentes [L/TA].
p. threshold shift 永久聴力損失〔医学〕, 永久的聴力閾値上昇.
p. tracheostomy 永久気管切開〔開窓〕〔医学〕.
p. vertigo 永続性めまい〔医学〕.
p. white （硫化バリウム）, = barium sulfate.
p. yeast 耐久酵母.
per·man·ga·nate [pə:mǽŋgəneit] 過マンガン酸塩.
p. number 過マンガン酸カリ価〔医学〕.
p. test 過酸化マンガン試験, = Weiss test.
p. titration 過マンガン酸滴定（過マンガン酸カリウムを標準液として用いる酸化還元滴定法）.
per·man·gan·ic ac·id [pə̀:mæŋgǽnik ǽsid] 過マンガン酸 $HMnO_4$.
per·me·a·bil·i·ty [pə:miəbíliti] ① 透過性, 浸透性〔医学〕（半透膜を透過する分子およびイオンの性状）. ② 通気率, 透磁率〔医学〕. 形 permeable.
p. barrier 透過障壁〔医学〕.
p. coefficient 透過係数.
p. constant 透過〔性〕定数〔医学〕.
p. edema 透過性浮腫.
p. factor (PF) 透過〔性〕因子〔医学〕（毛細血管の透過性を亢進させる因子. 炎症反応で重要）.
p. quotient 透過商〔医学〕.
p. vitamin 血管透過性ビタミン, = vitamin P.
permeable membrane 透性膜.
permeable vesicle 透過性小胞〔医学〕.
per·me·am·e·ter [pə̀:mi:ǽmitər] 浸透計, 透磁率計.
per·me·ase [pə́:mieis] 透過酵素〔医学〕（パーミアーゼ担体タンパク質ともいい, 生体膜で輸送を担うタンパク質）.
per·me·a·tion [pə̀:miéiʃən] 浸透〔医学〕, 透過（癌などの新生物が周囲の組織中へ移行拡張すること）. 動 permeate.
p. analgesia = surface analgesia.
per·mil·lage [pə:míliʤ] 千分率〔医学〕.
perm·in·var [pə́:minvɑ:r] パーミンヴァー（アメリカ G. W. Elmen 会社で発明された磁性合金で, 弱い磁場ではヒステリシス損失が少ない合金. 組成は Ni 45%, Co 25%, Fe 30%）.
per·mi·se·lec·tive [pə̀:misiléktiv] 透過選択性の, 選択的透過性の.
p. membrane 選択性透過膜（コロジオン膜に 0.05〜0.1% スルフォン化ポリステリンを混合してつくられる半透過膜など）.
per·mis·si·ble [pəmísibl] 許容し得る, 許容〔医学〕.
p. concentration 許容濃度〔医学〕.
p. dose 許容線量〔医学〕.
p. internal dose 内部被曝許容線量（放射性物質の）.
p. limit 許容限界〔医学〕.
p. radiation exposure level 許容放射線被曝水準.
permissive action 許容作用〔医学〕.
permissive cell 許容〔性〕細胞〔医学〕.
permissive hypercapnic ventilation 高炭酸ガス許容換気法.
permissive temperature 許容温度〔医学〕.
per·mis·sive·ness [pə:mísivnis] 許可〔医学〕.
per·mo·no·phos·phate [pə̀:mɑnəfɑ́sfeit] 過リン酸塩.
per·mu·ta·tion [pə̀:mjutéiʃən] 順列〔医学〕.
p. test 順列検定〔医学〕.
per·mu·tite [pə́:mjutàit] パームチット〔医学〕.
p. test パームチット試験（尿中のアンモニア検出法）.
per·na [pə́:nə] 塩素含有性ナフタリン.
p. disease ペルナ病（塩素含有性ナフタリンを取り扱う者にみられる職業病で, 悪性痤瘡ともいわれる）, = chlorine acne, halogen acne.
per·na·sal [pə:néizəl] 経鼻の.
p. olfaction 経鼻〔性〕嗅覚〔医学〕.
p. olfactory test 経鼻〔性〕嗅覚検査〔医学〕.
per·nic·i·o·si·form [pə:nìʃióusifɔ:m] 悪性に近い, 悪性状の.
per·ni·cious [pə:níʃəs] 悪性の（致死の意味）〔医学〕.
p. anemia 悪性貧血〔医学〕（胃粘膜萎縮による内因子低下に伴うビタミン B_{12} 吸収障害の為にビタミン B_{12} 欠乏をきたすことによって起こる貧血. 貧血症状, 舌炎, 食欲不振, 亜急性連合脊髄変性症を呈する. 胃液の無酸症, 大球性貧血, ビタミン B_{12} 値低下がみられ, 抗内因子抗体, 抗壁細胞抗体が検出される. 骨髄で巨赤芽球性変化がある. シリングテストにより内因子欠乏は診断できる. 治療にはビタミン B_{12} の非経口投与が有効である）, = Addisonian anemia, Biermer anemia, primary anemia.
p. black-water fever 悪性黒水熱.
p. hemorrhage 悪性出血, = hemophilia.
p. malaria 悪性マラリア〔医学〕.
p. vomiting 悪性嘔吐, 妊娠悪阻（妊娠中にみられる重症性嘔吐で, 生命を脅かすこともある）.
p. vomiting of pregnancy 妊娠悪疽.
per·ni·o [pə́:niou] 凍瘡〔医学〕（しもやけ）, = congelation, chilblain. 複 perniones.
per·ni·o·nes ul·cer·an [pə̀:nióuni:z ʌ́lsərən] 破潰性凍瘡.
per·ni·o·sis [pə̀:nióusis] 凍瘡, = frost-bite.
per·ni·tric ac·id [pə:náitrik ǽsid] 過硝酸 HNO_4.
per·noc·ta·tion [pə̀:nɑktéiʃən] 不眠.
per·noc·ton [pə:nɑ́ktən] = butallylonal, pernoston.
per·nos·ton [pə:nɑ́stən] = butallylonal, pernocton.
pero- [pi:rou, -rə] 不具, 奇形の意味を表す接頭語.
pe·ro·bra·chi·us [pì:roubréikiəs] 上肢奇形児.
pe·ro·ceph·a·lus [pì:rəséfələs] 頭部奇形児〔医学〕.
pe·ro·chi·rus [pì:roukáirəs] 四肢奇形児.

P

pe·ro·cor·mus [pì:roukɔ́:məs] 体躯奇形児，＝perosomus.
pe·ro·dac·ty·lus [pì:rədǽktiləs] 指（趾）奇形児.
pe·ro·me·lia [pì:roumí:liə] 奇肢症〔医学〕（四肢の重症先天性奇形）.
pe·rom·e·lus [pi:rámiləs] 四肢奇形児.
pe·rom·e·ly [pərámili] 奇肢症，＝peromelia.
pe·ro·nae·us [pèraní:əs] ＝peroneus.
pe·ron·ar·thro·sis [pèrounɑ:θróusis] 鞍状関節（一方は凹状，他方は凸状のもの）.
per·o·ne [pəróuni] 腓骨，＝fibula.
per·o·ne·al [pèrouní:əl] [TA] ①腓側，＝peronealis [L/TA]. ②腓骨筋の，腓骨神経の.
 p. artery [TA] 腓骨動脈，＝arteria peronea [L/TA].
 p. atrophy 腓骨部筋萎縮症，＝progressive neuropathic muscular atrophy.
 p. bone 腓骨，＝peroneum.
 p. border of foot [TA] 外側縁，＝margo fibularis pedis [L/TA].
 p. compartment of leg [TA] 下腿の外側区画*，＝compartimentum cruris peroneorum [L/TA].
 p. compartment syndrome 腓骨筋区画症候群.
 p. muscle 腓骨筋〔医学〕.
 p. muscle atrophy 腓骨筋萎縮症，＝Charcot-Marie-Tooth disease.
 p. muscular atrophy 腓骨筋萎縮症〔医学〕.
 p. nerve 腓骨神経.
 p. nerve palsy 腓骨神経麻痺.
 p. nerve phenomenon 腓骨神経現象〔医学〕（テタニーにおいて腓骨頭部の下方を槌打ちすると，外膝窩神経が刺激されて足が背屈するとともに外反する），＝Lust phenomenon.
 p. node [TA] 腓骨リンパ節，＝nodus fibularis [L/TA].
 p. paralysis 腓骨神経麻痺〔医学〕.
 p. phenomenon 腓骨神経現象.
 p. reflex 腓骨筋反射〔医学〕（腓骨筋を伸展し叩打すると反射的に収縮する）.
 p. reticulum 腓骨筋支帯.
 p. retinaculum 腓骨筋支帯〔医学〕.
 p. spastic flatfoot 腓骨筋痙性扁平足.
 p. spine 滑車突起（踵骨の），＝trochlear process.
 p. trochlea [TA] 腓骨筋滑車，＝trochlea peronealis [L/TA].
 p. tubercle [TA] 腓骨筋滑車（踵骨の滑車突起），＝trochlea peronealis [L/TA].
 p. veins [TA] 腓骨静脈，＝venae peroneae [L/TA].
per·o·ne·a·lis [pèrouniéilis] [L/TA] 腓側，＝peroneal [TA].
peroneo- [perouni:ou, -i:ə] 腓骨との関係を表す接頭語.
per·o·ne·o·tib·i·al [pèrounì:ətíbiəl] 腓骨脛骨の.
per·o·ne·um [pèrouní:əm] 腓骨.
per·o·ne·us [pèrouní:əs] 腓骨筋，＝peronaeus.
 p. brevis [TA] 短腓骨筋，＝musculus peroneus brevis [L/TA].
 p. brevis muscle 短腓骨筋.
 p. longus [TA] 長腓骨筋，＝musculus peroneus longus [L/TA].
 p. longus muscle 長腓骨筋.
 p. tertius [TA] 第三腓骨筋，＝musculus peroneus tertius [L/TA].
 p. tertius muscle 第三腓骨筋.
pe·ro·nia [pəróuniə] 奇形，不具，損傷. → mutilation, malformation.
Pe·ro·nos·po·ra [pèrənáspərə] ツユカビ属（ツユカビ科 *Peronosporaceae* の一属. べと病菌）.
pe·ro-ol·fac·to·ri·us [pérou àlfæktɔ́:riəs] 嗅脳外層（単に pero とも呼ばれる）.
per·op·er·a·tive [pərápərətiv] 手術中の，手術による.
pe·ro·pla·sia [pì:roupléiziə] 発育異常性奇形.
pe·ro·pus [pérəpəs] 足奇形児.
per·o·ral [pə:rɔ́:rəl] 経口〔的〕〔医学〕.
 p. administration 経口投与〔医学〕.
 p. anticoagulant 経口抗凝固薬〔医学〕.
 p. antidiabetic 経口抗糖尿病薬〔医学〕.
 p. contraceptive 経口避妊薬〔医学〕.
 p. dose 経口〔投与〕量〔医学〕.
 p. drug administration 経口薬物投与〔医学〕.
 p. endoscopic myotomy (POEM) 経口内視鏡的食道筋層切開術（食道アカラシアの手術術式の一つ）.
 p. endoscopy 経口内視鏡〔医学〕.
 p. glucose tolerance test 経口ブドウ糖負荷試験.
 p. immunization 経口免疫法〔医学〕.
 p. infection 経口感染.
 p. poliovirus vaccine 経口ポリオウイルス・ワクチン〔医学〕.
 p. treatment 経口治療.
 p. vaccination 経口接種〔医学〕.
pe·ro·sis [pi:róusis] ①飛節症（無機リンまたはカルシウムの多量摂取とマンガンおよびビオチンの欠乏に基づく動物の栄養性疾患），＝slipped tendon, hock disease. ②奇形症. 形 perotic.
per·os·mic ac·id [pə:rázmik ǽsid] 過オスミウム酸 OsO_4（黄色結晶性の酸無水物で，窒息性臭気を放ち，鎮痛，鎮痙薬として用いられる）.
per·os·mic an·hy·dride [pə:rázmik ænháidraid] 過オスミウム酸無水物，四酸化オスミウム，酸化オスミウム OsO_4（Ⅷ），＝osminium tetraoxide.
pe·ro·so·mus [pì:rousóuməs] 躯（体）幹奇形体，＝perocormus.
pe·ro·splanch·nia [pì:rəsplǽŋkniə] 内臓奇形症.
pe·ro·splanch·ni·ca [pì:rəsplǽŋknikə] 内臓奇形症，＝perosplanchnia.
per·os·se·ous [pərásiəs] 経骨性の〔医学〕（骨を通して伝達される）.
perosteale venography 骨髄造影法（経骨髄性静脈造影），＝per bone marrow venography.
pe·rovs·kite [pəráfskait] 灰チタン石 $CaTiO_3$.
per·ox·i·dase [pəráksideis] ペルオキシダーゼ，過酸化酵素〔医学〕，過酸化物賦活素（主として過酸化水素の酸素を賦活してこれを被酸化性物質に伝達する酵素で，多くの植物組織に存在し，動物組織には白血球にあるミエロペルオキシダーゼ myeloperoxidase および乳汁中ラクトペルオキシダーゼ lactoperoxidase などが知られている）.
 p.-antiperoxidase method PAP 法（免疫組織化学染色のために抗ペルオキシダーゼ抗体と抗 IgG 抗体を用いる間接的標識法）.
 p.-antiperoxidase technique PAP 法，＝peroxidase-antiperoxidase method.
 p. deficiency ペルオキシダーゼ欠損症.
 p. labeling ペルオキシダーゼ標識〔医学〕（タンパク質をペルオキシダーゼで標識すること）.
 p. reaction 過酸化酵素反応，＝Goodpasture stain, Sato and Shoji stain.
 p. stain ペルオキシダーゼ染色〔法〕.
 p. test 過酸化酵素試験（荒川反応），＝Goodpasture test.
per·ox·i·da·tion [pəràksidéiʃən] 過酸化〔医学〕，過剰酸化. 形 peroxidative.
per·ox·ide [pəráksaid] 過酸化物〔医学〕.
 p. ion 過酸化物イオン〔医学〕.
 p. number 過酸化物価〔医学〕.

p. of metals 鉱物過酸化塩（カルシウム，マグネシウム，ナトリウム，ストロンチウム，亜鉛などの酸化物の一つで，酸化剤に利用される）.
p. value 過酸化物価 [医学].
peroxisomal disorder ペルオキシソーム病.
per·ox·i·some [pərάksisoum] ペルオキシソーム（細胞内の小器官の一つ．カタラーゼを含む 1μm の球状体），= microbody.
p. disease ペルオキシソーム病（ペルオキシソーム自体の欠損症とペルオキシソームに存在する酵素欠損症に大別される），= peroxisomal disorder.
peroxy- [pərɑksi] ペルオキシ．過剰酸素原子の存在を表す接頭語.
per·ox·y·a·ce·tic ac·id [pərὰksiəsí:tik ǽsid] ペルオキシ酢酸，過酢酸.
per·oxy-ac·id [pərάksi ǽsid] ペルオキシ酸（過酸化水素から置換によって，-O-O-の原子団を含む酸素酸）.
per·ox·y·bo·rate [pərὰksibɔ́:reit] ペルオキシホウ酸塩，= perborate.
per·ox·y·car·bo·nate [pərὰksikά:bəneit] ペルオキシ炭酸塩.
per·ox·y·dans [pərάksidæns] 過酸化性の.
per·ox·y·dase [pərάksideis] ペルオキシダーゼ，= peroxidase.
per·ox·y·da·sis [pərάksidəsis] 過酸化酵素作用.
per·ox·y·date [pərάksideit] 過酸化水素化物.
per·ox·y·dol [pərάksidɔ:l] ペルオキシドール，= sodium perborate.
per·ox·y·mon·o·sul·fu·ric ac·id [pərὰksimὰnousʌlfjú:rik ǽsid] 過硫酸，ペルオキシ硫酸，= persulfuric acid.
per·ox·y·ni·trate [pərὰksináitreit] ペルオキシ硝酸塩.
pero·xy·pro·ton·ic ac·id [pərὰksiproutάnik ǽsid] オキシプロトン酸の酸化物.
per·ox·y·sul·fu·ric ac·id [pərὰksisʌlfjú:rik ǽsid] ペルオキシ硫酸 H_2SO_5，= Caro acid.
per·parine [pə́:pərin] ペルパリン [化] 6,7-diethoxy 1-(3,4-diethoxybenzyl) isoquinoline hydrochloride $C_{24}H_{29}O_4N \cdot HCl$（パパベリン類似のアルカロイド），= diquinol, ethaverine, perperin.
per·pen·dic·u·lar [pə̀:pendíkjulər] 垂直の，垂線.
p. fasciculus 垂直束.
p. line 垂線.
p. plate [TA] 垂直板（篩骨の篩板下から垂直に下方に向かう薄板で，鼻中隔をなすもの），= lamina perpendicularis [L/TA].
p. plate of ethmoid bone 篩骨垂直板.
p. plate of palatine bone 口蓋骨垂直板.
per·pet·u·al [pə:pétʃuəl] 永久の.
p. arrhythmia 恒久〔性〕不整脈.
p. calendar 万年暦.
p. irregular pulse 絶対性不整脈 [医学].
p. motion 永久運動.
perpetually growing tooth 恒久性発育歯，= persistently growing tooth.
per·phe·na·zine [pə:fénəzi:n] ペルフェナジン [化] 2-{4-[3-(2-chlorophenothiazin-10-yl)propyl]piperazin-1-yl}ethanol $C_{21}H_{26}ClN_3OS$: 403.97（抗精神病薬）.

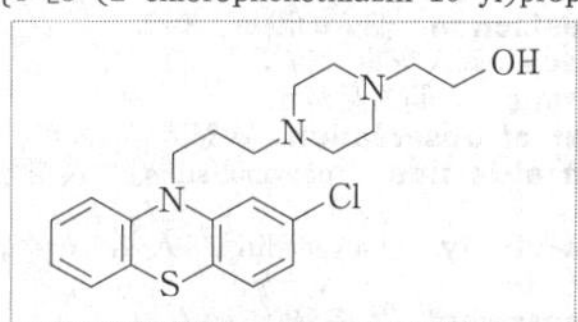

p. maleate ペルフェナジンマレイン酸塩 [化] 2-{4-[3-(2-chlorophenothiazin-10-yl)propyl]piperazin-1-yl} ethanol dimaleate $C_{21}H_{26}ClN_3OS \cdot 2C_4H_4O_4$: 636.11（マレイン酸ペルフェナジン，フェノチアジン系抗精神病薬．統合失調症，術前・術後の悪心・嘔吐，メニエール症候群（めまい，耳鳴）に適用）.

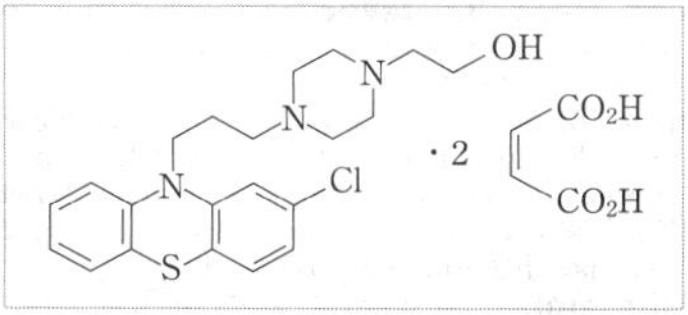

per·phos·pho·ric ac·id [pə̀:fɑsfɔ́:rik ǽsid] 過リン酸 [化] peroxy-phosphoric acid H_3PO_5, $PO(OH)_2OOH$.
perplexing name 当惑名 [医学].
per·plex·ion [pə:plékʃən] 困惑，= perplexity.
perplexity confabulation 当惑作話 [医学].
perplexity stuttering 当惑どもり [医学].
per·pli·ca·tion [pə̀:plikéiʃən] 脈管纏絡結紮〔法〕.
per·po·li·tio·nes o·ryz·ae [pə̀:pəlíʃəni:z ɔrízi:] 糠（コメの），= rice polishings.
per·ra·dius [pə:réidiəs] 主相称面.
Perrault syndrome ペロー症候群.
per·rhe·nate [pə:rí:neit] 過レニウム酸塩.
per·rhe·nic ac·id [pə:rí:nik ǽsid] 過レニウム酸（メタ過レニウム酸 $HReO_4$，またはメソ過レニウム酸 H_3ReO_5）.
Perrin, Jean Baptiste [perέn] ペラン（1870–1942，フランスの物理化学者．1908年アインシュタインが予測した数を実験的に求め，アボガドロ定数を決定した．1926年ノーベル物理学賞受賞）.
P. law ペラン法則（コロイド系の内部相をなす粒子の濃度が低いときは引力の影響により配列するが，これは同一条件における気体の分子についてもいえる）.
Perrin, Maurice [perέn] ペラン（1826–1889，フランスの外科医）.
P.-Ferraton disease ペラン・フェラトン病，= snapping hip.
Perroncito, Aldo [pὲrəntʃí:tou] ペロンチト（1882–1929，イタリアの組織学者）.
P. apparatus ペロンチト装置（神経が再生するときその断端に神経線維軸索が網状またはラセン状に発生する現象），= Perroncito phenomenon, P. spirals.
perrotatory nystagmus 回転中眼振 [医学].
per·ru·the·nate [pə:rú:θineit] 過ルテニウム酸塩.
per·salt [pə́:sɔ:lt] 過塩基塩，過酸塩.
Per·sea [pə́:siə] アボカド属（クスノキ科の一属）.
P. americana アボカド（果実は生食，ワニナシ（鰐梨）ともいう），= avocado.
persécuté persécuteur [F] 加害的被害者 [医学].
per·se·cu·tion [pə̀:sikjú:ʃən] 迫害，脅迫.
p. mania 迫害妄想.
persecutory delusion 追跡妄想.
persecutory type of paranoid disorder 被害型妄想〔性〕障害.
per·se·le·no [pə̀:silí:nou] ペルセレノ基 (Se=Se).
persensitized cell 過感作細胞（補体中節により感作されたもので，端節を加えると溶解する）.
per·seu·lose [pə́:sjulous]（細菌により産生されるケトヘプトース）.
perseverative 保続的.
p. tendency 固執傾向.

per·sev·er·a·tion [pə:sèvəréiʃən] ① 保続〔症〕［医学］（刺激が停止しても，その作用が継続すること）．② 反響的動作言語〔症〕［医学］，＝echokinesia, echolalia.

Per·sian Gulf syn·drome [pə́:ʤən gʌ́lf síndroum] ペルシア湾症候群．

Persian red ペルシアン赤（クロム酸鉛，赤色色素），＝lead chromate red, chrome red.

Persian relapsing fever ペルシア回帰熱（*Borrelia persica* による感染で，中東でみられる．ダニの媒介で起こる回帰熱）．

Persian ulcer ペルシア潰瘍，＝tropical ulcer.

per·sic oil [pə́:sik ɔ́il] キョウトウ（杏桃）油（アンズ *Prunus armeniaca* またはモモ *Prunus persica* の果種から得られる），＝oleum persicae, apricot kernel oil, peach kernel oil, peach oil.

per·sim·mon [pə:símən] カキ［柿］，＝*Diospyros kaki*.

per·sio [pə́:siou] （クドベール，地衣類の色素），＝cudbear.

per·sis·tence [pə:sístəns] ①粘り強さ．② 遺存，遺残［医学］，存続，開存．形 persistent.

p. of deciduous tooth 乳歯残存．

p. of foramen ovale 卵円孔開存．

p. of milk teeth 乳歯晩期残存，＝persistence of primary teeth.

p. time 持続時間（心臓収縮から弛緩開始までの）．

per·sis·tent [pə:sístənt] 開存［医学］，遺残［医学］，持続性，＝continuous.

p. asthma 持続性喘息［医学］．

p. atrioventricular canal 房室口開存．

p. cloaca 総排出腔遺残［医学］，永続性総排出腔（尿腸中隔の発育不全のもの）．

p. complex 持続性複合体［医学］．

p. diahrea 持続性下痢．

p. disturbance of consiousness 遷延性意識障害．

p. ectopic pregnancy 存続子宮外妊娠．

p. empyema 遷延性膿胸［医学］．

p. esterus 連結発情期［医学］．

p. fetal circulation (PFC) 持続性胎児循環，胎児循環遺残［医学］．

p. fetal circulation syndrome (PFCS) 胎児循環遺残症．

p. foramen ovale 卵円孔開存［医学］．

p. fraction 〔中和〕抵抗性成分［医学］．

p. generalized lymphadenopathy 遷延性全身性リンパ節炎．

p. hepatitis 持続性肝炎．

p. infection 持続感染［医学］．

p. jaundice 遷延性黄疸．

p. left superior vena cava 左上大静脈遺残［医学］．

p. müllerian duct syndrome ミュラー管遺残症．

p. müllerian syndrome ミュラー管遺残症［医学］．

p. omphalomesenteric duct 臍腸間膜管開存［医学］．

p. ostium primum 一次孔開存〔症〕［医学］，＝endocardial cushion defect.

p. ostium secundum 二次孔開存〔症〕［医学］（狭義の心房中隔欠損症）．

p. pain 持続痛．

p. primitive hypoglossal artery 遺残原始舌下動脈［医学］．

p. pulmonary hypertension 肺高血圧遺残〔症〕［医学］，遷延性肺高血圧〔症〕［医学］．

p. pulmonary hypertension of neonate (PPHN) 新生児遷延性肺高血圧症．

P

p. spot 恒存陰影斑．

p. thymus 残留胸腺，胸腺遺残［医学］（成人にみられる胸腺の肥大），＝thymus persistens hyperplastica.

p. transmission 持続性伝播［医学］．

p. tremor 持続性振戦［医学］，恒久性振戦．

p. trophoblastic disease 存続絨毛症．

p. truncus arteriosus 動脈幹遺残，総動脈幹開存（遺残）症［医学］（心室中隔欠損があり，その上から1本の太い総動脈幹が起始して上行大動脈と肺動脈に分岐する奇形）．

p. urachal vessels 尿膜血管遺残［医学］．

p. urogenital sinus 尿生殖洞遺残〔症〕［医学］．

p. vegetative state (PVS) 遷延性植物状態（慢性期意識障害の一型．1972年 Jennet と Plum により提唱された概念）．

p. vitelline duct 卵黄管開存［医学］．

per·sis·ten·tia [pə̀:sisténʃiə] 存続，遺存，恒存．

p. folliculi 卵胞存続，＝folliculus persistans.

persistently growing tooth 恒久性発育歯．

per·sist·er [pə:sístər] 存続生物．

persisting ring apophysis 椎体骨端核遺残．

per·son [pə́:sən] 人格，個人．形 personal.

p.-time 人時（観察人時．人数と期間をかけたもの．観察期間は普通年単位であり，多くは人年 person-years を用いる）．

p.-years 人年（観察人年．疫学研究に用いられる）．

p.-years at risk リスク人年．

p.-years method 人年法．

per·so·na [pə:sóunə] 仮面人格（真の個性を仮装するために装う仮定人格）．

per·son·al [pə́:sənəl] 個人〔の〕［医学］．

p. accident insurance 個人傷害保険［医学］．

p. dose equivalent 個人線量当量．

p. dosimeter 個人線量計［医学］．

p. equation 個人差（観察結果の）．

p. error 個人誤差［医学］．

p. expenditure 個人負担［医学］．

p. financing 個人的支払い［医学］．

p. health data 個人健康情報［医学］．

p. health data recording system (PHD) パーソナルヘルスデータレコーディングシステム（個人健康情報をデータとしてカードやディスクに記録するシステム．利点としては重複検査のチェック，病歴把握，病院間の連携などがある）．

p. health service 個人別保健医療業務［医学］．

p. history 個人歴．

p. hygiene 個人衛生［医学］．

p. identification 個人識別．

p. identification in mass disaster 大規模災害時の身元確認．

p. identity disorder 個人のアイデンティティの障害（自己と非自己とを識別できない状態）．

p. management 労務管理［医学］．

p. meter 個人用計器［医学］．

p. misunderstanding 人物誤認［医学］．

p. monitor(ing) 個人モニタリング［医学］．

p. orientation 個人が他人との関係を決定すること．

p. right 人権［医学］．

p. satisfaction 個人的満足［医学］．

p. space 個人空間［医学］．

p. warmth 人間的温かさ．

p. year of observation 観察人年［医学］．

per·son·al·is·tics [pə̀:sənəlístiks] 人格学，人格論．

per·son·al·i·ty [pə̀:sənǽliti] 人格［医学］，性格，個性．

p. assessment 人格評価［医学］．

p. blunting 人格鈍化.
p. change 人格変化〔医学〕.
p. characteristics 人格特性.
p. deterioration 人格荒廃.
p. development 人格の発達〔医学〕.
p. disorder 人格障害〔医学〕.
p.-formatio 性格配列.
p. inventory 〔病前〕人格（性格）調査法〔医学〕，性格特性目録.
p. panel 人格特質（特にある特殊疾病の罹患性についていう）.
p. reaction 人格反応〔医学〕.
p. test 人格検査〔医学〕，性格試験（文章完成法検査，ベンダー・ゲシュタルト検査，コーネルメディカルインデックス，絵画統覚検査，絵画欲求不満検査，顕在性不安検査，MMPI，矢田部・ギルフォード性格検査，ロールシャッハ人格診断検査などがある）.
personalized medicine テーラーメード医療（患者個人のゲノム情報を基にした分子レベルの病型診断，治療），= tailormade medicine.
per·son·i·fi·ca·tion ［pə:sɑ̀nifikéiʃən］ 人格化，擬人化〔医学〕.
personnel department 人事課〔医学〕.
personnel management 人事管理〔医学〕.
personnel monitor 人員モニター.
personnel recruitment 人員補充〔医学〕.
personnel selection 人選〔医学〕.
personnel staffing and scheduling 職員配属.
per·sorp·tion ［pə:sɔ́:pʃən］ 過吸着.
per·spec·tive ［pə:spéktiv］ ① 遠近法，透視図〔法〕. ② 将来の見通し.
p. formula 遠近式（化学構造式を幾何学的に原子配置で示すもの）.
p. parallax 遠近視差〔医学〕，視差遠近法（放射線による異物の位置を測定する方法）.
per·spi·ra·tio ［pə̀:spiréiʃiou］ 蒸散，= transpiration.
p. insensibilis 不感蒸泄.
p. sudor 発汗，= sweating.
per·spi·ra·tion ［pə̀:spiréiʃən］ ① 蒸散〔医学〕. ② 発汗，= sweating.
perspiratory gland 汗腺，= sweat gland.
per·stans ［pɔ́:stæns］ 固執性の，恒久性の.
per·stric·tion ［pə:stríkʃən］ 血管圧迫（止血のため）.
per·sua·sion ［pə:swéiʒən］ 説得.
p. treatment 説得療法.
persuasive communication 説得的コミュニケーション〔医学〕.
persuasive psychotherapy 説得精神療法〔医学〕.
persuite eye movement 追跡眼〔球〕運動〔医学〕，滑動性眼球運動.
per·sul·fate ［pə:sʌ́lfeit］ 過硫酸塩.
per·sul·fide ［pə:sʌ́lfaid］ 過硫化塩.
per·sul·fu·ric ac·id ［pə̀:sʌlfjú:rik ǽsid］ 過硫酸 H_2SO_5（硫酸の酸化型），= peroxysulfuric acid.
per·sul·phene ［pə:sʌ́lfi:n］ ペルズルフェン ㊗ *p*-sulphamyl-benzylammonium salt of sulphacetamide.
per·tac·tin ［pə:tǽktin］ ペルタクチン.
per·tech·ne·tate ［pə:tékniteit］ 過テクネチウム酸塩〔医学〕.
per·thane ［pɔ́:θein］ ペルーセン ㊗ 2,-2-*bis*-(*p*-ethylphenyl)-1,1-dichloroethane（殺虫剤）.
Perthes, Georg Clemens ［pé:təz］ ペルテス（1869-1927，ドイツの外科医）.
P. aspirator ペルテス吸引装置（2個の大きいびんをゴム管で連結し，その1つに水を充満させて，ほかの空びんより高く置くと，空びんに流れ込む水の動きにより吸引が起こる）.
P. disease ペルテス病（若年期変形性骨軟骨炎．幼児期から学童期に発生する大腿骨頭の無菌性壊死．男児に好発する），= osteochondritis deformans juvenilis，Legg-Calve-Perthes disease.
P. test ペルテス試験（下肢深在静脈の開存性を診断する方法で，駆血帯で血流を阻止し，活発に歩行させるとき，静脈瘤が消失するか否かをみる）.
per·thi·o ［pə:θáiou］ ペルチオ基（S=S，O を置換するときのみ）.
per·thi·o·car·bo·nate ［pə:θàiouká:bəneit］ ペルチオ炭酸塩.
per·thi·o·car·bon·ic ac·id ［pə:θàiouka:bɑ́nik ǽsid］ ペルチオ炭酸 H_2CS_4.
Pertik, Otto ［pé:rtik］ ペルチック（1852-1913，ハンガリーの病理学者）.
P. diverticulum ペルチック憩室（異常に深い Rosenmüller 窩）.
pertrochanteric fracture 転子貫通骨折〔医学〕（大転子を通るもの）.
per·tu·ba·tion ［pə̀:tju:béiʃən］ 卵管通気〔法〕〔医学〕，= tubal insuffiation.
p. instrument 卵管通水診断治療器〔医学〕.
per·tur·ba·tio crit·i·ca ［pə̀:tju:béiʃiou krítikə］ 分利直前昇熱.
per·tur·ba·tion ［pə̀:tə:béiʃən］ 摂動，撹乱. 形 perturbative，perturbatory.
p. of protein タンパク質の変態.
p. theory 摂動論.
Per·tu·sar·i·a·ce·ae ［pə̀:təsɛ̀əriéisii:］ トリハダゴケ［鳥肌苔］科（地衣類）.
per·tus·sal ［pə:tʌ́səl］ 百日咳様の，= pertussoid.
per·tus·si·gen ［pə:tʌ́siʤən］ 百日咳毒素〔医学〕.
per·tus·sis ［pə:tʌ́sis］ 百日咳，疫咳（百日咳菌による疾患で，感冒様症状に始まり咳嗽発作をきたすようになる），= whooping cough.
p. adjuvant 百日咳菌アジュバント〔医学〕.
p. immune globulin 百日咳免疫グロブリン（百日咳ワクチンで免疫した成人供血者血漿由来のガンマグロブリン製剤．受動免疫用）.
p. immunoglobulin 百日咳免疫グロブリン（百日咳の予防・治療に有用）.
p.-like syndrome 百日咳様症候群.
p. syndrome 百日咳症候群.
p. topagen 百日咳抗原（百日咳菌の可溶成分からつくった抗原で，1mL は 20,000 百万個の細菌の成分に相当するもの）.
p. toxin 百日咳毒素〔医学〕（百日咳菌（*Bordetella pertussis*）が産生する細菌外毒素の一種．インスリン分泌活性化タンパク質とも呼ばれる）.
p. vaccine 百日咳ワクチン〔医学〕（百日咳に対する不活化ワクチン）.
per·tus·soid ［pə:tʌ́sɔid］ 百日咳様の，= pertussal.
per·u·ol ［péruɔ:l］ ペルオール（ペルーバルサムの有効成分 benzyl benzoate）.
Peruvian balsam ペルーバルサム（*Myroxylon balsamum* から得られるバルサム，シンナメインを60％含み，創傷の治療に用いられる），= balsamum peruvianum，balsam of Peru，Indian balsam，China oil，black balsam.
Peruvian bark ペルーキナ皮，キナ皮，= cinchona.
per·u·vin ［péruvin］ ペルービン（ペルーバルサムから得られるケイ皮酸アルコール）.
pe·ru·vi·ol ［pərú:viɔ:l］ （ネロリドール），= nerolidol.
per·va·po·ra·tion ［pə̀:veipəréiʃən］ 透析蒸発（透析膜を通し，加温して膠質または晶質溶液を濃縮する方法）.

P

pervasive developmental disorder (**PDD**) 広汎性発達障害(自閉症を中心とする精神疾患群), = autistic spectrum disorder.
pervenous electrode 経静脈電極〔医学〕.
perverse sensation 妄覚(錯覚と幻覚の総称).
perverse site 位置異常(内臓の)〔医学〕.
per·ver·sion [pəːvə́ːʒən] 倒錯〔医学〕.
p. of nystagmus 眼振の倒錯〔医学〕.
per·ver·sive·ness [pəːvə́ːsivnis] ひねくれ〔症〕(奇矯)〔医学〕.
per·vert [pə́ːvəːt] 倒錯患者, 変質者〔医学〕.
perverted appetite 異食〔症〕〔医学〕, 異味症.
per·vi·ous [pə́ːviəs] 透通する, 開通する.
pervitin addict 覚醒剤嗜癖者.
per·y·lene [périliːn] ペリレン $C_{20}H_{12}$ (青銅色の光沢をもつ葉片状結晶).
per·yl·lar·tine [pèrilɑ́ːtin] ペリラルチン, = perillartine.
pes [píːz] [L/TA] ① 足, = foot [TA]. ② 海馬足, = pes hippocampi [L/TA]. 複 pedes.
p. abductus 外転足, = talipes valgus.
p. accessorius 副蹄, = eminentia collateralis.
p. adductus 内反足, 内転足, = talipes adductus.
p. anserinus 鵞(が)足(① 縫工筋, 薄筋, 半腱様筋の腱が脛骨内側の筋膜に移行する部分. ② 顔面神経が脳底から突出した後放線状に分岐すること), = goose's foot.
p. arcuatus 弧状足, = talipes cavus.
p. calcaneus 踵足〔医学〕, 鉤足, = talipes calcaneus.
p. cavus 凹足〔医学〕, = hallow foot.
p. contortus 外反足, 鉤足, = talipes.
p. corvinus 烏足(カラスの足あと)(外眼角のしわ. 用語としては現在あまり用いられない), = crow's foot.
p. equinovalgus 外反尖足〔医学〕, 外転尖足.
p. equinovarus 内反尖足〔医学〕, = equinovarus.
p. equinus 尖足〔医学〕, = talipes equinus.
p. excavatus 凹足, = talipes cavus.
p. febricitans 象皮症, = elephantiasis.
p. gigas 巨大足, = macropodia.
p. hippocampi [L/TA] 海馬足(大海馬の前端), = pes [TA].
p. lemnisci 絨帯足(内側帯に伴う錐体路の迷入線維束).
p. malleus valgus 槌足, = hammer toe.
p. olfactorius 嗅足(嗅球の内層).
p. pedunculi 脳〔脚〕足, = basis pedunculi.
p. planovalgus 外反扁平足.
p. planus 扁平足〔医学〕, = flat foot.
p. plasty 鵞足形成〔術〕.
p. pronatus 内反足, = talipes valgus.
p. supinatus 外反足, = talipes supinatus.
p. transversoplanus 横扁平足.
p. valgoplanus 扁平足, = flat foot.
p. valgus 外反足〔医学〕, = talipes valgus.
p. varus 内反足, = talipes varus.
pes·al [pésəl] 萼(がく)片.
pes·sary [pésəri] 膣座薬, ペッサリー(子宮後屈矯正用, 避妊用の器具).
p. cell ペッサリー細胞(低血色素性赤血球).
p. corpuscle ペッサリー状赤血球(血色素が周辺部に輪状をなすもの).
pes·si·ma [pésimə] (皮膚病の一型).
pes·si·mism [pésimizəm] 悲観主義, 憂うつ症.
pess·ul·um [pésələm] = pessary.
pes·sum [pésəm] = pessary.
pes·sus [pésəs] = pessary.

P

pest [pést] ① ペスト, 黒死病, 悪疫(ペスト菌 *Yersinia pestis* の感染による伝染病), = plague, pestilence, pestis. ② 毛虫. ③ 有害生物〔医学〕.
p. control 有害〔生〕物防除〔医学〕, 害虫防除.
p. control operator 害虫防除業者〔医学〕, 有害生物防除業者〔医学〕.
p. management 有害生物管理〔医学〕.
pest·bu·bo [péstbjuːbou] ペスト腺腫〔医学〕.
peste-bo·ba [pésti bóubə] (ウマのトリパノソーマ感染症).
peste des petits ruminants virus 小反すう動物病ウイルス.
pest·house [pésthaus] 隔離病院, 伝染病病院.
pes·ti·c(a)e·mia [pèstisíːmiə] ① ペスト菌血症. ② 敗血症性ペスト.
pes·ti·cide [péstisaid] 殺虫剤(薬)〔医学〕, 農薬〔医学〕.
p. allergy 農薬アレルギー〔医学〕.
p. poisoning 農薬中毒〔医学〕.
p. pollution 農薬汚染〔医学〕.
p. residue 残留農薬〔医学〕.
p. synergist 農薬共力剤〔医学〕.
p. toxicology 殺虫剤中毒〔学〕〔医学〕.
pes·tif·er·ous [pestífərəs] ペスト伝播性の, = pestilental.
pes·ti·lence [péstiləns] 流行〔病〕〔医学〕, 悪疫(伝染病流行). 形 pestilential.
pestilential bubo 黒死病横痃, 悪液性横痃.
pes·tis [péstis] [L] ペスト, = pest.
p. ambulans 小ペスト, 軽症ペスト.
p. bubonica 腺ペスト.
p. fulminans 電撃性ペスト, 大ペスト, = pestis major.
p. minor 小ペスト, = pestis ambulans.
p. siderans 敗血症性ペスト, = pestis fulminans.
p. variolosa 痘瘡, = variola, smallpox.
Pes·ti·vi·rus [péstivaiərəs] ペスチウイルス属(フラビウイルス科の一属. ウシ下痢症ウイルス, ブタコレラウイルスに代表される).
pes·tle [pésl] 乳棒〔医学〕.
pest·men·in·gi·tis [pèstmenindʒáitis] ペスト髄膜炎〔医学〕.
pes·tol·o·gy [pestɑ́lədʒi] 悪疫学, ペスト学.
pes·tox [péstɑks] ペストックス(抗コリンエステラーゼ性と殺虫力とをもつ有機リン化合物の一群).
p. III ペストックスIII 化 acetamethyl pyrophosphoramid $[(CH_3)_2N]_2POOPO[N(CH_3)_2]_2$, = OMPA.
p. XIV ペストックスXIV 化 *bis*(dimethylamino)fluorophosphene oxide.
p. XV ペストックスXV 化 *bis*(isopropylamino)fluorophosphene oxide.
PET ① phacoemulsication 超音波水晶体乳化吸引法の略. ② positron emission tomography ポジトロンエミッショントモグラフィ, 陽電子放射断層撮影〔法〕の略.
pet loss syndrome ペットロス症候群(1970年代にアメリカで使用されるようになった言葉. ペットを失った喪失感から, 抑うつ状態になることをいう. 子育ての終了した50歳台の主婦に多い).
pet therapy ペット療法(動物介在療法の一つ).
peta- (P, p) [petə] 国際単位系において 10^{15} を表す接頭語.
pe·tal [pétəl] ペタル, 花弁(はなびら).
pet·a·lo·bac·te·ria [pètəloubæktíːriə] 薄膜形成性バクテリア.
pet·a·lo·coc·cus [pètələkɑ́kəs] 薄膜形成性球菌.
pet·a·loid [pétəlɔid] 花弁状の, 薄膜様の.
pet·a·loi·dy [pétəlɔidi] 弁化.

pe·te·chia [pití:kiə] 溢血点[医学], 点状出血(1〜2mm 直径の出血). 複 petechiae. 形 petechial.

pe·te·chi·ae [pití:kii:] 点状出血(petechia の複数).

pe·te·chi·al [pití:kiəl] 点状出血の[医学].

p. eruption 溢血疹.

p. fever 出血斑熱(髄膜炎菌による髄膜炎で点状出血斑がみられる. 髄膜炎菌髄膜炎の旧称).

p. hemorrhage 点状出血, 点状出血紫斑.

pe·te·chi·a·sis [pìti:káiəsis] 点状出血症.

pe·te·chi·om·e·ter [pìti:kiámitər] 紫斑計(一般に吸角を皮膚にあて, 吸引ポンプまたは注射筒で, 1分間陰圧を加えて, 出現する点状出血の数を検査する器械).

Peters, Albert [pí:tərz] ピータース(1862-1938, ドイツの眼科医. ペータースともいう).

P. anomaly ピータース奇形(前房分割症候群. 常染色体優性遺伝).

Peters, Hubert [pí:tərz] ピータース(1859-1935, ハンガリー・ブダペストの婦人科医).

P. ovum ピータース卵子(1899年発見した妊卵で, 受精後5〜6日目のもの), = Peters embryo.

Peters, Rudolph Albert [pí:tərz] ピータース(1889生, イギリスの生化学者).

P. factor ピータース因子(C. W. Carter および H. W. Kinnersley との共同研究により1930年に発見されたビタミン B_5), = vitamin B_5.

P.-Kinnersley test ピータース・キンナースレー試験(diazo-benzene-sulfuric acid はビタミン B_1 およびホルムアルデヒドに対し炭酸塩を含有する苛性ソーダ液で赤色を呈することを利用するビタミン B_1 の定量法).

Petersen, C. Ferdinand [péitə:sən] ペーテルセン(1845-1908, ドイツの外科医).

P. bag ペーテルセン袋(ゴム製の袋で, 直腸内に挿入して空気を注入すると, 膀胱を前方に圧迫し, その手術を行いやすくする).

P. operation ペーテルセン手術(恥骨上式膀胱結石切除術).

peth·i·dine [péθidi:n] ペチジン(メペリジンともいわれる合成麻薬).

p. hydrochloride ペチジン塩酸塩 化 ethyl 1-methyl-4-phenylpiperidine-4-carboxylate monohydrochloride $C_{15}H_{21}NO_2 \cdot HCl$: 283.79 (塩酸ペチジン, オペリジン. ピペリジンカルボン酸エチルエステル系鎮痛薬. モルヒネ様の中枢性鎮痛作用. 平滑筋に対して鎮痙作用を示す).

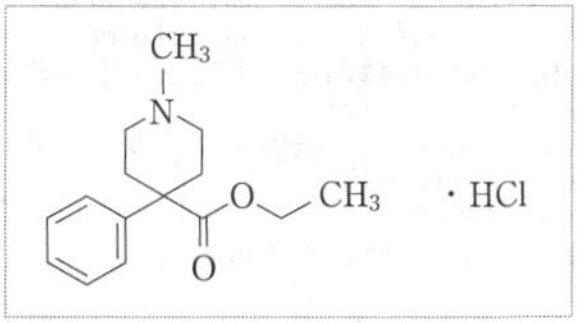

pet·i·o·late [pétiəleit] 有柄の, 葉柄の.

pet·i·ole [pétioul] 柄, 葉柄.

pet·i·ol·ule [pètiálju:l] 小葉柄.

pe·ti·o·lus [pitáiələs] 茎, 葉柄, 肉柄, = petiole. 形 petiolate, petiolated, petioled.

p. epiglottidis [L/TA] ① 喉頭蓋茎, = stalk of epiglottis [TA]. ② 喉頭軟骨茎, = petiolus cartilaginis epiglottis.

Petit, Alexis Therese [pəti:] ペチー(1791-1820, フランスの医師).

P. law ペチー法則(ジュロング・ペチー法則), = Dulong and Petit law.

Petit, François Poufour du [pəti:] ペチー(1664-1741, フランスの医師, 生理学者. 1727年眼の毛様小帯にある間隙を記載したので, この構造を毛様小帯間隙またはペチー間隙という).

P. canals ペチー管.

P. sinus ペチー洞(バルサルバ洞), = sinus aortae.

P. space ペチー管(毛様小帯の間に存在するリンパ間隙), = Petit canals, spatia zonularia.

Petit, Jean Louis [pəti:] ペチー(1674-1750, フランスの外科医).

P. hernia ペチーヘルニア(腰三角(ペチー三角)をヘルニア門とした下腰ヘルニア).

P. ligament ペチー靱帯(ダグラス窩の後側および両側にある靱帯), = plica rectouterina.

P. lumbar triangle ペチー腰三角.

P. triangle ペチー三角(外腹斜筋後縁, 広背筋前縁および腸骨稜により囲まれた三角), = trigonum lumbale.

petit mal [F] 小発作[医学], プチマール(てんかん発作の一種で短時間の失神を主とする).

petit mal epilepsy 小発作てんかん[医学](小児にみられる欠神発作で, ごく短時間の意識障害を主徴とし, 脳波には3ヘルツの棘徐波複合がみられる), = epilepsia mitis, epilepsia vertiginosa.

petit mal pattern 小発作波[医学].

petit mal status 小発作重積状態[医学].

petit mal variant 小発作〔波〕異型[医学], 異型小発作.

petit maux [F] 小陣痛.

petit mutant 小形〔突然〕変異体[医学].

petit serum プチ血清, = Vaughan split product.

petite mutant プチット〔突然〕変異体.

petite vérole 痘疸.

petite vérole volante 水痘.

PETN pentaerythrityl tetranitrite 四亜硝酸ペンタエリスリトールの略.

Petragnani, Giovanni [pètrənjá:ni] ペトラグナニ(1893-1969, ドイツの細菌学者).

P. medium ペトラグナニ培地(マラカイトグリーンを含有する結核菌培養基).

pet·rel [pétrəl] ウミツバメ[海燕](鳥綱, 管鼻目, 海燕科の鳥の総称), = *Oceanodroma*.

Petrén, Karl [pétren] ペトレン(1869-1927, スウェーデンの医師).

P. diet ペトレン食(糖およびタンパク質を極度に制限し, 主としてバターを多量に用いる糖尿病食).

P. method ペトレン療法(ペトレン食を用いる糖尿病治療法), = Petrén treatment.

Pétrequin, Joseph Pierre Eléonord [pètrəkén] ペトレカン(1809-1876, フランスの外科医).

P. ligament ペトレカン靱帯(側頭上顎被膜の肥厚した部分).

Petri, Julius Richard [pé:tri] ペトリ(1852-1921, ドイツの細菌学者).

P. dish ペトリ皿(浅い蓋付きの円筒状ガラス皿で, 細菌を培養して蓋を取らずに観察でき, 世界的に愛用されている).

P. dish culture ペトリ皿培養.

P. reaction ペトリ試験(① 尿中の Kairine 検出法で, 被検尿に酢酸と塩化カルシウム液を加えると褐赤色が出現する. ② タンパク質の検出法で, 苛性ソーダと diazobenzolsulfonic acid 液とを被検液に加えると橙または褐色が発現し振盪すると赤色泡沫を生じる), = Petri test.

pet·ri·fac·tion [pètrifǽkʃən] 石化, 化石(生体内の病巣に石灰質が沈着して結石を生ずること), = fossilization, calcification.

petrificant fibroma 化石性線維腫〔医学〕.
petrificant lipoma 化石性脂肪腫〔医学〕, = lipoma petrificans.
pet·ri·fi·ca·tion [pètrifikéiʃən] 石化〔医学〕, = petrifaction.
p. of fetus 胎児石灰化〔医学〕.
petrifying keratitis 石化性角膜炎〔医学〕, = keratitis petrificans.
pé·tris·sage [petrisáʒ] [F] じゅうねつ(揉捏)法, = kneading massage.
pet·ro·bas·i·lar [pètrəbǽsilər] 〔側頭骨〕錐体〔後頭骨〕底部の.
pet·roc·cip·i·tal [pètrɑksípitəl] = petrooccipital.
petrochemical waste water 石油化学工業廃水〔医学〕.
pet·ro·chem·is·try [pètroukémistri] 石油化学.
Petroff, Strashimis Alburtus [pétrɑf] ペトロフ(1882-1948, アメリカの細菌学者).
P. egg medium ペトロフ鶏卵培地(鶏卵とゲンチアナ紫とを含有する結核菌培地), = Petroff method.
pet·rog·e·nous [petrɑ́ʤənəs] 岩石発生性の.
pe·trog·ra·phy [petrɑ́grəfi] 岩相学, 岩石記載学.
pet·ro·late [pétrəleit] ペトロレート, = petrolatum.
pet·ro·la·to·ma [pètroulətóumə] パラフィン腫(流動パラフィンの注射により生ずる腫瘍).
pet·ro·la·tum [pètrouléitəm] 軟性パラフィン, = petrolatum jelly, yellow p., vaselinum flavum.
p. album 白色ワセリン.
pet·ro·len [pétrəli:n] ペトローレン(アスファルトの成分の一つで, 石油エーテルに溶ける部分のこと), = asphalt.
pe·tro·le·um [pitróuliəm] 石油〔医学〕, 鉱油, = kerosene oil, paraffinoil.
p. acid 石油酸〔医学〕.
p. asphalt 石油アスファルト〔医学〕.
p. benzine 石油ベンジン〔医学〕(石油の低温蒸留液を精製したもので, 主としてメタン系飽和炭化水素のブタン, ペンタン, ヘキサン, ヘプタンの混合物).
p. chemical 石油化学製品〔医学〕.
p. coke 石油コークス〔医学〕.
p. emulsion 石油乳剤〔医学〕.
p. ether 石油エーテル, = petroleum benzine, purified benzine.
p. jelly 黄色ワセリン(石油を原料としたゼリー), = mineral jelly, petrolatum.
p. naphtha 石油ナフサ, = crude naphtha.
p. pitch 石油ピッチ〔医学〕.
p. product 石油製品〔医学〕.
p. spirit 石油エーテル.
pet·ro·lin [pétrəlin] ペトロリン(ワセリンの一種).
pet·rol·i·za·tion [pètrəlaizéiʃən] 流動パラフィン散布(マラリア病の流行を防ぐ目的で, カ[蚊]の幼虫が発生する水面に流動パラフィンを散布すること).
pet·rol·o·gy [petrɑ́ləʤi] 岩石学.
pet·ro·mas·toid [pètrəmǽstɔid] 錐体乳突の.
pet·ro·oc·cip·i·tal [pètrouɑksípitəl] 錐体後頭の, = petroccipital.
p. fissure [TA] 錐体後頭裂, = fissura petrooccipitalis [L/TA].
p. joint 錐体後頭軟骨結合.
p. suture 錐体後頭縫合.
p. synchondrosis [TA] 錐体後頭軟骨結合, = synchondrosis petrooccipitalis [L/TA].
pet·ro·pha·ryn·ge·us [pètroufərínʤiəs] 錐体咽頭筋(側頭骨錐体部の下面から咽頭括約筋の線維に融合する小筋).
petros(-us, -a, -um) [petróus (əs, ə, əm)] ①錐体の. ②岩状の.
pe·tro·sa [petróusə] 錐体(岩骨). 複 petrosae. 形 petrosal.
pe·tro·sal [petróusəl] 岩様〔医学〕.
p. bone 側頭骨岩様部, = petrous bone.
p. branch [TA] 岩様部枝, = ramus petrosus [L/TA].
p. fossa 側頭骨錐体窩(頸静脈窩と頸動脈外窩との間), = fossula petrosa.
p. fossula [TA] 錐体小窩, = fossula petrosa [L/TA].
p. ganglion 岩様部神経節(岩様部下縁の舌咽神経にある), = petrous ganglion, Andersch g., g. extracraniale, lower g. of glossopharyngeal nerve.
p. lobule 岩状小葉(片葉のこと), = flocculus.
p. neuralgia 錐体神経痛〔医学〕.
p. process 岩状突起(蝶形骨錐体部の).
p. sinus 錐体静脈洞.
p. vein [TA] 錐体静脈, = vena petrosa [L/TA].
pet·ro·sal·pin·go·staph·y·li·nus [pètrousælpìngoustæ̀filáinəs] 口蓋帆挙筋, = levator veli palatini.
pet·ro·sec·to·my [pètrəséktəmi] 錐体削開〔術〕〔医学〕.
pet·ro·se·lin·ic ac·id [pètrousilínik ǽsid] ペトロセリン酸(コリアンダー油の一成分), = petroselic acid.
Pet·ro·sel·i·num [pètrəsélinəm] オランダゼリ属(セリ科の一属).
P. crispum パセリ, = parsley.
Pet·ro·sel·i·num [pètrəsélinəm] (パセリ果実. *Petroselinum crispum* の成熟果実を乾燥したもので, apiol の原料).
pet·ro·si·tis [pètrousáitis] 錐体炎(中耳炎の続発病として迷路周囲蜂巣または錐体先端蜂巣に炎症が波及した状態), = apicitis.
pet·ro·so·mas·toid [pètrousoumǽstɔid] = petromastoid.
pet·ro·sphe·noid [pètrəsfí:nɔid] 錐体蝶形骨の.
p. suture 錐体蝶形縫合.
petrosphenoidal fissure [TA] 蝶錐体裂, = fissura sphenopetrosa [L/TA].
petrosphenoidal syndrome 錐体蝶形骨症候群.
pet·ro·squa·mo·sal [pètrouskwəmóusəl] 〔側頭骨〕錐体鱗状部の, = petrosquamous.
petrosquamous fissure [TA] 錐体鱗裂, = fissura petrosquamosa [L/TA].
petrosquamous sinus [TA] 錐体鱗静脈洞*, = sinus petrosquamosus [L/TA].
petrosquamous suture 錐体鱗裂.
pet·ro·sta·phy·li·nus [pètroustæ̀filáinəs] 口蓋帆挙筋, = musculus levator veli palatini.
petrotympanic fissure [TA] 錐体鼓室裂, = fissura petrotympanica [L/TA].
pet·rous [pétrəs] ①錐体部の. ②岩石の, 岩〔石〕様の〔医学〕, = petrosal.
p. bone 錐体骨.
p. part [TA] 岩様部(錐体部), = pars petrosa [L/TA].
p. part of internal carotid artery 内頸動脈錐体部, = pars petrosa arteriae carotis internae.
p. part of temporal bone 側頭骨錐体部, = pars petrosa ossis temporalis.
p. pyramid 側頭骨錐体.
pet·rou·si·tis [pètrousáitis] 錐体炎, = petrositis.
pet·rox [pétrɑks] アンモニア石ケンとワセリンとの合剤, = petroxolin.
Petruschky, Johannes [pətrú:ʃki] ペトルスキー(1863生, ドイツの細菌学者).
P. litmus whey ペトルスキーリトマス(牛乳からカゼインを除去し, その乳漿を中和し, リトマス液を

P

加えた培養液), = litmus milk.

P. method ペトルスキー法(経皮的ツベルクリン療法で,分解した結核菌を含有する軟膏を皮膚面に塗布する方法).

P. sign ペトルスキー徴候(肺門リンパ腺結核の理学的診断法で,胸椎第2~第7の棘突起を叩くと,痛みを感ずる現象).

P. spinalgia ペトルスキー脊髄痛(気管支リンパ腺結核症にみられる肩甲骨間の微痛).

PETT positron emission transaxial tomography ポジトロン放射型体軸横断断層撮像〔法〕の略.

Pette, Heinrich Wilhelm [pétə] ペッテ(1887-1964, ドイツの神経病理学者).

P.-Döring disease ペッテ・デーリング病(結節性全能炎).

P. sign ペッテ徴候(多発性硬化症における痙攣,小脳性運動失調様症状,部分的視神経萎縮の3徴).

Pettenkofer, Max von [pétənkɑfər] ペッテンコーフェル(1818-1901, ドイツの化学者,衛生学者).

P. test ペッテンコーフェル試験(尿の胆汁色素検出法で,被検液にショ糖を混じ,濃硫酸の上に重層して放置しておくと,両液の接触面に紫色輪が発生するが,この反応はレシチン,アミノミエリン,ケファリン,ミエリンによっても発生する), = Pettenkofer reaction.

P. theory ペッテンコーフェル説(伝染病の流行は直接病原菌が,井水に入るのではなく,地下に成熟するまで停滞した後,地下水によって伝播されるという説), = ground-water theory.

pe·tun·i·din [petjúnidin] ペツニジン ㊈ monomethyl-delphinidine $C_{16}H_{12}O_7$-HCl (ツクバネアサガオ *Petunia hybrida* の花にあるペツニンのアグコーン).

pet·u·nin [pétjunin] ペツニン ㊈ methyldelphinidin $C_{26}H_{33}O_{17}Cl$ (ツクバネアサガオ *Petunia hybrida* の花に存在するアントシアン・ペツニジンの3,5-ジグルコシド).

Petzval surface ペッツバル表面.

Petzval theory ペッツバル説(2つの薄いレンズの焦点距離とその屈折率との積の総和は,乱視を起こさないほぼ扁平な視野を得るためにはゼロとならなければならない).

peu·ced·a·nin [pju:sédənin] ピューセダニン $C_{15}H_{14}O_4$ (セリ科植物 *Peucedanum officinale* の根にある苦味質).

peu·cine [pjú:sin] 瀝青または樹脂. 形 peucinous.

peu·cyl [pjú:sil] ピュシル基($-C_5H_8$, テルペンチン油から得られる油状炭化水素).

Peu·mus [pjú:məs] (チリ産常緑樹の一属).

P. boldus ボルドア樹(葉は古くから健胃など薬用として用いられてきた), = boldutree.

Peutz, J. L. A. [pjúts] ポイツ(1886-1957, オランダの医師).

P.-Jeghers syndrome ポイツ・ジェガーズ症候群, = Peutz syndrome.

P. syndrome ポイツ症候群(家族性腸管ポリープ,口腔および口周囲の粘膜ならびに手足皮膚のメラニン様着色を特徴とする症候群で,悪性腫瘍への転換も考慮されている), = Peutz-Jeghers syndrome.

pex·ia [péksiə] 固定〔術〕〔医学〕, = pexis.

pex·in [péksin] ペクシン(ラブ酵素,子ウシの胃液中にある凝乳酵素), = lab ferment.

pex·in·o·gen [peksínəʤən] (レンニノーゲン), = renninogen.

pex·is [péksis] ① 固定(組織が物質を固定すること). ② 固定術〔医学〕(外科的), = pexia. 形 pexic.

pex·u·loid [péksjulɔid] ペキスロイド(副子製作用のセルロイドの一種).

-pexy [peksi] 固定術の意味を表す接尾語, = -pexia.

Peyer, Johann Conrad [páiər] パイエル(1653-1712, スイスの解剖学者).

P. glands パイエル腺(小腸粘膜にみられる孤立性または集合性リンパ節).

P. patches パイエル板(腸間膜の付着部の反対側にみられる小腸粘膜の集合リンパ小節), = noduli lymphatici aggregati, aggregato or agminated nodules.

P. plaques パイエル板(集合リンパ小節), = Peyer patches, Peyer glands, folliculi lymphatici aggregati.

pey·er·i·an fe·ver [paiériən fí:vər] (腸チフス), = typhoid fever.

pey·o·te [peijóutə] ペヨーテ(メキシコ産サボテン,ウバタマ〔烏羽玉〕*Lophophora wiliamsii*. これから幻覚を起こすメスカリンが得られる).

pey·o·tl [peijóutl] ペヨートル ㊈ 3,4,5-trimethoxyphenethylamine $(CH_3O)_3C_6H_2(CH_2CH_2NH_2)$ (メキシコ産サボテンから得られる薬物), = mescaline.

Peyronie, François de la [peirəní:] ペーロニ(1673-1747, フランスの外科医).

P. disease ペーロニ病(陰茎の海綿体炎または海綿体の硬結), = fibrous cavernitis.

Peyrot, Jean Joseph [peiróu] ペーロー(1843-1918, フランスの外科医).

P. thorax ペーロー胸郭(多量の胸腔内滲出液によって起こる傾斜卵円形胸郭).

Pez·i·za·ce·ae [pèzizéisii:] チャワンタケ科.

PF permeability factor 透過性因子の略.

Pfannenstiel, Hermann Johann [fá:nənsti:l] ファンネンスチール(1862-1909, ドイツの婦人科医).

P. incision ファンネンスチール切開法(開腹術に当たり恥丘上を横断する切開で,癒着後切瘡が恥毛により隠ぺいされる).

Pfannenstiel method ファンネンスチール法(喉頭の結核性潰瘍に対する治療法. 0.4~4.1g ヨードナトリウムを1日量として内服, 30分後にオゾンまたは H_2O_2 水を吸入させて潰瘍面にヨードを析出させる方法).

Pfaundler, Meinhard von [fɔ́:ndlər] ファンドラー(1872-1947, ドイツの医師).

P.-Hurler disease = gargoylism.

P.-Hurler syndrome ファンドラー・ハーラー症候群〔医学〕.

P. reaction ファンドラー反応(腸チフス菌の線糸形成反応), = Mandelbaum reaction, filamentation, thread reaction.

PFC ① persistent fetal circulation 持続性胎児循環,胎児循環遺残の略. ② plaque forming cell 溶血斑形成細胞の略.

pFc′ fragment pFc′フラグメント(IgG をペプシン処理して得られる Fc 部分の小断片).

PFCS persistent fetal circulation syndrome 胎児循環遺残症の略.

Pfeiffer, Emil [fáifər] パイフェル(1846-1921, ドイツの医師).

P. disease パイフェル病(腺熱または伝染性単核細胞症), = glandular fever, infectious mononucleosis.

P. glandular fever パイフェル腺熱, = infectious mononucleosis.

Pfeiffer, Richard Friedrich Johannes [fáifər] パイフェル(1858-1945, ドイツの細菌学者).

P. bacillus パイフェル菌, = *Haemophilus influenzae*.

P. phenomenon パイフェル現象(生体内コレラ溶菌現象. コレラ菌(または腸チフス菌)を抗血清とともにモルモットの腹腔中に注射して,その溶菌を観察する方法で, Pfeiffer が1894年に発見した), = Pfeif-

P

fer bacteriolytic test.

P. solution パイフェル液(チール石炭酸フクシン液を5～10倍に希釈した染色液で，組織内の細菌を検出するために用いられる).

P. syndrome パイフェル症候群(プファイファー症候群ともいわれる常染色体性優性遺伝疾患．頭蓋骨早期癒合，母指の異常がある．尖頭合指症V型).

Pfeif·fer·el·la [fàifərélə] パイフェレラ属(旧称).

P. mallei = *Burkholderia mallei*.

PFFD proximal femoral focal deficiency 近位大腿骨欠損〔症〕の略.

PFGE pulse field gel electrophoresis パルスフィールド電気泳動法の略.

Pflüger, Edward Friedrich Wilhelm [flí:gər] フリーゲル(1829–1910，ドイツの生理学者).

P. law フリーゲル〔攣縮〕法則(陰極電気緊張が発生し，陽極電気緊張が消失するとき神経路は刺激されるが，その反対の場合には刺激されないという法則)，= law of polar excitation.

P. tetanus フリーゲルテタヌス(平流を通じて起こる筋緊張で，強い閉鎖刺激により起こるものは Pflüger 拘縮，開放時に起こるものを Ritter 拘縮と呼ぶ).

P. tube フリーゲル管(体腔の胚板から発生した細胞索で，濾胞細胞と原始卵とを含む卵巣の基礎をなすもの)，= Pflüger cord.

PFM patient flow management ペーシェント・フロー・マネジメントの略.

PFT pulmonary function test 肺機能検査の略.

Pfuhl, Adam [fú:l] フール(1842–1905，ドイツの医師).

P.–Jaffé sign フール・ヤッフェ徴候(気胸における徴候).

P. sign フール徴候(横隔膜下膿瘍において穿刺を行うと，吸気とともにその排膿量は増加するが，膿気胸の際には減少する．この区別は横隔膜麻痺では認められない).

P

PG ① Pharmacopoeia Germanica ドイツ薬局方の略．② prostaglandin プロスタグランディンの略.

pg picogram ピコグラムの記号.

PGA ① polyglandular autoimmune syndrome 多腺性自己免疫性症候群の略．② pteroylglutamic acid (folic acid) 葉酸の略.

PGD preimplantation genetic diagnosis 着床前遺伝子診断の略..

PGN proliferative glomerulonephritis 増殖性糸球体腎炎の略.

PGP psychogalvanic phenomenon 精神電流現象の略.

PGR psychogalvanic reflex 精神電流反射の略.

PGS preimplantation genetic screening 移植前遺伝学的スクリーニング，着床前スクリーニングの略.

PGSR psychogalvanic skin response 精神電流〔皮膚〕反応(射)の略.

PGTT prednisolone glucose tolerance test プレドニゾロンブドウ糖負荷試験の略.

PGU post gonococcal urethritis 淋疾後尿道炎の略.

PH ① past history 既往歴の略．② pulmonary hypertension 肺高血圧〔症〕の略.

Ph ① pharmacopoeia 薬局方の略．② phenyl フェニル基の化学記号.

Ph1 chromosome フィラデルフィア染色体，= Philadelphia chromosome.

Ph D Doctor of Philosophy 博士号，理学博士の略(薬学博士をこの略称と区別するため，Pharm. D. と書くことがある).

pH hydrogen ion concentration 水素イオン濃度を表す記号(水素指数．Sørensen の提唱した術語で，溶液の水素イオン濃度の逆数の対数を意味し，pH7は中性，それ以上はアルカリ性，それ以下は酸性を示す).

pH estimation of urine 尿pH測定法(ミカエリスの)，= Michaelis indicator method of urine.

pH indicator pH指示薬.

pH meter pHメーター.

pH monitoring pHモニタリング(胃内の pH を連続して計測することにより，胃酸分泌機能，胃酸逆流の程度などを評価する).

pH value pH値.

PHA ① phytohemagglutinin 植物性〔赤〕血球凝集素の略．② pulse height analyzer パルスハイツアナライザー，波高分析器，波高選別器の略.

pha·cen·to·cele [fəséntəsi:l] 水晶体転位(前房内への)，= phacocele.

pha·ci·tis [fəsáitis] 水晶体炎，= phakitis.

p. purulenta 化膿性水晶体炎〔医学〕.

phac(o)– [fæk(ou), –(ə)] レンズまたは眼の水晶体との関係を表す接頭語.

phac·o·an·a·phy·lax·is [fækouænəfilǽksis] 水晶体アナフィラキシー(水晶体タンパク質(クリスタリン)に対する過敏性に基づくアナフィラキシー)，水晶体過敏症〔医学〕．形 phacoanaphylactic.

phac·o·cele [fǽkəsi:l] 水晶体転位，= phacentocele.

phac·o·cyst [fǽkəsist] 水晶体囊腫.

phac·o·cys·tec·to·my [fækousistéktəmi] 水晶体囊腫切除〔術〕.

phac·o·cys·ti·tis [fækousistáitis] 水晶体囊炎.

phac·o·e·mul·si·fi·ca·tion (PET) [fækoui:mʌlsikéiʃən] 超音波水晶体乳化吸引法(白内障手術の一般的術式).

phacoemulsification and aspiration (PEA) 超音波水晶体乳化吸引術(白内障の手術術式の一つ).

phac·o·er·i·sis [fækouérisis] 水晶体吸引〔切開〕，= phacoerysis.

phac·o·er·y·sis [fækouérisis] 水晶体吸引〔切開〕，= phacoerisis.

phacogenic uveitis 水晶体原性ぶどう膜炎，= leno–induced uveitis.

phac·o·glau·co·ma [fækouglɔ:kóumə] 水晶体変性性緑内障.

phac·o·hy·men·i·tis [fækouhàiminúitis] 水晶体囊炎.

phac·oid [fǽkɔid] 水晶体状の.

phac·oid·i·tis [fækɔidáitis] 水晶体炎，= phakitis.

phac·oid·o·scope [fǽkɔidəskoup] 水晶体鏡，= phacoscope.

pha·col·y·sin [fəkálisin] 水晶体アルブミン.

pha·col·y·sis [fəkálisis] ① 水晶体融解．② 水晶体切開(白内障手術)．形 phacolytic.

phacolytic glaucoma 水晶体融解緑内障〔医学〕.

pha·co·ma [fækóumə] 水晶体腫，= phakoma.

pha·co·ma·la·cia [fækouməléiʃiə] ① 水晶体軟化．② 軟性白内障.

phac·o·ma·to·sis [fækoumətóusis] 母斑症〔医学〕(遺伝発生性の疾病群で，皮膚の母斑，神経または内臓の腫瘍，囊胞などが合併するのが特徴．病型には ① Bourneville–Pringle 病．② Hippel–Lindau 病．③ Klippel Weber 病．④ von Recklinghausen 病．⑤ Sturge–Weber 病．⑥ van der Hoeve 病などがある).

p. pigmentovascularis 色素血管母斑症.

pha·co·met·a·cho·re·sis [fækoumètəkourí:sis] 水晶体脱出，= phacentocele.

pha·co·met·e·ce·sis [fækoumètəsí:sis] 水晶体脱出，= phacometachoresis.

pha·com·e·ter [fəkámitər] 水晶体屈折計，= lensometer.

pha·co·pal·in·gen·e·sis [fækoupælindʒénisis] 水晶体再形成.

pha·co·pla·ne·sis [fækouplənί:sis] 水晶体遊走(前房内へ脱出したレンズが再び正常位置に戻ること).
pha·co·scle·ro·sis [fækouskliəróusis] 水晶体硬化症〔医学〕.
phac·o·scope [fǽkəskoup] 水晶体鏡〔医学〕, 水晶体調節計.
pha·cos·co·py [fəkάskəpi] 水晶体調節力検査法.
pha·co·sco·tas·mus [fækouskoutǽzməs] 水晶体混濁.
pha·co·ther·a·py [fækəθérəpi] 日光療法.
pha·co·zy·mase [fækouzáimeis] 水晶体酵素.
phae·no·gam [fí:nəgæm] 顕花植物, = phanerogam.
phaen·thine [fí:nθain] (テトランドリン. ツヅラフジ科植物のアルカロイド), = tetrandrine.
phaeo- [fi:ou, -i:ə] phorbin または phorbide の置換基を示す接頭語, = pheo-.
phae·o·chro·mo·cy·to·ma [fì:oukròumousaitóumə] 褐色細胞腫.
phae·o·hy·pho·my·co·sis [fì:ouhàipoumaikóusis] 黒色菌糸症〔医学〕, フェオヒフォミコーシス〔医学〕.
phae·o·ret·in [fí:əretin] フェオレチン $C_{14}H_8O_7$ (*Rheum* 属植物の根茎から得られる樹脂状抽出物の黄褐色粉末).
-phage [feidʒ, fɑ:-] 食べるの意を表す接尾語.
phage [féidʒ, fά:-] ファージ〔医学〕(バクテリオファージ, phaga=食べるに由来), = bacteriophage.
p. conversion ファージ変換〔医学〕.
p. neutralization test ファージ中和試験(テスト).
p. type ファージ型〔医学〕.
p. typing ファージ型別〔医学〕(ファージに対する感受性の有無によって細菌を分類, 型別すること).
phag·e·d(a)e·na [fæʤədí:nə] 侵食潰瘍, = phagedaenoma. 形 phagedenic.
p. geometrica 慢性侵食を呈する壊疽性皮膚化膿症.
p. nosocomialis 病院壊疽.
p. tropica 熱帯潰瘍(皮膚リーシュマニア症), = ulcus tropicum.
phag·e·dae·no·ma [fæʤədi:nóumə] 侵食潰瘍.
phag·e·den·ic [fæʤədénik] 侵食〔性〕の〔医学〕.
p. chancroid 腐肉性(侵食性)軟性下疳.
p. gingivitis 侵食性歯肉縁炎.
p. pericemental alveolitis 侵食性セメント質周囲炎.
p. pericementitis (化膿性歯根膜炎), = suppurative pericementitis.
p. ulcer 侵食性潰瘍〔医学〕, = ulcus phagedenicum.
phag·e·ly·sis [fǽʤəlaisis] ファージ溶解.
-phagia [feiʤiə] 常食, 食の意を表す接尾語.
phag(o)- [fæg(ou), -g(ə)] 食の意味を表す接頭語.
phag·o·car·y·o·sis [fægoukæ̀rióusis] 細胞核食現象, = phagokaryosis.
phag·o·cy·ta·ble [fǽgəsaitəbl] 食細胞の作用を受け得る.
phag·o·cyte [fǽgəsait] 食細胞(喰細胞)〔医学〕(老化細胞, 感染細胞, 細菌, その他の異物などを細胞内に貪食する機能を有する細胞. 好中球やマクロファージの総称). 形 phagocytal, phagocytic.
p. bactericidal dysfunction 食細胞殺菌作用機能不全〔医学〕.
p. deficiency disease 食細胞異常症.
p. dysfunction disease 食細胞機能異常症(顆粒球, 単球, マクロファージの食作用の機能異常により細菌の反復感染を起こす. 慢性肉芽腫症や白血球粘着不全症などを含む).
phag·o·cyt·ic [fægəsítik] 食細胞の〔医学〕.
p. activity 貪食作用, 貪食機能.
p. anemia 貪食性貧血, = autoerythrophagocytosis.
p. dysfunction disorders immunodeficiency 食細胞機能障害疾患免疫不全.
p. dysfunction immunodeficiency 食細胞機能障害免疫不全.
p. immunity 食作用性免疫, 食細胞性免疫〔医学〕.
p. index 食作用係数〔医学〕, 食細胞指数, 貪食指数(① 細菌を貪食した白血球数. ② 好中球の多分葉核をもつものと少分葉核をもつものとの比を表す Arneth 指数).
p. pneumocyte 貪食性肺胞細胞(肺胞大食細胞のこと).
p. thrombus 食細胞性血栓(脳に起こる).
p. vacuole 食〔空〕胞〔医学〕, 貪食空胞(食細胞の食作用により被貪食粒子をその中に取り込んだ小胞のこと), = phagosome.
p. vesicle 貪食胞.
phag·o·cy·tin [fægousáitin] ファゴサイチン〔医学〕(多形核白血球から単離される殺菌物質).
phag·o·cy·tize [fǽgəsaitaiz] 食作用を営む.
phag·o·cy·to·blast [fægousáitəblæst] 食芽細胞.
phag·o·cy·tol·y·sis [fægousaitάlisis] 食細胞崩壊〔医学〕, = phagolysis.
phag·o·cy·to·lyt·ic [fægousàitəlítik] 食細胞崩壊の, = phagolytic.
phag·o·cy·tose [fægousáitous] 食〔菌〕作用する, 貪食する, = phagocytize.
phag·o·cy·to·sis [fægousaitóusis] ① 食菌作用(食細胞が細菌またはほかの異物を原形質内に摂取する現象). ② 捕食〔現象〕, 貪食, 食作用〔医学〕(固形物の取込).
p.-stimulating factor (**PSF**) 貪食作用刺激因子(食細胞の貪食を促進する因子).
phag·o·dy·na·mom·e·ter [fægoudàinəmάmitər] そしゃく(咀嚼)計.
phag·o·kar·y·o·sis [fægoukæ̀rióusis] 核の食作用.
pha·gol·o·gy [fægάləʤi] 食学(食事摂取に関する科学).
pha·gol·y·sis [fəgάlisis] 食細胞崩壊.
phag·o·ly·so·some [fægouláisəsoum] 食胞融解小体, ファゴリソソーム〔医学〕.
phag·o·lyt·ic [fægəlítik] 食細胞崩壊の, = phagocytolytic.
phag·o·ma·nia [fægouméiniə] 貪食症〔医学〕, 貪食癖.
phag·o·pei·din [fægoupéidin] ファゴペイジン(ファージに対し作用を示すもので, 次の2種がある).
p.-alpha (*α*) ファゴペイジンアルファ(*Aspergillus fumigatus* によってつくられ, alpha streptophage に作用する).
p.-sigma (*σ*) ファゴペイジンシグマ $C_{30}H_{40}O_8$ (*Aspergillus fumigatus* から得られ, ブドウ球菌ファージに作用する), = fumagillin.
phag·o·pho·bia [fægoufóubiə] 恐食症〔医学〕, 食事恐怖〔症〕.
phag·o·py·rism [fægoupáirizəm] 食後灼熱, = phagopyrismus.
phag·o·py·ro·sis [fægoupairóusis] 食後呑酸, = heartburn after eating.
phag·o·some [fǽgəsoum] 食胞, 食小体〔医学〕, 貪食顆粒(食細胞の取り込んだ顆粒を囲んでつくられる小胞).
phag·o·ther·a·py [fægəθérəpi] バクテリオファージ療法.
phag·o·type [fǽgətaip] ファージ型, = phage type.
phag·o·var [fǽgəvɑ:r] ファージ型.
phakic eye 有水晶体眼.

P

pha·ki·tis [fəkáitis] 水晶体炎，＝phacitis.
phako– [fækou, –kə] レンズまたは眼の水晶体との関係を表す接頭語，＝phaco–.
pha·ko·ma [fəkóumə] 水晶体腫，＝phacoma.
phak·o·ma·to·sis [fækoumətóusis] 母斑症（多数の組織の過誤腫を特徴とする遺伝病の一群．例えば Lindau 病，神経線維腫症，Sturge–Weber 症候群，結核性脳硬化症などに対する一般名）.
phal·a·cro·sis [fæləkróusis] 脱毛，＝alopecia. 形 phalacrotic, phalacrous.
pha·lan·ge·al [fəlǽnʤiəl] 指（趾）節骨〔の〕［医学］，指骨の，節骨の（手足の指の）.
p. cell 支持細胞（コルチ器官の）.
p. process 指節突起［医学］.
phal·an·gec·to·my [fælənʤéktəmi] 指（趾）節骨切除［医学］，節骨切除術，指切除術.
pha·lan·ges [fəlǽnʤi:z] [L/TA] ① 趾（指）骨*（ossa digitorum pedis [PNA]），＝ossa digitorum [TA], phalanges [TA]. ② 指節．単 phalanx.
p. of foot 足指骨.
phal·an·gette [fælənʤít] [F] 爪節（指の）.
phal·an·gi·tis [fælənʤáitis] 指（趾）骨炎［医学］，節骨炎（手足の指の）.
p. syphilitica 梅毒性指骨炎，＝dactylitis syphilitica.
phal·an·gi·za·tion [fælənʤizéiʃən] 造指［医学］，指様断端形成術（中手骨の１つを切断して，それを皮膚でおおい，指の代用とする成形術）.
pha·lan·go·pha·lan·ge·al [fəlæŋgoufəlǽnʤiəl] 2節骨の（連接した2個の節骨についていう）.
phal·an·go·sis [fæləŋgóusis] 睫毛乱生症，＝trichiasis.
pha·lanx [fæléŋks, féilæŋ–] 指節，指（趾）節骨［医学］，節骨．複 phalanges. 形 phalangeal.
p. distalis [L/TA] 末節骨，＝distal phalanx [TA].
p. media [L/TA] 中節骨，＝middle phalanx [TA].
p. proximalis [L/TA] 基節骨，＝proximal phalanx [TA].
Phalen maneuver ファーレン手技.
Phalen sign ファーレン徴候（手根管症候群の診断に用いられる）.
phal·lal·gia [fəlǽlʤiə] 陰茎痛.
phal·lan·as·tro·phe [fælənǽstrəfi] 陰茎上方転位.
phal·lan·eu·rysm [fəlǽnjurizəm] 陰茎動脈瘤.
phal·lec·to·my [fəléktəmi] 陰茎切断術.
phal·lic [fǽlik] 陰茎の.
p. phase 男根期.
p. shield 陰茎楯（手術中は陰茎をおおい，汚物から保護する器具）.
p. stage ファルス期［医学］，男根期.
p. symbol 陰茎の表象.
p. tubercle 陰茎結節.
p. worship 陰茎尊崇.
phal·li·cism [fǽlisizəm] 男根崇拝，＝phallic worship, phallism.
phal·li·form [fǽlifɔ:m] 陰茎状の，＝phalloid.
phal·lin [fǽlin] ファリン（毒キノコ *Amanita phalloides* に存在する毒性アルブミン）.
phal·li·tis [fəláitis] 陰茎炎［医学］，＝penitis, priapitis.
phall(o)– [fæl(ou), –l(ə)] 陰茎との関係を表す接頭語.
phal·lo·camp·sis [fæləkǽmpsis] 陰茎彎曲勃起.
phal·lo·cryp·sis [fæləkrípsis] 包皮牽縮（陰茎の）.
phal·lo·dyn·ia [fælədíniə] 陰茎痛.
phal·loid [fǽlɔid] 陰茎様の.
phal·loi·din [fəlɔ́idin] ファロイジン $C_{30}H_{39}O_9N_7S$（テングタケ属の一種タマゴテングダケに存在する有毒物質）.
phal·lon·cus [fəlɑ́ŋkəs] 陰茎腫脹.
phal·lo·plas·ty [fǽləplæ̀sti] 陰茎形成術［医学］.
phal·lor·rha·gia [fæləréiʤiə] 陰茎出血.
phal·lor·rhea [fælərí:ə] 男性淋疾.
phal·lot·o·my [fəlɑ́təmi] 陰茎切開術.
phal·lus [fǽləs] ① 陰茎［医学］，生殖茎［医学］. ② 胎生期末分化性器．複 phalli. 形 phallic.
p. stage ファルス期［医学］.
phan [fǽn] 表現因子（体質の）.
phanero– [fænərou, –rə] 顕性または表現性の意味を表す接頭語.
phan·er·o·crys·tal·line [fæ̀nərəkrístəli:n] 顕晶質の［医学］（岩石を構成する鉱物で肉眼により認め得る程度の大きさがあることについていう）.
phan·er·o·gam [fænərégæm] 顕花植物．形 phanerogamic.
phan·er·o·gen·ic [fæ̀nərəʤénik] 原因明瞭な，＝phanerogenetic. ↔ cryptogenic.
phan·er·o·ma·nia [fæ̀nərouméiniə] 顕現部偏執症（いぼ，髪，にきびなどを気にして絶えずさわる神経症）.
phan·er·o·plasm [fǽnərəplæzəm] 明体，有形質（暗視野顕微鏡でみられる分散顆粒または小体）.
phan·er·o·scope [fǽnərəskoup] 圧視板（皮膚を圧迫して透視する器械）.
phan·er·os·co·py [fæ̀nərɑ́skəpi] 圧視法.
phan·er·o·sis [fæ̀nəróusis] 顕出，出現（顕微，化学的に明らかにされる変性についていう）.
p. of fat 脂肪出現，脂肪分解（化学的変化を起こして細胞成分が脂肪となって証明されること）.
p. of iron 鉄出現，＝ferrophanerosis.
phan·er·o·ste·rol [fæ̀nərəstérɔ:l] ファネロステロール（高等植物に存在するステロールの一種）.
phan·er·ous [fǽnərəs] 表現性の，可視性の，＝phanic.
phan·er·o·zo·ite [fæ̀nərouzóuait] ファネロゾイト.
phan·tasm [fǽntəzəm] 幻想［医学］，まぼろし，幻影，＝phantasia.
phan·tas·ma·tol·o·gy [fæ̀ntæzmətɑ́ləʤi] 幻想学，＝phantasmology.
phan·tas·ma·to·mo·ria [fæ̀ntæzmətoumɔ́:riə] 幻想痴呆.
phan·tas·mol·o·gy [fæ̀ntæzmɑ́ləʤi] 幻想学，＝phantasmatology.
phan·tas·mos·co·py [fæ̀ntæzmɑ́skəpi] 幻視，＝phantasmoscopia.
phan·tas·tic [fæntǽstik] 空想的な［医学］.
p. confabulation 空想作話〔症〕［医学］.
p. delusion 空想妄想.
p. pseudology 空想虚言症，＝pseudologia fantastica.
phan·tas·ti·cum [fæntǽstikəm] 幻想剤［医学］.
phan·ta·sy [fǽntəzi] 空想［医学］，＝fantasy.
phan·te·tio·thal·ein so·di·um [fæntì:ʃiəθǽli:n sóudiəm] ファンテチオタレインソジウム 化 phenoltetraiodophthalein sodium（胆嚢造影剤，肝機能診断試薬）.
phan·tom [fǽntəm] ① 幻想，ファントム［医学］. ② 模型，人体模型［医学］，＝model.
p. aneurysm 幻想動脈瘤.
p. colony ファントム集落（S→R 変異とは別に，Eaton が1934年に報告した現象で，37°C 培養が速やかに融解して影の薄いもの，すなわち幽霊集落となり，それが正常の発育を遂げて病毒性を発揮すること）.
p. corpuscle 〔赤〕血球影［医学］，赤血球陰影（血色素の欠損しているもの），＝ghost cell, achromocyte,

P

shadow cell. → corpuscle.
p. hand 幻想手〔医学〕.
p. leg 幻想脚(脚を切断された後に，その脚が残存する幻覚).
p. limb 幻覚肢，幻影肢. → limb.
p. limb pain 幻肢痛〔医学〕，幻想肢痛〔医学〕.
p. odontalgia 幻想歯痛.
p. pain 幻痛.
p. pregnancy 想像妊娠〔医学〕，= pseudocyesis.
p. sensation 肢幻影感.
p. tumor ファントム腫瘤，仮性腫瘤，幻想腫瘍，幻想腫(神経症の一症候で，多くはガス貯留による鼓腸)，= vanishing tumor.
phan·to·myst [fǽntəmist] 細菌噴霧器.
phao– [fæou] phorbin または phorbide の置換基を示す接頭語，= pheo–.
Phar B Pharmaciae Baccalaureus 薬学士の略.
Phar C Pharmaceutical Chemist 薬物化学者の略.
Phar D Pharmaciae Doctor 薬学博士の略.
Phar G Graduate in Pharmacy 薬学士の略.
Phar M Pharmaciae Magister 薬学修士の略.
phar, pharm ① pharmacopoeia 薬局方の略. ② pharmacy 薬局の略. ③ pharmaceutic 製薬の略.
Phar·a·oh [féərou, fǽr–] パロ，ファラオ(古代エジプトの王).
P. ant イエヒメアリ(害虫).
P. serpent 蛇玉(ヘビダマ) $Hg(SCN)_2$ (火をつけると燃えてヘビの形を表す一種の化学的玩具)，= Pharaoh snake.
phar·bis·i·tin [fɑ:bísitin] ファルビシチン，= Kaladanae resina.
phar·bi·tin [fá:bitin] ファルビチン $C_{54}H_{96}O_{27}$ (アサガオなどの左旋性配糖体)，= pharbitisin.
phar·bi·tis [fá:bitis] ケンゴシ［牽牛子］(アサガオ *Ipomoea nil* (*Pharbitis nil*)の種子を乾燥したもの，峻下薬)，= semen pharbitidis.
phar·ma·cal [fá:məkəl] 薬局の，薬剤の.
p. license 薬剤師免許証.
pharmaceutic adjuvant 製剤用佐剤〔医学〕.
pharmaceutic aid 製剤補助剤〔医学〕.
pharmaceutic dictionary 薬学辞典〔医学〕.
Pharmaceutical Affairs Law 薬事法〔医学〕.
phar·ma·ceu·ti·cal [fà:məsjú:tikəl] 薬事〔の〕〔医学〕，薬学の，製薬の，薬局の.
p. advertising 薬事広告〔医学〕.
p. agent 医薬品，= pharmaceuticals.
p. bark 赤キナ皮(*Cinchona* 属植物の皮で，キニーネ，キニジン，シンコニン，シンコニジンなどを含む).
p. care ファーマシューティカルケア(患者に対する医療の一環として，また患者の生活の質を改善するために，医療チームの一員としての薬剤師が薬物療法を提供すること).
p. chemistry 薬化学〔医学〕，製薬化学.
p. ethics 薬倫理学〔医学〕.
p. fee 処方せん(箋)調剤費〔医学〕.
p. incompatibility 薬剤学的配合禁忌〔医学〕.
p. insurance service 薬剤保険〔医学〕.
p. jurisprudence 薬学法医学〔医学〕.
p. manufacturer's organization 製薬団体〔医学〕.
p. organization 薬事関係団体〔医学〕.
p. preparation 製剤〔医学〕.
p. preservative 製剤用保存剤〔医学〕.
p. price 薬価(医薬品の公定価格).
p. primary care ファーマシューティカル・プライマリケア(地域住民に対する薬剤師のサービスおよびケア).
p. process 製薬過程〔医学〕.
p. service 薬事業務〔医学〕.
p. services insurance 薬事業務保険〔医学〕.
p. society 薬剤師会〔医学〕.
p. supply 製薬用品〔医学〕.
p. technology 製薬工学〔医学〕.
p. weight 薬物重量〔医学〕.
p. wholesaler 医薬品卸売業者〔医学〕.
Pharmaceutical Affairs Law 薬事法.
pharmaceuticals related laws 医薬品関係法規〔医学〕.
phar·ma·ceu·tics [fà:məsjú:tiks] 製剤学，製薬学〔医学〕，薬剤学. 形 pharmaceutic, pharmaceutical.
phar·ma·ceu·tist [fà:məsjú:tist] 製薬業者，薬剤師.
Pharmacist Law 薬剤師法〔医学〕.
phar·ma·cist [fá:məsist] 薬剤師〔医学〕，= apothecary, druggist, chemist.
p.'s aid 薬剤師助手〔医学〕.
p.'s licensemaciset 薬剤師免許.
p. registration 薬剤師登録〔医学〕.
pharmaco– [fɑ:məkou, –kə] 薬品，薬剤の意味を表す接頭語.
phar·ma·co·an·gi·og·ra·phy [fà:məkouæ̀nʤiágrəfi] 薬剤血管造影(撮影)〔法〕〔医学〕.
phar·ma·co·chem·is·try [fà:məkəkémistri] 薬化学〔医学〕.
phar·ma·co·di·ag·no·sis [fà:məkoudàiəgnóusis] 薬物診断学〔医学〕.
phar·ma·co·dy·nam·ic [fà:məkoudainǽmik] 薬理学的，薬力学的.
p. action 薬力学〔的〕作用〔医学〕.
p. agent 薬力学〔的〕作用薬〔医学〕.
p. interaction 薬力学的相互作用〔医学〕.
phar·ma·co·dy·nam·ics [fà:məkoudainǽmiks] 薬力学，薬理学，薬動学〔医学〕.
phar·ma·co·en·do·cri·nol·o·gy [fà:məkouèndəkrinálədʒi] 薬物内分泌学.
phar·ma·co·ep·i·de·mi·ol·o·gy [fà:məkouèpidì:miálədʒi] 薬剤疫学(医薬品の効果と安全性についてヒトの集団で調べる学問領域).
phar·ma·co·ge·net·ics [fà:məkouʤənétiks] 薬理遺伝学〔医学〕(薬物に対する遺伝的個体差を研究する分野).
pharmacogenic acidosis 薬物性アシドーシス〔医学〕.
phar·ma·co·ge·nom·ics [fà:məkouʤənámiks] ファーマコゲノミクス，薬理ゲノム科学，薬理ゲノミクス，= pharmacogenetics.
phar·ma·cog·nos·tics [fà:məkɑgnástiks] 生薬学，薬物学，= pharmacognosy.
phar·ma·cog·no·sy [fà:məkágnəsi] 生薬学〔医学〕.
phar·ma·cog·ra·phy [fà:məkágrəfi] 薬物論.
phar·ma·co·ki·net·ic [fà:məkoukainétik] 薬物動態の.
p. action 薬物動態作用〔医学〕.
p. interaction 薬物動態〔学的〕相互作用〔医学〕.
phar·ma·co·ki·net·ics [fà:məkoukinétiks] 薬物速度論，薬物動態〔学〕，薬物動力学(薬物の血中濃度，吸収，分解，排泄など生体での薬物の動態を研究する学問).
phar·ma·co·log·ic [fà:məkəláʤik] 薬理学の，薬理学的な，= pharmacological.
p. action 薬理作用.
p. stress imaging 薬理学的ストレス試験.
phar·ma·co·log·i·cal [fà:məkəláʤikəl] 薬理学の，薬理学的な，= pharmacologic.
p. action 薬理作用.
p. antagonism 薬理学的拮抗.

P

p. incompatibility 薬理学的配合禁忌〔医学〕.
p. name 〔薬〕局方名〔医学〕.
p. test 薬理試験.
phar·ma·col·o·gist [fɑ̀:məkɑ́lədʒist] 薬理学者.
phar·ma·col·o·gy [fɑ̀:məkɑ́lədʒi] 薬理学〔医学〕, 薬物学.
phar·ma·co·ma·nia [fɑ̀:məkouméiniə] 薬物狂〔医学〕.
pharmacomechanical coupling 薬物収縮連関〔医学〕.
phar·ma·co·met·rics [fɑ̀:məkəmétriks] 計量薬理学〔医学〕, 薬物評価〔学〕〔医学〕(異なる化学組成の物質について基本的には生物検定法による活性比較評価を行う方法またはその学問).
phar·ma·con [fɑ́:məkɑn] 薬剤, 薬物〔医学〕, 薬〔医学〕, 医薬品〔医学〕.
phar·ma·co-or·yc·tol·o·gy [fɑ́:məkou ɔ̀:riktɑ́lədʒi] 鉱物薬品学, 薬用鉱物学.
phar·ma·co·pe·dia [fɑ̀:məkoupí:diə] 薬学教育, = pharmacopedics.
phar·ma·co·pe·ia [fɑ̀:məkoupí:ə] 薬局方〔医学〕(各国政府が規定する薬物の種類, 純度, 効力などの標準, および調剤法などの基準で, 普通Pと略記する), = pharmacopoeia. 形 pharmacopeial, pharmacopoeial.
phar·ma·co·phi·lia [fɑ̀:məkoufíliə] 薬物嗜好症.
phar·ma·co·pho·bia [fɑ̀:məkoufóubiə] 薬物恐怖症〔医学〕.
phar·ma·co·poe·ia [fɑ̀:məkoupí:ə] = pharmacopeia.
phar·ma·co·psy·cho·sis [fɑ̀:məkousaikóusis] 薬物精神病〔医学〕(Southard).
pharmacoresistent epilepsy 薬物抵抗性てんかん.
phar·ma·co·ther·a·peu·tics [fɑ̀:məkouθèəpjú:tiks] 薬物治療学, = pharmacotherapy.
phar·ma·co·ther·a·py [fɑ̀:məkəθérəpi] 薬物療法〔医学〕.
phar·ma·cy [fɑ́:məsi] ① 薬局, 調剤所(部)〔医学〕(薬剤を調合準備して患者に手渡す場所). ② 薬学〔医学〕, 薬剤学.
p. administration 薬局管理〔医学〕.
p. advertising 薬局広告〔医学〕.
p. and therapeutic committee 薬事医療委員会〔医学〕.
p. continuing education 薬学生涯教育〔医学〕.
p. economics 薬局経済学〔医学〕.
p. education 薬学教育〔医学〕.
p. ethics 薬学の倫理〔医学〕.
p. faculty 薬学部教授団〔医学〕.
p. graduate education 薬学大学院教育〔医学〕.
p. legislation 薬局法制〔医学〕.
p. licensure 薬剤師認可〔医学〕.
p. plaster 薬剤部製硬膏〔医学〕.
p. school 薬学部〔医学〕.
p. student 薬学生〔医学〕.
phar·yn·gal·gia [færiŋgǽldʒiə] 咽頭痛〔医学〕.
pha·ryn·ge·al [fəríndʒiəl, færindʒí:əl] 咽頭の.
p. abscess 咽頭膿瘍〔医学〕.
p. anesthesia 咽頭感覚麻痺.
p. aponeurosis 咽頭腱膜〔医学〕.
p. arches 鰓弓.
p. branch(es) [TA] 咽頭枝, = rami pharyngeales [L/TA], ramus pharyngeus [L/TA].
p. bulb 咽頭球.
p. bursa [TA] 咽頭滑液包*, = bursa pharyngealis [L/TA].
p. canal 咽頭管, = canalis palatovaginalis.
p. catarrh 咽頭カタル〔医学〕.
p. cavity 咽頭腔〔医学〕.
p. cough 咽頭性咳(せき)〔医学〕.
p. crisis 咽頭クライシス, 咽頭発症〔医学〕.
p. diphtheria 咽頭ジフテリア〔医学〕.
p. disease 咽頭疾患〔医学〕.
p. diverticulum 咽頭憩室.
p. douche 咽頭洗〔浄〕〔医学〕.
p. ectodermal groove 咽頭外胚葉溝(舌骨弓の両側にある胚発育初期にみられる溝).
p. fistula 咽頭瘻(頸外面からの).
p. flap 咽頭弁移植術〔医学〕.
p. flap operation 咽頭弁移植術.
p. fornix 咽頭円蓋〔医学〕.
p. ganglion 咽頭神経節(頸動脈叢の前支にある).
p. glands [TA] 咽頭腺, = glandulae pharyngeales [L/TA].
p. grooves 咽頭溝.
p. hypophysis [TA] 咽頭下垂体*, = hypophysis pharyngealis [L/TA].
p. lacuna 咽頭小窩, = lacuna pharyngis.
p. lateral wall 咽頭側壁〔医学〕.
p. lymphoid nodules [TA] 咽頭リンパ小節*, = noduli lymphoidei pharyngeales [L/TA].
p. lymphoid ring [TA] リンパ性咽頭輪, = anulus lymphoideus pharyngis [L/TA].
p. membrane 咽頭膜(胚の腸管頭方端をおおうもの).
p. muscles [TA] 咽頭筋, = musculi pharyngis [L/TA].
p. neoplasm 咽頭新生物(腫瘍)〔医学〕.
p. nerve [TA] 咽頭枝, = nervus pharyngeus [L/TA].
p. opening [TA] 耳管咽頭口, = ostium pharyngeum tubae auditivae [L/TA].
p. opening of auditory tube [TA] 耳管咽頭口, = ostium pharyngeum tubae auditoriae [L/TA].
p. plexus [TA] 咽頭静脈叢, 咽頭神経叢, = plexus pharyngeus [L/TA].
p. polyp 咽頭ポリープ.
p. portion of tongue 舌根〔医学〕.
p. pouch 咽頭嚢, 鰓嚢(胎児の咽頭外側にある5対の嚢状構造で, 咽頭弓の間にある外胚葉溝に相当するもの).
p. pouch syndrome 咽頭嚢症候群〔医学〕.
p. raphe [TA] 咽頭縫線, = raphe pharyngis [L/TA].
p. recess [TA] 咽頭陥凹(耳管開口部の後方にある外側粘膜憩室), = recessus pharyngeus [L/TA].
p. reflex 催吐反射〔医学〕, 咽頭反射〔医学〕(咽頭を刺激するときにみられる嚥下反射または込み上げ反射), = gag reflex.
p. region 咽喉部〔医学〕.
p. respiration 咽頭式呼吸(咽頭の拡張は前吸気とともに起こり, 吸気とともに収縮が起こる).
p. sac 咽頭嚢〔医学〕.
p. septum 咽頭中隔.
p. space 咽頭腔.
p. spine 咽頭棘(咽頭結節のこと), = pharyngeal tubercle.
p. tonsil [TA] 咽頭扁桃, = tonsilla pharyngea [L/TA], tonsilla pharyngealis [L/TA].
p. tubercle [TA] 咽頭結節(咽頭縫合が付着する後頭骨の底部にある隆起), = tuberculum pharyngeum [L/TA].
p. tuberculosis 咽頭結核〔医学〕.
p. veins [TA]咽頭静脈, = venae pharyngeae [L/TA].
p. venous plexus 咽頭静脈叢〔医学〕.
p. voice 咽頭音声〔医学〕.
p. wall 咽頭壁〔医学〕.

phar·yn·gec·ta·sia [færindʒektéiziə] 咽頭脱, = pharyngocele.
phar·yn·gec·to·my [fæ̀rindʒéktəmi] 咽頭切除〔術〕[医学].
phar·yn·gem·phrax·is [fæ̀rindʒəmfrǽksis] 咽頭閉塞症.
pha·ryn·ge·us [fæ̀rindʒí:əs] 咽頭の, = pharyngeal.
phar·yn·gism [fǽrindʒizəm] 咽頭痙攣 [医学], = pharyngismus.
phar·yn·gis·mus [fæ̀rindʒízməs] 咽頭痙攣 [医学], = pharyngism.
pha·ryn·gi·tid(e) [fərínd3itid] 咽頭炎性皮疹.
phar·yn·gi·tis [fæ̀rindʒáitis] 咽頭炎 [医学]. 形 pharyngitic.
p. chronica sicca 乾性慢性咽頭炎（咽頭臭鼻症）.
p. keratosa 角化性咽頭炎.
p. lateralis 側索性咽頭炎，咽頭側索炎（Pässler）.
p. phlegmonosa 蜂巣織炎性咽頭炎.
p. retronasalis 鼻後方咽頭炎.
p. sicca 乾燥性咽頭炎，萎縮性咽頭炎.
p. ulcerosa 潰瘍性咽頭炎.
pharyngo– [fəriŋg(ou), fæ–, –gə] 咽頭との関係を表す接頭語.
pha·ryn·go·amyg·da·li·tis [fərìŋgouæ̀migdəláitis] 咽頭扁桃炎.
pha·ryn·go·bas·i·lar [fərìŋgəbǽsilər] 咽頭脳底の.
p. fascia [TA] 咽頭頭底板，= fascia pharyngobasilaris [L/TA].
pha·ryn·go·bran·chi·al [fərìŋgoubrǽŋkiəl] 咽鰓の.
p. duct 咽頭鰓管.
p. segment 咽鰓節（茎状舌骨弓の一節で，鰓下節とともに舌骨小角を発生する）.
pha·ryn·go·cele [fəríŋgəsi:l] 咽頭脱，咽頭ヘルニア，咽頭瘤 [医学].
pha·ryn·go·cer·a·to·sis [fərìŋgousèrətóusis] 咽頭角化症，= pharyngokeratosis.
pharyngoconjunctival fever (**PCF**) 咽頭結膜熱 [医学]（アデノウイルスの感染による急性伝染病で高熱，咽頭炎，結膜炎がみられる）.
pharyngoconjunctival fever virus 咽頭結膜熱ウイルス（アデノウイルス3，7型で起こる）.
pha·ryn·go·dyn·ia [fərìŋgədíniə] 咽頭痛 [医学].
phar·yng·oe·pi·g·lott·ic [fərìŋgouèpiglátik] 咽頭喉頭蓋の，= pharyngoepiglottidean.
p. fold 咽頭喉頭蓋ヒダ.
pha·ryn·go·e·soph·a·geal [fərìŋgoui:sɑ́fədʒiəl, –sɑfədʒí:əl] 咽頭食道の.
p. diverticulum 咽頭食道憩室 [医学].
pha·ryn·go·gas·tros·to·my [fərìŋgougæstrɑ́stəmi] 咽頭胃吻合 [医学].
pha·ryn·go·glos·sal [fərìŋgəglɑ́səl] 咽頭舌の.
pha·ryn·go·glos·sus [fərìŋgəglɑ́səs] 咽頭舌筋（咽頭括約筋から舌基底部に達する筋線維）.
pha·ryn·go·ker·a·to·sis [fərìŋgoukèrətóusis] 咽頭角化〔症〕[医学]，= pharyngoceratosis.
pha·ryn·go·la·ryn·ge·al [fərìŋgoulərínd3iəl] 咽喉の.
pha·ryn·go·lar·yn·gec·to·my [fərìŋgoulæ̀rindʒéktəmi] 咽頭喉頭摘出〔術〕[医学].
pha·ryn·go·lar·yn·gi·tis [fərìŋgoulæ̀rindʒáitis] 咽頭喉頭炎，咽喉炎 [医学].
pha·ryn·go·la·ryn·go·e·soph·a·gec·to·my [fərìŋgoulərìŋgoui:sɑ̀fədʒéktəmi] 咽頭喉頭食道摘出 [医学].
pha·ryn·go·lar·ynx [fərìŋgəlǽriŋks] 咽喉頭 [医学].
pha·ryn·go·lith [fəríŋgəliθ] 咽頭結石 [医学].
pha·ryn·gol·o·gy [fæ̀riŋgɑ́lədʒi] 咽頭学 [医学].
pha·ryn·gol·y·sis [fæ̀riŋgɑ́lisis] 咽頭麻痺.
pha·ryn·go·max·il·lary [fərìŋgəmǽksiləri] 咽頭上顎の.
p. fossa 咽頭上顎窩 [医学].
p. space 咽頭上顎腔.
pha·ryn·go·my·co·sis [fərìŋgoumaikóusis] 咽頭糸状菌症 [医学].
pha·ryn·go·na·sal [fərìŋgounéizəl] 咽頭鼻腔の.
pharyngo–oesophageal constriction [TA] 咽頭食道狭窄*（上食道狭窄），= constrictio pharyngooesophagealis [L/TA].
pha·ryn·go–o·ral [fəríŋgou ɔ́:rəl] 咽頭口腔の.
pha·ryn·go·pal·a·tine [fərìŋgəpǽləti:n] 咽頭口蓋の.
p. arch 咽頭口蓋弓（咽頭口蓋突起による弓），= palatopharyngeal arch.
pha·ryn·go·pa·la·ti·nus [fərìŋgoupæ̀lətáinəs] 咽頭口蓋筋，= palatopharyngeus, pharyngostaphylinus.
pha·ryn·go·pa·ral·y·sis [fərìŋgoupəlǽris] 咽頭筋麻痺，咽頭麻痺 [医学].
pha·ryn·gop·a·thy [færiŋgɑ́pəθi] 咽頭病，咽頭障害 [医学]，= pharyngopathia.
pha·ryn·go·pe·ris·to·le [fərìŋgoupərístəli:] 咽頭狭窄，= pharyngostenia.
pha·ryn·go·plas·ty [fəríŋgəplæ̀sti] 咽頭形成術 [医学].
pha·ryn·go·ple·gia [fərìŋgouplí:dʒiə] 咽頭麻痺 [医学].
pha·ryn·go·rhi·ni·tis [fərìŋgourainàitis] 咽頭鼻炎.
pha·ryn·go·rhi·nos·co·py [fərìŋgourainɑ́skəpi] 咽頭鼻鏡検査法.
pha·ryn·gor·rha·gia [fərìŋgəréidʒiə] 咽頭出血.
pha·ryn·gor·rhea [fæ̀riŋgərí:ə] 咽頭漏 [医学].
pha·ryn·go·sal·pin·gi·tis [fərìŋgousæ̀lpindʒáitis] 咽頭耳管炎 [医学].
pha·ryn·go·scle·ro·ma [fərìŋgouskliəróumə] 咽頭硬化症.
pha·ryn·go·scope [fəríŋgəskoup] 咽頭鏡 [医学].
pha·ryn·gos·co·py [fæ̀riŋgɑ́skəpi] 咽頭検査法，咽頭鏡検査 [医学].
pha·ryn·go·spasm [fəríŋgəspæzəm] 咽頭痙攣 [医学].
pha·ryn·go·sta·phy·li·nus [fərìŋgoustæ̀filáinəs] 咽頭口蓋筋，= pharyngopalatinus.
pha·ryn·go·ste·nia [fərìŋngoustí:niə] 咽頭狭窄.
pha·ryn·go·ste·no·sis [fərìŋgoustinóusis] 咽頭狭窄〔症〕[医学].
pha·ryn·go·ther·a·py [fərìŋgəθérəpi] 咽頭治療.
pha·ryn·go·tome [fəríŋgətoum] 咽頭切開器.
pha·ryn·got·o·my [fæ̀riŋgɑ́təmi] 咽頭切開術 [医学].
pha·ryn·go·ton·sil·li·tis [fərìŋgoutɑ̀nsiláitis] 咽頭扁桃炎 [医学].
pharyngotracheal canal 咽頭気管管（将来喉頭部に発育する胚背部上皮塊の小管）.
pha·ryn·go·tym·pan·ic [fərìŋgoutimpǽnik] 咽鼓の.
p. canal 咽頭鼓室管（耳管のこと）.
p. cavity 咽頭鼓室腔.
p. cephalalgia 咽頭鼓室性頭痛症，= Legal disease.
p. duct 耳管，= Eustachian tube.
p. groove 耳管溝，咽頭鼓室溝.
p. tube [TA] 耳管，= tuba auditiva [L/TA].
pha·ryn·go·ty·phoid [fərìŋgoutáifɔid] 咽頭チフス，扁桃チフス，= tonsillotyphoid.
pha·ryn·go·xe·ro·sis [fərìŋgouziróusis] 咽頭乾燥症.

phar·ynx ［fǽriŋks］ [L/TA] 咽頭，= pharynx [TA]. 複 pharynges. 形 pharyngeal.

phase ［féiz］ ① 相（物質の状態を定める要素のすべてが，それぞれある値をとるとき，その状態はこれらの値に相当する一つの状相にあるという）. ② 状相（化学的に同一の物質が気体，液体，固体をなすに従い，その相を区別して気相，液相，固相という）. ③位相（周期運動における特定の位置を示す量）. 形 phasic.

p. analysis (image) 位相解析〔画像〕.

p. angle 位相角（特に交流回路で電流の波と電圧の波との間の位相差）.

p. Ⅰ block Ⅰ相遮断（運動神経終板の脱分極に伴って生じる筋神経接合部の神経刺激伝達の抑制）.

p. Ⅱ block Ⅱ相遮断（運動神経終板の脱分極を伴わない筋神経接合部の神経刺激伝達の抑制）.

p. boundary force 相界〔電〕力（非金属と電解質溶液との混合液において，その界面に現れる電位差），= phase boundary potential.

p. boundary potential 相界電位，界面電位（接触電位差）.

p. change 相転位（均質な物質が，その異なった相の間の転位をなすこと），= phase transition.

p. constant 位相定数，= initial phase.

p. contrast microscope 位相差顕微鏡.

p. contrast microscopy 位相差顕微鏡法.

p. determinant 相決定因子〔医学〕.

p. diagram 状態図（物質または物質系の状態変化の間の関係を幾何学的に図示したもの）.

p. difference 位相差〔医学〕.

p. encoding 位相エンコード，位相情報付加.

p. equilibrium diagram 平衡状態図.

p. image 位相〔画〕像〔医学〕.

p. integral 相積分.

p. inversion 転相〔医学〕.

p.-locked response 定位相応答〔医学〕.

p. locking 定位相性〔医学〕.

p. microscope 位相差顕微鏡〔医学〕（集光器の前方焦点面に輪状絞りを備え，対物レンズの後方焦点面に回折板を備えたもので，回折板の適切なものを用いると像の位相が観察できる．1935年オランダの Zernicke が発明したもの），= phase contrast microscope.

p. microscopy 位相差顕微鏡検査〔法〕〔医学〕.

p. modulation 位相変調.

p. of decline 衰退期，減衰期，減衰相〔医学〕（培養において細菌の数が漸次減少する時期）.

p. of meditation 潜伏期間（外傷を受けてから神経症状が発現するまでの）.

p. plate 位相板.

p. reversal 位相逆転〔医学〕.

p. rule 相律〔医学〕（不均一系平衡では，この系を構成する相の数を p，独立な成分の数を c とすると，f=c−p+2 で表される関係が成り立つ．f は独立に変化できる状態変数の数で，この関係を相律という）.

p. shift 位相シフト.

p. shift mutation フェースシフト〔突然〕変異〔医学〕.

p. shifter 移相器.

p. space 位相空間.

p. specificity 位相特異性〔医学〕.

p. splitter 分相器.

p. transition 相転移〔医学〕，= phase change.

p. 1 trial 第1相臨床試験（治療薬の安全性の確認のために行う）.

p. 2 trial 第2相臨床試験（治療薬の有効性の確認のために行う）.

p. 3 trial 第3相臨床試験（治療薬の臨床的有用性の確認のために行う）.

p. 4 trial 第4相臨床試験（治療薬の臨床的有用性の再確認のために市販後に行う）.

p. variation 相変異〔医学〕（サルモネラ菌は2種類の抗原性の異なる鞭毛(H1, H2)をつくる遺伝子をもつが，H1 と H2 の間の変換を相変異という）.

p. velocity 位相速度（波動において一定の位相の進行する速度）.

phased culture 同調培養〔医学〕.

pha·se·lin ［fǽsəlin］ ファセリン（インゲンマメから Osborne が抽出したタンパク成分で，グロブリンとも，またアルブミンとも考えられるもの）.

pha·se·o·lin ［fəsíːəlin］ ファセオリン（インゲンマメ *Phaseolus vulgaris* に存在する β-グロブリンに相当する単純タンパク質で，水に溶解し，熱により凝固する）.

pha·se·o·lu·na·tin ［fèisiouluːnətin］ $C_{10}H_{17}NO_6$（リナマリン．アマ［亜麻］の種子，およびアメリカ産菜豆類 lima beans にある配糖体），= linamarin.

Pha·se·o·lus ［fəsíːələs］ インゲンマメ属.

P. vulgaris インゲンマメ［隠元豆］，= kidney bean.

***P. vulgaris* lectin** インゲンマメレクチン.

pha·se·o·man·nite ［fèisiəmǽnait］（イノシトール），= inositol.

Pha·si·a·nus ［fèiziéinəs］ キジ［雉］属（鳥綱，鶉鶏目，キジ科の一属），= pheasant.

pha·sic ［féizik］ 相動性の.

p. contraction 相動性収縮〔医学〕.

p. irregularity 相性不整脈心拍症（心調律の不整が規則的な間隔で起こること．①phasic sinnus irregularity 迷走神経緊張が呼吸とともに変化することによって生ずる洞性不整脈．= respiratory arrhythmia. ② 規則的に生ずる期外収縮や房室解離でも起こりうる）.

p. motoneuron 相動性運動ニューロン〔医学〕.

p. psychosis 相期精神病〔医学〕.

p. reaction 相反応（張反射 myotatic reflex における迅速な経過をとるもの）.

p. reflex 相反射（張反射の一つである腱反射のように，経過の迅速な生理的反射）.

p. sinus arrhythmia 周期性洞性不整脈.

p. stretch reflex 相動性伸張反射〔医学〕.

pha·sic·i·ty ［feizísiti］ 相的行動.

pha·sin(e) ［féisin］ フェーシン（植物に存在する窒素性毒物で，赤血球の凝集を起こす物質），= phytotoxin.

phas·mid ［fǽzmid］ ファスミド（ある種の線虫の尾部にみられるクチクラ性の小嚢で，化学的刺激受容体と思われている）.

phas·mo·pho·bia ［fæ̀zmoufóubiə］ 幽霊恐怖〔症〕.

phat·ne ［fǽtni］ 歯槽，= tooth socket.

phat·no·ma ［fætnóumə］ 歯槽，= phatne. 複 phatnomas, phatnomata.

phat·nor·rha·gia ［fæ̀tnəréidʒiə］ 歯槽出血.

PHC primary health care プライマリーヘルスケアの略.

PHC syndrome PHC 症候群（PHC は premolar aplasia 前臼歯形成不全，hyperhidrosis 多汗症，premature canities 早発性白毛症の略）.

PHD personal health data recording system パーソナルヘルスデータレコーディングシステムの略.

Phe phenylalanine フェニルアラニンまたはその基の記号.

phea·sant ［fézənt］ キジ，= *Phasianus*.

p.'s eye フクジュソウ［福寿草］，= adonis.

phed·ra·zin ［fédrəzin］ フェドラジン（血管収縮作用を示すイミダゾール誘導体）.

phel·lan·dral ［felǽndrəl］ フェランドラール $(CH_3)_2CHC_6H_8CHO$（ユーカリに存在するテルペンアルデヒド）.

P

phel·lan·drene [felǽndri:n] フェランドレン $C_{10}H_{16}$ (セリ科植物 phellandrium の精油にある単環テルペンで, α-, β- の2型がある).

phel·lan·dri·um [felǽndriəm] (ヨーロッパ産セリ科植物 *Oenanthe phellandrium* (waterfennel) の果実).

phel·lem [féləm] コルク組織.

Phellodendron amurense キハダ(ミカン科植物. 樹皮はオウバク [黄柏] と呼ばれ, 健胃, 整腸作用がある).

phellodendron bark オウバク [黄柏] (キハダ *Phellodendron amurense* や同属植物の周皮を除いた樹皮. 苦味健胃薬, 粉末は打撲にも用いられる).

phel·lo·derm [félədə:m] コルク皮層, 緑皮層(コルク層の内方にある緑色層で, 枹生層の内面にある).

phel·lo·gen [félədʒən] コルク形成層(枹生層).

Phelps, Abel Mix [félps] フェルプス(1851-1902, アメリカの外科医).

P. operation フェルプス手術(内反足の手術で, 足の内側にあるすべての軟組織を切離する方法).

Phemister, Dallas Burton フェミスター(1882-1951, アメリカの外科医).

P. triad フェミスターの三徴(結核性関節炎の三徴).

phem·i·tone [fémitoun] フェミトン, = mephobarbital.

phen- [fən] = pheno-.

phen·a·caine hy·dro·chlo·ride [fí:nəkein hàidroukló:raid] 塩酸フェナカイン ㊗ *N,N′-bis(p-*ethoxyphenyl)-acetamidine hydrochloride $C_{18}H_{22}N_2O_2 \cdot HCl \cdot H_2O$ (フェナセチンとフェネチジンとの結晶性化合物で, 局所麻酔薬), = phenacainae hydrochloridum.

phen·ac·e·mide [finǽsimaid] フェナセミド ㊗ phenacetyl-carbamide (他剤抵抗性精神運動発作, 鎮痙薬), = phenacetourea, phenurone.

phe·nac·e·tin [fənǽsətin] フェナセチン ㊗ *N*-(4-ethoxyphenyl)acetamide $C_{10}H_{13}NO_2$: 179.22 (解熱鎮痛薬. 中枢性の鎮痛および解熱作用).

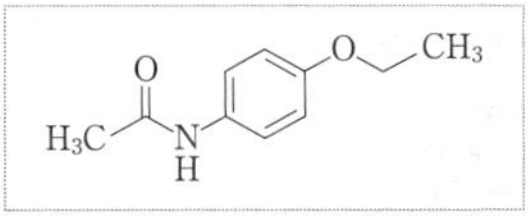

p. intoxication フェナセチン中毒 [医学].

p. nephropathy フェナセチン腎症 [医学].

p. test フェナセチン試験(尿に少量の塩酸を加え, 1%硝酸ソーダとアルカリ性αナフトール溶液を混ぜて, アルカリ性としたとき, 紅色を呈するのは, フェナセチンの存在による).

phen·ac·e·tou·rea [finæ̀sitəjú:riə] フェナセミド, = phenacemide, phenacetylurea.

phen·ac·e·tur·ic ac·id [finæ̀sitjú:rik ǽsid] フェナセツール酸 $C_6H_5CH_2CONHCH_2COOH$, = phenacetyl glycine.

phen·ac·e·tyl·u·rea [finæ̀sitiljú:riə] フェナセミド, = phenacemide, phenurone.

phen·ac·ri·dane chlo·ride [fənǽkridein kló:raid] フェナクリダンクロライド ㊗ 9-*p*-hexyloxyphenyl-10-methyl-acridinium chloride (腟モニリア症治療薬).

phen·a·cyl [fénəsil] フェナシル基 ($C_6H_5COCH_2$-).

p. bromide $C_6H_5COCH_2Br$ (ω-ブロムアセトフェノン), = ω-bromoacetophenone.

p. chloride $C_6H_5COCH_2Cl$ (ω-クロロアセトフェノン), = ω-chloroacetophenone.

phen·a·cy·li·dene [fènəsílidi:n] フェナシリデン基 (C_6H_5COCH-).

phen·a·dox·one [fènədáksoun] フェナドキソン ㊗ 6-(*N*-morpholino)-4,4-diphenylheptane-3-one (鎮痛薬のイギリス局方名).

phen·a·gly·co·dol [fènəgláikədɔ:l] フェナグリコドール $ClC_6H_4C(CH_3)OHC(CH_3)_2OH$ (トランキライザーの一つ), = acalo, ultran.

phen·a·kis·to·scope [fènəkístəskoup] フェナキストスコープ(円板の中心近くに画がかいてある. それを回転させながら円板の端にあるスロットからその画を見ると動いているようにみえる), = direct stroboscope.

phe·nam·i·dine [finǽmidin] フェナミジン ㊗ 4,4′-diamidino diphenyl ether (トリパノソーマ撲滅に有効といわれる).

phen·a·mine [fénəmi:n] フェナミン, = phenocoll.

phen·an·thra·qui·none [finæ̀nθrəkwínoun] フェナントラキノン $C_{14}H_8O_2$ (4種の異性体がある), = phenanthrene-quinone.

phe·nan·threne [finǽnθri:n] フェナントレン $C_{14}H_{10}$ (アントラセンの異性体で, コールタール中に存在する).

p. nucleus フェナントレン核.

phen·an·thrid·i·nyl [fìnænθrídinil] フェナントリジニル基 ($C_{13}H_8N$-).

phen·an·thrid·i·um com·pounds [fìnænθrídiəm kámpaundz] フェナントリジウム化合物(フェナントリジン, ジアザピリンなどの化合物の総称).

phe·nan·throl [finǽnθrɔ:l] フェナントロール(動物に対して麻酔作用を示し, OH の位置により, 2-, 3-, 9- の異性体がある).

***o*-phe·nan·thro·line** [- finǽnθrəli:n] *o*-フェナントロリン $C_{12}H_8N_2 \cdot H_2O$ (フェナントレンの2個のC原子をN原子で置換した化合物で, 2,2′-dipyridyl と同じような型の金属, 特に Fe^{2+} との赤色錯塩をつくるので, 比色定量用および酸化還元指示薬として利用される).

***o*-phenanthroline method** *o*-フェナントロリン法(食物中の鉄含有量を測定する方法).

phe·nan·thryl [finǽnθril] フェナントリル基 ($C_{14}H_9$-).

phe·nan·thry·lene [finǽnθrili:n] フェナントリレン基 (-$C_{14}H_8$-).

phen·a·pyr·i·din·i·um [fènəpìridíniəm] フェナピリジニウム ㊗ phenyl azo diaminopyridine (尿路殺菌薬), = phenazopyridine.

phe·nar·sone sul·fox·y·late [finá:soun sʌlfáksileit] フェナルゾンサルフォキシレート ㊗ sodium 3-amino-4-hydroxyphenyl arsonate-*N*-methanal sulfoxylate (ヒ素17〜18.5%に相する5原子価ヒ素を含むヒ素剤で, 腟トリコモナス感染症に有効).

phe·nate [fí:neit] 石炭酸塩, = carbolate.

phen·a·toin [fénətɔin] (メソイン), = methoin.

phen·a·zine [fénəzi:n] フェナジン ㊗ dibenzopyrazine $C_{12}H_8N_2$ (黄色針状結晶でオイロジン, サフラニン, インズリンなどのようなフェナジン染料の基本).

phe·naz·i·nyl [finǽzinil] フェナジニル基 ($C_{12}H_7N_2$-).

phe·naz·o·cine [finéizəsi:n] フェナゾシン ㊗ 2′-hydroxy-5,9-dimethyl-2-phenehyl-6,7-benzomorphan (鎮痛薬).

phen·a·zo·li·num tan·ni·cum [fènəzóulinəm tǽnikəm] フェナゾリナムタンニクム (phenyldihydroquinazoline tannate の局方名), = orexin.

phen·a·zone [fénəzoun] フェナゾーン(アンチピリン antipyrine のイギリス薬局方名).

phen·a·zo·pyr·i·dine [fènəzoupíridi:n] フェナゾ

P

ピリジン，= phenapyridinium.

p. hydrochloride 塩酸フェナゾピリジン ㊥ 2,6-diamino-3-phenylazopyridine hydrochloride（尿路消毒薬，麻酔薬），= phenapyridinum，NC150，W1655.

phencyclidine intoxication フェンシクリジン中毒.

phene ［fíːn］ ベンゼン，= benzene.

phen·el·zine ［fénilziːn］ フェネルジン.

p. sulfate 硫酸フェネルジン ㊥ phenethylhydrazine sulfate（モノアミン酸化酵素（MAO）阻害薬．うつ病やうつ状態に用いる）.

phen·e·nyl ［fénənil］ フェネニル基（$C_6H_3\equiv$）.

phen·e·ro·phyte ［fénərəfait］ 地上芽植物.

phen·eth·yl ［finéθil, féne-］ フェネチル基（$C_6H_5CH_2CH_2-$，phenyl と ethyl との縮合基）.

p. alcohol フェネチルアルコール，= β-phenylethyl alcohol.

phe·neth·y·lol ［finéθilɔːl］ フェネチロール，= benzyl carbinol.

phe·net·i·din ［finétidin］ フェネチジン ㊥ *p*-aminophenol $NH_2C_6H_4OC_2H_5$（3種の異性体がある）.

p. acetosalicylate （無色結晶で，水に溶解する解熱薬），= phenosal.

p. citrate フェネチジンシトレート $C_3H_4(OH)(COOH)_3C_6H_4(OC_2H_5)NH_2$（解熱薬），= citrophen.

phen·e·tid·i·no ［fènətídinou］ フェネチジノ基（$C_2H_5OC_6H_4NH-$）.

phe·net·i·din·u·ria ［finètidinjúːriə］ フェネチジン尿〔症〕.

phen·e·tol·car·ba·mide ［fènətɔlkáːbəmaid］ フェネトールカルバミド，= dulcin.

phen·e·tole ［fénətɔːl］ フェネトール ㊥ ethyl phenate $C_6H_5OC_2H_5$，= phenyl ethyl ether.

phe·net·sal ［finétsæl］ フェネトサール ㊥ *p*-acetyl-aminophenyl salidylate $C_6H_4OHCOOC_6H_4(NHCOCH_3)$（腸管内殺菌・鎮痛薬），= acetylparamidsalol.

phe·net·u·ride ［finétjuraid］ フェネツリッド.

phen·e·tyl ［fénətil］ フェネチル，= ethoxyphenyl.

phe·net·y·lol ［finétilɔːl］ フェネチロル（芳香性アルコールで，α-phenetylol は phenylmethylcarbinol，β-phenetylol は phenylethyl alcohol）.

phen·for·min ［fenfɔ́ːmin］ フェンホルミン.

p. hydrochloride 塩酸フェンホルミン ㊥ 1-phenetylbiguanide hydrochloride（ビクアニド系の経口血糖降下薬（成人型）），= PEDG.

phen·go·pho·bia ［fèŋgoufóubiə］ 白昼恐怖〔症〕.

phe·nic ac·id ［fíːnik ǽsid］ 石炭酸，フェノール，= phenol.

phen·i·cate ［fénikeit］（フェノールまたは石炭酸を添加する）.

phe·nid·y·late ［finídileit］ フェニジレート ㊥ α-phenyl-α-(2-piperidyl)acetic acid methyl ester（中枢神経興奮薬），= methylphenidate，methylphenidylacetate，ritalin.

phe·nin·da·mine tar·trate ［finíndəmiːn táːtreit］ 酒石酸フェニンダミン ㊥ 2-methyl-9-phenyl-2,3,4,9-tetrahydro-1-pyridindene bitartrate $C_{19}H_{19}N$（抗ヒスタミン薬），= thephorin，Nu-1504.

phen·in·di·one ［fènindáioun, finíndi-］ フェニンジオン ㊥ 2-phenyl-1,3-indandione（合成抗凝血薬）.

phen·ir·a·mine ［finírəmiːn, fenirǽm-］ フェニラミン（抗ヒスタミン薬）.

p. maleate マレイン酸フェニラミン（抗ヒスタミン薬），= prophenpyridamine maleate.

p. maleate ophthalmic solution マレイン酸フェニラミン点眼水（約100%溶液）.

phen·meth·y·lol ［fenméθilɔːl］（ベンジルアルコール），= benzyl alcohol.

phen·met·ra·zine hy·dro·chlo·ride ［fenmétrəziːn hàidrouklɔ́ːraid］ 塩酸フェンメトラジン ㊥ 3-methyl-2-phenylmorpholine hydrochloride（食欲抑制薬），= psychamine A66，oxadimedrine.

pheno- ［fiːnou, -nə］ ① 出現を意味する接頭語．② 化学でベンゼンからの誘導体を意味する接頭語，= phen-.

phe·no·bar·bi·tal ［fiːnoubáːbitæl］ フェノバルビタール ㊥ 5-ethyl-5-phenylpyrimidine-2,4,6(1*H*,3*H*,5*H*)-trione $C_{12}H_{12}N_2O_3$：232.24（催眠薬，鎮静薬，抗てんかん薬）.

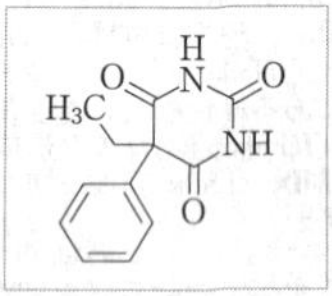

p. elixir フェノバルビタールエリキシル（フェノバルビタール 0.4%を含む芳香エリキシル）.

p. sodium フェノバルビタールナトリウム（溶性フェノバルビタール），= phenobarbitalum sodicum.

phe·no·bar·bi·tone ［fiːnoubáːbitoun］ フェノバルビトーン（phenobarbital のイギリス薬局方名），= phenobarbitonum.

phe·no·coll ［fíːnəkɔːl］ フェノコール ㊥ glycoll-*p*-phenetidine, aminoacetophenetidin（解熱薬），= phenocollum.

p. acetate 酢酸フェノコール（皮下注射用）.

p. carbonate 炭酸フェノコール $C_6H_4(OC_2H_6)NHCOCH_2NH_2$-½$H_2CO_3$.

p. hydrochloride 塩酸フェノコール $C_6H_4(OC_2H_5)NHCOCH_2NH_2$-HCl.

p. salicylate サリチル酸フェノコール，= salocoll.

phe·no·copy ［fíːnəkəpi］ フェノコピー，表現型模写［医学］（環境の影響により起こる体の変化で突然変異のようにもみえるが遺伝性を示さない）.

phe·no·de·vi·ant ［fiːnədíːviənt］ 表現型ずれ〔個体〕［医学］.

phe·no·din ［fíːnədin］ フェノジン，= hematin.

phe·no·dox·one ［fiːnədáksoun］ フェノドキソン ㊥ 4:4-diphenyl-6-morphorino-3-heptanone（鎮痛薬）.

phe·no·gen·e·sis ［fiːnəʤénisis］ 表現型発生.

phe·no·ge·net·ics ［fiːnəʤənétiks］ 形質遺伝学［医学］.

phe·nol ［fíːnɔːl］ 石炭酸，フェノール（① C_6H_5OH = hydroxybenzene，carbolic acid，phenyl alcohol，phenyl hydrate．② 芳香族化合物に OH 基が直接結合したもの（消毒殺菌））．形 phenolic.

p. and zinc oxide liniment フェノール亜鉛華リニメント（液状フェノール 22mL，トラガント末 20g，カルメロースナトリウム 30g，グリセリン 30mL，酸化亜鉛 100g，精製水適量，全量 1,000g）.

p. bismuth 石炭酸ビスマス（蒼鉛）㊥ bismuth phenolate $C_6H_5OBi(OH)_2$.

p. camphor フェノールカンフル（歯痛に用いる，フェノール 35%，カンフル 65%）.

p. coefficient フェノール係数（消毒殺菌剤検定に用いる数値で，被検剤の種々な濃度の一定量と，標準とする石炭酸の種々な濃度の一定量に，特定腸チフス菌を加え，20°C で一定時間作用させた後，その1白金耳ずつをブイヨン培養により 48 時間培養して完全殺菌の有無をみ，同一殺菌力を示す被検物の濃度と，石炭酸濃度との比により効果を表す方法），= Rideal-Walker coefficient.

p. diiodide 二ヨウ化フェノール $C_6H_3I_2OH$（赤紫色の消毒薬）.

p.-formaldehyde resin フェノールホルムアルデヒド樹脂(フェノール，クレゾール，キシレノールのようなフェノール類とホルムアルデヒドとを酸または塩基で縮合させて造った合成樹脂で，novolak または bakelite の原料).
p. glycerite フェノールグリセリン液(クエン酸ナトリウムを含む20%液状フェノールのグリセリン溶液)，= glyceritum phenolis.
p. glycosid(e) フェノール配糖体(水解によりフェノール系の化合物を生じ，アルブチン，サリシン，フリシン，オイゲノールの類を含む)，= phenolic glycosid(e).
p. index 石炭酸(フェノール)指数(係数)［医学］.
p. kidney 石炭酸腎［医学］.
p. mercuric chloride 塩化フェノール水銀 HOC_6H_4HgCl(殺菌・殺虫薬)，= hydroxyphenylmercuric chloride.
p. ointment 石炭酸(フェノール)軟膏(黄色ワセリンに2%フェノールを溶かしたもの)，= unguentum phenolis，ointment of carbolic acid.
p. oxidase フェノール酸化酵素.
p. pro desinfectione 消毒用石炭酸.
p. red フェノールレッド，= phenolsulfonphthalein.
p. resin フェノール樹脂［医学］.
p. salicylate サリチル酸フェノール，= phenyl salicylate.
p. sodium フェノールナトリウム，= sodium phenolate，sodium pheoxide.
p. test フェノール試験.
p.-water extraction フェノール・水抽出〔法〕［医学］.
p. zinc liniment 石炭酸亜鉛華リニメント［医学］.

phe·no·laine ［fíːnəlein］ フェノライン ㊗ dimethyldiethyl-diphenyl-monobenzoic amine (局所麻酔薬).
phe·no·lase ［fíːnəleis］ フェノール酵素(フェノールおよび芳香アミンを分解する酵素で，オキシダーゼの一種).
phe·no·late ［fíːnəleit］ 石炭酸塩.
phe·no·lat·ed ［fíːnəleitid］ 石炭酸を添加した，= phenicated，carbolated.
p. calamine lotion (石炭酸1%を加えたカラミン洗剤)，= lotio calaminae phenolata，compound calamine lotion.
p. iodine solution フェノール〔加〕ヨード液(強ヨード液15mL，流動石炭酸6mL，グリセリン165mL を水で1,000mL に希釈し，日光を照射して退色させる)，= liquor iodi phenolatus，Boulton solution，carbolized iodine solution，French mixture.
p. neocalamine lotion 石炭酸ネオカラミン擦剤(ネオカラミン擦剤に1%フェノールを添加したもの)，= lotio neocalaminae phenolata.
p. oil 石炭酸油(石炭酸5%を含むオリーブ油)，= oleum phenolatum.

phenoldisulfonic acid フェノールジスルホン酸 $C_6H_6O_7S_2$.
phe·nol·e·mia ［fiːnoulíːmiə］ フェノール血症.
phenolic acid フェノール酸(ベンゼン核に水酸基をもつ芳香族カルボン酸).
phe·nol·i·za·tion ［fiːnəlizéiʃən］ 石炭酸処置.
phe·nol·o·gist ［fiːnáləʤist］ 生物季節学者.
phe·nol·o·gy ［fiːnáləʤi］ フェノロジー，生物季節学［医学］(生物の変化を気候と関連させて研究する学問).
phe·nol·o·li·poid ［fiːnəlouláipɔid，-lípɔid］ フェノール類脂質.
phe·nol·phthal·e·in ［fiːnɔːl(f)θǽliːin］ フェノールフタレイン ㊗ 3,3-*bis*(*p*-hydroxyphenyl)-phthalide $C_{20}H_{14}O_4$(白色または淡黄色粉末の瀉下薬)，= phenolphthaleinum.
p. agar フェノールフタレイン寒天培地.
p. dye フェノールフタレイン染料.
p. sodium ricinate リチノール酸ナトリウムフェノールフタレイン(防腐剤).
p. sulforicinate スルホリチノール酸フェノールフタレイン(喉頭結核の治療薬として使用された).
p. test フェノールフタレイン法(糞便中潜血反応に利用される検出法で，Delcarde-Benoist 法と Boas 変法がある．試薬約2mL に過酸化水素5滴を加え，これに糞便の酢酸エーテル滲出液約2mL を重層するとき，紅輪を生ずれば陽性).

phe·nol·phthal·e·in·ox·ime ［fiːnɔːl(f)θæliːnáksiːm］ フェノールフタレインオキシム(フェノールフタレインの誘導体で，瀉下作用は不確実であるが *p*-aminophenol を生じて解熱を起こす).
phe·nol·phthal·in ［fiːnɔːl(f)θǽlin］ フェノールフタリン ㊗ 4′,4″-dihydroxytriphenylmethane-2-carboxylic acid $(C_6H_4OH)_2CHC_6H_4COOH$ (フェノールフタレインの無色化合物で，酸化すると赤色を呈する).
phe·nol·phthal·ol ［fiːnɔːl(f)θǽlɔːl］ フェノールフタロール $(C_6H_4OH)_2CHC_6H_4COOH$ (小腸の運動を促進して瀉下作用を示す).
phe·nol·qui·nine ［fiːnɔːlkwáinain］ 石炭酸キニーネ，= quinine phenolate.
phe·nol·sul·fo·nate ［fiːnɔːlsʌ́lfəneit］ フェノールスルホン酸塩.
phe·nol·sul·fon·ic ac·id ［fiːnɔːlsʌlfánik ǽsid］ フェノールスルホン酸 $C_6H_4(SO_3H)OH$ (3種の異性体のうち，パラ型は塩として腸管防腐剤に用いられる)，= acidum phenolsulfonicum，sulfocarbolic acid.
phe·nol·sul·fon·phthal·e·in ［fiːnɔːlsʌ̀lfən(f)θǽliːn］ フェノールスルホンフタレイン ㊗ 2-[bis(4-hydroxyphenyl)methyliumyl]benzenesulfonate $C_{19}H_{14}O_5S$: 354.38 (腎機能検査薬).

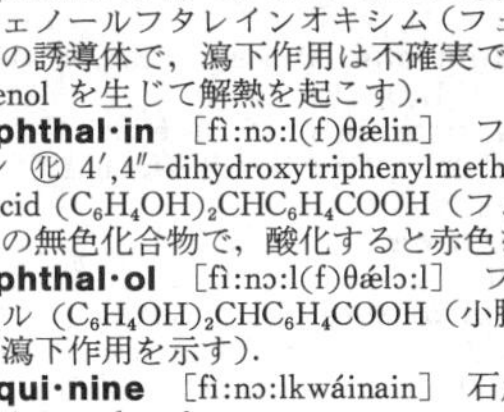

p. injection 注射用フェノールスルホンフタレイン(生理的食塩水に苛性ソーダを用いて溶解させた静注または筋注用剤)，= injectio phenolsulfonphthaleini.
p. test フェノールスルホンフタレイン色素排泄検査法，フェノールスルホンフタレイン試験(本剤のナトリウム塩を筋注または静注し，1時間ごとに採尿し，これをアルカリ性とし，標準液と比色定量して，一定時間内の排泄量を計算すると，腎機能検査の補助所見が得られる．正常排泄量は2時間で85%)，= PSP test，phthalein test，permeation test.

phe·nol·sul·fu·ric ac·id ［fiːnɔːlsʌlfjúːrik ǽsid］ フェノール硫酸 $C_6H_5OSO_3H$.
phenoltetrachlorphthalein test フェノールテトラクロルフタレイン試験(肝機能検査法の一つで，本剤を静注すると肝から胆汁とともに腸管内へ排泄した糞便は明色を呈する).
phe·nol·u·ria ［fiːnəljúːriə］ フェノール尿〔症〕.
phe·nome ［fíːnoum］ フェノーム(細胞の自家生殖を行い得ない部分).
phe·nom·e·nol·o·gy ［finàminálədʒi］ 現象学［医学］(精神病理学の現象を研究する学問).
phe·nom·e·non ［fináminən］ 現象［医学］. 複 phenomena. 形 phenomenal.
p. of delusive flight of ideas 思考促迫.

P

p. of displacement 圧排現象.
p. of duplication 二重身体験(自己像幻視. 外界に第2の自己の人格として自己身体を知覚すること), = autoscopy.
p. of local skin reactivity 限局皮膚反応性現象, = Shwartzman phenomenon.
phe·nom·ic [finámik] 表現型の.
p. lag 表現遅延, = delayed phenotypic expression.
phe·non [fí:nən] 数値分類群〔医学〕, フェノン〔医学〕.
phe·no·pro·pa·zine [fì:noupróupəzi:n] フェノプロパジン $C_{19}H_{24}N_2S$, = profenamine hydrochloride.
phe·no·quin [fí:nəkwin] フェノキン, = cinchophen.
phe·no·quin·one [fì:noukwínoun, -kwinóun] フェノキノン $C_6H_4O_2 \cdot 2C_6H_5OH$.
phe·no·saf·ra·nine [fì:nəsǽfrəni:n] フェノサフラニン(トルサフラニン tolusafranine とともにサフラニンの主要成分).
phe·no·suc·cin [fì:nəsʌ́ksin] フェノサクシン, = pyrantin.
phe·no·sul·fa·zole [fì:nəsʌ́lfəzoul] フェノスルファゾール [化] *N*-(2-thiazolyl)-1-phenol-4-sulfonamide (マウスの灰白炎ウイルスに対して有効といわれる).
phe·no·thi·a·zine [fì:nouθáiəzi:n] フェノチアジン [化] thiodiphenylamine $C_{12}H_9NS$ (黄緑色粉末で, 獣医学で用いられる駆虫薬).
p. cocktail フェノチアジンコックテール(冬眠に用いるフェノチアジン誘導体または強力な麻痺薬の合剤. 例えば chlorpromazine 50mg, promethazine 50~100mg, meperidine 100mg または diethazine 50~100mg などを併用分注する).
phe·not·ic de·lay [finátik diléi] 表現〔型発現〕遅延〔医学〕.
phe·no·type [fí:nətaip] ① 表現型〔医学〕(遺伝子の作用と環境により外部に現れる性質). ② 現象型(類似を示すが, 遺伝形質において異なる個体群). [形] phenotypic.
phe·no·typ·ic [fì:nətípik] 表現型の〔医学〕.
p. adaptation 表現的適応〔医学〕.
p. correlation 表現型相関〔医学〕.
p. delay 表現遅延〔期〕〔医学〕.
p. expression 形質発現. → gene expression.
p. lag 表現遅延〔期〕〔医学〕.
p. mixing 表現〔型〕混合〔医学〕.
p. modification 表現修飾〔医学〕.
p. reversion 表現型復帰〔医学〕.
p. selection 表現型選択〔医学〕.
p. sex 外見的性〔医学〕.
p. threshold 表現型しきい(閾).
p. value 表現型値〔医学〕.
p. variance 表現型分散〔医学〕.
p. variation 表現型変異.
phe·nov·a·lin [fì:návəlin] フェノバリン(acetylphenophthalein, isovalerylphenophthalein との等量合剤の局方名. 緩下薬), = phnovalinum.
phen·ox·a·drine [fì:náksədri:n] フェノキサドリン, = phenyltoloxamine.
phen·ox·a·zine [fì:náksəzi:n] フェノキサジン $C_{12}H_8OS$, = phenoxathin, phenothioxin, dibenzothioxin.
phe·nox·e·tol [fì:náksitɔ:l] フェノキセトル [化] 2-phenoxyethanol (殺菌薬), = phenyl cellosolve.
phe·nox·in [fì:náksin] フェノキシン(四塩化炭素), = carbontetrachloride.
phenoxy- [finάksi] フェノキシ基(C_6H_5O-), = phenoxyl.
phe·nox·y·ben·za·mine chlo·ride [finàksibénzəmin kló:raid] 塩化フェノキシベンザミン [化] *N*-phenoxyisopropyl-*N*-benzyl-*β*-chloroethylamine hydrochloride (抗アドレナリン性降圧薬).
phe·nox·y·ben·za·mine hy·dro·chlo·ride [finàksibénzəmin hàidroukló:raid] 塩酸フェノキシベンザミン [化] *N*-(2-chloroethyl)-*N*-(1-methyl-2-phenoxyethyl) benzylamine hydrochloride (抗アドレナリン作動薬, 褐色細胞腫による高血圧症, 末梢血管疾患の治療に用いる), = bensaylytum.
phe·nox·y·caf·feine [finàksikǽfi:in, kæfí:n] フェノキシカフェイン $C_8H_9(OC_6H_5)N_4O_2$ (鎮静薬).
phe·nox·y·meth·yl pen·i·cil·lin [finàksiméθil pènisílin] フェノキシメチルペニシリン, = penicillin V.
phe·no·zy·gous [fì:nouzáigəs] (左右頬骨間の幅が頭の幅よりも広い発育異常).
phen·pro·cou·mon [fenproukú:mən] フェンプロクーモン [化] 3-(1′-phenylpropyl)-4-oxycoumarin (抗凝固薬療法に用いるクマリン誘導体).
phen·sux·i·mide [fènsʌ́ksimid] フェンサクシミド [化] *N*-methyl-*α*-phenylsuccinimide (鎮痙薬として, てんかん小発作に用いる).
phen·ter·mine [féntə:mi:n] フェンテルミン [化] *α*,*α*-dimethylphenethylamine hydrochloride (食欲抑制薬).
phen·tol·a·mine [fentáləmi:n] フェントラミン [化] 2-[*N*-(*m*-hydroxyphenyl)-*p*-toluidinomethyl] imidazoline $C_{17}H_{19}N_3O$ (アドレナリン*α*受容体拮抗薬で交感神経遮断薬として, 例えばクロム親和性細胞腫の診断に用いられ有名になった. 悪性高血圧症にも用いられる), = Regitine.
p. test フェントラミン試験.
phen·tyd·rone [fentídroun] フェンチドロン [化] 1,2,3,4-tetrahydro-9-fluorenone.
phen·u·rone [fénjuroun] フェニュロン, = phenacetylurea, phenacemide.
phen·y·chin·o·line [fènik(w)ínəli:n] フェニキノリン, = phenylquinoline.
phen·yl [fénil] フェニル基(C_6H_5-), = phenylic.
p. acetate 酢酸フェニル $CH_3COOC_6H_5$, = acetylphenol.
p. alcohol フェニルアルコール, = phenol.
p. azide アジ化フェニル [化] triazobenzol $C_6H_5N_3$.
p. benzoate 安息香酸フェニル $C_6H_5CO_2C_6H_5$.
p. brown フェニルブラウン, = Bismarck brown.
p. carbinol フェニルカルビノール, = benzyl alcohol.
p. carbonate 炭酸フェニル $C_6H_5OCOOC_6H_5$, = diphenyl carbonate.
p. celosolve (フェノキセトル), = phenoxetol.
p. cinnamate ケイ皮酸フェニル $C_6H_5CH=CHCO_2C_6H_5$.
p. cyanide (薬品合成用試薬), = benzonitrile.
p. ether フェニルエーテル [化] diphenyl oxide $C_6H_5OC_6H_5$, = diphenyl ether.
p. ethyl ether フェニルエチルエーテル, = phenetole.
p. glyceryl ether フェニルグリセリルエーテル [化] 3-phenoxy-1,2-propanediol $C_9H_{12}O_3$, = glyceryl phenyl ether.
p. isocyanide イソシアン化フェニル C_6H_5NC.
p. isothiocyanate イソシアン酸フェニル C_6H_5NCS, = phenyl mustard oil.
p. phthalate フタル酸フェニル [化] diphenyl phthalate $C_6H_4(COOC_6H_5)_2$.
p. propionate プロピオン酸フェニル $CH_3CH_2COOC_6H_5$.
p. salicylate サリチル酸フェニル(腸管で膵液によ

りサリチル酸とフェノールとに分解される作用があるので，発酵性腸炎の内服薬として用いられる)，= phenylis salicylas.

p. sulfide 硫化フェニル (化) diphenyl sulfide $(C_6H_5)_2S$.

p. urethane フェニルウレタン (化) phenylethyl carbamate $C_6H_5NHCOOC_2H_5$，= euphorin.

phen·yl·ac·et·al·de·hyde [fènilæsitǽldəhaid] フェニルアセトアルデヒド (化) α-tolualdehyde $C_6H_5CH_2CHO$，= hyacinthin.

phen·yl·a·ce·tic ac·id [fènilәsí:tik ǽsid] フェニル酢酸 (化) α-toluic acid $C_6H_5CH_2COOH$.

phen·yl·ac·e·tyl [fènilǽsitil] フェニルアセチル基 $(C_6H_5CH_2CO–)$.

phen·yl·a·cet·y·lene [fènilәsétili:n] フェニルアセチレン (化) acetylenylbenzene, ethynylbenzene $C_6H_5C{\equiv}CH$.

phen·yl·ac·e·tyl·glu·ta·mine [fènilæsitilglú:təmi:n] フェニルアセチルグルタミン $H_2NCO(CH_2)_2(CHNHOCCH_2C_6H_5)COOH$ (ヒトおよびチンパンジーの尿中に発見されるフェニル酢酸の複合体).

phen·yl·ac·e·tyl·sa·lic·y·late [fènilæsitilsəlísileit] アセチルサリチル酸フェニル $C_6H_4(OCH_3CO)COOC_6H_5$ (鎮痛薬).

phen·yl·ac·e·tyl·tro·pein [fènilæsitiltróupi:n] フェニルアセチルトロペイン (散瞳薬).

phen·yl·ac·e·tyl·u·rea [fènilæsitiljú:riə] フェニルアセチルウレア，= phenacetylurea.

2-phen·yl·ac·ry·loyl [– fènilǽkrilɔil] (アトロポイル基)，= atropoyl.

3-phen·yl·ac·ry·loyl [– fènilǽkrilɔil] (シンナモイル基)，= cinnamoyl.

phen·yl·al·a·nin·ase [fènilǽlənineis] フェニルアラニナーゼ (フェニルアラニン 4-モノオキシゲナーゼ).

phen·yl·al·a·nine [fènilǽləni:n] フェニルアラニン (化) α-amino-β-phenylpropionic acid $C_9H_{11}NO_2$ (必須アミノ酸の一つで，数種の異性体がある).

p. 4-hydroxylase フェニルアラニン 4-ヒドロキシラーゼ (フェニルアラニン 4-モノオキシゲナーゼ).

p. 4-monooxygenase フェニルアラニン 4-モノオキシゲナーゼ (フェニルアラニナーゼ，フェニルアラニン 4-ヒドロキシラーゼ．フェニルアラニンの 4 位に酸素を 1 原子付加してチロシンを合成する酵素．フェニルケトン尿症ではこの酵素が欠損している).

D-phenylalanine D-フェニルアラニン $H_2NCH(CH_2C_6H_5)COOH$.

DL-phenylalanine DL-フェニルアラニン $H_2NCH(CH_2C_6H_5)COOH$.

L-phenylalanine L-フェニルアラニン (化) (2*S*)-2-amino 3-phenylpropanoic acid $C_9H_{11}NO_2$：165.19 (芳香族中性系アミノ酸).

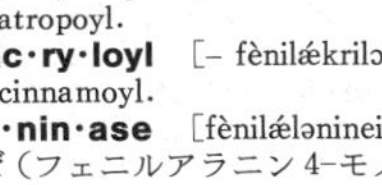

phen·yl·al·kyl·a·mine [fènilәlkíləmi:n] フェニルアルキルアミン (アドレナリン作用物質).

phen·yl·al·lyl al·co·hol [fènilǽlil ǽlkəhɔ:l] フェニルアリルアルコール，= cinnamic alcohol.

phen·yl·a·mine [fènilǽmi:n] フェニルアミン，= aniline.

phen·yl·a·mi·no·eth·a·nol sul·fate [finiləmì:nouéθənɔ:l sʌ́lfeit] 硫酸フェニルアミノエタノール $(C_6H_5CHOHCH_2NH_2)_2SO_4$ (エフェドリン代用合成物)，= phenylethanolamine sulfate.

phen·yl·a·mi·no·pro·pane [fènilәmì:nәpróupein] フェニルアミノプロパン，= amphetamine.

phen·yl-*p*-ami·no·sa·lic·y·late [fénil pǽrə əmì:nousəlísileit] フェニルパラアミノサリチル酸塩 (結核菌の発育を抑制する物質).

phen·yl·ar·sine [fènilá:si:n] フェニルアルシン $C_6H_5AsH_2$.

p.-oxide アルシン酸化フェニル (持続的滴注用駆梅薬).

phen·yl·ar·son·ic ac·id [fènilɑ:sánik ǽsid] フェニルアルソン酸 $C_6H_5AsO(OH)_2$.

phen·yl·az·i·mid [finilǽzimid] フェニルアジミド，= phenyl azide.

phen·yl·az·o [fènilǽzou] フェニルアゾ基 $(C_6H_5N{=}N–)$.

phen·yl·ben·za·mide [fènilbénzəmaid] フェニルベンズアミド，= benzanilide.

phen·yl·ben·zo·yl·di·a·zo·meth·ane [fènilbènzouildàiəzouméθein] フェニルベンゾイルジアゾメタン，= azibenzil.

phen·yl·bro·mo-ac·e·to·ni·trile [fènilbróumou æsitounáitril] フェニルブロムアセトニトリル，= bromobenzyl cyanide.

phen·yl·bu·ta·zone [fènilbjú:təzoun] フェニルブタゾン (化) 4-butyl-1,2-diphenylpyrazolidine-3,5-dione $C_{19}H_{20}N_2O_2$：308.37 (鎮痛性消炎薬．シクロオキシゲナーゼ阻害).

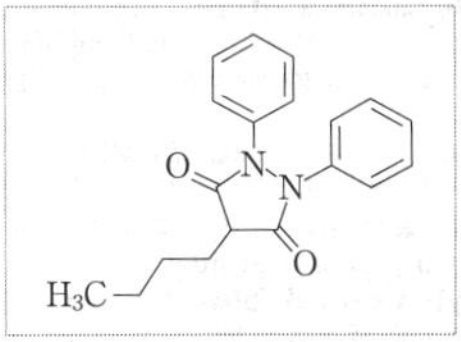

phen·yl·car·bam·ic ac·id hy·dra·zide hy·dro·chlo·ride [fènilkɑ:bǽmik ǽsid háidrəzaid hàidroukló:raid] フェニルカルバミン酸ヒドラジド塩酸塩.

phen·yl·car·ba·mide [fènilká:bəmaid] フェニルカルバミド，= phenylurea.

phen·yl·car·ba·moyl [fènilká:bəmɔil] フェニルカルバモイル基 $(C_6H_5NHCO–)$.

phen·yl·car·byl·a·mine chlo·ride [fènilkà:bilǽmin kló:raid] 塩化フェニルカルビルアミン $C_6H_5NCCl_3$ (催涙性毒ガス).

phen·yl·chlor·ar·sine [fènilklɔ:rá:si:n] フェニルクロルアルシン $(C_6H_4)AsCl$.

phen·yl·cin·cho·nin·ic ac·id [fènilsìŋkənínik ǽsid] フェニルシンコニン酸，= cinchophen.

phen·yl·cin·cho·nin·yl ure·thane [fènilsíŋkəninil jú:riθein] フェニルシンコニニルウレタン $C_6H_5C_9H_5NCONHCOOC_2H_5$ (鎮痛薬).

phen·yl·cy·clo·hex·ane [fènilsàikləhéksein] フェニルシクロヘキサン，= cyclohexylbenzene.

phen·yl·di·chlor·ar·sine [fènildàiklɔ:rá:si:n] フェニルジクロルアルシン $C_6H_5AsCl_2$ (発疱性毒ガス).

phen·yl·di·gua·nide [fènildaigwá:naid] フェニルジグアナイド $C_8H_{11}N_5$，= phenyl biguanide.

phen·yl·di·meth·yl·py·ra·zo·lon [fènildaimèθilpairǽzələn] フェニルジメチルピラゾロン，= antipyrine.

phen·yl·di·phen·yl·ene·eth·yl·ene [fènildaifènili:niéθili:n] フェニルジフェニレンエチレン $C_{20}H_{14}$.

phen·yl·ene [féníli:n] フェニレン基 $(–C_6H_4–)$.

P

p. blue フェニレンブルー $NH{=}C_6H_4{=}NC_6H_4NH_2$（インダミンの一種）.

p. brown フェニレンブラウン，= Bismarck brown.

p. diamine フェニレンジアミン $C_6H_4(NH_2)_2$，= diaminobenzene.

phen·yl·ene·bis·az·o ［fènili:nbisǽzou］ フェニレンビスアゾ基（$-N{=}NC_6H_4N{=}N-$）.

phen·yl·ene·di·meth·yl·ene ［fènili:ndaiméθili:n］ フェニレンジメチレン基（$-H_2CC_6H_4CH_2-$）.

phenylephrine hydrochloride フェニレフリン塩酸塩 [化] (1*R*)-1-(3-hydroxyphenyl)-2-methylaminoethanol monohydrochloride $C_9H_{13}NO_2$・HCl：203.67（塩酸フェニレフリン．ヒドロキシフェネチルアミン系交感神経興奮薬．アドレナリンα_1受容体選択的に作用し，血管収縮，血圧上昇を起こす．点眼すると虹彩筋収縮により散瞳を起こす）.

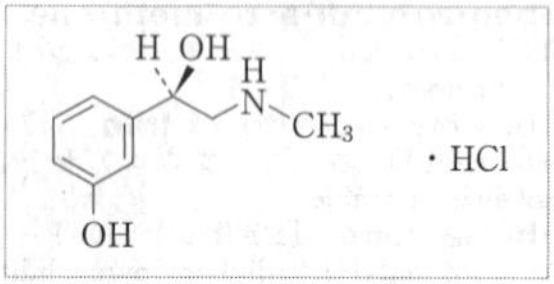

phen·yl·eth·a·nol ［fèniléθənɔ:l］ フェニルエタノール，= phenylethylalcohol.

phen·yl·eth·anol·a·mine ［fènileθənáləmin］ フェニルエタノールアミン $C_6H_5CH(OH)CH_2NH_2$（フェニルエチルアミンの誘導体で，硫酸塩は血管収縮作用を示す）.

p. *N*-methyltransferase (PNMT) フェニルエタノールアミン *N*-メチルトランスフェラーゼ.

phenylethyl alcohol フェニルエチルアルコール，= phenethylol，benzylcarbinol.

phenylethyl alcohol blood agar フェニルエチルアルコール血液寒天培地（グラム陽性球菌の分離に用いられる），= PEA blood agar.

phenylethyl carbamate フェニルエチルカルバメート，= phenylurethan(e).

phenylethyl isothiocyanate $CH_3CH_2(C_6H_5)NCS$（モクセイソウ［木犀草］に存在する化合物）.

phenylethyl mustard oil フェニルエチルカラシ（芥子）油 $C_6H_5CH_2CH_2NCS$（悪臭の油状物）.

phen·yl·eth·yl·a·mine ［fèniléθiləmin］ フェニルエチルアミン（α型は $C_6H_5CH(CH_3)NH_2$，β型は $C_6H_5CH_2CH_2NH_2$）.

phen·yl·eth·yl·bar·bi·tu·ric ac·id ［fènilèθilbà:bitjú:rik ǽsid］ フェニルエチルバルビツール酸，= phenobarbital.

phen·yl·eth·yl·ben·zyl·a·mine ［fènilèθilbenzíləmi:n］ フェニルエチルベンジルアミン $C_6H_5CH_2CH_2NHCH_2C_6H_5$（血管拡張薬）.

phen·yl·eth·yl·ene ［fèniléθili:n］ フェニルエチレン，= styrene.

phen·yl·eth·yl·ke·tone ［fènilèθilkí:toun］ フェニルエチルケトン $C_6H_5COC_2H_5$（催眠薬）.

phen·yl·eth·yl·mal·o·nyl·u·rea ［fènilèθilmæləniljú:riə］ フェニルエチルマロニルウレア，= phenobarbital.

phen·yl·eth·yl·me·thox·y·ben·zyl·a·mine ［fènilèθilmeθɑ̀ksibenzíləmi:n］ フェニルエチルメトキシベンジルアミン $C_6H_5CH_2CH_2NHCHCH_2C_6H_4OCH_3$（フェニルエチルアミンの誘導体で，血管拡張薬）.

phen·yl·eth·yl·meth·yl·bar·bi·tu·ric ac·id ［fènilèθilmeθilbà:bitjú:rik ǽsid］ フェニルエチルメチルバルビツール酸，= mephobarbital，prominal.

phen·yl·eth·yl·meth·yl·ke·tone ［fènilèθilmèθilkí:toun］ フェニルエチルメチルケトン $C_6H_5CH_2CH_2COCH_3$（辛味ある化合物）.

phen·yl·for·mic ac·id ［fènilfɔ́:mik ǽsid］ フェニルギ酸，= benzoic acid.

phen·yl·ga·lac·to·sa·zone ［fènilgæləktóusəzoun］ フェニルガラクトオサゾン，= galactosazone.

phen·yl·glu·co·sa·zone ［fènilglu:kóusəzoun］ フェニルグルコサゾン $C_{18}H_{22}N_4O_6$（フェニルヒドラジン試験においてブドウ糖の検出の際生ずる黄色結晶）.

phen·yl·gly·ci·nar·sine ［fènilglàisiná:si:n］ フェニルグリシナルシン $AsH_2C_6H_4NHCH_2COOH$（毒性の強いヒ素化合物）.

***d*-phen·yl·gly·cine** ［- fènilgláisi:n］ *d*-フェニルグリシン [化] anilinoacetic acid $NH_2CH(C_6H_5)COOH$（インジゴ合成の中間産物）.

phen·yl·gly·col ［fènilgláikɔ:l］ フェニルグリコール $C_6H_5CHOHCH_2OH$（臭化スチロールの誘導物）.

phen·yl·gly·col·ic ac·id ［fènilglaikálik ǽsid］ フェニルグリコール酸，= mandelic acid.

phen·yl·gly·con·ic ac·id ［fèniglaikánik ǽsid］ = mandelic acid.

phen·yl·gly·ox·al ［fènilglaiáksəl］ フェニルグリオキサル C_6H_5COCHO（淡黄色油状化合物）.

phen·yl·gly·ox·al·ic ac·id ［fènilglàiɑksǽlik ǽsid］ フェニルグリオキサル酸 $C_6H_5COCOOH$（柱状結晶）.

phen·yl·hy·dra·zine ［fènilháidrəzi:n］ フェニルヒドラジン $C_6H_5NHNH_2$（淡黄色または赤褐色の液状物質で，糖類，アルデヒドおよびケトンを証明するための試薬として用いられる），= hydrazinobenzene.

p. hemolysis フェニルヒドラジン溶血.

p. hydrochloride 塩酸フェニルヒドラジン $C_6H_5NHNH_2$・HCl（赤血病の治療に利用されたことがある）.

p. test フェニルヒドラジン試験，= Kowarsky test，Vonyaksch t..

phen·yl·hy·dra·zone ［fènilháidrəzoun］ フェニルヒドラゾン（フェニルヒドラジンがアルデヒドまたはケトンに作用する際生ずる物質）.

phen·yl·hy·drox·yl·a·mine ［fènilhàidrɑksíləmi:n］ フェニルヒドキシルアミン C_6H_5NHOH（化学工業において中毒症を起こすことがある）.

phe·nyl·ic ac·id ［feníl ik ǽsid］ フェニル酸（石炭酸），= phenol.

phe·nyl·i·dene ［fenílidi:n］ フェニリデン，= cyclohexadienylidene.

phen·yl·im·i·no ［fènilíminou］ フェニルイミノ基（$C_6H_5N{=}$）.

phen·yl·in·dane·di·one ［fènilindéindioun］ フェニルインダンジオン.

2-phen·yl·in·dole ［- fènilíndoul］ 2-フェニルインドール [化] α-phenylindole $C_{14}H_{11}N$.

phen·yl·is sa·lic·y·las ［fénilis səlísiləs］ サリチル酸フェニル，= phenyl salicylate.

phen·yl·ke·ton·u·ria ［fènilkì:tounjú:riə］ フェニルケトン尿症（先天性知能障害で，主としてフェニルアラニンの代謝異常に基づき，フェニルピルビン酸を尿中に排泄する），= phenylpyruvic oligophrenia.

phen·yl·lac·tic ac·id ［fènilǽktik ǽsid］ フェニル乳酸（フェニルアラニン分解反応の産物．フェニルケトン尿症でフェニルピルビン酸から生じる）.

phen·yl·mer·cap·tan ［fènilmə:kǽptæn］ フェニルメルカプタン，= thiophenol.

phen·yl·mer·cu·ric ［fènilmə:kjú:rik］ フェニル水銀基（有機性水銀剤を構成する1価基で，最初に創案された塩酸塩，硝酸塩などは強力な殺菌作用を示す）.

p. acetate 酢酸フェニル水銀 [化] acetyloxymercuribenzol（殺菌，防腐，避妊作用がある）.

p. borate 殺菌消毒，= merphenyl borate.

P

p. chloride 塩化フェニル水銀 C_6H_5HgCl（殺菌剤）.

p. nitrate 硝酸フェニル水銀（*Candida albicans* の発育阻止作用がある）.

p. picrate with picric acid ピクリン酸加ピクリン酸フェニル水銀.

phen·yl·mer·cu·ry [fènilmə́:kjuri] フェニル水銀〔医学〕.

phen·yl·meth·ane [fènilméθein] フェニルメタン, = diphenylmethane, toluene.

phen·yl·meth·a·nol [fènilméθənɔ:l] フェニルメタノール, = benzyl alcohol.

phen·yl·meth·yl·ac·e·tone [fènilmèθilǽsitoun] フェニルメチルアセトン, = acetophenone.

phen·yl·meth·yl·car·bi·nol [fènilmèθilká:binɔ:l] フェニルメチルカルビノール $C_6H_5CH(OH)CH_3$（局所麻酔薬）.

phen·yl·meth·yl·py·ra·zol [fènilmèθilpírəzɔ:l] フェニルメチルピラゾール（ピラゾールの置換化合物で，利尿作用がある）.

phen·yl·meth·yl·py·ra·zo·lon [fènilmèθilpìrəzóuloun] フェニルメチルピラゾロン, = antipyrine.

phen·yl·meth·yl·quin·o·line [fènilmèθilkwínəli:n] フェニルメチルキノリン, = phenylquinaldine.

phen·yl·ni·tril [fènilnáitril] フェニルニトリル C_6H_5CN.

phen·yl·one [féniloun] フェニロン, = antipyrine.

phen·yl·phos·phine [fènilfásfi:n] フェニルホスフィン $C_6H_5PH_2$.

phen·yl·phos·phon·ic ac·id [fènilfɑsfánik ǽsid] フェニルホスホン酸，ベンゼンホスホン酸 ㊅ benzenephosphoric acid $C_6H_5PO(OH)_2$.

phen·yl·phos·pho·nous ac·id [fènilfásfənəs ǽsid] フェニル亜ホスホン酸，ベンゼン亜ホスホン酸 ㊅ benzenephosphonous acid $C_6H_5PO_2H_2$.

phen·yl·pro·pa·nol·a·mine hy·dro·chlo·ride [fènilpròupənáləmi:n hàidrouklɔ́:raid] 塩酸フェニルプロパノールアミン ㊅ racemic-1-phenyl-2-aminopropanol hydrochloride（中枢興奮作用を除きエフェドリンと類似の作用を示す）.

phen·yl·pro·par·gyl al·de·hyde [fènilproupá:ʤil ǽldihaid] フェニルプロパルギルアルデヒド $C_6H_5C{\equiv}CCHO$.

phenylpropargyl aldehyde acetal フェニルプロパルギルアルデヒドアセタール $C_6H_5C{\equiv}CCH(OC_2H_5)_2$.

phen·yl·pro·pi·on·ic ac·id [fènilpròupiánik ǽsid] フェニル酪酸, = hydrocinnamic acid.

2-phen·yl·pro·pi·o·nyl [- fènilpróupiənil] 2-フェニルプロピオニル, = hydratropoyl.

3-phen·yl·pro·pi·o·nyl [- fènilpróupiənil] 3-フェニルプロピオニル, = hydrocinnamoyl.

phen·yl·pro·pyl [fènilpróupil] フェニルプロピル基（$C_6H_5CH_2CH_2CH_2$-）.

p. alcohol フェニルプロピルアルコール $C_6H_5CH(OH)C_2H_5$, = ethylphenylcarbinol.

phen·yl·pro·pyl·meth·yl·a·mine [fènilpròupilmeθiləmi:n] フェニルプロピルメチルアミン ㊅ *N*, 1-dimethyl-*β*-phenethylamine（粘膜収縮に用いられる交感神経興奮薬で点鼻薬として用いる）.

p. hydrochloride 塩酸フェニルプロピルメチルアミン, = phenpromethamine.

phen·yl·pyr·i·dine [fènilpíridi:n] フェニルピリジン $C_5H_4NC_6H_5$.

phen·yl·pyr·role [fènilpíroul] フェニルピロール $C_4H_4NC_6H_5$.

phen·yl·py·ru·vic ac·id [fènilpairú:vik ǽsid] フェニルピルビン酸 $C_6H_5COCOOH$（フェニルアラニンの代謝産物）.

phenylpyruvic aciduria フェニルピルビン酸尿〔症〕, = phenylketonuria.

phenylpyruvic amentia フェニルピルビン酸性アメンチア, = phenylpyruvic oligophrenia.

phenylpyruvic oligophrenia フェニルピルビン酸性精神薄弱〔医学〕，フェニル焦性ブドウ酸性痴呆，フェニルケトン尿症（極度の精神遅滞を認める．フェニルアラニンの代謝不全のため，体内にフェニルピルビン酸が蓄積し，それが多量に尿中に排泄される劣性遺伝病）, = imbecillitas phenylpyruvica, phenylpyruvic amentia, phenylketonuria, phenylpyruvic aciduria.

phen·yl·qui·nal·dine [fènilkwinǽldin] フェニルキナルジン $C_{10}H_8(C_6H_5)N$（アニリン，アセトフェノン，アルデヒドの混合物に塩酸を作用させて生ずる無色結晶で，抗マラリア薬として用いられるキニーネに比較して効力が弱い）, = phenylmethylquinoline.

phen·yl·quin·o·line [fènilkwínəlin] フェニルキノリン（一般式 $C_9H_6(C_6H_5)N{=}$ をもつ化合物で，強力な殺虫作用を示す）.

p.-carboxylic acid フェニルキノリンカルボン酸, = cinchophen.

1-phen·yl·sem·i·car·ba·zide [- fènilsèmiká:bəzaid] 1-フェニルセミカルバジド ㊅ *m*-benzaminosemicarbazide $C_6H_5(NH)_2CONH_2$（解熱薬）.

phen·yl·sti·bon·ic ac·id [fènilstibánik ǽsid] フェニルスチボン酸 ㊅ benzenestibonic acid $C_6H_5SbO(OH)_2$.

phen·yl·sul·fa·moyl [fènilsʌ́lfəmɔil] フェニルスルファモイル基（$C_6H_5NHSO_2$-）, = phenyl sulfamyl.

phen·yl·sul·fate [fènilsʌ́lfeit] フェニル硫酸塩.

phen·yl·sul·fi·nyl [fènilsʌ́lfinil] フェニルスルフィニル基（C_6H_5SO-）, = benzenesulfinyl.

phen·yl·sul·fon·am·i·do [fènilsʌ̀lfənǽmidou, -ǽmí:-] フェニルスルホンアミド, = benzenesulfonamido.

phen·yl·sul·fon·ic [fènilsʌlfánik] フェニルスルホン基（$C_6H_5SO_2$-．ヒ素と化合してヘクチン hectine を，水銀と化合して hectargyres をつくる）, = phenylsulfone.

phen·yl·sul·fo·nyl [fènilsʌ́lfənil] フェニルスルホニル基（$C_6H_5SO_2$-）.

phen·yl·sul·fu·ric ac·id [fènilsʌlfjú:rik ǽsid] フェニル硫酸 $C_6H_5OSO_3H$（硫酸のフェノールエステル）.

phen·yl·thi·o·car·ba·mide (PTC) [fènilθàiouká:bəmaid] フェニルチオカルバミド $C_6H_5NHCSNH_2$（高度の苦味のある物質であるが，人口の約40%には無味といわれ，その味覚はメンデル律の優性因子として遺伝される）, = phenylthiourea.

p. test フェニルチオカルバミド試験（本試薬の苦味を感じる人と，感じない人との分別試験）.

phenylthiocarbamoyl protein フェニルチオカルバモイルタンパク.

phen·yl·thi·o·hy·dan·to·ic ac·id [fènilθàiouhàidæntóuik ǽsid] フェニルチオヒダントイン酸 $NH_2CSN(C_6H_5)CH_2COOH$（コバルトCo の定量試薬）.

phen·yl·thi·o·u·rea [fènilθàioujú:riə] フェニルチオ尿素 ㊅ phenylthiocarbamide $C_6H_5NHCSNH_2$.

phen·yl·to·lox·a·mine [fèniltəláksəmi:n] フェニルトロキサミン ㊅ *N*,*N*-dimethyl-2-(*α*-phenyl-*o*-toloxyl)ethylamine（抗ヒスタミン薬）, = phenoxadrine.

phen·yl·u·rea [fèniljú:riə] フェニル尿素 $NH_2CONHC_6H_5$（催眠薬）.

3-phen·yl·u·rei·do [- fènilju:réidou] 3-フェニルウレイド基（$C_6H_5NHCONH$-）.

phen·yl·u·re·than(e) [fèniljú:rəθein] フェニル

ウレタン（鎮静・解熱薬），＝ phenylethyl carbamate, ethyl carbanilate.

phen·yl·va·le·ric ac·id ［fènilvəlérik ǽsid］ フェニルバレリアン酸 $C_{11}H_{14}O_2$.

phen·yl·ver·on·al ［fènilvérənəl］ フェニルベロナール，＝ phenobarbital.

phen·y·ram·i·dol hy·dro·chlo·ride ［fènirǽmido:l hàidrouklɔ́:raid］ 塩酸フェニラミドール ㊗ α-(2-pyridylaminoethyl) benzyl alcohol hydrochloride 2-(β-hydroxyphenethylamino) pridine hydrochloride（鎮痛・筋弛緩薬），＝ fenyramidol hydrochloride, IN511, J505.

phen·y·to·in ［fénitɔin］ フェニトイン ㊗ 5,5-diphenylimidazolidine-2,4-dione $C_{15}H_{12}N_2O_2$：252.27（ジフェニルヒダントイン，抗てんかん薬）.

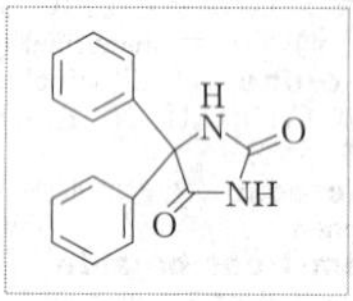

pheo- ［fi:ou, -i:ə］ phorbin または phorbide の置換基を示す接頭語，＝ phao-.

phe·o·chrome ［fí:əkroum］ クロム親和性，＝ chromaffin.

p. cell クロム親和細胞，褐染細胞（クロム塩により褐色に染まる副腎髄質細胞）.

phe·o·chro·mo·blast ［fi:oukróuməblæst］ クロム親和〔性〕芽細胞.

phe·o·chro·mo·blas·to·ma ［fi:oukròumoublæstóumə］ クロム親和〔性〕芽細胞腫，褐色芽細胞腫〔医学〕（paraganglioma の一型）.

phe·o·chro·mo·cyte ［fi:oukróuməsait］ クロム親和〔性〕細胞，褐色細胞，＝ chromaffin cell.

phe·o·chro·mo·cy·to·ma ［fi:oukròumousaitóumə］ クロム親和〔性〕細胞腫，褐色細胞腫〔医学〕（主として交感神経系に発生する腫瘍），＝ chromaffinoma, paraganglioma.

phe·o·hem·in ［fí:əhemin］ フェオヘミン（授与体はおそらくシトクローム *c* で，インドフェノール酸化酵素およびシトクローム *a* に関係ある酸化酵素）.

phe·o·phor·bid ［fi:oufɔ́:bid］ フェオホルビド ㊗ 1,5,8-trimethyl-3-formyl-2-vinyl-4-ethylcyclopentanone-proprionic acid（鉄を含む場合には Fe pheophorbid b という）.

phe·o·phy·tin ［fi:əfáitin］ フェオフィチン（葉緑素分子のマグネシウムが水素により置換された化合物である）.

phe·rase ［fəréis］ フェラーゼ（分子間の基の移動に関与する酵素で，transaminase のような desmolase の一つ）.

phe·re·sis ［fərí:sis］〔ア〕フェレーシス，成分除去（血液成分などの部分的除去）.

Pher·e·ti·ma ［fèritáimə］ フトミミズ属.

pher·o·mone ［férəmoun］ フェロモン〔医学〕（生体内で生産され，外分泌されて同種他個体に作用し，特定の行動や生理的変化をひき起こす物質）.

pher·on ［férən］ 担持族（酵素のタンパク質部分，活性族 agon と結合して作用を示す），＝ apoenzyme.

phe·then·y·late so·di·um ［fiθénileit sóudiəm］ フェセニレートソジウム ㊗ sodium 5-phenyl-5(2-thienyl)hydantoinate（鎮痙薬）.

PHF paired helical filament 二重ラセン状〔構造〕フィラメントの略.

Phi Beta Kappa key ファイベータカッパ徽章（大学教養科優等卒業生の会員章）.

phi, φ ［fái］ ファイ（ギリシャ語アルファベット第21字）.

p. phenomenon ファイ現象（映画でみられるように少しずつ位置をずらした静止像をすばやく呈示したときに感じられる運動の幻覚）.

phi·al ［fáiəl］ 小びん〔医学〕，＝ vial.

phi·a·lide ［fáiəlaid］ 梗子，小梗〔医学〕，フィアリド〔医学〕（アオカビ *Penicillium* の円形頭部から突出する小体で，分生子が鎖状に配列している），＝ sterigma.

Phi·a·loph·o·ra ［fìəlɑ́fərə］ フィアロフォラ属（黒色真菌の一種で，皮下真菌症の原因となる *P. verrucosa* などが含まれる）.

-phil ［fil］ ～に対する嗜好や愛着を意味する接尾語，＝ -phile, -philia, -philic.

Philadelphia chromosome フィラデルフィア染色体（No.22，No.9 染色体の１つに長腕の部分的欠失のある染色体異常），＝ Ph^1c.

Philadelphia yellow フィラデルフィアイエロー，＝ phosphine.

Philagrius ［failǽgriəs］（AD 4世紀後半 Thessalonica にて開業していたギリシャの医師）.

philanthropic hospital 慈善病院.

phi·lan·thro·pist ［filǽnθrəpist］ 慈善家，博愛家.

phi·lan·thropy ［filǽnθrəpi］ 慈善，博愛.

-phile ［fail］ ＝ -phil, -philia, -philic.

-philia ［filiə］ ＝ -phil, -phile, -philic.

phi·li·a·ter ［filáiətər］ 医学徒.

-philic ［filik］ ＝ -phil, -phile, -philia.

Philinus ［filáinəs］ フィリノス（BC 250年頃コス島に住んだギリシャの医師．経験医学派 School of Empirics の開祖といわれる）.

Philip, Robert William ［fílip］ フィリップ（1857-1939，スコットランドの医師）.

P. glands フィリップ腺（鎖骨の上方部にみられるリンパ節で，小児の肺結核の一症徴）.

Philippe, Claudius ［filip］ フィリップ（1866-1903，フランスの病理学者）. → Gombault-Philippe triangle.

P. triangle フィリップ三角.

Philippine hemorrhagic fever フィリピン出血熱.

Philisteon ［filísti:ən］（BC 4世紀シシリーに住んだギリシャの医師）.

Phillipp, Ernst ［fílip］ フィリップ（1893-1961，ドイツの婦人科医）.

Phillips, Charles ［fílips］ フィリプス（1809-1871，フランスの泌尿器科医）.

P. catheter フィリプスカテーテル（糸状導子を備えたもの）.

Phillipson re·flex ［fílipsən rí:fleks］ フィリップソン反射（一側の下肢の伸展は他側肢の伸展反射には抑制的に働く）.

phil·ly·rin ［fílirin］ フィリリン $C_{27}H_{34}O_{11}$（*Phillyrea* 属植物の樹皮に存在する配糖体で解熱薬として用いられる）.

phi·lo·cat·a·lase ［filoukǽtəleis］ フィロカタラーゼ（カタラーゼ庇護酵素）.

phi·lo·cy·tase ［filóusiteis］（Ehrlich の中間体に対してつけられた術語．Metchnikoff），＝ ambocepter.

phi·lol·o·gy ［filɑ́ləʤi］ 文献学〔医学〕.

phi·lo·ne·ism ［filouní:izəm］ 新物狂.

phi·lo·pat·ri·do·ma·nia ［filoupèitridouméiniə］ 懐郷狂，病的慕郷病.

phi·lo·pro·gen·e·tive ［filouprouʤénitiv］ 多産の.

phi·loth·i·on ［filɑ́θiən］ フィロチオン（De Rey Pailhard がグルタチオン glutathion につけた古い名称）.

phil·ter ［fíltər］ 媚薬，＝ philtre.

phil·tre ［fíltər］ ＝ philter.

phil·trum [fíltrəm] [L/TA] ① 人中(ニンチュウ, ジンチュウ)(上口唇中央にある縦溝), = philtrum [TA]. ② 媚薬, = philter.
 p. plasty 人中形成術(主に口唇裂術後に生ずる人中構成の破綻を修復する).
 p. ridge 人中稜〔医学〕.
phi·mo·si·ec·to·my [fàimousiéktəmi] 包皮切除〔術〕〔医学〕, 包茎切除術, = circumcision.
phi·mo·si·ot·o·my [fàimousiátəmi] 包皮切開〔術〕〔医学〕.
phi·mo·sis [faimóusis] 包茎〔医学〕(包皮口が小さくまたは亀頭との癒着があるため, 包皮の反転不可能の状態). 形 phimotic.
 p. vaginalis 腟閉鎖症.
phleb– [fleb] 静脈との関係を表す接頭語, = phlebo–.
phle·bal·gia [flibǽlʤiə] 静脈神経痛, 静脈瘤性神経痛〔医学〕.
phleb·an·es·the·sia [flèbænisθí:ziə] 静脈〔内〕麻酔〔法〕, = phlebonarcosis.
phleb·an·gi·o·ma [flèbænʤióumə] 静脈瘤.
phleb·ar·te·ri·ec·ta·sia [flèbɑ:tìriektéiziə] 動静脈拡張〔症〕〔医学〕.
phleb·ar·te·ri·o·di·al·y·sis [flèbɑ:tìrioudaiǽlisis] (動静脈瘤), = arteriovenous aneurysm.
phleb·as·the·nia [flèbəsθí:niə] 静脈壁ぜい(脆)弱症.
phleb·ec·ta·sia [flèbekteisiə] 静脈拡張〔症〕〔医学〕, = phlebectasis.
phle·bec·to·my [flibéktəmi] 静脈切除〔術〕〔医学〕.
phle·bec·to·pia [flebéktoupiə] 静脈転位, = phlebectopy.
phleb·em·phrax·is [flèbəmflǽksis] 静脈塞栓〔症〕, 静脈血栓病.
phleb·e·pa·ti·tis [flèbipətáitis] 肝静脈炎.
phleb·eu·rys·ma [flèbju:rízmə] 静脈瘤.
phleb·ex·ai·re·sis [flèbeksáirisis] 静脈切除術.
phle·bis·mus [flibízməs] 静脈怒張.
phle·bi·tis [flibáitis] 静脈炎〔医学〕. 形 phlebitic.
 p. migrans 遊走性血栓性静脈炎〔医学〕, 遊走性静脈炎.
 p. nodosa tuberculosa 結節状結核性静脈炎.
 p. nodularis necroticans 結節性壊死性静脈炎.
 p. tuberculosa nodosa 結節結核性静脈炎(土肥・橋本).
phlebo– [flebou, fli–, –bə] 静脈との関係を表す接頭語.
phleb·o·an·es·the·sia [flèbouænisθí:ziə] 静脈〔内〕麻酔法〔医学〕(Bier 考案の局所麻酔の一種), = Bier local anesthesia, intravenous regional block.
phleb·o·car·ci·no·ma [flèboukà:sinóumə] 静脈癌.
phleb·o·cho·lo·sis [flèboukoulóusis] 静脈病.
phle·boc·ly·sis [flibáklisis] 静脈内注射.
phleb·o·dyn·ia [flèbədíniə] 静脈疼痛症.
phle·bog·e·nous [flibáʤənəs] 静脈内形成の.
 p. sciatica 静脈炎性坐骨神経痛.
phleb·o·gram [flébəgræm] 静脈波〔医学〕, 静脈造影(撮影)図〔医学〕, 静脈波曲線〔医学〕, 静脈図.
phleb·o·graph [flébəgræf] 静脈波計.
phle·bog·ra·phy [flibágrəfi] ① 静脈造影(撮影)〔法〕. ② 静脈波描画法. ③ 静脈論.
phleb·oid [flébɔid] 静脈様の, 静脈の.
phleb·o·lite [flébəlait] 静脈石, = vein-stone, phlebolith.
phleb·o·lith [flébouliθ] 静脈結石〔医学〕, 静脈石.
phleb·o·li·thi·a·sis [flèbouliθáiəsis] 静脈結石症〔医学〕.
phle·bol·o·gy [flibáləʤi] 静脈学.
phleb·o·ma·nom·e·ter [flèboumənámitər] 静脈〔血〕圧計〔医学〕.
phleb·o·me·tri·tis [flèboumi:tráitis] 子宮静脈炎.
phleb·o·my·o·ma·to·sis [flèboumàioumətóusis] 静脈筋層増殖.
phleb·o·nar·co·sis [flèbounɑ:kóusis] 静脈内麻酔法.
phleb·o·pexy [flébəpeksi] 静脈固定術(精巣静脈瘤の手術で, 精巣を漿膜外に移植し, 静脈の網組織を保存する方法).
phleb·o·phle·bos·to·my [flèbouflibástəmi] 静脈吻合術, 静脈静脈吻合〔術〕〔医学〕.
phleb·o·phlo·go·sis [flèbouflougóusis] = phlebitis.
phleb·oph·thal·mot·o·my [flèbɑfθælmátəmi] 眼瀉血法, = ophthalmophlebotomy.
phleb·o·pie·zom·e·try [flèboupaizámitri] 末梢静脈血圧計測法.
phleb·o·plasty [flébəplæsti] 静脈形成〔術〕〔医学〕.
phleb·o·ple·ro·sis [flèboupləróusis] 静脈拡張(怒張).
phleb·or·rha·gia [flèbəréiʤiə] 静脈性出血〔医学〕.
phle·bor·rha·phy [flibɔ́:rəfi] 静脈縫合術.
phleb·or·rhex·is [flèbəréksis] 静脈〔破〕裂〔医学〕.
phleb·o·sa·tion [flèbouséiʃən] (静脈瘤硬化療法), = phlebosclerosation.
phleb·o·scle·ro·sa·tion [flèbousklìərouzéiʃən] 静脈瘤硬化療法.
phleb·o·scle·ro·sis [flèbouskliəróusis] 静脈硬化〔症〕〔医学〕.
phle·bo·sis [flibóusis] 静脈症(非化膿性の).
phle·bos·ta·sis [flibástəsis] 静脈うっ滞, 静脈血うっ滞法(非観血的静脈瀉血法とも呼ばれ, 腕または脚の静脈を圧迫してその部分の血液を一時的に追放すること), = bloodless phlebotomy, phlebostasia.
phleb·o·ste·no·sis [flèboustinóusis] 静脈狭窄症.
phleb·o·throm·bo·sis [flèbouθrambóusis] 静脈血栓症〔医学〕(血栓性静脈炎とは異なる).
 p. sign 静脈血栓〔症〕徴候(静脈血栓症では, 関係静脈に沿って疼痛があるがこれは血栓そのものによるものではない), = Homan sign.
phleb·o·tome [flébətoum] 静脈切開刀, = fleam.
Phle·bot·o·mi·nae [flibàtəmáini:] スナバエ〔砂蝿〕亜科(チョウバエ〔蝶蝿〕科の一亜科), = sandflies.
phle·bot·o·mist [flibátəmist] 瀉血を行う医師.
phle·bot·o·mize [flibátəmaiz] 瀉血する.
Phle·bot·o·mus [flibátəməs] サシチョウバエ属(チョウバエ科, スナバエ亜科の一属. 微小のハエまたはブヨで, インドでは三日熱またはパパタチ熱を, またペルーでは Verruga 熱を媒介する).
 P. argentipes チョウバエ(カラアザール鞭毛虫を媒介するインド産ハエ).
 P. papatasi (パパタチ熱の病原体を媒介する).
phlebotomus fever サシチョウバエ熱, スナバエ熱, パパタチ熱, = sandfly fever, pappataci f., three-day f..
phlebotomus fever virus サシチョウバエ熱ウイルス.
phle·bot·o·my [flibátəmi] 瀉(しゃ)血〔医学〕, 静脈切開〔術〕〔医学〕(刺絡), = venesection, bloodletting.
phleb·o·ton·o·gram [flèboutánəgræm] 静脈造影図, 静脈波曲線, 静脈図, = phlebogram.
phle·bot·ro·pism [flibátrəpizəm] 静脈趨向性.
Phl·e·bo·vi·rus [flébəvàiərəs] フレボウイルス属(ブニヤウイルス科の一属で, リフトバレー熱ウイル

P

スなどが含まれる).

phlegm [flém] ①痰(たん)〔医学〕. ②粘液分泌過多. ③粘液質(古代体液病理学における4種体液の一つ).

phleg·ma·sia [flegméisiə] 炎症(特に急性結合織の), = phlogosis.

p. adenosa 腺結合織炎.

p. alba dolens 有痛性白股腫〔医学〕(分娩の後発症の一つで, 細菌性血栓による下肢の疼痛性浮腫), = leukophlegmasia, milk leg, white-leg.

p. alba dolens puerperalum 産褥有痛白股腫.

p. cellularis 蜂巣織炎, = cellulitis.

p. cerulea dolens 有痛性青股腫〔医学〕.

p. malabarica 真性象皮症, = elephantiasis arabum.

p. membranae mucosae gastropulmonalis 熱帯性アフタ(特発性脂肪便症の一つ).

p. myoica 筋炎, = myositis.

p. pelvis 骨盤結合織炎.

p. thrombotica 血栓性結合織炎, = phlegmasia alba dolens.

phleg·mat·ic [flegmǽtik] 粘液質, 過粘液質の(体液のバランスを想定した気質の分類. 冷静, 感情の変化に乏しい).

p. temperament 粘液質, = lymphatic t..

phleg·mon [flégmɑn] 蜂巣〔織〕炎〔医学〕.

p. of cheek 頬部蜂巣炎〔医学〕.

p. of floor of mouth 口底蜂巣〔織〕炎〔医学〕.

phleg·mo·na dif·fu·sa [flegmóunə difjú:sə] びまん性蜂巣織炎, = phlegmonous cellulitis.

phleg·mone [flégmɑn] 蜂巣〔織〕炎, 結合織炎. 形 phlegmonous.

p. of floor of mouth 口底フレグモーネ(蜂窩織炎).

phleg·mo·no·sis [flègmənóusis] 炎症, 熱症.

phleg·mon·ous [flégmənəs] 蜂巣〔織〕炎の.

p. abscess 蜂巣〔織〕膿瘍〔医学〕, 結合織膿瘍(特に皮下の).

p. adenitis リンパ節蜂巣〔織〕炎〔医学〕, リンパ節蜂窩織炎.

p. angina 蜂巣炎性アンギナ〔医学〕, フレグモーネ性アンギナ, 実質性扁桃炎.

p. appendicitis 蜂巣炎性虫垂炎〔医学〕, 蜂巣織炎様虫垂炎.

p. cellulitis びまん性蜂巣織炎, = phlegmona diffusa.

p. dacryocystitis 涙嚢蜂巣織炎.

p. enteritis 蜂巣炎性腸炎〔医学〕, フレグモン性腸炎.

p. erysipelas 蜂巣〔織〕炎性丹毒〔医学〕.

p. esophagitis 蜂巣炎性食道炎〔医学〕.

p. gastritis フレグモーネ性胃炎, 蜂巣〔織〕炎性胃炎.

p. laryngitis 蜂巣〔織〕炎性喉頭炎(丹毒, 痘瘡などの合併症として起こる粘膜下組織の化膿および浮腫).

p. parotitis 化膿性耳下腺炎, = parotitis suppurativa.

p. pharyngitis 蜂巣炎性咽頭炎〔医学〕.

p. ulcer (炎性潰瘍), = inflamed ulcer.

phlein [fléin] フレイン(オオアワガエリ *Phleum pratense* から得られる牧草フルクタン).

Phle·um [flí:əm] アワガエリ属(イネ科の一属).

P. pratense オオアワガエリ[大粟還], = timothy grass.

phlob·a·phene [flɑ́bəfi:n] フロバフェン(樹脂に類似の化合物で, 希アンモニア水に溶解する褐色物).

phlo·em [flóuəm] 師(篩)管部(木質部 xylem と区別する), = bast.

p. fiber 師(篩)部線維.

p. parenchyma 師(篩)部柔組織.

p. ray 師(篩)部放射組織.

p. sheath 靱皮鞘(篩管部鞘), = bast sheath.

phlo·gis·tic [flouʤístik] 炎症性の, = phlogotic, inflammatory.

p. air 有燃素気.

phlogisticated air (窒素), = nitrogen.

phlo·gis·ti·co·zy·moid [flouʤìstikouzáimɔid] (炎症反応を発生させる素地を与えるとされた仮想物質).

phlo·gis·ton [flouʤístɑn] フロギストン, 燃素(燃焼を起こす因子と考えられたもので, 酸素の発見後廃用となった語).

p. theory フロギストン説. → phlogiston.

phlogo- [flougou, -gə] 炎症の意味を表す接頭語.

phlo·go·cyte [flóugəsait] 炎症細胞, 形質細胞(特に Türk の刺激型).

phlo·go·cy·to·sis [flòugousaitóusis] 形質細胞増加症, 炎症細胞増加症.

phlo·go·gen [flóugəʤən] 炎症発生体. 形 phlogogenic, phlogogenous.

phlo·go·mi·met·ic [flòugoumaimétik] 擬炎薬(皮膚刺激を与えると, 炎症性反応を起こす物質で, vesicant, rubefacient などを含む).

phlo·go·pite [flɑ́gəpait] 金雲母 $KMg_3AlSi_3O_{10}(OH)_2$.

phlo·go·sia [flougóusiə] 炎症(inflammation の旧語), = phlogosis.

phlo·go·sin [flóugəsin] フロゴシン(黄色ブドウ球菌の培養により発生する非窒素性物質で, 結膜に滴注すると高度の炎症を起こす).

phlo·go·sis [flougóusis] = phlogosia. 形 phlogotic.

phlo·go·ther·a·py [flòugəθérəpi] 非特異的療法, = nonspecific therapy.

phlo·go·zel·o·tism [flòugəzélətizəm] 炎症説(炎症が万病の元と考える説), = phlogoxelotism.

phlo·i·on·ic ac·id [flòuaiɑ́nik ǽsid] フロイオン酸 $C_{22}H_{43}(COOH)_3$(針状結晶).

phlo·ret·ic ac·id [flɔ:rétik ǽsid] フロレチン酸 化 *p*-hydroxyhydrocinnamic acid.

phlo·re·tin [flɔ́:rətin] フロレチン 化 β-(*p*-hydroxyphenyl)2,4,6-trihydroxypropiophenone $C_{15}H_{14}O_5$(フロリジンの水解産物), = asebogenol.

phlo·rhi·zin [flɔ́:rizin] フロリジン 化 phloretin-β-glucoside $HOC_6H_4CH_2CH_2COC_6H_2(OH)_2OC_6H_{11}O_5 \cdot 2H_2O$(果樹の根茎および樹皮に存在する配糖体で, 内服すると腎細尿管におけるブドウ糖の再吸収を阻止し, 糖尿を起こす), = phlorizin, phloridzin, phlorrhizin, asebotin Kalmin.

p. diabetes フロリジン糖尿〔病〕〔医学〕.

p. test フロリジン試験(フロリジン注射により腎性糖尿が出現するのを利用した腎機能検査法で, 0.005g を筋注した後, 健康腎では30分後糖尿が証明される).

phlo·rid·zin [flɔ:rídzin] フロリジン, = phlorhizin.

phlo·ri·zin [flɔ:ráizin] フロリジン, = phlorhizin.

phlo·riz·o·side [flɔ:rízəsaid] フロリジン配糖体.

phlor·o·ac·e·to·phe·none [flɔ̀:rouæ̀sitoufí:noun, -æsitəfi:nóun] フロロアセトフェノン $(OH)_3C_6H_2COCH_3$.

p. dimethyl ether フロロアセトフェノンジメチルエーテル $C_{10}H_{12}O_4$.

p. trimethyl ether フロロアセトフェノントリメチルエーテル $C_{11}H_{14}O_4$.

phlor·o·ben·zo·phe·none [flɔ̀:roubènzəfí:noun] フロロベンゾフェノン 化 2,4,6-trihydroxy-benzophenone $C_{13}H_{10}O_4$.

phlor·o·glu·cin [flɔ̀:rouglú:sin] フロログルシン, = phloroglucinol.
p. test フロログルシン試験(塩酸で酸性としたフロログルシン溶液を尿に加えて加熱すると赤色を発するのは尿中にガラクトース, ペントースまたはグルクロン酸があることを証明する).
phlor·o·glu·cin·ol [flɔ̀:rouglú:sinɔ:l] フロログルシノール ㊍ 1,3,5-benzenetriol $C_6H_3(OH)_3 \cdot 2H_2O$ (木質線維, 塩酸, 尿中の五炭糖の証明に利用される), = phloroglucicol, phloroglucin, phloroglucol.
p.-hydrochloric acid reaction 塩酸フロログルシノール反応, = Bial test, Bial reaction.
phlor·o·glyc·i·tol [flɔ̀:rəglísitɔ:l] フロログリシトール ㊍ cyclohexane-1,3,5-triol $C_6H_9(OH)_3$, = phloroglucit.
phlor·ol [flɔ́:rɔ:l] フロロール ㊍ *o*-ethylphenol $C_8H_{10}O$.
phlor·ose [flɔ́:rous] フロロース(フロリジンを希酸とともに煮沸すると得られる六炭糖).
phlor·rhi·zin [flɔ:rízin] フロリジン, = phlorhizin.
phlor·yl [flɔ́:ril] フロリル(クレオソートの誘導物).
Phlox [fláks] クサキョウチクトウ[草夾竹桃]属(フロックス, ハナシノブ科の一属).
P. drummondii キキョウナデシコ.
P. paniculata クサキョウチクトウ.
P. subulata シバザクラ, モスフロックス, フロックス.
phlox·ine [fláksi:n] フロキシン ㊍ tetrabromo-tetrachloro-flourescein(キサンチン系の赤色酸性染料).
p. B フロキシンB, = cyanosine.
phlyc·ten [flíktən] フリクテン(角膜縁, 結膜輪部などに生ずる小水疱), = phlyctena.
phlyc·te·na [fliktí:nə] フリクテン, 水疱. 形 phlyctenar, phlyctenous.
p. conjunctivae 結膜フリクテン.
p. corneae 角膜フリクテン.
p. marginalis 辺縁フリクテン.
p. pallida 蒼白フリクテン(春季カタル).
phlyc·te·noid [flíktinɔid] フリクテン様の.
phlyc·te·no·sis [flìktinóusis] フリクテン症.
p. aggregata 集合性水疱症, = dermatitis herpetiformis.
p. streptogenes レンサ球菌性フリクテン症.
phlyc·ten·u·la [flikténjulə] 小水疱の, = phlyctenule. 複 phlyctenulae.
phlyc·ten·u·lar [flikténjulər] 小フリクテンの, 小水疱の.
p. conjunctivitis フリクテン〔性〕結膜炎 [医学], 水疱性結膜炎.
p. keratitis フリクテン性角膜炎 [医学].
p. ophthalmia フリクテン性眼炎.
p. pannus フリクテン性パンヌス [医学].
phlyc·ten·ule [flíktənju:l] 小水疱(眼球結膜または角膜表面に生ずるもの), = phlyctenula. 形 phlyctenular.
phly·za·cium [flizéiʃiəm] ① 小膿疱, フリクテン. ② 膿瘡, = phlyzacium acutum, ecthyma.
PHN post herpetic neuralgia 帯状疱疹後神経痛の略.
-phobe [foub] 恐怖, 嫌忌の意味を表す接尾語.
-phobia [foubiə] 恐怖〔症〕の意味を表す接尾語.
pho·bia [fóubiə] ホビア, 恐怖〔症〕[医学](親和, 嗜好の反対語). ↔ philia. 形 phobic.
phobic neurosis 恐怖神経症 [医学].
pho·bo·dip·sia [fòuboudípsiə] 恐水病(狂犬病).
pho·bo·pho·bia [fòuboufóubiə] 恐怖恐怖症(恐怖することを心配する病的癖).
Pho·ca [fóukə] アザラシ[海豹]属(アザラシ科の一属).
Phocas, B. Gerasimo [fɔká:] フォカス(1861–1937, フランスの医師).
P. disease フォカス病(結節の多発を特徴とする慢性乳腺炎).
pho·ce·nic ac·id [fousí:nik ǽsid] = valerianic acid.
pho·co·me·lia [fòukoumí:li:ə] アザラシ肢症, アザラシ状奇形(発達上の異常により四肢が短く, 形も正常とは異なる. 妊娠中のサリドマイド服用による).
phocomelic dwarf アザラシ肢性小人症.
phocomelous hand アザラシ手 [医学].
pho·com·e·lus [foukámiləs] アザラシ肢〔症〕体(手足はあるが腕と脚とが欠損しているもの).
Pho·do·pus [fóudəpəs] ヒメキヌゲネズミ属(キヌゲネズミ亜科の一属で, ヒメキヌゲネズミ *P. sungorus* (ジャンガリアンハムスター)などを含む).
phoe·ni·cein [fí:nisi:n] フェーニセイン(penicillium phoeniceum に含まれている可逆性酵素系物質), = phenicein.
Phoe·nix [fí:niks] ナツメヤシ属(ヤシ科の一属).
P. canariensis カナリーヤシ.
P. dactylifera ナツメヤシ(果実は緩和, 鎮痛, 去痰, 緩下, 滋養性強壮薬, 樹液は生殖器系疾患の治療薬).
phol·e·drine [foulédrin] フォレドリン ㊍ *p*-(2-methyl aminopropyl) phenol $OHC_6H_4CH_2CH(CH_3)NHCH_3$.
Phol·i·dota [fɑ̀lidóutə] 穿山甲目, 有鱗目.
Pho·ma [fóumə] フォーマ属(アレルギー抗原または実験室の汚染となる真菌の一属).
phomnological disorder 音声障害 [医学].
phon- [foun] 音声の意味を表す接頭語, = phono-.
phon [fóun] ホン, フォン(音の単位. 1kHz の平面進行波で音圧 $0.00002N/m^2$ のものを 0 フォンとする).
pho·nac·o·scope [founǽkəskoup] 聴打診器.
pho·na·cos·co·py [fòunəkáskəpi] 聴打診法(打診槌を備えた鐘状共鳴室を利用した聴診と打診とを併用し, 検診者は患者の背部から胸腔内の音声を聴取する方法).
pho·nal [fóunəl] 音の, = phonic.
phon·as·the·nia [fòunəsθí:niə] 音声衰弱〔症〕[医学].
pho·na·tion [founéiʃən] 発声 [医学], 発音. 形 phonatory.
p. disorder 発声障害 [医学].
p. time 発声接続時間 [医学].
phonatory band 発声帯(声帯またはその代用物).
phonatory center 発声中枢 [医学].
phonatory function 発声機能 [医学].
phon·au·to·graph [fɑnɔ́:təgræf] 自動描音器.
phoned prescription 電話処方 [医学].
pho·neme [fóuni:m] 音素 [医学], 音声幻聴.
p. of thought 思考化声(自己の思考がそのまま声として自分に聞こえる現象で, 二重思考ともいわれ, 統合失調症に特有の症状), = double thought.
phonemic method 音韻法 [医学].
pho·nen·do·scope [founéndəskoup] 拡声聴診器 [医学], 拡音聴診器(聴診音を拡大する装置).
pho·nen·do·ski·a·scope [founèndouskáiəskoup] 心音聴診透視法(心音を聴診すると同時に透視により心臓の運動を観察する器械).
phonetic analysis 音声分析 [医学].
phonetic balance 音声均衡.
phonetic paralysis 声帯麻痺.
phonetically balanced word list 出現頻度語表 [医学].
pho·net·ics [founétiks] 音声医学 [医学], 音声学, = phonics. 形 phonetic.

P

pho·ni·at·ri·cian [fòuniətríʃiən] 音声病科医.
pho·ni·at·rics [fòuniǽtriks] 音声医学〔医学〕, 音声病学, = phoniatry. 形 phoniatric.
phon·ic [fóunik] 音の, 音声の, = phonal.
p. sound 有声音.
p. spasm 発声攣縮.
pho·ni·ca [fóunikə] 発声器病.
pho·nics [fóuniks] 音声学, = phonetics.
pho·nism [fóunizəm] 二次的聴覚〔医学〕, 他感性聴覚(聴覚以外の感覚または刺激による音声の聴覚).
phono- [founou, -nə] 音声の意味を表す接頭語, = phon.
pho·no·an·gi·og·ra·phy [fòunouæ̀ndʒiágrəfi] 血管音図法(じゅく(粥)状硬化による動脈狭窄部位の渦状血流雑音成分の周波数や強度を分析する方法).
pho·no·aus·cul·ta·tion [fòunouɔ̀:skəltéiʃən] 音声聴診法(診察する部位の上に音叉を置き, 聴診器でその振動を聞く).
pho·no·car·di·o·gram (**PCG**) [fòunouká:diəgræm] 心音図〔医学〕(各部の心音を ECG などとともに同時に記録したもので, 心音の分析を行い, また脈波のような他の現象を解析するための time mark として用いる. この記録をつくる装置を心音計 phonocardiograph という).
pho·no·car·di·o·graph [fòunouká:diəgræf] 心音計〔医学〕.
pho·no·car·di·og·ra·phy [fòunoukà:diágrəfi] 心音図〔検査〕〔医学〕, 心音記録法.
pho·no·cath·e·ter [fòunəkǽθətər] 心音カテーテル(心臓および大血管内の音を記録するため先端に小型マイクロホーンを装置した心臓カテーテル).
pho·no·chor·da [fòunoukɔ́:də] (声帯), = vocal cord.
pho·no·din [fóunədin] (ヘム), = heme.
pho·no·gram [fóunəgræm] 音盤, 音声曲線.
pho·nol·o·gy [founáləd͡ʒi] 音声学, = phonetics.
pho·no·ma·nia [fòunouméiniə] 殺人狂〔医学〕.
pho·no·mas·sage [fòunouməsá:ʤ] 音響マッサージ(音声による鼓膜および聴小骨の運動).
pho·nom·e·ter [founámitə] 音声計〔医学〕.
pho·no·my·oc·lo·nus [fòunoumaiákləngs] 微音性筋間代.
pho·nop·a·thy [founápəθi] 発声異常.
pho·no·pho·bia [fòunoufóubiə] どもり(吃音), 音声恐怖症, 音響恐怖〔症〕〔医学〕.
pho·no·phore [fóunəfɔ:r] ① 聴小骨. ② 担音器(ラッパ状物を利用する聴診器の一種).
pho·no·pho·tog·ra·phy [fòunoufoutágrəfi] 音声〔横隔膜〕写真法.
pho·no·pneu·mo·mas·sage [fòumounjù:mouməsá:ʤ] 鼓室マッサージ.
pho·nop·sia [founápsiə] 音視症(音響により視覚を起こす共感症).
pho·no·re·cep·tor [fòunouriséptər] 音〔覚〕受容器〔医学〕.
pho·no·re·no·gram [fòunourí:nəgræm] フォノレノグラム(腎盂に置かれたフォノカテーテルによる腎動脈脈拍音).
pho·no·scope [fóunəskoup] フォノスコープ, 微音聴診器.
pho·nos·co·py [founáskəpi] 微音聴診法.
pho·no·se·lec·to·scope [fòunousiléktəskoup] 呼吸音選択器.
pho·no·steth·o·graph [fòunoustéθəgræf] 胸音聴診描写器.
pho·or·sa [fouɔ́:rsə] (マムシ[蝮]の一種), = *Echis carinatus*.
Pho·ra·den·dron fla·ves·cens [fɔ̀:rədéndrɑn fləvésəns] アメリカ産寄生樹.
phorbol ester ホルボールエステル(発癌2段階説にいわれるイニシエーターとプロモーターとのうち後者に属する化学物質).
phorbol 12-myristate 13-acetate (**PMA**) ホルボール12-ミリステート 13-アセテート(マウスの皮膚発癌における最も強力な発癌プロモーター), = 12-*O*-tetradecanoylphorbol 13-acetate.
pho·re·sis [fərí:sis] 電気イオン導入法, 泳動法.
-phoria [fɔ:riə] 眼の転軸の意味を表す接尾語.
pho·ria [fɔ́:riə] 斜位〔医学〕.
pho·rias [fɔ́:riəs] 潜在斜視〔医学〕, 斜位.
pho·ria·scope [fɔ́:riəskoup] 斜位鏡(正視訓練に用いるプリズム屈折計).
pho·rid fly [fɔ́:rid flái] ノミバエ.
Pho·ri·dae [fɔ́:ridi:] ノミバエ科(双翅目, 環縫類の一科), = humpbacked flies.
Phormia regina クロキンバエ(幼虫は潰瘍および壊死組織の治癒促進作用を示す).
phor·mine [fɔ́:mi:n] フォルミン, = pseudomorphine.
phoro- [fɔ:rou, -rə] 運動の意味を表す接頭語.
pho·ro·blast [fɔ́:rəblæst] 線維芽細胞.
pho·ro·cyte [fɔ́:rəsait] 結合織〔細胞〕.
pho·ro·cy·to·sis [fɔ̀:rousaitóusis] 結合織〔細胞〕増殖.
pho·rol·o·gist [fəráləʤist] 疾病伝播調査家.
pho·rol·o·gy [fəráləʤi] 保菌者についての研究.
pho·rom·e·ter [fərámitər] 眼位計〔医学〕(眼球斜位に対し Graefe 試験を行うときに用いる器械).
pho·rom·e·try [fərámitri] 眼位測定法.
pho·rone [fɔ́:roun] ホロン ㊗ diisopropylideneacetone $(CH_3)_2C=CHCOCH=C(CH_3)_2$ (ショウノウ酸などから得られる黄色油状不飽和ケトン).
pho·ron·o·my [fəránəmi] 運動学, 運動観察.
pho·ro-op·tom·e·ter [fɔ́:rou aptámitər] 眼球運動計.
pho·ro·plast [fɔ́:rəplæst] 結合組織.
pho·rop·ter [fəráptər] ホロプター(36 個のレンズを備えた視力検査器).
pho·ro·scope [fɔ́:rəskoup] 視力検査器.
pho·ro·tone [fɔ́:rətoun] 眼筋練習器.
pho·ro·zo·on [fɔ̀:rouzóuən] 無性期(動物発育の一期).
phose [fóuz] 光点自覚症, = subjective perception of light.
phos·gene [fásʤi:n] ホスゲン ㊗ carbonyl chloride $COCl_2$ (窒息性毒ガス), = CG, collognite.
phos·gen·ic [fasʤénik] 発光性の, = photogenic.
pho·sis [fóusis] 光視症.
phos·pha·gen [fásfəʤən] ホスファゲン, リン原質 $(OH)_2P=ONHC(NH)N(CH_3)CH_2COOH$ (Chevreul が発見し(1832), Eggletons らが命名した(1927)クレアチンリン酸で, 生体内で高エネルギーリン酸結合の型でエネルギーを貯え, 分解してそのエネルギーを ADP に移して ATP を再生させる作用をもつ), = creatine phosphate, phosphocreatine.
phos·pha·gen·ic [fàsfəʤénik] 発光性の, = photogenic.
phos·pham·i·nase [fasfámineis] アミノリン酸分解酵素(アミノリン酸化合物をアミンとリン酸とに分解する反応を触媒する酵素).
phos·phar·se·no [fasfá:sinou] ホスファルセノ基(-P=As-).
phos·pha·tase [fásfəteis] ホスファターゼ(エステラーゼの一種で, リン酸エステルおよびポリリン酸を加水分解する酵素の一群の総称名).
p. test ホスファターゼ試験(牛乳の滅菌度を検査

P

するため，2,6-dibromoquinonechlorimide とリン酸フェニルジナトリウムをホウ酸化緩衝牛乳に加えると，ホスファターゼがあれば，青色のインドフェノール青が生ずる）．

p. unit ホスファターゼ単位．

phos·phate [fásfeit] リン酸塩（種々のリン酸に対応した化合物の総称）．

p. buffered saline (**PBS**) リン酸〔塩〕緩衝生理食塩水（各種の血清学的反応や免疫学的操作に用いられる緩衝液）．

p. buffered saline solution リン酸緩衝生理（的）食塩水（0.01 M リン酸ナトリウム緩衝液中に食塩を 0.15 M になるように溶かしたもの）．

p. cement リン酸セメント．

p. cycle リン酸循環（代謝過程におけるリン酸化と脱リン酸作用との交互反応）．

p. diabetes リン尿病，リン尿症（尿中へ無機リンの排泄が増加した病態をいう．尿細管の障害や副甲状腺機能亢進症に関係する．%TRP と TmP/GFR により判定する）．

p. excretion index (**PEI**) リン排泄係数（PEI ＝Cp/Ccr－0.055Pp＋0.07，正常値－0.09～＋0.09）．

p. restricted diet リン制限食．

p. tetany リン酸塩テタニー．

phos·phat·ed [fásfeitid] リン酸塩を含有する．

phos·pha·te·mia [fàsfətí:miə] リン酸塩血症．

phos·pha·tese [fásfəti:s] （糖のリン酸エステルを合成する酵素）．

phos·phat·ic [fasfǽtik] リン酸塩の．

p. calculus リン酸塩結石．

p. diabetes リン酸塩性糖尿病（ビタミンD不応性晩発くる病）．

p. fertilizer リン酸肥料．

p. slag 含リンスラグ．

p. stone リン酸塩結石．

phos·phat·i·dal·eth·a·nol·a·mine [fasfæ̀tidəlèθənáləmi:n] （プラスマロゲン），＝ plasmalogen.

phos·pha·ti·dase [fàsfətáideis] ホスファチダーゼ（リン脂質を分解する酵素）．

p. A ホスファチダーゼ A，＝ phospholipase A.

phos·pha·ti·date [fàsfətáideit] ホスファチジン酸塩またはエステル．

phos·pha·tide [fásfətaid] ホスファチド（リン酸化多価アルコールの脂肪酸エステルで，複合脂質の一つ），＝ phospholipid.

p. lipoidosis リン脂質性類脂症，＝ Niemann-Pick disease.

p. thesaurismosis リン脂質蓄積症（von Gierke），＝ Niemann-Pick disease.

phos·pha·tid·ic ac·id [fàsfətídik ǽsid] ホスファチジン酸（1,2-ジアシルグリセロール 3-リン酸．L-*α*-グリセロリン酸に脂肪酸が2分子エステル結合したものでリン脂質や中性脂肪の生合成の中間体として重要）．

phosphatidic lipidosis ホスファチド性類脂〔質〕症 〔医学〕，ホスファチド・リポイド症 〔医学〕．

phos·pha·ti·do·sis [fàsfətidóusis] リン脂質蓄積症．

phos·pha·ti·dyl [fasfǽtidil] ホスファチジル基．

phos·pha·ti·dyl·cho·line (**PtdCho**) [fàsfətàidilkóuli:n] ホスファチジルコリン（代表的なグリセロリン脂質生体膜の主要構成成分），＝ lecithin.

phos·pha·ti·dyl·eth·a·nol·a·mine (**PE**) [fàsfətàidilèθənáləmi:n] ホスファチジルエタノールアミン（リン脂質の一種，生体膜の代表的リン脂質．ケファリンは旧称）．

phos·pha·ti·dyl·in·o·si·tol (**PI**) [fàsfətàidilinóusitɔ:l] ホスファチジルイノシトール（極性基に *myo*-イノシトールを持つグリセロリン脂質の一種）．

p. anchored protein ホスファチジルイノシトール結合タンパク質（ホスファチジルイノシトールにリン酸などが結合したもの）．

phos·pha·ti·dyl·ser·ine (**PtdSer**) [fàsfətàidilsə́:ri:n] ホスファチジルセリン（セリンリン酸を極性基とするグリセロリン脂質）．

phos·pha·tine [fásfəti:n] ホスファチン（脳組織中に存在するリン酸塩類似物）．

phos·phat·ing [fásfeitiŋ] リン酸塩処理（鉄，アルミニウムなどの金属をリン酸塩水溶液に入れ，それらの表面に水不溶性リン酸塩を形成させること）．

phos·pha·tom·e·ter [fàsfətámitər] リン酸塩測定計．

phos·pha·top·to·sis [fàsfətaptóusis] リン酸塩沈殿，リン酸塩尿症，＝ phosphatopsia.

phos·pha·tu·ria [fàsfətjú:riə] リン酸塩尿〔症〕．

phos·phaz·o [fasfǽzou] ホスファゾ基（-P=N-）．

phos·phe·mol [fasfí:mɔ:l] ホスフェモル（有機リン化合物で殺虫剤）．

phos·phene [fásfi:n] 閃光〔感覚〕〔医学〕，眼〔内〕閃〔光〕（眼球に加圧するとき感じる自覚光感）．

p. of accommodation 調節眼閃．

phos·phide [fásfaid] リン化物（リンとそれより陽性な元素とからなる二元化合物）．

phos·phine [fásfi:n] ① 気状リン化水素 ㊗ hydrogen phosphide PH_3，＝ alkylphosphine. ② PH_3 置換化合物．③ ホスフィン ㊗ chrysaniline nitrate $C_{19}H_{15}N_2HNO_3$（アクリジン誘導体に属する黄色塩基性染料），＝ Philadelphia yellow.

phos·phin·i·co [fasfínikou] ホスフィニコ基（(HO)OP=）．

phos·phi·no [fásfinou] ホスフィノ基（H_2P-）．

phos·phite [fásfait] 亜リン酸塩（第一塩および第二塩）．

phosph(o)- [fasf(ou), -f(ə)] ① 第一または第二リン酸塩を表す接頭語．② ホスホ基（O_2P-）．

3′-phos·pho·a·den·o·sine 5′-phos·pho·sul·fate (**PAPS**) [- fàsfouədénəsi:n - fàsfəsʌ́lfeit] 3′-ホスホアデノシン 5′-ホスホ硫酸 $C_{10}H_{15}N_5O_{13}P_2S$.

phos·pho·am·i·dase [fàsfouǽmideis] ホスホアミダーゼ（アミド基に結合するリン酸を分解するエステラーゼの一つ）．

phos·pho·a·mi·no·lip·id [fàsfouəmì:nəlípid] リンアミノ脂質．

phos·pho·ar·gi·nine [fàsfouá:ʤini:n] リン酸アルギニン，＝ arginine phosphate.

phos·pho·ben·zene [fàsfoubénzi:n] ホスホベンゼン C_6H_5P=PC_6H_5.

phos·pho·bi·lin·o·gen [fàsfoubailínəʤən] ホスホビリノーゲン（ポルフィリン症患者の尿中にある色素）．

phos·pho·car·nic ac·id [fàsfouká:nik ǽsid] リンカルニン酸，＝ nueleon.

phos·pho·cre·a·ti·nase [fàsfoukriǽtineis] リンクレアチン分解酵素（アデノシン三リン酸の存在の下にリンクレアチンをクレアチンとリン酸とに分解する酵素）．

phos·pho·cre·a·tine [fàsfoukrí:ətin] リンクレアチン，クレアチンリン酸（エネルギー豊富なリン酸塩結合を含むクレアチンのリン酸誘導物で，特に筋の攣縮に際し必要な物質），＝ phosphagen，creatine phosphate，creatinephosphoric acid.

phos·pho·di·es·ter·ase [fàsfoudaiéstəreis] ホスホジエステラーゼ（エステル結合2個を含有するリン酸エステル分子のエステル結合1個を水解するホスファターゼの一種）．

p. inhibitor ホスホジエステラーゼ阻害薬〔医学〕．

P

phos·pho·e·nol·py·ru·vate car·box·y·ki·nase (**PEPCK**) [fɑ̀sfouì:nəlpáirjuveit kɑ:bɑ̀ksikáineis] ホスホエノールピルビン酸カルボキシキナーゼ(糖新生律速酵素の一つ).

phosphoenolpyruvate carboxykinase succinic acid pathway ホスホエノールピルビン酸カルボキシキナーゼ−コハク酸経路(PEPCK–succinic acid pathway).

phos·pho·e·nol·pyr·u·vic ac·id (**PEP**) [fɑ̀sfouì:nəlpairú:vik ǽsid] ホスホエノールピルビン酸 $C_3H_5O_6P$.

phos·pho·es·ter·ase [fɑ̀sfouéstəreis] ホスホエステラーゼ, = phosphatase.

phos·pho·es·ter·i·za·tion [fɑ̀sfouèstəraizéiʃən] リン酸エステル化.

phos·phof·er·ase [fɑsfáfəreis] ホスホフェラーゼ(リン酸添加酵素).

1–phos·pho·fruc·tal·do·lase [– fɑ̀sfoufrʌktǽldəleis] 1–ホスホフルクトアルドラーゼ(フルクトース二リン酸アルドラーゼ. フルクトース–1,6–リン酸をジヒドロキシアセトンリン酸とグリセルアルデヒド–3–リン酸に開裂させる解糖系の酵素).

1–phos·pho·fruc·to·ki·nase [– fɑ̀sfoufrʌ̀ktoukáineis] 1–ホスホフルクトキナーゼ(フルクトース–1–リン酸のリン酸化を触媒しフルクトース1,6–二リン酸にする酵素).

6–phos·pho·fruc·to·ki·nase [– fɑ̀sfoufrʌ̀ktoukáineis] 6–ホスホフルクトキナーゼ(ホスホヘキソキナーゼ. フルクトース6–リン酸+ATP→フルクトース1,6–ビスリン酸+ADP の反応を触媒する解糖系の酵素).

phosphofructokinase deficiency ホスホフルクトキナーゼ欠損症〔医学〕.

phos·pho·glob·u·lin [fɑ̀sfəglábjulin] ホスホグロブリン, = nucleoalbumin.

phos·pho·glu·co·ki·nase [fɑ̀sfouglù:koukáineis] ホスホグルコキナーゼ(グルコース1–リン酸と ATP によりリン酸化しグルコース1,6–ビスリン酸を生成する反応を触媒).

phos·pho·glu·co·mu·tase [fɑ̀sfouglù:koumjú:teis] ホスホグルコムターゼ(Cori エステルすなわちグルコース–1 リン酸をグルコース–6 リン酸に転化する触媒酵素).

phos·pho·glu·co·nate de·hy·dro·gen·ase [fɑ̀sfouglú:kəneit diháidrəʤəneis] ホスホグルコン酸デヒドロゲナーゼ(6–ホスホグルコン酸を NADP により脱水素し6–ホスホ–2–ケトグルコン酸を生成する反応を触媒).

phos·pho·glyc·er·al·de·hyde [fɑ̀sfouglìsirǽldihaid] リングリセルアルデヒド $CHOCHOHCH_2OPO_2H_2$ (組織酸化反応における焦性ブドウ酸の前階程物質).

phos·pho·glyc·er·ate ki·nase [fɑ̀sfouglísəreit káineis] ホスホグリセレートキナーゼ, ホスホグリセリン酸キナーゼ(解糖系で基質レベルのリン酸化を行う酵素で D–1,3–ビスホスホグリセリン酸から3–ホスホ–D–グリセリン酸が生ずる際に ATP を合成する).

phos·pho·gly·cer·ic ac·id [fɑ̀sfouglisérik ǽsid] グリセロリン塩, = glycerophosphoric acid.

phosphoglycerokinase deficiency ホスホグリセロキナーゼ欠損症〔医学〕.

phos·pho·glyc·er·o·mu·tase [fɑ̀sfouglìsiroumjú:teis] ホスホグリセロムターゼ(グリセロリン酸分子の第3位炭素結合を第2位に転移させるホスホムターゼの一種).

phos·pho·gly·co·mu·tase [fɑ̀sfouglàikoumjú:teis] ホスホグリコムターゼ(ホスホムターゼ phosphomutase の一種で, グルコース–1–リン酸→グルコース–6–リン酸の可逆反応を触媒する), = phosphoglucomutase.

phos·pho·gly·co·pro·tein [fɑ̀sfouglàikoupróuti:n] リン糖タンパク質.

phos·pho·guai·a·col [fɑ̀sfougwáiəkɔ:l] ホスホグアヤコール ㊔ phosphoric acid guaiacol ether $(C_6H_4OCH_3)_3PO_4$ (白色結晶粉末で, 水には難溶, 結核の治療に用いられた), = guaiacol phosphite, guaiacophosphal.

phos·pho·hex·o·i·som·er·ase [fɑ̀sfəhèksouaisáməreis] リン酸ヘキソイソメラーゼ(筋に存在する酵素で, グルコース–6 リン酸とフルクトース–6 リン酸との平衡を支配する物質).

phos·pho·hex·o·ki·nase [fɑ̀sfəhèksəkáineis] リン六炭糖キナーゼ(フルクトース–1 リン酸をグルコース–1 リン酸に転化する酵素).

phos·pho·in·o·si·tide [fɑ̀sfouinóusitaid] ホスホイノシチド(ホスファチジルイノシトール).

phos·pho·lam·ban [fɑ̀sfoulǽmbæn] ホスホランバン(心筋小胞体の膜結合性タンパク質).

phos·pho·lec·i·thi·nase [fɑ̀sfoulésiθineis] リン酸レシチン分解酵素(腎および腸粘膜に存在する酵素で, リン脂質からリン酸を分離する).

phos·pho·li·pase [fɑ̀sfouláipeis] ホスホリパーゼ(リン脂質の C–CO 結合部を加水分解する酵素群).

p. A ホスホリパーゼ A (レシチン分子の A 位にある C–CO 結合を分解する), = lecithinase A, phosphatidase A.

p. A₂ (**PLA₂**) ホスホリパーゼ A_2.

p. B ホスホリパーゼ B (B 位にある C–CO を分解する), = lecithinase B, lysophospholipase.

p. C ホスホリパーゼ C (C 位の C–CO を分解する), = lecithinase C, glycerophosphatase.

p. D ホスホリパーゼ D (D 位の C–CO を分解する), = cholinphosphatase.

phos·pho·lip·id [fɑ̀sfəlípid] リン脂質(脂肪のリン酸エステルで, 脂肪酸, アルコールおよび窒素性塩基を含有する), = phospholipin, phosphatide.

p. dependent protein kinase リン脂質依存性プロテインキナーゼ.

p. syndrome リン脂質症候群, ホスホリピッド症候群.

p. vesicle リン脂質小胞(リポソームともいう. リン脂質を水溶液に懸濁してできる脂質二重層より成る閉鎖小胞. 細胞膜モデルとして使われる), = liposome.

phos·pho·lip·i·de·mia [fɑ̀sfoulìpidí:miə] リン脂質血症.

phos·pho·lip·i·do·sis [fɑ̀sfoulìpidóusis] リン脂質症(骨髄に foamy histiocyte を認め, 肝細胞内にリン脂質が異常に沈着する病態), = foamy cell syndrome.

phos·pho·lip·o·pro·tein [fɑ̀sfoulìpoupróuti:n] リン酸脂質タンパク〔質〕.

phos·phol·o·gy [fɑsfáləʤi] リン酸酸化論(酸化し得るリン酸量の多少が生体に及ぼす影響を研究する).

phos·pho·lu·tein [fɑ̀sfəlú:ti:n] (レシチン), = lecithin(e).

phos·pho·mo·lyb·date [fɑ̀sfouməlíbdeit] リンモリブデン酸塩, モリブドリン酸塩(リン酸とモリブデン酸とからなるヘテロポリ酸の塩で, $M^{I}_4[P_2Mo_{12}O_{41}]$ –nH_2O などが知られている).

phos·pho·mo·lyb·dic ac·id [fɑ̀sfoumoulíbdik ǽsid] リンモリブデン酸, モリブドリン酸 ($H_3[PO_4(Mo_{12}O_{36})]\cdot nH_2O$ と $H_6[P_2Mo_{18}O_{62}]\cdot nH_2O$ の2種の遊離酸が知られている. すべてのアルカロイド沈殿薬として重要な化合物).

phos·pho·mon·o·es·ter·ase [fὰsfoumὰnouéstəreis] ホスホモノエステラーゼ（エステル結合1個を含むリン酸エステルの水解を触媒するホスファターゼの一つ）.
phos·pho·mu·co·pol·y·sac·cha·ride [fὰsfoumjù:kəpὰlisǽkəraid] ホスホムコ多糖類（リン酸を含む粘質多糖類で，細菌のC炭水化物のようなもの）.
phos·pho·mu·tase [fὰsfoumjú:teis] ホスホムターゼ（リン酸基の分子内転位を接触する酵素で，ホスホグリコムターゼとホスホグリセロムターゼを含む）.
phos·pho·ne·cro·sis [fὰsfounikróusis] リン中毒性壊疽（黄リンを取り扱う工場にみられる職業病の一つで，リン中毒による顎骨の進行性骨壊死），= phosporus-necrosis of jawbone, phossy jaw.
phos·pho·ni·um [fɑsfóuniəm] ホスホニウム（1価性の仮定基 PH_4- で，アンモニウム NH_4 に相当するもの）.
p. salt ホスホニウム塩 PH_4X（Xはハロゲン，ほかの酸基または水酸基）.
phos·pho·no [fásfənou] ホスホノ基（$(HO)_2OP$-）.
N $^{\omega}$ **-phos·pho·no·cre·a·tine** [fὰsfənoukrí:əti:n] N^{ω}-ホスホノクレアチン，= phosphocreatine.
phos·pho·nu·cle·ase [fὰsfounjú:klieis]（核酸塩 nucleotide を核酸配糖体 nucleoside とリン酸とに分解する酵素），= nucleotidase.
phos·pho·pe·nia [fὰsfoupí:niə] リン欠乏〔症〕.
phos·pho·pep·tone [fὰsfəpéptoun] ホスホペプトン（カゼインにペプシンおよびトリプシンなどのタンパク分解酵素を作用させて，それ以上分解されなくなったもの）.
phos·phoph·er·ase [fɑsfáfəreis] リン酸転移酵素.
phos·pho·pro·tein [fὰsfouprόuti:n] リンタンパク質（核酸またはレシチン以外のリン酸，特にオルトリン酸のエステルをもち，しかもピリジンなどの塩基および糖を含有しない酸性複合タンパク質で，乳汁のカゼインと鶏卵のビテリンが主なものである），= phosphoproteid.
phos·pho·pto·maine [fὰsfouptóumein] リン中毒プトマイン（リン中毒時血中にみとめられる毒性物質）.
phos·pho·pyr·i·dine nu·cle·o·tide [fὰsfəpíridi:n njú:kliətaid]（ニコチン酸アミド，五炭糖，リン酸およびアデノシンからなる錯塩）. → nucleotide.
phos·pho·py·ru·vic ac·id [fὰsfoupairú:vik ǽsid] リン焦性ブドウ酸 $CH_2=CO(PO_3H_2)COOH$（糖原が乳酸に分解し，また乳酸から糖原が再成されるときの中間産物）.
phos·phor [fásfər] 蛍光体［医学］.
p. bronze リン青銅（異なった比率のリンを含む青銅）.
p. plate イメージングプレート.
phos·pho·ram·i·don [fὰsfɔ:rǽmidɑn] ホスホラミドン（放線菌培養液から分離されたプロテアーゼ阻害剤）.
phos·phor·at·ed [fásfəreitid] リン含有の，= phosphureted.
p. oil リン油，リン酸油（エーテルとリンとをヘントウ（扁桃）油に混ぜたもの），= oleum phosphoratum.
phos·pho·re·ne·sis [fὰsfɔ:rəní:sis] リン酸カルシウム過剰症.
phos·pho·res·cence [fὰsfərésəns] リン光（物質が外部からのエネルギー刺激を受けて発光し，その刺激が止んだ後発光する現象）. 形 phosphorescent.
phosphorescent pigment 発光顔料［医学］.
phosphorescent substance リン光体.
phosphorescent sweat 蛍光性発汗.
phos·pho·ret·ted [fὰsfərétid] リン化の，含リンの.
p. hydrogen リン化水素.
phos·phor·hi·dro·sis [fὰsfɔ:ridróusis] リン光発汗，= phosphoridrosis, phosphorescent sweating.
phos·pho·ri·bo·i·som·er·ase [fὰsfourὰibouaisáməreis] ホスホリボイソメラーゼ（リボース-5-リン酸イソメラーゼ．リボース5-リン酸を異性化してリブロース5-リン酸にする反応を触媒するペントースリン酸回路の酵素）.
5-phos·pho·ri·bo·syl 1-py·ro·phos·phate (**PRPP**) [fὰsfɔuráibəsil pairəfásfeit] 5-ホスホリボシル1-ピロリン酸 $C_5H_{13}O_{14}P_3$（高エネルギー物質．プリン生合成の最初の中間体で，この物質の濃度はプリン生合成の速度を決定する）.
5-phos·pho-α-D-ri·bo·syl py·ro·phos·phate (**PPRibP, PPRP, PRPP**) [fásfou - ráibəsil pὰirəfásfeit] 5-ホスホ-α-D-リボシルピロリン酸 $C_5H_{12}O_{14}P_3$（5-ホスホリボシル1-二リン酸．生体内に広く存在する糖リン酸化合物の一つ．プリン生合成の最初の中間体）.
phos·pho·ri·bo·syl·trans·fer·ase [fὰsfourὰibəsiltrǽnsfəreis] ホスホリボシルトランスフェラーゼ（5-ホスホ-α-D-リボシル-1-ピロリン酸（PRPP）から5-ホスホ-β-D-リボシル基を種々の受容体へ転移させる酵素．ヌクレオチド生合成に関係する）.
p. deficiency HGPRT欠損〔症〕（リーシュ・ナイハン症候群）.
phos·pho·ri·bu·lo·ki·nase [fὰsfourὰibjuloukáineis] ホスホリブロキナーゼ（リブロース-5-リン酸のリン酸化をATPの存在下で行いリブロース1,5-二リン酸を生成する反応を触媒する酵素）.
phos·phor·ic ac·id [fɑsfɔ́:rik ǽsid] リン酸 H_3PO_4（五酸化リン P_2O_5 の水化物），= acidum phosphoricum, orthophosphoric acid.
phos·phor·ic an·hy·dride [fɑsfɔ́:rik ænháidraid]（五酸化リン），= phosphorus pentoxide.
phos·phor·i·dro·sis [fɑsfɔ̀:ridróusis] リン光発汗，= phosphorhidrosis.
phos·phor·ism [fásfərizəm] リン中毒〔症〕.
phos·phor·ite [fásfərait] リン鉱（リン灰土）.
phos·phor·ized [fásfəraizd] リンを含有した，リン添加の.
phos·pho·ro [fásfərou] ホスホロ基（-P=P-）.
phosphoroclastic cleavage 加リン〔酸〕分解.
phos·pho·ro·gen [fɑsfɔ́:rədʒən] ホスホロゲン（ルミネッセンスを放つ物質に含まれている不純物と考えられるリン光発生の活性化剤）.
phos·pho·rol·y·sis [fὰsfərálisis] 加リン〔酸〕分解（炭水化物の代謝においてリン酸化酵素 phosphorylase の触媒により糖類とリン酸とが交互結合分離する現象）.
phos·phor·o·scope [fásfərəskoup] リン光計（リン光の継続時間を測定する器械）.
phos·pho·ro·so [fὰsfəróusou] ホスホロソ基（OP-）.
phos·pho·r·ous [fásfərəs] 亜リン酸の，= phosphoryl.
p. acid 亜リン酸 H_3PO_3.
p. anhydride 無水亜リン酸 P_2O_3, P_4O_6（三酸化リン）.
p. nitride 窒化ホスホリル PON.
p. oxychloride オキシ塩化リン $POCl_3$（塩化ホスホリル，酸塩化リン）.
p. trichloride 三塩化リン（PCl_3 リン化合物の合成原料）.
phos·phor·u·ria [fὰsfɔ:rjú:riə] リン尿〔症〕.
phos·pho·rus (**P**) [fásfərəs] リン（錬金家 Hen-

ning Brand により1669年に発見された非金属性元素で，原子番号15，元素記号P，原子量30.97376，質量数31であるが，29，30，32の同位元素がある．天然にはリン灰石 apatite に存在し，生体には硬組織の主要成分をなし，また複雑な有機化合物として重要な生理的代謝に関与する）．

p.-32 (^{32}P) リン-32.

p. bromide 臭化リン（三臭化リン PBr_3，五臭化リン PBr_5）.

p. bronze リン青銅.

p. chloride 塩化リン（三塩化リン PCl_3，五塩化リン PCl_5，二塩化リン P_2Cl_4）.

p. diiodide 二ヨウ化リン PI_2（四ヨウ化リン P_2I_4 をも含む）.

p. heptasulfide 七硫化リン P_4S_7.

p. iodide ヨウ化リン，= phosphorus triiodide.

p. isotope リン同位体.

p. metabolism disorder リン代謝障害.

p. necrosis リン性壊死，リン骨壊死，= phosphonecrosis.

p. nitride 窒化リン（P_3N_5，P_2N_3，PN など）.

p. oxychloride オキシ塩化リン ㊗ phosphoryl chloride $POCl_3$（塩素化試薬）.

p. pentabromide 五臭化リン PBr_5，= phosphorus perbromide.

p. pentachloride 五塩化リン PCl_5，= phosphorus perchloride.

p. pentasulfide 五硫化リン P_2S_5，= thiophosphoric anhydride, phosphorus persulfide.

p. pentoxide 五酸化リン P_2O_5（無水リン酸とも呼ばれ，無色の固体で，水に溶けてメタリン酸 HPO_3 となり，強力な乾燥剤として化学的に広く用いられる）.

p. periosteitis リン性骨膜炎.

p. poisoning リン中毒.

p. radioisotope 放射性リン.

p. sulfide 硫化リン（P_4S_7，P_2S_5，P_4S_3，P_4S_5，P_3S_6 などをいう）.

p. tetroxide 四酸化リン P_4O_8，P_2O_4.

p. triiodide 三ヨウ化リン ㊗ phosphorous iodide PI_3.

p. trioxide 三酸化リン P_4O_6，P_2O_3.

phos·pho·ryl [fásfəril] ホスホリル基（≡PO）.

p. chloride 塩化ホスホリル $POCl_3$.

p. group transfer リン酸基転移.

p. nitride 窒化ホスホリル PON.

p. triamide ホスホリルトリアミド $PO(NH_2)_3$.

phos·pho·ryl·ase [fasfɔ́:rileis] 加リン酸分解酵素（無機リン酸塩との混合液において糖原を Cori エステルに転化させる特異的酵素），= heterophosphatase.

p. kinase ホスホリラーゼキナーゼ.

p. phosphatase ホスホリラーゼホスファターゼ（活性型のホスホリラーゼaを脱リン化して不活性型のホスホリラーゼbに変換する酵素）.

p.-rupturing enzyme = phosphorylase phosphatase, PR enzyme.

phos·pho·ryl·a·sis [fásfəriləsis] 加リン酸分解（多糖類が体内で分解する際，リン酸が参与して糖リン酸エステルを生成する反応で，リン酸があたかも加水分解における水と同じように作用する）.

phosphorylated thiamine チアミンピロリン酸，= cocarboxylase.

phosphorylating enzyme リン酸化酵素.

phos·pho·ryl·a·tion [fàsfəriléiʃən] 加リン酸反応〔作用〕（リン酸を含有する化合物をエステル化すること），リン酸化反応.

phos·pho·ryl·cho·line [fàsfərikóuli:n]（コリンとリン酸とのエスエルでレシチン分子の一部分をなす物質）.

phos·pho·ryl·y·sis [fàsfərílisis] 加リン〔酸〕分解，= phosphorolysis.

***O*-phos·pho·ser·ine** [- fàsfousə́:ri:n] セリンリン酸（*O*-ホスホセリン．セリンのリン酸エステル）.

phos·pho·su·gar [fásfəʃugər] リン糖，リン酸六炭糖.

phos·pho·tal [fásfətəl]（亜リン酸クレオソート），= creosote phosphite.

phos·phot·i·date [fasfátideit]（コリンまたはコラミンが分解離脱した類脂質）.

phos·pho·trans·a·cet·y·lase [fàsfoutrænsəséti-leis] ホスホトランスアセチラーゼ（無機リン酸へアセチル CoA のアセチル基を転移させ，アセチルリン酸を生成させる酵素）.

phos·pho·trans·fer·as·es [fàsfoutrǽnsfəreisiz] ホスホトランスフェラーゼ系（大腸菌を含む細菌にみられる糖のグループ転送にあずかる能動輸送系）.

phos·pho·tri·ose [fàsfoutráious] リン三炭糖，= triose phosphate.

p. isomerase リン三炭糖異性酵素（Embden-Meyerhof 系において 3-phospho-glyceraldehyde と phosphodihydroxyacetone との相互転化を触媒する酵素），= triose isomerase.

phos·pho·tung·stic ac·id [fàsfətʌ́ŋstik ǽsid] リンタングステン酸，ウォルフラモリン酸（$H_3[P(W_{12}O_{40})]\cdot 30H_2O$，$H_6(P_2W_{18}O_{62})\cdot nH_2O$ などが知られている．組織染色およびプトマイン検出試薬）.

p. acid stain リンタングステン酸染色〔法〕.

phos·pho·wolf·ra·mate [fàsfəwúlfrəmeit] ウォルフラモリン酸塩，リンタングステン酸塩.

phos·phu·ret [fàsfjurét] リン化物，= phosphide.

phos·phu·ret·ted [fàsfjurétid] リン酸化された，= phosphorated.

phos·phu·ria [fasfjú:riə] リン酸塩尿〔症〕，= phosphaturia.

phos·sy jaw [fási ʤɔ́:] リン性壊死，顎骨のリン骨疽，= phosphonecrosis, phosphorus necrosis of jaw.

phos·vi·tin [fásvitin] ホスビチン（Mecham と Olcott が1949年に報告した物質で，卵黄のビテリンとともに主成分をなし，約10%のリンを含み分子量は20,000～30,000程度）.

phot- [fout] 光，光線の意味を表す接頭語，= photo-.

phot [fóut] ホト，= phote.

pho·taes·the·sia [fòutisθí:ziə] 光識，羞明，= photesthesia, photoaesthesia.

pho·tal·gia [foutǽlʤiə] 光痛症，= extreme photophobia.

pho·tal·loch·ro·my [foutǽləkrəmi]（光による同素体の色調変化）.

pho·tau·gi·a·pho·bia [foutɔ̀:ʤiəfóubiə] 閃光恐怖〔症〕，= photaugiophobia.

phote [fóut] ホト（照度の単位で1cm²についての1lumin すなわち 1lux の 10^4 倍），= phot.

photechic effect ホテキー効果，= Russell effect.

pho·te·chy [fóutiki] ホテキー（照射された物体がその線源と同じ効果を示すことで，特に放射性物質についていう）.

pho·te·ryth·rous [fòutiríθrəs] 赤外線感受性の.

pho·tes·the·sia [fòutisθí:ziə] 光識，羞明，= photoaesthesia, photaesthesia.

pho·tes·the·sis [fòutesθí:sis] 光識症，光線敏感症.

pho·tic [fóutik] 光性の.

p. driving 光駆動 [医学].

p. feedback 光フィードバック.

p.-sneeze reflex 光性くしゃみ反射，= photoptarmosis.

P

p. stimulation 光刺激〔医学〕.
pho·tism [fóutizəm] 他覚視（視覚以外の感覚刺激による色覚共感症），= pseudophotesthesia.
photo– [foutou, –tə] 光，光線の意味を表す接頭語，= phot–.
photo ① 光．② 写真．
p.–and phonostimulator 光・音刺激装置〔医学〕.
p.–blood lamp 写真用電球．
p.–convulsive response 光原性痙攣反応〔医学〕.
p.–growth 光成（生）長．
p.–growth reaction 光成（生）長反応．
pho·to·ac·tin·ic [fòutouæktínik] 光線化学的の（化学的効果を示す光線についていう）．
pho·to·ac·tiv·i·ty [fòutouæktíviti] 感光性〔医学〕，光（ひかり）活動性．
pho·to·aes·the·sia [fòutisθí:ziə] 光識，羞明，= photesthesia, photaesthesia.
pho·to·ag·ing [fóutəeiʤiŋ] 光加齢，光老化（紫外線による皮膚の変化で日やけなどを繰り返す長い年月の間にシミやシワを生じる皮膚障害をいう）．
pho·to·al·ler·gic [fòutouələ́:ʤik] 光線過敏性．
p. contact dermatitis 光アレルギー性接触皮膚炎．
p. reaction 光アレルギー反応〔医学〕.
pho·to·al·ler·gy [fòutouǽlə:ʤi] 光〔線〕アレルギー，光線過敏症．
pho·to·au·to·troph [fòutouɔ́:tətrouf] 光合成独立栄養生物．
pho·to·au·to·troph·ic [fòutouɔ̀:tətráfik] 光合成独立栄養の．
pho·to·bac·te·ria [fòutoubæktí:riə] リン光菌（培地にリン光を発生する細菌）．単 photobacterium.
Pho·to·bac·te·ri·um [fòutoubæktí:riəm] フォトバクテリウム属（通性嫌気性のグラム陰性桿菌．海洋性の細菌で，生物発光する種を含む）．
pho·to·bac·te·ri·um [fòutoubæktí:riəm] リン光菌．複 photobacteria.
pho·to·bi·ol·o·gy [fòutoubaiáləʤi] 光〔線〕生物学〔医学〕.
pho·to·bi·ot·ic [fòutoubaiátik] 光生性の．
pho·to·cat·a·lyst [fòutəkǽtəlist] 光〔化学〕触媒〔医学〕，= photocatalyzer.
pho·to·cath·ode [fòutəkǽθoud] 光電陰極〔医学〕.
photocathric process 光電過程〔医学〕.
pho·to·cau·ter·i·za·tion [fòutoukɔ̀:tərizéiʃən] 放射性焼灼．
pho·to·cell [fóutəsél] 光電池〔医学〕，フォトセル，光電管（Elster および Geitel のつくった外部光電効果を応用した一種の二極真空管），= photoelectric cell.
pho·to·cep·tor [fòutəséptər, fóutəsèp–] 光受容体，= photoreceptor.
pho·to·chem·i·cal [fòutoukémikəl] 光化学〔の〕.
p. activation 光活性化〔医学〕.
p. cell 光化学電池（溶液が光化学反応により光を当てた部分と当てない部分との間に起電力を生ずる原理に基づき，光電管のように光のエネルギー測定に用いられる電池）．
p. effect 光化学効果〔医学〕.
p. equilibrium 光化学平衡．
p. equivalent 光化学当量．
p. oxidant 光化学オキシダント〔医学〕.
p. pollutant 光化学汚染物質〔医学〕.
p. polymerization 光化学的重合〔医学〕.
p. quantum 光化学比．
p. radiation 光化学線．
p. reaction 光化学反応〔医学〕（光の作用によって起こる化学反応）．
p. smog 光化学スモッグ〔医学〕.
pho·to·chem·is·try [fòutəkémistri] 光化学〔医学〕（物質の化学変化と，光または一般に放射線との関係を研究する物理化学の一分野）．形 photochemical.
pho·to·che·mo·ther·a·py [fòutouki:məθérəpi] 光化学療法〔医学〕，= photoradiation.
pho·to·chro·ma·tog·ra·phy [fòutoukròumətágrəfi] カラー写真術．
pho·to·chrome [fóutoukroum] 着色光線の．
photochromic lens 調光レンズ．
pho·to·chro·mo·gen [fòutoukróuməʤən] 光発色菌〔医学〕.
pho·to·chro·nog·ra·phy [fòutoukrənágrəfi] 動体写真術．
pho·to·ci·net·ic [fòutousinétik] 光運動性の（現在は photokinetic を用いる）．
pho·to·co·ag·u·la·tion [fòutoukouæ̀gjuléiʃən] 光凝固〔術〕〔医学〕.
pho·to·col·or·im·e·ter [fòutoukʌ̀lərímitər] 分光比色計．
pho·to·con·duc·tion [fòutoukəndʌ́kʃən] 光伝導．
photoconductive cell 光伝導セル〔医学〕，光伝導素子．
photoconductive effect 内部光電効果．
pho·to·con·duc·tiv·i·ty [foutoukàndʌktíviti] 光伝導性〔医学〕，光伝導〔現象〕（絶縁体，半導体に光を照した際，電気伝導率が増加する現象）．形 photoconductive.
pho·to·con·tact [fòutəkántækt] 光（ひかり）接触の．
p. dermatitis 光接触皮膚炎〔医学〕.
p. reaction 光接触反応〔医学〕.
p. sensitization 光接触感作〔医学〕.
pho·to·con·ver·sion [fòutoukənvə́:ʒən] 光転化（光の作用によって起こる化合物の転化）．
photocross sensitization 光交差（叉）感作〔医学〕.
pho·to·cur·rent [fòutəkʌ́rənt] 光電流〔医学〕.
pho·to·der·ma·tism [fòutoudə́:mətizəm] 光線に対する皮膚感受性．
pho·to·der·ma·ti·tis [fòutoudə:mətáitis] 光線皮膚炎．
pho·to·der·ma·to·sis [fòutoudə̀:mətóusis] 光皮膚症〔医学〕，光線性皮膚症，= photodermia.
pho·to·di·chro·ism [fòutoudaikróuizəm] 光二色性（ハロゲン化銀のような化合物に偏光を当てると，複屈折を示すと同時に二色性を示す現象）．
pho·to·dis·in·te·gra·tion [fòutoudìsintəgréiʃən] 光壊変．
pho·to·dis·so·ci·a·tion [fòutoudisòuʃiéiʃən] 光解離．
pho·tod·ro·my [foutádrəmi] 趨光性．
pho·to·dy·nam·ic [fòutoudainǽmik] 光力学的．
p. action 光感作用，光力学作用〔医学〕.
p. sensitization 光動的感作．
p. surgery 光線力学手術〔医学〕.
p. therapy (PDT) 光力学療法〔医学〕（① 黄斑変性症の治療法の一つ．レーザー光を用いて脈絡膜新生血管を消退させるレーザー光凝固の一方法．② 光化学反応を利用する癌治療法），光線力学的治療，光ダイナミック療法，= photoradiation.
pho·to·dy·nam·ics [fòutoudainǽmiks] 光力学〔医学〕．形 photodynamic.
pho·to·dyn·ia [fòutədíniə] 光痛，= photalgia.
pho·to·dys·pho·ra [fòutədísfɔ:rə] 羞明．
pho·to·dys·pho·ria [fòutoudisfɔ́:riə] 極度の羞明．
pho·to·ef·fect [fòutouifékt] 光電効果，= photoelectric effect.

P

photoelastic analysis 光弾性分析〔医学〕.

pho·to·elas·tic·i·ty [fòutouilæstísiti] 光弾性〔医学〕. 形 photoelastic.

pho·to·e·lec·tric [fòutouiléktrik] 光電〔の〕〔医学〕，光電気の.

p. absorption 光電吸収〔医学〕（光子と原子が衝突し，光子は消滅して電子を原子外に移動させる現象）.

p. cell 光電池〔医学〕，光電管（Elster と Geitel が初めてつくったもので，外部光電効果を応用した一種の二極真空管光電池）.

p. colorimeter 光電比色計〔医学〕.

p. effect 光電効果〔医学〕，光電気現象（いろいろの物質原子が，可視線，紫外線，X 線，ガンマ線の入射により電子を放散する現象で，このような電子は光電子 photoelectron と呼ばれる），= Righi-Hallwach effect, photoeffect.

p. interaction 光電作用〔医学〕.

p. lectrometer 光電計，= photelometer.

p. nephelometer 光電〔管〕比濁計.

p. photometer 光電光度計〔医学〕.

p. photometry 光電測光〔法〕〔医学〕.

p. plethysmography 光電性プレチスモグラフィ，光電性体積〔変動〕記録法.

p. reflection meter 光電反射計（特定波長の光についての反射度を電気的に測定する装置で，医学では皮膚の色調，色素増加度を定量的に測定するのに用いられる）.

p. spectrophotometer 光電分光光度計〔医学〕.

p. spectroscopy 光電分光鏡検査〔法〕〔医学〕.

p. tube 光電管〔医学〕.

p. vibration 光電気振動.

pho·to·e·lec·tric·i·ty [fòutouìlektrísiti] 光電気〔現象〕〔医学〕（光電効果に関する現象）.

pho·to·e·lec·tro·mo·tive [fòutouilèktroumóutiv] 光起電性の，= photovoltaic.

p. force 光起電力.

P

pho·to·e·lec·tron [fòutouiléktrɑn] 光電子〔医学〕.

photoelectronic absorption 光電子吸収〔医学〕.

pho·to·e·lec·tro·nys·tag·mo·graph (PENG) [fòutouilèktrounistǽgməgræf] 光電〔式〕眼振計〔医学〕.

pho·to·e·lec·tro·nys·tag·mog·ra·phy (PNG) [fòutouilèktrounìstægmágrəfi] 光電式眼振記録〔法〕〔医学〕.

pho·to·el·e·ment [fòutouélimənt] 光電池.

photoemissive effect 外部光電効果〔医学〕.

pho·to·er·y·the·ma [fòutouèriθí:mə] 光線紅斑.

pho·to·es·thet·ic [fòutouesθétik] 光感覚の（効果に関する現象）.

pho·to-ex·pan·sion [fóutou ikspǽnʃən] 光膨張（ハロゲン蒸気に光を当てると微小な圧力増加が起こるがこれは光の吸収によって生じた遊離原子の再結合熱による温度上昇のためであることが Budde により発見されたので，ブッデ効果ともいう）.

pho·to·fi·ber·scop·ic bron·chog·ra·phy [fòutoufàibə:skápik brɑŋkágrəfi] 光ファイバー気管支鏡検査〔法〕〔医学〕.

pho·to·fla·vin [fòutoufléivin] ホトフラビン 化 xyleno-9-methyl-alloxazine $C_{12}H_{13}N_4O$（リボフラビンをアルカリ溶液で照射して得られる物質．Stern），= lumiflavin.

pho·to·flu·o·rog·ra·phy [fòutoufluərágrəfi] X 線蛍光撮影〔法〕〔医学〕，= photofluoroscopy.

pho·to·flu·o·ros·co·py [fòutoufluəráskəpi] X 線透視撮影〔法〕〔医学〕，X 線透視写真法（X 線透視像を観察したり，写真用乾板に撮影する方法），= photofluorography, fluororoentgenography.

pho·to·gas·tro·scope [fòutəgǽstrəskoup] 胃カメラ.

pho·to·gen [fóutəʤən] 発光生物（リン光を発生する物体または細菌）.

pho·to·gene [fóutəʤi:n] ① 残像，= after image. ② フォトゲン（ろう（蝋）油の一種．泥板岩から留出したもの）.

pho·to·gen·e·sis [fòutəʤénisis] リン光発生，発光，= phosphorescence. 形 photogenic, photogenous.

pho·to·gen·ic [fòutəʤénik] 発光.

p. bacteria 発光菌.

p. epilepsy 光原性てんかん〔医学〕.

p. fungi 発光菌類.

p. organ 発光器.

pho·to·gram [fóutəgræm]（生理実験の写真記録）.

pho·to·gram·me·try [fòutəgrǽmitri] 写真測量〔医学〕.

pho·to·graph [fóutəgræf] 写真.

pho·to·graph·ic [fòutəgrǽfik] 写真の.

p. cystoscope 写真用膀胱鏡.

p. densitometer 写真濃度計〔医学〕.

p. dosimeter 光線線量計〔医学〕.

p. emulsion 写真乳剤〔医学〕.

p. memory 写真的記憶〔医学〕.

p. printing 写真焼付け〔医学〕.

p. radiometer 写真線量計（写真用印画紙を放射線に曝射して，その黒化度から線量を測定するもの）.

p. rays 写真光線，= ultraviolet rays.

p. spectrophotometry 写真分光測光〔医学〕.

pho·tog·ra·phy [foutágrəfi] ① 写真術．② 写真測量．形 photographic.

pho·to·hae·mo·ta·chom·e·ter [fòutouhì:moutækámitər] 血流速度撮影器，= photohemotachometer.

pho·to·hal·ide [fòutəhǽlaid] 感光性ハロゲン塩.

pho·to·hal·o·gen·a·tion [fòutəhæ̀ləʤənéiʃən] 光ハロゲン置換（フッ素を除くほかのハロゲンはすべて感光性をもつ．浴光に際しほかの化合物と共存するときに起こるハロゲン置換）.

pho·to·he·li·o·graph [fòutouhí:liəgræf] 太陽写真儀.

pho·to·he·mo·ta·chom·e·ter [fòutouhì:moutækámitər] 血流速度撮影器.

pho·to·hen·ric [fòutəhénrik] 光感応の（光線の影響による感応力の変化についていう）.

pho·to·het·er·o·troph [fòutəhétərətrouf] 光合成従属栄養〔性〕生物，有機光合成菌（株）.

pho·to·het·er·o·troph·ic [fòutəhètərətráfik] 光合成従属栄養〔性〕生物の，有機光合成菌（株）の.

pho·tohm·ic [foutóumik] 光抵抗の（光線の作用による電気抵抗の変化についていう）.

pho·to·i·on·i·za·tion [fòutouàiənizéiʃən] 光電離，光イオン化〔医学〕.

pho·to·ker·a·to·scope [fòutəkérətəskoup] 写真角膜計〔医学〕.

pho·to·ki·ne·sis [fòutoukainí:sis] 光活動性.

pho·to·ki·net·ic [fòutoukainétik] 光動力学.

pho·to·ky·mo·graph [fòutoukáiməgræf] フォトキモグラフ，運動動態撮影装置.

pho·to·le·thal [fòutoulí:θəl] 光線致死の.

pho·to·li·thog·ra·phy [fòutəliθágrəfi] 写真平版〔術〕〔医学〕.

pho·to·lith·o·troph [fòutoulíθoutrɑf] 光合成無機栄養生物.

pho·to·lith·o·troph·ic [fòutouliθoutráfik] 光合成無機栄養の.

p. bacteria 光合成無機栄養細菌.

pho·to·lith·ot·ro·phy [fòutouliθátrəfi] 無機光合成〔性〕.

pho·tol·o·gy [foutáləʤi] 光学，光線学（特に治療用光線の発生に関する学問）.
pho·to·lu·mi·nes·cence [fòutoulù:minésəns] 光ルミネッセンス〔医学〕.
pho·tol·y·sis [foutálisis] 光分解〔医学〕（光線による物質の破壊）. 形 photolytic.
pho·to·lyte [fóutəlait] 光分解物.
pho·to·ma [foutóumə] 閃光，色光，要素幻視〔医学〕.
pho·to·mag·ne·tism [fòutəmǽgnətizəm] 光磁性. 形 photomagnetic.
pho·to·ma·nia [fòutouméiniə] 光線狂（① 光線に対する病的欲望. ② 強光に照射されて起こる精神病）.
pho·tom·e·ter [foutámitər] 光度計〔医学〕，測光器，測微光度計. 形 photometric.
pho·to·met·he·mo·glo·bin [fòutoumethì:mougló ubin] 光メトヘモグロビン（メトヘモグロビンに光線が作用して生ずる物質）.
photometric unit 光の測定単位.
pho·tom·e·try [foutámitri] 測光法，光度計測〔医学〕，光覚計測法，= photoptometry.
pho·to·mi·cro·graph [fòutoumáikrəgræf] 顕微鏡写真.
pho·to·mi·crog·ra·phy [fòutoumaikrágrəfi] 顕微鏡写真撮影〔医学〕.
pho·to·mi·cro·scope [fòutoumáikrəskoup] 写真用顕微鏡.
pho·to·mor·phism [fòutoumɔ́:fizəm] 光線形態（光線の影響による形態の変化），= photomorphosis.
pho·to·mul·ti·pli·er [fòutəmʌ́ltiplaiər] 光電子増倍管，増倍型光電管（光電管に光を受けて生じた光電流を増幅するために直流増幅の方式によるとき用いる装置）.
　p. tube 光電子増倍管〔医学〕，増倍型光電管.
pho·ton [fóutɑn] ① 光子〔医学〕，光量子〔医学〕（光量子を電子のような独自的素粒子と考えたもので，特にガンマ線の粒子），= light quantum. ② フォトン〔医学〕（光輝感覚の単位）.
　p. absorption 光子吸収〔医学〕.
　p. counter 光子計数管（X 線，γ 線，可視光線，赤外線，紫外線などの光子が起こす原子的過程を計数し，これら光子の個数を測定する装置）.
　p. energy 光子エネルギー〔医学〕.
　p. radiosurgery system (PRS) フォトン放射性外科システム（軽量，小型，可動の X 線発生装置）.
　p. yield 光子収量〔医学〕.
pho·to·nas·ty [fóutənæsti] 傾光性（光の強弱により植物が屈曲運動を起こす性質で，光の方向とは無関係）.
pho·ton·cia [foutánʃiə] 光線による腫脹.
pho·tone [fóutoun] 光幻覚，光視覚.
pho·to·neu·tron [fòutounjú:trɑn] 光中性子（光により核より放射される中性子），= photneutron.
pho·ton·o·sus [foutánəsəs] 光線病.
pho·to·oph·thal·mia [fóutouɑfθǽlmiə] 光線眼病.
pho·to·or·ga·no·troph·ic [fòutouɔ̀:rgənoutráfik] 光合成有機栄養の.
　p. bacteria 光合成有機栄養細菌.
pho·to·or·ga·not·ro·phy [fóutouɔ̀:gənátrəfi] 有機光合成〔性〕.
pho·to·ox·i·da·tion [fóutouɑ̀ksidéiʃən] 光酸化〔医学〕.
pho·to·par·es·the·sia [fòutoupæ̀risθí:ziə] 網膜知覚異常.
photopatch test 光貼布試験〔医学〕，光パッチテスト.
pho·top·a·thy [foutápəθi] 光線病，= photonosus.
pho·to·peak [fóutəpi:k] 光電ピーク〔医学〕.
　p. pulse 光電ピークパルス〔医学〕.
pho·to·per·cep·tive [fòutoupə:séptiv] 光受容の，光覚の，= photoreceptive.
photoperiod 光周期.
photoperiodic response 光周期反応.
pho·to·pe·ri·o·dic·i·ty [fòutoupìəriədísiti] 光周性〔医学〕.
pho·to·pe·ri·od·ism [fòutoupí:riədizəm] 光周〔期〕性〔医学〕（昼夜による光線の周期的効果）.
pho·to·phar·ma·col·o·gy [fòutoufɑ̀:məkáləʤi] 光薬理学（薬品およびその薬理作用に対する光，および他の放射の効果を研究する学問）.
pho·to·phil·ic [fòutəfílik] 受光性の.
pho·to·pho·bia [fòutoufóubiə] 羞明〔医学〕. 形 photophobic.
pho·to·pho·nism [fòutoufóunizəm] 光音症.
pho·to·phore [fóutəfɔ:r] ホトホアー（咽喉または身体内部の検査に用いる器具で光源を備えたもの）.
pho·to·phos·pho·ry·la·tion [fòutoufɑ̀sfəriléiʃən] 光リン酸化〔医学〕.
pho·toph·thal·mia [fòutɑfθǽlmiə] 光線眼病（症）〔医学〕，= photoophthalmia.
pho·to·pia [foutóupiə] 光順応，明順応〔医学〕，明所視. 形 photopic，photoptic.
pho·top·ic [foutápik] 明順応下〔医学〕.
　p. dominator 明所視ドミネータ.
　p. eye 明所視眼.
　p. vision 明所視（適宜の照明の下に色に対する視力が完全に働くこと），= day-vision，cone v..
pho·to·pog·ra·phy [fòutəpágrəfi] 写真測量.
pho·to·po·lym·er·i·za·tion [fòutoupòulimèrizéiʃən] 光重合〔医学〕（光合成の一種）.
pho·to·prod·uct [fóutəprɑdʌkt] 光合成物.
pho·top·sia [foutápsiə] 光視〔症〕，閃輝暗点（暗中においても花火のように光が飛ぶのを感じること）. 形 photopsic.
pho·top·sin [foutápsin] ホトプシン（ニワトリの網膜から抽出された錐体視に関与するオプシン）.
pho·top·sy [fóutɑpsi] 光視〔症〕，閃光視〔医学〕，= photopsia.
pho·to·ptar·mo·sis [fòutoutɑ:móusis] 光性くしゃみ〔医学〕，光によるくしゃみ（光による網膜刺激が原因で反射性に起こる）.
pho·top·tom·e·ter [fòutəptámitər] フォトプトメータ，光覚計〔医学〕，= Foerster photometer.
pho·top·tom·e·try [fòutəptámitri] 光覚計測法，= photometry.
pho·to·ra·di·a·tion [fòutourèidiéiʃən] 光放射線，= photochemotherapy，photoradiation therapy.
　p. therapy 光放射線治療.
pho·to·ra·di·om·e·ter [fòutourèidiámitər] 透光計（X 線，γ 線の透過性を測る器械）.
pho·to·re·ac·tion [fòutouriǽkʃən] 光反応〔医学〕.
photoreactivating enzyme 光再活性化酵素〔医学〕.
pho·to·re·ac·ti·va·tion (PHR) [fòutouriæ̀ktivéiʃən] 光回復〔医学〕（不活性であったものが光によって活性化すること．細胞が紫外線照射により生じた損傷から回復すること．損傷を受けた細胞に可視光線を当てたときに光回復酵素の作用で起こる）.
pho·to·re·cep·tive [fòutouriséptiv] 光覚の，感光の.
pho·to·re·cep·tor [fòutouriséptər] 光受容体〔医学〕（眼球網膜内の錐状体および桿状体細胞よりなる），= visual receptor.
　p. cell 光受容細胞.
pho·to·re·cov·er·y [fòutourikʌ́vəri] 光回復〔医学〕.
photorejuvenation フォトリジュビネーション（光

による皮膚の若返り)，= photoablation.
pho·to·ret·i·ni·tis [fòutourètináitis] 光網膜炎.
pho·to·san·to·nin [fòutəsǽntənin] ホトサントニン(サントニンの酢酸溶液から光合成により生ずる誘導物).
pho·to·scan [fóutəskæn] フォトスキャン[医学]，= photoscanning，scintiscan.
pho·to·scan·ner [fóutəskænər] フォトスキャナ[医学].
pho·to·scan·ning [fòutəskǽniŋ] フォトスキャンニング(シンチスキャナにおける画像記録の一方式．NaI 結晶によるγ線検出器で，体外から走査して描く体内の放射能分布図を写真上に表示したものあるいは表示すること)，= photoscan，scintiscan.
pho·to·scope [fóutəskoup] 検影器(透視器の一種)，= fluoroscope，skiascope.
pho·tos·co·py [foutáskəpi] 検影法，透視法，= fluoroscopy，skiascopy.
pho·to·sen·si·tive [fòutəsénsətiv] 日光過敏〔性〕の.
p. dermatitis 光過敏性皮膚炎[医学].
p. epilepsy 光過敏性てんかん[医学].
p. glass 感光〔性〕ガラス[医学].
p. material 感光材料.
pho·to·sen·si·tive·ness [fòutousénsitivnis] 光線過敏症.
pho·to·sen·si·tiv·i·ty [fòutousènsitíviti] 光感受性，光線過敏[医学]，光感作性(① 光により器官が刺激される性状．② ある化学系がスペクトルの一部を吸収すること)．形 photosensitive.
pho·to·sen·si·ti·za·tion [fòutousènsitizéiʃən] 光感作[医学](太陽または紫外線に対する過敏性を獲得することで，蛍光物質，内分泌物，重金属などの摂取により生ずる)．動 photosensitize.
pho·to·sen·si·tiz·er [fòutousénsitaizər] 光感作物質[医学](増感物質).
photosensitizing dye 感光色素(Parkin が1856年に初めてアニリン酸化による人工色素をつくってから，シアニン系の感光色素やメロシアニンが広く写真の感光性を高めるために用いられている．植物生長剤，食品防腐剤などの用途もある)，= sensitizing dye.
pho·to·sil·ver [fòutəsílvər] 光銀.
pho·to·sphere [fóutəsfiər] 光球(日光を放射する太陽面).
pho·to·sphyg·mog·ra·phy [fòutousfigmágrəfi] 光電脈波描写法(心拍による表皮充血を光電池で捕捉して描写する方法).
pho·to·sta·ble [fòutoustéibl] 光安定性の.
pho·to·stage [fòutoustéiʤ] 感光期.
photostress test 光ストレス試験.
pho·to·syn·the·sis [fòutəsínθəsis] 光合成[医学](光化学的反応または光線の影響による生体内の化合物の合成)．形 photosynthetic.
pho·to·syn·the·tic [fòutousinθétik] 光合成の.
p. autotroph 光合成独立栄養生物.
p. bacterium 光合成細菌.
p. quotient 光合成率.
p. ratio 光合成比(光合成において発生した酸素と同化された炭酸ガスとの比).
p. reaction 光合成反応(光化学反応の一種であるが，とくに水と炭酸ガスとを利用して，$n\mathrm{CO_2}+n\mathrm{H_2O}\rightarrow(\mathrm{CH_2O})_n+n\mathrm{O_2}$ なる反応式に準じ，炭水化物をつくり，酸素を遊離する反応).
pho·to·tax·is [fòutətǽksis] 走光性，= phototropism．形 phototactic.
pho·to·te·leg·ra·phy [fòutoutélegrəfi] 写真電送，ファクシミリ.
phototherapeutic keratectomy (**PTK**) 光治療的角膜切除，治療的レーザー角膜切除術(エキシマレーザーを用い角膜表層の混濁を除去する方法．帯状角膜変性症，顆粒状角膜変性症などの治療に用いられる).
pho·to·ther·a·py [fòutəθérəpi] 光線療法[医学].
pho·to·ther·mal [fòutouθə́:məl] 放射熱の.
pho·to·ther·my [fóutəθə:mi] 光熱効果[医学].
pho·to·tim·er [fóutətaimər] 光線照射露出計.
pho·tot·o·nus [foutátənəs] 光線緊張.
pho·to·to·pia [fòutoutóupiə] 光視症.
pho·to·tox·ic [fòutətáksik] 光毒性.
p. reaction 光毒性反応.
pho·to·tox·ic·i·ty [fòutoutaksísiti] 光毒性[医学].
pho·to·tox·is [fòutətáksis] 光毒症，光中毒[医学].
pho·to·troph [fóutoutràf] 光合成生物.
pho·to·troph·ic [fòutətráfik] 光合成の，光線栄養の.
p. bacteria 光合成細菌[医学].
pho·tot·ro·pism [foutátrəpizəm] 光向性[医学]，屈光性，向光性，= phototropismus，phototaxis．形 phototropic.
pho·tot·ro·py [foutátrəpi] ホトトロピー[医学]，光互変，光同素(ある種の結晶が光に当たって色が変わり，暗所で再び元の色に戻る性質).
pho·to·tube [fóutətju:b] 光電管.
pho·to·tur·bi·nom·e·try [fòutoutə̀:binámitri] 混濁比色計．形 phototurbinometric.
pho·to·type [fóutətaip] フォトタイプ，写真版.
pho·to·vol·ta·ic [fòutouvɑltéiik] 光起電力の，感光発電の，= photoelectromotive.
p. cell 光電池.
p. effect 光起電力効果(半導体を光で照らすとき，照射された部分とされない部分との間に起こる電位差).
pho·tox·i·da·tion [foutàksidéiʃən] 光酸化作用.
pho·tox·y·lin [foutáksilin] ホトキシリン(木綿を硝化して得たニトロセルロースに，アルコール，エーテルの等量を加えてコロジオンの代用として用いる).
photronic filter photometer 光電子遮光板光度計.
pho·tu·ria [foutjú:riə] リン光尿〔症〕.
PHP ① *p*-hydroxypropiophenone パラ-ヒドロキシプロピオフェノンの略，= inpphy sen. ② panhypopituitarism 汎下垂体機能低下〔症〕の略，= hypophyseal cachexia.
PHR photoreactivation 光回復の略.
phrag·mo·plast [frǽgməplæst] 隔膜形成体[医学](硬い細胞膜をもつ植物においてみられる核分裂期の紡錘体).
phrag·mo·spore [frǽgməspɔ:r] 多室胞子[医学].
phrase book 熟語集[医学].
phren– [fren, fri:n] 精神または横隔膜の意味を表す接頭語，= phreno–.
phren [frí:n, frén] ① 横隔膜．② 心，精神．形 phrenic.
phre·nal·gia [fri:nǽlʤiə] 横隔膜神経痛，横隔痛[医学].
phre·nas·the·nia [frènəsθí:niə] 精神薄弱.
phre·na·tro·phia [frènətróufiə] 脳萎縮(精神遅滞，痴呆).
phre·nec·to·my [fri:néktəmi] 横隔膜切除術.
phren·em·phrax·is [frènəmfrǽksis] 横隔〔膜〕神経圧挫〔術〕[医学].
phre·ne·sia [friní:siə] 脳炎．形 phrenesiac.
phre·ne·sis [friní:sis] 狂喜，せん(譫)妄，精神錯乱．形 phrenetic.
–phrenia [fri:niə] 精神病の意味を表す接尾語.
phren·ic [frí:nik] 横隔膜の[医学]，精神の.
p. artery 横隔動脈[医学].

P

p. avulsion 横隔神経捻除〔術〕.
p. center 横隔膜中心部.
p. crush 横隔〔膜〕神経圧挫術, = phrenemphraxis.
p. emphraxis 横隔〔膜〕神経圧挫. → phrenicoexeresis.
p. ganglia [TA] 横隔神経節*, = ganglia phrenica [L/TA].
p. ganglion 横隔〔膜〕神経節, = diaphragmatic ganglion.
p. nerve [TA] 横隔神経, = nervus phrenicus [L/TA].
p. nerve palsy 横隔神経麻痺.
p. nerve paralysis 横隔〔膜〕神経麻痺〔医学〕.
p. nerve stimulation 横隔神経刺激.
p. neuralgia 横隔神経痛〔医学〕.
p. neurectomy 横隔神経切断〔術〕〔医学〕, = phrenicotomy.
p. nucleus [TA] 横隔神経核*, = nucleus nervi phrenici [L/TA].
p. phenomenon 横隔膜現象(① テタニーにおいてみられる横隔膜左半の調律的痙攣. ② リッテン症候).
p. plexus 横隔神経叢.
p. pressure point 横隔〔膜〕神経圧痛点(右側の前斜角筋と胸鎖乳突筋との中間にある).
p. pressure test 横隔〔膜〕神経圧迫試験.
p. reaction 横隔膜反応(レンサ球菌, 淋菌の感染に基づく横隔膜機能障害).
p. veins 横隔静脈.
p. wave 横隔膜波動〔医学〕, = diaphragmatic phenomenon.
phren·i·cec·to·my [frènisέktəmi] 横隔〔膜〕神経切除術. 形 phrenicectomized.
phren·i·cla·sia [frènikléiziə] 横隔〔膜〕神経圧挫〔術〕, = phreniclasis.
phrenico-abdominal branches [TA] 横隔腹枝, = rami phrenicoabdominales [L/TA].
phren·i·co·car·di·al [frènikouká:diəl] 横隔膜心臓の.
phrenicocoeliac part [TA] (横隔腹腔部*), = pars phrenicocoeliaca [L/TA].
phrenicocolic ligament [TA] 横隔結腸ヒダ, = ligamentum phrenicocolicum [L/TA].
phrenicocolic ligamentum 横隔結腸ヒダ.
phren·i·co·cos·tal [frènikəkástəl] 横隔膜肋骨の.
p. angle 横隔〔膜〕肋骨角.
p. sinus 横隔肋骨角(左右の胸壁と左右の横隔膜弓とにより形成される隙).
p. space 横隔肋骨隙, = phrenicocostal sulcus.
phren·i·co·ex·air·e·sis [frènikoueksí:risis] 横隔〔膜〕神経圧挫術, = phrenicoexeresis.
phren·i·co·ex·er·e·sis [frènikoueksérisis] 横隔〔膜〕神経圧挫(捻除)術, = phrenemphraxis.
phren·i·co·gas·tric [frènikəgǽstrik] 横隔膜胃の, = phrenogastric.
phrenicolienal ligament 横隔脾ヒダ, 脾腎ヒダ, = ligamentum splenorenale.
phrenicomediastinal recess [TA] 横隔縦隔洞, = recessus phrenicomediastinalis [L/TA].
phren·i·co·neu·rec·to·my [frènikounju:réktəmi] 横隔〔膜〕神経切除術.
phrenico-oesophageal ligament [TA] 横隔食道靱帯, = ligamentum phrenicooesophagealis [L/TA].
phrenicopleural fascia [TA] 横隔胸膜筋膜, = fascia phrenicopleuralis [L/TA].
phren·i·co·splen·ic [frènikəsplénik] 横隔膜脾の, = phrenosplenic.
p. ligament [TA] 横隔脾ヒダ, = ligamentum phrenicosplenicum [L/TA].
phren·i·cot·o·my [frènikátəmi] 横隔〔膜〕神経切断術, = phrenic neurectomy.
phren·i·co·trip·sy [frènikətrípsi] 横隔〔膜〕神経圧挫〔術〕, = phrenemphraxis.
phre·ni·tis [frináitis] ① 横隔膜炎. ② 脳炎. ③ 急性せん(譫)妄. 形 phrenic, phrenitic.
phreno- [fri:nou, fre-, -nə] 精神または横隔膜の意味を表す接頭語, = phren-.
phren·o·bla·bia [frènəbléibiə] 精神病.
phren·o·cardia [frènouká:diə] 心臓神経症〔医学〕(呼吸困難, 心臓疼痛, 心悸亢進を特徴とする不安神経症), = triad of Hertz, cardiasthenia, cardiovascular neurasthenia.
phren·o·col·ic [frènəkálik] 横隔膜結腸の.
phren·o·co·lo·pexy [frènoukóuləpeksi] 横隔膜結腸固定術.
phren·o·dyn·ia [frènədíniə] 横隔膜痛.
phren·o·gas·tric [frènəgǽstrik] 横隔膜胃の.
p. ligament 胃脾間膜.
p. syndrome 横隔膜胃症候群(胃泡内容が増加する際, 左側横隔膜が挙上し, または反射性に起こる狭心症状), = Roemberd syndrome.
phren·o·glot·tic [frènəglátik] 横隔膜声門の.
phren·o·graph [frénəgræf] 横隔膜運動描写器〔医学〕.
phren·o·he·pat·ic [frènouhipǽtik] 横隔膜肝の.
phren·o·lep·sia [frènəlépsiə] 精神病.
phre·nol·o·gist [frinálədʒist] 骨相学者.
phre·nol·o·gy [frinálədʒi] 骨相学〔医学〕(頭蓋骨の形態から精神の鑑定を行う方法).
phre·nop·a·thy [frinápəθi] 精神病.
phrenopericardial angle 横隔膜心膜角.
phren·o·per·i·car·di·tis [frènoupèrika:dáitis] 横隔膜心膜炎〔医学〕.
phren·o·ple·gia [frènouplí:dʒiə] 横隔膜麻痺〔医学〕, = phrenoparalysis.
phren·op·to·sis [frènaptóusis] 横隔膜下垂症〔医学〕.
phren·o·py·lor·ic [frènəpailɔ́:rik] 横隔膜幽門の.
p. syndrome 横隔膜幽門症候群(幽門肥厚と胃転位の合併症で, 食思不振と嘔吐が主症状).
phre·nos·ic ac·id [frinásik ǽsid] フレノシン酸(脳実質中に存在する水溶性の酸で, $C_{24}H_{48}O_3$ と $C_{26}H_{52}O_3$ との混合物と考えられている), = cerebronic acid.
phren·o·sin [frénəsin] フレノシン $CH_3(CH_2)_{21}CH(OH)COOH$ (セレブロン酸を脂肪酸として含有するガラクトース配糖体で, 水解によりガラクトース, スフィンゴシンおよびフレノシン酸を生じ, セレブロンと呼ばれることもある), = cerebrin.
phren·o·sin·ic ac·id [frènəsínik ǽsid] フレノシン酸 $C_{24}H_{48}O_3$ (フレノシンの一成分である水酸基脂肪酸), = cerebronic acid.
phren·o·spasm [frénəspæzəm] ① 横隔膜痙攣〔医学〕. ② 胃噴門痙攣.
phren·o·splen·ic [frènəsplénik] 横隔膜脾の.
p. ligament 横隔脾ヒダ.
phren·o·ster·nol·y·sis [frènoustə:nálisis] 横隔膜胸骨剥離術(漏斗胸の手術).
phren·o·ster·ol [frènəstérɔ:l] フレノステロール(脳実質に存在するステロール).
phren·o·ton [frénətan] フレノトン(電気的人工呼吸に用いる電気器械).
phren·o·trop·ic [frènətrápik] 精神向性の, 精神作用性の.
phren·ta·sin [fréntəsin] フレンタシン(血圧上昇物質).

phric·to·path·ic [frìktəpǽθik] 戦慄感の.
phro·ne·ma [frouní:mə] 精神中枢(脳の思考中枢).
phro·ne·mo·pho·bia [fròunimoufóubiə] 思考恐怖〔症〕.
phro·ne·sis [frouní:sis] 健全な精神.
phro·ne·tal [frouní:təl] 思考の.
phrygian cap フリジア帽(胆嚢の底部と体部とが捻転するときにみられるX線像).
phrygian cap gallbladder フリジア人帽胆嚢〔医学〕.
phry·nin [fráinin] フリニン(ヒキガエル類の皮膚腺分泌液に存在する有毒アルカロイド. ジギタリス類似作用をもつ).
phry·no·der·ma [frìnədə́:mə] フリノデルマ(ビタミンA欠乏性角化症), = toadskin.
phry·nol·y·sine [frinálisin] フリノリジン(ある種のヒキガエルから得られる溶血素).
PHS Public Health Service 公衆衛生局の略.
phthal·al·de·hy·dic ac·id [θæləldihάidik ǽsid] フタールアルデヒド酸.
phthal·a·mo·yl [θǽləmɔil] フタラモイル基($H_2NCOC_6H_4CO-$).
phthal·ate [θǽleit] フタル酸塩.
phthal·a·zin de·riv·a·tive [θǽləzin dirívətiv] フタラジン誘導体(降圧薬として用いられる apresoline の類).
phthal·az·i·nyl [θəlǽzinil] フタラジニル基($C_8H_5N_2-$).
phthal·ein [θǽli:n] フタレイン(フタール無水物とフェノールとを凝縮して得られる染料で, phenolphthalein は下薬として用いられる).
p. dyes フタレイン系染料(フェノールフタレイン系およびフレオラン系の化合物を含む色素族).
p. test フタレイン試験, = phenolsulfonphthalein test.
phthal·ein·om·e·ter [θæli:námitər] フェノールフタレイン計.
phthal·ic [θǽlik] フタル酸の.
p. acid フタル酸 $C_6H_4(COOH)_2$ (無色柱状結晶体で, 有機化合物の合成原料として利用され, 3個の位置異性体がある), = benzene-*o*-dicarbolic acid.
p. anhydride 無水フタル酸 $C_6H_4(CO)_2O$ (フタル酸を熱して得られる酸無水物).
phthal·ide [θǽlaid] フタリド ㊗ 1-oxophthalan $C_8H_6O_2$.
phthal·i·dyl [θǽlidil] ① フタリジル ㊗ 3-(*α*-aminopropyl)-phthalide hydrochloride (鎮痛薬). ② フタリジル基.
phthal·i·dyl·i·dene [θælidílidi:n] フタリジリデン基.
phthal·i·mide [θǽlimaid] フタルイミド $C_6H_4(CO)_2NH$ (フタル酸をアンモニア気流中で加熱すると得られる).
phthal·im·i·do [θælimídou, -límí-] フタルイミド基.
phthal·in [θǽlin] フタリン(フタレインの還元により得られる無色化合物), = phenolphthalin.
phthal(o)- [θæl(ou), -l(ə)] フタル酸との関係を表す接頭語.
phthal·o·cy·a·nine [θælousáiəni:n] フタロシアニン(フタロニトリルを金属塩とともに熱して得られるポルフィリンに似た構造をもつ物質. 有機顔料や染料として用いられている).
phthal·o·phe·none [θæloufinóun, -ləfí:noun] フタロフェノン ㊗ dibenzoyl-benzene $C_6H_4(COC_6H_5)_2$ (3異性体がある).
phthal·o·yl [θǽlɔil] フタロイル基(COC_6H_4CO-).
phthal·yl [θǽlil] 2価基($C_6H_4(CO)_2=$).
p. chloride 塩化フタリル $C_6H_4(COCl)_2$.
phthal·yl·sul·fa·cet·a·mide [θælilsʌlfəsí:təmaid, -sétə-] フタリルスルファセタミド ㊗ *N*-acetyl-N^4-phthalylsulfanilamide (白色または淡黄色結晶で, アルカリ性溶媒に易溶の腸管内感染症薬), = thalamyd.
phthal·yl·sul·fa·nil·a·mide [θælilsʌlfəníləmaid] フタリルスルファニラミド(サルファ剤の一つ).
phthal·yl·sul·fa·thi·a·zole [θælilsʌlfəθáiəzoul] フタリルスルファチアゾール ㊗ 4′-(2-thiazolylsulfamyl) phthalanilic acid (サルファ剤の一種. コハク酸スルファチアゾールに類似の抗菌薬で, 腸内感染症に用いる), = sulfathalidine.
phthal·yl·sul·pha·thi·a·zole [θælilsʌlfəθáiəzoul] フタリルスルファチアゾール.
phthal·y·sine [θǽlisi:n] フタリシン, = phthalylsulfathiazole, sulfathalidine.
phthei·ri·a·sis [θi:ráiəsis] ケジラミ症, = pediculosis pubis.
phther·si·gen·ic [θə:sidʒénik] 精神退化の.
phthin·ode [θínoud] 結核病質者.
phthin·oid [θínɔid] 結核様の, 消耗性の, = phthisical.
p. bronchitis 結核性気管支炎.
p. chest 狭長胸〔医学〕.
p. type 腺病質.
phthi·o·ce·rol [θàiousí:rɔ:l] フチオセロール $C_{35}H_{72}O_3$ (ヒト結核ろう(蝋)から分離されたアルコール).
phthi·o·col [θáiəkɔ:l] フチオコール ㊗ 2-methyl-3-hydroxy-1,4-naphthoquinone $C_{11}H_8O_3$ (結核菌から1933年に Anderson and Newman により抽出された黄色素で, ビタミンKの作用を示すが, 1946年に至り Lichstein and Nan de Sand は抗生物質として記載した. フチオコールはプランバギンの異性体).
phthi·o·ic ac·id [θaióuik ǽsid] フチオイ酸(結核菌の乾酪性病巣から分離された旋光性有機酸で, 皮膚に貼付すると結核性病変を形成する. Anderson), = phthion-acid phosphatide.
phthi·re·mia [θairí:miə] 血液病〔状態〕.
phthi·ri·a·sis [θiráiəsis] シラミ〔虱〕症, シラミ寄生症, = pediculosis.
p. capitis 頭ジラミ症.
p. corporis コロモジラミ症.
p. inguinalis 陰毛ジラミ症, ケジラミ症, = phthiriasis pubis.
phthi·ri·o·pho·bia [θìrioufóubiə] シラミ恐怖〔症〕.
Phthi·rus [θírəs, θáir-] ケジラミ属(節足動物, 昆虫綱, 微翅目, ヒトジラミ科の一属. 体長1mm前後でカニのような形をし, 強大な爪をもち, 毛をわたり歩く. ヒトの陰毛に寄生し, 雌雄ともに吸血し, 激しい瘙痒感をもたらす).
P. pubis ケジラミ〔毛蝨〕(シラミ伝播発疹チフス, 回帰熱などの媒介者), = crab louse.
phthis·ic [tízik, θíz-] 結核の, = phthisical.
p. type 肺癆体型〔医学〕, 結核体型, = habitus phthisicus.
phthisical chest 結核〔胸〕, = pterygoid chest.
phthis·i·cky [tíziki] 喘息の.
phthis·i·o·gen [tizíədʒən] 結核病巣(鎖骨下浸潤).
phthis·i·o·gen·e·sis [tìziədʒénisis] 結核発生, = phthisiogenic, phthisiogenetic.
phthis·i·ol·o·gist [tìziálədʒist] 結核専門医.
phthis·i·ol·o·gy [tìziálədʒi] 結核病学.
phthis·i·o·ma·nia [tìziouméiniə] 結核狂(自己を結核患者と信ずる妄想).
phthis·i·o·pho·bia [tìzioufóubiə] 結核恐怖〔症〕〔医学〕.
phthis·i·o·ther·a·peu·tics [tìziouθèrəpjú:tiks]

P

結核治療学.
phthis·i·o·ther·a·py [tìziəθérəpi] 結核治療.
phthi·sis [θáisis, tái–] ① 結核 [医学]. ② ろう(癆) [医学]. 形 phthisic, phthisical.
p. bulbi 眼球癆 [医学], = ophthalmomalacia.
p. confirmata 第2期結核.
p. corneae 角膜癆.
p. desperata 第3期結核.
p. florida 奔馬性結核, = galloping consumption.
p. haemorrhagica 出血性肺癆.
p. incipiens 初期結核.
p. laryngea 喉頭結核.
p. phlegmatica 粘液性結核.
p. pulmonum 肺結核.
p. ventriculi 胃癆.
phy·cite [fáisait] = erythrite, erythrol.
phyco– [faikou, –kə] 藻類との関係を表す接頭語.
phy·co·chrome [fáikəkroum] 藻色素(藻紅素, 藻青素などの総称で, クロロフィルタンパク質, カロチノイドに伴ってそれぞれ紅色と藍色の水溶性色素タンパク質がある).
phy·co·chro·mo·pro·tein [fàikoukròumouproúti:n] 藻色素タンパク質(血液の色素タンパク質と区別していう).
phy·co·cy·a·nin [fàikousáiənin] 藻青素, 藍藻素(藍藻中に存在する色素で, 紅藻素 phycoerythrin に類似の性状をもつ物質).
phy·co·cy·a·no·bi·lin [fàikousàiənoubáilin, –bílin] フィコシアノビリン(phycocyanin の色素部分で, mesobiliviolin と同一物).
phy·co·e·ryth·rin [fàikouiríθrin] フィコエリトリン, 藻紅素, 紅藻素(紅藻中に存在する色素タンパク質で, 赤色柱晶, 有機溶媒に不溶, 希塩酸液またはアルカリ液に可溶, 金属原子を含まない. 加熱すると溶液は凝固するが, タンパク分解酵素でタンパク質分を分解除去すると, 色素分は残り, カルミン紅を呈し, 強い橙黄色の蛍光を放つ).
phy·co·e·ryth·ro·bi·lin [fàikouerìθroubáilin] フィコエリトロビリン(藻紅素 phycoerythrin からタンパク質分を除去して得られる橙黄色の蛍光を発する成分), = mesobilierythrin.
phy·co·he·ma·tin [fàikouhí:mətin] フィコヘマチン(紅藻の青色素).
phy·col·o·gy [faikáləʤi] 藻(類)学.
Phy·co·my·ces [fàikoumáisi:z] ファイコミセス属(ヒゲカビ *P. blakesleeanus* を含む).
phy·co·my·ce·to·sis [fàikoumàisitóusis] 接合菌症, = zygomycosis.
phy·co·my·co·sis [fàikoumaikóusis] フィコミコーシス, ムコール〔菌〕症, 藻菌症 [医学].
phy·go·ga·lac·tic [fàigougəlǽktik] 乳汁分泌抑制の, = galactophygous.
phy·lac·a·gog·ic [failækəgáʤik] 抵抗素産生促進性の.
Phy·lac·to·lae·ma·ta [filæ̀ktoulí:mətə] 被口綱.
phy·lax·is [filǽksis, fail–] 抵抗, 感染防御(特に感染に対する生体の防衛機序). 形 phylactic.
phy·let·ic [failétik] 系統発生の, 種族発生の, = phylogenetic, phylogenic.
phyl·lan·thin [failǽnθin] フィランチン $C_{30}H_{37}O_8$ (*Phyllanthus* 属植物の葉の苦味質).
Phyl·lan·thus [filǽnθəs] コミカンソウ属.
phyl·lid·i·um [filídiəm] 吸葉.
phyl·lin·don [fílindən] フィリンドン, = aminophylline.
phyllo– [filou, fai–, –lə] 葉との関係を表す接頭語.
phyl·loc·a·lin [filákəlin] 展葉素(葉脈の伸長は生長素によるが, 葉肉の拡大は展葉素による).
Phyl·lo·car·i·da [filoukǽridə] 葉蝦亜綱(節足動物門, 甲殻亜門, 軟甲綱の一亜綱).
phyl·lo·chlo·rin [filoukló:rin] フィロクロリン(葉緑素とタンパク質との化合物).
phyl·lo·clade [fíləkleid] 茎状葉, = cladophyll.
phyl·lo·cla·di·um [filoukléidiəm] 葉状茎.
phyl·lo·cy·an·ic ac·id [filousaiǽnik ǽsid] フィロシアン酸(葉緑素を塩酸で処置すると生ずるビリルビン様物質).
phyl·lode [fíloud] 葉状の(癌腫の切断面が葉状を呈することについていう).
p. tumor 葉状腫瘍.
phyl·lo·di·um [filóudiəm] 偽葉.
phyl·lo·e·ryth·rin [filouiríθrin] フィロエリトリン 化 tetramethyl-diethyl-cyclopentanone-7-proprionic acid (反芻動物の腸管内で合成される葉緑素誘導物で, 胆汁中にも発見される).
phyl·loi·dy [fílɔidi] 葉化.
Phyl·lo·pho·ra·ce·ae [filoufɔ:réisii:] オキツノリ科(紅藻類).
Phyl·lop·o·da [filápədə] 葉脚亜綱.
phyl·lo·por·phy·rin [filoupɔ́:firin] フィロポルフィリン $C_{36}H_{15}N_4O_2$ (ヘモポルフィリンに類似するクロロフィルの分解産物で, メチル基が γ-メチン側鎖に結合したピロール誘導物), = phylloporphin.
phyl·lo·pyr·role [filəpíroul] フィロピロール 化 1,2,4-trimethyl-3-ethyl-pyrrole $C_9H_{15}N$ (胆汁から得られる色素でヘミンの還元により得られる).
p.-carboxylic acid フィロピロールカルボン酸 $C_{10}H_{15}O_2N$.
phyl·lo·qui·none [filəkwínoun] フィロキノン, = vitamine K_1.
phyl·lo·so·ma [filousóumə] フィロソマ幼生(節足動物歩行類, すなわちイモエビの幼生).
phyl·lo·tax·is [filətǽksis] 葉序, 葉位.
phyl·ly·rin [fílirin] フィリリン, = phillyrin.
phy·lo·gen·e·sis [fàiləʤénisis] 系統発生〔学〕 [医学] (個体発生に対立する語), = ontogeny. ↔ ontogenesis. 形 phylogenetic, phylogenic.
phy·lo·ge·net·ic [failəʤənétik] 系統発生〔的〕の [医学].
p. classification 系統分類(生物の進化の歴史を反映した生物の分類体系).
p. place 系統的位置.
p. principle 系統発生の原理(小児においては歴史前の人類の経験を繰り返すという理).
p. tree 進化系統樹 [医学], 系統樹.
phylogenic relationship 系統類縁関係.
phy·log·e·ny [failáʤəni] 系統発生 [医学], 系統進化, 系統学.
phy·lon [fáilɑn, –lən] 系統 [医学], 種族 [医学].
phy·lo·thi·on [failóuθiən] フィロチオン(酵母細胞および動物細胞に含まれてイオウを硫化水素に転化する還元酵素).
phy·lo·xan·thine [fàiləzǽnθi:n] フィロキサンチン $C_{40}H_{56}O_2$, = xanthophyll.
phy·lum [fáiləm] 門(生物分類の).
phy·ma [fáimə] 腫瘤 [医学] (結節より大きい瘤). 複 phymata. 形 phymatoid.
phy·ma·ta [fáimətə] 腫瘤(phyma の複数).
phy·ma·ti·a·sis [fàimətáiəsis] 結核症, = phymatiosis.
phy·ma·toid [fáimətɔid] 腫瘤様の.
phy·ma·tol·o·gy [fàimətáləʤi] 腫瘍学(現在は oncology という).
phy·ma·to·rhu·sin [fàimətərú:sin] フィマトルーシン(毛および黒色腫に存在するメラニン類似の色素), = phymatorrhysin.

P

phy·ma·tor·rhy·sin [fàimətərísin] フィマトリシン（メラニンの一種），= phymatorhusin.
phy·ma·to·sis [fàimətóusis] 腫瘤症.
phyon(e) [fáioun] フィオーン（下垂体前葉に存在する成長促進ホルモン．Collip）．
Phy·sa·lia [faiséiliə] カツオノエボシ属.
P. physalis カツオノエボシ（刺傷事故の原因となるクラゲ）．
phy·sal·i·des [fisǽlidi:z] （physalis の複数）．
phy·sal·ien [fisǽli:n] フィサリエン [化] zeaxanthin dipalmitate $C_{72}H_{116}O_4$（zeaxanthine のジパルミチン酸エステルで，ホオズキ *Physalis alkekengi* の宿存萼（がく）に発見された色ろう（蝋）の一つ），= physalin.
phys·a·lif·er·ous [fìsəlífərəs] 担空胞の，= physaliphorous.
p. cell 空胞細胞（空胞をもつ球状細胞．Virchow）．
phy·sal·i·form [fisǽlifɔ:m] 胞状の，泡状の，= physalliform.
phys·a·lin [físəlin] フィサリン，= physalien.
phy·sal·i·phore [fisǽlifɔ:r] 担空胞細胞（球状空胞をもつ癌細胞で，特に脊索腫 chordoma にみられる）．[形] physaliphorous.
phys·a·liph·o·rous [fìsəlífərəs] 担空胞の，= physaliferous.
p. cell 担空胞細胞 [医学].
Phys·a·lis [físəlis] ホオズキ属（ナス科植物）．
P. alkekengi* var. *francheti ホオズキ［酸漿］．
P. angulata センナリホオズキ［苦蘵］．
phys·a·lis [físəlis] ① 癌母細胞．② 細胞内空胞．[複] physalides.
phys·a·lite [físəlait] 粗鋼玉.
phy·sal·li·form [fisǽlifɔ:m] 泡状の，= physaliform.
phys·al·li·za·tion [fìsəlizéiʃən] 気泡形成（液体と気体とを混ぜて振盪したとき生ずる現象）．
phy·sal·o·phore [fisǽləfɔ:r] 担空胞細胞，= physaliphore.
Phys·a·lop·te·ra [fìsəláptərə, fàis–] フィサロプテラ属（線虫の一属．哺乳類，鳥類，爬虫類の胃や腸に寄生する）．
phys·a·lop·ter·i·a·sis [fìsəlàptəráiəsis] フィサロプテラ線虫感染症.
Phys·a·rum [físərəm, fáis–] フィザルム属（モジホコリカビ）．
Phys·ci·a·ce·ae [fìsiéisii:] ムカデゴケ科（地衣類）．
phys·co·nia [fiskóuniə] 鼓腸，腹部膨満，= physcony.
phys·e·al [fíziəl] 骨端軟骨の.
physeiological excavation 生理的陥凹，= excavatio papillae nervi optici.
phy·sep·tone [fiséptoun] フィセプトン，= methadone, amidone.
Phy·se·ter [faisí:tər] マッコウクジラ属（哺乳綱，鯨目，歯鯨亜目，マッコウクジラ科の一属）．
P. catodon マッコウクジラ［抹香鯨］（頭部腔窩中に存在する固形油質をクジラろう（蝋）といい，その主成分は cetin で軟膏などの賦形薬に用いられる），= sperm whale.
phys·e·to·le·ic ac·id [fisetoulí:ik, –léik ǽsid] フィセトレイン酸 $C_{16}H_{30}O_2$（アザラシの脂肪から得られる不飽和脂肪酸）．
phy·sex [fáiseks] （絨毛性ゴナドトロピン），= chorionic gonadotropin.
phys·i·an·thro·py [fiziǽnθrəpi] 人類体質学（人類の体質，罹患，療法などを研究する学問）．
phys·i·at·ri·ci·an [fiziətríʃən] 物理療法リハビリテーション専門医，= physiatrist.
phys·i·at·rics [fìziǽtriks] 物理療法，理学療法，= physiatry.
phys·i·at·rist [fìziǽtrist] 理学療法専門医，= physiatrician.
phys·i·a·try [fíziətri] 物理療法，理学療法，= physiatrics.
phys·ic [fízik] ① 医学，医術．② 薬（特に下薬）．
p. nut 瀉下性果実，= *Jatropha curcas*.
phys·i·cal [fízikəl] ① 自然の．② 身体の．③ 物理学の．④ 物質の．
p. ability 体力 [医学].
p. abuse 身体的虐待 [医学]（暴力などにより身体的な損傷を与えるもの．児童虐待の一つのタイプ），= battered child syndrome.
p. action 理学作用.
p. activity 身体活動 [医学].
p. adaptation to disease 疾患適応 [医学].
p. adsorption 物理吸着 [医学].
p. agent 物理的外因 [医学].
p. allergia 物理性アレルギー.
p. allergy 理学的アレルギー（光熱寒冷などの理学的刺激によるアレルギー）．
p. analysis 物理的分析〔法〕[医学].
p. and mental burden 心身負荷 [医学].
p. anthropology 形質人類学 [医学]，形態人類学，体質人類学.
p. assessment フィジカルアセスメント（触診，打診などの身体診察技法）．
p. capability 身体的能力.
p. capacity 身体能力 [医学].
p. capacity rating scale 体力段階表 [医学].
p. change 物理変化 [医学].
p. chemistry 物理化学 [医学].
p. color 物理色 [医学].
p. conditioning 身体調整.
p. constitution 体質 [医学]，体格.
p. containment 物理的封じ込め [医学]（遺伝子組換え実験において，組換え体の実験区域外への汚染防止のため実験施設や設備に物理的規制を加えること．P1〜P4 レベルまである）．
p. culture 体育.
p. defect 身体欠損 [医学].
p. dependence 身体依存.
p. development 身体発育 [医学].
p. diagnosis 診察（身体的）診断 [医学]，理学的診断（視診，聴診，打診，触診のみによる診断）．
p. dimorphism 同質二像.
p. disability 身体障害.
p. distance 物理的距離 [医学].
p. education 体育 [医学].
p. education and training 体育と訓練 [医学].
p. education school 体育学校 [医学].
p. effort 肉体的努力 [医学].
p. elasticity of muscle 筋の物理的弾性.
p. electrotonus 理学的電気緊張（神経の運動作用が電気により変化すること）．
p. endurance 身体的持久性 [医学].
p. environment 物理的環境 [医学].
p. examination ① 身体検査，身体所見，身体診察，一般診察．② 理学的検査（視診，聴診，打診，触診のみによる診察）．
p. exercise 身体運動 [医学]，機能訓練（運動訓練，運動療法，機能回復訓練などとも呼ばれる），= therapeutic exercise.
p. fatigue 肉体的疲労 [医学].
p. finding 身体的所見，理学的所見.
p. fitness 体力（人間の活動や生存の基礎となる身

体的能力のすべてを含む総称)，体力適正，身体的適合性，健康．
p. fitness index 体力指数〔医学〕．
p. fitness test for middle age 壮年体力テスト〔医学〕．
p. gene map 物理的遺伝子地図(染色体上の2つの基点の間の物理的距離(Kb，Mbなど)で示すもの)．↔ linkage map．
p. growth 身体成長〔医学〕．
p. half-life 物理〔学〕的半減期〔医学〕．
p. handicap 身体障害〔医学〕．
p. hazard 身体(物理)的危険〔医学〕．
p. incompatibility 身体的配合禁忌〔医学〕．
p. isomerism 物理〔的〕異性(物理的性質すなわち融点，または結晶性などに相違のあるもの)．
p. load 身体負荷〔医学〕．
p. map 遺伝学的地図，物理的地図〔医学〕．→ genetic map．
p. measurement 身体計測〔医学〕．
p. medicine 物〔理〕療〔法〕学〔医学〕，物理医学．
p. medicine and rehabilitation (**PM&R**) 物〔理〕療〔法〕医学リハビリテーション．
p. necrosis 理学的壊死．
p. optics 物理光学．
p. pain 身体的痛み．
p. particle 物理的粒子〔医学〕．
p. pendulum 実体振り子．
p. performance 行動体力〔医学〕，運動機能．
p. pharmacy 身体薬剤学〔医学〕．
p. photometry 物理測光．
p. property 物理的性質〔医学〕．
p. restraint 肉体的束縛〔医学〕．
p. risk 身体(物理)的危険〔医学〕．
p. science 理科学．
p. sign 身体的徴候〔医学〕，理学的徴候，= objective sign．
p. standard of nation 国民体位〔医学〕．
p. status 体格〔医学〕．
p. stimulation 身体的刺激〔医学〕．
p. strength 体力〔医学〕．
p. symptom 理学的症状．
p. therapist 理学療法士〔医学〕．
p. therapy 物理療法〔医学〕，理学療法．
p. therapy of psychiatry 精神医学物理療法〔医学〕．
p. thermoregulation 身体的体温調節〔医学〕．
p. treatment 物理療法〔医学〕，理学療法〔医学〕．
p. work 身体的仕事〔医学〕．
p. work capacity test 身体的作業能力テスト〔医学〕．
p. working capacity 身体的作業能力〔医学〕．
physically disability 身体障害．
physically disabled 肢体不自由者〔医学〕，身体障害者．
physically disabled persons 身体障害者．
physically handicapped 身体障害者〔医学〕．
physically handicapped child 肢体不自由児〔医学〕．
physically weak child 虚弱児〔医学〕．
phy·si·cian [fizíʃən] 医師，内科医．↔ surgeon．
p. assistant 補助医師(フィジシャンアシスタント．アメリカの医療専門職の一つ．医師の監督下に診療や治療を行う)．
p.-assisted suicide 医師幇助自殺．
p. distribution 医師分布〔医学〕．
p.'s income 医師収入〔医学〕．
p.'s liability 医師責任〔医学〕．
p.'s license 医師免許．
p.-patient relation 医師・患者関係〔医学〕．
p.-patient relationship 医師・患者関係〔医学〕．
p. practice management (**PPM**) 医師開業支援管理．
p. registration 医師登録〔医学〕．
p.'s role 医師の役割〔医学〕．
p. service insurance 医師業務保険〔医学〕．
p. shortage area 医師不足地域〔医学〕．
p.'s signature 医師の署名〔医学〕．
p.'s social relation 医師社会的関係〔医学〕．
phys·i·cist [fízisist] 物理学者．
Physick, Philip Syng [fízik] フィジック(1768–1837，アメリカの外科医．1805年初めてアメリカで胃管を用い，1828年扁桃腺切除器を考案した．1826年人工肛門手術を行い，肛門弁の中間にある小嚢の炎症はフィジック嚢と呼ばれ，切断鉗子で虹彩の円形組織を切除する方法をフィジック手術という)．
phys·i·co·chem·i·cal [fìzikoukémikəl] 物理化学的な．
p. interaction 物理化学的相互作用〔医学〕．
phys·i·co·gen·ic [fìzikəʤénik] 物理的原因による．
phys·i·co·py·rex·ia [fìzikoupairéksiə] 理学的発熱．
phys·i·co·ther·a·peu·tics [fìzikouθèrəpjú:tiks] 物理療法〔医学〕，理学療法〔医学〕，= physicotherapy．
phys·i·co·ther·a·py [fìzikəθérəpi] 理学療法〔医学〕，物理療法〔医学〕．
phys·ics [fíziks] 物理学〔医学〕．
phys·i·cum [fízikəm] 博士学位の予備試験(ドイツの大学にて)．
phys·i·no·sis [fìzinóusis] 理学的疾病(物理的作用による疾患)．
physio- [fíziou, -ziə] 自然または生理学との関係を表す接頭語．
phys·i·o·chem·is·try [fìziəkémistri] 生理化学．
phys·i·oc·ra·cy [fìziákrəsi] 自然療法(人工療法に対立する語)．↔ anthrocracy．
phys·i·o·gen·e·sis [fìziəʤénisis] 発生学，= embryology．
physiognomonic anatomy 観相解剖学(人相解剖学ともいう)．
physiognomonic upper face index 人相学的顔面上部指数(鼻根点から口中点までの距離×100を両頬骨間距離で除した商)．
phys·i·og·no·my [fìziágnəmi] 相観，人相学〔医学〕．
phys·i·og·nosis [fìziagnóusis] 人相診断法，外観診断法．
phys·i·og·ra·phy [fìziágrəfi] 地形学(自然地理)．
phys·i·o·log·ic [fìziəláʤik] 生理的な〔医学〕．
p. adaptation 生理的順応〔医学〕．
p. amenorrhea 生理的無月経〔医学〕．
p. anemia 生理的貧血〔医学〕．
p. antidote 生理的解毒薬〔医学〕．
p. antisepsis 生理的防腐法．
p. availability 生理的利用能〔医学〕．
p. calcification 生理的石灰化〔医学〕．
p. character 生理形質〔医学〕．
p. congestion 生理的充血．
p. cup 生理的乳頭陥凹．
p. dead space (**VD**) 生理〔学〕的死腔〔医学〕．
p. dead syssarcosic (**VD**) 生理学的死腔．
p. depression 生理的陥凹〔医学〕．
p. dwarf 生理的こびと(小人)〔医学〕．
p. elasticity of muscle 筋の生理的弾性．
p. equilibrium 生理平衡．
p. germination 生理的発芽〔医学〕．

P

p. gradient 生理的勾配(刺激に対する生体反応の漸弱線).
p. habit 生理的体型〔医学〕(持続性または反復性刺激を受けてその刺激に対する感受性または行動が人によってそれぞれ異なって固定している状態).
p. hypertrophy 生理的肥大〔医学〕.
p. icterus 生理的黄疸〔医学〕.
p. incompatibility 生理的配合禁忌〔医学〕.
p. inhibition 生理的抑制〔医学〕.
p. jaundice 生理的黄疸〔医学〕(新生児黄疸), = physiological jaundice of newborn, icterus neonatorum.
p. jaundice of newborn 新生児生理的黄疸〔医学〕.
p. leukocytosis 生理的白血球増加〔症〕.
p. lobule of liver 肝生理的小葉.
p. monitoring 生理機能監視(モニタ〔ー〕)〔医学〕.
p. murmur 生理的雑音〔医学〕.
p. narrowing 生理的狭窄〔部〕〔医学〕.
p. normal 生理的正常値〔医学〕.
p. occlusion 生理的咬合.
p. ossification 生理的骨化〔医学〕.
p. pathology 生理病理学.
p. predisposition 生理的素因.
p. proteinuria 生理的タンパク尿(機能的タンパク尿ともいわれ, 過度の運動, 月経前, ストレスなどが要因となり一過性に生ずる), = functional proteinuria.
p. psychology 生理〔学的〕心理学〔医学〕.
p. race 生理〔的〕品種〔医学〕.
p. regeneration 生理的再生〔医学〕.
p. rest position 生理的安静位.
p. ring 生理的収縮輪.
p. sclerosis 生理的硬化〔症〕.
p. scotoma 生理的暗点〔医学〕.
p. species 生理的種〔医学〕.
p. sphincter 生理学的括約筋.
p. strain 生理系統〔医学〕.
p. tannin 生理的タンニン(健全な原植物から得られたもの).
p. tremor 生理的振戦.
p. unit 生理単位(Herbert Spencer の生命の基本単位), = hypothetical units.
p. vertigo 生理的めまい.
p. zero 生理的零点(刺激を加えても感覚の起こらない温度).
p. zero point 生理的ゼロ点〔医学〕.

phys·i·o·log·i·cal [fìziəlάʤikəl] 生理学的の, 生理的の, 正常の(病理的に対立していう). ↔ pathological.
p. acidity 生理的酸性.
p. age 生理年齢.
p. albuminuria 生理的アルブミン尿(正常状態で起こるもの).
p. anatomy 生理解剖学〔医学〕.
p. antagonism 生理学的拮抗.
p. antidote 生理的解毒薬.
p. balance 生理平衡.
p. basicity 生理的アルカリ性.
p. block 生理学的ブロック〔医学〕.
p. buffer salt solution = isotonic sodium lactate solution.
p. character 生理形質.
p. chemistry 生理化学〔医学〕.
p. clock 生物時計〔医学〕.
p. cost index (PCI) 生理的コスト指数(歩行時のエネルギー消費の指標 = (歩行終了時心拍数 − 安静時心拍数)/歩行速度, 単位(拍/m)).
p. cross section 生理学的〔横〕断面積〔医学〕.
p. cup [TA] 円板陥凹*, = excavatio disci [L/TA].
p. dead space 生理学的死腔〔医学〕.
p. disease 生理的病害.
p. dryness 生理的乾燥.
p. dwarf 生理的小人症, = normal dwarf.
p. electrotonus 生理的電気緊張(神経の興奮性および導電性が変化していること).
p. fuel value 生理的燃焼熱.
p. function test 生理学的機能検査.
p. genetics 生理遺伝学〔医学〕.
p. germination 生理的発芽〔医学〕.
p. hypogammaglobulinemia 生理的低γグロブリン血症(生後3ヵ月前後の正常乳児にみられる低γグロブリン血症).
p. jaundice of newborn 新生児〔生理的〕黄疸, = physiologic jaundice, icterus neonatorum.
p. mutant 生理的〔突然〕変異体〔医学〕.
p. optics 生理学的光学〔医学〕.
p. osteopenia 生理的骨減少.
p. pacemaker 生理的ペースメーカ〔ー〕〔医学〕.
p. periodicity 生理的周期性〔医学〕.
p. proteinuria 生理的タンパク尿〔医学〕.
p. race 生理系統.
p. respiration 代謝, 生理的呼吸.
p. saline 生理食塩水.
p. salt solution 生〔理〕食〔塩〕水, 生理的塩類溶液.
p. scotoma 生理的暗点(乳頭の暗点).
p. solution 生理的溶液〔医学〕, 生理的食塩水(体液と等張であり, 適当な pH で, 栄養性を備えた晶質の水溶液で, Ringer 液, Locke 液, Tyrode 液などはその例である).
p. species 生理種.
p. squint 生理的斜視〔医学〕.
p. strabismus 生理的斜視〔医学〕.

physiologically active substance 生理活性物質〔医学〕.
physiologically balanced occlusion 生理的平衡咬合.
phys·i·o·log·i·co·an·a·tom·i·cal [fìziəlὰʤikouænətάmikəl] 生理解剖学の.
phys·i·ol·o·gist [fìziάləʤist] 生理学者.
phys·i·ol·o·gy [fìziάləʤi] 生理学〔医学〕, 生機学. 形 physiologic, physiological.
p. of pharyngeal region 咽喉生理学〔医学〕.
p. of respiration 呼吸生理学〔医学〕.
p. of temporomandibular joint 側頭顎関節生理学〔医学〕.
phys·i·ol·y·sis [fìziάlisis] 自然崩壊(組織の).
phys·i·o·med·i·cal [fìziəmédikəl] 自然療法の, 植物薬療法の.
phys·i·o·med·i·cal·ism [fìziəmédikəlizəm] 植物薬療法(毒物を除外した植物による治療法).
phys·i·o·neu·ro·sis [fìziounju:róusis] 器質性神経症(精神性神経症に対立する語).
phys·i·on·o·my [fìziάnəmi] 自然の法則を研究する学問.
phys·i·o·path·ic [fìziəpǽθik] 機能性神経症(精神性神経症と区別していう).
p. syndrome 神経機能障害症候群(指の皮膚の光沢, 指骨の脱灰, 指の不全麻痺).
phys·i·o·pa·thol·o·gy [fìziəpəθάləʤi] 生理病理学. 形 physiopathologic.
phys·i·oph·y·ly [fìziάfili] 身体機能進化.
phys·i·o·psy·chic [fìziousáikik] 身体精神の.
phys·i·o·py·rex·ia [fìzioupairéksiə] 人工発熱.
phys·i·o·sis [fìzióusis] 鼓腸, 放屁.
phys·i·o·ther·a·peu·tist [fìziəθèrəpjú:tist] 物理

P

療法医.

phys·i·o·ther·a·pist (**PT**) [fìziəθérəpist] 理学療法士, = physical therapist (PT).

phys·i·o·ther·a·py [fìziəθérəpi] 物理療法 [医学], 理学〔的〕療法 [医学], = physical therapy.

phy·sique [fizí:k] [F] 体格, 体型.

p. index 体格指数 [医学].

phy·sis [fáisis] ① 骨端軟骨. ② 成長帯 [医学].

physo– [faisou, –sə] 空気またはガスとの関係を表す接頭語.

phy·so·cele [fáisəsi:l] 気腫.

phy·so·ceph·a·ly [fàisəséfəli] 気頭症, 気脳症, = pneumatocephalus.

phy·sod·ic ac·id [faisádik ǽsid] フィソド酸 $C_{26}H_{30}O_8$ (*Parmelia* 属の地衣にみられる).

phy·so·he·ma·to·me·tra [fàisouhì:mətəmí:trə] 子宮〔留〕血気腫.

phy·so·hy·dro·me·tra [fàisouhàidroumí:trə] 子宮〔留〕水気腫.

phy·so·me·tra [fàisoumí:trə] 子宮鼓脹〔症〕[医学], = tympania uteri.

phy·so·py·o·sal·pinx [fàisoupàiousǽlpiŋks] 卵管膿気腫 [医学].

Phy·so·stig·ma [fàisəstígmə] (マメ科の一属で, *P. venenosum* はカラバル豆 Calabar bean の原植物).

phy·so·stig·mine [fàisəstígmi:n] フィソスチグミン $C_{15}H_{21}N_3O_2$ (マメ科 *Physostigma venenosum* の種子カラバルマメにある無色の猛毒性のアルカロイドで, 空気または光には不安定で赤変し, また, エゼリン青 $C_{17}H_{23}N_3O_2$ になることもある. アセチルコリンエステラーゼ阻害作用をもつ), = eserine.

p. salicylate サリチル酸フィソスチグミン $C_{15}H_{21}N_3O_2C_7H_6O_3$ (アセチルコリンエステラーゼ阻害作用により副交感神経作用が増強する. 主に縮瞳剤として結膜外用使用する), = physostigminae salicylas, eserine salicylate.

p. sulfate 硫酸フィソスチグミン $(C_{15}H_{21}N_3O_2)H_2SO_4$ (獣医用フィソスチグミン), = eserine sulfate.

phy·so·stig·min·ism [faisəstígminizəm] フィソスチグミン中毒症.

phy·sov·e·nine [faisávənin] フィソベニン $C_{14}H_{18}N_2O_3$ (カラバル豆から抽出される結晶アルカロイド).

phy·tag·glu·ti·nin [fàitəglú:tinin] 植物性凝集素, 植物性〔赤〕血球凝集素 (フィトヘモアグルチニン. 植物由来のフィトマイトジェン), = phytohemagglutinin (PHA).

phy·tal·bu·min [fàitælbjú:min] 植物性アルブミン.

phy·tal·bu·mose [faitǽlbjumous] 植物アルブモーゼ.

phy·tan·ic ac·id [faitǽnik ǽsid] フィタン酸 $C_{20}H_{40}O_2$ (3,7,11,15–テトラメチルヘキサデカン酸. 炭素数 20 の分枝脂肪酸, 先天性代謝異常のレフサム病で蓄積する).

phy·tase [fáiteis] フィチン分解酵素 (phytin をイノシットとリン酸に分解する反応を触媒するホスファターゼの一種).

phy·tate [fáiteit] ① フィチン酸塩. ② フィチン, = phytin.

phy·tic ac·id [fáitik ǽsid] フィチン酸 ㊗ inositol–hexaphosphoric acid $C_6H_6[OPO(OH)_2]_6$.

phy·tid [fáitid] 白癬疹, = dermatophytid.

phy·tin [fáitin] フィチン (イノシトール六リン酸 $C_6H_6[OPO(OH)_2]_6$ のカルシウムまたはマグネシウム塩で穀類の成分, 生体内ではビタミンDの作用に拮抗して, くる病を発生させると思われる), = phostinum.

phyt(o)– [fait(ou), –t(ə)] 植物の意味を表す接頭語 (植物性寄生物の名称に用いられる).

phy·to·aer·on [fàitouéəran] 空中微植物.

phy·to·an·a·phy·lac·to·gen [fàitouæ̀nəfilǽktəʤən] 植物感作素, = phytosensitinogen.

phy·to·be·zoar [fàitoubí:zɔ:r] 植物〔性〕胃石, 植物性腸石 [医学], 食物球, = food–ball.

phytochemical 植物化学.

phy·to·chem·is·try [fàitəkémistri] 植物化学, = vegetable chemistry.

phy·to·chin·in [fàitəkínin] フィトキニン (植物に存在する物質で, 糖代謝においてインスリン様の作用を示す).

phy·to·cho·lest·er·ol [fàitoukəléstərɔ:l] 植物コレステロール, = phytosterol.

phy·to·chrome [fáitəkroum] フィトクロム, 植物色素タンパク質.

phy·to·cide [fáitəsaid] 植物性殺菌薬, = phytoncide.

phy·to·coe·no·sis [fàitousi:nóusis] 全層群落.

phy·to·dem·ic [fàitədémik] 植物流行病.

phy·to·der·ma·ti·tis [fàitoudə:mətáitis] 植物皮膚炎.

phy·to·ed·a·phon [fàitouédəfɑn] 植物エダフォン.

phy·to·flu·ene [fàitouflú:i:n] フィトフルエン (天然に存在する無色蛍光性の C_{40} ポリエンの一つで, 7個の二重結合をもち, allo–, trans–, cis– の異性体がある).

phy·to·gen·e·sis [fàitəʤénisis] 植物発生, = phytogeny.

phytogenic antineoplastic agent 植物性抗悪性腫瘍薬, 植物性抗(制)癌薬 [医学].

phy·to·ge·og·ra·phy [fàitouʤiágrəfi] 植物地理学.

phy·to·glob·u·lin [fàitouglábjulin] 植物グロブリン.

phy·to·hem·ag·glu·ti·nin [fàitouhì:məglú:tinin] フィトヘマグルチニン, 植物性血球凝集素 (インゲンマメのエキスを濾過したもので, 0.1mg は正常血液 1mL 中の赤血球を凝集し得る), = *Phaseolus vulgaris* lectin.

phy·to·hor·mone [fàitouhɔ́:moun] 植物ホルモン [医学] (auxin のような物質をいう).

phy·toid [fáitɔid] 植物様の.

phy·to·ki·nase [fàitəkáineis] 植物性酵素 (細胞タンパク質分解酵素の一種で, 植物組織の還元酵素), = SH–glutathione.

phy·tol [fáitɔ:l] フィトール (脂肪族アルコールの一種で, 葉緑素中にエステルとして存在する), = phytyl alcohol.

Phy·to·lac·ca [fàitəlǽkə] ヤマゴボウ属 (ヤマゴボウ科の一属), = poke weed.

P. americana ヨウシュヤマゴボウ (根茎は薬物), = American pokeweed.

P. esculenta ヤマゴボウ [商陸], = food pokeweed.

Phy·to·lac·ca·ce·ae [fàitəlækéisii:] ヤマゴボウ科.

phy·to·lac·cin [fàitəlǽksin] フィトラクシン (ヤマゴボウ根茎のチンキから分離された樹脂).

Phy·to·mas·ti·goph·o·ra [fàitoumæ̀stigáfərə] 植物性鞭毛虫類, = *Phytomastigophorea*.

phy·to·mel·in [fàitəmélin] フィトメリン, = rutin.

phy·to·men·a·di·one [fàitəmènədáioun] フィトメナジオン (フィロキノン. ビタミン K_1, 緑葉に多い).

phy·tom·e·ter [faitámitər] 植物計 (なるべく個体

差のない同一種植物を鉢植えとして各所に配置し，その生育状態を量的に測って，気候の差同を判定する方法）.

phy·to·mi·to·gen ［fàitoumáitəʤən］ フィトマイトジェン（植物由来の細胞分裂促進因子），植物マイトジェン，植物性有糸分裂誘発因子〔医学〕.

Phy·tom·o·nas ［faitámənəs, fàitəmóun–］ フィトモナス属（① 無脊椎動物，とくに昆虫および植物に寄生する有鞭毛寄生虫. ② *Xanthomonas* の旧称）.

phy·to·mon·ic ac·id ［fàitəmánik ǽsid］ フィトモン酸 $C_{19}H_{36}O_2$（*Agrobacterium tumefaciens* から分離された飽和脂肪酸でラクトバチリン酸と同じ）.

Phy·to·myx·a ［fàitəmíksə］ フィトミクサ属（旧称），→ *Rhizobium*.

phy·to·na·di·one ［fàitənədáioun］ フィトナジオン $C_{31}H_{46}O_2$：450.70（ビタミンK_1，フィトメナジオン，止血薬）.

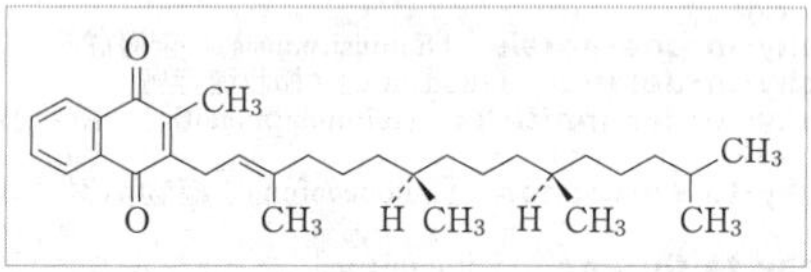

phy·ton·cide ［fáitɑnsaid］ フイトンチッド（植物性殺菌薬. 樹木から放散される揮発性化学物質. 森林浴は樹木の香り成分の効能による）.

phy·to·no·sis ［fàitounóusis］ 植物性疾病.

phy·to·par·a·site ［fàitəpǽrəsait］ 植物〔性〕寄生虫.

phy·to·path·o·gen·ic ［fàitoupæ̀θəʤénik］ 植物病因性の.

phy·to·pa·thol·o·gy ［fàitoupəθáləʤi］ 植物病理学.

phy·top·a·thy ［faitápəθi］ 植物病.

phy·toph·a·gy ［faitáfəʤi］ 草食. 形 phytophagous.

phy·to·phar·ma·col·o·gy ［fàitoufà:məkáləʤi］ 植物薬理学.

phy·to·pho·to·der·ma·ti·tis ［fàitoufòutoudə̀:mətáitis］ 植物性光皮膚炎.

phy·to·plank·ton ［fàitəplǽŋktən］ 植物プランクトン.

phy·to·plasm ［fáitəplæzəm］ 植物原形質.

Phy·to·plas·ma ［fàitouplǽzmə］ ファイトプラズマ（植物病原細菌. 以前はマイコプラズマ様微生物といわれた. 最近の研究では生物では最も少ない遺伝情報しかもたず，植物や昆虫に寄生し，生存に必須の物質は寄生相手から得ていることが判明している），= plant yellow agents.

phy·to·pre·cip·i·tin ［fàitouprisípitin］ 植物沈降素.

phy·to·sen·si·tin·o·gen ［fàitousènsitínəʤən］ 植物感作素，= phytoanaphylactogen.

phy·to·sis ［faitóusis］ 植物寄生虫症.

phy·to·so·ci·ol·o·gy ［fàitousòusiáləʤi］ 植物社会（群落）学.

phy·tos·te(a)·rin ［faitástərin］ 植物ステリン，= phytosterol.

phy·tos·ter·ol ［fàitəstérɔ:l］ 植物ステロール〔医学〕，= phytoste(a)rin.

phy·to·ster·ol·e·mia ［fàitousteroulí:miə］ フィトステロール血症（植物ステロールの血中，全身組織の増加. 常染色体劣性遺伝疾患）.

phy·tos·ter·ol·in ［fàitəstérəlin］ 植物ステロール配糖体.

phy·to·ther·a·py ［fàitəθérəpi］ 植物療法（植物化学 phytochemical 成分を含んだ粗抽出物を用い，ヒトの自然治癒力に作用させ，疾病予防や治療する療法のこと）.

phy·to·throm·bo·ki·nase ［fàitəθrɑ̀mbəkáineis］ 植物性トロンボキナーゼ.

phy·to·tox·ic ［fàitətáksik］ 植物毒性の.

phy·to·tox·in ［fàitətáksin］ 植物毒素（クロチン，リシンなどの毒性植物タンパク体の総称. Jacoby）.

phy·to·tox·y·lin ［fàitətáksilin］ フィトトキシリン（ニトロセルロース pyroxylin に類似の物質で組織の切片をつくるときに用いる埋没剤）.

phy·to·trich·o·be·zoar ［fàitətràikoubí:zɔ:r］ 植物毛髪胃石〔医学〕.

phy·to·tron ［fáitətrɑn］ 植物〔実験用〕環境調節施設，ファイトトロン〔医学〕.

phy·to·vi·tel·line ［fàitəvitélin］ 植物ビテリン.

phy·tyl ［fáitil］ フィチル基（$C_{20}H_{39}$）.

p. alcohol フィチルアルコール，= phytol.

PI ① phosphatidylinositol ホスファチジルイノシトールの略. ② present illness 現病歴の略. ③ protamin insulin プロタミンインスリンの略. ④ protease inhibitor プロテアーゼインヒビターの略. ⑤ Protocol Internationale 国際議定書の略.

α_2–PI α_2–plasmin inhibitor α_2 プラスミンインヒビターの略.

Pi inorganic phosphate 無機リン酸の略.

pi, π ［pái］ ① パイ（ギリシャ語アルファベット第16字）. ② 円周率（3.14159…）.

p. meson パイ中間子，= pion.

p. meson radiotherapy パイ中間子放射線治療.

p. phantom パイファントム〔医学〕.

pi·a ［páiə］ 柔膜，= pia mater. 形 pial.

p.–arachnitis 柔膜クモ膜炎（軟髄膜炎）.

p.–arachnoid 柔膜クモ膜，= piarachnoid.

p. mater ［L/TA］軟膜（脳および脊髄をおおう薄膜），= pia mater ［TA］. 形 pia matral.

p. mater cerebri 大脳柔膜.

p. mater cranialis ［L/TA］〔脳〕軟膜，= cranial pia mater ［TA］.

p. mater encephali ［L/TA］〔脳〕軟膜，= cranial pia mater ［TA］.

p. mater of brain 脳軟膜〔医学〕.

p. mater of spinal cord 脊髄軟膜〔医学〕.

p. mater spinalis ［L/TA］〔脊髄〕軟膜，= spinal pia mater ［TA］.

pia·glia ［pàiəgláiə］ 柔膜神経膠（柔膜と辺縁神経膠との癒合した柔膜クモ膜の一層）.

pial filament ［TA］軟膜部*，= pars pialis ［L/TA］.

pial funnel 軟膜漏斗.

pial–glial membrane 軟膜神経膠膜.

pial part ［TA］軟膜部*（軟膜終系），= pars pialis ［L/TA］.

pial sheath 視神経軟膜.

pi·an ［pí:æn, pjá:n］ イチゴ腫，= yaws.

p. bois 森林病，樹木性イチゴ腫，= bosch yaws.

p. hemorrhagica 出血性イチゴ腫，= verruga peruana.

piano percussion ピアノ打診法（小指から順に4指で行う打診法），= Murphy "piano percussion".

piano percussion sign ピアノ弾奏徴候（虫垂炎において滲出液が貯留すると，ピアノ弾奏様に右下腹部を打診しても，正常の鼓音がない）.

pi·an·tic ［pi:ǽntik］（特別な培養法で細菌が凝集または溶解するように二次培養することについていう）.

pi·an·ti·ca·tion ［pi:æ̀ntikéiʃən］（細菌の二次培養によりその感受性を増強すること）.

pi·a·rach·ni·tis ［paiæ̀rəknáitis］ 軟〔髄〕膜クモ膜炎，軟膜炎，= pia–arachnitis.

pi·a·rach·noid [pàiərǽknɔid] 軟〔髄〕膜クモ膜(軟髄膜), = leptomeninx, leptomeninges.
pi·a·rh(a)e·mia [pàiərí:miə] 脂肪血症, = lipemia.
pi·a·se·le·nole [pàiəsí:linɔ:l] ピアセレノール $C_6H_4N_2Se$ (針結晶).
pi·as·tri·ne·mia [paiæ̀strinímiə] 血漿板増加症, = thrombocythemia.
pi·a·zine [páiəzi:n] (ピラジン), = pyrazine.
Piazza fluid ピアッツァ液(塩化ナトリウム1g, 塩化第二鉄1gを水4mLに溶解した凝血薬).
pi·blok·to [pibláktou] (エスキモー女性にみられるヒステリー性興奮).
PIC ① plasmin-α_2 plasmin inhibitor complex プラスミン-α_2プラスミンインヒビター複合体の略. ② polymorphism information content の略.
PICA posterior inferior cerebellar artery 後下小脳動脈の略.
pi·ca [páikə] 異食, 異食症, 異味症.
pi·ca·cism [páikəsizəm] 食糞症(異性の糞便を食う性倒錯症), = coprophagia.
Picchini syn·drome [pikí:ni síndroum] ピキニ症候群(トリパノソーマ感染症の一病型で, 主として横隔膜に接触する3漿膜, およびまれには多くの漿膜を侵す漿膜炎), = polyserositis.
pice(–us, –a, –um) [páisi(–əs, –ə, –əm)] タール様の.
Pic·ea [písiə, páis–] トウヒ属(マツ科の一属).
  P. abies ドイツトウヒ.
  P. glauca 白トウヒ, = white spruce.
  P. mariana 黒トウヒ, = black spruce.
pi·cene [páisi:n] ピセン $C_{22}H_{14}$ (多環式化合物で, 青色の葉状結晶).
pic·e·o·side [písiəsaid] ピシオシド(*Picea* 属植物に存在する配糖体), = salinigoin.
pi·ceous [píʃəs, pái–] ピッチ様の, タール様の.
pichi [pítʃi] ピチ(チリ産 *Fabiana imbricata* の枝葉を乾燥したもので, 膀胱炎, 淋疾などの治療薬), = fabiana.
Pich·ia [píkiə] ピキア属(子嚢菌, 酵母の一つ).
  P. guilliermondii = *Candida guilliermondii*.
Pick, Arnold [pík] ピック(1851–1924, チェコ・プラハの精神医学者).
  P. bodies ピック小体(ピック病の神経細胞内にみられる糸状の細胞形質内封入体).
  P. bundle ピック束(延髄に時々みられる線維で, 錐体路神経に連絡するもの).
  P. convolutional atrophy ピック脳回萎縮, = lobar sclerosis.
  P. disease ピック病(脳皮質の限局性萎縮で, 失語症と進行性痴呆を招来する), = lobaratrophy.
Pick, Filipp Josef [pík] ピック(1834–1910, チェコ・プラハの皮膚科医).
  P. disease ピック病(紅肢病), = erythromelia.
  P. liniment ピックリニメント(トラガカントゴム, グリセリン, 水とからなる).
Pick, Friedel [pík] ピック(1867–1926, チェコ・プラハの医師).
  P. disease ピック病(多漿膜炎で, 心嚢炎の既往歴のある患者にみられる肝腫および腹水を伴う腹膜炎であるが, 黄疸は起こらない), = hyaloserositis, pericardial pseudocirrhosis of liver, Pick syndrome.
  P. syndrome ピック症候群(多発性漿膜炎の一型).
Pick, Ludwig [pík] ピック(1868–1935, ドイツの小児科医, 病理学者).
  P. cell ピック細胞(スフィンゴミエリナーゼが欠損するニーマン・ピック病でみられる. 細胞内にスフィンゴミエリンが病的に蓄積した特徴的巨細胞).
  P. disease ピック病(ニーマン・ピック病として知られる黄色腫症の一型), = Niemann–Pick disease.
Pick plas·ter [pík plǽstər] ピック硬膏(サリチル酸石ケン硬膏), = emplastrum saponato salicylatum.
picked lint 包帯布(手でつくったもの), = Linteum carptum.
pick·le al·um [píkl ǽləm] 硫酸アルミニウム, = pearl alum.
Pickles, William [píklz] ピックレス(1885–1969, イギリスの医師).
  P. chart ピックレス図(感染症の流行状況を示す).
pick·ling [pikliŋ] 酸洗い.
  p. agent 酸洗い剤 [医学].
Pickrell, Kenneth LeRoy [píkrəl] ピックレル(1910生, アメリカの医師).
  P. spray ピックレル噴霧液(sulfathiazineを6% triethanolamineに溶解したもので, 熱傷に用いた), = Pickrell method.
pickwickian syndrome ピックウィック(ピクウィッキアン)症候群 [医学] (肥満症, 傾眠, 全身衰弱の合併症で肺高血圧症と肺性心が起こる. Dickens の Pickwick Club に登場する fat boy の Joe にちなんだ名称).
Pickworth, Frederick A. [píkwə:θ] ピックウォルス(1889生).
  P. method ピックウォルス法(ヘモグロビン染色法で切片を新調ベンチジンとニトロプルシド液に37°C 30分間浸漬し, 水洗後0.04〜0.05% H_2O_2 液に移し37°Cで30分間加温する. 血球は黒色に染まるが, ほかの組織は灰色を呈する).
pic·nid·i·um [pikní dìəm] 分生子嚢(不完全菌 sphaeropsidales の増殖器官).
pico– [paikou, pik–, –kə] 10^{-12}の意味を表す接頭語(普通 p と略し, 単位の名につけて用いる).
pi·co·gram (pg) [páikəgræm] ピコグラム(10^{-12} g).
pi·co·line [píkəli:n] ピコリン ㊗ methylpyridine $C_5H_4NCH_3$ (α–, β–, γ–の3異性体がある).
pi·co·lin·ic ac·id [pikəlínik ǽsid] ピコリン酸 ㊗ pyridine-α-carboxylic acid C_5H_4NCOOH (ニコチン酸の異性体).
Pi·cor·na·vir·i·dae [paikɔ̀:rnəvíridi:] ピコルナウイルス科(一本鎖RNAウイルスで, *Enterovirus*, *Rhinovirus*, *Cardiovirus*, *Aphthovirus*, *Hepatovirus*, *Parechovirus* 属に分けられる).
pi·cor·na·vi·rus [paikɔ̀:rnəváiərəs] ピコルナウイルス(ピコルナウイルス科のウイルスを指す).
pic·ra·don·i·din [pìkrədánidin] ピクラドニジン(フクジュソウ[側金盞花] adonis から得られる配糖体で, ジギタリス様作用を示す).
pic·ram·ic ac·id [pikrǽmik ǽsid] ピクラミン酸 ㊗ monaminodinitrophenol $C_6H_5N_3O_5$ (生体内でピクリン酸が解毒された物質).
picrasma wood ニガキ[苦木](ニガキの木部. 苦味物質(nigakilacton), アルカロイド(nigakinone)などを含む. 苦味健胃, 殺虫, 皮膚病などに用いられる. Japanese quassia wood ともいう).
pic·ras·min [pikrǽsmin] ピクラスミン $C_{22}H_{30}O_6$ (ニガキ[苦木]すなわち Jamaica quassia の苦味成分で, quassin の異性体).
pic·rate [píkreit] ピクリン酸塩.
picri–nitric acid ピクリ硝酸(ピクリン酸と硝酸との混合液で, 組織固定剤).
pic·ric ac·id [píkrik ǽsid] ピクリン酸 $C_6H_3O_7N_3$ (黄色苦味有毒の結晶で, 表面消毒および爆薬の製造に利用される), = 2,4,6-trinitrophenol, carbazotic acid.
picric acid test ピクリン酸試験(①クレアチニン証明法. ②検糖法), = Jaffé test, Benedict test.
pic·rin [píkrin] ピクリン(*Digitalis purpurea* に存

P

在する苦味成分）.

picro－ ［pikrou, −rə］ 苦味の意味を表す接頭語.

pic·ro·a·con·i·tine ［pìkrouəkánətin］ ピクロアコニチン ㊋ benzoyl-aconine $C_{32}H_{45}NO_{10}$ （*Aconitum napellus* の塊根に存在するアルカロイド），＝ benzoaconine，isaconitine，napelline.

pic·ro·car·mine ［pìkrouká:min］ ピクロカルミン（カルミン，アンモニア，水の合液にピクリン酸飽和水溶液を加えた染色液）.

p. stain ピクロカルミン染色剤.

pic·ro·cro·ce·tin ［pìkroukróusitin］ ピクロクロセチン，＝ picrocrocin.

pic·ro·cro·cin ［pìkroukróusin］ ピクロクロシン $C_{16}H_{26}O_7$（アヤメ科 *Crocus sativus* の柱頭に存在するサフロンの苦味配糖体で，protocrocin の分解により生じ，雌性決定因子としての作用がある），＝ saffronbitter，picrocrocetin.

pic·ro·for·mol ［pìkroufɔ́:mɔ:l］ ピクロホルモール（ピクリン酸飽和溶液 75，ホルマリン 25 の混合液に酢酸 5 を使用直前に加えた組織固定液），＝ Bouin fixing fluid.

pic·ro·geu·sia ［pìkrougú:siə］ 病的苦味感覚.

pic·ro·glob·u·la·rin ［pìkrəglábjulərin］ ピクログロブラリン $C_{24}H_{30}O_7$（*Globularia* 属植物の葉の苦味質）.

pic·ro·gly·ci·on ［pìkrəgláisiən，−glí−］ ピクログリシオン $C_{22}H_{34}O_{10}$（ズルカマラ *Solanum dulcamara* にある黄色無晶性配糖体），＝ dulcamarin.

pic·rol ［píkrɔ:l］ ピクロール ㊋ potassium diiodoresorcin monosulfonate $(OH)_2C_6HI_2SO_2OK$（無色無臭の防腐用粉末で，ヨードホルムの代用物）.

pic·ro·li·che·nin ［pìkrəláikənin］ ピクロリケニン $C_{12}H_{20}O_6$（ある種の地衣にみられる苦味質）.

pic·ro·lon·ic ac·id ［pìkrəlánik ǽsid］ ピクロロン酸 ㊋ 1-(*p*-nitrophenyl)-3-methyl-4-nitro-5-pyrazolone $C_{10}H_8N_4O_5$（沈殿剤として多くの定性定量分析に用いる試薬）.

P

picro-Mallory trichrome stain ピクロ-マロリー三色染色〔法〕.

pic·rom·er·ite ［pikrámirait］ 硫酸苦土カリ石 $MgSO_4K_2SO_4 \cdot 6H_2O$.

pic·ro·my·cin ［pìkroumáisin］ ピクロマイシン $C_{25}H_{43}NO_7$（Brockmann と Henkel が1950年に土壌菌の一種 *Streptomyces felleus* から分離した抗生物質で，主としてグラム陽性菌に対し有効といわれる）.

pic·ro·ni·gro·sin ［pìkrounáigrəsin］ ピクロニグロシン（ピクリン酸とニグロシンとの合液で染色液）.

p. stain ピクロニグロシン染料.

pic·ro·ni·tric ac·id ［pìkrounáitrik ǽsid］ ピクロ硝酸，＝ 2,4,6-trinitrophenol.

pic·ro·pod·o·phyl·lic ac·id ［pìkroupàdəfílik ǽsid］ ピクロポドフィリン酸（ポドフィロトキシンの誘導物）.

pic·ro·pod·o·phyl·lin ［pìkroupàdəfílin］ ピクロポドフィリン $C_{22}H_{22}O_8$（メギ科 *Podophyllum peltatum* の樹脂成分で，podophyllotoxin の異性体）.

pic·ro·py·rine ［pìkroupáirin］ ピクロピリン（ピクリン酸とアンチピリンとの化合物で，可燃性黄色針状結晶）.

pic·ro·ro·cel·lin ［pìkrourɑsélin］ ピクロロッセリン $C_{20}H_{22}O_4N_2$（*Roccella* 属の地衣にみられる）.

pic·ro·sac·cha·rom·e·ter ［pìkrousæ̀kərámitər］ 糖尿測定器.

pic·ro·scle·ro·tine ［pìkrousklíərətin］ （ライムギのバッカクに存在する毒性アルカロイド）.

pic·ro·sul·fu·ric ac·id ［píkrousʌlfjúrik ǽsid］ ピクロ硫酸（ピクリン酸と硫酸との合液で，組織切片の固定液）.

pic·ro·tin ［píkrətin］ ピクロチン $C_{15}H_{18}O_7$（ピクロトキシンの一成分）.

pic·ro·tox·in ［pikroutáksin］ ピクロトキシン（脳幹興奮薬の一つ）.

p. test ピクロトキシン試験，＝ Becker test.

pic·ro·tox·in·in ［pìkrətáksinin］ ピクロトキシニン $C_{15}H_{16}O_6$（ピクロトキシンの一成分）.

pic·ro·tox·in·ism ［pìkrətáksinizəm］ ピクロトキシン中毒症.

pic·ryl ［píkril］ ピクリル基，ピクリン酸基（2,4,6-$(NO_2)_3C_6H_2$）.

p. chloride patch test ピクリルクロライドパッチテスト（タンパク質のアミノ基と反応して，導入されハプテンとして働く．したがって，パッチテスト剤として用いて接触性皮膚炎にかかわる細胞性免疫能の検査に用いられる）.

p. choloride 塩化ピクリル ㊋2,4,6-trinitro-chlorobenzene $C_6H_2(NO_2)_3Cl$（微黄色の針状結晶）.

pic·to·graph ［píktəgræf］ ピクトグラフ（小児の視力を検査するために用いる図表）.

Pictow dis·ease ［píktou dizí:z］ ピクトウ病（カナダ Nova Scotia にみられるウシ，ウマの肝硬変症）.

pic·ture ［píkʧər］ 〔画〕像［医学］，描像.

p. archiving and communication system (PACS) 画像保管伝送システム［医学］（画像の保存，伝送をコンピュータシステムで行うトータル画像管理システム）.

p. element 画素［医学］，＝ pixel.

p. frame vertebra 額縁様椎体［医学］.

p. frustration study 絵画フラストレーションテスト（試験）［医学］，P-F スタディ，P-F テスト.

picturial statistics 図示統計［医学］.

PICU ① pediatic intensive care unit 小児集中治療部門の略. ② perinatal intensive care unit 周産期集中治療室の略.

PID ① pelvic inflammatory disease 骨盤内炎症性疾患の略. ② phenindione フェニンジオンの略. ③ prolapsed intervertebral disc 椎間板ヘルニアの略.

Pidgin Sign English (PSE) ピジン手話英語.

PIE pulmonary infiltration with eosinophilia PIE 症候群，肺好酸球浸潤症の略.

pie diagram 円形分析図.

piebald eyelash まだらまつげ.

piebald rat まだらネズミ（白黒の混生した毛をもつもの）.

piebald skin 斑状皮膚［医学］，＝ vitiligo.

pie·bald·ism ［páibɔ:ldizəm］ まだら症，ぶち症，限局性白皮症（常染色体性優性遺伝．成長時より前額から前頭部にかけての白斑と白毛，体幹，四肢に対称性に白斑が存在する），＝ piebaldness.

piece ［pí:s］ 一部，一片.

piecemeal necrosis 巣状壊死［医学］.

piecemeal polypectomy ピースミールポリペクトミー.

piechart diagram 円周図表［医学］.

pie·dra ［pjédrə］ 砂毛（毛髪，須毛に小結節をきたす真菌症）.

p. nostras 内地砂毛，＝ white piedra.

Pi·e·dra·ia ［piedráiə］ ピエドライア属（黒色砂毛の原因となる真菌 *P. hortae* が含まれる）.

pier ［píər］ 支台，＝ abutment，bridge abutment.

Pi·er·is ja·pon·i·ca ［páiəris ʤəpánikə］ アセビ（麻薬性毒素 andromedotoxin を含む）.

Pierre di·vine ［pjé:r diváin］ 神効石（硫酸銅，硝石，ミョウバン，カンフルからなる弱腐食剤），＝ copper alum.

Pierre Marie disease ピエールマリー病，＝ Marie disease.

Pierre Robin syndrome ピエールロバン症候群〔医学〕（下顎骨発育不全のため，後退顎による鳥顔 birdface を呈する先天奇形），＝Robin syndrome, R. anomaly.

Piersol, George Arthur [píəsɔ:l] ピアソール（1856–1924，アメリカの解剖学者）．

P. point ピアソール点（膀胱三角の頂点にある軽度の隆起で，尿道への出口），＝Piersol bladder exit point.

pi·e·sim·e·ter [pàii:símitər] ピエゾメータ，＝piesometer, piezometer.

pi·e·sis [paií:sis] 血圧，＝blood pressure.

pi·e·som·e·ter [pàii:sámitər] ピエゾメータ，＝piesimeter, piezometer.

pi·es·the·sia [pàiesθí:ziə] 圧〔感〕覚．

pi·e·zal·lo·chro·my [pàiəzǽləkroumi] 圧潰による色調の変化．

pi·e·zes·the·sia [paii:zesθí:ziə] 圧覚，＝piesthesia.

piez(o)– [paii:z(ou), piei–, –zə] 圧力による現象または変化を表す接頭語．

pi·e·zo·chem·is·try [paiì:zəkémistri] 高圧化学，ピエゾ化学，圧縮化学．

piezoelectric effect 圧電効果．

pi·e·zo·e·lec·tric·i·ty [paiì:zouìlektrísiti] ピエゾ電気，圧電気〔医学〕（水晶，電気石，ロシェル塩の結晶をある方向に圧縮または伸長するとき内部に電気的分極を生じて，ある端面に電荷を現す現象）．㊉ piezoelectric.

pi·e·zo·e·lec·trom·e·ter [paiì:zouìlekrámitər] 圧電気計（水晶板の圧電気を利用した電気計で，J. および P. Curie の考案による）．

pi·e·zog·ra·phy [pàii:zágrəfi] 圧力測定法．

pi·e·zom·e·ter [pàii:zámitər] ピエゾメータ（① 皮膚圧覚計．② 眼窩内圧計．③ 圧縮率計（気体または液体の）），＝piesometer, piesimeter.

pi·e·zo·ther·a·py [paiì:zəθérəpi] ① 圧迫療法．② 人工気胸．

PIF ① prolactin inhibiting factor プロラクチン抑制因子の略．② prolactin-release inhibiting factor プロラクチン放出抑制因子の略．

Piffard, Henry G. [pífɑ:d] ピッファード（1842–1910，アメリカの皮膚科医）．

P. method ピッファード法（生菌染色法で，水に純シアン化カリ，乾燥炭酸カリ，精製メチレンブルーを溶かしたもの1滴をガラス板上にとり，その中へ培地からの生菌1滴を混ぜて染色する）．

pig [píg] ①ブタ．② 塊状をなした金属．

p.-back kidney 豚背腎（慢性アルコール中毒患者にみられるうっ滞および肥大）．

p. iron 銑鉄（高炉で鉄鋼石を還元溶融してつくった鉄合金で，C 2.8%，Si 1.0～3.5%，P および S 0.1% を含む）．

p. lead 粗鉛（溶鉱炉で精錬して生ずる鉛）．

p. skin 豚皮様皮膚．

pi·geon [píʤən] ハト［鳩］．

p. bifidum 鳩胸〔医学〕．

p. breast ① 鳩胸〔医学〕，＝pectus carinatum, pigeon chest. ② 鶏胸，＝chicken breast, pectus carinatus.

p. breeder's disease ハト飼病．

p. breeder's lung ハト飼育者肺，養鳩病．

p. chest 鳩胸．

p. fancier's lung ハト飼育者肺症．

p. herpesvirus ハトヘルペスウイルス．

p. pox 鳩痘．

p. tick ＝*Argas reflexus*.

p. toe 内反足，内反指（足指を内反して歩行すること）．

p. unit of vitamin B_1 ビタミン B_1 のハト単位（脚気症状を現すハトを1日間治癒し得る量で，塩酸チアミン 0.0025～0.0035mg に相当する）．

Pigeonpox virus 鳩（きゅう）痘ウイルス〔医学〕（ポックスウイルス属の一種）．

pig·ment [pígmənt] ① 色素．② 顔料（無機物質または有機物質の白色または有色の固体粉末で，水，油に溶けない着色剤の総称），塗布剤〔医学〕．㊉ pigmented.

p. anomaly 色素異常〔医学〕．

p. calcium stone 色素石灰石（コレステリン色素石灰石と色素石灰石の2種を含む）．

p. cell 色素細胞（色素を生産，保有する）．

p. cell nevus 色素細胞母斑．

p. cell of iris 虹彩色素細胞．

p. cell of retina 網膜色素細胞．

p. cell of skin 皮膚色素細胞．

p. color 顔料色素．

p. dispersion syndrome 色素散乱症候群．

p. embolism 色素塞栓症．

p. epithelium of eye 眼球色素上皮〔医学〕．

p. formation 色素形成〔医学〕．

p. glycosid(e) 色素配糖体（主として植物界に存在する色素に含まれているもので，anthoxanthin, flavone などの類をいう）．

p. granule 色素顆粒（色素細胞の）〔医学〕．

p. printing 顔料印刷．

p.-producing rays 色素形成光線（色素沈着をきたす波長が 2,500～3,000AU の紫外線）．

p. seam 色素縫合（虹彩の色素上皮が乳頭の辺縁において前方に彎曲する部分）．

p. streak on fundus 眼底色素線条．

p. tissue 色素組織〔医学〕．

pigmental spot 色素斑〔医学〕．

pig·men·tary [pígməntəri] 色素の，色素分泌性の．

p. acholia 色素性無胆汁症（灰色便はあるが黄疸はない）．

p. atrophy 色素性萎縮．

p. cirrhosis 色素性肝硬変，色素沈着性肝硬変，＝hemochromatosis.

p. cirrhosis of liver 色素性肝硬変〔症〕．

p. degeneration 色素変性〔医学〕．

p. degeneration of globus pallidus 淡蒼球色素変性症〔医学〕．

p. disturbance 色素障害〔医学〕．

p. epithelium 色素沈着上皮，＝pigmented epithelium.

p. infiltration 色素浸潤〔医学〕．

p. layer 色素上皮層（網膜の10層中最も外層で，色素上皮細胞を含む）．

p. (liver) cirrhosis 色素沈着性肝硬変〔医学〕．

p. mole 色素いぼ（母斑）．

p. retinitis 色素性網膜炎．

p. retinopathy 網膜色素変性〔症〕，色素性網膜症．

p. syphilid(e) 色素性梅毒疹，色素性バラ疹，＝syphilis pigmentosa.

p. thrombus 色素性血栓〔医学〕．

pigmentatio macularis multiplex idiopathica 特発性多発性斑状色素沈着症．

pigmentatio petaloides actinica 光線性花弁状色素斑．

pig·men·ta·tion [pìgməntéiʃən] 色素沈着〔医学〕，色素症，皮膚着色症．

p. disorder 色素沈着障害〔医学〕．

p. of pregnancy 妊娠性色素沈着．

p. of skin 皮膚の色素沈着．

pig·ment·ed [pígməntid] 色素沈着〔の〕〔医学〕．

p. cataract 色素性白内障〔医学〕（虹彩の外傷によりその色素が外面から遊離した仮性白内障），＝Vos-

P

sius ring.
p. epithelium [TA] 虹彩内皮，= epithelium pigmentosum [L/TA].
p. epulis 色素性エプーリス.
p. hair epidermal nevus 色素性毛髪表皮〔性〕母斑.
p. layer [TA] 色素上皮層，= stratum pigmentosum [L/TA].
p. layer of ciliary body 毛様体色素上皮層，= stratum pigmenti corporis ciliaris.
p. layer of iris 虹彩色素上皮層，= stratum pigmenti iridis.
p. layer of retina 網膜色素上皮層，= stratum pigmenti retinae.
p. liver 色素沈着肝〔医学〕，着色肝.
p. mole 色素母斑，= nevus pigmentosus.
p. n(a)evus 色素性母斑〔医学〕(黒痣，母斑細胞母斑).
p. pretibial patch 前脛骨部色素斑.
p. purpuric dermatosis (PPD) 色素性紫斑性皮膚症.
p. purpuric lichenoid dermatitis 色素性紫斑性苔癬(せん)状皮膚炎〔医学〕，紫斑性色素性苔癬様皮膚炎.
p. purpuric lichenoid dermatosis 紫斑性色素性苔癬様皮膚症.
p. spot 色素斑.
p. villonodular synovitis (PVS) 色素性絨毛結節性滑膜炎，絨毛結節性滑膜炎(びまん性腱鞘巨細胞腫．病因は不明の，主に関節内に生じる腫瘍類似疾患)，= diffuse giant cell tumor of tendon sheath.
p. villonodular tenosynovitis 色素性絨毛結節性滑膜炎.
pig·ment·less sal·tant [pigméntles sǽltənt] 色無株，無色株(*Penicillium chrysogenum* の無色株についていう).
pig·men·to·gen·e·sis [pìgməntədʒénisis] 色素発生.
pig·men·tol·y·sin [pìgməntálisin] 色素溶解素(色素の崩壊を起こす溶解素).
pig·men·tol·y·sis [pìgməntálisis] 色素崩壊.
pig·men·to·phage [pigméntəfeidʒ] 色素食細胞〔医学〕，= chromophage.
pig·men·to·phore [pigméntəfɔ:r] 色素〔保有〕細胞〔医学〕，担色細胞，色素胞.
pigmento-sarcoma 色素肉腫.
pigmentous retinitis 色素性網膜炎〔医学〕.
pigmentous urticaria 色素性じんま疹〔医学〕.
pig·men·tum [pigméntəm] 色素.
p. indicum 藍色素.
p. nigrum 黒色素(眼球脈絡膜内面の色素).
pig·ment·u·ria [pìgməntjú:riə] 色素尿症〔医学〕.
pig·my [pígmi] ピグミー(小人)，= pygmy.
Pignet, Maurice-Charles-Joseph [pignéi] ピネー(1871生，フランスの軍医).
P. formula ピネー公式(F=H−(C+W)で，Hは身長(cm)，Cは最大吸気における胸囲(cm)，Wは体重(kg)，F<10は非常に強壮，10〜15は強壮，15〜20は良好，20〜25は平常，25〜30は虚弱，F>30は非常に虚弱と分類される).
P. index ピネー指数〔医学〕(身長から体重と胸囲とを減じた値で徴兵基準の指針).
pig·ri·tis [pigráitis] アルコール中毒による鈍麻.
pigtail catheter ピッグテールカテーテル.
pig·weed [pígwi:d] アカザ(しばしばアレルギー抗原となる).
PIH ① pregnancy induced hypertension 妊娠誘発性高血圧〔症〕，妊娠高血圧症候群の略．② prolactin inhibiting hormone プロラクチン分泌抑制ホルモンの略.
pi·i·tis [paiáitis] 軟膜炎，= leptomeningitis.
Pijper, Adrianus [pí:pər] ピーペル(南アフリカの病理学者).
P. halometer ピーペルハロメータ(Bock のハロメータと同様に光の回折現象を利用して，赤血球の平均直径を測る器械).
pike perch (ヨーロッパ産の淡水魚の一種)，= *Stizostedion vitreum*.
Pil, pil pilula ピル，丸薬の略，= pill.
pi·la [páilə] 柱．複 pilae．形 pillar.
pi·lar [páilər] 毛〔の〕〔医学〕，= pilary.
p. cyst 毛嚢胞，皮脂嚢胞(嚢腫).
p. tumor of scalp 頭皮の毛髪腫瘍.
pi·las·ter [pailǽstər] 壁柱(特に大腿骨の粗線についていう)．形 pilastered.
pilastered femur (粗線が隆起する大腿骨).
pi·la·tion [pailéiʃən] 毛状骨折〔医学〕(頭蓋骨などの).
pil·chard [píltʃə:d] (ニシン〔鰊，鯡〕，イワシ〔鰯〕などに類似の魚).
p. oil ニシン油.
Pilcher, Lewis Stephen [píltʃər] ピルチャー(1845-1934，アメリカの外科医).
P. bag ピルチャー袋(Hagner 袋の改良型で，止血とともに尿道からの排膿をも行い得るもの).
Pilcz, Alexander [pílts] ピルツ(1871-1954，オーストリアの神経科医).
Pilcz, Jan [pílts] ピルツ(1870-1931，ポーランドの神経科医)，= Piltz, Jan.
P. reflex ピルツ反射(患者の注意が突然にある物体に引かれるときに起こる瞳孔の変化)，= attention reflex.
P. sign ピルツ徴候(奇異瞳孔現象)，= paradoxical pupil phenomenon.
P. treatment ピルツ療法(丹毒毒素を注射する進行性麻痺の療法).
P.-Westphal phenomenon ピルツ・ウェストファール現象(奇異瞳孔反射とも呼ばれ，①眼瞼を強制的に閉鎖するか，また，開いているものを急に閉じるときに起こる縮瞳と，それに続く散瞳．②光束で刺激しても縮瞳が起こらない瞳孔強直)，= paradoxical pupillary phenomenon.
pile [páil] ①パイル，対．②原子炉．③痔核〔医学〕，= hemorrhoids.
p. clamp 痔核鉗子〔医学〕.
pi·le·ous [páiliəs] 毛の多い，= hairy.
p. gland 毛腺(毛胞の脂腺).
pi·le·um [páiliəm] ①脳半球．②胎児頭部に付着する羊膜片，= caul.
pi·le·us [páiliəs, píl–] ①菌傘(かさ)(マツタケなど帽菌類の子実体上部の傘状の部分)．②乳房．③頭部(鳥の).
p. ventriculi 十二指腸球〔部〕，= duodenal bulb, pyloric cap, bishop's cap.
pi·li [páilai] [L/TA] 毛，= hairs [TA]．単 pilus.
p. annulati 白輪毛，= ringed hair, leucotrichia annulare.
p. moniliformis 連珠毛.
p. tactiles 触毛.
p. torti 捻転毛(ねじれた毛).
pi·li·al [páiliəl] 線毛の〔医学〕.
pi·li·a·tion [pàiliéiʃən] 毛形成，= formation of hair.
piliferous cyst 毛巣嚢胞，= pilonidal cyst.
pi·li·form [páilifɔ:m] 毛状の，= filiform.
pi·li·gan [páiligæn] (南アメリカ産ヒカゲノカズラ属 *Lycopodium* の一種で，サウルーリン，サウロクシン，ピリガミンなどのアルカロイドを含有する).

pi·lig·a·nine ［pailígənin］ ピリガニン $C_{15}H_{24}N_2O$ (piligan に存在するアルカロイド)，＝ pilijanine.

pi·li·mic·tio ［pàilimíkʃiou］ 毛尿，＝ pilimiction.

pi·li·mic·tion ［pàilimíkʃən］ 毛尿［医学］(尿中に毛髪または粘液糸状片が排泄されること).

pi·lin ［páilin］ ピリン(スポンジオリピンと同じ組成の物質)，＝ spongiolipin.

pill ［píl］ ① 丸薬(薬品に賦形剤，結合剤または崩解剤を加え均等に練り合わせて球状としたもの)，＝ pilula. ② 経口避妊薬［医学］，ピル［医学］.

p. box 丸剤箱［医学］.

p. coating 丸皮［医学］.

p. counter 計粒器［医学］.

p. cutter 切丸器［医学］.

p. finisher 成丸器［医学］，＝ pill rounder.

p. machine 丸剤器［医学］.

p. mass 丸薬用錬剤，丸剤塊［医学］，＝ pillular mass.

p. mortar 丸剤乳鉢［医学］.

p. pipe 丸剤柱［医学］.

p. roller ピルローラ〔ー〕［医学］.

p.-rolling 丸薬まるめ様運動(錐体外路運動系の病変，特にパーキンソン病でみられる).

p.-rolling movement 丸剤製造様運動，銭勘定様運動(パーキンソン症候群における振戦運動).

p.-rolling phenomenon 丸薬まるめ運動.

p. rolling tremor 丸薬まるめ様振戦(パーキンソン病にみられる手の振戦).

p. rounder 成丸器［医学］.

p. spatula 丸剤へら［医学］.

pil·lar ［pílər］ 柱.

p. cell 柱状細胞(コルチ器の境界細胞)，＝ tunnel-cells.

pillars of diaphragm 横隔膜柱(中脚，外側脚，内側脚の総称).

pillars of fauces 口峡柱(口蓋弓)，＝ arcus palatini.

pillars of fornix 弓隆柱(前脳弓柱および後脳弓柱との総称).

pil·let ［pílet］ 小丸薬(剤)［医学］，＝ tablet.

pil·leum ［píliəm］ ＝ pileum，pileus，pilleus.

pil·leus ［píliəs］ ＝ pileum，pileus，pilleum.

pil·li·form ［páilifɔ:m］ 毛状の［医学］，＝ piliform.

pil·lion ［píljən］ 仮義足(鞍褥，座褥の意味).

p. fracture 後部座席骨折(自転車またはオートバイの衝突に際し後席便乗者が受ける下腿骨下端のT字形骨折).

pil·lo·tin ［pílətin］ ピロチン(ウバタマ［烏羽玉］にあるアルカロイドの一つ).

pil·low ［pílou］ 枕.

p. alopecia 枕はげ［医学］.

p. habit 睡眠癖［医学］.

p. splint 枕副子(枕の下に板を当てた応急用副子).

pil(o)- ［pil(ou), pail-, -l(ə)］ 毛の意味を表す接頭語.

pi·lo·be·zoar ［pàloubí:zɔ:r］ 毛髪球(胃や腸管内の)，毛髪胃石，＝ trichobezoar.

Pi·lob·o·lus ［pailábələs］ ミズタマカビ属(糞土に好んで発生するカビ).

pi·lo·car·pi·dine ［pàilouká:pidin］ ピロカルピジン $C_{10}H_{14}N_2O_2$ (*Pilocarpus* 属植物の葉から得られるアルカロイドで，ピロカルピン分子のNに付加している CH_3 のない化合物).

pi·lo·car·pine ［pàilouká:pi:n］ ピロカルピン(ミカン科 *Pilocarpus* 属植物の葉に存在するアルカロイド)，＝ pilocarpinum.

p. hydrochloride ピロカルピン塩酸塩 $C_{11}H_{16}N_2O_2 \cdot HCl$: 244.72 (塩酸ピロカルピン．イミダゾール－フラノン系副交感神経興奮薬．ムスカリン様受容体に作用して薬効を示す．主に眼科領域で縮瞳薬，緑内障治療薬として用いられる).

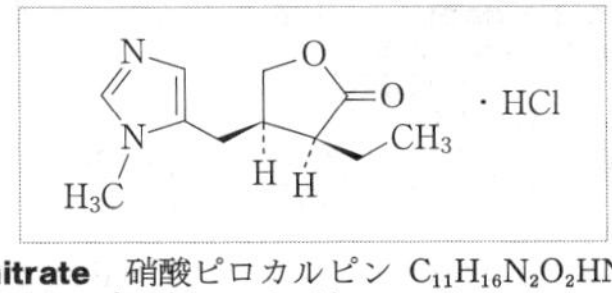

p. nitrate 硝酸ピロカルピン $C_{11}H_{16}N_2O_2HNO_3$ (縮瞳薬として広く用いられる)，＝ pilocarpinae nitras.

p. phenate 石炭酸ピロカルピン(ピロカルピンの石炭酸塩で，結核，マラリアなどに用いられた油状液)，＝ pilocarpinae phenas，aseptolin.

p. test ピロカルピン試験(自律神経検査法の一つで，100倍塩酸ピロカルピン溶液0.5〜1.0mL皮下注射後，2時間にわたり，発汗，流涎，鼻汁増加，脈拍増，皮膚潮紅などを観察する).

p. treatment ピロカルピン〔発汗〕療法(主として Politzer が内耳性難聴に用いた発汗療法).

pi·lo·car·pin·ic ac·id ［pàiloukɑ:pínik ǽsid］ ピロカルピン酸 $(CH_3)C_3H_2N_2CH_2CH(CH_2OH)CH(C_2H_5)COOH$ (ピロカルピンの水解によりラクトン基を開裂したもの).

Pi·lo·car·pus ［pàilouká:pəs］ (ミカン科の一属).

P. pennatifolius ヤボランジ(葉はピロカルピンの原料)，＝ jaborandi.

pi·lo·cer·e·ine ［pàilousirí:in］ ピロセレイン $C_{30}H_{44}N_2O_4$ (サボテンの一種から得られる毒性アルカロイド)，＝ pilocerine.

pi·lo·cys·tic ［pàiləsístik］ 毛包の.

pi·lo·cy·tic ［pàilousáitik］ 毛様細胞の.

p. astrocytoma 毛様性星細胞腫［医学］，毛様細胞性星状細胞腫(星状膠細胞由来の最も良性のグリオーマ).

pi·lo·e·rec·tion ［pàilouirékʃən］ 起毛，立毛［医学］，けばだち［医学］.

pi·lo·jec·tion ［pàiləʤékʃən］ 毛注入〔術〕.

pi·lo·lei·o·my·o·ma ［pàiloulàioumaióumə］ 立毛筋性平滑筋腫.

pi·lol·o·gy ［pailáləʤi］ 毛髪学.

pi·lo·ma·tri·co·ma ［pàilouméitrikoumə］ 毛母腫，石灰化上皮腫.

pi·lo·ma·trix·o·ma ［pàiloumèitriksóumə］ 毛母腫，＝ calcifying epithelioma.

pi·lo·mo·tor ［pàiloumóutər］ 毛髪運動の，立毛性の(立毛筋 arrectores pilorum などの機能についていう).

p. contraction 立毛筋収縮［医学］.

p. fiber 起毛〔神経〕線維(毛包小筋肉を支配する無髄線維).

p. mechanism 毛髪運動機転.

p. nerve 起毛神経(起毛筋の攣縮を起こして，毛髪を勃起させるもの).

p. reaction 立毛〔筋〕反応［医学］.

p. reflex 立毛反射，起毛筋反射［医学］(皮膚に寒冷のような刺激を突然与えると現れる鳥肌現象).

pilon fracture ピロン骨折.

pi·lo·ni·dal ［pàilounáidəl］ 毛巣の.

p. cyst 毛床嚢胞，毛巣嚢胞［医学］(腰椎部にみられる先天性の奇形腫で，しばしば毛髪が存在し，瘻孔をつくって炎症を誘発する．また軍用ジープに乗る兵士にも起こるのでジープ病と呼ばれる)，＝ pilonidal sinus，jeep disease.

p. disease 毛巣嚢病［医学］.

p. fistula 毛巣瘻，＝ pilonidal cyst.

p. sinus 毛巣洞［医学］，毛巣嚢胞，＝ coccygeal

sinus.

pi·lop·ic ac·id [pailápik ǽsid] ピロプ酸 $C_7H_{10}O_4$.

pi·lose [páilous] 有毛の，毛様の，= pilous.

pi·lo·se·ba·ceous [pàilousibéiʃəs] 毛包脂腺の.

p. apparatus 毛脂器.

p. system 毛包脂腺系［医学］.

p. unit 毛包脂腺系.

pi·lo·sine [páiləsin] ピロシン $C_{16}H_{18}N_2O_3$（ピロカルピン母液から得られる結晶アルカロイド），= carpiline.

pi·lo·sis [pailóusis] 多毛症，= hirsuties, pilosism.

pi·los·i·ty [pailásiti] 多毛性（軟らかく細い毛の），= hairiness.

pi·lot [páilət] 手先，手引き，試験.

p. ballon 風測気球，= pibal.

p. plant 予備生産［医学］.

p. project 試験的〔研究開発〕計画［医学］.

p. study 予備実験［医学］，試験的調査.

p. test 試験調査，= pilot survey.

p. tube 手引き試験管（予備試験を行うために被検物を採集するもの）.

pilous nevus 獣皮様母斑［医学］.

Piltz, Jan [píltz] → Pilcz, Jan.

pil·u·la (pil) [pílulə] 丸薬，= pill. 複 pilulae. 形 pilular.

pilular extract 軟エキス〔剤〕［医学］，丸薬用エキス（生薬の浸出液を濃縮して水あめ状の稠度とした製剤）.

pilular mass 丸薬用錬剤.

pil·ule [pílju:l] 丸薬，= pillet.

pi·lum [páiləm] パイラム（薬剤師の用いる乳棒）.

pi·lus [páiləs] 毛（け），線毛，刺毛. 複 pili.

pi·mar·ic ac·id [pimǽrik ǽsid] ピマール酸 $C_{20}H_{30}O_2$（2つの構造異性体があり，ヨーロッパ産テルペンチンの約8〜10%を占める酸性樹脂）.

pi·ma·rin·ic ac·id [pìmərínik ǽsid] ピマリン酸 $C_{14}H_{22}O_2$（ヨーロッパ産テルペンチンの約6〜8%を占める酸性樹脂）.

pi·ma·ro·bic ac·id [pìməróubik ǽsid] ピマロープ酸 $C_{18}H_{26}O_2$（ヨーロッパ産テルペンチンの約50〜84%を占める酸性樹脂）.

pi·mel·ic ac·id [pimélik ǽsid] ピメリン酸 $COOH(CH_2)_5COOH$（ヒマシ油の酸化により得られる二塩基性酸）.

pim·e·lin-ke·tone [píməlin kí:toun] ピメリンケトン，= cyclohexanone.

pim·e·li·tis [pìməláitis] 脂肪織炎.

pimel(o)- [piməl(ou), -l(ə)] 脂肪との関係を表す接頭語.

pim·e·lo·ma [pìməlóumə] 脂肪腫，= lipoma.

pim·e·lop·ter·yg·i·um [pìməloutərídʒiəm] 脂肪翼状片.

pim·e·lor·rhea [pìməlɔrí:ə] 脂肪便，脂肪性下痢［医学］.

pim·e·lor·thop·nea [pìməlɔ:θápniə] 肥満性呼吸困難.

pim·e·lo·sis [pìməlóusis] ①脂肪変性. ②肥満症.

pim·e·loyl [píməlɔil] ピメロイル基$(CO(CH_2)_5CO)$.

pim·el·u·ria [pìməljú:riə] 脂肪尿〔症〕，= lipuria.

Pi·men·ta [piméntə] ピメンタ属（フトモモ科の一属）.

P. racemosa （ベイラム，ベイ油の原料植物）.

pimenta oil ピメンタ油（*Pimenta* の果実を蒸留して得られる揮発油で，オイゲノール65%を含有する），= oleum pimentae, allspice oil.

pi·men·to [piméntou] ピメント，= pimenta.

p. oil ピメント油［医学］.

pi·mo·zide [páiməzaid, pím-] ピモジド 化 1-〔1-[4,4-*bis*-(*p*-fluorophenyl)butyl]4-piperidyl〕2-benzimidazolinone（精神安定薬）.

pim·per·nel [pímpə:nel] ピンペンネル（ピンピネラ属植物の根茎）.

Pim·pi·nel·la [pìmpinélə] アニス属（セリ科の一属）.

P. anisum （anise の原植物）.

P. saxifraga （根茎はピンピネリン，イソピンピネリン，イソベルガプテンなどのアルカロイドを含有する），= burnet saxifraga.

pim·pi·nel·lin [pimpáinəlin] ピンピネリン $C_{10}H_4OCOO(OCH_3)_2$（セリ科植物 *Pimpinella saxifraga* の根にあるアルカロイド）.

pim·ple [pímpl] 面皰（にきび），= comedo.

p. mite 毛包虫（にきびダニ）.

pin [pín] ピン，留針.

p.-and-tube appliance 釘管装置［医学］.

p. callus （骨髄内の予備的仮骨）.

p. clip tentering ピン幅出し［医学］.

p.-cushion distortion 糸巻形ひずみ［医学］.

p. map 点地図［医学］.

p. prick ピンプリック［医学］.

p. prick test ピン痛覚検査.

Pi·na·ce·ae [pinéisii:] マツ科.

pin·a·chrome [pínəkroum] ピナクローム，= isocyanine.

pin·a·col [pínəkɔ:l] ピナコール，= pinacone.

pi·nac·o·lin [pinǽkəlin] ピナコリン 化 3,3-dimethyl-2-butanone $(CH_3)_3COCCH_3$（無色油状液で，ペパーミントのような芳香物），= pinacolone.

pin·a·co·lone [pínəkəloun] = pinacolin.

pin·a·cone [pínəkoun] ピナコーン 化2,3-dimethyl-2,3-butanediol $(CH_3)_2C(OH)C(OH)(CH_3)_2$（無色の結晶でグリコールに属する高級アルコールでショウノウ様の香気を放つ），= pinacol.

pin·a·cy·a·nol [pìnəsáiənɔ:l] ピナシアノール $C_{25}H_{25}N_2I$（赤色光線に対して感応する感光材料，または組織染色色素として用いる carbocyanine の一つ）.

pi·nane [páinein] ピナン $C_{10}H_{18}$（二環式テルペンの基本飽和炭化水素の一つ）.

Pinard, Adolphe [pinár] ピナール（1844-1934，フランスの産科医）.

P. maneuver ピナール手技（殿位分娩において胎児の膝を一側に移動させ，足を引き下げて牽引する方法）.

P. sign ピナール徴候（1878年に記載した殿位の徴候で，子宮底部を圧迫すると鋭痛が起こる）.

Pinaud triangle = Pirogoff triangle.

pince-ci·seaux [péns sizó:] [F] 虹彩切開刀.

pince-nez 鼻眼鏡［医学］.

pince·ment [pɛnsmán] [F]（マッサージにおいてつね（抓）る運動），= pinching.

pincer nail 巻き爪，やっとこ状爪.

pin·cers [pínsə:z] ① 鑷子（じょうし），螯（はさみ）. ② ウマの中切歯（2個ある）.

p. mechanism はさみ込み機構.

pin·cet(te) [pínset] ピンセット，鑷子.

pinch [píntʃ] つまみ［医学］（指でつまむ）.

p. cock ピンチコック［医学］，挟止（はさみどめ）.

p. graft つまみどり植皮〔皮〕.

Pinck·ne·ya [piŋkní:jə]（アカネ科の一属. アメリカの政治家 Charles Cotesworth Pinekney (1746-1825) にちなむ）.

P. pubens （アメリカ南部産の淹木で，その樹皮は収斂薬として用いられる）.

Pinctada martensii アコヤガイ（真珠貝），= pearl oyster.

pin·cush·ion [pinkúʃən] 針さし，糸巻き.

Pindborg, Jens J. [píndbɔ̀:rg] ピンドボルグ(1921–1995, デンマークの口腔病理学者).

P. tumor ピンドボルグ腫瘍.

pin·do·lol [píndəlɔ:l] ピンドロール ㊗ (*RS*)-1-(1*H*-indol-4-yloxy)-3-isopropylaminopropan-2-ol $C_{14}H_{20}N_2O_2$: 248.32(交感神経 β 受容体遮断薬, 抗不整脈薬, 抗高血圧薬, 狭心症治療薬).

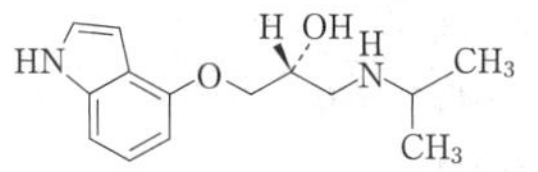

および鏡像異性体

pine [páin] マツ[松](マツ科植物の一般名で, 薬用に供し, テルペンチン, 樹脂, タール, 瀝青, 揮発油の原料).

p. camphor ピノール, = pinol.

p. charcoal 松炭.

p. cone oil (マツの毬果から得られる揮発油).

p. leaf oil マツ葉油.

p.-needle bath トウヒ(唐檜)浴.

p.-needle oil マツ葉油, 針葉油(マツの一種 *Pinus sylvestris* の葉から得られる香油で, 浴剤または吸入剤に利用される), = abies oil.

p. oil 松油(粗製テルペンチン), = Siberian fir oil.

p. resin 松脂.

p. tar 松根タール, 木タール, = pix pini, pix liquida.

p. tar oil 松脂油, マツタール油.

p. tar ointment 松脂軟膏, 木タール軟膏〔医学〕(木タール50%を黄色軟膏に溶解したもの), = unguentum picis pini, unguentum picis liquidae.

p. wood test 松材試験(インドール証明法で, マツの小棒を濃塩酸に浸して被検液に入れるとピンク色を呈する).

pin·e·al [píniəl] 松果体の.

p. body [TA] 松果体, = corpus pineale [L/TA].

p. calcification 松果体石灰化〔医学〕.

p. calculus 松果体結石〔医学〕, 松果腺結石.

p. cells 松果体細胞〔医学〕.

p. eye 上生眼, 頭頂眼, = parietal eye.

p. gland [TA] 松果体, = glandula pinealis [L/TA].

p. habena 松果体手綱, = pineal hebenula.

p. macrogenitosomia 松果体性大性器症.

p. nerve [TA] 松果体神経*, = nervus pinealis [L/TA].

p. peduncle 松果体脚.

p. recess [TA] 松果陥凹, = recessus pinealis [L/TA].

p. stria 松果体線条, = stria medullaris.

p. syndrome 松果体症候群(外陰部および生殖器の早熟, 長骨の異常発育, 水頭体などの症候群で, 松果体機能障害によるもの), = epiphyseal syndrome, Pellizzi s., macrogenitosomia praecox.

p. tumor 松果体部腫瘍〔医学〕(松果体およびその近傍に発生する腫瘍をいう).

p. ventricle 松果体室(胚における腔の残遺物).

pin·e·al·ec·to·my [pìniəléktəmi] 松果体切除〔術〕〔医学〕.

pin·e·al·ism [píniəlizəm] 松果体分泌異常.

pin·e·a·lo·blas·to·ma [pìniəloublæstóumə] 松果体芽〔細胞〕腫〔医学〕, = pineoblastoma.

pin·e·a·lo·cyte [píniələsait] 松果体細胞.

pin·e·a·lo·ma [pìniəlóumə] 松果体腫〔医学〕(松果体に起こるまれな腫瘍で, 大きな円形の実質細胞と, 小さい濃染する被膜細胞とからなり, シルヴィウス水道を閉塞するために内水頭症を誘発する).

pin·e·a·lop·a·thy [pìniəlápəθi] 松果体病.

pine·apple [páinæpl] パイナップル[鳳梨](*Ananas comosus* の果実で, bromelin と称する酵素を含む).

p. test パイナップル試験(胃液中のブチル酸検出法で, 胃液のエーテル抽出物に強硫酸とアルコールを滴下すると, パイナップルの臭気を放つブチル酸エチルが放出される).

pinecone-shaped 松果状の〔医学〕.

Pinel, Philippe [pínəl] ピネル(1745–1826, フランスの精神科医).

P. system ピネル方式, ピネル療法(強制的束縛を用いない精神病者の治療法で, 1801年刊行の単行書 Mental Alienation 中に詳細が記載されている).

pi·ne·l·lia(e) tu·ber [pinélii: tjú:bər] ハンゲ[半夏](カラスビシャク *Pinellia ternata* のコルク層除去の塊茎. えぐ味など刺激がありアルカロイド, アミノ酸を含む. 漢方で鎮痛, 鎮咳, 去痰などに用いられる. 半夏厚朴湯など).

pi·nene [páini:n] ピネン ㊗ 2,6,6-trimethylbicyclo[3,1,1]-2-heptene $C_{10}H_{16}$(テレビン油の主成分で, α- および β- の 2 異性体がある).

p. hydrochloride 塩酸ピネン, = bornyl chloride.

1-pinene 1-ピネン, = terebenthene.

pin·e·o·blas·to·ma [pìnioublæstóumə] 松果体芽〔細胞〕腫〔医学〕, = pinealoblastoma.

pin·e·o·cy·to·ma [pìniousaitóumə] 松果体細胞腫〔医学〕.

ping-pong bone ピンポン骨.

ping-pong fracture ピンポン骨折(頭蓋骨骨折. ピンポン球を押してできる陥凹と似ており陥没部を持ち上げると整復される).

ping-pong mechanism ピンポン機構.

pin·guec·u·la [piŋgwékjulə] 瞼裂斑〔医学〕, 結膜脂肪斑(老人の球結膜瞼裂にみられる黄色結合織斑点), = pinguicula.

pin·guid [píŋgwid] 脂肪様の, 油を塗ったような, = fat, unctuous.

pin·guin [píŋgwin] ピングイン, = alantol.

pinhole collimator ピンホール〔型〕コリメータ〔医学〕.

pinhole os 針穴状の小さい子宮口.

pinhole pupil 縮瞳(針の目瞳孔).

pi·nic ac·id [páinik ǽsid] ピン酸 $C_9H_{14}O_4$(α-pinene の酸化物).

pin·i·form [páinifɔ:m, píni-] 松果状の〔医学〕, まつかさ状の〔医学〕.

pin·ing [páiniŋ] やせ病(カリウム, コバルト, 鉄などの欠乏したスコットランドの草食動物に起こる栄養失調症).

pi·nite [páinait] ピニット ㊗ inositol-monomethylether $C_6H_5(OH)_5OCH_3$(*Pinus lambertiana* の果汁から得られる甘味物質), = pinitol, matecite, sennite.

pink [píŋk] ピンク, 紅色.

p.-brush (歯槽膿漏 pyorrhea の俗名).

p. disease ピンク病〔医学〕, 紅色病, = erythredema polyneuropathy.

p. eye ピンクアイ〔医学〕, 急性カタル性結膜炎(主として Koch-Weeks 菌による), = acute inflammatory conjunctivitis, Koch-Weeks conjunctivitis.

p. puffer 赤あえぎ型(慢性閉塞性肺疾患(COLD)の)〔医学〕.

p.-root (スピゲリア属植物), = *Spigelia*.

p.-salt ピンク塩 $(NH_4)_2[SnCl_6]$(ヘキサクロロスズ酸アンモニウム).

p. spot 淡紅色斑〔医学〕.

p. tetralogy 非青色性四徴症〔医学〕.

p. tooth ピンク歯.

Pinkerton-Moorer re·ac·tion [píŋkə:tən mú:rər riǽkʃən] ピンカートン・モーラー反応（陰嚢が腫脹し鞘膜内に貯留した滲出液中にリケッチアが発見される反応）.

Pinkus, Felix [píŋkəs] ピンクス（1868-1947, ドイツの皮膚科医）.

P. disease ピンクス病（光沢苔癬），= lichen nitidus (1901).

P. tumor ピンクス腫瘍，ピンクス型基底細胞癌.

pin·ledge [pínledʒ] ピンレッジ（一部被覆冠の一種で，短釘舌面板），= lingual plate with short pin.

pinless tooth 無ピン義歯（有孔陶歯），= diatoric tooth.

Pin·na [pínə] ハボウキガイ［羽箒貝］属（ハボウキガイ科の一属）.

pin·na [pínə] [TA] ① 耳介，= auricula [L/TA]. ② 耳翼. ③ ひれ（鰭）. ④ 羽片（植物）. 複 pinnae. 形 pinnal, pinnate.

p. abdominalis 腹鰭.

p. analis 臀鰭.

p. aurium 耳介.

p. caudalis 尾鰭.

p. dorsalis 背鰭.

p. nasi 鼻翼，= ala nasi.

p.-rachis 葉片中軸.

p. reflex 耳翼反射.

p. ventralis = pinna abdominalis.

pin·na·glo·bin [pìnəglóubin] ピンナグロビン $C_{729}H_{985}N_{183}MnS_4O_{210}$（ハボウキガイ *Pinna* に存在する褐色呼吸色素で，鉄の代わりにマンガンを含有する血液タンパク質. Griffiths によって見つけられた）.

pin·nate [píneit] 羽状の.

p. compound leaf 羽状複葉.

pin·ning [píniŋ] 鋼線刺入，鋼線固定［医学］.

Pin·ni·pe·dia [pìnipí:diə] 鰭脚亜目（食肉目の一亜目で，オットセイなどを含む）.

pin·nule [pínju:l] 照準儀（1物体に向かう視線の方向すなわち視軸を定め，または2つの物体に向かう視線の間の角度を測る器械）.

pin·o·car·ve·ol [pìnəká:vio:l] ピノカルベオール $(CH_3)_2C{=}C_6H_7(OH){=}CH_3$（ユーカリから得られるテルペンアルコール）.

pin·o·car·vone [pìnəká:voun] ピノカルボーン 化 2-methylene-6,6-dimethyl-bicyclo [3,1,1]-heptanone-(3) $C_{10}H_{14}O$.

pin·o·cyte [pínəsait, páin-] 吸水細胞，飲細胞.

pin·o·cy·to·sis [pìnəsaitóusis, pàinə-] ピノサイトーシス，飲作用（液状の物質を微細な細胞膜の陥入によって細胞質内に含液小胞として取り込むこと. 食作用 phagocytosis に対立する語）.

pinocytotic vesicle 飲作用小胞［医学］.

pi·nol [páino:l] ピノール $C_{10}H_{16}O$（マツ葉に存在するショウノウの異性体），= pine camphor.

pi·no·lin [páinəlin] ピノリン（コロホニウムを熱分解するとき得られる）.

pi·non·ic ac·id [painánik ǽsid] ピノン酸 $C_{10}H_{16}O_3$（α-pinene の酸化物）.

pin·o·some [pínəsoum, páin-] ピノソーム，飲作用胞.

pi·no·syl·vine [pàinəsílvin] ピノシルビン 化 trans-3,5-dioxystilbene $C_{14}H_{12}O_2$（強力な殺菌薬）.

pi·no·ther·a·py [pàinəθérəpi] = peinotherapy.

Pi·no·yel·la sim·i·i [pàinəjélə símiai]（白癬菌の一種で，サルの脱毛症の病因をなす）.

pin·point [pínpɔint] ピンポイント.

p. pupil 針先大瞳孔［医学］，針穴瞳孔.

Pins, Emil [pínz] ピンス（1845-1913, オーストリアの医師）.

P. sign ピンス徴候（心膜炎の徴候で，患者が膝胸位をとるとき胸膜炎様の症状が消失する），= Pins syndrome, Ewart sign.

P. syndrome ピンス症候群.

pint [páint] パイント（16液量オンス，または473.18 mL に相当し，略号 pt によって表す），= octarius.

pin·ta [píntə] ピンタ，熱帯白斑性皮膚病（皮膚露出部に落屑性斑，白，赤，青，紫，黒色の着色斑を生じ，融合して拡大し，瘙痒強く，斑面の皮膚肥厚，乾燥して悪臭を放ち化膿，潰瘍化する疾患），= carate, pinto.

p. fever ピンタ熱.

pin·tad·o [pintǽdou] ピンタ患者.

pin·tid [píntid] ピンタ紅斑疹.

Pintner-Patterson test [píntnər pǽtə:sən tést] ピントナー・パタソン試験（具体的対象物を処理し得る能力を検査する方法）.

Pi·nus [páinəs] マツ［松］属（マツ科の一属）.

P. albicaulis アメリカシロゴヨウ，= whitebark pine.

P. lambertiana 砂糖マツ.

P. mugo モンタナマツ.

P. pinaster カイガンショウ，カイガンマツ（テレピン油の原料植物）.

P. pinea イタリアカサマツ.

P. strobus ストローブマツ（内皮から白マツ樹皮を採る）.

P. sylvestris オウシュウアカマツ，セイヨウアカマツ.

P. taeda テーダマツ（アメリカ乳香 thus americanum の原植物）.

pi·nus [páinəs] 松果体，= pineal gland.

pin·worm [pínwə:m] 蟯（ぎょう）虫，= *Enterobius vermicularis*, seatworm.

p. infection 蟯虫症，= enterobiasis, oxyuriasis.

pio- [paiou, -aiə] 脂肪との関係を表す接頭語.

pi·o·ep·i·the·li·um [pàiouèpiθí:liəm] 脂肪性上皮.

pi·o·gli·ta·zone [paiouglítəzoun] ピオグリタゾン（インスリン抵抗性改善薬，チアゾリン系薬剤）.

pi·on [páiən] パイ（π）中間子（陽子と中性子とを結合させて原子核を形成する仲介者として1935年湯川がその存在を予言，1947年確認された），= π-mesons.

pi·o·neer [paiəníər] 先駆物，先覚者，開祖（草分け）.

p. bacteria 先行菌［医学］.

p. plant 先駆植物.

pi·o·ne·mia [pàiouní:miə] 脂肪血症.

Piorkowski, Max [pìɔ:kɔ́vski:] ピオルコウスキー（1866生，ドイツの細菌学者）.

P. medium ピオルコウスキー培地（陳腐な尿，ペプトン，ゲラチンからなる培地で，チフス菌の鑑別に用いられる），= Piorkowski urine-gelatin.

P. stain ピオルコウスキー染色（変色性顆粒の染出法で，アルカリ性メチレンブルーで染めた標本を3%塩酸アルコールで脱色した後，1%エオジン水溶液で後染する）.

P. test ピオルコウスキー試験（ピオルコウスキー培地を用いての腸チフス菌培養法）.

Piorry, Pierre Adolphe [píəri:] ピヤリ（1794-1879, フランスの医師. 中間物を用いる打診法を再検討し，打診槌 pleximeter を発明した（1866））.

pi·or·thop·(o)nea [pàiɔ:θápniə] 肥満性起座呼吸（肥満による座位呼吸），= pimelorthopnea.

pi·o·scope [páiəskoup] 脂肪計.

Piotrowski, Alexander [pi:outrɔvski:] ピオトロウスキー（1878-1933, ドイツの神経科医）.

P. sign ピオトロウスキー徴候（脛骨筋を打診する

とき足の背屈および回外が起こるが，これが極度であれば中枢神経系の器質的病変を表す)，= anticus reflex.

PIP joint proximal interphalangeal joint 近位指(趾)節間関節.

pi·pam·a·zine [paipǽməzi:n] ピパマジン ㊗ 10-[3-(4-carbamoylpiperidino)-propyl]-2-chlorophenothiazine (鎮吐・鎮静薬).

pi·pam·per·one [paipǽmpəroun] ピパンペロン ㊗ 1′-[3-(*p*-fluorobenzoyl)propyl][1,4-bipiperidine]-4′-carboxamide(精神安定薬)，= R3345，floropipamide.

pi·pax·in [paipǽksin] ピパキシン ㊗ 2-diphenylacetyl-1,2-diketo hydrindrindene (抗凝血薬).

pi·paz·e·thate [paipǽzəθeit] ピパゼタート ㊗ 2-(2-piperid-1-ylethoxy) ethyl 1-azaphenothiazine-10-carboxylate (鎮咳薬)，= D254，SKF70230-A，SQ 15874，pipazetate hydrochloride.

pipe [páip] 管，笛.

p.-smoker's cancer パイプ喫煙者癌.

pip·e·col·ic ac·id [pìpəkálik ǽsid] ピペコール酸 ㊗ piperidine-2-carboxylic acid (ネズミにおいてリジンの代謝により生ずるアミノ酸).

pipemidic acid trihydrate ピペミド酸三水和物 $C_{14}H_{17}N_5O_3 \cdot 3H_2O$: 357.36 (ピペミド酸水和物，抗細菌薬．細菌の DNA 複製を阻害する，グラム陰性桿菌に強い抗菌作用).

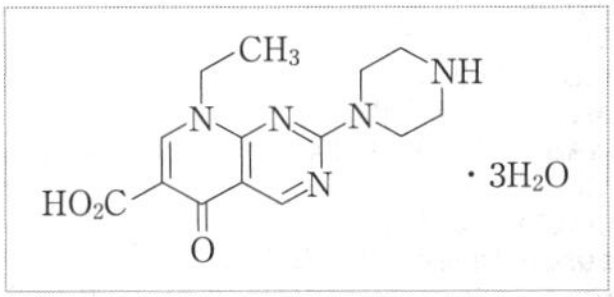

Pi·per [páipər] コショウ属(コショウ科の一属).

P. betle キンマ(そしゃくコショウ).

P. longum インドナガコショウ，ヒハツ [蓽発].

P. methysticum カワカワ，カバ，= kawa-kawa, kava.

P. nigrum クロコショウ [黒胡椒].

Piper, E. B. [páipə:r] パイパー (1881-1935，アメリカの産婦人科医).

P. forceps パイパー〔産科〕鉗子(1929年考案された鉗子で，骨盤位の場合に，後続児頭遂娩の目的に用いる).

Pi·pe·ra·ce·ae [pàipəréisii:] コショウ科.

pi·per·a·cet·a·zine [pàipərəsétəzi:n] ピペラセタジン ㊗ 10-〔3-[4-(2-hydroxyethyl)-1-piperazinyl]propyl〕phenothiazin-2-yl methyl ketone (精神安定薬)，= PC1421，SC9794.

piperacillin sodium ピペラシリンナトリウム $C_{23}H_{26}N_5NaO_7S$: 539.54 (β-ラクタム系抗生物質．細菌細胞壁のペプチドグリカン合成阻害).

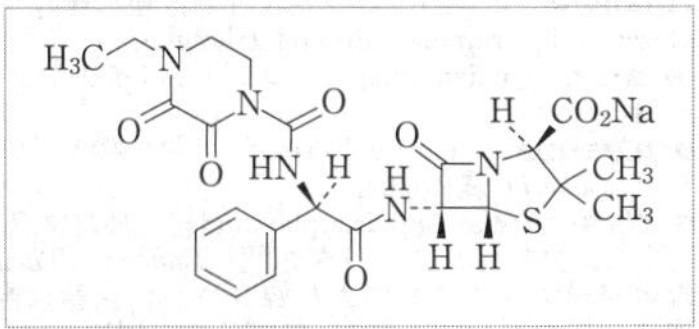

pi·per·az·i·dine [pàipərǽzidi:n, pip-] ピペラジジン，= piperazine.

pi·per·a·zine [paipérəzi:n, pip-] ピペラジン ㊗ diethylenediamine (駆虫薬).

p. adipate ピペラジンアジピン酸塩 ㊗ piperazine hexanedioate $C_4H_{10}N_2 \cdot C_6H_{10}O_4$: 232.28 (アジピン酸ピペラジン．駆虫薬，主に回虫，せん虫の駆除に対して用いる).

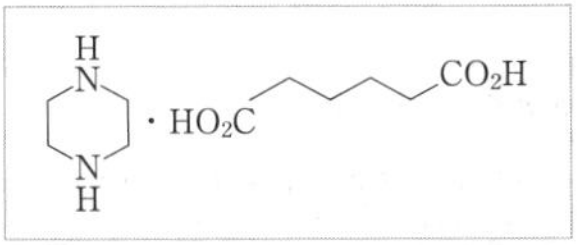

p. citrate クエン酸ピペラジン(糸状虫 *Enterobius vermicularis*，回虫 *Ascaris lumbricoides* などに対する有効な駆虫薬).

p. estrone sulfate 硫酸ピペラジンエストロン(結合エストロンの一つ).

p. gluconate ピペラジングルコン酸塩(駆虫薬)，= vermizine.

p. hydrate 抱水ピペラジン(クエン酸ピペラジン 0.137%のシロップ剤).

p. phosphate ピペラジンリン酸塩 ㊗ piperazine monophosphate monohydrate $C_4H_{10}N_2 \cdot H_3PO_4 \cdot H_2O$: 202.15 (リン酸ピペラジン．ピペラジン系駆虫薬．回虫および蟯虫の駆除に用いる).

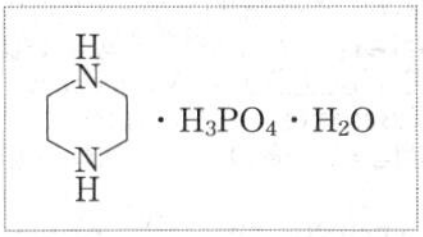

p. quinate キニン酸ピペラジン(尿酸溶媒として用いられる).

p. tartrate 酒石酸ピペラジン(経口用駆虫薬).

pi·per·ic ac·id [paipérik, pip- ǽsid] ピペリン酸 ㊗ 5-(3′,4′-methylenedioxyphenyl)-2,4-pentadienoic acid $C_{12}H_{10}O_4$ (結晶性不飽和酸).

pi·per·i·dine [paipéridi:n, pip-] ピペリジン ㊗ hexahydropyridine (piperine のアルカリ水解により得られ，黒コショウ中に少量存在するアルカロイド).

p. bitartrate 二酒石酸ピペリジン(尿酸の溶媒).

p. guaiacolate グアヤコル酸ピペリジン，= guaiaperol.

pi·per·id·i·no [pàipərídinou, pip-] ピペリジノ基 ($C_5H_{10}N$-(1位のみ)).

pi·per·id·o·late hy·dro·chlo·ride [pàipərídəleit hàidroukló:raid] ピペリドラート塩酸塩 ㊗ 1-ethyl-3-piperidyl diphenylacetate hydrochloride (抗コリン作用薬，痙攣性疼痛に用いられる).

pi·per·i·dyl [paipéridil, pip-] ピペリジル基 ($C_5H_{10}N$- (2-，3-，および 4-)).

pi·per·i·dyl·i·dene [pàipəridílidi:n, pip-] ピペリジリデン基 (C_5H_9N=).

pi·per·ine [pípəri:n] ピペリン ㊗ 1-piperoylpiperidine $C_{17}H_{19}NO_3$ (黒コショウ *Piper nigrum* から得られるアルカロイドで，解熱作用，殺虫作用がある).

pi·per·ism [pípərizəm] コショウ中毒症.

pi·per·i·tol [paipéritɔ:l, pip-] ピペリトール $C_{10}H_{16}O$ (ユーカリ油に存在する精油).

pi·per·i·tone [paipéritoun, pip-] ピペリトン $C_{10}H_{16}O$ (ユーカリ油から得られる精油).

pi·per·o·caine hy·dro·chlo·ride [páipərəkein, píp- hàidroukló:raid] ピペロカイン塩酸塩 ㊗ *dl*-benzoyl-γ-(2-methylpiperidino)propanol hydrochloride (局所または脊髄麻酔薬).

pi·per·o·nal [paipá:rənæl, pípə-] ピペロナール ㊗ dioxymethylene-protocatechuic aldehyde C_8H_6O

P

(5%濃度のヒマシ油およびアルコール溶液としてシラミの駆除薬に用いる．着香料)．

pi·per·o·nyl [paipə́:rənil, pípə–] ピペロニル基 (3,4-$(CH_2O_2)C_6H_3CH_2$–)．

p.-alcohol ピペロニルアルコール(芳香族アルコール)．

p. aldehyde ピペロニルアルデヒド，= piperonal.

pi·per·o·nyl·ic ac·id [pipə̀:rənílik ǽsid] ピペロニル酸 $C_8H_6O_4$.

pi·per·o·nyl·i·dene [pipə̀:rənílidi:n] ピペロニリデン基 (3,4-$(CH_2O_2)C_6H_3CH$=)．

pi·per·o·nyl·oyl [pipə̀:rəníləil] ピペロニロイル基 (3,4-$(CH_2O_2)C_6H_3CO$–)．

pi·per·ov·a·tine [pìpərɑ́vətin] ピペロバチン $C_{16}H_{21}O_2N$ (*Piper* 属の一種の果実に存在するアルカロイドで，神経抑制薬)．

pi·per·ox·ane [pìpərɑ́ksein] ピペロキサン ㊇ 2-(1-piperidylmethyl)-1,4-benzodioxane (アドレナリン分解作用に基づく自律神経遮断を起こすため降圧薬として用いられ，褐色細胞腫の診断にも利用される)．

p. hydrochloride 塩酸ピペロキサン $C_{14}H_{19}NO_2$.

p. test ピペロキサン(ベンゾダイオキサン)試験(この物質が血漿中のアドレナリン，アルテレノールおよびその近縁化合物を分解する作用を示すので，その分解度を測定してクローム親和系腫瘍 pheochromocytoma に随伴する持続的高血圧の検出に利用する)．

pipestem artery パイプ柄状動脈(強度の動脈硬化症にみられる石灰沈着)，= Mönckeberg degeneration.

pipestem cirrhosis 日本住血吸虫性肝硬変(大きい門脈枝を囲む結合織のパイプ吹口様瘢痕を特徴とするもの)．

pi·pet(te) [paipét, pip–] [F] ピペット〔医学〕，滴管〔医学〕，小管，微量管(pipe の縮小型)．

p. support ピペット台．

p. washer ピペット洗浄器．

pi·pet·ting [paipétiŋ] ピペット操作〔医学〕．

Pip·i·dae [pípidi:] ピパ科(両生類の一科，コモリガエル．舌が退化している)，= tongueless frogs, aglossal toads.

pip·ing [páipiŋ] 配管〔医学〕．

Pipistrellus abramus アブラコウモリ〔油蝙蝠〕(イエコウモリ)，= Japanese house bat.

pi·pit·za·ho·ac [pàipitzəhouǽk, pip–] ピピトザホアク(メキシコ産キク科 *Perezia* 属植物などの根茎を乾燥した峻下薬)，= pipitzahuac.

pi·pit·za·ho·ic ac·id [pàipitzəhóuik, pip– ǽsid] ピピトザホイック酸 $C_{15}H_{19}(OH)_2$ (*Trixis pipitzahuac* の根茎に存在する黄金色化合物で，下薬として用いられる)．

pip·o·bro·man [pìpoubróumən] ピポブロマン ㊇ 4-*bis*(3-bromopropionyl) piperazine (エトキシ系アルキル化剤，慢性骨髄性白血病，真性多血症に用いられている)，= A8103, NSC25145.

pi·po·sul·fan [pàipəsʌ́lfæn] ピポスルファン ㊇ 1,4-dihydracryloylpiperazine dimethanesulfonate (抗腫瘍薬)，= A20968, Nsc47774.

pip·ra·drol hy·dro·chlo·ride [píprədrɔ:l hàidrouklɔ́:raid] ピプラドロル塩酸塩 ㊇ 2-(2-piperidyl)-diphenylcarbinol (アンフェタミンに類似の作用を示し，中枢神経刺激薬)．

PIPS percutaneous intrahepatic portal-systemic shunt 経皮的肝内門脈静脈短絡術の略．

pip·syl chlo·ride [pípsil klɔ́:raid] 塩化ピプシル(㊇ *p*-iodophenyl-sulfonyl chloride の略称)．

Pip·ta·de·nia [piptədí:niə] ピプタデニア(ブラジル産植物で，その種子から parica と称する麻酔性嗅薬をつくる)．

pip·to·nych·ia [piptəníkiə] 脱爪．

pi·qûre [pikjú:r] [F] 穿刺．

p. diabetes 糖〔穿〕刺(C. Bernard が1855年に動物に行った方法で，第四脳室底部を穿刺すると持続的な糖尿が出現する)．

pi·re·nox·ine [pàirənɑ́ksi:n] ピレノキシン ㊇ 1-hydroxy-5-oxo-5*H*-pyrido[3,2-*a*]phenoxazine-3-carboxylic acid $C_{16}H_8N_2O_5$: 308.25 (白内障治療薬)．

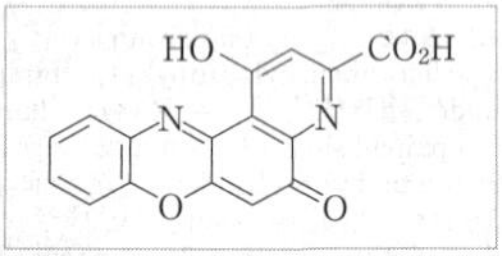

Piria, Raffaele [píriə] ピリア(1815–1865, イタリアの化学者．1839年サリシン salicin を単離し，チロシンの検出法を考案した．この方法は硫酸，炭酸バリウム，塩化第二鉄を試薬として用い，紫色の呈色反応を陽性とする．Piria 試験とも呼ばれる)．

P. acid ピリア酸，= naphthionic acid.

Pirie, George A. [píri:] ピリー(1864–1929, スコットランドの放射線科医)．

P. bone ピリー骨(まれに距骨頭の上方に発見される小骨で，距舟状骨とも呼ばれる)．

pir·i·form [pírifɔ:m] ナシ〔梨〕状の，= pyriform.

p. aperture [TA] 梨状口，= apertura piriformis [L/TA].

p. area 梨状野．

p. cortex 梨状皮質．

p. fossa [TA] 梨状陥凹，= recessus piriformis [L/TA].

p. muscle 梨状筋．

p. neuron layer 梨状細胞層．

p. recess [TA] 梨状陥凹，= recessus piriformis [L/TA].

p. sinus 梨状陥凹．

p. sinus fistula 梨状窩瘻〔医学〕．

pir·i·for·mis [pìrifɔ́:mis] [TA] 梨状筋，= musculus piriformis [L/TA].

p. fascia [TA] 梨状筋筋膜，= fascia musculi piriformis [L/TA].

p. muscle 梨状筋．

Piringer Kuchinka, Alexandra [pirínə:r] ピリンガー(1912生，オーストリアの病理学者)．

P. lymphadenitis ピリンガーリンパ節炎(トキソプラズマ性リンパ節炎)．

Pirogoff, Nikolai Ivanovich [pí:rəgɑf] ピロゴッフ(1810–1881, ロシアの外科医)．

P. amputation ピロゴッフ切断〔術〕(脛腓骨下端部断端に踵骨の一部を接合させる Syme 法の類似方法)．

P. angle ピロゴッフ角(内頸静脈と鎖骨下静脈とのなす角．静脈角)，= venous angle.

P. operation ピロゴッフ手術(足部切断術式)．

P. triangle ピロゴッフ三角(舌下舌骨三角)，= hypoglossohyoid triangle, Pinaud triangle.

pi·rol·a·tin [pairɑ́lətin] ピロラチン(イチヤクソウの成分)．

Pi·ro·plas·ma [pàirouplǽzmə] ピロプラズマ(バベシア *Babesia* 属の旧名)．

Pi·ro·plas·mi·da [pàirouplǽzmidə] ピロプラズマ目(原虫，アピコンプレックス門．*Babesia*, *Theileria* 属などが属す．マダニにより媒介され，家畜に発熱，貧血，血尿などを起こす(ピロプラズマ症))．

pi·ro·plas·mo·sis [pàirəplæzmóusis, pirə–] ピロプラズマ症〔医学〕(ピロプラズマに属する原虫による感染症)，= babesiosis. 形 piroplasmotic.

pir·pro·fen [piəpróufən] ピルプロフェン ㊇ 3-chloro-4-(3-pyrrolin-1-yl) hydratropic acid（抗炎症薬）.

Pirquet von Cesenatico, Clemens Peter ［piəkéi］ ピルケー（1874-1929，オーストリアの小児科医．小児栄養学における研究で有名，また1907年皮膚に切傷をつくって行うツベルクリン皮膚反応 cutaneous tuberculin test を発表，同年にアレルギー allergy という単語を提唱した．1905年 Bela Schick と共同で血清病を記載し，癌の原因についても研究した）.

P. v. C. index ピルケー指数（体重のg数を10倍し，座高のcm数で除し，その商の立方根で表す値）.

P. v. C. reaction ピルケー反応［医学］（皮下ツベルクリン試験）.

P. v. C. test ピルケー試験.

Pis·ces ［písiːz, páis-, píski:-］ 魚類［魚上綱］（脊椎動物門の一綱で，生涯水中に生活する冷血動物），= fishes.

Pis·cid·ia ［pisídiə］（マメ科の一属）.

P. piscipula ウオトリマメ（樹皮は弱い鎮痛薬），= Jamaica dogwood.

pis·cid·ic ac·id ［pisídik ǽsid］ ピシド酸 $C_{11}H_{10}O_7$（*Piscidia piscipula* に存在する二塩基酸）.

pis·ci·din ［písidin］ ピシジン $C_{29}H_{24}O_3$（*Piscidia piscipula* に存在する鎮痛，鎮痙性物質）.

pis·ci·form ［páisifɔːm］ 魚形の［医学］.

p. cataract 魚形白内障［医学］.

pis·ci·na ［pisíːnə］ 湯槽，風呂桶.

pi·si·form ［páisifɔːm］ [TA] ① 豆状骨（「ずじょうこつ」ともいう），= os pisiforme [L/TA]. ② マメ状の，マメのように扁平な.

p. bone 豆状骨，扁平骨，= os pisiforme.

p. joint [TA] 豆状骨関節，= articulatio ossis pisiformis [L/TA].

pi·si·for·mis ［pàisifɔ́ːmis］ 豆状骨.

Piskacek, Ludeig ［pískətʃek］ ピスカセック（1854-1932，ハンガリーの産科医）.

P. sign ピスカセック徴候（子宮体部の非対称的腫脹で，妊娠初期の一症候）.

P. uterus ピスカセック子宮（子宮の一角に着床し，非対称性に大きくなった妊娠子宮）.

Piso, Guillaume le = Pois, Guillaume le.

pisocuneiform joint 豆状楔状骨関節.

pisohamate ligament [TA] 豆鈎靱帯，= ligamentum pisohamatum [L/TA].

pi·so·ha·ma·tum ［pàisouhəméitəm］ 豆鈎.

pisometacarpal ligament [TA] 豆中手靱帯，= ligamentum pisometacarpale [L/TA].

pisotriquetral joint 豆三角関節，豆状骨関節.

pisounciform ligament 豆鈎靱帯，= ligamentum pisohamatum.

pisouncinate ligament 豆鈎靱帯.

Pis·ta·cia ［pistéiʃiə］ カイノキ属（ウルシ科の一属）.

P. vera フスダシウ（ピスタシオ実の原植物），= pistachio.

pis·ta·cite ［pístəsait］ 緑簾石，= epidote.

Pis·tia stra·ti·o·tes ［pístiə strætióutiːs］ ボタンウキクサ（インド産樹木で，麻疹の治療に用いられる）.

pis·til ［pístil］ 雌蕊めしべ（心皮 carpella の癒合したもの）. 形 pistillate.

pis·til·lum ［pístiləm］ 雌蕊，= pistil.

pistol-shot femoral sound ピストル射撃大腿動脈音.

pistol-shot pulse （動脈が突然拡張し，次いで虚脱するもの）.

pistol-shot sound ピストル〔様〕音.

pis·ton ［pístən］ ピストン.

p. action ピストン運動.

p. air pump ピストンポンプ.

p. flow ピストン流れ.

p. gauge ピストン圧力計.

p. pulse ピストン脈.

Pi·sum ［páisəm］ エンドウ［豌豆］属（マメ科植物）.

P. sativum エンドウ，= pea.

pit ［pít］ ① 小窩. ② 咬合面窩（歯の）. ③ 膜孔（植物）. 形 pitted.

p. and fissure caries 小窩裂溝う蝕.

p. and fissure sealant 小窩・裂溝充填材［医学］.

p. and fissure sealing method 小窩裂溝填塞法［医学］.

p. and waste water 鉱廃水［医学］.

p. caries 小窩う（齲）蝕.

p. of stomach 胃窩（前胃部），= scrobiculus cordis.

p. viper （マムシ亜科の毒ヘビで，口と鼻との中間に小窩のあるもの）.

p. viper venom マムシ毒.

pitch ［pítʃ］ ① 瀝青（タールの蒸留により得られる暗黒色残渣で，低温では固体となり，加温すると液体となる），= pix. ② 音調の高さ（音を発する振動の数）. ③ ピッチ（ネジの1回転で進む軸距離）.

p. discrimination 音調識別［医学］.

p. hearing 絶対音感，= absolute hearing.

p. intelligibility 音高了解度［医学］.

p. modulation 音の高さの変調.

p. plaster 瀝青硬膏（ブルガンジー瀝青，乳香，樹脂，黄ろう（蝋），ニクズク，オリーブ油，水からつくったもの），タール硬膏［医学］.

p. wart 炭脂ゆうぜい.

p.-worker's cancer アスファルト労働者癌.

pitch·blende ［pítʃblend］ 瀝青ウラン鉱 UO_2（閃ウラン鉱の一種で，ウラン，ラジウムを含む鉱石）.

pitcher cell 水がめ状細胞（正常結膜にある）.

pitcher's humerus fracture 投手上腕骨折［医学］.

pitching fracture 投球骨折.

Pitfield fluid ピットフィールド液（アカシアゴム20gを水50mLに溶解し，氷酢酸50mLとゲンチアナバイオレット0.1gとを加えた白血球計算用希釈液）.

Pitfield, Robert L. ［pítfiːld］ ピットフィールド（1870-1942，アメリカの医師）.

P. sign ピットフィールド徴候（① 座位をとらせて腰方形筋を軽打すると腹壁表面にあてた手に波動を感じるのは腹水がたまった場合. ② 指を腰椎付近にあててほかの指で軽く曲げ胸水貯留部位を後方から叩打すると波動がみられる）.

pith ［píθ］ ① 木髄. ② 脳脊髄を穿刺する. → pithing. ③ 毛髄.

pith·e·coid ［píθəkɔid］ 類猿の.

p. idiot サル面痴呆，サル面白痴.

p. theory 類猿説（ヒトとサルは共通の祖先をもつとする説）.

pith·e·co·lo·bin ［pìθikəlóubin］（マメ科 *Pithecolobium* 属植物に存在するサポトキシンで，jengkol 中毒症を起こす）.

pi·thi·a·tism ［piθáiətizəm］ ピチアチスム（暗示により支配される疾病（ヒステリー）または療法）. 形 pithiatic.

pi·thi·a·try ［piθáiətri］ 説得療法，暗示療法. 形 pithiatric.

pith·ing ［píθiŋ］ 脊髄破壊［医学］，脳脊髄穿刺法（感覚を破壊する目的で，実験動物の脳脊髄を鈍針で穿刺する方法）.

p. animal 脊髄破壊動物.

pith·ode ［píθoud］ 桶状形成（核分裂に際し桶状の形態をつくる核紡錘をいう）.

Pitkin, George P. ［pítkin］ ピトキン（1885-1943，アメリカの外科医）.

P. menstruum ピトキン溶媒（ゼラチン，ブドウ糖，酢酸の混合物で，ヘパリン，プロカインと併用し

P

て凝血阻止の目的に使用する).
P. solution ピトキン液(脊髄麻酔液で，ノボカインとストリキニンのアルコール溶解).
Pitman test ピットマンの検定〔医学〕.
pit·om·e·ter [pitámitər] ピトー計(ピトー管の原理を利用してつくったもの).
Pitot, Henri [pítɑt] ピトー(1695–1771, フランスの物理学者).
P. tube ピトー〔総圧〕管(一端を開いた管を流れに平行におくと，よどみ点を生ずるので，管内の圧力を測れば流速が求められる)，= total pressure tube.
Pitres, Jean Albert [pítres] ピートル(1848–1927, フランスの医師).
P. area ピートル野.
P. sections ピートル切断面(脳皮質の運動中枢を研究するための横断面で，前頭前，茎前頭，前頭，頭頂，茎頭頂，後頭の6種があり，病理解剖の際標準に用いられる).
P. signs ピートル徴候(① 脊髄癆における精巣と陰嚢の感覚異常．② 滲出性胸膜炎における胸骨の前方変位).
pit·res·sin [pitrésin] ピトレシン(下垂体後葉ホルモン，バソプレシンの注射用製剤).
p. test ピトレシン試験〔医学〕.
pit·ted [pítid] ① 痘痕(あばた)のある．② 孔紋(植物の)．③ 凹点の.
p. tracheid 孔紋仮道管.
p. vessel 孔紋道管.
pit·ting [pítiŋ] ① 指圧痕〔医学〕，凹み(指で圧迫すると一時的な陥凹が生ずること)．② 痘痕(あばた)．③ 点状凹窩(爪の).
p. edema 圧痕浮腫〔医学〕，陥凹水腫(指圧による陥凹浮腫).
p. nail 爪甲点状凹窩(陥凹).
Pit·to·spo·ra·ce·ae [pìtəspɔ:réisii:] トベラ科.
Pitts op·er·a·tion [píts àpəréiʃən] ピッツ手術(下顎の上行枝の内縁に沿い，口中切開を行い，下歯槽神経を伸展する方法).
Pittsburgh pneumonia ピッツバーグ肺炎(レジオネラの一種).
pi·tu·i·cyte [pitjú:isait] 下垂体細胞(下垂体後葉にある紡錘形の細胞．神経膠細胞の一種).
pi·tu·i·cy·to·ma [pitjùisaitóumə] 下垂体細胞腫〔医学〕.
pi·tu·i·ta [pitjú:itə] 膠状粘液(鼻分泌物の).
pi·tu·i·ta·rism [pitjú:itərizəm] 下垂体〔機能〕障害〔医学〕(下垂体機能の病変).
pi·tu·i·ta·ri·um [pitjù:itǽriəm] 下垂体.
p. anterius 下垂体前葉薬.
p. posterius 下垂体後葉薬.
p. totum 全下垂体薬.
pi·tu·i·tary [pitjú:itəri] ① 下垂体〔性〕．② 脳下垂体製剤.
p. ablation 下垂体破壊術，= hypophysectomy.
p. abscess 下垂体膿瘍〔医学〕.
p. adamantinoma ① 下垂体エナメル上皮腫．② 頭蓋咽道腫.
p. adenoma 下垂体腺腫〔医学〕(主として下垂体前葉を形成する細胞の増殖による腫瘍で，頭蓋内腫瘍の約10%を占め，次の3種がある．① 嫌色素性細胞腺腫は主細胞のような原形質が淡明に染まる腫瘍細胞からなり，下垂体機能不全症を招来する．② 好酸性細胞腺腫は下垂体性巨人症を発現する．③ 好塩基性細胞腺腫は Cushing 病を引き起こす).
p. adiposity 下垂体性肥満〔症〕〔医学〕，〔脳〕下垂体性脂肪蓄積症.
p.-adrenal function test 下垂体・副腎皮質機能検査〔医学〕.
p.-adrenal system 下垂体・副腎皮質系〔医学〕.
p. adrenocortical insufficiency 下垂体性副腎皮質〔機能〕低下〔症〕〔医学〕.
p. adrenocortical system 下垂体-副腎皮質系.
p. amenorrhea 下垂体性無月経〔医学〕.
p. apoplexy 下垂体卒中〔医学〕.
p. appendage = hypophysis.
p. basophilism 下垂体性好塩基球増加〔症〕〔医学〕，下垂体好塩基性細胞腺腫(顔，胴に著明で，しかも四肢には現れない肥満症，亀背，高血圧，赤黒い特有の皮膚色，皮膚の線状萎縮，赤血球過多症などをきたし，組織学的に好塩基性細胞が増殖し，副腎皮質の肥大，生殖腺の萎縮が特徴である)，= basophilic anterior-lobe adenoma, basophilic hyperpituitarism, Cushing disease.
p. body 下垂体，脳下垂体〔医学〕，= pituitary gland.
p. cachectic 下垂体性悪液質の〔医学〕.
p. cachexia 下垂体性悪液質〔医学〕.
p. diabetes insipidus 下垂体性尿崩症〔医学〕.
p.-diencephalic system 下垂体間脳系(間脳，特に視床下部は自律神経中枢の集合であって下垂体と密接な関係をもつが，下垂体の病変を伴わず，視床下部のみの障害により尿崩症，脂肪症などが発現し得る).
p. disease 下垂体疾患〔医学〕.
p. diverticulum 下垂体憩室.
p. dwarf 〔脳〕下垂体性小人症，= Paltauf dwarf.
p. dwarfism 下垂体性小人症〔医学〕(下垂体からの成長ホルモン分泌低下による均斉のとれた成長障害(小人症)で，現在では成長ホルモン分泌不全性低身長症 growth hormone deficient short statue という語が使われている).
p. dystopia 下垂体異所症.
p. eunuchism 下垂体性宦官症〔医学〕，= hypophysis syndrome.
p. failure 下垂体不全〔医学〕.
p. fold 下垂体ヒダ.
p. fossa 下垂体窩(トルコ鞍)，= sella turcica.
p. function test 下垂体機能検査法〔医学〕.
p. gigantism 下垂体性巨人〔症〕〔医学〕.
p. gland [TA] 下垂体，= hypophysis [L/TA], glandula pituitaria [L/TA].
p. gland disease 下垂体疾患〔医学〕，= pituitary disease.
p. gland neoplasm 下垂体新生物(腫瘍)〔医学〕，= pituitary neoplasm.
p. gland physiology 下垂体生理学〔医学〕.
p. gland surgery 下垂体外科学〔医学〕，= pituitary surgery.
p. gland tumor 下垂体腫瘍〔医学〕，= pituitary tumor.
p. glycosuria 下垂体性糖尿〔医学〕.
p.-gonadal axis 下垂体性腺系〔医学〕.
p. gonadotrop(h)ic hormone 下垂体性性腺刺激ホルモン，= prolan.
p. gonadotropin 下垂体性性腺刺激ホルモン(ゴナドトロピン)〔医学〕.
p. growth hormone 下垂体性成長ホルモン〔医学〕，脳下垂体成長ホルモン.
p. hebin 下垂体前葉向生殖腺性成分.
p. hormone 下垂体ホルモン〔医学〕.
p. hormone release inhibiting hormone 下垂体ホルモン放出(分泌)抑制ホルモン〔医学〕.
p. hormone releasing hormone 下垂体ホルモン放出(分泌)ホルモン〔医学〕.
p. infantilism 下垂体性幼稚症〔医学〕，= hypophyseal infantilism.
p. involution 下垂体退縮.
p. irradiation 下垂体照射〔医学〕.

p. mammotropic hormone 下垂体性乳腺刺激ホルモン〔医学〕.
p. membrane 下垂膜，= schneiderian membrane.
p. myxedema 下垂体性粘液水腫〔医学〕.
p. nanism 下垂体〔性〕こびと症〔医学〕.
p. obesity 下垂体性肥満症（脂肪性器変性症ともいい，下垂体が腫瘍や膿胞により破壊されて起こる全身の脂肪蓄積および性器萎縮症）.
p. portal system 下垂体門脈系〔医学〕.
p. preparation 下垂体製剤〔医学〕.
p. pseudotabes 下垂体性偽性脊髄癆〔医学〕.
p. struma 下垂体性甲状腺腫〔医学〕.
p. syndrome 下垂体症候群，= Marie syndrome.
p.-thyroid loop 下垂体・甲状腺ループ〔医学〕.
p. tumors 下垂体腫瘍（色素嫌性腺腫 chromophobe adenoma，好酸性腺腫 eosinophilic adenoma，および好塩基性腺腫 basophilic adenoma）.
p. vesicle 下垂体胞.
pi·tu·i·tec·to·my ［pitjùitéktəmi］ 脳下垂体切除術，= hypophysectomy.
pi·tu·i·to·cyte ［pitjú:itəsait］ 後葉細胞〔医学〕，中枢性膠細胞〔医学〕.
pi·tu·i·to·trope ［pitjú:itətroup］ 粘液性体質者.
pi·tu·i·to·trop·ism ［pitjú:itətrɑpizəm］ 粘液性体質. 形 pituitotropic.
pi·tu·i·tous ［pitjú:itəs］ 粘液性〔の〕〔医学〕.
p. bronchiolitis 粘液〔性〕気管支炎〔医学〕.
p. catarrh 粘液〔性〕カタル〔医学〕.
pi·tu·i·trin ［pitjú:itrin］ ピツイトリン.
pi·tu·i·trism ［pitjú:itrizəm］ 脳下垂体分泌異常症.
pit·u·rine ［pítjuri:n］ ピチュリン $C_{12}H_{16}N_2$（ナス科 *Duboisia* 属植物から得られるアルカロイド）.
pit·y·ri·a·sic ［pìtiráiəsik］ 粃糠（ひこう）疹状の.
pit·y·ri·a·sis ［pìtiráiəsis］ 粃糠（ひこう）疹〔医学〕（皮膚の粃糠様落屑が起こる状態）. 形 pityriasic.
p. alba atrophicans 萎縮性白色粃糠疹.
p. amiantacea 石綿状癬.
p. capitis 頭部粃糠疹，= seborrheia sicca capitis.
p. circinata 連圏状粃糠疹（遠山），= p. rotunda.
p. furfuracea 乾性粃糠疹，= seborrheia sicca.
p. gravidarum 妊娠性粃糠疹（妊娠に伴う）.
p. lichenoides chronica 慢性苔癬様粃糠疹（Juliusberg），= dermatitis psoriasiformis nodularis, parapsoriasis lichenoides et guttata.
p. lichenoides et varioliformis acuta 急性痘瘡状苔癬状粃糠疹（紅斑，丘疹，小水疱，出血性壊疽性丘疹などが併発し，最後には瘢痕となる），= parapsoriasis varioliformis, Mucha-Habermann syndrome.
p. linguae 舌粃糠疹〔医学〕.
p. maculata 斑状粃糠疹，= pityriasis rosea.
p. maculosa chronica 慢性斑状粃糠疹（Rasch），= xanthoerythrodermia perstans.
p. nigra 黒色粃糠疹.
p. nostras （結節性白癬），= tinea nodosa.
p. pilaris 毛孔角化症，= keratosis pilaris.
p. rosea ジベルばら色粃糠疹（淡褐色の中心をもつ淡紅色斑点丘疹が生ずる躯幹の皮膚症. Gibert），= pityriasis circinata, herpes tonsurans maculosus.
p. rotunda 正円形粃糠疹（Matsuura），= pityriasis circinata.
p. rubra 紅色粃糠疹（全身皮膚は紅色に変じ，白色丘疹を発生する致死病. Hebra）.
p. rubra pilaris 毛孔性紅色粃糠疹（毛孔開口部に硬い尖形丘疹が生じ，角質充填が起こり，融合して鱗状斑点を形成する慢性炎症性皮膚疾患），= lichen ruber accuminatus.
p. sicca 乾性粃糠疹.
p. simplex 単純性粃糠疹，= dermatitis seborrheica.
p. steatoides 脂肪性粃糠疹（脂肪性皮膚炎の一型で，ろう（蝋）性落屑を起こし，瘙痒症と脱毛症とを伴うことがある）.
p. uterinum 子宮性肝斑，= chloasma uterinum.
p. versicolor 癜（でん）風〔医学〕，= tinea versicolor.
p. vulgaris 尋常性粃糠疹，= pityriasis simplex.
pit·y·ri·a·tic ［pitiráiətik］ 粃糠様.
pit·y·roid ［pítirɔid］ ぬか（糠）様の，粃糠状の，= branny.
Pit·y·ros·po·rum ［pìtiráspərəm］ ピチロスポルム属（旧称）. → *Malassezia*.
piv·a·late ［pívəleit］ ピバレート（ピバリン酸（トリメチル酢酸）の塩またはエステル），= trimethylacetate.
pi·val·ic ac·id ［paivǽlik ǽsid］ ピバル酸 $(CH_3)_3CCOOH$（吉草酸 valeric acid の一異性体），= trimethyl-acetic acid.
pi·val·i·zid ［paivǽlizid］ ピバリジッド 化 *N*-isonicotinoyl-*N′*-2,2′-(dimethyl-3-hydroxypropylidine) hydrazine（結核治療薬）.
pi·va·loyl ［páivəlɔil］ ピバロイル基（$(CH_3)_3CCO-$），= pivalyl.
PIVKA protein induced by vitamin K absence ビタミンK欠乏時に出現するタンパク質の略.
pivmecillinam hydrochloride ピブメシリナム塩酸塩 $C_{21}H_{33}N_3O_5S \cdot HCl$：476.03（塩酸ピブメシリナム. β-ラクタム系抗生物質. グラム陰性桿菌の大腸菌，肺炎桿菌，プロテウス属，エンテロバクター属，シトロバクター属などに対して強い抗菌作用を示すがグラム陽性菌に対しては抗菌力は弱い）.

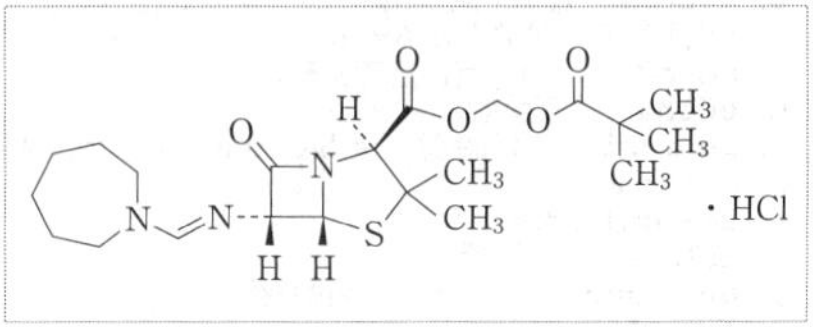

piv·ot ［pívət］ ① 合釘（歯科用の）. ② 枢軸，尖軸. ③ 車軸. 形 pivotal.
p. crown 合釘継続歯，= post crown, dowel c..
p. extractor 合釘抜き.
p. joint ［TA］① 車軸関節，= articulatio trochoidea ［L/TA］. ② 枢軸関節，軸転関節，= trochoid joint, rotary j..
p. point 回転中心〔医学〕.
p. shift test ピボット〔シフト〕試験，軸移動テスト.
p. tooth 合釘継続歯.
pivotal line かなめ線.
pix ［píks］ 釘青，松脂，= pitch.
p. carbonis 瀝青，= pix lithanthracis, coal-tar.
p. pini 松脂，= pix liquida, pine-tar.
pix·el ［píksəl］ 画素〔医学〕，ピクセル〔医学〕.
P-J interval P-J 間隔（心電図でP波開始からQRS群の終りまでの時間）.
PK psychokinesia 精神的遠隔操作の略.
PK reaction PK 反応，= Prausnitz-Küstner r..
P-K test P-K 試験，= Prausnitz-Küstner reaction.
pκ 電解質解離指数（酸の電離定数を κ とするとき，$p\kappa = -\log_{10}\kappa$ によって定義される量で，水素指数 pH とともに，溶液中の酸または塩基の性質を量的に表す値. 血漿中の H_2CO_3 および $NaHCO_3$ の解離にも用いられる）.
PKC ① paroxysmal kinesigenic choreoathetosis 発作性運動誘発性舞踏アテトーゼの略. ② protein kinase C

プロテインキナーゼC の略.
PKDL post kala-azar dermal leishmaniasis の略.
PKU phenylketonuria フェニルケトン尿症の略.
PL ① product liability 製造物責任の略. ② prolactin プロラクチンの略.
PLA$_2$ phospholipase A_2 ホスホリパーゼA_2の略.
Place, Edwin Hemphill [pléis] プレイス(1880生, アメリカの医師. 1926年に Lee Sutton および Otto Willner と共同で, ハバリル熱 Haverhill fever に関する観察を発表した).
place [pléis] 場所, 位置.
p. cell 場所細胞 [医学] (1971年, O'Keefe により発見された, 脳内の空間認知システムを構成する細胞).
p. coding 場所符号化.
p. isomerism 位置異性, = position isomerism.
p. of declaration 届出地 [医学].
p. of occurrence 発生地 [医学].
p. of residence 常住地 [医学].
p. theory 場所説 [医学], 聴覚場所説 (Helmholtz の共鳴説で説明しがたい事実が多くあるので, 共鳴はさらに広い領域にわたるものとし, 慣性要素である内リンパと, 弾性要素である基底膜とした蝸牛殻全体を一つの振動系とみなす学説).
pla·ce·bo [pləsí:bou] プラセボ [医学], 偽薬 [医学].
p. effect プラセボ効果 [医学].
p. non-reactor プラセボ非反応者 [医学].
p. reactor プラセボ反応者 [医学].
p. response プラセボ反応 [医学].
pla·cen·ta [pləséntə] 胎盤, = afterbirth. 複 placentas, placentae. 形 placental, placentoid.
p. accreta 癒着〔性〕胎盤 [医学] (床脱落膜の欠損のため子宮筋に付着したもの).
p. accreta vera 真性癒着胎盤.
p. biloba 二葉胎盤.
p. bipartita 二裂胎盤, = bipartite placenta, placenta biloba.
p. circumvallata 周郭胎盤.
p. diffusa 散在胎盤.
p. dimidiata 半減胎盤 (二裂胎盤).
p. disorder 胎盤障害 [医学].
p. exchoriativa 絨毛膜外胎盤.
p. extrachorales 絨毛膜外胎盤.
p. fenestrata 有窓胎盤.
p. haemochorialis 血液絨毛膜性胎盤.
p. increta 嵌入胎盤.
p. isthmica 峡部胎盤 (前置胎盤).
p. lobata 分葉胎盤.
p. marginalis 辺縁性胎盤, = placenta marginata.
p. marginata 辺(有)縁性胎盤 [医学].
p. membranacea 模様胎盤.
p. multiloba 多葉胎盤, 分裂胎盤.
p. multipartita 分葉胎盤, = placenta multiloba.
p. nappiformis カブラ状胎盤, = placenta circumvallata.
p. obsoleta 廃頽胎盤 (血管の通じていない二裂胎盤の一つ).
p. panduriformis 提琴状胎盤.
p. percreta 穿通胎盤.
p. plasma 胎盤漿.
p. pr(a)evia 前置胎盤 (胎盤が内子宮口の部に位置するもので, 出血の原因をなす), = placenta isthmica, forelying placenta.
p. pr(a)evia centralis 中心性前置胎盤 (完全前置胎盤).
p. pr(a)evia marginalis 辺縁性前置胎盤.
p. pr(a)evia partialis 部分性前置胎盤.
p. previa 前置胎盤 [医学].
p. reflexa 反曲胎盤, 被包脱落膜 (辺縁部が肥厚して, あたかも上反したような胎盤).
p. reniformis 腎形胎盤.
p. sanguinis 血餅.
p. spuria 偽胎盤 (晩生脱落膜の部以外に絨毛が増殖して, それと真脱落膜との間に血管の交通がないもの).
p. succenturiata 副胎盤.
p. triloba 三葉胎盤.
p. tripartita 三裂胎盤.
p. triplex 三裂胎盤, = placenta tripartita.
p. truffée 梗塞胎盤.
p. uterina 子宮〔側〕胎盤, 母側胎盤, = uterine placenta.
p. velamentosa 臍帯卵膜付着胎盤, 卵膜胎盤.
pla·cen·tal [pləséntəl] ① 胎盤〔の〕 [医学]. ② 有胎盤類, = *Eutheria*.
p. abruption 胎盤早期剥離 [医学].
p. angioma 胎盤血管腫.
p. apoplexy 胎盤出血 [医学].
p. barrier 胎盤関門 [医学].
p. blood 胎盤血 [医学].
p. blood space 胎盤血液腔 (絨毛間裂孔).
p. bruit 胎盤雑音 [医学].
p. cavity 胎盤腔 [医学].
p. circulation 胎盤循環 [医学], = fetal circulation.
p. corticoid 胎盤性コルチコイド.
p. cyst 胎盤嚢胞 [医学].
p. dysfunction 胎盤機能不全〔症〕 [医学].
p. dysfunction syndrome (PDS) 胎盤機能不全症候群 [医学].
p. embryology 胎盤発生学 [医学].
p. extract 胎盤抽出物 [医学].
p. function test 胎盤機能検査法 [医学].
p. gonadotropin 胎盤性腺刺激ホルモン.
p. groove 胎盤溝 [医学].
p. growth hormone 胎盤成長ホルモン.
p. hormone 胎盤ホルモン [医学], = chorionic gonadotropin.
p. immunity 胎盤性免疫 [医学] (子宮内免疫).
p. incarceration 胎盤嵌頓 [医学].
p. infarct 胎盤梗塞 [医学], = infarct of placenta.
p. infection 胎盤感染 [医学].
p. insufficiency 胎盤機能不全 [医学].
p. lactogen 胎盤性乳腺刺激ホルモン [医学].
p. lactogenic hormone 胎盤性乳腺刺激ホルモン [医学].
p. lobe 胎盤分葉 [医学].
p. localization 胎盤位置測定〔法〕 [医学].
p. mammotropic hormone 胎盤性乳腺刺激ホルモン [医学].
p. membrane 胎盤膜 [医学] (母体と胎児との血流をへだてる半透膜), = placental barrier.
p. murmur 胎盤雑音 [医学], = placental bruit.
p. parasite 臍帯寄生体 [医学], 胎盤寄生体, = omphalosite.
p. parasitic twin 胎盤寄生双生児 (胎児).
p. passage 胎盤移行 [医学].
p. plasmodium 胎盤合胞体, = syncytium.
p. pole 胎盤極.
p. polyp 胎盤ポリープ [医学] (流産時子宮内に残留した胎盤片に血液が浸潤し, またはその表面に凝血が反復付着して大小のポリープが生じたもの).
p. protein 胎盤性タンパク.
p. respiration 胎盤呼吸 [医学], = fetal respiration.
p. rest 胎盤残片.
p. separation 胎盤剥離 [医学], = separation of placenta.
p. septum 胎盤中隔 [医学].

p. sign 胎盤徴候（受精卵の着床の際起こる軽い子宮内膜出血）.
p. site 胎盤付着部.
p. site trophoblastic tumor 胎盤性絨毛腫瘍.
p. souffle 胎盤雑音.
p. stage 後産期［医学］，胎盤期（分娩において胎盤および卵膜が娩出される期）.
p. sulfatase deficiency 胎盤スルファターゼ欠損〔症〕.
p. thrombosis 胎盤血栓症［医学］（① 胎盤血栓の正常形成. ② 胎盤血栓が子宮静脈へ延長すること）.
p. tissue 胎盤組織［医学］.
p. transfer 胎盤移行［医学］，胎盤通過（一般には胎盤における高分子物質の通過はないが，IgG クラスの免疫グロブリンは，妊娠後も効率よく移行する）.
p. transfusion 胎盤血輸血.
p. transfusion syndrome 胎盤輸血症候群［医学］.
p. villi 胎盤絨毛［医学］.
p. zone 胎盤帯（胎盤の付着する子宮内膜の部分）.
pla·cen·ta·tion ［plæsəntéiʃən］ 胎盤形成［医学］.
pla·cen·tin ［pləséntin］ 胎盤エキス.
plac·en·ti·tis ［plæsəntáitis］ 胎盤炎，= placunitis.
pla·cen·to·cy·to·tox·in ［pləsèntousàitətáksin］ 胎盤細胞毒素.
plac·en·tog·ra·phy ［plæsəntágrəfi］ 胎盤造影〔法〕［医学］.
pla·cen·toid ［pləséntɔid］ 胎盤の，胎盤様の.
plac·en·tol·y·sin ［plæsəntálisin］ 胎盤溶解素（胎盤組織の乳剤を注射して得られる動物血清中の抗体），= syncytiolysin.
plac·en·to·ma ［plæsəntóumə］ 胎盤腫（残留胎盤から発生する新生物），= placuntoma.
placentomaternal unit 胎盤母体ユニット［医学］.
plac·en·top·a·thy ［plæsəntápəθi］ 胎盤疾病.
pla·cen·to·ther·a·py ［pləsèntəθérəpi］ 胎盤組織療法.
pla·cen·to·tox·in ［pləséntətaksin］ 胎盤性毒素（妊娠中毒を起こすと考えられる合胞体細胞の毒素）.
placer gold 砂金，= alluvial gold.
Placido da Costa, Antonio ［plɑ:sidou］ プラシド（1848–1916，ポルトガルの眼科医）.
P. disk プラシド角膜計（1882年に考案された角膜計の一種）.
placing reaction 踏み出し反応［医学］，定位反応［医学］（大脳皮質が関与する姿勢反応で，動物を目かくしして，その身体を机の端に接触させると，ただちに上肢を挙げて机端にかけて立ち上がろうとする反応）.
placing reflex 踏み直り反射（固体に身体が触れるときの姿勢反射）.
plac·o·ba·sis ［plækəbéisis］ 基板（楯鱗ともいい，サメ（鮫）類に特有の鱗），= placoid scale，basalplate.
plac·ode ［plǽkoud］ 板（胎児における器官の原基をなす板状上皮が肥厚した部分）. 形 placoid.
plac·oid ［plǽkɔid］ 鎧状の，板鱗の.
p. fishes 板鱗魚.
p. scale 楯鱗，板状鱗片.
p. tooth 板状歯（エイ［鱝］などの歯）.
plac·un·ti·tis ［plækəntáitis］ 胎盤炎，= placentitis.
plac·un·to·ma ［plækəntóumə］ 胎盤腫，= placentoma.
plad·a·ro·ma ［plædəróumə］ 眼瞼軟腫，= soft tumor of eyelid，pladarosis.
plad·a·ro·sis ［plædəróusis］ 眼瞼軟腫，= pladaroma.
plafond fracture 脛骨天蓋骨折.
plagio– ［pleiʤiou，–ʤiə］ 斜の意味を表す接頭語.
plagiocephalic idiocy 斜頭性白痴.
pla·gi·o·ceph·a·lism ［plèiʤiəséfəlizəm］ 斜頭，= plagiocephaly. 形 plagiocephalic，plagiocephalous.
pla·gio·ceph·a·lous ［plèiʤiəséfələs］ 斜頭〔蓋〕［医学］.
pla·gio·ceph·a·ly ［plèiʤiəséfəli］ 斜頭〔蓋〕〔症〕［医学］.
pla·gi·o·clase ［pléiʤiəkleis］ 斜長石（三斜晶系の長石で，ソーダ石灰長石 soda-lime feldspar のようなもの）.
pla·gi·o·ge·ot·ro·pism ［plèiʤiouʤiátrəpizəm］ 傾斜屈地性，斜地性（地球引力に対して斜位に植物が発生すること）. 形 plagiogeotropic.
pla·gi·o·pa·ta·gi·um ［plèiʤioupətéiʤiəm］ 横飛膜.
pla·gi·o·pho·tot·ro·pism ［plèiʤioufoutátrəpizəm］ 横光性，傾斜屈光性（斜光性）.
Pla·gi·or·chi·id·ae ［plèiʤiɔ́:kidi:］ プラジオルキス科（吸虫の一科，小形または中形で両端はやや尖り，わずかに細長い．左右の精巣は斜めに並び，腹吸盤の後方にある．魚類，両生類，爬虫類，鳥類，コウモリなどの腸管に寄生する）.
Pla·gi·or·chis ［plèiʤiɔ́:kis］ プラジオルキス属（吸虫，プラジオルキス科の一属．体は細長く，両精巣は前後に斜めに位置し，体の後半にある）.
P. muris （大きさ0.8〜2.2×0.24〜0.8(mm)，扁平で長楕円形，ネズミ，コウモリ，イヌ，ハト，ヒトなどの腸管に寄生する．第1中間宿主はモノアラガイ，ヒメモノアラガイ，第2中間宿主はユスリカ，ヌマエビ，ドジョウである）.
Pla·gi·o·rhyn·chus ［plèiʤiouríŋkəs］ プラジオリンクス属（鉤頭虫の一種，北アメリカのニワトリなどの小腸に寄生する）.
pla·gi·o·trop·ic ［plèiʤiətrápik］ 斜立の，斜生の，= plagiotropous.
plague ［pléig］ 悪疫［医学］，ペスト（*Yersinia pestis* による人獣共通感染症で，ネズミなどのげっ歯類のノミによって媒介される．腺ペスト bubonic p.，敗血性ペスト septicemic p.，肺ペスト pneumonic p.，皮膚ペスト cutaneous p.，ペスト性髄膜炎 meningitis p. などの病型がある），= pest，pestilence.
p. bacillus プラーグ菌（ペスト菌），= *Yersinia pestis*.
p. bubo ペスト腺腫［医学］.
p. carbuncle ペストカルブンケル［医学］.
p. pneumonia ペスト肺炎［医学］.
p. sore ペスト潰瘍.
p. spot ペスト溢血斑，ペスト斑点（出血斑）.
p. vaccine ペストワクチン［医学］（ペストに対する不活化ワクチン）.
plain catgut プレーン腸線［医学］.
plain chest radiography 胸部単純撮影［医学］.
plain clothes patrol 密行（犯罪予防や犯人を検挙するため隠密に巡行すること）.
plain craniography 単純頭蓋撮影〔法〕［医学］.
plain muscle 平滑筋，= smooth muscle.
plain radiography 単純〔X 線〕撮影〔法〕［医学］.
plain roentgenography 単純〔X 線〕撮影〔法〕［医学］.
plain tablet 素錠，裸錠（薬局方用語）.
plain taste うすい味［医学］.
plain vaccine 単味ワクチン［医学］.
plain water 真水［医学］，淡水［医学］.
plain water bath 淡水浴［医学］.
plain·ing ［pléiniŋ］ 精製［医学］.
plait ［pléit］ ① ヒダ（襞），摺（しわ）. ② 弁髪，= folp，plica.
plaited filter paper ヒダ付き濾紙.
plak·al·bu·min ［plèikælbjú:min］ プラカルブミン（Linderstroφm-Lang らは1947年に卵アルブミン溶液に枯草菌からの酵素を混ぜて放置すると，その90%

P

が板状結晶として析出することをみて命名したもので，Ottesen はⅠとⅡの２型を仮定している)．

pla·kin [pléikin] プラキン，栓球素(血小板より抽出される物質で，白血球素類似物質)．

plan [plǽn] 計画，プラン，方法．

pla·na [pléinə] 平面(planum の複数)．

p. coronalia [L/TA] 前額面，= coronal planes [TA].

p. frontalia [L/TA] 前頭面，= frontal planes [TA].

p. horizontalia [L/TA] 水平面，= horizontal planes [TA].

p. paramediana [L/TA] 旁正中面，= paramedian planes [TA].

p. sagittalia [L/TA] 矢状面，= sagittal planes [TA].

p. transversalia [L/TA] 横断面，= transverse planes [TA].

pla·nar [pléinər] 平面の〔医学〕．

p. image 平面像〔医学〕．

p. implant 平面刺入照射．

p. source 面線源〔医学〕．

p. structure 平面構造〔医学〕．

plancha treatment 抗癩剤局所注射療法．

Planck, Max [plǽŋk] プランク(1858-1947，ドイツの物理学者で，1918年ノーベル物理学賞受賞)．

P. constant プランクの定数(h)(物理学の基本定数で，$h=6.626\times10^{-37}$J.sec．作用量子とも呼ばれる．h の発見により古典力学は大変革をこうむり，h を本質的に含む確率論的力学として量子力学が誕生し，古典力学は $h\to0$ の極限の場合として量子力学に含まれる)，= Planck unit.

planc·ton [plǽŋktən] プランクトン，= plankton.

plane [pléin] 平面〔の〕〔医学〕，扁平〔医学〕．

p. articulation 平面関節．

p. bone 扁平骨〔医学〕．

p. coordinates 平面座標．

p. curve 平面曲線．

p. figure 平面図形．

p. joint [TA] 平面関節，= articulatio plana [L/TA].

p.-line articulator 平線咬合器．

p. mirror 平面鏡．

p. of fixation 視線固定面〔医学〕，注視面．

p. of flotation 浮遊平面．

p. of incidence 入射面，入射平面(表面に投射する光線を含む平面)．

p. of occulusion 咬合平面．

p. of polarization 偏光面．

p. of regard 注視面(眼が左右に回転するとき回転の中心と注視点とを通る平面)．

p. of symmetry 対称面．

p. polarization 平面偏光．

p. polarized light 平面偏光〔医学〕．

p. sensitivity 面感度〔医学〕．

p. strain 平面ひずみ．

p. stress 平面応力．

p. suture [TA] 直線縫合，= sutura plana [L/TA].

p. wave 平面波．

p. xanthoma 扁平黄色腫，= xanthoma planum.

planes of pelvis 骨盤の平面(骨盤周囲のすべての点と接触する平面)．

planes of reference 参考平面．

pla·ni·ceps [pléiniseps, plǽni-] 扁平頭．

pla·ni·gram [pléinigræm] X 線断層〔撮影〕像．

pla·nig·ra·phy [plənígrəfi] プラニグラフィ(断層撮影法の一つで，X 線管球を円弧状に移動させる撮影法)，= tomography.

pla·nim·e·ter [plənímitər] プラニメータ，面積計．

plan·ing [pleiniŋ] 皮膚剥削術，= dermabrasion.

pla·ni·og·ra·phy [plèiniágrəfi] プラニオグラフィ(断層撮影法の一種で，平面トモグラフィともいう)，= plane tomography.

plan·i·tho·rax [plèiniθɔ́:ræks] ① 胸部平面図．② 扁平胸〔医学〕．

Plank, Max [plǽnk] プランク(1858-1947，ドイツの物理学者，ノーベル賞受賞者)．

P. theory プランク説(量子説)，= quantum theory.

plank·ton [plǽŋktən] プランクトン(海洋浮遊生物)，= plancton.

planned childbirth 計画出産〔医学〕．

planned parenthood 計画出産(受胎調節)，家族計画〔医学〕．

planned parenthood federation 産児調節連盟〔医学〕．

plan·ning [plǽniŋ] 計画〔医学〕．

p. target volume (PTV) 計画標的体積．

plan(o)- [plæn(ou), -n(ə)] ① 遊走の意味を表す接頭語．② 平面，扁平の意味を表す接頭語．

plan·o·blast [plǽnəblæst] クラゲ型生殖体．

pla·no·caine [pléinəkein] = procaine.

pla·no·cel·lu·lar [plèinəséljulər] 扁平細胞の．

Pla·no·coc·cus [plèinəkákəs] 扁平球菌属(鞭毛をもち２平面分裂を行う)．

pla·no·con·cave [plèinəkánkeiv] 平凹の(レンズについていう)．

p. lens 平凹レンズ〔医学〕．

pla·no·con·vex [plèinəkánveks] 平凸の(レンズについていう)．

p. lens 平凸レンズ〔医学〕．

plan·o·cyte [plǽnəsait] ① 遊走細胞．② 菲薄赤血球〔医学〕．

plan·o·gam·ete [plæ̀nəgǽmi:t] 〔運〕動配偶子．

pla·no·gram [pléinəgræm] 断層写真，= vectorcardiogram.

pla·nog·ra·phy [pleinágrəfi] ① 断層撮影〔法〕，= tomography．② 平版印刷〔医学〕．

plan·o·ma·nia [plæ̀nəméiniə] 彷徨狂，逍遥狂(人間社会から離れて野外生活を好む精神病)．

Pla·no·me·ris·ta [pleinəmirístə] = *Micrococcus*.

Pla·nor·bis [plənɔ́:bis] カワネジガイ属(ヒラマキガイ［平巻貝］科の一属．*Schistosoma mansoni* の中間宿主)．

plan·o·spore [plǽnəspɔ:r] 遊走胞子(不動胞子 aplanospore に対立する)．

plan·o·top·o·ki·ne·sia [plæ̀nətòupoukainí:siə] 空間方位知覚障害(幾何学的方向についての感覚障害)．

plant [plǽnt] 植物．

p. agglutinin 植物性凝集素〔医学〕(レクチンの１つであり植物により抽出されるもの)．

p. and animal periodicity 動植物〔の〕周期性〔医学〕．

p. antitoxin 植物抗毒素(植物由来の毒素に反応する抗毒素をいう)．

p.-based vaccine 植物ワクチン(遺伝子組換により植物にワクチン遺伝子を導入し，ワクチン抗原を産生させたもの)．

p. biochemistry 植物生化学．

p. body 植物体．

p. breeding 植物育種〔医学〕．

p. casein 植物カゼイン，= legumin，avenin.

p. community 植物群落(植物社会)．

p. containing nitril glycoside 青酸配糖体含有植物．

p. damage 植物被害〔医学〕．

p.-derived antitumor products 抗癌性植物成分．

p. dermatitis 植物皮膚炎．

p. disease 植物病〔医学〕．

p. ecology 植物生態学.
p. extract 植物抽出物（エキス）[医学].
p. fibrin （グルテン）, = gluten.
p. geography 植物地理学.
p. growth hormone 植物成長ホルモン.
p. growth regulator 植物成長調節物質 [医学], 植物ホルモン（植物の体内で合成され，生長を調整するホルモン）.
p. hemagglutinin 植物性〔赤〕血球凝集素 [医学], = lection.
p. hormone 植物ホルモン [医学].
p. kingdom 植物界 [医学], = vegetable kingdom.
p. lectin 植物レクチン（Con A, PHA, PWM など）.
p. louse アブラムシ［蚜虫］.
p. microbiology 植物微生物学 [医学].
p. molecular farming 分子農業.
p. morphology 植物形態学.
p. pathology 植物病理学, = vegetable pathology.
p. physiology 植物生理学 [医学].
p. poison 植物毒 [医学].
p. poisoning 植物性中毒 [医学].
p. protein 植物〔性〕タンパク, = vegetable protein.
p. sociology 植物社会学.
p. spray 植物散布剤.
p. spray oil 植物散布油 [医学].
p. sterol 植物ステロール [医学].
p.-to-row test 一個体一列検定 [医学].
p. toxin 植物毒〔素〕[医学], = phytotoxin, vegetable toxin.
p. tumor 植物腫瘍（新生物）[医学].
p. viruses 植物ウイルス [医学].

Planta re·a·gent [plǽntə riéiʤənt] プランタ試薬（昇汞とヨウ化カリウムとの合剤で，アルカロイド検出試薬）, = Fruecke reagent, Mayer reagent.

plan·ta [plǽntə] [L/TA] 足底, = sole [TA]. 複 plantae.
p. pedis 足のうら，足底.

Plan·ta·gi·na·ce·ae [plæ̀ntəʤinéisii:] オオバコ科.

plan·tag·i·nis se·men [plæntǽʤinis sí:mən]（車前子）, = plantago seed.

Plan·ta·go [plæntá:gou] オオバコ属（オオバコ科の一属）, = plantains.

plantago herb シャゼンソウ［車前草］（オオバコ *Plantago asiatica* の花期全草．イリドイド配糖体，フラボノイドを含み，利尿，鎮咳，胃健薬として用いられる）.

plantago seed シャゼンシ［車前子］（オオバコ *Plantago asiatica* の種子．消炎，利尿，鎮咳薬として用いる）.

plan·tain [plǽntən] オオバコ, = *Plantago*.
p. seed オオバコ種子, = psyllium semen.

plan·tal·gia [plæntǽlʤiə] 足底痛 [医学].

plan·tar [plǽntə] [TA] ① 足底, = plantaris [L/TA]. ② 足底の. ③ 底側の.
p. aponeurosis [TA] 足底腱膜, = aponeurosis plantaris [L/TA].
p. arch 足底弓（外側足底動脈と足背動脈深底枝との吻合）.
p. bursa 足底包.
p. calcaneocuboid ligament [TA] 底側踵立方靱帯, = ligamentum calcaneocuboideum plantare [L/TA].
p. calcaneonavicular ligament [TA] 底側踵舟靱帯, = ligamentum calcaneonaviculare plantare [L/TA].
p. cuboideonavicular ligament [TA] 底側立方舟靱帯, = ligamentum cuboideonaviculare plantare [L/TA].
p. cuneocuboid ligament [TA] 底側楔立方靱帯, = ligamentum cuneocuboideum plantare [L/TA].
p. cuneonavicular ligaments [TA] 底側楔舟靱帯, = ligamenta cuneonavicularia plantaria [L/TA].
p. cushion （馬蹄軟骨を被う楔状弾力性組織）.
p. digital arteries proper [TA] 固有底側趾（指）動脈, = arteriae digitales plantares propriae [L/TA].
p. digital veins [TA] 底側指静脈, = venae digitales plantares [L/TA].
p. erythema 足底紅斑 [医学].
p. fascia 足底筋膜, = fascia aponeurosis plantaris.
p. flexion 底屈，足底屈.
p. flexion bumper 底屈バンパ [医学].
p. grasp 把握反射, = grasp reflex.
p. grasp reflex 足底把握反射 [医学].
p. intercuneiform ligaments [TA] 底側楔間靱帯, = ligamenta intercuneiformia plantaria [L/TA].
p. interossei [TA] 底側骨間筋, = musculi interossei plantares [L/TA].
p. interosseous muscles 底側骨間筋.
p. ligaments [TA] 底側靱帯, = ligamenta plantaria [L/TA].
p. metatarsal arteries [TA] 足底中足動脈, = arteriae metatarsales plantares [L/TA].
p. metatarsal ligaments [TA] 底側中足靱帯, = ligamenta metatarsalia plantaria [L/TA].
p. metatarsal veins [TA] 底側中足静脈, = venae metatarsales plantares [L/TA].
p. muscle 足底筋.
p. muscle reflex 足底筋反射, = Rossolimo reflex.
p. nerve 足底神経 [医学].
p. point 足底点 [医学]（中毒性神経炎において足底中央に起こる圧痛点）.
p. print 足底紋 [医学].
p. pustulosis 足底膿疱症 [医学].
p. quadrate muscle 足底方形筋.
p. reflex 足蹠反射，足底反射 [医学], = sole reflex.
p. reflex center 足底反射中枢（第2仙髄にある）.
p. region [TA] 足底部, = regio plantaris [L/TA].
p. rete 足底静脈網, = rete plantare.
p. space 足底間隙（内側，外側，正中側の3種）.
p. surfaces of toes [TA] 底面, = facies plantares digitorum [L/TA].
p. syphilid(e) 足底梅毒疹.
p. tarsal ligaments [TA] 底側足根靱帯, = ligamenta tarsi plantaria [L/TA].
p. tarsometatarsal ligaments [TA] 底側足根中足靱帯, = ligamenta tarsometatarsalia plantaria [L/TA].
p. tendinous sheath of fibularis longus [TA] 長腓骨筋の足底腱鞘, = vagina plantaris tendinis musculi fibularis longi [L/TA].
p. tendinous sheath of peroneus longus [TA] 長腓骨筋の足底腱鞘, = vagina plantaris tendinis musculi peronei longi [L/TA].
p. tendon sheath of peroneus longus muscle 長腓骨筋足底腱鞘.
p. tubercle 足底結節（足の母指中足骨の基底にある隆起で，長腓骨筋の付着する点）.
p. ulcer 足底潰瘍 [医学].
p. venous arch [TA] 足底静脈弓, = arcus venosus plantaris [L/TA].
p. venous network [TA] 足底静脈網, = rete venosum plantare [L/TA].
p. wart 足底いぼ [医学], 足底ゆうぜい（疣贅）（おもにHPV-1, 2, 4型の感染により，掌蹠にできたいぼで，表面の角質が厚いためウイルスの増殖した細胞が真皮内に入り込んだ型で，隆起しない角化傾向の強い皮内結節となる).

plan·tar·is [plæntéəris] [L/TA] ① 底側, = plantar [TA]. ② 足底筋, = musculus plantaris [TA]. ③ 足底の, 底側の.

p. muscle 足底筋.

plan·ta·tion [plæntéiʃən] ① 移植, 植歯術(歯科において抜歯した歯槽窩に再びその歯を挿入することを replantation, ほかの歯槽窩に挿入することを transplantation, 新しい歯槽窩に挿入することを implantation という). ② 栽培.

p. rubber 栽培ゴム.

p. sugar 耕地糖.

plan·te·nol·ic ac·id [plæ̀ntinálik ǽsid] プランテノール酸 $C_5H_8O_3$ (オオバコの種子に存在する酸).

plan·ti·gra·da·tion [plæ̀ntigrədéiʃən] 蹠行, 足裏歩き(跗骨, 蹠骨, 趾骨あるいは腕骨, 掌骨, 指骨の全体を地につけて歩行すること). 形 plantigrade.

plan·ti·grade [plǽntigreid] 蹠行性.

plan·tiv·o·ra [plæntívərə] 草食動物, = herbivora.

plan·tose [plǽntous] プラントース(アブラナの種子(菜種, 蕓子)に存在するアルブミン).

plan·u·la [plǽnjulə] 有毛幼虫, プラヌラ幼生(大部分の腔腸動物および海綿動物の卵から発達した幼生形で, 嚢胚 blastula に相当し, 内胚葉および外胚葉のみからなる. Lankester). 複 planulae.

pla·num [pléinəm] 平面, = plane. 複 plana.

p. interspinale [L/TA] 棘間平面, = interspinous plane [TA].

p. intertuberculare [L/TA] 結節間平面, = intertubercular plane [TA].

p. mastoideum 乳突平面.

p. medianum [L/TA] 正中面, = median plane [TA], 正中矢状面, = median sagittal plane [TA].

p. nuchale 項平面.

p. occipitale [L/TA] 後頭平面*, = occipital plane [TA].

p. orbitale 眼窩平面(上顎骨の上面で眼窩の底部をなす).

p. popliteum 膝窩平面.

p. semilunatum 半月平面(半規管の稜にある円形面).

p. sternale 胸骨平面(胸骨腹側面).

p. subcostale [L/TA] 肋骨下平面, = subcostal plane [TA].

p. supracristale [L/TA] 稜上平面, = supracristal plane [TA].

p. temporale [L/TA] 側頭面*, = temporal plane [TA].

p. transpyloricum [L/TA] 幽門平面, = transpyloric plane [TA].

pla·nu·ria [plənjú:riə] 異所性排尿(異常の場所から排尿されること), = planury.

plaque [plá:k, plǽk] [F] ① プラーク [医学], プラック, 歯垢 [医学], 斑〔点〕[医学]. ② 血小板.

p. assay プラーク検定法 [医学].

p. control プラークコントロール(歯牙刷掃法).

p. dissociation phenomenon 溶菌斑解離現象.

p. formation プラーク形成 [医学].

p. forming cell (**PFC**) プラーク形成細胞 [医学], 溶血斑形成細胞.

p. forming unit プラーク形成単位 [医学].

p. hybridization (**technique**) プラークハイブリダイゼーション〔法〕(ファージベクターを組み込んだファージの中から DNA-RNA, または DNA-DNA ハイブリダイゼーション法によって目的の遺伝子を含むファージクローンを同定する方法).

p. index 歯垢指数 [医学].

p. lisse 平滑斑, = leucoplakia.

p. reduction test プラーク減少テスト [医学].

p. technique プラーク法 [医学].

p.-type mutation プラーク型〔突然〕変異 [医学].

plaques opalines 乳様斑(① 口腔白板症 = leukoplakia aris. ② 白斑 = macula albidae).

pla·se·o·gen [pleisíəʤən] 形成原.

-plasia [pleiziə] 発生, 形成を意味する接尾語.

pla·sis [pléisis] 形成機(生活順応の原因要素), = plasia.

plasm [plǽzəm] 形質, 漿質, 乳漿.

plas·ma [plǽzmə] ① 細胞質, = cytoplasm. ② 血漿 [医学], プラズマ(血液の細胞成分を含まないタンパク生体液成分, リンパ球の液体成分をいう). ③ プラズマ(放電管内の原子が完全に電離されて, イオンと電子の混合ガス体をつくっている状態に対して Langmuir が与えた名称で, その分布の疎密により集団運動を起こす). ④ 濃緑, 玉髄, = chalcedony. 形 plasmic, plasmatic.

p. activation 原形質活性化(免疫機能亢進).

p. aldosterone concentration 血漿アルドステロン濃度 [医学].

p. augmentor 血漿増補液 [医学] (血漿総量の減少に際し, その量を増補するための注輸液).

p. bicarbonate プラズマバイカーバネート(血漿中の重炭酸塩).

p. cell 形質細胞 [医学], プラズマ細胞(免疫グロブリンを産生する), = plasmocyte.

p. cell balanitis 形質細胞亀頭炎.

p. cell cheilitis 形質細胞性口唇炎.

p. cell disorder 形質細胞疾患.

p. cell dyscrasia 形質細胞異常増殖症, 形質細胞障害 [医学].

p. cell granuloma 形質細胞肉芽腫 [医学].

p. cell leukemia 形質細胞〔性〕白血病 [医学], = leukemic plasmacytoma.

p. cell myeloma 形質細胞性白血病, 形質細胞性骨髄腫 [医学] (腫瘍性形質細胞の増殖性疾患. M タンパク血症を伴うことが多い).

p. cell pneumonia 形質細胞性肺炎 [医学].

p. cell tumor 形質細胞腫.

p. clearance 血漿クリアランス [医学].

p. clot 血漿凝塊 [医学], 凝固プラズマ [医学].

p. clot culture 凝固血漿培養 [医学].

p.-coagulase 血漿凝固物質, = staphylocoagulase.

p. coagulation factor 血漿凝固因子.

p. collection 血漿採取 [医学].

p. cross-matching 血漿交差〔適合〕試験(輸血の前に患者と供血者の赤血球浮遊液と血漿を使って行う試験をいう).

p.-cule 血塵, = hemoconia, chylomicron.

p. depletion 血漿除去, = plasmapheresis.

p. derivatives 血漿分画製剤 [医学].

p. disappearance rate 血漿消退率 [医学].

p. electrolyte 血漿電解質.

p. exchange 血漿交換 [医学].

p. expander 血漿増量剤(輸血と同一の目的で体内へ注輸される血漿または血液代用品), = plasma extender.

p. factor X 血漿因子.

p. flow 血漿流量 [医学].

p. fractionation 血漿分画 [医学].

p. globulin 血漿グロブリン.

p. hemoglobin 血漿ヘモグロビン [医学].

p. hemorrhage 血漿喪失.

p. hydrolysate 血漿水解物(ウシ血漿タンパク質を消化酵素により分解した産物), = travamin.

p. iodoprotein disorder 血漿ヨードタンパク障害.

p. iron disappearance 血漿鉄消失〔医学〕.
p. iron disappearance rate 血漿鉄消失率〔医学〕.
p. iron disappearance time 1/2 血漿鉄半減期〔医学〕.
p. iron pool 血漿鉄プール〔医学〕.
p. iron turnover rate 血漿鉄交代率〔医学〕.
p. kallikrein 血漿カリクレイン.
p. kinins プラスマキニン，血漿キニン（血漿から生成されるキニン kinin を指し，ブラジキニン，カリジン，メチオニル-リジル-ブラジキニンがある）.
p. labile factor 血漿不安定因子.
p. LE test 血漿紅斑性狼瘡試験（紅斑性狼瘡患者の骨髄液を抗血漿と混ぜると，好中球の凝集が起こる反応），= plasma lupus erythematosus test.
p. lemma 原形質膜，形質膜，= plasmalemma.
p. level approach method 血漿濃度による設定法〔医学〕.
p. lipoprotein 血漿リポタンパク〔質〕(脂質とタンパク質から成る粒子).
p. lymphapheresis 血漿リンパ球分離〔医学〕.
p. membrane 細胞膜〔医学〕，〔原〕形質膜〔医学〕（細胞原形質の表面層）.
p. osmolarity 血漿浸透圧濃度〔医学〕.
p. osmotic pressure 血漿浸透圧〔医学〕.
p. perfusion 血漿灌流〔法〕〔医学〕.
p. protein 血漿タンパク〔質〕.
p. protein quotient 血漿タンパク商.
p. prothrombin conversion accelerator 血漿プロトロンビン転化促進因子〔医学〕.
p. prothrombin conversion factor (PPCF) 血漿プロトロンビン転化因子〔医学〕（Stefanini の術語で活性化されて血清促進素 plasma accelerator に変化する），= plasma Ac-globulin，factor V，proprothrombinase，prothrombinogenase，proaccelerin.
p. renin activity (PRA) 血漿レニン活性〔医学〕（レニン分泌の指標として現在最も広く用いられているもの）.
p. separator 血漿分離器〔医学〕.
p. skimming 血漿分離〔法〕〔医学〕（血漿のみが毛細血管の分枝に流れ，血球は主流に残って循環すること）.
p. streaming 原形質流動.
p. substitute ① 血漿増量剤〔医学〕. ② 代用血漿，人工血漿（循環血漿量が低下した場合に補充される血漿成分に変わるもの．代表的なものに，ゼラチン，デキストラン，ヒドロキエチルデンプンを使用するものがある），= artificial plasma.
p. therapy 血漿療法.
p. thrombokinin 血漿トロンボキニン（血漿トロンボプラスチンとコンバーチンとアクセレリンとの混合物．Lenggenhager）.
p. thromboplastic factor (PTF) 血漿トロンボプラスチン因子（特にトロンボプラスチン生成に必要な凝固因子の一種で，PTF-A は古典的血友病因子，PTF-B は B 型血友病因子，PTF-C は C 型血友病因子，PTF-D は D 型血友病因子）.
p. thromboplastin 血漿トロンボプラスチン（p. thromboplastinogen が活性化された凝血展開要素）.
p. thromboplastin antecedent (PTA) 血漿トロンボプラスチン前駆因子（Rosenthal により1953年に発見された凝固因子で，その欠乏は第三血友病 tritohemophilia と称する出血病を誘発する），= PTF-C，factor Ⅺ.
p. thromboplastin antecedent deficiency 血漿トロンボプラスチン前駆体欠損症〔医学〕.
p. thromboplastin component (PTC) 血漿トロンボプラスチン成分〔医学〕（アメリカの Aggeler が1952年に発見した凝固因子で，抗血友病因子 AHF が血小板因子により活性化されるときに酵素的に共同する物質．この欠乏は第二血友病 deuterohemophilia と称する出血性疾患を誘発する），= PTF-B，factor Ⅸ.
p. thromboplastin factor (PTF) 血漿トロンボプラスチン因子〔医学〕，= plasma thromboplastic factor.
p. thromboplastin factor B 血漿トロンボプラスチン B 因子.
p. thromboplastin inhibitor 血漿トロンボプラスチン抑制物質（血友病患者の血液中にはこの物質が異常に多量に存在するとされた．Tocantins）.
p. transfusion 血漿注輸.
p. volume 血漿量.
p. volume expander 血漿増量剤〔医学〕.
p. volume measurement 血漿量測定法（RI による）.
plas·ma·blast ［plǽzməblæst］ 形質芽球（形質細胞の前駆細胞）.
plasmacrit test プラスマクリットテスト（梅毒の）.
plas·ma·cyte ［plǽzməsait］ プラズマ細胞，形質細胞，= plasmocyte，plasma cell.
plasmacytic leukemia プラスマ細胞〔性〕白血病，形質細胞〔性〕白血病〔医学〕.
plasmacytoid lymphoma 形質細胞様リンパ腫.
plas·ma·cy·to·ma ［plæ̀zməsaitóumə］ プラズマ細胞腫，形質細胞腫〔医学〕，= plasmocytoma.
plas·ma·cy·to·sis ［plæ̀zməsaitóusis］ プラズマ細胞増加〔症〕，形質細胞増加〔症〕.
plas·ma·gel ［plǽzməʤel］ 膠状原形質.
plas·ma·gene ［plǽzməʤi:n］ プラスマジーン，細胞質遺伝子〔医学〕（遺伝子の性質と作用とを示す原形質内の顆粒），= cytogene.
plas·mal ［plǽzməl］ プラスマル（脂肪酸のアルデヒドで，動物細胞内に存在し，フクシン亜硫酸を加えると紫色を呈する）.
plas·ma·lem·ma ［plæ̀zməlémə］ 細胞膜，形質膜〔医学〕，= cell membrane，plasma lemma.
plas·mal·o·gen ［plæzmǽləʤən］ 生形質〔医学〕，プラスマロゲン〔医学〕 [化] acetal phosphatide（動物細胞にあるプラスマル plasmal はフクシン亜硫酸で紫に染まるが，その母体をいう），= phosphatidyl ethanolamine.
p. test プラスマロゲン試験（血清のアセチルリン脂質は昇汞の存在の下にフクシン亜硫酸により沈殿を起こすが，この混合液に尿素を加えると，沈殿が起こらないから，このような溶液の光学的密度は血清のアセチルリン脂質の濃度を測定するために利用できる．Feulgen）.
plas·ma·me·ba ［plæ̀zməmí:bə］ 血漿アメーバ（デング熱患者の血漿中にみられる胞子虫様寄生物で，その病原体と考えられたもの）.
plas·ma·phe·re·sis ［plæ̀zməfərí:sis］ 血漿分離，血漿瀉血，血漿搬出，プラスマフェレーシス，血漿交換〔法〕〔医学〕，= plasmaphaeresis.
plas·mar·rhex·is ［plæ̀zməréksis］ 原形質崩壊.
plas·ma·some ［plǽzməsoum］ プラスモソーム，真正核小体.
plasmatic stain 原形質染色液，= plasmic stain.
plas·ma·tog·a·my ［plæ̀zmətágəmi］ 細胞接合（2個以上の細胞が核を除いて融合して，細胞合体を形成すること）.
plas·ma·tor·rhex·is ［plæ̀zmətɔ:réksis］ 形質性細胞崩壊.
plas·ma·to·sis ［plæ̀zmətóusis］ 形質融解.
plas·ma·zyme ［plǽzməzaim］ （プロトロンビン），= prothrombin.
plas·me·ba ［plæzmí:bə］ 血漿アメーバ，= plasmameba.

plas·mex·hi·dro·sis [plæzmeksidróusis] 血漿滲出(血管外への).
plasmic inheritance 細胞質遺伝〔医学〕.
plas·mid [plǽzmid] プラスミド〔医学〕(自己複製可能な細菌の染色体外遺伝子).
p. chimera プラスミドキメラ.
p. incompatibility プラスミド不適合性〔医学〕(同一宿主に2種のプラスミドが安定に共存できないことをいう).
p. transconjugant プラスミド接合完了体〔医学〕, プラスミド被接合体〔医学〕.
plas·min [plǽzmin] プラスミン(プラスミノゲン plasminogen の活性化物で，フィブリン(線維素)を溶解するタンパク質分解酵素，フィブリノリジンともいう). → fibrinolysin, lysin.
p.-alpha (α)$_2$ plasmin inhibitor complex (PIC) プラスミン-α_2プラスミンインヒビター複合体.
p. hydrolysis of immunoglobulin 免疫グロブリンのプラスミン処理.
p. inhibitor プラスミンインヒビター(プラスミン阻害薬).
p. prothrombins conversion factor (PPCF) プラスミンプロトロンビン転化因子.
plas·min·ic ac·id [plæzmínik ǽsid] プラスミン酸(核酸の分解産物).
plas·min·o·gen [plæzmínəʤən] 活性化線維素分解酵素〔医学〕, プラスミノーゲン(活性化されてフィブリン(線維素)溶解酵素 plasmin に変わる), = profibrinolysin, tryptogen, prolysin, lytic factor.
p. activator (PA) プラスミノーゲン活性化因子, プラスミノーゲンアクチベータ.
p. activator inhibitor (PAI) プラスミノーゲンアクチベータインヒビター.
p. activator inhibitor-1 (PAI-1) プラスミノーゲンアクチベータインヒビター-1.
p. proactivator プラスミノーゲン活性化因子前駆体, プラスミノーゲンプロアクチベータ.
plas·min·o·ki·nase [plæzmìnoukáineis] プラスミノキナーゼ(β溶血連鎖球菌の代謝産物でプラスミノーゲンと等モル複合体をつくってアクチベータとなる), = streptokinase.
plasm(o)- [plæzm(ou), -m(ə)] 血漿または形質の意味を表す接頭語.
plas·mo·blast [plǽzməblæst] 形質芽球, 形質芽細胞〔医学〕(形質細胞の幼若な細胞. 免疫グロブリンを産生する).
plasmocrin vacuole (分泌細胞の原形質にみられる晶質貯蔵小胞).
plas·mo·cyte [plǽzməsait] 形質細胞〔医学〕. 形 plasmocytic.
plas·mo·cy·to·ma [plæ̀zmousaitóumə] 形質細胞腫〔医学〕.
plas·mo·cy·to·sis [plæ̀zmousaitóusis] 形質細胞腫〔症〕, プラスマ細胞増加症〔医学〕, = plasmacytosis, multiple myeloma.
p. circumorificialis 開口部プラスマ細胞症.
plas·mo·des·ma [plæ̀zmədézmə] 原形質連絡(隣接細胞と連結する原形質の帯. Stadnicka).
plas·mo·dia [plæzmóudiə] (plasmodium の複数).
plas·mo·di·al [plæzmóudiəl] プラスモジウムの.
plas·mo·di·a·sis [plæ̀zmoudáiəsis] プラスモジウム病, = malaria.
plas·mo·di·blast [plæzmóudiblæst] 栄養胚葉, = syncytiotrophoblast.
plas·mo·di·cide [plæzmóudisaid] プラスモジウム駆除薬. 形 plasmodicidal.
Plasmodiophora brassicae (アブラナ科植物の根の細胞中に寄生し，根こぶ病, fingers and toes または stump root と称する根の著しい奇形を起こす病原体).
plas·mo·di·troph·o·blast [plæ̀zmouditróufəblæst] 栄養細胞合胞体層, = syncytiotrophoblast.
Plas·mo·di·um [plæzmóudiəm] プラスモジウム属(住血胞子虫目に属する原虫の一属で，有性世代は吸血昆虫(特にカ)体内でみられ，無性増員生殖は脊椎動物宿主の組織および赤血球内でみられる. 生殖母体は成熟した赤血球内にある).
P. berghei (齧歯類が宿主，現在マウスにより継代され，世界各国で研究に用いられている).
P. brasilianum (ブラジル産霊長類が宿主，四日熱原虫に類似する).
P. cynomolgi (ジャワ，マレー産霊長類が宿主，三日熱型).
P. danilewskyi (トリマラリア原虫. この原虫を用いて Ronald Ross はマラリア原虫の発育環を研究した).
P. falciparum 熱帯熱マラリア原虫(悪性マラリア原虫で，熱帯熱マラリアの病原体).
P. fragile (サルマラリア原虫).
P. gallinaceum (ニワトリマラリア原虫).
P. inui (サルマラリア原虫).
P. knowlesi (サルマラリア原虫).
P. lophurae (トリマラリア原虫).
P. malariae 四日熱マラリア原虫(ヒトの四日熱マラリアの病原体で，主として熱帯地方にみられる).
P. ovale 卵形マラリア原虫(ヒトの卵形マラリアの病原体).
P. relictum (トリマラリア原虫).
P. vivax 三日熱マラリア原虫(ヒトの三日熱マラリアの病原体で，最も広く地球上に分布している).
plas·mo·di·um [plæzmə́diəm] ① プラスモジウム. ② 多核体, 形質胞体, = syncytium, symplasma. ③ 変形体(原形体). 複 plasmodia. 形 plasmodial.
plas·mo·do·ma [plæ̀zmoudóumə] 形質生成体(植物的生活過程をもつ生物体，すなわち無機的物質から体の形質をつくり，日光の影響を受けて炭酸を同化する能力のある原始生物).
plas·mog·a·my [plæzmɑ́gəmi] 細胞の原形質融合, 細胞質融合〔医学〕.
plas·mo·gen [plǽzməʤən] ① 原形質, = protoplasm. ② 形質原, 生形質, = bioplasm.
plasmoid aqueous humor 血漿様〔眼〕房水.
plas·mo·lem·ma [plæ̀zməlémə] 形質膜, 細胞膜.
plas·mol·o·gy [plæzmɑ́ləʤi] 血漿学, 形質学.
plas·mol·y·sis [plæzmɑ́lisis] 原形質溶解〔医学〕, 原形質離解(滲出により原形質の水分が消失した状態). 形 plasmolytic.
plas·mo·lyt·ic [plæ̀zməlítik] プラスモリシスの, 原形質分離の.
plas·mo·lyt·i·cum [plæ̀zməlítikəm] 原形質分離剤.
plas·mo·lyz·a·bil·i·ty [plæ̀zmoulàizəbíliti] 原形質溶解性. 形 plasmolyzable. 動 plasmolyze.
plas·mo·ma [plæzmóumə] 形質細胞腫, = plasmocytoma.
plas·mon [plǽzmɑn, -mən] プラスモン〔医学〕.
plas·mo·na·li·za·tion [plæ̀zmounəlaizéiʃən] プラスモナル化(動物血漿を 0.1% NaOH と 0.05% HCHO とで処置した後 65°C で 5〜10 分間加温して変性させる方法).
plas·mone [plǽzmoun] プラスモン(卵細胞原形質の遺伝要素で，胚細胞核と対立する語). ↔ genome.
plas·mo·nu·cle·ic ac·id [plæ̀zmounjú:kleik ǽsid] (リボ核酸), = ribonucleic acid (RNA).
plas·mo·phage [plǽzməfeiʤ] プラスモファージ(動物性新陳代謝を営む原始生物).
plas·mo·phag·o·cy·to·sis [plæ̀zməfæ̀gousaitóu-

sis〕 血漿の食作用.
plas·mo·phore 〔plǽzməfɔ:r〕 栄養担体(栄養を筋肉線維中へ運ぶ通路).
plas·mop·ty·sis 〔plæzmáptisis〕 原形質吐出(細菌または細胞が破裂して，原形質が外部へ漏出すること).
plas·mor·rhex·is 〔plæ̀zmɔ:réksis〕 原形質破裂，= plasmatorrhexis.
plas·mo·san 〔plǽzməsən〕 プラスモサン(分子量29,000～56,000をもつ輸血代用物で，3,5-polyvinylpyrrolidone の希釈液).
plas·mos·chi·sis 〔plæzmáskisis〕 原形質分裂(特に赤血球が血小板に酷似する小片に破砕することについていう).
plas·mo·sin 〔plǽzməsin〕 プラスモシン(細胞原形質に存在するタンパク質).
plas·mo·some 〔plǽzməsoum〕 形質体，真正核小体(プラスチンからなる物質の集合)，= nucleolus.
plas·mo·sphere 〔plǽzməsfiər〕 = perisphere.
plas·mot·o·my 〔plæzmátəmi〕 原虫分体，断裂(原虫が分体または発芽により多核性娘細胞を生ずること).
plas·mo·trop·ic 〔plæ̀zmətrápik〕 造血器内溶血過度の，血球破壊性の〔医学〕.
plas·mot·ro·pism 〔plæzmátrəpizəm〕 造血器内溶血〔過度〕.
plas·mo·zyme 〔plǽzməzaim〕 (プロトロンビン)，= prothrombin.
plas·ome 〔plǽsoum〕 プラソム(生命の原基をなす仮定粒子)，= micelle.
plas·son 〔plǽsən〕 擬細胞(無核細胞の原形質)，= totipotential protoplasm.
-plast 〔plæst〕 原始細胞の意味を表す接尾語.
plas·tein 〔plǽsti:n〕 プラステイン(タンパク質をペプシンで消化したとき産生されるタンパク質).
plas·ter 〔plǽstər〕 ① 硬膏，硬剤，= emplastrum. ② 石膏，ギプス〔医学〕，= calcined gypsum, calcium sulfate.
p. bandage ギプス包帯，= impregnated bandage.
p. bed ギプス床〔医学〕.
p. cast ギプス包帯〔医学〕.
p. cast for gradual redressment 逐次ギプス包帯〔医学〕.
p. collar ギプスカラー(襟)〔医学〕.
p. cutter ギプスばさみ〔医学〕.
p. impression 石膏印象.
p. iron 硬膏こて〔医学〕.
p.-jacket 上衣様ギプス包帯.
p. knife ギプス刀〔医学〕.
p. matrix 被層.
p. model ギプス型〔医学〕.
p.-mull 硬膏モスリン(薬剤を飽和させたグッタペルカ).
p. of Paris 焼石膏(硫酸カルシウムの結晶水を約半減した粉末で，水を加えると硬質物と化すので，外科および歯科の塑型に用いられる).
p. of Paris cast ギプス包帯.
p. of Paris disease ギプスによる障害.
p. of Paris jacket 石膏包被.
p. paste ギプス泥〔医学〕.
p. room ギプス室〔医学〕.
p. shears ギプスばさみ〔医学〕.
p. shell ギプスシャーレ.
p. shoe ギプス靴〔医学〕.
p. slab ギプス殻.
p. spatula 石膏用へら.
p. splint ギプス副子〔医学〕，ギプスシーネ，石膏副子(木)，= bivalve cast.
p. spreading apparatus 硬膏展布器〔医学〕.
p. spreading forceps ギプス開除鉗子〔医学〕.
p. table ギプス台〔医学〕.
plastered tongue (苔舌)，= coated tongue.
plas·thet·ics 〔plæsθétiks〕 合成樹脂.
plas·tic 〔plǽstik〕 ① プラスチック，合成樹脂. ② 塑性の，形成〔の〕〔医学〕. ③ 増殖性の.
p. adhesive drape 粘着プラスチックドレープ.
p. anatomy 模型解剖学(ろう(蝋)細工で各部分の取り外しまたは組み立てが自由にできるものを利用して行う).
p. bowing fracture 塑性弯曲骨折.
p. bronchitis 増殖性気管支炎.
p. clay 塑性粘土〔医学〕.
p. conjunctivitis 結膜ジフテリア.
p. crystal 柔粘性結晶〔医学〕.
p. cyclitis プラスチック歯冠.
p. deformation 塑性変形.
p. endocarditis 癒着性心内膜炎.
p. envelope culture ビニール封筒培養.
p. filling 形成充填〔医学〕.
p. filling material 形成充填材〔医学〕.
p. flow 塑性流れ〔医学〕.
p. foam 発泡樹脂材料〔医学〕.
p. hormone 形成ホルモン，成(生)長ホルモン.
p. impression material 練性印像材.
p. induration 精巣(睾丸)海綿体硬化.
p. induration of penis 形成性陰茎硬化〔症〕〔医学〕.
p. inflammation 増殖性炎〔症〕〔医学〕，= productive inflammation, proliferative inflammation, hyperplastic inflammation.
p. iritis 形成性虹彩炎.
p. libido 可塑的リビドー.
p. lymph 形成リンパ.
p. material 塑性物質〔医学〕.
p. memory 塑性復原〔医学〕，プラスチックメモリ.
p. motor 運動器成形組織(上肢切断において断端の皮膚におおわれた筋肉または腱の一部を輪，トンネルまたは係蹄の形につくり，運動切断術における補てつ用に供せられるもので，塊状につくったものを knob motor，トンネル式のものを tunnel motor，筋または腱を両側から縫合したものを loop motor という).
p. operation 形成手術〔医学〕.
p. operation of pelvic floor 骨盤底形成術〔医学〕.
p. phlebitis 癒着性静脈炎，= proliferative phlebitis.
p. pleurisy 増殖性胸膜炎.
p. procedures 形成〔医学〕.
p. prosthesis 形成外科装具〔医学〕.
p. refractory プラスチック耐火物〔医学〕.
p. restoration material 成形修復材.
p. rigidity プラスチック硬直〔医学〕.
p. scintillation detector プラスチックシンチ〔レーション〕検出器〔医学〕.
p. scintillator プラスチックシンチレータ.
p. section stain 合成樹脂包埋切片染料，プラスチック包埋切片染料.
p. splint プラスチック副子.
p. state 形成状態，多能状態，= pluripotent state.
p. stereoradiogram 形成立体放射線像.
p. sulfur 粘性イオウ.
p. surgeon 形成外科医〔医学〕，美容外科医.
p. surgery 形成術，整復術，形成外科〔医学〕.
p. surgery of vagina and perineum 膣会陰形成〔術〕.

P

p. teeth プラスチック歯.
p. tone 姿勢張力(身体の位置が変わるときに，それを保持し得る筋肉の姿勢保持張力).
p. vaginalitis 肥厚性(増生性)精巣(睾丸)鞘膜炎，= pachyvaginalitis.
p. waste プラスチック廃棄物〔医学〕.
plas·tic·i·ty [plæstísiti] ①〔可〕塑性〔医学〕(固体が外力に対し連続永久的に変化し得る性質). ② 可形性，造形自在性.
p. reflex 成形反射(脚を置かれた位置のまま保つこと).
plas·ti·ci·za·tion [plæ̀stisizéiʃən] 可塑化〔医学〕.
plas·ti·ciz·er [plǽstisaizər] 可塑剤〔医学〕(物質に可塑性を与えるものであり，dibutyl phthalate，triphenyl phosphate，tricresyl phosphate のような物質が研究されている).
plasticizing cylinder 可塑化シリンダー.
plasticizing efficiency 可塑化効率〔医学〕.
plas·tics [plǽstiks] ① 形成術. ② プラスチックス(可塑性物質，可塑物とも呼ばれ，熱，圧力あるいはその両者によって成形できる高分子化合物の総称).
p. of alveolar ridge 歯槽堤形成〔術〕〔医学〕.
plas·tid [plǽstid] ① 原形子，形成体. ② 有色体(植物の)，色素体〔医学〕.
p. inheritance 色素体遺伝〔医学〕.
p. mutation 色素体〔突然〕変異〔医学〕.
p. theory プラスチッド説(Haeckel が1870年に提唱した第一次個体の学説で，擬細胞および細胞の学説ともいわれ，すべての生物は最も簡単な原形子すなわち無核単虫 Monera から由来するという説).
plas·ti·do·ge·net·ic [plæ̀stidouʤənétik] 原形子発生の.
plas·ti·dule [plǽstidju:l] 小原形子，小形成体，= biophore，micella.
plas·tin [plǽstin] プラスチン(① 核小体を構成する物質. ② 透明質(原形質の))，= hyaloplasm.
p. reaction (of tumor cells) プラスチン反応(B. Lipschütz の提唱による反応で，腫瘍細胞の原形質に起こる塩基性反応).
plas·ti·na·tion [plæ̀stinéiʃən] プラスチネーション(生物組織の水分と脂質を樹脂に置換させてつくられた解剖・病理標本あるいはその作製方法).
plas·ti·o·some [plǽstiəsoum] 糸粒体，= plastosome.
plas·ti·sol [plǽstizəl] プラスチゾル〔医学〕.
plas·to·balt [plǽstəbɔ:lt] プラストバルト(放射性コバルトの粉末をプラスチックで固めたもので，種々の大きさや比重につくり，使用目的に応じて高張，等張または低張の液に混ぜて水嚢中に入れて照射部位に挿入するために用いられる).
plas·to·chon·dria [plæ̀stəkándriə] 顆粒性糸粒子，形成粒体〔医学〕.
plas·to·cont [plǽstəkənt] プラストコント(粒杆体)，= chondriocont.
plas·to·cyte [plǽstəsait] 血小板，= blood platelet.
plas·to·cy·te·mia [plæ̀stousaití:miə] 血小板増加〔症〕，= plastocytosis.
plas·to·cy·to·pe·nia [plæ̀stousàitoupí:niə] 血小板減少〔症〕，= thrombocytopenia.
plas·to·cy·to·sis [plæ̀stousaitóusis] 血小板増加〔症〕，= thrombocytosis.
plas·to·dy·na·mia [plæ̀stoudainéimiə] 発育力.
plas·to·e·las·tic be·hav·ior [plæ̀stouilǽstik bihéivjər] 可塑弾性〔行動〕〔医学〕.
plas·tog·a·my [plæstágəmi] 原形質融合(原虫で核の融合が起こらずに，その原形質のみが合体すること)，= plasmatogamy.
plas·to·gel [plǽstəʤəl] 弾力膠質.
plas·to·gene [plǽstəʤi:n] 色素体遺伝子〔医学〕，植物形成体.
plas·to·kont [plǽstəkɑnt] プラストコント，= plastocont.
plas·to·mer [plǽstəmər] プラストマー(可塑性の顕著な弾性物質の名称で，エラストマーに対立する高分子物質分類上の一つ). ↔ elastomer.
plas·to·mere [plǽstəmiər] 粒体質，= cytomere.
plas·tom·e·ter [plæstámitər] 可塑度計〔医学〕.
plas·to·quin·one [plæ̀stəkwínoun, -kwáin-] プラストキノン(植物の葉緑体中に存在する. ベンゾキノンの誘導体).
plas·to·some [plǽstəsoum] プラストソム，糸粒体(ミトコンドリア). → mitochondria.
plas·tron [plǽstrən] プラストロン(① 胸骨肋軟骨と一体として表す語. ② 腹甲(カメの腹側殻))，= testa ventralis.
-plasty [plæsti] 形成の意を表す接尾語.
plas·ty [plǽsti] 形成〔術〕〔医学〕，移植〔術〕.
Pla·ta·na·ce·ae [plèitənéisii:] スズカケノキ科.
plate [pléit] ① 板，= lamina. ② 床，鈑(義歯の). ③ 平板〔培地〕〔医学〕，= Petri dish.
p. atelectasis 板状無気肺〔医学〕，板状アテレクターゼ.
p. crystal 板状結晶〔医学〕.
p. culture 平板培養〔医学〕，平面培養.
p. denture 有床義歯〔医学〕.
p. dilution method 平板希釈法〔医学〕.
p. efficiency 段効率〔医学〕.
p. electrode 平板電極〔医学〕.
p. filter 平面濾過器〔医学〕，離隔板，平面濾器.
p. forceps 床用鉗子.
p. gauge 板ゲージ，平ゲージ.
p. glass 板ガラス〔医学〕.
p. like atelectasis 板状無気肺.
p. of modiolus 蝸牛軸板.
p. shears 鈑用はさみ.
p. splint 咬合〔可能〕床副木.
p. thrombosis 血小板性血栓症〔医学〕，= pletelet thrombosis.
pla·teau [plǽtou, plətɔ́:] [F] プラトー〔医学〕，平坦域(曲線が高値に持続される部分).
p. effect 平坦効果〔医学〕.
p. iris プラトー虹彩.
p. phase プラトー相.
p. pulse 稽留脈〔医学〕(大動脈狭窄症にみられ脈波に長い平坦な頂点をもつもの).
p. speech 単調言語.
p. wave プラトー波〔医学〕.
plate·let (PLT) [pléitlit] 血小板〔医学〕，小板(骨髄中の巨核球から作られる円板状の破片をいう)，= thrombocyte，Hayem hematoblast，Zimmermann particles，plaque.
p. accelerator 血小板促進因子(トロンボプラスチンの存在の下にプロトロンビンをトロンビンへ転化する機序を促進する. Ware，Fahey and Seegers).
p. activating factor 血小板活性化因子〔医学〕.
p. adhesiveness 血小板粘着性〔医学〕.
p.-agglutinating factor 血小板凝集因子(血小板の免疫学的凝集を起こす因子. 抗血小板抗体，免疫複合体などによるもの).
p. agglutination 血小板凝集〔反応〕〔医学〕.
p. agglutinin 血小板凝集素(血小板に対する凝集素で多くの疾患にみられるが，血小板減少症には必ずしも相関しない).
p.-aggregating factor 血小板活性因子(血小板相互の付着を惹起する各種の因子. コラーゲン，ADP，

P

トロンビンなど).
p. aggregation 血小板凝集〔医学〕.
p. aggregation factor 血小板凝集因子.
p. aggregation inhibitor 血小板凝集阻害薬〔医学〕, 血小板凝集抑制薬.
p. aggregation test 血小板凝集能検査.
p. allo antigen 血小板同種抗原(血小板細胞膜上に存在する糖タンパクで, 血小板に特異的な抗原系. HPA-1〜5 に分類される. 輸血後紫斑病, 新生児血小板減少症, 血小板輸血不応状態などの臨床病態の誘発に関係する).
p. apheresis 血小板除去〔医学〕.
p.-associated IgG (PAIgG) 血小板関連 IgG (ITP 患者などでみられる血小板に結合している抗体).
p. associated immunoglobulin 血小板結合免疫グロブリン〔医学〕.
p.-binding IgG (PBIgG) 血小板結合性 IgG (ITP 患者などでみられる血清中の抗血小板抗体).
p. blood 血小板, 栓球.
p. concentrate (PC) 血小板濃縮液〔医学〕, 濃厚血小板.
p. count 血小板数〔医学〕.
p.-derived growth factor (PDGF) 血小板由来成長因子, 血小板由来増殖因子〔医学〕(血小板の α 顆粒に含まれる物質. 血管内皮細胞, 血管平滑筋細胞, 線維芽細胞およびグリア細胞の増殖を誘発し, 傷害された血管壁の修復を行う).
p.-derived transforming growth factor-β 血小板由来トランスフォーミング成長因子 β.
p. disorder 血小板機能異常症.
p. factor 3 (PF3) 血小板第3因子.
p. factor 4 (PF4) 血小板第4因子.
p. metamorphosis 血小板変態〔医学〕.
p. pheresis 血小板分離〔医学〕.
p. poor plasma 乏血小板血漿〔医学〕.
p. release reaction 血小板放出反応〔医学〕.
p. rich plasma (PRP) 多血小板血漿〔医学〕.
p. satellitism 衛星現象(血小板の).
p. spreadability 血小板拡張能〔医学〕.
p. thrombosis 血小板性血栓症〔医学〕.
p. thrombosis syndrome 血小板血栓症候群 (Baehr, Klemperer, Schifrin らにより1936年に初めて記載された症候群. 毛細血管および毛管細動脈の広範な血小板血栓形成を特徴とする急性血小板減少性紫斑病で, 貧血と末期脳症状を伴う). → thrombotic thrombocytopenic purpura.
p. thrombus 血小板血栓.
p. tissue factor 血小板組織因子.
p. transfusion 血小板輸血〔医学〕(血小板成分輸注. 血小板減少や血小板機能異常による出血および出血傾向に行われる).
platelike atelectasis 板状無気肺〔医学〕.
plat·form [plǽtfɔ:m] ① 台, 講壇. ② 綱領, 政綱(会の主張する主義).
p. crutch 肘台付き〔松葉〕杖〔医学〕, プラットフォームクラッチ.
Plathelminthes 扁形動物.
plat·i·cul·ture [plæ̀tikʌ́ltʃər] = plate culture.
platina type process 白金印画法〔医学〕.
plat·i·nec·to·my [plæ̀tinéktəmi] アブミ骨底切除〔術〕〔医学〕.
plat·ing [pléitiŋ] ① 平板培養(細菌の). ② 平板固定術(骨折において骨片を固定するために平板を利用すること). ③ めっき.
p. bath めっき浴〔医学〕.
p. efficiency 平板効率〔医学〕.
p. method 平板法〔医学〕.
pla·tin·ic [plətínik] 白金(IV), 第二白金(4価元素としての白金の化合物についていう).
p. acid 白金酸, ヘキサヒドロオキソ白金四酸 ㊗ hydroxyplatinic acid $H_2[Pt(OH)_6]$.
p. ammonium chloride 塩化白金酸アンモニウム ㊗ ammonium chloroplatinate $(NH_4)_2PtCl_6$.
p. chloride 塩化白金(四), 塩化第二白金 $PtCl_4$, = platinum tetrachloride.
p. iodide ヨウ化白金 PtI_4.
p. nitrate 硝酸白金 $Pt(NO_3)_4$.
p. potassium thiocyanate チオシアン化白金酸カリウム $K_2Pt(SCN)_6$.
p. sodium chloride 塩化白金酸ナトリウム ㊗ sodium chloroplatinate Na_2PtCl_6-$4H_2O$.
p. sulfate 硫酸白金 $Pt(SO_4)_2$.
plat·i·nized [plǽtinaizd] 白金をつけた.
p. asbestos 白金石綿〔医学〕.
p. platinum 白金黒付き白金〔医学〕.
plat·i·no·chlo·ric ac·id [plæ̀tinouklɔ́:rik ǽsid] クロロ白金酸, = hydrochloroplatinic acid.
plat·i·node [plǽtinoud] 陰極, = cathode.
plat·i·no·gold [plǽtinəgould] 白金加金箔(歯科充填材).
plat·i·noid [plǽtinɔid] プラチノイド(洋銀と1〜2%のタングステンとの合金).
plat·i·nous [plǽtinəs] 白金(II), 第一白金(2価元素としての白金の化合物についていう).
p. ammonium cyanide シアン化第一白金アンモニウム ㊗ ammonium platinocyanide $(NH_4)_2Pt(CN)_4 \cdot H_2O$.
p. barium chloride 塩化第一白金バリウム ㊗ barium platinochlorid $BaPtCl_4$-$4H_2O$.
p. chloride 塩化第一白金 $PtCl_2$.
p. cyanide シアン化第一白金 $Pt(CN)_2$.
p. iodide ヨウ化第一白金 ㊗ platinum diiodide PtI_2.
p. lithium rubidium cyanide シアン化第一白金リチウムルビジウム $LiRbPt(CH)_4$ (X線スクリーンに用いる).
p. potassium chloride 塩化第一白金カリウム K_2PtCl_4.
p. thorium cyanide シアン化第一白金トリウム $Th[Pt(CN)_4]_2$-$16H_2O$ (蛍光スクリーンに用いる).
plat·i·num (Pt) [plǽtinəm] 白金(スズのような外観の白色金属元素で, 原子番号78, 元素記号 Pt, 比重21.37, 原子量195.08, 質量数190, 192, 194〜196, 198. 黒色のものを白金黒 platinum black, 海綿状のものを白金海綿 p. sponge という).
p. asbestos 白金石綿(石綿を塩化白金酸の溶液に浸したのち焼いて得られ, 白金黒と同様に触媒として用いられる).
p. basin 白金ざら(皿)〔医学〕.
p. black 白金黒〔医学〕.
p. boat 白金ボート〔医学〕.
p. chloride 塩化白金(白金を塩素とともに熱するとき, その温度の条件により, PtCl, $PtCl_2$, $PtCl_3$, $PtCl_4$ の4種の塩化物が生ずる).
p. dioxide 二酸化白金 $PtO_2 \cdot nH_2O$ (酸化白金の水化物).
p. electrode 白金電極〔医学〕.
p. group 白金属元素(周期表第VIII族(第10族)の貴金属, ルテニウム Ru, ロジウム Rh, パラジウム Pd, オスミウム Os, イリジウム Ir, 白金 Pt の6元素).
p. hydroxide 水酸化白金 $Pt(OH)_2$ (塩化白金酸カリウムの水溶液にアルカリを加えるとき沈殿する黒色粉末).
p. loop 白金耳, 白金輪.
p. oxide 酸化白金(二酸化白金 PtO_2 は安定, ほかの PtO, PtO_3, $Pt_2O_3 \cdot nH_2O$, Pt_3O_4 は不安定).

p.–platinum–rhodium thermocouple 白金–白金ロジウム熱電対(熱起電力が温度に対して変化するのを利用する熱電温度計の一つ).
p.–rhodium 白金ロジウム(白金90%, Rh 10%の合金).
p. temperature 白金温度(白金目盛で表した温度).
p. thermometer 白金〔抵抗〕温度計.
p. wire 白金線 [医学].

Platner, Johann Zacharias [plǽtnər] プラトネル(1694–1747, ドイツの医師. 1744年脊柱後弯は結核性のものであることを提唱し, また尿に排泄される胆汁酸ナトリウムを記載したので, その結晶は Platner crystals と呼ばれている).
P. crystallized bile プラトネル結晶化胆汁(アルコールエキスからエーテルで結晶させた胆汁誘導物).
P. crystals プラトネル結晶(胆汁酸 Na の結晶).

plat·o·cyte [plǽtəsait] 標的赤血球, = leptocyte.

plat·ode [plǽtoud] 扁平の, = platoid.

plat·o·nin [plǽtənin] プラトニン [化] 4,4′,4″-trimethyl-3,3′,3″-triheptyl-γ-(2″-thiazol)-2,2′-pentamethinethiazolocyanin-3,3″-diiodide(感光色素製剤, 一般創傷・化膿性疾患薬. 制癌作用を示す), = Koha. No. 216.

plat·o·nych·ia [plæ̀tənίkiə] 扁平爪.
p. acuta abrata 急性擦傷扁平爪(指爪の乾癬性病変で, 中指の爪を除いてほかの爪の中央部に白色の軟性肥厚斑点を発生する).

plat(y)– [plæt(i)] 扁平, 扁広の意味を表す接頭語.

plat·y·ba·sia [plæ̀tibéisiə] 扁平頭蓋底 [医学](頭部単純X線写真で, 前頭蓋底と斜台のなす角(頭底角)が正常より鈍角のもの. これ自身では症状は出さない).

plat·y·ce·li·an [plæ̀tisí:liən] 前凹後凸の, 頭側扁平尾側前弯脊椎の, = platycelous.

plat·y·ceph·a·lus [plæ̀tiséfələs] 扁平頭蓋体, 扁平頭〔蓋〕.

plat·y·ceph·a·ly [plæ̀tiséfəli] 扁平頭蓋, 扁平頭蓋症 [医学](広長指数 70 以下のもの). [形] platycephalic, platycephalous.

plat·y·cne·mia [plæ̀tikní:miə] 扁平脛骨〔症〕(脛骨骨幹が左右両側に扁平となったもので, 原始人に多くみられ, 脛骨指数は 64.9 以下), = platycnemism, saber shin. [形] platycnemic.

Plat·y·co·don [plæ̀tikóudɑn] キキョウ〔桔梗〕属(キキョウ *P. grandiflorus* は流動エキス fluidextractum platycodi の原植物).

platycodon root キキョウ〔桔梗〕(キキョウ *Platycodon grandiflorus* の根. 漢方では強壮, 咽頭痛, 排膿などに用いられる).

plat·y·co·ria [plæ̀tikɔ́:riə] 散瞳, = midriasis, platycoriasis.

plat·y·cra·nia [plæ̀tikréiniə] 扁平頭蓋(後天性または人工的な), = platycephaly.

plat·y·cur·tic [plæ̀tikə́:tik] 広頂的曲線の, = platycyrtic.

plat·y·cyte [plǽtisait] 扁平細胞(結核病巣にある上皮細胞の一種で, 白血球と巨細胞との中間型).

plat·y·glos·sal [plæ̀tiglɑ́səl] 広舌の. [名] platyglossus.

plat·y·hel·minth [plæ̀tihélminθ] 扁虫.

Plat·y·hel·min·thes [plæ̀tihelmínθi:z] 扁形動物門(渦虫綱 *Turbellaria*, 吸虫綱 *Trematoda*, 条虫綱 *Cestoidea* などを含む), = flatworms.

plat·y·hi·er·ic [plæ̀tihaiérik] 扁平仙骨の(長さよりは幅の方が広い仙骨についていい, 仙骨指数 106 以上のもの).

plat·y·kne·mia [plæ̀tikní:miə] = platycnemia.

plat·y·me·ria [plæ̀timí:riə] 扁平大腿骨(大腿骨幹の上端が前後に扁平で, 左右両側に広がり, 扁節指数が 75.0〜84.9 を示すもの). [形] platymeric.

platymeric index 扁節指数(大腿骨の近位骨幹の背腹直径×100 を頸部軸面に平行した最大部位の横径で除したもので, 次の種類に区別される).

過度扁平肢	X − 74.9	円形肢	85.0 − 99.9
扁平肢	75.0 − 84.9	細狭肢(病的)	100.0 − X

plat·y·mor·phia [plæ̀timɔ́:fiə] 扁平眼球症(眼球の前後直径が短く遠視となったもの). [形] platymorphic.

plat·y·my·ar·i·al [plæ̀timaiέəriəl] 扁平筋細胞型, 扁平筋肉〔細胞〕性の(線虫の不全筋肉性についていう), = platymyarian.

plat·y·my·a·ri·an [plæ̀timaiέəriən] 扁平筋細胞型.

plat·y·my·oid [plæ̀timáiɔid] 平滑筋細胞の.

plat·y·no·sis [plæ̀tinóusis] 拡張.

plat·y·o·nych·ia [plæ̀tiənίkiə] 扁平爪〔甲〕 [医学].

plat·y·op·ic [plæ̀tiɑ́pik] ① 広顔型(頭蓋測定法においては眼窩鼻根指数 107.5 以下のもの). ② 扁平顔型(体型測定法では眼窩鼻根指数 109.9 以下のもの). [名] platiopia.

plat·y·pel·lic [plæ̀tipélik] 扁平骨盤(横径が真結合線より大きい骨盤で, 骨盤入口指数が 89.9 以下のもの).
p. pelvis 扁平骨盤, = platypelloid pelvis.

plat·y·pel·loid [plæ̀tipélɔid] = platypellic.
p. pelvic 扁平骨盤〔の〕, = flat(tened) pelvic.
p. pelvis 扁平骨盤 [医学], = platypellic pelvis.

plat·y·phyl·line [plæ̀tifílin] プラチフィリン $C_{18}H_{27}NO_5$(*Senecio platyphyllus* から得られたアルカロイド).

pla·typ·nea [plətípniə] 扁平呼吸, 横臥呼吸 [医学].

plat·y·po·dia [plæ̀tipóudiə] 扁平足, = flat foot.

plat·y·pus [plǽtipəs] プラティパス(ナガキクイムシ科の節足動物), = *Ornithorhynchus anatinus*.

plat·yr·rhine [plǽtirain] ① 広鼻型(頭蓋測定法においては梨状口が広く, 鼻根指数 53.0 以上を示すもの, また体型測定法においては鼻が広く扁平で, 広長指数 85.0 以上のもの). ② 広鼻班(分類学では新世界のサルのことであるが, 人類では扁平鼻 chamaerrhine と称し, 動物分類学のそれと区別する). [名] platyrrhyny.

pla·tys·ma [plətízmə] [L/TA] 広頸筋, = platysma [TA]. [複] platysmas, platysmata. [形] platysmal.
p. muscle 広頸筋.
p. phenomenon 広頸筋現象(片麻痺患者が口を開くとき健掌側の広頸筋の異常攣縮がみられる).

platysmal reflex 広頸筋反射(広頸筋を強くつねると反射的に散瞳が起こる).

plat·y·spon·dyl·ia [plæ̀tispɑndíliə] 扁平椎, = flat-vertebra, vertebra plana.
p. generalisata 汎発性扁平椎(躯幹は短く, 四肢は比較的長く, 脊柱の後弯, ハト胸, 筋力薄弱, 外弯膝, 頸椎前弯, 椎間軟骨の厚さが増す状態. Lance).

plat·y·spon·dyl·i·sis [plæ̀tispɑndílisis] = platyspondylia.

plat·y·spon·dyl·y [plæ̀tispɑ́ndili] 扁平椎.

Plat·y·spo·ri·na [plæ̀tispɔ:ráinə] 扁胞子虫亜目(ミクソゾア門).

plat·y·staph·y·line [plæ̀tistǽfili:n] 広口蓋の.

plat·y·sten·ceph·a·lia [plæ̀tistensifǽliə] 扁平頭蓋〔症〕(後頭が広く五角形をなし, 下顎が突出する長頭症で, 南アフリカ先住民に多くみられる), = platystencephalism, platystencephaly. [形] platystencephalic.

plat·y·sten·ceph·a·ly [plæ̀tistenséfəli] = platystencephalia.

plat·y·trope [plǽtitroup] 対称相同体, = lateral homologue.
Plaut, Hugo Karl [plóut] プラウト(1858–1928, ドイツの医師).
P. angina プラウトアンギナ(プラウトバンサンアンギナとも呼ばれ, 紡錘状菌, ラセン菌によって起こる壊疽性潰瘍性口峡炎), = Plaut–Vincent angina.
P. bacillus プラウト菌, = *Fusobacterium*.
P. sign プラウト徴候.
play audiometry 遊戯聴力検査〔法〕[医学], プレイオージオメトリー.
play recreation 遊戯リクリエーション[医学].
play therapy 遊戯療法[医学](遊びを主たる治療手段とする心理療法).
Playfair, William Smoult [pléifɛər] プレーフェア(1836–1903, イギリスの医師).
P. treatment プレーフェア療法(神経衰弱症の静養療法), = Weir–Mitchell treatment.
PLC phospholipase C ホスホリパーゼC の略.
plead·ings [plí:diŋz] 準備書面.
pleas·ant·ness [plézəntnis] 快感[医学].
pleasure–pain principle 快・不快(苦痛)の原則[医学].
pleasure principle 快楽原則(フロイトによる精神機能を支配する基本原則の一つで, 一般に不快を避け, 快を求める原則).
Plec·o·glos·sus [plèkəglásəs] アユ[鮎]属(キュウリウオ科, アユ亜科の一属).
P. altivelis アユ, = ayu.
Ple·cop·te·ra [plikáptərə] カワゲラ目(昆虫綱, 新翅亜綱の一目), = stoneflies.
plec·to·neph·rid·ia [plèktounifrídiə] 複腎管(環形動物の貧毛類における排泄器官).
plec·tran·thin [plektrǽnθin] プレクトランチン(ヒキオコシ[延命草]の有効成分).
plec·tron [pléktrɑn] プレクトロン(細菌が培養中に槌状を呈すること), = plektron.
plec·trum [pléktrəm] ① 垂, = uvula. ② ツチ骨, = malleus. ③ 側頭骨茎状突起. ④ 耳小柱桿(両生類の中耳における耳小柱).
pled·get [pléʤit] 外科用綿撒糸(めんざんし), = oakum.
pledgetted suture 綿撒糸縫合, プレジェット.
pleg·a·pho·nia [plègəfóuniə] 喉頭打診法(患者が発声困難なとき, 喉頭を打診しながら胸部を聴診する方法).
–plegia [pli:ʤiə] 麻痺の意味を表す接尾語.
Plehn, Albert [plén] プレーン(1861–1935, ドイツの医師).
P. granules プレーン顆粒(マラリア原虫の接合期に現れる好塩基性顆粒), = karyochromatophile granules.
P. solution プレーン液(マラリア原虫染色液で, メチレンブルーとエオジンのアルカリ性溶液を用いると, 原虫と白血球の核は青色に, 赤血球は赤色に染まる).
plei·ad [plí:əd] 同位元素団.
plei·a·des [plí:ədi:z] リンパ節叢(pleiades 星団にちなんでいう).
pleio– [plaiou, –iə] 増加, 過多の意味を表す接頭語, = pleo–.
plei·o·chas·i·um [plàiəkǽsiəm] 多出集散花序.
plei·o·chlor·u·ria [plàiouklɔ:rjú:riə] 塩素過多尿〔症〕.
plei·o·chro·ism [plàioukróuizəm] 多色性, = pleochroism.
plei·o·chro·mia [plàioukróumiə] 多染性[医学], 多色性, = pleochromia.
pleiochromic jaundice 多色性黄疸, = polychromic jaundice, hemolytic jaundice.
plei·o·cy·cly [pláiəsaikli] 多数輪性, 増輪性.
plei·om·er [pláiəmər] 多節体.
plei·om·e·ry [plaiámәri] 多数性, 増数性.
plei·o·mor·phia [plì:oumɔ́:fiə] 多形態[医学].
pleiomorphic single linkage 多形〔態〕性単一連関[医学].
plei·o·nex·ia [plàiounéksiə] 貪欲症, 酸素飽和過度, 抵抗増強, = pleonexia.
plei·o·tro·pia [plàioutróupiə] 多相遺伝, 多面〔発見(発現)〕作用(染色体が多様の機能に影響を与えること), = pleotropia, pleiotropism.
plei·o·trop·ic [plàiətrápik] 多面発現性[医学], 多形質発現性[医学], = pleotropic, polyphenic.
p. gene 多面発現遺伝子(1つの遺伝子が2つ以上の形質を支配したり複数の形質に影響を及ぼす遺伝子), = polyphenic gene.
plei·ot·ro·pism [plaiátrəpizəm] 多面発現[医学], 多形質発現[医学], 多面作用[医学], = pleiotropy.
plei·ot·ro·py [plaiátrəpi] 多面発現[医学], 多形質発現[医学], 多面〔発現〕作用, 多面遺伝, 多相遺伝(多向性. 1つの遺伝子が2つ以上の形質を支配したり, 複数の形質に影響を及ぼしたりすること), = pleiotropic, pleiotropic expression, pleiotropism.
plei·o·type [pláiətaip] 多型(雑交の結果後裔が多型を呈することで, 一組の親の児において遺伝形質が種々混合した場合). 形 pleiotypic.
plek·tron [pléktrɑn] = plectron.
plemorphic cell sarcoma 多形細胞肉腫.
plenum system 充満式換気法(外界からの空気を室内に進入させる方法).
plenum ventilation 送気式換気法, 圧力式換気法.
pleo– [pli:ou, –i:ə] 増加, 過多の意味を表す接頭語, = pleio–.
ple·o·car·y·o·cyte [plì:əkǽriəsait] 多核巨細胞, = pleokaryocyte.
pleochroic halo 多色性ハロ, 多色暈.
ple·o·chro·ism [plí:əkrɔizəm] 多色性(環境が異なると, 同一物質でもほかの色を呈すること), = pleiochroism. 形 pleochroic, pleochroitic.
ple·o·chro·ma·tism [plì:oukróumətizəm] 多色性(結晶などの物体を異なった方向で見るとき, 多色を呈する現象). 形 pleochromatic.
ple·o·chro·mia [plì:oukróumiə] 多色性(結晶の), 多染性, = pleiochromia, polychromasia.
pleochromic anemia 多色性貧血, = acute febrile anemia.
ple·o·chro·mo·cy·to·ma [plì:oukròumousaitóumə] 多色細胞腫.
ple·o·cy·to·sis [plì:ousaitóusis] 〔髄液〕細胞増加〔症〕[医学], プレオシ(チ)トーシス(髄液中の細胞数が増加していること).
ple·o·dont [plí:ədɑnt] 中実歯〔型, 性〕(中空歯性 coelodont の対立語).
ple·o·er·gy [plì:ouɔ́:ʤi] 超過敏性, 過敏性過度(アレルギー性反応が刺激の強さに対して過度であることをいう). 形 pleoergic.
ple·o·es·the·sia [plì:ouesθí:ziə] 低過敏性, 過敏性減弱(アレルギー性反応が刺激の強さに対して低度であることをいう).
ple·o·kar·y·o·cyte [plì:əkǽriəsait] 多核巨大細胞(癌, 結核などの病変にみられるもの).
ple·ol·y·sis [pliálisis] 最大溶血〔濃度〕(赤血球の最高溶血を起こす浮遊液の濃度で, 最小溶血濃度 oligolysis に対立する語).
ple·o·mas·tia [plì:əmǽstiə] 多乳房症[医学], = pleomazia. 形 pleomastic.

P

ple·o·mor·phia [plì:oumɔ́:fiə] 多形成，多形態．

ple·o·mor·phic [plì:oumɔ́:fik] 多形〔性〕の．

p. adenoma 多形〔性〕腺腫〔医学〕．

p. bacterium 多形〔態〕性菌〔医学〕．

p. lipoma 多型性脂肪腫．

ple·o·mor·phism [plì:oumɔ́:fizəm] 多形現象〔医学〕，多形〔態〕性（特に同一の細菌が異なった形態を示すことをいう）．形 pleomorphic, pleomorphous.

ple·o·mor·phous [plì:oumɔ́:fəs] 多形〔態〕性の〔医学〕．

ple·on [plí:ən]（Spence Bate が甲殻類の体の最後部を呼んだ術語で，現在は節足動物において腹部と同義に用いられる）．

ple·o·nasm [plí:ənæzəm] プレオナズム，過剰発生（身体の部分または器官が異常に多いこと）．形 pleonastic.

ple·o·nex·ia [plì:ənéksiə] ① 貪欲症．② 酸素飽和過度（血液の）．③ 抵抗増強，= pleonexy. 形 pleonectic.

ple·on·os·te·o·sis [plì:ənɑstióusis] 過剰骨化症〔医学〕（骨の海綿質が過剰に増殖し，しばしば軟骨を混在する．骨梁は薄くなるが，骨全体としては肥厚し，骨端が拡大する状態）．

ple·o·no·tus [plì:ənóutəs] 贅耳（頸に耳のような贅生があること），= cervical auricle.

ple·op·o·da [pli:ápədə] 腹肢，腹脚（節足動物の腹部にある付属肢），= abdominal appendage.

ple·op·tics [pli:áptiks] 視力増強法，弱視視能矯正．

ple·o·tro·pia [plì:outróupiə] = pleiotropia.

ple·o·trop·ic [plì:ətrápik] = pleiotropic.

ple·ot·ro·pism [pli:átrəpizəm] = pleiotropism, pleiotropy.

ple·ot·ro·py [pli:átrəpi] 多相遺伝，多面発現，多形質発現，= pleiotropy.

ple·ro·cer·coid [plì:rousə́:kɔid] プレロセルコイド〔医学〕，擬充尾虫〔医学〕（扁形動物，条虫綱，擬葉条虫目の幼虫．第1中間宿主体内で発育したプロセルコイド（前擬充尾虫）が第2中間宿主（主に魚類）に食われると，尾部が消失し，筋肉などに到達して次第に発育し，擬充尾虫となる），= sparganum.

ple·ro·cer·cus [plì:rousə́:kəs] プレロセルクス（充尾虫）．

ple·rome [plí:roum] ① 接着組織（一種の結合組織），= tela maltharis. ② 中心柱原（植物の）．

ple·ro·sis [pliróusis] 組織再生．

Plesch, Johann [pléʃ] プレッシュ（1878–1957，イギリスに住んだドイツの医師）．

P. percussion プレッシュ打診指姿（打診板としての指は第1指節関節部で直角に曲げ，その上から打診を行う肋骨間隙の打診法）．

P. test プレッシュ試験（ボタロー動脈管開存の診断法として，肺臓を通る血液中の酸素と炭酸ガスを定量すること）．

ple·si·og·na·thus [plì:siágnəθəs] 耳下副耳（耳下腺部に副耳が存在する奇形）．

Ple·si·o·mo·nas [plì:zioumóunəs] プレジオモナス属（腸内細菌科の一属で，通性嫌気性のグラム陰性桿菌）．

P. shigelloides プレジオモナス・シゲロイデス（下痢や腸炎の原因となる）．

ple·si·o·mor·phism [plì:sioumɔ́:fizəm] 相似形態．形 plesiomorphous.

ple·si·o·mor·phous [plì:sioumɔ́:fəs] 相似形態の〔医学〕．

ples·ses·the·sia [plèsesθí:ziə] 触診打診法（左指で触診しながらその指を打診板として病変部を診察する方法），= palpatory percussion.

ples·si·graph [plésigræf] プレシグラフ（打診域を指示し得る工夫を備えた打診板の一種）．

ples·sim·e·ter [plesímitər] 打診槌，= pleximeter.

ples·si·met·ric [plèsimétrik] 打診板法の．

ples·sor [plésər] 打診槌，= plexor.

Ples·sy green [plési grí:n] プレシグリーン，= chromium phosphate.

pleth·o·ra [pléθərə] 多血〔症〕〔医学〕（身体内に血液量の増加する状態）．形 plethoric.

p. apocoptica 切断性多血〔症〕（身体の一部を切断する前に，その部分の血液を他部へ移すために起こる血液量増加）．

p. hydraemica 水血性多血〔症〕．

p. serosa（水血性多血〔症〕），= plethora hydraemica.

p. vera 真正多血〔症〕．

ple·thor·ic [pliθɔ́:rik] 多血性の．

p. dysmenorrh(o)ea 充血性月経困難症，= congestive dysmenorrh(o)ea.

ple·thos·o·my [pləθásəmi] 肥満体型．

ple·thys·mo·gram [pləθízməgræm] プレチスモグラム〔医学〕，容積変化図，体積曲線〔医学〕，容積曲線（プレチスモグラフによる記録）．

ple·thys·mo·graph [pləθízməgræf] プレチスモグラフ，血量計，肢体容積計，体積〔変動〕記録器（血液量を測定してその器官の体積を推定する装置）．

pleth·ys·mog·ra·phy [plèθizmágrəfi] プレチスモグラフィ，体積〔変動〕記録法〔医学〕．

pleth·ys·mom·e·try [plèθizmámitri] 体積〔変動〕測定法，プレチスモメトリ．

Pleulcer syn·drome [plú:lsər síndroum] プロイルセル症候群（交感神経性消化機能障害），= dysfunctio vegetativa digestiva.

pleur- [plu:r] 肋骨，体側，胸膜を表す接頭語．

pleura- [plu:rə] = pleur-.

pleu·ra [plú:rə] [L/TA] 胸膜（肺を包む部分を肺胸膜といい，胸壁の内面をおおう部分を壁側胸膜という），= pleura [TA]. 複 pleurae. 形 pleural.

p. parietalis [L/TA] 壁側胸膜（肺胸膜），= parietal pleura [TA].

p. pulmonalis [L/TA] 肺胸膜，= pulmonary pleura [TA].

p. visceralis [L/TA] 臓側胸膜，= visceral pleura [TA].

pleu·ra·cen·te·sis [plù:rəsentí:sis] 臓側胸膜，= pleurocentesis.

pleu·ra·cot·o·my [plù:rəkátəmi] 胸膜切開術，= thoracotomy.

pleu·rag·ra·phy [plu:rǽgrəfi] 胸腔X線撮影法，= pleurography.

pleu·ral [plú:rəl] 胸膜の．

p. biopsy 胸膜生検〔医学〕．

p. bleeding 胸膜出血〔医学〕．

p. callosity 胸膜胼胝〔医学〕，胸膜肥厚〔医学〕．

p. canal 胸膜管（胸腹連合部の横隔壁の背部にある腸間膜の両側にみられる小管で，将来胸腔に発育するもの）．

p. cavity [TA] 胸膜腔，= cavitas pleuralis [L/TA].

p. coelothelium 胸膜上皮．

p. crackles 胸膜摩擦音．

p. cupula [TA] 胸膜頂，= cupula pleurae [L/TA].

p. disease 胸膜疾患〔医学〕．

p. dissemination 胸膜播種〔医学〕，胸膜播種性転移．

p. effusion 胸膜滲出液〔医学〕，胸水〔医学〕（胸膜腔に生じた液体をいう．正常でも少量存在し，呼吸運動の円滑化に資している）．

p. empyema 胸腔蓄膿．

p. epilepsy 胸膜性てんかん．

p. exudate 胸膜滲出液．

p. fistula 胸膜瘻〔医学〕.
p. fluid 胸膜滲出液〔医学〕, 胸膜液, 胸水〔医学〕.
p. fremitus 胸膜〔摩擦〕振盪音.
p. friction rub 胸膜摩擦音.
p. hemorrhage 胸膜出血〔医学〕.
p. hyaloseroditis 硝子様胸膜炎〔医学〕.
p. isthmus 胸膜峡部.
p. lavage 胸腔洗浄〔医学〕.
p. mesothelioma 胸膜中皮腫.
p. mouse 胸膜ネズミ(滲出性胸膜炎においてX線像で見えることのある線維性小片).
p. neoplasm 胸膜新生物〔医学〕.
p. plaque 胸膜肥厚斑〔医学〕, 胸膜斑〔医学〕.
p. pneumonia 胸膜肺炎〔医学〕.
p. poudrage 胸腔内粉剤散布法.
p. pressure 胸膜内圧〔医学〕.
p. puncture 胸膜穿刺.
p. recesses [TA] 胸膜洞, = recessus pleurales [L/TA].
p. rings 胸膜輪, = annular rings.
p. rub 胸膜摩擦音〔医学〕.
p. sac 胸膜嚢.
p. shock 胸膜ショック〔医学〕.
p. sinus 胸膜洞(補足腔), = complemental space.
p. space 胸膜腔.
p. tap 胸腔穿刺, = thoracentesis.
p. tuberculosis 結核性胸膜炎〔医学〕.
p. tumor 胸膜腫瘍.
p. villus 胸膜絨毛.

pleu·ral·gia [plu:rǽlʤiə] 胸膜痛〔医学〕. 形 pleuralgic.
pleu·ram·ni·on [plu:rǽmniən] ヒダ羊膜(ヒダ形成により発生する羊膜で, 蝪形類およびある種の哺乳類にみられる).
pleu·ra·poph·y·sis [plù:rəpáfisis] 肋骨, 脊椎骨側突起. 形 pleurapophyseal.
pleur·ec·to·my [plu:réktəmi] 胸膜切除〔術〕.
pleuricorpuscular centrosome 多球性中心体.
pleu·ri·sy [plú:risi] 胸膜炎〔医学〕, 肋膜炎, = pleuritis. 形 pleuritic.
p. root ヤナギトウワタ, = *Asclepias tuberosa*.
p. sicca 乾性胸膜炎.
p. with effusion 湿性胸膜炎〔医学〕, 滲出性胸膜炎, = serous pleurisy, wet pleurisy.
pleu·rite [plú:rait] 側甲(硬被).
pleu·rit·ic [plu:rítik] 胸膜炎〔の〕〔医学〕.
p. cough 胸膜炎性咳嗽.
p. pain 胸膜痛.
p. pneumonia 胸膜炎性肺炎.
p. rub 胸膜摩擦音.
pleu·ri·tis [plu:ráitis] 胸膜炎〔医学〕, = pleurisy.
p. carcinomatosa 癌性胸膜炎〔医学〕.
pleur·i·tog·e·nous [plù:ritáʤənəs] 催胸膜炎性.
pleuro- [plu:rou, -rə] 肋骨, 体側, 胸膜を表す接頭語.
pleu·ro·bran·chia [plù:rəbrǽŋkiə] 側鰓(胸側壁に付着する鰓).
pleu·ro·bron·chi·tis [plù:roubrɑŋkáitis] 胸膜気管支炎.
pleu·ro·cele [plú:rəsi:l] 肺胸膜瘤〔医学〕, 肺胸膜ヘルニア.
pleu·ro·cen·te·sis [plù:rousentí:sis] 胸膜穿刺〔医学〕, = thoracentesis.
pleu·ro·cen·trum [plù:rəséntrəm] 半椎体, = hemicentrum.
pleu·ro·cho·le·cys·ti·tis [plù:roukòulisistáisis] 胸膜胆嚢炎.
pleu·roc·ly·sis [plu:ráklisis] 胸〔膜〕腔洗浄, 胸腔内輸液.
pleu·ro·cu·ta·ne·ous [plù:roukju:téiniəs] 胸膜皮膚の.
Pleurocybella porrigens スギヒラタケ(キシメジ科, 北半球温帯以北に分布する白色扇形の食用キノコで, スギなどの切り株, 倒木に群生する), = angel wings.
pleu·rod·e·sis [plu:rádisis] 胸膜癒着〔術〕〔医学〕(自然気胸の再発, 胸水の再貯留などを防止するために胸膜の癒着を図る方法. 開胸下に壁側胸膜を擦過あるいは切除する機械的癒着術と胸腔ドレーンなどを通してタルク末, テトラサイクリンなどの癒着剤を注入あるいは散布する化学的癒着術がある).
pleur·o·dont [plú:rədɑnt] 側生歯〔型, 性〕(顎骨縁の内面において歯が側方に固着することで, 爬虫類および両生類にみられる), = prosphyodont.
pleu·ro·dyn·ia [plù:rədíniə] 側胸痛(肋間筋に激痛が走る筋リウマチ), = pain in side.
pleuroesophageal line 胸膜食道線.
pleuroesophageal muscle 胸膜食道筋.
Pleu·rog·e·nes [plu:ráʤəni:z] プルロゲネス属(吸虫の一属).
pleu·ro·gen·ic [plù:rəʤénik] 胸膜由来の, = pleurogenous.
pleu·rog·e·nous [plu:ráʤənəs] 胸膜由来の, = pleurogenic.
pleu·rog·ra·phy [plu:rágrəfi] 胸腔撮影〔法〕〔医学〕, 胸腔X線撮影法.
pleu·ro·hep·a·ti·tis [plù:rouhèpətáitis] 胸膜肝炎.
pleu·ro·lith [plú:rəliθ] 胸膜〔腔〕結石, 胸腔結石〔医学〕.
pleu·ro·loph·o·cer·car·ia [plù:rəlɑ̀fəsə:kέəriə] 側有膜セルカリア.
pleu·rol·y·sis [plu:rálisis] 胸膜剥離術〔医学〕.
pleu·ro·me·lus [plù:roumí:ləs] 胸肢寄生体.
pleu·ron [plú:rən] 側板(側片).
Pleu·ro·nec·ti·dae [plù:rənéktidi:] カレイ科(カレイ目カレイ亜目の一科), = right eye flounders.
pleu·ro-oe·soph·a·ge·us [plú:rou i:sɑ̀fəʤí:əs] [TA] 胸膜食道筋, = musculus pleurooesophageus [L/TA].
pleu·ro·pa·ri·e·to·pex·y [plù:roupəràiətəpéksi] 肺壁側胸膜固定術.
pleu·rop·e·dal [plu:rápidəl] 側足の.
pleu·ro·per·i·car·di·al [plù:roupèriká:diəl] 胸膜心膜の.
p. canals 胸膜心膜腔管.
p. duct 胸膜心膜管, = pleuropericardial canal.
p. fold 胸〔膜〕心膜ヒダ, 胸腔心嚢膜.
p. hiatus 胸膜心膜裂孔.
p. membrane 胸〔膜〕心膜, 胸腔心嚢膜(胚の横中隔から発生する膜で, 心外腔と胸腔管とを分画する).
p. tissure 胸〔膜〕心膜裂孔〔医学〕.
pleu·ro·per·i·car·di·tis [plù:roupèrikɑ:dáitis] 心胸膜炎, 胸膜心膜炎〔医学〕.
pleu·ro·per·i·to·ne·al [plù:roupèritouní:əl] 胸膜腹膜の.
p. canal 胸腹膜管(胸腹膜により閉鎖される前にみられる胚の胸腔および腹腔との間にある管).
p. cavity 胸腹腔.
p. duct 胸膜腹膜管, = pleuroperitoneal canal.
p. fold 胸〔膜〕腹膜ヒダ, 胸腔腹腔ヒダ.
p. hiatus 胸腹裂孔(胚胎期の), = foramen of Bochdalek.
p. membrane 胸〔膜〕腹膜, 胸腔腹腔膜(主として胚の横中隔から発生した膜で, 胸膜管と腹腔とを分画する).

P

p. shunt 胸腔腹腔シャント.
p. tissure 胸〔膜〕腹膜裂孔〔医学〕.
pleu·ro·per·i·to·ne·um [plù:roupèritouní:əm] 胸腹〔膜〕腔.
pleu·ro·pneu·mo·nec·to·my [plù:rounjù:mənéktəmi] 胸膜肺切除〔術〕, 胸膜肺〔全〕摘除〔術〕〔医学〕(膿胸, 肺癌あるいは胸膜中皮腫などに対し, 肺とともに一側の胸膜を一括切除する術式).
pleu·ro·pneu·mo·nia [plù:rounju:móuniə] ウシ胸膜肺炎 (*Mycoplasma mycoides* (*Asterococcus mycoides*)の感染による家畜の伝染病), = pleuropneumonia contagiosa bovum, lungplague.
p.-like organism (PPLO) ウシ胸膜肺炎菌様微生物(かつてマイコプラズマをこう総称した).
p. organism 牛肺疫病原体〔医学〕.
pleu·ro·pneu·mo·nol·y·sis [plù:rounjù:mənálisis] 肺胸膜剥離術 (肺胸膜の癒着を剥離し虚脱療法における肺虚脱を可能にするための手術).
pleu·ro·pneu·mo·nor·rha·phy [plù:rounjù:mənárəfi] 肺胸膜縫縮術 (肺臓と胸膜とを縫合するヒダ術で, 肺結核症における虚脱療法).
pleu·ro·pros·o·pos·chi·sis [plù:rouprɑ̀səpáskisis] 顔面斜裂症.
pleu·ro·pul·mo·nary [plù:rəpʌ́lmənəri] 肺胸膜の.
p. congestion 胸膜肺うっ血 (胸膜炎の症状を呈する肺うっ血), = pulmonary congestion, Potain type of c..
pleu·ror·rhea [plù:rɔ:rí:ə] 胸腔漏.
pleu·ros·co·py [plu:ráskəpi] 胸腔内視鏡検査, = thoraco scopy.
pleu·ro·so·ma [plù:rousóumə] 内臓脱出-腕萎縮奇形.
pleu·ro·so·ma·tos·chi·sis [plù:rousòumətáskisis] 腹腔側裂.
pleu·ro·so·mus [plù:rousóuməs] 内臓脱出-腕萎縮奇形, = pleurosoma.
pleu·ro·spasm [plú:rəspæzəm] 胸膜性片側痙攣, 絞心.
pleu·ros·thot·o·nos [plù:rəsθátənəs] 側方反張, = pleurothotonos.
pleu·ro·tho·ra·co·pleur·ec·to·my [plù:rouθɔ̀:rəkouplu:réktəmi] (胸膜を切開切除して胸郭の形成を行う手術).
pleu·ro·thot·o·nos [plù:rəθátənəs] 側方反張 (側攣性破傷風), = pleurothotonus.
pleu·ro·thot·o·nus [plù:rəθátənəs] 側反弓〔医学〕.
pleu·ro·tin [plú:rətin] プルロチン $C_{20}H_{22}O_5$ (黄色または褐色針状結晶で, *Pleurotus* 属真菌により形成され, グラム陽性菌およびある種の真菌に有効な抗生物質. Robbins, Kavanagh および Hervey により1947年に初めて報告された).
pleu·ro·tome [plú:rətoum] 胸節.
pleu·rot·o·my [plu:rátəmi] 胸膜切開〔術〕〔医学〕.
pleu·ro·ty·phoid [plù:routáifɔid] 胸膜性腸チフス.
pleurovenous shunt 胸腔静脈シャント.
pleu·ro·vis·cer·al [plù:rəvísərəl] 胸膜と内臓の.
plex·al [pléksəl] 叢の.
plex·al·gia [pleksǽlʤiə] 神経叢痛 (戦場または演習において長期間外気に露出されたとき, 兵士にみられる神経痛, 疲労, 興奮, 不睡などの症候群).
p. hypogastrica 下腹部神経叢痛 (機能的の).
plex·ec·to·my [plekséktəmi] 心臓神経叢切除〔医学〕, 叢切除〔術〕.
plex·i·form [pléksifɔ:m] 叢状の, つる (蔓) 状の.
p. angioma つる状血管腫.
p. cartilage 叢状軟骨, = fibroelastic cartilage.
p. fibroma つる状線維腫. → plexiform neuroma.
p. layer 叢状層 (網膜の網状層), 分子層, 網状層.
p. layers of retina 網膜網状層.
p. neurofibroma つる状神経線維腫〔医学〕, 叢状神経線維腫.
p. neuroma つる状神経腫〔医学〕(先天性に発生する奇形腫の一種).
plex·i-glass [pléksi glǽs] 樹脂ガラス (アクリル酸樹脂製の透明板).
plex·im·e·ter [pleksímitər] 打診板, 打診槌, = plessimeter.
plex·im·e·try [pleksímitri] 打診板診断法. 形 pleximetric.
plex·i·tis [pleksáitis] 神経叢炎〔医学〕.
plex·o·gen·ic [plèksəʤénik] 網生成の, 叢生成の.
plex·om·e·ter [pleksámitər] 打診槌, = pleximeter.
plex·op·a·thy [pleksápəθi] 神経叢障害.
plex·or [pléksər] 打診槌, = plessor.
plex·us [pléksəs] 叢 (神経, 血管またはリンパ管の絡み合った構造). 複 plexus, plexuses. 形 plexal.
p. anesthesia 神経叢麻酔〔法〕〔医学〕, 上腕神経叢麻痺. → Kulenkampff anesthesia.
p. annularis 輪状神経叢, = anular plexus.
p. anserinus 鵞足神経叢 (耳下腺神経叢), = plexus parotideus.
p. aorticus 大動脈リンパ管叢.
p. aorticus abdominalis [L/TA] 腹大動脈神経叢, = abdominal aortic plexus [TA].
p. aorticus thoracicus [L/TA] 胸大動脈神経叢, = thoracic aortic plexus [TA].
p. arteriae cerebri anterioris 前脳動脈神経叢 (海綿質神経叢の一部).
p. arteriae cerebri mediae 中脳動脈神経叢, 中大脳動脈神経叢.
p. arteriae choroideae 脈絡膜動脈神経叢.
p. articularis 側頭下顎関節静脈叢.
p. auricularis posterior 後耳介動脈神経叢, = posterior auricular plexus.
p. autonomici [NA] 自律神経叢.
p. autonomicus [L/TA] 自律神経叢, = autonomic plexus [TA].
p. autonomicus brachialis [L/TA] 上腕自律神経叢*, = brachial autonomic plexus [TA].
p. axillaris 腋窩リンパ管叢, = axillary plexus.
p. basilaris [L/TA] 脳底静脈叢, = basilar plexus [TA].
p. block 神経叢ブロック.
p. brachialis [L/TA] 腕神経叢, = brachial plexus [TA].
p. cardiacus [L/TA] 心臓神経叢, = cardiac plexus [TA].
p. cardiacus profundus 深心臓神経叢, = deep cardiac plexus.
p. cardiacus superficialis 浅心臓神経叢, = superficial cardiac plexus.
p. caroticus communis [L/TA] 総頸動脈神経叢, = common carotid plexus [TA].
p. caroticus externus [L/TA] 外頸動脈神経叢, = external carotid plexus [TA].
p. caroticus internus [L/TA] 内頸動脈神経叢, = internal carotid plexus [TA].
p. cavernosi concharum 鼻〔甲〕介海綿叢.
p. cavernosus [L/TA] 海綿神経叢* (内頸動脈の周囲にある海綿洞にある交感神経叢), = cavernous plexus [TA].
p. cavernosus conchae [L/TA] 鼻甲介海綿叢, = cavernous plexus of conchae [TA].
p. celiacus = celiac plexus, solar plexus.

P

p. cervicalis [L/TA] 頸神経叢, = cervical plexus [TA].
p. cervicalis posterior [L/TA] 後頸神経叢*, = posterior cervical plexus [TA].
p. choroideus [L/TA] 脈絡叢, = choroid plexus [TA].
p. choroideus ventriculi lateralis [L/TA] 側脳室脈絡叢, = choroid plexus of lateral ventricle [TA].
p. choroideus ventriculi quarti [L/TA] 第四脳室脈絡叢, = choroid plexus of fourth ventricle [TA].
p. choroideus ventriculi tertii [L/TA] 第三脳室脈絡叢, = choroid plexus of third ventricle [TA].
p. coccygeus [L/TA] 尾骨神経叢, = coccygeal plexus [TA].
p. coeliacus [L/TA] 腹腔神経叢, = coeliac plexus [TA].
p. coronarii cordis 冠状動脈神経叢.
p. coronarius cordis 冠状動脈神経叢.
p. deferentialis (♂) [L/TA] 精管神経叢, = deferential plexus [TA], plexus of ductus deferens (♂) [TA].
p. dentalis inferior [L/TA] 下歯神経叢, = inferior dental plexus [TA].
p. dentalis superior [L/TA] 上歯神経叢, = superior dental plexus [TA].
p. entericus [L/TA] 腸筋神経叢, = enteric plexus [TA].
p. esophageus [NA] 食道神経叢.
p. femoralis [L/TA] 大腿動脈神経叢, = femoral plexus [TA].
p. Frankenhäuseri フランケンホイゼル神経叢(子宮頸の両側で腹膜外にある大神経節), = great cervical ganglion of uterus.
p. gangliosus ciliaris 毛様体神経節神経叢, = ciliary ganglionic plexus.
p. gastrici [L/TA] 胃神経叢, = gastric plexuses [TA].
p. gastrici systematis autonomici [NA]〔自律神経系の〕胃神経叢.
p. hepaticus [L/TA] 肝神経叢, = hepatic plexus [TA].
p. hypogastricus inferior [L/TA] 下下腹神経叢, = inferior hypogastric plexus [TA].
p. hypogastricus superior [L/TA] 上下腹神経叢, = superior hypogastric plexus [TA].
p. iliaci [NA] 腸骨動脈神経叢.
p. iliacus [L/TA] 腸骨動脈神経叢, = iliac plexus [TA].
p. iliacus externus 外腸骨リンパ管叢, = external iliac plexus.
p. inguinalis 鼡径リンパ管叢.
p. injury 神経叢損傷〔医学〕.
p. intermesentericus [L/TA] 腸間膜動脈間神経叢, = intermesenteric plexus [TA].
p. intraparotideus [L/TA] 耳下腺神経叢, = parotid plexus [TA].
p. jugularis 頸リンパ管叢.
p. lienalis [L/TA] 脾神経叢, = splenic plexus [TA].
p. lingualis 舌動脈神経叢.
p. lumbalis [L/TA] 腰神経叢, = lumbar plexus [TA].
p. lumbosacralis [L/TA] 腰仙骨神経叢, = lumbosacral plexus [TA].
p. lymphaticus [L/TA] リンパ叢, = lymphatic plexus [TA].
p. lymphaticus axillaris [L/TA] 腋窩リンパ〔管〕叢, = axillary lymphatic plexus [TA].
p. mammarius 乳リンパ管叢, = mammary plexus.
p. mammarius internus 内胸動脈神経叢, = internal thoracic plexus.
p. maxillaris externus 外側上顎神経叢, = facial plexus.
p. maxillaris internus 内側上顎神経叢, = maxillary plexus.
p. meningeus = meningeal plexus.
p. mesentericus inferior [L/TA] 下腸間膜動脈神経叢, = inferior mesenteric plexus [TA].
p. mesentericus superior [L/TA] 上腸間膜動脈神経叢, = superior mesenteric plexus [TA].
p. myentericus [L/TA] 筋層間神経叢, = myenteric plexus [TA].
p. nervorum spinalium [L/TA] 脊髄神経叢, = spinal nerve plexus [TA].
p. nervosus 神経叢.
p. oesophageus [L/TA] 食道神経叢, = oesophageal plexus [TA].
p. of anterior cerebral artery 前大脳動脈神経叢.
p. of choroid artery 脈絡動脈神経叢.
p. of ductus deferens (♂) [TA] 精管神経叢, = plexus deferentialis (♂) [L/TA].
p. of middle cerebral artery 中大脳動脈神経叢.
p. of spinal nerves 脊髄神経叢, = plexus nervorum spinalium.
p. ophthalmicus 眼動脈神経叢.
p. ovaricus (♀) [L/TA] 卵巣動脈神経叢, = ovarian plexus (♀) [TA].
p. palsy 〔神経〕叢麻痺〔医学〕.
p. pampiniformis [L/TA] 蔓状静脈叢, = pampiniform plexus [TA].
p. pancreaticus [L/TA] 膵神経叢, = pancreatic plexus [TA].
p. papilloma 脈絡叢乳頭腫.
p. paralysis 〔神経〕叢麻痺〔医学〕.
p. pelvicus [L/TA] 骨盤神経叢, = pelvic plexus [TA].
p. pelvinus = pelvic plexus.
p. periarterialis [L/TA] 血管周囲神経叢, = periarterial plexus [TA].
p. pharyngeus [L/TA] 咽頭神経叢, = pharyngeal plexus [TA].
p. pharyngeus ascendens 上行咽頭動脈神経叢, = ascending pharyngeal plexus.
p. posterior [L/TA] 後神経叢*, = posterior plexus [TA].
p. prostaticovesicalis 前立腺膀胱静脈叢.
p. prostaticus (♂) [L/TA] 前立腺神経叢, = prostatic plexus (♂) [TA].
p. pterygoideus [L/TA] 翼突筋静脈叢, = pterygoid plexus [TA].
p. pudendalis = pudendal plexus.
p. pulmonalis [L/TA] 肺神経叢, = pulmonary plexus [TA].
p. rectales inferiores 下直腸動脈神経叢.
p. rectales medii 中直腸動脈神経叢.
p. rectalis inferior [L/TA] 下直腸動脈神経叢, = inferior rectal plexus [TA].
p. rectalis medius [L/TA] 中直腸動脈神経叢, = middle rectal plexus [TA].
p. rectalis superior [L/TA] 上直腸動脈神経叢, = superior rectal plexus [TA].
p. renalis [L/TA] 腎神経叢, = renal plexus [TA].
p. sacralis [L/TA] 仙骨神経叢, = sacral plexus [TA].
p. sacralis medius 中仙骨リンパ管叢, = middle sacral plexus.

p. splenicus [L/TA] 脾神経叢, = splenic plexus [TA].
p. subclavius [L/TA] 鎖骨下動脈神経叢, = subclavian plexus [TA].
p. submucosus [L/TA] 粘膜下神経叢, = submucous plexus [TA].
p. subserosus [L/TA] 漿膜下神経叢, = subserous plexus [TA].
p. suprarenalis [L/TA] 副腎神経叢, = suprarenal plexus [TA].
p. temporalis superficialis 浅側頭動脈神経叢, = superficial temporal plexus.
p. testicularis (♂) [L/TA] 精巣動脈神経叢, = testicular plexus (♂) [TA].
p. thyroideus impar [L/TA] 不対甲状腺静脈叢, = unpaired thyroid plexus [TA].
p. thyroideus inferior 下甲状腺動脈神経叢.
p. thyroideus superior 上甲状腺動脈神経叢.
p. tympanicus [L/TA] 鼓室神経叢, = tympanic plexus [TA].
p. uretericus [L/TA] 尿管神経叢, = ureteric plexus [TA].
p. uterovaginalis (♀) [L/TA] 子宮腟神経叢, = uterovaginal plexus (♀) [TA].
p. vascularis [L/TA] 血管神経叢, = vascular plexus [TA].
p. vasculosus [L/TA] 静脈叢, = vascular plexus [TA].
p. venosus [L/TA] 静脈叢, = venous plexus [TA].
p. venosus areolaris [L/TA] 乳輪静脈叢, = areolar venous plexus [TA].
p. venosus canalis hypoglossi 舌下神経管静脈叢, = venous plexus of hypoglossal canal.
p. venosus canalis nervi hypoglossi [L/TA] 舌下神経管静脈叢, = venous plexus of hypoglossal canal [TA].
p. venosus caroticus internus [L/TA] 頸動脈管静脈叢, = internal carotid venous plexus [TA].
p. venosus foraminis ovalis [L/TA] 卵円孔静脈叢, = venous plexus of foramen ovale [TA].
p. venosus prostaticus (♂) [L/TA] 前立腺静脈叢, = prostatic venous plexus (♂) [TA].
p. venosus rectalis [L/TA] 直腸静脈叢, = rectal venous plexus [TA].
p. venosus sacralis [L/TA] 仙骨静脈叢, = sacral venous plexus [TA].
p. venosus suboccipitalis [L/TA] 後頭下静脈叢, = suboccipital venous plexus [TA].
p. venosus uterinus (♀) [L/TA] 子宮静脈叢, = uterine venous plexus (♀) [TA].
p. venosus vaginalis (♀) [L/TA] 腟静脈叢, = vaginal venous plexus (♀) [TA].
p. venosus vertebralis [NA] 椎骨静脈叢.
p. venosus vertebralis externus anterior [L/TA] 前外椎骨静脈叢, = anterior external vertebral venous plexus [TA].
p. venosus vertebralis externus posterior [L/TA] 後外椎骨静脈叢, = posterior external vertebral venous plexus [TA].
p. venosus vertebralis internus anterior [L/TA] 前内椎骨静脈叢, = anterior internal vertebral venous plexus [TA].
p. venosus vertebralis internus posterior [L/TA] 後内椎骨静脈叢, = posterior internal vertebral venous plexus [TA].
p. venosus vesicalis [L/TA] 膀胱静脈叢, = vesical venous plexus [TA].
p. vertebralis [L/TA] 椎骨動脈神経叢, = vertebral plexus [TA].
p. vesicalis [L/TA] 膀胱神経叢, = vesical plexus [TA].
p. vesicalis inferior 下膀胱静脈叢.
p. viscerales 内臓神経叢.
p. viscerales et ganglia [L/TA] 末梢の自律神経叢と神経節*, = peripheral autonomic plexuses and ganglia [TA].
p. visceralis [L/TA] 内臓神経叢, = visceral plexus [TA].

plex·us·es [pléksəsi:z] 叢 (plexus の複数).

pli·a·bil·i·ty [plàiəbíliti] 柔軟性, たわみ性 [医学]. 形 pliable.

pli·ca [pláikə] しわ (皺) [医学], ヒダ, = fold, plait. 複 plicae. 形 plicate.
p. adiposae 脂肪ヒダ (胸膜の).
p. alares 翼状ヒダ.
p. ampullares 膨大部ヒダ (卵管の).
p. anterior faucium [L/TA] 口蓋舌弓*, = anterior pillar of fauces [TA].
p. articulares 関節ヒダ.
p. aryepiglottica [L/TA] 披裂喉頭蓋ヒダ, = aryepiglottic fold [TA].
p. aryepiglottis = plica aryepiglottica.
p. axillaris 腋窩ヒダ.
p. buccopharyngica 頬咽頭ヒダ.
p. caecalis vascularis [L/TA] 盲腸血管ヒダ, = vascular fold of caecum [TA].
p. cecalis 盲腸ヒダ.
p. cecalis vascularis 盲腸血管ヒダ, = vascular fold of cecum.
p. chordae tympani [L/TA] 鼓索ヒダ, = fold of chorda tympani [TA].
p. choroidea 脈絡ヒダ.
p. ciliaris 毛様体ヒダ.
p. circulares 輪状ヒダ (小腸の).
p. duodenalis inferior [L/TA] 下十二指腸ヒダ, = inferior duodenal fold [TA].
p. duodenalis superior [L/TA] 上十二指腸ヒダ, = superior duodenal fold [TA].
p. duodenojejunalis [L/TA] 十二指腸空腸ヒダ, = duodenojejunal fold [TA].
p. duodenomesocolica [L/TA] 十二指腸結腸間膜ヒダ, = duodenomesocolic fold [TA].
p. epididymidis 精巣上体ヒダ.
p. epigastrica [L/TA] 外側臍ヒダ*, = epigastric fold [TA].
p. fimbriata [L/TA] 采状ヒダ, = fimbriated fold [TA].
p. gastropancreatica [L/TA] 胃膵ヒダ, = gastropancreatic fold [TA].
p. glossoepiglottica 舌喉頭蓋ヒダ (外側 lateralis および正中 mediana の区別がある).
p. glossoepiglottica lateralis [L/TA] 外側舌喉頭蓋ヒダ, = lateral glosso-epiglottic fold [TA].
p. glossoepiglottica mediana [L/TA] 正中舌喉頭蓋ヒダ, = median glosso-epiglottic fold [TA].
p. hepatopancreatica [L/TA] 肝十二指腸ヒダ*, = hepatopancreatic fold [TA].
p. hypogastrica 内側臍ヒダ, = plica umbilicalis medialis.
p. ileocaecalis [L/TA] 回盲ヒダ, = ileocaecal fold [TA].
p. iliocecalis caudalis 下回盲腸ヒダ.
p. iliocecalis cranialis 上回盲腸ヒダ.
p. incudialis [L/TA] キヌタ骨ヒダ, = fold of incus [TA].
p. incudis キヌタ骨ヒダ.

P

p. inguinalis 鼡径ヒダ.
p. interarytenoidea [L/TA] 披裂間ヒダ*, = interarytenoid fold [TA].
p. interdigitalis 指間ヒダ.
p. interureterica [L/TA] 尿管内皺襞*, = interureteric crest [TA].
p. isthmicae 峡部ヒダ.
p. lacrimalis [L/TA] 鼻涙管ヒダ, = lacrimal fold [TA].
p. lata uteri (子宮広間膜のこと).
p. longitudinalis duodeni [L/TA] 十二指腸縦ヒダ, = longitudinal fold of duodenum [TA].
p. lunata 結膜半月ヒダ, = plica semilunaris conjunctivae.
p. mallearis ツチ骨ヒダ(前 anterior と後 posterior との区別がある).
p. mallearis anterior [L/TA] 前ツチ骨ヒダ, = anterior mallear fold [TA], anterior fold of malleus [TA].
p. mallearis posterior [L/TA] 後ツチ骨ヒダ, = posterior malleolar fold [TA], posterior fold of malleus [TA].
p. mediastinopulmonalis 縦隔肺ヒダ.
p. membranae postsynapticae シナプス後膜ヒダ.
p. nervi laryngei 喉頭神経ヒダ, = fold of laryngeal nerve.
p. nervi laryngei superioris [L/TA] 喉頭神経ヒダ, = fold of superior laryngeal nerve [TA].
p. nervi laryngici = plica nervi laryngei.
p. palatinae transversae 横口蓋ヒダ.
p. palatotubalis 口蓋耳管ヒダ.
p. palmatae 棕状ヒダ.
p. palpebronasalis [L/TA] 瞼鼻ヒダ, = palpebronasal fold [TA], medial canthic fold [TA].
p. paraduodenalis [L/TA] 十二指腸傍ヒダ, = paraduodenal fold [TA].
p. pharyngotubalis 咽頭耳管ヒダ.
p. polonica ポーランド糾髪症(乳児湿疹において頭髪が痂皮のために束ねられた状態をいう).
p. posterior faucium [L/TA] 口蓋咽頭弓*, = posterior pillar of fauces [TA].
p. presplenica [L/TA] 脾前ヒダ*(胃脾間膜から横隔結腸ヒダに至る扇状の腹膜ヒダ), = presplenic fold [TA].
p. rectouterina (♀) [L/TA] 直腸子宮ヒダ, = recto-uterine fold (♀) [TA].
p. reticulares tunici mucosae 粘膜網状ヒダ.
p. salpingopalatina [L/TA] 耳管口蓋ヒダ, = salpingopalatine fold [TA].
p. salpingopharyngea [L/TA] 耳管咽頭ヒダ, = salpingopharyngeal fold [TA].
p. semilunares coli 結腸半月ヒダ.
p. semilunares conjunctivae 結膜半月ヒダ.
p. semilunaris [L/TA] 半月ヒダ, = semilunar fold [TA], 結膜半月ヒダ, = plica semilunaris [TA].
p. semilunaris conjunctivae 結膜半月ヒダ.
p. semilunaris of colon [NA] 結腸半月ヒダ.
p. semilunaris of conjunctiva 結膜半月ヒダ.
p. sigmoidea S状ヒダ.
p. spiralis [L/TA] ラセンヒダ, = spiral fold [TA].
p. spiralis ductus cystici [NA]〔胆嚢管〕ラセンヒダ.
p. stapedialis [L/TA] アブミ骨ヒダ, = fold of stapedius [TA].
p. stapedis アブミ骨ヒダ.
p. sublingualis [L/TA] 舌下ヒダ, = sublingual fold [TA].
p. suspensoria ovarii 卵巣堤ヒダ.
p. synovialis 滑膜ヒダ, = synovial fold.
p. synovialis infrapatellaris [L/TA] 膝蓋下滑膜ヒダ, = infrapatellar synovial fold [TA].
p. synovialis patellaris 膝蓋滑膜ヒダ.
p. transversae 横ヒダ(直腸の).
p. triangularis [L/TA] 三角ヒダ, = triangular fold [TA].
p. tubae 卵管ヒダ.
p. umbilicalis 臍ヒダ(外側 lateralis と中 media との区別がある).
p. umbilicalis lateralis [L/TA] 外側臍ヒダ, = lateral umbilical fold [TA].
p. umbilicalis media 正中臍ヒダ, = plica umbilicalis mediana.
p. umbilicalis medialis [L/TA] 内側臍ヒダ, = medial umbilical fold [TA].
p. umbilicalis mediana [L/TA] 正中臍ヒダ, = median umbilical fold [TA].
p. urachi 尿膜管ヒダ, 正中臍ヒダ, = plica umbilicalis mediana.
p. ureterica 尿管ヒダ.
p. venae cavae cranialis 上大静脈ヒダ.
p. venae cavae sinistrae [L/TA] 左下大静脈ヒダ, = fold of left vena cava [TA].
p. ventricularis 室ヒダ(喉頭の).
p. vesicalis transversa [L/TA] 横膀胱ヒダ, = transverse vesical fold [TA].
p. vestibularis [L/TA] 前庭ヒダ, = vestibular fold [TA].
p. vestibuli 前庭ヒダ.
p. villosa [NA] 絨毛様ヒダ.
p. vocalis [L/TA] 声帯ヒダ, = vocal fold [TA].
pli·ca·den·tin [plàikədéntin] ヒダ状象牙質(歯の).
plicae adiposae pleurae 脂肪ヒダ, = fatty folds of pleura.
plicae alares [L/TA] 翼状ヒダ, = alar folds [TA].
plicae ampullares tubae uterinae 卵管膨大部ヒダ.
plicae caecales [L/TA] 盲腸ヒダ, = caecal folds [TA].
plicae cecales 盲腸ヒダ, = cecal folds.
plicae ciliares [L/TA] 毛様体ヒダ, = ciliary plicae [TA].
plicae circulares [L/TA] 輪状ヒダ, = circular folds [TA].
plicae epiglottica 喉頭蓋ヒダ.
plicae epiglotticae 喉頭蓋ヒダ.
plicae gastricae [L/TA] 胃粘膜ヒダ, = gastric folds [TA], gastric rugae [TA].
plicae gastropancreaticae 胃膵ヒダ, = gastropancreatic folds.
plicae iridis [L/TA] 虹彩ヒダ, = folds of iris [TA].
plicae mucosae [L/TA] 粘膜ヒダ, = mucosal folds [TA].
plicae palatinae transversae [L/TA] 横口蓋ヒダ, = transverse palatine folds [TA].
plicae palmatae [L/TA] 棕状ヒダ, = palmate folds [TA].
plicae semilunares coli [L/TA] 結腸半月ヒダ, = semilunar folds of colon [TA].
plicae semilunares of colon 結腸半月ヒダ.
plicae synoviales [L/TA] 滑膜ヒダ, = synovial folds [TA].
plicae transversae recti [L/TA] 直腸横ヒダ, = transverse folds of rectum [TA].

plicae transversales recti 直腸横ヒダ.
plicae tubariae [L/TA] 卵管ヒダ, = folds of uterine tube [TA].
plicae tubariae tubae uterinae [NA] 卵管ヒダ.
plicae tunicae mucosae vesicae felleae 粘膜ヒダ(胆嚢の), = mucosal folds of gallbladder.
plicae villosae [L/TA] 絨毛様ヒダ, = villous folds [TA].
pli·cate [pláikeit] 扇だたみの, ヒダの.
plicated tongue 陰嚢様舌〔医学〕, ヒダ状舌, = scrotal tongue.
plicating suture ヒダ縫合.
pli·ca·tion [plaikéiʃən] 縫縮術〔医学〕, ヒダ形成. 動 plicate.
pli·ci·den·tin [plàisidéntin] ヒダ状象牙質, = plicadentin.
pli·cot·o·my [plaikátəmi] ヒダ切開術.
pli·ers [pláiərz] プライヤー, 鑷子じょうし, 成形鉗子(歯科用).
Plimmer, Henry George [plímər] プリマー(1857–1918, イギリスの原生動物学者).
P. body プリマー小体(癌の病巣にみられる細胞封入体の一つで, プリマーはこれを癌の原因となる原虫と考えた).
P. salt プリマー塩(酒石酸アンチモンナトリウム塩で, トリパノソーマ病の治療薬).
Plinius, Gaius [plíniəs] プリニウス(AD 23–79, ローマの自然科学者. 自然科学の百科辞典 Historia Naturalis の著者として有名), = Pliny.
plint(h) [plínt, -θ] 台板(患者の治療に用いる横臥台).
plin·thite [plínθait] 赤色粘土.
pli·o·form [pláiəfɔ:m] プライオホルム(セロファンに類似の酢酸セルロースで, 外科湿布の外被用に使用するもの).
PLL poly-L-lysine ポリL-リジンの略.
PLMS periodic limb movements in sleep 睡眠時周期性四肢運動の略.
ploc·ach [plákək] ヒツジコレラ, = head grit, yellows.
Plo·cam·i·a·ce·ae [ploukæmiéisii:] ユカリ科(紅藻類).
-ploid [plɔid] 多形を示す形容詞的接尾語.
ploid [plɔ́id] 倍数体〔医学〕.
ploi·dy [plɔ́idi] 倍数性.
plomb [plám, plʌ́m, plɔ́m] 充填, 栓(結核性肺空洞を充填するための合成樹脂またはパラフィン栓).
plom·bage [plɔmbá:ʒ] 充填〔法〕〔医学〕(合成樹脂 lucite 球のような軽い物を患部胸腔内に挿入する肺虚脱療法), = plumbage.
Plombières douche プロンビエー浣腸法(直腸洗浄の一法).
plom·bie·rung [plɔmbieréŋ] [G] 充填術.
plo·ra·tion [plɔ:réiʃən] 催涙.
plot [plát, plɔ́t] プロット(計画する, 分割する意味でグラフ的表現に用いる).
plot·ter [plátər] 作図機〔医学〕.
Plotz, Harry [pláts] プロッツ(1890–1947, アメリカの医師, 細菌学者).
P. bacillus プロッツ菌(発疹チフスの原因菌と仮定されたもの).
plough-share [pláu ʃéər] 鋤骨, = vomer.
PLP ① parathyroid hormonelike protein 副甲状腺ホルモン様タンパク質の略. ② proteolipid protein プロテオリピッドタンパク質の略.
PLT primed lymphocyte test 感作リンパ球テストの略.
pluck reflex 引っぱり反射〔医学〕.
plug [plʌ́g] 栓〔医学〕, 栓塞, 栓子.
p. flow プラグ流れ〔医学〕.
plug·ger [plʌ́gər] 填塞器, プラガー.
plu·mage [plú:miʤ] 羽衣.
plumb-line 鉛直線, = vertical line.
plumb-line deviation 鉛直線偏差.
plumb line sign 垂線徴候(胸膜腔に滲出液があるとき, 胸骨剣状突起が垂線に対して前方に偏位する).
plum·bage [plʌmbáʒ] 充填法(plombage の正確でない用語).
plum·ba·gin [plʌ́mbəʤin] プルムバギン 化 2-methyl-5-hyroxy-1,4-naphthoquinone $CH_3C_{10}H_4(=O)_2OH$ (フチオコールの異性体で, ルリマツリ属 *Plumbago* に存在する酵素性色素で droseron に近似のナフトキノン化合物).
Plum·bag·i·na·ce·ae [plʌmbæʤinéisii:] イソマツ科, = leadwort family.
Plumbago auriculata ルリマツリ(イソマツ科の一種で, 根は堕胎薬), = Cape leadwort.
plum·ba·go [plʌmbéigou] 石墨, 黒鉛(炭素の同素体), = native graphite, black lead.
plum·bate [plʌ́mbeit] 鉛酸塩.
plum·bic [plʌ́mbik] 4 価鉛の, 第二鉛の.
p. acid 鉛酸(オルト鉛酸 H_4PbO_4, メタ鉛酸 H_2PbO_3, ヘキサヒドロキソ鉛酸 $H_2[Pb(OH)_6]$ はいずれも不安定で, H_2O を放って PbO_2 に変わりやすい).
p. compound 第二鉛化合物(ほとんど共有化合物).
p. sulfate 硫酸鉛(Ⅳ) $Pb(SO_4)_2$.
plum·bism [plʌ́mbizəm] 鉛中毒〔医学〕, = lead poisoning.
plum·bite [plʌ́mbait] 亜鉛酸塩($MHPbO_2$ または M_2PbO_2 の化学式をもつ化合物で, 水酸化鉛 $Pb(OH)_2$ の誘導物).
plumbo-plumbic oxide [plʌ́mbou plʌ́mbik áksaid] 四三酸化鉛 化 trilead tetroxide Pb_3O_4.
plum·bo·ther·a·py [plʌ̀mbəθérəpi] 鉛療法, = lead cure.
plum·bous [plʌ́mbəs] 2 価鉛の, 第一鉛の.
p. bromide 臭化鉛 $PbBr_2$ (臭化第一鉛).
p. chloride structure 塩化鉛型構造(MX_2 の組成をもつ化合物にみられる結晶構造).
p. compound 第一鉛化合物.
p. sulfate 硫酸第一鉛.
plum·bum [plʌ́mbəm] 鉛, = lead.
plum·byl [plʌ́mbil] プルンビル基(H_3Pb-).
Plu·mer·i·a [pluméria] プルメリア属(キョウチクトウ科の一属).
P. rubra インドソケイ(根は性病治療, 緩下薬, 乳汁はリウマチの発赤薬), = frangipani.
plu·mer·i·cin [plù:mərísin] プルメリシン $C_{15}H_{14}O_6$ (*Plumeria* 属植物から得られる抗生物質で, 特に真菌に対して有効).
plum·i·er·ide [plú:miəraid] プルミエライド, = aponiadin, plumierin.
plu·mi·er·in [plú:miərin] プルミエリン, = aponiadin, plumieride.
Plummer, Andrew [plʌ́mər] プランマー(1698–1756, スコットランドの医師).
P. pill プランマー丸(甘汞とアンチモンとを混合した丸薬), = pilula hydrargyri subchoridi composita.
Plummer, Henry Stanley [plʌ́mər] プランマー(1874–1937, アメリカの医師).
P. disease プランマー病〔医学〕(甲状腺機能亢進症を伴う結節性甲状腺腫).
P. method プランマー法(甲状腺腫触診法で, 胸鎖乳突筋の後方に左手の指を入れ, 母指を前にして右葉を圧迫し, さらに右手を左手に向かって圧迫する方

P

法).
P. sign プランマー徴候(バセドウ病の症状の一つで,階段の昇降や椅子などに足をかけることができない状態をいう).
P. syndrome プランマー症候群(1912年低色素性貧血における嚥下困難,舌炎,さじ状指爪からなる症候群を記載した),= Plummer-Vinson syndrome.
P. treatment プランマー療法(ヨウ素によるバセドー病の治療).
P.-Vinson syndrome プランマー・ビンソン症候群,= Plummer syndrome.
plum·met [plʌ́mit] プランメット(鉛またはアンチモンの丸薬で,秘結に用いられたことがある).
plu·mose [plú:mous] 羽毛状の,= feathery.
plu·mous [plú:məs] 羽毛状の.
plum·per [plʌ́mpər] (歯の抜けた人が頬の陥凹をかくすために口中に含むもの).
plu·mu·la [plú:mjulə] ① 羽状溝(第四脳室またはシルヴィウス水道の蓋にある小溝). ② 綿羽(羽毛の一種で,ひなは綿羽だけでおおわれる時期がある),= pluma.
plu·mu·les [plú:mjuli:z] 幼葉,幼芽.
plunge [plʌndʒ] 沈める,浸漬する.
p.-bath 全身浴.
plung·er [plʌ́ndʒər] プランジャー(ポンプなどのピストン).
plunging goiter 遊走甲状腺腫〔医学〕,= diving goiter.
Plunket caustic プランケット腐食剤(ヒ素,イオウとをキンポウゲ属植物基剤に混ぜた粘剤).
plural birth 多胎出産,= multiple birth.
plural pregnancy 多胎妊娠.
plural scattering 複数散乱.
plural variation 複変種.
pluri- [plu:ri] 多数,複数の意味を表す接頭語.
plu·ri·cel·lu·lar [plù:riséljulər] 多細胞性の.
pluricentric blastoma 多中心性芽細胞腫.
plu·ri·cep·tor [plù:riséptər] 多受容器.
plu·ri·cor·do·nal [plù:rikɔ́:dənəl] 多脊髄前側細胞の(ハトの胎生にみられる).
p. cell 多脊髄前側細胞(ハトの胎生においてのみみられる脊髄前角の星状細胞).
plu·ri·cy·to·pe·nia [plù:risàitoupí:niə] 汎血球減少〔症〕.
pluridirectional tomography 多軌道断層撮影〔医学〕.
plu·ri·dys·crin·ia [plù:ridiskríniə] 多内分泌障害,= polydyscrinia.
plurifactor dermatitis 多因性皮膚炎.
plu·ri·fe·ta·tion [plù:rifi:téiʃən] 多胎妊娠.
plu·ri·glan·du·lar [plù:riglǽndjulər] 多腺性〔医学〕.
p. disorder 多腺性内分泌障害.
p. disturbance 多腺性障害〔医学〕.
p. infantilism 多〔内分泌〕腺性幼稚症.
p. insufficiency 多発〔性〕内分泌腺機能不全〔症〕〔医学〕,多腺性機能不全症.
p. syndrome 多腺性症候群(数種の内分泌腺機能の障害による症候群の総称),= polyglandular syndrome.
plu·ri·grav·i·da [plù:rigrǽvidə] 経妊婦.
plu·ri·loc·u·lar [plù:rilákjulər] 多所性の,= multilocular.
plu·ri·men·or·rhea [plù:rimènərí:ə] 頻発月経.
plu·ri·na·tal·i·ty [plù:rineitǽliti] 高出産率.
plu·ri·nu·cle·ar [plù:rinjú:kliər] 多核性の.
plu·rip·a·ra [plu:rípərə] 経産婦〔医学〕.
plu·ri·par·i·ty [plù:ripǽriti] 多産,= multiparity.
plu·ri·po·lar [plù:ripóulər] 多極性の(神経節細胞についていう).
p. mitosis 多極有糸〔核〕分裂〔医学〕.
plu·ri·po·ten·cy [plù:ripóutənsi] 多能性,多分化能〔医学〕,多潜能力. 形 pluripotent,pluripotential.
plu·rip·o·tent [plu:rípətənt] 多能性の,多潜能力の,多機能分化性(1つの細胞が2つ以上の異なった細胞タイプの子孫をつくりだすことで,発生中の胚の一部が,正常に発生するはずの方向とは異なる方向へも発生できる能力をもっている場合にも用いる),= pluripotential,multipotency,pluripotentiality.
pluripotential cell 多能性細胞,= multipotential cell.
pluripotential stem cell 多能性造血幹細胞.
plu·ri·re·sis·tant [plù:rirezístənt] 多抵抗性の(多数の薬物に対する抵抗についていう).
plu·ri·tis·su·lar [plù:ritísjulər] 多組織性の.
plu·ri·veg·e·ta·tive [plù:rivédʒitətiv] 多植物神経性の(植物神経性障害が多種症状を起こすことについていう).
plus decompensation 血液増加型代償不全(心臓機能不全のうち,循環血液量が増加しているもの).
plus lens 正レンズ,= convex lens.
plus strand プラス鎖.
plus variance プラス変異.
plus-variant プラス変異〔医学〕.
plu·te·us [plú:tiəs] プルテウス幼生(棘皮動物の海胆綱または蛇尾綱の幼生,すなわち海胆類の echinopluteus または蛇尾類の ophiopleuteus).
plu·to·ma·nia [plù:təméiniə] 富者妄想.
plu·ton·ic rock [plu:tánik rák] 深成岩.
plu·to·ni·um (Pu) [plu:tóuniəm] プルトニウム(ウラン原子が分裂して,neptunium となり,さらに分裂して生ずる元素で,原子番号94,元素記号 Pu,原子量244,分解すると多大のエネルギーを発生する超ウラン原子の一つ. 1941年 Seaborg らにより発見された).
plu·to·nyl ion [plú:tənil áiən] プルトニルイオン PuO^{2+}.
PLV partial left ventriculectomy 左室部分切除術の略,= Batista operation.
ply·wood [pláiwud] ベニヤ合板,= venier board.
p. molding 合板成形(樹脂).
PM ① pacemaker ペースメーカの略. ② poliomyelitis ポリオ(灰白髄炎)の略. ③ polymyositis 多発性筋炎の略. ④ post menstrual 月経後の略. ⑤ post meridiem 午後の略,= afternoon. ⑥ post mortem 死後(解剖所見などの)の略,= after death.
Pm promethium プロメチウムの元素記号,= cyclonium,florentium,illinium.
PM & R physical medicine and rehabilitation 物〔理〕療〔法〕医学リハビリテーションの略.
PMA phorbol 12-myristate 13-acetate フォルボル 12 ミリステート 13 アセテートの略.
PMA index PMA 指数.
PMB postmenopausal bleeding 閉経後出血の略.
PMD ① Pelizaeus-Merzbacher disease ペリツェーウス・メルツバッハー病の略,= Merzbacher-Pelizaeus disease,familial centrolobar sclerosis. ② progressive muscular dystrophy 進行性筋ジストロフィーの略.
PMDA Phamaceuticals and Medical Devices Agency 医薬品医療機器総合機構の略.
PMH past medical history 既往歴の略.
PMI ① point of maximal impulse 心尖点,最大拍動点の略. ② proportional mortality index 50歳以上死亡割合,均衡死亡指数の略.
PMIS postmyocardial infarction syndrome 心筋梗塞後症候群の略.
PML progressive multifocal leukoencephalopathy 進行

性多巣性白質脳症の略.
PML gene PML 遺伝子.
PML/RAR α gene promyelocytic leukemia/retinoic acid receptor α gene PML/レチノイン酸レセプターα鎖融合遺伝子の略.
PMN polymorphonuclear neutrophil 多形核好中球の略.
PMP previous menstrual period 前回月経の略.
PMP group プロテウス属，モルガネラ属，プロビデンシア属菌群(*Proteus–Morganella–Providencia* group の略).
PMR polymyalgia rheumatica リウマチ性多発筋痛症の略.
PMS ① patient monitoring system 患者監視装置の略. ② postmenopausal syndrome 閉経後症候群の略. ③ pregnant mare serum 妊馬血清の略. ④ pregnant mare's serum hormone 妊娠ウマ血清ホルモンの略. ⑤ premenstrual syndrome 月経前症候群の略.
PMSG pregnant mare serum gonadotropin 妊馬血清性腺刺激ホルモン，妊馬血清ゴナドトロピンの略.
PMT pacemaker mediated tachycardia ペースメーカ誘発性回帰頻拍の略.
PN ① periarteritis nodosa 結節性動脈周囲炎の略. ② polyarteritis nodosa 結節性多発〔性〕動脈炎の略. ③ practical nurse プラクティカルナース，准看護師の略. ④ purpurogallin number プルプロガリン数の略.
PNA peanut agglutinin ピーナッツ凝集素の略.
PND ① paroxysmal nocturnal dyspnea 発作性夜間呼吸困難の略. ② postnasal drip 鼻後方滴注〔法〕の略. ③ postnasal drip 後鼻漏の略.
-pnea [(p)ni:ə] 息または呼吸を意味する接尾語.
pnein [ní:in] ネイン(組織酸化酵素の作用があると仮定される物質).
pneo- [ni:(ou), ni:(ə)] 息または呼吸との関係を表す接頭語.
pneocardiac reflex 吸入性心臓反射(刺激性蒸気を吸入するときの心拍調律の変化).
pne·o·dy·nam·ics [nì:oudainǽmiks] 呼吸力学.
pne·o·gas·ter [nì:ougǽstər] 呼吸腸(胎児の呼吸路).
pne·o·graph [ní:əgræf] 呼吸量描写器.
pne·om·e·ter [ni:ámitər] 呼吸量計，= spirometer.
pne·o·phone [ní:əfoun] 呼吸聴診器.
pne·o·phore [ní:əfɔ:r] (人工呼吸器の一種).
pneopneic reflex 吸入性呼吸反射(刺激性蒸気を吸入するときの呼吸数の変化).
pne·o·scope [ní:əskoup] 呼吸運動描画器，= pneumograph.
PNET primitive neuroectodermal tumor 胎生型神経外胚芽性腫瘍の略.
pneum(a)- [nju:m(ə)] 風または空気との関係を表す接頭語.
pneu·ma [njú:mə] 霊気(語義は空気であるが，これを呼吸することにより健康が保たれるというギリシャ医学一派の概念).
pneu·mal [njú:məl] ①肺の. ②アロナル，= allonal.
pneu·marth·ro·gram [nju:má:θrəgræm] 空気関節造影〔法〕.
pneu·marth·rog·ra·phy [njù:ma:rθrágrəfi] 気体関節造影〔法〕〔医学〕，関節内送気撮影法，= pneumoarthrography.
pneu·mar·thro·sis [njù:ma:rθróusis] 関節気腫〔医学〕.
pneu·ma·scope [njú:məskoup] 胸郭運動計.
pneu·mas·cos [nju:mǽskəs] ① 腹腔気腫(気腹〔症〕). ② 気腹造影，= pneumoperitoneum.
pneu·ma·the·mia [nju:məθí:miə] 気血症，= aeremia, pneumatosis sanguinis.
pneu·ma·thode [njú:məθoud] ① 排気器，排水器(植物の). ② 排気構造.
pneu·mat·ic [nju:mǽtik] ① 空気の〔医学〕，含気性の. ② 呼吸の.
p. bed 気床.
p. bone 含気骨〔医学〕.
p. bone saw 気動骨鋸.
p. cabinet 気密室.
p. cell 篩骨蜂巣，耳管蜂巣〔医学〕，乳突蜂巣(側頭骨乳様突起の)，= air cell.
p. dilation 空気圧拡張術〔医学〕.
p. dilator 気圧拡張器.
p. driven artificial heart 気体駆動方式人工心臓〔医学〕.
p. hammer エアハンマ〔ー〕〔医学〕.
p. hammer disease 空気槌職工病(末梢血液循環の障害による指の無感覚および蒼白).
p. mallet 気槌，気圧槌.
p. micrometer 空気マイクロメータ.
p. otoscope 含気耳鏡〔医学〕.
p. pressure 空気圧.
p. sign 通気徴候，= Hennebert sign.
p. space 含気隙(副鼻腔のこと).
p. suit 空気服〔医学〕.
p. tool oil 空気機械油〔医学〕.
p. tourniquet 空気止血帯(細長いゴム袋に空気を満たすもの).
p. trough 集気槽.
pneu·ma·tic·i·ty [njù:mətísiti] 含気性.
pneu·mat·ics [nju:mǽtiks] ① 気学，気力学. ② 霊魂学，神霊学.
pneu·ma·tin·u·ria [njù:mətinjú:riə] 気尿〔症〕，= pneumaturia.
pneu·ma·tism [njú:mətizəm] 霊気医学. → pneuma.
Pneu·ma·tist [njú:mətist] 霊気医学派(AD 1 世紀のローマの医学者 Athenaeus により開かれた古代医学の一派で，空気は一種の生命素であって，これを吸入すると，肺から身体の各部分に分散して健康を保持すると考える学派，Agathinus, Archigenes, Aretaeus, Antylus などの門下があった).
pneu·ma·ti·za·tion [njù:mətaizéiʃən] 気胞化〔医学〕，含気〔化〕〔医学〕(含気空洞形成). 形 pneumatized.
pneumatized bone [TA] 含気骨，= os pneumaticum [L/TA].
pneumat(o)- [nju:mət(ou), -t(ə)] 呼吸，空気，霊魂，含気などの意味を表す接頭語.
pneu·ma·to·car·dia [njù:mətouká:diə] 気心〔症〕.
pneu·ma·to·cele [nju:mǽtəsi:l, njú:mət-] 気瘤，気腫，= pneumocele.
pneu·ma·to·cel·lu·li·tis [njù:mətousèljuláitis] 含気蜂巣炎.
pneu·ma·to·ceph·a·lus [njù:mətəséfələs] 気頭〔症〕，= pneumocephalus.
pneu·ma·to·dysp·n(o)ea [njù:mətədíspniə] 気腫性呼吸困難.
pneu·ma·to·gram [nju:mǽtəgræm, njú:mət-] 呼吸運動図.
pneu·ma·to·graph [nju:mǽtəgræf, njú:mət-] 呼吸運動描写器.
pneu·ma·tol·o·gy [njù:mətáləʤi] 気体学(特に麻酔，蘇生，酸素療法などを研究する学問).
pneu·ma·tol·y·sis [njù:mətálisis] 気成作用.
pneumatolytic mineral 気成鉱物.
pneu·ma·tom·e·ter [njù:mətámitər] 呼吸圧計

P

〔医学〕, 検息計(肺活量計の一種. Waldenburg), = Waldenburg apparatus.

pneu·ma·tom·e·try 〔njù:mətámitri〕 ① 肺活量測定法, 呼吸圧測定〔法〕〔医学〕. ② ガス吸入療法.

pneu·ma·to·phore 〔nju:mǽtəfɔ:r〕 ① 気胞体(動物の浮嚢). ② 呼吸根(植物の). ③ 空気パック付救命服(酸素吸入装置を備えた救命服).

pneu·ma·to·rex·is 〔njù:mətəréksis〕 空気飢餓, = air hunger.

pneu·ma·tor·rha·chis 〔njù:mətɔ́:rəkis〕 脊髄気腫, = pneumorrhachis.

pneu·ma·to·scope 〔nju:mǽtəskoup, njú:mət–〕 ① 呼気ガス計. ② 口腔聴診器.

pneu·ma·to·sis 〔njù:mətóusis〕 気症, 気腫〔医学〕.

p. cystoides intestinalis 腸管濾胞状気腫〔症〕〔医学〕, 腸壁嚢状気腫(ガス発生菌の感染により腸壁のリンパ空隙に気腫が起こって嚢状腫瘤を生ずる重症疾患. Bang).

p. intestinales 鼓腸, = tympanites.

p. pulmonum 肺気腫, = pulmonary emphysema.

pneu·ma·to·ther·a·py 〔njù:mətəθérəpi〕 圧縮空気療法.

pneu·ma·to·tho·rax 〔njù:mətouθɔ́:ræks〕 気胸, = pneumothorax.

pneu·ma·tu·ria 〔njù:mətjú:riə〕 気尿〔症〕〔医学〕(ガスが混入した尿を排泄すること).

pneu·ma·type 〔njú:mətaip〕 呼吸像(鼻道閉塞状態の観察に用いる), = breath picture.

pneu·mec·to·my 〔nju:méktəmi〕 肺切除〔術〕.

pneu·men·ceph·a·log·ra·phy 〔njù:mənsèfəlágrəfi〕 気脳写, = pneumoencephalography.

pneumo– 〔nju:mou, –mə〕 肺または空気との関係を表す接頭語, = pneumono–.

pneu·mo·al·ve·o·log·ra·phy 〔njù:mouæ̀lviəlágrəfi〕 肺胞写.

pneu·mo·a·ne·mi·za·tion 〔njù:mouənì:mizéiʃən〕 気体貧血法(器官, 特に脳実質などの循環血液量を減少させる方法).

pneu·mo·an·gi·og·ra·phy 〔njù:mouæ̀nʤiágrəfi〕 肺血管造影(撮影)〔法〕.

pneu·mo·ar·throg·ra·phy 〔njù:mouɑ:θrágrəfi〕 気体関節写, 気体関節造影(撮影)〔医学〕.

pneu·mo·ba·cil·lin 〔njù:moubəsílin〕 肺炎桿菌毒素.

pneu·mo·ba·cil·lus 〔njù:moubəsíləs〕 肺炎桿菌(フリードレンデル菌), = *Klebsiella pneumoniae*.

pneu·mo·bac·te·rin 〔njù:moubǽktərin〕 肺炎球菌ワクチン, = pneumococcus vaccine.

pneu·mo·bil·ia 〔njù:moubíliə〕 気体胆汁〔医学〕, 気胆道〔医学〕, 胆道気腫〔医学〕.

pneu·mo·bron·chot·o·my 〔njù:moubrɑŋkátəmi〕 肺気管切開術.

pneu·mo·bul·bar 〔njù:məbʌ́lbər〕 肺延髄の, = pneumobulbous.

pneu·mo·car·di·al 〔njù:mouká:diəl〕 肺と心の.

pneu·mo·car·di·o·gram 〔njù:mouká:diəgræm〕 呼吸心拍記録装置.

pneu·mo·cele 〔njú:məsi:l〕 気瘤〔医学〕, 気嚢腫, = pneumatocele, pneumonocele.

pneu·mo·cen·te·sis 〔njù:mousentí:sis〕 肺穿刺〔医学〕, = pneumonocentesis.

pneu·mo·ceph·a·lon 〔njù:məséfəlɑn〕 気頭〔症〕, = pneumocephalus.

pneu·mo·ceph·a·lo·sis 〔njù:mousèfəlóusis〕 気脳症〔医学〕.

pneu·mo·ceph·a·lus 〔njù:mouséfələs〕 気脳〔医学〕, 気脳体〔医学〕, 気頭〔症〕, 気脳症〔医学〕, = intracranial pneumatocele.

pneu·mo·chi·rur·gia 〔njù:moukairə́:ʤiə〕 肺臓外科.

pneu·mo·cho·le·cys·ti·tis 〔njù:moukòulisistáitis〕 ガス形成性胆嚢炎.

pneu·mo·chy·lo·tho·rax 〔njù:moukàilouθɔ́:ræks〕 乳び(糜)性気胸.

pneu·moch·y·sis 〔nju:mákisis〕 肺水腫.

pneu·mo·coc·cal 〔njù:məkákəl〕 肺炎球菌の〔医学〕, = pneumococcic.

p. cellulitis 肺炎球菌性蜂巣炎.

p. conjugate vaccine (PCV) 肺炎球菌ワクチン.

p. conjunctivitis 肺炎球菌〔性〕結膜炎〔医学〕.

p. empyema 肺炎球菌性蓄膿症.

p. keratitis 肺炎球菌性角膜炎.

p. meningitis 肺炎球菌〔性〕髄膜炎〔医学〕.

p. otitismedia 肺炎球菌性中耳炎〔医学〕.

p. pericarditis 肺炎球菌性心膜炎〔医学〕.

p. peritonitis 肺炎球菌性腹膜炎〔医学〕.

p. pneumonia 肺炎球菌肺炎.

p. polysaccharide 肺炎球菌多糖類〔医学〕.

p. septicemia 肺炎球菌〔性〕敗血症〔医学〕.

p. vaccine 肺炎球菌ワクチン.

pneu·mo·coc·ce·mia 〔njù:moukɑksí:miə〕 肺炎球菌〔菌〕血症〔医学〕.

pneu·mo·coc·ci 〔njù:məkáksai〕 肺炎球菌(pneumococcus の複数).

pneumococcic salpingitis 肺炎球菌性卵管炎.

pneumococcic type 肺炎菌型.

pneu·mo·coc·ci·dal 〔njù:moukɑksáidəl〕 肺炎球菌撲滅の.

pneu·mo·coc·col·y·sis 〔njù:moukɑkálisis〕 肺炎球菌溶解.

pneu·mo·coc·co·sis 〔njù:moukɑkóusis〕 肺炎球菌症.

pneu·mo·coc·co·su·ria 〔njù:moukɑ̀kousjú:riə〕 肺炎球菌尿症, 肺炎球菌多糖尿症.

pneu·mo·coc·cus 〔njù:məkákəs〕 肺炎球菌(肺炎レンサ球菌 *Streptococcus pneumoniae*).

p. capsule swelling reaction 肺炎球菌莢(きょう)膜膨化反応, = Neufeld swelling reaction.

p. polysaccharide 肺炎球菌多糖類(菌型を決定する特異性のある物質), = specific capsular substance.

p. vaccine 肺炎球菌ワクチン.

pneu·mo·co·lon 〔njù:moukóulən〕 結腸内空気(空気の存在による結腸拡張).

pneu·mo·co·ni·o·ses 〔njù:moukòunióusi:z〕 塵肺〔症〕(pneumoconiosis の複数).

pneu·mo·co·ni·o·sis 〔njù:moukòunióusis〕 塵肺〔症〕〔医学〕, = pneumonoconiosis. 複 pneumoconioses.

pneu·mo·cra·nia 〔njù:moukréiniə〕 頭蓋内気腫, = pneumocranium.

pneu·mo·cra·ni·um 〔njù:moukréiniəm〕 頭蓋内気腫, = pneumocrania.

pneu·mo·cys·ti·a·sis 〔nju:mousistáiəsis〕 ニューモシスチス症(*Pneumocystis carinii* によって引き起こされる日和見感染症. 宿主の免疫不全などにより感染する).

Pneu·mo·cys·tis ca·rin·i·i 〔njù:məsístis kərìniai〕 ニューモシスチス・カリニイ(ニューモシスチス・カリニ肺炎の原因となる真菌).

***Pneumocystis carinii* pneumonia** ニューモシスチス・カリニ肺炎(AIDS などの免疫不全者, 副腎ステロイド剤使用者, 臓器移植者などにみられる間質性肺炎. 発熱, せき, 呼吸困難, チアノーゼなどがみられ, 胸部X線ですりガラス様の間質性肺炎像, 低酸素血症を呈する).

pneu·mo·cys·to·gram 〔njù:mousístəgræm〕 気体

P

膀胱造影（撮影）像（図）〔医学〕，気膀胱写．

pneu·mo·cys·tog·ra·phy ［njù:məsistágrəfi］ 気体膀胱撮影（造影）法〔医学〕，＝ air-cystography．

pneu·mo·cys·to·sis ［njù:mousistóusis］ ニューモシスチス症（*Pneumocystis carinii* による感染症をいい，副腎ステロイド剤，制癌薬治療，臓器移植，AIDS など免疫能が低下した時に発症する日和見感染で，主に肺炎を起こす．呼吸困難，低酸素血症がみられる）．

pneu·mo·cyte ［njú:məsait］ 肺胞〔上皮〕細胞，＝ alveolar cell．

pneu·mo·der·ma ［njù:moudə́:mə］ 皮下気腫．

pneu·mod·o·graph ［nju:mádəgræf］ 鼻腔呼吸量測定器．

pneu·mo·dy·nam·ics ［njù:moudainǽmiks］ 呼吸力学〔医学〕，気体力学，＝ pneodynamics．

pneu·mo·em·phy·se·ma ［njù:mouènfisí:mə］ 肺気腫．

pneu·mo·em·py·e·ma ［njù:mouèmpaií:mə］ ガス形成性膿胸．

pneu·mo·en·ceph·a·li·tis ［njù:mouensèfəláitis］ 肺脳炎，＝ Newcastle disease．

pneu·mo·en·ceph·a·lo·gram ［njù:mouenséfələgræm］ 気脳〔X 線〕撮影像，気体脳造影（撮影）像，気脳図〔医学〕．

pneumoencephalographic cisternography 大槽気脳造影（撮影）法〔医学〕，脳槽気脳（撮影）法．

pneu·mo·en·ceph·a·log·ra·phy ［njù:mouensèfəlágrəfi］ 大脳空気造影法，気脳造影（撮影）〔法〕〔医学〕，気脳写，気脳術．

pneu·mo·en·ceph·a·lo·my·e·log·ra·phy ［njù:mouensèfəloumàiəlágrəfi］ 気体脳脊髄撮影法．

pneu·mo·en·ceph·a·los ［njù:mouenséfələs］ 気脳〔症〕，＝ pneumoencephalus．

pneu·mo·en·ceph·a·lo·sis ［njù:mouensèfəlóusis］ 気脳症〔医学〕．

pneu·mo·en·ceph·a·lus ［njù:mouenséfələs］ 気脳〔症〕，＝ pneumoencephalos．

pneumoenteric recess 肺腸陥凹（ある種の哺乳類には左肺と食道との間に腹膜の陥凹があり，その右方部は心臓下嚢に相当する）．

pneu·mo·er·y·sip·e·las ［njù:mouèrisípiləs］ 肺炎性丹毒．

pneu·mo·fas·ci·o·gram ［njù:moufǽsiəgræm］ 気体注入筋膜撮影像（気体注入後の筋膜 X 線像），＝ fasciagraphy．

pneu·mo·ga·lac·to·cele ［njù:mougəlǽktəsi:l］ ガス性乳汁腫瘤．

pneu·mo·gas·tric ［njù:məgǽstrik］ 肺と胃の．

p. lobe 脳茎下葉（小脳下面の葉），＝ subpeduncular lobe．

p. nerve 肺胃神経，＝ nerve vagus．

pneu·mo·gas·tro·graph ［njù:məgǽstrəgræf］ 気体胃運動描写器〔医学〕，気体胃造影（撮影）像．

pneu·mo·gas·trog·ra·phy ［njù:mougæstrágrəfi］ 気体胃撮影法．

pneu·mo·gas·tro·pa·ri·e·tog·ra·phy ［njù:mougæ̀stroupəràiətágrəfi］ 気体胃壁造影（撮影）法〔医学〕．

pneu·mo·gram ［njú:məgræm］ ① 呼吸運動図，呼吸曲線〔医学〕．② 気体注入撮影像．

pneu·mo·graph ［njú:məgræf］ ニューモグラフ，プノイモグラフ（呼吸〔曲線〕記録器），＝ stethograph．

pneu·mog·ra·phy ［nju:mágrəfi］ ① 肺の解剖学的記載．② 呼吸運動撮影法．③ 気体注入撮影法．

pneu·mo·he·mia ［njù:mouhí:miə］ 気血〔症〕．

pneu·mo·he·mo·per·i·car·di·um ［njù:mouhì:moupèriká:diəm］ 気血性心膜〔嚢〕．

pneu·mo·he·mo·tho·rax ［njù:mouhì:məθɔ́:ræks］ 気血胸〔嚢〕〔医学〕．

pneu·mo·hy·dro·me·tra ［njù:mouhàidroumí:trə］ 子宮留気水症．

pneu·mo·hy·dro·per·i·car·di·um ［njù:mouhàidroupèriká:diəm］ 気水腫性心膜〔嚢〕，気水心膜症〔医学〕．

pneu·mo·hy·dro·tho·rax ［njù:mouhàidrouθɔ́:ræks］ 胸水性気胸．

pneu·mo·hy·po·der·ma ［njù:mouhàipoudə́:mə］ 皮下気腫〔医学〕．

pneu·mo·kid·ney ［njù:məkídni］ 気体腎盂描写法，気体腎造影（撮影）〔医学〕，＝ pneumopyelography．

pneu·mo·ko·ni·o·sis ［njù:moukòunióusis］ 塵肺症，＝ pneumonoconiosis．

pneu·mo·lip·oi·do·sis ［nju:mòulìpɔidóusis］ 肺類脂質症，＝ lipoid pneumonia．

pneu·mo·lith ［njú:məliθ］ 肺石〔医学〕，肺結石〔医学〕．

pneu·mo·li·thi·a·sis ［njù:mouliθáiəsis］ 肺石症，＝ pneumonolithiasis．

pneu·mol·o·gy ［nju:málədʒi］ 気道学，呼吸器学．

pneu·mol·y·sis ［nju:málisis］ 肺剥離術〔医学〕，胸腔焼灼術（Jacobaeus が1913年に始めた手術で，胸膜の癒着を焼灼剥離する術），＝ pneumonolysis．

pneu·mo·ma·la·cia ［njù:mouməléiʃiə］ 肺軟化〔症〕〔医学〕．

pneu·mo·mas·sage ［njù:mouməsá:ʤ］ 空気マッサージ〔医学〕（外耳道から空気の圧力を加える鼓膜運動マッサージ）．

pneu·mo·me·di·as·ti·nog·ra·phy ［njù:moumì:diæstinágrəfi］ 気体縦隔造影（撮影）〔法〕〔医学〕．

pneu·mo·me·di·as·ti·num ［njù:moumì:diəstáinəm］ 気縦隔〔法〕〔医学〕．

pneu·mo·mel·a·no·sis ［njù:moumèlənóusis］ 黒肺症，肺〔の〕メラノーゼ，＝ anthracosis．

pneu·mom·e·ter ［nju:mámitər］ 呼吸圧力計，＝ pneumatometer．

pneu·mo·my·co·sis ［njù:moumaikóusis］ 肺真菌症〔医学〕，＝ pneumonomycosis．

pneu·mo·my·e·log·ra·phy ［njù:moumàiəlágrəfi］ 気〔体〕脊髄撮影〔法〕〔医学〕．

pneu·mo·nec·ta·sia ［njù:mounektéiziə］ 肺気腫〔医学〕，＝ pneumonectasis．

pneu·mo·nec·to·my ［njù:mənéktəmi］ 肺切除〔術〕〔医学〕，〔一側〕肺全摘術（一側の肺を全摘する手術）．

pneu·mo·ne·de·ma ［njù:mounidí:mə］ 肺水腫〔医学〕，肺浮腫〔医学〕．

pneu·mo·ne·mia ［njù:mouní:miə］ 肺充血，＝ pulmonary congestion．

pneu·mo·neph·rog·ra·phy ［njù:mounifrágrəfi］ 気体腎造影（撮影）〔医学〕．

pneu·mo·nere ［njú:məni:ər］ ニューモニール（原始気管支の入口にある終末膨大部）．

pneu·mo·nia ［nju:móuniə］ 肺炎〔医学〕（肺臓の炎症性疾患で，とくに肺炎菌の感染によるクループ性あるいは大葉性炎症をいう），＝ pneumonitis．形 pneumonic．

p. alba 白色肺炎，＝ white pneumonia．

p. dissecans 膿瘍性肺炎．

p. due to pulmonary infarction 梗塞性肺炎〔医学〕．

p. hypostatic 沈下性肺炎．

p. interlobularis purulenta 化膿性小葉間性肺炎．

p. jacket 肺炎包被．

p. lobar 大葉性肺炎．

p. malleosa 鼻疽性肺炎．

pneumonic plague 肺ペスト〔医学〕（腺ペストの

合併症として血行性に肺炎をきたし死亡率が高い．また感染力が強く空気感染する）．

pneu·mo·ni·tis [njù:mounáitis] 肺〔臓〕炎〔医学〕，間質性肺炎〔医学〕，= interstitial pneumonia.

p. of collagen disease 膠原病肺（膠原病に伴う肺病変の呼称）．

pneumono− [nju:mənou, −nə] 肺または空気との関係を表す接頭語，= pneumo−.

pneu·mo·no·cele [nju:mánəsi:l] = pneumatocele, pneumocele.

pneu·mo·no·cen·te·sis [nju:mòunəsentí:sis] = pneumocentesis.

pneu·mo·no·cir·rho·sis [nju:mòunəsiróusis] 肺硬変〔症〕〔医学〕．

pneumonococcic types 肺炎球菌型（肺炎球菌の多糖性ハプテンまたは特殊溶解質 SSS に基づく分類で，現在まで 30 型以上に区別されている）．

pneu·mo·no·co·ni·o·sis [nju:mounəkounióusis] 塵肺症〔医学〕，= pneumoconiosis.

pneu·mo·no·cyte [nju:mánəsait] 肺胞〔上皮〕細胞〔医学〕，= pneumocyte.

pneu·mo·nol·y·sis [njù:mənálisis] 胸膜剥離術〔医学〕，肺剥離〔医学〕，= pneumolysis.

pneu·mo·no·mo·ni·li·a·sis [nju:mòunəmòuniláiəsis] 肺モニリア症，= pulmonary candidiasis.

pneu·mo·nor·rha·gia [nju:mounəréiʤiə] 肺出血〔医学〕，喀血〔医学〕．

pneu·mo·no·sis [njù:mounóusis] 肺の病変，= pneumosis.

pneu·mo·not·o·my [njù:mənátəmi] 肺切開術〔医学〕．

pneu·mo·nys·sus [njù:mənísəs] 肺ダニ［壁蝨］（サルの肺に発見される）．

pneu·mo–ox·y·gen·at·or [njú:mou áksiʤəneitər] 酸素吸入器．

pneu·mo·pal·lu·dism [njù:məpǽljudizəm] マラリア性肺疾患，= Brunn disease.

pneu·mo·pa·ri·e·tog·ra·phy [njù:moupəràiətágrəfi] 気体注入臓器壁撮影法．

pneu·mo·pa·thy [njù:məpǽθi] 肺疾患．

pneu·mo·per·i·car·di·tis [njù:moupèrikɑ:dáitis] 気腫性心膜炎〔医学〕，含気性心膜炎．

pneu·mo·per·i·car·di·um [njù:moupèriká:diəm] 心膜気腫〔医学〕，気心膜症．

pneu·mo·per·i·to·ne·um [njù:moupèritóuniəm] ① 気腹〔症〕〔医学〕，腹腔気腫．② 腹腔気体造影〔法〕〔医学〕．

pneu·mo·per·i·to·ni·tis [njùməpèritounáitis] 気腫性腹膜炎，含気性腹膜炎〔医学〕．

pneu·mo·pexy [njú:məpeksi] 肺固定〔術〕，= pneumonopexy.

pneu·mo·pha·gia [njù:mouféiʤiə] 呑気症，= aerophagy.

pneu·mo·phone [njú:məfoun] 耳圧測定器（中耳の）．

pneu·mo·pho·nia [njù:moufóuniə] 気音性発声〔症〕（発声障害の一型）．

pneu·mo·phthi·sis [njù:məfθáisis, −fθis−] 肺結核，= pulmonary tuberculosis.

pneu·mo·pleu·ri·tis [njù:mouplu:ráitis] 肺胸膜炎〔医学〕．

pneu·mo·pleu·ro·pa·ri·e·to·pexy [njù:mouplù:roupəráiətəpeksi] 肺胸壁固定術．

pneu·mo·pre·cor·di·um [njù:mouprikɔ́:diəm] 心窩部気腫．

pneu·mo·pre·per·i·to·ne·um [njù:moupripèritouní:əm] 前腹壁気腫．

pneu·mo·py·e·log·ra·phy [njù:moupàiəlágrəfi] 気体注入腎盂造影法，気体腎盂造影（撮影）〔法〕〔医学〕．

pneu·mo·py·o·per·i·car·di·um [njù:moupàioupèriká:diəm] 膿気心膜〔症〕〔医学〕．

pneu·mo·py·o·tho·rax [njù:moupàiouθɔ́:ræks] 膿気胸．

pneu·mo·ra·chi·cen·te·sis [njù:mourèikisentí:sis] 脊髄腔気体注入法．

pneu·mo·ra·chis [njù:mouréikis] 脊髄気腫，= pneumatorachis.

pneu·mo·ra·di·og·ra·phy [njù:mourèidiágrəfi] 気体撮影法〔医学〕，= air−radiography.

pneu·mo·ren [njú:mərən] 腎臓周囲気体注入法，気腎法〔医学〕（腎造影法の一つ．Gottlieb），= perirenal insufflation, pneumorein, peripneumoren.

pneu·mo·re·sec·tion [njù:mourisékʃən] 肺切除〔術〕．

pneu·mo·ret·ro·per·i·to·ne·um [njù:mouretrəperitóuniəm] ① 後腹膜気体造影法，後腹膜気腹法〔医学〕．② 後腹膜気腫，腹膜後気腹〔症〕〔医学〕．

pneu·mo·roent·gen·o·gram [njù:mourentgénəgræm] 気体造影撮影像（気体を注入して行う X 線撮影）．

pneu·mo·roent·gen·og·ra·phy [njù:mourèntgənágrəfi] 気体造影撮影〔法〕，= pneumography.

pneu·mor·rha·gia [nju:mòréiʤiə] 肺出血．

pneu·mor·rha·phy [njù:morəfi] 肺縫合術．

pneu·mo·scle·ro·sis [njù:mouskliəróusis] 肺硬化症〔医学〕，肺線維症．

pneu·mo·scope [njú:məskoup] ① 呼吸力計．② 胸腔鏡〔医学〕．

pneu·mos·co·py [nju:máskəpi] ① 呼吸能力測定法．② 胸腔鏡検査〔法〕〔医学〕．

pneu·mo·sep·ti·ce·mia [njù:mousèptisí:miə] インフルエンザ性敗血症．

pneu·mo·ser·o·tho·rax [njù:mousì:rouθɔ́:ræks] 含水気胸．

pneu·mo·sid·er·o·sis [njù:mousidəróusis] 肺鉄症〔医学〕．

pneu·mo·sil·i·co·sis [njù:mousìlikóusis] ケイ酸肺塵症．

pneumosinus dilatans 拡張性副鼻腔〔医学〕．

pneu·mo·tach·o·graph [njù:moutǽkəgræf] 呼吸速度計，呼吸流量計〔医学〕．

pneu·mo·ta·chog·ra·phy [njù:moutəkágrəfi] 呼吸気流測定〔法〕，呼吸気流曲線描写〔法〕〔医学〕．

pneu·mo·ta·chom·e·ter [njù:moutəkámitər] 呼吸気速計，呼吸タコメータ，= pneumotachograph.

pneu·mo·tax·ic [njù:mətǽksik] 呼吸調整の．

p. center (**PC**) 呼吸調節中枢〔医学〕（迷走神経とは無関係の呼吸促進中枢で，脳橋頭部にある），= Lumsden center.

pneu·mo·ther·mo·mas·sage [njù:mouθə:mouməsá:ʤ] 薬物添加温気療法．

pneu·mo·tho·rax [njù:mouθɔ́:ræks] 気胸〔医学〕（胸腔内に気体が蓄積すること）．

p. pleuritis 気胸胸膜炎〔医学〕．

p. therapy 〔人工〕気胸療法〔医学〕．

pneu·mot·ic cham·ber [nju:mátik ʧéimbər] 人工気候室〔医学〕．

pneu·mot·o·my [nju:mátəmi] 肺切開術〔医学〕．

pneumotoxic respiration 呼吸毒性呼吸（数と幅とが不規則な型）．

pneu·mo·tox·in [njù:mətáksin] 肺炎菌毒素．

pneu·mo·trop·ic [njù:mətrápik] 向肺性の，肺向性の〔医学〕，肺炎菌親和性の．

pneumotubation curve 通気曲線．

pneu·mo·tym·pa·num [njù:mətímpənəm] 中耳

P

気腫.
pneu·mo·ty·phoid [njù:moutáifɔid] 肺炎性チフス，= pneumotyphus.
pneu·mo·ty·phus [njù:moutáifəs] 肺炎性チフス，肺チフス〔医学〕.
pneu·mo·u·ria [njù:moujú:riə] 気尿〔症〕，= pneumaturia.
pneu·mo·ven·tri·cle [njù:məvéntrikl] 脳室気腫，= pneumoventriculi.
pneu·mo·ven·tric·u·lo·gram [njù:mouventríkjuləgræm] 気体脳室造影図〔医学〕，気体脳室造影（撮影）像，気脳室写像.
pneu·mo·ven·tric·u·log·ra·phy (PVG) [njù:mouventrìkjulágrəfi] 気体脳室造影法〔医学〕，空気脳室写（脳室を穿刺して髄液を吸出し，それと同量の空気を脳室内へ注入して行う造影法），= ventriculography.
Pneu·mo·vi·ri·nae [njù:məvírini:] ニューモウイルス亜科（パラミクソウイルス科の亜科で，*Pneumovirus*，*Metapneumovirus* 属に分けられる）.
Pneu·mo·vi·rus [njú:məvàiərəs] ニューモウイルス属（パラミクソウイルス科の一属で，ヒトRSウイルスなどが含まれる）.
pneu·sis [njú:sis] 呼吸，= respiration.
pneu·som·e·ter [nju:sámitər] 肺活量計，= spirometer.
PNF proprioceptive neuromuscular facilitation 固有受容体神経筋〔感覚〕促進法の略.
PNG photoelectronystagmography 光電式眼振記録の略.
PNH paroxysmal nocturnal hemoglobinuria 発作性夜間血色素（ヘモグロビン）尿症の略.
pnig·ma [nígmə] 絞扼，窒息，= strangulation.
pni·go·pho·bia [nàigoufóubiə] 窒息恐怖症（狭心症にみられる）.
PNL perceived noise level PNレベルの略.
PNMT phenylethanolamine *N*-methyltransferase フェニルエタノールアミン *N*-メチルトランスフェラーゼの略.
-pnoea [ni:ə] 呼吸の意を表す接尾語，= -pnea.
PNP paraneoplastic pemphigus 腫瘍随伴性天疱瘡の略.
PNP deficiency purine nucleoside phosphorylase deficiency プリンヌクレオチドフォスファターゼ欠損症.
PNPB positive negative pressure breathing 陽圧陰圧呼吸の略.
PNS parasympathetic nervous system 副交感神経系の略.
PO ① per os 経口的にの略. ② prosthetist and orthotist 義肢装具士の略.
P/O quotient P/O 商.
P/O ratio PO 比（酸化的リン酸化 oxidative phosphorylation の尺度），= P：O ratio.
Po polonium ポロニウムの元素記号.
po·ain [póuəin] ポアイン（牧草 *Poa trivialis* に発見されたフルクタン），= poan.
p. P ポアインP（ナガハグサ *Poa pratensis* に存在する）.
POAS point of act system の略（ポアス. 医療行為発生時点情報管理システム）.
POC potential operated calcium channel 電位依存性カルシウムチャネルの略.
po·cil·lum [pousíləm] 小杯.
pock [pák] 痘疹〔医学〕（痘瘡の）.
p.-counting method （発育鶏卵の脈絡尿膜に生ずる病巣の数をかぞえてウイルス中和反応を検査する方法. Burnet）.
p. formation ポック形成（ウイルス感染した皮膚が小さく盛り上がった状態をポックという. ポックを形成するウイルスをポックスウイルスと呼ぶ）.
p. mark 痘痕.
p. wood 癒瘡木（グアヤク）.
pock·et [pákit] 嚢状空洞，空洞に通ずる憩室.
p. chamber ポケット電離箱〔医学〕，ポケットチェンバ〔医学〕（個人被曝監視のために衣服に装備できるようにした小型の照射線量計）.
p. dosimeter ポケット線量計〔医学〕，携帯用線量計.
p. ear 袋耳〔医学〕，埋没耳〔医学〕.
p. flap ポケット皮弁〔医学〕.
p. fuel 携帯燃料.
p. graft ポケット植皮片〔医学〕.
p.-handkerchief deafness （強く鼻をかむことにより起こる難聴）.
p. ion chamber ポケット型電離箱.
p. mask ポケットマスク〔医学〕.
p. probe 盲嚢探針〔医学〕.
pock·et·ing [pákitiŋ] ポケット形成〔医学〕（卵巣切開によりつくった卵巣茎を切創に固定する方法）.
poc·u·lum [pákjuləm] コップ.
p. Diogenis ディオゲネス杯（手掌の陥凹）.
po·dag·ra [poudǽgrə] 足〔部〕痛風〔医学〕（足指の小関節，ことに母趾の中趾関節に起こる痛風）. 形 podagral，podagsic，podagrous.
podagric calculus 関節〔結〕石，= arthritic calculus.
po·dal·gia [poudǽlʤiə] 足痛.
po·dal·ic [poudǽlik] 足の.
p. extraction 胎児を足から外に引き出す牽出術.
p. version 足位回転〔術〕，足回転術（胎児の子宮内位置を回転して，両足を出口に向かわせる手技）.
pod·ar·thri·tis [pàdɑ:θráitis] 足関節炎〔医学〕.
pod·ar·throc·a·ce [pòudɑ:θrákəsi:] 結核性足関節炎〔医学〕（足関節カリエス）.
pod·arth·rum [pədá:θrəm] 足関節（中趾節関節）. 形 podarthral.
pod·as·ter·oid [pədǽstərɔid] 星状足の，星状脚の.
pod·e·de·ma [pàdədí:mə] 足水腫，足部浮腫.
pod·el·co·ma [pòudəlkóumə] （マズラ足，足菌腫），= Madura foot，podelkoma.
pod·el·ko·ma [pòudəlkóumə] （マズラ足，足菌腫），= Madura foot，podelcoma.
pod·en·ceph·a·lus [pàdənséfələs] 茎脳体（頭蓋骨が欠損し，脳が体躯と茎をもって連結している奇形）.
po·dia [póudiə] （podium の複数）.
po·di·a·ter [poudíətər] 足療医，= chiropodist，podiatrist.
po·di·at·ric [pòudiǽtrik] 足病学の.
po·di·a·trist [poudíətrist] 足療医，= chiropodist，podiater.
po·di·a·try [poudáiətri，-díə-] 足病学〔医学〕，= chiropody.
po·di·um [póudiəm] ①腹足. ②吸着足（軟体動物の体の腹側面にある足板），= sucker foot. 複 podia.
pod(o)- [pad(ou)，-d(ə)] 足との関係を表す接頭語.
pod·o·bro·mi·dro·sis [pàdoubròumidróusis] 悪臭足汗.
pod·o·cyte [pádəsait] 足細胞（腎糸球体の毛細血管係蹄を包む上皮細胞. タコ足細胞ともいう）.
pod·o·derm [pádədə:m] 足皮〔膚〕（ひづめの下の皮膚の部分），= corium ungulae.
pod·o·dy·na·mom·e·ter [pàdoudàinəmámitər] 足筋力計.
pod·o·dyn·ia [pàdədíniə] 足痛，= trasalgia，po-

dalgia.
pod·o·fil·ox [pàdəfíləks] ポドフィロックス, = podophyllotoxin.
pod·o·gram [pádəgræm] 足底像.
pod·o·graph [pádəgræf] 足底描写器.
po·dol·o·gy [poudáləʤi] 足学, 足脚学.
po·dom·e·ter [poudámitər] 歩数計.
pod·o·phyl·lic ac·id [pàdəfílik ǽsid] ポドフィル酸 (*Podophyllum* の根に存在する有機酸).
pod·o·phyl·lin [pàdəfílin] ポドフィリン, = podophyllum resin.
pod·o·phyl·lo·quer·ci·tin [pàdəfìloukwə́:sitin] ポドフィロケルシチン (ポドフィリンの一成分).
pod·o·phyl·lo·tox·in [pàdəfìlətáksin] ポドフィロトキシン $C_{23}H_{24}O_9 \cdot 2H_2O$ (窒素を含まない植物毒の一種で, 無色の柱状結晶, 融点106～108°C, 通称ポドフィリンと呼ばれる下剤の主成分).
podophyllous tissue 馬蹄組織 (馬蹄の内面にある敏感組織).
Pod·o·phyl·lum [pàdəfíləm] ポドフィルム属 (メギ科の一属. 抗腫瘍性のポドフィロトキシンなどのリグナンを含有する).
P. peltatum ハッカクレン [八角蓮] (根茎からポドフィルム樹脂を採る).
pod·o·phyl·lum res·in [pàdəfíləm rézin] ポドフィルム樹脂 (その主成分は podophyllotoxin と podophylloresin で, 慢性便秘に用いる瀉下剤), = resina podophylli, mandrake, may apple.
pod·o·troch·i·li·tis [pàdətròukiláitis] 馬足舟状骨炎.
pod·sol [pádsɔ:l] ポドソル (漂白土, 灰白土)(ロシア語の土 pod および灰 sola に語源をもち, 寒冷多湿気候地の特徴的土壌型で, 土壌上部の Fe および Al などが降水で洗い去られた結果, 漂白された灰白色の土壌属).
poecil- [póuisil] 変形, 変性の意味を表す接頭語, = poikil(o)-.
Poehl, Alexander Vasilyevich von [pi:l] ポエル (1850–1898, ロシアの化学者. 1891年精巣から spermine を抽出し, またコレラ菌の証明法 test for cholera bacillus (コレラ菌の純培養液に7mL に濃硫酸10滴を加えると赤色を発し, 次第に紫色に変色する)を考案した), = von Pel.
POEM peroral endoscopic myotomy 経口内視鏡的食道筋層切開術の略 (ポエムと呼称される).
POEMS syndrome POEMS 症候群 (多発性神経炎 P, 臓器腫大 O, 内分泌障害 E, 免疫グロブリン異常 M, 多彩な皮膚症状 S などを呈する症候群. Crow Fukase syndrome, Takatsuki syndrome ともいう), = polyneuropathy, organomegaly, endocrinopathy, M protein and skin change syndrome.
poe·nol·o·gy [pi:náləʤi] 刑罰学, 刑務所管理学, = penology.
POF premature ovarian failure 早期卵巣不全の略.
POG wave ponto-geniculo-occipital wave POG 波.
po·go·ni·a·sis [pòugounáiəsis] ① 顎鬚 (がくしゅ) 症. ② 婦人有髯 (ゆうぜん) 症.
po·go·ni·on [pougóuniən] 下顎点 (下顎縫合の最前端), = gnathion.
Po·go·ste·mon [pòugoustí:mən] ヒゲオシベ属 (シソ科の一属).
P. cablin パチョリ (パチョリ油の原料, 葉は書籍のシミ防止剤), = patchouli.
pOH 溶液のアルカリ性度を示す記号, = $-\log_{10}$ [OH].
Pohl re·vers·er [pɔ́:l rivə́:sər] ポール方向転換器 (エボナイト板につくった6個の凹みに入れた水銀を針金で連結し, 電流の方向を自由に変えられるようにしたもの).
Po·ho oil [póuhou ɔ́il] (ハッカ油), = oil of peppermint.
-poiesis [pɔii:sis] 生産を意味する接尾語.
-poietic [pɔiétik] 生成するの意を表す接尾語.
poi·ki·ler·ga·sia [pɔ̀ikilə:géisiə] 変質症 (精神病性体質のこと).
poi·ki·li·o·nia [pɔ̀ikilióuniə] 血液無機イオン濃度変性.
poikil(o)- [pɔiki(:)l(ou), -(ə)] 変形, 変性の意味を表す接頭語.
poi·ki·lo·blast [pɔ́ikiləblæst] 変形赤芽球.
poi·ki·lo·car·y·no·sis [pɔ̀ikiloukæ̀rinóusis] 変形細胞症 (Bowen 病においてみられる変形細胞症).
poi·ki·lo·cyte [pɔ́ikiləsait] 変形赤血球, 異型赤血球 [医学].
poi·ki·lo·cy·the·mia [pɔ̀ikilousaiθí:miə] 変形赤血球増加 [症], = poikilocytosis.
poikilocytic anemia 変形赤血球性貧血 (主として悪性貧血にみられる).
poi·ki·lo·cy·to·sis [pɔ̀ikilousaitóusis] 変形赤血球増加 [症], 異形赤血球増加 [症] [医学].
poi·ki·lo·den·to·sis [pɔ̀ikiloudentóusis] 点状歯, = mottled enamel.
poi·ki·lo·der·ma [pɔ̀ikiloudə́:mə] 多形皮膚萎縮 [症] [医学] (色素沈着, 色素脱失末梢血管拡張, 表皮の萎縮を特徴とする).
p. atrophicans vasculare 血管性多形皮膚萎縮症 (Jacobi), = poikilodermatomyositis, peciloderma.
p. congenita 先天性多形皮膚萎縮症 [医学].
p. congenitale 先天性多形皮膚萎縮症 (ロスムンド・トムソン症候群), = Rothmund-Thomson syndrome.
p. of Civatte シバット多形皮膚萎縮症, = Civatte disease.
poi·ki·lo·der·ma·to·my·o·si·tis [pɔ̀ikiloudə̀:mətoumàiousáitis] 多形皮膚筋炎 [医学], = poikiloderma atrophicans vasculare.
poi·ki·lo·der·mia [pɔ̀ikiloudə́:miə] 多形皮膚萎縮, = poikiloderma.
poi·ki·lon·y·my [pɔ̀ikilánimi] 多別称 (別称の多いこと).
p. plastocyte 変形血小板, = poikilothrombocyte.
poi·ki·lo·pic·ria [pɔ̀ikiəpíkriə] 血液陰イオン変化 (酸塩基平衡が消失すること).
poi·ki·lo·pi·e·sis [pɔ̀ikiloupaií:sis] 変圧症 (種々の条件の下に血圧が変わりやすいこと).
poi·ki·lo·therm [pɔikíləθə:m] ① 変温動物. ② 不定温度, = allotherm.
poi·ki·lo·ther·mal [pɔ̀ikilouθə́:məl] 変温の [医学], = poikilothermic.
p. animal 変温動物 [医学] (俗に冷血動物ともいう. 外界の温度に従って体温が変化する動物).
poi·ki·lo·ther·mic [pɔ̀ikilouθə́:mik] 変温の [医学], = poikilothermal, poikilothermous.
p. animal 変温動物 (冷血動物).
poi·ki·lo·ther·mism [pɔ̀ikilouθə́:mizəm] 温変性, = poikilothermy.
poi·ki·lo·ther·my [pɔ̀ikilouθə́:mi] 変温性, = poikilothermism.
poi·ki·lo·throm·bo·cyte [pɔ̀ikilouθrámbəsait] 変形栓球 (血小板).
poi·ki·lo·thy·mia [pɔ̀ikilouθáimiə] 変気症 (気分が変わりやすい精神状態).
point [pɔ́int] ① 先端. ② 点 ((1)問題点. (2)評点. (3)時点. (4)終止符. (5)音楽の付点. (6)小数点).
p. angle 尖角 (3個の表面が連合するときの角), = solid angle.
p.-angle of cavity 点角 [医学].

P

p. B B点, = supramentale.
p. counter 先端計数管（von Geiger が初めてつくったもので，後には Geiger–Müller 管に改良された）.
p. discharge 先端放電.
p. douloureux [F] 疼痛点，= painful point.
p. efficiency 点効率〔医学〕.
p. electrode 絶縁電極.
p. epidemic 点流行.
p. estimation 点推定〔医学〕.
p. group 点群〔医学〕.
p. heat theory 点熱説.
p. isotropic source 点等方〔的〕線源〔医学〕.
p. mutation 点変異，点突然変異〔医学〕（その場，その場に起こる人為突然変異の一型）.
p. of act system (POAS) （ポアスと呼ばれる．医療行為発生時点情報管理システム）.
p. of application 作用点.
p. of attachment 付着部位.
p. of attack 作用部位，侵襲点.
p. of basal convergence 基礎輻湊点〔医学〕.
p. of condensation 凝集点.
p. of contact 接触点〔医学〕.
p. of convergence 輻輳点（光線が輻輳する焦点）.
p. of direction 方位点（胎児下向部の），= denominator.
p. of divergence 開散点.
p. of elbow 肘頭，= olecranon.
p. of election 選択点（外科手術を施すに最適の部位）.
p. of fixation 注視点〔医学〕，視線固定点〔医学〕.
p. of incidence 入射点（第1媒質内で入射線が境界面と交わる点）.
p. of infinity 無限遠点.
p. of intersection 交点.
p. of maximal impulse (PMI) 最大拍動点，心尖点，= point of maximum impulse.
p. of maximum intensity 最強点〔医学〕.
p. of no return 復帰不能点〔医学〕.
p. of ossification 骨化の中心，骨化点.
p. of regard 視線固定点〔医学〕，注視点〔医学〕.
p. of symmetry 対称点〔医学〕.
p. of tangency 切点.
p. prevalence 〔時〕点有病数（率）〔医学〕.
p. sampling 点抽出法.
p.-set 点集合.
p. source 点線源〔医学〕.
p. spread function 点広がり関数〔医学〕.
p. test 採点試験（心肺係数，採点診査法ともいわれ，循環器系の安定性と心臓の作業能力を示す一方法で，体位変換時の血圧および起立時および運動時における脈拍数の変化に基づいて採点する），= Schneider index.
p. to point correspondence 点点対応〔医学〕.
p.-to-point movement 対点運動（一点から一点への運動）.
pointed abdomen 尖腹〔医学〕.
pointed condyloma 尖圭（形）コンジローマ.
pointed wart 尖圭ゆうぜい，= verruca acuminata.
point·er [póintər] 指針，ポインタ.
p. galvanometer 指針検流計.
p. scale 目盛板〔医学〕.
poin·til·lage [pwantijáʒ] [F] 指圧法，指あんま（按摩）.
pointing test 指示試験（テスト）〔医学〕.
Poirier, Paul [pwáriər] プアリエー（1853–1907，フランスの外科医）.
P. gland プアリエー腺.
P. line プアリエー線（頭蓋骨の局部指示に用いる）.
P. triangle プアリエー三角（大動脈弓，左鎖骨下動脈，脊柱とで囲まれた縦隔洞後部の三角）.
Pois, Guillaume le [póiz] ポイズ（1611–1678，オランダの自然科学者．1648年吐根を薬物として紹介し，またブラジルにおけるイチゴ腫を確認したことで有名），= Piso, Guillaume le.
poise [póiz, pwáz] [F] ポアズ（粘性率の cgs 単位．すなわち1ポアズ $=1g\cdot cm^{-1}\cdot s^{-1}=0.1Ns/m^2$ で，Poiseuille, J. L. M. にちなんだ命名）.
Poiseuille, Jean Léonard Marie [pwazǝ́:ijə] ポアズイユ（1799–1869，フランスの生理学者で，血圧計 hemadynamometer の考案者）.
P. law ポアズイユ法則（血流の毛細血管内流量は，その管の半径の4乗と両端の圧力差に比例し，管の長さと粘性率に逆比例するという法則で，つぎの式で与えられる．ただし a，l は管の半径と長さ，p_1–p_2 は両端の圧力差，η は液体の粘性率），= Hagen–Poiseuille law.

$$\frac{\pi a^4}{8\eta}\cdot\frac{(p_1-p_2)}{l}$$

P. space ポアズイユ層（血管内の血流が比較的遅滞を呈する血管壁近接部），= Poiseuille layer.
poi·son [póizən] 毒，毒物〔医学〕，毒薬．形 poisonous.
p. bait 毒餌〔医学〕.
p. balance 毒薬ばかり（秤）〔医学〕.
p.-berry = dulcamara.
p. control center 中毒管理センター〔医学〕，中毒予防センター.
p. detection 毒物検出〔医学〕.
p. from mammal ほ（哺）乳類毒素〔医学〕.
p. gas 毒ガス.
p. gland 毒腺〔医学〕.
p. hemlock ドクニンジン，= *Conium maculatum*.
p. ivy 毒ヅタ，ツタウルシ［野葛］.
p. ivy contact dermatitis ツタウルシ接触性皮膚炎.
p. ivy extract ツタウルシエキス（ツタウルシの葉から抽出した樹脂のエキスで，その毒性植物による接触性皮膚炎の予防注射薬）.
p. ivy hypersensitivity ツタウルシ過敏症.
p. ivy-poison oak extract combined ツタウルシ・毒ガシエキス（2種の植物から得た抽出物の等量混合物）.
p. ivy-sumach extract ツタウルシ・ウルシエキス.
p. list 毒劇薬表〔医学〕.
p.-nut マチン［馬銭］子，= nux vomica.
p. oak 毒ガシ［樫］.
p. oak extract 毒ガシエキス（毒ガシの葉からの抽出物）.
p. register 毒劇薬簿〔医学〕.
p. spider 毒グモ.
p.-sumac(h) ウルシ［漆］.
p. sumac(h) extract ウルシエキス（ウルシの葉から得た樹脂抽出物）.
p. tolerance 毒物耐性〔医学〕.
poisoned wound 膿創.
poi·son·ing [póizəniŋ] ①中毒〔医学〕．②被毒（触媒作用の）.
p. by drug 薬物中毒〔医学〕.
p. by toxic gas 有毒ガス中毒.
p. caused by organic phosphorus insecticide 有機リン殺虫剤中毒.
p. from agricultural chemical 農薬中毒〔医学〕.
p. symptom 中毒症状〔医学〕.
poi·son·ous [póizənəs] 有毒の〔医学〕.

p. animal 有毒動物〔医学〕.
p. fish 有毒魚類〔医学〕.
p. gas 有毒ガス〔医学〕, 毒ガス.
p. hair 毒毛〔医学〕.
p. mushroom 毒きのこ〔医学〕.
p. plant 有毒植物〔医学〕.
p. snake 毒ヘビ(コブラ科 *Elapidae*, クサリヘビ科 *Viperidae* などに属する).
p. sting 毒素刺傷〔医学〕.
p. substance 毒物.
p. waste water 有毒廃水〔医学〕.
p. water 有毒水〔医学〕.
Poisson, Siméon Denis [pwasɔ́n] ポアソン(1781–1840, フランスの数学, 物理学者).
P. distribution ポアソン分布〔医学〕.
P.–Pearson formula ポアソン・ピアソン式(マラリアの地方流行指数の判定における百分率誤差eを算出する式. ただしNはその地方における15歳未満の児童数, nは脾臓率 x/n を検査した児童数, xは脾腫のある児童数).

$$e=\frac{200}{n}\sqrt{\frac{2\times(n-x)}{n}}\sqrt{1-\frac{n-1}{N-1}}$$

P. process ポアソン過程〔医学〕.
P. random digit ポアソン乱数〔医学〕.
P. ratio ポアソン比(物体が1方向に張力または圧力を受けると, その方向に歪度eの伸び縮みを起こすとともに, 横の方向には歪度fの縮みまたは伸びを起こす. このfのeに対する比σは物質特有の常数で, これを Poisson 比と呼び, 普通0.2～0.4である).
Poitou colic ポアツー仙痛(鉛仙痛).
poi·tri·naire [pwatrinɛ́:r] [F] 慢性胸部患者.
poke [póuk] ヤマゴボウ, = *Phytolacca*.
p. berry ヤマゴボウの果実, = phytolaccae fructus.
p. root ヤマゴボウの根, = phytolaccae radix.
po·ker back [póukər bǽk] 無表情背(脊椎強直により運動性のない背), = spondylitis deformans, spondylosis rhizomelica.
poker spine ポーカー脊椎, = rigid spine.
pokeweed mitogen (**PWM**) ポークウィードマイトジェン, ブタクサ(アメリカヤマゴボウ)有糸分裂原物質(T, B両リンパ球に働くレクチンで, T細胞依存性B細胞の分化増殖を生じる).
Pokkuri disease ぽっくり病.
Poland, Alfred [póulənd] ポーランド(1820–1872, イギリスの医師).
P. syndrome ポーランド症候群〔医学〕(大胸筋の欠損と同側上肢の奇形, 男子に多く右側に好発する. 1814年に A. Poland が報告した).
po·lan·ret mi·cro·scope [poulǽnrit máikrəskoup] 偏光位相差顕微鏡. → microscope.
po·lar [póulər] ① 極の, 電極の〔医学〕. ② 極線. ③ 偏光の.
p. anemia 極地貧血(南北の極地に住む者にみられる).
p. body 極体(卵細胞が分裂した際にできる細胞質の乏しい片方), 極小体, = polocytes, pole-cell, directive corpuscle.
p. bond 極性結合.
p. cap 極帽, 極冠.
p. capsule 極胞, 極嚢.
p. cardiography 極心電図法〔医学〕.
p. cataract 極白内障〔医学〕.
p. cell 極細胞(極体), = polar bodies.
p. compound 極性化合物〔医学〕.
p. coordinate 極座標〔医学〕(曲線座標の一種で, 球座標ともいう), = spherical coordinates.
p. crystal 有極結晶, 強磁性結晶.
p. curve 極線図.
p. distance 極距離.
p. effect 極性効果〔医学〕.
p. fibers 極線維.
p. filament 極糸, 極繊維.
p. flagellum 極毛.
p. front 極前線, 寒帯前線.
p. frontal artery [TA] 前頭葉極動脈*, = arteria polaris frontalis [L/TA].
p. globule 極小体, = polar cell, polocyte.
p. granule 極顆粒, 極小体〔医学〕, = metachromatic granule.
p. group 極性基〔医学〕.
p. hyperplasia 極性過形成(胚子の極部に増生が起こるため, 二頭奇形または三脚奇形などが形成されること).
p. hypogenesis 極性減形成(胚子両端の一つが減形成のため奇形を発生すること).
p. lobe 極葉.
p. molecule 極性分子〔医学〕(水やアンモニアのように電気双極子をもつ分子).
p. monotrichous 極単毛〔性〕の〔医学〕.
p. multitrichous 極多毛〔性〕の〔医学〕.
p. mutation 極性〔突然〕変異〔医学〕(1つのプロモーターから転写される遺伝子群で, 上流の遺伝子中の突然変異によって下流の遺伝子の発現が抑制されることをいう).
p. plate 極板(核分裂においてみられる紡錘体の両端).
p. ray 極放線〔医学〕, = astral ray.
p. reciprocal 極相反.
p. region 極地〔医学〕.
p. ring 極輪.
p. screen 偏光フィルター.
p. solvent 極性溶媒(大きな双極子モーメントを持つ溶媒).
p. stain 極染色〔性〕〔医学〕.
p. staining 極〔体〕染色法.
p. sulcus 極溝(鳥距裂の周囲にある).
p. tangential coordinates 接線極座標.
p. temporal artery [TA] 頭頂葉極動脈*, = arteria polaris temporalis [L/TA].
p. zone 電極帯(電極が体面に接する部分).
po·lar·im·e·ter [pòulərímitər] 偏光計〔医学〕, 旋光計(旋光性物質の旋光度を測る装置).
polarimetric analysis 旋光分析〔医学〕.
polarimetric determination 旋光度試験〔医学〕.
po·lar·im·e·try [pòulərímitri] 偏光度測定法, 旋光測定〔医学〕, 偏光分析.
po·lar·i·sa·bil·i·ty [pòulərizəbíliti] 分極性, = polarizability.
po·lar·i·scope [poulǽriskoup] 偏光器(偏光子と検光子とを組み合わせたもの).
polariscopic analysis 旋光分析, 偏光分析, = polarimetric analysis.
po·lar·is·co·py [pòulərískəpi] 偏光学, 偏光観察法. 形 polariscopic.
po·lar·is·tro·bom·e·ter [poulæ̀ristrəbɑ́mitər] 偏光ストロボメータ(微細偏光計の一種).
po·lar·i·ty [poulǽriti] ① 極性〔医学〕. ② 有極性.
p. therapy ポラリティーテラピー(体内のエネルギーをストレッチ体操で調整し, 健康状態を改善する療法).
po·lar·i·za·bil·i·ty [pòulərizəbíliti] ① 分極率. ② 分極性〔医学〕.
po·lar·i·za·tion [pòuləraizéiʃən] ① 分極〔医学〕, 成極(原子や分子を電場におくと, これらが一時的に電荷分布に変化を生じて，双極子モーメントをもつようになる現象）．② 偏り（波の）．③ 偏光．形 polarizable，polarized，polarizing.
p. angle 偏光角（θ），＝ Brewster angle.
p. charge 分極電荷，拘束電荷，＝ polarized charge.
p. colorimeter 偏光比色計．
p. constant 分極定数（電気的等価回路における抵抗Rと容量Cとの積）．
p. factor 偏りの因子，偏光因子（X線の）．
p. microscopy 偏光顕微鏡検査〔法〕〔医学〕．
p. photometer 偏光光度計〔医学〕．
p. potential 分極電位，分極電圧（電解分極），＝ electrolytic polarization，polarizing potential.
p. reversal 分極逆転．
po·lar·ize ［póulərαiz］ 偏光させる，分極させる．
polarized charge 分極電荷〔医学〕，＝ polarization charge.
polarized light 偏光（光波の振動が1平面，または円または楕円において起こるもの）．
po·la·riz·er ［póulərαizər］ ① 分極剤．② 偏光子〔医学〕（自然光を偏光に変えるために用いるニコルプリズム）．
polarizing cathode 通流陰極．
polarizing current 分極電流〔医学〕．
polarizing effect 通流効果，分極効果．
polarizing electrode 分極電極．
polarizing microscope 偏光顕微鏡．
polarizing plate 偏光板〔医学〕．
polarizing potential 分極電圧〔医学〕．
polarizing prism 偏光プリズム（ニコルプリズムはその一例）．
po·lar·o·gram ［pouléərəgræm］ ポラログラム，電圧－電流曲線（ポラログラフィにおいて得た電圧－電流の関係を曲線として表した図）．
po·lar·o·graph ［pouléərəgræf］ ポラログラフ（ポラログラフィに用いる装置）．→ polarography.
polarographic wave ポラログラフ波．
po·lar·og·ra·phy ［pòulərάgrəfi］ ポラログラフィ（滴下水銀電極を陰極とし，水銀プールを対極として電気分解を行い，それに伴って流れる電流と加えた電圧との関係を分析する方法）．形 polarographic.
po·lar·on ［póulərαn］ ポラロン（一方の端から他方の端に向かって遺伝子変換が極性をもって起こる染色体部分）．
pole ［póul］ 極〔医学〕．形 polar.
p. cat ケナガイタチ．
p.－cell 極体，＝ polar bodies，polar cell.
p.－corpuscle 〔細胞〕中心体，中心小体，＝ centrosome.
p. nucleus 極核．
p. piece 極片．
p. plate 極板，＝ polar plate.
Pol·e·mo·ni·a·ce·ae ［pὰlimòuniéisii:］ ハナシノブ科．
pol·e·mo·ni·um ［pὰlimóuniəm］ ハナシノブ［花忍］（発汗薬として用いられる）．
pol·em·oph·thal·mia ［pὰlimαfθǽlmiə, poul–］ 戦闘眼疾（従軍兵士にみられる眼病）．
Polenské number ［pὰləskéi nΛ́mbə］ ポレンスケー価（脂肪5g中の不溶性揮発性脂肪を中和するのに必要な0.1 N KOH液のミリリットル数），＝ Polenské value.
Polenské value ポレンスケー価，＝ Polenské number.
pol·i·a·nite ［pάliənait］ ユウ（黝）マンガン鉱 MnO_2.
police ［pəlí:s］ 警察，警官．
p. box or residential police box system 交番・駐在所制度．
p. dog 警察犬．
p. medical officer 警察医．
p. officer in coronership 検死官（刑事調査官）．
p. surgeon 警察医〔医学〕．
po·lice·man ［pəlí:smən］ ① ポリスマン（先端にゴム管の小片を挿し込んだガラス棒で，化学分析用溶液を撹拌するために用いる）．② 警官．
p.'s disease 警官病（足根神経痛），＝ tarsalgia.
pol·i·clin·ic ［pὰliklínik］ ① 市立病院，総合診療所（polyclinic と区別することもあるがだいたい同義語として用いられる）．② ポリクリニック（患者を実際に診療する臨床実習）．
policy of law 公序良俗〔医学〕．
po·li·en·ceph·a·li·tis ［pòuliensèfəláitis］ 灰白脳炎，＝ polioencephalitis.
po·li·en·ceph·a·lo·my·e·li·tis ［pòuliensèfəloumàiəláitis］ 脳脊髄灰白質炎．
po·li·het·er·ox·e·nous ［pòulihètərάksinəs］ 多宿主性の（中間宿主1個以上をもつ寄生虫についていう）．
poli(o)－ ［pouli(ou), –li(ə)］ 神経灰白質との関係を表す接頭語．
po·lio ［póuliou］ ポリオ，急性灰白髄炎（ポリオウイルスによる疾患で，脳炎を起こし，四肢の麻痺をきたす場合がある），＝ poliomyelitis，infantile paralysis.
po·li·o·ci·dal ［pòuliəsáidəl］ ポリオ撲滅性の（流行性灰白髄炎ウイルス撲滅性の）．
po·li·o·clas·tic ［pòuliəklǽstik］ 灰白質破壊性の（脳脊髄灰白質炎のウイルスについていう）．
po·li·o·dys·tro·phia ［pòulioudistróufiə］ ポリオジストロフィ，灰白異栄養〔症〕．
p. cerebri progressiva infantalis 乳児進行性脳灰白異栄養〔症〕．
po·li·o·dys·tro·phy ［pòuliədístrəfi］ ポリオジストロフィ，＝ poliodystrophia.
po·li·o·en·ceph·a·li·tis ［pòuliouensèfəláitis］ 灰白脳炎〔医学〕．
p. acuta 急性灰白脳炎（脳皮質の急性炎症で，小児においては小児脳性麻痺を招来する）．
p. acuta haemorrhagica 急性出血性灰白脳炎（第三脳室，第四脳室の前部，およびシルヴィウス水道の灰白質の炎症で，眼麻痺，昏睡状態と歩行困難とを起こす），＝ Wernicke encephalopathy.
p. acuta infantum 小児急性灰白脳炎（6歳以下の小児に好発する疾患で，発熱，嘔吐，痙攣と，後には四肢の麻痺を起こす），＝ Heine-Medin disease.
p. haemorrhagica superior acuta 急性出血性上部灰白脳炎，＝ Wernicke encephalopathy.
po·li·o·en·ceph·a·lo·me·nin·go·my·e·li·tis ［pòuliouensèfəloumèniŋgoumàiəláitis］ 灰白脳脊髄髄膜炎．
po·li·o·en·ceph·a·lo·my·e·li·tis ［pòuliouensèfəloumàiəláitis］ 灰白脳脊髄炎〔医学〕．
po·li·o·en·ceph·a·lop·a·thy ［pòuliouensèfəlάpəθi］ 灰白脳病，＝ poliomyelencephalitis.
po·li·o·en·ceph·a·lo·trop·ic ［pòuliouensèfərətrάpik］ 脳灰白質親性の．
po·li·o·my·el·en·ceph·a·li·tis ［pòulioumàiəlensèfəláitis］ 灰白脳脊髄炎〔医学〕，灰白脊髄脳炎．
po·li·o·my·e·li·tis ［pòulioumàiəláitis］ ポリオ，急性灰白髄炎，灰白髄炎〔医学〕（ポリオウイルスによる疾患で，脳炎を起こし，四肢の麻痺をきたす場合がある），＝ infantile paralysis，polio.
p. anterior acuta 急性脊髄前角炎〔医学〕．
p. immune globulin (human) ヒトポリオ免疫グロブリン（ポリオ，麻疹に対する受動免疫剤．これらの抗体を含む正常人供血者血漿由来のガンマグロブリン分画).

p. immunization ポリオ(灰白髄炎)免疫法.

p. immunoglobulin ポリオ免疫グロブリン(ポリオに対する受動免疫薬).

p. vaccine ポリオワクチン〔医学〕, 灰白髄炎ウイルスワクチン.

p. virus ポリオウイルス〔医学〕, 灰白脊髄炎ウイルス, = poliovirus.

po·li·o·my·e·lo·en·ceph·a·li·tis [pòulioumàiəlouensèfəláitis] 灰白脊髄脳炎, = poliencephalomyelitis.

po·li·o·my·e·lop·a·thy [pòulioumàiəlápəθi] 灰白脊髄障害(慢性灰白脊髄炎).

po·li·o·neu·ro·mere [pòulounjú:rəmiər] 脊髄灰白質神経片節.

po·li·o·plasm [pòuliəplǽzəm] 灰白原形質(細胞の内部顆粒質).

po·li·o·sis [pòulióusis] 白毛〔医学〕(限局性に散布した白毛), = canities.

p. circumscripta 限局性白毛.

p. eccentrica 偏心性白毛.

po·li·o·thrix [póuliəθriks] びまん性白毛.

Po·li·o·vi·rus [póuliəvaiərəs] ポリオウイルス(ピコルナウイルス科のウイルスで, 急性灰白髄炎の原因となる. 1908年, Landsteiner と Popper によりサルの実験において分離された. 主として第I型の Brunhide 株, 第II型の Lansing 株, 第III型の Leon 株が Salk などのワクチンの基礎として用いられる).

po·li·sep·til [pouliséptil] ポリセプチル, = sulfathiazole.

Polish plait [páliʃ pléit] ポーランド糾髪病, = plica polonica.

pol·ish [páliʃ] つや出し材料〔医学〕.

polished plate glass みが(磨)き板ガラス〔医学〕, = polished glass.

pol·ish·ing [páliʃiŋ] 研磨.

p. machine つや出し器〔医学〕.

p. press つや出しプレス〔医学〕.

pol·i·sog·ra·phy [pàliságrəfi] 重複撮影〔法〕〔医学〕(胃の撮影において蠕動の生理的, 病理的状態の観察に利用される方法), = polysography.

Politzer, Adam [pálitʒər] ポリッツェル(1835-1920, オーストリアの耳科医).

P. bag ポリッツェル球(梨状のゴム製袋).

P. cone = cone of light.

P. luminous cone ポリッツェル光錐(鼓膜の下部に光沢のある三角部位).

P. method ポリッツェル法(通気法).

P. operation ポリッツェル手術(① 切開と電気焼灼法による鼓膜の人口的開口法. ② ツチ骨の前靱帯の切断法).

P. speculum ポリッツェル検耳器.

P. test ポリッツェル聴力試験法(一側聾を検査するため, 音叉を鼻腔の前に発動すると, 嚥下するとき正常な耳のみにより聞こえる).

pol·itz·er·i·za·tion [pɑlitsərizéiʃən] ポリッツェル通気〔試験〕法.

polka fever ポルカ熱, デング熱, = dengue.

poll [póul] 項部, 頸背(特にウマの後部に接する頸の部分).

p. evil ウマの項靱帯滑液嚢炎, 項腫(ウマの項部に発生する膿瘍).

Pollag sign [pálæg sáin] ポラッグ徴候(脳膿瘍, 脳腫瘍などで胃潰瘍の Head 帯と同じように局所に放散する頭部の疼痛).

pol·la·ki·co·pro·sis [pàləkìkouprόusis] 排便頻数.

pol·la·ki·dip·sia [pàləkidípsiə] はん(煩)渇多飲〔症〕, 〔心因性〕多飲〔医学〕.

pol·la·ki·su·ria [pàləkisjú:riə] 頻尿〔医学〕, = pollakiuria.

pol·la·ki·u·ria [pàləkijú:riə] 尿意頻数, = pollakisuria, thamuria.

pol·lan·tin [pæləntin] ポランチン(花粉抽出物をウマに注射して得られる血清抗毒素で, 枯草熱の治療に用いられ, Dunbar and Weichardt が1903年に創製したもの), = Dunbar serum.

pol·len [pálən] 花粉〔医学〕(花の葯(やく)により産生される受精要素).

p. allergen 花粉抗原.

p. allergy 花粉アレルギー〔医学〕(I型アレルギー).

p. antigen 花粉アレルゲン(花粉アレルギー(花粉症)の病因となる抗原. 主として気道粘液に可溶性の糖タンパクに抗原性がある. 季節により, 飛散する花粉が異なる).

p. asthma 花粉喘息.

p. chamber 花粉室(やく室).

p. count 花粉数(大気1立方ヤード中の花粉数).

p. disease 花粉症.

p. extract 花粉エキス〔医学〕.

p. filter 花粉濾過器.

p. grain 花粉粒〔医学〕.

p. hypersensitivity 花粉過敏症〔医学〕.

p. lethal factor 花粉致死因子〔医学〕.

p. mother cell 花粉母細胞〔医学〕.

p. preparation 花粉製剤〔医学〕.

p. sac 花粉嚢.

p. sterility 花粉不稔(ねん)〔医学〕.

p. tetrad 花粉四分子〔医学〕.

p. toxin 花粉毒素.

p. tube 花粉管〔医学〕.

pol·le·nar·i·um [pàlənéəriəm] 花粉貯蔵(採集)所.

pol·le·no·gen·ic [pàlənəʤénik] 花粉により発生する.

pol·le·no·sis [pàlənóusis] 花粉症〔医学〕, = hay fever, rose cold, pollinosis.

pol·lex [páleks] [L/TA] ① 母指, = thumb [TA]. ② 手のおやゆび, 第1指. 複 pollices.

p. extensus 過伸展母指.

p. flexus 屈曲母指.

p. rigidus 強剛母指.

p. valgus 外反母指〔医学〕.

p. varus 内反母指〔医学〕.

pol·li·ces [pálisi:z] 母指(pollex の複数).

pol·li·ci·za·tion [pàlisizéiʃən] 母指化術〔医学〕.

pol·li·na·tion [pàlinéiʃən] 受粉(めしべの先に花粉がつくこと).

pollinator insect 訪花昆虫(虫媒花を訪れ, 有効な花粉媒体を行う昆虫をいう).

pol·li·ni·um [pəlíniəm] 花粉塊(花粉が集合して1塊となったもの).

pol·li·no·di·um [pàlinóudiəm] 蔵精糸(子嚢菌類 *Ascomycetes* の雄性器).

pol·li·nol·o·gy [pàlinálədʒi] 花粉学.

pol·li·no·sis [pàlinóusis] 花粉症〔医学〕, = pollenosis.

Pollister meth·od [pálistər méθəd] ポリスター法, = Mirsky-Pollister method.

Pollitzer, Sigmund [pálitsər] ポリッツァー(1859-1937, アメリカの皮膚科医).

P. disease ポリッツァー病(化膿破壊性汗腺炎. Pollitzer, S.), = hidrosadenitis destruens suppurativa.

Pollock op·er·a·tion [pálək àpəréiʃən] ポロック手術(膝蓋骨を残す膝切断法で, 皮膚弁は前方に長く, 後方に短くとる方法).

P

pol·lo·dic [pəlóudik] 放射状拡散の，= panthodic.
pol·lo·pas [pάləpəs] ポロパス（紫外線および赤外線を透通させるガラス）.
pol·lu·cite [pəlú:sait] セシウム鉱（$Cs_4Al_4Si_9O_{26}$・H_2O（Cs_2O＝30～36％），＝ pollux.
pol·lu·tant [pəlú:tənt] ① 汚染物 〔医学〕（大気の）. ② 汚濁物（水の）. ③ 汚染因子.
p. release and transfer register (**PRTR**) 環境汚染物質排出移動登録（年間の化学物質の使用量，廃棄量，大気・河川への排出量などを集計し，行政機関への提出が義務づけられ，行政機関はこれを公表する法令が施行（平成11年）されたことによる．対象は第一種指定化学物質（354種））.
polluter payment principle (**PPP**) 汚染者負担の原則 〔医学〕.
pol·lu·tio [pəlú:ʃiou] 遺精，= pollution.
p. nocturna 夢精（夜間遺精）.
pol·lu·tion [pəlú:ʃən] ① 遺精 〔医学〕. ② 汚染 〔医学〕. ③ 夾雑物（気候学の）.
p. feminae 女性遺精（性交時以外のときに起こる膣腺の分泌）.
p. of soil 土壌汚染 〔医学〕.
p. of swimming and bathing facility プール浴場汚染 〔医学〕.
p. of water supply 給水汚染 〔医学〕.
p.-related disease 公害病.
pollutional index 汚濁指数 〔医学〕.
pollutional load 汚濁負荷 〔医学〕.
pol·lu·tion·ism [pəlú:ʃənizəm] （異性に汚物をかけて性欲を満足させる性倒錯症）.
pol·lux [pάlʌks] セシウム鉱，= pollucite.
po·lo·cyte [póuləsait] 極細胞 〔医学〕，= polar body, pole cell.
po·lo·ni·um (**Po**) [pəlóuniəm] ポロニウム（Pierre および Marie Curie により1898年にピッチブレンド中に発見された希元素で，原子番号 84，元素記号 Po，原子量 209，ラドンの崩壊産物），= radiotellurium.
pol·ox·a·lene [pəlάksəli:n] ポロキサレン（polyopropylene polyoxyethylene 型非イオン界面活性剤．分子量約 3,000），= SKF18667.
pol·ox·al·kol [pəlάksəlkɔ:l] ポロキサコル，= poloxalene.
pol·toph·a·gy [pəltάfəʤi] 完全そしゃく（咀嚼）（嚥下に先だち完全に食物を咬み砕くこと）. ↔ psomophagia.
po·lus [póuləs] 極，= pole. 複 poli.
p. anterior [L/TA] 前極，= anterior pole [TA].
p. frontalis [L/TA] 前頭極，= frontal pole [TA].
p. inferior [L/TA] 下端，= inferior extremity [TA], inferior pole [TA].
p. occipitalis [L/TA] 後頭極，= occipital pole [TA].
p. posterior [L/TA] 後極，= posterior pole [TA].
p. superior [L/TA] 上端，= superior extremity [TA], superior pole [TA].
p. temporalis [L/TA] 側頭極，= temporal pole [TA].
poly- [pαli] 多数，多量，多元，多発，過剰などの意味を表す接頭語.
poly [pάli] 多形核白血球 polymorphonuclear leukocyte の略称.
poly-ADP-ribose ポリ ADP リボース（ホスホリボシルアデノシンリン酸がリボース・リボースの α1→2 グリコシド結合により重合したもの．クロマチンの高次構造の形成，DNA の合成および修復，細胞の分化や癌化，自己免疫疾患などに関係している）.
poly A : U ポリ A-U（ポリアデニル酸－ポリウリシル酸複合体でアジュバントとして使用）.
poly I : C ポリ I-C（ポリイノシン酸－ポリシチジル酸複合体でインターフェロン誘発能力がある．アジュバント効果もある）.
poly I : U ポリ I-U（ポリイノシン酸－ポリウリジル酸複合体のことで，アジュバントとして作用する）.
poly vinylidene chloride ポリ塩化ビニリデン.
Pólya, Jenö (**Eugene**) **Alexander** [pó:ljα:] ポリア（1879-1944，ハンガリーの外科医）.
P. operation ポリア手術（胃の部分切除後，結腸後で，胃切除端全体と空腸とを吻合する方法），= Pólya gastrectomy.
pol·y·a·cet·y·lene [pὰliəsétili:n] ポリアセチレン（アセチレンの重合体）.
pol·y·ac·id [pὰliǽsid] 多重酸，ポリ酸，縮合酸（オキソ酸の中で，酸基が縮合して2核以上の多核錯体を形成しているもの）. 形 polyacidic.
polyacidic base 多酸塩基 〔医学〕.
pol·y·a·cou·stic [pὰliəkú:stik] 音声増強性の.
pol·y·ac·ryl·a·mide gel [pὰliəkríləmaid ʤél] ポリアクリルアミドゲル（電気泳動に用いられる支持体の一種．アクリルアミド acrylamide と架橋剤を混合して作成された合成ゲル）.
polyacrylamide gel electrophoresis (**PAGE**) ポリアクリルアミドゲル電気泳動.
pol·y·ad·di·tion [pὰliədíʃən] 重付加 〔医学〕.
p. reaction 重付加反応.
pol·y·a·del·phous [pὰliədélfəs] 多体の（雄蕊）.
pol·y·a·den·ia [pὰliədéniə] 多発腺肥大症，偽性白血病，= pseudoleukemia.
pol·y·ad·e·ni·tis [pὰliæ̀dináitis] 多発腺炎 〔医学〕（全身のリンパ腺炎）.
pol·y·ad·e·no·ma [pὰliæ̀dinóumə] 多発腺腫.
pol·y·ad·e·no·ma·to·sis [pὰliæ̀dinoumətóusis] 多発腺腫症.
pol·y·ad·e·nop·a·thy [pὰliæ̀dinάpəθi] 多発腺症.
pol·y·ad·e·no·sis [pὰliæ̀dinóusis] 多発腺症（特に内分泌腺の）.
pol·y·ad·e·nous [pὰliǽdinəs] 多発腺性の.
p. cercaria 多腺セルカリア.
pol·y·a·den·y·late [pὰliədénileit] ポリアデニル酸，= polyadenylic acid.
pol·y·ad·e·nyl·ic ac·id [pὰliæ̀dinílik ǽsid] ポリアデニル酸（アデニル酸の重合した一本鎖 RNA のポリマー），= polyadenylate.
pol·y·ae·mia [pὰlí:miə] 〔循環〕血液量過多，多血〔症〕，= polyemia, plethora.
pol·y·aes·the·sia [pὰliesθí:ziə] 重複感覚，多感覚（1つの物体が多くの個所に知覚されること），= polyesthesia. 形 polyesthetic.
pol·y·af·fin·i·ty [pὰliəfíniti] 多親和点.
pol·y·ag·glu·ti·na·bil·i·ty [pὰliəgl(j)ù:tinəbíliti] 多凝集能，多凝集性 〔医学〕. → cross agglutination, group agglutination.
pol·y·ag·glu·ti·na·tion [pὰliəgl(j)u:tinéiʃən] 多凝集〔反応〕〔医学〕，汎凝集（赤血球がある種の細胞によって汚染されると潜在性抗原の露出によってどの血清とも凝集してしまう現象をいう）.
pol·y·al·co·hol·ism [pὰliǽlkəhalizəm] 多種アルコール中毒.
pol·y·al·ge·sia [pὰliælʤí:siə] 多種感覚（単一の刺激が多数の感覚を与えること）.
polyalveolar lobe 多肺胞葉.
pol·y·a·mide [pὰliǽmaid] ポリアミド HOOCRCOOH，$H_2NR'NH_2$（二塩基酸とジアミンとの縮重合物などで，主鎖中にアミド結合がある合成高分子）.
pol·y·a·mine [pὰliǽmi:n, -əmí:n] ポリアミン（アミン基 NH_2 2以上を含有する化合物の総称．スペルミン，スペルミジンなどは正常のヒト組織に存在するが，生理的役割は明らかでない）.

P

p. methylene resin ポリアミンメチレン樹脂(陰イオン交換樹脂の一種), = exorbin, resinat, resicon, resion.
pol·y·an·dry [pàliǽndri] 一雌多雄 [医学].
Pol·y·an·gi·a·ce·ae [pàliænʤiéisii:] ポリアンジウム科(粘液菌, カビ様微生物を含み, 遊走菌体は円形嚢胞をつくる. *Polyangium*, *Chondromyces* 属を含む).
pol·y·an·gi·i·tis [pàliænʤiáitis] 多発〔性〕血管炎.
Pol·y·an·gi·um [pàliǽnʤiəm] ポリアンジウム属(ポリアンジウム科の一属で, 胞子体では短縮した桿菌は円形の嚢胞内にあり判然たる隔壁は硬化した粘液からなり, 赤色, 黄色または褐色を呈する).
pol·y·an·hy·dro·glu·cu·ron·ic ac·id [pàliænhàidrouglù:kjuránik ǽsid] ポリアンヒドログルクロン酸, = cellulosic acid.
pol·y·an·hy·dro·man·nu·ron·ic ac·id [pàliænhàidrəmænnju:ránik ǽsid] ポリアンヒドロマンヌロン酸(この酸の多硫酸エステルはヘパリノイド heparinoid と呼ばれる).
pol·y·an·i·on [pàliǽniən] 多価陰イオン [医学].
pol·y·ar·ter·i·tis [pàlià:tiráitis] 多発〔性〕動脈炎 [医学], 結節性動脈炎.
p. nodosa (PN) 結節性多発〔性〕動脈炎 [医学].
p. nodosa cutanea 皮膚〔型〕結節性〔多発性〕動脈炎.
pol·y·ar·thral·gia [pàlia:θrǽlʤiə] 多発〔性〕関節痛 [医学].
pol·y·ar·thric [pàliá:θrik] 多関節の, = multiarticular, polyarticular.
pol·y·ar·thri·tis [pàlia:θráitis] 多発性関節炎 [医学]. 形 polyarthritic.
p. destruens 破壊性多発関節炎, = proliferative arthritis.
p. nodosa 結節性多発関節炎.
p. rheumatica acuta 急性リウマチ性多発関節炎.
pol·y·ar·tic·u·lar [pàlia:tíkjulər] 多関節の [医学].
p. gout 多関節性痛風.
pol·y·ase [pálieis] ポリアーゼ(カルボヒドラーゼ carbohydrase を2種類に分けた1つで, イヌリンあるいはセルロースのような高分子の多糖類を基質とする酵素で, ほかはオリガーゼ oligase), = polysaccharase.
pol·y·a·tom·ic [pàlieitámik] 多原子の.
p. acid 多原子酸(塩基と置換し得る水素原子2個以上を含む酸), = polybasic acid.
p. alcohol 多価アルコール, = polyhydric alcohol.
p. molecule 多原子分子.
pol·y·aux·o·troph [pàliɔ́:ksətraf] (多種成長因子を必要とする変種).
pol·y·a·vi·ta·min·o·sis [pàliəvàitəminóusis] 多ビタミン欠乏症.
polyaxial joint 多軸性関節, = multiaxial joint.
pol·y·ax·on [pàliǽksən] 多軸索神経細胞(第3型神経細胞).
pol·y·az·in [pàliǽzin] ポリアジン(2個以上の窒素を含有する化合物).
pol·y·ba·sic [pàlibéisik] 多塩基の(置換し得る水素2個以上を含有することについていう).
p. acid 多塩基酸 [医学], = polyatomic acid.
pol·y·ba·site [pàlibéisait] 雑銀鉱, 輝安銅銀鉱, 条面鉱 $Ag_{16}Sb_2S_{11}$.
pol·y·bath [pálibæθ] 多浴.
p. boiling-off 多浴練り.
pol·y·blast [páliblæst] ポリブラスト, 多芽細胞 [医学] (炎症に際して現れるアメーバ状の単核食細胞で, 単球, リンパ球などに由来する).
pol·y·blen·nia [pàliblénia] 粘液分泌過多.
pol·y·bleph·a·ron [pàlibléfəran] 眼瞼過剰, = polyblepharia, polyblephary.
pol·y·car·bo·phil [pàliká:bəfil] ポリカルボフィル(ポリアクリル酸とジビニルグリコール共重合体, 止痢薬).
pol·y·car·dia [pàliká:diə] 頻脈, = tachycardia.
pol·y·car·y·o·cy·to·sis [pàlikæriousaitóusis] 多核細胞形成 [医学].
pol·y·cel·lu·lar [pàliséljulər] 多細胞の.
pol·y·cen·tric [pàliséntrik] 多中心の, 多核心の, 多動原体の [医学].
p. chromosome 多動原体染色体 [医学].
pol·y·cep·tor [pàliséptər] 多受容体(多数の補体と結合し得る両受体).
pol·y·cer·cus [pàlisə́:kəs] ポリセルクス(多嚢尾虫).
Pol·y·chae·ta [pàlikí:tə] 多毛綱(環形動物門の一綱), = polychaetes.
pol·y·chei·ria [pàlikáiriə] 手過剰(手の数が過剰な状態).
pol·y·che·mo·ther·a·py [pàlikì:məθérəpi] 多種化学療法.
polychlorinated biphenyl (PCB) ポリ塩化ビフェニル.
polychlorinated biphenyl pollution PCB汚染(有機塩素化合物 PCB の環境汚染).
polychlorinated dibenzo-*p*-dioxin (PCDD) ポリ塩化ジベンゾ-パラ-ダイオキシン(ダイオキシン類. PCDF とともに毒性が強い).
polychlorinated dibenzofuran (PCDF) ポリ塩化ジベンゾフラン(ダイオキシン類. PCB の燃焼により生成され毒性は高い).
polychlorobiphenyl (PCB) ポリクロロビフェニル.
pol·y·chlo·ru·ria [pàliklɔ:rú:riə] 多塩素尿〔症〕.
pol·y·cho·lia [pàlikóuliə] 胆汁分泌過多, 胆汁過多〔症〕 [医学].
pol·y·chon·dri·tis [pàlikandráitis] 多発性軟骨炎.
pol·y·chrest [pálikrest] ① 多用途性(多様の用途がある). ② 万能薬. 形 polychrestic.
pol·y·chro·ism [pàlikróuizəm] 多色性(結晶のような異方体が, 方向により光に対する選択吸収を異にすることから, 種々の方向に透過する光の色を異にする性質).
pol·y·chro·ma·sia [pàlikrouméiziə] 多染性 [医学], 多色性(特に赤血球の血色素が成熟した純粋のものでないとき赤青色の混合色をとること), = pleochromia. 形 polychromatic.
pol·y·chro·mate [pàlikróumeit] ① ポリクロム酸塩(K_2CrO_4 よりも CrO_3 を1〜3分子多く含む塩の総称). ② 多色視患者.
pol·y·chro·ma·tia [pàlikrouméiʃiə] 多染性, = polychromatophilia.
pol·y·chro·ma·tic [pàlikroumeitik] 多色性の [医学], 多染性の.
p. cell 多染性赤血球, = polychromatophil cell.
p. erythroblast 多染〔性〕赤芽球 [医学].
p. erythrocyte 多染性赤血球.
p. megaloblast 多染性巨赤芽球 [医学].
p. normoblast 多染性正赤芽球 [医学].
p. radiation 多色放射線.
p. rubricyte (正赤芽球B), = normoblast B.
p. theory 多色説 [医学].
pol·y·chro·mat·o·cyte [pàlikroumǽtəsait] 多染性赤血球.
pol·y·chro·ma·to·cy·to·sis [pàlikròumətousaitóusis] 多染性赤血球増加症.
pol·y·chro·ma·to·phil(e) [pàlikroumǽtəfil, -króumət-] ① 多染の [医学]. ② 多染性細胞.

P

pol·y·chro·ma·to·phil·ia [pàlikròumətəfíliə] 多染性〔医学〕(特に赤血球の), = polychromophilia, polychromatosis, polychromasia, polychromatia.
pol·y·chro·ma·to·phil·ic [pàlikròumətəfílik] 多染〔性〕の〔医学〕, = polychromatophil(e).
pol·y·chro·ma·top·sia [pàlikròumətápsiə] 多色視, = euchromatopsia.
pol·y·chro·ma·to·sis [pàlikròumətóusis] 多染性, = polychromatophilia.
pol·y·chrome [pálikroum] ポリクローム(エスクリン), = esculin.
pol·y·chro·me·mia [pàlikroumí:miə] 多色素血〔症〕(血中にヘモグロビンが増加すること).
pol·y·chro·mia [pàlikróumiə] 色素形成過多, 多色〔素〕性. 形 polychromic.
pol·y·chro·mic ac·id [pàlikróumik ǽsid] (アロエチン酸), = aloetic acid.
polychromic jaundice 多色素〔性〕黄疸〔医学〕.
polychromic light 多色光〔医学〕.
pol·y·chro·mo·phil [pàlikróuməfil] 多染〔性〕の, = polychromatophil(e).
pol·y·chro·mo·phil·ia [pàlikròuməfíliə] 多染性(とくに赤色球の), = polychromatophilia.
pol·y·chy·lia [pàlikáiliə] 乳び(糜)形成過多. 形 polychylic.
polycistronic transcription ポリシストロニック転写.
Pol·y·clad·i·da [pàliklǽdidə] 多岐腸目.
pol·y·clin·ic [pàliklínik] 総合〔臨床〕診療施設(医科大学, 私立病院において全疾病を診療対象とする施設. 市立施療施設 policlinic と区別することもある).
pol·y·clo·nal [paliklóunəl] ポリクローナル, 多クローン性〔医学〕.
  p. activation 多クローン性活性化〔医学〕.
  p. antibody ポリクローナル抗体, 多クローン性抗体(動物を抗原で免疫したときに得られる抗血清をさし, モノクローナル抗体に対比して使用される. 種々の抗体産生細胞クローンより産生される抗体分子の集合体で, 抗原の複数の抗原決定基に反応する).
  p. hypergammaglobulinemia ポリクローナル高γグロブリン血症, 多クローン性高γグロブリン血症.
  p. hyperimmunoglobulinemia ポリクローナル高免疫グロブリン血症.
pol·y·clo·nia [pàliklóuniə] 多間代痙攣, = paramyoclonus multiplex.
pol·y·con·den·sa·tion [pàlikàndenséiʃən] 重縮合〔医学〕.
polycontric joint 多軸継手〔医学〕.
pol·y·co·ria [pàlikɔ́:riə] ① 多瞳孔〔症〕〔医学〕. ② 蓄積性肥大症, = storage disease.
pol·y·co·tyl [pálikatil] 多子葉.
pol·y·cross [pálikrɑs] 多交雑〔医学〕.
  p. test 多交雑検定〔医学〕.
pol·y·crot·ic [pàlikrátik] 多段脈の(動脈下行波にいくつかの波動があること).
  p. pulse 多重複脈.
po·lyc·ro·tism [pəlíkrətizəm] 多段脈症.
pol·y·crys·tal [pàlikrístəl] 多結晶体.
pol·y·cy·clic [pàlisáiklik, -sík-] 多環式の〔医学〕(主として化合物についていう).
  p. compound 多環式化合物〔医学〕.
  p. hydrocarbon 多環式炭化水素〔医学〕.
pol·y·cy·clin [pàlisáiklin] ポリサイクリン, = tetracycline.
pol·y·cy·e·sis [pàlisaií:sis] 多胎妊娠.
pol·y·cys·tic [pàlisístik] 多嚢胞の, 多嚢胞性.
  p. degeneration 多嚢胞変性〔医学〕.
  p. disease 多発性嚢胞症〔医学〕.
  p. disease of kidneys 嚢胞腎〔症〕(遺伝的に両側性に発生する. 腎実質内に大小無数の嚢胞ができる).
  p. hypoplasia 多嚢胞性低形成.
  p. kidney 多嚢胞腎〔医学〕, 多発性嚢胞腎.
  p. liver 多嚢胞肝〔医学〕.
  p. liver disease 多嚢胞性肝疾患.
  p. mononeuropathy 多発性単ニューロパチー(数種の末梢神経が非系統的に障害されたものをいう).
  p. ovary (**PCO**) 多嚢胞性卵巣〔医学〕.
  p. ovary syndrome 多嚢胞性卵巣症候群〔医学〕(両側の多嚢胞卵巣, 排卵障害, 月経異常, 不妊, 不育, 肥胖, 多毛, 男性化症状などを呈するものいう).
pol·y·cys·to·ma [pàlisaitóumə] 多発嚢腫.
pol·y·cy·the·mia [pàlisaiθí:miə] 赤血球増加〔症〕〔医学〕, 多血症〔医学〕(赤血球が異常に増加する状態), = polyglobulia, polyglobulism, erythremia, polycythaemia.
  p. hypertonica 高血圧性赤血球増加〔症〕(脾腫を伴わず, 心臓肥大と高血圧を特徴とする病型), = Gaisböck disease.
  p. neonatorum 新生児多血症〔医学〕.
  p. vera (**PV**) 真性多血症〔医学〕, 真性赤血球増加〔症〕(慢性の骨髄増殖性疾患の一つ), = primary polycyth(a)emia.
pol·y·cy·to·sis [pàlisaitóusis] 多血球症(赤血球と白血球とが増加し, 血漿が相関性減少を示す状態).
pol·y·dac·tyl·ia [pàlidæktíliə] 多指症〔医学〕, 指趾過多症, = polydactyly.
pol·y·dac·tyl·ism [pàlidǽktilizəm] 多指(趾)〔症〕〔医学〕, = polydactylia.
pol·y·dac·ty·ly [pàlidǽktili] 多指(趾)〔症〕〔医学〕, 指(趾)過剰症, = polydactylia.
pol·y·de·fi·cien·cy [pàlidifíʃənsi] (多ビタミン欠乏症), = polyavitaminosis.
pol·y·del·phic [pàlidélfik] 多子宮性, 多子宮型.
pol·y·den·tate group [pàlidénteit grú:p] 多座配位子(錯体を形成する配位子のうち, その1つが中心金属イオンと2個以上の配位位置を占めるもの).
pol·y·den·tia [pàlidénʃiə] 歯数過剰, = polyodontia.
Pol·y·des·mus [pàlidésməs] オビヤスデ〔帯馬陸〕属(オビヤスデ目の一属で, その種は条虫の中間宿主).
pol·y·dip·sia [pàlidípsiə] 多飲多渇症, 多飲〔症〕〔医学〕.
  p. ebrioria アルコール性多飲〔症〕〔医学〕, アルコールはん(煩)渇症.
pol·y·dis·perse sys·tem [pàlidispɔ́:s sístəm] 多分散系, 複散系(分散系において, 分散相の粒子の大きさが揃わず, 不均一である場合をいう).
pol·y·dis·per·si·ty [pàlidispɔ́:siti] 多分散性.
pol·y·dis·per·soid [pàlidispɔ́:sɔid] 多分散性コロイド(分散相の粒子が異なった分散度を示すコロイド).
po·lyd·y·mite [pəlídimait] ポリジマイトNi_3S_4(硫コバルト銅と同形).
pol·y·dys·cri·nia [pàlidiskrí:niə] 多内分泌障害, = pluridyscrinia.
pol·y·dys·pla·sia [palidispléiziə] 多発異形成, 多発形成障害(いくつかの点で組織発達が異常なこと).
pol·y·dys·tro·phic [pàlidistróufik] 多発性ジストロフィの.
pol·y·dys·tro·phy [pàlidístrəfi] 多発性ジストロフィ, = polydystrophia.
pol·y·e·lec·tro·lyte [pàliiléktrəlait] 高分子電解質, 多価電解質〔医学〕.
pol·y·em·bry·og·e·ny [pàlièmbriáʤəni] 多胚発生〔医学〕.

P

pol·y·em·bry·og·o·ny [pàlièmbriágəni] 多胚発生.
polyembryonic phenomenon 多胚現象.
polyembryonic twins 一卵性双胎, = enzygotic twins.
pol·y·em·bry·o·ny [pàliembráiəni] 多胚現象〔医学〕(1個の卵子が多数の胚を産生すること).
pol·y·e·mia [pàlií:miə] 多血症〔医学〕,〔循環〕血液量増加症(過多)(赤血球増加とは別), = polyaemia.
polyendocrine autoimmune disease 多腺性自己免疫症候群, = autoimmune polygrandular syndrome.
polyendocrine deficiency syndrome 多内分泌腺機能低下症候群.
pol·y·ene [pálii:n] ① ポリエン(二重結合を多数もつ有機化合物の総称). ② ポリエン系薬〔剤〕.
p. antibiotics ポリエン系抗生物質〔医学〕.
p. pigment ポリエン色素, = carotinoid pigment.
pol·y·erg [páliə:g] 多動性血清(一種の抗原により産生されて異種抗原に作用する抗血清). 形 polyergic.
pol·y·es·ter [pàliéstər] ポリエステル(多価アルコールと多塩基酸とが縮重合して生ずる高分子物質の総称).
pol·y·es·the·sia [pàliesθí:ziə] 重複感覚〔医学〕, = polyaesthesia.
pol·y·es·tra·di·ol phos·phate [pàlièstrədáiɔ:l fásfeit] リン酸ポリエストラジオール ㊗ estradiol phosphate polymer (抗悪性腫瘍薬. 前立腺癌の治療に用いる).
pol·y·es·trous [pàliéstrəs] 多発情の. 名 polyestrus, polyestrum.
p. animal 多発情性動物(ネコのような動物で, 1性周期中に多数の発情期があること).
pol·y·eth·y·lene [pàliéθili:n] ポリエチレン $CH_2=CH_2$ (エチレン分子が重合して合成される樹脂), = polythene.
p. glycol ポリエチレングリコール $HOCH_2(CH_2OCH_2)_xCH_2OH$ (一般式の構造をもつもののうち低分子量(200〜300量体)のものをいう. 高分子量のものはポリエチレンオキシドという), = carbowax.
p. tube ポリエチレン管(合成樹脂製の管で, 血管吻合手術に用いる), = polythene tube.
p.-tube method ポリエチレンチューブ法.
pol·y·fol·lic·u·lin·ic [pàlifəlìkjulínik] 卵胞ホルモン過多の.
pol·y·func·tion·al [pàlifʌ́ŋkʃənəl] 多官能の.
p. compound 多官能化合物.
Po·lyg·a·la [pəlígələ] ヒメハギ[姫萩]属(ヒメハギ科の一属で, 世界の温帯から熱帯に分布する. 中国原産のイトヒメハギ *P. tenuifolia* の根はオンジ[遠志]と呼ばれ, 咳止め, 去痰, 強壮薬).
polygala root オンジ[遠志](イトヒメハギ *Polygala tenuifolia* の根. 去痰薬として用いるほか, 漢方では強壮, 鎮静としても用いる).
Pol·y·ga·la·ce·ae [pàligəléisii:] ヒメハギ科.
pol·y·ga·lac·tia [pàligəlǽkʃiə] 乳汁〔分泌〕過多〔症〕〔医学〕.
pol·y·ga·lac·tu·ro·nase [pàligəlǽktjurəneis] ポリガラクツロナーゼ(数種のペクチン質を分解する酵素からなるもの).
pol·y·gal·ic ac·id [pàligǽlik ǽsid] ポリガリン酸, = polygalin.
po·lyg·a·lin [pəlígəlin] ポリガリン(セネガ根に存在する配糖体性サポニン), = polygalic acid, senegin.
po·lyg·a·my [pəlígəmi] ① 一夫多妻, 一妻多夫, 多婚性〔医学〕. ② 雌雄多株(同一株に雌花, 雄花, 両性花のあること). ③ 雑居性. 形 polygamous.
pol·y·gan·gli·on·ic [pàligæ̀ŋgliánik] 多神経節の, 多リンパ節の.
pol·y·gan·gli·o·ni·tis [pàligæ̀ŋgliənáitis] 多発〔性〕神経節炎〔医学〕.
pol·y·gas·tria [pàligǽstriə] 胃液分泌過多.
pol·y·gem·i·ny [pàliʤémini] 多段脈〔医学〕.
pol·y·gen [páliʤən] ポリゲン(① 多様の比で化合し得る元素. ② 多価抗血清).
pol·y·gene [páliʤi:n] ポリジーン〔医学〕, 多遺伝子〔医学〕(サイズ, 重量, 色素形成などのような量的な形質に関与する一群の遺伝子で Mather によって提唱された概念).
polygenetic dye 多色性染料〔医学〕.
pol·y·gen·ic [pàliʤénik] ポリジーンの, 多遺伝子性の, 多因性の〔医学〕.
p. character ポリジーン形質〔医学〕(同一形質の発現にあずかる複数の異なった座位の遺伝子をいう).
p. inheritance ポリジーン遺伝〔医学〕, 多因子遺伝.
p. system ポリジーン系〔医学〕.
po·lyg·e·ny [pəlíʤəni] 多因性〔医学〕.
pol·y·glac·tin 910 [pàliglǽktin] ポリグラクチン 910.
pol·y·glan·du·lar [pàliglǽndjulər] 多腺性〔の〕〔医学〕, = pluriglandular.
p. deficiency syndrome 多内分泌腺機能低下症候群.
p. insufficiency 多腺性機能不全症(多発性内分泌腺硬化症), = pluriglandular insufficiency.
pol·y·glo·bu·lia [pàligloubjú:liə] 真性赤血球増加症, = polyglobulism.
pol·y·glo·bu·lism [pàliglóubjulizəm] 赤血球増加〔症〕, = polycythemia.
pol·y·glob·u·ly [pàliglábjuli] 赤血球増加〔症〕, = polyglobulism.
pol·y·glot [páliglat] (多国語に通ずる者).
p. dictionary 多言語辞典〔医学〕.
pol·y·glu·cose [pàliglú:kous] 多ブドウ糖類.
pol·y·glu·tam·ic ac·id [pàliglu:tǽmik ǽsid] ポリグルタミン酸(グルタミン酸がペプチド結合で多数結合した重合体).
poly-D-glutamic acid ポリDグルタミン酸(ペプシンなどの加水分解酵素の高分子合成基質として利用される. チロシンなどとのコポリマーは免疫原性が大であり, リボヌクレアーゼなどを酸性と疎水性の効果で阻害する).
polyglutamine disease ポリグルタミン病(遺伝子の翻訳領域の CAG の三塩基繰り返しが増加して発症する疾患. ハンチントン病, 遺伝性脊髄小脳変性症などがある), = CAG repeat disease. → conformation disease.
pol·y·gna·thia [pàlinéiθiə] 多顎〔症〕〔医学〕.
pol·y·gna·thus [pəlígnəθəs, pàlinéiθ-] 顎結合奇形(副体が主体の顎に結合しているもの).
pol·y·gon [páligan] 多角形, 多辺形. 形 polygonal.
p. of forces 力の多角形(1点に作用する多くの力の合力を求める作図法).
Pol·y·go·na·ce·ae [pàligounéisii:] タデ科(ダイオウ[大黄] *Rheum* を含む).
polygonal astroglia 多突起大グリア(神経膠)細胞〔医学〕.
polygonal line 折れ線.
Pol·y·go·na·tum [pàligounéitəm] アマドコロ属(*P. biflorum* は利尿薬), = Solomon's seal.
po·lyg·o·nin [pəlígənin] ポリゴニン $C_{21}H_{20}O_{10}$ (*Polygonum* 属植物の根に存在する配糖体), = cuspidatin.
Po·lyg·o·num [pəlígənəm] タデ属(タデ科の一属).

P

pol·y·gram ［páligræm］ ポリグラム［医学］，複写図．
pol·y·graph ［páligræf］ ポリグラフ［医学］，多用途記録計［医学］，多現象記録装置．
p. test ポリグラフ検査（別名うそ発見器ともいわれる）．
po·lyg·ra·phy ［pəlígrəfi］ ポリグラフィ，多元〔現象〕記録法［医学］，複写法（多くの現象を同時に記録する方法）．
po·lyg·y·ny ［pəlíʤini］ 一雄多雌［医学］，一夫多妻［医学］．
pol·y·gy·ria ［pàliʤíriə］ 多脳回〔症〕［医学］．
pol·y·hae·mia ［pàlihí:miə］ 多血症，= polyemia．
pol·y·hal·ide ［pàlihǽlaid］ ポリハロゲン化物，= polyhalogenide．
pol·y·hal·ite ［pàlihǽlait］ 雑鹵石 $2CaSO_4$ $MgSO_4$ $K_2SO_4 \cdot 2H_2O$．
pol·y·hap·loid ［pàlihǽplɔid］ 全半数体，〔多〕倍数単相体［医学］，多半数体．
pol·y·he·dral ［pàlihí:drəl］ 多面の，多面体の．
p. body 多面性体．
p. cell 多面形細胞．
pol·y·he·dron ［pàlihí:drən］ 多面体．
pol·y·he·dro·sis ［pàlihi:dróusis, –hed–］ 多角体病［医学］，多面性ウイルス症．
pol·y·he·mia ［pàlihí:miə］ 多血〔症〕，〔循環〕血液量増加（過多），= poly(a)emia．
pol·y·hex·ose ［pàlihéksous］ 多糖類，= polysaccharide．
pol·y·hi·dro·sis ［pàlihidróusis, –haid–］ ① 多汗症，= hyperhidrosis．② 粟粒熱，発汗病，= polyidrosis．
pol·y·hy·brid ［pàlihaíbrid］ 多遺伝子雑種［医学］，多性雑種（両親が4対以上の性質において異なるときに生ずる雑種で，単性雑種 monohybrid に対立する語）．
pol·y·hy·dram·ni·on ［pàlihaidrǽmniən］ 羊水過多〔症〕，= polyhydramnios．
pol·y·hy·dram·ni·os ［pàlihaidrǽmniəs］ 羊水過多〔症〕［医学］，= polyhydramnion．
pol·y·hy·dric ［pàliháidrik］ 多価の（水酸基多数を含む化合物についていう）．
p. alcohol 多価アルコール［医学］，= polyatomic alcohol．
p. phenol 多価フェノール［医学］．
pol·y·hy·dru·ria ［pàlihaidrú:riə］ 多尿症（比重の低い尿の排泄）．
pol·y·hy·per·men·or·rhea ［pàlihàipə:mènərí:ə］ 頻発過多月経．
pol·y·hy·po·men·or·rhea ［pàlihàipoumènərí:ə］ 頻発過少月経．
pol·y·id·ro·sis ［pàliidróusis］ ① 多汗症．② 粟粒熱，= polyhidrosis．
pol·y·in·fec·tion ［pàliinfékʃən］ 多重感染（1種以上の細菌による感染），= multi–infection．
pol·y·i·so·bu·ty·lene ［pàliàisoubjú:tili:n］ ポリイソブチレン $[–C(CH_3)_2–CH_2–]_n$（イソブチレンの重合体）．
pol·y·i·so·prene ［pàliáisəpri:n］ ポリイソプレン（ゴムの基礎成分）．
pol·y·kar·y·o·cyte ［pàlikǽriəsait］ 多核巨〔大〕細胞．
pol·y·kar·y·o·cy·to·sis ［pàlikæ̀riousaitóusis］ 多核細胞形成［医学］．
polylactic acid ポリ乳酸．
pol·y·lar·yn·gos·co·py ［pàlilæ̀riŋgáskəpi］ 供覧用喉頭鏡．
pol·y·lec·i·thal ［pàlilésiθəl］ 多卵黄の，= megalecithal，telolecithal．
p. egg 卵黄多量卵子［医学］．
p. ovum 多黄卵．
pol·y·lep·tic ［pàliléptik］ 多発症性の（再発と軽快とが繰り返し起こることについていう）．
p. fever 多発作熱（回帰熱のこと）．
pol·y·lith ［pálilíθ］ 輝石．
pol·y·lo·gia ［pàlilóuʤiə］ 多弁症（精神病性の）．
poly–L–lysine（**PLL**） ポリL–リジン（L–リジンの重合体でハプテンを結合させる担体分子として用いる）．
pol·y·ly·sine ［pàliláisi:n］ ポリリジン（リジンの重合体）．
p. antigen ポリリジン抗原［医学］．
pol·y·mas·tia ［pàlimǽstiə］ 多乳房症［医学］，= hypermastia．
pol·y·mas·ti·gate ［pàlimǽstigeit］ 多鞭毛の，= polymastigous，polymastigote．
pol·y·mas·ti·gote ［pàlimǽstigout］ 多鞭毛虫類．
pol·y·ma·zia ［pàliméiziə］ 多乳房〔症〕，= polymastia．
pol·y·me·lia ［pàlimí:liə］ 多肢〔症〕［医学］，重複肢症．
pol·y·me·lus ［pàlimí:ləs］ 多肢奇形〔体〕［医学］，= polymeluis．
pol·y·me·nia ［pàlimí:niə］ 頻発月経，= polymenorrhea．
pol·y·men·or·rhea ［pàlimènərí:ə］ 頻発月経［医学］．
pol·y·mer ［pálimər］ ポリマー［医学］，重合体［医学］，= polymeride．
p. alloy ポリマーアロイ（2種以上の重合体の混合（化合）物，すなわち多成分系高分子）．
p. battery ポリマー電池（ポリアセチレン，ポリアニリンなど電気化学的酸化還元反応を利用した電池）．
p. chemistry 高分子化学［医学］．
p. fume fever ポリマーガス熱（プラスチックの一種であるポリテトラフルオルエチレンの加熱時に発生するガスを吸入することによって起こる職業病．発熱，胸痛，および咳を伴う）．
p. gasoline 重合ガソリン［医学］（気体状のエチレン系炭化水素を重合させた合成石油）．
p. homolog 重合同族体［医学］．
p. homologue 重合同族体．
p. molecule 重合体分子，ポリマー分子．
p. plasticizer 高分子可そ（塑）剤［医学］．
pol·ym·er·ase ［pəlímәreis］ ポリメラーゼ［医学］，重合酵素．
p. chain reaction（**PCR**） ポリメラーゼ連鎖反応．
polymerative sucrolysis 重合的ショ糖分解．
pol·y·me·ria ［pàlimí:riə］ 多節〔症〕（普通以上に臓器または他の体の部分があること），= polymery．形 polymeric．
pol·y·mer·ic ［pàlimérik］ 多因子の［医学］．
p. chromosome 多因子染色体［医学］．
p. gene 同義遺伝子．
p. immunoglobulin receptor 多量体免疫グロブリンレセプター，重合体免疫グロブリンレセプター（J鎖を介して重合形になったIgA，IgMに対するレセプター）．
p. inheritance 多因子遺伝［医学］．
po·lym·er·id(e) ［pəlímərid, –raid］ 重合体，= polymer．
po·lym·er·ism ［pəlímərizəm］ ① 異量，重複（多因子形質のために，過剰部分が存在すること）．② 多節症．③ 多型性，= polymorphism．
po·lym·er·i·za·tion ［pàlimərizéiʃən］ 重合〔作用〕［医学］．形 polymerized．動 polymerize．
p. equilibrium 重合平衡［医学］．
p. grade 重合度．
p. inhibitor 重合防止剤［医学］，重合禁止剤［医学］，重合抑制剤.
p. initiator 重合開始剤 [医学].
p. promotor 重合促進剤 [医学].
p. regulator 重合調節剤 [医学].
p. velocity 重合速度.
polymerized allergen 重合アレルゲン [医学].
polymerized antigen 重合抗原 [医学].
polymerizing factor 重合因子 [医学], = polymeric factor.
po·lym·ery [pəlíməri] 多因子性 [医学], 同義因子性.
po·lym·e·ter [pəlímitər] 毛髪湿度計 (脱脂毛が湿気を含むと伸び, 乾くと縮むことを利用したもの), = hair hygrometer.
pol·y·me·tho·ni·um [pàlimiθóuniəm] ポリメソニウム (pentamethonium および hexamethonium の総称).
pol·y·meth·yl·ene [pàliméθili:n] ポリメチレン (環式エーテルの一類で, 酸化トリメチレン, 酸化テトラメチレン, 酸化ペンタメチレンなどがある), = cycloparaffine.
pol·y·mi·cro·bi·al [pàlimaikróubiəl] 多菌性の, = polymicrobic.
p. infection 複数菌感染 [医学].
pol·y·mi·cro·gy·ria [pàlimàikrouʤáiriə] 多小脳回〔症〕[医学].
pol·y·mi·cro·lip·o·ma·to·sis [pàlimàikroulìpoumətóusis] 矮小脂肪腫症.
pol·y·mi·cro·tome [pàlimáikrətoum] ポリミクロトーム (多数の切片を同時につくることのできる器械).
po·lym·i·tus [pəlímitəs] 多糸体 (住血性寄生虫の糸状または芽状突起をもつ時期にあるもの).
polymixin B sulfate 硫酸ポリミキシンB (ポリミキシンB硫酸塩. ポリペプチド系抗生物質. 細菌細胞膜を障害し, 殺菌的に作用する). (→ 付図)
Po·lym·nia [pəlímniə] (キク科植物, 南アメリカ・アンデスで食用とするヤーコン).
pol·y·mo·lec·u·lar [pàliməlékjulər] 高分子の, 多分子の.
p. compound 高分子化合物.
p. reaction 高次反応.
pol·y·mo·nine [páliməni n] ポリモニン (*N*-methylhomoanisylamine のホルムアルデヒド重合体).
pol·y·morph [pálimɔ:f] (多形核白血球 polymorphonuclear leukocyte の略称).
pol·y·mor·phia [pàlimɔ́:fiə] 多形性, 多形態.
pol·y·mor·phic [pàlimɔ́:fik] 多形の [医学], = polymorphous.
p. cell layer 紡錘(多形)〔神経〕細胞層 [医学].
p. echinococcus 多型包虫.
p. genetic markers 多型遺伝子マーカ.
p. light eruption 多形日光疹, = polymorphous light eruption.
p. neuron 多形ニューロン.
p. superficial keratitis 多形性表層角膜炎.
p. transformation 多形変体.
pol·y·mor·phism [pàlimɔ́:fizəm] ① 多型(形)性 [医学]. ② 同質多形. ③ 多様性. ④ 多型(形)現象 (同一種集団において2つ以上の形態が存在することをいう), = pleomorphism. ↔ monomorphism. 形 polymorphic.
p. of salivary proteins 唾液タンパクの多型.
pol·y·mor·pho·cel·lu·lar [pàlimɔ̀:fəséljulər] 多形細胞の [医学].
pol·y·mor·pho·cyte [pàlimɔ́:fəsait] 多形核白血球 (特に顆粒球の).
polymorphocytic leukemia 多形核球性白血病.
pol·y·mor·pho·nu·cle·ar [pàlimɔ̀:fənjú:kliər] 多形核の [医学].
p. leukocyte 多形核〔白血〕球 [医学], = neutrophilic leukocyte, polynuclear l..
p. leukocytosis 多形核白血球増加症.
p. neutrophil (PMN) 多形核好中球.
p. stimulating factor (PSF) 多核球刺激因子 (多核球の機能を亢進させる液性因子. 主に IL-8 を示す).
pol·y·mor·phous [pàlimɔ́:fəs] 多形の [医学], = polymorphic.
p. layer 多形細胞層.
p. light eruption 多形日光疹.
p. sarcoma 多形性肉腫, = mixed-cell sarcoma.
pol·y·my·al·gia [pàlimaiǽlʤiə] 多発性筋痛 [医学].
p. rheumatica (PMR) リウマチ性多発筋痛〔症〕[医学] (50歳以上の高齢者に多く, 発熱や多発関節痛, 炎症所見の亢進を認める. PMR の約30%に側頭動脈炎を生ずる).
pol·y·my·ar·i·an [pàlimaiέəriən] 多筋細胞性の.
p. type 多筋肉型.
pol·y·my·oc·lo·nus [pàlimaiáklənəs] 多発性筋クローヌス, = paramyoclonus multiplex.
pol·y·my·o·si·tis [pàlimàiousáitis] 多発性筋炎 [医学].
pol·y·myx·in [pàlimíksin] ポリミキシン ㊥ polymyxin hydrochloride $C_{50}H_{97}N_{15}O_{15}Cl_4$ (1947年に, *Bacillus polymyxa* から分離された抗生物質の混合物. その成分であるアミノ酸の相違により, A, B, C, D, E の5種類に大別され, 化学的には塩基性ポリペプチドで, 脂肪酸 $C_9H_{18}O_2$ が結合した化合物. B型以外は毒性が高いため, 臨床的には未だ広く用いられていない).
p. A ポリミキシンA (Ainsworth らが1947年に発見したもの).
p. B ポリミキシンB (Jones により1949年に報告され, 最も毒性の低いもので, 硫酸塩 aerosporin sulfate として用いられる).
p. C ポリミキシンC (Jones が1949年に記載したもの).
p. D ポリミキシンD (Stansly らが1947年に発見して polymyxin と呼んだもの).
p. E ポリミキシンE (Jones が1948年に発見したもの).

R − Dbu − Thr − Dbu − Dbu − Dbu − D-Phe − Leu − Dbu − Dbu − Thr − ・xH$_2$SO$_4$

ポリミキシンB_1：R = 6-メチルオクタン酸
Dbu = L-α, γ-ジアミノ酪酸

ポリミキシンB_2：R = 6-メチルヘプタン酸
Dbu = L-α, γ-ジアミノ酪酸

polymixin B sulfate 付図

pol·y·ne·sic [pàlní:sik] 多病巣性の，散在性の．
p. sclerosis 散在性硬化症．
pol·y·neu·ral [pàlinjú:rəl] 多神経性の，= polyneuric.
pol·y·neu·ra·lgia [pàlinju:rǽlʤiə] 多神経痛．
pol·y·neu·rit·ic [pàlinju:rítik] 多発神経炎の〔医学〕．
p. ataxia 多発神経炎性運動失調症〔医学〕．
p. hereditary spinocerebellar ataxia 多発神経炎性遺伝性脊髄小脳性運動失調症〔医学〕．
p. insanity 多発神経炎精神病，= Korsakoff syndrome.
p. psychosis 多発神経炎性精神病〔医学〕．
pol·y·neu·ri·tis [pàlinju:ráitis] 多発〔性〕神経炎〔医学〕，= multiple neuritis.
p. cerebralis meniériformis メニエール型多発脳神経炎（初期梅毒にみられる病型で，滑車，前庭，顔面，三叉の諸脳神経の刺激を特徴とする），= Frankl-Hochwart disease.
p. endemica 地方病性多発神経炎〔医学〕．
p. gallinarum 鶏多発〔性〕神経炎（ニワトリの白米病に起こる多発神経炎）．
p. of pregnancy 妊娠性多発神経炎〔医学〕．
p. potatorum アルコール性多発神経炎，= alcoholic neuritis, pseudotabes.
pol·y·neu·ro·my·o·si·tis [pàlinjù:roumàiousáitis] 多発神経筋炎〔医学〕．
pol·y·neu·ro·path·ia [pàlinjù:rəpǽθiə] 多発末梢ニューロパチー，= polyneuropathy.
p. porphyrica ポルフィリン症性多発ニューロパチー．
pol·y·neu·rop·a·thy [pαlinju:rápəθi] 多発性神経障害〔医学〕，多発ニューロパチー，ポリニューロパチー，= polyneuropathia.
pol·y·neu·ro·ra·dic·u·li·tis [pàlinjù:rourədìkjuláitis] 多発性神経根炎，= polyradiculoneuritis.
polynomial distribution 多項分布〔医学〕．
polynomial theorem 多項定理．
pol·y·nos·ic [pàlinázik] ポリノジック〔医学〕．
pol·y·nu·cle·ar [pàlinjú:kliər] 多核〔性〕の，複核の．
p. complex 多核錯体〔医学〕．
p. leukocyte 多核白血球．
pol·y·nu·cle·ate [pàlinjú:klieit] 多核〔性〕の．
pol·y·nu·cle·at·ed [pàlinjú:klieitid] 多核の．
pol·y·nu·cle·o·lar [pàlinju:klí:ələr] 多核小体の．
pol·y·nu·cle·o·sis [pàlinjù:klióusis] 多核球増加〔症〕〔医学〕．
pol·y·nu·cle·o·ti·dase [pàlinjù:kliátideis] ポリヌクレオチダーゼ（高分子量の核酸 polynucleotide に作用して，粘度が低く拡散性で酸に溶ける分解物を生成する酵素）．
pol·y·nu·cle·o·tide [pàlinjú:kliətaid] ポリヌクレオチド（モノヌクレオチドの重合したもの，すなわち核酸）．
p. ligase ポリヌクレオチドリガーゼ．
pol·y·o·don·tia [pàlioudánʃiə] 多歯症，歯牙過剰，歯数過剰（過多），= polydentia.
pol·y·oe·cious [pàlí:ʃəs] 雌雄混株の．
pol·y·ol [páliɔ:l] ポリオール，多価アルコール．
pol·y·o·ma [pàlióumə] ポリオーマ〔医学〕（ポリオーマウイルス接種により生ずるマウスの腫瘍）．
Pol·y·o·ma·vir·i·dae [pàliòuməvíridi:] ポリオーマウイルス科（二本鎖DNA ウイルスで，*Polyomavirus* 属が含まれる）．
Pol·y·o·ma·vi·rus [pàlióuməvàiərəs] ポリオーマウイルス属（ポリオーマウイルス科に属し，JC ポリオーマウイルス，シミアンウイルス 40 などが含まれる）．
pol·y·o·nych·ia [pàliouníkiə] 多爪症〔医学〕．
pol·y·o·pia [pàlióupiə] 多視症〔医学〕，= multiple vision, polyopsia, polyopy.
p. monophthalmica 一眼性多視症．
pol·y·op·sia [pàliápsiə] 複視〔医学〕．
pol·y·or·chid·ism [pàlió:kidizəm] 多精巣（睾丸）症〔医学〕．
pol·y·or·chis [pàlió:kis] 多精巣（睾丸）者．
pol·y·or·chism [pàlió:kizəm] 精巣（睾丸）過剰〔症〕，= polyorchidism.
pol·y·o·rex·ia [pàliouréksiə] 大食〔症〕．
pol·y·or·ga·no·trop·ic [pàliɔ̀:gənətrápik] 向多臓器性の．
pol·y·or·rho·men·in·gi·tis [pàliɔ̀:roumènindʒáitis] 多発性漿膜炎，= polyorrhymenitis.
pol·y·or·rhy·me·ni·tis [pàliɔ̀:raimináitis, -rimin-] 多発漿膜炎，= Concato disease.
pol·y·or·rhy·me·no·sis [pàliɔ̀:raiminóusis, -rimin-] 多発性漿膜炎，= polyorrhymenitis.
pol·y·ose [pálious] ポリオース（ヘミセルロースの一種で，ポリウロニドと同様な多糖類であるが，ウロン酸を含まないもの），= polysaccharide.
pol·y·o·side [páliəsaid] 多糖類（xylose, mannose などを含む），= polyose, polysaccharide.
pol·y·os·tot·ic [pàliəstátik] 多骨性．
p. fibrous dysplasia 多骨性線維性骨異形成〔症〕〔医学〕（内分泌障害と皮膚症状を伴う骨疾患で，皮膚は薄くなり着色異常を呈し，上皮小体機能亢進を認め，骨質は紡錘形細胞を含む黄色の線維組織により置換され，しばしば病的骨折の原因となる），= Albright disease.
pol·y·o·tia [pàlióuʃiə] 多耳〔症〕〔医学〕．
pol·y·ov·u·lar [pàliávjulər] 多卵性，= polyzygotic.
pol·y·ov·u·la·tory [pàliávjulətəri, -tɔ:ri] 多排卵の．
p. species 多排卵種．
pol·y·ox·yl 40 ste·a·rate [pàliáksil - stí:əreit] ポリオキシル 40 ステアレート ㊌ polyoxyethylene 40 monostearate（乳化剤），= myrj 52.
pol·y·ox·y·meth·yl·ene [pàliàksiméθili:n] ポリオキシメチレン（ホルムアルデヒド水溶液を放置，濃縮するか，または濃硫酸を加えて得られる重合体），= paraform aldehyde.
pol·yp [pálip] ポリープ（茸腫じょうしゅ）〔医学〕，息肉（主として粘膜に発生するキノコ状の新生物），= polypus. 形 polypous.
pol·y·pap·il·lo·ma [pàlipæpilóumə] 多発乳頭腫．
p. tropicum 熱帯性多発乳頭腫，= frambesia tropica, yaws.
pol·y·par·a·sit·ism [pàlipǽrəsaitizəm] 多寄生虫症．
pol·y·pa·re·sis [pàliparí:sis] 麻痺性痴呆，進行麻痺．
pol·y·path·ia [pàlipǽθiə] 多病（疾病や障害が多くあること）．
pol·y·pec·to·my [pàlipéktəmi] ポリペクトミー，ポリープ（茸腫）切除〔術〕〔医学〕．
pol·y·pep·tid·ase [pàlipéptideis] ポリペプチダーゼ（タンパク分解酵素のうち，ポリペプチド類に作用して，-CO-N< 結合をもつタンパク質およびその分子的破壊を触媒する酵素．現在は protease, peptidase, peptide, hydrolase を使用し polypeptidase は使用しない）．
pol·y·pep·tide [pàlipéptaid] ポリペプチド（複数のペプチド結合を有するペプチドをいう）．
p. antibiotic ポリペプチド系抗生物質〔医学〕．
p. chain elongation factor ポリペプチド鎖延長因子，= elongation factor.

P

p. chain initiation factor ポリペプチド鎖開始因子，= initiation factor.
p. chain termination factor ポリペプチド鎖終結因子，= termination factor，releasing factor.
pol·y·pep·ti·de·mia [pὰlipèptidí:miə] ポリペプチド血症.
pol·y·pep·tides [pὰlipéptaidz] ポリペプタイド系薬〔剤〕[医学].
pol·y·pep·ti·dor·rha·chia [pὰlipèptidərǽkiə, –réikiə] ① ポリペプチド髄液. ② ポリペプチド中毒性髄膜炎.
pol·y·per·i·os·ti·tis [pὰlipèriɑstáitis] 多発性骨膜炎.
p. hyperesthetica 敏感性多発骨膜炎.
pol·y·pha·gia [pὰliféiʤiə] 多食，過食[医学]，= polyphagy.
pol·y·pha·lan·gism [pὰlifəlǽnʤizəm] 多節骨〔症〕.
pol·y·phar·ma·ceu·tic [pὰlifὰ:məsú:tik] 多剤投与（特に併用することについていう）.
pol·y·phar·ma·cy [pὰlifá:məsi] ① 多剤療法，多剤併用[医学]. ② 過量投薬. ③ ポリファーマシー（多くの薬が処方されている状態. 複数の薬を使用せざるを得ない臨床病態のこと）.
pol·y·phase [pálifeiz] 多相（各種のコロイドについていう）.
p. current 多相電流[医学].
pol·y·pha·sic [pὰliféizik] 多相性[医学].
p. action potential 多相〔性〕活動電位.
p. current 多相交流.
p. neuromuscular unit 多相神経筋単位[医学].
p. potential 多相〔活動〕電位[医学].
pol·y·phen·ic [pὰlifénik] 多面的，= pleiotropic.
p. gene 多面発現遺伝子，= pleiotropic gene.
pol·y·phe·nol [pὰlifí:nɔ:l] ポリフェノール（ベンゼン核の水素原子を水酸基で置換した数が2個以上である化合物）.
p. oxidase (PPO) ポリフェノール酸化酵素，ポリフェノールオキシダーゼ（ポリフェノールを酸化する含銅性タンパク質酵素），= polyphenoloxidase，tyrosinase，monophenol oxidase.
po·lyph·e·ny [pəlífəni] 多形質表現〔性〕[医学].
pol·y·pho·bia [pὰlifóubiə] 一般恐怖〔症〕，多数恐怖〔症〕[医学].
po·lyph·o·nism [pὰlifóunizəm] 多音，多声.
pol·y·phos·phate (PP) [pὰlifásfeit] ポリリン酸塩.
polyphosphoric acid ポリリン酸.
pol·y·phra·sia [pὰlifréiziə] 多弁症.
pol·y·phy·let·ic [pὰlifailétik] 多元性の[医学].
p. theory 多元説（すべての血球はそれぞれ異なった芽細胞から分化するとの説で，一元説に対立する）.
pol·y·phy·le·tism [pὰlifáilətizəm] 多元論（各種の血球はそれぞれの母細胞から分化するという説で，一元論に対立する）. ↔ monophyletism. 形 polyphyletic.
pol·y·phy·o·dont [pὰlifáiədɑnt] 多換歯〔形，性〕，多生歯[医学].
pol·y·phy·o·don·tia [pὰlifaiədánʃiə] 多生歯性[医学].
pol·y·phy·o·don·ty [pὰlifáiədánti] 多生歯〔性〕.
po·ly·pi [pálipai] ポリープ（polypus (polyp) の複数）.
po·lyp·i·form [pəlípifɔ:m] ポリープ（茸腫）状の，= polypoid.
pol·y·pi·o·nia [pὰlipaióuniə] 肥満，= obesity.
pol·y·plas·mia [pὰliplǽzmiə] 多血漿症.
pol·y·plast [pálipl æst] 多構造の，多変態の.
pol·y·plas·tic [pὰliplǽstik] ① 多構成の. ② 多変形の.
p. cell 多形成性細胞.
pol·y·plas·to·cy·to·sis [pὰliplæ̀stousaitóusis] 血小板増加〔症〕.
pol·y·ple·gia [pὰliplí:ʤiə] 多発性筋肉麻痺.
pol·y·pleu·ro·di·a·phrag·mot·o·my [pὰliplù:roudὰiəfrægmátəmi] 開胸骨横隔膜切開術（肋骨を切除し，横隔膜を切開し肝臓先端部に達する手術法）.
pol·yp·loid [pálipləid] ① 倍数体，多倍数体[医学]. ② 倍数体の. 名 polyploidy.
p. complex 倍数体複合[医学].
p. species 倍数種[医学].
p. variety 倍数変種.
pol·y·ploi·dize [pὰliplóidaiz] 倍加する（染色体の）.
pol·y·ploi·dy [pálipləidi] 多倍数体，倍数性，多倍数性[医学].
p. breeding 〔多〕倍数性育種[医学].
pol·yp·n(o)ea [pὰlipní:ə] 多呼吸[医学]，呼吸頻繁（呼吸数が著しく増したもの），= panting.
pol·y·po·dia [pὰlipóudiə] 多足〔症〕.
Pol·y·po·di·a·ce·ae [pὰlipòudiéisii:] ウラボシ科.
Pol·y·po·di·um [pὰlipóudiəm] エゾデンダ属.
P. vulgare （ヨーロッパおよびアメリカ産シダで，その根には瀉下性精油，駆虫性樹脂および Samambain と称する配糖体が存在する）.
pol·yp·oid [pálipɔid] ポリープ（茸腫）様の，= polypiform.
p. cancer ポリープ状癌[医学].
p. degeneration ポリープ（茸腫）〔状〕変性[医学].
p. myoma 筋腫ポリープ[医学].
p. tumor ポリープ状腫瘍[医学].
p. vocal fold ポリープ様声帯[医学].
pol·yp·oi·do·sis [pὰlipɔidóusis] ポリープ（茸腫）症，びまん性腺腫症.
polypolar division 多極分裂[医学].
pol·y·po·lar·i·ty [pὰlipoulǽriti] 多極性. 形 polypolar.
Pol·y·por·a·ce·ae [pὰlipɔ:réisii:] 多孔菌科，サルノコシカケ科（担子菌類）.
pol·y·por·en·ce·phal·ia [pὰlipɔ:rènsifǽliə] 多発〔性〕脳空洞〔症〕[医学]，多発〔性〕孔脳〔症〕.
po·lyp·o·rin [pəlípərin] ポリポリン（Bose が1944年に報告した抗生物質で，*Polyporus sanguineus* から分離され化膿菌，チフス菌，大腸菌，コレラ菌，パラチフス菌に対し有効）.
po·lyp·o·rous [pəlípərəs] 多孔性，篩状の，= cribriform.
Po·lyp·o·rus [pəlípərəs] タマチョレイタケ属（多孔菌科の一属）.
P. umbellatus チョレイマイタケ［猪苓舞茸］（ミズナラなどの根に寄生する菌はチョレイの原料となる）.
pol·y·po·sia [pὰlipóuziə] 多飲症.
pol·yp·o·sis [pὰlipóusis] ポリポーシス，ポリープ（茸腫）症（ポリープが多発したもので炎症性と腫瘍性があり，遺伝性や組織像などにより分類される）.
p. adenomatosa 腺腫性ポリープ症.
p. adenomatosa intestinalis 腺腫性腸ポリープ症.
p. coli 多発結腸ポリープ症，大腸ポリポーシス（多数のポリープが大腸に発生する疾患）.
p. gastrica 胃ポリープ症，= polyposis ventriculi.
p. of large intestine 大腸ポリポーシス.
p. ventriculi 胃ポリープ症，= polyposis gastrica.
po·lyp·o·tome [pəlípətoum] ポリープ（茸腫）切開器，ポリープ切除刀[医学].
pol·yp·ot·o·my [pὰlipátəmi] ポリープ（茸腫）切開術[医学].
pol·yp·o·trite [pəlípətrait] ポリープ圧砕器.

P

pol·yp·ous [pálipəs] ポリープ(茸腫)性の〔医学〕.
p. adenoma ポリープ状腺腫〔医学〕, = adenoma polyposum.
p. endocarditis ポリープ性心内膜炎〔医学〕.
p. gastritis ポリープ性胃炎〔医学〕.
pol·y·prag·ma·sy [pàlipræ̀gməsi] ① 多剤投与. ② 過剰投与, = polypharmacy.
pol·y·pro·py·lene [pàlipróupili:n] ポリプロピレン(プロピレンの重合体).
p. fiber ポリプロピレン線維〔医学〕.
pol·y·prot·ic [pàliprátik] 多塩基の.
p. acid 多塩基酸(塩基度が2以上である酸).
pol·y·psy·cho·sis [pàlisaikóusis] 多発精神病〔医学〕.
pol·yp·ty·chi·al [pàlitáikiəl] 多層の(特に腺房の基底膜の上に腺細胞が数層をなすことについていう).
pol·y·pus [pálipəs] ポリープ(茸腫じょうしゅ), = polyp. 複 polypi.
p. angiomatodes 血管性ポリープ.
p. carnosus 肉腫.
p. cordis 心臓ポリープ.
p. cysticus 嚢胞性ポリープ.
p. hydatidosus 包虫性ポリープ, = p. cysticus.
p. telangiectodes 末梢血管拡張性ポリープ.
polypyrimidine tract ポリピリミジントラクト.
pol·y·ra·dic·u·li·tis [pàlirədìkjuláitis] 多発性神経根炎〔医学〕, = polyneuroradiculitis.
p. cervicalis infectiosa 伝染性頸部多発性神経根炎(後頭および項部に激痛, 頸の運動が制限され, 発熱, 頭痛, 倦怠, 嘔吐, Lasègue の徴候は陽性), = myalgia nuchae epidemica.
pol·y·ra·dic·u·lo·neu·ri·tis [pàlirədìkjulounju:ráitis] 多発性根神経炎〔医学〕, = Guillain-Barré syndrome.
pol·y·ra·dic·u·lo·neu·rop·a·thy [pàlirədìkjulounju:rápəθi] 多発〔神経〕根神経障害, 多発性神経根症〔医学〕.
pol·y·ra·di·o·ther·a·py [pàlirèidiəθérəpi] 多種放射線療法.
pol·y·ri·bo·nu·cle·o·tide [pɑliraibounjú:kliətaid] ポリリボヌクレオチド(リボヌクレオチドの重合体).
p. nucleotidyltransferase ポリリボヌクレオチドヌクレオチジルトランスフェラーゼ(ポリヌクレオチドホスホリラーゼ. リボヌクレオシド二リン酸の可逆的重合を触媒し無機リンを放出する).
pol·y·ri·bo·some [pàliráibəsoum] ポリリボソーム〔医学〕(多数のリボソームが1本の mRNA に連結したもの), = polysome.
pol·yr·rh(o)ea [pàlirí:ə] 分泌過多.
pol·y·sac·cha·rase [pàlisǽkəreis] ポリサッカラーゼ, = polyase.
pol·y·sac·cha·ride [pàlisǽkəraid] 多糖〔類〕〔医学〕(単糖 monosaccharide が数個以上脱水縮合して生じた糖質をいう), = polysaccharose, polyose.
p. conjugated vaccine 多糖類結合型ワクチン.
p. stain 多糖類染色.
pol·y·sar·cia [pàlisá:ʃiə] 多肉症〔医学〕, 肥満症(病), = obesity. 形 polysarcous.
pol·y·sce·lia [pàlisí:liə] 多脚症.
po·lys·ce·lus [pəlísələs] 多脚奇形.
pol·y·scle·ro·ad·e·ni·tis [pàlisklìərouæ̀dináitis] 多発硬化性リンパ節炎, = polyscleradenitis.
p. syphilitica 梅毒性多発硬化性リンパ節炎.
pol·y·scope [páliskoup] 徹照器, = diaphanoscope.
pol·y·se·ro·si·tis [pàlisì:rousáitis] 多漿膜炎, 多発性漿膜炎〔医学〕, 汎漿膜炎(バンバーガー病とも呼ばれ, 多部位の漿膜が同時に侵される炎症).
pol·y·si·a·lia [pàlisaiéiliə] 唾液過剰分泌症, 流涎(よだれ)症, = ptyalism.
po·lys·i·len [pəlísilən] ポリシレン $(SiH_2)_n$ (ケイ化カルシウム CaSi の分解産物).
pol·y·si·nec·to·my [pàlisainéktəmi] 多洞開放術〔医学〕.
pol·y·si·nu·si·tis [pàlisàinjusáitis] 多副鼻洞炎, 多洞炎〔医学〕.
pol·y·sog·ra·phy [pàliságrəfi] 重複撮影〔法〕(内臓の撮影の際, 1枚のフィルムに数回の撮影を重ねて行い, その運動様式を記録する方法).
pol·y·sol·vol [pàlisálvɔ:l] ポリソルボル(sodium または ammonium sulforicinate で, 多量のアルコールなどを溶解する性質をもつ), = polysolve.
pol·y·so·ma·tous [pàlisóumətəs] 多体性(一体以上に関連をもつ奇形についていう). 名 polysomia.
pol·y·some [pálisoum] ポリソーム(mRNA の遺伝暗号を翻訳するリボソームは1本の紐状の mRNA 分子上に数個から数十個が数珠状に連なっている. この形態をポリソームという), = polyribosome.
pol·y·so·mia [pàlisóumiə] 多体重複奇形.
pol·y·so·mic [pàlisóumik] 多相性の(染色体2個または2対以上をもつ生物についていう).
pol·y·som·no·gram [pàlisámməgræm] 睡眠ポリグラム〔医学〕(睡眠検査記録).
pol·y·som·nog·ra·phy (**PSG**) [pàlisamnágrəfi] ポリソムノグラフィ〔ー〕〔医学〕, 睡眠ポリグラフ検査.
pol·y·so·mus [pəlísəməs, pɑlisóum-] 多体奇形(重複奇形, 三重奇形などの総称). 形 polysomic.
pol·y·so·my [pàlisóumi] 多染色体性.
pol·y·sper·mia [pàlispə́:miə] ① 過多精子(精液 $1mm^3$ 中の精子数が正常値1〜8万以上を示すこと), 多精子症〔医学〕. ② 多精〔子〕受精〔医学〕, = polyspermy.
polyspermic fertilization 多精子受精〔医学〕.
pol·y·sper·mism [pàlispə́:mizəm] 多精子症〔医学〕, 多精受精〔医学〕.
pol·y·sper·my [pàlispə́:mi] 多精子症, 精子過多〔症〕, 多精子進入, 多精子受精〔医学〕.
pol·y·sphyg·mo·graph [pàlisfígməgræf] ポリスフィグモグラフ(心拍, 脈拍および呼吸運動を同時に描画する器械).
pol·y·spike [pálispaik] 多発棘波〔医学〕.
pol·y·sple·nia [pàlisplí:niə] 多脾症〔医学〕.
p. syndrome 多脾症候群〔医学〕.
pol·y·stat [pálistæt] ポリスタト(常用電流を化学電流, 感応電流または正弦電流に変電するための器械).
pol·y·stich·ia [pàlistíkiə] 睫毛多列症.
pol·y·sto·ma·tous [pàlistóumətəs] 多口の, 多孔性の.
pol·y·sty·rene [pàlistáiri:n] ポリスチレン, スチロール樹脂(スチレン $C_6H_5CH{=}CH_2$ の高重合体), = polystyrol.
p. latex test ポリスチレンラテックステスト〔医学〕(各種の受身凝集試験で, 可溶性抗原を付着する担体としてポリスチレンラテックス粒子を用いた場合をさしていう).
pol·y·sul·fide [pàlisʌ́lfaid] 多硫化物〔医学〕($M^I_2S_x$ で表される化合物).
pol·y·sul·fu·ric ac·id [pàlisʌlfjú:rik ǽsid] 多硫酸.
pol·y·sur·ger·y [pàlisə́:ʤəri] 頻回手術症〔医学〕.
pol·y·sus·pen·soid [pàlisəspénsɔid] 多分散粒子性懸濁質(粒子が異なった程度で分散する懸濁液).
pol·y·syn·ap·tic [pàlisinǽptik] 多シナプスの, = multisynaptic.
p. reflex 多シナプス反射〔医学〕.
pol·y·syn·dac·tyl·ia [pàlisindæktíliə] 多合指(趾)

P

症.
pol·y·syn·dac·ty·ly [pàlisindǽktili] 多合指(趾)症 〔医学〕.
pol·y·sy·no·vi·tis [pàlisàinəváitis] 多発滑膜炎.
pol·y·syph·i·lide [pàlisífilid] 多梅毒疹.
pol·y·ten·di·ni·tis [pàlitèndináitis] 多発腱炎.
pol·y·ten·di·no·bur·si·tis [pàlitèndinoubə:sáitis] 多発腱滑液包炎.
polytene chromosome 多糸性染色体 〔医学〕.
polytenic chromosome 多糸染色体(縦裂した多数の染色糸がそのまま離れずに染色体を形成すること).
pol·y·te·ny [pəlítəni, pɑlití:ni] 多糸性 〔医学〕, ポリテニー(染色体の染色糸が娘染色体として分離せずに重複結合すること), = polyploidy. 形 polytene.
pol·y·ter·pene [pàlitə́:pi:n] ポリテルペン(炭素数20個以上のテルペンをいい, 弾性ゴム, グッタペルカなどを含む).
pol·y·the·lia [pàliθí:liə] 多乳頭〔症〕〔医学〕, = polythelism.
pol·y·thi·a·zide [pàliθáiəzaid] ポリチアジド 化 6-chloro-3,4-dihydro-2-methyl-7-sulfamoyl-3-(2,2,2-trifluroethyl)thiomethyl-(2*H*)-1,2,4-benzorhiadidine-1,1-dioxide(ベンゾチアジアジン系降圧・利尿薬).
pol·y·thi·on·ic ac·id [pàliθaiánik ǽsid] ポリチオン酸($H_2S_xO_6$ (x=3,4,5,6)の一般式で表される化合物の総称で, 三チオン酸, 四チオン酸などを含む).
polythionic acid method ポリチオン酸法.
po·lyt·o·cous [pəlítəkəs] 多産の.
pol·y·to·mog·ra·phy [pàlitoumɑ́grəfi] 多重断層撮影〔法〕.
pol·y·trau·ma [pàlitráumə] 多発性外傷.
pol·y·trich·ia [pàlitríkiə] 多毛〔症〕〔医学〕, = polytrichosis. 形 polytrichous.
pol·y·tri·cho·sis [pàlitrikóusis] 多毛症 〔医学〕, = polytrichia.
Po·lyt·ri·chum [pɑlítrikəm] スギゴケ属(スギゴケ科の蘚苔類).
  P. commune ウマスギゴケ.
  P. juniperinum カカエバスギゴケ(利尿薬), = hair-cap, juniper-moss.
pol·y·tro·phia [pàlitróufiə] 過多栄養, 発育過剰, = polytrophy. 形 polytrophic.
pol·y·trop·ic [pàlitrɑ́pik] 多方の, 多向性の(多数の組織を侵す毒物についていう), = polytropous.
  p. anomaly 多所〔性〕異常 〔医学〕.
  p. atmosphere 多方大気.
  p. change 多方変化.
  p. compression ポリトロープ圧縮 〔医学〕.
polytropous enteronitis 多向性小腸炎(ザホルスキーの用いた術語で, 嘔吐, 下痢, 頭痛を特徴とする小腸炎. Zahorsky), = Spencer disease, hyperemesis hiemis, acute infectious gastroenteritis.
pol·y·type [pɑ́litaip] 多型 〔医学〕.
pol·y·un·guia [pàliʌ́ŋgwiə] 多爪症, = polyonychia.
polyunsaturated fatty acid (**PUFA**) 高度不飽和脂肪酸 〔医学〕, 多価不飽和脂肪酸 〔医学〕.
pol·y·u·re·thane [pàlijú:riθein] ポリウレタン(ジイソシアン酸エステルとグリコールとの付加重合反応などで生成する, 主鎖中にウレタン結合-NHCOO-があるポリマーのこと. 多様な用途のある合成ゴムの一つ).
pol·y·u·re·thane·u·rea [pàlijù:riθeinjúriə] ポリウレタンウレア 〔医学〕.
pol·y·u·ria [pàlijú:riə] 多尿〔症〕〔医学〕(尿排泄量が異常に増加した状態で, 尿崩症, 糖尿病などにみられる). 形 polyuric.
  p. test 多尿試験, = Albarran polyuria test.
pol·y·u·ro·nide [pàlijú:rənaid] ポリウロニド(ヘミセルロースの一種で, リグニンとともに細胞膜のすきまを埋めている海綿状の沈積物で, 必ずウロン酸を含む無定形多糖類).
pol·y·va·lent [pàlivéilənt] 多価の 〔医学〕, = multivalent.
  p. allergy 多価アレルギー(いくつかの, あるいは多数のアレルゲンに対しアレルギーとなった状態).
  p. antiserum 多価抗血清 〔医学〕.
  p. chromosomes 多価染色体 〔医学〕(3価以上の染色体の総称).
  p. serum 多価血清(1株以上または1種以上の抗体に対する抗体を含む血清).
  p. vaccine 多価ワクチン 〔医学〕(2種類以上の病原体, または同一病原体の2種以上の株の抗原物質を含んだワクチン).
pol·y·var·i·ant [pàlivǽriənt] 多変性の.
pol·y·vi·nyl [pàliváinil, -vín-] ポリビニル.
  p. alcohol ポリビニルアルコール $[-CH_2CHOH-]_n$.
  p. alcohol fixation ポリビニルアルコール固定.
  p. chloride (**PVC**) ポリ塩化ビニル 〔医学〕 $[-CH_2-CH\ Cl-]_n$ (塩化ビニルの重合体).
  p. formaldehyde ポリビニルホルムアルデヒド(Formvar 膜をつくるために用いられる).
  p.-hydroquinone ポリビニルヒドロキノン(イオンを可逆的に酸化還元する性質を利用して, 研究に用いられる電子交換樹脂).
pol·y·vi·nyl·pyr·rol·i·done (**PVP**) [pàlivàinilpirɑ́lidoun] ポリビニルピロリドン 化 polymer of 1-vinyl-2-pyrrolidine(分散剤および懸濁化剤として用いる), = povidone, polyvidonum polyvidone.
po·lyx·e·nous [pəlíksənəs] 多宿主性の.
po·lyx·e·ny [pəlíksəni] 多種寄生.
polyzoic cestode 多節条虫.
polyzygotic twins 多卵性双生児(双胎).
POM pain on motion 運動痛の略.
po·made [pouméid] [F] ポマード(芳香性軟膏で, 毛髪のセットに用いられる), = pomatum.
po·ma·tum [pouméitəm] 毛髪用軟膏.
pom·be [pɑ́mbe, -bi] ポンベ(ヒエ[稗]種子からつくったビールの一種).
POMC prepropiomelanocortin プレプロオピオメラノコルチンの略.
pome [póum] ナシ状果.
pom·e·gran·ate [pɑ̀məgrǽnət] ザクロ[柘榴](*Punica granatum* の果実で, pelletierine tannate の原料植物).
  p. bark ザクロ皮, = cortex granati.
Pomeroy operation ポメロイ手術(卵管の両端を隔離するため, 中央部を圧滅し, 両端を吸収性縫線で結紮する方法).
pom·made ba·sil·i·cum [pɑ́meid bəsílikəm] ポメイドバシリクム, = unguentum basilicum.
pom·mel joint [pʌ́məl, pɑ́- ʤɔint] (顆状関節), = condyloid joint.
Pommer out·growth [pɑ́mər áutgrouθ] ポンメル辺縁隆起(関節面の軟骨および骨の変性, 萎縮とともに増殖が生じ, これらが結合して起こる変形性関節炎にみられる軟骨の増生).
Pomona fever ポモナ熱(*Leptospira interrogans* serovar pomona によるレプトスピラ症).
Pompe, J. C. [pɑ́mpə] ポンペ(オランダの医師).
  P. disease ポンペ病 〔医学〕, = type 2 glycogenosis.
pom·phoid [pɑ́mfɔid] 膨疹様の, = wheal-like.
pom·pho·ly·he·mia [pɑ̀mfɑlihí:miə] 気泡血症(減圧病などの際にみられる血液中に気泡の混入したこと).

P

pom·pho·lyx [pámfəliks] 汗疱，発汗障害〔医学〕(手足指間に水疱の生ずる皮膚症)，= chiropompholyx, dyshidrosis.
p. idiopathica 特発性汗疱.
pom·phus [pámfəs] 膨疹，水疱，= wheal, blister.
PO(M)R problem-oriented medical record 問題指向型診療記録の略，= problem-oriented system (POS).
po·mum ad·a·mi [póumən ǽdəmai] アダム果(喉頭の前方への突出)，= Adam apple.
pon·ceau B [pənsóː biː] ポンソー B，= Biebrich scarlet.
ponceau 3B ポンソー 3B，= scarlet-red.
ponceau 4GB ポンソー 4GB ㊥ sodium diazobenzol-β-naphtholsulfonate.
ponceau R ポンソー R ㊥ sodium diazoxylol-β-naphtholdisulfonate.
ponceau 3R ポンソー 3R ㊥ disodium cumeneazo-β-naphthol disulfonate $C_{19}H_{16}N_2O_7S_2Na_2$ (着色剤，染料).
Poncet, Antonin [pənséi] ポンセー(1849-1913, フランスの外科医).
P. disease ポンセー病(結核性関節リウマチ)，= tuberculous rheumatism.
P.-Leriche rheumatism ポンセー・レリヘリウマチ(結核性関節リウマチ).
P. operation ポンセー手術(① 会陰式尿道造瘻術. ② アキレス腱を伸長して尖足を整形する方法. ③ 会陰切開術).
Pond ex·tract [pánd ékstrækt] ポンドエキス (*Hamamelis virginiana* の流エキス).
pond fracture 池状骨折〔医学〕(亀裂が放線を巡って，陥凹部が円形をなす頭部骨折).
Ponder, Eric [pándər] ポンダー(1898-1946, アメリカの生理学者. 好中球の核分類法 Cooke-Ponder method を提唱し，ジフテリア菌の染色法 Ponder-Kinyoun 法を考案した. また溶血に関する有名な著述がある).
P. method ポンダー法(ジフテリア菌の染色法で，トルイジンブルー，氷酢酸，無水アルコール，水 100 mL でつくって染めると，顆粒は赤色，菌体は青色に染まる).
pon·der·a·ble [pándərəbl] 重さのある，秤量し得る.
pon·der·al [pándərəl] 重量の.
p. index ポンデラール(体重)指数(身長(インチ)を体重(ポンド)の 3 乗根で除した値).
pon·do·stat·u·ral [pàndəstǽtʃurəl]〔体〕重体型の.
Ponfick, Emil [pánfik] ポンフィック(1844-1913, ドイツの医師. 放線菌症 actinomycosis の病原体に関する研究(1880-1882)で有名，また赤血球陰影 P. phantom corpuscle を記載した).
P. shadow ポンフィック影〔医学〕.
pongamia oil ポンガミ油(東インド産植物 *Pongamia pinnata* の種子から圧搾してつくった精油で，皮膚病の治療に用いられる)，= poonga oil.
pono- [pounou, -nə] 肉体の疲労や苦痛を意味する接頭語.
po·no·graph [póunəgræf] 痛覚計，疲労計.
po·no·pal·mo·sis [pòunəpælmóusis] 兵士心臓，神経循環性無力症(軽度の運動により動悸が起こる状態. Albutt, Sir Clifford).
po·no·pho·bia [pòunəfóuːbiə] 疼痛恐怖〔症〕，作業恐怖〔症〕.
po·nos [póunəs] ポノス(小児の地中海カラアザール).
pons [pánz] [L/TA] 橋(脳橋とも呼ばれ，間脳と延髄との間にある中枢神経組織)，= pons [TA]. 複 pontes. 形 pontile, pontine.
p. and cerebellum [TA] 橋と小脳，= pons et cerebellum [L/TA].
p. cerebelli 脳橋，= pons varolii.
p. et cerebellum [L/TA] 橋と小脳，= pons and cerebellum [TA].
p. glioma 脳橋〔神経〕膠腫〔医学〕.
p. hepatis 肝橋(下大静脈の上を橋のようにおおう肝組織).
p.-oblongata 橋延髄.
p. Tarini タリヌス橋，= substantia perforata posterior.
Pon·te·de·ri·a·ce·ae [pàntədìːriéisiiː] ミズアオイ科.
pon·tes [pántiːz] 橋，脳橋(pons の複数).
p. grisei caudatolenticulares [L/TA] (尾状核レンズ核灰白橋*)，= caudolenticular grey bridges [TA].
Pontiac fever ポンティアック熱(レジオネラ属の細菌感染によりインフルエンザ様の症状を発症する疾患).
pon·ti·bra·chi·um [pàntibréikiəm] 橋腕，= brachium pontis.
pon·tic [pántik] 橋の〔医学〕，橋体架工歯〔医学〕，架工歯(橋体)，ダミー，ポンティック，= dummy.
pon·tic·u·lus [pantíkjuləs] 小橋. 複 ponticuli. 形 ponticular.
p. hepatis 肝橋，= pons hepatis.
p. promontorii 岬角小橋(鼓室の岬肩から錐体に達する後壁の隆起).
pon·tile [pántail] 橋の，= pontine.
p. apoplexy 脳橋卒中，= bulbar apoplexy.
p. fillet 外側毛帯，= lateral fillet.
p. syndrome 脳橋症候群，= pontine syndrome, Raymond Cestan s..
pon·tim·e·ter [pantímitər] 橋骨計(乳突手術に用いるもの).
pon·tine [pántain, -tiːn] 橋の〔医学〕，= pontile.
p. angle 橋角.
p. angle tumor 〔小脳〕橋角部腫瘍.
p. animal 橋動物〔医学〕(中枢神経系としては橋以下の機能を残した動物のこと. この動物の実験により脳幹の中脳より上位中枢と橋以下の機能に分けて調べることができる).
p. arteries [TA] 橋枝，= arteriae pontis [L/TA].
p. cistern 橋槽.
p. corticonuclear fibres [TA] 橋皮質核線維*，= fibrae corticonucleares pontis [L/TA].
p. fiber 脳橋神経線維.
p. flexure 橋〔屈〕曲.
p. glioma 橋〔神経〕膠腫〔医学〕.
p. hemorrhage 橋出血〔医学〕.
p. nuclei [TA] 橋核，= nuclei pontis [L/TA].
p. raphe nucleus [TA] 橋縫線核，= nucleus raphes pontis [L/TA].
p. septum 脳橋中隔，= septum pontis.
p. syndrome 橋症候群〔医学〕，= pontile s..
p. veins [TA] 橋静脈，= venae pontis [L/TA].
ponto-geniculo-occipital wave 橋膝状体後頭葉棘波〔医学〕，PGO 波(脳波の突発波).
pontobulbar body 橋延髄体.
pontobulbar fit 橋延髄性発作.
pontobulbar nucleus [TA] 橋延髄核*，= nucleus pontobulbaris [L/TA].
pon·to·bul·bia [pàntəbʌ́lbiə] 橋延髄空洞症.
pon·to·cer·e·bel·lar [pàntəsèribélər] 橋小脳の.
p. cistern [TA] 橋小脳槽*，= cisterna pontocerebellaris [L/TA].
p. fibres [TA] 橋小脳線維，= fibrae pontocerebel-

lares [L/TA].

p. tract 橋腕, = brachium pontis.

pon·to·cer·e·bel·lum [pàntəseribéləm] [L/TA] 橋小脳, = pontocerebellum [TA].

pontomedullary groove 橋延髄溝.

pontomesencephalic vein [TA] 橋中脳静脈, = vena pontomesencephalica [L/TA].

pon·toon [pantú:n] 小腸の係蹄または関節.

pontoreticulospinal tract [TA] 橋網様体脊髄路, = tractus pontoreticulospinalis [L/TA].

pontospinal tract 橋脊髄路, = reticulospinal t..

pontosubicular neuron necrosis 橋核鉤状回神経細胞壊死 [医学].

Pool, Eugene Hillhouse [pú:l] プール(1874-1949, アメリカの医師).

P. phenomenon プール現象(手術後に発現するテタニーの際, 前腕を伸ばしたまま, 頭の上方へ腕を上げると, 腕の筋肉は攣縮する).

P.-Schlesinger sign プール・シュレジンガー徴候(テタニーの際, 膝を伸ばしたまま, 病側の脚を股部で屈曲すると膝関節には伸筋性痙攣, 踵には緊張性痙攣が起こる), = leg phenomenon.

pool [pú:l] ① プール, 貯槽, 留り. ② プール(水泳槽).

p. bath プール浴 [医学].

p. conjunctivitis プール結膜炎, 水泳槽結膜炎, = conjunctivitis piscinalis, swimming pool c..

p. fever プール熱(咽頭炎, 結膜炎, 発熱を伴ったアデノウイルス感染症で, 咽頭結膜熱といわれる. 夏季にプールを介して流行しやすいためプール熱と呼ばれる).

p. therapy プール治療 [医学].

pooled [pú:ld] ① 混合した(数名の供血者から採集した血液, 血漿または血清を混合することについていう). ② 身体のある領域に貯留した.

p. blood-plasma 混合血漿.

p. estimate こみにした推定量.

p. serum 貯留血清(複数の個体から採取した血清の混合物).

pool·ing [pú:liŋ] 貯留像 [医学].

poor concentration 注意力散漫 [医学].

poor lime 貧石灰(不純な生石灰).

poor risk プアリスク [医学] (① 手術や麻酔・検査などに際して危険度の高いこと. ② 予後不良).

poorly compliant bladder 低コンプライアンス膀胱.

poorly differentiated adenocarcinoma 低分化腺癌 [医学].

poorly differentiated carcinoma 低分化癌.

pop-eye [páp ái] 凸眼.

pop off valve ポップオフ弁, 安全弁 [医学].

pop valve 安全弁 [医学].

pop·in [pápin] ポピン(構造不明の配糖体で, 西インド諸島のバルバドスでアメーバ赤痢の治療に用いられる).

pop·lar [páplər] ポプラ, ハコヤナギ[白楊], = *Populus*.

p. bud 白楊芽(*Populus* 属植物から採集したギレアド樹脂, 白楊芽芳香樹脂で, 配糖体サリシンおよびポピュリンのほか, ターペンチン様の樹脂油を含有し, 緩慢な刺激または去痰薬に用いられる), = populi gemma.

pop·les [pápli:z] [L/TA] 膝窩(膝の後面), = posterior part of knee [TA]. 形 popliteal.

pop·li·tae·us [pàplití:əs] 膝窩筋, = popliteus.

pop·lit·e·al [paplítiəl, -lití:əl] 膝窩の [医学].

p. artery [TA] 膝窩動脈, = arteria poplitea [L/TA].

p. bursa 膝窩包.

p. bursitis 膝窩滑液包炎, = Baker cyst.

p. cyst 膝窩嚢胞.

p. duodeni major 大十二指腸乳頭, = major duodental papilla, Santorini minor caruncle, Vater p..

p. entrapment syndrome 膝窩動脈捕捉症候群 [医学], 膝窩動脈絞扼症候群.

p. fascia 膝窩筋膜.

p. fossa [TA] 膝窩(ひかがみ), = fossa poplitea [L/TA].

p. groove 膝窩筋溝.

p. lymph nodes 膝窩リンパ節, = lymphonodi poplitei.

p. mammae 乳頭, = papilla of breast.

p. muscle 膝窩筋.

p. nervi optici 視神経乳頭, = discus nervi optici.

p. nodes [TA] 膝窩リンパ節, = nodi poplitei [L/TA].

p. notch 膝窩切痕.

p. plane 膝窩平面(大腿骨下端の顆間下縁を通る平面).

p. plane of femur 〔大腿骨〕膝窩面, = facies poplitea femoris.

p. plexus 膝窩神経叢.

p. region 膝窩部.

p. space ひかがみ, 膝窩〔部〕.

p. surface [TA] 膝窩面, = facies poplitea [L/TA].

p. surface of femur 〔大腿骨〕膝窩面.

p. vein [TA] 膝窩静脈, = vena poplitea [L/TA].

pop·li·te·us [pàplití:əs] [TA] 膝窩筋, = musculus popliteus [L/TA]. 形 popliteal.

p. muscle 膝窩筋.

pop·py [pápi] ケシ [罌粟], = *Papaver*.

p. oil ケシ油, = poppy seed oil.

p. seed oil ケシ油.

pop·u·lace [pápjuleis] 大衆, 民衆, 庶民.

popular medicine 通俗医学 [医学], 医業類似行為.

Population Association of Japan 日本人口学会 [医学].

pop·u·la·tion [pàpjuléiʃən] ① 人口 [医学]. ② 母集団(推計学では特定の目印をもつすべての個体の集まりを集計的母集団という). ③ 祖集団, = universe. ④ 個体群, 集団, 集団個体数.

p. at risk 危険曝露人口 [医学].

p. attributable risk 人口寄与危険度.

p. by occupation 職業別人口 [医学].

p. census 人口調査 [医学].

p. characteristics 人口構造 [医学].

p. control 人口規制 [医学].

p. curve 人口増加曲線 [医学].

p. data 人口資料 [医学].

p. de facto 現在人口 [医学].

p. de jure 常住人口 [医学].

p. density 個体群密度 [医学], 人口密度 [医学].

p. distribution 人口分布 [医学].

p. dose 国民線量 [医学].

p. dynamics 人口動態 [医学].

p. equivalent 人口当量 [医学].

p. explosion 爆発的人口増加 [医学].

p. forecast 人口予測 [医学].

p. genetics 集団遺伝学 [医学].

p. growth 人口増加 [医学].

p. increase 人口増加.

p. married rate 有配偶率 [医学].

p. mathematics 人口数理 [医学].

p. mean 母平均.

p. mortality table 国民死亡率表 [医学].

p. mutation 個体群突然変異.

P

p. policy 人口政策.
p. prediction 人口予測〔医学〕, 人口推計〔医学〕.
p. pressure 人口圧力〔医学〕.
p. problem 人口問題.
p. pyramid 人口〔構成の〕ピラミッド〔医学〕.
p. register 住民登録〔医学〕.
p. registration 人口登録〔医学〕.
p. statistics 人口統計〔医学〕.
p. surveillance 人口調査〔医学〕.
p. variance 母分散.

pop·u·li gem·ma [pápjulai ʤémə] (白楊芽), = poplar bud.

pop·u·lin [pápjulin] ポプリン ⓒ 6-benzoylsalicin $C_{20}H_{22}O_8$-$2H_2O$ (ハコヤナギ〔白楊〕の樹皮から得られる配糖体).

Pop·u·lus [pápjuləs] ハコヤナギ属 (ヤナギ科の一属), = poplars.

POR problem oriented (medical) record 問題指向型診療記録の略.

por·ad·e·nia [pɔ̀:rədí:niə] 腸骨リンパ腺炎, = poradenitis.

por·ad·e·ni·tis [pɔ:rædináitis] 腸骨リンパ節炎 (小膿瘍を形成する腸骨リンパ節の炎症).
p. nostras 性病性リンパ肉芽腫 (第四性病), = lymphogranuloma venereum.
p. venerea 性病性腸骨リンパ節炎, = lymphogranuloma venereum.

por·ad·e·no·lym·phi·tis [pɔ:rædinoulimfáitis] 鼡径リンパ肉芽腫, = lymphogranuloma venereum.

Porak-Durante dis·ease [pɔ́:ræk dju:rǽnti dizí:z] ポラク・デュラント病 (先天性骨形成不全), = periosteal dysplasia, osteogenesis imperfecta congenita.

poral side 生殖孔側.

por·ce·lain [pɔ́:silein] 磁器, 陶材. 形 porcelaneous, porcelanous.
p. bridge 陶材架工義歯〔医学〕.
p. clay 陶土, = kaolin, kaolinite.
p. crown 陶歯冠〔医学〕.
p. crucible 磁製るつぼ〔医学〕.
p. dish 磁製ざら (皿)〔医学〕.
p. enamel せと引き.
p. faced dowel crown 陶歯前装金属裏装継続歯.
p. facing 前装用陶歯〔医学〕.
p. filling 陶材充填〔医学〕.
p. filter 磁製濾過器〔医学〕.
p. funnel 磁製漏斗〔医学〕.
p. furnace 陶材焼成炉〔医学〕.
p. fused to metal 金属焼付陶材.
p. gallbladder 磁器 (陶器) 様胆嚢〔医学〕, 石灰化胆嚢炎, = calcifying cholecystitis.
p. inlay 陶材インレー〔医学〕.
p. jacket crown 陶材〔ジャケット〕冠〔医学〕.
p. jar 磁製軟膏壺〔医学〕.
p. measure 熱湯計〔医学〕.
p. stone 陶石〔医学〕.
p. tooth 陶歯.
p. tooth with pin and post 有釘陶歯〔医学〕.
p. veneer 外装陶歯.
p. veneer crown 陶材前装冠〔医学〕.

por·ce·la·ne·ous [pɔ̀:səléiniəs] 磁器の〔医学〕.
p. gallbladder 石灰化胆嚢〔医学〕.

Porcine hemagglutinating encephalomyelitis virus ブタ血球凝集脳脊髄炎ウイルス (コロナウイルス科のウイルス).

Porcine respiratory and reproductive syndrome virus ブタ生殖器呼吸器症候群ウイルス (アルテリウイルス科のウイルス).

por·cine [pɔ́:si:n] ブタの, ブタのような.
p. graft 豚皮移植〔片〕.
p. relaxin ブタリラキシン (relaxin は哺乳動物の胎盤, 妊娠動物の卵巣から抽出されるペプチド. ブタリラキシンはA・B鎖が2個のS-S結合されている).
p. valve ブタ〔心臓〕弁.

porcupine disease ヤマアラシ病, 魚鱗癬, = ichthyosis.

porcupine skin ヤマアラシ様皮膚.

pore [pɔ́:r] 細孔, 開口, 穴, 孔〔医学〕. 形 porous.
p. electrode 孔電極.
p.-forming protein 孔形成性タンパク質, ポア構成タンパク質 (細胞膜の物質通過チャンネルであるポアを構成するタンパク質).
p. of Kohn コーン孔〔医学〕.
p. theory 細孔説〔医学〕.
p. volume 細孔容積〔医学〕.

por·en·ce·phal·ia [pɔ̀:rensifǽliə] 脳空洞〔症〕, 孔脳〔症〕〔医学〕(1859年 Heschl が記載した状態で, 脳実質に多数の嚢胞または空洞が生じ, 脳室とクモ膜下腔との交通を起こすこと), = porencephaly. 形 porencephalic, porencephalous.

por·en·ceph·a·li·tis [pɔ̀:rensèfəláitis] 孔脳炎.

por·en·ceph·a·lous [pɔ̀:renséfələs] 脳空洞体, 孔脳症の〔医学〕.

por·en·ceph·a·ly [pɔ̀:renséfəli] 孔脳症〔医学〕, = porencephalia.
p. cyst 孔脳嚢胞〔医学〕.

Porges, Otto [pɔ̀:gəs] ポルゲス (1879-1967, オーストリアの医師).
P.-Meier test ポルゲス・マイアー試験.
P. method ポルゲス法 (細菌の莢膜を除去する方法で, 0.1 N 塩酸の中で15分間加熱し, 冷却後 NaOH で中和する).
P.-Pollatschek test ポルゲス・ポラチェック試験 (下垂体ホルモン 0.2mL を皮内に注射すると, 数時間後に正常人では発赤反応が起こるが, 妊娠に際しては起こらない).

po·ri [pɔ́:rai] 孔 (porus の複数).

po·ria [pɔ́:riə] ポリオン (porion の複数).

Po·rif·e·ra [pərífərə] 海綿動物門 (後生動物中最も簡単な体制をもつ一門).

po·rin [pɔ́:rin] ポーリン (グラム陰性菌の外膜に存在している分子量 37,000 のタンパク質).

por·i·o·ma·nia [pɔ̀:riəméiniə] 徘徊癖, 浮浪癖, 失踪 (目的のはっきりしない外出, 徘徊, 家出, 失踪など), = fugue.

por·i·on [pɔ́:riɑn] ポリオン (外耳道の上縁にある1点で, 左右両側のポリオンと左側オルビターレとが Frankfort 水平面を規定する). 複 poria.

poriotic bone 平衡砂 (内耳にあるカルシウムの結晶で平衡覚と関係する), = otocrane, otoconia.

pork [pɔ́:k] ブタ, ブタ肉. 形 porcine.
p. measles 有鉤嚢虫.
p. tapeworm 有鉤条虫〔医学〕, = *Taenia solium*.

PORN progressive outer retinal necrosis 進行性網膜外層壊死の略.

por·no·graph·o·ma·nia [pɔ̀:nougræ̀fouméiniə] 春画狂.

porn·og·ra·phy [pɔ:nágrəfi] 春画, 淫猥文学, 好色本.

por·no·lag·nia [pɔ̀:nəlǽgniə] 春画狂.

por(o)- [pɔ:r(ou), -r(ə)] ① 孔, 管, 開口を意味する接頭語. ② 通過を意味する接頭語. ③ べんち (胼胝), 硬結を意味する接頭語.

po·ro·ceph·a·li·a·sis [pɔ̀:rousèfəláiəsis] 舌虫症 (*Porocephalus* の寄生病), = porocephalosis.

Po·ro·ce·phal·i·da [pɔ̀:rousifǽlidə] ポルケファ

ルス目（舌形動物の一目）.

po·ro·ceph·a·lo·sis [pɔ̀:rousèfəlóusis] 舌虫症（舌虫 *Porocephalida* の寄生により生ずる疾病），= porocephaliasis.

Po·ro·ceph·a·lus [pɔ̀:rəséfələs] 舌虫属.

po·roc·i·ty [pɔ:rásiti] 多孔性，多孔度，気孔率.

po·ro·cyte [pɔ́:rəsait] 小孔細胞（海綿動物の体表小孔の周囲にある）.

po·rog·a·my [pɔ:rágəmi] 珠孔受精（植物の）.

po·ro·ker·a·to·sis [pɔ̀:roukèrətóusis] 汗孔角化症［医学］（針尖大の角性丘疹が遠心性に拡大してインゲンマメ大以上に達し，中心部は軽度に萎縮し，常色または淡褐色，辺縁は堤状に隆起し暗褐色，全体として円形または楕円形をなす．全身性のものは播種性，四肢に線状に発生するものは列序性と呼ばれる），= hyperkeratosis centrifuga，Mibelli disease，porodermatosis excentrica.

po·ro·ma [pɔ:róumə] 炎症性硬結，べんち（胼胝），= callosity.

p. folliculare 毛孔腫，反転性毛包角化腫.

po·rop·a·thy [pɔ:rápəθi] 細孔医療学（投薬は身体の細孔を通り，内臓に達して作用を及ぼすという一派）.

po·ro·plas·tic [pɔ̀:rəplǽstik] 穿孔形成の.

p. splint 透過プラスチック副子（水で柔かくして用いるもの）.

po·ro·sis [pɔ:róusis] ① 炎症性硬結，べんち（胼胝），= poroma. ② 骨折骨の治癒過程における仮骨の形成. ③ 空洞形成. 複 poroses. 形 porotic，porous.

p. dehiscens 亀裂性骨粗鬆性.

po·ros·i·ty [pɔ:rásiti] ① 空孔率. ② 多孔度，孔隙量.

po·rot·ic [pɔ:rátik] 結合織増殖促進の.

p. malacia 粗鬆性軟化症（結合織増殖による）.

po·rot·o·my [pɔ:rátəmi] 尿道口切開術，= meatotomy.

po·rous [pɔ́:rəs] 有孔の，多孔〔性〕［医学］.

p. cell 素焼きがめ（電池の）.

p. electrode 多孔電極［医学］.

p. layer 多孔層［医学］.

p. material 多孔質物質（多数の細孔を有する物質）.

p. plaster 有孔硬膏（孔をあけたもの），多孔硬膏［医学］.

p. plate 素焼き板.

p. plug 細孔栓.

p. ring of nucleus 核孔輪［医学］.

p. tile 素焼き板，= porous plate.

p. water proofing 通気性防水［医学］.

p. wood 有孔材.

por·phin(e) [pɔ́:fin] ポルフィン，ポルフィン環 $C_{20}H_{14}N_4$（4個のピロール核がメチン炭素により環式に結合したもので，ポルフィリン類の母核），= porphine ring.

por·pho·bi·lin [pɔ̀:foubáilin] ポルホビリン（先天性ポルフィリン症患者の排泄する尿中で porphobilinogen が自己酸化を起こして生ずるピロル誘導物）.

por·pho·bi·lin·o·gen [pɔ̀:foubailínəʤən] ポルホビリノーゲン（先天性ポルフィリン症患者の尿中に存在する無色のピロール誘導体で，porphobilin に自己酸化する性状をもつ結晶性成長ホルモン），= porphyrinogen.

p. test ポルホビリノーゲン試験，= Watson-Schwartz test.

por·phy·lop·sin [pɔ̀:filápsin] ポルフィロプシン（ある種の淡水魚，コイ，フナなどの網膜にある紫色の視物質で，視紅に相当し，光の作用によってクリ色から黄色となる）.

Por·phy·ra ten·e·ra [pɔ́:firə ténərə] アサクサノリ［浅草海苔］（ウシケノリ［牛毛海苔］科の海草．同属のものにはウップルイノリ *P. pseudolinearis*，チシマクロノリ *P. umbilicalis* などがある．ビタミンB_{12}を多量に含有する）.

por·phy·ran [pɔ́:firæn] ポルフィラン（金属ポルフィリン），= metalloporphyrin.

por·phyr·ia [pɔ:fíriə] ポルフィリン症［医学］（先天性代謝異常により，ポルフィリンが血液および組織中に蓄積する疾患），= hematoporphyria，porphyrism.

p. cutanea tarda (PCT) 晩発性皮膚ポルフィリン症（皮膚着色，発疹，重症神経症状，嘔吐などを呈する肝性皮膚ポルフィリン症の代表的な病型で，中年男性に多く，発作を重ねるごとに重症となる）.

por·phy·rin [pɔ́:firin] ポルフィリン（金属原子を含まず，ポルフィン環 porphin ring を基本としたピロール誘導物の総称で，鉄，銅またはマグネシウムとの化合物は広く生体の細胞に見いだされ，ポルフィン環の1〜8およびα〜δの炭素に結合したメチル，エチル，ビニルなどの炭水化基の相違によりいろいろの種類がある）.

p.-neuritis ポルフィリン神経炎［医学］.

por·phy·rine [pɔ́:firi:n] ポルフィリン $C_{21}H_{25}N_3O_2$（キョウチクトウ植物 *Alstonia* 属植物の樹皮 dita bark に存在するアルカロイド）.

por·phy·rin·e·mia [pɔ̀:firiní:miə] ポルフィリン血症［医学］.

por·phy·rin·o·gen [pɔ̀:firínəʤən] ポルフィリノーゲン（急性ポルフィリン症患者の尿中に排泄される色素で，ポルフィリン代謝異常により産生されるウロポルフィリンのⅢ型およびⅠ型），= porphobilinogen.

por·phy·rin·u·ria [pɔ̀:firinjú:riə] ポルフィリン尿症（主としてコプロポルフィリンおよびウロポルフィリンが正常値の38〜40倍以上の量で尿中に排泄される状態）.

por·phy·rism [pɔ́:firizəm] ポルフィン症，= porphyria.

por·phy·rit·ic spleen [pɔ̀:firítik splí:n] 斑岩脾（リンパ肉芽腫症における脾臓の形態学的特徴を表現した語）.

porphyritic texture 斑状構造［医学］.

por·phy·ri·za·tion [pɔ̀:firizéiʃən] 粉砕（薬物を細末に磨砕すること），= pulverization.

Por·phyr·o·mon·as [pɔ̀:firoumóuneis] ポルフィロモナス属（嫌気性のグラム陰性桿菌）.

P. gingivalis ポルフィロモナス・ジンジバリス（歯周疾患に関与する）.

por·phy·rop·sin [pɔ̀:firápsin] 視紫（ある淡水魚類の網膜の桿体に存在するカロチノイド色素で，視紅と同一の作用を営み，光により分解されて $retinene_2$ を生じ，その最大吸収帯は522nmにある）.

por·phy·ro·sine [pɔ:fírəsin] ポルフィロシン（*Alstonia* 属植物から得られるアルカロイド）.

por·phy·rox·ine [pɔ̀:firáksin] ポルフィロキシン $C_{19}H_{23}NO_4$（アヘンアルカロイドの一つ），= opin.

por·phyr·u·ria [pɔ̀:firjú:riə] ポルフィリン尿，= porphyrinuria.

por·phy·ry [pɔ́:firi] 斑岩. 形 porphyritic.

p. spleen ポルフィリー脾，雲斑石様脾，斑岩脾（多発結節性浸潤のあるもの），= porphyrite spleen.

por·phy·ryl [pɔ́:firil] ポルフィリル（ヘミンから鉄を除去した基）.

por·poise [pɔ́:pɔiz] ネズミイルカ［鼡海豚］（ネズミイルカ属 *Phocoena* の海生哺乳類で，イルカに比べて吻が短いもの）.

p. heart ポァパス心（深水を泳ぐものにみられる右心室肥大）.

Porret phe·nom·e·non [párit finámінən] ポレ

P

一現象(筋に直流を通ずると収縮波が陽極から陰極に向かって流れる), = Kühne phenomenon.
por·rha·lax·ia [pɔ̀:rəlǽksiə] 奥行きの誤認.
por·ri·go [pɔ:ráigou] ① 頭瘡(頭髪部に発生する種々の皮膚病の旧名). ② 痒疹. 形 porriginous.
p. amiantacea 石綿状癬, = tinea amiantacea.
p. decalvans 円形禿頭, = alopecia areata.
p. favosa 黄癬性頭瘡, = favus.
p. furfuracea 粃糠状疹, = seborrhoea sicca.
p. larvalis 頭部湿疹.
p. lupinosa 黄癬(Bateman), = favus.
Porro, Eduardo [pɔ́:rou] ポロー(1842-1902, イタリアの産科医).
P. cesarean section ポロー手術. → Porro operation.
P. hysterectomy ポロー子宮摘出〔術〕.
P.-Müller operation ポロー・ミュレル手術(子宮をまず腹腔外へ取り出した後に行う帝王切開術).
P. operation ポロー手術(子宮切除とともに行う帝王切開術で1876年に行われた), = celiohysterectomy, Porro cesarean section.
P.-Veit operation ポロー・ファイト手術(ポロー手術において切断した残りの部分を元に戻す方法).
por·rop·sia [pɔ:rápsiə] 後退視〔症〕[医学].
Porstmann, W. [pɔ́:rstmən] ポルストマン(ドイツの心臓病学者, 1966年ポルストマン法を開発).
P. method ポルストマン法 [医学](動脈管非開胸的閉鎖法).
port [pɔ́:t] ① ポート[医学](体内留置カテーテルと接続してシステムを皮下に埋没するための器具. 皮膚面より穿刺することでカテーテル内腔と交通でき, 排液や薬剤の注入を反復して行うことができる. reservoir (リザーバー)ともいわれる). ② 港. ③ ポートワイン, = port wine.
p. quarantine 海港検疫 [医学].
p. wine ポートワイン(アルコール18~23%).
p. wine hemangioma ポートワイン状血管腫.
p. wine mark 火炎状母斑, ポートワイン母斑, = nevus flammeus, port wine stain nevus.
p. wine stain ポートワイン母斑, = nevus flammeus.
p. wine stain nevus ポートワイン母斑(単純性血管腫).
por·ta [pɔ́:tə] ① 門(脈管などが臓器に入る場所). ② 室間孔, = foramen of Monro. 複 portae.
p. hepatis [L/TA] 肝門(門脈, 肝動脈・胆管が出入する肝の場所), = porta hepatis [TA].
p. lienis 脾門.
p. pulmonis 肺門.
p. renis 腎門.
p. vestibuli 前庭門(胎生心臓の静脈洞と心房との間にある狭い孔).
portable night vision tester 携帯用夜視力試験器(航空医科大学で考案された装置で, 暗順応眼の閾値を測定するために用いられ, 15インチの距離で, 試験物は2°の角をなすランドルト輪で, 背景には発光板を利用し, 灰白色遮光板で照明度を調節する).
por·ta·ca·val [pɔ̀:təkéivəl] 門脈と下大静脈の.
p. anastomoses 門脈下大静脈吻合〔術〕, = portal-systemic anastomoses.
p. fistula 門脈下大静脈瘻 [医学].
p. shunt 門脈大静脈吻合.
port·ac·id [pɔ:tǽsid] 酸滴下器.
por·tal [pɔ́:təl] ① 門の. ② 門脈の.
p. anomaly 門脈走行異常 [医学].
p. blood flow 門脈血流量 [医学].
p. blood pressure 門脈圧 [医学].
p. canal 門脈管, 肝門管(肝葉間に位置する葉間血管, 胆管, 神経およびリンパ管とその結合織).
p. circulation 門脈循環.
p. cirrhosis 門脈性肝硬変 [医学].
p. fissure 門脈裂(肝横裂), = transverse fissure of liver.
p.-hepatic venous shunt 門脈-肝静脈短絡(シャント) [医学].
p. hepatotrophic factor 肝再生門脈因子 [医学].
p. hypertension 門脈高血圧(肝疾患でみられる門脈血圧の上昇), 門脈圧亢進症 [医学].
p. hypophysial circulation 門脈下垂体循環.
p.-inferior vena caval fistula 門脈下大静脈瘻 [医学].
p. liver cirrhosis 門脈性肝硬変 [医学].
p. lobule 門脈小葉 [医学].
p. lobule of liver 門小葉.
p. of entry 侵入門, 侵入門戸 [医学] (病原菌の).
p.-pulmonary venous fistula 門脈肺静脈瘻 [医学].
p. pyemia 門脈性膿血症.
p. system 門脈系.
p.-systemic anastomoses 門脈全身静脈系交通, = portacaval anastomoses.
p.-systemic encephalopathy 門脈-大循環性脳症(肝脳疾患特殊型(猪瀬病)と同一疾患と考えられる).
p.-systemic shunt 門脈-体循環短絡 [医学].
p. triad 門脈三分岐(枝) [医学].
p. tumor thrombosis 門脈腫瘍塞栓 [医学].
p. vein 門〔静〕脈.
p. vein circulation 門脈循環.
p. vein manometry 門脈圧測定 [医学].
p. vein thrombosis 門脈血栓症.
p. vein tumor thrombosis 門脈腫瘍血栓〔症〕[医学].
p. veins of hypophysis [TA] 下垂体門脈, = venae portales hypophysiales [L/TA].
p. venous pump 門脈ポンプ [医学].
port·cau·stic [pɔ:tkɔ́:stik] 腐食剤を含有する柄.
Porter, Curt C. [pɔ́:rtər] ポーター(1914生, アメリカの生化学者).
P.-Silber chromogens test ポーター・シルバー色素原試験.
P.-Silber reaction ポーター・シルバー反応(17-ヒドロキシコルチコステロイド試験の基礎反応).
Porter, Rodony Robert [pɔ́:tər] ポーター(1917-1985, イギリスの生化学者. 免疫グロブリン研究発展の基礎を築いた. G. M. Edelmanとともに1972年度ノーベル医学・生理学賞を受けた).
Porter, William Henry [pɔ́:tər] ポーター(1790-1861, アイルランドの医師).
P. fascia ポーター筋膜.
P. sign ポーター徴候(気管が下方に引かれる運動または感覚で, 大動脈瘤の一徴候), = Oliver sign, tracheal tugging.
por·ter-cell [pɔ́:tər sél] 門衛細胞.
porter-cell of capillary 毛細管門衛細胞(細小動脈が前毛細血管に移行する部分にある, とくによく運動する内皮細胞で, 1925年 Tannenberg が記載したもの).
Portes, Louis [pɔ́:rt] ポルト(フランスの産科医).
P. operation ポルト手術(帝王切開術に続いて, 子宮を一時的に腹腔外に取り出し, さらにそれを縫合する方法).
Porteus maze test [pɔ́:tiəs méiz tést] ポルテウス迷路試験(被検者に鉛筆で迷路を追跡させて, その可能なるか否かを確認する方法).
por·tio [pɔ́:ʃiou] ① 部, 部分, = portion. ② 子宮

膣部. 複 portiones.
p. densa 緻密部(小網の).
p. flaccida 弛緩部(鼓膜の).
p. major 大部(三叉神経の知覚線維束).
p. minor 小部(三叉神経の運動線維束).
p. pylorica ventriculi 胃幽門部.
p. supravaginalis cervicis [L/TA] 膣上部, = supravaginal part [TA].
p. vaginalis cervicis [L/TA] 膣部, = vaginal part [TA].
p. vaginalis uteri 子宮膣部, = vaginal portion of cervix.
por·ti·om·e·ter [pɔ̀:ʃiámitər] ポルチオメータ, 子宮口開大度測定器 [医学].
por·tion [pɔ́:ʃən] 部分, 区分.
por·tio·nes [pɔ̀:ʃióuniz] (portio の複数).
por·ti·plex [pɔ́:tipleks] (室間孔を通って両側脈絡膜叢を連結する部分), = portiplexus.
por·ti·tis [pɔ:táitis] 門脈炎.
port·lig·a·ture [pɔ:tlígəʧər] 深部結紮器.
Portmann, Georges [pɔ́:tmən] ポルトマン(1908–1985, フランスの耳鼻科医).
P. operation ポルトマン手術(1927年に記載された手術で, メニエール症候群において内リンパ嚢を切開する方法).
por·to·en·ter·os·to·my [pɔ̀:touèntərástəmi] 肝門部空腸吻合〔術〕(胆道閉鎖症に対する手術法, 遊離空腸を肝門部に吻合する術式), = Kasai operation.
por·to·gram [pɔ́:təgræm] 門脈造影像.
por·tog·ra·phy [pɔ:tágrəfi] 門脈造影法 [医学].
por·to·sys·tem·ic [pɔ̀:tousistémik] 門脈体循環の.
por·to·ve·nog·ra·phy [pɔ̀:touvi:nágrəfi] 門脈造影(撮影)〔法〕, = portography.
Portuguese–Azorean disease ポルトガル・アゾレア病(ポルトガルのアゾレア諸島に由来する名称. Azorean 諸島よりアメリカに移住した移民により伝搬されたのでこの名がある. Azorean disease ともいう. マカド・ジョゼフ病のこと), = Machado–Joseph disease.
Portuguese man–of–war カツオノエボシ, = *Physalia physalis*.
Por·tu·la·ca·ce·ae [pɔ̀:tjuləkéisii:] スベリヒユ科.
po·rus [pɔ́:rəs] 孔. 複 pori. 形 porous.
p. acusticus externus [L/TA] 外耳孔, = external acoustic opening [TA], external acoustic pore [TA], external acoustic aperture [TA].
p. acusticus internus [L/TA] 内耳孔, 内耳道口, = internal acoustic opening [TA].
p. crotaphitico–buccinatorius 蝶形骨頬筋孔(外側翼状板底と蝶形骨大翼との間にある骨橋とにより形成される孔), = pterygoalar foramen.
p. Galeni ガレヌス孔(胤径管).
p. gustatorius [L/TA] 味孔, = taste pore [TA].
p. opticus 視神経孔(網膜中心動脈の入る孔).
p. sudoriferus 汗孔.
POS problem oriented system 問題指向型システムの略, = problem–oriented medical record (POMR).
Posadas, Alejandro [pósədə] ポサダ(1870–1920, アルゼンチンの寄生虫学者).
P. disease ポサダ病.
P.–Wernicke disease ポサダ・ウェルニッケ病(コクシジオイドミコーシス), = coccidioidal granuloma, valley fever.
posed [póuzd] 正常姿勢の(異常姿勢 malposed に対立する), = normally posed.
po·si·o·ma·nia [pòusi:ouméiniə] (渇酒症), = dipsomania.
po·si·tio [pəzíʃiou] 位, = position.
p. lithotomica 砕石位.
p. longitudinalis 縦定位.
p. occipitalis sacralis 後方後頭位.
p. transversalis 横定位.
po·si·tion [pəzíʃən] ① 位, 体位, 肢位 [医学]. ② 胎向. 形 positional.
p. agnosia 位置覚失認〔症〕[医学].
p. ametropia 位置〔性〕非正視.
p. computer 位置計算装置 [医学].
p. effect 位置効果 [医学] (染色体上の遺伝子や突然変異点の相対的位置が変化することによって表現型が変化すること. シス–トランス位置効果と斑入り型位置効果に分けられる).
p. isomerism 位置異性(同じ構造の炭素連鎖に結合する置換基の位置の相違から起こるもの).
p. of diaphragm 横隔膜位 [医学].
p. of effect 効果位(染色体の位置により, その表現が規定されるということ).
p. of fetus 胎位(胎児が子宮の主要点に対して占める位置で, 頭位, 顔位, 殿位については, 左後, 左前, 右後, 右前の4位があり, それらはいずれも普通L, R, A, P の略称を組み合わせて表され, 頭位はO, 顔位はF, 殿位はSで表される. 肩位Dには前位および後位と, 左右両位がある).
p. of function 機能位(手が長期にわたり固定されるとき, 後の機能を考えて固定すること).
p. of presentation 胎向.
p. sensation 位置〔感〕覚 [医学].
p. sense 位置〔感〕覚 [医学].
po·si·tion·al [pəzíʃənəl] 位置の [医学].
p. alcohol nystagmus 方向変位性アルコール眼振 [医学].
p. candidate gene approach 位置的候補遺伝子アプローチ [医学].
p. cloning 位置的クローニング [医学], 座位決定クローニング [医学], ポジショナルクローニング(原因疾患の遺伝子位置を決定し, その情報をもとに原因遺伝子を単離する方法).
p. nystagmus 〔異常〕体位眼振 [医学], 頭位眼振.
p. test 頭位変換〔眼振〕テスト(試験) [医学].
p. tremor 体位振戦 [医学], 姿勢時振戦.
p. vertigo 頭位めまい症.
p. vertigo of Bárány バラニー頭位眩暈症.
po·si·tion·er [pəzíʃənər] ポジショナー(歯のわずかな移動や保定を行う装置), = tooth positioner.
po·si·tion·ing [pəzíʃəniŋ] 体位設定 [医学].
p. maternal position 分娩体位, = posture in labor.
p. reaction 位置ぎめ反応 [医学].
pos·i·tive [pázitiv] ① 陽性の [医学], 正の(数学, 生理学では基本的数または条件をいう. また零より大きい数をいい, +の記号で表される). ↔ negative. ② 積極的な. ③ 陽画.
p. acceleration 陽性加速度 [医学].
p. accommodation 実性調節(動眼筋が収縮する近像の調節).
p. after–image 陽性残像 [医学].
p. afterpotential 陽性後電位 [医学].
p. anergy 陽性アネルギー(特異性のある抗原によって引き起こされる過敏症反応の低下あるいは欠如), = specific anergy.
p. catalysis 正触媒.
p. catalyst 正触媒(反応を促進させる作用を示すもの).
p. charge 陽電荷, 正の電荷.
p. chemotaxis 正の走化性(走化性因子の濃度勾配の濃い方向への走化性).

P

p. choice 主体的〔医学〕.
p. chronotropic effect 陽性変時効果〔医学〕.
p. colloid 陽性コロイド，正コロイド(粒子が陽電荷をもつもの).
p. column 陽光柱(部分的真空管に高電圧電流が通るときに発生するピンク色の光束).
p. conditioned reflex 陽性条件反射〔医学〕.
p. contrast ポジティブコントラスト.
p. contrast medium 陽性造影剤〔医学〕.
p. control 陽性対照〔医学〕，正の制御.
p. convergence 実性輻輳(視軸が内転すること).
p. conversion 陽転〔医学〕，陽性転化.
p. converter 陽〔性〕転〔化〕者〔医学〕.
p. Coombs direct test クームス直接試験陽性〔医学〕.
p. corona 陽極コロナ.
p. correlation 順相関.
p. crystal 正結晶.
p. cyclophoria 実性回転斜位，= plus cyclophoria，excyclophoria.
p. deflection 陽性動揺.
p. die 陽型盤.
p. dromotropic effect 陽性変伝導作用〔医学〕.
p. dromotropism 神経伝導亢進.
p. electricity 正電気，陽電気(ガラスの摩擦などによって起こるのでガラス電気とも呼ばれる)，= vitreous electricity.
p. electrode 正極〔医学〕，陽極，= anode.
p. electrotropism 電気刺激走向性.
p. element 陽性元素(原子から電子を失って容易に陽イオンとなるもの).
p. endexpiratory pressure (**PEEP**) 終末呼気陽圧法.
p. endexpiratory pressure breathing 終末呼気陽圧呼吸〔医学〕.
p. endexpiratory pressure ventilation 呼気終末陽圧換気〔療法〕.
p. eugenics 積極的優生学(優秀家系を増強する社会的制度を実現する).
p. feedback 正のフィードバック〔医学〕(出力をさらに増強する方向に働くフィードバック).
p. fog 写真の陽画のかぶり.
p. geotropism 向地性.
p. hole 正孔〔医学〕.
p. induction 陽性導出(誘導)〔医学〕.
p. inotropic action 筋変力作用陽性運動.
p. inotropic effect 陽性変力効果〔医学〕.
p. interference 正の干渉〔医学〕.
p. ion 陽イオン(正電荷をもつイオン)，= cation.
p. lens 正レンズ，= convex lens.
p. leukotaxis 陽性白血球〔遊〕走性.
p. lusitropic effect 弛緩促進効果〔医学〕.
p. matrix 正型〔医学〕.
p. maximum 陽性極大〔医学〕.
p. meniscus 実性メニスカスレンズ(凹凸レンズで，凸面半径が凹面のそれよりも大きいもの).
p. model 陽性モデル〔医学〕.
p. negative pressure breathing (**PNPB**) 陽圧陰圧呼吸.
p. negative pressure ventilation 陽陰圧換気〔法〕〔医学〕.
p. phase 陽性相，陽性期(陰性相に続いて起こるオプソニン指数の増大期).
p. photodromy 趨光陽性.
p. phototaxis 陽性走光性.
p. placebo response 陽性プラセ(シー)ボ治療効果〔医学〕.
p. pole 正極，陽極，= anode.
p. pressure 陽圧.
p. pressure breathing (**PPB**) 陽圧呼吸〔医学〕.
p. pressure respiration 陽圧呼吸〔法〕〔医学〕.
p. pressure ventilation (**PPV**) 陽圧換気.
p. rays 陽極線，= anode ray.
p. reinforcement 陽性強化〔医学〕.
p. reinforcer 陽性強化刺激〔医学〕.
p. scotoma 実性暗点〔医学〕(患者自身が自覚するもの).
p. selection ①ポジティブセレクション，正の選択(胸腺内で自己成分に弱く結合するようなT細胞レセプターをもったT細胞は，T細胞レセプターからの刺激によって成熟T細胞へと分化することをいう). ②正の淘汰(ダーウィン淘汰. 生存に有利な遺伝的変異が，その頻度を増していくこと)，= Darwinian selection.
p. selection of T cells T細胞のポジティブセレクション(T細胞のレパートリー形成過程で働く正の選択を指す. 胸腺内で将来役立つ可能性のある特定のT細胞クローンを選び細胞死を回避させること).
p. sharp wave 陽性鋭波.
p. sign 陽性徴候.
p. sign of pregnancy 妊娠確徴〔医学〕.
p. soap 陽性石ケン(逆性石ケンともいう)，= invert soap.
p. stain 陽性染色〔法〕.
p. strand virus ポジティブ鎖ウイルス，プラス鎖ウイルス.
p. supporting reaction 陽性支持反応〔医学〕.
p. symptom 陽性症状.
p. taxis 正の走性〔医学〕.
p. torsion 時計式回転.
p. transfer 感覚転移の有利なこと.
p. transference 陽性感情転移(患者が好意，信頼，愛情などを治療者に向けるもの).
p. trophotropism 栄養向性.
p. variation 正変動.
p. venous pulse 陽性静脈波(三尖弁閉鎖不全や，高度心不全に生じ収縮期のx谷が消え，収縮波がすべて陽性になる静脈波)，= pathologic pulse.
p. vertical divergence (**+VD**) 実性垂直開散(右眼の視線は上方へ，または左眼の視線は下方へ開散すること).
p. work 正の仕事〔医学〕.
positively bathmotropic 変閾値性上昇の.
positively inotropic 正の変力作用(筋収縮力を増強させること).
pos·i·tron [pázitrɑn] 陽電子(Anderson が1932年に発見した粒子で，電荷も質量も電子と同程度の正電荷をもつ)，= positon，positive electron.
p. annihilation beam 陽電子消滅線.
p. camera 陽電子カメラ〔医学〕，ポジトロンカメラ(核医学診断用装置).
p. computed tomography ポジトロンCT(陽電子放射断層法)，= positron emission transaxial tomography (PETT).
p.-electron pair 陰陽電子対〔医学〕.
p. emission 陽電子放射〔医学〕.
p. emission computed tomography 陽電子(ポジトロン)放出断層撮影法，陽電子放出〔型〕CT〔医学〕，= positron emission CT.
p. emission CT 陽電子放出CT.
p. emission tomography (**PET**) ポジトロンエミッショントモグラフィ(ペット. CTの画像再構成原理にしたがって核医学画像の断層像を作成するもの. 冠動脈潅流試験が血流低下を示した際，代謝活性があれば心筋は生存能をもち，なければ生存能がない).
p. emission transaxial tomography (**PETT**)

P

陽電子放射型体軸横断断層撮影〔法〕[医学]，ポジトロン放射型体軸横断断層撮像〔法〕.
p. emitter 陽電子放射体 [医学]，ポジトロン放射体.
p. scan ポジトロン（陽電子）スキャン，= positron scanning.
p. scanning ポジトロン（陽電子）スキャンニング，= positron scan.
p. tracer ポジトロントレーサ.
Posner, Adolf [pásnə:r] ポスナー（1906–2002，アメリカの眼科医）.
P.–Schlossman syndrome ポスナー・シュロスマン症候群（緑内障–毛様体炎発症．続発緑内障の一病型）.
po·sol·o·gy [pəsálədʒi, pous–] 薬量学 [医学]．形 posologic, posological.
pos·ses·sion [pəzéʃən] ① 憑衣ひょうい．② 所有物．形 possessed.
post– [poust] 後，後方，続などの意を表す接頭語で，ギリシャ語の meta に相当する.
post [póust] ① ポスト，合釘（義歯を支持させるために天然歯に挿入するもの）．② 後〔の〕，後方〔の〕.
p. and core technique ポスト・コア技法 [医学].
p. antibiotic effect (**PAE**) 抗生物質治療効果（細菌に抗生物質を作用させた後，薬剤をとり除いた場合にみられる薬剤の細菌に対する影響のこと．一般に PAE は時間で示す）.
p. capillary pulmonary hypertension 後肺毛細血管性肺高血圧（肺毛細血管圧の上昇による肺高血圧症）.
p. cibum [L] 食後に．形 postcibal.
p.–clival fissure [TA] 後斜台裂*，= fissura post clivalis [L/TA].
p. crown 継続歯 [医学]，ポストクラウン [医学]，合釘継続歯（歯冠部の欠損したときに人工的につくられた歯冠部を継続させて外観上完全な歯牙の形態につくったもの），= dowel crown.
p. dam area ダム後野，後堤部（域），= posterior palatal seal area.
p. gonococcal urethritis (**PGU**) 淋疾後尿道炎.
p. heterokinesia 後ヘテロキネシア（第2期減数分裂における性染色体の配列）.
p. kala–azar dermal leishmaniasis (**PKDL**)（カラアザールの不完全治癒例や経過の長い場合のらい腫様の皮膚病変）.
p. lumbar puncture syndrome 腰椎穿刺後症候群.
p. partum 分娩後．形 postpartal, postpartum.
p. sing sed liq post singulas sedes liquidas 水様便後ごとにの略.
p. stroke depression 脳卒中後うつ病.
post·a·bor·tal [pòustəbɔ́:təl] 流産後の，堕胎後の.
p. endometritis 流産後子宮内膜炎 [医学].
post·ac·ces·su·al [pòustəkséʃuəl] 発病後の，発作後の.
post·ac·e·tab·u·lar [pòustæsitǽbjulər] 寛骨臼後方の.
post·ac·i·dot·ic [pòustæsidátik] 酸性症経過後の.
post·ad·ap·ta·tion [pòustədæptéiʃən] 後適応 [医学].
post·ad·dict [poustǽdikt] 依存後の [医学]，嗜癖後の，常習後の.
post·ad·o·les·cence [pòustædəlésəns] 青年期後.
postadrenalectomy syndrome 副腎摘出（切除）後症候群，= Nelson syndrome.
post·a·fene [pástəfi:n] ポスタフェン 化 p–chlorobenzhydryl–(m–methylbenzyl) ethylendiaminedihydrochloric acid（動揺病の治療薬）.
postage stamp grafts 切手状移植片.
post·a·nal [poustéinəl] 肛門後の.
p. abscess 肛門後部膿瘍 [医学].
p. crescent 肛後半月状部.
p. papilla 肛後乳頭.
p. repair 肛門後方修復 [医学].
post·an·es·thet·ic [pòustænisθétik] 麻酔後の.
p. recovery 麻酔後回復 [医学].
p. recovery unit (**PARU**) 麻酔後回復ユニット [医学].
post·an·o·dal [pòusteinóudəl] 陽極後の [医学].
p. enhancement 陽極後増強 [医学].
postaortic nodes [TA] 大動脈後リンパ節，= nodi retroaortici [L/TA], nodi postaortici [L/TA].
post·ap·o·plec·tic [poustæ̀pəpléktik] 卒中後の [医学].
p. cyst 卒中後嚢胞.
p. epilepsy 〔脳〕卒中後てんかん [医学].
postarsphenamine jaundice アルスフェナミン後黄疸.
postauditory process 外耳後突起（側頭骨鱗状部の突起で，鼓室洞の外側壁および外耳道の後壁をなす）.
postaural arch 耳後弓（鰓弓）.
post·au·ric·u·lar [poustɔ:ríkjulər] 耳後部の [医学].
p. incision 耳〔介〕後部切開〔術〕[医学].
post·ax·i·al [poustǽksiəl] 後軸の（腕では尺骨後，脚では腓骨後）.
p. margin 軸後縁 [医学].
p. muscle 後軸筋（四肢背側にある筋）.
postaxillary line 後腋窩線，= linea axillaris posterior.
postbasic stare 後脳底性凝視.
post·bra·chi·um [poustbréikiəm] 後腕（四丘体の），= brachium quadrigeminum inferius.
post·bran·chi·al [poustbrǽŋkiəl] 後鰓管の.
p. body 鰓後体，= ultimobranchial body.
post·buc·cal [poustbʌ́kəl] 頬面窩洞後方の.
post·bul·bar [poustbʌ́lbər] 延髄後方の.
p. ulcer 球後部潰瘍 [医学].
post·cap·il·lar·ies [poustkjǽpiləri:z] 後毛細血管（毛細管の構造をもち，毛細管と小静脈との移行部に当たる最小静脈の部分）.
postcapillary venules (**PCV**) 毛細血管後静脈，後毛細血管細静脈（細静脈の一種で，毛細血管と普通の静脈の間の部分．リンパ節内の PCV は特に高内皮性細静脈と呼ばれる）.
postcardiotomy syndrome 心臓切開後症候群 [医学]，心術後症候群（心臓手術後数日から数週で起こる心膜炎）.
postcardunal vein 後主静脈 [医学].
postcataract aphakia 白内障術後無水晶体症 [医学]，術後無水晶体眼，白内障術後無水晶体眼.
post·cath·o·dal [pòustkæθóudəl] 陰極後の [医学].
p. depression 陰極後抑圧 [医学].
post·ca·va [poustkéivə] 上行大静脈，= ascending vena cava．形 postcaval.
postcaval nodes [TA] 大静脈後リンパ節，= nodi retrocavales [L/TA], nodi postcavales [L/TA].
postcaval ureter 大静脈後尿管，= retrocaval u..
post·ce·cal [poustsí:kəl] 盲腸後方の.
p. abscess 盲腸後膿瘍.
post·cen·tral [poustséntrəl] 中心後方の，中心後回の.
p. area 後中野（中溝の後方にある脳皮質）.
p. branch [TA] 後中心枝*，= ramus postcentralis [L/TA].
p. fissure [TA] 中心後裂*，= fissura postcentralis [L/TA].

P

p. gyrus [TA] 中心後回〔医学〕, = gyrus postcentralis [L/TA].
p. sulcal artery 中心後溝動脈.
p. sulcus [TA] 中心後溝, = sulcus postcentralis [L/TA].
post·cen·tra·lis [pòustsentréilis] 中心後裂.
post·cer·e·bel·lar [pòustseribélər] 小脳後部の.
post·ce·re·bral [poustséribrəl, -səríb-] 大脳後部の.
post·ce·sar·e·an [pòustsizéəriən] 帝王切開後の.
p. syndrome 帝王切開後症候群〔医学〕.
postcholecystectomy syndrome 胆嚢切除〔術〕後症候群〔医学〕.
post·cibal [pòustsáibəl] 食後の.
post·cis·ter·na [pòustsistə́:nə] 大槽(小脳延髄槽), = cisterna magna.
post·cla·vic·u·lar [pòustkləvíkjulər] 鎖骨後方の.
post·cli·mac·ter·ic [pòustklaimæktérik] 更年期後の, 閉経期後の.
p. bleeding 更年期後出血〔医学〕.
postcloacal cuticular ridge 半月状ヒダ.
post·co·i·tal [poustkóuitəl] 性交後の.
p. contraception 性交後避妊.
p. contraceptive 性交後避妊薬〔医学〕.
p. test 性交後〔精子疎通性〕検査, = Huhner test.
postcommissural fibres [TA] 交連後線維*(脳弓柱の主要な線維), = fibrae postcommissurales [L/TA].
post·com·mis·sure [poustkámiʃər] 後交連(脳の), = commissura posterior cerebri.
postcommissurotomy syndrome 交連切開〔術〕後症候群〔医学〕.
postcommunical part 後交通部, = pars postcommunicalis.
postcommunical part of anterior cerebral artery 前大脳動脈の後交通動脈.
postcommunicating part [TA] 交通後部*, = pars postcommunicalis [L/TA].
postconcussion neurosis 脳振とう(盪)〔症〕後神経症.
postconcussion psychosis 脳振とう(盪)後精神病〔医学〕.
postconcussion syndrome 後脳振とう(盪)症候群(脳振盪の後続症として起こる自覚症状で, 頭痛, 頭内音感, めまい, 不眠, 刺激過敏などを主とし, 脳の器質的変化を伴わない), = posttraumatic constitution, Marie head-wound syndrome.
postconcussional syndrome 脳振とう(盪)後遺症〔医学〕.
post·con·dy·lar [poustkándilər] 顆後方の, 顆頭後の.
p. notch 顆後切痕.
post·con·nu·bial [pòustkounjú:biəl] 結婚後の.
post·con·vul·sive [pòustkənvʌ́lsiv] 痙攣後の.
post·cor·dial [poustkɔ́:diəl] 心臓後方の.
post·cor·nu [poustkɔ́:nju] 後角(脳室の), = cornu occipitale.
postcostal anastomosis 後肋骨吻合(第1から第7までの肋間胸動脈の吻合で, 脊椎動脈を形成する).
post·cri·brum [poustkráibrəm] 後穿孔質, = substantia perforata posterior.
post·cri·coid [poustkráikɔid] 輪状軟骨後部の〔医学〕.
post·cu·bi·tal [poustkjú:bitəl] 前腕背側の.
postdate pregnancy 予定日超過妊娠, = prolonged pregnancy.
post·de·vel·op·men·tal [pòustdivèləpméntəl] 発育期後の.
postdiarrhoic constipation 下痢後便秘〔医学〕.
post·di·a·stol·ic [pòustdaiəstálik] 弛緩期後の(心音の).
post·di·crot·ic [pòustdaikrátik] 重複脈後の(脈波についていう).
post·di·ges·tive [pòustdaiʤéstiv] 消化後の.
postdilution hemofiltration 希釈後血液濾(ろ)過〔医学〕.
post·diph·the·rit·ic [pòustdifθerítik] ジフテリア後の〔医学〕, = postdiphtheric.
p. paralysis ジフテリア後麻痺(ジフテリア回復後に起こる軟口蓋, 眼筋, 下肢の筋などの麻痺).
post·doctoral [pòustdáktərəl] 大学院卒後〔の〕〔医学〕.
post·dor·mi·tal [poustdɔ́:mitəl] 睡眠後期の, 後睡眠期の.
postdormitial depression 覚醒時抑うつ状態.
post·dor·mi·tum [poustdɔ́:mitəm] 睡眠後期, 後睡眠期.
postdrive depression ポストドライブ抑制.
postductal coarctation 管後型大動脈縮窄〔症〕〔医学〕.
postductal type coarctation of aorta 管後型大動脈縮窄〔症〕〔医学〕.
post·du·ral [poustdjú:rəl] 硬髄膜後の.
p. artery 後髄膜動脈, = posterior meningeal a..
posteclamptic psychosis 子かん(癇)後精神病〔医学〕.
post·em·bry·on·ic [pòustembriánik] 胎生期後の, 出生後の〔医学〕.
post·en·ceph·a·lit·ic [pòustensèfəlítik] 脳炎後の.
p. behavior syndrome 脳炎後行動異常症候群〔医学〕.
p. parkinsonism 脳炎後パーキンソン症候群〔医学〕, 脳炎後パーキンソニズム.
p. shaking palsy 脳炎後振せん(戦)麻痺〔医学〕.
post·en·ceph·a·li·tis [pòustensèfəláitis] 脳炎後遺症(運動性に乏しい仮面顔貌を呈し, 振戦麻痺様症状を伴うときは parkinsonian syndrome と呼ぶ). 形 postencephalitic.
post·ep·i·lep·tic [pòustepiléptik] てんかん発症後の.
pos·te·ri·ad [pɑstí:riæd] 後方へ, 後部の.
pos·te·rio-oc·clu·sion [pɑstí:riou əklú:ʒən] 臼歯咬合, 後方咬合, = distocclusion.
pos·te·ri·or [pɑstí:riər] [L/TA] ① 後, = posterior [TA]. ② 後の, 後方の, 後部の, = posticus.
p. accessory olivary nucleus [TA] 背側副オリーブ核, = nucleus olivaris accessorius posterior [L/TA].
p. acoustic stria [TA] 後聴条*, = stria cochlearis posterior [L/TA].
p. ampullar nerve 後膨大部神経〔医学〕.
p. ampullary nerve [TA] 後膨大部神経, = nervus ampullaris posterior [L/TA].
p. ankle region [TA] 後距腿部, = regio talocruralis posterior [L/TA].
p. antebrachial cutaneous nerve [TA] 後前腕皮神経, = nervus cutaneus antebrachii posterior [L/TA].
p. anterior jugular vein 外側浅頸静脈.
p. aperture of nose 後鼻孔, = choana.
p. aphasia 後方失語〔症〕.
p. arch [TA] 後弓, = arcus posterior atlantis [L/TA].
p. arch of atlas 環椎後弓.
p. arm region 後上腕部〔医学〕.
p. articular facet [TA] 後関節面, = facies articularis posterior [L/TA].

p. articular surface of dens 〔歯突起〕後関節面.
p. asynclitism 後〔在〕頭頂骨進入〔医学〕, 後不正軸進入, = Litzmann obliquity.
p. atlanto-occipital membrane [TA] 後環椎後頭膜(環椎後弓の頭蓋縁と後面とから大孔の後端に達する幅の広い膜), = membrana atlantooccipitalis posterior [L/TA].
p. attachment of linea alba [TA] 白線補束, = adminiculum lineae albae [L/TA].
p. auricular artery [TA] 後耳介動脈, = arteria auricularis posterior [L/TA].
p. auricular groove [TA] 後耳介溝, = sulcus posterior auriculae [L/TA].
p. auricular muscle 後耳介筋.
p. auricular nerve [TA] 後耳介神経, = nervus auricularis posterior [L/TA].
p. auricular plexus 後耳介動脈神経叢.
p. auricular vein [TA] 後耳介静脈, = vena auricularis posterior [L/TA].
p. axillary fold 後腋窩ヒダ.
p. axillary line [TA] 後腋窩線, = linea axillaris posterior [L/TA].
p. basal branch 後肺底動脈.
p. basal segment 後肺底区.
p. basal segment〔S X〕 [TA] 後肺底区, = segmentum basale posterius〔S X〕[L/TA].
p. basal segmental artery [TA] 後肺底動脈, = arteria segmentalis basalis posterior [L/TA].
p. basal segmental bronchus〔B X〕 [TA] 後肺底枝, = bronchus segmentalis basalis posterior〔B X〕[L/TA].
p. belly [TA] 後腹, = venter posterior [L/TA].
p. bite wing 後咬翼〔医学〕.
p. blepharitis 後部眼瞼炎.
p. bony ampulla [TA] 後〔骨〕膨大部, = ampulla ossea posterior [L/TA].
p. border [TA] 後縁, = margo posterior [L/TA].
p. border of petrous part [TA] 錐体後縁, = margo posterior partis petrosae [L/TA].
p. brachial cutaneous nerve [TA] 後上腕皮神経, = nervus cutaneus brachii posterior [L/TA].
p. branch(es) [TA] 後上葉静脈, 後枝(後下膵十二指腸動脈), = ramus posterior [L/TA], rami posteriores [L/TA].
p. bumper 後方バンパ〔医学〕.
p. caecal artery [TA] 後盲腸動脈, = arteria caecalis posterior [L/TA].
p. calcaneal articular facet [TA] 後踵骨関節面, = facies articularis calcanea posterior [L/TA].
p. cardinal veins 後主静脈.
p. carpal region 後手根部.
p. cecal artery 後盲腸動脈.
p. cells 後部細胞.
p. central convolution 中心後回.
p. central gyrus 中心後回, = g. postcentralis.
p. centriole 後位中心粒〔医学〕(精虫の中体輪を形成する).
p. cerebellar lobe 後小脳葉(一次裂の後側に存在する小脳部).
p. cerebellar notch 後小脳切痕.
p. cerebellomedullary cistern [TA] 小脳延髄槽, = cisterna cerebellomedullaris posterior [L/TA].
p. cerebral artery [TA] 後大脳動脈, = arteria cerebri posterior [L/TA].
p. cerebral commissure 〔大脳の〕後交連.
p. cervical intertransversarii muscles 頸後横突間筋.
p. cervical intertransverse muscles 頸後横突間筋.
p. cervical plexus [TA] 後頸神経叢*, = plexus cervicalis posterior [L/TA].
p. cervical region [TA] 後頸部, = regio cervicalis posterior [L/TA], regio colli posterior [L/TA].
p. cervical sympathetic syndrome 後部頸交感神経症候群〔医学〕.
p. chamber [TA] 後眼房, = camera posterior [L/TA].
p. choroidal artery 後脈絡叢動脈.
p. choroiditis 後部脈絡膜炎.
p. circumflex humeral artery [TA] 後上腕回旋動脈, = arteria circumflexa humeri posterior [L/TA].
p. circumflex humeral vein [TA] 後上腕回旋静脈*, = vena circumflexa humeri posterior [L/TA].
p. clinoid process [TA] 後床突起, = processus clinoideus posterior [L/TA].
p. cochlear nucleus [TA]〔背側〕蝸牛神経核(蝸牛神経背側核), = nucleus cochlearis posterior [L/TA].
p. colpocoeliotomy 後膣式開復〔術〕〔医学〕.
p. colporrhaphy 後膣壁縫合術〔医学〕.
p. column [TA] 後柱(後角(脊髄の) cornu posterius が頸髄から尾髄まで連続したもの), = columna posterior [L/TA].
p. column ataxia 後索性運動失調.
p. column of spinal cord 〔脊髄の〕後柱.
p.-columnmedial-lemniscus system 後索内側毛帯系(識別性の触覚と深部感覚とを伝える感覚系伝導路).
p. columns of vagina 後皺柱〔医学〕.
p. commissure [TA] 後陰唇交連, = commissura labiorum posterior [L/TA], 後交連, = commissura epithalamica [L/TA], commissura posterior [L/TA].
p. commissure of labia 後陰唇交連〔医学〕.
p. commissure of larynx 喉頭後交連.
p. communicating artery [TA] 後交通動脈, = arteria communicans posterior [L/TA].
p. compartment of arm [TA] 上腕の後区画*, = compartimentum brachii posterius [L/TA].
p. compartment of forearm [TA] 前腕の後区画*, = compartimentum antebrachii posterius [L/TA].
p. compartment of leg [TA] 下腿の後区画*, = compartimentum cruris posterius [L/TA].
p. compartment of thigh [TA] 大腿の後区画*, = compartimentum femoris posterius [L/TA].
p. conjunctival arteries [TA] 後結膜動脈, = arteriae conjunctivales posteriores [L/TA].
p. cord [TA] 後神経束, = fasciculus posterior [L/TA].
p. cord of brachial plexus 腕神経叢の後神経束.
p. cord syndrome 後索症候群(Goll および Burdach 索の病変に際し, 脊髄癆, 悪性貧血においてみられる症候群で, 知覚異常, 運動失調, 膀胱直腸括約筋の機能障害など).
p. corneal dystrophy 後部角膜ジストロフィ.
p. coronary plexus 後冠状動脈神経叢.
p. costotransverse ligament 後肋横突靱帯.
p. cranial fossa [TA] 後頭蓋窩, = fossa cranii posterior [L/TA].
p. crico-arytenoid [TA] 後輪状披裂筋, = musculus cricoarytenoideus posterior [L/TA].
p. cricoarytenoid ligament 後輪状披裂靱帯.
p. cricoarytenoid muscle 後輪状披裂筋〔医学〕.
p. cruciate ligament (PCL) [TA] 後十字靱帯, = ligamentum cruciatum posterius [L/TA].
p. crus of stapes アブミ骨後脚.
p. cubital region 後肘部〔医学〕.
p. cusp [TA] 後尖, = cuspis posterior [L/TA].

P

p. cutaneous branch [TA] 後皮枝*, = ramus cutaneus posterior [L/TA].
p. cutaneous nerve [TA] 後皮枝*, = ramus cutaneus posterior [L/TA].
p. cutaneous nerve of arm [TA] 後上腕皮神経, = nervus cutaneus brachii posterior [L/TA].
p. cutaneous nerve of forearm [TA] 後前腕皮神経, = nervus cutaneus antebrachii posterior [L/TA].
p. cutaneous nerve of thigh [TA] 後大腿皮神経, = nervus cutaneus femoris posterior [L/TA].
p. deep temporal artery [TA] 後深側頭動脈, = arteria temporalis profunda posterior [L/TA].
p. discission 後部水晶体被膜切割.
p. divisions [TA] 後部, = divisiones posteriores [L/TA].
p. drawer sign 後方引き出し徴候.
p. drawer test 後方引き出しテスト.
p. elastic layer 後境界線.
p. elbow region 後肘部 [医学].
p. ethmoidal air cells 後篩骨蜂巣.
p. ethmoidal artery [TA] 後篩骨動脈, = arteria ethmoidalis posterior [L/TA].
p. ethmoidal cells [TA] 篩骨蜂巣(後部)*, 後篩骨洞, = cellulae ethmoidales posteriores [L/TA].
p. ethmoidal foramen [TA] 後篩骨孔, = foramen ethmoidale posterius [L/TA].
p. ethmoidal nerve [TA] 後篩骨神経, = nervus ethmoidalis posterior [L/TA].
p. external arcuate fibres [TA] 後外弓状線維, = fibrae arcuatae externae posteriores [L/TA].
p. external vertebral venous plexus [TA] 後外椎骨静脈叢, = plexus venosus vertebralis externus posterior [L/TA].
p. extremity [TA] 後端, = extremitas posterior [L/TA].
p. facial vein 後顔面静脈.
p. facies 後面 [医学].
p. fascicle [TA] 後 束*, = fasciculus posterior [L/TA].
p. fascicular block 後枝ブロック(左脚の2枝のうち後枝の伝導がブロックされたもの).
p. fasciculus 後神経束 [医学].
p. fasciculus proprius [TA] 後索固有束, = fasciculus proprius posterior [L/TA].
p. femoral cutaneous nerve [TA] 後大腿皮神経, = nervus cutaneus femoris posterior [L/TA].
p. flagellum 後鞭毛.
p. focal point 後焦点(共役点の一つ).
p. fold of incus 後キヌタ骨ヒダ.
p. fold of malleus [TA] 後ツチ骨ヒダ, = plica mallearis posterior [L/TA].
p. fontanelle [TA] 小泉門, = fonticulus posterior [L/TA].
p. forearm region 後前腕部 [医学].
p. fossa approach 後頭蓋窩到達法.
p. fossa myelography 後頭蓋窩造影(撮影)〔法〕[医学].
p. fossa of cranium 後頭蓋窩 [医学].
p. funiculus [TA] 後 索, = funiculus posterior [L/TA].
p. fusion 後方固定 [医学].
p. gastric artery [TA] 後胃動脈, = arteria gastrica posterior [L/TA].
p. gastric branches [TA] 後胃枝, = rami gastrici posteriores [L/TA].
p. glandular branch [TA] 後〔腺〕枝, = ramus glandularis posterior [L/TA].
p. gluteal line [TA] 後殿筋線, = linea glutea posterior [L/TA].
p. grey commissure [TA] 後灰白交連, = commissura grisea posterior [L/TA].
p. hemiblock 左脚後枝へミブロック.
p. horn [TA] 後角, = cornu posterius [L/TA].
p. horn syndrome 後角症候群.
p. hypothalamic area [TA] 後視床下部域, = area hypothalamica posterior [L/TA].
p. hypothalamic nucleus 〔視床下部〕後核.
p. hypothalamic region [TA] 後視床下部域, = area hypothalamica posterior [L/TA].
p. hypothalamus 視床下部後部 [医学].
p. infarction 後壁梗塞〔症〕.
p. inferior cerebellar artery (PICA) [TA] 後下小脳動脈, = arteria inferior posterior cerebelli [L/TA].
p. inferior cerebellar artery syndrome 後下小脳動脈症候群 [医学].
p. inferior iliac spine [TA] 下後腸骨棘, = spina iliaca posterior inferior [L/TA].
p. inferior nasal nerves [TA] 下後鼻枝, = rami nasales posteriores inferiores [L/TA].
p. intercavernous sinus [TA] 後海綿間静脈洞*, = sinus intercavernosus posterior [L/TA].
p. intercondylar area [TA] 後顆間区, = area intercondylaris posterior [L/TA].
p. intercondylar area of tibia 脛骨の後顆間区.
p. intercostal arteries [TA] 肋間動脈(第三〜第十一), = arteriae intercostales posteriores [L/TA].
p. intercostal veins [TA] 肋間静脈, = venae intercostales posteriores [L/TA].
p. intermediate groove 後中間溝.
p. intermediate septum 後中間中隔(薄束と楔状束間の中隔).
p. intermediate sulcus [TA] 後中間溝, = sulcus intermedius posterior [L/TA].
p. intermuscular septum of leg [TA] 後下腿筋間中隔, = septum intermusculare cruris posterius [L/TA].
p. internal vertebral venous plexus [TA] 後内椎骨静脈叢, = plexus venosus vertebralis internus posterior [L/TA].
p. interosseous 後骨間の.
p. interosseous artery [TA] 後骨間動脈, = arteria interossea posterior [L/TA].
p. interosseous nerve [TA] 後〔前腕〕骨間神経, = nervus interosseus antebrachii posterior [L/TA].
p. interosseous veins [TA] 後骨間静脈, = venae interosseae posteriores [L/TA].
p. interpositus nucleus [TA]〔小脳〕後中位核, = nucleus interpositus posterior [L/TA].
p. interventricular artery 後室間動脈.
p. interventricular branch [TA] 後室間枝(後下行枝), = ramus interventricularis posterior [L/TA].
p. interventricular groove 後室間溝.
p. interventricular sulcus [TA] 後室間溝, = sulcus interventricularis posterior [L/TA].
p. interventricular vein [TA] 後室間静脈, = vena interventricularis posterior [L/TA].
p. intranodal tract 後結節間路(刺激伝導系の).
p. intra-occipital synchondrosis [TA] 後後頭内軟骨結合, = synchondrosis intraoccipitalis posterior [L/TA].
p. junction line 後接合線 [医学].
p. knee region 後膝部 [医学].
p. labial arteries 後陰唇動脈.
p. labial branches (♀) [TA] 後陰唇枝, = rami labiales posteriores (♀) [L/TA].
p. labial commissure 後陰唇交連.

P

p. labial nerves (♀) [TA] 後陰唇神経, = nervi labiales posteriores (♀) [L/TA].
p. labial veins (♀) [TA] 後陰唇静脈, = venae labiales posteriores (♀) [L/TA].
p. lacrimal crest [TA] 後涙骨陵, = crista lacrimalis posterior [L/TA].
p. laryngeal cleft 後部喉頭裂.
p. lateral choroidal branches [TA] 外側後脈絡叢枝, = rami choroidei posteriores laterales [L/TA].
p. lateral flagellum 後側鞭毛.
p. lateral fontanel 後側頭泉門〔医学〕.
p. lateral nasal arteries [TA] 外側後鼻枝, = arteriae nasales posteriores laterales [L/TA].
p. lateral segment [TA] 後外側区, = segmentum posterius laterale dextrum [L/TA].
p. lateral sulcus 後外側溝〔医学〕.
p. layer [TA] 浅葉, = lamina posterior [L/TA], lamina superficialis [L/TA].
p. layer of rectus abdominis sheath 腹直筋鞘後葉.
p. left ventricular branch [TA] 左心室後枝, = ramus posterior ventriculi sinistri [L/TA].
p. leg region 後下腿部〔医学〕.
p. leukoencephalopathy syndrome 後白質脳症症候群.
p. ligament of auricle [TA] 後耳介靱帯, = ligamentum auriculare posterius [L/TA].
p. ligament of fibular head [TA] 後腓骨頭靱帯, = ligamentum capitis fibulae posterius [L/TA].
p. ligament of head of fibula 後腓骨頭靱帯, = ligamentum capitis fibulae posterius.
p. ligament of incus [TA] 後キヌタ骨靱帯, = ligamentum incudis posterius [L/TA].
p. limb [TA] 後脚*, = crus posterius [L/TA].
p. limiting lamina [TA] 後境界板, = lamina limitans posterior [L/TA].
p. limiting lamina of cornea 〔角膜の〕後境界板, = posterior limiting layer of cornea.
p. limiting layer of cornea 〔角膜の〕後境界板.
p. lip [TA] 後唇, = labium posterius [L/TA].
p. liver [TA] 肝臓の後部*, = pars posterior hepatis [L/TA].
p. lobe [TA] 後葉, = lobus posterior [L/TA].
p. lobe hormone 後葉ホルモン〔医学〕.
p. lobe of cerebellum [TA] 小脳後葉, = lobus cerebelli posterior [L/TA].
p. lobe of hypophysis 下垂体後葉(下垂体の中葉により前葉から区別される神経性の部分), = pars nervosa.
p. longitudinal bundle 後縦束, = fasciculus longitudinalis dorsalis.
p. longitudinal fasciculus [TA] 背側縦束, 後縦束*(橋および大脳脚にある線維で, 四丘体および第4, 第6脳神経の下部構造とに通ずる束), = fasciculus longitudinalis posterior [L/TA].
p. longitudinal ligament [TA] 後縦靱帯, = ligamentum longitudinale posterius [L/TA].
p. malleolar fold [TA] 後ツチ骨ヒダ, = plica mallearis posterior [L/TA].
p. malleolus 後果.
p. margin 後縁.
p. medial choroidal branches [TA] 内側後脈絡叢枝, = rami choroidei posteriores mediales [L/TA].
p. medial segment [TA] 後内側区, = segmentum posterius mediale dextrum [L/TA].
p. mediam septum 後内側中隔(脊髄後索間の隔壁).
p. median line [TA] 後正中線, = linea mediana posterior [L/TA].
p. median septum [TA] 後正中中縦隔, = septum medianum posterius [L/TA].
p. median sulcus [TA] 後正中溝, = sulcus medianus posterior [L/TA].
p. median sulcus of medulla oblongata 〔延髄〕後正中溝.
p. median sulcus of spinal cord 〔脊髄〕後正中溝.
p. mediastinal arteries 後縦隔動脈.
p. mediastinal nodes 後縦隔リンパ節〔医学〕.
p. mediastinal route 後縦隔経路〔医学〕.
p. mediastinum [TA] 縦隔の後部(後縦隔), = mediastinum posterius [L/TA].
p. membranous ampulla [TA] 後〔膜〕膨大部, = ampulla membranacea posterior [L/TA].
p. meningeal artery [TA] 後硬膜動脈, = arteria meningea posterior [L/TA].
p. meniscofemoral ligament [TA] 後半月大腿靱帯, = ligamentum meniscofemorale posterius [L/TA].
p. myocardial infarction 後壁心筋梗塞, 後壁梗塞, = posterior infarction.
p. naris 後鼻腔, = choanae.
p. nasal aperture [TA] 後鼻孔, = apertura nasalis posterior [L/TA], choanae [L/TA].
p. nasal spine [TA] 後鼻棘, = spina nasalis posterior [L/TA].
p. neck region 後頸部〔医学〕.
p. nephrectomy 後方腎摘出〔術〕〔医学〕, 腰式腎切除術, = lumbar nephrectomy.
p. nerve of lesser curvature [TA] 後小弯神経*, = nerus curvaturae minoris posterior [L/TA].
p. neuropore 尾側(後)神経孔〔医学〕.
p. nodes [TA] 後腋窩リンパ節, = nodi posteriores [L/TA].
p. notch of cerebellum 後小脳切痕.
p. nuclear complex of thalamus [TA] 視床後核群, = nuclei posteriores thalami [L/TA].
p. nucleus [TA] 視床後核, = nucleus dorsalis [L/TA], nucleus posterior [L/TA].
p. nucleus of hypothalamus [TA] 視床下部後核, = nucleus posterior hypothalami [L/TA].
p. nucleus of lateral funiculus [TA] 側索後核*, = nucleus posterior funiculi lateralis [L/TA].
p. nucleus of lateral lemniscus [TA] 外側毛帯後核*, = nucleus posterior lemnisci lateralis [L/TA].
p. nucleus of vagus nerve [TA] 迷走神経背側核, = nucleus posterior nervi vagi [L/TA].
p. obturator tubercle [TA] 後閉鎖結節, = tuberculum obturatorium posterius [L/TA].
p. occlusion 臼歯咬合, 遠心咬合.
p. osseous ampulla 後骨膨大部〔医学〕.
p. palatal seal 後堤法, 後縁封鎖, 口蓋後縁封鎖.
p. palatal seal area 後堤域(硬口蓋・軟口蓋の接合部に沿った軟組織で, 義歯の維持を助ける部分), = post dam area.
p. palpebral margin [TA] 後眼瞼縁, = limbus posterior palpebrae [L/TA].
p. papillary muscle [TA] 後乳頭筋, = musculus papillaris posterior [L/TA].
p. paracentral gyrus [TA] 後中心旁回*, = gyrus paracentralis posterior [L/TA].
p. paragigantocellular reticular nucleus [TA] 後巨大細胞旁核*, = nucleus paragigantocellularis posterior [L/TA].
p. paramedian groove 脊髄後中間溝, = sulcus intermedius posterior.
p. paramedian nucleus [TA] 後正中旁核*, = nu-

P

cleus paramedianus posterior [L/TA].
p. paraventricular nucleus [TA] 後室旁核*, ＝ nucleus paraventricularis posterior [L/TA].
p. parietal artery [TA] 後頭頂動脈, ＝ arteria parietalis posterior [L/TA].
p. parolfactory sulcus 後嗅傍溝.
p. part [TA] 後部, ＝ pars posterior [L/TA].
p. part of diaphragmatic surface of liver 肝臓の横隔面の後部.
p. part of knee [TA] 膝窩, ＝ poples [L/TA].
p. part of lateral funiculus [TA] 側索後部*, ＝ pars posterior funiculi lateralis [L/TA].
p. part of liver [TA] 尾状葉, ＝ lobus caudatus [L/TA].
p. pelvic exenteration 後方骨盤内臓全摘〔医学〕, 後骨盤除臓〔術〕(膀胱, 尿道より後方の骨盤内臓器摘出とリンパ節摘出, S状結腸人工肛門形成を含む).
p. perforated substance [TA] 後有孔質, ＝ substantia perforata posterior [L/TA].
p. perineum 後会陰〔医学〕.
p. periventricular nucleus [TA] 後室周囲核, ＝ nucleus periventricularis posterior [L/TA].
p. pillar of fauces [TA] 口蓋咽頭弓*, ＝ plica posterior faucium [L/TA].
p. pituitary gland 脳下垂体後葉〔医学〕.
p. pituitary (gland) hormone 下垂体後葉ホルモン〔医学〕(vasopressin, oxytocin など).
p. pituitary injection 脳下垂体後葉注射液(バソプレシンおよびオキシトシンの両成分を含む滅菌水溶液で, 1mL中10単位の効力をもつ. 子宮収縮, 止血), ＝ injection pituitarii posterioris, injectio posthypophysae, solution of posterior pituitary, liquor pituitarii posterii.
p. pituitary principle 下垂体後葉物質, ＝ posterior pituitary substance.
p. plexus [TA] 後神経叢*, ＝ plexus posterior [L/TA].
p. polar cataract 後極白内障〔医学〕.
p. pole [TA] 後極, ＝ polus posterior [L/TA].
p. polioencephalitis 後部灰白脳炎(第四脳室付近の灰白質炎).
p. polymorphous corneal dystrophy 後部多形性角膜ジストロフィ.
p. pretectal nucleus [TA] 後視蓋前核*, ＝ nucleus pretectalis posterior [L/TA].
p. probability 事後確率(検査後確率と同意).
p. process [TA] 距骨後突起, ＝ processus posterior tali [L/TA], 後突起, ＝ processus posterior [L/TA].
p. process of septal cartilage 〔鼻中隔軟骨〕後突起.
p. process of talus 距骨後突起.
p. prolapse of vagina 後腟脱〔医学〕.
p. pyramid 延髄の背側錐体, ＝ funiculus graciles.
p. quadrangular lobule〔H Ⅶ〕 [TA] 後四角小葉, ＝ lobulus quadrangularis posterior〔H Ⅶ〕[L/TA].
p. radicular artery [TA] 後根動脈*, ＝ arteria radicularis posterior [L/TA].
p. rami [TA] 後枝, ＝ rami posteriores [L/TA].
p. ramus [TA] 後枝, ＝ ramus posterior [L/TA].
p. raphe nucleus [TA] 後縫線核*, ＝ nucleus raphes posterior [L/TA].
p. recess [TA] 後陥凹, ＝ recessus posterior [L/TA].
p. recess of tympanic membrane 後鼓膜陥凹.
p. region of arm [TA] 後上腕部, ＝ regio brachii posterior [L/TA], regio brachialis posterior [L/TA].
p. region of elbow [TA] 後肘部, ＝ regio cubitalis posterior [L/TA].
p. region of forearm [TA] 後前腕部, ＝ regio antebrachii posterior [L/TA], regio antebrachialis posterior [L/TA].
p. region of knee [TA] 後膝部, ＝ regio genus posterior [L/TA].
p. region of leg [TA] 後下腿部, ＝ regio cruris posterior [L/TA].
p. region of neck 後頸部〔医学〕.
p. region of thigh [TA] 後大腿部, ＝ regio femoris posterior [L/TA].
p. region of wrist [TA] 後手根部, ＝ regio carpalis posterior [L/TA].
p. rhinoscopy 後鼻鏡検査〔法〕.
p. rhizotomy 脊髄〔神経〕後根切断〔術〕.
p. root [TA] 後根(脊髄神経節の神経細胞からの輸入神経線維で, 中枢側に入るもの), ＝ radix posterior [L/TA].
p. sacral foramina [TA] 後仙骨孔, ＝ foramina sacralia posteriora [L/TA].
p. sacro-iliac ligament [TA] 後仙腸靱帯, ＝ ligamentum sacroiliacum posterius [L/TA].
p. sagging 後方落ち込み.
p. sagittal diameter 後矢状径.
p. scalene [TA] 後斜角筋, ＝ musculus scalenus posterior [L/TA].
p. scalene muscle 後斜角筋.
p. scapular nerve 肩甲背神経.
p. scleritis 後強膜炎.
p. sclerosis 後索硬化〔症〕.
p. scrotal branches (♂) [TA] 後陰嚢枝, ＝ rami scrotales posteriores (♂) [L/TA].
p. scrotal nerves (♂) [TA] 後陰嚢神経, ＝ nervi scrotales posteriores (♂) [L/TA].
p. scrotal veins (♂) [TA] 後陰嚢静脈, ＝ venae scrotales posteriores (♂) [L/TA].
p. segment [TA] 後区, ＝ segmentum posterius [L/TA].
p. segment〔S Ⅱ〕 [TA] 後上葉区, ＝ segmentum posterius〔S Ⅱ〕[L/TA].
p. segment of eyeball 後眼部, 硝子体眼房.
p. segmental artery [TA] 後〔上葉〕動脈, ＝ arteria segmentalis posterior [L/TA], 後区動脈, ＝ arteria segmenti posterioris [L/TA].
p. segmental artery of kidney 腎後区動脈.
p. segmental bronchus〔B Ⅱ〕 [TA] 後上葉枝, ＝ bronchus segmentalis posterior〔B Ⅱ〕[L/TA].
p. semicircular canal [TA] 後〔骨〕半規管, ＝ canalis semicircularis posterior [L/TA].
p. semicircular duct [TA] 後半規管, ＝ ductus semicircularis posterior [L/TA].
p. semilunar cusp [TA] 後半月弁, ＝ valvula semilunaris posterior [L/TA].
p. semilunar valve 後半月弁〔医学〕.
p. septal artery of nose 中隔後鼻動脈.
p. septal branches [TA] 中隔後鼻枝, ＝ rami septales posteriores [L/TA].
p. septum 後中隔(クモ膜下中隔), ＝ septum posticum.
p. sinus [TA] 後洞, ＝ sinus posterior [L/TA].
p. solitary nucleus [TA] 後孤束核*, ＝ nucleus solitarius posterior [L/TA].
p. sphincteroplasty 後方括約筋形成〔医学〕.
p. spinal artery [TA] 後脊髄動脈, ＝ arteria spinalis posterior [L/TA].
p. spinal artery syndrome 後脊髄動脈症候群.
p. spinal sclerosis 後索硬化〔症〕〔医学〕, 脊髄後索硬化症.

P

p. spinal veins [TA] 後脊髄静脈, = venae spinales posteriores [L/TA].
p. spinocerebellar tract [TA] 後脊髄小脳路, = tractus spinocerebellaris posterior [L/TA].
p. staphyloma 後極ぶどう〔膜〕腫 [医学], = staphyloma posticum.
p. sternoclavicular ligament [TA] 後胸鎖靱帯, = ligamentum sternoclaviculare posterius [L/TA].
p. stop 後方制動 [医学].
p. subcapsular cataract 後嚢下白内障 [医学].
p. subnucleus [TA] 後 部*, = pars posterior [L/TA].
p. sucker 後吸盤.
p. superior alveolar artery [TA] 後上歯槽動脈, = arteria alveolaris superior posterior [L/TA].
p. superior alveolar branches [TA] 後上歯槽枝, = rami alveolares superiores posteriores [L/TA].
p. superior fissure [TA] 後上裂*, = fissura posterior superior [L/TA].
p. superior iliac spine [TA] 上後腸骨棘, = spina iliaca posterior superior [L/TA].
p. superior lateral nasal branches [TA] 外側上後鼻枝, = rami nasales posteriores superiores laterales [L/TA].
p. superior medial nasal branches [TA] 内側上後鼻枝, = rami nasales posteriores superiores mediales [L/TA].
p. superior pancreaticoduodenal artery [TA] 後上膵十二指腸動脈, = arteria pancreaticoduodenalis superior posterior [L/TA].
p. supraclavicular nerve 後鎖骨上神経.
p. surface [TA] 後面, = facies posterior [L/TA].
p. surface of arm 上腕後面.
p. surface of arytenoid cartilage 披裂軟骨後面.
p. surface of cornea 角膜後面.
p. surface of elbow 肘後面.
p. surface of eyelid [TA] 眼瞼後面, = facies posterior palpebrae [L/TA].
p. surface of fibula 腓骨後面.
p. surface of forearm 前腕後面, 前腕背面.
p. surface of iris 虹彩後面.
p. surface of kidney 腎臓後面.
p. surface of leg 下腿後面.
p. surface of lens 水晶体後面.
p. surface of lower limb 下肢後面.
p. surface of pancreas 膵臓後面.
p. surface of petrous part [TA]〔錐体〕後面, = facies posterior partis petrosae [L/TA].
p. surface of petrous part of temporal bone 側頭骨錐体部後面.
p. surface of prostate 前立腺後面.
p. surface of radius 橈骨後面.
p. surface of shaft of humerus 上腕骨後面.
p. surface of suprarenal gland 副腎後面.
p. surface of thigh 大腿後面.
p. surface of tibia 脛骨後面.
p. surface of ulna 尺骨後面.
p. symblepharon 瞼球〔間〕後癒着〔症〕[医学], 後瞼球癒着.
p. synechia 虹彩後癒着 [医学].
p. talar articular surface [TA] 後距骨関節面, = facies articulais talaris posterior [L/TA].
p. talar articular surface of calcaneus 踵骨の後距骨関節面.
p. talocalcaneal ligament [TA] 後距踵靱帯, = ligamentum talocalcaneum posterius [L/TA].
p. talocrural region [TA] 後距腿部, = regio talocruralis posterior [L/TA].
p. talofibular ligament [TA] 後距腓靱帯, = ligamentum talofibulare posterius [L/TA].
p. talotibial ligament 後距脛靱帯.
p. tegmental decussation [TA] 背側被蓋交叉, = decussatio tegmentalis posterior [L/TA].
p. tegmental nucleus [TA] 後被蓋核, = nucleus tegmentalis posterior [L/TA].
p. temporal artery 後側頭葉動脈.
p. temporal branch(es) [TA] 後側頭枝, = ramus temporalis posterior [L/TA], rami temporales posteriores [L/TA].
p. temporal diploic vein [TA] 後側頭板間静脈, = vena diploica temporalis posterior [L/TA].
p. thalamic radiation [TA] 視床後放線*, = radiatio posterior thalami [L/TA], 後視床放線, = radiatio thalamica posterior [L/TA].
p. thoracic nucleus [TA] 胸髄核, = nucleus thoracicus posterior [L/TA].
p. tibial artery [TA] 後脛骨動脈, = arteria tibialis posterior [L/TA].
p. tibial muscle 後脛骨筋.
p. tibial node [TA] 後脛骨リンパ節, = nodus tibialis posterior [L/TA].
p. tibial recurrent artery [TA] 後脛骨反回動脈, = arteria recurrens tibialis posterior [L/TA].
p. tibial veins [TA] 後脛骨静脈, = venae tibiales posteriores [L/TA].
p. tibiofibular ligament [TA] 後脛腓靱帯, = ligamentum tibiofibulare posterius [L/TA].
p. tibiotalar ligament 後脛距靱帯.
p. tibiotalar part [TA] 後脛腓部, = pars tibiotalaris posterior [L/TA].
p. tibiotalar part of deltoid ligament 三角靱体の後脛距部.
p. tooth 臼歯.
p. transverse temporal gyrus [TA] 後横側頭回*, = gyrus temporalis transversus posterior [L/TA].
p. triangle [TA] 後頸三角, = trigonum cervicale posterius [L/TA], 外側頸三角, = trigonum colli laterale [L/TA].
p. triangle of neck 後頸三角(前は胸鎖乳突筋, 後は僧帽筋の前縁, 底辺は鎖骨の中央部で囲まれ, その頂点は後頭骨で, 肩甲舌骨筋により, 後頭三角と鎖骨下三角とに分かれる).
p. triangular space 後三角窩(胸鎖乳突筋, 僧帽筋, 鎖骨とに囲まれた鎖骨上方の窩).
p. trigeminothalamic tract [TA] 後三叉神経視床路*, = tractus trigeminothalamicus posterior [L/TA].
p. tubercle [TA] 後結節(腰椎および胸椎の後端にある突起), = tuberculum posterius [L/TA].
p. tubercle of atlas 〔環椎〕後結節.
p. tubercle of cervical vertebrae 〔頸椎〕後結節.
p. tympanic artery [TA] 後鼓室動脈, = arteria tympanica posterior [L/TA].
p. tympanotomy 後方鼓室開放術 [医学].
p. urethra 後部尿道 [医学].
p. urethral valve 後部尿道弁 [医学].
p. urethritis 後部尿道炎.
p. vagal trunk [TA] 後迷走神経幹, = truncus vagalis posterior [L/TA].
p. vaginal column [TA] 後雛柱(後ヒダ柱), = columna rugarum posterior [L/TA].
p. vaginal hernia 後腟壁ヘルニア(ダグラス窩とともに腸が腟壁後方に脱出するもの), = enterocele.
p. vaginal vault 後腟円蓋.
p. vaginism 後部腟痙 [医学].
p. vaginismus 後部腟痙(肛門挙筋の痙攣によるもの).

P

p. vein [TA] 後上葉静脈, = vena posterior [L/TA].
p. vein of corpus callosum [TA] 後脳梁静脈*, = vena posterior corporis callosi [L/TA].
p. vein of septum pellucidum [TA] 後透明中隔静脈 (vena septi pellucidi [PNA]), = vena posterior septi pellucidi [L/TA].
p. vein(s) of left ventricle [TA] 左心室後静脈, = vena (venae) ventriculi sinistri posterior (es) [L/TA].
p. ventrolateral nucleus [TA] 腹外側後核*, = nucleus posterior ventrolateralis [L/TA].
p. vestibular branch [TA] 後蝸牛枝*, = ramus vestibularis posterior [L/TA].
p. vestibular vein [TA] 後前庭静脈, = vena vestibularis posterior [L/TA].
p. view 後面像 [医学].
p. wall [TA] 後壁, = paries posterior [L/TA], 乳突壁, = paries mastoideus [L/TA].
p. white commissure [TA] 後白交連, = commissura alba posterior [L/TA].
posteriori probability 事後確率.
pos·te·ri·us [poustí:riəs] 後方 (posterior の中性).
postero– [pɑstərou, –rə] 後, 後方, 後部の意味を表す接頭語.
pos·ter·o·an·te·ri·or [pɑ̀stərouæntí:riər] 前後の, 背腹の.
pos·ter·o·clu·sion [pɑ̀stərouklú:ʒən] 遠心咬合, = distocclusion, posterior occlusion.
pos·ter·o·ex·ter·nal [pɑ̀stərouikstə́:nəl] 後外側の, = posteroexternad.
pos·ter·o·in·fe·ri·or [pɑ̀stərouinfí:riər] 後下方の.
p. infarction 後下壁梗塞〔症〕.
p. myocardial infarction 後下壁心筋梗塞, = posteroinferior infarction.
pos·ter·o·in·ter·nal [pɑ̀stərouintə́:nəl] 後内側の, = posterointernad.
pos·ter·o·lat·er·al [pɑ̀stəroulǽtərəl] 後側面の, = posterolaterad.
p. central arteries [TA] 後外側中心動脈*, = arteriae centrales posterolaterales [L/TA].
p. fissure [TA] 後外側裂, = fissura posterolateralis [L/TA].
p. fontanel(le) 後側頭泉門, = mastoid fontanelle.
p. groove 後外側溝 (延髄にあって脳神経根を収める).
p. nucleus [TA] 後外側核*, = nucleus posterolateralis [L/TA], nucleus posterior lateralis [L/TA].
p. ray 後側肋.
p. rotatory instability 後外側回旋不安定性.
p. sclerosis 後索側索硬化 (感覚運動神経を侵す).
p. sclerosis syndrome 後側索硬化症症候群 (痙攣, 知覚異常による運動失調, 括約筋機能不全などの症候群).
p. solitary nucleus [TA] 後外側孤束核*, = nucleus solitarius posterolateralis [L/TA].
p. sulcus [TA] 後外側溝, = sulcus posterolateralis [L/TA].
p. thoracotomy 後側方開胸〔術〕.
p. tract [TA] 後外側路, = tractus posterolateralis [L/TA].
pos·ter·o·me·di·al [pɑ̀stəroumí:diəl] 後内側の, = posteromediad.
p. central arteries [TA] 後内側中心動脈, = arteriae centrales posteromediales [L/TA].
p. frontal branch [TA] 後内側前頭枝, = ramus frontalis posteromedialis [L/TA].
p. hypothalamotomy 後内側視床下部切裁 [医学].
p. nucleus [TA] 後内側核*, = nucleus posteromedialis [L/TA], nucleus posterior medialis [L/TA].
p. part [TA] 後内側部*, = pars posteromedialis [L/TA].
p. rotatory instability 後内側回旋不安定性.
p. ventral nucleus of thalamus 視床後内腹側核, = semilunar nucleus, n. semilunaris.
pos·ter·o·me·di·an [pɑ̀stəroumí:diən] 後部正中の.
p. medullary veins [TA] 後正中延髄静脈*, = vena medullaris posteromediana [L/TA].
pos·ter·o·pa·ri·e·tal [pɑ̀stəroupəráiətəl] 頭頂骨後方の.
pos·ter·o·su·pe·ri·or [pɑ̀stərousju:pí:riər] 後上方の.
pos·ter·o·tem·po·ral [pɑ̀stəroutémpərəl] 側頭骨後方の.
posterotransverse diameter 頭頂直径, = parietal diameter.
pos·ter·u·la [pɑstérjulə] 鼻介骨と後鼻腔との中間腔.
post·e·soph·a·ge·al [pòusti:sɑ̀fəʤí:əl] 食道後方の.
post·eth·moid [poustéθmɔid] 篩骨後の.
postexercise albuminuria 運動性タンパク尿, 運動後アルブミン尿 (運動後に排出するタンパク尿で生理的タンパク尿の一つ).
post·ex·i·on [poustéksiən] 後屈, = posterior flexion. 形 postexed.
post·ex·po·sure [pòustekspóuʒər] 後露光 [医学].
postextraction hemorrhage 抜歯後出血.
post·ex·tra·sys·tol·ic [poustèkstrəsistɑ́lik] 期外収縮後の [医学].
p. potentiation 期外収縮後増強 [医学], 期外収縮後心収縮力増強作用.
p. T wave 期外収縮後 T 波.
post·feb·rile [poustfí:bril] 発熱後の.
postfibrinous fibrosis 後線維素性線維化, 組織化性線維化.
post·fluo·r·ide [poustflú:əraid] フッ化物性の (う〈齲〉歯発生についていう).
p. caries フッ化物性う歯.
post·fo·vea [poustfóuviə] 後窩 (第四脳室底の下窩), = fovea inferior.
post·fron·ta·le [pòustfrʌntéili] 後額骨 (爬虫類の頭蓋にある被覆骨).
post·gan·gli·on·ic [pòustgæŋgliɑ́nik] 節後の, 細胞後の.
p. fiber 節後神経線維.
p. motor neuron 節後運動ニューロン.
p. nerve fiber 節後神経線維 [医学].
p. nerve fibres [TA] 節後〔神経〕線維, = neurofibrae postganglionicae [L/TA].
p. neuron 〔神経〕節後ニューロン [医学] (節前ニューロンにより刺激を受ける輸出交感ニューロン).
postgastrectomy syndrome 胃切除後症候群 [医学], = dumping syndrome.
post·gem·i·num [poustʤéminəm] 後四丘体 (下丘のこと), = colliculus inferior, testes.
post·gen·er·a·tion [pòustʤenəréiʃən] 後生.
post·gle·noid [poustglí:nɔid] 後関節窩の.
p. process 浅窩後突起 (錐体鼓室裂の前方にある側頭骨突起で, 下顎窩と外耳道とを隔離するもの).
p. tubercle 浅窩後結節 (側頭骨の下方突起で, 関節窩の後方にある).
post·grad·u·ate [poustgrǽʤueit] ① 卒業後の, 大学院の (医学の正科課程を修了した後に修める学課についていう). ② 大学院学生.
p. clinical training 臨床研修 (卒後の臨床医の訓

練).
p. education 生涯教育〔医学〕, 卒後教育〔医学〕.
p. medical education 卒後医学教育.
p. training 卒後研修〔医学〕.
post·grip·pal [poustgrípəl] インフルエンザ後の.
post·hem·i·ple·gic [pòusthemiplédʒik] 片麻痺後の〔医学〕.
p. chorea 片麻痺後〔性〕舞踏病〔医学〕, = athetosis, postparalytic chorea.
p. epilepsy 片麻痺後てんかん〔医学〕.
post·hem·or·rhage [pousthéməridʒ] 二次性出血.
post·hem·or·rha·gic [pousthèmərǽdʒik] 出血後の.
p. anemia 出血後〔性〕貧血〔医学〕.
p. hydrocephalus 出血後水頭症〔医学〕.
p. subependymal cyst 出血後上衣下嚢胞〔医学〕.
post·he·pat·ic [pòusthipǽtik] 肝後方の.
p. jaundice 肝後性黄疸, 胆汁うっ滞性黄疸.
posthepatitic cirrhosis 肝炎後性肝硬変〔医学〕(特にウイルス性肝炎の後遺症のこと).
posthepatitis syndrome 肝炎後症候群.
postherpetic neuralgia (PHN) 疱疹後(ヘルペス後)神経痛〔医学〕, 帯状疱疹後神経痛(帯状疱疹の治癒後も残存する慢性の神経因性疼痛. 高齢者や皮疹の重症例に多くみられ, 6ヵ月を超えると難治性となる).
pos·thet·o·my [pɑsθétəmi] ① 包皮切断術(割礼), = circumcision. ② 輪状切開術(眼瞼の), = peritomy.
pos·thi·o·plas·ty [pɑ́sθiəplæ̀sti] 包皮形成術〔医学〕.
post·hip·po·cam·pal [pòusthipəkǽmpəl] 海馬回後の.
p. fissure 鳥距溝, = calcarine fissure.
pos·thi·tis [pɑsθáitis] 包皮炎〔医学〕.
pos·tho·lith [pɑ́sθəliθ] 包皮〔結〕石〔医学〕, = smegmolith.
pos·thu·mous [pɑ́stʃuməs] ① 死後の. ② 父の死後に生まれた. ③ 母の死体から産まれた.
p. birth 父親死後の誕生.
post·hy·oid [pousthа́iɔid] 舌骨後方の.
post·hyp·not·ic [pòusthipnɑ́tik] 睡眠後の, 催眠〔術〕後の.
p. psychosis 後催眠性精神病.
p. suggestion 催眠後暗示〔医学〕(催眠中に与えた暗示が, 覚醒後実行されるような暗示).
post·hy·poph·y·sis [pòusthaipɑ́fisis] 下垂体後葉.
post·ic·tal [poustíktəl] 発作後の, 発症後の.
p. automatism 発作後自動症(精神運動発作の一つ. 全般痙攣発作などの後に意識が完全に回復するまでに出現するもの).
p. confusion 発作後錯乱〔医学〕.
p. paralysis 発作後麻痺(てんかん発作後に一過性に起こる運動麻痺), = Todd paralysis.
p. sleep 終末睡眠.
posticteric encephalopathy 黄疸後脳症〔医学〕.
pos·ti·cus [pɑstáikəs] 後〔部〕, = posterior.
p. palsy 後筋麻痺.
p. paralysis 後筋麻痺〔医学〕(喉頭筋中の唯一の開大筋である後輪状披裂筋の麻痺で, 反回神経麻痺の一症状).
post-immunization encephalopathy 接種後エンセファロパチー(脳症)〔医学〕.
post-infarction angina 梗塞後狭心症.
post-infarction ventricular septal defect 心筋梗塞後心室中隔欠損.
post-infection fatigue syndrome 感染後疲労症候群.
post·in·fec·tious [pòustinfékʃəs] 感染後の〔医学〕.
p. encephalitis 感染後〔性〕脳炎〔医学〕(先行感染に引き続いて起こるアレルギー性脳炎. 脱髄病変が主体), = acute disseminated encephalitis, acute disseminated encephalomyelitis, acute demyelinating disease, acute perivascular myelinoclasis.
p. encephalomyelitis 感染後脳脊髄炎〔医学〕.
p. myelitis 感染後脊髄炎.
p. psychosis 感染後精神病〔医学〕, 伝染病後精神病.
post·in·flu·en·zal [pòustinfluénzəl] インフルエンザ後の.
p. pneumonia インフルエンザ後肺炎.
post·in·su·lar [poustínsjulər] 島後部の.
post·ir·ra·di·at·ed le·sion [pòustiréidieitid lí:ʒən] 放射線照射後障害, 放射後障害〔医学〕.
post·ir·ra·di·a·tion [pòustirèidiéiʃən] 照射後〔の〕〔医学〕.
p. cystitis 放射線〔性〕膀胱炎〔医学〕.
p. syndrome 後照射症候群(炎症性病変, 出血, 貧血, 衰弱などを主症状とする大量照射後に発生する症候群).
post·is·chi·al [poustískiəl] 坐骨後方の.
postlaminar part [TA] 強膜篩板後部*, = pars postlaminaris [L/TA].
postlaminar part of optic nerve 視神経〔篩〕板後部, = pars postlaminaris nervi optici.
postlingual deafness 言語修得後難聴.
post-lingual fissure [TA] 後舌裂*, = fissura postlingualis [L/TA].
postlunate fissure 後半月裂.
postmalaria neurologic syndrome マラリア後神経学的症候群.
post·ma·lar·i·al [pòustməléəriəl] マラリア後の.
postmarital amblyopia 新婚弱視, = Burns amaurosis.
postmarketing surveillance 市販後調査〔医学〕.
postmastectomy lymphedema syndrome 乳房切除後リンパ浮腫症候群〔医学〕.
post·mas·toid [poustmǽstɔid] 乳突後方の.
post·ma·ture [pòustmətʃúər] 過熟, 発育過度.
p. birth 過期産〔医学〕(発育過度または分娩予定日を過ぎた児の出産), = post-term birth.
p. delivery 過期産, 過熟分娩〔医学〕, = post-term delivery.
p. infant 過熟児〔医学〕(旧称, 現在は過期産児), = post-term infant.
post·ma·tur·i·ty [pòustmətʃú:riti] 過熟.
p. syndrome 過熟妊娠症候群.
post·max·il·la [pòustmæksílə] 後小顋, = second maxilla.
post·me·di·an [poustmí:diən] 後正中線の.
post·me·di·as·ti·nal [pòustmi:diǽstinəl] 縦隔洞後方の.
post·me·di·as·ti·num [pòustmi:diəstáinəm, -tí-nəm] 後縦隔洞.
post·mei·ot·ic [pòustmaiɑ́tik] 減数分裂後の, = postmiotic.
p. phase 後減数期, 後還元期.
post·men·o·pau·sal [pòustmenoupɔ́:zəl] 閉経〔期〕後の〔医学〕.
p. atrophy 閉経後萎縮.
p. bleeding (PMB) 閉経後出血〔医学〕.
p. osteoporosis 閉経後骨粗鬆症〔医学〕.
p. syndrome (PMS) 閉経後症候群〔医学〕.
post·men·strua [poustménstruə] 月経期後.
post·men·stru·al [poustménstruəl] 月経後の.
p. phase 月経期後, = postmenstrual period.
post·mes·en·ter·ic [pòustmesəntérik] 腸間膜後部の.

P

post·min·i·mus [poustmíniməs] 副指(趾). 複 postminimi.
post·mi·ot·ic [pòustmaiátik] 減数分裂後の.
post·mi·tot·ic [pòustmaitátik] 有糸核分裂後の.
p. interval 有糸分裂後期, G_1 期.
p. interval gap 分裂後期 [医学].
p. phase 分裂後期.
post-molar persistent hCG 奇胎後 hCG 存続症.
post·mor·tal [poustmɔ́:təl] 死後〔の〕[医学].
p. hypostasis 死後の血液就下, = postmortem hypostasis.
p. staining 死後染色.
post·mor·tem [poustmɔ́:təm] 死後に, 死後の [医学]. 形 postmortal.
p. autolysis 死後自己分解.
p. blood coagulation 死後の血液凝固.
p. cesarean section 死後帝王切開〔術〕.
p. changes 死後変化.
p. cooling 死冷.
p. delivery 死後分娩 [医学].
p. diffusion of alcohol アルコールの死後拡散.
p. examination ① 剖検 [医学], 死体解剖, = autopsy. ② 検死 [医学].
p. examination of evidence 証拠物件死後検査 [医学].
p. glycolysis 死後解糖 [医学].
p. human kidney cell 死体腎細胞 [医学], = PHK cell.
p. hypostasis 死後〔の〕血液沈下 [医学].
p. inspection 検死(屍).
p. inspection by medical doctor 検案.
p. livedo 死後皮斑.
p. lividity 死斑.
p. phenomenon 死徴 [医学].
p. production of alcohol アルコールの死後産生.
p. pustule 剖検性膿疱 [医学] (死体を取り扱うために生ずるもの).
p. result 剖検結果 [医学].
p. rigidity 死後硬直 [医学], 死体硬直, = rigo(u)r mortis.
p. scissors 解剖はさみ.
p. thrombus 死体凝血 [医学], 死後血栓.
p. tubercle 死毒結節, = verruca necrogenica.
p. wart 死毒性いぼ [医学].
postmyocardial infarction syndrome (**PMIS**) 心筋梗塞後症候群, = Dressler syndrome.
post·na·ris [poustnéiris] 後鼻腔, 後鼻孔, = choana. 形 postnarial.
post·na·sal [poustnéizəl] 鼻後方の.
p. catarrh 咽頭後部カタル.
p. discharge 後鼻漏.
p. drip (**PND**) 鼻後方滴注〔法〕[医学], 後鼻漏.
p. packing 後鼻タンポン.
p. space 後鼻腔 [医学].
post·na·tal [poustnéitəl] 生後の [医学].
p. asphyxia 生後仮死 [医学].
p. care 生後管理 [医学].
p. development 生後発育 [医学].
p. growth 生後発育 [医学].
p. immunity 生後免疫.
p. perid 出生後期 [医学].
post·ne·crot·ic [pòustnikrátik] 壊死後〔性〕の.
p. cirrhosis 壊死後〔性〕肝硬変 [医学].
post·neu·rit·ic [pòustnju:rítik] 神経炎後の.
post·ni·da·tion phase [pòustnaidéiʃən féiz] 受精卵着床後期.
post·nod·u·lar [poustnádjulər] 結節後の.
postnormal occlusion 遠心咬合, = mesial occlusion.
post·ob·lon·ga·ta [pòustablangéitə, -gá:tə] 延髄下の.
postobstructive pneumonia 閉塞性肺炎.
post·oc·u·lar [poustákjulər] 眼後方の.
post·ol·i·vary [poustálivəri] オリーブ核後方の.
postoncolytic immunity 腫瘍細胞融解後免疫.
post·op·er·a·tive [poustápərətiv] 〔手〕術後の, 術後〔性〕[医学].
p. adhesion 術後癒着 [医学].
p. alopecia 術後脱毛症.
p. angina 術後アンギナ [医学].
p. anuria 術後無尿 [医学].
p. bleeding 術後出血 [医学].
p. blood salvage 術後血液回収 [医学].
p. bronchial fistula 術後気管支瘻(現在気管支瘻の多くは術後に発生する気管支断端瘻である).
p. care 〔手〕術後処置 [医学], 術後ケア.
p. chemotherapy 術後化学療法 [医学].
p. complication 術後合併症 [医学].
p. course 術後経過 [医学].
p. death 術後死〔亡〕[医学].
p. esophagitis 術後食道炎 [医学].
p. gastritis 術後胃炎 [医学].
p. hepatic failure 術後肝不全 [医学], = postoperative liver failure.
p. hernia 〔手〕術後ヘルニア [医学], = incisional hernia.
p. hypoxia 術後低酸素血症.
p. ileus 術後イレウス [医学].
p. infection 術後感染 [医学].
p. intestinal obstruction 術後腸閉塞 [医学].
p. irradiation 術後照射 [医学].
p. low cardiac output syndrome 術後低心拍出量症候群 [医学].
p. management 術後管理 [医学].
p. maxillary cyst 術後性上顎嚢胞 [医学].
p. medication 〔手〕術後投薬 [医学].
p. myxedema 術後粘液水腫 [医学].
p. nutrition 術後栄養 [医学].
p. pain 術後〔疼〕痛 [医学].
p. pancreatic abscess 術後膵膿瘍.
p. pancreatitis 術後膵炎 [医学].
p. parotitis 術後耳下腺炎 [医学].
p. period 術後〔期〕[医学].
p. peritonitis 術後腹膜炎 [医学].
p. pneumonia 術後肺炎 [医学].
p. psychosis 術後精神病 [医学] (術後精神障害), = postoperative mental disturbance.
p. pulmonary complication 術後肺合併症.
p. shock 術後ショック [医学].
p. stomal stricture 術後吻合部狭窄 [医学].
p. stricture 術後性狭窄 [医学].
p. tetany 術後テタニー.
p. thrombosis 術後血栓症 [医学].
p. wound infection 術後創感染 [医学].
p. X-ray irradiation 術後 X 線照射 [医学].
post·op·er·a·tive·ly [poustápərətivli] 術後に [医学].
post·o·per·cu·lum [pòustoupə́:kjuləm] 後弁蓋(弁蓋の後部).
postoptic commissure 視神経後交連.
postoptic myelitis (神経脳脊髄病), = neuroencephalomyelopathy.
post·o·ral [poustɔ́:rəl] 口後の.
p. arch 口後弓(鰓弓).
post·or·bi·tal [poustɔ́:bitəl] 後眼窩の.
post·pal·a·tine [poustpǽlətain] 口蓋後部の.

post·pal·li·um ［poustpǽliəm］ 後外套(ローランド溝後方の大脳皮質).
post·pal·u·dal ［poustpǽljudəl］ マラリア後の, = postmalarial.
postpancreatectomy diabetes 膵摘後糖尿病.
post·par·a·lyt·ic ［pòustpærəlítik］ 麻痺後の.
post·par·ox·ys·mal ［pòustpærəksízməl］ 発作後の［医学］.
postpartal cardiomyopathy 産褥性心筋症, = postpartum cardiomyopathy.
post·par·tum ［poustpá:təm］ 分娩後の［医学］.
p. acute renal failure 分娩後急性腎不全［医学］.
p. alopecia 分娩後脱毛症.
p. blue 産後精神異常［医学］.
p. blues 産後抑うつ.
p. cardiomyopathy 分娩後心筋症, 産褥性心筋症.
p. depression 産後うつ.
p. estrus 分娩後発情.
p. hemorrhage (PPH) 分娩後出血［医学］.
p. hypertension 分娩後高血圧〔症〕［医学］.
p. myxedema 分娩後粘液水腫［医学］.
p. pituitary necrosis syndrome 分娩後下垂体壊死症候群.
p. psychosis 産後精神病.
p. tetanus 分娩後破傷風.
p. tormina 分娩後陣痛.
postperforated space 後有孔質, = substantia perforata posterior.
post·per·fo·ra·tum ［pòustpə:fɔ:réitəm］ = substantia perforata posterior.
postperfusion lung 体外循環後肺.
postperfusion syndrome 体外循環後症候群［医学］, ポストパーフュージョン症候群(体外循環により血液が異物に接することで生じるアナフィラキシー様反応を示す症候群. 血液透析, 人工心肺後にみられる).
postpericardiotomy syndrome 心膜切開後症候群［医学］(心膜切開を伴う手術後にみられる心膜炎の症状).
post·per·ma·nent den·ti·tion ［poustpə́:mənent dentíʃən］ 永久歯発生後生歯［医学］.
post·pha·ryn·ge·al ［pòustfəríndʒiəl］ 咽頭後方の.
postphlebitic syndrome 静脈炎後遺症［医学］, 静脈炎後症候群.
post·pi·tu·i·tary ［pòuspitjú:itəri］ 下垂体後葉の.
post·pneu·mon·ic ［pòustnju:mánik］ 肺炎後の.
postpolio muscle atrophy ポリオ後遺筋萎縮症［医学］.
postpolio syndrome (PPS) ポストポリオ症候群, ポリオ後症候群(乳幼児期のポリオが原因となり成人になってから足に麻痺を発症する).
postpoliomyelitis contracture 灰白炎後拘縮(後遺症性関節捻挫).
post·po·lym·er·i·za·tion ［pòustpəlìmərizéiʃən, –pàlim–］ 後重合［医学］.
postponed labor 遅発分娩［医学］.
postponed menstruation 後退月経［医学］.
post·po·nent ［poustpóunənt］ 再発遅延の.
postponing intermittent fever 遅滞性間欠熱(毎日の発作時間が前日のものよりは遅れること).
post·pon·tile ［poustpántil］ 脳橋後方の.
post·prandal ［pòus(t)prǽndiəl］ 食後, = postprandial.
p. leukocytosis 食後白血球増加〔症〕.
p. pain 食後胃痛.
post·pran·di·al ［poustprǽndiəl］ 食後の, = postprandal.
p. belching 食後のげっぷ［医学］.
p. hyperlipidemia 食後高脂血症.
p. hypoglycemia 食後性低血糖.
p. hypotension 食後性低血圧(食事の摂取後, 血圧が低下する血圧調節障害. 食事性低血圧ともいう).
p. thermogenesis 食後熱産生［医学］, 食後発熱.
post·pre·cip·i·ta·tion ［pòustprisìpitéiʃən］ 後沈, 沈殿後［医学］.
postprimary tuberculosis 初感染後結核.
post·pu·ber·tal ［poustpjú:bə:təl］ 思春期後の, = postpuberal.
post·pu·ber·ty ［poustpjú:bə:ti］ 思春期後期［医学］, = postpubescence.
post·pu·bes·cent ［pòustpju:bésənt］ 思春期後期の, = postpubertal.
post·pu·bis ［poustbjú:bis］ 後恥骨.
postpump syndrome = postperfusion syndrome.
post·pyk·not·ic ［pòustpiknátik］ 赤血球の核濃縮後の.
post·py·ram·i·dal ［pòustpirǽmidəl］ 錐体路後方の.
post–pyramidal fissure ［TA］錐体後裂*, = fissura postpyramidalis ［L/TA］.
post·pyr·a·mids ［poustpírəmidz］ ① 小脳の後錐体. ② 延髄の薄束.
postrabies vaccination encephalomyelitis 狂犬病ワクチン後脳炎, 狂犬病予防接種後脳脊髄炎［医学］.
post·ra·di·a·tion ［pòustreidiéiʃən］ 照射後発生性, 照射後の［医学］(放射線またはラジウムの).
post·ra·mus ［poustréiməs］ 後枝(小脳の活樹の幹の水平枝).
post·re·duc·tion ［pòustridʌ́kʃən］ ① 減数分裂後期. ② 後還元［医学］.
postreductional division 後減数型分裂［医学］.
postremal chamber ［TA］後眼房*, = camera postrema ［L/TA］.
post·re·nal ［poustrí:nəl］ 腎後性〔の〕［医学］.
p. acute renal faiure 腎後性急性腎不全［医学］.
p. albuminuria 腎後〔性〕タンパク尿〔症〕, 後腎性アルブミン尿(腎盂・腎杯以下の尿路で発生するもの).
p. anuria 腎後性無尿［医学］.
p. failure 腎後性腎不全［医学］.
p. hematuria 腎後性血尿［医学］.
p. uremia 腎後性尿毒症［医学］.
postreplication repair 複製後修復［医学］.
postresuscitation syndrome 蘇生後症候群.
postrhinal fissure 後嗅脳溝.
post·rhi·no·scope ［poustráinəskoup］ 後鼻鏡.
post·rhi·nos·co·py ［pòustrainάskəpi］ 後鼻鏡検査〔法〕［医学］.
post·ro·lan·dic ［pòustroulǽndik］ ローランド溝後方の.
p. area ローランド溝後方野, = postcentral area.
postrotary nystagmus 回転後眼振［医学］.
postrotatory nystagmus 回転後眼振(Bárány test の一方法で回転刺激後眼振), = after nystagmus.
postrubella syndrome 風疹後症候群.
post·ru·bros·ta·sis ［pòustru:brástəsis］ 後赤色充血(Ricker の炎症説における血管収縮による晩発性後期うっ血), = poststasis.
post·sa·cral ［poustséikrəl］ 仙骨後方の.
post·sca·le·nus ［pòustskeilí:nəs］ 後斜角筋, = scalenus posterior.
post·scap·u·lar ［poustskǽpjulər］ 肩甲骨後方の.
post·scap·u·lar·is ［poustskæpjuléəris］ 棘下筋, = infraspinatus.
post·scar·la·ti·nal ［pòustskɑ:lǽtinəl］ 猩紅熱後の［医学］.

P

postserum tetanus 血清注射後に発現する破傷風.
post·si·nu·soi·dal [pòustsainjusɔ́idəl] 類洞後性の〔医学〕.
post·sphe·noid [poustsfí:nɔid] 後蝶形骨(胎児の蝶形骨基底,翼状骨および蝶形骨翼状突起の総称).
p. bone 後蝶形骨.
post·sphyg·mic [poustsfígmik] 拍(動)後の(心室収縮終了から心房室弁の開口時までの短い等容性心室弛緩期), = isometric relaxation.
p. interval 後駆血期(心室拡張開始から房室弁が開くまでの等容性弛緩期のこと).
p. period 後駆出期,等容性弛緩期(心臓弛緩期の開始時において心筋が等容(長)性に弛緩するため,血液が心室に流入しない期間), = period of isometric relaxation.
post-spinal headache 脊椎麻酔後頭痛(低髄液圧性頭痛).
post·splen·ic [poustsplénik] 脾後方の.
post·sta·sis [pouststéisis] 後充血, = postrubrostasis.
poststationary phase 衰退期,死滅期.
poststeady state 後定常状態.
post·ste·not·ic [pòuststinátik] 狭窄後の〔医学〕.
p. dilatation 狭窄後拡張〔医学〕.
poststeroid panniculitis ステロイド後脂肪織炎.
post·ster·to·rous [pouststə́:tərəs] いびき発生後の(麻痺や麻酔についていう).
poststreptococcal acute glomerulonephritis レンサ球菌感染後急性糸球体腎炎, = scarlatinal nephritis.
poststreptococcal disease (化膿レンサ球菌感染後の続発症を指し,急性糸球体腎炎,リウマチ熱などがこれにあたる).
poststreptococcal glomerulonephritis レンサ球菌感染後糸球体腎炎.
postsulcal part [TA] 溝後部, = pars postsulcalis [L/TA].
postsulcal part of tongue 舌の溝後部.
postsurgical asplenia 脾摘後状態〔医学〕.
postsurgical blind loop syndrome 術後盲管症候群〔医学〕.
postsurgical hypoparathyroidism 術後上皮小体機能低下症〔医学〕.
postsurgical hypothyroidism 術後甲状腺機能低下症〔医学〕.
postsurgical malabsorption 術後吸収障害〔医学〕.
post·syl·vi·an [poustsílviən] シルヴィウス溝後方の.
post·syn·ap·tic [pòustsinǽptik] シナプス後〔部〕の〔医学〕,接合部後の〔医学〕.
p. alpha(α)-adrenoreceptor シナプス後アルファ〔-アドレナリン〕受容体.
p. beta(β)-adrenoreceptor シナプス後ベータ〔-アドレナリン〕受容体.
p. inhibition シナプス後抑制〔医学〕.
p. membrane シナプス後膜〔医学〕.
p. part シナプス後部〔医学〕.
p. potential (PSP) シナプス後電位〔医学〕.
post·syph·i·lit·ic [pòustsifilítik] 後梅毒性の.
posttachycardial syndrome 後頻脈症候群(頻脈が長期にわたり継続した後に起こる症候群で,心電図にSTの低下とT逆転を生じ,虚血心や心筋梗塞と間違える).
post·tar·sal [pòusttá:səl] 眼瞼後方の.
post·term [pòustə́:rm] 過期の.
p. birth 過期産, = postmature.
p. delivery 過期産, = postmature delivery.
p. infant 過期産児.
p. labor 過期産.
p. pregnancy 過期妊娠〔医学〕, = postmature pregnancy.
post·te·tan·ic [pòusttitǽnik] テタニー後の,強縮後の,反復刺激後の〔医学〕.
p. depression 反復刺激後抑圧〔医学〕.
p. potentiation (PTP) 反復刺激後増強〔医学〕.
posttherapeutic diagnosis 治療的診断.
postthrombotic syndrome 血栓後症候群,静脈血栓後遺症候群(下肢の深部静脈血栓の後に静脈の逆流や閉塞をきたす病態).
post·tib·i·al [pòusttíbiəl] 脛骨後方の.
post·tra·che·o(s)t·o·my [póusttrèikiá(s)təmi] 気管開口(切開)術後の.
p. lesion 気管開口術後障害〔医学〕.
p. stenosis 気管切開後狭窄〔医学〕.
post·trans·crip·tion·al [pòusttrænskrípʃənəl] 転写後の〔医学〕.
p. modification 転写後修飾〔医学〕.
p. regulation 転写後調節(遺伝子発現の調節機構のうち,転写後の段階で働くもの).
post·trans·fu·sion [pòusttrænsfjú:ʒən] 輸血後の.
p. GVH disease 輸血後移植片対宿主病.
p. GVHD 輸血後性移植片対宿主病.
p. hepatitis (PTH) 輸血後肝炎〔医学〕.
p. purpura (PTP) 輸血後紫斑,輸血後血小板減少性紫斑病(輸血後にみられる紫斑で,血中の抗血小板抗体などにより生じる).
post·trans·la·tion·al [pòusttrænsléiʃənəl] 翻訳後の〔医学〕.
p. modification 翻訳後修飾〔医学〕.
posttransplant lymphoproliferative disease 移植後リンパ球増殖症.
post-transverse anastomosis 後横吻合(第1から第7までの脊椎後突起背部の肋間胸動脈の吻合で,深頸動脈を形成する.胎児内での7つの体節間動脈の縦軸方向への連結で,後に椎骨動脈を形成).
post·trau·mat·ic [pòusttrɔːmǽtik] 外傷後の.
p. amnesia (PTA) 外傷後健忘(主として頭部の打撲,振盪に伴って発生する健忘〔症〕.逆行性健忘症がみられる).
p. arterial thrombosis 外傷後動脈血栓症〔医学〕.
p. automatism 外傷後無意識行動〔医学〕,外傷後自動症.
p. cerebral symptom 頭部外傷後遺症(頭部外傷後3週間以上の慢性期に入ってから発症,あるいは3週間以上経っても残る症候をいう).
p. dementia 外傷後痴呆.
p. diabetes 外傷後糖尿〔病〕〔医学〕.
p. diverticulum 外傷性憩室〔医学〕.
p. encephalopathy 外傷後エンセファロパチー〔医学〕,外傷後脳症〔医学〕.
p. epilepsy 外傷後てんかん〔医学〕(頭部の外傷による脳損傷によって発症する症候性てんかん).
p. headache 外傷後頭痛.
p. neck syndrome 外傷後頸〔部〕症候群,むち打ち後症候群.
p. neurosis 外傷後神経症〔医学〕.
p. osteoporosis 外傷後骨粗しょう(鬆)症〔医学〕(骨多孔症).
p. personality disorder 外傷後人格障害〔医学〕(脳に外傷を受けた後に発する精神障害で,症候としては頭痛,感情の不安定,疲労性,また時には痙攣などが起こる).
p. psychosis 外傷後精神病〔医学〕.
p. sequela 外傷後遺症,頭部外傷後遺症〔医学〕.
p. shock 外傷後ショック〔医学〕.
p. stress disorder (PTSD) 心的外傷後ストレス障

害.
p. stress syndrome 心的外傷後ストレス症候群.
p. syndrome 外傷後症候群 [医学].
p. thrombosis 後外傷性血栓症, = posttraumatic arterial venous thrombosis.
p. venous thrombosis 外傷後静脈血栓症 [医学].
posttreatment neuropathy 治療後神経障害.
post·tus·sis [pòusttʌ́sis] せき(咳)後に.
p. suction sound 咳(がい)そう後吸入音.
posttussive rale せき(咳)後ラ音(強制呼気の終わりに短くせきをさせるときに聴取される).
posttussive suction せき(咳)後吸音(せき後, 次の吸気前に肺空洞を聴診して聞こえる吸引音).
post·ty·phoid [poùsttáifɔid] 腸チフス後の.
p. abscess チフス後膿瘍.
pos·tu·late [pástʃuleit] ①仮定. ②公準. ③要請.
pos·tur·al [pástʃərəl] 体位〔の〕[医学].
p. albuminuria 体位性アルブミン尿, = orthostatic albuminuria.
p. amblyopia 体位性弱視.
p. blood pressure reflex 体位血圧反射.
p. change 体位変換 [医学].
p. change test 体位変換試験.
p. contraction 姿勢収縮.
p. dehydration 体位脱水〔法〕[医学].
p. drainage 体位排液〔法〕[医学], 体位排療法 [医学], 体位ドレナージ, 体位排痰〔法〕.
p. exercise 体位的体操.
p. hypotension 体位性低血圧 [医学].
p. kyphosis 姿勢性後弯(習慣性後弯, 成長期の不良姿勢によるもの), = habitual kyphosis.
p. muscle 姿勢筋(抗動筋), = antigravity muscle.
p. nystagmus 体位〔性〕眼振 [医学].
p. (orthostatic) tachycardia syndrome (POTS) 体位性頻脈症候群.
p. proteinuria 体位性タンパク尿.
p. reaction 姿勢反応(張反射において姿勢などに関する持続的な筋攣縮を起こす反応), = static reaction.
p. reflex 姿勢反射, 体位反射, = righting reflex.
p. response 姿勢反応 [医学].
p. scoliosis 姿勢性〔脊柱〕側弯〔症〕[医学].
p. sensibility 体位〔感〕覚 [医学].
p. sway response 体位動揺反応.
p. test 体位変換試験(体位変換による血圧, 脈拍の変化を検査する. 通常, 臥位から立位をとった場合の起立試験が行われる).
p. therapy 体位療法 [医学].
p. tremor 姿勢〔時〕振戦 [医学].
p. vertigo 体位性めまい [医学](たちくらみ).
pos·ture [pástʃər] 姿勢 [医学], 体位. 形 postural.
p. during work 作業姿勢 [医学].
p. in labor 産婦体位 [医学], 分娩体位, = positioning maternal position.
p. of fetus 胎勢 [医学].
p. sense 体位覚, 姿勢感覚.
post·u·ter·ine [poustjú:tərain] 子宮後方の.
post·vac·ci·nal [poustvǽksinəl] 種痘後の, 接種後の [医学].
p. dermatosis ワクチン後皮膚症 [医学], 種痘後皮膚病.
p. encephalitis 種痘後脳炎 [医学].
p. encephalomyelitis ワクチン接種後脳脊髄炎, 予防接種後脳脊髄炎 [医学].
p. exanthema ワクチン後発疹.
p. hepatitis 種痘後肝炎.
p. jaundice 種痘後肝炎性黄疸.
p. myelitis ワクチン後脊髄炎 [医学], 種痘後脊髄炎 [医学].
p. pustule 接種後膿疱 [医学].
post·vac·cin·i·al [poustvǽksinəl] 牛痘後の.
postvagotomy syndrome 迷走神経切離後症候群 [医学].
postvelar arch 帆後弓(第三脳室蓋から上脈絡膜組織を生ずる胚構造).
postventricular atrial refractory period 心室興奮後心房不応期 [医学].
post·ver·mis [poustvə́:mis] 小脳の虫部後方の.
post·ves·i·cal [poustvésikəl] 膀胱後方の.
p. nodes [TA] 膀胱後リンパ節, = nodi retrovesicales [L/TA], nodi postvesicales [L/TA].
post·vi·tal [poustváitəl] 死後の(染色についていう).
p. staining 死後染色法.
post·zone [póustzoun] 後地帯 [医学](抗原過剰によって起こる抑制現象). ↔ prozone.
post·zy·ga·poph·y·sis [pòustzaigəpáfisis] 後軛突起, = zygapophysys.
pot [pát] るつぼ [医学].
p.-belly 太鼓腹, 便腹, ビール腹.
p.-lid fracture 壺蓋状骨折(頭蓋骨の全周を巡る骨折).
p. still ポットスチル [医学].
po·ta·ble [póutəbl] 飲用の, = drinkable.
p. water 飲料水, 飲用水.
Potain, Pierre Carl Edouard [pɔtén] ポテン(1825-1901, フランスの医師).
P. apparatus ポテン吸引器(胸水, 腹水などを吸引するために用いる器械).
P. disease ポテン病(肺胸腔うっ血または水腫), = Potain type of congestion.
P. sign ポテン徴候(①大動脈拡張の際, 胸骨柄から右側第3肋軟骨まで広がる濁音. ②鉱性音), = bruit de Tabourka.
P. syndrome ポテン症候群(胃拡張の際にみられる右心室拡大, 第2肺動脈音の増強を伴う消化不良症).
Pot·a·mon [pátəmɑn] サワガニ[沢蟹]属(サワガニ科の一属で肺吸虫の宿主).
pot·a·mo·pho·bia [pàtəmoufóubiə] 河流恐怖〔症〕, 河川恐怖〔症〕[医学].
pot·ash [pátæʃ] ①苛性カリ, 水酸化カリウム. ②炭酸カリウム, 粗製炭酸カリウム [医学].
p. bulb カリ球 [医学].
p. fusion カリ融解 [医学].
p. glass カリガラス [医学].
p. lye 水酸化カリウム液(カリウム含有アルカリ液).
p. soap カリ石ケン, = medicinal soft soap.
po·tas·sa [pətǽsə] ポタシュ, 苛性カリ. 形 potassic.
p. caustica 水酸化カリウム, = caustic potash.
p. cum calce = Vienna caustic.
p. sulfurata 硫化カリウム, = sulfuret of potassium.
pot·as·se·mia [pàtəsí:miə] カリウム血症 [医学], ポタシウム血症(血液中にカリウムが異常に増加した状態で, 著しい増加を示すときには hyperpotassemia といい, 減少の場合は hypopotassemia という).
potassic fertilizer カリ肥料 [医学].
potassic saline (塩化カリウム0.27%, 塩化ナトリウム0.9%, 乳酸ナトリウム0.6%の水溶液で, カリウム欠乏を伴う脱水症, 酸性症などに用いる. Darrow).
po·tas·si·o·cu·pric [poutæ̀sioukjú:prik] カリウムと銅とを含む.
po·tas·si·o·mer·cu·ric [poutæ̀sioumə:kjú:rik] カリウムと水銀とを含む.
p. iodide ヨウ化カリ水銀.

P

po·tas·si·um (**K**) [poutǽsiəm] カリウム(kalium. アルカリ族の光沢ある金属元素で，原子番号19，元素記号K，原子量39.0983，比重0.87，質量数39〜41. 反応性の高い物質であるから天然には遊離状態では存在せず，主としてケイ酸塩として地殻中に広く分布し，その多数の塩類の中には医療に利用されるものもある). 形 potassic.

p.-39 (^{39}K) カリウム39.

p. acetate 酢酸カリウム CH_3COOK (潮解性の利尿薬).

p. acid oxalate 酸性シュウ酸カリウム，= potassium bioxalate.

p. acid phosphate リン酸二水素カリウム，= monobasic potassium phosphate.

p. acid sulfate 酸性硫酸カリウム，= potassium bisulfate.

p. alum カリ〔ウム〕ミョウバン，= aluminum potassium sulfate.

p. aluminate アルミン酸カリウム $K_2Al_2O_4 \cdot 3H_2O$ (硬い光沢ある結晶).

p. ammonium tartrate 酒石酸カリウムアンモニウム $NH_4KC_4H_4O_6$ (駆梅薬)，= antiluetin.

p. antimonyltartrate (酒石酸カリウムアンチモン)，= antimony potassium tartrate.

p. arsenate ヒ酸カリウム KH_2AsO_4.

p. arsenite 亜ヒ酸カリウム $KAsO_2 \cdot HAsO_2$.

p. arsenite solution 亜ヒ酸液(1%三酸化ヒ素に相当する溶液)，= liquor potassi arsenitis, Fowler solution.

p. aurobromide 臭化カリウム金 $AuBr_3KBr \cdot 2H_2O$，= gold potassium bromide.

p. aurocyanide シアン化カリウム金 $KAu(CN)_2 \cdot 2H_2O$，= gold potassium cyanide.

p. benzoate 安息香酸カリウム $C_6H_5COOK \cdot 3H_2O$.

p. *p*-benzylaminophenyl-azobenzenesulfonate *p*-ベンジルアミノフェニルアゾベンゼンスルホン酸カリウム(pH1.9では赤，3.3では黄の指示薬).

p. bicarbonate 重炭酸カリウム，炭酸水素カリウム $KHCO_3$ (制酸・利尿薬).

p. bichromate 重クロム酸カリウム，= potassium dichromate.

p. bifluoride 酸性フッ化カリウム KHF_2 (ガラスの腐食剤で有毒).

p. bioxalate 酸性シュウ酸カリウム $KHC_2O_4 \cdot H_2O$ (インクのしみ抜き，清浄剤，写真の媒染剤)，= potassium acid oxalate, salt of sorrel, sal acetosella.

p. biphosphate = monobasic potassium phosphate.

p. biphthalate 酸性フタル酸カリウム KHC_8H_4O，= potassium acid phthalate.

p. bisaccharate 酸性サッカリン酸カリウム $HOOCC_4H_4(OH)_4COOK$.

p. bisulfate 酸性硫酸カリウム $KHSO_4$.

p. bitartrate 酸性酒石酸カリウム $COOH(COH)_2COOK$，= cream of tartar.

p. bromide 臭化カリウム KBr：119.00 (鎮静薬，抗てんかん薬(小児). 不安・緊張状態に鎮静薬として用いられる).

p. bromsalicylate 臭化サリチル酸カリウム $OH(Br)C_4H_4COOK$，= potassium bromortho-hydroxybenzoate.

p. canrenoate カンレノ酸カリウム 化 monopotassium17-hydroxy-3-oxo-17α-pregna-4,6-diene-21-carboxylate $C_{22}H_{29}KO_4$：396.56 (カリウム保持性利尿薬，抗アルドステロン薬. 原発性アルドステロン症，心性・肝性浮腫に適用. ステロイド系：アンドロステンプロピオン酸). (→ 構造式)

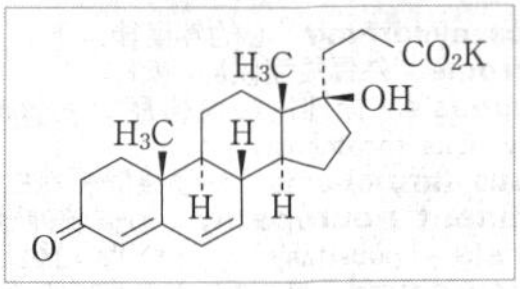

p. capacity カリウム容量 [医学].

p. carbonate 炭酸カリウム K_2CO_3，= potassii carbonas.

p. channel カリウムチャネル [医学].

p. chlorate 塩素酸カリウム $KClO_3$，= potassii chloras.

p. chloride 塩化カリウム KCl：74.55 (電解質補給薬).

p. chlorochromate 塩化クロム酸カリウム $K(CrO_3Cl)$.

p. citrate クエン酸カリウム $K_3C_6H_5O_7 \cdot H_2O$，= potassii citras.

p. clavulanate クラブラン酸カリウム $C_8H_8KNO_5$：237.25 (β-ラクタム系抗生物質，β-ラクタマーゼ阻害薬. アモキシシリン耐性菌に対してアモキシシリンと本薬の配合剤を用いる).

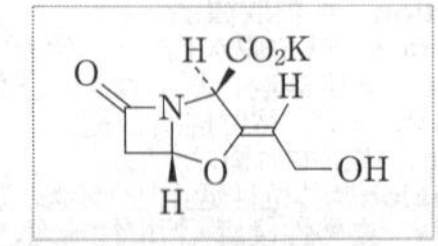

p. cobaltonitrite 亜硝酸コバルトカリウム $K_3[Co(NO_2)_6]$，= potassium hexanitrocobaltate, p. cobaltinitrite.

p. cyanide シアン化カリウム KCN (青酸カリ).

p. cyanide poisoning 青酸カリ中毒.

p. deficiency カリウム欠乏症 [医学].

p.-depletion nephropathy カリウム欠乏性腎障害，= hypokalemic nephropathy.

p. dichromate 重クロム酸カリウム，二クロム酸カリウム $K_2Cr_2O_7$ (橙赤色結晶で，その褐色水溶液には収斂，染色，脱出，防水，清浄，分析，合成などの多くの用途がある)，= potassium bichromate.

p. dithiocarbonate ジチオ炭酸カリウム K_2COS_2.

p. ethylsulfate エチル硫酸カリウム $KC_2H_5SO_4$.

p. ferricyanide ヘキサシアノ鉄(Ⅲ)酸カリウム $K_3[Fe(CN)_6]$，フェリシアン化カリウム $K_3[Fe(CN)_6]$ (赤血塩)，= red prussiate of potash.

p. ferrocyanide フェロシアン化カリウム $K_4[Fe(CN)_6] \cdot 3H_2O$ (黄血塩)，= yellow prussiate of potash.

p. glass カリガラス $K_2OCaO6SiO_2$，= potash glass.

p. glycerophosphate グリセロリン酸カリウム $CH_2OHCHOHCH_2OPO(OK)_2$-$3H_2O$.

p. guaiacolsulfonate グアヤコールスルホン酸カリウム 化 monopotassium 4-hydroxy-3-methoxybenzenesulfonate $C_7H_7KO_5S$：242.29 (ベンゼンスルホン酸系鎮咳去痰薬).

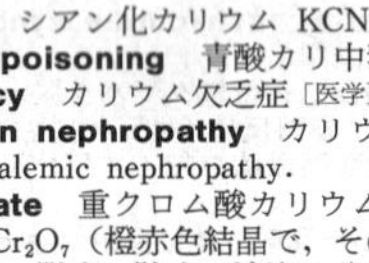

p. hippurate 馬尿酸カリウム $C_6H_5CONHCH_2COOK \cdot H_2O$.

p. hydrogen sulfate 硫酸水素カリウム $KHSO_4$ (酸性硫酸カリウム).

p. hydrosulfide 硫水化カリウム $2KHS \cdot H_2O$.

p. hypophosphite 亜リン酸カリウム KH_2PO_2.
p. inhibition カリウム〔性〕抑制.
p. iodide ヨウ化カリウム KI：166.00（ヨウ素補給薬，去痰薬．甲状腺腫，慢性気管支炎および喘息に用いる）.
p. iodide test ヨードカリ試験（腎機能検査法で，ヨードカリ0.5g経口投与後，毎2時間の尿中排泄ヨードを定量し，6時間以上の遅延は機能障害を示す）.
p. iodohydrargyrate ヨウ化水銀カリウム K_2HgI_4，= potassium mercuric iodide.
p. iridochloride 塩化イリジウムカリウム，= iridium potassium chloride.
p. isoamylsulfate イソアミル硫酸カリウム $KC_5H_{11}SO_4 \cdot \frac{1}{2}H_2O$.
p. isovalerate イソ吉草酸カリウム $(CH_3)_2CHCH_2COOK$.
p.-losing nephritis カリウム喪失性腎炎〔医学〕（カリウム再吸収障害をきたす腎炎）.
p. malate リンゴ酸カリウム $C_2H_3(OH)(COOK)_2$.
p. mercuric iodide ヨウ化第二水銀カリ K_2HgI_4（消毒薬）.
p. mesoxalate メゾシュウ酸カリウム KOOCCOCOOK.
p. metabisulfite メタ重亜硫酸カリウム，二亜硫酸カリウム $K_2S_2O_5$.
p. metabolism カリウム代謝〔医学〕.
p. metaphosphate メタリン酸カリウム KPO_3.
p. methylsulfate メチル硫酸カリウム $KCH_3SO_4 \cdot \frac{1}{2}H_2O$.
p. molybdate モリブデン酸カリウム $K_2MoO_4 \cdot 5H_2O$.
p. myronate ミロン酸カリウム $KC_{10}H_{16}NO_9S_2 \cdot H_2O$（クロガラシ［黒芥子］*Brassica nigra* の実に存在する配糖体），= sinigrine.
p. nitrate 硝酸カリウム KNO_3（硝石），= potassiinitras，saltpeter，niter.
p. nitrite 亜硝酸カリウム KNO_2（脈管拡張薬）.
p. nitroprusside ニトロプルシドカリウム $K_2Fe(CN)_5(NO)$-$2H_2O$.
p. oleate オレイン酸カリウム $KC_{18}H_{23}O_2$（清浄剤）.
p. osmate オスミウム酸カリウム $K_2OsO_4 \cdot 2H_2O$.
p. oxalate シュウ酸カリウム $K_2C_2O_4 \cdot H_2O$（抗凝固薬）.
p. penicillin G ペニシリンGカリウム（多種の製剤がある）.
p. penicillin O ペニシリンOカリウム（アリルメルカプト酢酸を含む培養による合生成物），= cer-O-cillin.
p. percarbonate 過炭酸カリウム $K_2C_2O_6 \cdot H_2O$.
p. perchlorate 過塩素酸カリウム $KClO_4$（爆薬）.
p. periodate 過ヨウ素酸カリウム KIO_4（Mnの比色定量に用いる試薬）.
p. permanganate 過マンガン酸カリウム $KMnO_4$（消毒，脱臭，収斂，酸化など多くの用途をもつ重要試薬），= potassii permanganas.
p. persulfate 過硫酸カリウム $K_2S_2O_8$.
p. pharmacodynamics カリウム薬力学〔医学〕.
p. phenolate フェノールカリウム C_6H_5OK，= potassium phenylate.
p. phenolsulfonate フェノールスルホン酸カリウム $C_6H_4(OH)SO_3K \cdot H_2O$.
p. phosphite 亜リン酸カリウム K_2HPO_3（空気中で徐々に分解されてリン酸塩となる）.
p. picrate ピクリン酸カリウム $C_6H_2(NO_2)_3OK$，= potassium 2,4,6-trinitrophenolate.
p. propylsulfate プロピル硫酸カリウム $KC_3H_7SO_4$.
p. pyroantimonate acid ピロアンチモン酸カリウム.
p. pyrophosphate ピロリン酸カリウム $K_4P_2O_7 \cdot 3H_2O$.
p. pyrosulfate ピロ硫酸カリウム $K_2S_2O_7$，= anhydrous potassium acid sulfate.
p. quadroxalate シュウ酸水素カリウム，= potassium tetroxalate.
p. radioisotope 放射性カリウム〔医学〕.
p. retention カリウム貯留〔医学〕.
p. rhodanide チオシアン酸カリウム，= potassium thiocyanate.
p. salicylate サリチル酸カリウム $C_6H_4(OH)COOK$.
p. silicate ケイ酸カリウム $K_2Si_2O_5$ ～ $K_2Si_2O_7$（可溶性カリガラス soluble potassium glass ともいわれ，石膏と同様に用いられる）.
p. silicofluoride ケイフッ化カリウム K_2SiF_6，= potassium fluorosilicate.
p. sodium tartrate 酒石酸カリウムナトリウム $COONa(CHOH)_2COOK \cdot 4H_2O$（下薬），= potassii sodii tartras，Rochelle salt，Seignette salt.
p. sparing diuretic カリウム保持性利尿薬〔医学〕.
p. stannate スズ酸カリウム K_2SnO_3-$3H_2O$.
p. stannosulfate 硫酸スズカリウム $K_2Sn(SO_4)_2$，= Marignac salt.
p. succinate コハク酸カリウム（止血薬）.
p. sulfate 硫酸カリウム K_2SO_4（下薬），= potassii sulfas，arcnum duplicatum，tartarus vitriolatus.
p. sulfide 硫化カリウム KS.
p. sulfite 亜硫酸カリウム $K_2SO_3 \cdot 2H_2O$.
p. sulfocarbonate チオ炭酸カリウム，= potassium thiocarbonate.
p. sulfocyanate スルホシアン酸カリウム，= potassium thiocyanate.
p. sulfovinate エチル硫酸カリウム，= potassium ethylsulfate.
p. tartrate 酒石酸カリウム $K_2C_4H_4O_6 \cdot \frac{1}{2}H_2O$（利尿・瀉下薬），= potassii tartras，sal vegetabile.
p. tellurate テルル酸カリウム $K_2TeO_4 \cdot 3H_2O$.
p. tellurite 亜テルル酸カリウム K_2TeO_3.
p. tetroxalate シュウ酸水素カリウム KHC_2O_4，= potassium quadroxalate.
p. thioantimonate チオアンチモン酸カリウム $(K_3SbS_4)_2 \cdot 9H_2O$.
p. thiocarbonate チオ炭酸カリウム K_2CS_3，= potassium sulfocarbonate，p. trithiocarbonate.
p. thiocyanate チオシアン酸カリウム KSCN（降圧薬），= potassii thiocyanas，potassium sulfocyanate，p. rhodanide.
p. thiosulfate チオ硫酸カリウム $K_2S_2O_3$.
p. toxicology カリウム中毒学〔医学〕.
p. trithiocarbonate チオ炭酸カリウム，= potassium thiocarbonate.
p. tungstate タングステン酸カリウム K_2WO_4.
p. uranate ウラン酸カリウム $K_2U_2O_7$，= potassium diuranate，uranium oxide orange.
p. urate 尿酸カリウム $KHC_5H_2N_4O_3$.
p. xanthate キサントゲン酸カリウム，= potassium xanthogenate.
p. xanthogenate キサントゲン酸カリウム $C_2H_5OCS_2K$，= potassium ethyldithiocarbonate，p. ethylxanthogenate.
p. zinc iodide ヨウ化カリウム亜鉛 K_2ZnI_4.
p. zirconofluoride フッ化ジルコニウムカリウム，= zirconium fluoride potassium.
po·ta·tion ［poutéiʃən］ 飲酒.
po·ta·to ［pətéitou］ ジャガイモ.
p. brandy ジャガイモブランディー.

P

p. cure バレイショ(ジャガイモ)療法.
p. dextrose agar ポテト・ブドウ糖寒天培地(真菌の培養に用いられる).
p. gelatin(e) ジャガイモゼラチン(ヨウ化カリ1%を含む水でつくったジャガイモ抽出物を15%ゼラチンで固化したもの).
p. nose イモ(芋)鼻(鼻瘤), = rhinophyma.
p. tumor イモ(芋)腫(頸動脈球の硬結性腫瘍).
p. tumor of neck 頸芋腫.
po·ta·tor [póuteitər] 飲酒家, 大酒家 [医学].
p. strenuus 大酒家.
po·ten·cy [póutənsi] ① 効力 [医学], 力価(薬の). ② 性交能力 [医学], = potentia coeundi.
p. test 力価試験 [医学].
po·tent [póutənt] 能力ある [医学].
po·ten·tia [pouténʃiə] 能力.
p. coeundi 性交〔能〕力.
p. generandi 生殖〔能〕力.
po·ten·tial [pouténʃəl] ① 電位〔差〕, 電圧, ポテンシャル. ② 潜在性の, 保有する.
p. acuity meter (PAM) ポテンシャル視力測定計.
p. barrier ポテンシャル障壁 [医学].
p. buffer solution 電位緩衝液 [医学].
p. cautery 潜勢焼灼.
p. circuit 電圧回路.
p. coefficient 電位係数.
p. difference 電位差.
p. divider 分圧器.
p. doubling time 潜在倍加時間 [医学].
p. energy 位置のエネルギー(仕事により表されない力), = energy of position.
p. female 潜在的雌虫.
p. flow ポテンシャル流.
p. for infection 易感染性.
p. gradient 電位勾配 [医学], 電位の傾き.
p. gum 潜在ガム.
p. hazard 潜在障害 [医学].
p. heat 保存熱 [医学], 保有熱.
p. hole ポテンシャルの穴.
p. operated calcium channel (POC) 電位依存性カルシウムチャネル [医学].
p. pollutant 潜在汚染物 [医学].
p. scattering ポテンシャル散乱.
p. surface ポテンシャル面.
p. temperature 温位 [医学].
p. transformer 電圧変成器, 計器用変成器.
p. trauma 可能性損傷(歯の不調により組織の変化をきたし得る可能性のあること).
po·ten·tial·i·za·tion [poutènʃəlizéiʃən] 相乗〔作用〕(2種の薬物の協力作用により, それらの総和以上の効力を示すこと), = potentiation. 形 potentialize.
po·ten·tial·ize [pouténʃəlaiz] 相乗させる.
potentially lethal damage 潜在的致死損傷 [医学].
potentially malignant monoclonal gammopathy 潜在性悪性単クローン性免疫グロブリン血症.
potentially mutagenic pharmaca 変異誘発薬 [医学].
potentiated anesthesia 強化麻酔〔法〕 [医学].
po·ten·ti·a·tion [poutènʃiéiʃən] 相乗作用 [医学], 協力作用. 動 potentiate.
po·ten·ti·a·tor [pouténʃieitər] 増強剤.
po·ten·ti·om·e·ter [poutènʃiámitər] ① 電位差計 [医学], ポテンショメータ(Poggendorff の補償法の原理に基づき, 標準電池の電圧を基準として任意の電位差を精密に測る装置). ② 分圧器.
potentiometric titration 電位差滴定 [医学], 電圧滴定(加えた滴定液量の関数として電位を測定する滴定法), = potentiometry titration.
po·ten·ti·om·e·try [pətènʃiámitri] 電位差測定.
po·ten·tio·stat [poutènʃiəstæt] 電位調整器 [医学].
po·ten·tor [póutəntər] 勃起補助器.
po·te·tom·e·ter [pòutətámiter] 吸水計, = potometer.
po·tio [póuʃiou] 水薬, = potion.
po·tion [póuʃən] ① 水薬, 頓服水剤 [医学]. ② 飲料(1口または1回分の).
po·to·cy·to·sis [pòutəsaitóusis] 細胞飲水〔作用〕(細胞がその原形質内で液体をあちこちに移動させる仮説的な細胞の働き).
Potomac horse fever (PHS) ポトマックホースフィーバー(1984年発見されたエーリキア症. ポトマック馬熱ともいう).
po·to·ma·nia [pòutəméiniə] ① 振戦せん(譫)妄, = delirium tremens, mania à potu. ② 飲水狂. ③ 飲酒癖 [医学].
po·tom·e·ter [poutámitər] ポトメータ, 吸水計(植物の蒸散作用を測定する器械), = potetometer.
POTS postural (orthostatic) tachycardia syndrome 体位性頻脈症候群の略.
Pott, Sir Percivall [pát] ポット(1714-1788, イギリスの外科医).
P. abscess ポット膿瘍.
P. aneurysm ポット動脈瘤(動脈瘤様の静脈瘤), = aneurysmal varix.
P. caries ポットカリエス, = Pott disease.
P. curvature ポット彎曲症(脊椎結核によるもの).
P. disease ポット病 [医学] (脊椎カリエス), = spinal caries.
P. fracture ポット骨折(足首から6〜8cm上方部に起こる腓骨骨折で, 時には内側踝の裂傷を伴う).
P. gangrene ポット壊疽(老人性壊疽).
P. kyphosis ポット〔脊柱〕後彎, = Pott curvature.
P. paralysis ポット麻痺(ポット病に伴うもの), = Pott paraplegia.
P. puffy tumor ポット腫瘤(頭蓋骨骨髄炎周囲水腫による限局性腫脹).
P. tumor ポット浮腫(腫脹)(頭蓋骨の骨髄炎にみられる円周状頭蓋浮腫), = Pott puffy tumor.
Pottenger, Francis Marion [pátənʤər] ポッテンジャー(1869-1961, アメリカの医師).
P. sign ポッテンジャー徴候(胸膜炎症の際にみられる肋間筋肉の触診性筋強直).
Potter, Caryl Ashhy [pátər] ポッター(1886-1933, アメリカの医師).
P. treatment ポッター療法(腸瘻の療法で, 膵臓液のアルカリ性を中和するため0.1 N塩酸液を投与する方法).
P. vaccine ポッターワクチン(窒息させた結核菌からつくったもの).
Potter, Edith Louise [pátər] ポッター(1901-1993, アメリカの周産期病理学者).
P. disease ポッター病.
P. facies ポッター顔ぼう(貌)(両側腎臓の発育不全にみられる顔ぼうで, 扁平な鼻, 両眼隔離症, 小さな顎, 垂れ下がった耳などの特徴がある), = Potter face.
P. sequence ポッターシークエンス, = Potter syndrome.
P. syndrome ポッター症候群(肺の低形成を伴う腎の形成不全).
Potter homogenizer ポッターホモジナイザー(組織を粉砕均等化するための装置で, 硬質試験管内でへらが回転する器械), = Potter-Elvehjem homogenizer.
Potter, Irving W. [pátər] ポッター(1868-1956, アメリカの産科医).

P

P. version ポッター回転術（子宮頸部が拡張した分娩第1期において行う足回転術ですべての場合において胎児の足または殿部を下方に引き出す方法），= podalic version.
potter's asthma 陶工喘息，= pneumonoconiosis.
potter's consumption 陶器工肺癆（ケイ肺症）.
potter's rot 陶磁工肺線維症，= potter's phthisis, silicosis.
pot·tery ［pátəri］ 陶磁器〔医学〕.
Potts, Willis J. ［páts］ ポッツ（1895–1968，アメリカの小児外科医）.
P. anastomosis ポッツ吻合〔術〕.
P. operation ポッツ手術（大動脈と肺動脈の吻合術），= Potts anastomosis, Potts-Smith operation.
P.-Smith operation ポッツ・スミス手術（大動脈と肺動脈との吻合術で，先天性肺動脈閉鎖症に行う手術），= Potts-Smith-Gibson operation.
po·tus ［póutəs］ 水薬，飲料，= potion.
p. imperialis 帝王水（酒石酸クリームと水にレモンの香りをつけた飲料），= imperial drink.
POU theory 胎盤卵巣子宮説（内分泌は placenta 胎盤，ovary 卵巣，uterus 子宮で営まれる．Ishihara）.
pouch ［páutʃ］ 嚢，窩，ポケット.
p. culture ビニール袋培養.
pouch·i·tis ［pautʃáitis］ 回腸嚢炎〔医学〕.
pou·drage ［pu:dráʒ］ ［F］ 粉剤散布，= powdering.
Poulet, Alfred ［pu:léi］ プーレー（1848–1888，フランスの医師）.
P. disease プーレー病（リウマチ性骨骨膜炎），= rheumatic osteoperiostitis.
poul·tice ［póultis］ 湿布〔医学〕，パック，ハップ［巴布］剤，= cataplasm.
Poulton, Edward Palmer ［póultən］ ポルトン（1883–1939，イギリスの生理学者）.
P. tent ポルトンテント（酸素テント）.
poul·try ［póultri］ 家禽〔医学〕.
p. disease 家禽の疾病〔医学〕.
p. handler's disease 鳥飼育者病.
p. product 家禽産物〔医学〕.
poultryman's itch 養禽家かゆみ〔症〕.
pound ［páund］ ポンド（主としてイギリスで用いられる重量単位で記号は℔で，略語は lb）.
pound·al ［páundəl］ パウンダル（イギリス式（ヤード・ポンド）単位系における力の絶対単位．質量1ポンドの質点に作用し，毎秒1フィートの加速度を生じる力）.
pound·ing ［páundiŋ］ 叩打〔医学〕.
Poupart, François ［pu:pá:r］ プーパル（1616–1708，フランスの外科医で，ルイ14世の侍医として有名）.
P. ligament プーパル靭帯（鼡径靭帯），= inguinal ligament.
P. line プーパル線（鼡径靭帯の中心と鎖骨とを結ぶ仮定垂直線）.
pour ［pɔ́:r］ 流動.
p. culture 混釈培養〔医学〕.
p. plate 注入培地，混釈平板〔医学〕.
p. point 流動点〔医学〕.
p. point depressant 流動点降下剤〔医学〕.
Pourfoir ［pu:rfwá］（フランスの生理学者），= François Pourfoir du Petit.
Poussepp ［pú:sep］ プーセップ，= Puussepp.
pout ［páut］ 口唇突出〔医学〕.
pov·er·ty ［pávəti］ 貧困〔医学〕，欠乏.
povidone iodine ポビドンヨード ㊥ poly[(2-oxopyrrolidin-1-yl)ethylene]iodine $(C_6H_9NO)_n \cdot xI$（局所殺菌薬，含嗽薬，殺菌消毒用ヨードチンキ類剤．有効ヨウ素を10%程度含有する粉末．持続性の殺菌，殺ウイルス作用がある）.

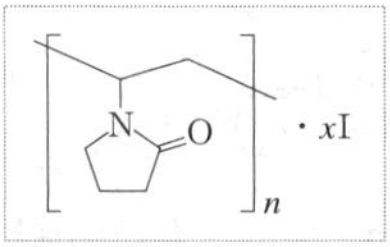

Powassan encephalitis ポワッサン脳炎（Powassan はカナダ・オンタリオ州．1958年本症が最初に観察された）.
Pow·as·san vi·rus ［pouwá:sən váiərəs］ ポワッサンウイルス（ポワッサン脳炎の原因となるフラビウイルス科のウイルス）.
pow·der ［páudər］ 散剤〔医学〕，粉剤，粉末，打米（ゴム）（生薬または化学薬品の切度または粉末度はふるい sieve のメッシュを通る大小により，粗末，中末，細末，微末などに区別される），= pulvis.
p. box 散剤箱〔医学〕.
p. divider 散剤分包器〔医学〕.
p.-head ダイナマイト頭痛，= dynamite headache.
p. material 粉材〔医学〕.
p. measure 合ひ（匙）〔医学〕.
p. metallurgy 粉末冶金学.
p. molding 粉末成形〔医学〕.
p. photograph 粉末結晶写真.
p. process 散粉写真印画法.
p. sample 粉末試料〔医学〕.
powdered acacia アカシア粉末.
powdered drug 粉末薬（剤）〔医学〕，= medicamenta pulverata.
powdered extract 粉末エキス〔医学〕.
powdered opium アヘン散剤（モルフィン含有量10～10.5%），= opium pulveratum.
powdered soap 粉末石ケン.
powdered stomach 粉状胃薬（ブタの脱脂胃壁を乾燥して粉末状とした抗貧血薬），= dried stomach, stomachus pulveratus.
powdered sugar 粉糖〔医学〕.
pow·ders ［páudərz］ 散〔剤〕.
Power op·er·a·tion ［páuər àpəréiʃən］ パワー手術（角膜を切除した後，ウサギ（家兎）角膜を移植する方法）.
pow·er ［páuər］ ① 力，能力，動力．② 拡大能（レンズの）．③ 累乗．④ 濃度.
p. factor 力率〔医学〕（電気などの）.
p. farm appliance 動力農機具〔医学〕.
p. injection 高圧注入〔医学〕.
p. number 動力数〔医学〕.
p. of expulsion 娩出力，= expulsive force.
p. of lens レンズの度〔医学〕.
p. of radiation 放射度.
p. plant 発電所動力プラント〔医学〕.
p. point 力点.
p. pump パワーポンプ〔医学〕.
p. source 動力源〔医学〕.
p. spectrum パワースペクトル〔医学〕（脳波の波動パターン記録．コンピュータを用いて脳波などの周波数を分析する方法．ある一定区間の周波数成分の振幅の量的関係が示される．現在 FFT（fast Fourier transform）という迅速な変換法が広く用いられている），= electrospectrography.
p. sprayer 動力噴霧機〔医学〕.
powerful aperient 峻下薬，= drastica.
powerless labor 無力分娩，= atonic labor.
pox ［páks］ ① 痘［疹］〔医学〕．② 梅毒（俗名）.
Pox·vir·i·dae ［pàksvíridi:］ ポックスウイルス科（二本鎖DNAウイルスで，*Chordopoxvirinae*, *Ento-*

mopoxvirinae の2亜科に分けられる).

Pox·vi·rus [páksvaiərəs] ポックスウイルス(ポックスウイルス科のウイルスを指す).

Pozzi, Samuel Jean [pózi] ポッジ(1846-1918, フランスの解剖学者, 婦人科医).

P. muscle ポッジ筋(まれにみられる手の短指伸筋をいう).

P. operation ポッジ手術(子宮前屈の治療法として, 人工的に頸部に裂創をつくり, それを縫合する手術).

P. syndrome ポッジ症候群(子宮肥大を伴わずに, 白帯下と腰痛が現れる子宮内膜炎の症候).

pozzolan cement ポゾランセメント(多孔質の凝灰岩または火山灰を原料とした水硬性のセメント).

poz·zo·la·na [pàtsəlá:nə] ポゾラン(水硬性セメントの原料となる多孔質の凝灰岩または火山灰の総称).

pozzolanic reaction ポゾラン反応[医学].

poz·zu·o·la·na [pàtswoulá:nə] 火山灰, = pozzuolan.

PP ① pancreatic polypeptide 膵ポリペプチドの略. ② plasmapheresis プラスマフェレーシス(血漿交換療法)の略, = plasma exchange therapy. ③ polyphosphate ポリリン酸塩の略. ④ pyrophosphate ピロリン酸塩の略.

PP, Pp punctum proximum 近点の略.

PP factor ペラグラ予防因子(pellagra-preventing factor. Goldberg が仮定したビタミンB複合体の一因子で, 後にニコチン酸 niacin と同一であることが証明された).

P-P interval P-P間隔(心電図上P波とP波との間の距離).

PPA-701 = biallylamicol.

ppa phiala prius agitata まずびんを振ってからの略.

pp&a palpation-percussion and auscultation 触診, 打診, 聴診の略.

PPB positive pressure breathing 陽圧呼吸の略.

PPC progressive patient care 段階的患者ケアの略.

PPCF plasma prothrombin-conversion factor 血漿プロトロンビン転化因子の略.

PPD ① paraphenylenediamine の略(白髪染め). ② pigmented purpuric dermatosis 色素性紫斑性皮膚症の略. ③ purified protein derivative 精製ツベルクリンの略.

PPH ① postpartum hemorrhage 分娩後出血の略. ② primary pulmonary hypertension 原発性肺高血圧症の略.

PPHN persistent pulmonary hypertension of neonate 新生児遷延性肺高血圧症の略.

PPLO pleuropneumonia-like organism ウシ胸膜肺炎菌様微生物の略.

PPM physician practice management 医師開業支援管理の略.

ppm parts per million 百万分量単位中の絶対数の略.

PPNG penicillinase-producing *Neisseria gonorrhoeae* ペニシリナーゼ産生淋菌の略.

PPO preferred provider organization 優生医療サービス供給機構の略(値引きしたサービスを提供することに同意した医療機関. 医師と契約することで, その保険に加入している会員に対し, より融通のきくサービスを提供するシステム).

PPP ① pain prone personality 痛がりやさんの略. ② polluter payment principle 汚染者負担の原則の略.

PPRF paramedian pontine reticular formation 傍正中橋網様体の略.

PPRibP, PPRP, PRPP $C_5H_{12}O_{14}P_3$ 5-phospho-α-D-ribosyl pyrophosphate 5-ホスホ-α-D-リボシルピロリン酸の略.

PPS ① pain producing substance 発痛物質の略. ② postpolio syndrome ポストポリオ症候群の略.

Ppt precipitate 沈殿の略.

PPV positive pressure ventilation 陽圧換気の略.

PQ permeability quotient 透過商の略.

PQ interval PQ間隔(心電図におけるP波の起点からQ波の起点までの距離(心房から心室までの刺激伝導時間)), = PR interval.

PQQ pyrrolo quinoline quinone ピロロキノリンキノンの略.

PR ① passive resistance 無為抵抗の略. ② peripheral resistance 末梢抵抗の略. ③ phosphorylase ホスホリラーゼの略. ④ pulmonary regurgitation 肺動脈弁閉鎖不全の略.

PR, pr punctum remotum 遠点の略.

PR enzyme PR酵素[医学], = phosphorylase rupturing enzyme, phosphorylase phosphatase.

PR interval PR(PQ)時間[医学], PR間隔, = PQ interval.

PR segment PR部分.

Pr ① praseodymium プラセオジムの元素記号. ② presbyopia 老視の略. ③ prism プリズムの略.

PRA plasma renin activity 血漿レニン活性の略.

prac·ti·cal [prǽktikəl] 実用の, 実地の[医学], 実際の.

p. anatomy 実地解剖学.

p. nurse (PN) プラクティカルナース, 准看護師, 専修看護師.

p. nurse attendant 准看護師.

p. nursing 実地看護[医学].

p. pharmacy 薬剤学.

p. residue limit 実際残留量[医学].

p. speed 実用感度[医学](写真の).

p. unit 実用単位(基本単位または誘導単位が実用上困難を生ずる場合, 別に適当な大きさをとって実用に供するものをいうので, 国際温度目盛 international temperature scale, 硬度 hardness, 光度 luminous intensity などはその例).

practically insoluble ほとんど溶けない[医学], 不溶(薬局方用語).

prac·tice [prǽktis] 開業[医学](医学診療), = practice of medicine, practice of dentistry.

p. guidelines 診療指針, = practice parameters.

p. in care of mentally ill 精神障害者看護[医学].

p. parameters 診療指標, 診療パラメータ, = practice guidelines.

prac·ti·tion·er [præktíʃənər] 開業医.

prac·to·lol [prǽktətɔ:l] プラクトロール [化] 4′-[2-hydroxy-3-(isopropylamino)propoxy] acetanilide (β-受容体遮断薬, 不整脈治療に用いる).

Prader, Andrea [prá:dər] プラダー(1919-2001, スイスの小児科医).

P.-Willi syndrome (PWS) プラダー・ウィリ症候群(短身, 精神遅滞, 肥満を伴う多食・性器発育不全を特徴とする先天性疾患).

Prader-Siebenmann syndrome プラダー・シィーベンマン症候群(1957年プラダーとシィーベンマンにより急性の副腎皮質機能不全をきたすものの一つとして報告された症候をいう).

prae- [pri:] 前の意味を表す接頭語, = pre-.

prae·cip·i·ta·t(-a,-um, -us) [prì:sipitéit (ə, əm, əs)] 沈殿した.

prae·cox [prí:kaks] 早熟の, 早発の, = precox.

p. feeling プレコックス感(統合失調症患者と相対した観察者が抱く特有の感じ. H. C. Rümke による).

prae·cox·i·tas psy·cho·so·ma·to·gen·i·ta·lis [prì:kaksáitəs sàikousòumətəʤènitéilis] 精神身

P

体性器早熟〔症〕.
prae·crib·rum [pri:kríbrəm] = preperforatum.
praemature ablation of normally implanted placenta 常位胎盤早期剥離(子宮胎盤溢血), = ablatio placentae.
prae·pu·ti·um [pri:pjú:ʃiəm] 包皮, = prepuce.
prae·thal·a·mus [pri:θǽləməs] 視床前部, = prethalamus.
prae·vi·(–a, –um, –us) [prí:vi(ə, əm, əs)] 前置の.
prag·mat·ag·no·sia [prӕ̀gmӕtəgnóuziə] 物体知覚不能症.
prag·mat·am·ne·sia [prӕ̀gmӕtəmní:ziə] 物体外観健忘〔症〕.
Prague [prá:g] プラーグ, プラハ(チェコの首都).
P. maneuver プラーグ手技(一手の2指で下から胎児の肩を押さえ, ほかの手では足を母体腹壁上に引き上げる, 胎児オトガイ部が前方恥骨結合側にある場合の骨盤位娩出法).
P. pelvis プラーグ(プラハ)骨盤, = spondylolisthetic pelvis.
prairie conjunctivitis 平原結膜炎(眼瞼結膜に白斑を生ずるもの).
prairie itch プレーリーかゆみ〔症〕.
pra·mox·ine hy·dro·chlo·ride [prӕmáksin hàidroukló:raid] プラモキシン塩酸塩 ㊥ 4-[3-(*p*-butoxyphenoxy)propyl]morpholine hydrochloride (プロカインなどの局所麻酔薬とは化学的に異なった表皮麻酔薬), = pramocaine.
pran·di·al [prǽndiəl] 食事の [医学].
pra·no·pro·fen [prèinouproúfən] プラノプロフェン ㊥ (*RS*)-2-(10*H*-9-oxa-1-azaanthracen-6-yl)-propanoic acid $C_{15}H_{13}NO_3$: 255.27 (抗炎症薬, 解熱鎮痛薬).

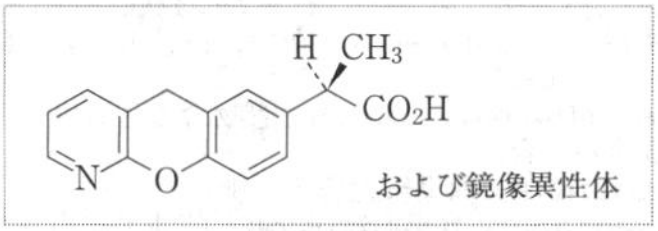

pra·se·o·dym·i·um (Pr) [prèiziədímiəm] プラセオジム(希土類元素で, 原子番号59, 元素記号 Pr, 原子量 140.9077, 質量数 141, 塩は緑色).
pra·tique [prӕtí:k] [F] 検疫交通許可証(船舶入港に必要な書類).
Pratt, Joseph H. [prǽt] プラット(1872–1956, アメリカの内科医).
P. symptom プラット徴候(外傷部に筋強直が起こるときは壊疽または壊死の徴候で, 手術を必要とする).
P. test プラット試験(尿の濃縮試験および希釈試験の両者を併用した Volhard 試験の変法).
Pratt pore e·lec·trode [prǽt pó:r iléktroud] プラット毛細管電極(単一筋線維で悉無律 all or none law が成立するか否かを試験するため F. H. Pratt と J. P. Eisenberger が1919年に用いた電極).
Prausnitz, Carl Willy [práusnits] プラウスニッツ(1876–1963, ドイツの細菌, 衛生学者. Heinz Küstner との共同研究(1921)において, アレルギー患者の血清 0.1mL を健康者の皮内に注射し, 24時間後その部位にアレルゲンを作用させると, 過敏性が転嫁されることを発見し, Prausnitz-Küstner 反応という).
P.–Küstner antibody プラウスニッツ・キュストナー抗体(アレルギー感受性の個体から血清を正常な個体の皮膚に注射し, 48時間後に受血者皮膚に抗原を注射すると, その皮膚のみに水疱と発赤が出現する. そのレアギン(IgE 抗体)をさす), = reagin, homocytotropic antibody.
P.–Küstner reaction プラウスニッツ・キュストナー反応 [医学]. → Prausnitz-Küstner antibody.
P.–Küstner skin test プラウスニッツ・キュストナー皮膚テスト.
P.–Küstner test プラウスニッツ・キュストナー試験(ヒトの IgE (レアギン)の検出・定量に用いられた試験. ただし, 血清によるウイルス感染などの可能性があり現在ではほとんど使用されない), = passive cutaneous anaphylaxis (PAS).
pravastatin sodium プラバスタチンナトリウム(リポタンパク代謝の改善に用いる).
Pravaz, Charles Gabriel [prá:vaz] プラヴァッツ(1791–1853, フランスの医師).
P. sign プラヴァッツ症候(先天性股関節脱臼の患児が, 膝関節を伸展したまま足を顔面につけられることをいう).
P. syringe プラヴァッツ注射器(細長いカニューレまたはトロアカールに適した皮下注射針).
prav·o·caine [prǽvəkein] プラボカイン ㊥ diethylaminoethyl 4-amino-2-propoxybenzoate HCl (鎮痛薬).
Praxagoras [prӕksǽgərəs] プラクサゴラス(BC 300 年頃 Cos に住んだギリシアの医師. 動脈と静脈の相違を認識した最初の医師と伝えられる).
–praxia [prӕksiə] 行動, 実行の意味を表す接尾語.
prax·i·no·scope [prǽksinəskoup] 活動鏡(ストロボスコープに付けた喉頭鏡の一種).
prax·i·ol·o·gy [prӕ̀ksiáləʤi] 行動学.
prax·is [prǽksis] ① 実施(診療の), 開業. ② 実行(Edinger が導入した術語で脳外套インパルスの実行).
pray·er–beads [préər bí:z] = jequirity.
pra·ze·pam [prǽzəpӕm] プラゼパム ㊥ 7-chloro-1-(cyclopropylmethyl)-1,3-dihydro-5-phenyl-2*H*-1,4-benzodiazepin-2-one $C_{19}H_{17}ClN_2O$: 324.80 (抗不安薬).

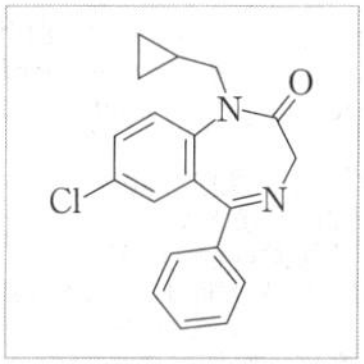

pra·zi·quan·tel [prӕ̀zikwántəl] プラジカンテル ㊥ 2-(cyclohexylcarbonyl)-1,2,3,6,7,11b-hexahydyro-4*H*-pyrazino[2,1-a]isoquinolin-one (駆虫薬. 吸虫, 条虫に有効なスペクトルをもつ).
pra·zo·sin hy·dro·chlo·ride [prǽzəsin hàidroukló:raid] 塩酸プラゾシン ㊥ 1-(4-amion-6,7-dimethoxy-2-quinazolinyl)-4-(2-furoyl) piperazine hydrochloride (交感神経末梢遮断薬. シナプス後 α 受容体より選択的に遮断される. 本態性高血圧, 腎性高血圧, 前立腺肥大症に伴う排尿障害などに用いる).
PRCA pure red aplasia 赤芽球癆の略.
pre– [pri:] 前の意味を表す接頭語, = prae–.
pre–B cell プレB細胞, B前駆細胞.
pre–Descemet corneal dystrophy デスメ膜前角膜ジストロフィ.
pre–T cell プレT細胞, T前駆細胞.
preaccessory cuneate nucleus [TA] 副前楔状束核*, = nucleus precuneatus accessorius [L/TA].
pre·ad·ap·ta·tion [prì:ədӕptéiʃən] 前適応 [医学].
pre·ad·i·po·cyte [prì:ǽdipousait] 脂肪前駆細胞.
preadmission physical examination 入院前身

P

体検査〔医学〕.
pre·ad·o·les·cence [prì:ædəlésəns] 思春前期〔医学〕, 思春期前の(もとは陰毛の生える前の意).
pre·ad·o·les·cent (child) [prì:ædəlésənt] 思春期前〔の小〕児〔医学〕.
pre·a·dult [pri:ədʌ́lt] ① 成人期前の. ② 幼若成虫.
pre·ag·o·nal [pri:ǽgənəl] 臨終前の, 死直前の, = preagonic.
p. ascites 臨終前腹水.
p. staining (生体染色), = vital staining.
pre·al·bu·min [prì:ælbjú:min] プレアルブミン(アルブミンより陽極側に泳動される血清タンパク質).
pre·al·bu·min·u·ric [prì:ælbjùminjú:rik] アルブミン尿発現前の.
pre·am·pli·fi·er [pri:ǽmplifaiər] 前置増幅器〔医学〕.
pre·a·nal [pri:éinəl] 肛門前方の.
p. sucker 肛前吸盤.
pre·an·es·the·sia [prì:ænisθí:ziə] 前麻酔〔医学〕(全身麻酔を実施するに先だって行う軽度の麻酔前処置).
pre·an·es·thet·ic [prì:ænisθétik] ① 麻酔前の〔医学〕. ② 前麻酔薬(avertin, amytal, nembutal, benzodiazepine などをいう).
p. medication 麻酔前投薬〔医学〕, = premedication.
pre·an·gi·ot·o·nin [prì:ænʤiátənin] プレアンギオトニン(ハイパーテンシノーゲン. 腎臓から生ずる昇圧性物質レニンが, その作用を現すために酵素的に働く一種の血液グロブリン様物質), = angiotonin precursor, hypertensinogen.
pre·an·ti·sep·tic [prì:æntiséptik] 防腐剤発見以前の.
pre·a·or·tic [pri:eiɔ́:tik] 大動脈前方の.
p. line 前大動脈線〔医学〕.
p. nodes [TA] 大動脈前リンパ節, = nodi preaortici [L/TA].
pre·a·sep·tic [pri:əséptik] 無菌的手術以前の.
pre·a·tax·ic [prì:ətǽksik] 失調発現前の.
pre·au·ric·u·lar [prì:ɔ:ríkjulər] 耳介前方の, 耳前部の〔医学〕.
p. cyst 前耳〔介〕嚢胞〔医学〕.
p. fistula 耳前瘻〔医学〕.
p. groove 耳状面前溝.
p. nodes [TA] 耳介前リンパ節, = nodi preauriculares [L/TA].
p. point 前耳点(頬骨弓の後根の一点で, 耳点の前方にある).
p. sinus 前耳介洞〔医学〕, 耳前洞〔医学〕, 耳瘻孔.
p. sulcus 耳状面前溝.
p. tabs 副耳.
pre·ax·i·al [pri:ǽksiəl] 軸前方の(体または肢の), 軸前〔性〕〔医学〕.
p. margin 軸前縁〔医学〕.
preaxillary line 前腋窩線, = linea axillaris anterior.
pre·bac·il·la·ry [pri:bǽsiləri] 細菌侵入前の.
pre·bac·te·ri·o·log·i·cal [prì:bæktì:riəláʤikəl] 細菌学時代以前の.
pre·base [prí:beis] 基底前位(舌の基底から前方にある部分).
pre·ba·so·phil·ic [prì:beisəfílik] 前好塩基球(好塩基性前骨髄球).
pre·be·di·o·lone ac·e·tate [prì:bidáiəloun ǽsiteit] (アセトキシプレグネノローン), = 21-acetoxypregnenolone.
prebeta (pre β)-lipoprotein プレベータ(β)-リポタンパク〔質〕(血漿をアガロース電気泳動法で分離し, その脂質を染色したときみられる大きな3つのバンドのうちの一つで, VLDL とよく一致する).
pre·bi·ot·ics [prì:baiátiks] プレバイオティクス(プロバイオティクスの増殖を促す栄養成分).
prebiventral fissure [TA] 前二腹小葉*, = fissura prebiventralis [L/TA].
pre·blad·der [pri:blǽdər] 前膀胱(前立腺被膜にある膀胱口の窩).
pre·blas·tom·a·tous [prì:blæstámətəs] 前芽細胞腫性の, 前癌性の, = precancerous.
p. change 前芽細胞腫性変化〔医学〕.
p. reaction 前腫瘍変化(前癌性疾患).
pre·bra·chi·um [pri:bréikiəm] 前腕(四丘体の), = brachium quadrigeminum superius.
prebursal papilla 交接嚢前乳頭〔医学〕.
precaecal nodes [TA] 盲腸前リンパ節, = nodi precaecales [L/TA].
precaecocolic fascia [TA] 回盲前筋膜*, = fascia precaecocolica [L/TA].
pre·can·cer [pri:kǽnsər] 癌前駆症, 前癌, = precancerosis. 形 precancerous.
p. state 前癌状態.
pre·can·cer·o·sis [pri:kænsəróusis] 前癌症, 癌前駆症, 前癌状態〔医学〕.
pre·can·cer·ous [pri:kǽnserəs] 前癌の〔医学〕.
p. change 前癌性変化〔医学〕.
p. condition 前癌状態〔医学〕.
p. dermatitis 前癌性皮膚炎.
p. dermatosis 前癌性皮膚疾患(病)〔医学〕, 前癌性皮膚症, = Bowen disease.
p. lesion 前癌〔性〕病変〔医学〕.
p. melanosis 黒色癌前駆症.
p. stage 前癌期〔医学〕.
pre·cap·il·lary [pri:kǽpiləri] 前毛細〔血〕管〔の〕〔医学〕(内, 中, 外膜の3層をもつ動脈から毛細血管へ移行する部分の細小動脈で, 内皮細胞と Rouget 細胞からなる).
p. anastomosis 前毛細血管吻合(毛細血管に分岐する前の吻合).
p. arteriole 前毛細血管細動脈.
p. pulmonary hypertension 前肺毛細血管性肺高血圧.
p. sphincter 前毛細血管括約筋.
pre·car·ci·nom·a·tous [pri:kà:sinámətəs] 前癌性の.
pre·car·di·ac [pri:ká:diək] 心臓の腹側にある.
pre·car·di·nal [pri:ká:dinəl] 前主静脈の.
p. anastomosis 前主静脈間吻合〔医学〕.
p. vein 前主静脈〔医学〕.
pre·car·di·um [pri:ká:diəm] 前胸部〔医学〕, 心臓前部〔医学〕.
pre·car·ti·lage [pri:ká:tliʤ] 胎生期軟骨, 前軟骨〔医学〕.
precaudal gland 尾前腺.
pre·ca·va [pri:kéivə] 上大静脈.
precaval nodes [TA] 大静脈前リンパ節, = nodi precavales [L/TA].
prececal lymph nodes 盲腸前リンパ節, = lymphonodi prececales.
prec·e·dent [présidənt] 前〔医学〕.
pre·ce·ment [prì:simént] 前セメント質, セメント前質〔医学〕.
pre·cen·tral [pri:séntrəl] 前中心の.
p. area 中心前野, = psychomotor area.
p. cerebellar vein [TA] 小脳中心前静脈, = vena precentralis cerebelli [L/TA].
p. fissure [TA] 中心前裂*, = fissura precentralis [L/TA].

p. gyrus [TA] 中心前回, = gyrus precentralis [L/TA].
p. line 前中心線(イニオンと眉間との中心から前下方に至る線).
p. sulcal artery 中心前溝動脈.
p. sulcus [TA] 中心前溝, = sulcus precentralis [L/TA].
pre·cep·tor [priséptər] プリセプター, 指導医(臨床実習の). → attending.
pre·cep·tor·ship [priséptərʃip] 専門領域個別指導制度, チュータ制 [医学].
precervical sinus 前頸洞(鰓弓の発育に伴い生ずる胎児の頸部陥凹).
pre·ces·sion [pri:séʃən] すりこぎ運動, 歳差運動 [医学], 摂動.
p. movement 歳差運動(回転運動の).
prechiasmatic sulcus [TA] 前〔視神経〕交叉溝, = sulcus prechiasmaticus [L/TA].
prechondral tissue 軟骨前組織 [医学].
pre·chor·dal [pri:kɔ́:dəl] 脊索の前にある.
p. mesoderm 索前中胚葉 [医学].
p. myotome 索前(耳前)筋板 [医学].
p. plate 脊索前板 [医学].
precious stone 宝石, 貴石(ダイヤモンド, ルビー, サファイア, エメラルドなどの宝石を意味する場合と, それらにやや劣る装飾品用途の鉱物をいう場合がある).
pre·cip·i·ta·ble [prisípitəbl] 沈殿し得る.
pre·cip·i·tant [prisípitənt] ① 沈殿剤 [医学]. ② 急速の.
p. urine 沈渣尿 [医学].
pre·cip·i·tate [prisípiteit] 沈殿物 [医学], 沈降物, 沈着物.
p. labor 墜落分娩 [医学], 急産.
pre·cip·i·tat·ed [prisípiteitid] 沈降した [医学], 沈殿した.
p. barium carbonate 沈降炭酸バリウム [医学].
p. barium sulfate 沈降硫酸バリウム [医学].
p. bismuth 沈殿ビスマス(金属ビスマスを5%ブドウ糖溶液に浮遊させた駆梅薬), = bismuthum praecipitatum.
p. calcium carbonate 沈降炭酸カルシウム $CaCO_3$: 100.09 (制酸薬. 胃・十二指腸潰瘍, 胃炎, 上部消化管機能異常における制酸作用と改善に用いる).
p. calcium phosphate 沈降性リン酸カルシウム, = calcii phosphas praecipitatus.
p. fine dust 沈殿微粉炭 [医学].
p. sulfur 沈降〔性〕イオウ, イオウ乳(イオウ華に石灰を加え, 煮沸して生ずる沈殿を希塩酸で洗浄したもの).
p. toxoid = alum-precipitated toxoid.
p. vaccine 沈降ワクチン [医学](細菌, ウイルスの抗原溶液にアルミニウム塩を加えて沈降させて, 不溶化し免疫力を増強したワクチン), = alum-precipitated vaccine.
pre·cip·i·tat·ing [prisípiteitiŋ] 沈殿の [医学].
p. agent 沈殿剤 [医学].
p. antibody 沈降抗体 [医学].
p. factor 結実因子 [医学].
pre·cip·i·ta·tion [prisìpitéiʃən] ① 析出, 沈殿, 沈降. ② 降水.
p. analysis 沈殿滴定 [医学].
p. curve 沈降曲線 [医学].
p. limit 沈殿限界.
p. membrane 沈殿膜 [医学], 沈降膜(2つの溶液に接触する面に沈降により生成する膜).
p. method 沈殿法 [医学].
p. number 沈降値 [医学].
p. reaction 沈降反応 [医学](抗原と抗体との反応により目に見える沈殿物を生ずる反応).
p. test 沈降試験 [医学], 沈降反応.
p. titration 沈殿滴定 [医学].
p. value 沈殿価, 沈降価 [医学](免疫沈降反応の活性の尺度. 現在ではほとんど使用されない).
pre·cip·i·ta·tor [prisípiteitər] プレシピテーター(空気中の塵埃粒子数を測定するために用いられる器械で, 同一の目的に用いられるものには Konimeter, impinger, jet dust counter などがある).
pre·cip·i·tin [prisípitin] 沈降素 [医学](液状の抗原に対して生体が産生する抗体で, その特異抗原と混ぜると沈降反応を生じる).
p. diagnostic reaction 沈降素診断反応 [医学].
p. reaction 沈降反応 [医学], = precipitation reaction.
p. spur 沈降線スパー(交差反応する抗原AとBを抗原Aに対する抗血清を用いて二重拡散法で調べると沈降線が生成するが, 抗原Aの沈降線はBの沈降線を越えて伸びる. この伸びた部分をスパーという).
p. test 沈降反応, 沈降テスト.
pre·cip·i·tin·o·gen [prisìpitínəʤən] 沈降原 [医学](沈降素をつくるために必要な抗原).
pre·cip·i·ti·noid [prisípitinɔid] プレシピチノイド(60°C で加熱して変性を起こした沈降素で, 沈降素原とは結合する能力はあるが, 沈降反応は起こさない).
pre·cip·i·to·gen [prìsipítəʤən] 沈降原, = precipitinogen.
pre·cip·i·tog·e·noid [prisìpitáʤənɔid] 類沈降〔素〕原(沈降素原としての作用を失った物質).
pre·cip·i·toid [prisípitɔid] プレシピチノイド, = precipitinoid.
pre·cip·i·to·phore [prisípitəfɔ:r] 沈降体(沈降反応を起こす沈降担体). 形 precipitophoric.
pre·cip·i·tum [prisípitəm] 沈降物(沈降反応の産物).
pre·cir·rho·sis [prì:siróusis] 前肝硬変期, 肝硬変前期 [医学].
pre·cir·rhot·ic [prì:sirátik] 硬変前の [医学].
precise medicine 発症前診断.
pre·ci·sion [prisíʒən] 正確さ, 精〔密〕度, = accuracy. 形 precise.
p. attachment denture 精密型アタッチメント義歯 [医学].
p. balance 精密てんびん [医学].
p. grip 巧緻握り [医学].
p. instrument oil 精密機械油.
p. pinch 巧緻つまみ.
p. type 精密級.
pre·cla·vic·u·lar [prì:kləvíkjulər] 鎖骨前方の.
preclimacteric bleeding 更年期前出血 [医学].
pre·clin·i·cal [pri:klínikəl] ① 症状発現前の. ② 前臨床医学の(医学教育の課程における基礎医学についていう).
p. examination study 前臨床〔生物学的〕試験 [医学].
p. medicine ① 前臨床医学(基礎医学). ② 予防医学.
p. study 前臨床試験 [医学].
pre·cli·val [pri:kláivəl] 斜台前方にある(小脳の).
p. fissure [TA] (斜台前裂*), = fissura preclivalis [L/TA].
pre·co·cious [prikóuʃəs] 早発の, 早熟 [医学].
p. cavern 早期空洞 [医学].
p. ejaculation 早期射精 [医学], 早漏 [医学].
p. jaundice 早発性黄疸 [医学].
p. masculinization 早発男性化〔症〕 [医学].
p. maturity 早期成熟 [医学].

P

p. menopause 早期閉経.
p. menstruation 早発月経.
p. pseudopuberty 早発偽〔性〕思春期.
p. puberty 性早熟〔医学〕, 思春期早発症〔医学〕, 早発青春期〔医学〕.
p. syphilis 早発梅毒〔医学〕.
precociously mature child 早期成熟児, 早熟児〔医学〕.
pre·coc·i·ty ［prikásiti］ 早熟〔医学〕(特に精神または知能の発達についていう).
pre·cog·ni·tion ［prì:kəgníʃən］ 予知, 前知.
pre·coid ［prí:kɔid］ 類早発痴呆.
pre·col·la·gen ［pri:kálədʒən］ 前膠原. 形 precollagenous.
precollagenous fiber 前膠原線維(未熟膠原線維).
pre·co·ma ［pri:kóumə］ 前昏睡状態〔医学〕.
p. diabeticum 糖尿病性前昏睡.
precommissural bundle 交連前束.
precommissural fibres [TA] ① 交連前線維*, = fibrae precommissurales [L/TA]. ② 連合〔前〕神経線維(第三脳室前壁, すなわち分界板中の連合前神経線維).
precommissural septal nucleus [TA]交連前中隔核*, = nucleus septalis precommissuralis [L/TA].
precommissural septum 前交連中隔.
pre·com·mis·sure ［pri:kámiʃuər］ 前交連(脳側室の前角). 形 precommissural.
precommunical part 前交通部, = pars precommunicalis.
precommunical part of anterior cerebral artery 前大脳動脈の前交通動脈.
precommunicating part [TA] 交通前部, = pars precommunicalis [L/TA].
pre·com·pres·sion ［pri:kəmpréʃən］ 予圧〔医学〕(スラッグによる錠剤製法の).
preconceptual stage 前概念期.
pre·con·di·tion·ing ［prì:kəndíʃəniŋ］ 前準備.
pre·con·scious ［pri:kánʃəs］ 前意識の〔医学〕, 予備意識の(精神の一部としての意識 consciousness の予備または前提とみなされ, 必要に応じ即時意識として動員し得る). 名 preconsciousness.
pre·con·vul·sant ［prì:kənvʌ́lsənt］ 痙攣発現前の.
pre·con·vul·sive ［prì:kənvʌ́lsiv］ 発症前の(てんかんについていう).
pre·cor·dia ［pri:kɔ́:diə］ 前胸部, = precordium.
pre·cor·di·al ［pri:kɔ́:diəl］ 前胸の〔医学〕.
p. anxiety 胸内苦悶〔医学〕, 前胸部不安感.
p. bulging 前胸部突出〔医学〕, 前胸部膨隆.
p. catch syndrome 前胸部ひっかかり症候群.
p. depression 前胸部圧迫.
p. electrocardiography 胸部心電図記録法.
p. fright 心窩部苦悶(不安神経症の急性恐慌において患者が強迫衰弱の予感として経験する心臓部の感覚), = anxiety neurosis.
p. lead 胸部誘導〔法〕〔医学〕.
p. oppression 胸内苦悶.
p. pain 前胸〔部〕痛〔医学〕, 胸内痛.
p. region 胸壁心臓部, 前胸部.
p. voussure 心臓部隆起〔医学〕.
pre·cor·di·al·gia ［pri:kɔ̀:diǽldʒiə］ 前胸部痛〔医学〕.
pre·cor·di·um ［pri:kɔ́:diəm］ 下胸部, 前胸部(心臓の前方にある胴の部分). 複 precordia. 形 precordial.
pre·cor·nu ［pri:kɔ́:nju:］ 側脳室前角.
pre·cos·tal ［pri:kástəl］ 肋骨前方の.
p. anastomosis 前肋骨吻合(胸および頸動脈の縦吻合. 胎児内での体節間動脈の縦軸方向の吻合で, 後に甲状頸動脈と肋頸動脈を形成).

P

pre·cra·ni·al ［pri:kréiniəl］ 頭蓋前部の.
pre·cri·brum ［pri:kráibrəm］ = substantia perforata anterior.
pre·crit·i·cal ［pri:krítikəl］ 分利期前の.
preculminate fissure [TA] 山頂前裂*, = fissura preculminalis [L/TA].
precuneal artery 楔前部動脈, = arteria precunealis.
precuneal branches [TA] 楔前部枝*(楔前部動脈), = rami precuneales [L/TA].
pre·cu·ne·us ［prì:kjuní:əs, –kjú:niəs］ [L/TA] 楔前部(小脳の方形葉), = precuneus [TA]. 形 precuneal, precuneate.
pre·cure ［prí:kjuər］ 早期硬化.
pre·cur·sor ［pri:kə́:sər, prí:kə:s–］ ① 先駆〔物質〕. ② 前駆症, 前兆. 形 precursory.
p. cell 前駆細胞.
precursory cartilage 前駆軟骨(一過性軟骨), = temporary cartilage.
precursory symptom 前駆症状〔医学〕, = premonitory symptom.
pre·cyst ［pri:síst］ 前嚢子.
pre·cys·tic ［pri:sístik］ 前被嚢形の.
p. amoeba 前被嚢形アメーバ(栄養型と嚢子との中間期).
p. stage 被嚢前期.
pre·da·ceous ［pridéiʃəs］ 捕食性の(生物を捕食することについていう). 名 predacity.
pre·da·tion ［pridéiʃən］ 捕食〔医学〕, 略奪(捕食性本能), = predaceous instinct. 形 predatory.
pred·a·tism ［prédətizəm］ 捕食.
pred·a·tor ［prédətər］ 捕食者〔医学〕.
pred·a·tory ［prédətəri］ 捕食性の(動物が相互を捕食して生活することについていう).
p. animal 食肉獣.
p. behavior 捕食行動〔医学〕.
p. bird 食肉鳥.
pred·az·zite ［prédəzait］ プレダザイト(ペリクレース大理石中のペリクレースの MgO 成分が水滑石となっているもの).
predelivery room 分娩待期室, 陣痛室, = labor room.
predental education 歯科進学課程教育〔医学〕.
predental period 無歯期.
pre·den·tin(e) ［pridéntin］ プレデンチン, 象牙前質〔医学〕(石灰化していないデンチン母質).
predeposit autologous blood transfusion 術前貯血式自己血輸血〔医学〕.
predestination theory 既存説, = preexistence theory.
pre·de·ter·mi·na·tion ［prì:ditə̀:minéiʃən］ 前決定〔医学〕.
pre·di·a·be·tes ［pri:dàiəbí:ti:z］ 糖尿病前症〔医学〕, 糖尿病前期. 形 prediabetic.
prediabetic coma 前糖尿性昏睡.
prediabetic state 前糖尿病状態〔医学〕.
pre·di·as·to·le ［prì:daiǽstəli:］ 心臓前拡張期, 拡張前期〔医学〕.
pre·di·a·stol·ic ［prì:daiəstálik］ 拡張前期の〔医学〕, 前拡張期の, = late systolic.
p. murmur 前拡張期雑音〔医学〕.
pre·di·crot·ic ［prì:daikrátik］ 重拍(複)波前の.
p. wave 前重拍脈(重拍脈に先行する小波).
predicted vital capacity 予測肺活量〔医学〕.
pre·dic·tion ［pridíkʃən］ 予測〔医学〕.
predictive diagnosis (病気の発症を予測する診断).
predictive validity 予測値.
predictive value 予測値〔医学〕, 適中度.

pre·di·ges·tion [prì:daiʤéstʃən] 前消化(食物が前もって部分的に消化されていること).
pre·di·lec·tion [prì:dailékʃən] 好発(病変などの).
predisposing cause 疾病素質 [医学], 素因.
predisposing factor 素因 [医学].
pre·dis·po·si·tion [prì:dispəzíʃən] 素質 [医学], 素因[医学] (体質または特異〔体〕質ともいう). 形 predisposed, predisposing.
p. of disease 疾病素因.
pre·dis·so·ci·a·tion [prì:disòuʃiéiʃən] 前期解離 [医学].
p. effect 解離前効果.
pred·nis·o·lone [prednísəloun] プレドニゾロン 化 11β,17,21-trihydroxypregna-1,4-diene-3,20-dione $C_{21}H_{28}O_5$: 360.44 (合成副腎皮質ホルモン).

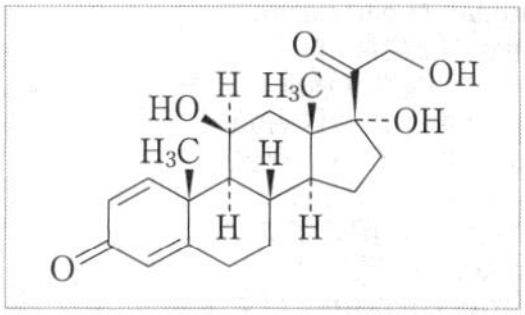

p. acetate プレドニゾロン酢酸エステル 化 11β,17,21-trihydroxypregna-1,4-diene-3,20-dione 21-acetate $C_{23}H_{30}O_6$: 402.48 (酢酸プレドニゾロン. プレグナン系合成副腎皮質ホルモン. 副腎皮質ホルモンとして酢酸コルチゾンとほぼ同様に広範囲な疾患に適用される).

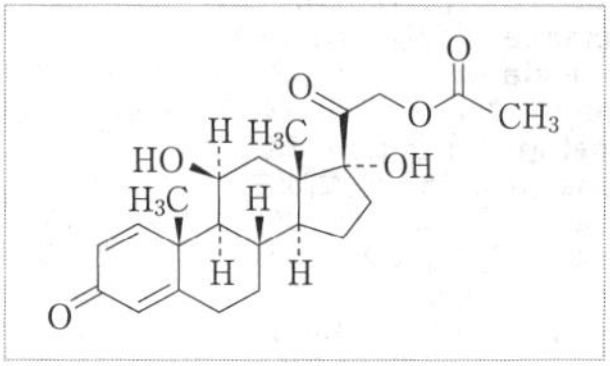

p. glucose tolerance test (PGTT) プレドニゾロンブドウ糖負荷試験.
p. succinate プレドニゾロンコハク酸エステル 化 11β,17,21-trihydroxypregna-1,4-diene-3,20-dione 21-(hydrogen succinate) $C_{25}H_{32}O_8$: 460.52 (コハク酸プレドニゾロン. プレグナン系合成副腎皮質ホルモン. ショック, 急性副腎皮質機能不全, エリテマトーデス, 気管支喘息などに用いる).

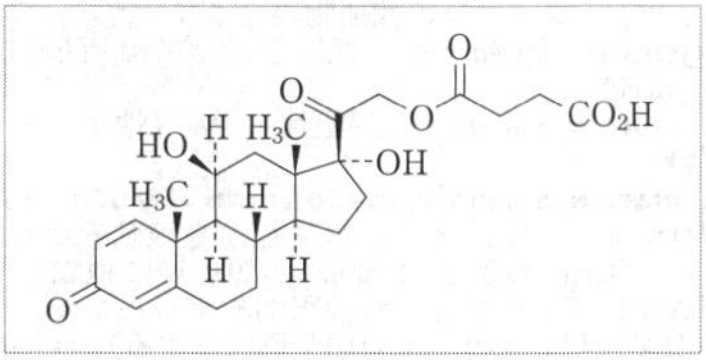

pred·ni·sone [prédnisoun] プレドニゾン 化 $\Delta^{1,4}$-pregnadiene-17α-,21-diol-3,11,20-trione (コルチゾンの構造において1-2間の結合が二重結合となった物質で, Schering 会社において metacortandracin として合成されたもの).
predominant symptom 主症状 [医学], 支配的症状.
pre·dom·i·na·tion [prìdαminéiʃən] ① 優勢(大部分を占めること). ② 卓越, 傑出. 動 predominate.
pre·dor·mi·tal [pri:dɔ́:mitəl] 睡眠前期の, 前睡眠期の.
pre·dor·mi·tion [prì:dɔ:míʃən] 睡眠前期, = predormitium.
pre·dor·mi·tum [pri:dɔ́:mitəm] 睡眠前期, 前睡眠期.
predorsal bundle 脊髄視蓋路, = tectospinal tract.
predorsal tract 背側前路, = tectospinal tract.
pre·dose [prí:douz] 照射前線量 [医学], プリドーズ(照射前にあらかじめモニタ線量計にセットした線量).
predosing period 投薬前〔飼育〕期間 [医学].
preductal coarctation 管前型大動脈縮窄〔症〕 [医学].
preductal type coarctation of aorta 管前型大動脈縮窄〔症〕 [医学].
preduodenal portal vein 十二指腸前門脈 [医学].
pre·e·clamp·sia [prì:iklǽmpsiə] 妊娠高血圧腎症, 子癇前症 [医学] (妊娠高血圧症候群の一時期で, 浮腫, タンパク尿, 血圧上昇を伴うが, 痙攣は発現しない), = preeclamptic state.
preeclamptic stage 子癇前期 [医学].
preeclamptic toxemia (子癇前症), = preeclampsia.
pre·e·de·ma [prì:idí:mə] 浮腫前症, 前浮腫, = preoedema.
preejection period (PEP) 駆出前期 [医学], 前駆出期(心室の収縮が始まってから駆血を開始するまでの時間).
pre·el·a·cin [pri:éləsin] 弾力素前駆物.
preemployment examination 採用時検査 [医学].
preemptive analgesia 先制鎮痛.
preemptive immunity (干渉現象の一型), = interference phenomenon.
preemptive medicine 先制医療(病気の発症以前に正確な前診断により発症を防止する医療の概念).
preen gland 尿殿腺(鳥の尾羽の近くにあって, 油状物質を分泌し, 鳥は羽がきに用いる), = glandula uropygialis.
pre·e·nam·el [prì:inǽməl] エナメル前質 [医学], = adamantogenous substance.
preen·ing [prí:niŋ] 羽づくろい [医学].
pre·e·o·sin·ic [prì:i:əsínik] (好エオジン性前骨髄球についていう).
pre·ep·i·glot·tic [prì:epiglάtik] 喉頭蓋前の.
p. fat body [TA] 喉頭蓋前脂肪体*, = corpus adiposum preepiglotticum [L/TA].
p. space 喉頭蓋前〔間〕隙 [医学], 前喉頭蓋腔.
pre·ep·i·lep·tic [prì:epiléptik] てんかん前の [医学].
pre·e·rup·tive [prì:irʌ́ptiv] 発疹前の.
p. stage 発疹前期.
preerythrocytic schizogony 前赤内期シゾゴニー.
pre·ex·ci·ta·tion [pri:ìksaitéiʃən] 異常早期興奮. → Wolff-Parkinson-White (WPW) syndrome.
p. syndrome 早期興奮症候群(WPW 症候群や LGL 症候群の総称).
pre·ex·is·tent [prì:igzístənt] 既存の.
pre·ex·po·sure [prì:ikspóuʒər] 前露光 [医学], 前露出(写真の).
prefabricated flap プレハブ皮弁(2次的血管化皮弁), = secondary vascularized flap.
pref·er·ence [préfərəns] 嗜(し)好 [医学].
p. survey 嗜(し)好調査 [医学].
preferential pathway 選択的伝播経路 [医学].
preferential segregation 選択分離 [医学].
preferred orientation 方位配列, 優先配向.

pre·flag·el·late [pri:flǽʤərait] 鞭毛期前の（原虫についていう）.
pre·flu·o·ride car·i·es [pri:flú:ərid kɛ́ərii:z] フッ素性う（齲）歯初期.
pre·for·ma·tion [prìfɔ:méiʃən] 前定〔説〕（完全な発育を遂げた生物の各部分はすでに胚細胞中に既存するということで，新生説に対立する説），= preformation theory. ↔ epigenesis.
p. theory 前成説，= incasement theory.
pre·form·ing [pri:fɔ́:miŋ] 予備成形［医学］.
pre·fron·tal [pri:frʌ́ntəl] 前頭葉前方の.
p. area 前頭前野.
p. artery [TA] 前頭前動脈*，= arteria prefrontalis [L/TA].
p. cortex 前頭連合野（大脳の前頭葉の運動野より前の部分）.
p. lobe 前頭前葉（上行回の前方にある前頭葉の部分）.
p. lobotomy 前頭葉白質切截術（Moniz 原法を W. Freeman および J. W. Watts が改良したもので，現在は行われない）.
p. veins [TA] 前頭前野静脈，= venae prefrontales [L/TA].
pre·gan·gli·on·ic [prì:gæŋgliánik]〔神経〕節前の.
p. fiber 節前神経線維.
p. motor neuron 節前運動ニューロン.
p. nerve fibres [TA] 節前〔神経〕線維，= neurofibrae preganglionicae [L/TA].
p. neuron 〔神経〕節前ニューロン（細胞体が中枢神経系内にある輸出交感ニューロン）.
pre·gem·i·nal [pri:ʤéminəl] 二対体前部の.
pre·gem·i·num [pri:ʤéminəm] 二対体前部，= anterior optic lobe.
pregeniculate nucleus [TA] ① 膝状体前核*，= nucleus pregeniculatus [L/TA]. ② 膝前核.
pre·ge·nic·u·la·tum [prì:ʤenìkjuléitəm] 外側膝状体，= external geniculate body.
pre·ge·nic·u·lum [prì:ʤeníkjuləm] = pregeniculatum.
pre·gen·i·tal [pri:ʤénitəl] 性器発育期前の.
p. phase 前性器期.
p. sexuality 乳児期性欲［医学］.
p. stage 前性器段階［医学］.
pregestational diabetes mellitus 糖尿病合併妊婦（妊娠前から糖尿病診断されている妊婦）.
Pregl, Fritz [prégl] プレグル（1869–1930，オーストリアの化学者）.
P. solution プレグル液（ヨウ酸ナトリウム，ヨウ酸および 0.04% ヨウ素とからなる防腐液）.
P. test プレグル試験（腎機能での検査法でカテーテルで採った尿管尿の比重を定めて Haeser 式から尿中に排泄された固形物の総量を測定し，これを尿中の無機質の量と比較して腎機能を評価する方法）.
pre·glau·co·ma [prì:glɔ:kóumə] 前緑内障.
preglenoid tubercle 浅窩前結節（側頭骨頬突起の前根にある）.
pre·glob·u·lin [pri:glábjulin] プレグロブリン（原形質グロブリンの酸分解産物）.
preglomerular arteriole 糸球体細動脈.
preglottic tonsillitis 声門前扁桃炎.
preg·nan·cy [prégnənsi] 妊娠［医学］（女子の体内に胎児が存在する状態で，受精から分娩までの約 280 日の期間），= cyesis, gestation, gravidity, being with child. 形 pregnant.
p. caries 妊娠う蝕.
p. cell 妊娠細胞（妊婦の〔脳〕下垂体前葉にみられる主細胞の変化したもの）.
p. complication 妊娠合併症［医学］.
p. depression 妊娠期うつ病，妊娠抑うつ病.
p. diabetes 妊娠糖尿病.
p. diagnosis 妊娠診断［医学］.
p. diet 妊娠食［医学］.
p. disease of sheep ヒツジの妊娠病.
p. function 妊娠時機能［医学］.
p. gingivitis 妊娠性歯肉炎［医学］，= gingivitis gravidarum, hormonal gingivitis.
p. hormone 妊娠ホルモン.
p. immunity 妊娠免疫.
p. in diabetes 妊娠〔性〕糖尿病［医学］.
p. in fallopian tube 卵管妊娠［医学］.
p. index 妊娠率［医学］.
p. induced hypertension (**PIH**) 妊娠高血圧症候群，妊娠高血圧〔症〕［医学］，妊娠誘発性高血圧〔症〕，= gestational hypertension.
p. kidney 妊娠腎［医学］.
p. loss 妊娠損失（流産など妊娠初期に起こる損失）.
p. maintenance 妊娠持続［医学］.
p. neoplasm 妊娠時新生物（腫瘍）［医学］.
p. rate 妊娠率（理論的に受精されたと思われる卵子の数に対する実際の妊娠回数）.
p. reaction 妊娠反応.
p. specific protein 妊娠特異的タンパク質（妊娠に伴って産性が亢進するタンパク質）.
p. test 妊娠反応［医学］，妊娠試験（多数の考案による冠名試験法がある．原理にはいろいろな現象を利用し，また化学反応としては臭素法，ヒスチジン法，プロスチグミン法など，生物学的試験にはガマ法，ビタリング法などの動物を用いる方法，および変形菌を用いる細菌学的方法もある）.
p. toxemia 妊娠中毒症［医学］.
p. toxemia of sheep メンヨウの妊娠中毒.
p. tumor 妊娠腫［医学］（妊婦の腫瘤性歯肉炎）.
p. wastage 妊娠浪費［医学］.
p. zone protein 妊娠領域タンパク質.
preg·nane [prégnein] プレグナン 化 17(α)-ethyletiocholane $C_{21}H_{36}$（プレグナンジオンより導かれる類似の合成化合物）.
preg·nane·di·ol [prègneindáioul] プレグナンジオール 化 pregnane-3(α),20(α)-diol $C_{21}H_{36}O_2$（妊娠尿から単離されたステロイドの一種．プロゲステロンの還元生成物であるが，女性ホルモンとしての作用は認められない）.
preg·nane·di·one [prègneindáioun] プレグナンジオン 化 3,20-pregnanedione $C_{21}H_{32}O_2$（妊娠雌ウマ尿から分離されたステロイド）.
preg·nane·tri·ol [prègneintrí:ɔ:l] プレグナントリオール $C_{21}H_{36}O_3$（ヒト尿中に排泄される 17a-ヒドロキシプロゲストロンの代謝物の一つ）.
preg·nant [prégnənt] 妊娠〔の〕［医学］，妊娠した，= gravid.
p. mare's serum 妊馬血清［医学］（性ホルモンの原料）.
p. mare's serum gonadotropin (**PMSG**) 妊馬血清ゴナドトロピン［医学］，妊馬血清性腺刺激ホルモン［医学］（Cole および Zondek が1930年に独立して妊娠ウマ血清中に発見した性腺刺激ホルモンで，妊娠 40 日頃出現し始め，80 日頃最高に達する），= equine gonadotropin.
p. mare's serum hormone (**PMS**) 妊娠ウマ血清ホルモン.
p. pains 妊娠陣痛［医学］.
p. polyneuritis 妊娠性多発神経炎［医学］.
p. uterus 妊娠子宮［医学］.
p. woman 妊婦［医学］.
preg·na·tion [pregnéiʃən] 妊娠［医学］.
preg·nene [prégni:n] プレグネン $C_{21}H_{34}$（Δ^4-preg-

P

nene は黄体ホルモン progesterone の核をなすもの).
preg·nen·in·o·lone [prègnənínəloun] プレグネニノロン [化] 17–ethinyl testosterone, anhydro–hydroxy–progesterone, pregneninonol (経口的投与により効く黄体ホルモン相同体).
preg·nen·o·lone [pregnénəloun] プレグネノロン [化] Δ^5–pregnen–3β–ol–20–one $C_{21}H_{32}O_2$ (合成またはブタ精巣から得られるステロイドで, 関節炎の治療に用いられる鎮痛薬).
preg·no·gram [prégnəgræm] 妊娠経過図 [医学].
pre·go·ni·um [pri:góuniəm] プレゴニウム (下顎骨角前の下縁にある小窩).
pre·grac·ile [pri:grǽsil] 前薄小葉の.
pre·gran·u·lar [pri:grǽnjulər] 顆粒期前の.
pregranulosa cells 前顆粒膜細胞.
pre·gra·vid·ic [prì:grəvídik] 妊娠前の.
pre·ha·bil·i·ta·tion [prì:hæbìlitéiʃən] 就職前準備 (身体不自由者の).
pre·hal·lux [pri:hǽləks] 前母趾 (舟状骨内側から発生した足の過剰母指).
pre·heat·er [pri:hí:tər] 予熱器 [医学].
preheating oven 予熱炉 [医学].
pre·hem·i·pleg·ic [prì:hemiplí:ʤik] 片麻痺前の.
p. chorea 片麻痺前性舞踏病.
pre·hen·sile [prihénsil] つかむのに適した.
pre·hen·sion [prihénʃən] 把握, 捕捉. [形] prehensible.
prehepatic hypoproteinemia 前肝性低タンパク血症 (低タンパク食の長期摂取に基づくもの).
prehepatic jaundice 肝前性黄疸 [医学].
pre·he·pat·i·cus [prìhipǽtikəs] 前肝組織 (胎生期の血管および結合織塊で, 将来肝臓の間質に発育するもの).
Prehn, D. T. [préin] プレーン (アメリカの医師).
P. sign プレーン症 (徴) 候 (患側精巣を持ち上げてみて, 急性精巣炎または急性精巣上体炎では疼痛が軽減し, 精巣捻転症では軽減せず逆に疼痛が増強する場合もあること).
preh·ni·tene [préiniti:n] プレニテン [化] 1,2,3,4–tetramethylbenzene $C_6H_2(CH_3)_4$.
preh·ni·tene·sul·fon·ic ac·id [prèinitinsʌlfánik ǽsid] プレニテンスルホン酸 $C_{10}H_{14}O_3S$.
prehnitic acid プレニット酸 [化] benzenetetracarboxylic acid(1,2,3,4) $C_6H_2(COOH)_4$.
prehospital care プレホスピタル・ケア, 病院前処置, 病院前救護 (病院搬送前の救急隊員などパラメディクスの初期診断, 処置).
pre·hy·oid [pri:háiɔid] 舌骨前.
pre·hy·per·ten·sin [prì:haipə:ténsin] プレハイパーテンシン (腎虚血により起こる高血圧の原因と考えられるハイパーテンシンの前駆物で, レニン renin との共同作用により活性化される), = preangiotonin, hypertensinogen.
pre·hy·poph·y·sis [prì:haipáfisis] 下垂体前葉. [形] prehypophyseal, prehypophysial.
pre·ic·tal [pri:íktəl] 発症前の.
pre·ig·ni·tion [prì:igníʃən] 早点火.
preimmune serum 免疫前血清 [医学].
pre·im·mu·ni·ty [prì:imjú:niti] 前免疫性.
pre·im·mu·ni·za·tion [prì:imjùnizéiʃən] 前免疫 (自然免疫の発現する前に行う免疫).
pre·im·plan·ta·tion [prì:implæntéiʃən] 着床前の.
p. assessment 着床前診断 (妊娠前, 体外受精した受精卵を子宮に着床させる前に遺伝子診断などを行う方法. 日本産科婦人科学会の指針では「重い遺伝性疾患に限る」としている).
p. genetic diagnosis (**PGD**) 着床前〔遺伝子〕診断 (初期胚に対して行われるため初期胚診断ともいう), = preimplantation assessment.
p. genetic screening (**PGS**) 移植前遺伝学的スクリーニング, 着床前スクリーニング.
pre·in·duc·tion [prì:indʌ́kʃən] 前誘発 (第3世代まで効果を現さない環境の影響).
preinfarction syndrome 心筋梗塞前症候群.
pre·in·su·la [pri:ínsjulə] 島頭部.
preinsular gyrus 前島回.
preinterparietal bone 前頭頂間骨 (左右の頭頂骨と前頭骨の間の大泉門にまれにできる骨).
pre·i·o·ta·tion [pri:áiəteiʃən] (アイ i の初めの音をワイ y と発音すること).
Preiser, Georg Karl Felix [práizər] プライゼル (1879–1913, ドイツの整形外科医).
P. disease プライゼル病 (外傷性舟状骨多孔症).
Preisz, Hugo von [práis] プライス (1860–1940, ブダペストの細菌学者. 1885年フランスの獣医 E. I. E. Nocard がヒツジの腎から分離した細菌を詳細に研究したので, これはプライス・ノカール菌 P.–Nocard bacillus と呼ばれているが, Lehmann および Neumann は1896年に, この菌によって起こる病変が結核に似ているので *Corynebacterium pseudotuberculosis ovis* と命名した).
P.–Nocard bacillus プライス・ノカール菌, = *Corynebacterium pseudotuberculosis*.
prej·u·dice [préʤudis] 偏見 [医学].
pre·kal·li·kre·in [pri:kælikrí:in] プレカリクレイン, カリクレイン前駆体 [医学].
pre·lac·ri·mal [pri:lǽkriməl] 涙嚢前の.
pre·lac·te·al [pri:lǽktiəl] 乳汁分泌前の (主として新生児の栄養についていう).
prelaminar branch [TA] 前椎弓板枝*, = ramus prelaminaris [L/TA].
prelaminar part [TA] 強膜篩板前部*, = pars prelaminaris [L/TA].
prelaminar part of optic nerve 視神経〔篩〕板前部, = pars prelaminaris nervi optici.
pre·la·ryn·ge·al [prì:lərínʤiəl] 喉頭前の.
p. nodes [TA] 喉頭前リンパ節, = nodi prelaryngei [L/TA].
pre·leu·ke·mia [prì:lju:kí:miə] 前白血病 [医学].
pre·lim·bic [pri:límbik] 縁前の (眼の).
pre·lim·i·nary [príliminəri] ① 予備的〔な〕[医学]. ② 序文の.
p. communication 予報 [医学].
p. data 予備データ.
p. diagnosis 予備的診断 [医学].
p. diagnostic clinic (**PDC**) 予備診断クリニック [医学].
p. examination 予診 [医学].
p. experiment 予備試験 [医学].
p. impression 概形印象 [医学].
p. test 予備試験 [医学].
p. test for blood 血痕予試験.
p. treatment 前処置 [医学].
p. tremor 初期微動.
prelingual deafness 言語修得前難聴.
pre·lip·o·cyte [pri:lípəsait] 前脂肪細胞 [医学].
pre·lip·oid [pri:lípɔid] 類脂質前駆物 (破壊された神経細胞の成分が脂肪質に転化する前の物質).
p. substance 前類脂体物質 (神経細胞が変性して, いまだ脂肪化しないもの).
pre·load [prí:loud] 前負荷 [医学] (実験的には収縮直前の心筋線維長, 臨床的には拡張終期心室容量で, Starling 機転によって生ずる心ポンプ機能の決定因子).
pre·lo·cal·i·za·tion [prì:loukəlizéiʃən] 予備配置 (卵子または割球において, 将来特殊組織に発育する物質の位置があらかじめ定まっていること).
pre·lo·co·mo·tion [prì:loukəmóuʃən] 予備運動(乳児に完全な運動神経が発達する以前に起こる運動).
pre·lum [prí:ləm] 圧迫,圧搾.
p. abdominale 腹部圧迫(排便に起こるような腹壁と横隔膜との間に内臓が圧迫されること).
p. arteriale 静脈圧迫帯, = tourniquet.
pre·ma·lig·nant [prì:məlígnənt] 前癌性の, = precancerous.
p. fibroepithelial tumor ピンクス腫瘍, ピンクス型基底細胞癌.
p. melanosis 前癌性メラノーシス.
premammary abscess 前乳房膿瘍.
premammillary artery [TA] 乳頭体前動脈*, = arteria thalamotuberalis [L/TA].
pre·ma·ni·a·cal [prì:meinάiəkəl] 躁病発現前の,精神病前兆の.
premarital examination 婚前健康検査 [医学].
pre·ma·ture [prìmətʃúər] ① 早発の, 早熟の [医学]. ② 未熟児 [医学].
p. abruption of normally implanted placenta 常位胎盤早期剥離, = premature separation of normally implanted placenta.
p. aging disease 早老症.
p. aging syndrome 早老症.
p. alopecia 早発性脱毛〔症〕[医学], 若はげ [医学].
p. alveolar atrophy 早発性歯槽骨萎縮(歯槽膿漏症にみられる一病型).
p. atrial contraction 心房〔性〕期外収縮 [医学].
p. baby 未熟児 [医学], 早産児.
p. beat 期外収縮, = extrasystole.
p. birth 早産, = premature labor.
p. boiling 若練り.
p. canities 若白髪, = canities prematura.
p. climacteric 早発更年期 [医学].
p. contact 早期接触 [医学] (歯の咬合干渉のこと).
p. contraction 早発収縮, 早期収縮(期外収縮のこと), = extrasystole.
p. delivery 早産 [医学], = partus praematurus.
p. dentition 早発生歯 [医学].
p. effusion 早期滲出 [医学].
p. ejaculation 早漏 [医学], 早発射精.
p. eruption 早期萌出 [医学].
p. gonadarche 早発性性腺機能発現 [医学].
p. infant 早産児 [医学], 未熟児 [医学].
p. infant disease 未熟児疾患 [医学].
p. interruption of gestation 妊娠早期中絶 [医学].
p. interruption of pregnancy 妊娠早期中絶.
p. labor 早産(妊娠22週以後, 37週未満の分娩).
p. lysis 未熟溶解(溶菌) [医学].
p. membrane rupture 前期破水.
p. menarche 早発月経 [医学].
p. menopause 早発閉経 [医学].
p. menstruation 早発月経[医学], = premature menarche, menstruatio precox.
p. ovarian failure (**POF**) 早期卵巣不全, 早発性卵巣機能不全.
p. polymerization 早期重合.
p. pubarche 早発恥毛 [医学].
p. puberty 早発思春期 [医学], 性的早熟 [医学].
p. rupture 前期破水 [医学].
p. rupture of membrane (**PROM**) 早期破水 [医学], 前期破水 [医学] (臨床上, 前期破水を含めて早期破水と総称することがある).
p. senility 早老〔症〕[医学], = progeria syndrome.
p. senility syndrome 早老症候群, 早発性老化症候群.
p. separation of normally implanted placenta 常位胎盤早期剥離 [医学], = premature abruption of normally implanted placenta.
p. separation of placenta 胎盤早期剥離 [医学], = abruptio placentae praematurus.
p. syndrome 未熟〔児〕症候群 [医学].
p. systole 早発収縮.
p. thelarche 早発乳房 [医学].
p. ventricular contraction 心室〔性〕期外収縮.
pre·ma·tu·ri·ty [prìmætʃú:riti] ① 未熟 [医学]. ② 早熟(早発思春期または知能の早熟をいう).
p. myopia 未熟児近視.
pre·max·il·la [prì:mæksílə] [L/TA] ① 切歯骨*, = premaxilla [TA]. ② 顎前骨, 顎間骨, = intermaxillary bone.
premaxillar region 顎前部 [医学].
pre·max·il·lary [pri:mǽksiləri] ① 顎骨前〔方〕の. ② 顎前骨の.
p. bone 前顎骨(哺乳類の多くでは独立した骨であるがヒトではみられない(胎児期にみられその後上顎骨と癒合する). 切歯骨), = intermaxillary bone, incisive bone.
p. palate 前顎骨口蓋.
p. suture 切歯縫合.
pre·med·i·cal [pri:médikəl] 予備医学の(医学課程の正科に入学する前に受ける学課についていう).
p. course 医〔学〕進〔学〕課程 [医学].
p. education 医〔学部〕進〔学〕課程教育 [医学].
p. student 医学進学課程学生 [医学].
pre·me·dic·a·ment [pri:medíkəmənt, -médik-] 準備薬.
pre·med·i·ca·tion [prì:medikéiʃən] 準備投薬, 前投薬 [医学], 麻酔前投薬(特に全身麻酔の前処置).
pre·mei·ot·ic [prì:maiάtik] 減数分裂前期の.
p. phase 前減数期, 前還元期.
pre·mel·a·no·some [pri:méլənəsoum] メラニン前小体, プレメラノソーム(メラニン小体形成時, メラニンの沈着が現れる前にみられる小体).
pre·men·o·pau·sal [prì:menoupɔ́:zəl] 閉経前の [医学].
p. amenorrhea 更年期無月経, 閉経期前無月経.
pre·men·o·pause [pri:ménəpɔ:z] 閉経前期 [医学].
pre·men·stru·al [pri:ménstruəl] 月経前の [医学].
p. dysphoric disorder 月経前不快気分障害.
p. dystonia 月経前失調〔症〕[医学].
p. edema 月経前浮腫.
p. epilepsy 月経前てんかん [医学].
p. intoxication 月経前期中毒.
p. phase 月経前期 [医学].
p. salivary syndrome 月経前唾液症候群(月経前症候群の一つ). → Racine premenstrual salivary syndrome.
p. syndrome (**PMS**) 月経前症候群 [医学].
p. tension 月経前緊張症 [医学].
p. tension syndrome 月経前緊張症状群 [医学].
pre·men·stru·um [priménstruəm] 月経前期, = premenstrua. 形 premenstrual.
pre·mi·tot·ic [prì:maitάtik] 有糸分裂前期の.
p. interval 分裂前期 [医学].
p. phase 分裂前期, 有糸分裂前期(染色体の減数分裂前に起こる生殖細胞の核変化を示す期で, 原卵細胞と原精細胞発生までの細胞世代を含む), = prereduction phase.
pre·mi·um [prí:miəm] 保険料 [医学].
pre·mo·lar [primóulər] 小臼歯.
p. tooth [TA] ① 小臼歯, = dens premolaris [L/TA]. ② 前臼歯.

pre·mo·ni·tion [prìmənίʃən, prèm–] 予感，予知，前兆〔医学〕，= foreboding. 形 premonitory.
pre·mon·i·to·ry [pri:mάnitəri] 前駆の〔医学〕.
p. diarrhea 前駆性下痢〔医学〕.
p. pains 前〔駆〕陣痛〔医学〕.
p. symptom 前兆，前駆症状〔医学〕.
pre·mon·o·cyte [pri:mάnəsait] 前単球，= promonocyte.
pre·mor·bid [pri:mɔ́:bid] 発病前の〔医学〕.
p. character 発病前性格〔医学〕，病前性格.
pre·mor·bid·i·ty [prì:mɔ:bίditi] 発病前〔医学〕.
pre·mor·tal [pri:mɔ́:təl] 臨終の〔医学〕，死直前の〔医学〕.
pre·mo·tor [pri:móutər] 前運動の.
p. area 運動前野(大脳皮質の運動野の前方にある錐体外路運動系の主野で，運動野にみられる Betz 細胞は存在しない)，= Brodmann area 6.
p. cortex syndrome 前運動皮質症候群(前運動野症候群).
p. neuron 前運動ニューロン(筋とは直接に連絡のないもので，運動ニューロンを支配するもの).
p. syndrome 前運動皮質症候群(痙直性片麻痺，反射亢進，熟練した動作の異常，一過性血管運動障害が出現する症候群で，前運動皮質領域の病変による).
pre·mu·ni·tion [prì:mju:nίʃən] ① 予防処置. ② 感染免疫，相関免疫(体内にある種の病原微生物が持続的に存在することによって保たれている獲得免疫の一つである). 形 premunitive.
pre·mu·ta·tion [prì:mjutéiʃən] 前〔突然〕変異〔医学〕.
pre·my·cos·ic [prì:maikάsik] 糸状菌前期の，= premycotic，prebacillary.
premycotic stage 前息肉期(菌状息肉症の前駆症状として，主として局面性類乾癬の状態をさす).
pre·my·e·lo·blast [pri:máiələblæst] 前骨髄芽球.
pre·my·e·lo·cyte [pri:máiələsait] 前骨髄球，前骨髄細胞，= promyelocyte.
pre·my·e·lo·ma [prì:maiəlóumə] 前骨髄腫(前骨髄芽球の腫瘍化クローン).
pre·nar·co·sis [prì:nɑ:kóusis] 前麻酔(基礎麻酔)，= premedication. 形 prenarcotic.
pre·na·res [pri:néərz] 前鼻腔.
pre·na·tal [pri:néitəl] 出生前の〔医学〕.
p. care 出生前(産前)養護〔医学〕.
p. development 産前発育〔医学〕，出生前発育，胎児期発育.
p. diagnosis (PND) 出生前診断〔医学〕.
p. disorder 産前(出生前)障害〔医学〕.
p. exercise 妊婦体操，= exercise for expectant mother.
p. health care 妊婦保健管理〔医学〕.
p. infection 先天感染，出生前感染.
p. mortality 産前死亡率〔医学〕.
p. pediatric visit 出生前小児保健指導〔医学〕.
p. respiration 胎児呼吸，= fetal respiration.
p. syphilis 胎児梅毒〔医学〕，= congenital syphilis.
p. therapy 出生前治療〔医学〕.
Prendergast test [préndə:gæst tést] プレンダーガスト試験(腸チフス診断法で，チフスワクチン 5mg 皮内注射後，24 時間で反応を起こすのはチフスではないとされた).
pre·ne·o·plas·tic [prì:ni:əplǽstik] 発癌前の，前癌状態の.
p. state 前癌状態，= precancerous state.
pre·neu·tro·phil·ic [prì:nju:trəfίlik] 好中性骨髄球の.
pre·ni·da·tion phase [prì:naidéiʃən féiz] 受精卵前着床期，受精卵未着床期，着床前期〔医学〕.
pre·ni·da·tory [pri:náidətəri] 着床前の.
pren·o·lone [prénəloun] プレノロン，= pregnenolone.
prenormal occlusion (遠心咬合)，= distal occlusion.
pre·nyl·a·mine [preníləmi:n] プレニラミン 化 N-(3,3-diphenylpropyl)-α-methylphenethylamine lactate (冠血管拡張薬，狭心症，冠動脈硬化症，急性期を除く心筋梗塞などに用いる).
pre·ob·lon·ga·ta [prì:ɑblɑngéitə, –gά:tə] 前延髄(第四脳室と橋との間の延髄部分).
pre·oc·cip·i·tal [prì:ɑksípitəl] 後頭骨前方の.
p. notch [TA] 後頭前切痕，= incisura preoccipitalis [L/TA].
pre·oe·de·ma [prì:idí:mə] 浮腫前症，前浮腫，= preedema.
preoedipal phase 前エディプス期.
preolivary groove [TA] オリーブ前溝*，= sulcus preolivaris [L/TA].
preoperation room 手術準備室〔医学〕.
pre·op·er·a·tive [pri:άpərətiv] 手術前の，術前〔性〕〔医学〕.
p. care 術前管理〔医学〕.
p. deposit of autologous blood 術前自己血貯血.
p. donation 術前貯血.
p. evaluation 術前評価〔医学〕.
p. irradiation 術前照射〔医学〕.
p. round 術前回診〔医学〕.
p. systemic therapy (PST) 術前全身治療.
pre·op·er·a·tive·ly [pri:άpərətivli] 術前に〔医学〕.
pre·o·per·cu·lum [prì:oupə́:kjuləm] 前頭弁蓋(脳のシルヴィウス溝の両前脚の間にある三角部).
preoptic area [TA] 視索前域*，視索前野*，= area preoptica [L/TA].
preoptic arteries [TA] 視索後動脈*，= arteriae preopticae [L/TA].
preoptic region 視索前部.
pre·op·ti·cus [pri:άptikəs] 前二対体，= pregeminum. 形 preoptic.
pre·o·ral [pri:ɔ́:rəl] ① 口前〔方〕の. ② 口よりも頭側にある.
preotic myotome 索前(耳前)筋板〔医学〕.
preotic somite 前耳原節(動眼筋に発育する間葉織で，頭原節をなすものと考えられている).
pre·o·vu·la·to·ry [pri:άvjulətəri,–tɔ:ri] 排卵前の，排卵前期の〔医学〕.
p. phase 排卵前期〔医学〕.
pre·o·vum [pri:óuvəm] 卵娘細胞.
pre·ox·y·gen·a·tion [pri:ὰksiʤənéiʃən] プレオキシゲネーション，前酸素化(全身麻酔開始前に酸素を吸入する麻酔準備処理).
prepacked syringe 消毒済注射器〔医学〕.
prepaid medical care plan 前払制医療制度〔医学〕.
pre·pal·a·tal [pripǽlətəl] 口蓋前の.
pre·pal·li·um [pripǽliəm] 前外套(ローランド溝の前方にある脳皮質の部分).
prepancreatic artery [TA] 膵前動脈*，= arteria prepancreatica [L/TA].
pre·par·a·lyt·ic [pripæ̀rəlítik] 麻痺前の.
prep·a·ra·tion [prèpəréiʃən] ① 準備，調製〔医学〕. ② 調合薬，調合製剤. ③ 標本(組織などの). ④製法(化合物，薬剤などの). 形 preparative, preparatory.
p. of ferment 酵素製剤〔医学〕.
preparative centrifugation 調製用遠心〔法〕〔医学〕.
prep·a·ra·tor [prépərətər, prí:p–] 両受体(Müller),

P

= amboceptor.
preparatory injection 準備注射〔医学〕.
preparatory iridectomy 予備的虹彩切除術(白内障の療法. von Graefe).
prepared cavity 窩洞.
prepared cereal 調製穀類〔医学〕.
prepared chalk 沈降石灰, 調製白亜(精製された炭酸カルシウム), = creta praeparata.
prepared ergot 調製バッカク(粉末として石油ベンジンで脂肪を浸出し, 低温で乾かした製剤).
prepared neocalamine 調製ネオカラミン(赤色酸化鉄 3g, 黄色酸化鉄 4g, 亜鉛華 93g).
prepared suet 精脂(ヒツジ *Ovis aries* の腹腔から採った脂肪), = mutton suet, sevum praeparatum.
prepared tar 加工タール〔医学〕.
pre·par·tal [pri:pá:təl] 分娩前の.
pre·pa·tel·lar [pri:pətélər] 膝蓋骨前の.
p. bursa 前膝蓋包.
p. bursitis 膝蓋前滑液包炎, = housemaid's knee.
pre·pa·tent [pri:péitənt] 明白前の(寄生虫などが体内に侵入した後, その存在が明白に証明される前の時期についていう).
p. period 前顕性期, 発症前期(寄生虫が体内に侵入してから, それが証明されるまでの期間).
pre·pe·dun·cle [prì:pidʌ́ŋkl] 小脳前茎.
prepenile scrotum 陰茎前位陰嚢〔医学〕.
pre·per·cep·tion [prì:pə:sépʃən] 予知, 予覚.
pre·per·fo·ra·tive [pri:pé:fərətiv] 穿孔前の.
pre·per·fo·ra·tum [pri:pə:fɔ:réitəm] 前穿孔質, = substantia perforata anterior.
prepericardial nodes [TA] 心膜前リンパ節, = nodi prepericardiaci [L/TA].
pre·per·i·to·ne·al [pri:pèritouní:əl] 腹膜前方にある.
p. space 腹膜前腔.
pre·phthi·sis [pri:θísis, –tís–] 結核初期.
prepiriform gyrus 前梨状回.
preplacement examination 配置前検査〔医学〕.
pre·pla·cen·tal [prì:pləséntəl] 胎盤形成前の.
pre·pol·lex [pri:páleks] 過剰母指.
pre·pol·y·mer [pri:pálimər] プレポリマー, 前重合体〔医学〕.
pre·pon·der·ance [pripándərəns] 優位〔医学〕(心電図についていう). 形 preponderant. 動 preponderate.
pre·pon·tile [pripántil] 前橋の.
prepositus nucleus [TA]〔舌下神経〕前位核(舌下神経前位核), = nucleus prepositus [L/TA].
pre·po·ten·cy [pripóutənsi] 遺伝力優越(一方の親がその個性形質を子孫に著しく遺伝する能力). 形 prepotent.
pre·po·ten·tial [prì:pouténʃəl] 前電位〔医学〕.
pre·pro·en·keph·a·lin A [prì:prouenkéfəlin –] プレプロエンケファリン A(263 アミノ酸残基. メチオニンエンケファリン 4 分子, ロイシンエンケファリン 1 分子を含む).
pre·pro·in·su·lin [prì:prouínsjulin] プレプロインスリン, プロインスリンの前駆体.
pre·pro·pio·me·la·no·cor·tin (**POMC**) [pri:proupioumelənoukɔ́:rtin] プレプロオピオメラノコルチン.
preprostatic part [TA] 前立腺前部*, = pars preprostatica [L/TA].
preprostatic sphincter [TA] 内尿道括約筋*, = musculus sphincter supracollicularis [L/TA].
preprosthetic training 義肢装用前訓練〔医学〕.
pre·psy·chot·ic [prì:saikátik] 精神病前〔症〕の.
pre·pu·ber·tal [pri:pjú:bə:təl] 思春期前の.
p. phase 思春前期〔医学〕.
pre·pu·ber·ty [pripjú:bə:ti] 思春〔直〕前期〔医学〕, 青春前期, = prepubescence. 形 prepuberal, prepubescent.
pre·puce [prí:pju:s] [TA] 包皮(陰茎または陰核をおおう皮膚), = preputium penis [L/TA], foreskin [L/TA]. 形 preputial.
p. of clitoris [TA] 陰核包皮, = preputium clitoridis [L/TA].
pre·pu·cot·o·my [prìpju:kátəmi] 包皮切開術, = preputiotomy.
pre·pu·ti·al [pripjú:ʃəl] 包皮の〔医学〕.
p. calculus 包皮〔結〕石〔医学〕, = postholith, smegmolith.
p. concretion 包皮結石.
p. glands [TA] 包皮腺, = glandulae preputiales [L/TA].
p. sac 包皮嚢.
p. space 包皮隙(包皮と亀頭との間隙で, 小帯の両側にある).
p. ulcer 包皮潰瘍〔医学〕.
pre·pu·ti·ot·o·my [pripjù:ʃiátəmi] 包皮切開術〔医学〕, = incomplete circumsion, prepucotomy.
pre·pu·ti·um [pripjú:ʃiəm] 包皮. 複 preputia.
p. clitoridis [L/TA] 陰核包皮, = prepuce of clitoris [TA].
p. penis [L/TA] 包皮, = prepuce [TA], foreskin [TA].
pre·py·lor·ic [pri:pailɔ́:rik] 幽門前の.
p. vein [TA] 幽門前静脈, = vena prepylorica [L/TA].
pre·py·ram·i·dal [prì:pirǽmidəl] 錐体前の.
p. fissure [TA] 錐体前裂*, = fissura prepyramidalis [L/TA].
p. tract 錐体前路, = rubrospinal tract.
pre·ra·mus [pri:réiməs] 前枝(小脳活樹の幹部の垂直枝).
pre·rec·tal [pri:réktəl] 直腸前の.
p. lithotomy 直腸前切石術.
pre·re·duc·tion [prì:ridʌ́kʃən] 前還元〔医学〕.
p. phase 減数分裂前期, = premitotic phase.
pre·re·nal [pri:rí:nəl] 腎前の.
p. acute renal failure 腎前性急性腎不全〔医学〕.
p. albuminuria 腎前性タンパク尿〔症〕, 前腎性アルブミン尿(腎以外の病変により起こる).
p. anuria 腎前性無尿〔医学〕.
p. failure 腎前性腎不全〔医学〕, = prerenal insufficiency.
p. fascia 前腎筋膜(Gerota).
p. hematuria 腎前性血尿〔医学〕.
p. insufficiency 腎前性腎不全〔医学〕, = prerenal failure.
p. proteinuria 腎前性タンパク尿.
p. uremia 腎前性尿毒症〔医学〕, 腎臓外尿毒症, = extrarenal uremia.
pre·re·pro·duc·tive [prì:riprədʌ́ktiv] 生殖前期の(青春前期の).
pre·ret·i·nal [pri:rétinəl] 網膜前の.
p. edema 網膜前水腫(Guist), = angiospastic retinopathy.
prerubral nucleus 赤核前核.
pre·sa·cral [pri:séikrəl] 仙骨前〔方〕の.
p. fascia [TA] 仙骨前筋膜, = fascia presacralis [L/TA].
p. nerve [TA] 仙骨前神経, = nervus presacralis [L/TA].
p. neurectomy 仙骨前神経叢切除術〔医学〕.
p. pneumography 〔仙骨前腔性〕後腹膜〔腔〕気体

造影〔法〕[医学].
p. region 仙骨前部 [医学].
p. sympathectomy 仙骨前神経叢切除術 [医学]（コット手術），= presacral neurectomy.
pre·sar·co·ma·to·sis [prìːsɑːkòumətóusis] 前肉腫状態 [医学].
presby- [presbi] 老年，長老の意味を表す接頭語.
pres·by·a·cu·sia [prèsbiəkjúːsiə] 老人性難聴 [医学]，= presbyacusis.
pres·by·a·cusis [prèsbiəkjúːsis] 老人性難聴 [医学].
pres·by·a·sta·sis [prèsbiəstéisis] 老人性平衡障害.
pres·by·at·rics [prèsbiǽtriks] 老人病学，= presbyatry. 形 presbyatric.
pres·by·der·mia [prèsbidə́ːmiə] 老人性皮膚.
pres·by·e·soph·a·gus [prèsbiːsɑ́fəgəs] 老人性食道 [医学].
pres·by·ope [présbioup] 老眼者.
pres·by·o·phre·nia [prèsbioufríːniə] プレスビオフレニア（老年痴呆の一型で，著しいコルサコフ症状を示すが，精神的には活発で身体的に清新感がある）. 形 presbyophrenic.
p. syndrome 老人性痴呆症候群，= Wernicke syndrome.
pres·by·o·pia [prèsbióupiə] 老視 [医学]，老眼 [医学]（老年期に水晶体の弾力性が低下して，近点が遠位となる調節不能性の視力減退）. 形 presbyopic.
pres·by·sphac·e·lus [prèsbisfǽsiləs] 老人性壊疽，= senile gangrene.
pres·by·tia [presbíʃiə] 老視，老眼，= presbyopia.
pres·by·tism [présbitizəm] 老視，老眼，= presbyopia.
pre·scap·u·la [priːskǽpjulə] 前肩甲骨（肩甲骨の上部）. 形 prescapular.
prescapular fossa 肩甲前窩，棘前窩，= prespinous fossa.
preschool child 就学前児童 [医学].
pre·scle·ro·sis [prìːskliəróusis] 硬化前症 [医学]（動脈硬化の前に起こる血管変化）. 形 presclerotic.
pre·scor·bu·tic [prìːskɔːbjúːtik] 前壊血病の [医学].
p. state 前壊血病状態 [医学].
pre·scribe [priskráib] 指示する，命令する，処方する（投薬，食事，看護などの具体的処置について医者が指示する）.
prescribed industrial disease 工業業務上規定疾患 [医学].
pre·scrib·er [priskráibər] 処方者 [医学].
pre·scrib·ing [priskráibiŋ] 処方する [医学].
pre·scrip·tion [priskrípʃən] 処方，処方せん（箋）[医学]（医師が患者に投与する薬物の調合を指定する書類で，① 患者の住所，氏名，年齢，② "取れ" recipe の意味を表す記号 Rp，薬物名およびその分量，③ 調剤法および用法，④ 日付および医師の住所，氏名，捺印または自署が記載の要件である），= praescriptum.
p. balance 調剤てんびん [医学].
p. book 処方録 [医学]，調剤録 [医学].
p. bottle 投薬びん [医学].
p. container 投薬容器 [医学].
p. copy 処方せん（箋）の写し [医学].
p. department 調剤室 [医学]，薬局 [医学].
p. drug 処方せん医薬品（旧称，要指示薬. 2005年改称）.
p.-event monitoring (PEM) 処方-イベントモニタリング（医薬品の市販後調査の一つ）.
p. insurance 処方せん（箋）薬保険 [医学].
p. journal 処方録 [医学]，調剤録 [医学].
p. laboratory 調剤室 [医学]，薬局 [医学].
p. pricing schedule 調剤報酬計算法 [医学].
p. shelf 調剤用薬品棚 [医学].
p. work 調剤作業 [医学].
p. writing 処方せん（箋）記述 [医学].
preseasonal treatment 季節前療法 [医学].
pre·sec·re·tin [prìːsikríːtin] プレセクレチン（十二指腸粘膜に存在する物質で，塩酸の作用により secretin に変化する前駆物）.
pre·seg·men·ter [priːsigméntər] 分裂前原虫（マラリア原虫の）.
pre·se·nile [priːsíːnail] 初老〔性〕[医学].
p. delusion of pursuit 初老性追跡妄想 [医学]，初老性迫害妄想.
p. dementia 初老性痴呆 [医学]，初老期痴呆.
p. depression 初老期うつ病.
p. gangrene 初老性壊疽 [医学]，中年期壊疽（閉塞性血栓脈管炎），= thromboangiitis obliterans.
p. melancholia 初老期うつ病，= presenile psychosis.
p. psychosis 初老性精神異常 [医学]，初老期精神病，= presenile melancholia.
p. sclerosis 初老性硬化〔症〕[医学]，初老期硬化症，= Alzheimer disease.
pre·se·nil·in [priːsénəlin] プレセニリン（家族性アルツハイマー病の原因遺伝子から同定された遺伝子で，初老期痴呆 presenile dementia の意味からプレセニリンと名付けられた）.
pre·se·nil·i·ty [prìːsiníliti] 初老〔期〕，早老. 形 presenile.
pre·se·ni·um [priːsíːniəm] 初老期，= presenility.
present complaint (PC) 主訴 [医学].
present condition 現症.
present illness (PI) 現病歴.
pre·sen·ta·tio [prèzəntéiʃiou] 胎位，= presentation.
pre·sen·ta·tion [prèzəntéiʃən] 胎位（分娩時において子宮腔内の胎児と子宮縦軸との関係をいい，縦位 longitudinal，と横位 transverse とに大別される）. 動 present.
p. of anterior parietal bone 前頭頂骨進入.
p. of posterior parietal bone 後頭頂骨進入，= Litzmann obliquity.
pre·sen·ti·ment [prizéntimənt] 予感 [医学].
pre·sent·ing [prizéntiŋ] 主要な，先進的な.
p. head 先進頭部 [医学]，下向頭部 [医学].
p. part 下向部 [医学]，先進部 [医学].
p. symptom 主要徴候（病気の最も顕著に認められる徴候）.
preseptal cellulitis 〔眼窩〕隔壁前蜂巣炎，= periorbital cellulitis.
pre·ser·va·tion [prìzəːvéiʃən] 保存 [医学]，温存 [医学]，貯蔵法 [医学].
p. and storage 貯蔵法 [医学].
p. of dead body 死体保存 [医学].
p. of drug 薬の保存 [医学].
p. solution 保存液 [医学].
p. test 保存試験.
pre·ser·va·tive [prizə́ːvətiv] ① 防腐剤（微生物の発生を防止する目的で製剤に加えられる物質）. ② 保恒剤（写真の）. ③ 防腐〔的〕[医学].
pre·serve [prizə́ːv] 保存 [医学].
preserved blood 保存血〔液〕[医学]（クエン酸ソーダを抗凝固剤とし，ブドウ糖を保存液とした混合溶液を加えた血液）.
preserved food 保存食〔品〕[医学].
preserving subcutaneous vascular network graft 含皮下血管網付遊離全層植皮 [医学].
preset count 前設定計数 [医学].
preset time 前設定時間 [医学].

P

preshivering phenomenon 前戦慄〔期〕現象．
pre·shock [pri:ʃák] ショック準備状態 [医学]．
pre·si·nop·sia [prì:sɑinápsiə, –sin–] 前進視〔症〕（物体が次第に近づくようにみえること）．
pre·si·nus·oi·dal [prì:sainəsɔ́idəl] 類洞前性の [医学]．
pre·so·mite [pri:sóumait] 前原節形成前の．
p. embryo 体節前期胚子（受精期から最初の体節が発生するまでの約21日間）．
pre·sper·ma·tid [pri:spə́:mətid] 第二次精母細胞．
pre·sper·mi·dus [pri:spə́:midəs] 精娘細胞．
pre·sphe·noid [pri:sfí:nɔid] 蝶形骨前部．
p. bone 前蝶形骨．
pre·sphyg·mic [pri:sfígmik] 脈波前期の（等容性収縮期にあたる）．
p. interval 前駆血期（心室収縮開始から動脈弁が開くまでの期間）．
p. period 前駆出期，等容性収縮期（心室収縮期の開始から血液駆出までの心筋の等容（長）性収縮期），= preejection period．
pre·spi·nal [pri:spáinəl] 脊髄前の．
presplenic fold [TA] 脾前ヒダ*（胃脾間膜から横隔結腸ヒダに至る扇状の腹膜ヒダ），= plica presplenica [L/TA]．
pre·spon·dy·lo·lis·the·sis [pri:spàndiloulisθí:sis, –loulísθisis] 脊椎すべり前駆症 [医学]，脊椎前すべり症（脊椎すべり症の前駆症．腰椎の椎間板の先天奇形はあるが，椎体の転位は起こっていない状態．症候としては背部の疼痛と，時には前弯症がある）．
pres·pore [prí:spɔ:r] 前胞子 [医学]，前芽胞 [医学]．
p. wall 前芽胞壁，前胞子壁．
press [prés] 圧搾器．
p.–coated tablet 加圧コーティング錠 [医学]．
p.–tamponade 圧迫タンポン [医学]．
p. through package (PTP) 圧出包装（PTP包装といわれる），プレススルーパッケージ（医薬品の包装形態の一つ）．
pres·sa·tion [preséiʃən] 圧診法．
pressed attack 圧迫起声 [医学]．
pressed yeast 圧搾酵母 [医学]．
pres·si·ner·vos·co·py [prèsinə:váskəpi] 神経圧診法（迷走神経および交感神経を圧迫して胸部腹部の疾患を診断する方法）．
press·ing [présiŋ] 圧迫法 [医学]．
pres·som·e·ter [presámitər] 測圧計（子宮卵管撮影法においてヨウ化物油溶液を注射している間，子宮内圧を測定する器械）．
pres·sor [présər] ① 血圧増加の，昇圧の，昇圧作用のある．② 昇圧薬 [医学]．
p. base 昇圧物質，= pressor substance．
p. fiber 昇圧線維 [医学]（血管収縮中枢を刺激する求心線維）．
p. nerve 増圧神経，昇圧神経（血圧上昇を起こす神経）．
p. receptor system 降圧受容器系（心臓，大動脈弓，総頸動脈などにある自律神経叢からできている）．
p. reflex 昇圧反射 [医学]，増圧反射（神経線維が薬物により刺激されて起こる一過性の増圧反射）．
p. substance 昇圧物質 [医学]．
p. test 昇圧試験．
pressoreceptive areas 降圧受容野（降圧受容器の存在する組織で，頸動脈洞，大動脈弓，心房，肺動脈などにある）．
pressoreceptive mechanism 降圧受容機構（降圧受容神経系のこと）．
pres·so·re·cep·tor [prèsəriséptər] 圧受容器 [医学]，圧受容体 [医学]（頸動脈分岐部などにある神経叢の末端で，血圧の昇降により刺激され得るもの），= pressoceptor．形 pressoreceptive．
p. nerve 圧受容器神経．
p. nervous system 圧受容神経系（圧受容器の存在する動脈周囲の神経叢で，求心性線維とともに末梢植物性神経系を構成し，これが刺激されると心拍数，脈管張力および血圧の変化を起こす），= pressoreceptive mechanism．
p. reflex 圧受容器反射 [医学]．
p. system 圧受容系 [医学]．
pres·so·sen·si·tiv·i·ty [prèsəsènsitíviti] 血圧変化感受性．形 pressosensitive．
pres·sure [préʃər] 圧力 [医学]，圧迫．
p. abrasion 圧迫性表皮剥脱 [医学]．
p. accumulator 蓄圧器．
p. adaptation 圧順応．
p. alopecia 圧迫性脱毛症．
p. anesthesia 圧迫麻痺．
p. area 被圧部．
p. atrophy 圧迫〔性〕萎縮 [医学]，= compression atrophy．
p. bandage 圧迫包帯 [医学]．
p. bandage for first aid 救急圧迫包帯 [医学]．
p. bottle 耐圧びん [医学]．
p. breathing 加圧呼吸 [医学]．
p. breathing assister (PBA) 加圧呼吸補助器 [医学]．
p. bulla 圧迫水疱（圧死体所見の一つ）．
p. calibration 音圧較正 [医学]．
p. casting 圧迫鋳造法，= casting under pressure．
p. chamber 気圧室（航室）．
p. clothes 与圧服 [医学]，加圧服 [医学]．
p. coefficient 圧力係数 [医学]．
p. compress 圧迫湿布．
p. cone 圧〔迫〕円錐 [医学]．
p. controlled respirator 従圧式呼吸器．
p. controlled ventilation 圧制御換気法．
p. controller 圧力調節器 [医学]．
p. curve 血圧曲線．
p. cycled respirator 従圧式人工呼吸器，従圧式レスピレータ．
p. distillation 加圧蒸留 [医学]．
p. diuresis 〔血〕圧利尿 [医学]．
p. diverticulum 内圧性憩室（ツエンケル憩室．食道筋層の弱い部分に起きる），= pulsion d..
p. drag 圧力抵抗．
p. drop 圧低下．
p.–flow study 内圧・尿流検査 [医学]．
p. fracture 圧迫骨折 [医学]．
p. gangrene 圧迫壊疽．
p. gauge 圧力計 [医学]．
p. gradient 圧較差 [医学]．
p. hemostasis 圧迫止血法．
p. impression 圧迫印象 [医学]．
p. ischemia 圧迫〔性〕虚血 [医学]，圧迫乏血．
p.–limited respirator 従圧式呼吸器 [医学]．
p. load 圧（過）負荷．
p. manometer 圧力計．
p. mark 圧迫出血痕．
p. measurement 圧力測定 [医学]．
p. myelitis 圧迫性脊髄炎，= compression m..
p. necrosis 圧迫壊死 [医学]．
p. nystagmus 圧迫眼振 [医学]，加圧眼振．
p. of radiation 放射圧．
p. pain 圧痛 [医学]．
p. palsy 圧迫性麻痺 [医学]．
p. paralysis 圧迫〔性〕麻痺 [医学]．
p. point 圧痛点，圧覚点．
p. pulse 圧脈拍 [医学]，圧脈波（圧変化としてとら

P

えられた脈拍).
p. pulse differentiation 圧脈拍微分.
p. receptor 圧覚受容器, 圧感覚器.
p. regulator 圧力調整器〔医学〕.
p. sensation 圧〔感〕覚〔医学〕.
p. sensation of right hypochondrium 右季肋部重圧感〔医学〕.
p. sense 圧覚〔医学〕.
p. sore 圧迫性壊死〔医学〕, 褥瘡〔医学〕, = decubitus ulcer.
p. spot 圧点〔医学〕.
p. stasis 圧迫性うっ血〔医学〕(胴上部が暴力を受けたとき, 頭部頸部に起こる退色), = traumatic asphyxia.
p. steam sterilizer 高圧蒸気滅菌器〔医学〕.
p. suit 加圧服〔医学〕, 与圧服〔医学〕, 機密服.
p. support ventilation (PSV) 圧支持換気, 圧補助換気, 圧維持換気法, プレッシャーサポートベンチレーション.
p. symptom 圧迫症状〔医学〕.
p. transducer 圧変換器.
p. ulcer 圧迫潰瘍, 褥瘡〔性〕潰瘍, = decubitus ulcer.
p. urticaria 圧迫性じんま疹.
p. ventilation 加圧換気〔医学〕.
p. volume curve 圧容量曲線, 肺容量曲線.
p. volume index 圧・容積指数.
p. volume relation 圧容積関係.
p. volume relationship 圧容積関係.
p. waveform 圧波形.
p. within ventricle 脳室内圧〔医学〕.
pres·sur·i·za·tion [prèʃərizéiʃən] 加圧, 気圧増大法(高度飛行中に気密室内の気圧を増大して人体障害を防ぐ方法). 動 pressurize.
pre·sta·sis [pri:stéisis] 前充血(Ricker の炎症説における血管収縮による前期うっ血), = prestatic hyperemia.
prestatic hyperemia 前循環遅滞期充血, = prestasis.
presternal notch 頸切痕, = incisura jugularis sternalis.
presternal region [TA] 胸骨前部, = regio presternalis [L/TA].
pre·ste·rnum [pri:stə́:nəm] 胸骨柄, = manubrium sterni. 形 presternal.
Preston salt [préstən sɔ́:lt] プレストン塩, = ammonium carbonate.
pre·su·bic·u·lum [prì:su:bíkjuləm] [L/TA] 鉤状前回*(海馬回の主嗅部と鉤状回との間にある部分), = presubiculum [TA]. 形 presubicular.
presulcal part [TA] 溝前部, = pars presulcalis [L/TA].
presulcal part of tongue 舌の溝前部.
presumed year of birth 推定生年〔医学〕.
pre·sum·ption [prizʌ́mpʃən] 仮定, 推定. 形 presumptive.
pre·sump·tive [prizʌ́m(p)tiv] 予定の, 仮定の.
p. area 予定域(発生能), = prospective region, developmental potency.
p. fate 予定運命(卵やその割球の将来をいう).
p. puberty 仮定青春期(法律上女子は12歳, 男子は14歳とする).
p. region 予定部位.
p. sign 予備徴候, 不確徴〔医学〕(妊娠・産褥の).
p. sign of pregnancy 妊娠不確徴〔医学〕.
p. test 推定試験(特に飲用水に大腸菌がある場合, 培養液に乳糖発酵によるガスと酸が発生する).
pre·sup·pu·ra·tive [pri:sʌ́pju:rətiv] 化膿前の.
pre·syl·vi·an [pri:sílviən] シルヴィウス溝の前部.
p. fissure シルヴィウス前裂.
pre·symp·tom [pri:símptəm] 前兆.
pre·syn·ap·tic [prì:sinǽptik] シナプス前〔部〕の, 接合部前〔部〕の.
p. alpha(α)-adrenoreceptor シナプス前アルファ〔-アドレナリン〕受容体.
p. beta(β)-adrenoreceptor シナプス前ベータ〔-アドレナリン〕受容体.
p. facilitation シナプス前〔部〕促通〔医学〕.
p. inhibition シナプス前抑制〔医学〕.
p. membrane シナプス前膜〔医学〕.
p. part シナプス前部〔医学〕.
p. potential シナプス前電位〔医学〕.
p. terminal シナプス前末端(終末).
p. vesicula シナプス前小胞〔医学〕.
p. volley シナプス前斉射.
pre·sys·to·le [pri:sístəli:] 前収縮期〔医学〕.
pre·sys·tol·ic [prì:sistálik] 収縮前期の.
p. accentuation 前収縮期音亢進〔医学〕.
p. murmur 前収縮期雑音〔医学〕.
p. thrill 前収縮期振戦〔医学〕, 収縮前期振戦.
pre·tar·sal [pri:tá:səl] 瞼板前の.
pretectal area [TA] 視蓋前野*, = area pretectalis [L/TA].
pretectal nuclei [TA] 視蓋前核*, = nuclei pretectales [L/TA].
pretectal nucleus 視蓋前核〔医学〕.
pretectal region 視蓋前部(視床が視蓋に移行する部分で, 上小丘の前端にあって, その視神経線維は瞳孔反応に関与する).
pretecto-olivary fibres [TA] 前視蓋オリーブ線維*, = fibrae pretectoolivares [L/TA].
pretending play ごっこ遊び〔医学〕.
pre·term [pri:tə́:m] 前期間, 出産予定前期.
p. delivery 早期産〔医学〕.
p. infant 早産児〔医学〕, 早期〔産〕児.
p. membrane rupture 早産での破水.
preterminal process 終末前突起〔医学〕.
preternatural anus 人工肛門〔医学〕.
preternatural ileovaginal anus 人工肛門(前庭肛門), = anus praeternaturalis vestibularis.
pre·test [pri:tést] 予備試験, 試験調査.
pre·thal·a·mus [priθǽləməs] 視床前部(視床前核 nucleus praeopticus, 脚内核 nucleus entopeduncularis, および乳頭外核 nucleus ectomamillaris を含む硬骨魚脳の一部. Herrick).
pre·thy·mo·cyte [pri:θáiməsait] 胸腺前駆細胞.
pre·thy·roid [pri:θáirɔid] 甲状腺前の, 甲状軟骨前の, = prethyroideal, prethyroidean.
pre·tib·i·al [pri:tíbiəl] 脛骨前部の, 前脛骨性〔医学〕.
p. fever 前脛骨熱(脛骨前表面に発疹が現れ, 腰痛と眼窩痛, 倦怠を伴うレプトスピラ症), = Fort Bragg fever.
p. fever syndrome 前脛骨発熱症候群(腰痛, 白血球減少症, 脾腫, 脛骨前面の紅斑, 呼吸浅薄, 前頭痛, 後眼窩痛の症状とともに5日間程度の発熱がある. 原因不明).
p. myxedema 前脛骨粘液水腫〔医学〕.
Pretoria fever プレトリア熱(南アフリカにみられる頓挫性チフス様疾患).
pre·tra·che·al [pri:tréikiəl] 気管前の.
p. fascia 気管前筋膜.
p. layer [TA] 気管前葉, = lamina pretrachealis [L/TA].
p. lymph nodes 気管前リンパ節, = lymphonodi pretracheales.

P

p. nodes [TA] 気管前リンパ節, = nodi pretracheales [L/TA].
pre·treat·ment [pri:trí:tmənt] 前処置 [医学], 前処理.
pre·tu·ber·cu·lo·sis [prì:tjubə̀:kjulóusis] 結核初期, 潜伏結核.
pretuberculous albuminuria 結核初期タンパク尿〔症〕, 結核初期アルブミン尿.
pre·tym·pan·ic [prì:timpǽnik] 鼓膜前の.
pre·u·re·mic [prì:jurí:mik] 尿毒症前の [医学].
pre·u·re·thri·tis [prì:ju:riθráitis] 尿道前炎 (女性尿道上部の外陰濾胞の炎症).
Preuss me·di·um [prɔ́is mí:diəm] プロイス培地, = tetrathionate broth.
prev·a·lence [prévələns] ① 流行, 頻繁, 優勢. ② 有病率 [医学] (ある時点における, 一定の集団内のある疾病, あるいは他の健康状態の例数). ③ 有病性, 蔓延性. 形 prevalent.
p. rate 蔓延率, 有病率 [医学] (一定期間中に起こる罹患者数と, その単位人口との比).
p. study 有病率調査 [医学].
prev·a·lent [prévələnt] 流行 [医学].
Prevel sign [prévəl sáin] プレヴェル徴候 (臥位から立位へ体位を変化させることにより生ずる心悸亢進と脈拍増加).
pre·ven·cep·tion [prìvənsépʃən] 避妊, = contraception.
preventable death プレベンタブル・デス, 防ぎ得た死 (災害や事故など予防できれば救えた死, 避けられた死を意味する).
pre·ven·tion [privénʃən] 予防 [医学], = prophylaxis. 形 preventive.
p. of accident and injury 事故傷害予防 [医学].
p. of food poisoning 食中毒予防.
p. of injury 損傷予防 [医学].
pre·ven·tive [privéntiv] ① 予防〔的〕[医学], 疾病予防の, 防止の. ② 予防薬.
p. administration 予防〔的〕管理 [医学], 予防内服.
p. application 予防〔的〕適用 [医学].
p. dentistry 予防歯〔科〕学 [医学].
p. dose 予防用量.
p. drug 予防薬 [医学].
p. epidemiology 予防疫学 [医学].
p. extension 予防拡大.
p. health service 予防的保健医療業務 [医学].
p. inoculation 予防接種.
p. leukotherapy 予防的白血球投与療法, = leukoprophylaxis.
p. measure 予防処置 [医学].
p. medication 予防内服.
p. medicine 予防医学 [医学].
p. orthodontics 歯科予防矯正 [医学].
p. palliative medicine 予防的緩和医療 (予期される痛みの症状を積極的に予防することを目的とした医療).
p. pediatrics 予防小児科学 [医学].
p. psychiatry 予防精神医学 [医学].
p. substance 保護物質 (双受体), = amboceptor.
p. tracheotomy 予防的気管切開術.
p. treatment 予防的処置 [医学], 予防療法, = prophylactic treatment.
p. vaccination 予防接種 [医学].
pre·ven·tol·o·gist [prìventáləʤist] 予防医学者.
pre·ven·tol·o·gy [prìventáləʤi] 予防医学.
pre·ven·tor·i·um [prìventɔ́:riəm] 保養院, 予防所 [医学].
pre·ven·tric·u·lo·sis [prìventrìkjulóusis] 噴門痙攣, = cardiospasm, preventricular stenosis.
pre·ven·tric·u·lus [prìventríkjuləs] 噴門 (胃の).
pre·ver·bal [pri:və́:bəl] 言語修得前の.
p. period 発語前期 [医学].
pre·ver·mis [pri:və́:mis] 前虫部 (小脳虫部の上部).
pre·ver·te·bral [pri:və́:tibrəl] 椎前の.
p. fascia 椎前筋膜, = fascia colli profunda.
p. ganglion 交感神経前節,〔脊〕椎前神経節.
p. layer [TA] 椎前葉, = lamina prevertebralis [L/TA].
p. nodes [TA] 椎前リンパ節, = nodi prevertebrales [L/TA].
p. part [TA] 椎骨前部, = pars prevertebralis [L/TA].
p. part of vertebral artery 椎骨動脈の椎前部.
p. plexus 脊椎前神経叢 (心臓, 腹腔, 下腹神経叢のような交感神経の神経節および線維).
p. space 椎前腔, 椎前隙, = Holzknecht space.
pre·ver·tig·i·nous [prì:və:tíʤinəs] めまい (眩暈) 前兆の.
pre·ves·i·cal [pri:vésikəl] 膀胱前〔方〕の [医学].
p. nodes [TA] 膀胱前リンパ節, = nodi prevesicales [L/TA].
p. space 膀胱前隙, 膀胱前腔.
pre·vi·a·ble [pri:váiəbl] 子宮外生活を営むことのできない (胎児についていう).
pre·vil·lous [pri:víləs] 絨毛膜形成前の.
p. embryo 絨毛前期胚子 (受精期から絨毛膜絨毛が発生するまでの期間).
previous accident 既往事故.
previous disease 既往症 [医学].
previous menstrual period (**PMP**) 最終月経期 [医学], 前回月経.
previous operation 既往手術.
pre·vi·ta·min [pri:váitəmin] プレビタミン (ビタミンの前駆体), = provitamin.
pre·vo·ca·tion·al [pri:voukéiʃənəl] 職業前〔の〕[医学].
Prévost, Jean Louis [prevóu] プレヴォスト (1838–1927, スイスの医師).
P. law プレヴォスト法則 (脳の病変においては, 患側の方向に頭は回転する), = Prévost sign, Vulpian–P. law.
P. sign プレヴォスト徴候 (片麻痺においては頭と眼とは麻痺側四肢とは反対の方向に, 患側脳半球の方向に共役回転する).
Prévot op·er·a·tion [prévou àpəréiʃən] プレヴォー手術 (分娩中破裂した子宮を腹腔切開により切除する方法).
Pre·vo·tel·la [prèvətélə] プレボテラ属 (嫌気性のグラム陰性桿菌で, 主として口腔に常在し, 歯周疾患, 泌尿生殖器感染症などに関与する. 腟に常在する例が多い *P. bivia* のほか, *P. denticola*, *P. intermedia*, *P. melaninogenica*, *P. oralis* などが含まれる).
prewaking surge 起床前サージ (血圧モーニングサージで, 起床1〜2時間前から徐々に上昇).
pre·wave [prí:weiv] 前置波 [医学], 前波 (動脈圧波ないし動脈容積脈波の上行脚の前に生ずる小さな波).
prey [préi] 捕食者 [医学].
Preyer, Wilhelm Thierry [práiər] プライエル (1841–1897, ドイツの生化学・生理学者で, 1881年催眠術の歴史の著述がある).
P. reflex プライエル反射 (聴覚の刺激による耳の自律的運動).
pre·zone [prí:zoun] プレゾーン (抗体過剰状態での沈降反応または凝集反応の抑制を意味する), = prozone.
p. phenomenon 前地帯現象 (阻止帯現象), = prozone phenomenon, inhibition zone p..
pre·zon·u·lar [prizánjulər] 眼後房の.

p. space 毛様帯前隙(虹彩，水晶体，毛様体，硝子体により囲まれた部分).
pre·zy·ga·poph·y·sis [prì:zaigəpáfisis] (脊椎の上関節突起).
pre·zy·mo·gen [pri:záiməʤən] 前酵素〔原〕，プレチモーゲン(細胞に存在する酵素原の母体).
PRF prolactin releasing factor プロラクチン放出因子の略.
PRH prolactin releasing hormone プロラクチン放出ホルモンの略.
pri·a·pism [práiəpizəm] 持続勃起〔症〕〔医学〕，陰茎強直〔症〕(主として疾病の一徴候として起こるもので，性欲とは無関係).
pri·a·pi·tis [pràiəpáitis] 陰茎炎.
pri·a·pus [práiəpəs] 陰茎，= penis.
Pribnow box プリブノー配列〔医学〕.
Pribram op·er·a·tion [príbræm àpəréiʃən] プリブラム手術(胆嚢を熱電気焼灼凝固させる方法).
PRIC propofol infusion syndrome プロポフォール注入症候群の略.
price list 薬価表〔医学〕.
price of food 栄養価格〔医学〕.
price of medicine 薬価〔医学〕.
Price-Jones, Cecil [práis ʤóunz] プライスジョーンズ(1863-1943，イギリスの血液学者).
P.-J. curve プライスジョーンズ曲線(1910年に発表した貧血分類の一方法で，染色した血液塗抹標本を所定の拡大で映写し，赤血球直径を直接測定し，その分布を曲線で表したもの).
pric·ing [práisiŋ] 薬価計算〔医学〕.
prick pain 刺痛〔医学〕，= pricking pain.
prick test 単刺試験，プリックテスト，皮刺テスト(試験)〔医学〕.
pricked eye by rice leaf 稲穂つ(突)き目〔医学〕.
pricking pain 刺痛(刺すような痛み)，= prickling sensation.
prickle cell 有棘細胞.
prickle cell epithelioma 棘細胞上皮腫.
prickle cell layer 有棘層〔医学〕，有棘細胞層(表皮の胚芽層).
prickling heat 刺すような熱感〔医学〕.
prickling sensation 刺すような痛み〔医学〕.
prick·ly [príkli] とげの多い.
p. ash サンショウの樹皮，= xanthoxylum.
p. ash berry サンショウ［山椒］，サンショウ［山椒］の実，= fructus xanthoxyli, xanthoxylum.
p. heat 赤いあせも，汗疹(あせも)〔医学〕，= miliaria rubra.
p. heat of newborn 新生児汗疹〔医学〕.
p. pear サボテン［仙人掌］の果実. → *Opuntia*.
p. poppy アザミゲシ.
pride-weed [práid wí:d] (ムカシヨモギ属)，= *Erigeron*.
Priessnitz, Vincenz [prí:snits] プリースニッツ(1799-1851，オーストリアの医師).
P. bandage プリースニッツ包帯〔医学〕.
P. compress プリースニッツ包帯(冷湿布).
Priestley, Joseph [prí:stli] プリーストリー(1733-1804，イギリスの牧師，化学者. 1774年に酸素 oxygen を分離し，それを消炎空気 dephlogiscated air と呼んだ).
pril·o·caine hy·dro·chlo·ride [príləkein hàidroukló:raid] 塩酸プリロカイン [化] 2-ethyl-2-propylamino-*o*-acetotoluidine hydrochloride (アミド型の局所麻酔薬. 硬膜外麻酔，伝達麻酔，浸潤麻酔などに用いる)，= propitocaine hydrochloride.
prima facie evidence 一応の証拠.
pri·mae vi·ae [prími víi:] 第1通路(消化管のこと).
primal scene 原光景.
pri·ma·quine [práiməkwin] プリマキン.
p. hypersensitivity プリマキン過敏症〔医学〕.
p. phosphate リン酸プリマキン [化] 8-(4-amino-1-methylbutylamino)-6-methoxyquinoline phosphate (抗マラリア薬. 三日熱，熱帯熱の治療に用いる).
p. sensitive anemia プリマキン感受性貧血〔医学〕.
pri·mar·i·um [praiméəriəm] [L/TA] 一次骨化点(中心)，= primary [TA].
pri·mary [práiməri] [TA] ① 一次骨化点(中心)，= primarium [L/TA]. ② 第1の，一次の，初期〔の〕〔医学〕. ③ 原発性〔の〕〔医学〕. ④ 原始の.
p. abdominal pregnancy 原発〔性〕腹腔妊娠〔医学〕.
p. abscess 原発膿瘍.
p. accelerator 一次促進剤〔医学〕，主促進剤.
p. acetabulum 原寛骨臼，原股臼.
p. acquired agammaglobulinemia 原発性後天性無ガンマグロブリン血症(分類不能型免疫不全症に含まれる).
p. acquired hypogammaglobulinemia 原発性後天性低ガンマグロブリン血症(30～50代の成人に発症する原因不明の低ガンマグロブリン血症).
p. action 一次作用〔医学〕.
p. adhesion 一次性癒着(創口の順調な治癒)，= healing by first intention.
p. adrenocortical insufficiency 原発性副腎皮質機能不全症〔医学〕，一次性副腎皮質不全.
p. aerodontalgia 原発性航空性歯痛.
p. afferent depolarization 一次求心性線維脱分極〔医学〕.
p. alcohol 第1アルコール〔医学〕，1級アルコール〔医学〕($-CH_2OH$ のような結合をもつアルコールで，酸化されるとアルデヒドを経て酸となる).
p. aldosteronism 原発性アルドステロン症〔医学〕(副腎皮質に原発性の病変があり，アルドステロンの過剰分泌をきたす疾患. 良性の腺腫にコン症候群がある).
p. allergen 一次アレルゲン〔医学〕.
p. alveolar hypoventilation syndrome 原発性肺胞低換気症候群〔医学〕.
p. amebic meningoencephalitis (PAM) 原発性アメーバ性髄膜脳炎，= primary amoebic.
p. amenorrhea 原発〔性〕無月経〔医学〕.
p. amide 一次性アミド.
p. amine 一級アミン〔医学〕，第1アミン(アンモニア水素の一つをアルキルで置換したもの).
p. amnion 一次羊膜〔医学〕.
p. amputation 一次切断(ショック発現後発炎前に行う切断).
p. amyloidosis 原発性アミロイドーシス〔医学〕，原発性類デンプン症(原因不明のアミロイド沈着で，症候やアミロイドタンパクの性状は骨髄腫を合併した病型に似ている)，= idiopathic amyloidosis.
p. anal opening 一次肛門口(胎児の内皮肛門管の開口部).
p. anemia 本態性貧血〔医学〕，原発性貧血.
p. anesthesia 初期麻酔.
p. aneurysm of renal artery 原発性腎動脈瘤〔医学〕.
p. antibody response 一次抗体応答〔医学〕.
p. arm-wing 初列風切.
p. assimilation 第1期同化(食汁を乳び(糜)に変えること).
p. atrial septum 一次〔心房〕中隔〔医学〕.
p. atypical pneumonia 原発性異型肺炎〔医学〕，原発性非定型肺炎〔医学〕.

p. azoospermia 原発性無精子〔症〕.
p. battery 一次電池［医学］, = primary cell.
p. biliary cirrhosis 原発性胆汁性肝硬変［医学］.
p. biological productivity 一次生物生産力［医学］.
p. body cavity 原体腔.
p. bone 一次骨［医学］.
p. bone graft 一次骨移植［医学］.
p. bone marrow 一次骨髄［医学］.
p. bone tumor 原発性骨腫瘍.
p. brain damage 一次性脳障害.
p. brain stem injury 一次性脳幹損傷.
p. brain vesicle 原始脳胞（前脳胞，後脳胞，菱脳胞）.
p. bronchus 一次気管支［医学］.
p. bubo 原発性横痃.
p. bud 一次芽［医学］.
p. cancer 原発性癌.
p. capillary plexus 一次毛細血管網［医学］.
p. carbon atom 第1炭素原子，1級炭素原子［医学］（炭素化合物鎖の末端にあって，ただ1個のほかのCと結合している炭素原子）.
p. carcinoma 原発癌［医学］.
p. carcinoma of fallopian tube 原発卵管癌［医学］.
p. cardiomyopathy 一次性心筋症，特発性心筋症，= idiopathic cardiomyopathy.
p. care ① 初期〔包括〕医療［医学］，プライマリ・ケア［医学］（すべての人が平等に受けとることができる包括的，継続的な保健医療サービスを指す．これは医師が中心となって行う初期治療，日常生活指導，健康教育，慢性疾患者や障害者への指導などの primary medical care と，人々の健康を改善，保護，増進させるのに必要な要素を地域レベルで統合する手段としての primary health care に大別される）．② 一次医療（身体に異常を感じた受診者が，最初に受ける医療）.
p. care physician 一次医療医［医学］.
p. caries 初期う（齲）蝕.
p. carnitine deficiency 原発性カルニチン欠損症.
p. cartilaginous joint ［TA］骨端軟骨，= cartilago epiphysialis [L/TA].
p. cell 一次電池［医学］，= primary battery.
p. cell line 初代細胞系［医学］.
p. cement 原生セメント質［医学］.
p. center of ossification 第一次骨化の中心.
p. character 一次性状［医学］.
p. choana 原始後鼻孔.
p. circuit 一次回路.
p. clay 一次粘土［医学］.
p. closed-angle glaucoma (**PCAG**) 原発閉塞隅角緑内障.
p. closure 一次性〔創〕閉鎖.
p. coil 一次コイル（変圧器の一次側のコイル）.
p. color 原色（赤，黄，青の3色をいう），= fundamental color.
p. complex 初期変化群［医学］（特に結核の初期感染にみられるもの），= Ghon complex.
p. constriction 一次くびれ［医学］.
p. coverts 初列雨おおい，一次雨おおい（羽）.
p. culture 初代培養［医学］.
p. current 一次電流.
p. curvature ［TA］① 第一弯曲*，= curvatura primaria [L/TA]．② 第1曲率.
p. cystadenocarcinoma 原発性嚢胞腺癌［医学］.
p. degeneration 一次変性［医学］，= abiotrophic degeneration.
p. delusion 真性妄想，原発妄想，一次妄想［医学］（発生が心理学的に説明できず，本人にとって異常な意味意識をもつ妄想観念をいう）.
p. dementia 一次性痴呆.
p. dental pain 原発性歯痛［医学］.
p. dentin(e) 原生〔第1〕象牙質［医学］，一次性デンチン（生歯前に形成されたもの）.
p. dentition 第一生歯.
p. dermal ridge 一次真皮稜［医学］.
p. deviation 第1偏位［医学］，一次性斜視（正常眼が凝視するとき斜視眼の視軸が偏位すること）.
p. digestion 1次性消化［医学］.
p. disease 原疾患，一次疾患.
p. dye test 色素試験第I法（涙道排出路の検査）.
p. dysgammaglobulinemia 原発性異常ガンマグロブリン血症（現在では分類不能型免疫不全症と呼ぶ）.
p. dysmenorrh(o)ea 一次性月経困難症，本態性月経困難症，= essential dysmenorrh(o)ea, congenital d., functional d..
p. echinococcus 一次包虫.
p. efflorescence 原発疹（個疹）.
p. effusion lymphoma (**PEL**) 原発性滲出性リンパ腫.
p. egg membrane 第1卵膜［医学］.
p. electron 一次電子.
p. embryonic cell 一次胚細胞.
p. emulsion 初乳剤［医学］.
p. enamel cuticle 一次（第1）エナメル小皮［医学］.
p. ending 一次終末［医学］.
p. endosperm 一次内孔.
p. epidermal germ 初期上皮原基［医学］.
p. epilepsy 原発性てんかん［医学］.
p. epithelial germ 原始的上皮芽.
p. erythroblast 一次赤芽球［医学］.
p. explosive 起爆薬［医学］.
p. extinction 一次消衰，一次減光.
p. eye 起交感眼［医学］，原発眼（交感性眼炎の），= exciting eye.
p. eye vesicle 一次眼胞.
p. facilitation 第1次疎通.
p. failure 一次的無効［医学］.
p. failure mean of corpulus 赤血球一次的無効平均〔値〕［医学］.
p. fissure ［TA］第一裂（小脳の），= fissura prima [L/TA].
p. fissure of cerebellum 小脳第一裂.
p. focus 原発巣［医学］.
p. follicle 原始卵胞，原始濾胞，一次卵胞［医学］，一次濾胞（単層の卵胞細胞に包まれたもの），= primordial follicle.
p. gametocyte 一次生殖母細胞［医学］.
p. gangrene 一次〔的〕壊疽［医学］.
p. generalized epilepsy 原発全汎てんかん，= generalized tonic-clonic epilepsy.
p. genital ducts 一次生殖管.
p. germ layer 一次胚葉［医学］.
p. glaucoma 原発緑内障［医学］.
p. glomerular disease 一次性（原発性）糸球体疾患［医学］.
p. gonocyte 一次性胚細胞（内胚葉から発生し，生殖腺の胚上皮にある）.
p. gout 原発性痛風［医学］.
p. granule 一次顆粒.
p. hair ［TA］生毛（ウブゲ），= lanugo [L/TA].
p. head vein 一次頭静脈［医学］.
p. healing 一次治癒，一次癒合，一期治癒，一期癒合.
p. health care (**PHC**) プライマリヘルスケア［医学］.
p. hemorrhage 原発性出血，一次〔的〕出血［医学］.
p. herpetic stomatitis 原発性ヘルペス〔性〕口内

P

炎．
p. host 第１中間宿主，第１宿主〔医学〕．
p. hydrocephaly 一次性水頭症，＝chronic h..
p. hyperaldosteronism 原発性高アルドステロン症〔医学〕（副腎皮質よりアルドステロンが過剰に分泌され生ずる疾患．高血圧，低カリウム血症を呈する．良性の副腎皮質腫を伴うことがある）．
p. hypergonadotropic type hypogonadism 原発性〔高ゴナドトロピン型〕性腺機能低下（発育不全）〔症〕〔医学〕，＝primary hypogonadism.
p. hyperlipemia 原発性高脂血症，一次性高脂血症（ほかの疾患に随伴したり合併症として発症したりしない型の高脂血症）．
p. hyperparathyroidism 原発性上皮小体機能亢進症〔医学〕．
p. hypertension 原発性高血圧〔症〕．
p. hypertrophic osteoarthropathy 原発性肥大性骨関節症〔医学〕．
p. hypha 一次菌糸．
p. hypochromic anemia 原発性低色素性貧血（成人女性にみられる鉄欠乏性小球性貧血）．
p. hypogonadism 原発性性腺機能低下，原発性性機能低下〔症〕．
p. hypophosphatemic rickets 原発性低リン酸塩血症性くる症（くる病症状を認めるが治療に大量のビタミンＤ投与を必要とし，高度の低リン酸血症，過リン酸塩尿症を伴う遺伝性疾患をいう）．
p. hypothyroidism 原発性甲状腺〔機能〕低下症〔医学〕．
p. idiopathic macular atrophy 原発性特発性斑状皮膚萎縮〔症〕．
p. immune response 一次免疫応答〔医学〕（初めての抗原刺激によってＢ細胞が抗体産生細胞となり抗体を合成して抗体が出現する一連の免疫反応）．
p. immune tissue 第一次免疫組織，＝central lymphoid tissue.
p. immunization 一次免疫〔法〕．
p. immunodeficiency 原発性免疫不全〔症〕（免疫不全の成因が素因に基づく内因的な免疫系に原発すると考えられるもの）．
p. immunodeficiency disease 原発性免疫不全〔症〕〔医学〕．
p. immunodeficiency syndrome 原発性免疫不全症候群〔医学〕，＝primary immunological deficiency syndrome.
p. impotence 原発性性交不能症（インポテンス）〔医学〕，一次性インポテンス．
p. impression 第一印象〔医学〕．
p. inclusion 一次封入体〔医学〕．
p. infection 一次感染〔医学〕，初感染〔医学〕，初期浸潤〔医学〕．
p. infiltration 初期浸潤（結核初感染においてＸ線写真にみられる一過性の均等な陰影で，Redeker の用語）．
p. insanity 原発性精神病．
p. integration 一次統合（小児が，自己の身体は周囲とは別個の単位であることを認識すること）．
p. interaction 一次相互反応〔医学〕．
p. interatrial foramen 一次〔心房間〕孔〔医学〕．
p. ionization 一次解離．
p. irritant contact dermatitis 一次刺激性接触皮膚炎．
p. irritant dermatitis 一次刺激性皮膚炎．
p. irritation 一次刺激〔医学〕．
p. labial groove 初期生殖溝．
p. lateral sclerosis 原発性側索硬化症〔医学〕（脊髄交叉錐体路の疾患で，多発性硬化症の脊髄型）．
p. lesion 初感染巣〔医学〕．
p. lobule 一次小葉〔医学〕．
p. localized cutaneous amyloidosis 原発性限局性皮膚アミロイドーシス．
p. lung cancer 原発性肺癌（気管，気管支，肺胞のいずれかの上皮から発生する上皮性悪性腫瘍の総称）．
p. lymphedema 一次性リンパ浮腫〔医学〕．
p. lymphoid organ 一次リンパ器官（胸腺，成人骨髄など）．
p. lymphoid organs [TA] 一次性リンパ性器官，＝organa lymphoidea primaria [L/TA].
p. lymphoid tissue 第一次リンパ組織，＝central lymphoid tissue.
p. lysosomes 一次リソソーム（ゴルジ装置を経由して小胞内に濃縮された加水分解酵素に富み，直径0.25～0.5μm の電子密度の高い顆粒）．
p. macroglobulinemia 原発性マクログロブリン血症（血中のモノクローナル IgG 増加と，組織のプラスマ細胞様細胞の浸潤を特徴とする）．
p. macular atrophy of skin 原発性斑状皮膚萎縮〔症〕．
p. marrow 原始骨髄（造血機能を示さない胎生期のもの）．
p. medullary cavity of bones 一次〔骨〕髄腔〔医学〕．
p. metabolic abnormalities 一次性代謝異常症．
p. mol 基本モル．
p. mortality 直接死亡率〔医学〕．
p. multiple myositis 原発性多発性筋炎（ボルンホーム病），＝Bornholm disease.
p. muscle bundle 一次筋束〔医学〕．
p. myocardial disease 原発性心筋疾患〔医学〕，特発性心筋症．
p. myxedema 原発性粘液水腫（主に慢性甲状腺炎に基づいて生じる原発性甲状腺機能低下症）．
p. nephrotic syndrome 一次性（原発性）ネフローゼ症候群〔医学〕（全身性疾患を伴わない腎糸球体のみが病変の場となっている，一次性ないし原発性糸球体疾患に由来するネフローゼ症候群のこと），＝idiopathic nephrotic syndrome.
p. neurasthenia 一次性神経衰弱〔症〕．
p. neuroendocrine carcinoma of skin 原発性神経内分泌性皮膚悪性腫瘍．
p. neuronal degeneration 一次〔性〕ニューロン変性，原発性神経細胞変性．
p. nodule 一次小節（リンパ節皮質部にある小節で，リンパ球が多数密集する濾胞），＝cortical n..
p. nurse 受け持ち看護師．
p. nursing プライマリナーシング．
p. nursing care プライマリナーシングケア〔医学〕．
p. odor 原臭〔医学〕．
p. oocyte 〔第〕一次卵細胞（第一次成熟分裂以前の発育期）．
p. open-angle glaucoma (POAG) 原発開放隅角緑内障．
p. optic atrophy 原発〔性〕視神経萎縮〔医学〕．
p. oral cavity 原始口腔，一次口腔．
p. ossification center 一次骨化中心〔医学〕．
p. ovarian cancer 原発卵巣癌〔医学〕．
p. ovarian follicle 一次卵胞〔医学〕．
p. ovocyte 一次卵母細胞〔医学〕．
p. pain 一次痛〔医学〕．
p. palate 一次口蓋〔医学〕，主口蓋．
p. parasite 第１次寄生虫．
p. perineum 一次会陰〔医学〕，原始会陰（排泄膜が破裂した後尿，直腸の尾部とその内胚葉被膜とで形成される胎児の構造），＝primitive perineal body.
p. peritonitis 原発〔性〕腹膜炎〔医学〕，特発性腹膜炎.
p. phagocytic disorder 原発性貪食機能異常症.
p. phagocytic dysfunction 原発性食機能異常症.
p. phloem 一次皮部.
p. photosensitization 一次光(ひかり)感作〔医学〕.
p. physician 初期包括医〔医学〕, 総合診療医, プライマリケア医.
p. placenta previa 原発前置胎盤〔医学〕.
p. plasticizer 一次可そ(塑)剤〔医学〕.
p. point of ossification 第一次骨化の中心.
p. pollutant 一次汚染物〔医学〕.
p. polocyte 一次極細胞〔医学〕, 一次極体〔医学〕.
p. polycyth(a)emia 真性赤血球増加〔症〕〔医学〕, 一次性赤血球増加〔症〕(赤血球数の増加とともに体重1単位に対する赤血球質量が増加し, 顔面赤色, 中枢神経系の障害, 胃腸機能低下, 衄血じくけつ, 脾腫を伴う. 赤血球単細胞の腫瘍性増殖による), = polyglobulia, polycyth(a)emia vera, Osler disease.
p. polyploid 一次〔多〕倍数体〔医学〕.
p. position (of eye) 第1眼位〔医学〕.
p. posterolateral sclerosis 原発〔性〕後側索硬化〔症〕〔医学〕.
p. prevention 〔第〕一次予防〔医学〕.
p. process 一次過程.
p. progressive aphasia 原発性進行性失語症.
p. progressive cerebellar degeneration 原発性進行性小脳変性.
p. protective barrier 一次防護壁〔医学〕.
p. proteose 一次プロテオース(硫酸アンモニウムの半飽和により沈殿する).
p. psychogenic reaction 一次性心因反応(心因反応の中で, 急激に病因体験に引き続き発症するものは反射に近い機構をもつものと考えられ, これを一次性心因反応という).
p. pulmonary hypertension (PPH) 本態性肺高血圧症, 原発性肺高血圧症〔医学〕(二次的に発症するものを除いた, 原因を特定することができない肺高血圧症をいう).
p. pulmonary lobule 一次肺小葉, 呼吸小葉.
p. pulmonary vein 一次肺小葉〔医学〕.
p. pustule 原発性膿疱〔医学〕.
p. pyonephrosis 原発性膿腎〔症〕〔医学〕.
p. radiation 一次放射〔線〕〔医学〕.
p. ray ①一次放射線, 一次線(X線管の陽極焦点から放出されるX線), = direct ray. ②一次髄線(植物).
p. recombination 初期再結合.
p. repair 一次修復〔術〕〔医学〕, 一期修復〔術〕.
p. response 一次反応〔医学〕, 一次応答〔医学〕.
p. salt 第1塩(三塩基酸以上の酸の水素塩のうち, その水素1原子が金属元素により置換されたもの).
p. sampling unit 一次抽出単位.
p. saturation 一次飽和〔医学〕.
p. sclerosing cholangitis 原発性硬化性胆管炎〔医学〕.
p. screening 第一次予選.
p. screwworm (新鮮な傷口から侵入して寄生生活を送る寄生バエ幼虫).
p. sedation 一次的鎮静.
p. segment 原節(中胚葉節), = somite, primitive segment.
p. senile dementia 一次〔性〕老年〔性〕痴呆〔医学〕, 原発性老年〔性〕痴呆.
p. sensation 一次感覚〔医学〕(直接の刺激によるもの).
p. sensory area 一次感覚領.
p. sequestrum 第1期腐骨(完全に分離して除去し得るもの).
p. serous adenocarcinoma of peritoneum 腹膜原発漿液性腺癌, = serous surface papillary carcinoma of peritoneum.
p. sex character 第一次性徴.
p. sex characteristics 〔第〕一次性徴〔医学〕.
p. sex ratio 一次性比〔医学〕.
p. shock 一次〔性〕ショック〔医学〕, 原発性ショック.
p. shunt hyperbilirubinemia 原発性シャント高ビリルビン血症(シャントビリルビンの産生が異常に増加するまれな疾患. 家族性因子といわれる).
p. signal system 一次信号系〔医学〕.
p. silver 原銀(写真の)〔医学〕.
p. skin graft 一次皮膚移植〔片〕.
p. sodium phosphate 第一リン酸ナトリウム.
p. sore 初期硬結, = chancre.
p. spermatocyte 一次精母細胞〔医学〕.
p. splenic neutropenia 原発性脾性好中球減少〔症〕(脾腫, 好中球破壊, 骨髄機能亢進の症候群. Weisman and Doan).
p. splenic panhematopenia 原発性脾性汎骨髄血液細胞減少症.
p. standard substance 一次標準物質〔医学〕.
p. sterility 原発不妊〔症〕〔医学〕.
p. structure 一次構造〔医学〕(タンパク質の).
p. suture 一期的縫合〔医学〕, 一次縫合〔医学〕.
p. syphilis 第1期梅毒〔医学〕, 初期梅毒.
p. systemic amyloidosis 原発性全身〔性〕アミロイド症〔医学〕.
p. telangiectasia 原発性毛細血管拡張症.
p. tendon bundle 一次腱束〔医学〕.
p. thrombus 初発血栓.
p. tone 喉頭原音〔医学〕.
p. tooth 第一生歯.
p. toothache 原発性歯痛〔医学〕.
p. toxin 一次性毒素(産生直後の細胞外毒素で, 生体の albumose などにより二次性のものに変化されていないもの).
p. trend 一次トレンド(傾向)〔医学〕.
p. tuberculosis 初期結核〔症〕〔医学〕, 一次〔性〕結核, 初感染結核〔症〕〔医学〕(初感染の結核で, 主として肺に起こり, 乾酪性の変化とともに隣接リンパ節に拡張するが, ついには石灰沈着により治癒する), = primary focus, p. infection, p. complex, childhood type tuberculosis.
p. tumor 原発〔性〕腫瘍〔医学〕.
p. twin 原発双胎.
p.-type colony 一次基礎コロニー〔医学〕.
p. umbilication 一次性臍形陥凹(天然痘における原発性臍形瘢痕).
p. union 一次癒合.
p. urethra 原発性尿道(胚子の膀胱と尿生殖洞との中間の尿生殖管で, 女性では恒久尿道となり, 男性では膀胱から射精管までの前立腺の近位部となる).
p. urine 原尿〔医学〕.
p. urogenital orifice 一次尿生殖口〔医学〕.
p. vaccine failure (PVF) 一次〔性〕ワクチン不全(ワクチンを接種しても抗体ができなかったものをいう. 抗体価が低下したものを二次〔性〕ワクチン不全という).
p. vector 一次媒介者〔医学〕.
p. villus 一次絨毛〔医学〕(胚の最初に生ずるもの).
p. visual area 一次視覚野.
p. wall 一次膜, = primary membrane.
p. wave 一次蠕動〔医学〕.
p. weak pains 原発微弱陣痛〔医学〕.
p. xylem 一次木部.
***Primate T-lymphotropic virus* 1** (レトロウイ

ルス科のウイルスで，ヒトT細胞白血病ウイルスを含む種).

pri·mate ［práimeit］ 霊長類（霊長目に属する動物で，ヒト，サル，類人猿，キツネザルなどを含む).

Pri·ma·tes ［praiméiti:z］ 霊長目.

prim·a·ver·ose ［prímәvәrous］ プリマベロース ㊍ 6–(*β*–*o*–xylosido)–D–glucose $C_{11}H_{20}H_{10}$（サクラソウ属 *Primula* 植物から得られる二糖類), = primverose.

prime ［práim］ ①第一位の，主な. ②プライム（文字に続いて上の方につける ′ の符号).

p. factor ①主要因. ②素因数.

p. mover 原動機（自然のエネルギーを機械的エネルギーに変える装置).

p. number 素数.

primed ［práimd］ 初回抗原刺激を受けた［医学］, 感作された，活性化された.

p. cells （初回抗原刺激を受けたリンパ球).

p. lymphocyte 活性準備化リンパ球，感作リンパ球［医学］.

p. lymphocyte test (**PLT**) 感作リンパ球テスト（HLA–DP 抗原のタイピングに用いられる. しかし最近では遺伝子レベルでのタイピングが多くなっている).

p. lymphocyte–typing test 感作リンパ球タイピングテスト［医学］.

prim·er ［práimәr, prím–］ プライマー［医学］（①核酸生合成での開始反応に要求されるオリゴヌクレオチド分子. 脂肪酸合成反応におけるアセチル CoA もプライマーと呼ばれる. ②入門書).

p. DNA プライマー DNA（DNA の修復合成，逆転写の場合に必要な短鎖 DNA).

pri·mer·ite ［prímәrait］（簇胞子虫の cephalont の前部).

pri·me·tin ［prímәtin］ プリメチン $C_{15}H_{10}O_4$（フラボンの 5,8–ジオキシ誘導体で，ユキワリソウ *Primula modesta* の葉の裏面に分泌されるもの).

pri·mi·done ［práimidoun］ プリミドン ㊍ 5–ethyldihydro–5–phenylpyrimidine–4,6(1*H*,5*H*)–dione $C_{12}H_{14}N_2O_2$: 218.25（抗てんかん薬. 痙攣発作，精神運動発作，小型発作に用いる).

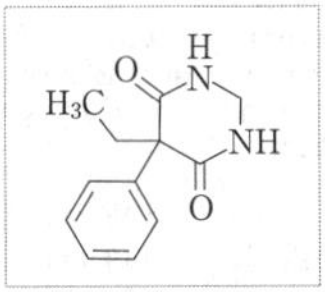

pri·mi·grav·id ［praimigrǽvid］ 初妊の［医学］.

pri·mi·grav·i·da ［praimigrǽvidә］ 初妊婦［医学］.

prim·ing ［práimiŋ］ ①起爆剤，初回抗原刺激〔を受けること〕［医学］. ②詰めること. ③下地，下塗り.

p. blood 充填血液［医学］.

p. coat ペンキの下塗り.

p. dose 充填量［医学］.

p. solution 充填液［医学］.

p. volume 充填量［医学］.

pri·mip·a·ra ［praimípәrә］ 初産婦［医学］. 複 primiparae. 形 primiparous.

pri·mi·par·i·ty ［pràimipǽriti］ 初産婦であること，初産［医学］.

pri·mip·a·rous ［praimípәrәs］ 初産の［医学］.

pri·mite ［práimait］ 前房，プリミテ，= protomerite.

prim·i·tive ［prímitiv］ 原始の［医学］, 最初の.

p. anus 原始肛門，= proctodeum.

p. aorta 原始大動脈.

p. atrium 原始房（胚子の不対性心臓洞). → sinus venosus.

p. backbone 脊索，= notochord.

p. band 原始帯（原始神経管軸の透明帯).

p. canal 原始管（胚の脊柱管).

p. cepillary net 原始毛細血管網［医学］.

p. chorion 原始絨毛期（多数絨毛を発生する透明帯の一期).

p. color 原色［医学］.

p. connective tissue 原始結合〔組〕織（間葉のこと), = mesenchyme.

p. cortex 原始皮質（層形成のないもの).

p. costal arches 原始肋骨弓.

p. defense mechanism 原始的防衛機制.

p. dorsal mesenterium 原始背側腸間膜［医学］.

p. ectoderm 原始外胚葉，= primary ectoderm, ectoblast.

p. entoderm 原始内胚葉.

p. fear 一次不安［医学］.

p. form 原形［医学］.

p. function 原始関数.

p. furrow 原始溝，= primitive groove.

p. germ cell 原始生殖細胞［医学］.

p. gonad 原始性腺［医学］.

p. groove 原溝，原始溝（原始線条にある縦溝).

p. group 原始群.

p. gut 原腸，= archenteron.

p. heart 原始心［医学］.

p. hypoglossal artery 原始舌下動脈［医学］.

p. joint plate 原始関節板.

p. knot 原始結節（原線の前端に現れる結節).

p. line 原始線条，= primitive streak.

p. medicine 原始医術［医学］.

p. mouth 原始口（胚門), = blastopore.

p. neuroectodermal tumor (**PNET**) 胎生型神経外胚芽性腫瘍，原始（未分化）神経外胚葉〔性〕腫瘍［医学］.

p. node 原始結節（胚子神経板の尾側部にある小体で，神経系統を器官化するのに必要な物質を供給する組織).

p. ovule 原始小卵（卵巣内の痕跡小卵), = primordial ovule.

p. palate 原始口蓋.

p. parallelogram 原始平行四辺形.

p. pharynx 原始咽頭（胎児の).

p. pit 原始窩（胎児原始溝の前端にある小窩で神経腸管の開口部).

p. plaque 前駆斑，= herald patch.

p. plate 原始板（原始溝の底部).

p. polynomial 原始多項式.

p. pulp tissue = hylic tissue.

p. reaction 原始反応（刺激体験に対するヒトの反応類型). ↔ personality reaction.

p. reflex 原始反射［医学］.

p. reticular cell 原始細網細胞.

p. root 原始根.

p. segment 原節，= primary segment, somite.

p. sex cord 原始生殖茎［医学］.

p. sheath 原始鞘，= neurilemma.

p. spleen 原始脾臓（最も原始的な脊椎動物である円口類の中腸壁内にある造血組織で，進化的に脾臓の原始的なものと考えられている).

p. spongioblast 原始神経膠芽細胞，原始海綿芽細胞（胎生時の髄上皮から分化する細胞で，神経上皮腫を発生するといわれるもの).

p. stomach 原始胃（内胚葉を含む腸胚の腔，または原腸).

p. streak 原始線条〔医学〕，原条（外胚葉と内胚葉とが平らに広がってできる胎楯の中央部から尾方に現れる外胚葉の線条），= primitive groove, primitive trace, germinal streak.
p. sulcus 原始溝〔医学〕.
p. synergy 原始的共同運動.
p. trace （原始線条），= primitive streak.
p. translation 基本変位.
p. unit cell 単純単位格子.
p. urethra 原始尿道〔医学〕.
p. urine 原尿〔医学〕.
p. urogenital sinus 原始尿生殖洞〔医学〕.
p. ventral mesenterium 原始腹側腸間膜〔医学〕.
p. vertebra 原始脊椎（第1，第2頸椎をいう）.
p. vitellinous sac 原始卵黄嚢〔医学〕.
p. wandering cell 原始遊走細胞（中胚葉性の胎生期小単核細胞）.

pri·mor·dial [praimɔ́:diəl] 原基の，原始の.
p. bone 原始骨〔医学〕，一次骨（置換骨），= replacement bone.
p. bone marrow cavity 一次〔骨〕髄腔〔医学〕.
p. cartilage 原始軟骨.
p. cell 原始細胞.
p. cyst 原始性嚢胞〔医学〕（歯原性上皮に由来する嚢胞で，嚢胞腔に埋伏歯を含まないもの（Broca の無歯性濾胞性嚢胞に相当，また単純性濾胞性嚢胞とも呼ばれた））.
p. delusion 原発妄想（初めから完成されて急激に現れる妄想）.
p. dwarf 原始性小人症，= normal dwarf.
p. follicle 原始卵胞〔医学〕.
p. germ cell 原生殖細胞.
p. germinal cell 原始生殖細胞〔医学〕.
p. kidney 前腎〔医学〕，= primitive kidney, pronephros.
p. medullary space 原始髄腔〔医学〕.
p. ovum 原始卵.
p. sign 原始徴候〔医学〕.
p. utricle 原嚢.

pri·mor·di·um [praimɔ́:diəm] 器官原基，原基〔医学〕，= anlage. 複 primordia.
p. of tooth 歯牙原基〔医学〕.

prim·rose [prímrouz] サクラソウ［桜草］.

Prim·u·la [prímjulə] サクラソウ［桜草］属（多くの種類があるが，いわゆるサクラソウ皮膚炎を起こす原因となるものがある），= primroses.

Prim·u·la·ce·ae [prìmjuléisii:] サクラソウ科.

prim·u·lav·er·in [prìmjulǽvərin] プリムラベリン $C_{20}H_{28}O_{13}$（サクラソウ属植物の新鮮な根にある配糖体）.

prim·u·lin [prímjulin] プリムリン（① プリムリン染料（アゾ染料の一種）. ② キバナノクリンソウ根茎に存在する結晶物）.

prim·ver·in [prímvərin] プリンベリン（プリンベロースの配糖体）.

prince's pine キヌガサソウ，= *Kinugasa japonica*.

prin·ceps [prínseps] 固有の，主要な，首位の（解剖学的構造の名称に用いられる），= principal. 複 principes.
p. cervicis 頸主動脈（後頭動脈の下行枝）.
p. hallucis 母趾主動脈（足底足指動脈）.
p. pollicis 母指主動脈.
p. pollicis artery [TA] 母指主動脈，= arteria princeps pollicis [L/TA].

Princeteau, L. R. [prínstou] プランストー（1884 生，フランスの医師）.
P. tubercle プランストー結節.

prin·ci·pal [prínsipəl] 主な，主要な〔医学〕.
p. angle 主角，= refracting angle.
p. artery of thumb 母指主動脈，= arteria princeps pollicis.
p. axis 主軸，光学軸.
p. azimuth 主方位角.
p. bronchus 主〔気管支〕幹〔医学〕.
p. cell 主細胞，= chief cell.
p. chain 主鎖〔医学〕.
p. component 主成分〔医学〕.
p. component analysis 主成分分析〔法〕〔医学〕.
p. constituent 主成分〔医学〕.
p. division [TA] ① 主細胞部*，= pars principalis [L/TA]. ② 主部〔医学〕.
p. factor method 主因子法〔医学〕.
p. fermentation 主発酵.
p. fiber 主線維，= chief fiber.
p. focus 主焦点.
p. host 主宿主.
p. olivary nucleus [TA] 主オリーブ核，= nucleus olivaris principalis [L/TA].
p. optic axis 主視軸.
p. piece 主部（精子の）.
p. plane 主要面，主〔平〕面（レンズなどの光学系の主点を通り，光軸に垂直な平面，主断面）.
p. point 主点〔医学〕（レンズの光軸における点で，それぞれから物体の対応点に引いた線は相互に並行する）.
p. quantum number 主量子数〔医学〕.
p. ray 主光線〔医学〕.
p. reaction 主反応.
p. sensory nucleus of trigeminal nerve [TA] 三叉神経主感覚核（三叉神経主知覚核），= nucleus principalis nervi trigemini [L/TA].
p. series 主系列.
p. strain 主ひずみ.
p. stress 主応力.
p. tract 主要路（後脊髄小脳路）.
p. valence 主原子価（元素周期律の配列に従って，それぞれの元素に与えられる原子価（通常の原子価））.
p. valency 主原子価〔医学〕.
p. value of strain ひずみ（歪）の主値（主歪度），= principal elongation.
p. ventral medial nucleus [TA] 内側腹側主核*，= nucleus principalis ventralis medialis [L/TA].

prin·ci·ple [prínsipl] ① 成分. ② 原理〔医学〕.
p. of black box ブラック・ボックス原理.
p. of continuity 連続性の原理（自然界のすべての現象は連続的に変化し，飛躍的非連続的に変わるものではないとする説. G. W. Leibniz によって提唱された）.
p. of duality 双対の原理.
p. of equivalence 等価原理.
p. of equivalent 相等原理.
p. of inertia 慣性の原理，= repetition-compulsion principle.
p. of least action 最小作用の原理.
p. of reaction 反作用の原理（作用と反作用とが反対の向きをもち，かつ大きさの等しいことを表す原理で，Newton の運動の第三法則）.
p. of relativity 相対性原理.
p. of reversibility 可逆性の原理.
p. of superposition 重ね合わせの原理（重畳の原理）.

Pringle, John James [príŋl] プリングル（1855–1922，イギリスの皮膚科医）.
P. disease プリングル病（対側性皮脂腺腫. 1890 年に記載したいわゆる脂腺脂腫で，黄紅色の小結節を顔面に発生させる母斑症の一つで，先天性結節性硬化

P

症を伴うものをブルヌヴィーユ・プリングル病 Bourneville–Pringle disease という)，＝naevus fibrosebaceus symmetrica faciei.

printer's acetate ＝basic aluminum acetate.

printer's palsy 印刷工麻痺〔医学〕(活字を取り扱う者にまれにみられるアンチモン中毒症).

Prinzmetal, Myron [prìntsmétəl] プリンツメタル(1908–1994，アメリカの心臓病専門医).

P. angina プリンツメタル型狭心症(異型狭心症で冠攣縮性狭心症の一型．心電図上ST上昇を伴う)，＝variant angina.

P. variant angina プリンツメタルの異型狭心症．→spastic angina.

pri·on [práiən] プリオン(核酸をもたずタンパク質(プリオンタンパク質；PrP)のみを構成成分とする感染性病原体で，伝播性海綿状脳症の原因となる．Prusiner の提唱した Proteinaceous and Infectious particle が語源).

p. disease プリオン病(プリオンによる中枢神経疾患の総称．伝播性海綿状脳症).

p. protein (**PrP**) プリオンタンパク質(プリオンを構成するタンパク質．PrP^{sc} (異常型)，PrP^{c} (正常型)のように表される).

p. protein gene (**Prnp**) プリオンタンパク質遺伝子.

prior probability 事前確率.

pri·or to ad·mis·sion [práiər tu ədmíʃən] 入院前，＝pta.

priori probability 事前確率.

pri·or·i·ty [praiɑ́riti] 優先権〔医学〕，先取権.

p. of publication 発表〔の〕優先権〔医学〕.

prism [prízəm] プリズム〔医学〕，三稜鏡〔医学〕，角柱(光学的平面を2つ以上もつ透明体で，少なくともその1組は平行でないものをいう．無色光線をその組成色に分解し，また光線の屈折，偏光などにも利用される). 形 prismatic, prismoid.

p. binoculars プリズム双眼鏡.

p. cover test プリズムカバーテスト.

p. degree プリズム度〔医学〕(偏角度，すなわち0.57°，あるいは長さが半径に等しい円弧の一部の1/100)，＝centrad.

p. diopter 三稜鏡曲光度，プリズム曲光度〔医学〕(プリズム曲折単位で，1mの距離で切線面において光線の方向を1cmだけずらす屈折力).

p. shaped root プリズム歯根〔医学〕.

p. spectroscope プリズム分光器.

p. spectrum プリズムスペクトル(プリズム分光器により得られるスペクトル).

p. vergence test プリズム融像試験.

pris·ma [prízmə] 小柱，プリズムに似た構造. 複 prismata.

p. adamantinum エナメル小柱，＝enamel rod. 複 prismata.

pris·mat·ic [prizmǽtik] プリズム状の，柱状の〔医学〕，角柱の，小柱の.

p. layer 角柱層.

p. root 舌状根.

p. spectacles 稜柱眼鏡.

p. spectrum プリズムスペクトル.

pris·mop·tom·e·ter [prìzmɑptɑ́mitər] プリズム式眼屈折計(2個のプリズムの基底と基底とを合わせてつくった器械で，眼の屈折度を測るために用いるもの).

pris·mo·sphere [prízməsfiər] 三稜鏡レンズ(三稜鏡と球状レンズとの組み合わせ).

pris·on [prízən] 刑務所.

p. fever 獄舎熱，＝typhus fever.

p. hygiene 刑務所衛生〔学〕〔医学〕.

p. psychosis 鉄条網病，拘禁精神病〔医学〕(Vischer).

p. reaction 拘禁反応〔医学〕.

pris·on·er [prízənər] 囚人〔医学〕.

pris·tane [pristǽn] プリスタン(2,6,10,14–テトラメチルペンタデカン).

Pris·tis [prístis] ノコギリエイ［鋸鱝］属(ノコギリエイ科の一属)，＝sawfish.

pri·va·cy [práivəsi] プライバシー(アメリカの判例において19世紀末に "the right to be let alone" として認められはじめた権利).

p. protection プライバシー保護〔医学〕.

pri·vate [práivit] 個人〔の〕〔医学〕.

p. antigen 私有抗原〔医学〕，個人抗原(免疫グロブリンなどの分子上で血清学的に検出される極めて限定した特異性を示す抗原).

p. blood factors 個人的(家族的)血液因子(一般的でなく，ある家族または個人とその近親者のみの血液に存在する血液因子).

p. duty nurse 付き添い看護師，＝private nurse.

p. duty nursing 個人看護〔医学〕.

p. hospital 私立病院〔医学〕，個人病院.

p. nuisance 私害〔医学〕.

p. nurse 付添看護師〔医学〕.

p. nursing 個人看護〔医学〕.

p. patient 個人的患者〔医学〕.

p. practice 個人開業〔医学〕.

p. specificity プライベート特異性(マイナー特異性，固有特異性，私有特異性ともいう．① 免疫グロブリンのイディオタイプのうちある1つの単クローン性抗体に限定して認められる抗原特異性．この他は主要，交差反応性，公有特異性と呼ぶ．② H–2組織適合抗原系では1つの対立遺伝子形質を特徴づける抗原決定基を私有抗原凝集基(private determinant)，2つ以上の対立遺伝子形質に共通してみられる抗原決定基を公有抗原決定基(public determinant)というが，これらの血清学的特異性をH–2のプライベート特異性という).

pri·vates [práiveits] (外陰部の俗称).

privileged communication 秘密情報〔医学〕(患者などの秘密情報).

privileged site 特権部位〔医学〕.

privileged tissue 特権的組織(解剖学的特殊性により，拒絶反応が誘起されない組織，または部位．脳，角膜など).

pri·vin·o·ma·nia [pràivinəméiniə] プリビン狂(血管収縮薬 privine または naphazoline の中毒による精神病).

PRL prolactin プロラクチンの略(ホルモン).

PRN, prn pro re nata 必要に応じての略(麻薬などの頓服に用いる処方用語).

Prnp prion protein gene プリオンタンパク質遺伝子の略.

pro– [prou, prə, prɑ] 前，向かって，前方などの意味を表す接頭語.

pro cell 前細胞(血球分化の前期に属する細胞).

pro re nata (**PRN**) [próu ri néitə] 必要に応じて(麻薬などの頓服に用いる処方用語).

pro·ac·cel·er·in [pròuækséləriո] プロアクセレリン(血液凝固機序で，プロトロンビンをトロンビンに転化させる反応を促進する物質の前駆物で，Owren が1943年に発見した第V因子を Astrup が再命名したもの)，＝factor V, plasma Ac–globulin, labile factor, prothrombin A, pro–prothrombinase, pro–prothrombinogenase.

pro·ac·ro·so·ma [prouækrousóumə] 前先(尖)体〔医学〕.

pro·ac·tin·i·um [pròuæktíniəm] プロトアクチニ

P

ウム，= protactinium.

Pro·ac·ti·no·my·ces [prouæ̀ktinoumáisi:z] (旧称). → *Nocardia*.

pro·ac·ti·no·my·cin [prouæ̀ktinoumáisin] プロアクチノマイシン(塩基性物質で水とエーテルに容易に溶解し，*Protactinomyces* (*Nocardia*)によりつくられ，主としてグラム陽性菌に有効な抗生物質で，Gardner and Chain により1942年に報告され，A, B, Cの3型がある).

p. A プロアクチノマイシンA ($C_{27}H_{47}O_8N$).

p. B プロアクチノマイシンB ($C_{28}H_{49}O_8N$).

p. C プロアクチノマイシンC ($C_{24}H_{41}O_6N$).

pro·ac·ti·va·tor [prouǽktiveitər] 前駆賦活体，前活性化体 [医学]，プロアクチベータ.

p. convertase プロアクチベータコンベルターゼ(転換酵素).

proactive inhibition 前向(前進，順向)抑制 [医学]，前向禁止.

pro·ag·glu·ti·noid [pròuəglú:tinɔid] 強凝集素(凝集原に対して凝集素以上の反応を示す物質).

p. zone 凝集不全帯，= prozone.

pro·al [próuəl] 前進性の.

pro·al·bu·min [pròuælbjú:min] プロアルブミン.

pro·am·ni·on [prouǽmniən] 原始羊膜.

pro·an·ti·throm·bin [prouæ̀ntiθrámbin] 抗トロンビン前駆物(ヘパリンとの反応により抗トロンビンとなる物質).

proarrhythmic effect (抗不整脈薬によりQTが延長して心室頻拍を起こりやすくする作用).

pro·at·las [prouǽtləs] 前環椎(ある動物にみられる第1頸椎の前にある脊椎で，人類では奇形).

pro·az·a·mine chlo·ride [prouǽzəmi:n klɔ́:raid] 塩化プロアザミン，= promethazine hydrochloride.

prob·a·bil·i·ty [pràbəbíliti] 確率 [医学].

p. a posteriori 事後確率.

p. a priori 先験的確率 [医学]，事前確率.

p. curve 確率曲線，= frequency curve.

p. density 確率密度.

p. distribution 確率分布 [医学].

p. function 確率関数.

p. generating function 確率母関数 [医学].

p. learning 確率学習 [医学].

p. of death 死亡率 [医学]，致死率 [医学].

p. of fatherhood 父権肯定確率.

p. of paternity exclusion 父権排除率.

p. of survival (**Ps**) 予測救命率，生存〔確〕率[医学].

p. paper 確率紙(①正規確率紙 normal probability paper. ②二項確率紙 binomial p. paper または平方根紙 square-root paper の2種類がある).

p. sample 確率標本(無作意標本)，= random sample.

p. sampling 確率標本法 [医学].

p. theory 確率論 [医学].

p. unit プロバビリティユニット(アロビットともいう．用量反応曲線を直線化するとき用いる単位)，= probit.

prob·a·ble [prábəbl] 確率の [医学]，推測の [医学].

p. error 確率誤差 [医学].

p. life time 中位数余命 [医学].

p. sign 疑徴 [医学]，半確徴(妊娠・産褥の).

pro·bac·te·ri·o·phage [pròubæktí:riəfeidʒ] プロ〔バクテリオ〕ファージ(溶原菌から分離されるファージ)，= prophage.

pro·band [próubænd] 発端者 [医学](精神病または身体の遺伝形質をもった最初の者)，= propositus.

p. method 発端者法 [医学]，プロバンド法(ある集団中における遺伝的疾病，または形質についての調査を行う場合の一方法).

pro·ban·dus [próubændəs] 発端者(遺伝系統の)，= propositus.

pro·bang [próubæŋ] プロバング(弾力性の物質でつくった消息子で，喉頭，食道などに挿入し，または異物を除去するために用いる).

pro·bar·bi·tal so·di·um [proubá:bitəl sóudiəm] プロバルビタールソジウム ㊥ sodium 5-ethyl-5-isopropyl barbiturate(水易溶性で短時間に作用を呈し，また迅速に排泄される鎮静薬).

probation and parole 保護観察.

probational administration 試験〔的〕適用 [医学](薬の).

probationary ward 観察病棟.

probationer nurse 見習看護師.

probe [próub] 探針(さぐり)，消息子 [医学]，プローブ [医学].

p. counter プローブ型計数器 [医学].

p. detector プローブ型検出器 [医学].

p. electrode 探査電極 [医学].

p. gorget 消息子状有溝導子.

pro·ben·e·cid [proubénisid] プロベネシド ㊥ 4-(dipropylaminosulfonyl)benzoic acid $C_{13}H_{19}NO_4S$: 285.36(痛風治療薬．腎尿細管における尿酸の再吸収を競合的に抑制して尿酸の尿中排泄を促進することで，血清尿酸値を低下させる).

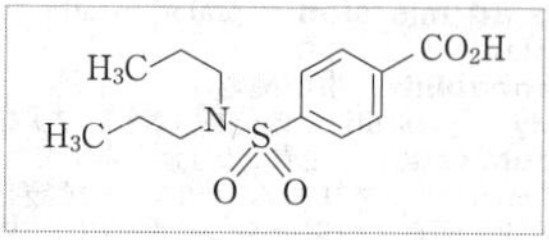

prob·ing [próubiŋ] ゾンデ検査〔法〕，探針 [医学].

pro·bi·on·ta [pròubaiántə] 原生物体(Naegeli の仮定した単虫類の最も簡単な原有機体)，= probia, protobia.

pro·bi·ot·ics [pròubaiátiks] プロバイオティクス(腸内細菌叢のバランスを改善して，宿主に有益な効果をもたらす生菌).

pro·bit [próubit] プロビット(正規分布に基づいて決めた偏差値(正規偏差)に5を加えたもの).

p. conversion method プロビット変換法，= probit method.

p. method プロビット法(より正確な有効量(ED_{50})や50%致死率(LD_{50})を求めるための解析に用いられる容量，%有効率の変換法)，= probit conversion method.

prob·lem [prábləm] 問題 [医学]. ㊊ problematic.

p. areas in diabetes survey (**PAID**) 糖尿病問題領域質問表(糖尿病患者の心理的負担などの評価に用いる．William Poloskis により作成された).

p.-based learning (**PBL**) 問題立脚型学習.

p. behavior 問題行動 [医学].

p. box 問題箱 [医学].

p. child 問題児〔童〕[医学](身体は正常であっても，精神的または社会的に調和し得ない小児).

p. drinker 問題飲酒者 [医学].

p. of sexual intercourse adjustment 性交調整問題 [医学].

p.-oriented medical information system 問題指向〔型〕医療情報システム [医学].

p.-oriented medical record (**POMR**) 問題指向〔型〕病歴 [医学]，問題指向型診療記録(診療記録)，= problem-oriented record.

p.-oriented record (**POR**) 問題指向型診療記録.

p.-oriented system (**POS**) ポス，問題指向型システム [医学](1968年に Weeds らによって始められた新しい病歴記録法で，単なる事実の羅列を超えて患者の問題点を中心に記述し，診断や治療決定の過程が第三者にも明らかになるようにしたもの)，= problem-oriented medical record (POMR).

p. solving 問題解決〔医学〕.

p. solving approach 問題解決的アプローチ.

Pro·bos·cid·ea ［pròubəsídiə］ 長鼻目.

pro·bos·cid·i·al ［prəbəsáidiəl］ 長鼻の，吻の.

p. hook 吻鉤.

p. nerve 吻神経.

p. retractor 収吻筋.

p. sheath 吻鞘.

pro·bos·cis ［proubásis］ 長鼻，口吻〔医学〕，吻，口さき(① 多くの哺乳類において筋肉の異常発達により生じた外鼻孔を通ずる顔面部の触覚器．② 広義ではあるが無脊椎動物の同様に延長した頭の部分で，人類の奇形にみられる)．複 proboscides，proboscises.

p. bulb 吻嚢.

p. hook 吻鉤.

p. retractor 収吻筋.

p. sheath 吻鞘，口先鞘くちさきざや.

pro·bu·col ［próubjukɔ:l］ プロブコール 化 acetone *bis*-(3,5-ditert-butyl-4-hydroxyphenyl) mercaptol (抗高リポタンパク血症薬).

pro·bu·ty·lin ［proubjú:tilin］ プロブチリン(制吐薬)，= procaine butyrate.

pro·cain·a·mide hy·dro·chlo·ride ［proukéinəmaid hàidroukló:raid］ プロカインアミド塩酸塩 化 4-amino-*N*-(2-diethylaminoethyl) benzamide monohydrochloride $C_{13}H_{21}N_3O \cdot HCl$: 271.79 (塩酸プロカインアミド．アミド(アミノ安息香酸)系抗不整脈薬．刺激伝導系細胞や心筋細胞の興奮を抑制することによって不整脈を抑える).

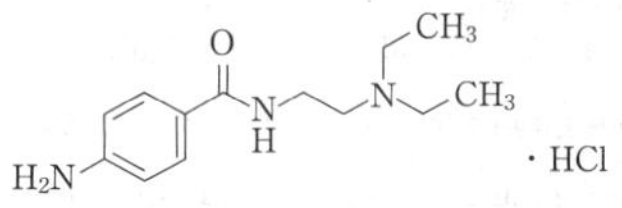

pro·caine ［próukein, proukéin］ プロカイン 化 2-diethylaminoethyl *p*-aminobenzoate (エステル型局所麻酔薬).

p. amide プロカインアミド(プロカインのエステル結合型で -COO- がアミド -CONH- と置換し，プロカインに比べると，血中安全性が高いといわれる．不整脈治療薬).

p. amide hydrochloride 塩酸プロカインアミド(Burstein が1940年にある種の不整脈に有効であると報告したもの)，= pronestyl hydrochloride.

p. hydrochloride プロカイン塩酸塩 化 2-(diethylamino) ethyl 4-aminobenzoate monohydrochloride $C_{13}H_{20}N_2O_2 \cdot HCl$: 272.77 (塩酸プロカイン．エステル(アミノ安息香酸)系局所麻酔薬．感覚求心神経線維の活動電位の伝導を抑制して局所麻酔作用を発現する．粘膜への浸透性が悪いので，表面麻酔には用いられない).

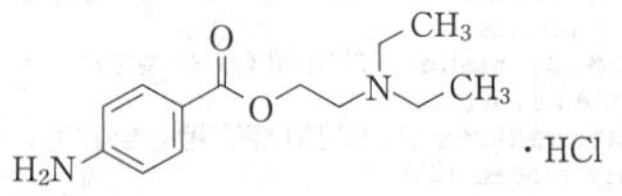

p. nitrate 硝酸プロカイン(塩酸塩とほぼ同一効果を示す).

p. penicillin プロカインペニシリン(プロカインとペニシリンのおのおの1分子が結合した化合物で，注射後徐々にペニシリンが遊離され，鎮痛効果を奏したプロカインは肝臓により破壊される)，= depot penicillin.

p. penicillin G プロカインペニシリンG $C_{16}H_{18}N_2O_4SC_{13}H_{20}N_2O_2$-$H_2O$ (ペニシリンGのプロカイン塩で，ペニシリンG 85%以上を含む抗生剤).

pro·cai·num hy·dro·chlo·ri·cum ［proukéinəm hàidroukló:rikəm］ プロカイヌムヒドロクロリクム，= procaine hydrochloridum.

pro·cal·lus ［proukǽləs］ 前仮骨〔医学〕(仮骨またはべんち(胼胝)に変化する肉芽組織).

Procambarus clarkii アメリカザリガニ(肺吸虫の中間宿主)，= red swamp crayfish.

pro·cam·bi·um ［proukǽmbiəm］ 前形成層.

pro·car·ba·zine (**PCZ**) ［prouká:bəzi:n］ プロカルバジン.

p. hydrochloride プロカルバジン塩酸塩 化 *N*-isopropyl-4-(*N′*-methylhydrazinomethyl) benzamide monohydrochloride $C_{12}H_{19}N_3O \cdot HCl$: 257.76 (塩酸プロカルバジン．ヒドラジン - 安息香酸アミド系抗悪性腫瘍薬．本来は抗悪性リンパ腫剤で，腹水癌移植ラットにおいて染色体異常などの著明な細胞学的効果，延命効果が認められている).

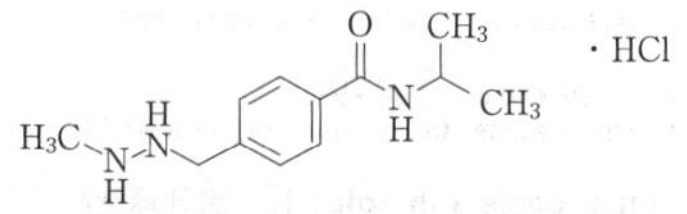

pro·car·box·y·pep·ti·dase ［pròuka:bàksipéptideis］ プロカルボキシペプチダーゼ(カルボキシペプチダーゼの前駆体．不活性酵素).

pro·carp ［próuka:p］ プロカルプ(子嚢菌目類の雌性器で，受精毛と造嚢器からなる).

pro·car·y·ote ［proukǽriout］ 原核生物〔医学〕.

pro·car·y·ot·ic ［proukæ̀riátik］ 原核生物の，原核〔性〕の〔医学〕，= prokaryotic.

p. cell 原核細胞.

p. protist 原核原生生物〔医学〕.

pro·cat·arx·is ［pròukətá:ksis］ 素因(病にかかりやすい)，= predisposition．形 procatarctic.

procaterol hydrochloride プロカテロール塩酸塩 $C_{16}H_{22}N_2O_3 \cdot HCl \cdot \frac{1}{2}H_2O$: 335.83 (塩酸プロカテロール．キノロン系交感神経 β_2 受容体興奮薬．選択性の高いアドレナリン β_2 受容体作用薬で，気管支拡張を引き起こす).

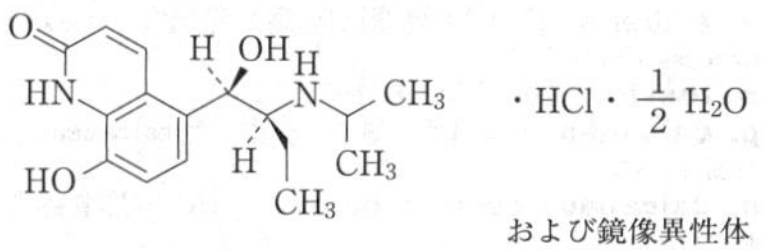

および鏡像異性体

procedural memory 手続記憶(非陳述性記憶)，= non-declarative memory.

pro·ce·dure ［prəsí:ʤər］ ① 工程，方法，手法〔医学〕，操作〔医学〕，手技〔医学〕．② 手続き，順序.

pro·ce·lous ［prousí:ləs］ 前凹の，= procoelous.

pro·cen·tri·ole ［prouséntrioul］ 前中心子.

pro·ceph·a·lon ［prouséfələn］ 前脳，前頭．形 procephalic.

pro·cer·coid ［prousɔ́:kɔid］ プロセルコイド，前擬尾虫(条虫類 *Cestoda* がミジンコなどを第1中間宿主として寄生するときの幼虫の１ステージ).

pro·cer·i·tas pri·ma [prouséritəs prí:mə] 第１伸長期(小児期5〜7年において身体の伸長が最も盛んな時期).

pro·ce·rus [prəsí:rəs] [TA] ① 鼻根筋, = musculus procerus [L/TA]. ② 錐体筋. ③ 細長い.

p. muscle 鼻根筋.

pro·cess [práses, próu–] [TA] ① 突起, = processus [L/TA]. ② 工程, 過程 [医学] (作用または現象などの経路). ③ 反応, 試験(化学).

p. analysis 過程分析.

p. fetalis placentae 胎盤胎児部, = placenta fetalis.

p. of growth 成長過程 [医学].

p. of regeneration 再生過程 [医学].

p. plate プロセス乾板 [医学].

p. psychosis 過程精神病(過程分裂病).

pro·cess·ing [prəsésiŋ] 処理過程, 操作工程, 加工, プロセシング [医学].

p. aid 加工助剤, = processing material.

pro·ces·so·ma·nia [pràsesouméiniə] 訴訟狂, = mania for litigation.

proc·es·sor [prásesər] プロセッサ [医学].

pro·ces·sus [prousésəs] [L/TA] 突起, = process [TA]. 複 processus.

p. accessorius [L/TA] 副突起(腰椎の), = accessory process [TA].

p. alae parvae 小翼突起.

p. alaris cruris lateralis 外側脚翼突起(鼻尖軟骨の).

p. alaris ossis ethmoidalis 篩骨翼突起(下鼻甲介の).

p. alveolaris [L/TA] 歯槽突起, = alveolar process [TA].

p. alveolaris maxillae 上顎骨歯槽突起.

p. anterior [L/TA] 前突起, = anterior process [TA].

p. anterior mallei ツチ骨前突起(Folii).

p. articulares inferiores vertebrarum 椎骨下関節突起, = processus articulares caudales.

p. articulares superiores vertebrarum 椎骨上関節突起, = processus articulares craniales.

p. articularis [NA] 関節突起.

p. articularis inferior [L/TA] 下関節突起, = inferior articular process [TA].

p. articularis superior [L/TA] 上関節突起, = superior articular process [TA].

p. articularis superior ossis sacri [NA] 〔仙骨〕上関節突起.

p. ascendens 上行突起.

p. axillaris [L/TA] 外側(腋窩)突起*, = axillary process [TA].

p. brevis 短突起(ツチ骨の).

p. calcaneus [L/TA] 踵骨突起, = calcaneal process [TA].

p. calcaneus ossis cuboidei [NA] 方形骨踵骨突起.

p. caudatus [L/TA] 尾状突起, = caudate process [TA].

p. caudatus hepatis 〔肝〕尾状突起.

p. ciliares [L/TA] 毛様体突起, = ciliary processes [TA].

p. clinoideus 床状突起(トルコ鞍の).

p. clinoideus anterior [L/TA] 前床突起, = anterior clinoid process [TA].

p. clinoideus medius [L/TA] 中床突起(しばしば欠如する), = middle clinoid process [TA].

p. clinoideus posterior [L/TA] 後床突起, = posterior clinoid process [TA].

p. cochleariformis [L/TA] サジ状突起, = processus cochleariformis [TA].

p. condylaris [L/TA] 関節突起, = condylar process [TA].

p. coracoideus [L/TA] 烏口突起, = coracoid process [TA].

p. coracoideus scapulae 肩甲骨烏口突起.

p. coronoides 筋突起(下顎骨の).

p. coronoideus [L/TA] 筋突起, 鉤状突起, = coronoid process [TA].

p. coronoideus mandibulae 〔下顎骨〕筋突起.

p. coronoideus ulnae 尺骨鉤状突起.

p. costalis [L/TA] 肋骨突起, = costal process [TA].

p. costarius vertebrae 椎骨肋骨突起.

p. costiformis [L/TA] 肋骨突起, = costal process [TA].

p. cucullaris 僧帽突起.

p. dorsi sellae 鞍背突起(後床突起の旧名).

p. ensiformis = processus xiphoideus.

p. ethmoidalis [L/TA] 篩骨突起, = ethmoidal process [TA].

p. ethmoidalis conchae nasalis inferioris 下鼻甲介篩骨突起.

p. falciformis [L/TA] 鎌状突起*(腸腰靱帯の), = falciform process [TA].

p. Ferreini フェレイン錐体(腎の), = pyramid of Ferrein.

p. fibularis tali 距骨腓側突起.

p. frontalis [L/TA] 前頭突起, = frontal process [TA].

p. frontalis maxillae 上顎骨前頭突起.

p. frontosphenoidalis ossis zygomatici 頬骨の前頭蝶形骨突起.

p. gracilis 薄突起(キヌタ骨前突起), = processus anterior mallei.

p. intrajugularis [L/TA] 〔頸静脈〕孔内突起, = intrajugular process [TA].

p. intrajugularis ossis occipitalis 後頭骨の頸静脈孔内突起.

p. intrajugularis ossis temporalis 側頭骨の頸静脈孔内突起.

p. jugularis [L/TA] 頸静脈突起, = jugular process [TA].

p. lacrimalis [L/TA] 涙骨突起, = lacrimal process [TA].

p. lateralis [L/TA] 外側突起*, = lateral process [TA], 腋窩尾部*(Spence 尾部), = axillary tail [TA].

p. lateralis mallei ツチ骨側突起, = processus longus mallei.

p. lateralis tali [L/TA] 距骨外側突起, = lateral process [TA].

p. lateralis tuberis calcanei [L/TA] 踵骨隆起外側突起, = lateral process [TA].

p. lenticularis [L/TA] 豆状突起, = lenticular process [TA].

p. lenticularis incudis 〔キヌタ骨〕豆状突起, = lenticular process.

p. longus mallei 長突起(ツチ骨の), = processus lateralis mallei.

p. mammillaris [L/TA] 乳様突起(椎骨の), = mammillary process [TA].

p. marginalis ossis zygomatici 頬骨縁突起.

p. mastoideus [L/TA] 乳様突起, = mastoid process [TA].

p. maxillaris [L/TA] 上顎突起, = maxillary pro-

P

cess [TA].
p. maxillaris conchae nasalis inferioris 下鼻甲介上顎突起.
p. medialis tuberis calcanei [L/TA] 踵骨隆起内側突起, = medial process [TA].
p. muscularis [L/TA] 筋突起, = muscular process [TA].
p. muscularis cartilaginis arytaenoideae 披裂軟骨の筋突起.
p. of Ingrassias イングラシアス突起(蝶形骨小翼).
p. orbitalis [L/TA] 眼窩突起(口蓋骨の), = orbital process [TA].
p. palatinus [L/TA] 口蓋突起, = palatine process [TA].
p. palatinus maxillae 上顎骨口蓋突起.
p. papillaris [L/TA] 乳頭突起, = papillary process [TA].
p. paramastoideus [L/TA] 乳突旁突起, = paramastoid process [TA].
p. posterior [L/TA] 後突起, = posterior process [TA].
p. posterior cartilaginis septi nasi [NA]〔鼻中隔軟骨〕後突起.
p. posterior tali [L/TA] 距骨後突起, = posterior process [TA].
p. proximalis tali 距骨近位突起.
p. pterygoideus [L/TA] 翼状突起, = pterygoid process [TA].
p. pterygospinosus [L/TA] 翼棘突起, = pterygospinous process [TA].
p. pyramidalis [L/TA] 錐体突起, = pyramidal process [TA].
p. pyramidalis ossis palatini 口蓋骨錐体突起.
p. reticularis 網様体, = formatio reticularis.
p. retroauricularis 耳介後突起(側頭骨の).
p. retromandibularis 顎後突起.
p. retromandibularis glandulae parotidis 耳下腺下顎後突起.
p. sellae medius 中鞍突起(蝶形骨の).
p. sphenoidalis [L/TA] 蝶形骨突起, = sphenoidal process [TA].
p. sphenoidalis septi cartilaginei 中隔鼻背軟骨の蝶形骨突起.
p. spinalis 棘突起(椎骨の).
p. spinosus [L/TA] 棘突起, = spinous process [TA].
p. styloideus [L/TA] 茎状突起(側頭骨, 橈骨, 尺骨の), = styloid process [TA].
p. styloideus ossis metacarpi tertii〔Ⅲ〕 [L/TA] 第三中手骨茎状突起*(processus styloideus [PNA]), = styloid process of third metacarpal〔Ⅲ〕[TA].
p. styloideus ossis temporalis 〔側頭骨〕茎状突起, = styloid process of temporal bone.
p. styloideus radii [L/TA]〔橈骨〕茎状突起*(processus styloideus [PNA]), = radial styloid process [TA].
p. styloideus ulnae [L/TA]〔尺骨〕茎状突起*(processus styloideus [PNA]), = ulnar styloid process [TA].
p. supracondylaris [L/TA] 顆上突起, = supracondylar process [TA].
p. supracondyloideus humeri 上腕骨顆上突起.
p. suprasternalis 胸上突起.
p. temporalis [L/TA] 側頭突起, = temporal process [TA].
p. transversus [L/TA] 横突起, = transverse process [TA].
p. transversus vertebrae thoracicae 胸椎横突起.
p. trochleariformis 滑車状突起.
p. trochlearis 滑車突起(踵骨の).
p. uncinatus [L/TA] 鉤状突起(篩骨, 膵臓の), = uncinate process [TA].
p. uncinatus ossis ethmoidalis 〔篩骨〕鉤状突起, = uncinate process of ethmoid bone.
p. uncinatus pancreatis 〔膵臓〕鉤状突起, = uncinate process of pancreas.
p. uncinatus vertebrae thoracicae primae [L/TA] 第一胸椎鉤状突起*, = uncinate process of first thoracic vertebra [TA].
p. vaginalis [L/TA] 鞘状突起(蝶形骨の), = vaginal process [TA].
p. vaginalis of peritoneum 腹膜の鞘状突起.
p. vaginalis ossis sphenoidalis 〔蝶形骨〕鞘状突起, = sheath process of sphenoid bone.
p. vaginalis peritonei 腹膜鞘状突起, = vaginal processus.
p. vermiformis 虫垂.
p. vocalis [L/TA] 声帯突起, = vocal process [TA].
p. vocalis cartilaginis arytenoidei [NA]〔披裂軟骨〕声帯突起.
p. xiphoideus [L/TA] 剣状突起(胸骨の), = xiphoid process [TA].
p. zygomaticus [L/TA] 頬骨突起, = zygomatic process [TA].
p. zygomaticus maxillae 上顎骨頬骨突起.
p. zygomaticus ossis frontalis 前頭骨頬骨突起.
p. zygomaticus ossis temporalis 側頭骨頬骨突起.

pro·chei·lon [proukáilən] 上唇の中央隆起.

pro·chi·ral·i·ty [pròukairǽliti] プロキラリティー(2個の異なる基で置換されたメチレン炭素は不斉ではないが, 残りの水素の一方が置換されると不斉中心となる. このような立体構造のこと).

pro·chlor·per·a·zine [pròuklɔ:pérəzi:n] プロクロルペラジン ㊍ 3-chlor-10-[3′-(4″-methylpiperazinyl)-propyl]-phenothiazine dimaleate $C_{20}H_{25}SN_3Cl$-$C_2H_2(COOH)_2$(フェノチアジン系の精神安定薬).
p. maleate プロクロルペラジンマレイン酸塩 ㊍ 2-chloro-10-[3-(4-methylpiperazin-1-yl)propyl]phenothiazine dimaleate $C_{20}H_{24}ClN_3S \cdot 2C_4H_4O_4$: 606.09(マレイン酸プロクロルペラジン, フェノチアジン系抗精神病薬. 統合失調症および術前・術後の悪心・嘔吐の抑制に用いる).

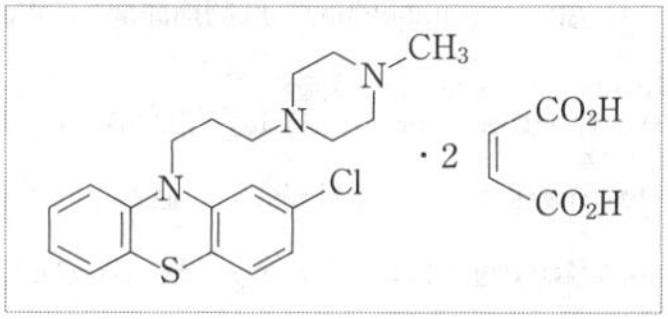

pro·chon·dral [proukándrəl] 軟骨形成前の.

pro·chor·dal [proukɔ́:dəl] 脊索前方の.
p. plate 前索板(脊索の前方にある内胚葉の肥大部で, 外胚葉に接し, 頬咽膜となるもの).

pro·cho·re·sis [pròukɔ:rí:sis] 食物推進(食物が消化管内で推進すること).

pro·cho·ri·on [proukɔ́:riən] ① 原卵胞膜(透明帯), = zona pellucida. ② 卵子のアルブミン様被膜(卵管通過の際に発生する).

Prochownick, Ludwig [próukounik] プロホウニック(1851-1923, ドイツの産科医).

P. diet プロホウニック食事（狭窄骨盤の妊婦に与える食事で，胎児の栄養不良を目的とするもの）.
P. method プロホウニック人工呼吸法（仮死新生児の踝部をもち，頭を下方にし胸郭を調律的に圧迫する方法）.
pro·chro·ma·tin ［proukróumətin］ プロクロマチン（細胞の小核を形成するパラヌクレイン），＝ paranuclein.
pro·chro·mo·gen ［proukróuməʤən］ プロクロモゲン（植物，菌類に呼吸色素として存在するフェノール化合物がグルコシダーゼにより水解される前の配糖体，すなわち呼吸色素の前駆物を V.I. Palladin が命名したもの）.
pro·chro·mo·some ［proukróuməsoum］ 代謝性染色体，前染色体〔医学〕，＝ metabolic chromosome.
pro·chy·mo·sin ［proukáiməsin］ プロキモシン（キモシンの不活性前駆体），＝ renninogen.
pro·ci·den·ta ［pràsidéntə］ 子宮脱〔医学〕.
pro·ci·den·tia ［pràsidénʃiə］ 脱〔出症〕〔医学〕，脱出（完全な），＝ prolapse.
p. oculi 眼突出，＝ exophthalmos.
p. uteri 子宮全脱出，子宮下垂（子宮頸管部が膣外に下垂する状態），＝ forelying uterus.
pro·cit·ric ac·id ［prousítrik ǽsid］ プロクエン酸（オキサロ酢酸と焦性ブドウ酸とが化合して生ずるクエン酸の前階程物）.
pro·co·ag·u·lant ［pròukouǽgjulənt］ ① 前駆凝固因子〔医学〕. ② 凝血（固）促進薬（抗凝血薬の反対語）. ↔ anticoagulant.
pro·coe·lia ［prousí:liə］ 側脳室.
pro·coe·lous ［prousí:ləs］ 前凹みの，＝ procelous.
pro·col·la·gen ［proukáləʤən］ プロコラーゲン〔医学〕（コラーゲン前駆物質）.
procomplementary factor 前補体因子〔医学〕.
pro·con·cep·tive ［pròukənséptiv］ ① 妊娠促進性の. ② 妊娠促進薬.
pro·con·ver·tin ［pròukənvə́:tin］ プロコンバーチン（トロンボプラスチンとの共同作用により，プロトロンビンをトロンビンに転化させるのに必要な不活性因子で，活性化されてコンバーチン convertin となる．Owren），＝ SPCA precursor, co-thromboplastin, co-factor V, factor Ⅶ, stable factor.
pro·cre·a·tion ［pròukri:éiʃən］ 出産，生殖. 形 procreative.
procreative capacity ① 妊孕力〔医学〕，受胎〔能〕力〔医学〕. ② 受精能〔力〕，生殖〔能〕力〔医学〕，繁殖力（動物の）. ③ ねん（稔）性（植物の）.
proct- ［prakt］ 肛門，直腸を意味する接頭語.
proc·tal·gia ［praktǽlʤiə］ 肛門周囲痛〔医学〕，直腸神経痛.
p. fugax 一過性直腸〔神経〕痛.
proc·ta·tre·sia ［pràktətrí:ziə］ 肛門閉鎖症〔医学〕，鎖肛〔医学〕.
proc·tec·ta·sia ［pràktektéiziə］ 直腸〔肛門〕拡張症.
proc·tec·to·my ［praktéktəmi］ 直腸切除〔術〕〔医学〕.
proc·ten·clei·sis ［pràktənkláisis］ 直腸狭窄，肛門狭窄，＝ proctostenosis.
proc·teu·ryn·ter ［práktjurintər］ 肛門直腸拡張器（ゴム袋製）.
proc·teu·ry·sis ［praktjú:risis］ 直腸拡張法（procteurynter を用いた直腸拡張術）.
proc·ti·tis ［praktáitis］ 直腸炎〔医学〕.
procto- ［praktou, -tə］ 直腸，肛門との関係を表す接頭語，＝ proct-.
proct·o·caine ［práktəkein］ プロクトカイン（benzylalcohol 5%, butyl-*p*-aminobenzoate 6%を植物油に溶かし，この溶液に対し 1.5%になるようにプロカインを加えた局所麻酔薬）.
proc·to·cele ［práktəsi:l］ 直腸脱〔症〕.
proc·toc·ly·sis ［praktáklisis］ 直腸滝注，点滴浣腸〔医学〕.
proc·to·coc·cy·pexy ［pràktoukáksipeksi］ 直腸尾骨固定〔術〕〔医学〕.
proc·to·co·lec·to·my ［pràktoukouléktəmi］ 直腸結腸切除〔術〕〔医学〕（直腸を含む全あるいは部分結腸切除術）.
proc·to·co·li·tis ［pràktoukouláitis］ 直腸結腸炎〔医学〕.
proc·to·co·lo·nos·co·py ［pràktoukòulənáskəpi］ 直腸結腸鏡検査法.
proc·to·col·po·plas·ty ［pràktəkálpəplæ̀sti］ 直腸腟形成〔術〕〔医学〕.
proc·to·cys·to·plas·ty ［pràktousístəplæ̀sti］ 直腸膀胱形成〔術〕〔医学〕.
proc·to·cys·tos·to·my ［pràktousaitástəmi］ 直腸膀胱切開術.
proc·to·dae·um ［pràktoudí:əm］ 肛門窩，＝ proctodeum.
proc·to·dea ［pràktoudí:ə］ 肛門陥（proctodeum の複数）.
proc·to·de·um ［pràktoudí:əm］ 肛門窩〔医学〕，肛門陥（原始肛門とも呼ばれ，排泄腔膜の肛門部の肛門結節が成長して生ずる外胚葉性陥凹で，これが破れて肛門となる），＝ anal pit, primitive anus, proctodaeum. 複 proctodea.
proc·to·dyn·ia ［pràktoudíniə］ 直腸肛門周囲痛，肛門周囲痛〔医学〕.
proc·to·el·y·tro·plas·ty ［pràktouélitrəplæ̀sti］ 直腸腟形成術，＝ proctocolpoplasty.
proc·to·gen·ic ［pràktəʤénik］ 直腸〔肛門〕に由来する.
p. obstipation 直腸性便秘〔医学〕.
proctological surgery 肛門外科学〔医学〕.
proc·tol·o·gist ［praktáləʤist］ 直腸〔肛門〕病専門医.
proc·tol·o·gy ［praktáləʤi］ 直腸〔肛門〕病学. 形 proctologic, proctological.
proc·to·pa·ral·y·sis ［pràktoupərǽlisis］ 肛門括約筋麻痺〔医学〕.
proc·to·per·i·ne·o·plas·ty ［pràktoupèriní:əplæ̀sti］ 肛門会陰形成〔術〕〔医学〕.
proc·to·per·i·ne·or·rha·phy ［pràktoupèrini:ɔ́:rəfi］ 肛門会陰縫合〔術〕〔医学〕.
proc·to·pexy ［práktəpeksi］ 直腸固定〔術〕〔医学〕（仙骨窩に縫合する方法），＝ rectopexy.
proc·to·phobia ［pràktoufóubiə］ 直腸病恐怖症.
proc·to·plas·ty ［práktəplæ̀sti］ 直腸〔肛門〕形成術〔医学〕.
proc·to·ple·gia ［pràktouplí:ʤiə］ 肛門括約筋麻痺〔医学〕，＝ proctoparalysis.
proc·to·pol·y·pus ［pràktəpálipəs］ 直腸ポリープ（茸腫）.
proc·top·to·ma ［pràktouptóumə］ 脱肛，肛門脱〔出症〕，＝ proctoptosis.
proc·top·to·sis ［pràktouptóusis］ 肛門下垂症，肛門脱〔出症〕〔医学〕，脱肛〔医学〕，＝ prolapsus ani.
proc·tor·rha·gia ［pràktəréiʤiə］ 直腸出血，肛門出血〔医学〕.
proc·tor·rha·phy ［praktɔ́:rəfi］ 直腸縫合術.
proc·tor·rhea ［pràktərí:ə］ 肛門粘液漏〔医学〕.
proc·to·scope ［práktəskoup］ 直腸鏡〔医学〕.
proc·tos·co·py ［praktáskəpi］ 直腸鏡検査〔医学〕.
proctosenous constipation 直腸性便秘（排便反射の異常により糞便が直腸に蓄積すること）.

proc·to·sig·moid [pràktousígmɔid] 直腸，直腸S状結腸〔医学〕.
proc·to·sig·moi·dec·to·my [pràktousìgmɔidéktəmi] 直腸S状結腸切除〔術〕〔医学〕.
proc·to·sig·moi·di·tis [pràktousìgmɔidáitis] 直腸S状結腸炎〔医学〕.
proc·to·sig·moi·dos·co·py [pràktousìgmɔidáskəpi] 直腸S状結腸鏡検査法.
proc·to·spasm [práktəspæzm] 直腸痙攣〔医学〕.
proc·tos·ta·sis [praktástəsis] 直腸麻痺性便秘〔医学〕.
proc·to·stat [práktəstæt] 直腸挿入用ラジウム管.
proc·to·ste·no·sis [pràktoustinóusis] 直腸〔肛門〕狭窄〔医学〕.
proc·tos·to·my [praktástəmi] 直腸造瘻術，人工肛門形成〔医学〕.
proc·to·to·kog·ra·phy [pràktoutəkágrəfi] 直腸子宮収縮描写〔法〕.
proc·to·tome [práktətoum] 直腸刀.
proc·tot·o·my [praktátəmi] 直腸〔肛〕切開術.
proc·to·to·reu·sis [pràktoutərjú:sis] 人工肛門形成.
proc·to·tre·sia [pràktoutrí:siə] 人工肛門形成〔術〕，= proctotoreusis.
proc·to·val·vot·o·my [pràktouvælbátəmi] 直腸弁切開術.
pro·cum·bent [proukʌ́mbənt] ① 平臥の（顔を下に向けて臥すことについていう）. ② 平伏の（地に這って生（成）長する植物）.
pro·cur·sive [prouká:siv] 突進の，疾走の.
p. aura 疾走性前兆.
p. chorea 振戦麻痺，= paralysis agitans.
p. epilepsy 疾走てんかん，前走性てんかん〔医学〕，前進性てんかん（前方へ歩走するかまたは自体を前方へ回転する型）.
pro·cur·va·tion [pròukə:véiʃən] 身体前傾.
pro·cy·cli·dine [prousáiklidin] プロサイクリジン ㊗ cyclohexylphenyl-pyrrolodinopropanol hydrochloride（鎮痙薬）.
p. hydrochloride プロサイクリジン塩酸塩 ㊗ cyclohexyl-α-phenyl-pyrrolidinepropanol hydrochloride（中枢性の抗コリン作用を有するパーキンソン症候群治療薬）.
pro·del·phic [proudélfik] 前子宮性，前子宮型.
pro·dig·i·os·in [pròudiʤíəsin] プロディジオシン（Lichstein と Van de Sand により1946年に報告され，*Serratia marcescens* から得られるトリピリルメタン系に属する抗生物質で，炭疽，コクシジオミコーゼなどに有効），= tripyrrolmethane.
pro·dig·i·o·sus tox·in [pròudiʤióusəs táksin] = Coley fluid.
pro·dro·mal [proudróuməl] 前駆の〔医学〕，前徴の.
p. exanthema 前駆疹.
p. glaucoma 前駆期緑内障.
p. myopia 前駆期近視〔医学〕，前徴性近視.
p. stage 前駆期〔医学〕.
p. symptom 前駆症状〔医学〕.
pro·dro·mata [proudróumətə, prou-] 前駆症〔状〕，前徴（prodroma の複数），= prodrome.
pro·drome [próudroum] 前駆症〔状〕〔医学〕，前徴〔医学〕. 形 prodromal, prodromous, prodromic.
pro·dro·mic [proudróumik] 前駆の〔医学〕.
p. sign 前駆徴候.
pro·dro·mus [próudrouməs] 前駆症〔状〕，前徴，= prodrome. 複 prodromi.
pro·drug [próudrʌg] プロドラッグ〔医学〕（代謝過程で変換されて薬理作用を現す薬物群．薬物分子を化学的に修飾した誘導体で，それ自身は生理活性を示さないが，投与後，体内で変換されて薬効を示すもの．薬物の安全性，吸収の増大，持続化などを目的とする場合が多い）.
producer gas 発生炉ガス.
Product Liability Act 製造物責任法〔医学〕.
prod·uct [prádʌkt] ①〔生〕産物〔医学〕，生成物〔医学〕. ② 乗積（乗算の結果として得られる数値）. ③ 結果.
p. inhibition 生成物阻害.
p. liability (PL) 製造物責任〔医学〕（PL法として1995年に施行された）.
p. of inertia 慣性相乗モーメント.
p. of metabolism 代謝生成物〔医学〕.
p. of solubility 溶解度積（飽和溶液中の溶質のイオン積），= precipitation value.
p. wax 製品ろう（蝋）.
pro·duc·tion [prədʌ́kʃən] 生産〔医学〕.
p. stock 生産用ストック〔医学〕.
pro·duc·tive [prədʌ́ktiv] ① 増殖的な. ② 結果の上がる，業績のある（研究の）. ③ 生産的な.
p. cough 湿咳〔医学〕，湿性せき（咳）〔医学〕，湿性咳嗽〔医学〕，喀痰を伴うせき（咳）.
p. infection 増殖性感染〔医学〕.
p. inflammation 増殖性炎〔医学〕.
p. nephritis 増殖性腎炎.
p. osteitis = condensing osteitis.
p. perihepatitis 増殖性肝周囲炎.
pro·duc·tiv·i·ty [pròudʌktíviti] 生産性〔医学〕.
pro·e·las·tin [pròuilǽstin] プロエラスチン（弾力線維の構造において多糖類と鎖状形成をなす）.
pro·em [próuem] ① 発端，前駆. ② 緒言，序文. 形 proemial.
pro·em·bryo [prouémbriou] 前胚（植物が受精後発育する時期で，まだ胚芽にならないもの）.
proemial breast 初期乳癌.
pro·en·ceph·a·lon [pròuinséfəlan] 前脳，= prosencephalon.
pro·en·ceph·a·lus [pròuinséfələs] 前頭裂脳脱出奇体.
pro·en·zyme [prouénzaim] プロ酵素，前酵素〔医学〕，酵素前駆体，= proferment, zymogen, enzyme precursor.
pro·e·o·tia [pròuaióutə] 性器早熟，= proiotia.
pro·e·ryth·ro·blast [pròuiríθrəblæst] 前赤芽球〔医学〕（赤芽球の最も未熟なもので，核染質は軟色性，原形質は濃色好塩基性で，ヘモグロビンの発現は証明されない），= erythrogonium, rubriblast.
pro·e·ryth·ro·cyte [pròuiríθrəsait] 前赤血球.
Proescher oil-red-pyr·i·dine [préʃər óil réd píridi:n] プレッシャーのオイルレッドピリジン染色法（オイルレッドO 3〜5g と 70% ピリジン 100mL とを混ぜ暗所室温に1時間放置した後用いる）.
pro·es·tro·gen [prouéstrəʤən] 卵胞ホルモン，発情ホルモン.
pro·es·trum [prouéstrəm] 発情前期，= proestrus.
pro·es·trus [prouéstrəs] 発情前期〔医学〕，= proestrum. 形 proestrous.
Proetz, Arthur Walter [préts] プレッツ（1888-1966，アメリカの耳鼻咽喉科医）.
P. displacement method プレッツ置換法（直接的に洗浄の困難な篩骨蜂巣の分泌物の排除や薬液の注入に用いる）.
P. position プレッツ体位（患者を診察台に上臥させ，頭部を後方に強く彎曲してオトガイと外耳道とが直角の位置を保たせる体位）.
P. test プレッツ試験（比重 0.880 の流動パラフィン中に溶かした種々の臭料を10種の濃度につくり，その嗅覚を得られる最低濃度を検査する方法）.

P. treatment プレッツ療法（間欠的陰圧法により副鼻洞に薬物を注入する方法で，プレッツ置換法とも呼ばれている），= Proetz displacement method.

pro·fen·a·mine ［prouféنəmi:n］ 塩酸プロフェナミン ㊥ 10-(2-diethylaminopropyl) phenothiazine HCl（パーキンソン症候群治療薬），= isothazine.

pro·fe·nil ［próufənil］ プロフェニル ㊥ *N*-ethyl-3, 3′-diphenyldipropylamine（鎮痙薬）.

pro·fer·ment ［proufə́:mənt］ 前酵素〔医学〕，= proenzyme.

pro·fer·rin ［prouférin］ プロフェリン（含鉄核タンパク質），= iron nucleiproteid.

pro·fes·sion ［prəféʃən］ 職業，職分．㊎ professional.

pro·fes·sion·al ［prəféʃənəl］ 専門〔職〕の〔医学〕.

p. activity study 医療行為調査〔医学〕.

p. ataxia 職業性運動失調，= occupation neurosis.

p. cramp 職業性痙攣.

p. ethics 専門職の倫理〔医学〕.

p.-family relation 〔医療〕専門職・家族間人間関係〔医学〕.

p. hyperkinesia 職業性運動亢進（過多）症，= occupational neurosis.

p. neurasthenia 職業性神経衰弱症.

p.-patient relation 〔医療〕専門職・患者間人間関係〔医学〕.

p. pharmacy 開業薬局〔医学〕.

p. practice 専門業務〔医学〕.

p. secrecy 職業上の秘密〔医学〕.

p. staff committee 専門家委員会〔医学〕.

p. standards review organizations 医療標準審査機構〔医学〕.

Profeta, Giuseppe ［profétə］ プロフェタ（1840–1910，イタリアの皮膚科医）.

P. law プロフェタ法則（梅毒に罹患している母からの新生児には後天感染に対する免疫がある）.

pro·fi·bri·nol·y·sin ［pròufaibrinálisin］ プロフィブリノリジン（活性化されて線維素分解酵素 fibrinolysin に変化する血漿オイグロブリンの一つ．Loomis, George and Ryder），= plasminogen, tryptogen, prolysin, lytic factor.

Profichet, Georges Charles ［prəfiʃéi］ プロフィシェー（1873生，フランスの医師）.

P. disease プロフィシェー病（関節周囲の皮膚に石灰性結節，すなわち皮石が発生し，萎縮と神経症状とを伴う症候群），= Profichet syndrome.

proficiency samples 外部精度管理試料.

proficiency testing 精度管理試験.

pro·file ［próufail］ ① 翼形．② 側面〔像〕〔医学〕，横顔.

p. drag 断面抵抗，翼形〔抵〕抗力.

p. line 側面線，= Camper line.

p. meter 鼻顔角測定器〔医学〕.

p. method プロフィル法〔医学〕（性格診断の中で，心理テスト結果をグラフとして示す方法）.

p. monitor 監視装置〔医学〕.

p. niche 側面ニッシェ〔医学〕.

p. ray view 側面像〔医学〕.

p. scintigram プロフィルシンチグラム〔医学〕.

p. scintigraphy プロフィルシンチグラフィ〔医学〕，側面シンチグラフィ（左・右側面から撮像するシンチグラフィ），= profile scintigraph.

pro·fil·in ［proufílin］ プロフィリン〔医学〕（G アクチンと結合し，G アクチンの重合を防いでいる低分子量タンパク質）.

profiling machine ならい盤，型取り機.

pro·fla·vine ［proufléivi:n］ プロフラビン ㊥ 2,8-diamino-acridine $C_{13}H_{11}N_3$（アクリフラビンに類似する赤褐色結晶粉末で，その塩は化膿巣の消毒薬として用いられる）.

p. dihydrochloride 二塩酸プロフラビン $C_{13}H_{11}N_3 \cdot 2HCl\text{-}12H_2O$.

p. hemisulfate ヘミ硫酸プロフラビン，= neutral proflavine.

p. methiodide プロフラビンメチオダイド ㊥ 3,6-diamine-10-methylacridineiodide（結核性膿瘍治療薬），= tuberflavin.

p. sulfate 硫酸プロフラビン $C_{13}H_{11}N_3 \cdot H_2SO_4 \cdot H_2O$.

pro·flu·vi·um ［prouflú:viəm］ 漏泄，= flux, discharge.

p. lactis 乳汁分泌過多.

p. seminis 精子漏泄（性交において射出された精子が腟から流出すること）.

pro·fon·dom·e·ter ［pròufəndámitər］ 深部異物計（三方からのX線により異物の所在を確認する器械）.

pro·found ［prəfáund］ 深在性の〔医学〕.

p. hypothermia 超低体温法〔医学〕.

p. idiot 絶対白痴〔医学〕，= absolute idiot.

p. mental retardation 最重度精神遅滞〔医学〕.

p. trichophytia 深在性白癬（せん）〔医学〕.

pro·funda ［prəfʌ́ndə］ 深在の，= deep.

p. brachii artery ［TA］上腕深動脈，= arteria profunda brachii ［L/TA］.

p. femoris artery 大腿深動脈.

p. femoris vein ［TA］大腿深静脈，= vena profunda femoris ［L/TA］.

pro·fund·us ［prəfʌ́ndəs］ ［L/TA］深，= deep ［TA］.

pro·fuse ［prəfjú:z］ 大量の〔医学〕，豊富な.

p. menstruation 月経過多.

pro·gam·e·tan·gi·um ［prougæ̀mitǽndʒiəm］ 前配偶子嚢.

pro·gam·ete ［prougǽmi:t］ 前配偶子.

pro·ga·mous ［próugæməs, prágə-］ 卵子受精前の（将来の男女いずれかの性を決定する因子は卵子が受精前にすでに存在するという）.

pro·gas·ter ［prougǽstər］ 原腸，= archenteron.

pro·gas·trin ［prougǽstrin］ プロガストリン（ガストリン前駆物，非活性ガストリン）.

p. releasing peptide (**ProGRP**) ガストリン放出ペプチド前駆体.

pro·gen·er·ate ［proudʒénəreit］ 体質，= genius.

pro·gen·e·sis ［prədʒénis］ 前発生〔医学〕，早熟.

pro·ge·nia ［proudʒí:niə］ 反対咬合，下顎前突〔医学〕，= mandibular protrusion, anterior cross bite.

pro·gen·i·tal ［proudʒénitəl］ 外陰部表面の.

pro·gen·i·tor ［prədʒénitə］ 先祖.

p. cell 造血前駆細胞.

p. toxin プロジェニター毒素〔医学〕，自然型毒素〔医学〕.

prog·e·ny ［prádʒəni］ 子孫〔医学〕，後裔.

p. test 後代検定〔医学〕.

pro·ge·ria ［proudʒí:riə］ プロジェリア，早老〔症〕〔医学〕（体躯の矮小，恥毛欠損，皮膚のヒダ，白毛を特徴とし，しかも外観，行動などは老人に類似する），= Gilford disease.

p. syndrome 早老症.

pro·ge·ron·a·nism ［pròudʒəránənizəm］ 早老性幼稚症，= progeria of Gilford.

pro·ges·ta·tion·al ［pròudʒestéiʃənəl］ 月経前の〔医学〕（黄体が活性を呈し，子宮内膜の分泌を起こす月経前期すなわち，分泌期で，妊娠に最適の時期）.

p. hormone 月経前期ホルモン〔医学〕，= progesterone.

p. hormone analogus 月経前期ホルモン類似体〔医学〕.

p. phase 黄体期〔医学〕，プロジェ（ゲ）ステロン期

〔医学〕.

pro·ges·ter·one [proudʒéstəroun] プロゲステロン ㊋ pregn-4-ene-3,20-dione $C_{21}H_{30}O_2$: 314.46 (黄体ホルモン).

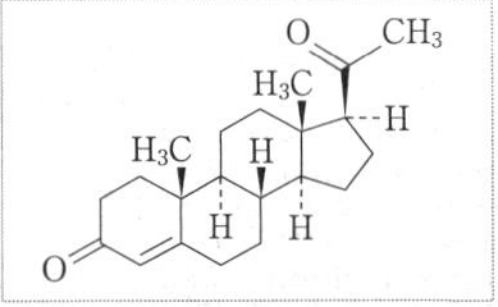

p. challenge test プロゲステロン負荷試験.

p. receptor プロゲステロン受容体.

p. unit プロゲステロン単位.

pro·ges·tin [proudʒéstin] プロゲスチン(黄体ホルモンおよび類似の生物学的作用物質の総称), = gestagen.

pro·ges·to·gen [proudʒéstədʒən] プロゲストゲン(黄体ホルモン作用薬の一般名).

pro·ges·to·mi·met·ic [proudʒèstəmaimétik] 黄体ホルモン様作用をもつ.

pro·glos·sis [prouglásis] 舌前部の.

pro·glot·tid [prouglátid] 片節〔医学〕(条虫の体節), = proglottis. 複 proglottides.

pro·glot·tis [prouglátis] 片節, = proglottid.

pro·glu·mide [prouglú:maid] プログルミド ㊋ (*RS*)-4-benzoylamino-*N*,*N*-dipropylglutaramic acid $C_{18}H_{26}N_2O_4$: 334.41 (消化性潰瘍治療薬. 粘膜成分合成促進).

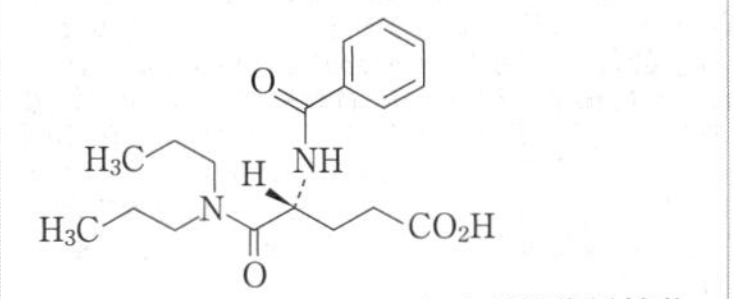

および鏡像異性体

prog·na·thia [prougnéiθiə] 上顎前突〔症〕, = protrusion.

prognathian dilatation 顎突出様拡張(X 線像でみられる胃幽門の拡張像), = prognathic dilatation.

prog·nath·ic [prɑgnǽθik] ① 上顎前突の〔医学〕, 前口形の. ② 過頬顎指数の(頭蓋が Frankfort 水平面に固定したとき, 顔の骨格の側面に対し上顎が前突する頭蓋骨測定学に用いる用語, または頬顎指数が 103.0 以上のものについていう).

prog·na·thism [prágnəθizəm] 上顎突出, 顎前突症〔医学〕, = maxillary protrusion, prognathia, upper protrusion. 形 prognathic, prognathous.

prog·na·thom·e·ter [prɑ̀gnəθámitər] 上顎前突計.

prog·nose [prɑgnóuz] 予知する, = prognosticate.

prog·no·sis [prɑgnóusis] 予後〔医学〕. 形 prognostic.

p. of heredity 遺伝予後〔医学〕.

p. of tuberculosis 結核の予後〔医学〕.

p. quod functionem 機能に関しての予後, = prognosis guod sanationem.

p. quod vitam 生命に関する予後.

prog·nos·tic [prɑgnástik] ① 予後徴候. ② 予後の.

p. moccasin venom reaction 予知ヘビ毒反応(ヘビ毒の皮内注射反応で, 血小板減少症の場合には注射部に小血腫が生ずるが, 紫斑病の減退とともに反応が軽度になる).

p. nutritional index 予後栄養指数〔医学〕.

prog·nos·ti·cate [prɑgnástikeit] 予知する, = prognose.

prog·nos·ti·cian [prɑ̀gnɑstíʃən] 予後判定医.

prog·nos·ti·kon [prɑgnástikən] [G] プログノスチコン(Hippocrates の予後論).

pro·go·nad·o·troph·ic [pròugounæ̀dətráfik] 性腺刺激ホルモン作用増強の.

progonal fold 胚種腺前ヒダ(生殖隆線の頭側部で, 卵巣支持靱帯の発生する場所).

pro·gon·o·ma [pròugounóumə] プログノーマ, 胎児転位腫(隔世遺伝の形質を備えた腫瘍).

program evaluation 計画の評価〔医学〕.

program operation 計画の実施〔医学〕.

programmable function プログラム機能〔医学〕.

programmable hearing aid プログラミング可能補聴器.

programmed cell death 枯死, 細胞自己死, 細胞消滅, プログラム細胞死〔医学〕, = apoptosis.

programmed delivery 計画分娩.

programmed instruction プログラム学習〔医学〕.

programmed learning プログラム学習〔医学〕.

programming language プログラム言語〔医学〕.

pro·gran·u·lo·cyte [prougrǽnjuləsait] 前顆粒球〔医学〕(顆粒芽球と顆粒球の間にある顆粒白血球).

pro·grav·id [prougrǽvid] 妊娠前期(子宮内膜の黄体期についていう).

pro·gress [próugres, prá-] 進歩, 進行〔医学〕, 発展. 形 progressive.

p. in medicine 医学の進歩, = advance in medicine.

p. note 経過記録.

p. of disease 病気の経過, 病気の進展.

pro·gres·sion [prəgréʃən] ① 進行. ② 級数, 数列.

p. of disease 病勢悪化〔医学〕.

pro·gres·sive [prəgrésiv] ① 進行性〔の〕〔医学〕, 順行性の. ② 累加性の.

p. bacterial synergistic gangrene 進行性細菌混合感染性壊疽(細菌の混合感染による皮膚の壊疽).

p. bulbar palsy 進行性球麻痺.

p. bulbar paralysis 進行性球麻痺〔医学〕(舌, 咽喉, 顔面の麻痺で, 延髄の運動核における変性による), = bulbar paralysis.

p. case 進行性症例〔医学〕.

p. cataract 進行性白内障.

p. cerebellar degeneration 進行性小脳変性, = Wilson disease.

p. cerebellar tremor 進行性小脳性振せん.

p. cerebral poliodystrophy 進行性大脳灰白質ジストロフィー, = Alpers disease.

p. change 進行性病変.

p. choreic tic 進行性舞踏病性痙攣(若年で発症し, 初期は頸筋の攣縮様運動で始まり, 漸次全身に波及し, 晩年まで持続する).

p. choroidal atrophy 進行性脈絡膜萎縮.

p. circumscribed cerebral atrophy 進行性限局性大脳萎縮〔症〕.

p. cleavage 進行性分割.

p. currents 漸増電流〔医学〕.

p. diaphyseal dysplasia 進行性骨幹性異形成(形成異常)〔症〕〔医学〕.

p. diaphyseal hyperostosis 進行性骨幹部骨増殖症〔医学〕.

p. external ophthalmoplegia 進行性外眼筋麻痺〔医学〕.

p. facial hemiatrophy 〔進行性〕顔面片側萎縮症

P

〔医学〕.
p. gangrene 進行性壊疽〔医学〕.
p. gangrenous vaccinia 進行性壊死性種痘，＝gangrenous vaccinia.
p. hereditary cerebral leukodystrophy 進行性遺伝性大脳白質萎縮〔症〕〔医学〕，＝Merzbacher-Pelizaeus disease.
p. hypertrophic interstitial neuritis 進行性肥厚性間質性神経炎〔医学〕.
p. hypertrophic interstitial neuropathy 進行性肥厚性間質性ニューロパチー，＝Déjérine-Sottas disease.
p. infantile spinal muscular atrophy 進行性乳児脊髄性筋萎縮〔症〕.
p. interstitial pneumonia of sheep ヒツジ進行性間質性肺炎.
p. lenticular degeneration 進行性レンズ核変性〔医学〕（両側のレンズ核変性と肝硬変を主とする錐体外路系のまれな家族性疾患で，壮年期に多く発生し，振戦，痙縮，精神異常，衰弱などを特徴とする），＝Wilson disease.
p. lingual hemiatrophy 進行性舌片側（半側）萎縮〔症〕〔医学〕，進行性半側舌萎縮症.
p. lipodystrophy 進行性脂肪異栄養〔症〕〔医学〕，進行性リポジストロフィー.
p. locomotor asynergy ＝tabes dorsalis.
p. lordotic dysbasia 進行性脊椎前弯性歩行障害（不全）〔医学〕.
p. massive fibrosis 進行性塊状線維症〔医学〕.
p. mean 累加平均.
p. motion ① 漸進運動. ② 順行運動（天体の）.
p. multifocal leukoencephalopathy (PML) 進行性多巣性白質脳症〔医学〕（JC ポリオーマウイルスによる遅発性ウイルス感染症で，視覚異常，片麻痺などから意識障害，四肢の麻痺へと進行する）.
p. multiple hyaloserositis 進行性多発性硝子様漿膜炎，＝polyorrhomenitis, Concato disease.
p. muscular atrophy 進行性筋萎縮症〔医学〕（脊髄前角の変性および前角神経根の変性により漸次に筋肉萎縮と麻痺を起こす慢性疾患），＝chronic anterior poliomyelitis, wasting palsy.
p. muscular dystrophy (PMD) 進行性筋ジストロフィー〔医学〕，進行性筋異栄養症，＝Erb atrophy.
p. muscular sclerosis 進行性筋硬化症，＝pseudohypertrophic muscular paralysis.
p. myoclonic epilepsy 進行性ミオクロ〔ー〕ヌス性てんかん〔医学〕.
p. myopathia 進行性筋障害〔医学〕.
p. myopia 進行性近視〔医学〕（児童にみられる近視で，眼球の成長によるもの）.
p. nervous atrophy 進行性神経萎縮（脊髄クモ膜の線維化により脊髄神経根が圧迫されて起こる萎縮）.
p. neural muscular atrophy 進行性神経性筋萎縮〔症〕〔医学〕.
p. neuropathic (peroneal) muscular atrophy 進行性神経病性〔腓骨〕筋萎縮（脊髄後索神経線維および末梢運動神経の変性による萎縮で，初期には腓骨筋群を侵し，後に上肢に及ぶ），＝Charcot-Marie-Tooth atrophy, progressive neural muscular atrophy.
p. nuclear ophthalmoplegia 進行性核性眼筋麻痺〔医学〕.
p. ophthalmoplegia 進行性眼筋麻痺.
p. ossifying myositis 進行性化骨性筋炎（筋膜，腱膜，靱帯などに化骨形成が進行する先天性疾患）.
p. outer retinal necrosis (PORN) 進行性網膜外層壊死.
p. paralysis 進行〔性〕麻痺〔医学〕（麻痺性痴呆，麻痺狂），＝progressive paresis, general paresis, dementia paralytica.
p. part method 漸進的分習法〔医学〕.
p. patient care (PPC) 段階的患者管理〔医学〕，段階的患者ケア.
p. peroneal muscular atrophy 進行性腓骨筋萎縮症〔医学〕.
p. pigmentary dermatosis 進行性色素性皮膚症（シャンバーク病），＝Schamberg disease, progressive pigmentary purpuric dermatosis.
p. pneumonia 進行性肺炎.
p. pneumonia virus 進行性肺炎ウイルス.
p. processes 進行性過程.
p. relaxation method 漸進的筋弛緩法.
p. resistance 漸増抵抗〔医学〕.
p. resistance exercise 漸増抵抗運動〔医学〕.
p. rubella encephalitis 進行性風疹脳炎〔医学〕.
p. spastic bulbar paralysis 進行性痙性球（延髄）麻痺〔医学〕.
p. spastic paralysis 進行痙性麻痺〔医学〕.
p. spastic paraplegia 進行性強直性対麻痺.
p. spastic spinal paralysis 進行性痙性脊髄麻痺〔医学〕.
p. spinal amyotrophy 進行性脊髄性筋萎縮症，＝poliomyelitis anterior chronica.
p. spinal muscular atrophy (PSMA) 進行性脊髄性筋萎縮症〔医学〕.
p. stage 進行期〔医学〕.
p. staining 進行性染色〔法〕.
p. stroke 進行卒中〔医学〕.
p. subcortical encephalopathy 進行性皮質下エンセファロパチー〔医学〕，進行性皮質下脳症〔医学〕，＝demyelinating encephalopathy.
p. supranuclear palsy (PSP) 進行性核上〔性〕麻痺〔医学〕（スティル・リチャードソン・オルゼウスキー症候群），＝Steele-Richardson-Olszewski syndrome.
p. systemic sclerosis (PSS) 進行性全身性硬化症〔医学〕，進行性汎発性（全身性）強皮症（原因不明の全身性の結合織病変で，膠原線維の過剰生産による線維化が各臓器にみられ，皮膚の硬化と末端血管障害を特徴とする免疫異常を伴う慢性疾患），＝diffuse scleroderma.
p. tapetochoroidal dystrophy 進行性壁板脈絡膜異栄養〔症〕.
p. thrombus 進行性血栓〔医学〕.
p. torsion spasm 進行性捻転痙攣〔医学〕.
p. unilateral facial atrophy 進行性片顔面萎縮.
p. vaccinia 進行性〔種〕痘疹.
p. wave 進行波.
ProGRP progastrin releasing peptide ガストリン放出ペプチド前駆体の略.
pro·gua·nil ［prougwá:nil］ プログアニル（抗マラリア薬 paludrine acetate の化学名）.
p. hydrochloride 塩酸プログアニル ㊥ 1-(*p*-chlorophenyl)-5-isopropylbiguanide hydrochloride（抗マラリア薬），＝chloroguanide.
pro·hi·bi·tion ［pròuhibíʃən］ ① 禁止，禁制. ② 禁酒主義. ③ 禁酒令. 形 prohibitive.
pro·hor·mone ［prouhɔ́:moun］ プロホルモン（ホルモン作用のないホルモンの前駆体）.
proinflammatory cytokine 炎症性サイトカイン，＝inflammatory cytokine.
pro·in·su·lin ［prouínsjulin］ プロインスリン〔医学〕（インスリンの生合成前駆体. 分子量約 9,000）.
pro·in·va·sin I ［pròuinvéizin -］ プロインバージンⅠ（病原菌またはヘビ毒のヒアルロニダーゼに随伴しそれを防御する酵素で，抗ヒアルロニダーゼ第1因子である anti-invasin I に拮抗する物質）.
pro·i·o·men·or·rhea ［pròuioumènərí:ə］ 早発月

P

経.

pro·i·o·sys·to·le [pròui:ousístəli:] 早期収縮(心臓の拍動が正常時以前に起こること).

pro·i·o·sys·to·lia [pròui:ousistóuliə] 早期収縮症.

pro·i·o·tia [pròui:óuʃiə] 性器早熟, = proiotes.

projected pain 投影痛 [医学].

pro·jec·tile [prəʤéktil, –tail] ① 放射体. ② 放射性の.

p. ejaculation 射精 [医学].

p. power of urine 放尿力.

p. vomiting 放射性嘔吐, 噴出性嘔吐 [医学] (頭蓋内圧亢進のとき, または幽門閉鎖症にみられる嘔吐で, 嘔気を催すことなく突然激しい力をもって吐出が起こる).

projecting staphyloma 突出性ぶどう腫, = staphyloma corneae.

pro·jec·tion [prəʤékʃən] ① 投射 (観念の客観化). ② 突起. ③ 射影〔法〕, 投影. 形 projective.

p. angiogram 投影血管像.

p. area 投射部, 投射野 (大脳の感覚運動機能が投射線維により連結される脳皮質の名称. Flechsig).

p. center 投射中枢 (投射線維を出す中枢), = projection area.

p. fibre [TA] 投射線維 (大脳皮質と脳脚を連結する線維), = fibra projectionis [L/TA].

p. image 映像 [医学].

p. lens 映写レンズ.

p. neuron 投射ニューロン (感覚または運動興奮を伝導するもの).

p. of optic canal 視神経管隆起 [医学].

p. of population 人口予測 [医学], 人口推計 [医学].

p. of sensation 感覚の投射 [医学].

p. system 投射系 [医学], 投射線維系 (脊髄中枢と大脳皮質の神経線維とを連結する白質線維系).

p. tachistoscope 投影立体鏡.

p. technique 客観化〔試験〕法 (性格傾向を間接に調べる方法で, ロールシャッハテスト Rorschach ink-blot test, ムレー絵画統覚検査 Murray thematic apperception test (TAT) などがある).

p. tract 投射路 (投射線維よりなる神経路), = projection fiber.

projective identification 投影同一視.

projective technique 投影法 [医学].

projective test 投影テスト [医学], 投射検査〔法〕, 投影法検査.

pro·jec·tor [prəʤéktər] 映写機 [医学].

pro·jec·to·scope [prəʤéktəskoup] 投射器 (反射光線を利用する映写器).

prok worm トリキネラ, 旋毛虫, = *Trichinella spiralis*.

pro·kar·y·o·cyte [proukǽriəsait] 前赤芽球 [医学], = basophilic erythroblast, proerythroblast.

Prokaryota 原核生物 (モネラ界), = Kingdom Monera.

pro·kar·y·ote [proukǽriout] 原始核をもつ, 原核生物 [医学].

p. cell 原始核細胞 (核の発生が原始的なもので, 有糸分裂を営まないもの).

pro·kar·y·ot·ic [pròukæriátik] 原核生物の, 原核細胞〔の〕 [医学], = procaryotic.

p. cell 原核細胞.

pro·la·bi·um [prouléibiəm] 前唇, 中央唇 [医学] (口唇の赤色粘膜部).

pro·lac·tin [proulǽktin] 乳腺刺激ホルモン [医学], プロラクチン (下垂体前葉中にある乳汁の分泌を促進するホルモン), = galactin, lactogenic hormone, mammotrophin.

p. cell プロラクチン細胞.

p. inhibiting factor (**PIF**) プロラクチン抑制因子 [医学] (視床下部正中隆起で生成される因子で下垂体前葉のプロラクチンの分泌を阻止させる).

p. inhibiting hormone (**PIH**) プロラクチン〔分泌〕抑制ホルモン [医学].

p.-producing pituitary adenoma プロラクチン産生下垂体腺腫 [医学].

p. releasing factor (**PRF**) プロラクチン放出因子.

p. releasing hormone (**PRH**) プロラクチン放出ホルモン, 泌乳ホルモン放出ホルモン, 乳腺刺激ホルモン放出ホルモン [医学].

p. unit プロラクチン単位.

pro·lac·ti·no·ma [proulæ̀ktinóumə] プロラクチノーマ [医学] (プロラクチン産生脳下垂体腺腫), = prolactin-producing adenoma.

pro·la·mine [próuləmi:n] プロラミン (グリアジン gliadin, ホルデイン hordein, ゼイン zein などの植物性タンパク質で, アルコール可溶性タンパク質とも呼ばれる).

pro·lan [próulæn] プロラン (下垂体前葉から抽出された性腺刺激因子).

p. A プロランA (Zondek が初めて用いた卵胞刺激因子で, 後には prosylin A と改称された), = FSH, thylakentrin, follicle-stimulating hormone rho Ⅰ.

p. B プロランB (Zondek が黄体形成ホルモンに用いた名称であるが後には prosylin B と改称された), = LH, metakentrin, luteinizing hormone, interstitial cell-stimulating hormone (ICSH), rho Ⅱ.

pro·lapse [proulǽps] 脱〔出〕, 脱出症 [医学].

p. of anus 脱肛 [医学], 肛門脱〔出症〕 [医学].

p. of aortic cusp 大動脈弁逸脱 [医学].

p. of brain 脳脱〔出症〕 [医学], = prolapsus cerebri.

p. of cord 臍帯脱〔出症〕 [医学].

p. of foot 下肢脱出 [医学].

p. of iris 虹彩脱〔出症〕.

p. of laryngeal ventricle 喉頭室脱〔出症〕 [医学].

p. of nucleus pulposus 髄核脱〔出症〕 [医学].

p. of rectum 直腸脱.

p. of umblical cord 臍帯脱出.

p. of urethra 尿道脱〔出症〕 [医学].

p. of uterus 子宮脱 [医学], = uterine prolase.

p. pessary 脱出用ペッサリー.

prolapsed hemorrhoid 脱出痔核 [医学].

prolapsed internal hemorrhoids 脱肛性内痔核 [医学].

prolapsed intervertebral disc (**PID**) 椎間板ヘルニア.

pro·lap·sus [proulǽpsəs] 脱〔出〕症, = prolapse.

p. ani 肛門脱.

p. cerebri 脳脱出.

p. corporis vitrei 硝子体脱出.

p. iridis 虹彩脱出.

p. mucosae ani 肛門粘膜脱.

p. of arm 上肢脱出 [医学].

p. urethrae 尿道脱.

p. uteri 子宮脱 [医学].

p. uteri inversi 内反子宮脱.

p. vaginae 腟脱 (前腟脱, 後腟脱がある).

p. ventriculi laryngis 咽頭室脱出症, = Morgagni prolapse.

pro·late [próuleit] ① 長球の. ② 長球面 (普通楕円体についていう).

p. ellipsoid 長軸楕円体.

p. spheroid 長球面, 長球 (楕円をその長軸のまわりに回転させて得られる立体).

p. symmetric rotator キンカン形対称回転.

pro·lep·sis [proulépsis] 早期発症, 早発. 形 pro-

P

leptic.
pro·lep·to·ne·ma ［proulèptəní:mə］ 細糸前期［医学］，レプトテン前期［医学］.
pro·leu·ce·mia ［pròulju:kí:miə］ 白血病性貧血，＝leukanemia，proleukemia.
pro·leu·ke·mia ［pròulju:kí:miə］ 白血病性貧血，＝leukanemia，proleucemia.
pro·leu·ko·cyte ［prouljú:kəsait］ 前白血球，＝leukoblast.
pro·li·dase ［próulideis］ プロリダーゼ（プロリンジペプチダーゼ．C末端にプロリンまたはヒドロキシプロリン残基をもつジペプチドを加水分解する酵素）.
pro·lif·er·ate ［prəlífəreit］ 増殖する，＝multiply.
pro·lif·er·at·ing ［prəlífəreitiŋ］ 増殖〔性（的）〕の［医学］.
p. cell nuclear antigen 増殖性細胞核抗原［医学］.
p. pleurisy 増殖性胸膜炎［医学］.
p. retinitis 増殖性網膜炎［医学］.
p. retinopathy 増殖型網膜症［医学］.
p. trichilemmal cyst 増殖性外毛根鞘性嚢腫.
pro·lif·er·a·tion ［prəlìferéiʃən］ 増殖［医学］，繁殖．[形] proliferative，proliferous.
p. assay 増殖反応測定法（抗原刺激により活性化されたリンパ球はDNA合成が亢進し芽球化反応を起こす．このDNA合成能を測定する方法）.
p. inhibiting factor 増殖阻止因子［医学］.
p. of endometrium 内膜増殖［医学］.
p. of nuclei 核増殖［医学］.
p. of tissue 組織増殖［医学］.
p. stage 子宮内膜増殖期［医学］，＝proliferative phase.
p. therapy 増殖治療.
pro·lif·er·a·tive ［proulífərətiv］ 増殖〔性〕［医学］.
p. arthritis 増殖性関節炎，＝rheumatoid arthritis.
p. choroiditis 増殖性脈絡膜炎.
p. cyst 増殖性嚢胞［医学］.
p. dermatitis 増殖性皮膚炎.
p. endophlebitis 増殖性静脈内膜炎［医学］.
p. fibrosis 増殖性〔結合〕線維症［医学］，増殖性線維化.
p. form 増殖型，栄養型.
p. glomerulonephritis (PGN) 増殖性糸球体腎炎［医学］（糸球体内に細胞増殖を伴う糸球体腎炎のこと）.
p. inflammation 繁殖性炎（細胞成分の多い増殖性炎をいう），＝productive inflammation.
p. myositis 増殖性筋炎.
p. phase 増殖期（相）［医学］，子宮内膜増殖期，＝proliferation stage.
proliferous cyst(o)adenoma 増殖性嚢胞腺腫.
proliferous inflammation 増殖性炎［医学］.
pro·lif·ic ［prəlífik］ 多産の，結実性の，多作の，＝fruitful.
p. author 多作著者.
pro·lig·er·ous ［prəlíʤərəs］ 生殖的な，多産な（多くの子孫をもつ）.
p. cumulus 卵丘［医学］.
p. cyst 腺癌の嚢胞形成.
p. disc 卵丘，＝cumulus oophorus，discus proligerus.
p. membrane 卵丘，＝discus proligerus.
pro·li·nase ［próulineis］ プロリナーゼ（プロリルジペプチダーゼ．N末端にプロリンをもつペプチドからプロリン残基のみを遊離させる酵素）.
pro·line ［próuli:n］ プロリン [化] 2-pyrrolidine carboxylic acid $C_5H_9NO_2$（タンパク質の分解により生ずるアミノ酸）.
p. oxidase プロリン酸化酵素.
p.-rich proteins プロリンリッチプロテイン（唾液中に多く存在するタイパク質．歯の石灰化と関連すると考えられている）.
pro·lip·ase ［prouláipeis，-líp-］ 脂肪酵素原（膵臓分泌液中にある非活性ステアプシン）.
pro·lo·bic ［prəlóubik］ 前葉性の（毛足類の口前葉が独立したことについていう）.
pro·lon·ga·tion ［pròulɔ:ŋgéiʃən］ 延長［医学］.
p. of life 延命［医学］.
pro·long·ed ［prəlɔ́:ŋgd］ 持続〔性〕の，遅延〔性〕の.
p. action 持続作用［医学］.
p. action drug 持効薬［医学］，持効性薬剤.
p. action preparations 持効性製剤［医学］.
p. antigenic stimulation 遅延抗原刺激［医学］.
p. apnea 持続性無呼吸［医学］，遷延性無呼吸.
p. bath 持続浴［医学］.
p. bradycardia 遷延性徐脈.
p. coma 持続性昏睡.
p. contraction 持続収縮［医学］.
p. effect 持続効果［医学］，継続効果.
p. expiration 呼気延長［医学］.
p. hemostasis 止血延長［医学］.
p. labor 遅産［医学］，遷延分娩［医学］，＝protracted labor.
p. lactation 持続性乳汁分泌［医学］.
p. narcosis 持続麻酔〔法〕［医学］.
p. postoperative drowsiness 術後持続傾眠［医学］.
p. pregnancy 遅延妊娠［医学］.
p. sensitization 遅延感作［医学］，遷延感作（動物に同一抗原を大量かつ長期にわたって繰り返し投与して免疫操作を行うとさまざまな自己免疫疾患が起こってくること）.
p. sleep treatment 持続睡眠療法［医学］.
p. toxicity study 長期毒性試験［医学］.
pro·ly·co·pene ［prouláikəpi:n］ プロリコペン．→lycopene.
pro·lyl ［prálil］ プロリル〔基〕(proline のアシル基).
p. dipeptidase プロリルジペプチダーゼ，＝prolinase.
p. hydroxylase プロリルヒドロキシラーゼ.
pro·lym·pho·cyte ［proulímfəsait］ 前リンパ球［医学］（リンパ芽球と成熟リンパ球との中間成熟段階にある血球）.
prolymphocytic leukemia 前リンパ球性白血病.
pro·ly·sin ［próulisin］ プロリジン（線維素分解酵素 lysin の前駆物質．Lewis and Ferguson），＝plasminogen，profibrinolysin，tryptogen，lytic factor.
pro·ly·sine ［prouláisin］ プロリジン $C_8H_{13}O_4N_2$（タンパク質に存在するアミノ酸の一つ）.
PROM premature rupture of membranes 前期破水の略.
pro·ma·nide ［próumənaid］ プロマニド，＝glucosulfone sodium.
pro·mas·ti·gote ［proumǽstigout］ プロマスチゴート，前鞭毛型［医学］，前鞭毛期（原生動物，動物鞭毛虫綱のうち，トリパノソーマ科の原虫の発育段階の一時期にみられる虫体で，キネトプラストは体前端にあり，鞭毛を出す．波動膜はない）.
p. stage 前鞭毛期.
pro·ma·zine ［próuməzi:n］ プロマジン [化] *N*-(3-dimethylaminopropyl) phenothiazine（鎮静薬として不安状態に用いる），＝3276 RP.
p. hydrochloride 塩酸プロマジン [化] 10-(3-dimethylaminopropyl) phenothiazine hydrochloride（フェノチアジン系精神安定薬）.
pro·meg·a·kar·y·o·cyte ［proumègəkǽriəsait］

P

前骨髄巨核球〔医学〕，前巨核球（巨核芽球 megakaryoblast と巨核球 megakaryocyte の中間成熟段階にある細胞）．

pro·meg·a·lo·blast ［prouméɡələblæst］ 前巨〔大〕赤芽球〔医学〕（巨〔大〕赤芽球 megaloblast の未熟細胞で，悪性貧血患者の骨髄に増殖を示す）．

pro·mer·i·stem ［prouméristem］ 前分裂組織，＝ primordial meristem.

pro·met·a·phase ［proumétəfeis］ 前中期〔医学〕（有糸分裂や減数分裂において核膜が崩壊する時期）．

p. banding 前中期染色法．

pro·meth·a·zine ［prouméθəzi:n］ プロメタジン．

p.-8-chlorotheophyllinate プロメタジン-8-クロロテオフィリネート（鎮吐薬）．

p. hydrochloride プロメタジン塩酸塩 $C_{17}H_{20}N_2S$ · HCl：320.88（塩酸プロメタジン．フェノチアジン系抗ヒスタミン薬，抗パーキンソン薬，抗めまい薬，鎮吐薬．強力な抗ヒスタミン作用とすぐれた抗アナフィラキシーショック作用と抗コリン作用を持つ．中枢抑制，催眠増強，鎮痛，体温降下，制吐，局所麻酔，鎮痙，血圧降下作用も認められている）．

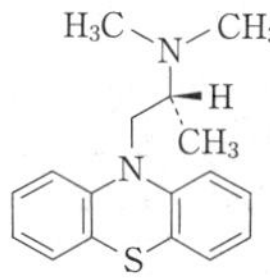

· HCl

および鏡像異性体

pro·meth·es·trol di·pro·pi·o·nate ［pròumiθéstrɔ:l daipróupiəneit］ ジプロピオン酸プロメセストロール ㊥ 4,4′-(1,2-diethylethylene) di-*o*-cresol dipropionate（ジメチルヘキセストロールのジプロピオン酸塩で，合成発情ホルモンの一つ）．

pro·me·thi·um (Pm) ［proumí:θiəm］ プロメチウム（原子番号 61，元素記号 Pm，原子量 145 の人工元素で，希土類元素 neodymium をウランの中性子で叩くと，大量の Pm が得られる），＝ cyclonium，florentium，illinium.

pro·min ［próumin］ プロミン ㊥ sodium *p,p′*-diaminodiphenyl sulfone-*N,N′*-didextrose sulfonate（スルフォン系の薬剤で，結核，ハンセン病などの治療に有効といわれ，体内で 4-diaminodiphenyl sulfone を遊離する），＝ prominade，glucosulfone.

prominant ear 聳立耳〔医学〕．

prom·i·nence ［práminəns］ 隆起．

p. fixture 〔子宮〕岬角固定〔術〕〔医学〕．

p. of facial canal [TA] 顔面神経管隆起，＝ prominentia canalis facialis [L/TA].

p. of lateral semicircular canal [TA] 外側半規管隆起，＝ prominentia canalis semicircularis lateralis [L/TA].

p. spectroscope 紅炎分光器．

prominent heel 踵骨膨隆（骨膜の肥厚による）．

prominent vertebra 隆椎〔医学〕（第 7 頸椎．棘突起が大きく背部皮下に突出しているので隆椎と呼ばれる），＝ seventh cervical vertebra.

prominent vessel 隆起血管〔医学〕（蝸牛管の）．

prom·i·nen·tia ［pràminénʃiə］ 隆起，＝ prominence. 複 prominentiae.

p. canalis facialis [L/TA] 顔面神経管隆起，＝ prominence of facial canal [TA].

p. canalis semicircularis lateralis [L/TA] 外側半規管隆起，＝ prominence of lateral semicircular canal [TA].

p. laryngea [L/TA] 喉頭隆起，＝ laryngeal prominence [TA].

p. mallearis [L/TA] ツチ骨隆起，＝ malleolar prominence [TA].

p. mallei ツチ骨隆起，＝ prominentia malleolaris.

p. malleolaris ツチ骨隆起．

p. spiralis [L/TA] ラセン隆起，＝ spiral prominence [TA].

p. styloidea [L/TA] 茎突隆起，＝ styloid prominence [TA].

pro·mis·cu·i·ty ［pràmiskjú:iti］ 乱淫（男女乱交）．形 promiscuous.

pro·mi·to·sis ［pròumaitóusis］ ① 前有糸分裂（核小体のみが有糸分裂のように分裂し，ほかは無糸分裂を呈する癌細胞の単純分裂）．② 原虫類の原始分裂．

PROMM proximal myotonic myopathy 近位筋筋緊張性ミオパチーの略．

pro·mon·o·cyte ［proumánəsait］ 前単球〔医学〕（単芽球と単球との中間成熟段階の血球）．

promontorial nodes [TA] 岬角リンパ節，＝ nodi promontorii [L/TA].

prom·on·to·ri·um ［pràməntɔ́:riəm］ [L/TA] 岬角（promunturium の誤綴），＝ promontory [TA]. 複 promontoria.

prom·on·to·ry ［prámənteri, -tɔ:ri］ [TA] 岬角（こうかく），＝ promontorium [L/TA].

p. angle 仙岬角．

p. of sacrum 仙骨岬角（単に岬角ともいう），＝ sacral promontory.

p. of tympanum 鼓室岬角．

pro·mor·phol·o·gy ［pròumɔ:fálədʒi］ 前型学．

promoted orbital 昇進軌道（関数）．

pro·mo·ter ［prəmóutər］ ① 助触媒，促進因子（物質）〔医学〕．② プロモータ（RNA ポリメラーゼが結合して転写を始める DNA 配列）．

promotion of health 健康増進〔医学〕．

promotion of secretion 分泌促進〔医学〕．

pro·mo·tor ［prəmóutər］ プロモータ〔ー〕，促進因子，助触媒（酵素作用の速度を増進する物質で，protector に対立する語）．

p. action 促進作用（触媒反応の）．

pro·mox·o·lone ［proumáksəloun］ プロモキソロン ㊥ 2,2-diisopropyl-4-hydroxymethyl-1,3-dioxane（精神安定作用を呈するので，不安状態，アルコール性緊張症などに緩和薬として用いられる）．

prompt reaction 即時反応．

pro·my·ce·li·um ［pròumaisí:liəm］ 前菌糸体．

pro·my·e·lo·cyte ［pròumáiələsait］ 前骨髄球，前骨髄細胞（骨髄芽球と骨髄球との中間成熟段階の血球）．

promyelocytic leukemia/retinoic acid receptor α gene PML/レチノイン酸レセプター α 鎖融合遺伝子，＝ PML/RAR α gene.

pro·na·tio ［prounéiʃiou］ [L/TA] 回内，＝ pronation [TA].

pro·na·tion ［prounéiʃən］ [TA] ① 回内，＝ pronatio [L/TA]. ② 回内運動（前腕が前腕軸を中心に手掌が下方に向くように回転する運動）．動 pronate.（→図）

p. phenomenon 回内現象（片麻痺患者の両手を回外して突然に放つと，患側の手は回内する）．

p. sign 回内徴候，＝ Babinski sign.

pro·na·to·flex·or ［prounèitəfléksər］ 回内屈筋．

pro·na·tor ［próuneitər］ 回内筋．

p. muscle [TA] 回内筋，＝ musculus pronator [L/TA].

p. quadratus [TA] 方形回内筋，＝ musculus pronator quadratus [L/TA].

p. quadratus muscle 方形回内筋．

P

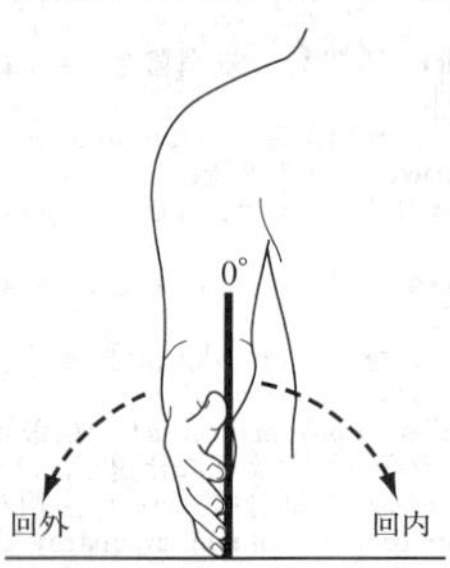

回内

p. reflex 回内〔筋〕反射〔医学〕.

p. ridge 回内筋隆起(尺骨の前下面にあるもので，方形回内筋の付着点).

p. sign 回内筋徴候(腕を伸ばし，肘関節の内果部を叩打すると，前腕の回内現象が起こる).

p. teres [TA] 円回内筋，= musculus pronator teres [L/TA].

p. teres muscle 円回内筋.

p. teres syndrome 回内筋症候群.

p. tuberosity [TA] 回外筋結節*，= tuberositas pronatoria [L/TA].

pro·na·us [prounéiəs] 腟前庭，= vestibulum vaginae.

prone [próun] うつむきになる，腹臥位〔医学〕，腹臥の(仰臥の反対). ↔ supine.

p. position 腹臥位〔医学〕，俯位.

p. pressure 俯位圧陰(シェーファーの人工呼吸法の).

p. suspension 腹臥〔空中〕保持〔医学〕.

prone·ness [próunis] ① 腹臥，俯伏. ② 傾向(体質または素因). ③ 傾性〔医学〕.

pronephric duct 前腎管〔医学〕，原腎管，= archinephric duct.

pronephric tubule 前腎〔小〕管，前腎細管〔医学〕.

pro·neph·roi [prounéfrɔi] 前腎(pronephros の複数).

pro·neph·ron [prounéfrɑn] 前腎，= pronephros.

pro·neph·ros [prounéfrɑs] 前腎〔医学〕(腎形成索の頭側部から発生する原腎または頭腎で，哺乳類胎児では残遺物であるが，その前腎管は中腎となって中腎管すなわち Wolffian duct となる)，= pronephron. 複 pronephroi.

prong [prɑ́ŋ] ① 歯の錐状根. ② 牙.

pro·no·grade [próunəgreid] 横位歩行(四足獣の歩行位で，直立歩行 orthograde に対立していう).

pro·nom·e·ter [prounɑ́mitər] 前腕回内回外計.

pro·nor·mo·blast [prounɔ́:məblæst] 前正赤芽球〔医学〕.

pro·no·tum [prounóutəm] 前背板.

pro·nounce [prənáuns] ① 発音する. ② 宣言する(医師が患者の死を公告すること).

pron·to·sil [prɑ́ntəsil] プロントジル 化 4′-sulfamyl-2,4-dyaminoazobenzene $C_{15}H_{13}N_5O_2S \cdot HCl$ (Domagk が1932年につくった最初のサルファ剤で，赤色プロントジルともいう)，= prontosil red，streptocide.

p. album スルファニルアミド，= sulfanilamide.

p. soluble ネオプロントジル，= neoprontosil.

pronuclear stage tubal transfer (PROST) 前核期胚卵管内移植.

pro·nu·cle·us [prounjú:kliəs] 前核〔医学〕(雄性および雌性前核の一つで，これらが接合して分裂核をつくる).

pro·oes·trum [prouéstrəm] 発情前期，= proestrus，prooestrus.

pro·oes·trus [prouéstrəs] 発情前期，= proestrus，prooestrum.

proof [prú:f] ① 証拠，証明. ② 校正刷り. ③ プルーフ(アルコール飲料の強度. アメリカではアルコール50%，イギリスでは57.1%と蒸留水の混合物を proof spirit といい，これを100proofとしてアルコール飲料の強度を標示する).

p. agglutination 試し凝集〔反応〕〔医学〕.

p. gallon 標準アルコールガロン.

p. load 保証荷重〔医学〕.

p. read 校正する.

p. reading function 校正機能.

p. spirit 基準精(アメリカでは50%，イギリスは57.1%，アルコールと蒸留水との混合物，アルコール飲料強度の基準とする).

pro–o·tic [prouɑ́tik] 前耳の.

pro–ox·i·dant [prouɑ́ksidənt] 酸化促進物〔医学〕.

prop cell 支持細胞，= Purkinje cells.

pro·pae·deu·tics [pròupidjú:tik] 初等教育，予備教育，= propedeutics.

prop·a·gat·ed re·po·lar·i·za·tion [prɑ́pəgeitid ripòulərizéiʃən] 伝播性再分極.

propagated thrombus びまん性血栓，広汎性血栓.

prop·a·ga·tion [prɑ̀pəgéiʃən] ① 伝播，伝搬. ② 生殖，繁殖〔医学〕，増殖，= reproduction. ③ 生長反応(樹脂). 形 propagative.

p. constant 伝搬定数.

p. reaction 伝播反応〔医学〕.

prop·a·ga·tive [prɑ́pəgətiv] 増殖型の〔医学〕.

prop·a·gule [prɑ́pəgju:l] 繁殖体.

pro·pal·i·nal [proupǽlinəl] 前後反復の(ある動物の顎骨がそしゃく(咀嚼)運動を起こすときの方向や運動について).

pro·pal·lyl·o·nal [pròupəlílənəl] プロパリロナール 化 5-isopropyl-5-(β-bromallyl) barbituric acid $CO(NHCO)_2C(C_3H_7)C_3H_4Br$，= nostal，noctal，noctenal.

pro·pam·i·dine [proupǽmidi:n] プロパミジン 化 p,p'-(trimethylenedioxy)-dibenzamidine $NH{=}C(NH_2)C_6H_4O(CH_2)_3OC_6H_4C(NH_2){=}NH$ (外科用消毒薬).

pro·pa·mine [próupəmi:n] プロパミン(覚醒アミンの一つ).

pro·pane [próupein] プロパン $CH_3CH_2CH_3$ (メタン系炭化水素の一つ).

pro·pane·ar·son·ic ac·id [pròupeinɑ:sɑ́nik ǽsid] プロパンアルソン酸 $C_3H_7AsO(OH)_2$.

pro·pane·bo·ron·ic ac·id [pròupeinbɔ:rɑ́nik ǽsid] プロパンボロン酸 $CH_3CH_2CH_2B(OH)_2$.

1,2,3–pro·pane·tri·car·bon·yl [– pròupeintraiká:bənil] 1,2,3–プロパントリカルボニル基.

pro·pan·i·did [proupǽnidid] プロパニジド 化 propyl-4-diethylcarbamoylmethoxy-3-methoxyphenylacetate (静脈麻酔薬，全身麻酔導入時に用いる).

pro·pa·nol [próupənɔ:l] プロパノール，= propyl alcohol.

propantheline bromide プロパンテリン臭化物 $C_{23}H_{30}BrNO_3$：448.39 (臭化プロパンテリン. 副交感神経遮断薬，鎮痙薬(キサンテンカルボン酸アミノアルコールエステル系：第四級アンモニウム). 胃・十二指腸潰瘍，胃酸過多症，幽門痙攣，膵炎，夜尿症または遺尿症，多汗症などに対して用いられる). (→構造式)

pro·par·a·caine hy·dro·chlo·ride [proupá:rəkein hàidroukló:raid] 塩酸プロパラカイン 化 2-di-

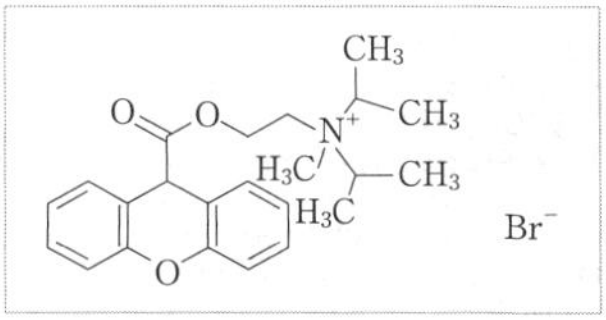

ethylaminoethyl 3-amino-4-propoxybenzoate hydrochloride（眼科用の表面麻酔薬），＝ proxymetacaine hydrochloride.

proparathyroid hormone プロ副甲状腺ホルモン.

pro·par·gyl ［proupɑ́:ʤil］ プロパルギル基，＝ 2-propynyl.

p. alcohol プロパルギルアルコール $CH≡CCH_2OH$.

p. aldehyde プロパルギルアルデヒド CH≡CCHO.

pro·par·gyl·ic ac·id ［proupɑ:ʤílik ǽsid］ プロパルギル酸，＝ propiolic acid.

pro·pa·tyl ni·trate ［próupətil náitreit］ 硝酸プロパチル ㊥ 2-ethyl-2-(hydroxymethyl)-1,3-propanediol trinitrate（冠血管拡張薬），＝ ETTN, ettriol trinitrate.

pro·pe·deu·tics ［pròupidjú:tik］ 予備教育，＝ propaedeutics.

pro·pel·lant ［prəpélənt］ 噴射剤［医学］.

propeller fracture プロペラ骨折（飛行機のプロペラによる上腕骨の骨折）.

pro·pene ［próupi:n］ プロピレン，＝ propylene.

pro·pe·nyl ［próupinil］ プロペニル（① 1 価プロペニル基 CH_3CH=CH-（プロピレンの誘導体）．＝ glyceryl．② 3 価グリセリル基 $-CH_2CHCH_2-$．＝ glyceryl）.

p. alcohol プロペニルアルコール，＝ glycerin.

p.-ethyl ether プロペニルエチルエーテル CH_3CH=$CHOC_2H_5$（吸入麻酔薬），＝ propenyl-ethyl aether.

pro·pen·y·lene ［proupénili:n］ プロペニレン基（$-CH_2CH$=CH-）.

pro·pe·nyl·i·dene ［pròupinílidi:n］ プロペニリデン基（CH_3CH=C=）.

pro·pep·sin ［proupépsin］ プロペプシン（胃腺にあるペプシン前駆物質），＝ pepsinogen.

pro·pep·tone ［proupéptoun］ プロペプトン（自然タンパク質がペプトンに分解するときに生ずる，二次性のプロテオースの一種），＝ deuteroalbumose, hemialbumose, secondary proteose.

pro·pep·ton·u·ria ［proupèptounjú:riə］ プロペプトン尿〔症〕.

prop·er ［prɑ́pər］ 固有の.

p. cochlear artery ［TA］固有蝸牛動脈*，＝ arteria cochlearis propria ［L/TA］.

p. fasciculi 固有束.

p. fraction 真分数.

p. gastric gland 固有胃腺［医学］.

p. hepatic arteriography 固有肝動脈造影［医学］.

p. hepatic artery 固有肝動脈［医学］.

p. lamina of semicircular duct 半規管固有層.

p. ligament of ovary 固有卵巣索.

p. light 固有光［医学］.

p. mucosal layer 粘膜固有層［医学］.

p. muscular layer 固有筋層［医学］.

p. palmar digital arteries ［TA］固有掌側指動脈，＝ arteriae digitales palmares propriae ［L/TA］.

p. palmar digital artery 固有掌側指動脈［医学］.

p. palmar digital nerves ［TA］固有掌側指神経，＝ nervi digitales palmares proprii ［L/TA］.

p. plantar digital artery 固有底側指動脈.

p. plantar digital nerves ［TA］固有底側指神経，＝ nervi digitales plantares proprii ［L/TA］.

p. reflex 固有反射.

p. rhythm 固有リズム［医学］.

p. substance 固有質.

pro·per·din ［proupə́:din, próupə-］ プロパージン（プロペルジン）［医学］（P 因子．補体活性化第二経路の C3 転換酵素（C3bBb）の C3b に結合し安定化させる）.

p. factor B プロパージン因子 B.

p. factor D プロパージン因子 D.

p. factor E プロパージン因子 E.

p. pathway プロパージン経路（プロパージンが zymosan と結合して C3 を分解することにより，補体活性化第二経路の活性化に関与する）.

p. system プロパージン系（補体活性第二経路），＝ alternative complement pathway.

pro·per·i·sto·ma ［pròuperistóumə］ 原口縁（原口の唇）.

pro·per·i·to·ne·al ［pròuperitouní:əl］ 腹膜前の.

p. hernia 腹膜前ヘルニア.

prop·er·ty ［prɑ́pə:ti］ ① 性質，性状［医学］，特性．② 財産，所蔵.

pro·pe·sin ［próupəsin］ プロペシン $NH_2C_6H_4COOC_3H_7$（p-aminobenzoic acid のプロピルエステルで表面麻酔薬）.

propethylene ether プロペクチンエーテル，＝ isopropenyl-vinyl ether.

propf·schiz·o·phre·nia ［prɑ̀fskizoufrí:niə］ 接枝統合失調症，接枝破瓜病（精神遅滞のうえに統合失調症が発病したもの）.

pro·phage ［próufeiʤ］ プロファージ（溶原化したファージ）.

pro·phase ［próufeiz］ 前期［医学］（核の有糸分裂第 1 期で，核質からの染色体が伸長した糸球または核紐を形成する期）.

pro·phe·nal ［próufinəl］ プロフェナル ㊥ 5-allyl 5-phenyl barbituric acid（催眠薬）.

pro·phen·py·rid·a·mine ［pròufənpirídəmi:n］ プロフェンピリダミン ㊥ 1-phenyl-1-(2-pyridyl)-3-dimethylaminopropane（抗ヒスタミン薬），＝ pheniramine.

p. maleate マレイン酸プロフェンピリダミン（プロフェンピリダミンのマレイン酸 HOOCCH=CHCOOH 塩）.

pro·phy·lac·tic ［pròufilǽktik］ ① 予防薬．② 予防の［医学］.

p. administration 予防投与［医学］.

p. dose 予防線量［医学］.

p. filling 予防充填，＝ preventive filling.

p. forceps operation 予防的鉗子分娩（胎児の頭が骨盤底に達したときに鉗子を当てて分娩させる常用法）.

p. immunization 予防的免疫〔法〕（疾病予防のための免疫法）.

p. indication 予防適用［医学］.

p. inoculation 予防接種［医学］.

p. inoculation against tuberculosis 結核予防接種［医学］.

p. irradiation 予防照射［医学］.

p. lymphadenectomy 予防的リンパ節切除〔術〕［医学］.

p. measles protein 麻疹予防タンパク質.

p. medical check-up 予防検診［医学］.

p. membrane 防衛膜，＝ pyophylactic membrane.

p. odontotomy 予防的拡充填法.

p. orthodontics 予防的矯正歯科学［医学］.

p. plugging 予防充填［医学］.

p. root canal filling 予防的根管充填［医学］.

p. sealing 予防填塞.

p. surgery 予防的手術〔医学〕.
p. tracheotomy 予防的気管切開〔術〕〔医学〕.
p. treatment 予防療法, 予防的治療, 予防内服（抑圧処置）.
p. version 予防的回転〔術〕.
pro·phy·lac·tic·al·ly [pròufilǽktikəli] 予防的に.
pro·phy·lac·to·don·tia [pròufilæ̀ktədánʃiə] 予防歯科医学.
pro·phy·lac·to·don·tist [pròufilæ̀ktədántist] 予防歯科医.
pro·phy·lax·is [pròufilǽksis] 予防〔法〕〔医学〕, プロフィラキシー（保護または予防的に働く免疫反応, 予防手段）. 複 prophylaxes. 形 prophylactic.
p. station 予防施設〔医学〕.
pro·phyll [próufil] 前出葉.
pro·pi·cil·lin [pròupisílin] プロピシリン 化 L-6-(α-phenoxybutyramino) phenicillanic acid（半合成ペニシリン）, = levopropicillin potassium.
pro·pi·o·lac·tone [pròupiəlǽktoun] プロピオラクトン.
pro·pi·ol·ic ac·id [pròupiálik ǽsid] プロピオル酸 化 propargylic acid CH≡CCOOH（不飽和脂肪酸の一つ）.
pro·pi·o·loyl [próupiələil] プロピオロイル基（CH≡CCO–）, = propiolyl.
pro·pi·ol·yl [próupiəlil] プロピオリル, = propioloyl.
pro·pio·me·la·no·cor·tin (POMC) [proupioumelənoukɔ́:rtin] プロオピオメラノコルチン.
pro·pi·on [próupiən] プロピオン 化 diethyl ketone $C_2H_5COC_2H_5$（鎮静・催眠薬）.
p. gel プロピオンゲル（プロピオン酸カルシウム9.5%, プロピオン酸ナトリウム9.5%, プロピオン酸1%を含む合剤で, 腟真菌症に用いる商品）, = propionate compound.
pro·pi·on·al·de·hyde [pròupiənǽldihaid] プロピオンアルデヒド CH_3CH_2CHO.
pro·pi·on·a·mide [pròupiánəmaid] プロピオンアミド $C_2H_5CONH_2$（酸アミドの一つで神経毒）.
pro·pi·o·na·mi·do [pròupiounəmí:dou] プロピオンアミド基（CH_3CH_2CONH–）.
pro·pi·o·nate [próupiəneit] プロピオン酸塩, プロピオンエステル.
p.-caprylate mixtures プロピオン酸塩カプリル酸塩合剤（有効成分としてプロピオン酸カルシウム, カプリル酸, プロピオン酸, プロピオン酸ナトリウム, カプリル酸亜鉛, プロピオン酸亜鉛を含む合剤で, 皮膚糸状菌症の治療に用いる）.
p. compound プロピオン酸塩化合物（プロピオン酸のカルシウム塩とナトリウム塩とをおのおの10%含む水溶性ゼリー剤）, = propion gel.
Pro·pi·on·i·bac·te·ri·um [pròupiànibæktí:riəm] プロピオニバクテリウム属（嫌気性のグラム陽性桿菌. 有機化合物を分解してプロピオン酸を産生する. 皮膚に常在し痤瘡の原因となる *P. acnes*, *P. granulosum*, 放線菌症の原因となる *P. propionicum* などが含まれる. また *P. freudenreichii* は古くからチーズのスターターとして用いられてきた）.
pro·pi·on·ic ac·id [pròupiánik ǽsid] プロピオン酸 CH_3CH_2COOH（乳びおよび汗液に存在する有機酸で, アルコールまたはプロピオン発酵の産物）.
propionic acidemia プロピオン酸血症〔医学〕.
propionic fermentation プロピオン酸発酵（細菌の作用により, サッカリン溶液からプロピオン酸が発生する反応）.
propion(o)- [proupiən(ou), -n(ə)] プロピオン酸との関係を表す接頭語.
pro·pi·o·nyl [próupiənil] プロピオニル基（CH_3CH_2CO–）.
p. chloride 塩化プロピオニル CH_3CH_2COCl.
pro·pi·o·nyl·ox·y [pròupiəniláksi] プロピオニルオキシ基（CH_3CH_2COO–）.
pro·pi·o·nyl·phe·net·i·din [pròupiənilfinétidin] プロピオニルフェネチジン, = triphenin.
pro·pi·o·nyl·sal·i·cyl·ic ac·id [pròupiənilsæ̀lisílik ǽsid] $CH_3CH_2COOC_6H_4COOH$（プロピオン酸のサリチル酸エステル）.
pro·pi·o·phe·nol [pròupioufí:nɔ:l] プロピオフェノール $CH_3CH_2COC_6H_4OH$（*o*-, *m*-, *p*- の異性体がある）.
pro·plas·ma·cyte [prouplǽzməsait] 前形質球（形質芽球と形質球との中間成熟型の血球で, ときには Tuerk の刺激白血球と呼ばれることもある）, = proplasmocyte.
pro·plas·min [prouplǽzmin] 前プラスミン, = plasminogen.
pro·plas·mo·cyte [pròuplǽzməsait] 前形質細胞, 前プラスマ細胞.
pro·plas·tid [prouplǽstid] 原色素体〔医学〕（無色で, ほとんど構造をもたないプラスチド前駆体で分裂して増殖する）.
pro·plex·us [proupléksəs] 前叢（脳側室の脈絡叢）, = proplex.
pro·po·dite [proupóudait] 前足.
pro·po·di·um [proupóudiəm] 前足（軟体動物腹足の前分節）.
pro·po·fol [próupəfɔ:l] プロポフォール（静脈麻酔薬. 脂溶性が高いため脂肪乳剤に溶解して用いられる）.
p. infusion syndrome (PRIC) プロポフォール注入症候群（静脈麻酔薬プロポフォールはICUなどで長期間した場合, まれに代謝性アシドーシス, 徐脈など重篤な合併症を生じる. 2009年に死亡したマイケル・ジャクソンもこの副作用だったといわれる）.
prop·o·lis [prápəlis] ハチろう（蝋）（ハチが巣の隙を填塞するのに用いる油質物）.
pro·pons [próupanz] ① 前橋（ヴァロリ橋の直下, 錐体部の前端を横行する白質の橋翼）. ② 小橋, = ponticulus.
pro·por·tion [prəpɔ́:ʃən] 比〔率〕〔医学〕, 割合, 比例, 率, 按分. 形 proportional, proportionate.
p. of cause of death 死因構成〔医学〕.
pro·por·tion·al [prəpɔ́:ʃənəl] 比例〔の〕〔医学〕.
p. assist ventilation 比例補助換気法.
p. control 比例制御〔医学〕.
p. counter 比例計数管（電離能力の異なる放射線粒子に対し異なる大きさのパルスを与えるように調整したもの）.
p. counter tube 比例計数管〔医学〕.
p. death rate 比較死亡率〔医学〕.
p. intensification 比例補力〔医学〕.
p. limit 比例限界.
p. mortality index (PMI) 50歳以上死亡割合, = proportional mortality indicator.
p. mortality indicator 比率死亡指数〔医学〕.
p. mortality rate 比較死亡率（一定の疾病による死亡数×100/全原因による死亡数）.
p. reduction 比例減力〔医学〕.
p. region 比例計数域〔医学〕.
pro·por·tio·nal·i·ty [prəpɔ̀:ʃənǽliti] 比率性〔医学〕, 比例性.
proportionate dwarfism 均衡性こびと症〔医学〕, 均整のとれた小人症.
proportionate mortality 死亡比〔医学〕.
proportionate sampling 比例抽出法.
pro·pos·al [prəpóuzəl] 提案〔医学〕.

pro·po·si·tion [pràpəzíʃən] 命題.
propositional speech 意図的(命題的)な話ことば [医学].
prop·o·si·tion·iz·ing [pràpəzíʃənaiziŋ] 情報伝達 [医学] (言語機能の. 失語症で消失する).
pro·pos·i·tus [prəpázitəs] 発端者 [医学] (遺伝家系の), = probandus. [複] propositi.
pro·pox·y [proupáksi] プロポキシ基 ($CH_3CH_2CH_2O$–).
pro·pox·y·caine [proupáksikein] プロポキシカイン (化) 2-diethylaminoethyl 4-amino-2-propoxybenzoate (局所麻酔薬).
p. hydrochloride 塩酸プロポキシカイン (化) 2-diethylaminoethyl 4-amino-2-propoxybenzoate hidrochloride (局所麻酔薬).
pro·pox·y·phene [proupáksifi:n] プロポキシフェン (化) α-di-4-dimethylamino-1,4-diphenyl-3-methyl-2-propionoxybutane hydrochloride (合成鎮痛薬).
pro·pra·no·lol [prouprǽnəlɔ:l] プロプラノロール (化) 1-isopropylamino-3-(1-naphthyloxy) propan-2-ol hydrochloride (β-アドレナリン受容体遮断薬. 狭心症, 期外収縮, 本態性高血圧症などに用いる).
p. hydrochloride プロプラノロール塩酸塩 (化) (*R-S*)-1-isopropylamino-3-(1-naphthalen-1-yloxy)propan-2-ol monohydrochloride $C_{16}H_{21}NO_2$・HCl : 295.80 (塩酸プロプラノロール. アリルオキシプロパノールアミン系交感神経β受容体遮断薬. アドレナリンβ受容体の代表的遮断薬. 膜安定化作用は強く, 交感神経終末からのノルエピネフリン遊離抑制作用がある. 交感神経刺激による心拍数増加と心収縮力増大を抑制し心筋虚血を改善する).

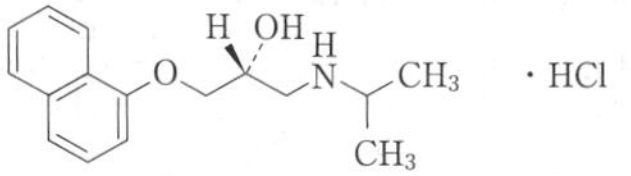

および鏡像異性体

pro·pri·(-um, -a, -us) [prəprái(əm, ə, əs)] 固有の, 特殊の, 真の, 狭義の, 自己の.
pro·pri·e·tary [prəpráiətəri] 専売の [医学] (特に薬品, 機械などの考案, 組織, 工程, 名称などの特許権を所有することについていう).
p. drug 専売薬〔物〕[医学] (特許または登録した薬品).
p. health facility 営利私立医療施設 [医学].
p. hospital 私立病院 [医学], 専有病院.
p. medicine 専売薬.
p. name 専売名, 商品名 [医学], = trademark.
pro·pri·o·cep·tion [pròupriəsépʃən] 固有感覚 [医学], 自己受容性〔感覚〕[医学], 刺激感受性, = proprioceptive impulse.
pro·pri·o·cep·tive [pròupriəséptiv] 固有受容の [医学].
p. mechanism 固有受容機構, 固有感覚機序 (位置および運動の感覚により筋運動を調節し平衡を保持する機序).
p. neuromuscular facilitation (**PNF**) 固有受容体神経筋〔感覚〕促進法 [医学].
p. reflex 固有反射 [医学], 自家反射 (反射機序自体の刺激によるもの).
p. sensation 〔自己〕固有感覚 [医学].
p. sense 自己固有感覚.
p. sensibility 固有受容感覚.
p. stimulus 固有刺激.
pro·pri·o·cep·tor [pròupriəséptər] 固有受容体 [医学] (筋, 腱, 関節, 内耳前庭に存在する受容体で, 特に運動, 体位などの機能をもつ).
pro·pri·o·den·tium [pròupriədéntiəm] 歯牙固有組織.
pro·pri·o·spi·nal [pròupriouspáinəl] 脊髄固有の.
p. reflex 脊髄固有反射 [医学].
pro-pro·throm·bi·nase [próu prouθrámbineis] プロプロトロンビナーゼ (活性化されてプロトロンビン酵素 prothrombinase に変ずる. Owren), = proaccelerin, plasma Ac-globulin, factor V, prothrombinogenase, plasmaprothrombin-conversion factor.
prop·tom·e·ter [praptámitər] 突出計 (特に眼突出の程度を測る器械).
prop·to·sis [praptóusis] 突出 [医学], 脱出.
pro·pul·sion [prəpʌ́lʃən] ① 前屈傾向 [医学], 前方突進 (特に振戦麻痺において軽く押すと, 前方に突進すること). ② 前方咬合 (歯の).
p. apparatus 陰茎推進装置.
p. vesicle 陰茎推進嚢.
pro·pul·sive-petit mal [prəpʌ́lsiv pətí mál] 前屈小発作 [医学].
pro·pyl [próupil] プロピル基 ($CH_3CH_2CH_2$–).
p. acetate 酢酸プロピル $CH_3COOC_3H_7$.
p. alcohol プロピルアルコール $CH_3CH_2CH_2OH$, = propylic alcohol, propanol.
p. aldehyde プロピルアルデヒド, = propionaldehyde.
p. aminobenzoate アミノ安息香酸プロピル $C_{10}H_{13}NO_2$ (局所麻酔薬).
p. bromide 臭化プロピル $CH_3CH_2CH_2Br$.
p. butyrate 酪酸プロピル $C_3H_7COOC_3H_7$.
p. chloride 塩化プロピル (化) 1-chloropropane $CH_3CH_2CH_2Cl$.
p. chlorocarbonate クロル炭酸プロピル C_3H_7OCOCl.
p. chloroformate クロル炭酸プロピル, = propyl chlorocarbonate.
p. cyanide シアン化プロピル (化) *n*-butyronitrile $CH_3CH_2CH_2CN$.
p. ephedrine プロピルエフェドリン (中毒量以下ではエフェドリン作用はない).
p. ether プロピルエーテル (化) dipropyl ether $C_3H_7OC_3H_7$.
p. formate ギ酸プロピル $HCOOC_3H_7$.
p. *p*-hydroxybenzoate *p*-オキシ安息香酸プロピル $HOC_6H_4COOC_3H_7$, = propylparaben, nipasol.
p. iodide ヨウ化プロピル (化) 1-iodopropane $CH_3CH_2CH_2I$.
p. isovalerate イソバレリアン酸プロピル $(CH_3)_2CHCH_2COOC_3H_7$.
p. mercaptan プロピルメルカプタン $CH_3CH_2CH_2SH$.
p. mustard oil プロピルカラシ油 $CH_3CH_2CH_2NCS$, = propyl isothiocyanate.
p. nitrite 亜硝酸プロピル (① 第一亜硝酸プロピル $CH_3CH_2CH_2ONO$. ② 第二亜硝酸プロピル $(CH_3)_2CHONO$).
p. phenacetin プロピルフェナセチン $CH_3CONHC_6H_4OC_3H_7$.
p. phenylketone プロピルフェニルケトン $C_3H_7COC_6H_5$.
p. propionate プロピオン酸プロピル $CH_3CH_2COOC_3H_7$.
p. sulfide 硫化プロピル (化) dipropyl sulfide $(C_3H_7)_2S$.
pro·pyl·a·ce·tic ac·id [pròupiləsí:tik ǽsid] プロピル酢酸, = normal valeric acid.
pro·pyl·al·lyl·ac·e·tyl·u·rea [pròupilǽlilæsitiljú:riə] プロピルアリルアセチル尿素 (化) (2-isopropyl-

P

4-pentonoyl) urea (催眠・鎮痛薬).

pro·pyl·a·mine [proupíləmi:n] プロピルアミン [化] 1-aminopropane $CH_3CH_2CH_2NH_2$ (ノルマルおよびイソの2型がある).

pro·pyl·ar·son·ic ac·id [pròupilɑ:sánik ǽsid] プロピルアルソン酸, = propanearsonic acid.

pro·pyl·ben·zene [pròupilbénzi:n] プロピルベンゼン $C_6H_5CH_2CH_2CH_3$.

pro·pyl·bo·ric ac·id [pròupilbɔ́:rik ǽsid] プロピルホウ酸, = propaneboronic acid.

pro·py·lene [próupili:n] プロピレン (① プロピレン $CH_3CH{=}CH_2$ (エチレンの相同体, またはシクロプロパンの異性体の無色気体であり, 麻酔作用がある). ② 1価プロピレン基 $CH_2CH{=}CH–$).

p. bromide 臭化プロピレン, = propylene dibromide.

p. chloride 塩化プロピレン, = poropylene dichloride.

p. chlorohydrin プロピレンクロルヒドリン (① 第1級 primary 化合物は $CH_3CHClCH_2OH$, ② 第2級 secondary 化合物は$CH_2ClCH(OH)CH_3$), = 2-chloropropyl alcohol.

p. dibromide 二臭化プロピレン [化] 1,2-dibromopropane $CH_3CHBrCH_2Br$.

p. dichloride 二塩化プロピレン [化] 1,2-dichloropropane $CH_3CHClCH_2Cl$.

p. diiodide 二ヨウ化プロピレン CH_3CHICH_2I, = propylene-iodide.

p. glycol プロピレングリコール [化] 1,2-dihydroxypropane $CH_3CHOHCH_2OH$ (溶媒として広く用いられる粘性液体).

p. iodide ヨウ化プロピレン, = propylene diiodide.

p. oxide 酸化プロピレン, = propene oxide.

pro·py·lene·di·a·mine [pròupili:ndáiəmi:n] プロピレンジアミン $C_3H_{10}N_2$.

pro·py·lene·di·car·box·yl·ic ac·id [pròupili:ndàikɑ:bɑksílik ǽsid] プロピレンジカルボン酸, = itaconic acid.

pro·pyl·guai·a·col [pròupilgwáiəkɔ:l] プロピルグアヤコール [化] 1-propyl-3-methoxy-4-hydroxybenzene $C_6H_3(OH)(OCH_3)(C_3H_7)$.

pro·pyl·hex·e·drine [pròupilhéksədri:n] プロピルヘキセドリン [化] 1-cyclohexyl-2-methylaminopropane (交感神経興奮性アミンの一つ).

pro·pyl·ic al·co·hol [proupílik ǽlkəhɔ:l] プロピルアルコール, = propyl alcohol.

pro·pyl·i·dene [proupílidi:n] プロピリデン基 ($CH_3CH_2CH{=}$).

p. chloride 塩化プロピリデン $CH_3CH_2CHCl_2$.

p. diethylsulfone プロピリデンジエチルスルホン $CH_3CH_2CH(SO_2C_2H_5)_2$.

p. dimethylsulfone プロピリデンジメチルスルホン $CH_3CH_2CH(SO_2CH_3)_2$.

pro·pyl·i·dyne [proupílidain] プロピリジン基 ($CH_3CH_2C{\equiv}$).

1-pro·pyl·im·id·a·zole [– pròupilìmidǽzoul] 1-プロピルイミダゾール, = oxalpropylin.

pro·pyl·i·o·done [pròupiláiədoun] プロピリオドン [化] *n*-propyl-3,5-diiodo-4-pyridone-*N*-acetate (胆嚢造影剤), = dionosil.

pro·pyl·ni·tril [pròupilnáitril] プロピルニトリル C_3H_7CN.

pro·pyl·par·a·ben [pròupilpǽrəbin] [化] propyl parahydroxybenzoate $C_6H_4OHCOOC_3H_7$ (水難溶性の白色粉末で, 薬物の防腐剤として用いる), = propylparabenum.

2-pro·pyl·pi·per·i·dine [– pròupilpaipéridi:n] 2-プロピルピペリジン $C_3H_7C_5H_{10}N$, = coniine.

pro·pyl·thi·o·ur·a·cil [pròupilθàioujú:rəsil] プロピルチオウラシル [化] 2,3-dihydro-6-propyl-2-thioxopyrimidin-4(1*H*)-one $C_7H_{10}N_2OS$: 170.23 (抗甲状腺薬).

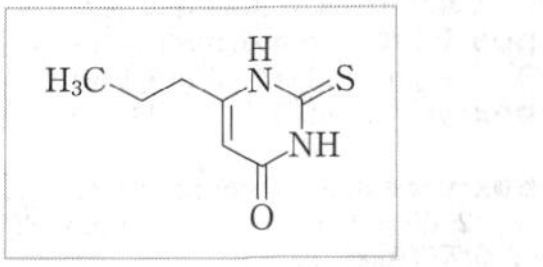

6-propylthiouracil 6-プロピルチオウラシル [化] 6-*n*-propyl-2-thiouracil (甲状腺機能亢進症にチオウラシルと同一の目的で用いる薬品でサイロロキシン合成を阻止する作用がある), = propacil.

pro·pyl·u·re·thane [pròupiljú:rəθein] プロピルウレタン $NH_2COOC_3H_7$.

pro·pyne [próupain] プロピン, = allylene.

1-pro·py·nyl [– próupinil] 1-プロピニル基 ($CH_3C{\equiv}C–$).

2-propynyl 2-プロピニル基 ($CH{\equiv}CCH_2–$).

pro·ren·nin [prourénin] 凝乳酵素原 (rennin または chymosin の前酵素), = renninogen.

pror·rha·phy [prɔ́:rəfi] 前進, = advancement.

pror·sad [prɔ́:sæd] ① 前方へ. ② 頭側の, = prorsal.

pro·ru·bri·cyte [prourú:brisait] 前赤血球 (アメリカ血液命名委員会の提唱した血球名で, 好塩基性赤芽球とも呼ばれている), = basophilic erythroblast, basophilic normoblast.

pro·sa·pog·e·nin [pròusəpádʒənin] プロサポゲニン (サポゲニンの前駆物質である単配糖体).

pro·scil·lar·i·din [pròusiléəridin] プロシラリジン [化] 14-hydroxy-3β-(rhamnosyloxy) buta-4,20,22-trienolide (カイソウ [海葱] から得られる強心配糖体, 心収縮力増強作用を有し, うっ血性心不全の治療に用いる).

p. A プロシラリジンA $C_{30}H_{42}O_8$ (scillaren A の分解により生ずる強心性配糖体で, 水解して scillaridin A とラムノースを生ずる).

pro·sco·lex [prouskóuleks] 原節虫 (条虫類のふ化直後の幼虫).

pro·se·cre·tin [pròusikrí:tin] セクレチン原, プロセクレチン (十二指腸の粘膜から分泌されるセクレチンの前駆物質と考えられていた).

pro·sec·tor [prouséktər] 解剖示説者, 供覧用解剖標本作製者.

p.'s wart 解剖者結節, = tuberculum anatomicum, 死毒性いぼ [医学]. → verruca necrogenica.

pro·sec·to·ri·um [pròusektɔ́:riəm] 解剖室, = dissection room.

prosecutor's inspection 検死 (刑事訴訟法第229条に基づいて, 死因について犯罪であるかどうか判断するために行われる. 死体の外表, 着衣, 所持品, 状況なども対象になる).

prosecutor's inspection and examination of a body 検視.

pros·en·ceph·a·lon [pràsenséfəlɑn] [L/TA] 前脳 (胎児の前脳 forebrain で後脳と間脳に細別され, 大脳半球, 嗅葉, 線条体, 視床などに分化する), = prosencephalon [TA], forebrain [TA].

pros·en·ceph·a·ly [prɑsenséfəli] 前脳胞症 [医学].

pros·en·chy·ma [prɑséŋkimə] ① 紡錘組織 (植物の). ② 硬組織 (動物の).

pro·ser·in [próusərin] プロセリン (① プロセリン (縮瞳薬). ② ギリシャ・ローマ神話の春の女神 Proserpina, Persephone にちなむ薬名で, 子ウシの下垂体前葉を乾燥し，プロカインペニシリンとコロイド化促進物質を加えた置換移植用注射薬).
Proskauer, Bernhard [praskáuər] プロスカウエル(1851-1915, ドイツの細菌学者).
P. reaction プロスカウエル反応, = Voges-Proskauer reaction.
pro·so [próusou] ロシア産ヒエ［稗］(食用).
pros·o·c(o)ele [prásəsi:l] 前脳室.
pros·o·dem·ic [pràsədémik] 接触(直接)伝染性の(一般伝染に対立していう).
pros·o·dy [prásədi] 韻律学.
pros·o·gas·ter [prásəgæstər] 前腸, = foregut.
pro·so·ma [prousóumə] 前体.
pros·o·pag·no·sia [pràsoupægnóusiə] 相貌失認［医学］(自分の顔を認めるのが困難なこと).
pro·sop·a·gus [prousápəgəs] 顔面寄生重複奇形(寄生体が主生体の顔面に結合しているもの), = prosopopagus.
pros·o·pal·gia [pràsəpǽlʤiə] 三叉神経痛［医学］, 顔面〔神経〕痛, = facial neuralgia, tic douloureux. 形 prosopalgic.
pros·o·pan·tri·tis [pràsoupæntráitis] 前額洞炎.
pros·o·pec·ta·sia [pràsoupektéiziə] 大顔〔症〕(顔部の肥大した状態).
pro·sop·ic [prousápik] (①頭蓋骨測定法では，正中線が前突または凸形する顔面骨，すなわち眼窩鼻根指数110.0以上のもの. ②人体測定法では，同上の顔面骨で，眼窩鼻根指数113.0以上のもの).
prosopilary virilism 顔面にひげのある男性化(女性の).
pros·o·pla·sia [pràsoupléiziə] 前進形成(組織が過度の分化を遂げることで，以前に存在した組織に比べて，より高等な進化，すなわち前進性の化生をいう).
prosop(o)- [prasəp(ou), -p(ə)] 顔面の意味を表す接頭語.
pros·o·po·a·nos·chi·sis [pràsəpouənáskisis] 顔面斜裂(前頭上顎裂).
pros·o·po·di·as·chi·sis [pràsəpoudaiǽskisis] 顔面分裂術(すべての顔面洞を切開する手術).
pros·o·po·di·ple·gia [pràsəpoudaiplí:ʤiə] 両側顔面麻痺.
pros·o·po·dyn·ia [pràsəpoudíniə] 顔面痛.
pros·o·po·dys·mor·phia [pràsəpoudismɔ́:fiə] 顔面変形〔症〕［医学］, = hemiatrophia facialis.
pros·o·po·lep·sy [prásəpəlepsi] 顔相学.
pros·o·pon [prásəpan] 成虫.
pros·o·po·neu·ral·gia [pràsəpounju:rǽlʤiə] 顔面部神経痛.
pros·o·pop·a·gus [pràsəpápəgəs] 顔面寄生結合体, = prosopagus.
pros·o·po·pi·lar [pràsəpoupáilər] 顔面生毛性の, = prosopopilary.
pros·o·po·ple·gia [pràsəpouplí:ʤiə] 顔面〔神経〕麻痺［医学］, 顔面筋麻痺［医学］(片側 monoplegia facialis, または両側 diplegia facialis の両型がある). 形 prosopoplegic.
pros·o·pos·chi·sis [pràsəpáskisis] 顔面裂.
pros·o·pos·co·py [pràsəpáskəpi] 顔面検査.
pros·o·po·spasm [prásəpəspæzəm] 顔面痙攣［医学］, = risus sardonicus.
pros·o·po·ster·no·did·y·mus [pràsəpoustə̀:nədídiməs] 顔胸結合体, = prosopothoracopagus.
pros·o·po·ster·no·dym·ia [pràsəpoustə̀:nədímiə] 頭胸結合奇形.
pros·o·po·thor·a·cop·a·gus [pràsəpouθɔ̀:rəkápəgəs] 頭胸結合体, = hemipagus.
pros·o·po·to·cia [pràsəpoutóuʃiə] 顔位(分娩時胎位の一型).
pros·o·pus va·rus [prásəpəs véərəs] 内反顔(顔面と頭蓋が先天的に片側萎縮を起こし，顔が斜傾する状態).
pros·o·pyle [prásəpail] 前門(海綿の鞭毛室と流入口の接触部).
pro·spec·tive [prəspéktiv] 計画的の［医学］, 前向きの［医学］.
p. cohort study 前向きコーホート研究［医学］.
p. fate 発生運命.
p. study 計画研究［医学］, 前向き研究(調査)［医学］, 前方視〔的〕研究［医学］.
pros·per·mar·i·um [pràspə:méəriəm] 原精巣(毛顎類生殖器原基の雄性細胞).
pros·per·mia [prouspə́:miə] 早期射精, 早漏, = ejaculatio praecox.
pros·phy·o·dont [prasfáiədant] 対生歯〔型,性〕, 側生歯, = pleurodont.
PROST pronuclear stage tubal transfer 前核期胚卵管内移植の略.
pros·ta·cy·clin [pràstəsáiklin] プロスタサイクリン(血小板凝集抑制因子, 血管拡張薬), = prostaglandin I_2.
pros·ta·glan·din (PG) [pràstəglǽndin] プロスタグランジン［医学］(いくつかの不飽和脂肪酸を原料として酵素的に産生される生物活性のきわめて強い一群の脂肪酸. 哺乳類では細胞の膜のリン脂質に結合するアラキドン酸を材料として産生され, PGD_2, PGE_2, $PGF_{2\alpha}$, PGI_2 のほかトロンボキサン(TXA_2)類が最終活性産物である. アラキドン酸に最初に働くシクロオキシゲナーゼは，鎮痛・解熱薬のアスピリンなどで阻害されるので，その鎮痛，解熱，抗炎症作用のほか抗血栓作用，さらにその副作用もプロスタグランジン生成阻害で説明することができる. アラキドン酸からはこのほかロイコトリエン類も産生されるが，これらの産生物をすべて総称して単にプロスタグランジン類ということもある).
p. antagonist プロスタグランジン拮抗物質［医学］.
p. endoperoxide analogue プロスタグランジンエンドペルオキシド類似体［医学］.
p. endperoxide プロスタグランジンエンドペルオキシド(PG合成系の中間体).
p. H synthase プロスタグランジンH合成酵素.
p. inhibitor プロスタグランジン阻害物質［医学］.
p. receptor プロスタグランジン受容体［医学］.
p. synthetase プロスタグランジンシンテターゼ［医学］(合成酵素).
pros·ta·no·ic ac·id [pràstənóuik ǽsid] プロスタン酸.
pros·ta·noid [prástənɔid] プロスタノイド(シクロペンタン環を含むプロスタン酸の誘導体).
pros·ta·ta [prásteitə] [L/TA] 前立腺, = prostate [TA].
pros·ta·tal·gia [pràstətǽlʤiə] 前立腺痛［医学］.
pros·ta·tau·xe [pràstətɔ́:ksi:] 前立腺肥大.
pros·tate [prásteit] [TA] 前立腺(男性の膀胱直下にあり尿道を輪状に取り巻く栗状の腺性臓器. 平滑筋に富み，成人では左葉と右葉その間の峡部(中葉)よりなる. 分泌物である前立腺液は射精時に分泌され，精液の15〜20%を占める), = prostata [L/TA]. 形 prostatic.
p. carcinoma 前立腺癌［医学］.
p. gland 前立腺.
p. gland disease 前立腺疾患［医学］.
p. gland surgery 前立腺外科［医学］.
p.-specific antigen (PSA) 前立腺特異抗原(前立腺上皮細胞から産生される糖タンパク質で，前立腺癌の腫瘍マーカーとして用いられる).

P

pros·ta·tec·to·my [pràstətéktəmi] 前立腺切除術, 前立腺摘除 [医学].
pros·ta·tel·co·sis [pràstətelkóusis] 前立腺潰瘍, = prostathelcosis.
pros·ta·te·ria [pràstətí:riə] 前立腺症, = prostatism.
pros·tat·ic [prɑstǽtik] 前立腺の [医学].
p. abscess 前立腺膿瘍 [医学].
p. acid phosphatase (PAP) 前立腺酸性ホスファターゼ [医学] (前立腺上皮細胞から産生される糖タンパクで, 前立腺癌の腫瘍マーカーとして用いられる).
p. antigen 前立腺抗原 [医学].
p. branches (♂) [TA] 前立腺枝, = rami prostatici (♂) [L/TA].
p. calculus 前立腺〔結〕石 [医学].
p. cancer 前立腺癌 [医学].
p. carcinoma 前立腺癌 [医学].
p. catheter 前立腺カテーテル [医学] (先端が短く曲がったもの).
p. concretion 前立腺〔結〕石 [医学].
p. disease 前立腺疾患 [医学].
p. ducts [TA] 前立腺管, = ductuli prostatici [L/TA].
p. ductules 前立腺管.
p. fluid 前立腺液 [医学].
p. ganglion 前立腺神経節.
p. hypertrophy 前立腺肥大〔症〕 [医学].
p. massage 前立腺マッサージ [医学] (直腸内に人差指を挿入して, 前立腺をマッサージすること).
p. neoplasm 前立腺新生物 (腫瘍) [医学].
p. piles 出血性前立腺腫.
p. plexus (♂) [TA] ① 前立腺神経叢, = plexus prostaticus (♂) [L/TA]. ② 前立腺静脈叢.
p. serum acid phosphatase (PSAP) 前立腺血清酸性ホスファターゼ [医学].
p. sheath 前立腺鞘.
p. sinus [TA] 前立腺洞 (尿管稜の両側にある溝で, 前立腺管が開口する), = sinus prostaticus [L/TA].
p. stone 前立腺結石〔症〕 [医学].
p. tubercle 前立腺結節 (前立腺の中葉).
p. tuberculosis 前立腺結核 [医学].
p. urethra [TA] ① 尿道前立腺部, = pars prostatica [L/TA]. ② 前立腺尿道 (前立腺内にある男性尿道).
p. utricle [TA] 前立腺小室 (1836年 Weber が男性の子宮に相当するものにこの名称を与えたもので, 男性におけるミュラー管の残遺物), = utriculus prostaticus [L/TA], sinus pocularis, vagina masculina, utriculus masculinus, uterus masculinus.
p. venous plexus (♂) [TA] 前立腺静脈叢, = plexus venosus prostaticus (♂) [L/TA].
p. vesicle 前立腺小胞, = sinus pocularis.
pros·tat·i·co·ves·i·cal [prastæ̀tikəvésikəl] 前立腺膀胱の.
p. plexus 前立腺膀胱静脈叢, = plexus prostaticovesicalis.
p. venous plexus 前立腺膀胱静脈叢.
pros·ta·tism [prástətizəm] 前立腺症 [医学] (前立腺肥大に伴う生理的または精神的異常).
pros·ta·tisme sans pros·tate [prástətizəm sænz prásteit] [F] 無前立腺性前立腺症 (前立腺肥大を伴わない前立腺閉塞).
pros·ta·ti·tis [pràstətáitis] 前立腺炎 [医学]. 形 prostatitic.
p. syndrome 前立腺炎症候群 [医学].
pros·ta·to·cys·ti·tis [pràstətousistáitis] 前立腺膀胱炎 [医学].
pros·ta·to·cys·tot·o·my [pràstətousistátəmi] 前立腺膀胱切開術.
pros·ta·to·dyn·ia [pràstətoudíniə] 前立腺痛 [医学].
pros·ta·tog·ra·phy [pràstətágrəfi] 前立腺造影 (撮影) 法 [医学] (造影剤注入による).
pros·tat·o·lith [prastǽtəliθ] 前立腺〔結〕石 [医学].
pros·tat·o·li·thi·a·sis [pràstətouliθáiəsis] 前立腺結石症 [医学].
pros·ta·to·li·thot·o·my [pràstətouliθátəmi] 前立腺切石術 [医学].
pros·ta·to·meg·a·ly [pràstətouméɡəli] 前立腺肥大.
pros·ta·tom·e·ter [pràstətámitər] 前立腺計.
pros·tat·o·my [prastǽtəmi] 前立腺切開術, = prostatotomy.
pros·tat·o·my·o·mec·to·my [pràstətoumàiəméktəmi] 前立腺筋腫切除術.
pros·ta·tor·rh(o)ea [pràstətərí:ə] 前立腺漏 [医学].
pros·ta·tot·o·my [pràstətátəmi] 前立腺切開〔術〕 [医学], = prostatomy.
pros·ta·to·tox·in [pràstətətáksin] 前立腺毒素 (前立腺抽出液を注射して得られる).
pros·ta·to·ves·i·cal [pràstətouvésikəl] 膀胱前立腺の [医学].
pros·ta·to·ve·sic·u·lar [pràstətouvesíkjulər] 前立腺精嚢の [医学].
pros·ta·to·ve·sic·u·lec·to·my [pràstətouvesìkjuléktəmi] 前立腺精嚢切除術 [医学].
pros·ta·to·ve·sic·u·li·tis [pràstətouvesìkjuláitis] 前立腺精嚢〔腺〕炎 [医学].
pros·tax·ia [prastǽksiə] プロスタクシア (体内タンパク質の安定分散).
pros·ter·na·tion [pràstə:néiʃən] 背屈症, = camptocormia, camptocormy.
pros·the·on [prásθiən] プロスチオン, = alveolar point.
pros·the·ses [prasθí:si:z] 人工挿入物 (prosthesis の複数).
pros·the·sis [prasθí:sis] ① 補てつ (綴), 補充, 充填. ② 人工器官 [医学] (眼, 歯などの欠如した器官を補充すること. 人工装具). ③ 人工臓器 [医学]. 複 prostheses. 形 prosthetic.
p. design 補綴物の設計 [医学].
pros·thet·ic [prasθétik] 義肢の [医学], 人工器官の, 配合性.
p. appliance 補てつ (綴) 物 [医学].
p. cardiac valves 人工〔心臓〕弁 (大動脈弁などの人工弁).
p. dentistry 歯科補綴〔学 (術)〕 [医学], 補綴歯科学, = prosthodontia.
p. device 人工器官 [医学], 人工臓器 [医学], 人工〔補〕装具 [医学].
p. fabrication 義肢製作 [医学].
p. foot 義足 [医学].
p. graft 人工血管 [医学].
p. group 補欠分子族, 配合団 (群) [医学], 配合族 (タンパク質の構造におけるアミノ酸以外の部分).
p. group removing enzyme 配合群転移酵素 [医学].
p. material 人工補綴材料 [医学].
p. patch 人工パッチ [医学].
p. protein 配合性タンパク質.
p. replacement プロステーシス置換〔術〕.
p. training 義肢〔装着〕訓練 [医学].
p. valvular regulation 人工弁逆流 [医学].
pros·thet·ics [prasθétiks] ① 補てつ (綴)〔学〕, = prosthodontia, prosthdontics. ②〔補〕装具学 [医学].
p. appliance 〔歯科〕補綴物.

pros·the·tist [prásθətist] 補てつ(綴)外科医, 補綴歯科医〔医学〕.
p. and orthotist (PO) 義肢装具士.
pros·thi·on [prásθiɑn] プロスチオン〔医学〕, 歯槽点〔医学〕(上歯槽前縁の切歯間を通る正中点), = alveolar point, prostheon.
pros·tho·don·tia [pràsθədánʃiə] 補てつ(綴)学, = prosthetics, prosthodontics.
pros·tho·don·tics [pràsθədántiks] ① 補てつ(綴)歯科学. ② 補綴〔学〕, = prosthodontia, prosthetics.
pros·tho·don·tist [pràsθədántist] 補てつ(綴)外(歯)科医, 歯科補綴家.
pros·tho·ker·a·to·plas·ty [pràsθəkérətəplæ̀sti] 義角膜形成術.
Pro·stig·ma·ta [proustígmətə] 前気門亜目(蛛形綱, ダニ亜綱の一亜目).
Prostigmin test プロスチグミン試験(プロスチグミンを無月経の婦人に用いると, 機能性のものであれば出血を起こすが, 妊娠初期では出血は起こらない), = Soskin test.
pros·ti·tu·tion [pràstitjú:ʃən] 淫売, 売春〔医学〕.
pros·to·ma [prɑstóumə] 原口(嚢胚の原腸の入口), = blastopore.
Prostomatida 原口目(繊毛虫門).
pro·sto·mi·um [proustóumiəm] 口前葉(毛足類の頭部の第一節).
pros·tra·tion [prɑstréiʃən] 疲はい(憊), へばり, 虚脱〔医学〕, = exhaustion.
pro·sym·pal [prousímpəl] プロシンパル [化] diethylamino-methyl-3-benzodioxane (交感神経抑制作用を示す合成剤で, 抗縮瞳, 脳血管収縮などを起こす), = 883 F.
prot- [prout] タンパク質を意味する接頭語.
pro·tac·tin·i·um (Pa) [pròutæktíniəm] プロトアクチニウム(原子番号 91. アクチノイド元素の一つ. 天然では質量数 234 のウラン系列核種および質量数 231 のアクチニウム系列核種が存在する).
pro·ta·gon [próutəgən] プロタゴン, = sphingomyelin.
pro·tag·o·nist [proutǽgənist] 主動筋〔医学〕, 作動筋〔医学〕.
pro·tal [próutəl] 先天の, 初生の.
pro·tal·bu·mose [proutǽlbjumous] プロトアルブモーゼ, = protoproteose.
pro·tam·i·nase [proutǽmineis] プロタミナーゼ(Waldschmidt-Leitz らが膵臓抽出液中に発見したタンパク分解酵素で, 特異的にプロタミンに作用する).
pro·ta·mine [próutəmi:n] プロタミン(多くの脊椎動物の精子核特異的タンパク質で DNA と複合体を形成する低分子量(27〜65 アミノ酸残基)強塩基性で 40〜70%がアルギニン), = protamin.
p.-heparin tolerance test プロタミンヘパリン負荷試験(プロタミンはヘパリン抑制物質であるから, 凝血が正常に起こるために必要な硫酸プロタミンを定量すると, 患者の血液中にあるヘパリンまたはヘパリン様の抗トロンビン物質の量がわかる).
p. insulin プロタミンインスリン(マスから得られたプロタミンと塩酸インスリンの化合物で, 注射後有効期が持続する).
p. sulfate 硫酸プロタミン(プロタミン硫酸塩. 塩基性ペプチド系解毒薬(抗ヘパリン). ヘパリンの中和).
p. zinc insulin (PZI) プロタミンインスリン亜鉛水性懸濁液(100 単位につきプロタミン 1.0〜1.5mg, 亜鉛 0.20〜0.25mg を含む).
p. zine プロタミン亜鉛(インスリンとともに用いる).
Pro·ta·mi·no·bac·ter [pròutəmàinəbǽktər] プロタミノバクター属(土壌および水に生息し, プロタミンを分解する細菌. *P. rubrum* を含む).
pro·tan [próutæn] 第1色覚者(赤色盲あるいは赤色弱).
p. defect 1型色覚(旧, 第1色覚異常).
protandrous hermaphrodism 雄性器先熟性半陰陽(男性性器が先に, 女性性器が後で成熟する半陰陽).
protandrous hermaphroditism 雄性先熟雌雄同体.
pro·tan·dry [proutǽndri] 雄性先熟〔医学〕, 雄蕊(おしべ)先熟(雌雄両性花において雄蕊が雌蕊に先だって成熟することで, 雌蕊先熟に対立する語). ↔ protogyny.
protanomal 1型3色覚者.
pro·ta·no·ma·lia [pròutənouméiliə] 1型3色覚(赤に対する色覚の弱いこと. 赤色弱ともいう), = protanomaly.
pro·ta·no·ma·lop·sia [pròutənouməlápsiə] 第1色弱視(正常以上の赤色の強さを必要とする部分的色弱).
pro·ta·nom·a·ly [pròutənáməli] 1型3色覚(旧, 第1色弱, 赤色弱).
pro·ta·nope [próutənoup] 1型2色覚者.
pro·ta·no·pia [pròutənóupiə] 1型2色覚(旧, 第1色盲, 赤色盲), = red color blindness. [形] protanopic.
pro·tar·gin [proutá:ʤin] プロタルギン(プロテイン銀剤).
Pro·tea [próutiə] プロテア属(ヤマモガシ科の一属. 花からは protea juice と称する鎮咳薬が得られる).
Pro·te·a·ce·ae [pròutiéisii:] ヤマモガシ科.
pro·te·an [próutiən] ① 多様の, 変型の多い, 不定の. ② プロテアン(誘導タンパク質の一種).
pro·te·an·ti·gen [pròutiǽntiʤən] タンパク質性抗原(抗原として注射に用いるタンパク質), = proteogen.
pro·te·ase [próutieis] タンパク分解酵素, プロテアーゼ(ペプチドまたはタンパク質の内部あるいは末端ペプチド結合を加水分解する酵素の総称で, プロティナーゼおよびペプチナーゼの2種に大別される).
p. inhibitor タンパク分解酵素阻害薬, プロテアーゼ阻害薬, プロテアーゼインヒビター(プロテアーゼ活性を阻害するタンパク質).
pro·te·a·some [próutiəsoum] プロテアソーム(細胞質内にあるプロテアーゼ複合体により構成された器官で外来抗原をペプチドに切断する作用をする), = proteosome.
protected from light 遮(しゃ)光〔医学〕.
pro·tec·tin [prətéktin] プロテクチン(① 防護素: 野口の提唱した用語で, 放置した血液中に発生する溶血防御性物質. ② 弾力性のゴムを薄く引いた外科用紙片).
pro·tec·tion [prətékʃən] 保護, 防護〔医学〕. [形] protective.
p. effect 防護効果〔医学〕.
p. from chemical 化学物質防護〔医学〕.
p. gloves 保護手袋.
p. industrial for poison 産業毒物防護〔医学〕.
p. of animal 動物保護〔医学〕.
p. of perineum 会陰保護〔法〕〔医学〕.
p. of women in industry 産業の婦人保護〔医学〕.
p. screen 保護スクリーン.
p. shield 保護遮へい(蔽).
p. test 〔感染〕防御試験〔医学〕.
pro·tec·ti·va [prətéktivə] 保護剤, = protective.
pro·tec·tive [prətéktiv] ① 防衛的の, 保護〔の〕〔医学〕. ② 保護剤, = protectiva.

P

p. agent 保護剤〔医学〕.
p. animal-model 感染防御動物モデル.
p. antibody 感染防御抗体〔医学〕(病原体の感染またはワクチンによる免疫の際にできる抗体で，感染防御に役立つもの).
p. antigen 〔感染〕防御抗原〔医学〕.
p. appendicitis 閉塞性虫垂炎，= appendicitis obliterans.
p. apron 防御前掛〔医学〕.
p. barrier 被覆層〔医学〕.
p. block 保護ブロック(副調律の場合，ほかからの刺激が異所性中枢に伝わらないと仮定した機構)，= entrance block.
p. clothing 防護服〔医学〕.
p. coat 保護膜.
p. coating 保護コーティング〔医学〕.
p. colloid 保護コロイド〔医学〕，保護膠質(懸濁膠質に加えると乳濁膠質と同様の安定性を与える膠質).
p. color 保護色〔医学〕.
p. coloration 保護色.
p. covering 保護カバー〔医学〕.
p. dentine 保護ぞうげ(象牙)質〔医学〕.
p. device 保護具〔医学〕.
p. diet 保護食〔医学〕，ひ(庇)護食.
p. dressing 保護包帯〔医学〕.
p. enzyme 防衛酵素，= protective ferment.
p. epithelium 保護上皮.
p. ferment 防御酵素〔医学〕，防衛酵素，= Abwehr fermente.
p. gait いたわり跛(は)行〔医学〕.
p. glove 防護手袋〔医学〕.
p. heart block 保護ブロック，= entrance heart block.
p. immunity 防御免疫〔医学〕(抗原投与により疾病に対する抵抗を高める免疫法)，= functional immunity.
p. infusion 予防注入〔医学〕.
p. injection 予防注射〔医学〕.
p. inoculation 予防的接種(ワクチン接種)，= prophylactic inoculation.
p. laryngeal reflex 庇護喉頭反射.
p. mask 防護マスク〔医学〕.
p. mask canister 防護マスク吸収缶〔医学〕.
p. mask filter 防護マスクフィルタ〔医学〕.
p. mask piece 防護マスク部品〔医学〕.
p. mimicry 保護的擬態.
p. ointment 保護クリーム(軟膏)〔医学〕.
p. poison 保護毒〔医学〕.
p. process 保護過程，防衛過程.
p. protein 防御タンパク質，= defensive protein.
p. reflex 防御反射，= defense reflex.
p. sensation 防御感覚，防御知覚.
p. spectacles 防護眼鏡〔医学〕，保護眼鏡.
p. therapy 保護療法〔医学〕，ひ(庇)護療法，= sparing therapy.
p. zone 保護時相.

pro·tec·tor [prətéktər] プロテクター，保護体〔医学〕(酵素作用を遅延させる物質で，promotor に対立する語).

pro·te·id [próuti:d] (タンパク質 protein の旧名). 形 proteidic.

pro·tei·din [proutí:din] プロテイジン(溶菌酵素とアルブミン性物質との併存により生体内に生ずる免疫溶菌素).

pro·te·id·og·e·nous [pròuti:dáʤənəs] タンパク質生成の.

pro·tein [próuti:n] タンパク〔質〕(Mulderが1833年に提唱した名称で，アミノ酸がペプチド結合で重合した物質).
p. A プロテインA(黄色ブドウ球菌 *Staphylococcus aureus* の産生するタンパクの1つで IgG と結合する能力がある).
p. antigen タンパク抗原.
p. assimilation タンパク同化.
p. binding タンパク結合.
p. binding radioassay タンパク結合ラジオアッセイ.
p. bound iodine (PBI) タンパク結合ヨウ素.
p.-bound iodine test タンパク結合ヨード検査.
p.-bound radioactive iodine タンパク結合放射性ヨウ素.
p. C プロテインC(抗凝固制御因子の一つ).
p. C deficiency プロテインC欠乏症(先天性血栓性素因の一つで，1981年に最初の症例が報告された．わが国の発生率は一般人口の0.2～0.3％である．2つのタイプに分けられ，ホモ型では新生児期の電撃性紫斑，ヘテロ型では45歳までに80％が深部静脈血栓症を発症する).
p.-calorie malnutrition (PCM) タンパクカロリー栄養失調，タンパクカロリー栄養障害(栄養不良).
p.-calorie ratio タンパクカロリー比.
p.-carbohydrate hormone (タンパク質から糖新成を促進するホルモン dehydro-17-hydroxycorticosterone)，= S hormone.
p. catabolism タンパク異化.
p. coat タンパク膜.
p. color reaction タンパク呈色反応.
p. conformation タンパク高次構造(コンフォメーション).
p. decomposition タンパク分解.
p. deficiency タンパク欠乏.
p. deficiency condition タンパク欠乏状態.
p. denaturation タンパク変性.
p. dialysis タンパク透析.
p. digest タンパク消化物.
p. digestion and absorption test タンパク消化吸収試験.
p. efficiency ratio タンパク効率.
p. engineering プロテインエンジニアリング，タンパク工学.
p. equilibrium タンパク平衡，= nitrogen(ous) equilibrium.
p. error タンパク誤差(水素イオン濃度の測定に際し，タンパク質が指示薬の色調に吸着され変化を与えることで，これには緩衝液を適度に変えることが必要である).
p. extract タンパク質エキス.
p. factor タンパク因数.
p. fat タンパク脂肪，= soap albumin.
p. fever タンパク熱(タンパク質注射による発熱).
p. fiber タンパク線維.
p. food タンパク食.
p. G Gタンパク質(GTPやGDPと結合するGTP結合タンパク質で，α, β, γの3量体からなり，細胞受容体刺激を介する情報伝達に関与する)，= G protein.
p. hybridization タンパクハイブリッド形成.
p. hydrolysate タンパク水解物(酸，アルカリ，または酵素によりタンパク質を分解して生ずるアミノ酸の混合液で，注射用栄養物)，= amigen, aminonate, aminosol, hyprotigen, parenamine, protolysate.
p. in urine 尿タンパク質.
p. induced by vitamin K absence (PIVKA) ビタミンK欠乏時に出現するタンパク質.
p. intolerance タンパク不耐症.
p. kinase プロテインキナーゼ(ATP のリン酸基をタンパク質に転移するトランスフェラーゼの一種).

p. kinase C (**PKC**) プロテインキナーゼC（カルシウム依存性でCキナーゼともいう．西塚泰美の発見による）．
p.-losing enteropathy タンパク漏出（喪失）性腸障害（腸症）．
p.-losing gastroenteropathy (**PLGE**) タンパク漏出性胃腸症（血漿タンパクの胃腸管への過度の漏出のため，低タンパクアルブミン血症を起こす疾患の総称）．
p. metabolism タンパク代謝．
p. milk タンパク乳，= albumin milk.
p. misfolding disease タンパク質異常折りたたみ病．
p. molecule タンパク分子．
p. nitrogen unit タンパク窒素単位．
p. nucleate 核酸タンパク質（核酸とタンパク質とがイオン結合をなすもので，ほかのさらに離れにくい結合を有する核タンパク質nucleoproteinと区別する）．
p. p53 p53タンパク（アポトーシスや細胞周期の制御などを行う多機能性タンパク）．
p. pattern タンパク像（電気泳動の），= proteinogram.
p. phosphatases プロテインホスファターゼ．
p. plug タンパク栓．
p. polymorphism タンパク質多様性．
p. quotient タンパク商，タンパク比率（血液のタンパク質をなす主要な成分の比で，アルブミンを分子とし，総グロブリンを分母として得た数値）．
p. requirement タンパク必要量．
p. rich diet 高タンパク食，= high protein diet.
p. S プロテインS（プロテインC 凝固制御系で，活性化プロテインC の補助因子として機能する）．
p. S deficiency プロテインS欠損症，プロテインS欠乏症（PS欠乏症は1984年に最初の報告がなされた．遺伝子変異が30位報告され，下肢静脈血栓，脳血栓などの血栓症を発症する）．
p. score タンパク価．
p. sensitization タンパク〔質〕感作．
p. shock タンパクショック．
p. shock therapy タンパク質ショック療法．
p. sickness タンパク病（異種タンパクの注射によるアレルギー性反応）．
p. silver タンパク銀剤．
p. silver mild 低刺激性プロテイン銀（殺菌剤．タンパクの作用を利用して銀19～23%を含有する膠状液としたもので，銀の量は多いが刺激性は低い），= argentum proteinicum mite, mild protargin.
p. silver strong 強力プロテイン銀（殺菌剤，銀含有量7.5～85%の膠状液），= argentum proteinicum forte, strong protargin.
p. staining タンパク染色．
p. synthesis タンパク合成．
p. synthesis factor タンパク合成因子（肝，酵母に存在し，その欠乏は大球性貧血，または低プロトロンビン血症を誘発する）．
p. synthesis inhibitor タンパク合成阻害剤．
p. test タンパク試験（酢酸，フェロシアンカリ法以外に多数の冠名試験がある）．
p. therapy タンパク療法．
p. transport system タンパク質輸送システム．
p. trypsin test タンパクトリプシン試験（マラリア診断法）．
p. tyrosine kinase タンパク質チロシンキナーゼ（受容体型と非受容体型の2種類がある）．
p. value タンパク質価．
p. vehicle タンパク質運搬者（タンパク質がほかの物質と結合する媒介物）．

pro·tein·a·ceous ［prouti:néiʃəs］ タンパク様の．
p. infectious particle タンパク性感染性粒子（感染性を有するタンパク質でクロイツフェルト・ヤコブ病を伝染させる変性プリオンタンパク質）．

pro·tein·ase ［próuti:neis］ タンパク質分解酵素，プロテイナーゼ（プロテアーゼのうち天然のタンパク質に直接作用してペプチド結合を分解し，これをアルブモース，ペプトン，またはさらに進んでアミノ酸にまで分解する酵素），= endopeptidase.

pro·tein·e·mia ［pròuti:ní:miə］ タンパク血症．

pro·tein·gran·ules ［pròuti:ngrǽnju:ls］（アリューロン），= aleurone.

pro·tein·iv·o·rous ［pròuti:nívərəs］ タンパク質を食うところの．

pro·tein·o·chrome ［proutí:nəkroum］ プロテイノクローム（トリプトファンに臭素または塩素が作用して生ずる色素）．

pro·tein·o·chro·mo·gen ［pròuti:nəkróuməʤən］（トリプトファンの旧名）．

pro·tein·o·gen ［proutí:nəʤən］ タンパク質原（すべてのタンパク質の母体と考えられるもの．Northrop）．

pro·tein·og·e·nous ［pròuti:náʤənəs］ タンパク質生成の．
p. toxicosis タンパク質性中毒症（タンパク質のみを投与して起こる白ネズミの中毒症）．

pro·tein·o·gram ［proutí:nəgræm］ タンパク像（電気泳動によって得られる諸タンパク成分の描写図），= protein pattern.

pro·tein·ol·o·gy ［pròuti:náləʤi］ ① タンパク質学．② タンパク質検査．

pro·tein·o·sis ［pròuti:nóusis］ タンパク沈着症，タンパク症（組織内にタンパク質が蓄積する状態）．

pro·tein·o·ther·a·py ［pròuti:nəθérəpi］ タンパク質注射療法，タンパク療法．

pro·tein·pho·bia ［pròuti:nfóubiə］ タンパク食恐怖〔症〕．

pro·tein·um py·o·cy·a·ne·um ［proutí:nəm pàiousàiəní:əm］ ピオシアニンタンパク，= pyocyanic protein.

pro·tein·u·ria ［pròuti:njú:riə］ タンパク尿〔症〕．形 proteinuric.
p. due to pregnancy 妊娠タンパク尿．

pro·tek·tin ［proutéktin］ プロテクチン，= protectin.

proteochondroitin sulfate プロテオコンドロイチン硫酸［医学］．

pro·te·o·clas·tic ［pròutiəklǽstik］ タンパク質分解の．

pro·te·o·cra·sis ［pròutioukréisis］ タンパク質混合および固定．形 proteocrasic.

pro·te·o·gly·can ［pròutiougláikən］ プロテオグリカン，ムコ多糖タンパク質（グリコサミノグリカンとタンパク質の複合体）．
p. aggregate プロテオグリカン集合体．

pro·te·o·hor·mone ［próutiouhɔ́:moun］ タンパク〔性〕ホルモン，プロテオホルモン［医学］．

pro·te·o·lip·id ［pròutiəlípid］ プロテオリピド［医学］（クロロホルムメタノール混液により組織から抽出された脂質タンパク質複合体）．
p. protein (**PLP**) プロテオリピッドタンパク質（ミエリンに特有なタンパク質で，リポフィリンとも呼ばれる）．

pro·te·o·lip·in ［pròutiəlípin］ プロテオリピン（有機溶媒にのみ溶けるリポイドとタンパク質との複合物で，脳実質中に多く存在し，水あるいは塩類溶液に溶ける lipoprotein とは別個のもの），= proteolipid.
p. A プロテオリピンA（クロロホルム，メタノール溶液から −10°C で沈殿する）．
p. B プロテオリピンB（クロロホルム，メタノール溶液にアセトンを加えて −4°C で析出される).

p. C プロテオリピンC(リン脂質, セレブロシドを除いたもの).

pro·te·ol·y·sin [pròutiálisin] タンパク質融解素.

pro·te·ol·y·sis [pròutiálisis] タンパク質分解.

pro·te·o·lyt·ic [pròutiəlítik] タンパク質分解〔性〕の, = proteoclatic.

p. enzyme タンパク分解酵素(タンパク質およびその分解物の水解を触媒してペプトンを生じる), = proteoclastic enzyme, protease.

proteome [próutióum] プロテオーム(タンパク質の総体. genome に対応する言葉).

pro·te·o·met·a·bol·ic [pròutioumètəbálik] タンパク質代謝の.

pro·te·o·me·tab·o·lism [pròutioumitǽbəlizəm] タンパク質代謝, = protein metabolism.

pro·te·om·ics [proutiámiks] プロテオミクス(ゲノムの学問分野ゲノミクスに対応する言葉で, タンパク質の総体プロテオソームを種類, 量など局在の時間・空間的にとらえて生命活動を総合解析する学問分野).

pro·te·o·mor·phic [pròutioumɔ́:fik] タンパク質形態の.

p. theory タンパク形態説(細菌感染により生ずる免疫はまず造血器官により完成し, 二次的に他の組織が関与し, 不用産物は肝臓から排泄される).

pro·te·o·pep·sis [pròutioupépsis] タンパク質消化.

pro·te·o·pex·ic [pròutioupéksik] タンパク質固定の, = proteopectic.

pro·te·o·pexy [próutiəpeksi] タンパク〔質〕固定(組織の).

pro·te·o·phil·ic [pròutiəfílik] タンパク〔質〕親性の.

pro·te·ose [próutious] プロテオース(アルブモース albumose ともいい, タンパク質の分解生成のうち, 煮沸による凝固性を失ったもので, 水には易溶性を示す).

p. test プロテオース試験(プロテオースは煮沸しても凝固を起こさず, トリクロール酢酸を重層すると白色輪を生ずる).

pro·te·o·some [próutiəsoum] プロテオソーム(細胞サイトゾルタンパク分解性複合体の構造物をコードする遺伝子集団で, MHC クラスⅠ分子の形成に関わるペプチドの細胞内処理と輸送に関与するタンパク質の一群).

pro·te·os·o·ther·a·py [pròutiousəθérəpi] 異種プロテオース療法.

pro·te·o·su·ria [pròutiousjú:riə] プロテオース尿症.

pro·te·o·ther·a·py [pròutiəθérəpi] タンパク質注射療法, = proteinotherapy.

pro·te·o·tox·in [pròutiətáksin] タンパク毒素(細菌などの成分と宿主血清との反応の結果生じる毒性タンパク), = anaphylatoxin.

pro·te·u·ria [pròutijú:riə] タンパク尿〔症〕, = proteinuria.

Pro·te·us [próutiəs] プロテウス属(腸内細菌科の一属で, 通性嫌気性のグラム陰性桿菌. 変形菌とも呼ばれる).

P. mirabilis プロテウス・ミラビリス(尿路, 呼吸器感染症, 胃腸炎などの原因となる).

***P.-Morganella-Providencia* group (PMP group)** プロテウス属・モルガネラ属・プロビデンシア属菌群.

P. morganii (旧称), = *Morganella morganii*.

P. rettgeri (旧称), = *Providencia rettgeri*.

P. vulgaris プロテウス・ブルガリス(尿路, 呼吸器感染症, 胃腸炎などの原因となる. リケッチア症の血清診断(ワイル・フェリックス反応)に OX2, OX19, OXK 株が用いられる).

Proteus syndrome プロテウス症候群(巨頭, 手足の肥大, 血管腫などがみられる疾患. 1983年, Wiedmann らにより報告された. プロテウスはギリシャ神話の海神).

proth·e·sis [práθisis] 置換〔医学〕, = prosthesis.

proth·e·te·ly [práθətəli] 早発発生, 早期発生(予定よりも早く器官が発生すること).

pro·thi·on·a·mide [pròuθàiounǽmaid] プロチオナミド ㊗ 2-propylpyridine-4-carbothioamide $C_9H_{12}N_2S$: 180.27 (抗結核薬).

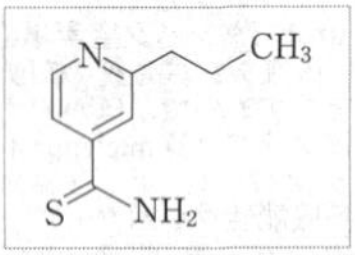

pro·thi·pen·dyl [prouθáipəndil] プロチペンジル ㊗ 10-(3-dimethylaminopropyl)-10-pyrido[3,2-b][1,4]benzothiazine (クロルプロマジンに類似の抗精神病薬).

prothoracic gland 前胸腺〔医学〕.

pro·tho·rax [prouθɔ́:ræks] 前胸(昆虫の3胸環の最前節), = forechest. 形 prothoracic.

pro·throm·base [prouθrámbeis] プロトロンビン酵素, = prothrombinase.

pro·throm·bin [prouθrámbin] プロトロンビン(血漿中にある血液凝固因子の基本物質の一つで, トロンボプラスチンとカルシウムとの作用により, 活性凝血酵素トロンビンに転化する前駆体因子), = proserozyme, prothrombase, serozyme, thrombinogen, thrombogen, factor Ⅱ.

p. accelerator プロトロンビン促進因子(MacMillan), = factor Ⅴ, co-thromboplastin.

p. consumption プロトロンビン消費(血液凝固機序によるプロトロンビンの消費状態).

p. consumption test プロトロンビン消費試験〔医学〕(凝血後正常血清においてはプロトロンビンがほとんど完全に消費されるが, 血小板減少性紫斑病, 血友病などにおいては消費不全のため, 血清中に残存するプロトロンビン量を測定することが診断上利用されている).

p. conversion プロトロンビン転化〔医学〕, プロトロンビン転換.

p. conversion factor (PCF) プロトロンビン転化因子〔医学〕, プロトロンビン転換因子.

p.-converting factor プロトロンビン転化因子(アクセリンに類似作用を示す物質. Jacox), = factor Ⅶ.

p. deficiency プロトロンビン異常症.

p. index プロトロンビン指数〔医学〕(対照とする正常血漿のプロトロンビン凝固時間と被検者のそれとの比).

p. ratio プロトロンビン比〔医学〕.

p. test プロトロンビン試験(プロトロンビン量をその凝固作用能から判定する方法で, トロンボプラスチン浮遊液と 1/40M 塩化カルシウム液の過剰量をシュウ酸塩加被検血液または血漿に加え, その凝固時間を測る. Quick の一段法と, Smith-Warner の二段法とがある).

p. time (PT) プロトロンビン時間〔医学〕(抗凝固剤加血液にトロンボプラスチンとカルシウムとを加えて凝固時間を測定する. 外因性血液凝固障害を反映する).

pro·throm·bin·ase [prouθrámbineis] プロトロン

ビナーゼ(プロトロンビン酵素とも呼ばれ，Owren の凝血論において，トロンボプラスチンにより活性化されたコンバーチンが，不安定因子とカルシウムと共同して真のプロトロンビン転化酵素をつくると考えて，この名称を用いた).

pro·throm·bi·ne·mia [prouθràmbiníːmiə] プロトロンビン血症. 形 prothrombinemic.

pro·throm·bi·nog·e·nase [prouθràmbinάʤəneis] プロトロンビノゲナーゼ(活性化されてトロンビン発生酵素 thrombinogenase に変わる. Owren), = factor V, plasma Ac-globulin, pro-prothrombinase, plasma prothrombin-conversion factor, proaccelerin.

pro·throm·bi·no·pe·nia [prouθràmbinoupíːniə] プロトロンビン減少〔症〕〔医学〕, = hypoprothrombinemia. 形 prothrombinopenic.

pro·throm·bo·ki·nase [prouθràmboukáineis] プロトロンボキナーゼ(血漿性 plasma prothrombokinase とも呼ばれ，プロアクセレリンと血漿トロンボプラスチンの混合物と考えられ，thromboplastinogen (Quick)に類似の因子. Feissly).

pro·throm·bo·ki·nin [prouθràmboukáinin, -bákinin] プロトロンボキニン(トリプシンの作用によりプロトロンビンをトロンビンに転化させる血漿因子である thrombokinin の前駆物質で，プロコンバーチンとプロアクセレリンとの混合物とも考えられる. Langgenhager).

pro·throm·bo·pe·nic [prouθràmboupíːnik] プロトロンビン減少〔症〕の, = prothrombinopenic.

pro·throm·bo·plas·tin [prouθràmbəplǽstin] プロトロンボプラスチン(トロンボプラチン生成に必要な凝固因子で，一般には血漿トロンボプラスチン因子 PTC，PTA，第Ⅸ因子などと呼ばれているものの総称).

prothrombotic states 血栓準備状態.

pro·thyl [próuθil] プロチル, = protyl.

pro·thy·mia [prouθáimiə] 知的敏捷，精神活発，機敏.

pro·thy·mo·cyte [prouθáiməsait] 前胸腺細胞〔医学〕.

pro·tic ac·id [próutik ǽsid] プロチン酸(魚肉のアルブミン性物質から得られる酸).

protic solvent プロトン性溶媒〔医学〕.

protid papilla 耳下腺乳頭〔医学〕.

pro·tide [próutaid] プロチド, = simple protein.

pro·ti·de·mia [pròutidíːmiə] タンパク血症, = proteinemia.

protido- [proutidou, -də] = prot-, proteo-.

pro·tid·temns [próutidtemz] タンパク質分解産物(プロテオース，ペプトン，ペプチド，アミノ酸などの総称).

pro·tin [próutin] プロチン(ミオシン myosin 系の吸着タンパク質で種々の酵素的作用に関与しアデノシン三リン酸アデニルピロリン酸などと協力して筋の収縮および脱アミノ作用を起こす性質がある).

pro·tin·i·um [proutíniəm] 〔軽〕水素, = protium.

pro·ti·o·dide [proutáiədaid] 第一ヨウ化物(同列化合物で最少量のヨウ素を含有する塩類).

pro·ti·re·lin [proutáirəlin] プロチレリン 化 5-oxo-L-prolyl-L-histidyl-L-prolinamide $C_{16}H_{22}N_6O_4$: 362.38 (甲状腺刺激ホルモン(TSH)の分泌促進作用物質で下垂体 TSH 分泌機能検査用の診断薬).

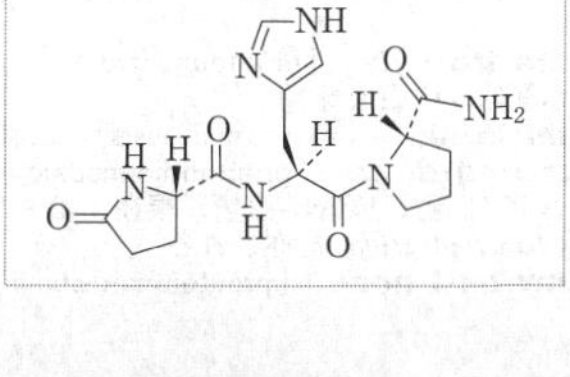

p. tartrate プロチレリン酒石酸塩 化 5-oxo-L-prolyl-L-histidyl-L-prolinamide monotartrate monohydrate $C_{16}H_{22}N_6O_4 \cdot C_4H_6O_6 \cdot H_2O$: 530.49 (酒石酸プロチレリン. ペプチド系意識障害および運動失調改善薬，機能検査薬(TSH 分泌機能). 頭部外傷およびクモ膜下出血に伴う遷延性意識障害(昏睡，半昏睡を除く)に用いられる).

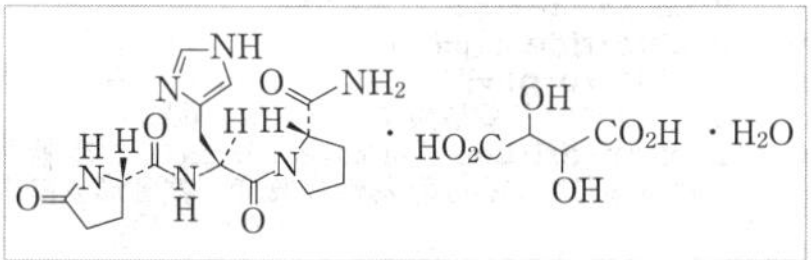

pro·tist [próutist] 原生生物.

pro·tis·ta [proutístə] 原生生物〔界〕(単細胞動植物を総括して第3生物界と考える語. Heckel).

pro·tis·tol·o·gist [pròutistάləʤist] 原生生物学者, = microbiologist.

pro·tis·tol·o·gy [pròutistάləʤi] 原生生物学, = microbiology.

pro·ti·um [próutiəm] 〔軽〕水素(水素原子中最も多量に存在する水素で，1個の陽子と1個の電子からなり，原子量，質量数ともに約1，したがって化学記号は ^1H), = light hydrogen, ordinary hydrogen.

prot(o)- [prout(ou), -t(ə)] 第一，また化学においては同列化合物中最低のものを表す接頭語.

pro·to·ac·tin·i·um (Pa) [pròutouæktíniəm] プロトアクチニウム(放射性元素の一つでピッチブレンド，カルノー石などに存在する. 原子番号91，元素記号 Pa，原子量231.0359，Hahn および Meinter が1918年に発見したもので，α 崩壊によりアクチニウムに変わる), = protactinium, ekatanalum.

pro·to·al·bu·mose [pròutouǽlbjumous] 第1次プロテオース, = protoproteose.

pro·to·a·nem·o·nin [pròutouənémənin] プロトアネモニン 化 5-meteylene-2-oxodihydrofuran (朝比奈および藤田が1922年に命名報告した *Anemone* 属植物から得られる不安定性の抗生物質で，ラクトン環状体 anemonin は広いスペクトルをもつ).

pro·to·as·co·my·cete [pròutouæ̀skoumaisíːt] 原子嚢菌(その体制と生殖法とが簡単なもの，菌糸の発生. 子嚢果の形成などを欠く).

pro·to·ba·sid·i·o·my·cete [pròutoubəsìdioumaisíːt] 原担子菌.

pro·tobe [próutoub] プロトーブ, = protobios.

pro·to·bia [proutóubiə] = probionta.

pro·to·bi·ol·o·gy [pròutoubaiάləʤi] (限外性ウイルスまたはファージのような細菌よりもさらに小さい原生物を研究する学問), = bacteriophagology.

pro·to·bi·os [pròutəbáiəs] プロトビオス(1924年原著者が bacteriophagum を改名したもの).

pro·to·blast [próutəblæst] 原割球(モザイク分裂により生ずる受精卵の最初の割球). 形 protoblastic.

pro·to·blue [próutoubluː] 原始青.

Pro·to·bran·chia [pròutəbrǽŋkiə] 原鰓亜綱.

pro·to·bro·chal [pròutəbróukəl] 受精卵の初期発育.

protocardiac mesoderm 原始心臓中胚葉.

pro·to·car·y·on [pròutəkǽriən] 原核(核糸網に単一のカリオゾームのある細胞核).

pro·to·cat·e·chu·al·de·hyde [pròutoukæ̀tətʃuːǽldihaid] プロトカテクアルデヒド $(OH)_2C_6H_3CHO$.

pro·to·cat·e·chu·ic ac·id [pròutoukæ̀tətʃúːik ǽsid] プロトカテク酸 化 3,4-dihydroxy-benzoic acid $C_7H_6O_4$.

pro·to·cat·e·chu·oyl [pròutoukǽtətʃuɔil] プロトカテクオイル基 (3,4-$(HO)_2C_6H_3CO$-).

protocerebral lobe 原脳葉 (原脳の主成分).

pro·to·cer·e·brum [pròutəsérəbrəm] 前大脳 (昆虫の脳, 原脳, すなわち食道上神経節の主成分で, 原脳葉からなる).

pro·to·ce·trar·ic ac·id [pròutousetrá:rik ǽsid] プロトセトラール酸 ㊎ ramalinic acid $C_{18}H_{14}O_9$ (地衣 *Ramalina farinacea* にある酸).

pro·to·chlo·ride [pròutoukló:raid] 第一塩化物.

pro·to·chlo·ro·phyll [pròutoukló:rəfil] 原葉緑素 (日光の作用により葉緑素に変化する前駆物).

pro·to·chon·dri·um [pròutəkándriəm] 原生軟骨 (前軟骨から発生する好塩基性物質で, 軟骨形成の中間物).

protochordal knot 原始結節.

pro·to·chrome [próutəkroum] プロトクロム (ウロクロムと同一の反応を呈するタンパク質誘導物).

pro·to·chro·mo·ne·ma [pròutoukròumənímə] 原染色糸 (直径の最も小さい染色糸).

pro·to·coel [próutəsi:l] 原体腔, 第一次体腔.

pro·to·col [próutəkɔ:l] ① プロトコル [医学], 病歴 (病床記録), 診療記録 [医学]. ② 工程成績表 (薬物の試験の成績を逐次記録したもの). ③ 会議録. ④ 試験計画書 [医学].

pro·to·col·la·gen [pròutəkáləʤən] プロトコラーゲン (コラーゲン (膠原) 前駆物質).

p. prolyl hydroxylase プロトコラーゲンプロリルヒドロキシラーゼ.

pro·to·col·or [próutoukʌ́lər] 原始色.

pro·to·cone [próutəkoun] プロトコーン [医学], 上顎原錐 (上顎大臼歯の近心舌側咬頭).

pro·to·co·nid [pròutəkánid] プロトコニッド [医学], 下顎原錐 (下顎大臼歯の近心頬側咬頭).

pro·to·co·nid·i·um [pròutoukənídiəm] 原分生子, 原芽胞子 (ヘミスポラにみられる胞子様部分で, 葉状体から発生し, ついには二次性分生子 deuteroconidia をつくり, 無性生殖器の機能を示す), = hemispore.

pro·to·con·ule [pròutəkánju:l] 原小円錐 (原始哺乳類の上顎大臼歯のプロトコーンとパラコーンとの中間にある小円錐).

pro·to·cop·ro·por·phyr·ia [pròutoukàproupɔ:fíriə] プロトコプロポルフィリン症.

p. hereditaria 遺伝性プロトコプロポルフィリン症.

pro·to·cot·o·in [pròutəkátɔin] プロトコトイン ㊎ piperonylphloroglucinol dimethyl ether $H_{16}H_{14}O_6$ (アカネ科 *Palicourea* 属植物の皮にある).

pro·to·cro·cin [pròutoukróusin] プロトクロシン $C_{76}H_{110}O_{14}$ (カロチノイド色素で, 単細胞藻類の性ホルモンとして作用し, 分解して picrocrocin を生ずる).

pro·to·cu·ra·rine [pròutoukjú:rərin] プロトクラリン $C_{19}H_{24}N_2O$ (マチン科 *Strychnos* 属植物のアルカロイドで, クラーレの最強有毒成分).

pro·to·cu·ri·dine [pròutoukjú:ridin] プロトクリジン $C_{19}H_{21}NO_3$ (プロトクラリンとともにストリキニーネ属植物にあるアルカイド).

pro·to·cu·rine [pròutoukjú:rin] プロトクリン $C_{20}H_{23}O_3N$ (マチン科 *Strychnos* 属植物のアルカロイド).

pro·to·di·as·to·le [pròutoudaiǽstəli:] 拡張初期 [医学], 原弛緩期.

pro·to·di·a·stol·ic [pròutoudàiəstálik] 原弛緩期の, 拡張初 (早) 期の [医学] (II 音に続いて起こるものについていう).

p. dip 拡張早期ディップ.

p. murmur 拡張初期雑音 [医学].

pro·to·dont [próutədɑnt] 原歯 [医学].

pro·to·don·tia [pròutədánʃiə] 原歯 〔型, 性〕 [医学], = protodont.

pro·to·du·o·de·ni·tis [pròutoudjù:oudináitis] 前十二指腸炎.

pro·to·du·o·de·num [pròutoudjù:oudí:nəm] 前十二指腸 (胃幽門から乳頭部までの部分で, 前腸から発育したもの).

pro·to·e·las·tose [pròutoui:lǽstous] エラスチンの分解産物, = hemielastin.

proto-eucaryote [proutou ju:kǽriout] 原・真核生物 [医学].

pro·to·fi·bril [pròutoufáibril] プロトフィブリル, 原線維 (コラーゲン線維は細線維 fibril からなり, その細線維はさらに微細な分子集合体の原線維からなる).

pro·to·flu·o·rine [pròutouflú:əri:n] (プロチル. Nicholson), = protyle.

pro·to·gen [próutəʤən] プロトゲン (Stokstad が 1949年に *Tetrahymena geleii* の発育因子に対し提唱した名称), = α-lipoic acid.

pro·to·glob·u·lose [pròutouglábjulous] グロブリン分解産物.

pro·to·go·no·cyte [pròutougóunəsait] 原芽細胞 (受精卵の最初分裂細胞).

pro·to·gon·o·plasm [pròutougóunəplæzəm] プロトゴノプラスム, = idiochromidia.

pro·to-green [próutou grí:n] 原始緑.

pro·tog·y·ny [proutáʤini] 雌性先熟 [医学], 雌蕊 (めしべ) 先熟 (両性花において雌蕊が雄蕊に先んじて成熟することで, 雄蕊先熟に対立していう). ↔ protandry.

pro·to·he·ma·to·blast [pròutouhí:mətəblæst] 原赤芽球.

pro·to·heme [próutəhi:m] プロトヘム [医学], = heme.

pro·to·he·min [pròutouhí:min] プロトヘミン, = hemin.

pro·to·hy·dro·gen [pròutouháidrəʤən] (軽水素, プロチウム), = protium.

pro·to·i·o·dide [pròutouáiədaid] 第一ヨウ化物, = protiodide.

pro·tok·o·sin [proutákəsin] プロトコシン $C_{27}H_{32}O_7(OCH_3)_2$ (バラ科植物 *Hagenia abyssinica* の雌性花本から得られる女性ホルモン).

pro·to·ky·lol hy·dro·chlo·ride [pròutoukáilɔ:l hàidroukló:raid] 塩酸プロトキロール ㊎ α-〔[(α-methyl-3,4-methylene dioxyphenethyl)amino]methyl〕-protocatechury alcohol HCl (イソプロテレノールに類似の β-アドレナリン作動薬. 気管支拡張薬として用いる).

pro·to·leu·ko·cyte [pròutoulјú:kəsait] 原白血球 (原始白血球).

pro·to·med·i·cus [pròutəmédikəs] 主治医 (中世に用いた名称).

pro·to·mere [próutəmiər] 微胞, = micelle.

pro·tom·e·rite [proutámərait] 前節, 前房 (族胞子原虫が宿主に付着する前方部), = primite.

pro·tom·e·ter [proutámitər] 突出形, = proptometer.

pro·to·me·tro·cyte [pròutoumí:trəsait] 血球芽細胞 (原赤芽球, 原白血球).

pro·to·mi·to·sis [pròutoumaitóusis] 原有糸分裂.

Pro·to·mo·na·di·da [pròutoumòunədáidə] プロトモナス目 (旧称. 原鞭毛虫類. 現在ではキネトプラスト目 *Kinetoplastida* と称される).

pro·to·my·os·i·nose [pròutoumaiásinous] プロ

P

トミオシノース（ミオシン分解産物の一つのアルブモース）．

pro·ton ［próutɑn］ 陽子〔医学〕，プロトン（軽水素 protium の核で，正の電気素量をもち，質量数１の素粒子．すべての元素は，その原子番号に相当する数の陽子をもつ．１陽子の電荷は，1.6021×10^{-19}C，その質量は，1.6726×10^{-27} kg である），＝H-particle.

p. beam 陽子線（元素の人工変換に際し，高エネルギーで照射される粒子線）．

p. density-weighted image プロトン密度強調画像〔医学〕，陽子密度強調〔画像〕，＝spin density weighted image.

p. jump 陽子飛躍．

p. pump プロトンポンプ（膜の両側のプロトン H^+ の電気化学ポテンシャル $\bar{\mu}H^+$ に逆らってプロトンの能動輸送をする膜タンパク）．

p. pump inhibitor プロトンポンプ阻害薬．

p. radiotherapy 陽子線治療．

p. shift プロトン移動〔医学〕．

p. spectroscopic imaging プロトン分光旋光イメージング（撮影）〔医学〕．

p. synchrotron プロトンシンクロトロン（陽子を加速するシンクロトロン）．

pro·to·ne·ma ［pròutəní:mə］ 原糸体（蘚苔植物の嚢果中の芽胞から生じた糸状細胞体で，前糸体とも呼ばれる）．

pro·to·ne·phrid·ia ［pròutounifrídiə］ 原腎．

pro·to·ne·phrid·i·um ［pròutounifrídiəm］ 原腎管（蠕虫類の水管系）．

pro·to·neph·ron ［pròutənéfrən］ 原腎（胎児の前腎，中腎，後腎の総称），＝protonephros.

pro·to·neu·ron ［pròutounjú:rɑn］ 原ニューロン（Parker が1918年に最下等後生動物の神経網における反射弓の末梢神経単位で，中枢系を欠如するものについて仮定した神経元）．

pro·to·nine ［próutənin］ プロトニン$C_{20}H_{19}NO_5$（アヘンアルカロイドの一つ）．

pro·to·ni·trate ［pròutounáitreit］ 第一硝酸塩．

pro·to·nymph ［próutənimf］ 第１若虫〔医学〕，第一ニンフ（寄生ダニ類の幼虫の第１期にあるもので，８脚をもち，生殖門は開いていない）．

pro·to-on·co·gene ［próutou ɑ́ŋkəʤi:n］ プロトオンコジーン，癌原遺伝子（正常な細胞生理機能，増殖や分化の調節に関与する遺伝子で，発癌性を示す場合として，① 既知のウイルス癌遺伝子と塩基配列を共有している，② 突然変異，あるいは効率のよいプロモータの作用による過剰活性化，がある）．

pro·to·path·ic ［pròutəpǽθik］ 原始〔性〕の〔医学〕，原感的な（低度に分化した感覚の機能をもつ末梢神経線維についていう）．

p. fibers 原始〔痛覚〕線維．

p. sensation 原始感覚〔医学〕，＝protopathic sensibility.

p. sensibility 原始感覚（H. Head の説では，皮膚神経切断後早期回復のみられる痛覚および冷覚のことで，判別感覚に対立するもの）．↔ epicritic sensibility.

pro·to·pec·ten ［pròutəpéktin］ プロトペクチン，＝protopectin.

pro·to·pec·tin ［pròutəpéktin］ プロトペクチン，＝pectose.

pro·to·pec·ti·nase ［pròutəpéktineis］ プロトペクチナーゼ（カルボヒドラーゼの一種で，ペクトースを水解してペクチンに変える酵素）．

pro·to·pep·sia ［pròutəpépsiə］ 第一次消化作用．

pro·to·per·i·the·ci·um ［pròutoupèriθí:siəm］ 原被子器，原始嚢殻〔医学〕．複 protoperithecia.

protophilic solvent プロトン受容溶媒〔医学〕．

pro·to·phlo·em ［pròutouflóuəm］ 原生皮部．

pro·to·phyl·lin ［pròutəfílin, -tɑ́filin］ プロトフィリン（水化葉緑素で，酸または炭酸ガスの作用を受けて葉緑素となる），＝chlorophyll hydride.

pro·to·phyte ［próutəfait］ 原生植物．

pro·to·pine ［próutəpi:n］ プロトピン，＝fumarine.

pro·to·pla·sia ［pròutoupléiziə］ 原形成（組織の），＝protoplasis.

pro·to·plasm ［próutəplæzəm］ 原形質〔医学〕（動植物組織の単位をなす生活物質で，未分化のものは透明な膠状粘液で，比重約1.250，卵白に類似し，少なくとも12個以上の元素を含む），＝sarcode, bioplasm, biogen, cytoplasm. 形 protoplasmatic, protoplasmic.

pro·to·plas·mic ［pròutəplæzə́mik］ 原形質の，＝protoplasmatic.

p. astrocyte 原形質性星状膠細胞（灰白質に多くみられ原形質に富み，線維性の突起が少ない星状膠細胞）．

p. astrocytoma 原形質性星状細胞腫，＝diffuse astrocytoma.

p. membrane 原形質膜〔医学〕，細胞膜〔医学〕．

p. movement 原形質運動．

p. poison 原形質毒〔医学〕．

p. process 原形質突起，樹状突起．

p. streaming 原形質流動〔医学〕．

p. streaming flow 原形質流動〔医学〕．

pro·to·plas·mics ［pròutəplǽzmiks］ 原形質学．

pro·to·plast ［próutəplæst］ プロトプラスト〔医学〕，原形〔質〕体〔医学〕（細胞壁が取り除かれ，細胞膜にのみ包まれた細胞．細胞と同義に用いることもある）．

p. fusion method プロトプラスト融合法（細胞融合を行う際に細胞壁を除去したプロトプラストを用いて形質変換細胞を得る方法）．

pro·to·po·dite ［próutəpədait］ 原節，脚基，基肢（分叉肢．節足動物中主に甲殻綱に存在する二叉した付属肢），＝biramous appendage.

pro·to·por·phyr·ia ［pròutoupɔ:fíriə］ プロトポルフィリン症．

pro·to·por·phy·rin ［pròutoupɔ́:firin］ プロトポルフィリン（ポルフィリンの一種でテトラピロール化合物）．

p. Ⅲ プロトポルフィリンⅢ 化 1,3,5,8-tetramethyl-2,4-vinyl-6,7-dipropionic acid porphine $C_{34}H_{34}N_4O_4$（最も主要な天然ポルフィリンで，胆汁色素の母体であり，その第一鉄塩 ferrous p. はタンパク質と結合してヘモグロビン，ミオグロビン，カタラーゼ，その他の呼吸色素となる）．

p. Ⅸ プロトポルフィリンⅨ．

pro·to·pro·te·ose ［pròutoupróutious］ 第一次プロテオース（さらに分解して，第二次プロテオース deuteroproteose となる），＝protoalbumose.

pro·top·sis ［proutɑ́psis］ 眼球突出．

pro·to-red ［próutou réd］ 原始赤．

pro·to·salt ［próutəsɔ:lt］ 第１塩．

pro·to·sco·lex ［pròutouskóuleks］ 原頭節〔医学〕．

p. formation 原頭節形成．

pro·to·spasm ［próutəspæzəm］ 原〔発〕攣縮．

pro·to·steph·a·nine ［pròutəstéfənin］ プロトステファニン$C_{39}H_{57}N_3O_8$（ハスノハカズラに存在するアルカロイド）．

pro·to·sto·ma ［pròutoustóumə］ 原口動物，原口〔医学〕，＝blastopore.

pro·to·stome ［pròutoustóum］ 原口．

pro·to·sty·lid ［pròutoustáilid］ プロトスチリッド（下顎永久大臼歯と下顎第２乳臼歯の頬面近心部に限られ，歯肉縁から近心咬頭方面に向かって広がるエナ

P

メル質の鈍い隆起で，*Australopithecus*，*Meganthropus*，*Sinanthropus* などにみられ，ときには現存人にも現れる）．

pro·to·sul·fate ［pròutəsʌ́lfeit］ 第1硫酸塩．

pro·to·syph·i·lis ［pròutəsífilis］ 原発性梅毒．

pro·to·sys·to·le ［pròutəsístəli:］ 収縮初期［医学］．

pro·to·sys·tol·ic ［pròutəsistálik］ 収縮初期の［医学］．

Pro·to·the·ca ［pròutouθí:kə］ プロトセカ属（緑藻類）．

pro·to·the·co·sis ［pròutouθikóusis］ プロトテカ症，プロトテコーシス．

Pro·to·the·ria ［pròutəθí:riə］ 原獣類（哺乳綱に属す一群で1872年に Gill が命名したもので，単孔目 *Monotremata* が含まれる）．

pro·to·tox·in ［pròutətáksin］ プロトトキシン［医学］，第1毒素（第2，第3毒素などに比べて，抗毒素とさらに強い親和性をもつもの）．

pro·to·troph ［próutətrouf］ 原栄養生物．

pro·to·troph·ic ［pròutətráfik］ 原栄養の．

p. bacteria 原栄養細菌（それ自身で増殖に必要な物質を生合成する細菌）．

pro·tot·ro·phy ［próutətrɑ̀fi］ 原栄養〔性〕．

pro·tot·ro·py ［proutátrəpi］ プロトトロピー（陽子の移動によって起こる変化で，イギリス物理学者 T. M. Lowry が1923年に用いた語）．

pro·to·type ［próutətaip］ 原型，基本型［医学］，模範，見本，プロトタイプ［医学］．

p. kilogram キログラム原器．

p. meter メートル原器（Pt 90%と Ir 10%の合金でつくったX字形の原器で，不変のメートルの長さをもつ），＝meter standard．

pro·to·var·i·um ［pròutouvéəriəm］ 原卵巣（毛顎類の生殖器原基の雌性細胞）．

pro·to·ve·rat·ri·dine ［pròutouvərǽtridi:n］ プロトベラトリジン $C_{26}H_{45}NO_8$（吉草に存在するアルカロイドの一つで，おそらく protoveratrine の分解産物と考えられる）．

pro·to·ver·a·trine ［pròutəvérətri:n］ プロトベラトリン $C_{32}H_{51}NO_{11}$（吉草 *Veratrum album* のアルカロイドで，AおよびBに区別され，降圧作用がある），＝veralba．

p. malleate マレイン酸プロトベラトリン，＝provell．

pro·to·ver·te·bra ［pròutouvə́:təbrə］ 基本脊椎，原〔始〕脊椎（椎板の尾側部で，ほとんどすべての脊椎が発生する原組織），＝primitive vertebra．[形] protovertebral．

pro·to·vi·rus the·o·ry ［pròutouváirəs θí:əri］ プロトウイルス説［医学］（発癌機序に関する Temin 1971年の説．動物細胞の DNA には本来 RNA 腫瘍ウイルス様の遺伝子が安定に組込まれており，これが外部の刺激によって発癌遺伝子となるという考え）．

pro·tox·ide ［proutáksaid］ 初級酸化物．

pro·tox·oid ［proutáksɔid］ プロトキソイド（ほかのトキソイドに比べて強い抗毒素との親和性をもつもの），＝prototoxoid．

pro·tox·y·lem ［proutáksilim］ 原生木部．

p. cavity 原生木部間隙，原生木部腔，＝protoxylem lacuna．

pro·to-yel·low ［próutou jélou］ 原始黄．

pro·to·zoa ［pròutouzóuə］ 原生動物，原虫類（単細胞動物類で，医学上重要なものは根足虫，有鞭毛虫，胞子虫，および繊毛虫などである）．[形] protozoal，protozoan．

pro·to·zo·a·cide ［pròutouzóuəsaid］ 原生動物駆除薬．

pro·to·zo·ag·glu·ti·nin ［pròutouzòuəgl(j)ú:tinin］ 原生動物凝集素．

pro·to·zo·al ［pròutouzóuəl］ 原生動物の，原虫の，＝protozoan．

p. abscess 原虫性膿瘍．

p. disease 原虫症［医学］．

p. infection 原虫感染．

pro·to·zo·an ［pròutouzóuæn］ 原虫の，原生動物の．

p. disease 原虫感染症，原生動物感染症（人体寄生性の原虫は根足虫類，鞭毛虫類，胞子虫類，繊毛虫類のなかに含まれる），＝protozoiasis．

p. test 原虫試験（病的または正常組織に対する paramecium 繁殖率から組織病変の程度を推知する方法）．

pro·to·zo·ea ［pròutouzóuiə］ プロトゾエア幼生（軟甲類の幼生）．

pro·to·zo·i·a·sis ［pròutouzouáiəsis］ 原生動物感染症，原虫感染症．

pro·to·zo·ol·o·gy ［pròutouzouálədʒi］ 原生動物学，原虫学［医学］（原生動物に関する諸事項を研究する学問）．

pro·to·zo·on ［proutouzóuən］ 原生動物，原虫［医学］．[複] protozoa．

p. enteritis 原虫性腸炎．

pro·to·zo·o·phage ［pròutouzóuəfeidʒ］（原生動物に対し食作用を有する細胞），＝protozoophag．

pro·to·zo·o·sis ［pròutouzouóusis］ 原虫症，原生動物感染症，＝protozoiasis．

pro·to·zo·o·ther·a·py ［pròutouzòuəθérəpi］ 原生動物感染症療法．

pro·to·zy·gote ［pròutouzáigout］ プロト接合体．

pro·tract·ed ［proutrǽktid］ 持続性の，遷（せん）延性の［医学］，長引いた，＝prolonged．

p. abortion 遅延流産［医学］，遷延〔性〕流産［医学］．

p. coma 遷延〔性〕昏睡［医学］．

p. fractional dose method 遷延分割照射法（Coutard），＝protracted fractional dose．

p. hypoglycemia 遷延性低血糖［医学］．

p. illness 長期病，遷延病．

p. labor 遷延分娩［医学］，＝prolonged labor．

p. miction 遷延性排尿［医学］．

p. micturition 遷延性排尿．

p. reaction 遷延反応［医学］．

p. release drug 持効薬［医学］．

p. sleep 持続睡眠（精神科療法としての）．

p. urination (micturition) 延長性排尿［医学］，苒（ぜん）延性排尿［医学］．

p. vomiting 遷延〔性〕嘔吐［医学］．

pro·trac·tion ［proutrǽkʃən］ ① 遷延［医学］．② 前突（歯や上下顎構造を前方にのばすこと）．

p. radiation 遷延照射法．

pro·trac·tor ［proutrǽktər］ ① 分度器，半円規，定規．② 伸出筋．

p. muscle 伸出筋．

pro·trep·tik ［proutréptik］ 激励法［医学］．

pro·trip·ty·line hy·dro·chlo·ride ［proutríptili:n hàidrouklɔ́:raid］ 塩酸プロトリプチン [化] 5-(3-methylaminopropyl) dibenzo(a,d)cycloheptene, 3-(5*H*)-(dibenzo[a,d]cyclohepten-5-yl)-*N*-methylpropylamine HCl（三環系抗うつ薬），＝amimethyline HCl．

protruded disc 椎間板膨隆〔症〕．

protruding ear たち耳．

protruding teeth 突出歯．

pro·tru·sio ac·e·tab·u·li ［proutrú:ziou æsətǽbjulai］ 寛骨臼骨盤内突出，股臼底突出〔症〕，＝Otto pelvis．

pro·tru·sion ［proutrú:ʒən］ 突出［医学］，前突（特に下顎突出などについていう）．[動] protrude．

p. of shadow 陰影突出像〔医学〕.
pro·tru·sive [proutrú:siv] 前方の，突き出た．
p. articulation 前方咬合．
p. condylar path 前方果路〔医学〕，矢状顆路．
p. interocclusal record 前方咬合記録．
p. occlusion 前方咬合．
p. position 突出位．
pro·tryp·sin [proutrípsin] トリプシン前駆物質，= trypsinogen.
pro·tu·ber·ance [proutjú:bərəns] 隆起．
p. of chin オトガイ隆起．
pro·tu·ber·ant [proutjú:bərənt] 隆起（性）の．
p. abdomen 隆起腹（尖頭），尖腹〔医学〕.
pro·tu·be·ran·tia [proutjù:bərǽnʃiə] = protuberance.
p. mentalis [L/TA] オトガイ隆起，= mental protuberance [TA].
p. occipitalis externa [L/TA] 外後頭隆起，= external occipital protuberance [TA].
p. occipitalis interna [L/TA] 内後頭隆起，= internal occipital protuberance [TA].
Pro·tu·ra [prətjú:rə] 原尾目（カマアシムシ類）.
pro·tyl(e) [próutil] プロチル（あらゆる化学元素の根源と考えられる仮想元素で，Nicholson はすべての元素はコニウム，水素，ネブリウムおよびプロトフロリンの4個プロチルからなると考えた），= archyle, prothyl, psychoplasm.
pro·ty·ros·i·nase [pròutairásineis] プロチロジナーゼ（チロジン酵素の非活性前駆物）.
proud flesh ぜい（贅）肉（肉芽組織の旺盛な増殖），= exuberant granulation.
pro·u·ro·ki·nase [pròuju:roukáineis] プロウロキナーゼ（ウロキナーゼの前駆体）.
Proust, Louis J. [prú:st] プルースト（1754–1826，フランスの化学者．同一化合物の成分元素の質量比は常に一定であるという，定比例の法則を発表した）.
P. law プルーストの法則（定比例の法則），= law of definite proportions.
Proust-Lichtheim test プルースト・リヒトハイム試験（失語症の鑑別法で，患者に話を構成している文字の数や音節数を数えさせる）.
Proust, T. [próust] プルースト（フランスの医師）.
P. space プルースト腔．
Prout, William [práut] プラウト（1785–1850，イギリスの生理学者．1824年胃液の一成分としての塩酸を発見し，生化学上画期的な目標を提供した）.
pro·vell [prouvél] プロベル，= protoveratrine malleate.
pro·ven·tric·u·lus [pròuventríkjuləs] 前胃〔医学〕.
pro·ver·te·bra [prouvə́:tibrə] 態板（硬節），= sclerotome.
Pro·vi·den·cia [pràvidénʃiə] プロビデンシア属（腸内細菌科の一属で，通性嫌気性のグラム陰性桿菌．1953年 Ewing の提唱により命名された）.
pro·vid·o·form [prouvídəfɔ:m] プロビドホルム（三臭化ベータナフトール），= tribromo-β-naphthol.
pro·vi·rus [prouváiərəs] プロウイルス（動物ウイルスの前駆体，逆転写酵素によってつくられた DNA が細胞の染色体 DNA に組み込まれるが，この組み込まれたウイルス DNA をいう）.
pro·vi·sion·al [prouvíʒənəl] 暫定の〔医学〕，一時性の，仮の．
p. buccal capsule 原始口嚢．
p. callus 一時性仮骨〔医学〕，暫定的仮骨，= temporary callus.
p. canthoplasty 一時的眼角形成術．
p. denture 暫間義歯〔医学〕.
p. diagnosis 暫定診断〔医学〕.
p. filling 一時充填〔医学〕.
p. ligature 一時的結紮〔医学〕，予備結紮（手術開始時に加え，手術後に除去するもの）.
p. red 視紅から得られる脂肪性色素．
p. tic disorder 暫定的チック症，暫定的チック障害．
provisory filling 一時充填，= temporary filling.
pro·vi·ta·min [prouváitəmin] プロビタミン，ビタミン前駆物質〔医学〕.
p. A プロビタミンA（カロチン），= carotinoid.
p. D プロビタミンD（エルゴステロール），= ergosterol.
prov·o·ca·tion [pròuvəkéiʃən] 誘発〔医学〕.
p. method 誘発法，誘発試験法（疾患の治癒状態をみるため，科学的，機械的または生物学的な刺激を加えて潜伏症状を顕症にする方法）.
p. method of microfilaria ミクロフィラリア誘発法．
p. poliomyelitis 誘発灰白髄炎〔医学〕.
p. test 誘発試験（テスト）〔医学〕.
p. test of tonsil 扁桃誘発診断法〔医学〕.
p. typhoid 誘発性〔腸〕チフス〔医学〕（腸チフスワクチンの接種により発現するもの）.
pro·voc·a·tive [prəvákətiv] 誘発〔性〕の〔医学〕. 名 provocation.
p. diet 誘発食〔医学〕.
p. injection 誘発注射〔医学〕.
p. reaction 誘発反応．
p. test 誘発試験．
p. Wassermann test 誘発ワッセルマン試験（梅毒血清反応陰性者に駆梅薬を注射して行う試験）.
Prowaczek [prouvá:tsək] プロバツェク，= Prowazek.
Prowazek, Stanislas Josef Mathias von [prouvá:tsik] プロバツェク（1876–1915，ドイツの動物学者）.
P. bodies プロバツェク小体（トラコーマ小体）.
P.-Greeff bodies プロバツェク・グレーフ小体，= tracoma bodies.
P.-Halberstaedter bodies プロバツェク・ハルベルステッテル小体．
Prower fac·tor [práuər fǽktər] プラウアー因子（血液凝固機序においてトロンボプラスチン生成に必須な血漿因子で，おそらく Stuart factor に近似物質であろう）.
prox luc proxima luce 前日の略．
prox·e·mics [praksí:miks] 近接学〔医学〕，近接心理学．
prox·i·mad [práksimæd] 近位にある，近心性の方へ．
prox·i·mal [práksiməl] [TA] ① 近位，= proximalis [L/TA]. ② 近位の〔医学〕，近心の．③ 隣接面の（歯の隣接歯側）.
p. caries 隣接面う（齲）蝕．
p. cause 至近要因．
p. cavity 隣接面窩洞．
p. contact 隣接，接触点，隣接面接触（歯の），= proximate contact.
p. convoluted tubule 近位曲尿細管〔医学〕.
p. femoral focal deficiency (PFFD) 大腿近位欠損〔症〕，近位大腿骨欠損〔症〕.
p. finger crease 近位指〔皮〕線〔医学〕.
p. interphalangeal joint 近位指節間関節〔医学〕，= PIP joint.
p. lateral striate branches [TA] 近位外側線条体動脈*，= rami proximales laterales striati [L/TA].
p. ligation 〔血管〕近位部結紮〔医学〕.
p. medial striate arteries [TA] 近位内側線条体

P

動脈*, = arteriae striatae mediales proximales [L/TA].
p. muscle 近位筋〔医学〕.
p. myotonic myopathy (PROMM) 近位筋筋緊張性ミオパチー，近位筋筋緊張性筋障害.
p. nephron 近位ネフロン〔医学〕.
p. node [TA] 近位深鼡径リンパ節*, = nodus proximalis [L/TA].
p. palmar crease 近位手掌皮線〔医学〕.
p. pancreatectomy 頭側膵切除〔医学〕.
p. part [TA] 近位部*, = pars proximalis [L/TA].
p. phalanx [TA] 基節骨, = phalanx proximalis [L/TA].
p. radioulnar articulation 上橈尺関節.
p. radio-ulnar joint [TA] ① 上橈尺関節, = articulatio radioulnaris proximalis [L/TA]. ② 近位橈尺関節.
p. renal tubular acidosis 近位尿細管性アシドーシス〔医学〕.
p. renal tubular dysfunction 近位尿細管機能不全〔医学〕.
p. space 隣接腔, = interproximal space.
p. spiral septum 近位ラセン中隔.
p. splenorenal shunt 〔近位〕脾静脈腎静脈吻合.
p. straight tubule 近位直尿細管〔医学〕.
p. (subtotal) gastrectomy 近位胃〔亜全〕摘除〔医学〕.
p. surface 隣接面, = proximate surface.
p. tibiofibular joint 近位脛腓関節.
p. tongue swelling 後外側舌隆起〔医学〕.
p. transverse arch of foot [TA] 近位横足弓, = arcus pedis transversus proximalis [L/TA].
p. tubule 近位尿細管〔医学〕.
prox·i·ma·lis [prɑksméilis] [L/TA] 近位, = proximal [TA].
p. justo major 均等膨大骨盤.
p. justo minor 均等狭窄骨盤.
proximally based flap 近位（側）茎皮弁〔医学〕.
prox·i·mate [prɑ́ksimeit] 近成の，直接関係のある.
p. analysis 近成分析，近似分析（薬物成分の近似成分を分析すること）.
p. cause 誘因.
p. component 一般成分〔医学〕.
p. constituent 近似成分（有機性薬物の有効成分）.
p. contact 隣接面接触（2個の歯の表面）の.
p. principles 近成分（生体組織を構成する有機成分），= immediate principles.
p. surface 隣接面, = proximal surface, contact surface.
prox·im·i·ty [prɑksímiti] 接近度〔医学〕.
prox·i·mo·a·tax·ia [prɑ̀ksimouətǽksiə] 近位四肢運動失調〔症〕.
prox·i·mo·buc·cal [prɑ̀ksiməbʌ́kəl] 隣接頬面の.
prox·i·mo·cep·tor [prɑ̀ksiməséptər] 接触受容器, = contiguous receptor.
prox·i·mo·la·bi·al [prɑ̀ksimouléibiəl] 隣接唇面の.
prox·i·mo·lin·gual [prɑ̀ksimoulíŋgwəl] 隣接舌面の.
pro·zone [próuzoun] プロゾーン，前地帯〔医学〕（抗体過剰によって沈降反応や凝集反応が抑制される現象をいう）.
p. reaction プロゾーン（前地帯）反応, = prozone.
pro·zy·go·sis [pròuzaigóusis] 頭部結合体, = syncephalus.
pro·zy·mo·gen [prouzáimədʒən] プロチモーゲン，前酵素〔原〕, = prezymogen.
PRP platelet-rich plasma 多血小板血漿の略.
PrP prion protein プリオンタンパク質の略.
PRPP $C_5H_{13}O_{14}P_3$ 5-phosphoribocyl-1-pyrophosphate 5-ホスホリボシル-1-ピロリン酸の略.
PRS ① photon radiosurgery system フォトン放射性外科システムの略. ② pulmonary renal syndrome 肺腎症候群の略.
PRSP penisillin resistant *Streptococcus pneumoniae* ペニシリン耐性肺炎球菌の略.
PRTR pollutant release and transfer register 環境汚染物質排出移動登録の略.
PRU peripheral resistance unit 末梢抵抗単位の略（1mmHg/(1mL/min) 電気学のオーム ohm に相当する）.
pru·al [prú:əl] プルアール（*Coptosapelta flavescens* に存在する猛毒物）.
pru·i·nate [prú:ineit] 白霜でおおわれたように見える.
pru·lau·ra·sin [prulɔ́:rəsin] プルロウラシン ㊥ *dl*-mandelonitrile-glucoside $C_{14}H_{17}NO_6$（バラ科植物 *Prunus laurocerasus* などの葉にある配糖体で，sambunigrin, prunasin の異性体）.
pru·na·sin [prú:nəsin] プルナシン ㊥ *d*-mandelonitrile-glucoside（ブドウ糖と結合してアミグダリンが合成される配糖体で，prulaurasin, sambunigrin の異性体）.
Prune dwarf virus プルーンドワーフウイルス.
prune [prú:n] プルーン，干しスモモ（*Prunus domestica* の果実を乾燥したもの）.
p. belly syndrome プルーンベリー症候群（腹筋欠損症候群）.
p.-juice expectoration （暗褐色で血液の混ざった痰で，肺炎，肺臓癌などにみられる）.
p. juice sputum 濃紫〔色〕痰〔医学〕（肺炎，肺臓癌，肺壊疽などにみられる）.
Pru·nel·la [pru:nélə] ウツボグサ属（シソ科の植物）.
P. vulgaris ウツボグサ，カゴソウ〔夏枯草〕（収斂・強壮薬として用いられる万病草）, = self-heal.
pru·ne·tin [prú:nitin] プルネチン $C_6H_{12}O_5$（イソフラボーンの 5,7-dioxy-4′-methoxy 誘導体で無色の針状結晶，ヨーロッパ産 *Prunus* 属植物の樹皮に配糖体プルニトリンとして存在する）.
pru·ni·cy·a·nine [prù:nisáiənin] プルニシアニン $C_{27}H_{21}O_{15}Cl$（*Prunus spinosa* の果実に存在するシアニジン色素）.
pru·nin [prú:nin] プルニン（ミザクラ〔果桜〕*Prunus serotina* から得られる成分）.
pru·ni·ni·trin [prù:ninái trin] プルニニトリン $C_{22}H_{24}O_{11}\cdot 4H_2O$（プルネチンの配糖体）.
pru·nol [prú:nɔ:l] プルノール, = ursone.
pru·num [prú:nəm] プルーン（乾燥したセイヨウスモモ）, = prune.
Pru·nus [prú:nəs] サクラ属（バラ科の一属で，多種の薬用植物を含む）.
P. armeniaca アンズ〔杏子〕, = apricot.
P. cerasus スミノミザクラ, = sour cherry.
P. domestica セイヨウスモモ, = plum.
P. dulcis アーモンド, = almond.
P. laurocerasus セイヨウバクチノキ, = cherry laurel.
P. mume ウメ.
P. persica モモ, = peach.
P. serotina ブラックチェリー, = black cherry.
P. spinulosa リンボク.
P. virginiana バージニアミザクラ.
P. x yedoensis ソメイヨシノ.
pru·rig·i·nous [pru:rídʒinəs] そう（瘙）痒〔性〕の〔医学〕，かゆみ〔性〕の〔医学〕.
pru·ri·go [pru:ráigou] 痒疹〔医学〕（強度の瘙痒を伴う丘疹，結節が散在性に生ずる疾患で，急性，亜急性および慢性のタイプがある）. 形 pruriginous.

P

p. aestivalis 夏季痒疹, = summer prurigo.
p. agria 重症痒疹, = prurigo ageia, p. ferox.
p. asthme 喘息性痒疹, = Besnier prurigo.
p. bubo 痒疹横痃.
p. chronica multiformis 多形慢性痒疹.
p. ferox 重症痒疹.
p. gestationis 妊娠性痒疹〔医学〕.
p. Hebrae ヘブラ痒疹(真性痒疹).
p. hiemalis 冬季痒疹, = winter prurigo.
p. infantilis 乳児痒疹.
p. lymphadenica リンパ節性痒疹(Dubreuilh).
p. melanotica 黒色痒疹.
p. mihi 軽症痒疹, = prurigo mitis.
p. mitis 軽症痒疹.
p. nodularis 結節性痒疹(Hyde), = urticaria perstans.
p. pigmentosa 色素性痒疹.
p. senilis 老人性痒疹.
p. simplex 単純性痒疹〔医学〕.
p. sine papulis 無丘疹性痒疹.
p. symptomatica 症候性痒疹.
p. temporanea 急性痒疹(Tommasch).
p. universalis 汎発性痒疹〔医学〕.
p. vulgaris 尋常性痒疹〔医学〕.

pru·ri·tus [pru:ráitəs] そう(瘙)痒〔症〕〔医学〕, = itching. 形 pruritic.
p. aestivalis 夏季瘙痒〔症〕, = summer itch.
p. ani 肛門瘙痒〔症〕〔医学〕.
p. cutanea 皮膚瘙痒〔症〕.
p. cutaneous 皮膚瘙痒〔症〕〔医学〕.
p. genitalium 陰部瘙痒〔症〕〔医学〕.
p. gravidarum 妊娠性瘙痒症.
p. hiemalis 冬季瘙痒〔症〕, = frost itch, winter itch.
p. senilis 老人性瘙痒〔症〕〔医学〕.
p. universalis 汎発性瘙痒〔症〕〔医学〕.
p. vulvae 外陰瘙痒〔症〕〔医学〕, = pruritus genitalium.

Prusiner, Stanley Ben [prú:zinə:r] プルジナー(1942生, アメリカの生化学, 神経学者. クロイツフェルト・ヤコブ病や狂牛病の原因とされるプリオンタンパク質の発見により, 1997年度ノーベル医学・生理学賞受賞. prion の名は彼がつけたもの).

Prussak, Alexander [prú:ʃɑ:k] プルサク(1839–1897, ロシアの耳科医).
P. fibers プルサク線維(鼓室切痕からツチ骨の側突起に至る線維で, シュラプネル膜の下外部を規定する).
P. pouch プルサク嚢(ツチ骨頸部と鼓膜弛緩部との中間にある上鼓室における膜性腔), = recessus membranae, Prussak space.
P. space プルサク腔, = Prussak pouch.

prus·si salt [prʌ́si sɔ́:lt] プルシ塩(フェリシアン化アルカリのシアン基1個を $-NH_2$, $-NO$, $-NO_2$, $-OH$ などの根または分子で置換した型の錯塩), = prusso salt.

Prussian blue [prʌ́ʃən blú:] 紺青 化 ferric ferrocyanide $Fe_4[Fe(CN)_6]_3$, = Berlin blue.

Prussian blue stain プルシアンブルー染色〔法〕.

prus·si·ate [prʌ́ʃieit] 青酸塩(シアン化水素酸塩).

prus·sic ac·id [prʌ́sik ǽsid] 青酸 HCN (シアン化水素酸), = hydrocyanic acid.

Przewalsky sign [prùziwɔ́:lski sáin] プルゼワルスキー徴候(① 虫垂炎に際し外腸骨動脈周囲のリンパ節が腫脹を起こして鼡径部に触知される. ② 右腰神経叢枝の炎症における右腸骨筋が萎縮すること).

PS performance status パフォーマンスステータスの略.

Ps probability of survival 予測救命率の略.

PsA arthropathic psoriasis 関節症性乾癬の略.

PSA prostate-specific antigen 前立腺特異抗原の略.

PSA velocity 前立腺特異抗原進行速度, PSA 進行速度.

psal·i·do·don·tia [sælidədʌ́nʃiə] 鋏状咬合.

psa·lis [séilis] 脳弓隆, = fornix cerebri.

psalterial cord 〔蝸牛管〕血管条, = stria vascularis, ductus cochlearis.

psal·te·ri·um [sɔ:ltí:riəm] ① 重弁胃(反芻動物の第三胃), = omasum, manyplies. ②脳弓交連〔医学〕, = lyra Davidis, commissura hippocampi. 複 psalteria. 形 psalterial.

psammo- [sæmou, -mə] 砂または砂様物質の意味を表す接頭語.

psam·mo·an·gi·o·ma [sæ̀mouænʤióumə] 砂性血管腫, = angioma psammosum.

psam·mo·car·ci·no·ma [sæ̀moukɑ́:sinoumə] 砂腫状癌〔医学〕, = carcinoma psammosum.

psam·mo·ma [sæmóumə] 砂腫〔医学〕, プサモーマ(脳膜に発生する特殊な新生物に Virchow が提唱した術語であるが, 現在では腫瘍の基質または腫瘍細胞に石灰が沈着したものにも用いられている).
p. bodies 脳砂(とくに老人の松果体にみられる Ca, Mg を主体とする石灰の沈着), = corpora arenacea.
p. body 砂粒体.

psammomatous meningioma 砂状石灰化を伴う髄膜腫.

psam·mo·phyte [sǽməfait] 砂地植物.

psam·mo·sar·co·ma [sæ̀mousɑ:kóumə] 砂腫状肉腫〔医学〕, = sarcoma psammosum.

psam·mo·ther·a·py [sæ̀mouθérəpi] 砂浴療法〔医学〕, = ammotherapy.

psam·mous [sǽməs] 砂の, 砂様の, = sandy, sabulous.
p. carcinoma 砂腫状癌〔医学〕.

PSAP prostatic serum acid phosphatase 前立腺血清酸性ホスファターゼの略.

PSD ① perianal streptococcal dermatitis 肛囲溶連菌皮膚炎の略. ② psychosomatic disease 心身症の略.

PSE Pidgin Sign English ピジン手話英語の略.

psel·a·phe·sia [sèləfí:ziə] 高等触覚(筋覚などを含む), = pselaphesis.

psel·lism [sélizəm] どもり(吃音)症, = stammering, stuttering.

psel·lis·mus [selízməs] どもり(吃音)症, = psellism.

pseud- [sjú:d] → pseudo-.

pseud-acid [sjú:d ǽsid] 擬酸(酸の構造を示さないが, 塩基に合うと分子内転位を起こして中和し, 塩をつくる有機化合物).

pseud·a·con·i·tine [sjù:dəkɑ́nəti:n] シュードアコニチン, = pseudoaconitine.

pseud·a·cou·sis [sjù:dəkú:sis] 錯聴(音の高さや質を変調して認知する聴覚障害), = pseudacusis, pseudacousma.

pseud·ac·ro·meg·a·ly [sju:dækrəmégəli] 仮性末端肥大症, = pseudoacromegaly.

pseud·a·cu·sis [sjù:dəkú:sis] 錯聴, = pseudacousis.

pseud·a·graph·ia [sjù:dəgrǽfiə] 偽誤字症, = pseudoagraphia.

pseud·al·bu·min·u·ria [sjù:dælbju:minjú:riə, -dəlbjù:m-] 偽アルブミン尿〔症〕(尿中に検出されるタンパク質が, 腎盂以下の尿路において他の体液と混和したために陽性反応を示す場合をいう).

Pseud·al·les·che·ri·a [sjù:dæleskíriə] シュードアレシェリア属(子嚢菌).

P

P. boydii シュードアレシェリア・ボイディイ（糸状菌腫の原因となる．旧名 *Allescheria boydii*）．
pseud·am·ne·sia ［sjù:dæmní:ziə］ 偽健忘症（脳の器質的病変に伴う一過性健忘症）．
pseud·an·gi·na ［sjù:dændʒáinə］ 偽性狭心症，偽性アンギナ，= pseudoangina．
pseud·an·ky·lo·sis ［sjù:dæŋkilóusis］ 偽性強直〔症〕，= pseudoankylosis．
pseud·a·phe ［sju:déifi］ 触覚障害（客観的刺激と無関係の感覚），= pseudaphia．
pseud·aph·ia ［sju:déifiə］ 触覚障害，= pseudesthesia．
pseud·ar·rhe·nia ［sjù:dərí:niə］ 女性仮性半陰陽，= female pseudohermaphroditism．
pseud·ar·thri·tis ［sjù:dɑ:θráitis］ 仮性関節炎（ヒステリー患者にみられる）．
pseud·ar·thro·sis ［sjù:dɑ:θróusis］ 偽関節，仮関節（骨折治癒障害にみられる仮骨形成不全），= pseudoarthrosis．
Pseu·dech·is ［sju:dékis］（コブラ科の毒ヘビ）．
P. porphyriacus アカハラクロヘビ（オーストラリア産のクロヘビで，溶血性ヘビ毒を産生する），= red-bellied black snake．
pseu·del·minth ［sju:délminθ］（内寄生虫の外観をもつ虫様物）．
pseud·en·ceph·a·lus ［sjù:dənséfələs］ 偽脳体（頭蓋内には線維性結合織，血管，神経などの組織が充満している無脳体）．
pseud·es·the·sia ［sjù:desθí:ziə］ 幻覚，偽感覚（手術または外傷により喪失した身体の部分に感覚を仮想すること），= ghost or phantom sensation．
pseu·di·a·ter ［sjù:diéitər］ 偽医者，やぶ医者，= quack，charlatan．
pseu·diph·the·rit·ic ［sjù:di(f)θərítik］ 偽ジフテリア性の．
pseudo– ［sju:dou, –də］ ① 偽，仮性の意を表す接頭語．② 理化学では擬の意味を表す接頭語．
pseu·do ［sjú:dou, –də］ 偽性［医学］．
p. Argyll Robertson pupil 偽アーガイルロバートソン瞳孔，= Adie pupil (syndrome)．
p. Bartter syndrome シュードバーター症候群，偽性バーター症候群［医学］．
p.–Cushing syndrome 偽クッシング症候群，= endocrine hypertensive syndrome．
p. end point 擬似終点［医学］．
p.–Gaucher cell 偽ゴーシェ細胞．
p.–Graefe phenomenon 偽グレーフェ現象．
p.–Graefe sign 偽〔性〕グレーフェ徴候（動脈神経線維の不全麻痺あるいは完全麻痺後の異所再生が原因で起こる．Graefe, F. W. E. A. von）．
p.–Hurler disease 偽性ハーラー病．
p.–Hurler polydystrophy 偽ハーラー多発性ジストロフィ〔ー〕．
p. Kaposi sarcoma 偽カポジ肉腫（皮膚の動静脈形成異常によって生ずるカポジ肉腫に似た病変．主に足にみられる．ただし紡錘状の細胞および細隙状の血管は認められない）．
p.–Ménière disease 偽メニエール病（めまい（眩暈）を伴う中耳の疾患）．
p.–photographic effect 偽写真効果［医学］．
p.–Raynaud phenomenon 偽〔性〕レイノー現象［医学］．
pseu·do·ab·scess ［sjù:douǽbsis］ 偽性膿瘍［医学］．
pseudoacanthosis nigricans 黒色偽〔性〕表皮〔肥厚〕症，黒色偽〔性〕表皮腫，仮性黒色表皮腫．
pseu·do·a·ceph·a·lus ［sjù:doueiséfələs, –douəséf–］ 偽無頭体［医学］（外観上無頭であるが，頭蓋骨のある無頭無心体で，頭部および胸部の器官は体躯の頭側部に隠されている臍寄生体）．
pseu·do·achon·dro·pla·sia ［sjù:douəkɑndroupléiziə］ 偽性軟骨無形成症，偽〔性〕軟骨形成不全〔症〕．
pseu·do·ac·id ［sjù:douǽsid］ 擬似酸［医学］．
pseu·do·a·con·i·tine ［sjù:dəkánitin］ シュードアコニチン $C_{36}H_{51}NO_{12}$（キンポウゲ科植物 *Aconitum ferox* の塊根にある猛毒アルカロイド），= pseudaconitine，acraconitine，feraconitine，nepaline，veratroyl-aconine，English aconitine．
pseu·do·ac·tin·o·my·co·sis ［sjù:douæktinoumaikóusis］ 偽放線菌症（放線菌に似ているが，菌糸は放線状の配列を示さず，顆粒も認められない糸状菌の感染症）．
pseu·do·ad·i·ad·o·cho·ki·ne·sis ［sjù:douədàiədoukòukainí:sis］ 偽性アディアドコキネシス［医学］．
pseu·do·ag·glu·ti·na·tion ［sjù:douəglù:tinéiʃən］ 偽〔陽〕性凝集〔反応〕［医学］，= pseudohemagglutination．
pseu·do·a·gram·ma·tism ［sjù:douəgrǽmətizəm］ 偽〔性〕失文法〔症〕．
pseu·do·a·graph·ia ［sjù:douəgrǽfiə］ 偽誤字症，= pseudagraphia．
pseu·do·ain·hum ［sjù:douáinhʌm］ 偽〔性〕アインフム．→ ainhum．
pseu·do·al·bu·min·u·ria ［sjù:douəlbjù:minjú:ria, –ælbju:m–］ 偽アルブミン尿，偽アルブミン尿症（血液，膿，リンパ，精液などの混在したもの），= adventitious albuminuria，pseudalbuminuria．
pseu·do·al·do·ste·ron·ism ［sjù:douældəstróunizm］ 偽性（仮性）アルドステロン症．
pseu·do·al·ka·loids ［sjù:douǽlkəlɔid］ 偽アルカロイド類．
pseu·do·al·lele ［sjù:douəlí:l］ 偽対立遺伝子［医学］（シス-トランス検定で対立遺伝子としてふるまうが，交差による分離が可能な遺伝子）．
pseu·do·al·lel·ic ［sjù:douəlélik］ 偽対立遺伝子の．
pseu·do·al·lel·ism ［sjù:douǽlilizəm］ 偽対立性［医学］．
pseu·do·al·ler·gen ［sjù:douǽlə:dʒən］ 仮性アレルゲン（ナス，ホウレンソウなどに存在するヒスタミン様物質）．
pseudoallergic reaction アレルギー様反応（特異的なマスト細胞からのヒスタミン貯蔵顆粒の放出（脱顆粒）によるヒスタミン遊離作用による反応）．
pseu·do·al·lyl ［sjù:douǽlil, –lail］（イソプロペニル基），= isopropenyl．
pseu·do·al·o·pe·cia ar·e·a·ta ［sjù:douæləpí:ʃiə ɛəriéitə］ 円形偽脱毛症．
pseu·do·al·um ［sjù:douǽləm］ 擬ミョウバン（普通のミョウバン $K_2SO_4Al_2(SO_4)_3 \cdot 24H_2O$ の K_2 の代わりに2価の金属元素が結合した複塩）．
pseu·do·al·ve·o·lar ［sjù:douælví:ələr］ 肺胞様の．
pseu·do·a·men·or·rh(o)ea ［sjù:douəmènərí:ə］ 仮性無月経．
pseu·do·am·y·loi·do·sis ［sjù:douæmilɔidóusis］ 偽アミロイド症，偽類デンプン症．
pseu·do·an·a·phy·lac·tic ［sjù:douænəfilǽktik］ 偽アナフィラキシーの．→ pseudoanaphylaxis．
p. shock 偽アナフィラキシーショック．
pseu·do·an·a·phy·lax·is ［sjù:douænəfilǽksis］ 偽アナフィラキシー（アナフィラキシーに類似しているが，特異抗原-抗体反応に由来しないもの）．
pseu·do·a·ne·mia ［sjù:douəní:miə］ 偽〔性〕貧血［医学］（貧血によらない顔色の蒼白）．
pseu·do·an·eu·rysm ［sjùdouǽnjurizəm］ 偽〔性〕動脈瘤［医学］，= false aneurysm．

pseu·do·an·gi·na [sjù:douænʤáinə] 偽性アンギナ，偽(仮性)狭心症〔医学〕(心臓に器質的病変を伴わない胸痛で，神経質者にみられる)，= pseudangina，angina pectoris nervosa.
pseu·do·an·gi·o·ma [sjù:douænʤióumə] 偽〔性〕血管腫.
pseu·do·an·gi·o·sar·co·ma [sjù:douænʤiousɑ:kóumə] 偽血管肉腫.
pseu·do·an·ky·lo·sis [sjù:douæŋkilóusis] 偽性強直〔症〕，= pseudankylosis.
pseu·do·an·o·don·tia [sjù:douænədánʃiə] 偽無歯症(歯の発育はあるが，生歯のないこと).
pseu·do·an·o·rex·ia [sjù:douænəréksiə] 仮性食欲不振(胃病のため).
pseu·do·an·tag·o·nist [sjù:douæntǽgənist] 偽拮抗筋.
pseu·do·a·pha·kia [sjù:douəféikiə] 膜性白内障.
pseudoapolytic proglottid 擬離脱片節.
pseu·do·ap·o·plexy [sjù:douǽpəpleksi] 偽〔性〕卒中〔医学〕(脳出血を伴わないもの).
pseu·do·ap·pen·di·ci·tis [sjù:douəpèndisáitis] 偽性虫垂炎〔医学〕.
pseu·do·a·prax·ia [sjù:douəprǽksiə] 偽失行症(極端に不器用な状態).
pseu·do·ar·e·a [sjù:douέəriə] 萎縮性脱毛症，= alopecia atrophicans，pseudopelade.
pseu·do·ar·o·ma·tic·i·ty [sjù:douəròumətísiti] 擬似芳香族性〔医学〕.
pseu·do·ar·te·ri·o·scle·ro·sis [sjù:douà:ti:riouskliəróusis] 仮性動脈硬化症(動脈が単に異常蛇行を呈するが，真の硬化を起こしていない場合).
pseu·do·ar·thro·sis [sjù:douɑ:θróusis] 偽関節〔医学〕，= pseudarthrosis.
pseu·do·a·sym·me·try [sjù:doueisímitri] 擬〔似〕不斉〔医学〕(不斉炭素原子に結合している4個の原子団のうち，その2個が互いに光学異性の対掌体である場合，この炭素原子の不斉をいう).
pseu·do·a·tax·ia [sjù:douətǽksiə] 仮性運動失調症，偽〔性〕運動失調〔症〕〔医学〕.
pseu·do·ath·e·ro·ma [sjù:douæ̀θəróumə] 偽性アテローム〔医学〕，偽性粉瘤〔医学〕，= follicu larucyst，false atheroma.
pseu·do·ath·e·to·sis [sjù:douæ̀θətóusis] 偽アテトーゼ，偽アテトーシス〔医学〕.
pseudoatopic dermatitis 偽アトピー性皮膚炎.
pseu·do·at·ro·pho·der·ma [sjù:douæ̀trəfoudə́:mə] 偽皮膚萎縮症.
pseu·do·at·ro·pine [sjù:douǽtrəpi:n] シュードアトロピン $C_{17}H_{33}O_3N$ (針状結晶).
pseu·do·au·then·tic·i·ty [sjù:douɔ̀:θentísiti] 偽元性，偽真正.
pseudoautosomal region 偽常染色体領域(部)〔医学〕.
pseu·do·ba·cil·lus [sjù:doubəsíləs] 偽〔性〕バチルス，偽〔性〕桿菌(桿菌のような形をした小さい変形赤血球).
pseu·do·bac·te·ri·um [sjù:doubæktí:riəm] 偽〔性〕バクテリア，偽〔性〕細菌(バクテリアに似た微小細胞).
pseu·do·bap·tig·e·nin [sjù:doubæptíʤənin] シュードバプチゲニン 化 φ-baptigenin，7-oxy-3′，4′-methylenedioxy-isoflavone $C_{16}H_{10}O_5$ (マメ科植物 *Baptisia tinctoria* の根茎に配糖体シュードバプチシンとして存在する).
pseu·do·bap·tisin [sjù:dəbǽptisin] シュードバプチシン $C_{28}H_{30}O_{14}\cdot 3H_2O$ (マメ科植物 *Baptisia tinctoria* の根にある配糖体で，水解するとシュードバプチゲニンを生ずる).
pseu·do·base [sjù:doubéis] 擬塩基(塩基ではないが酸に合うと分子内転位を起こして塩基となり，その酸の塩を生ずる有機化合物).
pseu·do·bas·e·dow [sjù:doubá:zədou] 偽性甲状腺機能亢進〔症〕，偽〔性〕バセドウ病〔医学〕，= basedoid.
pseu·do·bi·na·ry sys·tem [sjù:doubáinəri sístəm] 仮二成分系(同素体または互変体であって平衡に達するのにある程度の時間を要するものは，二成分系として取り扱われ，これを仮二成分系と呼ぶ).
pseu·do·bleph·a·rop·to·sis [sjù:doublèfərɑptóusis] 仮性眼瞼下垂，偽性眼瞼下垂〔症〕〔医学〕.
pseu·do·blep·sia [sjù:dəblépsiə] 偽視，幻視，= pseudoblepsis，pseudopsia.
pseu·do·bo·try·o·my·co·sis [sjù:doubɑ̀trioumaikóusis] 偽ボトリオミコーゼ，= granuloma telangiectodes.
pseu·do·bulb [sjù:doubʌ́lb] 偽食道球.
pseu·do·bul·bar [sjù:doubʌ́lbər] ① 偽性球性の(延髄に原因のないことについていう). ② 偽輪茎の，偽鱗体の(植物).
 p. palsy 仮(偽)性球麻痺〔医学〕.
 p. paralysis 仮性球麻痺〔医学〕(両側脳半球の対称性疾患で，脳幹における脳神経路または中枢を侵し，球性麻痺に類似の嚥下，構語，そしゃく運動の障害を起こすが，球反射は残存する).
pseudobullar palsy 仮性球麻痺，= pseudobulbar paralysis.
pseu·do·car·ci·no·ma [sjù:doukɑ̀:sinóumə] 偽性癌〔医学〕.
pseu·do·car·ci·nom·a·tous hy·per·pla·sia [sjù:doukɑ̀:sinámətəs hàipə:pléiziə] 偽性癌性増殖〔医学〕.
pseu·do·car·ti·lage [sjù:doukɑ́:tiliʤ] 偽軟骨(軟骨母基の形成が欠けている胎生期の軟骨)，= chondroid tissue，fibrohyaline tissue，notochordal tissue，vesicular supporting tissue. 形 pseudocartilaginous.
pseu·do·car·ti·lag·i·nous [sjù:doukɑ̀:tilǽʤinəs] 偽〔性〕軟骨性の.
pseu·do·car·y·ot·ic [sjù:doukæ̀riɑ́tik] 偽核の〔医学〕.
pseu·do·cast [sjú:dəkæst] 偽円柱〔医学〕.
pseu·do·cat·a·lep·sia [sjù:doukæ̀təlépsiə] 偽性カタレプシー〔医学〕，偽強硬症，= pseudocatalepsy.
pseu·do·cat·a·lep·sy [sjù:doukǽtəlepsi] 偽性カタレプシー，偽強硬症，= pseudocatalepsia.
pseu·do·cat·a·ract [sjù:dəkǽtərækt] 偽白内障〔医学〕.
pseu·do·cele [sjú:dəsi:l] 透明中隔腔，= cavum septi pellucidi.
pseu·do·ce·lom [sjù:dousí:ləm] 偽〔性〕体腔.
pseu·do·ceph·a·lo·cele [sjù:douséfələsi:l] 偽脳瘤(先天奇形によるものではなく，外傷や手術後に発生した脳瘤).
pseudocerebellar syndrome 偽小脳症候群.
pseu·do·cer·e·brin [sjù:dəsérəbrin] シュードセレブリン $C_{44}H_{92}NO_8$ (protagon にバリタが作用して生ずる物質).
pseu·do·cha·la·zi·on [sjù:doukəléiziən] 偽性霰(さん)粒腫(肉腫または梅毒などによるもの).
pseu·do·chan·cre [sjù:dəʃǽŋkər] 偽性(仮性)下疳.
 p. redux 再発性偽性下疳(原発性梅毒疹の部位にゴム腫性病変が起こるもの).
pseu·do·che·le·ryth·rine [sjù:doukì:lərí θrin] (サンギナリン)，= sanguinarine.
pseu·do·chlo·ro·sis [sjù:doukl ɔ:róusis] 偽〔性〕萎黄病. 形 pseudochlorotic.

P

p. infantum 乳児偽〔性〕萎黄病（牛乳またはヤギ乳を主とする人工栄養乳児にみられる貧血）．

pseudochlorotic anemia 偽〔性〕萎黄病性貧血，＝ pseudochlorosis．

pseu·do·cho·le·cys·ti·tis ［sjù:doukòulisistáitis］ 偽胆嚢炎（食事性アレルギーに基づく胆嚢炎類似症候群）．

pseu·do·chol·era ［sjù:doukálərə］ 偽性コレラ〔医学〕，仮性コレラ（ネズミノミにより伝播される *Burkholderia pseudomallei* の感染症で，肉芽腫様の病変，発熱，嘔吐，敗血症，小疱性発疹，粟粒性膿瘍，肝脾腫を伴う），＝ pseudoenteritis．

p. infantum 仮性小児コレラ．→ rotavirus enteritis．

pseu·do·cho·les·te·a·to·ma ［sjù:doukàləstiətóumə］ 偽（仮性）真珠腫〔医学〕（慢性中耳炎において鼓室内に発生する角化性上皮細胞の増殖）．

pseu·do·cho·lin·es·ter·ase ［sjù:doukàlinéstəreis］ 偽性コリンエステラーゼ〔医学〕．

p. deficiency 偽コリンエステラーゼ欠損〔症〕．

pseu·do·cho·rea ［sjù:doukərí:ə］ 偽〔性〕舞踏病〔医学〕．

pseu·do·cho·ri·o·ep·i·the·li·o·ma ［sjù:doukɔ̀:riouepiθi:lióumə］ 偽性絨毛上皮腫（絨毛上皮腫の特徴を欠く細胞からなるもの）．

pseu·do·chro·ma·tin ［sjù:doukróumətin］（パラヌクレイン），＝ paranuclein．

pseu·do·chro·mes·the·sia ［sjù:doukròumesθí:ziə］ ① 聴色症（語字の母音が，聞いても，見ても，確然たる色彩を帯びるように感じる錯覚），＝ color hearing．② 彩視症（無色の物体が色彩を帯びた感じを与えること）．

pseu·do·chro·mia ［sjù:doukróumiə］ 色覚錯倒．

pseu·do·chro·mi·dro·sis ［sjù:doukròumidróusis］ 仮〔性〕色汗症（発汗した後，細菌またはほかの原因で，皮膚が着色する色汗症）．

pseu·do·chro·mo·some ［sjù:doukróuməsoum］ 偽染色体．

pseu·do·chy·lous ［sjù:doukáiləs］ 偽〔性〕乳び（糜）の．

p. ascites 偽乳び（糜）性腹水（乳び様ではあるが脂肪は含まれていない）．

pseu·do·chy·lu·ria ［sjù:doukailjú:riə］ 偽乳び（糜）尿，非寄生性乳び尿（胸管の閉塞に基づくリンパのうっ滞によるもの），＝ nonparasitic chyluria．

pseu·do·cin·cho·nine ［sjù:dəsíŋkəni:n］（ヒドロシンコニン），＝ hydrocinchonine．

pseu·do·cir·rho·sis ［sjù:dousiróusis］ 偽性肝硬変〔医学〕，偽肝硬変症（肝静脈，大静脈などの閉塞または心外膜炎などにおいて起こる肝腫）．

pseu·do·clo·nus ［sjù:douklóunəs］ 偽〔性〕クローヌス〔医学〕，偽間代（膝蓋，足クローヌスと同様の現象であるが，一過性ですぐ消失するもの）．

pseu·do·co·arc·ta·tion ［sjù:doukòuɑ:ktéiʃən］ 偽〔性〕大動脈縮窄〔症〕，＝ buckled aorta．

p. of aorta 偽性大動脈縮窄．

***d*-pseu·do·co·caine** ［– sjù:doukóukein］ *d*-シュードコカイン $C_{17}H_{21}NO_4$（局所麻酔薬），＝ isococaine．

pseu·do·co·de·ine ［sjù:doukóudi:in］ シュードコデイン $C_{18}H_{21}NO_3$（コデイン類似の作用を示すが，やや弱力な催眠薬），＝ neoisocodeine．

pseu·do·coele ［sjú:dəsi:l］ 偽体腔，＝ pseudocele．

pseu·do·col·loid ［sjù:dəkálɔid］ 偽膠質（特に卵巣に存在する粘液状物質）．

p. of lips 唇の偽コロイド（膠質）腫（口粘膜および唇に発生する黄橙色腫瘍），＝ Fordyce disease．

pseu·do·col·lu·sion ［sjù:doukəlú:ʒən］ 偽〔性〕親近感．

pseu·do·col·o·bo·ma ［sjù:doukàləbóumə］ 偽虹彩欠裂，偽性虹彩欠損〔症〕〔医学〕．

pseu·do·col·o·ny ［sjù:dəkáləni:］ 偽（にせ）集落〔医学〕（血漿などが放置されるとき，その表面に生ずる結晶物）．

pseu·do·co·ma ［sjù:doukóumə］ 偽〔性〕昏睡．

pseu·do·com·pat·i·bil·i·ty ［sjù:doukəmpæ̀tibíliti］ 偽和合性〔医学〕．

pseu·do·com·po·nent ［sjù:doukɑnpóunənt］ 仮成分．

pseu·do·co·na ［sjù:doukóunə］ 偽円錐眼（ハエの眼で，硝子体はないが，それに代わる液体をもつもの）．

pseu·do·con·hy·drin ［sjù:doukənháidrin］ シュードコンヒドリン ㊌ 5-hydroxy-2-propylpiperidine, 5-hydroxyconiin $C_{18}H_{17}NO$（ドクニンジン *Conium maculatum* の種子の有毒性アルカロイド）．

pseu·do·co·nid·ies ［sjù:doukounídi:z］ 仮性分生子．

pseu·do·con·ju·ga·tion ［sjù:doukàndʒugéiʃən］ 偽接合（原虫の発育期において，嚢胞中に長く伸びて共存する状態）．

pseu·do·cor·pus·lu·te·um ［sjù:doukɔ̀:pʌsltí:əm］ 偽黄体（黄体形成は起こるが，排卵しない卵胞）．

Pseudocowpox virus 偽牛痘ウイルス（ポックスウイルス科のウイルスで，搾乳などでウシから感染し，結節をきたす），＝ milker's nodule virus, paravaccinia virus．

pseu·do·cow·pox ［sjù:doukáupɑks］ 偽牛痘，仮性牛痘（ポックスウイルス科，パラポックスウイルス属の偽牛痘ウイルスによるウシの乳頭または乳房に発生する皮膚病変を主徴とする病気），＝ paravaccinia．

pseu·do·cox·al·gia ［sjù:doukɑksǽldʒiə］ 偽尾骨痛（若年期変形性骨軟骨炎），＝ osteochondritis deformans juvenilis．

pseu·do·cri·sis ［sjù:doukráisis］ 偽〔性〕分利〔医学〕，仮性分利（熱性症状が一時的に急激な緩和を示すこと）．

pseu·do·crit·i·cal point ［sjù:doukríticəl pɔ́int］ 擬似臨界点〔医学〕．

pseu·do·croup ［sjù:doukrú:p］ 仮性クループ〔医学〕，偽〔性〕クループ〔医学〕（急性カタル性喉頭炎において特に夜間呼吸困難，犬吠様咳嗽，狭窄音などが起こって，クループを思わせる症状），＝ laryngismus stridulus．

pseu·do·cryp·tor·chism ［sjù:doukríptɔ́:kizəm］ 偽〔性〕潜在精巣〔症〕．

pseu·do·cu·be·bin ［sjù:doukjú:bəbin］ シュードクベビン $(C_{10}H_{10}O_3)_4$（ある種の *Piper* 属植物の果実の苦味質）．

pseu·do·cu·mene ［sjù:doukjú:mi:n］ シュードクメン〔医学〕 ㊌ 1,2,4-trimethyl-benzene $C_6H_3(CH_3)_3$（コールタールに存在する炭化水素），＝ pseudocumol．

pseu·do·cu·me·nol ［sjù:doukjú:minɔ:l］ シュードクメノール ㊌ 2,4,5-trimethylphenol $(CH_3)_3C_6H_2OH$．

pseu·do·cu·mid·i·no– ［sjù:doukju:mídinou］ シュードクミジン基，＝ 2,4,5-trimethylanilino–．

pseu·do·cu·mol ［sjù:doukú:mɑl］ シュードクモール．

pseu·do·cu·ra·rine ［sjù:doukjú:rəri:n］ シュードクラリン（キョウチクトウに存在するジギタリン様配糖体）．

pseu·do·cy·e·sis ［sjù:dousaií:sis］ 偽妊娠，想像妊娠〔医学〕，幻想妊娠（妊娠を渇望する婦人に現れる症状），＝ phantom pregnancy, spurious pregnancy．

pseu·do·cy·lin·droid ［sjù:dousilíndrɔid］ 偽円柱（尿中にみられる粘液糸）．

pseu·do·cyst [sjú:dəsist] 偽嚢子，仮〔性〕嚢胞〔医学〕，偽嚢胞〔医学〕（トキソプラズマ属のような胞子虫が宿主細胞内にあって増殖するときは液胞内にあり，膜に包まれているので嚢胞のようにみえるので，これを偽嚢胞という）．

pseu·do·de·cid·u·o·sis [sjù:doudisidjuóusis] 偽〔性〕脱落膜症．

pseudodeficiency rickets 〔ビタミンD〕偽欠乏性くる病．

pseu·do·de·men·tia [sjù:doudiménʃiə] 仮性痴呆〔医学〕，偽痴呆（ヒステリー性のものが多い），= Ganser symptom．

pseu·do·dex·tro·car·dia [sjù:doudèkstrouká:diə] 偽右心症（後天的に圧迫などにより心臓が右側に単に移動している状態）．

pseu·do·di·a·be·tes [sjù:doudàiəbí:ti:z] 偽〔性〕糖尿病．

pseu·do·di·a·stol·ic [sjù:doudàiəstálik] 仮性心拡張期の，心拡張期様の．

pseu·do·di·cy·a·nine [sjù:doudaisáiənin] シュードジシアニン（藍緑色の色素 carbocyanine，kryptocyanine，pinaflavon などを含む）．

pseu·do·dig·i·tox·in [sjù:doudìʤitáksin] シュードジギトキシン，= gitoxin．

pseu·do·diph·the·ria [sjù:doudifθí:riə] 偽ジフテリア（ジフテリア菌の感染によらないで，偽膜を形成する状態）．

pseu·do·diph·the·ri·cum [sjù:doudifθí:rikəm] 偽ジフテリア菌．

pseu·do·dip·sia [sjù:doudípsiə] 偽〔性〕口渇，偽〔性〕渇き．

pseu·do·di·ver·tic·u·lum [sjù:doudàivə:tíkjuləm] 偽〔性〕憩室〔医学〕，仮性憩室．

pseu·do·dom·i·nance [sjù:doudáminəns] 偽優性〔医学〕，= quasidominance．

pseu·do·don·to·gen·e·sis [sjù:doudàntəʤénisis] 仮性生歯，= pseudodontosis．

pseu·do·dys·en·tery [sjù:doudísəntəri] 偽性赤痢〔医学〕（赤痢菌の感染によらない症状）．

pseu·do·e·de·ma [sjù:douidí:mə] 偽〔性〕浮腫，= pseudo-oedema．

pseu·do·em·bry·on·ic [sjù:douèmbriánik] 偽胎児性の．

pseu·do·em·phy·se·ma [sjù:douèmfizí:mə] 偽性肺気腫（気管支の閉塞によるもの）．

pseu·do·e·mul·sion [sjù:douimʌ́lʒən] 偽乳剤〔医学〕，擬似エマルション．

pseu·do·en·ceph·a·li·tis [sjù:douensèfəláitis] 偽性脳炎（脳炎の症状を呈する症候）．

pseu·do·en·do·me·tri·tis [sjù:douèndoumitráitis] 偽性子宮内膜炎．

pseu·do·en·ter·i·tis [sjù:douèntəráitis] 偽性腸炎，= pseudocholera．

pseu·do·en·tri·cle [sjù:douéntrikl] 第五脳室（透明中隔腔），= cavum septi pellucidi．

pseu·do·e·phed·rine [sjù:douifédrin] シュードエフェドリン ㊗ *d*-isoephedrine $C_{10}H_{15}NO$（マオウ *Ephedra distachya* の葉のアルカロイドで，エフェドリンの立体異性体）．

pseu·do·ep·i·lep·sy [sjù:douépilepsi] 偽てんかん．

pseu·do·e·piph·y·ses [sjù:douipífisi:z] 偽骨端〔核〕(pseudoepiphysis の複数)．

pseu·do·e·piph·y·sis [sjù:douipífisis] 偽骨端〔核〕〔医学〕（第2中手骨の両端にみられる副骨）．

pseu·do·ep·i·steph·a·nine [sjù:douèpistéfənin] シュードエピステファニン $C_{19}H_{21}NO_3$（ハスノハカズラに存在するアルカロイドの一つ）．

pseudoepitheliomatous hyperplasia 偽上皮腫性増殖．

pseu·do·ep·i·the·li·za·tion [sjù:douèpiθì:lizeiʃən] 偽内膜化〔医学〕．

pseudoerectile tissue 鼻甲介の下粘膜．

pseu·do·e·ro·sion [sjù:douiróuʒən] 偽びらん〔医学〕（子宮腟部などの）．

pseu·do·er·y·sip·e·las [sjù:douèrisípiləs] 偽性丹毒．

pseu·do·es·the·sia [sjù:douesθí:ziə] 幻覚，偽感覚，= pseudesthesia．

pseu·do·ex·fo·li·a·tion [sjù:douèksfəliéiʃən] 偽〔性〕剥脱，偽〔性〕落屑〔医学〕．

p. of lens capsule 水晶体嚢の偽落屑，= exfoliation of lens．

p. syndrome 偽落屑症候群．

pseudoexfoliative glaucoma 偽剥脱性緑内障．

pseu·do·ex·o·pho·ria [sjù:douèksoufɔ́:riə] 偽外斜位（眼の調節中枢の活動性の減退によって起こる外斜位）．

pseu·do·ex·oph·thal·mos [sjù:douèksɑfθǽlməs] 偽眼球突出．

pseu·do·ex·po·sure [sjù:douikspóuʒər] 仮性露出（歯髄がほとんど露出される程度に進んだう歯）．

p. of pulp 歯髄仮性露出．

pseu·do·far·cy [sjú:dəfɑ:si] 家畜流行性リンパ管炎（ウマの真菌感染症），= lymphangitis epizootica．

pseu·do·fe·ver [sjú:dəfi:vər] 偽発熱（原因がなくて体温が上昇すること）．

pseu·do·fi·brin [sjú:dəfaibrin] （パラ線維素原），= parafibrinogen．

pseudofistula symptom 偽〔性〕瘻孔症状〔医学〕（先天梅毒にみられる気圧性眼振），= Hennebert symptom．

pseu·do·fla·gel·la·ta [sjù:douflæʤiléitə] 偽鞭毛期（三日熱原虫の生殖子）．

pseu·do·flex·i·bil·i·tas ce·rea [sjù:douflèksibílitəs sí:riə] 偽ろう（蝋）屈症（緊張病においてみられる強硬症で，ろう屈症によく似た症状）．

pseu·do·fluc·tu·a·tion [sjù:douflʌ̀kʧuéiʃən] 偽波動〔医学〕（脂肪腫などを打診するとき認められる）．

pseudofollicular salpingitis 偽濾胞性卵管炎〔医学〕．

pseu·do·fol·lic·u·li·tis [sjù:doufəlìkjuláitis] 仮性毛包炎．

p. of beard 顎毛部仮性毛包炎．

pseu·do·fo·vea [sjù:doufóuviə] 偽性中心窩〔医学〕．

pseu·do·frac·ture [sjù:dəfrǽkʧər] 偽骨折（① 骨膜肥厚によりX線写真で見られる骨折に類似した像．② 自然骨折）．

p. of tibia 脛骨偽骨折（脛骨の骨膜肥厚による．Ollonquist）．

pseu·do·fruc·tose [sjù:doufrʌ́ktous] 擬果糖．

pseudofusion beat 偽融合収縮．

pseu·dog·a·my [sju:dágəmi] 偽受精〔医学〕．

pseu·do·gan·gli·on [sjù:dougǽŋgliən] 偽神経節（神経の膨れた部分）．

pseu·do·gas [sjú:dəgæs] 偽ガス〔医学〕．

pseu·do·gene [sjú:dəʤi:n] 擬似遺伝子〔医学〕，偽遺伝子〔医学〕（機能している遺伝子の塩基配列と相同性の高い塩基配列をもつが，遺伝子としての機能をもたないDNAの配列．アフリカツメガエルの 5S rRNA 遺伝子，ヒト免疫グロブリン遺伝子，マウス *α*-グロビン遺伝子など多くの例が知られている）．

pseu·do·geu·ses·the·sia [sjù:dougù:sesθí:ziə] 〔偽〕味視共感〔症〕(味覚により光色を感じ，またはその逆症状)，= color taste．

pseu·do·geu·sia [sjù:dougú:siə] 偽性味覚〔医学〕，偽味覚症（局在性てんかんの前兆として起こる幻味）．
pseu·do·glan·ders [sjù:douglǽndərz] 偽鼻疽，= lymphangitis ulcerosa pseudofarcinosa.
pseudoglandular squamous cell carcinoma 偽腺性有棘細胞癌．
pseu·do·glau·co·ma [sjù:douglɔ:kóumə] 偽緑内障〔医学〕．
pseu·do·gli·o·ma [sjù:douglaióumə] 偽性グリオーマ，偽性〔神経〕膠腫〔医学〕，= ophthalmia metastatica.
pseu·do·glob·u·lin [sjù:dəglábjulin] シュードグロブリン，偽〔性〕グロブリン〔医学〕（塩析されにくく，等電点付近で水に溶けるグロブリンで，真性グロブリンと区別するための用語）．
pseu·do·glo·mer·u·lus [sjù:douglouméṛjuləs] 偽糸球体．
pseudoglottic myoclonia 吃逆，= hiccup.
pseu·do·glot·tis [sjù:douglátis] 偽声帯の中間孔．
pseu·do·glu·co·sa·zone [sjù:douglu:kóusəzoun] シュードグルコサゾン．
pseu·do·gon·o·coc·cus [sjù:dougànəkákəs] 偽淋菌．
pseu·do·gon·or·rhea [sjù:dougànərí:ə] 偽〔性〕淋疾〔医学〕（淋菌の感染のない尿道炎）．
pseu·do·gout [sjú:dəgaut] 偽〔性〕痛風〔医学〕．
pseu·do·graph·ia [sjù:dougrǽfiə] 偽書字症（無意義の語字を書くこと）．
pseu·do·gy·ne·co·mas·tia [sjù:douʤìnekoumǽstiə, -gainek-] 偽女性乳房（男性における脂肪組織の増殖による乳房肥大）．
pseu·do·hal·lu·ci·na·tion [sjù:douhəlu:sinéiʃən] 偽〔性〕幻覚〔医学〕，仮性幻覚（記憶または想像により引き起こされる幻覚で，心性幻覚とも呼ばれる），= conscious hallucination.
pseu·do·hem·ag·glu·ti·na·tion [sjù:douhì:məglù:tinéiʃən] 偽赤血球凝集（連銭形成による赤血球の非特異的凝集現象）．
pseu·do·he·ma·tu·ria [sjù:douhì:mətjú:riə] 偽〔性〕血尿，= false hematuria.
pseu·do·heme [sjú:dəhi:m] 偽〔性〕ヘム（偽ヘモグロビンのヘム部のことで，酸化されて verdoheme に変化するもの）．
pseu·do·hem·i·a·car·di·us [sjù:douhì:miəká:diəs] 偽半無心奇形体（胸部が欠損している臍帯寄生体），= pseudothorax.
pseu·do·he·mo·glo·bin [sjù:douhì:mouglóubin] 偽血色素，シュードヘモグロビン（ヘモグロビンが KCN との共存の下で，アスコルビン酸 O_2 系，H_2O_2 系，$Na_2S_2O_4$–O_2 系，または $Na_2S_2O_4$ アスコルビン酸–O_2 系などの反応の下に分解するとき生ずる緑色物質で，吸収極大は 618nm にあるもの）．
pseu·do·he·mo·phil·ia [sjù:douhì:məfíliə] 偽〔性〕血友病〔医学〕（女子血友病，線維原低下症，血小板因子欠乏症，低カルシウム血症，血小板薄弱症などの総称名で，ときには後天性 AHF 欠乏症にも用いられる），= hemogenia.
p. hepatica 肝性偽〔性〕血友病（主として肝硬変症においてみられるフィブリノーゲン減少に基づく凝固障害），= fibrinopenic pseudohemophilia.
pseu·do·he·mop·ty·sis [sjù:douhi:máptisis] 偽喀血（気管や気管支以外の部分からの喀血）．
pseu·do·her·maph·ro·dism [sjù:douhə:mǽfrədizəm] 仮性半陰陽（胎生初期における生殖原基の発育不全により，外観上性別が不明となる状態），= pseudohermaphroditism, spurious hermaphrodism.
pseu·do·her·maph·ro·dite [sjù:douhə:mǽfrədait] 仮性半陰陽者（外陰の形と生殖腺とが異なったものをもつ者）．形 pseudohermaphroditic.
pseu·do·her·maph·ro·dit·ism [sjù:douhə:mǽfrədaitizəm] 仮性半陰陽〔医学〕，= pseudohermaphrodism.
pseu·do·her·nia [sjù:douhə́:niə] 偽〔性〕ヘルニア〔医学〕（化膿または炎症による腫脹で，ヘルニア様の外観を呈するもの）．
pseu·do·het·er·o·to·pia [sjù:douhètərətóupiə] 偽転位（剖検の際，未熟な取り扱いにより脳または脊髄が転位されること）．
pseudohorn cyst 偽角質嚢腫．
pseu·do·hy·dro·ceph·a·ly [sjù:douhàidrəséfəli] 偽〔性〕水頭〔症〕．
pseu·do·hy·dro·ne·phro·sis [sjù:douhàidrounifróusis] 偽水腎症，= paranephritic cyst.
pseu·do·hy·dro·pho·bia [sjù:douhàidroufóubiə] 偽恐水病（恐水病に対する恐怖症で，しばしばその症状が発現する），= Aujesky disease, cynophobia, lyssophobia.
pseu·do·hy·os·cy·a·mine [sjù:douhàiəsáiəmi:n] シュードヒヨスチアミン $C_{16}H_{21}NO_3$（オーストラリア産ナス科植物 *Duboisia myoporoides* に存在するアルカロイドで，ヒヨスチアミンのような特性をもつ鎮痙・鎮静薬），= norhyoscyamine.
pseu·do·hy·per·al·do·ste·ron·ism [sjù:douhàipərældəstéranizəm] 偽〔性〕アルドステロン〔過剰〕〔血〕〔医学〕．
pseu·do·hy·per·kal·e·mia [sjù:douhàipə:kəlí:miə] 偽高カリウム血症．
pseu·do·hy·per·par·a·thy·roid·ism [sjù:douhàipə:pærəθáirɔidizəm] 偽性副甲状腺機能亢進症．
pseu·do·hy·per·tel·or·ism [sjù:douhàipə:télərizəm] 偽隔離症．
pseu·do·hy·per·troph·ic [sjù:douhàipə:tráfik] 偽〔性〕肥大の．
p. muscular dystrophy 仮肥大性筋ジストロフィ〔一〕〔医学〕，偽肥大性筋異栄養症，= Erb paralysis.
p. muscular paralysis 偽肥大性筋麻痺〔医学〕，筋仮性肥大性麻痺．
pseu·do·hy·per·tro·phy [sjù:douhaipə́:trəfi] 仮性肥大，偽〔性〕肥大〔医学〕．形 pseudohypertrophic.
pseu·do·hy·pha [sjù:douháifə] 偽菌糸，仮性菌糸〔医学〕．
pseu·do·hy·po·al·dos·ter·on·ism [sjù:douhàipouældástərənìzəm] 偽〔性〕低アルドステロン〔血〕症〔医学〕．
pseu·do·hy·po·na·tre·mia [sjù:douhàipounətrí:miə] 偽〔性〕低ナトリウム血症．
pseu·do·hy·po·par·a·thy·roid·ism [sjù:douhàipoupærəθáirɔidizəm] 偽性副甲状腺機能低下症，偽性上皮小体機能低下症〔医学〕（上皮小体ホルモンは正常であるが，その作用に対する反応低下の状態）．
pseu·do·ic·ter·us [sjù:douíktərəs] 偽性黄疸〔医学〕，= pseudojaundice.
pseu·do·il·e·i·tis [sjù:douìliáitis] 偽小腸炎，= pseudopolyposis lymphatica ilei.
pseu·do·il·e·us [sjù:douíliəs] 偽〔性〕イレウス〔医学〕．
pseu·do·in·do·lyl [sjù:douíndəlil] シュードインドリル基（C_8H_6N–）．
pseu·do·in·farc·tion [sjù:douinfá:kʃən] 偽性梗塞．
pseu·do·in·flu·en·za [sjù:douìnfluénʒə] 偽インフルエンザ．
pseu·do·in·tra·lig·a·men·tous [sjù:douìntrəlìgəméntəs] 偽〔性〕靭帯内の．
p. tumor 偽靭帯内腫瘍（仮性卵巣腫で，円靭帯の後面に付着するもの).
pseu·do·ion [sjù:douáiən] 偽イオン(コロイド次元の荷電粒子).
pseu·do·io·none [sjù:douáiənoun] シュードイオノン ㊊ citrylidene–acetone $(CH_3)_2C{=}CH(CH_2)_2C(CH_3){=}CHCH{=}CHCOCH_3$ (シトラールとアセトンとの縮合物).
pseu·do·i·so·chro·mat·ic [sjù:douàisoukroumǽtik] 仮性同色性(色盲の検査に用いる目的で,異なった2種の色素を混合した試験液についていう).
p. diagram 色盲検査図表.
pseu·do·i·so·en·zymes [sjù:douàisouénzaimz] シュードイソ酵素.
pseu·do·jaun·dice [sjù:doudʒɔ́:ndis] 偽〔性〕黄疸 [医学] (胆汁色素によらぬ皮膚の黄変), = pseudoicterus.
pseu·do·jer·vine [sjù:doudʒə́:vin] シュードジェルビン $C_{29}H_{43}NO_7$ (バイケイソウ *Veratrum viride*, *V. album* などの根にあるアルカロイド).
pseu·do·ker·a·tin [sjù:dəkérətin] シュードケラチン,擬ケラチン(表皮および神経組織にあるケラチン様物質で,アルギン含有量が比較的少なく,eukeratin よりも酵素によって消化されやすい).
pseudokidney sign 偽腎徴候 [医学].
pseu·do·lep·ro·sy [sjù:dəléprəsi] 偽ハンセン病, = punudos.
pseu·do·leu·ke·mia [sjù:doulju:kí:miə] 偽〔性〕白血病(脾,リンパ節に白血病にみられるような組織または臓器所見はあるが,真性白血病の特徴的血液像を伴わないもので,いろいろな疾病に用いられ,特に無白血病 aleukemia と混同誤用されている), = pseudoleukaemia. ㊎ pseudoleukemic.
p. cutis 皮膚偽白血病.
p. infantum 乳児偽白血病, = anemia infantum pseudoleukemica, von Jaksch disease.
pseudoleukemic anemia of infant 小児仮〔性〕白血病性貧血 [医学], 乳児偽性白血病性貧血, = Jaksch–Hayem anemia.
pseu·do·leu·ko·cy·the·mia [sjù:douljù:kousaiθí:miə] 偽〔性〕白血病, = pseudoleuk(a)emia.
pseudoleukoplakic vulvitis 偽白斑〔症〕性外陰炎.
pseu·do·li·po·ma [sjù:doulipóumə] 偽脂肪腫(ヒステリーなどに起こる限局性浮腫), = neuropathic edema.
pseu·do·li·thi·a·sis [sjù:douliθáiəsis] 偽胆石症.
pseu·do·lo·gia [sjù:doulóudʒiə] 虚言症, = pseudology.
p. fantastica 空想虚言症(広範な空想を事実であると信じて虚言する精神症状), = phantastic pseudology.
p. phantastica 空想〔的〕虚言〔症〕[医学], = pseudologia fantastica.
pseu·dol·o·gy [sju:dálədʒi] 虚言症, = pseudologia.
pseu·do·lu·pus [sjù:doulú:pəs] 偽狼瘡.
pseu·do·lux·a·tion [sjù:doulʌkséiʃən] 仮性脱臼.
pseu·do·lym·pho·cyte [sjù:doulímfəsait] 小さい好中球(誤用).
pseu·do·lym·pho·cyt·ic [sjù:doulìmfəsítik] 偽リンパ球の.
p. choriomeningitis 偽脈絡髄膜炎,偽リンパ球性脈絡髄膜炎(リンパ性脈絡髄膜炎ウイルスに近似の感染症).
pseu·do·lym·pho·ma [sjù:doulimfóumə] 偽リンパ腫 [医学].
pseu·do·ly·so·gen·ic [sjù:doulàisədʒénik] 偽溶原性の.
p. strain 偽溶原菌株.
pseu·do·ly·sog·e·ny [sjù:doulaisádʒəni] 偽溶原性 [医学].
pseu·do·lys·sa [sjù:doulísə] = lyssophobia.
pseu·do·mac·ro·glos·sia [sjù:doumæ̀krəglásiə] 偽性大舌〔症〕[医学].
pseu·do·mal·a·dy [sjù:dəmǽlədi] 仮病.
pseu·do·ma·lar·ia [sjù:douməléəriə] 偽マラリア(中毒症におけるマラリア様症状).
pseu·do·ma·lig·nan·cy [sjù:douməlígnənsi] 偽悪性腫瘍.
pseu·do·mam·ma [sjù:doumǽmə] 偽性乳房(卵巣皮様嚢腫においてみられる).
pseu·do·ma·nia [sjù:douméiniə] ① 偽精神病. ② 病的虚言.
pseu·do·mass [sjú:dəmæs] 偽腫瘤 [医学] (肝スキャン読影用語).
pseu·do·mas·tur·ba·tion [sjù:doumæ̀stə:béiʃən] 偽自慰行為, = peotillomania.
pseu·do·meg·a·co·lon [sjù:doumègəkóulən] 仮性巨大結腸(成人にみられる巨大結腸).
pseu·do·mel·a·no·sis [sjù:doumèlənóusis] 偽〔性〕黒色症 [医学] (死後長時間を経た死体の臓器が黒色に着色していること).
pseu·do·me·lia par·a·es·thet·i·ca [sjù:dəmí:liə pæ̀rəesθétikə] 身体各部の偽感覚症.
pseu·do·mem·brane [sjù:dəmémbrein] 偽膜 [医学] (線維素性炎症において線維素の析出が滲出液と混合して薄い層をつくるために,外観上膜のように見えるもの). ㊎ pseudomembranous.
p. formation 偽膜形成 [医学].
pseu·do·mem·bra·nous [sjù:doumémbrənəs] 偽膜の [医学].
p. angina 偽膜性アンギナ.
p. bronchitis 偽膜〔性〕気管支炎.
p. bronchoilitis 偽膜性気管支炎 [医学].
p. colitis 偽膜性結腸炎 [医学].
p. conjunctivitis 偽膜性結膜炎 [医学].
p. croup 偽膜性喉頭炎 [医学].
p. enteritis 偽膜性腸炎.
p. enterocolitis 偽膜性小腸結腸炎 [医学], 偽膜性全腸炎.
p. inflammation 偽膜性炎症(粘膜表層に沈着した線維素(フィブリン),壊死に陥った粘膜組織,好中球および滲出液などからなる膜様物(偽膜)を形成する炎症をいう.その代表的なものとしてはジフテリア,気管支カンジダ症,抗生物質によって惹起される偽膜性腸炎などがある), = diphtheritic i..
p. laryngitis 偽膜性喉頭炎 [医学].
p. rhinitis 偽膜性鼻炎 [医学], = fibrinous rhinitis.
pseu·do·men·in·gi·tis [sjù:doumènindʒáitis] 偽性髄膜炎 [医学], = meningismus.
pseu·do·men·inx [sjù:dəméniŋks] 偽膜.
pseudomenopause therapy 偽閉経療法.
pseu·do·men·stru·a·tion [sjù:doumènstruéiʃən] 偽月経 [医学] (新生児にみられる腟出血).
pseu·do·mer·ism [sjú:dəmərizəm] シュードメリー(互変異性において,母体化合物には異性体はないが,その誘導物に2形のある場合).
pseu·do·me·tam·er·ism [sjù:doumətǽmərizəm] 偽体節制(ある条虫の体節の線列においてみられる配列で,各体節すなわち片節は雌雄両性の生殖器を備えている), = pseudometamery.
pseu·do·met·a·pla·sia [sjù:doumètəpléiziə] 偽化生(ある影響の下に組織または器官の形態が変わるが,機能には変化が起こらないこと), = histological accomodation.
pseu·do·met·he·mo·glo·bin [sjù:doumethì:mouglóubin] 偽メトヘモグロビン, = methemalbu-

min.

pseu·do·mi·cro·ceph·a·lus [sjù:doumàikrəséfələs] 偽小頭体(脳半球の一つが萎縮するか，または幼若期における脳炎のため脳に病変が起こった小頭体).

pseu·dom·ne·sia [sjù:dəmní:ziə] 記憶錯誤 [医学]，偽記憶(記憶幻覚とも呼ばれ，過去に体験していないことを現実にあったことと追想する)，= hallucination of memory.

pseu·do·mo·nad [sjù:doumóunæd] シュードモナス(シュードモナス属の細菌を指す).

Pseu·do·mo·na·da·ce·ae [sjù:doumòunədéisii:] シュードモナス科.

Pseu·do·mo·nas [sjù:doumóunəs] シュードモナス属(好気性のグラム陰性桿菌).

P. aeruginosa 緑膿菌(皮膚表面の傷(熱傷，褥瘡など)に感染，あるいは尿路，呼吸器感染症，敗血症など，日和見感染症の原因となる．膿の緑色はピオシアニンと呼ばれる色素による).

P. cepacia (旧称)，= *Burkholderia cepacia*.

P. fluorescens 蛍光菌(数種の蛍光色素を産生する).

P. mallei (旧称)，= *Burkholderia mallei*.

P. maltophilia (旧称)，= *Stenotrophomonas maltophilia*.

P. pseudomallei (旧称)，= *Burkholderia pseudomallei*.

P. putida シュードモナス・プチダ(土壌，水中に分布する日和見感染菌).

P. pyocyanea (旧称)，= *Pseudomonas aeruginosa*.

pseudomonas paronychia 緑膿菌性爪囲爪炎.

pseu·do·mo·nil·e·thrix [sjù:doumouníliθriks] 偽連珠毛.

pseu·do·mon·o·cot·yl [sjù:dəmánəkɑtil] 偽単子葉.

pseu·do·mon·o·mo·lec·u·lar [sjù:dəmànoumoulékjulər] 擬単分子の.

pseu·do·mon·o·nu·cle·o·sis [sjù:doumànounjú:kliəs] 偽単球増加症 [医学].

pseu·do·morph [sjú:dəmɔ:f] 仮晶.

pseu·do·mor·phine [sjù:doumɔ́:fin] シュードモルフィン，= dehydromorphine.

pseu·do·mor·phism [sjù:doumɔ́:fizəm] 仮像(一つの結晶物が，それとは全く異なるほかの結晶物の形をなすこと).

pseu·do·mo·tor [sjù:doumóutər] 異常運動の.

pseu·do·mu·cin [sjù:doumjú:sin] 偽性ムチン [医学]，シュードムチン(擬ムチンとも呼ばれ，卵巣嚢腫中にある類粘液質).

pseudomucinous cyst 偽粘液嚢腫.

pseudomucinous cystadenocarcinoma 偽粘液性嚢胞腺癌.

pseudomucinous cystadenoma 偽〔性〕粘液性嚢腫，偽粘液〔素〕性嚢腺腫，偽粘液嚢腺腫 [医学].

pseu·do·mus·cu·lar [sjù:dəmʌ́skjulər] 偽筋性の.

p. hypertrophy 偽〔性〕筋肥大 [医学]，偽筋肉性肥大，= pseudotrophic muscular dystrophy.

pseu·do·my·ce·li·um [sjù:doumaisí:liəm] 仮性菌糸 [医学]，偽〔似〕菌糸(モニリアの培養において発生する菌糸で，多様の形態を呈し，そのくびれから球状ないし楕円形の出芽胞子 blastospore が生ずる).

pseu·do·my·ce·to·ma [sjù:doumàisətóumə] 偽菌腫(菌腫に類似するが，分泌物中には顆粒を認めないもの).

pseu·do·my·i·a·sis [sjù:doumaiáiəsis] 擬ハエウジ症.

pseu·do·my·o·pia [sjù:doumaióupiə] 仮性近視 [医学]，偽近視(調節痙攣により小帯線維の弛緩と水晶体弯曲が増して起こる自覚的，他覚的な近視状態).

pseu·do·my·o·to·nia am·y·loi·des [sjù:doumàiətóuniə æmilɔ́idi:z] 類デンプン性偽筋緊張症(類デンプン質が筋肉に沈着して運動障害を起こす状態).

pseu·do·myx·o·ma [sjù:doumiksóumə] 偽性粘液腫 [医学].

p. peritonei 腹膜偽粘液腫 [医学] (1884年 Werth の用いた名称で，腹腔内にて膠様粘液性滲出液が貯留し，被膜により包まれて腹膜内面に嚢腫状腫瘤をつくる疾患．Werth)，= peritonitis gelatinosa, peritonitis myxomatosa chronica, peritonitis colloide, Gallertbauch, myxoglobulosis.

pseu·do·nar·co·lep·sy [sjù:dounà:kəlépsi] 偽ナルコレプシー(重いヒステリーにみられ，睡眠は数時間持続し，後には茫然として倦怠を感じるもうろう状態).

pseu·do·nar·cot·ic [sjù:dounɑ:kátik] 偽麻酔性の.

pseu·do·nar·cot·ism [sjù:dounɑ́:kətizəm] 偽麻酔中毒症(ヒステリー患者があたかも麻酔の影響を受けたような状態にあること).

pseu·do·na·vi·cel·la [sjù:dounèivisélə] (原虫の発育期または胞子).

pseu·do·ne·o·plasm [sjù:douní:əplæzəm] ① 偽性腫瘍．② 幻想腫瘍，= pseudotumor.

pseu·do·neu·ral·gia [sjù:dounju:rǽlʤiə] 偽神経痛(Jendrassik)，= psychalgis.

pseu·do·neu·ras·the·nia [sjù:dounjù:rəsθí:niə] 偽神経衰弱(Bleuler の提唱した用語で，大多数の場合にみられるいわゆる神経衰弱は刺激性衰弱を中核とする真性のものでないとの概念).

pseudoneurasthenic syndrome 仮性神経衰弱症候群(身体疾患や脳器質性疾患にみられる心身の消耗を主症状とする神経衰弱状態).

pseu·do·neu·ri·tis [sjù:dounju:ráitis] 偽〔性〕神経炎 [医学].

p. optica 偽視神経炎(遠視眼乳頭の赤色充血状態で，先天性異常と考えられている).

pseudoneurogenic bladder 仮性神経因性膀胱〔障害〕，= nonneurogenic neurogenic bladder.

pseu·do·neu·ro·ma [sjù:dounju:róumə] 偽性神経腫，= amputation neuroma.

pseu·do·neu·ron·o·pha·gia [sjù:dounju:rɔ̀unəféiʤiə] 偽性神経細胞侵食作用.

pseudoneurotic schizophrenia 偽神経症性統合失調症.

pseu·do·nit [sjú:dənit] 偽シラミ卵(毛鞘)，= hair cast.

pseu·do·nu·cle·in [sjù:dounjú:kli:n] 偽性ヌクレイン，= paranuclein.

pseu·do·nu·cle·o·lus [sjù:dounju:klí:ələs] 偽性小核，= karyosome.

pseu·do·nys·tag·mus [sjù:dounistǽgməs] 偽〔性〕眼振 [医学]，仮性眼振(眼病，弱視，動眼筋麻痺などにみられるもの)，= nystagmoid.

pseu·do-o·chro·no·sis [sjú:dou òukrounóusis] 人工的組織黒変症.

pseu·do-oe·de·ma [sjù:dou idí:mə] 偽〔性〕浮腫，= pseudoedema.

pseu·do-ol·i·go·phre·nia [sjù:dou àligoufrí:niə] 偽性精神薄弱 [医学].

pseu·do-op·i·an·ic ac·id [sjú:dou àpiǽnik ǽsid] シュードオピアン酸 [化] 2-formylveratric acid $(CH_3O)_2C_6H_2(CHO)COOH$.

pseu·do-op·to·gram [sjú:dou áptəgræm] 偽オプトグラム.

pseu·do-os·te·o·ma·la·cia [sjú:dou àstioumələ́iʃiə] 偽骨軟化症.

P

p. pelvis 偽骨軟化症性骨盤.
pseudo-osteomalacic 偽〔性〕骨軟化〔症〕の.
p. pelvis 偽骨軟化症性骨盤.
pseu·do-o·to·scle·ro·sis [sjú:dou òutouskliəróusis] 偽性耳硬化〔症〕〔医学〕.
pseu·do·pal·sy [sjú:dəpɔ:lzi] 偽性麻痺.
pseu·do·pap·il·le·de·ma [sjù:doupæpilidí:mə] 偽〔性〕乳頭水腫(浮腫)〔医学〕(視神経乳頭円の異常隆起).
pseu·do·pa·ral·y·sis [sjù:dəupəræ̀lisis] 偽〔性〕麻痺〔医学〕(疼痛,失調またはほかの原因から起こる外観的運動麻痺), = pseudoparesis.
p. agitans 偽振戦麻痺, = paralysis agitans.
pseu·do·par·a·phra·sia [sjù:doupæ̀rəfréiziə] 全錯語症(すべて誤った語字を用いる完全な錯語症).
pseu·do·par·a·ple·gia [sjù:doupæ̀rəplí:ʤiə] 反射の正常である下肢の麻痺.
pseu·do·par·a·site [sjù:doupǽrəsait] 偽寄生体,偽寄生虫.
pseu·do·par·a·thy·roid·ism [sjù:doupæ̀rəθáirɔidizəm] (アルブライト症候群), = Albright syndrome.
pseu·do·pa·ren·chy·ma [sjù:doupəréŋkimə] 偽柔組織.
pseu·do·pa·re·sis [sjù:doupərí:sis] 偽麻痺, = pseudoparalysis.
pseu·do·par·kin·son·ism [sjù:doupá:kinsənizəm] 偽性振戦麻痺,偽〔性〕パーキンソン症候群〔医学〕.
pseu·do·pe·lade [sjù:doupí:leid] 萎縮性脱毛〔症〕〔医学〕(Brocq), = alopecia atrophicans, alopecia cicatrisata.
pseu·do·pel·lag·ra [sjù:doupəléigrə, -lǽg-] 偽性ペラグラ〔医学〕,仮性ペラグラ(アルコール中毒者にみられる皮膚症で,露出部の紅斑,胃腸症状,神経症状などを伴う), = pellagroid.
pseu·do·pel·le·ti·er·ine [sjù:doupèlitáiərin] シュードペレチエリン $C_9H_{15}NO$ (ザクロ *Punica granatum* の根皮にあるアルカロイド), = granatonine pseudopunicine.
pseu·do·pep·sin [sjù:doupépsin] シュードペプシン(胃腺から分泌されるタンパク質分解酵素).
pseu·do·pep·tone [sjù:doupéptoun] シュードペプトン, = ovomucoid.
pseu·do·per·i·car·di·tis [sjù:doupèrikɑ:dáitis] 偽〔性〕心膜炎.
pseudoperitoneal caul 〔結腸〕偽膜.
pseu·do·per·i·to·ni·tis [sjù:doupèritounáitis] 腹膜症状,偽性腹膜炎〔医学〕, = peritonism.
pseudoperitonsillar abscess 偽扁桃〔腺〕周囲膿瘍.
pseu·do·per·i·ton·sil·li·tis [sjù:doupèritɑ̀nsiláitis] 偽扁桃腺周囲炎.
pseu·do·pha·cos [sjù:douféikəs] 偽水晶体.
pseu·do·pha·kia [sjù:douféikiə] 偽水晶体眼(人工水晶体移植眼).
p. fibrosa 線維性偽水晶体〔症〕.
pseu·do·pha·ko·do·ne·sis [sjù:doufèikoudouní:sis] 偽水晶体振とう.
pseu·do·phen·yl·a·ce·tic ac·id [sjù:doufèniləsí:tik ǽsid] シュードフェニル酢酸 $C_8H_8O_2$.
pseu·do·phi·mo·sis [sjù:doufaimóusis] 仮性包茎〔医学〕(包茎が長く亀頭を完全におおっているが,反転は自由にできるもの).
pseu·do·phleg·mon [sjù:dəflégmən] 仮性フレグモン(神経の刺激的病変に伴う皮膚の発赤で,化膿することはない).
pseu·do·pho·tes·the·sia [sjù:doufoùtisθí:ziə] 偽光覚(視覚以外の感覚刺激による色視共感症), = photism.
pseu·do·phyl·lid [sjù:dəfílid] 擬葉条虫.
Pseu·do·phyl·lid·ea [sjù:doufilídiə] 擬葉目.
pseu·do·plasm [sjú:dəplæzəm] 偽性腫瘍(一時的に腫瘍状の増殖を示すが自然に消滅するもの).
pseudoplasma cells 偽形質細胞(脾臓単球または脾細胞).
pseu·do·plas·mo·di·um [sjù:douplæzmóudiəm] 偽プラスモジウム(粘液菌の薄く広がる集落).
pseu·do·plate·let [sjù:doupléitlit] 偽血小板.
pseu·do·ple·gia [sjù:douplí:ʤiə] 偽〔性〕麻痺,ヒステリー性麻痺, = pseudoparalysis.
pseudopleuritic pneumonia 偽胸膜炎性肺炎, = Desno pneumonia.
pseu·do·pneu·mo·coc·cus [sjù:dounjù:məkɑ́kəs] 偽肺炎球菌.
pseu·do·pneu·mo·nia [sjù:dounju:móuniə] 偽〔性〕肺炎〔医学〕(肺炎の症状はあるが,肺に病変のない状態).
pseu·do·pock·et [sjù:dəpɑ́kit] 仮性ポケット.
pseu·do·pod [sjú:dəpɑd] 偽足, = pseudopodium.
pseu·do·po·di·o·spore [sjù:doupóudiəspɔ:r] 偽足胞子, = amebula.
pseu·do·po·di·um [sjù:doupóudiəm] 仮足,偽足〔医学〕(細胞の活動に際してみられる原形質の突起), = pseudopod. 複 pseudopodia.
pseu·do·pol·y·dys·tro·phy [sjù:dəpɑlidístrəfi] 偽〔性〕ポリジストロフィー.
pseu·do·pol·y·me·lia par·a·es·thet·i·ca [sjù:dəpɑ̀limí:liə pæ̀rəesθétikə] 知覚異常性運動妄想(身体の各部が運動するという知覚をもつ妄想).
pseu·do·pol·yp [sjù:dəpɑ́lip] 偽ポリープ(茸腫)〔医学〕.
pseu·do·pol·yp·o·sis [sjù:doupɑ̀lipóusis] 偽ポリープ(茸腫)症〔医学〕.
pseu·do·por·en·ceph·a·ly [sjù:doupɔ̀urenséfəli] 偽孔脳症(知能の障害を伴わないもの).
pseu·do·por·phyr·ia [sjù:doupɔ:fíriə] 偽ポルフィリン症.
pseudopositive Schick reaction 偽陽性シック反応〔医学〕, = false positive Schick reaction.
pseudopoultry plague (ラニケット病), = Ranikhet disease.
pseu·do·preg·nan·cy [sjù:doupréɡnənsi] 偽妊娠〔医学〕,想像妊娠, = pseudocyesis.
p. therapy 偽妊娠療法.
pseu·do·prog·na·thism [sjù:douprɑ́gnəθizəm] 偽〔性〕顎前突.
pseu·do·pro·tein [sjù:douprόuti:n] 擬タンパク質(ゼラチンのように,アミノ酸1つまたは2つを欠くタンパク質).
pseu·do·pseu·do·hy·po·par·a·thy·roid·ism [sjù:dousjù:douhàipoupæ̀rəθáirɔidizəm] 偽性偽性上皮小体機能低下症(偽性偽性副甲状腺機能低下症).
pseu·dop·sia [su:dɑ́psiə] ① 幻視〔医学〕, = visual hallucination. ② 偽視, = pseudoblepsia.
pseu·do·psy·cho·path·ia [sjù:dousàikəpǽθiə] 偽性精神病質〔医学〕.
pseudopsychopathic schizophrenia 偽性精神病性統合失調症,偽精神病質性統合失調症.
pseu·do·psy·chop·a·thy [sjù:dousaikɑ́pəθi] 偽精神病(流行性脳炎の後遺症).
pseu·do·pte·ryg·i·um [sjù:doutərίʤiəm] 偽〔性〕翼状片〔医学〕(角膜辺縁部の外傷または炎症などの結果,結膜に瘢痕組織が侵入したもの), = scar-pterygium.
pseu·dop·to·sis [sjù:dɑptóusis] 偽〔性〕眼瞼下垂

P

〔医学〕, 偽下垂症（眼瞼の皮膚または脂肪織が増殖したために開眼が制限されること）, ＝ blepharochalasis.

pseu·do·pty·a·lism [sjù:doutáiəlizəm] 偽性唾液分泌過多〔医学〕, 偽流ぜん（涎）症（食思不振による流ぜん）.

pseu·do·pu·ber·ty [sjù:doupjú:bəti] 偽〔性〕思春期.

pseu·do·pu·ni·cin [sjù:dəpjúnisin] （シュードペレチエリン）, ＝ pseudopelletierine.

pseudopyloric gland metaplasia 偽幽門腺化生（本来と異なる部位に出現する幽門腺をいう）.

pseu·do·pyr·i·dox·ine [sjù:doupìridáksin] シュードピリドキシン（天然に広く分布しているピリドキシン誘導体で, *Lactococcus lactis* に対してはピリドキシン以上の生物学的作用がある）.

pseu·do·qui·nine [sjù:doukwáinain, -kwiní:n] シュードキニン $C_{20}H_{24}N_2O$, ＝ isoquinine.

pseu·do·ra·bies [sjù:douréibi:s] 偽性狂犬病〔医学〕, 仮性狂犬病（ブタヘルペスウイルス1による感染症で, ブタをはじめとする哺乳類の間で伝染する）, ＝ Aujeszky disease, lyssophobia, hydrophobophobia.

p. virus 偽性狂犬病ウイルス〔医学〕, 仮性狂犬病ウイルス.

pseu·do·ra·phe [sjù:douréifi] 擬縦溝（ケイ藻類の）.

pseu·do·re·ac·tion [sjù:douriǽkʃən] 偽〔性〕反応〔医学〕.

pseu·do·re·duc·tion [sjù:douridʌ́kʃən] 偽減数分裂.

pseu·do·re·flex [sjù:douri fléks] 偽性反射〔医学〕（軸索反射とも呼ばれ, 中枢神経の作用が関与しないもの）, ＝ axon reflex.

pseu·do·rem·i·nis·cence [sjù:dourèmənísəns] 作話, ＝ confabulation.

pseu·do·rep·li·ca [sjù:dəréplikə] 偽（仮）レプリカ〔医学〕, シュードレプリカ.

pseu·do·re·po·si·tion [sjù:dourèpəzíʃən] 偽還納〔医学〕, 偽整復〔医学〕.

pseu·do·ret·i·ni·tis pig·men·to·sa [sjù:dourètináitis pìgməntóusə] 偽網膜色素変性症.

pseu·do·rheu·ma·tism [sjù:dourjú:mətizəm] 偽リウマチ〔医学〕（淋菌性関節炎などのようなリウマチ類似症状）.

pseudorheumatoid nodules 偽性リウマチ結節.

pseu·do·rhon·chus [sjù:douráŋkəs] 偽ラ音（聴診の）.

pseu·do·rick·ets [sjù:dəríkəts] 偽くる病〔医学〕（腎性骨異栄養症）, ＝ renal osteodystrophy.

pseu·do·ro·sette [sjù:dourouzét] 偽〔性〕ロゼット.

pseu·do·ru·bel·la [sjù:douru:bélə] 小児バラ疹, 突発性発疹, 第六病（ヒトヘルペスウイルス6型による感染症）, ＝ roseola infantum.

pseu·do·sar·co·ma [sjù:dousɑ:kóumə] 偽肉腫〔医学〕.

pseudosarcomatous fibromatosis 偽肉腫性線維腫症.

pseu·do·scar·la·ti·na [sjù:douskà:ləti:nə] 偽猩紅熱（敗血症性中毒によるもの）.

pseu·do·scle·re·ma [sjù:douskliərí:mə] 偽〔性〕皮膚硬化〔症〕, ＝ adiponecrosis subcutanea neonatorum.

pseu·do·scle·ro·sis [sjù:douskliəróusis] 偽性硬化症〔医学〕, 仮性硬化症（多発性硬化症に類似の状態で, 仮性硬化症と呼ばれている. 先天性銅代謝異常で, 血清セルロプラスミン値の低下はウイルソン病と同様であるが, ウイルソン病よりはびまん変性が高度で, 振戦, 強直, 感情障害, 視神経萎縮および知能低下を特徴とする家族性疾病）, ＝ Strümpell-Westphal pseudosclerosis.

p. spastica 強直性偽硬化症（ヤコブが提唱した病名で, 中年期にみられる錐体路および錐体外路の変性によるもの）, ＝ Jakob-Creutzfeldt disease.

pseu·do·sco·lex [sjù:douskóuleks] 擬頭節.

pseu·do·scope [sjú:dəskoup] 逆立体鏡〔医学〕, 錯視鏡.

pseudoscopic vision 虚視（立体視の反対で, 物体が空虚に見えること）.

Pseu·do·scor·pi·o·nes [sjù:douskɔ:pióuni:z] 擬蠍目（蛛形綱の一目, カニムシ類）.

pseu·do·seg·ment [sjù:dəségmənt] 偽環節, 偽体節.

pseu·do·sei·zure [sjù:dousí:ʒər] 偽〔性〕発作〔医学〕.

pseudoserous membrane 偽漿膜（血管内皮のように漿膜の機能をもつもの）.

pseu·do·small·pox [sjù:dousmɔ́:lpɑks] 偽痘瘡（南アメリカ, アフリカなどにみられた痘瘡の類似病）, ＝ alastrim, Kaffir milk pox.

pseu·dos·mia [sjù:dázmiə] 嗅性幻覚（嗅覚の妄覚で, 側頭葉性てんかんにみられる）.

pseu·do·so·lu·tion [sjù:dousəl(j)ú:ʃən] 偽溶液（まれにコロイド溶液と同義に用いられる. 普通の溶液の法則に従わないもの）.

pseu·do·spon·dy·lo·lis·the·sis [sjù:douspɑ̀ndiləlísθisis] 無分離脊椎すべり症, 偽性分離脊椎すべり症〔医学〕.

pseu·dos·to·ma [sju:dástəmə] 偽口（銀染色を施した上皮細胞間の空隙）.

pseu·do·stra·bis·mus [sjù:doustrəbízməs] 偽斜視〔医学〕.

pseudostratificated epithelium 偽重層上皮〔医学〕.

pseu·do·strat·i·fied [sjù:dəstrǽtifaid] 多列の（単層上皮のうち細胞の高さが不斉のため核の列が複数になって見えるもの）.

p. epithelium 多列上皮.

pseu·do·stro·phan·thin [sjù:doustroufǽnθin] シュードストロファンチン $C_{40}H_{60}O_{16} \cdot H_2O$（心臓毒作用を示す配糖体）.

pseu·do·struc·ture [sjù:dəstrʌ́ktʃər] 網様質, ＝ reticular substance.

pseu·do·strych·nine [sjù:dəstríkni:n] シュードストリヒニン $C_{21}H_{22}N_2O_3$（ストリヒニンの誘導物）.

pseu·do·sym·me·try [sjù:dousímitri] 偽対称〔性〕.

pseu·do·syph·i·lis [sjù:dəsífilis] 偽梅毒（治療不応性の梅毒様疾患）.

pseu·do·sy·rin·go·my·e·lia [sjù:dousiriŋgoumaií:liə] 偽〔性〕脊髄空洞症〔医学〕.

pseudosyrinx of trachea 偽性気管瘻（ろう）〔医学〕, 偽性気管フィステル.

pseu·do·sys·tol·ic hump [sjù:dousistálik hʌ́mp] 偽性収縮期ハンプ（心房中隔欠損症の僧帽弁Mモード心エコー図にみられ, 肥大型心筋症の systolic hump に類似した収縮期前方運動を示す）.

pseu·do·ta·bes [sjù:doutéibi:z] 偽〔性〕脊髄癆〔医学〕（脊髄癆の類似症）, ＝ pseudoataxia, neurotabes, peripheral tabes.

p. alcoholica アルコール性偽脊髄癆.

p. diabetica 糖尿病性偽脊髄癆.

p. dorsalis 偽〔性〕脊髄癆.

p. mesenterica ヒステリー性偽脊髄癆.

p. peripherica 末梢神経性偽脊髄癆, 末梢性偽脊髄癆.

P

p. pituitaria 下垂体性偽脊髄癆.
p. syphilitica 梅毒性偽脊髄癆.
pseu·do·tet·a·nus [sjù:doutétənəs] 偽〔性〕テタヌス[医学]（テタヌス菌の感染によらないテタヌス症状）.
pseu·do·tex·to·ma [sjù:doutekstóumə] 偽成熟細胞腫.
pseu·do·thi·o·hy·dan·to·in [sjù:douθàiouhaidǽntɔin] シュードチオヒダントイン $C_3H_4ON_2S$.
pseu·do·thi·o·u·rea [sjù:douθàioujú:riə] シュードチオ尿素 NH=C(SH)NH_2（チオ尿素の互変異性体），= isothiourea.
p. derivatives シュードチオ尿素誘導物（一般式 $CH_3(CH_2)_nSC(=NH)NH_2$ をもつ化合物）.
pseu·do·tol·er·ance [sjù:doutálərəns] 偽〔性〕寛容，偽〔免疫〕寛容〔性〕[医学].
pseu·do·tox·in [sjù:doutáksin] 偽毒素（ベラドンナ葉の抽出物）.
pseu·do·tra·cho·ma [sjù:doutrəkóumə] 偽トラホーム，偽性トラコーマ[医学].
pseu·do·track [sjú:dətræk] 擬飛跡[医学].
pseu·do·trich·i·ni·a·sis [sjù:doutrìkináiəsis] 偽性旋毛虫症，急性びまん（瀰漫）性筋炎，= pseudotrichinosis, dermatomyositis, multiple myositis.
pseu·do·tro·pine [sjù:doutróupi:n] シュードトロピン $C_8H_{15}NO$（トロピンの異性体で，アルカロイドのトロパコカインの母体）.
pseu·do·trun·cus ar·te·ri·o·sus [sjù:doutrʌ́ŋkəss ɑ:tì:rióusəs] 偽〔性〕総動脈幹〔症〕[医学]，偽動脈幹（先天性心血管奇形で，肺動脈閉鎖があり主肺動脈を欠く．肺への血液は動脈管開存ないし気管支動脈から送られる）.
pseu·do·tu·ber·cle [sjù:doutjú:bə:kl] 偽結節[医学]，偽結核結節（結核菌によらない結節）.
pseu·do·tu·ber·cu·lo·ma [sjù:doutjubə̀:kjulóumə] 偽結核腫（結核腫類似の構造をした腫瘤）.
p. silicoticum ケイ酸性偽結核腫（組織中に無水ケイ酸がみられる偽結核腫）.
pseu·do·tu·ber·cu·lo·sis [sjù:doutjubə̀:kjulóusis] 偽結核〔症〕[医学]（結核菌によらない結核類似病変の総称で，齧歯類の偽結核菌 *Yersinia pseudotuberculosis* 感染症が代表的）.
pseudotubular degeneration 偽管状変性.
pseu·do·tu·mor [sjù:doutjú:mər] 偽腫瘍[医学]，幻想腫瘍，= pseudoneoplasm.
p. cerebri 偽〔性〕脳腫瘍[医学]（上矢状洞または横静脈洞の血栓症）.
p. of orbita 眼窩内偽腫瘍[医学].
p. orbitae 眼窩偽腫瘍.
p. sign 偽腫瘍徴候[医学].
pseu·do·tym·pa·ni·tes [sjù:doutìmpənáiti:z] 仮性鼓腸，= pseudotympany.
pseu·do·type [sjú:dətaip] シュードタイプ，偽型[医学].
pseu·do·ty·phoid [sjù:doutáifɔid] 偽〔性〕腸チフス（チフス菌以外の細菌性疾患）.
pseu·do·ty·phus [sjù:doutáifəs] 偽〔性〕発疹チフス[医学]，偽チフス.
pseudoulegyric type of hepatocerebral disease 類瘢痕型肝脳疾患.
pseu·do·u·ni·mo·lec·u·lar [sjù:doujùnimoulékjulər] 擬単分子の.
pseu·do·u·ni·po·lar [sjù:doujùnipóulər] 偽単極の.
p. cell 偽〔性〕単極神経細胞.
p. nerve 偽単極神経細胞[医学].
p. neuron 偽単極ニューロン.
pseu·do·u·re·mia [sjù:douju:rí:miə] 偽〔性〕尿毒症[医学]（脳循環障害，急性糸球体性腎炎，高血圧性脳疾患などにみられる尿毒症様症状）.
pseu·do·u·ric ac·id [sjù:doujú:rik ǽsid] シュード尿酸（尿酸の誘導体）.
pseu·do·u·ri·dine [sjù:doujú:ridi:n] シュードウリジン（5-ribosyl uracil にあたるピリミジンヌクレオシドの一種．一文字および三文字略号は Ψ, Ψrd を用いる）.
pseu·do·vac·u·ole [sjù:douvǽkjuoul] 偽空胞（寄生虫の侵入して生ずる赤血球内の空胞様間隙）.
pseu·do·val·ves [sjù:dəvǽlvz] 偽心弁（大動脈不全症においてみられる左心室の壁側心内膜に発現する弁様構造）.
pseu·do·va·ri·o·la [sjù:douvəráiələ] 偽痘瘡，= alastrim.
pseu·do·ver·mi·cule [sjù:douvə́:mikju:l]（悪性マラリア原虫の一発育期），= pseudovermiculus.
pseu·do·vi·ri·on [sjù:douváiriən] 偽（擬）ウイルス粒子[医学].
pseu·do·vi·ta·min B_{12} [sjù:douváitəmin –] シュードビタミンB_{12}（ビタミンB_{12}分子中の 5,6-dimethylbenzimidazole 基が adenyl 基と置換したもの）.
pseu·do·voice [sjù:douvɔ́is] 偽〔音〕声[医学]，仮声（咽頭切除後，訓練の結果発する音声）.
pseu·do·vom·it·ing [sjù:douvámitiŋ] ① 反芻．② 偽性嘔吐[医学].
pseudowild type 偽野生型[医学].
pseu·do·xan·thine [sjù:dəzǽnθi:n] シュードキサンチン（① 筋肉に存在するプトマイン，または尿酸から得られるキサンチンの異性体 $C_4H_5H_5O$．② 尿酸の誘導物 $C_5H_4N_4O_2$）.
pseu·do·xan·tho·ma [sjù:douzænθóumə] 偽性黄色腫[医学]．形 pseudoxanthomatous.
p. cell 偽〔性〕黄色腫細胞（脂肪を摂取した血管芽細胞．Lindau）.
p. elasticum 弾力線維性偽性黄色腫（まれな慢性皮膚疾患を中心にした進行性病変で，黄色丘疹が下腹部，腋窩などに発生し，組織学的には皮膚の弾力線維の萎縮が特徴で，家族性劣性の遺伝型をとる），= elastoma, elastosis atrophicans, naevuselasticus, Grönblad–Strandberg syndrome.
pseudoxanthomatous granulation 偽性黄色腫性肉芽組織.
pseu·do·yo·him·bin [sjù:doujouhímbin] シュードヨヒンビン $C_{21}H_{26}N_2O_3$（アカネ科植物 *Pausinystalia johimbe* の皮にあるアルカロイド）.
pseu·do·zo·o·glea [sjù:douzòuəglí:ə] 偽粘着集落（粘着集落にみられるような緻密性を示さない微生物の集合）.
PSF ① phagocytosis-stimulating factor 貪食作用刺激因子の略．② polymorphonuclear stimulating factor 多形核球刺激因子の略.
PSG polysomnogram 睡眠ポリグラフ検査の略.
PSH past surgical history 手術歴の略.
psi, Ψ [psái, sái] サイ，プシー（① ギリシャ語アルファベット第23字．② pound per sq. inch の記号（1psi=0.06800 気圧 =0.07031kg/cm^2．また1立方フィート[1ft^3]=0.0283169m^3=28.316846L））.
p. factor サイ因子.
p. phenomenon プシー現象.
p. polypathia プシー現象（念力と超感覚的知覚の両方を含む現象）.
psi·cose [sáikous] プシコース 化 2-ketoribohexose $CH_2CHCO(CHOH)_3CH_2OH$（非発酵性六炭糖）.
Psi·di·um [sáidiəm] バンジロウ属（フトモモ科の一属）.
P. guajava バンジロウ（根は制食欲薬，腹痛薬，果実は生食，葉は収斂薬），= guava.
psi·lo·cin [sáiləsin] プシロシン 化 *N,N*-dimethyl

-4-hydroxytryptamine（メキシコ産キノコに由来するアルカロイド．幻覚誘発作用をもつ）.

psi·lo·cy·bin ［sàilousáibin］ プシロシビン ㊗ 3-(2-dimethylaminoethyl)indol-4-ol dihydrogen phosphate（メキシコ産キノコに由来するアルカロイド．幻覚誘発作用と交感神経刺激作用をもつ），= indocybin.

psi·lom·e·lane ［sailάməlein］ 硬マンガン鉱 $H_2R_2Mn_8O_{20}$（Rは主としてBaで，Mn, Mg, Cu, Ni, Co, Ca を含む），= polianite-gel.

psi·lo·sis ［sailóusis］ ① 脱毛症，= trichorrhea. ②（スプルー sprue の旧名）. 形 psilotic.

Psi·lo·ta·ce·ae ［sàiloutéisii:］ マツバラン科（シダ植物），= whisk-fern family.

psi·lo·thron ［sáiləθrən］ 脱毛剤.

PSIS posterior superior iliac spine 上後腸骨棘の略.

Psit·tac·i·dae ［sitǽsidi:］ オウム［鸚鵡］科（オウム目の一科），= parrots.

psit·ta·cine ［sítəsi:n］ オウム類の.

psit·ta·co·sis ［sìtəkóusis］ オウム病（*Chlamydophila psittaci* による人獣共通感染症で，肺炎などをきたす），= ornithosis.

p. inclusion bodies オウム病封入体.

p.-lymphogranuloma-trachoma group オウム病・リンパ肉芽腫症・トラコーマ群（かつてオウム病・リンパ肉芽腫症の患者の組織でトラコーマと同様の小体が発見され，これらの頭文字から PLT 群といわれたことがある），= PLT group.

PSM psychosomatic medicine 精神身体医学の略.

PSMA progressive spinal muscular atrophy 進行性脊髄性筋萎縮症の略.

pso·as ［sóuəs］ 腸腰筋（大腰筋 p. major および小腰筋 p. minor）.

p. abscess 腰筋膿瘍［医学］，腸腰筋膿腫. → cold abscess.

p. contracture 腰筋拘縮［医学］，腸腰筋拘縮.

p. fascia ［TA］大腰筋部*, = pars psoatica ［L/TA］.

p.-hitch 腸腰筋へのつり上げ固定（膀胱壁を）.

p. major ［TA］大腰筋，= musculus psoas major ［L/TA］.

p. major muscle 大腰筋.

p. minor ［TA］小腰筋，= musculus psoas minor ［L/TA］.

p. minor muscle 小腰筋.

p. shadow 腰筋陰影［医学］.

pso·cid ［sóusid］ チャタテムシ，= book-louse.

pso·dy·mus ［sóudiməs］ 腰部結合体［医学］（2個の頭および胸が腹部および骨盤窩で結合している奇形），= dicephalus tetrabrachius, ilioxiphopagus.

pso·i·tis ［souáitis］ 腸腰筋炎［医学］.

pso·mo·pha·gia ［sòumouféiʤiə］ 荒食（十分にそしゃく（咀嚼）せずに食物を嚥下することで，poltophagy の反対），= psomophagy. 形 psomophagic.

pso·ra ［sɔ́:rə］ 乾癬，疥癬. 形 psorous.

p. leprosa （乾癬），= psoriasis.

psor·a·len ［sɔ́:rələn］ ソラレン（白斑の治療に用いる光毒薬）.

p. ultraviolet A therapy PUVA 療法（ソラレンを経口投与した後に長波長紫外線照射する，乾癬の治療法）.

psor·a·line ［sɔ́:rəlin］ ソラレン，= caffeine.

pso·rel·co·sis ［sɔ̀:rəlkóusis］ 疥癬性潰瘍.

psor·en·te·ria ［sɔ̀:rəntí:riə］ 孤立腸リンパ節腫脹〔炎〕，乾癬様腸炎，= psorenteritis.

psor·en·ter·i·tis ［sɔ̀:rəntiráitis］ 孤立腸リンパ節腫脹〔炎〕（コレラに特有な腸粘膜病変），= psorenteria.

pso·ri·a·si·form ［sɔ:ráiəsifɔ:m］ 乾癬状の［医学］.

pso·ri·a·sis ［sɔ:ráiəsis］ 乾癬［医学］. 形 psoriasic, psoriatic.

p. annularis 環状乾癬，= psoriasis circinata.

p. arthropathica 関節症性乾癬.

p. arthropica 関節症性乾癬.

p. buccalis 口腔乾癬，= leukoplakia buccalis.

p. circinata 環状乾癬，= psoriasis annularis.

p. diffusa びまん性乾癬.

p. discoides 円板状乾癬.

p. figurata 模様状乾癬.

p. follicularis 毛包性乾癬.

p. geographica 地図状乾癬.

p. guttata 滴状乾癬.

p. gyrata 花環状乾癬.

p. inveterata 陳旧性乾癬.

p. linguae 舌乾癬，= leukoplakia buccalis.

p. nummularis 貨幣状乾癬.

p. orbicularis 輪状乾癬.

p. ostracea カキ殻状乾癬，= psoriasis rupioides.

p. palmaris et plantaris 手掌足底乾癬.

p. punctata 点状乾癬.

p. pustulosa 膿疱性乾癬.

p. rupioides 類カキ（蛎）殻疹性乾癬.

p. spondylitica 脊椎炎性乾癬.

p. universalis 汎発性乾癬.

p. vulgaris 尋常性乾癬.

pso·ri·at·ic ［sɔ:riǽtik］ 乾癬の［医学］.

p. arthritis 乾癬性関節炎［医学］（乾癬の他に関節炎を伴う），= arthropathic psoriasis.

p. arthropathy 乾癬性関節症（障害）［医学］，= arthropathic psoriasis.

p. erythroderma 乾癬性紅皮症.

p. erythrodermia 乾癬性紅皮症［医学］.

p. spondylitis 乾癬性脊椎炎［医学］.

pso·ric ［sɔ́:rik］ 疥癬の，= psorous.

pso·ro·co·mi·um ［sɔ̀:rəkóumiəm］ 乾癬病院.

pso·roid ［sɔ́:rɔid］ 疥癬様の.

Pso·roph·o·ra ［sərάfərə］ ソロフォラ属（大型のカ［蚊］の一属）.

psor·oph·thal·mia ［sɔ:rɑfθǽlmiə］ 辺縁性眼瞼炎.

Pso·rop·tes ［sɔ:rάpti:z］ キュウセン［吸吮］ヒゼンダニ属.

P. cuniculi ウサギキュウセンヒゼンダニ（ウサギの耳ダニ疥癬症の病原体），= rabbit ear mite.

P. ovis ヒツジキュウセンヒゼンダニ，= sheep scab mite.

psoroptic itch （疥癬），= scabies.

pso·ro·sperm ［sɔ́:rəspə:m］ 粘体胞子虫，= myxosporidia.

pso·ro·sper·mi·a·sis ［sɔ̀:rəspə:máiəsis］ 粘体胞虫症，プソロスペルミウム症.

pso·ro·sper·mi·um ［sɔ̀:rəspə́:miəm］ 粘体胞子（ある膠胞子虫の胞子が精虫に似ているので，J. Müller がこう呼んだ），= Rainey corpuscle. 形 psorospermial, psorospermic.

pso·ro·sper·mo·sis ［sɔ̀:rəspə:móusis］ プソロスペルミウム症（粘体胞子症）.

p. follicularis （毛胞性角化症），= keratosis f..

p. follicularis vegetans 増殖性毛包性プソロスペルミウム症，= Darier disease.

PSP ① phenolsulfonphthalein フェノールスルホンフタレインの略. ② postsynaptic potential シナプス後電位の略. ③ progressive supranuclear palsy 進行性核上性麻痺の略.

PSS progressive systemic sclerosis 進行性全身性硬化症の略.

PST preoperative systemic therapy 術前全身治療の略.

PSV pressure support ventilation 圧支持（補助）換気

P

の略.
PSVT paroxysmal supraventricular tachycardia 発作性上室性頻拍の略.
psych– [saik, sik] 精神, 知能, 心理的などの意味を表す接頭語, = psycho–.
psy·cha·go·gia [sàikəgóuʤiə] 精神教育学(個人の社会的調節を主眼とする訓練), = psychagogi.
形 psychagogic.
psy·cha·gog·ics [sàikəgáʤiks] 教育精神療法 [医学].
psy·chal·ga·lia [sàikəlgéiliə] 苦悩的精神病, = algopsychalia.
psy·chal·gia [saikǽlʤiə] 精神性苦痛[医学], = mind–pain, soul–pain.
psy·cha·lia [saikéiliə] サイカリア(幻視と幻聴を伴う精神病).
psy·cha·nal·y·sis [sàikənǽlisis] 精神分析, = psychoanalysis.
psy·cha·nop·sia [sàikənápsiə] 精神盲.
psy·chas·thene [sáikəsθi:n] 精神衰弱患者.
psy·chas·the·nia [sàikəsθí:niə] 精神衰弱〔症〕[医学] (Janet の提唱による用語で, 実在機能の障害により現実感の喪失を主柱とする強迫観念, 恐怖症, 不充全感などを徴候とする慢性体質性神経症).
形 psychasthenic.
psy·cha·tax·ia [sàikətǽksiə] 精神失調 [医学], 精神混乱症, = mental confusion.
psy·chau·di·to·ry [saikɔ́:ditəri] (音響の理解または知的解釈についていう).
psy·che [sáiki] 心 [医学], 精神(実在および潜在意識を含む機能単位).
psy·che·clamp·sia [sàikiklǽmpsiə] 急性精神病, = acute mania, mental convulsion.
psy·che·del·ic [sàikədélik] ① サイケデリックな [医学], 精神異常発現性の, = psychodelic. ② 幻覚発動薬(物).
p. agent 幻覚〔発動〕薬 [医学], サイケデリック薬 (LSD など).
p. experience 幻覚体験 [医学].
p. therapy サイケデリック療法.
psy·che·ism [sáiki:izəm] (動物磁気催眠術), = mesmerism.
psy·chen·to·nia [sàikəntóuniə] 精神過労.
psy·cher·go·graph [saikə́:gəgræf] 知力描画器 (刺激に対する反応を記録する器械).
psychesthetic proportion 精神感受性の割合(精神感受性の高低が種々の割合に混合している).
psy·chi·a·sis [saikáiəsis] 精神療法, = spiritual healing.
psy·chi·a·ter [sàikiéitər] 精神科医, = alienist, psychiatrist.
psy·chi·at·ric [saikǽtrik] 精神医学の [医学].
p. anesthesia 精神科麻酔 [医学].
p. aspect 精神面 [医学].
p. care 精神医療 [医学].
p. diagnosis 精神科診断 [医学].
p. disease 精神病 [医学], 精神障害 [医学].
p. drug therapy 精神科薬物療法 [医学].
p. emergency service 精神科救急医療業務 [医学].
p. evidence 精神鑑定.
p. examination 精神医学検査 [医学].
p. hospital 精神病院 [医学].
p. insurance 精神科医療保険 [医学].
p. jurisprudence 精神法医学 [医学].
p. nursing 精神看護.
p. pathology 精神病理学 [医学].
p. physical therapy 精神医学物理療法 [医学].
p. social service 精神医学的社会奉仕 [医学].
p. social work 精神医学社会事業 [医学].
p. social worker 精神医学ソーシャルワーカ [医学].
p. status rating scale 精神医学的評価尺度 [医学].
p. surgery 精神外科.
p. test 精神医学的検査 [医学].
p. treatment 精神治療 [医学].
p. welfare work 精神福祉事業 [医学].
psy·chi·at·rics [sàikiǽtriks] 精神医学.
psy·chi·a·trist [saikáiətrist, si–] 精神科医 [医学], = alienist.
psy·chi·a·try [saikáiətri, si–] 精神医学 [医学].
形 psychiatric.
p. drug therapy 精神薬物療法 [医学].
p. therapeutics 精神治療学 [医学].
p. therapy 精神治療 [医学].
psy·chic [sáikik] ① 精神の, 心的 [医学]. ② 巫子, = spiritualistic medium, psychical.
p. anaphylaxis 神経性アナフィラキシー [医学].
p. anthropology 心理人類学.
p. aura 精神性前兆.
p. blindness 精神盲 [医学] (概して脳器質性中枢盲).
p. cell 精神細胞(大脳皮質の).
p. deafness 精神聾, = mental deafness.
p. degenerate 精神変質者.
p. dependence 精神的依存〔性〕.
p. depression 精神抑うつ(鬱) [医学].
p. desegregation 精神解体 [医学].
p. determinism 精神定命説.
p. dysuria 精神性排尿障害.
p. energy 心的エネルギー.
p. epilepsy 精神〔性〕てんかん [医学], = epilepsia larvata.
p. equivalent 精神代理症 [医学], = epileptic equivalent.
p. force 精神力, = mental power.
p. gastric secretion 精神性胃液分泌.
p. hallucination 精神的幻覚(幻覚の根本的特徴はないが, 自己の主観にとっては異物である点で区別されている).
p. impotence 精神的不能〔症〕[医学], 精神的陰萎.
p. indigestion 精神性消化不良症.
p. inertia 精神不活発.
p. inhibition 精神的抑制 [医学].
p. load 精神的負荷 [医学].
p. maladjustment 精神不適応 [医学].
p. reflex 精神反射(記憶または印象に対して起こる反射).
p. research 心霊研究 [医学].
p. seizure 精神発作 [医学], = psychoepilepsy.
p. stigma 精神病性徴候 [医学].
p. symptom 精神症状.
p. synthesis 精神統合 [医学].
p. tension 心的緊張.
p. tic 精神チック.
p. trauma 精神外傷 [医学], 心的外傷(深刻な感情的ショックが潜在意識に印象を残すこと).
p. variant of epilepsy 精神てんかん発作 [医学].
psychical contagion 感応反応(精神病者の精神的伝染. ヒステリー集団のような精神的影響により精神症状が伝播するもの).
psychical dimorphism 二重人格.
psy·chics [sáikiks] 心理学, = psychology.
Psy·chi·dae [sáikidi:] ミノガ〔蓑蛾〕科, = bagworm moth.

P

psy·chi·no·sis [sàikinóusis] 精神病，= psychonosis.
psy·chi·o·trop·ic [sàikiətrápik] 向精神性の，向神経性の（主として薬剤の効果についていう）.
psy·chism [sáikizəm] 霊気説，心霊説.
psy·chlamp·sia [saiklǽmpsiə] 精神病（障害を生じた脳の作用によるものとの考え方），= psycheclampsia.
psycho－ [saikou, sik–, –kə] 精神，知能，心理的などの意味を表す接頭語，= psych–.
psy·cho·a·cous·tics [sàikouəkú:stiks] 精神音響学［医学］.
psy·cho·ac·tive [sàikouǽktiv] 精神活性の.
p. agent 向精神薬，精神興奮薬［医学］.
psy·cho·al·ler·gy [sàikouǽlə:ʤi] 精神感作（すべて感情の対象となるものに対する感作）.
psy·cho·a·nal·y·sis [saikouənǽlisis] 精神分析〔学〕［医学］，精神分析療法（Sigmund Freud によって創始された．人間の精神現象を生理学的，心理学的，社会文化的な種々の力によって生じるものとし，内面の無意識的葛藤を重視してこれを力動的に理解しようとするところから，力動精神医学とも呼ばれ，精神医学のみならず心理学の領域にも多大な影響を与えた）．形 psychoanalytic.
psy·cho·an·a·lyst [sàikouǽnəlist] 精神分析家，精神分析専門医［医学］.
psy·cho·a·nal·y·tic [sàikouǽnəlitik] 精神分析〔学〕の.
p. interpretation 精神分析的解釈［医学］.
p. theory 精神分析学説［医学］.
p. therapy 精神分析療法［医学］.
p. treatment 精神分析療法.
psy·cho·as·then·ics [sàikouæsθéniks] 精神遅滞［医学］.
psy·cho·au·di·to·ry [sàikouɔ́:ditəri] 精神聴覚の.
p. area 精神聴覚野.
psy·cho·bac·il·lo·sis [sàikoubæ̀silóusis] 精神病細菌療法（精神病の細菌接種による治療法）.
psy·cho·bi·o·gram [sàikoubáiəgræm] 精神生活記録［医学］.
psychobiologic formula 精神生物方式（精神病調査に用いる方法で，その実状，発病条件，関係要素，結果，改良できる程度などを吟味して試験を行う．Meyer）.
psy·cho·bi·ol·o·gy [sàikoubaiáləʤi] 精神生物学［医学］（個人とその環境との関係を力動的に研究する学問で，1906年 Adolf Meyer によって提唱され，今日のアメリカ精神医学の基礎となった学説）．形 psychobiologic.
psychocardiac reflex 精神心臓反射（記憶，印象などにより心悸亢進を起こす反射）.
psy·cho·ca·thar·sis [sàikoukəθɑ́:sis] 精神浄化〔法〕［医学］，= catharsis.
psy·cho·chem·is·try [sàikoukémistri] 精神化学［医学］.
psy·cho·chrome [sáikəkroum] 精神色感（感覚と色覚の連想）.
psy·cho·chro·mes·the·sia [sàikoukròuməsθí:ziə] 精神色感症（視覚以外の感覚による色感）.
psy·cho·ci·ne·sis [sàikousiní:sis] 念力，= psychokinesia.
psy·cho·co·ma [sàikoukóumə] 精神遅鈍，= mental stupor.
psy·cho·cor·ti·cal [sàikoukɔ́:tikəl] 知覚皮質の，精神運動の.
psychocutaneous disease 精神異常性皮膚症，心因性皮膚症（自己損傷症の一つ．精神障害などのため正常皮膚を傷つける自傷性皮膚炎や皮膚疾患を背景として精神症状を伴うものがある）.
psy·cho·del·ic [sàikoudélik] サイケデリックな［医学］，= psychedelic.
psy·cho·der·ma·tol·o·gy [sàikoudə:rmətáləʤi] サイコデルマトロジー（皮膚疾患と精神・心身医学とを結びつけた臨床的研究領域）.
psy·cho·di·ag·no·sis [sàikoudàiəgnóusis] ① 精神診断［医学］．② 精神診断学.
psy·cho·di·ag·nos·tics [sàikoudàiəgnástiks] 精神診断学［医学］（特に Rorschach 法による人格鑑定）.
Psy·cho·di·dae [saikóudidi:] チョウバエ［蝶蠅］科（日本産 *Psychodinae* (mothflies)，および *Psychoda* などを含むが，医学上最も重要なのはリーシュマニア症の媒介昆虫 *Phlebotomus* である），= sandflies, mothflies.
Psy·cho·di·nae [saikóudini:] チョウバエ［蝶蠅］亜科（*Psychodidae* の一亜科）.
psy·cho·dom·e·ter [sàikədámitər] 精神活動計（精神作用の速度を測定する器械で，その測定法を psychodometry という）.
psy·cho·dom·e·try [sàikədámitri:] 精神活動測定〔法〕.
psy·cho·dra·ma [sàikədrǽmə, sáikədræmə] 心理劇［医学］，サイコドラマ（患者に日常生活の葛藤を演じさせることで治療をはかる）.
psy·cho·dy·nam·ics [sàikoudainǽmiks] 精神力〔動〕学［医学］.
psy·cho·em·bry·op·a·thy [sàikouèmbriápəθi] 精神性胎児発育異常.
psy·cho·ep·i·lep·sy [sàikoépilepsi] = psychic epilepsy, idiopathic epilepsy.
psy·cho·gal·van·ic [sàikəgælvǽnik] 精神電流の［医学］.
p. phenomenon (**PGP**) 精神電流現象［医学］（Veraguth），= psychogalvanic reflex.
p. reaction 精神電流反応（精神状態の変化または感情の強い場合に電気反応が変化すること）.
p. reflex (**PGR**) 精神電気反射［医学］，精神電流反射，= psychogalvanic phenomenon.
p. skin reaction 精神電流〔皮膚〕反射［医学］.
p. skin response (**PGSR**) 精神電流〔皮膚〕反応（射），= psychogalvanic skin reaction.
psy·cho·gal·va·nom·e·ter [sàikougæ̀lvənámitər] 精神電流計（感情的反応を誘発する精神刺激に対して電気皮膚応答を記録する器械）.
psy·cho·gen·e·sis [sàikəʤénisis] ① 精神発達．② 精神作用［医学］．③ 精神病発生．形 psychogenic, psychogenetic.
psy·cho·ge·net·ic [sàikouʤənétik] 心因性の.
p. perspiration 精神性発汗［医学］，心因性発汗［医学］.
psy·cho·ge·nia [sàikouʤí:niə] 精神発達［医学］（精神作用），= psychogenesis.
psy·cho·gen·ic [sàikəʤénik] 心因〔性〕の.
p. allergy 心因性アレルギー［医学］.
p. amenorrhea 心因性無月経.
p. amnesia 心因性健忘.
p. aphonia 心因性失声〔症〕［医学］.
p. arthralgia 心因性関節痛［医学］.
p. asthenia 心因性無力〔症〕［医学］.
p. asthenic reaction 心因性無力反応［医学］.
p. asthenopia 心因性眼精疲労［医学］.
p. cardiovascular reaction 心因性心〔臓〕血管反応［医学］.
p. cause 心因.
p. cough 心因性せき（咳）［医学］.
p. deafness 心因性難聴［医学］.
p. depression 心因性うつ病，反応性うつ病（内因

P

性うつ病に対する).
p. diarrhea 心因性下痢〔医学〕.
p. dysmenorrhea 心因性月経困難〔医学〕, 精神性月経困難症, = psychogenic dysmenorrhoea.
p. dyspareunia 心因性性交疼痛〔症〕(解剖学的または病理学的な変化はなく, 単に感情的な要因による性交疼痛症).
p. dysphonia 心因性発声障害〔医学〕.
p. fever 心因性発熱.
p. headache 心因性頭痛〔医学〕.
p. hearing impairment 心因性難聴.
p. hearing loss 心因性難聴.
p. illness 心因性疾患.
p. instability of bladder 心因性膀胱不安定〔症〕〔医学〕.
p. myalgia 心因性筋〔肉〕痛〔医学〕.
p. nocturnal polydipsia syndrome 心因性夜間煩渇多飲症候群, = PNP syndrome.
p. nycturia 心因性夜間頻尿〔症〕〔医学〕.
p. overlay 心的加重.
p. pain 心因痛〔医学〕, 心因性疼痛.
p. pain disorder 心因性疼痛障害.
p. polydipsia 心因〔性〕煩渇多飲〔症〕〔医学〕, 心因性多飲症(明らかな器質的障害を伴わず, 精神的な原因により著しい飲水の亢進を示す疾患).
p. pruritus 心因〔性〕そう(瘙)痒〔症〕〔医学〕.
p. psychosis 心因性精神病〔医学〕(機能性精神病の一つ).
p. purpura 心因性紫斑病.
p. reaction 心因〔性〕反応〔医学〕.
p. rheumatism 心因性リウマチ.
p. seizure 心因〔性〕発作〔医学〕.
p. shock 心因性ショック〔医学〕.
p. stupor 心因性昏迷〔医学〕.
p. subacidity 心因性胃酸減少〔症〕〔医学〕.
p. tachycardia 心因性頻脈〔医学〕.
p. tachypnea 心因性頻呼吸〔医学〕.
p. tetany 心因性テタニー〔医学〕.
p. torticollis 精神性斜頸〔医学〕.
p. tremor 心因〔性〕振戦〔医学〕.
p. urticaria 心因性じんま疹(ストレスなど精神神経因子の関与が大きい場合).
p. vaginism 心因性腟痙〔医学〕.
p. vertigo 心因性めまい〔医学〕, 精神性めまい.
p. visual disturbance 心因性視覚障害.

psy·cho·ger·i·at·rics [sàikouʤèriǽtriks] 老年精神医学〔医学〕, 老人精神医学.

psy·cho·geu·sic [sàikougú:sik] 味覚の.

psy·chog·no·sis [sàikɑgnóusis, -kɑ́gnə-] 精神判定法(特に催眠法により, 患者の精神生活を判定する方法). 形 psychognostic.

psy·cho·gog·ic [sàikəgɑ́ʤik] 精神作用促進性の〔医学〕.

psy·cho·gram [sáikəgræm] 精神図〔医学〕(人格の性状を表した図表, または思考を主観的に視覚すること), = psychograph.

psy·cho·graph·ic [sàikəgrǽfik] ① 精神図の. ② 精神発達の過程に関する.
p. disturbances (大言壮語を用いる精神神経症の症状).

psy·cho·hy·giene [sàikouháiʤi:n] 精神衛生〔学〕〔医学〕.

psy·choid [sáikɔid] 類精神〔医学〕, プシコイド.

psy·cho·im·mu·nol·o·gy [sàikouìmju:nɑ́ləʤi] サイコイムノロジー, 精神免疫学.

psy·cho·in·hib·it·or [sàikoinhíbitər] 精神抑制薬〔医学〕.

psy·cho·ki·ne·sia (PK) [sàikəkainí:siə] 念力〔医学〕, 精神的遠隔操作(別名サイコキネシス, 念力ともいう), = psychokinesis, psychocinesis.

psy·cho·kym [sáikəkaim] 精神流(精神の働きの基礎と考えられる中枢神経系内の流れ).

psy·cho·lag·ny [sàikəlǽgni] 精神的性交〔医学〕.

psy·cho·lep·sy [sàikəlépsi] サイコレプシー〔医学〕(急激に抑うつ症状が襲来する状態で, その経過は短い). 形 psycholeptic.

psy·cho·lep·tic [sàikəléptik] 精神抑制薬〔医学〕.
p. episode 精神発作性挿話(疾病の起源をその精神的挿話に求めることができ, しかも患者はその経験から脱することができないようなこと).

psy·cho·lin·guis·tics [sàikouliŋgwístiks] 心理言語学〔医学〕.

psy·cho·log·ic [sàikəlɑ́ʤik] 心〔理〕的の〔医学〕.
p. adaptation 心理的適応(順応)〔医学〕.
p. aspect 心理面〔医学〕.
p. effect 心理的効果〔医学〕.
p. experience 心理体験〔医学〕.
p. fitness 心理適性〔医学〕.
p. medicine 心理医学.
p. problem of adolescence 青年期心理的問題〔医学〕.
p. process 心理過程〔医学〕.
p. refractory period 心理学的不応期〔医学〕.
p. stress 心理的ストレス〔医学〕.
p. tension 心的緊張〔医学〕.
p. test 心理検査(試験)〔医学〕.
p. theory 心理学学説〔医学〕.
p. warfare 心理戦〔医学〕, 神経戦〔医学〕.

psy·cho·log·i·cal [sàikəlɑ́ʤikəl] 心理〔学〕の.
p. abuse 心理的虐待(児童虐待のタイプである情緒的虐待に相当する). → child abuse, emotional abuse.
p. aspect 心理学的見地.
p. dependence 精神依存性.
p. interview 心理学的面接〔医学〕.
p. model 心理学的モデル〔医学〕.
p. performance test 精神作業テスト.
p. tension 心的緊張.
p. test 心理テスト.
p. testing 心理テスト(個人差の研究手段として始められた心理査定法の一つ).
p. work test 精神作業テスト.

psy·chol·o·gist [saikɑ́ləʤist] 心理学者〔医学〕.

psy·chol·o·gy [saikɑ́ləʤi] 心理学〔医学〕. 形 psychologic, psychological.
p. of work 労働心理学, 作業心理学.

psy·cho·man·cy [sàikəmǽnsi] 巫術.

psy·cho·math·e·mat·ics [sàikoumæ̀θimǽtiks] 精神数学(数学の公式を精神作用に応用する方法).

psychometric test 心理検査法.

psy·cho·met·rics [sàikəmétriks] 精神測定〔学〕, 計量心理学, 心理測定〔学〕〔医学〕(精神作用の経過および強度を測定する心理検査, または知能検査), = psychometry. 形 psychometric.

psy·chom·e·try [saikɑ́mitri] 精神測定〔医学〕, = psychometrics.

psy·cho·mi·met·ic [sàikoumaimétik] 精神作用薬, 向精神薬.
p. agent 精神作用薬〔医学〕.

psy·cho·mo·tor [sàikoumóutər] 随意運動の, 精神運動の〔医学〕(筋運動が精神的発源をもつことについていう).
p. acting 精神運動〔医学〕.
p. agitation 精神運動性激越〔医学〕.
p. area 随意運動野(脳半球中央溝の両側にある).
p. center 精神運動中枢〔医学〕, = psychocortical center.

P

p. disorder 精神運動障害〔医学〕.
p. disturbance 精神運動障害(精神疾患にみられる精神的要素を含む運動障害で，意志運動の障害ともいえる).
p. domain 精神運動領域〔医学〕.
p. epilepsy 精神運動てんかん〔医学〕，精神運動発作(意識障害と自動症を主徴とする側頭葉起源の発作)，= epileptic equivalent.
p. excitation 精神運動性興奮〔医学〕.
p. hallucination 精神運動幻覚〔医学〕.
p. inhibition 精神運動制止〔医学〕.
p. innervation 意識運動性神経支配.
p. retardation 精神運動〔発達〕遅滞〔医学〕，精神運動制止.
p. seizure 精神運動発作〔医学〕(大発作，小発作と並んで区別されるてんかん発作の3大類型の一つで，精神運動機能の変化を発作症状とする).
p. stimulant 精神運動興奮薬〔医学〕.
p. tests 精神運動検査.
p. tic 精神運動痙攣.

psychomotoric aphonia 心身症性失声〔症〕〔医学〕，精神運動性発声不能〔症〕.

psy·cho·ne·phrol·o·gy [sàikounefrálədʒi] サイコネフロロジー，腎臓精神医学，精神腎臓学.

psy·cho·neu·ro·im·mu·nol·o·gy [saikounjuərouimjunálədʒi] 精神神経免疫学〔医学〕.

psy·cho·neu·ro·log·ic [sàikounjù:rəládʒik] 精神神経の.

psy·cho·neu·ro·phar·ma·col·o·gy [sàikounjù:roufà:məkálədʒi] 精神神経薬理学〔医学〕.

psy·cho·neu·ro·sis [sàikounju:róusis] 精神神経症〔医学〕(S. Freud の用語で，現実神経症に対立する概念．転移神経症(不安ヒステリー，転換ヒステリー，強迫神経症)と自己愛神経症(メランコリーと妄想)とを包含する). 形 psychoneurotic.
p. of war 戦争神経症(戦時において，軍隊内に発生する機能的神経疾患の一群).

psy·chon·o·my [saikánəmi] 心理作用学.

psy·cho·no·se·ma [sàikounəsí:mə] 精神疾患.

psy·cho·no·sis [sàikounóusis] 精神症(精神的または道徳的原因に基づく感情の異常).

psy·cho·on·col·o·gy [sàikouaŋkálədʒi] サイコオンコロジー，精神腫瘍学〔医学〕.

psy·cho·path [sáikəpæθ] 精神病質者〔医学〕(道徳犯罪者).

psy·cho·path·ia [sàikəpǽθiə] 精神病質.
p. chirurgicalis 外科的精神病質(外科的手術を受けることを恐れること).
p. martialis 戦争精神病質，= shell shock.
p. sexualis 性的精神病質(性欲倒錯症).

psy·cho·path·ic [sàikəpǽθik] ①精神病〔質〕者. ②精神病〔質〕の〔医学〕.
p. constitution 精神病質.
p. diathesis 精神病素質〔医学〕，= insane diathesis.
p. hospital 精神〔病〕病院.
p. inferiority 精神病質的劣性〔医学〕.
p. personality 精神病質人格〔医学〕.
p. ward 精神〔科〕病棟〔医学〕.

psy·chop·a·thist [saikápəθist] 精神〔科〕医，= psychiatrist.

psy·cho·path·o·log·i·cal [sàikoupæ̀θəládʒikəl] 精神病理〔学〕の〔医学〕.

psy·cho·pa·thol·o·gy [sàikoupəθálədʒi] 精神病理学〔医学〕.
p. of expression 表現精神病理学(人間の表現活動とそこから生まれた作品を研究する精神病理学の一分野).

psy·cho·pa·tho·sis [sàikoupəθóusis] (精神病的人格を特徴とする状態).

psy·chop·a·thy [saikápəθi] 精神病質〔医学〕. 形 psychopathic.

psy·cho·phar·ma·ceu·ti·cal [sàikoufà:məsjú:tikəl] 精神作用薬〔医学〕.

psy·cho·phar·ma·col·o·gy [sàikoufà:məkálədʒi] 精神薬理学〔医学〕(向精神薬を研究対象とする薬理学).

psy·cho·phon·as·the·nia [sàikoufòunəsθí:niə] 精神性発音困難〔医学〕.

psy·cho·phy·lax·is [sàikoufailǽksis] 精神衛生，精神病予防，= mental hygiene.

psy·cho·phys·i·cal [sàikoufízikəl] ①精神物理の．②心身の，精神身体〔学〕の〔医学〕，= psychosomatic.
p. formula 精神身体関係式〔医学〕.
p. law 精神身体学的法則〔医学〕.
p. preparation for childbearing 妊産婦体操.
p. quantity 心理身体量〔医学〕.
p. time 精神作用時間(随意行動が起こるまでの時間).

psy·cho·phys·ics [saikoufíziks] 精神身体学〔医学〕，心理物理学，精神物理学(心理現象を物理学的法則により説明する学問). 形 psychophysical.

psy·cho·phys·i·o·log·ic [sàikoufìziəládʒik] 精神生理学の.
p. disorder 精神生理的障害，心身症〔医学〕，精神身体学的障害.
p. feedback 精神心理学的フィードバック〔医学〕.
p. reaction 精神生理学的反応〔医学〕.

psychophysiological examination method 精神生理学的検査法.

psy·cho·phys·i·ol·o·gy [sàikoufìziálədʒi] 精神生理学〔医学〕.

psy·cho·plasm [sáikəplæzəm] 生命元，精神元，= archyle, protyle.

psy·cho·ple·gia [sàikouplí:dʒiə] 精神麻痺〔医学〕.

psy·cho·ple·gic [sàikouplí:dʒik] 精神麻痺薬.

psy·cho·pneu·ma·tol·o·gy [sàikounjù:mətálədʒi] 精神霊気学(身体，精神，霊魂の総合研究).

psy·cho·pro·phy·lax·is [sàikoupròufailǽksis] 精神的予防〔法〕.

psy·cho·re·ac·tion [sàikouriǽkʃən] 精神反応〔医学〕，= Much reaction.

psy·cho·re·ac·tive [sàikouriǽktiv] 精神反応性の〔医学〕.

psy·cho·re·flex [sàikourí:fleks] 精神反射〔医学〕.

psy·cho·rhyth·mia [sàikəríðmiə] 精神作用の不随意的反復.

psy·chor·rha·gia [sàikəréidʒiə] = death agony.

psy·chor·rhea [sàikərí:ə] (仮定と思考が豊富であるため，本能や常識を軽視する精神状態).

psy·chor·rhex·is [sàikəréksis] 重症性不安神経症.

psy·chose hal·lu·ci·na·toire chron·ique [psikóuz əlju:sinətwá:r kroní:k, sáikóuz həlù:sinətwa:r kránik] [F] 慢性幻覚精神病〔医学〕(フランス語由来，パラフレニーに該当する).

psy·cho·se·da·tion [sàikousidéiʃən] 精神鎮静法〔医学〕.

psy·cho·sen·si·bil·i·ty pro·por·tion [sàikousènsibíliti prəpɔ́:ʃən] 精神感受性比率〔医学〕.

psy·cho·sen·so·ri·al [sàikousensɔ́:riəl] 精神感覚の〔医学〕.

psy·cho·sen·so·ry [sàikəsénsəri, -sɔ:ri] 精神感覚の〔医学〕，= psychosensorial.
p. aphasia 精神知覚性失語〔症〕.

psy·cho·ses [saikóusi:z] (psychosis の複数).

psy·cho·sex·u·al [sàikəsékʃuəl] 精神性欲の（肉体的または内分泌的に対立していう）.
p. development 性心理学的発達〔医学〕, 精神性的発育（成熟期に達すること）.
p. disorder 性心理学的異常〔医学〕, 精神性欲異常, = sexual orientation disturbance.
psy·cho·sin [sáikəsin] サイコシン（β-galactoside の一種 $C_{23}H_{45}N_7O$. フレノシンの分解により生じ, 水解してスフィンゴシンとガラクトースが得られる）, = psycosin.
psy·cho·sis [saikóusis] 精神障害〔医学〕, 精神病〔医学〕（幻覚, 妄想, 気分障害, 意識障害など多様な精神病症状を呈する精神疾患の総称）. 複 psychoses. 形 psychotic.
p. in thyroid disease 甲状腺性精神病.
p. induced by invocation 祈禱性精神病.
p. of degeneration 変質精神病, = degenerative psychosis.
p. polyneuritica 多発神経炎性精神病, = Korsakov syndrome.
psy·cho·so·cial [saikousóuʃəl] ① 心理・社会的の. ② 社会心理学〔の〕〔医学〕.
p. deprivation 社会心理的刺激妨害（遮断）〔医学〕.
p. disorder 社会心理学的異常〔医学〕.
p. dwarfism 心理社会性小人症〔医学〕.
p. factor 心理社会的因子.
p. mental retardation 社会心理的精神発達遅滞〔医学〕, 社会心理的精神薄弱.
p. stressor 心理社会的ストレッサー〔医学〕.
psy·cho·so·mat·ic [sàikousoumǽtik] ① 心身症的〔医学〕. ② 精神身体の, 心身相関の（身体と精神の機能が相関関係をもつという考え方で, この関係を専門的に研究する者を psychosomatist と呼ぶ）.
p. approach 心身医学的アプローチ.
p. correlation 心身相関〔医学〕.
p. dentistry 心療歯科（ストレス性の歯科疾患を対象とし, カウンセリングなどを含めた心理療法を行う. 舌の痛み, 歯ぎしり, 歯科恐怖など）.
p. disease (PSD) 心身症.
p. diseases in children 小児心身症.
p. diseases in genitourinary system 尿路性器心身症.
p. diseases of middle age 中年期の心身症.
p. disorder 心身症〔医学〕, 心身障害.
p. disorder in vulvogenitalia 外陰部心身症.
p. interaction 心身交互作用.
p. medicine (PSM) 精神身体医学, 心身〔相関〕医学〔医学〕（department of psychosomatic medicine 心療内科は1961年九州大学医学部に創設された研究施設を嚆矢とする診療科名）.
psy·cho·so·mat·ics [sàikousoumǽtiks] 心身医学〔医学〕, 精神身体医学.
psy·cho·so·mi·met·ic [sàikousòumaimétik] 精神異常作用薬, 精神異常発現薬, = psychotomimetic.
psy·cho·stim·u·lant [sàikəstímjulənt] 精神刺激薬〔医学〕, = psychormic.
p. agent 精神興奮薬〔医学〕.
psy·cho·sur·gery [sàikousə́:ʤəri] 精神外科〔医学〕, 脳外科（内科的療法に反応しない精神病に対して, その疾患と関係のあると思われる脳の部分に外科的手術を加える療法で, 脳葉切開術 lobotomy がその中心的手技である, 現在は用いられない）, = psychosomatic surgery.
psy·cho·syn·the·sis [sàikəsínθisis] サイコシンセシス.
psy·cho·tech·nics [sàikətékniks] 精神技術（心理学の原理を経済学または社会科学に応用すること）.
psy·cho·tech·nique [sàikətekní:k] 精神技術〔医学〕.
psychotherapeutic agent 精神治療薬〔医学〕.
psy·cho·ther·a·peu·tics [sàikouθèrəpjú:tiks] ① 精神療法, 心理療法, = psychotherapy. ② 精神治療, = mental therapeutics.
psy·cho·ther·a·py [sàikəθérəpi] 精神療法〔医学〕, 心理療法〔医学〕, = psychotherapeutics.
psy·chot·ic [saikátik] 精神病性の〔医学〕.
p. disorder 精神病性障害.
psy·chot·i·cum [saikátikəm] 精神病発生薬〔医学〕.
psy·chot·o·gen·ic [saikàtəʤénik] 精神病発現薬の.
psy·chot·o·mi·met·ic [saikàtoumaimétik] ① 精神異常作用薬. ② 精神異常作用〔性〕の.
p. agent 精神異常発現薬〔医学〕.
p. drugs 幻覚薬, = hallucinogenic agents.
Psychotria ipecacuanha （吐根の原植物）.
psy·chot·rine [saikátrin] プシコトリン $C_{28}H_{36}N_2O_4$（吐根に存在するアルカロイドで, イペカミンの異性体）.
psy·cho·trop·ic [sàikətrápik] 向精神性〔の〕〔医学〕.
p. agent 精神作用薬〔医学〕, 向精神薬.
p. drug 向精神薬〔医学〕.
psych·ral·gia [saikrǽlʤiə] 冷感疼痛, 冷痛.
psychro– [saikrou, sik-, -rə] 寒冷の意味を表す接頭語.
psy·chro·al·gia [sàikrouǽlʤiə] 冷痛〔医学〕, = psychralgia.
psy·chro·es·the·sia [sàikrouesθí:ziə] 寒冷感〔医学〕.
psy·chro·hy·per·es·the·sia [sàikrouhàiparesθí:ziə] 寒冷過敏〔医学〕.
psy·chro·lu·sia [sàikroulú:siə] 冷浴.
psy·chrom·e·ter [saikrámitər] 乾湿球湿度計〔医学〕（水の蒸発の遅速を測って空気の湿度を求める湿度計の一型で, August 乾湿計ともいう）, = wet and dry bulb hygrometer.
psy·chro·phile [sáikrəfil] 低温細菌, = psychrophil.
psy·chro·phil·ic [sàikrəfílik] 好冷の〔医学〕（特に細菌が 15～20°C の低温で最良の発育を示すことについていう）, = chrymophilic.
p. bacteria 低温〔細〕菌〔医学〕, 好冷細菌（低温で最高の発育増殖を示す細菌）.
psy·chro·pho·bia [sàikroufóubiə] 寒冷恐怖症〔医学〕.
psy·chro·phore [sáikrəfɔ:r] 冷却消息子（尿道後部のような深部組織に低温療法を加えるために考案された二重構造のカテーテル）.
psy·chro·ther·a·py [sàikrəθérəpi] 冷凍療法, 低温療法, 寒冷療法〔医学〕.
psy·chro·troph [sáikrətrouf] 低温発育の〔医学〕.
psychrotrophic bacteria 低温菌〔医学〕.
psyc·tic [síktik] 冷却の, 冷凍の.
psyl·li·ate [sílieit] プシリン酸. → sodium psylliate.
psyl·li·um [síliəm] シャゼンシ（車前子）（オオバコ属 *Plantago* 植物の種子で, 粘漿剤として用いる）, = psyllium seed.
p. hydrophilic mucilloid シャゼンシ親水性粘漿剤, = metamucil-G.
psyl·lo·ste·ar·ic ac·id [sìloustiǽrik ǽsid] プシロステアリン酸 $C_{32}H_{65}COOH$.
PT ① physiotherapist 理学療法士の略. ② prothrombin time プロトロンビン時間の略.
Pt platinum 白金の元素記号.

pt pint パイントの略.

PTA ① percutaneous transluminal angioplasty 経皮的血管内血管形成術の略. ② plasma thromboplastin antecedent 血漿トロンボプラスチン前駆因子の略. ③ posttraumatic amnesia 外傷後健忘の略.

PTA deficiency PTA 欠乏症，血漿トロンボプラスチン前駆物質欠損症，= plasma thromboplastin antecedent deficiency.

PTAP purified toxoid aluminium phosphate 精製硫酸アルミニウムトキソイドの略（精製ジフテリアトキソイドを純リン酸アルミニウムに吸着させてつくった予防注射薬）.

ptar·mic ［tá:mik］ ① くしゃみの. ② 催てい（嚔）薬，= sternulative.

ptar·mus ［tá:məs］ 嚔てい（嚔）(特に痙攣性のくしゃみ)，= sneezing.

PTB ① patellar tendon bearing 膝蓋腱支持の略. ② patellar tendon bearing prosthesis 膝蓋腱支持義肢の略.

PTC ① penothermocurve 陰茎皮膚温曲線の略. ② percutaneous transhepatic cholangiography 経皮経肝胆道造影の略，= PTHC. ③ peritubular capillary 傍尿細管毛細血管の略. ④ phenylthiocarbamide フェニルチオカルバミドの略. ⑤ plasma thromboplastin component 血漿トロンボプラスチン成分の略.

PTC protein PTC タンパク，= phenylthiocarbamoyl protein.

PTCA percutaneous transluminal coronary angioplasty 経皮経管的冠動脈形成術の略.

PTCD percutaneous transhepatic cholangio-drainage 経皮経肝胆道ドレナージの略.

PTCDD percutaneous transhepatic cholangioduode-nal drainage 経皮経肝〔的〕胆管十二指腸ドレナージの略.

PTCL percutaneous transhepatic choledochoscopic lithotomy 経皮経肝〔的〕胆道鏡下切石術（砕石術）の略.

PTCR percutaneous transluminal coronary recanalization 経皮的冠動脈再開療法の略.

PtdCho phosphatidylcholine ホスファチジルコリンの略.

PtdSer phosphatidylserine ホスファチジルセリンの略.

Ptelea trifoliata ホップノキ（北アメリカ産ミカン科植物），= hop trefoil.

ptel·ein ［téli:n］ プテレイン（*Ptelea trifoliata* の根皮からつくった抽出物）.

ptel·e·or·rhine ［téliərain］（鼻孔不対称性の顔型についていう）.

ptel·ia ［téliə］ ホップノキ，= ptelea.

pter·i·dine ［téridi:n］ プテリジン [化] pyrimido [4, 5-b] pyrazine（プテリンの主核をなす物質で，その誘導体はヒナドリの成長を抑制し，肝および血中の葉酸濃度を低下する作用がある）.

Pte·ri·di·um ［terídiəm］ ワラビ［蕨］属.
P. aquilinum ワラビ.

pter·i·do·phy·tes ［tèridəfáiti:z］ シダ［羊歯］植物類.

pter·i·dyl ［téridil］ プテリジル基（$C_6H_3N_4$-）.

pter·in(e) ［térin］ プテリン（2-amino-4-oxypteridine の誘導体の総称で，最もよく知られるプテリンはキサントプテリン，イソキサントプテリンおよびロイコプテリンの3種である）.

pte·ri·on ［tí:riɑn］［L/TA］プテリオン，= pterion［TA］，蝶形骨大翼後上頂（前頭骨，頭頂骨，側頭鱗，および蝶形最大翼とが最も接近した部分）.

pterional approach 蝶形骨縁到達［医学］.

pter·nal·gia ［tə:nǽlʤiə］ 踵痛.

ptero- ［terou, -rə］ 羽毛，翼の意味を表す接頭語.

pter·o·bi·lin ［tèroubáilin］ プテロビリン（bilitrine 型の4ピロル核誘導体で，中性溶液では緑色，塩酸溶液では青色）.

Pter·o·bran·chia ［tèroubrǽŋkiə］ 翼鰓綱（半索動物の一綱）.

pter·o·car·pine ［tèrouká:pin］ プテロカルピン $C_{16}H_{11}O_4(OCH_3)$（マメ科植物 *Pterocarpus santalinus* の材にある苦味質）.

Pter·o·car·pus ［tèrouká:pəs］（マメ科植物）.
P. indicus インドシタン（樹皮は下薬，材は美術工芸品，装飾用材）.

pte·ro·ic ac·id ［təróuik ǽsid］ プテロイル酸（葉酸からグルタミン酸分子を除去した酸）.

Pter·ois ［térəwəs, térɔiz］ ミノカサゴ［蓑笠子］属（カサゴ科の一属）.

pter·op·ter·in ［teráptərin］ プテロプテリン（乳酸菌発育因子）.

pter·o·yl ［térouil］ プテロイル基（$C_{14}H_{11}N_6O_2$-）.

pter·o·yl-as·par·tic ac·id ［térouil əspá:tik ǽsid］ プテロイルアスパラギン酸（葉酸拮抗体の一つ），= anfol A or B.

pter·o·yl-di·glu·tam·ic ac·id ［térouil diglu:tǽmik ǽsid］ プテロイルジグルタミン酸（抗腫瘍薬）.

pter·o·yl·glu·ta·mate ［tèrouilglú:təmeit］ 葉酸塩.

pter·o·yl·glu·tam·ic ac·id ［tèrouilglu:tǽmik ǽsid］ プテロイルグルタミン酸，= folic acid.

pter·o·yl-mon·o·glu·tam·ic ac·id ［térouil mànəglu:tǽmik ǽsid］ プテロイルモノグルタミン酸，= folic acid.

pter·o·yl-tri·glu·tam·ic ac·id ［térouil tràiglu:tǽmik ǽsid］ プテロイルトリグルタミン酸（制癌作用を示す），= teropterin.

pte·ryg·i·o·phore ［təríʤiəfɔ:r］ 担鰭骨，= pterygophore.

pte·ryg·i·um ［təríʤiəm］ ① 翼状［贅］片［医学］（眼部結膜に発生する三角形の粘膜片で，その頂点は瞳孔に向かい，底部はしばしば鼻側の瞼裂部にあって，全部が充血して視力の低下を起こす）. ② 表皮爪膜（爪板の近位部を形成する表皮構造で，その表面に広がることがある）. [形] pterygial.
p. colli 翼状頸［医学］（肩峰から乳様突起に至る帯状奇形），= patagium colli.
p. inversum 翼状爪膜.
p. syndrome 翼状片症候群（翼状片をつくる疾患，Turner 症候群，Ullrich 体質，Klippel-Feil 症候群，Rossi 先天性翼状片関節筋異形成症などを一括した名称），= status Bonnevie-Ullrich.
p. unguium 翼状爪.

pterygo- ［terigou, -gə］ 翼状突起との関係を表す接頭語.

pterygoalar foramen 蝶形骨頬筋孔，= porus crotaphitico-buccinatorius.

pter·y·go-ar·thro·my·o-dys·pla·sia con·gen·i·ta ［térigou à:θroumáiou displéiziə kɑnʤénitə］ 先天性翼状片関節筋異形成症（四肢に翼状片をつくり，関節彎曲症を合併する症候群）.

pter·y·goid ［térigɔid］ 翼状の.
p. bone 翼骨（第2内臓弓（舌弓）に由来する）.
p. branches ［TA］翼突筋枝，= rami pterygoidei［L/TA］.
p. canal ［TA］翼突管，= canalis pterygoideus［L/TA］.
p. chest 狭長胸［医学］.
p. depression 翼状窩，翼突窩，= fovea pterygoidea.
p. fissure 翼状裂.
p. fossa ［TA］翼突窩，= fossa pterygoidea［L/TA］.

p. fovea [TA] 翼突筋窩, = fovea pterygoidea [L/TA].
p. hamulus [TA] 翼突鉤, = hamulus pterygoideus [L/TA].
p. laminae 翼状突起板.
p. nerve 翼突筋神経, = nervus pterygoideus.
p. notch [TA] 翼突切痕, = incisura pterygoidea [L/TA].
p. pit 翼突筋窩, = fovea pterygoidea.
p. plates 翼状板(蝶形骨の翼状突起の内外側板).
p. plexus [TA] 翼突筋静脈叢(内上顎動脈に随行する), = plexus pterygoideus [L/TA].
p. process [TA] 翼状突起(蝶形骨の体部と大翼との連結部から垂直に突出し, 外板と内板とに区別される), = processus pterygoideus [L/TA].
p. ridge 翼状隆起(蝶形骨大翼の側頭と側頭下面とが接合する点).
p. tubercle 翼状結節, 翼突結節(下顎骨内面の突起で内側翼突筋の着点).
p. tuberosity [TA] 翼突筋粗面, = tuberositas pterygoidea [L/TA].
p. venous plexus 翼突筋静脈叢.
pter·y·go·man·dib·u·lar [tèrigoumændíbjulər] 翼突下顎の.
p. ligament 翼突下顎縫線, = raphe pterygomandibularis.
p. raphe [TA] 翼突下顎縫線, = raphe pterygomandibularis [L/TA].
p. space 翼突下顎窩.
pter·y·go·max·il·la·ry [tèrigoumæksíləri] 翼突上顎の.
p. fissure [TA] ① 翼上顎裂, = fissura pterygomaxillaris [L/TA]. ② 翼状口蓋裂, = pterygopalatine fossa.
p. fossa 翼口蓋窩, = fossa pterygopalatina.
p. junction 翼突上顎接合部 [医学].
p. ligament 翼突上顎靱帯, = raphe pterygomandibularis.
p. notch 翼上顎裂.
pterygomeningeal artery [TA] 翼突硬膜動脈, = arteria pterygomeningea [L/TA].
pterygonuchal infantilism 項翼状贅片形成幼稚症(頸翼状片, 幼稚症, 肘外反の三徴), = Turner syndrome.
pter·y·go·pal·a·tine [tèrigoupǽlətin] 翼突口蓋の.
p. canal 翼口蓋管, = canalis pterygopalatinus.
p. fossa [TA] 翼口蓋窩, = fossa pterygopalatina [L/TA].
p. ganglion [TA] 翼口蓋神経節, = ganglion pterygopalatinum [L/TA].
p. ganglion neuralgia 翼口蓋神経節神経痛 [医学].
p. groove 翼口蓋溝, = sulcus pterygopalatinus.
p. nerves 翼口蓋神経(上顎神経の枝で翼口蓋神経節に知覚根をおくるほか, 一部はこの神経節を通過して口蓋神経に続く), = nervi pterygopalatine.
p. neuralgia 翼口蓋神経痛 [医学], = Sluder n..
pterygopharyngeal part [TA] 翼突咽頭部(頭咽頭筋の), = pars pterygopharyngea [L/TA].
pterygopharyngeal part of superior constrictor muscle of pharynx 上咽頭収縮筋の翼突咽頭部.
pter·y·go·pha·ryn·ge·us [tèrigoufærindʒí:əs] 翼突咽頭筋.
pter·y·go·phore [térigəfɔ:r] 担鰭骨(魚類の背鰭および殿鰭を体に固定させる軟骨片で, その一端は脊柱突起に, 他端で鰭体を担うもの), = actinophore, pterygiophore.
pter·y·go·po·di·um [tèrigoupóudiəm] 鰭足(異足類の垂直足鰭).
pter·y·go·sper·min [tèrigouspə́:min] プテリゴスペルミン(Rao, George, Pandalai らにより1946年に初めて報告された抗生物質で, *Moringa pterygosperma* の根茎から抽出される).
pterygospinal ligament 翼棘靱帯, = ligamentum pterygospinale.
pter·y·go·spi·nous [tèrigouspáinəs] 翼突棘の(蝶形骨の).
p. ligament [TA] 翼突棘靱帯, = ligametum pterygospinale [L/TA].
p. muscle 翼突棘筋(筋蝶形骨の棘突起から起こり外翼板の後縁に付着する筋).
p. process [TA] 翼棘突起, = processus pterygospinosus [L/TA].
Pter·y·go·ta [tèrigóutə] 有翅昆虫類, = winged insects.
pter·y·la [térilə] 翼区(鳥類の).
PTF plasma thromboplastic factor 血漿トロンボプラスチン因子の略.
PTH parathyroid hormone 副甲状腺ホルモンの略.
PTHC percutaneous transhepatic cholangiography 経皮経肝胆管造影(撮影)〔法〕の略, = PTC.
pti·lo·sis [tailóusis] ① ダチョウ肺塵症(ダチョウの羽毛を吸い込んで発生する肺塵症の一型). ② 睫毛脱落症.
ptis·an [tíz(ə)n, tizǽn] 滋養煎汁(ムギ湯のようなもの).
PTK phototherapeutic keratectomy 治療的レーザー角膜切除術の略.
PTMC percutaneous transvenous mitral commissurotomy 経皮経静脈的僧帽弁交連裂開術の略.
PTO ① percutaneous transhepatic obliteration 経皮経肝側副血行路塞栓術の略. ② Perlsucht tuberculin original ウシ結核菌ツベルクリンの略, = Klempere tuberculin.
pto·mai·n(a)e·mia [tòumeiní:miə] プトマイン血症.
pto·maine [tóumein, touméin] 死〔体〕毒 [医学], プトマイン(タンパク質の腐敗により生ずるアミノ化合物で, 細菌が産生する毒素 toxin とは別のもの), = animal alkaloid, putrefactive alkaloid, cadaveric alkaloid.
p. poisoning プトマイン中毒 [医学].
pto·mai·no·tox·ism [tòumeinətάksizəm] プトマイン中毒.
pto·ma·tine [tóuməti:n] = ptomaine.
pto·ma·tin·u·ria [tòumətinjú:riə] プトマイン尿症.
pto·ma·top·sia [tòumətάpsiə] 死体解剖, = ptomatopsy.
pto·mat·ro·pine [toumǽtrəpin] プトマトロピン(腸チフスにより死亡した死体の臓器からつくったプトマインで, アトロピン様の作用を示す).
ptosed [tóust] 下垂〔症〕の, = ptotic.
-ptosis [-tousis] 下垂の意を表す接尾語.
pto·sis [tóusis] 下垂〔症〕[医学](臓器の下降のことであるが, 特に上眼瞼挙筋の麻痺による眼瞼下垂をいう). 複 ptoese. 形 ptosed, ptotic.
p. adiposa 脂肪性瞼下垂, = false ptosis.
p. iridis 虹彩下垂.
p. lipomatosis 脂肪腫性瞼下垂.
p. needle 柳葉針 [医学].
p. sympathetica 交感性瞼下垂, = Horner syndrome.
PTP ① percutaneous transhepatic portography 経皮経肝門脈造影の略. ② post-tetanic potentiation 反復刺激後増強の略. ③ posttransfusion purpura 輸血後血小板減少性紫斑病の略. ④ press through package プ

P

レススルーパッケージの略.
PTPA percutaneous transluminal pulmonary angioplasty 経皮的肺動脈形成術の略.
PTR ① patellar tendon reflex 膝蓋腱反射の略. ② Perlsucht tuberculin rest の略(ウシ結核菌からつくったツベルクリン).
PTRA percutaneous transluminal renal angioplasty 腎動脈拡張術の略.
PTSD post-traumatic stress disorder 心的外傷後ストレス障害の略.
PTT partial thromboplastin time 部分トロンボプラスチン時間の略.
PTV planning target volume 計画標的体積の略.
pty·al·a·gogue [táiələgɑg] 催ぜん(涎)薬, = ptyalogogue, sialagogue.
pty·a·lase [táiəleis] 唾液デンプン酵素, = ptyalin.
pty·a·lin [táiəlin] プチアリン, 唾液デンプン酵素(唾液中にある酵素で, デンプンを分解して, 単糖類に転化させ, ショ糖を生じさせる), = ptyalase, salivary diastase.
pty·a·lin·o·gen [taiəlínəʤən] プチアリノーゲン(唾液腺細胞に存在すると仮定される物質で, 唾液酵素の母体).
pty·a·lism [táiəlizəm] 流涎(よだれ)症, 流唾症, 唾液〔分泌〕過多〔医学〕, = salivation.
p. gravidarum 妊婦流涎症(悪阻の一症候).
pty·a·lith [táiəliθ] 唾石(ptyalolith の旧語).
pty·a·lize [táiəlaiz] 流涎(よだれ)を促進する.
ptyal(o)- [taiəl(ou), -l(ə)] 唾液との関係を表す接頭語.
pty·a·lo·cele [táiələsi:l] 唾液嚢腫, 唾液嚢瘤〔医学〕(Wharton 管が破裂して, 唾液が組織内に浸潤して生ずる腫瘤).
pty·a·lo·gen·ic [tàiələʤénik] 唾液産生の, 唾液作用による.
pty·a·lo·gogue [táiələgɑg] 催ぜん(涎)薬, = ptyalagogue.
pty·a·log·ra·phy [tàiəlɑ́grəfi] 唾液腺造影〔法〕〔医学〕, = sialography.
pty·a·lo·lith [táiəlouliθ] 唾石〔医学〕, = ptyalith.
pty·a·lo·li·thi·a·sis [tàiəlouliθáiəsis] 唾石症〔医学〕.
pty·a·lo·li·thot·o·my [tàiəlouliθɑ́təmi] 唾石切開術〔医学〕.
pty·a·lo·re·ac·tion [tàiəlouriǽkʃən] 唾液反応(Zambrini 反応).
pty·a·lor·rhea [tàiələrí:ə] 過度流涎.
pty·a·lose [táiəlous] 唾液マルトース(唾液デンプン酵素の作用により産生されるマルトース).
pty·a·lo·sis [tàiəlóusis] 流涎(よだれ), = ptyalism, salivation.
pty·cho·dont [taikóudɑnt] 襞歯〔型, 性〕(臼歯冠に披襞のある動物についていう).
pty·cho·pte·ryg·i·um [tàikoutəríʤiəm] 襞鰭(動物体側の襞または縁, すなわち肢縁).
pty·cho·tis oil [taikóutis ɔ́il] (アジョワン油), = ajowan oil.
pty·o·crine [táiəkrin] (アポクリン), = apocrine.
pty·oc·ri·nous [taiɑ́krinəs] 離出分泌腺の(アポクリン分泌腺のような細胞の内容が分泌されることについていうので, 濾出性 exocrine または diacrinous に対立して用いる).
pty·sis [táisis] 吐出(特に唾を吐くこと).
ptys·ma [tízmə] 唾液, = saliva.
ptys·ma·gogue [tízməgɑg] 催ぜん(涎)薬, = ptyalagogue.
PU pregnancy urine 妊娠尿の略.
Pu plutonium プルトニウムの略.
pu·bar·che [pju:bɑ́:ki] 陰毛発生(恥毛の出現によって発現する思春期の開始期).
pu·ber [pjú:bər] 青年(思春期に達した者). 形 puberal.
puberal emaciation 思春期やせ〔医学〕.
pu·ber·tal [pjú:bə:təl] 青春期の.
pu·ber·tas [pju:bə́:təs] 青春期, 春機発動期.
p. plena 完全青春期.
p. praecox 早発青春期(早期破瓜), = macrogenitosomia praecox.
pu·ber·ty [pjú:bəti] 青春期, 思春期〔医学〕(生殖器の発達した年齢で, 男子は13～16歳, 女子は12～14歳). 形 puberal, pubertal.
p. psychosomatic disease 思春期心身症.
pu·be·ru·lic ac·id [pjù:bərú:lik ǽsid] プベルル酸 $C_8H_6O_6$ (ほとんど無色の微結晶板で, *Penicillium* 属真菌により形成されグラム陽性菌にのみ有効な抗生物質. Birkinshaw と Raistrik により1932年に初めて報告された).
pu·be·ru·lon·ic ac·id [pjù:bərulɑ́nik ǽsid] プベルロン酸 $C_8H_4O_6$ (鮮黄色プリズムで, *Penicillium aurantiovirens* などにより形成され, グラム陽性菌には弱作用を示す抗生物質. Birkinshaw と Raistrick により1932年に報告され, Oxford, Raistrick, Smith により1942年に命名されたもの).
pu·bes [pjú:bi:z] [L/TA]① 陰毛(カクシゲ), = pubic hairs [TA]. ② 恥骨部(pubis の複数. (1)恥毛. (2)恥骨(両側の). (3)恥丘), = mons veneris.
pu·bes·cence [pju:bésəns] ① 青春, 思春期〔医学〕, 破瓜(はか). ② 軟毛. 形 pubescent.
pu·bes·cent [pju:bésənt] ① 思春期の. ②軟毛の.
p. insanity 破瓜病, = hebephrenia.
p. uterus 思春期性(様)子宮〔医学〕(思春期の発育型が成熟期に至るまで存続するもの).
pu·be·trot·o·my [pjù:bətrɑ́təmi] 恥骨下腹切開術.
pu·bi·al·gia [pjù:biǽlʤiə] 恥骨坐骨骨膜痛, = periostalgia pubo-ischiatica.
pu·bic [pjú:bik] 恥骨の.
p. angle 恥骨角(恥骨結合線と恥骨稜とがなす角).
p. arch [TA] 恥骨弓(恥骨と坐骨とで生ずる弓), = arcus pubicus [L/TA].
p. body 恥骨体(上行および下行両枝の合致点), = body of pubic bone.
p. bone 恥骨, = os pubis.
p. branch [TA] 恥骨枝*, = ramus pubicus (vena obturatoria accessoria) [L/TA].
p. (complete) epispadias 恥骨部〔完全〕尿道上裂〔医学〕.
p. crest [TA] 恥骨稜(恥骨結節から内端に達するもの), = crista pubica [L/TA].
p. hairs [TA] ① 陰毛(カクシゲ), = pubes [L/TA]. ② 恥毛.
p. ligaments 恥骨靱帯, = ligamentum pubicum.
p. louse 毛ジラミ.
p. ost(e)itis 恥骨炎〔医学〕.
p. presentation 殿位(骨盤位), = breech presentation.
p. rami 恥骨枝.
p. ramus 恥骨枝(上行枝 ramus superior と下行枝 ramus inferior).
p. region [TA] 下腹部, = hypogastrium [L/TA], 恥骨部, = regio pubica [L/TA].
p. segment of pelvis 骨盤恥骨部(恥骨縫合と腟前壁とからなる骨盤底).
p. spine 恥骨棘(① 恥骨結節. ② 恥骨上縁の突起).
p. symphysis [TA] 恥骨結合, = symphysis pubica [L/TA].
p. tubercle [TA] 恥骨結節(恥骨上枝の突起で鼡径靱帯が付着する), = tuberculum pubicum [L/TA].

p. vein [TA] 恥骨静脈*, = vena pubica [L/TA].
pu·bi·o·plas·ty [pjú:biəplæ̀sti] 恥骨形成〔術〕.
pu·bi·ot·o·my [pjù:biátəmi] 恥骨切開〔術〕〔医学〕, = hebotomy, hebosteotomy.
pu·bis [pjú:bis] [L/TA] ① 恥骨, = os pubis, pubis [TA]. ② 恥毛, = pubic hair. 形 pubic.
pu·bi·sure [pjú:biʃuər] 恥毛.
Pub·lic Health Ser·vice (PHS) [pʌ́blik hélθ sə́:rvis] 公衆衛生局(アメリカ中央政府の一局で, 衛生, 予防など国民の厚生保護に関する事務局).
pub·lic [pʌ́blik] 公衆の〔医学〕.
p. access defibrillation (PAD) (一般人による AED を使用した救急処置の実施).
p. antigens 共通抗原, 公共抗原(ほとんど全ての人に認められるが, ごく少数の特定の家系には認められない赤血球抗原群をいう).
p. assistance 公的援助〔医学〕.
p. attorney 検察官.
p. bath 公衆浴場〔医学〕.
p. carrier 公共輸送機関〔医学〕.
p. disruption 公害〔医学〕.
p. exposure 公衆被曝(一般の人々の被曝, 自然放射線など).
p. funded medical services 公費医療〔医学〕.
p. hazard 公害〔医学〕.
p. health 公衆衛生〔学〕〔医学〕.
p. health administration 衛生行政〔医学〕.
p. health agency 衛生行政機関〔医学〕.
p. health bureau 公衆衛生局〔医学〕.
p. health center 保健所〔医学〕.
p. health dentistry 公衆衛生歯科学〔医学〕.
p. health effort 公衆衛生活動〔医学〕.
p. health insurance 公的医療保険.
p. health laboratory 衛生試験所〔医学〕.
p. health nurse 公衆衛生看護師, 保健師〔医学〕.
p. health nurse's license 保健師免許.
p. health nursing 保健師事業.
p. health nutrition 公衆栄養〔医学〕.
p. health physician 公衆衛生医〔医学〕.
p. health practice 公衆衛生事業〔医学〕.
p. health program 公衆衛生計画〔医学〕.
p. health school 公衆衛生学部〔医学〕.
p. health service ① 公衆衛生業務〔医学〕. ② 公衆衛生局.
p. health statistics 公衆衛生統計〔学〕〔医学〕.
p. health survey 公衆衛生調査〔医学〕.
p. hearing 公聴会〔医学〕.
p. hospital 公立病院〔医学〕.
p. housing 公営住宅〔医学〕.
p. hygiene 公衆衛生学〔医学〕.
p. nuisance パブリックニューサンス(公衆に対する生活妨害, 英米法).
p. opinion 世論〔医学〕.
p. opinion poll 世論調査〔医学〕.
p. policy ① 公共政策〔医学〕. ② 公序良俗.
p. relation 広報〔活動〕〔医学〕.
p. sewage 公共下水〔医学〕.
p. specificity 公有特異性.
p. utility 公共事業〔医学〕, 公益事業(電信, 電話, ガス会社などの).
pub·li·ca·tion [pʌ̀blikéiʃən] 発表〔医学〕.
pubo- [pju:bou, -bə] 恥骨, 恥毛との関係を表す接頭語.
pu·bo·a·na·lis [pjù:boueinéilis] [TA] 恥骨肛門筋, = musculus puboanalis [L/TA].
pu·bo·cap·su·lar [pjù:boukǽpsjulər] 恥骨股関節被膜の.
p. ligament 恥骨大腿靱帯, = ligamentum pubofemorale.
pubocervical ligament [TA] 恥骨頸靱帯*, = ligamentum pubocervicale [L/TA].
pu·bo·coc·cy·ge·al [pjù:boukaksíʤiəl] ① 恥骨尾骨の. ② 恥骨尾骨筋の.
p. muscle 恥骨尾骨筋.
p. tendon [TA] 恥骨尾骨筋腱, = tendo musculi pubococcygai [L/TA].
pu·bo·coc·cyg·e·us [pjù:boukaksíʤiəs] [TA] 恥骨尾骨筋, = musculus pubococcygeus [L/TA].
p. muscle 恥骨尾骨筋.
pu·bo·fem·o·ral [pjù:bəfémərəl] 恥骨大腿骨の.
p. ligament [TA] 恥骨大腿靱帯, = ligamentum pubofemorale [L/TA].
pu·bo·pe·ri·ne·a·lis [pjù:boupèriniéilis] [TA] 恥骨会陰筋, = musculus puboperinealis [L/TA].
pu·bo·pros·tat·ic [pjù:bouprastǽtik] 恥骨前立腺の.
p. ligament [TA] 恥骨前立腺靱帯, = ligamentum puboprostaticum [L/TA].
p. muscle 恥骨前立腺筋.
pu·bo·pros·tat·icus [pjù:bouprastǽtikəs] [TA] 恥骨前立腺筋*, = musculus puboprostaticus [L/TA].
pu·bo·rec·tal [pjù:bəréktəl] 恥骨直腸の.
p. muscle 恥骨直腸筋.
pu·bo·rec·ta·lis [pjù:bərékteilis] [TA] 恥骨直腸筋, = musculus puborectalis [L/TA].
p. muscle 恥骨直腸筋.
pu·bo·tib·i·al [pjù:boutíbiəl] 恥骨脛骨の.
pubotuberous diameter 恥骨坐骨粗面直径(坐骨粗面から, それと垂直に恥骨上枝の一点とを結ぶ直径).
pubourethral triangle 恥骨尿道三角(会陰の三角で, 外辺は坐骨海綿体筋, 内辺は球海綿体筋, 後は会陰横筋).
pubovaginal muscle 恥骨腟筋.
pubovaginal operation 腟恥骨式尿道吊り上げ術.
pubovaginal sling operation 恥骨腟吊り上げ手術〔医学〕.
pu·bo·vag·i·na·lis (♀) [pjù:bouvæ̀ʤinéilis] [TA] 恥骨腟筋, = musculus pubovaginalis (♀) [L/TA].
p. muscle 恥骨腟筋.
pu·bo·ves·i·cal [pjù:bəvésikəl] 恥骨膀胱の.
p. ligament [TA] 恥骨膀胱靱帯(恥骨結合から前立腺の前面を通って膀胱頸部に達するもの), = ligamentum pubovesicale [L/TA].
p. muscle 恥骨膀胱筋.
pu·bo·ves·i·ca·lis [pjù:bəvésikəlis] [TA] 恥骨膀胱筋, = musculus pubovesicalis [L/TA].
Puchtler-Sweat stain for basement membranes プフトラー・スウェットの基底膜染色.
Puchtler-Sweat stain for hemoglobin and hemosiderin プフトラー・スウェットのヘモグロビン-ヘモジデリン染色.
puddle sign 水たまり徴候(遊離腹水の徴候).
puddler's cataract 錬鉄工白内障.
pud·dling [pʌ́dliŋ] ① 攪錬. ② パドリング(X線像において陥凹部へ造影剤が流れ込んでいる状態を表す語).
pu·den·da [pju:déndə] 外陰部(pudendum の複数).
pu·den·dag·ra [pju:dendǽgrə] 外陰痛〔医学〕.
pu·den·dal [pju:déndəl] 陰部〔の〕〔医学〕.
p. anesthesia 外陰麻酔〔法〕〔医学〕, 陰部麻酔〔法〕.
p. block 陰部神経ブロック〔医学〕.
p. canal [TA] 陰部神経管, = canalis pudendalis [L/TA].
p. cleavage 陰裂.
p. cleft [TA] 陰裂(大陰唇間の裂溝), = rima pu-

P

dendi [L/TA].
p. fissure 陰裂〔医学〕.
p. hematocele 会陰血腫.
p. hernia 陰部ヘルニア〔医学〕，外陰ヘルニア，= hernia vaginolabialis.
p. lip elephantiasis 陰唇象皮症.
p. nerve [TA] 陰部神経，= nervus pudendus [L/TA].
p. neurectomy 陰部神経切除〔術〕〔医学〕.
p. plexus ① 陰部神経叢（仙骨神経1～4 からなる）. ② 陰部静脈叢，= plexus pudendalis.
p. sac 外陰嚢，= Broca pouch.
p. slit 陰裂〔医学〕.
p. ulcer 会陰潰瘍，= granuloma inguinale.
p. veins 陰部静脈.
pu·den·dum [pju:déndəm] [TA] 女の外陰部，= pudendum femininum [L/TA].
p. femininum [L/TA] 女の外陰部，= pudendum [TA].
p. muliebre 外陰，= vulva.
pu·dic [pjú:dik] (pudendal の旧名).
p. nerve 陰部神経，= nervus pudendus.
Pudlak, P. [pʌ́dlæk] パドラック（チェコの内科医. Hermansky–Pudlak syndrome）.
pu·el·la pub·li·ca [pjuélə pʌ́blikə] 売春婦.
Puente dis·ease [puénte dizí:z] プエンテ病（単純腺性唇炎），= simple glandular cheilitis.
Pueraria montana* var. *lobata クズ［葛］（マメ科植物の一種で，カッコン［葛根］の原植物），= kudzu vine.
pu·er·ar·ia [pjùəréəriə] カッコン［葛根］（デンプンを主成分とする発汗解熱薬），= Radix puerariae.
p. root カッコン［葛根］（クズの周皮を除いた根. フラボノイド，サポニンなどを含み，鎮痙・解熱作用が認められる）.
p. starch クズデンプン.
pu·er·i·cul·ture [pjù:ərikʌ́ltʃər] ① 育児学〔医学〕. ② 小児保健学. ③ 妊婦の胎児に対する注意事項.
pu·er·ile [pjú:əril, –rail] 小児〔の〕〔医学〕.
p. breathing 小児〔性〕呼吸〔医学〕.
p. respiration 小児型呼吸〔医学〕.
pu·er·i·lism [pjúərəlizəm] 小児症〔医学〕，幼児症（小児のような甘えた態度や舌足らずの言葉を用いる），= childishness. 形 puerile.
pu·er·il·i·ty [pjù:əríliti] 小児らしいこと，小児性〔医学〕.
pu·er·pera [pju:ə́:pərə] 褥（じょく）婦〔医学〕. 複 puerperae.
pu·er·per·al [pju:ə́:pərəl] 産褥（じょく）の〔医学〕.
p. abscess 産褥膿瘍〔医学〕.
p. amenorrh(o)ea 産褥無月経〔医学〕.
p. aphasia 産褥失語〔症〕.
p. atrophy of uterus 産褥子宮.
p. bleeding 産褥出血〔医学〕.
p. bradycardia 産褥徐脈〔医学〕.
p. colpitis 産褥〔性〕腟炎〔医学〕.
p. convulsion 産褥痙攣〔医学〕（子癇），= eclampsia.
p. death-rate 産褥死亡率.
p. disorder 産褥障害〔医学〕.
p. eclampsia 産褥子癇〔医学〕.
p. endocarditis 産褥心内膜炎〔医学〕.
p. endometritis 産褥性子宮内膜炎.
p. exercise 産褥体操.
p. fever 産褥熱〔医学〕.
p. infection 産褥感染〔症〕〔医学〕.
p. insanity 産褥期精神病.
p. inversion of uterus 産褥子宮内反〔症〕〔医学〕.
p. involution 産褥復古〔医学〕.
p. leukophlegmasia 産褥有痛白股腫，= puerperal phlegmasia alba dolens.
p. mania 産褥性躁病〔医学〕，= puerperal psychosis.
p. mastitis 産褥乳腺炎〔医学〕.
p. melancholy 産褥期うつ（鬱）病〔医学〕.
p. metritis 産褥性子宮筋層炎.
p. metroendometritis 産褥子宮内膜筋層炎〔医学〕.
p. mortality 産褥期死亡〔率〕〔医学〕.
p. neuritis 産褥性神経炎〔医学〕.
p. parametritis 産褥子宮傍結合組織炎〔医学〕.
p. peptonuria 産褥ペプトン尿症.
p. period 産褥期〔間〕〔医学〕.
p. peritonitis 産褥腹膜炎〔医学〕.
p. phlebitis 産褥性静脈炎〔医学〕.
p. phlegmasia alba dolens 産褥有痛白股腫，= puerperal leukophlegmasia.
p. polyneuritis 産褥性多発〔性〕神経炎〔医学〕.
p. psychosis 産褥精神病〔医学〕.
p. psychosomatic disease 産褥期心身症.
p. resorption fever 産褥吸収熱〔医学〕.
p. retrodeviation of uterus 産褥子宮後転〔医学〕.
p. sepsis 産褥敗血症〔医学〕，産褥熱.
p. septic(a)emia 産褥〔性〕敗血症.
p. synovitis 産褥滑膜炎.
p. tetanus 産褥〔性〕破傷風，= postpartum tetanus, uterine t..
p. tetany 産褥性テタニー（強直）〔医学〕.
p. thrombophlebitis 産褥血栓静脈炎.
p. thrombosis 産褥血栓症〔医学〕.
p. tubal occlusion 産褥性卵管閉塞.
p. ulcer 産褥潰瘍〔医学〕.
p. uremia 産褥性尿毒症〔医学〕.
p. uterine atrophy 産褥子宮萎縮〔医学〕.
p. uterus 産褥子宮〔医学〕.
p. vaginitis 産褥〔性〕腟炎〔医学〕.
p. wound infection 産褥創傷感染〔医学〕.
p. wound intoxication 産褥創傷中毒〔症〕〔医学〕.
pu·er·per·ant [pju:ə́:pərənt] 褥（じょく）婦の〔医学〕，褥婦（分娩直後の）.
p. woman 上皮内癌.
pu·er·pe·ri·um [pjù:ə:pí:riəm] 産褥（じょく）〔医学〕（分娩直後から子宮が正常状態に回復するまで約6週の期日）. 複 puerperia. 形 puerperal.
p. infection 産褥感染症〔医学〕.
puerpural scarlet fever 産褥性猩紅熱.
Puerto Rican anemia プエルトリコ貧血（鉤虫の寄生による極度の貧血），= uncinariasis.
pu·er·u·lus [pjuérulǝs] プエルルス幼生（節足動物，歩行類の幼生）.
PUFA polyunsaturated fatty acid 多価不飽和脂肪酸の略.
puff [pʌ́f] 吹音，= whiff.
p. adder 南アフリカ産毒ヘビ，= *Bitis arietans*.
p. theory 吹き鳴らし説〔医学〕.
puff·ball [pʌ́fbɔ:l] ホテリタケ（*Lycoperdaceae* の一種で，物に接触するとその胞子を吹き出す）.
puffer toxin フグ毒.
puffing ratio 膨化率〔医学〕.
puf·fy [pʌ́fi] 膨れた，腫脹した〔医学〕，浮腫のある. 名 puffiness.
pug nose しし（獅子）鼻〔医学〕.
Pugh test [pjú: tést] ピュー試験（立体鏡を用いて，一眼で見る像を他眼で見たものと重ね合わせる融像力の検査法）.
pu·gil·lus (P) [pjú:dʒiləs] 一つかみの量，= handful, pugil.
Puhl fo·cus [pú:l fóukəs] プール巣（肺結核の剖検において上葉上部に多く見いだされる古い原発巣）.

P

PUJ pyeloureteric junction 腎盂尿管接合部の略.
Pukall, Wilhelm [pú:ka:l] プカル(1860生, ドイツの化学者).
P. filter プカル濾過器(カオリンを燃焼した層を利用するもの).
pu·ka·te·ine [pjú:kəti:in] プカテイン $C_{18}H_{17}NO_3$ (*Laurelia novae-zelandiae* から得られる結晶アルカロイド).
puke·wood [pjú:kwud] (サワギキョウ属), = *Lobelia*.
pu·le·gen·ic ac·id [pjù:ləʤénik ǽsid] プーレゲン酸 $C_{10}H_{16}O_2$ (クリサンセマム酸と類似の合成物).
pu·le·gone [pjú:ləgoun] プレゴン $C_{10}H_{16}O$ (香花薬油の揮発成分).
Pu·lex [pjú:leks] (ヒトノミ科の一属), = fleas.
P. canis イヌノミ, = *Ctenocephalides canis*.
P. felis ネコノミ, = *Ctenocephalides felis*.
P. irritans ヒトノミ(*Dipylidium caninum* および *Hymenolepis diminuta* などを媒介し, 黒死病を伝播する), = human flea.
Pulfrich phenomenon プルフリッヒ現象.
Pulfrich photometer プルフリッヒ光度計(C. Pulfrich が考案したかなり正確に吸光係数を測定する器械で, ヒトの眼の感度段階にできるだけ順応させる目的で, フィルターで単色化した光により, 減光装置として絞りを用いた視感測光器), = Pulfrich-Stufen photometer.
Pulfrich refractometer プルフリッヒ屈折計(固体または液体の屈折率を測る器械であるが, 医学的に利用されるのは浸漬屈折計 dipping refractometer で, 反射光による望遠鏡の目盛から含有タンパク質量を算出する), = Pulfrich dipping refractometer.
Pul·heems [pʌ́lhi:mz] パルヒームス法(イギリス戦闘員の適性記録法で, Pは体力, Uは上肢, Lは運動力, Hは聴力, EEは視力, Mは知能, Sは感情安定性を表す), = PULHEEMS system.
pu·lic·ar·is [pju:líkəris] そう(蚤)咬斑の, 小紅斑の.
pu·li·ca·tio [pjù:likéiʃiou] ノミ寄生症.
Pu·lic·i·dae [pju:lísidi:] ヒトノミ[人蚤]科(頭部に棘櫛をもたず, 眼は存在し, 腹部の各節背板に1列の剛毛がある. *Pulex* 属を含む), = common fleas.
pu·li·cide [pjú:lisaid] 殺そう(蚤)薬, = pulicicide.
pu·li·co·sis [pjù:likóusis] そう(蚤)咬斑, ノミ咬斑 [医学], 小紅斑.
pull [púl] 引っ張り.
p.-in 引き込む.
p.-in effect 引き込み現象.
p.-out suture 引き抜き縫合 [医学].
p.-out wire 引き抜き鋼線 [医学].
p.-through operation 貫通手術 [医学].
pulled tendon 牽引腱症(運動家にみられる半腱様筋の外傷).
pullet disease 幼鶏病(幼鶏の原因不明の腎盂腎炎).
pul·ley [púli] 滑車 [医学], セミ.
p. exercise 滑車訓練 [医学].
pul·lor·in [púlərin] プロリン(ニワトリの細菌性白色下痢症から分離した細菌の18時間培養したものの分離産物).
pullorum disease ひな白痢 [医学], プロルム病, 白色下痢, = white diarrhea.
pul·lu·la·tion [pʌ̀ljuléiʃən] 発芽, 分芽(酵母菌の生殖様式), = germination. 動 pullulate.
Pulm pulmentum かゆ(粥)の略.
pulmo- [pʌlmou, -mə] 肺との関係を表す接頭語.
pul·mo [pʌ́lmou] 肺, = lung. 複 pulmones.
p. dexter [L/TA] 右肺, = right lung [TA].
p. dexter, lobus inferior [L/TA] 右肺, 下葉, = right lung, inferior lobe [TA].
p. dexter, lobus medius [L/TA] 右肺, 中葉, = right lung, middle lobe [TA].
p. dexter, lobus superior [L/TA] 右肺, 上葉, = right lung, superior lobe [TA].
p. sinister [L/TA] 左肺, = left lung [TA].
p. sinister, lobus inferior [L/TA] 左肺, 下葉, = left lung, inferior lobe [TA].
p. sinister, lobus superior [L/TA] 左肺, 上葉, = left lung, superior lobe [TA].
pul·mo·a·or·tic [pʌ̀lmoueiɔ́:tik] 肺と大動脈の.
pulmocardiac region 肺心部(左胸壁の一部で, 心臓と肺臓とが重なり合う部位).
pulmocoronary reflex 肺冠〔状〕動脈反射 [医学].
pulmogastric region 肺胃部(胃と肺とが重なり合う前胸壁の部位).
pu·lmo·gram [pʌ́lməgræm] 肺のX線像.
pulmohepatic region 肺肝部(肝と肺とが重なり合う前胸壁の部位).
pul·mo·lith [pʌ́lməliθ] 肺〔結〕石 [医学].
pul·mom·e·ter [pʌlmɑ́mitər] (肺活量計の一型).
pul·mom·e·try [pʌlmɑ́mitri] 肺活量測定〔法〕[医学].
pul·mon [pʌ́lmən] 肺単位(肺の機能的単位).
pul·mo·nal [pʌ́lmənəl] 肺の [医学].
p. apex 肺尖 [医学].
pul·mo·nary [pʌ́lmənəri] 肺の [医学], 肺性の, 肺動脈の, = pulmonic.
p. abscess 肺膿瘍, = lung abscess.
p. acariasis 肺ダニ症.
p. acinus 肺胞樹 [医学], 肺細葉 [医学].
p. actinomycosis 肺放線菌症 [医学].
p. adenomatosis 肺腺腫症 [医学].
p. agenesis 肺無形成.
p. alveolar microlithiasis (PAM) 肺胞微石症 [医学].
p. alveolar proteinosis (PAP) 肺胞タンパク症(肺胞腔内に好酸性顆粒状物質が充満した病態. 無症状から呼吸不全と幅広い症状がある. 原因不明のもの, 結核, AIDS, 珪肺などに合併するものもある).
p. alveolus 肺胞 [医学].
p. amebiasis 肺アメーバ症 [医学].
p. amyloidosis 肺アミロイド症 [医学].
p. amylosis デンプン(澱粉)肺〔症〕, 肺穀粉〔症〕, 肺デンプン(澱粉)〔症〕.
p. anasarca 肺性全身水腫(浮腫) [医学].
p. anesthesia 肺性麻酔, 吸入麻酔, = inhalation anesthesia, endotracheal anesthesia.
p. angiography 肺血管造影 [医学].
p. anthrax 肺壊疽, 肺炭疽 [医学] (芽胞の吸入により起こり, 敗血症をきたすため致命率も高く生物兵器としても脅威).
p. apicitis 肺尖炎 [医学].
p. apoplexy 肺卒中 [医学], 肺出血.
p. arch 肺〔動脈〕弓(肺動脈に関連して発育する第5鰓弓).
p. area 肺野, 肺動脈部(第2肋骨間の部分で, 肺動脈音の最もよく聴取される部).
p. arterial hypertension 肺高血圧症 [医学].
p. arterial pressure 肺動脈圧 [医学].
p. arterial wedge pressure 肺動脈楔入圧.
p. arteriography 肺動脈造影 [医学].
p. arteriosclerosis 肺動脈硬化症.
p. arteriovenous aneurysm 肺動静脈瘤 [医学].
p. arteriovenous fistula (PAVF) 肺動静脈瘻 [医学].
p. arteriovenous malformation (PAVM) 肺動静

P

脈奇形（先天性中胚葉性血管形成不全による肺動脈—肺静脈間の吻合異常で，別名，肺動静脈瘻 pulmonary arteriovenous fistula (PAVF) ともいう）.
p. artery 肺動脈.
p. artery anastomosis 肺動脈吻合.
p. artery aneurysm 肺動脈瘤.
p. artery atresia 肺動脈閉鎖〔症〕.
p. artery banding 肺動脈絞扼［医学］.
p. artery catheter 肺動脈カテーテル，= Swan-Ganz catheter.
p. artery catheterization 肺動脈カテーテル法.
p. artery end-diastolic pressure (PAEDP) 肺動脈拡張終末期圧［医学］.
p. artery occlusion pressure 肺動脈閉塞圧.
p. artery pressure (PAP) 肺動脈圧.
p. artery ring 肺動脈輪［医学］.
p. artery thromboembolism 肺動脈血栓塞栓症［医学］.
p. asbestosis 石綿肺.
p. aspergillosis 肺アスペルギルス症［医学］.
p. atelectasis 肺拡張不全.
p. atresia 肺動脈閉鎖［医学］.
p. berylliosis ベリリウム肺（塵肺症の一つ）.
p. blastomycosis 肺ブラストミセス症.
p. bleb 肺ブレブ.
p. blood flow (PBF) 肺血流量［医学］，肺血流圧.
p. blood volume 肺血液量［医学］.
p. branches [TA] 肺枝，= rami pulmonales [L/TA].
p. candidiasis 肺カンジダ症［医学］.
p. capacity 肺活量［医学］.
p. capillary 肺毛細〔血〕管［医学］.
p. capillary pressure 肺毛細〔血〕管圧［医学］.
p. (capillary) wedge pressure 肺動脈けつ（楔）入圧［医学］（右心カテーテルを小肺動脈枝中に血管腔を完全に閉塞するまで挿入したときの圧．左房圧に近似する）.
p. carcinosis 肺癌.
p. cartilage 肺動脈軟骨（左側第3肋軟骨）.
p. cavity 肺腔.
p. circular 肺循環（小循環）.
p. circulation 小循環［医学］，肺循環［医学］（右心室から肺動脈を経て肺に入り（静脈血），肺静脈を経て左心房に戻る（動脈血）血液の流れ）.
p. circulation time 肺循環時間［医学］.
p. cirrhosis 肺硬変〔症〕［医学］.
p. clearance 肺クリアランス［医学］.
p. coin lesion 肺円形陰影［医学］.
p. collapse 肺虚脱［医学］.
p. coma 肺性昏睡.
p. compliance 肺コンプライアンス［医学］.
p. cone 肺動脈円錐.
p. congestion 肺うっ血［医学］.
p. contusion 肺挫傷［医学］.
p. cryptococcosis 肺クリプトコックス症［医学］.
p. cusp 肺動脈弁［医学］.
p. cyst 肺嚢胞〔症〕［医学］（嚢胞性肺拡張症の総称で，風船嚢胞，気腫性水疱などを総括していう），= cystic disease of lung.
p. death 肺臓死.
p. decortication 肺剥皮［医学］.
p. deflation 肺縮小.
p. diffusing capacity 肺拡散能〔力〕［医学］.
p. diffusion 肺拡散［医学］.
p. dirofilariasis 肺イヌ糸状虫症.
p. distomatosis 肺吸虫症，肺ジストマ症.
p. distomiasis 肺ジストマ症［医学］，肺吸虫症.
p. docimasia 新生児肺検査法［医学］.
p. dysmaturity syndrome 肺成熟障害症候群（未熟児にみられる呼吸障害）.
p. dyspnea 肺性呼吸困難［医学］.
p. echinococcosis 肺包虫症［医学］.
p. edema 肺水腫［医学］.
p. elasticity 肺弾性［医学］.
p. embolectomy 肺動脈塞栓摘出〔術〕［医学］.
p. embolism (PE) 肺〔動脈〕塞栓症［医学］.
p. embolism syndrome 肺塞栓症症候群（心悸亢進，胸膜痛，肺水腫，ショック，脳血管障害などの症候群で，急性心不全，発熱を伴う．誘因は外傷，下肢の感染症，血管疾患，手術などで，特に下肢静脈炎に併発しやすい）.
p. emphysema 肺気腫［医学］（強制呼吸の結果肺胞の拡張と破裂が起こるウマの呼吸困難症），= alveolarectasia, heaves.
p. encephalopathy 肺性脳症（肺のガス交換不全により起こる中枢神経障害）.
p. eosinophilia (PE) 肺好酸球増多症［医学］.
p. extravascular water volume 血管外肺水分量［医学］.
p. fibrosis 肺線維症［医学］.
p. fistula 肺瘻［医学］.
p. flow resistance 肺気流抵抗［医学］.
p. function 肺機能［医学］.
p. function test (PFT) 肺機能検査［医学］.
p. gangrene 肺壊疽［医学］.
p. gas distribution 肺内ガス分布.
p. gas exchange 肺ガス交換.
p. glomus 肺グロームス.
p. groove [TA] 肺溝，= sulcus pulmonalis [L/TA].
p. hamartoangiomyomatosis 過誤腫性肺脈管筋腫症.
p. hamartoma 肺過誤腫［医学］.
p. heart ①肺性心［医学］．②右心，= right heart.
p. heart disease 肺性心疾患［医学］.
p. hemorrhage 喀血［医学］，肺〔胞〕出血［医学］（肺胞隔壁の傷害による出血），= pneumorrhagia.
p. hemosiderosis 肺ヘモジデローシス，肺血鉄症［医学］.
p. hilar lesion 肺門部病変［医学］.
p. hilum 肺門［医学］.
p. hilus 肺門.
p. histiocytosis 肺組織球増殖症，= h. of lung.
p. histiocytosis X 肺組織球症X［医学］.
p. histoplasmosis 肺ヒストプラスマ症［医学］.
p. hyaline membrane 肺硝子膜［医学］，肺胞硝子状膜.
p. hyaline membrane disease 肺ヒアリン膜症［医学］.
p. hydatid cyst 肺包虫嚢胞［医学］.
p. hydatidosis 肺包虫症［医学］.
p. hyperinflation 肺過膨張.
p. hypertension (PH) 肺高血圧〔症〕［医学］（肺動脈収縮期圧30mmHg，拡張期圧15mmHg，平均圧25mmHgを超えたものをいう）.
p. hypertrophic osteopathy 肺性肥大性骨病，= Hippocrates finger.
p. hypoplasia 肺低形成〔症〕，肺形成不全〔症〕，形成不全肺.
p. incompetency 肺動脈弁閉鎖不全，= pulmonary insufficiency.
p. infarct 肺梗塞.
p. infarction 肺梗塞［医学］.
p. infection 肺感染症［医学］.
p. infiltration 肺浸潤［医学］，= infiltration of lung.
p. infiltration with blood eosinophilia syndrome 肺好酸球浸潤症候群，= PIE syndrome.
p. infiltration with eosinophilia (PIE) 肺好酸球

浸潤症〔医学〕, PIE 症候群.
p. inflation 肺膨張.
p. injury 肺損傷.
p. insufficiency 肺動脈弁閉鎖不全〔症〕.
p. lavage 肺洗浄検査〔医学〕.
p. ligament [TA] ① 肺間膜, = ligamentum pulmonale [L/TA]. ② 肺靱帯(肺の縦隔洞面下端と心外膜とを結合する胸膜のヒダ).
p. lobe 肺葉(肺の5葉の一つ).
p. lobe transplantation 肺葉移植(生体肺移植といわれ, 2人のドナーからそれぞれ下葉を移植する).
p. lobule 肺小葉.
p. lymph nodes 肺リンパ節, = lymphonodi pulmonales.
p. lymphangiectasis 肺リンパ管拡張症〔医学〕.
p. lymphangitis carcinomatosa 肺癌性リンパ管炎.
p. medicine 呼吸器病学〔医学〕.
p. metastasis 肺転移〔医学〕, 転移性肺腫瘍, = metastatic lung tumor.
p. moniliasis 肺モニリア症〔医学〕(肺カンジダ症).
p. murmur 肺動脈雑音〔医学〕.
p. mycosis 肺真菌症〔医学〕(真菌が原因となり肺病変をきたしたもの. アスペルギルス症, クリプトコックス症などがある), = pneumomycosis.
p. neoplasm 肺新生物(腫瘍)〔医学〕.
p. noises 肺雑音.
p. overinflation 肺過膨張〔医学〕.
p. P 肺性P波.
p. paracoccidioidomycosis 肺パラコクシジオイデス症.
p. paragonimiasis 肺吸虫症.
p. pedicle 肺茎.
p. perfusion 肺潅流〔医学〕.
p. perfusion scan 肺潅流スキャン〔医学〕.
p. pest 肺ペスト〔医学〕.
p. phthisis 肺結核〔医学〕.
p. pleura [TA] 肺胸膜, = pleura pulmonalis [L/TA].
p. plexus [TA] 肺神経叢(主として迷走神経の分枝), = plexus pulmonalis [L/TA].
p. pulse 肺動脈拍(肺動脈の緊張による肺動脈第2音の強度変化).
p. reflex 肺反射, = Hering-Breuer reflex.
p. regurgitation (**PR**) 肺動脈弁閉鎖不全.
p. renal syndrome (**PRS**) 肺腎症候群(肺腔出血に糸球体腎炎が合併した疾患群. Goodpasture syndrome など).
p. respiration 肺呼吸(肺息).
p. ridge 肺隆起(胎児の総基本静脈が成長して生ずる隆起の体腔面にある小隆線で, 胸腔心嚢膜に発育する).
p. root 肺根〔医学〕.
p. sarcoidosis 肺型サルコイド症〔医学〕.
p. sarcoma 肺肉腫〔医学〕.
p. schistosomiasis 肺住血吸虫症〔医学〕.
p. scintigraphy 肺シンチグラフィ〔医学〕.
p. segments 肺区域(右肺は上, 中, 下の3葉に, 左肺は上, 下の2葉に分かれ, 各肺葉はさらに肺区域に分けられる). → bronchopulmonary segments.
p. sequestration 肺分画症〔医学〕, 肺分離症(気道から隔絶し, 血液の供給を大循環系から受けている異常肺組織. 肺葉内分画症, 肺葉外分画症がある).
p. sequestrum 肺腐片〔医学〕.
p. shunt 肺シャント〔医学〕.
p. silicosis ケイ肺〔症〕, 単純性ケイ粉症.
p. sound 呼吸音〔医学〕, 肺〔雑〕音〔医学〕, 肺〔胞〕音, = respiratory murmur.
p. stage 肺寄生期(幼虫の肺寄生期).
p. stenosis 肺動脈狭窄〔症〕〔医学〕.
p. stretch receptor 肺の伸展受容器〔医学〕.
p. strongyloidiasis 肺糞線虫症(肺出血を起こす).
p. subvalvular stenosis 肺動脈弁下部狭窄〔症〕〔医学〕.
p. sulcus 肺溝.
p. sulcus tumor 肺溝腫瘍, = Pancoast syndrome.
p. suppuration 肺化膿症(肺実質炎のうち肺組織の壊死, 膿瘍や空洞を形成する), = lung abscess.
p. surface of heart 心臓の肺面.
p. surfactant 肺サーファクタント, 肺胞表面活性物質.
p. thromboembolism 肺血栓塞栓症〔医学〕.
p. thrombosis 肺動脈血栓症〔医学〕, 肺塞栓症.
p. transpiration 肺蒸散〔医学〕.
p. trunk [TA] 肺動脈〔幹〕, = truncus pulmonalis [L/TA].
p. tuberculosis 肺結核〔医学〕(結核菌の感染により起きる肺の慢性肉芽腫性疾患).
p. tuberculosis treatment 肺結核治療〔医学〕.
p. tular(a)emia 肺野兎病.
p. valve [TA] 肺動脈弁(右室と肺動脈との境にある), = valva trunci pulmonalis [L/TA].
p. valve atresia 肺動脈弁閉鎖〔症〕〔医学〕.
p. valve insufficiency 肺動脈弁閉鎖不全〔症〕〔医学〕.
p. valve replacement 肺動脈弁置換〔医学〕.
p. valve stenosis 肺動脈弁狭窄〔症〕〔医学〕.
p. valvular disease 肺動脈弁膜症(後天性弁膜症でまれ).
p. vascular resistance (**PVR**) 肺循環抵抗〔医学〕, 肺血管抵抗〔医学〕.
p. veins [TA] 肺静脈, = venae pulmonales [L/TA].
p. ventilation 肺換気〔医学〕.
p. ventilatory capacity 肺換気能〔医学〕.
p. viscosity 肺粘性〔医学〕.
p. wedge pressure 肺動脈楔入圧〔医学〕.
p. zygomycosis 肺接合菌症.
Pul·mo·na·ta [pʌlmənéitə] 有肺目.
pul·mo·nec·to·my [pʌlmənéktəmi] 肺切除術, = pneumonectomy.
pul·mo·nes [pʌ́lməni:z] [L/TA] 肺, = lungs [TA].
pul·mon·ic [pʌlmánik] 肺〔の〕〔医学〕, 肺動脈〔の〕〔医学〕, = pulmonary.
p. alveolar vent 肺胞間孔, = interalveolar pores (of Kohn).
p. endocarditis 肺動脈弁心内膜炎.
p. murmur 肺動脈〔弁〕雑音〔医学〕.
p. regurgitation 肺動脈弁逆流〔医学〕, 肺動脈弁閉鎖不全〔症〕.
p. second sound 第2音肺動脈成分〔医学〕.
pul·mo·ni·tis [pʌlmounáitis] 肺〔臓〕炎〔医学〕, = pneumonitis.
pulmonocoronary reflex 肺冠〔状〕動脈反射(肺に生じる迷走神経刺激による冠動脈の反射的収縮), = pulmocoronary reflex.
pul·mo·no·he·pat·ic [pʌlmənouhipǽtik] 肺肝の.
pul·mo·nol·o·gy [pʌlmənáləʤi] 肺臓学〔医学〕.
pul·mo·no·per·i·to·ne·al [pʌlmənoupèritouní:əl] 肺腹膜の.
pulmorrhaphy 肺縫縮術.
pul·mo·tor [pʌ́lmoutər] プルモーター(人口呼吸法において用いる装置で, 肺臓内の空気を放出させ, 酸素を吸入させる器械).
pulmovascular region 肺脈管部(肺と心臓大脈管とが重なり合う前胸壁の部位).
pulp [pʌ́lp] ① 髄〔質〕(脾, 副腎などの). ② 歯髄, = pulpa dentis. ③ パルプ. 形 pulpal, pulpar.

p. abscess 歯髄膿瘍〔医学〕.
p. amputation 断髄法，歯髄切断〔法〕〔医学〕，= pulpotomy, vital amputation of pulp, extirpation of pulp, amputation of pulp.
p. artery 脾髄動脈.
p. atrophy 歯髄萎縮.
p. calculus 歯髄結石.
p. canal [TA] ① 歯根管（根管），= canalis radicis dentis [L/TA]. ②〔歯〕髄管（先端部から髄室に達する歯根を横断する部分の髄質）.
p. canal plugger 根管充填器〔医学〕.
p. capping 覆髄〔医学〕，歯髄覆罩〔法〕.
p. capping agent 覆罩剤（歯内療法薬）.
p. cavity [TA] ① 歯髄腔（髄室），= cavitas dentis [L/TA], cavitas pulparis [L/TA]. ② 髄室.
p. cavity of crown [TA] 歯髄腔，= cavitas coronae [L/TA].
p. cells 髄質細胞（脾臓の特異細胞で，食細胞の一種），= pulpar cell.
p. chamber 髄室〔医学〕（歯中心腔の冠状部）.
p. chamber opening 髄室開大〔医学〕.
p.-crease distance 指腹〔手〕掌線間距離.
p. devitalizing paste 歯髄除活（失活）糊剤〔医学〕.
p. discrimination 歯髄識別〔医学〕.
p. horn 髄角，= pulpal horn.
p. mill waste water パルプ工業廃水〔医学〕.
p. molding パルプ成形〔医学〕.
p. mummification 歯髄乾死法〔医学〕.
p. mummifying paste 歯髄乾死剤.
p. necrosis 歯髄壊死〔医学〕，歯髄乾死〔法〕〔医学〕.
p. nodule 歯髄小〔結〕節（歯髄にある象牙質の密集），= pulp stone.
p. of dental crown 歯冠髄〔医学〕.
p. of finger 指頭髄.
p.-palm distance 指腹手掌間距離.
p. pinch 指腹つまみ〔医学〕.
p. polyp 歯髄ポリ〔ー〕プ〔医学〕.
p. preforming パルプ予備造形〔医学〕.
p. remunant 残髄〔医学〕.
p. test 歯髄試験.
p. tissue 歯髄組織〔医学〕.
p. ulcer 歯髄潰瘍〔医学〕.
p. vitality test 生活歯髄試験（歯の修復，歯肉・歯周処置などを行う前に歯髄の生死を診断する方法）.
pul·pa [pʌ́lpə] 髄.
p. alba [L/TA] 白脾髄，= white pulp [TA].
p. coronalis [L/TA] 歯冠髄（歯冠歯髄），= crown pulp [TA].
p. dentis [L/TA] 歯髄，= dental pulp [TA].
p. lienalis [L/TA] 脾髄，= splenic pulp [TA].
p. radicularis [L/TA] 歯根髄（歯根歯髄），= root pulp [TA].
p. rubra [L/TA] 赤脾髄，= red pulp [TA].
p. splenica [L/TA] 脾髄，= splenic pulp [TA].
p. tamarindi タマリンド果泥（決明科植物 *Tamarindus indica* の果実から採った果泥で，緩下薬）.
pulpal horn 髄角.
pulpal infection 歯髄感染〔医学〕.
pulpal pathosis 病的歯髄.
pul·pal·gia [pʌlpǽlʤiə] 歯髄痛，= pulp pain.
pul·pa·tion [pʌlpéiʃən] 髄状化，= pulpifaction.
pulp·ec·to·my [pʌlpéktəmi] 歯髄切除術，髄質切除術，抜髄〔医学〕.
pul·pi·fac·tion [pʌ̀lpifǽkʃən] 髄質化，髄状化. 動 pulpify.
pulp·i·form [pʌ́lpifɔːm] 髄〔質〕状の.
pulp·i·tis [pʌlpáitis] 歯髄炎〔医学〕.
p. acuta gangraenosa 急性壊疽性歯髄炎.
p. acuta partialis 急性局部性歯髄炎.
p. acuta purulenta 急性化膿性歯髄炎.
p. acuta serosa 急性漿液性歯髄炎.
p. ascendens 上行（昇）性歯髄炎，逆行性歯髄炎.
p. chronica 慢性歯髄炎.
p. chronica aperta 慢性開放性歯髄炎.
p. chronica clausa 慢性閉鎖性歯髄炎.
p. chronica productiva 慢性増殖性歯髄炎.
p. chronica purulenta 慢性化膿性歯髄炎.
p. chronica ulcerosa 慢性潰瘍性歯髄炎.
p. partialis 一部性歯髄炎.
p. simplex 単純性歯髄炎.
p. totalis 全部性歯髄炎.
pulp·less [pʌ́lples] 無髄の（歯髄のないことについていう）.
p. tooth 無髄歯〔医学〕，= nonvital tooth.
pulp·o·don·tia [pʌ̀lpədánʃiə] 歯髄歯科学.
pulpoperiodontal cyst 歯髄歯根膜嚢胞（Weski）.
pulp·ot·o·my [pʌlpátəmi] 断髄〔法〕.
pulpous nucleus 髄核〔医学〕.
pulpperiodontal fistula 歯髄歯根膜瘻（Weski）.
pulp·stone [pʌ́lpstoun] 〔歯〕髄〔結〕石.
pul·py [pʌ́lpi] 髄質様の，かゆ状の〔医学〕，じゅく（粥）状の〔医学〕，柔軟な，= pulpiform, pultaceous.
p. kidney disease 髄様腎〔臓〕病.
p. testicle 髄質肉腫性精巣（睾丸）.
pul·que [púlkiː] プルケ（メキシコおよび中央アメリカ諸国の飲料で，リュウゼツラン〔龍舌蘭〕*Agave americana* からつくった利尿薬）.
pul·sate [pʌ́lseit] 脈打つ.
pul·sa·tile [pʌ́lsətail] 拍動〔性〕〔医学〕，脈打つ.
p. flow perfusion 脈動流灌流〔医学〕.
p. hematoma 拍動性血腫〔医学〕，= false aneurysm.
p. pain 拍動痛〔医学〕.
p. pump 拍動流ポンプ〔医学〕.
p. ventricular patch 拍動心室パッチ〔医学〕.
Pulsatilla cernua オキナグサ（キンポウゲ科植物．根はハクトウオウ〔白頭翁〕pulsatillae radix といい，解熱・消炎薬）.
pul·sa·til·la [pʌ̀lsətílə] プルサチラ（オキナグサの花から採った嘔吐薬で，アネモニンが有効成分），= pasqueflower.
p. camphor パルサティラショウノウ，= anemonin.
pul·sat·ing [pʌ́lseitiŋ] 拍動〔性〕の〔医学〕.
p. current 脈流.
p. empyema 拍動性膿胸〔医学〕（心拍動とともに胸壁に波動が現れる膿胸）.
p. exophthalmos 拍動〔性〕眼球突出〔症〕〔医学〕.
p. metastases 拍動性転移巣.
p. neurasthenia 心拍性神経衰弱，= angioparalytic neurasthenia.
p. pain ずきずき痛，拍動痛〔医学〕.
p. pleurisy 拍動性胸膜炎〔医学〕.
p. vacuole 拍動小胞〔医学〕，= contractile vacuole.
pul·sa·tion [pʌlséiʃən] 拍動〔医学〕，脈動. 動 pulsate. 形 pulsatile.
pul·sa·tor [pʌ́lseitər] 拍動器（物理療法に用いる呼吸補助器），= Bragg-Paul pulsator.
pulsatory pain 拍動〔性疼〕痛〔医学〕.
pulse [pʌ́ls] ① 脈〔医学〕，脈拍（心臓の拍動により動脈の形が変化することにより生ずる拍動．成人では60〜80 拍 / 分が正常数と考えられる）．② パルス（きわめて短時間に流れる電流）．③ 豆類植物.
p. amplitude パルス振幅〔医学〕.
p. assist device 脈動化装置〔医学〕.
p. breath 拍動性呼吸（肺空洞が心膜と付着するときなどにみられる呼吸）.
p.-chase analysis パルス・チェイス分析〔医学〕.

p. chasemethod パルス標識〔分裂細胞〕追跡法.
p. clock 脈波計, = sphygmograph.
p. counting パルス計数〔法〕[医学].
p. curve 脈波曲線 [医学], = sphygmogram.
p. cycle 脈拍周期.
p. deficit 脈〔拍〕欠損 [医学] (心拍数と脈拍数との差).
p. duration パルス持続時間 [医学].
p. fall time パルス下降時間 [医学].
p. frequence monitor 心拍モニター, 脈拍(心拍)数モニター.
p. generator パルス発生器 [医学].
p. height 波高 [医学].
p. height analysis 波高分析 [医学].
p. height analyzer (PHA) パルスハイツアナライザー, パルス波高分析器, 波高分析器, 波高選別器(電波・電圧のパルス信号を電流・電圧値の高さに応じて選別する装置), = spectrometer.
p. height resolution 波高分解能 [医学].
p. height selector 波高選択器 [医学].
p. inanis 弱脈, 虚脈 [医学].
p. interval パルス間隔 [医学].
p.-label(l)ing パルス標識 [医学].
p. length パルス長 [医学].
p. modulation パルス変調.
p. oximeter パルスオキシメータ [医学] (酸素飽和度の測定に用いられる).
p. oximetry パルスオキシメトリー.
p. pair resolution 対パルス分解能 [医学].
p. period 脈拍間隔.
p. pressure 脈〔拍〕圧 [医学] (最大血圧と最小血圧との差).
p. protein 豆類タンパク質.
p. radiolysis パルス放射線分解 [医学].
p. rate 脈拍数(1分間に起こる動脈の拍動数).
p. ratio 脈拍比 [医学].
p. rise time パルス立上り時間 [医学].
p. sequence パルスシーケンス, パルス系列.
p. shape パルス波形 [医学].
p. stimulation パルス刺激 [医学].
p. therapy 衝撃療法 [医学], パルス療法 [医学] (ある期間を置いて, 間欠的に薬剤を投与する療法).
p. wave 脈波 [医学].
p. wave duration 脈波持続時間.
p. wave velocity 脈波伝播速度 [医学].
p. width パルス幅 [医学].
pulsed Doppler echocardiography パルスドプラー心エコー図(Doppler echocardiography のうち, 超音波をパルス状に発信し, 運動する物体に当てて反射波を受信する方法. 内臓血流速度を簡単に計測できる反面, 計測深度や計測しうる流速の範囲に限界をもつ).
pulsed-field gel electrophoresis (PFGE) パルスフィールドゲル電気泳動〔法〕[医学] (数 kb～4000 kb のサイズの DNA 断片をゲルにて分画する方法).
pulsed laser パルスレーザー.
pulse·less [pʌ́lslis] 脈拍の触れない [医学], 無脈.
p. disease 脈なし病 [医学]. → aortitis syndrome.
p. electrical activity (PEA) = electromechanical dissociation.
pulse·less·ness [pʌ́lslisnis] 無脈〔状態〕, 脈なし, 脈拍触知不能 [医学].
pul·sel·lum [pʌlséləm] 後部鞭毛.
pul·si·loge [pʌ́lsilɔg] (脈波計の一種).
pul·sil·o·gram [pʌlsíləgræm] 脈波図.
pul·sim·e·ter [pʌlsímitər] 脈拍計(脈拍の強さを測定する器械), = pulsometer.
pul·sion [pʌ́lʒən] 前進, 衝撃.
p. diverticulum 圧出〔性〕憩室 [医学] (膨出性憩室, 内圧性憩室などとも呼ばれ, 内腔のある臓器または器官の内圧の増加により, その壁が外側へ圧出され局部的に広がって嚢状構造をなすもの).
p. hernia 内圧性ヘルニア(腹腔内圧が突然増大して起こる脱腸).
pul·som·e·ter [pʌlsɑ́mitər] 脈拍計, = pulsimeter.
pul·sus [pʌ́lsəs] 脈拍. 複 pulsus.
p. alternans 交互脈 [医学], 交代脈.
p. bisferiens 二段脈, 二峰性脈(収縮期に2個のピークをもつ脈で2番目のほうが大, 大動脈閉鎖不全症にみる). → water-hammer pulse.
p. celer 速脈(脈波が速やかに上昇し, また直ちに下降するもの).
p. celer et altus 速高圧脈.
p. debilis 弱脈.
p. duplex 重複脈, = dicritic pulse.
p. durus 高圧脈, = hard pulse.
p. irregularis perpetuus 絶対性不整脈.
p. parvus 小脈.
p. parvus et tardus 小遅脈.
p. tardus 遅脈(脈波の頂点に達する速度が遅延するもの).
pul·ta·ceous [pʌltéiʃəs] 軟らかい, 髄状の, かゆ(粥)状の, = pulpy, pap-like.
p. angina 糊状アンギナ.
p. carcinoma 軟性癌, 脳様癌, = encephaloid.
p. exudate 粥状滲出物.
pulv [L] pulvis 散薬, 粉剤の略.
pul·ver·es [pʌ́lvəri:z] 散薬.
p. effervescentes compositi 複合沸騰散, = Seidlitz powders.
pul·ver·in [pʌ́lvərin] = barilla.
pul·ver·i·za·tion [pʌ̀lvəraizéiʃən] 粉磨, 〔微〕粉砕 [医学]. 動 pulverize.
pulverized coal firing 微粉炭燃焼 [医学].
pulverized diet 粉末飼料 [医学].
pulverized iron 粉状鉄, = alcoholized iron.
pul·ver·iz·er [pʌ́lvəraizər] 微粉〔砕〕機.
pul·ver·iz·ing [pʌ́lvəraiziŋ] 〔微〕粉砕 [医学].
p. mill 微粉〔砕〕機 [医学].
pul·ver·u·lent [pʌlvérulənt] 粉状の, 塵埃状の, = powdery.
pul·ver·u·len·ta [pʌlvèruléntə] 散薬.
pul·vil·lus [pʌlvíləs] 吸着盤, 褥盤(昆虫ことにハエなどの双翅類において, 歩行の際滑らかな垂直の壁に吸着し得る跗節の末端にある蹠状吸着球).
pul·vi·nar [pʌlváinər] [TA] 視床枕, = pulvinar thalami [L/TA].
p. nuclei [TA] 後核(視床枕), = nuclei pulvinares [L/TA].
p. nucleus 視床枕核.
p. thalami [L/TA] 視床枕, = pulvinar [TA].
pul·vi·nate [pʌ́lvineit] 枕状の.
pul·vin·ic ac·id [pʌlvínik ǽsid] プルビン酸 $C_{18}H_{12}O_5$.
pul·vi·nus [pʌlváinəs] まくら葉(植物の).
pul·vis [pʌ́lvis] 散薬, = pulv.
p. aerophorus 沸騰散, = pulvis aerophorus anglicus, effervescent powder.
p. aromaticus 芳香散(ケイ皮490g, サンショウ20g, ショウガ末490g), = aromatic powder.
p. cinereus 水銀白亜混合剤, = gray powder, hydrargyric cum creta.
p. cretae compositus 複合石灰粉剤(石灰, 糖, アラビアゴム).
p. cuticolor 肉色散薬(亜鉛華2g, 炭酸マグネシウム3g, 白陶土3g, 代赭石2g, デンプン10g), = skin-

colored powder.
p. Doveri ドーフル散, = Dover powder.
p. effervescens compositus 複合沸騰散, = Seidlitz powder.
p. exsiccans 亜鉛華デンプン, = pulvis zinci oxidi amylatus.
p. glycyrrhizae compositus 複合カンゾウ［甘草］散（カンゾウ150g，センナ末150g，ウイキョウ［茴香］末100g，昇華イオウ100g，白糖500g），= pulvis pectoralis.
p. gummosus 粘着末（カンゾウ，アラビアゴム，白糖からなる賦形薬）.
p. infantum 小児散（重質酸化マグネシウム500g，ダイオウ［大黄］150g，白糖345g，ウイキョウ油5mL），= Gregory powder.
p. ipecacuanhae et opii アヘン吐根散（ドーフル散），= pulvis Doveri.
p. liquiritiae compositus 複合カンゾウ散，= pulvis sennae compositus.
p. opii アヘン末（ケシ *Papaver somniferum* の未熟果皮から得た乳液が乾いて固まったものを70°C以下の温度で乾燥し粉末としたもの）.
p. pectoralis 和胸散，= pulvis sennae compositus.
p. rhei compositus 小児散，= pulvis infantum.
p. sennae compositus 複合センナ散，= pulvis glycyrrhizae compositus.
p. stomachicus 健胃散（重炭酸ナトリウム700g，龍胆，苦木末または当薬散300g）.
p. swertiae センブリ散，当薬散（当薬末100g，デンプン，乳糖，柑皮末またはその混合物900g）.
p. talci salicylatus サリチルタルク散（サリチル酸30g，デンプン100g，タルク870g）.
p. zinci oxidi amylatus 亜鉛華デンプン（亜鉛華500g，デンプン500g），= pulvis exsiccans.
p. zinci oxydati inspesorius 亜鉛華デンプン，= pulvis zinci oxidi amylatus.
PUM public understanding of medicine 一般人の医学・医療理解の略.
Puma concolor ピューマ，= puma.
pu·mex ［pʌ́meks］ 軽石，= pumice.
pum·ice ［pʌ́mis］ 軽石［医学］，浮石，= pumex, rotten stone, scoria, volcanic cinders.
p. powder 軽石粉.
p. stone necrosis 浮石状骨疽.
pump ［pʌ́mp］ ポンプ.
p. lung ポンプ肺.
p. massage ポンプマッサージ［医学］.
p. oxygenator 人工心肺［装置］［医学］.
p. substance ポンプ物質（ナトリウム出納機構をつかさどる物質で，ヒスタミンまたはそれに類似のアミンであろう）.
pumped laser 励起レーザー.
pump·ing ［pʌ́mpiŋ］ ポンピング，パンピング.
pump·kin ［pʌ́mpkin］ パンプキン（西洋カボチャの一種），= pepo.
p. seed ペポカボチャ（*Cucurbita pepo* の種子で駆虫薬として用いられる）.
PUMS public understanding of medical science 一般人の医科学理解の略.
pu·na ［pú:nə］ 高山病，= mountain sickness.
punch ［pʌ́nʧ］ 杵［医学］，搾穿鋏，パンチ［医学］（① 骨，組織などを打ち貫いて，その部分を切除するために用いる．② 果汁に酒類を混ぜた飲料．ポンチともいう）.
p. biopsy パンチバイオプシー［医学］，穿刺生検［法］.
p.-drunk ボクシング酔態（ボクサーにみられる外傷性脳症）.
p.-drunk syndrome パンチドランク症候群，拳闘酔態症候群.
p. grafts 打印器移植［片］.
punched-card system パンチカード・システム［医学］.
punched-out 打ち抜き［像］.
punched tape 穿孔テープ［医学］.
punch·er ［pʌ́ntʃər］ 穿孔器［医学］，穿頭器［医学］.
punching forceps 穿孔鉗子.
punc·ta ［pʌ́ŋktə］ （punctum の複数）.
p. dolorosa 疼痛点（神経痛における神経の痛点），= Valleix points.
p. lacrimalia 涙点（眼の内角付近にある涙管の開口部）.
p. luteum 黄斑，= macula lutea.
p. nasale inferius 鼻孔点，= rhinion.
p. optimum 最適点，= best point.
p. proximum 近点，= near point.
p. pruritica 瘙痒点，= itchy points.
p. remotum 遠点，= far point.
p. saliens 跳点（胎生の心臓を形成する血管の拡張部）.
punctal lens 点結像レンズ（全視野における乱視に対し調節されて正確に結像するもので，全面均斉レンズともいう）.
punc·tate ［pʌ́ŋkteit］ ① 点状の［医学］，= dotted, punctiform. ② 穿刺液［医学］.
p. basophilia ［赤血球］好塩基性斑点.
p. cataract 点状白内障［医学］.
p. hemorrhage 点状出血，= petechial hemorrhage.
p. keratitis 点状角膜炎［医学］.
p. nucleoplasma 点状核質［医学］.
p. pruritus 斑点状そう（瘙）痒［症］［医学］，点状瘙痒［症］.
p. psoriasis 点状乾癬（せん）［医学］.
p. retinitis 点状網膜炎［医学］.
punc·ta·tion ［pʌ̀ŋktéiʃən］ 赤点斑，点刻.
punc·tic·u·lum ［pʌŋktíkjuləm］ 小斑点.
punc·ti·form ［pʌ́ŋktifɔ:m］ ① 点状の［医学］. ② 小集落（細菌培養の）.
p. extravasation 点状出血，= petechiae, purpuric spots.
punc·tio ［pʌ́ŋkʃiou］ ① 穿刺. ② 点在.
punc·to·graph ［pʌ́ŋktəgræf］ パンクトグラフ（異物の所在場所を確認するために用いるX線装置），= punktograph.
punctual imagery 点対点結像.
punc·tum ［pʌ́ŋktəm］ 点，斑，= point. 複 puncta.
p. caecum 盲点，= blind spot.
p. coxale 尾骨点（腸骨稜の最高部）.
p. fixum [L/TA] 支点*，= fixed end [TA].
p. ischidicum 坐骨点（腸骨稜の最低部）.
p. lacrimale [L/TA] 涙点，= lacrimal punctum [TA].
p. mobile [L/TA] 運動点*，= mobile end [TA].
punc·tum·e·ter ［pʌŋkʧúmitər］ 調節能測定器（眼科）.
punc·tu·ra ［pʌŋkʧú:rə］ 穿刺.
p. probatoria 診断用穿刺，= exploratory puncture.
punc·tu·ra·tio ［pʌ̀ŋkʧuréiʃiou］ 穿刺法.
punc·ture ［pʌ́ŋkʧər］ 穿刺［医学］.
p. bile 穿刺胆汁［医学］.
p. biopsy 穿刺生検［医学］.
p. canal 穿刺管［医学］.
p. diabetes 穿刺性糖尿病（延髄の糖尿病中枢を穿刺することにより起こる実験的糖尿病）.
p. fluid 穿刺液［医学］.
p. fracture 穿通骨折［医学］.

P

p. headache 脊髄穿刺性頭痛.
p. hole 穿刺孔〔医学〕.
p. needle 穿刺針〔医学〕.
p. of abdomen 腹腔穿刺〔医学〕.
p. of aorta 大動脈穿刺〔医学〕.
p. of cul-de-sac ダグラス窩穿刺〔医学〕.
p. of Douglass pouch ダグラス窩穿刺.
p. of liver 肝穿刺〔生検〕〔医学〕.
p. of membranes 卵膜穿刺〔医学〕.
p. of pelvic crest 腸骨翼穿刺〔医学〕.
p. of pericardium 心膜穿刺〔術〕〔医学〕.
p. of pleura 胸膜穿刺〔医学〕.
p. of spleen 脾穿刺〔医学〕.
p. of tympanic membrane 鼓膜穿孔〔術〕〔医学〕.
p. reaction 穿刺反応(皮下ツベルクリン試験).
p. saw 刺し鋸(のこ)〔医学〕.
p. sternal 穿刺胸骨〔医学〕.
p. wound 刺創，つききず.
punc·tured [pʌ́ŋktʃərd] 貫通した，穿刺した.
p. wound 穿刺創〔医学〕，つききず，刺創，= stab wound.
pun·gen·cy [pʌ́nʤənsi] 刺激性〔医学〕.
pun·gent [pʌ́nʤənt] 強烈な，刺激性の〔医学〕，辛辣な(香気が舌や鼻を刺激する).
Punica granatum ザクロ〔石榴，柘榴〕(pelletierine の原料植物).
pu·ni·ca [pjú:nikə] ザクロ，= pomegranate.
pu·ni·ceous [pjuníʃəs] 鮮紅色の.
pu·ni·cine [pjúnisi:n] プニシン(ザクロ樹皮に存在する4種のアルカロイドの一つで，ほかは isopunicine, methylpunicine, pseudopunicine，これらのタンニン酸塩の合剤はアメリカ薬局方で pelletierinae tannas と呼ばれる)，= pelletierine.
pu·ni·co-tan·nic ac·id [pjúnikou tǽnik ǽsid] ザクロ根にあるタンニン酸.
pun·ish·ment [pʌ́niʃmənt] 罰〔医学〕.
pu·ni·zin [pjúnizin] プニジン(ホネガイ属，テツボラガイ〔鉄法螺貝〕などの分泌物にある色素原に光線と空気とが作用して生ずる紫色染料).
pun·kie [pʌ́ŋki] ヌカカ〔糠蚊〕.
punktal lens 点結像レンズ〔医学〕，プンクタールレンズ〔医学〕.
punk·to·graph [pʌ́ŋktəgræf] パンクトグラフ，= punctograph.
pu·nu·dos [pjú:nudəs] (らい菌の感染によらないハンセン病様疾患(ガテマラにおける))，= pseudoleprosy.
PUO pyrexia of unknown origin 原因不明熱の略.
pu·pa [pjú:pə] よう(蛹)〔医学〕，サナギ〔医学〕(昆虫の静止期で，幼虫 larva と成虫 imago との中間期). 複 pupae. 形 pupal.
pu·par·i·um [pju:péəriəm] サナギガラ(蛹鞘)(昆虫の幼虫が脱皮した後，脱皮殻がサナギを被って残ったもの).
pu·pa·tion [pju:péiʃən] 蛹化〔医学〕.
pu·pil [pjú:pil] [TA] ① 瞳孔(ひとみ)，= pupilla [L/TA]. ② 門下生，学生. 形 pupillary.
p. symptom 瞳孔症状〔医学〕.
pu·pil·la [pjú:pilə] [L/TA] 瞳孔，= pupil [TA]. 複 pupillae.
pu·pil·lar·y [pjú:piləri] 瞳孔の〔医学〕.
p. abnormality 瞳孔異常.
p. area 瞳孔野〔医学〕.
p. athetosis 瞳孔動揺〔医学〕，= hippus.
p. axis 瞳孔軸.
p. block 瞳孔閉鎖，瞳孔ブロック.
p. cataract 先天性瞳孔閉鎖症.
p. contraction reflex 瞳孔収縮反射.
p. diameter 瞳孔直径.
p. dilatation 瞳孔散大，散瞳〔医学〕.
p. distance 瞳孔〔間〕距離〔医学〕.
p. disturbance 瞳孔障害〔医学〕.
p. light-near dissociation 対光近見瞳孔反応解離.
p. margin [TA] ① 虹彩縁，= margo pupillaris [L/TA]. ② 瞳孔縁(虹彩の).
p. membrane [TA] 瞳孔膜(胚のレンズ上皮の前面にある中胚葉に由来する膜で，辺縁部では網膜虹彩部と合併して虹彩をなし，中央部では消失して瞳孔となる)，= membrana pupillaris [L/TA].
p. reaction 瞳孔反応〔医学〕.
p. reflex 瞳孔反射〔医学〕(対光縮瞳，調節反射，交感対光反射，Westphal-Piltz 反射などを含む).
p. reflex path 瞳孔反射経路.
p. ruff 瞳孔ヒダ襟.
p.-skin reflex 瞳孔-皮膚反射.
p. zone 瞳孔野〔医学〕，瞳孔帯(不規則な線により虹彩が分割された内層).
pu·pil·la·to·nia [pjù:pilətóuniə] 瞳孔弛緩症(光線反射の消失したこと)，= pupilloplegia.
pupillo- [pju:pilou, lə] 瞳孔との関係を表す接頭語.
pupilloconstrictor center 縮瞳中枢，= Edinger-Westphal nucleus.
pupillodilator center = ciliospinal center.
pu·pil·lo·graph [pju:píləgræf] (瞳孔の大きさを回転ドラムで記録する器械).
pu·pil·lom·e·ter [pjù:pilámitər] 瞳孔〔距離〕計〔医学〕，= corometer, coreometer.
pu·pil·lom·e·try [pjù:pilámitri] 瞳孔測定.
pu·pil·lo·mo·tor [pjù:piloumóutər] 瞳孔運動の.
pu·pil·lo·ple·gia [pjù:pilouplí:ʤiə] 瞳孔麻痺，= pupillatonia.
pu·pil·lo·scope [pjú:piləskoup] 瞳孔反射計(Hesse).
pu·pil·los·co·py [pjù:piláskəpi] 瞳孔反射検査，瞳孔鏡検査〔法〕〔医学〕，= coroscopy.
pu·pil·lo·sta·tom·e·ter [pju:pìloustətámitər] 瞳孔中心距離計.
pu·pil·lo·to·nia [pjù:piloutóuniə] 瞳孔緊張症(瞳孔の輻輳が緩慢で，輻輳が止んでも縮瞳が続いて漸次散大する現象)，= Adie syndrome, pseudo-Argyll Robertson pupil, pupillotonic pseudotabes.
Pu·pip·a·ra [pju:pípərə] 産蛹群(昆虫綱，双翅目，環裂類の一群で，成虫が哺乳動物の体に外部寄生するもの).
puppet-head phenomenon 操り人形頭現象(脳炎において急に頭が垂れて眼球が上反する状態で，その反対現象としては頭が上がると眼球が下反する).
Pur purine プリンの略.
pure [pjúər] 純粋の，純正の(化学的に純粋な試薬などについていう).
p. agraphia 純粋失書(運動機能，言語理解など正常であり，書字のみが純粋に障害される状態).
p. alexia 純粋失読〔医学〕.
p. anarthria 純粋語唖(語唖はほとんど失語を伴って発現するが，失語を伴わないものをいう).
p. aphasia 純粋失語〔症〕.
p. aphemia 純粋運動失語.
p. autonomic failure (PAF) 純粋型自律神経不全症.
p.-bred ① 純株，純系，純粋種〔医学〕. ② 栄養系.
p. breed 純系種〔医学〕.
p. coal 純炭〔医学〕.
p. culture 純培養〔医学〕，純粋培養.
p. diction 純粋用語(主用語以外の外国語を混用し

P

ない文体).

p. flutter 純粋粗動(心房調律の規則的なもの).

p. food law 生鮮食品法〔医学〕.

p. leukocytosis 純性白血球増加〔症〕.

p. line 純系〔医学〕(単一の同種接合子のみによる家系).

p. line culture 純系培養〔医学〕.

p. line selection 純系淘汰〔医学〕.

p. line separation 純系分離〔医学〕.

p. mood (不安,幸福のように対象と無関係な気分).

p. motor hemiplegia 純粋運動性片麻痺.

p. neuritic type 純神経型〔医学〕.

p. pulmonary stenosis 純型肺動脈〔弁〕狭窄〔症〕〔医学〕.

p. red aplasia (PRCA) 赤芽球癆.

p. red cell anemia 真性赤血球性貧血〔医学〕.

p. red cell aplasia 真性赤血球系無形成(形成不能)〔症〕〔医学〕,赤芽球癆〔医学〕(骨髄で赤血球系細胞のみ低形成を呈する.感染や薬剤投与に伴う急性型と胸腺腫の併発の多い慢性型とがある).

p. seminoma 定型的セミノーマ〔医学〕(精上皮腫), = typical seminoma.

p. sensory stroke 純粋感覚性脳卒中.

p. sound 純音〔医学〕.

p. substance 純物質(純粋な物質・混合物に対する用語).

p.-tone audiometry 純音聴力検査.

p.-tone average 純音聴力平均.

p.-tone masking 純音マスキング〔医学〕.

p. toxemia of pregnancy 純粋妊娠中毒症〔医学〕.

p. water dehydration 純水分欠乏性脱水〔医学〕.

p. water depletion 純水分脱出〔医学〕.

p. word deafness 純粋語ろう(聾).

p. word dumbness 純粋語あ(唖).

pu·rée [pjuəréi] ピューレ(野菜と肉とを煮つめて濾過した濃厚なスープ).

pur·ga·cion [pə:gəʃián] [S](ペルーにおける淋疾).

pur·ga·tin [pə́:gətin] プルガチン ㊗ anthrapurpurin diacetate $C_6H_4(CO)_2C_6H(OCOCH_3)_2OH$ (アントラプルプリンの二酢酸エステルで,植物性下薬の有効成分), = purgatol.

pur·ga·tion [pə:géiʃən] ① 利通(利通剤による),開通法〔医学〕. ② 清浄化. ③ 精神浄化法〔医学〕.

pur·ga·tive [pə́:gətiv] ① 下薬,緩下剤〔医学〕, = purgantia, cathartica. ② 瀉(しゃ)下の〔医学〕.

p. enema 下剤浣腸〔医学〕.

purge [pə́:ʤ] ① 瀉下,浄化,利通. ② 追放.

purg·ing [pə́:ʤiŋ] 利通,瀉下の.

p. agaric エブリコ(サルノコシカケ科), = larch agaric.

p. buckthorn セイヨウウメモドキ, = *Rhamnus cathartica*.

p. cassia ケイ皮(ナンバンサイカチ), = *Cassia fistula*.

p. root (北アメリカ産 *Euphorbia* 属植物の根茎).

pu·ric [pjú:rik] ① 膿の. ② プリンの.

pu·ri·fi·ca·tion [pjù:rifikéiʃən] ① 精製〔医学〕,純化,清浄化. ② 脱硫(ガス). 動 purify.

p. of water 浄水法〔医学〕.

purified benzin 精製ベンジン, = benzinum purificatum, petroleum benzin, petroleum ether.

purified corticotropin 精製コルチコトロピン(効力約10~40倍の精製物).

purified protein derivative (PPD) 精製ツベルクリン(ツベルクリン反応を起こす特異的なタンパク質を抽出,分離精製したもので,前腕皮内に注射し,48時間後に発赤の長径を測定し,結核菌感染の診断を行う), = tuberculin.

ツベルクリン反応判定基準(1995年4月1日改正)

判定		符号	発赤の長径・反応の状態
陰性		(−)	発赤9mm以下のもの
陽性	弱陽性	(+)	発赤10mm以上.硬結を触れず二重発赤のないもの
	中等度陽性	(++)	発赤10mm以上.硬結を触れるか計測できるもの
	強陽性	(+++)	発赤10mm以上.硬結を触れるほかに二重発赤,水疱,壊死を伴うもの

purified talc 精製タルク, = talcum purificatum, French chalk.

purified tuberculin ツベルクリン精製タンパク質誘導物(液状培養地中に発育する結核菌の産生する可溶性産物), = Calmette tuberculin, TP 2, purified protein derivative.

purified vaccine lymph 精製痘苗〔医学〕.

purified water 純水〔医学〕.

pu·ri·fi·er [pjú:rifaiər] ① 清浄器. ② 脱硫器.

pu·ri·form [pjú:rifɔ:m] 膿状の.

purifying train 清浄装置〔医学〕.

pu·ri·nase [pjú:rineis] プリン体分解酵素.

pu·rine (Pur) [pjúəri:n, pjú:r–] プリン〔医学〕$C_5H_4N_4$ (① 複素環式化合物で,その誘導体であるキサンチンおよび尿酸は広く自然に分布されている. ② 遺伝情報を伝える核酸の構成成分である.またアデノシン・トリホスヘイト(ATP)はエネルギーを貯蔵する).

p. analog プリン同族体.

p. antagonist プリン拮抗体〔医学〕.

p. bases プリン塩基(プリンを基体とする種々の誘導体で,ヒポキサンチン,キサンチン,アデニン,グアニン,尿酸などを含み,またカフェイン系の化合物もある).

p. bodies test プリン体試験, = Cook test.

p. body プリン体〔医学〕(プリン環をもつ化合物,またはその水素原子が置換された化合物).

p. catabolism プリン分解, = purine degradation.

p. degradation プリン分解, = purine catabolism.

p. derivative プリン誘導体〔医学〕.

p.-free diet 無プリン食〔医学〕,プリン体除外食(肉類を制限したもの).

p. metabolism プリン代謝〔医学〕.

p. nuclease プリン核酸分解酵素(膵臓に存在する酵素で,核酸塩を分解して,プリン体を形成する作用がある).

p. nucleoside phosphorylase deficiency PNP欠損症,プリンヌクレオシドホスホリラーゼ欠損症(プリン代謝酵素 PNP の欠損により,T細胞傷害による免疫不全を発症する.真菌,ウイルスに易感染性となる).

p. nucleotide プリンヌクレオチド(塩基部分としてプリン誘導体を有するヌクレオチド).

p.-restricted diet 無プリン食.

pu·ri·ne·mia [pjù:riní:miə] プリン血〔症〕. 形 purinemic.

pu·ri·ner·gic [pjù:rinə́:ʤik] プリン作動性〔の〕〔医学〕.

pu·rin·o·lyt·ic [pjù:rinəlítik] プリン体分解性の.

pu·ri·ty [pjú:riti] 純度〔医学〕,純粋.

p. meter 水質純度計〔医学〕,純度計(蒸留水の純度を測定する器械).

p. test 純度試験(テスト)〔医学〕.

Purkinje, Johannes Evangelista von [pu:ə-kíndʒi:] プルキンエ(1787-1869, チェコの生理学者. 早くからミクロトームを用い, 指紋, 線毛上皮運動などを研究し, 原形質 protoplasm を学術用語として提唱した).

P. cell layer [TA] プルキンエ細胞層, = stratum purkinjense [L/TA].

P. cells ① プルキンエ細胞(小脳の分子層と顆粒層との間にある単層神経細胞で, 細胞体は比較的大きく三角形をなし, 樹状突起は分子層内で分岐し, 軸索は顆粒層を貫通して白質に達し, 小脳核に終わる). ② プルキンエ線維(心臓伝導系の特殊心筋線維).

P. conduction プルキンエ伝導.

P. corpuscle プルキンエ小体(小脳皮質の中層をなす大きい樹枝状神経細胞), = Purkinje cells.

P. fibers プルキンエ線維(心室の内膜下にある特殊心筋線維で, 刺激伝導系をつくる).

P. images プルキンエ像(網膜下に静脈の陰影により生ずる像), = Purkinje-Sanson images.

P. layer プルキンエ層, = stratum neuronorum piriformium.

P. network プルキンエ網状体(心内膜下の未熟筋細胞の網状体).

P. phenomenon プルキンエ現象(高い輝度では青と赤とは均等な明度で認識されるが, 輝度を低下すると青色は赤色よりも強く知覚される現象で, 光が弱いとき, または暗純応眼では分光線の明るさの最大点が紫の方に移動するためである), = Purkinje effect.

P.-Sanson images プルキンエ・サンソン反射像(鏡像)(眼前に燭光を置くとき, 角膜前面, 水晶嚢前面および後面より生ずる映像), = lens-mirror images.

P.-Sanson mirror images プルキンエ・サンソンの鏡像 [医学].

P. shift プルキンエ偏位.

P. vesicle プルキンエ小胞(卵母細胞核 germinal vesicle のことで, 卵母細胞に核の存在が知られていなかった頃, 1825年プルキンエが提唱した語).

purlent granuloma 化膿性肉芽腫 [医学]. = pyogenic granuloma.

Purmann, Matthaeus Gottfried [pú:əmɑ:n] プルマン(1648-1721, ドイツの軍医).

P. method プルマン法(動脈瘤の外科的療法として動脈瘤嚢を切除する手術).

pu·ro·hep·a·ti·tis [pjù:rouhèpətáitis] 化膿性肝炎, 肝膿瘍.

pu·ro·mu·cous [pjù:roumjú:kəs] 粘液膿状の, = mucopurulent.

pu·ro·my·cin [pjù:roumáisin] ピューロマイシン ㊗ 6-dimethylamino-9-(3′-*p*-methoxy-L-phenylalanylamino-3′-deoxy-D-ribosyl)-purine (*Streptomyces alboniger* から得られた抗生物質で, Walter と Baker により合成された制癌剤), = stylomycin.

p. aminonucleoside nephropathy ピューロマイシンアミノヌクレオシド腎症 [医学].

pu·ron [pjú:rən] プーロン $C_5H_8N_4O_2$ (尿酸の電気分解産物).

pu·ro·thi·o·nine [pjù:rouθáiənin] プロチオニン(小麦粉から得られる結晶性タンパク質).

purp·gen·in [pə:pdʒénin] プルプゲニン, = purpnigenin.

pur·ple [pə́:pl] 紫.

p. bacteria 紫色細菌, 紅色細菌.

p. boundary 純紫軌跡(スペクトルの両端を結ぶ直線).

p. fish ムラサキガイ[紫貝], = purple shell.

p. gland 紫腺, 紫液腺(軟体動物. 腹足綱, 狭舌目のホネガイ科において, 外套腔にある腺で, その無色分泌液は空気に触れて紫色に変わる).

p.-heart 紫木(コパイワ属の紫樹材), = purplewood.

p. oxide 酸化鉄粉.

p. red spot 紫紅色斑 [医学].

p. sulfur bacteria 紫色イオウ細菌, 紅色イオウ(硫黄)細菌.

p. wort (バラ科の薬草).

purp·nig·e·nin [pə:pnídʒənin] プルプニゲニン $C_{21}H_{32}O_4$ (プルプニン purpnin のアグリコンで, 無色柱状結晶).

purp·nin [pə́:pnin] プルプニン $C_{45}H_{72}O_{16}$ (白色結晶性粉末で, クロロホルムアルコール混合液に易溶の非強心配糖体で *Digitalis purpurea* 葉中に存在する).

purpose psychosis 目的精神病 [医学] (ある目的をもって精神病を装うもの).

pur·po·sive [pə́:pəsiv] 有意の, 目的のある.

p. reflexes 目的のある反射, 有意反射.

p. selection 有意選出法, 有意選択法.

pur·pu·ra [pə́:pjurə] 紫斑〔病〕[医学] (血小板の異常, 血管壁の脆弱化, あるいはアレルギー性機転により, 特に毛細血管壁に病変を起こして点状出血 petechia, 溢血斑 ecchymosis, または皮下出血 suggillation を発現する出血性疾患). 形 purpuric.

p. abdominalis 腸性紫斑病(腸粘膜からの出血により, 血便を伴うもの. Henoch).

p. angiopathica 血管障害性紫斑〔病〕.

p. annularis telangiectodes 血管拡張性環状紫斑(主として若年男子にみられ, 下肢の皮膚の血管拡張を混ずる慢性の紫斑).

p. bullosa 水疱性紫斑〔病〕(出血性天疱瘡), = pemphigus haemorrhagicus.

p. cachecticorum 悪液質性紫斑〔病〕.

p. cerebri 脳性紫斑, = cerebral purpura.

p. cryoglobulinemica クリオグロブリン血性紫斑, = cryoglobulinemic purpura.

p. erythematosa 紅斑性紫斑〔病〕.

p. feminea profunda 女子深在性紫斑.

p. fulminans 電撃性紫斑〔病〕(Henoch).

p. haemorrhagica 出血性紫斑〔病〕(現在は特発性血小板減少性紫斑病と呼ばれている. Werlhof).

p. medicamentosa 薬物性紫斑〔病〕, = purpura type drug eruption.

p. morbillosa 麻疹状紫斑〔病〕.

p. nautica 航海紫斑〔病〕, 壊血病性紫斑〔病〕, = purpura scorbutica.

p. nephritis 紫斑病性腎炎 [医学] (アナフィラキシー性紫斑病に伴って, または続発して生ずる腎症).

p. nervosa 神経性紫斑病.

p. pulicosa 蚤螫性紫斑〔病〕.

p. scarlatinosa 猩紅熱様紫斑〔病〕.

p. senilis 老人性紫斑〔病〕.

p. simplex 単純性紫斑〔病〕.

p. symptomatica 症候性紫斑〔病〕, = secondary purpura.

p. urticans じんま疹性紫斑〔病〕.

p. variolosa 痘瘡状紫斑〔病〕.

p. vulgaris 尋常性紫斑〔病〕.

pur·pu·rate [pə́:pjureit] プルプル酸塩.

pur·pu·rea gly·co·side [pə:pjú:riə gláikəsaid] プルプレア配糖体 $C_{47}H_{74}O_{18}$ (*Digitalis purpurea* の葉から得られる強心薬).

pur·pu·re·o salt [pə:pjú:riou só:lt] プルプレオ塩 $[Co(NH_3)_5Cl]Cl_2$ (コバルトの錯塩).

pur·pu·ric [pə:pjú:rik] 紫斑〔病〕の.

p. acid プルプル酸, 紫酸 $C_8H_4N_5O_6$ (アロキサンのイミノ縮合産物で, 尿酸のムレキシド試験により発見されるもの).

p. hemorrhage 紫斑性出血 [医学].

P

pur·pu·rif·er·ous ［pə̀:pjurífərəs］ 紫色を発する，視紅発生の，= purpuriparous, purpurigenous.

pur·pu·ri·gen·ic ［pə̀:pjuriʤénik］ 紫斑発生性の.

pur·pu·rin ［pə́:pjurin］ プルプリン（① セイヨウアカネ属植物 *Rubia tinctorum* などの根茎からつくった紫紅色染料 ㊗ 1,2,4-trihydroxyanthraquinone $C_{14}H_8O_5$. = rosacic acid, isopurpurin. ② ウロエリスリン．尿沈渣物中にときどき発見される赤色色素. = uroerythrin）.

pur·pu·rin·u·ria ［pə̀:pjurinjú:riə］ ウロエリスリン尿〔症〕，ポルフィリン尿〔症〕.

pur·pu·rip·a·rous ［pə̀:pjurípərəs］ 視紅発生の，= purpuriferous.

pur·pu·rog·al·lin num·ber (PN) ［pə̀:pjurágəlin nʌ́mbər］ プルプロガリン数（過酸化酵素 peroxidase の定量に用いる値．定量はピロガロールの酸化によって生ずるプルプロガリンを，エーテルで抽出し，比色法によって行う），= Willstätter-Stoll method.

pur·pu·rog·e·nous ［pə̀:pjuráʤənəs］ 視紅発生の.

p. membrane 紫紅膜（眼球の色素上皮）.

pur·pu·ro·xan·thin ［pə̀:pjurəzǽnθin］ プルプロキサンチン ㊗ 1,3-dioxy-anthraquinone $C_{14}H_8O_4$（セイヨウアカネ *Rubia tinctorum* の根に存在する黄色の色素），= xanthopurpurin.

purr ［pə́:r］ 低調の心雑音，猫喘音（ネコが満足して発するゴロゴロと鳴る音にちなむ），= purring thrill.

pur·re·none ［pə́:rinoun］（オイキサントン），= euxanthone, purrone.

purring murmur 猫喘音性雑音，= thrill.

purring thrill 猫喘〔音〕［医学］，猫喘〔音〕振戦（動脈瘤または僧帽弁狭窄症の際，心臓で聴取される微細な振盪音），= purring fremitus.

purring tremor 猫喘〔音〕振戦［医学］，〔猫〕喘音性振戦.

pur·rone ［pə́:roun］（オイキサントン），= euxanthone, purrenone.

purse string instrument 巾着縫合器.

purse string suture 巾着縫合［医学］，周絡縫合，= tobacco-bag suture.

pursed-lip breathing 口すぼめ呼吸［医学］.

pur·shi·a·na bark ［pəːʃíənə bá:k］ カスカラ樹皮，緩下薬，= cascara sagrada.

pur·shi·a·nin ［pə:ʃáiənin］ プルシアニン（カスカラ *Rhamnus purshiana* から得られる褐色油状液の配糖体）.

Purtscher, Otmar ［pú:əʧə:r］ プルチェル（1852–1927，ドイツの眼科医）.

P. angiopathic retinopathy プルチェル血管性網膜症.

P. disease プルチェル病（1912年に発表された外傷による網膜の血管病で，網膜内リンパ漏とも呼ばれている），= retinal angiopathy.

P. retinal opacity プルチェル網膜混濁.

pu·ru ［pú:ru］（フランベジアのマレー語名）.

pu·ru·lence ［pjú:rələns］ 化膿［医学］，膿形成，= purulency. 形 purulent.

pu·ru·lent ［pjú:rələnt］ 化膿性〔の〕［医学］，化膿した.

p. appendicitis 化膿性虫垂炎.

p. arthritis 化膿性関節炎.

p. bartholinitis 化膿性バルトリン腺炎.

p. cholecystitis 化膿性胆嚢炎［医学］.

p. conjunctivitis 化膿性結膜炎.

p. discharge 〔化〕膿性分泌物［医学］.

p. effusion 化膿性滲出液［医学］.

p. esophagitis 化膿性食道炎［医学］.

p. exudate 化膿性滲出液.

p. infiltration 化膿性浸潤.

p. inflammation 化膿性炎〔症〕［医学］.

p. iritis 化膿性虹彩炎.

p. keratitis 化膿性角膜炎［医学］.

p. labyrinthitis 化膿性迷路炎［医学］.

p. leptomeningitis 化膿性軟膜炎［医学］.

p. mastitis 化膿性乳腺炎［医学］.

p. meningitis 化膿性髄膜炎［医学］.

p. myositis 化膿性筋炎［医学］.

p. nephritis 化膿性腎炎［医学］.

p. ophthalmia 化膿性眼炎.

p. otorrhea 膿性耳漏［医学］（みみだれ）.

p. pancreatitis 化膿性膵炎［医学］.

p. parotitis 化膿性耳下腺炎［医学］.

p. pericarditis 化膿性心膜炎［医学］.

p. peritonitis 化膿性腹膜炎［医学］.

p. pleurisy 化膿性胸膜炎［医学］，= pyothorax.

p. pneumonia 化膿性肺炎.

p. retinitis 化膿性網膜炎［医学］（乳頭および中心窩部に限局性白斑が生ずる）.

p. rhinitis 化膿性鼻炎［医学］.

p. salpingitis 化膿性卵管炎［医学］，= pyosalpinx.

p. sputum 膿〔性〕痰［医学］.

p. synovitis 化膿性滑膜炎.

pu·ru·loid ［pjú:rəlɔid］ 膿状の，膿様の，= puriform.

PUS public understanding of science 一般人の科学理解の略.

pus ［pʌ́s］ 膿［医学］（うみ），= matter. 複 pura.

p. basin 膿盆［医学］.

p. blister 膿疱.

p. cell 膿細胞［医学］，膿球，= pus corpuscle.

p. corpuscle 膿球［医学］（主として好中球）.

p. organism 化膿菌.

p. pocket 膿瘤.

p. poultice 膿湿布（膿が創傷にたまって，湿布の代用を果たすこと）.

p. test 膿汁試験.

p. tube 卵管留膿症，= pyosalpinx.

Pusey, William Allen ［pjú:zi］ ピュシー（1865–1940，アメリカの皮膚科医）.

P. emulsion ピュシー乳剤（トラガカント末4g，グリセリン，フェノール，ベルガモット油各々5滴，オリーブ油120mLを水で450mLに希釈した乳児湿疹治療薬）.

push off 踏み切り［医学］.

push-painmeter 圧痛覚計［医学］.

Pussep ［pú:sep］（プーセップ），= Puussepp.

pus·tu·la ［pʌ́sʧulə］ 膿疱，= pustule. 複 pustulae.

pus·tu·lant ［pʌ́sʧulənt］ ① 化膿薬［医学］，膿疱発生薬，= pustulantia. ② 化膿性の.

pus·tu·lar ［pʌ́sʧulər］ 膿疱〔性〕の［医学］.

p. bacterid(e) 膿疱性細菌疹，= Andrews disease.

p. dermatitis 膿疱性皮膚炎.

p. eczema 膿疱性湿疹［医学］.

p. eruption 膿疹.

p. erysipelas 膿疱性丹毒［医学］.

p. melanosis 膿疱性黒皮症.

p. psoriasis 膿疱性乾癬（せん）［医学］.

p. scarlet fever 膿疹性猩紅熱.

p. syphilid(e) 膿疱性梅毒疹，= syphilis pustulosa.

p. tonsillitis 膿疱性扁桃炎［医学］.

pus·tu·la·tion ［pʌsʧuléiʃən］ 膿疱形成.

pus·tule ［pʌ́sʧu:l］ 膿疱［医学］. 形 pustular, pustulose, pustulous.

pus·tu·li·form ［pʌ́sʧulifɔ:m］ 膿疱状の.

pus·tu·lo·crus·ta·ceous ［pʌ̀sʧuloukrʌstéiʃəs］

膿疱痂皮性の.
pus·tu·lo·der·ma [pʌstʃuloudə́:mə] 膿疱性皮膚症.
pus·tu·lo·sis [pʌ̀stʃulóusis] 膿疱症〔医学〕.
p. herpetica infantum 乳児疱疹性膿疱症 (Kaposi), = eczema herpeticatum.
p. palmaris et plantaris 掌蹠膿疱症.
p. vacciniformis acuta 急性牛痘状膿疱症 (乳児湿疹に併発するもの).
pustulotic arthro-osteitis (PAO) 膿疱症性関節骨炎.
pus·tu·lo·ul·cer·at·ing [pʌ̀stʃulouʌ́lsəreitiŋ] 膿疱潰瘍性の.
pustulous endocarditis 小膿疱性心内膜炎.
pu·ta·men [pju:téimən] [L/TA] ① 被殻 (脳レンズ核の外層をなす暗色部), = putamen [TA]. ② 核, 果核 (核果の硬い内果皮).
putaminal hemorrhage 被殻出血〔医学〕.
pu·ta·tive [pjú:tətiv] 推定〔上〕の, 想像の (私生児の親を確認するまでに仮定されているものについていう).
p. father 推定上の父.
p. mother 推定上の母.
Putnam, James Jackson [pʌ́tnəm] パトナム (1846-1918, アメリカの神経科医).
P.-Dana syndrome パトナム・デーナ症候群 (脊髄の亜急性または慢性障害, ある種の悪性貧血患者に起こる), = Putnam type of spinal sclerosis.
P. sign パトナム徴候 (ヒステリー患者にみられる殿部股関節疾患).
P. type of spinal sclerosis パトナム脊髄硬化型 (悪性貧血において悪液質に伴う脊髄硬化症), = Putnam-Dana syndrome.
Putnum meth·od [pʌ́tnəm méθəd] パトナム法 (Bence Jones タンパク質の定性試験法).
pu·tre·fac·tion [pjù:trifǽkʃən] 腐敗〔医学〕. 形 putrefactive. 動 putrefy.
putrefactive bacteria 腐敗菌〔医学〕.
putrefactive diarrhea 腐敗性下痢〔医学〕.
putrefactive dyspepsia 腐敗性消化不良〔医学〕.
putrefying bacteria 腐敗菌 (有機物を分解する細菌).
pu·tres·cence [pju:trésəns] 腐敗. 形 putrescent.
pu·tres·cent [pju:trésənt] 腐敗〔性〕〔医学〕.
p. pulp 腐敗性歯髄〔医学〕.
p. pulp necrosis 腐敗性歯髄死〔医学〕.
pu·tre·scen·tia [pjù:trisénʃiə] 腐敗, = putrescence.
p. uteri 子宮腐敗〔症〕〔医学〕, = tympania uteri, physometra.
pu·tres·cine [pju:trési:n] プトレッシン 化 tetramethylenediamine $H_2N(CH_2)_4NH_2$ (アルギニン, オルニチンなどが腸内腐敗菌の作用により分解して生ずるプトマインの一つ).
pu·trid [pjú:trid] 腐敗性〔の〕〔医学〕. 名 putridity, putrefaction.
p. abortion 腐敗流産〔医学〕, 敗血〔性〕流産, = septic abortion.
p. bronchiolitis 腐敗〔性〕〔細〕気管支炎〔医学〕.
p. bronchitis 腐敗性気管支炎, = bronchitis foetida.
p. empyema 腐敗性膿胸〔医学〕.
p. endometritis 腐敗子宮内膜炎〔医学〕.
p. fever 腐敗熱 (① 家畜流行性脳脊髄膜炎. ② チフスのこと).
p. intoxication 腐敗物中毒, 腐敗性中毒症, = sapremia.
p. peritonitis 腐敗性腹膜炎〔医学〕.
p. phlegmone 腐敗菌性蜂巣織炎.
p. pleurisy 腐敗性胸膜炎〔医学〕.
p. puerperal fever 腐敗産じょく (褥) 熱〔医学〕.
p. pulpitis 腐敗性歯髄炎〔医学〕.
p. ulcer 病院壊疽, = hospital gangrene.
pu·tri·lage [pjú:trəlidʒ] 腐敗物.
pu·tro·maine [pjú:trəmein] 腐敗性プトマイン.
Putti, Vittorio [pʌ́ti] プッティ (1880-1940, イタリアの外科医).
P.-Platt operation プッティ・プラット手術, = Putti-Platt procedure.
put·ty [pʌ́ti] パテー, 油灰 (あぶらしっくい).
Puumala virus プーマラウイルス (ブニヤウイルス科のウイルスで, 流行性腎症の原因となる).
Puussepp, Ludwig [pú:sep] プーセップ (1875-1942, ロシアの神経外科医), = Pussep, poussepp.
P. operation プーセップ手術 (脊髄空洞症に対して行う手術で, 脊髄中心管を切画する方法).
P. reflex プーセップ反射 (錐体路, または錐体外路に病変が起こるとき足底の後外側部を押し上げると足の小指が外反する反射).
P. sign プーセップ徴候 (足底の後外側を軽く擦過するとき, 足の小指が緊張性外反運動をなし徐々に正常位に戻るのは, 同側の前頭葉またはその遠心性線維の障害による).
PUVA therapy ソラレン紫外線A療法, プーバ療法 (psoralen ultraviolet A therapy. 乾癬の治療に用いる).
Puzos, Nicholas [pu:zóu] プーゾス (1686-1753, フランスの産科医).
P. method プーゾス法 (前置胎盤において早期に胎盤膜を破裂させる方法).
PV polycythaemia vera 真性多血症の略.
PVC polyvinyl chloride ポリ塩化ビニルの略.
PVD peripheral vascular disease 末梢血管疾患の略.
PVF primary vaccine failure 一次〔性〕ワクチン不全の略.
PVG pneumoventriculography 空気脳室写の略.
PVL periventricular leukomalacia 脳室周囲白質軟化の略.
PVM pneumonia virus of mice ハツカネズミ肺炎ウイルスの略.
PVP polyvinylpyrrolidone ポリビニルピロリドンの略.
PVR ① peripheral vascular resistance 末梢血管抵抗の略. ② pulmonary vascular resistance 肺血管抵抗の略.
PVS ① persistent vegetative state 遷延性植物状態の略. ② pigmented villonodular synovitis 色素性絨毛結節性滑膜炎の略.
PVT paroxysmal ventricular tachycardia 発作性心室〔性〕頻拍〔症〕の略.
PWM pokeweed mitogen ブタクサ (アメリカヤマゴボウ) 有糸分裂原物質の略.
PWM lectin PWM レクチン (ポークウィードマイトジェンレクチン, アメリカヤマゴボウから得られた植物レクチンで, T細胞, B細胞の両方に分裂と分化を誘導する), = pokeweed mitogenic lectin.
PWS Prader-Willi syndrome プラダー・ウィリ症候群の略.
Px pneumothorax 気胸の略.
pX region pX 領域 (ヒト白血病ウイルス特有の遺伝子 pX の占める領域のこと).
py pyridine ピリジンの略 (錯体化学で用いられる).
py·ae·mia [paií:miə] 膿血〔症〕, = pyemia.
py·ar·thro·sis [pàiɑ:θróusis] 急性化膿性関節症, = pyoarthrosis.
pyc·ne·mia [pikní:miə] 血液濃縮, = pyknemia.
pycnic habit 肥満体型.
pyc·nid·i·um [pikní díəm] 分生子殻 (地衣類の無性結実に関与する構造), = pycnid.

pycno−［piknou, −nə］濃密の，頻繁のの意味を表す接頭語，＝pykno−.
pyc·no·car·dia［pìknouká:diə］（頻拍，頻脈），＝tachycardia.
pyc·no·co·ni·di·um［pìknoukounídiəm］粉子.
pyc·no·dys·os·to·sis［pìknoudìsɑstóusis］ピクノディソストーシス（濃化異骨症．まれにみる遺伝性疾患で，低身長，頭蓋縫合の離開，泉門の閉鎖遅延，指末節の形成不全などの特徴をもつ），＝dysostosis petrosans, osteopetrosis acroosteolytica.
Pyc·no·gon·i·da［pìknəgánidə］ウミグモ［海蜘蛛］綱，＝sea spiders.
pyc·no·lep·sy［píknəlepsi］ピクノレプシー（Friedmann により1906年に初めて記載された軽症性発作．Sauer は1916年に小児にみられる予後良好な頻発する意識喪失発作とし，今日では純粋小発作あるいは小発作欠神と同じもので，そのプロトタイプとされる．脳波上，3Hz の棘徐波複合を呈する），＝pyknolepsy.
pyc·nom·e·ter［pìknámitər］比重計［医学］.
pyc·nom·e·try［piknámitri］比重測定〔法〕.
pyc·no·mor·phous［pìknoumɔ́:fəs］濃染形態の，濃染性増強の，＝pycnomorphic.
pyc·no·phra·sia［pìknoufréiziə］どもり（吃音），＝pyknophrasia.
pyc·no·sis［piknóusis］ピクノーシス，濃縮［医学］，核濃縮，＝pyknosis.
pyc·no·spore［píknəspɔ:r］粉胞子.
py·ec·chy·sis［paiékisis］膿汁滲出.
pyel−［paiəl］腎盂との関係を表す接頭語，＝pyelo−.
py·e·lec·ta·sia［pàiəlektéiziə］腎盂拡張〔症〕［医学］，＝pyelectasis.
py·el·ic［paiélik］腎盂の.
py·e·li·tis［pàiəláitis］腎盂炎［医学］．形 pyelitic.
　p. cystica　嚢胞性腎盂炎［医学］，嚢腫性腎盂炎.
　p. deflorationis　新婚腎盂炎，＝honeymoon p..
　p. glandularis　腺様腎盂炎.
　p. granulosa　顆粒性腎盂炎.
pyelo−［paiəlou, −lə］腎盂との関係を表す接頭語.
py·e·lo·cal·i·ec·ta·sis［pàiəloukæliéktəsis］腎盂腎杯拡張〔症〕，＝caliectasis.
pyelocalyceal diverticulum　腎盂腎杯憩室.
pyelo·cys·ta·nas·to·mo·sis［pàiəlousìstənæstəmóusis］腎盂膀胱吻合術［医学］，＝pyelocystostomosis.
py·e·lo·cys·ti·tis［pàiəlousistáitis］腎盂膀胱炎［医学］.
py·e·lo·cys·to·sto·mo·sis［pàiəlousìstoustəmóusis］腎盂膀胱吻合術.
py·e·lo·flu·o·ros·co·py［pàiəlouflu:əráskəpi］腎盂透視法［医学］.
pyelogenic cyst　腎盂性嚢胞［医学］.
pyelogenic renal cyst　腎盂憩室.
py·e·log·nost［páiələgnɑst］パイエログノスト NaI–NH_2CONH_2（ヨウ化ナトリウムと尿素との化合物で，尿路造影剤）.
py·e·lo·gram［páiələgræm］腎盂〔尿管〕像，腎盂造影図［医学］，＝pyelograph.
py·e·log·ra·phy［pàiəlágrəfi］腎盂造影（撮影）〔法〕［医学］.
　p. by elimination　排泄性腎盂撮影法，＝intravenous pyelography.
py·e·lo·li·thi·a·sis［pàiəlouliθáiəsis］腎盂結石〔症〕［医学］.
py·e·lo·li·thot·o·my［pàiəlouliθátəmi］腎盂切石術［医学］.
pyelolymphatic backflow　腎盂リンパ管逆流［医学］.
pyelolymphatic reflux　腎盂リンパ管逆流〔現象〕［医学］.
py·e·lom·e·ter［pàiəlámitər］骨盤形，＝pelvimeter.
py·e·lom·e·try［pàiəlámitri］腎盂内圧測定法.
pyelonephritic kidney　腎盂腎炎腎.
py·e·lo·ne·phri·tis［pàiəlounifráitis］腎盂腎炎［医学］．形 pyelonephritic.
　p. bacillosa bovum　ウシの細菌性腎盂腎炎（雌ウシの分娩後起こりやすい細菌感染による疾患）.
py·e·lo·ne·phro·sis［pàiəlounifróusis］腎盂腎症.
py·e·lop·a·thy［pàiəlápəθi］腎盂病.
py·e·lo·phle·bi·tis［pàiəlouflibáitis］腎盂静脈炎［医学］.
py·e·lo·plas·ty［páiələplæsti］腎盂形成〔術〕［医学］.
py·e·lo·pli·ca·tion［pàiəlouplikéiʃən］腎盂縮小〔術〕，腎盂緊縮術（拡張した腎盂の外壁披襞を縫合して縮小する方法）.
py·e·los·co·py［pàiəláskəpi］腎盂鏡検査〔法〕［医学］，腎盂撮影法.
py·e·los·to·my［pàiəlástəmi］腎盂造瘻術，腎盂フィステル形成〔術〕，腎盂瘻造設（設置）術［医学］.
py·e·lot·o·my［pàiəlátəmi］腎盂切開〔術〕［医学］.
py·e·lo·u·re·ter·ec·ta·sis［pàiəlouju:rì:təréktəsis］腎盂尿管拡張〔症〕［医学］.
pyeloureteric junction（**PUJ**）腎盂尿管接合部［医学］（この部位に先性狭窄が生じやすい）.
py·e·lo·u·re·ter·i·tis［pàiəlouju:rì:təráitis］腎盂尿管炎［医学］.
py·e·lo·u·re·ter·og·ra·phy［pàiəlouju:rì:tərágrəfi］腎盂尿管造影（撮影）〔法〕［医学］，＝pyelography.
py·e·lo·u·re·ter·o·plas·ty［pàiəlouju:rí:tərəplæsti］腎盂尿管形成術［医学］.
py·e·lo·u·re·ter·o·scope［pàiəlouju:rí:tərəskoup］腎盂尿管鏡［医学］.
py·e·lo·ve·nous［pàiəlouví:nəs］腎盂静脈逆流〔現象〕の.
　p. backflow　腎盂静脈逆流〔現象〕［医学］.
py·em·e·sis［paiéməsis］吐膿症.
py·e·mia［paií:miə］膿血〔症〕［医学］，膿毒症，＝metastic infection．形 pyemic.
　p. puerperalis　産褥膿血症.
py·e·mic［paií:mik］膿血症〔の〕［医学］.
　p. abscess　膿血症性膿瘍（膿血症，菌血症での血行転移性膿瘍）.
　p. embolism　膿血症性塞栓症.
py·e·mid(e)［páiəmid］膿血疹［医学］，敗血疹.
Py·e·mo·tes［pàiəmóuti:z］ピエモテス属.
　P. tritici　シラミダニ，ムギシラミダニ（干し草や穀類に発生する昆虫類に寄生．ヒトに痒みの強い皮疹を起こす）.
py·en·ceph·a·lus［pàienséfərəs］脳膿瘍，＝brain abscess.
py·e·sis［paií:sis］化膿〔症〕，＝pyosis.
py·gal［páigəl］殿部の，尾部の.
py·gal·gia［paigǽlʤiə］殿痛.
py·gid·i·um［paiʤídiəm］肛門上板（ノミの腹部第9節の背板）.
py·gist［páiʤist］男色者，＝pederast.
pyg·ma·li·on·ism［pigméiliənizəm］自作物体愛（キプロス Cyprus の彫刻家 Pigmalion が自作の彫像 Galatea に恋慕したことにちなんでいう）.
pyg·my［pígmi］小人，矮人.
pygo−［paigou, −gə］殿または尾部との関係を表す接頭語.
py·go·a·mor·phus［pàigouəmɔ́:fəs］殿部奇形腫奇形.
py·go·did·y·mus［pàigədídiməs］殿結合体（殿部癒着双体），＝pygopagus.

P

py·gom·e·lus [paigámiləs] 殿肢体〔医学〕(仙骨部奇形腫において発達した1〜2本の下肢だけが自生体の殿部に付着したもの).

py·gop·a·gus [paigápəgəs] 殿結合体〔医学〕(殿部癒着双体とも呼ばれ,二重体のうち,平行癒着奇形に属し,完全な2胎児が相反向して並列し,殿部で結合するもの),= pygodidymus.

p. parasiticus 寄生的殿結合体,殿部寄生結合体(第2児が寄生的に第1児の殿部に癒合するもの).

py·gop·a·gy [paigápəʤi] 殿結合奇形.

py·gri·om·e·ter [pìgriámitər] 比重計.

py·ic [páiik] 膿の.

py·in [páiin] パイイン(膿中にある粘液状物質で,食塩を加えて濾過すると得られる核アルブミン).

pyk·ne·mia [pikní:miə] 血液濃縮,= pyknohemia.

pyk·nic [píknik] 肥満の,肥満型〔医学〕.

p. type 肥満〔体〕型〔医学〕,= cycloid type.

pykno– [piknou, –nə] 濃染,濃縮,肥満,緻密などの意味を表す接頭語.

pyk·no·car·dia [pìknouká:diə] 心頻拍,頻脈,= tachycardia.

pyk·no·cy·to·ma [pìknousaitóumə] 好酸性顆粒細胞腫.

pyk·no·dys·os·to·sis [pìknoudìsɑstóusis] 多発性骨形成不全〔症〕,骨濃縮症〔医学〕,多発異骨症,= osteopetrosis acroosteolytica.

pyk·no·ep·i·lep·sy [pìknouépilepsi] ピクノレプシー(幼児てんかん様発作頻発症),= pycnolepsy.

pyk·no·he·mia [pìknouhí:miə] 血液濃縮,= pyknemia.

pyk·no·lep·sy [píknəlepsi] 純粋小発作〔医学〕,ピクノレプシー〔医学〕,= pycnolepsy.

pyk·nom·e·ter [piknámitər] 比重計〔医学〕,= pycnometer.

pyk·nom·e·try [piknámitri] 比重測定〔法〕〔医学〕.

pyk·no·mor·phous [pìknoumɔ́:fəs] 濃染形態の.

pyk·no·phra·sia [pìknoufréiziə] 言葉が不鮮明なこと.

pyk·no·pla·sson [pìknəplǽsən] 濃縮無核細胞原形質.

pyk·no·sis [piknóusis] ピクノーシス,核濃縮〔医学〕(特に細胞の核が変性萎縮して濃厚に染色すること),= pycnosis. 形 pyknotic.

p. index 核濃縮係数〔医学〕,= karyopyknotic index.

pyk·no·sphyg·mia [pìknəsfígmiə] (頻拍,頻脈),= tachycardia.

pyknotic type constitution 肥満型体質,= lateral type constitution.

py·la [páilə] 門(第三脳室からシルヴィウス水道に通ずる部位). 形 pylar.

Pylarino, James [pilarí:nou] ピラリーノ(1659–1715,イタリアの医師. 1701年に痘瘡ウイルスを用いた免疫学の権威).

pyle– [paili] 門脈との関係を表す接頭語.

py·lem·phrax·is [pàilemfrǽksis] 門脈閉鎖〔症〕〔医学〕.

py·le·phle·bec·ta·sis [pàiliflibéktəsis] 門脈拡張〔症〕〔医学〕,= pylephlebectasia.

pylephlebitic abscess 門脈炎性膿瘍〔医学〕.

py·le·phle·bi·tis [pàiliflibáitis] 門脈炎〔医学〕.

py·le·throm·bo·phle·bi·tis [pàiliθràmbouflibáitis] 血栓門脈炎.

py·le·throm·bo·sis [pàiliθrɑmbóusis] 門脈血栓症〔医学〕.

py·lic [páilik] 門脈の,= portal.

py·lom·e·ter [pailámitər] ピロメーター(膀胱尿管開口部の狭窄を測定する器械).

py·lon [páilɑn] 義足(一時的な).

p. prosthesis パイロン義足〔医学〕.

p. type パイロン型〔医学〕.

pylor– [pailər] 幽門との関係を表す接頭語,= pyloro–.

py·lo·ral·gia [pàilərǽlʤiə] 幽門痛〔医学〕.

py·lo·rec·to·my [pàiləréktəmi] 幽門切除〔術〕〔医学〕.

py·lor·ic [pailɔ́:rik] 幽門〔部〕の〔医学〕.

p. antrum [TA] ① 幽門前庭(幽門管の近位端の膨大部),= antrum pyloricum [L/TA]. ② 幽門洞.

p. artery 右胃動脈,= arteria gastrica dextra.

p. atresia 幽門閉鎖〔症〕〔医学〕.

p. branch [TA] 幽門枝*,= ramus pyloricus [L/TA].

p. canal [TA] 幽門管,= canalis pyloricus [L/TA].

p. cap 幽門球.

p. coma 幽門性昏睡〔医学〕.

p. gland 幽門腺.

p. incompetence 幽門不全,= pyloric insufficiency.

p. insufficiency 幽門〔機能〕不全〔症〕〔医学〕.

p. lymph nodes 幽門リンパ節,= lymphonodi pylorici.

p. mucosal prolapse 幽門粘膜脱出〔医学〕.

p. nodes [TA] 幽門リンパ節,= nodi pylorici [L/TA].

p. orifice [TA] 幽門口,= ostium pyloricum [L/TA].

p. part [TA] 幽門部,= pars pylorica [L/TA].

p. part of stomach 〔胃〕幽門部,= pars pylorica ventriculi.

p. plexus 幽門神経叢.

p. reflex 幽門反射〔医学〕.

p. sphincter [TA] 幽門括約筋,= musculus sphincter pyloricus [L/TA].

p. stenosis 幽門狭窄〔症〕〔医学〕.

p. syndrome 幽門症候群(幽門部潰瘍の際に,疼痛,ことに遅発または空腹痛と過酸性胃障害が周期的に反復すること. Soupault).

p. valve 幽門弁.

p. vein 幽門静脈,= vena gastricae.

py·lo·ri·ste·no·sis [pailɔ̀:ristinóusis] 幽門狭窄.

py·lo·ri·tis [pàilɔ:ráitis] 幽門炎〔医学〕.

pyloro– [pailɔ:rou, –rə] 幽門との関係を表す接頭語,= pylor.

py·lo·ro·col·ic [pailɔ̀:rəkálik] 幽門結腸の.

py·lo·ro·di·la·tor [pailɔ̀:roudailéitər] 幽門拡張器〔医学〕.

py·lo·ro·di·o·sis [pailɔ̀:roudaióusis] 幽門拡張術(胃壁切開部から指を用いる Loreta 法と,胃前壁に嵌頓を起こさせて幽門管を通って挿入する Hahn 法がある).

py·lo·ro·du·o·de·ni·tis [pailɔ̀:roudjùoudináitis] 幽門十二指腸炎〔医学〕.

py·lo·ro·gas·trec·to·my [pailɔ̀:rəgæstréktəmi] 胃幽門切除術,= pylorectomy.

py·lo·ro·my·ot·o·my [pailɔ̀:roumaiátəmi] 幽門筋〔層〕切開術〔医学〕(小児幽門閉鎖症において幽門の漿膜を切開した後,筋層を拡張し,粘膜を切開することなく,また縫合を行わず,腹壁のみを縫合する方法),= Ramstedt operation, Fredet–Ramstedt operation, Weber–Ramstedt operation.

py·lo·ro·plas·ty [pailɔ́:rəplæsti] 幽門形成〔術〕〔医学〕(幽門の病変に対して行う手術で,狭窄のある場合には,縦軸に沿って切開し,幽門を引き伸ばして切開線を横軸に変化させる方法),= pylorotomy.

py·lor·op·to·sis [pailɔ̀:routóusis, –rɑptóu–] 幽門

下垂〔症〕〔医学〕，= pyloroptosia．

py·lo·ros·co·py [pàilɔːráskəpi] 幽門鏡検査〔法〕〔医学〕．

py·lo·ro·spasm [pailɔ́ːrəspæzəm] 幽門痙攣〔症〕〔医学〕．

p. of newborn 新生児幽門痙攣〔医学〕．

py·lo·ro·ste·no·sis [pailɔ̀ːroustinóusis] 幽門狭窄〔症〕〔医学〕，= pyloristenosis．

py·lo·ros·to·my [pàilɔːrástəmi] 幽門開口術〔医学〕（主として栄養の目的で行う手術）．

py·lo·rot·o·my [pàilɔːrátəmi] 幽門切開術〔医学〕（幽門管の縦軸に沿って切開し，それを横軸の切開線とする形成術），= pyloroplasty, Finney operation, Heineke-Hikulicz operation, gastroduodenostomy．

py·lo·rus [pailɔ́ːrəs] [L/TA] 幽門，= pylorus [TA]．複 pylori．形 pyloric．

p.-preserving gastrectomy 幽門輪温存胃切除術〔医学〕．

p.-preserving pancreaticoduodenectomy 幽門輪温存膵〔頭〕十二指腸切除〔術〕．

p.-preserving pancreatoduodenectomy 幽門輪温存膵頭十二指腸切除〔術〕〔医学〕．

p. spasm of newborn 新生児幽門痙攣〔医学〕．

Pym, Sir William [pím] ピム（1772–1861，イギリスの医師）．

P. fever ピム熱，= pappataci fever．

py·nos·a·lin [painásəlin] パイノサリン $C_6H_5COOC_6H_5NHCONH_2$（緩和な解熱薬）．

Pyo [páiou] パイオ（*Pseudomonas aeruginosa* が産生する抗生物質の一群で，主としてグラム陽性菌に作用する），= pyocompound．

py(o)- [pai(ou), -i(ə)] 化膿の意味を表す接頭語．

py·o·ar·thro·sis [pàiouɑːθróusis] 関節膿症〔医学〕，関節蓄膿症，= pyarthrosis．

py·o·blen·nor·rhea [pàioublènəríːə] 膿漏〔医学〕．

py·o·ca·lyx [pàioukéiliks] 腎杯蓄膿．

py·o·cele [páiəsiːl] 膿瘤．

py·o·ce·lia [pàiousíːliə] 腹膿．

py·o·ce·no·sis [pàiousinóusis] 排膿．

py·o·ceph·a·lus [pàiəséfələs] 脳室化膿症，膿頭症〔医学〕．

py·o·che·zia [pàioukíːziə] 膿便．

py·o·cin [páiəsin] ピオシン（バクテリオシンの一つ）．

py·o·coc·cus [pàiəkákəs] 化膿球菌．

py·o·col·po·cele [pàiəkálpəsiːl] 腟留膿脱．

py·o·col·pos [pàiəkálpəs] 腟留膿症〔医学〕．

py·o·com·pound [pàioukámpaund] ピオ化合物（Pasteur の研究以来 *Pseudomonas aeruginosa* の発育代謝産物が抗菌作用を示すことは知られていたが，系統的な研究が行われた結果，次のピオ化合物が抗生物質として発表されるようになった）．→ pyocyanin．

p. Ⅱ $C_{34}H_{46}N_2O_4$（淡黄色板状物，融点 149〜149.5 °C）．

p. Ⅲ $C_{34}H_{44}N_2O_2$（無色結晶，融点 152.8〜153.5°C）．

p. Ⅳ $C_{16}H_{23}NO_3$（無色針状物，融点 139.5〜140°C，131〜132°C）．

p. Ib $C_{31}H_{40}N_2O_2$（無色結晶，融点 146.2〜147°C）．

p. Ic $C_{34}H_{48}N_2O_2$（無色結晶，融点 138.8〜139.2°C）．

pyoctanin yellow （オーラミン G），= auramine G．

py·o·cul·ture [pàiəkʌ́ltʃər] 膿培養（患者の化膿性病変に対する抵抗を検査するために行う培養で，自然の膿と比較するのが目的）．

py·o·cy·a·nase [pàiousáiəneis] ピオシアナーゼ（*Pseudomonas aeruginosa* から得られる抗生物質で，エーテルおよびアルコールに可溶，有効成分は不飽和性脂肪酸で，多数の細菌が感受性を示す．3 種の成分からなり，一つは青色の色素 pyocyanin である）．

p. proteidin 緑膿菌性プロテイジン（ジフテリア免疫用注射薬）．

py·o·cy·an·ic [pàiousaiǽnik] 緑膿の，ピオシアニンの．

p. protein 緑膿菌タンパク質．

py·o·cy·a·nin [pàiousáiənin] ピオシアニン，緑膿素 $C_{13}H_{10}N_2O$（緑膿菌の青緑色素でクロロホルムに可溶，主としてグラム陽性菌に対する抗生物質．α-hydroxyphenazine の 4 級メチル化により得られる），= pyocompound．

p.-system ピオシアニン系酵素群（cozymase の拮抗系で，ブドウ糖の分解を阻止する酵素の一群．Lennerstrand）．

py·o·cy·a·no·bac·ter·in [pàiousàiənəbǽktirin] 緑膿菌ワクチン（バクテリンの一種）．

py·o·cy·a·no·gen·ic [pàiousàiənədʒénik] 緑膿菌発生の，= pyocyanic．

py·o·cy·a·nol·y·sin [pàiousàiənálisin] 緑膿菌溶血素（*Pseudomonas aeruginosa* の産生するもの）．

py·o·cy·a·no·sis [pàiousàiənóusis] 緑膿菌症，緑膿菌感染症．

py·o·cyst [páiəsist] 膿嚢胞．

py·o·cys·tis [pàiəsístis] 膀胱膿症．

py·o·cyte [páiəsait] 膿球．

py·o·der·ma [pàioudə́ːmə] 膿皮症〔医学〕（せつ（癤），ちょう（疔），など皮膚の化膿菌感染症の総称）．

p. chronica glutealis 殿部慢性膿皮症．

p. chronicum capitis 頭部慢性膿皮症．

p. circumscriptum 限局性膿皮症．

p. faciale 顔面膿皮症（顔面に線状の膿瘍が生じ，相互が皮下で融合して膿嚢腫をつくる状態）．

p. gangraenosum 壊疽性膿皮症（主として体幹の皮膚に，急激に辺縁穿堀性の潰瘍を発生．潰瘍性大腸炎などの基礎疾患を伴うことが多い），= acute fulminating and chronic pyoderma．

p. ulcerosum tropicum 熱帯潰瘍性膿皮症（オーストラリア北部熱帯地方にみられる疾患で，浅在性化膿および潰瘍の発生するのが特徴）．

p. verrucosum いぼ状膿皮症，= pyoderma gangraenosum．

py·o·der·ma·ti·tis [pàioudə̀ːmətáitis] 化膿性皮膚炎〔医学〕．

p. vegetans 増殖性化膿性皮膚炎，= dermatitis vegetans．

py·o·der·ma·to·sis [pàioudə̀ːmətóusis] 化膿性皮膚症．

py·o·der·mia [pàioudə́ːmiə] 膿皮症〔医学〕，= pyoderma．

p. bullosa manuum 手部水疱性膿皮症．

p. chronica papillaris et exulcerans 慢性乳頭状潰瘍性膿皮症．

p. follicularis 毛包性膿皮症．

py·o·der·mi·tis [pàioudəːmáitis] 化膿性皮膚症．

py·o·fe·cia [pàioufíːʃiə] 膿便．

py·o·fi·bro·sis [pàioufaibróusis] 化膿線維性硬化症．

py·o·gen [páiədʒən] ① 化膿〔性〕〔医学〕．② 化膿原．

py·o·gen·e·sis [pàioudʒénisis] 膿形成，化膿〔医学〕．形 pyogenic, pyogenous．

py·o·ge·net·ic [pàiədʒənétik] 化膿〔性〕の．

py·o·gen·ic [pàiədʒénik] 化膿性の，化膿〔性〕〔医学〕．

p. albumosuria 化膿性アルブモーゼ尿．

p. arthritis 化膿性関節炎〔医学〕．

p. bacteria 化膿〔性〕菌〔医学〕（黄色ブドウ球菌や緑膿菌など化膿形成に関与する細菌をいう）．

p. granuloma 化膿性肉芽腫（血管拡張性肉芽腫）．

p. infection 化膿性感染〔症〕〔医学〕．

p. membrane 膿瘍膜（膿瘍の内面にある膜である

P

が，厳密には膿をつくる膿瘍の内膜).
p. pachymeningitis 化膿性硬〔髄〕膜炎.
p. peptonuria 化膿性ペプトン尿症.
p. protein 化膿性タンパク質.
p. psoitis 化膿性腸腰筋炎.
p. spondylitis 化膿性脊椎炎，= vertebral osteomyelitis, infectious spondylitis.
py·og·e·nin [paiáʤənin] ピオゲニン $C_{63}H_{128}N_2O_{19}$ (膿球から分離される化合物).
py·o·h(a)e·mia [pàiouhí:miə] 膿血〔症〕，= pyemia.
py·o·he·mo·tho·rax [pàiouhì:mouθɔ́:ræks] 血膿胸〔医学〕.
py·oid [páiɔid] 膿様の.
p. marrow 膿様髄〔医学〕.
py·ok·ta·nin [paiáktənin] ピオクタニン.
py·o·lab·y·rin·thi·tis [pàioulæbirinθáitis] 化膿性迷路炎.
py·o·lyt·ic [pàiəlítik] 膿溶解性の.
p. enzyme 膿分解酵素.
py·o·me·tra [pàioumí:trə] 子宮留膿腫，子宮留膿症〔医学〕.
p. caseosa 乾酪性子宮留膿腫.
py·o·me·tri·tis [pàioumi:tráitis] 化膿性子宮〔筋層〕炎〔医学〕.
py·o·me·tri·um [pàioumí:triəm] 子宮留膿腫，= pyometra.
py·o·my·o·si·tis [pàioumàiousáitis] 化膿性筋炎〔医学〕.
py·o·ne·phri·tis [pàiounifráitis] 化膿性腎炎〔医学〕.
py·o·neph·ro·li·thi·a·sis [pàiounèfrouliθáiəsis] 化膿性腎石症.
py·o·ne·phro·sis [pàiounifróusis] 膿腎〔症〕〔医学〕，腎膿腫(腎盂および腎杯に膿が蓄積した状態). 形 pyonephrotic.
py·o-ova·ri·um [páiou ovέəriəm] 卵巣留膿症.
py·o·per·i·car·di·tis [pàioupèrikɑ:dáitis] 化膿性心膜炎〔医学〕.
py·o·per·i·car·di·um [pàioupèriká:diəm] 心嚢蓄膿，膿心膜〔症〕〔医学〕.
py·o·per·i·to·ne·um [pàioupèritouní:əm] 腹腔蓄膿〔医学〕.
py·o·per·i·to·ni·tis [pàioupèritounáitis] 化膿性腹膜炎.
py·o·pha·gia [pàioufèiʤiə] 膿嚥下.
py·oph·thal·mia [pàiɑfθǽlmiə] 膿眼，化膿性眼炎〔医学〕，= pyophthalmitis.
py·o·phy·lac·tic [pàioufailǽktik] 化膿防衛の.
p. membrane 防膿膜(膿瘍を包む膜嚢内の有害物の吸収を防衛すると思われるもの).
py·o·phy·so·me·tra [pàioufàisoumí:trə] 子宮留膿気症.
py·o·pla·nia [pàioupléiniə] 膿移行(膿があちこちに移動すること).
py·o·pleu·ro·ec·to·my [pàiouplù:rouéktəmi] 膿胸摘除術(胸膜腔を一つの嚢として摘除し，それにより膿胸を消滅させ，さらに切除を必要とする肺病巣，または肺穿孔があれば肺切除を行い，残存肺を膨張させる手術).
py·o·pneu·mo·cho·le·cys·ti·tis [pàiounjù:moukóulisistáitis] 膿気性胆嚢炎〔医学〕.
py·o·pneu·mo·cyst [pàiounjú:məsist] 膿気嚢胞〔医学〕.
py·o·pneu·mo·hep·a·ti·tis [pàiounjù:mouhèpətáitis] 膿気肝炎.
py·o·pneu·mo·per·i·car·di·um [pàiounjù:moupèriká:diəm] 膿気心嚢.
py·o·pneu·mo·per·i·to·ne·um [pàiounjù:moupèritouní:əm] 膿気腹腔.
py·o·pneu·mo·per·i·to·ni·tis [pàiounjù:moupèritounáitis] 膿気性腹膜炎〔医学〕.
py·o·pneu·mo·tho·rax [pàiounjù:mouθɔ́:ræks] 膿気胸〔医学〕.
py·o·poi·e·sis [pàioupɔií:sis] 化膿〔医学〕，膿形成. 形 pyopoietic.
py·op·ty·sis [paiáptisis] 吐膿症.
py·o·py·e·lec·ta·sis [pàioupàiəléktəsis] 膿性腎盂拡張.
py·or·rh(o)ea [pàiərí:ə] 膿漏〔医学〕(特に歯槽の). 形 pyorrheal.
p. alveolaris 歯槽膿漏〔医学〕(歯周組織の化膿性炎症で，歯槽からの膿漏を起こす疾患)，= Fauchard disease, Rigg d., gingivitis expulsiva, parondontitis, periodontoclasia, suppurative pericementitis.
p. salivaris 唾液腺膿瘍.
py·o·ru·bin [pàiərú:bin] ピオルビン(緑膿菌により産生される水溶性，非蛍光性の鮮紅色の色素).
py·o·sal·pin·gi·tis [pàiousæ̀lpinʤáitis] 化膿性卵管炎〔医学〕.
py·o·sal·pin·go-o·oph·o·ri·tis [pàiousælpíŋgou òuɑfəráitis] 化膿性卵管卵巣炎，= pyosalpingo-oothecitis.
py·o·sal·pinx [pàiousǽlpiŋks] 卵管留膿症〔医学〕.
py·o·sap·r(a)e·mia [pàiousæprí:miə] 膿性〔腐〕敗血症.
py·o·scle·ro·sis [pàiouskliəróusis] 化膿性強皮症.
py·o·sep·the·mia [pàiousepθí:miə] 膿性敗血症，= pyosepticemia.
py·o·sep·ti·ce·mia [pàiousèptisí:miə] 膿性敗血症〔医学〕.
py·o·se·ro·cul·ture [pàiousì:roukʌ́lʧər] 膿血漿培養.
py·o·sin [páiəsin] ピオシン $C_{57}H_{110}N_2O_{15}$ (膿血漿から得られる化合物).
py·o·si·nus [pàiousáinəs] 膿洞，洞蓄膿〔症〕.
p. maxillaris 上顎洞蓄膿症.
py·o·sis [paióusis] 化膿症，= pyesis.
p. palmaris 手掌化膿症(東インドの小児の疾患で，手掌に多数の膿疱が発生する).
p. tropica 熱帯化膿症(スリランカにみられる疾患で，体面に黄色または暗色の病変を起こし，痂皮を剥脱すると肉芽性潰瘍が発生する)，= Kurunegala ulcer.
py·o·sper·mia [pàiouspə́:miə] 膿精液〔症〕〔医学〕.
py·o·stat·ic [pàiəstǽtik] ① 化膿阻止の. ② 化膿阻止薬.
py·o·sto·ma·ti·tis [pàioustòumətáitis] 化膿性口内炎.
p. vegetans 増殖性化膿性口内炎.
py·o·ther·a·py [pàiəθérəpi] 膿療法(治療に膿を利用する方法).
py·o·tho·rax [pàiouθɔ́:ræks] 膿胸，化膿性胸膜炎〔医学〕，= empyema of chest.
py·o·tox·i·ne·mia [pàioutɑ̀ksiní:miə] 化膿菌毒血症.
py·o·um·bil·i·cus [pàiouʌmbílikəs] 膿臍(乳児の化膿性臍炎).
py·o·u·ra·chus [pàioujú:rəkəs] 尿膜管膿瘍.
py·o·u·re·ter [pàiouju:rí:tər] 尿管蓄膿，尿管膿瘍.
py·o·ve·sic·u·lo·sis [pàiouvəsìkjulóusis] 精嚢膿瘍.
py·o·xan·thine [pàiəzǽnθi:n] ピオキサンチン(酸化によりピオシアニンから得られる赤褐色の色素).
py·o·xan·those [pàiəzǽnθəs] ピオキサントース(緑膿を空気中に放置するときピオシアニンが還元されて発生する黄色色素).

P

py·ra·cin 〔páirəsin〕 ピラシン（ピリドキシンの誘導体で，アルファおよびベータの２型があり，いずれもピリドキシン様の作用を示す）．

py·ra·con·i·tine 〔pàirəkánitin〕 ピラコニチン（アコニチンの誘導物）．

Py·ral·i·dae 〔pirǽlidi:〕 メイガ〔螟蛾〕科，＝ snout moths.

pyr·a·mid 〔pírəmid〕 [TA] ① 錐体（器官の錐状隆起で，特に延髄の腹側正中裂の両側にある縦神経線維体をいう），＝ pyramis medullae oblongatae [L/TA], pyramis bulbi [L/TA]．② 角錐．形 pyramidal.

p. of light 光錐（鼓膜上にみられる三角形の光線反射）．

p. of medulla oblongata 延髄錐体（延髄の腹側および背側の両側の神経線維柱）．

p. of population 人口ピラミッド〔医学〕．

p. of thyroid 甲状腺錐体葉（甲状腺の第３葉），＝ Lalouette pyramid.

p. of tympanum 鼓室錐体（鼓室後壁の錐状突起），＝ eminentia pyramidalis.

p. of vermis 虫部錐体（虫部隆起と虫部垂との間にある小脳虫部の一部）．

p. of vestibule [TA] 前庭錐体（骨迷路の前庭稜前端），＝ pyramis vestibuli [L/TA].

p. sign 錐体路〔障害〕徴候．

py·ram·i·dal 〔pirǽmidəl〕 錐体の〔医学〕．

p. area 錐体野，＝ Brodmann area 4.

p. auricular muscle 耳介錐体筋．

p. bone 三稜骨（三角骨の旧名），＝ os triquetrum.

p. cataract 錐体状白内障（前極の錐体状白内障で，その先端は前方に向かうもの）．

p. cell 錐体細胞（大脳皮質にある三角形神経細胞で，先端突起と基底樹状突起とをもつ）．

p. cell layer 錐体細胞層．

p. decussation 錐体交叉〔医学〕．

p. decussation syndrome 錐体交差症候群（一側の上肢麻痺，他側に痙攣，反射および筋緊張の亢進，バビンスキー徴候，足間代，下肢の麻痺側と同側に腹壁反射の消失）．

p. disease 稜錐骨病（ウマの足骨炎），＝ buttress foot.

p. eminence [TA] 錐体隆起（鼓室後壁の骨状突起），＝ eminentia pyramidalis [L/TA].

p. epithelium 錐体状上皮，＝ columnar epithelium.

p. facial fracture 錐体状顔面骨折（上顎がほかの部から遊離して倒錐体形をなすもの）．

p. fiber 錐体路神経線維．

p. fracture 錐体状骨折．

p. layer [TA] 錐体細胞層*，＝ stratum pyramidale [L/TA].

p. lobe [TA] 錐体葉（甲状腺の峡から上方に向かう不定の葉で，甲状舌管の残存下端から発生する），＝ lobus pyramidalis [L/TA].

p. lobe of thyroid gland 甲状腺錐体葉．

p. muscle 錐体筋．

p. muscle of auricle [TA] 耳介錐体筋，＝ musculus pyramidalis auriculae [L/TA].

p. neuron 錐体ニューロン〔医学〕．

p. nucleus 錐体核．

p. process [TA] ① 錐体突起，＝ processus pyramidalis [L/TA]．② 錐状突起（口蓋骨の水平部と垂直部との連結部から後方外側へ突出し，翼状板の下端間に達し，前方は上顎骨の粗面と関節連絡する）．

p. radiation 錐体放線．

p. sign 錐体路徴候〔医学〕，＝ Barré pyramidal sign.

p. system 錐体路系〔医学〕．

p. system reflex 錐体路〔系〕反射〔医学〕．

p. tract [TA] 錐体路（中枢神経系の重要運動神経路で，中心前回から発する線維は内包を通って延髄に達し，延髄の錐体を通過した線維の大部分は錐体交叉において対側に至り脊髄の側索を通り前角の運動神経細胞に連結し，交差しない線維は脊髄前索を下行する），＝ tractus pyramidalis [L/TA].

p. tract lesion 錐体路障害〔医学〕．

p. tract sign 錐体路徴候（錐体路の障害による一連の運動機能の異常．随意運動麻痺，筋力低下，固縮，巧緻性の運動障害など）．

p. tract syndrome 錐体路症候群（錐体路徴候）．

py·ram·i·da·le 〔piræ̀midéili〕 三角骨，楔状骨，＝ os triquetrum, os cuneiforme.

p. tract lesion 錐体路障害．

py·ram·i·da·lis 〔piræ̀midéilis〕 [TA] 錐体筋（下腹の，または耳の），＝ musculus pyramidalis [L/TA].

p. muscle 錐体筋．

pyramides renales [L/TA] 腎錐体，＝ renal pyramids [TA].

pyramidial hemorrhage 錐体出血．

pyramido–anterior tract チュルク柱，＝ column of Türck.

pyramido–lateral tract 錐体側索路（外側皮質脊髄路のこと）．

pyramidon test ピラミドン試験（① 潜血反応．② ピラミドン証明法で，尿にヨードチンキを加えると，黄色輪を生ずる），＝ aminopyrin test.

py·ram·i·do·no·sis 〔piræ̀midounóusis〕 ピラミドン中毒（アミノピリン製剤により起きる中毒）．

py·ram·i·dot·o·my 〔piræ̀midátəmi〕 錐体路切開術．

pyr·a·mis 〔pírəmis〕 [L/TA] ①〔延髄〕錐体*，＝ pyramis〔Ⅷ〕[TA]．② 虫部錐体，＝ pyramid. 複 pyramides.

p. bulbi [L/TA]〔延髄〕錐体，＝ pyramid [TA].

p. medullae oblongatae [L/TA] ①〔延髄〕錐体，＝ pyramid [TA]．② 延髄錐体．

p. vermis 虫部錐体．

p. vestibuli [L/TA] 前庭錐体，＝ pyramid of vestibule [TA].

py·ran 〔páiræn〕 ピラン C_5H_6O（複素環式化合物で，２種の異性体を生じ得るもので，一群の化合物の基体となるものであるが，遊離の状態では得られていない）．

pyr·a·nis·a·mine 〔pìrənísəmi:n〕 ピラニサミン 化 *N*-*p*-methoxybenzyl-*N*-(*α*-pyridyl)-*N′*,*N′*-dimethyl-ethylene diamine, ＝ neoantergan.

pyr·a·nom·e·ter 〔pìrənámitər〕〔全天〕日射計．

pyr·a·nose 〔páirənous〕 ピラノース（５個のＣと１個のＯとを含む単糖類の安定な環状構造を表すために，Haworth が提唱した異性体の一つで，アルドースにおいては第１と第５炭素原子が，ケトースにおいては，第２と第６炭素原子が酸素により環式となったもの）．

pyrantel pamoate ピランテルパモ酸塩 $C_{11}H_{14}N_2S \cdot C_{23}H_{16}O_6$：594.68（パモ酸ピランテル，ピリミジン－チオフェン系駆虫薬．虫体の神経筋接合部に作用し，脱分極性神経筋遮断を起こす）．

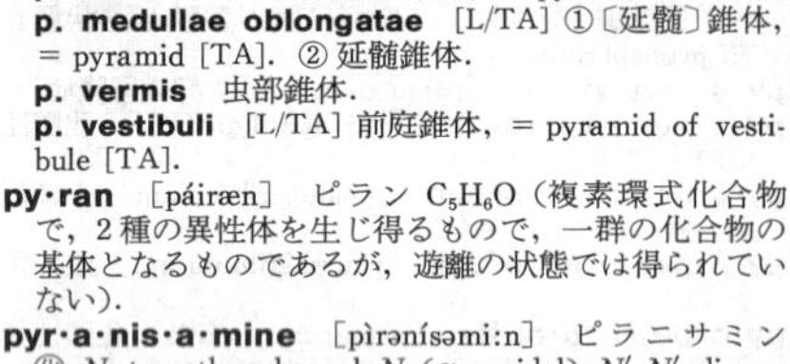

py·ran·thri·done 〔pairǽnθridoun〕 ピラントリドン $C_{29}H_{13}NO_2$（褐黄色針状結晶）．

py·ran·throne [pairǽnθroun] ピラントロン $C_{30}H_{14}O_2$（褐色物）.
py·ran·tin [pairǽntin] ピランチン $(CH_2CO)_2NC_6H_4OC_2H_5$（解熱薬），= ethoxyphenylsuccinimide.
pyr·a·num [pírənəm] ピラナム（サリチル酸，安息香酸，チモールの合剤），= pyrenol.
py·ran·yl [páirənil] ピラニル基 (C_5H_5O-).
pyr·ar·gy·rite [pairá:ʤirait] 濃紅銀鉱 Ag_3SbS_3，= dark raby silver.
pyr·a·thi·a·zine [pàirəθáiəzi:n] ピラチアジン ㊋ 10-[2-(1-pyrrolidyl)ethyl]-phenothaiazine（塩酸塩としては抗ヒスタミン薬，クエン酸塩エリキシル剤もある），= pyrrolazote abergic，parathiazine.
　p. hydrochloride 塩酸ピラチアジン ㊋ 10-[2-(1-pyrrolidinyl)ethyl]phenothiazine（抗ヒスタミン薬）.
pyr·a·zin·a·mide [pìrəzínəmaid] ピラジナミド ㊋ pyrazine-2-carboxamide $C_5H_5N_3O$: 123.11（抗結核薬）.

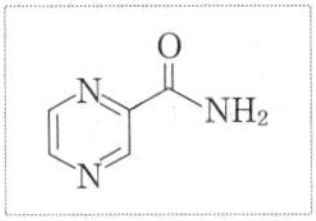

py·ra·zine [páirəzi:n] ピラジン ㊋ 1,4-diazine $C_4H_4N_2$（白色，無臭結晶．pyridazine および pyrimidine の異性体）.
pyr·a·zi·no·ic ac·id [pìrəzinóuik ǽsid] ピラジン酸 $C_4H_3N_2COOH$（結核化学療法薬ピラジンアミドの分解産物で，*p*-dimethylaminobenzaldehyde または sodium pentacyano ammineferroate などの試薬によりオレンジ色または黄色の呈色反応を示す）.
py·raz·i·nyl [pairǽzinil] ピラジニル基 $(C_4H_3N_2-)$.
py·ra·zol [páirəzɔ:l] ピラゾル ㊋ 1,2-diazol $C_3H_4N_2$（結晶塩基性の化合物で，その誘導物は痙攣誘発薬）.
　p. blue ピラゾルブルー $C_{20}H_{16}O_2N_4$（紫色色素）.
py·ra·zo·lid·i·nyl [pàirəzəlídinil] ピラゾリジニル基 $(C_3H_6H_2-)$，= pyrazolidyl.
py·ra·zol·i·dyl [pàirəzálidil] ピラゾリジル基，= pyrazolidinyl.
pyr·az·o·line [pairǽzəli:n] ピラゾリン，= antipyrine.
pyr·az·ol·i·nyl [pàirəzálinil] ピラゾリニル基 $(C_3H_5N_2-)$.
pyr·az·o·lone [pairǽzəloun] ピラゾロン ㊋ keto-pyrazoline $C_3H_4N_2O$.
　p. derivatives ピラゾロン誘導体（ピラミドンが一例）.
　p. dye ピラゾロン染料（ピラゾロン環とアゾ基とをともにもつ染料）.
pyr·az·o·lyl [pairǽzəlil] ピラゾリル基 $(C_3H_3N_2-)$.
py·rech·lo·rum [pàireklóurəm] ピレクロール（トリクロルエチルウレタン，アミノピリン分子化合物で，鎮静・鎮痛薬）.
py·rec·tic [pairéktik] 〔有〕熱性の，発熱している，= febrile.
py·re·mia [pairí:miə]（炭素系の物質が正常量血中に存在すること）.
py·re·n(a)e·mia [pàiraní:miə] 赤芽球血〔症〕.
py·rene [páiri:n] ピレン $C_{16}H_{10}$（淡黄色の多環式炭化水素で，発癌作用がある）.
py·re·nin [páirənin]（原形質顆粒の物質），= paranuclein.
py·re·noid [páiri:nɔid] ピレノイド（① 緑葉体中の核様体デンプン（澱粉）形成の中心．② ある原虫の担色体にある屈折性小体），= amyloplast.
py·re·nol [páirənɔ:l] ピレノール，= pyranum.
py·re·nol·y·sis [pàirənálisis] 核小体崩壊.
Py·re·no·my·ce·tes [pàirinoumaisí:ti:z] 核菌類.
py·re·nyl [páirənil] ピレニル基 $(C_{16}H_9-)$.
py·re·ther·a·py [pàirəθérəpi] 発熱療法，= pyretotherapy.
py·re·thrin [pairí:θrin] ピレトリン（除虫ギク *Tanacetum cinerariifolium* の有効成分で，ピレトリンⅠ（R＝CH_3）とピレトリンⅡ（R＝$COOCH_3$）の２種からなる．植物性殺虫剤また蚊取線香の原料に用いられる）.
　p.-amaroid ピレトリンアマロイド $C_{10}H_{17}CONHCH_2CH(CH_3)_2$（キク科 *Anacyclus* 属植物の根の苦味質）.
py·re·thro·lone [pairí:θrəloun] ピレトロロン（除虫ギク花の有効成分．pyrethrine に存在する環式ケトンアルコール）.
py·re·thron [pairí:θrən] ピレトロン（ジョチュウギク［除虫菊］から得られる中性エステル）.
py·re·thro·sin [pairí:θrəsin] ピレトロシン $C_{34}H_{44}O_{10}$（ジョチュウギク［除虫菊］にある苦味質）.
Pyrethrum cinerariifolium ジョチュウギク［除虫菊］，= *Tanacetum cinerariifolium*.
py·re·thrum [pairí:θrəm] パイレスラム（除虫ギク花粉末から石油類で抽出した有効成分で，殺虫剤），= pyrethrum flowers.
　p. flowers ピレトラム花（デルマシア殺虫剤，ペルシャ殺虫剤）.
　p. ointment ピレトラム軟膏（疥癬駆除薬）.
py·ret·ic [pairétik] ① 発熱〔の〕［医学］．② 発熱薬，= pyretica.
py·ret·i·ca [pairétikə] 発熱薬［医学］.
py·re·ti·co·sis [pàirətikóusis] 熱病.
pyreto- [pairətou, -tə] 熱病，発熱の意味を表す接頭語.
py·ret·o·gen [pairétəʤən] 発熱物質，= pyrogen.
py·re·to·gen·e·sis [pàirətəʤénisis] 発熱機序．形 pyretogenetic，pyretogenic，pyretogenous.
py·re·tog·e·nin [pàirətáʤənin] パイレトゲニン（細菌により産生される物質で，動物に注射すると発熱を起こす）.
py·re·tog·ra·phy [pàirətágrəfi] 発熱図.
py·re·tol·o·gy [pàirətáləʤi] 発熱学.
py·re·tol·y·sis [pàirətálisis] 解熱［医学］.
py·re·tom·e·ter [pàirətámitər] 検温器.
Py·re·toph·o·rus [pàirətáfərəs]（カ［蚊］の一属）.
py·re·to·ther·a·py [pàirətəθérəpi] 発熱療法［医学］，= pyretherapy.
py·re·to·ty·pho·sis [pàirətoutaifóusis] 熱性せん（譫）妄.
Pyrex glass パイレックスガラス $Na_2OCaOAl_2O_3B_2O_36SiO_2$（ホウケイ酸ガラス）.
py·rex·ia [pairéksiə] 発熱［医学］，熱病．複 pyrexiae．形 pyrexial，pyrexic.
　p. of unknown origin 原因不明熱［医学］.
pyrexial headache 〔発〕熱性頭痛［医学］，熱病性頭痛.
py·rex·in [pairéksin] パイレキシン（Menkin），発熱因子（メンキン因子の一つで，酸性滲出液に含まれている耐熱性の発熱物質）.
py·rex·i·o·pho·bia [pairèksioufóubiə] 発熱恐怖症［医学］，= febriphobia，pyrexeophobia.
py·rexy [páireksi] 発熱，= pyrexia.
pyr·ge·om·e·ter [pàiə:ʤiámitər] 夜間放射計，地面放射計（夜間に地面上に水平におかれた黒体面が，大気中に放射するエネルギーと，逆に大気からその黒体面が吸収する放射エネルギーとの差，すなわち夜間放射量を測る器械）.

pyr·go·ceph·a·ly [pàiə:gouséfəli] 尖頭〔症〕, = acrocephaly. 形 pyrgocephalic, pyrgocephalous.

pyr·he·li·om·e·ter [paiə:hì:liámitər] 日射計（太陽の全放射エネルギーの強さを測る器械）.

py·rid·a·zine [pirídəzi:n] ピリダジン ㊌ 1,2-diazine $C_4H_4N_2$（meta- および para- の異性体がある）.

pyr·i·daz·i·nyl [pìridǽzinil] ピリダジニル基（$C_4H_3N_2$–）.

pyr·i·dine [píridi:n] ピリジン（窒素原子1個を含む6原子複素環式化合物の基本体で，工業用溶剤または殺菌薬として広く用いられている）.

p. base ピリジン〔塩基〕（ピリジンとピリジン核の種々の部分が置換された誘導体の総称）.

p.-carboxylic acid ピリジンカルボン酸 C_5H_4NCOOH, = picolinic acid, nicotinic acid, isonicotinic acid.

p.-dicarboxylic acid ピリジンジカルボン酸 $C_5H_3N(COOH)_2$, = quinolinic acid, cinchomeronic acid.

p. enzyme ピリジン酵素.

p. hemochromogen ピリジンヘモクロモゲン（ピリジン2分子とヘミン1分子からなる）.

p. nucleotide ピリジンヌクレオチド, = coenzyme Ⅰ or Ⅱ.

p.-penicillin ピリジンペニシリン.

p. tannate タンニン酸ピリジン（腸管内消毒，尿酸溶解作用がある）.

p. test ピリジン試験, = Anderson test.

p.-tricarboxylic acid ピリジントリカルボン酸 $C_5H_2N(COOH)_3$, = carbo-cinchomeronic acid.

pyr·i·din·i·um [pìridíniəm] ピリジニウム.

p. salt ピリジニウム塩.

pyr·i·din·o·line [pìridínəli:n] ピリジノリン.

pyridinoprotein enzyme ピリジンタンパク酵素, = phosphopyridine nucleotide.

py·rid·i·zin [pirídizin] ピリジジン（ピリミジン異性体）.

pyr·i·done [píridoun] ピリドン ㊌ oxy-pyridine C_5H_5NO（核の水素原子を置換した水酸基の位置に従い，α-, β-, γ-の3異性体がある）.

pyr·i·do·stig·mine bro·mide [pìridoustígmi:n bróumaid] ピリドスチグミン臭化物 ㊌ 3-dimethylcarbamoyloxy-1-methyl-pyridinium bromide $C_9H_{13}BrN_2O_2$：261.12（臭化ピリドスチグミン．コリンエステラーゼ阻害薬，重症筋無力症治療薬．カルバミン酸オキシピリジンエステル系：第四級アンモニウム）.

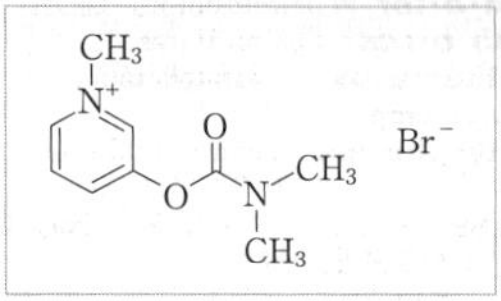

pyr·i·dox·al [pìridáksæl] ピリドキサール $C_8H_9NO_3$（ピリドキシンの4-アルデヒドで，ビタミン B_6 の作用を示す）.

p. phosphate リン酸ピリドキサール（ビタミン B_6 剤）, = codecarboxylase.

pyr·i·dox·a·mine [piridáksəmi:n] $C_8H_{12}N_2O_2$（ピリドキシンのアミン誘導物で，ビタミン B_6 の類似作用をもつ）.

pyr·i·dox·ic ac·id [piridáksik ǽsid] ㊌ 2-methyl-3-hydroxy-5-hydromethyl-pyridine-4-carboxylic acid（ピリドキシン摂取後尿に排泄される分解物）.

pyr·i·dox·ine [pìridáksi:n] ピリドキシン ㊌ 2-methyl-3-hydroxy-4,5-di(hydroxymethyl)-pyridine $C_8H_{10}NO_3$（ビタミン B_6 とも呼ばれ，ネズミ皮膚炎を予防する因子）, = vitamin B_6, factor Ⅰ, adermin.

p. deficiency ピリドキシン欠乏症〔医学〕.

p. dependency ピリドキシン依存（症）〔医学〕.

p. hydrochloride ピリドキシン塩酸塩 ㊌ 5-hydroxy-6-methylpyridine-3,4-dimethanol monohydrochloride $C_8H_{11}NO_3 \cdot HCl$：205.64（塩酸ピリドキシン．ビタミン B_6．生体内では主にリン酸ピリドキサールとなってアミノ酸，タンパク質脂質代謝の補酵素として作用する）.

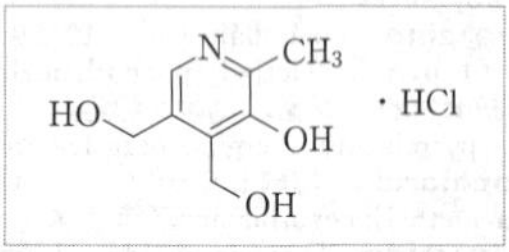

p.-responsive anemia ピリドキシン反応性貧血.

pyr·i·dyl [píridil] ピリジン基（C_5H_4N–）.

pyr·i·dyl-bu·tyl·ene·meth·yl·a·mine [píridil bjù:tili:nméθiləmi:n] ピリジルブチレンメチルアミン, = metanicotine.

pyr·i·dyl-pi·per·i·dine [píridil paipéridi:n] ピリジルピペリジン, = piperidylpyridne, neonicotine, isonicotine.

1-(α-pyridyl)-2-propanol 1-(アルファピリジル)-2-プロパノール $C_8H_{11}NO$.

1-(α-pyridyl)-3-propanol 1-(アルファピリジル)-3-プロパノール（水溶液においてのみ遊離状態で得られる）.

pyr·i·form [pírifɔ:m] 洋ナシ（梨）形の，梨（なし）状の〔医学〕, = pear-shaped, piriform.

p. apparatus 梨状装置，洋ナシ状装置.

p. area 梨状部, = pyriform lobe.

p. gyrus 梨状回.

p. lobe 梨状葉（下等哺乳動物の嗅葉の外側露出部）.

p. recess 梨状陥凹（咽頭の喉頭部（下咽頭）の外側にある小窩）, = pyriform sinus.

p. sinus 梨状陥凹〔医学〕，梨状洞（喉頭孔の外側にある空隙で，甲状軟骨，甲状舌骨膜，披裂喉頭蓋により囲まれている）.

p. sinus cancer 梨状陥凹癌〔医学〕.

p. softening 梨状軟化, = yellow softening.

p. thorax 梨状胸郭〔医学〕（上部は大きく，下部は小さい）.

pyr·i·for·mis [pìrifɔ́:mis] 梨状筋.

py·ril·a·mine [píriləmi:n] ピリラミン ㊌ *N'*,*N'*-dimethyl *N*-*p*-methoxybenzyl-*N*-(2-pyridyl)ethylene diamine（マレイン酸塩として用いる抗ヒスタミン薬）, = pyranisamine, 2-[(2-dimethylaminoethyl)(*p*-methoxybenzyl)amino]pyridine.

p. maleate マレイン酸ピリラミン ㊌ *N*,*N*-dimethyl-*N'*-(*p*-methoxybenzyl)-*N'*-(2-pyridyl) ethylenediamine（ヒスタミン拮抗薬）.

p. maleate-8-bromotheophyllinate ピリラミンマレエートブロモテオフィリネート, = sanbromal.

py·ri·meth·a·mine [pìriméθəmi:n] ピリメタミン ㊌ 2,4-diamino-5-(*p*-chlorophenyl)-6-ethylpyrimidine（マラリア，トリパノソーマ病などに用いる治療薬）.

py·rim·i·dine [pirímidi:n] ピリミジン ㊌ 1,3-diazine（炭素原子4個と窒素原子2個とからなる環状化合物で，プリン塩基とともに核酸，バルビツール酸誘導体などの重要な成分）.

p. base ピリミジン〔塩基〕〔医学〕（ピリミジン核の置換誘導体の総称）.

p. biosynthesis ピリミジン生合成，ピリミジン合成.

p. dimer ピリミジン二量体.
p. metabolism ピリミジン代謝.
p.-nucleoside ピリミジンヌクレオシド，= nucleoside.
py·rim·i·di·nyl [pirímidinil] ピリミジニル基($C_4H_3N_2$−)，= pyrimidyl.
py·rim·i·dyl [pirímidil] ピリミジニル基，= pyrimidinyl.
pyr·in [pírin] ピリン，= marenostrin.
pyrine rash ピリン疹〔医学〕(ピリン系薬剤による固定薬疹を指す)，= antipyrine exanthema.
pyrine shock ピリンショック〔医学〕.
py·rite [páirait] 硫化鉄鉱 FeS_2 (イオウ53.4%と，少量のコバルトを含むことがある)，= iron pyrite.
pyr·i·thi·a·mine [pìriθáiəmi:n] ピリチアミン ㊗ 1-[(2-methyl-4-amino)-5-pyridylmethyl]-2-methyl-3-(β-hydroxyethyl)-piperidinium bromide hydrobromide $CH_3C_4N_2H(NH_2)CH_2C_5NH_3(CH_3)CH_2CH_2OH$ (ビタミンB_1分子中のチアゾール基の -S- を -CH=CH- で置換した合成化合物で，代謝拮抗作用によりビタミンB_1欠乏症を起こす)，= neothiamine.
p. bromide 臭化ピリチアミン，= neopyrithiamine, heterovitamin B.
pyr·i·thyl·di·one [pìriθildáioun] ピリチルダイオーン ㊗ 3,3-diethyl-2,4-dioxotetrahydropyridine (鎮静薬)，= didrodyridine.
pyr(o)- [pair(ou), -r(ə)] 熱，火，発熱(臨床)，焦性(化学)の意味を表す接頭語. ↔ cryo-.
pyroacetic ether ピロ酢酸エーテル，= acetone.
pyroacetic spirit (アセトン)，= acetone.
py·ro-ac·id [páirou ǽsid] ピロ酸(オルト酸2分子から水1分子を除いた形の酸).
py·ro·ar·sen·ic ac·id [pàirouɑ:sénik ǽsid] ピロヒ酸 $H_4As_2O_7$ (遊離状態ではまだつくられていない).
py·ro·bo·rate [pàiroubɔ́:reit] ピロホウ酸塩，四ホウ酸塩.
py·ro·bo·ric ac·id [pàiroubɔ́:rik ǽsid] ピロホウ酸，四ホウ酸 $H_2B_4O_7$ (過ホウ酸 perboric acid とは別のもの)，= tetraboric acid.
py·ro·cal·cif·er·ol [pàiroukælsífərɔ:l] ピロカルシフェロール(ビタミンDに混在する非活性物質).
py·ro·cat·e·chin [pàirəkǽtəkin] ピロカテキン(カテコールアミン，エピネフリン，ノルエピネフリン，ドパの構成成分)，= pyrocatechol.
p. test ピロカテキン試験，= Brieger test.
py·ro·cat·e·chin·u·ria [pàiroukæ̀təkinjú:riə] ピロカテキン尿症.
py·ro·cat·e·chol [pàirəkǽtəkɔ:l] ピロカテコール.
py·ro·cat·e·chu·ic ac·id [pàiroukæ̀təkjú:ik ǽsid] (ピロカテキン)，= pyrocatechine.
py·ro·cho·les·ter·ic ac·id [pàiroukoulestérik ǽsid] ピロコレステリン酸 $C_{11}H_{16}O_7$ (cholalic acid に強酸が作用して生成する).
py·ro·cin·chon·ic ac·id [pàirousiŋkánik ǽsid] ピロシンコニン酸 ㊗ dimethylmaleic acid $(CH_3CCOOH)_2$.
py·ro·cit·ric ac·id [pàirəsítrik ǽsid] ピロクエン酸，= citraconic acid.
py·ro·coll [páirəkɔ:l] ピロコール $C_{10}H_6O_2N_2$.
py·ro·dex·trin [pàirədékstrin] ピロデキストリン，焦性糊糖(デンプンを加熱するとき生ずる褐色物質).
py·ro·e·lec·tric·i·ty [pàirouìlektrísiti] パイロ電気，焦電気(結晶を熱しまたは冷やすとき，ある端面に電荷を生ずる現象).
py·ro·form [páirəfɔ:m] ピロホルム(ビスマス(蒼鉛)，酸素ヨウ化物とピロガロルの合剤).
py·ro·gal·late [pàirəgǽleit] 焦性没食子酸塩.
py·ro·gal·lic ac·id [pàirəgǽlik ǽsid] 焦性没食子酸，= pyrogallol.
py·ro·gal·lol [pàirəgǽlɔ:l] ピロガロール，焦性没食子酸 ㊗ 1,2,3-trihydroxybenzene $C_6H_6O_3$，= pyrogallic acid.
p. dimethylether ピロガロールジメチルエーテル $HOC_6H_3(OCH_3)_2$.
p. monoacetate 一酢酸ピロガロール $(OH)_2C_6H_3OCH_2$，= eugallol.
p. triacetate 三酢酸ピロガロール $C_6H_3(OCOCH_3)_3$，= triacetyl pyrogallol, lenigallol.
py·ro·gal·lol·car·box·yl·ic ac·id [pàirəgæ̀lɔ:lkà:bɑksílik ǽsid] ピロガロールカルボン酸 ㊗ 2,3,4-trihydroxybenzoic acid $C_7H_6O_5$.
py·ro·gal·lol·phthal·e·in [pàirəgæ̀lɔ:l(f)θǽli:n] ピロガロールフタレイン $C_{20}H_{12}O_7$ (ピロガロールとフタル酸との相互作用により得られる指示薬)，= gallein.
py·ro·gen [páirəʤən] パイロジェン〔医学〕，発熱質，発熱因子〔医学〕，発熱〔性〕物質〔医学〕(1923年Seibert により発見された物質で，蒸留水に混入した細菌の代謝産物. 滅菌により破壊されないので，しばしば静注後の発熱性副作用の原因となることがある. グラム陽陰性菌の産生するエンドトキシンがその代表である)，= pyretogen.
p. free 発熱因子なしの，発熱〔性〕物質なしの〔医学〕.
p. test 発熱原試験，発熱〔性〕物質試験〔法〕〔医学〕.
py·ro·ge·net·ic [pàirouʤənétik] 発熱性〔の〕〔医学〕，高熱の，= pyrogenic, pyrogenous.
p. reaction 発熱反応〔医学〕.
py·ro·gen·ic [pàirəʤénik] 発熱性〔医学〕，= pyrogenetic.
p. polysaccharide 発熱性多糖類.
p. stage 発熱期〔医学〕，= pyrogenetic stage.
p. substance 発熱物質〔医学〕.
p. threshold 発熱閾値(発熱に要する血中マラリア原虫の最少数)，= parasitic threshold.
py·ro·ge·nic·i·ty [pàirouʤənísiti] 発熱原性〔医学〕.
py·ro·ge·nol·y·sis [pàirouʤənálisis] 発熱力破壊(アルコールの定量に利用される現象).
py·ro·ge·ol·o·gy [pàirouʤiáləʤi] 火山学，= volcanology, vulcanology.
py·ro·glob·u·lin [pairəglábjulin] ピログロブリン(56°Cに加温すると可逆的に沈降するモノクロナール免疫グロブリン).
py·ro·glob·u·lin·e·mia [pàirouglàbjuliní:miə] ピログロブリン血症(熱凝固性グロブリンが血中に増加すること).
py·ro·glu·tam·ic ac·id [pàirouglu:tǽmik ǽsid] ピログルタミン酸 $C_5H_7NO_3$.
py·ro·guai·a·cin [pàirougwáiəsin] ピログアヤシン(グアヤックの一成分).
py·ro·ja·pa·con·i·tine [pàirouʤæ̀pəkánitin] ピロヤパコニチン $C_{32}H_{45}NO_2$ (japaconitine の加熱により生ずるアルカロイド).
Py·ro·la [pairóulə] イチヤクソウ〔一薬草〕属.
py·ro·lag·nia [pàiroulǽgniə] (放火による性欲の満足).
pyrolic exclusion 幽門空置術，幽門広置術.
py·ro·lig·ne·ous [pàirəlígniəs] 木酢もくさくの.
p. acid 木酢(木材をレトルト内で乾留するとき生ずる液体)，= wood vinegar.
p. alcohol 木精(メチルアルコール).
p. spirit = methyl alcohol.
py·ro·lu·site [pàiroulú:sait] 軟マンガン鉱 MnO_2，= manganese dioxide.
py·rol·y·sis [pairálisis] 熱分解. 形 pyrolytic.

P

py·ro·ma·nia [pàirouméiniə] 放火症，放火癖〔医学〕(放火狂).

py·ro·me·con·ic ac·id [pàirəmi:kánik ǽsid] ピロメコン酸 $C_5H_4O_3$.

py·ro·mel·lit·ic ac·id [pàiroumilítik ǽsid] ピロメリト酸 ㊋ 1,2,4,5-benzene-tetracarboxylic acid $C_{10}H_6O_8$-$2H_2O$.

py·rom·e·ter [pairámitər] 高温計〔医学〕(高い温度を測るために用いる温度計).

pyrometric cone equivalent 耐火度〔窯〕〔医学〕.

py·ro·mor·phite [pàiroumɔ́:fait] 緑鉛鉱 $Pb_5Cl(PO_4)_3$, = green lead ore.

py·ro·mu·cic ac·id [pàiroumjú:sik ǽsid] ピロ粘液酸，焦性粘液酸 ㊋ α-furan carboxylic acid (フルフラールの酸化物), = 2-furoic acid.

py·ro·mu·cic al·de·hyde [pàiroumjú:sik ǽldihaid] 焦性粘液アルデヒド，= furfural.

pyromucyl- [pairoumju:sil] = 2-furoyl-.

py·rone [páiroun] ピロン(アヘンから抽出される成分で，α-とγ-の2種がある).

pyronidine dye ピロニジン染料，= fluorescein dye.

py·ro·nil [páirənil] ピロニル ㊋ 1-(p-chlorophenyl)-2-phenyl-4-pyrrolidino-2-butene diphosphate (抗ヒスタミン薬), = pyrrobutamine.

py·ro·nine [páirəni:n] ピロニン ㊋ tetraethyldiaminoxanthene (組織切片に用いる塩基性染料).

p. B ピロニンB ㊋ tetra-ethyl-pyronine chloride $(C_2H_4)NC_6H_3(O)CHC_6H_3N$-$(C_2H_5)_2Cl$.

p. G ピロニンG ㊋ tetra-methyl-pyronine chloride $(CH_3)_2NC_6H_3(O)CHC_6H_3N(CH_3)_2Cl$.

py·ro·ni·no·phil·ia [pàirouninəfíliə] 好ピロニン性(RNA 合成に伴う活発なタンパク合成の有効な指示薬．形質細胞，ランゲルハンス島β細胞などタンパク合成の盛んな細胞はピロニンで赤色に濃染される).

py·ro·ni·no·phil·ic [pàirouninəfílik] ピロニン好性の(塩基性ピロニン色素に対して親和性，形質細胞の細胞質に分布する).

p. blast cell ピロニン親和性芽細胞〔医学〕(メチルグリーン・ピロニン染色法により RNA を多く含む部位が濃い赤色に染色される幼若な芽細胞).

p. cell ピロニン親和性細胞〔医学〕(タンパク合成の盛んな細胞，例えば形質細胞，膵臓ランゲルハンス島B細胞など).

py·ro·nyx·is [pàirəníksis] 熱刺法，=ignipuncture.

py·rope [páiroup] 紅ザクロ石 $Mg_3Al_2(SiO_4)_3$.

py·ro·pho·bia [pàiroufóubiə] 恐火症〔医学〕，火恐怖〔症〕〔医学〕.

py·ro·pho·ric al·loy [pàiroufɔ́:rik əlɔ́i] 発火合金(Ce 70%，Fe 30%の合金で，ライター石として用いられる), = pyrophorous alloy, Auer metal, ferrocerium.

py·ro·pho·rus [pàiroufɔ́:rəs] 自然物，自然発火物．形 pyrophoric.

py·ro·phos·pha·tase [pàirəfásfəteis] ピロホスファターゼ(腎，タカジアスターゼなどに存在するリン酸酵素の一つで，1個のリン酸に2個のエステル結合のあるものの一方を分解する).

py·ro·phos·phate (**PP**) [pàirəfásfeit] ピロリン酸塩.

py·ro·phos·pho·ric ac·id [pàiroufasfɔ́:rik ǽsid] ピロリン酸 $H_4P_2O_7$ (オルトリン酸 H_3PO_4 を200～300°C で長く熱するときに生ずる結晶).

py·ro·phos·pho·ryl·ase [pàiroufasfɔ́:rileis] ピロホスホリラーゼ(リン酸基転移に伴いピロリン酸を放出する反応を触媒する酵素).

py·ro·phyl·lite [pàirəfáilait, -ráfil-] 葉ろう(蝋)石，石筆石，= agalmatolite.

py·ro·phyl·li·to·sis [pàirəfilitóusis] 葉ろう石肺塵症.

py·rop·to·thy·mia [pàirɑptouθáimiə] (火炎に取り巻かれたと妄想する精神病).

py·ro·punc·ture [pàirəpʌ́ŋkʧər] 熱刺法，= ignipuncture.

py·ro·ra·ce·mic ac·id [pàirourəsí:mik ǽsid] ピロラセミ酸，= pyruvic acid.

py·ro·ra·ce·mic al·co·hol [pàirourəsí:mik ǽlkəhɔ:l] ピロラセミアルコール，= acetyl carbinol.

py·ro·scope [páirəskoup] 高温計，高温鏡.

py·ro·sin [páirəsin] ピロシン(コムギのわらからエタノール抽出で得られる穀物フルクタン).

py·ro·sis [pairóusis] 胸やけ，嘈囃(そうそう)，呑酸嘈囃(胃潰瘍などに起こる症状で，胃から食道内または咽頭に上ってくる灼熱性または痙攣性疼痛様感覚), = heartburn.

py·ro·sol [páirəsɔ:l] 高温ゾル.

py·ro·sul·fite [pàirəsʌ́lfait] ピロ亜硫酸塩 $M^I_2S_2O_5$ (M=Na,K) ($-S_2O_5$ の基をもつ化合物), = metabisulfite.

py·ro·sul·fu·ric ac·id [pàirousʌlfjú:rik ǽsid] ピロ硫酸，二硫酸 ㊋ disulfuric acid $H_2S_2O_7$.

py·ro·sul·fur·yl chlo·ride [pàirəsʌ́lfjuril klɔ́:raid] 塩化ピロスルフリル $S_2O_5Cl_2$ (無色，流動性，空気中で発煙し，水と反応して硫酸と塩酸を生ずる).

py·ro·tar·tar·ic ac·id [pàiroutɑ:tǽrik ǽsid] 焦性酒石酸 ㊋ methyl succinic acid (酒石酸を蒸留して得られる).

py·ro·tech·nics [pàirətékniks] 火工術，花火技術.

py·rot·ic [pairátik] ① 灼熱の，高熱の．② 腐食性の．③ 胸やけの.

py·ro·tox·in [pàirətáksin] 熱毒素.

py·ro·tri·tar·ic ac·id [pàiroutraitá:rik ǽsid] (ウビン酸), = uvic acid.

py·ro·val·er·one hy·dro·chlo·ride [pàirəvǽləroun hàidrouklɔ́:raid] 塩酸ピロバレロン ㊋ 4′-methyl-2-pyrrolidin-1-yl-valerophenone HCl (中枢神経興奮薬).

py·rox·ene group [pairáksi:n grú:p] 輝石族(複雑な組成をもつ普通の造岩鉱物).

py·rox·o·ni·um salt [pàirɑksóuniəm sɔ́:lt] (ピリリウム塩), = pyrylium salt.

py·rox·y·lin [pairáksilin] ピロキシリン，綿火薬，硝化綿(硝化度が11.5%までのニトロセルロースをいう), = pyroxylinum, collodion cotton, colloxylin, soluble gun cotton, collodion wool, gossypium fulminans, xyloidin.

pyr·rho·tite [pírətait] 磁硫鉄鉱〔医学〕(組成 $Fe_{1-x}S$, x=0～0.2), = pyrrhotine, magnetic pyrite.

pyr·ro·bu·ta·mine [pìroubjú:təmi:n] ピロブタミン ㊋ 1-p-chlorophenyl-2-phenyl-4-pyrrolidinobutene (二リン酸塩として抗ヒスタミン薬).

p. phosphate リン酸ピロブタミン ㊋ 1-(4-p-chlorophenyl-3-phenylbut-2-enyl)pyrrolidine diphosphate (抗ヒスタミン薬).

pyr·ro·e·ti·o·por·phy·rin [pìrouètioupɔ́:firin] ピロエチオポルフィリン $C_{30}H_{34}N_4$ (クロロフィルのアルカリ分解物で，エチオポルフィリン第6位のエチル基が水素で置換されたもの).

pyrrol cell ピロール細胞(網内系の細胞で，ピロールを摂取し，これにより染色されるもの．Goldmann).

pyr·role [píroul, piróul] ピロール C_4H_5N (クロロホルムに似た臭気をもつ無色の油).

p. nucleus ピロール核.

p. reaction ピロール反応(ピロールおよびその誘導体の蒸気は塩酸で湿らせたマツ木片を赤く染めるの

で，その検出に用いられる．この反応をいう）．

p. tetraiodide （ヨードール），= iodole.

α-pyr·role-al·de·hyde ［- píroul ǽldihaid］ α-ピロールアルデヒド C_5H_5NO.

2-pyr·role-car·box·yl·ic ac·id ［- píroul kɑ̀:bɑksílik ǽsid］ 2-ピロールカルボン酸．

pyr·rol·i·dine ［pirɑ́lidi:n］ ピロリジン [化] tetrahydropyrrole, tetramethylene-imine C_4H_9N（タバコ，食用ニンジンの葉にある強塩基で，プトレシンを熱しても得られる）．

pyr·rol·i·dine·car·box·yl·ic ac·id ［pirɑ̀lidi:n-kɑ̀:bɑksílik ǽsid］ ピロリジンカルボン酸，= proline.

pyr·ro·lid·i·nyl ［pirəlídinil］ ピロリジニル基（C_4H_8N-），= pyrrolidyl.

pyr·rol·i·done ［pirɑ́lidoun］ ピロリドン（反射性痙攣作用を示す）．

pyr·rol·i·dyl ［pirɑ́lidil］ ピロリジル基，= pyrrolidinyl.

pyr·ro·line ［pírəli:n］ ピロリン [化] dihydropyrrole C_4H_7N（ピロールに酢酸と亜鉛粉が作用して生ずる油状液体）．

pyr·ro·line-5-car·box·y·late re·duc·tase ［pírəli:n - kɑ:bɑ́ksileit ridʌ́kteiz］ ピロリン-5-カルボン酸レダクターゼ（NAD(P)H 依存性で 1-ピロリン-2-カルボン酸からプロリンを可逆的に生成する酵素）．

pyr·rol·i·nyl ［pirɑ́linil］ ピロリニル基（C_4H_6N-）．

pyr·rol·ni·trin ［pìroulnáitrin］ ピロルニトリン（抗真菌薬）．

pyrroloquinoline quinone (PQQ) ピロロキノリンキノン（2,7,9-トリカルボキシ-1H-ピロロ［2,3-f］キノリン-4,5-ジオン．酸化還元補酵素の一つ．1979年に発見された．近年の研究で水溶性のビタミンB群に属する新種のビタミンであることが判明している）．

pyr·rol·yl ［pírəlil］ ピロリル基（C_4H_4N-），= pyrryl.

pyr·rol·yl·car·bon·yl ［pìrəlilkɑ́:bənil］ ピロリルカルボニル基（C_4H_4NCO-），= pyrroyl.

pyr·rol·y·lene ［pirɑ́lili:n］（ブタジエン），= butadiene.

pyr·ro·meth·ane ［pìrəméθein］（ピロメタンの構造をもつピロール誘導体の一族）．→ bilirubic acid.

pyr·ro·meth·ene ［pìrəméθi:n］（ピロメテンの構造をもつピロール誘導体の一族で alkyl 化合物は中性酸性溶液とも淡黄色）．

pyr·ro·por·phin ［pìrəpɔ́:fin］ ピロポルフィン（1個のメチルと2個のエチルが側鎖にあり，第6位のプロピオン酸が水素1分子と置換したもので，鉄を含むものを Fe pyrroporphin という）．

pyr·ro·por·phy·rin ［pìrəpɔ́:firin］ ピロポルフィリン $C_{31}H_{34}N_4O_2$（クロロフィルから誘導されたポルフィリンで，ロドポルフィリン第6位のカルボキシル基が水素で置換されたもの）．

pyr·ro·yl ［pirɔ́il］ ピロイル基，= pyrrolylcarbonyl.

α-pyr·ro·yl·a·ce·tic ac·id ［- pìrɔilæsí:tik ǽsid］ α-ピロイル酢酸．

pyr·ryl ［píril］ ピリル基，= pyrrolyl.

Py·rus pyr·i·fo·lia ［páirəs pirifóuliə］ ナシ（バラ科の植物）．= sand pear.

py·ru·val·de·hyde ［pàiru:vǽldihaid］ 焦性アルデヒド，= pyruvic aldehyde.

py·ru·vate ［pairú:veit］ 焦性ブドウ酸塩．

p. carboxylase ピルビン酸カルボキシラーゼ，= pyruvic carboxylase.

p. carboxylase deficiency ピルビン酸炭酸酵素欠損症［医学］．

p. dehydrogenase ピルビン酸デヒドロゲナーゼ，= pyruvate lipoamide.

p. dehydrogenase complex deficiency ピルビン酸脱水素酵素復合体欠損症［医学］．

p. kinase ピルビン酸キナーゼ，= phosphoenolpyruvate kinase, phosphoenoltransphosphorylase.

p. kinase deficiency ピルビン酸キナーゼ欠損症．

p. lipoamide ピルビン酸デヒドロゲナーゼ，= pyruvate dehydrogenase.

p. oxidation factor ピルビン酸酸化因子．

py·ru·ve·mia ［pàiruví:miə］ 焦性ブドウ酸血症．

py·ru·vic ［pairú:vik］ 焦性（ピルビン酸の）．

p. acid 焦性ブドウ酸（ピルビン酸）CH_3-CO-COOH（最も簡単なαケト酸の一つで，糖質代謝における重要な中間産物），= acetylformic acid, pyroracemic acid.

p. aldehyde 焦性アルデヒド CH_3-CO-CHO（焦性ブドウ酸の還元型），= methyl glyoxal.

p. carboxylase ピルビン酸カルボキシラーゼ，= pyruvate carboxylase.

p. dehydrogenase 焦性ブドウ酸脱水素酵素．

py·ru·vism ［páiru:vizəm］ 焦性ブドウ酸症（焦性ブドウ酸ナトリウムの投与による実験的脚気）．

py·ru·vo·yl ［pairú:vɔil］ ピルボイル基（CH_3COCO-）．

py·rvin·i·um pam·o·ate ［pə:víniəm, piəv- pǽmoueit］ ピルビニウムパモエート [化] pyrvinium 4,4′-methylene di(3-hydroxy-2-naphthoate)（ヒトの蟯虫撲滅に有効な薬）．

py·ryl·i·um salt ［piríliəm sɔ́:lt］ ピリリウム塩（酸素が4価原子と仮定した構造をもつ化合物の総称），= pyroxonium salt.

Pythagoras ［piθǽgərəs］ ピタゴラス（BC 582年頃 Samos に生まれた有名なギリシャの哲学者．ピタゴラスの定理で有名）．

Pyth·i·um ［píθiəm］ ピシウム属（卵菌類．イネの枯死などに関わり，産業上問題となる）．

py·tho·cho·lic ［pàiθəkóulik］ ピソコール酸の（ニシキヘビの胆汁に存在する有機酸についていう）．

py·tho·gen·e·sis ［paiθədʒénisis］ 腐敗発生．[形] pythogenic, pythogenous.

pythogenic fever 腐敗物原性熱，= typhoid fever.

py·u·ria ［paijú:riə］ 膿尿［症］［医学］．[形] pyuric.

p. dysuria syndrome 膿尿・排尿痛症候群［医学］．

py·xid·i·um ［piksídiəm］ 蓋果（横裂開があって蓋のように上部が付着しているもの）．

pyx·is ［píksis］ ① 蓋果．② 鎮痛膏．

PZI protamine zinc insulin プロタミンインスリン亜鉛水性懸濁液の略．

Q

Q ① cardiac output 心拍出量の記号. ② coulomb 電気量の記号. ③ quality control 精度管理の略. ④ question 質問の略. ⑤ volume of blood (flow) 血液量(血流量)の記号.

$\dot{Q}$ perfusion, flow of blood, volume of blood/unit time 血流〔量〕, 単位時間当たりの血液量の記号.

Q 10 温度係数を表す記号.

Q, q quaqua, quaque, quisque 毎に, 各々のの略, = each, every.

Q angle Q角.

Q band Q帯(横紋筋の筋原線維にみられる暗(A)帯), = anisotropic disk, transverse line, Brucker line.

Q-banding quinacrine banding Q染色法.

Q-banding stain Qバンド染色〔法〕.

Q blood group Q式血液群(古畑種基, 今村昌一が1935年にブタ血清中からQ凝集素を発見し, ヒトにもあることを報告した. 遺伝子はQとq. 現在まったく使用されていない用語).

Q cell キュー細胞(不応性貧血にみられる異常顆粒性骨髄球).

Q disk Q板(横紋筋の A帯のこと), = Brucker line, transverse disk.

Q enzyme Q酵素(α-1,4-グルカン分枝酵素. 多糖の α-1,4-グルカン鎖の一部を6位に転移して分枝をつくり直鎖型多糖から分枝多糖をつくる酵素).

Q factor 性質係数, = quality factor.

Q fever Q熱(*Coxiella burnetii* による人獣共通感染症. 世界的に広くみられる. ヒトには家畜やペットを介して感染することが多い. 急性Q熱はインフルエンザ様の症状を発症する熱性疾患で, 肺炎などを伴うこともある. 慢性Q熱では心内膜炎を起こすことがある. 1937年, クイーンズランドで発見された), = Queensland fever.

Q fever rickettsia Q熱リケッチア〔医学〕.

Q gas Qガス(放射線計数管の一種であるガスフローカウンタに用いられる電離気体).

Q-gas counter (ガイガー・ミュラー計数管に類似のもの). → Geiger-Müller counter.

Q-H2, H2Q ubiquinol ユビキノールの略(2電子で還元されたユビキノンの型).

Q max 最大尿流率, = maximal flow rate.

Q-switched laser Q-スイッチレーザー.

Q tip test 尿道の可動性のテスト.

Q-value キュー値(共鳴の鋭さを表す量).

Q wave Q波(心電図上で心室の電気的興奮に対応する棘波のはじまりにみられる陰性波).

$5q^-$ syndrome $5q^-$症候群(造血障害に伴う後天性染色体異常(5番染色体長腕の q31〜q33)で, 骨髄異形成症候群の一病型. 汎血球減少と血球形態異常を呈する).

QALY quality-adjusted life-years の略(質を調整した生存年と訳される. 医療技術評価の費用効用分析に用いられる).

QAP treatment QAP療法(マラリアの療法で, 発熱時にはキニーネ(Q)を用い, 解熱後アテブリン(A)を5日間, 続いてプラズモヒン(P)を5日間投与する方法).

qartz lamp 〔水銀〕石英灯〔医学〕.

QBV whole blood volume 全血量の略.

QC quality control 精度管理(臨床検査の)の略.

qcep·o [ksépou] クセポ(皮膚リーシュマニア症の結節型).

qd quaque die 毎日の略.

qh quaque hora 毎時の略.

QI quality indicator クオリティ・インディケーターの略.

qid quater in die 1日4回のの略.

ql quantum libet 好むだけの量の略.

QNS quantity not sufficient 量不足の略.

Qo_2 quotient 酸素消費量(乾燥組織1mgが1時間に消費する酸素の量を標準状態 STPD のマイクロリットル μL 数で表したもの, 慣習上負の数値で表される).

QOL quality of life 生命の質, 生活の質, クオリティオブライフの略(近年, 医療面において積極的にとりあげられる患者の生活, 人生の質に重点を置いた考え方).

QOUH quality of ulcer healing 潰瘍治癒の質の略.

QP quanti-Pirquet reaction 定量ピルケー反応の略.

qp quantum placeat 好みの量の略.

Qq hor quaque hora 1時間ごとの略.

qqh quaque quarta hora 4時間ごとにの略, = q4h.

QR interval QR間隔.

QRB interval QRB間隔.

QRS complex QRS群(心電図で心室筋の脱分極を示す電位の触れ).

QRS interval QRS間隔.

QRS wave QRS波(Q wave, R wave and S wave).

QRST interval QRST間隔(心電図における心室群の開始から終了までの間隔).

QS quiet sleep 静睡眠の略.

QS wave QS波(心電図上で心室の電気的興奮に対応する棘波でR波を欠くもの).

QS_2 interval QS_2間隔.

qs quantum sufficit 十分量の略.

QT interval QT間隔(心電図においてQ波の起点からT波の終点までの間隔で, 電気的収縮の継続期間を表し, 次の式で求められる. ただしcは収縮の周期(秒), Kの正常範囲は0.36〜0.42秒で QTc と呼ばれる).

$$QTc = \frac{Q-T\text{間隔}}{\sqrt{RR\text{間隔}}}$$

基準値：0.36〜0.42秒

QT prolongation syndrome QT延長症候群.

qt [L] quart クォートの略.

quack [kwæk] 偽医者〔医学〕, やぶ医者, 庸医(ようい), = charlatan.

- **q. doctor** にせ医, やぶ医, = charlatan.
- **q. drug** いかさま薬〔医学〕, いんちき薬〔医学〕.
- **q. remedy** 山師医薬(効能を偽った医薬品).

quack·ery [kwækəri] 山師療法, いかさま療法〔医学〕, 偽診療, 偽医療〔医学〕.

quack·sal·ver [kwæksælvər] にせ医者, いかさま師, = mountebank.

qua·der [kwéidər] ① 楔前部. ② 肝臓方形葉.

qua·drang·u·lar [kwɑdrǽŋgjulər] 四角の, 四角形(小脳の四角小葉などについていう), = lobulus quadrangularis. 名 quandrangle.

- **q. bandage** 四角布.
- **q. lobule** 四角小葉(小脳半球の上面をなす).
- **q. membrane** [TA] 四角膜(披裂軟骨喉頭蓋から前庭ヒダに至る喉頭の膜), = membrana quadrangu-

laris [L/TA].
q. space 四角窩(肩の三角窩の外側), 外側腋窩隙(上腕骨, 小円筋, 大円筋, 上腕三頭筋(長頭)により構成される. 腋窩神経, 後上腕回旋動脈が通過する).
q. therapy 四角療法(結婚療法のこと), = marriage therapy.
quad·rant [kwádrənt] ①四分区間, 象限. ②四分円〔部位〕(鼓膜などの病変の位置を記載する場合に用いる). ③腹部の四分一区分. 形 quadrantal.
q. electrometer 象限電位計.
quadrantal cephalalgia 四分一頭痛.
quad·rant·an·o·pia [kwàdræntənóupiə] 四半盲〔医学〕, 四分の一半盲(視野の約1/4部の視野欠損), = quadrantanopsia, quadrantal hemianopsia.
quad·rant·an·op·sia [kwàdræntənápsiə] 四分の一盲〔医学〕, 四分半盲(同名半盲で両眼の視野の上方または下方が欠損するもの), = quadrantanopia.
qua·dran·tec·to·my [kwàdræntectomy] 乳腺1/4切除術〔医学〕.
quadrantic anopsia 四分一視力欠損.
quadrantic hemianopsia 四分一半盲, = tetartanopia.
quadraped locomotion 四足歩行.
quad·rat [kwádrət] 方形区.
quad·rate [kwádreit] 方形の(方形軟骨などについていう).
q. bone 立方骨.
q. cartilage 方形軟骨(鼻腔の外側にある翼状軟骨から発生する小軟骨片).
q. gyrus 方形回.
q. ligament [TA] 方形靱帯(橈骨頸から橈骨凹陥下方の輪状靱帯下縁に達するもの), = ligamentum quadratum [L/TA].
q. lobe [TA] 方形葉, = lobus quadratus [L/TA].
q. lobule 方形小葉, = precuneus.
q. muscle [TA] 方形筋, = musculus quadratus [L/TA].
q. muscle of loins 腰方形筋.
q. muscle of sole 足底方形筋.
q. muscle of thigh 大腿方形筋.
q. muscle of upper lip 上唇方形筋.
q. part 方形部, = pars quadrata.
q. part of liver 肝臓の方形部.
q. pronator muscle 方形回内筋.
q. tubercle [TA] 方形筋粗面, 大腿方形筋結節*, = tuberculum quadratum [L/TA].
quad·rat·ic [kwadrǽtik] 二次の.
q. curve 二次曲線.
q. effect 二次効果.
q. equation 二次方程式.
q. form 二次形式(数学).
q. residue 二次剰余.
q. surface 二次曲面.
quad·ra·ti·pro·na·tor [kwɑ:drèitiprənéitər] 方形回内筋.
quad·ra·tus [kwadréitəs] 方形筋, 方形葉.
q. femoris [TA] 大腿方形筋, = musculus quadratus femoris [L/TA].
q. femoris muscle 大腿方形筋.
q. lumborum [TA] 腰方形筋, = musculus quadratus lumborum [L/TA].
q. lumborum fascia [TA] 深葉*, = lamina profunda [L/TA], fascia musculi quadrati lumborum [L/TA].
q. lumborum muscle 腰方形筋.
q. muscle 方形筋.
q. plantae [TA] 足底方形筋, = musculus quadratus plantae [L/TA].
q. plantae muscle 足底方形筋.
quadri– [kwadri] 4, 4倍などの値を表す接頭語.
quad·ri·ba·sic [kwàdribéisik] 四塩基の.
quad·ric [kwádrik] 二次曲面.
quad·ri·ceps [kwádriseps] 四頭.
q. contracture 大腿四頭筋拘(短)縮症〔医学〕(大腿四頭筋の一部が線維化し, 筋肉が伸展性を失って短縮するために起こる疾患), = quadriceps muscle contracture.
q. femoris [TA] 大腿四頭筋, = musculus quadriceps femoris [L/TA].
q. femoris muscle 大腿四頭筋.
q. jerk 四頭筋反射〔医学〕.
q. muscle of thigh 大腿四頭筋.
q. myopathy 大腿四頭筋ミオパチー〔医学〕.
q. reflex 四頭筋反射〔医学〕, = patellar reflex.
q. setting 四頭筋セッティング.
q. setting exercise 四頭筋セッティング訓練.
q. test 四頭筋試験(甲状腺機能亢進症において, 患者を椅子の端に座らせ脚を躯幹に対して直角に曲げさせると, 正常人とは異なりその体位を1分間も保てない).
quad·ri·ceps·plas·ty [kwàdriséps plæ̀sti] 大腿四頭筋形成術.
quad·ri·cep·tor [kwàdriséptər] 四元結合物.
quad·ri·cus·pid [kwàdrikʌ́spid] 四頭大臼歯, 四咬頭の. 形 quadricuspidal, quadricuspidate.
quad·ri·den·tate [kwàdridénteit] 四歯のある.
quad·ri·dig·i·tate [kwàdridíʤiteit] 四指のある.
quad·ri·ga [kwədráigə] 十字包帯.
quad·ri·gem·i·na [kwàdriʤéminə] 四丘体, 四丘. 形 quadrigeminal.
quad·ri·gem·i·nal [kwàdriʤéminəl] 四丘〔体〕の.
q. artery [TA] 四丘体動脈*, = arteria quadrigeminalis [L/TA].
q. bodies 四丘体, = corpora quadrigemina.
q. cistern [TA] 四丘体槽, = cisterna quadrigeminalis [L/TA].
q. plate [TA] 蓋板*(四丘板は旧名), = lamina quadrigemina [L/TA].
q. pulse 四連脈〔医学〕.
q. syndrome 四丘体症候群〔医学〕(中脳蓋症候群).
quad·ri·gem·i·num [kwàdriʤéminəm] 四丘体. 複 quadrigemina.
quad·ri·gem·i·nus [kwàdriʤéminəs] 四胎, 四つ児.
qua·dri·gem·i·ny [kwàdriʤémini] 四段脈, 四連脈(脈拍が4回連続し, ついで休止を示すもの).
quad·ri·lat·er·al [kwàdrilǽtərəl] 四角形, 四辺形の.
q. socket 四辺形ソケット.
q. space 四側窩(皮質により外側を内包によって内側を Reil 島により前後を限られる大脳半球の部分).
quad·ri·loc·u·lar [kwàdrilákjulər] 四房の, 四洞の, 四室の.
quad·rip·a·ra [kwadrípərə] 4回経産婦. 形 quadriparous.
quad·rip·a·ri·ty [kwàdripǽriti] 4回経産.
quad·ri·par·tite [kwàdripá:tait] 4部に分かれた.
quadripedal gait 四脚歩行.
quad·ri·ple·gia [kwàdriplí:ʤiə] 四肢麻痺.
quad·ri·po·lar [kwàdripóulər] 4極の.
quad·ri·pole [kwádripoul] 四重極, = quadrupole.
quad·ri·ra·di·ate [kwàdriréidieit] 四輻体(デスマ海綿にみられる骨片で, 四軸型に属し4輻を備える).
quad·ri·sect [kwádrisekt] 4分する.
quad·ri·sec·tion [kwàdrisékʃən] 4分画.
quad·ri·tu·ber·cu·lar [kwàdritjubé:kjulər] 四咬

頭の，四結節の．

quad·ri·ur·ate ［kwàdrijú:reit］ 四元尿酸塩．

quad·ri·va·lent ［kwàdrivéilənt］ 四価の．名 quadrivalence．

q. chromosome 四価染色体［医学］．

quad·roon ［kwədrú:n］ クァドルーン（白人と白人黒人混血者 mulatto との子孫で，黒人血4分の1を受けたもの）．

quad·ru·ped ［kwádruped］ ① 四足歩行．② 四足獣．形 quadrupedal．

qua·dru·pe·dal ［kwadrú:pedəl］ 四つ足の．

q. extensor reflex 四足反射，＝Brain reflex．

q. gait 四脚歩行［医学］，四つ足歩行（リハビリテーション用語）．

quadrupl quadruplicato 4倍の略．

quadruple amputation 四肢の切断．

quad·rup·let ［kwadrʌ́plit, –drú:–, kwádru:–］ 四胎，四つ児，＝quadrigeminus．

q. labor 四胎分娩［医学］．

q. pregnancy 四胎妊娠［医学］．

quad·ru·plex ［kwàdrú:pleks］ 4重鎖［医学］．

quad·ru·pole ［kwádrəpoul］ 四極子［医学］，四重極（モーメントの大きさが等しい2つの双極子を正反対の向きに接近させておいたもの）．

q. coupling constant 四極結合定数［医学］．

q. moment 四極モーメント［医学］．

q. radiation 四極放射．

q. splitting 四極分裂［医学］．

Quaglino op·er·a·tion ［kwaglínou àpəréiʃən］ クァグリノ手術（小さい器具を用いる強膜切開術）．

Quain, Sir Richard ［kwéin］ クェーン（1816–1898，イギリスの医師．クェーン脂肪心）．

quak·ing mice ［kwéikiŋ máis］ クエイキングマウス（胴体の震えが主症状で中枢神経系のミエリン形成不全症，常染色体性劣性遺伝子（qk）によって発現される疾患モデル）．

qua·le ［kwá:li, kwéi–］ 質（特に精神作用の質についていう）．

Q

qua·lim·e·ter ［kwalímitər］ 線質計［医学］，X線硬度計（X線の透過力を測定する器械．Bauer），＝penetrometer．

qual·i·ta·tive ［kwálitətiv］ 質的の［医学］，定性の，＝qualitive．

q. alteration 質的変化．

q. analysis 定性分析［医学］．

q. character 質的形質［医学］．

q. diagnosis 定性診断［医学］．

q. percussion 質的打診法．

q. research 定性調査，定性的研究，定量的研究．

q. test 定性試験［医学］．

q. vision 質的視覚（物体を分別し得る視力）．

qual·i·ty ［kwáliti］ 品質，性質，質［医学］．

q. assurance 品質管理［医学］．

q. assurance program 医療水準保障計画［医学］．

q. control 品質管理［医学］．

q. control chart 精度管理図．

q. factor ① 線質因子［医学］．② 定性因子（キューQすなわち wL/R）．

q. improvement 改善［医学］．

q. indicator (QI) クオリティ・インディケーター（医療の質を評価する指標で，質の向上を目指す目的に用いられる）．

q. of health care 医療の質［医学］．

q. of life (QOL) クオリティオブライフ，生活の質［医学］，生命の質［医学］（近年，医療面において積極的にとりあげられる考え方．患者の生活，人生の質に重点を置いた医療の進め方が問われるようになった）．

q. of life, dying and death 生命の質，死の過程・死の質．

q. of population 人口資質［医学］．

q. of radiation 線質．

q. specification 品質規格．

q. standard 品質標準．

Quant, C. A. J. ［kwánt］ クァント（オランダの医師）．

Q. sign クァント徴候（くる病において後頭骨にT字形の陥凹が生ずること）．

quan·ta ［kwántə］ 量子（quantum の複数）．

quan·tal ［kwántəl］ 量子の，量的の．

q. effect クオンタルエフェクト．

q. release 定量的放出（遊離）［医学］．

q. squander syndrome 量子消耗症候群，＝Isaacs syndrome．

quan·ti·fi·ca·tion ［kwàntifikéiʃən］ 定量［医学］．

quan·ti·le ［kwántail］ 四分位点（分布を順序あるサブグループに4等分する点であり，小さい順に第1四分位点，第2四分位点（中央値），第3四分位点という．四分位偏差は（第3四分位点－第1四分位点）/2である）．

quan·tim·e·ter ［kwantímitər］ 線量計（X線の量を測定する装置），＝dosimeter．

quan·tim·e·try ［kwantímitri］ 線量測定［医学］．

quanti-Pirquet reaction 定量的ピルケー反応（ツベルクリンの希釈により，結核反応を定量する反応）．

quan·ti·ta·tive ［kwántitətiv］ 定量の，定量〔的〕［医学］，量的の，＝quantitive．

q. action 量的作用．

q. alteration 量的変化．

q. analysis 定量分析［医学］．

q. analysis of nursing service 看護業務量調査［医学］．

q. analyzing instrument 定量装置［医学］．

q. character 量的形質［医学］（長さ，重さ，高さ，その他連続量として測定できる遺伝形質）．

q. competitive-PCR reaction 競合性定量性 PCR 法（QC-PCR reaction）．

q. corneal test 定量角膜テスト［医学］．

q. culture 定量培養［医学］．

q. determination of blood sugar in plasma 血糖定量法．

q. determination of hormone in serum 血清ホルモン量測定．

q. determination of serum calcium 血清カルシウム定量法．

q. determination of serum magnesium 血清マグネシウム定量法．

q. determination of serum potassium 血清カリウム定量法．

q. determination of serum protein 血清タンパク定量法．

q. determination of serum sodium 血清ナトリウム定量法．

q. determination of serum uric acid 尿酸測定法．

q. filter paper 定量濾紙［医学］．

q. gel diffusion test 定量〔的〕ゲル内拡散テスト［医学］．

q. gene 量的遺伝子［医学］．

q. genetics 量的遺伝学［医学］．

q. hapten inhibition 定量的ハプテン阻止〔反応〕［医学］．

q. hypertrophy 量的肥大．

q. immunodiffusion test 定量的免疫拡散試験（ロケット電気泳動法，オクタロニー法などゲル上の免疫沈降反応を用いて抗原抗体の定量を行う試験法）．

q. inheritance 量的遺伝［医学］．

q. method 定量検査法.
q. method of amylase activity アミラーゼ定量法.
q. method of hormone ホルモン測定法.
q. microbial bioassay 定量的微生物学的検定〔法〕〔医学〕.
q. morphology 計量形態学〔医学〕.
q. perimetry 〔周辺〕視野定量〔法〕〔医学〕.
q. precipitin reaction 定量的沈降反応(生成する沈降物量から抗原あるいは抗体を定量したり，沈降反応の機構を解析する方法をいう).
q. research 定量調査.
q. scan data 数値表記スキャンデータ〔医学〕.
q. variation 量的変異〔医学〕.
q. vision 量的視覚(単なる光線の感覚).
quan·ti·ty [kwántiti] 量. 形 quantitative.
q. of electricity 電気量.
q. of heat 熱量.
q. of light 光量.
q. of magnetism 磁気量.
quan·ti·za·tion [kwàntizéiʃən] 量子化〔医学〕.
quan·tum [kwántəm] 量子〔医学〕, クァンタム(① 量子(ある種の量がすべてその整数倍として表される場合をいう). ② 量子論におけるエネルギーの単位 $h\nu$, ただし h は Planck 定数 6.55×10^{-27}, ν はエネルギーに伴う振動数). 複 quanta.
q. biology 量子生物学(分子下生物学), = submolecular biology.
q. chemistry 量子化学〔医学〕.
q. condition 量子条件.
q. constant 量子定数(量子条件に出てくる定数[h]で, 6.63×10^{-34}J·sec. Planck).
q. defect 量子欠損〔医学〕, 量子偏差.
q. efficiency 量子効率〔医学〕.
q. liquid 量子液体(液体ヘリウム).
q. mechanics 量子力学〔医学〕.
q. model 量子モデル〔医学〕.
q. noise 量子雑音〔医学〕.
q. number 量子数(量子論で力学系の定常状態を特徴づける整数または半整数の組).
q. ratio 量子比, = quantum yield.
q. theory 量子論〔医学〕.
q. unit 量子単位, = Planck constant.
q. yield 量子収量〔医学〕, 量子収率(光化学反応において実際に化学反応を起こした分子数と吸収された光量子数との比).
quaque [kwá:k] [L] 毎に, = q, Q.
qua·ran·ti·na [kwarǽntinə] ① 海港検疫. ② 検疫所(元々40日間という意味. 入港した船で, 40日の期間があればたいていの病気は発症することから検疫の意となった), = quarantine.
quar·an·tine [kwárənti:n, kwɑrəntí:n] 検疫, = quarantina.
q. disease 検疫伝染病〔医学〕.
q. drain 防疫ドレーン(開腹術後に用いる).
q. hospital 検疫病院〔医学〕.
q. law 検疫法〔医学〕.
q. office 検疫所〔医学〕.
q. period 検疫期間(① 感染者を隔離する期間. ② 細菌性疾患の伝染性が消失するまでの期間).
q. station 検疫所〔医学〕.
quarantive disease 検疫伝染病〔医学〕.
quarci marcury lamp 石英〔水銀〕アーク灯.
quark [kwá:k] ① 乳餅〔医学〕. ② クォーク(M. Gell. Mann (1964), G. Zweig (1964)によって導入された仮説的粒子).
quart [kwɔ́:t] クォート(アメリカでは1ガロン gallon の1/4量, すなわち0.9463リットル(L)で, qt と略す).
quart(-us, -s, -um) [kwɔ́:t(əs, s, əm)] 第4.
quar·tan [kwɔ́:tən] ① 4日ごとの. ② 四日熱(約72時間の間隔をおいて発熱が起こるマラリア熱).
q. fever 四日熱〔医学〕(*Plasmodium malariae* の感染病).
q. fever malaria 四日熱マラリア.
q. malaria 四日熱マラリア.
quar·ter [kwɔ́:tər] 四分の一.
q. crack つめわれ(馬蹄の内外壁の亀裂), = sand crack.
q. evil ① 炭疽. ② 症候性炭疽, = black leg.
q. wave length 四分の一波長.
q.-wave plate 四分波長板.
quar·ter·ing [kwɔ́:təriŋ] 四分法.
Quar·ter·ly Cu·mu·la·tive In·dex Med·i·cus [kwɔ́:təli kjú:mjulətiv índeks médikəs] 季刊医学総合表題録(アメリカ医師会 American Medical Association で編纂発行される世界の医学文献の表題を収集した季刊書物).
quar·tet [kwɔ:rtét] 四分体〔医学〕.
quar·tile [kwɔ́:til] 四分値, 四分位値〔医学〕, 四分位数.
q. deviation 母四分位偏差, 四分位偏差〔医学〕, = semi-quartile range.
quar·tip·a·ra [kwɔ:típərə] 4回経産婦. 形 quartiparous.
quar·ti·sect [kwɔ́:tisekt] 四分する. 名 quartisection.
quar·ti·ster·nal [kwɔ̀:tistə́:nəl] 第4胸軟骨部の.
quartz [kwɔ́:ts] 石英 化 silicon dioxide SiO_2(純粋なものは無色六角晶をなし, 化学光学器械の製造に用いられる).
q. glass 石英ガラス, 溶融石英 SiO_2(石英または水晶などはこれに属し, 熱膨張係数が小さいので, レンズなどに利用され, また紫外線透光性が高い. 二酸化ケイ素だけからなるガラス), = fusel quartz.
q. lamp 石英水銀灯(融合石英ガラスでつくった水銀真空灯を流水槽中に据えた装置).
q. light 石英灯.
q. light-lamp 石英水銀灯(石英の真空管の両端に水銀を入れた小U字管を両極として取り付け, 紫外線を発生させる灯), = Kromayer lamp.
q. mercury arc lamp 石英水銀アーク灯.
q. oscillator 水晶振動子(圧電気振動子の一つ), 水晶発振器.
q. resonator 水晶共振器(圧電気振動子), = quartz oscillator.
q. sand ケイ砂.
q. spectrophotometer ベックマン分光光度計(石英プリズムを用いてスペクトルを分析する器械. Beckman).
q. spectroscope 水量分光器〔医学〕.
quartz·tra·chite [kwɔ́:tstrəikait] 流紋岩, = liparite.
quar·zite [kwɔ́:zait] ケイ岩.
quasi- [kweisai, kwa:zi] 準の意味を表す接頭語.
qua·si·ax·i·al [kwèisaiǽksiəl, kwɑ:zi-] クアシアキシアル(準軸〔性〕の).
quasicontinuous wave laser 準連続発振レーザー.
qua·si·crys·tal·line [kwèisaikrístəlin, kwɑ:zi-] 準結晶性の.
q. structure 準結晶構造.
qua·si·dom·i·nance [kwèisaidáminəns, kwɑ:zi-] 疑似優性, = false dominance.
qua·si·dom·i·nant [kwèisaidáminənt, kwɑ:zi-] 疑似優性の.
qua·si·drug [kwéisaidrʌg, kwá:zi-] 医薬部外品

［医学］.

qua·si·e·qua·to·ri·al [kwèisaikwɑtɔ́:riəl, kwɑ:-zi-] クアシエクアトリアル（準赤道の）.

qua·si·experiment [kwèisaiikspériment] 準要因分析法.

qua·si·fac·to·ri·al [kwèisaifæktɔ́:riəl, kwɑ:zi-] 準要因の.

q. experiment 準要因分析法.

qua·si-Lat·in square [kwéisai, kwɑ́:zi lǽtin skwέər] 準ラテン方格法.

quasi-mandatory contract 準委任契約.

qua·si·norm [kwéisainɔ:m, kwɑ́:zi-] 準ノルム.

quasi-racemic compound クアシ・ラセミ化合物［医学］.

qua·si·re·flex [kwèisairí:fleks, kwɑ:zi-] 準反射［医学］.

qua·sis·tat·ic [kwèisaistǽtik, kwɑ:zi-] 準静的の.

q. process 準静的過程（ほとんど静的な過程）.

qua·si·sta·tion·ary [kwèisaistéiʃənəri, kwɑ:zi-] 準定常の.

q. electric current 準定常電流.

quas·sa·tion [kwɑséiʃən] 片砕（薬物を小片に砕くこと）.

quas·sia [kwɑ́siə] ニガキ［苦木］, = bitterwood.

quas·si·in [kwɑ́siin] クアシイン $C_{31}H_{42}O_9$（ジャマイカニガキに存在する苦味成分）.

quas·sin [kwɑ́sin, kwǽ-] クアシン $C_{22}H_{30}O_6$（スリナムニガキの苦味成分. picrasmin の異性体）.

quat quater 4回, 4度の略, = four times.

quater- [kwɑtər] 4度, 4原子などの意味を表す接頭語.

quat·er in die [kwǽtər in die] [L] 1日4回, = qid.

qua·ter·na·ry [kwətɔ́:nəri, kwɑ́tənεəri] ①第4の. ②第4紀の. ③4原子の.

q. amine 第四アミン（アルキル4個をもつもの）.

q. ammonium base 第4級アンモニウム塩基（$R_4N^+OH^-$ の化学式をもつ化合物）.

q. ammonium compound 第4級アンモニウム化合物.

q. ammonium salt 第4級アンモニウム塩.

q. carbon atom 第4級炭素原子（有機化合物において, ほかの4個の炭素原子と結合して, それ以外の原子とは結合していない炭素原子）.

q. compound 四元化合物.

q. pyridinium salts 第四ピリジニウム塩（ピリジンが第三アミンの性質を示し, ヨウ化メチルと化合して生ずるヨウ化メチルピリジニウムはその例）.

q. structure 四次構造［医学］.

q. syphilis 第4期梅毒［医学］.

Quatrefages de Breau, Jean Louis Armand [kɑ̀:trəfɑ́:ʒ] カトルファージ（1810–1892, フランスの人類学者. 骨相学および小人とその子孫に関する著書（1887）があり, 頭頂角 parietal angle は Quatrefages 角と呼ばれる）.

Q. angle = parietal angle.

quat·(t)uor [kwɑ́tjuər] ①4. ②4原子.

qua·ze·pam [kwɑ́zipæm] クアゼパム ㊗ 7-chloro-5-(*o*-fluorophenyl)-1,3-dihydro-1-(2,2,2-trifluoroethyl)-2*H*-1,4-benzodiazepine-2-thione（ベンゾジアゼピン系の薬剤で鎮静および催眠薬として用いる）.

que·bra·bun·da [kwèbrəbʌ́ndə] ケブラブンダ（ウマの熱帯病で脚気のような症状を呈する）, = straddling disease.

que·brach·a·mine [kwəbrǽkəmin] ケブラカミン $C_{19}H_{26}N_2$（南アメリカ産 quebracho に存するインドールアルカロイドで, quebrachine に類似の物質であるが, 融点は低く可溶性が高い）.

que·brach·ine [kwəbrǽkin] ケブラキン（ヨヒンビンと同一物であるキナ皮のアルカロイド）, = yohimbine.

queb·ra·chite [kwébrəkait] ケブラキト $C_6H_5(OH)_5OCH_3$.

que·brach·i·tol [kwəbrǽkitɔ:l] ケブラキトール ㊗ 1-methylinositol（キナ皮樹から得られる糖類で, 糖尿病食の糖類代用品に提唱された）.

que·bra·cho [keibrɑ́:tʃou, kwəbrǽkou] ケブラコ（南アメリカ産のキョウチクトウ科植物 *Aspidosperma quebracho-blanco* の樹皮で, aspidospermine および yohimbin などのアルカロイドを含有する）.

q. bark ケブラコ皮（*Aspidosperma* 属の常緑樹の皮）.

Queckenstedt, Hans [kwékənʃtèt] クェッケンステット（1876–1918, ドイツの医師. クェッケンシュテット, クヴェッケンステットともいう）.

Q. sign クェッケンステット徴候（腰椎穿刺の際, 両側頸部を平手で圧迫すると, 正常では液圧が 100mm H_2O 以上に上昇するが, 脊髄管腔の閉塞や, 髄液流通障害のあるときは上昇が起こらない）, = Queckenstedt-Stookey test.

Q.-Stookey test クェッケンステット・ストゥーキー試験, = Queckenstedt sign.

Q. test クェッケンステット試験.

Queen's nurse クイーンズ看護師（イギリスの Queen Victoria Jubilee Institute for Nurses を卒業した地区看護師をいう）.

Queensland fever Q熱［医学］, = Q fever.

Queensland tick typhus クイーンズランドマダニチフス（*Rickettsia australis* による疾患）.

queer [kwíər] ひねくれた［医学］.

quellung method 膨張法（肺炎菌の菌型を決定するために型特異血清を加えて莢膜の膨張を検査する方法）, = Neufeld test.

quellung phenomenon （ノイフェルド反応）, = Neufeld reaction, Neufeld capsular swelling.

quellung reaction 膨化反応［医学］（特異抗原との接触により細菌膜の混濁度や可視度が増加する反応）.

quellung test 莢膜膨張試験, = Neufeld test.

quench·er [kwéntʃər] 消光剤［医学］.

quench·ing [kwéntʃiŋ] クエンチング［医学］, 急冷, 消尽（リン光の）, 焼き入れ, 消止（角運動量の）, = extinction of phospholescence.

q. gas クエンチング（消滅）ガス［医学］.

q. oil 焼き入れ油［医学］.

Quénu, Eduard André Victor Alfred [keinú:] ケヌー（1852–1933, フランスの外科医. ケニュともいう）.

Q. disease ケヌー病（腰仙部神経痛）.

Q. hemorrhoidal plexus ケヌー痔〔核〕リンパ管叢.

Q.-Mayo operation ケヌー・メーヨ手術（直腸とその隣接リンパ節などの組織を切除する直腸癌手術）.

Q.-Muret sign ケヌー・ミュレー徴候（動静脈瘤において四肢の動脈を圧迫した後, その遠位部を穿刺するとき, 血液が十分に循環していれば側副血行の存在を証明する）.

Q. operation ケヌー手術（膿胸の手術手技で, 排膿を助長するため肋骨切除を行う胸郭形成術）, = quenuthoracoplasty.

que·nu·tho·ra·co·plas·ty [kènu:θɔ̀:rəkəplǽsti] ケヌー胸郭形成術, = Quénu operation.

quer·ce·tag·e·tin [kwə:sitǽdʒətin] ケルセタゲチン $C_{15}H_{10}O_8$（フラボノールの5,6,7,3′,4′-ペンタオキシ誘導体, 黄色針状結晶で, コウオウソウ *Tagetes patula* の花に配糖体として含まれる）.

quer·ce·tin [kwə́:sitin] ケルセチン ㊗ tetrahydroxyflavanol $C_{15}H_{10}O_7 \cdot H_2O$（果皮に存在する quercitrin

のアグリコンで Naghski らは1947年にその抗生物質としての作用を報告した), = meletin, sophoretin.

querci- [kwə:si] カシワの意味を表す接頭語.

quer·ci·form [kwə́:sifɔ:m] ケルシホルム(カシワのタンニンを用いてつくった tannoform).

quer·ci·me·rit·rine [kwə̀:simərítrin] ケルシメリトリン $C_{21}H_{20}O_{12}$ (ワタ *Gossypium herbaceum* の花に存在する黄色配糖体で, D-グルコースとケルシトリンとからなる), = gossypitrin.

quer·ci·met·rin [kwə̀:simétrin] ケルシメトリン ㊈ quercetin-7-monoglucoside $C_{21}H_{20}O_{12} \cdot 3H_2O$ (日本産スギ *Cryptomeria japonica* の葉に存在するフラボノール配糖体).

quer·cin [kwə́:sin] ケルシン $C_6H_6(OH)_6$ (カシワの果および樹皮から得られる苦味単糖類).

quer·ci·tan·nin [kwə̀:sitǽnin] ケルシタンニン(カシワ樹皮のタンニン酸), = quercitannic acid.

quer·ci·tan·no·form [kwə̀:sitǽnəfɔ:m] ケルシタンノホルム(ケルシタンニンを用いてつくった tannoform).

quer·cite [kwə́:sait] ケルシット ㊈ 1,2,3,4,5-pentahydroxycyclohexane $C_6H_7(OH)_5$ (カシワの果に存在する白色甘味単糖類), = quercitol, acorn sugar.

quer·ci·tol [kwə́:sitəl] ケルシトール, = quercite.

Quer·cus [kwə́:kəs] コナラ属(ブナ科 *Fagaceae* の一属で, その樹皮は quercus と呼ばれる腸粘膜収斂剤として用いられる), = white oak, stone oak.

Q. suber コルクガシ(樹皮はコルク原料).

quer·u·lant [kwə́:rjulənt] 好訴者 〔医学〕.

quer·u·lent [kwə́:rjulənt] 好訴, 不平. 名 querulousness.

q. delusion 好訴妄想(自己の権利がほかから侵害されていると被害的に考え, 家財をなげうってでも執拗に訴えつづけるもので, 自我感情と権利欲が強く, 頑固, 興奮しやすく, 自己中心的な者に生じる), = querulous delusion.

q. mania 好訴性躁病, = querulomania.

quer·u·lo·ma·nia [kwə̀:rjuləméiniə] 好訴性躁病(精神病質人格としての好訴者にみられる反応性の躁的発展).

querulous delusion 好訴妄想 〔医学〕.

querulous paranoia 不平性パラノイア.

Quervain, Fritz de [kɛ:vén] カーベーン(1868–1940, スイスの外科医).

Q. disease カーベーン病(母指伸筋および外反筋の腱鞘炎. ケルバン病ともいう), = tenovaginitis stenosans.

Q. fracture カーベーン骨折(月状骨の手掌脱臼を伴う舟状骨の骨折).

Quesnel stain [kwésnəl stéin] クェスネル染色液(原虫を染色するための液で, ズダンⅢの80%アルコール飽和液20mLと薬用メチレンブルー飽和濾過液300mLとからなる).

Quest, Robert [kwést] クェスト(1874生, ウクライナ・リボフの小児科医).

Q. rule クェスト法則(乳児の体重が半減した場合, 回復は望めないという法則).

ques·tion [kwéstʃ(ə)n] 質問.

q. for clinical problem 臨床実地問題(医師国家試験の一つ).

questioning reaction 詮索反射, = investigating reflex.

ques·tion·(n)aire [kwèstʃənéər] 質問書, 質問紙法, 調査票(いろいろな状態を患者または団体について調査事項の資料を集める目的で発送される書式).

Quetelet, Lambert Adolphe Jacques [ketəléi] ケテレー(1796–1874, ベルギーの数学者. 生物統計学に不滅の功績を残したのは, その著 Sur le théorie des probabilités (1845), Anthropométrie, ou mesure des différentes facultés de l'homme (1871) などによってである).

Q. rule ケテレーの法則(成人体重は表示数(kg)において身長表示数(cm)より100を超えない).

Queyrat, Auguste Louis [keirá:] ケーラー(1856–1933, フランスの皮膚科医).

Q. erythroplasia ケーラー紅色肥厚症(粘膜部のボーエン病).

Quick, Armand J. [kwík] クイック(1894–1978, アメリカの生化学者. Bancroft および Stanley-Brown との共同研究において凝固因子プロトロンビン凝固時間の測定法を発表した).

Q. prothrombin time test クイックプロトロンビン時間試験(約1:9程度の割合でシュウ酸ナトリウム水溶液を血液に混ぜ, 遠心して得た血漿に等量のトロンボプラスチンとカルシウム溶液とを加え, 37°Cでその混合液の凝固を示すまでの時間を測定すると, 健康者では12秒であるが, プロトロンビン低下症では遅延する).

Q. test クイック試験(プロトロンビン検査).

quick [kwík] ① 生気ある. ② クイック(妊娠して胎児の運動を触知し得ること).

q. component 迅速方向(眼振の).

q. cooling and grinding 急冷砕.

q. drying ink 速乾性インク 〔医学〕.

q. firing 攻めだき.

q. freezing 急速凍結 〔医学〕.

q. muscle 速筋 〔医学〕.

q. pulse 速脈.

q. release method 急速解放法 〔医学〕.

quick·en·ing [kwík(ə)niŋ] 胎動感(妊娠第4〜5月頃初めて胎児の子宮内運動を感ずること).

quick·lime [kwíklaim] 生石灰 CaO, = unslaked lime, calcium oxide.

quick·sil·ver [kwíksilvər] 水銀, = mercury.

quid pro quo [kwíd próu kwóu] クイッドプロウクロウ(代用薬を示すときに用いる).

qui·es·cent [kwaiésənt] 静止した, 静止性の, 休止の.

q. case 鎮静期症例 〔医学〕.

qui·et [kwáiət] 静かな.

q. iritis 無症候性虹彩炎(疼痛や毛様体充血を伴わない).

q. lung 静止肺.

q. ovulation 無発情排卵.

q. sleep (QS) 静的睡眠 〔医学〕.

quig·i·la [kwíʤilə] (ブラジルにみられるハンセン病に似た疾患で特発性指趾切断症).

quill suture 巻糸縫合(ボタン縫合におけるボタンの代わりに巻糸, 綿巻などを用いる方法).

Quil·la·ja [kwiléijə] シャボンノキ属(*Q. saponaria* の樹皮 quillaiae cortex は解熱薬として利用され, サポニン, クイレインなどの有毒成分を含有する).

quilt suture 纏(てん)絡縫合 〔医学〕.

quilted suture 鋸歯状縫合 〔医学〕, 円柱縫合.

Quimby, Edith H. [kwínbi] クインビー(アメリカの物理学者).

Q. method クインビー法(甲状腺機能亢進症の ^{131}I による治療において, ^{131}I の投与量を求める方法).

quin- [kwin] キンキナまたはキニーネとの関係を表す接頭語, = quino-.

qui·na [kwáinə] キナ, キニーネ, = cinchona bark, quinaquina.

quin·a·crine [kwínəkri(:)n] キナクリン(抗マラリア薬アテブリン, キナクリンなどの基本化合物), = mepacrine.

q. carbacrylic resin カルバクリル酸キニーネ樹脂.

q. ethylcarbonate エチル炭酸キナクリン．

q. hydrochloride 塩酸キナクリン ㊌ 3-chloro-7-methoxy-9-(1-methyl-4-diethylamino-butylamino) acridine dihydrochloride（Mietsch, Mauss により1930年に合成されたマラリア薬で，アクリジン核にプラスモヒンと同じような側鎖をもち，原虫の無性生殖型 trophozoites に特効がある），= quinacrinae hydrochloridum, acrinamin, atabrine, atebrin, mepacrine hydrochloride.

q. methanesulfonate メタンスルホン酸キナクリン（アタブリンよりは水溶性の高い静注薬），= mepacrine methanesulfonate.

q. sulfate 硫酸キナクリン．

quin·al·bar·bi·tone ［kwìnəlbáːbitoun］ キナルバルビトン，= secobarbital.

quin·al·dic ac·id ［kwinǽldik ǽsid］ キナルジン酸 $C_{10}H_7NO_2$（2-キノリンカルボン酸．トリプトファン分解経路の代謝産物），= quinaldinic acid.

quin·al·din·ic ac·id ［kwìnəldínik ǽsid］ キナルジン酸 ㊌ α-quinoline carboxylic acid.

quin·a·mine ［kwínəmiːn］ キナミン $C_{19}H_{24}N_2O_2$（キナ樹皮から得られる結晶アルカロイド）．

qui·na·qui·na ［kwàinəkwáinə］ キナ，キニーネ，= cinchona bark, quina.

qui·nate ［kwáinət］ キニン酸塩．

quin·a·zol·in·yl ［kwàinəzálinil］ キナゾリニル基（$C_8H_5N_2$-），= quinazolyl.

quince ［kwíns］ マルメロ（バラ科 *Rosaceae* の植物 *Cydonia oblonga* の果実で，その種子 cydonium は粘漿剤の原料に利用される）．

q. seed = cydonium.

Quincke, Heinrich Irenaeus ［kwíŋkə］ クインケ（1842-1922，ドイツの医師，クヴィンケともいう）．

Q. disease クインケ病（血管神経性浮腫 angioneurotic edema とも呼ばれ，皮膚に境界不鮮明の浮腫が起こり，蒼白色を呈し，軽度の瘙痒，灼熱感を覚え，漸次消滅し，また再発も起こる．主として眼瞼，頬，口唇に出現するが，体幹四肢にも発現することがある），= Quincke edema, Bannister disease.

Q. edema クインケ浮腫［医学］．

Q. pulse クインケ拍動［医学］，クインケ脈，クインケ毛細血管脈（大動脈閉鎖不全症において血管拡張のために起こる毛細血管に現れる拍動で，爪に軽度の圧迫を加えると規則的に赤と白に変わる），= capillary pulse.

Q. puncture クインケ穿刺（腰椎穿刺のこと），= lumbar puncture, spinal puncture.

Q. sign クインケ徴候（重症の大動脈弁閉鎖不全症にみられる徴候で，爪床が交互に赤色と白色に変わるいわゆる毛細管拍動），= Quincke pulse.

quin·es·tra·dol ［kwinéstrədɑl］ キネストラドール（卵胞ホルモン）．

quin·es·trol ［kwinéstrɑl］ キネストロール（エストロゲンの一種）．

quin·eth·a·zone ［kwinéθəzoun］ キネサゾン ㊌ 7-chloro-2-ethyl-1, 2, 3, 4-tetrahydro-4-oxo-6-quinazolinesulfonamide（利尿・降圧薬）．

quin·ges·ta·nol ac·e·tate ［kwiʤéstənɔːl ǽsiteit］ 酢酸キンゲスタノール ㊌ 3-cyclopentyloxy-19-nor-17α-pregna-3,5-dien-20-yn-17-ol（黄体ホルモン様物質）．

quin·hy·drone ［kwinháidroun］ キンヒドロン（キノン $C_6H_4O_2$ とヒドロキノン $C_6H_4(OH)_2$ との分子化合物で，水，アルコール，エーテルに可溶の青緑色結晶．pH 測定用電極をつくるために用いる）．

q. electrode キンヒドロン電極［医学］（pH8 以下では，キンヒドロンの酸化還元電位 E は，$E=E_0-0.000198T\times(pH)$ という簡単な pH の関数になるから，水素電極の代わりに用いられる）．

quin·ic ac·id ［kwínik ǽsid］ キナ酸 ㊌ hexahydro-1,2,3,4,5-tetrahydroxybenzoic acid $C_7H_{12}O_6$（シンコナ樹皮などに存在する酸），= chinic acid.

qui·nid·a·mine ［kwinídəmin］ キニダミン $C_{10}H_{24}N_2O_2$（シンコナアルカロイドの一つ）．

quin·i·dine ［kwínidiːn］ キニジン ㊌ beta-quinine（キニーネの光学異性体で，心房性細動の治療に好んで用いられる），= conquinine, pitayine.

q. gluconate グルコン酸キニジン（注射用），= quinidium gluconate.

q. sulfate キニジン硫酸塩 ㊌ (8*R*,9*S*)-6′-methoxycinchonan-9-ol hemisulfate monohydrate $(C_{20}H_{24}N_2O_2)_2\cdot H_2SO_4\cdot 2H_2O$：782.95（硫酸キニジン．キノリン－キヌクリジン系抗不整脈薬．Na^+ チャネルを遮断し，細胞内への Na^+ の流入を抑制する）．

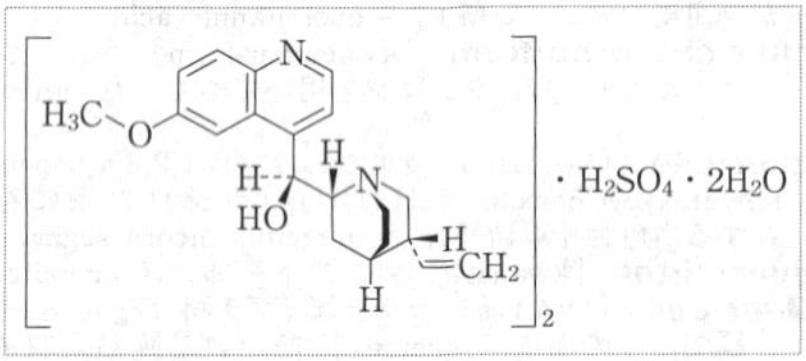

qui·nine ［kwiníːn, kwáinain］ キニーネ，キニン $C_{20}H_{24}N_2O_2\cdot 3H_2O$（アカネ［茜草］科 *Rubiaceae*，キナ［規那］*Cinchona* 属植物などの樹皮から得られるアルカロイド．無色無臭微結晶物で，鋭い苦味をもち，抗マラリア薬として用いられる），= quinina.

q. acid sulfate 二硫酸キニーネ，= quinine bisulfate.

q. amblyopia キニーネ弱視（網膜の貧血による）．

q. and iron pill 規鉄丸［医学］．

q. and urea hydrochloride 塩酸キニーネ尿素 $C_{20}H_{24}N_2O_2$-$HCl+CO(NH_2)_2\cdot HCl\cdot 5H_2O$（無水キニーネ約58～65%を含有する複塩で，水およびアルコールに可溶，重症性マラリア熱の治療に静注する），= quininae et ureae hydrochloridum.

q. bisalicylosalicylate （キニサールの化学名），= quinisal.

q. bismuth iodide ヨウ化キニーネビスマス（蒼鉛）（ビスマス18.0～20.1%，ヨウ素48.7～53.5%，無水キニーネ30%を含む駆梅薬）．

q. bisulfate 二硫酸キニーネ $C_{20}H_{24}N_2O_2\cdot H_2SO_4\cdot 7H_2O$，= quininae bisulfas, quinine acid sulfate.

q. carbacrylic resin キニーネカルバクリル樹脂（ポリアクリルカルボン酸樹脂のキニーネ塩で，キニニウムイオン1.85を含み，十二指腸ブジーを挿入することなく胃酸の過多または欠乏を指示する試薬として用いられる．内服後キニーネは塩酸の水素原子と置換され，尿中に排泄されるから，2時間後の尿について，そのキニーネ含有量を蛍光学的に紫外線を用いて定量する），= diagnex.

q. dihydrochloride 二塩酸キニーネ $C_{20}H_{24}N_2O_2\cdot 2HCl$，= quininae dihydrochloridum.

q. dihydrochloride carbonate 二塩酸炭酸キニーネ $(C_{20}H_{24}N_2O_2)\cdot HCl+(CONH_2)_2HCl$，= acid quininium chloride.

q. ethylcarbonate キニーネエチル炭酸エステル ㊌ ethyl (8*S*,9*R*)-6′-methoxycinchonan-9-yl carbonate $C_{23}H_{28}N_2O_4$：396.48（エチル炭酸キニーネ．キノリン－キヌクリジン系抗原虫薬，抗マラリア）．（→構造式）

q. fever キナ熱［医学］，キニーネ熱（キニーネ取り扱い者の熱病）．

q. flowers キニーネ華，= *Sabbatia elliottii*.

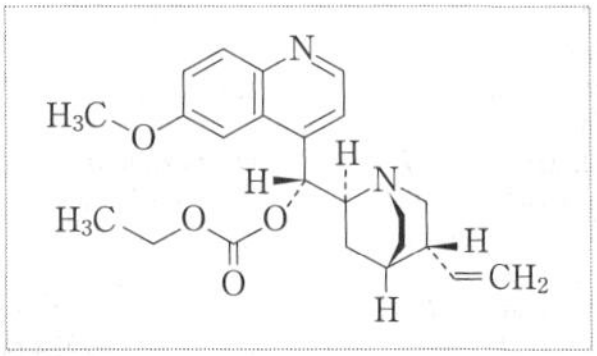

q. formate ギ酸キニーネ $C_{20}H_{24}N_2O_2HCOOH$.
q. glycerophosphate グリセロリン酸キニーネ $CH_2OHCHOHCH_2OPO(OH)_2$–$(C_{20}H_{24}O_2N_2)\cdot 4H_2O$.
q. hydrobromide 臭酸キニーネ $C_{20}H_{24}N_2O_2\cdot HBr\cdot H_2O$, = quininae hydrobromidum.
q. hydrochloride キニーネ塩酸塩 ㊗ (8*S*,9*R*)–6′–methoxycinchonan–9–ol monohydrochloride dihydrate $C_{20}H_{24}N_2O_2\cdot HCl\cdot 2H_2O$: 396.91（塩酸キニーネ．キノリン–キヌクリジン系抗原虫薬（抗マラリア薬）．キナアルカロイド中ジヒドロキニーネと共に抗マラリア作用が最も強く，三日熱に対して効果が著しい．副作用としては，溶血性尿毒症症候群が現れることが報告されている）．

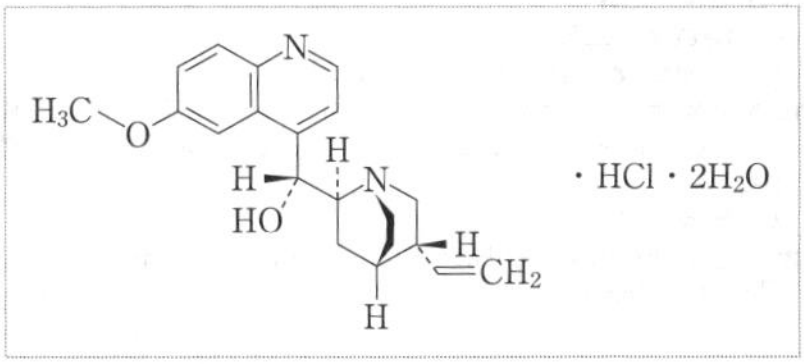

q. lactate 乳酸キニーネ $C_{20}H_{24}N_2O_2\cdot CH_3CHOHCOOH$.
q. phosphate リン酸キニーネ $(C_{20}H_{24}N_2O_2)_3\cdot 2H_2PO_4$–$5H_2O$, = quininae phosphas.
q. phosphohydrochloride 塩酸リン酸キニーネ $(C_{20}H_{24}N_2O_2)_2\cdot HCl\cdot 2H_3PO_4\cdot 3H_2O$, = quinine hydrochlorophosphate.
q. salicylate サリチル酸キニーネ $C_{20}H_{24}N_2O_2\cdot C_6H_4OHCOOH$–$H_2O$, = quininae salicylas.
q. sulfate キニーネ硫酸塩 ㊗ (8*S*,9*R*)–6′–methoxycinchonan–9–ol hemisulfate monohydrate $(C_{20}H_{24}N_2O_2)_2\cdot H_2SO_4\cdot 2H_2O$: 782.94（硫酸キニーネ．キノリン–キヌクリジン系抗原虫薬（抗マラリア））．

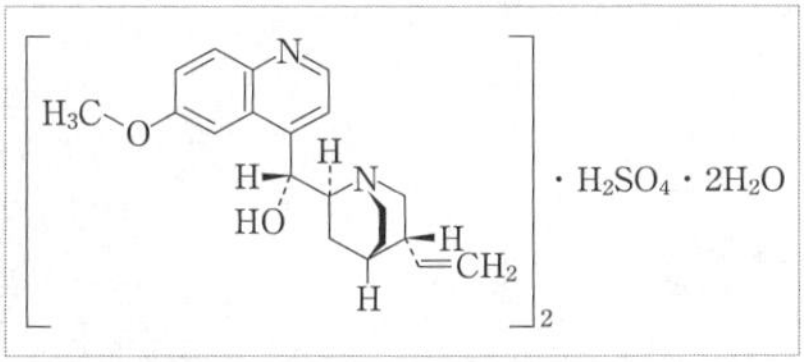

q. tannate タンニン酸キニーネ（無水キニーネ 30 ～35％を含む鎮咳薬），= quininae tannas.
q. test キニーネ試験，= thaleioquine test.

qui·nin·ic ac·id [kwinínik ǽsid] キニン酸 ㊗ 6–methoxy–quinoline–4–carboxylic acid $C_{11}H_9NO_3$.
qui·nin·ism [kwínizəm] キニーネ中毒，= quinism, cinchonism.
qui·nin·ize [kwíninaiz]（キニーネで治療する，キニーネ中毒症を起こさせる），= cinchonize.
qui·nin·u·re·thane [kwìninjú:riθein]（キニーネとウレタンの化合物）．
qui·ni·ret·in [kwìnirétin] キニレチン（キニーネの異性体誘導物）．
qui·ni·sal [kwínisəl] キニサール ㊗ quinine bisalicylosalicylate $C_{20}H_{24}N_2O_2(HOC_6H_4COOC_6H_4COOH)_2$.
qui·nite [kwáinait] キニット $C_6H_{12}O_2$（ヒドロ芳香族に属する2価アルコールで，シスおよびトランスの2異性体がある），= quinitol.
qui·ni·zar·in [kwìnizǽrin] キニザリン ㊗ 1,4–dihydroxyanthraquinone $C_6H_4(CO)_2C_6H_2(OH_2)$.
Quinlan test [kwínlən tést] キンラン試験，クウィンラン試験（胆汁を分光計器で検査すると，紫色部に吸収線が現れること）．
quino– [kwinou, –nə] キノ（キナまたはキニーネとの関係を表す接頭語），= quin–.
quin·o·chlo·ral [kwìnəkló:rəl] キノクラール，= chinoral.
quin·o·chrome [kwínəkroum] キノクローム（ビタミン B_1 の酸化により生ずる青色蛍光をもつ物質）．
quin·o·form [kwínəfɔ:m] キノホルム，= chinoform.
qui·noid [kwínɔid] キノイド（キノンに固有な発色構造をもつもの）．
quin·ol [kwínɔ:l] キノール，= hydroquinone.
quin·o·line [kwínəli:n] キノリン ㊗ 1–benzazine C_9H_7N（第1級アミンの一つで，多くのアルカロイドの母体である芳香性黄色油，石炭タールなどから得られ，無色であるが空気に触れて褐色に変化する），= chinoline, leucoline.
q. tartrate 酒石酸キノリン $C_9H_7N\cdot C_7H_6O_3$（無色解熱薬）．
q. yellow キノリンイエロー（羊毛に用いる黄色染料）．
quin·o·lin·ic ac·id [kwìnəlínik ǽsid] キノリン酸 ㊗ pyridine–2,3–dicarboxylic acid $C_7H_5NO_4$（無色柱状結晶で，キノリンの酸化生成物）．
quinolinium compound キノリニウム化合物[医学]．
qui·nol·o·gy [kwinálədʒi] キニーネ学．
quin·o·lone [kwínəloun] キノロン剤[医学]，キノロン系薬[医学]．
quin·ol·yl [kwínəlil] キノリル基（C_9H_6N–）．
qui·nom·e·try [kwinámitri] キノメトリー（キニーネ，アルカロイド基準法）．
qui·none [kwínoun, –nóun] キノン（キニン酸の酸化物で黄色結晶物），= benzoquinone.
q. aurantioglicocladin = aurantioglicocladin.
q. diimide キノンジイミド $C_6H_4(NH)_2$.
q. monoimide キノンモノイミド $O=C_6H_4=NH$.
q. monoxime methyl ether キノンモノオキシムメチルエーテル．
qui·non·i·mine dye [kwinánimin dái] キノンイミン染料（特有の発色団としてキノンモノイミドまたはキノンジイミドの構造をもつ染料の一群）．
qui·no·phan [kwínəfən] キノファン，= cinchophen, quinophen.
qui·no·phen [kwínəfən] キノフェン，= cinchophen, quinophan.
qui·no·vin [kwínəvin] キノビン $C_{36}H_{56}O_9$（シンコナから得られる苦味配糖体），= kinovin, quinovabitter.
qui·no·vose [kwínəvous] キノボース $CH_3[CH(OH)]_4CHO$（シロップ状甘味剤で，ラムノースの異性体），= isorhamnose, epirhamnose.
qui·nox·in [kwináksin] キノキシン ㊗ nitrosophenol $C_6H_4(NO)OH$（亜硝酸をフェノールに作用させるときに生ずる無色結晶質）．
Quinquaud, Charles Emile [kinkɔ́:] キンコー（1843–1894，フランスの医師）．
Q. disease キンコー病（頭蓋毛嚢の化膿性炎症で，斑点状禿頭を併発する疾患），= acne decalvans, fol-

liculitis decalvans.

Q.-Gréhant method キンコー・グレハン法(一酸化炭素を用いる循環血液総量の測定法．1882年に発表した)．

Q. phenomenon キンコー現象(振戦を伴う疾病においては骨間筋の間欠性攣縮により，手指が横に振動して動く現象)．

Q. sign キンコー徴候(患者の指を観察者の手のひらに軽くおかせると，アルコール中毒者の指からは微妙な動きが伝播触感される)．

quin·que·cus·pid 〔kwìŋkwəkʌ́spid〕 五咬頭〔症〕．

quin·que·tu·ber·cu·lar 〔kwìŋkwətjubə́:kjulər〕 5結節性の，五咬頭の．

quin·que·va·lent 〔kwìŋkwəvéilənt, -kwévə-〕 5価の，= pentavalent．

quin·qui·na 〔kinkí:nə, kwiŋkwáinə〕 キナ皮，= cinchona．

quin·qui·va·lent 〔kwìŋkwəvéilənt, -kwívə-〕 5価の，= quinquevalent．

quin·sy 〔kwínzi〕 扁桃周囲炎，扁桃性アンギナ〔医学〕，扁桃〔周囲〕膿瘍〔医学〕，= peritonsillar abscess．

quint(-us, -a, -um) 〔kwínt (əs, ə, əm)〕 第5．

quin·tan 〔kwíntən〕 5日目ごとの．

q. fever 五日熱〔医学〕，塹壕熱，= trench fever．

quin·tep·a·ra 〔kwintípərə〕 5回経産婦．

quin·tes·sence 〔kwintésəns〕 精(物質の高度に精製されたもの)．形 quintessential．

quin·tis·ter·nal 〔kwìntistə́:nəl〕 胸骨第5肋骨部の．

quin·tup·let 〔kwintʌ́plit〕 五つ児〔医学〕，五胎〔児〕〔医学〕．

q. labor 五胎分娩〔医学〕．

q. pregnancy 五胎妊娠〔医学〕．

qui·nu·cli·dine 〔kwinjú:klidin〕 キヌクリジン $C_7H_{13}N$ (シンコナアルカロイドに存在するピペリジン誘導物)．

qui·nuc·li·din·yl 〔kwìnju:klídinil〕 キヌクリジニル基 ($C_7H_{12}N-$)．

Quis·qual·is in·di·ca 〔kwiskwális índikə〕 シクンシ〔使君子〕(シクンシ科 *Combretaceae* の一種で，果実は中国においては駆虫薬として用いられる)．

quisque 〔kwísk〕 〔L〕 毎に，= q, Q.

Quittenbaum, Carl Friedrich 〔kvítənbàum〕 クィッテンバウム(1793-1852，ドイツの外科医．1836年に脾臓摘出手術を行ったといわれる)．

quit·ter 〔kwítər〕 蹄軟骨瘻(ウマの蹄冠に生ずる膿瘍で，外傷または感染により瘻孔を形成する)，= quittor．

quit·tor 〔kwítər〕 蹄軟骨瘻，= quitter．

quo·ad vi·tam 〔kwóuæd váitəm〕 生命に関する限り．

quorum sensing 集団感知，クオラムセンシング(密度依存性遺伝子発現)．

quot quoties 必要時の略．

quota method 割当法〔医学〕．

quota sampling 割当法．

quotid quotidie 毎日，日々の略．

quo·tid·i·an 〔kwoutídiən〕 毎日起こる．

q. fever 毎日熱〔医学〕．

q. malaria 毎日熱マラリア．

quo·tient 〔kwóuʃənt〕 商(割算の結果得られた数値で，率，比率と同義に用いられる)，指数〔医学〕，係数〔医学〕．

q. law 商法則．

qv ① quantum vis 任意量の略．② quod vide 参照の略，= reference．

R

ρ ロー(rho. ギリシャ語アルファベット第17字). → rho.

R ① 気体定数の単位. ② 心臓血管系の抵抗の単位. ③ Behnken unit ベーンケン単位(レントゲン線量の単位). ④ organic radical 有機化合物基の略. ⑤ Réaumur scale レオミュール寒暖計の略. ⑥ recipe 処方の略. ⑦ rectum 直腸の略. ⑧ remotum 遠点の略. ⑨ residue 化学式の残余の略. ⑩ resistance(ohm) 電気抵抗の略. ⑪ resistant 抵抗の略. ⑫ respiration 呼吸の略. ⑬ *Rickettsia* リケッチアの略. ⑭ right 右の略. ⑮ roentgen レントゲンの略.

－R negative Rinne test リンネ試験陰性の略.

＋R positive Rinne test リンネ試験陽性の略.

℞ recipe 採(取)れの記号で, 処方箋のはじめにつける. 次の薬品を採れとの命令語.

R-banding stain Rバンド染色〔法〕.

R colony rough colony 粗面集落の略.

R enzyme R酵素, = α-dextrin endo-1,6-α-glucosidase.

R factor R因子(薬剤耐性因子), = drug resistance factor.

R-form R型.

R-form bacillus R型菌(S抗原を失った菌).

R-form colony R型集落(辺縁が不規則で, 表面に凹凸のある乾いた集落をいうので, 大多数の菌はS型からR型へ変異する).

R layer regular surface layer の略.

R on T phenomenon R on T現象(心電図上T波の頂上付近は受攻期と呼ばれ, この時期に期外収縮を生ずると心室頻拍に移行しやすい).

R plasmid Rプラスミド(薬剤耐性遺伝子をもつプラスミド), = resistance plasmid.

R wave R波(心電図上で心室の電気的興奮に対応する棘波のうち, 上向きの振れを示す最初のもの).

r ① racemic ラセミの略. ② radius 半径の略.

RA ① refractory anemia 不応性貧血の略. ② rheumatoid arthritis 関節リウマチの略. ③ right atrium 右房の略.

RA test RA試験(変性ヒトIgG吸着ポリスチレンラテックス粒子の凝集反応にてリウマチ因子を検出する試験. IgMクラスのリウマチ因子を検出する), = rheumatoid arthritis test.

Ra radium ラジウムの元素記号.

rab·bet·(t)ing [rǽbitiŋ] 合決(あいじゃくり. 骨折を起こした鋸状片端を相互に鉤着すること).

Rabbit fibroma virus ウサギ線維腫ウイルス(ポックスウイルス科のウイルス).

rab·bit [rǽbit] ウサギ(家兎), カイウサギ.

r. fever 野兎(やと)病〔医学〕, ウサギ熱, = tularemia.

r. hemorrhagic disease ウサギ出血性疾患.

r. serum albumin ウサギ血清アルブミン.

r. syphilis ウサギ(家兎)梅毒(*Treponema paraluiscuniculi* による感染症).

r.-type antibody ウサギ型抗体.

r. unit 家兎(かと)単位〔医学〕.

rab·bit·pox [rǽbitpaks] ウサギ〔家兎〕痘(ウサギのウイルス病), = rabbit plague.

rab·e·lai·sin [ræbiláisin] ラベライシン(フィリピン産の *Rabelaisia philippinensis* に存在する毒性配糖体で, 心臓刺激薬).

ra·bi·ate [réibieit] 狂犬病性の, = rabid.

ra·bi·a·tor [rèibiéitər] 狂犬病患者.

rab·ic [rǽbik] 狂犬病の, = rabid.

ra·bi·ci·dal [rèibisáidəl] 狂犬病ウイルス撲滅の.

rab·id [rǽbid] 狂犬病の.

Rabies virus 狂犬病ウイルス(ラブドウイルス科のウイルスで, 狂犬病の原因となる).

ra·bi·es [réibi:z] ① 狂犬病(狂犬病ウイルスによる疾患. 中枢神経を侵し痙攣, 恐水発作などをきたす. 人間には咬傷から伝播し, 1～6ヵ月の潜伏期を経て, 倦怠, 消沈, 咬傷隣接リンパ節の腫脹, 窒息様発作などの症候に続き, 水を飲むとき, または単に水を見るときに呼吸筋および嚥下筋の痙攣が起こり, 発熱, 神経障害, 嘔吐, 粘液性流涎, タンパク尿症の発現がみられ数日中に死に至る. 病理学的には大脳神経細胞にネグリ小体が証明される). ② 恐水病〔医学〕, = hydrophobia, lyssa. 形 rabid, rabietic.

r. fixed virus 狂犬病固定ウイルス(Pasteurが提唱した術語で, 毒性の強いウイルスが脳内継代接種により, ウサギ〔家兎〕を6～7日間で死滅させるもの).

r. immunoglobulin 狂犬病免疫グロブリン(狂犬病ウイルスに対する抗体力価の高いグロブリン分画).

r. prophylaxis 狂犬病予防法(感染した動物の脊髄を14日間乾燥し, その乳剤を初日に注射し, その後毎日注射を行う方法で, Pasteur 法ともいう).

r. vaccination encephalomyelitis 狂犬病予防接種後脳脊髄炎〔医学〕.

r. vaccine 狂犬病ワクチン(狂犬病ウイルスに対するワクチン. 不活化ワクチンはヒトに, 生ワクチンはイヌ, ネコなどの動物に用いられる).

ra·bif·ic [reibífik] 狂犬病発生の, = rabigenic.

ra·bi·form [réibifɔ:m] 狂犬病状の.

Rabinowitsch, Israel Mordecai [rǽbinəwitʃ] ラビノウィッチ(1861生, カナダの医師. バターから非病原性酸性菌 *Mycobacterium butyricum* を分離した).

Rabson, S. M. [rǽbsən] ラブソン(アメリカの病理学者).

R.-Mendenhall syndrome ラブソン・メンデンホール症候群(インスリン受容体異常症で, 歯の発育異常, 知能早熟を伴う).

rac- [rəs-, reis-] ラセミを表す接頭語.

rac racemic ラセミの略.

raccoon eyes ラクーン眼(血膜下出血の眼).

race [réis] ① 種〔医学〕, 人種, 民族. ② 品種. ③ 根茎(特にショウガの). 形 racial.

r. culture 優生学, = eugenics.

r. mixture 混血〔医学〕.

r. relation 人種関係〔医学〕.

r.-specific birth rate 人種別出生率〔医学〕.

r.-specific death rate 人種別死亡率〔医学〕.

r.-specific natural increaserate 人種別自然増加率〔医学〕.

r. suicide 種族自殺(家族の繁殖を制限することにより漸次に種族が消滅すること. 避妊についていう), 民族自殺.

ra·ce·mase [réisəmeis] ラセマーゼ(右旋性および左旋性乳酸などのラセミ化を触媒する酵素で, 細菌により産生される).

ra·ce·mate [réisəmeit] ラセミ化合物, ラセミ体.

ra·ce·ma·tion [rèisəméiʃən] 化学不活性化, ラセミ化, = racemization.

ra·ceme [rəsí:m, reis-] ① ラセミ体(左旋性および右旋性の物質の等量混合により旋光性を呈しない化

R

合物). ② 総状の(花序などについていう).
rac·e·mi·ase [résəmieis] ラセミアーゼ, = racemase.
ra·ce·mic [rəsémik, reis–] ラセミ体の.
r. acid ラセミ酸 $(CH(OH)COOH)_2$ (DL–酒石酸, ブドウ酸ともいう), = paratartaric acid.
r. body ラセミ体(ラセミ化合物).
r. compound ラセミ化合物 [医学] (1対の対掌体, *d*–, *l*–化合物の分子化合物と考えられる光学的不活性物質).
r. ephedrine hydrochloride ラセミ塩酸エフェドリン, = racephedrine hydrochloride.
r. mandelic acid ラセミマンデル酸, = mandelic acid.
r. mixture ラセミ混合物 [医学].
r. modification ラセミ体 [医学] (等量の対掌体を成分とする結果, 旋光性を示さない物質), = racemic body, racemate.
r. substance ラセミ体.
rac·e·mi·za·tion [ræsəmaizéiʃən] ラセミ化 [医学] (旋光性物質が温度などの物理的条件または接触作用などの影響により旋光性が減少または消失する現象), = racemation.
racemized protein ラセミ化タンパク質.
rac·e·mos(–um, –a, –us) [ræsimóus(əm, ə, əs)] 嚢状の, ブドウ状の.
rac·e·mose [résimous] ブドウ状の.
r. adenoma ブドウ状腺腫, 蔓(つる)状腺腫.
r. aneurysm 蔓(つる)状動脈瘤 [医学], ブドウ状動脈瘤, = active dilatation aneurysm.
r. angioma 蔓(つる)状血管腫 [医学].
r. cirsoid aneurysm 蔓(つる)状動脈瘤 [医学].
r. gland ブドウ状腺(複雑な嚢状腺で, ブドウ状を呈するもの).
rac·e·phed·rine [ræsifédrin] ラセフェドリン ㊗ racemic α–(1–methylaminoethyl) benzyl alcohol (エフェドリン同様の末梢作用がある).
ra·chi·ag·ra [rèikiǽgrə] 脊柱痛風, = rhachisagra.
ra·chi·al [réikiəl] 脊柱の, = rachidial.
ra·chi·al·gia [rèikiǽlʤiə] 脊柱痛 [医学], 背痛 [医学].
ra·chi·an·al·ge·sia [rèikiænəlʤí:ziə] 脊椎麻酔〔法〕, = rachianesthesia.
ra·chi·an·es·the·sia [rèikiænisθí:ziə] 脊椎麻酔〔法〕[医学], = spinal anesthesia.
ra·chi·as·mus [rèikiǽzməs] 脊椎背筋痙攣.
ra·chi·camp·sis [rèikikǽmpsis] 脊柱彎曲.
ra·chi·cele [réikisi:l] 脊髄瘤(髄膜瘤, 脊髄髄膜瘤, 脊髄嚢瘤などの総称).
ra·chi·cen·te·sis [rèikisentí:sis] 脊椎穿刺, = lumbar puncture.
ra·chid·i·al [reikídiəl] 脊柱の, 脊椎の, = rachial.
ra·chid·i·an [reikídiən] 脊柱の, = rachial.
r. bulb 延髄.
ra·chi·graph [réikigræf] 脊柱描画器.
ra·chil·y·sis [reikílisis] 脊柱彎曲療法.
rachi(o)– [réiki(ou), –ki(ə)] 脊柱との関係を表す接頭語.
ra·chi·o·camp·sis [rèikiəkǽmpsis] 脊柱彎曲〔症〕.
ra·chi·o·cen·te·sis [rèikiousentí:sis] 脊椎穿刺, = lumbar puncture.
ra·chi·och·y·sis [rèikiákisis] 脊柱管内髄液滲出.
ra·chi·o·cy·pho·sis [rèikiousaifóusis] 脊柱後彎, = kyphosis.
ra·chi·o·dyn·ia [rèikiədíniə] 脊柱痛, 脊椎痛 [医学], 背痛 [医学].
ra·chi·o·ky·pho·sis [rèikioukaifóusis] 脊柱後彎, = kyphosis.
ra·chi·om·e·ter [rèikiámitər] 脊柱彎曲計.
ra·chi·o·my·e·li·tis [rèikioumàiəláitis] 脊髄炎.
ra·chi·op·a·gus [rèikiápəgəs] 脊椎結合体 [医学], = rachipagus.
ra·chi·o·pa·ral·y·sis [rèikioupərǽlisis] 脊柱背側筋麻痺, 背筋麻痺 [医学].
ra·chi·op·a·thy [rèikiápəθi] 脊柱病.
ra·chi·o·ple·gia [rèikiouplí:ʤiə] = spinal paralysis.
ra·chi·o·sco·li·o·sis [rèikiouskòulióusis] 脊柱側彎〔症〕, = scoliosis.
ra·chi·o·tome [réikiətoum] 脊椎切断器, = rachitome.
ra·chi·ot·o·my [rèikiátəmi] ① 椎弓切除 [医学]. ② 脊椎切除〔術〕, = laminectomy.
ra·chip·a·gus [rəkípəgəs, reik–] 脊柱癒合(脊柱の一部が背中合わせに結合した奇形体).
ra·chi·re·sis·tance [rèikirezístəns] 脊椎麻酔不応. 形 rachiresistant.
ra·chis [réikis] ① 脊柱. ② 葉軸, 花軸(植物). ③ 羽軸(動物). 複 rachides, rachises. 形 rachidial, rachidian.
ra·chi·sag·ra [rèikisǽgrə] 脊椎痛風 [医学], 脊柱痛風, = rachiagra.
ra·chis·chi·sis [rəkískisis] 脊椎披裂, 二分脊椎 [医学] (脊柱管の背側が先天的に開いたままになっていること), = spina bifida.
r. partialis 部分的脊椎披裂(二分脊椎), = merorachischisis.
r. posterior 後脊椎披裂, = spina bifida.
r. totalis 完全脊椎披裂, 完全二分脊椎, = holorachischisis.
ra·chis·co·li·o·sis [rèikiskòulióusis] 脊柱側彎症.
ra·chi·sen·si·bil·i·ty [rèikisènsibíliti] 脊椎麻酔過敏. 形 rachisensible.
ra·chi·tic [reikítik] くる病〔の〕[医学].
r. diet くる病誘発食(ビタミンD欠乏食), = rachitogenic diet.
r. dwarf くる病性低身長症 [医学].
r. dwarfism くる病性低身長症 [医学].
r. pelvis くる病骨盤 [医学].
r. rosary くる病じゅず(数珠) [医学], くる病性念珠, = beading of ribs.
r. scoliosis くる病性〔脊柱〕側彎〔症〕[医学], くる病性側彎.
ra·chi·tis [rəkáitis, reik–] くる病 [医学] (一時は脊椎炎の同義語として用いられたことがある), = rickets. 形 rachitic.
r. foetalis annularis 輪状胎児くる病.
r. foetalis micromelica 短肢性胎児くる病.
r. tarda 晩発性くる病.
rach·i·tism [rǽkitizəm] くる病素因 [医学].
rach·i·to·gen·ic [rækitəʤénik] くる病発生の.
r. diet くる病誘発食 [医学].
rach·i·tome [rǽkitoum] 脊柱切開器.
ra·chit·o·my [rəkítəmi] 脊柱骨切術, = spondylotomy.
Rachmal in·fec·tion [rǽkməl infékʃən] (スマトラ〔島〕にみられる *Leptospira* 感染症).
ra·cial [réiʃəl] 人種の, 民族の [医学].
r. characteristic 民族特性 [医学].
r. difference 人種差 [医学].
r. disposition 民族素質 [医学].
r. hygiene 民族衛生〔学〕[医学].
r. immunity 民族免疫 [医学], 種族免疫, = innate immunity.
r. index 民族係数(ABO式血液群の出現頻度については民族的特徴があり, Hirschfeld は A+AB/B+AB の式を用い, 生物化学的民族係数と呼んだ).

r. intercrossing 民族混和.
r. stock 人種〔医学〕.
Racine, Willy [reisíːn] ラシーヌ(1898–1946, スイスの医師).
R. premenstrual salivary syndrome ラシーヌ月経前唾液腺症候群(月経開始前4～5日に唾液腺が肥厚して，舌下腺と耳下腺は特に著明であり，乳房の肥大を伴うこともある).
rack·et [rǽkət] ラケット.
r. amputation ラケット状切断〔術〕〔医学〕, ラケット形切断(斜切法の頂点から縦線を加える方法).
r. body ラケット小体.
r. hypha ラケット状菌糸〔医学〕.
r. incision ラケット切開〔術〕〔医学〕, ラケット形切開.
r. mycelium ラケット状菌糸体(菌糸細胞の一端が膨れてラケット状をなすもの), = racquet mycelium.
r. nail ラケット状爪.
rackets くる病, = rickets.
rac·lage [rakláʒ] 磨擦除去法(柔性腫瘍を海綿などを用いて抹殺する方法), = raclement.
Racouchot, Jean [rǽkuːʃou] ラクショー(1908年, フランスの医師). → Favre–Racouchot disease.
rad ① radiation absorbed dose 放射線吸収線量(ラド)の略. ② radix 根の略.
ra·dar·ky·mog·ra·phy [rèidɑːkaimɑ́grəfi] レダーキモグラフィ.
Radcliffe, John [rǽdklif] ラドクリッフ(1650–1729, イギリスの医師).
R. elixir ラドクリッフエリキシール(複合アロエチンキ), = compound tincture of aloes.
ra·dec·to·my [rədéktəmi] 歯根切除術.
Rademacher, Johann Gottfried [rɑ́ːdəmɑːkər] ラデマッヘル(1772–1850, ドイツの医師).
R. system ラデマッヘル論(すべての疾患には特異的な療法があるという説).
rade·macher·ism [rɑ́ːdəmɑːkərìzəm] ラデマッヘル論.
rad·e·sy·ge [rædəsíːgə] (スカンジナビアにみられる潰瘍性皮膚病), = Norwegian scabies.
ra·di·a·bil·i·ty [rèidiəbíliti] 放射線透過性. 形 radiable.
ra·di·ad [réidiəd] 橈側の.
ra·di·al [réidiəl] [TA] ① 橈側, = radialis [L/TA]. ② 放射の. ③ 放線の, 放射状〔医学〕. ④ 橈骨の.
r. abduction 橈側外転.
r. acceleration 遠心加速度〔医学〕.
r. acceleration stress 遠心加速度ストレス〔医学〕.
r. accumulation effect 軸集中効果.
r. artery [TA] 橈骨動脈, = arteria radialis [L/TA].
r. border [TA] 橈側縁, = margo radialis [L/TA].
r. bundle 放射線管束.
r. bursa 橈側滑液鞘.
r. cleavage 放射割卵, 放射卵割〔医学〕.
r. collateral artery [TA] 橈側側副動脈, = arteria collateralis radialis [L/TA].
r. collateral ligament [TA] 外側側副靱帯, = ligamentum collaterale radiale [L/TA].
r. collateral ligament of elbow 肘〔関節〕の外側側副靱帯.
r. collateral ligament of wrist 外側手根側副靱帯.
r. collateral ligament of wrist joint [TA] 外側手根側副靱帯, = ligamentum collaterale carpi radiale [L/TA].
r. depression 橈骨窩(上腕骨下端の).
r. deviation 橈屈〔医学〕, 橈側偏位.
r. diffusion 放射拡散〔法〕〔医学〕.
r. distribution 径方向の分布.
r. eminence of wrist 橈側手根隆起.
r. fibres [TA] 放射線維, = fibrae radiales [L/TA].
r. flexion 橈屈〔医学〕.
r. flexor muscle of wrist 橈側手根屈筋.
r. fossa [TA] 橈骨窩, = fossa radialis [L/TA].
r. fossa of humerus 上腕骨橈骨窩.
r. function 動径関数.
r. gliocyte 放射状膠細胞〔医学〕.
r. groove [TA] 橈骨神経溝, = sulcus nervi radialis [L/TA].
r. head [TA] 橈骨頭, = caput radiale [L/TA].
r. hemimelia 橈骨欠損〔医学〕.
r. immunodiffusion (RID) 放射状免疫拡散〔法〕, = gel diffusion precipitin tests in two dimension.
r. inclination 橈骨〔遠位〕端尺側傾斜.
r. index artery 示指橈側動脈.
r. keratotomy 放射状角膜切開術〔医学〕.
r. loop 蹄状紋, 橈側蹄状紋〔医学〕.
r. nerve [TA] 橈骨神経, = nervus radialis [L/TA].
r. nerve palsy 橈骨神経麻痺.
r. notch [TA] 橈骨切痕, = incisura radialis [L/TA].
r. part [TA] 橈側部*, = pars radialis [L/TA].
r. phenomenon 橈骨〔神経〕現象〔医学〕(指を掌中へ屈折すると手首が背屈する現象), = radialis phenomenon.
r. pulse 橈骨動脈〔脈〕拍〔医学〕, 橈骨動脈拍動.
r. ray ① 放射光〔医学〕. ② 橈側列.
r. recurrent artery [TA] 橈側反回動脈, = arteria recurrens radialis [L/TA].
r. reflex 橈骨反射〔医学〕(橈骨の下端を打つと前腕が屈曲を起こす反射).
r. scan ラジアルスキャン(体腔内に挿入した管の中で振動子が360°の回転を行う超音波走査方法).
r. sclerosing lesion 放射状硬化性病変.
r. section (of wood) まさ(柾)目(放射縦断面).
r. stratum 放線状層〔医学〕.
r. styloid process [TA]〔橈骨〕茎状突起*(processus styloideus [PNA]), = processus styloideus radii [L/TA].
r. symmetry 放射対称〔医学〕.
r. tuberosity [TA] 橈骨粗面, = tuberositas radii [L/TA].
r. tunnel syndrome 橈骨管症候群, = resistant tennis elbow.
r. vascular bundle = radial bundle.
r. vection 直接伝播(病人から他人への直接伝播), = direct vection, immediate vection.
r. veins [TA] 橈骨静脈, = venae radiales [L/TA].
r. velocity 視線速度.
ra·di·a·lis [rèidiéilis] [L/TA] ① 橈側, = radial [TA]. ② 橈側の. ③ 放射状の.
r. indicis artery [TA] 示指橈側動脈, = arteria radialis indicis [L/TA].
r. sign 橈骨神経徴候(錐体路障害において, 肩関節を強く背屈すると, 拳を握ることができない. Strümpell).
ra·di·an [réidiən] ラジアン(角度の単位で, 円の一部をなす弧が, その半径と等しい長さをもつ点の角度で, 2π ラジアンは360°).
ra·di·ant [réidiənt] 放射の, 輻射の.
r. energy 放射エネルギー〔医学〕.
r. flux 放射束〔医学〕(放射の形で単位時間に任意の面積を通じて発散, 伝達あるいは受けとられるエネルギー).
r. heat 放射熱(放射束が物体に吸収されて熱に変化したもの), 輻射熱〔医学〕.
r. intensity 放射〔強〕度〔医学〕.

r. matter 放射質，放射物.
r. point 放射点.
r. ray 輻射線，= heat ray.
r. tube 放射管.
r. warmer 放射式暖房機.
radiary zone 放線帯（大脳灰白質に放線状線維のある部分）.
ra·di·ate ［réidieit］ 放射する，放線状の.
r. carpal ligament ［TA］ 放射状手根靱帯，= ligamentum carpi radiatum ［L/TA］.
r. cornification 放線冠.
r. layer ［TA］ 放射層（放線層），= stratum radiatum ［L/TA］.
r. layer of tympanic membrane 鼓膜の放射状層，= stratum radiatum membranae tympani.
r. ligament 放線靱帯，星状靱帯，= ligamentum radiatum.
r. ligament of head of rib ［TA］ 放射状肋骨頭靱帯，= ligamentum capitis costae radiatum ［L/TA］.
r. ligament of wrist 放線状手根靱帯.
r. sternocostal ligaments ［TA］ 放射状胸肋靱帯，= ligamenta sternocostalia radiata ［L/TA］.
ra·di·a·ther·my ［rèidiəθə́:mi］ 短波ジアテルミー，= short wave diathermy.
radiating arteriole 放射状小動脈.
radiating fold 集中ヒダ，放散ヒダ.
radiating pain 放散痛 ［医学］.
radiating sensation 放散感（2次感覚の一種）.
ra·di·a·tio ［rèidiéiʃiou］ 放線，放射. 複 radiotiones.
r. acustica ［L/TA］ 聴放線（内側膝状体から発して聴覚領の皮質に至る線維），= acoustic radiation ［TA］.
r. anterior thalami ［L/TA］ 視床前放線*，= anterior radiation of thalamus ［TA］.
r. centralis thalami ［L/TA］ 視床中心放線*，= central thalamic radiation ［TA］.
r. corporis callosi ［L/TA］ 脳梁放線（脳半球の内側中央部から前，外側および後の諸方面に向かって広がる脳梁交連線維），= radiation of corpus callosum ［TA］.
r. corporis striati 線条体放線.
r. inferior thalami ［L/TA］ 視床下放線*，= inferior thalamic radiation ［TA］.
r. occipitothalamica 後頭視床放線，= Gratiolet optic radiation.
r. optica ［L/TA］ 視放線，= optic radiation ［TA］.
r. posterior thalami ［L/TA］ 視床後放線*，= posterior thalamic radiation ［TA］.
r. pyramidalis 錐体放線（錐体路から大脳皮質に達する線維）.
r. striothalamica 線条体視床放線（視床から視床下部に至る線維系）.
r. tegmentalis 被蓋放線.
r. thalami anterior ［L/TA］ 前視床放線*，= anterior thalamic radiation ［TA］.
r. thalami centralis ［L/TA］ 中心視床放線*，= central thalamic radiation ［TA］.
r. thalamica 視床放線.
r. thalamica posterior ［L/TA］ 後視床放線，= posterior thalamic radiation ［TA］.
ra·di·a·tion ［rèidiéiʃən］ ① 放射 ［医学］，照射 ［医学］，輻射. ② 放線（神経線維の）. ③ 放射線.
r. absorbed dose (rad) 放射線吸収線量（すべての電離性放射線に適用される吸収線量の旧国際単位で，現在は補助計量単位. 1ラドは被照射体1g当たりに100ergのエネルギーが付与される放射線の量と定義された. 現国際単位はグレイ（gray，Gyと略記）で，1radは0.01Gy）.
r. absorption 放射線吸収 ［医学］.
r. accident 放射線事故 ［医学］.
r. anemia 放射線貧血 ［医学］.
r. attenuation fraction 放射線減衰（減弱）率 ［医学］.
r. brain necrosis 放射線脳壊死 ［医学］.
r. breeding 放射線育種 ［医学］.
r. burn 放射線熱傷 ［医学］，= X-ray burn.
r. cancer 放射線癌 ［医学］.
r. carcinogenesis 放射線発癌 ［医学］，放射線発癌現象.
r. carcinoma 放射線癌 ［医学］.
r. carditis 放射線心炎 ［医学］.
r. caries 放射線原う蝕.
r. cataract 放射線白内障 ［医学］.
r. caused disease 放射線性疾患 ［医学］.
r. chemistry 放射線化学 ［医学］.
r. chimera 放射線照射キメラ ［医学］.
r. colitis 放射線大腸炎 ［医学］.
r. control 放射線管理 ［医学］.
r. convection temperature 放射対流温度.
r. counter 放射線測定器 ［医学］.
r. cystitis 放射線膀胱炎 ［医学］.
r. damage 放射線損傷 ［医学］，放射線障（傷）害，= radiation injury.
r. damping 放射減衰.
r. dermatitis 放射線皮膚炎 ［医学］.
r. dermatosis 放射線皮膚炎.
r. detection 放射能検出 ［医学］.
r. detector 放射能検出器 ［医学］.
r. dosage 放射線量 ［医学］.
r. dose 〔放射〕線量 ［医学］.
r. dose distribution 〔放射〕線分布 ［医学］.
r. dose-response relationship 〔放射〕線量-反応関係 ［医学］.
r. dose unit 〔放射〕線量単位 ［医学］.
r. dosimetry 放射線量計測〔法〕 ［医学］.
r. ecology 放射能生態学 ［医学］.
r. effect 放射線作用 ［医学］，放射線効果.
r. energy 放射能エネルギー ［医学］.
r. epithelitis 放射線上皮炎 ［医学］.
r. erythema 放射線紅斑 ［医学］.
r. exposure 放射線被曝 ［医学］.
r. fibrosis 放射線線維症 ［医学］.
r. fibrosis of lung 放射線肺線維症 ［医学］.
r. gastritis 放射線胃炎 ［医学］.
r. genetics 放射線遺伝学 ［医学］.
r. glaucoma 放射線緑内障 ［医学］.
r. hazard 放射線（放射能）災害，放射線障害 ［医学］，= radiation injury.
r. health 放射線保健 ［医学］.
r. hepatitis 放射線〔性〕肝炎 ［医学］.
r. hormesis 放射線ホルミシス ［医学］.
r. hormesis effect 放射線ホルミシス効果.
r. hybrid 放射線雑種（細胞） ［医学］.
r. hypophysectomy 放射線下垂体除去術 ［医学］.
r. impedance 放射インピーダンス.
r. induced cancer 放射線誘発癌 ［医学］.
r. induced leukemia 放射線誘発白血病 ［医学］.
r. induced mutation 放射線誘発〔突然〕変異 ［医学］.
r. induced neoplasm 放射線誘発新生物 ［医学］.
r. induced pulmonary fibrosis 放射線肺線維症，放射線誘発性肺線維症.
r. induced ulcer 放射線〔誘発性〕潰瘍.
r. injury 放射線損傷 ［医学］，放射線障（傷）害.
r. loss 放射損〔失〕.
r. measurement 放射能測定 ［医学］.
r. monitor 放射線モニタ（監視装置） ［医学］.
r. monitoring 放射線監視 ［医学］.
r. mucositis 放射線粘膜炎 ［医学］.

R

r. myelitis 放射線脊髄炎〔医学〕, = radiation myelopathy.
r. myelopathy 放射線脊髄症〔医学〕.
r. necrosis 放射線壊死〔医学〕.
r. nephritis 放射線腎炎〔医学〕(悪性腫瘍の照射療法の過程で，腎が数週のうちに2,000rads 以上の照射をうけた場合に発生する).
r. of corpus callosum [TA] 脳梁放線, = radiatio corporis callosi [L/TA].
r. oncologist 放射線腫瘍医〔医学〕.
r. oncology 放射線腫瘍学〔医学〕.
r. osteomyetitis 放射線骨髄炎〔医学〕.
r. physics 放射線物理〔医学〕.
r. pneumonia 放射線肺炎.
r. pneumonitis 放射線〔性〕肺〔臓〕炎.
r. polymerization 放射線重合〔医学〕.
r. pressure 放射圧〔医学〕.
r. proctitis 放射線直腸炎〔医学〕.
r. proof 放射線防護の.
r. protection 放射線防護〔医学〕, 放射線管理, = health physics, radiological health.
r. protection guide (RPG) 放射線防護基準〔医学〕.
r. protection officer 放射線防護官〔医学〕.
r. protection paints 放射線防護塗料.
r. protection standard 放射線防護基準.
r.-protective agent 放射線防護物質〔医学〕.
r. protector 放射線防護具〔医学〕.
r. psychosis 放射線精神病〔医学〕.
r. pyrometer 輻射高温計, 放射高温計〔医学〕.
r. quality 線質.
r.-related colon cancer 放射線による大腸癌〔医学〕.
r. resistance 放射抵抗.
r. response 放射線反応〔医学〕.
r. retinopathy 放射線網膜症〔医学〕.
r. scattering 放射散乱〔医学〕.
r. self damage 放射線自己分解〔医学〕.
r. sensitivity 放射線感受性〔医学〕.
r.-sensitizing agent 放射線増感物質〔医学〕.
r. shield 放射線遮へい(蔽)〔医学〕.
r. shock X線ショック〔医学〕.
r. sickness 放射線宿酔〔医学〕(① 放射線照射の影響による状態で，倦怠感，嘔気，嘔吐などが起きる. ② 放射能の作用を受けて，脱毛，血球減少などを起こす状態).
r. source 放射線源〔医学〕.
r. source for therapy 治療線源.
r. sterilization 放射線滅菌, 放射線殺菌〔医学〕.
r. stomatitis 放射線口内炎〔医学〕.
r. syndrome 放射線症候群〔医学〕.
r. therapy 放射線療法〔医学〕.
r. therapy department 放射線治療部〔医学〕.
r. therapy technologist 放射線治療技師〔医学〕.
r. tolerance 放射線耐容性〔医学〕.
r. ulcer 放射線潰瘍〔医学〕.
r. weighting factor 放射線荷重係数.
ra·di·a·tive [réidiətiv] 放射性の.
r. capture 放射捕獲.
r. collision 放射衝突.
r. loss 放射損〔失〕, = radiation loss.
r. stopping power 放射阻止能〔医学〕.
rad·i·cal [rǽdikəl] ① 基, 遊離基〔医学〕, 根(化合物の). ② 根基(数学). ③ 結合族(抗体の). ④ 根治的の.
r. axis 根軸.
r. center 根心.
r. cesarean section 根治帝王切開(子宮全摘出を併用するもの).
r. cure 根治療法〔医学〕.
r. cystectomy 根治的膀胱摘(切)除〔術〕〔医学〕.
r. excision 根治的切除〔術〕〔医学〕.
r. excision of cervical lymph nodes 根治的頸部リンパ節郭清〔医学〕.
r. excision of skin lesion 皮膚病変の根治的切除〔医学〕.
r. hemorrhoidectomy 根治的痔核切除〔医学〕.
r. hysterectomy 広汎性子宮全摘出〔術〕(根治的子宮全摘〔出〕〔術〕).
r. irradiation 根治照射〔法〕〔医学〕.
r. laryngectomy 根治的喉頭摘除術〔医学〕.
r. leaf 根出葉.
r. lymph node dissection 根治的リンパ節郭清.
r. mastectomy 根治的乳房切断〔医学〕, 定型的乳房切除〔医学〕.
r. mastoidectomy ① 中耳根本手術〔医学〕. ②乳突根治切除術(乳突，上鼓室洞，迷路周囲組織，耳小骨および鼓膜張筋などを切除する方法).
r. neck dissection 根治的頸部郭清術.
r. nephrectomy 根治的腎摘(切)除〔術〕〔医学〕.
r. operation 根治手術〔医学〕, = rad operation.
r. operation for hernia ヘルニア根治手術.
r. operation for lacteal fistula 乳管瘻根治術.
r. operation for parathyroid cancer 上皮小体癌根治手術〔医学〕.
r. orchidectomy 根治的精巣摘除〔術〕〔医学〕.
r. polymerization ラジカル重合〔医学〕.
r. prostatectomy 根治的前立腺摘除〔術〕〔医学〕.
r. quantum number 動径量子数.
r. reaction ラジカル反応〔医学〕.
r. reaction initiator ラジカル反応開始剤(開始剤，遊離基生成触媒ともいう).
r. resection 根治切除〔医学〕.
r. scavenger ラジカル中和剤〔医学〕.
r. sign 根号.
r. theory ラジカル説, 放離基説.
r. treatment 根治療法〔医学〕.
rad·i·ces [rǽdisi:z] [L/TA] ① 神経根*, = roots [TA]. ② 根(radix の複数).
r. craniales [NA] 延髄根.
r. parietales venae inferiores 下大静脈壁側根.
r. plexus 神経叢根(腕神経叢の).
r. sympathicae ganglii ciliaris 毛様体神経節交感神経根.
r. viscerales venae cavae inferioris 下大静脈臓側根.
ra·dic·i·form [rədísifɔ:m] 根状の, 歯根状の.
rad·i·cle [rǽdikl] ① 小根(神経または静脈の細枝). ② 幼根(植物の). 形 radicular.
rad·i·cot·o·my [rædikátəmi] 神経根切断〔術〕〔医学〕, = rhizotomy.
ra·dic·u·la [rədíkjulə] 小根, = radicle.
ra·dic·u·lal·gia [rədìkjulǽldʒiə] 脊髄根痛, 根神経痛〔医学〕.
ra·dic·u·lar [rədíkjulər] 根〔の〕, 基〔の〕.
r. arteries 根動脈(脊髄の), = rami spinales.
r. branches [TA] 根枝, = rami radiculares [L/TA].
r. cyst 歯根嚢胞〔医学〕, = dental cyst.
r. granuloma 歯根肉芽腫〔医学〕, = apical granuloma.
r. neuropathy 根性ニューロパチー〔医学〕.
r. odontoma 根性歯牙腫〔医学〕, 歯根性歯牙腫.
r. pain 根性痛〔医学〕, 根痛.
r. paralysis 根〔性〕麻痺〔医学〕.
r. pulp 歯根歯髄〔医学〕, 根部歯髄.
r. syndrome 根性症候群〔医学〕, 根症候群(脊髄神経根炎 radiculitis, 根帯症候群 root zoon syndrome,

R

デジェリン徴候などの総称).

ra·dic·u·lec·to·my [rədìkjuléktəmi] 脊髄神経根切除術，神経根切断〔医学〕.

ra·dic·u·li·tis [rədìkjuláitis] 脊髄神経根炎，根神経炎〔医学〕(激烈な神経痛を伴う知覚障害とともに神経根を牽引するような運動により疼痛は悪化し，表在性反射は初期に亢進，末期に衰弱，筋不全麻痺，皮膚萎縮などがある)，= Déjerine sign.

ra·dic·u·lo·gang·li·o·ni·tis [rədìkjulougæ̀ngliounáitis] 脊髄神経後根神経節炎.

ra·dic·u·log·ra·phy [rədìkjulágrəfi] 神経根造影(撮影)〔法〕〔医学〕.

ra·dic·u·lo·med·ul·lary [rədìkjuləmédjuləri] 神経根脊髄の.

ra·dic·u·lo·me·nin·go·my·e·li·tis [rədìkjuloumininɡoumàiəláitis] 脊髄根髄膜脊髄炎.

ra·dic·u·lo·my·e·lop·a·thy [rədìkjuloumàiəlápəθi] 神経根ミエロパチー，神経根脊髄症，神経根脊髄障害〔医学〕.

ra·dic·u·lo·neu·ri·tis [rədìkjulounju:ráitis] 神経根炎〔医学〕.

ra·dic·u·lo·neu·rop·a·thy [rədìkjulounju:rápəθi] 神経根ニューロパチー，神経根神経疾患，神経根神経障害〔医学〕.

ra·dic·u·lop·a·thy [rədìkjulápəθi] 神経根症〔医学〕，神経根障害〔医学〕.

ra·di·ec·to·my [rèidiéktəmi] 歯根切除〔術〕〔医学〕.

ra·dif·er·ous [rədífərəs] ラジウム含有の.

ra·di·i [réidiai] [L/TA] ① 水晶体放線，= radii [TA]. ② 半径. ③ 橈骨(radius の複数).

r. medullares [L/TA] 髄放射*，= medullary rays [TA].

radio– [réidiou, –diə] 放射，ラジウム，橈骨との関係を表す接頭語.

ra·di·o [réidiou] ラジオ，無線〔放送〕，無線による通信，= wireless.

r. capsule ラジオカプセル(内部ラジオゾンデ．生体内の種々の現象を計測するため，小型の発信装置を内蔵したカプセル状の送信装置)，= radiotelemetering capsule, pill telemeter, radio pill.

r. frequency (RF) ラジオ周波(可聴振動数以上の高周波)，高周波，= rediofrequency.

r. heating 高周波加熱.

r. knife 電気メス，ラジオ刀(高周波電流による電気焼灼器).

r. wave 電波〔医学〕，ラジオ電波(無線周波の電磁波の略称).

ra·di·o·ac·tin·i·um (RdAc) [reidiouæktíniəm] 放射性アクチニウム(原子番号 90，質量数 227，thorium の放射性同位元素で，崩壊の際アルファ線を放出してアクチニウム X となる).

ra·di·o·ac·tion [rèidiouǽkʃən] 放射能，= radioactivity.

ra·di·o·ac·ti·va·tion [rèidiouæ̀ktivéiʃən] 放射化〔医学〕.

ra·di·o·ac·tive [rèidiouǽktiv] 放射性の，放射能の.

r. aerosol 放射性エアゾル，= radioaerosol.

r. air pollutant 放射性大気汚染〔医学〕，放射性大気汚染物質.

r. bath 放射能浴〔医学〕，放射性沐浴.

r. bufotoxin 放射性ブフォトキシン(放射性藻類を食餌として飼育した結果，抽出し得る放射性毒素).

r. colloid 放射性コロイド.

r. contaminant 放射能汚染物質〔医学〕.

r. contamination 放射能汚染〔医学〕.

r. decay 放射線崩壊〔医学〕，放射性壊変.

r. decay series 放射性壊変系列〔医学〕.

r. decontamination 放射能汚染除去〔医学〕.

r. deposit 放射性沈積物〔医学〕.

r. disintegration 放射性崩壊，放射性壊変〔医学〕.

r. dust 放射性塵〔医学〕，放射性ダスト〔医学〕.

r. effect 放射能効果.

r. effluent 放射性廃液〔医学〕.

r. element 放射性元素〔医学〕.

r. equilibrium 放射能減衰平衡，放射平衡〔医学〕(放射性系列において，親核種の半減期が娘核種のそれより大きいとき，十分長い時間がたつと，親核種の原子数と娘核種の原子数の比が一定になること).

r. factor 放射性因子〔医学〕.

r. fallout 放射性降下物(降下塵)〔医学〕.

r. food contamination 放射性食品汚染〔医学〕.

r. gold colloid 放射性金コロイド〔医学〕.

r. indicator ① 放射性指示薬. ② 放射性指標(追跡子)，= radioactive tracer.

r. iodide serum albumine (RISA) 放射性ヨウ素(ヨード)アルブミン.

r. iodide uptake test 放射性ヨード取込み試験.

r. iodinated serum albumin 放射性ヨウ素化血清アルブミン.

r. iodine 放射性ヨウ素(ヨード).

r. isotope 放射性同位体〔医学〕，放射性同位元素〔医学〕，ラジオアイソトープ〔医学〕.

r. isotope therapy unit 放射性同位元素治療装置.

r. material 放射性物質〔医学〕.

r. nuclide 放射性核種〔医学〕.

r. particle 放射性粒子〔医学〕.

r. patient 放射能〔保持〕患者〔医学〕.

r. pellet 放射性ペレット剤〔医学〕.

r. pollutant 放射能汚染物質〔医学〕.

r. pollution 放射能汚染〔医学〕.

r. rain 放射能雨〔医学〕.

r. recoil 放射能反跳.

r. seed 放射性シード〔医学〕.

r. soil pollutant 放射性土壌汚染物質〔医学〕.

r. springs 放射能泉〔医学〕(泉源の鉱泉 1kg 中のラドン量が，1,000 億分の 1 キュリー単位で，20 以上あるもの).

r. substance 放射性物質〔医学〕.

r. substance therapeutics 放射性物質治療学〔医学〕.

r. tracer 放射性トレーサ〔医学〕，放射性追跡子.

r. transformation 放射能遷移，放射能変移.

r. waste 放射性廃棄物〔医学〕.

r. waste disposal 放射性廃棄物処理〔医学〕.

r. waste storage 放射性廃棄物貯蔵〔医学〕.

r. waste water 放射性廃水〔医学〕.

r. water pollutant 放射性水質汚染物質〔医学〕.

r. water pollution 放射性水質汚染〔医学〕.

ra·di·o·ac·tiv·i·ty [rèidiouæktíviti] 放射活性〔医学〕，放射能(アルファ線，ベータ線またはガンマ線を放出する能力). 形 radioactive.

r. count 放射能数(計数管に反応する放射性密度数).

r. disease 放射能病(放射性粒子による疾患).

r. label 放射能〔表示〕ラベル〔医学〕.

r. mark 放射能標識〔医学〕.

r. medical application 放射能医学的応用〔医学〕.

r. safety measure 放射能安全対策〔医学〕.

ra·di·o·ac·tor [rèidiouǽktər] ラジウムエマナチオン採取装置.

ra·di·o·aer·o·sol [rèidiouéərəsɔ:l] 放射性エアロゾル〔医学〕，= radioactive aerosol.

radioallergosorbent test (RAST) 放射性アレルゲン吸着試験(ラスト．アレルゲンをセファデックス粒子に結合させ，検体中の特異的 IgE と反応させる．これにアイソトープで標識した IgE 抗体を加えて，この結合能から IgE 抗体量を測定する方法).

ra·di·o·an·a·phy·lax·is [rèidiouænəfilǽksis] 放射線アナフィラキシー.

ra·di·o·as·say [rèidiouǽsei, –əséi] ラジオアッセイ，放射〔標識〕検定法，放射測定〔法〕.

ra·di·o·au·to·gram (**RAG**) [rèidiouɔ́:təgræm] ラジオオートグラム(生体に RI を投与した後に得た RI を含む細胞，組織などの試料を写真乳剤膜に密着，一定時間後に現像して，RI の分布を記録する方法(radioautography)による RI 分布像)，= autoradiogram.

ra·di·o·au·to·graph [rèidiouɔ́:təgræf] ラジオオートグラフ(放射性物質を直接印画紙に載せ，その放射能を撮影した写真)，= autoradiograph.

ra·di·o·au·tog·ra·phy [rèidiouɔ:tágrəfi] ラジオオートグラフィ〔ー〕(物体内に存在する放射性物質の分布をその物体に密着させた写真乾板上に記録する方法)，= autoradiography.

ra·di·obe [réidioub] ラジオーブ(ラジウムの照射により培養ブイヨン中に発生する微生物状の形成物で，J. B. Burke は結晶物から生物への移行を示すものと考えた).

ra·di·o·bi·cip·i·tal [rèidioubaisípitəl] 橈骨二頭筋の.

r. reflex 橈骨二頭筋反射.

ra·di·o·bi·o·as·say [rèidioubàiouǽsei, –əséi] 放射線生物学的測定〔法〕.

ra·di·o·bi·ol·o·gy [rèidioubaiáləʤi] 放射線生物学 [医学].

ra·di·o·cal·ci·um [rèidiəkǽlsiəm] 放射〔性〕カルシウム(特に ^{45}Ca を指す).

ra·di·o·can·cer·o·gen·e·sis [rèidiəkænsərəʤénisis] 放射線発癌.

ra·di·o·car·bon [rèidiouká:bən] 放射性炭素 [医学] (^{14}C の半減期は数千年といわれ，最も重要な放射性トレーサーとして用いられる).

ra·di·o·car·di·o·gram [rèidiouká:diəgræm] ラジオカルジオグラム，心放射図 [医学].

ra·di·o·car·di·og·ra·phy [rèidioukà:diágrəfi] ラジオカルジオグラフィ，心放射図法 [医学] (放射性物質を血液中に注射しそれが心臓を通過する状態を調べる方法).

ra·di·o·car·pal [rèidiouká:pəl] 橈骨手根骨の.

r. articulation 橈骨手根関節.

r. joint 橈骨手根関節.

ra·di·o·chem·i·cal [rèidioukémikəl] 放射化学の.

r. analysis 放射化学分析 [医学].

r. assay 放射化〔学的〕測定〔法〕 [医学].

r. impurity 放射性不純物 [医学].

r. purification 放射化学的精製 [医学].

r. purity 放射化学的純度 [医学].

ra·di·o·chem·is·try [rèidiəkémistri] 放射化学 [医学].

ra·di·o·chemy [rèidiəkémi] 放射線効果.

ra·di·o·chro·ism [rèidioukróuizəm] 放射線吸収能.

ra·di·o·chro·mat·o·gram [rèidioukroumǽtəgræm] ラジオクロマトグラム(RI を含んだ被検液を濾紙などに分離展開し，その成分を分析したクロマトグラムに沿って，ラジオクロマトスキャナにより連続的に RI の分布(位置，量)を測定した記録).

ra·di·o·chro·ma·tog·ra·phy [rèidioukròumətágrəfi] ラジオクロマトグラフィ(放射性物質のクロマトグラフィによる分析方法).

ra·di·o·chro·ma·to·scan·ner [rèidioukròumətəskǽnər] ラジオクロマトスキャナ(ペーパークロマトグラフ法により，または薄層クロマトグラフ法により展開された放射性化合物の分布を計測し記録する装置)，濾紙スキャナ，= strip scanner.

ra·di·o·chro·me·ter [rèidioukróumitər] 放射線透過計.

ra·di·o·chro·mi·um [rèidioukróumiəm] 放射〔性〕クローム (^{51}Cr).

ra·di·o·cir·cu·log·ra·phy [rèidiousə̀:kjulágrəfi] 放射循環描写法(主として放射性塩化ナトリウム $^{24}NaCl$ でつくった生理的食塩水を静注して，その循環を検査し，各循環部における放射能を循環時間の関数として記録する方法).

ra·di·o·co·balt [rèidioukóubɔ:lt] 放射〔性〕コバルト [医学] Co–55,56,57,58,60.

ra·di·o·col·loid [rèidiəkálɔid] 放射〔性〕ラジオコロイド [医学].

radiocontrast agent 造影剤 [医学].

ra·di·o·cur·a·bil·i·ty [rèidioukjù:rəbíliti] 放射線根治〔性〕 [医学].

ra·di·o·cur·a·ble [rèidioukjú:rəbl] 放射線治療により治癒し得る.

ra·di·o·cys·ti·tis [rèidiousistáisis] 放射線膀胱炎.

ra·di·ode [réidioud] ラジウム挿入器(ラジウム療法を行う際に用いられる器具).

ra·di·o·dense [réidiədens] 放射線不透過性の.

ra·di·o·den·si·ty [rèidiədénsiti] 放射線濃度(X 線像についてはX線不透過性の意味で用いられる)，= radiopacity.

ra·di·o·der·ma·ti·tis [rèidioudə̀:mətáitis] 放射線皮膚炎 [医学]，= roentgen dermatitis.

ra·di·o·di·ag·no·sis [rèidioudàiəgnóusis] 放射線診断〔法〕 [医学].

ra·di·o·di·ag·nos·tics [rèidioudàiəgnástiks] 放射線診断学，放射線診断〔法〕 [医学].

ra·di·o·di·a·phane [rèidioudáiəfein] ラジウム徹照法.

ra·di·o·dig·i·tal [rèidioudíʤitəl] 橈骨手指の.

ra·di·o·don·tia [rèidiədánʃiə] 歯科放射線学(歯およびその隣接組織を放射線を用いて診断する学問)，= dental radiology.

ra·di·o·don·tist [rèidiədántist] 歯科放射線学者，= dental radiologist.

ra·di·o·e·col·o·gy [rèidiouikáləʤi] 放射線生態学 [医学].

ra·di·o·e·lec·tro·car·di·o·gram (**RCG**) [rèidiouilèktrouká:diəgræm] 無線心電図 [医学].

ra·di·o·el·e·ment [rèidiouélimənt] 放射性元素 [医学].

ra·di·o·en·zy·mat·ic as·say [rèidiouènzaimǽtik ǽsei, əséi] 放射酵素アッセイ，放射酵素測定〔法〕 [医学].

radioenzymatic procedure 放射酵素法 [医学].

ra·di·o·ep·i·der·mi·tis [rèidiouèpidə:máitis] 放射線表皮炎.

ra·di·o·ep·i·der·mol·y·sis [rèidiouèpidə:málisis] 放射線表皮剥離〔症〕 [医学].

ra·di·o·ep·i·the·li·tis [rèidiouèpiθi:láitis] 放射性粘膜炎，放射線上皮炎 [医学].

ra·di·o·fre·quen·cy [rèidioufrí:kwənsi] 高周波，無線周波〔数〕，ラジオ周波.

r. curing 高周波によるゴムの硬化.

r. heating ① 高周波加熱 [医学]. ② 電子加熱.

r. pulse 高周波パルス.

r. wave ラジオ波，高周波 [医学].

ra·di·o·gal·li·um [rèidiəgǽliəm] 放射〔性〕ガリウム (Ga–65,66,67,68,70,72. β および γ 線を放散する元素で，トランジスターの製造に利用される).

ra·di·o·gas·chro·ma·tog·ra·phy [rèidiougæskroumətágrəfi] ラジオガスクロマトグラフィ(ハロゲン化合物，有機水銀などの親電子性化合物の微量定量分析に用いる方法).

ra·di·o·gen [réidiəʤən] 放射性物質，放射線原，

R

= actinogen. 形 radiogenic.
ra·di·o·gen·e·sis [rèidiouʤénisis] 放射能生成.
ra·di·o·gold [réidiəgould] 放射性金 Au-198,199.
r. colloid コロイド状放射性金，放射性金コロイド(Au-198(^{198}Au)の濃縮コロイド状溶液で，負のベータ線とガンマ線を放出し，半減期は2.7日).
ra·di·o·gram [réidiəgræm] X線写真[医学], = roentgenogram.
ra·di·o·graph [réidiəgræf] ①X線撮影を行う. ②X線像, = roentgenograph.
ra·di·o·graph·ic [rèidiəgrǽfik] X線写真の[医学].
r. image enhancement X線像強化[医学].
r. laminagraphy 〔X線〕断層撮影〔法〕[医学].
r. magnification X線像拡大[医学].
r. planigraphy 〔X線〕断層撮影〔法〕[医学].
r. stratigraphy 〔X線〕断層撮影〔法〕[医学].
r. tomography 〔X線〕断層撮影〔法〕[医学].
ra·di·og·ra·phy [rèidiágrəfi] X線撮影〔法〕[医学]. 形 radiographic.
r. of pelvis 骨盤撮影法.
ra·di·o·hu·mer·al [rèidiouhjú:mərəl] 橈骨上腕骨の.
r. bursitis 橈上腕骨滑液包炎, = tennis arm.
r. index 橈骨上腕指数.
ra·di·o·im·mu·ni·ty [rèidiouimjú:niti] 放射線免疫(反復照射による身体の放射線に対する感受性の低下).
ra·di·o·im·mu·no·as·say (**RIA**) [rèidiouìmju:nouǽsei, -əséi] 放射〔標識〕免疫定量〔法〕，放射線免疫測定〔法〕[医学].
ra·di·o·im·mu·no·de·tec·tion [rèidiouìmju:nouditék∫ən] 放射免疫検出法.
ra·di·o·im·mu·no·di·ag·no·sis [rèidiouìmju:noudàiəgnóusis] 放射免疫診断.
ra·di·o·im·mu·no·dif·fu·sion [rèidiouìmju:noudifjú:ʒən] 放射〔性同位元素標識〕免疫拡散〔法〕(放射標識抗原または抗体を用いたゲル拡散により抗原-抗体反応をみる方法)，放射〔標識〕免疫拡散〔法〕[医学].
ra·di·o·im·mu·no·e·lec·tro·pho·re·sis [rèidiouìmju:nouilèktroufərí:sis] 放射〔性同位元素標識〕免疫電気泳動〔法〕(抗原または抗体が放射性同位元素で標識されている免疫電気泳動法)，放射〔標識〕免疫電気泳動〔法〕[医学].
ra·di·o·im·mu·nol·o·gy [rèidiouìmjunáləʤi] 放射免疫学[医学].
ra·di·o·im·mu·no·pre·cip·i·ta·tion (**RIP**) [rèidiouìmju:noupresìpitéi∫ən] 放射性免疫沈降法(放射性同位元素で標識した抗体あるいは抗原を用いる免疫沈降法).
ra·di·o·im·mu·no·scin·tig·ra·phy (**RIS**) [rèidiouìmju:nousintígrəfi] 放射免疫シンチグラフィ〔ー〕[医学].
radioimmunosorbent assay of allergen アレルゲン放射性免疫吸着分析[医学].
radioimmunosorbent test (**RIST**) 放射性免疫吸着法[医学]，放射免疫吸着試験，ラジオイムノソルベントテスト(リストという).
ra·di·o·im·mu·no·ther·a·py (**RIT**) [rèidiouìmju:nəθérəpi] 放射免疫治療.
radioiodinated human serum albumin 放射性ヨウ素標識ヒト血清アルブミン.
ra·di·o·i·o·di·na·tion [rèidiouàioudinéi∫ən] 放射性ヨウ素化.
ra·di·o·i·o·dine [rèidiouáiədin] 放射性ヨウ素(I-124,125,126,128,129,130,131,133,135).
r. thyroidectomy 放射性ヨウ素(ヨード)甲状腺除去〔術〕.
r. uptake rate 放射性ヨウ素(ヨード)摂取率.
ra·di·o·i·ron [rèidiouáiən] 放射性鉄.
ra·di·o·i·so·tope (**RI**) [rèidiouáisətoup] 放射性同位体[医学]，放射性同位元素[医学](放射能をもつ原子核同位体)，ラジオアイソトープ[医学].
r. angiocardiography RI心血管造影(撮影)〔法〕[医学].
r. battery アイソトープ電池[医学].
r. camera RIカメラ[医学].
r. cisternography ラジオアイソトープ脳槽造影[医学].
r. cow ラジオアイソトープカウ, = radioisotope generator.
r. diagnosis 放射性同位体診断[医学]，RI診断[医学].
r. dilution technique 放射性同位元素希釈法[医学].
r. generator RIジェネレータ[医学].
r. label(l)ed compound RI標識化合物.
r. label(l)ed erythrocytes RI標識赤血球.
r. myelography RI脊髄造影〔法〕[医学].
r. permissible concentration RI許容濃度.
r. renal scintigraphy ラジオアイソトープ腎シンチグラフィ〔ー〕[医学].
r. renogram ラジオアイソトープ・レノグラム[医学].
r. renography ラジオアイソトープ・レノグラフィ〔ー〕[医学].
r. scanner RIスキャナ[医学].
r. scanning 放射性同位元素スキャンニング[医学]，ラジオアイソトープ・スキャンニング[医学].
r. teletherapy 放射性同位元素遠隔照射療法[医学].
r. tomography RI断層撮影〔法〕[医学].
r. tracer method RIトレーサ法, = radiotracer method.
radioisotopic diagnosis ラジオアイソトープ診断[医学]，RI診断[医学].
ra·di·o·ky·mo·graph [rèidioukàiməgræf] X線キモグラフ装置[医学].
ra·di·o·ky·mog·ra·phy [rèidioukaimágrəfi] X線キモグラフィ〔ー〕(心臓のように運動する臓器を撮影するため，被写体とフィルムとの間に一定距離の間隙をもつ鉛板を置き，この間隙を定期的に縦または横に移動させて写す方法), = radio cymography.
ra·di·o·lead [réidiəled] 放射性鉛, = radium D.
ra·di·o·le·sion [rèidioulí:ʒən] 放射線傷(障)害病変.
ra·di·o·li·gand [rèidiouláigænd, -líg-] 放射リガンド(放射性核種トレーサで標識した分子. ラジオイムノアッセイで通常使われる).
r. assay 放射〔性〕リガンドアッセイ[医学]，競合的ラジオアッセイ.
r.-receptor assay 放射性リガンド受容体アッセイ[医学].
ra·di·o·log·ic [rèidiəláʤik] 放射線の.
r. anatomy X線解剖学.
r. service in hospital 病院放射線業務[医学].
r. technology 放射線工学[医学].
r. warfare 放射能戦[医学].
ra·di·o·log·i·cal [rèidiəláʤikəl] 放射線〔学〕の，放射線の，放射能の，X線の.
r. diagnosis 放射線学的診断, = Rad Dx.
r. dose 放射線吸収線量[医学].
r. examination 放射線検査.
r. finding X線所見.
r. health 放射線衛生[医学]，放射線保健，放射線管理, = radiation protection, health physics.
r. technician 放射線技師[医学].
ra·di·ol·o·gist [rèidiáləʤist] 放射線科医[医学],

放射線専門医.
ra·di·ol·o·gy [rèidiáləʤi] 放射線〔医〕学 〔医学〕(X線，放射性核種などの臨床応用を主体とする医学分野). 形 radiologic, radiological.
r. information system (RIS) 放射線情報システム 〔医学〕.
ra·di·o·lu·cen·cy [rèidioulú:sənsi] 放射線透過性 〔医学〕. 形 radiolucent.
ra·di·o·lu·cent [rèidioulú:sənt] 放射線透過性の 〔医学〕.
r. stone 放射線透亮〔性〕結石 〔医学〕, 放射線透過〔性〕結石 〔医学〕.
ra·di·o·lu·mi·nes·cence [rèidioulù:minésəns] 放射線性発光（放射線が物体に当たって発する蛍光). 形 radioluminescent.
ra·di·o·lus [reidí:ələs] 消息子, = probe.
ra·di·ol·y·sis [rèidiálisis] 放射線分解.
ra·di·o·mag·ne·si·um [rèidioumægní:siəm] 放射性マグネシウム Mg–23,27.
ra·di·o·ma·nom·e·try [rèidioumənámitri] 放射線圧力測定法.
ra·di·o·me·tal·log·ra·phy [rèidioumètəlágrəfi] 金属放射線（X線）撮影法.
ra·di·om·e·ter [rèidiámitər] ① 線量計 〔医学〕（放射線量の測定装置). ② 放射計（放射線の強さを測る器械で，輻射計，光量計とも呼ばれる). ③ 熱車（ねつぐるま).
ra·di·o·met·ric [rèidiəmétrik] 放射測定の，放射分析の 〔医学〕.
r. analysis 放射分析 〔医学〕.
r. method 放射分析法 〔医学〕.
ra·di·om·e·try [rèidiámitri] 放射測定 〔医学〕.
ra·di·o·mi·cro·bi·o·log·ic as·say [rèidioumàikroubàiəláʤik ǽsei, əséi] 放射微生物測定〔法〕〔医学〕.
ra·di·o·mi·crom·e·ter [rèidioumaikrámitər] 微量放射線量計.
ra·di·o·mi·met·ic [rèidioumaimétik] 放射線類似性の（電離性放射線と類似の効果をもつサルファマスタード，ナイトロジェンマスタードなどの作用についていう). → mutagen.
r. compounds 放射線類似物質（アルキル化薬など，生物学的作用が放射線障害に似ていることからこの名がある).
r. drug 放射線様作用薬 〔医学〕.
r. substance 放射線類似作用物質 〔医学〕.
ra·di·o·mus·cu·lar [rèidiəmʌ́skjulər] 橈骨動脈または神経から筋肉への.
ra·di·o·mu·ta·tion [rèidioumju:téiʃən] 放射線突然変異 〔医学〕.
ra·di·on [réidiən] 放射粒子（放射性核種が放出するα粒子).
ra·di·o·ne·cro·sis [rèidiənikróusis] 放射線壊死 〔医学〕.
ra·di·o·neph·ro·gram [rèidiənéfrəgræm] ラジオネフログラム 〔医学〕, 腎シンチグラム.
ra·di·o·neu·ri·tis [rèidiounju:ráitis] 放射線神経炎 〔医学〕.
ra·di·o·ni·tro·gen [rèidiounáitrəʤən] 放射性窒素 N–16,17.
ra·di·o·nu·clide (RN) [rèidiounjú:klaid] 放射性核種 〔医学〕.
r. administration 放射性核種投与〔法〕〔医学〕.
r. angiocardiography RI 心血管造影 〔医学〕, RI 血管心臓造影.
r. angiography RI 血管造影 〔医学〕.
r. cisternography RI 脳槽造影.
r. computed tomography RI コンピュータ断層撮影〔法〕〔医学〕.
r. dose calibrator 放射性核種校正器（較正器）〔医学〕.
r. ejection fraction 放射性核種駆出率.
r. imaging RI 撮像 〔医学〕, RI イメージング 〔医学〕, 核医学画像，核医学イメージング.
r. kinetics 放射性核種動態 〔医学〕.
r. lymphography RI リンパ造影.
r. myelography RI 脊髄腔造影.
r. therapy 放射性核種治療 〔医学〕, RI 治療.
ra·di·o·pac·i·ty [rèidiəpǽsiti] 放射線不透過性, = radiodensity.
ra·di·o·pal·mar [rèidiəpǽlmər] 橈骨手掌の.
ra·di·o·paque [rèidioupéik] 放射線不透過性の, = radiodense.
r. agent 放射線不透剤 〔医学〕.
r. material 放射線不透性物質 〔医学〕.
ra·di·o·par·en·cy [rèidioupéərənsi] 放射線透過性.
ra·di·o·par·ent [rèidioupéərənt] 放射線透過性の 〔医学〕.
ra·di·o·pa·thol·o·gy [rèidioupəθáləʤi] 放射線病理学，X線病理学 〔医学〕.
ra·di·op·a·thy [rèidiápəθi] 放射線症 〔医学〕.
ra·di·o·pel·vim·e·try [rèidioupelvímitri] X線骨盤計測法，骨盤X線計測 〔医学〕.
radioperiosteal reflex 橈骨骨膜反射 〔医学〕.
ra·di·o·phar·ma·ceu·ti·cal [rèidioufɑ̀:məsjú:tikəl] 放射性医薬品の.
r. agent 放射性医薬品.
r. synovectomy 放射線医薬品〔性〕滑膜切除術.
ra·di·o·pho·bia [rèidioufóubiə] 放射線恐怖〔症〕.
ra·di·o·phos·pho·rus [rèidiəfásfərəs] 放射性リン P–29,30,32.
ra·di·o·pho·tog·ra·phy [rèidioufətágrəfi] X線写真撮影〔法〕.
ra·di·o·pho·to·lu·mi·nes·cence [rèidioufòutəlù:minésəns] 放射線蛍光 〔医学〕.
ra·di·o·phy·lax·is [rèidioufilǽksis] 放射線防護（少量の放射線照射をしておくと，後で大量照射をした場合の反応が減少すること).
ra·di·o·plas·tic [rèidiouplǽstik] 放射線形成法（放射線像から臓器の模型をつくること).
ra·di·o·po·tas·si·um [rèidioupətǽsiəm] 放射性カリウム K–38,42.
ra·di·o·po·ten·ti·a·tor [rèidioupouténʃieitər] 放射線増感剤 〔医学〕.
ra·di·o·prax·is [rèidiəprǽksis] 放射線応用.
ra·di·o·pro·tec·tant [rèidiouprətéktənt] 放射線防護剤.
ra·di·o·pro·tec·tion [rèidiouprətékʃən] 放射線防護 〔医学〕.
ra·di·o·pro·tec·tive [rèidiouprətéktiv] 放射線防護の.
r. agent 放射線防護薬 〔医学〕.
ra·di·o·pro·tec·tor [rèidiouprətéktər] 放射線防護剤.
ra·di·o·re·ac·tion [rèidiouriǽkʃən] 放射線反応 〔医学〕.
ra·di·o·re·cep·tor [rèidiouriséptər] 放射線受容器，電磁波受容体 〔医学〕.
r. assay (RRA) ラジオレセプターアッセイ 〔医学〕（ホルモンや薬物などの測定法の一つ．放射性同位元素で標識した標品のレセプターへの結合阻止の程度によって検体中の濃度を測定する), 放射受容体測定法.
ra·di·o·re·no·gram [rèidiourí:nəgræm] ラジオレノグラム 〔医学〕.
ra·di·o·re·nog·ra·phy [rèidiouri:nágrəfi] ラジオレノグラフィ〔ー〕〔医学〕.
ra·di·o·re·sis·tance [rèidiourizístəns] 放射線抵

R

抗性［医学］.
ra·di·o·re·sis·tant ［rèidiourizístənt］ 放射線抵抗性の.
ra·di·o·res·pi·rom·e·try ［rèidiourèspirámitri］ 放射性呼気測定〔法〕［医学］.
ra·di·o·res·ponse ［rèidiourispáns］ 放射線感受, 放射線反応.
ra·di·o·scle·rom·e·ter ［rèidiouskliərámitər］ 放射線硬度計, = penetrometer.
ra·di·o·scope ［réidiəskoup］ ラジオスコープ(放射線透視装置).
radioscopic diagnosis X線透視診断［医学］.
ra·di·os·co·py ［rèidiáskəpi］ 放射線透視〔法〕, X線透視［医学］.
ra·di·o·sen·si·bil·i·ty ［rèidiousènsibíliti］ 放射線感受性, = radiosensitivity.
ra·di·o·sen·si·tive ［rèidiousénsitiv］ 放射線感受性の.
r. agent X線増感剤［医学］.
ra·di·o·sen·si·tiv·i·ty ［rèidiousènsitíviti］ 放射線感受性［医学］, = radiosensitibility.
ra·di·o·sen·si·ti·za·tion ［rèidiousènsitaizéiʃən］ 放射線増感［医学］.
ra·di·o·sen·si·tiz·er ［rèidiousénsitaizər］ 放射線増感剤.
radiosensitizing agent X線増感剤［医学］.
radiosensitizing effect 放射線増感作用.
ra·di·o·so·di·um ［rèidiousóudiəm］ 放射性ナトリウム(Na-22,24).
ra·di·o·ster·e·o·as·say ［rèidioustì:riouǽsei, -əséi］ ラジオステレオアッセイ［医学］(マーフィによる in vitro assay の総称), = stereoassay.
ra·di·o·stron·ti·um ［rèidioustránʃiəm］ 放射性ストロンチウム(Sr-85,87,89,90,91,92,93).
ra·di·o·sul·fur ［rèidiəsʌ́lfə］ 放射性イオウ.
ra·di·o·sur·gery ［rèidiousə́:ʤəri］ 放射線外科手術(ガンマナイフなどを用いた局所的放射線療法をいう), ラジウム外科〔療法〕, 放射線外科〔療法〕.
radiotelemetering capsule ラジオテレメータ用カプセル.
ra·di·o·te·lem·e·try ［rèidioutəlémitri］ ラジオテレメトリー, = telemetry.
ra·di·o·tel·lu·ri·um ［rèidioutəlú:riəm］ 放射性テルル Te-121,125,127,129,131,132, = polonium.
ra·di·o·than·a·tol·o·gy ［rèidiouθæ̀nətáləʤi］ 死体放射線学.
ra·di·o·ther·a·peu·tics ［rèidiouθèrəpjú:tiks］ 放射線治療学［医学］.
ra·di·o·ther·a·pist ［rèidiəθérəpist］ 放射線治療医.
ra·di·o·ther·a·py ［rèidiouθérəpi］ 放射線療法［医学］.
r. dosage 治療用放射線〔照射〕線量［医学］.
ra·di·o·ther·mi·tis ［rèidiouθə:máitis］ 放射線皮膚炎.
ra·di·o·ther·my ［rèidiouθə́:mi］ 放射線熱療法［医学］, 短波ジアテルミー.
ra·di·o·tho·ri·um ［rèidiouθɔ́:riəm］ ラジオトリウム(原子番号90, 化学記号 RdTh, 質量数228, トリウムの放射性同位元素で, Ramsay および Hahn により1904年に発見され, その母体元素は $MsTh_2$, α粒子を放出して ThX になる. 半減期は1.9年).
ra·di·ot·o·my ［rèidiátəmi］ 断層撮影, = body section roentgenography.
ra·di·o·tox·e·mia ［rèidioutɑksí:miə］ 放射線宿酔.
ra·di·o·tox·ic·i·ty ［rèidioutɑksísiti］ 放射性毒性［医学］.
ra·di·o·tox·in ［rèidiətáksin］ 放射性毒［医学］.
ra·di·o·trans·par·ent ［rèidioutrænspéərənt］ 放射線透過性の.
ra·di·o·trop·ic ［rèidətrápik］ 放射線趣性の, 放射線親和性の.
ra·di·ot·ro·pism ［rèidiátrəpizəm］ 放射線趣向性.
ra·di·o·ul·nar ［rèidiouʌ́lnər］ 橈骨尺骨の.
r. syndesmosis ［TA］ 橈尺靱帯結合*, = syndesmosis radioulnaris ［L/TA］.
r. synostosis 橈尺骨癒合〔症〕［医学］.
r. triangular 遠位橈尺関節円板.
r. triangular cartilage 遠位橈尺関節円板.
ra·di·o·vi·ta·min ［rèidiouváitəmi］ 放射性ビタミン.
ra·di·o·yt·tri·um ［rèidiouítriəm］ 放射性イトリウム Y-90.
ra·di·sec·to·my ［rèidiəséktəmi］ 歯根切除〔術〕.
ra·di·um (Ra) ［réidiəm］ ラジウム(Pierre と Marie Curie により1898年に発見された天然放射性元素で, 原子番号88, 元素記号 Ra, 質量226で ^{226}Ra の半減期は 1.6×10^3 年, α壊変してラドン ^{222}Rn となる).
r. beam therapy ラジウム線療法, = teleradium.
r. bromide 臭化ラジウム $RaBr_2$, $RaBr_2\cdot2H_2O$.
r. cannon ラジウム砲(大砲の筒に似た形をもつラジウム遠隔照射用器具).
r. carbonate 炭酸ラジウム $RaCO_3$.
r. cell ラジウム電池［医学］.
r. chloride 塩化ラジウム $RaCl_2$, $RaCl_2\cdot2H_2O$.
r. dermatitis ラジウム皮膚炎(潮紅, 結痂, 潰瘍の3度に区別される).
r. emanation ラジウムエマナチオン, = radon-222.
r. hen ラジウム探索器.
r. needle ラジウム針［医学］.
r. ray ラジウム線［医学］.
r. storage ラジウム金庫.
r. sulfate 硫酸ラジウム $RaSO_4$.
r. therapeutics ラジウム治療学［医学］.
r. therapy ラジウム療法(治療)［医学］, = radium needling, radium insertion.
ra·di·um·ol·o·gist ［rèidiəmáləʤist］ ラジウム療法専門医.
ra·di·um·ol·o·gy ［rèidiəmáləʤi］ ラジウム治療学.
ra·di·us ［réidiəs］ ［L/TA］ ① 橈骨, = radius ［TA］. ② 半径. ③ 相称線. 複 radii. 形 radial.
r. curvus 彎曲橈骨, = Madelung deformity.
r. fixus 固定半径(ホルミオンからイニオンに達する線).
r. fracture 橈骨骨折［医学］.
r. lentis 水晶体放線［医学］.
r. of convergence 収束半径.
r. of curvature 曲率半径.
r. of gyration 回転半径, 慣性半径(kで表す).
r. vector 動径ベクトル.
ra·dix ［réidiks］ 根, = root. 複 radices.
r. accessoria ［L/TA］ 副根*, = accessory root ［TA］.
r. anterior ［L/TA］ 前根, = anterior root ［TA］.
r. anterior nervorum spinalium 脊髄神経前根.
r. arcus vertebrae 椎弓根.
r. ascendens nervi trigemini 三叉神経知覚根.
r. brevis ganglii ciliaris 毛様体神経節短根(毛様体神経節の副交感神経根).
r. buccalis ［L/TA］ 頬側根*, = buccal root ［TA］.
r. clinica ［L/TA］ 臨床歯根, = clinical root ［TA］.
r. cochlearis nervi acustici 内耳神経蝸牛根.
r. cranialis ［L/TA］ 延髄根, = cranial root ［TA］.
r. dentis ［L/TA］ 歯根, = root ［TA］.
r. descendens (mesencephalica) nervi trigemini 三叉神経〔中脳路〕下行根.
r. distalis ［L/TA］ 遠心根*, = distal root ［TA］.
r. dorsalis 後根(脊髄神経の).

r. facialis [NA] 翼突管神経.
r. inferior [L/TA] 下根, = inferior limb [TA], inferior root [TA].
r. inferior nervi vestibulocochlearis 内耳神経下根.
r. intermedia [L/TA] 大錐体神経, = greater petrosal nerve [TA].
r. intermedia ganglii pterygopalatini [L/TA] 翼口蓋神経節の副交感神経根*, = parasympathetic root of pterygopalatine ganglion [TA].
r. iridis 虹彩根(部).
r. lateralis [L/TA] 外側根, = lateral root [TA].
r. lateralis nervi mediani [L/TA] 外側根, = lateral root of median nerve [TA].
r. lateralis tractus optici 視索外側根.
r. linguae [L/TA] 舌根, = root of tongue [TA].
r. longa ganglii ciliaris 毛様体神経節長根(毛様体神経節の知覚根).
r. medialis [L/TA] 内側根, = medial root [TA].
r. medialis nervi mediani [L/TA] 内側根, = medial root of median nerve [TA].
r. medialis tractus optici 視索内側根.
r. mesenterii [L/TA] 腸間膜根, = root of mesentery [TA].
r. mesialis [L/TA] 近心根*, = mesial root [TA].
r. mesiobuccalis [L/TA] 近心頬側根*, = mesiobuccal root [TA].
r. mesiolingualis [L/TA] 近心舌側根*, = mesiolingual root [TA].
r. mesocoli transversi 横行結腸間膜根.
r. motoria [L/TA] 前根, = motor root [TA], ventral root [TA].
r. motorica 運動根.
r. myencephalica 延髄根(副神経の).
r. nasi [L/TA] 鼻根, = root of nose [TA].
r. nasociliaris [L/TA] 鼻毛様体根*, = nasociliary root [TA].
r. nasociliaris ganglii ciliaris [L/TA] 毛様体神経節の鼻毛様体神経根*, = nasociliary root of ciliary ganglion [TA].
r. nervi facialis 顔面神経根.
r. oculomotoria [L/TA] 動眼神経根*, = oculomotor root [TA].
r. oculomotoria ganglii ciliaris [L/TA]〔副交感性〕動眼神経根, = oculomotor root of ciliary ganglion [TA].
r. of life table 生命表基礎 [医学].
r. palatinalis [L/TA] 口蓋側根*, = palatal root [TA].
r. parasympathica [L/TA] 副交感神経根*, = parasympathetic root [TA].
r. parasympathica ganglii ciliaris [L/TA] 〔副交感性〕動眼神経根, = parasympathetic root of ciliary ganglion [TA].
r. parasympathica ganglii otici [L/TA] 耳神経節の副交感神経根*, = parasympathetic root of otic ganglion [TA].
r. parasympathica ganglii pterygopalatini [L/TA] 翼口蓋神経節の副交感神経根*, = parasympathetic root of pterygopalatine ganglion [TA].
r. parasympathica ganglii submandibularis [L/TA]〔顎下神経節への〕交感神経枝, = parasympathetic root of submandibular ganglion [TA].
r. penis [L/TA] 陰茎根, = root of penis [TA].
r. pili 毛根.
r. posterior [L/TA] 後根, = posterior root [TA].
r. posterior nervorum spinalium 脊髄神経後根.
r. pulmonis [L/TA] 肺根, = root of lung [TA].
r. sensoria [L/TA] 後根, = dorsal root [TA], sensory root [TA].
r. sensoria ganglii ciliaris [L/TA] 毛様体神経節の知覚根*, = sensory root of ciliary ganglion [TA].
r. sensoria ganglii otici [L/TA] 耳神経節への知覚枝*, = sensory root of otic ganglion [TA].
r. sensoria ganglii pterygopalatini [L/TA] 翼口蓋神経節の知覚枝*, = sensory root of pterygopalatine ganglion [TA].
r. sensoria ganglii sublingualis [L/TA]〔舌下神経節への〕知覚根*, = sensory root of sublingual ganglion [TA].
r. sensoria ganglii submandibularis [L/TA]〔舌下神経節への〕運動根*, = sensory root of submandibular ganglion [TA].
r. sensoria nervi trigemini [NA] 三叉神経知覚根.
r. spinalis [L/TA] 脊髄根, = spinal root [TA].
r. superior [L/TA] 上根, = superior limb [TA], superior root [TA].
r. sympathica [L/TA] 交感神経根*, = sympathetic root [TA].
r. sympathica ganglii ciliaris [L/TA] 毛様体神経節の交感神経根*, = sympathetic root of ciliary ganglion [TA].
r. sympathica ganglii otici [L/TA] 耳神経節の交感神経根*, = sympathetic root of otic ganglion [TA].
r. sympathica ganglii pterygopalatini [L/TA] 翼口蓋神経節の交感神経根*, = sympathetic root of pterygopalatine ganglion [TA].
r. sympathica ganglii sublingualis [L/TA] 舌下神経節の交感神経根*, = sympathetic root of sublingual ganglion [TA].
r. sympathica ganglii submandibularis [L/TA] 顎下神経節の交感神経根*, = sympathetic root of submandibular ganglion [TA].
r. sympathica ganglii submaxillaris 顎下神経節交感神経根.
r. unguis 爪根.
r. ventralis 前根.
r. vestibularis nervi acustici 内耳神経前庭根.
ra·do·lux [réidəlʌks] ラドルックス [医学](光束発散度の単位).
ra·don (Rn) [réidɑn] ラドン(^{226}Ra の壊変により発生する気体元素で, 原子番号 86, 元素記号 Rn, 質量 222, ^{222}Rn は半減期 3.825 日. 一連の壊変を繰り返してラジウム A, B, C, D, E, F となり, 最後には放射性のないラジウム G, すなわちウラン鉛となる), = radium emanation, niton.
r. seed ラドンシード [医学](内径 0.2mm, 壁厚 0.3mm の純金毛細管内にラドンを封じ, 2〜3mm の長さに切断したもので, 1 本約 1mCi の強さをもち, 組織内永久刺入 γ 線源として癌の放射線療法に利用された).
ra·do·na·tor [réidəneitər] ラドン〔発生〕器.
ra·don·o·scope [reidánəskoup] ラドン計(感度の特に大きいエマナチオン測定用の験電器, または IM 線効計のこと).
Radovici sign [rædəvítʃi sáin] ラドウィチ徴候(正常人では母指球を針で刺すと同側の顎筋の攣縮が起こるが, 麻痺の場合には消失し, 中枢性の麻痺では対側の反射が亢進するので, Bell 顔面神経麻痺の診断に利用される).
rad·u·la [rǽdjulə] 歯舌(舌紐)(軟体動物の舌器).
rad·zy·ge [rædzí:gə] (スカンジナビアにみられる潰瘍性皮膚病), = radesyge.
RAEB refractory anemia with excess of blasts 芽球増加を伴う不応性貧血の略.

RAEB－t refractory anemia with excess of blasts in transformation 移行期の芽球増加を伴う不応性貧血の略.

Raeder, Georg Johann [réidər] レーダー(1889－1956, ノルウェーの眼科医).

R. neuralgia レーダー神経痛.

R. paratrigeminal syndrome レーダー傍三叉神経症候群.

raf·fi·nase [rǽfineis] ラフィノース分解酵素(ラフィノースを分解して果糖に転化する酵素で, おそらく saccharase と同一物であろう).

raf·fi·nose [rǽfinouz] ラフィノース $C_{18}H_{32}O_{16}$・$5H_2O$(トレハロース型の三炭糖の一種で, ユーカリの木から得られるオーストラリア産マンナやワタの実に多量に存在し, エムルシンによりD－ガラクトースとサッカロースに, 希酸またはビール酵母中の酵素ラフィネースによりD－フラクトースとメリビオースとに分解される), = melitose, melitriose, gossypose.

rafle [réifl] (フランスの北部にみられるウシの発疹病).

RAG radioautogram ラジオオートグラムの略.

rage [réiʤ] 狂暴, 激怒.

r. reaction 怒り反応［医学］.

ragged red fiber ラゲットレッドファイバー(生検筋を Gomori－trichrome 染色したときに認められる異常所見. 緑色に染まる筋線維の一部が赤染するのが特徴), ラゲットレッド線維［医学］, 赤色ぼろ線維［医学］, 崩壊赤色線維.

ragpicker disease くず拾い病(肺炭疽のこと), = pulmonary anthrax.

ragsorter's disease ぼろ病(脾脱菌による出血性肺炎), = ragpicker disease.

rag·weed [rǽgwi:d] ブタクサ(ブタクサ *Ambrosia* の諸種で, 花粉は抗原として枯草熱の病因をなし, 電気泳動法によりその分画 antefolin および trifidin が分離されている), = ragwort.

r. allergy ブタクサアレルギー.

RAI test 放射性ヨード試験.

rai·gan [ráigən] 雷丸(中国産竹苓で駆虫薬として用いられる).

R

Rail·li·e·ti·na [rèiliətáinə, rai－, －tí:nə] 方形条虫属(条虫の一属. 小～中型の条虫で, 成虫は哺乳類, 鳥類, 幼虫は昆虫に寄生する).

rail·li·e·ti·ni·a·sis [ràiliitináiəsis] 方形条虫感染症, ライリエチナ(レーリチナ)条虫症［医学］.

railroad accident 鉄道事故［医学］.

railroad disease 鉄道病.

railroad nystagmus ① 車窓眼振［医学］. ② 視覚運動性眼振.

railroad sickness 鉄道病.

railway brain 鉄道事故による外傷性脳障害.

railway fever 鉄道熱(家畜が適宜な飼料や取り扱いを受けずに長時間鉄道輸送されたときに起こる).

railway injuries 鉄道事故損傷.

railway sickness 乗物酔い［医学］.

railway spine 鉄道事故脊椎, = Erichsen disease.

Raimiste sign [réimists sáin] レーミスト徴候(① 麻痺のある手を水平の位置に保ちながら, 検者の手を離すと, 患者の手はただちに屈曲する. ② 背位で患者の下肢を開かせたまま, 片麻痺の患側下肢へ健側下肢を近づけるように命ずるとき, 後者を妨害すると, 患側の下肢が逆に共同運動により近づく).

rain bath 雨滝浴［医学］.

rain water 雨水.

rainbow symptom 虹の輪症状［医学］, 虹症候, 緑内障暈, = halo symptom.

rainbow vision 暈色視, = iridescent vision.

Rainey, George [réini:] レーニー(1801－1884, イギリスの解剖学者).

R. corpuscle レーニー小体(動物の筋肉内にみられる卵円形で胞子をもち, 被膜で覆われた小体), = Rainey tube.

rais·ing [réiziŋ] 起毛［医学］.

Raji cell ラジ細胞(バーキットリンパ腫に由来する培養化細胞株. 補体レセプターをもつが, 表面免疫グロブリンを欠くので, 免疫複合体の検出などに用いられる).

Raji cell method ラジ細胞法(免疫複合体の検出法の一つ).

Raji cell radioimmune assay ラジ細胞放射免疫測定法(免疫複合体を Raji 細胞の補体レセプターに結合させ, 蛍光あるいはアイソトープ標識抗ヒト免疫グロブリン抗体を反応させて検出する方法).

rake tooth (歯間の間隔が広いこと).

rale [rǽl, rá:l] ラ音［医学］, ラッセル(異常呼吸音の一つ), = rhonchus, rattling.

r. redux (気管内に分泌物があって, その中を空気が通るときに聴取される回復期捻髪音), = rale de retour.

ral·ox·i·fene [rælɑ́ksifi:n] ラロキシフェン.

RALT rectum associated lymphoid tissue 直腸リンパ装置の略.

ra·mal [réiməl] 枝の.

Raman, Sir Chardnasekhara Venkata [rǽmən] ラマン(1888－1970, インドの物理学者. 1930年度ノーベル物理学賞受賞).

R. effect ラマン効果(単色光を物質に当てて散乱させると, 散乱光のうちには入射光と同じ波長の光のほかに, その物質に特有な量だけ波長が変わった光が混じってくる現象).

R. scattering ラマン散光(ラマン効果により現れる散乱光で, チンダル現象による散光と区別している).

R. spectroscopy ラマン分光分析〔法〕［医学］.

R. spectrum ラマンスペクトル［医学］.

R. spectrum analysis ラマンスペクトル分析法［医学］.

ram·a·nin·jan·a [ræ̀məninjǽnə] (マダガスカル島にみられる一種の跳躍病).

Ramazzini, Bernardino [rɑ̀mɑtsí:ni] ラマッジーニ(1633－1714, イタリアの医師. 産業医学の開祖で, 労務者の疾病 De Morbis Artificum Diatriba (1700) の著者).

Rambourg chromic acid－phosphotungstic acid stain ランブールクロム酸－リンタングステン酸染色〔法〕.

Rambourg periodic acid－chromic methenamine－silver stain ランブール過ヨウ素酸－クロムメテナミン－銀染色〔法〕.

RAMC Royal Army Medical Corps イギリス軍医団の略.

Ramdohr, Caesar A. von [rǽmd:r] ラムドール(1855－1912, アメリカの外科医).

R. suture ラムドール縫合(切断した腸管の上端を下端の中へ挿入して縫合する方法).

ra·mex [réimeks] 陰嚢ヘルニア, 陰嚢静脈瘤.

ra·mi [réimai] 枝(ramus の複数).

r. abdominales 腹枝.

r. ad pontem [NA] 橋枝.

r. alveolares superiores anteriores [L/TA] 前上歯槽枝, = anterior superior alveolar branches [TA].

r. alveolares superiores anteriores nervi infraorbitalis [NA] 眼窩下神経の前上歯槽枝.

r. alveolares superiores posteriores [L/TA] 後上歯槽枝, = posterior superior alveolar branches

[TA].
r. alveolares superiores posteriores nervi maxillaris [NA] 上顎神経の後上歯槽枝.
r. anteriores [L/TA] 前枝*, = anterior branches [TA], anterior rami [TA].
r. articulares [L/TA] 関節枝, = articular branches [TA].
r. atriales [L/TA] 心房枝*, = atrial branches [TA].
r. atrioventriculares [L/TA] 房室枝*, = atrioventricular branches [TA].
r. auriculares anteriores [L/TA] 前耳介枝, = anterior auricular branches [TA].
r. auriculares anteriores arteriae temporalis superficialis [NA] 浅側頭動脈の前耳介枝.
r. bronchiales [L/TA] 気管支枝(胸大動脈の), = bronchial branches [TA].
r. bronchiales segmentorum 区〔域〕気管支枝.
r. buccales [L/TA] 頬筋枝, = buccal branches [TA].
r. buccales nervi facialis [NA] 顔面神経の頬筋枝.
r. calcanei [L/TA] 踵骨枝, = calcaneal branches [TA].
r. calcanei laterales [L/TA] 外側踵骨枝, = lateral calcaneal branches [TA].
r. calcanei laterales nervi suralis [NA] 腓腹神経の外側踵骨枝.
r. calcanei mediales [L/TA] 内側踵骨枝, = medial calcaneal branches [TA].
r. calcanei mediales nervi tibialis [NA] 脛骨神経の内側踵骨枝.
r. capsulae internae 内包枝, = internal capsular branches.
r. capsulares [L/TA] 被膜枝, = capsular branches [TA].
r. capsulares arteriae renalis [NA] 腎動脈の被膜枝.
r. cardiaci cervicales inferiores [L/TA] 下頸心臓枝, = inferior cervical cardiac branches [TA].
r. cardiaci cervicales inferiores nervi vagi [NA] 迷走神経の下頸心臓枝.
r. cardiaci cervicales superiores [L/TA] 上頸心臓枝, = superior cervical cardiac branches [TA].
r. cardiaci cervicales superiores nervi vagi [NA] 迷走神経の上頸心臓枝.
r. cardiaci thoracici [L/TA] 胸心臓枝, = thoracic cardiac branches [TA].
r. cardiaci thoracici nervi vagi [NA] 迷走神経の胸心臓枝.
r. caroticotympanici 頸動脈鼓室枝.
r. caudae nuclei caudati [L/TA] 尾状核尾枝, = branches to tail of caudate nucleus [TA].
r. caudati 尾状葉枝.
r. centrales anteromediales [NA] 前内側中心枝.
r. chiasmatici [L/TA] 視交叉枝*, = branches to optic chiasm [TA].
r. choroidei posteriores laterales [L/TA] 外側後脈絡叢枝, = posterior lateral choroidal branches [TA].
r. choroidei posteriores mediales [L/TA] 内側後脈絡叢枝, = posterior medial choroidal branches [TA].
r. choroidei ventriculi lateralis [L/TA] 側脳室脈絡叢枝, = choroidal branches to lateral ventricle [TA].
r. choroidei ventriculi tertii [L/TA] 第三脳室脈絡叢枝, = choroidal branches to third ventricle [TA].
r. clivales [L/TA] 斜台枝, = clivus branches [TA].
r. coeliaci [L/TA] 腹腔枝, = coeliac branches [TA].
r. communicantes [L/TA] 交通枝, = rami communicantes [TA].
r. communicantes cum nervo faciale [L/TA] 顔面神経との交通枝, = communicating branches with facial nerve [TA].
r. communicantes cum nervo hypoglosso [L/TA] 舌下神経との交通枝, = communicating branches with hypoglossal nerve [TA].
r. communicantes nervorum spinalium 〔脊髄神経〕交通枝.
r. corporis amygdaloidei [L/TA] 扁桃体枝, = branches to amygdaloid body [TA].
r. corporis geniculati lateralis [L/TA] 外側膝状体枝*, = branches to lateral geniculate body [TA].
r. corticales inferiores [L/TA] 下皮質動脈*, = inferior cortical branches [TA].
r. corticales superiores [L/TA] 上皮質動脈*, = superior cortical branches [TA].
r. cruris cerebri [L/TA] 大脳脚枝*, = branches to crus cerebri [TA].
r. cruris posterioris capsulae internae [L/TA] 内包後脚枝*, = branches to internal capsule, posterior limb [TA].
r. cutanei anteriores [L/TA] 前皮枝, = anterior cutaneous branches [TA].
r. cutanei anteriores nervi femoralis 〔大腿神経〕前皮枝.
r. cutanei cruris mediales [L/TA] 内側下腿皮枝, = medial crural cutaneous nerve [TA], medial cutaneous nerve of leg [TA].
r. cutanei cruris mediales nervi sapheni 〔伏在神経〕内側下腿皮枝.
r. dentales [L/TA] 歯枝, = dental branches [TA].
r. dentales arteriae alveolaris inferioris [NA] 下歯槽動脈の歯枝.
r. dentales arteriae alveolaris superioris posterioris [NA] 後上歯槽動脈の歯枝.
r. dentales inferiores [L/TA] 下歯枝, = inferior dental branches [TA].
r. dentales superiores [L/TA] 上歯枝, = superior dental branches [TA].
r. distales laterales striati [L/TA] 遠位外側線条体動脈*, = distal lateral striate branches [TA].
r. dorsales [L/TA] ① 背枝, = dorsal branches [TA]. ② 後枝(肋間神経), = dorsal rami [TA].
r. dorsales arteriae intercostalis supremae [NA] 最上肋間動脈背枝.
r. dorsales linguae [L/TA] 舌背枝, = dorsal lingual branches [TA].
r. dorsales linguae arteriae lingualis [NA] 舌動脈の舌背枝.
r. duodenales [L/TA] 十二指腸枝, = duodenal branches [TA].
r. duodenales arteriae pancreaticoduodenalis superioris [NA] 上膵十二指腸動脈の十二指腸枝.
r. epididymales (♂) [L/TA] 精巣上体枝, = epididymal branches (♂) [TA].
r. epiploicae 大網枝.
r. esophageales [NA] 食道枝.
r. esophageales aortae thoracicae [NA] 胸大動脈の食道動脈.
r. ganglionares [NA]〔上顎神経〕神経節枝.
r. ganglionares ad ganglion oticum [L/TA] 耳神経節への枝*, = branches to otic ganglion [TA].
r. ganglionares ad ganglion pterygopalatinum [L/TA] 翼口蓋神経節(神経節枝)*, = ganglionic branches to pterygopalatine ganglion [TA].

R

r. ganglionares ad ganglion sublinguale [L/TA]〔舌下神経節への〕交感神経枝*, = ganglionic branches to sublingual ganglion [TA].
r. ganglionares ad ganglion submandibulare [L/TA]〔顎下神経節への〕交感神経枝*, = ganglionic branches to submandibular ganglion [TA].
r. ganglionares nervus mandibularis [L/TA] 下顎神経の神経節枝*, = ganglionic branches of mandibular nerve [TA].
r. ganglionares nervus maxillaris [L/TA] 上顎神経の神経節枝*, = ganglionic branches of maxillary nerve [TA].
r. ganglionares trigeminales [L/TA] 三叉神経節枝, = branches to trigeminal ganglion [TA].
r. ganglionici nervi maxillaris [NA] 上顎神経の神経節枝.
r. gastrici [L/TA] 胃枝, = gastric branches [TA].
r. gastrici anteriores [L/TA] 前胃枝, = anterior gastric branches [TA].
r. gastrici anteriores nervi vagi [NA] 迷走神経前胃枝.
r. gastrici posteriores [L/TA] 後胃枝, = posterior gastric branches [TA].
r. gastrici posteriores nervi vagi 迷走神経後胃枝.
r. genus capsulae internae [L/TA] 内包膝枝*, = branches to internal capsule [TA], genu [TA].
r. gingivales [L/TA] 歯肉枝*, = gingival branches [TA].
r. gingivales inferiores [L/TA] 下歯肉枝, = inferior gingival branches [TA].
r. gingivales inferiores plexus dentalis inferioris [NA] 下歯神経叢の下歯肉枝.
r. gingivales superiores [L/TA] 上歯肉枝, = superior gingival branches [TA].
r. gingivales superiores plexus dentalis superioris [NA] 上歯神経叢の上歯肉枝.
r. glandulares [L/TA] 腺枝, = glandular branches [TA].
r. globi pallidi [L/TA] 淡蒼球枝, = branches to globus pallidus [TA].
r. helicini (♀) [L/TA] ラセン枝, = helicine branches (♀) [TA].
r. hepatici [L/TA] 肝枝, = hepatic branches [TA].
r. hepatici nervi vagi [NA] 迷走神経の肝枝.
r. hippocampi [L/TA] 海馬枝*, = branches to hippocampus [TA].
r. inferiores [L/TA] 下枝, = inferior branches [TA].
r. inferiores nervi transversi colli 〔頸横神経〕下枝.
r. inguinales [L/TA] 鼡径枝, = inguinal branches [TA].
r. inguinales arteriae pudendae externae [NA] 外陰部動脈の鼡径枝.
r. intercostales anteriores [L/TA] 前肋間枝, = anterior intercostal branches [TA].
r. intercostalis anteriores arteria thoracica interna [NA] 内胸動脈の前肋間枝.
r. interganglionares [L/TA] 節間枝, = interganglionic branches [TA].
r. interventriculares septales [L/TA] 心室中隔枝*, = interventricular septal branches [TA].
r. isthmi faucium [L/TA] 口峡枝, = branches to isthmus of fauces [TA].
r. isthmi faucium nervi lingualis [NA] 舌神経の口峡枝.
r. labiales [L/TA] 下唇枝, = labial branches [TA].
r. labiales anteriores (♀) [L/TA] 前陰唇枝, = anterior labial branches (♀) [TA].
r. labiales anteriores arteriae pudendae externae [NA] 外陰部動脈の前陰唇枝.
r. labiales inferiores nervi mentalis [NA] オトガイ神経の下唇枝.
r. labiales posteriores (♀) [L/TA] 後陰唇枝, = posterior labial branches (♀) [TA].
r. labiales posteriores arteriae pudendae internae [NA] 内陰部動脈の後陰唇枝.
r. labiales superiores [L/TA] 上眼瞼枝, = superior labial branches [TA].
r. labiales superiores nervi infraorbitalis [NA] 眼窩下神経の上唇枝.
r. lacrimales nervi petrosi superficialis majoris 大錐体神経涙腺枝.
r. laryngopharyngei [L/TA] 喉頭咽頭枝, = laryngopharyngeal branches [TA].
r. laryngopharyngei ganglii cervicalis superioris [NA] 上頸神経節の喉頭咽頭枝.
r. laterales [L/TA] 外側枝*, = circumferential pontine branches [TA], lateral branches [TA].
r. laterales arteriarum centralium anterolateralium 前外側中心動脈の外側枝.
r. laterales rami sinistri venae portae hepatis [NA] 肝門脈左枝の外側枝.
r. laterales ramorum dorsalium nervorum [NA] 脊髄神経後枝の外側枝.
r. lienales [L/TA] 脾枝, = splenic branches [TA].
r. linguales [L/TA] 舌筋枝, = lingual branches [TA], 舌枝.
r. linguales nervi glossopharyngei [NA] 舌咽神経の舌筋枝.
r. linguales nervi hypoglossi [NA] 舌下神経の舌筋枝.
r. linguales nervi lingualis [NA] 舌神経の舌枝.
r. lobi caudati [L/TA] 尾状葉枝, = caudate branches [TA].
r. malleolares laterales [L/TA] 外果枝, = lateral malleolar branch [TA].
r. malleolares mediales [L/TA] 内果枝, = medial malleolar branches [TA].
r. mammarii [NA] 乳腺枝.
r. mammarii laterales [L/TA] 外側乳腺枝, = lateral mammary branches [TA].
r. mammarii laterales nervorum intercostalium 肋間神経の外側乳腺枝.
r. mammarii laterales rami cutanei lateralis nervorum intercostalium 肋間神経外側皮枝の外側乳腺枝.
r. mammarii mediales [L/TA] 内側乳腺枝, = medial mammary branches [TA].
r. mammarii mediales rami cutanei anterioris nervorum intercostalium 肋間神経前皮枝の内側乳腺枝.
r. mammarii mediales rami cutanei anterioris ramorum ventralium nervorum thoracicorum 胸神経前枝の前皮枝の内側乳腺枝.
r. mammarii mediales rami perforantis arteriae thoracicae internae [NA] 内胸動脈貫通枝の内側乳腺枝.
r. mastoidei [L/TA] 乳突枝, = mastoid branch [TA].
r. mastoidei arteriae auricularis posterioris [NA] 後耳介動脈の乳突枝.
r. mediales [L/TA] 内側枝*, = medial branches [TA], paramedian pontine branches [TA].
r. mediales arteriarum centralium anterolateralium [NA] 内側枝.

R

r. mediales rami sinistri venae portae hepatis [NA] 肝門脈左枝の内側枝.
r. mediastinales [L/TA] 縦隔枝, = mediastinal branches [TA].
r. medullares laterales [L/TA] ① 外側脊髄動脈*, = lateral medullary branches [TA]. ② 外側延髄枝.
r. medullares mediales [L/TA] ① 内側脊髄動脈*, = medial medullary branches [TA]. ② 内側延髄枝.
r. membranae tympani [L/TA] 鼓膜枝, = branches to tympanic membrane [TA].
r. meningei [L/TA] 硬膜枝, = meningeal branches [TA].
r. mentales [L/TA] オトガイ枝, = mental branches [TA].
r. mentales nervi mentalis [NA] オトガイ神経のオトガイ枝.
r. musculares [L/TA] 筋枝, = muscular branches [TA].
r. musculares intrabulbares 眼球内筋枝.
r. musculares parasympatici 副交感神経筋枝.
r. nasales 鼻枝.
r. nasales anteriores laterales [L/TA] 外側前鼻枝, = anterior lateral nasal branches [TA].
r. nasales externi [L/TA] 外鼻枝, = external nasal branches [TA].
r. nasales externi nervi ethmoidalis anterioris [NA] 鼻枝.
r. nasales externi nervi infraorbitalis [NA] 眼窩下神経の外鼻枝.
r. nasales interni [L/TA] 内鼻枝, = internal nasal branches [TA].
r. nasales interni nervi ethmoidalis anterioris [NA] 前篩骨神経の内鼻枝.
r. nasales interni nervi infraorbitalis [NA] 眼窩下神経の内鼻枝.
r. nasales laterales [L/TA] 外側鼻枝, = lateral nasal branches [TA].
r. nasales laterales nervi ethmoidalis anterioris [NA] 前篩骨神経の外側鼻枝.
r. nasales mediales [L/TA] 内側鼻枝, = medial nasal branches [TA].
r. nasales mediales nervi ethmoidalis anterioris [NA] 前篩骨神経の内側鼻枝.
r. nasales posteriores inferiores [L/TA]下後鼻枝, = posterior inferior nasal nerves [TA].
r. nasales posteriores inferiores nervi palatini majoris [NA] 大口蓋神経の下後鼻枝.
r. nasales posteriores septi 中隔後鼻枝.
r. nasales posteriores superiores laterales [L/TA] 外側上後鼻枝, = posterior superior lateral nasal branches [TA].
r. nasales posteriores superiores laterales ganglii pterygopalatini [NA] 翼口蓋神経節の外側上後鼻枝.
r. nasales posteriores superiores mediales [L/TA] 内側上後鼻枝, = posterior superior medial nasal branches [TA].
r. nasales posteriores superiores mediales ganglii pterygopalatini [NA] 翼口蓋神経節の内側上後鼻枝.
r. nervorum [L/TA] 三叉神経枝, = branches to nerves [TA].
r. nuclei rubri [L/TA] 赤核枝, = branches to red nucleus [TA].
r. nucleorum hypothalami [L/TA] 視床下部核枝, = branches to hypothalamic nuclei [TA].
r. nucleorum hypothalamicorum 視床下部核枝.
r. nucleorum thalami [L/TA] 視床核枝*, = branches to thalamic nuclei [TA].
r. occipitales [L/TA] 後頭枝, = occipital branches [TA].
r. occipitales arteriae auricularis posterioris [NA] 後耳介動脈の後頭枝.
r. occipitales arteriae occipitis [NA] 後頭動脈の後頭枝.
r. occipitales nervi auricularis posterioris [NA] 後耳介神経の後頭枝.
r. oesophageales [L/TA] 食道動脈, 食道枝, = oesophageal branches [TA].
r. oesophagei [L/TA]食道枝, = oesophageal branches [TA].
r. omentales [L/TA] 大網枝, = omental branches [TA].
r. orbitales [L/TA] 眼窩枝, = orbital branches [TA].
r. palpebrales [L/TA] 眼瞼枝, = palpebral branches [TA].
r. palpebrales inferiores [L/TA] 下眼瞼枝, = inferior palpebral branches [TA].
r. pancreatici [L/TA] 膵枝, = pancreatic branches [TA].
r. pancreatici arteriae pancreaticoduodenalis superioris [NA] 上膵十二指腸動脈の膵枝.
r. pancreatici arteriae splenicae [NA] 脾動脈の膵枝.
r. paracentrales [L/TA] 中心旁小葉動脈(中心旁枝*), = paracentral branches [TA].
r. parietales [NA] 頭頂枝.
r. parietooccipitales [L/TA] 頭頂後頭溝動脈*, = parieto-occipital branches [TA].
r. parotidei [L/TA] 耳下腺枝, = parotid branches [TA].
r. parotidei nervi auriculotemporalis [NA] 耳介側頭神経の耳下腺枝.
r. parotidei venae facialis [NA] 顔面静脈の耳下腺枝.
r. partis retrolentiformis capsulae internae [L/TA] 内包後レンズ核枝*, = branches to internal capsule [TA], retrolentiform limb [TA].
r. pectorales [L/TA] 胸筋枝, = pectoral branches [TA].
r. pectorales arteriae thoracoacromialis [NA] 胸肩峰動脈の胸筋枝.
r. pedunculares [L/TA] 大脳脚枝, = peduncular branches [TA].
r. perforantes [L/TA]貫通枝, = perforating branches [TA].
r. pericardiaci [L/TA]心膜枝, = pericardial branches [TA].
r. pericardiaci aortae thoracicae [NA]〔胸大動脈〕心膜枝.
r. peridentales [L/TA] 歯周枝, = peridental branches [TA].
r. perineales [L/TA] 会陰枝, = perineal branches [TA].
r. perineales nervi cutanei femoris posterioris [NA] 後大腿皮神経の会陰枝.
r. pharyngeales [L/TA] 咽頭枝, = pharyngeal branches [TA].
r. pharyngei [L/TA] 咽頭枝, = pharyngeal branches [TA].
r. pharyngici 咽頭枝.
r. phrenicoabdominales [L/TA] 横隔腹枝, = phrenico-abdominal branches [TA].

r. phrenicoabdominales nervi phrenici [NA] 横隔神経の横隔腹枝.
r. posteriores [L/TA] 後枝, = posterior rami [TA].
r. posteriores nervorum spinalium 脊髄神経後枝.
r. precuneales [L/TA] 楔前部枝*(楔前部動脈), = precuneal branches [TA].
r. prostatici (♂) [L/TA] 前立腺枝, = prostatic branches (♂) [TA].
r. proximales laterales striati [L/TA] 近位外側線条体動脈*, = proximal lateral striate branches [TA].
r. pterygoidei [L/TA] 翼突筋枝, = pterygoid branches [TA].
r. pterygoidei arteriae maxillaris [NA] 顎動脈の翼突筋枝.
r. pulmonales [L/TA] 肺枝, = pulmonary branches [TA].
r. pulmonales systematis autonomici [NA] 自律神経系の肺枝.
r. pulmonales thoracici [L/TA] 胸肺枝*, = thoracic pulmonary branches [TA].
r. radiculares [L/TA] 根枝, = radicular branches [TA].
r. renales [L/TA] 腎枝, = renal branches [TA].
r. renales nervi vagi [NA]〔迷走神経〕腎枝.
r. sacrales laterales [L/TA] 外側仙骨枝, = lateral sacral branches [TA].
r. scrotales anteriores (♂) [L/TA] 前陰嚢枝, = anterior scrotal branches (♂) [TA].
r. scrotales anteriores arteriae pudendae externae [NA] 外陰部動脈の前陰嚢枝.
r. scrotales posteriores (♂) [L/TA] 後陰嚢枝, = posterior scrotal branches (♂) [TA].
r. scrotales posteriores arteriae pudendae internae [NA] 内陰部動脈の後陰嚢枝.
r. septales 心室中隔枝.
r. septales anteriores [L/TA] 中隔前鼻枝, = anterior septal branches [TA].
r. septales posteriores [L/TA] 中隔後鼻枝, = posterior septal branches [TA].
r. spinales [L/TA] 脊髄枝, = spinal branches [TA].
r. splenici [L/TA] 脾枝, = splenic branches [TA].
r. sternales [L/TA] 胸骨枝, = sternal branches [TA].
r. sternales arteriae thoracicae internae [NA] 内胸動脈の胸骨枝.
r. sternocleidomastoidei [L/TA] 胸鎖乳突筋枝, = sternocleidomastoid branch [TA].
r. sternocleidomastoidei arteriae occipitalis [NA] 後頭動脈の胸鎖乳突筋枝.
r. subendocardiales [L/TA] 心内膜下枝(Purkinje 線維), = subendocardial branches [TA].
r. subscapulares [L/TA] 肩甲下枝, = subscapular branches [TA].
r. substantiae nigrae [L/TA] 黒質枝, = branches to substantia nigra [TA].
r. substantiae perforatae anterioris [L/TA] 前有孔質枝, = branches to anterior perforated substance [TA].
r. superiores [L/TA] 上枝, = superior branches [TA].
r. temporales [L/TA] 側頭枝, = temporal branches [TA].
r. temporales anteriores [L/TA] 前側頭枝, = anterior temporal branches [TA].
r. temporales intermedii [L/TA] 中間側頭枝, = intermediate temporal branches [TA].
r. temporales intermedii mediales [NA] 内側中間側頭葉枝.
r. temporales medii [L/TA] 中間側頭枝, = middle temporal branches [TA].
r. temporales posteriores [L/TA] 後側頭枝, = posterior temporal branches [TA].
r. temporales superficiales [L/TA] 浅側頭枝, = superficial temporal branches [TA].
r. temporales superficiales nervi auriculotemporalis 〔耳介側頭神経〕浅側頭枝.
r. temporofrontales 側頭前頭枝.
r. terminales 終枝.
r. terminales inferiores [L/TA] 下分界枝*, = inferior terminal branches [TA].
r. terminales superiores [L/TA] 上分界枝*, = superior terminal branches [TA].
r. thymici [L/TA] 胸腺枝, = thymic branches [TA].
r. tonsillares [L/TA] 扁桃枝, = tonsillar branches [TA].
r. tonsillares nervi glossopharyngei [NA] 舌咽神経の扁桃枝.
r. tracheales [L/TA] 気管枝, = tracheal branches [TA].
r. tractus optici [L/TA] 視索枝, = branches to optic tract [TA].
r. tubarii (♀) [L/TA] 卵管枝, = tubal branches (♀) [TA].
r. tuberis cinerei [L/TA] 灰白隆起枝, = branches to tuber cinereum [TA].
r. uncales [L/TA] 海馬鉤枝*, = branches to uncus [TA].
r. ureterici [L/TA] ① 後区動脈. ② 尿管枝, = ureteric branches [TA].
r. vaginales (♀) [L/TA] ① 腟動脈. ② 腟枝, = vaginal branches (♀) [TA].
r. ventrales [L/TA] 前枝, = ventral rami [TA].
r. ventrales nervorum cervicalium 〔頸神経〕前枝.
r. ventrales nervorum lumbalium 〔腰神経〕前枝.
r. ventrales nervorum sacralium [NA]〔仙骨神経〕前枝.
r. vestibulares 前庭枝(迷路動脈の).
r. vestibulares arteriae labyrinthi [NA] 迷路動脈の前庭枝.
r. zygomatici [L/TA] 頬骨枝, = zygomatic branches [TA].
r. zygomatici nervi facialis [NA] 顔面神経の頬骨枝.

ram·i·cot·o·my [rèimaikátəmi, ræmi–] 交連切離術, = ramisection.
ra·mie [ræmi, réim–] ラミー, カラムシ(苧麻. いらくさ科の植物).
ram·i·fi·ca·tion [ræmifikéiʃən] 枝分かれ.
r. point 分岐点, = branching point.
ram·i·sec·tion [ræmisékʃən] 交通枝切断〔術〕(交感神経系の交通枝を切断する手術), = ramicotomy, ramisectomy.
ram·i·tis [ræmáitis] 神経根炎.
ra·mol·lisse·ment [raməlismán] 軟化, = softening.
ra·mol·li·tio re·ti·nae [ræməlísiou rétini:] [L] 網膜軟化症.
Ramón y Cajal, Santiago [ra:món i ka:há:l] ラモン イ カハール(1852–1934, スペイン組織学者. スペインにおける神経学の開祖で, その著 Histologie du système nerveux (1909)は現在でもなお一大古典として愛読されている. Golgi とともに1906年にノーベル医学・生理学賞を受けた).

R. y Cajal cells カハール細胞(星状膠細胞), = astrocytes.

ra·mose [réimous] 分枝の, = ramous.

ra·mous [réiməs] 分枝の, = ramose.

ramp [rǽmp] 傾斜路 [医学].

rampant caries 多発カリエス [医学].

ram·part [rǽmpɑ:t] 塁壁, 隆起.

Ramsar Treaty [rǽmsər tri:ti:] ラムサール条約(特に水鳥の生息地として国際的に重要な湿地に関する条約(1975). イランのラムサールで採択された. わが国は1980年に加盟, 釧路湿原を登録している. Convention on Wetland of International Importance Especially Waterfowl Habitat).

Ramsay Hunt, James [rǽmzi hʌ́nt] ラムゼイハント(1872-1937, アメリカの神経学者).

R. H. syndrome ラムゼイハント症候群(耳介の帯状疱疹に同側の顔面神経麻痺, 味覚障害, 内耳障害を伴う), = Hunt syndrome.

Ramsay, William [rǽmzi] ラムセー(1852-1916, イギリスの化学者. 化学量論に関して S. Young, J. Shields らとともに諸定律を発見し, 希ガスのアルゴン, ネオン, クリプトン, キセノンを発見し, 放射能の研究において放射性元素崩壊説を発表し, 1904年ノーベル化学賞を受けた).

rams·del·lite [rǽmzdəlait] ラムスデライト(二酸化マンガンの原料).

Ramsden, Jesse [rǽmzdən] ラムズデン(1735-1800, イギリスの眼科医).

R. ocular ラムズデン接眼レンズ(2個の平凸面レンズを組み合わせ, 凸面と凸面が相対するようにつくったもので, 望遠鏡, 分光計などに用いる).

Ramstedt, Conrad [rámʃtet] ラムステッド(1867-1962, ドイツの外科医).

R. operation ラムステッド手術(先天性幽門閉鎖症の手術. 幽門筋層切開〔術〕), = Fredet-Ramstedt operation, pyloromyotomy.

ram·u·li [rǽmjulai] 小枝(ramulus の複数).

r. ciliares 毛様体小枝.

ram·u·lus [rǽmjuləs] 小枝, ラムルス. 複 ramuli.

r. tympanicus 鼓室小枝.

ra·mus [réiməs] [TA] ① 坐骨枝, = ramus ossis ischii [L/TA]. ② 枝. 複 rami. 形 ramal.

r. accessorius [L/TA] 副硬膜枝, = accessory branch [TA].

r. acetabularis [L/TA] 寛骨臼枝(外側大腿回旋動脈, 閉鎖動脈の), = acetabular branch [TA].

r. acromialis [L/TA] 肩峰枝(胸肩峰動脈, 肩甲上動脈の), = acromial branch [TA].

r. ad ganglion ciliare [L/TA]〔毛様体神経節への〕交感神経枝, = branch to ciliary ganglion [TA].

r. alveolaris maxillaris medius 中上顎歯槽枝(眼窩下神経の).

r. alveolaris superior medius [L/TA] 中上歯槽枝, = middle superior alveolar branch [TA].

r. alveolaris superior medius nervi infraorbitalis [NA] 眼窩下神経の中上歯槽枝.

r. ampullae lateralis 外側膨大部枝(前庭神経の).

r. ampullae superioris 上膨大部枝(前庭神経の).

r. anastomoticus 吻合枝.

r. anastomoticus arteriae meningeae mediae cum lacrimali [NA] 中硬膜動脈の涙腺動脈との交通枝.

r. anastomoticus cum arteria lacrimali [L/TA] 涙腺動脈との吻合枝, = anastomotic branch with lacrimal artery [TA].

r. anastomoticus cum arteria meningea media [L/TA] 中硬膜動脈との吻合枝, = anastomotic branch with middle meningeal artery [TA].

r. anastomoticus peronaeus 腓骨吻合枝.

r. anterior [L/TA] 前枝, 前上葉静脈(前下膵十二指腸動脈), = anterior branch [TA].

r. anterior ascendens [NA] 上行前〔上葉〕動脈.

r. anterior descendens [NA] 下行前〔上葉〕動脈.

r. anterior horizontalis 水平前枝(外側大脳裂の).

r. anterior lateralis 外側前枝.

r. apicalis [L/TA] 肺尖静脈, = apical branch [TA].

r. apicalis lobi inferioris arteriae pulmonalis dextrae [NA] 右肺動脈の下葉上動脈.

r. apicoposterior [L/TA] 肺尖後静脈, = apicoposterior branch [TA].

r. apicoposterior venae pulmonalis sinistrae superioris [NA] 左上肺静脈の肺尖後静脈.

r. articularis [L/TA] 関節枝, = articular branch [TA].

r. ascendens [L/TA] 上行枝(上行前〔上葉〕動脈), = ascending branch [TA], ascending ramus [TA].

r. atrialis anastomoticus [L/TA] 吻合心房枝, = atrial anastomotic branch [TA].

r. atrialis intermedius [L/TA] 中間心房枝, = intermediate atrial branch [TA].

r. auricularis [L/TA] 耳介枝, = auricular branch [TA].

r. auricularis arteriae occipitalis 〔後頭動脈〕耳介枝.

r. auricularis vagi 迷走神経耳介枝.

r. autonomicus [L/TA] 自律神経枝, = autonomic branch [TA].

r. basalis anterior [L/TA] 前肺底静脈, = anterior basal branch [TA].

r. basalis lateralis [NA] 外側肺底動脈.

r. basalis medialis [NA] 内側肺底動脈.

r. basalis posterior [NA] 後肺底動脈.

r. basalis tentorii [L/TA] テント底枝, = tentorial basal branch [TA].

r. biventricus 二腹筋枝.

r. bronchialis epiarterialis 動脈上気管支枝.

r. buccinatorius 頬筋枝.

r. calcarinus [L/TA] 鳥距枝, = calcarine branch [TA].

r. calcarinus arteriae occipitalis medialis [NA] 内側後頭動脈の鳥距枝.

r. cardiacus 心臓枝(迷走神経の).

r. caroticus 頸動脈枝(舌咽頭神経の).

r. carpalis dorsalis [L/TA] 背側手根枝, = dorsal carpal branch [TA].

r. carpalis dorsalis arteriae radialis 〔橈骨動脈〕背側手根枝, = ramus carpeus dorsalis arteriae radialis.

r. carpalis dorsalis arteriae ulnaris 〔尺骨動脈〕背側手根枝, = ramus carpeus dosalis arteriae ulnaris.

r. carpalis palmaris [L/TA] 掌側手根枝, = palmar carpal branch [TA].

r. carpalis palmaris arteriae radialis 〔橈骨動脈〕掌側手根枝, = ramus carpeus palmaris arteriae radialis.

r. carpalis palmaris arteriae ulnaris 〔尺骨動脈〕掌側手根枝, = ramus carpeus palmaris arteriae ulnaris.

r. carpeus dorsalis arteriae radialis 〔橈骨動脈〕背側手根枝, = ramus carpalis dorsalis arteriae radialis.

r. carpeus dorsalis arteriae ulnaris 〔尺骨動脈〕背側手根枝, = ramus carpalis dorsalis arteriae ulnaris.

r. carpeus palmaris arteriae radialis 〔橈骨動脈〕掌側手根枝，＝ramus carpalis palmaris arteriae radialis.

r. carpeus palmaris arteriae ulnaris 〔尺骨動脈〕掌側手根枝，＝ramus carpalis palmaris arteriae ulnaris.

r. cervicalis [L/TA] 頸枝，＝cervical branch [TA].

r. chiasmaticus [L/TA] 視交叉枝*，＝chiasmatic branch [TA].

r. choroidei posteriores laterales 〔後大脳動脈の〕外側後脈絡枝.

r. choroidei posteriores mediales 〔後大脳動脈の〕内側後脈絡枝.

r. choroidei ventriculi lateralis 〔前脈絡叢動脈の〕側脳室脈絡枝.

r. choroidei ventriculi quarti 〔後下小脳動脈の〕第4脳室脈絡枝.

r. choroidei ventriculi tertii 〔前脈絡叢動脈の〕第3脳室脈絡枝.

r. choroideus ventriculi quarti [L/TA] 第四脳室脈絡叢枝，＝choroidal branch to fourth ventricle [TA].

r. cingularis [L/TA] 帯状回枝，＝cingular branch [TA].

r. circumflexus [L/TA] 回旋枝，＝circumflex branch [TA].

r. circumflexus arteriae coronariae sinistrae [NA] 左冠状動脈の回旋枝.

r. circumflexus fibularis [L/TA] 腓骨回旋枝，＝circumflex fibular branch [TA].

r. circumflexus fibularis arteriae tibialis posterioris [NA] 後脛骨動脈の腓骨回旋枝.

r. circumflexus peronealis [L/TA] 腓骨回旋枝，＝circumflex peroneal branch [TA].

r. clavicularis [L/TA] 鎖骨枝，＝clavicular branch [TA].

r. clavicularis arteriae thoracoacromialis [NA] 胸肩峰動脈の鎖骨枝.

r. clivi 斜台枝，＝branch to clivus.

r. cochleae 蝸牛枝（迷路動脈の）.

r. cochlearis [L/TA] 蝸牛枝*，＝cochlear branch [TA].

r. cochlearis subarterialis 動脈下蝸牛枝.

r. colicus [L/TA] 結腸枝，＝colic branch [TA].

r. collateralis [L/TA] 側副枝，＝collateral branch [TA].

r. collateralis arteriarum intercostalium posteriorum Ⅲ-Ⅺ [NA]〔第三-第十一〕肋間動脈の側副枝.

r. colli [L/TA] 頸枝，＝cervical branch [TA].

r. communicans [L/TA] 交通枝，＝communicating branch [TA], ramus communicans [TA].

r. communicans albus [L/TA] 白交通枝，＝white ramus communicans [TA].

r. communicans arteriae peroneae 〔腓骨動脈〕交通枝，＝ramus communicans arteriae fibularis.

r. communicans cochlearis [L/TA] 蝸牛神経との交通枝*（蝸牛交通枝），＝cochlear communicating branch [TA].

r. communicans cum chorda tympani [L/TA] 鼓索神経との交通枝，＝communicating branch with chorda tympani [TA].

r. communicans cum ganglio ciliari [L/TA] 毛様体神経節との交通枝，＝communicating branch with ciliary ganglion [TA].

r. communicans cum nervo auriculotemporali [L/TA] 耳介側頭神経との交通枝，＝communicating branch with auriculotemporal nerve [TA].

r. communicans cum nervo glossopharyngeo [L/TA] 舌咽神経との交通枝，＝communicating branch with glossopharyngeal nerve [TA].

r. communicans cum nervo laryngeo recurrente [L/TA] 反回神経との交通枝，＝communicating branch with recurrent laryngeal nerve [TA].

r. communicans cum nervo sympathico 交感神経との交通枝.

r. communicans cum nervo ulnari [L/TA] 尺骨神経との交通枝，＝communicating branch with ulnar nerve [TA].

r. communicans cum nervo vago [L/TA] 迷走神経との交通枝，＝communicating branch with vagus nerve [TA].

r. communicans cum nervo zygomatico [L/TA] 頬骨神経との交通枝，＝communicating branch with zygomatic nerve [TA].

r. communicans cum plexu tympanico [L/TA] 鼓室神経叢との交通枝，＝communicating branch with tympanic plexus [TA].

r. communicans cum ramo auriculare nervi vagi [L/TA] 迷走神経耳介枝との交通枝，＝communicating branch with auricular branch of vagus nerve [TA].

r. communicans cum ramo auriculari nervi vagi 迷走神経耳介枝との交通枝.

r. communicans cum ramo meningeo [L/TA] 下顎神経の硬膜枝との交通枝，＝communicating branch with meningeal branch [TA].

r. communicans fibularis [L/TA] 腓腹神経との交通枝，＝sural communicating branch [TA].

r. communicans ganglii otici cum nervo auriculotemporali [NA] 耳神経節の耳介側頭神経との交通枝.

r. communicans ganglii otici cum nervo pterygoideo mediali [NA] 耳神経節の内側翼突筋神経との交通枝.

r. communicans griseus [L/TA] 灰白交通枝，＝grey ramus communicans [TA].

r. communicans nervi facialis cum nervo glossopharyngico 顔面神経の舌咽神経との交通枝.

r. communicans nervi glossopharyngei cum ramo auriculari nervi vagalis [NA] 舌咽神経の迷走神経耳介枝との交通枝.

r. communicans nervi nasociliaris cum ganglio ciliari [NA] 鼻毛様体神経の毛様体神経節との交通枝.

r. communicans nervi vagi cum nervo glossopharyngico 迷走神経の舌咽神経との交通枝.

r. communicans nervus nasociliaris cum ganglio ciliare [L/TA] 毛様体神経節との鼻毛様神経の交通枝*，＝communicating branch of nasociliary nerve with ciliary ganglion [TA].

r. communicans peroneus [L/TA] 腓腹神経との交通枝，＝sural communicating branch [TA].

r. communicans ulnaris [L/TA] 尺骨神経との交通枝，＝communicating branch with ulnar nerve [TA].

r. coni arteriosi [L/TA] 円錐枝，＝conus branch [TA].

r. corporis callosi dorsalis [L/TA] 背側脳梁枝，＝dorsal branch to corpus callosum [TA].

r. costalis lateralis [L/TA] 外側肋骨枝，＝lateral costal branch [TA].

r. cranialis 上枝.

r. cricothyroideus [L/TA] 輪状甲状枝，＝cricothyroid branch [TA].

r. cutaneus [L/TA] 皮枝, = cutaneous branch [TA].
r. cutaneus anterior [L/TA] 前皮枝, = anterior cutaneous branch [TA].
r. cutaneus anterior abdominalis [L/TA]〔腹の〕前皮枝, = anterior abdominal cutaneous branch [TA].
r. cutaneus anterior nervi iliohypogastrici [NA]〔腸骨下腹神経〕前皮枝.
r. cutaneus anterior pectoralis [L/TA]〔胸の〕前皮枝, = anterior pectoral cutaneous branch [TA].
r. cutaneus anterior (pectoralis et abdominalis) nervorum thoracicorum [NA]〔胸神経〕〔胸, 腹〕前皮枝.
r. cutaneus lateralis [L/TA] 外側皮枝, = lateral cutaneous branch [TA].
r. cutaneus lateralis abdominalis [L/TA]〔腹の〕外側皮枝*, = lateral abdominal cutaneous branch [TA].
r. cutaneus lateralis nervi iliohypogastrici [NA] 腸骨下腹神経の外側皮枝.
r. cutaneus lateralis pectoralis [L/TA]〔胸の〕外側皮枝*, = lateral pectoral cutaneous branch [TA].
r. cutaneus lateralis ramorum posteriorum arteriae intercostalium [NA] 肋間動脈後枝の外側皮枝.
r. cutaneus medialis [L/TA] 内側皮枝, = medial cutaneous branch [TA].
r. cutaneus medialis rami dorsalis arteriarum intercostalium posteriorum Ⅲ-Ⅺ [NA] 肋間動脈Ⅲ-Ⅺ背枝の内側皮枝.
r. cutaneus medialis ramorum dorsalium nervorum thoracicorum [NA] 胸神経後枝の内側皮枝.
r. cutaneus posterior [L/TA] 後皮枝*, = posterior cutaneous branch [TA].
r. deltoideus [L/TA] 三角筋枝, = deltoid branch [TA].
r. dentalis 歯枝.
r. descendens [L/TA] 下行枝(下行前〔上葉〕動脈), = descending branch [TA].
r. dexter [L/TA] 右枝, = right branch [TA].
r. dexter arteriae hepaticae propriae [NA] 固有肝動脈右枝.
r. digastricus [L/TA] 二腹筋枝, = digastric branch [TA].
r. digastricus nervi facialis [NA] 顔面神経の二腹筋枝.
r. diploicus [L/TA] 板間層枝*, = diploic branch [TA].
r. dorsalis [L/TA] 背枝, 手背枝, = dorsal branch [TA].
r. dorsalis linguae 舌背枝.
r. dorsalis nervorum spinalium [NA]〔脊髄神経〕後枝.
r. externus [L/TA] 外枝, = external branch [TA].
r. externus nervi accessorii 副神経外枝.
r. externus nervi laryngei superioris [NA] 上喉頭神経外枝.
r. femoralis [L/TA] 大腿枝, = femoral branch [TA].
r. femoralis nervi genitofemoralis [NA] 陰部大腿神経の大腿枝.
r. frontalis [L/TA] 前頭枝, = frontal branch [TA].
r. frontalis anteromedialis [L/TA] 前内側前頭枝, = anteromedial frontal branch [TA].
r. frontalis intermediomedialis [L/TA] 中間内側前頭枝, = intermediomedial frontal branch [TA].
r. frontalis posteromedialis [L/TA] 後内側前頭枝, = posteromedial frontal branch [TA].
r. ganglionis trigemini 三叉神経節枝.
r. genitalis [L/TA] 陰部枝, = genital branch [TA].
r. genitalis nervi genitofemoralis [NA] 陰部大腿神経の陰部枝.
r. gingivalis 歯肉枝.
r. glandularis 腺枝.
r. glandularis anterior [L/TA] 前〔腺〕枝, = anterior glandular branch [TA].
r. glandularis lateralis [L/TA] 外側〔腺〕枝, = lateral glandular branch [TA].
r. glandularis posterior [L/TA] 後〔腺〕枝, = posterior glandular branch [TA].
r. gyri angularis [L/TA] 角回枝*, = branch to angular gyrus [TA].
r. hepatici 肝枝.
r. hyoideus 舌骨枝(舌動脈, 上甲状腺動脈の).
r. hypothalamicus [L/TA] 視床下部枝*, = hypothalamic branch [TA].
r. ilealis [L/TA] 回腸枝, = ileal branch [TA].
r. iliacus [L/TA] 腸骨枝, = iliacus branch [TA].
r. incisivus 切歯枝.
r. inferior [L/TA] 下枝, = inferior branch [TA].
r. inferior ossis pubis [L/TA] 恥骨下枝, = inferior pubic ramus [TA].
r. infrahyoideus [L/TA] 舌骨下枝, = infrahyoid branch [TA].
r. infrahyoideus arteriae thyroidea superioris [NA] 上甲状腺動脈の舌骨下枝.
r. infrapatellaris [L/TA] 膝蓋下枝, = infrapatellar branch [TA].
r. infrapatellaris nervi sapheni [NA] 伏在神経の膝蓋下枝.
r. intermedius [L/TA] 中間枝, = intermediate branch [TA].
r. internus [L/TA] 内枝, = internal branch [TA].
r. internus nervi accessorii [NA] 副神経内枝.
r. interventricularis anterior [L/TA] 前室間枝, = anterior interventricular branch [TA].
r. interventricularis anterior arteriae coronariae sinistrae [NA] 左冠状動脈の前室間枝.
r. interventricularis posterior [L/TA] 後室間枝(後下行枝), = posterior interventricular branch [TA].
r. interventricularis posterior arteriae coronariae dextrae [NA] 左冠状動脈の後室間枝.
r. ischiopubicus [L/TA] 坐骨恥骨枝*, = ischiopubic ramus [TA].
r. labialis maxillaris 上唇枝.
r. laryngopharyngicus 喉頭咽頭枝.
r. lateralis [L/TA] 外側皮枝*, = lateral branch [TA].
r. lateralis interventricularis anterioris arteriae coronariae sinistrae [NA] 左冠状動脈の室間枝の外側枝.
r. lateralis nasi [L/TA] 鼻外側枝, = lateral nasal branch [TA].
r. lateralis nervi supraorbitalis [NA] 眼窩上神経の外側枝.
r. lateralis ramorum lobaris medium arteriorum pulmonalium dextrorum [NA] 右肺動脈中葉動脈の外側枝.
r. lingualis [L/TA] 舌枝, = lingual branch [TA].
r. lingularis [L/TA] 肺舌静脈, = lingular branch [TA].
r. lingularis inferior [NA] 下舌枝.
r. lingularis superior [NA] 上舌枝.
r. lobi medii [L/TA] 中葉静脈, = middle lobe branch [TA].
r. lobi medii arteriae pulmonalis dextrae

R

[NA] 右肺動脈の中葉動脈.
r. lobi medii venae pulmonalis dextrae superioris [NA] 右上肺静脈の中葉静脈.
r. lumbalis [L/TA] 腰枝, = lumbar branch [TA].
r. lumbalis arteriae iliolumbalis [NA] 腸腰動脈の腰枝.
r. mandibulae [L/TA] 下顎枝, = ramus of mandible [TA].
r. marginalis [L/TA] 辺縁枝*, = marginal branch [TA].
r. marginalis dexter [L/TA] 右縁枝(鋭〔角〕縁枝), = right marginal branch [TA].
r. marginalis mandibulae 下顎縁枝.
r. marginalis mandibulae nervi facialis [NA] 顔面神経の下顎縁枝.
r. marginalis mandibularis [L/TA] 下顎縁枝, = marginal mandibular branch [TA].
r. marginalis sinister [L/TA] 左縁枝, = left marginal artery [TA].
r. marginalis tentorii [L/TA] テント辺縁枝, = tentorial marginal branch [TA].
r. massetericus 咬筋枝.
r. mastoideus [L/TA] 乳突枝, = mastoid branch [TA].
r. mastoideus arteriae occipitalis [NA] 後頭動脈の乳突枝.
r. meatus acustici interni [NA] 内耳道枝.
r. medialis [L/TA] ① 内側皮枝*, = medial branch [TA]. ② 内側上小脳動脈*, = medial superior cerebellar artery [TA].
r. medialis ductus hepatici sinistri [NA] 左肝管の内側枝.
r. medialis nervi supraorbitalis [NA] 眼窩上神経の内側枝.
r. medialis rami lobaris medii arteriorum pulmonalium dextrorum [NA] 右肺動脈の中葉動脈の内側枝.
r. medialis ramorum dorsalium nervorum [NA] 脊髄神経後枝の内側枝.
r. membranae tympani 鼓膜枝.
r. membranae tympani nervi auriculotemporalis [NA] 耳介側頭神経の鼓膜枝.
r. meningeus [L/TA]〔中〕硬膜枝, = meningeal branch [TA].
r. meningeus accessorius arteriae meningeae mediae [NA] 中硬膜動脈の副硬膜枝.
r. meningeus anterior [L/TA] 前硬膜枝, = anterior meningeal branch [TA].
r. meningeus anterior arteriae vertebralis 椎骨動脈の前硬膜枝.
r. meningeus posterior 〔椎骨動脈の〕後硬膜枝.
r. meningeus recurrens [L/TA] ① 反回硬膜枝, = recurrent meningeal branch [TA]. ② テント枝, = tentorial nerve [TA].
r. meningicus 硬膜枝.
r. mentalis [L/TA] オトガイ動脈, = mental branch [TA].
r. musculares [L/TA] 筋枝, = muscular branches [TA].
r. muscularis [L/TA] 筋枝, = muscular branch [TA].
r. musculi stylopharyngei [L/TA] 茎突咽頭筋枝, = stylopharyngeal branch [TA].
r. musculi stylopharyngei nervi glossopharyngei [NA] 舌咽神経の茎突咽頭筋枝.
r. mylohyoideus [L/TA] 顎舌骨筋枝, = mylohyoid branch [TA].
r. mylohyoideus arteriae alveolaris inferioris [NA] 下歯槽動脈の顎舌骨筋枝.
r. nasalis 鼻枝.
r. nasalis externus [L/TA] 外鼻枝, = external nasal nerve [TA].
r. nervi oculomotorii [L/TA] 動眼神経枝*, = branch to oculomotor nerve [TA].
r. nervi oculomotorii arteriae communicantis posterioris [NA] 後交連動脈の動眼神経枝.
r. nervus oculomotorii ad ganglion ciliare [L/TA] 毛様体神経節への動眼神経枝*, = branch of oculomotor nerve to ciliary ganglion [TA].
r. nodi atrioventricularis [L/TA] 房室結節枝, = atrioventricular nodal branch [TA].
r. nodi sinuatrialis [L/TA] 洞房結節枝, = sinu-atrial nodal branch [TA].
r. nodi sinuatrialis arteriae coronaria dextra [NA] 右冠状動脈の洞房結節枝.
r. obturatorius [L/TA] 閉鎖動脈との吻合枝, = obturator branch [TA].
r. obturatorius arteriae epigastricae inferioris [NA] 下腹壁動脈の閉鎖枝.
r. occipitalis [L/TA] 後頭枝, = occipital branch [TA].
r. occipitotemporalis [L/TA] 後頭側頭枝, = occipitotemporal branch [TA].
r. of ischium 坐骨枝〔医学〕.
r. of mandible [TA] 下顎枝, = ramus mandibulae [L/TA].
r. orbitalis [L/TA] 眼窩枝, = orbital branch [TA].
r. orbitalis arteriae meningeae mediae [NA] 中硬膜動脈の眼窩枝.
r. orbitalis ganglii pterygopalatini [NA] 翼口蓋神経節の眼窩枝.
r. orbitofrontalis lateralis [NA] 外側眼窩前頭枝.
r. orbitofrontalis medialis [NA] 内側眼窩前頭枝.
r. ossis ischii [L/TA] 坐骨枝, = ramus [TA].
r. ovaricus (♀) [L/TA] 卵巣枝, = ovarian branches (♀) [TA].
r. ovaricus arteriae uterinae [NA] 子宮動脈の卵巣枝.
r. palatini 口蓋枝.
r. palmaris [L/TA] 掌枝, 手掌枝, = palmar branch [TA].
r. palmaris nervi mediani 〔正中神経〕掌枝.
r. palmaris nervi ulnaris 〔尺骨神経〕掌枝.
r. palmaris profundus [L/TA] 深掌枝, = deep palmar branch [TA].
r. palmaris profundus arteriae ulnaris 〔尺骨動脈〕深掌枝.
r. palmaris superficialis [L/TA] 浅掌枝, = superficial palmar branch [TA].
r. palmaris superficialis arteriae radialis 〔橈骨動脈〕浅掌枝.
r. palpebralis inferior 下眼瞼枝.
r. parietalis [L/TA] 頭頂枝, = parietal branch [TA].
r. parietalis arteriae meningeae mediae [NA] 中硬膜動脈の頭頂枝.
r. parietooccipitalis [L/TA] 頭頂後頭枝, = parieto-occipital branch [TA].
r. parotidei arteriae temporalis superficialis [NA] 浅側頭動脈の耳下腺枝.
r. parotideus [L/TA] 耳下腺枝, = parotid branch [TA].
r. parotidici 耳下腺枝.
r. perforans [L/TA] 貫通枝, = perforating branch [TA].
r. perforantes arteriae thoracicae internae [NA] 内胸動脈貫通枝.

R

r. pericardiacus [L/TA] 心膜枝, = pericardial branch [TA].
r. pericardiacus nervi phrenici [NA]〔横隔神経〕心膜枝.
r. petrosus [L/TA] 岩様部枝, = petrosal branch [TA].
r. petrosus arteriae meningeae mediae [NA] 中硬膜動脈の岩様部枝.
r. pharyngeus [L/TA] 咽頭枝, = pharyngeal branch [TA].
r. pharyngeus ganglii pterygopalatini [NA] 翼口蓋神経節の咽頭枝.
r. plantaris profundus arteriae dorsalis pedis [NA] 足背動脈の深足底枝.
r. postcentralis [L/TA] 後中心枝*, = postcentral branch [TA].
r. posterior [L/TA] 後枝, 後上葉静脈(後下膵十二指腸動脈), = posterior branch [TA], posterior ramus [TA].
r. posterior arteriae obturatoriae [NA] 閉鎖動脈の後枝.
r. posterior ascendens [NA] 上行後〔上葉〕動脈.
r. posterior descendens [NA] 下行後〔上葉〕動脈.
r. posterior ventriculi sinistri [L/TA] 左心室後枝, = posterior left ventricular branch [TA].
r. posterolateralis dexter [L/TA] 右後側壁枝, = right posterolateral branch [TA].
r. praeauricularis 耳介前枝.
r. prelaminaris [L/TA] 前椎弓板枝*, = prelaminar branch [TA].
r. profundus [L/TA] 深枝(下行肩甲動脈), = deep branch [TA].
r. profundus arteria scapularis descendens〔下行肩甲動脈〕深枝.
r. profundus arteriae transversae colli [NA] 頸横動脈深枝.
r. profundus nervi radialis [NA] 橈骨神経深枝.
r. pubicus [L/TA] 恥骨枝, = pubic branch [TA].
r. pubicus arteriae epigastricae inferioris〔下腹壁動脈〕恥骨枝.
r. pubicus arteriae obturatoriae〔閉鎖動脈〕恥骨枝.
r. pubicus (vena obturatoria accessoria) [L/TA] 恥骨枝*, = pubic branch (accessory obturator vein) [TA].
r. pyloricus [L/TA] 幽門枝*, = pyloric branch [TA].
r. pyramidis superficialis 浅錐体枝.
r. recurrens [L/TA] 反回枝*, = recurrent branch [TA].
r. renalis nervi splanchnici minoris [NA] 小内臓神経の腎枝.
r. reralis [L/TA] 腎枝, = renal branch [TA].
r. saphenus [L/TA] 伏在枝, = saphenous branch [TA].
r. saphenus arteriae descendentis genicularis [NA] 下行膝動脈の伏在枝.
r. septi nasi [L/TA] 鼻中隔枝, = nasal septal branch [TA].
r. sinister [L/TA] 左枝, = left branch [TA].
r. sinister arteriae hepaticae propriae [NA] 固有肝動脈左枝.
r. sinister venae portae hepatis [NA]〔肝〕門脈左枝.
r. sinus carotici [L/TA] 頸動脈洞枝, = carotid branch [TA].
r. sinus cavernosi [L/TA] 海綿静脈洞枝, = cavernous branch [TA].
r. spinalis [L/TA] 脊髄枝, = spinal branch [TA].
r. stapedius [L/TA] アブミ骨枝, = stapedial branch [TA].
r. stapedius arteriae stylomastoideae [NA] 茎乳突孔動脈のアブミ骨枝.
r. sternocleidomastoideus [L/TA] 胸鎖乳突筋枝, = sternocleidomastoid branch [TA].
r. sternocleidomastoideus arteriae thyroideae superioris [NA] 上甲状腺動脈の胸鎖乳突筋枝.
r. stylohyoideus [L/TA] 茎突舌骨筋枝, = stylohyoid branch [TA].
r. stylohyoideus nervi facialis [NA] 顔面神経の茎突舌骨筋枝.
r. stylopharyngicus 茎突咽頭筋枝.
r. superficialis [L/TA] ① 浅枝, = superficial branch [TA]. ② 浅頸動脈(浅枝), = superficial cervical artery [TA].
r. superficialis arteriae transversae colli〔頸横動脈〕浅枝, = arteria cervicalis superficialis.
r. superior [L/TA] 上枝, 上下葉静脈, = superior branch [TA].
r. superior ossis pubis [L/TA] 恥骨上枝, = superior pubic ramus [TA].
r. suprahyoideus [L/TA] 舌骨上枝, = suprahyoid branch [TA].
r. suprahyoideus arteriae lingualis [NA] 舌動脈の舌骨上枝.
r. sympathicus ad ganglion submandibulare 顎下神経節への交感神経枝.
r. temporalis anterior [L/TA] 前側頭枝*, = anterior temporal branch [TA].
r. temporalis medius [L/TA] 中側頭枝*, = middle temporal branch [TA].
r. temporalis posterior [L/TA] 後側頭枝*, = posterior temporal branch [TA].
r. temporofrontalis 側頭前頭枝.
r. temporooccipitalis [L/TA]側頭後頭枝*, = temporo-occipital branch [TA].
r. tentorii [NA] テント枝.
r. tentorius [L/TA]テント枝, = tentorial nerve [TA].
r. thyrohyoideus [L/TA] 甲状舌骨筋枝, = thyrohyoid branch [TA].
r. tonsillae cerebellae [NA] 小脳テント枝.
r. tonsillae cerebelli [L/TA] 小脳扁桃枝, = cerebellar tonsillar branch [TA].
r. tonsillaris [L/TA] 扁桃枝, = tonsillar branch [TA].
r. tonsillaris arteriae facialis [NA] 顔面動脈の扁桃枝.
r. transversus [L/TA] 横枝, = transverse branch [TA].
r. tubae pharyngotympanicae 耳管枝.
r. tubarius (♀) [L/TA] ① 卵管枝, = tubal branch (♀) [TA]. ② 耳管枝, = tubal branch [TA].
r. tympanicus 鼓室枝.
r. ulnaris nervi cutanei antebrachii medialis [NA] 内側前腕皮神経の尺側枝.
r. vestibularis posterior [L/TA] 後蝸牛枝*, = posterior vestibular branch [TA].
r. zygomaticofacialis [L/TA] 頬骨顔面枝, = zygomaticofacial branch [TA].
r. zygomaticofacialis nervi zygomatici [NA] 頬骨神経の頬骨顔面枝.
r. zygomaticotemporalis [L/TA] 頬骨側頭枝, = zygomaticotemporal branch [TA].
r. zygomaticotemporalis nervi zygomatici [NA] 頬骨神経の頬骨側頭枝.

R

r. zygomaticus 頬骨枝.
RANA rheumatoid arthritis nuclear antigen 関節リウマチ核抗原の略.
Ra·na [rá:nə, réin–] アカガエル［赤蛙］属(アカガエル科の一属).
R. catesbeiana ウシガエル(アメリカ産食用ガエル), = bullfrog.
R. japonica ニホンアカガエル.
R. nigromaculata トノサマガエル(日本産のアカガエルの一種で妊娠試験に用いられる), = dark-spotted frog.
R. pipiens ヒョウガエル(アメリカ産アカガエルで,妊娠試験に用いられる), = northern leopard frog.
R. rugosa ツチガエル.
ran·cid [rǽnsid] 酸敗の, 敗油性の, 酸敗臭の.
r. oil 酸敗油.
ran·cid·i·fy [rænsídifai] 酸敗する, 酸敗させる.
ran·cid·i·ty [rænsíditi] 酸敗〔性〕［医学］(油脂が熱, 光, 細菌などの作用によって, 加水分解および酸化されて組成と性質が変化すること).
Randall, Elizabeth [rǽndəl] ランダル(アメリカの医師). → Rantz–Randall method.
Ran·dia [rǽndiə] ミサオノキ属(アカネ科の一属. イギリス植物学者 Isaac Rand にちなんだ名称).
Randolph, Nathaniel Archer [rǽndəlf] ランドルフ(1858–1887, アメリカの医師).
R. test ランドルフ試験(尿中ペプトンの検出法で, 5mL の被検尿にヨウ化カリウム飽和溶液2滴と Millon 試薬3滴とを加えると, 黄色沈殿を生ずる).
ran·dom [rǽndəm] ① 任意, 無作為, ランダム. ② 確率的.
r. allocation 無作為割付け［医学］.
r. arrangement ① 確率的配置法(統計の). ② ランダム配列(化学の).
r. bred 無作為交配［医学］.
r. bred stock 非近交系動物(近親交配を避けて繁殖育成された動物).
r. breeding 無作為交配［医学］.
r. coil ランダムコイル.
r. copolymer ランダム共重合体［医学］.
r. digit 乱数［医学］.
r. drift 機会的浮動［医学］, 機会的変動.
r. fluctuation 無作為変動［医学］.
r. labelling 無作為〔別〕標識［医学］.
r. mating 任意交配［医学］, 任意配偶.
r. mating equilibrium 任意交配平衡, = Hardy–Weinberg equilibrium.
r. mating population 任意交配集団［医学］.
r. mechanism ランダム機構.
r. mobility 随意運動性［医学］.
r. noise ランダムノイズ［医学］.
r. number 乱数(ある確率分布に従って発生される数. 分布の種類で, 一様乱数, 正規乱数などがある).
r. number generator 乱数発生器［医学］.
r. operation 確率的操作.
r. pattern 乱走型［医学］.
r. pattern flap 乱走型皮弁［医学］, ランダムパターン皮弁(その茎の中に独立した大きな動静脈系をもたずに, 真皮乳頭層の血管ならびに皮下血管網に栄養される皮弁のこと).
r. primer ランダムプライマー［医学］.
r. sample 無作為標本, 確率標本, 抜き取り標本, ランダム標本.
r. sampling 任意抽出, ランダム抽出, 確率標本法, 無作為抽出(計画的操作を施さないで, 一群の人員または製品を勝手に抜き取って検査すること).
r. sampling number 乱数〔表〕.
r. sampling survey 任意抽出調査［医学］.
r. sequence 確率系列［医学］.
r. start 無作為起点［医学］, でたらめ振出し, ランダムスタート.
r. variable 確率変数［医学］, = stochastic variable.
r. vector 確率ベクトル［医学］.
r. walk 酔歩.
r. wave 不規則波(脳波にみられる周波数の不規則なもの).
ran·dom·i·za·tion [rændəmaizéiʃən] 無作為化.
ran·dom·iz·ed [rǽndəmaizd] 無作為の［医学］.
r. block 乱塊法, 任意配列ブロック実験(各ブロックごとに無作為化を行う実験計画法).
r. block design 乱塊法［医学］.
r. controlled trial (**RCT**) 無作為化比較試験(ランダムに複数群に分けた対象者に対し異なる処置を行い, 各群間で事象の発生率を比較する方法).
r. parallel design 無作為平行法［医学］.
r. test 無作為検定［医学］.
ran·dom·ness [rǽndəmnis] 無作為性, 無秩序性.
Raney al·loy [réni: əlɔ́i] ラネー合金(ニッケル Ni 30%とアルミニウム Al 70%との合金で, 硝酸塩に作用してアンモニアを発生する性状を利用して, 硝酸塩の定量試薬として用いられる. またこの合金にアルカリを作用させてアルミニウムを溶出させたものは Raney nickle または Raney catalyst と称して有機物の水素添加反応に用いられる).
Raney nick·el [réni: níkəl] ラネーニッケル(ニッケル Ni 50%とアルミニウム Al 50%とからなる合金から水酸化ナトリウム水溶液でアルミニウムを溶出して得られる水素添加還元用ニッケル触媒).
range [réinʤ] ① 較差, レンジ, 分布域［医学］, 値域, 範囲. ② 飛程(粒子の). ③ 到達距離(力の).
r. finder 距離計, 測距機.
r. finding test 〔区〕域検出試験(用量反応).
r. of accommodation 調節域.
r. of action 作用範囲［医学］.
r. of audibility 聴域［医学］.
r. of convergence 輻輳圏, 輻輳域.
r. of divergence 開散域.
r. of inflammability 燃焼範囲［医学］.
r. of motion (**ROM**) 可動域［医学］(関節の).
r. of motion exercise 関節可動域運動訓練.
r. of relative convergence 比較輻輳域.
r. of relative divergence 比較開散域.
r. of transition 移行範囲.
r. of variation 変異の幅［医学］, 変動範囲.
r. of voice 声域［医学］.
r. paralysis ニワトリ麻痺(神経リンパ腫症. ニワトリの疾患), = neural lymphomatosis.
ran·ge·li·o·sis [rænʤəlióusis] ランゲリア症.
Rangoon fever ラングーン熱, = Forrest fever.
Ra·ni·dae [réinidi:] アカガエル［赤蛙］科(医学上関係のある種も含まれる), = riparian frogs.
Ranikhet dis·ease [réniket dizí:z] ラニケット病(インドの Ranikhet にみられる Newcastle 病の一種で, 鳥類ウイルスペスト), = pseudo-poultry plague.
ra·nine [réinain] ① カエルの, ガマ(蝦蟇)の. ② ガマ腫の. ③ 舌下面の.
r. anastomosis ガマ吻合, = arcus raninus, Béclard anastomosis.
r. artery 舌動脈終末部, 舌深動脈, = arteria profunda linguae.
r. tumor ガマ腫, = ranula.
Rank half crown [rǽŋk há:f kráun] ランク1/2のクラウン(前歯部, 小臼歯部の生活歯に応用される).
rank [rǽŋk] 階数, 階級.

R

r. correlation 順位相関［医学］.
r. correlation coefficient 順位相関係数［医学］.
r. itch （丘疹状疥癬），＝ scabies papuliformis.
r. of coalification 石炭化度［医学］.
r. order 順位.
Ranke, Hans Rudolph ［rǽŋkə］ ランケ（1849-1887，オランダの解剖学者）.
Ranke, Johannes ［rǽŋkə］ ランケ（1836-1916，ドイツの医師・人類学者）.
R. angle ランケ角（上顎歯槽突起の中央から前頭鼻縫合の中央に至る線と頭蓋の水平面とによりつくられる角）.
Ranke, Karl Ernst von ［Rǽŋkə］ ランケ（1870-1926，ドイツの医師，化学者）.
R. complex ランケの群，＝ primary complex.
R. formula ランケ公式.
R. hypothesis ランケ仮説（結核症においては，① 青少年期における初感染の時期，② 過敏性に基づく播種により諸器官を侵し，また粟粒結核となる時期，③ 慢性結核症の3期があるとする説）.
ran·ken·an·gi·o·ma ［ræ̀ŋkənæ̀nʤióumə］ つる状血管腫（つる状動静脈瘤）.
Rankin, Fred Wharton ［rǽnkin］ ランキン（1886-1954，アメリカの外科医）.
R. clamp ランキン鉗子（結腸切除術に用いられる）.
Rankine, William J. McQ. ［rǽnkin］ ランキン（1820-1870，イギリスの物理学者）.
R. scale ランキンスケール（絶対温度目盛を表すのに用いる温度計の目盛り）.
Ransohoff, Joseph ［rǽnshaf］ ランソホッフ（1853-1921，アメリカの外科医）.
R. operation ランソホッフ手術（慢性胸腔蓄膿の手術療法で，十字形の切割を多数に行う方法）.
Ranson pre·op·tic re·gion ［rǽnsən priɑ́ptik rí:ʤən］ ランソン視神経前領（黒津の副交感帯）.
Ranson pyr·i·dine sil·ver stain ［rǽnsən píridi:n sílvər stéin］ ランソンのピリジン銀染色法（カハールの神経線維染色変法で，硝酸銀液に浸漬する前にピリジンで処置する方法）.
RANTES requlated upon activation, normal Texpressed and secreted の略（炎症細胞の遊走を促す IL-8 スーパーファミリーの一員である．単球やヘルパーT細胞に作用する）.
Rantz, Lowell A. ［rǽnts］ ランツ（アメリカの医師）.
R.-Randall method ランツ・ランダル法（抗ストレプトリジンO抗体 antistreptolysine O (ASO) を測定する方法）.
ran·u·la ［rǽnjulə］ ガマ（蝦蟇）腫，ラヌラ（舌下の嚢腫で，舌下腺，顎下腺または粘液腺の導管の閉鎖により生ずる）．形 ranular.
Ra·nun·cu·la·ce·ae ［rənʌ̀ŋkjuléisii:］ キンポウゲ科，＝ buttercup family.
Ra·nun·cu·lus ［rənʌ́ŋkjuləs］ キンポウゲ［金鳳花］属（キンポウゲ科の一属で，ある種は毒草），＝ buttercups.
Ranvier, Louis Antoine ［rɑ:nvjér］ ランヴィエ（1835-1922，フランスの組織学者）.
R. cell ランヴィエ細胞（崩壊細胞，断裂細胞．マクロファージの同義語として用いられる），＝ clasmatocyte.
R. constriction ランヴィエの絞輪，＝ Ranvier node.
R. cross(es) ランヴィエ銀十字（硝酸銀で染色後のランヴィエ絞輪の縦断面にみられる暗色十字形），＝ silver cross.
R. disks ランヴィエ円板（Grandry 小体の間にある透明部にみられる触覚神経線維の杯状終末）.
R. formic acid method ランヴィエギ酸染色法（塩化金液とギ酸との混合剤を煮沸し，冷却後組織片を暗所で1時間浸漬し，迅速に水洗して10%ギ酸液中で24～48時間還元し，アルコールで脱水する）.
R. membrane ランヴィエ膜，＝ Rénaut layer.
R. node ランヴィエ絞輪（末梢神経の有髄線維においてほぼ一定の間隔にみられる明瞭なくびれで，髄鞘がこの場所で不連続になっているために生ずる．絞窄輪とも呼ばれる）.
R. one-third alcohol ランヴィエ1/3アルコール（99%アルコールと水との液で，硬質組織を浸軟する）.
R. picrocarmine ランヴィエピクロカルミン（第1液はトリニトルフェノール飽和液に，カルミンのアンモニア水を飽和させ，1/5量程度に蒸発させ，この粉末の1%溶液を標本に滴下し，湿室中で24時間染色し，ギ酸グリセリン1滴を注入する）.
R. plexus ランヴィエ神経叢.
R. segment ランヴィエ節.
RAO rotational acetabular osteotomy 臼蓋回転骨切り術の略.
Raoult, Rrançois Marie ［raú:l］ ラウール（1830-1899，フランスの物理学者）.
R. law ラウールの法則（希薄溶液（溶質：不揮発性物質）の蒸気圧降下率は，溶媒や溶質の化学種には関係なく，溶質のモル分率に等しい）.
RAP ① retinal arterial pressure 網膜動脈圧の略．② rheumatoid arthritis precipitin 関節リウマチ沈降素の略．③ right atrial pressure 右房圧の略.
rape ［réip］ レイプ，強姦［医学］（女性の同意なくして行う性交），＝ violation.
r. and murder 強姦殺人［医学］.
r. oil ナタネ［菜種］油（ナタネの種から得られる不揮発性油），＝ rape seed oil.
r.-trauma syndrome レイプ（強姦）外傷症候群.
rape·seed ［réipsí:d］ 菜種.
r. oil 〔菜〕種油，＝ colza oil.
ra·pha·nia ［rəféiniə］ ラファヌス中毒症（ダイコン類 *Raphanus* の中毒症で，四肢の痙攣を起こす疾患），＝ rhaphania.
Raph·a·nus ［rǽfənəs］ ダイコン属（アブラナ科の一属）.
R. raphanistrum ハマダイコン.
R. sativus ダイコン，＝ radish.
ra·phe ［réifi(:)］ 縫線，縦溝（ケイ藻類細胞の中央結節と極結節とを結ぶ溝）．複 raphae.
r. anococcygea 肛門尾骨縫線.
r. buccipharyngica 頬咽頭縫線.
r. corporis callosi 脳梁縫線（上下の区別がある）.
r. exterior 外縫線，＝ stria longitudinalis medialis.
r. inferior corporis callosi 脳梁下縫線.
r. medullae oblongatae [L/TA] 縫線，＝ raphe of medulla oblongata [TA].
r. musculi iliococcygei [L/TA] 腸骨尾骨筋縫線，＝ iliococcygeal raphe [TA].
r. nuclei [TA] 縫線核*，＝ nuclei raphes [L/TA].
r. of medulla oblongata [TA] 縫線，＝ raphe medullae oblongatae [L/TA].
r. of penis [TA] 陰茎縫線，＝ raphe penis [L/TA].
r. of pharynx 咽頭縫線.
r. of pons [TA]〔橋〕縫線*，＝ raphe pontis [L/TA].
r. of scrotum [TA] 陰嚢縫線，＝ raphe scroti [L/TA].
r. of tongue 舌縫線.
r. palati [L/TA] 口蓋縫線，＝ palatine raphe [TA].
r. palpebralis 眼瞼縫線.
r. penis [L/TA] 陰茎縫線，＝ raphe of penis [TA].

R

r. perinei [L/TA] 会陰縫線，＝perineal raphe [TA].
r. pharyngis [L/TA] 咽頭縫線，＝pharyngeal raphe [TA].
r. pontis [L/TA] ①〔橋〕縫線*，＝raphe of pons [TA]. ②脳橋縫線.
r. postoblongata 延髄後縫線.
r. pterygomandibularis [L/TA] 翼突下顎縫線，＝pterygomandibular raphe [TA].
r. scroti [L/TA] 陰嚢縫線，＝raphe of scrotum [TA].
r. superior corporis callosi 脳梁上縫線.
rapheal cyst 縫線嚢胞〔医学〕.
raphespinal fibers 縫線脊髄線維.
ra·phi·de [réifid] 束晶〔医学〕.
rap·id [rǽpid] 急速，迅速.
r.-acting insulin 超速効型インスリン(インスリンアスパルト，インスリンリスプロなどの製剤がある).
r. analysis 迅速分析〔医学〕.
r. cooling contracture 急速冷却収縮〔医学〕.
r. cure adhesive 速乾接着剤〔医学〕.
r. cycler ラピッドサイクラー(躁病相とうつ病相を繰り返す).
r. cycling affective disorder 急速交代型気分障害，＝rapid cycler.
r. decompression 急速減圧.
r. desensitization 急速脱感作.
r. development 急速現像〔医学〕.
r. digitalization 急速飽和〔医学〕.
r. eye movements (REM) 急速眼球運動，REM眼球運動.
r. eye movement sleep (REM sleep) レム睡眠(REM 睡眠).
r. eye movement sleep behavior disorder レム睡眠行動障害.
r. filtration 急速濾過〔法〕〔医学〕(浄水の).
r. grower 迅速発育菌〔医学〕. ↔ slow grower.
r. inactivator 急速不活化薬，急速不活性化物質.
r. induction 急速導入〔医学〕.
r. lysis 迅速溶解〔医学〕.
r. muscle 速筋，＝white muscle, fast muscle.
r. muscle fiber ラピドファイバー，速い筋線維(伝導の速い線維(田崎)，白筋 pale muscle といわれた筋線維で，エネルギー供給は主として無酸素的解糖によるものでタイプⅡとも呼ばれる．タイプⅡの筋線維にはⅡAとⅡBがある).
r. pacing 高頻度ペーシング.
r. phase of nystagmus 眼振急速相〔医学〕.
r. plasma reagin circular card test 迅速血漿レアギン円形カード試験〔医学〕.
r. plasma reagin test (RPR) 血漿レアギン迅速試験，迅速プラズマレアギン〔テスト〕(RPR テスト．STS の一つである凝集反応をいう．アメリカで梅毒血清反応の迅速法として開発された沈降反応の術式で梅毒トリポネーマに感染しているか否かのルーチン検査に適する)，＝RPR test.
r. pulse 速脈〔医学〕.
r. sequence pyelography 迅速腎盂造影〔医学〕.
r. sequential scintigraphy 高速連続シンチグラフィ〔ー〕〔医学〕.
r. urease test 迅速ウレアーゼ試験(ウレアーゼを利用したヘリコバクター・ピロリの簡易診断法).
rapidly progressive glomerulonephritis (RPGN) 急速進行性糸球体腎炎〔医学〕(かつての亜急性腎炎に相当し，病理学的に糸球体周の50%以上の大きな半月体が50%以上の頻度で出現するもの)，＝acute crescentic glomerulonephritis.
rapidly progressive glomerulonephritis syndrome 急速進行性糸球体腎炎症候群.
Rapoport, Abraham [rǽpəpɔ̀:rt] ラポポート(1926生，カナダの泌尿器科医).
R. test ラポポート試験(尿細管排泄率算出に用いる).
Rapoport, Samuel Mitja [rǽpəpɔ̀:rt] ラポポート(1912-1977，ロシアの生化学者).
R.-Luebering shunt ラポポート・リューベリングシャント.
rap·port [ræpɔ́:r] [F] ラポール，疎通性，対人関係(特に医師と患者との)，＝accessibility.
rap·tus [rǽptəs] ①発作，ラプタス(ヒステリーまたはメランコリーにみられる急性の衝動行為). ②強姦.
r. haemorrhagicus 突発性出血.
r. hystericus ヒステリー性ラプタス，ヒステリー性発作.
r. maniacus 一過性躁病.
r. melancholicus 突発性うつ病.
r. nervorum 痙攣.
rare earth 希土類.
rare earth compound 希土類化合物.
rare earth element 希土類元素〔医学〕.
rare earth metal 希土類金属〔医学〕.
rare gas 希ガス(元素)〔医学〕.
rare gas compound 希ガス化合物.
rare gas electron configuration 希ガス型電子配置(希ガスの電子配置で，最外郭の S 軌道に2個，P 軌道に6個の電子が入っている状態のこと).
rar·e·fac·tion [rɛ̀ərifǽkʃən] 希化，希薄化〔医学〕，粗化，消耗(組織の)，＝rarefication. 動 rarefy.
rarefied gas 希薄気体〔医学〕.
rarefying osteitis 粗鬆性骨炎.
rar·i·tas [réəritəs] 粗化，希有，＝rarity.
r. dentium 歯牙不足(正常数以下の歯の数).
RAS ① renal artery stenosis 腎動脈狭窄の略. ② renin-angiotensin system レニン・アンギオテンシン系の略. ③ reticular activating system 網様体賦活系の略.
ras gene ras (ラス)遺伝子.
ras mouse ras (ラス)マウス(SPF 動物の一つ．ヒトの癌遺伝子を組み込んだ実験動物).
ras oncogene ras (ラス)癌遺伝子.
ra·sce·ta [rəsí:tə] 掌面手首にある横線.
Rasch, Hermann [rǽʃ] ラッシュ(1873生，ドイツの産科医).
R. sign ラッシュ徴候(妊娠の一症候で，羊水が浮球感を与えること).
Rasconi anus ラスコニ門(胚門)，＝blastopore.
rash [rǽʃ] ①無分別な. ②発疹〔医学〕，皮疹(俗称)〔医学〕，＝eruption.
r. extinction 発疹消退.
r. extinction phenomenon 発疹消滅現象，＝Schultz-Carlton blanching test.
r. extinction test 発疹消滅試験，＝Schultz-Charlton phenomenon.
Rashkind, William J. [rǽʃkind] ラスキンド(1922-1986，アメリカの小児心臓病専門医．ラシュキンドともいう).
R. balloon septostomy ラスキンドバルーン中隔欠損作成術(非開胸式心房中隔欠損作成術)，＝balloon atrial septostomy (BAS).
R. operation ラスキンド手術(大血管転位に対し，バルーンカテーテル心刃により中隔を切除し，右房，右室および大動脈に酸素化された血液を供給する手術)，＝balloon atrioseptostomy, Rashkind method.
ra·sion [réiʒən] ①摩砕(銼滅やすりなどを用いて薬品を削ること). ②銼(ざ)滅薬(銼滅の段階にある生薬).
Rasmussen, Fritz Waldemar [rɑ:smú:sən] ラスムッセン(1834-1881，デンマークの医師).

R. aneurysm ラスムッセン動脈瘤(肺動脈末端部に発生する結核性動脈瘤で，空洞内へ破裂して致命的喀血を起こすことがある).
R. encephalitis ラスムッセン脳炎.
R. syndrome ラスムッセン症候群，= rasmussen encephalitis.
Rasori, Giovanni [razɔ́:ri] ラソリ(1766-1837，イタリアの医師).
R. method ラソリ法(反復瀉血法).
ra·so·ri·an [rəzɔ́:riən] ① ラソリ説の. ② 反撃刺激の.
ras·or·ite [rǽsərait] ラソライト$Na_2B_4O_7 \cdot 4H_2O$ (天然ホウ酸水化物).
rasp [rǽsp] やすり〔医学〕.
ras·pa·to·ri·um [ræ̀spətɔ́:riəm] 骨膜剥離子.
ras·pa·to·ry [rǽspətəri, -tɔ:ri] 骨膜剥離子〔医学〕.
raspberry mark イチゴ状斑点，イチゴ状血管腫，= strawberry mark.
raspberry tongue イチゴ舌，= strawberry tongue.
rasp·ing [rǽspiŋ] ラスピング.
RAST radioallergosorbent test 放射アレルゲン吸着試験の略.
RAST method ラスト法(放射性アレルゲン吸着試験. アレルゲンに対する特異的 IgE 抗体を測定する方法).
Rast meth·od [rǽst méθəd] ラスト法(K. Rast により考案された氷点法による分子量の微量測定法).
Rastelli, Gian Calro [rɑ:stéli] ラステリー(1933-1970，イタリアの外科医).
R. operation ラステリー手術(大血管転移に対する解剖学的根治手術. 左室からの血流を右心室内にトンネルをつくって大動脈に流し，右室と肺動脈を弁付導管で連結する手術).
ras·ter [rǽstər] ラスター(断層撮影に用いる格子で，水平型と垂直型とがある).
RAT repeat action tablet 反復作用錠の略.
rat [rǽt] ネズミ，ラット(諸種伝染病の病原体を伝播することもある *Rattus* 属の動物).
r.-acrodynia factor ラット先端疼痛因子，= pyridoxine.
r.-bite 鼡咬そこう.
r.-bite fever 鼡咬症，鼡咬熱(*Streptobacillus moniliformis*, *Spirillum minus* による感染症で，発熱，発疹などをきたす)，= rat-bite disease.
r. flea ネズミノミ.
r. growth unit ラット成長単位(ビタミンA欠乏食で飼育したネズミの体重を毎週3gグラムずつ増加するに必要なビタミンA量)，= Sherman-Munsell unit.
r. leprosy ネズミらい，= murine leprosy.
r. leprosy bacillus 鼡らい菌(らい菌に似た繊細な抗酸性桿菌)，= *Mycobacterium lepraemurium*.
r. lungworm 広東住血線虫.
r. mast cell degranulation ラット肥満細胞脱顆粒〔医学〕.
r. mite ネズミダニ.
r. mite dermatitis ネズミダニ皮膚炎.
r. nematode ラット線虫〔医学〕.
r. sialodacryoadenitis virus ラット唾液涙腺炎ウイルス.
r.-tail catheter 鼡尾カテーテル(鼡尾のような細いカテーテルで，尿道狭窄に用いる).
r.-tails 鼡尾癬(ウマの脛にみられる乾癬で，脱毛を起こすことがある).
r. tapeworm 縮小条虫，= *Hymenolepis diminuta*.
r. typhus ネズミチフス，= murine typhus.
r. unit ラット単位(卵巣を切除した成熟ネズミに4時間ごとに3回の注射を行うと，膣上皮の角化および落屑を招来するエストロゲンの最高希釈率).
ra·tan·hia [rətǽniə] ラタニア，= ratany.
ra·tan·hi·a·tan·nic ac·id [rətæ̀niətǽnik ǽsid] ラタニアタンニン酸(ラタニア根にあるタンニン酸)，= krameric acid.
rate [réit] 率(標準に対し頻度または速度の測定についていう)，速度〔医学〕.
r. assey レイトアッセイ，反応率測定法(反応速度法，初速度法)，= reaction rate assey, initial velocity assey.
r. constant 速度定数〔医学〕.
r. counting 計数率〔医学〕.
r.-determining process 律速過程〔医学〕.
r.-determining step 律速段階〔医学〕.
r. equation 反応速度式〔医学〕.
r. infusion 定速注入〔医学〕.
r.-limiting enzyme 律速酵素〔医学〕.
r.-limiting step 律速段階〔医学〕.
r. of abnormal spermatozoa 異常精子混存率〔医学〕.
r. of absorption 吸収速度〔医学〕，吸収率.
r. of bioavailability 生物学的利用率〔医学〕.
r. of concordance 一致率〔医学〕.
r. of diminution of strength 強さ低下率〔医学〕.
r. of gasification ガス化率〔医学〕.
r. of healing 治癒率〔医学〕.
r. of material death 妊産婦死亡率.
r. of metastasis 転移率〔医学〕.
r. of oxygen consumption 酸素利用率〔医学〕.
r. of permanent healing 永久治癒率〔医学〕.
r. of polymerization 重合率，重合速度〔医学〕.
r. of population growth 人口増加率〔医学〕.
r. of reaction 反応率，反応速度.
r. of relative healing 比較治癒率〔医学〕.
r. of residual expansion 残存膨張率〔医学〕.
r. of rise 上昇速度〔医学〕.
r. of shear ずり速度〔医学〕.
r. of strain ひずみ速度〔医学〕.
r. process 速度過程.
r. responsive pacemaker レート応答型ペースメーカ〔ー〕〔医学〕.
r. zonal density gradient centrifugation 速度ゾーン密度勾配遠心〔法〕〔医学〕.
Rathke, Martin Heinrich [rá:tkə] ラトケ(1793-1860，ドイツの解剖学者. 脳下垂体について記載したことで有名).
R. bundles ラトケ束.
R. cyst ラトケ嚢胞.
R. duct ラトケ管(前立小室に開く傍中腎管の遺残部).
R. pouch ラトケ嚢(頭蓋頬嚢)，= craniobuccal cyst.
R. pouch tumor ラトケ腫(下垂体嚢腫で，頭蓋咽頭腫ともいう)，= craniopharyngioma.
rat·i·cide [rǽtisaid] 殺鼡薬.
rat·ing [réitiŋ] 評点〔医学〕.
r. of perceived excercise (**RPE**) 主観的運動強度〔医学〕.
r. of perceived exertion (**RPE**) 知覚性運動評価，主観的運動強度.
r. sound level 評価騒音レベル〔医学〕.
ra·tio [réiʃiou] 比率，割合〔医学〕，比〔医学〕.
r. circuit 比回路〔医学〕.
r. estimate 比推定〔医学〕，比推定量.
r. of ediblepart 可食率〔医学〕.
ra·tion [rǽʃən, réi-] 糧食(軍隊などで1日分の食事として定められた量)，規定食〔医学〕.
ra·tion·al [rǽʃənəl] 合理的の，有理的の.
r. analysis 示性分析.
r.-emotive psychotherapy 論理療法，理性感性

療法.
r. expression 有理式.
r. formula 示性式〔医学〕.
r. index 有理指数.
r. number 有理数.
r. psychotherapy 論理療法〔医学〕.
r. survey design 合理的調査設計〔医学〕.
r. symptom 自覚症状〔医学〕, = subjective symptom.
r. therapeutics 合理的治療学.
r. therapy 合理療法.
r. treatment 理論的解釈, 合理的療法.
r. use of drugs 薬の合理的使用〔医学〕.
ra·tio·nale [ræʃənǽl] 理論的根拠.
ra·tion·al·i·za·tion [ræʃənəlaizéiʃən] ① 合理化(困難または不愉快な立場に順応する様式で, うまくいかないことを他人や環境のせいにし, もっともらしいこじつけや理屈づけによって自己を正当化しようとする心的機制). ② 有理化(数学). 動 rationalize.
Ratnoff fac·tor [rǽtnəf fǽktər] ラトノフ因子(家族性出血症状を呈する患者の凝血障害を補正する因子で, 正常血漿を $BaSO_4$ で吸着し, 56°C で 30 分間加熱して得られる. 血友病の凝固障害には無効), = Hageman factor, factor XII.
rats·bane [rǽtsbein] 殺鼡薬 As_2O_3 (三酸化ヒ素).
rat·tle·snake [rǽtəlsneik] ガラガラヘビ(主として南北アメリカ大陸に産する毒ヘビ, *Crotalus*, *Sistrurus* 属の諸種), = rattler.
rat·tling [rǽtliŋ] のど鳴り〔医学〕, ゴロゴロ鳴ること(咽喉に粘液の分泌が異常に多いときに発する音), = ruttling.
Rat·tus [rǽtəs] クマネズミ[熊鼡]属(ネズミ科, ネズミ亜科の一属), = rat.
R. norvegicus ドブネズミ, = Norway rat, brown rat, barn rat.
R. rattus クマネズミ, = black rat.
Rau, Johann Jacobus [ráu] ラウ(1668-1719, オランダの解剖学者. Ravius とも表記される).
R. process ラウ突起(ツチ骨の前突起), = Folian process, processus anterior mallei, Ravian process, Ravius process.
Rauber, August Antinous [ráubər] ラウベル(1841-1917, ドイツの解剖学者).
R. cell ラウベル細胞(多くの哺乳類にみられる内部細胞塊をおおう栄養細胞で, 消失後は胞胚壁と連絡する).
R. layer ラウベル層(胚盤を形成する3層のうち最も外側の層), = blastodermic ectoderm.
rau·ce·do [rɔ́:si:dou] さ(嗄)声, = hoarseness.
Rauchfuss, Charles Andreyevich [róuʃfu:s] ラウフフス(1835-1916, ロシアの医師).
R. sign ラウフフス徴候, = Grocco sign.
R. sling ラウフフス吊り包帯(脊椎の疾患において床に付着させる仕掛けで, 体液の排除を助長するように体位を保持すること).
R. triangle ラウフフス三角(滲出性胸膜炎のとき, 脊椎に沿って反対側に認められる三角形の濁音部), = Grocco triangle, paravertebral triangle.
rau·pen·der·ma·ti·tis [rɔ̀:pəndə̀:mətáitis] [G] 毛虫皮膚炎.
rausch·brand [ráuʃbrænd] [G] 症候性炭疽〔医学〕.
Rauscher, Frank J. [ráuʃər] ロウシャー(アメリカの腫瘍学者).
R. virus ロウシャーウイルス(1962年に分離したマウスの白血病ウイルス. 増殖にヘルパー白血病ウイルスを必要とする), = Rauscher leukemia virus.
Rau·vol·fia [rɔ:válfiə, rau-] インドジャボク[印度蛇木]属(キョウチクトウ科の植物で, 根茎には多数の血圧降下性アルカロイドを含む).
Rauwolf, Leonhard [rɔ́:wulf] ラウオルフ(16世紀のドイツの植物学者. *Rauvolfia* はその名にちなんで命名された).
rau·wol·fine [rɔ:wálfin, rau-] ラウオルフィン(*Rauvolfia* 属植物から得られるアルカロイド).
RAV ① right atrial volume 右心房容積の略. ② Rous-associated virus ラウス関連ウイルスの略.
Ravant-Ponselle meth·od [raván pɔnsél méθəd] ラバン・ポンセル染色法(2% silver aluminate 液で染め, 続いて5%ピロガロール液で後染色するスピロヘータ染色法).
Ravaton, Hugues [ravatɔ́n] ラヴァドン(フランスの軍医).
R. amputation ラヴァドン切断法(ラケット式切開による股関節の外側転位の手術), = Ravaton method.
Ravenala madagascariensis タビビトノキ, オウギバショウ(ゴクラクチョウカ科の一種).
ra·ven·e·lin [rəvénəlin] ラベネリン 化 1,4,8-trihydroxy 3-methylxanthone $CH_3C_{12}H_4O_2(OH)_3$ (カビの一種の菌糸から得られるヒドロキシキサントン).
raving madness 躁暴状態, = grave mania.
Ravius, Raw [rǽviəs] ラヴィウス(1668-1719, オランダ解剖学者), = Rau, Johann Jacobus.
R. process ラヴィウス突起(ツチ骨前突起), = Rau process.
raw [rɔ́:] 生の.
r. data 生データ〔医学〕.
r. diet 生食〔医学〕.
r. film 生フィルム〔医学〕.
r. food diet 未加工食〔医学〕.
r. food therapy 生食事療法〔医学〕.
r. humus 粗腐植質.
r. material 原料〔医学〕.
r. milk 生牛乳〔医学〕.
r. rubber 生ゴム.
r. silk 生糸〔医学〕.
r. sugar 粗糖.
r. surface 創面〔医学〕.
ray [réi] ① 光線〔医学〕, 粒子線, 放射線〔医学〕. ② 放射線(植物学では旧名の髄線に改訂したもの). ③ 肋. 複 rays.
r. amputation 指列切除〔医学〕, 指列切断〔術〕.
r. excision 指列切除.
r. fungus 放線菌, = *Actinomyces*, actinomycete.
r. of digit 指列.
r. parenchyma 放射柔組織(植物の).
r.-sum ビーム和〔医学〕.
r. tracheid 放射線仮道管.
r. tracing 光線追跡.
ray·age [réiədʒ] 線量.
Rayer, Pierre François Olive [réjər] レーエ(1793-1867, フランスの皮膚科医. 脳下垂体性肥満症を記載し(1823), また1828年に記載した黄色腫は Rayer disease と呼ばれ, 1837年には馬鼻疽を観察した).
R. disease レーエ病.
Raygat test [réigət tést] レーガット試験(静水力学的肺試験で, 死亡した新生児の肺を水に浸すと浮き上がるのは, 生産であったことを証明する), = hydrostatic test.
Rayleigh, John William Strutt [rɔ́:li:] レーリー(1842-1919, イギリスの物理学者. 1904年にノーベル物理学賞を受けた).
R. equation レーリー均等(アノマロスコープによる色覚検査での指標), = Rayleigh test.
R. test レーリー試験(赤緑盲の検出法で, 赤緑の一定混合色は黄色として感ずるのが正常の色覚であるが，赤盲では赤光を多量に混じ，緑盲では緑色を増さなければ均等な黄色と感じない．この法則をレーリーの均等 homogeneity という）．

Raymond, Fulgence ［reimɔ́n］ レーモン（1844–1910，フランスの神経学者．Charcot の後継者として有名で，脊髄硬化症，偽運動失調，精神遅滞に関する多くの研究がある）．

R. syndrome レーモン症候群（患側の外転神経麻痺，および対側の四肢不全麻痺），= Cestan-Raymond syndrome.

R. type of apoplexy レーモン型卒中（漸次に悪化する麻痺で，その前兆として患側の上肢に異常感覚が現れる）．

Raynaud, Maurice ［reinóu］ レイノー（1834–1881，フランスの医師）．

R. disease レイノー病（1862年に記載した疾患で，ストレスにより指趾動脈の血管が攣縮して蒼白ないしチアノーゼを生ずる原因不明の疾患．基礎疾患をもつ場合もあり，併せてレイノー症候群と呼ぶ），= Raynaud syndrome.

R. gangrene レイノー壊疽［医学］（レイノー病においてみられる対称性壊疽）．

R. phenomenon レイノー現象［医学］（寒冷または感情その他のストレスにより発作が起こり，肢端に間欠的な蒼白またはチアノーゼを生じ，回復すると逆に充血を起こす．種々の病因でレイノー現象を起こす場合，レイノー症候群という）．

R. sign レイノー徴候（肢端壊死，死指），= acroasphyxia.

R. syndrome レイノー症候群［医学］．

RB reticulate body 網様体の略．

RB gene RB 遺伝子，= retinoblastoma gene.

Rb ① ribosome リボソームの略．② rubidium ルビジウムの元素記号．

RBC, rbc red blood cell 赤血球の略．

RBE relative biological effectiveness 生物学的効果比の略（同じ生物学的効果を生じるために必要な基準放射線の吸収線量と着目している放射線の吸収線量との比．基準放射線としては通常 250kVp の X 線が用いられる．吸収線量 rad と RBE の積が線量当量 rem である）．

RBF renal blood flow 腎血流量の略．

RCG radioelectrocardiogram 無線心電図の略．

RCL-AAR red cell linked antigen-antiglobulin reaction 赤血球結合抗原抗グロブリン反応の略．

RCM ① restrictive cardiomyopathy 拘束型心筋症の略．② Royal College of Midwives 王立助産婦院の略．

RCN renal cortical necrosis 腎皮質壊死の略．

RCOG Royal College of Obstetricians and Gynecologists 王立産婦人科学士院の略．

RCP Royal College of Physicians 王立内科学士院の略．

RCPSC Royal Colleges of Physicians and Surgeons of Canada カナダ王立内科外科医会の略．

RCS ① red cell suspension 赤血球浮遊液の略．② Royal College of Surgeons 王立外科学士院の略．

RCT randomized controlled trial 無作為化試験の略．

RCU respiratory care unit 呼吸器集中治療部門の略．

RD ① Raynaud disease レイノー病の略．② renal disease 腎疾患の略．③ respiratory disease 呼吸器疾患の略．④ retinal detachment 網膜剥離の略．⑤ retinal dysplasia 網膜形成不全の略．⑥ reaction of degeneration 変性反応の略．

rd rutherford 放射能単位の略．

RDA ① recommended dietary allowances 栄養所要量の略．② right dorsoanterior position 右背前方胎位の略．

RdAc radioactinium 放射性アクチニウムの元素記号．

RDE receptor destroying enzyme 受容体破壊（失活）酵素の略．

RDP right dorsoposterior position 右背後方胎位の略．

RDPA right descending pulmonary artery 右下行肺動脈の略．

RDS respiratory distress syndrome 呼吸窮迫症候群の略．

R-DSA rotational digital subtraction angiography 回転 DSA の略．

Re rhenium レニウムの元素記号．

re- ［ri(:)］ 再度，反対，後方などの意味を表す接頭語．

re·a·ble·ment ［riéiblmənt］ 再興，復帰，= rehabilitation.

re·ab·sorp·tion ［rìæbsɔ́:pʃən］ 再吸収［医学］（腎臓の尿細管で水分，ブドウ糖，塩類，尿素などの一部が再び血中に吸収されること）．

re·ac·tance ［riǽktəns］ リアクタンス，誘導抵抗（複素インピーダンス $Z=R+iX$ の虚数部 X をいう．単位は抵抗 R と同じくオーム Ω．交流に対して電圧と電流の位相差を生ずる）．→ impedance.

re·ac·tant ［riǽktənt］ 反応物（化学反応式において左辺に書かれる物質）．

r. type finishing agent 反応性処理剤［医学］．

reacting dose 反応量（アナフィラキシー誘発の第2回注射量）．→ sensitizing dose.

re·ac·tio ［riǽcʃiou］ 反応，= reaction.

r. pupillae 瞳孔反応．

r. pupillae consensualis 交感性瞳孔反応（間接反応）．

r. pupillae directa 直接瞳孔反応．

re·ac·tion ［riǽkʃən］ ① 反応，反動．② 抗力．③ 反作用（作用に対立して）［医学］．動 react.

r. accelerator 反応促進剤［医学］．

r. center 胚中心，= germinal center.

r. chamber 反応室［医学］．

r. constellation タンパク質反応総合法（F. Wuhrmann は疾病における特有な変化を血清タンパク質の異常に求め，種々のタンパク質反応を総合して疾病の分類を試みた）．

r. coordinate 反応座標［医学］．

r. formation 反応形成（小児性欲の無意識成分を抑制する傾向），反動形成（精神分析に用いる術語で，欲求が満たせないとき，その欲求と正反対の欲求を発展させて心的平衡を保とうとする心的機制）．

r. formula 化学反応式［医学］（化学反応を化学式を使って表したもの）．

r. isochore 反応定積式（化学平衡における平衡定数の温度に対する関係を表す）．

r. kinetics 反応速度論，反応動力学．

r. mechanism 反応機構［医学］．

r. of degeneration 変性反応［医学］（神経に退行変性を起こした筋の電気反応で，筋は感応電流による刺激に対する反応を失い，神経は平電流および感応電流ともに反応する状態）．

r. of exhaustion 疲憊反応（疲憊状態における電気反応で，正常値を得るためには刺激力を増さなければならない）．

r. of higher order 高次反応（化学反応の速度が，その反応に関与する物質の濃度の高次式によって支配される場合をいう）．

r. of identity 同一反応［医学］（ゲル拡散法にて3孔のうちの2孔に未知の抗原2種と，1孔に抗体を加えた場合，連続した沈降線が形成される反応．2種の抗原は同一であることを示す）．

r. of nonidentity 非同一反応［医学］（ゲル拡散法にて3孔のうちの2孔に未知の抗原2種と，1孔に抗

R

体を加えた場合，沈降線が互いに交差する反応．これは2種の抗原に共通性がないことを示す)．
r. of occult blood 潜血反応 [医学].
r. of partial identity 部分的同一反応 [医学] (ゲル拡散法にて3孔のうちの2孔に未知の抗原2種と，1孔に抗体を加えた場合，沈降線が連続的だが小突起状になる反応．2種は同一抗原ではないが共通の抗原決定基をもつ)．
r. path 反応経路 [医学].
r. period 反応期 [医学], 反応時間 (刺激または外傷に対して生体が反応するまでの期間)．
r. rate 反応速度 [医学].
r. series 反応系列 [医学].
r. substance 反応物質 (ほかの動物の細胞を注射して生ずる順応産物), = adaptaion product.
r. threshold 反応域値 [医学].
r. time 作用時間 [医学] (刺激から反応までの時間)．
r. to light 対光反応 [医学].
r.-type 反応型 (精神症状における), = psycho-syndrome.
r. vat 反応おけ．
r. velocity 反応速度．
reactional phase 反応相 [医学].
reactional tuberculoid 反応性類結核 [医学].
re·ac·tion·less [riǽkʃənlis] 無反応の [医学].
re·ac·ti·va·tion [riæ̀ktivéiʃən] 回復 [医学], 再燃 [医学], 再活性化．動 reactivate.
r. tuberculosis 再燃性結核, = secondary tuberculosis.
re·ac·tive [riǽktiv] 反応〔性〕[医学].
r. airway disease 反応性気道疾患．
r. amyloidosis 反応性アミロイドーシス (全身性炎症性疾患や慢性感染症に続発する全身の諸臓器へのアミロイドAタンパク質の沈着)．
r. arthritis 反応性関節炎 [医学] (泌尿生殖器あるいは消化管における感染症に続いて起こる関節炎をいう．結膜炎を合併)．
r. attachment disorder 反応性アタッチメント障害, 反応性愛着障害．
r. cell 反応細胞．
r. changes 反応性変化．
r. depression 反応性うつ病．
r. epilepsy 反応性てんかん [医学].
r. hemolysis 反応性溶血 [医学].
r. histiocytosis 反応性組織球症．
r. hyperemia 反応性充血 [医学] (動脈を一時的に閉塞し，再開放すると一過性に血流が増加すること)．
r. hypoglycemia 反応性低血糖．
r. inflammation 反応性炎〔症〕[医学].
r. inhibition 反応抑制 [医学].
r. lysis 反応性細胞融解．
r. oxygen species (ROS) 活性酸素．
r. perforating collagenosis 反応性穿孔性膠原症．
r. polymer 反応性高分子 [医学].
r. psychosis 反応性精神病 [医学], = situational psychosis.
r. psychotic depression 反応性精神病性うつ病 [医学].
r. repression 反応性抑圧 (抑圧により発生する精神病)．
r. schizophrenia 反応分裂病．
r. site 反応部位 [医学].
re·ac·tiv·i·ty [rìæktíviti] 反応性．形 reactive.
re·ac·tor [riǽktər] 反応器．
r. hazard 原子炉災害 (障害) [医学].
Read, J. Marion [rí:d] リード (1889生，アメリカの医師)．
R. formula リード基礎代謝式 (基礎代謝率 (%) $=[0.75\times(P+PD\times0.74)]-72$, ただしPは1分間脈拍数, PDは脈圧)．
reader's cramp 読書痙攣．
read·i·ness [rédinis] 準備性 [医学].
read·ing [rí:diŋ] 読書 [医学], 読解．
r. age 読書年齢 [医学].
r. frame [rí:diŋ fréim] リーディングフレーム，読み枠 [医学].
r. frame mutation 解読枠〔突然〕変異 [医学].
r.-frame-shift mutation 読み枠〔突然〕変異．
r. grade 読書学年 [医学].
r. quotient 読書指数 (係数) [医学].
r. test 読書力試験 (テスト) [医学].
re·ad·just·ment [ri(:)əʤʌ́stmənt] 再調整 [医学].
re·admis·sion [ri(:)ədmíʃən] 再入院 [医学].
Reador factor リーダー因子, = vitamin B_4.
read·out [rí:daut] 読出し [医学].
r. system 読出し装置 [医学].
readthrough mutation リードスルー変異 [医学].
readthrough translation リードスルー翻訳，読み過ごし翻訳．
re·aer·a·tion [rìəəréiʃən] 再エアレーション，再通気 [医学], 再暴 (曝) 気．
re·a·gent [riéiʤənt] ① 試薬 [医学], 試剤．② 被検者 (心理学実験における)．
r. bottle 試薬びん [医学].
r. strip 試薬用ストリップ [医学].
re·a·gin [ri:éiʤin] 反応体，感作抗体 [医学], レアギン (① 血清中にある特殊抗体の一つで，ヒト過敏症の症状を誘発させるアレルギー抗原に対して反応する物質．② 血清および髄液にある抗体に類似する作用を示す物質で，正常組織中のアルコール溶性脂肪，および梅毒補体結合および綿状反応における綿状物形成に関与するもの．③ ワッセルマン抗体の古い呼称，I型アレルギー反応に関与する IgE 抗体をいう)．
re·a·gin·ic [rí:əʤin] レアギンの，感作抗体の (IgE は古くは reagin と称されていた)．
REAL classification リアル分類 (リンパ腫の), = Revised European-American lymphoma classification.
re·al [ríəl] 真〔性〕の [医学].
r. focus 真焦点, = principal focus.
r. gas 実在気体 [医学] (実在する気体)．
r. image 実画像 [医学], 実像 (発散光線の集まる点に結ばれる像)．
r. number 実数．
r. time 実時間 [医学].
r. time display 実時間表示 [医学].
r. time echocardiography 即時式心エコー図法, = two-dimensional echocardiography.
r. time proccessing 実時間処理 [医学].
r. time ultrasonography リアルタイム超音波検査法．
re·al·gar [riǽlgər] 鶏冠石 As_2S_2 (二硫化ヒ素), = red arsenic sulfide.
re·a·lign·ment [ri(:)əláinmənt] 再統合 [医学], アライメント矯正，アライメント再建．
realisable limit 検出限界, = limit of identification.
realistic attitude 現実的態度．
re·al·i·ty [riǽliti] 実在，現実性．
r. orientation 現実認識療法 (見当識障害の治療の一つ)．
r. principle 現実原則 [医学] (フロイトによる精神機能を支配する基本原則の一つ．快感原則にのれない場合に現実に適応した行動をとること)．
r. testing 現実検討 [医学], 試錬．
r. therapy 現実療法 [医学].
realizing factor 実現因子 (奇形の発生を実現させ

R

る決定因子).

ream·er [ríːmər] 拡張器，穿孔器，リーマー(特に骨に応用するもの).

ream·ing [ríːmiŋ] リーミング.

re·am·pu·ta·tion [riæ̀mpjutéiʃən] 再切断〔術〕[医学].

re·an·i·ma·tion [ri(ː)æ̀niméiʃən] 蘇生〔法〕[医学].

re·an·neal·ing [ri(ː)əníːliŋ] ① 煮ざまし〔法〕[医学]. ② 徐冷復元 [医学].

reaper's keratitis 収穫者角膜炎 [医学].

re·ap·prais·al [ri(ː)əpréizəl] 再評価.

rear·ing [ríəriŋ] 飼育 [医学].

re·ar·range·ment [rìəréinʤmənt] 再配列 [医学]，再構成 [医学]，再編成 [医学]，転位.

reason for absolute ineligibility 絶対的欠格事由.

reason for relative ineligibility 相対的欠格事由.

reasoning mania 合理性躁病.

reassembly of ribosome リボソーム再構成，= reconstitution of ribosome.

re·as·sign·ment [ri(ː)əsáinmənt] 再賦与.

re·as·so·ci·a·tion [rìəsòusiéiʃən, -ʃi-] 再会合 [医学]，再連合，再提携.

r. kinetics 再会合キネティクス [医学].

re·as·sur·ance [riəʃúərəns] 保証.

re·at·tach·ment [riətǽʧmənt] 再接合〔術〕[医学]，再付着(歯冠を再び入れること).

r. of papillary muscle 乳頭筋再縫着 [医学].

Réaumur, René Antoine Ferschault de [rèioːmjúːr] レオミュール(1683-1757，フランスの生理学者．初め法律を学び，後に博物，物理を修め，多数の自然科学的研究がある．温度計の目盛法(列氏目盛)を考案した).

R. thermometer レオミュール寒暖計，列氏寒暖計(結氷点を0°Cとし，沸騰点を80°Cとして，それを80に目盛ったもの).

re·base [ribéis] リベース(歯科における改床法)，改床 [医学].

re·bas·ing [ribéisiŋ] 改床〔法〕[医学]，床交換〔法〕，義歯改床，リベース，義歯の裏装，復床〔法〕，裏装〔法〕.

re·bau·din [ribɔ́ːdin] レバウジン(*Stevia rebaudiana* に存在する甘味成分).

re·bel·lant [ribélənt] 治療抵抗性 [医学].

re·bel·li·ous [ribéliəs] ① 難治〔性〕の，治療抵抗性の，抗療性の．②〔刺激に〕不応の [医学]，無反応性の.

r. attitude 反抗的態度，= aggressive attitude.

re·boil·er [ribɔ́ilər] リボイラ〔ー〕，蒸気加熱器 [医学].

Reboul op·er·a·tion [ribúːl ɑ̀pəréiʃən] ラブール手術(閉鎖を開放するための動脈内容除去術)，= disobliterating endarteriectomy.

re·bound [ribáund] 反発，反動，反跳，跳ね返り.

r. effect 跳ね返り効果 [医学].

r. phenomenon 反跳現象 [医学]，反発現象(刺激の除去時にみられる逆方向の反応で反跳現象または反応ともいう).

r. reactivity 跳ね返り過反応状態 [医学].

r. relapse 反発性再発(Hench の用いた造語で，コルチゾンまたは ACTH の投与を中止したとき，関節リウマチ患者に起こる症状の再発).

r. tenderness 反跳圧痛 [医学]，反動圧痛(一部位に加えた圧迫を取り去るとき，患者がその部に疼痛を感ずること．腹膜刺激病状の一つ).

re·breath·ing [ribríːðiŋ] もどし呼吸，再呼吸 [医学](吐き出したガスの一部または全部を吸入すること).

r. anesthesia 再呼吸麻酔〔法〕.

r. bag 再呼吸バッグ [医学].

r. mask 再呼吸マスク.

r. method 再呼吸法，反復呼吸法.

r. technique 再呼吸法.

Rebuck, John W. [ribʌ́k] リーバック(アメリカの臨床検査医).

R. skin window リーバック皮膚開窓 [医学].

R. skin window technique リーバック皮膚開窓法(炎症反応を検出するために皮膚を剥離し，スライドグラスを当てて白血球の動きを観察する方法).

rebuild up 再増強 [医学]，再徐波化 [医学]，再賦活 [医学].

re·cal·ci·fi·ca·tion [rikæ̀lsifikéʃən] カルシウム再沈着，カルシウム再添加.

r. test カルシウム再加試験(ショウ酸塩を加えて凝固を阻止させた血漿にカルシウム溶液を再添加すると凝固が再び起こるが，カルシウム以外の凝固因子が欠損している場合には，その時間が遅延する．このようにして測定した時間を Howell recalcification time という).

r. time カルシウム再添加時間，= Howell time.

re·cal·ci·trant [rikǽlsitrənt] 不応性の，抵抗性の(治療に対する). 名 recalcitrance.

r. pain 治療不応性疼痛.

re·call [rikɔ́ːl] 追想，想起 [医学]，回想 [医学](外界刺激による感覚または知覚を刺激が除去された後に意識界に再現する現象).

r. bias 思い出しバイアス.

r. phenomenon 想起現象 [医学].

Récamier, Joseph Claude Anthelme [rekəmjér] レカミエー(1774-1852，フランスの産婦人科医．転移 metastasis を造語したといわれる).

R. operation レカミエー手術(子宮掻爬術)，= uterine curettage.

R. speculum レカミエー鏡(腟鏡)，= vaginal speculum.

re·ca·nal·i·za·tion [rikæ̀nəlizéiʃən] 再疎通，再開通 [医学]，再促通(異物などのために通過障害を起こした血管などで，生体の異物処理機構の下に異物が吸収されて血行が回復する現象).

re·ca·pit·u·la·tion [rìkəpìʧuléiʃən] ① 反復．② 発生反復 [医学]．③ 総括，要約.

r. theory 反復説(生物の発達成長の経過はその生物が進化してきた経過を反復するという説).

re·ceiv·er [risíːvər] ① 受信機．② 受血者 [医学]．③ 受け器(ガスまたは蒸留物などを受ける器具)．④ 貯蔵所.

r. operating characteristic 受信者動作特性.

r. operating characteristic curve (ROC) ROC 曲線，受信(診)者動作(操作)特性曲線.

receiving clerk 受付係 [医学].

recent dislocation 新鮮脱臼 [医学].

re·cep·tac·u·lum [rìseptǽkjuləm] ① 嚢(体液貯蔵嚢)．② 花床，菌柄. 複 receptacula. 形 receptacular.

r. chyli 乳び(糜)嚢.

r. ganglii petrosi 岩様部神経節陥凹.

r. Pecqueti プケー槽(乳び槽).

r. pedunculorum 脳脚柄.

r. seminis 貯精嚢(精液受け)，受精嚢.

re·cep·tion [risépʃən] 受付 [医学].

re·cep·tive [riséptiv] 受容〔体〕の [医学].

r. aphasia 受容〔性〕失語〔症〕[医学].

r. center 受容中枢 [医学](意識に関係なく，感覚または行動を引き起こさせる刺激を感受する中枢).

r. field 受容野 [医学]，受容域.

r. language 受容〔性〕言語 [医学].

R

r. relaxation 受け入れ弛緩.
r. substance 受容物質(筋にある刺激受容器).
re·cep·tol·y·sin [rìseptálisin] 受容器崩壊素.
re·cep·tor [riséptər] ① 受容器[医学], レセプター, 受容体(刺激を受け入れる器官の総称). ② 感覚器(狭義の受容器で, あらゆる種類の刺激を受けて, これらに応ずる感覚神経の末端部).
r. assay 受容体測定〔法〕[医学], 受容体アッセイ[医学].
r. binding 受容体結合[医学].
r. blockade 受容体封鎖[医学], 受容体ブロック[医学].
r. destroying enzyme (RDE) 受容体破壊(失活)酵素.
r. disease レセプタ〔ー〕病[医学], レセプタ〔ー〕異常症(レセプターの先天性または後天性の異常により起こる病態), 受容体病[医学].
r. gradient 受容体順位[医学].
r. imaging 受容体画像, レセプタ〔ー〕イメージング, レセプタ〔ー〕画像.
r. internalization 受容体内在化[医学].
r.-mediated endocytosis ホルモン受容体内部伝達[医学].
r. occupation 受容体占有[医学].
r. of first order 第1位受容体(抗毒素のように, 1個の結合族をもつもの).
r. of pressure 圧覚受容器[医学].
r. of second order 第2位受容体(凝集素, 沈降素のように, 結合族のほかに, 機能的, 発酵的または酵素族をもつもの).
r. of third order 第3位受容体(アンホセプターのように2個の結合族と1個の酵素族とをもつもの).
r. operated calsium channel 受容体作動性カルシウムチャネル[医学].
r. potential 受容器電位[医学].
r. protein 受容〔体〕タンパク.
r. site 受容体部位[医学].
receptoric atrophy 受容体性萎縮(免疫体産生後, 抗原に対し拮抗性を示すのは, 受容体の萎縮によるということ).
re·cep·to·some [riséptəsoum] リセプトソーム, = endosome.
re·cess [risés] 陥凹(窩, 室または洞などの解剖学的陥凹部), 窩[医学].
r. of ear drum 鼓膜陥凹[医学].
r. of infundibulum 漏斗陥凹[医学].
r. of pelvic mesocolon 骨盤腸間膜陥凹, S状腸間膜陥凹, = intersigmoid recess.
r. of tympanic cavity 鼓室陥凹(① 鼓室外壁を覆う粘膜の上後方窩で, ツチ骨柄の両側にある. ② 鼓膜弛緩部とツチ骨頸部との間にある上窩), = Prussak space, recess of Tröltsch.
recesses of tympanic membrane [TA] 鼓膜陥凹, = recessus membranae tympanicae [L/TA].
re·ces·sion [riséʃən] 退縮, 窩(① 歯肉を押しのけて, 歯の白亜質を露出すること. ② 斜視の手術において直筋を後方に反転すること), = retroplacement.
recessional line 退縮線(発育期においてみられる歯牙の).
re·ces·sive [risésiv] 劣性の, 退守性(潜伏性. 雑種第1代で一方の形質は潜在して現れないが, 第2代からは分離して少数に現れる遺伝子).
r. cellulose 劣性セルロース, = lichenin.
r. character 劣性形質[医学].
r. gene 劣性遺伝子[医学](父母から受け継いだ遺伝子型のうち表面に現れないほうの遺伝形質).
r. hereditary disease 劣性遺伝病(両親の遺伝因子がともに劣性である場合に起こる疾患で, 性に関係あるものとないものとがある).
r. homozygote 劣性ホモ接合体[医学].
r. inheritance 劣性遺伝[医学](両親のもつ対立形質のうち, F_1 に現れない形質).
r. mutation 劣性突然変異[医学](表面に現れない変異).
r. trait 劣性形質.
re·ces·sive·ness [risésivnis] 劣性[医学].
re·ces·siv·i·ty [rìsesíviti] 劣性度[医学].
re·ces·sus [risésəs] 陥凹, = recess. 複 recessus.
r. anterior [L/TA] 前鼓膜陥凹, = anterior recess [TA].
r. anterior fossae interpeduncularis 脳脚間前窩陥凹(乳頭体の下部を通る脳脚窩の一部分. Tarini).
r. articularis [L/TA] 関節窩*, = articular recess [TA].
r. cochlearis [L/TA] 蝸牛陥凹, = cochlear recess [TA].
r. cochlearis vestibuli 前庭蝸牛陥凹.
r. costodiaphragmaticus [L/TA] 肋骨横隔洞, = costodiaphragmatic recess [TA].
r. costomediastinalis [L/TA] 肋骨縦隔洞, = costomediastinal recess [TA].
r. duodenalis inferior [L/TA] 下十二指腸陥凹, = inferior duodenal fossa [TA].
r. duodenalis superior [L/TA] 上十二指腸陥凹, = superior duodenal fossa [TA].
r. ellipticus [L/TA] 卵形嚢陥凹, = elliptical recess [TA].
r. ellipticus vestibuli 前庭卵形嚢陥凹.
r. epitympanicus [L/TA] 鼓室上陥凹, = epitympanic recess [TA].
r. hepatorenalis [L/TA] 肝腎陥凹, = hepatorenal recess [TA].
r. ileocaecalis inferior [L/TA] 下回盲陥凹, = inferior ileocaecal recess [TA].
r. ileocaecalis superior [L/TA] 上回盲陥凹, = superior ileocaecal recess [TA].
r. inferior [L/TA] 下陥凹, = inferior recess [TA].
r. inferior omentalis 大網下陥凹.
r. infundibularis [L/TA] 漏斗陥凹, = infundibular recess [TA].
r. infundibuli [L/TA] 漏斗陥凹, = infundibular recess [TA].
r. infundibuliformis 咽頭陥凹.
r. intersigmoideus [L/TA] S状結腸間陥凹, = intersigmoid recess [TA].
r. lateralis [L/TA] 外側陥凹*, = lateral recess [TA].
r. lateralis ventriculi quarti [NA] 第四脳室外側陥凹.
r. lienalis [L/TA] 脾陥凹, = splenic recess [TA].
r. membranae tympani aboralis = recessus membranae tympani posterior.
r. membranae tympani anterior 前鼓膜陥凹.
r. membranae tympani oralis = recessus membranae tympani anterior.
r. membranae tympani posterior 後鼓膜陥凹.
r. membranae tympani superior 上鼓膜陥凹.
r. membranae tympani tegmentalis = recessus membranae tympani superior.
r. membranae tympanicae [L/TA] 鼓膜陥凹, = recesses of tympanic membrane [TA].
r. opticus 視束陥凹.
r. paracolici 結腸傍陥凹(下行結腸の外側にある浅い小さい陥凹).
r. paraduodenalis [L/TA] 十二指腸旁陥凹, = pa-

raduodenal recess [TA].
r. parotideus 耳下腺陥凹.
r. pharyngeus [L/TA] 咽頭陥凹, = pharyngeal recess [TA].
r. phrenicohepatici 横隔肝陥凹(肝臓の左外靱帯と線維垂とが付着することにより生ずる横隔膜下面の陥凹).
r. phrenicomediastinalis [L/TA] 横隔縦隔洞, = phrenicomediastinal recess [TA].
r. pinealis [L/TA] 松果陥凹, = pineal recess [TA].
r. piriformis [L/TA] 梨状陥凹(下咽頭の前壁で, 披裂軟骨と披裂喉頭蓋ヒダの外側面にある), = piriform fossa, piriform recess [TA].
r. pleurales [L/TA] 胸膜洞, = pleural recesses [TA].
r. posterior [L/TA] 後鼓膜陥凹, = posterior recess [TA].
r. posterior fossae interpeduncularis 脳脚間後窩陥凹(Tarini).
r. proutriculo 卵形嚢陥凹, = recessus ellipticus vestibuli.
r. retrocaecalis [L/TA] 盲腸後陥凹, = retrocaecal recess [TA].
r. retroduodenalis [L/TA] 十二指腸後陥凹, = retroduodenal recess [TA].
r. sacciformis [L/TA] 嚢状陥凹, = sacciform recess [TA].
r. sacciformis articulationis cubiti 肘関節嚢状陥凹.
r. sacciformis articulationis radio-ulnaris distalis 遠位橈尺関節嚢状陥凹.
r. saccularis [L/TA] 球形嚢陥凹*, = saccular recess [TA].
r. sphaericus vestibuli 前庭球形陥凹.
r. sphenoethmoidalis [L/TA] 蝶篩陥凹(蝶形骨洞が開口する), = spheno-ethmoidal recess [TA].
r. sphericus [L/TA] 球形嚢陥凹, = spherical recess [TA].
r. splenicus [L/TA] 脾陥凹, = splenic recess [TA].
r. subhepaticus [L/TA] 肝下陥凹, = subhepatic space [TA].
r. subphrenicus [L/TA] 横隔下陥凹, = subphrenic space [TA].
r. subpopliteus [L/TA] 膝窩筋下陥凹*, = subpopliteal recess [TA].
r. superior [L/TA] 上陥凹, 上鼓膜陥凹, = superior recess [TA].
r. superior omentalis 大網上陥凹(前庭から肝臓に至る細長い腹膜嚢で, 右方は下大静脈, 左方は食道, 前方は胃肝靱帯, 後方は横隔膜により限定される).
r. supraopticus [L/TA] 視索上陥凹*, = supra-optic recess [TA].
r. suprapinealis [L/TA] 松果上陥凹, = suprapineal recess [TA].
r. triangularis 三角陥凹(第三脳室の前壁にある三角形小窩で, その底部は前交連, 両側は脳弓の接近柱により形成される).
r. utricularis [L/TA] 卵形嚢陥凹, = utricular recess [TA].
r. utriculi [L/TA] 卵形嚢陥凹, = utricular recess [TA].
r. vertebromediastinalis [L/TA] 椎骨縦隔洞, = vertebromediastinal recess [TA].
re·chal·lenge [riʧǽlinʤ] 再投薬試験 [医学].
rechtzeitiger blasensprung 適時破水.
re·cid·i·va·tion [risìdivéiʃən] ① 再発 [医学], 回帰(疾病の). ② 再犯(犯罪学の用語).
re·cid·i·vism [risídivizəm] ① 再犯. ② 堕落.
re·cid·i·vist [risídivist] ① 再入院患者(特に精神病者). ② 再犯囚徒, 前科者. ③ 累犯者(刑終了後5年以内に刑相当の罪をくり返すもの. 意志薄弱, 情性欠如, 精神障害, 精神遅滞者などにみられる).
re·ci·div·i·ty [rìsidíviti] 再発生, 再犯性.
re·cid·i·vum [risídivəm] 再発(一度治癒してから再び発病すること).
rec·i·pe [résipi:] ① 取(採)れ, 処方せよ. ② 処方箋(処方箋の筆頭に用いる語で, 一般に ℞ の記号で表す).
re·cip·i·ent [risípiənt] ① 受〔容〕体. ② 受血者(輸血またはほかの注射液の注輸を受ける患者). ③ 被移植者.
r. area 受皮部(植皮を受ける部分で, donor area に対立する).
r. chromosome 受入れ染色体 [医学].
r. selection 被移植者選択 [医学].
r. site 受納部位 [医学].
r. ureter レシピエント側尿管, 患者側尿管.
re·cip·i·o·mo·ter [resìpioumóutər] 運動刺激受容の.
re·cip·ro·cal [risíprəkəl] 相互の, 逆の, 相反の.
r. anchorage 相反固定〔法〕[医学].
r. articulation 相互関節, = condyloid articulation.
r. beat 回帰拍動 [医学], 回帰収縮, 逆波(房室接合部から発生した刺激が心室に下行するとともに心房へ上行する. 上行性のインパルスは心房に達する前に下降して, 再び心室を興奮させる. 2つの心室群に狭まれた陰性P波を生ずる), = opisthodromia.
r. chiasmata 相互キアズマ [医学].
r. conduction 回帰性伝導 [医学], 両方向〔性〕伝導.
r. crossing 相互交配, 正逆交雑 [医学], 逆交雑 [医学].
r. difference 逆差分.
r. dispersion 逆分散率, 逆分散, = Abbe number.
r. exchange 相互交換 [医学].
r. hybrid 逆雑種 [医学].
r. hybrids 正逆雑種 [医学].
r. inhibition 逆制止 [医学], 相互抑制 [医学].
r. innervation 相反神経支配 [医学].
r. lattice 逆格子 [医学].
r. mating 正逆交配 [医学].
r. parasitism 相互寄生 [医学].
r. proportion 相互比例.
r. recombination 相互組換え [医学], = chromosomal recombination.
r. recurrent selection 相互循環選択 [医学].
r. retention 相反保定.
r. rhythm ① 逆波 [医学]. ② 回帰リズム, 回帰調律(心室の回帰収縮 reciprocal beat が連続して起こるもの. 心電図における房室結節性リズムの逆行性伝導による心房の興奮で, R-P 期が長いときには心室性興奮が連続する).
r. sensibility 感量 [医学].
r. shaker 往復振とう(盪)機 [医学].
r. system 相反系.
r. transfusion 相互輸血 [医学](発熱中の患者の血液とその同一疾病の回復期にあるものの血液を交換する方法).
r. translocation 相互転座 [医学].
re·cip·ro·cat·ing [risíprəkeitiŋ] 相反の, 可逆の, 往復する.
r. beat 回帰拍動 [医学].
r. force 相反力, 可逆力.
r. grate 往復火格子.
r. saw 往復骨鋸.
re·cip·ro·ca·tion [risìprəkéiʃən] 相反運動(歯科の補てつ学において用いる方法).

R

re·cip·roc·i·ty [resìprásiti] 相互性，相反性．
r. law 相反〔法〕則［医学］．
r. law failure 相反則の不成立［医学］．
r. theorem 相反定理［医学］，可逆定理．
recirculating lymphocyte 両循環リンパ球．
recirculating pool 再循環プール（血液とリンパ組織との間を循環することにより，たくわえられているリンパ球のことをいう）．
re·cir·cu·la·tion [risə̀:rkjəléiʃən] 再循環［医学］．
r. time 再循環時間［医学］．
Recklinghausen, Friedrich Daniel von [réklinhàuzən] レックリングハウゼン（1833–1910，ドイツの病理学者），= von Recklinghausen, Friedrich Daniel.
R.–Applebaum disease レックリングハウゼン・アップルバウム病（血色素沈着症），= hemochromatosis.
R. canals レックリングハウゼン管（結合組織中に発見されるリンパ腔）．
R. disease レックリングハウゼン病，= neurofibromatosis.
R. disease of bone レックリングハウゼン骨病（嚢腫性線維性骨炎），= osteitis fibrosa cystica.
R. disease of nerve レックリングハウゼン神経病（〔多発性〕神経線維腫症），= multiple neurofibromatosis.
R. disease type Ⅰ レックリングハウゼン病タイプⅠ．
R. tonometer レックリングハウゼン血圧計（血圧の振動性を測る器械）．
R. tumor レックリングハウゼン腫瘍（神経レックリングハウゼン病，〔多発性〕神経線維腫症）．
reckoning test 加算試験（数字を加算する能力検査法）．
re·claimed [rikléimd] 再生された．
r. gypsum 再生石膏［医学］．
r. oil 再生油．
r. rubber 再生ゴム．
reclaiming agent 再生剤（イオン交換樹脂の）．
reclaiming process 再生法．
rec·li·ma·ti·za·tion [riklàimətaizéiʃən] 気候再順応［医学］．
rec·li·na·tion [rìklinéiʃən] ①下曲（植物などが下方に屈曲すること）．②撥下法（白内障において水晶体を硝子体の方へ圧下する旧法）．
reclining bed 反張〔ギプス〕床［医学］．
reclining position リクライニング位（背中を後ろにもたせかけた姿勢）．
reclotting phenomenon 再凝固現象，= thixotropy.
Reclus, Paul [reklú:z] レクリュー（1847–1914，フランスの外科医）．
R. disease レクリュー病（①女性乳腺の良性多発性嚢腫．②木様蜂巣織炎）．
R. method レクリュー法（コカインを用いる局所麻酔）．
R. operation レクリュー手術（直腸癌に際し，腸骨腔の部位に人工肛門をつくる手術）．
rec·og·ni·tion [rèkəgníʃən] 認知，認識［医学］．㊥ recognizable.
r. factors 認識因子．
r. site 認識部位［医学］．
r. time 認識時間，= perception time.
re·coil [rikɔ́il] 反跳（物体または粒子が跳ね返される現象）．
r. atom 反跳原子［医学］（アルファ線を放散した後の残存原子で，その質量に反比例する速度をもって反跳する），= rest atom.
r. electron 反跳電子［医学］（電磁波あるいは粒子によって跳ねとばされた電子）．
r. phenomenon 跳ね返り徴候［医学］．
r. tritium labeling method 反跳トリチウム標識法［医学］．
r. wave 反動隆起，反発隆起（大動脈弁閉鎖の衝動が反映して起こる重拍脈の2つのうち第2のもの），= dicrotic wave.
rec·ol·lec·tion [rìkəlékʃən] 回想［医学］，想起［医学］，= remembrance.
re·col·or·ing [rikʌ́ləriŋ] 復色［医学］．
re·com·bi·nant [rikámbinənt] 組換え型，組換え体［医学］．
r. DNA 組換え〔型〕DNA（異種生物のDNAを，プラスミドやファージ由来のクローニングベクターに試験管内で酵素的に結合させた分子）．
r. DNA technology 組換えDNA技術．
r. human interleukin (rhIL) 遺伝子組換えヒトインターロイキン．
r. inbred mouse リコンビナント近交系マウス（2つの近交系を交配し，F_1 同士の交配により F_2 を作製，F_2 世代の個体をランダムに組み合わせてラインをつくる方法によりつくられる．リンケージ分析を行う目的で使われることが多い）．
r. inbred strain リコンビナント近交系，RI系（2つの近交系の交配からの交雑第1代（F_1）を交配して生まれる F_2 世代からランダムにペアをつくり，それぞれのペアから再び兄妹交配によって育成した近交系群）．
r. protein 組換えタンパク，リコンビナントタンパク．
r. vaccine リコンビナントワクチン（組換えDNA技術を用いてつくられるワクチン．サブユニットワクチン，ペプチドワクチン，ベクターワクチン等がある）．
re·com·bi·na·tion [rìkambinéiʃən] ①再結合．②組換え［医学］（菌種2個体間の遺伝子の組換えにより，種々の性状をもった変異が発生すること）．
r. frequency 組換え頻度［医学］．
r. rate 組換え率［医学］．
r. repair 組換え修復［医学］．
r. value 組換え率，組換え価［医学］．
recombinational repair 組換え修復［医学］．
recommended allowance 所要量，= dietary allowances.
recommended dietary allowances (RDA) 栄養所要量［医学］（1969年に策定された「日本人の栄養所要量」は5年ごとに改正されていたが，栄養摂取の概念の変化により，第6次改正後，名称を「日本人の食事摂取基準」とし，年号を付して策定されることになっている）．
recommended dose for therapeutic trial 治験〔用〕適量［医学］．
recommended name of enzyme 酵素推奨名．
re·com·pres·sion [rikəmpréʃən] 再圧法（著しい低圧状態から正常気圧に戻すこと），再加圧［医学］．
re·con [rí:kən] リコン，遺伝的組換えの単位（組換えは起こりうるが，組換えによって分割されない染色体の最小単位で1ヌクレオチド程度の大きさ）．
re·con·sti·tu·tion [rìkanstitʃú:ʃən] 再形成，再構築［医学］，再構成［医学］，再建［医学］．
r. of ribosome リボソーム再構成，= reassembly of ribosome.
re·con·struc·tion [rìkənstrʌ́kʃən] ①復構〔法〕，再構成，再建術．②再形成（化合物の）．
r. of anal function 肛門再建術．
r. of breast 乳房再建術．
r. of facial features 復顔法．

R

r. of free colonic segment 遊離結腸間置〔医学〕.
r. of free ileal segment 遊離回腸間置〔医学〕.
r. of free jejunum 遊離空腸間置〔医学〕.
r. of prosthesis 代用食道装着〔医学〕.
r. of skin tube 皮膚管間置〔医学〕.
r. of trachea 気管の再建〔医学〕.
r. operation of nasal septum 鼻中隔矯正〔術〕〔医学〕.
r. tomography 再構成断層撮影〔法〕〔医学〕.
r. with bowel 食道〔咽頭〕腸吻合〔医学〕.

re·con·struc·tive [rìkənstrʌ́ktiv] 再建の〔医学〕.
r. anal surgery 肛門再建手術〔医学〕.
r. operation 再建手術〔医学〕, 形成手術〔医学〕.
r. orthopedics 再建整形外科学〔医学〕.
r. surgery 再建手術〔医学〕, 再建外科(先天性ならびに後天性組織欠損変形を自家組織移植, または人工物の体内埋入により機能の形態と復元を図る).
r. surgery of head and neck 頭頸部再建外科.

rec·ord [rékɔ:d] ① レコード, 音盤. ② 記録. ③ 記録する, 記載する.
r. control 記録管理〔医学〕.
r. linkage 記録の連係〔医学〕.
r. syringe 記録円筒〔医学〕.

recorded death rate 発生地による死亡率〔医学〕.

re·cord·er [rikɔ́:rdər] 記録器〔医学〕.

re·cord·ing [rikɔ́:rdiŋ] 記録する〔医学〕.
r. controller 記録調節計〔医学〕.
r. cystotonometer 膀胱内圧記録器〔医学〕.
r. hygrometer 記録湿度計〔医学〕.
r. katathermometer 記録カタ温度計(Hill).
r. mechanism 記録機構.
r. oversights 記録漏れ〔医学〕.
r. pyrheliometer 自記日射計.
r. spectrophotometer 記録分光光度計〔医学〕.
r. system 記録装置〔医学〕.

recovered line 再生系統〔医学〕.

recovered wool 反毛〔医学〕.

re·cov·ery [rikʌ́vəri] ① 回復〔医学〕(病気からの). ② 回収. ③ 回復現象(放射線作用の). ④ 回収率〔医学〕. ⑤ 覚せい(醒)〔医学〕.
r. bed 回復ベッド(術後患者が麻酔から覚醒するまで使用するベッド).
r. curve 回復曲線〔医学〕.
r. heat 回復熱〔医学〕(筋肉の活動後に発する温度上昇).
r. nystagmus 回復期眼振〔医学〕.
r. pulse sum 回復脈積(総和)〔医学〕.
r. quotient 回復指数〔医学〕.
r. room (RR) 回復室〔医学〕, リカバリールーム.
r. stretcher 回復室用患者運搬車〔医学〕.
r. stroke 回復打〔医学〕, 回復運動.
r. test 回復試験〔医学〕.
r. time 回復時間〔医学〕.

re·cre·a·tion [rìkriéiʃən] レクリエーション, 保養.
r. therapy レクリエーション療法(精神療法の一つ).

recreational therapy レクリエーション療法〔医学〕.

rec·re·ment [rékrimənt] 再帰液(分泌された後再び血液内へ吸収される体液). 形 recremental, recrementitial, recrementitious.

re·cru·des·cence [rìkru:désəns] 再燃, 再発(病気の)〔医学〕, = recrudescency. 形 recrudescent.

recrudescent typhus 再燃性チフス, = Brill disease.

recrudescent typhus fever 再燃性発疹チフス熱.

recruiting response 漸増反応〔医学〕, 増強反応.

recruiting rhythm 漸増リズム〔医学〕.

re·cruit·ment [rikrú:tmənt] ① 保養, 元気回復〔医学〕. ② 補充, 動員. ③ 漸増(一群の筋肉を支配する神経が相前後して興奮すること).
r. of loudness 大きさの補充現象〔医学〕.
r. phenomenon 補充現象(聴覚神経障害の特徴として, 難聴者に音声の強さが病的増大を示す現象).

re·crys·tal·li·za·tion [ri(:)krìstəlaizéiʃən] 再結晶〔医学〕.

rect rectificatus 是正された, または精製されたの略.

rec·tal [réktəl] 直腸の.
r. aerophagia 直腸内空気吸入.
r. alimentation ① 直腸栄養. ② 滋養浣腸, = nutrient enema.
r. ampulla [TA] 直腸膨大部, = ampulla recti [L/TA].
r. amputation 直腸切断術〔医学〕.
r. anesthesia 直腸内麻酔〔法〕〔医学〕, 直腸麻酔.
r. application 直腸内適用.
r. atresia 直腸閉鎖〔医学〕.
r. biopsy 直腸生検.
r. bladder 直腸膀胱.
r. cancer 直腸癌.
r. capillary pressure 直腸毛細管圧〔医学〕.
r. cell 直腸細胞.
r. column 直腸柱, = column of Morgagni.
r. crisis 直腸クライシス, 直腸発症〔医学〕(脊髄癆における肛門痛).
r. disease 直腸疾患〔医学〕.
r. examination 直腸内診〔医学〕, 直腸診〔医学〕.
r. feeding 直腸栄養〔法〕〔医学〕.
r. fistula 直腸瘻〔医学〕(直腸と皮膚, 他の臓器との間に瘻管形成のあるもの).
r. fold 直腸ヒダ.
r. gland 直腸腺.
r. gonorrhea 直腸淋〔医学〕.
r. hernia 直腸ヘルニア〔医学〕.
r. incontinence ① 直腸失禁. ② 大便失禁.
r. infusion 直腸注入〔医学〕.
r. instillation 直腸点滴注入〔法〕〔医学〕.
r. lavage 直腸洗浄〔医学〕.
r. lithotomy 直腸切石術(直腸膀胱切石術), = rectovesical lithotomy.
r. medication 薬物注腸〔法〕〔医学〕.
r. mucosectomy 直腸粘膜切除〔医学〕.
r. narcosis 直腸麻酔〔法〕.
r. neoplasm 直腸新生物〔医学〕.
r. plexus 直腸動脈神経叢.
r. polyp 直腸ポリープ〔医学〕.
r. pressure 直腸圧〔医学〕.
r. prolapse 直腸脱〔医学〕.
r. reflex 直腸反射〔医学〕(排便反射), = rectum reflex.
r. shelf 直腸架(直腸棚ともいう. ダグラス嚢内の炎症, 新生物などにより直腸管腔にみえる突出), = Blumer shelf.
r. sinus 直腸洞.
r. speculum 直腸鏡〔医学〕.
r. stalk [TA] 外側直腸靱帯*, = ligamentum recti laterale [L/TA].
r. stenosis 直腸狭窄〔医学〕.
r. suppository 肛門坐剤〔医学〕.
r. swab 直腸スワブ(綿棒)〔医学〕.
r. syringe 浣腸器.
r. temperature 直腸温〔医学〕.
r. tenesmus 肛門しぶり〔医学〕, 肛門裏急後重〔医学〕, = tenesmus alvi, tenesmus ani.
r. thermometer 直腸検温器〔医学〕, 肛門用体温計.
r. touch 直腸触診.
r. triangle = anal triangle.

r. ulcer 直腸潰瘍.
r. valves 直腸弁，= Houston valve.
r. venous plexus [TA] 直腸静脈叢，= plexus venosus rectalis [L/TA].
rec·tal·gia [rektǽlʤiə] 直腸痛〔医学〕，= proctalgia.
rec·tan·gu·lar [rektǽŋgjulər] 矩形の，直角の，長方形の.
r. amputation 長方形切断，= Teale amputation.
r. coordinates 直角座標.
r. coordinates system 直角座標系.
r. current 矩形〔波〕電流〔医学〕，直角電流.
r. distribution 一様分布，長方形分布.
r. hyperbola 直角双曲線，= equilateral hyperbola.
r. impulse 矩形インパルス.
r. lattice design 長方形格子計画.
r. parallelopiped 長方体.
r. prism 直角プリズム（頂角を直角とする二等辺形の三角プリズム）.
r. pulse 直角波（通流に用いる），矩形パルス，方形パルス.
r. wave 矩形波.
rec·tec·to·my [rektéktəmi] 直腸切除〔術〕〔医学〕，= proctectomy.
rectifiable curve 長さのある曲線.
rec·ti·fi·ca·tion [rèktifikéiʃən] ① 矯正〔医学〕（曲がった脚などを直すこと）. ② 精留（薬物を蒸留などにより純化すること）. ③ 整流〔作用〕（電流の）. 動 rectify.
rectified birch tar oil 精製カバノキタール油（*Betula pendula* などの乾留により得られる油），= oleum betulae empyreumaticum rectificatum.
rectified oil of turpentine テルペンチン精油，= oleum terebinthinae rectificatum, turpentine oil.
rectified spirit of nitre = ethyl nitrite spirit.
rectified tar oil 精留瀝油，= oleum picis rectificatum.
rectified turpentine oil 精製テレビン油（マツなどの針葉樹の木材やバルサムを水蒸気蒸留して精製したもの），= oleum terebinthinae rectificatum.
rec·ti·fi·er [réktifaiər] 整流器〔医学〕（交流のエネルギーを，電気以外のエネルギーに変えないで，直流に変える装置）.
r. tube 整流管（整流器として用いる真空管および放電管）.
rectilinear propagation 直進.
rectilinear scanner 直線〔移動〕型スキャナ〔医学〕.
rectilinear scanning 直線〔移動〕型スキャンニング〔医学〕.
rec·tis·chi·ac [rektískiək] 直腸坐骨の.
rec·ti·tis [rektáitis] 直腸炎，= proctitis.
recto– [rektou, –tə] 直腸との関係を表す接頭語.
rec·to·ab·dom·i·nal [rèktouæbdáminəl] 直腸腹部の.
rectobulbar fistula 直腸球部尿道瘻〔医学〕.
rectocardiac reflex 直腸心臓反射.
rec·to·cele [réktəsi:l] ① 直腸瘤〔医学〕（痔瘻の一種）. ② 直腸脱.
r. vaginalis 直腸癌.
rectocloacal fistula 直腸総排泄腔瘻〔医学〕.
rec·toc·ly·sis [rektáklisis] 点滴浣腸〔医学〕，= proctoclysis.
rec·to·coc·cyg·e·al [rèktoukaksíʤiəl] 直腸尾骨の.
r. muscle 直腸尾骨筋.
rec·to·coc·cyg·e·us [rèktoukaksíʤiəs] [TA] 直腸尾骨筋，= musculus rectococcygeus [L/TA].
r. muscle 直腸尾骨筋.
rec·to·coc·cy·pexy [rèktəkáksipeksi] 直腸尾骨固定〔術〕〔医学〕.
rec·to·co·li·tis [rèktoukouláitis] 直腸結腸炎〔医学〕.
rec·to·cys·tot·o·my [rèktousistátəmi] 直腸式膀胱切開術.
rec·to·fis·tu·la [rèktəfísʧulə] 直腸瘻.
rec·to·gen·i·tal [rèktəʤénitəl] 直腸性器の.
rec·to·in·ci·sion [rèktouinsíʒən] 直腸切開〔医学〕.
rec·to·la·bi·al [rèktouléibiəl] 直腸陰唇の.
r. fistula 直腸陰唇瘻.
rectolaryngeal reflex 直腸喉頭反射.
rec·to·per·i·ne·a·lis [rèktoupèrini:éilis] [TA] 直腸会陰筋*，= musculus rectoperinealis [L/TA].
rec·to·per·i·ne·or·rha·phy [rèktoupèrinió:rəfi] 直腸会陰縫合〔術〕〔医学〕.
rec·to·pexy [réktəpeksi] 直腸固定術.
rec·to·pho·bia [rèktəfóubiə] 直腸病恐怖症，= proctophobia.
rec·to·plas·ty [réktəplæsti] 直腸形成〔術〕〔医学〕，= proctoplasty.
rectoprostatic fascia [TA] 前立腺後筋膜*，= fascia rectoprostatica [L/TA].
rec·to·rec·tos·to·my [rèktourektástəmi] 直腸直腸吻合術.
rec·to·ro·man·o·scope [rèktourəmǽnəskoup] 直腸鏡，直腸S状結腸鏡〔医学〕.
rec·to·ro·ma·nos·co·py [rèktouroumənáskəpi] 直腸S状結腸鏡検査法（Straus 直腸鏡および膀胱鏡用電気抵抗器を用いて行う），= rectoscopy.
rec·tor·rha·phy [rektó:rəfi] 直腸縫合術.
rectosacral fascia [TA] 直腸仙骨筋膜，= fascia rectosacralis [L/TA].
rec·to·scope [réktəskoup] 直腸鏡〔医学〕.
rec·tos·co·py [rektáskəpi] 直腸鏡検査法.
rec·to·sig·moid [rèktəsígmɔid] 直腸S状結腸の.
r. bladder 直腸S状結腸膀胱〔医学〕.
rec·to·sig·moi·dec·to·my [rèktəsìgmɔidéktəmi] 直腸S状結腸切除術.
rec·to·sig·moi·do·scope [rèktousigmɔ́idəskoup] S状結腸鏡，= romanoscope.
rec·to·ste·no·sis [rèktoustinóusis] 直腸狭窄〔症〕〔医学〕.
rec·tos·to·my [rektástəmi] 直腸瘻造設〔術〕，= proctostomy.
rec·to·tome [réktətoum] 直腸切開刀.
rec·tot·omy [rektátəmi] 直腸切開〔術〕〔医学〕，= proctotomy.
rec·to·u·re·thral [rèktoujurí:θrəl] 直腸尿道の.
r. fistula 直腸尿道瘻〔医学〕.
r. muscles [TA] 直腸尿道筋，= musculi rectourethrales [L/TA].
rectourethralis inferior [TA] 下直腸尿道筋*，= musculus rectourethralis inferior [L/TA].
rectourethralis muscle 直腸尿道筋.
rectourethralis superior [TA] 上直腸尿道筋，= musculus rectourethralis superior [L/TA].
rec·to·u·ter·ine [rèktoujú:təri:n] 直腸子宮の.
r. excavatio 直腸子宮腔，= excavatio rectouterina.
r. excavation 直腸子宮窩〔医学〕（ダグラス窩），= cul-de-sac of Douglas.
r. fold（♀）[TA] 直腸子宮ヒダ，= plica rectouterina（♀）[L/TA].
r. ligament [TA] 直腸子宮靱帯*，= ligamentum rectouterinum [L/TA].
r. muscle 直腸子宮筋.
r. pouch（♀）[TA] 直腸子宮窩，= excavatio rectouterina（♀）[L/TA].
rec·to·u·ter·i·nus [rèktouju:térinəs] [TA] 直腸子

宮筋, = musculus rectouterinus [L/TA].
rec·to·vag·i·nal [rèktouvǽʤinəl] 直腸腟の.
r. fascia [TA] 直腸腟筋膜*, = fascia rectovaginalis [L/TA].
r. fistula 直腸腟瘻 [医学].
r. fold 直腸腟ヒダ(直腸と腟の間の腹膜のヒダ).
r. septum (♀) [TA] 直腸腟中隔, = septum rectovaginale (♀) [L/TA].
rec·to·vag·i·no·ab·do·mi·nal [rèktouvæ̀ʤinouæbdáminəl] 直腸腟腹部の.
rec·to·ves·i·cal [rèktəvésikəl] 直腸膀胱の.
r. excavation 直腸膀胱窩 [医学].
r. fascia 肛門挙筋内鞘, = Dononvilliers aponeurosis, Tyrell fascia.
r. fistula 直腸膀胱瘻 [医学].
r. fold 直腸膀胱ヒダ.
r. muscle 直腸膀胱筋.
r. pouch (♂) [TA] 直腸膀胱窩, = excavatio rectovesicalis (♂) [L/TA].
r. septum (♂) [TA] 直腸膀胱中隔, = septum rectovesicale (♂) [L/TA].
r. space 直腸膀胱隙, = rectovesical pouch.
rec·to·ves·i·ca·lis [rèktouvèsikéilis] [TA] 直腸膀胱筋, = musculus rectovesicalis [L/TA].
r. muscle 直腸膀胱筋.
rec·to·ves·tib·u·lar [rèktouvestíbjulər] 直腸〔腟〕前庭の.
r. fistula 直腸腟前庭瘻.
rectovulvar fistula 直腸外陰瘻 [医学], 直腸陰唇瘻, = rectolabial fistula.
rec·tum [réktəm] [L/TA] 直腸(S状結腸から肛門に至る間の大腸の部分で, 左方仙腸骨軟骨結合部に始まり, 傾斜して仙骨の中央部を通って肛門まで正中線に沿い下行する), = rectum [TA]. 複 rectums, recta. 形 rectal.
r. associated lymphoid tissue (RALT) 直腸リンパ装置.
r. cancer 直腸癌 [医学].
rec·tus [réktəs] 直筋(まっすぐな位置をとる筋).
r. abdominis [TA] 腹直筋, = musculus rectus abdominis [L/TA].
r. abdominis muscle 腹直筋, = rectus m. of abdomen.
r. capitis anterior [TA] 前頭直筋, = musculus rectus capitis anterior [L/TA].
r. capitis anterior muscle 前頭直筋.
r. capitis lateralis [TA] 外側頭直筋, = musculus rectus capitis lateralis [L/TA].
r. capitis lateralis muscle 外側頭直筋.
r. capitis posterior major [TA] 大後頭直筋, = musculus rectus capitis posterior major [L/TA].
r. capitis posterior major muscle 大後頭直筋.
r. capitis posterior minor [TA] 小後頭直筋, = musculus rectus capitis posterior minor [L/TA].
r. capitis posterior minor muscle 小後頭直筋.
r. diastasis 腹直筋離開症 [医学].
r. femoris [TA] 大腿直筋, = musculus rectus femoris [L/TA].
r. femoris muscle 大腿直筋.
r. incision 直筋切開.
r. muscle of abdomen 腹直筋.
r. muscle of thigh 大腿直筋.
r. muscle sheath syndrome 腹直筋〔鞘〕症候群 [医学].
r. muscle syndrome 腹直筋症候群.
r. sheath [TA] 腹直筋鞘, = vagina musculi recti abdominis [L/TA].
re·cum·ben·cy [rikʌ́mbənsi] 臥床 [医学], 横臥. 形 recumbent.
r. thrombosis 臥床性血栓症 [医学].
re·cum·bent [rikʌ́mbənt] 横臥の.
r. position 臥位.
re·cu·per·a·tion [rik(j)ù:pəréiʃən] 回復(病気, 疲労などから). 形 recuperative.
re·cu·per·at·or [rikjú:pəreitər] 回収熱交換器 [医学].
re·cur [rikə́:r] 再発する, 繰り返される.
re·cu·rar·i·za·tion [rikjùrɛərizéiʃən] 再クラーレ化 [医学].
re·cur·rence [rikʌ́rəns] ① 回帰(熱型などの). ② 回帰性(物理, 化学). ③ 再発 [医学] (症状がほぼ消失した状態(寛解)が持続し回復に至ったにもかかわらず, 新たな症状・病状が出現すること), 再現. 形 recurrent.
r. formula 漸化式.
r. rate 再発率 [医学].
r. risk 再現危険率 [医学], 再発危険性.
r. therapy 再発療法 [医学] (梅毒菌注射による).
re·cur·rent [rikə́:rənt] 再発性の.
r. abdominal pain 反復性腹痛 [医学].
r. abortion 反復流産(連続3回以上の自然流産を繰り返すものを習慣流産 habitual abortion と定義するが, 連続2回の自然流産歴をもち, 3回目も流産の頻度が高いものを反復流産として取り扱う).
r. albuminuria 周期性アルブミン尿, = cyclic albuminuria.
r. aphthous stomatitis 再発性アフタ性口内炎.
r. aphthous ulcers 再発性アフタ.
r. appendicitis 再発性虫垂炎 [医学], 回帰性虫垂炎.
r. artery 反回動脈(橈側反回動脈, 尺側反回動脈, 前脛骨反回動脈, 後脛骨反回動脈などがある. いったん下降したものがUターンして上行する動脈につけられるが, いずれも関節を栄養する動脈である), = arteria centralis longa.
r. artery of Heubner ヒューブナーの反回動脈.
r. axon collateral 反回軸索側枝 [医学].
r. backcross 反復もどし交雑 [医学].
r. bandage 反回包帯 [医学].
r. branch [TA] 反回枝*, = ramus recurrens [L/TA].
r. bronchitis 反復性気管支炎(2歳以下の乳幼児にみられ, 喘鳴, 咳を主症状とする. 気管支喘息への移行は少ない), = asthmatic bronchitis.
r. caries 再発〔性〕う蝕.
r. central retinitis 再発性中心性網膜炎.
r. colic 反復性仙痛.
r. corneal erosion 再発性角膜びらん.
r. dislocation 反復性脱臼 [医学].
r. education リカレント教育(回帰教育, 環流教育ともいう. 一度社会に出たものが再度学校に戻り教育を受けること).
r. episode 反復エピソード.
r. epistaxis 反復性鼻出血 [医学].
r. erysipelas 習慣性丹毒, = erysipelas habituelles.
r. facilitation 反回〔性〕促進 [医学].
r. fever 回帰熱(*Borrelia* 属スピロヘータの感染症で, シラミが媒介する louse-borne 型とダニが媒介する tick-borne 型があり, いずれも周期的な発熱発作を特徴とする), = famine fever, louse fever, relapsing fever, remittent fever, spirillum fever.
r. flagellum 回帰鞭毛.
r. hematuria 反復性血尿 [医学].
r. herpetic stomatitis 再発性ヘルペス〔性〕口内炎.
r. inhibition 反回〔性〕抑制 [医学].
r. insanity 回帰性精神病.

r. interosseous artery [TA] 反回骨間動脈，= arteria interossea recurrens [L/TA].
r. jaundice of pregnancy 妊娠性反復性黄疸.
r. laryngeal nerve [TA] 反回神経，= nervus laryngeus recurrens [L/TA].
r. melancholia 反復性うつ病〔医学〕.
r. meningeal branch [TA] 反回硬膜枝，= ramus meningeus recurrens [L/TA].
r. meningeal nerve 反回硬膜神経.
r. mutation 反復〔突然〕変異〔医学〕.
r. nerve 反回神経.
r. nerve injury 反回神経損傷.
r. nerve lymph nodes 反回神経リンパ節〔医学〕.
r. parotitis 反復性耳下腺炎〔医学〕.
r. phlebitis 再発性静脈炎.
r. pneumonia 反復性肺炎.
r. polyneuritis 反復性多発〔性〕神経炎〔医学〕.
r. reaction 再発反応(以前にツベルクリン試験を受けて陽性反応が消失した後，再び同一試験を受けると，再び元の部位が発赤を示す反応)，= revivescence.
r. respiratory papillomatosis 再発性呼吸器パピローマ症.
r. selection 循環選択〔医学〕.
r. sensibility 回帰〔性〕感覚〔医学〕(脊髄前根の遠位部を切断した後，これを刺激するときの感覚).
r. stricture 回帰性収縮，= contractile stricture.
r. tetany 再発性テタニー.
r. tumor 再発性腫瘍(外科的切除の後に発現するもの).
r. ulcerative stomatitis 再発性潰瘍性口内炎.
r. ulnar artery 尺側反回動脈.
r. vomiting 反復性嘔吐〔医学〕，周期性嘔吐，= cyclic vomiting.
re·cur·ring [rikə́:riŋ] 循環する，再帰する.
r. hemorrhage 反復性出血〔医学〕.
re·cur·sive mod·el [rikə́:siv mádəl] 逐次模型〔医学〕.
re·cur·vate [rikə́:veit] 後屈の，反った.
r. knee 反跳膝〔医学〕.
re·cur·va·tion [rikə:véiʃən] 後屈，= backward bending.
recurved spring 複式弾線〔医学〕.
re·cy·cle [risáikl] 再循環〔医学〕.
r. operation 再循環操作〔医学〕.
r. ratio 再循環比〔医学〕.
recycling time 再循環時間〔医学〕.
Red Cross Society 赤十字社(国際的博愛主義に基づき1864年 Henri Dunant により組織された連合で，本来の主旨は戦時の負傷兵，病兵および捕虜の救護に当たることであるが，その後すべての人類の災害に対する援助を与えることとなり，各国にそれぞれの組織がある).
red [réd] ① 赤(スペクトル上最も屈折性の低い色). ② 赤色の，紅色の.
r. algae 紅藻類.
r. anomaly 赤〔色〕色弱〔医学〕.
r. atrophy 赤色萎縮〔医学〕(うっ血肝にみる).
r. back フィリピン産ゴケグモ，= *Latrodectus hasseltii*.
r.-bellied black snake アカハラクロヘビ，= *Pseudechis porphyriacus*.
r. blindness 赤色盲.
r. blood cell (RBC, rbc) 赤血球，= erythrocyte.
r. blood cell cast 赤血球円柱〔医学〕.
r. blood cell count 赤血球数〔医学〕.
r. blood cell paste 赤血球糊剤(ヘキシルレソルシノール1：1,000溶液75mLにトラガカント粉末2.5gを加え，5～6時間放置後，100°Cで20分間湯槽中で加熱し，冷却後その30gを赤血球層250mLに加え，5°Cに貯蔵する).
r. blood cell substitutes 代用赤血球〔医学〕.
r. blood corpuscle 赤血球〔医学〕.
r. body 赤体(dihydroxy-indolcarboxylic acid のキノン化合物でチロシンをメラニンに転化させることは，hallochrome に類似する).
r. bone marrow [TA] 赤色骨髄，= medulla ossium rubra [L/TA].
r. bread mould 赤パンカビ.
r. bug アキダニ，ツツガムシ(幼生の名)，= chigger, harvest mite.
r.-cedar asthma 米杉喘息.
r. cell 赤血球〔医学〕.
r. cell adherence phenomenon 赤血球粘着現象.
r. cell adherence test 赤血球粘着試験.
r. cell adhesion test 〔赤〕血球付着テスト〔医学〕.
r. cell agglutination 〔赤〕血球凝集〔反応〕〔医学〕.
r. cell cast 赤血球円柱.
r. cell ghost 赤血球影(血影)〔医学〕.
r. cell iron renewal rate 赤血球鉄交代率〔医学〕.
r. cell iron turnover 赤血球鉄交代〔医学〕.
r. cell iron utilization 赤血球鉄利用〔率〕〔医学〕.
r. cell life span 赤血球寿命〔医学〕.
r. cell linked-antigen antiglobulin reaction (RCL-AAR) 赤血球結合抗原抗グロブリン反応.
r. cell linked-antigen antiglobulin test 赤血球結合抗原抗グロブリン試験〔医学〕.
r. cell mass 赤血球容積〔医学〕.
r. chalk 代赭(しゃ)石，= red ochre, reddle.
r. cohosh 赤コホッシュ，= *Actaea rubra*.
r. color blindness 1型2色覚(旧，第1色盲，赤色盲)，= protanopia.
r. color sign 発赤所見〔医学〕.
r. contracted kidney 赤色萎縮腎.
r. copper ore 赤銅鉱，= cuprite.
r. corallin 赤色コラリン(パラロソリン酸のパラロサニリン塩)，= peonin.
r. cross 赤十字〔社〕〔医学〕.
r. cross army service 赤十字奉仕〔医学〕.
r. cross nursing 赤十字看護〔医学〕.
r. cruor clot 赤色血餅.
r. degeneration 赤色(紅色)変性.
r. diaper syndrome 赤いおむつ症候群.
r. dish halo 紅輪〔医学〕.
r. earth 赤色土.
r. eye syndrome 赤目症候群〔医学〕.
r. ferric oxide 酸化第二鉄 Fe_2O_3 (三二酸化鉄)，= ferri oxidum rubrum.
r. fever ブタ丹毒，= swine erysipelas.
r. fever of Congo コンゴ発疹熱(アフリカのコンゴ地方にみられる病型で，bakandjia と呼ばれる).
r. fever of swine ブタ発疹熱，= swine erysipelas.
r. flap (股部白癬)，= tinea cruris.
r. flare 紅炎.
r. flow 赤色帯下〔医学〕.
r. goggle 暗室めがね(眼鏡)〔医学〕.
r.-green 赤緑.
r.-green blindness 赤緑色盲〔医学〕(① 赤色盲. ② 緑色盲)，= without a shortened spectrum.
r.-green visual substance 赤緑視覚物質〔医学〕.
r.-gum ① ストロフルス，= strophulus. ② ユーカリ，= eucalyptus.

R

r. hair 赤髪，赤毛(あかげ).
r. halo 紅暈［医学］，紅輪(緑内障眼の視神経乳頭周囲の脈絡膜萎縮巣)，= red dish halo.
r. heat 赤熱.
r. hepatization 赤色肝変［医学］.
r. hypertension 紅潮性高血圧症，= benign hypertension.
r. indigo インジゴレッド，= cudbear.
r. induration 赤色硬化［医学］(間質性肺炎にみられる肺組織の充血).
r. infarct 赤色梗塞［医学］(脳の血管閉塞であるが梗塞巣内に赤血球が存在する).
r. lead 鉛丹，= red lead oxide.
r. lip 赤唇［医学］(一般にいう(くちびる). 口唇の赤い部分)，= vermil(l)ion.
r. list (RL) レッドリスト(RED LIST. 国際自然保護連合(IUCN)の作成する野生生物種の絶滅またはその恐れのあるものの掲載リスト).
r. loam 赤色ローム.
r. marrow 赤色〔骨〕髄.
r. mercuric iodide 赤色ヨード汞.
r. mercuric oxide 赤色酸化第二水銀(赤降汞).
r. migraine 紅潮片頭痛.
r. milk 赤色乳(*Micrococcus roseus* などの混入したもの).
r. mite 赤ダニ，ツツガムシ［恙虫］，= *Trombicula*.
r. mud 赤泥 Na_2O-$2TiO_2$・H_2O (チタン酸ナトリウム).
r. muscle 赤筋，= slow muscle.
r. muscle fiber 赤色筋線維［医学］.
r. mustard アカガラシ，= black mustard.
r. neck syndrome レッドネック症候群(顔面，頸部の紅斑性充血，血圧の低下などをきたす).
r. neuralgia 紅痛症，= erythromelalgia.
r. nightshade ホオズキ［酸漿］.
r. nucleus [TA] 赤核(中脳に存在する大きい卵円形の核で，新鮮標本では鉄を含みピンク色を呈し，結合腕からの線維を受け，赤核脊髄路へ輸出線維を送る)，= nucleus ruber [L/TA].
r. nucleus syndrome 赤核症候群［医学］(赤核が損傷されたときに生ずる一連の神経症状).
r. ochre 代赭石，= red chalk.
r. oil レッドオイル(フクシン)，= fuchsin.
r. orpiment (石色硫化ヒ素)，= red arsenic sulfide.
r. oxide ベンガラ.
r. palm 手掌紅斑.
r. phose 赤色感，= erythrophose.
r. phosphorus 赤リン(気密中で白リンを長時間熱して得られる赤褐色無臭の粉末で，紫リンと白リンとの固溶体といわれる).
r. plastid 無核赤血球(哺乳動物の成熟赤血球).
r. poppy ヒナゲシ［虞美人草］，= *Papaver rhoeas*.
r. precipitate 赤降汞(赤色酸化第二水銀)，= red mercuric oxide.
r. prussiate of potash 赤血塩，= potassium ferricyanide.
r. puccoon (血根草，ケシ科植物)，= *Sanguinaria canadensis*.
r. pulp [TA] 赤脾髄(脾臓の組織のうち脾静脈洞を大量に含む領域)，= pulpa rubra [L/TA].
r. pulp cord 赤色髄質索(赤脾髄の脾索).
r. quebracho 赤ケブラコ(*Loxopterygium lorentzii* またはほかの種から得られるキナ代用品)，= quebracho colorado.
r. reflex 赤色反射［医学］(脈絡膜を見るために，眼内部を照明した光線が瞳孔から赤く見えること).
r. rose 赤バラ(花弁から香料が得られる)，= *Rosa gallica*.
r. sandalwood シタン［紫檀］(santalin と称する色素が存在する)，= red santal, red saunders.
r. saunders シタン［紫檀］.
r. sensitive 赤感性の.
r. shift 赤色移動［医学］.
r. softening 赤色軟化［医学］(出血性軟化の一種).
r. stomach 赤色胃［医学］(幽門が赤色に充血した胃).
r. strawberry tongue イチゴ舌.
r. substance 赤視質(網膜の錐状体視質の一つで，最大吸収655mμの頂点を示すもの).
r. sulfonamides スルホンアミドアゾ染料.
r. sweat 赤色発汗［医学］(赤色を発生する細菌類が腋毛または恥毛に寄生するために発汗が赤色を呈すること).
r. test 赤色試験，= phenolsulfonphthalein test.
r. thrombus 赤色血栓［医学］.
r. tide 赤潮［医学］.
r. urine 赤色尿［医学］.
r. vision 赤〔色〕視〔症〕［医学］.
r. vitriol 硫酸コバルト.
r. wash 赤色洗剤(硫酸亜鉛と複合ラベンダチンキを含む).
r.-water fever 赤水熱，= Texas fever.
r. weakness 赤〔色〕色弱［医学］.
r., white and blue sign 赤，白，青徴候.
r. wine 赤ブドウ酒，= vinum gallicum, vinum rubrum.
reddish marking 赤色紋理［医学］.
red·dle [rédl] 代赭石たいしゃせき(赤鉄鉱の赤色土状のもので，粗製の顔料，研磨剤の原料)，= red bole ruddle.
re·dec·us·sate [ridékəseit] 再交差すること.
Reder sign [rédər sáin] レーダー徴候(虫垂炎で右下腹部1/4 領域の O'Beirne 括約筋上に疼痛点があること).
re·de·vel·op·ment [ri(:)divéləpmənt] 再現像［医学］.
Redi, Francesco [rédi] レジ(1626-1697, イタリアの自然科学者. 1664年，最初の毒ヘビによるヘビ毒症の単行書を刊行し，また昆虫の研究において自然発生論を否定した. 吸虫類の第2幼虫期をレジア redia と呼ぶのは，この研究家の名に由来する).
re·dia [rí:diə] レジア(吸虫類の一時期の幼虫の名称で，イタリアの自然科学者 Francesco Redi に由来し，吸虫類の発育において，ミラジウムからスポロシストを経てレジアに達し，これから多数のセルカリアに発育する). 複 rediae.
re·dif·fer·en·ti·a·tion [rìdifərènʃiéiʃən] 再分化.
re·din·te·gra·tion [ridìntigréiʃən] ① 更新，整復(消失した部分または損傷を受けた部分を完全に復旧すること). ② 再統一(Hollingworth の定義では，以前複雑な刺激が全体として喚起した全反応が，その一部の刺激により全体が誘発される精神作用)，= reintegration.
re·dis·lo·ca·tion [rìdisloukéiʃən] 再転位.
re·dis·til·la·tion [rì(:)dìstiléiʃən] 再蒸留［医学］.
redistilled water 再蒸留水［医学］，= double-distilled water.
re·dis·tri·bu·tion [rì(:)dìstribjú:ʃən] 再分布［医学］.
redmouth disease レッドマウス病，= enteric redmouth disease.
red·ness [rédnis] 発赤，潮紅［医学］，= reddening.
r. of cheek 胸部潮紅［医学］.

R

red·out [rédaut] レッドアウト(戦闘機操縦士にみられる状態で，急激な求心加速により身体の血液が頭部に向かって集合するため激烈な頭痛と，赤い霞のために視力が減退する感じが起こる)，赤くらみ［医学］.

re·dox [rídɑks] 酸化還元［医学］(化学反応において相互の酸化と還元との起こる現象).
r. enzyme 酸化還元酵素.
r. indicator 酸化還元指示薬.
r. potential 酸化還元電位［医学］，レドックス電位.
r. pump 酸化還元反復作用(Conway の考えでは皮膚には絶えず酸化還元現象が反復されるという).
r. reaction 酸化還元反応［医学］.
r. regulation レドックス制御.
r. system 酸化還元系［医学］.
r. titration 酸化還元滴定［医学］.

re·dress [ridrés] ① 補償(損害をこうむった者に対して弁償すること). ② 包帯交換.

re·dresse·ment [redresmɑ́n] ① [F] 矯正法，矯正〔術〕［医学］. ② 賠償.

re·dres·seur [ridresə́:r] [F] 矯正器.

red·ru·thite [rédru:θait] 輝銅鉱，= chalcocite.

redtop grass コヌカグサ，= *Agrostis alba*.

re·duce [ridjú:s] ① 還元する，減少を起こす. ② 整復する(骨折などを)，還納する(ヘルニアなどを). ③ 縮小する. ④ 通分する(数学). ⑤ 精錬する.

re·duced [ridjú:st] 減退した，軽減した［医学］，縮小した，還元した［医学］，整復した［医学］.
r. ascorbic acid 還元型アスコルビン酸.
r. color sense 色弱，色覚減退.
r. crude 常圧蒸留残油［医学］.
r. ejection phase 駆出減量期(心室収縮末期において放出血液量が減少する時期).
r. enamel epithelium 退縮(縮合)エナメル上皮.
r. eye 省略眼［医学］，略式眼［医学］，簡約眼，= reduced schematic eye.
r. flap 縮小皮弁［医学］，減量皮弁(移植用皮弁で，脂肪を減量し薄くして加工しやすくしたもの．薄層皮弁ともいう)，= thin flap.
r. flavoprotein 還元型黄色酵素(酸化型チトクロムCを還元する).
r. form 還元体［医学］，還元形［医学］.
r. heat 換算熱量.
r. hemoglobin 還元血色素［医学］，還元ヘモグロビン［医学］.
r. illumination 減弱照明.
r. iron 還元鉄(酸化鉄または炭酸鉄溶液から水素を用いて還元したもの)，= ferrum reductum, iron by hydrogen, Quevenne i..
r. mass 換算質量［医学］.
r. pelvis 狭窄骨盤，= pelvis aequabiliter justominor.
r. pressure 抑圧［医学］，抑制［医学］，減圧［医学］.
r. protein diet 減タンパク食.
r. reflex time 省略反射時〔間〕，還元反射時〔間〕(中枢において興奮が求心路から遠心路へ伝達されるのに要する時間).
r. salt diet 減塩食［医学］.
r. sampling inspection 緩和抜き取り検査.
r. schematic eye 略式要式眼［医学］.
r. temperature 換算温度.
r. thinking 思考減退［医学］.

re·du·ci·bil·i·ty [ridjù:sibíliti] 還元性，整復可能性.

re·du·ci·ble [ridjú:sibl] ① 還納し得る(ヘルニアなどの). ② 整復し得る(骨折などの). ③ 可約の(数学).
r. fraction 可約分数.
r. hernia 還納性ヘルニア［医学］.
r. polynomial 可約多項式.

re·duc·ing [ridjú:siŋ] 還元する，減力の.
r. agent 還元剤［医学］，= reductant.
r. atmosphere 還元雰囲気［医学］，低気圧.
r. diet 減量食［医学］，体重減量食(肥満症食).
r. enzyme 還元酵素［医学］，= reductase.
r. factor 還元因子(特にビタミンCについていう).
r. flame 還元炎［医学］.
r. gauge 減圧計［医学］.
r. paste 希釈ノリ.
r. substance 還元物質［医学］.
r. sugar 還元糖［医学］.
r. valve 減圧弁［医学］.

re·duc·tant [ridʌ́ktənt] 還元剤，還元体［医学］.
r.-oxidant system 酸化還元系.

re·duc·tase [ridʌ́kteiz] レダクターゼ，還元酵素［医学］(デヒドロゲナーゼまたはヒドロゲナーゼによって活性化された水素による化合物などの還元反応を促進する酵素で，微生物などに多くみられる).
r. test 還元酵素試験，リダクターゼ法(牛乳の良否を判定する方法で，被検乳1mLに0.005%メチレン青溶液1mLを加え37°Cで加温すると，5.5時間で脱色しないときは，細菌数5万に相当する).

re·duc·tic ac·id [ridʌ́ktik ǽsid] 還元酸(加熱したアルカリ性糖溶液に生ずる強力な還元化合物).

re·duc·tim·e·try [rìdʌktímitri] 還元滴定(標準液として還元剤を使う滴定法).

re·duc·tio ad ab·sur·dum [ridʌ́kʃiou əd æbsə́:dəm] 背理法.

re·duc·tion [ridʌ́kʃən] 還元［医学］，還納［医学］，減量［医学］，減力，整復［医学］，減数［医学］，縮分(石炭).
r. activation polymerization 還元活性化重合.
r. deformity 減形成奇形［医学］.
r. discharge 還元染抜.
r. division 減数分裂［医学］，= miosis.
r. level 減衰水準［医学］.
r. mammoplasty 乳房縮小術［医学］.
r. nucleus 退縮核.
r. of adipose tissue 脂肪組織削減［医学］.
r. of chromosome 染色体減数［医学］.
r. of fraction 約分，通分.
r. of fracture 骨折整復.
r. of gastric volvulus 胃軸捻の整復［医学］.
r. phase 減数期，減数相，= miotic phase.
r. potential 還元電位.
r. semiconductor 還元型半導体.
r. test 還元試験.
r. to common denominator 通分.
r. zone 還元層［医学］.

reductional segregation 減数分離［医学］.

reductional separation 減数分別［医学］.

re·duc·tone [ridʌ́ktoun] リダクトン ㊗ enlo-tartronaldehyde HOCH=C(OH)CHO(強力還元剤)，= glucic acid, glucide X(Wurmser), redoxin.

redula sac 歯舌嚢.

re·dun·dance [ridʌ́ndəns] 冗長度［医学］.

re·dun·dan·cy [ridʌ́ndənsi] 冗長度［医学］.

re·dun·dant [ridʌ́ndənt] ① 過多の，冗長の，余分の(不必要に)，= exuberant. ② 超静圧の.
r. colon 過剰結腸.
r. mucosa 過剰粘膜［医学］.

reduplicated cataract 重複性白内障.

re·du·pli·cat·ing par·a·me·sia [ridjú:plikeitiŋ pæ̀rəmí:ziə] 重複記憶錯誤［医学］.

re·du·pli·ca·tion [rìdju:plikéiʃən] ① 加重，二重化［医学］，重層化［医学］. ② 重複性再発.
r. of heart sound 心音重複(第1心音(Ⅰ)または第2心音(Ⅱ)が重複すること).

re·du·vi·id [ri:djú:viid] サシガメ属の.
Red·u·vi·i·dae [rèdjuváiidi:] サシガメ［食椿象］科（食肉性で人畜を襲うことがある昆虫），= assassin bugs.
Reduvius personatus サシガメ［食椿象］，= dust-bug, kissing-bug.
Reed, Charles Alfred Lee [rí:d] リード（1856-1928，アメリカの婦人科医）.
R. operation リード手術（卵管卵巣静脈瘤の手術で，部分的に逐次静脈を結紮する方法）.
Reed, Dorothy (Mendenhall) [rí:d] リード（1874-1964，アメリカの病理学者．1906年 Hodgkin 病の病巣に特徴的と考えられる多核性巨細胞を研究した）.
R. cell リード細胞（ホジキン病にみられる巨細胞），= Sternberg cell.
R.-Hodgkin disease リード・ホジキン病，= Hodgkin disease.
R.-Sternberg cells リード・スターンバーグ細胞.
R.-Sternberg giant cells リード・スターンバーグ巨細胞（ホジキンリンパ腫を特徴づける巨細胞．Sternberg (1898), Reed (1902) によって記載された）.
Reed, Walter [rí:d] リード（1851-1902，アメリカの陸軍軍医．有名な合衆国陸軍黄熱研究班の班長で，彼の著書Experimental Yellow Fever (1901) において，黄熱はカ［蚊］*Aedes aegypti* の媒介により人類に伝播されるウイルス病であることの証拠を提供した）.
R.-Frost model リード・フロストモデル.
reed osteotomy ささら状骨切り術 [医学].
reedy nail 爪甲縦裂症，= onychorrhexis.
reef knot こま結び [医学]，角結び（外科領域における基本的な結紮法．第2結索の自由端が第1結索の先端と同じ平面にあるように結ぶこと），= sailors' knot, square knot.

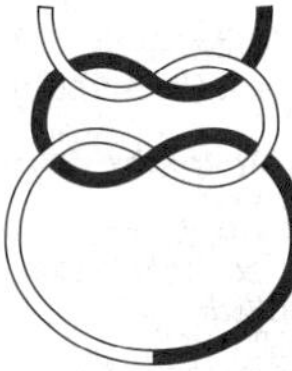

こま結び

reef·ing [rí:fiŋ] 畳込み，絞括，= plication.
reel foot 内反足，= club foot.
reeling gait 浮き足歩行，千鳥足歩行（アルコール中毒者の）.
reemerging infection 再興感染〔症〕.
reemerging infectious disease 再興感染症 [医学].
reenforced anchorage 加強固定.
reentrant mechanism リエントリー機構.
reentrant tachycardia 回帰性頻拍，リエントリー性頻拍.
re·en·try [riéntri] 再入，流出口 [医学]，リエントリー（興奮後，不応期を過ぎた心筋へ同一刺激が回旋してくること）.
r. atrial tachycardia リエントリー性心房頻拍（心房頻拍がリエントリー回路を介して起こるもので，心房頻拍の主なメカニズム）.
r. phenomenon 再入現象.
re·ep·i·the·li·za·tion [ri(:)èpiθi:lizéiʃən] 再上皮化 [医学].
Rees, Henry Maynard [rí:s] リース（1890生，アメリカの組織学者）.
R.-Ecker diluting fluid リース・エッカー希釈液（血小板の直接計算に際し，血液を希釈するための液で，組成はクエン酸ソーダ3.8g，ホルマリン液0.2mL，1%ブリリアント，クレシルブルー液0.1mL，水100mL）.
R. sign リース徴候（乳癌が大胸筋に癒着しているときは，患側の上肢を外側方にあげ直角に曲げ，腕で検者を側方に押しやると筋は強く牽引される）.
R. thionin solution リースチオニン液（乾燥血痕を染色する液で，チオニン1.5g，アルコール10mL，5%フェノール液100mLを混ぜ，その濾液5mLに水15mLを加える）.
Reese, Algernon B. [rí:z] リーズ（1896-1981，アメリカの眼科医）.
R. syndrome リーズ症候群（虹彩角膜内皮症候群），→ Cogan-Reese syndrome.
Reese dermatome リース皮膚切除器（特に薄い植皮用の皮膚を切りとる器械）.
re·e·val·u·a·tion [ri(:)ivæljuéiʃən] 再評価 [医学].
re·ev·o·lu·tion [ri(:)èvəljú:ʃən] 再発症，再進化（Hughling Jackson が提唱した用語で，てんかん発作後の発症）.
re·ex·ci·ta·tion [ri(:)èksaitéiʃən] 再興奮 [医学]（不応期から回復した後再び興奮を発現すること）.
reexpansion pulmonary edema 再膨張性肺水腫（肺が一時虚脱した後に，再度膨張することによって起こる透過性亢進型の肺水腫の総称）.
refactory status epilepticus (RSE) 難治性てんかん重積状態.
re·fec·tion [rifékʃən] 元気回復（ネズミにおいてビタミンB欠乏症から回復する状態で，腸内細菌によるビタミン合成が再発したことによる）．動 refect．形 refectious.
refeeding edema 再給餌浮腫 [医学].
ref·er·ence [réfərəns] 参照，補助，基準，参考，参照文献.
r. book 参考図書 [医学].
r. cell 比較セル [医学].
r. delusion 関係妄想 [医学].
r. dose 基準線量 [医学].
r. drug 関連作用薬 [医学].
r. electrode 基準電極 [医学]，参照電極.
r. fuel 標準燃料 [医学].
r. interval 基準範囲.
r. librarian 参考司書.
r. man 標準人 [医学].
r. material 標準物質.
r. protein 比較タンパク質.
r. scale 参考尺.
r. source 照合線源 [医学].
r. standards 標準品 [医学]（種々の医薬品を検定するときに基準として用いるもの）.
r. strain 参考〔菌〕株 [医学].
r. tone 標準音.
referential idea 関係念慮 [医学]，参照観念，= idea of reference.
referral and consultation 紹介と相談 [医学].
referral rate 紹介率 [医学].
referred pain 関連痛 [医学]，連関痛，投射痛.
referred sensation 波及感覚 [医学]，= reflx sensation.
Refetoff, Samuel [réfetaf] レフェトフ（1937生，ブルガリア生まれのアメリカの内分泌学者）.
R. syndrome レフェトフ症候群 [医学]（甲状腺ホルモン不応症）.
refilling prescription 再調剤 [医学].
re·fine [rifáin] 精製する．名 refinement.

refined death rate 精算死亡率〔医学〕.
refined oil 精製油〔医学〕.
refined sugar 精糖.
refinery waste water 石油工業廃水〔医学〕.
re·fin·ing [rifáiniŋ] 精製〔医学〕.
r. mill 精砕機〔医学〕.
re·flec·tance [rifléktəns] 反射率〔医学〕, リフレクタンス.
re·flect·ed [rifléktid] ① 反射した. ② 反転した(解剖学において腹膜が折れ返って重複することについていう).
r. head [TA] 反転頭(大腿直筋のうち起始が寛骨臼上縁の溝(寛骨臼上溝)にある), = caput reflexum [L/TA].
r. image 鏡像.
r. inguinal ligament 反転鼡径靱帯(裂孔靱帯および皮下鼡径輪の膨大で, 鼡径皮下腱膜鎌の前方にある).
r. ligament [TA] 反転靱帯, = ligamentum reflexum [L/TA].
r. light 反射光線.
r. radiation 反射放射〔線〕, 輻射.
r. ray 反射〔光〕線(光を吸収しない物体面に投射された光線が反射したもの).
re·flec·tion [riflékʃən] 反映, 鏡映, 反射, 反転. 形 reflectory.
r. coefficient 反射係数(振幅の).
r. factor 反射因子(表面からの反射光線と投射光線との比), = coefficient of reflection.
r. goniometer 反射測角器.
r. point 反射点.
r. reducing film 反射防止膜.
re·flec·tiv·i·ty [rìflektíviti] 反射率〔医学〕.
re·flec·tor [rifléktər] 反射鏡〔医学〕, 反射器〔医学〕.
reflectory mydriasis 反射性散瞳〔医学〕.
re·flect·o·scope [rifléktəskoup] 反射鏡, 反射灯.
re·flex [rí:fleks] ① 反射(光線の). ② 反射〔現象〕(不随意的活動の総称). ③ 反射像. 形 reflexive.
r. accommodation 反射調節.
r. act 反射作用.
r. action 反射作用.
r. akinesia 反射無動〔症〕〔医学〕.
r. amaurosis 反射性黒内障.
r. amblyopia 反射性弱視(末梢刺激による)〔医学〕, = reflectory amblyopia.
r. angina 反射性アンギナ.
r. angioneurotic dystrophy 反射性血管神経性異栄養症〔医学〕.
r. anuria 反射性無尿〔症〕〔医学〕.
r. aphasia 反射性失語〔症〕〔医学〕.
r. apnea 反射性無呼吸〔医学〕.
r. arc 反射弓(求心路, 中枢, 遠心路, および筋からなる反射の経路).
r. asthma 反射性喘息.
r. bladder 反射性膀胱〔医学〕.
r. bone atrophy 反射性骨萎縮.
r. center 反射中枢〔医学〕(輸入刺激を輸出刺激に変換し得る中枢).
r. circuit 反射回路.
r. conduction 反射伝導〔医学〕(輸入側から輸出側への伝導).
r. control 反射調節〔医学〕(反射による筋運動調節刺激).
r. cough 反射〔性〕咳〔医学〕, 反射性咳嗽.
r. cramp 反射性痙攣〔医学〕.
r. detrusor contraction 反射性排尿筋収縮.
r. diastole 反射性拡張期.
r. disorder 反射異常〔医学〕.
r. disturbance 反射障害〔医学〕.
r. dyspepsia 反射性消化不良〔医学〕.
r. dystrophy 反射性ジストロフィ〔ー〕〔医学〕.
r. epilepsy 反射てんかん〔医学〕(末梢部の病変からの反射).
r. erection 反射性勃起〔医学〕.
r. excitability 反射興奮性〔医学〕.
r. facilitation 反射疎通〔医学〕.
r. function 反射機能〔医学〕.
r. hallucination 反射幻覚〔医学〕.
r. hammer 反射槌.
r. headache 反射性頭痛〔医学〕.
r. incontinence 反射性〔尿〕失禁〔医学〕.
r. inhibition 反射抑制〔医学〕.
r. inversion 反射逆転〔医学〕.
r. iridoplegia 反射性虹彩麻痺(光線または皮膚の刺激に不応のもの), = Argyll Robertson pupil.
r. irritability 反射性被刺激性〔医学〕.
r. ligament 反転靱帯〔医学〕.
r. light 光線反射.
r.-like reaction 反射様反応(ある種の物理的要因が生体に加わった結果として生ずる反応).
r. movement 反射運動〔医学〕.
r. neurogenic bladder 反射性神経因性膀胱〔障害〕.
r. neurosis 反射〔性〕神経症〔医学〕.
r. of spinal automatism 脊髄自動反射.
r. otalgia 反射性耳痛.
r. ovulation 反射性排卵〔医学〕.
r. pain 反射痛〔医学〕.
r. paralysis 反射麻痺〔医学〕.
r. pathway 反射経路〔医学〕.
r. pupillary rigidity 反射性瞳孔強直〔医学〕.
r. sensation 反射感覚〔医学〕.
r. shock 反射性ショック〔医学〕, = Benzold-Jarisch reflex.
r. spasm 反射性痙縮〔医学〕.
r. streak 反射線条(網膜の血管に光線が反射して生ずるもの).
r. sympathetic dystrophy (**RSD**) 反射性交感神経性ジストロフィ〔医学〕.
r. symptom 反射症状〔医学〕.
r. tachycardia 反射性頻脈〔医学〕.
r. therapy 反射療法.
r. time 反射時間〔医学〕.
r. tonus 反射性筋緊張〔医学〕.
r. tract 反射経路〔医学〕.
r. urinary incontinence 反射性尿失禁(脊髄障害による).
r. zone massage 反射帯マッサージ〔医学〕.
re·flex·a decidea [rifléksə disídjuə] 反転脱落膜, = decidua capsularis.
re·flex·io [rifléksiou] 反転, 折り返し.
r. palpebrarum 眼瞼反転, = ectropion.
re·flex·ion [rifléкʃən] (反映, 鏡映, 反射, 反転), = reflection.
reflexive anuria 反射性無尿〔医学〕.
reflexive cardiac arrest 反射性心停止.
re·flex·o·gen·ic [riflèksəʤénik] 反射発生の.
r. pressosensitivity 反射性血圧変化感受性(心拍, 脈管張力および血圧の固有感覚の調節に対する反射を発現させる感受性).
r. zone 反射帯〔医学〕.
re·flex·og·e·nous [rìfleksáʤənəs] 反射発生の, = reflexogenic.
re·flex·o·graph [rifléksəgræf] 反射描画器.
re·flex·ol·o·gy [rì:fleksáləʤi] ① リフレクソロジー(足底の部位を刺激することにより内臓を治療する

という療法).②反射学〔医学〕.
re·flex·o·me·ter [rìfleksámitər] 筋伸展反射計.
re·flex·o·phil(e) [rifléksəfil] 反射亢進の.
re·flex·o·ther·a·py [riflèksəθérəpi] 反射療法〔医学〕(病巣の遠隔部位に実施する物理療法で反射効果を利用する), = spinal therapeutics, zone therapy.
re·flo·res·cence [rìflɔ:résəns] 返り咲き.
re·flow [ri(:)flóu] 再潅流〔医学〕.
re·flux [rí:flʌks] 逆流〔医学〕, 還流.
r. condenser 還流冷却器〔医学〕(溶媒蒸気を冷却凝縮して,再び下部の容器内に戻すガラス製器具), 還流凝縮器.
r. conjunctivitis 逆流性結膜炎.
r. esophagitis 逆流性食道炎〔医学〕, = regurgitating esophagitis, refluxoesophagitis.
r. gastritis 逆流性胃炎.
r. nephropathy 逆流性腎症〔医学〕.
r. ratio 還流比〔医学〕.
re·flux·o·e·soph·a·gi·tis [riflʌ̀ksoui:sàfəʤáitis] 逆流性食道炎.
reform eye 改造眼, = Snellen reform eye.
re·for·mat·ting [rifɔ́:mætiŋ] 再配列〔医学〕.
re·form·ing [rifɔ́:miŋ] 改質〔医学〕.
re·fract [rifrǽkt] ①屈折する.②屈折により方向が変わる.③屈折を判定する(眼の).
re·frac·ta do·si [rifrǽktə dóusai] 分服, = divided doses.
refracted light 屈折光線.
refracted ray 屈折光線.
re·frac·tile [rifrǽktil] 屈折性の, = refractive.
r. body 光屈折小体〔医学〕, 屈折体.
r. spore 光屈折性芽胞(胞子)〔医学〕.
re·frac·til·i·ty [rìfræktíliti] 光屈折性〔医学〕.
refracting angle of a prism プリズムの屈折角.
refracting unit 自覚検眼装置.
re·frac·tio [rifrǽkʃiou] 屈折, = refraction.
r. oculi 眼屈折(①動態眼屈折. = refractio oculi dynamica. ②静態眼屈折. = refractio occuli statica).
re·frac·tion [rifrǽkʃən] ①屈折〔医学〕, 屈折力.②大気差.形 refractive.
r. error 屈折異常〔医学〕.
r. of eye 眼の屈折(眼のすべての媒質の屈折率の影響に基づく).
r. point 屈折点.
r. test 屈折検査法(眼の屈折度の測定法).
re·frac·tion·ist [rifrǽkʃənist] 屈折判定者, 屈折検査士.
re·frac·tion·om·e·ter [rifræ̀kʃənámitər] 屈折計.
re·frac·tive [rifrǽktiv] 屈折の〔医学〕.
r. accomodative esotropia 屈折性調節性内斜視.
r. ametropia 屈折性非正視.
r. cell 光体(円形動物またはヒル[蛭]の皮膚感覚細胞にある球状構造で,著しく光線を屈折し,感光器官として作用する).
r. dose 分割量〔医学〕.
r. error 屈折異常〔症〕〔医学〕.
r. esotropia 屈折性内斜視〔医学〕.
r. hypermetropia 屈折性遠視.
r. hyperopia 屈折性遠視〔医学〕.
r. index 屈折率〔医学〕(空気と比較して表す物質の屈折能で,投射角を屈折率で除した商,空気の屈折率を1として,記号 n で表す), = coeffcient of refraction.
r. myopia 屈折性近視〔医学〕.
r. power 屈折力, = specific refractive power.
r. surgery 屈折矯正手術.
re·frac·tiv·i·ty [rìfræktíviti] 屈折力, = refringence.
re·frac·tom·e·ter [rìfræktámitər] 屈折率測定器〔医学〕, 屈折計, = refractionometer.
re·frac·tom·e·try [rìfræktámitri] 屈折判定法, 屈折率測定〔法〕〔医学〕.
re·frac·tor [rifrǽktər] ①屈折望遠鏡.②屈折測定器(屈折の障害を検査し,その矯正に資し,同時に動眼筋の強弱を測定する器械).
re·frac·to·ri·ness [rifrǽktərinis] 不応性〔医学〕, 非反応性.
re·frac·to·ry [rifrǽktəri] ①無反応性の.②治療不応性の,不応の〔医学〕, 治療抵抗性の,難治性の.③耐火性の.④耐火物.
r. achylia 無反応性胃液分泌欠乏症.
r. anemia (RA) 不応性貧血〔医学〕(難治性貧血の総称.骨髄異形成症候群の一病型(骨髄での芽球5%未満,末梢血では1%未満).造血幹細胞の異常に基づく造血障害).
r. anemia with excess of blasts (RAEB) 芽球増加を伴う不応性貧血.
r. anemia with excess of blasts in transformation (RAEB-t) 移行期の芽球増加を伴う不応性貧血.
r. anemia with excess of blasts 芽球増加性不応性貧血〔医学〕.
r. cast 耐火性模型.
r. cement 耐火セメント.
r. coating 耐火コーティング〔医学〕.
r. edema 難治性浮腫〔医学〕.
r. epilepsy 難治てんかん〔医学〕.
r. host 不応宿主.
r. infection 難治性感染〔医学〕.
r. materials 耐火材料.
r. megaloblastic anemia 抗療性巨赤芽球性貧血〔医学〕.
r. period 不応期〔医学〕.
r. period of electronic pacemaker 電気的ペースメーカの不応期.
r. phase 不応期〔医学〕.
r. rickets 難治性くる病.
r. shock 難治性ショック〔医学〕.
r. state 不応状態〔医学〕.
re·frac·ture [rifrǽkʧər] 再骨折〔医学〕.
re·fram·ing [rifréimiŋ] リフレーミング.
re·fran·gi·bil·i·ty [rifrænʤibíliti] 屈折可能性.形 refrangible.
re·fresh [rifréʃ] ①鮮創.②鮮化.③再鮮化.
re·frig·er·ant [rifríʤərənt] 寒剤, 清涼剤〔医学〕.
refrigerated centrifuge 冷却遠心器〔医学〕.
refrigerated light 冷光灯.
refrigerating cycle 冷凍サイクル〔医学〕.
re·frig·er·a·tion [rifrìʤəréiʃən] ①冷凍〔医学〕, 冷蔵〔医学〕.②低温療法.
r. anesthesia 寒冷麻酔〔法〕〔医学〕, 冷却麻酔, = cry(o)anesthesia, ice anesthesia.
r. treatment 冷却療法.
re·frig·er·a·tor [rifríʤərèitər] 冷凍機, 冷蔵庫.
r. treatment 低温療法(20°Fの低温に,毎日数時間患者を住居させる方法).
re·frin·gence [rifrínʤəns] 屈折力, = refractivity, refringency.形 refringent.
Refsum, Sigvald [réfsəm] レフサム(1907-1991, ノルウェーの神経科医).
R. disease レフサム病(家族性失調性多発神経炎ともいい, Déjerine-Sottas 型に類似する遺伝病で,昼盲,運動失調,多発神経炎,異常知覚などの症候を起こす), = heredopathia atactica polyneuritiformis, Refsum syndrome.
R. syndrome レフサム症候群(フィタニン酸 α-ヒ

ドロキシラーゼの欠如によって起こり，色素性網膜炎，多発性神経炎，難聴などを呈する．常染色体性劣性遺伝）．
refusal of food 拒食症〔医学〕．
re·fuse ［réfjuːs］ じんかい（塵芥）〔医学〕．
r. disposal じんかい（塵芥）処理〔医学〕．
re·fu·sion ［rifjúːʒən］ 再注輸（患者から採取した血液を再び同患者に輸血すること）．
REG rheoencephalography レオエンセファログラフィの略．
re·gain·er ［rigéinər］ レゲイナー（歯科で用いる装置）．
re·gard ［rigɑ́ːd］ ① 凝視，注目．② みなす，重大視する．
Regaud, Claude ［rəgɔ́ː］ レゴー（1870–1940，フランスの外科医）．
R. electrosome theory レゴー電子質説，= electrosome theory．
R. fixing fluid レゴー固定液（3%重クロム酸カリウム 20mL，ホルマリン 5mL）．
R. stain レゴー染色液（ミトコンドリアの染色液で，Regaud 固定液で処置した後 Heidenhain の鉄ヘマトキシリンで染色する）．→ fixing fluid．
re·gen·er·ant ［ridʒénərənt］ 再生剤〔医学〕（イオン置換体の活動性を再生するための溶液）．
regenerated blood 再生血液（CO_2 飽和血液を O_2 で処理したもの）．
regenerated cellulose 再生セルロース．
regenerated fiber 再生線維〔医学〕．
re·gen·er·at·ing ca·pac·i·ty ［ridʒénəreitiŋ kəpǽsiti］ 回復力〔医学〕，再生〔能〕力．
regenerating nodule 再生結節．
re·gen·er·a·tion ［ridʒènəréiʃən］ 再生〔医学〕，回収．形 regenerative．
r. blastema 再生芽，= regeneration bud．
r. electrode 神経再生電極（神経活動電位の計測や神経刺激に利用される神経電極の一種）．
r. of cardiomyocyte 心筋再生．
r. of endometrium 内膜再生〔医学〕．
r. of pancreas 膵再生．
r. of skin 皮膚再生．
r. phase 再生期〔医学〕．
re·gen·er·ative ［ridʒénərətiv］ 再生の（自己再生の），修復〔性〕の．
r. blood shift 再生性血液移動（骨髄が未熟白血球を末梢血液中へ放出する現象）．
r. cycle 再生サイクル〔医学〕．
r. function 再生機能〔医学〕．
r. furnace 蓄熱炉〔医学〕，再生炉．
r. medicine 再生医学〔医学〕（再生に関与する幹細胞や増殖因子を用い，組織や器官の欠損を再生し機能を回復させるもので，再生医療は移植外科に代わるものとして期待される）．
r. pannus 回復性パンヌス〔医学〕．
r. phase 再生期〔医学〕．
r. power 再生能〔医学〕．
r. therapy 再生医療．
reg·i·men ［rédʒimən］ 養生法，規定食事法，規制飼育〔医学〕，治療方式〔医学〕．
re·gio ［ríːdʒiou］ 部，域，= region．複 regiones．
r. analis ［L/TA］肛門部，= anal triangle ［TA］．
r. antebrachialis ［L/TA］前腕部*，= antebrachial region ［TA］．
r. antebrachialis anterior 前腕前部，= anterior region of forearm．
r. antebrachialis posterior ［L/TA］後前腕部，= posterior region of forearm ［TA］．
r. antebrachii anterior ［L/TA］前前腕部，= anterior region of forearm ［TA］．
r. antebrachii posterior ［L/TA］後前腕部，= posterior region of forearm ［TA］．
r. auricularis ［L/TA］耳介部，= auricular region ［TA］．
r. axillaris ［L/TA］腋窩部，= axillary region ［TA］．
r. brachialis ［L/TA］上腕部*，= brachial region ［TA］．
r. brachialis anterior ［L/TA］前上腕部，= anterior region of arm ［TA］．
r. brachialis posterior ［L/TA］後上腕部，= posterior region of arm ［TA］．
r. brachii anterior ［L/TA］前上腕部，= anterior region of arm ［TA］．
r. brachii posterior ［L/TA］後上腕部，= posterior region of arm ［TA］．
r. buccalis ［L/TA］頬部，= buccal region ［TA］．
r. calcanea ［L/TA］踵部，= heel region ［TA］．
r. carpalis ［L/TA］手根部，= carpal region ［TA］．
r. carpalis anterior ［L/TA］前手根部，= anterior region of wrist ［TA］．
r. carpalis posterior ［L/TA］後手根部，= posterior region of wrist ［TA］．
r. cervicalis anterior ［L/TA］前頸部，= anterior cervical region ［TA］．
r. cervicalis lateralis ［L/TA］側頸部，= lateral cervical region ［TA］．
r. cervicalis posterior ［L/TA］後頸部，= posterior cervical region ［TA］．
r. colli posterior ［L/TA］後頸部，= posterior cervical region ［TA］．
r. convergentiae 輻輳領．
r. I cornus ammonis ［L/TA］アンモン角第一部*，= CA1 ［TA］．
r. II cornus ammonis ［L/TA］アンモン角第二部*，= CA2 ［TA］．
r. III cornus ammonis ［L/TA］アンモン角第三部*，= CA3 ［TA］．
r. IV cornus ammonis ［L/TA］アンモン角第四部*，= CA4 ［TA］．
r. coxae ［L/TA］寛骨部，= hip region ［TA］．
r. cruralis anterior 前下腿部，= facies cruralis anterior．
r. cruralis posterior 後下腿部，= facies cruralis posterior．
r. cruris ［L/TA］下腿部，= leg region ［TA］．
r. cruris anterior ［L/TA］前下腿部，= anterior region of leg ［TA］．
r. cruris posterior ［L/TA］後下腿部，= posterior region of leg ［TA］．
r. cubitalis ［L/TA］肘部，= cubital region ［TA］．
r. cubitalis anterior ［L/TA］前肘部，= anterior region of elbow ［TA］．
r. cubitalis posterior ［L/TA］後肘部，= posterior region of elbow ［TA］．
r. deltoidea ［L/TA］三角筋部，= deltoid region ［TA］．
r. dorsalis manus ［L/TA］手背部，= dorsum of hand ［TA］．
r. dorsalis pedis ［L/TA］足背部，= dorsal region of foot ［TA］．
r. epigastrica ［L/TA］上胃部，= epigastric fossa ［TA］．
r. facialis ［L/TA］顔の部位（regiones faciei ［PNA］），= facial region ［TA］．
r. femoralis ［NA］大腿部．
r. femoris ［L/TA］大腿部，= femoral region ［TA］．
r. femoris anterior ［L/TA］前大腿部，= anterior

R

region of thigh [TA].
r. femoris posterior [L/TA] 後大腿部，= posterior region of thigh [TA].
r. foliata 葉状部.
r. frontalis [L/TA] 前頭部，= frontal region [TA].
r. frontalis capitis [NA] 前頭部.
r. genus [L/TA] 膝部，= knee region [TA].
r. genus anterior [L/TA] 前膝部，= anterior region of knee [TA].
r. genus posterior [L/TA] 後膝部，= posterior region of knee [TA].
r. glutealis [L/TA] 殿部，= gluteal region [TA].
r. I hippocampi proprii [L/TA] 固有海馬第一部*，= region I [TA].
r. II hippocampi proprii [L/TA] 固有海馬第二部*，= region II [TA].
r. III hippocampi proprii [L/TA] 固有海馬第三部*，= region III [TA].
r. IV hippocampi proprii [L/TA] 固有海馬第四部*，= region IV [TA].
r. hypochondriaca [L/TA] 下肋部（季肋部），= hypochondrium [TA].
r. infraclavicularis 鎖骨下部.
r. inframammaria [L/TA] 乳房下部，= inframammary region [TA].
r. infraorbitalis [L/TA] 眼窩下部，= infraorbital region [TA].
r. infrascapularis [L/TA] 肩甲下部，= infrascapular region [TA].
r. inguinalis [L/TA] 鼡径部，= inguinal region [TA].
r. interfascicularis [L/TA]（束間部*），= interbundle region [TA].
r. lateralis [L/TA] 側腹部，= lateral region [TA].
r. lumbalis [L/TA] 腰部，= lumbar region [TA].
r. mammaria [L/TA] 乳房部，= mammary region [TA].
r. manus [L/TA] 手の部位*，= hand region [TA].
r. mastoidea [L/TA] 乳様突起部，= mastoid region [TA].
r. mentalis [L/TA] オトガイ部，= mental region [TA].
r. metacarpalis [L/TA] 中手部，= metacarpal region [TA].
r. metatarsalis [L/TA] 中足部，= metatarsal region [TA].
r. nasalis [L/TA] 鼻部，= nasal region [TA].
r. nuchalis 項部.
r. occipitalis [L/TA] 後頭部，= occipital region [TA].
r. occipitalis capitis [NA] 後頭部.
r. olfactoria 嗅部（鼻粘膜の）.
r. oralis [L/TA] 口部，= oral region [TA].
r. orbitalis [L/TA] 眼窩部，= orbital region [TA].
r. palmaris [L/TA] 手掌部，= palmar region [TA].
r. palpebralis inferior 下眼瞼部.
r. palpebralis superior 上眼瞼部.
r. parietalis [L/TA] 頭頂部，= parietal region [TA].
r. parietalis capitis [NA] 頭頂部.
r. parotideomasseterica [L/TA] 耳下腺咬筋部，= parotid region [TA].
r. pectoralis [L/TA] 胸筋部，= pectoral region [TA].
r. pectoralis lateralis [L/TA] 外側胸筋部，= lateral pectoral region [TA].
r. pedis [L/TA] 足の部位*，= foot region [TA].
r. perinealis [L/TA] 会陰の部位，= perineal region [TA].
r. plantaris [L/TA] 足底部，= plantar region [TA].
r. presternalis [L/TA] 胸骨前部，= presternal region [TA].
r. pubica [L/TA] 恥骨部，= pubic region [TA].
r. respiratoria 呼吸部（鼻粘膜の）.
r. respiratoria tunicae mucosae nasi [NA] 鼻粘膜呼吸部.
r. retromalleolaris lateralis [L/TA] 外果後部*，= lateral retromalleolar region [TA].
r. retromalleolaris medialis [L/TA] 内果後部*，= medial retromalleolar region [TA].
r. sacralis [L/TA] 仙骨部，= sacral region [TA].
r. scapularis [L/TA] 肩甲部，= scapular region [TA].
r. sternocleidomastoidea [L/TA] 胸鎖乳突筋部，= sternocleidomastoid region [TA].
r. sublingualis 舌下部.
r. surae [L/TA] 腓腹部，= sural region [TA].
r. suralis 腓腹部.
r. talocruralis [NA] 距腿部，あしくび.
r. talocruralis anterior [L/TA] 前距腿部，= anterior ankle region [TA], anterior talocrural region [TA].
r. talocruralis posterior [L/TA] 後距腿部，= posterior ankle region [TA], posterior talocrural region [TA].
r. tarsalis [L/TA] 足根部，= ankle region [TA].
r. temporalis [L/TA] 側頭部，= temporal region [TA].
r. temporalis capitis [NA] 側頭部.
r. umbilicalis [L/TA] 臍部，= umbilical region [TA].
r. urogenitalis [L/TA] 尿生殖部，= urogenital triangle [TA].
r. vertebralis [L/TA] 脊柱部，= vertebral region [TA].
r. zygomatica [L/TA] 頬骨部，= zygomatic region [TA].

re·gion [rí:ʤən] 部，域，領域. → regio. 形 regional.
r. I [TA] 固有海馬第一部*，= regio I hippocampi proprii [L/TA].
r. II [TA] 固有海馬第二部*，= regio II hippocampi proprii [L/TA].
r. III [TA] 固有海馬第三部*，= regio III hippocampi proprii [L/TA].
r. IV [TA] 固有海馬第四部*，= regio IV hippocampi proprii [L/TA].
r. of body 人体の部位 [医学].
r. of interest (ROI) 関心領域 [医学].
r. of olfactory mucosa 鼻粘膜嗅部.
r. of origin 起始部 [医学].

re·gion·al [rí:ʤənəl] 局所〔性〕[医学].
r. anatomy 局所解剖学 [医学].
r. anesthesia 部分麻酔 [医学]，局所麻酔，= block anesthesia, conduction a., regional block.
r. arterial infusion 局所動脈内注入 [医学].
r. block 部分ブロック [医学]，局所麻酔，= regional anesthesia.
r. blood flow 局所血流〔量〕[医学].
r. cerebral blood flow 局所脳血流〔量〕[医学].
r. colitis 限局性大腸炎 [医学].
r. diagnosis 部位診断 [医学].
r. differentiation 部位的分化 [医学].
r. enteritis 限局性腸炎 [医学]，限局性回腸炎，= regional ileitis.

r. epidemic 地域的流行.
r. flap 区域皮弁［医学］.
r. health department 地方（地区）衛生部（衛生局）［医学］.
r. health planning 地域保健計画［医学］.
r. heparinization 局所ヘパリン化〔法〕［医学］（人工腎臓の）.
r. hospital planning 地域病院開発計画［医学］.
r. ileitis 限局性回腸炎［医学］（主として回腸の末端約20～30cm程度の部分に起こる増殖性慢性炎症で，結腸にも同様な変化が起こることが知られている．Crohn disease, terminal ileitis, distal ileitis, chronic cicatrizing enteritis ともいわれ，appendicitis fibroplastica も同様な病理所見を示す）.
r. infection 限局性感染.
r. lymph node 所属リンパ節［医学］.
r. lymph node dissection 所属リンパ節郭清［医学］.
r. lymph node excision 所属リンパ節摘除［医学］.
r. lymph nodes [TA] 局所のリンパ節*，= nodi lymphoidei regionales [L/TA].
r. medical plan 地域医療計画［医学］.
r. medical program 地域医療計画［医学］.
r. medicine 地域医療〔学〕［医学］.
r. myocardial blood flow 局所心筋血流量［医学］.
r. perfusion 局所潅流法［医学］.
r. pulmonary function tests 局所的肺機能検査法.
r. pulmonary perfusion 局所肺潅流［医学］.
r. pulmonary ventilation 局所肺換気［医学］.
r. reflex 限局性反射［医学］，= segmental reflex.
r. surgery 局部外科［医学］.
r. vaccination 感染門ワクチン注射（組織または器官の病原菌侵入門に接種すること）.
r. ventilation 局所換気.
re·gion·al·i·za·tion [riːʤənəlizéiʃən]〔医療の〕地域化［医学］.
re·gi·o·nes [riːʤióuniːz]（regio の複数）.
r. abdominales [L/TA] 腹の部位，= abdominal regions [TA].
r. abdominis [NA] 腹の部位.
r. capitis [L/TA] 頭部，= regions of head [TA].
r. cervicales [L/TA] 頸の部位（regiones colli [PNA]），= regions of neck [TA].
r. corporis [NA] 人体の部位，= regions of body.
r. dorsales [L/TA] 背の部位（背部），= regions of back [TA].
r. dorsi [L/TA] 背の部位，= regions of back [TA].
r. faciales [NA] 顔面部，= regions of face.
r. membri inferioris [L/TA] 下肢の部位，= regions of lower limb [TA].
r. membri superioris [L/TA] 上肢の部位，= regions of upper limb [TA].
r. pectorales [NA] 胸部，= resions of chest.
r. thoracicae anteriores et laterales [L/TA] 前・側胸部*，= anterior and lateral thoracic regions [TA].
regions of back [TA] 背の部位*（背部），= regiones dorsales [L/TA]，regiones dorsi [L/TA].
regions of body 人体の部位.
regions of chest 胸部.
regions of face 顔面部.
regions of head [TA] 頭部，= regiones capitis [L/TA].
regions of inferior limb 下肢の部位.
regions of lower limb [TA] 下肢の部位，= regiones membri inferioris [L/TA].
regions of neck [TA] 頸の部位（regiones colli [PNA]），= regiones cervicales [L/TA].
regions of superior limb 上肢の部位.
regions of upper limb [TA] 上肢の部位，= regiones membri superioris [L/TA].
re·gi·o·se·lec·tiv·i·ty [rìʤiousilektíviti] 部位選択性［医学］.
reg·is·ter [réʤistər] ① 声区，= vocal region. ② 登録（名簿），登録器.
r. of birth 出生届.
r. of voice 声のレジスター（換声，声律とも呼ばれ，胸声，頭声のような声の音色上の差異をいう）.
registered nurse (RN) 登録看護師［医学］，正看護師（所定の試験を通り，法的な資格を与えられた看護師．RN の肩書きをもつ）.
registered population 登録人口［医学］.
registered trade mark 登録商標［医学］.
registered trade name 登録商品名［医学］.
reg·is·trant [réʤistrənt] 登録看護師.
reg·is·trar [réʤistrɑːr] ① 記録係，文書課長. ② 病院登録主任.
reg·is·tra·tion [rèʤistréiʃən] 記録，描記，登録［医学］.
r. of interocclusal relation 咬合採得.
r. of notifiable disease 伝染病届出［医学］.
r. of patient 患者登録［医学］.
r. of pharmacist 薬剤師〔の〕登録［医学］.
r. system 届出制［医学］.
reg·is·try [réʤistri] ① 登録（主として看護師の）. ② 登録所.
regitine test レギチン試験（フェントラミンを用いてアドレナリン分解を誘発させる pheochromocytoma の診断法）.
Regnoli op·er·a·tion [regnáli àpəréiʃən] レグノリ手術（下顎の下面からの正中切開により舌下に達して舌を切除する方法）.
re·gres·sion [rigréʃən] ① 退行〔現象〕，退化［医学］，退縮（神経症などにおける）［医学］. ② 後退，= retrogression. ③ 回帰（統計学）［医学］. ④ 腐敗. 形 regressive.
r. analysis 回帰分析［医学］.
r. coefficient 回帰係数［医学］.
r. curve 回帰曲線.
r. equation 回帰式［医学］，回帰方程式.
r. estimate 回帰推定値.
r. line 回帰線［医学］，回帰直線.
r. milk 腐敗乳.
r. to mean 平均値への回帰.
re·gres·sive [rigrésiv] 逆行〔性〕の［医学］.
r. change 退行性病変，退行性変化.
r. degeneration 退行変性.
r. infantilism 退行性幼稚症，= reversive infantilism.
r. metamorphosis 退行変態［医学］.
r. neurosis 退行神経症，= fixation neurosis.
r. phenomenon 退行現象.
r. staining 退行性染色〔法〕.
reg·u·lar [régjulər] 規則〔的〕の［医学］，整の［医学］.
r. antibody 規則性抗原.
r. array 規則的配列構造［医学］.
r. astigmatism 正乱視［医学］.
r. connective tissue 有形結合組織［医学］.
r. dentin 規則象牙質［医学］.
r. diet 普通食，一般食.
r. flowers 整正花（花被の大きさが同等な花）.
r. function 正則関数.
r. gout 定型痛風［医学］，= articular gout.

R

r. health check 定期健康診断.
r. infant health check 乳児定期健診, = child health survey program.
r. insulin 普通インスリン〔医学〕, レギュラーインスリン〔医学〕, = globin insulin.
r. isoantibody 規則同種抗体.
r. polygon 正多面体.
r. practioner 一般開業医〔医学〕.
r. pulse 整脈〔医学〕.
r. sinus rhythm (RSR) 正常洞調律.
r. solution 正則溶液〔医学〕(混合状態の熱力学的関数が理想的なもの).
r. surface layer (R layer) (細胞壁の表層構造).
reg·u·late [régjulèit] 調節する〔医学〕.
regulating solution 基礎液.
reg·u·la·tion [règjuléiʃən] 規定, 調整, 調節〔医学〕, 支配.
r. for inspection and examination of a body 検視規制.
r. for treating corpse 死体取扱規則.
r. of blood pressure 血圧調節, = blood pressure regulation.
r. of gene expression 発現調節(遺伝形質や遺伝子機能が発現する際, これを調節する機構).
reg·u·la·tive [régjuleitiv] 調節性の(胎生学の用語で, 卵子の発育初期細胞が周囲にある誘発因子の影響を受け得ることについていう. モザイク性発育 mosaic development に対立する).
reg·u·la·tor [régjuleitər] 調整剤, 調節器〔医学〕.
r. cell 調節細胞.
r. gene 調節遺伝子〔医学〕(離れて存在する他の遺伝子の発現を調節する遺伝子).
r. of surface tension 表面張力調整剤.
reg·u·la·to·ry [régjulətəri] 調節する.
r. albuminuria 調節性アルブミン尿(激烈な運動後に起こる).
r. appliance 矯正装置〔医学〕.
r. cell 〔免疫〕調節細胞.
r. enzyme 調節酵素.
r. gene 調節遺伝子(制御遺伝子. ほかの遺伝子の発現を調節する働きをもつ遺伝子), = control gene.
r. mechanism 調節機構〔医学〕.
r. protein 調節タンパク質.
r. proteins of complement system 補体系の制御タンパク質(factor H, C4結合タンパク質, decay accelerating factor (DAF), membrane cofactor protein (MCP), complement receptor type 1および2からなるファミリーである).
r. sequence 調節配列〔医学〕.
r. subunit 調節サブユニット(亜単位)〔医学〕(酵素活性をもたないが, 負のエフェクターと結合する調節酵素アスパラギン酸トランスカルバミラーゼのサブユニット).
r. T cell (Treg) 制御性T細胞, 調節性T細胞, Tレグ細胞(免疫細胞の一つ. 1995年坂口志文により発見).
reg·u·lo·sine [régjuləsi:n] レグロシン $C_{30}H_{24}O_{10}$(黄変米に寄生するカビの一種がつくる色素), = redicalisin.
reg·u·lus [régjuləs] 鈹(ひ, かわ. 鉱石を溶かすとき, るつぼ(坩堝)または溶鉱炉の底にたまる金属).
re·gur·gi·tant [rigə́:ʤitənt] ① 反芻の, 逆流の. ② 閉鎖不全の.
r. menstruation 逆行性月経(月経血が逆行して卵管口から腹腔内に排出されること, 子宮内膜症をきたすことがある).
r. murmur 逆流性雑音.
r. systolic murmur (RSM) 逆流性収縮期雑音.
re·gur·gi·ta·tion [rigə̀:ʤitéiʃən] ① 逆流〔医学〕, 閉鎖不全(血液が閉鎖不全心弁膜を通って逆流すること). ② 吐出(食物が胃から口へ逆流して吐出すること). 動 regurgitate.
r. jaundice 逆流性黄疸〔医学〕, 反流性黄疸.
r. of milk 溢乳.
Reh test [ré: tést] レー試験(点状乱切法によりSchickジフテリア毒素を皮膚に応用する変法).
re·ha·bil·i·ta·tion [rì:həbìlitéiʃən] リハビリテーション〔医学〕(負傷兵, 脳卒中や心筋梗塞の既往者, 関節リウマチ, 精神病患者などの身体障害者が形態や機能を回復すること), 社会復帰〔医学〕, 更生, 復業.
r. center リハビリテーションセンター〔医学〕, 機能回復訓練センター〔医学〕.
r. facilities リハビリテーション施設〔医学〕.
r. medicine リハビリテーション医学〔医学〕.
r. of motility 運動機能のリハビリテーション.
r. serviceman リハビリテーション施術者〔医学〕.
r. therapy リハビリテーション療法〔医学〕.
re·ha·la·tion [rìhəléiʃən] 再吸入, 再呼吸〔医学〕(一度呼出した空気を, 再び吸入することで, 麻酔などで実施される).
rehalational anesthesia 再吸入麻酔法.
Rehfuss, Martin Emil [réiʃəs] レーフス(1887–1964, アメリカの内科医).
R. method レーフス法(レーフス試食を与えた後15分ごとに胃内容を採集して検査する方法).
R. stomach tube レーフス胃管.
R. test meal レーフス試食(総重量約35gの焼パンと250mLの薄い茶).
R. tube レーフス管(細いゴム管で胃内に挿入する端には数個の穿孔があり, 外部の端は注射筒に連結したもの).
rehmannia root ジオウ［地黄］(アカジオウ *Rehmannia glutinosa* の根またはそれを蒸したもの. 漢方では補血, 強壮, 解熱, 緩下として用いられる).
Rehn, Ludwig [ré:n] レーン(1849–1930, ドイツの外科医).
R. operation レーン手術(直腸脱の手術で, 脱出部粘膜を切除した後筋層を内方へ折り返して縫合する), = Rehn–Delorme operation.
re·hy·dra·tion [rìhaidréiʃən] 再水和, 再水化(脱水状態に水分を供給すること).
Reichel, Friedrich Paul [ráikəl] ライヘル(1858–1934, ドイツの産科医).
R. chondromatosis ライヘル軟骨腫症(膝関節被膜内の軟骨腫形成).
R. duct ライヘル管(排泄管), = cloacal duct.
R. filter ライヘル濾過器(素焼き磁器の受容器の中へ吸引して液体を通す細菌濾過器).
R.–Pólya stomach procedure ライヘル・ポーリャ胃手術.
Reichert, Emil [ráikə:t] ライヘルト(1838–1894, ドイツの化学者).
R.–Meissl number ライヘルト・マイスル価(脂肪5gから得られる揮発性脂肪酸を中和するのに必要な0.1 N KOH 液のミリリットル数).
Reichert, Karl B. [ráikə:t] ライヘルト(1811–1884, ドイツの解剖学者).
R. canal ライヘルト管, = Hensen canal.
R. cartilage ライヘルト軟骨(胎児の第2鰓弓軟骨で, 将来茎状突起, 茎突舌骨靭帯および舌骨小角になる).
R. cochlear recess ライヘルト蝸牛陥凹.
R. membrane ライヘルト膜, = Bowman membrane.
R. recess ライヘルト陥凹(蝸牛陥凹).
R. scar ライヘルト瘢痕(受精卵の脱落膜の代わり

R

に線維膜がある部分).

R. substance ライヘルト質(前有窓隙の後部).

Reichmann, Nikolas [ráikmɑ:n] ライヒマン(1851–1918, ポーランドの医師).

R. disease ライヒマン症候群(持続的胃液分泌症で, 起床時食前にも胃液の分泌が多い状態), = gastrosuccorrhea, Reichmann syndrome.

Reichstein, Tadeus [ráikʃtain] ライヒスタイン(1897–1996, スイスの生化学者. ビタミンの合成, ホルモンの分離に関する業績があり, 1934年副腎皮質ホルモンがステロイドであることに基づき, 1937年corticosterone の合成に成功し, アメリカの E. C. Kendall および P. S. Hench とともに1950年度ノーベル医学・生理学賞を受けた).

R. substances ライヒスタインの物質(Reichstein が副腎皮質より単離した物質で A〜U まで 19 種ある. ほとんどはステロイド系化合物で, 今日の副腎皮質ホルモンに相当する).

Reid, Robert William [réid] リード(1851–1938, スコットランドの解剖学者).

R. base line リード線(ドイツ水平線または Frankfurt 線ともいい, 眼窩下縁と外耳道孔上縁を結ぶ線で, 頭蓋の X 線撮影や CT 検査で基準線として用いる).

R. index リード指数(病理学的, 形態学的な気道壁の分泌構造の肥大を測る. 正常 0.41〜0.36, 慢性気管支炎 0.41〜0.79).

Reifenstein, Edward Conrad Jr. [ráifənstain] ライフェンスタイン(1908–1975, アメリカの内分泌学者).

R. syndrome ライフェンスタイン症候群(男性半陰陽の家族性の型).

Reil, Johann Christian [ráil] ライル(1759–1813, オランダ生まれで, ドイツに住んだ解剖・生理学者).

R. ansa ライルワナ, ライル係蹄(脚ワナ, 脚係蹄), = ansa peduncularis.

R. band ライル帯(① His 束の一部. ② 膝関節の内側半月).

R.–Beau line ライル・ボー線(爪甲横溝).

R. dead fingers ライル死指〔医学〕(手指が急に貧血し, 蒼白かつ著しく冷たくなる知覚障害および疼痛を訴える. レイノー病の初期と考えられている), = digiti mortui.

R. insula ライル島(大脳の島の旧名).

R. line ライル線.

R. ribbon ライルリボン.

R. sulcus ライル溝(大脳半球の輪状溝).

R. triangle ライル三角(毛帯三角), = trigonum lemnisci.

Reimann, Hobart A. [ráimən] ライマン(アメリカの医師).

R. disease ライマン病(ライマン下痢症とも呼ばれ, 軽症の流行性下痢を特徴とするウイルス病), = epidemic diarrhea.

R. epidemic diarrhea ライマン流行性下痢(良性軽症性下痢で, おそらくウイルスが病原体であろう), = epidemic diarrhea of newborn.

reimbursement health insurance 償還式健康保険〔医学〕.

Reimer–Tiemann re·ac·tion [ráimər tí:mən riǽkʃən] ライマー・ティーマン反応(フェノール類を水酸化アルカリ存在下でクロロホルムと反応させると, フェノールアルデヒドを生ずる).

re·im·plan·ta·tion [rì(:)implæntéiʃən] 再填術(歯科においては, 抜歯後その歯を歯槽に再挿入すること), 再移植〔医学〕.

Rein ther·mom·e·ter [réin θə:mámitər] レイン熱電血流計, = thermostromuhr.

Reincke, Jahann Julius [ráinki] ラインケ(ドイツの医師). → Mills–Reincke phenomenon.

re·in·du·ra·tion [rì(:)indjuréiʃən] 再硬結〔医学〕, = chancre redux.

Reinecke ac·id [ráinəki ǽsid] ライネケ酸 ㊗ tetra thiocyano–diamino–chromic acid $(SCN)_4Cr(NH_3)_2$ (プロリンなどの塩基性物質の分離に用いる試薬).

Reinecke acid crystals ライネケ結晶(精巣間質細胞にある棒状結晶質).

Reinecke acid salt ライネケ塩 ㊗ ammonium reineckate $NH_4[Cr(NH_3)_2(SCN)_4]\cdot H_2O$ (溶融チオシアン酸アンモニウムに二クロム酸アンモニウムを作用させて得られる暗赤色の板状結晶で, プロリン, アルカロイドなどと不溶性沈殿をつくるので, これらの検出分離試薬に用いられる), = Reinecke reagent.

re·in·fec·tion [rì(:)infékʃən] 再感染〔医学〕(別の株による新たな感染のこと).

r. tuberculosis 再感染結核症(初感染結核症の治癒した後のもので, 後天性免疫とツベルクリンに対する過敏症が発生したもの), = adult type tuberculosis.

reinforced anchorage 加強固定〔法〕〔医学〕.

reinforced partial mould for limbs 副子鞘装具(Friedrich Hessing の考案した古典的下肢固定免荷用装具), = wrap around splint.

reinforced plastic 強化プラスチック〔医学〕.

re·in·force·ment [rì(:)infɔ́:smənt] 増強〔医学〕, 補強〔医学〕, 促進, 強化〔医学〕.

r. gymnastics 補強体操〔医学〕.

r. of reflex 反射増強(患者の注意をほかの対象に向けて, 反射の応答を増すこと. 例えば膝反射時に天井を注視させるなど).

r. operation 〔靱帯〕補強術.

re·in·forc·er [rì(:)infɔ́:sər] 強化〔因〕子, 補強剤〔医学〕.

reinforcing agent 補強剤〔医学〕.

reinforcing effect 強化効果〔医学〕.

reinforcing filler 補強充填剤〔医学〕.

reinforcing stimulus 補強刺激〔医学〕.

re·in·fu·sion [rì(:)infjú:ʒən] ① 再注輸(血液または髄液の). ② 自己輸血〔医学〕.

reinjection method 再静注法〔医学〕.

Reinke, Friedrich B. [ráinke] ラインケ(1862–1919, ドイツの解剖学者).

R. crystalloids ラインケ結晶.

R. edema ラインケ浮腫〔医学〕.

R. space ラインケ腔.

re·in·ner·va·tion [rì(:)inə:véiʃən] 神経再支配〔医学〕.

r. potential 神経再支配電位〔医学〕.

r. voltage 〔神経〕再支配電位差〔医学〕.

re·in·oc·u·la·tion [rì(:)inɑ̀kjuléiʃən] 再接種.

Reinsch, Adolf [ráinʃi] ラインシュ(1862–1916, ドイツの医師).

R. test ラインシュ試験(金属毒の分析予備試験であり, 資料を弱酸性として磨いた銅片を入れて加熱する. 銅片に灰色〜黒色の被覆物ができればヒ素, 水銀, アンチモンのいずれかの存在を示す), = arsenic test.

re·in·te·gra·tion [rì(:)intəgréiʃən] 再統合(精神病によって崩壊した人格が治療によって回復すること).

re·in·tu·ba·tion [rì(:)intju:béiʃən] 再挿管法.

re·in·va·sion [ri(:)invéiʒən] 再侵入.

re·in·ver·sion [rì(:)invə́:ʒən] 内反屈整復(子宮の反屈を矯正すること).

re·in·vo·ca·tion [rì(:)invəkéiʃən] 再活性化, = reactivation.

Reis, Heinrich Maria Wilhelm ［ráis］ ライス（1872生，ドイツの眼科医）．
R.-Bücklers corneal dystrophy ライス・ビュックラーズ角膜ジストロフィー．
Reisinger meth·od ［ráisiŋgər méθəd］ ライジンガー法，＝Farley, St. Clair and Reisinger method.
Reisseisen, François Daniel ［ráisisen］ ライサイゼン（1773-1828，ドイツの解剖学者）．
R. muscle ライサイゼン筋（細気管支壁の微細な平滑筋．1804年気管支の筋層を記載したことからこの名がある）．
Reissner, Ernst ［ráisnər］ ライスナー（1824-1878，ドイツの解剖学者．ライスネルともいう）．
R. canal ライスナー管（蝸牛の膜様構造）．
R. cord ライスナー索（きわめて微細な糸状構造物で，交連下器官から起こり，脊髄中心管中に浮遊して終糸に至る．交連下器官の退化したヒト成人ではみられない），＝Reissner fiber.
R. fiber ライスナー線維，ライスナーの糸．
R. membrane ライスナー膜（前庭膜ともいい，前庭階と蝸牛管とを境界する膜），＝membrana vestibularis Reissneri.
Reiter, Hans ［ráitər］ ライター（1881-1969，ドイツの細菌学者）．
R. complement-fixation test ライター補体結合試験（*Treponema* Reiter 株の抗原を用いる補体結合反応による梅毒血清反応．現在では *Treponema pallidum* が用いられている）．
R. disease ライター病（尿道炎，関節炎，炎症性の角化症，連環状亀頭炎を特徴とする），＝mucocutaneous ocular syndrome.
R. syndrome ライター症候群（初期には下痢が起こり，続いて尿道炎，膿尿症，結膜炎，多発移動性関節炎の症候群で主として男性を侵す（尿道炎，結膜炎，関節炎は3徴候）．各所炎症に様々な細菌が関与しているとみられる）．
R. test ライター試験．
re·it·er·a·ture ［ri(:)ítərətʃər］ 反復（特に処方の場合）．
Reitman, Stanley ［ráitmən］ ライトマン（アメリカの医師）．
R.-Frankel method ライトマン・フランケル法（トランスアミナーゼ（ALT，AST）の活性測定法．Reitman-Frankel unit を用いる）．
re·ject·ed name ［riʤéktid néim］ 廃棄名［医学］．
re·jec·tion ［riʤékʃən］ 棄却，排除，拒否，不合格，拒絶反応［医学］（移植片が定着しない場合に起こる免疫反応をいう）．
r. limits 棄却限界（仮説検定において，ある水準αのもとに確率変数Tが prob（T≧$t\alpha$）＝αのとき仮説を棄却する．この $t\alpha$ を棄却限界という）．
r. phenomenon 拒絶現象［医学］．
r. reaction 拒絶反応［医学］．
re·ju·ve·na·tion ［riʤù:vinéiʃən］ 回春［医学］，若返り法［医学］，＝Steinach method.
re·ju·ve·nes·cence ［riʤù:vinésens］ ①若返り，更新（特に性機能の）．②細胞新生．
re·lapse ［rilǽps］ ①回帰，再発［医学］（病状がいったん回復した後再び逆戻りすること），再燃［医学］（寛解の状態が長期に持続せず再び症状・病状が認められる状態．以前からの同じ株により再感染すること）．②再発する，ぶり返す，後戻り［医学］，退歩する．形 relapsable, relapsing.
r. caries 再発う蝕．
re·laps·ing ［rilǽpsiŋ］ 反復性の［医学］，再発性の［医学］．
r. appendicitis 再発性虫垂炎．
r. erysipelas 回帰性丹毒．
r. febrile nonsuppurative nodular panniculitis 反復発熱性非化膿性結節性皮下脂肪組織炎（ウェーバー・クリスチャン病），＝Weber-Christian disease.
r. fever 再帰熱，回帰熱［医学］（ボレリア属スピロヘータによる疾患で，シラミが媒介する louse-borne 型とダニが媒介する tick-borne 型があり，いずれも周期的な発熱発作を特徴とする），＝recurrent fever.
r. malaria 再発性マラリア．
r. polychondritis (RP) 再発性多発性軟骨炎［医学］．
re·lat·ed ［riléitid］ 近親の［医学］．
r. drug 関連薬［医学］，関連構造薬［医学］，類似構造薬［医学］（構造の似た薬）．
r. genera 近縁種．
r. of reference population 関連人口集団［医学］．
re·la·tion ［riléiʃən］ 関係（比），近縁，＝relative.
r. between physician and patient 医師患者関係［医学］．
relational spiral 相関ラセン．
relational threshold 識別閾値（2個の刺激の差異が知覚されるために必要な比率），＝differential threshold.
re·la·tion·ship ［riléiʃənʃip］ 類縁，関係〔性〕．
rel·a·tive ［rélətiv］ ①相対的な，比較的な．②血縁（近親），血族［医学］．
r. abundance 比存在度，相対的存在比．
r. accommodation 比較調節（実性調節＋虚性調節）．
r. acidosis 比較的酸〔性〕血症．
r. amenorrhea ①過少無月経［医学］．②過少月経．
r. aperture 比口径，口径比．
r. bioavailability 相対的生体内利用率［医学］．
r. biological effect dose 生物学的効果量［医学］．
r. biological effectiveness (RBE) 生物学的効果比［医学］，生物学的効率．
r. cardiac dullness 相対心濁音界［医学］．
r. centrifugal force 相対遠心力［医学］．
r. chest girth 比胸囲（胸囲：身長）．
r. configuration 相対配置［医学］．
r. convergence 相対輻輳，比較輻輳．
r. count rate 相対計数率［医学］．
r. curative operation 相対的治癒手術［医学］．
r. cure 相対治癒［医学］．
r. damage factor 相対傷害係数［医学］．
r. dementia 利口ぶり［医学］．
r. density 比重．
r. difference threshold 相対弁別閾［医学］．
r. dispersion 部分分散能．
r. divergence 比較開散．
r. dullness ①相対濁音界［医学］．②軽濁音界．
r. error 相対誤差．
r. fertility 相対増殖率［医学］．
r. field 比較的領域（外傷により麻痺を起こす可能性のある大脳の部分）．
r. flatness 相対濁音，＝relative dulness.
r. growth 相関的成長（部分が全体に対する成長 allometric，または部分がほかの部分に対する成長 heterogonic）．
r. hearing 相対音感［医学］．
r. hemianopsia 相対半盲．
r. hepatic dullness 相対肝濁音界［医学］．
r. humidity 相対湿度［医学］．
r. hypermetropia 比較遠視．
r. hyperopia 相対的遠視［医学］，比較遠視．
r. immunity 相対免疫［医学］，部分的免疫，＝partial immunity.
r. incompetence 相対性閉鎖不全（心房室弁輪が拡張したために，心臓弁膜の閉鎖が不全なこと）．
r. incontinence 比較的尿失禁．

R

r. index of refraction 相対屈折率.
r. indication 相対的適応〔医学〕.
r. leukocytosis 相対的白血球増加〔症〕(白血球総数の変化をみないで，ある種の白血球のみが増加すること).
r. loss factor 相対損失係数.
r. measurement 比較測定.
r. metabolic rate (RMR) エネルギー代謝率〔医学〕.
r. metabolic ratio (RMR) ① 相対代謝率. ② エネルギー代謝率(仕事における代謝を表現する比で，仕事に対するエネルギー需要量を基礎代謝率で割った数値).
r. molecular mass (Mr) 相対分子質量.
r. mortality index 相対死亡率指数〔医学〕.
r. motion 相対運動.
r. near point 比較近点(目の調節が必要な明視点).
r. non-curative operation 相対的非治癒手術〔医学〕.
r. nutrient value 相対栄養価〔医学〕.
r. over-population 相対的過剰人口〔医学〕.
r. pitch hearing 相対音感〔医学〕，= relative pitch.
r. polycyth(a)emia 相対的赤血球増加〔症〕〔医学〕(血液の液性成分の減少による).
r. probability 条件つき確率，= conditioned probability.
r. refractory period 相対〔的〕不応期〔医学〕.
r. retention time 相対的停留時間〔医学〕.
r. risk 相対危険度〔医学〕.
r. salt concentration 相対塩濃度〔医学〕.
r. scotoma 比較暗点〔医学〕(色が不鮮明に感じられる).
r. sexuality 相対雌雄性〔医学〕.
r. sitting height 比座高(座高と身長との比).
r. specific activity 相対比放射能〔医学〕.
r. spectral distribution 分光分布〔医学〕.
r. spectral transmittance 相対正透過度〔医学〕.
r. sterility 相対不妊〔医学〕，相関不妊症(性器の異常以外の原因によるもの).
r. strabismus 相関的斜視〔医学〕.
r. surface tension 比表面張力〔医学〕.
r. valvular insufficiency 相対的弁閉鎖不全〔症〕〔医学〕.
r. viscosity 相対粘度〔医学〕，比粘度.
r. visibility 比較視感度，比較視力.
r. visibility curve 比視感度曲線〔医学〕.
r. volatility 比揮発度〔医学〕.
rel·a·tiv·ism [rélətivizəm] 相対主義. 形 relativistic.
re·lax [rilǽks] 弛緩する.
re·lax·ant [rilǽksənt] 弛緩薬〔医学〕.
re·lax·a·tio di·a·phrag·mat·i·ca [rìlækséiʃiou dàiəfrægmǽtikə] 横隔膜弛緩症，= eventratio diaphragmatica.
re·lax·a·tion [rìlækséiʃən] リラクゼーション〔医学〕，弛緩〔医学〕，緩和〔医学〕(くつろぎ，息抜き，気晴らし). 動 relax.
r. atelectasis 弛緩性無気肺，= passive atelectasis.
r. factor 弛緩因子.
r. heat 弛緩熱〔医学〕.
r. incision 減張切開〔術〕〔法〕.
r. line 弛緩線〔医学〕.
r. of association 連合弛緩.
r. oscillation 弛緩振動〔医学〕.
r. period 弛緩期〔医学〕.
r. suture 弛緩縫合〔医学〕(切傷から遠隔部に施す縫合).
r. technique 弛緩法〔医学〕.
r. time 緩和時間〔医学〕，減張期，弛緩期.
relaxed pelvic floor 弛緩骨盤底部〔医学〕.
relaxed position 弛緩位〔医学〕.
relaxed response 緩和応答〔医学〕.
relaxed state 弛緩状態〔医学〕.
re·lax·in [rilǽksin] リラキシン(モルモットの恥骨結合部を弛緩させる卵巣黄体ホルモン様物質に対し，Hisaw がつけた名称).
relaxing factor 弛緩因子〔医学〕.
re·lease [rilí:s] 遊離〔医学〕，解離〔医学〕，放逐〔医学〕，解除〔医学〕.
r. mechanism 遊離機序〔医学〕.
r. of nerve 神経開放〔医学〕.
r. of scar tissue 瘢痕組織の解除〔医学〕.
r. phenomenon 遊離現象〔医学〕，解放現象〔医学〕(高等中枢の抑制が除去されると自動中枢の作用が著明に現れる).
r. syndrome (挫砕症候群，圧潰症候群)，= compression syndrome.
released antigen 放出抗原〔医学〕.
released substance 放出物質.
re·leas·er [rilí:sər] 遊離薬〔医学〕.
releasing factor (RF) 遊離因子〔医学〕，放出因子〔医学〕(ある構造で生成され，ほかの構造からのホルモンの放出に働く因子).
releasing hormone (RH) 放出ホルモン〔医学〕，遊離促進ホルモン.
re·li·a·bil·i·ty [rilàiəbíliti] 信頼度，信頼性.
r. engineering 信頼性工学〔医学〕.
reliable toxic dose 確実中毒量.
rel·ic [rélik] 残留物，残存.
r. form 残存生物.
rel·ict [rélikt] 残存種〔医学〕.
re·lief [rilí:f] ① 緩圧，軽減(疼痛などの)，免荷，救援. ② 起伏図，浮き彫り〔医学〕.
r. area 緩衝部位，緩衝域(腔).
r. chamber 緩衝腔.
r. engraving 浮き彫り機.
r. incision 弛緩切開.
r. line ① 平削り傷. ② ヒダの続き(胃粘膜の).
r. of tension 減張.
re·lieve [rilí:v] ① 免荷する(疼痛，苦痛から). ② 解任する(職責から). ③ 脱却させる.
re·li·gi·o·sus [rèliʤióusəs] 眼球上直筋，= rectus superior oculi.
religious delusion 宗教妄想〔医学〕.
religious healing 信仰治癒〔医学〕.
religious mania 宗教的躁病〔医学〕.
re·line [riláin] リライン，裏装する.
re·lin·ing [riláiniŋ] 裏装，再裏装法〔医学〕.
r. plate 床裏装法.
relocation test リロケイション試験(肩関節の前方不安定試験).
rel·tin [réltin] レルチン ㊍ 5-methyl-4-phenyl-7-(1-piperidyl)-3-hexanol hydrochloride (坑コリン作動性物質).
re·lux·a·tion [rìləkséiʃən] 再転位，再脱臼〔医学〕.
REM rapid eye movements 急速眼球運動の略.
REM sleep レム睡眠(rapid eye movement sleep. 逆説睡眠，速波睡眠，賦活睡眠，パラ睡眠)，= paradoxical sleep, fast wave s., activated s., para s., rapid eye movement s..
REM sleep behavior disorder レム睡眠行動障害.
REM syndrome レム症候群.
rem [rém] roentgen-equivalent-man (mammal) レム(線量当量の旧国際単位で，現在は補助単位. 人体に対してX線，γ線，電子線の1rad照射と同じ生物学的効果を生じる任意の電離性放射線の吸収線量が

1rad である．吸収線量 rad と問題の放射線の RBE，または線質係数の積が線量当量である．現国際単位はシーベルト Sv で，1Sv＝100 rem)．

Remak, Ernest Julius ［rémɑ:k］ レマーク(1849–1911，ドイツの神経科医で，Robert Remak の息子)．

R. reflex レマーク反射(大腿の前表面を刺激するとき足指は底側に屈曲する)，＝Remak femoral reflex.

R. sign レマーク徴候(脊髄癆においてみられる多感覚症または衝動に対する痛覚発現の遅延)，＝Remak symptom.

R. type レマーク型(指および手首の伸筋麻痺)．

Remak, Robert ［rémæk］ レマーク(1815–1865，ドイツの神経・生理学者．神経および筋肉に対する電気療法の開拓者)．

R. band レマーク帯(神経細胞の軸索)．

R. fibers レマーク線維(無髄神経線維で，肉眼的には灰白に見え，下等機能に関与するもの)，＝nonmedullated nerve fibers.

R. ganglion レマーク神経節(心臓に連結する点の冠状静脈洞にある神経細胞群)，＝Remak ganglia.

R. plexus レマーク神経叢，＝Meissner plexus.

R. reflex レマーク反射(脊髄伝導路が中絶すると，大腿上部を叩打するとき，膝の伸展および第1～3足指が蹠屈する)．

R. sign レマーク徴候(脊髄癆においては針による刺激を皮膚に加えると，触覚は痛覚に先だって感じられるので一般に重複感覚と呼ばれている)，＝double sensation.

re·mak·ing ［ri(:)méikiŋ］ 再製［医学］．

re·mar·riage ［ri(:)mǽriʤ］ 再婚［医学］．

re·me·di·a·ble ［rimí:diəbl］ 治癒し得る，＝curable.

re·me·di·al ［rimí:diəl］ 治療上の(補修的な，矯正するなどの意にも用いる)．

r. education リメディアル教育(補修授業を意味する．大学入学後，授業について行けない学生のための授業)．

r. teaching 治療教育，矯正指導［医学］．

re·me·di·um ［rimí:diəm］ 治療薬．

r. adjuvans 補助薬，補佐薬［医学］，補薬，＝adjuvans.

r. cardinale 主薬，＝basis.

r. constituens 賦形薬，＝excipients.

r. corrigens 矯味薬．

r. spagirica 鉱物薬剤．

rem·e·dy ［rémidi］ 治療薬，薬［医学］，薬物［医学］，医薬品［医学］．形 remedial.

r. of domestic medicine 家庭医学治療薬［医学］．

remembrance hallucination 追想幻覚(記憶幻覚)，＝memory hallucination.

re·min·er·al·i·za·tion ［ri:mìnerəlizéiʃən］ 鉱物成分再補給．

rem·i·nis·cence ［rèminísəns］ 記憶，回想．

r. image 記憶像．

reminiscent aura 記憶性前兆．

reminiscent neuralgia 回想神経痛(疼痛は消退しても心因性に痛みを想起して訴える)．

re·mis·sion ［rimíʃən］ 寛解〔傾向〕，軽快［医学］．

re·mit·tence ［rimítəns］ ① 小康状態［医学］．② 弛張(症候が消失せずに一時的に軽減すること)．形 remittent.

re·mit·tent ［rimítənt］ 弛張性の．

r. fever 弛張熱［医学］(1日のうちに体温の高低が著しく，だいたい1°C以上の日差がある場合)．

r. malaria 弛張性マラリア．

r. tetanus ＝tetany.

rem·nant ［rémnənt］ 残遺物，痕跡［医学］．

r. cystic duct syndrome 遺残胆嚢管症候群［医学］．

r. kidney 残余腎［医学］．

r. of ductus omphaloentericus 臍腸管遺残［医学］，＝omphalomesenteric duct remnants.

r. tissue 残遺組織［医学］．

re·mod·el·ing ［rimádəliŋ］ 再造形［医学］，模様替え，リモデリング．

r. of alveolar structure 肺胞構築改築［医学］．

re·mold·ing ［ri(:)móuldiŋ］ 再成形［医学］．

Remont test ［rimánt tést］ レモント試験(サリチル酸証明法で，硫酸を加えた被検液からエーテルでサリチル酸を抽出したものに塩化鉄を加えると紫色を呈する)，＝Salicylic acid test.

re·mote ［rimóut］ 遠隔の，＝distant.

r. action 遠隔作用［医学］，遠達作用．

r. afterloading リモートアフターローディング(放射線療法(腔内照射)の一つ．組織内に線源を直接刺入せずにアプリケータを体腔内に挿入し，遠隔操作で線源を装填する方法．術者の被曝はない)．

r. afterloading brachytherapy 遠隔装填式近接照射療法．

r. afterloading system irradiation 遠隔操作式照射［医学］，遠隔操作式後詰方式小線源照射〔法〕．

r. control 遠隔制御［医学］．

r. effect 遠隔効果［医学］，＝distant effect.

r. indication 遠隔指示．

r. infarct 遠隔梗塞．

r. measuring equipment 遠隔測定装置．

r. memory 遠隔記憶．

r. metastasis 遠隔転移［医学］．

r. metering 遠隔測定．

r. parametritis 遠隔性子宮傍〔結合〕組織炎［医学］．

r. point 遠点［医学］．

remotely controlled afterloading method 遠隔操作式後充填法［医学］．

re·mo·va·bil·i·ty ［rimù:vəbíliti］ 切除可能性，除去(切除)可能性［医学］．

re·mov·a·ble ［rimú:vəbl］ 除去可能な［医学］．

r. bridge 可撤橋義歯，可撤性架工義歯．

r. orthodontic appliance 可撤性〔歯科〕矯正装置［医学］．

r. partial denture 可撤局部〔床〕義歯［医学］．

r. splint 可撤固定装置［医学］．

re·mo·val ［rimú:vəl］ 剥離，切除［医学］，摘除［医学］．

r. of alough 壊死組織除去［医学］．

r. of anal skin tags 肛門皮膚垂の切除［医学］．

r. of clots 血腫除去［医学］．

r. of coronary artery obstruction 冠動脈閉塞除去〔術〕［医学］．

r. of cyst 嚢胞の切除［医学］．

r. of electrodes in direct vision 直視下電極除去［医学］．

r. of extramedullary paraganglioma 副腎髄外性パラガングリオーマ摘除［医学］．

r. of foreign body 異物除去［医学］．

r. of foreign body by incision 切開による異物除去［医学］．

r. of hematoma 血腫除去〔術〕［医学］．

r. of impacted feces 嵌入便の除去〔術〕［医学］．

r. of infected graft 感染移植片除去［医学］．

r. of intrahepatic hematoma 肝内血腫除去［医学］．

r. of leaflet or cusps 弁尖除去［医学］．

r. of nidus 巣状部切除［医学］．

r. of remaining adrenal gland 遺残副腎除去術［医学］．

r. of stones 除石［医学］．

r. of stump 残根抜去(歯の)．

R

r. of system 装置の除去［医学］.
r. of thread 抜糸［医学］.
r. of thrombus 血栓除去［医学］.
r. of tumor thrombus in hepatic vein 肝静脈内腫瘍栓除去［医学］.
r. of tumor thrombus in inferior vena cava 下大静脈内腫瘍栓除去［医学］.
r. of tumor thrombus in portal vein 門脈内腫瘍栓除去［医学］.

ren ［rén］［L/TA］腎臓，= kidney［TA］. 形 renal.
r. elongatus 長腎，= long kidney.
r. elongatus simplex 単純性長腎（長腎において腎盂が同一の方向を向くもの）.
r. mobilis 遊走腎，= movable kidney.
r. sigmoideus S状腎（長腎において腎盂が相反する方向を向くもの）.
r. unguiformis 爪状腎（馬蹄形腎），= horse-shoe kidney.

re・nal ［rí:nəl］ 腎性［医学］.
r. abscess 腎膿瘍［医学］.
r. acidosis 腎性アシドーシス［医学］.
r. adenocarcinoma 腎腺癌［医学］.
r. adenoma 腎腺腫［医学］.
r. agenesis 腎欠損［医学］.
r. albuminuria 腎性タンパク尿，腎性アルブミン尿.
r. allograft 同種移植腎［医学］.
r. allotransplantation 同種腎〔臓〕移植〔術〕［医学］.
r. aminoaciduria 腎性アミノ酸尿［医学］.
r. amyloidosis 腎アミロイド症［医学］，腎アミロイドーシス［医学］.
r. anasarca 腎性全身水腫［医学］.
r. anemia 腎性貧血［医学］.
r. angiography 腎血管造影〔法〕［医学］.
r. angioplasty 腎血管形成術［医学］.
r. antihypertensive factor 腎性降圧因子［医学］.
r. anuria 腎性無尿［医学］.
r. aplasia 腎無形成.
r. apoplexy ① 腎卒中［医学］. ② 腎実質内出血.
r. arterial embolism 腎動脈塞栓.
r. arterial thrombosis 腎動脈血栓〔症〕［医学］.
r. arteriogram 腎動脈造影図［医学］.
r. arteriography 腎動脈造影［医学］.
r. arteriovenous fistula 腎動静脈瘻［医学］.
r. arteritis 腎動脈炎.
r. artery ［TA］腎動脈，= arteria renalis［L/TA］.
r. artery aneurysm 腎動脈瘤.
r. artery angioplasty 腎動脈形成〔術〕［医学］.
r. artery obstruction 腎動脈閉塞症［医学］.
r. artery occlusion 腎動脈閉塞.
r. artery stenosis 腎動脈狭窄〔症〕［医学］.
r. artery thrombosis 腎動脈血栓〔症〕［医学］.
r. asthma 腎性喘息［医学］.
r. atrophy 腎萎縮［医学］.
r. auto-amputation 腎自己切断.
r. autotransplantation 自家腎〔臓〕移植〔術〕［医学］.
r. axis 腎軸［医学］.
r. bacteriuria 腎性細菌尿［医学］.
r. ballottement 腎浮球感［医学］，腎臓浮球感検査（腹部を軽く衝くと，腎腫瘍または腎下垂があれば，前腹壁に衝突することを調べる. Guyon）.
r. biopsy 腎生検［医学］（経皮的または開放性に行われる腎組織検査. 一般にはエコーガイド下で針生検が行われる），= kidney biopsy.
r. bleeding 腎出血［医学］.
r. blockade 腎遮断（尿細管機能障害による尿閉）.
r. blood flow (RBF) 腎血流量［医学］.
r. branches ［TA］腎枝，= rami renales［L/TA］，ramus reralis［L/TA］.
r. calcinosis 腎〔結〕石［医学］.
r. calculus 腎〔結〕石［医学］，= renal stone.
r. calix 腎杯［医学］，腎盞（せん），= renal calyx.
r. cancer 腎癌［医学］.
r. candidiasis 腎カンジダ症.
r. capsule 腎被膜［医学］，腎線維膜，= fibrous capsule of kidney.
r. capsulotomy 腎被膜切開［医学］，腎切嚢術.
r. carbuncle 腎カルブンケル［医学］，腎よう（癰）.
r. carcinoma 腎癌［医学］.
r. cast 腎円柱［医学］.
r. cell carcinoma 腎細胞癌［医学］.
r. chromoscopy 腎機能検色法.
r. circulation 腎循環［医学］（腎を流れる血流のことで，全血流量の20～25%の血流を受けている）.
r. clearance 腎クリアランス［医学］.
r. clearance test 腎臓クリアランス試験［医学］（腎機能の判定法の一つで，1分間に血液中にある物質の排泄量を，その物質の血中濃度と特定時間内にそれが尿中に排泄される量との比から算出される）.
r. colic 腎仙（疝）痛［医学］.
r. collecting tube 〔腎〕集合管［医学］.
r. columns ［TA］腎柱，= columnae renales［L/TA］.
r. compensation 腎性代償［医学］.
r. concentrating ability 腎濃縮力［医学］.
r. contour 腎輪郭［医学］.
r. corpuscle 腎小体（腎皮質の糸球体とボーマン嚢との総称，マルピギー小体），= malpighian corpuscle (body).
r. cortex ［TA］腎皮質，= cortex renalis［L/TA］.
r. cortical lobule 〔腎臓の〕皮質小葉.
r. cortical necrosis (RCN) 腎皮質壊死［医学］.
r. cortical scan 腎皮質スキャン.
r. counterbalance 腎カウンターバランス［医学］.
r. crest ［TA］（腎稜*），= crista renalis［L/TA］.
r. crisis 腎クライシス，腎発症［医学］.
r. cyst 腎嚢胞［医学］.
r. death 腎死［医学］.
r. decapsulation 腎被膜剥離［医学］.
r. diabetes 腎性糖尿〔病〕［医学］，= renal glycosuria.
r. diabetes insipidus 腎性尿崩症［医学］.
r. disease 腎臓病.
r. disease with associated pulmonary disease 肺腎症候群（肺胞出血に糸球体腎炎が合併した疾患群をいう）.
r. dissociation jaundice 腎解離性黄疸（胆汁酸塩が腎臓から濾過されるため血中には胆汁色素のみが存在するもの）.
r. dropsy 腎水腫［医学］.
r. duct 腎管.
r. dwarf 腎性こびと［医学］，腎性小人症.
r. dwarfism 腎性こびと症［医学］.
r. dwarfism syndrome 腎性小人症候群.
r. dynamic scintigraphy 腎動態シンチグラフィ.
r. dysfunction 腎機能異常（低下）［医学］.
r. dysplasia 腎異〔常〕形成［医学］，腎形成異常.
r. dyspnea 腎性呼吸困難［医学］.
r. ectopia 変位腎［医学］，異所〔性〕腎［医学］.
r. ectopy 腎転位〔症〕［医学］，腎変位［医学］.
r. edema 腎性浮腫［医学］.
r. excision 腎切除［医学］.
r. excretion 腎臓排泄（通常薬物の腎臓排泄という場合は，薬物代謝を受けない未変化体薬物分子の排泄をいう）.
r. failure 腎不全［医学］.

r. fascia [TA] 腎筋膜, = fascia renalis [L/TA].
r. fornix 腎円蓋 [医学].
r. fossa 腎窩.
r. function 腎機能 [医学].
r. function test 腎機能検査 [医学].
r. ganglia [TA] 腎神経節, = ganglia renalia [L/TA].
r. ganglion 腎神経節.
r. glycosuria 腎性糖尿 [医学] (血糖に異常がなく, 尿細管による糖の再吸収障害による糖尿), = benign glycosuria.
r. gout 腎性痛風 [医学].
r. graft 移植腎 [医学].
r. graft survival 移植腎生着 [医学].
r. halo sign 腎暈(うん)徴候 [医学].
r. hematuria 腎性血尿〔症〕 [医学].
r. hemophilia 腎性血友病(腎性血尿), = Gull renal epistaxis.
r. hemorrhage 腎出血 [医学], = nephrorrhagia.
r. heterotransplantation 異種腎移植 [医学].
r. hilus 腎門 [医学].
r. homotransplantation 同種腎〔臓〕移植〔術〕 [医学].
r. hormone 腎臓ホルモン [医学].
r. hydrops 腎〔性〕水症 [医学], 腎性浮腫 [医学].
r. hypertension 腎性高血圧〔症〕 [医学].
r. hypertrophy 腎肥大 [医学].
r. hypophosphatemia 腎性低リン酸血〔症〕.
r. hypoplasia 腎発育不全 [医学].
r. impression [TA] 腎圧痕, = impressio renalis [L/TA], 腎面, = facies renalis [L/TA].
r. inadequacy 腎機能不全.
r. infantilism 腎性幼稚症 [医学], = renal osteodystrophy.
r. infarction 腎梗塞 [医学] (腎内血管障害や塞栓により生ずる腎壊死).
r. injury 腎損傷 [医学].
r. insufficiency 腎不全 [医学], 腎機能不全.
r. interstitium 腎間質 [医学].
r. ischemia 腎虚血 [医学].
r. isotransplantation 同系腎移植 [医学].
r. labyrinth 腎迷路 [医学].
r. labyrinthus 腎迷路, = Ludwig labyrinthus.
r. limited vasculitis 腎限局型血管炎.
r. lipoidosis 腎類脂症, 類脂性腎症, = lipoid nephrosis.
r. lobe 腎葉.
r. malformation 腎奇形 [医学].
r. mass 腎容積(量) [医学].
r. medulla [TA] 腎髄質, = medulla renalis [L/TA].
r. medullary cyst 髄質嚢胞腎 [医学].
r. medullary necrosis 腎髄質壊死 [医学] (腎髄質の広汎な血流障害による壊死. 糖尿病性腎症に腎盂腎炎を合併して生ずることが多い).
r. nanism 腎性小人症, 腎性幼稚症 [医学], = renal infantilism.
r. osteitis 腎性くる病 [医学].
r. osteitis fibrosa 腎性線維性骨炎.
r. osteodystrophy 腎性骨異栄養症 [医学] (小児初期において酸塩基不平衡に基づく骨粗鬆症を伴う小人症), = pseudorickets, renal rickets, renal infantilism.
r. papilla [TA] 腎乳頭, = papilla renalis [L/TA].
r. papillary necrosis (RPN) 腎乳頭壊死 [医学].
r. parenchyma 腎実質 [医学].
r. parenchymal disease 腎実質性疾患 [医学].
r. parenchymal hypertension 腎実質性高血圧 [医学].
r. pedicle 腎茎 [医学].
r. pelvic calculus 腎盂結石 [医学], = renal pelvic stone.
r. pelvic irrigation 腎盂洗浄 [医学].
r. pelvic tumor 腎盂腫瘍 [医学].
r. pelvis [TA] 腎盤(腎盂), = pelvis renalis [L/TA].
r. pelvis cancer 腎盂癌 [医学].
r. perfusion 腎潅流 [医学].
r. pharmacology 腎薬理学 [医学].
r. plasma flow (RPF) 腎血漿流量 [医学].
r. plexus [TA] 腎神経叢(腹腔大動脈神経叢の一部), = plexus renalis [L/TA].
r. portal vein 腎門脈 [医学].
r. preservation 腎保存 [医学].
r. pressor substance (RPS) 腎昇圧物質 [医学].
r. pressor system 腎昇圧系 [医学].
r. proteinuria 腎性タンパク尿.
r. ptosis 腎下垂 [医学].
r. puncture 腎穿刺術 [医学].
r. pyramids [TA] 腎錐体(腎髄質を形成する錐状質で, 尿細管と集合管とを含む), = pyramides renales [L/TA].
r. reflex 腎反射.
r. region 腎部 [医学].
r.-retinal dysplasia 腎網膜形成異常 [医学].
r. retinitis 腎性網膜炎 [医学], = retinitis nephritica.
r. retinopathy 腎性網膜症 [医学].
r. revascularization 腎血行再建 [医学].
r. rickets 腎性くる病 [医学] (腎臓の病変により血清中のリンおよびカルシウムの正常平衡に障害を起こして発生する), = renal osteodystrophy.
r. rupture 腎破裂 [医学].
r. sand 腎砂 [医学].
r. scan 腎スキャン [医学].
r. scarring 腎瘢痕〔化〕 [医学].
r. scintigram 腎シンチグラム [医学].
r. scintigraphy 腎シンチグラフィ〔ー〕 [医学].
r. sclerosis 腎硬化症 [医学], = nephrosclerosis.
r. segments [TA] 腎区域, = segmenta renalia [L/TA].
r. shunt 腎血流短絡 [医学], 腎血流側路.
r. shutdown 腎機能停止 [医学].
r. sinus [TA] 腎洞(腎盂の四方延長部), = sinus renalis [L/TA].
r. sinus lipomatosis 腎洞脂肪腫症 [医学].
r. solute load 腎溶質負荷 [医学].
r.-splanchnic steal 腎脾動脈盗血.
r. stone 腎〔結〕石 [医学].
r. stone disease 腎石症 [医学].
r. storm 腎性急性発作 [医学].
r. surface [TA] 腎面, = facies renalis [L/TA].
r. surface of spleen 脾臓腎面.
r. surface of suprarenal gland 副腎腎面.
r. swelling 腎腫大 [医学].
r. threshold 腎閾値(異常量が尿から排泄される場合の血中における物質の必要濃度).
r. thrombosis 腎血栓 [医学].
r. toxicity 腎毒性 [医学].
r. transplant 移植腎 [医学].
r. transplantation 腎移植〔術〕 [医学].
r. trauma 腎外傷 [医学].
r. tuberculosis 腎〔臓〕結核 [医学], = tuberculosis renis.
r. tubular acidosis (RTA) 尿細管性アシドーシス(体液の恒常性を保つための尿の酸性化機構が, 障害をうけたときに起こる代謝性アシドーシスの病態のこと).
r. tubular disease 尿細管疾患 [医学].
r. tubular dysfunction 腎尿細管機能異常.
r. tubular epithelial antigen 〔腎〕尿細管上皮抗

R

原〔医学〕.
r. tubular necrosis 〔腎〕尿細管壊死〔医学〕.
r. tubular transport 腎尿細管輸送〔医学〕.
r. tubular transport defect 腎尿細管転送障害症.
r. tubule 尿細管.
r. tuft 糸球体, = malpighian tuft, renal glomerulus.
r. tumor 腎腫瘍〔医学〕.
r. uremia 腎性尿毒症〔医学〕.
r. vascular disease 腎血管性疾患〔医学〕.
r. vasculitis 腎血管炎〔医学〕.
r. vasoconstriction 腎血管収縮〔医学〕.
r. vein 腎静脈.
r. vein catheter 腎静脈カテーテル〔医学〕.
r. vein catheterization 腎静脈カテーテル法〔医学〕.
r. vein thrombosis 腎静脈血栓症〔医学〕.
r. veins [TA] 腎静脈, = venae renales [L/TA].
r. venography 腎静脈造影〔法〕〔医学〕.
r. venous pressure 腎静脈圧〔医学〕.
renalis 腎〔臓〕.
re·na·tu·ra·tion [rinèitʃuréiʃən] 復元, 復帰.
Renaut, Joseph Louis [rənóː] レノー (1844-1917, フランスの医師).
R. bodies レノー小体 (筋ジストロフィーにおいて変性を示す神経線維にみられる淡色顆粒), = Renaut hyaline bodies.
R. layer レノー層 (真皮と表面との間にある菲薄な硝子膜), = Ranvier membrane.
ren·cu·lus [rénkjuləs] 小腎, = reniculus.
Rendu, Henri Jules Louis Marie [rɑndjúː] ランデュ (1844-1902, フランスの医師).
R. disease ランデュ病, = Rendu-Osler-Weber disease.
R.-Fiessinger syndrome ランデュ・フィージンゲル症候群, = ectodermosis erosiva pluriorificialis.
R. method ランデュ療法 (カンフルナフソルを塗擦する結核性腹膜炎の療法).
R.-Osler-Weber disease ランデュ・オスラー・ウェーバー病 (遺伝性出血性毛細管拡張症. 常染色体性優性遺伝をする疾患. 皮膚と粘膜に多発する小血管腫を主徴とし, 鼻出血または胃腸出血を伴うことが多い), = Rendu-Osler-Weber syndrome, hereditary hemorrhagic telangiectasia.
R.-Osler-Weber syndrome ランデュ・オスラー・ウェーバー症候群, = Rendu-Osler-Weber disease.
R. tremor ランデュ振戦 (随意運動により増強されるヒステリー性企図振戦).
re·nes [réniːz] (腎 ren の複数).
renett cell レネット細胞.
reni- [riːnə, riːni] 腎臓を意味する接頭語.
ren·i·cap·sule [rènikǽpsəl] ①副腎. ②腎被膜.
re·nic·u·lus [rinίkjuləs] 小腎 (錐体とその皮質とからなる腎の部分), = renculus. 複 reniculi.
re·ni·fleur [rəniflǝ́ːr] [F] ルニフルユール (鼻をすする人の意味で, 他人の尿臭により色情を起こすもの).
ren·i·form [rénifɔːm, ríːn-] 腎臓形の.
r. pelvis 腎形骨盤.
r. placenta 腎形胎盤〔医学〕.
Renikhet dis·ease [rènikét dizíːz] レニケット病, = Newcastle disease.
re·nin [ríːnin] レニン〔医学〕(Tigerstedt および Bergmann により命名 (1898) され, 腎臓に含まれているタンパク分解酵素の一つで, 細尿管細胞により形成されると考えられ, 腎乏血または脈圧減退に際し, レニン媒質 hypertensinogen に作用して, これを hypertensin に転化するので, この作用系をレニン系 renin system と呼ぶ).
r.-angiotensin-aldosterone system レニン・アンジオテンシン・アルドステロン系.
r.-angiotensin system レニン・アンジオテンシン系.
r.-mediated hypertension レニン介在高血圧〔医学〕.
r.-producing tumor レニン産生腫瘍〔医学〕.
r.-secreting tumor レニン分泌腫瘍.
r. stimulating test レニン分泌刺激試験.
r. substrate レニン媒質, レニン基質 (昇圧物質 hypertensin または angiotonin を遊離させ得る血清中のタンパク性物質の総称で, renin-activator, hypertensinogen, prehypertensin, preangiotonin, hypertensin precursor を含む), = angiotensinogen.
ren·i·por·tal [rènipɔ́ːtəl] 腎門の.
ren·i·punc·ture [rènipʌ́ŋktʃər] 腎穿刺術〔医学〕.
ren·net [rénit] ①レンネット, 凝乳酵素. ②レンニン原料, = rennin.
r.-casein レンネットカゼイン (レンニンによるカゼインの非可逆的凝固物), = paracasein.
ren·nin [rénin] レンニン, 凝乳酵素〔医学〕, ラブ酵素 (子ウシの第四胃の胃液中にある凝乳酵素), = rennet, chymosin.
r. test レンニン試験, = Riegel test.
ren·nin·o·gen [renínəʤən] レンニノーゲン (レンニンの酵素原で, 子ウシ第四胃の粘膜にある), = rennogen, prorennin, prochymosin.
reno- [riːnou] 腎臓を意味する接頭語.
renoaortic reimplantation 腎動脈大動脈再吻合〔術〕〔医学〕.
re·no·cu·ta·ne·ous [rìːnoukjuːtéiniəs] 腎皮膚の.
re·no·cys·to·gram [rìːnousístəgræm] レノシストグラム, 腎放射線描写図〔医学〕.
re·no·gas·tric [rìːnougǽstrik] 腎胃の.
re·no·gen·ic [rìːnəʤénik] 腎源性の.
re·no·gram [ríːnəgræm] レノグラム〔医学〕.
re·nog·ra·phy [riːnɑ́grəfi] 腎 X 線造影法〔医学〕.
re·no·in·tes·ti·nal [rìːnouintéstinəl] 腎腸の.
Rénon, Louis [renɔ́n] レノン (1863-1922, フランスの医師).
R.-Delille syndrome レノン・デリル症候群 (甲状腺卵巣ホルモン欠乏症で, 下垂体の機能は亢進している状態), = dyspituitarism.
renoparenchymal hypertension 腎実質性高血圧症 (腎実質の何らかの病変に伴って生じる高血圧症の総称).
re·nop·a·thy [rinɑ́pəθi] 腎臓病, = nephropathy.
re·no·pri·val [rìːnoupráivəl] 腎〔機能〕欠損の.
re·no·pul·mo·nary [rìːnəpʌ́lmənəri] 腎肺の.
re·no·punc·ture [rìːnəpʌ́ŋktʃər] 腎穿刺術〔医学〕.
re·no·re·nal [rìːnouríːnəl] 腎腎の.
r. reflex 腎腎反射 (一側の腎疾患が他側の腎に疼痛感を与えること).
re·no·troph·ic [rìːnətrɑ́fik] 向腎性の (腎臓の肥厚をきたす化合物についていう).
re·no·trop·ic [rìːnətrɑ́pik] 向腎性の, = renotrophic.
re·no·vas·cu·lar [rìːnəvǽskjulər] 腎血管〔性〕の.
r. hypertension (**RVH**) 腎血管性高血圧〔症〕〔医学〕.
renovated butter 再製バター (融解し, 脂肪部を取り出し, 空気を吹き込んで脱水したもの).
Renpenning, H. [rénpeniŋ] レンペニング (カナダの医師).
R. syndrome レンペニング症候群 (X 染色体性の精神発達遅滞. 身体的には小頭, 低身長がみられる).
Renshaw, Birdsey [rénʃou] レンショウ (1911-1948, アメリカの神経生理学者).

R. cell レンショウ細胞(脊髄運動ニューロンの反回抑制を媒介する抑制性介在ニューロン).
R. inhibition レンショウ抑制〔医学〕.
rentsch·ler·i·za·tion [rèntʃlərizéiʃən] レンチラー法(アメリカ物理学者 Harvey C. Rentschler (1881–1949) にちなんだ語で,波長253.7nmをもつ紫外線による殺菌法).
re·nun·cu·lus [rinjú:nkjuləs] 小腎, = reniculus.
Renzi se·rum [rénzi: sí:rəm] レンチ血清(水にヨウ素,ヨウ化カリウム,食塩を溶解した液).
re·o·pen·ing [ri(:)óupəniŋ] 再開通〔医学〕.
r. wound 創部再開放〔医学〕.
reoperative surgery 再手術〔医学〕.
Re·o·vir·i·dae [rìouvíridi:] レオウイルス科(二本鎖RNAウイルスで,*Orthoreovirus*, *Orbivirus*, *Rotavirus*, *Coltivirus* 属などに分けられる).
reo·virus [rì:ouváiərəs] レオウイルス(レオウイルス科のウイルスを指す.respiratory enteric orphan virus に由来した語).
re·ox·i·da·tion [riɑ̀ksidéiʃən] 再酸化.
re·ox·y·gen·a·tion [riɑ̀ksidʒənéiʃən] 再酸素化〔医学〕.
rep ① repetatur 反復せよの略. ② roentgen-equivalent-physical レプ(電離性放射線の吸収線量の非公認単位.生体組織に対するX線またはγ線の1R (2.58×10^{-4}C/kg) の照射により組織1g当たりに吸収されるエネルギー量を1repとした.水,軟部組織では1repは93エルグに相当する.組織組成と放射線エネルギーに依存し,60〜100エルグの範囲にある).
re·pair [ripéər] 修復〔医学〕,再建.
r. enzyme 修復酵素〔医学〕.
r. of aneurysm of coronary artery 冠〔状〕動脈瘤修復〔医学〕.
r. of annulo–aortic ectasia (AAE) 大動脈弁輪拡大の修復〔医学〕.
r. of anus 肛門の修復〔医学〕.
r. of bile duct 胆管修復〔医学〕.
r. of cardiac rupture 心臓破裂修復〔医学〕.
r. of chest wall 胸壁の修復〔医学〕.
r. of cusp 弁尖形成〔医学〕.
r. of diaphragmatic hernia 横隔膜ヘルニアの修復〔医学〕.
r. of external inguinal hernia 外鼡径ヘルニアの修復〔医学〕.
r. of femoral hernia 大腿ヘルニア修復〔術〕〔医学〕.
r. of gastrocolic fistula 胃結腸瘻の修復〔医学〕.
r. of hernia ヘルニアの手術〔医学〕.
r. of imperforate anus 鎖肛の修復〔医学〕.
r. of inguinal hernia 鼡径ヘルニア修復術〔医学〕.
r. of intestinal stoma 腸瘻修復〔医学〕.
r. of intussusception 腸重積整復〔医学〕.
r. of liver 肝の修復〔医学〕.
r. of malrotation 腸回転異常整復〔医学〕.
r. of pancreatic duct 膵管の修復〔医学〕.
r. of rectum 直腸の修復〔医学〕.
r. of ruptured ventricular aneurysm 心室瘤破裂修復〔医学〕.
r. of sinus Valsalva aneurysm ヴァルサルヴァ洞動脈瘤手術〔医学〕.
r. of spleen 脾修復〔医学〕.
r. of system 装置の修復〔医学〕.
r. of tetralogy of Fallot ファロー四徴症根治術〔医学〕.
r. of torsion 腸捻転整復〔医学〕.
r. of volvulus 腸軸捻転整復〔医学〕.
r. replication 修復複製〔医学〕.
r. synthesis 修復合成〔医学〕.
r. with prosthesis 人工材料による修復〔医学〕.
re·pand [ripǽnd] 波形(細菌培養集落の縁辺が波形をなすことについていう).
re·pa·ra·tion [rèpəréiʃən] ① 修復〔医学〕(障害を起こした生体の組織が再生されること). ② 弁償,賠償. 形 reparative, reparatory.
re·par·a·tive [ripǽrətiv] 修復の.
r. dentin(e) 修復象牙質,補てつ(綴)象牙質.
r. dentistry 修復歯科〔医学〕.
r. granuloma 修復性肉芽腫.
r. surgery 形成外科, = plastic surgery.
reparatory stage 修復期〔医学〕.
reparenting therapy 再養育〔療〕法.
re·pa·ten·cy [ripéitənsi] 再開存(閉鎖された血管などの内孔を再び開通すること).
re·peat [ripí:t] 反復する.
r. action tablet (RAT) 反復作用錠〔医学〕.
r. cesarean section 反復帝王切開〔術〕.
r. experiment 追試.
r. mode 繰り返し法〔医学〕.
r. sequence 反復配列〔医学〕.
re·peat·a·bil·i·ty [ripì:təbíliti] 反復性〔医学〕.
re·peat·ed [ripí:təd] 繰り返された.
r. addition 累加(視力などの).
r. administration 反復投与〔医学〕.
r. cesarean section 反復帝王切開〔医学〕.
r. infection 反復感染.
r. infection syndrome 反復感染症候群.
r. inoculation 反復接種〔医学〕.
r. offender 累犯者.
r. selection 反復選択〔医学〕.
repeating prescription 処方せんの反復〔医学〕.
repeating unit 反復単位〔医学〕.
re·pel·len·cy [ripélənsi] 忌避性〔医学〕.
re·pel·lent [ripélənt] 忌避剤〔医学〕.
re·pel·ler [ripélər] 反駁器(動物の分娩の際,胎位を是正するため,頭部以外の部分を押し除けるために用いる器械).
re·pens [rí:pəns] 匐行性,蛇行性, = serpentine.
re·per·co·la·tion [rìpə:kəléiʃən] 連続パーコレーション〔医学〕.
re·per·cuss [rìpə:kʌ́s] 浮球感〔医学〕,躍動感〔医学〕,はね返り〔医学〕.
re·per·cus·sion [rìpə:kʌ́ʃən] ① 浮球感. ② 駆散(腫瘍などの), = ballottement.
r. enteritis 脂肪下痢,脂肪便症, = steatorrhea.
re·per·cus·sive [rìpə:kʌ́siv] 駆散剤.
re·per·fu·sion [rìpə:fjú:ʒən] 再灌流〔医学〕.
r. injury 再灌流傷害.
r. syndrome 再灌流症候群,血流再疎通(灌流)症候群〔医学〕.
re·pe·ta·tur [ripétətʃər] 反復せよ.
rep·e·ti·tion [rèpitíʃən] 繰り返し,反復.
r. compulsion principle 反復強迫の原則(フロイトは,幼児期体験を想起する代わりに行為として強迫的に反復される抵抗現象を反復強迫と呼び,その原則としてこれを規定した), = principle of inertia.
r. time (TR) 繰り返し時間〔医学〕.
re·pet·i·tive [ripétitiv] 反復性〔医学〕,反復性の,繰り返しの.
r. discharge 反復放電〔医学〕,反復発射〔医学〕.
r. excitation 反復興奮〔医学〕.
r. firing 反復発射(興奮により神経組織がインパルスを次々と発射すること).
r. movement 反復運動〔医学〕.
r. sequence 反復〔塩基〕配列(高等生物DNAにみられる繰り返し現れる塩基配列), = reiterated sequence.

R

r. stimulation 反復刺激〔医学〕.
r. strain disorder 反復性ひずみ疾患.
r. stress disorder 反復性ストレス疾患.
r. ventricular tachycardia 反復性心室頻拍.
re·place [ripléis] 置換する，戻す.
re·place·ment [ripléismənt] 整復，還納，置換〔術〕.
r. arthroplasty 関節置換術，= total joint prosthesis.
r. bone 置換骨（軟骨が骨によって置き換えられた一次骨），= enchondral bone.
r. fibroplasia 修復性線維形成〔医学〕.
r. fibrosis 置換性線維形成.
r. index 人口再生産指数〔医学〕.
r. of aneurysm with synthetic graft 人工血管動脈瘤置換〔医学〕.
r. of electrodes in direct vision 直視下電極置換〔医学〕.
r. of head of femur 大腿骨頭置換〔医学〕.
r. of heart valve 心臓弁置換〔術〕〔医学〕.
r. of prosthesis 人工器具の置換〔医学〕.
r. of prosthetic valve 代用弁の再置換〔医学〕.
r. of total elbow 肘関節全置換〔医学〕.
r. of total hip 股関節全置換〔医学〕.
r. of total knee 膝関節全置換〔医学〕.
r. of vascular graft 移植血管置換〔医学〕.
r. therapy 補充療法〔医学〕，代償療法，置換療法（欠乏している物質を投与する方法）.
r. transfusion 交換輸血〔医学〕，置換輸血，= substitution transfusion.
replacing hair 補充毛〔医学〕.
re·plant [riplǽnt] 再移植する.
re·plan·ta·tion [rìplæntéiʃən] ① 再植，再植術（特に歯牙の）. ② 再移植〔医学〕，再接着〔医学〕.
r. of tooth 歯牙再植〔術〕〔医学〕.
r. toxemia 再接着中毒症.
re·plen·ish·er [riplénіʃər] 補充物，増量物.
r. solution 補液〔医学〕，補充液.
re·plen·ish·ment [ripléniʃmənt] 再貯留〔医学〕.
re·ple·tion [riplí:ʃən] ① 補充，満足，充満. ② 多血〔症〕. 形 replete.
rep·li·ca [réplikə] 複製品〔医学〕.
r. method レプリカ法〔医学〕.
r. plating method レプリカ平板法（細菌などの培養液中に含まれるある特定のクローンを検出，分離する方法. レプリカ法の一つ）.
r. plating technique レプリカ平板法〔医学〕.
rep·li·case [réplikeis] レプリカーゼ〔医学〕，複製酵素（RNA を鋳型として用い，リボヌクレオシド 5′–三リン酸から RNA 合成を触媒する RNA 依存性 RNA ポリメラーゼ）.
replicating fork 複製フォーク，複製点〔医学〕（染色体の Y 字形部分で，この領域では DNA 鎖は分離し，新しい鎖の合成が行われている）.
replicating form 複製型〔医学〕.
rep·li·ca·tion [rèplikéiʃən] ① 再現，複製〔医学〕，模写. ② 外曲，折り返し，披襞. ③ 実施.
r. error 複製誤り（DNA 複製過程で生じるヌクレオチド取り込みの誤り），= mis-replication.
r. fork 複製フォーク（DNA の Y 字構造）.
r. hypothesis 複製化仮説（1963年 J. Cairns が大腸菌染色体の複製様式について立てた説）.
r. of DNA DNA の複製（2 本の鎖を 1 本の鋳型にして相補的にもう 1 本の鎖合成するという正確な過程を半保存的複製という）.
r. origin 複製開始点〔医学〕.
r. slippage スリップ複製.
rep·li·ca·tive [réplikətiv] 複製の.
r. form (RF) 複製型〔医学〕（ゲノム DNA または RNA の複製の過程で見出される複製途中の構造体の一つ）.
r. intermediate 複製中間体〔医学〕.
rep·li·ca·tor [réplikeitər] レプリケータ〔ー〕，複製開始点〔医学〕，複製起点.
rep·li·con [réplikɑn] 複製子〔医学〕，レプリコン（染色体の自律的複製単位. 細菌，プラスミド，ウイルスでは染色体全体が単一のレプリコンとして機能し，真核生物では各染色体は多くのレプリコンからなる. 各レプリコンはイニシエータ，レプリケータの 2 つの座位をもつ）.
rep·li·con·a·tion [rèplikɑnéiʃən] レプリコン化〔医学〕.
re·po·lar·i·za·tion [ripòulərizéiʃən] ① 再分極〔医学〕. ② 極性回復（神経または筋線維膜などが興奮過程から回復するとき，その極性を再現すること）.
re·po·ni·ble [ripóunibl] 還納し得る.
r. hernia 還納性ヘルニア.
re·pop·u·la·tion [ri(:)pɑ̀pjəléiʃən] 再増殖〔医学〕.
Report on Social Welfare Administration and Services 社会福祉施設等調査〔医学〕.
re·port·able [ripɔ́:təbl] 届出すべき.
r. disease 法定病，届出病（伝染病などの場合），届出伝染病，= reportable infectious disease.
reported communicable disease 届出伝染病〔医学〕.
reporter gene レポーター遺伝子.
reporting bias 報告バイアス.
reporting of disease 疾病の報告〔医学〕.
repose angle 〔安〕息角〔医学〕.
re·po·si·tio [rìpəzíʃiou] [L/TA] ① 還納*，= reposition [TA]. ② 還納法. ③ 整復.
r. bimanualis 用〔両〕手還納〔法〕.
r. instrumentaria 用器〔具〕還納〔法〕.
r. spontanea 自己還納，自然還納.
r. uteri 子宮還納.
re·po·si·tion [rì:pəzíʃən] [TA] ① 還納*，= repositio [L/TA]. ② 整復〔医学〕（骨またはほかの器官が異所にある場合に，正常位置に復すること），復位〔医学〕. ③ 還納法（産科）.
r. lever 整復桿.
r. of uterus 子宮整復術〔医学〕.
re·po·si·tion·ing [rì:pəzíʃəniŋ] 整復，還納.
re·pos·i·tor [ripɑ́zitər] 整復器〔医学〕（臓器特に子宮の転位を是正するための器械）.
re·pos·i·to·ry [ripɑ́zitəri, –tɔ:ri] ① 貯蔵所，納骨所. ② 貯蔵型の. ③ 持続性の.
re·pous·soir [rəpuswár] [F] 歯根抜出器.
re·pre·cip·i·ta·tion [rìprisìpitéiʃən] 再沈殿〔医学〕.
rep·re·sen·ta·tion [rèprizentéiʃən] 再現〔医学〕，表出，表現，描写.
representative sample 代表試料〔医学〕.
repressible enzyme 被抑制〔性〕酵素〔医学〕，抑制酵素.
re·pres·sion [ripréʃən] 抑圧（不愉快な心的葛藤を無意識のうちに抑えつけて潜在意識の一部とする心的機制），抑制〔医学〕.
r.-sensitization 抑圧・過敏化〔医学〕.
r.-sensitization scale 抑圧・鋭敏化度〔医学〕.
re·pres·sor [riprésər] 抑制因子〔医学〕，レプレッサー（調節遺伝子によってつくられるタンパク質で，単独，あるいはコリプレッサーと協同して特定酵素のオペレータを抑制することにより酵素の合成を抑制する），= aporepressor, immunity substance.
r. gene 抑制遺伝子〔医学〕.
re·prise [riprí:z] レプリーゼ（百日ぜきの痙咳期にみられる症状）.

re·pro·duc·i·bil·i·ty [rìprədjù:sibíliti] 再現性〔医学〕(同一方法と同一条件の下に同一の結果が得られること). 形 reproducible.
re·pro·duc·tion [rìprədʌ́kʃən] ① 生殖〔医学〕, 繁殖〔医学〕. ② 複製, 再現〔医学〕, 複写. 形 reproductive.
r. cycle 生殖周期, = reproductive cycle.
r. index 人口再生産指数〔医学〕.
r. rate 再生産率〔医学〕, 生殖率(生殖年齢すなわち15~49歳の女子が分娩した数を, その人口の同年齢の女子の数で割った値).
r. survival rate 再生産残存率〔医学〕.
r. test 生殖試験.
r. toxicity test 生殖毒性試験〔医学〕.
re·pro·duc·tive [rìprədʌ́ktiv] 生殖の.
r. activity 増殖能〔医学〕.
r. cell 生殖細胞.
r. cell death 細胞増殖期死〔医学〕.
r. chromatin 生殖染色質(原虫の小核に含まれる).
r. cycle 生殖周期〔医学〕(受胎から妊娠および分娩に至る周期).
r. cyst 増殖嚢子.
r. failure 生殖障害〔医学〕.
r. health リプロダクティブヘルス.
r. history 妊娠歴〔医学〕.
r. hypha 生殖菌糸〔医学〕.
r. isolation 生殖隔離〔医学〕.
r. nucleus 生殖核, = micronucleus.
r. organ 性器〔医学〕, 生殖器〔医学〕, 生殖器官.
r. overcompensation 生殖的超過補償〔医学〕.
r. period 性成熟期〔医学〕.
r. sense (性本能), = genesic sense.
r. system 生殖〔器〕系〔医学〕, = generative system.
r. system disease 生殖〔器〕系疾患〔医学〕.
r. toxicity 生殖毒性.
r. value 生殖価〔医学〕.
re·pro·duc·tiv·i·ty [rìprədʌktíviti] 生殖可能性, 生殖能〔医学〕.
rep·tile [réptail] 爬(は)虫類. 形 reptilian.
r. poison 爬虫類毒〔医学〕.
Rep·til·ia [reptíliə] 爬(は)虫類.
re·pul·lu·la·tion [ripʌljuléiʃən] ① 再発芽. ② 再発(病気の).
re·pul·sion [ripʌ́lʒən] 斥力, 相反〔医学〕, 反発(引力の反対語). ↔ attraction.
r. type 反発型.
repulsive force 斥力.
repulsive odor 嫌悪臭.
re·quire·ment [rikwáiəmənt] ① 必要量〔医学〕. ② 要求. ③ 規格. ④ 前提条件〔医学〕.
RER rough-surfaced endoplasmic reticulum 粗面小胞体の略.
RES reticuloendothelial system 〔細〕網内〔皮〕系の略.
res·ac·e·to·phe·none [rezæ̀sitəfinóun] レザセトフェノン 化 2,4-dihydroxyacetophenone $C_6H_3(OH)_2COCH_3$ (10%アルコール溶液として鉄の試薬).
re·sal·dol [risǽldəl] レサルドル $(OH)_2C_6H_3COC_6H_5COOC_2H_5$ (ベンゾフェノールの誘導体で, 脂肪族ケトンを側鎖にもち制瀉作用を示す).
re·saz·u·rin [risǽzjurin] リサズリン 化 diazoresorcinol (組織学用の暗赤色染料で, pH3.8では橙色で, pH6.5は暗紫色を呈する指示薬), = resazoin.
res·can·es·cin [reskǽnisin] レスカネシン 化 11-desmethoxy reserpine (*Rauwolfia canescens* から得られる降圧成分).
re·scan·ning [ri(:)skǽniŋ] 再生スキャンニング〔医学〕.
re-Schik [re: ʃík] (シック反応を反復実施すること).
res·cin·na·mine [risínəmin] レスシナミン 化 trimethoxy cinnamic acid ester of methyl reserpate (*Rauwolfia serpentina* から得られる降圧成分), = moderil.
rescription fee 処方せん(箋)薬調剤料〔医学〕.
res·cue [réskju:] 救助〔医学〕, レスキュー.
r. apparatus 救急器〔医学〕, 救命器具.
r. tube レスキューチューブ.
re·search [risə́:tʃ] 研究〔する〕, リサーチ.
r. and development 研究開発〔医学〕.
r. and development expenditure 研究開発投資.
r. design 調査計画〔医学〕, 研究計画〔医学〕.
r. institute 研究機関〔医学〕.
r. nurse リサーチナース(アメリカにおける臨床治療研究に携わる専門看護師).
r. of medical care expenditure of medical facilities 医療経済実態調査〔医学〕.
r. personnel 研究員〔医学〕.
r. support 研究援助〔医学〕.
re·sect·a·bil·i·ty [risèktəbíliti] 切除可能性〔医学〕.
re·sect·a·ble [riséktəbl] 除去可能な〔医学〕, 切除可能な.
resected stomach 切除胃〔標本〕〔医学〕.
resecting fracture 骨切除性骨折.
re·sec·tion [risékʃən] 切除〔術〕〔医学〕. 動 resect.
r. and end-to-end anastomosis 切除端々吻合〔医学〕.
r. and extended aortic arch anastomosis 切除拡大大動脈弓吻合〔医学〕.
r. and interposition of graft 切除人工血管置換〔医学〕.
r. and interposition of prosthetic graft 切除人工血管置換〔医学〕.
r.-angulation osteotomy 切除角状骨切り術.
r. arthrodesis 切除関節固定〔術〕.
r. arthroplasty 切除関節形成〔術〕.
r. forceps 切除鉗子〔医学〕.
r. in continuity 連続切除〔術〕〔医学〕.
r. knife 切除刀〔医学〕.
r. of mandible 下顎骨切除術.
r. of presacral nerve 仙骨前神経叢切除〔医学〕.
r. prosthesis 切除補てつ(綴).
r. rate 切除率〔医学〕.
r. saw 切除鋸〔医学〕.
r. stump 切除断端〔医学〕.
r. with end-to-end anastomosis 端々吻合を伴う切除〔医学〕.
re·sec·to·scope [riséktəskoup] 切除鏡〔医学〕, レゼクトスコープ(主として尿道式前立腺切除術において用いる内視鏡器械で, 対象組織を破砕するのが目的).
r. electrode 子宮内切除鏡電極.
r. sheath 切除用内視鏡鞘.
res·ene [rézi:n] 樹脂誘導物.
re·ser·pine [risə́:pi:n] レセルピン $C_{33}H_{40}N_2O_9$: 608.68 (アドレナリン作動性神経抑制薬, 抗精神病薬, 抗高血圧薬. 本態性・腎性・悪性高血圧症, フェノチアジン系薬物の使用困難な統合失調症に適用).
re·ser·pin·ine [risə́:pinin] レセルピニン $C_{22}H_{26}O_4N_2$ (融点238~239°Cのインドールアルカロイドで, レセルピンのように特異的な降圧作用と中枢性鎮静作用を示さない), = rescinnamine. (→ 構造式)
re·serve [rizə́:v] 予備〔医学〕, 余量, 貯蔵.
r. air 予備呼気量〔医学〕, 貯気(安静呼息の後に呼出し得られる呼気量で, 蓄気, 貯留気ともいう).
r. alkali 予備アルカリ〔医学〕.
r. blood 予備血量〔医学〕.

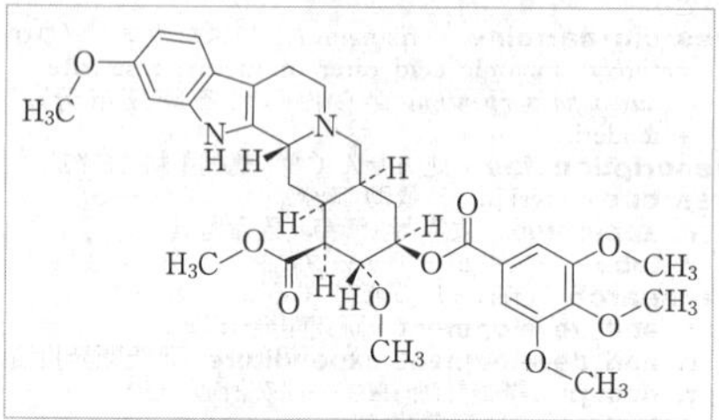

r. capacity 予備能力〔医学〕.
r. cell 予備細胞(上皮小体の主細胞).
r. cell carcinoma 予備細胞癌〔医学〕.
r. cell of uterine cervix 子宮頸部予備細胞.
r. fat 沈着脂肪〔医学〕, 貯蔵脂肪〔医学〕.
r. force 予備力〔医学〕(心臓が過大の負荷に対して耐え得る力).
r. printing 防染〔医学〕.
r. protein 貯蔵タンパク質, 予備タンパク質, = deposit protein.
r. starch 貯蔵デンプン.
r. starch grain 貯蔵デンプン粒.
r. substance 貯蔵物質.
r. time 余裕時間(航空医学).
r. tissue 貯蔵組織.
r. tooth-germ 予備歯胚(永久歯のエナメル器と乳頭).
reserved dominance eye (右利者では左眼, 左利者では右眼の優性).
res·er·voir [rézəːvwɑːr] ①レザバー, 貯蔵器, 下水槽. ②保菌者, 保有者〔医学〕, 保有体〔医学〕, 病原巣〔医学〕.
r. animal 病原〔体〕保有動物.
r. bag 貯蔵バッグ〔医学〕, 呼吸バッグ〔医学〕, 貯気バッグ.
r. buret ため付ビュレット〔医学〕.
r. host 保虫宿主, 病原体保有動物〔医学〕.
r. of agents 病原巣.
r. of infection 病原巣〔医学〕, 感染保有宿主.
r. of virus ウイルス保有宿主.
re·shap·ing [riʃéipiŋ] 再調(歯冠, 義歯の形を再調整すること).
residence characteristics 住居特性〔医学〕.
res·i·den·cy [rézidənsi] レジデント修練〔医学〕, 専門医学実習, 宿泊医学実習.
res·i·dent [rézidənt] ①レジデント〔医学〕(修練期 internship を終了後, さらに病院内で臨床医学を修得する医師), 研修医〔医学〕, = resident physician. ②残留性の.
r. birth rate 常住地別出生率〔医学〕.
r. death rate 常住地別死亡率〔医学〕.
r. flora 常在細菌叢.
r. lymphocyte 定住リンパ球〔医学〕.
r. macrophage 常在マクロファージ〔医学〕(漿膜や臓器にもともと存在するマクロファージ), 在住マクロファージ.
r. physician レジデント(インターンの訓練を完了した後, さらに修練のため病院に勤務している医師. 昔は病院内に住み込んでいた).
residential care 収容介護〔医学〕.
residential cell 定住細胞(結合組織の細胞のうち遊走しない細胞).
residential facility 住居施設〔医学〕.
residential mobility 住居移動性〔医学〕.
residential treatment 収容療法〔医学〕.
residium deposit 沈査.
re·sid·ua [rizídjuə] 残留物(residuum の複数).
re·sid·u·al [rizídjuəl] ①残留の, 残差の, 残余の. ②残差(統計).
r. abscess 残留膿瘍〔医学〕.
r. air (RA) 残気〔医学〕(安静呼気の後に, できるだけの貯気を呼出した後にも, なお呼吸器内に残っている空気).
r. albuminuria 残存性タンパク尿, 遷延性アルブミン尿(腎炎回復後残存するもの).
r. antigen 残余抗原〔医学〕.
r. appendix 残存虫垂(排膿後残存するもの).
r. blood 残余血液〔医学〕.
r. body 残体, 遺残体.
r. body of Regaud ルゴー残余小体.
r. carbon 残余炭素.
r. charge 残留電荷.
r. chlorine 残留塩素〔医学〕.
r. cleft 下垂体腔遺残.
r. corpuscle 遺残小体〔医学〕.
r. current 残留電流〔医学〕.
r. delirium 残存性妄想〔医学〕.
r. delusion 残遺妄想.
r. effect 残効性〔医学〕.
r. energy 残余エネルギー, 零点エネルギー, = zero-point energy.
r. epilepsy 残存性てんかん〔医学〕, 残遺てんかん(症候性の一型).
r. function 残存機能〔医学〕.
r. hearing 残存聴力〔医学〕, 残聴(高度の難聴においてわずかに聴力が残っている状態).
r. hemorrhoidal skin tag 痔核性遺残皮膚突起〔医学〕.
r. immunity 残余免疫〔医学〕(感染免疫に対して).
r. inhibition (RI) レジデュアルインヒビション.
r. inhibitor レジデュアルインヒビター.
r. lysosome 残余リソソーム〔医学〕.
r. nitrogen 残余窒素〔医学〕, 非タンパク窒素.
r. nucleus 残留〔生成〕核.
r. oil 残留油.
r. ovary syndrome 残留卵巣症候群.
r. paralysis 後〔遺〕麻痺〔医学〕.
r. pesticide 残留農薬(有機塩素系農薬は生分解を受けにくいものが多く, 残留毒性も高い).
r. proteinuria 残存〔性〕タンパク尿.
r. quotient 残気率(残気量 / 肺活量).
r. ray 残留線.
r. resistance 残留抵抗.
r. ridge 顎堤(歯槽堤), = alveolar ridge.
r. root 残根〔医学〕.
r. sensation of urine 残尿感〔医学〕.
r. shrinkage 残留収縮率〔医学〕.
r. speech 残語〔医学〕.
r. spray 残留噴霧〔医学〕.
r. spraying 残留噴霧〔医学〕.
r. strain 残留ひずみ(歪).
r. stress 残留応力, 残留ストレス.
r. subluxation 遺残亜脱臼〔医学〕.
r. symptom of late pregnancy toxemia 妊娠中毒症後遺症.
r. titration 残余滴定, 余剰滴定.
r. toxicity 残留毒性〔医学〕.
r. treatment 残留処理〔医学〕.
r. tuberculin ツベルクリン残渣, = tuberculin residue, new t..
r. urine 残尿〔医学〕(放尿後膀胱に残留することで, 膀胱疾患または前立腺肥大症にみられる).

R

r. urine sensation 残尿感.
r. urine volume 残尿量.
r. valency 残余原子価.
r. volatile matter 残留揮発分〔医学〕.
r. volume (RV) 残気量〔医学〕.
r. volume ratio 残気率〔医学〕.
res·i·due [rézidju:] 残基(タンパク質の水解後生ずるアミノ酸またはポリペプチド).
r. on evaporation 蒸発残留物〔医学〕.
r. on sieve 篩残留物〔医学〕.
re·sid·u·um [rizídjuəm] 残渣, 残体〔医学〕, 残油. 複 residua.
r. deposit 沈渣〔医学〕.
r. ovarii 卵巣残渣.
r. rubrum 赤色残渣(ウシ血液乾燥剤).
re·sil·i·ence [rizíliəns] ① 反発性, 弾力性. ② 復元力, 耐久力, 抵抗力, レジリエンス(精神的回復力のことで, 自発的な治癒力を示す語. 脆弱性 vulnerability の反対). 形 resilient.
resilient nystagmus 律動〔性〕眼振〔医学〕, リズム性眼振〔医学〕, 調律的眼振, = rhythmical nystagmus.
res·in [rézin] ① 樹脂〔医学〕(多くは針葉樹から分泌されるバルサムが, その揮発成分の蒸散により固化したもので, 主として複雑な有機酸およびその誘導体からなり, アルコール, エーテルには可溶, 水には不溶). ② レジン(樹脂含有生薬のアルコール抽出物を水に混ぜて沈殿させ, その沈殿を乾燥した薬剤), = resina. 形 resinous.
r. acid 樹脂酸.
r. bond 樹脂結合.
r. copaiba コパイバ脂(コパイババルサムを蒸留して得られる去痰薬).
r. method レジン法〔医学〕.
r. phase 樹脂相〔医学〕.
r. plaster 樹脂硬膏〔医学〕(ロージン140g, 鉛丹硬膏800g, 黄ろう60gを含む), = rosin plaster, emplastrum resinae.
r. plasticizer 樹脂可塑剤.
r. sac 樹脂室.
r. sponge uptake レジンスポンジ摂取量.
re·si·na [rizí:nə] 脂〔剤〕, = resin.
resinal electricity 樹脂電気(陰電気).
res·in·ate [rézineit] 樹脂酸塩〔医学〕.
resinated pigment レジネート顔料〔医学〕.
re·sin·i·fi·ca·tion [rezinifikéiʃən] 樹脂化〔医学〕.
re·sin·o·gen [rizínəʤən] レジノゲン(樹脂原).
res·i·noid [rézinɔid] 樹脂様の.
res·i·no·tan·nol [rèzinətǽnɔ:l] レジノタノール(タンニン酸反応を呈するレジン).
res·i·nous [rézinəs] 樹脂の.
r. odor 樹脂香〔医学〕, = aromatic odor.
r. principle 樹脂成分〔医学〕.
re·sis·tance [rizístəns] ① 抵抗〔医学〕(物理的または化学的). ② 耐性〔医学〕(薬物に対する不応性), 耐過能. ③ 電気抵抗, 電気抵抗器. 形 resistant.
r. amplification 抵抗増幅.
r. coil 抵抗コイル.
r. conveyance 耐性伝達〔医学〕.
r. donor 耐性ドナー〔医学〕.
r. factor 耐性因子〔医学〕, R因子.
r. form 抵抗形態〔医学〕.
r. furnace 抵抗炉.
r.-inducing factor (RIF) 抵抗誘発因子〔医学〕.
r. plasmid 耐性プラスミド〔医学〕(化学療法, 消毒薬, 重金属などに対する耐性を獲得したプラスミド), = R plasmids.
r. power 抵抗力〔医学〕.
r. reflex 抵抗反射.
r. strain 耐性株〔医学〕.
r. thermometer 抵抗温度計〔医学〕(金属の電気的抵抗を利用したもの).
r. to infection 感染抵抗性〔医学〕.
r. to poison 耐毒性〔医学〕.
r. to thyroid hormone (RTH) 甲状腺ホルモン不応症(T_3受容体遺伝子異常).
r.-transfer factor 耐性伝達因子(多剤耐性因子, R因子), = multiple resistance factor.
r. vessel 抵抗血管〔医学〕.
re·sis·tant [rizístənt] 耐性の〔医学〕, 抵抗性の〔医学〕, 〔刺激に〕不応の〔医学〕.
r. bacteria 耐性菌(薬剤, bacteriophage, bacteriocin などの生理活性物質に対して抵抗性を示す細菌).
r. edema 治療抵抗性浮腫〔医学〕, 治療抵抗性水腫〔医学〕(利尿薬に反応しない浮腫).
r. starch 難消化性デンプン.
r. strain 耐性菌〔医学〕, 抵抗菌株.
re·sis·ti·bil·i·ty [rizìstəbíliti] 抵抗率, 固有抵抗. 形 resistible.
resisting force 抵抗力〔医学〕.
resistive exercise 抵抗運動〔医学〕.
resistive movement 抵抗運動.
resistor matrix 抵抗マトリックス〔医学〕.
re·soil·ing [risɔ́iliŋ] 再汚染〔医学〕.
res·o·lu·tion [rèzəlú:ʃən] ① 分解, 分利(炎症が軽減すること). ② 分割(化学的, 生化学的および自然的にラセミ体をその成分の対称体に分離すること). ③ 分解能〔医学〕(眼または水晶体が微小な物体を判別し得る能力で, ヒトの眼の分解能は円弧), 解像度〔医学〕. ④ 溶解. ⑤ 決議, 決意. 動 resolve. 形 resolving.
r. curve 分解能曲線〔医学〕.
r. threshold 分解閾値, = minimum separabile.
re·solve [rizálv] 溶かす, 散らす(炎症において手術を行わないで正常に戻す).
re·sol·vent [rizálvənt] ① 溶解剤〔医学〕(病的組織を解散させる作用を示すもの, または化学的溶解力をもつもの). ② 逆核, = resolventia.
re·solv·ing [rizálviŋ] 分解の.
r. distance 分解距離〔医学〕.
r. power ① 解像力. ② 分解能〔医学〕.
r. time 分解〔可能〕時間.
r. type 溶消型.
res·o·nance [rézənəns] ① 共鳴〔医学〕, 共鳴音. ② 共振, 共振れ(空洞内に音の振動が伝わることによって生ずる音の延長と増強). ③ 同調(電気). 形 resonant.
r. absorption 共鳴吸収.
r. chamber 反響箱(音叉の付属器).
r. effect 共鳴効果〔医学〕.
r. energy 共鳴エネルギー〔医学〕.
r. error 共鳴不足度.
r. fluorescence 共鳴蛍光, 共鳴放射.
r. frequency 共振周波数〔医学〕.
r. hybrid 共鳴混成体〔医学〕.
r. level 共鳴準位.
r. potential 共鳴ポテンシャル.
r. radiation 共振輻射.
r. sharpness 共鳴の鋭さ.
r. structure 共鳴構造〔医学〕.
r. theory 共鳴説〔医学〕(内耳には調音された共鳴器があって, それが神経終板を刺激して, 特異の聴覚が得られるという Helmholtz の説).
res·o·na·tor [rézəneitər] 共鳴器, 共振器.
re·sorb [risɔ́:b, -zɔ́:b] 再吸収する, = reabsorb.
re·sorb·ent [risɔ́:bənt] 吸収薬〔医学〕.
res·or·cin [rizɔ́:sin] レゾルシン $C_6H_6O_2$(皮膚,

R

粘膜の刺激作用がある)，= resorcinol.
r. acetate レゾルシンアセテート，= resorcinol monoacetate.
r.-melamine-formaldehyde resin レゾルシンメラミンホルムアルデヒド樹脂(歯科用合成樹脂の一つ).
res·or·cin·ism [rizɔ́:sinizəm] レゾルシン中毒症(レゾルシノールによる中毒症でメトヘモグロビン血症，麻痺，毛細血管，腎，心臓，神経系に障害をもたらす).
res·or·cin·ol [rizɔ́:sinɔ:l] レゾルシノール ㊗ *m*-dihydroxybenzene (ピロカテコールの異性体で，微特臭，不愉快な甘味のある針晶で，用途が広く，殺菌，防腐，止痒，解熱などに用いられる)，= resorcin.
r. blue レゾルシノールブルー，= lacmoid.
r.-hydrochloric acid test レゾルシノール塩酸試験，= Sezivanoff test.
r.-mercury acetate 酢酸水銀レゾルシノール，= mercuric resorcinol-acetate.
r. monoacetate モノ酢酸レゾルシノール ㊗ acetylresorcinol $HOC_6H_4OCOCH_3$ (黄色シロップ状液で，防腐剤として用いられる)，= euresol.
r. test レゾルシノール試験，= Boas test.
r. yellow レゾルシノールイエロー，= tropaeolin O.
res·or·cin·ol·phtal·in [rizɔ̀:sinəlθǽlin] レゾルシノールフタリン，= fluorescin.
res·or·cin·ol·phthal·ein [rizɔ̀:sinəl(f)θǽli:n] レゾルシノールフタレイン，= fluorescein.
res·or·cin·um [rizɔ́:sinəm] レゾルシヌム，= resorcin.
re·sorp·tion [risɔ́:pʃən, -zɔ́:p-] 吸収 [医学] (吸収による除去). 形 resolvent.
r. atelectasis 吸収性無気肺(気道閉塞により肺胞中の空気が吸収されて無気肺となる).
r. by organization 器化吸収，器質化吸収.
r. cavity 吸収窩 [医学].
r. fever 吸収熱.
r. icterus 吸収性黄疸(機械的閉鎖のため胆汁が排泄されずに，再び血液へ吸収されて起こるもので，機械的またはうっ滞性黄疸とも呼ばれる).
r. jaundice 吸収性黄疸 [医学].
r. lacunae 吸収窩.
r. of bone 骨吸収.
r. of tooth 歯牙吸収〔症〕.
r. ring 吸収輪(Kienboeck 病における月状骨の軟化に際し，骨梁および骨髄に壊死を起こし，それが吸収されるため，X 線像では橈骨端に長い裂隙として生ずるもの).
r. skin test 吸収皮膚試験，= hydrophilia skin test.
r. tubercle 吸収結核(リンパ管にあって，ほかの結核に隣接するもの).
r. villi 吸収絨毛 [医学] (栄養絨毛，自由絨毛).
r. villus 吸収絨毛，栄養絨毛.
resorptive epithelium 吸収上皮 [医学].
re·source [risɔ́:s] 資源 [医学].
res·pi·ra·ble [rispáiərəbl] 呼吸可能性の.
res·pi·ra·tion [rèspiréiʃən] 息 [医学]，呼吸 [医学]. 形 respiratory.
r. apparatus 呼吸試験装置 [医学].
r. calorimeter 呼吸熱量計.
r. calorimetry 呼吸熱量測定法 [医学].
r.-deficient yeast 呼吸欠損酵母 [医学].
r. disorder 呼吸障害 [医学].
r. enzyme 呼吸酵素.
r. heat 呼吸熱.
r. in anesthesia 麻酔時呼吸 [医学].
r. mechanism 呼吸機構 [医学].
r. pigment 呼吸色素.
r. pyelography 呼吸腎盂撮影法.
r.-space 呼吸面積 [医学].
res·pi·ra·tor [réspireitər] レスピレータ，人工呼吸器 [医学].
r. brain レスピレータ脳 [医学].
r. lung レスピレータ肺 [医学].
res·pi·ra·to·ry [rispáiərətəri, réspirətɔ:ri] 呼吸の.
r. acidosis 呼吸性アシドーシス [医学].
r. airflow 呼吸気流 [医学].
r. alkalosis 呼吸性アルカローシス [医学].
r. anaphylaxis 呼吸性アナフィラキシー [医学].
r. anosmia 呼吸性無嗅覚症.
r. apparatus 人工呼吸器 [医学]，呼吸器.
r. arrest 呼吸停止 [医学].
r. arrhythmia 呼吸性不整脈 [医学]，= Hering-Lommel sign.
r. bronchiole 呼吸細気管支 [医学].
r. bronchiolitis 呼吸細気管支炎(喫煙などによる).
r. burst 呼吸〔性〕バースト.
r. capacity 呼吸容量(① 肺活量. ② 肺から酸素を，組織から炭酸ガスを吸収する血液の能力).
r. care 呼吸管理 [医学].
r. care unit (RCU) 呼吸器集中治療部門，呼吸管理室 [医学].
r. cavity 呼吸腔(胸腔と同意義ではあるが，特に呼吸道を強調する)，呼吸室.
r. center 呼吸中枢 [医学] (主に延髄にあり，疑核と周辺の延髄腹側部(腹側呼吸群)と孤束核周辺の延髄背側部(背側呼吸群)の呼吸ニューロンからなる).
r. chain 呼吸鎖 [医学].
r. chamber 呼吸.
r. chemoreceptor 呼吸化学受容体.
r. coefficient 呼吸商，= respiratory quotient.
r. column 孤束，= solitary fasciculus.
r. compensation 呼吸性代償 [医学].
r. control 呼吸管理 [医学].
r. control index 呼吸調節率 [医学].
r. control techniques 呼吸法.
r. crisis 呼吸緊急性 [医学]，呼吸発症 [医学].
r. cycle 呼吸周期 [医学].
r. dead space 呼吸死腔 [医学].
r. death 肺臓死.
r. depressant 呼吸機能抑制薬.
r. depression 呼吸抑制 [医学].
r. difficulty 呼吸困難 [医学].
r. disease 呼吸器疾患 [医学]，呼吸病.
r. distress 呼吸困難 [医学]，息ぎれ [医学]，呼吸窮迫.
r. distress syndrome (RDS) 呼吸困難症候群 [医学]，呼吸不全症候群 [医学]，呼吸窮迫症候群(未熟児の RDS は原因不明で特発性呼吸窮迫症候群と呼ばれていたが，肺サーファクタントの欠乏により発症することがわかり，特発性を付けて用いられることは少なくなった).
r. distress syndrome of newborn 新生児呼吸窮迫症候群.
r. disturbance 呼吸障害.
r. dysosmia 呼吸性嗅覚減退〔症〕 [医学].
r. embarrassment 呼吸困難.
r. enteric orphan virus 呼吸器腸管内孤立ウイルス，呼吸器腸内オーファンウイルス，= reovirus.
r. enzyme 呼吸酵素 [医学] (空中酸素による六炭糖一リン酸エステルの酸化を触媒する酵素系で，補酵素，中間酵素，黄色酵素および酵素からなる)，= Warburg respiration ferment, yellow enzyme.
r. epithelium 呼吸上皮.
r. exchange 呼吸交換 [医学].
r. exchange ratio 呼吸商 [医学].

R

r. excitant 呼吸興奮薬〔医学〕.
r. excursion 呼吸可動域〔運動〕(胸壁を通してみられる呼吸に伴う肺臓底部の上下運動).
r. exercise 呼吸訓練.
r. failure 呼吸不全〔医学〕.
r. filament 呼吸糸〔医学〕.
r. fluctuation of blood pressure 呼吸性血圧動揺〔医学〕.
r. function 呼吸機能〔医学〕.
r. function test 呼吸機能検査〔医学〕.
r. gas 呼吸ガス.
r. gating 呼吸ゲーティング.
r. glottis 呼吸声門, = glottis spuria, g. cartilaginea.
r. hippus 呼吸性瞳孔動揺(吸気の際の散瞳, 呼気においては縮瞳).
r. hypersensitivity 呼吸器系過敏症〔医学〕.
r. hyposmia 呼吸性嗅覚減退〔症〕〔医学〕.
r. illness 呼吸器疾患.
r. index 呼吸指数〔医学〕.
r. infection 呼吸器感染〔医学〕.
r. inhibitor 呼吸抑制剤.
r. insufficiency 呼吸不全〔医学〕.
r. laryngospasm 呼吸性声門痙攣〔医学〕.
r. line 呼吸線.
r. lobule 呼吸小葉.
r. mechanics 換気力学〔医学〕.
r. metabolism 呼吸代謝.
r. metal 呼吸金属.
r. minute volume (RMV) 毎分(分時)換気量〔医学〕, 毎分呼吸量, 分時呼吸量(1分間の呼吸量).
r. monitor 呼吸監視装置.
r. monitoring 呼吸監視.
r. movement 呼吸運動.
r. mucous membrane 呼吸粘膜〔医学〕.
r. murmur 呼吸音〔医学〕(呼吸の際に正常の肺で聴取される音), 呼吸性雑音〔医学〕, 肺〔雑〕音〔医学〕.
r. muscle 呼吸筋.
r. muscle fatigue 呼吸筋疲労〔医学〕.
r. nerve 呼吸神経(主要な呼吸調節神経で, 内部のものは長胸神経, 外部のものは横隔膜神経).
r. neuron 呼吸〔性〕ニューロン〔医学〕.
r. obstruction 気道閉塞〔医学〕.
r. organ 呼吸器〔医学〕.
r. overshoot 呼吸性過代償〔医学〕.
r. paralysis 呼吸麻痺〔医学〕.
r. pattern 呼吸パタ〔ー〕ン〔医学〕.
r. pause 呼吸休止〔期〕〔医学〕.
r. period 呼吸期〔医学〕.
r. physiotherapist 呼吸理学療法士.
r. pigment 呼吸色素〔医学〕(呼吸機能に関与する色素群. 血色素, 血青素など).
r. position 呼吸位〔医学〕.
r. protective device 呼吸保護〔用〕具〔医学〕.
r. pulse 呼吸〔性不整〕脈〔医学〕(呼吸により静脈波拍動の変化するもの).
r. pump 呼吸ポンプ〔医学〕.
r. quotient (RQ) 呼吸商〔医学〕(全身組織の代謝により生産される二酸化炭素と, 同じ組織代謝において消費される酸素との定常状態比率. 摂取する食物により異なるが, 日本人の普通食では, 通常約0.82である. 定常状態では, 呼吸商は呼吸交換率に等しい), 呼吸率, = respiratory coefficient.
r. rate (RR) 呼吸数〔医学〕, 呼吸率(単位時間において組織と血液との間に行われるガス交換量).
r. reflex 呼吸反射〔医学〕.
r. region [TA] 呼吸部, = pars respiratoria [L/TA].
r. region of nose 鼻の呼吸部.
r. resistance 呼吸抵抗〔医学〕.
r. sense 呼吸感覚〔医学〕.
r. sequence 呼吸連鎖〔医学〕.
r. sound (RS) 呼吸音〔医学〕, = respiratory murmur.
r. spasm 呼吸痙攣〔医学〕.
r. standstill 呼吸停止〔医学〕, 無呼吸〔医学〕.
r. stenosis 気道狭窄〔症〕〔医学〕.
r. stimulant agent 呼吸刺激薬〔医学〕, 呼吸興奮薬〔医学〕.
r. stimulants 呼吸興奮薬.
r. stoppage 呼吸停止〔医学〕, 無呼吸〔医学〕.
r. substrate 呼吸基質, 呼吸物質.
r. surface 呼吸面〔医学〕(肺が空気と接触する全面).
r. symptom 呼吸器症状〔医学〕.
r. syncytial virus RSウイルス, 呼吸器合胞体ウイルス〔医学〕(パラミクソウイルス科の一種. 培養細胞に巨大な融合細胞を形成, 乳幼児の冬かぜの主な原因となる).
r. system 呼吸〔器〕系〔医学〕.
r. therapy 呼吸療法〔医学〕.
r. tic 呼吸性痙攣〔医学〕, = diaphragmatic tic.
r. toxin 呼吸毒〔医学〕.
r. tract 気道〔医学〕, = air passages.
r. tract allergy 気道アレルギー〔医学〕.
r. tract biopsy 気道バイオプシー(生検)〔医学〕.
r. tract disease 気道疾患〔医学〕.
r. tract fluid 気道液〔医学〕.
r. tract infection (RTI) 気道感染〔症〕〔医学〕.
r. tract inflammation 気道炎症〔医学〕.
r. tract intubation 気道(気管)挿管〔医学〕.
r. tract mucosa 気道粘膜〔医学〕.
r. tract neoplasm (tumor) 気道腫瘍.
r. tree 呼吸樹.
r. undulation 呼吸性血圧波動.
r. viral disease ウイルス性呼吸器疾患.
r. volume 呼吸量〔医学〕.
r. wave 呼吸性血圧波〔医学〕(呼吸とともに上昇し, 呼吸とともに下降するもの).
r. zone 呼吸領域〔医学〕.
res·pi·rom·e·ter [respirámitər] 呼吸計, 肺活量計〔医学〕.
respirophasic pain 呼吸相痛.
Res·pi·ro·vi·rus [réspirəvàiərəs] レスピロウイルス属(パラミクソウイルス科の一属で, ヒトパラインフルエンザウイルス1型, 3型, センダイウイルスなどが含まれる).
respondent behavior 反応行動(特定の刺激に反応する行動).
re·spond·er [rispándər] 反応者〔医学〕(抗原を免疫したとき, 有意な免疫応答を示す個体).
re·sponse [rispáns] 反応, 応答(刺激に対して筋またはほかの器官が応答すること).
r. bias 反応バイアス.
r. curve 感応曲線〔医学〕.
r. decline 反応漸減〔医学〕.
r. generalization 反応汎化〔医学〕.
r. increase 反応増加〔医学〕.
r. interference 反応干渉〔医学〕, 応答干渉〔医学〕.
r. latency 反応潜伏時間.
r. rate (RR) 有効率〔医学〕, 緩解率〔医学〕, 反応率.
r. rate to health examination 健康診断受診率〔医学〕.
r. time 反応時間〔医学〕, リスポンスタイム(110番通報を受理してから警察官が目的地に到着するまでの時間).
re·spon·si·bil·i·ty [rispànsibíliti] ① 犯罪責任,

R

責任能力．② 信頼性．
re·spon·sive·ness ［rispánsivnis］ 反応性〔医学〕．
respreading test 再塗抹テスト〔医学〕．
rest ［rest］ ① 静止（活動が停止した状態）．② 安静〔医学〕，休養（病者の）．③ 残屑（残遺物）．
r. angina 安静時狭心症（狭心痛などの発作が体動や興奮と無関係に安静時に生ずる），＝angina pectoris decubitus．
r. area レスト部（座）．
r. body 残体．
r. cavity of empyema 膿胸残腔．
r. cure 安静療法〔医学〕．
r. diet 庇（ひ）護食，愛惜食事．
r. energy 静止エネルギー．
r. force 安静力（身体が安静状態にあるときの心臓力）．
r. mass 静止質量．
r. nitrogen 残余窒素，＝nonprotein nitrogen．
r. of placenta 胎盤残片〔医学〕．
r. pain 休息痛．
r. period 安静期間〔医学〕．
r. point 静止点〔医学〕．
r. position 安静位〔医学〕，＝physiologic rest position．
r. position of mandible 下顎安静位〔医学〕（生理的下顎安静位），＝physiologic rest position of mandible．
r. pulpitis 残〔歯〕髄炎〔医学〕，＝pulpitis residualis．
r. seat レスト座．
r. splint 安静副子〔医学〕．
r. treatment 安静療法〔医学〕．
r. vertical dimension 安静位咬合の高さ〔医学〕．
r. word 残語，＝automatic speech．
rest·bite ［réstbait］ 安静位咬合，＝resting bite．
re·ste·no·sis ［rì(:)stinóusis］ 再狭窄．
res·ti·bra·chi·um ［rèstibréikiəm］ 索状体（小脳の下脚），＝myelobrachium, restiform body．
res·ti·form ［réstifɔ:m］ 索状の．
r. body ［TA］ 索状体*（脊髄小脳脚 crus medullocerebellare．脊髄後索から小脳に至る線維索をいう），＝corpus restiforme ［L/TA］．
r. eminence 索状隆起．
rest·ing ［réstiŋ］ 休止する，静止する．
r. angina 安静時狭心症．
r. bacteria 静止菌〔医学〕．
r. behavior 休息習性〔医学〕．
r. bite 安静咬合位．
r. bud 休眠芽．
r. cell 静止核細胞，休止細胞．
r. current 静止電流〔医学〕，＝current of rest．
r. energy expenditure 安静時エネルギー消費．
r. expiratory level 安静時呼気レベル〔医学〕，安静呼気位（機能的残気量位），＝FRC level．
r. lymphocyte 休止期リンパ球（非活性リンパ球）．
r. membrane potential 静止膜電位〔医学〕．
r. metabolic rate 安静時代謝率〔医学〕．
r. nucleus 休止期核〔医学〕，休止核，静止核．
r. period 休止期．
r. phase 静止期〔医学〕．
r. position 安静位〔医学〕．
r. potential 静止電位〔医学〕．
r. saliva 安静時唾液〔医学〕，静止唾液（食間に口中にあるもの）．
r. seed 休眠種子．
r. sporangium 静止胞子嚢（Pringsheim）．
r. spore 静止胞子，休眠胞子．
r. stage 休眠期（植物の），静止期〔医学〕．
r. stage of nucleus 核分裂間期〔医学〕．
r. state 安静状態〔医学〕，静止状態．
r. tension 静止張力〔医学〕．
r. tremor 安静時振戦〔医学〕，静止時振戦，休止時振戦（パーキンソン病にみられる振戦）．
r. value 安静値〔医学〕．
r. wandering cell 休止期遊走細胞，静止遊走細胞．
res·tis ［réstis］ 索状体，＝restibrachium．
res·ti·tope ［réstitoup］ レスティトープ，限定構造基（MHC クラスII分子と相互作用する T 細胞レセプターの一部位をいう）．
res·ti·tu·tio ［rèstitjú:ʃiou］ 回復，＝restitution．
r. ad integrum ① 全快，＝complete recovery．② 痕跡なき治癒．
res·ti·tu·tion ［rèstitjú:ʃən］ ① 復旧，改善〔医学〕，回復（病気の）〔医学〕．② 外回旋（腟外に胎児の頭部が突出した後，先進部が回転すること），＝external rotation．③ 反発（物理）．
r. heat 復旧熱．
r. nucleus 復旧核〔医学〕．
restitutive osteitis 復旧性骨炎．
rest·less ［réstless］ 不安な，落着きのない，不穏な．
r. leg 脚不穏〔医学〕．
r. leg syndrome （**RLS**） レストレスレッグ症候群，むずむず脚症候群，下肢不安症候群，下肢静止不能症候群〔医学〕（Ekbom による命名(1960)で，膝から踝部にかけて下肢の不快感，蟻走感（むずむず感），感覚異常（ほてり），錯感覚などが夜間安静時に現れ，歩行すると軽快する．睡眠障害の一つ．周期性四肢運動障害を伴うことが多い），＝Ekbom syndrome．
rest·less·ness ［réstlesnis］ 不穏状態〔医学〕，情動不安．
Reston Ebola virus レストンエボラウイルス（フィロウイルス科のウイルスで，エボラ出血熱の原因となる）．
res·to·ra·tion ［rèstəréiʃən］ 復帰，修復〔医学〕，再建〔医学〕，回復．
r. of tooth crown 歯冠修復．
re·stor·a·tive ［ristɔ́:rətiv］ ① 回復促進の．②強壮薬〔医学〕．
r. dental materials 修復材．
r. dentistry 修復歯科学．
restored cycle 復旧周期（回帰周期に続き正常律動を起こす心周期）．
restoring gene 回復遺伝子〔医学〕．
restoring limb 切断肢再接着術．
restrained beam 拘束梁．
restrained feeding 制限給餌〔医学〕．
re·straint ［ristréint］ 抑制，拘束（精神病患者の暴行などに対する）．
r. stress 拘束ストレス〔医学〕．
restricted death rate 特殊死亡率〔医学〕．
restricted pneumatization 含気化抑制〔医学〕．
re·stric·tion ［ristríkʃən］ 限定〔医学〕，拘束〔医学〕．
r. endonuclease 制限エンドヌクレアーゼ．
r. enzyme 制限酵素．
r. fragment length polymorphisms （**RFLP**） 制限酵素切断断片長多型（制限酵素により切断される DNA 断片の長さの多形性），＝restriction polymorphism．
r. map 制限〔酵素〕地図〔医学〕．
r. site 制限酵素認識部位〔医学〕．
r. specificity 制限特異性（多くの細菌が細胞内に導入されて外来 DNA を切断排除するエンドヌクレアーゼをもち，これらが菌株特異的であり，特定の DNA 切断末端を与える性質）．
re·stric·tive ［ristríktiv］ 制限〔性〕〔医学〕，拘束

R

〔性〕[医学].

r. cardiomyopathy (RCM) 拘束型心筋症(心筋の高度な線維化により心室拡張が制限されるタイプの心筋症).

r. chest wall disease 拘束性胸壁疾患 [医学].

r. impairment 拘束性障害 [医学].

r. lung disease 拘束性肺疾患 [医学].

r. ventilatory impairment 拘束性換気障害 [医学].

re·strict·or [ristríktər] リストリクタ, 拘束子(帯).

re·strin·gent [ristríndʒənt] 収斂薬.

restructured cell 細胞原形質(細胞質).

re·sub·limed [rísəbláimd] 再昇華した. 名 resublimation.

re·sult [rizʌ́lt] 結果 [医学], 転帰 [医学].

r. table 結果表.

re·sul·tant [rizʌ́ltənt] ① 終結の(理化学的反応の結果についていう). ② 終結式.

r. force 合力(2つ以上の力と全く効果の等しい1つの力).

re·su·pi·na·tion [rìs(j)u:pinéiʃən] ① 逆向, 転倒, 逆転(器官などが正常の位置から逆転していること). ② 再回外. 動 resupinate.

re·sur·fac·ing [ri(:)sə́:fisiŋ] ① 表面再建 [医学]. ② 関節面再建.

r. arthroplasty 関節面置換〔術〕[医学].

r. implant 関節面再建挿入物.

resurrection bone 仙骨, = sacrum.

re·sur·rec·tion·ist [rèzərékʃənist] 死体発掘者 [医学](墓地から死体を発掘して盗み出す者).

re·sus·ci·ta·tion [risʌ̀sitéiʃən] 蘇生術, 人工蘇生 [医学], 心肺蘇生法(人工呼吸と心マッサージによる救命処置), = cardiopulmonary resuscitation. 動 resuscitate. 形 resuscitative.

r. cart 蘇生用カート [医学].

r. chart 蘇生用チャート [医学].

r. manikin 蘇生用人体模型.

r. of newborn 新生児蘇生.

re·sus·ci·ta·tor [risʌ́siteitər] 蘇生器 [医学](酸素を強制的に患者の肺へ送り込む装置).

re·sus·ci·tol·o·gy [risʌ̀sitɑ́lədʒi] 蘇生学.

re·sus·pen·sion [rìsʌspénʃən] 再懸濁 [医学].

re·su·ture [risú:tʃər] 再縫合 [医学](二次的縫合).

r. of wound 創再縫合 [医学].

ret rad equivalent therapy の略.

retail pharmacy 開業薬局 [医学](小売を主とした薬局).

re·tain [ritéin] 保持 [医学].

retained dead fetus syndrome 死胎児症候群(死亡した胎児が長時間(6週間以上)子宮内に稽留した場合に起こる播種性血管内凝固症症候群をいう).

retained placenta 遺残胎盤 [医学], 稽留胎盤, 胎盤遺残.

retained products of conception 妊娠の遺残分.

retained testicle 停留精巣(睾丸) [医学], 腹腔精巣(睾丸), = undescended testicle.

re·tain·er [ritéinər] ① 支台装置 [医学], 保定器, = anchor. ② 召使い.

re·tain·ing [ritéiniŋ] 保持, 保定.

r. groove 保持溝.

r. pit 保持点.

r. plate 保定板(歯牙矯正に用いるもの).

r. post 保持釘.

re·ta·mine [rétəmin] レタミン $C_{15}H_{26}N_2O$ (*Retama sphaerocarpa*, *Spartium junceum* などから得られるアルカロイドで, スパルテイン類似の作用を示す).

Retan treat·ment [rétən trí:tmənt] レタン療法(腸重積症の療法で, バリウム塩を注入して腸を拡張した後, 手技を用いて還納する方法).

re·tard·ate [ritɑ́:deit] 遅滞者(精神発達の).

re·tar·da·tion [rìtɑ:déiʃən] 遅延 [医学], 遅滞, 制止, 減速.

r. of stimulation 刺激抑制 [医学].

r. of thought 思考制止(思考過程発現の遅延またはその進行が鈍いこと).

re·tard·ed [ritɑ́:did] 遅延した [医学].

r. abortion 遷(せん)延流産 [医学], 遅延流産 [医学], = protracted abortion.

r. allergy 遅延〔型〕アレルギー [医学].

r. birth 晩期産 [医学], 過期産.

r. child 発育遅延児 [医学].

r. child education 発達遅延児教育.

r. depression ① 抑うつ期 [医学]. ② 遷延性うつ病.

r. ejaculation 遅延射精 [医学], 遅漏 [医学].

r. elasticity 遅延弾性 [医学].

r. miction 遅延〔性〕排尿 [医学](排尿開始の遅延).

r. micturition 遅延〔性〕排尿 [医学].

r. oxidation 抑制酸化 [医学].

r. potential 遅延ポテンシャル.

re·tard·er [ritɑ́:dər] ① 制止剤 化 stearyl-trimethyl ammonium chloride (陽イオン性洗浄剤). ② 加硫遅延剤(ゴム).

retarding action 妨害作用.

retarding potential 逆電圧.

retch·ing [rétʃiŋ] むかつき, 悪心 [医学], はきけ [医学], 嘔気を催すこと(嘔吐を伴わない嘔吐様運動), = vomiturition.

re·te [rí:ti:] 網(あみ)(神経, 小血管または小リンパ管の), 網状組織 [医学], = net. 複 retia. 形 retial.

r. acromiale [L/TA] 肩峰動脈網, = acromial anastomosis [TA].

r. arteriosum [L/TA] 動脈網, = arterial plexus [TA].

r. articulare cubiti [L/TA] 肘関節網(肘関節動脈網), = cubital anastomosis [TA].

r. articulare genus [L/TA] 膝関節動脈網, = genicular anastomosis [TA].

r. calcaneum [L/TA] 踵骨動脈網, = calcaneal anastomosis [TA].

r. canalis hypoglossi 舌下神経管静脈網.

r. carpale dorsale [L/TA] 背側手根動脈網, = dorsal carpal arch [TA].

r. cell tumor 網細胞腫瘍 [医学].

r. cutaneum 皮膚静脈網(真皮と浅在腱膜との境界にある).

r. dorsale manus 手背動脈網.

r. dorsale pedis 足背動脈網.

r. foraminis ovalia 卵円孔静脈網.

r. Halleri ハルレル網(精巣網), = rete testis.

r. lymphocapillare [L/TA] リンパ管網, = lymphatic rete [TA].

r. malleolare laterale [L/TA] 外果動脈網(外〔腓〕側踝動脈網), = lateral malleolar network [TA].

r. malleolare mediale [L/TA] 内果動脈網(内〔脛〕側踝動脈網), = medial malleolar network [TA].

r. Malpighii マルピギー網(皮膚の有棘細胞).

r. mirabile [L/TA] 怪網(動脈が網状に分岐したのち, 再び一本に集合する毛細血管網をいう. ヒトでは腎糸球体でみられる), = rete mirabile [TA].

r. mucosum 粘液網(表皮の胚芽層の旧名).

r. nasi 鼻静脈網.

r. olecreni 肘頭動脈網.

r. ovarii 卵巣網(卵巣門付近にある痕跡小管または細胞索で, 男子の精巣網に相当する).

R

r. patellare [L/TA] 膝蓋動脈網, = patellar anastomosis [TA].
r. ridge 表皮突起.
r. subpapillare 乳頭下層血管網(真皮の乳頭層と網状層との中間にある).
r. testis [L/TA] 精巣網(精巣縦隔にある直精細管と精巣輸出管の間の網状になった管), = rete testis [TA].
r. vasculosum 脈管網(毛細血管に分岐する直前の動脈網).
r. vasculosum articulare [L/TA] 関節血管網, = articular vascular plexus [TA].
r. venosum [L/TA] 静脈叢, = venous plexus [TA].
r. venosum dorsale manus [L/TA] 手背静脈網, = dorsal venous network of hand [TA].
r. venosum dorsale pedis [L/TA] 足背静脈網, = dorsal venous network of foot [TA].
r. venosum plantare [L/TA] 足底静脈網, = plantar venous network [TA].
ret·ene [réti:n, rí:–] レテン ㊇ 1-methyl-7-isopropylphenanthrene $C_{18}H_{18}$ (タール油にある).
re·ten·tio [riténʃiou] 停留, 貯留.
r. placentae 胎盤遺残, 胎盤残留, 胎盤稽留.
r. testis 停留精巣(睾丸) [医学].
r. testis abdominalis 腹部停留精巣(睾丸) [医学], 腹腔精巣(睾丸).
r. testis inguinalis 鼡径部停留精巣(睾丸) [医学].
r. urinae 尿閉.
r. urinae incompleta 不完全尿閉.
re·ten·tion [riténʃən] ① うっ滞 [医学], 停滞 [医学], 貯留. ② 記銘(精神). ③ 固定(骨折治療の一法). ④ 保定, 保持(歯科) [医学].
r. appliance 保定装置 [医学].
r. area 保持域.
r. curve 残留曲線 [医学].
r. cyst 貯留嚢胞 [医学].
r. defect 記憶力欠如.
r. form 保持形態 [医学].
r. groove 保持溝.
r. hyperkeratosis 貯留角化.
r. jaundice うっ滞性黄疸 [医学], 閉塞性黄疸 [医学], 機械的黄疸.
r. meal 停滞食.
r. method 骨折固定法.
r. of membrane 卵膜残留.
r. of placenta 胎盤残留 [医学], 胎盤遺残.
r. of tooth 歯牙埋伏〔症〕 [医学].
r. of urine 尿閉 [医学], = ischuria.
r. of watery substance 水様物貯留 [医学].
r. plate 保定板(人工軟口蓋または栓塞子の基礎板).
r. point 維持点.
r. polyp 停留ポリープ, = juvenile polyp.
r. span 把持力 [医学].
r. suture 保持縫合 [医学] (一次縫合の緊張を軽くするため腹壁の筋肉や筋膜に大きく深くかけた補強縫合), = tension suture.
r. toxicosis うっ滞〔性〕中毒〔症〕 [医学], 停滞性中毒症(分解産物が体外に排泄されないために起こる).
r. uremia うっ滞性尿毒症 [医学], 貯留性尿毒症.
r. volume 保持容量 [医学].
retentive fulcrum line 維持槓杆線.
re·ten·tiv·i·ty [rì:tentíviti] 滞留性 [医学].
ret·e·the·li·o·ma [rìtəθì:lióumə] 網皮腫, = retothelium.
re·tho·ra·cot·o·my [ri(:)θɔ̀:rəkátəmi] 再開胸 [医学].
re·tia [rí:tiə] 網(あみ)(rete の複数).
re·ti·al [rí:tiəl] 網の.
re·tic·u·la [ritíkjulə] 小網(reticulum の複数).
re·tic·u·lar [ritíkjulər] 網状の, = reticulated.
r. activating system (**RAS**) 網様体賦活系 [医学], = nonspecific system.
r. alba 鉤状回前半脳白質の網状層.
r. atrophy 網様萎縮 [医学].
r. blockade 細網系遮断 [医学].
r. cartilage 網状軟骨(線維軟骨のこと).
r. cell 細網細胞(リンパ節, 赤色骨髄, 脾臓などの支柱をなす細網組織細胞).
r. degeneration 網様変性 [医学].
r. dermis 真皮網状層.
r. dysgenesia 細網異形成症(T細胞, B細胞, 顆粒球の発生障害を伴う最重症型の重症複合免疫不全症).
r. dysgenesis 細網系異形成〔症〕 [医学].
r. dystrophy of cornea 格子状角膜ジストロフィ〔一〕.
r. facilitatory system 網状織助長系.
r. fiber 細網線維(銀反応が陽性に出る間葉性の細線維で膠原線維の一種), = lattice fiber, argentophil fiber, silber fiber.
r. formation [TA] 網様体, = formatio reticularis [L/TA].
r. gland 網状腺 [医学].
r. keratitis 網状角膜炎(家族性疾患).
r. lamina 網状板 [医学].
r. layer [TA] 網状層(真皮の深層で, 結合織線維束からなる), = stratum reticulare [L/TA].
r. layer of corium 〔真皮〕網状層, = stratum reticulare corii.
r. livedo 網状皮斑 [医学].
r. magma 網状粘質 [医学].
r. membrane [TA] 網状膜(蝸牛毛細胞またはコルチ器をおおう網), = membrana reticularis [L/TA].
r. nuclei [TA] 網様体核*, = nuclei reticulares [L/TA].
r. nuclei of brainstem 脳幹網様〔体〕核.
r. nucleus of thalamus [TA] 視床網様体核*, = nucleus reticularis thalami [L/TA].
r. part [TA] 網様部*, = pars reticularis [L/TA].
r. root canal 網状根管 [医学].
r. shadow 網状影 [医学].
r. substance 網状質, 網様質(頸髄の前柱と後柱の中間にある中枢神経の白質と灰白質との混合した部分), = reticular formation.
r. tissue 細毛組織, = retiform tissue.
r. zone 網状帯 [医学].
reticularis cell 網状帯細胞.
re·tic·u·late [ritíkjuleit] 網状の.
r. body (**RB**) 網様体(クラミジアの感染・増殖過程でみられる形態の一つ).
r. erythema 網状紅斑.
r. perforation 網状穿孔.
r. tracheid 網状仮道管.
r. vessel 網状道管.
reticulated ganglion 網状神経節(延髄に散在する灰色質).
reticulated pigmented poikiloderma (頸, 肩, 顔の外側などに発現する色素沈着性紅斑性皮膚症で, 病変部が網状の配列を呈する), = Riehl disease, R. melanosis.
reticulating colliquation 網状液化変性(細胞の).
re·tic·u·la·tion [ritìkjuléiʃən] 網状性, ちりめんじま. 形 reticulated.
re·tic·u·lin [ritíkjulin] レチクリン(① 細谷, 添田, 小松, 園田により1949年に土壌中にある *Strepto-*

R

myces reticuli の培養により分離された抗生物質で，グラム陽性および陰性の諸菌，抗酸性菌特にヒト型結核菌に対し有効．アメリカで Stodora，Benedict が1950年に分離した hydroxystreptomycin と同一物である．② 網状組織の結合織から得られる硬タンパク質），= scleroprotein.

re·tic·u·li·tis ［ritìkjuláitis］ 網状胃炎，蜂巣胃炎（反芻動物の第二胃部の炎症）.

reticul(o)- ［ritikjulou, -lə］ 細網，網状を意味する接頭語.

re·tic·u·lo·blast ［ritíkjuləblæst］ 細網芽細胞.

re·tic·u·lo·blas·to·ma ［ritìkjuloublæstóumə］ 細網芽細胞腫［医学］.

re·tic·u·lo·blas·to·ma·to·sis ［ritìkjuloublæstoumətóusis］ 細網芽細胞腫症.

re·tic·u·lo·cyte ［ritíkjuləsait］ 網〔状〕赤血球［医学］（正赤芽球が脱核した後の未熟な赤血球．超生体染色法では細網性顆粒が認められる），= reticulated erythrocyte，erythroplastid.

r. count 網状赤血球算定［医学］.

r. crisis 網〔状〕赤血球分利（悪性貧血患者の肝臓製剤療法による）.

r. production index (**RPI**) 網状赤血球産生指数（貧血の骨髄応答の指標として用いられる値．ヘマトクリット値，網状赤血球数などからの計算値）.

r. response 網〔状〕赤血球反応［医学］（網赤血球数の増加をきたすこと）.

reticulocytic crisis 網状赤血球分利［医学］.

re·tic·u·lo·cy·to·gen·ic ［ritìkjulousàitəʤénik］ 網〔状〕赤血球生成の.

r. factor 細網赤血球生成因子（貧血ウサギ［家兎］の髄液中にある因子で，注射すると細網赤血球は増加するが，血色素には影響を与えない，おそらく赤血球造血の神経的調節に関係のあるものと思われる）.

re·tic·u·lo·cy·to·pe·nia ［ritìkjulousàitoupí:niə］ 網〔状〕赤血球減少〔症〕［医学］.

re·tic·u·lo·cy·to·sis ［ritìkjulousaitóusis］ 網〔状〕赤血球増加〔症〕［医学］.

re·tic·u·lo·en·do·the·li·al ［ritìkjulouèndouθí:liəl］ 細網内皮細胞の.

r. blockade 〔細〕網内皮系遮断.

r. cell 〔細〕網内〔皮〕細胞［医学］.

r. histoplasmosis 網内系ヒストプラズマ症［医学］.

r. sarcoma 細網内皮肉腫（細網内皮に由来する肉腫）.

r. system (**RES**) 細網内皮系（生体のいたるところに分布し，貪食能を有し，生体染色を行ったとき，それらを取り込み保持することができる細胞系），網内系［医学］.

re·tic·u·lo·en·do·the·li·o·ma ［ritìkjulouèndouθì:lióumə］ 細網内皮腫［医学］，= reticuloma.

Reticuloendotheliosis virus 細網内皮症ウイルス.

re·tic·u·lo·en·do·the·li·o·sis ［ritìkjulouèndouθì:lióusis］ 細網内皮増殖症，細網内皮症［医学］.

re·tic·u·lo·en·do·the·li·um ［ritìkjulouèndouθí:liəm］ 〔細〕網内〔皮〕［医学］（Aschoff が提唱した組織系で，脾，リンパ節，その他格子線維をつくる間葉織の系統），= reticuloendothelial system. 形 reticuloendothelial.

re·tic·u·lo·fi·bro·sis ［ritìkjuloufaibróusis］ 細網線維〔増殖〕症［医学］.

reticulogranular shadow 網状粒状影.

re·tic·u·lo·gran·u·lo·ma ［ritìkjulougrænjulóumə］ 網状織肉芽腫.

r. eosinophilicum cutis 皮膚好酸性網状織肉芽腫（骨好酸性肉芽腫，ハンド・シュラー・クリスチャン病，レテレル・シウェ病などの皮膚症状と組織のエオジン好性細胞増殖症を含む）.

r. eosinophilicum cutis simplex 単純性皮膚好酸性網状織肉芽腫（皮膚のみに病変が限局されたもの）.

re·tic·u·lo·his·ti·o·cy·ta·ry ［ritìkjulouhìstiousáitəri］ 網内系組織球の，= reticulohistiocytic，reticuloendothelial.

reticulohistiocytic system (**RHS**) 細網組織球系，= reticuloendothelial system.

re·tic·u·lo·his·ti·o·cy·to·ma ［ritìkjulouhìstiousaitóumə］ 〔細〕網内〔皮〕系組織球腫.

re·tic·u·lo·his·ti·o·cy·to·sis ［ritìkjulouhìstiousaitóusis］ 〔細〕網内〔皮〕系組織球症［医学］.

re·tic·u·loid ［ritíkjulɔid］ ① 細網症様の．② 類細網症.

re·tic·u·lo·ma ［ritìkjulóumə］ 細網腫（細網内皮細胞系統から発生する腫瘍で，限局性に慢性の経過をとってから増殖し，細網腫，細網内皮腫と同一），= retothelioma.

re·tic·u·lo·ma·to·sis ［ritìkjuloumətóusis］ 細網腫症（汎発する細網腫）.

re·tic·u·lo·pe·nia ［ritìkjuloupí:niə］ 網〔状〕赤血球減少症，= reticulocytopenia.

re·tic·u·lo·per·i·the·li·um ［ritìkjuloupèriθí:liəm］ 網〔状〕組織被膜，= retoperithelium.

re·tic·u·lo·po·dia ［ritìkjuloupóudiə］ 網状偽足（根状偽足のこと）.

re·tic·u·lo·ru·men ［ritìkjulourú:mən］ 反芻（すう）胃［医学］.

re·tic·u·lo·sar·co·ma ［ritìkjulousɑ:kóumə］ 細網肉腫（細網細胞肉腫などの別名がある），細網細胞肉腫［医学］，= reticulum cell sarcoma.

re·tic·u·lo·sar·co·ma·to·sis ［ritikjulousɑ:koumətóusis］ 細網肉腫症［医学］.

re·tic·u·lo·sis ［ritìkjulóusis］ 細網症［医学］，細網内皮〔増殖〕症.

r. cutis 皮膚細網症.

reticulospinal fibres [TA] 網様体脊髄線維，= fibrae reticulospinales [L/TA].

reticulospinal tract 網様体脊髄路（橋から脳軸の網様体に達する線維）.

reticulotegmental nucleus [TA] 網様体視蓋核，= nucleus reticularis tegmenti pontis [L/TA].

re·tic·u·lo·the·li·um ［ritìkjulouθí:liəm］ 〔細〕網内〔皮〕，= retothelium.

re·tic·u·lum ［ritíkjuləm］ ① 細網，網状質．② ハチの巣胃（反すう動物の第2胃）．複 reticula. 形 reticular，reticulose.

r. cell 細網細胞，= reticular cell.

r. cell sarcoma 細網肉腫［医学］.

r. fiber 細網線維（格子線維）.

r. trabeculare [L/TA] 小柱網（櫛状靱帯 lig.pectinatum），= trabecular tissue [TA].

ret·i·fism ［rétifizəm］ レチフィズム（靴や足を見て性器と同一の機能価値を感ずる性〔的〕倒錯）.

re·ti·form ［rí:tifɔ:m, réti-］ 網様の，網状の.

r. tissue = reticular tissue.

retin- ［retin］ 網膜の意を表す接頭語.

ret·i·na ［rétinə］ [L/TA] 網膜（視覚の感覚器官で胎生期の眼胞の一端にある眼杯が分化したもので，視神経の末梢膨大部とも考えられ，次の10層からなる．すなわち内方から外方への順で，① 内境界膜，② 神経線維層，③ 神経節細胞層，④ 内網状層，⑤ 内顆粒層，⑥ 外網状層，⑦ 外顆粒層，⑧ 外境界膜，⑨ 視細胞層，⑩色素上皮層），= retina [TA]. 形 retinal.

r. degeneration 網膜変性［医学］.

r. detachment 網膜剥離［医学］.

r. disease 網膜疾患［医学］.

ret·i·nac·u·la [rètinǽkjulə] 支帯 [医学].
r. cutis [L/TA] 皮膚支帯, = skin ligaments [TA].
r. of extensor muscles 〔足の〕伸筋支帯.
r. of nail 爪支帯.
r. of peroneal muscles 腓骨筋支帯, = peroneal retinaculum.
r. of skin 皮膚支帯 [医学].
r. unguis [NA] 爪支帯.
retinacular artery 支帯動脈.
retinacular ligament 〔指の〕支靱帯, 股関節包靱帯.
ret·i·nac·u·lot·o·my [rètinækjulátəmi] 支帯切開術 [医学].
ret·i·nac·u·lum [rètinǽkjuləm] ① 支帯 (器官またはその一部を支持するための靱帯または腱膜). ② 支持鉤 (ヘルニアの手術に用いる器械). 複 retinacula.
r. capsulae articularis coxae 股関節被膜支帯.
r. caudale [L/TA] 尾骨支帯, = retinaculum caudale [TA].
r. caudale cutis 皮膚尾骨支帯.
r. cutis 皮膚支帯.
r. cutis mammae [L/TA] 皮膚支帯, = suspensory retinaculum of breast [TA].
r. extensorum [NA] 〔手の〕伸筋支帯.
r. flexorum [NA] 〔手の〕屈筋支帯.
r. ligamenti arcuati 弓状靱帯支帯.
r. Morgagni モルガニー支帯 (回盲〔腸〕弁支帯).
r. musculorum extensorum [L/TA] 伸筋支帯, = extensor retinaculum [TA].
r. musculorum extensorum inferius [L/TA] 〔足の〕下伸筋支帯, = inferior extensor retinaculum [TA].
r. musculorum extensorum superius [L/TA] 〔足の〕上伸筋支帯, = superior extensor retinaculum [TA].
r. musculorum fibularium inferius [L/TA] 下腓骨筋支帯, = inferior fibular retinaculum [TA].
r. musculorum fibularium superius [L/TA] 上腓骨筋支帯, = superior fibular retinaculum [TA].
r. musculorum flexorum [L/TA] 〔足の〕屈筋支帯, = flexor retinaculum [TA].
r. musculorum peroneorum inferius [L/TA] 下腓骨筋支帯, = inferior peroneal retinaculum [TA].
r. musculorum peroneorum superius [L/TA] 上腓骨筋支帯, = superior peroneal retinaculum [TA].
r. of articular capsule of hip 股関節被膜支帯.
r. of extensor 伸筋支帯 [医学].
r. of flexor 屈筋支帯 [医学].
r. of flexor muscles 〔足の〕屈筋支帯.
r. of ileocecal valve 回盲〔腸〕弁支帯.
r. of skin 皮膚支帯.
r. patellae laterale [L/TA] 外側膝蓋支帯, = lateral patellar retinaculum [TA].
r. patellae mediale [L/TA] 内側膝蓋支帯, = medial patellar retinaculum [TA].
r. tendinum 腱支帯 (手首, 足首の輪状靱帯).
ret·i·nal [rétinəl] 網膜の.
r. abiosis 先天性網膜変性.
r. angiomatosis 網膜血管腫症 [医学].
r. angiosclerosis 網膜血管硬化〔症〕 [医学].
r. anlage tumor 網膜原基腫瘍.
r. apoplexy 網膜出血 [医学].
r. artery 網膜動脈 [医学].
r. asthenopia 網膜性眼性疲労, = nervous asthenopia.
r. atrophy 網膜萎縮.
r. bleeding 網膜出血 [医学].
r. blood vessels [TA] 網膜血管, = vasa sanguinea retinae [L/TA].
r. break 網膜裂隙 [医学].
r. burn 網膜熱傷 [医学].
r. camera 網膜カメラ [医学].
r. cell 網膜細胞.
r. cone 網膜錐状体 [医学] (視細胞の外端からなる網膜の一層で, 桿状体とともに網膜10層の第2層をなす光受容器がある).
r. correspondence 網膜対応 [医学] (両側の網膜上の結像が一致した位置にあること).
r. cortex 網膜皮質 (大脳皮質が変形し, 眼球内にある網膜の一部).
r. cup 網膜陥凹.
r. degeneration 網膜変性 [医学].
r. detachment (RD) 網膜剥離 [医学].
r. dialysis 網膜離断 [医学].
r. disease 網膜疾患 [医学].
r. dysplasia (RD) 網膜形成不全 [医学].
r. embolism 網膜〔中心動脈〕塞栓症.
r. epilepsy 網膜性てんかん (一過性の盲).
r. fold 網膜ヒダ.
r. glioma 網膜〔神経〕膠腫 [医学].
r. hemorrhage 網膜出血 [医学].
r. hole 網膜円孔 [医学].
r. illumination 網膜照度 [医学].
r. image 網膜像 [医学].
r. incongruity 異常網膜対応 [医学], 網膜不調 [医学] (両側網膜の知覚部位が合致しないこと), = abnormal retinal correspondence.
r. induction 網膜誘導.
r. ischemia 網膜虚血 (乏血) [医学].
r. medial arteriole 網膜内側動脈 [医学].
r. migraine 網膜性片頭痛.
r. neuroglia 網膜神経膠 [医学].
r. photocoagulation therapy 網膜光凝固療法 [医学].
r. pigment 網膜色素 [医学].
r. pigment degeneration 網膜色素変性 [医学].
r. reflex 網膜反射 [医学].
r. rivalry 網膜競合 [医学], 視野競合 (両眼対抗), = strife rivalry.
r. rods 網膜桿状体.
r. rupture 網膜破裂 [医学].
r. staphyloma 網膜ぶどう〔膜〕腫 [医学].
r. tear 網膜裂孔 [医学].
r. telangiectasia 網膜末梢血管拡張 [医学].
r. torpor 網膜鈍感.
r. tumor 網膜腫瘍 [医学].
r. vasculitis 網膜血管炎.
r. vessel 網膜血管 [医学].
ret·ine [rétin] レチン (レチネン retinene の分子からタンパク質を除去した物質).
ret·i·nene [rétine:n] レチネン, 視黄 (網膜の桿体外節に存在する視紅 rhodopsin が光の作用により視白 visual white に変化する中間産物で, 化学的にはビタミンAの構造の末端 $-CH_2OH$ が CHO に変わったカロチノイド色素である. 暗順応に際し, ビタミンAの存在の下に視紅として再生される), = vitamin A aldehyde.
retinene-1 レチネン-1 $C_{19}H_{27}CHO$ (哺乳類の網膜にあるカロチノイド色素), = retinaldehyde.
retinene-2 レチネン-2 $C_{19}H_{27}CHO$ (淡水魚類の網膜の視紅に相当する porphyropsin が光の作用によって生じ, 還元されてビタミンA_2 となる), = dehydroretinaldehyde.
ret·i·ni·tis [rètináitis] 網膜炎 [医学] (網膜の炎症により, 視力は減退し, 浮腫と滲出, または出血を起こす状態の臨床名であるが, 炎症のみでなく変性も含

R

まれている).

r. albuminurica アルブミン尿性網膜炎〔医学〕, タンパク尿性網膜炎(腎炎性網膜炎).

r. anaemica 貧血性網膜炎.

r. centralis 中心性網膜炎(Masuda), = chorioretinitis centrdialis.

r. centralis angioneurotica 血管神経性中心性網膜炎(Horniker), = angiospastic retinitis.

r. centralis serosa 漿液性中心網膜炎, = periretinal edema.

r. circinata 輪状網膜炎(黄斑または乳頭の周囲に花環状に白色斑点が密生したもの. Fucha).

r. circumpapillaris 乳頭周囲性網膜炎(乳頭周囲の外層に増殖が起こる).

r. disciformans 円板形成性網膜炎(両眼の黄斑部に隆起した白色変性を形成するもの), = central disc-shaped retinopathy.

r. exudativa 滲出性網膜炎, = retinitis hemorrhagica externa.

r. hemorrhagica 出血〔性〕網膜炎.

r. hemorrhagica externa = Coats disease.

r. hypertonica 高血圧性網膜炎, = hypertensive retinitis.

r. nyctalopia 夜盲症性網膜炎, = renal retinitis.

r. paralytica 麻痺性網膜炎(視神経麻痺を伴う).

r. pigmentosa 網膜色素変性〔症〕〔医学〕, 色素性網膜炎(遺伝性の疾患で, 色素沈着と萎縮を伴う網膜血管硬化とともに, 視野の縮小, 昼盲症などの症候を呈する), = degeneratio pigmentosa retinae.

r. proliferans 増殖性網膜炎(網膜に結合織が増殖し, 硝子体に拡張する).

r. prosthesis 人工網膜(網膜色素変性症が対象疾患), = artificial retina.

r. punctata albescens 白点状網膜炎(主として老人にみられるもので, 眼底には多数の白点ないし白条が発生する), = central punctate retinitis.

r. sclopetaria 射傷盲膜症.

r. septica 敗血性網膜炎, = purulent retinitis.

r. serosa 漿液性網膜炎(網膜の単純な浅在性炎症).

r. simplex 単純性網膜炎, = retinitis serosa.

r. sympathetica 交感性網膜炎(交感神経性に由来するもので, 網膜の充血, 乳頭発赤, 静脈の怒張, 視力の極度減退が起こる).

ret·i·no·blas·to·ma [rètinoublæstóumə] 網膜芽細胞腫〔医学〕(網膜膠腫の一つで, 芽細胞に由来する悪性神経芽細胞腫).

retinoblastoma gene RB 遺伝子.

retinocentral artery 網膜中心動脈.

retinocentral vein 網膜中心静脈.

ret·i·no·cho·ri·oi·di·tis [rètinoukɔ̀:riɔidáitis] 網脈絡膜炎〔医学〕(網膜と脈絡膜が同時に侵される炎症), = retinochoroiditis.

r. centralis 中心性網脈絡膜炎.

r. diffusa びまん性網脈絡膜炎.

r. disseminata 播種性網脈絡膜炎.

r. juxtapapillaris 乳頭隣接網脈絡膜炎(Jensen により1909年に報告されたもので, 乳頭に接して白色の膨隆物を生じ, その部の血管は狭窄し, 視野には病巣部から周辺に及ぶ三角形の欠損がみられる).

ret·i·no·cho·roid [rètinoukɔ́:rɔid] 網〔膜〕脈絡膜の.

retinochoroidal adhesion 網膜脈絡膜癒着〔医学〕.

retinochoroidal atrophy 網脈絡膜萎縮.

ret·i·no·cho·roi·di·tis [rètinoukɔ̀:rɔidáitis] 網膜脈絡膜癒着, = retinochorioiditis.

retinocortical time 網膜－皮質時(エレクトロレチノグラムにおける b 波の始まりから, 皮質反応の b 電位の始まりまでの時間で, ERG と EEG とを同時に記録して求められる).

ret·i·no·cy·to·ma [rètinousaitóumə] 網膜膠腫, 網膜細胞腫〔医学〕.

ret·i·no·di·al·y·sis [rètinoudaiǽlisis] 網膜剥離(網膜の辺縁付着部が剥離すること).

ret·i·no·graph [rétinəgræf] 網膜写真.

ret·i·nog·ra·phy [rètinágrəfi] 網膜撮影〔法〕〔医学〕.

retinohypothalamic tract [TA] 網様体視床下部路*, = tractus retinohypothalamicus [L/TA].

ret·i·no·ic ac·id [rètinóuik ǽsid] レチノイン酸 ㊗ all-trans-retinoic acid (ビタミン A の誘導体. にきびの治療をはじめ, 乾癬などの角化症に用いたり, 前骨髄性白血病に応用されている).

retinoic acid receptor レチノイン酸レセプター.

retinoic acid receptor alpha(α) gene RAR α 遺伝子.

ret·i·noid [rétinɔid] 網膜様の, 類網膜の.

r. X receptor レチノイド X レセプター.

ret·i·nol [rétinəl] レチノール $C_{32}H_{16}$ (コロホニウムの乾留により生ずる炭化水素で, 以前には淋疾治療薬であったが現在では溶媒として用いられる), = rosinol, rosin oil.

r. acetate レチノール酢酸エステル $C_{22}H_{32}O_2$: 328.49 (酢酸レチノール, ビタミン A 酢酸エステル. レチノールエステル型合成ビタミン A. ビタミン A 欠乏症の予防および治療に用いられる).

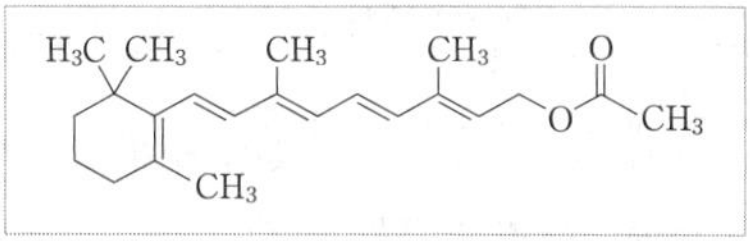

r.-binding protein レチノール結合タンパク質.

r. palmitate レチノールパルミチン酸エステル $C_{36}H_{60}O_2$: 524.86 (パルミチン酸レチノール, ビタミン A パルミチン酸エステル, 合成ビタミン A).

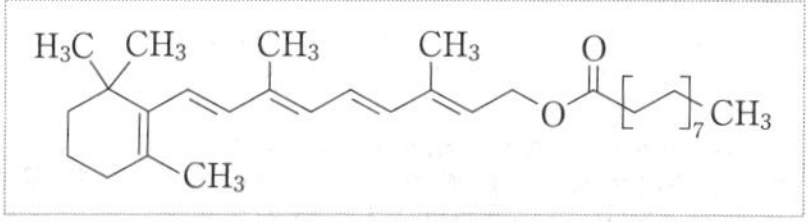

ret·i·no·ma·la·cia [rètinouməléiʃiə] 網膜軟化〔症〕〔医学〕.

ret·i·no·mo·tor [rètinoumóutər] 網膜運動性の.

ret·i·no·pap·il·li·tis [rètinoupæ̀piláitis] 乳頭網膜炎, = papilloretinitis.

ret·i·nop·a·thy [rètinápəθi] 網膜症〔医学〕, = retinopathia.

r. in pregnancy-induced hypertension 妊娠高血圧網膜症(妊娠後半期に発症する妊娠高血圧症候群に付随する眼合併症).

r. of late toxemia of pregnancy 晩期妊娠中毒性網膜症〔医学〕.

r. of prematurity 未熟〔児〕網膜症〔医学〕.

ret·i·nos·chi·sis [rètináskisis] 網膜分離〔症〕〔医学〕(網膜が脳層内で2層に分離したもの).

ret·i·no·scope [rétinəskoup] 検影器〔医学〕, = skiascope.

ret·i·nos·co·py [rètináskəpi] 検影法〔医学〕(眼の屈折状態を他覚的に検定する方法), = skiascopy, retinoskiascopy, scotoscopy.

ret·i·no·sis [rètinóusis] 網膜症(炎症以外の網膜疾患の一般名).

re·tin·u·la [retínjulə] 網膜細胞.

retiree's health insurance 退職者医療制度〔医学〕.
ret·i·so·lu·tion [rètisəl(j)ú:ʃən] ゴルジ装置崩解.
ret·i·sper·sion [rètispə́:ʒən] ゴルジ装置分散(正常位置からゴルジ装置が辺縁部に移動すること).
ret·o·per·i·the·li·um [rìtəpèriθí:liəm] 網状織被膜.
re·tort [ritɔ́:t] レトルト(球形のフラスコに長い頸をもつ蒸留用の器具).
r. carbon レトルトカーボン(レトルト中で発生した分解物が，ついに炭素となって壁面に付着したもの).
Re·tor·ta·mo·nad·i·dae [ritɔ̀:təmounǽdidi:] レトルタモナス目(肉質鞭毛虫門).
Re·tor·tam·o·nas [rì:tɔ:tǽmənəs] レトルタモナス属(レトルタモナス科の一属で，体は卵形，前方に核をもつ．嚢子は西洋ナシ型または楕円形，昆虫類，両生類，爬虫類，哺乳類の消化管に寄生する).
retosystem depressant factor 網内系抑制因子〔医学〕.
retothel 網皮.
retothelial sarcoma 細網肉腫，= reticulum-cell sarcoma.
ret·o·the·li·o·ma [rìtouθì:lióumə] 網皮腫〔医学〕(細網内皮系組織の肉腫)，= reticuloendothelial sarcoma.
ret·o·the·li·um [rìtouθí:liəm] ① 網内(格子状線維梁の被覆細胞). ②〔細〕網内〔皮〕〔医学〕(細網内皮系のこと). 形 retothelial.
retracted nipple 陥没乳頭〔医学〕，陥凹乳頭，= crater nipple.
re·trac·tile [ritrǽktail] 退縮性の.
r. mesenteritis 退縮性腸間膜炎，収縮性腸間膜炎〔医学〕.
r. testis 移動精巣(睾丸)〔医学〕.
re·trac·til·i·ty [rìtræktíliti] 退縮性. 形 retractile.
re·trac·tio bul·bi [ritrǽkʃiou bʌ́lbi] 眼球後退〔症〕.
re·trac·tion [ritrǽkʃən] 退縮〔医学〕，牽縮，後退，陥没〔医学〕.
r. ball リトラクションボール(脳の軸索が損傷され，変性および局所腫大を生じ顕微鏡的に球状を呈してみえること).
r. cholesteatoma 陥凹部コレステリン腫〔医学〕.
r. nystagmus 退縮眼振〔医学〕，後退眼振(脳腫瘍にみられる症状で，頭部を後方へ牽引するとき現れる).
r. of abdomen 腹部陥凹〔医学〕.
r. of jaw 下顎後退〔症〕〔医学〕，顎後退〔症〕.
r. of nipple 乳頭陥没〔医学〕，乳房退縮.
r. of umbilicus 臍退縮.
r. pocket 陥凹ポケット〔医学〕，内陥ポケット，リトラクションポケット.
r. ring 収縮輪〔医学〕，退縮輪(陣痛に際し，子宮の上下両節の中間に起こる子宮壁の輪状に触れる溝)，= contraction ring of Schroeder, Braune r., Bandl contraction r..
r. syndrome 眼球後退症候群〔医学〕(患眼の外転不能，内転時の眼球後退と偽眼瞼下垂を伴う).
retractive breathing 陥没呼吸〔医学〕.
re·trac·tom·e·ter [rìtræktámitər] 血餅退縮計(Fonio).
re·trac·tor [ritrǽktər] ① 牽引子(外科手術用の器具で，柄と直角のフランジを備え，切開した部分を広げるために用いられる)，鉤〔医学〕，直角鉤〔医学〕，開創器〔医学〕，拡張器〔医学〕. ② 後引筋.
r. muscle 牽引筋，後引筋.
r. of angle of mouth 口角器〔医学〕.
re·trac·to·ric [rìtræktɔ́:rik] 後退の，= retractory.
r. nystagmus 後退眼振.
retractory nystagmus 退縮眼振〔医学〕，後退眼振.
re·trad [rítræd] 後方へ，背側へ，尾側へ，= caudad.
re·tra·hens au·rem [rí:trəhenz ɔ́:rem] 後耳筋(auricularis posterior の旧名).
re·trans·fus·ion [rìtrænsfjú:ʒən] 返血法(再帰輸血法，自家血液輸血法ともいい，体腔内出血に際し，貯留血液が無菌である場合，その血液を採取，濾過して再び患者に注入する方法)，再帰輸血〔医学〕.
re·trans·plan·ta·tion [rì(:)trænsplæntéiʃən] 再移植〔医学〕.
re·treat [ritrí:t] リトリート(再治療とも訳される).
retreated neurosis 退却神経症〔医学〕，隠遁神経症.
re·trench·ment [ritréntʃmənt] 短縮術(贅肉を除去して瘢痕性収縮を起こさせる手術).
re·triev·al [ritrí:vəl] 想起，回復，取り出し.
r. system for drug information 医薬品情報検索システム〔医学〕.
r. system for medical literature 医療文献検索システム〔医学〕.
re·tri·men·tum [rìtriméntəm] 排泄物.
retro- [retrou, ri:-, -trə] 後，後方，後部などの意味を表す接頭語.
ret·ro·ac·tion [rètrouǽkʃən] 逆反応，逆作用〔医学〕，反動，背反.
ret·ro·ac·tive [rètrouǽktiv] ① 逆方向性の，反応性の. ② 遡及性の(法令などの).
r. association 逆方向連合〔医学〕.
r. inhibition 逆方向抑制〔医学〕，逆行抑制.
retroadductor space 内転筋後隙.
retroaldol condensation 逆アルドール縮合〔医学〕.
retroambiguus nucleus [TA] 疑後核*，= nucleus retroambiguus [L/TA].
ret·ro·a·nal [rètrouéinəl] 肛門後〔方〕の.
ret·ro·an·ter·o·grade [rètrouǽnterəgreid] 前後逆順の.
ret·ro·au·ric·u·lar [rètrouɔ:ríkjulər] 耳介後の.
r. angle 耳後角.
r. fold 耳介後ヒダ.
r. lymph nodes 耳介後リンパ節，= lymphonodi mastoidei.
r. nodes 耳介後リンパ節〔医学〕.
ret·ro·bron·chi·al [rètroubráŋkiəl] 気管支後部の.
ret·ro·buc·cal [rètrəbʌ́kəl] 頬後〔方〕の，口腔後方の.
ret·ro·bul·bar [rètrəbʌ́lbər] ① 球後の，眼球後部の. ② 延髄後部の.
r. anesthesia 球後麻酔.
r. fat [TA] 眼窩脂肪体*，= corpus adiposum orbitae [L/TA].
r. injection 球後注射.
r. neuritis 球後視神経炎〔医学〕.
r. nucleus〔A8〕 [TA] 延髄後核*，= nucleus retrobulbaris〔A8〕[L/TA].
r. optic neuritis 球後視神経炎〔医学〕.
r. pain 球後痛〔医学〕.
r. pupillary reflex 球後瞳孔反射.
r. space 球後隙，= retroocular space.
retrocaecal nodes [TA] 盲腸後リンパ節，= nodi retrocaecales [L/TA].
retrocaecal recess [TA] 盲腸後陥凹，= recessus retrocaecalis [L/TA].
retrocalcaneal bursa [TA] 踵骨腱の滑液包，= bursa tendinis calcanei [L/TA].
retrocalcaneal bursitis 踵骨腱滑液包炎.
ret·ro·cal·ca·ne·o·bur·si·tis [rètroukælkèinioubə:sáitis] 踵骨後滑液嚢炎，= achillobursitis.
ret·ro·car·di·ac [rètroukɑ́:diæk] 心臓後部の.
r. space 心臓後腔，心後腔〔医学〕.

ret·ro·cath·e·ter·ism [rètroukǽθətərizəm] 逆行カテーテル挿入〔法〕〔医学〕(恥骨上につくった開口からカテーテルを尿道に向かって挿入すること).
retrocaval ureter 下大静脈後尿管〔医学〕.
ret·ro·ce·cal [rètrousí:kəl] 盲腸後の.
r. abscess 盲腸後方膿瘍.
r. hernia 盲腸後凹窩ヘルニア, = Rieux hernia.
r. lymph nodes 盲腸後リンパ節, = lymphonodi retrocecales.
r. recess 盲腸後陥凹.
retrocedent gout 内攻性痛風〔医学〕(関節症状が消失した後, 重症性全身症状が起こるもの), = misplaced gout, DaCosta disease.
ret·ro·cer·vi·cal [rètrousə́:vikəl] 〔子宮〕頸管後部の.
ret·ro·ces·sion [rètrəséʃən] 後退, 後屈. 形 retrocessive.
r. of uterus 子宮後退〔症〕〔医学〕, 子宮後屈〔症〕.
retrochiasmatic area [TA] 視交叉後野*, = area retrochiasmatica [L/TA].
retrochiasmatic region [TA] 視交叉後野*, = area retrochiasmatica [L/TA].
ret·ro·cla·vic·u·lar [rètrouklәvíkjulər] 鎖骨後の.
ret·ro·clu·sion [rètrouklú:ʒən, ritrə–] 挿針止血〔法〕〔医学〕, 用しん(鍼)止血〔法〕(血管の下方および後方から針を用いて閉鎖する止血法).
retrocochlear deafness 後迷路性難聴〔医学〕.
retrocochlear hearing impairment 後迷路性難聴.
retrocochlear hearing loss 後迷路性難聴〔医学〕.
ret·ro·col·ic [rètrəkálik] 結腸後の.
retrocollic spasm 頸後攣縮.
ret·ro·col·lis [rètrəkális] 後屈〔性〕斜頸〔医学〕(頭部が後方に屈曲した〔痙攣性〕斜頸), = retrocollic spasm. 形 retrocollic.
ret·ro·com·mis·su·ral [rètroukəmísjurəl] 交連後の.
ret·ro·cop·u·la·tion [rètroukàpjuléiʃən] 背向性交.
ret·ro·cri·coid [rètroukráikɔid] 輪状軟骨後部の.
ret·ro·cur·sive [rètroukə́:siv] 後退の.
r. epilepsy 後退性てんかん〔医学〕, 後進性てんかん(後方へ歩走する型).
retrocuspid papilla 犬歯後部乳頭.
ret·ro·de·vi·a·tion [rètroudì:viéiʃən] 後転(器官の後屈, 後傾, 後位などを表す総称).
r. of uterus 子宮後転〔症〕〔医学〕.
ret·ro·dis·place·ment [rètroudispléismənt] 後転(後反または後屈の子宮についていう).
r. of pregnant uterus 妊娠子宮後転.
r. of uterus 子宮後転〔症〕〔医学〕.
retrodorsal lateral nucleus [TA] 後背外側核, = nucleus retroposterolateralis [L/TA].
retroduodenal arteries [TA] 十二指腸後動脈, = arteriae retroduodenales [L/TA].
retroduodenal fossa 後十二指腸窩.
retroduodenal recess [TA] 十二指腸後陥凹, = recessus retroduodenalis [L/TA].
ret·ro·du·ral [rètroudjú:rəl] 硬髄膜後の.
retroepitonea nodes 腹膜後リンパ嚢〔医学〕.
ret·ro·e·soph·a·geal [rètroui:sàfəʤí:əl] 食道後の.
retrofacial nucleus [TA] 顔面神経後核*, = nucleus retrofacialis [L/TA].
retrofection 逆行感染.
ret·ro·fil·ling [rètrəfíliŋ] 逆根管充填.
ret·ro·fix·a·tio [rètroufikséiʃiou] 後方癒着, 後方固定.
r. cervicis 頸部後方癒着(子宮の).
retroflex bundle of Meynert マイネルト反屈束, = retroflex fasciculus.
retroflex fasciculus 反屈束.
ret·ro·flexed [rétrəflèkst] 後屈〔の〕〔医学〕.
r. uterus 後屈子宮〔医学〕.
ret·ro·flex·io [rètrəfléksiou] 後屈〔症〕(子宮のような器官が屈曲して, 後転すること).
r. uteri gravidi incarcerata 妊娠子宮後屈嵌頓症.
ret·ro·flex·ion [rìtrəflékʃən] 反屈, 後屈〔医学〕. 形 retroflexed.
r. of puerperal uterus 産じょく(褥)子宮後屈〔医学〕.
r. of uterus 子宮後屈〔症〕〔医学〕.
ret·ro·gas·se·ri·an [rètrougəsí:riən] ① ガッセル神経節後の. ② 半月神経節後の.
r. neurotomy 後ガッセル神経節神経切断術.
ret·ro·ge·nia [rètrouʤí:niə] 下顎発育不全〔医学〕.
ret·ro·gnath·ia [rètrəgnǽθiə] 下顎後退〔症〕〔医学〕, = opisthogenia.
ret·ro·gnath·ic [rètrounǽθik] 顎後退の.
ret·ro·gnath·ism [rètrounǽθizəm] 顎後退.
ret·ro·grade [rétrəgreid] 逆行の, 退行の.
r. amnesia 退行性健忘, 逆行〔性〕健忘〔症〕〔医学〕(外傷時より以前の記憶障害), = retroactive amnesia.
r. aortography 逆行性大動脈造影法.
r. beat 逆行収縮(心室から逆行したインパルスが心房を刺激する現象. 心電図にてRに続くP波をみる).
r. block 逆行〔性〕ブロック.
r. cancer 退行性癌〔医学〕, 退行性癌腫(退行萎縮性癌).
r. catheterism 逆行性尿道カテーテル挿入法.
r. catheterization 逆行性カテーテル法〔医学〕.
r. colonography 逆行性大腸造影法, = barium enema.
r. conduction 逆行〔性〕伝導.
r. cystography 逆行性膀胱造影〔法〕〔医学〕.
r. cystourethrogram 逆行性膀胱尿道造影像.
r. degeneration 逆行性変性.
r. differentiation antigen 逆行性分化抗原〔医学〕.
r. ejaculation 逆行性射精〔医学〕.
r. embolism 逆行性塞栓症〔医学〕.
r. esophagoscopy 逆行性食道鏡検査〔医学〕.
r. extrasystole 逆行性期外収縮(心室性期外収縮後心房性期外収縮が続発するもので, 刺激が His 束を逆行して伝導されて起こる).
r. filling of root canal 逆根管充填〔法〕.
r. hernia 逆行性ヘルニア〔医学〕(脱出した2係蹄の間にある腸が腹腔内で嵌頓したもの, W型嵌頓ともいう).
r. intramedullary nailing 逆行性髄内釘〔法〕.
r. intussusception 逆行性腸重積症.
r. memory 逆行記憶.
r. menstruation 逆行性月経〔医学〕, = regurgitant menstruation.
r. menstruation hypothesis 月経血逆流説(子宮内膜症の発生説. 1927年 J. A. Sampson により提唱された), = Sampson hypothesis.
r. metamorphosis ① 逆行性変態, 退行変態, = regressive metamorphosis. ② 異化作用, = catabolism.
r. metastasis 逆行転移〔医学〕.
r. motion 逆行運動.
r. obturation 逆充填〔医学〕.
r. P wave 逆行〔性〕P波.
r. phlebography 逆行性静脈造影〔医学〕.
r. pyelography 逆行性腎盂造影〔法〕〔医学〕.
r. ureterography 逆行性尿管造影〔医学〕.

R

r. urethrocystography 逆行性尿道膀胱造影〔法〕〔医学〕.
r. urethrography 逆行性尿道造影〔法〕〔医学〕.
r. urography 逆行式尿路造影術(尿道を通って膀胱内に造影剤を注入する方法).
r. VA conduction 逆行〔性〕室房伝導.
ret·rog·ra·phy [ritrágrəfi] 逆書き(反射書字), = mirror writing.
ret·ro·gres·sion [rètrougréiʃən] ① 退行, 退化, 悪化, = regression. ② 内攻, = retrocedence. ③ 異化作用, = catabolism.
retrogressive case 退行期症例〔医学〕.
retrohyoid bursa [TA] 舌骨後滑液包, = bursa retrohyoidea [L/TA].
retroiliac ureter 腸骨動脈後尿管〔医学〕.
ret·ro·in·fec·tion [rètrouinfékʃən] 逆行感染, 逆感染〔医学〕(子宮内で胎児から母体への感染).
retroinguinal space [TA] 鼡径靱帯後隙, = spatium retroinguinale [L/TA].
ret·ro·in·su·lar [rètrouínsjulər] 島後の.
r. convolution 島後回(中心回の後部にあるもの).
ret·ro·i·rid·i·an [rètrouirídiən] 虹彩後の.
ret·ro·jec·tion [rètrəʤékʃən] 洗浄(特に子宮の内腔から外方への).
ret·ro·jec·tor [rètrəʤéktər] 洗浄器.
ret·ro·lab·y·rin·thine [rètroulæbirínθin] 迷路後の.
r. deafness 迷路後性難聴〔医学〕.
r. disturbance 迷路後障害〔医学〕.
ret·ro·len·tal [rètrəléntəl] 水晶体後の.
r. fibroplasia (RLF) 水晶体後〔方〕線維増殖〔症〕〔医学〕, 後水晶体線維形成〔症〕〔医学〕, 後水晶体線維増殖症(早産児において生後起こる疾患で, 完全網膜剥離, 水晶体の後方に線維脈管膜が発生し, 眼前方部に軽度の炎症を伴う. 上皮細胞と神経膠細胞の増殖によるといわれる), = postlental fibroplasia, Torray syndrome.
ret·ro·len·tic·u·lar [rètroulentíkjulər] ① 水晶体後〔方〕の. ②〔脳の〕レンズ核後〔方〕の.
r. limb [TA] レンズ核後部, = pars retrolentiformis [L/TA].
r. part of internal capsule 内包のレンズ後部.
retrolentiform limb [TA] レンズ核後部, = pars retrolentiformis [L/TA].
ret·ro·li·e·nal [rètroulaií:nəl] 脾後〔方〕の.
ret·ro·lin·gual [rètrəlíŋgwəl] 舌後の.
r. gland 後舌腺.
ret·ro·lis·the·sis [rètrəlísθisis] 後方すべり症〔医学〕.
ret·ro·mal·le·o·lar [rètrouməlí:ələr] 踝後の.
ret·ro·mam·ma·ry [rètrəmǽməri] 乳腺後の.
ret·ro·man·dib·u·lar [rètroumændíbjulər] 下顎後の, 顎後の.
r. fossa 後下顎骨窩, = fossa retromandibularis.
r. process of parotid gland 耳下腺の顎後突起.
r. tender point 後下顎圧痛点(下顎の上端で耳介の下方, 乳様突起の前方の一点で圧迫すると, 髄膜炎の際は激痛が起こる), = Signorelli sign.
r. triangle 下顎後三角(第3臼歯の後方にある下顎骨の浅窩).
r. vein [TA] 下顎後静脈, = vena retromandibularis [L/TA].
ret·ro·mas·ti·tis [rètroumæstáitis] 後乳腺炎.
ret·ro·mas·toid [rètrəmǽstɔid] 乳突後の, 乳様突起後の.
ret·ro·max·il·lary [rètrəmǽksiləri] 上顎後の.
r. region 上顎後部.
ret·ro·me·a·tal [rètroumi:éitəl] 外耳道後の.
ret·ro·mo·lar [rètroumóulər] 臼〔歯〕後の.
r. fossa [TA] 臼歯後窩*, = fossa retromolaris [L/TA].
r. gland 臼後腺.
r. space 臼歯後隙〔医学〕.
r. triangle [TA] 臼歯後三角*, = trigonum retromolare [L/TA].
r. trigone 臼後三角〔医学〕.
ret·ro·mor·pho·sis [rètroumɔ:fóusis] ① 退行. ② 異化作用, = catabolism. ③ 逆行性変態.
retromylohyoid space 顎舌骨筋後窩.
ret·ro·na·sal [rètrounéizəl] 鼻後の, 鼻後方の, = postnasal.
ret·ro·oc·u·lar [rètrouákjulər] 眼球後の.
retroolivary area [TA] オリーブ後野, = area retroolivaris [L/TA].
retroolivary groove [TA] オリーブ後溝, = sulcus retroolivaris [L/TA].
ret·ro·or·bi·tal [rètrouɔ́:bitəl] 眼窩後の.
ret·ro·pa·tel·lar [rètroupətélər] 膝蓋後の.
ret·ro·per·i·to·ne·al [rètroupèritouní:əl] 腹膜後の, 後腹膜の.
r. abscess 後腹膜膿瘍〔医学〕.
r. fibrosis 後腹膜線維症〔化〕〔医学〕.
r. gallbladder 後腹膜胆嚢〔医学〕.
r. hernia 腹膜後ヘルニア, = extrasaccular hernia.
r. neoplasm 後腹膜腫瘍.
r. pneumography 後腹膜気体造影(撮影)〔医学〕.
r. space [TA] 腹膜後隙(骨盤の), = spatium retroperitoneale [L/TA].
r. tumor 後腹膜〔腔〕腫瘍〔医学〕.
r. veins 腹膜後静脈.
ret·ro·per·i·to·ne·um [rètroupèritouní:əm] 腹膜後腔, 後腹膜, 後腹膜腔〔医学〕.
ret·ro·per·i·to·ni·tis [rètroupèritounáitis] 後腹膜炎〔医学〕.
ret·ro·pha·ryn·ge·al [rètroufəríndʒiəl] 咽頭後の〔医学〕, 咽頭後方の.
r. abscess 咽後膿瘍〔医学〕.
r. lymph nodes 咽頭後リンパ節, = lymphonodi retropharyngeales.
r. nodes [TA] 咽頭後リンパ節, = nodi retropharyngeales [L/TA].
r. space [TA] 咽頭後隙*, = spatium retropharyngeum [L/TA].
ret·ro·phar·yn·gi·tis [rètrəfæriŋʤáitis] 咽〔頭〕後炎〔医学〕.
ret·ro·phar·ynx [rètrəfǽriŋks] 咽頭後部. 形 retropharyngeal.
ret·ro·place·ment [rètroupléismənt] 後転術(斜視手術の一術式), = recession.
ret·ro·pla·cen·tal [rètroupləséntəl] 胎盤後の.
r. hematoma 胎盤後血腫〔医学〕, = hematoma retroplacentare.
ret·ro·pla·sia [rètroupléiziə] 退行変性.
ret·ro·pneu·mo·per·i·to·ne·um [rètrounju:moupèritouní:əm] 後腹膜腔気体送入法, 後腹膜気体造影(撮影)〔医学〕.
ret·ro·po·si·tio [rètroupəzíʃiou] 後位.
ret·ro·po·si·tion [rètroupəzíʃən] 後位〔医学〕(後方転位). 形 retroposed.
retroposterior lateral nucleus [TA] 後背外側核, = nucleus retroposterolateralis [L/TA].
ret·ro·pro·ges·ta·gen [rètrouprəʤéstəʤən] レトロプロゲスターゲン(レトロプロジェスタジェン).
ret·ro·pu·bic [rètroupjú:bik] 恥骨後の.
r. hernia 恥骨後ヘルニア.
r. prostatectomy 恥骨後前立腺摘除術〔医学〕, 恥骨後前立腺切除術.

r. space [TA] 恥骨後隙，= spatium retropubicum [L/TA].
ret·ro·pul·sion [rètrəpʌ́lʒən] 逆流(腸内容の)，後方突進〔医学〕.
ret·ro·pul·sive-pe·tit mal [rètrəpʌ́lsiv pətí mál] 後反小発作〔医学〕.
retropyloric nodes [TA] 幽門後リンパ節，= nodi retropylorici [L/TA].
retropyramidal nucleus 後錐体核(縫合核の延長)，= conterminal nucleus.
ret·ro·rec·tal [rètrəréktəl] 直腸後の.
r. abscess 直腸後膿瘍〔医学〕.
r. lamina of endopelvic fascia 直腸後筋膜.
r. lamina of hypogastric sheath 直腸後筋膜.
ret·ror·sine [ritrɔ́:sin] レトロルシン $C_{18}H_{25}NO_6$ (ハンゴンソウから得られる有毒性アルカロイドで，ウシ，ウマが食し中毒を起こし，肝硬変を発症する).
retrorubral part [TA] 赤核後部*，= pars retrorubralis [L/TA].
retroscopic lens (頂点が内方へ傾斜するレンズ).
retrosemilunar ganglion rhizotomy 半月神経節後根切断術(難治性の三叉神経痛に対して行われていたが，現在では神経血管減圧術などほかの方法にとって代わられた).
retrosigmoid approach 後S状静脈洞到達法.
ret·ro·si·nus [rètrousáinəs] 後洞(側頭骨乳状突起のS状静脈の後方にある含気胞).
ret·ro·spec·tion [rètrəspékʃən] 回想(過去の記憶にふける精神状態).
ret·ro·spec·tive [rètrəspéktiv] そ(遡)及的の，回顧的の，回想的の.
r. cohort study 後向きコホート研究〔医学〕(疫学の).
r. diagnosis 回顧診断.
r. law 遡及法〔医学〕.
r. search 遡及調査〔医学〕.
r. study 遡及研究〔医学〕，回顧研究〔医学〕，後向き研究〔医学〕.
ret·ro·splen·ic [rètrəsplénik] 脾後〔方〕の.
ret·ro·spon·dy·lo·lis·the·sis [rètrəspàndiloulisθí:sis] 脊椎後〔方〕すべり症〔医学〕，= sacrolisthesis.
ret·ro·stal·sis [rètroustǽlsis] 逆蠕(ぜん)動，= antiperistalsis.
ret·ro·ster·nal [rètroustə́:nəl] 胸骨後の.
r. hernia 胸骨後ヘルニア〔医学〕.
r. pain 胸骨後痛〔医学〕.
r. pulse 胸骨後部拍動.
r. route 胸骨後経路〔医学〕.
r. space 胸骨後腔〔医学〕.
r. struma 胸骨後甲状腺腫.
ret·ro·sym·phys·i·al [rètrousimfíziəl] 恥骨結合後の.
ret·ro·tar·sal [rètroutá:səl] 瞼板後の.
r. fold ① 後瞼板ヒダ. ② 結膜円蓋，= fornix conjunctivae.
ret·ro·tor·sio [rètroutɔ́:ʃiou] 後方捻転，後反.
ret·ro·tor·sion [rètroutɔ́:ʃən] 後捻.
ret·ro·tra·che·al [rètroutréikiəl] 気管後〔方〕の.
r. space 気管後腔〔医学〕.
ret·ro·trans·po·son [rètroutrænspóuzɑn] レトロトランスポゾン.
retrotrigeminal nucleus [TA] 三叉神経後核*，= nucleus retrotrigeminalis [L/TA].
retrourethral catheterization 逆方向性尿道カテーテル法〔医学〕，後尿道カテーテル挿入法.
ret·ro·u·ter·ine [rètroujú:təri:n] 子宮後の.
r. abscess 子宮後膿瘍〔医学〕.
r. hematocele 子宮後血瘤〔医学〕.
r. hematoma 子宮後血腫〔医学〕.
r. pouch 子宮後窩(直腸子宮窩のこと)，= Douglas pouch.
ret·ro·vac·ci·na·tion [rètrouvæksinéiʃən] 帰種，還帰種痘(人痘ウイルスを接種してつくった痘苗を用いてヒトに種痘を施すこと).
retrovascular goiter 血管後部甲状腺腫.
ret·ro·ver·sio [rètrouvə́:siou] ① 後傾症. ②反転. ③ 後反，後方彎曲.
r. cum anteflexione 前屈後傾〔症〕.
ret·ro·ver·sio·flex·io [rètrouvə̀:siouf léksiou]〔子宮〕後傾後屈〔症〕(後傾と後屈との合併).
r. uteri fixata 癒着〔固定〕性子宮後傾後屈〔症〕.
r. uteri gravidi 妊娠性子宮後傾後屈〔症〕.
r. uteri mobilis 移動性子宮後傾後屈〔症〕.
ret·ro·ver·sio·flex·ion [rètrouvə̀:siouflékʃən]〔子宮〕後傾後屈〔症〕.
r. of uterus 子宮後傾屈〔医学〕.
ret·ro·ver·sion [rètrouvə́:ʒən] ① 後傾〔症〕〔医学〕. ② 後反，後捻〔医学〕.
r. of uterus 子宮後傾〔症〕〔医学〕.
r. pessary 後屈用ペッサリー.
ret·ro·vert·ed [rètrouvə́:tid] 後傾した.
r. uterus 後傾子宮〔医学〕.
ret·ro·ves·i·cal [rètrəvésikəl] 膀胱後の，= postvesical.
r. excavatio 直腸膀胱腔，= excavatio rectovesicalis.
r. hernia 膀胱後ヘルニア.
r. pouch 膀胱後窩(男子において膀胱と直腸との間にある腹膜の反転部)，= retrovesical excavation.
r. space 膀胱後隙〔医学〕.
retroviral gp70 molecule レトロウイルスgp70分子(レトロウイルスであるマウス白血病ウイルス(MuLV)の感染細胞表面に出現する糖タンパク分子).
Ret·ro·vi·ri·dae [rètrouvíridi:] レトロウイルス科(遺伝子として1本鎖のRNAを持ち，細胞に感染した後は逆転写酵素によってDNA型のプロウイルスに変換され，細胞染色体DNAに組込まれる生活環を有する. *Alpharetrovirus*, *Betaretrovirus*, *Gammaretrovirus*, *Deltaretrovirus*, *Epsilonretrovirus*, *Lentivirus*, *Spumavirus* 属に分けられる).
Ret·ro·vi·rus [rètrouváiərəs] レトロウイルス(レトロウイルス科のウイルスを指す).
***R.* vector** レトロウイルスベクター(レトロウイルスのゲノムで真核細胞への遺伝子導入ベクター).
retrozonular space [TA] 毛様体後隙*，= spatium retrozonulare [L/TA].
re·tru·sion [ritrú:ʒən] 後退(下顎の後方移動)，下顎後退運動(歯科では下顎の歯牙，特に前歯が後退した状態をいう).
retrusive occlusion 後転咬合.
Rett, Andreas [rét] レット(1924–1997，オーストリアの小児科医).
R. syndrome レット症候群(1966年に報告された女児にみられる進行性の神経変性疾患. 特徴的な神経症状や全身性痙攣がみられる広汎性発達障害の一つ).
Retterer stain [rétərər stéin] レッテレル染色法(筋肉の染色法. 80%アルコール10容，ギ酸1容にミョウバンカルミンを加えたもので，筋線維だけが赤色に染まる).
ret·ting [rétiŋ] ① 柔軟法(線維の). ② 発酵精錬. ③ 浸水.
re·turn [ritə́:n] 還流.
r. extrasystole 回帰〔収縮〕性期外収縮(心室に発生した刺激が心房へと逆行するが，心房に到達する前に反射して第2の心室性収縮を起こす).
r.-to-duty health examination 復職時健康診断〔医学〕.

R

r.-to-zero ゼロ(零)戻り法〔医学〕.
r.-to-zero recording ゼロ復帰記録(情報処理).
returned sludge 返送スラッジ〔医学〕.
returning cycle 回帰周期(期外収縮により開始される心周期).
Retzius, Anders Adolf [rétsiu:s, -tsiəs] レチウス(1796-1860, スウェーデンの解剖学者).
R. cavity レチウス腔(膀胱前腔), = prevesical space.
R. fibers レチウス線維(コルチ器にあるダイテルス細胞の糸状体).
R. foramen レチウス孔.
R. gyrus レチウス回.
R. ligament レチウス靱帯(足関節の十字靱帯をつくる係蹄靱帯), = fundiform ligament.
R. space レチウス腔.
R. veins レチウス静脈(下大動脈と腸間膜静脈との吻合), = retroperitoneal veins.
Retzius, Magnus Gustav [rétsiu:s, -tsiəs] レチウス(1842-1919, スウェーデンの組織学者で, Retzius, A. A. の息子).
R. parallel lines レチウス並行条(歯のエナメル質の切断面にみられる褐色の共心並行線で, 発育期の状態を示すものと思われ, 周波条とも呼ばれる), = Retzius parallel stria, brown striae, striae paralleli.
re·u·ni·ens [ri:jú:niəns] 結合する, = reunient.
re·u·ni·ent [ri:jú:niənt] 結合する, = reuniens.
r. duct 結合管〔医学〕.
re·un·i·on [ri:jú:niən] 吻合〔医学〕(再結合).
reused water 再用水〔医学〕.
Reusner sign [róisnər sáin] ロイスネル徴候(妊娠第4ヵ月頃から子宮動脈の血液量が増加するためダグラス窩においてその強大な拍動が触知される).
Reuss, August Ritter von [róis] ロイス(1841-1924, オーストリアの眼科医).
R. color charts ロイス色視表(着色した紙の上に着色した文字を書いたもの), = Reuss color tables, Stelling color tables.
R. formula ロイス式(滲出液または濾出液の比重から, そのタンパク含有量を概算する式で, 下のようになる. ただしEはタンパク量, Sは被検液の比重である).

$$E = \frac{3}{8}(S - 1{,}000) - 2.8$$

R. test ロイス試験(アトロピンの検出法で, 被検物に硫酸と酸化剤とを加えて加熱すると, アトロピンを含有する物質はバラまたは柑橘の花の香を発する), = atropine test.
rev gene rev 遺伝子(染色体に組み込まれたプロウイルスから転写されたRNAのうち, イントロン陽性のmRNAの核から細胞質への輸送をつかさどるrevタンパクをコードする).
re·vac·ci·na·tion [ri:væksinéiʃən] 再種痘, 再接種.
re·val·u·a·tion [ri(:)væljuéiʃən] 再評価〔医学〕.
re·vas·cu·lar·i·za·tion [ri:væskjulærizéiʃən] 血管再生, 脈管再生, 血行再建〔医学〕(血栓などにより中断された血流を再建すること. バイパス移植, 血栓内膜切除術など).
r. syndrome 血管再開通症候群〔医学〕.
rev·el·lent [révələnt] 誘導の, = revulsive.
re·ven·di·ca·tion [ri:vèndikéiʃən] 回収, 奪還, 要求.
r. neuropathy 補償(賠償)ノイローゼ〔医学〕.
r. neurosis 補償(賠償)神経症〔医学〕, 要求神経症(災害に際し保護を要求する傾向を呈すること).
reverberating circuit 反響回路〔医学〕.
re·ver·ber·a·tion [ri:və̀:bəréiʃən] ①残響, 反響. ②回帰. 形 reverbatory.
r. echo 多重エコー〔医学〕.
r. meter 残響計.
r. room 残響室〔医学〕.
r. time 残響時間.
re·ver·be·to·ry [rivə́:bətəri] 反射する.
r. furnace 反射炉.
Reverdin, Albert [rivə:dén] ルベルダン(1881-1929, スイスの外科医で, Reverdin, J. L. の息子).
R. needle ルベルダン針(外科用動脈瘤針または担子で, 先端に目を備え, 柄からてこを利用して開閉する).
Reverdin, Jacques Louis [rivə:dén] ルベルダン(1842-1908, スイスの外科医).
R. graft ルベルダン移植, = epidermic graft.
R. method ルベルダン法(表皮の皮膚移植法. 肉芽発生部に皮膚の小片を移植する植皮術), = Reverdin transplantation of skin.
rev·er·ie [révəri] [F] 白日夢, = day-dream.
re·ver·sal [rivə́:səl] ①逆転. ②反彩. ③反転(スペクトルの).
r. learning 逆学習〔医学〕.
r. of gradient 糞流逆転(腸の内容が正常の蠕(ぜん)動により前進することが遮断されて, かえって逆流する現象).
r. of instinct 本能逆転(愛着が変わって憎悪に転換する精神状態).
r. of segment 腸管逆間置術.
r. potential 逆転電位〔医学〕.
r. reaction リバーサル反応〔医学〕.
re·verse [rivə́:s] ①転換(包帯をあてるとき, 半回巻いたものを逆の方向に返して巻くことについていう). ②裏. ③反転.
r. anaphylaxis 逆〔受身〕アナフィラキシー(動物に抗原を注射し, 一定の時間をおいて特異抗血清を注射して誘発されるアナフィラキシー), = reverse passive anaphylaxis.
r. butterfly pattern 逆蝶形像〔医学〕.
r. Colles fracture 逆コーレス骨折, = Smith fracture.
r. current 逆電流〔医学〕.
r. deionization 逆イオン除去(陰イオン置換体に続き陽イオン置換体を用い, 全部のイオンを溶液から除去すること).
r. figure of 3 sign 逆3サイン, = Frostberg inverted “3” sign.
r. flap 逆行性皮弁〔医学〕.
r. genetics 逆行(逆流)遺伝学〔医学〕.
r. grouping test ウラ検査.
r. Kingsley splint 逆キングズリー副子.
r. knuckle bender 逆ナックル・ベンダー〔医学〕.
r. Monteggia fracture 逆モンテジア骨折, = Galeazzi fracture.
r. mutation 復帰〔突然〕変異(一度生じた正突然変異によって得られた表現型が, 再び野生型かそれに近い状態に復帰させられるような突然変異をさしていう). ↔ forward mutation.
r. order 逆順.
r. osmosis 逆浸透〔医学〕.
r. passive anaphylaxis 逆受身アナフィラキシー〔医学〕(動物に抗原を注射し, その後一定の時間をおいて特異抗血清を注射して誘発されるアナフィラキシー).
r. passive Arthus reaction 逆受身アルツス反応(正常動物の静脈内に同種または異種の抗原を注射してから, 抗体を皮内注射すると局所的な炎症反応(アルツス反応と同じ反応)がひき起こされる現象をいう).

r. passive hemagglutination 逆受身血球凝集反応（赤血球にウイルス特異抗体を結合させて，血清中のウイルスを検出する方法）.
r. passive hemolysis 逆受身溶血.
r. plugger 逆打填塞器.
r. pupillary block 逆瞳孔閉鎖，逆瞳孔ブロック.
r. radial immunodiffusion 逆放射状免疫拡散法.
r. testing ウラ試験（逆判定法．ABO式血液型判定のための検査．A，B，Oそれぞれの標準血球と被験血清を反応させて凝集の有無をみる），= serum testing.
r. testudo 遠心亀甲帯〔医学〕，= testudo reversa.
r. tolerance phenomenon 逆耐性現象（薬物の連用は耐性が生じ，効果が減少するのが通常である．しかし覚せい剤など中枢ドパミン神経系を興奮させるような薬物の場合，異常行動が増強される．これを逆耐と呼ぶ），= behavioral sensitization.
r. transcriptase (RTase) 逆転写酵素〔医学〕（RNAを鋳型とし，相補的なDNAを合成する酵素），= RNA dependent DNA polymerase.
r. transcriptase-polymerase chain reaction (RT-PCR) 逆転写酵素・ポリメラーゼ連鎖反応.
r. transcription 逆転写〔医学〕（RNAを鋳型として相補的DNAを合成すること．逆転写が必要な一群のRNAウイルスをレトロウイルスと総称する）.
r. transport system 逆輸送機構系〔医学〕.
r. Trendelenburg position 逆トレンデレンブルグ体位.
re·versed ［rivə́:st］ 反対の（逆にした，うら返しの意）.
r. astigmatism 倒乱視，= astigmatism against the rule.
r. bandage 逆行包帯.
r. clinical pathological conference リバーストCPC（臨床的検査結果から患者の病態生理を追究する教育法）.
r. crossing 逆交差〔医学〕.
r. crossing phenomenon 逆交差現象（網膜の）.
r. current 逆電流.
r. occlusion 反対咬合〔医学〕，= opposite occlusion, progeny anterior cross-bite, mandibulon overlap.
r. paradoxical pulse 逆奇脈.
r. passive hemagglutination 逆受身〔赤〕血球凝集〔反応〕〔医学〕.
r. peristalsis 逆蠕（ぜん）動.
r. phase chromatography 逆相クロマトグラフィ〔ー〕.
r. pinocytosis 吐出作用（細胞の）〔医学〕.
r. polarization 逆転分極〔医学〕.
r. real image 倒立実像.
r. rhythm 逆転リズム（心室拍動が心房拍動の直前に起こる）.
r. rotation of intestine 腸管逆回転症〔医学〕.
r. shunt 逆シャント〔医学〕.
r. spondylolisthesis 脊椎後すべり症（分離した脊椎の前方の部分が後方の部分に対して後に移動した状態），= vertebral retroposition.
r.-three sign 逆3型徴候.
r. type single radial immunodiffusion 逆一元放射免疫拡散〔法〕〔医学〕，逆単純放射免疫拡散〔法〕〔医学〕.
re·vers·i·bil·i·ty ［rivə̀:sibíliti］ 可逆性〔医学〕（逆にできること）.
re·vers·i·ble ［rivə́:sibl］ 可逆性の，戻し得る．名 reversibility.
r. calcinosis 可逆性石灰〔沈着〕症.
r. cell 可逆電池〔医学〕.
r. change 可逆変化〔医学〕，戻せる変化.
r. cholinesterase inhibitor 可逆性コリンエステラーゼ阻害薬〔医学〕.
r. colloid 可逆膠質（分散媒を加えると，分離または沈殿した膠質が元の形に返るもの）.
r. cycle 可逆サイクル.
r. desensitization 可逆性除痛〔医学〕.
r. electrode 可逆電極〔医学〕.
r. electrode potential 可逆電極電位〔医学〕.
r. hydrolysis 可逆性加水分解（水が合成される反応），= hydrosynthesis.
r. ischemic lesion 可逆的虚血障害〔医学〕.
r. ischemic neurological deficit (RIND) 回復性虚血性神経脱落症候，可逆性虚血性神経障害（脳の虚血による一過性の神経症状で，24時間以上持続し3週間以内にほぼ消失するもので，多くは lacunar stroke である），= reversible ischemic neurologic disability, stroke with full recovery (SFR).
r. mutation 可逆〔突然〕変異〔医学〕.
r. myocardial ischemia 可逆性心筋虚血（血流の再開により心筋収縮能の回復がみられるもの．回復のみられないものを非可逆性心筋虚血という）．→ irreversible myocardial ischemia.
r. pendulum 可逆振り子.
r. polymerization 可逆重合〔医学〕.
r. reaction 可逆反応〔医学〕.
r. renal failure 可逆性腎不全〔医学〕（腎不全の原因が除かれることにより腎機能が回復し得る腎不全．急性腎不全のうち，腎前性，腎後性腎不全が主に該当するが腎性腎不全も可逆性のことが多い）.
r. shock 可逆性ショック.
r. uremia 可逆性尿毒症〔医学〕.
reversing effect 転極効果.
reversing thermometer 転倒温度計（海水の温度を測るために考案された特殊なもので，主部と副部とからなる）.
re·ver·sion ［rivə́:ʒən］ ① 隔世遺伝〔医学〕（先祖返り），= atavism. ② 復帰〔突然〕変異〔医学〕. ③ 反転. ④ 加硫もどり（ゴム）. → vulcanite.
r. index 復帰〔突然〕変異指数〔医学〕.
r. of virulence 毒力復帰変異.
reversionary atrophy 逆転性萎縮，= anaplasia.
re·ver·tant ［rivə́:tənt］ 復帰〔突然〕変異株〔医学〕.
re·view ［rivjú:］ 総説〔医学〕，審査.
r. of system (ROS) 全身の検査（基本的全身臓器の状態や症状などの検査）.
Revilliod, Léon ［rívijou］ ルヴィーヨー（1835–1919，スイスの医師）.
R. sign ルヴィーヨー徴候（顔面神経麻痺のあるとき，他側の眼を閉じることなしに患側の眼を閉じることはできない）.
revised birth rate 改算出生率〔医学〕.
revised death rate 改算死亡率〔医学〕.
re·vi·sion ［rivíʒən］ 修正〔手術〕.
r. arthroplasty 人工関節再置換〔術〕.
r. of amputation stump 切断端修正〔医学〕.
r. of anastomosis 吻合部修正〔医学〕.
r. of gastric anastomosis 胃の吻合〔部〕の修正〔医学〕.
r. of vascular procedures 血管手術の修正〔医学〕.
r. surgery 再置換手術〔医学〕，修正手術.
revisionary metamorphosis 逆変態（幼若期への）.
re·vi·tal·i·za·tion ［ri:vàitəlizéiʃən］ ① 蘇生. ② 更生（陳腐な状態が活気づけられること）.
re·vive ［riváiv］ 蘇生する（仮死状態から意識が回復することについていう）.

R

revived name 復活名〔医学〕.

rev·i·ves·cence [revivésəns] 復活，再生(以前に診断的ツベルクリン皮内試験を受けたものに，再度皮下注射を行うと，再び皮膚反応が再現すること)，= revivification.

re·viv·i·fi·ca·tion [rivìvifikéiʃən] ① 蘇生．② 元気回復．

revocation of licence 免許取消し〔医学〕.

rev·o·lute [rèvəljú:t] 外巻きの．

rev·o·lu·tion [rèvəljú:ʃən] ① 回転，= rotation. ② 公転．③ 革命．動 revolute.

r. counter 回転速度計．

r. per minute 毎分回転数〔医学〕.

re·volv·er [riválvər] 回転交換器〔医学〕.

revolving door phenomenon 回転ドア現象(回転ドアが建物のうちに入ったと思うとすぐに出てくるように，統合失調症圏の患者が短期間のうちに入退院を繰り返す現象).

revolving room 回転室〔医学〕.

revolving shelf 回転式薬品棚〔医学〕.

re·vul·sant [riválsənt] 誘導薬，= revulsive.

re·vul·seur [riválsər] [F] 刺しん(鍼)器，= revulsor.

re·vul·sion [riválʃən] 誘出〔法〕(血液またはほかの体液を機械的に体外へ誘出する方法).

r. of blood 瀉血．

re·vul·sive [riválsiv] 誘導薬(遠隔部位から血液を誘出する薬剤).

re·ward [riwɔ́:d] 診査料〔医学〕.

r. dependence 報酬への依存(気質因子の一つ).

re·warm·ing [riwɔ́:miŋ] 復温(低体温麻酔後の)，再加温〔医学〕.

r. shock 復温性ショック．

Reye, Ralph Douglas Kenneth [rái] ライ(1912–1977，オーストラリアの病理学者).

R.-like syndrome ライ様症候群．

R. syndrome ライ症候群(通常，急性熱性疾患に続いて起こる小児の急性脳症と肝臓の脂肪沈着を特徴とする疾患．1963年 Reye により報告された).

Reye type [rái táip] ライエ型(〔脳〕下垂体性るいそうの一型で，分娩後無月経，無力症，るいそうが持続する).

Reynolds, Osborne [réinəldz] レイノルズ(1812–1912，イギリスの工学者).

R. number レイノルズ数(液体の流動速度とその通管の直径との積を，流動液の動粘性率で除した値．記号 Re).

R. stress レイノルズ応力(乱流の中の一面で，速度の不規則な変動のため，その面を通じて運動量が運ばれることによって現れる応力).

Rezzonico-Golgi spi·rals threads [rètsounikou góulgi spáirəlz θrédz] レゾニコ・ゴルジラセン(糸)，= apparatus of Golgi-Rezzonico.

RF ① radiofrequency wave ラジオ波の略．② releasing factor 放出因子の略．③ renal failure 腎不全の略．④ replicative form 複製型の略．⑤ respiratory failure 呼吸不全の略．⑥ respiratory frequence 呼吸数の略．⑦ rheumatic fever リウマチ熱の略．⑧ rheumatoid factor リウマトイド因子の略．

Rf rutherfordium ラザホージウムの元素記号．

RFA right frontoanterior 胎児の第2前方前頭位の略．

RFC rosette forming cell ロゼット形成細胞，胸腺由来細胞の略．

RFLP restriction fragment length polymorphisms 制限酵素切断断片長多型の略．

RFP ① rifampicin リファンピシンの略．② right frontoposterior 胎児の第2後方前頭位の略．

RFT right frontotransverse 胎児の第2前頭横定位の略．

RH releasing hormone 放出ホルモンの略．

Rh ① rhodium ロジウムの元素記号．② Rh 式血液型(Landsteiner と Wiener はサルの赤血球に対する抗体を用いて，ヒトの血球には凝集を起こすもの85%と，起こさないもの15%の区別を発表(1940～1941)し，この抗原を Rh 因子と呼んだが，日本人では陽性者は98.5%，陰性者はわずかに1.5%である．亜型 Rh′，Rh″，Rh_0，Hr′，Hr″，Hr_0 に細別され，イギリスでは Fisher の遺伝学研究に基づき，これらの亜型を C，E，D，c，e，d と呼ぶ).

Rh agglutinogen Rh 凝集原(Rh 陽性者の表現型として赤血球の表面に存在する特異的抗原で，アメリカ文献では凝集原と表現型は普通体の活字で表されている).

Rh antibody Rh 抗体(Rh 抗原陰性の人が，同抗原陽性の血液を輸血されたり，陽性の子どもを妊娠・分娩したときに産生される Rh 抗原に対する抗体).

Rh antigen Rh 抗原(Rh 式血液型を規定する抗原で，輸血副作用や新生児溶血性疾患の原因となる．第1染色体上にある RHD および RHCE 遺伝子によりコードされている).

Rh antigen incompatibility Rh 抗原不一致．

Rh blocking test Rh 遮断試験．

Rh blood group Rh 式血液型(Rh 抗原を規定する3つの近接した遺伝子座があり，その対立遺伝子(C と c，D と d，E と e)の組み合わせによって血液型が決定される．Rh-D 抗原が最も抗原性が強く，通常 Rh 陽性・陰性は D 抗原の陽性・陰性を意味する).

Rh classes Rh 血液型群(Rh 血液因子の遺伝を研究するに際し，抗 Rh′ および抗 R″ のみとの反応を調べると，W，U，V，UV の4群に区別され，さらに W 群は Rh_0 と Rh 型，U 群は Rh_1 と Rh′ 型，V 群は Rh″ とさらに Rh_2 型，UV 群は Rh′Rh″ と Rh_1Rh_2 型とに分類されるから，総計8種の表現型が与えられる)，= Rh genotypes.

Rh factor Rh〔血液〕因子(抗 Rh 血清を用いてヒトの血球と反応させると，凝集を起こすものと，起こさないものとの2級に分けることができ，その陽性のものの赤血球には Rh 凝集原分子の性状として Rh 血液因子が存在するといわれる．この血液因子は，文献ではゴチック活字で表されている).

Rh-hapten Rh 型ハプテン(Carter).

Rh incompatibility Rh 不適合．

Rh incompatible pregnancy Rh 不適合妊娠(父母の Rh 血液型の不適合により，妊娠の継続に障害がでるもの).

Rh null syndrome Rh 陰性症候群．

Rh sensitization Rh 感作(Rh 血液因子陰性の者が Rh 陽性の胎児を妊娠するか，または Rh 因子陽性の血球を輸血されて起こる感作).

rH, rH_2 ($AH_2 \rightleftarrows A + H_2$ の酸化還元反応が起こる溶液に不活性電極を入れて水素電極を形成させるときに電極面に発生する H_2 の圧力によって溶液の酸化還元電位を表したもので $-\log_{10}P_{H_2}$ のこと．M. Clark が1923年に用いた語).

rh (Rh 陰性者の血球に含まれていると考えられている抗原で，rh′ および rh″ の亜型を含む).

rha·bab·er·one [rəbǽbəroun] ラバベロン 化 3,5,8-trihydroxy-2-methylanthraquinone $C_6H_2(OH)_2(CO)_2C_6H_2(OH)CH_3$ (ダイオウ rhubarb に発見されるアルコールの一つ).

Rhab·di·as [ræbdáiəs] ラブディアス属(線虫の一属)，= *Angiostoma*.

R. bufonis (カエルの腸管内に寄生する).

rhab·dite [rǽbdait] 棒状体(有形体 morphite の一つ).

rhab·di·ti·a·sis [ræbditáiəsis] ラブジチス症.
rhab·dit·ic [ræbdítik] 桿虫の.
Rhab·dit·i·da [ræbdítidə] 桿線虫類.
Rhab·di·tis [ræbdáitis] 桿虫属, 桿線虫属(ヒトから検出されるものは自由生活型の虫体の混入と考えられる).
rhabditis form larva ラブジチス型幼虫, = rhabditiform larva.
Rhab·di·toi·dea [ræ̀bditɔ́idiə] ラブディアス上科, 桿線虫上科(小形で大部分は自由生活種である).
rhab·di·um [rǽbdiəm] 随意筋, 横紋筋.
rhabdo− [ræbdou, −də] 桿〔状〕のまたは横紋筋のの意味を表す接頭語.
rhab·do·cyte [rǽbdəsait] 桿状核白血球, = staff cell, band form.
rhab·doid [rǽbdɔid] 桿状の, = rhabdite.
 r. suture 桿状縫合, = sagittal suture.
 r. tumor of kidney (RTK) 腎横紋筋肉腫様腫瘍.
rhab·dome [rǽbdoum] 桿状体.
rhab·do·my·o·blas·to·ma [ræ̀bdoumàioublæstóumə] 横紋筋芽細胞腫.
rhab·do·my·o·chon·dro·ma [ræ̀bdoumàioukɑndróumə] 横紋筋軟骨腫.
rhab·do·my·ol·y·sis [ræ̀bdoumaiálisis] 横紋筋融解〔症〕[医学](運動, 外傷による筋挫滅や薬物・アルコールなどが原因となり横紋筋細胞が融解し, 漏出した成分により他臓器障害をきたす. 筋痛, 筋力低下, ミオグロビン尿がみられ, 急性腎不全などに注意する).
rhab·do·my·o·ma [ræ̀bdoumaióumə] 横紋筋腫[医学](横紋筋および横紋筋芽細胞からなる腫瘍で, 一般に良性と考えられ, Ewing の解釈では性腺に発生すれば奇形腫, 腎に起こるものは限局性奇形腫, 心臓においては胎生期発生に由来し, 食道および消化器に発生するものは転移と考えられる), = myoma striocellulare.
 r. uteri 子宮横紋筋腫(小児の腟または成人の子宮頸部に起こる悪性ポリープ様新生物で, 中胚葉に由来する混合腫), = sarcoma botryoides.
rhab·do·my·o·myx·o·ma [ræ̀bdoumàioumiksóumə] 横紋筋粘液腫.
rhab·do·my·o·sar·co·ma [ræ̀bdoumàiousɑ:kóumə] 横紋筋肉腫[医学](筋芽細胞 sarcoblast の増殖による悪性腫瘍), = rhabdomyoma sarcomatosum.
rhab·do·pho·bia [ræ̀bdoufóubiə] 棒恐怖〔症〕, 打撲恐怖〔症〕[医学].
rhab·do·sar·co·ma [ræ̀bdousɑ:kóumə] 横紋筋肉腫.
Rhab·do·vir·i·dae [ræ̀bdouvíridi:] ラブドウイルス科(一本鎖 RNA ウイルスで, *Lyssavirus*, *Vesiculovirus* 属などに分けられる).
Rhab·do·vi·rus [ræ̀bdouváiərəs] (ラブドウイルス科のウイルスを指す).
rhachi− [reiki, ræki] 脊柱との関係を表す接頭語, = rachi(o)−.
rha·co·ma [reikóumə] ① 皮膚裂傷, 皮膚剥離. ② 滴状陰嚢.
rha·cous [réikəs] 亀裂の, ヒダの, 破傷の.
Rhad·i·no·vi·rus [rædí:nəvaiərəs] ラディノウイルス属(ヘルペスウイルス科の一属で, ヒトヘルペスウイルス8型などが含まれる).
rhae·bo·cra·nia [rì:boukréiniə] 斜頸, = wryneck, rhebocrania.
rhae·bo·sce·lia [rì:bousí:liə] 屈脚(O脚, または X脚), = rheboscelia.
rhae·bo·sis [ri:bóusis] 屈曲症(正常直線的な構造が屈曲している状態).
rhae·sto·cy·the·mia [rìstousaiθí:miə] 破壊赤血球症, = rhestocythemia.
rha·ga·des [rǽgədi:z] ① 亀裂. ② あかぎれ.
 r. of nipple 乳頭亀裂.
rha·gad·i·form [rəgǽdifɔ:m] 亀裂状の.
 r. eczema 亀裂性湿疹[医学].
rha·gas [réigəs] = fissura.
−rhage [riʤ] 異常な漏出・排泄の意を表す接尾語.
−rhagia [reiʤiə] 異常な漏出, 排泄の意を表す接尾語, = −rrhage, −rrhagia.
Rha·gio [réidiou] シギアブ属.
rhag·i·o·crine [rǽʤiəkri:n] 粒状分泌(細胞体内に粒状または滴状分泌物を生ずる分泌現象をいう).
 r. cell 顆粒分泌性組織球(Renault), = clasmatocyte.
 r. vacuole (分泌細胞の原形質内にみられる膠質貯蔵小胞).
Rham·na·ce·ae [ræmnéisii:] クロウメモドキ科.
rham·na·zin [rǽmnəzin] ラムナジン $C_{17}H_{14}O_7$ (ケルセチンの 7,3′-methyl ether で, ラムチネンに伴ってヨーロッパ産のクロウメモドキ属 *Rhamnus* 植物に存在する).
rham·ne·tin [rǽmnitin] ラムネチン ㊗ 3,5,3′,4′-tetrahydroxy-7-methoxyflavone $C_{16}H_{12}O_7$ (ケルセチンの 7-methyl ether で, レモン黄色の結晶. クロウメモドキ科植物 *Rhamnus cathartica* の実の配糖体キサントラムニンとして存在する), = β-rhamnocitrin.
rham·nic·o·side [ræmníkəsaid] ラムニコシド $C_{26}H_{30}O_{15} \cdot 4H_2O$ (クロウメモドキ科植物 *Rhamnus cathartica* などの幹の皮にある配糖体).
rham·ni·nose [rǽmninous] ラムニノース ㊗ L-rhamoside-L-rhamnoside-D-galactose $C_{18}H_{31}O_{14}$ (キサントラムニン, ソフオリンなどの配糖体の糖成分である三糖類の一つ).
rham·nite [rǽmnait] ラムニット $CH_3CHOH(CHOH)_3CH_2OH$ (メチルペンチットの一種で, 無色の結晶, ラムノースを還元して得られる).
rham·ni·tol [rǽmnitəl] ラムニトール $C_6H_{14}O_5$ (ラムノースの還元により得られるアルコールで, inositol の性状に類似した物質), = rhamnite.
rham·no·ca·thar·tin [ræ̀mnoukəθɑ́:tin] ラムノカタルチン $C_{27}H_{30}O_{14} \cdot \frac{1}{2}H_2O$ (クロウメモドキ科植物 *Rhamnus cathartica* の実に存在する配糖体).
rham·nose [rǽmnouz] ラムノース $C_6H_{12}O_5$ (種々の配糖体などの構成成分である. 通常は L-ラムノースをさす), = isodulcite.
rham·no·side [rǽmnəsaid] ラムノース配糖体(水解によりラムノースを生ずる).
rham·no·xan·thin [ræ̀mnəzǽnθin] ラムノキサンチン, = frangulin.
Rham·nus [rǽmnəs] クロウメモドキ属(クロウメモドキ科 *Rhamnaceae* の一属で, カスカラの原植物).
 R. californica カリフォルニアウメモドキ, = California coffeeberry.
 R. cathartica セイヨウウメモドキ.
 R. crocea 赤果ウメモドキ.
 R. purshiana (カスカラサグラダの原植物), = cascara buckthorn.
rha·pha·nia [rəféiniə] ラファヌス中毒症(ダイコン類 *Raphanus* の中毒症), = raphania.
−rhaphy [rəfi] 外科縫合を意味する接尾語, = −rrhaphy.
rhap·id·o·some [rǽpidəsoum] ラピドソーム(細菌の菌体内にみられる小桿状物).
rha·pon·tic [rəpɑ́ntik] ダイオウ［大黄］の.
 r. root ダイオウ〔根〕, = rhubarb.
rha·pon·ti·cin [rəpɑ́ntisin] ラポンチシン $C_{20}H_{21}O_8$-(OCH_3) (タデ科植物 *Rheum rhaponticum* の根にある配糖体), = rhapontin, ponticin.

rhat·a·ny [rǽtəni] ラタニ，= *Krameria*.
Rhazes [réizi:z] ラゼス（AD 850-923年頃のアラビアの医学者．初めて麻疹と痘瘡との鑑別について記述し，神経病を研究．また水銀軟膏を推奨した．著書 Opuscula は古代医学の権威），= Abū Bakr Muhammad ibn Zakariyā al-Rāzi.
Rh_0(D) immunoglobulin Rh_0〔D〕免疫グロブリン（Rh（+）児分娩後の Rh（−）母の Rh 感作予防の目的で，使用する），= anti-D immunoglobulin.
rhe [rí:] レー（流動性の単位で，速度の単位または粘度の単位の逆数）.
-rhea [ri:ə] 流出，漏出を意味する接尾語.
rheg·ma [régmə] 破裂，自解（血管壁，腹壁，膿瘍の壁などの）.
rheg·ma·tog·e·nous [règmətáʤənəs] 破裂性の.
  r. retinal detachment 裂孔原性網膜剝離.
rhe·ic ac·id [rí:ik ǽsid] レイン酸，= rhein.
Rhein, M. L. [réin] レイン（1860-1928，アメリカの歯科医）.
  R. file レイン鑢子.
  R. picks レイン鑿子（歯根管の先端を拡大する器械）.
rhe·in [rí:in] レイン ㊋ 4,5-dihydroxyanthraquinone-2-carboxylic acid $C_{15}H_{18}O_6$（ダイオウおよびセンナ葉から得られる黄色針状結晶），= rheic acid, parietic acid, rhubarb yellow.
Rheinberg microscope ラインベルク顕微鏡.
rhem·bas·mus [rembǽzməs] 不決断，無判断.
rhemic diathesis 疱疹性素質，= dartrous diathesis.
rhe·nate [rí:neit] レニウム酸塩.
rhe·ni·um (Re) [rí:niəm] レニウム（マンガン群に属する元素で，原子番号75，元素記号 Re，原子量 186.207，質量数 185〜187）.
  r. carbonyl レニウムカルボニル $[Re(CO)_5]_n$.
  r. compounds レニウム化合物（レニウムは7，6，5，4，3，2価の化合物をつくるが7価の Re_2O_7 などが最も安定で，2価化合物は溶液中にだけ存在し，抽出することはできない）.
  r. dioxide 二酸化レニウム ReO_2.
  r. heptoxide 七酸化レニウム Re_2O_7.
  r. oxide 酸化レニウム（4種類のレニウム酸化物の総称）.
  r. sesquioxide 三二酸化レニウム Re_2O_3.
  r. trioxide 三酸化レニウム ReO_3.
rheo- [ri:ou, ri:ə] 流れの意味を表す接頭語.
rhe·o·base [rí:əbeis] 基電流〔医学〕（L. Lapicque が1909年に与えた定義では，組織の刺激を喚起するために必要な最小電流）. 形 rheobasic.
rheobasic potential 基電位〔医学〕.
rheobasic voltage 基電圧（基電流を電圧で表したもの）.
rhe·o·car·di·og·ra·phy [rì:oukà:diágrəfi] レオカルジオグラフィ〔一〕〔医学〕（心臓に対するインピーダンスプレチスモグラフィ）.
rhe·o·c(h)ord [rí:əkɔ:d] ① 可変抵抗器（rheostat の旧名）. ② 抵抗弦（同様な針金をスケールのついた台の上に張って，その上を滑りつつこれに接触する滑り接触子が備えられたもの）.
rhe·o·chry·sin [rí:əkraisin] レオクリシン $C_{22}H_{22}O_{10}$（黄色針状結晶でダイオウの配糖体）.
rhe·o·cord [rí:əkɔ:d] 加減抵抗器〔医学〕，= rheostat.
rhe·o·en·ceph·a·log·ra·phy (REG) [rì:ouensèfəlágrəfi] レオエンセファログラフィ〔一〕〔医学〕（電流脳写）.
rhe·og·ra·phy [ri:ágrəfi] レオグラフィ〔一〕〔医学〕.
rhe·ol·o·gy [ri:áləʤi] レオロジー，流動学〔医学〕（油，ゴムなどのような固体と液体の中間の物質の流動と変形を扱う学問）. 形 rheological.
rhe·om·e·ter [ri:ámitər] ① 検流計，= galvanometer. ② 血流計，= plastometer.
rhe·om·e·try [ri:ámitri] ① レオメトリー，流動測定〔医学〕. ② 血行測定（電流または血流の測定法）.
rhe·o·nome [rí:ənoum] 電流変動器（異なった回路の電流を興奮系に加え，その効果を測定する装置）.
rhe·o·pexy [rí:əpeksi] レオペクシー（Freundlich の命名語で，揺動性 thixotropy を示すゾルまたは懸濁液に，静かな律動的運動を加えると，自然に固化する時間が著しく短縮される現象で，Juliusburger が1935年に初めて気づいた）.
rhe·o·pleth·ys·mog·ra·phy [rì:ouplèθizmágrəfi] 脈波電気記録法〔医学〕.
rhe·o·scope [rí:əskoup] 検電器，= electroscope, galvanoscope. 形 rheoscopic.
rhe·o·stat [rí:əstæt] 可変抵抗器，加減抵抗器〔医学〕，レオスタット（電気抵抗の値を変えられる電気抵抗器）.
rhe·os·to·sis [rì:ɑstóusis] 流線状過骨症（過骨症の一種で，骨のX線像において流線状の過骨を示すもの），= streak hyperostosis.
rhe·o·ta·chyg·ra·phy [rìoutəkígrəfi] レオタキグラフィ〔一〕〔医学〕（筋の起電作用の変動曲線を描記する方法）.
rhe·o·tan·nic ac·id [rì:ətǽnik ǽsid] レオタンニン酸 $C_{26}H_{26}O_{11}$ または $C_{26}H_{26}O_{14}$（ダイオウにあるタンニン酸）.
rhe·o·tax·is [rì:ətǽksis] 流走性〔医学〕，走流性（流れにさからって動く身体の現象），= rheotropism.
rhe·o·tome [rí:ətoum] 断流器（電流を一定の速度で次々に切る装置）.
rhe·o·trope [rí:ətroup] 換路器（電流の方向を転換する器械），= commutator, gyrotrope.
rhe·ot·ro·pism [ri:átrəpizəm] 走流性，流向性〔医学〕.
rhes·to·cy·the·mia [rèstousaisí:miə] 破壊赤血球症.
rhe·sus (Rh) [rí:səs] アカゲザル，= rhesus monkey.
  r. antigen Rh 抗原，= rhesus factor.
  r. blood group system リーザス式血液型〔医学〕.
  r. factor Rh 因子.
  r. monkey アカゲザル［赤毛猿］（Rh 因子の研究に用いられたインド産のサル），= macaques.
Rhe·um [rí:əm] ダイオウ属（タデ科植物の一属で，*Rheum officinale*，*R. palmatum* の根茎は瀉下薬として用いられる）.
rhe·um [rí:əm] だいおう（大黄），= rhubarb.
rheu·ma·py·ra [r(j)ù:məpáirə] リウマチ熱，= rheumatic fever.
rheu·mar·thri·tis [r(j)ù:mɑ:θráitis] 関節リウマチ，= rheumarthrosis.
rheu·ma·tal·gia [r(j)ù:mətǽlʤiə] リウマチ性疼痛，リウマチ痛〔医学〕.
rheu·mat·ic [r(j)u:mǽtik] リウマチ性の.
  r. angina リウマチ性アンギナ〔医学〕.
  r. annular erythema リウマチ性環状紅斑〔医学〕.
  r. aortic stenosis リウマチ性大動脈弁狭窄〔症〕〔医学〕.
  r. aortic stenosis with insufficiency-regurgitation リウマチ性大動脈弁狭窄兼閉鎖不全〔症〕〔医学〕.
  r. aortic valve disease リウマチ性大動脈弁疾患〔医学〕.
  r. aortitis リウマチ性大動脈炎.
  r. arteritis リウマチ性動脈炎〔医学〕.

R

r. arthritis リウマチ性関節炎〔医学〕.
r. carditis リウマチ性心〔臓〕炎〔医学〕.
r. chorea リウマチ性舞踏病〔医学〕(感染性舞踏病), = infectious chorea.
r. contraction リウマチ収縮, = tetany.
r. diathesis リウマチ〔性〕素質〔医学〕.
r. diet リウマチ食〔医学〕.
r. disease リウマチ性疾患〔医学〕.
r. disorder リウマチ性疾患.
r. endocarditis リウマチ性心内膜炎〔医学〕.
r. fever リウマチ熱〔医学〕(A群溶連菌感染による上気道炎後約3週間で発症し，急性遊走性関節炎，心炎，Sydenham 舞踏病，皮下結節，輪状紅斑をきたし，小児に好発する．免疫反応が発症に関与).
r. gout リウマチ性痛風, = rheumatoid arthritis.
r. granuloma リウマチ性肉芽腫.
r. heart disease リウマチ性心疾患〔医学〕.
r. inflammation リウマチ性炎症.
r. mitral valve disease リウマチ性僧帽弁疾患〔医学〕.
r. myocarditis リウマチ性心筋炎〔医学〕(リウマチ性疾患によって生じる心筋炎．冠動脈病変，心筋線維の線維化，伝導障害などを生じる).
r. myositis リウマチ性筋炎〔医学〕.
r. neuritis リウマチ性神経炎〔医学〕.
r. nodule リウマチ〔性〕小結節(リウマチ熱の際，心筋間質に生じる特異的肉芽腫).
r. osteoperiostitis リウマチ性骨骨膜炎, = Poulet disease.
r. pain リウマチ痛〔医学〕.
r. peliosis リウマチ性紫斑病〔医学〕.
r. pericarditis リウマチ性心膜炎〔医学〕.
r. pleurisy リウマチ性胸膜炎〔医学〕.
r. pneumonia リウマチ性肺炎.
r. polyarthritis リウマチ性多発〔性〕関節炎〔医学〕.
r. polymyalgia リウマチ性多発〔性〕筋痛〔医学〕.
r. purpura リウマチ性紫斑〔病〕〔医学〕(急性関節炎を伴うものをいう), = rheumatoid purpura, Schönlein purpura.
r. scoliosis リウマチ性側弯.
r. tetany リウマチ〔性〕テタニー〔医学〕.
r. torticollis リウマチ性斜頸〔医学〕, = stiff neck.
r. valvulitis リウマチ性弁膜炎〔医学〕, = endocarditis.

rheu·ma·ti·co·sis [r(j)ù:mətikóusis] 小児リウマチ症.
rheu·ma·tid [r(j)ú:mətid] リウマチ疹.
rheu·ma·tism [r(j)ú:mətizəm] リウマチ〔医学〕(① リウマチ(関節リウマチとも呼ばれ，結合織を主成分とする構造，特に筋肉，腱，関節，神経などを侵す炎症性疾病の一般名で，組織学的特徴としては，Aschoff 結節が心筋および皮下組織に発生する). ② 急性リウマチ熱(レンサ球菌の感染によるリウマチ症), = acute rheumatic fever). 形 rheumatic, rheumatismal.
rheu·ma·to·ce·lis [r(j)ù:mətoukí:lis] リウマチ性紫斑病, = purpura rheumatica.
rheu·ma·toid [r(j)ú:mətɔid] リウマチ様の〔医学〕, リウマトイド(関節リウマチ類似症状).
r. agglutinating globulin リウマチ様凝集グロブリン(感作されたヒツジの赤血球を凝集させる高力価抗体で，Rose, Rogen, Lipman (1948)の提唱した語).
r. agglutinin リウマトイド凝集素〔医学〕.
r. arteritis リウマチ性動脈炎.
r. arthritis (RA) リウマチ様関節炎〔医学〕, 関節リウマチ〔医学〕(主に滑液膜，関節周囲組織における肉芽腫および結合織の肥厚に基づく多発性炎症で，全身症状を伴う．従来慢性的なものとの概念が強く慢性関節リウマチが診断名であったが，2002年(第46回日本リウマチ学会総会)，慢性の文字は削除されている), = proliferative arthritis, chronic infectious a., atrophic a..
r. arthritis cell 関節リウマチ細胞〔医学〕, リウマチ様関節炎細胞〔医学〕.
r. arthritis factor リウマチ関節炎因子〔医学〕.
r. arthritis precipitin (RAP) リウマチ沈降素(リウマチ因子，変性 IgG に対する抗体), = rheumatoid factor.
r. arthritis test ① 関節リウマチ試験. ② RA 試験, = RA test.
r. disease リウマチ様疾患〔医学〕.
r. factor (RF) リウマトイド因子(自己抗体の一種で，IgG の Fc 部分に結合する．関節リウマチの約8割の患者に認められるが，ほかの膠原病，肝疾患，悪性腫瘍でも認められる).
r. family history リウマチ家系〔医学〕.
r. interstitial lung disease リウマトイド間質性肺疾患〔医学〕.
r. lung リウマチ肺〔医学〕.
r. lung disease リウマチ性肺疾患〔医学〕.
r. nodule リウマチ小〔結〕節(関節リウマチの関節外症状の一つで，中心部はフィブリノイド壊死からなる結節), リウマトイド結節〔医学〕.
r. pannus リウマチ様パンヌス(骨，軟骨を侵食するリウマチの増殖滑膜).
r. pneumoconiosis リウマチ様塵肺症.
r. purpura リウマチ様紫斑病〔医学〕.
r. vasculitis リウマトイド血管炎〔医学〕.

rheu·ma·tol·o·gist [r(j)ù:mətáləʤist] リウマチ専門医，リウマチ学者.
rheu·ma·tol·o·gy [r(j)ù:mətáləʤi] リウマチ学〔医学〕.
rheu·ma·to·py·ra [r(j)ù:mətoupáirə] リウマチ熱, = rheumapyra.
rheu·ma·to·sis [r(j)ù:mətóusis] リウマチ症(結節性紅斑のようなリウマチ類似症の総称名).
rheu·mic ac·id [r(j)ú:mik ǽsid] ダイオウ酸 $C_{20}H_{16}O_8$ (ダイオウタンニン酸の誘導体).
rhex·is [réksis] 破綻，破裂〔医学〕, 崩壊.
RHF right heart failure 右心不全の略.
rhi·go·sis [rigóusis] 冷覚. 形 rhigotic.
rhIL-11 recombinant human interleukin 11 遺伝子組換えヒトインターロイキン-11 の略.
rhin- [rain] 鼻との関係を表す接頭語, = rhino-.
rhi·na·es·the·sia [ràinəsθí:ziə] 嗅覚，鼻感覚, = rhinesthesia.
rhi·nal [ráinəl] 鼻の, = nasal.
r. sulcus [TA] 嗅脳溝, = sulcus rhinalis [L/TA].
rhi·nal·gia [rainǽlʤiə] 鼻痛〔医学〕, = rhinodynia.
rhi·nal·ler·go·sis [ràinælə:góusis] 鼻アレルギー〔症〕〔医学〕, アレルギー性鼻炎.
rhi·nan·chone [rainǽŋkən] 鼻閉塞, = nasal obstruction.
rhi·nan·gia [rainǽnʤiə] 鼻閉塞, = nasal obstruction.
rhi·nan·tral·gia [ràinæntrǽlʤiə] 副鼻腔〔洞〕痛.
rhin·co·spasm [ríŋkəspæzəm] かん(鼾)声症(覚醒中鼾声を発すること).
rhin·e·de·ma [ràinədí:mə] 鼻浮腫，鼻水腫, = rhinoedema.
rhi·nel·co·sis [ràinəlkóusis] 鼻潰瘍.
rhi·nen·ce·phal·ia [ràinənsifǽliə] 象鼻奇形(鼻が長吻のような奇形).
rhi·nen·ceph·a·lon [ràinənséfələn] 嗅脳〔医学〕(嗅覚の中枢をなす大脳の一部で，嗅葉，前穿孔質，脳梁下回，傍嗅領からなる), = nosebrain, olfactory brain, smell-b.. 形 rhinencephalic.

R

rhi·nen·ceph·a·lus [ràinənséfələs] 象鼻〔奇形〕, = rhinocephaly.
rhi·nen·ceph·a·ly [ràinənséfəli] 長鼻症〔医学〕.
rhi·nen·chy·sis [rainénkisis] ① 鼻洗浄. ② 点鼻, = nasal douching.
rhi·nes·the·sia [ràinəsθí:ziə] ① 鼻感覚. ② 嗅覚, = rhinaesthesia.
rhi·neu·ryn·ter [ràinju:ríntər] 鼻球(鼻出血の療法として用いる膨張性ゴム袋), = nasal bag.
rhin·he·ma·to·ma [ràinhi:mətóumə] 鼻血腫(鼻軟骨周囲の出血による).
rhi·ni·a·try [rainàiətri] 鼻科学, = rhinology.
rhin·i·on [ráiniən] 鼻孔点(鼻骨間縫合の自由下端), = punctum nasale inferius.
rhi·nism [ráinizəm] 鼻声, = rhinismus, rhinolalia.
rhi·ni·tis [rináitis] 鼻炎〔医学〕(鼻腔粘膜の炎症).
r. blenorrhoea of newborn 新生児淋疾性鼻炎〔医学〕.
r. medicamentosa 薬剤性鼻炎〔医学〕.
r. syphilitica 梅毒性鼻炎, = syphilitic rhinitis.
rhino– [rainou, –nə] 鼻との関係を表す接頭語.
rhi·no·an·e·mom·e·ter [ràinouænimámitər] 鼻腔風速計(鼻腔内の空気通流を測る機械. Lion).
rhi·no·an·tri·tis [ràinouæntráitis] 鼻洞炎.
rhi·no·blen·nor·rhea [ràinoublènərí:ə] 鼻漏, 鼻膿漏〔医学〕.
rhi·no·by·on [rainóubiən] 鼻タンポン〔医学〕, = rhineurynter.
rhi·noc·a·ce [rainákəsi:] 鼻潰瘍.
rhi·no·can·thec·to·my [ràinoukænθéktəmi] 内眼角切除術.
rhi·no·ca·tar·rhus [ràinoukətá:rəs] 鼻カタル.
rhi·no·caul [ráinəkɔ:l] 嗅球脚.
rhi·no·cele [ráinəsi:l] 嗅脳室(側脳室の突出部で, 胎生時の嗅脳内にある腔洞), = rhinocoele, rhinocoelia, ventriculus olfactorius.
rhi·no·ce·phal·ia [ràinousifǽliə] 象鼻〔奇形〕症〔医学〕, = rhinocehaly.
rhi·no·ceph·a·lus [ràinəséfələs] 象鼻〔奇形〕体〔医学〕, 単眼象鼻奇形児(退化した鼻, 正中の単眼窩に単眼または双眼を備えた脳半球癒着奇形), = rhinencephalus.
rhi·no·ceph·a·ly [ràinəséfəli] 象鼻〔奇形〕症, = rhinencephalus, rhinocephalia.
rhinocerebral zygomycosis 鼻脳型接合菌症.
Rhi·noc·er·os [rainásərəs] サイ[犀]属.
***R.* horn** 犀角(黒味をおびているものを烏犀角, 白味をおびているものを水犀角と呼び, 漢方では解熱, 解毒に用いられる).
Rhi·no·cer·ot·i·dae [ràinousərátidi:] サイ[犀]科.
rhi·no·chei·lo·plas·ty [ràinoukáiləplæ̀sti] 鼻口唇形成〔術〕〔医学〕.
rhi·no·clei·sis [ràinoukláisis] ① 鼻閉〔塞〕〔医学〕, 鼻腔閉塞, = rhinostenosis. ② 鼻腔閉鎖術.
rhi·no·cnes·mus [ràinənézməs] 鼻瘙痒症.
rhi·no·con·junc·ti·vi·tis [ràinoukənʤʌ̀ŋktiváitis] 鼻結膜炎〔医学〕.
rhi·no·cos·met·ic [ràinoukɑzmétik] 鼻整形術.
rhi·no·dac·ry·o·lith [ràinoudǽkriəliθ] 鼻涙管結石〔医学〕.
rhi·no·der·ma [ràinoudə́:mə] 毛孔性苔癬, = keratosis pilaris, lichen pilaris.
rhi·no·di·a·pha·nos·co·py [ràinoudàiəfənáskəpi] 鼻徹照検査法〔医学〕(口内に電球を含み上顎洞を徹照する方法. Heryng).
rhi·no·dym·ia [ràinədímiə] 鼻重複奇形〔医学〕(鼻および上顎が重複して, 両眼間の距離と鼻幅が拡大している一種の二顔体).
rhi·nod·y·mus [rainádiməs] 鼻重複体.
rhi·no·dyn·ia [ràinədíniə] 鼻痛〔医学〕(鼻内の痛み), = rhinalgia.
rhi·no·e·de·ma [ràin(ou)idí:mə] 鼻浮腫, = rhinedema.
Rhi·no·es·trus [rainéstrəs] リノエストルス属(ヒツジバエ科の一属でウマの鼻腔またはヒトの眼にも幼虫を産みつける).
rhi·nog·e·nous [rainάʤənəs] 鼻性の, = rhinogenic.
r. extradural abscess 鼻性硬脳膜外膿瘍.
rhi·no·hy·grom·e·ter [ràinouhaigrámitər] 鼻腔湿度計〔医学〕.
rhi·no·ism [ráinəizəm] 鼻音症〔医学〕(鼻腔の構音障害).
rhi·no·ky·phec·to·my [ràinoukaiféktəmi] 鼻前弯切除術.
rhi·no·ky·pho·sis [ràinoukaifóusis] 鼻前弯症(鼻背部が高く伸出した状態), 外鼻前弯〔症〕〔医学〕.
rhi·no·la·lia [ràinouléiliə] 鼻声〔医学〕, = rhinism.
r. aperta 開鼻声(後鼻腔が開きすぎて起こる口蓋裂などでみられる), 開放性鼻声〔医学〕.
r. aperta functionalis 機能的開鼻声.
r. clausa 閉〔塞性〕鼻音(鼻声)〔医学〕, 閉鼻声(後鼻腔が狭いために起こる).
rhi·no·lar·yn·gi·tis [ràinoulæ̀rinʤáitis] 鼻喉頭炎.
rhi·no·la·ryn·go·cele [ràinoulərínɡəsi:l] 鼻喉頭腫瘤.
rhi·no·lar·yn·gol·o·gy [ràinoulæ̀riŋɡáləʤi] 鼻喉頭科学.
rhi·no·lith [ráinəliθ] 鼻石〔医学〕, = rhinolite.
rhi·no·li·thi·a·sis [ràinouliθáiəsis] 鼻石症〔医学〕.
rhi·nol·o·gist [raináləʤist] 鼻科医, 鼻科専門医〔医学〕.
rhi·nol·o·gy [raináləʤi] 鼻科学〔医学〕. 形 rhinologic, rhinological.
rhi·no·ma·nom·e·ter [ràinoumənámitər] 鼻気圧計〔医学〕(鼻〔孔〕閉塞症の診察において圧力を測定する水圧計).
rhi·no·ma·nom·e·try [ràinoumənámitri] ① 鼻気圧測定〔法〕. ② 鼻気圧学.
rhi·nom·e·ter [rainámitər] 鼻孔計(鼻孔直径を測定する器械), 鼻腔計〔医学〕.
rhi·no·mi·o·sis [ràinoumaióusis] 縮鼻術(鼻短縮術).
rhi·nom·mec·to·my [ràinəméktəmi] 内眼角切除術(鼻側眼角部を切除する手術), = rhinocanthotomy.
rhi·no·my·co·sis [ràinoumaikóusis] 鼻〔腔〕糸状菌症〔医学〕.
rhi·non·cus [rainάŋkəs] 鼻たけ(茸), = nasal polyp.
rhi·no·ne·cro·sis [ràinounikróusis] 鼻骨壊死.
rhi·no·neu·ro·sis [ràinounju:róusis] 鼻神経症〔医学〕.
rhi·no·path·ia [ràinəpǽθiə] 鼻症.
r. pollinosa 花粉鼻症, = allergic rhinitis.
rhi·nop·a·thy [rainάpəθi] 鼻症, 鼻障害〔医学〕.
rhi·no·pha·ryn·ge·al [ràinoufərínʤiəl] 鼻咽頭の, = nasopharyngeal.
rhi·no·phar·yn·gi·tis [ràinoufæ̀rinʤáitis] 鼻咽頭炎〔医学〕.
r. mutilans 断節性鼻咽頭炎, = gangosa.
rhi·no·pha·ryn·go·lith [ràinoufəríŋɡəliθ] 鼻咽頭石.
rhi·no·pha·ryn·go·scope [ràinoufəríŋɡəskoup] 鼻咽頭鏡.
rhi·no·phar·yn·gos·co·py [ràinoufæ̀riŋɡáskəpi]

R

鼻咽頭鏡検査〔法〕[医学].
rhi·no·phar·ynx [ràinoufǽriŋks] 鼻咽腔[医学], 上咽頭(鼻咽頭), = nasopharynx.
rhi·no·pho·nia [ràinoufóuniə] 鼻声, 鼻音症, = rhinolalia.
rhi·noph·o·ny [rainɑ́fəni] 鼻声[医学], 鼻音症(鼻腔の構音障害).
rhi·no·phore [ráinəfɔ:r] ① 鼻カニューレ(呼吸困難時に用いる). ② 嗅覚突起.
rhi·no·phy·co·my·co·sis [ràinoufàikoumaikóusis] ① 鼻藻菌症. ② エントモフトラ症, = entomophthoramycosis.
rhi·no·phy·ma [ràinoufáimə] 鼻瘤[医学], 酒皶(しゅさ)鼻[医学](鼻端で, 血管, 皮脂腺および結合織の著明な増殖を起こし, 第3度酒皶とも呼ばれる), = toper's nose, whisky nose.
rhi·no·plas·ty [ráinəplæ̀sti] 造鼻術, 鼻形成〔術〕[医学]. 形 rhinoplastic.
rhi·no·pneu·mo·ni·tis [ràinounjù:mounáitis] 鼻肺炎(動物の鼻と肺の粘膜の炎症).
rhi·no·pol·li·no·sis [rainoupɑ̀linóusis] 鼻花粉症[医学].
rhi·no·pol·yp [ràinəpɑ́lip] 鼻ポリープ, 鼻たけ(茸)[医学].
rhi·no·pol·yp·us [ràinəpɑ́lipəs] 鼻たけ(茸), = nasal polyp.
rhi·nop·sia [rainɑ́psiə] 鼻側視(輻輳性斜視, 内斜視), = convergent strabismus.
rhi·no·re·ac·tion [ràinouriǽkʃən] 鼻反応[医学].
rhi·nor·rha·gia [ràinəréiʤiə] はなぢ[医学], 鼻出血[医学], = epistaxis, nose-bleed.
rhi·nor·rha·phy [rainɔ́:rəfi] 鼻縫合〔術〕[医学].
rhi·nor·rhea [ràinərí:ə] 鼻漏[医学].
r. of cerebrospinal fluid 髄液鼻漏[医学].
rhi·nor·rhoea [ràinərí:ə] 鼻漏, 鼻汁[医学].
rhi·no·sal·pin·gi·tis [ràinousæ̀lpinʤáitis] 鼻耳管炎[医学].
rhi·nos·chi·sis [rainɑ́skisis] 鼻破裂, 鼻裂症[医学].
rhi·no·scle·ro·ma [ràinouskliəróumə] 鼻硬〔化〕症(主として東洋諸国にみられる疾病で, 鼻およびその隣接組織に, 扁平な孤立性ないし癒合性硬結節を生じ, 圧痛を感ずる. *Klebsiella pneumoniae* subsp. *rhinoscleromatis* の関与が考えられている).
rhi·no·scope [ráinəskoup] 鼻鏡.
rhi·nos·co·py [rainɑ́skəpi] 鼻鏡検査〔法〕[医学], 検鼻法. 形 rhinoscopic.
rhi·no·si·nu·i·tis [ràinousàinjuáitis] 鼻副鼻腔炎[医学].
rhi·no·si·nu·si·tis [ràinousàinjusáitis] 鼻副鼻腔炎[医学].
rhi·no·si·nus·o·path·ia [ràinousàinəsəpǽθiə] 鼻洞病(鼻腔および副鼻腔の疾病).
rhi·no·si·nu·sop·a·thy [ràinousàinəsɑ́pəθi] 鼻副鼻腔症[医学].
rhi·no·spi·rom·e·ter [ràinouspairɑ́mitər] 鼻腔通気計(鼻腔内の空気通流を検査する機械. Undritz).
rhi·no·spo·rid·i·o·sis [ràinouspɔ̀:ridióusis] ライノスポリジウム症(*Rhinosporidium seeberi* の感染による疾患で, 鼻, 眼, 耳, 喉頭および時には性器の粘膜を侵し, 恒久性ポリープを起こす).
rhi·no·steg·no·sis [ràinoustignóusis] 鼻閉塞, = rhinostenosis.
rhi·no·ste·no·sis [ràinoustinóusis] 鼻腔狭窄〔症〕[医学], 鼻〔腔〕閉塞[医学], 鼻閉[医学], = rhinostegnosis.
rhi·no·thrix [ráinəθriks] 鼻毛[医学], = vibrissae.
rhi·not·o·my [rainɑ́təmi] 鼻切開〔術〕[医学].
rhi·no·tra·che·i·tis [ràinoutrèikáitis] 鼻気管炎.
rhi·no·vac·ci·na·tion [ràinouvæ̀ksinéiʃən] 経鼻ワクチン接種〔法〕, 経鼻接種〔法〕[医学].
Rhi·no·vi·rus [ràinouváiərəs] ライノウイルス属(ピコルナウイルス科の一属で, かぜ症候群の原因となる).
rhi·no·vi·rus [ràinouváiərəs] ライノウイルス(ライノウイルス属のウイルスを指す).
rhi·o·tin [ráiətin] リオチン(*Rhizobium* には働くが酵母には作用を示さないビオチンで, アビジンと結合し, 中性または酸性加圧滅菌法において安定である).
Rhi·pi·ceph·a·lus [ràipiséfələs, rìpi-] (マダニ科の一属. 背甲に模様なく, 眼と花彩をもつ. イヌやウシに寄生する).
R. appendicularis (ヒトにはロッキー山熱の病原体を媒介する).
R. bursa (ヒツジの黄疸血尿症の病原体 *Babesia ovis* を伝播する).
R. evertsi (ウマ, ウシに寄生する).
R. sanguineus クリイロマダニ(背甲に大小のくぼみが無数に分布する褐色のイヌダニで, *Rickettsia rickettsii* および *Babesia canis* を伝播する), = brown dog tick.
R. simus (アフリカ東海岸の *Theileria parva* を伝播する).
rhip·tas·mus [riptǽsməs] (バリズム), = ballism.
rhitidoplasty しわとり形成, = rhytidoplasty.
rhi·zag·ra [raizǽgrə] 歯根抜器.
rhi·zan·es·the·sia [ràizənisθí:ziə] 脊髄神経根麻酔, 脊髄根麻酔〔法〕[医学].
rhi·zar·thro·sis [ràizɑ:θróusis] 手根関節症(母指の基底関節の骨関節炎で, 職業病の一つ).
rhiz(o)- [raiz(ou), -z(ə)] 根との関係を表す接頭語.
Rhi·zo·bac·te·ri·um [ràizoubæktí:riəm] (旧称), = *Rhizobium*.
Rhi·zo·bi·a·ce·ae [ràizoubiéisii:] 根生菌科(グラム陰性の桿菌, 植物に対しては病原性を示すが, 普通には腐生菌または共生菌).
Rhi·zo·bi·um [raizóubiəm] 根瘤菌(小さなグラム染色不定の桿菌. 幼若菌は極性の鞭毛をもち, 運動性, 好気性, 大気中の窒素を固定して同化する能力をもち, マメ科植物の根に根瘤をつくるが, ヒトに対して病原体とはならない).
Rhi·zo·ceph·a·la [ràizouséfələ] 根頭上目(フクロムシ類).
rhi·zo·don·tro·py [ràizoudɑ́ntrəpi] 歯根回転法(歯根に歯冠をはめる方法).
rhi·zo·don·try·py [ràizoudɑ́ntripi] 歯根穿孔〔法〕[医学].
Rhi·zog·ly·phus [raizɑ́glifəs] ネダニ[根蟎]属(コナダニ科の一属で, 体長は0.6〜0.8mm, 植物の根や室内塵に発生する).
rhi·zoid [ráizɔid] 仮根[医学].
r. cell 仮根細胞.
rhi·zo·ma [raizóumə] 根茎, = rhizome.
rhi·zome [ráizoum] 根茎[医学](植物の地下にある茎で葉をもたない部分), = rootstock.
rhi·zo·mel·ic [ràizəmélik] 四肢の着根の(股または肩などについていう), 四肢根部の.
r. chondrodysplasia punctata 近節短縮性点状軟骨形成異常〔症〕.
r. dwarfism 四肢近位短縮性小人症.
r. pseudopolyarthritis 根性多発性偽関節炎[医学].
r. spondylosis 根性脊椎症[医学], = spondylitis rhizomelica.

rhi·zo·me·nin·go·my·e·li·tis [ràizoumenìŋgoumàiəláitis] 脊髄根髄膜脊髄炎，= radiculomeningomyelitis.

rhi·zo·morph [ráizəmɔ:f] 根状菌子束.

rhi·zo·mor·phoid [ràizoumɔ́:fɔid] ① 根形の. ② 菌糸束様の.

Rhi·zo·mu·cor [ràizoumjú:kɔ:r] リゾムーコル属(接合菌門に属する真菌で，*R. pusillus* などが含まれる).

rhi·zo·neure [ráizənjuər] 脊髄後根神経細胞.

rhi·zo·nych·i·um [ràizəníkiəm] 爪根，爪床. 複 rhizonychia.

rhi·zo·plast [ráizəplæst] リゾプラスト，根毛，根形質(生毛または鞭毛が細胞核まで達する索条)，= axoneme.

rhi·zo·pod [ráizəpɑd] 根足虫(アメーバ類を含む).

Rhi·zo·po·da [ràizoupóuda] 根足虫上綱(肉質鞭毛虫門).

rhi·zo·po·di·um [ràizoupóudiəm] 根状仮足.

Rhi·zo·pus [ráizəpəs] リゾープス属(接合菌門に属する真菌で，*R. oryzae* などが含まれる).

rhi·zo·style [ráizəstàil] リゾスタイル.

rhi·zot·o·my [raizátəmi] 根切断術(脊髄神経根または歯根の)，根切離〔術〕[医学].

Rhm Roentgen per hour at one meter の略(γ線源から1m の距離における照射線量率が 1R (2.58×10^{-4} C/kg) 毎時であるようなγ線源の量を表す単位で，その 1/1,000 をミリラム mRhm と示す).

rho, ρ [róu] ロー(ギリシャ語アルファベット第17字. 英語では r).

r.-anastomosis ロー吻合 [医学].

r. factor ロー因子(大腸菌で mRNA 合成の終結に働いている因子).

rho·da·mine [róudəmi:n] ローダミン〔花紅〕(ピロニンに類似の紅色化合物で，*m*-amino-phenol と無水フタール酸と結合した物質).

r. B ローダミンB ㊇ meta-diethyl-amidophenolphthalein hydrochloride $C_{28}H_{31}N_2O_3Cl$ (食品の着色剤)，= rhodamine O.，safraniline.

r. S ローダミンS ㊇ tetraethyl succinein $(C_2H_5)_2NC_6H_3OC(C_2H_4COOH)C_6H_3(C_2H_5)_2Cl$.

rho·da·nase [róudəneis] ローダナーゼ(チオ硫酸塩の反応を触媒する酵素).

rho·da·nate [róudəneit] ローダン酸塩(チオシアン酸塩，ロダン化物)，= thiocyanate.

rho·da·nese [róudəni:s] ローダネーゼ(シアン化物とチオ硫酸塩とからチオシアン化物をつくる合成酵素).

rho·dan·ic ac·id [roudǽnik ǽsid] ローダン酸，= rhodanine.

rho·da·nide [róudənaid] ローダン化物(チオシアン酸塩).

rho·dan·i·late [roudǽnileit] ローダニレート $M^I[Cr(CNS)_4an_2]$ (ローダニル酸塩).

rho·da·nil·ic ac·id [ròudəníIik ǽsid] ローダニル酸 $H[Cr(CNS)_4an_2]$ (an =アニリン).

rho·da·nil·i·cite [ròudənílisait] ローダニル酸塩 $H[Cr(CNS)_4(C_6H_5NH_2)_2]$ (アルカロイド，アミノ酸，アミンの試薬).

rho·da·nine [róudənin] ローダニン $C_3H_3NOS_2$，= rhodanic acid.

rho·dea-sap·o·gen·ic ac·id [róudiə sæpəʤénik ǽsid] ロデアサポゲニン酸 $C_{27}H_{42}O_6$ (ロデアサポゲニンをクロム酸で酸化して得られる二カルボン酸).

rho·dea-sap·o·gen·in [róudiə səpáʤənin] ロデアサポゲニン $C_{27}H_{44}O_4$ (オモトの葉から分離されたサポニンを水解して得られる物質で，normal 型と iso 型との2種がある).

rho·dein [róudein] ロデイン $C_{30}H_{44}O_{10} \cdot 2\frac{1}{2}H_2O$ (オモト中にある強心性配糖体).

rho·de·ose [róudious] ロデオース，= D-fucose.

Rhodesian fever ローデシア熱(アフリカにおける家畜の *Theileria parva* による感染症で，高熱とリンパ腺腫脹を特徴とする. ダニにより媒介される)，= East African coast fever, Rhodesian red-water fever, Rhodesian tick fever.

Rhodesian red-water fever ローデシア赤水熱，= African red-water fever.

Rhodesian trypanosomiasis ローデシアトリパノソーマ症，= east-African sleeping sickness, kaodzera.

rho·di·um (Rh) [róudiəm] ロジウム(白金族に属する希金属元素で，原子番号45，原子量102.9055，元素記号 Rh，質量数103).

r. carbonyl ロジウムカルボニル(① $[Rh(CO)_4]_2$ (橙黄色). ② $[Rh(CO)_3]_n$ (赤色). ③ $[Rh_4(CO)_{11}]_n$ (黒色)).

r. chloride 塩化ロジウム($RhCl_3$ (赤色))，= rhodium trichloride.

r. oil ロジウム油(*Convolvulus scoparius* などの根から得られる揮発油).

rho·diz·o·nate [roudízəneit] ロジゾン酸塩.

rho·di·zon·ic ac·id [ròudizánik ǽsid] ロジゾン酸 ㊇ dihydroxy-diquinoyl $C_6H_2O_6$ (バリウムの検出試薬).

Rhod·ni·us [rádniəs] ロドニウス属(サシガメの一種).

R. prolixus ロドニウス・プロリクサス(南アメリカ産の昆虫で，*Trypanosoma cruzi* を伝播する).

rhodo- [roudou, -də] 赤色の意味を表す接頭語.

rho·do·chro·mic salt [ròudəkróumik sɔ́:lt] ロードクロム塩($X_3[Cr(NH_3)_5OH \cdots\cdots Cr(NH_3)_5]X_2$ 型の複核クロム錯塩およびその塩基性塩).

rho·do·chro·site [ròudəkróusait] 菱マンガン鉱 $MnCO_3$.

Rho·do·coc·cus [ròudəkákəs] ロドコッカス属(好気性のグラム陽性細菌).

R. equi ロドコッカス・エクイ(ウマの原発性肺炎から分離される. ヒトでは免疫不全者の肺に感染することがある).

rho·do·cyte [róudəsait] 赤血球(まれに用いられる)，= erythrocyte.

rho·do·den·drin [ròudədéndrin] ロードデンドリン $C_{16}H_{22}O_7$ (ツツジ，シャクナゲ類 *Rhododendron* の葉の配糖体).

Rho·do·den·dron [ròudədéndrɑn] ツツジ属(ツツジ科の一属).

R. aureum キバナシャクナゲ(利尿・発汗薬として用いられる).

R. indicum サツキ.

R. metternichii シャクナゲ(漢名「石南」は誤用といわれる)，= leatherleaf rhododendron.

rho·do·gen·e·sis [ròudəʤénisis] 視紅再生(光刺激によって退色した視紅が暗所で回復すること).

rho·do·nite [róudənait] 薔薇輝石 $MnSiO_3$.

rho·do·phane [róudəfein] ロードファン(魚，鳥類の網膜の錐体にある網膜色素 chromophane の一つ).

rho·do·phy·lac·tic [ròudoufailǽktik] 視紅防衛(御)の.

rho·do·phy·lax·is [ròudoufailǽksis] 視紅防衛〔機構〕(視紅の再生を促進すると思われる網膜上の作用). 形 rhodophylactic.

rho·do·por·phy·rin [ròudoupɔ́:firin] ロードポルフィリン(ポルフィリンの誘導体).

Rho·do·pseu·do·mo·nas [ròudousjù:doumóunəs] ロドシュードモナス属(菌体は球状または桿状, 極毛により運動を行い, 有機栄養物を発育上必要とする. 色素系の存在により光合成を営む).

rho·dop·sin [roudápsin] ロドプシン, 視紅〔素〕[医学] (Franz Boll が1876年にカエル網膜の杆〔状〕体内に存することを発見した視覚色素. ビタミンAが補欠因子として存在する色素タンパク質で, 吸収極大は500μm), = visual purple.

r. protein (オプシン), = opsin.

rho·do·quine [róudəkwin] ロードキン ㊗ 8-(3-diethylaminopropylamino)-6-methoxyquinoline (ロードプレキンの相同体で, 側鎖の短いもの. フランスでは pamaquin と呼ばれている抗マラリア薬), = antimalarine, plasmocid.

Rho·do·spi·ril·la·ce·ae [ròudouspàiriléisii:] ロドスピリルム科(光合成細菌の一つ).

Rho·do·spi·ril·lum [ròudouspairíləm] ロードスピリラム属(ロドスピリルム科の一属で, 菌体はラセン形を呈し, 極毛により運動する. 鉱物栄養のみでは発育しない. 光合成により色素系は赤色または褐色を呈する).

rho·do·tox·in [ròudətáksin] ロドトキシン(シャクナゲの葉に存在する有毒性成分).

rho·do·xan·thin [ròudəzǽnθin] ロドキサンチン $C_{40}H_{50}O$ (カロチノイドの一種で, 青黒色の結晶で, *Taxus baccata* の仮種皮の中に存在する).

-rhoea [ri:ə] 漏・流出, 分泌, 排泄の意を表す接尾語.

rhoeb·de·sis [ri:bdí:sis] ① 吸収(旧). ② 啜飲.

rhombencephalic gustatory nucleus 菱脳味覚核.

rhombencephalic isthmus 菱脳峡(菱脳と大脳との分画面をなす脳の狭い部分).

rhombencephalic sleep 菱脳性睡眠[医学].

rhomb·en·ceph·a·li·tis [ràmbensèfəláitis] 菱脳炎[医学].

rhomb·en·ceph·a·lon [ràmbenséfələn] [L/TA] 菱脳(胎児の原始脳胞の3個のうち最も尾方にある部分で, 将来後脳 metencephalon と髄脳 myelencephalon とに発育する), = rhombencephalon [TA], 後脳, = hindbrain [TA].

rhom·bic [rámbik] ① 菱形の. ② 斜方の. 名 rhomb, rhombus.

r. grooves 菱形溝.

r. lip 菱脳唇(胚子の菱脳の外側縁).

r. sulfur 斜方晶系イオウ.

r. system 斜方晶系[医学].

rhom·bo·coele [rámbəsi:l] 菱脳腔, 菱形洞(脊髄中心管の尾骨部の拡張部), = rhomboid fossa, sinus rhomboidalis.

rhom·bo·coe·lia [ràmbousí:liə] 菱脳腔, 菱形洞, = rhombocoele.

rhom·bo·he·dral [ràmbouhí:drəl] ① 菱面体の. ② 斜方面体晶系の.

rhom·boid [rámbɔid] 菱形の(菱形筋, 菱形靱帯などについていう), = rhomboidal.

r. fossa [TA] 菱形窩, = fossa rhomboidea [L/TA].

r. impression 菱形〔靱帯〕圧痕(鎖骨の), = costal tuberosity, tuberositas costalis.

r. ligament 菱形靱帯(橈骨から三角骨に至る手背にある), = ligamentum costoclaviculare.

r. major [TA] 大菱形筋, = musculus rhomboideus major [L/TA].

r. minor [TA] 小菱形筋, = musculus rhomboideus minor [L/TA].

r. muscle 菱形筋, = musculus rhombodieus.

r. nucleus [TA] 菱形核, = nucleus commissuralis rhomboidalis [L/TA].

r. sinus 第四脳室.

rhomboidal sinus 菱形洞(第四脳室).

rhom·boi·de·us [rambɔ́idiəs] 菱形筋(大 major および小 minor に区別される).

r. major muscle 大菱形筋.

r. minor muscle 小菱形筋.

rhom·bo·mere [rámbəmiər] 菱脳にある分節構造.

Rhom·bo·zo·a [ràmbouzóuə] 菱形動物門.

rhom·bus [rámbəs] 菱形[医学], 平行四辺形.

rhon·chal [ráŋkəl] ラ音の, 水泡音の, = rhonchial.

r. fremitus ① ラ音振盪音. ② 気管支振盪音, = bronchial fremitus.

rhon·chi [ráŋkai] (rhonchus の複数).

rhon·chi·al [ráŋkiəl] ラ音の, = rhonchal.

rhon·chus [ráŋkəs] ① ラ(囉)音, 低音性連続(ラ)音[医学]. ② 類鼾音[医学]. ③ 水泡音. 複 rhonchi. 形 rhonchal, rhonchial.

r. rale 振戦ラ音.

rhoparocercous cercaria 広尾セルカリア.

rhop·try [róuptri] ロプトリー(アピコンプレクサ亜門の胞子虫類のスポロゾイト期やほかの段階の虫体の小器官). 複 rhoptries.

rho·ta·cism [róutəsizəm] ラ行発音不能(r 音を不正確に発音すること), = rotacism.

rho·ta·ni·um [routéiniəm] ロタニウム(金とパラジウムとの合金で, 白金と同一の性状がある).

R/hr Roentgen per hour レントゲン毎時の略(X線またはγ線の照射線量率の単位. その1/1,000をミリレントゲン毎時 mR/hr で表す).

RHS reticulohistiocytic system 細網組織球系の略.

rhu·barb [rúbə:b] ダイオウ〔大黄〕(ダイオウ, または同属植物の根茎. ジアントロン, タンニン, アントラキノンを含み健胃, 瀉下薬として用いる. 漢方では消炎, 解毒, 瀉下を目的として用いられている), = chinese rhubarb, rheum.

r. and soda mixture ダイオウソーダ合剤(ダイオウ流エキス, 吐根流エキス, 重曹, ハッカ精, 水からなる), = mistura rhei et sodae.

r. extract ダイオウエキス, = extractum rhei.

r. fluidextract ダイオウ流エキス, = fluidextractum rhei.

r. test ダイオウ検出法(尿をアルカリ性にして赤変すればダイオウの存在を示す).

r. yellow (レイン), = rhein.

Rhuphos [rú:fəs] ルーフス, = Rufus of Ephesus.

Rhus [rʌ́s] ウルシ属(ウルシ科の植物で, 接触により薬物性皮膚症を発現させる成分を含有する).

rhus dermatitis ウルシ皮膚炎.

Rhyn·cho·bdel·li·da [rìŋkədélidə] フンビル〔吻蛭〕目.

rhyn·cho·cele [ríŋkəsi:l] 吻腔(紐虫類の吻鞘にある腔房).

rhyn·choph·yl·lin [riŋkáfilin] リンコフィリン $C_{20}H_{22}N_2O_2(OCH_3)_2$ (カギカズラ *Uncaria rhynchophylla* の幹や根のアルカロイド).

rhy·o·lite [ráiəlait] 流紋岩, = liparite.

rhy·oph·thal·mu·ria [ràiɑfθælmjú:riə] 仮眼尿漏.

rhy·o·sto·ma·tu·ria [ràioustòumətjú:riə] 仮口尿漏(唾液中に尿の成分が排泄されること).

rhy·pa·ria [raipéiriə] ① 汚物. ② 歯垢, = sordes.

rhy·pia [ráipiə] カキ殻疹, = rupia.

rhy·poph·a·gy [raipáfəʤi] 汚物嗜食症.

rhy·po·pho·bia [ràipoufóubiə] 潔癖〔症〕[医学], 不潔恐怖〔症〕[医学], 汚物恐怖〔症〕.

rhy·se·ma [raisí:mə] ヒダ(しわ).

-rhysis [raisis] 流出の意味を表す接尾語.

rhythm [ríðəm] 調律[医学], 律動[医学], リズム(定

期的または周期的に発現する活動であり，波 wave と呼ぶこともある）．形 rhythmic，rhythmical.

r. method リズム法〔医学〕（避妊法の一つ）.

rhyth·meur ［ríðmər］ 律動絶電器（X 線装置において律動的に電流を断絶する器械）.

rhyth·mic ［ríðmik］ 律節運動（消化機能を行う小腸が律節的に分節運動を起こすこと．Cannon）.

r. chorea 律動性舞踏病〔医学〕，旋律性舞踏病.

r. excitation リズム（律動）興奮〔医学〕.

r. segmentation 分節運動〔医学〕.

r. sternal compression 律動的胸骨圧迫〔医学〕.

rhyth·mi·cal ［ríðmikəl］ 律動性〔医学〕.

r. contraction 律動性収縮〔医学〕.

r. nystagmus 律動〔性〕眼振〔医学〕，調律的眼振（一方向への緩慢運動に続いて，他方向へ急速運動が現れるもの），＝jerking nystagmus，resilient n..

r. reflex 律動的反射.

rhyth·mic·i·ty ［riðmísiti］ リズム性〔医学〕，律動性〔医学〕，整脈性.

rhyth·mo·ther·a·py ［rìðməθérəpi］ 旋律療法（リズムを使ったどもりの治療法）.

rhyt·i·de ［ráitaid］ しわ（皺）.

rhyt·i·dec·to·my ［rìtidéktəmi］ しわ切除〔術〕.

rhyt·i·do·plas·ty ［rítidəplæ̀sti］ しわ取り手術，＝facelift operation.

rhyt·i·do·sis ［rìtidóusis］ 角膜皺皮〔症〕（しわより．死期の迫った徴候の一つとして角膜にしわが生ずること）.

RI ① radioisotope 放射性同位元素，ラジオアイソトープ，放射性同位体の略．② regular insulin 普通インスリンの略．③ residual inhibition レジデュアルインヒビションの略．④ respiratory index 呼吸係数の略．⑤ Röhrer index ローレル指数の略.

RI cisternography 脳槽シンチグラフィ〔ー〕（脳槽スキャン），＝cisternal scan.

RIA ① radioimmunoassay 放射免疫測定法，ラジオイムノアッセイ，リアの略．② reversible ischemic attack 可逆性虚血発作の略.

rib ［ríb］［TA］肋骨（主として胸郭を形成する細長い左右合計 24 個の弯曲した骨で，頭 head は脊椎に関節結合し，次にやや細くなった頸 neck と後部の結節 tubercle から前方に弯曲して角 angle をつくって体 body となり，さらに前方に進んで胸骨と連結する．ribs〔1〜12〕），＝costa［L/TA］.

r. cage 胸郭.

r. fracture 肋骨骨折〔医学〕.

r. hump 肋骨膨隆〔医学〕，肋骨隆起.

r. notching 肋骨切痕〔医学〕.

r. resection 肋骨切除〔術〕〔医学〕.

r. retractor 開胸器〔医学〕.

r. scissors 肋骨ばさみ（鋏）〔医学〕.

r. shears 肋骨ばさみ（鋏）〔医学〕，肋骨剪刀.

r. sign 肋骨サイン〔医学〕.

r. spreader 開胸器〔医学〕.

Ribas-Torres dis·ease ［rí:bəs tɔ́:rəs dizí:z］ ライバス・トレス病，＝alastrim.

ri·ba·vi·rin ［ràibəváirin］ リバビリン 化 1-*β*-D-ribofuranosyl-1*H*-1,2,4-triazole-3-carboxamide（抗ウイルス薬），＝tribavirin.

ri·ba·zole ［ráibəzoul］ リバゾール 化 1-*α*-D-ribofuranosido-5,6-dimethylbenzimidazole（ビタミン B_{12} の分解により生ずる無色物質）.

ribbed funnel ヒダ付き漏斗.

Ribbert, Moritz Wilhelm Hugo ［ríbə:t］ リベルト（1855-1920，ドイツの病理学者）.

R. method リベルト染色法（① 結合織細線維の染色には，アルコール固定後 5〜30 秒間 10% リンモリブデン酸液に浸漬水洗いして，リンモリブデン酸ヘマトキシリンで 5 分間染色水洗する．細線維は深青色，ほかは灰色を呈する．② 被膜莢膜の染色液には，氷酢酸，無水アルコール，水との混合液にダーリアを 37°C で飽和させたものを用いて，乾燥標本を 2 時間作用させる）.

R. theory リベルト説（腫瘍は周囲の組織緊張が減少するため，細胞残遺巣から発生するとの説）.

R. tumor リベルト腫（海綿芽細胞腫，腺性膠腫），＝adenoglioma，spongioblastoma.

Ribbing, Seved ［ríbiŋ］ リビング（1902-1993，スウェーデンの放射線科医）.

R. diaphyseal リビング骨幹部過骨症.

R. disease リビング病（骨端軟骨内性異骨症），＝epiphyseal enchondral dysostosis.

R. syndrome リビング症候群，＝Ribbing diaphyseal.

rib·bon ［ríbən］ リボン.

r. arch リボンアーチ（歯弓の形につくった針金製運動器）.

r.-like keratitis 帯状角膜炎〔医学〕，＝band keratitis.

r. of Reil ライル絨帯．→ lemniscus.

Ribera y Sans, José ［ribérə］ リベラ（1853-1912，スペインの外科医）.

R. method リベラ法（弾力性包帯を腰部にあてて下肢の乏血を起こさせる方法）.

Ribes, François ［rí:bz］ リーブ（1765-1845，フランスの医師）.

R. ganglion リーブ神経節（脳の前交通動脈周囲の交感神経の上方終末部）.

Ribière method ［ribiér méθəd］ リビエール赤血球抵抗試験（食塩水の濃度を 0.6〜0.02% まで，0.02% ずつの差で準備し，1 滴の血液をそれぞれに加えた後 18 時間室温に放置するか，もしくは 37°C で 1 時間加温した後溶血を観察する方法）.

ri·bi·tol ［ráibitɔ:l］ リビトール，＝adonite.

ri·bo·des·ose ［ràibədésous］ リボデスオース CH_2O-$CH_2CHOHCHOHCH_2OH$（チモ核酸に存在する五炭糖），＝desoxyribose.

ri·bo·fla·vin ［ràiboufléivin］ リボフラビン $C_{17}H_{20}N_4O_6$：376.36（ベンゾプテリジン系ビタミン B_2．ビタミン複合体の一つで，ビタミン B_2 の別名としてアメリカで用いられる名称．ヨーロッパではラクトフラビンと呼ばれる．黄色酵素の作用族をなし，牛乳，筋肉，肝，腎，卵，酵母などに存在する）.

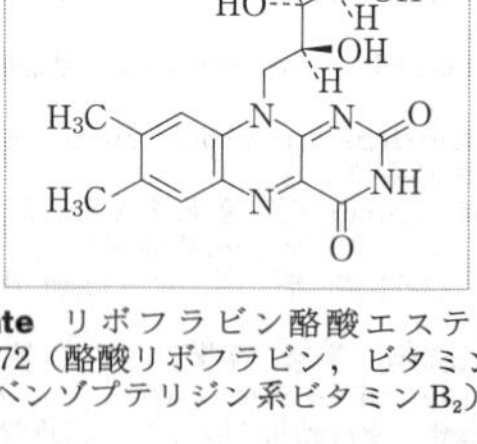

r. butyrate リボフラビン酪酸エステル $C_{33}H_{44}N_4O_{10}$：656.72（酪酸リボフラビン，ビタミン B_2 酪酸エステル．ベンゾプテリジン系ビタミン B_2）.（→ 構造式）

r. deficiency リボフラビン欠乏症〔医学〕.

r. sodium phosphate リボフラビンリン酸エステルナトリウム $C_{17}H_{20}N_4NaO_9P$：478.33（リン酸リボフラビンナトリウム，ビタミン B_2 リン酸エステル，リン酸リボフラビン．ヌクレオチド型ビタミン B_2．ビタミン B_2 欠乏症の予防および治療）.（→ 構造式）

r. unit リボフラビン単位.

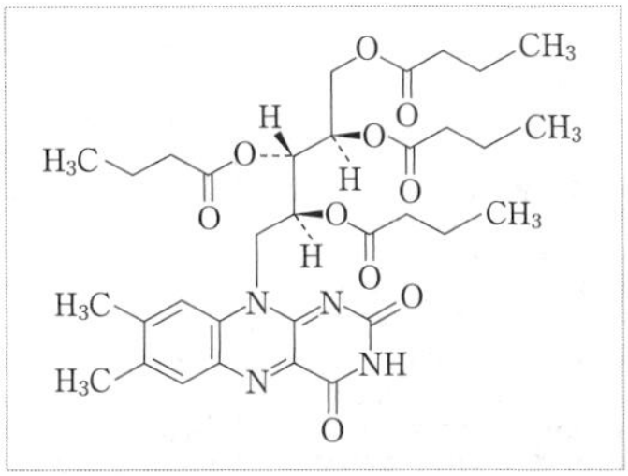

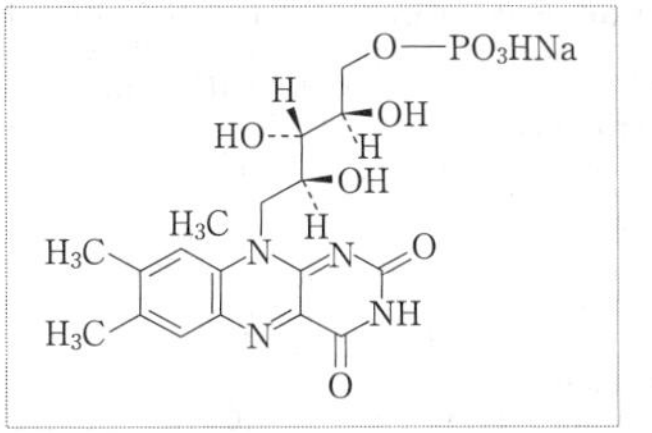

ri·bo·flav·in·yl glu·co·side [ràibouflǽvinil gl(j)ú:kəsaid] リボフラビニル配糖体 ㊗ 5′-D-riboflavine-D′-glucopyranoside（リボフラビンの誘導物）.

ri·bon·ic ac·id [raibánik ǽsid] リボン酸 $CH_2OH(CHOH)_3COOH$（リボースの酸化によって得られる酸）.

ri·bo·nu·cle·ase (RNase) [ràibounjú:klieis] リボ核酸酵素, RNA 分解酵素, リボヌクレアーゼ（リボ核酸, すなわち酵母核酸の解重合を触媒して mononucleotide に変える酵素）, = ribonucleodepolymerase.

ri·bo·nu·cle·ic ac·id (RNA) [ràibounju:klí:ik, -kléik ǽsid] リボ核酸（核酸の一種で, 構造は糖としてリボース, 塩基としてアデニン, グアニン, シトシン, ウラシルを含む五炭糖核酸で, 分子量は数万に達する. 細胞内の核仁, ミクロゾーム顆粒, 糸粒体などに多く, 特に骨髄の細胞の核に多量存在する）, = plasmonucleic acid, ribose nucleic acid, yeast nucleic acid.

ribonucleic acid interference (RNAi) RNA 干渉.

ribonucleic acid virus RNA〔型〕ウイルス（リボ核酸をゲノムにもつウイルスの総称）.

ri·bo·nu·cle·o·pro·tein (RNP) [ràibounjù:kliəpróuti:n] リボ核タンパク質, リボヌクレオプロテイン, リボ核タンパク質複合体, リボ核タンパク質粒子（RNA とタンパク質との複合体の一般的名称. ① RNA ウイルスのコアあるいはヌクレオカプシド, ② リボソーム, ③ 真核細胞の核に存在する hnRNP などの例がある）.

r. antigen リボ核タンパク質（非ヒストン核タンパク質で抽出可能核抗原（EINA）に含まれる. RNA を含む核タンパク質で, 抗 RNP 抗体や抗 Sm 抗体の対応抗原となっている）.

ri·bo·nu·cle·o·side [ràibounjú:kliəsaid] リボヌクレオシド（D-リボースとプリンまたはピリミジンからなるグリコシド）.

ri·bo·nu·cle·ot·i·dase [ràibounjù:kliátideis] リボ核酸塩分解酵素.

ri·bo·nu·cle·o·tide [ràibounjú:kliətaid] リボヌクレオチド（D-リボースとプリンまたはピリミジンの結合したグリコシドと, 糖の水塩基の一つにエステル結合したリン酸残基からなる核酸の構造単位）.

ri·bo·py·ra·nose [ràiboupáirənous] リボピラノース, = ribose.

ri·bose [ráibous] リボース（D-ribose は酵母核酸を特徴づけるアルドペントースの一つで, 天然に存在するものは *d*-ribose と *d*-desoxyribose の 2 種）.

r. nucleic acid = ribonucleic acid.

r. nucleoprotein リボース核タンパク質, = ribonucleic acid.

r.-5-phosphate isomerase リボース 5-リン酸イソメラーゼ（リボース 5-リン酸の異性化でリブロース 5-リン酸を生成する反応を触媒する酵素）.

ri·bo·si·da·tion [ràibousidéiʃən] リボース化.

ri·bo·side [ráibəsaid] リボース配糖体.

ri·bo·som·al [ráibəsòuməl] リボソーム, = ribosome.

r. protein リボソームタンパク質（リボソームを構成するタンパク質, 50 種以上のタンパク質を含む）.

r. ribonucleic acid リボソームリボ核酸〔医学〕.

r. RNA (rRNA) リボソーム RNA（細胞内のリボソームに含まれる RNA のこと）.

ri·bo·some (Rb) [ráibəsoum] リボソーム（タンパク質生合成の場となる RNA タンパク質複合体粒子. 各リボソームは球形で約 20nm の直径をもち, 2 つの異なるサブユニットから構成され, 大部分は粗面小胞体に結合し一部は遊離で存在する）, = ribosomal subunit.

r.-lamella complex リボソーム・ラメラ複合体.

ribostamycin sulfate リボスタマイシン硫酸塩 $C_{17}H_{34}N_4O_{10}\cdot xH_2SO_4$（硫酸リボスタマイシン. アミノグリコシド系抗生物質. タンパク質合成を阻害し, 殺菌的に作用する）.

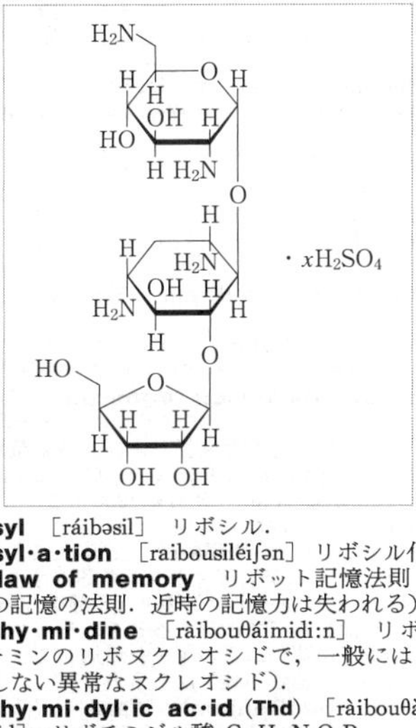

ri·bo·syl [ráibəsil] リボシル.

ri·bo·syl·a·tion [raibousiléiʃən] リボシル化〔医学〕.

Ribot law of memory リボット記憶法則（進行性痴呆の記憶の法則. 近時の記憶力は失われる）.

ri·bo·thy·mi·dine [ràibouθáimidi:n] リボチミジン（チミンのリボヌクレオシドで, 一般には RNA に存在しない異常なヌクレオシド）.

ri·bo·thy·mi·dyl·ic ac·id (Thd) [ràibouθàimidílik ǽsid] リボチミジル酸 $C_{10}H_{15}N_2O_9P$.

ri·bo·typ·ing [ràiboutáipiŋ] リボタイピング〔法〕（リボソーム RNA のタイプを解析する方法）.

ri·bo·zyme [ráibəzaim] リボザイム（生体触媒活性をもつ RNA 分子, RNA 酵素. リン酸エステル転移反応を触媒することが知られている）.

ri·bu·lose [ráibjulous] リブロース（ケトペントースの一種）.

r.-phosphate 3-epimerase リブロースリン酸

3-エピメラーゼ（ペントースリン酸回路の酵素でリブロース5-リン酸を異性化し，キシルロース5-リン酸を生成する反応を触媒する酵素）．

ribvertebral angle 肋骨椎体角．

Ricard amputation リカルド切断〔術〕（脛踵骨間切断．距骨切除で踵骨を脛腓骨間空に挿入する方法）．

Riccò, Annibale [ríkou] リッコ（1844–1919，イタリアの天文・物理学者）．

R. law リッコ法則（照明の強度とその面積との相関性を表す法則で，それらの積は定数である）．

Rice black streaked dwarf virus イネクロスジ萎縮ウイルス（稲に感染するウイルスの一種）．

rice [ráis] コメ（米），イネ（禾本科植物 *Oryza sativa* およびその実で東洋諸国の主食品）．

r. body 米粒体（関節腔，水滑液嚢症，喀痰などにみられる米粒大の小体），= corpus oryzoideum.

r. bran ぬか（糠），= rice polishings.

r. bran bath ぬか（糠）浴〔医学〕．

r. bran oil 〔米〕ぬか（糠）油〔医学〕．

r. diet 米飯食．

r. disease 米飯病（脚気），= beriberi.

r.-field fever 田熱（イタリア，スマトラなどの稲作者に起こるレプトスピラ症）．

r. itch 水田皮膚炎．

r. milk 粥（かゆ）〔医学〕．

r. oil ぬか油，コメぬか油，= rice bran oil.

r. polishings ぬか，= perpolitiones oryzae.

r. polishings extract ぬかエキス（ぬかの水アルコールエキス），= extractum perpolitionum oryzae.

r. powder 米粉〔医学〕．

r. starch コメ（米）デンプン，= amylum orizae.

r. water 重湯（おもゆ）〔医学〕（コメ粕汁ともいい，デンプン汁 starch-water の一種で，乳児の栄養に用いる）．

r. water discharges コメ粕汁様下痢．

r. water stool 米とぎ汁様便〔医学〕，重湯様便（コレラにみられる）．

Rich, Arnold Rice [rítʃ] リッチ（1893–1968，アメリカの病理学者）．

Richard dis·ease [rítʃə:d dizí:z] リチャード病（第5腰椎横突起の奇形が原因となる腰痛で，腰仙移行椎ともいう）．

Richards, Barry Wyndham [rítʃə:dz] リチャーズ（イギリスの医師）．

R.-Rundel syndrome リチャーズ・ランデル症候群（常染色体劣性遺伝の小児における神経系疾患）．

Richards Jr., Dickinson Woodruff [rítʃə:dz] リチャーズ（1895–1973，アメリカの内科学者．心臓カテーテル法に関係した発見および血液循環系に与えた病理学上の修正により，A. F. Cournand および W. T. O. Forssmann とともに1956年度ノーベル医学・生理学賞を受けた）．

Richardson, Owen Willans [rítʃə:dsən] リチャードソン（1879–1959，イギリスの物理学者）．

R. effect リチャードソン効果（X線管陰極フィラメントに電流を通じて加熱するとき，そのタングステン原子の電子が運動エネルギーを増加してフィラメントから放出されて陰極線となる現象）．

Richardson, Sir Benjamin Ward [rítʃə:dsən] リチャードソン（1828–1896，イギリスの医師）．

R. sign リチャードソン徴候（身体をひもで固く巻きつけると，死後では何の変化も起こらないが，生体では遠位部の静脈は拡張を示す）．

R. spray-producer リチャードソン噴霧器（麻酔用で，エーテルを噴出させる）．

Richet, Charles Robert [riʃéi] リシェー（1850–1935，フランスの生理学者．1902年 P. J. Portier との共同研究において，抗原を非経口的に投与した後に起こる動物の過敏性現象に対し初めてアナフィラキシー anaphylaxis という術語を用いた．1913年ノーベル医学・生理学賞を受賞した）．

Richet, Didier Dominique Alfred [riʃéi] リシェー（1816–1891，フランスの外科医）．

R. aneurysm リシェー動脈瘤（紡錘状動脈瘤），= fusiform aneurysm.

R. operation リシェー手術（眼瞼外反症の手術で，下瞼の外側部の瘢痕を切除して縫合した後に，舌形の皮膚弁で欠陥部を補充する方法）．

Richet-Netter sign [riʃéi nétər sáin] リシェー・ネッター徴候，= adductor reflex.

Richmond crown リッチモンド冠，= collar crown.

Richmond dowel crown リッチモンド継続歯．

Richner, Hermann [ríknər] リヒナー（1908生，スイスの皮膚科医．Ernst Hanhart (1891–1973, スイスの医師) とともに Richner-Hanhart syndrome を報告）．

R.-Hanhart syndrome リヒナー・ハンハルト症候群〔医学〕（チロジン血症Ⅱ型）．

Richter, August Gottlieb [ríktər] リヒター（1742–1812，ドイツの外科医．リヒテルともいわれる）．

R. hernia リヒターヘルニア（腸管腔の一部だけが脱出するヘルニア．脱腸において，その腸の周囲の一部分だけが嵌頓したもの．部分的腸瘤），= partial enterocele.

R.-Monro line リヒター・モンロー線，= Monro-Richter line.

Richter, Maurice N. [ríktər] リヒター（1897生，アメリカの病理学者）．

R. syndrome リヒター症候群（慢性リンパ球性白血病に起こる重症のリンパ腫）．

ric·i·dine [rísidin] リシジン，= ricinine.

ri·cin [ráisin, rís-] リシン（ヒマシ油植物の種子から抽出される細胞毒性の強い物質をいう．抗体に結合させて immunotoxin としても使われている）．

r.-blocked antibody リシン結合抗体．

ric·i·nine [rísinin] リシニン $C_8H_8N_2O_2$（ヒマ *Ricinus communis* の葉に存在する有毒性アルカロイド），= ricidine.

ric·i·nism [rísinizəm] ヒマシ中毒症（胃腸出血と黄疸を起こす．吸入による場合もあり，この時は気道炎症，肺内出血を伴う）．

ri·cin·o·le·ate [rìsinálieit] リシンオレイン酸塩．→ sodium ricinoleate.

ri·cin·o·le·at·ed [rìsinálieitid] リシンオレイン酸で処置した．

ri·cin·o·le·ic ac·id [rìsinəlí:ik ǽsid] リシノール酸 $CH_3(CH_2)_5CH(OH)CH_2CH{=}CH(CH_2)_7COOH$（ヒマシ油にグリセリン塩として存在する不飽和炭化水素で，瀉下作用を示す有効成分と考えられる），= ricinolic acid.

ri·cin·ol·e·in [rìsinóli:in] リシノレイン（ヒマシ油の成分で，腸に達してグリセリンとリシノール酸とに分解して，蠕動を増強する）．

Ric·i·nu·le·i [rìsinjú:liai] 節腹目（クツコムシ類）．

Ric·i·nus [rísinəs] トウゴマ属（トウダイグサ科の一属で，*R. communis* の果はヒマシ油の原料）．

ricked neck 堆積頸（運動家の用語．頸椎の転位）．

Ricker, Gustav [ríkər] リッケル（1870–1948，1921年炎症性血行障害の機序を研究しリッケル階段律（炎症法則）を発表した）．

R. law of inflammation リッケル炎症法則（炎症の際には血管および血管神経は，刺激の強さに準じ異なった反応を示す．最も強い刺激のときは収縮神経は麻痺して拡張神経機能のみが残るが，それが持続すると血流緩徐から血行停止が起こる）．

rick·ets [ríkits, rikéts] くる病〔医学〕（ビタミンD欠乏による小児の疾病で，骨格の変形を起こす．血清カルシウムが低下する場合にはテタニーを併発する), = rachitis. 形 rickety.

Ricketts, Howard Taylor [ríkits] リケッツ(1871-1910, アメリカの病理・細菌学者. シカゴ大学助教授として中央アメリカにおいて発疹チフスの病原菌の研究中殉職し, その業績に対してリケッチア群の細菌を総称して Rickettsia と呼ばれるようになった. 1906年ロッキー山斑点熱は森林ダニ *Dermacentor andersoni* の媒介によることを J. F. Anderson とともに発見した).

R. organism = *Rickettsia rickettsii*.

rick·ett·se·mia [rìketsí:miə] リケッチア血症.

Rick·ett·sia [rikétsiə] リケッチア属(リケッチアの一属).

R. akamushi リケッチア・アカムシ. → *Orientia tsutsugamushi*.

R. akari リケッチア・アカリ(リケッチア痘の原因となる).

R. australis リケッチア・アウストラリス(クイーンズランドマダニチフスの原因となる).

R. conorii リケッチア・コノリイ(Brumpt の命名(1932)によるリケッチアで, ボタン熱の原因となる).

R. japonica 日本紅斑熱リケッチア(紅斑熱の原因となる).

R. mooseri = *Rickettsia typhi*.

R. orientalis ツツガ虫病リケッチア.

R. prowazekii 発疹チフスリケッチア(発疹チフスの原因となる).

R. rickettsii ロッキー山紅斑熱リケッチア(ロッキー山紅斑熱の原因となる).

R. sennetsu 腺熱リケッチア, = *Neorickettsia sennetsu*.

R. sibirica リケッチア・シビリカ(シベリアマダニチフスの原因となる).

R. tsutsugamushi ツツガムシ(恙虫)病リケッチア. → *Orientia tsutsugamushi*.

R. typhi 発疹熱リケッチア(発疹熱の原因となる).

Rick·ett·si·a·ce·ae [rikètsiéisii:] リケッチア科(偏性細胞内寄生性を示す小型のグラム陰性細菌で, ダニ, ノミ, シラミなどの節足動物を介してヒトに伝播する. *Rickettsia*, *Orientia* 属などを含む).

rick·ett·si·al [rikétsiəl] リケッチアの.

r. pneumonia リケッチア性肺炎〔医学〕.

r. pox リケッチア痘〔症〕〔医学〕(*Rickettsia akari* の感染による疾患で, ダニ *Allodermanyssus sanguineus* が媒介者で, その刺咬部には丘疹が起こる. 保菌者はネズミ *Mus musculus*, 死亡率は低い), = Kew Garden fever.

Rick·ett·si·a·les [rikètsiéili:z] リケッチア目, = rickettsias.

rick·ett·si·o·sis [rikètsióusis] リケッチア症(リケッチアによる感染症で, ① 発疹チフス, 発疹熱, ② 紅斑熱, ③ 恙虫病などを含む総称).

rick·ett·si·o·stat·ic [rikètsioustǽtik] リケッチア抑制的な.

rick·ety [ríkəti] くる病の〔医学〕.

Rickles, Norman H. [ríklz] リックルズ(1920生, アメリカの口腔病理学者).

R. test リックルズ試験(う蝕の比色計による予想試験).

ricochet wound 反跳射創.

Ricord, Philippe [rikɔ́:r] リコール(1800-1889, フランスの皮膚泌尿科医).

R. chancre リコール下疳(梅毒の初期硬結).

R. method リコール法(包皮切断術), = circumcision.

R. treatment リコール療法(梅毒の療法で, 6ヵ月間水銀薬の投与に次いでヨウ化カリウムを3ヵ月間用いる).

ric·tal [ríktəl] 裂溝の, 亀裂の.

ric·tus [ríktəs] ① 裂, 溝. ② 咽喉.

r. lupinus 狼咽(口蓋裂).

RID ① radial immunodeficiency 放射性免疫不全の略. ② radial immunodiffusion 放射状免疫拡散法の略.

Rida virus リダウイルス(スクレイピー因子変異体をいう).

Riddoch, George [ridáʧ] リドッチ(1889-1947, イギリスの神経科医).

R.-Buzzard reflex リドッチ・バッザード反射(片麻痺のような錐体路疾患において手または指の掌面尺骨側あるいは前腕内面, 腋窩部, 胸上部を強く刺激すると, 上肢が外転, 肩は外方に回転し, 肘, 腕, 指などの関節が曲がること), = nociceptive reflexes of Riddoch and Buzzard.

R. mass reflex リドッチ群反射(重症の脊髄横断性病変部以下の体部に刺激を与えると, 同時に脚屈曲, 排便, 排尿, 発作性発汗などが起こる).

R. phenomenon リドッチ現象.

Rideal, Samuel [rídi:l] リデアル(1863-1929, イギリスの化学者. 1903年 J. T. A. Walker とともに消毒薬の基準を設定した. これはイギリスにおいて主に用いられるが, 日本においても時々行われていて, Rideal-Walker coefficient または phenol coefficient と呼ばれている).

R.-Walker coefficient リデアル・ウォーカー係数.

R.-Walker method リデアル・ウォーカー法.

Ridell op·er·a·tion [rídel àpəréiʃən] リデル手術(慢性前頭洞炎において, その前面と下面とを切除する方法).

rider's bone 乗馬骨(乗馬者の大腿内転筋に好発する外傷性限局性化骨様筋炎で, 筋の腫脹, 圧痛, 自発痛を呈し, 漸次消退すると板状骨様物が残る慢性筋炎), = cavalry body.

rider's bursa 騎士嚢(大腿内転筋に圧迫が加わって起こる炎症性嚢).

rider's leg 乗馬脚(大腿内転筋の捻転).

rider's muscles 乗馬者筋(大腿内転筋群(大内転筋, 長内転筋, 短内転筋, 恥骨筋, 薄筋, 外閉鎖筋)を総称する).

rider's painful patella 騎手疼痛性膝蓋骨.

rider's sprain 乗馬捻挫.

rider's tendon 騎手腱症(大腿内転筋の裂傷).

rider's vertigo 乗物めまい〔医学〕.

ridge [ríʤ] [TA] 隆線, 隆起, 粗面〔医学〕, 稜, = crista [L/TA].

r. extension 歯槽堤拡張術.

rid·gel [ríʤəl] 隆起形成, = ridg(e)ling, ridil.

rid·g(e)l·ing [ríʤ(ə)liŋ] 一側の精巣のみをもつ動物, = ridgel, ridgil.

rid·il [rídil] 隆起形成, = ridgel, ridg(e)ling.

rid·ing [ráidiŋ] 騎乗.

r. embolism 騎乗塞栓症, = straddling embolism.

r. embolus 騎乗塞栓〔医学〕, 鞍状塞栓〔医学〕, 騎乗栓子〔医学〕, = stradding embolus.

r. of bones 骨折において骨折の両端が筋肉の収縮により牽引されて相重なり合う状態, = dislocatio ad longitudineum cum cuntractione.

Ridley, Humphrey [rídli] リドレー(1653-1708, イギリスの解剖学者. リドリーともいう).

R. circle リドレー輪.

R. sinus リドレー洞(脳下垂体の輪状洞をいう), = sinus circularis.

R. syndrome リドレー症候群(心臓喘息により肺水腫を生じ急死することを特徴とする症候群).

Riedel, Bernhard Moritz Carl Ludwig [rí:dəl] リーデル(1846-1916, ドイツの外科医).

R

R. disease リーデル病，= Riedel struma.

R. lobe リーデル葉（肝右葉から下方に突出する舌状葉で，先天性奇形としてまれにみられる），= congenital abnormal lobulation of liver, Riedel process.

R. struma リーデル甲状腺腫（若年者，小児を侵すもので，硬化性変化を特徴とする慢性甲状腺腫），= ligneous thyroiditis, Riedel disease.

R. thyroiditis リーデル甲状腺腫［医学］.

Rieder, Hermann [rí:dər] リーデル（1858-1932, ドイツの病理学者）.

R. cell リーデル細胞（ある種の急性白血病に出現する未分化幼若血球で，原形質は青色に濃染し，核は著しい陥凹を示し，しかも分葉核を思わせる形態を呈するのが特徴で，異型リンパ芽球，病的骨髄芽球，Naegeli の側骨髄球，または異型単球とも考えられる）.

R. cell leukemia リーデル球性白血病（リンパ性白血病の一型で，血液中のリンパ球の核が多核性を呈するもの）.

R. lymphocyte リーデルリンパ球.

Riegel, Franz [rí:gəl] リーゲル（1843-1904, ドイツの医師）.

R. pulse リーゲル脈（呼気とともに減退する脈拍で，奇異脈の反対）.

R. symptom リーゲル症候（喘息症状に伴う頻脈）.

R. test リーゲル試験（凝乳酵素の検出法．中和した胃液を被検牛乳 1mL に加えて，15 分間加温すると凝乳が起こる）.

R. test meal リーゲル試験食（スープ 1 碗，ビフテキ 200g，つぶしイモ 50g，パン 1 切れからなる）.

Rieger, Herwigh [rí:gər] リーガー（1898-1986, ドイツの眼科医）.

R. anomaly リーガー異常（虹彩角膜中胚葉発育不全）.

R. syndrome リーガー症候群（歯数の異常や上顎骨形成不全を伴う虹彩・角膜の中胚葉性発育不全）.

Riehl, Gustav [rí:l] リール（1855-1943, オーストリアの皮膚科医．1925年火傷後に起こるショックの予防法として輸血を推奨した）.

R. melanosis リール黒色症（顔面および頸部に出現する皮膚の色素沈着症で，丘疹，斑疹，発赤，褐色の斑点などを呈する．第 1 次世界大戦後オーストリアに流行し，Hoffmann-Haberman の苔癬様水疱性中毒性皮膚炎，および第 2 次世界大戦後日本に起こった女子顔面黒皮症と同一の疾患と考えられる），= reticulated pigmented poikiloderma.

Riesman, David [rí:smən] リースマン（1867-1940, アメリカの医師．History of Medicine in the Middle Ages を著した（1935））.

R. myocardosis リースマン心筋症（心筋の非炎症性退行性線維症）.

R. pneumonia リースマン肺炎（異型肺炎）.

R. sign リースマン徴候（① 眼球突出性甲状腺腫においては，閉鎖した眼球を聴診すると動脈音が聞こえる．② 糖尿病性昏睡にみられる眼球軟化症．③ 胆嚢疾患において患者に呼吸停止を命じ，右直腹筋を打つと疼痛を感ずる）.

Riess sign [rí:s sáin] リース徴候（癒着性心膜炎において上腹部に聴取される金属性の心雑音）.

Rietti-Greppi-Micheli syn·drome [riéti grépi miʧéli síndroum] リエッティ・グレッピ・ミシェリ症候群（家族性地中海貧血，赤血球抵抗減退を伴う溶血性黄疸），= familial Cooley anemia.

Rieux, Léon [rijú:] リュー（フランスの外科医）.

R. hernia リューヘルニア（盲腸後ヘルニア），= retrocecal hernia.

RIF resistance-inducing factor 抵抗誘発因子の略.

rif·am·pi·cin (RFP) [rífæmpisin] リファンピシン $C_{43}H_{58}N_4O_{12}$：822.94（リファマイシン系抗生物質，抗結核薬．細菌の DNA 依存性 RNA ポリメラーゼを阻害し，抗菌作用を現す）.

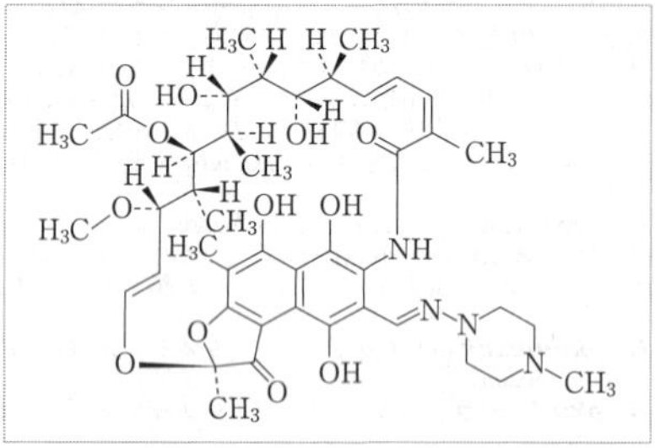

rif·am·pin [rífæmpin] リファンピン，= rifampicin.

rif·a·my·cin [rìfəmáisin] リファマイシン ㊗ 21-(acetyloxy)-5,6,9,17,19-*p*-entahydroxy-23-methoxy-2,4,12,16,18,20,22-heptamethyl-2,7-(epoxypentadeca[1,11,13]trienimino) naphtho[2,1-b]-furan-1,11(2*H*)-dione（グラム陽性・陰性菌および結核菌に奏効する），= rifamycin sodium.

rif·fle sam·pler [rífl sǽmplər] 二分器［医学］，リッフル試料採取機.

Rift Valley fever リフトバレー熱（新生子ヒツジにみられるウイルス性肝炎で，病原体はブニヤウイルス科，フレボウイルス属のリフトバレー熱ウイルスで，まれにヒトにも伝染する）.

Rift Valley fever virus リフトバレー熱ウイルス（ブニヤウイルス科のウイルス）.

Riga, Antonio [rígə] リガ（1832-1919, イタリアの医師）.

R. aphthae リガアフタ，= Riga disease.

R. disease リガ病（乳児が前切歯で舌小帯を傷つけたときに起こる硬化性変化），= Fede-Riga disease.

R.-Fede disease リガ・フェーデ病，= Riga disease.

Rigal, Joseph Hean Antoine [rigá:l] リガル（1797-1865, フランスの外科医）.

R. suture リガル縫合（兎唇などに用いられる縫合で，糸の代わりにゴム紐を用いる）.

Rigaud op·er·a·tion [rígo: àpəréiʃən] リゴー手術（尿道瘻整形手術で，瘻孔の下方から皮膚弁を縫合し，両側からの皮膚弁をとってその上から強化する方法）.

Riggs, John Mankey [rígz] リッグス（1810-1885, アメリカの歯科医）.

R. disease リッグス病（歯槽膿漏のこと）.

right [ráit] [TA] ① 右，= dexter [L/TA]. ② 正しい，正確な.

r. and left desorientation 左右障害（ゲルストマン症候群の症状の一つ）. → Gerstmann syndrome.

r. and left lobes of prostate [TA] 右葉と左葉，= lobi prostatae dexter et sinister [L/TA].

r. angle retractor 直角鉤［医学］.

r. anterior oblique ① 右前斜位［医学］. ② 第 1 斜位（X 線検査における）.

r. aorta 右大動脈（将来肺動脈となる哺乳類における胚の動脈）.

r. aortic arch 右大動脈弓［医学］.

r. ateriovenricular valve 右房室弁［医学］.

r. atrial veins [TA] 右心房静脈*，= venae atriales dextrae [L/TA].

r. atrioventricular orifice [TA] 右房室口，= os-

tium atrioventriculare dextrum [L/TA].
r. atrioventricular valve [TA] 右房室弁, = valva tricuspidalis [L/TA].
r. atrium (RA) [TA] 右房, 右心房, = atrium cordis dextrum [L/TA], atrium dextrum [L/TA].
r. auricle [TA] 右心耳, = auricula dextra [L/TA].
r. axis deviation 右軸偏位〔医学〕, 右方電気軸偏位(平均電気軸が90°を超えるもの), = right axis shift.
r. axis shift 右軸変位(心電図の).
r. border [TA] 右縁, = margo dexter [L/TA].
r. branch [TA] 右枝, = ramus dexter [L/TA].
r. bundle [TA] 右脚, = crus dextrum [L/TA].
r. bundle branch block 右脚ブロック〔医学〕.
r. cardiac catheterization 右心カテーテル法〔医学〕(心臓カテーテル検査の一つ. 静脈系にカテーテルを入れる).
r. colic artery [TA] 右結腸動脈, = arteria colica dextra [L/TA].
r. colic flexure [TA] 右結腸曲, = flexura coli dextra [L/TA].
r. colic nodes [TA] 右結腸リンパ節, = nodi colici dextri [L/TA].
r. colic vein [TA] 右結腸静脈, = vena colica dextra [L/TA].
r. coronary artery [TA] 右冠状動脈, = arteria coronaria dextra [L/TA].
r. coronary cusp [TA] 右半月弁*, = valvula coronaria dextra [L/TA].
r. crus [TA] 右脚, = crus dextrum [L/TA].
r. crus of atrioventricular bundle 房室束の右脚.
r. crus of diaphragm 横隔膜右脚.
r. descending pulmonary artery (RDPA) 右下行肺動脈.
r. duct of caudate lobe [TA] 右尾状葉胆管, = ductus lobi caudati dexter [L/TA].
r. eye (RE) 右眼.
r. eye choroid 右眼脈絡膜.
r. eye conjunctiva 右眼結膜.
r. eye cornea 右眼角膜.
r. eye iris 右眼虹彩.
r. eye lens 右眼水晶体.
r. eye pupil 右眼瞳孔.
r. eye retina 右眼網膜.
r.-eyed 右眼利きの.
r. fibrous ring [TA] 右線維輪, = anulus fibrosus dexter [L/TA].
r. fibrous trigone [TA] 右線維三角, = trigonum fibrosum dextrum [L/TA].
r. flexural artery [TA] 右結腸曲動脈*, = arteria flexurae dextrae [L/TA].
r. flexure 右結腸曲, = hepatic flexure.
r. gastric artery [TA] 右胃動脈, = arteria gastrica dextra [L/TA].
r. gastric nodes [TA] 右胃リンパ節, = nodi gastrici dextri [L/TA].
r. gastric vein [TA] 右胃静脈, = vena gastrica dextra [L/TA].
r. gastroepiploic artery [TA] 右胃大網動脈, = arteria gastroomentalis dextra [L/TA].
r. gastroepipolic vein [TA] 右胃大網静脈, = vena gastroepiploica dextra [L/TA].
r. gastroomental artery [TA] 右胃大網動脈, = arteria gastroomentalis dextra [L/TA].
r. gastroomental nodes [TA] 右胃大網リンパ節, = nodi gastroomentales dextri [L/TA].
r. gastroomental vein [TA] 右胃大網静脈, = vena gastroomentalis dextra [L/TA].
r.-handed ① 右手利きの. ② 右回り(偏光が右方回転を示すこと).
r.-handedness 右利き〔医学〕, 右手利き.
r. heart 右心.
r. heart bypass 右心バイパス〔医学〕(右房の入口から肺動脈へ直接血流を分岐させ, 右房や右室を通過させない術式).
r. heart failure (RHF) 右心不全〔医学〕.
r. heart insufficiency 右心不全.
r. hemianopsia 右側半盲.
r. hemicolectomy 結腸右半切除〔医学〕.
r. hepatic artery 右肝動脈.
r. hepatic duct [TA] 右肝管, = ductus hepaticus dexter [L/TA].
r. hepatic lobectomy 肝右葉切除〔医学〕.
r. hepatic vein [TA] 右肝静脈, = vena hepatica dextra [L/TA].
r. inferior lobar bronchus [TA] 右下葉気管支, = bronchus lobaris inferior dexter [L/TA].
r. inferior pulmonary vein [TA] 右下肺静脈, = vena pulmonalis dextra inferior [L/TA].
r. infravergence 右眼下転.
r. lamina [TA] 右板, = lamina dextra [L/TA].
r. lateral division [TA] 右外側区*, = divisio lateralis dextra [L/TA].
r.-left discrimination 左右識別(体の1側と他側とを識別すること).
r.-left disorder 左右障害〔医学〕.
r.-left hepatic trisegmentectomy 右-左肝3区域切除〔医学〕.
r.-left hepaticotomy 右-左肝管切開〔医学〕.
r. leg 右脚〔医学〕.
r. liver [TA] 右の肝臓*, = pars hepatis dextra [L/TA].
r. lobe 右葉.
r. lobe of liver [TA] 右葉(肝臓の), = lobus hepatis dexter [L/TA].
r. lobectomy 肝右葉切除〔医学〕.
r. lumbar nodes [TA] 右腰リンパ節, = nodi lumbales dextri [L/TA].
r. lung [TA] 右肺, = pulmo sinister [L/TA].
r. lung, inferior lobe [TA] 右肺, 下葉, = pulmo dexter [L/TA], lobus inferior [L/TA].
r. lung, middle lobe [TA] 右肺, 中葉, = pulmo dexter [L/TA], lobus medius [L/TA].
r. lung, superior lobe [TA] 右肺, 上葉, = pulmo dexter [L/TA], lobus superior [L/TA].
r. lymphatic duct [TA] 右リンパ本幹, = ductus lymphaticus dexter [L/TA].
r. main bronchus [TA] 右気管支, = bronchus principalis dexter [L/TA].
r. marginal branch [TA] 右縁枝(鋭〔角〕縁枝), = ramus marginalis dexter [L/TA].
r. marginal vein [TA] 右辺縁静脈*, = vena marginalis dextra [L/TA].
r. medial division [TA] 右内側区, = divisio medialis dextra [L/TA].
r. oblique diameter 右斜径〔医学〕.
r. of discretion 自由裁量権.
r. of self-determination 自己決定権.
r. ovarian vein (♀) [TA] 右卵巣静脈, = vena ovarica dextra (♀) [L/TA].
r. ovarian vein syndrome 右卵巣静脈症候群.
r. part [TA] 右部, = pars dextra [L/TA].
r. part of diaphragmatic surface of liver 肝臓横隔面の右部.
r. part of liver [TA] 右の肝臓*, = pars hepatis dextra [L/TA].
r. portal fissure [TA] (右門脈裂*), = fissura por-

R

talis dextra [L/TA].
r. posterior oblique 右後斜位〔医学〕.
r. posterolateral branch [TA] 右後側壁枝, = ramus posterolateralis dexter [L/TA].
r. preponderance 右室優勢〔医学〕, 右心室優位(右心室の肥大を示し, 右軸偏位, 特に下降したSI, 上昇したRⅢ などを表す).
r. pulmonary artery [TA] 右肺動脈, = arteria pulmonalis dextra [L/TA].
r. pulmonary surface [TA] 右肺面, = facies pulmonalis dextra [L/TA].
r. sagittal fissure 右矢状裂溝.
r. semilunar cusp [TA] 右半月弁, = valvula semilunaris dextra [L/TA].
r.-side endocarditis 右心性心内膜炎, = fetal endocarditis.
r.-sided asymmetrical frequency curve 右傾非対称度数曲線(left-sided の場合は左傾となる).
r.-sided heart failure 右心不全.
r. superior intercostal vein [TA] 右上肋間静脈, = vena intercostalis superior dextra [L/TA].
r. superior lobar bronchus [TA] 右上葉気管支, = bronchus lobaris superior dexter [L/TA].
r. superior pulmonary vein [TA] 右上肺静脈, = vena pulmonalis dextra superior [L/TA].
r. suprarenal vein [TA] 腎上体静脈, 右副腎静脈, = vena suprarenalis dextra [L/TA].
r. testicular vein (♂) [TA] 右精巣静脈, = vena testicularis dextra (♂) [L/TA].
r. thoracic duct [TA] 右胸管(右リンパ本幹), = ductus thoracicus dexter [L/TA].
r.-to-left shunt 右左短絡〔医学〕.
r. to treatment 被治療権利〔医学〕.
r. triangular ligament [TA] 右三角間膜, = ligamentum triangulare dextrum [L/TA].
r. upper lobe 右上葉〔医学〕.
r. ventricle [TA] 右心室, = ventriculus cordis dexter [L/TA], ventriculus dexter [L/TA].
r. ventricular assist device 右心補助装置〔医学〕.
r. ventricular failure 右心不全〔医学〕, 右室不全.
r. ventricular heart-failure 右心〔室性〕不全.
r. ventricular hypertrophy (RVH) 右室肥大〔医学〕.
r. ventricular infarction 右室梗塞(右室心筋の梗塞で, 右室栄養血管の閉塞により発症する. 急性心筋梗塞の20～30%に合併する).
r. ventricular myocardial infarction 右室心筋梗塞(右室心筋の梗塞で, 栄養血管の閉塞によって生じる. 急性心筋梗塞の20～30 %に合併する).
r. ventricular pressure (RVP) 右〔心〕室圧〔医学〕.
r. ventricular strain 右室ストレイン(肺動脈血栓塞栓症, 肺動脈狭窄症などにおいて起こる右心室の圧負荷徴候).
r. ventricular veins [TA] 右心室静脈*, = venae ventriculares dextrae [L/TA].
r. vision 右眼視力〔医学〕.
r. visus 右眼視力〔医学〕.
right·ing [ráitiŋ] 正向.
r. reflex 正向反射, 立ち直り反射〔医学〕(急激な刺激に対し生体が反応した場合, 健常者ではただちに適当な姿勢に戻るが, 小脳疾患などの病的状態では, その調節が遅いか, または不可能である), = postural reflex.
rig·id [ríʤəd] 堅い(剛体の, 硬式の).
r. body spring model 剛体バネモデル.
r. connector 非緩圧型連結装置.
r. endoscope 硬性内視鏡〔医学〕.
r. hymen 強靱処女膜〔医学〕.
r. rotor 剛体回転子〔医学〕.
r. spinal brace 硬性脊椎装具〔医学〕.
r. spinal syndrome 硬脊柱症候群〔医学〕.
r. spine 硬直脊椎(骨髄炎のため脊椎の周囲に骨鞘が生じたもの), = poker spine.
r. spine syndrome 脊椎強直症候群〔医学〕, 強直性脊椎症候群.
ri·gid·i·tas [riʤíditəs] 硬直, 硬靱.
r. absoluta 絶対硬直.
r. articulorum 関節硬直.
r. cadaverica 死体硬直, 死後硬直, = rigor mortis.
r. fundus pelvis 骨盤底強靱(硬靱)症.
r. pupillae 瞳孔硬直.
r. pupillae amaurotica 黒内障性瞳孔硬直.
r. pupillae hemianoptica 半盲性瞳孔硬直.
r. pupillae reflectoria 反射性瞳孔硬直, = Argyll Robertson pupil.
ri·gid·i·ty [riʤíditi] ① 固縮〔医学〕, 硬直〔医学〕, こわばり. ② ずれ弾性率, = shearing modulus. 形 rigid.
r. of cervix 〔子宮〕頸部強靱症〔医学〕.
r. of perineum 会陰硬靱症〔医学〕, 会陰強靱〔医学〕.
r. of soft birth canal 軟産道強靱.
r. of vaginal introitus 腟入口強靱〔医学〕.
rig·i·dom·e·ter [riʤidámitər] 剛性計〔医学〕.
rig·i·do·spas·tic·i·ty [rìʤidouspæstísiti] 強剛痙縮〔医学〕.
rig·or [rígər] 硬直〔医学〕, = rigour.
r. mortis 死体硬直〔医学〕.
rigorous diet 厳重食〔医学〕.
rig·our [rígər, ráig-] ① 硬直, 強直. ② 麻痺(植物学).
r. mortis 死体硬直, 死後硬直.
r. nervorum 神経性硬直(破傷風などでみられる).
Riley, Conrad Milton [ráili] ライリー(1913-2005, アメリカの小児科医).
R.-Day syndrome ライリー・デイ症候群(家族性自律神経障害〔不全〕).
ril·u·zole [ríljuzoul] リルゾール(筋萎縮性側索硬化症に用いられる).
rim [ráim] リム, 縁〔医学〕.
r. band リムバンド〔医学〕.
r. degeneration 辺縁変性(脊髄の末梢部変性).
r. sign リムサイン〔医学〕(硬膜下血腫, 硬膜外血腫などにみられる徴候. 脳スキャン用語).
ri·ma [ráimə] 裂(細い割れ目), = chink, cleft. 複 rimae. 形 rimal.
r. ani 肛門裂, = gluteal fold.
r. cornealis 角膜裂(強膜縁にみられる裂け目で, 角膜縁と出合う部分), = corneal cleft.
r. glottidis [L/TA] 声門裂(真声帯と披裂軟骨との間にある細長い裂け目), = rima glottidis [TA], rima vocalis [L/TA].
r. oris [L/TA] 口裂, = oral fissure [TA], oral opening [TA].
r. palpebrarum [L/TA] 眼瞼裂, = palpebral fissure [TA].
r. pudendi [L/TA] 陰裂, = pudendal cleft [TA].
r. respiratoria 呼吸裂, = rima vestibuli.
r. vestibuli [L/TA] 〔喉頭〕前庭裂(声門で左右の室ヒダに挟まれた部), = rima vestibuli [TA].
r. vocalis [L/TA] 声門裂(声門で左右の真声帯に挟まれた部), = rima glottidis [TA].
r. vulvae 陰裂, = rima pudendi.
rimae cutis 皮膚裂(皮膚のヒダ), = skin wrinkles.
Rimini test [rímini tést] リミニ試験(ホルムアルデヒドの試験. 現在用いない), = Burnam test.
rimmed vacuole 縁どり空胞〔医学〕.

ri·mose [raimóus, ri–] 裂目のある.
rim·u·la [rímjulə] 小裂(特に脊髄または脳の). 複 rimulae.
RIND reversible ischemic neurological deficit 回復性虚血性神経脱落症候, 可逆性虚血性神経障害の略.
rind tumor (鱗状腫), = lepidoma.
Rinderpest virus 牛疫ウイルス.
rin·der·pest [ríndəpest] [G] ウシ疫(南ヨーロッパ地帯, アフリカ, アジアに流行する. 家畜のウイルス病で, 時にはヒツジ, ヤギなどに伝染することもある. 発熱と腸症状が特徴), = cattle plague, contagious typhus of cattle.
r. vaccine 牛疫ワクチン [医学].
rin·der·seu·che [rìndə:sóiki] [G] ウシの出血性敗血症.
Rindfleisch, Georg Eduard [rínflaiʃ] リンドフライシュ(1836-1908, ドイツの医師).
R. cell リンドフライシュ細胞(好酸球).
R. folds リンドフライシュヒダ(大動脈の起始周辺の心〔嚢漿〕膜にあるヒダ).
ring [ríŋ] ① 輪. ② 環(化合物の環状結合).
r. abscess 輪状膿瘍 [医学].
r. analysis 環分析 [医学].
r. and ball method 環球法 [医学].
r. apophysis 輪状骨突起(脊椎の).
r. bleeding of brain 輪状出血(脳実質の毛細血管に一致して起こる輪状小出血斑), = purpura cerebri.
r. chromosome 環状染色体 [医学].
r. cleavage 開環 [医学].
r. compound 環式化合物, = closed-chain compound.
r. constriction くびれ溝 [医学].
r. counter 輪状配置計数管 [医学].
r. discharge 環状放電.
r. enhancement 環状増強 [医学].
r. finger [TA] 薬指, = digitus anularis [L/TA], digitus quartus〔Ⅳ〕[L/TA].
r. form 輪状体 [医学], 環状体 [医学].
r. formation 成環(月面の環状地形).
r. fracture 輪状骨折(頭蓋骨の).
r. gate 輪状ゲート [医学].
r. keratitis 輪状角膜炎 [医学].
r. kiln 輪窯.
r.-knife 環形ナイフ(鼻腔内の腫瘍などを削るための引鉋または輻刀のような器械). → spoke-shave.
r.-like corneal dystrophy 輪状角膜ジストロフィ〔一〕.
r. lock 輪止め [医学].
r. magnet 輪形磁石.
r. of iris 虹彩輪.
r. opening 開環 [医学].
r. opening polymerization 開環重合 [医学].
r. pancreas 環状膵 [医学].
r. pessary 環状ペッサリー [医学].
r.-porous wood 環孔材.
r. precipitin test 沈降輪検査.
r. reflex 輪状反射 [医学].
r. scotoma 輪状暗点 [医学], = annular scotoma.
r. shadow リング状陰影.
r.-shaped 環状の [医学].
r. slide culture リングスライド培養 [医学].
r. spot 輪点 [医学].
r. test 環輪試験(① 抗生物質溶液を平板培地表面の培養菌上に拡散すると, その集落の周囲に発育阻止を示す透明な輪を生ずる. ② 鼻疽試験. = Konew test. ③ タンパク試験など. = Heller test, Posner t.), リングテスト [医学].
r. thrombus formation 輪状血栓 [医学].
r. tracheid 環紋仮道管.
r. ulcer 輪状潰瘍(多数の角膜潰瘍が融合して, その辺縁部に輪をつくったもの).
r. ulcer of cornea 角膜の輪状潰瘍.
r. ureterostomy リング尿管瘻 [医学].
r. vaccination 包囲種痘 [医学].
r. vessel 環紋道管.
r.-wall lesion 輪壁性病変(膠細胞輪の増殖の外観をもつ多発性小出血斑で, 悪性貧血にみられる).
ring·bone [ríŋbòun] 趾骨瘤(ウマの骹または足指節に生ずる慢性肥厚性骨炎で, 隣接関節を侵して跛行を起こすことがある).
ringed [ríŋd] 輪状 [医学], 環状 [医学].
r. hair 白輪毛 [医学](白い部分と色素性の部分とが交代している毛髪).
r. nucleus 環状核(白血球の分葉核が環状をなすものをいうので, 赤痢患者の糞便中にみられ, また, 動物特にネズミの正常好中球の一種にみられる).
Ringer, Sydney [ríŋər] リンゲル(1835-1910, イギリスの生理学者. リンガーともいう).
R.-Hartmann solution リンゲル・ハルトマン液(乳酸塩リンゲル液とも呼ばれ, 乳酸ナトリウムの液10mLにリンゲル液400〜450mLを加えたもので, 精製乳酸60mLを飽和 NaOH 液で, フェノール赤を指示薬として中和した後に, NaCl 150g, KCl 10g, $CaCl_2$ 5g, $MgCl_2$ 5gを加え, 水で1,000mLとし30分間煮沸濾過する. 注射直前25倍に希釈する), = lactate-Ringer solution.
R. injection リンゲル液.
R.-Locke solution リンゲル・ロック液, = Locke solution.
R. solution リンゲル液(NaCl 8.2〜9.0g, KCl 0.25〜0.35g, $CaCl_2$ 0.30〜0.36gを蒸留水1,000mLに溶解した等張液. この液の変法として, Hartmann は $MgCl_2$ を $CaCl_2$ と同量加え, ほかの成分を減らした等張液を生理的緩衝液と呼んだ), = isotonic solution of three chlorides.
R. solution for cold-blooded animals 冷血動物用リンゲル液(NaCl 0.65g, KCl 0.014g, $CaCl_2$ 0.012g, $NaHCO_3$ 0.02g, NaH_2PO_4 0.001gを水100mLに含むもの).
R.-Tyrode solution リンゲル・タイロード液, = Tyrode solution.
ring·hals [ríŋhælz] (南アフリカ産のコブラヘビ, *Hemachatus* 属).
ring·rot [ríŋrət] 輪腐病(細菌感染によるジャガイモの疾病).
ring·spot [ríŋspɑt] 輪斑病(ウイルスによるタバコの病害).
ring·worm [ríŋwə:m] 白癬(せん), = dermatomyces, tinea, trichophyton.
r. fungus 白癬菌 [医学].
r. of beard 毛瘡, = tinea barbae.
r. of body 体部白癬, = tinea corporis.
r. of feet 足白癬, = dermatophytosis, tinea pedis.
r. of nails 爪甲白癬, = onychomycosis.
r. of scalp 頭部白癬, = tinea capitis.
Rinne, Friedrich Heinrich [rínə] リンネ(1819-1868, ドイツの耳科医).
R. test リンネ試験 [医学], リンネ法(聴力を気導と骨導との比較により検査する法で, C (128)程度の音叉を用い, まず乳様突起に当てて, 聞こえなくなったとき, それを外耳道に移し, なお聞こえるときリンネ法陽性 +R といい, この関係が逆になったときはリンネ法陰性 −R と呼ぶ. この場合には伝音機構に障害があると考えられる).
rinse water 洗浄水 [医学].
rins·ing [rínsiŋ] 水洗 [医学].

R

Rio Grande fever リオ・グランデ熱(ブルセラ症).
Riolan, Jean [rioulá:n] リオラン(1577–1657, フランスの解剖・生理学者).
R. anastomosis リオラン吻合.
R. arch リオラン弓(横行結腸に付着する腸間膜弓状部).
R. bones リオラン骨(後頭骨下縁と側頭骨乳頭部との縫合間にある小骨).
R. bouquet = Riolan nosegay.
R. muscle リオラン筋(眼瞼縁に最も接近した眼輪筋線維), = ciliary muscle.
R. nosegay リオラン〔花〕束(側頭骨茎状突起に付着した筋肉で, 茎状舌骨筋, 茎状舌筋, 茎状咽頭筋を含む).
R. ossicles リオラン小骨, = Riolan bones.
RIP radioimmunoprecipitation 放射性免疫沈降法の略.
ri·pa [ráipə] 堤線, 辺縁(脳室上衣の). 形 riparian.
ri·par·i·an [raipéəriən] 辺縁の, = marginal.
Ripault, Louis Henry Antoine [ripɔ́:l] リポール(1807–1856, フランスの医師).
R. sign リポール徴候(眼球に圧迫を加えると瞳孔の形が変わるが, 生前では一過性, 死後は恒久的である).
ripe [ráip] 成熟した.
r. cataract 成熟白内障 [医学], = mature cataract.
r. corpus luteum 成熟黄体 [医学].
r. follicle 成熟卵胞.
rip·en·ing [ráipniŋ] ① 成熟, 熟成 [医学]. ② 時効.
r. division 成熟分裂.
RIPH Royal Institute of Public Health イギリス王立公衆(予防)衛生研究所の略.
Ripstein, Charles B. [rípstain] リプシュタイン(アメリカの外科医).
R. operation リプシュタイン手術.
RIS ① radioimmunoscintigraphy 放射免疫シンチグラフィの略. ② radiology information system 放射線情報システムの略.
RISA radioactive iodide serum albumin 放射性ヨウ素標識ヒト血清アルブミン(リーサ)の略.
rise [ráiz] 上昇.
r. period 上昇期.
r. time 上昇時間.
ris·er [ráizər] 上昇管 [医学].
rising phase 立ちあがり相 [医学], 上昇相.
risk [rísk] 危険度 [医学], 生存率(手術後の経過についていう).
r. age 危険度からみた余命 [医学].
r. analysis 危険度解析 [医学].
r. assessment リスクアセスメント(国が行う事業について決定する前に, 環境に与える悪影響の可能性を評価すること. アセスメント法にリスクアセスメントを行うことが明記されている).
r.-benefit analysis リスク便益分析 [医学].
r. factor 危険因子 [医学], リスクファクター.
r. management リスクマネジメント [医学] (危険管理と訳される. 医療では事故防止の手法).
r. management team (RMT) リスクマネジメントチーム.
r. selection 危険選択 [医学].
r.-taking 危険負担 [医学], 冒険性.
Risley, Samuel D. [rísli] リスレー(1845–1920, アメリカの眼科医).
R. rotary prism リスレー回転プリズム(等長の2個のプリズムの面を互いに合わせ, それをはめた金属製の縁に目盛をつけ, プリズムの1つを回転することにより, 眼球動眼筋の不平衡の度を求める装置).
risorius [raisɔ́:riəs] [TA] 笑筋(口角に付着する筋), = musculus risorius [L/TA].
r. muscle 笑筋.
RIST radioimmunosorbent test 放射免疫吸着試験, ラジオイムノソルベント(リスト)の略.
RIST method リスト法(放射性免疫吸着試験. 総IgE 量を測定する方法).
Ris·tel·la [ristélə] リステラ属(旧称), = *Bacteroides*.
ris·to·ce·tin [rìstousí:tin] リストセチン(抗生物質).
ri·sus [ráisəs] 笑い, 笑い声.
r. caninus 痙笑, ひきつり笑い, = canine spasm, risus sardonicus, sardonic grin.
r. sardonicus 痙笑 [医学], ひきつり笑い(痙攣笑いともいい, 破傷風の初期に現れる筋強直により牙関緊急 trismus が著明になったときにみられる顔ぼう), = trismus sardonicus.
RIT radioimmunotherapy 放射免疫治療の略.
rit·a·lin [rítəlin] リタリン ㊗ methyl ester of α-phenyl-α-(2-piperidyl) acetic acid, = phenidylate.
Ritchie, William Thomas [rítʃi:] リチー(1873–1945, イギリス・スコットランドの医師. 1905年に初めて心ブロックと心房性粗動とを観察した).
Ritgen, Ferdinand August Max Franz von [rítgen] リットゲン(1787–1867, ドイツの婦人科医).
R. maneuver リットゲン手技(分娩に際し, 児頭が排臨または発露したが, なお分娩が困難なときは, 会陰の後方から手掌で胎児オトガイ部を前方に押し上げながら陣痛間欠時に児頭を前下方に圧迫する方法で, 後会陰法とも呼ばれる).
rit·o·drine [rítədri:n] リトドリン ㊗ *p*-[hydroxy-α-[1-(*p*-hydroxyphenethyl)amino]ethyl] benzyl alcohol (サルブタモール類似の交感神経刺激作用を有し子宮弛緩薬として用いる).
Ritter, Jacob [rítər] リッター(スイスの医師. 1879年, 人類のオウム病 psittacosis を記載した).
Ritter, Johann Wilhelm [ritər] リッター(1776–1801, ドイツの物理学者).
R. law リッターの法則, = law of polar excitation.
R. opening tetanus リッター開放強直.
R.-Rollet sign リッター・ロレット徴候(電気刺激の程度によって反応が異なる現象で, 中等度の刺激では屈曲, 強度の刺激では伸長が起こる), = Ritter phenomenon.
R. tetanus リッターテタヌス(筋に持続的に流れた電流回路を開放して電流を阻止すると, その筋にはテタニー状の攣縮が起こる), = opening tetanus, Pflüger t..
R.-Valli law リッター・バリ法則(生活神経を切断すると, まずその興奮性は増強するが, 漸次減退し, その反応は末梢に向かって進行するという法則).
Ritter von Rittersheim, Gottfried [rítər] リッター(1820–1883, オーストリアの皮膚科医. 1870年初め新生児の剥脱性皮膚炎 dermatitis exfoliativa infantum を記載したので, これはリッター病 R. disease と呼ばれている).
rit·u·al [rítʃuəl] 儀式(強迫神経症にみられる精神運動活動).
ritualistic behavior 儀式的行動.
ri·tux·i·mab [ritʌ́ksimæb] リタキシマブ(単クローン抗体で非ホジキンリンパ腫の治療に用いる).
ri·val·ry [ráivəlri] 競争, 競合.
r. of colors 色の競合(両側の色視が, 同一の色覚を感じないこと).
r. of contours 輪郭の競合.

r. of visual field 視野競合〔医学〕.
Rivalta, Fabio [rivá:ltə] リバルタ(1861-1938, イタリアの病理学者).
R. reaction リバルタ反応(穿刺液が滲出液か濾出液かを鑑別する方法で, 円筒に水50mLをとり, 50%酢酸1滴を加えたものに, 被検液1~2滴を液面から静かに滴下すると, 雲煙状白濁を生じながら底部に沈んでいくのは滲出液の場合で, 濾出液ではタンパク含有量が3%以下であるから, 沈まないか, もしくは途中で消失する).
Rivalta, Sebastiano [rivá:ltə] リバルタ(1852-1893, イタリアの獣医).
R. disease リバルタ病(放線菌症), = actinomycosis.
rivanol solution リバノール液.
Riva-Rocci, Scipione [rívə rási] リバロッチ(1863-1943, イタリアの医師).
R.-R. manometer リバロッチ水銀血圧計〔医学〕.
R.-R. sphygmomanometer リバロッチ血圧計(1896年に考案された人間の動脈血圧を測定する装置).
river blindness 河川盲目症.
river pollution 河川汚濁〔医学〕.
river purification 河川浄化〔医学〕.
Rivero-Carvallo, José Manuel [rívərou ka:rvá:lou] リヴェロ・カルヴァロ(1905-1993, メキシコの心臓病医).
R.-C. effect リヴェロ・カルヴァロ効果(三尖弁閉鎖不全による収縮期雑音が吸気時に増すこと. Rivero-Carvallo sign ともいう), = Carvallo sign.
R.-C. murmur リヴェロ・カルヴァロ雑音(吸気時で増強し, 呼気時に減少する雑音).
rivetter's palsy 鋲打ち麻痺〔医学〕(鋲打ち工のレイノー現象).
Riviere, Clive [riví:ər] リビエー(1873-1929, イギリスの医師).
R. sign リビエー徴候(肺結核患者に認める打診上の異常).
Rivière, Lazare [rivi:ɛ́:r] リビエー(1589-1655, フランスの医師).
R. potion リビエー飲料(酒石酸と重炭酸ナトリウムとを水溶液中で混合して得られる), = liquor sodii citras, Riverius potion.
rivinian segment リビニアス分節(鼓室溝の上縁にある不規則な窩).
Rivinus, August(us) Quirin(us) [rivínəs] リビヌス(1652-1723, ドイツの解剖学者で Rivinus は Bachmann のラテン名).
R. canals リビヌス〔小〕管(舌下腺管), = ductus riviani, ductus Rivini, Rivinus ducts.
R. ducts リビヌス管.
R. foramen リビヌス孔(鼓膜の Schrapnell 膜にあるといわれる小孔), = Bochdalek canal.
R. glands リビヌス腺(舌下腺), = glandulae sublinguales.
R. incisura リビヌス切痕(鼓膜切痕), = Rivinus notch, R. segment.
R. membrane リビヌス膜(鼓膜弛緩部), = Schrapnell membrane.
R. notch リビヌス切痕.
riv·u·lose [rívjulous] 波状線状の, 不規則線状の(細菌培養集落についていう).
riv·us lac·ri·mal·is [rívəs lækrimǽlis] [L/TA] 涙河(涙湖), = lacrimal pathway [TA].
riz·i·form [rízifɔ:m] 米粒形の.
RLF retrolental fibroplasia 後水晶体線維増殖症の略.
RLL right lower lobe (of lung) 右肺下葉の略.
RLS restless legs syndrome むずむず脚症候群の略.
RLS person (R, L, S音を正しく発音することのできないどもり(吃者)).
RMA right mentoanterior position 胎児の第2前方顔位の略.
RML right middle lobe (of lung) 右肺中葉の略.
RMP right mentoposterior position 胎児の第2後方顔位の略.
RMR relative metabolic ratio 相対代謝率の略.
RMT ① right mentotransverse position 胎児の第2顔横定位の略. ② right middle temporal 右側頭中部の略. ③ risk management team リスクマネジメントチームの略.
RMV respiratory minute volume 毎分呼吸量の略.
RN ① radionuclide 放射性核種の略. ② reflux nephropathy 逆流性腎症の略. ③ registered nurse 登録〔免許〕看護師, 正看護師の略. ④ residual nitrogen 残余窒素の略.
Rn radon ラドンの元素記号.
RNA ribonucleic acid リボ核酸の略.
RNA dependent DNA polymerase RNA 依存性 DNA ポリメラーゼ(重合酵素).
RNA dependent RNA polymerase RNA 依存性 RNA ポリメラーゼ.
RNA editing RNA 編集.
RNA enzyme RNA 酵素.
RNA interference RNA 干渉.
RNA ligase RNA リガーゼ(合成酵素).
RNA methylase RNA メチル化酵素.
RNA-phage RNA 型ファージ(遺伝物質が RNA から成るファージの総称).
RNA polymerase 重合酵素, RNA ポリメラーゼ(RNA 合成酵素, DNA 依存性 RNA ポリメラーゼともいい, 通常, DNA を鋳型として, その1つの鎖に相補的な RNA を合成する酵素).
RNA splicing RNA スプライシング(RNA の前駆体中にはイントロンが含まれるが, RNA の過程でイントロンが除去されエクソンが連結されることをいう).
RNA tumor virus RNA 型腫瘍ウイルス.
RNA virus RNA ウイルス(ゲノムに RNA をもつウイルスの総称).
RNAi ribonucleic acid interference の略.
RNase ribonuclease RNA 分解酵素, リボ核酸分解酵素, リボヌクレアーゼの略.
RNP ribonucleoprotein リボ核タンパク質, リボヌクレオプロテインの略.
RNP antigen RNP 抗原(抗 RNP 抗体の対応抗原. mRNA のスプライシングに関与する低分子リボ核タンパク質(snRNP)の一つで, UIRNP と呼ばれる RNA と9種類のタンパク質が結合した複合体).
RO rule out 除外, 鑑別〔する〕の略.
Ro antigen Ro 抗原(抗 Ro (SS-A) 抗体の対応抗原. 抗原は一部は核に存在するが, 主に細胞質に分布し, 通常の蛍光抗体法では陰性となることが多い. 低分子 RNA と2種のタンパク質の複合体である).
ROA right occipitoanterior position 胎児の第2前方後頭位の略.
Roach, F. Ewig [róutʃ] ローチ(1868-1960, アメリカの歯科医).
R. attachment ローチアタッチメント(主に有床義歯に用いられる).
R. bridge ローチ架工義歯(ローチが考案した維持装置を用い, 球杆運動性を与えてある支台装置に加わる圧力が軽減される. 球型と扁平型との2種がある).
R. C bar ローチC形鉤.
R. carver ローチ彫刻刀.
R. cast clasp ローチ鋳造鉤.
R. clasp ローチ鉤.

R

R. clasp for most posterion tooth ローチ最後臼歯用鉤.

R. loop clasp ローチ係蹄鉤.

R. special type of clasp ローチ特殊鉤.

roach [róuʧ] ① アカハラ，ウグイ（欧州産淡水魚）. ② cockroach（ゴキブリ）の略称.

road injuries 転倒損傷.

Roaf meth·od [róuf méθəd] ローフ法（馬尿酸の製造法で，馬尿500mL，硫酸アンモニウム125gと濃硫酸7.5gとを加えると結晶として析出される）.

Roaf syndrome ローフ症候群（頭蓋・顔面の骨格疾患．長骨短縮，白内障．網膜剝離をきたす）.

roar·ing [rɔ́əriŋ] 喘鳴症（喉頭筋の麻痺により喘鳴を主徴とするウマの疾患）.

roast salt 焼き塩［医学］.

roasting furnace ばい（焙）焼炉［医学］.

rob [ráb] ゼリー，果汁シロップ（果実を煮詰めて砂糖を加えたもので，薬品を混ぜて用いられる），＝ jelly.

Robb heat fever ロッブ熱（東アフリカにみられる非伝染性脳脊髄熱）.

Robbins, Frederick Chapman [rábinz] ロビンズ（1916–2003，アメリカの小児科医．急性灰白髄炎の病原ウイルスの組織培養の研究により，J. F. Enders および T. H. Weller とともに1954年度ノーベル医学・生理学賞を受けた）.

Robert, Cesar Alphonse [rɔbé:r] ロベルト（1801–1862，フランスの外科医）.

R. ligament ロベルト靱帯（膝関節後十字靱帯から腓側半月に達する線維束）.

Robert, Heinrich Ludwig Ferdinand [rábə:t] ロベルト（1814–1874，ドイツの婦人科医）.

R. pelvis ロベルト骨盤（横径と斜径の短い関節強直横狭骨盤）.

Roberts, J. B. [rábə:ts] ロバーツ（アメリカの医師）.

R. micromanometer ロバーツ微差圧力計（微差圧力計（マイクロマノメータ）の一型．両端を膨らませた毛細管で，管の膨らんでいない部分を水平位におきながら両端から液体を入れ，両者が中央で合う位置に小気泡をつくり，両端の液を被検液に接触させると，その間の圧の差により小気泡の位置が変わる）.

R. operation ロバーツ手術（鼻中隔の偏位に対する手術で，直線状の切開により矯正し，ピンでその位置を支持する方法）.

R. syndrome ロバーツ症候群（染色体動原体異常）.

Roberts, Richard John [rábə:ts] ロバーツ（1943生，イギリス生まれのアメリカの分子生物学者．1977年の分断遺伝子の発見により P. A. Sharp とともに1993年ノーベル医学・生理学賞受賞）.

Robertshaw, Frank L. [rábə:rtʃɔ̀] ロバートショー（イギリスの麻酔医）.

R. tube ロバートショー管.

Robertson, Douglas [rábə:tsən] ロバートソン（Argyll Robertson のこと．1837–1909，イギリスの眼科医）．→ Argyll Robertson, Douglas.

R. pupil ロバートソン瞳孔，＝ Argyll Robertson pupil.

Robertson, William Egbert [rábə:tsən] ロバートソン（1869–1956，アメリカの医師）.

R. signs ロバートソン徴候（① 心筋変性において上肢に現れる斑丘疹．② 心臓病死の直前には心臓部の胸筋が微細な振戦を起こす．③ 疼痛を訴える仮病においては，その部位に圧力を加えても散瞳は起こらない．④ 腹水のあるときは，患者が上臥すると腹部両側に緊張をみる）.

Robin, Charles Philippe [rɔbέn] ロバン（1821–1885，フランスの医師）.

R. myeloplaxes ロバン骨髄巨大細胞（破骨細胞），＝ osteoclast.

R. spaces ロバン空隙（脈管周囲の空隙），＝ Virchow–Robin spaces.

Robin, Jean [rɔbέn] ロバン（1550–1629，フランスの植物学者．ハリエンジュ，またはニセアカシア *Robinia pseudoacacia* の学名はこの植物学者にちなんで命名された）.

Robin, Pierre [rɔbέn] ロバン（1867–1950，フランスの歯科医）.

R. anomaly ロバン奇形（胎生9週間以前における下顎部の形成不全による症状で，小顎症，舌根下垂，軟口蓋裂がその3大症状である），＝ Pierre Robin syndrome.

R. syndrome ロバン症候群（Pierre Robin 症候群とも呼ばれ，小下顎症，舌根下垂，軟口蓋裂がその3大症状である），＝ micrognathia, Robin anomaly.

ro·bin [róubin] ロービン（植物性毒素の一つで，マメ科植物ハリエンジュ *Robinia pseudoacacia* の樹皮から得られるアルブミン様物質）.

Robinia pseudoacacia ニセアカシア，ハリエンジュ（マメ科植物の一種），＝ locust tree.

ro·bi·nin [róubinin] ロビニン $C_{32}H_{40}O_{19}\cdot 7\frac{1}{2}H_2O$（ハリエンジュの花に存する配糖体で，その分子中にケンフェロール kempferol を含有する）.

ro·bi·nose [róubinous] ロビノース $C_{18}H_{32}O_{14}$（ロビニンから得られる三糖類の一つで，水解により1分子のガラクトースと2分子のラムノースが得られる）.

Robinson, Andrew Rose [rábinsən] ロビンソン（1845–1924，アメリカの皮膚科医）.

R. disease ロビンソン病（顔面に発生する汗嚢腫），＝ hydrocystoma.

Robinson, Brian F. [rábinsən] ロビンソン（イギリスの心臓病医）.

R. index ロビンソン係数（心負荷を客観的に示すのに計算された係数）.

Robinson catheter ロビンソンカテーテル（尿道カテーテルの一つ）.

Robinson, Fred Byron [rábinsən] ロビンソン（1858–1910，アメリカの外科医）.

R. circle ロビンソン環（子宮動脈，卵巣動脈，腹大動脈および総腸骨動脈により囲まれた動脈環）.

R. operation ロビンソン手術（静脈瘤の両端を結紮して摘出する方法）.

Robinson medium ロビンソン培地.

Robinson, Saul J. [rábinsən] ロビンソン（アメリカの医師）.

R.-Power-Kepler water test ロビンソン・パワー・ケプラー水代謝試験（副腎皮質機能検査の一法で（1941年発表），Addison 病においては特異的といわれる．水の摂取を禁じ，夜10時半放尿後，翌朝7時半までの全尿量を夜間尿とし，次いで8時半放尿後，体重1kgに対して20mLの水を与え，12時半までに1時間ごとに放尿，それぞれの量の合計が夜間尿よりも多ければ陰性，少なければ陽性であるから，続いて血漿および夜間尿との塩素と尿素とからAを算出する．Aが25以下の場合は陽性．M. H. Power, E. J. Kepler はともにアメリカの医師）.

$$A=\frac{\text{尿中尿素 (mg\%)}}{\text{血漿尿素 (mg\%)}}\times\frac{\text{血漿塩素 (mg\%)}}{\text{尿中塩素 (mg\%)}}\times\frac{\text{最大時間尿量}}{\text{夜間尿量}}$$

Robinson, Victor [rábinsən] ロビンソン（1886–1947，アメリカの医師．主として医学の歴史的研究で名がある）.

R

Robiquet, Pierre Jean [rɔbikéi] ロビケイ(1780–1840, フランスの医師. 1832年に codeine を分離した. 癌腫に用いる糊剤 Robiquet paste は塩化亜鉛とグッタペルカを配した穀粒の合剤).

Robison, Robert [rábisən] ロビソン(1884–1941, イギリスの化学者).

R. ester ロビソンエステル(解糖作用の初期段階に生ずる中間産物の混合物で, だいたい Embden エステル70%と Neuberg エステル30%とを含む).

R. ester dehydrogenase ロビソンエステル脱水素酵素(ロビソンエステルをリンヘキソン酸に転換させるもの).

Robles, Rudolfo (Valverde) [rábiz] ロブレス(1878–1939, グアテマラの皮膚科医).

R. disease ロブレス病(眼の糸状虫症), = ocular onchocerciasis.

R. fever ロブレス熱(ホンジュラスにみられる軽症不規則性熱病).

ro·bor·ant [róubərənt] ① 強壮薬〔医学〕, = roborantia. ② 強壮の.

robotic surgery ロボティックサージェリー(ロボット工学により開発された手術器機を用いた手術).

ro·bot·ics [roubátiks] ロボット工学, ロボティクス.

Robson [rábsən] ロブソン(1853–1933, イギリスの外科医), = Arthur William, Mayo-Robson.

ROC receiver operating characteristic curve 受信者動作(操作)特性曲線, ROC 曲線の略.

Roc·cel·la [rakséla] ロクセラ属(葉状地衣で, リトマス紙をつくる色素の原料として用いられる).

roc·cel·lin [ráksəlin] ロクセリン, = orsellin.

Ro·cha·li·mae·a [ròukəlimí:ə] (旧称), = *Bartonella*.

R. quintana = *Bartonella quintana*.

Roche sign [ráʃi sáin] ローシュ徴候(精巣(睾丸)捻転では精巣上体(副睾丸)との区別が困難であるが, 精巣上体炎では精巣の上方に索状物として別に触れることができる).

Rochelle powders ロシェル粉(酒石酸とロシェル塩に重炭酸ソーダを混ぜたものとを合わせた沸騰散. ロシェルはフランス西部にある港都), = Seidlitz powder.

Rochelle salt ロシェル塩〔医学〕(酒石酸カリウムナトリウム), = potassii et sodii tartaras.

Rochon-Duvigneaud, André ロション(1863–1952, フランスの眼科医).

R.-Duvigneaud syndrome ロション・ドゥヴィニョー症候群(眼窩先端部症候群), = orbital apex syndrome.

rock crystal 水晶〔医学〕.

rock fever 岩熱, = Malta fever.

rock oil ロックオイル, 鉱油, = petroleum.

rock phosphate リン鉱石.

rock salt 岩塩〔医学〕(岩状の鉱物で, 食塩 NaCl が主成分であるが, ときには $CaSO_4$, $CaCl_2$, $MgCl_2$ などが混在する).

Rockefeller Foundation ロックフェラー財団(John Davison Rockefeller 父子により1913年に開設された. 初期事業としては公衆衛生および医学の研究費を提供し, 後年に至り実験生物学, 国際関係, 経済などの分野に莫大な研究資金を支出している).

Rockefeller Institute of Medical Research ロックフェラー医学研究所(1901年ロックフェラー父子によりニューヨーク市に付属病院とともに設立された有名な医学研究所で, その業績は主として機関誌 Journal of Experimental Medicine に発表されている).

rocker-bottom deformity 舟底足変形〔医学〕.

rocker-bottom foot 舟底足〔医学〕, 揺り椅子状の足底〔医学〕.

rocket electroimmunodiffusion ロケット電気免疫拡散法, ロケット電気泳動法.

rocket immunoelectrophoresis ロケット免疫電気泳動〔法〕, = containing antibody immunoelectrophoresis.

rocket technique ロケット法〔医学〕.

rocking vibration 横ゆれ振動〔医学〕.

Rockley sign [rákli sáin] ロックレー徴候(頬骨陥凹の症候で, 両側の直線縁が眼窩の外縁から頬骨隆起におかれたときの角が相等しくない状態).

Rocky mountain spotted fever ロッキー山紅斑熱(*Rickettsia rickettsii* による疾患で, 発熱, 発疹, 血管炎をきたす).

Rocky mountain spotted fever rickettsia ロッキー山紅斑熱リケッチア〔医学〕.

Rocky mountain spotted fever vaccine ロッキー山紅斑熱ワクチン(ロッキー山紅斑熱リケッチアに対する不活化ワクチン).

Rocky mountain tick = *Dermacentor andersoni*.

rod [rád] ① 桿〔状〕体(網膜の色覚をつかさどる細胞層の一成分). ② 桿状菌. ③ 桿(杆), 栓.

r. acromere 桿体外節.

r. auscultation 木桿聴診〔法〕(溝のついた木桿の上を摩擦して聴診する方法).

r. bipolar 桿状体双極細胞(桿状体視細胞の終末とシナプスする双極細胞).

r. cell 桿〔状体〕細胞.

r. cell of retina 網膜桿〔状体〕細胞(網膜の).

r. ellipsis 桿状体楕円部(網膜の桿状体の外節部にある縦に配列した線条部), = lentiform body.

r. epithelium 桿状上皮.

r. fiber 桿状体線維(網膜桿状体細胞の神経線維).

r. granule 桿〔状〕体顆粒(桿〔状〕体に連続する網膜の外側核層の視細胞にある).

r. monochromatism 杆体1色覚(旧, 杆体1色型色覚).

r. myopathy 桿状体ミオパチー, 桿状体筋障害.

r. nuclear cell 桿〔状〕核細胞.

r. press 有柱プレス.

r. segment 桿体分節(網膜桿体の分節で, 内節と外節に区別される).

r.-shaped structure 桿状構造.

r. vision 桿体視, 小桿視(錐体の関与しない視覚).

Rodbell, Martin [rádbel] ロッドベル(1925–1998, 1970年のGタンパク質の発見により1994年ノーベル医学・生理学賞受賞).

Rodella bacillus III = *Clostridium tertium*, von Hibler bacillus.

ro·dent [róudənt] ① かむ, かじる. ② 蚕食性の. ③ げっ歯類動物.

r. and insect control ネズミと昆虫の駆除.

r. typhoid ① げっ歯類チフス. ② ネズミチフス(ネズミチフス菌 *Salmonella* Typhimurium および腸炎菌 *S.* Enteritidis の感染によるネズミの腸炎).

r. ulcer 侵食性潰瘍〔医学〕(癌腫性または上皮腫性の潰瘍で, 深部組織を漸次に侵すもの).

r. ulcer of cornea 侵食性角膜潰瘍〔医学〕, 蚕食性角膜潰瘍.

Ro·den·tia [roudénʃiə] 齧歯目, = rodents.

ro·den·ti·cide [roudéntisaid] 殺鼡薬(フッ化酢酸ナトリウム), = ANTU.

Röderer, Johann Georg [ré:dərər] レーデレル(1727–1763, ドイツの産科医).

R. ecchymoses レーデレル斑状出血(胎児が子宮内で呼吸を開始すると, 分娩後, 胸腔および心嚢内に出血が起こる).

R

R. obliquity レーデレル斜位(胎児の頭部が骨盤の上産道に入ったとき，オトガイが屈曲し，胎児が重折して分娩することを Röderer が初めて記載したので，レーデレルの自己分娩または重折分娩ともいう)，= conduplicatio corpore.

rodless press 無柱プレス.

Rodman, William Louis [rádmən] ロッドマン(1854–1916，アメリカの外科医).

R. incision ロッドマン切開法(乳房を囲む梨状皮膚切開で，腋窩に達する).

R. operation ロッドマン手術(乳癌の根治療法として，周囲のリンパ組織とともに広範に切除する方法).

ro·don·al·gia [ràdənǽlʤiə] 肢端紅痛症，= erythromelalgia.

Rodrigues aneurysm ロドリゲス動脈瘤(静脈瘤性).

Roeder treat·ment [rédər trí:tmənt] レーデル療法(扁桃吸引法．化膿性扁桃炎の療法で，膿汁および壊疽組織片を吸引する方法)，= tonsillar crypt-suction method.

Roemherd syn·drome [rémhə:d síndroum] レムヘルド症候群(胃が急激に膨満するとき，横隔膜の挙上により心臓の運動が妨げられ，または反射的に迷走神経を介して起こる狭心症様症状).

Roennskaers dis·ease [rénskeərz dizí:z] レンスケール病(スウェーデンの一工業会社従業員中に起こった疾患で，おそらく空気中の三酸化ヒ素および二酸化イオウの中毒であろうとされている).

Roentgen, Wilhelm Konrad von [réntgən] レントゲン(1845–1923，ドイツの物理学者．1895年 Crookes 管を用いて陰極線を研究していたとき，不透明体を透過する未知の放射線を発見し，これをX線と呼んだ．この発見はラジウムのそれとともに自然科学の二大発見として19世紀の末期を飾る輝かしい業績で，1901年最初のノーベル物理学賞を受けた).

roent·gen [réntgən] レントゲン(X線やγ線の照射線量の旧国際単位(r)で，現在は補助計量単位(R)．1レントゲンは，照射により1.293mgの空気から生じたすべての電子が，空気中で完全に静止するまでの間に空気中に生じた正か負のどちらか一方の電荷が1静電単位になるような光子の量と定義された．光子エネルギーが3MeV以下で用いる．現国際単位はクーロン(C)/kgで $1R = 2.58 \times 10^{-4}C/kg$).

r. carcinoma X線癌〔医学〕.

r. cephalometry 頭部X線規格写真.

r. cinematography X線映画撮影〔医学〕.

r. current X線電流(電場の中で誘電体が運動することにより生ずる電流で，誘電分極Pにより物体の表面に現れた分極電荷が運動するために起こる).

r. diagnosis X線診断〔医学〕.

r. fetometry X線胎児計測法.

r. intoxication X線中毒，X線宿酔，= roentgenkater.

r. kymography X線キモグラフィ〔ー〕〔医学〕，= radiokymography，roentgenkymography.

r. pelvimetry 骨盤X線計測〔医学〕.

r. radiation X線照射〔医学〕.

r. ray レントゲン線，X線(1895年，Crookes 管を用いて陰極線の研究中，Roentgen により発見された短波長の電磁波で，波長は5AU以下．Coolidge 管，Geissler 管，Hittorf 管，Crookes 管などの真空管に10,000ボルト以上の高電圧をかけたときに発する高速の陰極線が，金属に衝突する際発生する透過性の高い電磁放射線)，= X-rays.

r.-ray dermatitis X線皮膚炎，= X-ray dermatitis.

r. sickness X線宿酔〔医学〕.

r. television X線テレビジョン〔医学〕.

r. unit (R, RU) レントゲン単位(X線またはγ線の照射に際し，空気0.001293gグラムにつき微粒子放散が正負いずれかの電気量の1静電単位のイオンを発生し得るX線量).

roent·gen·ism [réntgənizəm] レントゲニズム(①X線を疾病の診断や治療に用いること．②生体に対するX線の障害作用).

roent·gen·i·za·tion [rèntgənizéiʃən] (レントゲニズム)，= roentgenism. 動 roentgenize.

roent·gen·ka·ter [rèntgənkéitər] [G] X線宿酔.

roent·gen·ky·mo·graph [réntgənkàiməgræf] X線動態記録器，X線動態撮影装置，X線キモグラフ.

roent·gen·ky·mog·ra·phy [rèntgənkaimágrəphi] X線キモグラフィー，X線動態撮影法(臓器の運動状態をX線撮影する方法で，患者とフィルムとの間に細隙のある不透過性の金属板を介在させ，照射中細隙と直角方向にフィルムが動く).

roent·gen·o·car·di·o·gram [rèntgənouká:diəgræm] X線心動態図.

roent·gen·o·cin·e·ma·tog·ra·phy [rèntgənousìnemətágrəfi] X線映画撮影〔法〕.

roent·gen·o·gram [réntgənəgræm] X線像〔医学〕.

roent·gen·o·graph [réntgənəgræf] X線写真，X線像.

roentgenographic cephalometry 頭蓋X線計測〔法〕.

roent·gen·og·ra·phy [rèntgənágrəfi] X線撮影〔法〕〔医学〕. 形 roentgenographic.

roentgenological equipment 放射線機器〔医学〕.

roent·gen·ol·o·gist [rèntgənáləʤist] 放射線専門医，放射線科医.

roent·gen·ol·o·gy [rèntgənáləʤi] 放射線〔医〕学，X線〔医〕学〔医学〕. 形 roentgenologic.

r. department inhospital 病院放射線部〔医学〕.

roent·gen·o·lu·cent [rèntgənoul(j)ú:sənt] X線透過性の.

roent·gen·om·e·ter [rèntgənámitər] X線量計，= skiameter.

roent·gen·om·e·try [rèntgənámitri] X線量測定〔法〕.

roent·gen·o·pa·que [rèntgənoupéik] X線非透過性の.

roent·gen·o·par·ent [rèntgənəpéərənt] X線透過性の.

roent·gen·o·scope [réntgənəskoup, rentgénəs–] X線透視器(蛍光板を利用してX線透視を行う器械で，これを用いる診断法を roentgenoscopy という).

roent·gen·os·co·py [rèntgənáskəpi] X線透視〔法〕〔医学〕.

roent·gen·o·ther·a·py [rèntgənəθérəpi] X線療法〔医学〕.

Roese–Gottlieb meth·od [rézə gátli:b méθəd] レーゼ・ゴットリーブ法(乳脂分析法の一つで，アルカリを加えた牛乳を石油ベンゼンで反復抽出し，濾過後乾燥する).

roet·(h)eln [rétəln] [G] 風疹，= rubella.

Roger, Georges Henri [rɔʒé:r, ráʤər] ロジェー(1860–1946，フランスの生理学者).

R. reflex ロジェー反射(咽頭の刺激による流涎)，= esophagosalivary reflex.

Roger, Henri Louis [rɔʒé:r, ráʤər] ロジェー(1809–1891，フランスの医師).

R. disease ロジェー病(心室中隔の先天性欠損).

R. murmur ロジェー雑音(ロジェー病に際し，左室の血液が右室に流れ込むとき聴取される収縮期雑音).

R. symptom ロジェー症候(結核性髄膜炎の第3期には体温が平温以下に下降する).

Roger–Josué test [rɔʒé:r ʒɔsjaéi tést] ロジェー・ジョスエ試験（細菌感染症においては皮膚に疱疹を発生させ，その内容液中の好酸球は25％以下である），= blister test.

Roger of Palermo [rɔʤé:r əv pəlá:mou] ロジェー（12世紀後半のイタリアの外科医．1180年外科の実際に関する著書中，腸管を切除したときの両断端吻合術を記載し，また海藻を用いる甲状腺腫療法などを考案した）.

Rogers, Carl Ransom [rádʒərz] ロジャース（1902–1987，アメリカの心理学者．来談者中心療法の創始者）.

Rogers, Leonard [rádʒərz] ロジャース（1868生，イギリスの医師）.

R. treatment ロジャース療法（① コレラ療法で，高張食塩水およびアルカリ性食塩水とを血液比重の上昇に準じて静注し，また過マンガン酸カリを内服させる．② アメーバ赤痢の療法で，エメチン塩の溶液を静注する方法）.

Rogers, Oscar H. [rádʒərz] ロジャース（1857–1941，アメリカの医師）.

R. sphygmomanometer ロジャース血圧計，= aneroid sphygmomanometer.

Roh·dea ja·pon·i·ca [ró:diə dʒəpánikə] オモト［万年青］（葉には強心性配糖体 rhodexin A,B,C が存在する）.

Rohr, Karl [ró:r] ロール（1863生，ドイツの解剖学者）.

R. stria ロール線条（胎盤の絨毛間膜および絨毛上に形成される繊維素様物質），= stria of Rohr.

Röhrer, Fritz [ró:rər] ローレル（1888–1926，スイスの生理学者．レーラー，ローラーともいう）.

R. index (RI) ローレル指数（$(W/L^3)\times 10^7$．W は体重の kg 数，L は身長の cm）.

ROI region of interest 関心領域の略.

rok·a [rákə] ロカ（アラビア産植物 *Trichilia emetica* で，薬用に供される）.

rok·i·ta·my·cin [ràkitəmáisin] ロキタマイシン $C_{42}H_{69}NO_{15}$：827.99（マクロライド系抗生物質．細菌のタンパク質合成を阻害し，殺菌的に作用する）.

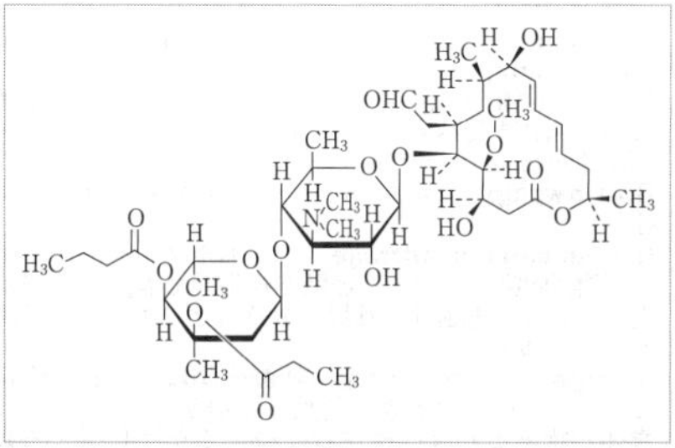

Rokitansky, Karl Freiherr von [ròkitá:nski] ロキタンスキー（1804–1878，オーストリアの病理学者），= von Rokitansky, Karl Freiherr.

R.–Aschoff sinus ロキタンスキー・アショフ洞（胆嚢粘膜ヒダが複雑に分枝したため顕微鏡標本で一見上皮が洞を形成しているようにみえるものをいう）.

R. disease ロキタンスキー病（急性黄色肝萎縮のことで，1842年の記載），= acute yellow atrophy of liver.

R. diverticula ロキタンスキー憩室［医学］.

R. hernia ロキタンスキーヘルニア（粘膜または腹膜の嚢が裂離した腸筋層間に脱出するもの）.

R. kidney ロキタンスキー腎（アミロイド腎症），= amyloid kidney.

R.–Küster–Hauser syndrome ロキタンスキー・キュスター・ハウザー症候群.

R. pelvis ロキタンスキー骨盤（第5腰椎が前方に転位している骨盤．脊椎すべり症骨盤），= spondylolisthetic pelvis.

R. tumor ロキタンスキー腫瘍（卵胞の水腫により，卵巣がブドウ状を呈したもので，グラーフ濾胞嚢胞の一種）.

ro·lan·dic [roulǽndik] ローランドの（Luigi Rolando の）.

r. area ローランド野，= motor area.

r. discharge ローランド発射（棘波）［医学］.

r. epilepsy ローランドてんかん［医学］.

r. fissure ローランド溝（中心溝），= central sulcus, Rolando fissure.

r. lobe ローランド葉（島の弁蓋）.

r. sulcal artery ローランド動脈，= artery of central sulcus.

r. sulcus ローランド溝，= rolandic fissure, fissure of Rolando.

r. vein syndrome 脳静脈循環障害による片麻痺.

Rolando, Luigi [rɔlá:ndou] ローランド（1773–1831，イタリアの解剖学者．特に中枢神経系統の研究で有名）．→ rolandic.

R. area ローランド野（大脳皮質の運動中枢で，中心前回と中心後回とを含む）.

R. cell ローランド細胞（ローランド膠様質中にある神経節細胞）.

R. convolution ローランド回.

R. fibers ローランド線維（延髄の外側弓状線維）.

R. fissure ローランド溝（中心溝），= central sulcus.

R. funiculus ローランド束（延髄の尾側部両側にある縦の隆起）.

R. gelatinous substance ローランド膠様質（脊髄腰部から脳橋に至るまでの間にわたって脊髄後角の先端をおおう膠様物質），= substantia gelatinosa Rolandi.

R. lobe ローランド葉（弁蓋），= operculum.

R. points ローランド点（ローランド溝の上端と下端）.

R. tubercle ローランド結節（下小脳脚（旧名；索状体）の外下面にある小さい楕円形灰色の隆起．オリーブの先端の後下方にある），= gray tubercle.

ro·lan·dom·e·ter [ròulændámitər] 大脳皮質溝測定器.

role [róul] 役割.

r. concept 役割概念［医学］.

r. conflict ロールコンフリクト（役割葛藤）.

r. play ロールプレイ（シミュレーション学習の一つ．問題点とその解決法を探り出すことを目的として行われる問題解決法の手法）.

r.–playing 役割演技，ロールプレイング（集団精神療法の）.

ro·li·tet·ra·cy·cline [ròulitètrəsáikli:n] ロリテトラサイクリン [化] 4-dimethylamino-1,4,4a,5,5a,6,11,12a-octahydro-3,6,10,12,12a-pentahydroxy-6-methyl-1,11-dixo-*N*-(1-pyrrolidinomethyl)-2-naphthacenecarboxamide（テトラサイクリンの静注用製剤），= pyrrolidinomethyltetracycline.

roll [róul] 巻き物，軸，回転.

r. call 名簿点呼（講義の出欠をとるための）.

r. culture 回転培養，= roll-tube culture.

r. plate 成丸器の皿［医学］.

r. stitch かがり止め縫合.

r. sulfur 棒状イオウ（蒸留によりイオウを精製する際得られる液体状イオウを木製の箱に移して棒状に固

化させたもの)，イオウ棒.
r. teller 成丸器の蓋〔医学〕.
r. tube 回転培養管(溶解した寒天培地を入れ，斜めに保ったまま回転して，内面全部を培養基として用いるための管).
rolled hair 角質巻毛症.
rolled rube 圧延管〔医学〕.
Roller, Christian Friedrich Wilhelm [rálər] ローレル(1802–1878，ドイツの神経学者).
R. central nucleus ローレル中心核(延髄オリーブ体の門部に近くある核で，脊髄前側索の線維と連絡する).
R. nucleus ローレル核(舌下神経核の腹側方にある小神経節細胞群).
roll·er [róulər] ローラー〔医学〕，巻き上げ，転子(ころ).
r. bandage 巻軸包帯〔医学〕，巻包帯，肚巻.
r. bottle culture 回転瓶培養〔医学〕.
r. forceps 車転鉗子(トラコーマにおける結膜顆粒を圧砕する鉗子)，= Knapp trachoma forceps.
r. mill ローラーミル〔医学〕.
r. pump ローラーポンプ〔医学〕.
r. tube culture 試験管回転培養〔医学〕.
rollerball electrode 回転球状電極.
Rolleston, Sir Humphrey Davy [róulstən] ローレストン(1862–1944，イギリスの医師．ケンブリッジ大学の内科教授，血液学および循環器学の研究が多く，1936年内分泌器についての歴史学的総説を発表した).
R. rule ローレストン法則(成人の最適収縮期血圧は100にその人の年齢の半数を加えたもので，最大値は年齢数を加えた値).
Rollet, Alexander [rálət] ロレット(1834–1903，オーストリアの生理学者).
R. cells ロレット細胞(胃底腺にある大型好酸性細胞，壁細胞)，= acid cells, parietal cells.
R. chancre ロレット下疳，= mixed chancre.
R. stroma ロレット基質(赤血球の不溶性網状構造)，= stromatin.
Rollett, Joseph Pierre [rɑlét] ロレ(1824–1894，フランスの外科医).
R. chance ロレ下疳，= Rollett disease.
R. disease ロレ病(混合性下疳)，= mixed chancre.
Rollier, Auguste [roliér] ロリエー(1874–1954，スイスの医師).
R. formula ロリエー式(身体を太陽の紫外線に当てる漸増法．日光療法においてだんだんと照射量を増していく方法).
R. method ロリエー法(結核の日光療法)，= Rollier treatment.
roll·ing [róuliŋ] 軸転運動〔医学〕.
r. circle model ローリングサークルモデル(DNA複製様式の一つ).
r. circle replication ローリングサークル複製〔医学〕.
r. disease 回転病(ハツカネズミの).
r. friction 転がり摩擦〔医学〕.
r. movement 回転運動〔医学〕.
r. oil 圧延油〔医学〕.
ROM range of motion 可動域の略.
Romafia sign [rouméfiə sáin] ロマフィア徴候(Chagas 病においては眼瞼浮腫，結膜炎およびその部分のリンパ腺腫脹を伴う一側性眼炎が起こる).
Roman [róumən] ローマの.
R. alum ローマンミョウバン.
R. balance さおばかり(棹秤).
R. bath ローマ風呂.
R. chamomil(l)e ローマカミツレ，= *Chamaemelum nobile*, common chamomil(l)e.
R. fever ローマ熱(ローマのカンパーニアに流行した激烈な熱帯熱マラリア).
R. vitriol 硫酸銅，= cupric sulfate.
Romaña, Cecilio Félix [roumá:njə] ロマニア(1899–1997，ブラジルの医師).
R. sign ロマニア徴候(Chagas 病においてみられる症候で，一側の眼病，眼瞼浮腫，結膜炎およびその付近のリンパ腺腫).
Romano, C. [róumənou] ロマノ(イタリアの医師).
R.–Ward syndrome ロマノ・ウォード症候群(QT 延長症候群の一つ．優性遺伝を示し KvLQT1 の変異による．心室性頻脈，心室細動を生じて意識消失発作や急死を起こしやすい).
ro·man·o·pexy [rouménəpeksi] S状結腸固定，= sigmoidopexy.
ro·man·o·scope [rouménəskoup] ロマノスコープ〔医学〕，S状結腸鏡(S状結腸の彎曲を観察する直達鏡の一つで，これを用いて行う検査をS状結腸鏡検査法 romanoscopy という).
ro·man·o·sco·pia [ròumənouskóupiə] S状結腸検査法.
ro·man·os·co·py [ròumənáskəpi] S状結腸鏡検査〔法〕〔医学〕，直腸鏡検査，ロマノスコピー，= sigmoidoscopy.
Romanovsky, Dimitri Leonidov [ròmɑ:nɔ́fski:] ロマノフスキー(1861–1921，ロシアの医師．1891年マラリアの研究を発表し，メチレンブルー・エオジンの混色染色法で有名)，= Romanowsky.
R. blood stain ロマノフスキー血液染色〔法〕.
R. stain ロマノフスキー染色(マラリア原虫の染色法で，メチレンブルー飽和溶液と1%エオジン溶液とを別々につくり，染色に際しメチレンブルー液1容とエオジン液2容を混ぜて用いる．赤血球は赤色，マラリア原虫は青色，その染色質は紫色に染まる．この方法の染色質染色法の変法は Nocht により考案された変法のほか，多くの変法がある).
Romberg, Moritz Heinrich [rámbə:g] ロンベルグ(1795–1873，ドイツの神経科医．ロンベルクともいう).
R. disease ロンベルグ病(顔面片側萎縮症)，= facial hemiatrophy.
R.–Howship sign ロンベルグ・ハウシップ徴候(嵌頓性閉鎖孔ヘルニアにみられる激痛)，= Romberg–Howship symptom.
R.–Howship symptom ロンベルグ・ハウシップ症状.
R.–Paessler syndrome ロンベルグ・ペースレル症候群(内臓に分布する静脈が拡張して血液の停滞が起こるとき，低血圧，徐脈，膨満などのショック症状が発現する).
R. sign ロンベルグ徴候(運動失調にみられる症状で，患者が両足を接着し閉眼して静かに直立すると，身体が横あるいは前後左右にゆっくりと動揺する)，= Brauch–Romberg sign.
R. symptom ロンベルグ症状.
R. test ロンベルグ試験(運動失調性動揺徴候の検査)，= Romberg sign.
rom·berg·ism [rámbə:ʤizəm] ロンベルグ徴候.
Römer, Paul Heinrich [rɜ́:mər] レーメル(1876–1916，ドイツの衛生学者).
R. reaction レーメル反応(結核に感染したモルモットにツベルクリンを皮内注射すると出血性中心をもつ丘疹が生じる)，= Römer test.
R. test レーメル試験(モルモットにツベルクリン皮内注射すると，結核に罹患していれば壊死性出血性の中心部をもつ1個の丘疹が24時間以内に出現する), = Römer reaction.
ron·ga·lit [rάŋgəlait] ロンガライト ㊗ formaldehyde sodium sulfoxylate $CH_2OHSO_2Na \cdot 2H_2O$, = formopan, hydrolit, formaldehyde-hydrosulfite.
ron·geur [rɑnʒə́r] 骨鉗子(歯槽または一般の骨外科に利用される), = bone-cutting forceps.
r. forceps 骨はじき鉗子, = bone-gouging forceps.
ro·ni·a·col [rənáiəkɔ:l] ロニコール ㊗ beta-pyridyl carbinol, 3-pyridinemethanol(ニコチン酸に該当するアルコールで, 血管拡張薬).
Rønne, Henning K. T. [rénə] レンネ(1878-1947, デンマークの眼科医).
R. nasal step レンネ鼻側階段(緑内障では視野の鼻側方に階段的視力障害が認められること).
Röntgen, Wilhelm Conrad [réntgən] レントゲン. → Roentgen, Wilhelm Konrad von.
röntgenologist's cancer レントゲン技士癌.
roof [rú:f] [TA] ① 上壁, = paries superior [L/TA]. ② 屋根. ③ 蓋.
r.-cell 室頂核の神経細胞.
r. nucleus 室頂核, = fastigial nucleus, n. fastigii.
r. of archenteron 原腸蓋 [医学].
r. of fourth ventricle [TA] 第四脳室蓋, = tegmen ventriculi quarti [L/TA].
r. of mouth 口蓋, = palatine vault.
r. of orbit 眼窩上壁, = paries superior orbitae.
r. of pulp chamber 髄室天蓋 [医学].
r. of skull 頭蓋冠, = calvaria.
r. of tympanum 鼓室蓋, = tegmen tympani.
r. plate 蓋板(胎児神経管の背板), = dorsal plate.
r.-prism 屋根形プリズム.
r. rat クマネズミ(エジプトネズミ), = Egyptian rat.
room [rú:m] 室.
r. acoustics 室内音響学.
r. air 室内気 [医学].
r. background 室内バックグラウンド [医学].
r. temperature 室温 [医学] (普通18～25°C, または65～80°F).
rooming-in [rú:miŋ in] 母児同室(母児ともに健康な場合に, 分娩直後から同室させる方法. 隔離を原則とする西洋では, アイルランド・ダブリン市の Rotunda 病院で200年以前から実行され, 1948年以後アメリカでも少数の病院で行われるようになった).
rooming-in system 母児同室制 [医学].
root [rú:t] [TA] ① 歯根, = radix dentis [L/TA]. ② 根((1)植物学では植物の地下に下行する軸をいい, 薬用植物では根茎と呼ぶ. (2)異なった組織中に挿入して発生する器官またはその一部. (3)脊髄神経が中枢から末梢の器官に奔出する前後の近位部. (4)葉根, 根(数学では, ある方程式を成立させるために, 未知数のとるべき値を根こんと呼ぶ). (5)化学では化合物分子中の基).
r. abscess 歯根膿瘍, = periapical abscess, periodontal abscess.
r. amputation 歯根切断, 歯根切除法, = root resection.
r. apex [TA] 歯根尖(根尖), = apex radicis dentis [L/TA].
r. avulsion 神経根ひきぬき損傷 [医学], 根引き抜き.
r. block 神経根ブロック [医学].
r. bundle 根束(根糸), = filum radiculare.
r. canal [TA] 歯根管, = canalis radicis dentis [L/TA].
r. canal filling 根管充填 [医学].
r. canal filling material 根管充填材 [医学].
r. canal forceps 根管鉗子 [医学].
r. canal obturation 根管充塞 [医学].
r. canal of teeth 〔歯〕根管(歯髄を抱合する).
r. canal orifice 根管口 [医学].
r. canal reamer 歯根管拡張器.
r. canal therapy 根管治療 [医学].
r. canal treatment 〔歯〕根管治療(処置).
r. canal wall 根管壁 [医学].
r. cap 根冠.
r. caries 歯根う蝕, 根面う蝕.
r. caries index 根面う蝕指数.
r. cell 脊髄根細胞, 根細胞 [医学].
r. clamp 歯根用クランプ [医学].
r. facer 根面鍵子.
r. facing 有根外装陶歯.
r. foramen 歯根孔.
r. forceps 残根用鉗子 [医学].
r.-form implant 歯根型インプラント.
r. hair 根毛.
r. injury 神経根損傷 [医学].
r. knot eel worm 根瘤線虫.
r. leaf 根出葉, 根状葉.
r. mark 歯根象徴.
r. mean square deviation 平均平方偏位.
r. membrane 歯根膜.
r. nodule 根粒.
r. of aorta 大動脈根.
r. of lung [TA] 肺根(気管支, 肺血管, リンパ管, および神経からなる), = radix pulmonis [L/TA].
r. of mesentery [TA] 腸間膜根(腸間膜が体壁に付着する部分で, 十二指腸空腸曲から回盲部に達する), = radix mesenterii [L/TA].
r. of nail 爪根(爪根の近位部で, ほとんど全部が爪壁によりおおわれている).
r. of nose [TA] 鼻根(両眼の間にある前額の部分で, 鼻背の起始点), = radix nasi [L/TA].
r. of penis [TA] 陰茎根, = radix penis [L/TA].
r. of tongue [TA] 舌根, = radix linguae [L/TA].
r. of tooth 歯根 [医学].
r. pain 神経根痛 [医学].
r. pressure 根圧.
r. pulp [TA] 歯根髄(歯根歯髄), = pulpa radicularis [L/TA].
r. resection 〔歯〕根切除〔術〕 [医学].
r. resorption 歯根吸収 [医学].
r. sheath 毛根鞘(毛包の表皮層の一つで, 内・外の2層がある. 内毛根鞘は根鞘小皮, ハクスレー層, ヘンレ層の3層からなる).
r. sign 神経根症状 [医学], 根症状.
r. sleeve 神経根嚢.
r. surface caries 根面う蝕.
r. symbol 歯根徴 [医学].
r. system 根系.
r. trace 根跡.
r. trimmer 歯根削成器.
r. tuber 塊根.
r. tubercle 根粒.
r. zone 脊髄根帯(前後の脊髄根を連絡する白質の部分), 歯根帯.
rooting reflex 探索反射 [医学], 乳さがし反射.
rooting response 乳探し反応 [医学].
root·lets [rú:tlits] [TA] 根糸, = fila radicularia [L/TA].
roots [rú:ts] [TA] 神経根*, = radices [L/TA].
root·wise [rú:twaiz] 歯根に向かって.
r. attachment 歯根上付着装置.
ROP ① retinopathy of prematurity 未熟〔児〕網膜症の略. ② right occipitoposterior position 胎児の第2後方後頭位の略.
rope burn ロープ傷.

R

rope graft 綱状移植片(移植片の両端を残して，その切離した両側を縫合して綱または管のようにして用いるもの).
Ropes test ロペス試験(ムチン凝塊テスト).
ro·pi·ness [róupinis] 粘稠性(糸を引くような性状), = ropy.
ropy milk 粘着乳(細菌の混入によりタンパク質が凝固したもの).
ropy saliva 粘稠唾液, = viscid saliva.
Roque sign [rák sáin] ロック徴候(肺尖に結核性病変がある場合に現れる同側の散瞳と眼瞼上昇).
roriferous duct 胸管, = thoracic duct.
Rorschach, Hermann [rɔ́:zɑ:x] ロールシャッハ(1884–1922, スイスの精神科医).
R. test ロールシャッハ試験(インクを紙の上に滴らしてつくった10個の左右対称性の意味のない図形を被検者に見せて，その形や色などが喚起する反応を調べ，それによって被検者の価値観，志向性，常識性，感情統制，精神医学的疾患分類などを判断する方法で，投影法の代表的なもの).
ROS ① reactive oxygen species 活性酸素の略. ② review of system 全身の検査の略.
Ro·sa [róuzə] バラ属(バラ科の一属).
R. chinensis コウシンバラ[月季花], = China rose.
R. gallica ガリカバラ, = French rose.
R. laevigata ナニワイバラ[金桜子].
R. multiflora ノイバラ, = Japanese rose.
Rosa law [róuzə lɔ́:] ローザ法則(生体における種族変異の可能性は，その進化の度に比例して減少する).
ro·sa·cea [rouzéiʃiə] 酒皶しゅさ(病変の程度により3度に区別し，第1度は限局性の毛細血管拡張による発赤，第2度は丘疹，膿疱を混じた酒皶性痤瘡，第3度は腫瘤すなわち鼻瘤と称し，主として鼻尖，頰部および前額などに好発する).
r. acne 赤鼻 [医学], しゅさ(酒皶)[鼻] [医学], 紅斑性痤瘡(アクネ) [医学], しゅさ性痤瘡(アクネ) [医学].
r. conjunctivitis しゅさ性結膜炎 [医学].
r. erythematosa 紅斑性酒皶.
r. hypertrophica 肥厚性酒皶, = pachydermatosis.
r. keratitis しゅさ(酒皶)性角膜炎 [医学], = acne rosacea keratitis.
r.-like dermatitis 酒皶様皮膚炎.
r.-like tuberculide 酒皶様結核疹, = papulonecrotic tuberculide.
r. seborrhoica 酒皶, = rosacea.
Ro·sa·ce·ae [rouzéisii:] バラ科.
ro·sac·ei·form [rouzǽsifɔ:m] 酒皶状の.
ro·sa·ceous [rouzéiʃəs] バラ形の.
r. corolla バラ形花冠.
ro·sac·ic ac·id [rouzǽsik ǽsid] ロザシン酸, = purpurin.
Rosae fructus 営実(ノイバラ *Rosa multiflora* の種子で，峻下薬として用いる).
ro·sag·i·nin [rouzǽʤinin] ロザヂニン(セイヨウキョウチクトウ *Nerium oleander* の皮の配糖体).
Rosai, Juan [róusai] ローサイ(1940生, イタリア生まれのアメリカの病理学者).
R.-Dorfman disease ローサイ・ドーフマン病(洞組織球増殖症).
ro·sa·lia [rouzéiliə] ① 猩紅熱, = scarlet fever. ② 麻疹, = measeles. ③ 紅斑, = fuchsin, magenta, erythema.
r. trisulfonic acid ロザリア三スルホン酸(酸性フクシン).
ro·san·i·line [rouzǽnilain, -li:n] ローズアニリン(トリフェニルメタン染料の一種で，絹，羊毛，木綿などの染色に使われる).
r. acetate 酢酸ローズアニリン(赤色染料).
r. chloride 塩化ローズアニリン.
ro·sar·io [rousá:riòu] じゅず(数珠) [医学], = rosary.
ro·sa·ry [róuzəri] じゅず，念珠 [医学].
Roscoe, Sir Henry E. [ráskou] ロスコー(1833–1915, イギリスの化学者).
R.-Bunsen law ロスコー・ブンセン法則(視覚においては，ある光化学的効果を得るためには，一定限度内で照度またはその時間を変えることにより分布し得る不変エネルギーを必要とするという光化学説の法則).
ros·coe·lite [ráskoulait] ロスコー石(バナジンを含む雲母族の一種), バナジン雲母.
Rose, Anton Richard [róuz] ローズ(1877生, アメリカの生化学者. W. G. Exton とともに考案したブドウ糖耐性試験を Exton and Rose test と呼ぶ).
Rose-Bradford kidney ローズ・ブラッドフォード腎(炎症性線維性腎, 若年者にみられる).
Rose, Edmund [róuz] ローズ(1836–1914, ドイツの医師).
R. cephalic tetanus ローズ頭部破傷風.
R. disease ローズ病(ブタ丹毒), = swine erysipelas.
R. tamponade ローズタンポナーデ(心臓タンポナーデ), = cardiac tamponade.
R. tetanus ローズ破傷風(頭部破傷風), = kopftetanus, cephalic tetanus.
Rose, Frank Atcherly [róuz] ローズ(イギリスの外科医).
R. position ローズ位(手術中，唾液，粘液などの分泌物が気管内へ流れ込まないように，患者の頭部を後方に過伸張させ，手術台の一端から頭が垂下するような体位. 口内，口峡内，口峡咽頭境界部の手術に用いる).
Rose, Harry M. [róuz] ローズ(1906–1986, アメリカの微生物学者).
R.-Waaler test ローズ・ワーラー試験(ウサギの IgG 抗ヒツジ赤血球抗体により感作されたヒツジ赤血球に対する凝集価(S)と，非感作ヒツジ赤血球に対する凝集価(N)を測定し，両凝集価の比率(S/N)を求め，リウマトイド因子 RF を検知する試験), = Waaler-Rose test.
Rose, Heinrich [róuz] ローズ(1795–1864, ドイツの化学者).
R. blood test ローズ血液検出法(血痕をなるべく多く集めて苛性カリとともに沸煮すると，ヘマチンが生ずる. 菲薄層でみると胆汁様緑色，濃厚な層では赤色を呈する).
R. crucible ローズ坩堝(沈殿を特定のガスの流れの中で灼熱する際に用いるもの).
R. metal ローズ合金(ビスマス(蒼鉛) 48.6%, 鉛 24%, スズ 27.3%とからなる合金).
Rose, William [róuz] ローズ(1847–1910, イギリスの外科医).
R. operation ローズ手術(① 兎唇の手術. ② 三叉神経痛においてガッセル神経節を切除する手術), = gasserectomy.
rose [róuz] ① バラ[薔薇]. ② 丹毒 [医学].
r. bengal ローズベンガル(エリスロシンと2または4原子の塩素との化合物で，細菌染色および肝機能検査に用いる試薬).
r. bengal B ローズベンガルB, = tetrachlorerythrosin.
r. bengal G ローズベンガルG, = dichlorerythrosin.
r. bengal radioactive (^{131}I) test 放射性ローズ

R

ベンガル (^{131}I) 試験.

r. bengal test ローズベンガル試験(肝機能検査法で, 1%ローズベンガルの食塩水溶液を静注して, その消失時間の差異により判定する).

r. cold バラかぜ(バラ花粉によるアレルギー. 枯草熱の一種でバラ花粉の吸入によって起こる), = hay fever, June cold.

r. fever バラ熱(枯草熱の一型), = rose cold.

r. fruit エイジツ[営実](ノイバラまたは近縁植物の偽果, 果実. フラボノイドを含み瀉下剤として用いられる).

r. geranium oil ゲラニウム油, テンジクアオイ油(*Pelargonium graveolens* などから得られる揮発油).

r. oil バラ油, ローズ油(種々のバラの花弁から抽出した揮発性芳香液), = oleum rosae, attar of rose, otto of rose.

r. rash バラ疹, = roseola.

r. spot バラ疹(腸チフスの初期において腹部皮膚面に発生する紅斑), = typhoid roseola, typhoid spot, tache rosées lenticulaires.

r. water ローズ水, バラ水(ローズ油4滴を蒸留水で1,000mLとした液), = aqua rosae.

r. water ointment ローズ水軟膏(cold cream と呼ばれる化粧品), = unguentum aqae rosae.

ro·se·in [róuzəin] ロゼイン(*Trichothecium roseum* によって抗生物質 trichothecin がつくられるとき, 菌体および培地に生成される化合物の一群).

r. Ⅰ ロゼインⅠ $C_{19}H_{26}O_3$ (培地および主として菌体中にできるもの), = rosenonolactone.

r. Ⅱ ロゼインⅡ $C_{19}H_{28}O_3$ (培地および菌体に発生する), = rosonolactone.

r. Ⅲ ロゼインⅢ $C_{20}H_{28}O_4$ (培地中につくられる).

rose·mary [róuzməri] マンネンロウ[万年老], = statice limonium, anthos.

r. oil ローズマリー油(マンネンロウの花, 葉から得られる揮発油. ボルネオルおよび酢酸ボルニルを主成分とする迷迭香の蒸留液で, 駆風, 発赤の目的で塗擦剤として用いる), = oleum rosemarini, anthos oil.

Rosenau, Milton Joseph [róuzinɔ:] ローゼナウ(1860-1923, アメリカの病理・衛生学者. 公衆衛生, 流行病学の研究に貢献が多い).

R. symptom ローゼナウ症候(熱性伝染病, リウマチ, 舞踏病, 梅毒, 乾癬, 湿疹などに現れる爪甲横溝症).

Rosenbach, Anton Julius Friedrich [róuzənbɑ:x] ローゼンバッハ(1842-1923, ドイツの医師, 細菌学者).

R. disease ローゼンバッハ病(類丹毒 erysipeloid のことで, 1887年の記載による).

Rosenbach F. J. R. [róuzənbɑ:x] ローゼンバッハ(1843-1923, ドイツの医師).

R. tuberculin ローゼンバッハ・ツベルクリン(*Trichophyton* とともに培養した結核菌からつくったツベルクリンで, 毒性が低下したもの).

Rosenbach, Ottomar [róuzənbɑ:x] ローゼンバッハ(1851-1907, ドイツの医師).

R. disease ローゼンバッハ病(奇形性関節炎において末端指節関節間の伸筋側表面にみられる結節), = Heberden nodes.

R.-Gmelin test ローゼンバッハ・グメリン試験, = Gmelin test, Rosenbach test.

R. law ローゼンバッハ法則(喉頭運動神経の進行性器質的病変においては, 声門の開張筋すなわち後環状披裂筋の麻痺が閉鎖筋に先立って起こる), = Semon-Rosenbach law.

R. sign ローゼンバッハ徴候(発作性心悸亢進で胃, 心臓, 肺の機能障害を併発する), = Rosenbach syndrome.

R. test ローゼンバッハ試験(① ローゼンバッハ法:被検尿を濾過した濾紙に濃硝酸を滴下すると, Gmelin 反応の場合のような胆汁色素の色調連続が現れる. ② ローゼンバッハ試験:発作性血色素尿症の診断法で, 患者の手または足を20分間氷水に浸漬すると, 症状が発現する), = Rosenbach reaction, Rosenbach-Gmelin test.

Rosenberg-Hellfors test [róuzənbə:g hélfɔ:rz tést] ローゼンベルグ・ヘルフォルス試験(腎機能検査法で, 重曹服用後に尿がアルカリ性から酸性に変わるまでの時間の長短により判定する).

Rosenberger, Randal C. [róuzənbə:gər] ローゼンバーガー(1873-1944, アメリカの細菌学者).

R. stain ローゼンバーガー染色法(アニリン黒を用いるスピロヘータの染色法で, 試薬として, ① アニリン油水; ② 濃硫酸5mLと重クローム酸カリウム15gを水375mLに溶解したもので染めると, スピロヘータは黒色に, 他は顆粒性青色に染まる).

Rosenheim, Theodor [róuzənhaim] ローゼンハイム(1860生, ドイツの医師).

R. enema ローゼンハイム[滋養]注腸(ペプトン, 肝油と0.3%ソーダ水に溶解した糖類とからなる).

R. sign ローゼンハイム徴候(左側季肋部に摩擦音の聴取されるのは, 胃周囲炎の一症候).

Rosenmüller, Johann Christian [róuzənmjù:lər] ローゼンミュラー(1771-1820, ドイツの解剖学者).

R. body ローゼンミュラー[小]体(副卵巣), = parovarium, Rosenmüller organ.

R. fossa ローゼンミュラー窩.

R. gland ローゼンミュラー腺(① 涙腺の眼瞼部. ② 鼡径輪リンパ腺).

R. node ローゼンミュラー結節(大腿管に付随する深鼡径リンパ節. 大腿ヘルニアと誤診することがある), = node of Cloquet.

R. recess ローゼンミュラー陥凹, ローゼンミュラー窩(鼻咽腔の外側の小陥凹で, 耳管口の後方にある小窩), = Rosenmüller fossa, lateral pharyngeal fossa.

R. valve ローゼンミュラー弁.

Rosenow, Edward Carl [róuznou] ローズノー(1875-1966, アメリカの細菌学者).

R. serum ローズノー血清(流行性灰白髄炎患者から分離した多形性レンサ球菌を接種したウマの血清).

R. stain ローズノー染色法(細菌被膜染色法. ほとんど乾燥しようとする標本を10%タンニン酸液に15秒, 次いでアニリンゲンチアナ紫に加熱しながら45秒, 水洗後ルゴール液で処置した後アルコールで脱色し, 最後にエオジンのアルコール溶液で染める).

Rosenstein, Paul [róuzənʃtain] ローゼンシュタイン(1875-1964, ドイツの医師).

R. sign ローゼンシュタイン徴候(虫垂炎において左側臥位でマックバネー点を圧迫すると, 仰臥位においてよりも疼痛が著明となる).

Rosensthiel green [róuzənstì:l grí:n] ローゼンスチールグリーン(不純マンガングリーンで, 緑色の顔料), = manganese green.

Rosenthal, Curt [róuzəntɑ:l] ローゼンタール(ドイツの精神科医). → Melkersson-Rosenthal syndrome.

Rosenthal, Friedrich Christian [róuzəntɑ:l] ローゼンタール(1780-1829, ドイツの解剖学者).

R. canal ローゼンタール管(蝸牛軸のラセン管), = spiral canal of modiolus.

R. fiber ローゼンタール線維.

R. vein ローゼンタール静脈(脳底静脈), = vena basalis.

Rosenthal, Isidor [róuzəntɑ:l] ローゼンタール(1836-1915, ドイツの生理学者).

R. canal ローゼンタール管(蝸牛軸のらせん管).

Rosenthal, Nathan [róuzəntɑ:l] ローゼンタール

(1890–1955，アメリカの内科医．N. Brill および G. Baehr とともに巨大濾胞性リンパ芽球腫 giant follicular lymphoblastoma を1925年に記載し，1938年ニューヨーク市 Mt. Sinai Hospital にアメリカ第2血液銀行を創設し，白血病，出血性疾患，などに関する多くの研究論文を発表した)．

Rosenthal－Rowntree test　ローゼンタール・ローントリー試験（phenoltetrachlorphthalein を用いる肝機能試験）．

Rosenthal sign　［róuzəntɑ:l sáin］　ローゼンタール徴候（脊椎炎の徴候で，脊椎を電気刺激すると錯感覚が誘発されて，灼熱感，刺痛などを訴える）．

Rosenthaler re·a·gent　［róuzəntɑ:lər riéidʒənt］　ローゼンターレル試薬（濃硫酸100容に，ヒ酸カリウム1容を加えたアルカロイド試薬），＝Rosenthaler–Turk reagent.

Rosenzweig picture－frustration study　ローゼンツヴァイク絵画フラストレーション・テスト［医学］．

ro·se·o·la　［rouzí(:)ələ, -zióulə］　バラ（薔薇）疹（風疹 rubella と同義に用いられることもある），＝rose spot.

r. annularis　環状バラ疹．

r. cholerica　コレラバラ疹．

r. gyrata　花環バラ疹，＝roseola annularis.

r. infantum　小児バラ疹（突発性発疹のこと），＝roseola infantilis.

r. recidiva　再発性バラ疹（梅毒の）．

r. scarlatiniforme　猩紅熱状バラ疹，＝erythema scarlatiniforme.

r. subitum　突発性バラ疹，＝roseola infantum.

r. syphilitica　梅毒性バラ疹，＝macula syphilitica.

r. typhosa　腸チフスバラ疹，発疹チフスバラ疹．

r. vaccinia　種痘バラ疹（種痘後10日前後にみられるが，短期で消失する）．

ro·se·o·lous　［róuziələs］　バラ疹状の．

Ro·se·o·lo·vi·rus　［rouzíələvàiərəs］　ロゼオロウイルス属（ヘルペスウイルス科の一属で，ヒトヘルペスウイルス6型，7型が含まれる）．

ro·se·o－salt　［róuziou só:lt］　ロゼオ塩（錯基内にアンモニアと水とを含むコバルト錯塩）．

R

Roser, Wilhelm　［róuzər］　ローゼル（1817–1888，ドイツの外科医．ローザーともいう）．

R.－Malgaigne position　ローゼル・マルゲーヌ肢位（先天性股関節脱臼の腸骨脱臼を検査する肢位）．

R. needle　ローゼル針（動脈瘤針と有溝導子とを兼ねた針）．

R.－Nélaton line　ローゼル・ネラトン線（股関節約135°屈曲位において，坐骨結節，大転子，腸骨前上棘の3点を結ぶ線で，正常は一直線をなす），＝Nélaton line.

R. sign　ローゼル徴候（脳の疾患，特に腫瘍にみられる症状で，硬〔髄〕膜の脈拍動が欠如する），＝Roser–Braun sign.

Rosett test　［rouzét tést］　ロゼット試験（深呼吸を反復して炭酸ガスを排出し，アルカローシスの状態として，てんかん発作を誘発する）．

ro·sette　［rouzét］　①ロゼット［医学］（細胞や顆粒が放射状に配列してバラの花の形に似た像をなすことをいうので，網膜の神経膠腫，神経上皮のキク座，また有糸分裂においては糸球 spirene，マラリア原虫の一発育期，超生体染色においては原形質内に染色顆粒がキク座配列を示すことなどをいう），キク（菊）座，花紋板［医学］．②叢出状（植物），＝roset.

r. formation　ロゼット形成［医学］．

r. formation test　ロゼット形成試験（タンニン酸処理ヒツジ赤血球に抗原を付着させ，患者リンパ球を加えて培養し，ロゼット形成リンパ球を算定する方法）．

r. forming cell (RFC)　①ロゼット形成細胞［医学］．②胸腺由来細胞．

r. technique　ロゼット法［医学］．

r. test　ロゼットテスト．

Rosin i·o·dine tinc·ture test　［róuzin áiədin tíktʃər tést］　ローザンヨードチンキ法（尿中ビリルビン定性法の一つで，尿3mLに酢酸を加えて酸性とし，ヨードチンキのアルコール液を重層すると，緑色輪が現れる）．

ro·sin　［róuzin］　松脂［医学］（松やに），ロジン［医学］，樹脂（テレビン油蒸留後の残渣で，主成分はアビエチン酸無水物 $C_{44}H_{62}O_4$），＝resina, colophony, yellow resin, abietic anhydride.

r. cerate　①バジリ軟膏，＝unguentum basilicum. ②蝋剤（ロジン35%の軟膏），＝ceratum resinae, unguentum resinae, basilicon ointment.

r. oil　ロジン油［医学］，樹脂油，＝retinol, rosinol.

r. soap　ロジン石ケン．

r. spirit　樹脂油．

Ros·ma·ri·nus　［ràsməráinəs］　マンネンロウ属（シソ科 *Labiatae* の一属）．

R. officinalis　マンネンロウ，ローズマリー（葉と花から強力な芳香性収斂薬 oleum rosmarini が得られる），＝rosemary.

ro·sol·ic ac·id　［rouzálik ǽsid］　ロソール酸 $CH_3C_6H_3OC(C_6H_4OH)_2$ または $C_6H_4OC(C_6H_4OH)(CH_3C_6H_4OH)$（パラロソール酸のメチル誘導体で，紅色の結晶または金属光沢のある小板状結晶であるが，パラロソール酸とロソール酸との混合物で指示薬として用いられるものをもロソール酸と呼ぶことがある），＝aurine, corallin.

Ross, Donald Nixon　［rás］　ロス（1922生，イギリスの心臓外科医）．

R. procedure　ロス手術（ロス手順．大動脈弁狭窄，閉鎖不全の手術）．

Ross, Edward Halford　［rás］　ロス（1875–1928，イギリスの病理学者）．

R. bodies　ロス〔小〕体（梅毒患者の血液に発見される小体．銅色を呈し，暗色顆粒をもち，時にはアメーバ様運動を示すこともある）．

Ross, Philip Hedgeland　［rás］　ロス（1876–1929，イギリスの医師．A. D. Milne との共同研究において1904年にアフリカダニ熱（回帰熱）の病原体を発見した）．

Ross river fever　ロスリバー熱．

Ross river virus　ロスリバーウイルス（トガウイルス属の一種．フィジー，オーストラリアなどで，トリ，カから分離．ヒトに関節痛を起こす）．

Ross, Sir George W.　［rás］　ロス（1841–1931，カナダの医師）．

R.－Jones test　ロス・ジョーンズ試験（髄液中のグロブリン増加症を証明する法で，被検液1mLに濃硫酸アンモニウム液2mLを重層，多量のグロブリンがあれば白色輪が生ずるから，その幅と強さから判定する．現在用いられない），＝Nonne test.

Ross, Sir Ronald　［rás］　ロス（1857–1932，イギリスの病理学者．マラリアに関する研究業績が多く，Researches on Malaria (1902) および Studies on Malaria (1928) の著書がある，1897年アノフェレスカ［蚊］の胃壁中にマラリア原虫を発見し，カによる伝染を実験的に証明し，次いでカの唾液中に sporozoite を発見した．このマラリア発育環を exogenous cycle という．1902年ノーベル医学・生理学賞を受けた）．

R. cycle　ロスサイクル（プラスモジウムがカの中で発育する生活期），＝mosquito cycle.

Rossbach, Michael Josef　［rásbɑ:x］　ロスバッハ（1842–1894，ドイツの医師）．

R. disease　ロスバッハ病（胃酸過多症を伴う胃神

経症)，= gastroxynsis，hyperchlorhydria.
R. respiration chair ロスバッハ呼吸用椅子.
Rossolimo, Gregorij Ivanovitsch [ràsoulímou] ロッソリモ(1860–1928，ロシアの神経科医).
R. reflex ロッソリモ反射(足の母指の底面を打つとき，第2～5指が屈曲する反射で，主として錐体路の障害時に現れる).
R. sign ロッソリモ徴候(錐体外路の病変の際にみられる反射)，= Rossolimo reflex.
Rostan, Léon [rɔstán] ロスタン(1790–1866，フランスの医師).
R. asthma ロスタン喘息(心臓性喘息)，= cardiac asthma.
ros·tel·lar [rɑstélər] 額嘴(条虫などの).
r. hook 額嘴鉤，小嘴鉤.
r. ring 額嘴神経環.
r. sac 額嘴嚢.
r. sheath 額嘴鞘.
ros·tel·lum [rɑstéləm] 額嘴，小嘴，小吻(特に条虫類の). 複 rostella.
ros·tra [rástrə] 吻(rostrum の複数).
ros·trad [rástræd] 吻側に.
ros·tral [rástrəl] [TA] ① 吻側，= rostralis [L/TA]. ② 吻側の(特に胎児で上(頭)側 cranial と同義にも用いられ，尾側 caudal に対立する語).
r. lamina 吻側板.
r. layer 嘴板.
r. part [TA] 吻側部*，= pars rostralis [L/TA].
r. transtentorial herniation 吻方テント切痕〔内〕ヘルニア.
ros·tra·lis [rɑstréilis] [L/TA] 吻側，= rostral [TA].
ros·trate [rástrət] 吻のある.
r. pelvis 嘴状骨盤，= beaked pelvis.
Rostratula benghalensis タマシギ[玉鷸] (*Maritrema* 属吸虫の終宿主).
ros·tri·form [rástrifɔ:m] 吻状の.
rostrodorsal subnucleus [TA] (吻背側亜核*)，= subnucleus rostrodorsalis [L/TA].
ros·trum [rástrəm] [L/TA] ① 脳梁吻，= rostrum [TA]. ② 吻. 複 rostra.
r. corporis callosi 脳梁吻(脳梁の前方が細くなった部分).
r. of callous corpus 脳梁吻.
r. sphenoidale [L/TA] 蝶形骨吻(蝶形骨下部にある垂直の隆縁で，鋤骨の上縁の溝にあてはまる部分)，= sphenoidal rostrum [TA].
rosy drop 酒皶(しゅさ)，= rosacea.
ROT ① remedial occupational therapy 矯正作業療法の略. ② right occipitotransverse position 胎児の第2後頭横定位の略.
Rot anal·y·sis [rát ənǽlisis] ロット分析，ロット解析.
rot [rát] ① 腐敗. ② 肝蛭病，ジストマ(ヒツジの寄生虫疾患).
ro·ta·cism [róutəsizəm] ラ行発音不能，= rhotacism.
ro·ta·lix tube [róutəliks tjú:b] 回転陽極管(陽極が高速度で回転するようにつくられたX線管)，= rotating anode X-ray tube.
ro·ta·mase [róutəmeiz] ロタマーゼ(分子の回転を触媒する酵素).
ro·tam·e·ter [routǽmitər] ロタメーター，回転流量計(全身麻酔実施に際し，ガス量を測定するために用いるメーターで，一端が細長くなった管内に回転する浮子を備える).
ro·ta·ry [róutəri] 回転性の.
r. anode X-ray tube 回転陽極X線管〔医学〕.
r. chorea 回転性舞踏病〔医学〕.
r. converter 回転変流器.
r. culture 回転培養.
r. dislocation 回転脱臼〔医学〕.
r. dryer 回転乾燥機〔医学〕.
r. granulator ロータリー造粒器〔医学〕.
r. joint 回転関節，滑車関節.
r. nystagmus 回転眼振〔医学〕.
r. power 旋光能〔医学〕.
r. pump 回転ポンプ〔医学〕(Gaede が創案した真空ポンプ).
r. tablet machine ロータリー錠剤機〔医学〕.
r. vertigo 回転性眩暈〔医学〕.
ro·tate [routéit, róuteit] ① 輪状の(動植物の構造をいう). ② 回転する. ③ 回転歯(歯軸の回りに回旋した歯).
rotated dropping mercury electrode 回転滴下水銀電極〔医学〕.
rotated tooth 捻転歯.
rotating anode tube 回転陽極型X線管.
rotating chair 回転いす(椅子)〔医学〕.
rotating chamber 電動〔式〕回転室〔医学〕.
rotating electrode 回転導子.
rotating internship 巡回研修〔制〕(研修期間を分割して，異なった各専門科において実地研修を受ける制度).
rotating room 回転室〔医学〕.
rotating sample 逐次交代標本.
rotatio externa [L/TA] 外旋*，= lateral rotation [TA].
rotatio interna [L/TA] 内旋*，= medial rotation [TA].
rotatio lateralis [L/TA] 外旋*，= external rotation [TA].
rotatio medialis [L/TA] 内旋*，= internal rotation [TA].
ro·ta·tion [routéiʃən] ① 軸転〔運動〕，軸旋(関節または器官などが軸を中心として回転すること). ② 回転〔医学〕，捻転(歯の)〔医学〕. ③ 回旋〔医学〕(産道にある胎児が内部または外部で分娩に順応して長軸に対して回転する運動). ④ 交代. ⑤ 回転流動(植物の).

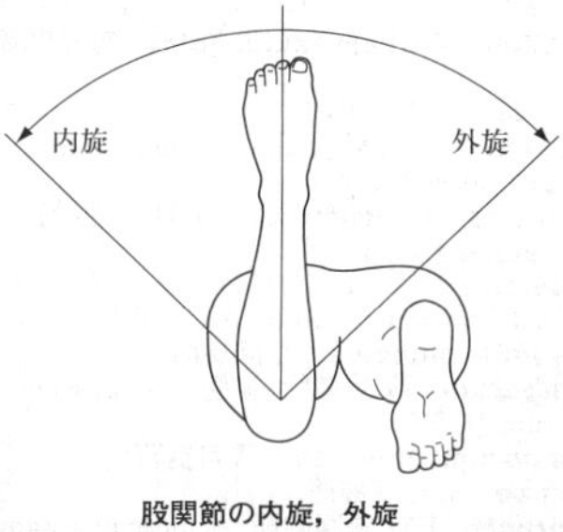

股関節の内旋，外旋

r. at heel contact かかと(踵)接地時の回旋.
r. flap 回転皮弁〔医学〕.
r. isomer 回転異性体.
r. of fetal head 児頭回旋.
r. of intestinal loop 腸ループの回旋〔医学〕.
r. of shoulder 肩甲回旋〔医学〕.
r. osteotomy 回旋骨切り術〔医学〕，回転骨切り術.
r. plasty 回転形成〔術〕.
r. stage of labor 整位陣痛〔医学〕.
r. test 回転試験〔医学〕(回転椅子に座らせ，上体と頭とを真直に固定し，体の長軸を中心として，回転して急激に停止すると，回転後眼振が起こり，その回数，持続時間，方向などを観察する方法で，Kobrak, Bárány などの諸法がある）.

r. therapy 回転療法（放射線を照射する間，患者の身体を回転させるか，放射線源を患者の身体の周りに回転させる方法）.

r. vertebrae 回転椎（第1，第2頸椎）.

r.–vibration spectrum 回転振動スペクトル.

r. viscosimeter 回転粘度計.

ro·ta·tion·al [ròutéiʃənəl] 回転の.

r. acetabular osteotomy (RAO) 臼蓋回転骨切り術（臼蓋形成術の一つで，変形性股関節症に対して行われる）.

r. digital subtraction angiography (R–DSA) 回転 DSA（回転デジタルコンピュータ処理血管造影のことで回転血管撮影と呼ばれる．血管の走行が三次元的に分離観察でき，造影剤の使用量の減少，被曝量の低減など利点がある）.

r. energy 回転エネルギー〔医学〕.

r. flap 回転皮弁.

r. isomer 回転異性体〔医学〕.

r. osteotomy 回旋骨切り術，回転骨切り術.

r. viscometer 回転粘度計〔医学〕.

rotations per minute 毎分回転数〔医学〕.

ro·ta·tog·ra·phy [routeitágrəfi] 回転横断撮影〔医学〕，〔X線〕回転撮影法（被写体とフィルムを互いに逆に回転させながら小孔からX線を投射して横断面を撮影する方法で，断続，連続，狙撃，断層，横断など諸種の撮影法がある）.

ro·ta·tor [routéitər] ① 回転器，ローテーター．② 回転子（回転を行う原子的機構をみるときの概念で，振動子 oscillator と対立する語）．③ 回旋筋（長軸を中心として回旋運動を行う筋の総称）.

r. cuff 回旋腱板（肩関節包の棘上筋，棘下筋，小円筋および肩甲下筋の腱が癒合した部分をいい，特に老人では棘上筋の腱に石灰化や断裂が起きやすい）.

r. cuff injury ローテーターカフ損傷，回旋筋腱板損傷〔医学〕.

r. cuff of shoulder 肩〔回旋筋〕腱板（上腕骨大・小結節，および外科頸の一部につく肩甲下筋・棘上筋・棘下筋・小円筋の筋腱部の臨床的呼称で腱板とも呼ばれる）.

r. fixation of atlantoaxial joint 環軸関節回旋位固定.

r. interval 腱板疎部.

r. muscle [TA] 回旋筋，= musculus rotator [L/TA].

r. strap 回旋帯〔医学〕.

ro·ta·to·res [ròutətɔ́:ri:z] [TA] 回旋筋，= musculi rotatores [L/TA].

r. cervicis [TA] 頸回旋筋，= musculi rotatores cervicis [L/TA], musculi rotatores colli [L/TA].

r. cervicis muscles 頸回旋筋.

r. lumborum [TA] 腰回旋筋，= musculi rotatores lumborum [L/TA].

r. lumborum muscles 腰回旋筋.

r. spinae 脊柱回旋筋.

r. thoracis [TA] 胸回旋筋，= musculi rotatores thoracis [L/TA].

r. thoracis muscles 胸回旋筋.

ro·ta·to·ry [ròutətɔ́:ri, routéitəri] 回転の.

r. crossgraphy 回転横断断層撮影〔法〕（回転台2個を利用して身体の横断断層像を撮影する方法）.

r. dispersion 旋光分散，回転分散.

r. fixation of atlantoaxial joint 環軸関節回旋位固定.

r. instability 回旋不安定性.

r. instability of knee joint 膝関節回旋不安定性.

r. inversion 回転反像.

r. irradiation 回転照射〔医学〕.

r. joint 車軸関節〔医学〕，回転関節，= lateral ginglymus, pivot joint, trochoid j..

r. microtome 回転ミクロトーム（固定されたナイフに対し，組織塊が回転装置により上下に動いて切片ができる工夫で，連続切片をつくるために用いられる）.

r. motion 回転運動〔医学〕.

r. nystagmus 回旋性眼振，回旋眼振，回転眼振〔医学〕.

r. polarization 旋光，偏光面の回転.

r. power 旋光能.

r. reflection 回〔転鏡〕映〔医学〕.

r. spasm 回転筋痙縮〔医学〕.

r. stimulation 回転刺激〔医学〕.

r. tic 回転痙攣.

r. vertigo 回転性めまい（眩暈）〔医学〕（患者が静止しているのに，自己の身体が回転している，または周囲が静止しているのに回転していると感ずる現象で，眼振の方向によって回転方向が規定される）.

Ro·ta·vi·rus [róutəvàiərəs] ロタウイルス属（レオウイルス科の一属．ロタウイルスは冬季乳幼児嘔吐下痢症の原因となる）.

ro·ta·vi·rus [róutəvàiərəs] ロタウイルス（レオウイルス科ロタウイルス属のウイルスを指す）.

r. diarrhea ロタウイルス下痢症.

r. enteritis ロタウイルス胃腸炎（ロタウイルスによる胃腸炎で冬季に多い．白痢とも呼ばれ，経口感染し，生後4ヵ月～2歳の間に多い）.

Rotch, Thomas Morgan [rátʃ] ロッチ（1848–1914，アメリカの小児科医）.

R. method ロッチ人工栄養法（乳児の個性に適応して，哺乳のタンパク質，脂肪，糖類などの成分を百分率で算出調合する方法）.

rote learning 機械的学習.

röt·eln [rátəln] 風疹，= rubella.

ro·te·none [róutənoun] ロテノン $C_{23}H_{22}O_6$（デリス根 cubé root に存在する中性結晶性物質で，南アメリカの先住民は毒矢をつくるために用い，疥癬の治療薬にも応用されている）.

ro·texed [róutekst] 一方に回転した.

ro·tex·ion [routékʃən] 回転屈曲.

Roth meth·od [ráθ méθəd] ロート法（ネズミを細長い缶の中に収め，尾部のみを出して尾静脈に注射を行う方法）.

Roth, Moritz [ráθ] ロート（1839–1914，スイスの医師，病理学者）.

R. spots ロート斑（敗血症性網膜炎に際し網膜に現れる白斑），= Roth disease.

R. vas aberrans ロート迷入管（精巣網中央部に時によりみられる憩室）.

Roth, Vladimir Karlovich ロス（1848–1916，ロシアの神経病理学者）.

R. sign [ráθ sáin] ロス徴候（右側第5～6肋軟骨間に濁音を証明することで，心膜滲出液貯留，三尖弁口狭窄，右心房拡張などにおいてみられる徴候）.

Roth, Vladimir Karlovitsch [ráθ] ロート（1848–1916，ロシアの神経科医．Korsakoff の弟子．meralgia paresthetica を報告）．→ Bernhardt–Roth syndrome.

R.–Bernhardt disease ロート・ベルンハルト病，= Bernhardt–Roth syndrome, Roth disease.

R. disease ロート病（知覚異常性股神経痛），= meralgia paresthetica, Roth–Bernhardt disease.

Rothberger neu·tral–red a·gar [ráθbə:gər njú:trəl réd éigar] ロトベルゲル中性赤寒天培地（0.3%ブドウ糖寒天に中性赤飽和水溶液1%を加えた

培地).

Rothera, Arthur Cecil Hamel [ráθərə] ロテラ(1880-1915, イギリスの生化学者. ロセラともいう).

R. method ロテラ法(アセトン・アセト酢酸の簡易検出法で, 多くの変法の一つに吉川変法 Yoshikawa modified method がある).

R. nitroprusside test ロテラニトロプルシド試験.

R. test ロテラ試験(アセトンの検出法で, 硫酸アンモニウムで飽和した尿に濃苛性アンモニウムと sodium nitroprusside を加えると紫色を呈する).

Roth·ia [ráθiə] ロチア属(好気性のグラム陽性細菌).

Rothman James E. ロスマン(1950生, アメリカの細胞生物学者. 1980～90年代, 哺乳動物の細胞を用いて研究を行い, 小胞表面と膜表面のタンパク質の組み合わせによって, 小胞が特定の標的とする膜に接着・融合することを明らかにした. 小胞輸送の制御機構を発見した業績により, Randy Wayne Schekman, Thomas Christian Südhof とともに2013年度ノーベル生理学・医学賞を受けた).

Rothmund, August von Jr. [rɔ́tmu:nd, -nt] ロスムント(1830-1906, ドイツの医師. ロートムントともいう).

R. syndrome ロスムント症候群.

R.-Thomson syndrome ロスムント・トムソン症候群(多形皮膚萎縮を特徴とする症候群).

Rothschild, Henri Jacques Nathaniel Charles de [routʃí:l] ロスチャイルド(1872-1923, フランスの医師).

R. sign ロスチャイルド徴候(① 肺結核で Louis 角が異常に変わりやすい現象. ② 甲状腺機能不全において眉毛の外 1/3 部が薄くなること).

Ro·tif·e·ra [routífərə] 輪形動物門, = rorifers.

rot·lauf [rátlɔ:f] [G] ブタ丹毒, = swine erysipelas.

Rotor, Arturo B. [róutər] ローター(フィリピンの医師).

R. syndrome ローター症候群(遺伝性の結合型高ビリルビン血症を認める家族性黄疸の一種).

ro·tor [róutər] ① 回転子 [医学] (誘導電動機の回転する部分). ② 遠心器の半径.

ro·tox·a·mine [rətáksəmi:n] ロトキサミン ㊗(+)[(−)-2-[*p*-chloro-*α*-(2-dimethylamino ethoxy) benzyl]]pyridine (抗ヒスタミン薬).

rotten stone 軽石, = pumice.

Rotter, Heinrich [rɔ́tər] ロッテル(ハンガリーの医師).

R. intradermal test ロッテル皮内試験(ビタミンC欠乏症の臨床的検査法で, 皮内に dichlorophenol-indophenol sodium を注射すると, 正常では10分前後に脱色するが, ビタミンC欠乏症においては遅延する).

rott·le·ra [rɑtlérə] ロトレラ, = kamala.

rott·ler·in [rátlərin] ロットレリン $C_{33}H_{30}O_9$ (カマラの腺毛に存する黄色結晶性苦味質で, 駆虫薬として用いる), = mallotoxin.

rot·u·la [rátjulə] ① 膝蓋, = patella. ② 板状骨突起. ③ トローチ, = troche. ④ ロゼンジ, = lozenge. 形 rotular.

rot·u·lad [rátjulæd] 膝蓋の方へ.

Rotunda treat·ment [routʌ́ndə trí:tmənt] ロタンダ療法(子癇の療法で, 痙攣の発現に際して水分を十分量投与する方法).

ro·tun·date [routʌ́ndət, -deit] 円形の.

ro·tun·di·tas [routʌ́nditəs] 円形性.

r. oculorum 円形眼(ハンセン病末期にみられる顔貌).

rotz [ráts] [G] 鼻疽(ウマの).

Rouelle, Guillaume François [ru:él] ルエル(1703-1770, フランスの化学者. 塩類に正確な定義を下し, 硫酸水素カリウム $KHSO_4$ を合成してその性状を記載した. 彼の高弟 Antoine Lavoisier は現在なお利用されている中性, 酸性およびアルカリ性塩類についての Rouelle 法を提唱した).

Rouelle, Hilaire Marie [ru:él] ルエル(1718-1779, フランスの薬理学者. 1773年尿素を発見した).

Rouge op·er·a·tion [rú:ʒi àpəréiʃən] ルージ手術(上唇と鼻軟骨を上顎から切り離して行う上顎洞炎の手術).

rouge [rú:ʒ] ベンガラ(弁柄), = red oxide.

Rouget, Antoine D. [ruʒéi] ルージェ(フランスの生理学者).

R. bulb ルージェ球(卵巣球).

Rouget, Charles Marie Benjamin [ruʒéi] ルージェ(1824-1904, フランスの生理学者).

R. cell ルージェ細胞(カエルおよびサンショウウオの毛細血管壁にある収縮性細胞で, 外膜細胞, 周細胞とも呼ばれ, Krogh は血管の内腔の大小を左右する細胞と考えた), = pericyte, adventitial cell.

R. muscle ルージェ筋(毛様体の輪状線維), = Müller fibers.

R.-Neumann sheath ルージェ・ノイマン鞘(無形基質で骨細胞, 骨小窩, 骨細管の間隙を埋めている).

rouget du porc [F] ブタ丹毒, = swine erysipelas.

rough [rʌ́f] 粗面を呈する, 粗糙な.

r. colony (**R colony**) 粗面集落.

r. endoplasmic reticulum 粗面小胞体.

r. ligature 硬性策条.

r. line 粗線 [医学].

r. microsome 粗面小胞体 [医学].

r. niter 硝酸マグネシウム.

r. strain R株(集落が粗鬆な表面を呈する細菌培養の解離現象で病毒性の低いもの), = R strain.

r.-surfaced endoplasmic reticulum (**RER**) 粗面小胞体 [医学].

r. type of colony R型集落.

rough·age [rʌ́fidʒ] 粗質物, 不消化食料(食事中の非消化性物質で, 腸の運動を促進する作用を示すもの), 粗飼料 [医学].

roughing filter 粗〔大〕濾過器(混濁液中の粗大粒子を除去するもの), = scrubbing filter.

Roughton, Francis J. W. [rʌ́ftən] ラフトン(1899-1972, イギリスの科学者).

R.-Scholander apparatus ラフトン・ショランダー装置(検査用の注射器様装置), = Roughton-Scholander syringe.

Rougnon de Magny, Nicholas François [ru:gnɔ́n] ルニョン(1727-1799, フランスの医師. 1768年, 狭心症の類似症を初めて記載したが, 時を同じくして Heberden も同一疾患を観察し, 1772年に angina pectoris と命名して発表した. ゆえに angina pectoris は以前は Rougnon-Heberden disease と呼ばれたこともある).

R.-Heberden disease ルニョン・ヘーバーデン病(狭心症), = Heberden angina, angina pectoris.

rou·leau [ru:lóu] [F] 連銭状(赤血球の平面が互いに重なり合って貨幣を積み重ねたような集合). 複 rouleaux.

r. formation 連銭形成 [医学].

rou·leaux [ru:lóz] [F] 連銭形 [医学]. 単 rouleau.

r. formation 連銭形成(赤血球がコインの積み重ねのように重なって凝集することをいう. 高免疫グルブリン血症の際にみられる).

round [ráund] ① 円形の, 丸めた. ② 四捨五入した. ③ 回診 [医学].

r. atelectasis 円形無気肺 [医学].

r. back 円背.

R

r. cardamon 白ずく(熱帯アジアの植物).
r. cavity 円形空洞〔医学〕.
r. cell 円形細胞(主として浸潤巣にみられる単核細胞).
r. cell cancer 円形細胞癌(最も未分化な癌の一種).
r. cell infiltration 円形細胞浸潤〔医学〕.
r. cell sarcoma 円形細胞肉腫〔医学〕.
r. clock therapy 時計廻り療法〔医学〕.
r.-edged knife 円刃刀.
r. heart 円形心〔医学〕(僧帽弁の疾病にみられるX線像の心臓の形).
r. heart disease 球型の心疾患.
r. ligament 円索，円靱帯(① 子宮または肝円索. ② 前腕骨間膜の斜索).
r. ligament of femur 大腿骨頭靱帯，大腿円靱帯，= ligamentum capitis femoris.
r. ligament of liver [TA] 肝円索，= ligamentum teres hepatis [L/TA].
r. ligament of uterus [TA] 子宮円索，= ligamentum teres uteri [L/TA].
r. mouth eel 円口類〔医学〕.
r. needle 丸針〔医学〕.
r. of visits 回診〔医学〕.
r. pelvis 円形骨盤〔医学〕(入口の円形をなすもの)，= mesatipellic pelvis.
r. pronator muscle 円回内筋.
r. sight rotatography 狙撃回転撮影法.
r. skull 円形頭〔蓋〕体〔医学〕.
r.-spring clasp 弾力円線鉤.
r. ulcer 円形潰瘍〔医学〕(胃の消化性潰瘍).
r. window [TA] ① 蝸牛窓，= fenestra cochleae [L/TA]. ② 正円窓.
r. window niche 正円窓〔小〕窩〔医学〕.
r.-wire clasp 円形線鉤.
r. worm 回虫〔医学〕，= *Ascaris*，線虫，円虫.
rounded atelectasis 円形無気肺〔医学〕(胸膜炎の遷延した場合に起きる. comet tail sign を伴う).
rounding off 丸める〔医学〕.
rounds [ráundz] 回診(主治医が病室を巡回診察することで，一般に to make rounds という).
roup [rú:p] ループ(家禽の化膿性気管支炎で，暗黄色滲出液を分泌する疾患)，= avian diphtheria, swelled head.
Rous, Francis Peyton [ráus] ラウス(1879-1970, アメリカの病理学者. 1966年ノーベル医学・生理学賞を Charles B. Huggins とともに受賞).
R. associated virus (RAV) ラウス関連ウイルス.
R. chicken sarcoma ラウスニワトリ肉腫(1910年，ニワトリにおいて移殖可能な紡錘細胞肉腫を発見し，次いで1911年ウイルスを分離し，この病原体を注射して同一の肉腫が得られたので，腫瘍のウイルス病因説がたてられるようになった).
R. sarcoma ラウス肉腫〔医学〕.
R. tumor ラウス腫〔瘍〕.
***Rous sarcoma virus* (RSV)** ラウス肉腫ウイルス(レトロウイルス科のウイルス. 1911年，Rous により発見された初めての腫瘍ウイルス).
Roussel, Theophile [ru:sél] ルーセル(1816-1903, フランスの医師，法律家).
R. law ルーセル法案(1874年提唱されたもので，身寄りのない小児を保護する法案).
Rousselot cau·stic [rú:sləts kɔ́:stik] ルースロー腐食剤(硫化水銀，焼海綿，亜ヒ酸を含む腐食剤).
Roussin salt [ru:sén sɔ́:lt] ルッサン塩(鉄のニトロシル化合物).
Roussy, Gustav [ru:sí:] ルシー(1847-1948, フランスの病理学者. J. J. Déjèrine とともに視床症候群 thalamic syndrome (Déjèrine-Roussy syndrome)を記載した).
R.-Lévy disease ルシー・レヴィ病(筋萎縮を伴う遺伝性失調症).
R.-Lévy syndrome ルシー・レヴィ症候群(腓骨筋と手固有筋の萎縮，腱反射消失を伴う小脳性運動失調の一型)，= Roussy-Lévy disease.
roust [ráust] 補助看護師(分娩室で非無菌的な仕事をする看護師).
route [rú:t] 路，経路〔医学〕.
r. of administration 投与経路(薬の).
r. of drug administration 薬剤投与経路.
r. of infection 感染経路〔医学〕，伝染経路.
Routier op·er·a·tion [rú:tiər àpəréiʃən] ルーチェー手術(Dupuytren 拘縮に対する手術).
Routier sign [rú:tiər sáin] ルーチェー徴候，= Laubry-Routier-Vanbogaert sign.
rou·tine [ru:tí:n] ① 常套手段. ② 常用の，慣習の.
r. examination 常用検査，慣習診察.
r. technique ルーチン手技(技術)〔医学〕.
r. test 常用試験〔医学〕，ルーチン検査.
r. test dilution 常用希釈〔法〕〔医学〕.
rou·tin·ism [rú:tinizəm] 慣習主義(診療における極端な保守主義の実行で，千編一律の法を固守すること).
Routte op·er·a·tion [rú:ti àpəréiʃən] ルート手術，= venoperitoneostomy.
Rouviére, Henri [ru:viéər] ルビエール(1875-1952, フランスの解剖学者).
R. lymph node ルビエールリンパ節(咽頭後リンパ節のうち外側咽頭後リンパ節をいう)，= node of Rouviére.
Roux, César [rú:] ルー(1857-1926, スイスの外科医).
R.-en-Y anastomosis ルーY吻合(元来は前胃腸吻合術の一変法で，Roux (1892)は空腸を切離してその末梢側端を胃前壁大弯寄りに，口側端を空腸の側壁に吻合した. この吻合部がY字型をなすことから Roux-en-Y という. Roux は翌年，幽門側胃切除後の Billroth II 法(ビルロート胃切除術)による再建に本法を応用した. 現在は空腸と食道，総胆管，肝管，胆嚢，膵管，膵嚢胞などとの吻合に広く用いられている).
R.-en-Y operation ルーY手術，= Roux-en-Y anastomosis.
R. operation ルー手術(① 食道癌の切除法で，食道空腸胃吻合を時期を変えて逐次行う方法. ② 胃腸吻合術で，胃に対しY字形に切断した空腸の遠位断端を，またその近位断端を空腸下部に吻合する方法)，= gastroenterostomy "en Y".
R. sign ルー徴候(化膿性虫垂炎の際，盲腸部を触診するとき感じられる濡れた厚紙のような軟らかい抵抗).
Roux, Jules [rú:] ルー(1807-1877, フランスの外科医).
R. operation ルー手術(膀胱外反症の手術で，腹壁および陰嚢とからの2個の皮膚弁を利用して閉鎖する方法).
Roux, Philibert Joseph [rú:] ルー(1780-1854, フランスの外科医).
R. method ルー法，= Roux operation.
R. operation ルー手術(舌切除術で，上顎の中央部に沿って二分する方法).
Roux, Pierre Paul Emile [rú:] ルー(1853-1933, フランスの細菌学者. Pasteur の共同研究者，Pasteur および Chamberland とともに1880年に炭疽弱毒培養液を治療に用い，1884年血液中の狂犬病ウイルスを証明し，Yersin とともに1888年ジフテリアの可溶性毒素の存在を明らかにし，Nocard との共著(1898)では，濾過性ウイルスについても記載した)．

R. serum ルー血清(抗テタヌス血清)，= Behring serum.

R. stain ルー染色〔法〕(ジフテリア菌の二重染色法で，ゲンチアナ紫またはダーリア 0.5g，メチルグリーン 1.5g を水 200mL に溶解した染色液を用いる)．

Roux, Wilhelm ［rú:］ ルー(1850-1924，ドイツの解剖学者．発達生理学 developmental mechanics を提唱した)．

Rovighi, Alberto ［rɔví:gi］ ロビグイー(1856-1919，イタリアの医師)．

R. sign ロビグイー徴候(肝臓の浅在性胞虫嚢の際，打診または触診により振音が聴取される)．

Rovsing, Niels Thorkild ［rɔ́vziŋ］ ロブシング(1862-1927，デンマークの外科医)．

R. operation ロブシング手術(胃結腸下垂症に対する手術)．

R. sign ロブシング徴候(虫垂炎においては，左側の下行結腸を圧迫すると右側のマックバーネ点に疼痛を起こす)．

row of teeth 歯列［医学］．

Rowe diets ロー食(除外食)．

Rowe meth·od ［róuwi: méθəd］ ロウエ法(放射性免疫拡散法)，= radioimmunodiffusion.

Rowell, Neville R. ［róuəl］ ローウェル(イギリスの皮膚科医)．

R. syndrome ローウェル症候群(多形紅斑様皮疹で，エリテマトーデス患者に発生する)．

Rowland dis·ease ［róulənd dizí:z］ ローランド病(黄色腫症)，= xanthomatosis.

Rowntree, Leonard George ［róuntri:］ ローントリー(1883-1959，アメリカの内科医)．

R.-Geraghty test ローントリー・ゲラティー試験(腎機能の検査法で，phenolsulfonphthalein を用いる法)．

Rowson-Parr virus ローソン・パールウイルス(リンフォイド白血病ウイルスの一株)．

rox·i·thro·my·cin ［ràksiθrəmáisin］ ロキシスロマイシン $C_{41}H_{76}N_2O_{15}$: 837.05 (酸安定性マクロライド系抗生物質．細菌のタンパク質合成を阻害し，静菌的に作用する)．

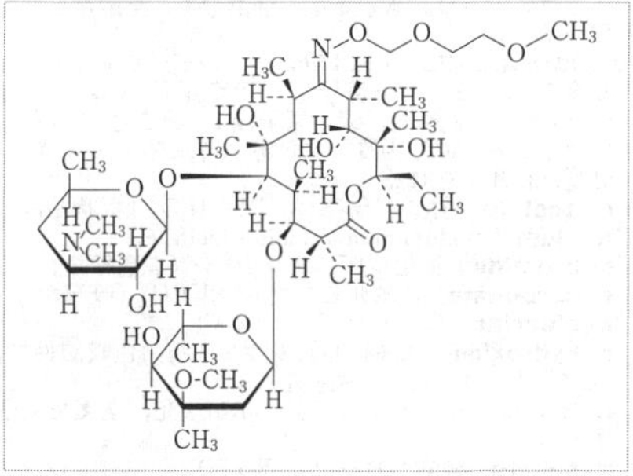

Royal Colleges of Physicians and Surgeons of Canada (RCPSC) カナダ王立内科外科医会．

royal fern ハゼンマイ，= buckhorn.

royal jelly 王乳，ローヤルゼリー［医学］．

royal purple ローヤル紫，= trypan purple.

royal touch (王者病すなわちるいれき(瘰癧)を治すためヒトに手を触れること)，= adenochirapsology.

RP relapsing polychondritis 再発性多発性軟骨炎の略．

RPE rating of perceived exertion 主観的運動強度の略．

RPF renal plasma flow 腎血漿流量の略．

RPG radiation protection guide 放射線防護基準の略．

RPGN rapidly progressive glomerulonephritis 急速進行性糸球体腎炎の略．

RPh Registered Pharmacist 登録薬剤師の略．

RPI reticulocyte production index 網状赤血球産生指数の略．

rpm revolutions per minute 毎分回転数の略．

RPN renal papillary necrosis 腎乳頭壊死の略．

RPR rapid plasma reagin test 迅速プラズマレアギン〔テスト〕の略．

RPR test 急速血漿レアギン試験．

RPS renal pressor substance 腎昇圧物質の略．

RQ respiratory quotient 呼吸商の略．

RR ① recovery room 回復室，リカバリールームの略．② respiratory rate 呼吸率(数)の略．③ response rate 反応率の略．

R-R interval RR 間隔(心電図の R 波から次の R 波までの距離)．

RRA radioreceptor assay 放射受容体測定法の略．

-rrhage ［reidʒ］ 医学においては異常の漏出または排泄の意味を表す接尾語，= -rrhagia.

-rrhaphy ［rəfi］ 外科縫合を意味する接尾語．

-rrhea ［ri:ə］ 流血または漏出を表す接尾語．

rRNA ribosomal ribonucleic acid リボソーム RNA の略．

RS respiratory sound 呼吸音の略．

RS virus respiratory syncytial virus RS ウイルス．

RSA ① rabbit serum albumin ウサギ［家兎］血清アルブミンの略．② right sacroanterior position 胎児の第 2 前方骨盤位の略．

RScA right scapuloanterior position 胎児の第 2 前方肩甲位の略．

RScP right scapuloposterior position 胎児の第 2 後方肩甲位の略．

RSD reflex sympathetic dystrophy 反射性交感神経性ジストロフィ〔ー〕の略．

RSE refactory status epilepticus 難治性てんかん重積状態の略．

RSP right sacroposterior position 胎児の第 2 後方骨盤位の略．

RSR regular sinus rhythm 正常洞調律の略．

RSSE Russian spring-summer encephalitis ロシア春夏脳炎の略．

RST ① radiosensitivity test 放射線感受性試験の略．② right sacrotransverse position 胎児の第 2 骨盤位横定位の略．

R(S)-T segment R(S)-T 波(部分)(心電図において R 波の起始から T 波の終端までの部分，心室筋の興奮が始まってから興奮が終了するまでの期間に相当する)．

RSV ① right subclavian vein 右鎖骨下静脈の略．② *Rous sarcoma virus* ラウス肉腫ウイルスの略．

RT ① radiation therapy 放射線療法の略．② reaction time 反応時間の略．③ reading test 読書力試験の略．④ recovery time 回復時間の略．⑤ rectal temperature 直腸温の略．⑥ registered technician 登録検査技師の略．⑦ repetition time 繰り返し時間の略．

RT-PCR reverse transcriptase polymerase chain reaction 逆転写酵素ポリメラーゼ連鎖反応の略．

RTA renal tubular acidosis 尿細管性アシドーシスの略．

RTase reverse transcriptase 逆転写酵素の略．

RTH resistance to thyroid hormone 甲状腺ホルモン不応症の略．

RTI respiratory tract infection 気道感染症の略．

R

RTK rhabdoid tumor of kidney 腎横紋筋肉腫様腫瘍の略.

RT$_3$U iodine–131–T_3 resin sponge uptake test ヨウ素–131–T_3 レジンスポンジ摂取率の略.

RU ① rat unit ラット単位の略. ② recurrent ulcer 再発潰瘍の略. ③ residual urine 残留尿の略. ④ retrograde urogram 逆行性尿路造影の略. ⑤ roentgen unit レントゲン単位の略.

Ru ruthenium ルテニウムの元素記号.

rub [rʌ́b] 摩擦, 摩擦音, 摩擦する.

Rubarth, Sven [rú:bɑ:θ] ルバース(1905生, スウェーデンの獣医).

R. disease ルバース病(自然に発生するイヌのウイルス性肝炎), = canine virus hepatitis.

R. disease virus ルバース病ウイルス.

rub·ber [rʌ́bər] ゴム(*Hevea* 属植物が分泌した乳液(ラテックス)を凝固させてつくった生ゴムに, カーボンブラック, 炭酸カルシウムなどの微粒子を加え, さらにイオウあるいは塩化イオウを加えてつくる弾力性に富んだ物質), = elastica, caoutchouc, India rubber, Pará r..

r. band ligation technique ゴム輪結紮法 [医学].

r. bandage ゴム(弾力)包帯, = elastic bandage.

r. blanket ゴム布 [医学].

r.–dam ラバーダム(歯科で用いる弾性ゴムの薄い膜で, 治療すべき歯をほかの部分から隔離するために用いる).

r. gauge ゴム床測径器(義歯の).

r. glove ゴム手袋.

r. hydrochloride 塩酸ゴム.

r. packing ゴム填入法(歯科).

r. pelvis ゴム様骨盤, = osteomalacic pelvis.

r. plaster 弾性硬膏(ゴム, レジン, ろうに吸収剤を配したもの), = emplastrum elasticum.

r. repellant 粘着防止剤(ゴム).

r. stopper ゴム栓 [医学].

r. teat おしゃぶり [医学].

r. tissue 外科用ゴム敷布.

r. tube ゴム管.

r. vibration insulator 防振ゴム [医学].

rubbing alcohol 摩擦(マッサージ用)アルコール(アセトン, メチルプロピルケトン, メチルイソブチルケトン, エチルアルコールなどを基準による割合で混合したもの).

rubbing method 摩擦法 [医学].

ru·be·an·ic ac·id [rù:biǽnik ǽsid] ルベアン酸 ㊗ dithiooxamide $NH_2CSCSNH_2$ (赤色結晶で, その飽和溶液が銅の検出および比色分析に利用される).

ru·be·do [rú:bidou] 皮膚潮紅(急に現れる一時性の潮紅), = blushing.

ru·be·fa·cient [rù:biféiʃənt] 発赤薬 [医学], 引赤薬(皮膚に軽度の発赤を起こさせる刺激薬), = rubefacientia.

Rubella virus 風疹ウイルス(トガウイルス科のウイルスで, 風疹の原因となる).

ru·bel·la [ru:bélə] 風疹 [医学] (風疹ウイルスによる疾患で, 発熱, 発疹, リンパ節の腫脹などをきたす. 妊婦では胎児に先天性風疹症候群を起こすことがある), 三日はしか [医学].

r. arthritis 風疹性関節炎.

r. cataract 風疹白内障(先天性風疹症候群の眼病変の一つ).

r. HI test 風疹血球凝集抑制試験.

r. prophylaxis 風疹予防〔法〕 [医学].

r. scarlatinosa 猩紅熱様風疹(第四病), = scarlatinella, Dukes–Filatov disease, fourth disease.

r. sine eruptione 無疹性風疹(濾過した鼻粘液を小児に注射して得られたもの. Hiro and Tasaka).

r. syndrome 風疹症候群 [医学].

r. syndrome congenital 先天性風疹症候群.

r. vaccine 風疹ワクチン [医学].

r. virus vaccine 風疹ウイルスワクチン(風疹感染予防のための生ワクチン), = live rubella virus vaccine.

ru·be·o·la [ru:bí(:)ələ, –bióulə] はしか [医学], 麻疹 [医学] (ウイルスによる急性発疹性伝染病で, 10〜12日の潜伏期を経て, カタル期, 発疹期, 回復期と逐次経過して, 解熱とともに色素沈着を残し, ヌカ様の落屑を生ずる. 発疹前日には口腔粘膜にやや著明な紅斑と, その中心部に白色の小斑点がみられ, これをコプリック斑 Koplick spots と称し, 診断的に有意な所見とする), = morbilli, measles.

r. notha 風疹, = rubella.

r. scarlatina 猩紅熱様麻疹.

r. scarlatinosa 猩紅熱様風疹, = rubella scarlatinosa.

ru·be·o·sis [rù:bióusis] 皮膚潮紅.

r. iridis 虹彩ルベオーシス.

r. iridis diabetica 糖尿病性虹彩潮紅(毛細血管の拡張による).

r. of chamber angle 隅角ルベオーシス [医学].

r. retinae 網膜ルベオーシス.

rubeotic glaucoma 血管新生緑内障 [医学].

ru·ber [rú:bər] ① 赤い, 赤色の. ② 赤, 発赤. ③ 赤核.

ru·be·ryth·ric ac·id [rù:bəríθrik ǽsid] ルベリトリン酸 $C_{25}H_{26}O_{13}$ (セイヨウアカネ *Rubia tinctorum* の根にある配糖体で, 容易に alizarin に移行する), = rubianic acid.

Ru·bia [rú:biə] アカネ属(アカネ科の一属).

R. tinctorum セイヨウアカネ(主に食品を含む染料として用いられる).

Ru·bi·a·ce·ae [rù:biéisii:] アカネ科.

ru·bi·a·din [ru:bíədin] ルビアジン ㊗ 1,3–dihydroxy–2–methylanthraquinone $C_{15}H_{10}O_4$ (黄色結晶, 配糖体として西洋アカネの根茎に存在する).

ru·bi·an·ic ac·id [rù:biǽnik ǽsid] ルベリトリン酸, = ruberythric acid.

ru·bid·i·ol [ru:bídiɔ:l] ルビジオル(ルビジウムとカリウムのヨウ化水銀錯塩の油溶液で, 溶解剤として用いる).

ru·bid·i·um (Rb) [ru:bídiəm] ルビジウム(アルカリ金属元素で, 原子番号 37, 元素記号 Rb, 原子量 85.4678, 質量数 85, 87, 原子価 1, 銀白色の軟らかいカリウムに似た物質. 水と激しく反応して発光し, 光電池に用いられる).

r. acetate 酢酸ルビジウム $RbC_2H_3O_2$ (板状結晶).

r. alum = aluminum rubidium sulfate.

r. bromide 臭化ルビジウム RbBr (無色結晶).

r. carbonate 炭酸ルビジウム Rb_2CO_3 (吸湿性).

r. chloride 塩化ルビジウム RbCl.

r. hydroxide 水酸化ルビジウム(灰白色吸湿性で, 水酸化カリウムよりは強塩基).

r. iodide ヨウ化ルビジウム RbI (光, 空気で着色する).

r. sulfate 硫酸ルビジウム Rb_2SO_4.

ru·bi·gin·ic ac·id [rù:bidʒínik ǽsid] ルビギン酸 $C_6H_4O_6$ (γ–pyrone 化合物の一つ).

ru·big·i·nous [ru:bídʒinəs] 赤褐色の, 錆色の(喀痰の色調についていう), = rubiginose.

ru·bi·go [ru:báigou] ① 錆(さび), = rust. ② 赤色酸化鉄, = iron oxide red. ③ カビ症(植物の), = mildew.

ru·bi·jer·vine [rù:bidʒə́:vin] ルビジェルビン $C_{26}H_{43}NO_2 \cdot H_2O$ (白リロ根に存在する結晶アルカロイド).

R

Rubin, Isidor Clinton ［rú:bin］ ルービン（1883-1958，アメリカの婦人科医）．
R. number ルービン値．
R. test ルービン試験（卵管の開存性を検査する方法で，子宮から炭酸ガスを圧入すると，人工気腹が生ずるが，この際圧入に要する圧力が100mmHg以下であれば開存，200mmHg以上のときは閉鎖と考えられる），= tubal insufflation.
ru·bin ［rú:bin］ ルビン，= basic fuchsin(e).
Rubini camphor 強ショウノウ精，= spiritus camphorae fortioris.
ru·bi·nik·ter·us ［rùbiníktərəs］［G］ルビン黄疸，赤〔色〕黄疸（肝内性のもので，フラビン黄疸の一種）．
Rubinstein, Jack Herbert ［rú:binstain］ ルビンスタイン（1925-2006，アメリカの小児科医）．
R.-Taybi syndrome ルビンスタイン・テイビ症候群（Rubinstein と Taybi によって1963年記載された．共通症状として，非常に幅広い母指と第1趾，鉤鼻，内眼角離開，精神運動の発達の遅れ，低身長などが認められる），= broad thumb-mental retardation syndrome.
Ru·bi·vi·rus ［rú:bivaiərəs］ ルビウイルス属（トガウイルス科の一属で，風疹ウイルスが含まれる）．
ru·bi·xan·thine ［rùbizǽnθin］ ルビキサンチン $C_{40}H_{56}O$（カロチノイド色素の一種で，野バラの果実に存する）．
Rubner, Max ［rú:bnər］ ルブナー（1854-1932，ドイツの生理学者．ルブネルともいう）．
R. law ルブナー法則（① エネルギー消費の法則で，成長の速度は新陳代謝の強度に正比例する．② 成長係数の法則で，生物成長に利用されるエネルギーの全エネルギーに対する割合は一定，この割合を成長係数と呼ぶ）．
R. laws of growth ルブナーの成長の法則．
R. test ルブナー試験．
ru·bor ［rú:bər］ 発赤，潮紅（Celsus が炎症の一主徴として記載したもので，腫脹 tumor，灼熱 calor，疼痛 dolor とともに炎症の4主徴と呼ばれる）．
ru·brene ［rú:bri:n］ ルブレン ㊎ 5,6,11,12-tetraphenylnaphthacene $C_{32}H_{28}$（赤色の化合物で，希釈すると橙色，黄色蛍光を発する）．
ru·bri·blast ［rú:briblæst］ 前赤芽球（アメリカ血液学用語委員会の提唱した名称で，最も未熟な赤芽球，原形質は比較的濃厚な暗青色を呈し，核は柔軟性の微細顆粒状の染色質からなり，核小体が明瞭に認められる），= proerythroblast，pronormoblast，megaloblast.
ru·bric ［rú:brik］ 朱刷，朱書，赤文字．
ru·bri·cyte ［rú:brisait］ 多染性正赤芽球（アメリカ血液学用語委員会で提唱した名称で，原形質は多染性を示し，核は小さく濃厚な球状を呈する），= normoblast.
rubrobulbar tract ［TA］赤核延髄路，= tractus rubrobulbaris [L/TA].
rubronuclear tract ［TA］赤核核路*，= tractus rubronuclearis [L/TA].
rubroolivary fibres ［TA］赤核オリーブ線維*，= fibrae rubroolivares [L/TA].
rubroolivary tract ［TA］赤核オリーブ〔核〕路（中心被蓋束），= tractus rubroolivaris [L/TA].
rubropontine tract ［TA］赤核橋路*，= tractus rubropontinus [L/TA].
rubroreticular fascicles 赤核網様体路，= rubroreticular fasciculi.
rubroreticular tract 赤核網様体路（赤核から橋の網様体に達する線維）．
ru·bro·sky·rin ［ru:brouskáirin］ ルブロスカイリン（黄変米にある色素で，毒性は弱い）．
ru·bro·spi·nal ［rù:brouspáinəl］ 赤核脊髄の．
r. cerebellar peduncle syndrome 下部赤核症候群，赤核脊髄小脳脚症候群，= Claude syndrome.
r. system 赤核脊髄系（赤核脊髄路により赤核と対側の脊髄とを連絡する神経線維系）．
r. tract ［TA］赤核脊髄路（中脳の赤核から腹側被蓋交叉で対側にわたり，脊髄側索を下行する運動性伝導路．ヒトではあまり発達していない），= tractus rubrospinalis [L/TA]，Monakow fasciculus.
ru·bro·sta·sis ［rù:broustéisis, -brástəsis］ 赤色充血（Ricker の炎症説における血管収縮による中期うっ血）．
ru·brum ［rú:brəm］ ① 赤核．② 赤．
r. scarlatinum 緋紅色，= scarlet red.
Ru·bu·la·vi·rus ［rubjú:ləvàirəs］ ルブラウイルス属（パラミクソウイルス科の一属で，ヒトパラインフルエンザウイルス2型，4型，ムンプスウイルスなどが含まれる）．
ru·by ［rú:bi］ ルビー，紅玉，紅宝石（鋼玉の一変種）．
r. arsenic （赤色硫化ヒ素），= red arsenic glass.
r. glass ルビーガラス（色ガラスの一種で，金属コロイドにより赤く着色したもの）．
r. laser ルビーレーザー［医学］．
r. spot （ドモルガン斑），= de Morgan spot.
Ruck, Karl von ［rʌ́k］ ラック（1849-1922，アメリカの医師）．
R. tuberculin ラックツベルクリン（結核菌の培養液を55°C で真空濃縮し，ヨウ化ビスマス（蒼鉛）ナトリウムの酸性液で沈殿させ，その濾液を中和した後濾過したものに無水アルコールで90%となる量を加えて得た沈殿を乾燥し，その1%水溶液をつくる），= von Ruck vaccine.
rucksack paralysis リュックサック麻痺（重いリュックサックを長時間背負った際に生じる，一過性の腕神経叢麻痺 brachial plexus palsy のこと）．
ruc·ta·tion ［rʌktéiʃən］ 噯気（おくび），= eructation.
ruc·tu·os·i·ty ［rʌ̀ktjuásiti］ 噯気症．
ruc·tus ［rʌ́ktəs］ 噯気，= eructation.
r. hystericus ヒステリー性噯気（おくび）．
Rud, Einar ［rú:d, rʌ́d］ ラッド（1892-1980，デンマークの医師）．
R. syndrome ルド（ラッド）症候群（魚りんせん（鱗癬）様紅皮症に黒色表皮肥厚症，低身長症，性腺機能不全，てんかんを伴う）．
Rudbeck, Olof ［rʌ́dbek］ ラッドベック（1630-1702，スウェーデンの解剖・植物学者．1653年腸管のリンパ管を発見し，その胸腺との連絡を明らかにしたのであるが，それ以前に Thomas Bartholin もそれを見たといわれる）．
Rudbeckia laciniata オオハンゴンソウ（北アメリカ産キク科の長大な多年生草本で，その花は利尿薬として用いられる），= cone flower，thimble weed.
rude respiration 粗暴呼吸，= bronchovesicular respiration.
ru·di·ment ［rú:dimənt］ 原基，痕跡［医学］（発育が不全または退化した器官をいう）．形 rudimentary.
ru·di·men·ta·ry ［rù:diméntəri］ ① 痕跡の．② 不全の．
r. bone 遺残骨（不完全に発育した骨）．
r. cortex 痕跡皮質［医学］．
r. ear 痕跡耳．
r. horn 痕跡副角［医学］（奇形子宮の一つ）．
r. hymen 痕跡処女膜［医学］．
r. kidney 痕跡腎．
r. organ 痕跡器官．
r. pneumonia 不全性肺炎［医学］．
r. tabes 不完全型脊髄癆．

R

r. tooth 痕跡歯〔医学〕.
r. uterine tube 痕跡卵管〔医学〕.
r. uterus 痕跡子宮〔医学〕.
ru·di·men·tum [rù:diméntəm] 痕跡，遺物. 複 rudimenta.
r. processus vaginalis 鞘状突起痕跡（精索にある結合織帯）.
Rudolph, Arndt [rú:dəlf] ルドルフ（1835–1900, ドイツの精神科医）.
Rudolphi, Carl Asmund [rú:dəlf] ルドルフ（1771–1832, ドイツの解剖学者．寄生虫，比較解剖，生理に関する著述がある）.
ru·fes·cine [ru:fésin, rú:fesin] ルーフェッシン（軟体動物ミミガイ ormer の一種 *Haliotis rufescens* から得られる赤褐色物質で，ヒトの胆汁色素に相当するもの）.
ruff [rʌ́f] ヒダ襟，〔虹彩〕ヒダ.
ruffing fur 立毛〔医学〕，けばだち〔医学〕（動物の元気のない一症状）.
Ruffini, Angelo [ru:fí:ni] ルフィニ（1864–1929, イタリアの解剖学者）.
R. corpuscles ルフィニ小体（ルフィニ刷毛とも呼ばれ，指の皮下組織の中にある神経末端器で，線維基質に散在する神経線維の終末樹状形成），= Ruffini cylinders.
R. ending ルフィニ〔神経〕終末（ルフィニ小体ともいい，皮膚乳頭部に分布する知覚終末），= Ruffini corpuscle.
ruf·fle [rʌ́fl] 火ぶくれ〔医学〕，捲縮症状〔医学〕.
ru·fi·an·ic ac·id [rù:fiǽnik ǽsid] ルフィアン酸 化 1,4-dihydroxy-anthraquinone-2-sulfonic acid.
ru·fi·gal·lic ac·id [rù:figǽlik ǽsid] ルフィガル酸 化hexahydroxyxanthraquinone $C_{14}H_8O_8 \cdot 2H_2O$（アントラセンから得られる赤褐色化合物で，rufiopin の異性体），= rufigallol.
ru·fig·al·lol [rú:figəlɔ:l] ルフィガロール，= rufigallic acid.
ru·fi·o·pin [ru:fíəpin] ルフィオピン $C_{14}H_8O_4$（オピアニン酸から得られる赤黄色結晶物で，rufigallic acid の異性体）.
ru·fous [rú:fəs] ① 赤色の，= ruddy. ② 血色のよい.
Rufus of Ephesos [rú:fəs əv éfəsəs] ルーフス（AD 1世紀エフェソスに住んだ医師，解剖学者）.
ru·ga [rú:gə] ヒダ（褶），= wrinkle, fold. 複 rugae.
r. gastrica 胃ヒダ（胃粘膜ヒダ）.
r. iridis 虹彩ヒダ，= plica iridis.
r. palatina 口蓋ヒダ.
ru·gae [rú:ʤi:] [L/TA] 粘膜ヒダ*，= rugae [TA].
r. iridis 虹彩ヒダ（虹彩面にみられる多くのヒダで，虹彩紋理とも呼ばれる）.
r. palatinae [L/TA] 横口蓋ヒダ*，= palatine rugae [TA].
r. vaginales [L/TA] ① 腟粘膜皺，= vaginal rugae [TA]. ② 腟ヒダ（腟粘膜の）.
rugal columns of vagina 腟皺柱.
rugal folds 皺襞〔医学〕.
rug·by knee [rʌ́gbi ní:] ラグビー膝，= Schlatter disease.
rugger jersey vertebra ラグビージャージー椎体.
Ruggeri re·flex [ruʤéri rifléks] ルッゲリ反射（自律神経系の興奮状態において，目を強く輻輳し近くの物体を眺めると脈拍数が増加する），= Ruggeri sign.
Ruggi, Giuseppe [rúʤi] ルジー（1844–1925, イタリアの外科医．1893年鼡径部からの大腿ヘルニアの根治手術を考案し，また腰痛に対して交感神経切除術を行った．また胃と空腸との中間に2重の開口を行う手術は R. gastrojejunostomy として知られている）.
ru·gine [rú:ʤin] 骨膜剥離子〔医学〕，= raspatory.
ru·gi·tus [rú:ʤitəs] 腹鳴，= borborygmus.
ru·gose [ru:góus] ① しわのある，= rugous. ② 縮葉〔医学〕.
ru·gos·i·ty [ru:gásiti] ヒダ（しわのあること）.
ru·gu·lose [rú:gjulous] ルグロース（*Penicillium rugulosum* によって D-ガラクトースから生成されるガラクトース重合体）.
Ruhemann pur·ple [rú:əmən pə́:pl] ルーヘマン紫 化 indandion-2-*N*-2′-indanone enolate（ニンヒドリンがアミノ酸，アミンおよびタンパク質と反応して生ずる産物）.
RUL right upper lobe (of lung) 右肺上葉の略.
rule [rú:l] ① 法則，通則. ② 尺度.
r. for substitution 置換の規則.
r. of five 5の法則〔医学〕.
r. of nine 9の法則〔医学〕.
r. of thumb 経験則（母指で測ること）.
r. out (R/O, RO) 除外，鑑別〔する〕.
rul·er [rú:lər] 定規，定木.
rul·let per·cep·tion-me·ter [rú:lət pə:sépʃən mí:tər] ルレット知覚計〔医学〕.
rum [rʌ́m] ラム（製糖に際して生ずる廃棄物を蒸留してつくったアルコール含有飲料）.
rum·ble [rʌ́mbl] 輪転様雑音〔医学〕（ゴトゴト，ゴロゴロする雑音）.
rum·bling [rʌ́mbliŋ] ゴロゴロ鳴ること，= borborygmus.
r. in intestine 腹鳴，= rugitus.
r. murmur ランブル，遠雷様雑音，輪転〔様雑〕音〔医学〕（僧帽弁狭窄症で拡張期に起こるゴロゴロという心雑音），= diastolic rumble.
ru·men [rú:mən] 第一胃，瘤胃こぶい（反芻動物の第一胃で，反芻および再咀しゃく（嚼）を行う前に準備的発酵が起こる食物の一時的貯蔵器），= paunch. 形 rumenal.
ru·men·i·tis [rù:mənáitis] 第一胃炎.
ru·men·ot·o·my [rù:mənátəmi] 第一胃切開術.
Ru·mex [rú:meks] ギシギシ属（タデ科の一属）.
R. acetosa スイバ［酸模］，スカンポ.
R. crispus ギシギシ［羊蹄］（根茎はシノネといい，収斂薬として用いられる），= yellow dock.
R. japonicus ギシギシ（日本産羊蹄で根茎にはクリソファノールなどを含み，緩下薬に用いた）.
ru·mi·cin [rú:misin] ルミシン 化 chrysophanic acid $C_{15}H_{10}O_4$.
ru·mi·nant [rú:minənt] 反芻動物.
r. stomach 反芻動物の胃〔医学〕.
Ru·mi·nan·tia [rù:minǽnʃiə] 反芻亜目（不反芻類との相違は臼歯の突起が新月状であること，第3および第4指趾の掌(蹠)骨が癒合していること，眼窩は円形であること，胃には3室のものと4室のものとあって，食道溝をもって反芻することなどである）.
ru·mi·na·tion [rù:minéiʃən] 反芻（① 反芻〔症〕（動物が再咀しゃく（嚼）を行うために瘤胃に貯蔵した食物を反芻すること）. ② 瞑想症（一つの思考またはそれに直接関連した思考系統を反復連想するために，努力しても忘れ去ることが困難な精神状態で，不安症および精神衰弱症にみられる症候）），= merycism. 形 ruminative.
r. disorder 反芻症，反芻性障害.
ruminative idea 反芻観念.
ruminative states めい（瞑）想状態〔医学〕.
Ru·mi·no·coc·cus [rù:minəkákəs] ルミノコッカス属（嫌気性のグラム陽性細菌）.
Rummel tourniquet ルンメル止血帯.
Rummo, Gaetano [rúmou] ルムモ（1853–1917,

R

イタリアの医師).
R. disease ルムモ病(心臓下垂症), = cardioptosis.
rump [rʌ́mp] 殿部, 尻, = buttock, nates.
Rumpel, Theodor [rʌ́mpəl] ルンペル(1862-1923, ドイツの医師. 猩紅熱の補助診断法として皮膚溢血斑の特異性を1909年に発表したが, C. Leede および Bennecke らは, 1911年に Riva-Rocci 血圧帯を利用して同一の陽圧検査を追試した(Rumpel-Leede phenomenon)).
R.-Leede phenomenon ルンペル・レーデ現象.
R.-Leede sign ルンペル・レーデ徴候, = Rumpel-Leede test.
R.-Leede test ルンペル・レーデ試験(毛細血管ぜい(脆)弱性駆血試験).
Rumpf, Heinrich Theodor [rúmp] ルムフ(1851-1934, ドイツの医師).
R. symptom ルムフ症候(① 強力な感応電気を用いた後に筋が交代的に振動と緊張との攣縮を起こすこと. ② 神経衰弱症においては, 疼痛点を圧迫すると脈拍が加速する), = Rumpf sign, Rumpf traumatic reaction.
run [rʌ́n] ① 排泄(特に膿またはほかの分泌液の排出にいう). ② 連(再帰事象). ③ 流れ. ④ 連続作業単位.
r. and hop その場跳び〔医学〕.
r. book 操作指示書〔医学〕.
r. chart 実行流れ図〔医学〕.
r.-over death 轢死(飛び込み自殺も含む)〔医学〕.
r.-over injury 轢創, 轢傷, 轢過損傷〔医学〕, 轢過症.
run·a·round [rʌ́nəraund] ひょう(瘭)疽〔医学〕(爪床を完全に取り巻く型), = unround.
runaway reaction 家出〔反応〕〔医学〕.
Runeberg, Johan Wilhelm [rú:nəbə:g] ルネベルグ(1843-1918, フィンランドの医師).
R. anemia ルネベルグ貧血(一時的回復がみられる悪性貧血).
R. formula ルネベルグ公式(Reuss 式の変法で, 右辺第2項の2.8を濾出液では2.73で, 滲出液では2.88で置き換えた式).
R. type ルネベルグ型(短期の一時的な回復を伴う進行性悪性貧血), = Runeberg disease.
Runge, Max [rʌ́ŋgə] ルンゲ(1849-1909, ドイツの産婦人科医).
R. method ルンゲ法(新生児の臍帯をホウ酸1容, デンプン3容の混合粉剤を用いて包帯する方法).
run·ner [rʌ́nər] 走行枝〔医学〕.
r.'s knee ランナーズ膝, = patellofemoral stress syndrome.
r.'s nipple ランナー乳頭症〔医学〕.
run·ning [rʌ́niŋ] 走る(運行, 運転, 流出物(量), 出膿, 経営などの意に用いる).
r. fit 疾走発作〔医学〕.
r. mean 移動平均, = moving average.
r. nose 鼻感冒〔医学〕, はなかぜ〔医学〕, コリーザ, = coryza.
r. pulse 連続脈(弱く小さい脈が相互連続して, その頻度が確かめにくいもので, 出血の後にみられる).
r. speed 走速度〔医学〕.
r. suture 連続縫合〔医学〕.
runt [rʌ́nt] 小人〔症〕.
r. disease ラント病〔医学〕(こびと病, 小人症. 交雑第1代の新生子に, 片親の免疫担当細胞を移入したGVH反応により生ずる疾患), 小人病, 消耗病(同一種類中の標準より小さいもの), = wasting disease.
runting syndrome 倭小症候群.
Runyon, E. H. [rúnjən] ルニョン(結核菌以外のマイコバクテリウムの分類法を発表. Ⅰ～Ⅳ群まである).
R. classification ルニョン分類(マイコバクテリウムの分類法).
R. group Ⅰ mycobacteria ルニョンⅠ群マイコバクテリア, = photochromogens.
R. group Ⅱ mycobacteria ルニョンⅡ群マイコバクテリア, = scotochromogens.
R. group Ⅲ mycobacteria ルニョンⅢ群マイコバクテリア, = nonchromogens.
R. group Ⅳ mycobacteria ルニョンⅣ群マイコバクテリア.
Ruotte op·er·a·tion [ruát àpəréiʃən] ルオッテ手術, = venoperitoneostomy.
ru·pia [rú:piə] カキ(蛎)殻疹, = rhypia. 形 rupial.
r. escharotica 結痂性カキ殻疹, = dermatitis gangraenosa infantum.
r. syphilitica 梅毒性カキ殻疹(カキ殻状梅毒で, 梅毒第3期の皮膚疹), = ecthyma.
rupial syphilid(e) カキ殻状梅毒疹.
ru·pi·oid [rú:piɔid] カキ(蛎)殻疹様の, 類カキ(蛎)殻疹.
r. psoriasis カキ殻状乾癬.
rup·tio [rʌ́pʃiou] 裂傷, 剥離.
r. adhaesionis 癒着剥離.
rup·tu·ra [rʌ́ptjurə] 破裂, 裂傷, = rupture.
r. canalis Schlemmi シュレム管破裂.
r. cervicalis 頸管破裂.
r. chorioideae 脈絡膜破裂.
r. conjunctivae 結膜破裂.
r. corneae 角膜破裂.
r. labii minoris et clitoridis 小陰唇陰核裂傷.
r. palpebrae 眼瞼破裂.
r. perinei 会陰裂傷.
r. sclerae 強膜破裂.
r. sclerocorneae 強〔膜〕角膜破裂.
r. sub coitu 性交裂傷.
r. tubae gravidae 妊娠卵管破裂.
r. uteri 子宮破裂.
r. vaginae 腟破傷.
rup·ture [rʌ́ptʃər] ① 破裂〔医学〕, 断裂〔医学〕, 離断〔裂〕, = tear. ② 破水, = rupture of bag. ③ ヘルニア, = hernia. ④ 破損, 破壊(物理, 化学). 形 ruptured.
r. disk 破裂板〔医学〕.
r. of Achilles tendon アキレス腱断裂(ジャンプするときなど, 急激に足関節の背屈を強制されたとき断裂しやすい).
r. of amnion 羊膜破裂.
r. of aneurysm 動脈瘤破裂〔医学〕.
r. of aneurysm of sinus of Valsalva ヴァルサルヴァ洞動脈瘤破裂〔医学〕.
r. of artery 動脈破裂〔医学〕.
r. of bag 破水.
r. of bag of waters 破水〔医学〕.
r. of bladder 膀胱破裂〔医学〕.
r. of chordae tendineae 腱索断裂〔医学〕.
r. of chorioidea 脈絡膜破裂〔医学〕.
r. of cornea 角膜裂傷.
r. of cruciate ligaments 十字靱帯断裂.
r. of erect penis 陰茎折症〔医学〕.
r. of eye-ball 眼球破裂.
r. of follicle 卵胞破裂〔医学〕.
r. of globe 眼球破裂〔医学〕.
r. of hymen 処女膜裂傷〔医学〕.
r. of internal organ 内臓破裂〔医学〕.
r. of intestine 腸管破裂〔医学〕.
r. of kidney 腎〔臓〕破裂〔医学〕.

R

r. of lung 肺破裂〔医学〕.
r. of muscle 筋断裂，= myorrhexis.
r. of papillary muscle 乳頭筋断裂〔医学〕.
r. of perineum 会陰破裂〔医学〕.
r. of sclera 強膜破裂〔医学〕.
r. of spleen due to birth injury 出生時脾破裂〔医学〕.
r. of stomach 胃破裂〔医学〕.
r. of symphysis 恥骨結合断裂，恥骨結合破裂.
r. of tendon 腱索断裂〔医学〕.
r. of uterine scar 瘢痕子宮破裂〔医学〕.
r. of uterus 子宮破裂〔医学〕.
ruptured aneurysm 破裂動脈瘤〔医学〕，破裂性大動脈瘤.
ruptured aneurysm of sinus of Valsalva ヴァルサルヴァ洞動脈瘤破裂〔医学〕.
ruptured suture 縫合不全〔医学〕.
ruptured tubal pregnancy 破裂性卵管妊娠〔医学〕.
ru·ral [rú(ə)rəl] 農村の.
r. disease 農村病〔医学〕.
r. fever 田園熱，= scrub typhus.
r. health care 農村保健〔医学〕.
r. hygiene 農村衛生〔学〕〔医学〕.
r. medicine 農村医学〔医学〕.
r. sanitation 農村衛生〔医学〕.
r. typhus 田園チフス，= scrub typhus.
r. urban difference 農村都市格差〔医学〕.
Rusconi, Mauro [ruskóuni] ルスコニ (1776-1849, イタリアの生物学者).
R. anus ルスコニ肛門 (胚胞孔)，= blastopore.
R. nutritive cavity (腔腸，原腸)，= coelenteron.
Rush, Benjamin [rʌ́ʃ] ラッシュ (1745-1813, アメリカの医師. アメリカ南北戦争時の陸軍軍医で，デング熱，黄熱，小児コレラ，リウマチなどについて研究し，1812年アメリカでの最初の精神病学の成書を発刊した).
rush immunotherapy 急速免疫〔減感作〕療法〔医学〕.
rush of blood to head のぼせ〔医学〕.
rush·es [rʌ́ʃəz] 突進，前進 (腸管の急行的ぜん(蠕)動)，= peristaltic rushes.
rush·ing [rʌ́ʃiŋ] 圧挫〔法〕〔医学〕.
Rushton, Martin [rʌ́ʃtən] ラシュトン (1903-1970, イギリスの病理学者).
R. body ラシュトン小体.
Russell, Albert L. [rʌ́səl] ラッセル (1905-1985, アメリカの歯科医).
R. periodontal index ラッセルペリオドンタルインデックス (歯周疾患の程度を評価する指数として用いられる).
Russell, Alexander [rʌ́səl] ラッセル (イギリスの小児科医).
R.-Silver syndrome ラッセル・シルバー症候群〔医学〕.
R. syndrome ラッセル症候群 (乳児および小児の体重増加不良を症状とする).
Russell, Dorothy S. [rʌ́səl] ラッセル (1895-1983, イギリスの病理学者). →Hunter-Russell syndrome.
Russell, Frederick Fuller [rʌ́səl] ラッセル (1870-1960, アメリカの細菌学者. アメリカ陸軍軍医班の一員として腸チフスおよび梅毒の撲滅に貢献し，P. H. Hiss とともに1903年 *Shigella paradysenteriae* の一型を報告したので，これを Hiss and Russell Y bacillus と呼ぶことがある).
R. medium ラッセル培地 (腸内細菌の確認培地の一つで，中性の寒天培地に，1%の乳糖，0.1%のブドウ糖，0.2%のBTBまたは2% PR 雑を加えたもの).
Russell, Gerald F. M. [rʌ́səl] ラッセル (イギリスの医師).
R. sign ラッセル徴候 (過食症患者の手の甲の傷などをいう).
Russell, Hamilton [rʌ́səl] ラッセル (オーストラリアの外科医).
R. traction ラッセル牽引法 (膝関節直下に巻帯を当てる膝関節牽引法).
Russell, James S. Risien [rʌ́səl] ラッセル (1863-1939, イギリスの医師. ラッセル鉤状束 uncinate bundle of Russell などがある).
Russell, Patrick [rʌ́səl] ラッセル (1727-1805, インドのアイルランド人医師).
R. viper ラッセルマムシ［蝮］，ラッセルクサリヘビ (このヘビ毒は止血薬として用いられ，またプロトロンビン時間の測定法においてトロンボプラスチンに代用される)，= daboia.
R. viper venom clotting time ラッセルクサリヘビ毒凝固時間.
Russell, William [rʌ́səl] ラッセル (1852-1940, スコットランドの医師).
R. bodies ラッセル小体 (癌腫または慢性炎症部位の組織によくみられる小さい円形の小体で，フクシンにより淡赤色に染まるので，ラッセルフクシン小体とも呼ばれる. おそらく形質細胞の変性したものであろう)，= Russell fuchsin bodies.
Russell, William James [rʌ́səl] ラッセル (1830-1909, イギリスの化学者).
R. effect ラッセル効果 (光線以外の物質で乾板を処置し，現像できるようにすること)，= photechic effect.
Russet tick = *Ixodes pilosus*.
Russian [rʌ́ʃ(ə)n] ロシアの.
R. autumn encephalitis virus ロシア秋脳炎ウイルス.
R. autumnal encephalitis ロシア秋脳炎，= Japanese B encephalitis.
R. bath ロシア風呂〔医学〕(蒸気風呂に続いて冷水で皮膚を刺激する).
R. catarrh ロシアカタル，= influenza.
R. Far East encephalitis ロシア極東脳炎 (主としてシベリア地方に春季または初夏に流行する脳炎で，森林ダニの媒介によるウイルス病)，= Russian spring-summer encephalitis, Russian forest-spring e., Russian endemic e..
R. headache fever ロシア頭痛熱 (デング熱に類似する).
R. licorice ロシア甘草，= *Glycyrrhiza glabra*.
R. oil ロシア油 (ロシア産の鉱油で，ナフタリン C_nH_{2n} からなるもの).
R. spring-summer encephalitis (RSSE) ロシア春夏脳炎〔医学〕.
R. spring-summer encephalitis virus ロシア春夏脳炎ウイルス〔医学〕，= RSSE virus.
R. tick-borne encephalitis ロシア・ダニ脳炎，= Russian Far East encephalitis.
R. vesicular rickettsiosis ロシア・リケッチア痘疹〔医学〕.
Rust, Johann Neopomuk [rú:st] ルスト (1775-1840, ドイツの外科医).
R. disease ルスト病 (頸椎骨またはその関節の結核症)，= malum vertebrale suboccipitale, angina Hippocratis, spondylarthrocace.
R. phenomenon ルスト現象 (頸椎の癌やカリエス患者に起こる現象. 患者が横臥位から座位または座位から横臥位に体位を変えるとき，頭を手によって支持する症状)，= Rust sign, Rust syndrome.
rust [rʌ́st] ① 銹，錆〔医学〕(しゅう，さび. 鉄の酸

化物，水酸化物および炭酸塩からなる物質）．② 銹菌，銹菌症（植物の変色を起こす真菌），= Uredinales, rubigo.

r. granulation 錆肉芽.

r. prevention 錆止め.

r. proofing 錆止め [医学].

rusty sputum 錆色痰，= prune juices, icteric sputum.

rut [rʌ́t] ① 轍，わだち（車の通った跡形で，比喩的に日々の型にはまった習慣についていう）．② 発情期，さかり（動物の交尾欲の発動期），= estrus, heat.

r. formation 常軌症（うつ病にみられる精神状態で，興味や関心が狭い限られた同一の物象に向けられること）.

Ru·ta [rú:tə] ヘンルーダ属（ミカン科の一属）.

R. graveolens ヘンルーダ，= common rue.

ru·ta·ba·ga [rù:təbéigə] スウェーデンカブ，= *Brassica napus* var. *napobrassica*.

Ru·ta·ce·ae [ru:téisii:] ミカン科.

ru·tae·car·pine [rù:təkɑ́:pin] ルテカルピン，= rutecarpine.

ru·tate [rú:teit] （ルチン酸 rutic acid の塩）.

ru·te·car·pine [rùtəkɑ́:pin] ルテカルピン $C_{18}H_{13}N_3O$（黄色の絹糸状針状結晶で，ゴシュユ［呉茱萸］の果実に存するアルカロイド），= rutaecarpine.

Ruth, Charles Edward [rú:θ] ルース（1861–1930, アメリカの外科医）.

R. method ルース法（大腿骨頸部骨折を整復する方法で，Leadbetter 法を改良して，助手によって，大腿を外側に向かって牽引させる方法）.

ru·the·nate [rú:θənət] ルテニウム塩酸.

ru·the·ni·um (Ru) [ru:θí:niəm] ルテニウム（白金属元素で原子番号 44，元素記号 Ru，原子量 101.07，質量数 96，98～102，104，原子価 1，2，3，4，6，7，8．光沢のある堅くもろい最もまれな金属）.

r. carbonyl ルテニウムカルボニル $Ru(CO)_5$ または $Ru_2(CO)_9$.

r. chloride 塩化ルテニウム $RuCl_3$.

r. oxychloride ammoniated （ルテニウムレッド），= ruthenium red.

r. red ルテニウムレッド $Ru_2(OH)_2Cl_4 \cdot 7NH_3 \cdot 3H_2O$（顕微鏡標本に用いる染色剤で，ペクチン，ゴムなどの検出に適する），= ammoniated ruthenium oxychloride.

r. tetroxide 四酸化ルテニウム RuO_4.

r. trichloride 三塩化ルテニウム $RuCl_3$（赤褐色潮解性）.

ru·the·nos·mi·rid·i·um [rù:θinəsmirídiəm] ルテノスミリジウム（Ru, Os, Ir の各元素約 1 分子を含む化合物）.

Rutherford, Daniel [rʌ́ðə:fɔ:d] ラザフォード（1749–1819, スコットランドの医師，植物学者，化学者．1772年窒素を発見した）.

Rutherford, Ernest [rʌ́ðə:fɔ:d] ラザフォード（1871–1937, イギリスの物理学者．ニュージーランド生まれ，1919年以後ケンブリッジ大学の Cavendish 物理研究所所長として放射性物質の研究に多大の貢献をなし，α，β，γ 線を発見した．1908年ノーベル物理学賞を受けた）.

R. atom ラザフォード原子（有核原子），= nuclear atom.

ruth·er·ford [rʌ́ðə:fɔ:d] ラザフォード（放射能の単位で，1 秒間に 10^6 個の壊変を起こす量．記号は rd）.

ruth·er·ford·i·um (Rf) [rʌ́ðəfɔ́:diəm] ラザホージウム（原子番号 104．超アクチノイド元素の一つ．質量数 261 の同位体が最も長い半減期（1.1m）をもつ）.

ru·tic ac·id [rú:tik ǽsid] ルチン酸 $C_{10}H_{20}O$（脂肪酸の一つ）.

ru·tile [rú:til] 金紅石 TiO_2，ルチル [医学].

r. type titanium dioxide ルチル型酸化チタン.

ru·til·ism [rú:tilizəm] 金髪.

ru·tin [rú:tin] ルチン [化] quercetin-3-rutinoside $C_{27}H_{30}O_{16} \cdot 2H_2O$（エンジュ，ソバ，ジャガイモの花から得られるケルセチンのラムノース配糖体で，黄色の針状結晶．臨床上毛細血管強化作用がある），= rutinum, eldrin, melin, myrticolorin, osyritin, phytomelin, violaquercitrin, rutinione, rutoside, globulariacitrin, vitamin P.

ru·tin·ose [rú:tinous] ルチノース [化] 6-(β-1-L-rham-mosido)-D-glucose $C_{12}H_{22}H_{10}$（ルチンまたはヘスペリジンの酵素分解により生ずる二糖類で，水解してブドウ糖とラムノースの 1 分子ずつが得られる）.

rut·ting [rʌ́tiŋ] （動物の発情期），= rut.

rut·tle [rʌ́tl] （喉がガラガラいうこと），= rattle.

Ruysch, Frederic [rɔiʃ] ルイシュ（1638–1731, オランダの解剖学者）.

R. disease ルイシュ病（先天性巨大結腸症）.

R. membrane ルイシュ膜（眼球脈絡膜の脈絡毛細血管板），= lamina choroid capillaris.

R. muscle ルイシュ筋（子宮底部の平滑筋組織）.

R. tube ルイシュ管（胎生期のヤコブソン器官の遺残物で鼻中隔に開口する小管）.

R. tunic ルイシュ膜，= entochoroidea.

R. vein ルイシュ静脈（① 渦静脈．② 眼球脈絡膜静脈．③ レチウス静脈），= Retzius vein, venae vorticosae, venae choroideae oculi.

Ruzicka, Leopold [rutsíkə] ルジチカ（1887–1976, スイスの有機化学者．1934年男性ホルモンと推定される異性体を合成し，その一つがアンドロステロンであることが確定し，1939年ノーベル化学賞を受けた）.

RV ① residual volume 残気量の略．② right ventricle 右心室の略．③ right visus 右眼視力の略．④ rubella virus 風疹ウイルスの略.

RVH ① renovascular hypertension 腎血管性高血圧症の略．② right ventricular hypertrophy 右室肥大の略.

RVP right ventricular pressure 右心室圧の略.

Ryan, Norbert [ráiən] ライアン（オーストラリアの病理学者）.

R. stain ライアン染色〔法〕.

ry·an·o·dine [raiǽnədi:n] リアノジン（*Ryania speciosa* から得られたアルカロイドで，殺虫薬として用いられる）.

r. receptor リアノジン受容体 [医学].

Rydygier, Ludwig Ritter von [rídidʒiər] リジギエル（1850–1920, ドイツのポーランド人の外科医）.

R. operation リジギエル手術（① 仙骨式直腸切除術．② 脾臓を腹膜の嚢をつくって固定する手術）.

rye [rái] ライムギ，ハダカムギ［裸麦］，= *Secale cereale*.

r. smut ライムギ黒穂病，= ergot, spurred rye.

Ryle, John Alfred [ráil] ライル（1889–1950, イギリスの医師）.

R. tube ライル管（先端に膨隆をもつゴム管で，胃内に挿入する目的で用いられる）.

Rymer car·di·ac tinc·ture [ráimər kɑ́:diæk tíŋktʃər] ライマー心臓チンキ（アロエ，ダイオウを主成分とする強心薬）.

Rynd, Francis [rínd] リンド（1801–1861, アイルランドの医師．1845年神経痛の療法として神経に液体を注射する器械をつくり，皮下注射器をも考案したといわれる）.

Rytz test [ríts tést] リッツ試験（梅毒血清反応の一つで，血清 0.15mL を 60°C で 3 分間加温し，硫酸アンモニウムの半飽和液 0.05mL と 0.9% 食塩水 1mL とを加えて回転混和振盪，さらに食塩水 2mL を加え，静かに試験管を転倒して，線状形成をみる）.

S

Σ, σ　シグマ（ギリシャ語アルファベット第18字）．→ sigma．
S　entropy エントロピーの記号．
S　① signa 処方箋の標示の略．② spherical lens 球レンズの略．③ sulfur イオウ（硫黄）の元素記号．④ Svedberg unit スヴェドベルグ単位の略．
S antibody　易溶性絨毛尿膜抗体．
S antigen　S抗原，＝ soluble antigen．
S blood group　S式血液型（唾液，尿などの分泌物中に ABO 式血液群の型物質が含有される事実に基づく分類で，分泌型と非分泌型とに大別される）．
S chromatophorotropic hormone　（神経鞘から分泌されるホルモン）．
S colony　smooth colony 滑面集落の略．
S component deficiency　S成分欠損症．
S factor　S因子，特殊因子，S血液因子（Walsh-Montgomery が1947年に胎児赤芽球症を呈した乳児の母体に発見し，Rh型は陰性であって，その凝集素は抗D凝集素と共存し，約56%の凝集率を示した．この抗体はMN血液型に関係をもち，またその対生因子 s が Levine らにより1951年に証明された．日本学者の分泌型 secretor (S)とは別物）．
S hormone　Sホルモン，＝ protein-carbohydrate hormone．
S layer　surface layer（菌体表面のタンパク層）．
S op s　si opus sit 必要ならばの略．
S period　S期（細胞分裂の）．
S phase　S期．
S potential　S電位．
S protein　Sタンパク質（リボヌクレアーゼSのタンパク質部分）．
S-100 protein　S-100 タンパク質．
S rays　S線，＝ Goldstein rays．
S region　S領域（マウス MHC である H-2 複合体の一領域），＝ H-2 complex S region．
S romanum　S状結腸，＝ sig moid flexure．
S sign of Golden　ゴールデン S字サイン．
S stage　S期（細胞分裂周期のなかで，DNA とヒストンタンパクの複製が行われる期間），＝ synthetic period．
S wave　S波（心電図の QRS 群における R 波後の陰性波）．
SⅠ, SⅡ, SⅢ-　（Friedländer が1883年に肺炎菌菌体中にムチン様物質を発見し，1923年以降 Heidelberger と Avery がこの物質は肺炎菌の莢膜に存在し，特異抗体と沈降反応を起こすので，これらを菌型に準じてⅠ，Ⅱ，Ⅲ 型の莢膜多糖類Sと呼んだもの）．
S1　first heart sound 第1心音の略．
S1 mapping　S1マッピング（mRNA が遺伝子 DNA 上でどの領域から転写されたか，また遺伝子のイントロン-エクソン構造がどのようなものか調べる）．
S4　fourth heart sound 第4心音の略．
S_4 disease　舌区病，＝ lingular disease．
S_5 disease　中葉症候群，＝ middle lobe syndrome．
s　① semis 半の略．② sinister 左の略．
s-pseudocumyl-　＝ 2,4,5-trimethylphenyl-．
S-A　sinoatrial 洞房のの略．
SA　secundum artem 慣習上の略．
Sa　samarium の元素記号（現在は使われていない）．
SAA　serum amyloid A protein 血清アミロイド〔タンパク質〕A の略．
SAB　① selective alveolobronchography 選択的肺胞気管造影（撮影）〔法〕の略．② subarachnoid block クモ膜下ブロックの略．
Sabaneev, I. F.　[sabáːniəf]　サバネエフ（ロシアの外科医）．
　S. operation　サバネエフ手術（胃瘻形成術で，左腹直筋中央部を切開し，さらに左側肋骨縁に沿い第2の切開を行い，両者を皮下で連結し，胃前壁の一部を取り出し，皮膚に固定した後，胃壁にカテーテルを縫い付ける），＝ Sabaneev-Frank operation．
Sabathie sign of aor·tic dis·ease　[sǽbəθi sáin əv eióːtik dizíːz]　大動脈疾患のサバチー徴候（頸静脈の拡張およびうっ血のことで，背位で患者を椅子にもたれかからせて深呼吸をさせると一層顕著となる）．
saber-cut approach　サーベルカット進入〔法，路〕．
sa·ber-leg·ged　[séibər légd]　剣状脛の，サーベル状脚の（脛骨が肥厚して前方に膨隆を示す．先天梅毒でもみられる），＝ saber shin．
saber-shaped tibia　サーベル鞘状脛骨〔医学〕．
saber shin　剣状脛〔医学〕（先天梅毒において脛骨が紡錘形に前彎した状態），＝ platycnemia．
Sa·be·thi·ni　[səbíːθinai]　（熱帯森林黄熱の病原体を伝播するカ〔蚊〕）．
Sabiá virus　サビアウイルス（アレナウイルス科のウイルスで，ブラジル出血熱の原因ウイルス）．
Sabin, Albert Bruce　[séibin]　セービン（1906-1993，アメリカのウイルス学者．ポリオ予防ワクチンとして従来の注射による不活化ワクチンに対し，弱毒の生ワクチン（経口生ワクチン）を開発し，ポリオ根絶に多大な貢献をした）．
　S.-Feldman dye test　セービン・フェルドマン色素試験（1948年に Sabin と Feldman が創案したトキソプラズマ感染症の血清診断法の一つ），＝ dye test．
　S. rapid method　セービン迅速法（肺炎双球菌型を特異血清により迅速に判定する方法），＝ Sabin agglutination method．
　S. vaccine　セービンワクチン（経口ポリオ生ワクチン．ポリオ感染予防のための生ワクチンで経口的に投与される）．
sa·bi·na　[səbíːnə]　サビナ〔沙毘那〕（ネズ〔杜松〕属の植物 *Juniperus sabina* の葉および枝梢で，サビナ油 oleum sabinae の原植物，通経薬），＝ savin．
sab·i·nism　[sǽbinizəm]　サビナ中毒症．
sab·i·nol　[sǽbinɔːl]　サビノール $(CH_3)_2CHC_6H_6(OH){=}CH_2$（サビナに存在するテルペンアルコール）．
sabot heart　木靴心〔医学〕，＝ wooden-shoe heart．
Sabouraud, Raymond Jacques Adrian　[saburóː]　サブロー（1864-1938，フランスの皮膚科医）．
　S. agar　サブロー寒天培地（Chassaing ペプトン1%，寒天1.3%，マルトースまたはマンニット4%を含有する培地），＝ French proof agar, French mannite agar．
　S. dextrose agar　サブローブドウ糖寒天培地（真菌の培養に用いられる）．
　S. method　サブロー療法（白癬の X 線療法）．
sabre tibia　サーベル状脛骨（梅毒性ゴム腫が発生して，サーベル形をなすもの），＝ sabershaped tibia．
sab·u·lous　[sǽbjuləs]　砂のような，＝ gritty, sandy．
sab·u·lum　[sǽbjuləm]　脳砂，＝ acervulus．
sabungual hematoma　爪甲下血腫．
sa·bur·ra　[səbʌ́rə]　残渣，汚物（胃，口，歯などの

垢)，= sordes. 形 saburral.
sac [sǽk] ① 嚢，= pouch. ② 袋，= bag. 形 saccate.
sac·brood [sǽkbru:d] (ハチ幼生の伝染病で，Morator aetatulae と呼ぶウイルス病).
sac·cade [səkéid] サッケード〔医学〕，断続性運動〔医学〕，衝動性，急速眼球運動.
sac·cad·ic [səkǽdik] がたつきの.
s. eye movement 断続的〔急速〕眼球運動〔医学〕，衝動性眼球運動，サッケード眼球運動〔医学〕(視点を急速に変える時の眼球運動).
s. movement サッケード運動〔医学〕，断続性運動〔医学〕，衝動性〔眼球〕運動，がたつき運動.
sac·cate [sǽkeit] 嚢状の，嚢内の.
sac·char·a·scope [səkǽrəskoup] 発酵検糖計，= fermentation saccharimeter.
sac·cha·rase [sǽkəreiz] サッカラーゼ(β-フルクトフラノシダーゼ．植物および微生物に存在する酵素で，スクロースおよびフルクトフラノシドを加水分解してフルクトースを遊離する酵素)，= invertase, invertin, sucrase, β-h-fructosidase.
s. deficiency syndrome サッカラーゼ欠乏症候群〔医学〕.
sac·cha·rate [sǽkərət, -reit] サッカラート，糖酸塩.
sac·cha·rat·ed [sǽkəreitid] 含糖の.
s. ferric oxide 含糖酸化第二鉄(鉄含有量3%の貧血治療薬)，= ferri oxidum saccharatum.
s. ferrous carbonate 含糖炭酸第一鉄(鉄含有量15%で，糖分の存在により第一鉄の酸化が遅延される)，= ferri carbonas saccharatus.
s. iron carbonate 含糖炭酸第一鉄($FeCO_3$ 約15%を含む).
s. iron oxide 含糖酸化第二鉄〔医学〕(溶性酸化第二鉄，鉄糖)，= soluble ferric oxide, eisenzucker.
s. pepsin 含糖ペプシン(ペプシン10%，乳糖90%).
sac·char·eph·i·dro·sis [sæ̀kərèfidróusis] 糖汗症〔医学〕(糖分を分泌する多汗症の一型).
sac·char·ic ac·id [səkǽrik ǽsid] サッカリン酸，糖酸 化 tetraoxycaproic acid $COOH(CHOH)_4COOH$.
sac·cha·ride [sǽkəraid] サッカリド，糖質〔医学〕，糖類(① 単糖類，二糖類，多糖類などの炭水化物. ② 糖と有機塩基との化合物).
s. group 糖類群(仮定的の $C_6H_{10}O_5$ 群で，この群の重合数により，二糖類，三糖類，四糖類および多糖類などが命名される).
sac·cha·rif·er·ous [sæ̀kəríf ərəs] 含糖の，糖を産生する.
sac·char·i·fi·ca·tion [sæ̀kərifikéiʃən] 糖化〔医学〕(酵素などの作用によりデンプンを水解して糖を生成する反応).
s. power 糖化力〔医学〕.
saccharifying amylase 糖化デンプン酵素，= S-type.
sac·cha·rim·e·ter [sæ̀kərímitər] 検糖計〔医学〕(溶液中の糖含有量を測定する器械で，浮き秤の型では比重を，偏光計の型では糖の旋光性を，また発酵管ではガス産生量を利用する)，= saccharometer.
s. test 測糖計試験(右旋糖と左旋糖を鑑別する方法).
sac·cha·rim·e·try [sæ̀kərímitri] 検糖法〔医学〕.
sac·cha·rin [sǽkərin] サッカリン 化 o-sulfobenzimide, anhydro-o-sulfaminebenzoic acid (強力な甘味をもつ白色結晶物で，糖尿病患者にショ糖の代用に供する)，= saccharinum, benzosulfamide, gluside, garantose, saccharinol, saccharinose, saccharol, sykose, saxin.
s. sodium サッカリンナトリウム $C_7H_4NO_3SNa \cdot 2H_2O$ (血液循環時間測定に用いる試薬)，= saccharinum sodium, soluble saccharin, soluble gluside, sodium benzosulfamide.
sac·cha·ri·na [sæ̀kəráinə] 甘味薬〔医学〕.
sac·cha·rine [sǽkəri:n] サッカリン様の.
s. material 糖質原料〔医学〕.
sac·char·i·nol [səkǽrinɔ:l] サッカリノール，= saccharin.
sac·cha·ri·num [sæ̀kərí:nəm] (サッカリンのラテン名).
s. soluble 溶性サッカリン，= saccharin sodium.
sacchar(o)- [sæ̀kərou-, rə-] 糖の意味を表す接頭語.
sac·cha·ro·bi·ose [sæ̀kəroubáious] サッカロビオース，ショ糖 化 disaccharose $C_{12}H_{22}O_{11}$.
sac·cha·ro·cor·ia [sæ̀kəroukɔ́:riə] 糖類増悪性.
sac·cha·ro·ga·lac·tor·rhea [sæ̀kərougəlæ̀ktərí:ə] 糖分過多乳.
sac·cha·ro·lyt·ic [sæ̀kərəlítik] ショ糖分解性の，糖分解性の〔医学〕.
sac·cha·ro·me·tab·o·lism [sæ̀kəroumitǽbəlizəm] 糖代謝. 形 saccharometabolic.
sac·cha·rom·e·ter [sæ̀kərámitər] 検糖計〔医学〕，= saccharimeter.
Sac·cha·ro·my·ces [sæ̀kəroumáisi:z] サッカロミセス属(パン酵母，ビール酵母などを含む子嚢菌に属する円形または卵円形の真菌で，分芽生殖と子嚢胞子形成とが特徴であるが，菌糸を発生しない).
S. albicans (旧称)，= *Candida albicans*.
S. cerevisiae (パン酵母)，= baker's yeast.
S. ellipsoideus (洋酒酵母菌).
S. exiguus (ビール酵母菌の一種).
S. neoformans (旧称)，= *Cryptococcus neoformans*.
Sac·cha·ro·my·ce·tes [sæ̀kəroumaisí:ti:z] 酵母菌綱.
sac·cha·ro·my·cet·ic [sæ̀kəroumaisí:tik] 酵母菌の.
sac·cha·ro·my·ce·tol·y·sis [sæ̀kəroumàisitálisis] 酵母菌溶解.
sac·cha·ro·my·co·sis [sæ̀kəroumaikóusis] 酵母菌症〔医学〕.
sac·cha·ro·san [səkǽrəsən] (無水糖の一種).
sac·cha·rose [sǽkərous] ショ糖，白糖，スクロース $C_{12}H_{22}O_{11}$ (トレハロース型の二糖類，広く植物界に分布する甘味剤で，水解して，グルコースとフルクトースをつくる)，= sucrose.
Sac·cha·rum [sǽkərəm] サトウキビ属(イネ科の一属).
sac·cha·rum [sǽkərəm] ① 糖. ② ショ糖.
s. acernum カエデ糖，= saccharum canadense.
s. album 白糖，= refined sugar.
s. lactis 乳糖，= lactose.
s. saturni 鉛糖，= sugar of lead.
s. ustum カラメル，= caramel.
sac·cha·ruria [sæ̀kərú:riə] サッカロース尿〔症〕，= saccharosuria.
sac·ci [sǽksai] (saccus の複数).
sac·ci·form [sǽksifɔ:m] 嚢状の.
s. kidney 腎拡張〔症〕〔医学〕，嚢〔状〕腎〔医学〕，= sacculated kidney, nephrectasia.
s. recess [TA] 嚢状陥凹，= recessus sacciformis [L/TA].
s. recess of wrist 手首の嚢状陥凹(滑液嚢膜が橈尺骨末端関節部に延長したもの).
Saccomanno, Geno [sæ̀koumǽnou] サコマノ(アメリカの病理学者).

S

S. method サコマノ法〔医学〕(肺癌診断の細胞濃縮法).
sac·cu·lar [sǽkjulər] 小嚢状の.
s. aneurysm 嚢状動脈瘤〔医学〕.
s. bronchiectasis 嚢状気管支拡張症〔医学〕.
s. dilatation 嚢状拡大〔医学〕.
s. duct [TA] 球形嚢管*, = ductus saccularis [L/TA].
s. gland 小嚢状腺, = alveolar gland.
s. nerve [TA] 球形嚢神経, = nervus saccularis [L/TA].
s. recess [TA] 球形嚢陥凹*, = recessus saccularis [L/TA].
s. spot 球形嚢斑.
sac·cu·lat·ed [sǽkjulèitid] 小嚢の.
s. aneurysm 小嚢状動脈瘤〔医学〕.
s. bladder 嚢状膀胱.
s. bronchiectasia 嚢状気管支拡張症.
s. bronchiolitis 嚢状気管支炎〔医学〕.
s. pleurisy 被包性胸膜炎〔医学〕, = encapsulated pleurisy.
s. uterus 嚢状子宮(後転した妊娠子宮に嚢形成が起こったもの).
sac·cu·la·tion [sæ̀kju:léiʃən] 小嚢形成, 水疱形成〔医学〕. 形 sacculate, sacculated.
sac·cule [sǽkju:l] [TA] ① 球形嚢(内耳前庭の), = sacculus [L/TA]. ② 小嚢. 形 saccular.
s. of larynx 喉頭嚢(喉頭小室の付属器).
sac·cu·lo·coch·le·ar [sæ̀kjuləkάkliər] 球形嚢蝸牛の.
s. canal 連合管(球形嚢と蝸牛とを連結する管), = ductus reuniens.
sacculoutricular duct 連嚢管, = utriculosaccular duct.
sac·cu·lus [sǽkjuləs] [L/TA] ① 球形嚢, = saccule [TA]. ② 小嚢. 複 sacculi.
s. alveolaris 肺胞嚢.
s. communis 総嚢(卵形嚢のこと), = utricle.
s. dentis 歯嚢, = folliculus dentis.
s. ellipticus (卵形嚢のこと), = sacculus hemiellipticus, utriculus.
s. endolymphaticus 内リンパ嚢.
s. laryngis [L/TA] 喉頭小嚢, = laryngeal saccule [TA].
s. proprius 固有嚢(球形嚢), = sacculus vestibularis.
s. rotundus 円小嚢(ウナギの回盲部周辺にあるリンパ組織).
s. ventricularis 喉頭小嚢, = sacculus laryngis.
s. vestibularis = sacculus proprius.
sac·cus [sǽkəs] ① 嚢. ② 汁. 複 sacci.
s. conjunctivalis [L/TA] 結膜嚢, = conjunctival sac [TA].
s. endolymphaticus [L/TA] 内リンパ嚢, = endolymphatic sac [TA].
s. lacrimalis [L/TA] 涙嚢, = lacrimal sac [TA].
s. omphaloentericus 卵黄嚢, = yolk sac.
s. profundus perinei [L/TA] 深会陰窩*, = deep perineal pouch [TA].
s. subcutaneus perinei [L/TA] (会陰皮下嚢*), = subcutaneous perineal pouch [TA].
s. vaginalis 鞘嚢(腹膜の).
SACH foot solid ankle cushion heel foot サッチ足.
Sachs an·chor splint [sǽks ǽŋkər splínt] ザックス固定装置(ザックス固定副子とも呼ばれ, 歯槽膿漏症に用いられる).
Sachs, Bernard Parney [sǽks] サックス(1858–1944, アメリカの神経科医).
S. disease サックス病(黒内障性家族性痴呆で, 1887年に報告されたものであるが, Tay は1881年に網膜黄斑部に起こる紅色の斑点をすでに記載しているので, 現在はテー・サックス病として知られている), = Tay-Sachs disease.
Sachs, Hans [sǽks] ザックス(1877–1945, ドイツの細菌学者).
S.-Georgi reaction ザックス・ゲオルギー梅毒沈降反応(ヒトまたはウシ心臓のコレステリン化アルコールエキス1mLと生理的食塩水9mLとを梅毒患者血清3mLに混ぜると綿状反応が起こる. 最初の梅毒血清反応で, 現在では使われていない), = Sachs-Georgi test.
S.-Georgi test ザックス・ゲオルギー試験.
Sachs, Henry B. [sǽks] サックス(1898生, アメリカの婦人科医).
S. test サックス試験(胎盤を水中に浮かべると, 完全なままで娩出されたものは水平の位置をとるが, 不完全なものは垂直または斜位をとる).
sack·mann [sǽkmən] 目標身長〔医学〕, 最終到達身長.
Sacks, Benjamin [sǽks] ザックス(1896–1939, アメリカの医師. Libman との共同研究で, 非リウマチ性非細菌性の心内膜炎を記載したが, 後にこれは播種性紅斑性狼瘡であることが証明されたので, 現在では Osler-Libman-Sacks syndrome と呼ばれている).
sa·cra [séikrə] 仙骨(sacrum の複数).
s. media 中仙骨動脈.
sa·crad [séikræd] 仙骨の方へ, 仙骨に向かって.
sa·cral [séikrəl] 仙骨の, 仙椎の.
s. anesthesia 仙椎麻酔〔医学〕, 仙骨硬膜外麻酔法.
s. block 仙骨麻酔〔医学〕.
s. bursa 仙骨包(老人にみられる).
s. canal [TA] 仙骨管(仙骨部の脊柱管), = canalis sacralis [L/TA].
s. cord 仙髄.
s. cornu [TA] 仙骨角, = cornu sacrale [L/TA].
s. crest 仙骨稜.
s. epidural anesthesia 仙骨硬膜外麻酔法〔医学〕.
s. flexure [TA] 仙骨曲, = flexura sacralis [L/TA].
s. ganglia [TA] 仙骨神経節, = ganglia sacralia [L/TA].
s. hiatus [TA] 仙骨裂孔, = hiatus sacralis [L/TA].
s. horn [TA] 仙骨角, = cornu sacrale [L/TA].
s. index 仙骨指数(仙骨の広さを100倍し, その長さで除す).
s. kyphosis [TA] 仙尾部後弯*(尾骨の弯曲も含めた), = kyphosis sacralis [L/TA].
s. lymph nodes 仙骨リンパ節, = lymphonodi sacrales.
s. nerves 仙骨神経, = nervi sacrales.
s. nerves and coccygeal nerve〔S1～S5, Co〕 [TA] 仙骨神経と尾骨神経, = nervi sacrales et nervus coccygeus〔S1～S5, Co〕[L/TA].
s. neurectomy 仙骨神経切断〔術〕〔医学〕.
s. neuromoduration (SNM) 仙骨神経刺激療法(便失禁の電気刺激療法).
s. neurotomy 仙骨神経切離〔術〕〔医学〕.
s. nodes [TA] 仙骨リンパ節, = nodi sacrales [L/TA].
s. parasite 仙骨部寄生体〔医学〕.
s. parasympathetic nuclei [TA] 仙髄副交感神経核, = nuclei parasympathici sacrales [L/TA].
s. part [TA] 仙部*, = pars sacralis [L/TA].
s. part of spinal cord 脊髄仙骨部, = pars sacralis medullae spinalis.
s. plexus [TA] 仙骨神経叢, = plexus sacralis [L/TA].

s. region [TA] 仙骨部, = regio sacralis [L/TA].
s. region of spinal cord 仙髄.
s. segments〔1〜5〕 [TA] 仙髄, = segmenta sacralia〔1〜5〕[L/TA].
s. sparing 仙髄回避〔医学〕.
s. spinal cord 仙髄.
s. splanchnic nerves [TA] 仙骨内臓神経, = nervi splanchnici sacrales [L/TA].
s. spot 仙骨斑, = mongolian spot.
s. teratoma 仙骨部奇形腫〔医学〕(殿結合の二重体).
s. triangle 仙骨三角(仙骨上方の浅窩).
s. tuberosity [TA] 仙骨粗面(tuberositas sacralis [PNA]), = tuberositas ossis sacri [L/TA].
s. tumor 仙骨部腫瘍〔医学〕.
s. veins 仙骨静脈.
s. venous plexus [TA] 仙骨静脈叢, = plexus venosus sacralis [L/TA].
s. vertebrae 仙椎 [S1–S5], = vertebrae sacrales.
sa·cral·gia [seikrǽlʤiə] 仙骨痛.
sa·cral·i·za·tion [sæ̀krəlaizéiʃən] 仙椎化〔医学〕(第5腰椎の横径が異常に大きいため仙骨の一部のようにみえること, 第5腰椎の仙骨への癒合).
sa·crar·thro·gen·ic [sèikrɑ:θrəʤénik] 仙骨関節病による.
sa·crec·to·my [seikréktəmi] 仙〔尾〕骨切除術〔医学〕(仙骨の一部を切除する手術), = Kraske operation.
sacred elixir = tincture of rhubarb and aloes.
sacro- [seikrou, sæk-, -rə] 仙骨との関係を表す接頭語.
sa·cro·an·te·ri·or [sèikrouæntí:riər] 前方骨盤位(胎児の仙骨が前方に向かっている胎位).
s. position 前方仙骨位.
sacrobular tractotomy 仙髄延髄路切断術(Sjoequist).
sa·cro·coc·cyg·e·al [sèikroukɑksíʤiəl] 仙〔骨〕尾骨の.
s. cyst 仙尾〔骨〕嚢胞.
s. disk 仙尾骨円板.
s. fistula 仙尾骨瘻, = pilonidal sinus.
s. joint [TA] 仙尾連結, = articulatio sacrococcygea [L/TA].
s. notch 仙尾骨切痕.
s. region 仙尾骨部〔医学〕.
s. resection 仙尾骨切除〔術〕〔医学〕.
s. synostosis 仙尾骨癒合症〔医学〕.
s. teratoma 仙尾部奇形腫〔医学〕(原基細胞群を母組織として発生し, 尾骨下端に腫瘤を形成するもの. 女児に多いといわれる).
sa·cro·coc·cyg·e·us [sèikroukɑ̀ksiʤí:əs] 仙尾骨筋(仙骨下端から尾骨に達する薄筋線維).
s. anterior 前仙尾骨筋(仙尾骨の前面にあって, 仙尾骨靱帯に付着するもの).
s. anticus 前仙尾骨筋, = sacrococcygeus anterior.
s. posterior 後仙尾骨筋(仙尾骨の後面にあって, 仙骨粗面靱帯の浅在層の中間にある).
sa·cro·coc·cyx [sèikrəkɑ́ksiks] 仙尾骨.
sacrocolpopexy procedure 仙骨腟固定法.
sa·cro·cox·al·gia [sèikroukɑksǽlʤiə] 仙尾骨痛, 仙股痛〔医学〕, = sacroiliac disease, sacrocoxitis.
sa·cro·cox·i·tis [sèikroukəksáitis] 仙腸関節炎, = sacrocoxalgia.
sacrodural ligament 仙骨硬膜靱帯.
sa·cro·dyn·ia [sèikrədíniə] 仙骨痛〔医学〕.
sacrogenital fold 仙骨生殖器ヒダ.
sa·cro·il·i·ac [sèikrouíliæk] 仙腸骨の.
s. disease 仙腸骨疾患(仙腸骨関節の炎症で, 圧痛を感じ, 坐骨神経痛の原因とも考えられている), = sacrocoxalgia, Erichsen sign.
s. joint [TA] 仙腸関節, = articulatio sacroiliaca [L/TA].
s. strain 仙腸関節挫傷.
s. synchondrosis 仙腸骨軟骨結合.
sa·cro·il·i·i·tis [sèikrouiliáitis] 仙腸骨炎.
sa·cro·lis·the·sis [sèikroulisθí:sis] 仙骨前方転位, 仙骨すべり症〔医学〕.
sa·cro·lum·bar [sèikroulʌ́mbər] 仙腰椎の.
s. angle = sacrovertebral angle.
sacropelvic surface [TA] 仙骨盤面, = facies sacropelvica [L/TA].
sacropelvic surface of ilium 〔腸骨の〕仙骨盤面.
sa·cro·per·i·ne·al [sèikroupèriní:əl] 仙骨会陰の.
s. repair for imperforate anus 仙骨会陰式鎖肛修復〔医学〕.
sa·cro·pos·te·ri·or [sèikroupɑstí:riər] 後方骨盤位(胎児の仙骨が後方に向かっている胎位).
s. position 後方仙骨位.
sa·cro·prom·on·to·ry [sèikrouprɑ́məntɔ:ri] 仙骨岬.
sacropubic diameter 仙恥直径(仙骨下端と恥骨上靱帯とを結ぶ).
sa·cro·sci·at·ic [sèikrousaiǽtik] 仙〔骨〕坐骨の.
s. notch 仙坐骨切痕.
sa·cro·spi·nal [sèikrouspáinəl] 仙椎脊椎の.
s. ligament 仙棘靱帯〔医学〕.
sacrospinous ligament [TA] 仙棘靱帯, = ligamentum sacrospinale [L/TA].
sacrospinous vaginal vault suspension procedure 仙棘靱帯固定法.
sa·crot·o·my [seikrɑ́təmi] 仙骨下端切除術.
sacrotransverse position 仙骨横定位.
sacrotuberous ligament [TA] 仙結節靱帯, = ligamentum sacrotuberale [L/TA].
sa·cro·u·ter·ine [sèikroujú:tərin] 仙骨子宮の.
s. fold 直腸子宮ヒダ.
sacrovaginal fold 仙骨腟ヒダ, 直腸腟ヒダ.
sa·cro·ver·te·bral [sèikroubə́:təbrəl] 仙椎骨の.
s. angle 仙脊椎角(仙骨が第5腰椎となす角).
sacrovesical fold 仙骨膀胱ヒダ, 直腸膀胱ヒダ.
sa·crum [séikrəm] 仙骨(5個の大きい脊椎が融合して一つの三角形の骨をつくり, 上は腰椎, 下は尾骨に, 両側は無名骨に連結して, 骨盤の後境界をなす). 複 sacra. 形 sacral.
s. acutum (腰椎前弯の一型).
s. bone 仙骨〔医学〕.
s.〔sacral vertebrae 1〜5〕 [TA] 仙骨(第一〜第五仙椎), = os sacrum〔vertebrae sacrales 1〜5〕[L/TA].
sac·to·sal·pinx [sæ̀ktəsǽlpiŋks] 卵管留症〔医学〕, 卵管留腫〔医学〕(卵管に血膿などが蓄積する炎症性拡張状態).
s. purulenta 卵管留膿腫, = pyosalpinx.
s. serosa 卵管留水腫, = hydrosalpinx.
SAD ① seasonal affective disorder 季節性感情障害の略. ② social anxiety disorder 社会不安症の略.
sad·dle [sǽdl] 鞍, 鞍の〔医学〕.
s. anesthesia サドル麻酔〔医学〕, サドル型感覚脱出症(騎袴状知覚脱出).
s. arch 鞍状歯〔列〕弓, = saddle-shaped dental arch.
s. back 鞍背〔医学〕, 脊柱前弯.
s. back nose 鞍鼻〔医学〕, = saddle nose.
s. back porcelain tooth 鞍背状陶歯.
s.-back temperature curve 鞍状温度曲線.
s. block サドルブロック, サドル麻酔〔医学〕, = sad-

S

dle block anesthesia.
s. block anesthesia サドルブロック，鞍形遮断麻酔（座位で腰椎下部に注射して，仙骨神経の支配する部位（肛門周囲）に麻痺を起こさせる方法）.
s. bridge 鞍状架工義歯.
s. embolism 騎乗塞栓症［医学］，鞍状塞栓症，= pantaloon embolism.
s. embolus ① 騎乗塞栓［医学］，鞍状塞栓［医学］．② 鞍状栓子，騎乗栓子［医学］，= riding embolus.
s. head 鞍状頭蓋［医学］，= clinocephaly.
s. joint ［TA］鞍関節，= articulatio sellaris ［L/TA］.
s. nose 鞍　鼻，= saddleback nose, sway-back nose.
s. plate 鞍状板.
s. retractor 鞍状鉤［医学］.
s.-shaped dental arch 鞍状歯列弓［医学］.
s.-shaped retractor 鞍状鉤.
s. ulcer 鞍状潰瘍［医学］.
saddleback caterpillar サドルバック毛虫.
sa·dism ［séidìzəm, sǽd-］ 加虐性愛［医学］，サディズム（Alphonse François Sade (1740-1814) 俗に Marquis de Sade の名にちなむ性倒錯の一型で，Kraft-Ebing の定義では性欲と苦痛を与え暴力を加える傾向とが結び合った状態で，被虐性愛の反対）．↔ masochism. 形 sadistic.
sa·dist ［séidist, sǽd-］ 加虐性愛者.
sa·do·mas·och·ism ［seidoumǽsəkizəm］ 加虐被虐愛［医学］，サドマゾヒズム（性倒錯の一形態）.
sa·do·mas·och·is·tic ［sèidoumæ̀soukístik, sæ̀dou-］ 加虐被虐愛性の.
Saemisch, Edwin Theodor ［zé:miʃ, sé:-］ ゼーミッシュ（1833-1909，ドイツの眼科医）.
S. operation ゼーミッシュ手術（排膿のための角膜穿孔術）.
S. ulcer ゼーミッシュ潰瘍（角膜蛇行状潰瘍）.
Saenger, Alfred ［zé:ŋgər］ ゼンゲル（1860-1921，ドイツの神経科医）.
S. reflex ゼンゲル反射（脳梅毒ではしばらく暗所に入ったのち光反射に対し不応であるが，脊髄癆では正常である），= Saenger sign.
S. sign ゼンゲル徴候（瞳孔の対光反射が消失していたのが，暗黒中にいた後回復する．脳梅毒においてみられる）.
Saenger, M. ［zé:ŋgər］ → Sänger, Max.
Saethre, Haakon ［séθri］ セートレ（ノルウェーの精神科医）.
S.-Chotzen syndrome セートレ・ショッツェン症候群（尖頭合指症Ⅲ型の奇形症候群）.
SAF fixative SAF固定液（酢酸ナトリウム，酢酸，ホルマリンの混合液）.
safe driver card SDカード（無事故・無違反運転の証明書のこと），= SD card.
safe handling 安全取扱［医学］.
safe period 安全期［医学］（月経周期において，妊娠しない期間）.
safe·ty ［séifti］ 安全性［医学］.
s. device 保護器具［医学］，防具［医学］.
s. education 安全教育［医学］.
s. factor 安全要因［医学］.
s. goggles 防護眼鏡［医学］.
s. handling of non-sealed radiation source 非密封線源の安全取扱法.
s. knee 安全膝［医学］.
s. lens 安全レンズ，保護レンズ［医学］.
s. management of drugs 薬品安全管理［医学］.
s. margin 安全域［医学］.
s. officer 安全管理者［医学］.
s. shoes 安全靴［医学］.
s. survey 安全性サーベイ（調査）［医学］.
s. tube 安全管（耳管上端の一小部分で，鼓膜の陥凹による圧力を中和し得る部分）.
s. valve 安全弁［医学］.
saf·flow·er ［sǽflauər］ コウカ［紅花］（ベニバナ *Carthamus tinctorius* を圧搾し板状にしたものを用いる．通経薬．漢方では腹痛，婦人病などに用いられる．また食紅（しょくべに），化粧品の着色用に使われる）.
s. oil サフラワー油（コウカ油，オレイン酸を多量に含む．食用サラダ油）.
saf·fron ［sǽfrən］ サフラン，= *Crocus sativus*.
s. substitute （ジニトロクレゾール），= dinitrocresol.
saf·fron·bit·ter ［sǽfrənbìtər］ （ピクロクロシン），= picrocrocin.
safranin staining solution サフラニン液（サフラニンO，アルコール，水）.
safranine test サフラニン試験（尿糖検査法で，苛性ソーダに等量の尿を加え，サフラニンを混ぜて80°C以上に加熱すると退色する）.
saf·rene ［sǽfri:n］ サフリン $C_{10}H_{16}$（サッサフラスから得られる炭化水素）.
saf·rol ［sǽfrɔ:l］ サフロール 化 4-allyl-1,2-methylenedioxybenzene（サッサフラス油の成分で，酸化されるとピペロナールを生ずる），= safrolum, sassafrol.
saf·ro·sin ［sǽfrəsin］ サフロシン，= eosine I bluish.
saf·u ［sǽfu］ サーフ（南太平洋のトルコ島にみられる皮膚炎で四肢末梢に対側性に白斑と色素沈着とが混在し落屑を伴う，おそらくフランベシアの一型であろう）.
sag ［sǽg］ たるみ［医学］.
sage ［séiʤ］ サルビアの葉（香味料），= *Salvia officinalis*.
s. brush ヨモギ（花粉は枯草熱の原因となる）.
s. femme ［F］ 助産師，= midwife.
sagging abdomen 下垂腹［医学］，懸垂腹［医学］.
sagging sign 落ち込み徴候.
sa·git·ta ［səʤítə］ 矢石（硬骨魚類の迷路にある大きい長形の聴石あるいは平衡石）.
sag·it·tal ［sǽʤitəl］ ［TA］① 矢　状，= sagittalis ［L/TA］．② 縦の，矢状の，矢状方向〔の〕［医学］.
s. axis 矢状軸.
s. border ［TA］矢状縁，= margo sagittalis ［L/TA］.
s. crest 矢状稜.
s. diameter 矢状直径（眉間から外後頭隆起）.
s. direction 矢状方向［医学］.
s. fontanel(le) 矢状泉門（大小泉門の中間にある）.
s. groove 矢状溝（上縦洞の通る頭蓋骨内面の溝）.
s. gyrus 矢状回，= Retzius gyrus.
s. image surface 球欠的像面.
s. line 矢状線.
s. margin 矢状縁［医学］.
s. (medullary) tract 矢状延髄路（内包の後脚の後部から発する大脳路），= intracerebral optic tract.
s. nystagmus 垂直眼振.
s. plane saw 矢状面〔振動〕〔骨〕鋸.
s. planes ［TA］① 矢　状　面，= plana sagittalia ［L/TA］．② 球欠〔的〕平面．③ 矢状平面，= median plane.
s. presentation 縦定位（分娩初期において胎児の矢状縫合が，骨盤入口経路に一致する胎位）.
s. saw 矢状面〔振動〕〔骨〕鋸.
s. section 矢状断［医学］，矢状切開［医学］，矢状縫合切断（体を左右の平等半側に分画するもの）.
s. sinus 矢状静脈洞，矢状洞.

S

s. split osteotomy 矢状分割骨切り〔術〕[医学].
s. splitting of ramus 下顎枝矢状分割法.
s. suture [TA] 矢 状 縫 合, = sutura sagittalis [L/TA].
s. vaginal septum 膣縦中隔 [医学].
sag·it·ta·lis [sædʒitéilis] [L/TA] ① 矢状, = sagittal [TA]. ② 矢状の(矢状面あるいは矢状方向).
Sagnac rays [sǽgnæk réiz] サグナック線(x線やγ線が金属の表面に投射されて放出される二次電子線), = rays of Sagnac.
sa·go [séigou] サゴ[医学](インド，マレーシアなどの熱帯地方産のサゴヤシの幹の髄から採ったデンプン).
s.-grain stool サゴ〔顆粒〕〔状〕便 [医学].
s. liver サゴ様肝(アミロイド肝).
s. spleen サゴ脾 [医学](全身性類アミロイドーシスにみられ，脾臓の表面があたかもサゴを浮かしたスープのようにみえる変化をいう).
sag·u·lum [sǽgjuləm, séigju–] [L/TA] 外 被 核*, = sagulum nucleus [TA].
s. nucleus [TA] 外被核*, = nucleus saguli [L/TA], sagulum [L/TA].
SAH subarachnoidal hemorrhage クモ膜下出血の略.
Sahli, Hermann [zá:li] ザーリ(1856–1933, スイスの医師).
S. desmoid reaction ザーリデスモイド反応, = Sahli glutoid test.
S. glutoid test ザーリグルトイド試験(胃の消化力を検査する方法で，Ewald 朝食とともにヨードホルム 0.15g を包んだグルトイドカプセルを投与すると4〜6時間後に，ヨウ素は唾液と尿中に排泄される. グルトイドカプセルはゼラチンをホルムアルデヒド液で溶解してつくる).
S. hemoglobinometer ザーリ血色素(ヘモグロビン)計(ザーリ管と呼ばれる特殊な小管に少量の全血液を採り，ただちに目盛まで0.1 N塩酸を吸い上げて希釈し，約20分後標準色と比較する装置), = Sahli hemometer.
S. method ザーリ法(ザーリ血色素計を用いてヘモグロビン(血色素)濃度を定量する検査法).
S. test ザーリ試験(胃の運動および消化力を検査する方法で，特定量の水，穀粉，バター，塩を含有する食物を投与した後，胃内容物を吸い上げ，その脂肪量と酸性度とを測る方法).
S. whistle ザーリ吹笛音(腸管内を食物が通るときに発する音).
SAHS sleep apnea-hypopnea syndrome 睡眠時無呼吸低呼吸症候群の略.
SAI social adequacy index 社会適応係数の略.
Saigon cinnamon ニッケイ[肉桂](クスノキ科 *Cinnamomum* 属植物).
sail sound 帆音(Ebstein 奇型で聞かれる三尖弁閉鎖遅延による第1心音の分裂).
sailor's colic 水夫仙痛，海員仙痛.
sailor's knot 水夫結び [医学]，角結び, = square knot, reef k..
sailor's skin 水夫皮膚 [医学](露出された皮膚が紫外線によって老化した状態), = farmer's skin.
Saint (St) [séint] 聖人，上人.
S. Ignatius itch 聖イグナティウスかゆみ〔症〕.
S. Zachry disease (かん(緘)黙症), = mutism.
Sakel, Manfred [sá:kəl, séik–] サッケル(1900–1957, ウィーンで活躍し，のちアメリカへ渡った精神科医. 1934年，統合失調症の治療にインスリンショック療法を用いて有名. サッケル法と呼ばれる).
Sakmann, Bert [zá:kma:n] ザークマン(1942生, ドイツ・シュトゥットガルト生まれの細胞生理学者. 細胞の単一イオンチャンネルの機能に関する発見およびパッチ・クランプ法(1982)など，分析技術の開発による業績により，E. Neher とともに1991年度ノーベル医学・生理学賞を受賞).
Sakushu fever 作州熱(岡山県で秋に流行したレプトスピラ症で，*Leptospira interrogans* serovar *hebdomadis* による).
sal [sæl] ① 塩, = salt. ② secundem artis leges 医術の法則に準じての略.
s. acetosellae 二シュウ酸カリウム, = potassium binoxalate.
s. aeratus 炭酸水素カリウム, = potassium bicarbonate.
s. alembroth 白降汞, = alembroth.
s. amarum 硫酸マグネシウム, = magnesium sulfate.
s. ammoniac 滷砂ろしゃ, = ammonium chloride.
s. carolinum factitium 人工カールス泉塩, = Carlsbad salt.
s. catharticum 硫酸マグネシウム.
s. communis 食塩, = sodium chloride.
s. dammar ダムマラゴム(インド産 *Shorea robusta* から得られる樹脂).
s. deduobus 硫酸カリウム, = potassium sulfate.
s. digestivum sylvii 塩化カリウム.
s. diureticum 酢酸カリウム, = potassium acetate.
s. enixum 二硫酸カリウム, = potassium bisulfate.
s.-ethyl carbonate サリチル酸エチルの炭酸エステル.
s. fossile 岩塩, = sodium chloride.
s. Glauberi グラウベル塩, = sodium sulfate.
s. kissingense factitum 人工キッシンゲン塩.
s. limonis レモン塩(酸性シュウ酸カリウムと四シュウ酸カリウムとの合剤で，インキ消しに用いる), = salacetos.
s. marinum (塩化ナトリウム), = sodium chloride.
s. mirabile (硫酸ナトリウム), = sodium sulfate.
s. polychrest イオウと硫酸カリウムの合剤.
s. prunella プルネラ塩(硝酸カリウム128容とイオウ1容との塩塊), = sal prunelle.
s. rupium 岩塩, = rock salt.
s. seignette セニエット塩, = potassium sodium tartrate.
s. soda 炭酸ナトリウム(洗濯ソーダ), = sodium carbonate.
s. thermarum carolinensi (カールス泉塩), = Carlsbad salt.
s. vegetabile 酒石酸カリウム, = potassium tartrate.
s. vichyanum factitum 人工ビシー塩.
s. volatile 揮発塩, = ammonium carbonate.
s. volatilis = sal volatile.
salaam attack サラーム発作 [医学]，礼拝発作 [医学].
salaam convulsion 点頭痙攣(胸鎖乳突筋痙攣), = eclampsia nutans.
salaam spasm 乳児点頭痙攣 [医学]，点頭痙攣 [医学], = nodding spasm.
sal·a·brose [sǽləbrouz] サラブロース(四グルコサンで，糖尿病患者に用いる無水糖の一種).
sal·a·man·der [sǽləmændər] サンショウウオ[山椒魚], = *Salamandra*.
sal·a·man·der·in [sæləmǽndərin] サラマンデリン $C_{20}H_{31}NO$ (サンショウウオ皮膚に存在する瘙痒毒), = salamandrin.
Sal·a·man·dra [sæləmǽndrə] サラマンドラ属(イモリ科の一属).
Sal·a·man·dri·dae [sæləmǽndridi:] イモリ科.

S

sal·az·o·py·rin [sæləzoupáirin] = salicylazosulfapyridine.

sal·a·zo·sul·fa·pyr·i·dine [sæ̀ləzousʌ̀lfəpíridi:n] サラゾスルファピリジン ㊗ 2-hydroxy-5-[4-(pyridin-2-ylsulfamoyl)phenylazo]benzoic acid $C_{18}H_{14}N_4O_5S$：398.39（スルファサラジン．スルホンアミド－アゾサリチル酸系潰瘍性大腸炎治療薬．潰瘍性大腸炎，限局性腸炎，非特異性大腸炎に用いられる）．

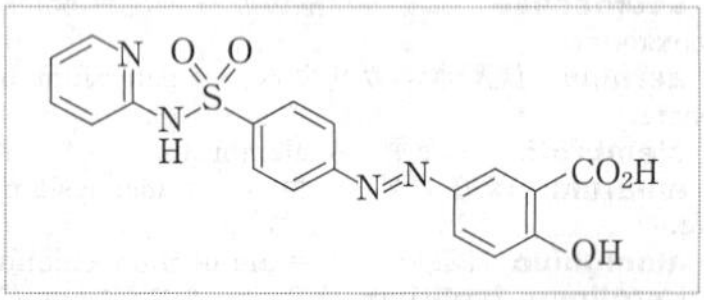

sal·bu·ta·mol [sælbjú:təmɔ:l] サルブタモール（気管支拡張薬）．

s. sulfate サルブタモール硫酸塩 $(C_{13}H_{21}NO_3)_2 \cdot H_2SO_4$：576.70（硫酸サルブタモール．交感神経 β_2 受容体興奮薬，ヒドロキシフェネチルアミン系気管支拡張薬．気管支喘息，小児喘息，肺気腫，急性および慢性気管支炎，肺結核の気道閉塞性障害に基づく諸症状に用いる）．

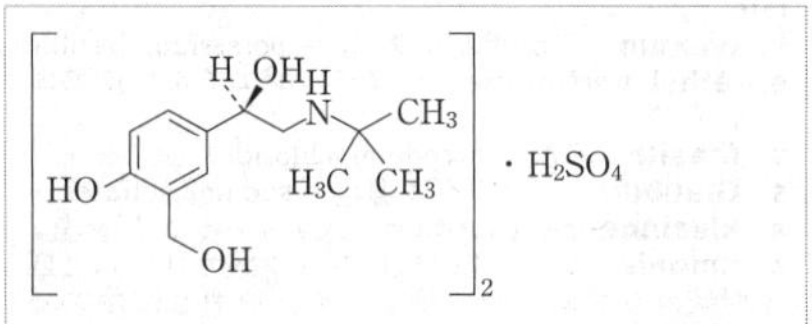

および鏡像異性体

salep mannan サレップマンナン（*Orchis* 属植物の塊根の粘質物から得られる）．

salep mucilage（**muc**） サレップ漿剤〔医学〕．

sa·lia ef·fer·ves·cen·tia [séiliə ifə:vəsénʃiə] 沸騰散，= effervescent salt.

Sal·i·ca·ce·ae [sæ̀likéisii:] ヤナギ科，= willow family.

sal·i·cin [sǽlisin] サリシン ㊗ saligenin-β-D-gluco pyranoside $C_{13}H_{18}O_7$（白色苦味粉末でヤナギおよびポプラから得られる鎮痛薬），= salicinum.

sal·i·cyl [sǽlisil] サリチル基（o-$OHC_6H_4CH_2$-．サリチル酸からの誘導を表す仮定基）．

s. alcohol サリチルアルコール ㊗ o-hydroxybenzyl alcohol $C_6H_4OHCH_2OH$，= saligenin.

s. salicylic acid サリチルサリチル酸，= salysal.

s. treatment サリチル酸塩療法．

sal·i·cyl·a·ce·tic ac·id [sæ̀lisiləsí:tik ǽsid] サリチル酢酸，= salicyloacetic acid.

sal·i·cyl·al·de·hyde [sæ̀lisilǽldihaid] サリチルアルデヒド ㊗ o-hydroxybenzaldehyde（芳香を放つ無色液体），= salicylic aldehyde.

s. test サリチルアルデヒド試験（アセトン検出法），= Frommer test.

sal·i·cyl·al·dox·ime [sæ̀lisiləldáksim] サリチルアルドキシム（純白色結晶粉で，銅，ニッケルに対する試薬）．

sal·i·cyl·a·mide [sæ̀lisíləmaid] サリチルアミド ㊗ o-hydroxybenzamide, salicylic amide $C_7H_7NO_2$（水難溶性のサリチル酸アミドで，リウマチ病などに用いられる），= salamide, salicim, salrin.

s.-*ortho*-sodium acetate サリチルアミドオルト酢酸ナトリウム（サリチルアミドと酢酸ナトリウムとの化合物で，水溶性の注射液として用いられる），= saliamin injection.

sal·i·cyl·an·i·lide [sæ̀lisilǽnilid] サリチルアニリド（サリチル酸をアニリンと三塩化リンとともに熱して得られる，抗真菌薬，皮膚疾患用軟膏），= ansadol, shirlan, extra, salinidol.

sa·lic·y·lase [səlísileis] サリシラーゼ（サリチルアルデヒドをサリチル酸に転化する酵素）．

sa·lic·y·late [səlísileit] サリチル酸塩．

s. intoxication サリチル酸中毒（サリチル酸塩やその誘導体であるアスピリンなどによる中枢神経症状（頭痛，めまい，発汗など）を呈する中毒症），= salicylism.

sa·lic·y·lat·ed [səlísileitid] サリチル酸添加の．

s. soap plaster サリチル酸石ケン硬膏，= Pick plaster.

s. spirit サリチル酸精（サリチル酸，グリセリン，アルコールの合剤），= salicylic acid spirit.

s. talc powder サリチルタルク散，足汗散，= pulvis talci salicylatus.

sal·i·cyl·az·o·sul·fa·pyr·i·dine [sæ̀lisilæzousʌ̀lfəpíridin] サリチルアゾスルファピリジン ㊗ 5-[p-(2-pyridyl-sulfamyl)-phenylazo]salicylic acid $C_{18}H_{14}N_4O_5S$（サリチル酸とスルファピリジンの化合物，慢性潰瘍性大腸炎の治療薬），= sulfasalazine.

sal·i·cyl·e·mia [sæ̀lisilí:miə] サリチル酸血症（血液中に有意にサリチル酸がみとめられる状態）．

sal·i·cyl·ic [sæ̀lisáilik] サリチル酸の．

s. acid サリチル酸 ㊗ 2-hydroxybenzoic acid $C_7H_6O_3$：138.12（サリチル酸系角化性皮膚疾患治療薬．もっぱら外用に角質軟化剤として用いられる）．

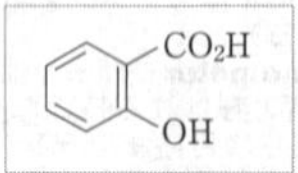

s. acid methylester サリチル酸メチルエステル $C_6H_4(OH)COOCH_3$.

s. acid test サリチル酸試験，= Remont test, Siebold and Bradbury t..

s. alcohol $OHC_6H_4CH_2OH$（解熱薬），= diathesin.

s. aldehyde サリチルアルデヒド C_6H_4OHCHO.

s. collodion サリチルコロジオン，= collodium salicylicum.

s. poisoning サリチル酸中毒〔医学〕．

sal·i·cyl·ism [sǽlisilizəm] サリチル酸中毒〔症〕〔医学〕（サリチル酸およびその塩の過度の服用でおきる．耳鳴り，嘔吐などが著しい）．

sal·i·cyl·ize [sǽlisilaiz] サリチル酸投与療法を行う，サリチル酸を添加する，= salicylate.

salicyl(o)- [sælisil(ou), -l(ə)] サリチル酸基の誘導物を表す化合物の接頭語．

sal·i·cyl·sul·fon·ic ac·id [sæ̀lisilsʌlfánik ǽsid] サリチルスルフォン酸（スルホサリチル酸）．

sal·i·cyl·ther·a·py [sæ̀lisilθérəpi] サリチル酸療法．

sal·i·cyl·u·ric ac·id [sæ̀lisiljú:rik ǽsid] サリチル尿酸 $C_6H_4OHCONHCH_2COOH$（尿中に排泄されるサリチル酸の解毒物）．

sal·i·ent point [séiliənt pɔ́int] 角点，跳点（発育する雛の胚の拍動する心臓），= punctum saliens.

sal·i·fi·a·ble [sǽlifaiəbl] 塩を形成し得る（塩基についていう）．

sal·i·fy [sǽlifai] 塩化する．

sa·lim·e·ter [səlímitər] 塩濃度計（塩濃度を測定する浮き秤），= salinometer.

sa·line [séilain, -li:n] ① 塩のような．② 食塩の．

③ 生理的食塩水，= physiological saline.
s. agglutinin 生理食塩水凝集素（生理食塩水またはタンパク質を含む溶液に浮遊した赤血球と凝集をおこす完全抗体．Rh＋赤血球の凝集を起こす抗 Rh 完全凝集素）．
s. bitter springs 芒硝泉，芒硝酸（苦味酸の一種）．
s. diuretic 塩類利尿薬〔医学〕．
s. fluid 生理的食塩水，= physiological salt solution.
s. fragility 対食塩液〔細胞〕ぜい（脆）弱性〔医学〕．
s. infiltration 塩類浸潤．
s. infusion 生理食塩液注射〔医学〕．
s. laxative 塩類下剤．
s. purgative 塩類下薬（水に易溶性であるが腸で吸収され難いアルカリ金属塩類で，経口的投与により下痢を起こす薬物）．
s. solution 生〔理〕食〔塩〕液（水），= physiological salt solution, physiological sodium chloride solution.
s. spring 塩類泉〔医学〕．
s. taste 塩味〔医学〕．
s. water 食塩水（塩類を含む水）．
s. water encroachment 塩水侵入〔医学〕．
s. water intrusion 塩水侵入〔医学〕．
s. wheal test 食塩水皮内注射試験，= McClure-Aldrich test.

Salinem fever サリネム熱．

Saling, Erich [zéiliŋ] ザーリング（1925生，ドイツの産婦人科医．1962年羊水鏡を考案）．

sal·i·ni·grin [sæ̀lináigrin] サリニグリン $C_{13}H_{16}O_7$（ヤナギの樹皮から得られる配糖体で，サリシンと同一の目的に用いられる）．

sa·lin·i·ty [səlíniti] 塩度，塩分〔医学〕，かん（鹹）度（海水 1kg 中に溶解した全固形分を特定の方法で定量して表したグラム数）．

sal·i·nom·e·ter [sæ̀linámitər] 塩分計用浮き秤（直読式），= salimeter.

sa·liph·e·nin [səlífənin] サリフェニン ㊗ salicyl-paraphenetidine $C_6H_4(OC_2H_5)NHCOC_6H_5(OH)$（解熱薬）．

Salisbury-Melvin sign [sǽlisbəri mélvin sáin] ソールズベリー・メルビン徴候（検眼鏡により網膜に認められる死徴候で，血管内の血流は不規則な塊状を呈して，断裂，停止に至る）．

sa·li·va [səláivə] 唾液〔医学〕（耳下腺，顎下腺，舌下腺および口腔のほかの腺からの分泌物の混合した体液で，外観は弱乳白，無味，弱アルカリ性を呈し，主成分のデンプン酵素 pytalin はデンプン質を消化し，嚥下作用を助長する）．㊞ salivary, salivous.
s. ejector ① 唾液排出．② 唾液排除器〔医学〕，排唾器，= saliva pump.
s. examination 唾液機能検査．
s. stain 唾液斑．

sal·i·vant [sǽlivənt] ① 流ぜん（涎）性の．② 催ぜん（涎）薬．

sal·i·vary [sǽlivəri] 唾液の〔医学〕，= sialic, salivator.
s. amylase 唾液アミラーゼ〔医学〕，唾液デンプン酵素，= ptyalin.
s. antibody 唾液抗体〔医学〕．
s. antilactobacillus factor 唾液抗乳酸〔桿〕菌因子〔医学〕．
s. calculus 唾石〔医学〕．
s. calculus accretion 唾石癒着．
s. colic 唾液仙痛〔医学〕，唾液腺結石仙痛．
s. corpuscle 唾液小体〔医学〕，唾液中の白血球．
s. diastase 唾液デンプン酵素，= ptyalin.
s. digestion 唾液消化〔医学〕．
s. duct 唾液〔腺〕管．
s. duct calculus 唾液導管結石〔医学〕．
s. fistula 唾液〔腺〕瘻〔医学〕，= sialosyrinx.
s. gland 唾腺，唾液腺．
s. gland chromosome 唾液腺染色体〔医学〕（キイロショウジョウバエ，ユスリカなど双翅類の唾液腺の静止核で観察される多糸性の巨大染色体）．
s. gland disease 唾液腺疾患（病）〔医学〕．
s. gland fistula 唾液腺瘻〔医学〕．
s. gland neoplasm 唾液腺新生物（腫瘍）〔医学〕．
s. gland scintigraphy 唾液腺シンチグラフィ．
s. gland virus 唾液腺ウイルス．
s. hormone 唾液腺ホルモン（軟骨の発育を促進するといわれるホルモン），= parotin.
s. lactobacillus count 唾液乳酸〔桿〕菌数〔算定〕〔医学〕．
s. protein 唾液性タンパク質．
s. secretion 唾液分泌〔医学〕．
s. spreading 唾液塗布〔医学〕．
s. stone 唾石，= salivary calculus, sialolith.
s. virus 唾液腺ウイルス．

sal·i·va·tion [sæ̀livéiʃən] 唾液分泌〔医学〕，流ぜん（涎），よだれ症，= ptyalism. ㊍ salivate.

sal·i·va·tor [sæ̀livéitər] 催ぜん（涎）物．㊞ salivatory.

sal·i·vin [sǽlivin] サリビン，= ptyalin.

sal·i·vo·li·thi·a·sis [sæ̀livouliθaíəsis] 唾石症〔医学〕，= ptyalolithiasis.

Sa·lix [séiliks] ヤナギ属（ヤナギ科の一属で，有効成分はすべてサリシンの存在による）．

Salk, Jonas Edward [sɔ́:lk] ソーク（1914-1995，アメリカのウイルス学者．ミシガン大学においてインフルエンザ病原体を研究してワクチンをつくり，1947年以後ピッツバーグ大学ウイルス研究所長となり，脊髄灰白質炎ウイルスを研究して，60〜90%の有効率を示す死滅ウイルスワクチンをつくった）．
S. vaccine ソークワクチン〔医学〕（非経口ポリオ不活化ワクチン）．

Salkowski, Ernest Leopold [sǽlkouski] サルコウスキー（1844-1923，ドイツの生化学者）．
S.-Arnstein method サルコウスキー・アルンスタイン法（尿中プリン体定量法で，マグネシウム混合液で沈殿後，濾液に3%アンモニア性硝酸銀液を加え，沈殿を水洗してケルダール法により窒素を定量する．尿酸は別に定量してプリン体を定量する）．
S.-Autenrieth-Barth method サルコウスキー・アウテンリート・バルト法（シュウ酸の定量には，塩化カルシウムで沈殿したものを塩酸に溶かし，エーテルで抽出後シュウ酸カルシウムとして沈殿分離する）．
S.-Ludwig test サルコウスキー・ルドウィヒ試験（尿酸溶液にアンモニア硝酸銀，アンモニアおよび塩化マグネシウム溶液を加えると，尿酸は銀マグネシウム塩として沈殿する）．
S. reaction サルコウスキー反応（コレステリンをクロロホルムに溶解して，これに硫酸を加えて撹拌すると，クロロホルム層が赤色になり，硫酸層が黄色（緑色蛍光を伴う）になる反応．コレステリンの呈色反応），= Salkowski test.
S. solution サルコウスキー液（室温で飽和させた水酸化バリウム液2容と，同じく室温における飽和塩化バリウム液1容との混合液）．
S. test サルコウスキー試験（① コレステロール検出法（クロロホルムに溶解して，濃硫酸を加えると，コレステロールは青緑色，硫酸は赤色となる）．② インドールを検出するには少量の硝酸を加え，2%亜硝酸カリ液を滴下すると，赤色の沈殿を生じる．③ ブドウ糖の証明法（Trommer 法の変法））．

S

Salla disease サラ病〔医学〕（シアリドーシス3型といわれるリソソーム蓄積症．常染色体劣性遺伝．Salla はフィンランドの地名）．

sal·len·ders ［sǽləndərz］ 膝腫，馬疫，＝malanders.

sal·mine ［sǽlmi:n］ サルミン $C_{32}H_{54}N_{18}O_4$（プロタミン．サケ科魚類の精子に存在するプロタミン）．

Sal·mo ［sǽlmou］ サルモ属（サケ科の一属）．

Salmon, Daniel Elmer ［sǽmən］ サルモン（1850–1914, アメリカの病理学者．T. Smith と共同して免疫学を研究し，死滅したウイルスは生活ウイルスに対し免疫を賦与することを発見した．腸内細菌科 *Enterobacteriaceae* の一属はこの研究家にちなんで *Salmonella* と呼ばれている）．

sal·mon ［sǽmən］ サケ［鮭］．

s. fluke サケ吸虫．

s. patch 鮭鰓斑〔医学〕，サモンパッチ，正中部母斑．

s. poisoning サケ中毒（サケ吸虫に寄生する一種のウイルスによる感染症）．

Sal·mo·nel·la ［sæ̀lmənélə］ サルモネラ属（腸内細菌科の一属で，通性嫌気性のグラム陰性桿菌．アメリカの病理学者 Daniel Elmer Salmon にちなんで命名された）．

S. choleraesuis ブタコレラ菌．→ *Salmonella enterica*.

S. enterica サルモネラ・エンテリカ（サルモネラ属は本菌種のみに統一され，6亜種とさらに多くの血清型に分けられる）．

***S. enterica* subsp. *enterica* serovar Enteritidis** 腸炎菌（食中毒の原因となる），＝*Salmonella* Enteritidis.

***S. enterica* subsp. *enterica* serovar Paratyphi A** パラチフスA菌（パラチフスの原因となる），＝*Salmonella* Paratyphi A.

***S. enterica* subsp. *enterica* serovar Typhi** チフス菌（腸チフスの原因となる），＝*Salmonella* Typhi.

***S. enterica* subsp. *enterica* serovar Typhimurium** ネズミチフス菌（食中毒の原因となる），＝*Salmonella* Typhimurium.

S. enteritidis 腸炎菌．

***S.* pathogenicity island (SPI)** （サルモネラ属細菌のゲノム上で，病原性を規定するタンパク質をコードしている部分）．

***S.–Shigella* agar** サルモネラ・シゲラ寒天培地（SS 寒天と略称するサルモネラ，赤痢菌の分離に用いる培地で，肉エキス 5g，プロテオースペプトン 5g，乳糖 10g，胆汁末，クエン酸ソーダ，次亜硫酸ソーダのおのおの 8.5g，クエン酸鉄 1g，寒天 13.5g，ブリリアントグリーン 0.33g，中性赤 0.025g，水 1L からなる），＝SS agar.

salmonella food サルモネラ食中毒．

sal·mo·nel·lo·sis ［sæ̀lmənelóusis］ サルモネラ症〔医学〕，食中毒，＝diarrheal disease.

Sal·mon·i·dae ［sælmánidi:］ サケ［鮭］科．

sal·o·coll ［sǽləkɔ:l］ サロコール ㊍ aminoacetophenetidine salicylate $C_2H_5OC_6H_4NHCOCH_2NH_2C_7H_6O_3$（解熱・抗リウマチ薬），＝phenocoll salicylate.

salol camphor サリチル酸フェニルショウノウ（① ショウノウ．② サリチル酸フェニルを混合した局所防腐剤），＝camphol.

sal·pin·gec·to·my ［sæ̀lpinʤéktəmi］ 卵管摘出〔術〕，卵管切除〔医学〕．

sal·pin·gem·phrax·is ［sæ̀lpinʤəmfrǽksis］ ① 卵管閉塞〔症〕〔医学〕．② 耳管閉塞〔症〕〔医学〕．

sal·pin·gi·an ［sælpínʤiən］ ① 耳管の．② 卵管の．

sal·pin·gi·on ［sælpínʤiən］ 耳管点（錐状骨下面の頂点）．

sal·pin·gi·tis ［sæ̀lpinʤáitis］ ① 耳管炎〔医学〕．② 卵管炎〔医学〕（輸卵管炎）．㊊ salpingitic.

s. isthmica nodosa 結節性峡部卵管炎（峡部に濾胞性炎症が起こり，筋性または結合織の小結節が生ずる．Schanta），＝adenomyosalpingitis.

s. profluens 氾濫性卵管炎．

salping(o)– ［sælpiŋ(ou), –g(ə)］ 耳管または卵管との関係を表す接頭語．

sal·pin·go·cath·e·ter·ism ［sæ̀lpiŋgəkǽθətərizəm］ 耳管通気法，＝tympanic inflation, tympanic insufflation.

sal·pin·go·cele ［sælpíŋgəsi:l］ 卵管ヘルニア〔医学〕．

sal·pin·go·cy·e·sis ［sæ̀lpiŋgousaií:sis］ 卵管妊娠〔医学〕，＝tubal pregnancy.

sal·pin·gog·ra·phy ［sæ̀lpiŋgágrəfi］ 卵管造影〔法〕〔医学〕．

sal·pin·gol·y·sis ［sæ̀lpiŋgálisis］ 卵管剥離術．

sal·pin·go·mal·le·us ［sæ̀lpiŋgəmǽliəs］ 鼓膜張筋．

sal·pin·go·ne·os·to·my ［sælpingouni:ástəmi］ 卵管開口術（卵管形成術の一つ）．

sal·pin·go–o·oph·o·rec·to·my ［sælpíŋgou òuɑfəréktəmi］ 卵管卵巣摘出〔術〕〔医学〕．

sal·pin·go–o·oph·o·ri·tis ［sælpíŋgou òuɑfəráitis］ 卵管卵巣炎〔医学〕，＝salpingo–ovaritis.

sal·pin·go–o·oph·o·ro·cele ［sælpíŋgou ouɑ́fərəsi:l］ 卵管卵巣ヘルニア〔医学〕．

sal·pin·go–o·o·the·ci·tis ［sælpíŋgou òuəθi:sáitis］ 卵管卵巣炎，＝salpingo–oophoritis.

sal·pin·go–o·o·the·co·cele ［sælpíŋgou òuəθí:kəsi:l］ 卵管卵巣ヘルニア，＝salpingo–oophorocele.

sal·pin·go–o·o·thec·to·my ［sælpíŋgou òuəθéktəmi］ 卵管卵巣摘出〔術〕，＝salpingo–oophorectomy.

sal·pin·go–o·var·i·ec·to·my ［sælpíŋgou ouvɛ̀əriéktəmi］ 卵管卵巣摘出術，＝salpingo–oophorectomy.

sal·pin·go–o·var·i·ot·o·my ［sælpíŋgou ouvɛ̀əriátəmi］ 卵管卵巣切開〔術〕〔医学〕．

sal·pin·go–o·var·i·o·trip·sy ［sælpíŋgou ouvέəriətripsi］ 腟式卵管卵巣破砕術，＝Condamin operation.

sal·pin·go·pal·a·tine ［sælpìŋgəpǽləti:n］ 耳管口蓋の．

s. fold ［TA］耳管口蓋ヒダ，＝plica salpingopalatina ［L/TA］.

sal·pin·go·per·i·to·ni·tis ［sælpìŋgoupèritounáitis］ 卵管腹膜炎〔医学〕．

sal·pin·go·pexy ［sælpíŋgəpeksi］ 卵管固定〔術〕〔医学〕．

sal·pin·go·pha·ryn·ge·al ［sælpìŋgoufərínʤiəl］ 耳管咽頭の〔医学〕．

s. fold ［TA］耳管咽頭ヒダ，＝plica salpingopharyngea ［L/TA］.

s. muscle 耳管咽頭筋．

sal·pin·go·pha·ryn·ge·us ［sælpìŋgoufərínʤiəs］［TA］耳管咽頭筋（耳管から咽頭括約筋に達する筋束），＝musculus salpingopharyngeus ［L/TA］.

s. muscle 耳管咽頭筋．

sal·pin·go·plas·ty ［sælpíŋgəplæ̀sti］ 卵管形成〔術〕．

s. apparatus 卵管形成術器械〔医学〕．

sal·pin·gor·rha·phy ［sæ̀lpiŋgɔ́:rəfi］ 卵管縫合〔術〕〔医学〕．

sal·pin·go·sal·pin·gos·to·my ［sælpìŋgousæ̀lpiŋgástəmi］ 卵管吻合術．

sal·pin·go·scope ［sælpíŋgəskoup］ 鼻咽頭鏡，耳管鏡，卵管鏡〔医学〕．

sal·pin·gos·co·py ［sæ̀lpiŋgáskəpi］ 耳管〔鏡〕検査法〔医学〕，卵管鏡検査〔医学〕．

sal·pin·go·staph·y·line ［sælpìŋgoustǽfili:n］ 耳管

口蓋垂の.
sal·pin·go·staph·y·li·nus [sælpìŋgoustæ̀filáinəs] 口蓋張筋.
sal·pin·go·sto·mat·o·my [sælpìŋgoustoumǽtəmi] 卵管開口〔術〕[医学]（卵管の一部を切除して，開口部をつくる手術）.
sal·pin·go·sto·mat·o·plas·ty [sælpìŋgoustoumǽtəplæ̀sti] 卵管口形成〔術〕[医学]，= salpingostomatomy.
sal·pin·gos·to·my [sæ̀lpiŋgástəmi] 卵管開口術[医学].
sal·pin·got·o·my [sæ̀lpiŋgátəmi] 卵管切開〔術〕[医学].
sal·pin·go·ure·ter·os·to·my [sælpìŋgoujù:ritərástəmi] 卵管尿管吻合術.
sal·pin·hys·ter·o·cy·e·sis [sæ̀lpinhìsterəsaií:sis]（卵管と子宮との中間部にわたる妊娠），= interstitial pregnancy.
sal·pinx [sǽlpiŋks] [L/TA] ① 卵管，= uterine tube [TA]. ② 耳管. 複 salpinges. 形 salpingian.
s. sterility instrument 卵管不妊術器械[医学].
SALT serum alanine aminotransferase 血清アラニンアミノ基転移酵素の略，=(serum)glutamic pyruvic transaminase.
salt [só:lt] 塩，食塩，塩類. 形 salty.
s. action 塩類作用[医学]（塩類の濃度が代謝，化学反応または浸透圧に及ぼす作用）.
s. bath 塩浴（水の代わりに塩類飽和溶液を用いる）.
s. bridge 塩橋[医学]，= electrostatic bond.
s. contraction 塩縮（食塩水中で冷血動物の骨格筋が律動的収縮を起こす現象）.
s. craving 食塩渇望[医学].
s. current 塩〔類〕電流[医学].
s. damage 塩害[医学]（海水の微滴により生ずる損害）.
s. deficiency 塩〔類〕欠乏[医学]，塩飢餓.
s. deficiency syndrome 塩〔類〕欠乏症候群[医学].
s. deficit dehydration 塩〔分〕欠乏性脱水〔症〕[医学].
s. deficit uremia 塩〔類〕欠乏性尿毒症[医学].
s. depletion 塩類喪失[医学].
s.-depletion crisis 食塩欠乏性クリーゼ.
s. depletion syndrome 食塩欠乏症候群（うっ血性心不全や高血圧治療のための塩分制限による症候群，衰弱，嗜眠傾向，筋痙攣，腎不全をきたし，死亡に至ることもある），= low salt syndrome.
s. diuresis 塩類利尿[医学].
s. edema 塩類性水腫[医学]，食塩性浮腫[医学]（食塩の貯留または過剰摂取による浮腫）.
s. effect 塩〔類〕効果[医学].
s. error 塩誤差（水素イオン濃度測定において，指示薬の塩基性により色調に誤りを生ずること）.
s. fever 食塩熱（食塩水の注射によって起こる小児の熱病）.
s.-free 無塩.
s.-free diet 無塩食，減塩食.
s.-free nutrition 無塩食.
s. frog 食塩ガエル（カエルの血液を食塩水で置換したもの）.
s. gland 塩類腺[医学].
s. glow 塩性潮紅（湿った塩で身体を摩擦して潮紅を起こす刺激療法）.
s. hunger 塩類飢餓，塩類欠乏[医学]（特にクロールの），= chloride hunger.
s. injury 塩害[医学].
s. intoxication 食塩中毒.
s. isomerism 塩異性.
s.-like hydride 塩型水素化物.
s. linkage 塩結合[医学].
s. loading 食塩負荷.
s.-losing defect 尿中へのナトリウム喪失による腎尿細管異常.
s. losing nephritis 塩類喪失性腎炎[医学]，塩類消失性腎炎（1944年の記載による腎尿細管の障害に基づく腎炎で，嚢胞形成と慢性腎盂炎を伴い，水分と塩類は過度に排泄され，窒素の保留と酸性症が起こる）.
s.-losing syndrome 塩分喪失症候群.
s. manufacture by solar evaporation 天日製塩.
s. metabolism 塩類代謝[医学].
s. of Ems-spring エムス泉塩.
s. of lemon レモン塩，= sal limonis.
s. of saturn 酢酸塩.
s. of tartar 炭酸カリウム.
s. plant 塩生植物.
s. plasma 塩漿（中性塩の添加により凝固を阻止した血液から分離した血漿）.
s. potential 塩電位[医学].
s. precipitation 塩析沈殿[医学].
s. precipitation method 塩析法.
s. retention 塩類貯留[医学].
s. rheum(a)（湿疹），= eczema.
s. sac 食塩袋（食塩を入れた小さいカーゼ袋で，食塩の浸透圧を利用して排液に資するもの）.
s.-sensitive 食塩水で反応を起こす（細菌が食塩水中で容易に凝集することについていう）.
s.-sensitive hypertension 食塩感受性高血圧[医学].
s. shrinking 塩縮[医学].
s. sickness 塩類病（特にコバルトの欠乏による消耗症），= enzootic marasmus.
s. solution 食塩水（一般に生理的食塩水のこと），= saline solution.
s. spray test 塩水噴霧試験[医学].
s. substitute 代用塩.
s. table 塩類表[医学].
s.-wasting syndrome 塩類消耗症候群[医学].
s. water bath 塩類泉浴[医学].
s. water disposal 塩水投棄[医学].
sal·tant [sǽltənt] 変種，変株（微生物などの）.
sal·ta·tion [sæltéiʃən] ① 跳躍[医学]. ② 舞踏. ③ 変異（遺伝学），= mutation. 形 saltatoric, saltatory, saltorial.
sal·ta·to·ry [sǽltətɔ̀:ri] 跳躍〔性〕の.
s. chorea 跳躍性舞踏病[医学].
s. conduction 跳躍伝導[医学]，とびとび伝導.
s. evolution 突然変異，= mutation, saltation.
s. mutation 突然変異[医学].
s. spasm 跳躍性痙縮[医学]，跳躍攣縮.
s. tic 跳躍性チック〔症〕[医学].
salted paper 食塩紙[医学].
salted plasma 塩漿.
Salter, Sir Samuel J. A. [só:ltər] ソルター（1825-1897，イギリスの歯科医）.
S. incremental lines ソルター成長線.
salt·i·ness [só:ltinis] 塩味[医学].
salt·ing out [só:ltiŋ áut] 塩析[医学]（親水性ゾルが電解質により凝固沈殿する現象）.
salt·pe·ter [sɔ:ltpí:tər] 硝石 KNO_3（硝酸カリウム）.
sa·lu·bri·ty [səl(j)ú:briti] 健康増進. 形 salubrious.
sal·u·min [sǽljumin] サルミン 化 aluminum salicylate $Al(OHC_6H_4COO)_3$（赤色粉末で上気道炎症に収斂薬として用いられる）.

S

sal·u·re·sis ［sæljurí:sis］ 塩分排泄（特にナトリウムとクロールの排泄が促進されることで溶質排泄とも呼ばれる），= solute excretion.
sal·u·ret·ic ［sæljurétik］ ①〔食〕塩排泄〔性〕の. ②塩排泄利尿薬［医学］.
Salus, Robert ［sǽlis］ サルス（1877生，オーストリアの眼科医．Koerber-S.-Elschnig syndrome）.
sal·u·ta·ri·um ［sæljutέəriəm］ 保養地，= sanatorium.
sal·u·tary ［sǽljutəri］ 保健の.
sal·u·to·gen·e·sis ［sælju:tədʒénisis］ 健康生成［医学］，サリュートジェネシス.
salvage chemotherapy 救済化学療法［医学］.
salvage operation 救済手術［医学］，サルベージ手術（癌の化学・放射線療法で病巣の消失がないか，あるいは再燃した場合に行われる外科手術）.
salvage pathway 再利用経路［医学］，サルベージ経路.
salvage synthesis 再利用合成［医学］.
Salvarsan サルバルサン（梅毒治療薬．現在は使用されない歴史的な薬剤．別名606号．1910年，秦佐八郎とP. Ehrlichが共同開発した），= arsphenamine.
salvarsan dermatitis サルバルサン皮膚炎［医学］.
salvarsan encephalitis サルバルサン脳炎［医学］.
salvarsan erythema サルバルサン紅斑［医学］.
salvatella vein 小指静脈（手背静脈）.
salve ［sǽlv, sá:lv］ 軟膏，ろう（蝋）膏，= ointment.
s. face あぶら顔［医学］，膏顔（パーキンソン症状の一つ），= oily face.
s. mull 軟膏綿布，= mulla.
sal·ve·line ［sǽlvəlin］ サルベリン（アメリカ産サケ *Salvelinus namaycush* (lake trout)に発見されたプロタミン）.
Sal·via ［sǽlviə］ アキギリ属（シソ科植物），= sages.
S. officinalis セージ，薬用サルビア（葉には精油ピネンおよびほかの成分を含有し鎮痙作用をもつといわれる），= garden sage.
Sal·vi·ni·a·ce·ae ［sælviniéisii:］ サンショウモ科（水生シダ類）.
sal·yr·gan ［sǽlə:gæn］ サリルガン，= mersalyl.
Salzburg vitriol 硫酸銅，= cupric sulfate.
Salzmann, Maximilian ［zá:ltsmɑ:n, sá:-］ ザルツマン（1862-1954，ドイツの眼科医）.
S. corneal dystrophy ザルツマン結節性角膜異栄養症（角膜上皮，ボーマン膜およびほかの角膜基質の進行性肥厚性変性）.
S. nodular corneal degeneration ザルツマン結節状角膜変性.
SAM ① *S*-adenosylmethionine メチオニルアデノシンの略．② systolic anterior motion 僧帽弁収縮期ドーム状異常前方運動の略.
sam·an·dar·i·dine ［sæməndέəridin］ サマンダリジン $C_{20}H_{31}NO$（サンショウウオ *Salamandra infraimmaculata* の皮膚腺に存在する有毒物で，サマンダリンの毒性の約1/7である）.
sam·an·da·rine ［səmǽndərin］ サマンダリン $C_{19}H_{31}NO_2$（サンショウウオ *Salamandra infraimmaculata* の皮膚腺中にある濃い分泌物の成分で，中枢神経を侵し，強い痙攣を起こすアルカロイド）.
sam·an·da·trin ［səmǽndətrin］ サマンダトリン $C_{21}H_{37}N_2O_3$（サンショウウオ *Salamandra atra* の皮膚腺から分離された塩基）.
sam·a·ra ［sǽmərə］（翼果．カエデなどの翼のある果実）.
sa·mar·i·um (Sm) ［səmέəriəm］ サマリウム（ロシア軍の工兵大佐 Samarski にちなんで命名された希土類元素で，原子番号62，元素記号 Sm，原子量150.36，質量数144，147～150，152，154）.
Sam·bu·cus ［sæmbjú:kəs］ ニワトコ属（その花弁には eldrin および揮発油を含有する）.
same order 同位.
sam·ple ［sǽmpl］ ①資料．②試料［医学］，検体［医学］．③見本，標品［医学］，標本.
s. cell 試料セル［医学］.
s. changer 試料交換器［医学］.
s. design 標本設計.
s. mean 標本平均［医学］.
s. survey 標本調査［医学］.
s. survey method 標本調査法［医学］.
sam·pler ［sǽmplər］ 試料採取器［医学］.
sam·pling ［sǽmpliŋ］ 試料採取（集）［医学］，試料抜き取り，標本抽出［医学］，試料抽出.
s. distribution 標本分布［医学］，試料分配法.
s. error 抽出誤差［医学］，標本誤差［医学］.
s. fraction 抽出比，= sampling ratio.
s. inspection 抜き取り検査.
s. interval 抽出間隔［医学］.
s. method 標本抽出法［医学］.
s. rate 標本抽出率［医学］.
s. study 抽出〔標本〕調査，標本調査［医学］，部分調査.
s. unit 抽出単位［医学］.
Sampson cyst サンプソン嚢〔腫〕［医学］（J. A. Sampson），= chocolate cyst.
Sampson endometrial implant サンプソン子宮内膜移植（子宮内膜の小片を卵管を通して，卵巣または腹膜上に移植する説），= implantation theory.
Sampson hypothesis サンプソン仮説（子宮内膜症の発生説．月経血逆流説で1927年に提唱された）.
Samter syndrome サムター症候群（喘息，鼻茸，アスピリン不耐をいう）.
Samuelsson, Bengt Ingemar ［sǽmjuəlsən］ サムエルソン（1934生，スウェーデン・ハルムスタート生まれ．プロスタグランジンの生理活性に関する研究により，S. K. Bergström および J. R. Vane とともに1982年度ノーベル医学・生理学賞を受けた．サミュエルソンともいう）.
San Joaquin Valley fe·ver ［sǽn wɔ:kí:n vǽli fí:vər］ サンホアキン渓谷熱（サンホアキンは，カリフォルニア州にある渓谷地帯），= coccidioidomycosis.
Sanaga smallpox サナガ痘瘡，= alastrim.
Sanarelli, Giuseppe ［sanəréli］ サナレリ（1864-1940，イタリアの病理学者）.
S. bacillus サナレリ菌（*Bacillus icteroides*）.
S. phenomenon サナレリ現象.
S.-Shwartzman phenomenon サナレリ・シュワルツマン現象.
S.-Shwartzman reaction サナレリ・シュワルツマン反応［医学］.
S. test サナレリ試験（腸管上皮に存在すると思われるアナフィラキシー epithalaxia で，コレラの確証といわれる．まず生活コレラ菌 cholera vibrio の適量を静注した後24時間目に大腸菌または尋常変形菌の濾液を注射すると，小腸，腸間膜および腎に出血を起こす），= Sanarelli-Shwartzman phenomenon.
S. virus サナレリウイルス（伝染性粘液腫症 infectious myxomatosis の病原体）.
san·a·tive ［sǽnətiv］ 治癒的な，健康によい［医学］，保健の.
san·a·to·ri·um ［sænətɔ́:riəm］ サナトリウム，療養所［医学］.
s. type sickbed 療養型病床群（長期に療養・ケアを必要とする病床として1992年に新設された．2001年第4次医療法改正により見直され，長期療養は結核病床，精神病床，感染症病床を除いた療養病床として機能して行くことになった).

san·a·tory [sǽnətəri, -tɔ:ri] 健康的な, = sanative.

Sanchez Salorio, Manuel [sá:ntʃez sælɔ́:riou] サンチェスサロリオ(1930生, スペインの眼科医).

S. S. syndrome サンチェスサロリオ症候群.

Sanctorius, Sanctorio [sɑ:ŋktɔ́:riəs] サンクトリウス(1561-1636, イタリアの医師. Padua 大学教授で, 自分自身の体重測定を30年余続けて, 重量の変動を De statica medicina (1614)に記載した. この中で不感蒸散 perspiratio insensibilis について発表. また医理学 latrophysics 派の先駆であり, 臨床用体温計, 気管切開トロカー, 脈拍時計などを考案した).

sand [sǽnd] 砂. 形 sandy.

s. bath 砂浴 [医学].

s. bodies 砂状小体, 脳砂, = corpora arenacea.

s. colic 砂仙痛 [医学].

s.-crack 裂蹄, つめわれ(馬蹄に発生する亀裂で, 前足の内側に起こるものを quarter-crack, 後足の前側に現れるものを toe-crack という).

s. crystal 砂晶.

s. culture 砂栽培, 砂培養 [医学].

s.-dollar カシパンウニ(棘皮動物門, ウニ綱, 真ウニ亜綱, 楯形目, マドアキカシパン科の一属).

s. filter 砂濾床 [医学].

s. flanging 砂押し [医学].

s. flea スナ(砂)ノミ, = chigoe, burrowing flea.

s. glass 砂時計, = hour-glass.

s. glass stomach 砂時計胃 [医学].

s. molding 砂型法.

s. test 砂試験, = Lipp test.

s. treatment 砂浴療法 [医学].

s. tumor 砂腫 [医学], = psammoma.

sandal strap dermatitis サンダルひも皮膚炎(アレルギー性接触皮膚炎の一つ).

san·dal·wood [sǽndəlwud] ビャクダン [白檀] (*Santalum album* の赤木質), = white santal, white saunders.

s. oil サンタル油 [医学], ビャクダン [白檀] 油 (*Santalum album* から得られる揮発油で, サンタロール $C_{15}H_{24}O$ を主成分とし, オーストラリア産のもの Australian sandalwood oil は *Santalum spicatum* から得られる), = oleum santalis.

san·da·rac [sǽndəræk] サンダラック(北アフリカ産 *Tetraclinis articulata* の木幹から得られる透明な樹脂で, 歯科ではアルコール溶液として分離液またはプラスチック鋳型の保存に用いられ, サンダラックワニスとして知られている), = gum juniper.

sand·bag [sǽndbæg] 砂袋.

sand·blast [sǽndblæst] 砂吹き [医学].

Sander bed サンダーベッド(床)(慢性閉塞性動脈疾患の治療に身体各部の運動ができるようにつくられたベッド).

Sander, Wilhelm [sǽndər] ザンデル(1838-1922, ドイツの医師).

S. disease ザンデル病(偏執症の一型), = paranoia.

Sanders, James [sǽndərz] サンダース(1777-1843, イギリスの医師).

S. sign サンダース徴候(癒着性心外膜炎においては, 上腹部に心拍動の波動性が認められる).

Sanders, Murray [sǽndərz] サンダース(アメリカの細菌学者).

S. disease サンダース病(流行性角膜結膜炎), = epidemic keratoconjunctivitis.

sand·fly [sǽndflai] サシチョウバエ, スナバエ(節足動物, 昆虫綱, 双翅目, チョウバエ科のうち, 吸血性のサシチョウバエ亜科 *Phlebotominae* の一般名. 非常に小さく, かや(蚊張)の目をくぐる. 雌が吸血性で主として哺乳類を吸血する. 刺されると数日間瘙痒感が残る. リーシュマニア症やパパタシ病, オロヤ熱など重篤な感染症を媒介する), = moth fly.

s. fever サシチョウバエ熱, スナバエ熱, = pappataci fever.

Sandhoff, K. [sá:ndhɔf] サンドホフ(ドイツの生化学者).

S. disease サンドホフ病(β-hexosaminidase 欠損による常染色体性劣性遺伝疾患. 網膜黄斑部の cherry-red spot, 肝脾腫, 神経失調症および知能障害を小児期より認める), = GM_2 gangliosidosis Ⅱ.

sandhog itch 潜函病性皮膚症.

Sandifer syndrome サンディファー症候群(新生児斜頸).

sand·ing [sǽndiŋ] 研摩 [医学].

Sandison, J. Calvin [sǽndisən] サンディソン(1899生, アメリカの外科医).

S.-Clark chamber サンディソン・クラーク箱.

sandpaper gallbladder サンドペーパー胆嚢 [医学], 紙やすり様胆嚢(コレステロール結晶があるため粘膜が粗鬆になったもの).

sandplay therapy 箱庭療法.

san·dril [sǽndril] サンドリル, = reserpine.

Sandström, Ivar Victor [zá:ndstrə:m] サンドストレーム(1852-1889, スウェーデンの解剖学者).

S. bodies サンドストレーム小体(上皮小体のことで, 1880年の記載による), = Gley gland.

sandwich enzyme immunoassay サンドイッチ酵素免疫測定法(比較的高分子の抗原を測定するのに適した方法).

sandwich method サンドイッチ法 [医学] (RIA 法用語).

sandwich radioimmunoassay サンドイッチ法(固相に不溶化した抗体により, 測定すべき抗原を固相上にトラップし, さらに放射性同位体で標識した抗体を反応させる. 2分子以上の抗体が結合するところから2点結合法, あるいは抗原を抗体によりはさみ込むのでサンドイッチ法と呼ばれる).

sandwich spine サンドイッチ脊柱 [医学], サンドイッチ脊椎.

sandwich technique サンドイッチ法 [医学] (① 頸椎前方固定術の一つ. ② 微生物学用語).

Sandwith, Fleming Mant [sǽndwiθ] サンドウィス(1853-1918, イギリスの医師).

S. bald tongue サンドウィス萎縮舌(ペラグラにおいてみられる舌苔を欠く滑らかな赤色の舌).

sand·worm [sǽndwə:m] スナノミ [砂蚤] (皮膚に固着し, 皮膚病の原因となる).

s. disease スナノミ病(足底にラセン形紅疹を生ずるオーストラリアの皮膚病).

s. eruption スナノミ病(南アメリカにみられる小壁虫病).

sane [séin] 正気の, 健全な. ↔ insane.

san·er·gy [sǽnə:dʒi] サネルギー(Sanarelli-Shwartzman 現象による組織反応で, ある種の疾病成因と考えられている. その作用物質は sanergen と呼ばれる).

Sanfilippo, Sylvester J. [sænfilí:pou] サンフィリッポ(アメリカの小児科医).

S. syndrome サンフィリッポ症候群(小児の酵素欠損症の一つ. 急速な痴呆とヘパラン硫酸の大量蓄積がみられる), = mucopolysaccharidosis Ⅲ.

Sanger-Brown ataxia サンガー・ブラウン失調, サンガー・ブラウン運動失調症(遺伝性脊髄小脳運動失調).

Sanger, Frederick [sǽŋgər] サンガー(1918-2013, イギリスの生化学者. インスリンの構造に関する研究で1958年に，さらに DNA の塩基配列決定法の考案により1980年に，2度ノーベル化学賞を受賞).

S. method サンガー法(① タンパク質のN末端決定法. = dinitrophenyl (DNP) method. ② DNA の塩基配列決定法. = chain terminater method, dideoxy chain termination m.).

Sanger, Margaret Higgins [sǽŋgər] サンガー(1883-1966，アメリカの産児制限論者. 1915年に産児制限論を普及するための月刊雑誌 Woman Rebel を発刊し，法的な制裁を受けて一時不評に陥ったが，再び Birth Control Review を発刊，1916年ブルックリンにおいて最初の産児制限クリニックを開設，1953年 International Federation of Planned Parenthood の会長となった).

Sänger, Max [zέ:ŋgər] ゼンゲル(1853-1903，チェコ・プラハの婦人科医).

S. macula ゼンゲル斑(バルトリン腺孔に相当する点).

S. operation ゼンゲル手術〔手技〕(帝王切開法で，腹壁を切開し子宮を腹壁外に取り出して胎児を娩出させる方法)，= Sänger technic.

S. suture ゼンゲル縫合(帝王切開後，子宮を数個の銀縫線とさらに多くの腸線とを用いて縫合する方法).

sangui- [sæŋgwi] 血液との関係を表す接頭語.

san·guic·o·lous [sæŋgwíkələs] 住血の.

san·gui·fa·cient [sæ̀ŋgwiféiʃənt] ① 造血の. ② 造血薬.

san·guif·er·ous [sæŋgwífərəs] 血液運搬の，血液含有の.

san·gui·fi·ca·tion [sæ̀ŋgwifikéiʃən] 造血，血液化.

san·gui·mo·tor [sæ̀ŋgwimóutər] 血液循環の，= sanguimotory.

sanguinal type 血液質，= sanguine type.

San·gui·na·ria [sæ̀ŋgwinέəriə] サングイナリア属(ケシ科の一属で，その根茎は催吐，去痰に利用され，多数のアルカロイドを含む).

S. canadensis = bloodroot, red puccoon.

san·gui·na·rine [sǽŋgwinərin] サンギナリン $C_{20}H_{15}NO_5 \cdot H_2O$ (*Sanguinaria canadensis* の根茎に存在する催吐性アルカロイド)，= pseudochelerythrine.

san·guine [sǽŋgwin] ① 多血質(のんき，世話ずき，現実的，気が変わりやすく，慎重性を欠く気質). ② 血色のよい〔医学〕.

s. urine 血尿〔医学〕.

san·guin·e·ous [sæŋgwíniəs] ① 血液〔性〕の. ②〔循環〕血液量過多の.

s. ascites 血状腹水(ヒツジの)，= diarrhemia.

s. cyst 血性囊胞.

san·guin·o·lent [sæŋgwínələnt] 血に染まった，血液様の〔医学〕.

san·gui·no·poi·et·ic [sæ̀ŋgwinoupɔiétik] 造血の.

san·gui·no·pu·ru·lent [sæ̀ŋgwinoupjú:rulənt] 血液膿性の.

san·gui·nous [sǽŋgwinəs] 血液性の，多血質の.

s. apoplexy 真性卒中.

s. exudate 血液性滲出液.

s. infiltration 血液浸潤.

s. temperament 多血質.

san·gui·re·nal [sæ̀ŋgwirí:nəl] 血液と腎の.

san·guis [sǽŋgwis] [L/TA] 血液，= blood [TA].

san·gui·suc·tion [sæ̀ŋgwisʌ́kʃən] 吸引瀉血.

san·guiv·or·ous [sæŋgwívərəs] 吸血の(カ〔蚊〕についていう).

san·i·cult [sǽnikəlt] (偽医組織の一種).

sa·ni·es [séinii:z] 敗血漿，希薄腐敗膿. 形 sanious.

sa·ni·o·pu·ru·lent [sèinioupjú:rələnt] 血膿性の.

sa·ni·o·se·rous [sèiniousí:rəs] 血漿液性の.

san·i·prac·tic [sæ̀nipræ̀ktik] 健康療法(予防と治療との医療法).

san·i·tar·i·an [sæ̀nitέəriən] 衛生技師.

san·i·tar·i·um [sæ̀nitέəriəm] (sanatorium 療養所の誤称).

san·i·tary [sǽnitəri] 衛生の，健康の.

s. bridge 衛生的架工義歯〔医学〕.

s. chemistry 衛生化学.

s. code 衛生法規〔医学〕.

s. control 衛生管理〔医学〕.

s. drainage 衛生排水施設〔医学〕.

s. engineer 衛生工学技術者〔医学〕.

s. engineering 衛生工学〔医学〕.

s. entomology 衛生昆虫学.

s. insect 衛生害虫.

s. inspection 衛生査察〔医学〕.

s. inspector 衛生査察員〔医学〕，衛生監査官.

s. reform 衛生改善〔医学〕.

s. survey 衛生〔状態〕調査〔医学〕.

s. train 移動衛生班，陸軍保健施設.

s. ware 衛生陶器〔医学〕.

s. zoology 衛生動物学〔医学〕.

san·i·ta·tion [sæ̀nitéiʃən] ① 衛生〔医学〕. ② 衛生設備. ③ 環境的防除.

s. ice 衛生氷〔医学〕.

san·i·ti·za·tion [sæ̀nitizéiʃən] 衛生化(滅菌と区別するために Walter が用いた消毒法). 動 sanitize.

san·i·ty [sǽniti] 正気，健全.

San·sev·i·er·ia [sæ̀nsiviíːriə] サンセビエリア(東インド産植物で，家庭療法に用いられる. Prince of Sanseviero of Naples (1710-1771) にちなむ).

Sansom, Arthur Ernest [sǽnsəm] サンソム(1838-1907，イギリスの医師).

S. sign サンソム徴候(① 心膜液により第2-第3肋間腔の濁音界が著しく増加すること. ② 胸部大動脈瘤がある際，口唇部にあてた聴診器でリズミカルな雑音を聞くこと. ③ 僧帽弁狭窄症の場合のⅡ音の亢進).

Sanson, Louis Joseph [sɑnsɔ́n] サンソン(1790-1841，フランスの医師).

S. images サンソン像(プルキンエ・サンソン像)，= Purkinje images, Purkinje-Sanson images.

santal oil サンタル油，= sandalwood oil.

San·ta·la·ce·ae [sæ̀ntəléisii:] ビャクダン科.

San·ta·lum [sǽntələm] ビャクダン属(ビャクダン科の一属)，= sandalwoods.

S. album ビャクダン(材は香料の原料，薫香料，美術工芸品).

san·ta·lum [sǽntələm] = sandalwood.

santalwood oil サンタル油〔医学〕，ビャクダン油.

Santesson anemia サンテッソン貧血(ゴム製造者がベンゾール中毒により罹患するもの).

Santini boom·ing [sæntíni bú:miŋ] サンチニ鳴音(包虫囊胞を打診するとき聴取される特有の音響).

Santini booming sound サンチニ有響音.

san·ton·i·ca [sæntánikə] シナ花(サントニンを含有する)，= flores cinae, Levant wormseed, wormseed.

san·to·nin [sǽntənin] サントニン $C_{15}H_{18}O_3$: 246.30 (ナフタレン-γ-ラクトン系駆虫薬. 回虫の駆除に用いられる). (→ 構造式)

s. test サントニン試験(5%サントニンソーダ1mL を空腹時に静注した後，10分，2，4，6，8時間で採尿し，10%苛性ソーダを加えて生ずる赤色度から排泄量を測定し，尿量×希釈倍数×1/10の値をサントニ

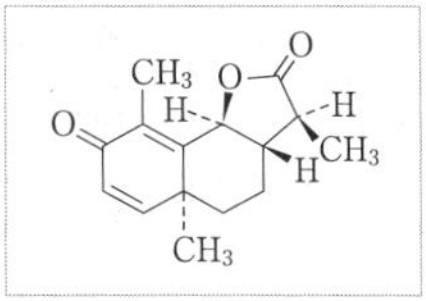

ン数と呼び，肝解毒作用の検査に利用する）．

san·to·ni·nox·ime ［sæ̀ntouninɑ́ksim］ サントニンオキシム $C_{15}H_{18}O_2$=NOH（無色針状結晶物で，サントニンと同一目的に用いる）．

Santorini, Giovanni Domenico ［sɑ̀:ntorí:ni］ サントリニ（1681–1737，イタリアの解剖学者，Santorinus ともいう．Anatomic Observations（1724）の大著述がある）．

S. canal サントリニ管（副膵管），＝ductus pancreaticus accessorius.

S. cartilage サントリニ軟骨，＝corniculata.

S. caruncula major 大十二指腸乳頭，＝papilla duodeni.

S. concha 最上鼻甲介，＝concha nasalis suprema.

S. duct サントリニ管．

S. fissures サントリニ裂（対珠耳輪裂），＝fissura antitragohelicina.

S. incisura サントリニ切痕（外耳道前壁にある2個の切痕）．

S. labyrinth サントリニ迷路（陰部神経叢），＝plexus pudendalis.

S. muscle サントリニ筋（① 笑筋．＝musculus risorius. ② 耳輪切痕筋）．

S. papilla ＝Santorini caruncula major.

S. plexus サントリニ静脈叢．

S. tubercle サントリニ結節（小角結節），＝tuberculum corniculatum.

S. veins サントリニ静脈（頭蓋内静脈巣と外部とを交通させるもの）．

São Paulo fever サンパウロ熱（カイエンダニ *Amblyomma cajennense* に伝播され，*Rickettsia rickettsii* の感染によるもの），＝Kenya typhus.

São Paulo typhus サンパウロチフス，＝Rocky Mountain spotted fever, Tobia fever.

SAP serum amyloid P protein 血清アミロイドP〔タンパク質〕の略．

sap ［sæp］ 樹液（植物組織内の循環系を動く液体）．

s. fruit 液果．

s. transmission 汁液伝染［医学］．

s. wood 辺材．

sa·phe·na ［səfí:nə］ 伏在静脈．

saph·e·nec·to·my ［sæ̀fi:néktəmi］ 伏在静脈切除術［医学］．

sa·phe·nous ［səfí:nəs］ 伏在の［医学］．

s. branch ［TA］伏在枝，＝ramus saphenus［L/TA］．

s. nerve ［TA］伏在神経，＝nervus saphenus［L/TA］．

s. opening ［TA］伏在裂孔，＝hiatus saphenus［L/TA］．

s. vein 伏在静脈．

s. vein bypass graft 大伏在静脈バイパス（大伏在静脈はバイパス術時のグラフトとして，しばしば用いられる）．

s. vein graft (SVG) 大伏在静脈移植〔片〕［医学］．

SAPHO syndrome サフォー症候群（滑膜炎，ざ瘡，膿疱症，骨化症を特徴とする原因不明の疾患．1987年スイスのChamot A. M. らにより提唱された疾患概念），＝synovitis–acne–pustulosis–hyperstenosis–osteitis syndrome.

sap·id ［sǽpid］ 味のある，美味の，風味ある，＝savory, tasty.

s. substance 味物質［医学］．

sa·pin ［seípin］ サピン $C_5H_{14}N_2$（cadaverine, neuridine の異性体で無毒）．

Sap·in·da·ce·ae ［sæ̀pindéisii:］ ムクロジ科，＝soapberry family.

Sa·pin·dus ［səpíndes］ ムクロジ属（ムクロジ科の一属）．

S. saponaria シャボンノキ（果実樹皮はサポニンの原料で往時石ケンの代用，樹皮は繊維，種子は魚毒）．

Sap·i·um ［sǽpiəm］ シラキ属，ナンキンハゼ属（トウダイグサ科の一属で，イギリスの植物学者 Benjamin Stillingfleet（1702–1771）にちなむ名称）．

S. sebiferum ナンキンハゼ［南京黄櫨］．

sa·po ［séipou］ ① 石ケン（塩基と脂肪酸との化合物）．② 白色カスチール石ケン（ソーダとオリーブ油でつくったもの），＝soap.

s. animalis 動物性石ケン．

s. cinereus 灰白石ケン．

s. domesticus 家庭用石ケン．

s. durus 硬石ケン，＝hardsoap.

s. medicinalis 薬用石ケン．

s. mollis 軟石ケン（薬用），＝sapo mollis medicinalis.

s. niger （緑石ケン），＝green soap.

s. viridis 緑石ケン（軟石ケン），＝green soap.

sap·o·cho·lic ac·id ［sæ̀pəkóulik ǽsid］ サポコール酸 $C_{29}H_{46}O_3$（牛胆から得られる弱酸）．

sap·o·gen·in ［sæpɑ́ʤənin］ サポゲニン（サポニンの分解により生ずる非糖質で，サポニンの場合と同じようにトリテルペンとステロイドに属するものとに大別される），＝sapogenol.

sap·o·na·ceous ［sæ̀pənéiʃəs］ 石ケン状の．

Sap·o·na·ria ［sæ̀pənéəriə］ サボンソウ属（ナデシコ科の一属で，*S. officinalis* は多量のサポニンを含む），＝soapwort.

S. officinalis サボンソウ，＝common soapwort.

sa·pon·a·rin ［səpɑ́nərin］ サポナリン $C_{27}H_{32}O_{16}$（ナデシコ科植物 *Saponaria officinalis* の配糖体）．

saponated cresol solution クレゾールの石ケン〔溶〕液（防腐・消毒薬），＝liquor cresolis saponatus, compound solution of cresol.

sap·o·na·tus ［sæ̀pənéitəs］ けん化した．

sa·pon·i·fi·ca·tion ［səpɑ̀nifikéiʃən］ けん化［医学］（エステルを水解してアルコールと塩とに転化する過程．特にアルカリにより脂肪を石ケンとグリセリンにすること）．動 saponify.

s. equivalent けん化当量（アルカリ1g当量すなわち KOH 56.1g によりけん化される量）．

$$\text{けん化当量} = \frac{56.1}{\text{けん化価}} \times 1{,}000$$

s. number けん化価（脂肪1gをけん化するのに必要なKOHのミリグラム数），＝saponification value.

s. value けん化価［医学］（脂肪1gをけん化するのに必要な KOH のミリグラム数，酸価およびエステル価の和），＝saponification number.

sa·pon·i·fy ［səpɑ́nifai］ けん化する．

sap·o·nin ［sǽpənin］ サポニン（サボンソウ *Saponaria* またシャボン樹 *Quillaja* など広く植物界に分布する一群の配糖体で，窒素を含有しない中性無定形白色粉末で，水溶液は安定な泡沫を生じ，また溶血性を示す．非糖質のサポゲニンを含む）．

s. glycosid(e) サポニン配糖体（水解して高分子性非糖質 sapogenin を生じ，刺激性酸味を帯び，石ケンのような理学性状をもつ．特徴としては粘膜を刺激し，溶血を起こし，魚類を死滅させ，溶液としてはその表面張力を低下させる．ジギトニン，サルサポニン，トリリンなどはその例である），＝ saponin.
sap·on·ism ［sǽpənizəm］ サポニン中毒〔医学〕.
sap·o·phore ［sǽpəfɔːr］ 発味体，味原子団.
s. group 発味団（化合物分子中で味を発する原子団）.
sap·o·rim·e·try ［sæ̀pərímitri］ 測味法，味わい分け〔医学〕（味覚を発するのに要する最少量を測る方法）.
sa·por·o·phore ［səpárəfɔːr］ 味原子団.
saposhinkova root ボウフウ［防風］（*Saposhinkova divaricata* の根・根茎．漢方では解熱，発汗，鎮痛を目的とし，頭痛，関節痛に用いる）.
Sap·o·ta·ce·ae ［sæ̀poutéisiiː］ アカテツ科（グッタペルカの原植物を含む）.
sap·o·tal·ene ［sǽpətəliːn］ サポタレン ㊥ 1,2,7-trimethyl-naphthalene（サポゲニンの分解物）.
sap·o·tox·in ［sǽpətɑksin, seipətɑ́k-］ サポトキシン $C_{17}H_{26}O_{10}$（キライヤ樹皮にある有毒配糖体）.
Sap·o·vi·rus ［sǽpəvàiərəs］ サポウイルス属（カリシウイルス科の旧サッポロ様ウイルス属で，サッポロウイルスを含む）.
sappan wood スオウ（フィリピン産ジャケツイバラ属 *Caesalpinia* 植物）.
Sappey, Marie Philibert Constant ［sapéi, sɑːp-］ サッペー（1810-1896，フランスの解剖学者．1874年リンパ管系に関する重要な著書がある）.
S. fibers サッペー線維（眼球の固定靱帯にある平滑筋線維）.
S. ligaments サッペー靱帯（① サッペー線維．② 側頭下顎関節の強い靱帯）.
S. plexus サッペーリンパ管叢.
S. veins サッペー静脈（副門脈），＝ venae paraumbilicales.
sap·phism ［sǽfizəm］ 女性同性愛，＝ tribadism, tribady, lesbian love.
Sapporo virus サッポロウイルス（カリシウイルス科のウイルスで，胃腸炎の原因となる）.
Sapporo-like viruses サッポロ様ウイルス属．→ *Sapovirus*.
sa·pre·mia ［sæpríːmiə］ 腐敗血症〔医学〕，＝ sapraemia.
sapr(o)- ［sæpr(ou), -r(ə)］ 腐敗または非病原菌との関係を表す接頭語.
sap·robe ［sǽproub］ 腐生生物.
sa·pro·bia ［səpróubiə］ 汚水生物（腐敗した物質を含んだ水中に生活する生物で，これを多汚水生物 polysaprobia，中汚水生物 mesosaprobia，貧汚水生物 oligosaprobia に細別する．清水生物に対立しての名称）．↔ catharobia.
sa·pro·bic ［səpróubik］ 腐生性の.
sap·ro·don·tia ［sæ̀prədɑ́nʃiə］ う（齲）歯，＝ dental caries.
sap·ro·gen ［sǽprəʤən］ 腐敗菌.
sap·ro·gen·ic ［sæ̀prəʤénik］ 腐敗性の，＝ saprogenous.
Sap·ro·leg·nia ［sæ̀prəlégniə］ 水生菌，ミズカビ属（水生菌科の一属で，*S. ferax* はサケに寄生する）.
Sap·ro·my·ces ［sæ̀proumáisiːs］ サプロミセス属（Laidlaw と Elford により1936年に分離された）.
sa·proph·a·gy ［səprɑ́fəʤi］ 腐食性，腐生（他の生物の死体から有機物を得て生きているカビのような生き方）.
sa·proph·i·lous ［səprɑ́filəs］ 死物［腐敗］親和性の（微生物についていう）.
sa·proph·y·ra ［sæprɑ́firə］ 腐敗熱〔医学〕.
sap·ro·phyte ［sǽprəfait］ ① 腐生菌〔医学〕（非病原菌で，死物に寄生する）．② 腐生植物．㊍ saprophytic.
sap·ro·phyt·ic ［sæ̀prəfítik］ 腐生〔性〕〔医学〕.
s. bacteria 腐生菌，雑菌〔医学〕.
sap·ro·phy·tism ［sǽproufaitizəm］ 腐生〔医学〕，死食性.
Sap·ros·pi·ra ［səprɑ́spirə］ サプロスピラ属（軸性糸状体をもたないラセン状原形質からなり，活発に運動回転する．海水軟泥中にあってカキに寄生する細菌）.
S. grandis （ラセンは3〜5個で，浅く，時には直線のように見える）.
sap·ro·zo·ite ［sæ̀prouzóuait］ 腐生原虫，腐生虫.
sar·al·a·sin ac·e·tate ［sərǽləsin ǽsiteit］ 酢酸サラランシン ㊥ 1-(*N*-methylglycine)-5-L-valine-8-L-alaninangiotensin II acetate (salt) hydrate $C_{42}H_{65}N_{13}O_{10} \cdot xC_2H_4O_2 \cdot xH_2O$（アンギオテンシンII拮抗薬．本態性高血圧治療に用いる）.
sar·a·pus ［sǽrəpəs］ 扁平足患者.
Sar·ci·na ［sɑ́ːsinə］ 八連球菌属（嫌気性のグラム陽性球菌で，最適発育条件の下では三平面に分裂を行うため，8個の菌体が重なり合う．寒天培地上で黄橙色色素をつくり，ゼラチンを液化する腐生菌）.
sar·ci·na ［sɑ́ːsinə］ 八連球菌.
sar·ci·tis ［sɑːsáitis］ 筋炎，＝ myositis.
sarc(o)- ［sɑːk(ou), -k(ə)］ 肉の意味を表す接頭語.
sar·co·blast ［sɑ́ːkəblæst］ 筋芽細胞.
sar·co·car·ci·no·ma ［sɑ̀ːkoukɑ̀ːsinóumə］ 癌肉腫（肉腫と癌腫の合併したもの）.
sar·co·carp ［sɑ́ːkəkɑːp］ 果肉.
sar·co·cele ［sɑ́ːkəsiːl］ 精巣腫瘤，精巣（睾丸）瘤腫〔医学〕.
sarcococcygeal tumor 仙尾腫（奇形腫性組織を含む脊椎披裂）.
sar·co·col ［sɑ́ːkəkɔːl］ サルココール（悪臭をもつ樹脂の一種）.
sar·co·cyst ［sɑ́ːkəsist］ サルコシスト，肉包嚢，肉胞虫症，＝ Miescher corpuscles.
Sar·co·cys·ti·dae ［sɑ̀ːkousístidiː］ 住肉胞子虫科（アピコンプレックス門）.
sar·co·cys·tin ［sɑ̀ːkəsístin］ サルコシスチス毒素（*Sarcocystis* 属の種から得られる毒素）.
Sar·co·cys·tis ［sɑ̀ːkəsístis］ サルコシスチス属（胞子虫の一属．脊椎動物の筋肉内に卵円形ないし紡錘形の胞嚢をつくり，寄生する．内部には多数の胞子を含む）.
S. muris ネズミサルコシスチス（ハツカネズミに寄生していわゆる Miescher tubes と呼ばれる構造を発生させる）.
sar·co·cys·to·sis ［sɑ̀ːkousistóusis］ サルコシスチス症，肉胞子虫症（*Sarcocystis* の寄生によって生ずる疾病．ヒトではヒト肉胞子虫 *S. hominis* が腸管細胞に寄生するが，軽症である）.
sar·co·cyte ［sɑ́ːkəsait］ 肉層（原虫の被膜と筋膜との中間にある外膜）.
sar·code ［sɑ́ːkoud］ サルコード（Dujardin が細胞原形質が生活単位と考えて用いた造語）.
Sar·co·di·na ［sɑ̀ːkoudáinə］ 肉質虫類.
sar·co·en·chon·dro·ma ［sɑ̀ːkouènkəndróuma］ 肉腫軟骨腫.
sarcofetal pregnancy 奇胎胎児妊娠（正常胎児と奇胎とが共存する妊娠）.
sar·co·gen·ic ［sɑ̀ːkəʤénik］ 肉形成の.
s. cell 筋原細胞.
sar·cog·lia ［sɑːkɑ́gliə］ サルコグリア，肉漿（Doyère 隆起の主成分），＝ sarcoplasma.
sar·co·hy·dro·cele ［sɑ̀ːkouháidrəsiːl］ 精巣水嚢腫.
sarcohysteric pregnancy 奇胎偽妊娠.
sar·coid ［sɑ́ːkɔid］ サルコイド〔医学〕，類肉腫〔医学〕

S

(外観は肉腫に似た良性皮膚腫瘤で，類狼瘡とも呼ばれ，結核に起因するとの考え方が多い)，= lupoid.

s. glomerulopathy サルコイド糸球体症障害〔医学〕.

s.-like reaction サルコイド様反応〔医学〕.

s. subcutanea 皮下類肉腫(皮下に大結節を生ずる良性類肉腫).

sar·coi·do·sis [sὰ:kɔidóusis] サルコイドーシス，類肉腫症〔医学〕(原因不明の類肉腫性病変，ときには真性結節が，リンパ節，皮膚，肺，骨，唾液腺，涙腺，毛様体，心，肝，精巣，下垂体などの構造に発現し，虹彩毛様体炎，ブドウ膜炎，耳下腺炎などの症状が起こる)，= Boeck sarcoid, Besnier-Boeck disease, Besnier-Boeck-Schaumann disease, lupus pernio of Besnier, lymphogranulomatosis of Schaumann.

sar·co·lac·tate [sὰ:kəlǽkteit] 肉乳酸塩，= paralactate.

sar·co·lac·tic ac·id [sὰ:kəlǽktik ǽsid] 肉乳酸 $CH_3CH(OH)COOH$ (筋肉に存在する乳酸の異性体)，= paralactic acid.

sar·co·lem·ma [sὰ:kəlémə] 筋鞘，筋線維膜，筋細胞膜．形 sarcolemmic, sarcolemmous.

sar·col·o·gy [sɑ:káləʤi] 軟組織学(軟組織を研究する解剖学の一部門で硬組織学と対立していう).

sar·col·y·sis [sɑ:kálisis] 軟部組織分解，筋肉融解〔医学〕．形 sarcolytic.

sar·co·lyte [sá:kəlait] 筋分解細胞.

sar·co·ma [sɑ:kóumə] 肉腫〔医学〕(非上皮性組織に由来する悪性腫瘍)．複 sarcomas, sarcomata. 形 sarcomatous.

s. epithelioides リンパ節上皮腫.

s. gene 肉腫遺伝子.

s. idiopathicum multiplex haemorrhagicum 特発性多発性出血性肉腫(Köbner)，= idiopathic multiple hemorrhagic sarcoma.

s. intramucosum 内部粘膜肉腫.

s. intramyomatosa 内部筋腫性肉腫.

s. myxomatodes 粘液肉腫.

s. of larynx 喉頭肉腫〔医学〕.

s. of uterine wall 〔子宮〕壁肉腫〔医学〕.

s. phylloides 葉状肉腫，= cystosarcoma phylloides.

s. psammosum 砂性肉腫.

s. racemosum ブドウ状肉腫.

s. virus 肉腫ウイルス.

sar·co·ma·gen·e·sis [sὰ:koumәʤénisis] 肉腫発生．形 sarcomagenic.

sar·co·ma·toid [sɑ:kóumətɔid] 類肉腫.

sar·co·ma·to·sis [sὰ:koumətóusis] 肉腫症〔医学〕.

s. cutis 皮膚肉腫症.

sar·co·ma·tous [sɑ:kóumətəs] 肉腫性〔医学〕.

s. goiter 肉腫性甲状腺腫.

s. leptomeningitis 肉腫性軟膜炎.

sar·co·mere [sá:kəmiər] ① 筋板〔医学〕. ② 筋節〔医学〕.

sar·com·phal·o·cele [sὰ:kəmfǽləsi:l] 臍肉腫，臍帯肉様腫〔医学〕，臍帯海綿腫〔医学〕.

sar·co·neme [sá:kəni:m] 短糸(胞子虫類の前部にみられるオスミン酸親和性の小器官)，= microneme.

sarcopenic obesity サルコペニア肥満(筋肉の減少により惹起される肥満).

Sar·coph·a·ga [sɑ:káfəgə] ニクバエ〔肉蝿〕属(ニクバエ科の一属で腐肉，切創に産卵する).

S. carnaria ニクバエ，シマバエ.

Sar·co·phag·i·dae [sὰ:kəfǽʤidi:] ニクバエ〔肉蝿〕科(幼虫は腐肉などに生息し，成熟して土中でサナギ化する).

sar·co·plasm [sá:kəplæzəm] 筋形質，筋漿(筋細胞の物質で，線維以外のもの)．形 sarcoplasmic.

sar·co·plas·ma [sὰ:kouplǽzmə] 筋形質.

sarcoplasmic reticulum 筋小胞体〔医学〕.

sarcoplasmic zone 筋原質帯.

sar·co·plast [sá:kəplæst] 筋芽細胞，= sarcoblast, myoblast.

sar·co·poi·et·ic [sὰ:koupɔiétik] 筋形成の.

Sar·cop·tes [sɑ:kápti:z] 疥癬ダニ，ヒゼンダニ〔皮癬壁蝨〕属(ヒゼンダニ科の一属，小形でほぼ球形，脚には爪のほかに無節の柄のついた吸盤がある).

S. scabiei* var. *hominis 人体疥癬虫，= itch mite of man.

sar·cop·tic [sɑ:káptik] 疥癬虫の.

s. itch 疥癬.

s. mange 疥癬〔医学〕，= sarcoptic itch.

Sar·cop·ti·dae [sɑ:káptidi:] ヒゼンダニ科.

sar·cop·ti·do·sis [sɑ:kὰptidóusis] 疥癬.

sar·co·sep·sis [sὰ:kəsépsis] 筋敗血症〔医学〕.

sar·co·sine [sá:kəsi:n] サルコシン 化 *N*-methylglycine $C_3H_7NO_2$ (クレアチン，カフェインの分解産物).

sar·co·si·ne·mia [sὰ:kousiní:miə] サルコシン血症〔医学〕.

sar·co·sis [sɑ:kóusis] サルコーシス〔医学〕，ぜい(贅)肉症，筋肉増殖.

sar·co·some [sá:kəsoum] 筋粒体〔医学〕(筋原線維中のミトコンドリアに対して用いられたが，現在は myomitochondrion と同義に用いられる).

sar·co·spo·rid·i·a·sis [sὰ:kouspɔ̀:ridáiəsis] 〔住〕肉胞子虫症〔医学〕(原虫の寄生により生ずる疾病．哺乳動物，鳥類，爬虫類の筋肉に紡錘形の胞嚢をつくり，寄生する)，= sarcosporidiosis.

sar·co·spo·rid·i·o·sis [sὰ:kouspɔ̀:ridióusis] 〔住〕肉胞子虫症，= sarcosporidiasis.

sar·cos·to·sis [sὰ:kɑstóusis] 筋肉骨化〔症〕.

sar·co·style [sá:kəstil] 筋線維束.

sar·co·ther·a·peu·tics [sὰ:kəθèrəpjú:tiks] 動物質療法，= sarcotherapy.

sar·cot·ic [sɑ:kátik] 筋肉発達の.

sar·co·trip·sy [sὰ:kətrípsi] 砕筋術.

sar·co·tu·bules [sὰ:koutjú:bjulz] 筋細管〔系〕.

sar·cous [sá:kəs] 肉の，筋の.

s. disk 重屈折板(A帯)，= anisotropic disk.

s. element 筋顆粒(筋肉原始線維の極微顆粒).

sardine oil イワシ(鰯)油.

Sar·di·nel·la [sὰ:dinélə] イワシ〔鰯〕属.

sar·di·nine [sá:dinin] サルジニン(アメリカ・カリフォルニア産イワシに発見されたプロタミン).

sar·don·ic [sɑ:dánik] 冷笑的な.

s. grin 痙攣笑い(サルジニア Sardinia 産の植物により発生すると考えられたので，こう呼ばれるようになった)，= risus sardonicus.

s. laugh 痙笑〔医学〕，冷笑.

Sar·gas·sum [sɑ:gǽsəm] ホンダワラ属(褐藻植物，ホンダワラ科の一属).

sargent jump 垂直跳び.

sar·gra·mos·tim [sὰ:grəmástim] サルグラモスチン.

sa·rin [sá:rin, zɑ:rí:n] [G] サリン(非常に強力な非可逆性のコリンエステラーゼ阻害薬で，毒性の強力な神経毒ガス)，= isopropyl methylphosphonofluoridate.

sar·ko·my·cin [sὰ:kəmáisin] サルコマイシン(1953年に鎌倉の土壌から分離された放線菌の一種の培養液から梅沢らにより抽出された抗生物質で，*Staphylococcus aureus*, *Candida albicans* などに対する抗菌作用を示す．化学構造は1955年 Hooper らに

S

より決定された).

s. S1 サルコマイシンS1(サルコマイシンを硫化水素で処理して得られる誘導物で,抗菌作用は *Candida albicans* に対して最も強い).

Sarles, Merritt Pardee [sɑ́:rlz] サーレス(アメリカの寄生虫学者).

S. phenomenon サーレス現象(鉤虫症の血清学的診断法の一つ).

S. reaction サーレス反応 [医学].

sar·men·to·cy·ma·rin [sɑ̀:məntousáiməriṇ] サルメントサイマリン $C_{30}H_{46}O_8$ (*Stropanthus sarmentosus* の種子に存在する強心性配糖体で,水解により sarmentogenin と sarmentose を生ずる).

sar·men·tog·e·nin [sɑ̀:məntάʤənin] サルメントゲニン $C_{23}H_{34}O_5$ (サルメントサイマリンの分解により生ずるアグリコン).

sar·men·tose [sɑ́:məntous] サルメントース(2-desoxyhexomethyl 糖のメチルエステル).

SARN superantigen-related nephritis スーパー抗原関連腎炎の略.

Sarnoff meth·od [sɑ́:nɑf méθəd] サルノッフ人工呼吸法(横隔膜神経を刺激する人工呼吸法).

Sarnoff op·er·a·tion [sɑ́:nɑf ὰpəréiʃən] サルノッフ手術(脱肛整復術).

Sar·ra·ce·nia [sæ̀rəsí:niə] ヘイシソウ,サラセニア属(サラセニア科の一属で,カナダのケベックの自然学者 Michel Sarrazin (1659-1734) にちなんで命名されたもの).

S. purpurea ヘイシソウ[瓶子葉草](ウツボカズラ), = pitcher-plant, side-saddle flower.

SARS severe acute respiratory syndrome 重症急性呼吸器症候群の略(サーズ).

SARS coronavirus (SARS CoV) SARS(サーズ)コロナウイルス(重症急性呼吸器症候群の原因ウイルス).

SARS CoV SARS *Coronavirus* SARS(サーズ)コロナウイルスの略.

sar·sa [sɑ́:sə] サルサ, = sarsaparilla.

sar·sa·pa·ril·la [sɑ̀:səpərílə] サルサパリラ,サルサ根(シオデ属 *Smilax* 植物の諸種の乾燥根茎で,シミラサポニン,サルササポニン,パリリンの3種サポニンを含有し,一時リウマチ薬として用いられた), = sarsa, radix sarsaparillae.

s. fluidextract サルサパリラ流エキス(治療薬には用いられない), = fluidextractum sarsaparillae.

sar·sa·sap·o·gen·in [sɑ̀:səsæ̀pəʤénin] サルササポゲニン $C_{27}H_{44}O_3$ (サルササポニンの水解産物).

sar·to·ri·us [sɑ:tɔ́:riəs] [TA] 縫工筋, = musculus sartorius [L/TA].

s. advancement 縫工筋前進術.

s. bursae 縫工筋腱下包.

s. muscle 縫工筋 [医学].

Sartwell, Philip [sɑ́:rtwèl] サートウエル(1908-1999, アメリカの疫学者).

S. incubation model サートウエル潜伏期モデル.

SAS sleep apnea syndrome 睡眠時無呼吸症候群の略.

Sas·sa·fras [sǽsəfræs] ランダイコウバシ属(クスノキ科の一属で,その根皮には揮発油サッサフラス油が含有されている *S. albidum* などが欧米で利用されている).

sas·sa·fras [sǽsəfræs] サッサフラス(*Sassafras* 属植物の乾燥根皮).

s. oil サッサフラス油(サフロール,ピネン,フェランドレン,右旋性ショウノウなどを含有する), = oleum sassafras.

s. pith サッサフラス木髄(粘漿薬として点眼薬に利用されたもの).

SAST serum aspartate aminotransferase 血清アスパラギン酸アミノ基転移酵素の略, = (serum) glutamic oxaloacetic transaminase.

sat saturated 飽和したの略.

sat-chro·mo·some [sǽt króuməsoum] 付随染色体 [医学](サテライト染色体).

sat·el·lite [sǽtilait] ① サテライト,付随体. ② 衛線. ③ 衛星 [医学].

s. abscess 衛星膿瘍.

s. cell 外套細胞 [医学], 衛星細胞(神経節細胞の周囲,骨格筋線維に付随して認められる).

s. cell of skeletal muscle 骨格筋の未分化細胞.

s. DNA サテライトDNA(真核生物のゲノムDNA中に存する高頻度反復性のDNA配列).

s. hospital 分院 [医学].

s. lesion 衛星病巣 [医学].

s. metastasis 衛星転移 [医学].

s. nodule 衛星結節 [医学].

s. phenomenon 衛星現象 [医学].

s. vein 随伴静脈(動脈に付随するもの).

s. virus 衛星ウイルス [医学].

sat·el·li·tism [sǽtilitizəm] 衛星現象 [医学], = satellite phenomenon.

sat·el·li·to·sis [sæ̀tilaitóusis] 随伴増殖(進行性麻痺またはほかの神経変性病において神経節細胞に付随して多数のグリア細胞などが増殖すること).

sa·ti·a·tion [sèiʃiéiʃən] 満足,飽き [医学], 飽食, = satisfaction, saturation.

sa·ti·e·ty [sətáiəti] 飽満,飽き飽きすること.

s. center 満腹中枢 [医学](摂食行動を抑制する視床下部腹内側野).

s. response 心的飽和反応 [医学].

Sato-Sekiya method 佐藤・関谷法(血球のペルオキシダーゼ反応を検出する方法で,硫酸銅0.5%液を20秒作用させたうえ,ベンチジン液で8分間反応させ,サフラニン1%溶液で後染色すると,ペルオキシダーゼ陽性顆粒は深青色,核および赤血球は赤色に染まる).

Sato, Toshiro 佐藤登志郎(1931-2014, 日本の医学者. 元北里研究所理事長・学長. 祖父は細菌学者北里柴三郎. 本辞典,医学英和大辞典の監修者として尽力された. 2011年旭日中綬章受章).

Satoyoshi disease 里吉病(1967年里吉營二郎(1924-2011)により報告され里吉症候群ともいわれる. また全身性の筋攣縮,脱毛,下痢を主徴とし,有痛性の筋攣縮のため全身こむら返り病ともいわれる).

Sattler, Hubert [sǽtlər] サットラー(1844-1928, オーストリアの眼科医).

S. elastic fibers サットラー弾力線維層(脈絡膜の毛細管板と大脈管との中間にある薄い弾力線維膜), = Sattler elastic layer.

S. elastic layer サットラー弾性板.

S. sign サットラー徴候(座位で右下肢を伸ばしたまま挙上すると,盲腸が腹壁と腰筋との間に圧迫されて,虫垂炎のあるときは左右腸骨棘を結ぶ線の右および中1/3の間にあるランツ点に強い痛みを感ずる).

S. veil サットラー薄膜(接触レンズ下面に接する角膜に発生する薄膜で,おそらく浮腫によるものであろう).

sat·u·rat·ed (sat) [sǽtjureitid] 飽和した [医学].

s. back-scattering ratio 飽和後方散乱率 [医学].

s. calomel electrode 飽和カロメル電極 [医学].

s. color 飽和色 [医学], = saturation of color.

s. compound 飽和化合物 [医学](二重結合などの不飽和結合を含まないで,単結合だけからできている有機化合物).

s. fat 飽和脂肪.

s. fatty acid 飽和脂肪酸 [医学].

s. hydrocarbon 飽和炭化水素.

S

s. phenomenon 飽和現象〔医学〕.
s. saline floatation method 飽和食塩水浮遊法.
s. solution 飽和溶液〔医学〕(溶け得る最大量の溶質を含んだ液).
s. vapo(u)r 飽和蒸気.
sat·u·ra·tion [sætjuréiʃən] ① 飽和〔度〕〔医学〕. ② 沸騰水.
s. analysis 飽和分析法〔医学〕.
s. current 飽和電流.
s. deficit 飽和不足〔度(量)〕〔医学〕.
s. degree 飽和度〔医学〕.
s. dissolved oxygen 飽和溶存酸素量〔医学〕.
s. index 飽和指数〔医学〕(色素指数と容積指数との比で，赤血球のヘモグロビン飽和状態を表す).
s. method 飽和照射療法(Kingery が1920年に考案したX線照射法で，はじめの短期間に組織の最大耐容線量を照射し，その後の回復を補うために小さい線量を繰り返し追加して，生物学的効果を絶えず飽和状態に維持しようとする方法).
s. of color 色の飽和度(白色を最も少なく含有する色. 写真，印刷等で三原色を十分重層すると黒色になり，白色が少なくなる).
s. point 飽和点〔医学〕.
s. pressure 飽和圧〔医学〕.
s. recovery (SR) 飽和回復法〔医学〕.
s. recovery image SR 像，飽和回復像.
s. sound pressure level (SSPL) 最大出力音圧レベル.
s. temperature 飽和温度〔医学〕.
s. voltage 飽和電圧〔医学〕.
Saturday night palsy 土曜夜麻痺，サタデーナイト麻痺(土曜日の夜など肘掛け椅子などでくつろいでいる場合の腕の圧迫神経麻痺. 土曜夜の酩酊によるためにこのようにいう).
Saturday night paralysis 土曜夜麻痺.
Sat·ur·ni·i·dae [sætə:naiidi:] ヤママユガ〔天蚕蛾〕科(鱗翅目の一科で，人体に皮膚炎を起こす).
sat·ur·nine [sǽtə:nain] ① 鉛の〔医学〕，鉛性の，鉛毒性の. ② 憂うつ性の.
s. arthralgia 鉛関節痛〔医学〕.
s. arthropathy 鉛関節症〔医学〕.
s. asthma 鉛喘息〔医学〕.
s. breath 鉛中毒性呼気，= lead breath.
s. cerebritis 鉛中毒性脳炎.
s. colic 鉛仙痛，= lead colic.
s. encephalopathy 鉛脳障害〔医学〕，鉛脳症〔医学〕.
s. epilepsy 鉛中毒性てんかん.
s. gout 鉛毒性痛風.
s. meningitis 鉛髄膜炎〔医学〕.
s. nephritis 鉛〔毒性〕腎炎〔医学〕.
s. poisoning 鉛中毒，= lead poisoning.
s. retinitis 鉛毒性網膜炎.
s. tremor 鉛〔中毒性〕振せん.
sat·urn·ism [sǽtə:nizəm] 慢性鉛〔中毒〕症，鉛中毒〔医学〕，= plumbism，saturnismus.
Satvioni cryptoscope サトヴィオニ蛍光透視鏡(初期の蛍光透視鏡).
sat·y·ri·a·sis [sætiráiəsis] 男子色情症〔医学〕，= leontiasis.
sat·y·ro·ma·nia [sætirouméiniə] 男性性欲亢進〔症〕，= satyriasis.
sau·cer [sɔ́:sər] 小皿，杯(骨などを杯の形にしたことについていう)，= gutter.
sau·cer·i·za·tion [sɔ̀:səraizéiʃən] ① 樋状掻爬〔術〕. ② 杯形成(骨髄炎などの手術において患部の骨を小皿の形に削っておくこと). 動 saucerize.
Saucerotte, Nicolas [sɔ̀:sərɔ́t] ソーサロト(1741–1814，フランスの医師. 1772年初めて先端巨大症 acromegaly の臨床的記載をしたといわれ，この症例を1世紀後 Pierre Marie がその報告の中に引用した).
Sauerbruch, Ernst Ferdinand [zóuə:rbrùk] ザウェルブルッフ(1875–1951，ドイツの外科医).
S. cabinet ザウェルブルッフ気室(胸部外科手術に際し患者を収める気室で，内部の気圧を随意に増減し得るもの).
S. diet ザウェルブルッフ食(減塩食)，= SHG diet.
S.–Harrmannsdorfer–Gerson diet (SHGd) ザウェルブルッフ・ヘルマンスドルフェル・ゲルソン食(塩化ナトリウムを制限した結核食).
S. prosthesis ザウェルブルッフ義足(切断した下脚の断端を利用して固定し得るもの).
sau·na [sáunə, sɔ́:nə] サウナ〔医学〕.
s. bath サウナ浴〔医学〕.
Saundby, Robert [sɔ́:nbi] ソーンビー(1849–1918，イギリスの医師).
S. test ソーンビー試験(便中の血液混入をみる試験).
sau·ri·a·sis [sɔ:ráiəsis] とかげ様皮膚〔医学〕，= ichthyosis serpentina.
sau·ri·der·ma [sɔ̀:ridə́:mə] (ヤマアラシ皮状魚りんせん)，= ichthyosis hystrix.
sau·ri·o·sis [sɔ̀:ri óusis] 毛包性角化症，= keratosis follicularis.
sau·roid [sɔ́:rɔid] 爬虫様の，ヘビ皮状の.
Sauropus androgynus アマメシバ(天芽芝. トウダイグサ科. 健康食品として加工されていたが閉塞性細気管支炎発症の事例があり，わが国では加工食品の販売が禁止されている).
Sau·ru·ra·ce·ae [sɔ̀:rəréisii:] ドクダミ科.
saury oil サンマ(秋刀魚)油.
sausage finger ソーセージ手指(混合性結合組織病(MCTD)の際に特徴的な手指の変化で，進行性全身性硬化症(PSS)のI型の病変を示す).
sausage–like finger ソーセージ〔様〕指〔医学〕.
sausage poisoning 腸詰(ソーセージ)中毒.
Saussurea lappa サアスウレアラッパ(インド産キク科植物の一種で，精油は消毒殺菌性をもち，その根茎 Kuth root は去痰薬).
saussurea root モッコウ〔木香〕(*Saussurea lappa* の根. 芳香健胃，薫香に用いられる).
Sauton, B. [sɔ́:tən] ソートン(1916没，フランスの細菌学者).
S. medium ソートン培地(結核菌の培養に利用されるアスパラギン4.0g，K_2HPO_4 0.5g，クエン酸2.0g，硫酸マグネシウム0.5g，クエン酸鉄アンモニウム0.05g，グリセリン60.0gを水で1,000mLに溶解し，25% NH_2OH で pH 7.5に調節したもの).
S. synthetic medium ソートン合成培地〔医学〕，= Sauton medium.
sauvage graft ソバージュグラフト(人工血管).
Savage, Henry [sǽvədʒ] サヴィッジ(1810–1900，イギリスの解剖学者，婦人科医).
S. perineal body サヴィッジ会陰体.
S. syndrome サヴィッジ症候群.
savant syndrome サバン症候群(知る，優れた学者の意の savant というフランス語が語源である. 精神遅滞など障害をもつ人が，それとは対照的な能力，才能を発現すること)，= idiot savant.
Savary bougies サバリーブジー(食道の拡張に用いる).
Savary–Miller classification サバリー・ミラー分類〔医学〕.
sav·in [sǽvin] サビン(ネズ〔杜松〕*Juniperus sabina* の芽から採った揮発油で催吐薬として用いられたことがある. 月経困難症，無月経，痛風，リウマチに使用される).

s. oil トショウ［杜松］油，= oleum sabinae.
sa·voy [səvɔ́i] ちりめんキャベツ.
s. disease ちりめん病（植物ウイルス感染による）.
saw [sɔ́:] 鋸，鋸子.
s.-palmetto ノコギリパルメット（シュロの一種）.
s. palmetto berry シュロ［棕櫚］の実.
s. tooth appearance 鋸歯状［医学］.
sawed crutch 短松葉杖［医学］，半松葉杖［医学］.
sawing sound 鋸切音.
Sax·i·fra·ga [sæksifrǽgə] ユキノシタ属（ユキノシタ科の一属で，苦味成分 bergenin を含有する）.
Sax·i·frag·a·ce·ae [sæksifrəgéisii:] ユキノシタ科.
sax·i·frage [sǽksifriʤ] ユキノシタ植物.
sax·i·tox·in [sæksitɑ́ksin] サキシトキシン $C_{10}H_{17}N_7O_4 \cdot 2HCl$（貝類にみられる神経毒．イガイ *Mytilus*，二枚貝 *Saxidomus*，プランクトン *Gonyaulax* などから得られる）.
Sayre, George Pomeroy [séiər] セイヤー（1911生，アメリカの眼科医．Kearns-Sayre syndrome）.
Sayre, Lewis Albert [séiər] セイアー（1820-1900，アメリカの外科医）.
S. adhesive dressing セイアー絆創膏固定法（転位の軽度な鎖骨骨折の治療に用いられる固定法）.
S. apparatus セイアー装置（ギプスジャケツをはめる際，患者の適当な位置に支持する装置）.
S. bandage セイアー包帯（鎖骨骨折に用いる包帯），= Sayre adhesive dressing.
S. jacket セイアージャケット（脊椎の疾患に用いるギプスジャケツ）.
Sb antimony アンチモンの元素記号.
SBE subacute bacterial endocarditis 亜急性細菌性心内膜炎の略.
SBP spontaneous bacterial peritonitis 特発性細菌性腹膜炎の略.
S-BP line S-BP 線（Sella-Bolton Point line）.
SBS ① shaken baby syndrome 揺さぶられっ子症候群の略．② sick building syndrome シックビル症候群の略．③ sinobronchial syndrome 副鼻腔気管支症候群の略.
SC ① secretory component 分泌成分の略．② stem cell 幹細胞の略.
Sc scandium スカンジウムの元素記号.
sc scruple スクルプルの略.
SCA spinocerebellar ataxia 脊髄小脳失調症の略.
scab [skǽb] ① 痂皮［医学］，かさぶた［医学］，= crust, eschar．② ヒツジのダニ病.
scabbard trachea サーベル鞘［状］気管［医学］，鞘状気管（側壁が接近して扁平なさやの形をなすもの），= saber sheath-shaped trachea.
scab·bing [skǽbiŋ] ① ねじ固定［術］．② 痂皮形成［医学］.
scabby mouth 痂皮性口.
scab·i·cide [skǽbisaid] 抗疥癬薬［医学］.
sca·bies [skéibi:z] 疥癬［医学］（疥癬虫 *Sarcoptes scabiei* による皮膚病），= itch.
s. burrow 疥癬トンネル.
s. crustosa 痂皮性疥癬（鱗状の角質増殖を呈する疥癬），= Boeck scabies, Norwegian s..
s. ferina 動物疥癬（ウマ，カナリヤなどからの感染による）.
s. mite ヒゼンダニ.
s. norwegica ノルウェー疥癬，= scabies crustosa.
s. papuliformis 丘疹状疥癬，= rank itch, scabies papulosa.
s. pustulosa 膿疱性疥癬.
s. sicca 乾癬.
sca·bi·et·i·cide [skèibiétisaid] 抗疥癬薬，= scabicide.
Sca·bi·o·sa [skèibióusə] マツムシソウ属（血液浄化用として用いられる家庭薬），= scabious.
sca·brit·i·es [skeibríʃi:z] ① 歪曲，粗糙．② 痂皮.
s. unguium 粗爪症.
sca·la [skéilə] 階（音または目盛の）．複 scalae.
s. consistentiae ［子宮］硬度段階標準（骨様硬，軟骨様硬，板様硬，弾性硬，緊張弾性，弾性軟，粘土様軟，波動性の8段）.
s. media [L/TA] 中階（蝸牛管 cochlear duct の別名），= scala media [TA], = scala of Loewenberg.
s. tympani [L/TA] 鼓室階，= scala tympani [TA].
s. vestibuli [L/TA] 前庭階，= scala vestibuli [TA].
sca·lar [skéilər] スカラー（1つの数値で完全に表される量で，ベクトル，テンソルなどと区別するための語）.
s. electrocardiogram スカラー心電図（数値の大小のみで表現されるもの．単極誘導，双極誘導の心電図はスカラー心電図である），= scalar ECG.
sca·lar·i·form [skəlǽrifɔ:m] 階段状の.
s. perforation 階段穿孔.
s. tracheid 階段仮道管.
s. vessel 階段道管.
scald [skɔ́:ld] 熱湯傷［医学］，熱傷（やけど）.
s. burn 熱湯傷.
s. head 頭癬（しらくも）.
scalded mouth syndrome 熱傷口腔症候群.
scalded skin syndrome 熱傷様皮膚症候群［医学］.
scald·ing [skɔ́:ldiŋ] ① 熱傷［医学］．② 排尿痛［医学］.
scale [skéil] ① 目盛，度合．② 鱗（うろこ）［医学］，鱗屑（りんせつ）［医学］，= squama．③ 階段標準（程度または種類を分類するための）.
s. effect 寸法効果［医学］，尺度効果.
s. mark 目盛線.
s. of full life 生活充実度.
s. of mental health 精神的健康尺度.
s. of neurosis 神経症尺度.
s. of turbulence 乱れの大きさ.
s. of two 2進法.
s. out 振り切れ［医学］.
s. pan はかりざら（皿）［医学］.
sca·lene [skéili:n] 斜角筋の.
s. block 斜角筋ブロック［医学］.
s. fascia 斜角筋筋膜，= Sibson aponeurosis, Sibson fascia.
s. hiatus 斜角筋裂孔.
s. (lymph) node biopsy 前斜角筋リンパ節生検.
s. tubercle [TA] 斜角筋結節，= tuberculum musculi scaleni anterioris [L/TA].
s. tubercle of Lisfranc リスフラーンク斜角結節.
sca·le·nec·to·my [skèilinéktəmi] 前斜角筋切除術.
sca·le·not·o·my [skèilinɑ́təmi] 斜角筋切離（開）術［医学］，斜角筋［筋］切り術，= scaleniotomy.
sca·le·nus [skeilí:nəs] 斜角筋.
s. anterior [TA] 前斜角筋，= musculus scalenus anterior [L/TA].
s. anterior muscle 前斜角筋.
s. anterior syndrome 前斜角筋症候群［医学］.
s. anticus = scalenus anterior.
s. anticus syndrome 前斜角筋症候群（肩部の疼痛が第7頸椎または上肢に反響し，挙手または頸部の回転により消失するような感覚が起こる．前斜角筋が第1肋骨に付着する部位にも疼痛を訴えることがある），= cervico brachial syndrome, Coote s..
s. medius [TA] 中斜角筋，= musculus scalenus medius [L/TA].
s. medius muscle 中斜角筋.
s. minimus [TA] 最小斜角筋，= musculus scalenus

minimus [L/TA].
s. minimus muscle 最小斜角筋.
s. neurocirculatory compression 斜角筋神経性血流圧迫症.
s. posterior [TA] 後斜角筋, = musculus scalenus posterior [L/TA].
s. posterior muscle 後斜角筋.
s. syndrome 斜角筋症候群(主として斜角筋による頸部神経叢症状で, 鎖骨下動脈の圧迫感, 血管運動神経症状などを伴う. Naffziger).
scaleover 振切れ.
scal·er [skéilər] スケーラ(① 計数回路(計数装置で, 2進法, 10進法などがある), = scaling circuit. ② 歯石除去器).
scal·ing [skéiliŋ] ① 落屑, = desquamation. ② 鱗状乾燥法(薬物の). ③ 歯石除去〔医学〕.
s. circuit 計数回路〔医学〕, = scaler.
s. of teeth 歯石除去, = scaling.
s. pain 激痛(皮膚を剥がされるような).
scall [skɔ́:l] ① 結痂, 頭瘡. ② 動物の黄癬.
scal·lop [skáləp, skæ–] ホタテガイ[帆立貝], イタヤガイ[板屋貝] (イタヤガイ属 *Pecten*).
scal·lop·ing [skǽləpiŋ] ① スカロッピング(スキャン像の辺縁のずれ). ② 波形変形, ホタテ貝状変形〔医学〕.
scal·ly ring·worm [skǽli ríŋwə:m] 渦状輪癬(せん)〔医学〕.
scalp [skǽlp] 頭皮〔医学〕(毛髪の生えた頭の外皮).
s. avulsion 頭皮剥離〔医学〕.
s. dermatosis 頭皮疾患〔医学〕.
s. electrode 頭皮電極〔医学〕.
s. electroencephalogram 頭皮上脳波〔医学〕.
s. electroencephalography 頭皮脳波記録〔法〕.
s. forceps 頭皮鉗子.
s. hair 頭髪.
s. muscle 頭蓋表筋.
s. traction forceps 頭皮鉗子〔医学〕.
scal·pel [skǽlpəl] 小刀, メス〔医学〕, 円刃刀.
scalp·ing [skǽlpiŋ] 頭皮剥離〔医学〕.
scal·pri·form [skǽlprifɔ:m] のみ(鑿)状の.
scal·prum [skǽlprəm] 骨膜剥離子, = raspatory.
sca·ly [skéili] 落屑状の, 鱗(りん)片状の〔医学〕, 鱗屑のある, 鱗片の.
s. eruption 鱗屑疹, = squamous eruption.
s. hair 鱗毛.
s. leaf 鱗片葉.
s. tetter (乾癬および落屑性湿疹).
scam·mo·nia [skæmóuniə] スカモニア, = scammony.
scam·mo·ny [skǽməni] スカモニア(ヒルガオ[旋花]科植物 *Convolvulus scammonia* の根茎を乾燥したもの, 峻下薬), = ipomoea.
scamping speech 不明瞭言語, = clipped speech.
scan [skǽn] スキャン〔医学〕, 走査〔医学〕.
s. field 走査野, = scanning field.
s. mode 走査様式, = scanning mode.
s. speed スキャン速度, = scanning speed.
s. system 走査装置, = scanning system.
s. time 走査時間, = scanning time.
scan·di·um (Sc) [skǽndiəm] スカンジウム(アルミニウム群の希土元素の一つで, 原子番号21, 元素記号 Sc, 原子量44.9559, 質量数は45, Nilson により1879年に発見された).
scan·ner [skǽnər] スキャナ〔医学〕(スキャンを行うための装置).
scan·ning [skǽniŋ] ① 韻律を調べること, 字句を断続して話すこと. ② 走査〔法〕〔医学〕, スキャン〔ニング〕.
s. agent スキャンニング剤〔医学〕, = scan agent.
s. electron microscope 走査型電子顕微鏡〔医学〕.
s. electron microscope for secondary electron (SEM) 走査二次電子型電子顕微鏡.
s. electron microscopy (SEM) ① 走査電顕〔検査法〕〔医学〕, 走査型電子顕微鏡法. ② 走査電子顕微鏡.
s. field 走査野〔医学〕, = scan field.
s. laser ophthalmoscope (SLO) 走査レーザー検眼鏡.
s. mode 走査様式〔医学〕, = scan mode.
s. pacemaker スキャニングペースメーカー〔医学〕.
s. speech 断綴(てつ)性発語〔医学〕, 断続言語〔医学〕, 分節言語, 断節言語(つづりの間隔を切って読み, または話すこと), = scansion.
s. speed スキャン速度〔医学〕, = scan speed.
s. system 走査装置〔医学〕, = scan system.
s. time 走査時間〔医学〕, = scan time.
s. transmission electron microscope (STEM) 走査透過型電子顕微鏡.
s. tunneling microscope (STM) 走査型トンネル顕微鏡.
sca·nog·ra·phy [skænágrəfi] スキャノグラフィ〔ー〕〔医学〕, 断続X線撮影法, 走査X線撮影法.
scan·sion [skǽnʃən] 韻律調, = scanning.
scan·so·ri·us [skænsɔ́:riəs] (よじ登るの意味で, 小殿筋などの副線維についていう).
scanty menstruation 過少月経.
scanty sweat 乏汗症.
Scanzoni, Friedrich Wilhelm [skɑ:ntsɔ́:ni] スカンツォニ(1821–1891, ドイツの産科医).
S. maneuver スカンツォニ手技, = Scanzoni operation.
S. operation スカンツォニ手術(後頭後位の胎児において鉗子を重複して用いる方法).
scape·goat [skéipgout] 身代わり〔医学〕.
sca·pha [skǽfə] [L/TA] 舟状窩(耳輪と対輪とを分ける長い溝), = scapha [TA].
scapho– [skæfou, –fə] 舟, 舟状のを表す接頭語.
scaph·o·ce·pha·lia [skæ̀fousifǽliə] 舟状頭〔蓋〕症〔医学〕.
scaphocephalic idiocy 舟状頭性白痴.
scaph·o·ceph·a·lism [skæ̀fəséfəlizəm] 舟状頭〔蓋〕体, = scaphocephaly.
scaph·o·ceph·a·lus [skæ̀fəséfələs] 舟状頭〔蓋〕体〔医学〕.
scaph·o·ceph·a·ly [skæ̀fəséfəli] 舟状頭蓋〔医学〕(舟状頭蓋奇形), = dolichocephaly, scaphocephalism, scaphocephalus. 形 scaphocephalic, scaphocephalous.
scaph·o·hy·dro·ceph·a·lus [skæ̀fouhàidrəséfələs] 舟状水頭〔症〕, = scaphohydrocephaly.
scaph·o·hy·dro·ceph·a·ly [skæ̀fouhàidrəséfəli] 舟状水頭〔症〕.
scaph·oid [skǽfɔid] [TA] ① 舟状骨, = os scaphoideum [L/TA]. ② 舟状の.
s. abdomen 舟形腹, 舟状腹〔医学〕(腹部が陥凹を示すこと).
s. bone 舟状骨.
s. chest 舟状胸〔医学〕.
s. eminence 舟状窩隆起〔医学〕.
s. fossa [TA] 舟状窩, = fossa scaphoidea [L/TA].
s. pad 舟状〔骨〕パッド〔医学〕.
s. scapula 舟状肩甲骨〔医学〕.
s. tubercle 〔手の〕舟状骨結節.
scaph·oid·i·tis [skæ̀foidáitis] 舟状骨炎.
scapholunate dissociation 舟状月状骨解離.
Scaph·o·poda [skəfápədə] 掘足綱(軟体動物).
scap·o·lite [skǽpəlait] 柱石(複雑な組成をもつ正

S

方晶系柱状晶)，= wernerite.
scapul- [skæpjul] 肩甲骨の意を表す接頭語，= scapulo-.
scap·u·la [skǽpjulə] [L/TA] 肩甲骨，= scapula [TA]. 複 scapulae. 形 scapular.
s. alata 翼状肩甲骨〔医学〕.
scap·u·lae [skǽpjuli:] 肩甲骨(scapula の複数).
scap·u·lal·gia [skæ̀pjulǽlʤiə] 肩甲骨痛〔医学〕.
scap·u·lar [skǽpjələ(r)] 肩甲〔骨〕の.
s. elevation operation 肩甲骨挙上〔手〕術.
s. line [TA] 肩甲線，= linea scapularis [L/TA].
s. notch 肩甲切痕.
s. point 肩甲点(肩甲骨の下角にあって，上腕神経叢の疼痛があるときにみられる圧痛点).
s. reflex 肩甲反射，= interscapular reflex.
s. region [TA] 肩甲部，= regio scapularis [L/TA].
s. spine 肩甲棘.
scap·u·lary [skǽpjuləri] 肩甲包帯(ズボン吊りのような形をした包帯).
scap·u·lec·to·my [skæ̀pjuléktəmi] 肩甲骨切除術〔医学〕.
scapulo- [skæpjulou, -lə] = scapul-.
scap·u·lo·cla·vic·u·lar [skæ̀pjulouklәvíkjulər] 肩〔甲骨〕鎖〔骨〕の.
scapulocostal syndrome 肩甲肋骨症候群.
scap·u·lo·dyn·ia [skæ̀pjulədíniə] 肩甲〔骨〕痛，= scapulalgia.
scap·u·lo·hu·mer·al [skæ̀pjulouhjú:mərəl] 肩甲上腕骨の.
s. atrophy 肩甲上腕筋萎縮.
s. muscular dystrophy 肩甲上腕骨の筋ジストロフィ，= limb-girdle muscular dystrophy.
s. periarthritis (**SHP**) 肩甲関節周囲炎〔医学〕，透析肩関節症.
s. reflex 肩甲上腕反射〔医学〕(肩甲骨の脊椎縁を打つと肩甲帯および上腕の筋肉が攣縮する反応).
s. rhythm 肩甲上腕リズム.
s. type 肩甲上腕型，= Vulpian atrophy.
scapuloperiosteal reflex 肩甲骨膜反射，= scapulohumoral reflex.
scapuloperoneal muscular atrophy 肩甲腓骨筋萎縮〔症〕〔医学〕.
scap·u·lo·pexy [skǽpjuləpeksi] 肩甲骨固定術〔医学〕.
scap·u·lo·tho·rac·ic [skæ̀pjulouθɔ:rǽsik] 肩甲胸部の.
scap·u·lo·ver·te·bral [skæ̀pjulouvə́:tibrəl] 肩甲椎骨の.
sca·pus [skéipəs] 幹茎，柄. 複 scapi.
s. penis 陰茎幹.
s. pili 毛幹，= hair shaft.
scar [ská:r] 瘢痕〔医学〕，= cicatrix.
s. cancer 瘢痕癌.
s. cancer of lungs 肺瘢痕癌.
s. carcinoma 瘢痕癌.
s. contracture 瘢痕拘縮〔医学〕(皮膚に瘢痕組織が形成されて，収縮性拘縮 shortened contructure を起こした状態をいう).
s. emphysema 瘢痕性気腫.
s. formation 瘢痕化〔医学〕.
s. keloid 瘢痕ケロイド〔医学〕.
s. of burn 熱傷瘢痕〔医学〕.
s. revision 瘢痕形成術〔医学〕.
s. tissue 瘢痕組織.
s. ulcer 瘢痕性潰瘍〔医学〕.
scar·da·myx·is [skà:dəmíksis] 瞬目，= nictation, scardamygmus.
Scardino, Peter T. [ská:rdinou] スカルディノ(1945生，アメリカの外科・泌尿器科医).
S. vertical flap pyeloplasty スカルディノ縦軸間置腎盂形成〔術〕，= Culp(-Scardino) pyeloplasty.
scarf [ská:f] スカーフ，頭巾.
s. sign 襟巻徴候〔医学〕，スカーフ徴候〔医学〕(筋トーヌス低下時にみられる徴候で，在胎週数の評価にも使用されている).
s. skin 表皮〔医学〕，= cuticle, epidermis.
scar·i·fi·ca·tion [skæ̀rifikéiʃən] 乱切法〔医学〕(切皮法). 動 scarify.
s. of pleura 胸膜の掻爬(そうは)〔医学〕.
s. test 乱切法，= Pirquet reaction.
scar·i·fi·ca·tor [skǽrifikeitər] 乱切器〔医学〕.
scar·la·ti·na [skɑ̀:lətí:nə] 猩紅熱〔医学〕，= scarlet fever. 形 scarlatinal, scarlatinous.
s. afebrili 無熱性猩紅熱.
s. fulminans 電撃性猩紅熱.
s. hemorrhagica 出血性猩紅熱.
s. sine exanthemate 無疹性猩紅熱.
scar·lat·i·nal [skɑ:lǽtinəl] 猩紅熱〔性〕の〔医学〕.
s. angina 猩紅熱アンギナ〔医学〕.
s. arthritis 猩紅熱〔性〕関節炎，= scarlatinal synovitis.
s. diphtheria 猩紅熱ジフテリア〔医学〕.
s. exanthema 猩紅熱発疹〔医学〕.
s. nephritis 猩紅熱〔後〕腎炎〔医学〕(猩紅熱発症後，2〜3週間で急性腎炎をきたすものをいい，滲出性増殖性糸球体腎炎である).
s. toxin 猩紅熱毒素，= Dick toxin.
scar·la·ti·nel·la [skɑ̀:lətinélə] 猩紅熱様風疹〔医学〕(第四病)，= Dukes-Filatow disease, fourth disease, reubeola scarlatinosa.
scar·la·tin·i·form [skɑ:lətínifɔ:m] 猩紅熱状(様)の〔医学〕.
s. erythema 猩紅熱様紅斑〔医学〕.
scar·lat·i·noid [skɑ:lǽtinɔid] 猩紅熱様の〔医学〕.
s. rubella 猩紅熱様風疹〔医学〕.
s. trichophytid(e) 猩紅熱様白癬疹.
scar·let [ská:lit] 紅〔色〕.
s. fever 猩紅熱〔医学〕(A群溶血性レンサ球菌 *Streptococcus pyogenes* による感染で小児に好発する急性咽頭扁桃腺炎に引き続き，びまん(瀰漫)性融合性の鮮紅色の発疹が出現し，口囲蒼白(口周囲は発疹がみられない)，イチゴ舌を伴い，数日後落屑が出現し，皮疹は消退する. 血液中の免疫体を検査するため Dick 試験がある)，= scarlatina.
s. fever antitoxin 猩紅熱抗毒素(A群溶血性レンサ球菌 *Streptococcus pyogenes* の発赤毒に反応する抗毒素をいう).
s. fever heart 猩紅熱性心臓炎.
s. fever sine angina 無アンギナ性猩紅熱.
s. fever sine eruptione 無疹性猩紅熱.
s. fever streptococcus antitoxin 猩紅熱レンサ球菌抗毒素(猩紅熱レンサ球菌で免疫した動物の血漿からつくった抗毒素で，治療，受動免疫および猩紅熱性発疹の判定に用いる)，= antiscarlet fever globulins, antitoxinum scarlatinae streptococcicum, scarlet fever antitoxin.
s. fever streptococcus toxin 猩紅熱レンサ球菌毒素(A群溶血性レンサ球菌 *Streptococcus pyogenes* の培養により得られる水溶性毒素を1%以下のペプトン加溶媒に溶かしたもの. 免疫用には適宜の間隔をおいて漸次増量して皮下注射を反復し，Dick test が陰性になるまで継続する)，= scarlet fever toxin for immunization and for Dick test, toxinum scarlatinae streptococcicum.
s. G スカーレット G，= Sudan Ⅲ.
s. J. Jg スカーレット J. Jg (エオジンⅠブルーイ

S

ッシュ), = eosine I bluish.

s. phosphorus 紅リン(リンの同素体の一つで，黄リンを三臭化リンとともに煮沸すると，深紅色の粉末として沈殿する).

s. red スカーレットレッド，膠質赤，猩紅赤，シャルラッハロート [化] *o*-tolyl-azo-*o*-tolyl azo-*β*-naphthol $C_{24}H_{20}N_4O$ (上皮の再生を促進する作用があるため，火傷，切創などに軟膏として用いられる), = Biebrich scarlet red, medicinal s. r., rubrum scarlatinum, Sudan Ⅳ.

s. red ointment スカーレット赤軟膏，膠質赤軟膏(5%)(局所的に保護薬として用いられる), = unguentum rubri scarlatini.

s. red sulfonate 硫酸スカーレットレッド，スルホン酸膠質赤(膠質赤の分子において CH_3 が SO_3Na で置換された誘導物で，膠質赤と同一の目的に用いられる), = soluble scarlet red.

s. red test コロイド赤試験，膠質赤試験(血清タンパク分画異常による沈殿を応用した肝機能検査法).

s. salve 紅色軟膏，スカーレット軟膏 [化] toluyl-azo-toluyl-azo-*β*-naphthol (細胞の増殖を促進する作用がある).

Scarpa, Antonio [skɑ́:pa] スカルパ(1747-1832, イタリアの解剖学者，外科医).

S. fascia スカルパ筋膜(プーパル靱帯をおおう腹部の浅在筋膜).

S. fluid スカルパ液(耳の内リンパ液).

S. foramen スカルパ孔(中門歯の後部にある2つの小孔で，鼻口蓋神経の経路).

S. ganglion スカルパ神経節(顔面神経と聴神経の前庭枝との交差点にある).

S. hiatus スカルパ裂孔.

S. liquor スカルパ液.

S. membrane スカルパ膜(正円窓を閉鎖する膜), = membrana tympani secundaria.

S. method スカルパ法.

S. operation スカルパ手術(大腿動脈結紮術).

S. sheath スカルパ鞘.

S. shoe スカルパ靴(馬蹄足の治療に用いる固定器で，足が直角以上に伸長するのを防ぐ目的をもつ).

S. triangle スカルパ三角(大腿三角ともいい，底辺は鼡径靱帯，頂点は縫工筋と長内転筋との交差点にある), = femoral triangle.

scar·ring [skɑ́riŋ] 瘢痕化 [医学].

scar·tec·to·my [skɑ:téktəmi] 瘢痕切除 [医学].

scat scatula 小箱の略.

scat·a·cra·tia [skæ̀təkréiʃiə] [大]便失禁, = incontinentia alvi, scoracratia.

Scatchard, George [skǽtʃə:rd] スキャッチャード(1892-1973, アメリカの化学者).

S. plot スキャッチャードプロット(結合タンパク質と結合子の結合の強さや結合部位の数についての情報を与える実験プロット).

sca·te·mia [skætí:miə] 腸性中毒症，宿便中毒, = scoretemia.

scat(o)- [skæt(ou), -t(ə)] 屎，糞との関係を表す接頭語.

sca·tol(e) [skǽtɔ:l, skei-] (スカトール), = skatol.

sca·tol·o·gy [skətɑ́lədʒi] 糞便学. [形] scatologic.

sca·to·ma [skətóumə] 糞腫 [医学]，糞塊瘤.

Sca·toph·a·ga [skətɑ́fəgə] フンバエ[糞蝿]属.

sca·toph·a·gy [skətɑ́fədʒi] 食糞症 [医学]，食屎[症]. [形] scatophagous.

scat·o·phil·ia [skæ̀təfíliə] 糞親性，糞便嗜好 [医学]，好屎症.

sca·tos·co·py [skətɑ́skəpi] 糞便検査法 [医学].

scat·ter [skǽtər] ① 散乱(光子や粒子線の). ② 分散, = diffusion.

s. diagram 散布図，点図表, = dot diagram.

s.-witted 注意力散漫な，軽率な.

scat·tered [skǽtə:d] 拡散の，播種性の，散在[性]の，散発[性]の.

s. fillet fiber 散在毛帯線維.

s. radiation 散乱線放射 [医学]，散乱線.

s. ray 散乱線 [医学] (X線が物質内を通過する際，進行方向が変化し，波長が増した線), = secondary ray.

scat·ter·ing [skǽtəriŋ] ① 散乱. ② 錯乱 [医学].

s. coefficient 散乱係数(吸収係数の一部分をなすもので，真吸収係数と区別して用いる語).

s. matrix 散乱行列.

s. of attention 注意散漫 [医学].

s. power 散乱能.

scat·u·la [skǽtjulə] 盒子，小箱(散薬などを処方するために用いる長方形の紙箱).

scav·en·ger [skǽvəndʒər] ① 清掃動物. ② 食細胞. ③ スカベンジャー(遊離基捕捉剤). ④ 腐食者.

s. cell 清掃細胞(① スカベンジャー細胞ともいいマクロファージのこと. ② 神経膠質の食細胞 = compound granule cell).

s. receptor スカベンジャー受容体(1986年 Brown らにより仮説として提唱され，1990年にわが国の児玉らによりクラス A スカベンジャー受容体 I，Ⅱ型が初めてクローニングされた．現在では数種の受容体が同定されている).

scavenging mask 清浄マスク [医学].

scavenging system 排除方式 [医学].

SCC ① squamous cell carcinoma 扁平上皮癌の略. ② succinylcholine chloride 塩化サクシニルコリンの略.

ScD Doctor of Science 理学博士の略.

ScDA scapulodextra anterior (right scapuloanterior position) 胎児の第2前方肩甲位の略.

ScDP scapulodextra posterior (right scapuloposterior position) 胎児の第2後方肩甲位の略.

SCE sister chromatid exchange 姉妹染色分体交換の略.

Sce·do·spo·ri·um [sì:douspɔ́:riəm, skèdəs-] セドスポリウム属(マズラ足を起こす真菌の一属).

scel- [sel, skel] 足または脚の意味を表す接頭語, = scelo-.

sce·lal·gia [silǽldʒiə] 脛痛 [医学].

scelo- [selou, -lə, skelou, -lə] = scel-.

scel·o·tyr·be [sèloutə́:bi] 下肢の痙性麻痺.

scene 事故現場.

scenic hallucination 場面的幻覚.

scent [sént] 匂い，遺臭，芳香, = fragrance.

s. glands 体臭腺.

scen·tom·e·ter [sentɑ́mitər] セントメータ [医学] (臭気強度測定装置).

SCF stem cell factor 幹細胞因子の略.

Schacher, Polycarp Gottlieb [ʃɑ́:hər, -ɑ́:kər] シャッヘル(1674-1737, ドイツの医師).

S. ganglion シャッヘル神経節(毛様神経節), = ciliary ganglion.

Schachnowicz dis·ease [ʃǽknəvítʃiz dizí:z] シャッハノウィッチ病(周期性筋麻痺), = myoplegia periodica.

Schaeffer-Fulton stain [ʃéifər fúltən stéin] シェーファー・フルトン染色法(胞子染色に応用される Wirtz 法の変法で，加熱固定標本を5%マラカイトグリーン液で30〜60秒間，時々加熱発蒸させ，水洗して30秒間0.5%サフラニン水溶液で染色すると，胞子は緑色，ほかは赤色となる).

Schaeffer meth·od [ʃéifər méθəd] シェーファー法(骨組織の染色法で，脱灰した切片を1：2,000

サフラニン液で染めてから，0.1%昇汞水中に，2〜3時間浸漬し，アルコールで処置して脱水すると，骨は無色，軟骨はオレンジ色，結合織と骨髄は赤色に染まる）．

Schäfer, Sir Edward Albert Sharpey [ʃéifər] シェーファー（1850–1935，イギリスの生理・組織学者．George Oliver との共同研究において，副腎の血管収縮作用物質を1894年に発見し，後 Abel はこれを epinephrine と命名した）．

S. method シェーファー法（人工呼吸法の一つ．患者を俯臥させ，頭を一方に向けて腕の上におき，1分間15回の速度で下部の胸に圧迫を間欠的に加える）．

Schäffer, Max [ʃέ:fər] シェーファー（1852–1923，ドイツの神経科医）．

S. reflex シェーファー反射（器質性片麻痺においては，アキレス腱の中央部を強くつまむと足の母指が背屈する），= Schäffer sign.

Schaffer test [ʃéifer tést] シェーファー試験（尿中亜硝酸塩検出法で，獣炭で脱色した尿4mL に10%酢酸等量を加え，5%フェリシアンカリウム液3滴を滴下すると濃黄色を発する）．

Schales–Schales meth·od [ʃá:ləz ʃá:ləz méθəd] シャーレス・シャーレス法（指示薬 diphenylcarbazone の下に適当な酸性度において標準硝酸水銀液で滴定する血液中の塩素測定法で，塩酸塩は塩酸水銀で，過剰の指示薬を加えた場合には紫色に変わる．Otto Schales，1910生；Selma S. Schales は共にアメリカの医師）．

Schally, Andrew Victor [ʃá:li] シャリー（1926生，ポーランド生まれ．カナダの大学を卒業後，カナダ，イギリスなどで研究生活をおくり，1957年アメリカに渡る．脳のペプチドホルモン産生に関する発見により，R. Guillemin とともに1977年度ノーベル医学・生理学賞を受けた）．

Schamberg, Jay Frank [ʃǽmbə:g] シャムバーク（1870–1934，アメリカの皮膚科医）．

S. dermatitis シャムバーク皮膚炎．

S. disease シャムバーク病，= progressive pigmentary dermatosis.

S. ointment シャムバーク軟膏（ベータナフトール0.5g，沈降イオウ0.65g，安息香豚脂30）．

Schanz, Alfred [ʃɑ:nts] シャンツ（1868–1931，ドイツの整形外科医）．

S. disease シャンツ病（疲労，脊椎の圧痛，臥位における疼痛脊椎彎曲などの症候群で，脊椎の衰弱を示す），= Schanz syndrome.

S. syndrome シャンツ症候群（脊椎筋の衰弱による疼痛や脊椎の彎曲を示す）．

Schapiro, Heinrich [ʃá:pirou] シャピロ（1852–1901，ロシアの医師）．

S. sign シャピロ徴候（心筋衰弱においては横臥しても脈拍数は減少しない）．

schap·ping [ʃá:piŋ] 腐化練り〔医学〕．

Schardinger, Franz [ʃá:diŋgər] シャルディンガー（1853–1920，オーストリアの化学者）．

S. enzyme シャルディンガー酵素（牛乳にある黄褐色の向酸素性酵素で，核酸脱水素作用を示し，キサンチン酸化酵素 xanthine oxidase と同一物質とみられる）．

S. reaction シャルディンガー反応（嫌気性酸化作用により，メチレン青のような水素受容質の存在において，牛乳中にある酸化酵素を検出する反応）．

S. reductase シャルディンガー還元酵素（ホルムアルデヒドの存在中で，メチレン青を還元する牛乳中の脱水素酵素）．

Schatzki, Richard [ʃǽtski] シャッキ（1901–1992，アメリカの放射線専門医）．

S. ring シャッキ輪〔医学〕．

Schaudinn, Fritz Richard [ʃóudin] シャウジン（1871–1906，ドイツの細菌学者）．

S. bacillus シャウジン菌（P. E. Hoffmann と共同で1905年に発見した梅毒スピロヘータ *Spirochaeta pallida*（*Treponema pallidum*））．

S. fixing fluid シャウジン固定液，= Schaudinn fluid.

S. fluid シャウジン液（昇汞飽和溶液200mL にアルコール100mL と氷酢酸15mL を加える）．

Schaumann, Jörgen [ʃóumɑ:n] シャウマン（1879–1953，スウェーデンの皮膚科医）．

S. body シャウマン小体（類肉腫症にみられるヘマトキシリン好染性の層板状小体）．

S. disease シャウマン病（類肉腫症の一型で，凍瘡状狼瘡），= Besnier Boeck–Schaumann disease, Boeck sarcoid, lymphogranulomatosis benigna.

S. syndrome シャウマン症候群（全身性の肉芽腫症），= sarcoidosis.

Schauta, Friedrich [ʃóutə] シャウタ（1849–1919，オーストリアの婦人科医）．

S. operation シャウタ手術（腟式子宮頸癌摘出術）．

S. vaginal operation シャウタ腟式手術．

S.–Wertheim operation シャウタ・ウェルタイム手術（膀胱脱手術）．

schearing modulus （ずれ弾性率），= modulus of rigidity.

Schede, Max [ʃέ:də] シェーデ（1844–1902，ドイツの外科医）．

S. method シェーデ〔療〕法（骨疽の際空洞を掻爬した後，凝血塊で充填させる方法）．

S. operation シェーデ手術（膿胸残腔に対する胸壁からの肺虚脱術であるが，外科的侵襲が大きいので現在はこの術式は用いられない）．

S. splint シェーデ副子（橈骨末端の骨折に利用される副子）．

S. thoracoplasty シェーデ胸郭形成〔術〕，= Schede operation.

scheduled maintenance 定期保守〔医学〕．

Scheele, Karl William [ʃέ:lə] シェーレ（1742–1786，スウェーデンの化学者．1772年頃酸素を発見し，またバリウム，塩素，およびマンガンを発見したほか，1776年に尿から尿酸を分離した）．

S. acid シェーレ酸（4%青酸液）．

S. green シェーレグリーン（硫酸銅の水溶液に亜ヒ酸アルカリの水溶液を作用させるとき沈殿する黄緑の粉末は水には不溶，酸には可溶．種々の組成をもつ亜ヒ酸銅 copper arsenite の混合物で，殺虫剤，顔料として用いられる有毒物）．

S. mineral （亜ヒ酸第二銅），= cupric arsenite.

schee·lite [ʃí:lait] 重石 $CaWO_4$（灰重石，マンガン重石ともいう）．

Scheibe, A. [ʃéibi] シャイベ（1875生，アメリカの医師）．

S. deafness シャイベ型難聴．

S. hearing impairment シャイベ型難聴．

Scheibler re·a·gent [ʃáiblər riéidʒənt] シャイブラー試薬（タングステン酸ナトリウムとリン酸ナトリウムとからなるアルカロイド検出液）．

Scheibler tonometer シャイブラー圧力計（音の振動数を測る装置）．

Scheie, Harold Glendon [ʃéi] シャイエ（1909–1990，アメリカの眼科医）．

S. classification シャイエの分類（高血圧眼底や網膜血管硬化症の程度により，眼底病変の重症度や全身予後の指標とする分類）．（→ 図）

S. disease シャイエ病〔医学〕．

S. syndrome シャイエ症候群（Hurler 症候群の変型）．

シャイエの分類

	高血圧性変化（H）	硬化性変化（S）
Ⅰ度	わずかの狭小を認める	動脈壁反射亢進 交差現象軽度
Ⅱ度	細動脈に口径動揺が加わる	反射亢進が著明 交差現象中等度
Ⅲ度	出血，白斑が出現	銅線動脈 交差現象著明
Ⅳ度	乳頭浮腫	銀線動脈

Scheiner, Christoph ［ʃáinər］ シャイネル（1575–1650，ドイツの物理学者．眼の調節において水晶体の曲度が変わること，また網膜に視像があたる方法などを証明した）．

S. test シャイネル試験（2つの小さい孔を通して物体を見ると，屈折と調節とが正常であれば物体は1つに見えるが，異常のあるときは2つに見える），= Scheiner experiment.

Schekman, Randy Wayne シェクマン（1948生，アメリカの生化学者．1970年代に酵母を用いた研究を始め，小胞輸送の制御に関わるタンパク質をコードする遺伝子を特定した．小胞輸送の制御機構を発見した業績により，James E. Rothman，Thomas Christian Südhofとともに2013年度ノーベル医学・生理学賞を受けた）．

Schellong, Fritz ［ʃéloŋ］ シェロング（1891–1953，ドイツの医師）．

S.-Strisower phenomenon シェロング・ストリソワー現象（横臥位から直立位に体位を変えると収縮期血圧は下降する）．

S. test シェロングテスト，= orthostatic examination.

sche·ma ［skí:mə］ ① 図解，略図，模型．② 配合（色などの）．③ 概略，機構，= scheme. 複 schemata. 形 schematic.

sche·mat·ic ［ski:mǽtik］ 図解の，模型の．

s. eye 要式眼［医学］（理想的の正常眼）．

sche·ma·to·gram ［ski:mǽtəgræ̀m，skí:mət–］ 身体図［医学］．

sche·mat·o·graph ［ski:mǽtəgræf］ 視野輪郭測定器．

Schenck, Benjamin Robinson ［ʃéŋk］ シェンク（1842–1920，アメリカの外科医）．

S. disease シェンク病（スポロトリコーシス），= de Beurmann–Gougerot disease，sporotrichosis.

Schepelmann, Emil ［ʃé:pəlmɑ:n］ シェーペルマン（ドイツの医師）．

S. sign シェーペルマン徴候（増殖性胸膜炎では，上体を健側に曲げると疼痛が増すが，神経痛では逆に患側に曲げて疼痛が増加する）．

Scherer, Johann Joseph von ［ʃé:rər］ シェーレル（1814–1869，ドイツの医師）．

S. tests シェーレル試験（① 尿中イノシットの検出法で，尿を硝酸とともに乾燥し，アンモニア水と塩化カルシウム液1滴を加えて再乾燥すると，イノシットは紅赤色を呈する．② ロイシンの検出法で，少量の硝酸を加えて乾燥し，水酸化ナトリウム液を加えると透明な残渣は褐色を呈する．③ チロジンの検出法で，硝酸とともに加熱乾燥して得られる硝酸ニトロチロジンは黄色であるが，苛性ソーダを加えると赤黄色となる）．

Schereshewsky meth·od ［ʃerəʃú:ski méθəd］ シュレシュウスキー法（スピロヘータ染色法で，1%オズミウム酸蒸気で固定した標本を0.5%グリセリン液にGiemsa液10滴を混ぜたもので加熱しながら2分間染める）．

sche·ro·ma ［ʃəróumə，skir–］ 眼〔球〕乾燥症，= xerophthalmia.

Scheuermann, Holger Werfel ［ʃɔ́iə:ma:n］ ショイエルマン（1877–1960，デンマークの外科医）．

S. disease ショイエルマン病［医学］（小児の限局性椎骨骨端部の壊死），= vertebral osteochondritis.

Scheugner granule ショイグネル顆粒，= Plehn granule，Schuele g..

Schiassi, B. ［skiɑ́:si］ スキアッシ（イタリアの外科医）．

S. operation スキアッシ手術（① 大網吻合により門脈の側副循環をつくる手術．② ヨード液を注射する下肢の静脈瘤治療術）．

S. serum (solution) スキアッシ液（食塩6.5g，塩化カリウム0.3g，塩化カルシウム1g，重曹0.5g，ブドウ糖1.5g，水1,000mLからなる液で，傷創の治療に用いる）．

Schick, Béla ［ʃík］ シック（1877–1967，オーストリア生まれのアメリカの小児科医．von Pirquetとの共同研究で(1905)，血清病を研究し，その医学的意義を明らかにした．また，最も有名な業績は，1908年ジフテリア毒素を用いて，被検者のジフテリア感受性を検出する確実な試験を考案し，これが現在広く行われているSchick testである）．

S. method シック法．

S. reaction シック反応．→ Schick test.

S. test シックテスト（ジフテリア毒素をヒト前腕屈側に皮内注射し，4日後に生じた皮内炎症反応をみる検査．ジフテリアに対する免疫能の有無をみる検査）．

S. test dose シックテスト（試験）量［医学］．

S. test toxin シック試験毒素［医学］．

S. toxin シック毒素［医学］．

Schiefferdecker, Paul ［ʃí:fə:dèkər］ シーフェルデッケル（1849–1931，ドイツの解剖学者）．

S. disk シーフェルデッケル円板（Schwann鞘と軸索との中間にあるRanvier結節の空隙に存在すると思われる物質で，硝酸銀により黒色に染まる）．

S. theory シーフェルデッケル説（組織の共生を基礎とする学説で，ある組織に産生する代謝物質は他の組織に刺激を加える作用があるという），= Schiefferdecker symbiosis theory.

Schiff, Hugo ［ʃíf］ シッフ（1834–1915，イタリアに住んだドイツの化学者）．

S. base シッフ塩基，= azomethine.

S. reaction シッフ反応（遊離アルデヒドの呈色反応の一つで，フクシン1gと異性重亜硫酸ソーダ$Na_2S_2O_5$ 1.9gとを1.15 NHCl液100mLに溶かし，2時間振盪した後活性炭で濾過した試薬をアルデヒド–CHO基をもつ化合物に作用させると紅紫色を発する）．

S. reagent シッフ試薬（塩基性フクシン1gを加熱蒸留水100mLに溶かし，濾過して冷却した後$NaHSO_3$ 2gとN/10 HCl 10mLを加え，暗所に18～24時間放置後，木炭粉末300gを加え，振盪して0～5°Cに貯蔵する）．

Schiff, Moritz ［ʃíf］ シッフ（1823–1896，ドイツの生理学者）．

S. biliary cycle シッフ胆汁環（胆汁中に排泄される胆汁酸塩は腸管絨毛により吸収され，再び肝臓に輸送されて利用されるという環）．

S.-Porter phenomenon シッフ・ポーター現象（上部脊髄の半側離断により横隔膜神経の作用が脱落し，健側の同神経遮断後さらに呼吸を支配する能力を現す現象）．

S.-Sherrington phenomenon シッフ・シェリントン現象（脊髄を切断すると，切断下部のみでなく上部にも反射亢進がみられる）．

Schild, H. O. ［ʃíld］ シルド（イギリスの薬理学者．

Schild plot の考案者).
S. plot シルドプロット(薬物受容体理論に基づいて競合的拮抗薬 pA2 を求めるためのプロット).
Schilder, Paul Ferdinand [ʃíldər] シルダー(1886–1940, オーストリア生まれで, 後年アメリカに住んだ医師).
S. disease シルダー病 [医学] (1912年に記載した小児および若年者に起こる原因不明なまれな疾患で, 主として大脳半球を侵し, 早期に盲目, 聾, 感覚障害などの症状が発現する), = encephalitis periaxialis diffusa, Huebner–Schilder disease, progressive subcortical encephalopathy.
Schiller, Walter [ʃílə:r] シラー(1887–1960, アメリカの病理学者).
S. test シラー試験(子宮頸部にルゴール液を塗布すると, 正常な重層扁平上皮は細胞内にグリコーゲンを含有しているため黒褐色に染まるが, 円柱上皮や癌細胞はグリコーゲンを有しないので黄染するのみ).
Schilling, Robert Frederick [ʃíliŋ] シリング(1919–2014, アメリカの血液学者).
S. test シリング試験(放射性コバルトを含むビタミン B_{12} を経口投与して, その吸収および尿中排泄の量による悪性貧血の確認法).
Schilling, Victor [ʃíliŋ] シリング(1883–1960, ドイツの血液学者).
S. band cell シリング帯状核細胞.
S. hemogram シリング血液像(好中球を骨髄球 myelocyte, 後骨髄球 metamyelocyte, juvenile, 桿状核球 band cell, および分葉核球の4種に分類し, 未熟型が増加すれば左方推移 left–shift, 分葉核球が増加すれば右方推移 right–shift という), = Schilling method, staff count.
S. index シリング指数.
S. leukemia シリング白血病(急性単球性白血病), = acute monocytic leukemia.
S. test シリング試験.
S. type leukemia シリング型白血病 [医学].
Schindler classification シンドラーの分類(R. Schindler により1936年に発表された胃炎の分類. 表層性, 萎縮性, 肥厚性, 随伴性の4型がある).
Schindler disease シンドラー病.
schin·dy·le·sis [skìndilí:sis] [L/TA] 挾合(篩骨垂直板と鋤骨との間にみられる不動結合), = schindylesis [TA].
schindyletic joint 夾結合.
Schi·nus [skínəs] コショウボク属(ウルシ科の一属).
S. molle コショウボク, ペルー乳香(アメリカ乳香脂の原植物), = pepper tree.
Schinzel, Albert [ʃíntsəl] シンツェル(スイスの遺伝学者).
S.–Giedion syndrome シンツェル・ギディオン症候群(常染色体劣性遺伝. 発育不全, 耳介低位, 精神遅滞などを呈する).
S. syndrome シンツェル症候群(精神遅滞や無毛などを呈する症候群. Ⅰ型, Ⅱ型がある).
Schiötz, Hjalmar [ʃiéts] シエッツ(1850–1927, ノルウェーの眼科医).
S. ophthalmometer シエッツ眼球計(1881年に L. E. Javal と共同で, Helmholtz 眼球計を改良したもの).
S. tonometer シエッツ眼圧計(1881年に考案した圧入式眼圧計の一つ. 錘を載せた棒で角膜の中央を圧しその陥凹の程度を目盛で読む).
Schirmer, Otto W. A. [ʃí:ərmər] シルマー(1864–1917, ドイツの眼科医).
S. test シルマー試験.
Schirmer, Rudolph [ʃírmər] シルマー(1831–1896, ドイツの眼科医).
S. test シルマーテスト(乾性角膜結膜炎においては, 濾紙小片の一端を下眼瞼内の結膜嚢内に, 他端を外部から観察すると, 15分後涙の分泌がみられない).
Schi·san·dra [skizǽndrə] マツブサ属(マツブサ科の一属).
schisandra fruit ゴミシ[五味子](チョウセンゴミシ *Schisandra chinensis* の果実. 鎮咳, 強壮, 肝臓薬として用いられる).
schis·ta·sis [skístəsis] ① 亀裂, 披裂〔症〕[医学]. ② 分裂(身体の部分が分裂した奇形のこと).
schisto– [skistou, ʃis–, –stə] 分裂の意味を表す接頭語, = schizo–.
schis·to·ce·lia [skìstousí:liə, ʃist–] 裂腹奇形, = schistocoelia.
schis·to·ceph·a·lus [skìstəséfələs, ʃist–] 裂頭奇形体(頭蓋が個所を問わず破裂した状態を Gurlt が総称した語).
schis·to·coe·lia [skìstousí:liə, ʃist–] 裂腹奇形, = schistocelia.
schis·to·cor·mia [skìstoukɔ́:miə, ʃist–] 躯幹分裂奇形.
schis·to·cor·mus [skìstoukɔ́:məs, ʃist–] 躯幹分裂奇形体.
s. fissicollis 頸部分裂奇形体.
s. fissisternalis 胸部分裂奇形体.
s. fissiventralis 腹部分裂奇形体.
schis·to·cys·tis [skìstəsístis, ʃist–] 膀胱裂(膀胱外反症または膀胱転位を含む).
schis·to·cyte [skístəsait, ʃist–] 分裂赤血球 [医学] (赤血球が分割されて極度に小さくなり, しかも血色素(ヘモグロビン)を含有するものに対して Ehrlich が用いた語).
schis·to·cy·to·sis [skìstousáitousis, ʃist–] 分裂赤血球増加〔症〕.
schis·to·glos·sia [skìstouglásiə, ʃist–] 舌裂, = cleft tongue.
schis·to·me·lia [skìstoumí:liə, ʃist–] 四肢裂.
schis·tom·e·lus [skistámiləs, ʃist–] 肢裂奇形.
schis·tom·e·ter [skistámitər, ʃist–] 声門開口計(声帯間の距離を測る器械).
schis·to·my·ce·tes [skìstoumaisí:ti:z, ʃist–] 分裂菌綱, = schizomycetes.
schis·to·pro·so·pia [skìstouprousóupiə, ʃist–] 顔面裂.
schis·to·pros·o·pus [skìstəprásəpəs, ʃist–] 顔面裂奇形体.
schis·tor·(r)a·chis [skistɔ́:rəkis, ʃist–] 脊椎裂.
schis·to·sis [skistóusis] 石工の塵肺症(石板工にみられる塵肺症で, 珪肺症の一型), = chalicosis, silicosis.
Schis·to·so·ma [skìstousóumə, ʃist–] 住血吸虫属(雌雄異体で細長く, 線虫様であり, 雌は雄より細長く, 雄の腹側を縦走する抱雌管内に抱かれる. 発育史にレジアの時期がない. 哺乳類の血管内に寄生する), = blood flukes.
S. bovis ウシ住血吸虫(ウシ, ヒツジの門脈に寄生する).
S. haematobium ビルハルツ住血吸虫(成虫はヒトやサルの膀胱付近の血管内に寄生し, 血尿, 排尿痛を起こす).
S. japonicum 日本住血吸虫(成虫はヒト, イヌ, ネコなど各種哺乳類の門脈や腸間膜血管に寄生し, 慢性期になると肝硬変, 腹水貯留, 脾腫, 貧血などを併発する).
S. mansoni マンソン住血吸虫(成虫はヒトやネズミなどの門脈および腸間膜血管に寄生し, 日本住血吸虫と同様の症状を起こす).

S. spindale 住血吸虫（東南アジアの反芻類に寄生する）.
schis·to·so·ma·cide ［skìstəsóuməsaid, ʃist-］ 殺住血吸虫剤. 形 schistosomacidal.
schistosomal liver cirrhosis 住血吸虫肝硬変［医学］.
schistosomal nephropathy 住血吸虫〔性〕腎症［医学］.
Schis·to·so·ma·ti·dae ［skìstəsoumǽtidi:, ʃist-］ 住血吸虫科（哺乳類，鳥類の血管内に寄生する．雌雄異体で雌雄により形が違い，血管系に寄生するために体は細長い．腸管は体後端近くまで達するが，その途中で両腸管は合一して1本となる．レジア，メタセルカリアの時期がなく，セルカリアが終宿主へ経皮的に侵入し，感染する）.
schis·to·some ［skístəsoum, ʃist-］ 住血吸虫.
s. dermatitis 住血吸虫性皮膚炎［医学］，= schistosomiasis.
schis·to·so·mia ［skìstousóumiə, ʃist-］ 躯幹分裂奇形，= schistocormia.
schis·to·so·mi·a·sis ［skìstousoumáiəsis, ʃist-］ ① 住血吸虫症［医学］，= bilharziasis. ② 泥沼皮膚症，= swamp itch.
s. haematobia ビルハルツ住血吸虫症［医学］.
s. japonica 日本住血吸虫症［医学］（片山病，山梨病，佐賀流行病），= oriental schistosomiasis.
s. mansoni マンソン住血吸虫症［医学］，= Manson schistosomiasis.
schis·to·so·mi·cide ［skìstousóumisaid, ʃist-］ 殺住血吸虫薬，住血吸虫駆除薬［医学］（扁形動物門，吸虫綱，二生目，住血吸虫科の寄生虫の駆虫薬．従来よりアンチモン製剤が用いられてきたが，近年イソキノリン誘導体のプラジクアンテル praziquantel が開発され，第1選択薬として貴重な存在となっている）.
schis·to·som·u·lum ［skìstəsámjuləm, ʃist-］ 幼住血吸虫.
Schis·to·so·mum ［skìstousóuməm, ʃist-］（旧称），= *Schistosoma*.
schis·to·so·mus ［skìstousóuməs, ʃist-］ 腹裂四肢欠損奇形体.
schis·to·ster·nia ［skìstoustə́:niə, ʃist-］ 胸骨裂.
schis·to·tho·rax ［skìstouθɔ́:ræks, ʃist-］ 胸裂.
schis·to·tra·che·lus ［skìstoutrəkí:ləs, ʃist-］ 頸椎裂，= tracheloschisis.
schiz·a·cu·sia ［skìzəkú:siə］ 聴覚分裂〔症〕（言語聴覚と音調聴覚との分裂または解離）.
schiz·am·ni·on ［skizǽmniən］ 裂隙羊膜.
schiz·ax·on ［skizǽksən］ 分岐軸索.
schiz·en·ceph·a·ly ［skìzənséfəli］ 裂溝脳［医学］，裂脳症［医学］（脳裂（脳の異常な分割）を伴う脳空洞体）.
schiz(o)- ［skits(ou), -ts(ə), -z(ou), -z(ə)］ 裂の意味を表す接頭語.
schizoaffective disorder 統合失調感情障害（ICD-10 の国際分類によるかつての混合精神病といわれた概念）.
schizoaffective psychosis 統合失調情動精神病（急性に総合失調症病像をもって発症し，比較的すみやかに寛解に至る予後良好な一群）.
Schiz·o·blas·to·spo·ri·on ［skìzoublæstouspɔ́:riən］ 分裂酵母胞子菌属（酵母菌に類似し，爪糸状菌症の病巣から分離される）.
schiz·o·bleph·ar·ia ［skìzoubleféəriə］ 眼瞼欠損〔症〕，= coloboma palpebrae.
schiz·o·bu·lia ［skìzoubjú:liə］ 人格分裂，思考分裂.
schiz·o·car·pi·um ［skìzouká:piəm］ 分果.
schiz·o·ce·pha·lia ［skìzousifǽliə］ 裂頭奇形.
schiz·o·cyte ［skízəsait］ 破砕赤血球，分裂赤血球［医学］，= schistocyte.
schiz·o·cy·to·sis ［skìzousaitóusis］ 分裂赤血球増加症，= schistocytosis.
schiz·o·gen·e·sis ［skìzəʤénisis］ 離生（分裂による生殖），= fissiparity, scissiparity. 形 schizogenous.
schizogenic cycle 分裂環（原虫が生成して分割する無性周期），= schizogenous cycle.
schi·zog·o·ny ［skizágəni］ シゾゴニー，多数分裂，分裂生殖［医学］，増員生殖，複分裂増員（核が多分裂により一時に多数の娘核になり，続いて細胞質を伴って一時に多数の個体に分かれる無性生殖法．マラリア原虫などの胞子虫類で認められる）. 形 schizogonic.
schiz·o·gy·ria ［skìzouʤáiriə］ 脳回裂隙症［医学］，脳回裂（脳回に楔状間隙を生じた状態）.
schiz·oid ［skízɔid, -tsɔid］ 統合失調質（① 統合失調症の病前性格．② 統合失調症類似の意味．③ Bleuler は内気な非社交的内向者に用いたが，Kretschmer は早発痴呆患者の体型に類似の体型の意味に用いた）.
s. personality 統合失調質人格.
s. personality disorder シゾイドパーソナリティ障害，スキゾイドパーソナリティ障害，統合失調質人格障害，= schizoid personality.
s. type 統合失調型（Kretschmer），= asthenic type.
schiz·oid·ism ［skízɔidizəm］ 統合失調状態，= schizoidia.
schiz·o·ma·nia ［skìzouméiniə］ 類統合失調症.
schiz·o·my·cete ［skìzoumaisí:t］ 分裂菌（いわゆる細菌のこと）. 形 schizomycetic.
schiz·o·my·co·sis ［skìzoumaikóusis］ 分裂菌症.
schizonepeta spike ケイガイ［荊芥］（ケイガイ *Schizonepeta tenuifolia* の花穂．発汗，解熱，鎮痙，解毒などに用いられる．特有の芳香があり清涼感もある）.
schiz·ont ［skízant］ 分裂〔小〕体［医学］，繁殖体［医学］，シゾント（多数分裂 schizogony を営んでいる栄養体），= agamont, monont.
schi·zon·ti·cide ［skizántəsaid］ 殺繁殖体剤，殺シゾント薬（繁殖体殺滅薬），= schizontocide.
schiz·o·nych·ia ［skìzouníkiə］ 爪〔甲〕〔葉状〕剥離症［医学］，爪甲層状分裂症，= onychoschisia, onychoschisis.
schiz·o·pha·sia ［skìzouféiziə］ 統合失調言語〔症〕，語瞼ごかい，= word-salad.
Schi·zoph·o·ra ［skizáfərə］ 有額嚢類（額嚢および脱鞘器を備える昆虫）.
schiz·o·phre·nia ［skìzoufrí:niə］ 統合失調症（1973年，神経精神病学用語統一委員会によって命名された精神分裂病（分裂病）の診断名は，近年，社会的偏見があるため変更すべきとの意見が高まり，2003年，日本精神神経学会により「統合失調症」に改められた）. 形 schizophrenic.
s. tarda 晩発性統合失調症.
schiz·o·phre·ni·ac ［skìzoufrí:niæk］ 統合失調症患者.
schiz·o·phren·ic ［skìzoufrénik］ 統合失調症の.
s. dementia 統合失調症性痴呆.
s. language 統合失調症言語.
s. psychology 統合失調症心理学.
s. reaction 統合失調症性反応（統合失調症様の病像をとって経過する神経症性の異常体験反応をいう）.
s. state 統合失調症状態.
s. symptoms 統合失調症状.
s. syndrome 統合失調症候群.
s. thinking 統合失調症性思考（統合失調症にとって特徴的な思考障害）.
schizophreniform disorder 統合失調症様障害.
schiz·o·phre·noid ［skìzoufrí:nɔid］ 統合失調症様

の.

schiz·o·phre·no·sis ［skìzoufri:nóusis］ 統合失調症性精神状態.

schiz·o·pro·so·pia ［skìzouprousóupiə］ 顔面裂.

Schiz·o·py·ren·i·da ［skìzoupairénidə］ シゾピレヌス目（肉質鞭毛虫）.

schiz·o·sac·cha·ro·my·co·sis pom·pho·li·ci·for·mis hom·i·nis ［skìzəsækəroumaikóusis pàmfoulisifɔ́:mis hóuminis］ 汗疱状酵母菌症.

schiz·o·so·ma si·re·noi·des ［skìzousóumə sài-rinɔ́idi:z］ 片側性人魚状腹裂脚欠損.

schiz·o·the·mia ［skìzouθí:miə］ 論旨分裂（懐古の念が続発するため，議論の軌道が外れることで，Beur および Freud はヒステリーの症状とみている）. 形 schizothemic.

schiz·o·tho·rax ［skìzouθɔ́:ræks］ 胸裂奇形体，＝schistothorax.

schiz·o·thy·mia ［skìzouθáimiə］ 統合失調気質（統合失調症前性格に近い気質標識を認めない正常範囲内にとどまる気質）. 形 schizothymic.

schizothymic temperament 統合失調気質.

schiz·o·to·nia ［skizoutóuniə］ 緊張分裂（筋肉の）.

schiz·o·trich·ia ［skìzətríkiə］ 毛尖分裂 ［医学］.

schiz·o·trop·ic ［skìzətrápik］ シゾント親性の.

schiz·o·try·pa·no·sis ［skìzoutrìpənóusis］ シャガス病，＝Chagas disease.

schiz·o·try·pan·o·so·mi·a·sis ［skìzoutrìpənou-soumáiəsis］ アメリカトリパノゾーマ症，＝Chagas disease，schizotrypanosis.

Schizotrypanum cruzi クルーズトリパヌム（シャガス病 Chagas disease の病原体），＝*Trypanosoma cruzi*.

schizotypal personality disorder 統合失調型パーソナリティ障害，統合失調型人格障害.

schiz·o·zo·ite ［skìzouzóuait］ 分裂小体，＝merozoite.

Schlagdenhauffen re·a·gent ［ʃla:gdənháufən riéiʤənt］ シュラーグデンハウフェン試薬（グアヤックチンキ，塩化第二水銀からなるアルカロイド検出液）.

Schlange, Hans ［ʃlá:ŋgə］ シュランゲ（1856-1922，ドイツの外科医）.

S. sign シュランゲ徴候 ［医学］（腸管閉塞のため蠕動は閉塞点から上方には起こるが，下方には欠如している），＝von Wahl sign.

Schlatter, Carl ［ʃlá:tər］ シュラッテル（1864-1934，スイスの外科医）.

S. disease シュラッテル病（R. B. Osgood により1903年に報告された脛骨粗面の骨軟骨症），＝Osgood-Schlatter disease.

S. operation シュラッテル手術（胃癌の外科的療法としての胃全切除術）.

S.-Osgood disease シュラッテル・オズグッド病.

Schleich, Karl Ludwig ［ʃláik］ シュライヒ（1859-1922，ドイツの外科医）.

S. anesthesis シュライヒ麻酔法（浸潤麻酔法）.

S. solution シュライヒ〔混合麻酔〕液（吸入麻酔に用いる合剤で，クロロホルム，硫酸エーテルおよび石油エーテルからなる），＝Schleich mixture.

Schlemm, Friedrich ［ʃlém］ シュレム（1795-1858，ドイツの解剖学者）.

S. canal シュレム管（強膜と角膜との接合部にある間隙で，前眼房から房水を排除する）.

S. ligaments シュレム靱帯（肩甲関節を強化するためにある2本の靱帯）.

Schlesinger, Hermann ［ʃléziŋgər，-siŋ-］ シュレジンガー（1868-1934，オーストリアの医師）.

S. phenomenon シュレジンガー現象（脚現象，プール徴候），＝leg phenomenon，Pool sign，Schlesinger sign.

S. sign シュレジンガー徴候（テタニーの際にみられる徴候），＝Pool phenomenon.

Schlesinger, Wilhelm ［sléziŋgər］ シュレジンガー（1869-1947，オーストリアの医師）.

S. test シュレジンガー試験（ウロビリン定性法．胆汁色素を10%塩化カルシウムで除去し，その濾液5～10mL にヨードチンキまたは過酸化水素水数滴と10%酢酸亜鉛アルコール液を等量加えると，数分後緑色の蛍光を発する）.

Schloffer, Hermann ［ʃlɔ́fər］ シュロッフェル（1868-1937，チェコ・プラハの外科医）.

S. operation シュロッフェル手術（下垂体腫瘍を鼻式手術により切除する方法）.

S. tumor シュロッフェル腫瘍，シュロッフェル腫瘤（線維性べんち（胼胝）性浸潤ともいい，鼡径ヘルニアの手術後，埋没した縫合糸を核として腹壁に発生する）.

Schlösser, Carl ［ʃlə́:sər］ シュレセル（1857-1925，ドイツの眼科医）.

S. method シュレセル療法（神経痛の療法としてアルコールを注射する方法），＝Schlösser treatment.

Schlossman, Abraham ［ʃlásmən］ シュロスマン（1918-2005，アメリカの眼科医）. → Posner-Schlossman syndrome.

Schlossmann method シュロスマン法（重合を阻止するため，ホルムアルデヒドにグリセリン10%を加えた後蒸発させる）.

Schmalz op·er·a·tion ［ʃmá:lz àpəréiʃən］ シュマルツ手術（涙管狭窄症において糸片を貫通させる方法）.

Schmerz clamp ［ʃmə́:ts klǽmp］ シュメルツ鉗子（骨に鉗子を打ち込んで牽引を加えるようにつくられた鉗子で，直達牽引の方法の一つ）.

Schmid-Fraccaro syndrome シュミット・フラッカーロ症候群（Schmid, W., Fraccaro M. により発見されたネコの目症候群をいう）.

Schmidel, Casimir Christoph ［ʃmídəl］ シュミデル（1718-1792，ドイツの解剖学者）.

S. anastomosis シュミデル吻合（下大静脈と門脈との異常吻合）.

Schmidt, Adolf ［ʃmít］ シュミット（1865-1918，ドイツの医師）.

S. diet シュミット食（牛乳，焼パン，卵，バター，牛肉，ジャガイモ，オートミルからなり，1日量9,383キロジュール（＝2,234kcal）），＝Schmidt-Strassburger diet.

S.-Strassburger diet シュミット・ストラスブルガー食，＝Schmidt diet.

S. tests シュミット試験（① 核溶解試験で，膵臓分泌汁はタンパク分解作用により細胞核を分解するが，胃液にはこの作用はない＝nuclear test. ② ウロビリンの検出法で，被検糞便を昇汞の濃溶液と混ぜて24時間後観察すると，ビリルビンは緑色，ヒドロビリルビンは赤色を呈する. ② 結合織試験で，胃の消化作用減退においては，結合織の消化が低下するため，糞便中にその多量が排泄される）.

Schmidt camera ［ʃmít kǽmərə］ シュミットカメラ（1930年に Hamburg 天文台の B. Schmidt が発案した結像系をいう）.

Schmidt, Eduard Oskar ［ʃmít］ シュミット（1823-1886，ドイツの解剖学者）.

S. coagulation theory シュミット血液凝固説（パラグロブリンは線維素酵素の作用により線維素原と結合して線維素となる）.

S. fibrinoplastic シュミット線維素形成素（血清グロブリンのこと）.

S. fibrinoplastin シュミットフィブリノプラスチン（血清グロブリン），= serum globulin.

Schmidt, Gerhard [ʃmít] シュミット（1900生，アメリカの生化学者）.

S.-Thannhauser method シュミット・タンハウザー法.

Schmidt, Henry D. [ʃmít] シュミット（1823-1888，アメリカの解剖・病理学者）.

S.-Lanterman clefts シュミット・ランターマン裂.

S.-Lanterman incisures シュミット・ランターマン切痕（神経線維に対し斜走する切痕），= Schmidt-Lanterman clefts.

Schmidt, Johann Friedrich Moritz [ʃmít] シュミット（1838-1907，ドイツの咽喉科医）.

S. syndrome シュミット症候群（疑核およびオリーブ傍核の病変があると，一側の麻痺が起こり，声帯，口蓋帆，菱形筋，乳突鎖骨筋などを侵す），= hemiplegia accessorio-glossopharyngea.

Schmidt, Martin Benno [ʃmít] シュミット（1863-1949，ドイツの病理学者）.

S. syndrome シュミット症候群（原発性慢性副腎皮質機能低下症（特発性アジソン病）と慢性甲状腺炎（橋本病）との合併）.

Schmidt, Penry D. [ʃmít] シュミット（1823-1888，アメリカの解剖学者）.

S. incisure シュミット切痕，= Lantermann incisure.

S. pool シュミットプール〔医学〕.

Schmiedeberg, Johann Ernst Oswald [ʃmí:dəbə:g] シュミーデベルグ（1838-1921，ドイツの薬理学者）.

S. digitalis シュミーデベルグジギタリス（1913年，digitalinum verum について記載し，後 Kiliani により研究されたもの）.

Schmitz bacillus シュミッツ菌，= *Shigella dysenteriae* 2.

Schmorl, Christian G. [ʃmɔ́:l] シュモール（1861-1932，ドイツの病理学者）.

S. alizarine SX method for calcium シュモールアリザリンSXカルシウム染色法（脱水した標本をアリザリンSX飽和アルコール溶液で5〜10分間染め，染色後0.75%食塩水で3〜5分間洗った後70%アルコールで脱色する）.

S. bacillus シュモール菌，= *Fusobacterium necrophorum*.

S. body シュモール小体（椎骨間から脱出した髄核の部分）.

S. disease シュモール病（髄核ヘルニア），= Schmorl nodules.

S. ferric-ferricyanide reduction stain シュモール第二鉄フェリシアニド還元染色〔法〕.

S. furrow シュモール溝（第1肋骨の発達不全のため，その内面に相当して肺表面に生ずる浅い溝）.

S. jaundice シュモール黄疸，= nuclear jaundice, kernicterus.

S. nodes シュモール結節〔医学〕.

S. nodules シュモール軟骨小結節（脊椎の椎体骨質の内で，椎間軟骨と連絡があって，なお周囲の骨質から限局された軟骨巣）.

S. picrothionin stain シュモールのピクロチオニン染色〔法〕.

Schnabel, Isidor [ʃnɑ́:bəl] シュナーベル（1842-1908，オーストリアの眼科医）.

S. cavern シュナーベル洞（緑内障にみられる視神経の病的空洞）.

Schnèe four-celled bath [ʃnéi fɔ́:r séld bǽθ] 電気四槽浴（カールスバードの Schnèe が考案した水電気浴で，水治療法と電気療法とを併用するため，陶器製の4個の小浴槽からなるもの）.

Schneeberg lung can·cer [ʃní:bə:g lʌ́ŋ kǽnsər] シュネーベルグ肺癌（ドイツの Schneeberg 鉱山の坑夫に起こる肺癌）.

Schneider, Conrad Victor [ʃnáidər] シュナイダー（1614-1680，ドイツの解剖学者）.

S. membrane シュナイダー膜（鼻粘液を分泌する鼻粘膜），= Schneiderian membrane.

Schneider, Edward Christian [ʃnáidər] シュナイダー（1874-1954，アメリカの生理学者）.

S. index シュナイダー指数（循環機能の検査で，臥位脈拍数が立位および運動により増加し正常数に回復する時間，および臥位と立位との血圧差から指数を算出する方法），= point test.

S. indicator シュナイダー指示法（循環系の検査資料に基づく心臓脈管機能の分類により疲労または能率を表す方法）.

S. test シュナイダー試験〔医学〕，= Schneider index.

Schneider, Franz Coelestin [ʃnáidər] シュナイダー（1813-1897，ドイツの化学者）.

S. acetocarmine シュナイダーアセトカルミン.

S. carmine シュナイダーカルミン液（カルミンの45%酢酸飽和溶液），= Schneider acetocarmine.

schneiderian membrane シュナイダー膜（鼻粘膜）.

Schnitzler, Julius [ʃnítslər] シュニッツラー（1865-1939，オーストリアの外科医）.

S. metastasis シュニッツラー転移〔医学〕（直腸子宮窩，膀胱直腸窩腹膜への癌の播種性転移をいう）.

Schnitzler, L. [ʃnítslər] シュニッツラー（フランスの皮膚科医）.

S. syndrome シュニッツラー症候群.

Schober test ショーバー試験.

Schoemaker, Jan [ʃú:mɑ:kər] シェーメイカー（1871-1940，オランダの外科医）.

S. line シェーメイカー線（転子点と前上棘状突起とを連結する線で，正常ではこの線を延長すると臍の上方を通過するが，転子が高位にある場合は臍の下方となる）.

Schoenheimer, Rudolf [ʃə́:nhaimər] シェーンハイマー（1898-1941，アメリカの生化学者．脂肪とアミノ酸の代謝研究に同位元素を利用し，体内の諸物質が持続的に任意破壊され，また再合成される力学的概念を提唱した．Sperry とともに血液コレステロールの定量法を考案した）.

S.-Sperry reaction (method) シェーンハイマー・スペリー反応（コレステロールの検出法で，アセトンアルコール溶液からジギトニンで沈殿し，Liebermann-Burchard 反応により呈色したものを比色する方法）.

schoe·nite [ʃéinait] 硫酸苦土カリ石.

Scholander, Per F. [ʃòulǽndər] ショランダー（1905-1980，ノルウェーの生理学者）.

S. apparatus ショランダー装置.

scholastic aptitude test 学力試験.

Scholz, Willibald Oscar [ʃɔ́:ltz] ショルツ（1889-1971，ドイツの神経科医）.

S. disease ショルツ病（脱髄性脳硬化症の家族性の病型），= familiar juvenile form of diffuse cerebral sclerosis.

Schönbein, Christian Friedrich [ʃóunbain] シェーンバイン（1799-1868，ドイツの化学者）.

S.-Pagenstecher test シェーンバイン・パーゲンステッヘル試験（シアン検出法の一つ）.

S. test シェーンバイン試験.

Schönbein operation シェーンバイン手術（ぶど

う膜形成術で，咽頭から皮膚を取って口蓋帆に縫合して鼻腔と口腔とを隔離させる）．

Schönlein, Johann Lukas ［ʃǿ:nlain］ シェーンライン（1793–1864，ドイツの医師）．

S. disease シェーンライン病（関節にアレルギー性腫脹と疼痛を伴う紫斑病），= non-thrombocytopenic purpura, peliosis rheumatica, rheumatic purpura, Schönlein purpura．

S. fungus シェーンライン菌（1839年に発見した黄癬菌），= *Trichophyton schoenleinii*．

S.-Henoch purpura シェーンライン・ヘノッホ紫斑病（血管性紫斑病の一型で，アレルギー性またはアナフィラキシー性紫斑病とも呼ばれ，関節症状と胃腸症状を合併したもの）．

S.-Henoch purpura nephritis シェーンライン・ヘノッホ紫斑病腎炎（原因不明の血管炎によると考えられる非血小板減少性紫斑病に合併する腎症状）．

S.-Henoch syndrome シェーンライン・ヘノッホ症候群（血小板非減少性の紫斑病），= Henoch-Schönlein syndrome．

S. purpura シェーンライン紫斑病［医学］．

school ［skú:l］ ① 学校．② 学派．

s. absenteeism 不登校，= non-attendance at school．

s. age 義務教育年限［医学］，就学年齢．

s. avoidance 登校許否．

s. children 学童［医学］．

s. clinic 学校クリニック．

s. dentist 学校歯科医［医学］．

s. dentistry 学校歯科学．

s. disease 学校病［医学］．

s. doctor 学校医［医学］．

s. dropout 中途退学者［医学］．

s. environment 学校環境［医学］．

s. feeding 学校給食［医学］．

s. for blind 盲学校［医学］．

s. for deaf ろう（聾）学校［医学］．

s. for deaf-mute ろうあ（聾唖）学校［医学］．

s. for exceptional children 特殊学校［医学］．

s. health 学校保健［医学］．

s. health coordinator 学校保健主事（教師）［医学］，= school health instructor．

s. health program 学校保健計画［医学］．

s. health service 学校保健業務［医学］，学校保健サービス．

s. hygiene 学校衛生〔学〕［医学］．

s. infectious disease 学校伝染病［医学］．

s. inspector 視学官．

s. lunch 学校給食，= school meal．

s. lunch disease 給食病［医学］．

s. lunch service central kitchen 学校給食センター．

s.-made chorea 学校舞踏病．

s. maladjustment 学校適応障害．

s. mental health 学校精神衛生［医学］．

s. myopia 学校近視［医学］．

s. non-attendance 不登校，= school refusal．

s. nurse 養護教諭［医学］，学校看護師．

s. nursing 学校看護［医学］．

s. of handicapped children 養護学校［医学］．

s. of medicine 医学部．

s. of nursing 看護学校．

s. phobia 学校恐怖〔症〕［医学］．

s. physician 学校医［医学］．

s. refusal 登校拒否〔症〕［医学］，= school phobia．

s. sanitation 学校衛生［医学］．

s. superintendent 学校管理長（アメリカでは，州庁または府県庁が経営する公立学校を統括する行政官）．

Schopfer test ［ʃáfər tést］ ショッフェル試験（カビ類の一種の発育に及ぼす作用から血中ビタミンBの微量を検出する方法）．

Schott, Theodore ［ʃát］ ショット（1850–1921，ドイツの医師）．

S. method ショット療法（心臓病の療法で，運動を適宜に調節し，Nauheim 塩浴を併用する方法），= Schott treatment．

S. treatment ショット療法．

Schottmüller, Hugo ［ʃátmi:lər］ ショットミュレル（1867–1936，ドイツの医師，細菌学者．1910年，細菌性心内膜の病因菌として *Streptococcus viridans* を分離したので，この細菌はショットミュレル菌 S. bacillus と呼ばれることがある．また，1914年，鼡咬熱 rat bite fever の病因菌 *Streptothrix muris ratti* (*streptobacillus moniliformis*) を分離した．なおパラチフスはショットミュレル病として知られる）．

S. disease ショットミュレル病．

schra·dan ［ʃrá:dən］ シュラダン [化] octamethylpyrophosphoramide．

Schramm phe·nom·e·non ［ʃrǽm finámінən］ シュラム現象（脊髄障害による尿道括約筋の弛緩状態）．

Schreger, Bernhard Gottlob ［ʃréigər］ シュレーゲル（1766–1825，ドイツの解剖学者）．

S. lines シュレーゲル線（ハンター・シュレーゲル条．歯のエナメル質の表面にみられる共心性暗明帯で，鏡検に際し光源の分別的屈折または反射により生ずる線），= Hunter-Schreger lines, Schreger bands, Schreger striae．

Schreger, Christian H. T. ［ʃréigər］ シュレーゲル（1768–1833，ドイツの解剖学者，化学者）．

S. bands シュレーゲル線（ヒトの歯を縦に切片にするとき，反射光線でエナメルにみられる線）．

Schridde, Hermann ［ʃrídə］ シュリッデ（1875生，ドイツの病理学者）．

S. cancer hairs シュリッデ癌毛．

S. disease シュリッデ病（先天性全身性水症）．

S. granules シュリッデ顆粒（形質細胞およびリンパ球の原形質にみられる顆粒）．

S. hairs シュリッデ毛髪（癌患者の鬚毛または側頭部において時々みられる暗色の太い粗毛）．

S. method シュリッデ法（切片上で骨髄細胞の顆粒を染色する方法で，Giemsa 希釈液で20分間染め，水洗後純アセトンで脱水する．好中球の顆粒は紫赤，好酸顆粒は赤，好塩基顆粒は深青，巨核球の顆粒も紫赤，核はすべて青，赤血球は緑，結合織は淡赤に染まる）．

Schrier al·loy of po·tas·si·um and so·di·um ［ʃráiər əlɔ́i əv poutǽsiəm ənd sóudiəm］ シュリエルのカリソーダ合金（鉱物性カリとソーダとの合金で歯の根管腐食に用いる）．

Schrödinger equation シュレーディンガー方程式（量子力学の基本方程式）．

Schroeder, Henry Alfred ［ʃréidər］ シュレーダー（1902生，アメリカの医師）．

S. syndrome シュレーダー症候群（高血圧と乏塩類性発汗を特徴とする症候群で，副腎機能亢進に基づくものと考えられ，体重の著しい増加がみられる）．

Schroeder, Karl Ernst ［ʃréidər］ シュレーダー（1838–1887，ドイツの婦人科医）．

S. operation シュレーダー手術（慢性子宮頸管炎の療法として粘膜を切除する手術）．

S. ring シュレーダー輪（子宮の収縮輪），= retraction ring．

Schroeder meth·od of ar·ti·fi·cial res·pi·ra·tion ［ʃréidər méθəd əv à:tifíʃəl rèspiréiʃən］ シュ

S

レーダー人工呼吸法（新生児仮死の際実施する方法で，温湯中に患児を上臥位に浸し，医師は両手で背を握り，患児を強く屈曲して強制呼気を行わせる）.

Schroeder, Robert ［ʃréidər］ シュレーダー（1884–1959，ドイツの婦人科医）.

S. disease シュレーダー病（子宮内膜の肥厚と多量出血とを特徴とする疾患で，おそらく性腺刺激ホルモンの欠乏に起因するものであろう）.

S. operation シュレーダー手術（① 腟縫合術. ② 慢性子宮内膜に対する頸管粘膜切除術）.

Schroeder–van der Kolk law ［ʃréidər vǽn dər kɔ́:k lɔ́:］ シュレーダー・バンデルコルク法則（混合した神経線維は，その運動神経線維により刺激される筋肉により動く部分に分布する）.

Schroeder, Woldemar von ［ʃréidər］ シュレーダー（1850–1898，ドイツの医師）.

S. test シュレーダー試験（尿素の検出法で，臭素のクロロホルム溶液中に被検物を加えると，尿素が存在する場合には分解されてガスを発生する）.

Schrön–Much granule シュレーン・ムック顆粒，= Much granule.

Schrötter von Kristelli, Leopold ［ʃrǿ:tər］ シュレッター（1837–1908，オーストリア・ウィーンの耳科医）.

S. catheter シュレッターカテーテル（喉頭狭窄部を拡張するために用いる硬ゴム製カテーテル）.

S. chorea シュレッター舞踏病（間代性痙攣において患者が発する特有の啼泣），= diaphragmatic chorea.

Schuchardt, Karl August ［ʃú:kɑ:t］ シュハルト（1856–1901，ドイツの外科医）.

S. operation シュハルト手術（腟側域切開術と呼ばれ，腟口が狭い場合に手術的操作を容易にするために行う），= paravaginal incision, Schuchardt incision of vagina and perineum.

Schüffner, Wilhelm August Paul ［ʃí:fnər］ シュフナー（1867–1949，ドイツの病理学者）.

S. dots シュフナー斑点（マラリア原虫の発育中，その寄生した赤血球内に出現する淡赤または赤黄色を呈する顆粒），= Schüffner granules, S. punctation.

S. granules シュフナー顆粒（斑点），= Schüffner dots.

S. stippling シュフナー斑点，= malarial stippling.

Schüle, Heinrich ［ʃí:l］ シューレ（1839–1916，ドイツの精神科医）.

S. sign シューレ徴候（うつ病においてみられる眉間のオメガ字状皮膚ヒダ），= omega melancholicum.

Schüller, Arthur ［ʃí:lər］ シュラー（1874–1958，オーストリアの神経科医）.

S.–Christian disease シュラー・クリスチャン病.

S. disease シュラー病（1915年に扁平骨の限局性穿孔，眼球突出，多尿，および全身性黄色腫などの症候群を記載し脳下垂体機能障害と考えたが，後に至り類脂質特にコレステロールの代謝異常に基づくことが明らかにされた），= Hand–Schüller–Christian disease, lipoid granulomatosis, S.–Christian syndrome, xanthogranulomatosis.

S. phenomenon シュラー現象（機能性片麻痺と器質性片麻痺の場合の歩行に現れる現象）.

S. second disease シュラー第2病（頭蓋限局性骨孔症），= osteoporosis circumscripta caranii.

S. syndrome シュラー症候群（骨の組織球増殖症），= Hand–Schüller–Christian syndrome.

Schüller, Karl Heinrich Anton Ludwig Max ［ʃí:lər］ シュラー（1843–1907，ドイツの外科医）.

S. ducts シュラー管，= ductus paraurethrales.

S. method シュラー法（人工呼吸法の一つで，患者の肋骨を下から指で引き上げながら胸部を律調的に挙上する方法）.

Schulte–Tigges so·lu·tion ［ʃúlt tígəs səl(j)ú:ʃən］ シュルテ・チッゲス液（抗酸菌染色法で，1～2分間加熱したカルボルフクシンに浸漬し，水洗して10%亜硫酸ナトリウム水溶液で脱色し，水洗後濃ピクロ硝酸液で後染色する）.

Schultes, Johann ［shʌ́ltəs］ スカルタス（1595–1645，ドイツの外科医），= Scultetus (Scultet), Johann.

S. bandage スカルタス包帯（下脚の複雑骨折に用いる包帯で，短い布片を重ね合わせてあって，取りはずしに際し，患者の脚を動かさないようにするのが目的），= Scultet bandage.

S. position スカルタス体位（ヘルニア切開術および去勢術の）.

Schultz, Arthur R. H. ［ʃúlts］ シュルツ（1890生，ドイツの医師）.

S. stain シュルツ染色〔法〕.

S. sterol reaction method シュルツステロール反応法（Liebermann–Burchardt コレステロール法の応用で，凍結切片を2.5%鉄ミョウバン溶液に37°C，3日間媒染し，水洗し水を吸い取って，濃硫酸と氷酢酸2～5mL の等量混合液数滴を滴下してただちに鏡検すると，コレステロールは緑色を呈する）.

Schultz, Hugo ［ʃúlts］ シュルツ（1853–1932，ドイツの薬理学者）. → Arndt–Schultz law.

Schultz, Werner ［ʃúlts］ シュルツ（1878–1947，ドイツの医師）.

S.–Charlton phenomenon シュルツ・シャールトン現象（猩紅熱の抗毒素あるいは回復期患者の血清を，鮮紅色の皮疹部位に注射すると，その部の皮膚が蒼白となる現象）.

S.–Charlton reaction シュルツ・シャールトン反応（シュルツ・カールトン消退現象ともいい，猩紅熱における皮膚試験で，猩紅熱の抗毒素または回復期血清を皮内注射すると，その部位の皮疹が消退する現象），= Schultz–Charlton phenomenon, S.–C. test.

S.–Dale phenomenon シュルツ・デール現象（感作されたモルモットの小腸または子宮腟粘膜が感作に用いた抗原を含む液中に浸漬されて縮小する現象），= Schultz–Dale test.

S.–Dale reaction シュルツ・デール反応［医学］.

S.–Dale test シュルツ・デールテスト［医学］，= Schultz–Dale phenomenon.

S. disease シュルツ病（無顆粒球症），= agranulocytic angina, agranulocytosis, Schultz syndrome.

S. triad シュルツ三徴（黄疸，壊疽性口炎，白血球減少症）.

Schultze, Bernhard Sigismund ［ʃúltsə］ シュルツェ（1827–1919，ドイツの産婦人科医）.

S. fold シュルツェヒダ（臍帯の胎盤付着部から臍小胞の残遺へ伸びている羊膜の鎌状ヒダ）.

S. mechanism シュルツェ機転.

S. method シュルツェ振揺法（新生児仮死に際して行う人工呼吸法で，後ろから肩をつかみ，医師の母指を肩の前方に向け，第2指は腋窩に，ほかの指を背にあて，胎児を逆転して下脚を前方に曲げ，胸と腹とに強い圧迫を加え，嚥下した羊水を呼出して，呼気を起こさせる）.

S. placenta シュルツェ胎盤.

Schultze, Ernst ［ʃúltse］ シュルツェ（1860–1912，スイスの化学者）.

S. test シュルツェ試験（① セロルース検出法. ② コレステロール検出法. ③ タンパク確認法）.

Schultze, Maximilian Johann Sigismund ［ʃúltse］ シュルツェ（1825–1874，ドイツの解剖，生物学者）.

S. bundle シュルツェ束，= fasciculus interfascicularis.

S. cells シュルツェ細胞(嗅細胞), = olfactory cells.
S.-Chvostek sign シュルツェ・クボステック徴候, = Chvostek sign.
S. membrane シュルツェ膜.
S. sign シュルツェ徴候(潜伏テタニーの場合, 舌を軽打すると陥凹する).
S. tract シュルツェ路(脊髄背側根の下行線維で, 頸髄および胸髄の背束の後索を通る. 束間束, 半月束, コンマ束ともいう), = Schultze bundle.

Schulze ten-words test [ʃúltse tén wə́:dz tést] シュルツェ10語試験(器質性大脳疾患に用いる検査法で, 2綴音からなる語字10字を選んで, 読み聞かせ, それらを暗誦させて再び患者に言わせる試験法).

Schütz, Erich [ʃíts] シュッツ(1902-1977, ドイツの生化学者).
S. law シュッツの法則.
S. rule シュッツ法則(異なった濃度の酵素が溶質を, ある特定時間内で分解する量は必ずしもその濃度には比例しないで, むしろその性状の平方根に比例する), = Schütz-Borissov rule, Schütz law.

Schütz, Hugo [ʃí:ts] シュッツ(ドイツの解剖学者).
S. bundle シュッツ束.

Schwabach, Dagobert [svá:bɑ:k] シュワバッハ(1846-1920, ドイツの耳科医).
S. test シュワバッハ試験(振動した音叉を乳様突起に当てて骨導の聴取時間を計り, 聞こえなくなったときに検者の乳様突起に当ててその延長または短縮を測定する方法).

Schwachman-Diamond syndrome シュワッハマン・ダイアモンド症候群〔医学〕.

Schwachman syndrome シュワッハマン症候群〔医学〕(膵機能不全を伴う副鼻腔炎と気管支拡張症を特色とする. 常染色体性劣性遺伝).

Schwalbe, Gustav Alcert [ʃvá:lbə] シュワルベ(1844-1916, ドイツの解剖学者).
S. corpuscles シュワルベ小体(味蕾).
S. fissure シュワルベ裂(中心上前部の後頭骨裂).
S. nucleus シュワルベ核(内側前庭核).
S. ring シュワルベ輪.
S. sheath シュワルベ鞘(弾力線維の鞘膜).
S. space シュワルベ隙(膣下の間隙).

Schwalbe, Marcus Walter [ʃvá:lbə] シュワルベ(1883-1927, ドイツの神経科医. 1908年に変型性筋ジストニー dystonia musculorum deformans を記載し, 後年 Oppenheim と Ziehen により研究された), = torsion spasm.

Schwann, Theodor [ʃvá:n] シュワン(1810-1882, ドイツの解剖・生理学者. ルーベーン大学解剖学教授で, 腐敗発酵説をたて, 1836年胃液中にペプシンを, 1837年酵母菌を発見し, 1844年消化における胆汁の作用を明らかにし細胞学説の樹立に貢献した).
S. cell シュワン細胞(神経線維鞘細胞). → neurilemma.
S. cell unit シュワン〔細胞〕単位.
S. nucleus シュワン核(シュワン鞘の内面にある扁平, 長楕円形の核).
S. sheath シュワン鞘(神経線維鞘), = neurilemma.
S. white substance シュワン白質(有髄神経の髄質).

schwan·ni·tis [ʃwɑ:náitis] 神経線維鞘炎, = schwannosis.

schwan·no·gli·o·ma [ʃwà:nəglaióumə] 神経鞘膠腫.

schwan·no·ma [ʃwɑ:nóumə] シュワン細胞腫〔医学〕, 神経鞘腫(末梢神経のシュワン細胞から発生する腫瘍), = neurilemmoma, neurinoma.

schwan·no·sis [ʃwɑ:nóusis] シュワン鞘炎(間質性肥厚性神経炎で, シュワン鞘の肥厚を起こす), = schwannitis.

Schwartz-Bartter syndrome シュワルツ・バーター症候群〔医学〕(抗利尿ホルモン分泌異常症. W. B. Schwartz, F. C. Bartter により報告された).

Schwartz, Charles Edouard [ʃwɔ́:ts] シュワルツ(1852生, フランスの外科医).
S. test シュワルツ法(下肢静脈瘤の診断法で, 伏在静脈に沿い, 指面をあて, 遠位部を叩いてみると, 静脈瘤の上方にあっては指は衝撃を感ずる), = Schwartz method.

Schwartz, Oscar [ʃwɔ́:rts] シュワルツ(1919生, アメリカの小児科医).
S.-Jampel disease シュワルツ・ヤンペル病, = myotonic chondrodystrophy.
S. syndrome シュワルツ症候群.

Schwartz prescription cabinet シュワルツ式薬品棚〔医学〕.

Schwartze, Hermann Hugo Rudolf [ʃvá:tsə] シュワルツェ(1837-1910, ドイツの耳科医).
S. operation シュワルツェ手術(つち(槌)とのみとを利用する乳様突起炎の根治手術).

Schwartzman, Gregory [ʃwɔ́:rtsmən] シュワルツマン(1896-1965, アメリカの細菌学者).
S. factor シュワルツマン因子.
S. phenomenon シュワルツマン現象.

Schwarz, Gottwald [ʃvá:ts] シュワルツ(1880-1959, ドイツの放射線医).
S. test シュワルツ法(胃消化機能のX線検査法で, 試験朝食時, 炭酸ビスマス(蒼鉛) 4g と中性ペプシン 0.25g とを腸膜でつくったカプセルに包んで投与し, 胃透視検査を経時的に行う. 無胃酸症においては5時間後になっても, カプセルは溶解しない), = bismuth capsule test.

Schwarz, Karl Leonhard Heinrich [ʃvá:ts] シュワルツ(1824-1890, ドイツの化学者).
S. test シュワルツ試験(スルホナールの検出法で, 被検物に木炭粉を加えて加熱するとメルカプタンの臭気を発する).

Schwarzenbacher test [ʃwà:tsənbáxər tést] シュワルツェンバッヘル試験(dotite 2Na は水溶液において Ca^{2+}, Mg^{2+} と定量的に安定な錯塩をつくるので, その反応の終末点を知るために指示薬 eriochrom black T を用いると, pH10 では赤色で, これに dotite 2Na の水溶液を滴加していくと, 被検液中の Ca^{2+}, 次に Mg^{2+} が錯塩となり, 最後に指示薬と結合していた Mg^{2+} も抽出されて, 錯塩を生ずるから, この点で指示薬は赤から青に変色する).

Schwediauer, François Xavier [ʃvédiàuər] シュウェジアウエル(1748-1824, オーストリアの医師).
S. disease シュウェジアウエル病(アキレス腱嚢炎), = achillobursitis.

Schweigger-Seidel, Franz [ʃváigər sáidəl] シュワイゲル・ザイデル(1834-1871, ドイツの生理学者. 1865年に精子の原形質および核を証明して有名).
S.-S. sheath シュワイゲル・ザイデル鞘(脾臓筆毛動脈の紡錘状膨隆部, 莢動脈), = ellipsoid of spleen, sheath artery of Schweigger-Seidel.

Schweinfurth green シュワインフルトグリーン, = Paris green.

Schweitzer, Albert [ʃváitsər] シュヴァイツァー(1875-1965, フランス国籍をもち, 哲学, 神学を修めた後医学を志し, 1913年仏領コンゴのランバレネの密林に病院を開設し, 原住民の診療に従事し, 1952年ノーベル平和賞を受けた).

Schweninger, Ernst [ʃvéniŋgər] シュベニンジャー(1850-1924, ドイツの皮膚科医).

S.-Buzzi anetoderma シュベニンジャー・ブッチ皮膚萎縮〔症〕(紅斑が消退したのち，弾力線維の消退によって，ヘルニア様に膨隆する．Fausto Buzzi は19 世紀後半の皮膚科医)．
S. method シュベニンジャー法．
SCI silent cerebral infarction 潜在性脳梗塞の略．
sci·ae·nine [saií:nin] サイイニン(イシモチ科魚類ニベに発見されたプロタミン)．
sci·age [siáʒ] [F] シアージ(マッサージで鋸をひくように手を動かす方法)．
sci·al·y·scope [saiǽliskoup] シアリスコープ(隣接した暗室に手術状況を映写する装置)．
sci·ap·o·dy [saiǽpədi] 巨足症，= macropodia, pes gias.
sci·a·scope [sáiəskoup] 検影器，= retinoscope.
sci·at·ic [saiǽtik] ① 坐骨の(坐骨 ischium に関係のある)．② 坐骨神経の．
s. artery 坐骨動脈〔医学〕．
s. bursa of gluteus maximus [TA] 大殿筋の坐骨包，= bursa ischiadica musculi glutei maximi [L/TA].
s. bursa of obturator internus [TA] 内閉鎖筋の坐骨包，= bursa ischiadica musculi obturatorii interni [L/TA].
s. foramen 坐骨孔．
s. hernia 坐骨ヘルニア〔医学〕，= ischiatic hernia.
s. nerve [TA] 坐骨神経，= nervus ischiadicus [L/TA].
s. neuralgia 坐骨神経痛〔医学〕，= sciatica.
s. neuritis 坐骨神経炎〔医学〕，= sciatica.
s. notch 坐骨切痕．
s. scoliosis 坐骨神経痛性脊柱側弯症〔医学〕，坐骨神経痛性側弯．
s. spine 坐骨棘．
sci·at·i·ca [saiǽtikə] 坐骨神経痛〔医学〕，= neuralgia sciatica.
SCID severe combined immunodeficiency disease 重症複合型免疫不全症の略．
SCID mouse スキッドマウス(SCID のモデル動物．機能的な T，B リンパ球を欠損したマウス)．
SCID/hu mouse (ヒト胎児造血組織を移植された SCID マウス．マウス末梢血中に長期にヒト由来免疫担当細胞を検出できることから，リンパ球の分化のモデルやウイルス感染症のモデルとして用いられる)．
sci·ence [sáiəns] 科学．形 scientific.
s. citation index (論文の引用文献を記載したデータベース)．
scientific criminal investigation 科学捜査．
scientific management 科学的管理〔法〕〔医学〕．
scientific name 学名〔医学〕．
scientific society 科学の学会〔医学〕．
scientific theory 科学的理論．
sci·en·to·met·rics [sàientəmétriks] 科学測定法，サイエントメトリックス．
sci·er·o·pia [saiəróupiə] 影視症〔医学〕(物体が陰影のように見える視力異常)．
Scil·la [sílə] ツルボ[綿棗児]属．
S. scilloides ツルボ，= Japanese jacinth.
scil·la [sílə] カイソウ[海葱]の球根，= squill.
scil·la·bi·ose [sìləbáious] シラビオース $C_{12}H_{22}O_{10}$(シラレン A の水解産物の一つで，グルコースとラムノースからなる二糖類)．
Scillae Bulbus カイソウ[海葱]．
scil·la·ren [síləren] シラレン〔医学〕．
scil·lir·o·side [silírəsaid] シリロサイド(赤色カイソウから得られる配糖体．齧歯類に毒性を示す)．
scil·lism [sílizəm] カイソウ[海葱]中毒〔症〕．
scil·lit·ic [silítik] カイソウ[海葱]の．
scil·lo·ceph·a·ly [sìləséfəli] 海葱状頭蓋(小さく錘体状をした先天性頭蓋奇形)．
scimitar sign シミター徴候．
scimitar syndrome シミター症候群〔医学〕，半月刀症候群，三日月刀症候群〔医学〕(肺血管還流異常．右肺静脈の全部ないし一部が下大静脈ないし肝静脈に還流し，胸部 X 線上，右心縁にそって上肺野より下肺野にかけて三日月様の陰影を示す，右肺低形成，心の右方偏位をもつ)．
scin·ti·an·gi·og·ra·phy [sìntiænʤiágrəfi] シンチ血管造影(撮影)〔法〕〔医学〕(RI 血管造影(撮像)法，血管シンチグラフィ)．
scin·ti·cam·era [sìntikǽmərə] シンチカメラ〔医学〕，= gamma camera, scintillation camera.
scin·ti·en·ceph·a·log·ra·phy [sìntiensèfəlágrəfi] シンチ脳造影(撮影)〔法〕〔医学〕，脳シンチグラフィ．
scin·ti·gram [síntigræm] 閃光走査法〔医学〕，シンチグラム〔医学〕(シンチスキャナを用いて放射性物質の存在，分布を記録した図)，= scintiscan.
scin·ti·graph·ic [sìntigrǽfik] シンチグラフィの，シンチグラフィに関連する．
scin·tig·ra·phy [sintígrəfi] シンチグラフィ，シンチ造影(撮影)法〔医学〕(体内に投与された放射性核種の分布をガンマカメラによって二次元画像として表示する方法)，= scintiphotography.
s. of cancer metastasis 甲状腺癌転移巣シンチグラフィ，= ^{131}I scintigraphy.
s. with americium-241 アメリシウム-241 シンチグラフィ(蛍光シンチグラム)，= fluorescent scintigram.
s. with gallium-67 ガリウム-67シンチグラフィ(放射線核種 ^{67}Gaを用いるシンチグラフィ)．
scin·til·lans [síntiləns] 閃輝〔性〕．
scin·til·la·scope [sintíləskoup] 閃輝計，シンチラスコープ(放射性物質が放出する粒子がシンチレータ物質に当たるときに発する光を観察する器械．シンチレーション計数器のこと)，= scintillation counter, spinthariscope.
scintillating hemianopsia 閃光性半盲症．
scintillating scotoma 閃光〔性〕暗点〔医学〕(自覚的に生ずる一過性閃輝性のもので，脳中枢における血管神経症により現れると思われる)，= flittering scotoma, s. scintillans.
scin·til·la·tion [sìntiléiʃən] 閃輝〔医学〕，シンチレーション〔医学〕，塵閃光(一般には光点の強く輝くことをいう．放射線がある種の物質(シンチレータと呼ぶ)に吸収されるときに発する光)．
s. camera シンチレーションカメラ．
s. counter シンチレーション計数器(放射線が NaI (Tl)のような特殊な物質に入射し吸収されるときに発する閃光によって計数する器械で，特にガンマ線に対しては Geiger-Müller 計数管よりは数十倍も効率が高い)．
s. effect 蛍光作用．
s. probe シンチ〔レーション〕プローブ〔医学〕．
s. solvent シンチ〔レーション〕溶媒〔医学〕．
s. spectrometer シンチ〔レーション〕スペクトロメータ〔医学〕．
s. speech 断続〔的〕言語〔医学〕．
s. survey meter シンチ〔レーション〕サーベイメータ〔医学〕．
scin·til·la·tor [síntileitər] シンチレータ〔医学〕，閃光発生体〔医学〕(放射線が物質に当たるとエネルギーを原子に与え軌道電子を励起し，その励起された電子が基底状態に戻るときエネルギー差を光(蛍光)として放出する現象があるが，その際の発光物質をいう)．
s. solution シンチレータ溶液〔医学〕．
scin·ti·mam·mog·ra·phy [sìntiməmágrəfi] シン

チマンモグラフィ．
scin·tim·e·try [sintímitri] シンチメトリ〔ー〕，シンチ測定〔法〕[医学].
scin·ti·photo [síntifoutou] シンチフォト[医学].
scin·ti·pho·to·graph [sìntifóutəgræf] シンチフォトグラフ（シンチフォトグラフィによって得られた放射性核種の分布を示す写真像），= scintiscan.
scin·ti·pho·tog·ra·phy [sìntifətágrəfi] シンチフォトグラフィ，= scintigraphy.
scin·ti·scan [síntiskæn] 閃光走査法[医学]，シンチスキャン[医学]，= gammagram，scintigram.
scin·ti·scan·ner [síntiskænər] シンチスキャナ[医学]（scintillation counter の走査によりシンチグラムを得るための装置）.
scin·ti·scan·ning [síntiskæniŋ] シンチスキャニング．
sci·on [sáiən] ① 接ぎ穂（接ぎ木樹の芽）．② 後裔．
sci·op·o·dy [skaiápədi] 小児巨足症．
scirrh(o)– [skirou, sirou, –rə] 硬性または硬癌の意味を表す接頭語．
scir·rhoid [skírɔid, si–] 硬癌様の．
scir·rho·ma [skiróumə, si–] 硬癌，= scirrhus.
s. caminianorum 煤煙性硬癌，= chimney sweeper's cancer, soot cancer.
scir·rhoph·thal·mia [skìrɑfθǽlmiə] 眼球硬癌．
scir·rhos·i·ty [skirásiti, si–] 硬癌性（癌の性状についていう）．
scirrhous cancer 硬〔性〕癌[医学].
scirrhous carcinoma スキルス癌，硬性癌[医学].
scir·rhus [skírəs, sí–] 硬癌，= scirrhoma. 形 scirrhous.
scis·sel [sísəl] 裁屑（義歯床に用いる金属薄板の小片）．
scis·sion [síʃən] 分裂，分離，分解，= fission.
scis·si·par·i·ty [sìsipǽriti] 分裂生殖，= fissiparity.
scis·sor [sízər] はさみ（鋏）[医学].
s. gait はさみ歩行（脚を交差し，足が床に粘着したような歩幅が短い歩行で，痙性両麻痺にみられる）．
s. leg はさみ状歩行．
s. movement はさみ運動（瞳孔の反射運動）．
scissoring vibration はさみ振動[医学].
scis·su·ra [sísjurə] 裂，断裂，溝．
s. pilorum 毛髪断裂．
Sci·u·rus [saijú:rəs] リス［栗鼠］属（哺乳綱，齧歯目，リス亜目，リス科リス亜科の一属）．
S. lis リス（日本産），= Japanese squirrel.
SCJ squamocolumnar junction 扁平〔上皮〕円柱上皮連結の略．
ScLA scapulolaeva anterior 胎児の第1前方肩甲位の略．
SCLE subacute cutaneous lupus erythematosus 亜急性皮膚エリテマトーデスの略．
scle·ra [sklíərə] [L/TA] 強膜，= sclera [TA]. 複 scleras, sclerae. 形 scleral.
s. caerulea 青色強膜，= blue sclera.
s. leproma 強膜レプローマ[医学].
s. scissors 強膜ばさみ（鋏）[医学].
scle·rac·ne [skliərǽkni] 硬化性痤瘡，= acne indurata.
scler·ad·e·ni·tis [sklìərædináitis] 硬〔性〕リンパ節炎[医学]，硬性腺炎．
scle·ral [sklíərəl] 強膜の[医学].
s. buckling 強膜内陥術[医学].
s. buckling operation 強膜折込み手術．
s. conus 円錐強膜．
s. furrow 強膜溝，= scleral sulcus.
s. punch 強膜切除用パンチ[医学].
s. rigidity 強膜硬性[医学].
s. ring 強膜輪[医学].
s. roll （強膜溝の後唇で，毛様体の付着部）．
s. rupture 強膜破裂[医学]，強膜裂傷．
s. shorting 強膜短縮術[医学].
s. spur [TA] 強膜距*，= calcar sclerae [L/TA].
s. staphyloma 強膜ぶどう膜腫[医学]，強膜ぶどう腫．
s. sulcus 強膜溝．
s. trepanation 強膜穿孔術[医学].
s. treppening operation 強膜穿孔術．
s. veins [TA] 強膜静脈，= venae sclerales [L/TA].
s. venous sinus [TA] 強膜静脈洞，= sinus venosus sclerae [L/TA].
scle·ra·ti·tis [sklìərətáitis] 強膜炎，= scleritis.
scle·ra·tog·e·nous [sklìərətáʤənəs] 強膜原性の，= sclerogenous.
scle·rec·ta·sia [sklìərəktéiziə] 強膜拡張[医学]，= sclerectasis.
scle·rec·to·ir·i·dec·to·my [skliərèktouìridéktəmi] 強膜虹彩切除術[医学]（緑内障療法として強膜切除と虹彩剥離とを併用する手術），= Lagrange operation, scleroiridectomia.
scle·rec·to·ir·i·do·di·al·y·sis [skliərèktouìridoudaiǽlisis] 強膜切除虹彩剥離術．
scle·rec·tome [skliəréktoum] 強膜切開刀．
scle·rec·to·my [skliəréktəmi] ① 強膜切除術．② 硬化鼓膜切除術，= sclerotomia.
scle·re·de·ma [sklìəridí:mə] 浮腫性強皮症，= sclerema cedematosum.
s. adultorum 成人性浮腫性強皮症[医学]，成年性浮腫性硬化症，= Buschke scleredema.
s. neonatorum 新生児皮膚硬化症．
scle·re·ma [skliərí:mə] 強皮症[医学]，硬皮症[医学]，〔皮膚〕硬化症[医学]，= scleremia, scleremus.
s. adiposum 脂肪〔性皮膚〕硬化症（皮膚硬化症の一つ）．
s. adultorum 成人性皮膚硬化症．
s. cutis 強皮症，= scleroderma.
s. edematosum 浮腫性硬化症，= edema neonatorum.
s. neonatorum 新生児強皮症[医学]，新生児皮膚硬化症，= edema of newborn.
scle·ren·ceph·a·ly [sklìərənséfəli] 脳硬化症，= sclerencephalia.
scle·ren·chy·ma [skliəréŋkimə] 硬膜組織，厚壁組織（木材の柔軟部に硬さを与える組織）．形 sclerenchymatous.
s. cell 厚壁細胞．
scle·re·ryth·rin [sklìərəríθrin] スクレレリトリン（バッカクに存在する赤色の色素で，生理的作用はない）．
scle·ri·a·sis [skliəráiəsis] 眼瞼強皮症，= scleroderma.
scle·ri·rit·o·my [sklìəriritəmi] 強膜虹彩切開．
scle·ri·tis [skliəráitis] 強膜炎[医学]，= scleraritis. 形 scleritic.
sclero– [skliərou, –rə] 硬結または強膜の意味を表す接頭語．
scle·ro·ad·e·ni·tis [sklìərouædináitis] 硬化性腺炎．
scle·ro·ad·i·pose [sklìərouǽdipous] 線維脂肪性の．
scle·ro·a·troph·ic [sklìərouətráfik] 萎縮性線維化の．
scle·ro·blast [sklíərəblæst] 造骨細胞．
scle·ro·blas·te·ma [sklìəroublæstí:mə] 椎胚（骨組織に発育する胎生期の組織）．形 scleroblastemic.
scle·ro·cho·roid·i·tis [sklìəroukɔ̀:rɔidáitis] 強〔膜〕

脈絡膜炎.
s. anterior 前〔部〕強脈絡膜炎, = anterior staphyloma.
s. posterior 後〔部〕強脈絡膜炎, = myopic choroiditis, posterior staphyloma.
scle·ro·con·junc·ti·val [sklìəroukὰnʤʌŋktáivəl] 強結膜の.
scle·ro·con·junc·ti·vi·tis [sklìəroukənʤὰŋktiváitis] 強結膜炎.
scle·ro·cor·nea [sklìəroukɔ́:niə] 強角膜, 角膜硬化〔医学〕.
sclerocorneal junction 強角膜連結.
sclerocorneal trephineing 強角膜管錐術(エリオット法).
sclerocystic disease of ovary 卵巣硬化嚢胞病.
scle·ro·dac·tyl·ia [sklìəroudæktíliə] 強指症〔医学〕, 肢端硬化症(指は細く, 先端がとがり, 皮膚硬化のため強直をきたして鉤手, 爪甲脱落, 指骨萎縮, 手指短縮などを招来する状態).
scle·ro·dac·ty·ly [sklìərədǽktili] 強指(趾)症〔医学〕, 手指(足指)硬化〔症〕, = acrosclerosis.
scle·ro·der·ma (SD) [sklìəroudə́:mə] 強皮症, 皮膚硬化症〔医学〕, = chorionitis, dermatosclerosis, scleriasis, sclerosis cutis.
s. circumscriptum 限局性強皮症, = morphea.
s. congenitum 先天性強皮症.
s. diffusum 汎発性強皮症.
s. en bandes 線(帯)状強皮症.
s. en coup de sabre 剣創状強皮症.
s. en plaques 斑状強皮症.
s. faciei 顔面強皮症.
s. kidney 強皮症腎〔医学〕.
scle·ro·der·ma·ti·tis [sklìəroudə̀:mətáitis] 硬化性皮膚炎〔医学〕, = sclerodermitis.
scle·ro·der·ma·to·my·o·si·tis [sklìəroudə̀:mətoumàiousáitis] 強皮皮膚筋炎〔医学〕.
scle·ro·der·ma·tous [sklìəroudə́:mətəs] 強皮症様の.
scle·ro·der·mia [sklìəroudə́:miə] 強皮症〔医学〕, 硬皮症〔医学〕, 皮膚硬化症〔医学〕.
s. circumscripta 限局性強皮症, = scleroderma circumscriptum.
s. diffusa 汎発性強皮症, = scleroderma diffusum.
scle·ro·des·mia [sklìərədésmiə] 靱帯硬化症〔医学〕.
scle·r(o)·ede·ma [sklèrouidí:mə] 浮腫性強皮症〔医学〕, 浮腫性硬化〔症〕〔医学〕, 硬化性浮腫〔症〕〔医学〕.
scle·ro·gen·ic [sklìərəʤénik] 硬化性の, = sclerogenous.
scle·ro·gum·ma·tous [sklìərəgʌ́mətəs] 線維ゴム腫の.
scle·roid [sklíərɔid] 硬性の〔医学〕.
scle·ro·i·ri·tis [sklìərouairáitis] 強膜虹彩炎〔医学〕.
scle·ro·ker·a·ti·tis [sklìeroukèrətáitis] 強角膜炎, 強膜角膜炎〔医学〕.
scle·ro·ker·a·to·i·ri·tis [sklìəroukèrətouairáitis] 強角膜虹彩炎, 強膜角膜虹彩炎〔医学〕.
scle·ro·ker·a·to·sis [sklìəroukèrətóusis] 強角膜炎, = sclerokeratitis.
scle·ro·ma [skliəróumə] 硬化症, 硬化腫〔医学〕.
s. respiratorium 鼻硬化症, = rhinoscleroma.
scle·ro·ma·la·cia [slkìəroumәléiʃiə] ① 強膜軟化〔症〕〔医学〕. ② 奇形骨炎, = Kienböck osteitis deformans.
s. perforans 穿孔性強膜軟化症.
scle·ro·me·ninx [sklìərəméniŋks] 〔脳〕硬膜, 硬髄膜, = dura mater, pachymeninx.
scle·ro·mere [sklíərəmiər] 椎節〔医学〕, 椎板尾部(骨格分節または原始脊椎).
scle·rom·e·ter [skliərámitər] 硬度計〔医学〕, 検硬計(物質の硬度を測定する装置).
scle·ro·mu·cin [sklìəroumjú:sin] スクレロムチン(バッカクの粘性有効成分).
scle·ro·myx·e·de·ma [sklìəroumìksədí:mə] ① 硬化性粘液水腫, = Arndt-Gottron syndrome. ② 粘液水腫性苔癬, = lichen myxedematosus.
scle·ro·nych·ia [sklìərəníkiə] 爪甲硬化症, 爪硬化〔医学〕.
scle·ro·nyx·is [sklìərəníksis] 強膜穿刺〔術〕〔医学〕.
scle·ro-o·oph·or·i·tis [sklíərou ouὰfəráitis] 硬化性卵巣炎(卵巣硬化), = sclero-oothecitis.
scle·ro-oo·the·ci·tis [sklíərou òuαθi:sáitis] 硬化性卵巣炎, = sclero-oophoritis.
scle·ro-op·tic [sklíərou áptik] 強膜視神経の.
scle·ro·per·i·ker·a·ti·tis [sklìəroupèrikèrətáitis] 強膜周囲(辺)角膜炎〔医学〕.
scle·roph·thal·mia [sklìərαfθǽlmiə] ① 眼球硬化〔医学〕. ② 強膜浸湿(強膜が角膜縁内に浸湿して, 中心のみ透明部を残す先天性角膜混濁).
scle·ro·phyll [sklíərəfil] 硬葉(かた葉). 形 sclerophyllous.
scle·ro·phyte [sklíərəfait] 硬葉植物.
scle·ro·phy·tes [sklìərəfáit:z] 硬葉樹林.
scle·ro·plas·ty [sklíərəplæsti] 強膜形成〔術〕〔医学〕.
scle·ro·pro·tein [sklìəroupróuti:n] 硬タンパク〔質〕(イギリスのタンパク質分類において用いられる名称で, アメリカ分類法によるアルブミノイドに相当する物質. 水, 塩類水溶液その他の溶媒に不溶性の線維状タンパク質の総称), = albuminoid.
scle·ro·sal [skliəróusəl] 硬化〔性〕の, = sclerous.
scle·ro·sant [skliəróusənt] スクレロサント(組織硬化性因子, 静脈瘤治療に用いる).
scle·rose [sklíərous, skliəróus, -z] 硬化する.
scle·rosed [sklíəroust, skliəróust, -zd] 硬化した.
scle·ros·ing [sklíərousiŋ, skliəróusiŋ, -ziŋ] 硬化性〔の〕〔医学〕.
s. adenosis 硬化性腺症〔医学〕.
s. agent 硬化剤(薬)〔医学〕.
s. alveolitis 硬化性胞隔炎〔医学〕, 硬化性歯槽炎.
s. angioma 硬化性血管腫〔医学〕.
s. cholangitis 硬化性胆管炎(胆管炎の特殊型. 炎症により胆管壁が硬化し, 内腔が狭小化する).
s. encapsulating peritonitis (SEP) 硬化性被嚢性腹膜炎.
s. glomerulonephritis 硬化性糸球体腎炎〔医学〕.
s. hemangioma 硬化性血管腫〔医学〕.
s. inflammation 硬化性炎〔症〕〔医学〕.
s. injection 硬化薬注射(注入)〔医学〕.
s. keratitis 硬化〔性〕角膜炎〔医学〕.
s. lesion 硬化性病変〔医学〕.
s. mastoiditis 硬化性乳突炎.
s. mediastinitis 硬化性縦隔炎〔医学〕.
s. mesenteritis 硬化性腸間膜炎.
s. myelitis 硬化性脊髄炎〔医学〕(脊髄実質の硬化と間質組織の増殖を伴う), = interstitial myelitis.
s. osteitis 硬化性骨炎.
s. osteogenic sarcoma 硬化性骨肉腫(下肢の長管骨の骨幹端部に起こる悪性腫瘍).
s. pancreatitis 硬化性膵炎.
s. peritonitis 硬化性腹膜炎〔医学〕.
s. solution 硬化液〔剤〕〔医学〕(動静脈瘤を硬化するための注射液).
s. therapy 硬化療法.
scle·ro·sis [skliəróusis] 硬化〔症〕〔医学〕, 硬変症(組織または臓器の病的硬化の総称で, 平等な硬化を硬結 induration, また間質結合織の増殖を硬変 cirrho-

S

sis という）. 複 scleroses. 形 sclerotic.
s. cutanea 皮膚硬化〔症〕.
s. mammae 乳腺硬変症.
s. of aorta 大動脈硬化〔症〕［医学］.
s. of white matter 白質硬化〔症〕.
s. ossium （硬化性骨炎），= condensing osteitis.
scle·ro·skel·e·ton ［sklìərəskélitən］ 硬化性骨格（靱帯，腱，筋膜などの硬化により生じた骨格）.
scle·ro·ste·no·sis ［sklìəroustinóusis］ 硬結拘縮，硬化狭窄〔症〕［医学］.
s. cutanea （強皮症），= scleroderma.
scle·ros·to·my ［skliərástəmi］ 強膜造孔術（緑内障の療法の一つ），= sclerotomia.
scle·ro·ther·a·py ［skliəθérəpi］ 硬化療法［医学］（痔核あるいは食道静脈瘤などに対し血管周囲に硬化液を注入する治療）.
s. for esophageal varices 食道静脈瘤硬化療法.
s. of cyst 嚢胞硬化療法［医学］.
s. of esophageal varices 食道静脈瘤硬化療法［医学］.
s. of hemangioma 血管腫の硬化療法［医学］.
s. of vulval veins 外陰静脈の硬化療法［医学］.
scle·ro·thrix ［sklíərəθriks］ 剛毛症.
scle·ro·tia ［sklìəróuʃiə］ 菌核［医学］.
scle·rot·ic ［skliərátik］ ① 硬性の，硬化の. ② 強膜の.
s. acid バッカク酸（バッカクにある有効成分），= sclerotinic acid.
s. bodies 硬壁小体.
s. cell 硬化細胞（クロモミューレスの巨細胞の内外に認められる黒褐色の菌胞子）.
s. cemental mass 硬化性セメント質塊.
s. degeneration 硬化変性（主として結合織，特に血管内層などの硝子変性）.
s. dentin(e) 硬化象牙質.
s. keratitis 硬化性角膜炎.
s. kidney 硬化腎，腎〔臓〕硬化症［医学］.
s. osteomyelitis 硬化性骨髄炎（ガレーの）（化膿性骨髄炎のなかで，慢性型をもって始まるタイプの一種に属するもの. Garré）.
s. stomach 硬化胃［医学］，= linitis plastica.
s. tooth 硬化歯.
s. zone 強膜帯（虹彩炎において結膜の深部血管が角膜の辺縁部と吻合し，強膜を穿孔して虹彩と脈絡膜とに癒合した部分）.
scle·rot·i·ca ［skliərátikə］ （強膜），= sclera.
scle·rot·i·cec·to·my ［sklìərətiséktəmi］ 強膜部分切除術（白内障の場合などに行う）.
scle·rot·i·co·cho·roid·i·tis ［skliəràtikoukɔ̀:rɔidáitis］ 強膜脈絡膜炎，= sclerochoroiditis.
Scle·ro·tin·ia ［skliəroutíniə］ 菌核菌属（真菌. 植物に菌核病をもたらす）.
scle·ro·tis ［sklíərətis］ バッカク（麦角），= ergot.
scle·ro·ti·um ［sklíərətiəm］ 菌核［医学］. 複 sclerotia.
sclerotogenous layer 骨格形成層（胚子の脊索の周囲にある中胚葉細胞層で，軸性骨格に発育する），= skeletogenous layer.
scle·ro·tome ［sklíərətoum］ ① 椎板，椎節（脊椎に発育する中胚葉原節の一種）. ② 強膜刀.
scle·rot·o·my ［skliərátəmi］ 強膜切開術［医学］，= sclerotomia.
s. anterior 前強膜切開術（デウエッカー法）.
s. posterior 後強膜切開術（ゲラン法）.
scle·ro·trich·ia ［sklìərətríkiə］ 硬毛症.
scle·rous ［sklíərəs］ 硬化の，硬結性の，= scleritic.
s. tissue 硬組織（軟骨，骨，歯）.
scle·ro·zone ［sklíərəzoun］ 粗面（筋板から発生した筋肉に付着する骨の部分）.
ScLP scapulolaeva posterior 胎児の第1後方肩甲位の略.
SCN suprachiasmatic nuclei 視〔神経〕交叉上核の略.
sco·le·ces ［skóulisi:z］ 頭節（scolex の複数）.
sco·le·ci·a·sis ［skòuləsáiəsis］ 毛虫症.
sco·le·ci·form ［skoulí:sifɔ:m］ 虫頭状の.
scoleco– ［skoulikou, –kə］ 虫頭の意味を表す接頭語.
sco·le·coid ［skoulí:kɔid］ 線虫様の，包虫様の，= vermiform.
sco·le·col·o·gy ［skòulikáləʤi］ 包虫学（条虫の包虫を研究する学問）.
sco·lex ［skóuleks］ 頭節［医学］（条虫の頭部で，腸粘膜に付着する部分）. 複 scoleces, scolices.
sco·li·ces ［skóulisi:z］ 頭節（scolex の複数）.
scolio– ［skouliou, –liə］ 側彎，偏彎の意味を表す接頭語.
sco·li·o·don·tic ［skòulioudántik］ 歯牙側彎の.
sco·li·o·ky·pho·sis ［skòulioukaifóusis］ 脊椎後彎.
sco·li·o·lor·do·sis ［skòulioulɔ:dóusis］ 脊椎前彎.
sco·li·om·e·ter ［skòuliámitər］ 脊椎側彎計.
sco·li·o·sis ［skòulióusis］ ［L/TA］ ① 側彎*，= scoliosis ［TA］. ② 側彎〔症〕（脊椎が左右に凸凹状に傾斜する奇形で，固有性と代償性とがあり，それは側彎の位置と方向とにより規定される）. 形 scoliotic.
sco·li·o·som·e·ter ［skòuliəsámitər］ 脊椎側彎計.
scoliotic pelvis 脊柱側彎性骨盤［医学］.
sco·li·o·tone ［skóuliətoun］ 〔脊椎〕側彎矯正器（側動を制限するため，脊椎を上下に伸張する工夫）.
Scol·o·pen·dra ［skàləpéndrə, skòu–］ オオムカデ属（オオムカデ科の一属で，有毒なことで知られる）.
Scol·o·pen·dri·dae ［skàləpéndridi:］ オオムカデ科.
Scom·ber ［skámbər］ サバ［鯖］属（サバ科の一属），= mackerel.
scom·bre·mine ［skámbrəmin］ スコンブレミン（サバ科サワラから得られるプロタミン）.
Scom·bri·dae ［skámbridi:］ サバ科.
scom·brine ［skámbri:n］ スコンブリン（サバ属 *Scomber* の精子から得られるモノプロタミンで，アルギニン，アラニン，プロリンなどが水解により生ずる. バルト海産のものは α–scombrine，日本産のものは β–s. と呼ばれる）.
scombroid poisoning サバ中毒.
scom·brone ［skánmbroun］ スコンブロン（サバの精子から得られるヒストン）.
scom·bro·pine ［skámbrəpin］ スコンブロピン（ムツ科ムツから得られるプロタミン）.
scoop ［skú:p］ へら（箆），杓子（しゃくし）（外科手術において空洞内容を掻き除くためのさじ状器具）.
sco·pa·rin ［skóupərin, skoupéi–］ スコパリン 化 8–glycosyl–4′,5,7–trihydroxy–3′–methoxyflavone $C_{22}H_{22}O_{11}$（エニシダ *Cytisus scoparius* の葉芽から得られる黄色結晶性配糖体で，利尿作用がある）.
sco·pa·rius ［skoupéiriəs］ エニシダ，スコパリウス（利尿薬），= broom tops.
–scope ［skoup］ 一般的には見るための機器を指すが，検査法をも含めた接尾語.
scope ［skóup］ ① 限界，範囲. ② 機会. ③ 余地.
sco·pin ［skóupin］ スコピン $C_{18}H_{13}NO_2$（スコポラミンの加水分解により生ずる中間産物で，スコポリンの異性体）.
sco·po·graph ［skóupəgræf］ スコポグラフ（透視と撮影の兼用 X 線装置）.
sco·po·la ［skoupóulə］ ロート（*Scopolia* 属植物の根茎を乾燥した生薬で，約0.6%のアルカロイドを含み，その80%はヒオスチアミン，残りはスコポラミンおよびノルヒオスチアミンである. ヨーロッパロー

S

ト根).
sco·po·lag·nia [skòupəlǽgniə] 窃視症，= scopophilia.
sco·pol·a·mine [skoupáləmi:n] スコポラミン ㊎ *dl*–hyoscine $C_{17}H_{21}NO_4$ (ロート根に存在するトロパン族アルカロイドで，散瞳，催眠などの作用を示す神経毒，水解によりトロパ酸とスコポリンを生ずる)，= hyoscine，atroscin.
s. butylbromide ブチルスコポラミン臭化物 $C_{21}H_{30}BrNO_4$：440.37 (臭化ブチルスコポラミン．副交感神経遮断薬，鎮痙薬：トロパ酸アミノアルコールエステル系(第四級アンモニウム)．胃・十二指腸潰瘍や食道痙攣，胆のう胆管炎などに用いられる).

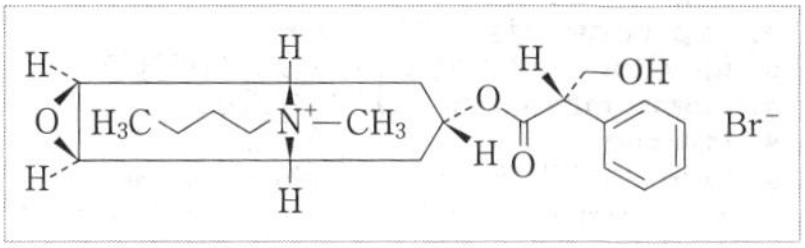

s. hydrobromide スコポラミン臭化水素酸塩 $C_{17}H_{21}NO_4 \cdot HBr \cdot 3H_2O$：438.31 (臭化水素酸スコポラミン．副交感神経遮断薬，抗パーキンソン病薬：トロパ酸アミノアルコールエステル系(第三級アミン)．麻酔前の前投薬として，特発性および脳炎後パーキンソン病に対して用いられる).

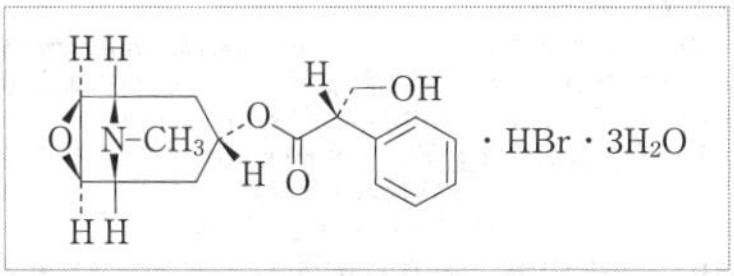

sco·pol·e·tin [skoupálətin] スコポレチン ㊎ *β*–methylesculetin $C_{10}H_8O_4$ (スコポリンの加水分解産物)，= gelseminic acid.
Sco·po·lia [skoupóuliə] ロート属(ナス科の植物).
S. japonica ハシリドコロ(根茎は薬用とされてきた).
sco·po·line [skóupəli:n] スコポリン $C_8H_{13}NO_2$ (スコポラミンの分解により生ずるアルカロイドで，スコピンの異性体)，= oscine.
sco·pom·e·ter [skoupámitər] 比濁計(溶液の混濁度を測定する機器).
sco·pom·e·try [skoupámitri] 比濁度測定法.
sco·po·mor·phi·nism [skòupoumɔ́:finizəm] スコポモルフィン中毒症(スコポラミンとモルヒネ連用による嗜癖の起こること).
sco·po·phil·ia [skòupəfíliə] 窃視症，瞠視症(他人の裸体，特に性器をのぞき見して快感を得ること).
sco·po·pho·bia [skoupoufóubiə] 窃視恐怖〔症〕，視線恐怖(見られることの恐怖．対人恐怖の亜型).
scop·to·phil·ia [skàptəfíliə] 窃視症，= scopophilia.
scop·to·pho·bia [skàptoufóubiə] 窃視恐怖症，= scopophobia.
Scop·u·lar·i·op·sis [skàpjulæriápsis] スコプラリオプシス属(*S. brevicaulis* などのスコプラリオプシス症の原因となる真菌が含まれる).
scop·u·lar·i·op·so·sis [skapjulæriapsóusis] スコプラリオプシス症(スコプラリオプシス属真菌による感染症).
–scopy [skəpi] 検査，観測の意味を表す接尾語.
scor·but [skɔ́:bjut] 壊血病，= scurvy.
scor·bu·tic [skɔ:bjú:tik] 壊血病〔の〕[医学].
s. anemia 壊血病性貧血 [医学].
s. dysentery 壊血病赤痢.
s. gingivitis 壊血病性歯肉炎 [医学].
s. hemarthrosis 壊血病性関節症.
s. purpura 壊血病性紫斑病 [医学].
s. ulcer 壊血病性潰瘍.
scor·bu·ti·gen·ic [skɔ:bjù:tiʤénik] 壊血病発生の.
scor·bu·tus [skɔ:bjú:təs] 壊血病 [医学]，= scurvy. 形 scorbutic.
scorch·ing [skɔ́:tʃiŋ] 熱い [医学].
scor·di·ne·ma [skɔ̀:diní:mə] あくび.
score [skɔ́:r] 評点，得点.
scoring method 採点法 [医学].
scor·ings [skɔ́:riŋz] 切れ目，裂け目，掠痕(X線像上，骨幹端にみられる細い横線の陰影で，骨成長の一時的停止を示す).
scor·o·dite [skɔ́:rədait] スコロド石 $FeAsO_4 \cdot 2H_2O$.
Scor·pio [skɔ́:piou] サソリ属.
S. maurus (エジプト産の有毒サソリ).
scorpioid cyme サソリ形花序.
scor·pi·on [skɔ́:piən] サソリ.
s.–flies シリアゲムシ(挙尾虫)，= *Mecoptera*.
s. poison サソリ毒.
s.–spider サソリモドキ(触脚クモ).
s. sting サソリ刺〔螫〕症.
s. toxin スコルピオントキシン，サソリ毒.
s. venom サソリ毒.
scor·pi·on·ism [skɔ́:piənizəm] サソリ毒症.
Scotch [skɔ́tʃ] スコットランドの.
S. bath スコッチ浴(患者が直座したままの淹水浴).
S. douche スコットランド(スコッチ)式圧注法 [医学]，スコッチ式淹注浴(温冷水を交代に用いる方法)，= transition douche.
S. pebble メノウ〔瑪瑙〕.
S. tape method スコッチテープ法(セロファンテープ法，蟯虫の検査法).
scoterythrous vision 赤色盲.
scoto– [skoutou, –tə] 暗の意味を表す接頭語，= skoto–.
sco·to·chro·mo·gen [skòutoukróuməʤən] 暗発色菌 [医学].
sco·to·din·ia [skòutədíniə] 失神性めまい(眩暈)(眼がくらんでめまいを起こすこと).
sco·to·gram [skóutəgræm] 放射線印画，放射線写真(透映印画ともいい，不透明板の介在なくして放射性物質から得られる写真)，= skiagram.
sco·to·graph [skóutəgræf] 暗中写真，暗写器，盲人用写字器.
sco·tog·ra·phy [skoutágrəfi] 暗中写真術.
sco·to·ma [skoutóumə] 暗点 [医学] (視野の限界内に病的に存在する島嶼とうしょ状の欠損部で，視野計により検出される). 複 scotomata. 形 scotomatous.
s. caecocentrale 盲点中心暗点.
s. central 中心暗点.
sco·to·ma·graph [skoutóuməgræf] 暗点描画器.
sco·to·ma·ta [skoutóumətə] 暗点(scotoma の複数).
sco·tom·e·ter [skoutámitər] 暗点〔視野〕計 [医学]，= scotomameter.
sco·tom·e·try [skoutámitri] 暗点視野測定〔法〕[医学].
sco·to·phil·ia [skòutəfíliə] 暗所嗜好症，= nyctophilia.
sco·to·pho·bia [skòutəfóubiə] 暗黒恐怖 [医学]，暗所恐怖〔症〕，= nyctophobia.
sco·to·pia [skoutóupiə] ①暗所視，黄昏視．②暗順症，= scotopic vision. 形 scotopic.
sco·top·ic [skoutápik] 暗順応の [医学].
s. adaptation 暗順応.

S

s. dominator 暗所視ドミネータ.
s. eye 暗所視眼.
s. vision 暗所視〔医学〕, = twilight vision.
sco·top·sin [skoutápsin] スコトプシン(ニワトリの網膜に存在する杆体視に関与するオプシン).
sco·tos·co·py [skoutáskəpi] 検影法〔医学〕, = skiascopy, retinoscopy.
sco·to·ther·a·py [skòutəθérəpi] 暗所療法(光線を遮断する療法).
Scott, Henry William Jr. [skát] スコット(1916生, アメリカの外科医).
S. operation スコット手術(空腸回腸バイパス吻合手術. 超肥満者に用いる).
scouring agent 精練剤〔医学〕.
scours [skáuərz] 伝染性下痢症(家畜の), = white scours.
scout film examination 単純X線撮影〔医学〕, 造影撮影前の単純撮影〔法〕.
scr scruple スクルプルの略.
scrape out そうは(掻爬)する〔医学〕.
scraped lint かき集めたリント布.
scra·pie [skréipi:] スクレイピー, スクラピー(ヤギやヒツジの伝染性海綿状脳症. プリオン病の一種). → prion.
s. agent スクレイピー病原体(ヤギやヒツジの神経疾患や脳の海綿状変性の病原体. プリオン).
scrap·ing [skréipiŋ] ① 擦過〔医学〕, 擦過傷〔医学〕, 擦過標本, 剥離〔医学〕, 表皮剥離〔医学〕, 掻は(爬). ② きさげ仕上げ(複 scrapings の場合には皮膚病巣から診断用小片を掻は(爬)したものをいう).
s. out そうは(掻爬)〔術〕〔医学〕.
s. smear 擦過標本〔医学〕.
scratch [skrǽtʃ] 掻は(爬), ひっかき〔医学〕.
s. hardness ひっかき硬さ〔医学〕.
s. mark ひっかき痕〔医学〕.
s. reflex ひっかき反射〔医学〕, 爪掻反射, 掻は(爬)反射(皮膚表面から刺激物を掃除する反射).
s. resistance 耐引っかき性〔医学〕.
s. test 掻皮試験〔医学〕, スクラッチテスト〔医学〕, = cutireaction.
s. wound 掻創(かききず).
scratched wound そうは(掻爬)創〔医学〕.
scratch·es [skrǽtʃiz] 馬足の湿疹.
scratching pest 仮性恐水病, = pseudorabies, Aujeszky disease.
screaming fit 叫び痙攣〔医学〕.
scre·a·tus [skriéitəs] 声咳(神経症においてみられる発作性せき払いおよび鼻息), = hawking.
screen [skrí:n] スクリーン(① 遮へい板, 暗幕(光線などを遮断するため, または原図を映写するための). ② 検査する, 評価する).
s. effect フィルター効果.
s. grid 遮へい格子, スクリーングリッド(真空管の).
s. irradiation ふるい(篩)照射〔医学〕.
s. memory 隠蔽記憶.
s. oxygenator スクリーン型人工肺〔医学〕.
screen·ing [skrí:niŋ] 選別〔医学〕, スクリーニング(① 遮断〔作用〕, さえぎり. ② シールド(電気の場合). ③ 予検法, 選別法, ふるい分け(予備選択法). ④ 走査式).
s. constant 遮へい定数, さえぎり定数.
s. doublet さえぎり二重項.
s. electrode シールド電極.
s. hearing test 選別聴力検査〔医学〕.
s. inspection 選別検査.
s. level 選別水準〔医学〕.
s. method スクリーニング法.
s. method for drugs and chemicals 薬毒物のスクリーニング.
s. program ふるい分け計画〔医学〕.
s. survey スクリーニング調査.
s. test スクリーニングテスト〔医学〕, 予検, 選別試験, ふるい分け試験(多数のサンプルをもつ対象集団に対して健常であるか否かの選別, また病人ならばどのような一般症状があるのかなどを知る目的で行われる検査), = cover test.
screw [skrú:] ねじ(螺子)〔医学〕.
s. arteries ラセン動脈.
s. articulation ラセン関節, = cochlear articulation, spiral joint.
s. axis ラセン軸.
s. cap bottle ねじ口びん〔医学〕.
s. elevator ラセン状エレベータ, 歯根挺子.
s.-home movement ねじ込み運動.
s. in-lead ねじ込みリード〔医学〕.
s. joint 滑車関節, = articulatio cochlearis.
s. micrometer 測微計〔医学〕, ねじマイクロメータ.
s. motion ラセン運動.
s. thread ねじ山.
screwdriver teeth 回旋子状歯, ラセン状歯, = Hutchinson teeth.
screw·worm [skrú:wə:m] ラセン虫, スクリューワーム(節足動物, 昆虫綱, 双翅目, クロバエ科 *Cochliomyia* 属のハエの幼虫をいう. ハエウジ症の原因として知られる).
s. fly ラセンウジバエ, = *Cochliomyia hominivorax*.
s. infection ラセン虫感染症, アメリカハエ幼虫感染症(*Cochliomyia* 幼虫の皮下侵入による).
Scribner, Belding H. [skríbnər] スクリブナー(1921生, アメリカの腎臓病学者).
S. shunt スクリブナーシャント〔医学〕.
scrib·o·ma·nia [skrìbouméiniə] 濫書症, = graphomania, graphorrhea.
script analysis 脚本分析.
scrip·to·ri·us [skriptɔ́:riəs] 筆尖, = calamus scriptorius.
scrivener's palsy 書痙, = writer's cramp.
scro·bic·u·lus [skrəbíkjuləs] 小窩, 小溝. 形 scrobiculate.
s. cordis 前胸窩, 心窩部, = pit of stomach.
scrof·u·la [skráfjulə] 腺病〔医学〕(頸部リンパ節結核で, 俗にるいれき(瘰癧)と呼ばれる). 形 scrofulous.
scrofular conjunctivitis フリクテン性結膜炎, = phlyctenular conjunctivitis.
scrof·u·lo·der·ma [skràfjuloudə́:mə] 皮膚腺病〔医学〕(軟化性皮膚結核), = tuberculosis cutis colliquativa.
s. gummosa ゴム腫性皮膚腺病.
scrof·u·lo·phy·ma [skràfjuloufáimə] 皮膚結核腫, = verrucous scrofuloderm.
scrof·u·lo·sis [skràfjulóusis] 腺病質, るいれき〔医学〕.
scrof·u·lo·tu·ber·cu·lo·sis [skràfjuloutjubə:kjulóusis] 結核性皮膚腺病(リンパ節結核や骨結核から発生した洞開口部の潰瘍). 形 scrofulotuberculous.
scrof·u·lous [skráfjuləs] 腺病の.
s. abscess 腺病質様(甲状腺腫様)膿瘍, = strumous abscess, cold a..
s. diathesis 腺病体質〔医学〕.
s. habitus 腺病質〔医学〕.
s. keratitis 腺病性角膜炎, = phlyctenular keratitis.
s. lymphadenitis 腺病性リンパ節炎.
s. pannus 腺病性パンヌス〔医学〕.

s. rhinitis 腺病性鼻炎.
scroll bone 鼻甲介骨.
scroll ear スクロール耳，巻耳（耳翼が丸まった耳）.
Scroph·u·la·ria [skrʌ̀fjuléəriə] ゴマノハグサ属（ゴマノハグサ科の一属），= figworts.
S. nodosa ゴマノハグサ（根塊は腺病治療に用いられる），= figwort.
Scroph·u·la·ri·a·ce·ae [skrʌ̀fjuləriéisii:] ゴマノハグサ科.
scro·tal [skróutəl] 陰嚢の.
s. arteries 陰嚢動脈.
s. carcinoma 陰嚢癌.
s. cavity 陰嚢腔［医学］.
s. eczema 陰嚢湿疹［医学］.
s. elephantiasis 陰嚢象皮病［医学］.
s. fistula 陰嚢瘻.
s. hematocele 陰嚢血瘤.
s. hernia 陰嚢ヘルニア［医学］.
s. hydrocele 陰嚢水瘤［医学］.
s. hypospadias 陰嚢［部］尿道下裂［医学］.
s. part [TA] 陰嚢部，= pars scrotalis [L/TA].
s. reflex 陰嚢反射，= dartos muscle reflex.
s. septum 陰嚢中隔.
s. swelling 陰嚢腫脹［医学］，陰嚢隆起.
s. tongue 陰嚢状舌，陰嚢様舌［医学］（深い亀裂または皺裂を生じて陰嚢の表面に似た外観をもつ舌），= lingua plicata.
s. tuber 陰嚢隆起［医学］.
s. varices 陰嚢静脈瘤［医学］.
s. veins 陰嚢静脈.
scro·tec·to·my [skrətéktəmi] 陰嚢切除〔術〕［医学］.
scro·ti·tis [skroutáitis] 陰嚢炎.
scro·to·cele [skróutəsi:l] 陰嚢ヘルニア（現在ではあまり使われない），= scrotal hernia.
scro·to·plas·ty [skróutəplæ̀sti] 陰嚢形成術［医学］.
scro·tum [skróutəm] [L/TA] 陰嚢（精巣(睾丸)とその付属器とを包む嚢状構造で，皮膚，肉様筋，精管，挙睾筋および漏斗状筋膜からなる），= scrotum [TA]. 複 scrota，scrotums. 形 scrotal.
s. lapillosum 陰嚢石灰粉瘤.
scrub nurse 手術室看護師.
scrub tick = *Ixodes holocyclus*.
scrub typhus 草原熱（*Orientia tsutsugamushi* による疾患），= tsutsugamushi disease.
scrub·ber [skrʌ́bər] 洗浄器［医学］.
scrub·bing [skrʌ́biŋ] 手洗い［医学］（手術前の）.
scru·ple (sc) [skrú:pl] スクルプル（薬用式重量系に用いる重量単位で，記号は℈，20grains，すなわち 1.296g にあたる）.
scru·pu·los·i·ty [skrù:pjulásiti] 良心的細密，小心翼々（しばしば精神病質にみられる特徴）. 形 scrupulous.
SCS spinal cord stimulation 脊髄電気刺激法の略.
SCT ① sentence completion test 文章完成法の略. ② stem cell transplantation 幹細胞移植の略.
Scultetus [skʌltí:təs] スカルテタス. → Schultes, Johann.
S. position スカルテタス体位.
scultetus bandage （1枚ずつ菲薄に当てる包帯），= Scultet bandage.
scum [skʌ́m] 浮渣，浮きかす［医学］.
s. rubber 粉ゴム.
scurf [skə́:f] 頭垢（ふけ），= dandruff.
scur·vy [skə́:vi] 壊血病［医学］（ビタミンCの欠乏に基づく障害で，皮下，骨膜下，粘膜などの出血が特徴であり，また骨軟骨の発育不全を起こす），= scorbut, scorbutus, scorbute. 形 scorbutic.
Scu·tel·la·ria [skjù:təléəriə] タツナミソウ属（シソ科の一属）.
S. baicalensis コガネバナ（乾燥した根をオウゴン［黄芩］といい重要な漢方生薬）.
S. galeliculata （ナミキソウの一種で三日熱の治療薬として用いられたことがある）.
S. laterifolia （scutellaria スクテラリアまたは skullcap エゾタツナミの原植物）.
scu·tel·la·ria [skjù:təléəriə] オウゴン［黄芩］，= Scutellariae radix.
s. root オウゴン［黄芩］（コガネバナ *Scutellaria baicalensis* の周皮を除いた根．健胃，消炎，解熱などに用いられる）.
scu·ti·form [skjú:tifɔ:m] 楯状の.
Scu·tig·er·el·la [skjù:tiʤərélə] ミゾコムカデ属（背板15個をもつ大形強壮なものがある）.
scu·tu·lum [skjú:tjuləm] 菌甲（黄癬の表面にある厚い痂皮）. 複 scutula. 形 scutular.
scu·tum [skjú:təm] ① 硬板，楯板（甲殻綱，蔓脚目に左右外套から体の両側をおおう1対の石灰性殻板，または昆虫の胸背板 notum scutum）. ② 鼓室蓋，= tegmen tympani. 複 scuta. 形 scutate, scutular.
s. cordis 胸骨.
s. genu(s) 膝蓋骨.
s. pectoris 胸郭，= scutum thoracis.
s. tympanicum 鼓室蓋.
scyb·a·lum [síbələm] 硬糞塊，兎糞［医学］，便塊. 複 scybala. 形 scybalous.
scyl·lite [sílait] シライト（サメ，エイなどの肝腎に存在する六炭糖）.
scyl·li·tol [sílitɔ:l] シリトール（サメの発育期に生ずる脂肪酸）.
scym·nol [símnɔ:l] シムノール $C_{27}H_{46}O_5$, $C_{32}H_{54}O_6$（サメ類の胆汁に存在する有機性塩基）.
scy·phi·form [sífifɔ:m] 杯状の，盃状の，= scyphoid.
scy·phoid [sáifɔid] 盃状の，= cup-shaped.
Scy·pho·zo·a [sàifouzóuə] 鉢虫綱，= jerryfishes.
Scythian disease シシア人病，スキタイ人病（性欲倒錯に基づく陰茎精巣の萎縮）.
scy·thro·pas·mus [sàiθrəpǽzməs] 恐怖痙攣（重篤症状）.
scyt(o)- [saitou, -tə] 皮膚の意味を表す接頭語.
scy·to·blas·te·ma [sàitoublæstí:mə] 胎生皮膚芽組織.
Scy·to·ne·ma [sàitouní:mə]（海藻の一種）.
scy·tos [sáitəs] 真皮.
Scy·to·si·pho·na·ce·ae [sàitousàifənéisii:] カヤモノリ科（褐藻類）.
SD ① standard-deviation 標準偏差の略. ② streptodornase ストレプトドルナーゼの略. ③ sudden death 突然死の略.
SD antigen SD抗原（HLA検査法の一つであるリンパ球細胞傷害試験によって規定されるMHCクラスⅡ抗原をいう）.
SD card SDカード（無事故・無違反運転の証明書のこと），= safe driver card.
SD curve 強さ・時間曲線（神経刺激で活動電位を発生させるとき，刺激強度を上げれば上げるほど刺激時間を短くすることができる），= strength-duration curve, intensity-duration curve.
SD rat Sprague-Dawley rat スプレーグ・ドーリーラットの略.
SDA ① sacrodextra anterior position 胎児の第2前方骨盤位の略. ② serotonin-dopamine antagonist セロトニン・ドパミン拮抗薬の略. ③ specific dynamic action 特異力学的作用の略. ④ strand displacement amplification の略.
SDAT senile dementia of Alzheimer type アルツハイ

マー型老年痴呆の略.
SDB sleep-disordered breathing 睡眠呼吸障害の略.
SDLE subacute disseminated lupus erythematosus 亜急性汎発性エリテマトーデスの略.
SDNS steroid dependent nephrotic syndrome ステロイド依存性ネフローゼ症候群の略.
SDP sacrodextra posterior position 胎児の第2後方骨盤位の略.
SDS ① self-rating depression scale 自己評価抑うつ尺度の略. ② sodium dodecyl sulfate ドデシル硫酸ナトリウムの略.
SDS-PAGE sodium dodecyl sulfate-polyacrylamide gel electrophoresis ドデシル硫酸ナトリウム・ポリアクリルアミドゲル電気泳動の略.
SDT ① sacrodextra transverse position 胎児の第2骨盤横定位の略. ② signal detection theory 信号検出理論の略.
SE ① spin echo スピンエコーの略. ② standard error 標準誤差の略.
SE image SE像, = spin echo image.
Se selenium セレンの元素記号.
^{75}Se selenium-75 セレノメチオニンの略.
sea [sí:] 海.
s.-anemone イソギンチャク.
s.-anemone ulcer イソギンチャク様潰瘍(アメーバ赤痢にみられる腸の潰瘍).
s. bath 海水浴.
s. bather's dermatitis 海水浴皮膚炎 [医学].
s. bather's eruption 海水浴発疹.
s. bathing 海水浴 [医学].
s. bathing leukoderm(i)a 海水浴後白斑(Dohi).
s.-blue histiocyte シーブルー組織球 [医学].
s.-blue histiocyte disease 海青組織球病.
s.-blue histiocytic syndrome シーブルー組織球症候群 [医学].
s.-blue histiocytosis シーブルーヒスチオサイトシス(sphingolipid 蓄積症の一つ).
s.-cucumber ナマコ[沙噀], = sea-slug.
s.-ear アワビ.
s. gull murmur カモメ雑音.
s.-hedgehog ウニ, = sea-urchin.
s. mile 海里(浬)(海面上の長さまたは航海上の里程の単位で, メートル法では1,852m, 緯度1分の距離. イギリス海里は6,080ft=1,853.1m, アメリカ海里は6,080.2ft=1,853.149m, あるいは地球と等表面積の球の大円の弧1分の長さ=1,853.25m).
s.-onion カイソウ, = squill.
s.-pen ウミエラ[海鰓].
s. pollution 海水汚染.
s. sand 海砂 [医学].
s. scurvy 航海壊血病 [医学], 海上壊血病(航海士にみられる真性ビタミンC欠乏症), = ship scurvy.
s. sickness 船酔い [医学], 船暈(動揺病の一型).
s. snake ウミヘビ.
s.-tang コンブ[昆布], = sea-tangle, sea tent.
s.-urchin ウニ[海胆], = sea-hedgehog.
s. water 海水(各種塩類約3.5%を含む水溶液で, 組成は NaCl 27.213, $MgCl_2$ 3.807, $MgSO_4$ 1.678, $CaSO_4$ 1.260, K_2SO_4 0863, $CaCO_3$ 0.128, $MgBr_2$ 0.076).
sea·bor·gi·um (Sg) [si:bɔ́:ʤiəm] シーボーギウム(原子番号106. 超アクチノイド元素の一つ).
seal [sí:l] ① アザラシ[海豹], = *Phoca vitulina*. ② 熔封.
s.-fin deformity アザラシ前肢状奇形(関節リウマチにみられる指の尺骨側変異).
s. finger (オットセイ漁夫の指炎), = Spaek finger.
s.-ring cell 印環細胞(粘液変性を起こした細胞が, 原形質に集合する粘液のため核が辺縁部に押しやられた細胞).
seal·ant [sí:lənt] シーラント [医学], 密封材.
sealed cabin ecology 密室生態学 [医学].
sealed radioactive source 密封放射性線源.
sealed (small) radiation source 密封〔小〕線源.
sealed source 密封線源 [医学] (密封 RI).
sealed tube 封管 [医学], 密封管.
seal·ing [sí:liŋ] 密封.
s. callus 髄腔仮骨.
s. paper 封かん紙.
s. wax 封ろう(蝋).
seam [sí:m] 縫〔合〕線 [医学], 縫合, = suture, raphe.
s. of lip 唇縁.
search for current awareness 現状追従調査 [医学].
search·er [sə́:ʧər] 探索子, 探石子(膀胱内結石などを発見するために用いる器具), = stone searcher.
searching response 探索反応 [医学].
Seashore, Carl Emil [sí:ʃɔ:r] シーショア(1866-1949, アメリカの心理学者. 美学, 聴学, 運動熟練などに関する研究で有名, 特に音楽的才能についての試験法は広く用いられている).
S. test シーショア試験(生まれつきもった音の高さ, 大きさ, 音質, タイム, 律調, 音記などについての能力を検査する方法).
sea·son [sí:zən] 季節. 形 seasonal, seasonable.
seasonable sleep 季節性睡眠.
seasonable variation 季節的変動.
sea·son·al [sí:z(ə)nəl] 季節性, 季節的.
s. affective disorder (SAD) 季節的情動障害 [医学], 季節性感情障害(季節と密接に関連して出現するうつ病).
s. asthma 季節性喘息 [医学].
s. change 季節変化.
s. depression 季節性うつ病.
s. disease 季節病 [医学].
s. disorder 季節性気分障害.
s. distribution 季節分布 [医学].
s. epidemic 季節的流行.
s. form 季節形.
s. hay fever 季節性枯草熱.
s. migration 季節移動 [医学].
s. mood disorder 季節性気分障害.
s. nasal allergy 季節性鼻アレルギー [医学].
s. prevalence 季節消長 [医学].
s. trend 季節傾向 [医学].
s. variability 季節変化 [医学].
s. variation 季節変動 [医学], 季節変化.
sea·son·ing [sí:zəniŋ] 調味 [医学].
seat [sí:t] 座〔部〕.
s.-worm 蟯虫, = *Enterobius vermicularis*.
seaweed 海藻.
se·ba·ce·o·fol·lic·u·lar [sibèisioufəlíkjulər] 毛脂器の.
se·ba·ce·o·ma [sibèisióumə] 脂腺腫.
se·ba·ceous [sibéiʃəs] 脂腺〔性〕 [医学], 皮脂の, 脂肪の.
s. adenoma 〔皮〕脂腺腫 [医学].
s. crypts 脂腺, = sebaceous glands.
s. cyst 脂腺嚢胞 [医学], 皮脂嚢胞, 皮脂小胞.
s. flux 脂肪便, = steatorrhea.
s. follicle 皮脂腺, = glandula sebacea.
s. gland [TA] 脂腺, = glandula sebacea [L/TA].
s. gland neoplasm 皮脂腺新生物(腫瘍) [医学].
s. glands [TA] 脂腺, = glandulae sebaceae [L/TA].

s. horn 皮脂性皮角.
s. tubercle 皮脂結節.
s. tumor 皮脂腫.
s. wen 皮脂嚢腫〔医学〕.
se·bas·to·ma·nia [sibæ̀stouméiniə] 宗教狂, = religious mania.
se·bi·a·gog·ic [sì:biəgáʤik] 脂肪産生の.
se·bif·er·ous [si:bífərəs] 脂肪分泌の, = sebiparous.
Sebileau, Pierre [sebilɔ́:] セビロー(1860–1953, フランスの外科医).
S. bands セビロー帯(Sibson 腱膜にある3個の肥厚部).
S. hollow セビロー窩(舌下にある窩で, 口腔粘膜と舌下腺とにより形成される).
S. muscle セビロー筋(陰嚢中隔にある).
se·bip·a·rous [si:bípərəs] 脂肪分泌の, = sebiferous.
se·bo·cys·to·ma [sì:bousistóumə] 脂腺嚢腫.
se·bo·cys·to·ma·to·sis [sì:bousistòumətóusis] 多発性脂腺〔毛包〕嚢腫症.
seb·o·lith [sébəliθ] 皮脂腺結石, = sebolite.
seb·or·rhea [sèbərí:ə] 脂漏〔症〕〔医学〕.
s. of newborn 新生児脂漏〔医学〕.
seb·or·rhe·ic [sèbərí:ik] 脂漏性〔医学〕.
s. alopecia 脂漏性脱毛〔症〕〔医学〕.
s. blepharitis 脂漏性眼瞼炎.
s. dermatitis 脂漏性皮膚炎〔医学〕.
s. dermatosis 脂漏性皮膚炎.
s. eczema 脂漏性湿疹〔医学〕.
s. eczematid 脂漏性類湿疹〔医学〕.
s. eczematoid 脂漏性類湿疹〔医学〕, 滲出性類湿疹〔医学〕.
s. keratosis 脂漏性角化〔症〕〔医学〕(老人性疣贅), = keratosis seborrheica.
s. verruca 脂漏性いぼ〔医学〕.
s. wart 脂漏性ゆうぜい.
seb·or·rh(o)ea [sèbərí:ə] 脂漏(皮脂腺の機能的障害で, 異常または過剰分泌のため, 皮膚表面に油状沈着物が生ずる状態). 形 seborrheic, seborrheal.
s. adiposa (油性脂漏), = seborrh(o)ea oleosa.
s. capitis 頭部脂漏, = seborrh(o)ea sapillitii.
s. cerea ろう(蝋)様脂漏.
s. congestiva 充血性脂漏(Hebra), = lupus erythematosus.
s. corporis 躯幹脂漏.
s. faciei 顔面脂漏, = seborrhea of face.
s. furfuracea 粃糠性脂漏.
s. ichthyosis 脂漏性魚鱗癬.
s. nasi 鼻脂漏.
s. nigra 黒色脂漏.
s. nigricans 黒色脂漏(主として眼瞼部に異常着色を生ずる色汗症).
s. oleosa 油性脂漏.
s. sicca 乾性脂漏.
s. squamosa neonatorum 新生児鱗状脂漏.
seb·or·rho·ic [sì:bəróuik] 脂漏性の, = seborrheic.
se·bum [sí:bəm] ① 皮脂〔医学〕, = skin oil. ② 脂肪, = suet. ③ 恥垢, = smegma.
s. bovinum 牛脂.
s. cutaneum 皮脂.
s. palpebrale 眼瞼脂.
s. praeputiale 包皮脂(恥垢).
s. taurinum (牛脂), = sebum bovinum.
sec ① second 秒の略. ② secondary 第2(二)の略.
Se·ca·le [si:kéili:] ライムギ属(イネ科の一属).
S. cereale ライムギ, 黒ムギ, 夏コムギ, = rye.
se·ca·le cor·nu·tum [si:kéili: kɔ:njú:təm] バッカク(麦角).
sec·a·lin [sékəlin] セカリン 化 trimethylamine $(CH_3)_3N$ (バッカクに存在する).
sec·a·lin·tox·in [sìkəlintáksin] セカリントキシン(セカリンとエルゴクリシンとの化合物で, バッカクから得られる).
sec·a·lose [sékəlous] セカロース(ライムギから得られる炭水化物).
***sec*-bu·tyl** [sèk-bjú:til] 第2ブチル基, = secondary-butyl.
***sec*-butyl acetate** 酢酸第2ブチル $CH_3COOCH(CH_3)CH_2CH_3$.
***sec*-butyl alcohol** 第2ブチルアルコール 化 2-butanol $CH_3CH(OH)CH_2CH_3$, = methylethylcarbinol.
Seckel, Helmut Paul George [sékəl] ゼッケル(1900–1960, アメリカの医師).
S. syndrome ゼッケル症候群〔医学〕(小人症, 小頭症, 大きな目, とがった鼻などを特徴とする. 常染色体性劣性遺伝).
secluded pupil 瞳孔遮断〔医学〕.
sec·lu·sio [siklú:ʒiou] 遮断, = seclusion.
s. pupillae 瞳孔遮断(輪状虹彩癒着症), = seclusion of pupil.
seclusive type 隠遁型.
se·clu·sive·ness [siklú:sivnis] 隠遁〔医学〕.
se·co·bar·bi·tal [sì:koubá:bitəl] セコバルビタール 化 5-allyl-5-(1-methylbutyl) barbituric acid $C_{12}H_{18}N_2O_3$ (基礎麻酔薬, 催眠薬), = seconal, quinalbarbitone.
s. sodium セコバルビタールナトリウム 化 5-allyl-5(1-methylbutyl) barbituric acid sodium salt $C_{12}H_{17}N_2NaO_3$ (催眠薬), = seconal sodium.
sec·o·dont [sékədɑnt] 切縁歯〔医学〕.
sec·ond [sékənd] ① 秒(角度または時間の). ② 二次の, 第2(二)の.
s. aldosteronism 続発性アルドステロン症〔医学〕.
s. areola 副乳輪〔医学〕.
s. bicuspid 第2小臼歯〔医学〕.
s.-born child 第2子〔医学〕.
s. branchial arch syndrome 第2鰓弓症候群〔医学〕.
s. cervical vertebra 第二頸椎, = axis.
s. choice 二次選択〔医学〕.
s. cousin またいとこ〔医学〕.
s. cranial nerve (**CN Ⅱ**) 第Ⅱ脳神経.
s. crus of ansiform lobule〔**H Ⅶ A**〕[TA] 係蹄葉第二脚*, = crus secundum lobuli ansiformis〔H Ⅶ A〕[L/TA].
s. degree 二次.
s. degree atrioventricular block 第2度房室ブロック(房室伝導が障害されて, 心房から心室への興奮伝導がときどき中断されるもの. 伝導中断の様式によって, ウェンケバッハ型, モビッツ型に分けられる), = second degree A-V block.
s.-degree burn 第2度熱傷〔医学〕.
s.-degree tear 第2度会陰裂傷〔医学〕.
s. dentition 第2生歯〔医学〕.
s. division segregation 第2分裂分離〔医学〕.
s. finger ひとさしゆび〔医学〕, 第2指〔医学〕, = forefinger.
s. gas effect セカンドガス効果(ハロタンのような揮発性麻酔薬を吸入するとき, その肺胞内濃度は亜酸化窒素(笑気)の同時併用により上昇し, 麻酔の導入が促進されることをいう).
s. generation fertility plasmid 2代稔性(妊性)プラスミド.
s. graft 二次移植〔片〕〔医学〕.

S

s. heart sound 第２心音［医学］.
s. intermediate host 第二中間宿主.
s. labor stage 分娩第２期［医学］.
s. law of thermodynamics 熱力学の第二法則.
s.-look laparoscopy (SLLs) セカンドルックラパロスコピー.
s.-look laparotomy セカンドルックラパロトミー（開腹下に治療効果を直視して行う方法）.
s. look operation (SLO) セカンドルックオペレーション（卵巣癌の手術の後に化学療法を施行し，一定期間の後に再開腹して腹腔を精査するために施行する手術）.
s. maturation division 第二成熟分裂［医学］.
s. meiotic division 第二減数分裂［医学］.
s. messenger セカンドメッセンジャー.
s. molar 第二大臼歯［医学］（第二永久臼歯）.
s. oocyte 二次卵母細胞［医学］.
s. opinion 別の医師の意見，セカンドオピニオン（インフォームド・コンセントの定着したアメリカから導入された概念で，主治医以外の医師の診断（意見）という意味に用いられる）.
s. order neuron 第２次ニューロン，＝neuron-Ⅱ.
s. order reaction 二次反応［医学］（反応次数が２である化学反応）.
s. order transition point 二次遷移点［医学］.
s. polar body 第二極体［医学］.
s. position 第２位（胎児の後頭が母体右側に向かう位置），＝right occipitocotyloid p..
s. posterior intercostal artery [TA] 第二肋間動脈，＝arteria intercostalis posterior secunda [L/TA].
s. pregnancy trimester 妊娠中期［医学］.
s. primary molar 第２乳臼歯［医学］.
s. rib〔Ⅱ〕 [TA] 第二肋骨，＝costa secunda〔Ⅱ〕[L/TA].
s. set phenomenon 他家再移植現象［医学］，二次移植片現象（組織移植が同じ供与体から受容体に行われる場合，１回目より２回目のほうが激しく拒絶反応が生じること）.
s. set reaction 二次移植片反応［医学］.
s. set rejection 二次移植拒絶〔拒否〕反応［医学］，再移植拒絶反応（一度移植を拒絶したことのある生体に同じ移植抗原をもつ組織を再移植したときに起きる現象）.
s. sight 再視（視力再生），＝gerontopia，senopia，teichopsia.
s. sound 第２音，＝second heart sound.
s. stage 第２期［医学］（子宮頸管が完全に開大して，胎児が娩出される期），＝expulsive stage.
s.-stage larva 第二期幼虫.
s. stage of labor 分娩〔第〕２期.
s. stage pains 分娩第２期陣痛［医学］.
s. tibial muscle 第二脛骨筋.
s. toe〔Ⅱ〕 [TA] 第２指，＝digitus secundus〔Ⅱ〕[L/TA].
s. trimester pregnancy 妊娠中期［医学］.
s. tympanic membrane 第二鼓膜［医学］.
s. wind 第２呼吸［医学］.

sec·on·dary [sékəndəri] [TA] ①二次骨化点（中心），＝secundarium [L/TA]. ②二次性の［医学］，第２級の，続発性〔の〕［医学］.
s. abdominal pregnancy 続発性腹腔妊娠［医学］.
s. abscess 続発〔性〕膿瘍［医学］.
s. accelerator 二次促進剤［医学］，副促進薬.
s. action 二次作用［医学］.
s. adhesion 二次性癒着（創口が肉芽または化膿した後の治癒），＝healing by second intention.
s. adrenocortical insufficiency 続発性副腎皮質機能不全症［医学］，二次性副腎皮質不全.
s. aerodontalgia 続発性航空性歯痛.
s. air 二次空気［医学］.
s. alcohol 第二アルコール.
s. aldosteronism 二次性アルドステロン症［医学］，続発性アルドステロン症［医学］（副腎外でレニン・アンギオテンシン系の異常をきたす疾患（心疾患，肝硬変症，ネフローゼ症候群など）で，二次的にアルドステロンの過剰分泌をきたす疾患）.
s. allergen 二次アレルゲン［医学］.
s. amenorrhea 続発〔性〕無月経［医学］.
s. amide 二次性アミド.
s. amine 第２級アミン，第二アミン（アルキル２個をもつもの）.
s. amputation 二次切断（化膿期切断）.
s. amyloidosis 続発性アミロイド症（類デンプン症）.
s. anal opening ２次肛門口.
s. analysis 二次分析.
s. anemia 二次性貧血，続発性貧血［医学］（造血組織以外の疾患に続発する貧血）.
s. aneurysm 二次性動脈瘤.
s. anthracosis ２次性炭粉症.
s. antibody deficiency 続発性抗体欠損〔症〕.
s. aortic area 二次性大動脈領域.
s. asphyxia 続発性仮死.
s. assimilation 第２期同化（び（糜）汁を組織成分に変えること）.
s. attack rate 二次発病率［医学］.
s. axis （水晶体光学中心を通る光線）.
s. bark 二次樹皮.
s. battery 二次電池［医学］.
s. bone 二次骨［医学］.
s. bone graft 二次骨移植術［医学］.
s. bone marrow 二次骨髄［医学］.
s. bronchitis 二次性気管支炎.
s. buffering 二次性緩衝作用，＝Hamburger interchange.
s.-butyl 第二ブチル基（$CH_3CH_2(CH_3)CH-$）.
s. cancer 二次発癌［医学］.
s. carbon atom 第２〔級〕炭素原子［医学］（有機化合物において，ほかの２個の炭素原子と結合した炭素原子）.
s. carcinoma 続発〔性〕癌.
s. carcinoma of fallopian tube 続発卵管癌［医学］.
s. cardiomyopathy 続発性心筋症［医学］，二次性心筋症（心筋症を起こす原因疾患があるもの）.
s. caries 二次う（齲）食［医学］.
s. cartilaginous joint [TA]〔線維軟骨〕結合，＝symphysis [L/TA].
s. cataract 後発白内障［医学］，二次性白内障，＝complicated cataract.
s. cause 遠因.
s. cement 第２セメント質［医学］.
s. center of ossification 第二次骨化の中心.
s. clay 二次粘土［医学］.
s. closure 二次性〔創〕閉鎖.
s. coil 二性コイル（変圧器の二次側のコイル）.
s. cold urticaria ２次性寒冷じんま疹（低温にさらされた後に発生するじんま疹で受動伝達物質が証明されるもの）.
s. colony 二次コロニー（集落）［医学］，二次性集落（娘集落）.
s. constriction 二次くびれ［医学］.
s. correspondence 異常対応.
s. culture 二次培養［医学］.
s. current 二次電流.
s. curvatures [TA] 第二彎曲*，＝curvaturae se-

S

cundariae [L/TA].
s. cyst 2次〔的〕嚢胞〔医学〕, = daughter cyst.
s. degeneration 2次変性〔医学〕.
s. dementia 二次性認知症.
s. dentin(e) 二次性デンチン, 第2象牙質〔医学〕(置換象牙質, 代生補綴象牙質ともいう. 生歯後に形成されたもの), = reparative dentin(e), substitution d..
s. dentition 第2生歯〔医学〕, = permanent dentition.
s. dermal ridge 二次真皮稜〔医学〕.
s. deviation 第2偏位〔医学〕, 二次性斜視〔医学〕(斜視において斜視眼が固定されたときにみられる正常眼の視軸が偏ること).
s. digestion 2次性消化〔医学〕.
s. disease 継発症〔医学〕, 続発疾患(症)〔医学〕.
s. disposal effluent 合成二次処理水〔医学〕.
s. disposal water 合成二次処理水〔医学〕.
s. dye test 色素試験第Ⅱ法(涙道排出路障害部の同定).
s. dysmenorrh(o)ea 続発〔性〕月経困難〔症〕〔医学〕, 二次性月経困難症, 後天性月経困難症, = acquired dysmenorrh(o)ea.
s. echinococcosis 二次包虫症.
s. echinococcus 二次包虫.
s. efflorescence 続発疹〔医学〕(原発疹の存続, 変化による疹形).
s. egg membrane 第2卵膜〔医学〕.
s. elaboration 二次的加工(夢分析の)(夢の中の奇異な事項や矛盾を意識可能な形に整理調節すること).
s. electron 二次電子〔医学〕.
s. electronemission 二次電子放出〔医学〕.
s. enamel cuticle 二次エナメル小皮〔医学〕.
s. encephalopathy 二次性脳障害.
s. ending 二次終末〔医学〕.
s. endosperm 二次内乳.
s. epilepsy 二次性てんかん, = symptomatic epilepsy.
s. erythroblast 二次赤芽細胞〔医学〕.
s. exanthema 続発疹.
s. explosive 二次爆薬〔医学〕.
s. extension 後伸展〔医学〕.
s. eye 被交感眼〔医学〕, 二次眼, = sympathizing eye.
s. eye vesicle 二次眼胞.
s. facilitation 第2次疎通.
s. failure 二次〔的〕過誤〔医学〕.
s. failure mean of corpulus 赤血球二次的無効平均〔値〕〔医学〕.
s. fibrinolysis 二次線〔維素〕溶〔解〕〔医学〕.
s. fissure [TA] 第二裂, = fissura secunda [L/TA].
s. fissure of cerebellum 小脳第二裂.
s. follicle 二次濾胞, 二次卵胞〔医学〕, = vesicular ovarian follicle.
s. formant tone 副フォルマント.
s. fracture 二次的骨折.
s. gangrene 2次〔的〕壊疽〔医学〕.
s. generalized epilepsy 続発全身性てんかん.
s. gill 二次えら(鰓).
s. glaucoma 続発〔性〕緑内障〔医学〕, = glaucoma secundarium.
s. gonocyte 二次性胚細胞(生殖腺の胚上皮から発育した恒久的または機能的生殖細胞).
s. gout 続発性痛風〔医学〕.
s. granule 二次顆粒, = specific granule.
s. hair 二次毛〔医学〕.
s. hemorrhage 後出血〔医学〕, 二次〔性〕出血〔医学〕, = postoparative hemorrhage, consecutive hemorrhage.
s. host 第2宿主〔医学〕.
s. hydrocephaly 2次性水頭症(静脈循環の閉鎖によるもの).
s. hyperaldosteronism 続発性高アルドステロン症〔医学〕(副腎皮質自体の異常ではなく, 反応性にアルドステロンが過剰に分泌される病態).
s. hyperparathyroidism 続発性上皮小体機能亢進症〔医学〕.
s. hyperplastic osteitis 二次性骨増殖性骨炎.
s. hypertension 二次性高血圧.
s. hypertrophic osteoarthropathy 続発性肥大性骨関節症〔医学〕.
s. (hypogonadotropic type) hypogonadism 続発性〔低ゴナドトロピン型〕性腺機能低下(発育不全)〔症〕〔医学〕.
s. immune response 二次免疫応答〔医学〕(ある異物によって感作された生体が, その異物の2度目の侵入に対して速やかに反応する現象).
s. immune tissue 第2次免疫組織, = peripheral lymphoid tissue.
s. immunization 二次免疫処置〔医学〕, 二次免疫化〔医学〕.
s. immunodeficiency 二次性免疫不全〔症〕, 続発性免疫不全〔症〕〔医学〕(免疫不全の成因が何らかの外因やほかの疾患に伴って生じたと考えられるもの).
s. immunodeficiency syndrome 続発性免疫不全症候群.
s. immunological deficiency syndrome 二次(続発)性免疫不全症候群〔医学〕.
s. impotence 続発性性交不能症〔医学〕, 二次性インポテンス.
s. impression 二次印象〔医学〕.
s. inclusion 二次封入体〔医学〕.
s. infection 二次感染〔医学〕.
s. infiltration 第2期浸潤(結核の).
s. integration 二次統合(幼年期の性的本能の各部を成熟した精神的人格に昇華すること).
s. intermediate host 第2中間宿主.
s. investing 第2埋没〔医学〕.
s. keratitis 二次性角膜炎.
s. lesion 続発疹(梅毒2期発現症).
s. leukemia 二次性白血病(放射線や化学療法が引き起こす治療関連の白血病. 約90%が急性骨髄性白血病である).
s. lymphadema 二次性リンパ浮腫〔医学〕.
s. lymphoid organs [TA] 二次性リンパ性器官(脾臓, リンパ節, 扁桃, 粘膜付属リンパ組織など), = organa lymphoidea secundaria [L/TA].
s. lymphoid tissue 第2次リンパ組織, = peripheral lymphoid tissue.
s. lysosomes 2次リソソーム(ファゴソーム内に取り込まれた外来物質を, ファゴソームと融合して加水分解する, 直径数 μm の多様な形態をとる液胞状のもの).
s. medical care 二次医療.
s. membrane 二次膜.
s. membranous nephropathy 二次性(続発性)膜性腎症〔医学〕.
s. meristem 二次分裂組織.
s. metabolism 二次代謝.
s. mortality 二次死亡率〔医学〕.
s. myocardial disease 二次性心筋疾患〔医学〕.
s. nephrotic syndrome 2次性(続発性)ネフローゼ症候群〔医学〕(腎外性および全身性疾患によるネフローゼ症候群のこと).
s. nodes 二次小節〔医学〕.
s. nodule 2次小節(1次リンパ小節の中心部), = germinal center nodule.

s. nucleolus 二次性小核.
s. nutrient 二次性栄養素(腸管内の細菌類を刺激して，ほかの栄養素の合成を促進するもの).
s. oocyte 〔第〕二次卵細胞［医学］(第二次成熟分裂前の発育期).
s. oral cavity 二次口腔(口蓋形成後の成体にみられる口腔).
s. ossification center 二次骨化中心(骨端中心)［医学］.
s. ovarian cancer 続発性卵巣癌.
s. ovarian follicle 二次卵胞［医学］.
s. ovocyte 二次卵母細胞.
s. pain 第2痛覚［医学］.
s. pairing 二次対合［医学］.
s. palate 二次口蓋［医学］.
s. parasite 〔第〕二次寄生虫［医学］.
s. pathogen 二次病原体［医学］.
s. peristalsis 食道二次蠕(ぜん)動［医学］.
s. peritoneal pregnancy 続発性腹膜妊娠.
s. peritonitis 二次性(続発性)腹膜炎［医学］.
s. phlaoem 二次篩部.
s. placenta pr(a)evia 続発前置胎盤［医学］.
s. plasticizer 二次〔性〕可塑剤［医学］.
s. pneumonia 続発性肺炎［医学］.
s. point of ossification 第二次骨化の中心.
s. polar body 二次極体［医学］.
s. pollutant 二次汚染物［医学］.
s. polycyth(a)emia 二次性赤血球増加〔症〕(エリスロポエチン産生を上昇させる機序により起こる).
s. polyploid 二次〔多〕倍数体［医学］.
s. position of eye 第2眼位.
s. prevention 〔第〕2次予防［医学］.
s. process 二次過程.
s. proteose 二次プロテオース(硫酸アンモニウムの全飽和により沈殿する).
s. psychogenic reaction 二次性心因反応.
s. pulmonary lobule 二次肺小葉.
s. pustule 続発性膿疱［医学］, 二次性膿疱.
s. radiation 二次放射線［医学］.
s. ray 二次線［医学］(二次電子線).
s. receptor 2次性受容体(注射された薬物が優性受容体と結合する効果を阻止する作用をもつ遠隔部に存在するといわれる物質).
s. renal calculus 二次性腎結石.
s. repair 二次修復〔術〕［医学］.
s. response 二次反応［医学］, 二次応答［医学］.
s. response of eczema 湿疹二次応答.
s. retinitis 二次性網膜炎.
s. salt 第2(二)塩(三塩基酸またはそれ以上の酸の水素塩のうち，酸の水素2原子が金属により置換されたもの).
s. saturation 二次飽和［医学］.
s. screening 第2次予選.
s. screwworm (傷口や化膿巣から侵入して寄生生活を送る寄生バエ幼虫).
s. sedation 二次的鎮静.
s. sensation 2次感覚［医学］(① Müllerの放散感. ② 共感 = synesthesia).
s. sequestrum 第2期腐骨(一部が分離して動かし得るもの).
s. sex character 〔第〕二次性徴.
s. sex characteristic 第二次性徴［医学］.
s. sex ratio 二次性比［医学］.
s. sexual character 二次性徴［医学］.
s. shock 二次〔性〕ショック［医学］.
s. signal system 第2信号系［医学］.
s. spectrum ① 残留色収差. ② 二次スペクトル.
s. spermatocyte 二次精母細胞［医学］.
s. spiral lamina [TA] 第二ラセン板, = lamina spiralis secundaria [L/TA].
s. spiral plate 第二ラセン板.
s. sterility 続発不妊〔症〕［医学］.
s. storage 二次記憶装置［医学］.
s. structure 二次構造［医学］.
s. suture 二次縫合［医学］.
s. syphilid(e) 第2期梅毒疹.
s. syphilis 第2期梅毒［医学］.
s. systemic amyloidosis 続発性全身〔性〕アミロイド症［医学］.
s. telangiectasia 続発性毛細血管拡張症.
s. thickening growth 二次肥大成長.
s. thrombus 続発性血栓.
s. toxin 二次性毒素(生体の albumose により変化を起こした外毒素).
s. treatment 二次処理［医学］.
s. tuberculosis 二次性結核(結核感染後，何年も潜伏し宿主の免疫力の低下した時期に再活性化し発症したもの).
s. tumor 娘腫瘍(転移性腫瘍), = metastatic tumor.
s. twin 続発双胎.
s. twitch 二次収縮［医学］, 二次攣縮.
s. tympanic membrane [TA] 第二鼓膜, = membrana tympanica secundaria [L/TA].
s. umbilication 2次性臍形陥凹(天然痘においてみられる).
s. urethra 恒久尿道, = definitive urethra.
s. vaccine failure (SVF) 二次〔性〕ワクチン不全(ワクチン接種者でも抗体価が下がると発症するもの).
s. vaccinia 続発痘疹［医学］.
s. valence force 副原子価力.
s. villus 二次絨毛(真絨毛), = true villus.
s. visceral grey substance [TA] (二次自律灰白質*), = substantia visceralis secundaria [L/TA].
s. visual area 二次視覚野.
s. weak pains 続発微弱陣痛［医学］.
s. X-rays 二次X線.
s. X zone 二次X層, 二次X帯.
s. xylem 二次木部.
sec·pro·pyl [sekpróupil] (イソプロピル基), = isopropyl.
secret prescription 秘密処方［医学］.
se·cre·ta [sikrí:tə] 分泌物.
se·cre·ta·gogue [sikrí:təgɑg] 分泌促進薬［医学］.
Secrétan, Henri Francis [səkretán] セクレタン(1856–1916, スイスの医師).
S. disease セクレタン病(重症性外傷性浮腫).
S. syndrome セクレタン症候群.
se·crete [sikrí:t] 分泌する, 分泌物. 形 secreting.
s. receptacle 分泌物貯蔵器.
se·cre·tin [sikrí:tin] セクレチン $C_{130}H_{220}N_{44}O_{41}$: 3055.41(消化性治療薬，ガストリン拮抗薬，ポリペプチド系膵疾患診断薬. 胃・十二指腸潰瘍，上部消化管出血や，膵外分泌機能検査にも用いられる).

His－Ser－Asp－Gly－Thr－Phe－Thr－Ser－Glu－Leu－Ser－Arg－Leu－Arg－Asp－Ser－Ala－Arg－Leu－Gln－Arg－Leu－Leu－Gln－Gly－Leu－Val－NH_2

s. test セクレチン試験.
se·cre·ti·nase [sikrí:tineis] セクレチン酵素(セ

クレチンを非活性化する酵素).

se·cre·tion [sikríːʃən] ① 分泌〔医学〕, 分泌物. ② 放電〔医学〕. 形 secretory.

s. current 分泌電流〔医学〕.

s. of cervix uteri 〔子宮〕頸分泌物〔医学〕, = secretion of cervix.

s. of milk 乳汁分泌〔医学〕.

s. stage 〔子宮内膜〕分泌期〔医学〕, = secretory phase.

se·cre·to·der·ma·to·sis [sikriːtoudə̀ːmətóusis] 皮膚腺分泌異常, 皮膚分泌機能障害〔医学〕.

se·cre·to·gogue [sikríːtəgɑg] 分泌促進薬(物質), = secretagogue.

se·cre·to·in·hib·i·to·ry [sikrìːtouinhíbitəri, -tɔːri] 分泌阻止の, 分泌抑制〔の〕〔医学〕.

se·cre·to·mo·tor [sikrìːtoumóutər] 分泌促進性の(神経についていう), = secretomotory.

se·cre·to·mo·to·ry [sikrìːtoumóutəri] 分泌促進〔の〕〔医学〕, = secretomotor.

s. nerve 分泌促進神経〔医学〕.

se·cre·tor [sikríːtər] ① 分泌器, 分泌腺. ② 分泌者〔医学〕(体液中に赤血球のA, B型物質を分泌するヒト). ↔ nonsecretor. ③ 分泌遺伝子.

s. factor 分泌因子.

se·cre·to·ry [sikríːtəri] 分泌の〔医学〕.

s. A blood group substance 分泌型A型血液型物質(体液, 分泌液中のA血液型物質で糖タンパク質).

s. antibody 分泌抗体〔医学〕.

s. anuria 分泌性無尿.

s. B blood group substance 分泌型B型血液型物質(体液, 分泌液中のB血液型物質で糖タンパク質).

s. blood group system 分泌〔型〕血液型群(分泌液に含まれる型物質で分類される血液型群).

s. canaliculus 分泌細管.

s. carcinoma 分泌性乳癌.

s. cell 分泌細胞.

s. component (SC) S成分, 分泌成分〔医学〕(分泌片ともいう. 種々の(涙, 唾液, 初乳など)の分泌液中に遊離または分泌型IgAとの複合体として存在するポリペプチド. 分子量75,000), = S component.

s. cyst 分泌滞留性嚢胞〔医学〕.

s. droplet 分泌小滴〔医学〕.

s. duct 分泌〔導〕管.

s. epithelium 分泌上皮〔医学〕, 腺上皮.

s. gland cell 分泌腺細胞.

s. granule 分泌顆粒〔医学〕, = secretion granule.

s. IgA 分泌型IgA(分泌片とJ鎖を含むIgAのダイマー), = secretory immunoglobulin A.

s. IgA deficiency 分泌型IgA欠損症(血清IgAは正常で, 分泌型IgAを欠損するまれな疾患).

s. IgM (sIgM) 分泌型IgM(血清中に分泌されるIgM. 膜型IgMに対する用語), = secretory immunoglobulin M.

s. immune system 分泌型免疫系〔医学〕.

s. immunoglobulin A 分泌性免疫グロブリンA, 分泌性IgA.

s. leukoprotease inhibitor 分泌性白血球プロテアーゼ阻害物質〔医学〕.

s. nerve 分泌神経.

s. organ 分泌器官.

s. otitis media 滲出性中耳炎〔医学〕.

s. phase 分泌期〔医学〕,〔子宮内膜〕分泌期, = secretion stage.

s. piece 分泌片〔医学〕, 分泌成分(分泌型IgAの糖ペプチド部分).

s. potential 分泌電位〔医学〕, 分泌電流〔医学〕.

s. rate 分泌量〔医学〕.

s. test of gastrointestinal hormones 消化管ホルモン負荷試験.

s. tissue 分泌組織.

sec·ta·ri·an [sektέəriən] ① 学閥, 学派, 流儀. ② 学派盲従者(経験と実証を度外視して, ある学派の診療を固守するもの), = sectarianism.

sec·tile [séktil] 切断可能の, 切り得る.

sec·tio [sékʃiou] 切開〔術〕, = section. 複 sectiones.

s. agrippina 帝王切開, = cesarean section.

s. alta 高位切石術(恥骨縫合上切石術), = suprapubic cystotomy.

s. cadaveris 剖検, = autopsy, necropsy.

s. caesarea 帝王切開.

s. lateralis 側方切石術, = lateral lithotomy.

s. mediana 正中切石術, = median lithotomy.

sec·tion [sékʃən] ① 切開術, 切断術. ② 分離〔医学〕, 分割〔医学〕. ③ 切片(顕微鏡標本の). ④ 節(分類). ⑤ 区. 形 sectional.

s. scanning 体軸横断スキャン〔ニング〕〔医学〕.

s. ultra-toxon(e) 最低毒性を示すトキソン.

sec·tion·al [sékʃ(ə)nəl] 区域の, 区分の.

s. chimera 区分キメラ.

s. curve 切り口の曲率.

s. radiography 区域断層X線撮影法(検査の目標とする身体の断面のみに焦点を合わせて断層X線像をつくる方法), = bodysection radiography.

s. roentgenography 断層撮影〔法〕, = tomography.

s. splint 分割副子.

s. titration 区分滴定〔医学〕.

sec·ti·o·nes [sekʃióuniːz] 区分, 分節(sectio の複数).

sec·tor [séktər] セクター, 扇形(円の弧と両側の半径で囲まれた域). 形 sectorial.

s. echocardiography 扇形心エコー図法.

s. experiment 扇形実験.

s. method セクタ法〔医学〕.

s. scan セクタ〔ー〕スキャン(トランスデューサを固定し, ビームの角度を扇形に変化させてスキャンする方法).

s. scanner セクタスキャナ〔医学〕(超音波断層撮像で, 口径の小さいプローブから超音波ビームを振りながら走査し, 扇形の断層像を得る装置).

sectored colony 扇形集落〔医学〕.

sec·to·ri·al [siktɔ́ːriəl] ① 鋭縁のある(動物の臼歯についていう). ② 区分の.

s. chimera 区分キメラ〔医学〕.

s. tooth 鋭縁歯.

secular acceleration 永年加速度.

secular change 長期変動〔医学〕.

secular equation 永年方程式〔医学〕.

secular equilibrium ① 漸近平衡〔医学〕(放射平衡の一種). ② 永続平衡.

secular trend 長期すう(趨)勢〔医学〕.

se·cun·da·ri·um [sèkəndéəriəm] [L/TA] 二次骨化点(中心), = secondary [TA].

se·cun·di·grav·i·da [sekʌ̀ndigrǽvidə] 2回経妊婦.

se·cun·di·na [sèkəndínə] 後発のもの, = secundines. 複 secundinae.

se·cun·dines [sekʌ́ndiːnz] 後産〔医学〕, = afterbirth.

se·cun·dip·a·ra [sèkəndípərə] 2回経産婦(双児ではなく, 2人の児を産んだもの). 形 secundiparous.

se·cun·di·par·i·ty [sekʌ̀ndipǽriti] 2回経産婦であること.

se·cun·dum ar·tem (SA) [sekʌ́ndəm ɑ́ːtəm] 慣習上(世間で認められた様式に従っての意味).

S

security measure 保安措置〔医学〕.

SED skin erythema dose〔X線〕皮膚紅斑量の略.

SED congenita spondyloepiphyseal dysplasia congenita 先天性脊椎・骨端異形成症.

sed·a·myl [sídəmil] セダーミル, = acetylcarbromal.

se·da·tion [sidéiʃən] 鎮静〔医学〕, セデーション(緩和医療の一手段. 終末期の患者に疼痛緩和を目的として鎮痛薬で意識レベルの低下をはかり, 眠らせて苦痛を緩和させること).

sed·a·tive [sédətiv] ① 鎮静薬, = sedativa. ② 鎮静〔的〕の〔医学〕.

s. action 鎮静作用〔医学〕.

s. bath 微温〔湯〕浴〔医学〕, 鎮静浴〔医学〕.

s. drug 鎮静薬〔医学〕.

s. expectorant 鎮静性去痰薬.

SEDC spondyloepiphyseal dysplasia congenita 先天性脊椎・骨端異形成症の略.

sedentaria ossa 定坐骨(坐骨, 尾骨をいう).

sed·en·tary [sédəntəri] 着性の, 占座の, 坐位〔の〕〔医学〕, 坐業の.

s. occupation 坐業〔医学〕, 坐職.

s. trade 坐業.

sed·i·ment [sédimənt] 沈殿〔物〕〔医学〕, 沈渣〔医学〕(液体の底層に沈積する物質). 形 sedimentary.

s. lateritium 煉瓦色沈渣〔医学〕.

s. tube 沈渣管(尿の検査に用いる).

sedimentary cataract 沈渣性白内障.

sedimentary urine 沈渣尿〔医学〕.

sed·i·men·ta·tion [sèdiməntéiʃən] 沈降〔医学〕(微粒子が液体中に浮遊するとき, ブラウン運動とともに重力の作用により比重の大きいものは下部に向かってその濃度が増していく現象).

s. basin 沈殿池〔医学〕.

s. coefficient 沈降係数〔医学〕.

s. compartment 沈殿室〔医学〕.

s. constant 沈降定数〔医学〕(沈降速度は遠心力場. すなわち遠心加速度に比例するから, この比例定数, すなわち単位遠心力場または遠心加速度における沈降速度を沈降定数といい, また時間の次元をもち 10^{-13}sec を1スベドベリー Svedberg 単位と称し, Sで表す. タンパク質の沈降定数は1～200Sの範囲にある).

s. equilibrium 沈降平衡〔医学〕(沈降とブラウン運動とが平衡状になったこと).

s. index 沈降指数(2～2.5時間にわたり10分ごとに観察し, 100分間に起こる赤血球沈降の最大値の mm 数の対数).

s. method 沈降法〔医学〕, 遠沈集卵法(密度の相違により虫卵を沈渣させる方法).

s. pattern 沈降パタ〔ー〕ン〔医学〕.

s. rate 沈降率〔医学〕, 沈降速度(抗凝固剤を加えた血液を直立した管の中に入れたとき, その赤血球が下層に沈降する速度で, 赤血球沈降反応 erythrocyte s. r. とも呼ばれ, ESR と略す).

s. reaction 沈降反応, = erythrocyte sedimentation reaction.

s. tank 沈殿槽(タンク)〔医学〕.

s. technic 沈殿法.

s. test 沈渣試験(① 凝集反応. ② 赤血球沈降反応).

s. time 〔赤血球〕沈降時間.

s. velocity 沈降速度〔医学〕(粘性流体の中に分散している粒子が沈んでいく速度).

s. volume 沈降体積〔医学〕(分散した粉末が沈降して占める体積).

sed·i·men·ta·tor [sèdiməntéitər] 沈殿器, 遠心器(特に尿沈渣を遠心分離する器械).

sed·i·men·tom·e·ter [sèdiməntámitər] 沈降速度計.

sed·i·men·tum [sèdiméntəm] 沈渣.

s. lateritium レンガ粉様沈渣, = brick-dust deposit.

se·do·hep·tu·lose [sì:douhéptjulous] セドヘプツロース(天然に存在する七炭糖), = sedoheptit.

se·do·pep·tose [sì:doupéptous] セドペプトース(*Sedum* 属植物に存在する単糖類の一つ).

sedormid purpura セドルミッド紫斑〔病〕〔医学〕(鎮静・催眠剤であるセドルミッドにより生じる紫斑).

Se·dum [sí:dəm] マンネングサ属(ベンケイソウ科の一属).

seed [sí:d] ① 種, 種子. ② 精液. ③ ぬか泡(ガラスの).

s.-borne 種子伝染〔性〕の〔医学〕.

s. coat 種皮.

s. cotton 実綿〔医学〕.

s. crystal 種晶〔医学〕.

s. disinfectant 種子殺菌剤〔医学〕.

s. emulsion 種子乳剤〔医学〕.

s. fiber 種子線維〔医学〕.

s. graft 種移植片, = implantation graft.

s. layer 種層〔医学〕.

s. lot system シードロットシステム.

s. plant 種子植物.

s. selection 実生選択〔医学〕.

s. tick 種子ダニ(6脚の幼虫で, 脱皮後は8脚のサナギとなるもの).

s. wart 種子ゆうぜい(大きいいぼの接種により生ずる小さいいぼ).

seed·ing [sí:diŋ] 実生(みしょう)(医学的には播種 dissemination を意味する).

seedy toe 馬蹄糸状菌症.

Seegers, Walter H. [sí:gərz] シーガーズ(1910–1996, アメリカの生理・生化学者. 研究には加熱タンパク質の栄養的価値並びに窒素を制限した食事投与時の窒素代謝から始まり, 最近では凝血因子の製造, 特にプロトロンビンの純化精製についての著名な成績が発表されている).

S. two-stage method シーガーズ二段法(血漿プロトロンビン量の測定法).

Seeligmüller, Otto Ludwig Gustav Adolf [zè:ligmí:lər, sè:-] ゼーリグミュラー(1837–1912, ドイツの神経科医).

S. neuralgia ゼーリグミュラー神経痛(両側の耳介側頭神経分布部のみに起こる疼痛).

S. sign ゼーリグミュラー徴候(顔面神経痛の場合, 患側の瞳孔が収縮する).

see·page [sí:piʤ] ① 透水, 漏液, 滲出液. ② 持続直腸内注腸.

seesaw murmur シーソー雑音, = to-and-fro murmur.

seesaw nystagmus シーソー眼振〔医学〕.

seesaw seizure シーソー発作(交代性痙攣, 交代性発作をいう), = alternating seizure.

Seessel, Albert [sí:sel] ゼーセル(1850–1910, アメリカの胎生学者).

S. pouch ゼーセル小嚢(痕跡状下垂体の上方にある小嚢で, 口板が破裂したとき, 原始口道の外胚葉と前腸の内胚葉とが連結する部分に相当する), = Seessel pocket.

seg·ment [ségmənt] ① 体節, 分節, 片節. ② 線分, 区域. 形 segmental.

s. Ⅰ [TA] 第一区域*, = segmentum Ⅰ [L/TA].

s. Ⅱ [TA] 第二区域*, = segmentum Ⅱ [L/TA].

s. Ⅲ [TA] 第三区域, = segmentum Ⅲ [L/TA].

s. Ⅳ [TA] 第四区域*, = segmentum Ⅳ [L/TA].

S

s. Ⅴ [TA] 第五区域*, = segmentum Ⅴ [L/TA].
s. Ⅵ [TA] 第六区域*, = segmentum Ⅵ [L/TA].
s. Ⅶ [TA] 第七区域*, = segmentum Ⅶ [L/TA].
s. Ⅷ [TA] 第八区域*, = segmentum Ⅷ [L/TA].
s. capsule (圧力または振動の測定に用いる膜), = Frank segment capsule.
s. diagnosis 〔脊〕髄節診断.
s. graft 分節移植.
s. rotation セグメント回転 [医学].

seg·men·ta [segméntə] 分節, 区 (segmentum の複数).
s. bronchopulmonalia [L/TA] 肺区域, = bronchopulmonary segments [TA].
s. cervicalia〔1〜8〕 [L/TA] 頸髄, = cervical segments 〔1〜8〕 [TA].
s. coccygea〔1〜3〕 [L/TA] 尾髄, = coccygeal segments 〔1〜3〕 [TA].
s. hepatis 肝区域.
s. lienis 脾区域.
s. lumbalia〔1〜5〕 [L/TA] 腰髄, = lumbar segments 〔1〜5〕 [TA].
s. medullae spinalis 脊髄分節.
s. renalia [L/TA] 腎区域, = renal segments [TA].
s. sacralia〔1〜5〕 [L/TA] 仙髄, = sacral segments 〔1〜5〕 [TA].
s. thoracica〔1〜12〕 [L/TA] 胸髄, = thoracic segments 〔1〜12〕 [TA].

seg·men·tal [segméntəl] 分節の, 帯状の.
s. anesthesia 脊椎分節麻酔 [医学], 分節性麻痺.
s. apparatus (脳幹の別名(上の部分の構造と区別するための)).
s. arteries of kidney 腎区動脈.
s. artery 区域動脈, = arteria segmenti.
s. bronchus 分節気管支, 区〔域〕気管支.
s. capillary wall abnormality 分節状(性)係蹄(毛細血管)壁異常 [医学].
s. defect 区域〔性〕欠損 [医学].
s. delay 分離遅延 [医学].
s. demyelination 節性(分節性)脱髄 [医学].
s. diagnosis 部位診断 [医学], 脊髄〔分〕節診断 [医学].
s. dystonia 分節性失調〔症〕[医学], 分節性ジストニー [医学].
s. enteritis 限局性回腸炎, = regional enteritis.
s. excision of lung 肺区域切除術 [医学].
s. fracture 分節骨折 [医学] (長管骨粉砕骨折の一型. 第3骨片が分節状を呈する).
s. gastrectomy 分節的胃切除 [医学].
s. glomerular lesion 分節状(性)糸球体病変 [医学].
s. hyalinosis 分節性ヒアリン症 [医学].
s. injury 分節性損傷 [医学].
s. innervation 分節性神経支配 [医学].
s. interchange 相反転座 [医学].
s. mastectomy 乳腺分画切除術 [医学].
s. medullary artery [TA] 脊髄分節動脈*, = arteria medullaris segmentalis [L/TA].
s. nephrectomy 腎分節切除〔術〕[医学].
s. neuralgia 〔脊〕髄節神経痛 [医学], 分節神経痛 (明らかな限局性神経痛).
s. neuritis 〔脊〕髄節神経炎, = segmentary neuritis.
s. osteotomy 分節骨切り〔術〕[医学].
s. paralysis 体節性麻痺 [医学], 分節性麻痺.
s. plate 分節板.
s. reflex 分節反射 [医学] (運動刺激が出る部分の脊髄輸入神経の刺激により発する反射).
s. resection (of lung) 区域切除術 (肺の).
s. sclerosis 分節状(性)硬化 [医学].
s. sign 節性徴候 [医学].
s. spinal anesthesia 脊髄分節麻酔 [医学], 分節脊椎麻酔〔法〕.
s. static reaction 体節性平衡反応.
s. tubule 中腎細管.
s. wall motion 局所壁運動.
s. zone 分節帯 (原始分節と原始線条との中間にある未分化中胚葉).

segmentary key-muscle 脊髄節認知筋, 脊髄節標示筋.

segmentary syndrome 分節症候群, = metameric syndrome.

seg·men·ta·tio [sègməntéiʃiou] 断節 (分節, 分割あるいは卵割).
s. hepatis [L/TA] 肝区域*, = hepatic segmentation [TA].
s. myocardii 心筋断節.

seg·men·ta·tion [sègməntéiʃən] ① 分節, 卵割, 断節. ② 分画構成 [医学]. 形 segmented.
s. cavity 分割腔, 卵割腔 [医学] (胞胚腔), = blastocele.
s. cell 分割細胞 (割球), = blastomere.
s. movement 分節運動 (小腸の).
s. nucleus 分裂核 (受精卵において雌雄の両核または両前核が結合した複核).
s. of myocardium 心筋断節.
s. sphere ① 桑実胚, 割球, = morula. ② 胞胚, = blastosphere.

seg·men·tec·to·my [sègməntéktəmi] 区域切除〔術〕[医学].

segmented cell 分葉核白血球.

segmented leukocyte 分葉核球 [医学], 分節〔葉〕核〔白血〕球.

segmented neutrophil 分葉核好中球 [医学], 分節〔葉〕核〔好中〕球, = mature neutrophil.

segmented organ 体節器 (ヒルの排泄管), = nephridium.

segmented papilla 体節知覚器 (ヒルの).

segmented (RNA) genome 分節性〔RNA〕ゲノム.

seg·ment·er [ségməntər] 割体 (マラリア原虫が血球内で分裂したもの), = segmenting body.

Seg·men·ti·na [sègməntínə] (肥大吸虫 *Fasciolopsis buski* の中間宿主となる貝類).

segmenting body 分節体.

segmenting movement 分節運動 [医学].

seg·men·to·cyte [segméntəsait] 分葉核白血球, = polymorphonuclear leukocyte.

segments of liver 肝区域.

segments of spleen 脾区域.

seg·men·tum [segméntəm] ① 分節. ② 区. 複 segmenta.
s. Ⅰ [L/TA] 第一区域*, = segment Ⅰ [TA].
s. Ⅱ [L/TA] 第二区域*, = segment Ⅱ [TA].
s. Ⅲ [L/TA] 第三区域, = segment Ⅲ [TA].
s. Ⅳ [L/TA] 第四区域*, = segment Ⅳ [TA].
s. Ⅴ [L/TA] 第五区域*, = segment Ⅴ [TA].
s. Ⅵ [L/TA] 第六区域*, = segment Ⅵ [TA].
s. Ⅶ [L/TA] 第七区域*, = segment Ⅶ [TA].
s. Ⅷ [L/TA] 第八区域*, = segment Ⅷ [TA].
s. A1 [L/TA] A1区*, = A1 segment [TA].
s. A2 [L/TA] A2区*, = A2 segment [TA].
s. anterius [L/TA] 前区*, = anterior segment [TA].
s. anterius〔S Ⅲ〕 [L/TA] 前上葉区, = anterior segment 〔S Ⅲ〕 [TA].
s. anterius (hepar) [NA] 肝臓右葉の前区.
s. anterius inferius [L/TA] 下前区, = anterior inferior segment [TA].

S

s. anterius laterale dextrum [L/TA] 前外側区, = anterior lateral segment [TA].
s. anterius laterale sinistrum [L/TA] 左前外側区, = left anterior lateral segment [TA].
s. anterius mediale dextrum [L/TA] 前内側区, = anterior medial segment [TA].
s. anterius superius [L/TA] 上前区, = anterior superior segment [TA].
s. apicale 上下葉区.
s. apicale〔S Ⅰ〕 [L/TA] 肺尖区, = apical segment〔S Ⅰ〕[TA].
s. apicoposterius〔S Ⅰ+Ⅱ〕 [L/TA] 肺尖後区, = apicoposterior segment〔S Ⅰ+Ⅱ〕[TA].
s. basale anterius〔S Ⅷ〕 [L/TA] 前肺底区, = anterior basal segment〔S Ⅷ〕[TA].
s. basale laterale〔S Ⅸ〕 [L/TA] 外側肺底区, = lateral basal segment〔S Ⅸ〕[TA].
s. basale mediale [L/TA] ① 上枝下-下葉区, = medial basal segment〔S Ⅶ〕[TA]. ② 内側肺底区.
s. basale posterius〔S Ⅹ〕 [L/TA] 後肺底区, = posterior basal segment〔S Ⅹ〕[TA].
s. bronchopulmonalis 肺区域.
s. cardiacum〔S Ⅶ〕 [L/TA] 内側肺底区, = medial basal segment〔S Ⅶ〕[TA].
s. inferius [L/TA] 下区(腎臓の), = inferior segment [TA].
s. internodale 輪間節.
s. laterale〔S Ⅳ〕 [L/TA] 外側中葉区, = lateral segment〔S Ⅳ〕[TA].
s. lingulare inferius〔S Ⅴ〕 [L/TA] 下舌区, = inferior lingular segment〔S Ⅴ〕[TA].
s. lingulare superius〔S Ⅳ〕 [L/TA] 上舌区, = superior lingular segment〔S Ⅳ〕[TA].
s. M1 [L/TA] M1区*, = M1 segment [TA].
s. M2 [L/TA] M2区*, = M2 segment [TA].
s. mediale〔S Ⅴ〕 [L/TA] 内側中葉区, = medial segment〔S Ⅴ〕[TA].
s. mediale sinistrum [L/TA] 左内側区, = left medial segment [TA].
s. P1 [L/TA] P1区*, = P1 segment [TA].
s. P2 [L/TA] P2区*, = P2 segment [TA].
s. P3 [L/TA] P3区*, = P3 segment [TA].
s. P4 [L/TA] P4区*, = P4 segment [TA].
s. posterius [L/TA] 後区, = posterior segment [TA].
s. posterius〔S Ⅱ〕 [L/TA] 後上葉区, = posterior segment〔S Ⅱ〕[TA].
s. posterius laterale dextrum [L/TA] 後外側区, = posterior lateral segment [TA].
s. posterius laterale sinistrum [L/TA] 左後外側区, = left posterior lateral segment [TA].
s. posterius mediale dextrum [L/TA] 後内側区, = posterior medial segment [TA].
s. pulmonis 肺区域.
s. subapicale 上枝下下葉区, = segmentum subsuperius.
s. subsuperius 上枝下下葉区.
s. superius [L/TA] 上区, = superior segment [TA].
s. superius〔S Ⅵ〕 [L/TA] 上-下葉区, = superior segment〔S Ⅵ〕[TA].

seg·re·gate [ségrigeit] 分離系〔医学〕.
segregating generation 分離世代〔医学〕.
segregating population 分離集団〔医学〕.
seg·re·ga·tion [sègrigéiʃən] 分離〔医学〕, 隔離〔医学〕(① 人や団体を分離, 隔離すること. ② 減数分裂において対立形質の遺伝子が分離すること. ③ 胎芽形成において接合子の可能性が制限されていくこと), = separation. 動 segregate.
s. analysis 分離比分析〔医学〕.
s. distorter 分離ひずみ因子〔医学〕.
s. distortion 分離ひずみ〔医学〕.
s. ratio 分離比〔医学〕.

seg·re·ga·tion·al de·lay [sègrigéiʃənəl diléi] 分離遅延〔医学〕.
segregational load 分離荷重〔医学〕.
seg·re·ga·tor [ségrigeitər] 分離器(腎から排泄される尿を左右別々に採集する目的に用いられる器械).
Séguin, Edouard [segén] セガン(1812-1880, フランスの精神科医).
S. sign セガン徴候(ジャクソンてんかんの発作直前にみられる不随意性筋攣縮), = Séguin signal symptom.
Sehrt, Ernst [zɛ́:rt] ゼールト(1879生, ドイツの外科医).
S. compressor ゼールト〔大動脈〕圧迫器(弛緩性出血に対し, 大動脈または下肢動脈を圧迫して止血を促す器械).
Seibert, Florence B. [sáibə:t] サイバート(1897-1991, アメリカの生化学者. 1927年に蒸留水中の発熱原を発見し, タンパク質溶液中の発熱性物質との関係を明らかにし, 無発熱性の注射用蒸留水をつくる術式を考案した. またツベルクリンの免疫, 生化学を研究し, 国際的ツベルクリン標準(PPD)をつくり, 結核感染による血清タンパク質の変化を発表).
S. tuberculin サイバートツベルクリン(① PPD 無タンパク性に培養した3種のヒト結核菌株を沈殿濃縮して超遠心濾過したもの. ② TOT 精製ツベルクリンで, 結核の皮内注射試験に用いるもの).
Seidel, Erich [záidəl, sái-] ザイデル(1882-1946, ドイツの眼科医).
S. scotoma ザイデル暗点.
S. sign ザイデル徴候(緑内障初期の症状で, 網膜の盲点は, 視野の辺縁に向かって不規則な拡大を示す), = Seidel scotoma.
S. test ザイデル試験(イノシトール証明法で, 酢酸とともに白金るつぼ(坩堝)内で蒸発, アンモニアと酢酸ストロンチウムで処理すると緑色を呈し紫色沈殿が起こる).
Seidelin, Harold [sáidəlin] サイデリン(イギリスの医師).
S. bodies サイデリン小体(黄熱において赤血球内に存在する小体で, 原因的意義のあると考えたもの).
Seidlitz pow·ders [záidlits páudərz] サイドリッツ沸騰散, = compound effervescent powders.
Seidlitz powders test サイドリッツ沸騰散試験(横隔膜ヘルニアを診断するため, サイドリッツ散を服用した後, 胃内空気の所在を確かめる方法).
Seifert re·ac·tion [sáifə:t riǽkʃən] ザイフェルト反応(梅毒の血液反応に用いられ Weichardt 試薬を血清と抗原の溶液に加えてアルカリを示せば陽性である), = epiphanin reaction.
Seifert solution ザイフェルト液〔医学〕.
Seignette, Pierre [senjét] セニエット(1660-1719, フランスのロシェルにおける薬剤師).
S. salt セニエット塩(酒石酸カリウムナトリウムを下薬に用いたのでこの名がある), = Rochelle salt, potassium sodium tartrate.
Seiler, Carl [sáilər] サイラー(1849-1905, アメリカに在住したスイスの喉頭科医・解剖学者).
S. cartilage サイラー軟骨(披裂軟骨の声帯突起にある).
Seip, Martin [séip] セイプ(スカンジナビアの医師).
S.-Lawrence syndrome セイプ・ローレンス症候

群.
S. syndrome セイプ症候群, = congenital total lipodystrophy.
seis·es·the·sia [sàisisθí:ziə] 振盪知覚, 振動感, = seiesthesia.
seis·m(a)es·the·sia [sàizmisθí:ziə] 振動感(空気中または液体中における振動触覚).
seis·mo·ther·a·py [sàizməθérəpi] 振動療法.
Seitelberger, Franz [sáitəlbə̀:gər] ザイテルベルガー(オーストリアの神経病理学者).
S. disease ザイテルベルガー病, = infantile neuroaxonal dystrophy.
Seitz, Eugen [sáits] ザイツ(1817–1899, ドイツの医師).
S. sign ザイツ徴候(肺空洞のある場合には, 吸気音がはじめ粗裂で次第に微弱となる).
Seitz filter ザイツ濾過器〔医学〕(殺菌用円板に圧力を加え, または吸引により通過させるもの).
Seitz meth·od [sáits méθəd] ザイツ法(児頭骨盤不均衡判定の診断法).
sei·zure [sí:ʒər] 発作〔医学〕, てんかん発作.
s. discharge 発作発射〔医学〕.
s. threshold 発作閾値, = convulsant threshold.
s. wave 発作波〔医学〕.
seizures induced by movement 運動誘発性発作〔医学〕.
se·junc·tion [siʤʌ́ŋkʃən] 分裂(連合野の継続性が破壊されて, 人格の分裂が起こること).
sek·is·a·nine [səkísənin] セキサニン $C_{16}H_{19}NO_4$ (ヒガンバナ *Lycoris radiata* から得られるアルカロイド).
se·la·chi·an [siléikiən] サメ類.
Se·la·gi·nel·la·ce·ae [sèləʤineléisii:] イワヒバ科.
Selas candle filter ゼラス濾過器〔医学〕.
Seldinger, Sven Ivar [séldiŋgər] セルディンガー(1921–1996, スウェーデンの放射線科医).
S. catheter technique セルディンガー法(1953年 Seldinger により考案された, 経皮的に大腿動脈を穿刺し, カテーテルを穿刺した針の内腔を通って動脈内に挿入する方法をいう), = angiography with Seldinger method.
S. technique セルディンガー法〔医学〕(経皮的カテーテル挿入血管造影).
selected marker 選択マーカー(標識)〔医学〕(遺伝子の).
se·lec·tin [siléktin] セレクチン(白血球の homing 現象を担う細胞接着性タンパク質).
s. family セレクチンファミリー(N末端にセレクチン結合部位を持つ接着分子群で, L–, P–, E–selectin の3種に分類される. L–selectin は LAM–1, Mel–14, CD62L と, E–selectin は ELAM–1, CD62E と, P–selectin は PADGEM, GMP–140, CD62P と同義).
se·lec·tion [silékʃən] 選択〔医学〕, 選抜, 淘汰〔医学〕. 形 selective.
s. coefficient 選択係数〔医学〕.
s. differential 選択差〔医学〕.
s. effectiveness 選択効率〔医学〕.
s. index 選択指数〔医学〕.
s. intensity 選択強度〔医学〕.
s. limit 選択限界〔医学〕.
s. pressure 選択圧〔医学〕.
s. response 選択反応〔医学〕.
s. stability theory 選択安定説〔医学〕.
s. theory 淘汰説〔医学〕.
se·lec·tive [siléktiv] 選択的〔な〕〔医学〕.
s. absorption 選択吸収〔医学〕.
s. action 選択作用(薬物の).
s. adsorption 選択吸着.
s. advantage 選択有利性〔医学〕.
s. alveolobronchography (SAB) 選択的肺胞気管支造影〔医学〕, 選択的肺胞気管造影(撮影)〔法〕.
s. angiogram 選択的血管造影(撮影)図〔医学〕.
s. angiography 選択的血管造影(撮影)〔医学〕.
s. arteriography 選択的動脈造影(撮影)〔法〕〔医学〕.
s. brain cooling 選択的脳冷却〔医学〕.
s. celiac angiography 選択的腹腔動脈造影(撮影)〔法〕〔医学〕.
s. culture 選択培養〔医学〕.
s. cytopenia 選択的血球減少症(白血球, 赤血球または血小板の一つが減少すること. Doan).
s. digestive decontamination 選択的腸管内細菌除菌.
s. enhancement 選択的強化〔医学〕.
s. enrichment medium 選択強化培地〔医学〕.
s. estrogen receptor modulator (SERM) 選択的エストロゲン受容体モデュレータ.
s. excitation 選択励起〔医学〕.
s. fertilization 選択受精〔医学〕.
s. hypoaldosteronism 選択的低アルドステロン症, = isolated hypoaldosteronism.
s. IgA deficiency 選択的 IgA 欠損症.
s. IgM deficiency 選択的 IgM 欠損症(IgM が低く, IgG, IgA, IgE は正常ないし増加する. 無症状から易感染性を示すものまでさまざまである).
s. immunodeficiency 選択的免疫不全〔症〕.
s. immunoglobulin A deficiency 選択的免疫グロブリン A 欠損症, 選択的イムノグロブリン A 欠損症.
s. inhibition 選択的抑制.
s. injection 選択性血管造影.
s. localization 選択的局在〔医学〕(細菌の), = elective localization.
s. mating 選択交配〔医学〕.
s. media 選択培地(鑑別分離培地).
s. medium 選択培地〔医学〕.
s. memory 選択記憶.
s. mutism 選択性緘黙, 場面緘黙〔医学〕.
s. neuronal necrosis 選択的神経細胞壊死〔医学〕.
s. norepinephrine reuptake inhibitor 選択的ノルエピネフィリン再取り込み阻害剤.
s. permeability 選択的透過性〔医学〕.
s. phonocardiogram 選択式心音図.
s. pneumothorax 選択的気胸〔医学〕.
s. protective effect 選択的排除(定着阻止).
s. proteinuria 選択性タンパク尿.
s. proximal vagotomy 選択的近位迷走神経切離〔術〕〔医学〕.
s. radiculography 選択的神経根造影(撮影)〔法〕〔医学〕.
s. reabsorption 選択的再吸収〔医学〕.
s. reduction 減数手術(多胎妊娠(三胎以上)で行われる胎児を選択的に中絶する手術. 流早産, 低出生体重児などのリスクを排するために行われる. 日本では母子の生命健康保護の点から条件付きで容認の方向を示している), = multi–fetal pregnancy reduction.
s. renal arteriography 選択的腎動脈造影〔法〕〔医学〕.
s. serotonin reuptake inhibitor 選択的セロトニン再取り込み阻害剤.
s. shunt operation 選択的シャント術〔医学〕.
s. stain 選択染色〔法〕.
s. toxicity 選択毒性〔医学〕.
s. vagotomy 選択的迷走神経切離〔医学〕.
se·lec·tiv·i·ty [silektíviti] 選択度, 選択〔率〕〔医学〕.

S

s. index 選択指数〔医学〕.
s. of urine protein 尿タンパク選択性.
se·lene un·gui·um [silíːn ʌŋgúiəm] 爪半月, = white of nail, lunula.
sel·e·nide [sélinaid] セレン化物(M^IHSe と M^I_2Se との2型があり，コロイド状セレン化鉛およびイオウセレニウムコロイドは癌の治療に用いられる).
selenious-sulfuric acid reagent 亜セレン，硫酸試薬(亜セレン1容と濃硫酸200容との溶液), = Mecke reagent.
selenite broth セレナイトブロス.
selenite-F enrichment medium 亜セレン酸塩増菌培地(酸性亜セレン酸ナトリウム $NaHSeO_3$ 4g, リン酸水素二ナトリウム 7.5g, リン酸水素二カリウム 2.5g, ペプトン 5g, 乳糖 4g, pH7.0 蒸留水 1,000mL からなり，主としてサルモネラ群の培養に利用される).
se·le·ni·um (Se) [silíːniəm] セレン(Berzelius が1817年に発見したイオウに似た元素で，原子番号 34, 元素記号 Se, 原子量 78.96, 質量数 74, 76〜78, 80, 82).
s.-75 (^{75}**Se**) セレノメチオニン, = selenomethionine.
s. cell セレン光電池〔医学〕.
s. dioxide 二酸化セレン SeO_2 (淡赤色光沢のある針状結晶).
s. oxychloride オキシ塩化セレン $SeOCl_2$ (空気中で発煙する).
s. poisoning syndrome セレニウム中毒症候群(揮発性セレニウム複合体またはセレニウム塵埃を吸入して起こる症状で，肝，肺，腎，胃腸機能障害を誘発し，尿中にセレニウム排泄が証明される).
s. rectifier セレン整流器〔医学〕.
s. sulfide 硫化セレン(亜セレン酸の二硫化塩で，皮脂性皮膚炎，乾性脂漏に対する外用薬), = selsun sulfide.
se·le·no·dont [silíːnədɑnt] 半月臼歯.
se·le·no·don·tia [silìːnədɑ́nʃiə] 半月歯〔型〕.
se·le·no·me·thi·o·nine [silìːnəmiθáiəniːn] セレノメチオニン(放射性型(^{75}Se)は，メチオニンの組織摂取の試験に用いられる).
Se·le·no·mo·nas [siliːnoumóunəs] セレノモナス属(嫌気性のグラム陰性桿菌).
se·le·no·ple·gia [silìːnəplíːʤiə] 月光病, = selenoplexia.
se·le·no·sis [sìli(ː)nóusis] セレン中毒症.
seleral trepanation 強膜開孔術.
self- [self] 自己の意味を表す接頭語.
self [sélf] 自己，自身.
s. abortion 自己堕胎.
s.-absorption 自己吸収〔医学〕.
s.-abuse 手淫, = self-pollution.
s. acceptance 自己受容.
s.-accusation 罪業.
s. actualization 自己表現.
s.-administration 〔薬物〕自己投与〔医学〕.
s.-analysis 自己分析.
s. and not self 自己と非自己(自分の体を構成する物質は免疫学的には自己であり，ほかの個体にあって自分の体にないものは非自己という).
s. antigen 自己抗原〔医学〕(身体の構成成分であり，自己抗体が結合する抗原．種々の核タンパク質，サイログロブリン，IgG などが含まれる).
s.-assertion 自己誇示〔医学〕.
s.-assessment 自己評価〔医学〕, 自己点検〔医学〕.
s.-assisted exercise 自己介助運動〔医学〕.
s.-awareness 自己客観視，自己洞察.
s. care 自己ケア，自己管理〔医学〕, セルフケア(個人が自らの健康に関する問題に対して主体的に行う活動).
s.-care activity 身辺動作〔医学〕, 身のまわり動作〔医学〕.
s.-care deficit セルフケア不足，セルフケア能力の障害(セルフケアの能力が質的・量的に不十分な状態).
s.-care unit セルフケアユニット〔医学〕.
s. catheterization 自己導尿，セルフカテーテル法(患者自身でカテーテルを挿入して行う導尿).
s.-cleansing bridge 自浄橋義歯.
s.-compatibility 自家和合性〔医学〕.
s.-concept 自己概念〔医学〕.
s.-condemnation 自責〔医学〕.
s.-congruence 自己一致(自己の概念と自己の経験を一致させるというカウンセリングの目的の一つ).
s.-consciousness 自意識〔医学〕.
s.-consistent つじつまのあう.
s.-contained system 自給式〔医学〕.
s.-control 克己，自己統御〔医学〕.
s. copulation 自家交接.
s.-correction ① 自然矯正〔医学〕. ② 自己修正.
s.-cure 自己治癒〔医学〕.
s. defence 正当防衛.
s.-demand 自己要求.
s.-demand feeding ① 自己調節授乳. ② 不規則授乳.
s.-diagnosis 自己診断〔医学〕.
s.-differentiation 自家分化，自己分化〔医学〕.
s.-diffusion 自己拡散.
s.-digestion 自己消化〔医学〕, = autodigestion.
s.-directedness 自己決定傾向(性格因子の一つ．責任をもって自己をコントロールできる).
s.-discharge 自己放電〔医学〕.
s.-disclosure 自己暴露〔医学〕.
s. efficacy 自己効力感.
s.-electrode 自己電極〔医学〕.
s.-employed practitioner 一般開業医.
s.-energy 自己エネルギー.
s.-esteem 自己評価〔医学〕, 自己尊重，自尊感情，セルフエスティーム(自己の存在に関わる感情で，自己肯定的な感情).
s.-esteem disturbance 自尊心の阻害.
s.-esteem need 自己尊重のニード(アメリカの心理学者マズロー A. Maslow が階層づけた人間の基本的ニードの一つ). → hierarchy of human needs.
s. evaluation 自己評価.
s.-fermentation 自己発酵.
s.-fertilization 自家受精〔医学〕, 自家受粉(植物).
s.-generated cue 自発性の手掛り.
s.-heal カノコソウ(万能薬草の一つ).
s.-healing squamous epithelioma 自然治癒性扁平細胞上皮腫(ファーグソン・スミス型).
s.-health care 自己健康管理〔医学〕.
s.-help devices 自助具〔医学〕(障害者の日常生活上の動作を自立して行えるようにする補助的な道具や器具または工夫をいう).
s. help group セルフヘルプグループ.
s.-hypnosis 自己催眠〔医学〕, = autohypnosis.
s. identity 自己同一性.
s.-image 自己像〔医学〕.
s.-incompatibility 自家不和合性〔医学〕.
s.-indicating 自動の.
s.-indicating weighing machine 自動ばかり.
s.-induced 自励の.
s.-induced vibration 自励振動.
s.-inductance 自己インダクタンス(反起電力による).
s.-induction 自己誘導.

S

s.-infection 自己感染〔医学〕.
s.-inflicted injury 自傷, 自己〔加害〕損傷〔医学〕.
s.-inflicted poisoning 自己加害中毒〔医学〕.
s.-limited 自己限定性の (病気の経過が患者に限られて一定していること).
s.-limited disease 自己制限疾患.
s.-locking 自己固定〔医学〕.
s.-luminous 発光性の.
s.-marker hypothesis 自己マーカ (標識) 説〔医学〕.
s. medication セルフメディケーション (自己治療のことをいう. 多少の体の不調は自分自身で手当てする考え方. 具体的には一般用市販の医薬品などを用いて「かぜ」などを治療する).
s.-monitored blood glucose (SMBG) 自己血糖測定.
s.-monitoring 自己点検〔医学〕.
s. mutilation 自咬症, 自傷症 (自分の口唇, 口腔粘膜や指などを咬むこと).
s. neglect セルフ・ネグレクト (自己放任のこと).
s.-odor disorder 自己臭症.
s.-organization 自己組織化.
s.-organizing system 自己組織システム〔医学〕.
s.-perception 自己知覚〔医学〕.
s.-pollination 自家受粉.
s.-pollution 手淫, 自瀆, 自慰〔医学〕, = masturbation.
s.-propagation 自己繁殖〔医学〕.
s. psychology 自己心理学.
s.-punishment 自己処罰, 自罰〔医学〕, 自浄作用〔医学〕.
s.-purification 自浄, 自然浄化.
s.-quenching 自己消滅〔光〕〔医学〕.
s.-rating depression scale (SDS) 自己評価抑うつ尺度.
s.-realization 自己実現.
s. recognition 自己認識〔医学〕.
s.-regenerative process 自己再生過程.
s.-registering 自記式の.
s.-registering micrometer 自記マイクロメータ.
s.-registering thermometer 自記温度計.
s.-regulation 自己調節〔医学〕.
s.-replenishing 自己複製〔医学〕.
s.-respect 自尊心〔医学〕.
s.-retaining catheter 自留カテーテル, 留置カテーテル (たとえば Foley catheter).
s.-retaining laryngoscopy 自保喉頭鏡検査法〔医学〕.
s.-retaining retractor 自在開創器, 自家保定牽引子.
s.-scattering 自己散乱〔医学〕.
s.-selection 自己選択.
s.-selection diet 自己選択食 (小児の偏食に対して実施する自己選択).
s.-shielding 自己遮蔽〔医学〕.
s.-splicing 自己スプライシング (全く酵素が存在しない条件下でスプライシングが生ずることをいう. 例としては原生動物 *Tetrahymena* のリボソーム RNA などがある).
s.-starter 始動機.
s.-steering of respiration 呼吸の自動性切り換え.
s.-sterile 自家不稔の.
s.-sterility 自家不稔性, 自己不妊性〔医学〕.
s.-stimulation 自己刺激〔医学〕.
s.-stimulation method 自己刺激法〔医学〕.
s.-sufficiency rate 自給率〔医学〕.
s.-suggestion 自己暗示, = autosuggestion.
s.-suspension 自己懸垂 (脊椎を伸張するために身体を懸垂すること).
s.-sustaining 持続性の.
s. tolerance 自己寛容 (先天性免疫寛容ともいう. 自分の体内に存在する抗原 (自己成分) に対して, 免疫応答を示さない状態), = congenital tolerance.
s.-transcendence 自己超越性 (性格因子の一つ. 精神性を維持する性格的因子).
s.-vulcanizing 自己硬化.
s.-weighting 自動加重.
s.-weighting sample 自動加重標本.
self·ing [sélfiŋ] 自家生殖, 自殖 (自家受粉).
selfish DNA 利己的 DNA.
Selinger method セリンジャー法, = Selinger technique.
Selivanoff, Feodor [sèlivá:nɔf] セリワノフ (1859 生, ロシアの化学者).
S. test セリワノフ試験 (尿中果糖の検出法で, 等量のセリワノフ試薬を加えて加熱すると, 深赤褐を発する. セリワノフ試薬はレソルシノール, 水, 濃塩酸からなる), = Selivanoff reaction.
sel·la [sélə] 鞍 (トルコ鞍のこと).
s. turcica [L/TA] トルコ鞍, = sella turcica [TA].
sel·lan·ders [séləndərz] 膝皸しっくん, 馬疫, = malanders. → sallenders.
sel·lar [sélər] トルコ鞍の.
s. articulation 鞍〔状〕関節.
s. diaphragm [TA] 鞍隔膜, = diaphragma sellae [L/TA].
s. tumor トルコ鞍部腫瘍, = pituitary tumor.
Seller stain [sélər stéin] セラー染色液 (塩基性フクシンのメタノール飽和溶液 2〜4mL, メチレンブルーメタノール飽和溶液 15mL, アセトンを含有しないメタノール 25mL の混合液で, 狂犬病組織のネグリ小体の検出に用いられる).
Selter, Paul [séltər] セルター (1866-1941, スイスの小児科医).
S. disease セルター病 (1 年未満の小児にみられる無熱性疾患で, 手足先端が赤色, 落屑, 瘙痒, 羞明, 食欲不振, 不眠症などが特徴で, 数ヵ月後自然回復する), = Feer disease, acrodynia, pink disease, erythredema polyneuropathy.
Selter water セルテル水〔医学〕(プロシアの鉱泉水で Na, Ca, Mg を含む).
Selye, Hans [sélje] セリエ (1907-1982, ハンガリーの内分泌学者. 1938年発表のストレス学説によると, 生体が非特異的刺激 stress に暴露されると, 下垂体前葉・副腎皮質系 pituitary adrenocortical axis を中心とした一連の反応が起こる. この現象を適応症候群 general adaptation syndrome と呼び, その経時的反応相には, ① 警告反応 alarm reaction, ② 抵抗状態 state of resistance, および ③ 疲弊 (憊) 期 state of exhaustion の 3 期がある).
S. hyalinosis セリエ硝子変性症 (腎による内分泌的調節の存在を示す実験的方法で, 一側の腎に乏血を起こすと, 対側の腎, 心, 膵, 腸間膜に急性動脈病変が起こる).
S. syndrome セリエ症候群〔医学〕.
SEM ① scanning electron microscopy 走査型電子顕微鏡法の略. ② scanning electron microscope for secondary electron 走査二次電子型電子顕微鏡の略. ③ standard error of mean 標準誤差の略.
se·man·tic [simǽntik] 語義の, 意味論の.
s. aphasia 文意失語〔症〕〔医学〕, 語義失語〔症〕.
s. dementia 語義性痴呆 (言語などの表現の意味を解しない型).
s. differential 意味差判別法〔医学〕.
s. memory 意味記憶〔医学〕(言葉の意味や知識が失われる. 左側側頭葉外側部の傷害で認められること

S

が多い).
se·man·tics [simǽntiks] 語義学, = semasiology. 形 semantic.
se·mei·og·ra·phy [sì:maiágrəfi] 症候学, = symptomatology.
se·mei·ol·o·gy [sì:maiálədʒi] 症候学〔医学〕.
se·mei·ot·ics [sì:maiátiks] 症候学. 形 semeiotic.
Sémélaigne, Georges [seimeiléin] セメレーニュ(フランスの小児科医. Kocher-Debré-S. syndrome).
sem·el·in·ci·dent [sèməlínsidənt] 1回罹患の.
se·men [sí:mən] ① 種, 種子. ② 精子〔医学〕, 精液, = seminal fluid. 複 semina, semens. 形 seminal.
s. bank 精液バンク(銀行)〔医学〕.
s. contra (シナ花), = santonica.
s. donor 精液提供者(ドナー)〔医学〕, 供精者(人工授精において配偶者以外の精液を供給する者).
s. preservation 精液保存〔医学〕.
s. secretion 精液分泌〔医学〕.
s. storage 精液貯蔵(保存)〔医学〕.
se·me·nu·ria [sì:mənjú:riə] 精液尿, = seminuria.
semi- [semi, -mai] 半, 準の意味を表す接頭語.
sem·i·a·ceph·a·lus [sèmiəséfələs] 半頭体.
semiadjustable articulator 一方運動咬合器.
sem·i·a·dop·tion [sèmiədápʃən] 非配偶者〔間人工〕授精〔医学〕, = donor insemination.
sem·i·al·le·lic [sèmiəlí:lik] 半対立の(遺伝因子についていう).
sem·i·al·le·lism [sèmiǽliizəm] 偽対立性〔医学〕.
sem·i·an·ti·gen [sèmiǽntidʒən] 半抗原.
semiapochromatic objective 半色消し対物鏡(色消しレンズと高度色消しレンズとの中間度の蛍石対物鏡), = fluorite objective.
sem·i·au·to·mat·ic [sèmiɔ̀:təmǽtik] 半自動的.
s. bottle machine 半自動製びん機〔医学〕.
s. defibrillator 半自動式除細動器〔医学〕.
s. mold 半自動型〔医学〕.
sem·i·au·to·troph·ic [sèmiɔ̀:tətráfik] 半自家栄養菌の, = hemiautotrophic.
sem·i·ca·nal [sèmikənǽl] ① 半管(一端が閉鎖した管). ② 溝.
s. of auditory tube 耳管溝(耳管に相当する側頭骨の溝).
sem·i·ca·na·lis [sèmikənéilis] 半管. 複 semicanales.
s. musculi tensoris tympani [L/TA] 鼓膜張筋半管, = canal for tensor tympani [TA].
s. tubae auditivae [L/TA] 耳管半管, = canal for auditory tube [TA].
s. tubae auditoriae [L/TA] 耳管半管, = canal for auditory tube [TA].
sem·i·car·ti·lag·i·nous [sèmikà:tilǽdʒinəs] 半軟骨の.
sem·i·cas·tra·tion [sèmikætréiʃən] 片側精巣(睾丸)摘除術(一側の精巣のみを摘除する去勢法).
Semichon acid carmine stain セミコン酸カルミン染色〔法〕.
sem·i·cir·cu·lar [sèmisə́:kjulər] 半規の, 半輪の.
s. canal fistula 半規管瘻孔.
s. canals [TA] ① 骨半規管(前庭, 蝸牛とともに内耳を形成し, 平衡感覚を司どる膜半規管をいれる), = canales semicirculares [L/TA]. ② 半規管.
s. ducts [TA] 半規管(内耳の膜迷路の一部で前庭とともに平衡感覚を司どる), = ductus semicirculares [L/TA].
s. line 半環状線, = linea semicircularis (Douglas).
s. line of Douglas ダグラスの半月線.
semiclosed anesthesia 半閉鎖麻酔〔法〕(呼気ガスの二酸化炭素 CO_2 をソーダライムに吸収させ, 呼気中の麻酔ガスは再び吸入する循環式麻酔用呼吸回路を用いた麻酔〔法〕. 呼吸回路内の麻酔ガスが過剰になった場合は半閉鎖弁を一部開放する).
semiclosed system 半閉鎖〔式麻酔〕法〔医学〕.
sem·i·col·loid [sèmikálɔid] 半コロイド.
sem·i·co·ma [sèmikóumə] 半昏睡〔医学〕. 形 semicomatose.
sem·i·con·duc·tor [sèmikəndʌ́ktər] 半導体〔医学〕.
s. detector 半導体検出器.
s. laser 半導体レーザー(再結合発光を応用したレーザー. AlGaInP, AlGaAs, InGaAs などが使用される).
s. scanner 半導体スキャナ〔医学〕.
sem·i·con·scious [sèmikánʃəs] 半意識の〔医学〕.
semiconservative replication 半保存的複製〔医学〕(1953年, Watson-Crick によって提唱された DNA 二重ラセンモデルから予想される遺伝子の複製様式).
semiconstrained prosthesis 半拘束式人工関節.
sem·i·cre·tin·ism [sèmikrí:tinizəm] 半クレチン病.
sem·i·cris·ta [sèmikrístə] 半稜. 複 semicristae.
s. incisiva 鼻稜, = crista nasalis.
sem·i·de·cus·sa·tion [sèmidèkəséiʃən] 半交差〔医学〕.
sem·i·di·a·gram·mat·ic [sèmidàiəgrəmǽtik] 半図解の.
semidirect method 半直接法〔医学〕.
sem·i·dom·i·nant [sèmidáminənt] 不完全優性の〔医学〕.
semidry process 半乾式〔医学〕.
sem·i·flex·ion [sèmiflékʃən] ① 半屈曲, 半彎曲(屈曲と伸張との中間をいう). ② 半屈〔位〕〔医学〕.
sem·i·fluc·tu·at·ing [sèmiflʌ́ktjueitiŋ] ① 波動様の(触診における波動に似た所見). ② 半波動性の.
sem·i·flu·id [sèmiflúid] 半流動性〔の〕〔医学〕.
semi-Fowler position 半ファウラー体位.
sem·i·gloss [sémiglɑs] 半光沢〔医学〕.
sem·i·glu·tin [sèmiglú:tin] セミグルチン $C_{55}H_{85}N_{17}O_{22}$ (グルチンから得られるペプトン様物質).
Semih [L] semihora 半時間の略.
sem·i·hap·ten [sèmihǽptən] 半ハプテン〔医学〕.
sem·i·het·er·o·type [sèmihétərətaip] 半異種型(一価染色体のみの分裂には正規行動がみられないのは退行現象が各時期を襲うからであることを表す Rosenberg の造語).
semihomologous gene 部分相同染色体(aA, bB など).
semihorizontal heart 半水平心.
sem·i·kon [sémikən] セミコン, = methapyrilene.
sem·i·lat·er·al [sèmilǽtərəl] 半側の〔医学〕.
semilente insulin セミレンテインスリン, = prompt insulin zinc suspension.
sem·i·le·thal [sèmilí:θəl] 半致死(的)の.
semiliquid diet 半流動食〔医学〕.
sem·i·log·a·rithm [sèmilágəriðəm] 半対数. 形 semilogarithmic.
s. graph 片対数図(曲線).
s. paper 片対数紙.
semilogarithmic paper 半対数紙〔医学〕.
sem·i·lu·nar [sèmil(j)ú:nər] 半月形の, 半月状の, 半月〔型〕〔医学〕.
s. bone 半月骨.
s. cartilage 半月状軟骨(膝関節の), 関節半月.
s. fascia 半月筋膜, = lacertus fibrosus.
s. fasciculus 半円束, = fasciculus semilunaris.
s. fibrocartilage 半月状線維軟骨.

S

s. fold [TA] 半月ヒダ(鳥類の瞬膜の遺物としてみられる眼内角部の結膜のヒダ), = plica semilunaris [L/TA].
s. fold of conjunctiva 結膜半月ヒダ.
s. folds of colon [TA] 結腸半月ヒダ, = plicae semilunares coli [L/TA].
s. ganglion ① 半月神経節. ② 腹腔神経節.
s. hiatus [TA] 半月裂孔(① 上顎洞と前篩骨洞とに通ずる中鼻道の溝. ② 尺側皮静脈と内側前腕皮神経を通す腕筋膜の裂孔), = hiatus semilunaris [L/TA].
s. hymen 半月形処女膜 [医学].
s. line 半月線, = linea semilunaris (Spigelius).
s. lobe 半月葉(小脳上面の後葉).
s. lobules [TA] 半月小葉(小脳後葉の一部分で,上下の区別がある), = lobuli semilunares [L/TA].
s. notch 半月切痕.
s. nucleus 半月核(弓状核ともいい,三叉神経上行路の終わる部分), = posteromedial ventral nucleus of thalamus, n. arcuatus.
s. nucleus of Flechsig フレクシッヒ半月核.
s. space 半月隙(胸郭の左前面に打診により確認される部分で,胃の空気により鼓音を生ずる), = Traube space.
s. tract 半月路, = fasciculus interfascicularis.
s. valve ① 大動脈半月弁. ② 肺動脈半月弁.
sem·i·lu·na·re [sèmil(j)u:néər] 半月骨(手首の第2手根骨で,月状骨 lunale の旧名).
sem·i·lux·a·tion [sèmilʌkséiʃən] 不全脱臼 [医学], = subluxation.
sem·i·ma·lig·nant [sèmiməlígnənt] 半悪性の,やや悪性の.
sem·i·mem·bra·no·sus [sèmimèmbrənóusəs] [TA] 半膜様筋(坐骨結節から起こり,脛骨に付着する), = musculus semimembranosus [L/TA].
s. bursa [TA] 半膜様筋〔の滑液〕包, = bursa musculi semimembranosi [L/TA].
s. muscle 半膜様筋.
s. reflex 半膜様筋反射.
sem·i·mem·bra·nous [sèmimémbrənəs] 半膜様の.
s. muscle 半膜様筋 [医学].
sem·i·mi·cro·a·nal·y·sis [sèmimàikrouənǽlisis] 少量分析 [医学].
sem·i·mi·cro·bal·ance [sèmimàikrəbǽləns] 半微量てんびん [医学].
se·mi·na [si:máinə] 種子(たね. semen の複数).
sem·i·nal [séminəl] 精液の [医学].
s. capsule 精管の膨大部.
s. cell 精細管上皮細胞.
s. colliculus [TA] 精丘, = colliculus seminalis [L/TA].
s. cyst 精液嚢胞 [医学].
s. duct 精管, = spermatic duct.
s. epithelium 精上皮.
s. fluid 精液 [医学], = semen.
s. gland [TA] ① 精嚢, = glandula vesiculosa [L/TA]. ② 精腺(精巣のこと), = testis.
s. granule 精液顆粒.
s. hillock 精丘, = colliculus seminalis.
s. plasm 精漿 [医学].
s. receptacle 受精嚢.
s. stain 精液斑.
s. vesicle [TA] ① 精嚢, = glandula seminalis [L/TA], vesicula seminalis [L/TA]. ② 貯精嚢.
s. vesiculectomy 精嚢摘(切)除〔術〕[医学].
s. vesiculitis 精嚢炎 [医学].
s. vesiculography 精嚢造影〔法〕[医学].
sem·i·nar·co·sis [sèminɑ:kóusis] 半昏睡,半麻酔.
sem·i·na·tion [sèminéiʃən] 授精(精子を腟内または子宮内に注入すること), = insemination.
sem·i·nif·er·ous [sèminíf ərəs] 輸精の.
s. epithelium 精上皮 [医学].
s. tubule(s) [TA] ① 曲精細管, = tubuli seminiferi contorti [L/TA]. ② 精細管.
sem·i·noid [séminɔid] 精上皮様の(未分化細胞または胚細胞などについていう).
s. carcinoma セミノーマ,精上皮腫, = embryonal carcinoma.
sem·i·no·ma [sèminóumə] セミノーマ [医学],精上皮腫 [医学], = epithelioma seminale.
s. ovarii 卵巣精上皮腫, = dysgerminoma.
sem·i·nor·mal [sèminɔ́:məl] 半規定の(1規定液の半分の濃度をいう).
s. solution 半規定液(1リットル中有効な成分の1グラム当量の半量を含有する溶液で,0.5N,または½Nと書く).
sem·i·nose [séminous] セミノース, = mannose.
se·mi·nu·ria [sì:minjú:riə] 精液尿症,精子尿症, = spermaturia.
se·mi·ol·o·gy [sì:miɑ́lədʒi] 症候学 [医学], = semeiology.
semiopen anesthesia 半開放麻酔〔法〕(呼気が再び吸入されない麻酔用呼吸回路を用いた麻酔〔法〕). ↔ closed anesthesia.
semiopen system 半開放〔式麻酔〕法.
sem·i·or·bic·u·lar [sèmiɔ:bíkjulər] 半規の, = semicircular.
se·mi·ot·ic [sèmiɑ́tik] ① 症状の. ② 症候学的の, = semeiotic.
semioval center 半卵円中心.
sem·i·par·a·site [sèmipǽrəsait] 半寄生体(生体組織に対して感染性の弱い寄生物).
semipennare muscle [TA] 半羽状筋, = musculus semipennatus [L/TA].
sem·i·pen·nate [sèmipéneit] 単羽状の,半羽状の, = demipenniform.
sem·i·pen·ni·form [sèmipénifɔ:m] 片側翼状の(筋肉の付着が腱の片側にのみあることについていう).
sem·i·per·me·a·ble [sèmipé:miəbl] 半透性の [医学]. 名 semipermeability.
s. membrane 半透膜 [医学].
sem·i·pla·cen·ta [sèmipləséntə] 半胎盤 [医学](ある種の動物において胎盤の胎児面と母体面とが自然に隔離されているもの. Strähl).
s. diffusa 汎毛半胎盤.
s. multiplex cotyledonaria 叢毛半胎盤.
s. zonalia 帯状半胎盤.
sem·i·plan·ti·gra·da·tion [sèmiplæ̀ntigrədéiʃən] 半蹠行(趾行 digitigradation と蹠行 plantigradation との中間の歩行形式で,半趾行 semidigitigradation ともいう).
semipolar bond 半極性結合 [医学].
sem·i·porce·lain [sèmipɔ́:səlin] 半磁器 [医学].
sem·i·pro·na·tion [sèmiprənéiʃən] 半腹臥.
sem·i·prone [sémiproun] 半腹臥の.
s. position 半腹〔臥〕位, = Sims position.
sem·i·quan·ti·ta·tive [sèmikwɑntítətiv] 半定量的の [医学].
sem·i·qui·none [sèmikwínoun] セミキノン(ヒドロキノンからキノンへの脱水素過程の中間体として生成する).
semiramidian operation セミラミッド手術(去勢手術).
semireclining position 半起座位(心臓病の際患

S

者が何かにもたれかかる位置).

sem·i·re·cum·bent [sèmirikʌ́mbənt] 半横臥.

s. position 半仰臥性 [医学].

semirigid brace 半硬性装具 [医学].

se·mis (s, ss) [sí:mis] 半(処方箋においては指示された薬品の半量を表す).

sem·i·sid·er·a·tion [sèmisidəréiʃən] 片麻痺, = hemiplegia.

sem·i·sol·id [sèmaisálid] 半固体の, 半固体.

s. agar 半流動寒天.

s. medium 半流動培地.

s. preparation 半固形製剤 [医学].

sem·i·som·nus [sèmisámnəs] 半昏睡, = semicoma.

sem·i·so·por [sèmisóupər] 半昏眠.

sem·i·spec·u·lum [sèmispékjuləm] 半有溝導子(gorget の一種).

sem·i·spi·nal [sèmaispáinəl] 半棘筋の.

s. muscle 半棘筋.

s. muscle of head 頭半棘筋.

s. muscle of neck 頸半棘筋.

s. muscle of thorax 胸半棘筋.

sem·i·spi·na·lis [semispainéilis] [TA] 半棘筋, = musculus semispinalis [L/TA].

s. capitis [TA] 頭半棘筋, = musculus semispinalis capitis [L/TA].

s. capitis muscle 頭半棘筋.

s. cervicis [TA] 頸半棘筋, = musculus semispinalis cervicis [L/TA], musculus semispinalis colli [L/TA].

s. cervicis muscle 頸半棘筋.

s. thoracis [TA] 胸半棘筋, = musculus semispinalis thoracis [L/TA].

s. thoracis muscle 胸半棘筋.

sem·is·sen [semísən] [L] 半分.

semistable dolomite refractory 準安定ドロマイト耐火物 [医学].

sem·i·star·va·tion [sèmistɑ:véiʃən] 半飢餓.

sem·i·ste·ril·i·ty [sèmistəríliti] 半不妊〔症〕, 半不妊性 [医学].

sem·i·sul·cus [sèmisʌ́lkəs] 半溝.

sem·i·su·pi·na·tion [sèmis(j)ù:pinéiʃən] 半上臥, 半仰臥. 形 semisupine.

sem·i·syn·gen·(e)ic [sèmisìnʤiní:ik] 半同系(骨髄キメラ, 胸腺キメラの分類の一つで, ほかに完全異系, 同系がある).

s. transplantation 半同系移植(親から交雑第1代の子への移植. 移植片対宿主反応動物を作製するため行われる).

sem·i·syn·the·sis [sèmisínθisis] 半合成 [医学].

sem·i·syn·thet·ic [sèmisinθétik] 半合成の.

s. penicillin 半合成ペニシリン.

sem·i·ten·di·no·sus [sèmitèndinóusəs] [TA] 半腱様筋, = musculus semitendinosus [L/TA].

s. reflex 半腱様筋反射.

sem·i·ten·di·nous [sèmiténdinəs] 半腱様の.

s. muscle 半腱様筋, = semitendinosus muscle.

sem·i·ter·tian [sèmitə́:ʃən] 不全三日熱の(三日熱と毎日熱との中間発作についていう).

sem·i·tone [sémitoun] 半音 [医学].

sem·i·trans·par·ent [sèmitrænspéərənt] 半透明の [医学].

sem·i·va·lent [sèmivéilənt] 半価の.

semivertical heart 半垂直心.

semiwater gas 半水性ガス [医学].

Semliki Forest encephalitis セムリキ森林脳炎.

Semliki Forest virus セムリキ森林ウイルス(トガウイルス科のウイルス. Smithburn と Haddow が1944年にアフリカのウガンダの森林で獲捕したカ *Aedes abnormalis* から分離したウイルスで, 実験動物において脳炎を発現させた).

Semmelweis, Ignaz Philipp [séməlvàis] センメルワイス(1818–1865, ハンガリーの産科医. 1847〜8年頃産褥熱は細菌感染による敗血症の一型であることを証明したが, これよりさき1843年ボストンの Oliver Wendell Holmes はその伝染性を確認した).

Sem·no·pi·the·cus [sémnoupiθí:kəs] ヤセザル〔瘠猴〕属.

Semon, Richard Wolfgang [zémən, sé–] ゼーモン(1859–1908, ドイツの自然科学者).

S.–Hering hypothesis ゼーモン・ヘーリング仮説(記憶説), = Semon-Hering theory, mnemic theory.

Semon, Sir Felix [sí:man] シモン(1849–1921, イギリスの耳科医).

S. law シモン法則(喉頭の機能性疾病ではまず声門閉鎖筋が侵され, 器質的進行性麻痺のときには, 声門開大筋が侵される), = Semon-Rosenbach law.

S. symptom シモン徴候(甲状腺癌においては声帯の運動性が阻害されていること).

se·mox·y·drine [simáksidrin] セモキシドリン, = methamphetamine hydrochloride.

Semple, Sir David [sémpl] サンプル(1856–1937, フランスの医師).

S. treatment サンプル療法(狂犬病の注射療法).

S. vaccine サンプルワクチン(感作ウサギ, モルモット, ヤギなどの脳からつくられる不活化ワクチン. 接種後, 急性散在性脳脊髄炎をきたすことがあり改良された).

se·nar·mon·tite [sinɑ́:məntait] 方安鉱(Sb_2O_3 あるいは Sb_4O_6).

Sendai virus センダイウイルス(パラミクソウイルス科のウイルス. 1953年に黒屋, 石田, 白取らが新生児肺炎の患者より分離, HVJ (hemagglutinating virus of Japan)として命名された. その後 HVJ は細胞融合現象が認められた).

Senear, Francis Eugene [siníər] セニアー(1889–1958, アメリカの皮膚科医).

S.–Usher disease セニアー・アッシャー病.

S.–Usher syndrome セニアー・アッシャー症候群(紅斑性天疱瘡とも呼ばれ, 顔面にエリテマトーデス様の紅斑を生ずる天疱瘡の一型), = pemphigus erythematosus, seborrheic pemphigoid.

Seneca [sénikə] セネカ(北米インディアンの一種族のセネカ人).

S. snakeroot セネカ, = senega.

seneca oil (石油), = petroleum.

sen·e·cif·o·lin [sènisífəlin] セネシホリン $C_{18}H_{27}NO_8$ (ノボロギク *Senecio vulgaris* から得られる有毒成分).

Se·ne·cio [sení:ʃiou] キオン属, セネシオ属(キク科の一属. 多数の薬草を含む).

senecio disease セネシオ病(ハンゴンソウ中毒による肝硬変症).

sen·e·ga [sénigə] セネガ(アメリカ, カナダに産する *Polygala senega* の根を採取乾燥したもので, 有効成分としてサポニン類のセネギン配糖体約3%を含んでいる. 去痰薬), = Seneca snakeroot.

s. fluidextract セネガ流エキス, = fluidextractum senegae.

s. root セネガ根, = radix senegae.

s. syrup セネガシロップ(セネガ流エキス200mL, 希アンモニア水10mL, をシロップで1,000mLとしたもの), = syrupus senegae.

sen·e·gin [séniʤin] セネギン $C_{21}H_{30}O_{10}$ (セネガ根に存在するサポニン属の有効成分), = senega saponin, polygalin.

se·nes·cence [sinésəns] 老衰, 老化 [医学].

S

形 senescent.
s. accelerated mouse 老化促進マウス.
se·nes·top·a·thy [sènistápəθi] セネストパチー，体感異常〔症〕[医学].
Sengstaken, Robert W. [zèŋstá:ken] ゼングスタケン(1923生，アメリカの神経外科医).
S.-Blakemore tube ゼングスタケン・ブレークモア管(食道静脈瘤破裂の止血用チューブ).
se·nile [sí:nail] 老人〔性〕の[医学]，老化した[医学]，老年期の. 名 senility.
s. alopecia 老年性脱毛〔症〕[医学].
s. angioma 老人(年)性血管腫[医学](老年期退行現象の一つ).
s. ankylosing hyperostosis 老年性強直性脊柱骨増殖症.
s. anodontia 老人無歯症.
s. arteriosclerosis 老人性動脈硬化症.
s. asthenia 老年性無力〔症〕[医学].
s. atresia of cervical canal 老年〔性〕〔子宮〕頸管閉鎖症[医学].
s. atrophoderm(i)a 老年性皮膚萎縮〔症〕[医学].
s. atrophy 老年性萎縮[医学].
s. atrophy of uterus 老年〔性〕子宮萎縮[医学].
s. cataract 老人(年)性白内障[医学].
s. chorea 老年〔性〕舞踏病[医学]，老人性振戦麻痺.
s. colpitis 老年〔性〕腟炎[医学]，老人性腟炎.
s. comedo 老人性面皰.
s. cortical devasation 老人性脳皮質動脈硬化症(大脳皮質血管硬化に基づく精神病).
s. coxitis 老人性股関節炎.
s. degeneration 老人変性(動脈硬化など).
s. degeneration of macula lutea 老人性黄斑部変性.
s. delirium 老人(年)性せん妄[医学].
s. dementia 老人性痴呆[医学]，老年〔性〕痴呆(アルツハイマー型老年痴呆)，= senile dementia of Alzheimer type (SDAT).
s. dementia of Alzheimer type (SDAT) アルツハイマー型老年痴呆.
s. dental caries 老年(老人)性う蝕.
s. depression 老年期うつ病(老人性うつ病ともいう).
s. dwarfism 老人性小人症(早老症)，= progeria.
s. ectasia 老人性血管拡張.
s. ectropion 老年性外反〔症〕[医学].
s. emphysema 老年性気腫[医学].
s. entropion 老年性内反〔症〕[医学].
s. epilepsy 老人性てんかん.
s. face 老人様顔貌[医学].
s. fracture 老年性骨折[医学].
s. gangrene 老年〔性〕壊疽[医学].
s. insanity 老年期精神病.
s. insomnia 老年性不眠[医学].
s. involution 老年期退縮.
s. keratosis 老人性角化症.
s. kyphosis 老年〔性〕〔脊柱〕後弯〔症〕[医学].
s. lenticular myopia 老年性水晶体性近視.
s. lentigo 老人性色素斑，老人性黒子.
s. luxation 老人性脱臼.
s. marasmus 老年性衰弱(老衰).
s. melanoderma 老年性黒皮症[医学].
s. memory 老年〔性〕記憶.
s. nanism 老人性小人症，= progeria.
s. osteoarthrosis 老年性骨関節症[医学].
s. osteomalacia 老年性骨軟化〔症〕[医学].
s. osteoporosis 老年性骨粗しょう(鬆)症[医学].
s. paraplegia 老人性対麻痺.
s. plaque 老人斑[医学]，= fibromyelinic plaque.
s. pneumonia 老年性肺炎[医学].
s. prolapsus uteri 老年〔性〕子宮脱[医学].
s. pruritus 老年性そう(瘙)痒〔症〕[医学].
s. psychosis 老年〔期〕精神病.
s. purpura 老年性紫斑〔病〕[医学].
s. pyometra 老年〔性〕子宮留膿症[医学].
s. reflex 老人反射(水晶体硬化による光線に対する灰白色反射)，= lenticularcapsular degeneration reflex.
s. retinoschisis 老年(老人)性網膜分離〔症〕.
s. sebaceous hyperplasia 老人性脂腺増生症.
s. segment 老熟体節，老熟片節.
s. tremor 老年〔性〕振戦[医学]，老年期振戦.
s. tuberculosis 老年性結核[医学]，高齢者結核.
s. vaginitis 老人性腟炎[医学](老人期にみられる腟の変性で，粘膜のびらんに伴い癒着を起こして腟閉様の変化を招来する)，= adhesive vaginitis.
s. verruca 老年性いぼ[医学].
s. wart 老人性ゆうぜい，= keratoma senile.
s. xerosis 老人性乾皮症.
se·nil·ism [sí:nilizəm] 早老[医学]，= premature senility.
s. syndrome 早老症候群，= progeria syndrome.
se·nil·i·ty [si:níliti] 老年[医学]，老衰[医学]，= old age.
senior homonym シニアホモニム[医学]，先行同音名(生物学上異なる分類上の群に等しい名がついた場合，命名規約上から出版年代の古いもの(先行同音名)に有効性がある．他者は異名となる).
senior synonym シニアシノニム[医学].
se·ni·um [sí:niəm] 老年期，老人期[医学].
s. praecox 早老〔症〕，= premature senility.
sen·na [sénə] センナ(マメ科植物 *Senna alata* などの小葉を乾燥したもので，有効成分の多くは瀉下性配糖体．主に下薬に用いる).
s. fluidextract センナ流エキス，= fluidextractum sennae.
s. syrup センナシロップ(瀉下薬．センナ流エキス250mL，コリアンダー油5mL，ショ糖635gを水で100mLになるよう溶かしたもの)，= syrupus sennae.
s. test センナ試験(尿をアルカリ性としたとき，赤色の現れるのはセンナが存在するからである).
sen·na·tin [sénətin] センナチン(センナ葉から抽出した有効成分で，皮下注射用の下薬).
Sennetsu fever 腺熱，= glandular fever.
Senning, Ake [séniŋ] セニング(1915–2000，スイスの心臓外科医).
S. operation セニング手術[医学](大血管転移に対する機能的根治手術．自己の心房中隔，心房壁を利用して心房位で動静脈血流を転換する手術).
sen·no·side [sénəsaid] センノシド $C_{21}H_{20}O_{10}$ (センナの瀉下性有効成分で，AおよびBの異性体がある．下薬).
se·no·pia [si:nóupiə] 視力再生(水晶体膨張により近視が見かけ上矯正されること)，= second sight, gerontopia.
Senoran bottle セノランびん(試験食摂取後胃の内容を吸引するときに用いるびん).
sensate focus 感覚焦点.
sensate focus technique 感覚集中訓練.
sen·sa·tion [senséiʃən] 感覚[医学]，知覚[医学]，感動(輸入神経の刺激により引き起こされる感じ).
s. area 知覚領，= sense area, sensory a., sensorial a..
s. circle 感覚圏.
s. disturbance 感覚障害[医学]，知覚障害[医学].
s. level 感覚レベル[医学].

s. of ear fullness 半粥食.
s. of hunger 飢餓感.
s. of joint 関節〔感〕覚［医学］.
s. of location 部位感覚.
s. of motion 運動〔感〕覚［医学］.
s. of position 位置覚.
s. of threshold 感覚閾値.
s. of vibration 振動覚［医学］.
s. of warmth 温〔感〕覚.
sensational type personality 感覚型人格.
sense [séns] 感覚［医学］, 知覚［医学］, 感官(外界または内部のいろいろな刺激によって起こる認知で, perception とほぼ同義). 形 sensory.
s. capsule (胚軟骨頭蓋の一部をなす感覚器周囲の軟骨嚢).
s. epithelium 感覚上皮, = sensory epithelium, neuro epithelium.
s. of distance 遠距離感覚［医学］.
s. of equilibrium 平衡〔感〕覚［医学］.
s. of family 家族意識［医学］.
s. of hearing 聴覚［医学］.
s. of inferiority 劣等感.
s. of localization 部位感覚.
s. of luminosity 明感覚［医学］.
s. of oppression 緊迫感.
s. of position ① 関節位置覚. ② 位置感覚［医学］.
s. of pressure 圧感覚［医学］.
s. of resistance 抵抗感覚.
s. of smell 嗅覚［医学］.
s. of taste 味覚(食物が舌にある味細胞を刺激して生じる感覚).
s. of tone interval 音程感［医学］.
s. of touch 触覚［医学］.
s. organs [TA] 感覚器, = organa sensuum [L/TA].
s. spot 感覚点［医学］.
s. strand センス鎖.
s. vesicle 感覚小胞.
sense·less·ness [sénslesnis] 無感覚症(意識混濁の軽度なもので, 明識困難状態よりは深く, 昏蒙よりは浅い状態). 形 senseless.
S
sen·sib·a·mine [sensíbəmin] センシバミン(バッカクの有効成分 ergotamine と ergotaminine との等分子混合剤).
sen·si·bil·i·gen [sènsibíliʤən] センシビリゲン, = sensibilisinogen.
sen·si·bil·in [sènsibílin] センシビリン(アナフィラキシー反応において初回注射により生ずると思われる物質), = anaphylactic reaction body, anaphylaction.
sen·si·bil·i·sin [sènsibílisin] センシビリシン(アナフィラキシー反応においてアレルゲンの注射により誘発産生される特異抗体に対して Bedreska の用いた語), = anaphylactic antibody.
sen·si·bil·i·sin·o·gen [sènsibilisínəʤən] 増感因子［医学］, センシビリノーゲン(アナフィラキシー反応を誘発するタンパク質に含有されている物質で, これを注射すると, 特異抗体 sensibilisin が産生される).
sen·si·bil·i·ty [sènsibíliti] 感受性, 感度［医学］.
sen·si·bil·i·za·tion [sènsibilizéiʃən] 感作, = sensitization.
sen·si·bi·liz·er [sénsibilaizər] ① 酵素賦活剤. ② 両受体.
s. in cytolysis 細胞溶解酵素活性化物質［医学］.
sen·si·ble [sénsibl] ① 知覚的な, 知覚の［医学］, 感覚の［医学］. ② 常識的な. ③ 賢明な. ④ 感づいている.
s. aura 知覚性前兆.
s. heat 顕熱［医学］.
s. minimum 意識閾値, = threshold of consciousness.
s. monoparesis 感覚性不全麻痺.
s. perspiration 感知蒸散(発汗), = perspiration sensibilis.
s. reflex 侵害反射.
sen·sif·er·ous [sensífərəs] 感覚伝達の.
sen·sig·e·nous [sensíʤənəs] 感覚誘発性の.
sen·sim·e·ter [sinsímitər] 〔皮膚〕感覚計.
sens·ing [sénsiŋ] 感知.
s. failure 検出不全, 感知不全［医学］(ペースメーカの).
s. threshold センシング閾値［医学］, 検出閾値.
sen·si·tin·o·gen [sènsitínəʤən] 感作原［医学］(生体の感作現象を誘発し得る性状をもつ物質の総称名で, anaphylactogen, allergen, sensibilisinogen などを含む).
sen·si·tive [sénsitiv] 感〔受〕性の［医学］.
s. color 鋭敏色.
s. delusion of reference 敏感関係妄想(E. Kretschmer が提唱した(1918年)疾患概念).
s. dentin(e) 過敏性象牙質.
s. drug 感受性薬剤［医学］.
s. emulsion 感光乳剤.
s. flame 感じ炎(音波に感じて形を変える炎).
s. hair 感覚毛.
s. material 感光材料［医学］.
s. organ 感覚器.
s. paranoia 敏感妄想症［医学］, 敏感パラノイア［医学］.
s. period 感受期［医学］.
s. strain 感〔受〕性菌(株)［医学］.
s. time 感応時間.
s. tint 変遷色.
s. volume 感受域［医学］.
sen·si·tiv·i·ty [sènsitíviti] ① 感受性［医学］, 感応性. ② 有病正診率［医学］. ③ 感度［医学］, 敏感度(ある病気(D)をある検査(T)を使って診断する場合, 〔TによってDであるとされた患者数〕/〔真にDである患者数〕を感度, 〔Tが陰性であり, Dでないとされた患者数〕/〔真にDでない患者数〕を特異度 specificity と呼ぶ). 形 sensitive.
s. disc 感受性ディスク(ディスク法 disc test に使用する一定濃度の薬剤を含ませた円型濾紙(直径8ミリ)のこと), = sensitivity disk.
s. disk 感〔受〕性ディスク［医学］.
s. of dentin(e) 象牙質の知覚.
s. speck 感光核［医学］.
s. tablet 感応錠(細菌感受性試験用).
s. test 感受性試験(テスト)［医学］(薬剤に対する細菌の感受性を調べる方法で耐性検査 resistance test ともいう), = susceptibility test.
s. time control 感度時間制御回路［医学］.
s. to light 感光性［医学］.
s. training 感受性訓練.
s. training group 感受性訓練グループ［医学］.
sen·si·ti·za·tion [sènsitaizéiʃən, -tiz] 感作［医学］(生体に特定の抗原刺激を与え過敏症や免疫状態を導入すること).
s. pathway 感作経路(抗体が細胞表面を被覆することによって活性化される補体経路).
sen·si·tize [sénsitaiz] 感作する［医学］.
sen·si·tiz·ed [sénsitaizd] 感作された(免疫応答を期待して, その根回しのため免疫原を投与すること. また免疫原をもつ病原体や物質により免疫刺激を受けていること).

s. antigen 感作抗原.
s. cells 感作細胞〔医学〕(抗原により感作された細胞).
s. corpuscle 感作赤血球.
s. erythrocyte agglutination test 感作赤血球凝集試験〔医学〕.
s. erythrocytes 感作赤血球.
s. hemagglutination 感作〔赤〕血球凝集反応(間接赤血球凝集反応), = indirect hemagglutination.
s. hemagglutination inhibition test 感作〔赤〕血球凝集阻止試験, HI 試験(抗原の検出を行う反応術式), = HI test.
s. hemagglutination test 感作赤血球凝集試験〔医学〕.
s. lymphocyte 感作リンパ球〔医学〕.
s. red blood cell 感作赤血球〔医学〕.
s. red cell hemolysis test 感作〔赤〕血球溶血試験.
s. T cell 感作 T 細胞〔医学〕(抗原により活性化された T 細胞. クローンサイズの増加によって, 未感作に比べて抗原に対する免疫応答が強い), = sensitized T lymphocyte.
s. vaccine 感作ワクチン, = Besredka vaccine.

sen·si·tiz·er [sénsitaizər] ① 感作体(抗体 antibody の旧語). ② 増感薬〔医学〕.
s. in cytolysis 細胞溶解感作物質〔医学〕.

sen·si·ti·zin [sénsitizin] = anaphylactogen.

sensitizing antibody 感作抗体〔医学〕(抗体を結合させた赤血球(抗体感作赤血球)を作製するために用いられる抗体), = ambocepter.

sensitizing dose 感作量〔医学〕.

sensitizing factor (SF) 感作因子, 増感因子〔医学〕.

sensitizing injection 感作注射.

sensitizing substance 感作物質.

sen·si·tom·e·ter [sènsitámitər] 感度計, 感光計(光線の透過性を知るために写真用乾板を利用する器械).

sen·si·tom·e·try [sènsitámitri] 感度測定〔医学〕.

sen·so·mo·bil·i·ty [sènsəmoubíliti] (感覚の刺激に対する運動能). 形 sensomobile.

sen·so·mo·tor [sènsoumóutər] 感覚および運動の, = sensorimotor.

sen·sor [sénsər] センサー(力, 温度, 光, 磁気, pH ガス濃度などさまざまな物理・化学的状態とその量を検知し, 電圧, インパルスなどの情報に変換する器官または装置).

sen·so·ri·al [sensɔ́:riəl] 感覚の, 感覚器の.
s. area 知覚領, = sensory area.
s. idiocy 感覚器性白痴〔医学〕.

sen·so·ri·glan·du·lar [sènsəriglǽndjulər] 知覚活性腺の.

sen·so·ri·me·tab·o·lism [sènsərimitǽbəlizəm] 感覚性代謝.

sen·so·ri·mo·tor [sènsərimóutər] 感覚および運動の.
s. arc 感覚連動弓, = neural arc.
s. area 感覚運動野(発生学的に大脳皮質の新皮質に属し, 高等動物でよく発達する. 部位では前中心回をはさんで運動野(4 野), 体感覚野(3, 1, 2 野)がある).
s. disturbance 感覚運動障害〔医学〕(感覚系と運動系がともに障害される状態で, 内包部(中枢性)あるいは末梢神経の病変で現れる), = sensorimotor disorder.
s. function 感覚運動機能〔医学〕.
s. period 感覚運動期間(段階)〔医学〕.

sen·so·ri·mus·cu·lar [sènsərimáskjulər] 感覚筋性の.

sen·so·ri·neur·al [sènsərinjú:rəl] 感音性, 感覚神経の.
s. deafness 感音〔性〕難聴〔医学〕, = sensorineural hearing loss.
s. hearing impairment 感音難聴.
s. hearing loss 感音〔性〕難聴〔医学〕.

sen·so·ri·um [sensɔ́:riəm] 意識〔医学〕, = perceptorium. 複 sensoria, sensoriums. 形 sensorial.
s. commune 知覚総中枢.

sen·so·ri·vas·cu·lar [sènsərivǽskjulər] 感覚血管運動, = sensorivasomotor.

sen·so·ri·vas·o·mo·tor [sènsərivæsoumóutər] 感覚血管運動〔性〕の, = sensorivascular.

sen·so·ry [sénsəri] 感覚の〔医学〕, 知覚の.
s. acuity level 感覚明瞭度レベル.
s. aid 感覚補助具〔医学〕.
s. amimia 感覚性無表情〔症〕.
s. amusia 感覚性失音楽〔医学〕, 感覚性楽音ろう(聾)(楽譜や楽音を理解することが不能な音痴の一型).
s. aphasia 感覚〔性〕失語〔症〕〔医学〕, = receptive aphasia.
s. apraxia 感覚性失行〔症〕〔医学〕.
s. area 知覚野〔医学〕, 感覚野〔医学〕.
s. aura 感覚性前兆.
s. cell 感覚細胞.
s. center 感覚中枢〔医学〕, 知覚中枢〔医学〕.
s. circle 感覚圏(身体表面の一域で, 2 種の異なった感覚を区別できない箇所).
s. cortex 感覚皮質.
s. crossway 知覚性交差路(大脳内包の後部).
s. deafness 精神聾〔医学〕, = mental deafness.
s. decussation [TA] ①〔内側〕毛帯交叉, = decussatio lemnisci medialis [L/TA]. ② 知覚神経交叉(差).
s. deprivation 感覚妨害〔医学〕, 感覚遮断〔医学〕(知覚遮断).
s. disorder 知覚障害〔医学〕.
s. dissociation 知覚解離, 感覚解離〔医学〕(ある種の感覚は障害されるが, 他の感覚は正常に保たれている状態).
s. disturbance 知覚障害, 感覚障害.
s. epilepsy 感覚性てんかん〔医学〕(感覚性の発作が特徴), = thalamic epilepsy.
s. epithelial cell 感覚上皮細胞.
s. epithelial cell body 感覚〔上皮〕細胞体〔医学〕.
s. epithelium 感覚上皮〔医学〕.
s. evaluation 官能評価検査〔医学〕.
s. examination 知覚検査.
s. extinction 知覚消失〔医学〕, 感覚消去(感覚消失 sensory loss とは意味が異なる).
s. flap 知覚皮弁〔医学〕.
s. ganglion 知覚神経節, 感覚神経節.
s. hair 感覚毛〔医学〕.
s. hearing impairment 感覚性難聴.
s. image 感覚像.
s. impression 感覚印象〔医学〕.
s. impulse 知覚インパルス〔医学〕.
s. loss 感覚消失, = anesthesia.
s. mechanism 感覚機構〔医学〕.
s. memory 感覚記憶(感官記憶ともいう記憶処理のファーストステップ).
s. nerve [TA] ① 知覚神経, = nervus sensorius [L/TA]. ② 感覚神経.
s. nerve action potential 感覚神経活動電位, 知覚神経活動電位.
s. nerve cell 感覚神経細胞, 知覚神経細胞.
s. nerve conduction velocity 感覚神経伝導速度,

S

知覚神経伝導速度.
s. nerve ending 知覚性神経終末［医学］.
s. nerve evoked potential 感覚神経誘発電位, 知覚神経活動電位.
s. nerve fiber 知覚神経線維［医学］.
s. neuron 感覚ニューロン［医学］(体表面から中枢へ興奮を導くもの).
s. nuclei 感覚〔性〕核, 知覚核.
s. nucleus 知覚神経核(三叉神経の).
s. organ 感覚器［医学］.
s. papilla 感覚乳頭.
s. paralysis 感覚麻痺［医学］.
s. paralytic bladder 知覚麻痺性膀胱［医学］.
s. pathway 感覚系伝導路.
s. perception 感覚認知［医学］.
s. phantom 感覚幻想.
s. precipitated epilepsy 感覚誘発てんかん.
s. projection 感覚突起.
s. radiation 感覚放線, = thalamic radiation.
s. receptor 感覚受容器［医学］.
s. region 感覚部, = sensorium commune.
s. root [TA] ① 後根, 知覚根*, = radix sensoria [L/TA], radix sensoria ganglii pterygopalatini [L/TA]. ② 感覚根. ③ 脊髄後根, = posterior root.
s. root of ciliary ganglion [TA] 毛様体神経節の知覚根*, = radix sensoria ganglii ciliaris [L/TA].
s. root of otic ganglion [TA] 耳神経節への知覚枝*, = radix sensoria ganglii otici [L/TA].
s. root of pterygopalatine ganglion [TA] 翼口蓋神経節の知覚枝*, = radix sensoria ganglii pterygopalatini [L/TA].
s. root of sublingual ganglion [TA]〔舌下神経節への〕知覚根*, = radix sensoria ganglii sublingualis [L/TA].
s. root of submandibular ganglion [TA]〔顎下神経節への〕運動根*, = radix sensoria ganglii submandibularis [L/TA].
s. speech center 感覚性言語中枢.
s. sphere 感覚野［医学］, 知覚野［医学］.
s. stimulation 感覚刺激［医学］.
s. system 感覚系［医学］.
s. tract 感覚神経路.
s. unit 感覚単位［医学］(単一知覚神経とその側枝, およびこれらによって支配されている知覚器の総称).
s. urge incontinence 知覚切迫〔尿〕失禁［医学］.
sensu lato 広義の.
sensu stricto 狭義の.
sen·su·al·ism [sénʃuəlizəm] 肉欲主義, = sensuality. 形 sensual.
sen·sus [sénsəs] 感覚, 神, = sense.
s. chromaticus 色覚(色神).
s. chromaticus normalis 正常色覚.
s. luminis 光覚(光神).
s. statistic method 人口静態調査統計法［医学］.
s. tactilis 触覚.
s. visorius 視覚.
sentence completion test (SCT) 文章完成法検査［医学］.
sentence intelligibility 文章了解度［医学］.
sen·tient [sénʃiənt] 知覚力ある, 感覚ある. 名 sentience.
sen·ti·ment [séntimənt] ① 情操［医学］, 熱情, 感傷. ② 意見. 形 sentimental.
s. d'emprise 収用感情［医学］.
s. d'influence 影響感情［医学］.
sen·ti·nel [séntinəl] 哨兵, 見張り人.
s. cell 傍糸球体装置, = juxtaglomerular apparatus.
s. event 歩哨事象.
s. gland 前哨リンパ節(腸間膜上にある肥大したリンパ節).
s. loop sign センチネルループ徴候［医学］, 前哨腸管徴候.
s. lymph node センチネルリンパ節(見張りの意で, 悪性腫瘍から最も早くリンパ流を受ける).
s. lymph node biopsy センチネルリンパ節生検.
s. node (SN) 見張りリンパ節, 症徴リンパ節, センチネルリンパ節.
s. node biopsy 前哨リンパ節生検.
s. pile 歩哨痔核(肛門裂の下端粘膜にみられる痔状肥厚).
s. tag センチネル垂［医学］.
sen·ti·sec·tion [sèntisékʃən] 生体解剖, = vivisection.
Seoul virus ソウルウイルス(ブニヤウイルス科のウイルスで, 腎症候性出血熱の原因となる).
SEP ① sclerosing encapsulating peritonitis 硬化性被嚢性腹膜炎の略. ② spinal (cord) evoked potential 脊髄誘発電位の略.
sep sepal がく(萼)片の略.
sep·al (sep) [sépəl, sí:-] がく(萼)片, = calyx-leaf.
sep·a·loid [sépəlɔid] がく(萼)片様の.
sep·a·ran·da [sèpərǽndə] [L] 劇薬(separandum の複数).
sep·a·ran·dum [sepərǽndəm] [L] 劇薬(薬局法で注意して貯蔵するよう指定されるもの), = powerful medicine. 複 separanda.
separate entity 別個疾病.
separate renal function test 分腎機能検査［医学］.
separated plasma 分離血漿［医学］.
separated tooth 離間歯.
separated twins 分離二重体［医学］.
separating medium 分離剤.
separating saw 分離用鋸子.
separating thrombus 分離血栓.
separating wedge 離開楔.
sep·a·ra·tion [sèpəréiʃən] ① 分離［医学］, 離開［医学］, 剥離. ② 分金法. ③ はがれ(流体の).
s. anxiety 分離不安症, 分離不安障害(親や愛する人が居なくなったり, 離れていく際の不安, 緊張などの情動反応をいう).
s. anxiety disorder 分離不安障害.
s.-individuation 分離–個体化.
s. layer 分離層［医学］.
s. of dispensing from medical practice 医薬分業［医学］.
s. of ossis symphysis pubis 恥骨結合離開［医学］, = separation of symphysis pubis.
s. of placenta 胎盤剥離［医学］.
s. of symphysis ossis pubis 恥骨結合離開.
s. of teeth 歯間離開［医学］.
s. rate 分離速度［医学］.
sep·a·ra·tor [sépəreitər] ① 分離器［医学］, = separatory. ② 骨膜剥離器, = periosteal elevator.
sep·a·ra·to·ri·um [sèpərətɔ́:riəm] 骨膜剥離器, = periosteum elevator.
separatory funnel 分離漏斗, 分液漏斗［医学］.
sep·e·do·gen·e·sis [sèpədəʤénisis] 腐敗発生, = sepedonogenesis.
sep·e·don [sépədən] 腐敗.
sep·e·do·no·gen·e·sis [sèpədənəʤénisis] 腐敗発生, = sepedogenesis.
Se·pia [sí:piə] コウイカ［甲烏賊］属(コウイカ科の一属).

S. esculenta マイカ，コウイカ．
S. officinalis イカ〔烏賊〕(地中海，大西洋産)，= common cuttlefish.
se·pia [sí:piə] セピア(イカの墨，またはそれから作った絵具)．
se·pi·o·lite [sí:piəlait] 海泡石 $Mg_2Si_3O_8 \cdot 2H_2O$.
se·pi·um [sí:piəm] イカの甲，= cuttle bone.
Sep·si·dae [sépsidi:] ツヤホソバエ科．
sep·sin [sépsin] セプシン(腐敗した酵母または血液に生ずる有毒プトマイン)．
sep·sis [sépsis] 敗血〔症〕[医学] (血液・組織中に化膿性細菌やグラム陰性菌が侵入し，悪寒戦慄・高熱・血流不全・ショック症状を呈する予後不良の症状をいう)．複 sepses. 形 septic.
s. agranulocytica 無顆粒球性敗血症，= agranulocytosis.
s. intestinalis 腸性敗血症(食中毒)．
s. lenta 遷延性敗血症(*Streptococcus viridans* の感染症で，慢性経過をとりながら心内膜炎を招来する)．
s. syndrome 敗血症症候群．
s. tuberculosa acutissima 最急性結核性敗血症．
sep·som·e·ter [sipsámitər] セプソメータ(空気中の有機物を探索する器械)．
Sept septem 7の略．
sep·ta [séptə] 中隔(septum の複数)．
s. interalveolaria [L/TA] 槽間中隔，= interalveolar septa [TA].
s. interradicularia [L/TA] 根間中隔，= interradicular septa [TA].
s. retinae 網膜中隔．
s. testis [TA] 精巣中隔，= septula testis [L/TA].
sep·tal [séptəl] 中隔の [医学].
s. abscess 〔鼻〕中隔膿瘍 [医学].
s. absorption 隔壁吸収 [医学].
s. area [TA] 中隔部*(透明中隔の表面部)，= area septalis [L/TA].
s. artery 中隔動脈．
s. cartilage 鼻中隔軟骨．
s. cell 〔肺〕中隔細胞(肺胞中隔にある食細胞)．
s. cusp [TA] 中隔尖，= cuspis septalis [L/TA].
s. defect 中隔欠損 [医学].
s. deviation 鼻中隔彎曲 [医学].
s. dislocation 〔鼻〕中隔脱臼 [医学].
s. fracture 〔鼻〕中隔骨折 [医学].
s. gingiva 中隔部歯肉(歯間部歯肉)．
s. height 歯間中隔高(歯間中隔上縁と辺縁エナメルまたはセメント質との距離)．
s. hematoma 〔鼻〕中隔血腫．
s. hypertrophy 心室中隔肥大．
s. infarction 中隔〔心筋〕梗塞 [医学].
s. line 小葉隔壁線 [医学]，隔壁線．
s. nasal cartilage [TA] 鼻中隔軟骨，= cartilago septi nasi [L/TA].
s. nuclei 中隔核群 [医学].
s. nuclei and related structures [TA] 中隔核及び関連構造物*，= nuclei septales et structurae pertinentes [L/TA].
s. papillary muscle [TA] 中隔乳頭筋，= musculus papillaris septalis [L/TA].
s. penetration 隔壁通過 [医学].
s. pneumonia 〔肺〕胞隔肺炎．
s. Q 〔心室〕中隔肥大性Q波．
s. space 〔歯槽〕中隔隙．
s. wall 隔壁 [医学].
sep·tan [séptən] 7日ごとに回帰する(マラリア熱についていう)．
sep·ta·nose [séptənouz] セプタノース(炭素原子6個と酸素原子1個とが環式に結合した単糖類で，β-methyl-D-galactoheptanoside はその一例)，= heptanose.
sep·tate [sépteit] 中隔のある，隔膜の．
s. fiber 隔膜線維．
s. hypha 有隔菌糸 [医学].
s. hyphae 有隔菌糸(細胞が規則的間隔をおいて配列されるもの)．
s. uterus 中隔子宮 [医学].
s. vagina 中隔膣 [医学]，膣中隔．
sep·ta·tion [septéiʃən] ① 隔膜で仕切られたこと．② 中隔．
sep·ta·tome [séptətoum] 中隔切開器，= septotome.
sep·ta·va·lent [sèptəvéilənt] 7価の，= septivalent.
sep·tec·to·my [septéktəmi] 〔鼻〕中隔切除術 [医学].
sep·tic [séptik] 腐敗性の，敗血症〔性〕[医学].
s. abortion 感染流産．
s. arthritis 化膿性関節炎 [医学].
s. disease 敗血症．
s. embolism 敗血〔症〕性塞栓症 [医学].
s. endocarditis 敗血〔症〕性心内膜炎 [医学].
s. fever 敗血症．
s. infarct 敗血性梗塞 [医学]，化膿性梗塞(腐敗性梗塞)．
s. infection 敗血症性感染 [医学].
s. intoxication 敗血性中毒，= sapremia.
s. knee 化膿性膝関節炎．
s. phlebitis 敗血性静脈炎，= suppurative phlebitis.
s. pneumonia 敗血〔症〕性肺炎 [医学].
s. retinitis 敗血〔症〕性網膜炎 [医学].
s. scarlet fever 敗血〔症〕性猩紅熱 [医学].
s. shock 敗血症性ショック [医学].
s. sore throat 敗血〔症〕性咽喉炎 [医学].
s. stomatitis 敗血〔症〕性口内炎 [医学].
s. tank 腐敗槽(タンク) [医学] (流れ込んだ汚物が暫時稽留し，その固形物が沈殿して嫌気的に腐敗されるように工夫されたもの)，= anaerobic tank, hydrolytic t..
s. wound 膿創 [医学].
sep·ti·c(a)e·mia [sèptisí:miə] 敗血症 [医学] (細菌が血液中に入り種々の臓器で化膿性炎症をきたす状態)．形 septicemic.
s. pluriformis 多形性敗血症(ヒツジにみられる)．
sep·ti·ce·mic [sèptisí:mik] 敗血症の [医学].
s. abscess 敗(膿)血症性膿瘍，= pyemic abscess.
s. plague ペスト敗血症 [医学]，敗血性ペスト．
sep·ti·cine [séptisi:n] セプチシン(腐敗した魚肉に発生するプトマインで，hexylamine と amylamine の混合物)．
sep·ti·co·phle·bi·tis [sèptikouflibáitis] 敗血性静脈炎．
sep·ti·co·py·e·mia [sèptikoupaií:miə] 膿敗血症．形 septicopyemic.
sep·ti·co·zy·moid [sèptikouzáimɔid] セプチコチモイド(敗血症の発達を助長すると思われる仮定物質)．
sep·ti·grav·i·da [sèptigrǽvidə] 7回経妊婦．
sep·tile [séptail] 中隔の．
sep·ti·me·tri·tis [sèptimitráitis] 敗血子宮炎．
sep·tip·a·ra [septípərə] 7回経産婦．
sep·ti·va·lent [sèptivéilənt] 7価の．
sept(o)- [sept(ou), -t(ə)] 敗血症，敗血症性の，を意味する接頭語．
septocutaneous flap 中隔皮弁 [医学].
septodextauriculolevauricular heart block

房中隔右心房左心房ブロック.
septofimbrial nucleus [TA] 中隔采核*, = nucleus septofimbrialis [L/TA].
sep·to·mar·gi·nal [sèptoumá:ʤinəl] 中隔縁の.
s. fasciculus [TA] 中隔縁束, = fasciculus septomarginalis [L/TA].
s. trabecula [TA] 中隔縁柱, = trabecula septomarginalis [L/TA].
s. tract 中隔辺縁路(胸髄部における後索の背側辺縁および腰髄部の中隔に沿う線維), = Bruce tract.
sep·tom·e·ter [septámitər] ①〔鼻〕中隔計. ② セプトメータ, = sepsometer.
sep·to·na·sal [sèptounéizəl] 鼻中隔の.
septooptic dysplasia 中隔眼形成不全 [医学], 中隔視神経異形成症 [医学].
sep·to·plas·ty [séptəplæsti] 鼻中隔形成〔術〕.
sep·tos·to·my [septástəmi] 中隔開口〔術〕.
sep·to·tome [séptətoum] 〔鼻〕中隔切開器.
sep·tot·o·my [septátəmi] 〔鼻〕中隔切開〔術〕[医学].
septula testis [L/TA] 精巣中隔, = septa testis [TA].
sep·tu·lum [séptjuləm] 小中隔. 複 septula.
s. testis 精巣小中隔.
sep·tum [séptəm] 中隔, 隔膜, 隔壁. 複 septa. 形 septal, septile.
s. accessorium 副中隔.
s. alveoli 肺胞中隔.
s. anuli femoralis 大腿輪中隔.
s. atrioventriculare [L/TA] 房室中隔, = atrioventricular septum [TA].
s. bulbi urethrae 尿道球中隔.
s. canalis musculotubarii [L/TA] 筋耳管中隔, = septum of musculotubal canal [TA].
s. cartilagineum 鼻中隔軟骨.
s. cervicale intermedium [L/TA] 中間頸部中隔, = intermediate cervical septum [TA].
s. clitoridis 陰核中隔.
s. cochleae [L/TA] 蝸牛中隔*, = cochlear septum [TA].
s. corporum cavernosorum [L/TA] 陰核海綿体中隔, = septum of corpora cavernosa [TA].
s. corporum cavernosorum clitoridis 陰核海綿体中隔.
s. femorale [L/TA] 大腿輪中隔, = femoral septum [TA].
s. glandis [L/TA] 亀頭中隔, = septum of glans [TA].
s. glandis penis 亀頭中隔.
s. interatriale [L/TA] 心房中隔, = interatrial septum [TA].
s. intermedium 中間中隔.
s. intermusculare [L/TA] 筋間中隔, = intermuscular septum [TA].
s. intermusculare brachii laterale [L/TA] 外側上腕筋間中隔, = lateral intermuscular septum of arm [TA].
s. intermusculare brachii mediale [L/TA] 内側上腕筋間中隔, = medial intermuscular septum of arm [TA].
s. intermusculare cruris anterius [L/TA] 前下腿筋間中隔, = anterior intermuscular septum of leg [TA].
s. intermusculare cruris posterius [L/TA] 後下腿筋間中隔, = posterior intermuscular septum of leg [TA].
s. intermusculare femoris laterale [L/TA] 外側大腿筋間中隔, = lateral femoral intermuscular septum [TA].
s. intermusculare femoris mediale [L/TA] 内側大腿筋間中隔, = medial femoral intermuscular septum [TA].
s. intermusculare vastoadductorium [L/TA] 広筋内転筋間中隔(内側広筋と大内転筋に広がる筋膜, 縫工筋下筋膜ともいう), = anteromedial intermuscular septum [TA], subsartorial fascia [TA].
s. interventriculare [L/TA] 心室中隔, = interventricular septum [TA].
s. intra-alveolarium 槽内中隔.
s. leptomeningicum spinale 脊髄軟膜中隔.
s. linguae [L/TA] 舌中隔, = lingual septum [TA].
s. longitudinale 縦中隔.
s. lucidum 透明中隔, = septum pellucidum.
s. medianum posterius [L/TA] 後正中中縦隔, = dorsal median septum [TA], posterior median septum [TA].
s. mediastinale 縦内洞中隔.
s. membranaceum nasi 膜性鼻中隔, = membranous septum.
s. membranaceum ventriculorum cordis 膜性心室中隔.
s. mobile nasi 可動性鼻中隔.
s. musculare ventriculorum cordis 筋性心室中隔.
s. nasi [L/TA] 鼻中隔, = nasal septum [TA].
s. nasi osseum [L/TA] 骨性鼻中隔, = bony nasal septum [TA].
s. nuchae 項中隔.
s. obliquum 斜中隔.
s. of auditory tube 耳管の隔壁.
s. of corpora cavernosa [TA] 陰核海綿体中隔, = septum corporum cavernosorum [L/TA].
s. of frontal sinuses [TA] ① 前頭洞口, = septum sinuum frontalium [L/TA]. ② 前頭洞中隔.
s. of glans [TA] 亀頭中隔, = septum glandis [L/TA].
s. of glans penis 亀頭中隔.
s. of musculotubal canal [TA] 筋耳管中隔, = septum canalis musculotubarii [L/TA].
s. of scrotum [TA] 陰嚢中隔, = septum scroti [L/TA].
s. of sphenoidal sinuses [TA] 蝶形骨洞中隔, = septum sinuum sphenoidalium [L/TA].
s. of tongue 舌中隔.
s. orbitale [L/TA] 眼窩隔膜, = orbital septum [TA].
s. pectiniforme 櫛状中隔.
s. pellucidum [L/TA] 透明中隔, = septum pellucidum [TA].
s. penis [L/TA] 陰茎中隔, = septum penis [TA].
s. placentae 胎盤中隔.
s. primum 1次中隔(胎児心房間の不全中隔).
s. rectovaginale (♀) [L/TA] 直腸腟中隔, = rectovaginal septum (♀) [TA].
s. rectovesicale (♂) [L/TA] 直腸膀胱中隔, = rectovesical septum (♂) [TA].
s. renis 腎柱, = colume of Bertin.
s. resection 〔鼻〕中隔切除〔術〕[医学].
s. sagittale 縦中隔.
s. scroti [L/TA] 陰嚢中隔, = septum of scrotum [TA].
s. secundum 2次中隔(胎児心房間の卵円孔を含む中隔で, 1次中隔の右方に発生し, 両者が癒合して成人期心房中隔となる).
s. sinuum frontalium [L/TA] ① 前頭洞口, = septum of frontal sinuses [TA]. ② 前頭洞中隔.

S

s. sinuum sphenoidalium [L/TA] 蝶形骨洞中隔, = septum of sphenoidal sinuses [TA].
s. spurium 偽中隔(胎児心臓心房の屋根にある隆起).
s. transversum 横中隔(胎児の腹腔と心膜腔, 胸膜腔を分割する中胚葉性の隔壁で, 後に横隔膜, 肝被覆, 小網などに発育する).
s. tubae 筋耳管中隔, = septum canalis musculotubarii.
s. ventriculorum 心室中隔.
sep·tup·let [septʌ́plit] 七つ子.
seq luce sequenti luce 翌日の略.
se·quel [sí:kwəl] 転帰.
se·que·la [sikwí:lə] 続発症〔医学〕, 後遺症〔医学〕, 余病. 複 sequelae.
sequelae of encephalitis 脳炎後遺症.
se·quence [sí:kwəns] 続発, 因果的連鎖, 配列順〔序〕〔医学〕, 逐次. 形 sequent, sequential.
s. analyzer シーケンスアナライザ(タンパクやペプチドのアミノ酸配列を, またはDNAの塩基配列を自動的に解析する装置などの名称).
s. determination for nucleic acid 塩基配列決定法(DNAの塩基配列順序を推定する実験法).
s. ladder シークエンスラダー.
s. of numbers 数列.
s. of points 点列.
s. rule 順位規則〔医学〕.
s. tagged site 配列タグ部位〔医学〕.
se·quenc·ing [sí:kwənsiŋ] 塩基配列決定法, = DNA sequencing.
se·quen·tial [sikwénʃəl] 逐次的〔医学〕.
s. analysis 逐次検定法〔医学〕.
s. anastomosis 連続吻合.
s. design 逐次計画法〔医学〕.
s. determinant 連続エピトープ, 連続抗原決定基(数個から10数個程度の連続したアミノ酸配列からなるエピトープ).
s. experimentation 逐次実験法〔医学〕.
s. image 連続画像〔医学〕.
s. oral contraceptive 連続使用経口避妊薬〔医学〕.
s. pacing 連続ペーシング.
s. sampling 逐次抜き取り.
s. sampling inspection 逐次抜き取り検査.
s. test 逐次法〔医学〕, 逐次検定.
se·ques·ter [si:kwéstər] ① 金属イオンを封鎖する(主としてキレート化についていう). ② 腐骨〔医学〕.
sequestered antigen 隔離抗原〔医学〕, 隔絶抗原(解剖学的に免疫組織から隔絶した部位に存在する抗原をいう. 眼の水晶体タンパク質(クリスタリン), 甲状腺のサイログロブリン, 精巣の精子抗原, 神経のミエリン塩基性タンパク質).
sequestering agent 金属イオン封鎖剤, = chelating agent.
se·ques·tra [si:kwéstrə] 分離片, 壊死片, 腐骨(sequestrum の複数).
se·ques·tral [si:kwéstrəl] 分離片の, 壊死片の, 腐骨の.
sequestrated disc 椎間板分離脱出.
sequestrated lung 分画肺.
se·ques·tra·tion [sì:kwəstréiʃən] ① 腐骨(分離片)形成. ② 隔離〔医学〕, 分画〔医学〕. ③ 没収〔医学〕.
s. cyst 肺分画症性嚢胞, 隔離嚢胞(皮膚より隔離したもの).
s. dermoid 隔離性類皮腫(左右半分の癒合するとき, その結合線に発生する).
s. of lung 肺分画症〔医学〕.
se·ques·trec·to·my [sì:kwəstréktəmi] 腐骨摘出術, = necrotomy.
se·ques·trot·o·my [sì:kwəstrátəmi] 腐骨摘出術, 腐骨切開〔術〕〔医学〕, = sequestrectomy.
se·ques·trum [sikwéstrəm] ① 腐骨〔医学〕, 骨疽. ② 壊死片〔医学〕, 離片. 複 sequestra. 形 sequestral.
s. forceps 腐骨鉗子〔医学〕.
se·quoi·o·sis [sì:kwɔióusis] セコイア症(外因性アレルギー性肺胞炎).
SER ① smooth-surfaced endoplasmic reticulum 滑面小胞体の略. ② somatosensory evoked response 体性感覚の誘発反応の略.
Ser serine セリンの記号(Sとも書く).
se·ra [síərə] 血清(serum の複数).
ser·al·bu·min [sì:rælbjú:min] 血清アルブミン.
ser·al·bu·min·u·ria [sì:ælbjùminjú:riə] 血清アルブミン尿症, = seroalbuminuria.
se·ran·gi·tis [sì:rænʤáitis] 海綿体炎, = cavernitis.
se·rem·pi·on [sərémpiən] セレンピオン(西インドにみられる致死的麻疹の一型), = sarampion.
ser·en·dip·i·ty [sèrəndípiti] 偶然の発見, 掘り出し上手.
Se·re·noa [sèri:nóuə] ノコギリヤシ属(ヤシ科の一属アメリカ南部産の saw palmetto または sabal の果実には利尿作用がある).
se·re·noa [sèri:nóuə] セレノア(ノコギリヤシ属植物の熟した果実を半乾燥したもので, 圧搾すると赤褐色の油が得られ, 遊離脂肪酸63%と, そのエチルエステル37%を含有し, 慢性または亜急性膀胱炎の治療薬. 利尿, 去痰, 催淫作用がある), = sabal, saw palmetto.
s. fluidextract セレノア流エキス, = fluidextractum serenoae.
ser·e·tin [séritin] セレチン, = carbon tetrachloride.
Sergent, Emile [sɛ:rʒán] セルジャン(1867–1943, フランスの医師).
S. white line セルジャン白線(副腎機能不全患者の腹部の皮膚を指先で摩擦するときに出現する白線), = Sergent white adrenal line.
se·ri·al [sí:riəl] ① 直列の(回路). ② 連続の〔医学〕, 通しの. ③ 系列の〔医学〕.
s. angiography 連続血管造影〔医学〕.
s. arteriography 連続動脈写〔医学〕.
s. bath 連浴〔医学〕.
s. cast 連続矯正ギプス.
s. change 電気興奮性変化.
s. correlation 系列相関.
s. defibrillation 連続線維素分離法.
s. dilution 系列希釈〔法〕〔医学〕, 逓減希釈(連続希釈)〔法〕.
s. documents 逐次刊行物〔医学〕.
s. epilepsy 連続発作.
s. excision 分割切除〔法〕〔医学〕.
s. extraction 連続抜去〔医学〕, 連続抜〔歯〕法.
s. hospital report 病院逐次報告書〔医学〕.
s. images 経時画像〔医学〕.
s. interval 連鎖〔感染〕間隔.
s. learning 系列学習〔医学〕.
s. number 通し番号.
s. parallel converter 直列並列変換〔医学〕.
s. publications of government 行政機関逐次刊行物〔医学〕.
s. radiography 連続〔X線〕撮影〔医学〕.
s. roentgenography 連続X線撮影〔法〕〔医学〕.
s. section 連続切片〔医学〕(器官または組織を連続的に切片とした標本).
s. thrombin time 連続トロンビン時間〔医学〕.
se·ri·al·o·graph [sì:riǽləgræf] X線連続撮影装置.
ser·i·cin [sérisin] セリシン $C_{15}H_{25}N_6O_3$ (絹から得

られる膠状物質で，硬タンパク質の一つ)，＝silk glue，silk gelatin.
s. fixation セリシン定着〔医学〕.
ser·i·cite [sérisait] セリサイト(複合性ケイ酸塩からなる雲母の一種で，ケイ肺症を起こすことがある).
se·ries [síːriːz] ① 配列(連続した)，族(化合物の)，系〔医学〕. ② 直列(電気器具を順次一列に接続することで，並列に対立していう). ↔ parallel. ③ 数列，級数. ④系列(スペクトル). 形 serial.
s. elastic component 直列弾性要素〔医学〕.
s. elastic element 直列弾性要素〔医学〕.
s. of inoculations from animal to animal 動物体通過.
ser·i·flux [sériflәks] 水様排泄液.
se·rig·ra·phy [siríɡrәfi] シルクスクリーン捺染.
se·rim·e·ter [sәrímitәr] セリメータ〔医学〕，生糸計〔医学〕.
ser·ine [sériːn] セリン ㊗ α-amino-β-hydroxypropionic acid, β-hydroxyalanine $CH_2OHCHNH_2COOH$ (無色結晶性のアミノ酸).
s. protease セリンプロテアーゼ(活性部位にセリンをもつタンパク質分解酵素の総称).
s. protease inhibitor セリンタンパク分解酵素阻害薬(トリプシン，プラスミンなどの阻害薬).
se·rio·line [siríәlin] セリオリン(アジ科ブリから得られるプロタミン).
se·ri·os·co·py [sìːriáskәpi] 連続 X 線撮影法.
se·ri·ous [síәriәs] 重篤な，重大な.
s. condition 重体，重態〔医学〕，危篤状態〔医学〕，＝serious state.
s. illness 重病，重症〔医学〕，重篤疾患.
s. injury 重傷〔医学〕.
s. state ① 重態. ② 危篤〔状態〕.
s. vomiting of pregnancy 妊娠悪阻〔医学〕，＝excessive pernicious vomiting of pregnancy.
s. wound 重傷〔医学〕.
ser·i·scis·sion [sèrisíʃәn] 絹線式切断法(軟組織を絹線で結んで切り取る方法).
SERM selective estrogen receptor modulator 選択的エストロゲン受容体モデュレータの略.
ser(o)- [siːrou, -rә] 血清，漿液との関係を表す接頭語.
se·ro·al·bu·mi·nous [sìːrouælbjúːminәs] 血清アルブミンの.
se·ro·al·bu·min·u·ria [sìːrouælbjùːminjúːriә] 血清アルブミン尿〔症〕.
seroanaphylactic reaction 血清アナフィラキシー反応.
se·ro·an·a·phy·lax·is [sìːrouænәfilǽksis] 血清アナフィラキシー〔医学〕.
se·ro·an·thro·pol·o·gy [sìːrouænθrәpáləʤi] 血清人類学(主として血液型による人類の地理的分布を研究する学問).
se·ro·cele [síːlәsiːl] 漿液瘤〔医学〕.
se·ro·chrome [síːrәkroum] セロクローム(正常血清の色調を発現させる色素. Gilbert).
se·ro·co·li·tis [sìːroukouláitis] 結腸漿膜炎.
se·ro·con·ver·sion [sìːroukәnvә́ːʒәn] 血清反応反転〔医学〕，セロコンバージョン(感染後あるいはワクチン投与後に，それまで検出されなかった抗体が産生されるようになること).
se·ro·cul·ture [síːrәkʌlʧәr] 血清培養.
se·ro·cym [síːrәsim] セロチーム(Hirschfeld and Klinger の凝結因子).
se·ro·cys·tic [sìːrәsístik] 漿液嚢腫の.
s. sarcoma 漿液嚢胞性肉腫〔医学〕.
se·ro·der·ma·ti·tis [sìːroudә̀ːmәtáitis] 漿液性皮膚炎.
se·ro·der·ma·to·sis [sìːroudә̀ːmәtóusis] 漿液性皮膚症.
se·ro·der·mi·tis [sìːroudәːmáitis] (漿液性皮膚炎)，＝serodermatitis.
se·ro·di·ag·no·sis [sìːroudàiәɡnóusis] 血清〔学的〕診断〔法〕〔医学〕(血清中で生じる反応による診断法).
serodiagnostic test 血清診断検査〔医学〕.
se·ro·en·ter·i·tis [sìːrouèntәráitis] 小腸漿膜炎.
se·ro·en·zyme [sìːrouénzaim] 血清酵素.
s. reaction 血清酵素反応，＝Abderhalden reaction.
se·ro·ep·i·de·mi·ol·o·gy [sìːrouèpidìːmiáləʤi] 血清疫学(感染の検出を血清学的検査により行う疫学研究).
se·ro·ep·i·the·li·al [sìːrouèpiθíːliәl] 漿膜上皮性の.
se·ro·fast [sìːrәfǽst] 血清耐性の(細胞が血清の破壊力に抵抗することをいう).
se·ro·fi·brin·ous [sìːroufáibrinәs] 漿液線維素性の.
s. pericarditis 漿液〔性〕線維素性心膜炎〔医学〕.
s. pleurisy 漿液〔性〕線維素性胸膜炎〔医学〕.
se·ro·fi·brous [sìːroufáibrәs] 漿膜線維性の.
se·ro·floc·cu·la·tion [sìːrouflɑ̀kjuléiʃәn] 血清フロキュレーション(抗原によって血清中に生じるフロキュレーション(綿状沈降物)).
se·ro·fluid [sìːrouflúid] 漿液.
se·ro·gas·tria [sìːrәɡǽstriә] 滲出性胃病.
se·ro·glob·u·lin [sìːrәɡlábjulin] 血清グロブリン，＝serum globulin.
se·ro·group [síːrәɡrùːp] 血清群.
se·ro·hem·or·rhage [sìːrәhémәriʤ] 漿液出血.
se·ro·hep·a·ti·tis [sìːrәhépәtaitis] 肝漿膜炎.
se·ro·i·den·ti·ty [sìːrouaidéntiti] 血清反応〔医学〕.
se·ro·lac·tes·cent [sìːroulæktésәnt] 漿液乳汁様の.
se·ro·lem·ma [sìːroulémә] 漿膜，血漿膜(有羊膜類の胚において羊膜の発生とともに形成され羊膜よりも外部にある薄膜包被のこと)，＝false amnion.
se·ro·li·pase [sìːrouláipeis] 血清リパーゼ.
se·ro·log·ic [sìːrәláʤik] 血清学の〔医学〕，血清学的の，＝serological.
s. diagnosis 血清学的診断〔医学〕.
s. genetics 血清遺伝学〔医学〕.
s. reaction 血清学的反応〔医学〕.
s. test 血清検査〔医学〕，血清学的検査.
s. test for syphilis 梅毒血清学的試験.
s. verification 血清学的検定〔医学〕.
se·ro·log·ical [sìːrәláʤikәl] 血清学の〔医学〕，血清学的の，＝serologic.
s. antigenic determinant 血清学的抗原決定基，免疫原性決定基.
s. classification 血清学的分類〔医学〕.
s. epidemiology 血清疫学，＝seroepidemiology.
s. group typing 血清学的型分別(微生物菌体がもつ抗原物質を対応する抗血清を用いてそれぞれの型に分別すること).
s. grouping 血清学的群別〔医学〕.
s. survey 血清学的調査.
s. test 血清学的検査(ウイルス，細菌，真菌，寄生虫，抗原，抗体，癌関連抗原，自己抗体などの血清学の原理により実施される臨床検査).
s. test for syphilis (STS) 梅毒血清〔学的〕診断〔医学〕，梅毒血清試験(血清学的反応による梅毒の補助診断法の総称)，＝serum reaction of syphilis.
s. typing 血清〔学的〕型別〔医学〕.
serologically defined antigen 血清学的規定抗

原〔医学〕(SD 抗原).
se·rol·o·gist [si:rálədʒist] 血清学者.
se·rol·o·gy [si:rálədʒi] 血清学〔医学〕(抗原抗体反応を扱う科学. 血清中で起こる反応すべてを対象とするのでなく, 抗原抗体反応のみを対象とする).
se·rol·y·sin [si:rálisin] 血清溶解素(血清中に存在する溶解素).
se·ro·ma [si:róumə] 漿液腫〔医学〕.
se·ro·mem·bra·nous [sì:roumémbrənəs] 漿膜性の〔医学〕.
se·ro·mu·coid [sì:roumjú:kɔid] 血清粘液タンパク質, 漿〔液〕粘液性の〔医学〕.
se·ro·mu·cous [sì:roumjú:kəs] 漿〔液〕粘液性の〔医学〕.
s. cells 漿〔液〕粘液性細胞.
s. gland 混合腺, 漿粘液腺.
se·ro·mus·cu·lar [sì:roumʌ́skjulər] 漿膜筋層の(腸管の).
se·ro·neg·a·tive [sì:rənégətiv] 血清反応陰性の, 血清学的陰性〔医学〕(血清学的に陰性な, または血清学的検査で陰性結果を示す).
s. arthritis 血清反応陰性関節炎(強直性脊椎炎, ライター症候群, 腸疾患合併関節炎のように HLA-B27 に伴う関節炎や皮膚疾患である乾癬に伴う関節炎をいう. リウマトイド因子陽性率は健常人に比し, 高くない), = seronegative spondyloarthropathy.
s. spondyloarthropathy 血清反応陰性脊椎関節炎(強直性脊椎炎ともいう. リウマトイド因子陰性で仙腸関節, 脊椎, 末梢関節を進行性に侵す多発性関節炎疾患. HLA-B27 と相関がみられる).
se·ro·per·i·to·ne·um [sì:roupèritóuniəm] 腹水, = ascites.
se·ro·plas·tic [sì:rəplǽstik] 漿液線維素性の, = serofibrinous.
s. inflammation 漿液形成性炎症.
se·ro·pneu·mo·per·i·car·di·um [sì:rounjù:moupèriká:diəm] 漿液性心気腫〔医学〕.
se·ro·pneu·mo·tho·rax [sì:rounjù:mouθɔ́:ræks] 漿液気胸〔医学〕.
se·ro·pos·i·tive [sì:rəpázitiv] 血清反応陽性の, 血清陽性〔医学〕(血清学的に陽性な, または血清学的検査で陽性を示す).
se·ro·pre·ven·tion [sì:rouprivénʃən] 血清予防法.
se·ro·prog·no·sis [sì:rouprɑgnóusis] 血清〔学的〕予後(血清反応の検索に基づいた疾患の予後).
se·ro·pro·phy·lax·is [sì:roupròufilǽksis] 血清予防〔法〕〔医学〕.
se·ro·pu·ru·lent [sì:roupjú:rulənt] 漿液膿性の〔医学〕.
se·ro·pus [sí:rəpəs] 漿液膿, 膿様漿液.
se·ro·re·ac·tion [sì:rouriǽkʃən] 血清反応(血清中で, あるいは血清の作用の結果として起こる反応).
se·ro·re·lapse [sì:rourí:læps] 血清力価上昇(治療開始後の).
se·ro·re·sis·tance [sì:rourizístəns] 血清力価耐性(治療後にも血清学的力価が下降しないこと).
se·ro·sa [siróusə] [TA] ① 漿膜(体腔の内面をおおう膜で, 中皮とその下方に隣接する結合織からなる), = tunica serosa [L/TA]. ② 絨毛膜(鳥類および爬虫類の), = serolemma. 形 serosal.
se·ro·sa·mu·cin [sì:rousəmjú:sin] 漿液粘素(炎症性腹水中にある粘素様タンパク質).
se·ro·san·guin·e·ous [sì:rəsæŋgwíniəs] 漿液血液状の.
se·ro·sap·ro·phyte [sì:rəsǽprəfait] 腐敗血清寄生体.
se·ros·co·py [si:ráskəpi] 凝集鏡による血清検査.
se·rose [sí:rous] セロース(血清アルブミンから得られるアルブモース).
se·ro·se·rous [sì:rousí:rəs] 二漿膜面の.
se·ro·si·ti·des [sì:rəsáitidi:z] (漿膜炎 serositis の複数).
se·ro·si·tis [si:rousáitis] 漿膜炎〔医学〕. 複 serositides.
se·ros·i·ty [si:rásiti] 漿液性.
se·ro·syn·o·vi·al [sì:rousinóuviəl] 漿液滑液性の.
se·ro·syn·o·vi·tis [sì:rousìnəváitis] 滲出性関節滑液膜炎.
se·ro·tax·is [sì:rətǽksis] (皮膚に強力発疱薬を加えて生ずる水腫または血腫).
se·ro·ther·a·py [sì:rəθérəpi] 〔免疫〕血清療法〔医学〕(免疫個体, 特に免疫動物から採取した血清の注射による疾患の治療).
se·ro·tho·rax [sì:rouθɔ́:ræks] 水胸, = hydrothorax.
se·ro·ti·na [si:rátinə, sì:routáinə] 晩生脱落膜, = decidua basalis.
se·ro·to·ner·gic [sì:rətounə́:dʒik] セロトニン〔様〕の, セロトニン作動性.
se·ro·to·nin [sì:rətóunin] セロトニン 化 5-hydroxy-tryptamine(血小板, 腸管, 中枢神経系に広く分布する. 受容体のサブタイプが多く見いだされ, それぞれの臓器で重要な機能を示す), = serotinin, enteramine.
s. blockade セロトニン遮断薬〔医学〕, 抗セロトニン薬〔医学〕.
s.-dopamine antagonist (SDA) セロトニン・ドパミン拮抗薬.
s. norepinephrine reuptake inhibitor セロトニン・ノルエピネフリン再取り込み阻害剤.
s. receptor セロトニン受容体〔医学〕.
s. syndrome セロトニン症候群(錯乱, 興奮, 発汗, 振戦, 発熱などの副作用).
s. transporter セロトニントランスポーター遺伝子(神経伝達に関与する遺伝子. SS 型, SL 型, LL 型がある. 不安遺伝子ともいわれる).
ser·o·to·ni·ner·gic [sèrətòuninə́:dʒik] セロトニン作用(作動)〔性〕の.
s. cells adjacent to medial vestibular nucleus and prepositus nucleus〔B4〕 [TA] 内側前庭核と前位核のセロトニン作動性細胞*, = cellulae serotoninergicae vicinae nuclei vestibularis medialis et nuclei prepositi〔B4〕[L/TA].
s. cells in dorsal raphe nucleus〔B7〕 [TA] 背側縫線核のセロトニン作動性細胞*, = cellulae serotoninergicae nuclei raphes dorsalis〔B7〕[L/TA].
s. cells in magnus raphe nucleus〔B3〕 [TA] 大縫線核のセロトニン作動性細胞*, = cellulae serotoninergicae nuclei raphes magni〔B3〕[L/TA].
s. cells in median raphe nucleus〔B6〕 [TA] 正中縫線核のセロトニン作動性細胞*, = cellulae serotoninergicae nuclei raphes mediani〔B6〕[L/TA].
s. cells in obscurus raphe nucleus〔B2〕 [TA] 不確縫線核のセロトニン作動性細胞*, = cellulae serotoninergicae nuclei raphes obscuri〔B2〕[L/TA].
s. cells in pallidal raphe nucleus〔B1〕 [TA] 淡蒼球縫線核のセロトニン作動性細胞*, = cellulae serotoninergicae nuclei raphes pallidi〔B1〕[L/TA].
s. cells in pontine raphe nucleus〔B5〕 [TA] 橋縫線核のセロトニン作動性細胞*, = cellulae serotoninergicae nuclei raphes pontis〔B5〕[L/TA].
se·ro·tox·in [sì:rətáksin] 血清毒〔素〕〔医学〕.
se·ro·type [sí:rətaip] 血清型〔医学〕, = serum type.
se·ro·typ·ing [sí:rətaipiŋ] 血清型別〔医学〕.
se·rous [sí:rəs] 漿液性〔医学〕, 漿膜の, 血清〔の〕.
s. adenoma 漿液性腺腫〔医学〕.

s. albuminuria 漿液性アルブミン尿.
s. angina 漿液性アンギナ(声門浮腫または咽頭カタル).
s. apoplexy 急激な漿液滲出状態.
s. atrophy 漿液性萎縮(脂肪の萎縮とともに漿液の蓄積すること).
s. cavity 漿膜腔.
s. cell 漿液細胞(漿液腺の分泌細胞).
s. central retinitis 漿液性中心網膜炎〔医学〕.
s. coat [TA] 漿膜, = tunica serosa [L/TA], 子宮外膜, = perimetrium [L/TA].
s. crescent 漿液半月(腺房の漿液細胞の半月状の集合, 人工産物とも考えられる), = crescent of Giannuzzi, demilune of Heidenhain.
s. cyst 漿液性囊胞〔医学〕, 漿液囊腫.
s. cystadenocarcinoma 漿液性〔囊胞〕腺癌〔医学〕.
s. cystadenocarcinoma of ovary 〔卵巣〕漿液性〔囊胞〕腺癌.
s. cystadenoma 漿液性囊〔胞〕腺腫〔医学〕.
s. cystadenoma of ovary 〔卵巣〕漿液性囊胞腺.
s. diarrhea 水様下痢〔医学〕, 漿液性下痢〔医学〕.
s. effusion 漿液性滲出液〔医学〕.
s. exudate 漿液性滲出液.
s. exudation 漿液滲出〔医学〕.
s. fat cell 漿膜脂肪細胞, 漿液性脂肪細胞.
s. fluid 漿液.
s. gland 漿液腺.
s. hemorrhage 漿液性出血.
s. hepatitis 漿液性肝炎.
s. infiltration 漿液〔性〕浸潤〔医学〕.
s. inflammation 漿液性炎〔症〕〔医学〕, 漿液性滲出性炎.
s. internal pachymeningitis 漿液性内硬〔髄〕膜炎.
s. iritis 漿液性虹彩炎.
s. layer of peritoneum 漿膜性腹膜.
s. ligament 漿膜ヒダ, = ligamentum serosum.
s. linguali gland 漿液性舌腺, = von Ebner gland.
s. membrane 漿膜, = tunica serosa.
s. membrane sign 漿膜徴候(感染性単核症のこと), = lymphatic reaction.
s. meningitis 漿液性髄膜炎〔医学〕(脳に近接した病巣からの炎症であるが, 髄液には細菌の混入しないもの).
s. otitis media 漿液性〔中〕耳炎〔医学〕.
s. otorrhea 漿液性耳漏(みみだれ)〔医学〕.
s. papule 漿液性丘疹〔医学〕.
s. pericarditis 漿液性心膜炎〔医学〕.
s. pericardium [TA] 漿膜性心膜, = pericardium serosum [L/TA].
s. peritonitis 漿液性腹膜炎〔医学〕.
s. pleurisy 漿液性胸膜炎〔医学〕.
s. pneumonia 漿液性肺炎〔医学〕.
s. retinitis 漿液性網膜炎〔医学〕.
s. sac 漿膜囊(胸膜, 腹膜, 心膜などの).
se·ro·vac·ci·na·tion [sì:rouvæksinéiʃən] 血清接種(血清とワクチンの混合接種).
se·ro·vac·cine [sí:rəvæksi:n] 血清ワクチン〔医学〕.
se·ro·var [sí:rəvɑ:r] 血清型〔医学〕(抗原性に基づいてほかの株から区別される種), = serotype.
se·ro·zyme [sí:rəzaim] セロザイム(プロトロンビンとアクセレリンとの混合物と思われる凝固因子), = thrombogen.
serozymogenic cell 漿液酵素原細胞(主として唾液腺の漿液細胞をいい, 膵臓腺房細胞または胃酸分泌細胞に類似したもの).
ser·pens [sə́:pəns] 匍行の, 蛇行状の, = creeping.
serpent ulcer of cornea ほ行性角膜潰瘍.
serpent worm 蛇虫(メジナ虫), = *Dracunculus medinensis*.
ser·pen·tar·ia [sə:pəntéəriə] セルペンタリア根(アメリカ南部産ウマノスズクサ科 *Aristolochia* 属植物の根茎を乾燥したもので, 有効成分はボルネオールのエステルおよびテルペン, バジニア蛇根, テキサス蛇根などの俗称がある), = serpentary rhizome.
Ser·pen·tes [sə:rpénti:z] ヘビ下目, = snakes.
ser·pen·tine [sə́:pəntain] セルペンチン(① インドジャボク〔蛇木〕*Rauwolfia serpentina* のアルカロイドで降圧薬. ② ジャモンガン(蛇紋岩 3MgO・$2SiO_2$. ケイ酸マグネシウムの一種で, 水分 13% を含み, 密度 22.5 の隕石成分). = serpentine rocks).
s. aneurysm 蛇行性動脈瘤.
s. ichthyosis 蛇皮状魚鱗癬(せん)〔医学〕.
ser·pig·i·nous [sə:píʤinəs] 蛇行状〔の〕〔医学〕(皮膚病変についていう).
s. chancroid 蛇行性軟性下疳.
s. corneal ulcer 匐行性角膜潰瘍.
s. encasement 屈曲状口径不整像〔医学〕.
s. keratitis 蛇行性角膜炎.
s. psoriasis 蛇行状乾癬(せん)〔医学〕.
s. syphilid(e) 蛇行性梅毒疹.
s. ulcer 蛇行性潰瘍〔医学〕.
ser·pi·go [sə:páigou] ふく(匐)行疹〔医学〕, 蛇行疹.
ser·pin [sə́:rpin] セルピン(① セリンプロテアーゼに対し阻害作用を有する一群の物質を指す. = serine protease inhibitor. ② CI インヒビターの一つである).
ser·pyl·lum [sə:píləm] セルピルム草, = serpolet, thyme.
ser·rate [séreit] 鋸歯状の.
s. suture [TA] 鋸状縫合, = sutura serrata [L/TA].
ser·rat·ed [seréitid] のこぎり(鋸)状の, 鋸歯状〔の〕〔医学〕.
s. adenoma 鋸歯状腺腫(大腸腺腫の一型. p53 遺伝子異常が認められるが, 良性上皮性腫瘍).
s. encasement 鋸歯状口径不整像〔医学〕.
Ser·ra·tia [səréiʃiə] セラチア属(腸内細菌科の一属で, 通性嫌気性のグラム陰性桿菌).
S. marcescens セラチア・マルセッセンス(尿路感染症などの原因となる日和見感染菌. 霊菌とも呼ばれる).
ser·ra·tion [seréiʃən] 鋸状形態, 鋸歯像〔医学〕, 刻み, 鋸歯. 形 serrate, serrated.
ser·ra·tus [seréitəs] ① 鋸筋. ② のこぎり(鋸)状〔医学〕.
s. anterior [TA] 前鋸筋, = musculus serratus anterior [L/TA].
s. anterior muscle 前鋸筋.
s. muscle 鋸筋〔医学〕.
s. posterior inferior [TA] 下後鋸筋, = musculus serratus posterior inferior [L/TA].
s. posterior inferior muscle 下後鋸筋.
s. posterior superior [TA] 上後鋸筋, = musculus serratus posterior superior [L/TA].
s. posterior superior muscle 上後鋸筋.
ser·re·fine [sərəfín] [F] 止血小鉗子.
ser·re·noeud [sərənú:d] [F] 結紮締器.
Serres, Antoine Etienne Rénaud Augustin [sé:rəz] セレス(1786–1868, フランスの解剖学者).
S. angle セレス角(後顔面角), = metafacial angle.
S. epithelial pearl セレスの上皮真珠(ボーン結節), = Bohn tubercle.
S. glands セレス腺(乳児の歯肉にしばしばみられる真珠状上皮細胞塊), = gingival glands.
ser·ru·late [sérjuleit] 小鋸歯状の. 名 serrulation.
Sertoli, Enrico [sɛ:rtɔ́:li] セルトリ(1842–1910,

S

イタリアの組織学者).
S.-cell-only syndrome セルトリ細胞唯一症候群(精巣細精管の先天性生殖上皮欠損症).
S. cell tumor セルトリ細胞腫〔医学〕(まれな精巣腫瘍).
S. cells セルトリ細胞(精巣細精管内の支持細胞).
S. column セルトリ柱(セルトリ細胞), = Sertoli cells.
S.-Leydig cell tumor セルトリ・ライディッヒ細胞腫.
S.-stromal cell tumor セルトリ間質細胞腫瘍〔医学〕.

Sertuerner, Friedrich Wilhelm Adam [zé:rtjuèlnər] サーツェルナー(1774-1841, ドイツの薬剤師. アヘンの有効成分を分離し(1803-1805), これを睡眠の神 Morpheus にちなんでモルフィン morphium と呼んだ).

se·rum [sí:rəm] 血清〔医学〕(血液から血球細胞および血漿フィブリノーゲンを除いたもので, 通常, 抗凝固保存剤を加えないで採血一遠心した血漿を放置し凝固を完了させて得た上清をいう). 複 serums, sera.
s. accident 血清事故(異種血清を用いた血清療法の際に認められるアナフィラキシーショック).
s. agar 血清寒天〔培地〕〔医学〕.
s. alanine aminotransferase (SALT) 血清アラニンアミノ基転移酵素, = (serum) glutamic pyruvic transaminase.
s. albumin 血清アルブミン〔医学〕, = plasma albumin.
s. allergy 血清アレルギー〔医学〕.
s. alpha(α)-fetoprotein assay 血清アルファフェトプロテイン量測定.
s. amylase 血清アミラーゼ〔医学〕.
s. amyloid A protein (SAA) 血清アミロイド A (急性炎症時に血清中に増加する急性期炎症タンパク質の一つ).
s. amyloid P protein (SAP) 血清アミロイド P.
s. amyloid protein A 血清アミロイドタンパク A.
s. anaphylaxis 血清アナフィラキシ〔ー〕〔医学〕.
s. antibody titer 血清抗体価.
s. aspartate aminotransferase (SAST) 血清アスパラギン酸アミノ基転移酵素, = (serum) glutamic oxaloacetic transaminase.
s. blocking factor 血清遮断因子(感作リンパ球による腫瘍細胞の障害を阻害する因子).
s.-blocking power 血清遮断力〔医学〕.
s. calcium repletion 血清カルシウム充満〔医学〕.
s.-casein 血清カゼイン, = paraglobulin.
s.-cholinesterase 血清コリンエステラーゼ.
s. colloid reaction 血清膠質反応.
s. copper 血清銅.
s. death 血清死(血清の注射によるショック死).
s. diagnosis 血清診断〔医学〕.
s. disease 血清病〔医学〕, = serum sickness.
s. eruption 血清疹.
s. exanthema 血清疹〔医学〕.
s.-fast 血清耐性の(細菌が血清の破壊力に抵抗することをいう).
s. formalin reaction 血清膠化反応.
s. free hemoglobin 血清遊離ヘモグロビン〔医学〕.
s. gamma(γ)-globulins (human) ヒト血清ガンマグロブリン(ヒト血清に含まれているグロブリンを分画濃縮したもので, 麻疹および流行性肝炎の予防に用いられる).
s. globulin 血清グロブリン〔医学〕.
s. glutamic oxaloacetic transaminase (SGOT) 血清グルタミン酸オキサロ酢酸トランスアミナーゼ, = (serum) aspartate aminotransferase.
s. glutamic pyruvic transaminase (SGPT) 血清グルタミン酸ピルビン酸(焦性ブドウ酸)トランスアミナーゼ, = (serum) alanine aminotransferase.
s. groups 血清型〔医学〕.
s. hepatitis 血清肝炎〔医学〕, = homologous serum hepatitis.
s. hepatitis virus 血清肝炎ウイルス〔医学〕.
s. IgA 血清中 IgA (分泌型 IgA に対する用語. モノマー, ダイマーで存在する).
s. immune 血清免疫〔医学〕.
s. iron 血清鉄〔医学〕.
s. jaundice 血清黄疸, = homologous serum jaundice.
s. lactis 乳漿.
s. lutein 血清脂肪色素.
s. neutralization test 血清中和試験(血清中の特異的抗原, 特にウイルスなどの病原体の病原性を弱毒させる試験).
s. normal agglutinator 血清正常凝集因子〔医学〕.
s. phosphatase 血清ホスファターゼ.
s. prophylaxis 血清的予防.
s. protein 血清タンパク質.
s. protein conglutination 血清タンパク質・膠質反応.
s. protein electrophoresis 血清タンパク質電気泳動.
s. protein fraction 血清タンパク分画.
s. prothrombin conversion acceleration 血清プロトロンビン転化促進因子〔医学〕.
s. prothrombin conversion accelerator (SPCA) 血清プロトロンビン転化促進因子(第Ⅶ因子).
s. rash 血清疹〔医学〕.
s. reaction 血清反応〔医学〕, = seroreaction.
s. reaction of syphilis 梅毒血清反応, = serological test for syphilis (STS).
s. shock 血清ショック〔医学〕, = serum anaphylaxis.
s. sialomucin 血清シアロムチン〔医学〕.
s. sickness 血清病〔医学〕(異種血清を生体に頻回接種した後に副作用として現われる多彩な症状を呈する疾患Ⅲ型アレルギー組織傷害を示す).
s. sickness nephritis 血清病腎炎〔医学〕.
s. sickness syndrome 血清病症候群〔医学〕.
s. test 血清試験(血液, 肉類, 精子などの試験で, ヒト抗原としての血清をウサギ(家兎)に数回にわたり分注し, その血清を被検物の食塩水希釈液に加えると, 特異的抗体の作用により被検物は混濁を生ずる), = biological test, Bordet t., Uhlenhuth t..
s. testing = reverse testing.
s. therapy 血清療法〔医学〕, = serotherapy.
s. thymic factor (STF) 血清胸腺因子(ブタ血清より得られた9アミノ酸残基のペプチド. T細胞の分化誘導能をもつ).
s. transfusion 血清注輸.
s. type 血清型, = serotype.
s. urea nitrogen 血清尿素窒素〔医学〕.
s. urea nitrogen /creatinine ratio 血清尿素窒素/クレアチニン比〔医学〕.
s.-virus vaccination 血清・ウイルス予防接種〔医学〕.
s. water 血清水(血清1容と水3容とからなる培養液).

se·rum·al [sí:rəməl] 血漿に由来する.
s. calculus 血漿性結石(歯根に発生するもの).

seruminal tartar 血清性歯石.

se·rum·u·ria [sì:rəmjú:riə] 血清尿, = albuminuria.

S

Serv [L] serva 保存せよの略.

Servetus, Michael [sɛrvíːtəs] セルビーツス(1511-1553, スペインの神学者, 医師. 1546年, 肺循環に関する発表で, 血液は肺臓で空気を吸収した後心臓に流れ込むことを考えたので, 医学史上肺循環をセルベータス循環 circulation of Servetus と呼ぶことがある).

ser·vice [sə́ːvis] ① 科(診療部門の一つ). ② 局(行政の一単位).
 s. dog 介助犬, 盲導犬(視覚障害, 聴覚障害の人々のために訓練された犬).
 s. water 上水 [医学].
 s. water resource 用水源 [医学].

ser·vo·an·es·the·sia [səːvouæ̀nisθíːziə] 自動制御〔による〕麻酔 [医学].

ser·vo·mech·a·nism [sə̀ːvouméksnizm] 自動制御 [医学], サーボ機序 [医学].

ser·yl [séril] セリル基($HOCH_2CH(NH_2)CO–$).

ses·a·me [sésəmiː] ゴマ[胡麻](ゴマ *Sesamum indicum* の種子で, シロゴマ, クロゴマ, キンゴマなどの区別がある. ゴマ油 oil of benné は緩和薬として赤痢に用いられる).
 s. oil ゴマ[胡麻]油(ゴマの種子から得られる不揮発性油), = gingilli oil, oleum sesami, oil of benné.

ses·a·moid [sésəmɔid] 種子骨, = ossa sesamoida.
 s. bone [TA] 種子骨(腱や靱帯のなかにできる骨, 膝蓋骨は最大の種子骨), = os sesamoideum [L/TA].
 s. bones [TA] 種子骨, = ossa sesamoidea [L/TA].
 s. cartilage [TA] 種子軟骨, = cartilago sesamoidea [L/TA].
 s. cartilage of larynx 喉頭種子軟骨.
 s. cartilages of nose 鼻種子軟骨.

ses·a·moid·i·tis [sèsəmɔidáitis] 種子骨炎 [医学].

Ses·a·mum [sésəməm] ゴマ属(ゴマ科の一属).
 S. indicum ゴマ, = sesame.

Se·sar·ma [səsáːmə] アカテガニ属(肺吸虫の中門宿主となる).

ses·o·seme [sézəsiːm] 中〔等〕頭(横前頭頂指数 65.0〜69.9 範囲内).

sesqui- [seskwi] 1個半, すなわち1種の元素または基の2個に対する他種の元素または基の比を表す接頭語.

ses·qui·ho·ra [sèskwihɔ́ːrə] 1時間半(sesquih と略す).

ses·qui·ox·ide [sèskwiάksaid] 三二酸化物 [医学](酸素とほかの元素とが3:2の原子比で結合したもの).

ses·qui·sul·fate [sèskwisʌ́lfeit] セスキ硫酸塩(硫酸とほかの元素とが3:2の比で結合した硫酸塩).

ses·qui·sul·fide [sèskwisʌ́lfaid] セスキ硫化物(イオウとほかの元素とが3:2の比で結合したもの).

ses·sile [sésail] 無茎の, 無柄の, 広基状 [医学](広い基底で定着したことについていう).
 s. antibody 〔組織〕定着抗体 [医学].
 s. eyes 無柄眼.
 s. histiocyte 定着組織球.
 s. hydatid 無茎小胞(精巣垂), = appendix testis.
 s. phagocyte 固定食細胞, = fixed phagocyte.

set [sét] ① 整復する(骨折などを). ② 固定する(膠状液などが固化する). ③ 集合, セット. ④ 残留ひずみ.
 s. off 相殺.
 s. point 設定値 [医学].
 s. point of body temperature 体温設定点 [医学].
 s. square 三角定規.
 s. theory 集合論.
 s.-up 配列.

se·ta [síːtə] 角 [医学], 剛毛, 柄(植物の), = bristle, chaeta, vibrissa. 複 setae. 形 setaceous.

Se·tar·ia [siːtéəriə] ① セタリア属(糸状虫の一属で, 哺乳類の腹膜, 眼, 精嚢などに寄生する). ② エノコログサ属(イネ科の一属).

se·ta·ri·a·sis [sìtəráiəsis] セタリア症 [医学](フィラリア幼虫の寄生による疾患で, 主として家畜の流行病として発生し, 一般に腰麻痺という), = nematodiasis.

se·tif·er·ous [siːtífərəs] 剛毛のある, = setigerous.
 s. cell 生物細胞.

se·tig·er·ous [siːtíʤərəs] 剛毛のある, 剛毛の生えた, = setiferous.
 s. cell 生毛細胞.

se·ton [síːtən] 串線かんせん(串線法で皮膚下の束糸をつくる, 反刺激法).
 s.-needle 串線針.
 s. operation 串線手術.
 s. wound 串線創(穿通創で, 切開物の出入した口が同側にあるもの).

set·ting [sétiŋ] 凝結, 硬化.
 s. agent 硬化剤(樹脂).
 s. back 後転法(眼科手術).
 s. expansion 硬化膨張, 凝結膨張.
 s. particle 降下ばいじん(煤塵) [医学].
 s. sun phenomenon 落日現象 [医学], 落陽現象 [医学], 日没現象(先天性水頭症にしばしばみられる現象で, 瞳孔が下眼瞼に半分埋没し, 太陽の日没時の姿に似ているため命名された), = setting sun sign, dropping of eyes.
 s. sun sign 落陽現象(新生児の), = setting sun phenomenon.
 s. tank 沈殿槽 [医学].
 s. time 凝結時間, 硬化時間.
 s. up とまり(ほうろう), 硬化.
 s. up exercises 柔軟体操, 準備体操.

settled dust 降下煤塵 [医学].

settlement of dispute 紛争解決 [医学].

settling tank 沈降タンク [医学], 沈殿槽(汚物の流れる速度を遅延させ, その固形物を沈殿させるもの).

seven bark セブン樹皮, = *Hydrangea*.

seven-day disease 七日病(なぬかやみ), = seven-day fever.

seven-day fever (in Japan) 七日熱(なぬかやみ. 福岡県でみられるレプトスピラ症の一つで, 病原体は *Leptospira interrogans* serovar hebdomadis).

seventh cranial nerve (CN Ⅶ) 第Ⅶ脳神経(顔面神経).

seventh sense 第七感, = visceral sense.

Sever, James Warren [sévəːr] シーバー(1878-1964, アメリカの整形外科医).
 S. disease シーバー病(小児に多くみられる踵骨骨軟化症), = calcaneal apophysitis.

se·vere [sɪvər] 厳しい, 猛烈な, 重症(医).
 s. acute pancreatitis 重症急性膵炎 [医学].
 s. acute respiratory syndrome (SARS) 重症急性呼吸器症候群(サーズと呼称される. インフルエンザ様の症状(高熱, せきなど)を発症し, 呼吸困難, 肺炎をきたす. 原因ウイルスは SARS コロナウイルス. 2003年にアジアを中心として集団発生し問題となり, 国内でも一類感染症に指定されるに至った).
 s. cervical injury 重度脊髄損傷 [医学].
 s. chimation 凍傷, = frostbite.
 s. combined immunodeficiency 重症複合免疫不全.
 s. combined immunodeficiency disease (SCID) 重症複合型免疫不全症(液性・細胞性免疫とも欠損した重篤な免疫不全).
 s. combined immunodeficiency mouse (胸腺

髄質を欠除し，リンパ組織の萎縮と T，B 両リンパ球の減少を認める．ヌードマウスよりもヒトの造血細胞癌細胞の移植に優れる），= SCID / hu mouse.
s. diffuse axonal injury 重症びまん性軸索損傷（意識障害 24 時間以上）.
s. fever with thrombocytopenia syndrome (SFTS) 重症熱性血小板減少症候群（ダニ媒介性感染症で発熱，消化器症状，血小板減少症状を引き起こす．マダニ，フトゲチマダニなどが感染源である）.
s. fever with thrombocytopenia syndrome virus 重症熱性血小板減少症候群ウイルス（SFTS ウイルス．ブニャウイルス科フレボウイルス属のウイルス．マダニが媒介するといわれる），= SFTS virus.
s. invasive streptococcal infection 重症侵襲性ストレプトコッカス感染症（化膿レンサ球菌感染による重症例で，敗血症，多臓器不全，壊死性筋膜炎などがみられる）.
s. labor pains 過強陣痛.
s. malaria 重症マラリア.
s. mental retardation 重度精神〔発達〕遅滞［医学］.
s. motor and intellectual disabilities children 重症心身障害児（わが国の行政上の用語．身体的・精神的障害が重複し，かつそれぞれの障害が重症であると規定されている）.
s. myoclonic epilepsy (SME) 重症ミオクロニーてんかん（小児の難治性てんかん．1982年 Dravet らにより報告された）.
s. myoclonic epilepsy in infancy 乳児重症ミオクロニーてんかん［医学］.
s. pain 激痛.
s. sepsis 重症敗血症（敗血症で臓器障害を伴うもの）.
s. toxemia of pregnancy 重症妊娠中毒症［医学］，妊娠中毒症重症.
severely ill 重症の［医学］.
severely retarded children 重症心身障害児，= severe handicapped children.
Severinghause electrode 二酸化炭素電極，セベリングハウス電極，= carbon dioxide electrode.
se·ver·i·ty ［səvériti］ 重症度［医学］，重篤度.
s. of illness 病気の重症度.
se·vo·flu·rane ［sèvouflú:rein］ セボフルラン $CH_2F–O–CH(CF_3)_2$（吸入麻酔薬，麻酔の導入と覚醒がきわめて速やかな揮発性麻酔薬．1990年より日本においてヒトの麻酔に用いられている）.
se·vum ［sí:vəm］ 脂（ウシ，ヒツジなどの腹腔にある脂肪）.
s. bovinum 牛脂，= beef tarrow.
s. laurinum ラウリン脂（ヤシ油の分解物），= trilaurinum.
s. praeparatum （精脂），= prepared suet.
s. taurinum 牛脂，= sevum bovinum.
sew·age ［s(j)ú:idʒ］ 汚水［医学］，下水（汚水，汚物などの総称）.
s. disposal 下水処理.
s. effluent 汚水〔排出物〕，家庭廃水.
s. gas 下水ガス.
s. removal system 下水排除方式.
s. sludge 下水汚泥.
s. system 下水道〔系〕.
s. treatment 下水処理.
s. treatment equipment 下水処理施設.
s. treatment plant 下水処理場.
Sewell immunodiffusion technique シューエル免疫拡散法［医学］（R. B. Sewell）.
sewer system 下水施設［医学］.
sewing spasm 裁縫士攣縮.
sex- ［seks］ 性または6（六）の意味を表す接頭語.
sex ［séks］ 性［医学］.
s. addiction 性交依存症.
s. assignment 性指定.
s. attractant 性誘引物質［医学］.
s. behavior 性行動［医学］.
s. biology 性生物学.
s. cell 性細胞，= gamete.
s. center 性中枢，= sexual center.
s.-change operation 性転換手術［医学］.
s. characters 性〔特〕徴［医学］，= sex characteristics.
s. chromatin 性染色質［医学］.
s. chromatin corpuscle 性染色質小体［医学］.
s. chromosome 性染色体［医学］（受精卵の雌雄を決定する奇数の非対性 X および Y 染色体で，ほかの条件が正常である場合，受精卵に 2 個の X 染色体があれば雌となり，XY の場合は雄となる）.
s. chromosome abnormality 性染色体異常［医学］.
s. chromosome anomaly 性染色体異常症.
s. complex 性的複合（内分泌と性的機能との相関性）.
s. composition of population 男女別人口構造［医学］.
s.-controlled 従性の.
s.-controlled inheritance 従性遺伝.
s. cord 性索.
s. cord stromal tumor 性索間質性腫瘍［医学］.
s. corticoid producing tumor 性ステロイド産生腫瘍［医学］.
s. crime 性犯罪（性欲に基づく犯行をいう．強姦，強制猥せつ，倒錯的性欲動に基づくものも含める）.
s. cycle 性周期［医学］.
s. determination 性決定［医学］.
s. determination test 性別判定試験（検査）［医学］.
s. determining factor 性決定因子（ピクロクロシン，アンドロテルモンなど）.
s. deviation 性的異常［医学］.
s. difference 性差［医学］.
s. differentiation 性分化［医学］.
s. differentiation disorder 性分化障害［医学］.
s. disorder 性的障害［医学］.
s. duction 伴性導入.
s. education 性教育［医学］.
s. factor 性因子［医学］.
s. feromone （細菌の産生する性ホルモン），= sex pheromone.
s. gland 生殖腺［医学］.
s. hormone 性ホルモン（動物の性的特徴と機能とを発達させ，また保持させる作用をもつホルモンで，精巣からは男性ホルモン male sex hormone，卵巣からは女性ホルモン female sex hormone が分泌され，後者は卵胞ホルモンおよび黄体ホルモンに区別される）.
s. hormone binding globulin 性ホルモン結合グロブリン［医学］.
s. hygiene 性〔的〕衛生［医学］.
s. index 性指数［医学］.
s. induction 伴性導入［医学］.
s. infantilism 性的幼稚症.
s.-influenced inheritance 従性遺伝（常染色体遺伝であるが，男女で発現強度が異なっている遺伝．禿頭症など）.
s.-influenced trait 従性形質［医学］.
s. intergrade （半陰陽，間性，中性体質），= intersex.
s.-limited 限性の.

S

s.-limited character 限性形質［医学］.
s.-limited inheritance 限性遺伝.
s.-limited protein 性限定タンパク質，＝sex-linked protein.
s.-limited selection 限性選択.
s. linkage 伴性［医学］，伴性遺伝（性染色体の遺伝子の遺伝様式で常染色体上の遺伝子と異なりいつも性別と関係した特別な遺伝をする）.
s. linkage phenomenon 性随伴現象［医学］.
s. linked 伴性〔の〕［医学］.
s.-linked character 伴性形質.
s.-linked inheritance 伴性遺伝［医学］.
s.-linked muscular dystrophy 性染色体性筋ジストロフィ.
s.-linked recessive disorder 伴性劣性遺伝病.
s. manual 性生活入門書［医学］.
s. maturation 性成熟［医学］.
s. murder 強姦殺人［医学］.
s. offense 性犯罪［医学］.
s. organ 性器［医学］.
s. organs hygiene 性器衛生［医学］.
s. pheromone 性フェロモン［医学］.
s. pilus 性線毛. 複 sex pili.
s. predetermination 遺伝的性決定制御［医学］，＝sex preselection.
s. preselection 遺伝的性決定制御［医学］.
s. ratio 性別比，男女比，性比［医学］（人口中の男女の相対比で，普通100名の女性に対する男性の数で表される）.
s. reassignment 性の再賦与，＝sex reversal.
s. relativity 性比（人口における男女比）.
s. reversal 性逆転［医学］，性転換［医学］.
s. reversal syndrome 性逆転症候群［医学］.
s. role 性の役割.
s. skin 生殖器皮膚.
s. sorting 雌雄鑑別.
s. steroid binding protein 性ステロイドホルモン結合タンパク〔質〕.
s. transformation 性転換［医学］.
s. transmitted disease 性感染症［医学］，性行為伝播性疾患，＝sexually transmitted disease (STD).
sex·dig·i·tate [seksdíʤiteit] 6指ある（手足の），＝sexdigital.
sex·duc·tion [séksdʌkʃən] 伴性導入.
sex·in·flu·enced [seksínfluənst] 性誘導性（性によって表現が異なる遺伝疾患を示す語）.
sex·i·va·lent [sèksivéilənt] 6原子価の.
sexoesthetic inversion （異性の行動をまねる癖）.
sex·ol·o·gy [seksáləʤi] 性学. 形 sexologic.
sex·re·versed [sèksrivə́:st] 性転換の.
sex·tan [sékstən] 6日目ごとの.
sex·ti·grav·i·da [sèkstigrǽvidə] 6回経妊婦.
sex·tip·a·ra [sekstípərə] 6回経産婦.
sex·tup·let [sekstʌ́plit] 六つ児，六胎〔児〕［医学］.
s. pregnancy 六胎妊娠［医学］.
sex·u·al [sékʃuəl] 性の，性器の，有性の. 名 sexuality.
s. abstinence 禁欲［医学］，性交禁欲.
s. abuse 性的虐待［医学］（小児を性的対象として扱う児童虐待の一つのタイプ）. → child abuse.
s. act 性的行為（交接，性交），＝coitus, sexual intercourse.
s. adjustment 性的調整［医学］.
s. affinity 性的親和性［医学］.
s. aggression 性的攻撃.
s. and reproductive health 性と生殖の健康.
s. anesthesia 性感消失.
s. assault 性的暴行［医学］，性暴力犯罪.
s. asthma 性的喘息［医学］.
s. aversion disorder 性嫌悪障害（パートナーとの性的接触を避けるもの）.
s. behavior 性行動.
s. cell 性細胞［医学］，有性細胞.
s. center 性中枢［医学］.
s. character 性徴.
s. characteristic 性徴［医学］.
s. congress 性交，＝coitus.
s. cord 精管（胎生初期の）.
s. crime 性犯罪［医学］.
s. crisis 性欲発症.
s. cycle 有性生殖期，有性生殖サイクル，性周期（発情周期，月経周期），＝sex cycle.
s. debility 性欲減退［医学］，情欲減退.
s. delict 性犯罪.
s. development 性的発達［医学］.
s. deviant 性倒錯［医学］.
s. deviation 性的偏移［医学］，性欲異常.
s. differentiation 性分化［医学］.
s. dimorphism 性的二相性，雌雄二形，性的二形［医学］.
s. disease 性病［医学］.
s. disorders 性障害.
s. disposition 性的素因［医学］（疾病にかかりやすい性別の傾向）.
s. dwarf 性器発育正常性小人症.
s. dysfunction 性機能不全［医学］，性機能障害.
s. education 性教育［医学］.
s. fold 生殖隆起，＝genital ridge.
s. function 性機能［医学］.
s. generation 両性世代［医学］，両性生殖，有性世代.
s. gland 性腺，生殖腺，＝gonad.
s. hair 性毛［医学］.
s. harassment セクシャルハラスメント，性的いやがらせ.
s. health 性の健康.
s. hormone 性ホルモン［医学］.
s. hyperesthesia 性感過敏症［医学］，性欲亢進.
s. impotence 性交不能症［医学］.
s. impulse 性欲［医学］，＝sexual libido, sexual desire.
s. infantilism 性的幼稚（未熟）症［医学］.
s. infection 性交感染［医学］.
s. intercourse 交接［医学］，性交［医学］.
s. inversion 性的倒錯［医学］，同性愛，＝homosexuality.
s. invert 性倒錯.
s. isolation 性的隔離［医学］，生殖隔離.
s. libido 性欲［医学］.
s. life 性生活［医学］.
s. masochism disorder 性的マゾヒズム障害.
s. maturation 性成熟［医学］.
s. maturation rating 性成熟度［医学］.
s. metamorphosis 性的変態（異性の性状を模倣する色情倒錯症の一型）.
s. minority 性的マイノリティ，セクシャルマイノリティ，性的少数者（性的指向が異性，同性にとらわれない人を意味する），＝gender minority.
s. neurasthenia 性的神経衰弱［医学］.
s. neurosis 性ノイローゼ［医学］.
s. offense 性的犯罪［医学］.
s. organ 性器［医学］，生殖器官.
s. orientation 性的指向（性の対象が何かという意味. 同性，異性など）.
s. orientation disturbance 性愛適応障害.
s. passion 性欲.

S

s. perversion 性〔的〕倒錯〔症〕〔医学〕，変態性欲，= erotopathy.
s. potency 性的能力〔医学〕.
s. precocity 性〔的〕早熟〔医学〕.
s. prematurity 性早発症.
s. psychopathy 性的精神病質〔医学〕.
s. reflex 性器機能反射，性欲反射（勃起，射精など）.
s. reproduction 生殖子生殖〔医学〕，有性生殖〔医学〕（双性または単性の）.
s. response 性的反応.
s. retardation 性的晩熟〔医学〕.
s. reversion 異性化.
s. sadism disorder 性的サディズム障害.
s. selection 雌雄選択〔医学〕.
s. sense 性感覚〔医学〕.
s. sensibility 性感〔医学〕.
s. spore 有性胞子〔医学〕.
s. sterilization 不妊手術〔医学〕.
s. stimulation 性的刺激〔医学〕.
s. swelling 陰唇陰嚢隆起，= labioscrotal swelling.
sex·u·al·i·ty [sèkʃuǽliti] ① 性欲．② 性別.
sexually motivated theft 色情盗.
sexually transmitted disease (STD) 性感染症，性行為感染症，性行為伝播性疾患（従来の性病予防法の疾患のほかに，性器以外，同性間のものを含んで広義）.
Sézary, A. [sézəri] セザリー（1880–1956，フランスの皮膚科医）.
S. cell セザリー細胞（皮膚のＴ細胞リンパ腫に発現する異常な単核細胞）.
S. disease セザリー病〔医学〕.
S. erythroderma セザリー紅皮症.
S. syndrome セザリー症候群（主に皮膚と時に内臓も冒す慢性Ｔ細胞リンパ腫で，大脳様核を有する小型Ｔリンパ球が末梢血中に出現して白血病期を呈することがある）.
SF sensitizing factor 感作因子の略.
Sf （超遠心分画を表す記号で，タンパク質の種類を番号または数字で記す）.
SFC supercritical fluid chromatography 超臨界流体クロマトグラフィの略.
SFD small-for-date 不当軽量児の略.
SFE supercritical fluid extraction 超臨界流体抽出の略.
SFMC soluble fibrin monomer complex 可溶性フィブリンモノマー複合体の略.
SFT solitary fibrous tumor 孤在性線維性腫瘍の略.
SFTS severe fever with thrombocytopenia syndrome 重症熱性血小板減少症候群の略.
SG specific gravity 比重の略.
Sg seaborgium シーボーギウムの元素記号.
SGA small for gestational age 不当軽量児の略.
SGO Surgeon-General's Office アメリカ軍医総監室の略.
SGOT serum glutamic oxaloacetic transaminase 血清グルタミン酸オキサロ酢酸トランスアミナーゼの略，= (serum) asparate aminotransferase.
SGPT serum glutamic pyruvic transaminase 血清グルタミン酸ピルビン酸（焦性ブドウ酸）トランスアミナーゼの略，= (serum) alanine aminotransferase.
SGV small granule vesicle 小顆粒〔分泌〕小胞（交感神経末梢の）の略.
SH ① serum hepatitis 血清肝炎の略．② stasis hypertension うっ血性高血圧症の略．③ social history 社会歴の略．④ steroid hormone ステロイドホルモンの略，= STH．⑤ sulfhydryl スルフヒドリル基の略.
SH enzyme SH酵素，= sulfhydryl enzyme.
SH protease SHプロテアーゼ.
SH reagent SH試薬，= sulfhydryl reagent.
shad·dock [ʃǽdək] ブンタン，ザボン，ボンタン（ナリンジン naringin の存在する果実）.
shade [ʃéid] 色度〔医学〕.
s. guide 色調ガイド.
shad·ow [ʃǽdou] 陰，陰影〔医学〕，シャドウ.
s. casting 影つけ法〔医学〕，増影法（限外顕微鏡標本をクロム，金などで処置してその可視性を増強する方法）.
s. cell 陰影細胞（壊疽中心部にみられる不染性の細胞），= Gumprecht shadows.
s. corpuscle 赤血球〔陰〕影〔医学〕，血球影（ヘモグロビンを失い，赤血球膜だけ残ったもので幽霊細胞ともいわれる），= phantom corpuscle.
s. curve 陰影曲線〔医学〕.
s. density 陰影密度〔医学〕.
s. hearing 陰影聴取〔医学〕.
s. negative stone 陰影陰性結石〔医学〕.
s. nucleus 陰影核（染色不可能の核）.
s. of calyx 腎杯陰影〔医学〕.
s. of iris 虹彩影（虹彩投影）.
s. sound 干渉音（音源と聴覚器との中間にあって音波の伝導を阻止すること）.
s. test 検影法，= retinoscopy，skiascopy.
shad·ow·gram [ʃǽdougræm] 陰影像，= skiagram.
shad·ow·graph [ʃǽdougræf] 影絵.
shad·ow·gra·phy [ʃædóugræfi] Ｘ線撮影法，= skiagraphy.
shad·ow·ing [ʃǽdouiŋ] 影つけ法〔医学〕.
shadowless lamp 無影灯〔医学〕.
shad·ow·less·ness [ʃǽdoulesnis] 陰影欠損〔医学〕.
Shaffer, A. [ʃéifə:r] シェーファー（1881–1960，アメリカの生化学者）.
S.-Hartmann method シェーファー・ハートマン法（ブドウ糖定量法．現在用いられない）.
shaft [ʃǽft] [TA] 肋骨体，= corpus costae [L/TA]，橈骨体，= corpus radii [L/TA]，尺骨体，= corpus ulnae [L/TA]，体，= corpus ossis metacarpi [L/TA]，脛骨体，= corpus tibiae [L/TA]，腓骨体，= corpus fibulae [L/TA]，体，= corpus ossis metatarsi [L/TA].
s. encoder 回転符合器〔医学〕.
s. of clavicle [TA] 鎖骨体，= corpus claviculae [L/TA].
s. of femur [TA] 大腿骨体，= corpus femoris [L/TA].
s. of fibula 腓骨体〔医学〕.
s. of humerus [TA] 上腕骨体，= corpus humeri [L/TA].
s. of phalanx [TA]〔末節骨の〕体，〔指節骨の〕体，= corpus phalangis [L/TA].
s. of radcus 橈骨体〔医学〕.
s. of tibia 脛骨体〔医学〕.
s. of ulna 尺骨体〔医学〕.
s. vision 棒視（ヒステリー患者の経験する狭い視野）.
shaggy aorta けばだった大動脈.
shaggy-appearing echo 毛虫様エコー（心内膜炎による疣贅の心エコー図，付着弁尖の方向に動く厚いけばだった像）.
shaggy chorion 繁生絨毛膜，= chorion frondosum.
shaggy pericardium 絨毛心膜〔医学〕（線維素性心膜炎）.
shagreen patch 粒起革様皮〔膚〕（結節硬化症に現れる皮膚の結合織母斑）.

S

shagreen skin 粒起皮〔様〕皮膚〔医学〕, サメ皮様皮膚, 粒起革様皮.
Shah, Krishnakumar N. [ʃáː] シャー(インドの小児科医).
S.–Waardenburg syndrome シャー・ワールデンブルグ症候群(虹彩色素異常症とヒルシュスプルング病を呈するもの).
shake [ʃéik] 振盪.
s. culture 振盪培養〔医学〕.
s. lotion 振盪合剤.
s. test シェイクテスト, = foam stability test.
s. well〔before using〕 用時振盪.
shaken baby syndrome 揺さぶられっこ症候群(whiplash shaken infant syndrome ともいう. 2歳以下とくに6ヵ月以下の乳幼児が激しく揺さぶられると頭蓋内出血や脳損傷をきたす. 頭部を強く揺さぶられることにより精神遅滞, 視力障害の原因となったり, 死に至ることもある).
shaken infant syndrome 振とう(盪)乳児症候群〔医学〕.
shak·er [ʃéikər] 振とう(盪)機〔医学〕.
shakes [ʃéiks] ① 震い(間欠熱においてみられる悪寒戦慄の俗語). ② 震え.
shak·ing [ʃéikiŋ] ① 振とう(盪), ふるえ〔医学〕. ② 振とう(盪)按摩法.
s. apparatus 振とう器(ふりまぜ器).
s. chill 悪寒戦慄〔医学〕.
s. culture 振とう(盪)培養〔医学〕.
s. grate 揺り火格子.
s. out 振り出す〔医学〕.
s. palsy 振戦麻痺, = paralysis agitans.
Shaldon, Stanley [ʃǽldən] シャルドン(イギリスの医師).
S. catheter シャルドンカテーテル〔医学〕(緊急用に用いられる静脈内留置カテーテル).
shale naphtha シェールナフサ(頁(けつ)岩油から蒸留により得られる).
shale oil けつ(頁)岩油〔医学〕.
shallow breathing 浅い呼吸(呼吸気が正常の300 mL に対して, 250mL 以下のもの).
shallow respiration 表在呼吸〔医学〕.
sham [ʃǽm] 疑いの, 虚偽の, 見かけの.
s. diet 虚飼(見せかけの飼養).
s. efficiency 見かけの効率〔医学〕.
s. feeding 偽餌法〔医学〕, 擬飼(見せかけの食飼), = fictitious feeding.
s.–movement vertigo 偽〔性〕運動めまい.
s. operation 見せかけの手術〔医学〕.
s. rage 見かけの怒り(除脳動物や視床下部刺激時にみられる恐怖と興奮とを特徴とする状態で, ヒトにおいてはインスリン低血糖症, 一酸化炭素中毒症に現れることがある).
sham·a·nism [ʃǽmənizəm] シャーマニズム, = shamanismus.
sham·a·nis·mus [ʃǽːmənizəm] = shamanism.
shank [ʃǽŋk] 脛(すね), 脛骨.
s. fever = trench fever.
shape factor 形状係数〔医学〕.
shape index 長幅指数.
shape–memory alloy 形状記憶合金.
shape perception 形態知覚〔医学〕.
shap·ing [ʃéipiŋ] ① 型づくり(オペラント条件付けにおける一つの過程). ② 成形〔医学〕(坐剤などの).
shared psychotic disorder 共有精神病障害.
shark liver oil サメ〔鮫〕肝油.
shark·skin [ʃáːkskin] 鮫肌(リボフラビン欠乏症にみられる顔面皮膚の粗糙状態).
Sharp, Phillip Allen [ʃáːp] シャープ(1944生, アメリカの分子生物学者. 1993年度のノーベル医学・生理学賞を分断遺伝子の発見により受賞).
sharp and slow wave complex 鋭徐波複合〔医学〕(脳波上で棘波より持続が長くより鈍である鋭波に徐波を伴う).
sharp hook 鋭鉤.
sharp injury 鋭傷.
sharp instrument 鋭器〔医学〕.
sharp needle 角針〔医学〕.
sharp outlining by digital compression 圧迫示界法〔医学〕.
sharp pain 激痛〔医学〕, 鋭痛〔医学〕, 鋭い痛み.
sharp–pointed knife 尖刃刀.
sharp retractor 鋭鉤.
sharp spoon 鋭匙〔医学〕.
sharp wave 鋭波〔医学〕.
Sharpey–Schäfer, Sir Edward Albert [ʃáːpi ʃéifər] シャーピーシェーファー(1850–1935, イギリスの生理学者). → Schäfer, Sir Edward Albert Sharpey.
S.–S. method シャーピーシェーファー法(人工呼吸の一つ), = Schäfer method, prone pressure method.
Sharpey, William [ʃáːpi] シャーピー(1802–1880, イギリスの解剖・生理学者).
S. fibers シャーピー線維(骨膜の膠原線維の一部が骨の中へ侵入し骨との結合を強固にしているもの. 腱・靱帯の付着部ではそれらからの線維もシャーピー線維となって骨に侵入している), = penetrating fibers, perforating fibers.
sharp·ness [ʃáːpnis] 鮮明度〔医学〕.
shave [ʃéiv] ① 剃毛, 薄片. ② 削る.
shaven–beard appearance 鬚剃観(腸チフスにおいて腸粘膜腺が, 褐色を呈した表面上に白斑としてみえる状態をいう).
Shaver, Cecil Gordon [ʃéivəːr] シェーヴァー(1901生, カナダの医師).
S. disease シェーヴァー病, = bauxite pneumoconiosis.
shav·ing [ʃéiviŋ] シェービング, 軟骨そぎ取り〔術〕〔医学〕.
s. cramp 理髪師痙攣.
Shay ulcer シェー潰瘍(胃の幽門結紮後に生ずるもの. H. Shay).
Shear test [ʃíər tést] シアー試験(ビタミンD検出法で, 被検液にアニリン水15容に濃塩酸1容を加えたものを等量混ぜて煮沸すると, 赤変する反応).
shear [ʃíər] ① ずれ. ② 剪断, = shearing.
s. force 剪断力.
s. rate ずり速度〔医学〕.
s. strength 剪断強さ.
s. wave 横断波〔医学〕, 横波〔医学〕.
shear·ing [ʃíəriŋ] 剪断〔医学〕.
s. fracture 剪断(引きちがい)骨折.
s. injury 剪断損傷〔医学〕.
s. of DNA DNA 剪断.
s. stress ずり応力〔医学〕, すべり応力.
shears [ʃíərz] 剪刀(大形のはさみ), 鋏子.
sheath [ʃíːθ] 鞘, 被包.
s. cuticula 鞘小皮.
s. hook 有鞘鉤.
s. of eyeball 眼球鞘.
s. of Key and Retzius ケイ・レッチウス鞘.
s. of Schwann シュヴァン鞘.
s. of Schweigger–Seidel シュヴァイガー・ザイデル鞘.
s. of styloid process [TA] 茎状突起鞘, = vagina processus styloidei [L/TA].

S

s. of thyroid gland 甲状腺鞘.
s. process of sphenoid bone 〔蝶形骨〕鞘状突起.
s. tumor 脳膜腫瘍(髄膜腫, 聴神経腫などを含む).
sheathed artery 莢動脈(脾臓筆毛動脈の末端が開放した部分).
sheathed larva 被鞘幼虫.
sheathed microfilaria 有鞘ミクロフィラリア(体表に卵殻の変化した嚢鞘をもったミクロフィラリア).
sheathes of vessels 血管鞘.
sheathing canal 鞘膜管(鞘膜突起の上端).
sheathing of vessel 鞘形成(網膜血管の).
sheave [ʃíːv] 滑車, 綱車.
shed [ʃéd] 落屑する.
shed·ding [ʃédiŋ] 分界〔医学〕.
s. of tooth 歯の脱落.
Sheehan, Harold Leeming [ʃíːhæn] シーハン(1900–1988, イギリスの病理学者).
S. syndrome シーハン症候群(軽度の脳下垂体機能障害においてみられる無月経または授乳障害, 軽度の体重減退, 皮膚のろう様白色, 低血圧, 脱力感などの症状群).
sheep dung stool 羊糞様便(飢餓においてみられる).
sheep erythrocyte rosette receptor ヒツジ赤血球ロゼットレセプター(CD2 抗原).
sheep fever 羊熱病(ヒツジの血色素尿症).
sheep red cell agglutination test ヒツジ赤血球凝集試験.
sheep thrush ヒツジ鵞口瘡, = orf.
Sheeppox virus ヒツジ痘ウイルス(ポックスウイルス科の一種).
sheeppox [ʃíːppɑ́ks] ヒツジ痘, = ovinia.
sheet [ʃíːt] ① 敷布(1枚の板または紙). ② 葉.
s. amadou アマズー切片(褥瘡に貼用する).
s. bath 敷布浴(湿った敷布で全身を被う冷却法).
s. film シートフィルム, = cut film.
s. lint リント布(機械製のもの).
s. oxygenator シート型人工肺〔医学〕.
s. pack 全身湿布〔医学〕.
Shekelton aneurysm シェケルトン動脈瘤, = dissecting aneurysm.
Sheldon, Joseph Harold [ʃéldən] シェルドン(1920–1964, イギリスの小児科医). → Freeman-Sheldon syndrome.
shelf [ʃélf] 棚, 臼蓋, 架(生体にある棚状構造).
s. bottle 装置瓶〔医学〕.
s. jar 装置壷〔医学〕.
s. life 貯蔵期間〔医学〕, 貯蔵寿命.
s. operation 関節棚手術(先天性股関節転位の手術で, 寛骨臼の上方に棚状の骨片を移植して, 大腿骨頭の転位を阻止する方法).
s. syndrome 棚障害.
shell [ʃél] ① 貝殻, 外皮. ② 莢(さや).
s. and tube condenser 多管凝縮器〔医学〕.
s. crown 縫成金属冠.
s. gland 殻腺, 卵殻腺.
s. injury 砲弾負傷.
s. lime 貝灰〔医学〕.
s. region [TA] (被殻部*), = pars rostralis [L/TA], 内側部*, = pars medialis [L/TA].
s. shock 戦場ショック〔医学〕, 戦争疲労, 弾振盪.
s. temperature 外層温度, 外殻温度〔医学〕.
s. tooth 殻状歯〔医学〕.
s. valve 殻弁.
s. vial technique シェルバイアル法(免疫学的手法によりウイルス抗原を検出する方法).
s. wound 砲弾創.
shel·lac [ʃəlǽk] シェラック(南洋の植物に寄生するカーミンカイガラムシ〔貝殻虫〕*Kermes ilicis* の分泌する樹脂状物質).
shellfish poisoning 貝中毒〔医学〕, = mytilotoxism.
shelter filter 遮蔽フィルタ〔ー〕〔医学〕.
shelter foot 防空壕足病.
shelter ration 退避ごう(壕)用糧食〔医学〕.
sheltered workshop ① 障害者授産施設(障害者の収入のあがる仕事を提供する非営利の施設). ② 保護職場.
sheltered workshop for people with physical disabilities 身体障害者授産施設〔医学〕.
shelving operation 棚付け手術(先天性脱関節に対する関節形成術), = König operation.
Shemin, David [ʃémin] シェミン(1911–1991, アメリカの生化学者).
S. cycle シェミンサイクル, シェミン回路(Krebs 回路に共役して, グリシン+コハク酸から α-amino-β-ketoadipate を経て α-ketoglutarate に転化する過程においてポルフィリン, プリン体などの生成が起こるとの説).
Shenton, Edward Warren Hine [ʃéntən] シェントン(1872–1955, イギリスの放射線科医).
S. arch = Shenton line.
S. line シェントン線(正常股関節のX線像で閉鎖孔上縁と大腿骨頸部内縁は連続した曲線を描く. 先天性股関節脱臼などの股関節疾患ではこの曲線の連続性が失われる). = Ménard-Shenton line.
Shepherd, Francis J. [ʃépəːd] シェパード(1851–1929, カナダの外科医).
S. fracture シェパード骨折(距骨後方突起の外側の骨折).
Sherman, Harry Mitchell [ʃɑ́ːmən] シャーマン(1854–1921, アメリカの整形外科医).
S. plates シャーマン板(骨折の固定に用いるバナジウム板).
S. screws シャーマンねじ(シャーマン板を骨に固定するためのバナジウム製ねじ).
Sherman, Henry Clapp [ʃɑ́ːmən] シャーマン(1875–1955, アメリカの生化学者. 諸種ビタミン単位の規定に関する業績が多く, 体重 300g のモルモットを 90 日間壊血病から予防するビタミンC量を Sherman 単位と呼ぶ).
S.-Bourquin unit of vitamin B_2 シャーマン・ブアクウィンビタミン B_2 単位.
S.-Munsell unit シャーマン・マンセル単位(ラット成長単位), = rat growth unit.
S. unit シャーマン単位(ビタミンCの単位).
Sherrington, Sir Charles Scott [ʃériŋtən] シェリントン(1857–1952, イギリスの生理学者. 1932年 E. D. Adrian とともに神経細胞の機能研究によりノーベル医学・生理学賞を受けた).
S. law シェリントン法則(① 脊髄後根からの神経線維は特定の皮膚領域に分布する. ② 筋が収縮刺激を受けるときには, その拮抗筋は弛緩刺激を受ける).
S. phenomenon シェリントン現象(下肢筋の神経支配を除いた後でも坐骨神経の刺激により筋肉はゆっくり収縮する).
sherry wine シェリー酒(アルコール 18~23%).
SHF superhigh frequency センチメートル波の略.
SHGd Sauerbruch-Harrmannsdorfer-Gerson diet ザウエルブルック・ヘルマンスドルフェル・ゲルソン食の略.
Shibley sign シブリー徴候(胸部の聴診上).
shield [ʃíːld] 楯, 遮へい板, シールド(害物などの影響から防御する構造).
s. bed シールドベッド(被暴を軽減するため患者の

S

周囲に遮へいを備えたベッド).
s. chest 楯状胸.
s. kidney 楯状腎〔医学〕.
s. vesicle シールド小胞〔医学〕.
shield·ing [ʃíːldiŋ] 遮へい(蔽)法〔医学〕.
shift [ʃíft] ① 移動〔医学〕, 変位, 偏向〔医学〕, 偏差〔医学〕. ② 勤務交替制.
s. formation 交代編成〔医学〕.
s. of body fluid 体液移動〔医学〕.
s. phenomenon シフト現象.
s. to left 〔核〕左方移動〔医学〕(Arneth または Schilling の好中球核移動の一種で, 未熟型が正常以上に増加すること).
s. to right 〔核〕右方移動〔医学〕(左方移動と反対に, 未熟型の核をもった白血球はみられず, 多分葉核をもった成熟好中球が増加すること).
s. work 交代作業〔医学〕.
s. work sleep disorder 交代勤務睡眠障害.
shifting dullness 移動濁音界.
shifting reaction かたより反応〔医学〕.
Shiga, Kiyoshi [ʃigá] 志賀潔(1870–1957, わが国の細菌学者. Ehrlich と共同研究に従事し, ハンセン病, 結核, 脚気などの研究業績があるが, 特に赤痢菌の発見(1898)で最も有名).
S. bacillus 志賀菌(赤痢菌 *Shigella dysenteriae* 1 のことを指す).
S.–Kruse bacillus 志賀・クルーゼ桿菌(赤痢菌), = *Shigella dysenteriae* 1.
S.–like toxin 志賀毒素様毒素〔医学〕, = Vero toxin.
S. toxin 志賀毒素(赤痢菌 *Shigella dysenteriae* 1 が産生する毒素).
Shi·gel·la [ʃigélə] 赤痢菌属(腸内細菌科の一属で, 通性嫌気性のグラム陰性桿菌. 4 菌種を含むが, それらは分類上 A〜D 亜群とも呼ばれる. 本属菌は赤痢の原因となる. *Shigella* の名称は発見者, 志賀潔に由来する).
S. ambigua (旧称. ルーマニアで1916年に最初に分離され, 日本では大野が1903年に発見して大野赤痢菌 metadysentery bacillus ohno と呼ばれていた), = *Shigella dysenteriae* 2, Schmidt bacillus.
S. boydii シゲラ・ボイディ(C 亜群とされる菌種).
S. dysenteriae シゲラ・ディゼンテリエ(A 亜群とされる菌種. 志賀菌とは *S. dysenteriae* 1 をさす).
S. flexneri シゲラ・フレキシネリ(B 亜群とされる菌種).
S. paradysenteriae (旧称). → *Shigella flexneri*.
S. shigae (旧称), = *Shigella dysenteriae* 1.
S. sonnei シゲラ・ソンネイ(D 亜群とされる菌種).
shigella infection 赤痢.
shi·gel·lo·sis [ʃigəlóusis] シゲラ症, 赤痢, 細菌性赤痢〔医学〕, = bacillary dysentery.
shik·i·mene [ʃíkimiːn] シキミン, = sikimin.
shi·kim·ic ac·id [ʃikímik ǽsid] シキミ酸 ㊥ tetrahydro-trioxybenzoic acid $(OH)_3C_6H_6CCOH$ (シキミの果実にある).
shilling scar カキ殻疹瘢痕.
shi·ma·mu·shi dis·ease [ʃimamuʃi dizíːz] (ツツガムシ病), = tsutsugamushi disease, Japanese river fiver.
Shimoda, Mitsuzo [ʃímədə] 下田光造(1885–1978, わが国の精神科医. 躁うつ病の研究から執着気質に着目し, その特徴を執着性格として記載した).
shin [ʃín] 脛(すね), 向脛(むこうずね), 脛骨〔医学〕.
s. bone 脛骨, = tibia.
s. bone fever 脛骨熱, = trench fever.
s. splint 脛副子.
s. splints 脛骨疲労性骨膜炎〔医学〕, 過労性脛部痛.
Shine, John [ʃáin] シャイン(1946生, オーストラリアの生化学・分子生物学者).
S.–Dalgarno sequence シャイン・ダルガルノ配列(SD 配列).
shin·gles [ʃíŋglz] 帯状疱疹〔医学〕, = herpes zoster.
shinolalia aperte 開鼻声〔医学〕.
ship beriberi 船舶脚気(浮腫が著明な病型).
ship fever 船舶熱(発疹チフス).
shipping fever 輸送熱〔医学〕(パラインフルエンザウイルス 3 型株によって起こる家畜の疾患でストレスや寒い季節の輸送中, 輸送直後にみられ, 上気道炎から肺炎を起こす), = railway fever.
shipping fever virus 輸送熱ウイルス〔医学〕, 船積み熱ウイルス.
ships quarantine 船の停留検疫, 船舶検疫〔医学〕.
shipyard conjunctivitis 造船所結膜炎, = epidemic keratoconjunctivitis.
shipyard disease 造船所病(流行性角膜結膜炎).
shipyard eye 造船所眼, = epidemic keratoconjunctivitis.
Shirodkar, V. N. [ʃirádkər] シロッカー(1900–1971, インドの産婦人科医).
S. operation シロッカー手術(頸管無力症のための頸管縫縮術).
shirt–stud abscess カフスボタン膿瘍(深部膿瘍と連結する表在性膿瘍).
shiv·er [ʃívər] ふるえ〔医学〕, 戦慄.
shiv·er·ing [ʃívəriŋ] ① 悪寒戦慄〔医学〕. ② ウマの振戦病(舞踏病). ③ シバリング(陶器などが粉微塵になったこと).
s. thermogenesis 身震い性熱産生.
Sho [ʃóu] 証(しょう)(漢方用語).
shock [ʃák] ショック, 衝撃(種々の条件により身体の各機能の障害が起こり, 循環血液量の減少が進行して非可逆性となる状態. 機序には血液原性, 神経原性, および心臓原性とがある).
s. absorption 緩衝.
s. antigen ショック抗原(感作された動物にアナフィラキシーショックを誘発できる抗原).
s. during labor 分娩時ショック〔医学〕.
s. enema ショック予防注腸(重曹の5%液500mL にウイスキー30mL を混ぜて手術後注腸する).
s. index ショック指数.
s. kidney ショック腎〔医学〕.
s. leucopenia ショック性白血球減少〔症〕〔医学〕.
s. lung ショック肺〔医学〕.
s. organ ショック器官(臓器)〔医学〕.
s.–proof ショック耐性〔医学〕.
s. psychosis ショック精神病〔医学〕.
s. resistance 耐衝撃性〔医学〕.
s. therapy ショック療法〔医学〕(いろいろの薬品または物理的方法で患者に昏睡または痙攣を起こさせる方法), = insulin shock treatment.
s. tissue ショック組織(抗原抗体反応により起こるもの).
s. treatment ショック療法, = shock therapy.
s. tube 衝撃波管〔医学〕.
s. wave 衝撃波〔医学〕.
shocking dose ショック量.
shoddy fever くず布熱(毛糸工場にみられる発熱, 咳嗽, 呼吸困難を伴う熱病).
shoe–and–stocking position 膝を組んだ体位.
shoe insert 靴さしこみ〔式〕〔医学〕, 靴インサート.
shoe·mak·er's breast [ʃúːmeikərz brést] 漏斗胸, 靴工胸(靴匠胸).

shoemaker's cramp 靴工痙攣，靴工テタニー．
Shone, Jhon D. ［ʃóun］ ショーン（イギリスの心臓病医）．
S. anomaly ショーン奇形．
S. complex ショーン複合体．
S. syndrome ショーン症候群．
shooting pain 刺痛［医学］，乱切痛［医学］，電撃痛［医学］．
shop typhus 商店チフス，＝ murine typhus.
Shope, Richard Edwin ［ʃóup］ ショープ（1902-1966，アメリカの病理学者）．
S. fibroma ショープ線維腫［医学］．
S. fibroma virus ショープ線維腫ウイルス．
S. papilloma ショープ乳頭腫［医学］（北アメリカ，カンサス地方のノウサギ cottontail に自然と発生する乳頭腫で，その摩砕汁をウサギに塗布すると真性の癌腫を発生する）．
S. papilloma virus ショープ乳頭腫ウイルス．
S. virus ショープウイルス（ノウサギの自然乳頭腫に発見されたウイルス）．
Sho·rea ［ʃóuriə］ サラノキ属（フタバガキ科の一属）．
Shorr trich·rome stain ［ʃɔ́:r tríkroum stéin］ ショーア三色素染色液（水溶性 Biebrich 紅，オレンジG，fast-green FCF，水溶液アニリンブルー，リンモリブデン酸，リンウォルフラン酸，氷酢酸からなる液で，腟上皮を染色すると，角質化したものは鮮明な橙赤色，非角質化上皮は青緑に染まる）．
short ［ʃɔ́:t］ 短い，欠如した．
s. abductor muscle of thumb 〔手の〕短母指外転筋．
s. acting 短時間作用〔性〕［医学］．
s.-acting insulin 速効型インスリン．
s. adductor muscle 短内転筋［医学］．
s. arm 短腕［医学］．
s. association fibres ［TA］短連合線維*（隣位の脳回を連結するもの），＝ fibrae associationis breves ［L/TA］．
s. attention span 集中力欠如［医学］．
s. axis image 短軸断層像［医学］．
s. axis scan 短軸走査．
s. bone ［TA］短骨，＝ os breve ［L/TA］．
s. bowel syndrome 短腸症候群［医学］．
s. breathed 息切れした［医学］．
s. central artery 短中心動脈，＝ arteria centralis brevis.
s. chain 短連鎖．
s.-chain acyl-CoA dehydrogenase deficiency 短鎖アシル CoA 脱水素酵素欠損症．
s. chain fatty acid 短鎖脂肪酸［医学］．
s. ciliary nerves ［TA］短毛様体神経，＝ nervi ciliares breves ［L/TA］．
s. circuit ① 短〔絡回〕路［医学］．② ショートサーキット（腸管の閉塞部の上と下とを吻合すること）．
s. circuit behavior 短絡行為（外部刺激に対し，精神的加工なくして，突発的に出現する行為）．
s.-circuit current 短絡電流［医学］．
s. circuit reaction 短絡反応，短絡行為（E. Kretschmer が，精神的衝撃のあと生じる反応性精神病，すなわち心因反応の一つとして記載したもの）．
s. circumferential arteries ［TA］短回旋動脈*，＝ arteriae circumferentiales breves ［L/TA］．
s. crus of incus キヌタ骨短脚．
s.-cut method 簡便法［医学］．
s.-day plant 短日植物（比較的日長の短いときに花芽を形成または促進される植物）．
s. distance irradiation 近接照射［医学］．
s.-distance order 近距離秩序．
s.-distance race 短距離走［医学］．
s. esophagus 短食道［医学］．
s. extensor muscle of great toe 〔足の〕短母指伸筋．
s. extensor muscle of thumb 〔手の〕短母指伸筋．
s. extensor muscle of toes 〔足の〕短指伸筋．
s. fibular muscle 短腓骨筋．
s. fifth finger 第5指短縮［医学］．
s. flexor muscle of great toe 〔足の〕短母指屈筋．
s. flexor muscle of little finger 〔手の〕短小指屈筋．
s. flexor muscle of little toe 〔足の〕短小指屈筋．
s. flexor muscle of thumb 〔手の〕短母指屈筋．
s. flexor muscle of toes 〔足の〕短指屈筋．
s. gastric arteries ［TA］短胃動脈，＝ arteriae gastricae breves ［L/TA］．
s. gastric veins ［TA］短胃静脈，＝ venae gastricae breves ［L/TA］．
s. gut syndrome 短腸症候群［医学］．
s. gyri of insula ［TA］〔島〕短回，＝ gyri breves insulae ［L/TA］．
s. head ［TA］短頭，＝ caput breve ［L/TA］．
s. increment sensitivity index SISI 検査．
s. increment sensitivity index test 短時間増強感覚指数テスト（試験）［医学］（聴力検査の一つ），＝ SISI test.
s. incubation hepatitis 短潜伏期性肝炎．
s.-lasting unilateral neuralgiform headache attacks with conjunctival injection and tearing (SUNCT) 結膜充血および流涙を伴う短時間持続性片側神経痛様頭痛発作．
s. latency potential 短潜時誘発電位．
s. latency somatosensory evoked potential 短潜時体性感覚誘発電位［医学］．
s. leg brace (SLB) 短下肢装具［医学］．
s. leg cast 短下肢ギプス包帯［医学］．
s. levatores costarum muscles 短肋骨挙筋．
s. limb ［TA］短脚，＝ crus breve ［L/TA］．
s.-limbed dwarfism 短肢小人症，短肢こびと［医学］．
s.-lived lymphocyte 短命リンパ球［医学］．
s. neck 短頸［医学］．
s. neuron 短ニューロン（限局性神経突起で，隣接灰白質へ達するもの）．
s. opponent splint 短対立副子［医学］．
s. palate 短口蓋［医学］．
s. palmar muscle 短掌筋［医学］．
s. peroneal muscle 短腓骨筋．
s. pitch helicoidal layer ［TA］ラセン筋層*（短いピッチ），＝ stratum helicoidale brevis gradus ［L/TA］．
s. plantar ligament ［TA］短足底靱帯，＝ ligamentum calcaneocuboideum plantare ［L/TA］．
s. posterior ciliary arteries ［TA］短後毛様体動脈，＝ arteriae ciliares posteriores breves ［L/TA］．
s. pulse 速脈．
s. radial extensor muscle of wrist 短橈側手根伸筋．
s. ragweel ブタクサ．
s. range force 近達力，近距離力．
s.-rib dysplasia 短肋骨異形成症．
s. root 短根歯［医学］．
s. run ショートラン（心室性期外収縮が連続して起こること）．
s. saphenous vein ［TA］小伏在静脈，＝ vena saphena parva ［L/TA］．

S

s. sight 近視，= near sight.
s. sightedness 近視.
s. sleeper 短時間睡眠者〔医学〕.
s. stature 低身長.
s. stature with growth hormone deficiency 成長ホルモン分泌不全性低身長症（以前下垂体性小人症といわれ，GH の分泌不全により身長の発育が阻害される）.
s. term dialysis 短時間透析〔医学〕.
s.-term memory 短期記憶〔医学〕.
s. term psychotherapy 短期心理療法〔医学〕.
s.-time stability 短時間安定性〔医学〕.
s. wave 短波（波長 10〜100m の電磁波）.
s.-wave diathermy 短波ジアテルミー（10,000〜1,000,000kHz で，3〜30m 波長を用いる）.
s. wave length sensitive cone 短波長感受性錐体（S-錐体，青錐体）.
s. wave therapy 短波療法.
short·en·ing [ʃɔ́:təniŋ] 短縮〔術〕〔医学〕.
s. heat 短縮熱〔医学〕.
s. of bone 骨短縮〔医学〕.
s. of round ligament 子宮円索（円靱帯）短縮〔術〕〔医学〕.
s. of tendon 腱短縮〔術〕〔医学〕.
s. reaction 縮まり反応〔医学〕，短縮反応〔医学〕（外力により屈曲した下肢を伸展して，その関節に緊張を加えると，伸筋は反射的に攣縮を起こす現象）.
short·hand [ʃɔ́:thænd] 速記〔医学〕.
short·ness of breath (SOB) [ʃɔ́:tnis əv bréθ] 息切れ.
shot [ʃát] 注射〔医学〕.
s.-silk phenomenon 絹様現象，玉虫色絹布網膜現象（光線の当て方と見方によって色調の変わること），= shot-silk retina.
s.-silk reflex 絹様反射.
s.-silk retina 絹糸片網膜（変化しやすく，乳白色に輝く網膜で，若年者にみられる）.
s.-suture 玉縫合〔医学〕.
shotgun bullet 散弾.
shotgun experiment ショットガン実験〔医学〕（全ゲノム DNA を断片化し，無差別にクローニングベクターに組み込んでクローン化し，あとで目的とする DNA 断片をクローニングする方法）.
shotgun prescription 散弾処方（不合理に多数の薬物を内記した旧習の処方箋で，現在はまれに用いられる）.
shotted suture 弾丸縫合.
shotty breast 多嚢性増殖性乳房炎，= Schimmerbusch disease.
shoul·der [ʃóuldər] 肩（かた），肩甲.
s. apprehension sign 肩関節不安感徴候.
s. blade 肩甲骨.
s. complex 肩複合体（上肢帯ともいう．胸鎖，肩鎖，上腕および肩甲胸郭関節とこれら関節に付着する筋，結合組織からなる）.
s. crown ショルダークラウン〔医学〕.
s. depression test 肩甲引き下げテスト〔医学〕.
s. disarticulation 肩関節離断〔術〕.
s. disarticulation prosthesis 肩義手〔医学〕.
s. dystocia 肩甲難産.
s. fracture 肩の骨折〔医学〕.
s. girdle [TA] 上肢帯，= cingulum membri superioris [L/TA].
s. girdle dystocia 肩甲難産〔医学〕.
s. girdle resection 肩甲帯切除〔術〕.
s. girdle syndrome 肩〔甲〕帯症候群〔医学〕，= neuralgic amyotrophy.
s.-hand syndrome 肩手症候群（肩甲帯の疼痛を特徴とする急性発症の症候群．腕神経叢支配の筋の弛緩性麻痺と皮膚の知覚鈍麻が続いて起こる．心筋梗塞後にみられることがある），= neurotrophic rheumatism of upper limb, Kahlmeter sympathico-cervico-brachial neuritis, Babinski-Froment physiopathic syndrome, Gaucher trophoneurotic rheumatoid arthritis, brachial plexus neuropathy.
s. joint [TA] 肩関節，= articulatio glenohumeralis [L/TA].
s. pain 肩痛〔医学〕.
s. presentation 肩甲位〔医学〕（横位または斜位の分娩に際し，胎児の肩甲が先進して最低位にあるもの）.
s. rigidity 肩硬直.
s. stiffness 肩こり〔医学〕.
s.-strap resonance 肺尖共鳴音.
s. subluxation 肩関節亜脱臼.
s. suspender 肩吊り〔医学〕.
s. suspender system 肩吊り帯〔医学〕.
s. wheel 肩まわし〔医学〕.
shouten fever シャウテン熱，= dengue.
shoveler's fracture シャベル人夫骨折〔医学〕，シャベル作業者骨折（第 7 頸椎あるいは第 1 胸椎棘突起の骨折），= clay-shoveler fracture.
show [ʃóu] 前徴，しるし（分娩の前に腟から出血のあること）.
show·er [ʃáuər] シャワー（にわか雨のように去来する現象）.
s. bath シャワー浴.
s. douche 雨状圧注法〔医学〕.
SHP ①scapulohumeral periarthritis 透析肩関節症の略．②Schönlein-Henoch purupura シェーンライン・ヘノッホ紫斑病の略.
SHR spontaneous hypertensive rat 高血圧自然発症ラット，自然発症高血圧ラットの略.
Shrapnell, Henry Jones [ʃrǽpnəl] シュラップネル（1761-1841，イギリスの軍医）.
S. membrane シュラップネル膜（1832年に鼓膜の弛緩部について研究して以来 pars flaccida はシュラップネル膜として知られている）.
shreds [ʃrédz] ① 小片（尿路炎症の際尿中にみられる粘液小片）．② 破片.
shrill voice 金切り声〔医学〕.
shrink proofing 防縮加工〔医学〕.
shrink·age [ʃríŋkiʤ] 縮小〔医学〕.
shrink·ing [ʃríŋkiŋ] 萎縮〔医学〕.
s. field technique 照射野縮小法〔医学〕.
s. percentage 縮み率〔医学〕.
shrun·ke [ʃrʌ́ŋki] 小人.
shrunken stomach 萎縮胃〔医学〕.
shud·der [ʃʌ́dər] 身振い（痙攣性一過性の振戦で，恐怖，失望，神経性ショックなどの症状）.
shuffling baby シャフリングベビー（正常発達のバリエーションの一つで，腹位を嫌がり座位のままひきずって移動することをいう．つかまり立ち，歩行などの立位の発達が遅れる），= hitching baby, scooting b., sliding b..
shuffling gait ひきずり歩行.
Shulman, Lawrence Edward [ʃúlmən] シャルマン（1919-2009，アメリカの医師．シュールマン）.
S. syndrome シャルマン症候群（好酸球性筋膜炎），= eosinophlic fasciitis.
Shunk stain [ʃʌ́ŋk stéin] シャンク染色法（鞭毛の染色法で，まず標本を次の媒染剤 A および B とで処置する．A 液はタンニン酸飽和水溶液 3 容，塩化第二鉄の 5％水溶液 1 容，B 液はアニリン 1 容，5％アルコール 4 容の組成でつくり，後 Loeffler メチレンブルー 30mL に B 液 3mL を加えたもの，カルボルフク

S

シン，1%サフラニンの50%アルコール液で染める．アニリン，ゲンチアナ紫を用いてもよい）．

shunt ［ʃʌ́nt］ ①側路，短絡．②吻合，分合．③分流器．

s. box 分流箱．

s. effect 短絡効果［医学］．

s. fraction シャント率［医学］．

s. like effect 短絡様効果．

s. nephritis シャント腎炎［医学］（水頭症に対する脳室左房シャント術後にみられるネフローゼ症候群，血尿，腎機能異常など）．

s. operation 吻合手術（血管外科の）．

s. plastics シャント形成［医学］．

shuttle systems of mitochondria ミトコンドリアのシャトル系（往復輸送系）．

shuttle vector シャトルベクター［医学］（2種の宿主間を行き来するベクター）．

Shwachman, Harry ［ʃwákmən］ シュバッハマン（1910–1986，アメリカの小児科医）．

S. syndrome シュバッハマン症候群．

Shwartzman, Gregory ［ʃwɔ́:tsmən］ シュワルツマン（1896–1965，アメリカに住んだロシアの細菌学者）．

S. phenomenon シュワルツマン現象［医学］，= Schwartzman reaction.

S. reaction シュワルツマン反応（細菌の培養濾液を皮内注射し，20時間後に同液を静脈注射すると，皮内注射部位が出血・壊死を伴う炎症を起こす反応），= Shwartzman phenomenon.

S.-Sanarelli phenomenon シュワルツマン・サナレリ現象，= Shwarzman–Sanarelli reaction.

S.-Sanarelli reaction シュワルツマン・サナレリ反応（細菌の培養濾液を静脈注射し，20時間後に同液を静脈注射すると，多臓器障害を伴う炎症を起こす反応）．

Shy, George Milton ［ʃái］ シャイ（1919–1967，アメリカの神経科医）．

S.-Drager syndrome シャイ・ドレーガー症候群（起立性障害を主症状とする広範な自律神経障害で陰萎，無汗，瞳孔異常，尿失禁を示す．病理学的には多系統萎縮症とオリーブ・橋・小脳萎縮症に類似する所見を示す）．

SI ① International System of Units 国際単位系，SI単位系の略（1960年の第11回国際度量衡総会で決定された単位系）．② soluble insulin 可溶性インスリンの略．③ stimulation index 刺激指数の略．

Si silicon ケイ素の元素記号．

Sia test シア試験［医学］（マクログロブリン血症の定性試験．被検血清が，蒸留水中では沈殿を生じるか，生理食塩水中で沈殿した場合陽性と判断される）．

Sia water test シア水試験，= Sia test.

SIADH ① syndrome of inappropriate secretion of anti-diuretic hormone 抗利尿ホルモン不適合分泌症候群の略（抗利尿ホルモンの分泌異常（中枢性神経疾患や異所性抗利尿ホルモン産生腫瘍など）により腎臓での水再吸収が亢進し，細胞外液量の増大と低Na血症が生じる）．② syndrome of inappropriate ADH secretion ADH分泌異常症候群の略．

si·a·gan·tri·tis ［sàiəgæntráitis］ 上顎洞炎（ハイモーア Highmore 副鼻洞炎），= siagonantritis.

si·a·go·nag·ra ［sàiəgənǽgrə］ 痛風性上顎痛，上顎痛［医学］．

si·a·go·nan·tri·tis ［sàiəgounæntráitis］ 上顎洞炎［医学］．

sial- ［saiəl］ 唾液あるいは唾液腺を示す接頭語，= sialo-.

si·al·a·den ［saiǽlədən］ 唾液腺，= salivary gland.

si·al·ad·e·nec·to·my ［sàiəlædinéktəmi］ 唾液腺切除術．形 sialadenectomized.

si·al·ad·e·ni·tis ［sàiəlædənáitis］ 唾液腺炎［医学］，= sialoadenitis.

si·al·ad·en·on·cus ［sàiəlædənáŋkəs］ 唾液腺腫［医学］．

si·al·ad·e·no·sis ［sàiəlædənóusis］ 唾液腺症．

si·al·a·gog(ue) ［saiǽləgɑg］ 唾液分泌促進薬，催唾薬．形 sialagogic.

si·al·a·por·ia ［sàiæləpɔ́:riə］ 唾液分泌減退．

si·al·e·me·sia ［sàiæləmí:siə］ 吐唾〔症〕（ヒステリー患者が唾液を吐出すること），= sialemesis.

si·al·ic ［sáiəlik, saiǽ-］ 唾液の，= sialine.

s. acid シアル酸 $C_{14}H_{24}O_{11}$（酸性ムコイドの一成分で，ノイラミン酸のアシル誘導体の総称．Blix により顎下腺ムチンから得られた糖タンパク質などのヘテロオリゴ糖の非還元末端に存在する）．

si·al·i·dase ［saiǽlideis］ シアリダーゼ（オリゴ糖類，糖タンパク質，糖脂質から末端のアシルノイラミン酸残基を加水分解して解離させる酵素）．

si·al·i·do·sis ［saiælidóusis］ シアリドーシス［医学］．

si·al·ine ［sáiəli:n］ 唾液の，= sialic.

si·a·lism ［sáiəlizəm］ 流ぜん（涎），催唾（唾液分泌過多），= salivation, sialismus, ptyalism.

si·a·lis·mus ［sàiəlízməs］ 流ぜん（涎），= sialism.

si·a·lith·ot·o·my ［sàiəliθátəmi］ 唾石切開術．

si·a·li·tis ［sàiəláitis］ 唾液腺炎．

sialo- ［saiəlou, -lə］ 唾液，唾液腺との関係を表す接頭語，= sial-.

si·a·lo·ad·e·nec·to·my ［sàiəlouædinéktəmi］ 唾液腺切除〔術〕［医学］．

si·a·lo·ad·e·ni·tis ［sàiəlouædináitis］ 唾液腺炎，= sialadenitis.

si·al·o·ad·e·not·o·my ［sàiəlouædinátomi］ 唾液腺切開〔術〕［医学］．

si·a·lo·aer·oph·a·gy ［sàiəloueərάfəʤi］ 唾液空気嚥下．

si·a·lo·an·gi·ec·ta·sis ［sàiəlouænʤiéktəsis］ 唾液管拡張〔症〕［医学］．

si·a·lo·an·gi·i·tis ［sàiəlouænʤiáitis］ 唾液管炎，= sialoangitis.

si·a·lo·cele ［sáiələsi:l］ 唾液腺腫瘤，唾液嚢瘤［医学］．

si·a·lo·do·chi·tis ［sàiəloudoukáitis］ 唾液管炎［医学］．

s. parotidea ステンソン管炎．

si·a·lo·do·cho·plas·ty ［sàiəloudóukəplæ̀sti］ 唾液管形成術．

si·a·lo·duc·ti·li·tis ［sàiəloudʌ̀ktiláitis］ 唾液管炎，= sialoductitis.

si·a·lo·ec·ta·sia ［sàiəlouektéiziə］ 唾液腺管拡張［医学］．

si·a·log·e·nous ［sàiəlάʤənəs］ 流ぜん（涎）性の，唾液産生性の［医学］．

si·a·lo·gly·co·pro·tein ［sàiəlouglàikouprόuti:n］ シアロ糖タンパク〔質〕．

si·a·lo·gogue ［saiǽləgɑg］ 唾液分泌促進薬［医学］，= sialagog(ue).

si·a·lo·gram ［saiǽləgræm］ 唾液腺造影（撮影）図像［医学］．

si·a·lo·graph ［saiǽləgræf］ 唾液腺造影図，= sialogram.

si·a·log·ra·phy ［sàiəlάgrəfi］ 唾液腺撮影（造影）法［医学］．

si·a·lo·lith ［saiǽləliθ］ 唾石［医学］．

si·a·lo·li·thi·a·sis ［sàiəlouliθáiəsis］ 唾石症［医学］，= salivary stone.

si·a·lo·li·thot·o·my ［sàiəlouliθátəmi］ 唾石摘除［医学］，= sialithotomy.

S

si·al·ol·o·gy [sàiəlάləʤi] 唾液学.
si·al·o·ma [sàiəlóumə] 唾液腺腫 [医学].
si·a·lo·met·a·pla·sia [sàiəloumètəpléiziə] 唾液腺化生.
si·a·lom·e·ter [sàiəlάmitər] 唾液計 [医学].
si·a·lon·cus [sàiəlάŋkəs] 舌下腺腫 [医学].
si·a·lo·pha·gia [sàiəlouféiʤiə] 唾液嚥下症.
sialophorin シアロホリン(白血球共通抗原, CD45抗原).
si·a·lo·pro·tein [sàiəlouprόuti:n] シアロ・プロテイン [医学].
si·a·lor·rh(o)ea [sàiəlɔrí:ə] 流涎 [医学].
si·a·los·che·sis [sàiəlάskisis] 唾液分泌抑制 [医学].
si·a·lo·se·mei·ol·o·gy [sàiəlousì:maiάləʤi] 唾液診断学.
si·a·lo·sis [sàiəlóusis] 唾液腺症 [医学], = salivation.
si·a·lo·ste·no·sis [sàiəloustinóusis] 唾液管閉鎖.
si·a·lo·syr·inx [sàiələsíriŋks] 唾液腺瘻, = salivary fistula.
si·a·lot·ic [sàiəlάtik] 唾液の, 流ぜん(涎)の.
sialyl Leuis X シアリルルイスX(白血球上に発現しているシアル酸とフコースを含む糖鎖).
Siamese twins シャム双生児, シャム双子, 接着双胎(1811年にシャム(タイ国)で生まれ, 後アメリカへ移住して Chang および Eng と命名された結合奇形体で, 奇形学的には剣状突起結合体であった), = conjoined twins.
sib [síb] 子孫, 血縁者 [医学] (兄弟姉妹の1人), = sibling.
s. mating 同胞婚, 同胞交配, 兄妹婚, 兄妹交配.
s. method 同胞法 [医学].
s.-pair method 同胞対照法 [医学].
sib·bens [síbəns] 線虫症(スコットランドで以前流行した).
Siberian fir oil シベリア油(シベリアモミ *Abies sibirica* から得られ, 酢酸ボルニルを含有する), = oleum abietis.
Siberian pest 炭疽, = anthrax.
Siberian plague (炭疽), = anthrax.
Siberian tick typhus シベリアマダニチフス(*Rickettsia sibirica* による疾患).
sib·i·lant [síbilənt] 歯〔擦〕音, シューシュー音 [医学] (s, z, sh, zh などの音).
s. rale ギー音 [医学], 呻軋音, 咿軋音, 歯音様ラ(囉)音(高調な乾性ラ音), = hissing, whistling rale.
sib·i·lus [síbiləs] 歯音様ラ(囉)音.
sib·ling [síbliŋ] 同胞 [医学] (共通の両親から生まれた子供, 兄弟姉妹, 子孫, 血縁), = sib.
s. donor 同胞提供者(輸血, 移植のドナーが同胞である場合).
s. relation 兄弟関係 [医学].
s. rivalry 同胞抗争 [医学].
s. species 同胞種 [医学].
sib·ship [síbʃip] 兄弟姉妹, 同胞群 [医学].
Sibson, Francis [síbsən] シブソン(1814-1876, イギリスの医師).
S. aponeurosis シブソン腱膜(上は第7頸椎に, 下は胸膜頂に付着した腱膜), = Sibson fascia, vertebropleural ligament.
S. fascia シブソン筋膜, = Sibson aponeurosis.
S. furrow シブソン溝(大胸筋下端により生ずる溝), = Sibson groove.
S. groove シブソン溝, = Sibson furrow.
S. muscle シブソン筋.
S. notch シブソン切痕(急性心膜滲出に際してみられる心臓部左上限界の内反).
S. vestibule シブソン前庭(大動脈前庭).
Sicar sign シカール徴候(胸腔滲出の打聴診の一つ).
Sicard, Jean Athanase [siká:r] シカール(1872-1929, フランスの医師, 放射線学者. 1921年に造影剤として lipiodol を初めて用い, また1922年に静脈瘤の療法としてサリチル酸ソーダの注射, 脊髄癆における胃性発作の対策として第1～第2または第2～第3胸椎間の脊髄神経切断を行ったので, これをシカール療法という).
S. syndrome シカール症候群, = Collet syndrome.
sicca complex 合併乾燥症 [医学], 複合乾燥症.
sicca syndrome 乾燥症候群 [医学], = Sjögren syndrome.
sic·ca·sia [sikéiziə] 吐き気(特に妊娠中の).
sic·ca·tive [síkətiv] 乾燥剤, = siccant, drier.
sic·co·la·bile [sìkouléibail] 乾燥不安定の.
sic·co·sta·bile [sìkoustéibail] 乾燥安定性の.
sic·cus [síkəs] 乾燥.
sick [sík] ① 病気の, 不機嫌な, 月経の, 吐き気のある(俗称). ② 患者の, 病人の.
s. attendant 看護師(男子看護職).
s. bay 病室(軍艦, 船舶などの).
s. building syndrome (SBS) シックビル〔ディング〕症候群(木材の接着剤や断熱材のホルムアルデヒドなどが原因物質として考えられている. 頭痛, めまい, 眼の痛みを訴えることが多い).
s. call 往診 [医学], 患者点呼(アメリカ軍医団の用語で, イギリスでは s. parade という).
s. fund 健康保険組合, 健保組合.
s. headache 片頭痛, = migraine.
s. house syndrome シックハウス症候群. → sick building syndrome.
s. insurance 健康保険 [医学], 医療保険 [医学].
s. list 傷病兵名簿, = sick report.
s. meal 病人食 [医学].
s. parade 患者点呼, = sick call.
s. role 病人の役割.
s. room 病室 [医学].
s. room supply 病室用品 [医学].
s. sinus syndrome 洞機能不全症候群(洞結節とその付近の病変により, 洞徐脈, 洞停止, 洞房ブロックを生じた状態), 〔静脈〕洞〔機能〕不全症候群 [医学].
s. visit 往診 [医学] (医師の).
sick·en·ing [síkəniŋ] 罹(り)患 [医学].
sick·le [sík(ə)l] 鎌〔状〕.
s. cell 鎌状〔赤〕血球 [医学] (黒人にみられる遺伝性変形赤血球の一種で, 低酸素状態において鎌状を形成し, HbS を多量に含有する), = drepanocyte, meniscocyte.
s.-cell anemia 鎌状赤血球貧血(黒色人種にみられる遺伝性貧血で, 赤血球が鎌状, 三日月状を呈する. HbS の homozygote(同型接合)により起こり, 溶血性貧血, 臓器内出血性梗塞を呈す), = Herrick anemia, crescent cell a., drepanocytic a..
s. cell C disease 鎌状赤血球C症.
s. cell crisis 鎌状赤血球クライシス.
s. cell dactylitis 鎌状赤血球指炎, = hand-foot syndrome.
s. cell disease 鎌状赤血球貧血, 鎌状赤血球症(鎌状赤血球サラセミア病, 鎌状赤血球病などの総称), = sickle syndrome, SS disease.
s. cell hemoglobin (Hb S) 鎌状赤血球ヘモグロビン.
s. cell nephropathy 鎌状赤血球腎症 [医学].
s. cell pain crisis 鎌状赤血球疼痛発症.
s. cell test 鎌状赤血球〔形成〕試験.
s. cell-thalassemia disease 鎌状赤血球サラセミア病, = microdrepanocytic anemia.

S

s. cell trait　鎌状〔赤〕血球傾向〔医学〕（HbS ヘテロ接合体のこと），赤血球鎌状形成傾向，＝sickling.
s. hemoglobin　鎌状〔赤〕血球ヘモグロビン〔医学〕.
s. scotoma　鎌状暗点.
s. type scaler　かま（鎌）形スケーラー〔医学〕.
sick·le·mia　[siklí:miə]　鎌状赤血球血症，＝drepanocytosis，meniscocytosis.
sick·le·mic　[siklí:mik]　① 鎌状赤血球血の．② 鎌状〔赤〕血球性貧血患者.
sick·ling　[síkliŋ]　鎌状赤血球化（黒人にみられ，異常ヘモグロビン HbS の特異的形態の発現により赤血球が無酸素状態に放置されると鎌状を呈する現象），＝sickling phenomenon.
sick·ness　[síknis]　病，病気〔医学〕，疾病〔医学〕，疾患〔医学〕.
s. benefit　治療費〔医学〕，罹病手当.
s. insurance　疾病保険〔医学〕.
SICU　stroke intensive care unit 脳卒中集中治療部（室）の略.
Si·da　[sáidə]　キンゴジカ［金午時花］属（アオイ科の一属）.
S. rhombifolia　キンゴジカ（クイーンズランドアサ［麻］で，粘漿剤として赤痢，できもの，疥癬，淋病などに用いられる）.
side　[sáid]　側（身体または物体の左右の），側面，わき腹.
s. arm　側肢〔医学〕.
s.-arm flask　枝付きフラスコ.
s. band wave　側波帯.
s. burns　もみあげ〔医学〕.
s. chain　側鎖〔医学〕.
s.-chain isomerism　側鎖異性（環式化合物の側鎖における置換基の位置の相違による位置異性）.
s.-chain theory　側鎖説.
s. dish　副食.
s. effect　副作用.
s. effect of drug　薬の副作用〔医学〕.
s. lobe　副極〔医学〕，サイドローブ（超音波ビームにおける中心軸からはずれた方向に形成される弱い超音波ビームをいう）.
s.-lying　側臥位.
s. pinch　横つまみ〔医学〕.
s. position　横臥位，側〔臥〕位〔医学〕.
s. reaction　副反応，副作用.
s. step　横とび〔医学〕.
s. surface　側面，＝side face.
s. to side anastomosis　側側吻合〔医学〕.
s.-to-side immunization　両側免疫（抗原を一側に，抗毒素を他側に接触する免疫法）.
s.-to-side inoculation　両側性接種（動物の一側にウイルスを接種し，他側に特異性抗血清を注射すること）.
s.-to-side movement of head　〔頭の〕左右運動〔医学〕.
s.-to-side pancreaticojejunostomy　膵管空腸腸側吻合〔医学〕.
side·bone　[sáidboun]　馬蹄側部の軟骨瘤（蹄軟骨の骨化により，は（跛）行を起こす）.
sid·er·ans　[sídərəns]　電撃性の，＝fulminating.
sid·er·a·tion　[sìdəréiʃən]　発症.
sid·er·ism　[sídərizəm]　磁石療法，＝metallotherapy.
sid·er·ite　[sídərait]　菱鉄鋼（酸化磁鉄）$FeCO_3$，＝loadstone.
sidero-　[sidərou, -rə]　鉄の意味を表す接頭語.
sideroachrestic anemia　鉄不応性貧血，鉄非利用性貧血.
sid·er·o·blast　[sídərəblæst]　シデロブラスト，〔担〕鉄〔赤〕芽球（ベルリン青反応陽性のフェリチン顆粒を有する赤芽球で，この顆粒は非血色素（ヘモグロビン）性の鉄成分と考えられる）.
sid·er·o·blas·tic　[sìdərəblǽstik]　担鉄赤芽球性〔医学〕.
s. anemia　鉄芽球性貧血，鉄利用不能性貧血（赤血球系細胞のヘム合成系酵素活性低下があり，血清鉄値上昇，鉄沈着，骨髄の環状鉄芽球の存在などが特徴である．原発性，二次性があり，原発性後天性のものは骨髄異形成症候群の一型に分類される），＝sideroachrestic anemia.
s. refractory anemia　鉄芽球性不応性貧血，鉄芽球性無反応性貧血.
sid·er·o·cyte　[sídərəsait]　シデロサイト，担鉄赤血球（非ヘモグロビン（血色素）性鉄顆粒を含有する赤血球）.
sid·er·o·der·ma　[sìdərədə́:mə]　含鉄皮膚症.
sid·er·o·dro·mo·pho·bia　[sìdəroudròumoufóubiə]　鉄道恐怖〔症〕〔医学〕.
sid·er·of·er·ous　[sìdəráfərəs]　鉄保有の.
s. cell　鉄保有細胞，担鉄細胞.
sid·er·o·fi·bro·sis　[sìdəroufaibróusis]　鉄〔性〕線維症（脾臓の）〔医学〕.
siderofibrotic nodule　鉄線維性結節（ガンディー・ガムナ結節．特発性門脈圧亢進症や肝硬変症，その他門脈系のうっ血をきたす疾患において脾内にできる褐色調の小結節で，鉄とカルシウムの沈着が起こったもの），＝Gandy-Gamna spleen.
siderofibrotic spleen　（鉄線維性結節），＝siderofibrotic nodule.
sid·er·og·e·nous　[sìdərádʒənəs]　鉄発生性の.
s. hemolysis　ヘモグロビン症を伴う門脈性肝硬変症，＝bronzed diabetes.
sid·er·o·pe·nia　[sìdəroupí:niə]　鉄欠乏症〔医学〕.
sid·er·o·pe·nic　[sìdəroupí:nik]　鉄欠乏〔症〕の.
s. anemia　鉄欠乏性貧血〔医学〕.
sid·er·o·phage　[sídərəfeidʒ]　シデロファージ，鉄貪食細胞.
sid·er·o·phil(e)　[sídərəfil]　親鉄性の，＝siderophilous.
s. element　親鉄元素〔医学〕.
sid·er·oph·i·lin　[sìdəráfilin]　シデロフィリン（天然の鉄結合性糖タンパク質），＝transferrin.
sid·er·oph·i·lous　[sìdəráfiləs]　鉄吸収性の，＝siderophil(e).
sid·er·o·phore　[sídərəfɔ:r]　ヘモジデリン貪食細胞.
sid·er·o·scope　[sídərəskoup]　検鉄器〔医学〕.
sid·er·o·sis　[sìdəróusis]　① 鉄沈着症〔医学〕（鉄粉を吸入して起こる塵肺症の一型），＝arc-welder's disease，arc-welder's nodulation．② 鉄血症．形 siderotic.
s. bulbi　眼球鉄錆症〔医学〕，眼球鉄症.
s. conjunctivae　結膜鉄症.
s. corneae　角膜鉄症.
sid·er·o·some　[sídərəsoum]　シデロソーム〔医学〕.
siderotic cataract　鉄沈着性白内障.
siderotic nodule　鉄沈着性結節（特発性門脈圧亢進症の脾臓内にみられる小結節で，弾力線維と細胞群に血鉄素が存在し，陳旧出血の瘢痕と考えられる）.
siderotic splenomegaly　鉄沈着性巨脾〔症〕〔医学〕，鉄症性巨脾症，＝Gandy-Gamna disease.
sid·er·ous　[sídərəs]　含鉄性の.
SIDS　sudden infant death syndrome 乳児突然死症候群の略.
Siebold-Brandbury test　[sí:bould brǽndberi tést]　シーボルド・ブランドベリー試験（尿サリチル酸証明法で，炭酸カリを尿に加え，硝酸鉛を過剰に混和，濾過，希薄塩化鉄を加えるとスミレ色を呈する），＝sal-

icylic acid test.
Siegert, Ferdinand ［zíːgəːt］ ジーゲルト（1865–1946，ドイツの小児科医）.
S. sign ジーゲルト徴候（ダウン症候群において小指は短く先端は内反する）.
Siegle, Emil ［zíːgl］ ジーゲル（1833–1900，ドイツに住んだフランスの耳科医）.
S. otoscope ジーゲル耳鏡（圧縮空気を挿入すると鼓膜が見えるよう工夫されたもので，ゴム球とゴム管が備えられている），＝Siegle speculum.
Siemens, Hermann Werner ［zíːmən］ ジーメンス（1891–1969，ドイツの皮膚科医）.
S. syndrome ジーメンス症候群（先天性外胚葉形成異常（不全）症），＝congenital ectodermal dysplasia.
Siemerling, Ernst ［zíːməːliŋ］ ジーメルリング（1857–1931，ドイツの精神科医）.
S. nucleus ジーメルリング核（シルヴィウス水道下の灰白質にある動眼核の一つ）.
sieve ［síːv］ 篩（ふるい）.
s. analysis ふるい（篩）分析［医学］，ふるい分け〔試験〕.
s. bone 篩〔状〕骨，＝ethmoid bone.
s. element ふるい（篩）要素［医学］.
s. graft 篩状移植〔片〕（移植片に小さい円形島を残し，その部分をそのまま残して，ほかを移植すること）.
s. irradiation ふるい（篩）照射［医学］.
s. opening ふるい目.
s. plate 篩板，＝lamina cribrosa.
s. pore 篩孔.
s. therapy ふるい（篩）療法［医学］，篩照射療法.
sie·vert (Sv) ［síːvəːt］ シーベルト（公式の電離性放射線の線量当量の単位．旧単位はレム rem，1989年4月より新単位となる．1Sv＝100rem．スウェーデンの物理学者，R. Sievert にちなむ）.
siev·ing ［síviŋ］ ふるい（篩）分け［医学］.
s. coefficient ふるい（篩）係数［医学］.
SIF somatotropin release-inhibiting factor ソマトトロピン放出抑制因子の略，＝SRIF.
sift·ing ［ʃíftiŋ］ し（篩）過［医学］，順送り，変移.
s. machine し（篩）過器［医学］.
S
sIg surface immunoglobulin 細胞表面免疫グロブリンの略（B細胞膜上に存在する免疫グロブリン）.
sig ［L］ signetur 標記せよの略.
sIgA 細胞表面免疫グロブリンA（IgA産生B細胞膜上に存在する）.
Si·ga·nus ［sigéinəs］ アイゴ［藍子］属（硬骨魚綱，条鰭亜綱，スズキ目，アイゴ科の一属）.
S. fuscescens アイゴ.
Sigerist, Henry Ernest ［zígərist］ ジガリスト（1891–1957，スイスの医学史家．医学史の著述で有名）.
sigh ［sái］ ため息，＝suspirium.
sighing respiration 溜息性呼吸.
sight ［sáit］ 視力，視覚［医学］.
s. conservation 視覚保持［医学］.
s. field 視覚視野［医学］.
s. measurement 視覚測定［医学］.
s. meter 測光計（光線のフート燭光単位を求める計器）.
s. perimetry 視覚周辺視野検査［医学］.
s. physiology 視覚生理学［医学］.
8SIgM IgM単量体（哺乳類のIgMはJ鎖を介して単量体が5個結合した五量体である．この単量体は沈降定数が8Sであるので8SIgMと呼ばれ，単量体間のジスルフィド結合を還元的に切断すると生じる）.
sIgM ① 細胞表面IgM（IgM産生B細胞膜上に存在する）．② secretory IgM 分泌型IgM の略.
Sigma Xi key シグマサイ徽章（自然科学研究者の会員章）.
sig·ma, Σ, σ ［sígmə］ シグマ（ギリシャ語アルファベット第18字）.
s. angle シグマ角（固定半径とスタフィリオンからホルミオンへの線とがなす角）.
s. effect シグマ効果，＝Fahraeus-Lindqvist effect.
s. elongatum S状結腸過長症［医学］.
s. factor シグマ因子（プロモーターを認識し，転写の開始に働く大腸菌RNAポリメラーゼのタンパク質サブユニット）.
s. initiation factor シグマ〔翻訳〕開始因子［医学］.
s. particle シグマ粒子（質量2,500に近いフェルミ粒子の一つ）.
s. subunit シグマサブユニット［医学］.
s. volvulus S状結腸軸捻［医学］.
sig·ma·tism ［sígmətizəm］ サ行発音不全〔症〕［医学］，シグマチズム（S音の発音が困難であるか，またはむやみにS音を用いることで，Sの代わりにタ行またはダ行を用いることを代償性シグマチズムという），＝sigmasism.
s. ad dentalis 歯性シグマチズム.
s. interdentalis 歯間性シグマチズム.
s. labiodentalis 唇歯性シグマチズム.
s. laryngealis 喉頭性シグマチズム.
s. lateralis 側性シグマチズム.
s. nasalis 鼻性シグマチズム.
s. stridulus 喘鳴性シグマチズム.
sigmatropic rearrangement シグマトロピー転位.
sig·mat·ro·py ［sigmǽtrəpi］ シグマトロピー［医学］.
Sig·mo·don ［sígmədɑn］ コットンラット属（ネズミ科アメリカネズミ亜科の一属），＝cotton rats.
S. hispidus コットンラット，＝hispid cotton rat.
sig·moid ［sígmɔid］ S状（S状結腸，S状結腸間膜などについていう）.
s. arteries ［TA］S状結腸動脈，＝arteriae sigmoideae ［L/TA］.
s. camera S状結腸カメラ［医学］.
s. cartilage S字状軟骨（半月状軟骨）.
s. catheter S状カテーテル［医学］，S字カテーテル（女性尿道用）.
s. coloboma S状結腸欠損〔症〕［医学］.
s. colon ［TA］S状結腸，＝colon sigmoideum ［L/TA］.
s. colon conduit S状結腸導管［医学］.
s. colostomy S状結腸造瘻術，＝sigmoidostomy.
s. curve S状曲線［医学］.
s. flexure S字状曲，S状結腸曲，＝colon sigmoidea.
s. fossa S状窩.
s. groove S状洞溝.
s. heart S状心［医学］.
s. kidney S状腎［医学］，シグマ腎，S字腎，＝ren sigmoideus.
s. lymph nodes S状結腸リンパ節，＝lymphonodi sigmoidei.
s. mesocolon ［TA］S状結腸間膜，＝mesocolon sigmoideum ［L/TA］.
s. neoplasm S状結腸新生物（腫瘍）［医学］.
s. nodes ［TA］S状結腸リンパ節，＝nodi sigmoidei ［L/TA］.
s. notch S状切痕，下顎切痕，＝incisura mandibulae.
s. sausage ソーセージ様S状結腸（腸骨窩にあるS状結腸が硬化して肉塊のように触診されること），＝iliac roll.
s. sinus ［TA］S状静脈洞，＝sinus sigmoideus ［L/TA］.
s. sulcus S状洞溝，＝sulcus sinus sigmoidei.

s. veins [TA] S状結腸静脈，= venae sigmoideae [L/TA].
sig·moidal [sìgmɔ́idəl] S状結腸の〔医学〕.
s. septum S字中隔（下顎骨切痕にある薄膜で，そしゃく筋と外翼状筋とを分ける壁）.
sig·moid·ec·to·my [sìgmɔidéktəmi] S状結腸切除術〔医学〕.
sig·moid·i·tis [sìgmɔidáitis] S状結腸炎〔医学〕.
sig·moid·o·pexy [sigmɔ́idəpeksi] S状結腸固定術〔医学〕.
sig·moid·o·proc·tos·to·my [sigmɔ̀idəpraktástəmi] S状結腸直腸吻合術.
sig·moid·o·rec·tos·to·my [sigmɔ̀idərektástəmi] S状結腸直腸開口術，= low colostomy.
sig·moid·o·scope [sigmɔ́idəskoup] S状結腸鏡〔医学〕.
sig·moid·os·co·py [sìgmɔidáskəpi] S状結腸鏡検査法〔医学〕，= romanoscopy.
sig·moid·o·sig·moid·os·to·my [sigmɔ̀idousigmɔidástəmi] S状結腸2部吻合術.
sig·moid·os·to·my [sìgmɔidástəmi] S状結腸瘻造設〔医学〕，S状結腸開口術，= sigmoid colostomy.
sig·moid·ot·o·my [sìgmɔidátəmi] S状結腸切開術〔医学〕.
sig·mo·scope [sígməskoup] S状結腸鏡，= sigmoidoscope.
sign [sáin] ①徴候〔医学〕（疾病の存在を診断するときに利用される客観的所見．患者の主観的感覚（症候）に対する）．②〔数〕符号．③合図〔する〕．④署名〔する〕.
s. and symptom 徴候と症状.
s. blindness 符号盲.
s. language 手話言語（手話）〔医学〕.
s. of anesthesia 麻酔の徴候〔医学〕.
s. of death 死の徴候〔医学〕.
s. of edema of lower eyelid 下眼瞼浮腫徴候.
s. of inflammation 炎症徴候〔医学〕.
s. of pregnancy 妊娠徴候〔医学〕（必要な徴候としては浮球感，胎児の運動，および胎児心音など），= symptoms of pregnancy.
s. of vomiting 嘔吐徴候〔医学〕.
s. test 符号検定.
sig·na [sígnə] ①（signum の複数）．②標示せよ（処方でSまたは sig. と略して用いる）.
sig·nal [sígnəl] シグナル，信号，合図.
s. detection theory (SDT) 信号検出理論（閾値の信号を雑音から検出する判別基準）.
s. lymph node シグナルリンパ節，警報リンパ節（左側鎖骨上の硬いリンパ節で触診して内臓悪性腫瘍を推定する），= jugular gland.
s. node 症徴リンパ節（左鎖骨上リンパ節で，胸部腹部腫瘍が最初に転移するために警告的な役を演ずる），= Virchow signal node.
s./noise ratio 信号対雑音比，= S/N ratio.
s. peptide シグナルペプチド〔医学〕（分泌タンパク質や膜内在性タンパク質が小胞体膜結合性のリボソーム上で合成された後に脂質二重層を通り抜ける際に必要なペプチドで，タンパク質の N 末端 15〜30 残基の疎水性アミノ酸残基から構成される）.
s. processing 信号処理〔医学〕.
s.-processing circuits 信号処理回路.
s. sequence シグナル配列（分泌性タンパクの N 末端に存在する疎水性に富む 15〜30 個のアミノ酸残基からなる領域で，タンパク質が膜を通り抜けるのに必要）.
s. symptom 前兆〔医学〕，警告症状，前駆症状（てんかんまたはほかの発作性疾患において，症状の発現する前に起こる経験または前兆）.
s. transduction 情報伝達.
s. transmission シグナル伝達〔医学〕.
sig·na·ture [sígnətʃər] ①患者に対する標示（処方の）．②署名．③特徴説（植物の薬物的効果は人間の器官との相似形態をもつことから想像されるという説），= doctrine of signatures．④符号定数.
sig·na·tur·ist [sígnətjurist] 特徴説支持者.
Signed English サイン〔ド〕イングリッシュ（アメリカ式手話）.
signet ring 環状体，輪状体（マラリア原虫発育の一期で，赤血球内に指輪のような形をなし，その核があたかもそれに付けてある印鑑のようにみえる）.
signet ring cell 印環細胞〔医学〕.
signet ring cell carcinoma 印環細胞癌.
sig·nif·i·cance [signífikəns] 意義，有意〔義〕〔医学〕，有効，有意性．形 significant.
s. level 有意帯，有意水準.
s. test 有意検査.
sig·nif·i·cant [signífikənt] 有意な（統計学用語）.
s. area 有意面積〔医学〕.
s. difference 有意差（2つの統計量の間の統計的に意味のある差．「差がない」という帰無仮説が正しい確率を有意水準と呼び，通常5%または1%が使用される）.
s. digit 有効数字〔医学〕.
s. volume 有意体積〔医学〕.
Signorelli, Angelo [sinjoréli] シニョレリ（1876–1952，イタリアの医師）.
S. sign シニョレリ徴候（髄膜炎においてみられる下顎後点を圧迫すると激痛を感じる），= retromandibular tender point.
S. test シニョレリ試験（ブルセラ症においては天然に存在するブルセラ殺菌効果は消失するという原理に基づく試験），= Signorelli reaction.
signs of labor 産徴〔医学〕.
signs of maturity 成熟徴候〔医学〕（新生児の），= maturity signs.
sik·i·min [síkimin] シキミン（シキミの葉に存在する有毒炭化水素）.
sik·i·mi·tox·in [sikìmitáksin] シキミ毒素.
SIL squamous intraepithelial lesion 扁平上皮内病変の略.
silage disease 暈倒病，牧草病，= staggers.
si·lane [sáilein] シラン（Si_nH_{2n+2} の組成をもつケイ化水素の総称）.
sil·den·a·fil [sildénəfil] シルデナフィル.
si·lence [sáiləns] 無言〔医学〕.
si·lent [sáilənt] ①無症候性の，無症状の．②無音の，無声の.
s. alleic character 沈黙対立形質〔医学〕（対立遺伝子に支配されていると考えられるが，遺伝子産物が検出できない形質）.
s. allele サイレント遺伝子，= silent gene.
s. aneurysm 無症候性動脈瘤.
s. area 沈黙野〔医学〕（切除しても運動または感覚の支障を示さない部分），= association area.
s. cerebral infarction (SCI) 潜在性脳梗塞.
s. cerebrovascular disease 無症候性脳血管障害.
s. discharge 無音放電〔医学〕，無声放電.
s. electric discharge 無声放電〔医学〕.
s. electrode 不関導子，無刺激導子，= indifferent electrode.
s. gallstone 無症状胆石〔医学〕（無症状結石の一つ．無症候性胆石ともいう），= asymptomatic gallstone.
s. gap 無音間隙，聴診間隙（血圧測定に際し，脈拍のあるにもかかわらずコロトコフ音の聴取できない

S

間隔)，= auscultatory gap.
s. gene サイレント遺伝子，= silent allele.
s. infarction 無症候性梗塞，= silent myocardial infarction.
s. infection 不顕〔性〕感染〔医学〕，潜伏感染〔医学〕，無症状感染〔医学〕，= asymptomatic infection，symptomless i..
s. mastoiditis 無症候性乳突炎.
s. mutation サイレント〔突然〕変異〔医学〕.
s. myocardial infarction (SMI) 無症候性心筋梗塞，無症候性梗塞(心筋梗塞を経過しながらまったく該当する既往歴などを示さないもの)，= asymptomatic myocardial infarction.
s. myocardial ischemia (SMI) 無症候性心筋虚血，= asymptomatic myocardial ischemia.
s. period 無症状期，静止期〔医学〕(疾病の症候が発現しない期間).
s. peritonitis 無症候性腹膜炎.
s. pneumonia 無症候性肺炎，無言性肺炎.
s. potential 測定不能電位〔医学〕.
s. prolapse 無症状逸脱〔医学〕.
s. rupture of uterus 潜在子宮破裂〔医学〕，無症状子宮破裂〔医学〕.
s. stone 無症状結石〔医学〕(症状をあらわさない結石. 胆道系の結石が主で，コレステロール系石の頻度が高い).
s. ulcer 無痛性潰瘍.
Silex, Paul [zíleks] シレックス(1858-1929，ドイツの眼科医).
S. sign シレックス徴候(口角から放線状に生ずる亀裂で，先天梅毒の一症状).
si·lex [sáileks] シレックス，= silica.
silhouette sign 影絵徴候〔医学〕，シルエットサイン(胸部X線写真で正常では可視できる肺紋理，肺・胸郭内構造の輪郭の不鮮明化).
sil·i·ca [sílikə] シリカ SiO_2 (砂やガラスの主成分)，= silicon dioxide，silicic anhydride.
s. bandage シリカ包帯，= impregnated bandage.
s. gel シリカゲル.
s. glass 石英ガラス.
s. granuloma シリカ肉芽腫.
s. modulus ケイ酸率(セメントの).
s. sand ケイ砂(主として二酸化ケイ素の粉末).
sil·i·cate [sílikeit] ケイ酸塩.
s. cement リン酸マグネシウム，カルシウムの炭酸塩，フッ素酸，リン酸塩を含む合着剤，シリケートセメント，ケイ酸塩セメント.
s. filling 珪酸塩充填〔医学〕.
sil·i·ca·to·sis [sìlikətóusis] 珪肺症〔医学〕，ケイ酸塩肺(ケイ酸塩の塵埃を長期にわたり吸入して発生する肺塵症の一型で，石綿沈着症 asbestosis は唯一の例である).
siliceous admixture シリカ質混合材.
siliceous earth ケイソウ土，= infusorial earth.
si·lic·ic ac·id [silísik ǽsid] ケイ酸(① オルトケイ酸 H_4SiO_4，メタケイ酸 H_2SiO_3，メタ二ケイ酸 $H_2Si_2O_5$ などの種類がある. ② 岩石学では二酸化ケイ素 SiO_2，すなわちシリカをケイ酸と呼ぶことがある).
si·lic·i·fi·ca·tion [silìsifikéiʃən] 珪化〔医学〕.
si·lic·ious [silíʃəs] ケイ質の，シリコンの，= siliceous.
s. dust 珪酸粉塵(じん)〔医学〕.
s. gel zeolite ケイ質ゲルゼオライト(アルミニウム塩をアルカリ処理して得られる合成無機イオン交換体).
s. granulation ケイ素肉芽.
s. sinter ケイ華.
sil·ico·an·thra·co·sis [sìlikouæ̀nθrəkóusis] 珪炭肺〔医学〕.
sil·i·co·flu·o·ride [sìlikouflú:əraid] ケイフッ化物.
sil·i·con (Si) [sílikən] ケイ素(周期表第Ⅳ族(第14族)すなわち炭素族の元素で，多くの岩石に酸化物，塩類として存在する. 原子番号14，元素記号 Si，原子量28.0855，質量数28〜30)，= silicium.
s. bromide 臭化ケイ素($SiBr_4$，Si_2Br_6，Si_3Br_8，Si_4Br_{10} などがある).
s. bronze 含ケイ銅(青銅に含まれる酸素をケイ素によって除いたもの).
s. carbide 炭化ケイ素，= carborundum.
s. chloride 塩化ケイ素(数種のうち最も普通の化合物は四塩化ケイ素 $SiCl_4$ と六塩化物 $SiCl_6$ である).
s. compound ケイ素化合物(ケイ素 Si は地殻中に単体では存在し得ず，二酸化ケイ素 SiO_2 などのようなケイ素化合物として産出される).
s. dioxide 二酸化ケイ素 SiO_2 (無水ケイ素，シリカ).
s. disulfide 二硫化ケイ素 SiS_2.
s. fluoride フッ化ケイ素(ケイ素とフッ素との化合物の総称).
s. hexachloride 六塩化ケイ素 $SiCl_6$.
s. hexaiodide 六ヨウ化ケイ素 SiI_6.
s. hydride 水素化ケイ素(ケイ素と水素との化合物の総称).
s. isothiocyanate イソチアン酸ケイ素 $Si(NCS)_4$.
s. rhodanide ロダン化ケイ素(チオシアン酸ケイ素).
s. steel ケイ素鋼(少量のケイ素を含んだ鉄の合金).
s. sulfide 硫化ケイ素(SiS_2，SiS，$SiSCl_2$，など).
s. tetrabromide 四臭化ケイ素 $SiBr_4$.
s. tetrafluoride 四フッ化ケイ素 SiF_4.
s. thiocyanate チオシアン酸ケイ素 $Si(SCN)_4$.
sil·i·cone [sílikoun] シリコーン(有機ケイ素化合物の重合体からつくった樹脂状物質の一般名で，ケイ素油，ケイ素グリース，ケイ素ゴム，ケイ素樹脂などの種類がある. その性質はシロキサン結合 -Si-O-Si-O に起因し，そのケイ素原子にさらにアルキル，アリルなどの有機基およびその誘導体が結合して半無機，半有機的な構造をもつ).
s. hollow fiber membrane oxygenator シリコーン中空糸膜型肺〔医学〕.
s. resin シリコーン樹脂(ケイ素の有機誘導重合物で，主鎖がシロキサン結合でできている合成樹脂).
sil·i·co·ni·za·tion [sìlikənizéiʃən] シリコーン処理(シリコーン製剤でガラス器具の表面を処理すること).
sil·i·co·sid·er·o·sis [sìlikousìdəróusis] 鉄ケイ肺症.
sil·i·co·sis [sìlikóusis] 珪肺症〔医学〕，= grinder's disease，chalicosis，lithosis，schistosis，miner's asthma，potter's consumption，silicatosis. 形 silicotic.
silicotic fibrosis of lung 珪肺線維症〔医学〕.
silicotic nodule 珪肺結節〔医学〕.
sil·i·co·tu·ber·cu·lo·sis [sìlikoutjubə̀:kjulóusis] 珪肺結核〔症〕〔医学〕，= tuberculosilicosis.
siliculose cataract 長角状白内障(乾燥白内障)，= siliquose cataract，aridosiliculose c.，dry-shelled c..
sil·i·qua [sílikwə] 長角果，莢状部.
s. olivae オリーブ核莢状部(下オリーブの表面を莢状に巡る神経線維で，その内部および外部を莢状索 funiculi siliquae と呼ぶ).
sil·i·quose [sílikwous] さや状の(白内障の一形態をいう).
s. desquamation さや状落屑.
silk [sílk] 絹.
s. fibroin 絹フィブロイン(線維状タンパク質の一

S

つで，絹糸の中心部をなし，セリシンに包まれている）.

s. gelatin(e) 絹ゼラチン，= sericin, silk glue.

s. gland 絹糸腺（カイコの）.

s. glue 絹膠，セリシン（まゆ糸中の線維フィブロインを互いに粘着させている硬タンパク質），= sericin, silk gelatin.

s. gum 絹膠.

s. implantation 絹糸移植術（麻痺した腱に絹糸を縫合して筋膜再生を促進する方法），= Lange operation.

s. sign シルクサイン（ヘルニア嚢の触感で，絹の手袋様触感を示す．外鼡径ヘルニアの診断根拠となる）.

s.-stocking disease 絹靴下病，= erythrocyanosis crurum.

s. suture 絹糸縫合［医学］.

s. tendon 絹糸腱［医学］.

silken crepitus 絹布様捻髪音（関節水腫を触れるとき，指の間で絹布をもむような感覚を得ること）.

silk·worm ［sílkwəːm］ カイコ（蚕）.

s.-gut 絹糸（縫合用）.

si·lo ［sáilou］ サイロ（穀物，牧草などの貯蔵所）.

s. filler's disease サイロ病［医学］，サイロ詰め人病.

s. filler's lung サイロ作業者肺.

Silphium laciniatum コンパスプラント（アメリカ高原産キク科植物．rosinweed の一種で去痰薬として用いる），= compassplant.

Sil·u·ri·dae ［siljúːridiː］ ナマズ［鯰］科（ナマズ属 *Silurus* などを含む），= sheatfishes.

sil·u·roid ［síljuːrɔid］ ナマズ類の.

Silver, Henry K. ［sílvər］ シルヴァー（1918–1991，アメリカの小児科医）.

S.-Russell syndrome シルヴァー・ラッセル症候群［医学］.

S. syndrome シルヴァー症候群（出生直後から低身長，四肢の左右非対称，第5指は短く彎曲などを特徴とする疾患で，原因不明とされ，散発的に発生する疾患である），= Russell–Silver syndrome.

sil·ver (Ag) ［sílvər］ 銀（白色光沢ある金属元素で，原子番号47，元素記号 Ag，原子量107.868，質量数107，109，多数の銀塩は治療に用いられる），= argentum.

s.-ammoniacal silver stain 銀–アンモニア性銀染色〔法〕.

s. arsphenamine アルスフェナミン銀（silver diaminodihydroxy-arsenobenzene のナトリウム塩で，ヒ素19%，銀12〜14%を含む）.

s. cell 銀親和性細胞，= argentaffine cells.

s.-chloride electrode 銀・塩化銀電極.

s. cone シルバーコーン.

s. coulometer 銀電量計.

s. cross 銀十字（有髄神経を銀染色した際にランヴィエ絞輪部にみられる十文字の像），= Ranvier cross.

s. diaminonitrate ジアミノ硝酸銀 $Ag(NH_2)_2NO_3$.

s. eosolate エオソレート銀 $C_6HOCH_3OC_2H_3OAg_2(SO_3)_2$（皮膚病治療薬）.

s.-fork deformity フォーク背状変形，= Colles fracture.

s.-fork fracture フォーク状骨折，= Colles fracture.

s. glance （輝銀鉱），= argentite.

s. gray シルバーグレイ，= anilin black, steel gray, nigrosin.

s. halide ハロゲン化銀（ハロゲンと銀 Ag との化合物）.

s. iodide ヨウ化銀 AgI（黄色無臭の粉末で，銀塩の水溶液にヨウ化アルカリ水溶液を加えると沈殿する），= argenti iodidum.

s. lactate 乳酸銀 $AgC_3H_5O_3 \cdot H_2O$，= actol, lactol.

s. nephrotoxicity 銀腎毒性［医学］.

s. nitrate 硝酸銀 $AgNO_3$（殺菌薬，収斂薬．粘膜の殺菌・収斂，新生児の淋菌感染による膿漏眼予防に用いられる），= Credé method of antisepsis.

s. oxide 酸化銀 Ag_2O（硝酸銀と同じ用途がある），= argenti oxidum.

s. phenolsulfonate フェノールスルホン酸銀 $OHC_6H_4SO_3Ag$（防腐剤），= silberol.

s. photohalogenide 光ハロゲン化銀（ハロゲン化銀が光に当たって生ずる）.

s. picrate ピクリン酸銀 $C_6H_2(NO_2)_3OAg \cdot H_2O$（トリコモナスおよびモニリアによる膣炎の治療薬），= picragol.

s. point 銀点（国際実用温度目盛において，銀がその液相と固相との平衡にある温度で，962.08°C）.

s. protalbin 第一タンパク化銀，= largin.

s. protein stain 銀タンパク染料.

s. solder 銀ろう（鑞）［医学］.

s. spot 銀斑（相生生物が形成する菌腫で，シラミの発育に必要なもの）.

s. stain 銀染色［医学］.

s. sulfate 硫酸銀 Ag_2SO_4.

s. sulfide 硫化銀 Ag_2S.

s. test 銀試験（尿中ブドウ糖の検出法で，硝酸銀と過剰アンモニアとを加えて煮沸すると，銀の沈殿が起こる）.

s. trinitrophenolate monohydrate （ピクリン酸銀），= silver picrate, picrotol.

s.-wire artery 銀線状動脈（動脈硬化症患者の網膜にみられる銀色の光沢のある動脈）.

silvered cross (of Ranvier) 〔ランヴィエの〕銀十字［医学］.

sil·ver·ing ［sílvəriŋ］ 銀めっき［医学］.

silverized catgut 鍍銀腸線（銀めっきした腸線）.

silverline system 銀線系.

Silverman, Frank ［sílvəːmən］ シルヴァーマン（アメリカの産婦人科医）.

S. retraction score シルヴァーマンの陥没指数（Silverman と Anderson により提唱された，新生児の呼吸障害，特に特発性呼吸窮迫症候群の症状の程度を示すことを目的とした採点法）.（→ 付図）

Silverman, Irving ［sílvəːmən］ シルヴァーマン（1904生，アメリカの外科医）.

S. needle シルヴァーマン〔穿刺〕針（Silverman が考案した（1948）肝生検用穿刺針），= Vim-Silverman needle.

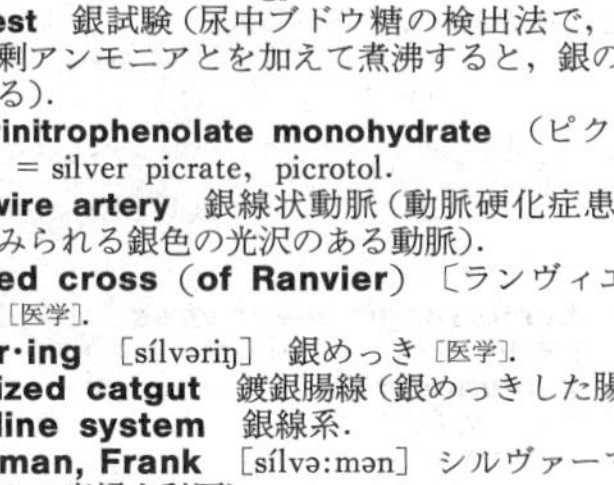

シルヴァーマン穿刺針

sil·ver·skin ［sílvəːskin］ 銀皮（脱穀後のコメ粒をおおう薄膜で，果皮と胚芽とを含み，白米にするためにこれを除去すると，ぬかが生ずる）.

Silverskiöld, Nils G. ［sìlvərskióuld］ シルヴェルスキエルド（1888–1957，スウェーデンの整形外科医）.

S

S. syndrome シルヴェルスキエルド症候群（骨軟骨ジストロフィの一型）.

Silvester, Henry Robert［silvéstər］シルベスター（1829-1908，イギリスの医師）.

S. method シルベスター人工呼吸法（患者を背臥させ，頭の両側に両手を挙げて，胸部を圧迫するように下げる方法）.

sil·ves·trene［silvéstri:n］シルベストレン $C_{10}H_{16}$（テルペンチンから得られる炭化水素）.

Silvestrini, R.［sìlvestrí:ni］シルヴェストリーニ（イタリアの医師）.

S.-Corda syndrome シルヴェストリーニ・コルダ症候群（類宦官症体型で，肝臓が女性ホルモンを不活性化する機能を欠如するため，女性二次性徴が発現する）.

Sim·a·rou·ba［simərú:bə］（ニガキ科の一属で，*S. amara* などの樹皮は苦味剤）.

Sim·a·rou·ba·ce·ae［sìməru:béisii:］ニガキ科.

Simbu virus シンブウイルス（ブニヤウイルス科のウイルス．アフリカでカから分離された）.

sim·es·the·sia［sìmesθí:ziə］骨感覚.

si·meth·i·cone［siméθikoun］シメチコン（抗鼓腸薬）.

sim·fi·brate［simfáibreit］シンフィブラート [化] trimethylene bis[2-(4-chlorophenoxy)-2-methylpropanoate] $C_{23}H_{26}Cl_2O_6$：469.35（エステル系抗高脂血症薬．高脂血症の改善に用いられる）.

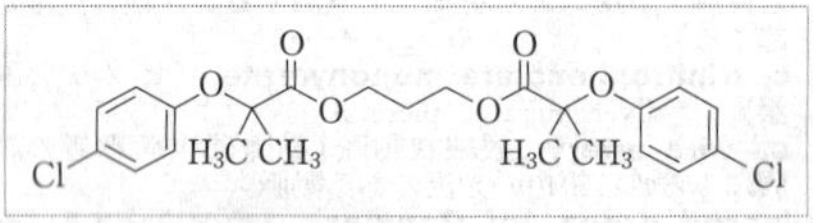

Simian hemorrhagic fever virus サル出血熱ウイルス（アルテリウイルス科のウイルス）.

Simian immunodeficiency virus **(SIV)** サル免疫不全ウイルス（レトロウイルス科，ヒト免疫不全ウイルス類似のウイルス）.

Simian virus 40 **(SV40)** シミアンウイルス40（ポリオーマウイルス科のウイルスで，アカゲザルなどを自然宿主とする．マウスでは腫瘍を起こす）.

sim·i·an［símiən］サルの（類人猿 anthropoide ape の）.

s. adenovirus サルアデノウイルス.

s. crease 猿線［医学］（手掌中央を横断する一本の皺で，ダウン症候群でしばしばみられる），＝simian line.

s. enterovirus サルエンテロウイルス（ピコルナウイルス科のウイルス．サル腎から分離された）.

s. hemorrhagic fever サル出血熱.

s. line 猿線［医学］，＝simian crease.

s. malaria サルマラリア，＝monkey malaria.

sim·i·lar［símilər］同様の，同類の，類似した.

s. action 類似作用［医学］.

similarity diagnosis 類似診断［医学］.

similarity index 相似指数［医学］.

similarity matrix 相似マトリックス［医学］.

similarity ratio 類似度［医学］.

similarity value 相似値［医学］.

si·mi·lia si·mi·li·bus cur·an·tur［simíliə simílibəs kjuræ̃nʧər］（"類似物をもって類似症は治癒される" というヒポクラテスの格言で，パラセルサス Paracelsus も "同類は同類を癒す" と宣言したが，後年 Hahnemann はこの信念に基づいて同毒療法または類似療法の一医療派を創立した）.

si·mil·(l)i·mum［simílimәm］同種療法薬（類似治癒薬剤）.

Simmonds, Morris［símənz］シモンズ（1855-1925，ドイツの医師）.

S. disease シモンズ病［医学］（下垂体の萎縮により極度の衰弱，消耗および精神障害を誘発し，早老，脱毛，性欲減退，基礎代謝低下などを特徴とし，主として女性にみられる），＝hypophyseal cachexia，pituitary cachexia.

Simmons, James Stevens［símənz］シモンズ（1890-1954，アメリカの病理学者．1931年に宿主 *Aedes aegypti* に寄生するデング熱ウイルスは濾過性であることを証明した）.

S. citrate medium シモンズクエン酸培地.

Simon, Charles Edmund［sáimən］サイモン（1866-1927，アメリカの医師）.

S

シルヴァーマンの採点法

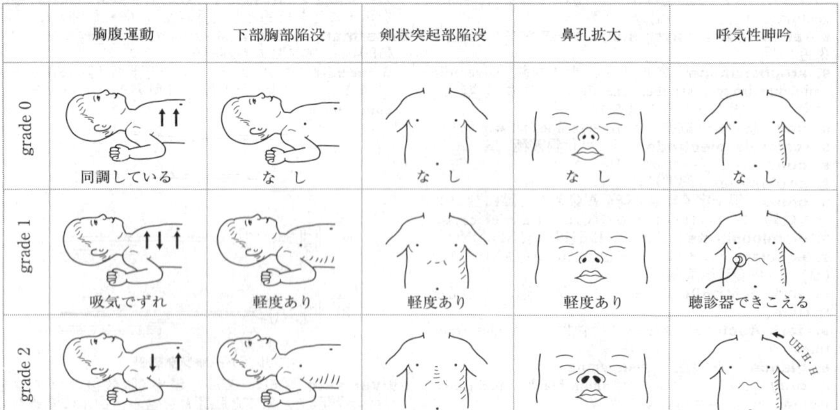

Silverman retraction score 付図

S. factor サイモン因子(敗血因子で，化膿菌感染においては，好酸球は減少し，好中球は増加する).

S. septic factor サイモン敗血症因子(敗血症において好中球の増多と好酸球の減少とを起こす).

S. sign サイモン徴候(吸気の際にみられる臍の退縮または固定，または髄膜炎にみられる胸郭と横隔膜の運動の相関性の欠如).

Simon, Gustav [zíːmən] ジモン(1824-1876, ドイツの外科医．手術に関する多数の考案がある).

S. operation ジモン手術(膀胱腟瘻および会陰裂傷を腟閉鎖術により治療する方法).

S. position ジモン位(上臥の位置で，脚と大腿を屈曲し，腰をあげて大腿を外反する).

Simon, John [sáimən] サイモン(1816-1904, イギリスの外科医．19世紀における衛生学の最大権威といわれ，ロンドン市の最初の公衆衛生技官で，イギリス公衆衛生法を創案した).

Simon, Théodore [simɔ́n] シモン(1873-1961, フランスの心理学者．Alfred Binet と共同して知能検査法を考案した). → Binet(-Simon) test.

Simonart, Pierre Joseph Cecilien [sìmonáːr] シモナルト(1817-1847, ベルギーの産科医).

S. bands シモナルト帯(胎児と羊膜が癒合して生ずる羊膜帯), = Simonart threads, amniotic threads.

S. ligaments シモナルト靱帯.

S. threads シモナルト糸(羊膜帯), = Simonart bands.

Simons, Arthur [zíːməns] シモンズ(1877生, ドイツの医師).

S. disease シモンズ病(進行性脂肪異栄養症), = lipodystrophia progressiva.

Simonsen phenomenon シモンセン現象〔医学〕(免疫現象によって生じるニワトリ胚の対宿主移植片反応の一種).

sim·ple [símpl] ① 単純の，単一の．② 薬草．③ 素朴な.

s. acne 尋常性痤瘡(アクネ)〔医学〕.

s. acute ulcer of vulva 急性外陰潰瘍〔医学〕.

s. adenia 単純性リンパ節肥大症(白血球増加を伴わない).

s. albuminuria 単純性アルブミン尿.

s. anchorage 単純固定〔法〕〔医学〕.

s. angina 単純性アンギナ.

s. angioma 単純性血管腫.

s. aphasia 単純失語〔症〕〔医学〕.

s. apoplexy 単純性昏睡(脳実質障害のないもの).

s. articulation 単関節.

s. astigmatism 単性乱視〔医学〕.

s. atrophy 単純萎縮〔医学〕.

s. beam 単純支持梁.

s. bitters 単純苦味剤.

s. bone cyst 単発性骨嚢腫(孤立性骨嚢腫．病因不明の腫瘍類似疾患), = unicameral bone cyst, solitary bone cyst.

s. bony limb [TA]〔骨〕単脚, = crus osseum simplex [L/TA].

s. branched gland 分枝単一腺〔医学〕.

s. carbon dioxide springs 単純炭酸泉(鉱泉1kg中，遊離炭酸 CO_2 100mg 以上を含み，固形成分はそれ以下のもの).

s. carcinoma 単純癌〔医学〕.

s. cavity drainage 空洞吸引療法.

s. cerate 単純ろう膏, = ceratum.

s. chorea 小舞踏病, = chorea minor.

s. color 単純色〔医学〕.

s. columnar epithelium 単層円柱上皮〔医学〕.

s. conjunctivitis 急性ウイルス性結膜炎.

s. constipation 単純性便秘〔医学〕.

s. continued fever 単純性持続熱(稽留熱).

s. crus of semicircular duct 半規管の単脚.

s. cuboidal epithelium 単層立方上皮〔医学〕.

s. cyst 単純性嚢胞〔医学〕.

s. cystectomy 単純性膀胱摘(切)除〔術〕〔医学〕.

s. cystitis 単純性膀胱炎〔医学〕.

s. cystoma 単純嚢腫.

s. diabetic retinopathy 単純糖尿病網膜症〔医学〕.

s. diffuse goiter 単純性びまん性甲状腺腫〔医学〕.

s. diffusion 単純拡散〔法〕〔医学〕.

s. diplopia 単純複視, = diplopia simplex.

s. dislocation 単純脱臼〔医学〕.

s. distillation 単蒸留〔医学〕.

s. dowel crown 単純合釘継続歯〔医学〕.

s. drunkenness 普通酩酊.

s. egg 単一卵.

s. elixir = aromatic elixir.

s. embolus 単純塞栓.

s. endemic goiter 単純性地方病性甲状腺腫〔医学〕.

s. endometrial hyperplasia 単純性子宮内膜増殖症, = Swiss cheese endometrium.

s. epidermolysis 単純性表皮剥離〔医学〕.

s. epithelium 単層上皮〔医学〕.

s. ether 単一エーテル(ROR′においてR=R′のもの).

s. excision of lymphatic structure リンパ組織の単純切除〔医学〕.

s. exclusion of moisture 簡易防湿〔医学〕.

s. exogenous gastritis 単純外因性胃炎.

s. extension 単純拡大.

s. fission 単数分裂.

s. flat pelvis 単純扁平骨盤〔医学〕(前後径のみが短いもの), = pelvis plana deventeri.

s. fractionated irradiation 単純分割照射.

s. fracture 単純骨折〔医学〕, 閉鎖骨折, = closed fracture.

s. fruit 単果.

s. function 単関数，階段.

s. ganglion 単純性結節腫.

s. gastritis 単純〔性〕胃炎〔医学〕.

s. gland 単純腺.

s. glaucoma 単性緑内障, = Donder glaucoma.

s. goiter 単純性甲状腺腫〔医学〕.

s. hapten 単純ハプテン〔医学〕(抗ハプテン抗体に結合する部位が1個のもの).

s. harmonic motion 単振動，単弦運動.

s. hemagioma 単純性血管腫〔医学〕.

s. herpes 単純疱疹〔医学〕.

s. hot spring 単純〔温〕泉〔医学〕.

s. hyperopic astigmatism 単性遠視性乱視.

s. hypertrophy 単純性肥大.

s. hysterectomy 単純子宮摘出〔術〕〔医学〕.

s. ichthyosis 単純〔性〕魚りん癬(せん)〔医学〕.

s. immunodiffusion 単純免疫拡散法, = single immunodiffusion.

s. inflammation 単純炎症.

s. interaction 二因子相互作用, = two-factor interaction.

s. joint [TA] 単関節, = articulatio simplex [L/TA].

s. ketone 単一ケトン(炭水基の種類が異なるもの).

s. labor 単胎分娩〔医学〕.

s. lipid 単純脂質(アルコールと脂肪酸からなるもの).

s. lobule〔H Ⅵ and Ⅵ〕 [TA] 単小葉, = lobulus simplex〔H Ⅵ et Ⅵ〕[L/TA].

s. malformation 単体奇形.

s. mastectomy 乳房単純切除〔医学〕.

s. mastoidectomy 単純乳突切除術，単純乳突削開術，= complete mastoidectomy.
s. membranous limb [TA] 単脚，= crus membranaceum simplex [L/TA].
s. microscope 単純顕微鏡（レンズの光学系が1個のレンズとして作用するように組み立てたもの），= single microscope.
s. monster 単体奇形.
s. myopia 単純近視，単性近視.
s. myopic astigmatism 単性近視性乱視.
s. nephrectomy 単純腎摘（切）除〔術〕［医学］.
s. obesity 単純性肥満症，= exogenous obesity.
s. odontoma 単純性歯牙腫.
s. ointment 単軟膏［医学］，白色軟膏（白色ワセリン90，羊毛脂5，白ろう（蝋）5），= yellow ointment.
s. orchi(d)ectomy 単純精巣（睾丸）摘（切）除〔術〕［医学］.
s. osseous crude 〔骨〕単脚［医学］.
s. pancreatic contusion 膵単純挫傷［医学］.
s. pendulum 単振子.
s. perforation 単穿孔.
s. pit 単壁孔.
s. polysaccharide 単一多糖類（同一の単糖類からなるもの），= homopolysaccharide.
s. protein 単純タンパク〔質〕（アミノ酸のみの結合によりなりたっているもので，複合タンパク質 conjugated protein に対する語）.
s. pulmonary eosinophilia 単純性肺好酸球増加（増多）症［医学］，= Loffer syndrome.
s. pustule 単房性膿疱.
s. randomization 単純無作為化（法）［医学］.
s. reaction time 単純反応時間［医学］.
s. reflex 単純反射.
s. renal cyst 単純性腎嚢胞［医学］.
s. retention 単純保定〔法〕［医学］，単純性埋伏歯.
s. retinopathy 単純性網膜症［医学］.
s. rigidity 剛性率.
s. ring 単純環.
s. roentgenography 単純Ｘ線撮影［医学］.
s. root 単根.
s. rooted tooth 単根歯.
s. scarlet fever 単純性猩紅熱［医学］.
s. solution 単性溶液（生理的な）.
s. sound source 単音源［医学］.
s. spring 単式弾線［医学］.
s. squamous epithelium 単層扁平上皮［医学］.
s. stain 単染色［医学］（メチレンブルー，フクシン，クリスタルバイオレットなどの塩基性アニリン色素が用いられ，代表的染色液は Löffler 液，Pfeiffer 液がある）.
s. substance 単体.
s. syrup 単シロップ［医学］，単舎利［医学］.
s. thermals 単純温泉（常に34°Cの温度を保ち，遊離炭酸 CO_2 と固形成分の量が鉱泉 1.0kg 中 1,000mg 以下のもの）.
s. tissue 単組織.
s. tone 純音［医学］，単音，単純音.
s. total hysterectomy 単純子宮全摘〔出〕〔術〕.
s. ture cyst 単純性真性嚢胞［医学］.
s. ulcer 単純潰瘍.
s. ulcer of colon 大腸単純性潰瘍［医学］.
s. ulcer of small intestine 小腸単純性潰瘍［医学］.
s. unbranched gland 不分岐単一腺［医学］.
s. ureterocele 単純性尿管瘤［医学］.
s. urethritis 単純性尿道炎，= nonspecific urethritis.
s. vesicle 単房性水疱.
s. wave 単弦波.

sim·pler [símplər] 薬草医，薬草採集家，= simplist.
sim·plex [símpleks] ① 単性，単純. ② 単体.
s. articulator 単純咬合器［医学］.
s. character 単性形質（片親のみから遺伝される形質）.
s. zygote 単相接合子（ある優性形質に対し，1個の遺伝子をもつもの）.
Sim·plex·vi·rus [símpleksvàiərəs] シンプレックスウイルス属（ヘルペスウイルス科の一属で，ヒトヘルペスウイルス1型，2型などが含まれる）.
sim·pli·fi·ca·tion [simplifikéiʃən] 単純化［医学］.
simplified menopause index (SMI) 簡易更年期指数.
simplified oral hygiene index 簡略化口腔清掃指数［医学］.
Simpson, Sir James Young [símpsən] シンプソン（1811-1870，スコットランドの産科医）.
S. forceps シンプソン鉗子（分娩用鉗子の一型）.
S. uterine sound シンプソン子宮ゾンデ.
Simpson, William Kelly [símpsən] シンプソン（1855-1914，アメリカの喉頭科医）.
S. nasal splint シンプソン鼻副子（綿を鼻腔の形に切ったタンポンで，手術後の鼻出血の際用いる）.
Simpson, William Speirs [símpsən] シンプソン（1917没，イギリスの土木工科技師）.
S. lamp シンプソン灯，= Simpson light.
S. light シンプソン光線（電極はタングステン酸鉄とマンガンでつくったもので，発生する光線は可視型と非可視型で，後者は熱線と紫外線とからなり皮膚病の治療に利用される）.
Sims, James Marion [símz] シムズ（1813-1883，アメリカの外科医．婦人科および一般外科の手術に長じ，1858年に銀針金を用いて膀胱腟瘻の閉鎖手術に成功し，1861年子宮頸管部の切除，1870年胆嚢水症の治療に胆管切除を行った）.
S. position シムズ体位（患者は左側に横臥し，右脚と膝を屈曲し，左腕は背部におき，胸は前方へ傾斜する体位），= semiprone position.
S. speculum シムズ腟鏡.
sim·ul [síməl] 一緒に，同時に，ともに（処方箋で）.
simulated hypertrophy （正常咬耗の欠損による歯の部分的肥大）.
simulated patient (SP) 模擬患者［医学］.
sim·u·la·tion [sìmjuléiʃən] ① 詐病［医学］，= malingering. ② シミュレーション［医学］，模擬実験［医学］.
s. film 位置決め写真［医学］.
s. surgery 模擬手術［医学］，シミュレーション外科（手術の手技-結果を模擬，予測することをいう．近年コンピュータを使用することからコンピュータ外科ともいわれる），= computer surgery.
sim·u·la·tor [símjuleitər] ① 病を偽る者，仮病者，= malingerer. ② シミュレーター，模擬装置［医学］.
Si·mu·li·i·dae [sìmjulíidi:] ブユ〔蚋〕科（体に比して羽が大きく，足は太く短い．サナギ，幼虫は清流に多く，完全変態をする．吸虫は雌だけである），= black flies, black gnats, buffalo gnats, coffee gnats.
Si·mu·li·um [simjú:liəm] ブユ〔蚋〕属（ブユ科の一属で，カよりは小さいが，体は黒く，翅は大きく，雌は吸血する．回旋糸状虫の中間宿主となる）.
S. damnosum （回旋糸状虫 *Onchocerca volvulus* の中間宿主）.
si·mul·tan [sáiməltæn] 同調〔性〕の［医学］，同期〔性〕の［医学］.
s.-gewacin blue （アゾフロキシンとゲヴァシン

S

との混合染色色素で細胞の原形質と核とを染色するために用いる).

si·mul·tan·ag·no·sia [sàiməltænəgnóusiə] 同時失認〔医学〕, 同時認知不能〔症〕.

si·mul·ta·ne·ous [sàiməltéiniəs] 同期〔性〕の〔医学〕, 同調〔性〕の〔医学〕, 同時の〔医学〕.

s. agnosia 同時失認.

s. conditioned reflex 同時条件反射〔医学〕.

s. contrast 同時〔性〕対比〔医学〕(同種の感覚で, 質もしくは強さの差のあるものが相接している場合の強い差).

s. equation 連立方程式.

s. hallucination 同時幻覚〔医学〕.

s. insanity 感応精神病, = folie à deux.

s. iterative reconstruction technique 同時逐次再構成法〔医学〕.

s. method 同時法〔医学〕.

s. reaction 同時反応, 併発反応.

s. spatial threshold 同時性空間閾値.

s. summation 同時的加重.

s. tomography 同時多層撮影〔医学〕, 多層断層撮影, = multisection tomography.

s. tripod gait 同時式三脚歩行〔医学〕.

SIMV ① spontaneous synchronized intermittent mandatory ventilation 自己誘発性間欠的強制換気(呼吸)の略. ② synchronized intermittent mandatory ventilation 同期式間欠的補助換気の略.

Sin Nombre virus シンノンブレウイルス(ブニヤウイルス科のウイルスで, ハンタウイルス肺症候群の原因となる).

si·nal [sáinəl] 洞の, = sinusal.

s. node 洞性結節.

Si·na·pis [sinéipis] シロガラシ属(アブラナ科の一属).

S. alba シロガラシ, = white mustard.

sin·a·pism [sínəpizəm] カラシ泥. 形 sinapized.

sin·ca·lide [sínkəlaid] シンカリド(コレシストキニンのC端のアミノ酸8個のペプチド).

sin·cip·i·tal [sinsípitəl] 前頭位〔医学〕.

s. presentation 前頭位〔医学〕, = bregmatic presentation.

sin·ci·put [sínsipʌt] [L/TA] ① 前頭, = forehead [TA]. ② 頭蓋前頂部, 頭頂部, 前頂. 複 sincipita, sinciputs. 形 sincipital.

Sinclair glue シンクレーアにかわ(にかわと水とを混ぜたものに, グリセリン, 塩化カルシウム, チモールを加えて湯浴中で煮沸したもの).

Sindbis virus シンドビスウイルス(トガウイルス科のウイルスで, 発熱, 発疹, 筋肉痛などを起こす).

sindbis fever シンドビス熱.

Sinding Larsen, Christian Magnus Falsen [síndiŋ lá:sən] シンディングラーセン(1866-1930, ノルウェーの医師).

S. L.-Johansson disease シンディングラーセン・ヨハンソン病(1921年に Sinding Larsen と Johansson がそれぞれ独立に報告した疾患で, 10～14歳の男児に多く, 膝蓋骨下端に疼痛がありX線で石灰化, 骨化像などを認める).

S. L.-Johansson syndrome シンディングラーセン・ヨハンソン症候群.

si·ne [sáini, sáin] [L] ① なし, 除いて, = without. ② 正弦(サイン).

s. galvanometer 正弦検流計.

s. qua non それなくしては(要因, 条件などから必要なもの, 必須条件).

s. wave source 正弦波形〔強度分布〕線源〔医学〕.

sin·ew [sínju:] 腱, = tendon.

Sing, sing singulorum 単数, おのおのの略.

Singapore ear シンガポール耳(otomycosis が多い).

singer's node 歌手結節〔医学〕(結節性声帯炎), = chorditis tuberosa.

singer's nodule 歌手(謡人)結節(結節性声帯炎).

singing voice 歌声〔医学〕.

singival fistula 歯槽瘻孔, = alveolar fistula.

sin·gle [síŋgl] 単一の〔医学〕.

s. administration 単回適用〔医学〕.

s. antibody solid phase method 一抗体固相法(イムノアッセイ法の一つ). ↔ two antibodies solid phase method.

s. antibody solid phase technique 一抗体固相法(ラジオイムノアッセイの一つの方法で, 抗体を不溶性粒子やポリスチレン管壁に吸着させて行う).

s. ascertainment 単一把握.

s. atrium 単心房〔医学〕.

s. axis joint 単軸継手〔医学〕.

s. base propellant シングルベース推進薬〔医学〕.

s. bath process 一浴法〔医学〕.

s. beam balance 片皿はかり〔医学〕.

s. blind test 単純盲検比較法〔医学〕.

s. bond 単結合〔医学〕.

s. bore collimator 単孔型コリメータ〔医学〕.

s. breech presentation 単殿位〔医学〕.

s. burst シングルバースト〔医学〕.

s. cardiac ventricle 単心室〔医学〕.

s. cell culture 単細胞培養〔医学〕(遊離細胞培養. 単細胞生物, 多細胞生物にかかわらず, 1個の細胞から出発して無菌的に培養し増殖させること), = free cell culture.

s. cell necrosis 単細胞壊死〔医学〕.

s. cell protein 単細胞タンパク質.

s. cell rate 単個細胞率〔医学〕.

s. cell suspension 単個細胞浮遊液〔医学〕.

s. cell suspension culture 単細胞懸濁液〔医学〕.

s.-channel pulse height analyzer シングルチャネル波高分析器〔医学〕.

s. coiled spiral 単ラセン.

s. colony isolation 単コロニー分離〔医学〕.

s. control 単式制御〔医学〕.

s.-copy gene 単一遺伝子〔医学〕.

s. coronary artery 単冠状動脈〔医学〕.

s. cross 単交雑〔医学〕.

s. crossing-over 単一乗換え〔医学〕.

s. crystal 単結晶〔医学〕(結晶軸をそろえた結晶質固体).

s. diffusion 単純拡散法〔医学〕.

s. dose 一回量〔医学〕.

s. electrode potential 単極電位〔医学〕.

s. episode 単一エピソード.

s. fiber 単線維〔医学〕.

s. field irradiation 一門照射法.

s. fluid cell 単液電池〔医学〕.

s. footling presentation 片足位〔医学〕.

s. (gel) diffusion precipitin test in one dimension 一次元単一〔ゲル〕拡散沈降試験.

s. (gel) diffusion precipitin test in two dimensions 二次元単一〔ゲル〕拡散沈降試験.

s. gene disorders 単一遺伝子病. → monogenic disorders.

s. harelip 単一兎唇(正中線にある唇裂).

s. hit theory 単一ヒット説〔医学〕.

s. immunodiffusion 一元免疫拡散〔法〕〔医学〕, 単純免疫拡散法, = single radial diffusion.

s. immunodiffusion in one dimension 一次元単純免疫拡散法, = one dimensional single immunodiffusion.

S

s. immunodiffusion in two dimensions 二次元単純免疫拡散法，＝two dimensional single immunodiffusion.
s. infection 単感染〔医学〕.
s. injection technique 一回注入法〔医学〕.
s. innervation 単一神経支配〔医学〕.
s. intake 一回取りこみ〔医学〕.
s. knee presentation 片膝位〔医学〕.
s. layer immunofluorescence technique 単層免疫蛍光法〔医学〕.
s. lens 単レンズ.
s. linkage 単一連鎖〔医学〕.
s. loop wiring 単式系蹄結紮法（顎骨骨折において顎骨間結紮固定法）.
s. lung transplantation 片肺移植（脳死肺移植による）.
s. monster 単奇形〔医学〕.
s. mother 未婚の母.
s. mumps 単側耳下腺炎.
s. needle dialysis 単針透析〔医学〕.
s. nephron 単一ネフロン〔医学〕.
s. nucleotide polymorphismus (SNPs) 一塩基変異多型（スニップスと呼称される．遺伝暗号の一文字が他の文字に置き換わっている多型をいう．個人の遺伝暗号の違いから SNPs 解析により，テーラーメード医療の実現が期待されている）.
s. ovum twin 一卵性双胎，＝uniovał twin.
s. patch method 一枚パッチ法〔医学〕.
s. pedicle flap 単茎皮弁〔医学〕.
s. person 独身者〔医学〕.
s. photon counting 単一光子計測〔法〕〔医学〕.
s. photon emission computed tomography (SPECT) 単一光子放出型コンピュータ断層撮影法（回転ガンマカメラを用いて体軸のまわりのデータ収集を行い，RI イメージの断層像を得る映像法）.
s. pivot hinge joint 単独継手〔医学〕.
s. plaque isolation 単プラーク分離〔医学〕.
s. pregnancy 単胎妊娠〔医学〕.
s. radial diffusion 一元放射拡散〔法〕〔医学〕.
s. radial immunodiffusion 一元放射免疫拡散〔法〕〔医学〕.
s. sampling 一回抜き取り.
s. shock 単一刺激〔医学〕.
s. shot technique 一回注入法〔医学〕.
s.-step growth curve 一段発育曲線〔医学〕，一段増殖曲線〔医学〕.
s.-step growth experiment 一段成長実験〔医学〕.
s.-strand conformation polymorphism (SSCP) 一本鎖 DNA 高次構造多型.
s.-stranded DNA 一本鎖DNA，ストランドDNA.
s.-stranded DNA phage 単鎖DNAファージ（核酸として連鎖で環状のDNAをもつバクテリオファージ．形態としては小型で球状のものと線維状のものがある）.
s.-stranded RNA-phage 単鎖RNAファージ（核酸として単鎖のRNAをもつバクテリオファージで，形態は小型で正二十面体）.
s. support period 単脚支持期.
s.-sweep method 単掃引法〔医学〕.
s. table 単式表.
s. thread spiral 一本糸ラセン.
s. umbilical artery 単一臍動脈〔医学〕.
s. upright bar 片側〔縦〕支柱〔医学〕.
s. ventricle 単心室〔医学〕.
s. vial fixatives シングルバイアル固定液.
s. vision 単一視〔医学〕.
s. wall socket 一重ソケット〔医学〕.
s. yarn 単糸〔医学〕.

sin·glet ［síŋglit］ 一重項〔医学〕.
s. oxygen 一重項酸素〔医学〕.
s. state 一重項状態.
sin·gle·ton ［síŋgltən］ 単胎児〔医学〕.
singly refractile substance 単屈折質〔医学〕，単屈折性物質.
sin·gul·tus ［siŋgáltəs］ しゃっくり〔医学〕，吃逆症，＝hiccup. 名 singultation. 形 singultous.
s. crisis しゃっくり発症〔医学〕，しゃっくりクリーゼ.
s. gastricus nervosus 神経性胃吃逆症.
sin·i·grin ［sínigrin］ シニグリン $KC_{10}H_{16}NO_9S_2$–H_2O（potassium myronate. ジュウジバナ科植物 *Brassica juncea* の種子にある配糖体），＝sinigroside.
sin·is·ter ［sínistər］ ［L/TA］ ① 左，＝left ［TA］. ② 左の. ③ 悪意ある.
sin·is·trad ［sínistræd, siníst-］ 左方へ.
s. writing 左方書字.
sin·is·tral ［sínistrəl, sinís-］ ① 左側の. ② 左利きの. ③ 左手利き.
sin·is·tral·i·ty ［sìnistrǽliti］ 左利き，＝left-handedness.
sin·is·trau·ral ［sìnistrɔ́:rəl］ 左耳利き（右耳よりは左耳の方が鋭敏なこと）.
sinistr(o)- ［sinistr(ou), -r(ə)］ 左，左側，左方の意味を表す接頭語.
sin·is·tro·car·dia ［sìnistrouká:diə］ 左心症〔医学〕.
sin·is·tro·cer·e·bral ［sìnistrəséribrəl］ 左脳性の.
sin·is·troc·u·lar·i·ty ［sìnistroukjuléəriti］ 左眼利き（右眼利きに対立する）. ↔ dextrocularity. 形 sinistrocular.
sin·is·tro·gy·ra·tion ［sìnistrouʤairéiʃən］ 左回，左旋. 形 sinistrogyric.
sin·is·tro·man·u·al ［sìnistrəmǽnjuəl］ 左手利きの.
sin·is·tro·man·u·al·i·ty ［sìnistroumæ̀njuǽliti］ 左利き〔医学〕.
sin·is·trop·e·dal ［sìnistrápədəl］ 左足利きの.
sin·is·tro·pho·bia ［sìnistroufóubiə］ 左側恐怖〔症〕，＝levophobia.
sin·is·tro·pho·ria ［sìnistroufɔ́:riə］ 視線左傾，＝levophoria.
sin·is·trorse ［sínistrɔ:s］ 左巻きの，左旋の（ツタなどが右から左の方へ回転すること）.
sin·is·trose ［sínistrous］ 左旋糖.
sin·is·tro·tor·sio ［sìnistroutɔ́:ʃiou, -siou］ 左方捻転，左反.
sin·is·tro·tor·sion ［sìnistroutɔ́:ʃən］ 左回転. ↔ dextrotorsion.
sin·is·tro·tous ［sínistrətəs］ 左の，左側の，＝sinistral.
sin·is·tro·ver·sio ［sìnistrouvə́:ʃiou, -siou］ 左傾.
sinistroversion of uterus 子宮左傾〔医学〕.
sink and float test 浮沈試験〔医学〕.
sink of current 吸い込み点〔医学〕.
sin·ka·line ［síŋkəli:n］ シンカリン，＝choline.
sink·ing feel·ing ［síŋkiŋ fí:liŋ］ ① 意気阻喪感〔医学〕. ② 胃重感〔医学〕，〔胃〕もたれ〔医学〕.
Sinkler, Wharton ［síŋklər］ シンクラー（1845–1910，アメリカの神経科医）.
S. phenomenon シンクラー現象（完全に麻痺を起こした下肢において，母指を強く屈曲すると，膝と股が屈曲することがある）.
Sino-Japanese traditional medicine 漢方医学.
sino- ［sainou, -nə］ 洞との関係を表す接頭語.
sinoaortic reflex 洞大動脈反射〔医学〕.
si·no·a·tri·al (S-A) ［sàinouéitriəl］ 洞房の.
s. arrest 洞房停止〔医学〕.
s. block 洞房ブロック〔医学〕（洞刺激が洞結節から

心房に伝わらない状態をいう), = sinus block arrest.
s. bundle 洞房索, = Keith bundle.
s. nodal artery 洞房結節動脈.
s. node 洞房〔小〕結節(哺乳動物の上大静脈と右心房帯との接合部にある細胞群で, 心拍はこの部に発生すると考えられる), = pacemaker of heart, node of Keith and Flack, sinus node, sinuatrial node.
s. preparation 洞房試料〔医学〕.
si·no·au·ric·u·lar [sàinouɔ:ríkjulər] 洞房〔間〕の, = sinoatrial.
s. block 洞房ブロック, = sinoatrial block.
s. ganglion 洞房神経節, = Remak ganglion.
s. heart block 洞房ブロック, = sinoatrial block.
sinobronchial syndrome (SBS) 副鼻腔気管支症候群〔医学〕(慢性下気道炎症性疾患が合併する症候群).
si·no·bron·chi·tis [sàinoubrɑŋkáitis] 〔副鼻〕洞気管支炎, 副鼻腔気管支炎〔医学〕.
s. pansinectomy 汎副鼻腔根治手術〔医学〕.
s. syndrome 副鼻腔気管支炎症候群.
si·no·gram [sáinəgræm] 副鼻腔撮影図〔医学〕.
si·nog·ra·phy [sainágrəfi] 副鼻洞撮影術, 副鼻腔造影(撮影)〔法〕〔医学〕.
si·nom·e·nine [sainámənin] シノメニン $C_{19}H_{23}NO_4$(ボウフウ科植物オオツヅラフジから得られる結晶性アルカロイド), = coculine.
Si·no·me·ni·um [sàinoumí:niəm] オオツヅラフジ属(ツヅラフジ科の一属).
S. acutum オオツヅラフジ(根茎, 茎はアルカロイドの sinomenine を含み, 漢方でボウイ[防已]と称し, 消炎, 鎮痛, 利尿薬として用いられる).
sinomenium stem ボウイ[防已](オオツヅラフジ *Sinomenium acutum* の茎・根茎. アルカロイド, ステロールなどを含む. 漢方では関節水腫, 関節痛, リウマチなどに用いられる).
si·no·plas·ty [sáinəplæsti] 静脈洞形成〔医学〕.
si·no·pul·mo·nary [sàinəpʌ́lmənəri] 洞肺の.
s. infection 副鼻腔肺感染〔症〕〔医学〕.
si·no·spi·ral [sàinouspáirəl] 静脈洞ラセン状の.
s. fiber 洞ラセン状線維(心筋層のラセン状筋線維).
s. system 洞ラセン系(原始静脈洞に関係のある心筋の神経線維).
sinovaginal bulb 洞腔球〔医学〕.
si·no·ven·tric·u·lar (s-v) [sàinouventríkjulər] 房室の.
s. conduction 洞室〔間〕伝導(洞機能が正常なのに心房筋活動が停止し, P 波が消失しているにもかかわらず洞性調律であるもの, 高カリ血症に多い), = s-v conduction.
sin·ter [síntər] 泉華(せんか), 湯の華〔医学〕.
sin·ter·ing [síntəriŋ] 焼結〔医学〕.
sin·toc [síntɑk] シントック(*Cinnamomum*属植物の樹皮で, ケイ皮に類似する).
si·nu·a·tri·al [sàinjuéitriəl] 洞房の, = sinoatrial.
s. chamber 洞房室.
s. nodal branch [TA] 洞房結節枝, = ramus nodi sinuatrialis [L/TA].
s. node [TA] 洞房結節, = nodus sinuatrialis [L/TA].
s. orifice 洞房口〔医学〕.
si·nu·i·tis [sàinjuáitis] ① 静脈洞炎〔医学〕. ② 副鼻腔炎〔医学〕, = sinusitis.
si·nu·ot·o·my [sàinjuátəmi] 洞手術, = sinusotomy.
sin·u·ous [sínju:əs] ① 屈曲した, = sinuate. ② 空洞の〔医学〕.
s. current 屈曲状電流.
si·nus [sáinəs] ① 洞, 血脈洞. ② 副鼻腔. ③ 瘻, 膿瘻. 複 sinus, sinuses. 形 sinal, sinusal.
s. anales [L/TA] 肛門洞, = anal sinuses [TA].
s. aortae [L/TA] 大動脈洞, = aortic sinus [TA].
s. arrest 洞停止〔医学〕(洞活動の停止).
s. arrhythmia 洞性不整脈〔医学〕.
s. barotrauma 航空副鼻腔炎, = aerosinusitis.
s. bradycardia 洞〔性〕徐脈〔医学〕.
s. caroticus [L/TA] 頸動脈洞, = carotid sinus [TA].
s. catarrh 洞カタル〔医学〕(リンパ腺の炎症).
s. cavernosus [L/TA] 海綿静脈洞, = cavernous sinus [TA].
s. collaterals 腎洞側副路〔医学〕.
s. coronarius [L/TA] 冠状静脈洞, = coronary sinus [TA].
s. durae matris [L/TA] 硬膜静脈洞, = dural venous sinuses [TA].
s. epididymidis [L/TA] 精巣上体洞, = sinus of epididymis [TA].
s. escape 洞性逸脱〔医学〕.
s. ethmoidales [NA] 篩骨洞.
s. formation ポケット形成.
s. frontalis [L/TA] 前頭洞, = frontal sinus [TA].
s. ganglion 洞神経節(右心房と冠状静脈洞との交差点にある).
s. hormone 〔心〕洞ホルモン(カエルの拍動する心洞から産する心臓緊張性ホルモン).
s. intercavernosi 海綿間静脈洞, = intercavernous sinus.
s. intercavernosus anterior [L/TA] 前海綿間静脈洞* (sinus intercavernosus [PNA]), = anterior intercavernous sinus [TA].
s. intercavernosus posterior [L/TA] 後海綿間静脈洞*, = posterior intercavernous sinus [TA].
s. lactiferi [L/TA] 乳管洞, = lactiferous sinus [TA].
s. lienalis [L/TA] 脾洞, = splenic sinus [TA].
s. lienis 脾洞.
s. marginalis [L/TA] 縁洞, = marginal sinus [TA].
s. maxillaris [L/TA] 上顎洞, = maxillary sinus [TA].
s. nerve 洞神経(総頸動脈が内外の頸動脈に分かれるところに入る舌咽神経の枝).
s. nerve of Hering ヘーリング洞神経.
s. node 洞房結節, 洞結節, = sinoatrial node.
s. node recovery time 洞結節〔機能〕回復時間〔医学〕(overdrive suppression test において, 洞機能が回復し P 波が発生するまでの時間).
s. obliquus pericardii [L/TA] 心膜斜洞, = oblique pericardial sinus [TA].
s. obliteration 洞充塞〔医学〕.
s. occipitalis [L/TA] 後頭静脈洞, = occipital sinus [TA].
s. of epididymis [TA] 精巣上体洞, = sinus epididymidis [L/TA].
s. of Morgagni モルガニ洞〔医学〕.
s. of nail 爪洞.
s. of pulmonary trunk [TA] 肺動脈洞, = sinus trunci pulmonalis [L/TA].
s. of Valsalva ヴァルサルヴァ洞〔医学〕.
s. of venae cavae [TA] 大静脈洞, = sinus venarum cavarum [L/TA].
s. paranasales [L/TA] 副鼻腔, = paranasal sinuses [TA].
s. pericranii 頭蓋骨膜洞, = cephal hemadocele.
s. petrosquamosus [L/TA] 錐体鱗静脈洞*, = petrosquamous sinus [TA].
s. petrosus inferior [L/TA] 下錐体静脈洞, = in-

S

ferior petrosal sinus [TA].
s. petrosus superior [L/TA] 上錐体静脈洞, = superior petrosal sinus [TA].
s. phlebitis 静脈洞炎; 洞静脈炎(脳の).
s. plate 洞板(胎児亀頭中の正中上皮板で, 後尿道口をつくる).
s. pocularis 前立腺小室.
s. posterior [L/TA] 後洞, = posterior sinus [TA].
s. prostaticus [L/TA] 前立腺洞, = prostatic sinus [TA].
s. rectus [L/TA] 直静脈洞, = straight sinus [TA].
s. renalis [L/TA] 腎洞, = renal sinus [TA].
s. reticulosis 洞性細網症(Letterer-Siwe).
s. rhythm 洞調律〔医学〕, 洞リズム(律動)(洞をペースメーカとする正常心リズム).
s. sagittalis inferior [L/TA] 下矢状静脈洞, = inferior sagittal sinus [TA].
s. sagittalis superior [L/TA] 上矢状静脈洞, = superior sagittal sinus [TA].
s. septum 洞中隔.
s. sigmoideus [L/TA] S状静脈洞, = sigmoid sinus [TA].
s. sphenoidalis [L/TA] 蝶形骨洞, = sphenoidal sinus [TA].
s. sphenoparietalis [L/TA] 蝶形〔骨〕頭頂静脈洞, = sphenoparietal sinus [TA].
s. splenicus [L/TA] 脾洞, = splenic sinus [TA].
s. tachycardia 洞〔性〕頻拍(脈)〔医学〕, = simple tachycardia.
s. tarsi [L/TA] 足根洞, = tarsal sinus [TA].
s. terminalis 終末静脈〔洞〕〔医学〕, 終洞, = terminal sinus.
s. thrombosis 静脈洞血栓症〔医学〕.
s. thrombosis with inflammation 炎症を伴う静脈洞血栓〔医学〕.
s. tonsillaris [L/TA] 扁桃洞, = tonsillar fossa [TA], tonsillar bed [TA].
s. transversus [L/TA] 横静脈洞, = transverse sinus [TA].
s. transversus pericardii [L/TA] 心膜横洞(前側は大動脈と肺動脈, 後側は心房で囲まれた心膜内の空隙), = transverse pericardial sinus [TA].
s. trunci pulmonalis [L/TA] 肺動脈洞, = sinus of pulmonary trunk [TA].
s. tubercle 洞結節.
s. tympani [L/TA] 鼓室洞, = sinus tympani [TA].
s. unguis 爪洞, = sinus of nail.
s. urogenitalis 遺残総排泄腔.
s. venarum cavarum [L/TA] 大静脈洞(右心房の後内側部), = sinus of venae cavae [TA].
s. venosus [L/TA] 静脈洞(胚子の総静脈血をいれる構造で, 原始心房に付着し, 臍, 卵黄静脈と Cuvier 管とに連結する), = sinus venosus [TA].
s. venosus sclerae [L/TA] 強膜静脈洞, = scleral venous sinus [TA].
s. venosus syndrome 静脈洞症候群.
sinusal node 洞結節〔医学〕.
si·nus·copy [sainǽskəpi] 上顎洞内視鏡〔医学〕.
sinuses of dura mater 硬膜静脈洞.
si·nus·i·tis [sàinjusáitis] ①静脈洞炎〔医学〕. ②副鼻腔炎〔医学〕, = sinuitis.
s. cum dilatation 拡張性副鼻腔炎〔医学〕.
s. durae matris 硬膜静脈洞炎.
s. frontalis ex ulcerans 潰瘍性前頭洞炎.
si·nus·oid [sáinjusɔid] [TA] ①類洞, = vas sinusoideum [L/TA]. ②洞様構造, シヌソイド(毛細血管が吻合し, やや大きく拡大した終末部で, 最も顕著なものは肝臓にある). 形 sinusoidal.
si·nus·oi·dal [sàinjusɔ́idəl] ①正弦の, 正弦波の〔医学〕. ②洞様の.
s. capillary 洞様毛細血管(類洞)〔医学〕.
s. capillary of adenohypophysis 腺下垂体洞様毛細血管(類洞)〔医学〕.
s. circulation 洞循環(動脈や静脈とは異なり, 内皮細胞によってのみつくられている組織間隙の循環).
s. current 正弦電流, = sine current.
s. endothelial fenestrate 類洞内皮細胞小孔〔医学〕.
s. pattern サイヌソイダルパターン.
s. wave 正弦波.
si·nus·oi·dal·i·za·tion [sàinjusɔ̀idəlizéiʃən] 正弦電流応用.
si·nus·ot·o·my [sàinjusátəmi] 洞切開術.
sinu-utricular bulb 洞小室球〔医学〕.
si·nu·ven·tric·u·lar [sàinjuventríkjulər] 心室洞の, = sinoventricular.
sinuvertebral nerve 脊髄神経硬膜枝, = ramus meningeus nervorum spinalium.
si·phon [sáifən] ①サイホン, 吸引管. ②水管(腹足類の), 摂合管, 管体, = siphona.
s. caroticum [L/TA] 頸動脈サイホン*, = carotid syphon [TA].
s. cup サイホンカップ〔医学〕.
s. drainage サイホン脱血〔医学〕, サイホン排液.
s. gauge サイホン検潮儀.
s. recorder サイホンレコーダー.
si·phon·age [sáifəniʤ] 吸引排膿法, = siphon drainage.
Si·pho·nap·te·ra [sàifounǽptərə] ノミ目, 隠翅目(体長は2〜4mm, まれに6〜8mmに達する. 堅い外皮をもち, 体表には剛毛を生ずる. 翅はなく, 発達した脚を備え, 種によっては跳躍力が大きい. 体幹部は左右に扁平で宿主体毛中を巧みに移動する. 雌雄ともに吸血性でペストをはじめ各種の伝染病を媒介する), = fleas.
si·phon·og·a·mous [sàifənágəməs] 有管〔生殖〕の, 花粉管受精の.
s. plant 有管植物.
Si·pho·noph·o·ra [sàifənáfərə] 管クラゲ目(カツオノエボシなどを含む一目).
si·phon·o·zo·oid [saifənəzóuɔid] 管状ポリープ.
sip·ping [sípiŋ] すすり込み〔医学〕.
Sipple, John H. [sípl] シップル(1930生, アメリカの医師).
S. syndrome シップル症候群〔医学〕(家族性多内分泌腫瘍〔症〕II型).
Sippy, Bertram Welton [sípi] シッピー(1866–1924, アメリカの内科医).
S. diet シッピー食(胃潰瘍食で, 初めは牛乳とクリームのみを4時間ごとに与え, 漸次パン類と野菜を加え, 28日目に正常食に復させる).
S. method シッピー療法(胃潰瘍の治療法で, 胃酸を中和するために重炭酸ソーダを用い, 2時間後乳脂と牛乳との混合液を摂取させる), = Sippy treatment.
S. powder No. 1 シッピー第一散剤(炭酸カルシウムと重曹とからなる制酸薬で, 1回の平均投与量は約2.5グラム), = pulvis sodii bicarbonatis et calcii carbonatis.
S. powder No. 2 シッピー第二散剤(酸化マグネシウムと重曹との等量合剤で, 制酸薬としての1回投与量は1.5グラム), = pulvis sodii bicarbonatis et magnesii oxidi.
S. powder tablet No. 1 シッピー第一粉錠剤(シッピー第一散剤を錠剤としたもの).
S. powder tablet No. 2 シッピー第二粉錠剤(シ

ッピー第二散剤を錠剤としたもの).

si·qua [sáikwə] シクア(腸管の吸収表面積のことで，座高の2乗数).

si·re [sáiər] ① 種雄〔医学〕，種馬．② 雄豚，雄馬．③ 父獣，雄親．

Si·re·nia [sairí:niə] 海牛目(哺乳綱の一目で，ジュゴン，マナティなどがこれに属する).

si·ren·i·form [sairénifɔ̀:rm] 人魚形〔奇形〕の，= sirenoform.

s. fetus 人魚形胎児，= sympus, sirenomelus.

si·re·no·me·lia [sàiərənəmí:liə] 人魚体〔医学〕，= sirenomely.

si·re·nom·e·lus [sàiərənámiləs] 人魚体(足がまったくないものか，または足だけあって両脚が結合した奇形)，= siren-limb, siren, sympus.

si·ri·a·sis [siráiəsis] 日射病，= sun-stroke.

siRNA small interfering RNA の略.

SIRS systemic inflammatory response syndrome 全身性炎症反応症候群(サース)の略.

Sirtuin gene サーチュイン遺伝子(長寿遺伝子，抗老化遺伝子と呼ばれる酵素の一種).

sir·up [sírəp] シロップ剤，シロップ，= syrup.

sir·up·ing [sírəpiŋ] 糖液注入〔医学〕.

sir·u·py [sírəpi] シロップ状の〔医学〕，= syrupy.

SIS skin immune system 皮膚免疫系の略.

-sis [sis] ギリシャ語の学名で状態または病症の意味を表す接尾語．複 -ses.

sis gene シス遺伝子(サル肉腫を引き起こす癌遺伝子).

SISI test シシーテスト(short increment sensitivity index test 短時間増強感覚指数テストの略．聴力検査の一つ).

sis·mo·ther·a·py [sìsməθérəpi] 振動療法，= seismotherapy.

sisomicin sulfate シソマイシン硫酸塩 $C_{19}H_{37}N_5O_7 \cdot 2\frac{1}{2}H_2SO_4$: 692.72 (硫酸シソマイシン．アミノグリコシド系抗生物質．細菌のタンパク質合成を阻害する).

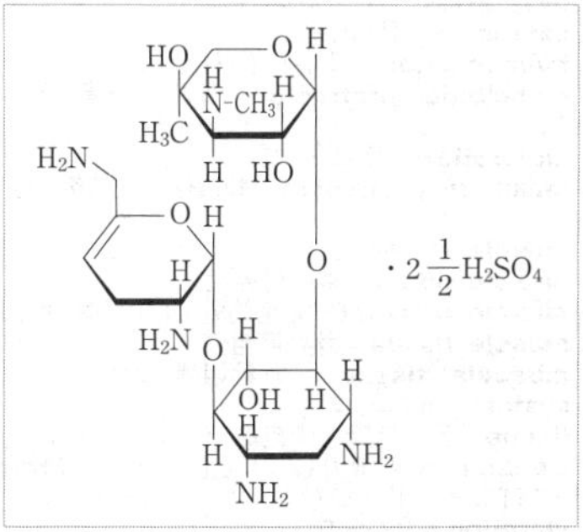

sis·so·rex·ia [sìsəréksiə] 脾臓の血液貯蔵.

Sister Joseph nodule シスター・ジョセフ結節.

sis·ter [sístər] ① 姉妹．② 看護師長.

s. cell 姉妹細胞(分裂により同時に生ずるいくつかの細胞).

s. chromatid 姉妹染色分体〔医学〕(染色体を構成する2本の染色分体をいう).

s. chromatid exchange (SCE) 姉妹染色分体交換〔医学〕(減数分裂時の四分染色体の姉妹染色分体間の交差，あるいは倍加した体細胞染色体の姉妹染色分体間の交差).

s. chromatid reunion 姉妹染色分体再結合〔医学〕，= sister reunion.

s. chromosome 姉妹染色体〔医学〕.

sis·to-am·y·lase [sístou ǽmileis] シストアミラーゼ(デンプン酵素作用を抑制する物質).

Sistrunk, Walter Ellis [sístrʌ̀nk] シストランク(1880-1933, アメリカの外科医).

S. operation シストランク手術(甲状舌嚢胞と甲状舌管の切除術).

Sis·tru·rus [sistrú:rəs] シスツルルス属(クサリヘビ科マムシ亜科の一属).

S. catenatus (北アメリカ産マムシヘビ)，= massasauga.

S. miliarius (北アメリカ産小マムシ)，= pigmy rattlesnake.

S. ravus (メキシコ産小マムシ).

sit straight [sít stréit] 正座〔する〕〔医学〕，= sit upright.

sit up 上体おこし〔医学〕.

sit upright 正座〔医学〕.

site [sáit] 部位〔医学〕(限局した位置).

s.-directed mutagenesis 部位(位置)特異的突然変異誘発〔法〕.

s. forming unit 部位形成単位〔医学〕.

s. management organization (SMO) 治験実施施設管理機関.

s. of action of medicament 薬物作用点.

s. of infarction 梗塞部位〔医学〕.

s. of injection 注射部位〔医学〕.

s. of puncture 穿刺部位〔医学〕.

s. polymorphism 部位多様性.

s. specific mutation 部位特異的突然変異.

sit·fast [sítfæst] 乾性壊疽(動物の頸部皮膚などに生じる．圧迫などによる血流障害に起因する).

sit·i·e·ir·gia [sìtiəíəʤiə] ヒステリー性拒食症.

sit·i·o·pho·bia [sìtioufóubiə] 食事恐怖〔医学〕.

sito- [saitou, -tə] 食物との関係を表す接頭語.

sitogenic syndrome 食原性症候群〔医学〕.

si·tol·o·gy [saitáləʤi] 食品学，食物学，= sitiology.

si·to·ma·nia [sàitouméiniə] 大食症，= bulimia.

si·to·pho·bia [sàitoufóubiə] 恐食症，食事恐怖〔症〕.

si·to·stane [sàitoustéin] シトスタン(ステロイド系炭化水素).

si·tos·ter·ol [saitástərɔ:l] シトステロール，シトステリン(最も広く分布している植物ステロールで，所在により α_1-, α_2-, α_3-, β-およびγ-などに区別され，ビタミンDの前駆物，すなわちプロビタミンDの一種).

si·to·ster·o·le·mi·a [sàitoustèroulí:miə] シトステロール血症，= phytosterolemia.

si·to·tax·is [sàitətǽksis] 食物趨向性，= sitotropism.

si·to·ther·a·py [sàitəθérəpi] 食事(餌)療法，= dietotherapy.

si·to·tox·in [sàitətáksin] 穀物毒素.

si·to·tox·ism [sàitətáksizəm] 食中毒.

si·tot·ro·pism [saitátrəpizəm] 食物趨向性.

sit·ting [sítiŋ] 坐位〔医学〕.

s. arch 坐弓(坐位で骨盤の重心を移動させる線で．腸骨を通り仙骨から坐骨粗面に達する).

s. balance 坐位バランス〔医学〕.

s. height 坐高〔医学〕.

s. height meter 坐高計〔医学〕.

s. length 坐長(頭頂から尾骨までの距離，von Pirquet は Si と呼んだ).

s. on bed 床上起坐〔医学〕.

s. position ① 坐位〔医学〕．② 坐位分娩.

s. posture 坐位，坐姿勢．
s. suprasternal height 上胸骨坐高．
s. tolerance 坐位耐久力 [医学]．
s. vertex height 頭頂坐高．
sit·u·a·tion [sìtju:éiʃən] 環境，局面，境遇，状況（特定の時に個人に影響を与えるすべての刺激因子の総和）．形 situational．
s. anxiety 環境不安．
s. neurosis 状況神経症 [医学]．
s. phobia 事態恐怖 [医学]．
s.-related seizure 状況関連性発作 [医学]．
situational ethics 状況倫理 [医学]．
situational maladjustment 環境不適応 [医学]．
situational psychosis 状況精神病 [医学]（反応性精神異常とも呼ばれ，主として環境条件の劣悪によると思われる精神異常），= Ganser syndrome．
situational test 状況検査．
situational therapy 状況療法 [医学]．
si·tus [sáitəs] 位置 [医学]，胎位，= presentation．複 situs．
s. ambiguus 内臓不定位．
s. inversus 内臓逆位 [医学]，逆位．
s. inversus transversus viscerum 内臓横逆位症，= heterotaxia．
s. inversus viscerum 内臓逆位症．
s. perversus 変位．
s. solitus 内臓正常位 [医学]，正位，通常位．
s. transversus 逆性，= situs inversus．
sitz bath 腰部のみの沐浴．
SIV *Simian immunodeficiency virus* サル免疫不全ウイルスの略．
Siwe, Sture August [sí:ve] シヴェ（1897年生，ドイツの医師）．
six-hooked larva 六鉤幼虫．
sixth cranial nerve (CN Ⅵ) 第Ⅵ脳神経．
sixth disease 第六病 [医学]（小児の突発性発疹），= exanthema subitum．
sixth sense 第六感（身体の一般的な感覚），= cenesthesia．
sixth venereal disease 第六性病，= lymphogranuloma venereum．
sixth ventricle 第六脳室，= Verga ventricle．
sixth-year molar 第一大臼歯，6歳臼歯（第一永久臼歯）．
sixty-six pulse 六十六脈（1分間に66回の脈拍で，迷走神経緊張症にみられる）．
size distribution (of blood cells) 粒度分布（血球の），= blood cell histogram, volume distribution (of blood cells)．
size of field 照射野面積 [医学]．
size of sample 標本の大きさ．
size perception 大きさ〔の〕知覚 [医学]．
size selective barrier サイズバリアー（一定量以上の物質を透過させない）．
Sjögren, Henrik Samuel Conrad [ʃə́:grən] シェーグレン（1899-1986，スウェーデンの眼科医）．
S. disease シェーグレン病，= Sjögren syndrome．
S. syndrome シェーグレン症候群（汗腺，唾液腺，涙腺などの分泌低下，関節症状および皮膚の環状紅斑，紫斑などを特徴とする自己免疫疾患．ほかのいわゆる膠原病に合併することが多い）．
Sjögren, Karl Gustaf Torsten [ʃə́:grən] シェーグレン（1859-1939，スウェーデンの医師）．
S.-Larsson syndrome シェーグレン・ラルソン症候群（重度の精神遅滞，先天性魚鱗癬，痙性対麻痺を三徴候とする遺伝性疾患）．
Sjöqvist, O. [ʃə́:kvist] シェクィスト（1901-1954，スウェーデンの神経外科医）．
S. tractotomy シェクィスト神経路切開術（三叉神経痛の療法として後頭部の球脊髄路を切断し，温・痛覚を消失させる方法）．
SK streptokinase ストレプトキナーゼの略．
skat·ol [skǽtɔ:l] スカトール ⓒ β-methyindole（白色葉状結晶で，猛烈な悪臭をもち，トリプトファンの分解により生ずる），= scatole．
s. carboxylic acid スカトールカルボキシル酸 $C_8H_5(CH_3)NCOOH$（タンパク質の腐敗により生ずる酸）．
s. test スカトール試験，= nitrosoindole-nitrate test．
skat·ole [skǽtoul] スカトール，= skatol．
skat·ol·o·gy [skætáləʤi] 糞便学，= scatology．
skat·oph·a·gy [skætáfəʤi] 食屎症，= scatophagy．
skat·o·sin [skǽtəsin] スカトシン $C_{10}H_{16}N_2O_2$（ある種類のタンパク質から得られる塩基）．
skat·ox·yl [skətáksil] スカトキシル $CH_3C_8H_6NO$（スカトールの酸化物で，大腸の疾患に際し，尿中に発現する）．
s. glucuronic acid スカトキシルグルクロン酸（グルクロン酸と結合して生ずる解毒性スカトキシル）．
s. sulphuric acid スカトキシル硫酸 $C_9H_8NOSO_3OH$（カリウム塩として尿中に排泄される）．
Skeer sign [skíər sáin] スキーア徴候（結核性髄膜炎において両側の瞳孔近傍の虹彩に帯黄褐色の小環が生ずること）．
skein [skéin] ① 糸状体（間接分裂における核の初期の糸状体），= spireme．② 束系．
s. cell 網〔状〕赤血球，= reticulocyte．
s. dyeing カセ染め．
s. mercerising machine 連続マーセル機．
ske·lal·gia [ski:lǽlʤiə] 脚痛 [医学]．
ske·las·the·nia [skì:ləsθí:niə] 脚衰弱．
skelet- [skelit] 骨格を表す接頭語，= skeleto-．
skel·e·tal [skélitəl] 骨格の [医学]．
s. age 骨年齢 [医学]．
s. age measurement 骨格年齢測定 [医学]．
s. disturbance 骨格障害 [医学]．
s. dysplasias 骨格異形成〔症〕．
s. extension 骨格牽引．
s. malocclusion 骨格性不正咬合 [医学]．
s. mandibular protrusion 骨格性下顎前突〔症〕[医学]．
s. maturation 骨成熟 [医学]．
s. maxillary protrusion 骨格性上顎前突〔症〕[医学]．
s. muscle 骨格筋．
s. muscle fibers 骨格筋線維．
s. muscle relaxant 骨格筋弛（し）緩薬 [医学]．
s. muscle tissue 骨格筋組織．
s. muscular tissue 骨格筋組織 [医学]．
s. system 骨格系．
s. tissue 骨格組織，骨組織 [医学]．
s. traction 骨格牽引 [医学]（主として長管骨骨折において釘などを用いる方法）．
s. vibration 骨格振動．
skel·e·tin [skélitin] スケレチン（無脊椎動物の組織にある膠状物質の総称で，chitin, scricin, spongin などを含む）．
s. staining solution スケレチン液，= Harlow stain．
skel·e·ti·za·tion [skèlitizéiʃən] 骸骨化（軟組織が萎縮して骨格が著明となること）．
skeleto- [skelitou, -tə] = skelet-．
skel·e·tog·e·nous [skèlitáʤənəs] 骨格形成の．
s. cell 造骨細胞．
skel·e·tog·e·ny [skèlitáʤəni] 骨格形成．
skel·e·tog·ra·phy [skèlitágrəfi] 骨格描画像．
skel·e·tol·o·gy [skèlitáləʤi] 骨格学．

skel·e·ton [skélitən] 骨格(身体の硬組織で，特に高等動物の骨組織). 形 skeletal.
s. appendiculare [L/TA] 付属肢骨格，= appendicular skeleton [TA].
s. axiale [L/TA] 軸骨格，= axial skeleton [TA].
s. denture 骨格義歯 [医学].
s. hand 骸骨様手(進行性筋萎縮症にみられる著しく萎縮し伸位に保たれる手)，= main en skelette.
s. malformation 骨格奇形 [医学].
s. thoracis [L/TA] 骨性胸郭*，= thoracic skeleton [TA].
Skel·e·to·ne·ma cos·ta·tum [skèlitouní:mə kɑstéitəm] (珪藻．赤潮の原因となる).
skel·e·to·pia [skelitóupiə] (骨格に対する器官の位置)，= skeletopy.
Skene, Alexander Johnston Chalmers [skí:n] スキーン(1838–1900, アメリカの婦人科医).
S. catheter スキーンカテーテル(女性用ガラス製尿道留置カテーテル).
S. duct スキーン管(スキーン腺の).
S. duct cyst スキーン腺嚢胞 [医学].
S. glands スキーン腺(女性尿道口付近の尿道粘膜にある管状腺)，= paraurethral glands.
S. tubules スキーン細管(尿道傍管).
ske·nei·tis [ski:náitis] スキーン腺炎 [医学]，= skenitis.
ske·o·cy·to·sis [skì:ousaitóusis] 左方移動症(血中に未熟白血球の存在すること)，= shift to left.
skep·to·phy·lax·is [skèptoufilǽksis] スケプトフィラキシー [医学]，= tachyphylaxis.
Skevas–Zerfus dis·ease [skévəs zə́:fəs dizí:z] スケバス・ゼルフス病(海綿潜水者の疾患)，= sponge-diver disease.
skew [skjú:] ① 歪の，曲がった．② 非対称の．③ 曲解の，誤用の.
s. brick せり受けレンガ.
s. correlation 斜曲相関.
s. curve 非対称曲線 [医学].
s. deviation 斜偏位 [医学] (小脳の疾患において，一側の眼球が上外斜位，他側は下内斜位を示す状態)，= Hertwig–Magendie sign.
s. form ゆがみ形 [医学].
s. muscle 曲筋.
s. pupils 斜瞳，偏位瞳孔(視軸の一つが上方に，ほかが下方に通ること).
s. ray スキュー光線.
skew·foot [skjú:fut] 内反足(内股，足の前部が体の正中線の方向に屈曲したことをいう一般語).
skew·ness [skjú:nis] 歪(ひずみ)度 [医学] (平均値のまわりの分布の対称性を表す指標の一つ)，= asymmetry.
skia– [skaiə] 内部構造のX線陰影の意味を表す接頭語.
ski·a·gram [skáiəgræm] X線〔写真〕像 [医学]，= scotogram.
ski·a·graph [skáiəgræf] X線写真，= roentgenogram.
ski·ag·ra·phy [skaiǽgrəfi] X線撮影〔法〕，= roentgenography.
ski·am·e·ter [skaiǽmitər] X線露出計(最適露出時間を測定する器械).
ski·am·e·try [skaiǽmitry] 検影法 [医学] (検影法による眼の調節測定).
ski·a·scope [skáiəskoup] 検影器(板着レンズ)，= retinoscope, pupilloscope.
s. optometer 網膜検査による屈折力測定器.
ski·a·scop·i·c lens [skàiəskápik lénz] 板付レンズ [医学].
ski·as·co·py [skaiǽskəpi] 検影法(① Chibret が1886年に考案した瞳孔検査法または網膜検査法で，鏡を用いて網膜を照射し，その光が瞳孔上を運動することから眼の屈折を判断する方法．= shadow test．② X線検査法).
skilled [skíld] 熟練した，熟練を要する.
s. movement 熟練を要する運動.
Skillern, Penn Gaskell Jr. [skílə:n] スキラーン(1882生，アメリカの外科医).
S. fracture スキラーン骨折(橈骨下3分の1の完全骨折).
skim milk 脱脂乳 [医学]，= skimmed milk.
skim milk powder 脱脂粉乳 [医学].
skin [skín] [TA] 皮膚(身体の外表を被覆する組織で，表皮 epidermis，真皮 corium および皮下組織 subcutis からなり，付属器として毛，爪，汗腺，脂腺などをもつ)，= cutis [L/TA].
s. abrasion 皮膚剥削〔術〕[医学]，剥皮術.
s. abrasion technique 皮膚剥削法 [医学].
s. absorption 皮膚吸収 [医学].
s. acariasis 皮膚〔寄生〕ダニ症.
s. allergy 皮膚アレルギー [医学].
s. analyser 皮膚分析器 [医学].
s. appendage disease 皮膚付属器疾患 [医学].
s. associated lymphoid tissue (SALT) 皮膚関連リンパ装置.
s. avulsion 皮膚剥脱 [医学].
s. bank 皮膚バンク [医学].
s. botflies ヒフバエ類.
s.–bound 硬皮した，= hidebound.
s.–bound disease 強皮症.
s. cancer 皮膚癌 [医学].
s. cauterization 皮膚焼灼 [医学].
s. clip 皮膚クリップ，= Michel clip, wound c..
s. depth ① 表皮厚さ．② 浸透厚さ.
s. detergent 皮膚洗浄剤 [医学].
s. diabetes 皮膚性糖尿病(再発性慢性皮膚病で，いわゆる皮膚の糖含有量が増加するが，血糖は正常で，低糖食とインスリンで治療できる).
s. disease 皮膚疾患 [医学].
s. donor 皮膚弁供給者(植皮術において).
s. dose 皮膚線量 [医学].
s. erythema dose 〔皮膚〕紅斑量 [医学]，皮膚紅斑線量(約0.1548C/kg に相当する線量).
s. exudates 皮膚滲出液.
s. flap 皮〔膚〕弁 [医学].
s. flush 皮膚潮紅 [医学].
s. friction 皮膚摩擦.
s. glands [TA] 皮膚腺，= glandulae cutis [L/TA].
s. graft 皮膚移植 [医学]，植皮，皮膚移植片 [医学].
s. grafting 植皮術 [医学].
s. grooves 皮膚小溝.
s. hardness meter 皮膚硬度計 [医学].
s. heart 皮膚心(皮膚の血管).
s. hook 皮膚単鉤.
s. hypersensation 皮膚知覚過敏 [医学].
s. immune system (SIS) 皮膚免疫系.
s. immunity 皮膚免疫.
s. injury 皮膚損傷 [医学].
s. ligaments [TA] 皮膚支帯，= retinacula cutis [L/TA].
s. manifestation 皮膚症状 [医学].
s. metabolism 皮膚代謝 [医学].
s.–muscle reflexes 皮膚筋肉反射.
s. neoplasm 皮膚新生物(腫瘍) [医学].
s. of teeth 歯小皮.
s. pest 皮膚ペスト.
s. pigmentation 皮膚色素沈着 [医学].

S

s. pigmentation disturbances 皮膚色素沈着障害〔医学〕.
s. protective agent 皮膚保護剤〔医学〕.
s. psychosomatic disorder 皮膚心身症.
s.-puncture test 皮膚穿刺試験.
s. pupillary reflex 皮膚瞳孔反射.
s. radiotherapy 皮膚放射線療法〔医学〕.
s. reaction 皮膚反応〔医学〕(過敏性(アレルギー性)個体の皮膚試験における炎症性反応). → cutaneous reaction, cutireaction.
s. reactive factor (SRF) 皮膚反応因子(抗原刺激された感作リンパ球により分泌される因子で，皮内注射により毛細血管拡張，透過性亢進を惹起する).
s. reflex 皮膚反射.
s. rejuvenation 皮膚の若返り.
s. respiration 皮膚呼吸〔医学〕.
s. retractor 皮膚開創器，皮膚開創鉤.
s. sensation 皮膚感覚，= dermal sensation.
s. sensibility 皮膚感覚〔医学〕.
s. sensitization 皮膚感作〔医学〕(生体が抗原との接触によって感作され，その皮膚が再度のアレルゲンとの接触に対してアレルギー準備状態となること．皮内に抗体を受身に投与しアレルギー準備状態を形成すること).
s. sensitizing antibody 皮膚感作抗体〔医学〕(皮膚の肥満細胞や好塩基球と結合し，Ⅰ型アレルギー反応を起こす抗体), = sensitizing antibody.
s. sensory function 皮膚感覚機能〔医学〕.
s. snip technique 皮膚切除法.
s. stapler 皮膚縫合器，スキンステープラー.
s. stimulant 皮膚刺激薬〔医学〕.
s. sulci [TA] 皮膚小溝，= sulci cutis [L/TA].
s. suture 皮膚縫合〔医学〕.
s. syphilis 皮膚梅毒〔医学〕.
s. tag 皮膚小突起〔医学〕，糸状線維腫，= acrochordon.
s. temperature 皮膚温〔度〕〔医学〕.
s. test 皮膚試験〔医学〕，皮膚テスト(Ⅰ型アレルギー疾患の診断として行われる．スクラッチ法，プリック法，皮内テストなどがある)，= cutireaction.
s. test agent 皮膚反応薬〔医学〕.
s. test for allergy 皮膚過敏試験(特定の抗原を皮膚に接触させ，過敏反応を検出する試験).
s. test for delayed type allergy 遅延型過敏症の皮膚試験(皮内反応，パッチテストなどとして知られる細胞性免疫の生体内検出法．48時間後皮膚組織に抗原を接触させ，皮膚の反応をみる検査法).
s. test for immediate type allergy 即時型過敏症の皮膚試験(皮内反応，パッチテストなどによる抗原の皮膚接触により15～30分で最強となる皮膚反応を観察し，皮膚組織内の特異的IgE抗体の存在を知る検査方法).
s. test unit 皮膚試験単位(感受性を示す個人に皮内注射を行うと，直径1mm程度の紅斑反応を起こし得る猩紅熱毒素の量).
s. thermoregulation 皮膚温度調節〔医学〕.
s. tight cast 無褥ギプス包帯.
s. traction 〔皮膚〕介達牽引〔医学〕.
s. transplantation 皮膚移植.
s. trouble due to pierced earrings ピアス皮膚炎(障害)，= skin disorder due to pierced earrings.
s. tuberculosis 皮膚結核〔医学〕.
s. ulcer 皮膚潰瘍〔医学〕.
s. unit (SU) 皮膚〔紅斑〕単位〔医学〕.
s. unit dose 〔皮膚〕紅斑量〔医学〕.
s. wheal 皮内丘疹〔医学〕.
s. window technique 皮膚開窓法〔医学〕.
s. window test 皮膚開窓試験(テスト)〔医学〕.
s. writing test 皮膚描記試験〔医学〕.

skin·fold [skínfòuld] 皮下脂肪，皮脂層.
s. caliper 皮脂厚計〔医学〕.
s. thickness 皮〔下〕脂〔肪〕厚〔医学〕.

skinfriction drag 表面摩擦抵抗.

skinned muscle fiber 膜なし筋線維〔医学〕.

Skinner, Burrhus [skínə] スキナー(1904-1990，アメリカの心理学者．正強化オペラント行動実験箱；Skinner box などを考案).
S. box スキナー箱〔医学〕(正強化オペラント行動(学習行動)の実験に用いられる実験箱).

skin·ny [skíni] ① 皮膚の，= cutaneous. ② やせた，= emaciated.

skin·ship [skínʃip] 親密性〔医学〕，スキンシップ(親子・教師と児童などの肌と肌とのふれ合いによる心の交流).

skip areas 跳躍病変.

skip lesion 飛び石病変〔医学〕.

skipping of generation 世代〔の〕とびこし〔医学〕.

Skirrow agar スキロー寒天培地(カンピロバクターの分離に用いられる).

sklero- [skliərou, -rə] 硬結または強膜の意味を表す接頭語，= sclero-.

Sklowsky, E. L. [sklóuski] スクロヴスキー(ドイツの医師).
S. symptom スクロヴスキー症状(水痘では指で軽く触れたときに容易に水疱が破れる).

Skoda, Josef [skóudə] スコダ(1805-1881，オーストリアの医師). 形 skodaic.
S. rale スコダ・ラ音(肺炎において固化した肺葉から聴取される気管支音).
S. resonance スコダ共鳴音(多量の胸膜滲出液のあるとき，その濁音上界に接して聴取される打診音)，= Skoda sign, Skoda tympany.
S. sign スコダ徴候(大量の胸膜滲出液や肺炎が存在するときの打診音の変化).
S. tympany スコダ鼓音.

sko·da·ic [skoudéiik] スコダの(Skoda, Joseph スコダに関する).
s. resonance スコダ共鳴音，= Skoda tympany.

sko·pom·e·ter [skəpámitər] 直読計(色調，混濁，または他の液体の性状を，標準と比較することなく直読し得る器械).

skoto- [skoutou, -tə] = scoto-.

skull [skʌ́l] 頭蓋〔医学〕，頭骨(頭蓋を形成する8個の，また顔面を形成する14個の骨とからなる骨格の総称).
s. arc 頭蓋弓.
s. base fracture 頭蓋底骨折(篩骨板，トルコ鞍周囲，岩様骨，岩様後頭裂部などを好発部位とし，重症の頭部外傷に伴うことが多い).
s. base surgery 頭蓋底外科〔医学〕，頭蓋底外科再建手術.
s. base tumor 頭蓋底腫瘍.
s. cap 頭蓋冠，= skullcap, sinciput.
s. fracture 頭蓋骨骨折〔医学〕.
s. neoplasm 頭蓋骨新生物(腫瘍)〔医学〕.
s. radiograph 頭蓋撮影〔法〕〔医学〕.
s. tap 頭蓋穿刺〔医学〕.
s. traction 頭蓋牽引〔法〕〔医学〕.
s. tractor 頭蓋牽引器〔医学〕.
s. trephine 穿頭骨錐〔医学〕.

skull·cap [skʌ́lkæp] ① = *Scutellaria lateriflora*. ② 頭蓋帽(縁もひさしもない室内用または尼僧の用いる帽子).

skunk [skʌ́ŋk] スカンク〔臭鼬鼠〕(スカンク属 *Mephitis* の動物).

S

s. cabbage ザゼンソウ（シズハゼオに類似の臭味のある植物で，その根茎は薬草に用いられる）.
sky·rin ［skáirin］ スカイリン ㊗ 2,4,5,2′,4′,5′-hexahydroxy-7,7′-dimethyl-(1,1′)-bianthraquinone $C_{20}H_{18}O_{10}$（黄変米に発見される暗橙色色素），= endothianine.
SL ① spinal length 脊柱長の略. ② spliced leader スプライスリーダーの略.
sl ① sensus luminis 明暗弁，光覚の略（反射鏡で光を患者の眼に入れる場合の認識力）. ② slyke スライクの略.
SLA sacrolaeva anterior 胎児の第1前方骨盤位の略.
slab gel electrophoresis 平板ゲル電気泳動法［医学］.
slab-off lens スラブオフレンズ.
slack coal 粉炭［医学］.
slack lime 消石灰，= slaked lime.
slack wax 粗ろう（蝋）［医学］.
slack·en·ing ［slǽkəniŋ］ 緩慢化［医学］，徐波化［医学］，徐脈化［医学］.
slaked lime 消石灰［医学］（酸化カルシウムを水で濡らすとき発熱して生ずる白色粉末），= calcium hydroxide.
slant ［slǽnt］ 斜面［医学］，傾斜.
s. agar culture 寒天斜面培養［医学］.
s. agar medium 斜面寒天培地［医学］，= slant agar.
s. culture 斜面培養［医学］.
slant·ing ［slǽntiŋ］ 傾斜〔化〕［医学］.
s. couch 横床（分娩時に利用する）.
slap cheek（伝染性紅斑），= erythema infectiosum.
slap shot ［slǽp ʃát］ スラップショット（僧帽弁逸脱症において，長軸断層心エコー図上，拡張早期に後尖が強く腹側に引かれて前尖に接触する像）.
slaty anemia 灰蒼色貧血.
slaughter house 屠殺場［医学］，屠場，= abattoir.
slav·er ［slǽvər, sléi-］ 流ぜん（涎）者，= slabber, slobber.
SLB short leg brace 短下肢装具の略.
SLE ① St. Louis encephalitis セントルイス脳炎の略. ② systemic lupus erythematosus 全身性エリテマトーデス，全身性紅斑性狼瘡の略.
SLE-like syndrome SLE 様症候群.
sleep ［slí:p］ 睡眠［医学］.
s. activation 睡眠賦活［医学］.
s. and wakefulness disorders 睡眠覚醒障害，= sleep disorder.
s. and waking state 睡眠と覚醒.
s. apnea 睡眠時無呼吸［医学］.
s. apnea hypersomnia syndrome 睡眠時無呼吸過眠症候群［医学］.
s. apnea-hypopnea syndrome (SAHS) 睡眠時無呼吸低呼吸症候群.
s. apnea isomnia syndrome 睡眠時無呼吸不眠症候群［医学］.
s. apnea syndrome (SAS) 睡眠無呼吸症候群.
s. center 睡眠中枢［医学］.
s. deficit 睡眠欠落，睡眠不足.
s. deficit syndrome 睡眠不足症候群.
s. deprivation 断眠［医学］（睡眠遮断のことで，本能的行動の睡眠がとれない状態をいう）.
s. disorder 睡眠障害［医学］.
s.-disordered breathing (SDB) 睡眠呼吸障害［医学］.
s. disturbance 睡眠障害［医学］.
s. drunkenness 睡眠酩酊（弁別はないが大言暴行をする），= somnolentia.
s. epilepsy 睡眠てんかん，= narcolepsy.
s. movement 睡眠運動（昼眠運動）.
s. myoclonus 睡眠時ミオクローヌス［医学］.
s.-onset rapid eye movement period (SOREMP) 入眠時 REM（レム）期.
s. paralysis 睡眠麻痺.
s. pattern disturbance 睡眠パターンの障害.
s. phase delay syndrome 睡眠相後退症候群.
s. promoting drug 睡眠薬［医学］.
s.-related breathing disorders (SRBD) 睡眠関連呼吸障害群.
s.-related headache 睡眠時頭痛.
s.-related hypoventilation 睡眠関連低換気.
s. spindle 睡眠紡錘波［医学］.
s. splint スリープスプリント（下顎を前方にし咽頭腔の開大のためのマウスピース様装置）.
s. stage 睡眠相［医学］.
s. substance 睡眠物質（脳内の疲労物質と考えられている. 神経ペプチド類，ヌクレオシド類，サイトカイン，プロスタグランジン類などがあげられている）.
s. talking 寝言［医学］，= somniloquence.
s. terror disorders 夜驚症［医学］.
s. therapy 睡眠療法［医学］.
s. walking 夢遊〔症〕［医学］，夢中遊行，= somnambulism.
sleep·i·ness ［slí:pinis］ 眠気［医学］.
s. scale 眠気尺度（日中の眠気を評価する方法. スタンフォード眠気評価尺度（SSS）やエップワース眠気評価尺度（ESS）などがある）.
sleep·ing ［slí:piŋ］ 睡眠〔用〕の，睡眠［医学］，休止.
s. cell 休眠細胞［医学］.
s. disease 睡眠病（アフリカ大陸の風土病），= African trypanosomiasis, African sleeping sickness. → trypanosomiasis.
s. disorder 睡眠病.
s. habit 睡眠癖［医学］.
s. pills 睡眠薬，睡眠丸薬，= hypnotics.
s. sickness 睡眠病［医学］（流行性脳炎，トリパノソーマ症）.
sleep·less·ness ［slí:plesnis］ 不眠［医学］，= insomnia.
sleepy baby スリーピーベビー（母胎の抗精神薬，抗痙攣薬，無痛分娩や帝王切開時の麻酔薬の影響で分娩後の啼泣が消失あるいは減弱し，その後しばらく睡眠状態にある新生児）.
sleeve graft 袖状移植（損傷神経の遠位部を袖状につくり，それを延長して近位部に縫合すること）.
sleeve lobectomy 管状肺葉切除〔術〕［医学］，スリーブ肺葉切除術.
sleeve resection 環（管，袖，筒）状切除［医学］.
sleeve resection with reanastomosis 再吻合を伴う管状切除［医学］.
sleeve sensor スリーブセンサー［医学］.
slender lobe 細長葉（小脳半球下面にある5葉のうちの第4葉）.
slice ［sláis］ 切片［医学］，薄片（切片 section と同義に用いられることもあるが，主としてやや厚みのある新鮮組織片をいう）.
s. phantom 体軸断面ファントム［医学］.
slide ［sláid］ ① 載せガラス（顕微鏡標本をつくるための），= slide glass. ② スライド.
s. agglutination ためし凝集反応，スライド凝集反応［医学］（標準抗血清をスライドグラス等に少量載せ，調べようとする菌や血液などを少量混ぜ凝集の有無を肉眼で観察し，菌の血清学的種類，型，血液型を判定できる迅速簡便な凝集反応）.
s. cell culture スライドガラス培養，スライド細胞培養［医学］.

S

s. culture スライド培養〔医学〕.
s. flocculation test スライドフロキュレーション試験.
s. glass スライドガラス.
s. rheostat すべり型可変抵抗器，摺動抵抗器，すべり抵抗器.
s. rule 計算尺〔医学〕(乗，除，べき，根などの複雑な計算を簡単に求められる物指型の器具で，対数計算を尺度によって行うように工夫したもの).
s. test 載せガラス試験.
s. wire スライド線.
slid·ing [sláidiŋ] 滑脱〔医学〕，すべり出る.
s. abrasion 擦過性表皮剝脱〔医学〕.
s. arthrodesis 骨片移動関節固定〔術〕，骨片スライド関節固定〔術〕.
s. esophageal hiatal hernia 滑脱型(性)食道裂孔ヘルニア〔医学〕.
s. filaments theory 滑走説〔医学〕，= sliding theory.
s. flap すべり皮弁〔医学〕，滑動皮〔膚〕弁.
s. growth すべり成長.
s. hernia 滑脱ヘルニア〔医学〕，滑出ヘルニア(腹膜が脱腸の内容とともにヘルニア囊内に滑脱するもの)，= slip hernia，slipped h.，extrasaccular h.，parasaccular h..
s. hiatal hernia 滑出(脱)裂孔〔性〕ヘルニア(食道裂孔を通して腹腔内食道および胃噴門部が胸腔内に滑脱したもの).
s. inlay graft 移植埋め込み移植，移動埋め込み移植.
s. lock 移動性接合部.
slight [sláit] 軽い〔医学〕.
s. fever 微熱〔医学〕(平常体温より少し高い熱).
s. wound 軽傷〔医学〕.
slightly acid 弱酸性〔医学〕(pH3.5〜5.0).
slightly acidic 弱酸性〔医学〕.
slightly alkaline 弱アルカリ性〔医学〕(pH9.0〜11.0).
slightly soluble 僅かに溶ける〔医学〕.
slime [sláim] ① 粘液〔医学〕. ② 沈泥. ③ カタツムリ. 形 slimy.
s. bacteria 粘性細菌，粘液菌〔医学〕.
s. ball 粘球.
s. bath 軟泥浴.
s. fever 沼地熱〔医学〕，泥熱〔医学〕，= swamp fever，leptospiral jaundice.
s. fungus 粘菌類，= *Mycetozoa*.
s. layer 粘液層.
s.-molds 粘菌類，= slime fungus，slime-mould.
sli·mi·cide [sláimisaid] 〔混入用〕殺カビ薬，殺真菌薬〔医学〕.
slimy [sláimi] 粘滑性.
sling [slíŋ] ① 三角布，吊り紐〔医学〕. ② 振り回し，はじき出し. ③ 係蹄〔医学〕，スリング〔医学〕.
s. and swathe 三角布包帯(上腕骨上端部骨折に対する包帯で，三角布で下腕を90° に保ち，包帯は肩から肘にかけて身体と腕を巡る).
s. movement はじき出し運動.
s. operation 吊上げ術〔医学〕.
s. psychrometer 振り回し湿度計.
slip [slíp] 滑脱する，滑る.
s. hernia 滑脱ヘルニア〔医学〕.
s. joint スリップ・ジョイント〔医学〕.
s. meniscus 滑脱半月(膝関節半月が転位したこと).
slip·page [slípiʤ] スリッページ〔医学〕.
s. model スリッページモデル(繰り返し配列をする DNA の複製時に何らかの原因により二本鎖が解離して誤った対合を起こし，ループ状の領域を形成した後複製が再スタートし，繰り返し配列数に変化をきたすという説).
slipped capital femoral epiphysis 大腿骨頭すべり症〔医学〕(大腿骨頭が骨端線で離開して内反変形を生ずる疾患．男子に好発し，両側に発生しやすい)，= epiphyseolysis capitis femoris.
slipped disc 椎間板ヘルニア.
slipped epiphysis 骨端すべり症〔医学〕，大腿骨頭すべり症.
slipped hernia 滑脱ヘルニア〔医学〕.
slipped shoulder すべり肩(肩甲脱臼).
slipped tendon 飛節症(ウマ，ニワトリの)，= perosis.
slipped tendon disease 脚弱症.
slipper animalcule ゾウリムシ，= paramecium.
slippery elm bark ニレ樹皮.
slipping patella 転位膝蓋骨.
slipping rib すべり肋骨(下位肋骨が過度に動くこと).
slipping rib cartilage 亜脱臼肋軟骨.
SLIT sublingual immunotherapy 舌下免疫療法の略.
slit [slít] 細隙〔医学〕，きれめ.
s. collimator 細隙コリメータ〔医学〕.
s. image 細隙像〔医学〕.
s. image method 細隙結像法〔医学〕.
s. lamp 細隙灯〔医学〕.
s. lamp microscope 細隙〔灯〕顕微鏡〔医学〕(角膜顕微鏡とともに細隙灯を用い，角膜後面の内皮細胞を観察するためのもの).
s. lamp microscopy 細隙〔灯〕顕微鏡検査〔法〕〔医学〕.
s. membrane 細隙(スリット)膜〔医学〕.
s. pore 細隙(スリット)孔〔医学〕.
s. source 細隙線源〔医学〕.
sliver bone graft 薄けずり骨片移植.
SL/Ni mouse SL / Ni マウス(日本で開発された血管炎自然発症マウス．ヒトの結節性動脈周囲炎のモデル動物).
SLO ① scanning laser ophthalmoscope 走査レーザー検眼鏡の略. ② second look operation セカンドルックオペレーションの略. ③ streptolysin O ストレプトリジン O の略.
slob·ber·ing [slábəriŋ] 流ぜん(涎).
sloe [slóu] = *Prunus spinulosa*，blackthorn.
slope [sloup] スロープ，斜面，斜台.
s. factor 強まり方要素，傾きの要素(電気刺激における).
sloth [slóuθ] ナマケモノ［樹懶］属(貧歯目 *Edentata* の一属).
slough [slʌ́f] 痂皮〔医学〕(切傷または潰瘍において組織から分離する壊死塊).
slough·ing [slʌ́fiŋ] 痂皮形成.
s. phaged(a)ena 壊疽.
s. ulcer 侵食性潰瘍，= phagedenic ulcer.
slow [slóu] 遅い.
s.-acting antirheumatic 遅効性抗リウマチ薬〔医学〕.
s. combustion 緩慢燃焼〔医学〕.
s. component 緩徐方向(眼振の).
s. component of nystagmus 眼球振とうの緩速成分.
s. development 緩速現像〔医学〕.
s. digitalization 緩徐ジギタリス化〔医学〕.
s. epinephrine 油溶エピネフリン(吸収緩慢の目的でラッカセイ［落花生］油に溶かしたもの).
s. eye movement 緩徐眼球運動〔医学〕.
s. fetal growth 胎児発育遅延〔医学〕.
s. fever 遅延熱(慢性稽留熱).

s. fiber 緩徐線維〔医学〕, 遅い線維〔医学〕.
s. fiber muscle 遅筋〔医学〕, = slow muscle.
s. filtration 緩速濾過法〔医学〕(浄水法の一つ).
s. flow channel 緩慢血行路〔医学〕.
s. freezing 緩慢凍結〔医学〕.
s. grower 遅発育菌. ↔ rapid grower.
s. growing 低成長, 遅生育, 晩生.
s. inactivator 緩徐不活化薬.
s. induction 緩徐導入〔医学〕.
s. infection 遅発性感染症.
s. inward current 時間経過の遅い内向き電流 (Ca^{2+} が細胞内に緩徐に流入する際に起こる電流).
s. kinetic drug 遅動態薬〔医学〕.
s. learner 学習遅進者〔医学〕.
s. muscle 緩徐筋〔医学〕.
s. muscle fiber 緩徐筋線維〔医学〕.
s. neutron 遅中性子〔医学〕, 遅い中性子(微力な).
s. pain 鈍痛〔医学〕.
s. phase of nystagmus 眼振緩徐相〔医学〕.
s. posterior waves of youth 若年者後頭部徐波〔医学〕.
s. potential 緩徐電位〔医学〕, 緩慢電位.
s. pulse 遅脈〔医学〕.
s.-reacting substance (SRS) 遅〔延〕反応性物質(アナフィラキシー反応でヒスタミンなどの化学物質に対して, 遅れて発現する化学物質).
s.-reacting substance of allergy 遅反応〔性〕アレルギー物質〔医学〕.
s.-reacting substance of anaphylaxis (SRS-A) 遅反応性アナフィラキシー物質〔医学〕, 遅延反応性物質アナフィラキシー(アナフィラキシー反応における遅延反応性物質. 活性化したマスト細胞が新たに形成する化学伝達物質でロイコトリエンの混合物).
s. reactive substance of allergy アレルギー遅反応性物質〔医学〕.
s. respiration 徐呼吸〔医学〕.
s. sand filter 砂れき(礫)濾水器.
s. spike and wave complex 緩徐性棘徐波複合〔医学〕.
s. thinking 思考緩徐〔医学〕.
s. twitch fiber 遅筋線維〔医学〕.
s. vertex response スロー・ベルテックス反応〔医学〕, 遅頂点反応〔医学〕.
s. virus スローウイルス〔医学〕(Sigurdsson が1954年に提唱した概念で, 遅発性ウイルス感染症と病因学的に関連するウイルス).
s. virus disease 遅発〔型〕ウイルス病.
s. virus infection (SVI) 遅発性ウイルス感染症〔医学〕, スローウイルス感染症〔医学〕, = slow virus disease.
s. wave 徐波〔医学〕(脳波の記載に用いられる).
s. wave sleep 徐波睡眠〔医学〕.
slow·ing [slóuiŋ] 緩慢化〔医学〕, 徐波化〔医学〕, 徐脈化〔医学〕.
slowly progressive insulin dependent diabetes mellitus (SPIDDM) 緩徐進行型インスリン依存型糖尿病, = slowly progressive IDDM, slow onset IDDM.
slows [slóuz] 乳病, = trembles.
SLP sacrolaeva posterior 胎児の第1後方骨盤位の略.
Slp protein 性連鎖タンパク質(マウスの第17番染色体上にあり, 主要組織適合性抗原を支配しているH-2 遺伝子座のなかの, S領域中に存在する Slp遺伝子座によって支配されているタンパク質), = sex-linked protein.
SLS ① sodium lauryl sulfate ラウリル硫酸ナトリウムの略. ② streptolysin S ストレプトリジンS, Sレンサ球菌溶血素の略.
SLT ① sacrolaeva transversa 胎児の第1骨盤横定位の略. ② Shiga-like toxin 志賀類似毒素の略.
Sluder, Greenfield [slú:dər] スルーダー(1865-1928, アメリカの咽頭科医).
S. method スルーダー法(スルーダー係蹄を利用する扁桃腺切除術), = Sluder operation.
S. neuralgia スルーダー神経痛(蝶形骨口蓋神経節神経痛症候群), = Sluder syndrome, sphenopalatine neuralgia.
S. snare スルーダー係蹄(柄に備えられているねじを回転すると他端にある針金係蹄が締まって, 扁桃腺が完全に切除される器械), = Sluder tonsillotome.
S. syndrome スルーダー症候群.
sludge [slʌ́ʤ] スラッジ(汚泥)(下水にたまる泥, 鉱泥), = sewage deposit.
s. age スラッジ日齢.
s. blanket スラッジブランケット.
s. bulking スラッジバルキング.
s. cake スラッジケーキ.
s. chamber 発酵室(Imhoff 槽の下室).
s. density index スラッジ濃度指数.
s. deposit スラッジたい(堆)積物.
s. dewatering スラッジ脱水.
s. digestion スラッジ消化.
s. disposal スラッジ処理.
s. drying スラッジ乾燥.
s. excess 過剰汚泥.
s. filtration スラッジ濾過.
s. gas スラッジガス.
s. process 汚泥法.
s. seeding スラッジ種づけ.
s. treatment スラッジ処理.
s. utilization スラッジ〔の〕利用.
s. volume index スラッジ容量指数.
sludged blood 血泥, 泥〔状〕血〔医学〕(毛細血管内で血球が泥状に凝集して, 循環の停滞する状態), = blood sludge.
slud·ging [slʌ́ʤiŋ] 血球凝集〔医学〕.
s. of blood cell 血球凝集形成〔医学〕, 泥状血〔現象〕(1852年 Coccius により初めて注目された現象で, 1947年 Knisely らは生体の組織を直接顕微鏡的に観察したとき発見した. ある種の疾患においては毛細血管内壁に凝集した赤血球が付着して, 細動脈の循環が停滞する現象), = blood sludge, sludged blood.
slug [slʌ́g] ナメクジ〔蛞蝓〕(腹足類の一種).
slugging method スラッグ法〔医学〕.
sluggish layer 緩慢層(血管壁に沿って緩慢に流動する白血球層).
sluggish muscle 遅筋〔医学〕.
slug·gish·ness [slʌ́giʃnis] 不活発〔医学〕.
slumber cell 休眠細胞〔医学〕.
slump [slʌ́mp] 不調〔医学〕, 不振〔医学〕, スランプ〔医学〕.
slurred speech 不明瞭言語〔医学〕(急いでまたは不注意に音節, 単語などを不明瞭に発音した言語), = clipped speech.
slur·ring [slə́:riŋ] 早口(不明瞭な言い方).
s. speech 言語蹉跌(語呂蹉跌).
slur·ry [slə́:ri] スラリー〔医学〕(液体中に固体が懸濁しているもの).
slush bath 水掛け沐浴(淹水浴の一種).
slush·ing [slʌ́ʃiŋ] 〔ふり〕流し込み〔医学〕.
Sly syndrome スライ症候群(ムコ多糖症Ⅶ型).
Slye, Maud [slái] スライ(1879-1954, アメリカの病理学者(女性). 1928年以来癌の遺伝に関する研究で有名な学者で, マウスの選択的繁殖により癌に対する抵抗性および感受性の増強について研究した).

slyke (sl) ［sláik］ スライク（液体の酸塩基適定曲線の傾斜である緩衝価の単位）.
SM ①streptomycin ストレプトマイシンの略. ②systolic murmur 収縮期雑音の略.
Sm samarium サマリウムの元素記号.
Sm antigen Sm 抗原（抗 Sm 抗体の対応抗原. RNase 抵抗性抗 ENA 抗体の抗原と同じもの. メッセンジャー RNA のスプライシングに関与する U1, U2, U4, U5, U6 リボ核タンパク質に共通の B′/B および D タンパク質が相当する）.
SMA ① scientific milk adaptation 科学的牛乳適応の略（乳糖, タンパク質, 脂肪を含む）. ② smooth muscle antibody 平滑筋抗体の略. ③ spinal muscular atrophy 脊髄性筋萎縮〔症〕の略.
small ［smɔ́:l］ 小さい, 小型の.
s. airway 小気道［医学］.
s. airway disease 末梢気道病変.
s. and hard feces 兎糞状便.
s. arteries 小動脈.
s. blister 小嚢［医学］.
s. bowel transplantation 小腸移植［医学］（患者自身の小腸をほかの部位に移植する自家移植と, 他人の小腸を移植する同種移植の 2 種類がある）.
s. caliber vascular substitutes 小口径代用（人工）血管［医学］.
s. calorie 小カロリー（大カロリーに対する語で cal と略, 大カロリーの 1/1,000）, = small calory.
s. calory = small calorie.
s. canal of chorda tympani 鼓索神経小管.
s. cardiac vein ［TA］小心〔臓〕静脈, = vena cardiaca parva ［L/TA］, vena cordis parva ［L/TA］.
s. cell 小細胞, = oat cell.
s. cell carcinoma 小細胞癌［医学］.
s. cell sarcoma 小細胞骨肉腫.
s. cleaved cell 小〔型〕切れ込み核細胞.
s. cystic degeneration 〔卵巣〕小嚢胞変性.
s. cystoma 小嚢胞腫［医学］.
s.-drop reaction 小滴反応, = miostagmin reaction.
s. fiber 細〔い〕線維［医学］.
s. fiber junctional potential 細〔い〕線維接合部電位［医学］.
s. fontanel(le) 小泉門, = occipital fontanel(le).
s.-for-date (SFD) 不当軽量児.
s.-for-date infant 発育遅延児［医学］, 不当軽量児, = small-for-gestational age infant.
s.-for-gestational age (SGA) 不当軽量児, 発育不全児.
s.-for-gestational age infant 不当軽量児, = small-for-date infant.
s. fusiform nerve cell 小紡錘〔神経〕細胞［医学］.
s. granule vesicle (SGV) 小顆粒〔分泌〕小胞（交感神経末梢の）.
s. increment sensitivity index 少加重感受性指数.
s. interfering RNA (siRNA) （遺伝情報発現の制御（RNA interference）に用いられる二本鎖 RNA 断片）.
s. intestinal endoscopy 小腸鏡［医学］.
s. intestine ［TA］小 腸, = intestinum tenue ［L/TA］.
s. intestine biopsy 小腸生検［医学］.
s. kidney 発育不全腎（低形成腎, 異形成腎など）.
s. left colon syndrome 細左結腸症候群［医学］.
s.-lunged emphysema 萎縮性気腫.
s. lymphocyte 小リンパ球［医学］, = microlymphocyte.
s. nuclear RNA (snRNA) 核内低分子 RNA（真核細胞核内に存在する比較的低分子の RNA）.
s. omphalocele hernia 小臍帯ヘルニア［医学］.
s. opening 小孔［医学］.
s. part 小部分［医学］.
s. pelvis 小骨盤［医学］（分界線の下方にある骨盤の部分）, = pelvis minor.
s. penis 〔短〕小陰茎［医学］.
s. pill 小丸薬, = granule, parvule, pellet, pillet, pillule.
s. pulse 小脈［医学］.
s. pustular syphiloderm(a) 小膿疱性梅毒疹.
s. pyramidal nerve cell 小錐体神経細胞［医学］.
s. red kidney 小赤〔色〕腎, = nephrosclerosis.
s. ring compound 小環状化合物［医学］.
s. round-cell sarcoma 小円形細胞肉腫［医学］.
s. round-structured virus (SRSV) 小型球形ウイルス（カリシウイルスをはじめ, 形態が近似した食中毒の原因ウイルスの一群を指し, 貝類などから感染し急性胃腸炎などを起こす）.
s. saphenous vein ［TA］小伏在静脈, = vena saphena parva ［L/TA］.
s. source radiation of cobalt コバルト小線源照射［医学］.
s. triangular space 小三角窩（肩の三角窩の内側にあって, 肩甲回旋動・静脈が通る部分）.
s. tympanic cavity 小鼓室［医学］.
s. uni-lamellar vesicle （リポソームのうち, 直径 250～500nm で単一のラメラ層のもの）.
s. vein 小静脈［医学］, 細静脈［医学］.
s. white kidney 小白〔色〕腎（間質性腎臓の結果）.
smaller muscle of helix 小耳輪筋［医学］.
smaller pectoral muscle 小胸筋［医学］.
smaller posterior rectus muscle of head 小後頭直筋.
smaller psoas muscle 小腰筋［医学］.
smallest cardiac veins ［TA］① 最小心〔臓〕静脈, = venae cardiacae minimae ［L/TA］, venae cordis minimae ［L/TA］. ② 細小心〔臓〕静脈.
smallest scalene muscle 最小斜角筋［医学］.
smallest splanchnic nerve 最下内臓神経.
small·pox ［smɔ́:lpɑks］ 痘瘡, 天然痘, 疱（ほう）瘡（痘瘡ウイルスによる急性伝染病で, 発熱, 全身に発疹をきたす. かつてインド, 東南アジア, アフリカ, 南アメリカに数万の患者発生をみたが, WHO では 1958年に根絶計画を開始, 1967年以降防疫強化の結果, 1980年全世界痘瘡根絶を宣言するに至った. しかしバイオテロなどの危険から2003年改正感染症法で一類感染症に分類されている）, = variola.
s. pustule 痘瘡膿疱［医学］.
s. vaccination 種痘〔法〕［医学］.
s. vaccine 痘瘡ワクチン（痘瘡に対する生ワクチン. ワクシニア（牛痘）を接種したウシ皮膚またはニワトリ胚膜からつくられる）.
s. vaccine handler's lung 痘苗肺［医学］.
s. virus 痘瘡ウイルス（ポックスウイルス科のウイルスで, 痘瘡の原因となる）, = *Variola virus*.
smart·ing ［smɑ́:tiŋ］ うず（疼）き［医学］.
smart·weed ［smɑ́:twi:d］ タデ（タデ科植物 *Polygonum*）.
SMBG self monitored blood glucose 血糖自己測定の略.
SME severe myoclonic epilepsy 重症ミオクロニーてんかんの略.
smear ［smíər］ 塗抹〔標本〕［医学］.
s. culture 塗抹培養［医学］, 塗布培養.
s. index (SMI) 腟スミア指数［医学］, 腟脂膏指数［医学］, スミアインデックス（腟スミアによって生体内のホルモンの消長を評価するために用いる指数）.
s. method 塗抹法.

S

s. preparation 塗抹標本〔医学〕.
s. test 塗抹標本試験，= Papanicolaou test.
smeg·ma [smégmə] 恥垢〔医学〕，垢脂，スメグマ(外陰部の湿った部位に集まった悪臭を有する上皮細胞と皮脂). 形 smegmatic.
s. bacillus 恥垢菌〔医学〕，= *Mycobacterium smegmatis*.
s. clitoridis 陰核垢脂.
s. embryonum 胎脂，= vernix caseosa.
s. of clitoris 陰核垢〔医学〕.
s. praeputii 包皮垢脂.
smeg·ma·lith [smégməliθ] = smegmolith.
smeg·mo·lith [smégməliθ] 恥垢石，包皮石，= preputial calculus, smegmalith.
smell [smél] ① 嗅覚. ② 香気. ③ 臭い.
s. brain 嗅脳，= rhinencephalon.
s. cell 嗅細胞，臭細胞(鼻腔内の嗅上皮中にあり，におい物質を受け取り嗅覚を受容する細胞).
s. disorder 嗅覚障害(嗅覚過敏，嗅覚低下，脱失，嗅幻覚，異臭症などに分類される).
s. disturbance 嗅覚障害(不全)〔症〕〔医学〕.
s. hexahedron 嗅覚六面体，におい六面体〔医学〕.
s. prism 嗅覚プリズム〔医学〕.
Smellie, William [sméli] スメリー(1697–1763, イギリスの産科医).
S. forceps スメリー鉗子(錠と曲叉とを備えたもの).
S. method スメリー法(胎児を医師の前腕に載せたまま後続児頭を娩出させる方法).
S. scissors スメリー鋏子(砕頭術に用いる穿頭鋏).
smelling salt 気付け剤〔医学〕，嗅塩，嗅薬(炭酸アンモニア水に香料を添加した気付け薬).
smelter's fever 製錬工熱.
SMI ① silent myocardial infarction 無症候性心筋梗塞の略. ② silent myocardial ischemia 無症候性心筋虚血の略. ③ simplified menopause index 簡易更年期指数の略. ④ smear index 腟スミア指数の略.
smi·la·cin [smáiləsin] スミラシン $C_{18}H_{36}O_6$ (サルサパリラから得られる毒性配糖体)，= parillin.
Smilacina racemosa (北アメリカ産偽甘松)，= false spikenard.
Smi·lax [smáilæks] サルトリイバラ属(熱帯アメリカ産のものの根茎はサルサパリラとして知られ，東洋産のサルトリイバラ *S. china* は china root と称してサルサパリラの代用に用いられる).
smilax rhizome サンキライ［山帰来］(*Smilax* 属植物の塊茎. 解毒薬).
Smith, David W. [smíθ] スミス(1926–1981, アメリカの小児科医).
S.–Lemli–Opitz syndrome スミス・レムリ・オピッツ症候群〔医学〕(小頭，知能障害，低血圧，男性外性器低形成，合趾症などを呈する. 常染色体性劣性遺伝).
Smith–Dietrich stain [smíθ dí:trix stéin] スミス・デートリッヒ染色(類脂体の染色法で，重クロム酸カリ液中で媒染した後 Kultschitzky ヘマトキシリンで染めると，類脂体顆粒は暗青色を呈する).
Smith, Eustace [smíθ] スミス(1835–1914, イギリスの医師).
S. disease スミス病(粘液性結腸炎).
S. sign スミス徴候(気管支リンパ腺腫大例の聴診所見).
Smith, Hamilton Othanel [smíθ] スミス(1931年，アメリカ・ニューヨーク生まれの分子生物学者. 制限酵素の発見と分子遺伝学への応用により，D. Nathans および W. Arber とともに1978年度ノーベル医学・生理学賞を受けた).
Smith, Henry [smíθ] スミス(1862–1948, インドに駐在したイギリスの外科医).
S.–Indian operation スミス・インド式手術.
S. operation スミス手術(1900年頃未熟の白内障を被膜内から切除する手術で有名).
Smith, John Blackburn [smíθ] スミス(1865–1928, イギリスの外科医).
Smith method [smíθ méθəd] スミス法(喀痰中肺炎菌染色法で，アリニリンゲンチアナ液で徐々に蒸気が出るまで加温して水洗，30 秒間 Gram ヨード液で染め，純アルコール，次いでエーテルで脱水後，エオジン飽和水溶液で 1～2 分間後染色し，脱水する. W. H. Smith).
Smith, Michael [smíθ] スミス(1932–2000, スコットランド生まれのカナダの生化学者. 1993年 DNA の位置特異的突然変異誘発法の開発によりノーベル化学賞受賞).
Smith, Nathan [smíθ] スミス(1762–1829, アメリカの外科医. 1824年発疹チフス，1822年卵巣切除，1827年骨髄などの記載を発表し，膝関節切断において大きな後皮膚弁と，小さな前皮膚弁とを利用する方法はスミス手術 Smith operation と呼ばれている).
Smith–Pitfield stain [smíθ pítfi:ld stéin] スミス・ピットフィールド染色法(鞭毛染色法で，まず媒染剤としてアンモニアミョウバンの飽和液と昇汞飽和液とを混合したものに，同量の10%タンニン酸液と半量の5%カルボルフクシン液とを加えてつくり，媒染後ゲンチアナバイオレット飽和アルコール溶液 1 容とアンモニアミョウバン飽和液 10 容からなる染色液で処理する)，= Smith–Pitfield method.
Smith, Richard Root [smíθ] スミス(1869–1940, アメリカの外科医).
S. incision スミス切開法(乳腺の根治切除後の縫合法で，2 つの皮膚弁を利用し，広大な皮膚域を新位置に動かして欠損部を閉鎖する).
Smith, Robert William [smíθ] スミス(1807–1873, アイルランドの外科医).
S. dislocation スミス脱臼(中足骨と内側楔状骨とを後上方に転位させること).
S. fracture スミス骨折(関節面付近の橈骨下端骨折で，下分節が前方に転位したもので，逆コリース骨折とも呼ばれる)，= reverse Colles fracture.
Smith, Theobald [smíθ] スミス(1859–1934, アメリカの病理学者. 1884年，死滅ウイルスは生存ウイルスに対して免疫を与え得ることを D. E. Salmon との共同研究で，また1893年に Texas 家畜熱の寄生虫はダニにより伝播されることを証明した. 1898年ヒト型とウシ型の結核菌を鑑別した).
S. phenomenon テオバルドスミス現象(特異性異種タンパクに対する感作は，それを接種することにより起こる)，= anaphylaxis.
Smith, Thomas [smíθ] スミス(1833–1909, イギリスの病理学者. 1865年に頭蓋骨下垂体性黄色腫の 1 症例を報告したが，その後この疾患は Hand–Schüller–Christian disease として知られるに至った).
Smith, Walter George [smíθ] スミス(1844–1932, アイルランドの医師).
Smith, William R. [smíθ] スミス(アメリカの医師).
S.–Riley syndrome スミス・ライリー症候群.
Smith–Petersen, Marius Nygaard [smíθ pí:tə:sən] スミス・ピーターセン(1886–1953, アメリカの整形外科医).
S.–P. incision スミス・ピーターセン切開(1917年の考案で，関節上骨膜下式の股関節切開法).
S.–P. nail スミス・ピーターセン釘(大腿骨頸の被膜内骨折に用いる凸縁のある釘).
Smithies, Oliver スミシーズ(1925生，スミティー

S

ズとも記載．イギリス生まれのアメリカの遺伝学者．ジーンターゲティングの手法を開発した．ES細胞によるマウスの特定遺伝子改変の原理を発見した業績により，Capecchi，Evansとともに2007年度ノーベル医学・生理学賞を受けた）．

smith's spasm ［smíθz spǽzəm］ 鍛冶工痙攣，鍛冶工攣縮，= hephestic hemiplegia.

smith·o·nite ［smíθənait］ 菱亜鉛鉱 $ZnCO_3FeMn$，= zinc spar.

Smithsonian In·sti·tu·tion ［smiθóuniən institjú:ʃən］ スミソニアン協会（アメリカの National Academy of Sciences に属し，1849年イギリスの J. Smithson の遺志により建設され，独創的研究と出版，国際交流による知識の普及とを目的とし，多数の特殊文化部門に分かれた組織をもっている）．

smog ［smáɡ］ 煙霧，スモッグ．

smoke ［smóuk］ ばい（煤）煙［医学］，煙，煙幕．

s. chart リンゲルマン比色図表（国際的に用いられている煤煙濃度比色法）．

s. concentration ばい（煤）煙濃度［医学］．

s. control ばい（煤）煙規制［医学］．

s. damage 煙害［医学］．

s. dispersion 煙の拡散［医学］．

s. emission standard ばい（煤）煙排出基準［医学］．

s. house 燻煙室［医学］．

s. indicator ばい（煤）煙濃度計［医学］．

s. point 〔発〕煙点［医学］．

s. prevention ばい（煤）煙防止［医学］．

s. screen 煙幕．

s. stains 煤輪，= blackening due to smoke.

s. treatment ばい（煤）煙処理［医学］．

smoked meat 燻製肉［医学］．

smoked paper すす紙［医学］，煤煙紙（諸種の運動または振動をてこの先端より曲線として記録するために用いられる）．

smokeless fuel 無煙燃料［医学］．

smokeless powder 無煙火薬［医学］．

smok·er ［smóukər］ 喫煙者［医学］．

s.'s cancer 喫煙者癌（口唇にみられる扁平上皮癌）．

s.'s patch 喫煙者斑点［医学］．

s.'s tongue 喫煙者舌［医学］，白斑舌（喫煙者の舌にみられる）．

smok·ing ［smóukiŋ］ ①喫煙．②薫煙，燻製．

s. agent 燻煙剤［医学］．

s. cessation 禁煙．

s. cessation aid 禁煙補助薬（ニコチン製剤．禁煙のためのニコチン置換療法に用いる）．

s. cessation therapy 禁煙治療（ニコチンガム，ニコチンテープ，ニコチンパッチなどを用いる）．

s. index 喫煙指数．→Brinkman index (BI).

smoldering acute leukemia くすぶり型急性白血病．

smoldering leukemia くすぶり型白血病（非定型的白血病）．

smoldering multiple myeloma くすぶり型多発性骨髄腫（非定型骨髄腫の一型で高齢者に多く，診断後も当面治療を必要としない場合が多い）．

SMO site management organization 治療実施施設管理機関の略．

SMON subacute myelo-optico-neuropathy 亜急性脊髄視神経症の略（スモン）．

smooth ［smú:θ］ 平滑な．名 smoothing.

s. caries 平滑面う（齲）蝕［医学］．

s. chorion 平滑絨毛膜，= chorion laeve.

s. colony (S colony) 滑面集落，スムーズコロニー［医学］，S型コロニー．

s. diet 軟食［医学］，無刺激食［医学］．

s. inner surface material 平滑内表面材料［医学］．

s. muscle 平滑筋，= plain muscle.

s. muscle antibody 平滑筋抗体［医学］．

s. muscle fiber 平滑筋線維［医学］．

s. muscle relaxants 平滑筋弛緩薬．

s. muscle tissue 平滑筋組織．

s. pursuit movement 円滑追跡運動，滑動性追跡運動．

s. pursuit eye movement 円滑追跡（滑動性追従）眼球運動［医学］．

s.-rough variation スムーズ・ラフ変異［医学］，S-R 変異［医学］．

s. strain エス株（集落が平滑な表面を呈する細菌培養の解離現象で，病毒性の高いもの），= S strain.

s. surface caries 平滑面う（齲）蝕．

s.-surfaced endoplasmic reticulum (SER) 滑面小胞体［医学］（リボソームをもたない）．

s.-surfaced microsome 滑面小胞体［医学］，滑面顆粒体［医学］．

s. test 平滑検定．

s. type of colony 平滑型集落（S型集落）．

smooth·ing ［smú:ðiŋ］ 平滑化［医学］．

smooth·ness ［smú:ðnis］ 平滑度［医学］．

smoth·er·ing ［smʌ́ðəriŋ］ 鼻口閉塞［医学］，= obstruction of mouse and nose.

SMR ① somnolent metabolic rate 睡眠代謝率の略．② standardized mortality ratio 標準化死亡比の略．

smudge cell 破損血球［医学］（血液塗抹標本でみられる破損血球）．

smudg·ing ［smʌ́dʒiŋ］ 子音脱落［医学］（言いにくい子音を脱落する談話困難症），= scamping speech.

smut ［smʌ́t］ ①すす．②しみ．③黒穂病（ムギ，ライムギなどの真菌性疾患）．

s. spore 黒穂胞子．

Smyrna gall スミルナ五倍子，= nutgall.

SN ① secundum naturum 自然のままにの略．② sentinel node センチネルリンパ節の略．

S-N line S-N 線．

Sn tin スズの元素記号．

S-N-A angle エスエヌエー角，= sella-nasion-subspinale (or point A).

snag tooth ［snǽɡ tú:θ］ 出歯，反歯．

snail ［snéil］ カタツムリ［蝸牛］（吸虫の媒介者として重要な無脊椎動物）．

s. fever 巻貝熱．

s. track degeneration スネイルトラック変性，蝸牛跡変性．

snake ［snéik］ ヘビ［蛇］，= *Serpentes*.

s. bite ヘビ咬傷．

s. bite kit ヘビ咬傷キット．

s. poisons ヘビ毒．

s. venom ヘビ毒，蛇毒［医学］（血液素，血球凝集素，神経毒，血球毒，内皮細胞毒などを含有する毒液で，止血剤として用いられることがある）．

snake·root ［snéikrù:t］ 蛇根［医学］（根がヘビの咬傷に有効といわれる植物の俗称）．

snap ［snǽp］ ①弾撥雑音（ある種の心臓病で聴取される短く鋭い音），= opening snap. ②弾撥音（指を伸張するか，急に折ると腱の作用によって発する）．

s. finger 引き金指，= trigger finger.

s. impression スナップ印象，概形印象［医学］，= preliminary impression.

snapping finger 弾発指，バネ指．

snapping hip 弾発股［医学］，= Perrin-Ferraton disease.

snapping knee 弾発膝［医学］（半月状軟骨の外側にある異常により，膝関節が運動するとき滑脱するか，あるいは正常位に復帰するときに弾発するもの）．

snapping reflex スナッピング反射．

snapping scapula 弾発肩甲骨.
snapping shoulder 弾発肩，ばね肩.
snapping turtle スッポン.
snapshot life table 同時生命表［医学］.
snare ［snέər］ わなループ［医学］，係蹄［医学］，スネア（針金の環を引き締めて，扁桃腺またはポリープのような茎状組織塊を切断するために用いる器械）.
s. polypectomy わなポリープ切除［医学］.
S-N-B angle エスエヌビー角，= sella-nasion-supramentale (or point B).
SND striatonigral degeneration 線条体黒質変性症の略.
SNE subacute necrotizing encephalomyelopathy 亜急性壊死性脳脊髄症（障害），亜急性壊死性エンセファロパシー（脳障害，脳症）の略.
sneak-in ［sní:k ín］ 忍込み.
Sneddon, Ian Bruce ［snédən］ スネドン（1915-1987，イギリスの皮膚科医）.
S. syndrome スネドン症候群.
S.-Wilkinson disease スネドン・ウィルキンソン病，= subcorneal pustular dermatosis.
sneeze ［sní:z］ 嚔［医学］（くしゃみ），噴嚔ふんてい.
sneez·ing ［sní:ziŋ］ くしゃみ［医学］.
s. gas くしゃみガス［医学］，催くしゃみガス，= diphenylchlorarsine.
s. reflex くしゃみ反射，= nasal reflex.
Snell, George Davis ［snél］ スネル（1903-1996，アメリカ・マサチューセッツ州ハーバーヒル生まれの遺伝学者．免疫反応を調節する細胞表面の遺伝的に決められた構造についての研究により，B. Benacerraf，J. Dausset とともに1980年度ノーベル医学・生理学賞を受けた）.
S.-Bagg mouse スネル・バックマウス（遺伝子記号を dw とする常染色性劣性遺伝形式をとる小人症，下垂体前葉の欠損によることがわかり Snell dwarf と呼ばれる）.
Snell, Simeon ［snél］ スネル（1851-1908，イギリスの眼科医）.
S. law スネル法則（2つの媒質を隔てる面と直角をなす投射線と屈折線は同一の平面にある），= Descartes law，law of refraction.
Snell-Strong method スネル・ストロング法（リボフラビンの測定法で，乳酸菌 *Lactobacillus casei* の成長刺激により生ずる酸を苛性ソーダで滴定する）.
Snellen, Hermann ［snélən］ スネレン（1834-1908，オランダの眼科医）.
S. chart スネレン視力表（大小の字を選んで並べた表で，その弁別により視力を検査するために用いられ，多くの変法がある），= Snellen test type.
S. operation スネレン手術（挙筋腱膜を短縮または縫いあげて眼球下垂を是正する方法）.
S. reflex スネレン反射（切断した耳介側頭神経の遠位断端を刺激すると，同側の耳に充血を起こす）.
S. reform eye スネレン改造眼（凹凸ガラス板2枚を組み合わせたもので，その中間は空隙となっている）.
S. sign スネレン徴候（甲状腺腫においては，閉鎖した眼球の上に雑音が聴収される）.
S. test スネレン試験（① 中心視の検査法で，正常の眼は1分の角度で十分に見えるという事実に基づく方法．② 一側の色盲を検査する方法で，赤と緑の字を交代に見，正常の眼に赤色ガラスをかけて再び緑が見えるときは仮病）.
sniff ［sníf］ 嗅ぐ［医学］.
s. test においかぎ試験（鼻で吸う運動を命じて透視すると，横隔膜麻痺側は挙上し，正常側は下降する）.
sniffing position 嗅ぐ姿勢［医学］.
sniffing test においかぎ試験［医学］.
snif·fling ［sníflіŋ］ かぎまわり行動［医学］.
s. bronchophony 啜音性気管支声.
sniv·el ［snívəl］ 鼻みず［医学］.
SNM sacral neuromoduration 仙骨神経刺激療法の略.
SNOMED systematized nomenclature of medicine スノメド（国際医学用語コード）の略（SNOP の内容をさらに充実発展させた疾患名とそのコード名を編集したもので，1976年から1977年にかけてその第1版が出版された）．→ SNOP.
SNOP systematized nomenclature of pathology スノップ（国際病理学用語コード）の略（質の高い医療体系を維持する目的で術語，疾患名の統一・標準化を目指し，アメリカ病理学会の疾病命名・分類委員会が長年の作業で作成した術語とそのコード名からなるリストで，1965年に第1版が出版された）．→ SNOMED.
snore ［snɔ́:r］ いびき（鼾）［医学］.
snor·ing ［snɔ́riŋ］ いびき［医学］.
snout ［snáut］ くちばし（嘴）.
s. cramp 作嘴さくし（精神病者の．Kahlbaum）.
s. formation 作嘴さくし，とがり口（口とがらせ，統合失調症の一徴候），= snout cramp.
s. reflex 嘴反射，口とがらし反射.
Snow, John ［snóu］ スノー（1813-1885，イギリスの医師．1848～1858年にエーテルとクロロホルム麻酔を普及させ，ビクトリア女王がレオポルド王子を出産する際，無痛分娩にクロロホルムを用いた．世界最初の麻酔専門医）.
Snow symptom スノー症状（乳癌が胸腺に転移し，胸骨が二次的に腫脹すること）.
snow ［snóu］ 雪.
s. bank spot （綿〔花〕状白斑），= cotton-wool spot.
s. blindness 雪盲（ゆきめ），雪眼炎，= niphablepsia.
s.-capped teeth 雪帽子歯［医学］.
s. conjunctivitis 雪性結膜炎.
s. glasses 雪眼鏡.
s.-goggle 雪眼鏡.
snowball crepitation 握雪音［医学］.
snowball sampling 雪塊標本抽出法.
snowflake cataract 雪片状白内障，= snowstorm cataract.
snowflake pattern 雪片像［医学］.
snowgrasping sense 握雪（あくせつ）感（患部を手で圧迫するようにつかむと雪を手で握ったように「ギュギュ」とする感じ．皮下気腫など）.
snowman appearance 雪だるま像［医学］.
snowman heart 雪だるま心（全肺静脈還流異常にみる雪だるま様のX線像）.
snowshoe hare virus （ブニヤウイルス科のウイルス）.
SNPs single nucleotide polymorphismus 一塩基変異多型の略.
snRNA 核内低分子 RNA の略（sn は small nuclear の略）.
snub-nose ［snʌ́b nóuz］ しし（獅子）鼻.
snuff ［snʌ́f］ ① 嗅薬．② 嗅ぎタバコ．③ 鼻呼吸［医学］.
snuff·box ［snʌ́fbɑks］ 嗅ぎタバコ入れ.
s. space 嗅ぎタバコ入れ（手背母指基部で，長・短母指伸筋腱の間にできるくぼみ），= anatomist's snuffbox，tabatière.
snuf·fles ［snʌ́flz］ 鼻づまり，鼻カタル，鼻性呼吸.
Snyder, Marshall L. ［snáidər］ スナイダー（1907-1969，アメリカの微生物学者）.
S. test スナイダー試験（う蝕の予測法で，所定の培地に被検唾液0.2mLを接種し，37°Cで72時間培養し，その総酸量を試薬BCGの時間的変色度により決定する).
SOAP format ソープ方式(問題指向型診療記録における計画作成方式. 主観的データ Subjective, 客観的データ Objective, 査定 Assessment, 計画 Plan, これらの頭文字をとって SOAP 方式と呼ばれる).
soap [sóup] 石ケン(広義には高級脂肪酸, 樹脂酸, ナフテン酸などの金属塩であるが, 普通は脂肪酸のアルカリ塩をいう. 水に溶解するものはアルカリから, 非溶解性のものは他族金属からつくる. また溶解性のものにはソーダからつくった硬石ケンと, カリからつくった軟石ケンとがある), = sapo.
s. albumin 石ケンアルブミン.
s.-bubble appearance 石ケン泡状陰影.
s. clay = bentonite.
s. liniment 石ケン擦剤(石ケン乾燥粉末6g, ショウノウ45g, ローズマリー油10mL), = camphor and soap liniment, linimentum saponis.
s. plaster 石ケン硬膏(乾燥石ケンと単鉛硬膏とでつくったもの).
s. tree bark (*Quillaia* 樹皮).
soapless soap ソープレスソープ(水溶液にしたときほぼ中性を示す洗剤. 長側鎖をもつ環状炭化水素のスルフォン酸ナトリウムを主剤としてつくった洗剤で, 10個程度のパラフィン系炭化水素を塩素化し, フリーデル・クラフツ反応により, ベンゼンと縮合させ, 長鎖アルキルベンゼンを合成し, これを発煙硫酸でスルフォン化してつくる).
soapsuds enema 石ケン水浣腸.
soapy diarrhea 石ケン様下痢.
soapy stool 石ケン〔様〕便.
Soave, F. [souá:vei] ソアーヴェ(イタリアの小児外科医. ソーヴェともいう).
S. operation ソアーヴェ手術(Soave の開発した Hirschsprung 病の手術法の一つ. 直腸粘膜抜去を行い正常結腸をこの筋層内に引きおろす方法).
SOB shortness of breath 息切れの略.
Sobernheim vac·cine [sóubə:nhàim vǽksi:n] ソーベルハイムワクチン(炭疽菌で免疫した動物の血清から得た抗血清).
sobbing respiration 泣きじゃくり呼吸〔医学〕.
so·cal·o·in [sóukəlɔin] ソカロイン $C_{15}H_{16}O_7$ (ソコトリン, アロエから得られるアロインの一つで zanoloin と同一物と考えられる).
socia parotidis 耳下腺副葉, = accessory parotid gland, glandula parotis accessoria.
so·cial [sóuʃəl] 社会の, 社会的な.
s. accountability 社会的責務〔医学〕.
s. adaptability 社会適応性.
s. adaptation 社会適応〔医学〕.
s. adequacy index (SAI) 社会適応係数(指数)〔医学〕(Davis, Silverman and Walsh の考案した試験法による社会的完全性の指数).
s. adjustment 社会的調整〔医学〕.
s. alienation 社会的疎外〔医学〕.
s. anxiety disorder (SAD) 社交不安症, 社交不安障害(レストランなどで食事(外食)できない, 人前で字が書けないなどの症状を示す. 不登校の原因にもなる), = social phobia.
s. behavior 社会的行動〔医学〕.
s. behavior disorder 社会的行動障害〔医学〕.
s. breakdown syndrome 社会関係崩壊症候群〔医学〕.
s. care 社会的介護〔医学〕.
s. casework ソーシャル・ケースワーク〔医学〕.
s. caseworker ソーシャルケースワーカー, 社会事業士(員).
s. change 社会変動〔医学〕.
s. change of population 人口の社会的変動〔医学〕.
s. class 社会階層〔医学〕.
s. condition 社会状態(状況)〔医学〕.
s. conflict 社会葛藤〔医学〕.
s. conformity 社会的同調〔医学〕.
s. control 社会的規制.
s. desirability 社会的望ましさ〔医学〕.
s. development 社会開発〔医学〕.
s. disease 社会病(性感染症).
s. disorganization 社会的解体〔医学〕.
s. distance 社会的距離〔医学〕.
s. dominance 社会的順位〔医学〕, 社会的優越性〔医学〕.
s. dysfunction 社会的逸脱〔医学〕.
s. environment 社会環境〔医学〕.
s. facilitation 社会的促進(簡易化)〔医学〕.
s. gerontology 社会〔学的〕老人学.
s. hierarchy 社会的階層(階級)制〔医学〕.
s. history (SH) 社会歴〔医学〕(カルテ作成に当たっての患者の個人情報をいう. 職歴, 婚姻, 住居, 嗜好, 妊娠, 出産, 性交など).
s. hygiene 社会衛生〔医学〕.
s. identification 社会的帰属意識〔医学〕, 社会的同一視〔医学〕.
s. increase 社会増加〔医学〕.
s. insect 社会性昆虫〔医学〕.
s. insurance 社会保険〔医学〕.
s. insurance agency 社会保険庁〔医学〕.
s. interaction 社会的相互作用〔医学〕.
s. intercourse 社交.
s. isolation 社会的隔離〔医学〕, 社会的孤立.
s. justice 社会正義〔医学〕.
s. maladjustment 社会的不適応〔医学〕.
s. medicine 社会医学〔医学〕(公衆を対象とする予防医学).
s. mobility 社会的地位移動〔医学〕.
s. network therapy ソーシャルネットワーク療法.
s. obligation 社会的義務〔医学〕.
s. pathology 社会病理学〔医学〕.
s. perception 社会的知覚〔医学〕.
s. phobia 社交恐怖〔医学〕, 対人恐怖, ソーシャルホビア, 社会恐怖(対人恐怖で人前に出ると赤面, 過緊張など発汗, ふるえ, こわばりなどの症状を示す. 比較的若年に発症し, 自己の努力で克服することも多いが, 年が経つにつれうつ状態やアルコール依存などに発展する場合もある).
s. planning 社会計画〔医学〕.
s. policy 社会政策〔医学〕.
s. problem 社会問題〔医学〕.
s. psychiatry 社会精神医学〔医学〕(地域精神医学, コミュニティー精神医学), = community psychiatry.
s. psychology 社会心理学〔医学〕.
s. rehabilitation 社会復帰, 社会的リハビリテーション〔医学〕.
s. reinforcement 社会的強化〔医学〕.
s. remission 社会的寛解〔医学〕.
s. resource 社会資源〔医学〕.
s. responsibility 社会的責任〔医学〕.
s. science 社会科学〔医学〕.
s. security 社会保障〔医学〕.
s. service 社会奉仕〔医学〕, 社会福祉事業.
s. service for sick 病人への社会奉仕〔医学〕.
s. service in hospital 病院での社会奉仕〔医学〕.
s. skills 社会生活技能〔医学〕.
s. skills training 生活技能訓練(社会生活技能訓練 skills training ともいう. 生活に必要な social skills の評価を行い, 生活に応用できるよう支援する).
s. smile 社会的微笑〔医学〕.

S

s. structure 社会構造〔医学〕.
s. support ソーシャル・サポート，社会的援助，社会的支持.
s. therapy 社会療法.
s. value 社会的価値〔医学〕.
s. welfare 社会福祉〔医学〕.
s. welfare office 福祉事務所.
s. welfare officer 社会福祉主事.
s. withdrawal 引きこもり，社会的引きこもり（6ヵ月以上の社会不参加，精神障害によらないものと定義される）.
s. work 社会事業〔医学〕.
s. worker 社会事業士〔医学〕，ソーシャルワーカー（福祉事業を行う専門家）.
so·cial·ism ［sóuʃəlìzm］ 社会主義〔医学〕.
so·cial·i·za·tion ［sòuʃəlaizéiʃən］ 社会化〔医学〕.
socialized dentistry 歯科医療社会保障制度〔医学〕.
socialized medicine 社会医療〔医学〕，医療社会保障制度，社会診療（社会が疾病に対して責任をもつ診療制度）.
socially inappropriate behavior 社会的不適切行動.
so·ci·e·ty ［səsáiəti］ 学会〔医学〕，協会〔医学〕.
so·ci·o·ac·u·sis ［sòusiouəkúːsis］ 社会性難聴（音響外傷）.
so·ci·o·bi·ol·o·gy ［sòusioubaiáləʤi］ 社会生物学.
socioeconomic factor 社会経済的要因〔医学〕.
socioeconomic factors in mental illness 精神病社会経済的要因〔医学〕.
socioenvironmental therapy 社会環境療法.
so·ci·o·gram ［sóusiəgræm］ ソシオグラム〔医学〕（集団中の人間関係を示した社会測定図表）.
so·ci·ol·o·gy ［sòuʃiáləʤi, -si-］ 社会学〔医学〕. 形 sociological.
s.-psychiatry interrelationship 社会学精神医学相互関係〔医学〕.
sociometric technique 社会関係測定技法〔医学〕.
sociometric test ソシオメトリー検査（Moreno が人間の社会的関係を評価するために創案した判定法で，小学校のクラスの人間関係を知るために修正されて用いられており，スター・孤立児・排斥児に分類される）.
so·ci·om·e·try ［sòusiámitri］ 社会的計測〔医学〕，ソシオメトリー（人間関係，社会関係の測定）. 形 sociometric.
so·ci·o·path ［sóusiəpæθ］ 非社会的精神病患者（社会に調和のできない精神病者）.
sociopathic personality 社会病質人格〔医学〕（反社会的行動を常にとる異常人格），= antisocial personality.
so·ci·op·a·thy ［sòusiápəθi］ 反社会性〔医学〕.
sociosyntonic personality disorder 社会調和的人格障害〔医学〕.
sock·et ［sákit］ ［TA］ ① 釘植，= gomphosis ［L/TA］. ② 槽，窩，抜歯窩〔医学〕，承口（うけぐち）.
s. ablation 眼窩内容除去〔術〕〔医学〕.
s. joint 球窩関節.
Socotrine aloe ソコトラ島アロエ（*Aloe perryi*）.
SOD superoxide dismutase スーパーオキシドジスムターゼ，活性酸素分解酵素の略.
so·da ［sóudə］ ソーダ Na_2CO_3.
s. and mint solution ソーダハッカ水（重炭酸ナトリウム50g，芳香アンモニア精20mL，ハッカ水1,000 mL まで加えたもの），= liquor sodae et menthae.
s. ash ソーダ灰〔医学〕.
s. lime ソーダ石灰，ソーダライム（二酸化炭素 CO_2 吸収剤．主成分は $Ca(OH)_2$ であり，反応促進剤として NaOH を少量含む），= calx sodii.
s. lime grass 軟質ガラス（ソーダガラスともいい，窓ガラス，ビンガラスなど一般用途に用いる普通のガラス）.
s. loading ソーダ負荷.
s. lye 水酸化ナトリウム.
s. mint ソーダミント錠（炭酸水素ナトリウムとハッカノウからなる）.
s. niter ソーダ硝石（硝酸ナトリウム），= soda salpeter.
s. soap ソーダ石ケン，= hard soap.
s. treatment ソーダ処理〔医学〕.
s. waste ソーダかす.
s. water ソーダ水（炭酸水）.
Soddy, Frederick ［sádi］ ソディー（1877-1956，イギリスの物理化学者．オックスフォード大学教授として Ramsay とともに放射性元素の崩壊につき研究，α 崩壊および β 崩壊による原子番号の変化の法則を見いだし，初めて同位元素 isotope という術語を用い，その存在を証明した功績により1921年ノーベル化学賞を受けた）.
so·di·ars·phen·a·mine ［sòudiɑːsfénəmiːn］ アルスフェナミンナトリウム，= sodium arsphenamine.
so·dic ［sóudik］ ナトリウム含有の.
s. chalybeate ナトリウム，鉄化合物の.
sodio– ［soudiou, –diə］ ナトリウムとの関係を表す接頭語.
so·di·o·cit·rate ［sòudiəsítreit］ ナトリウムクエン酸（ナトリウムとほかの元素とのクエン酸塩）.
so·di·o·tar·trate ［sòudioutáːtreit］ ナトリウム酒石酸（ナトリウムとほかの元素との酒石酸塩）.
so·di·um (Na) ［sóudiəm］ ナトリウム（アルカリ金属の元素で，原子番号11，元素記号 Na，原子量22.98977，質量数23，比重0.971，原子価1．銀白色の光沢を示すが，空気に接すると酸化され灰色に変化し，水に入れると水素を放出して水酸化物となる）. 形 sodic.
s. acetate 酢酸ナトリウム $CH_3COONa \cdot 3H_2O$（利尿薬，去痰薬として使われた），= sodii acetas.
s. acetrizoate アセトリゾ酸ナトリウム 化 3-acetamido-2,4,6-triiodobenzoic acid sodium salt（尿路および血管造影剤），= uroken sodium.
s. acid carbonate 炭酸ナトリウム.
s. acid citrate クエン酸ナトリウム.
s. acid phosphate 酸性リン酸ナトリウム，= sodium biphosphate.
s. alginate アルギン酸ナトリウム（海藻から採集される膠状物質），= algin.
s. alum アルミニウムおよびナトリウム硫酸塩.
s. alurate アルレートソーダ 化 sodium 5-allyl-5-isopropyl barbitrate（カプセル剤）.
s. amalgam ナトリウムアマルガム（強力還元剤）.
s. *p*-aminobenzoate パラアミノ安息香酸ナトリウム $NH_2C_6H_4COONa$（リケッチア病に有効といわれる）.
s. *p*-aminohippurate パラアミノ馬尿酸ソーダ（主に細尿管により排泄される性状を利用して腎臓内の有効腎血漿流量を測定する）.
s. *p*-aminophenylarsonate パラアミノフェニルアルソン酸ナトリウム.
s. *p*-aminosalicylate パラアミノサリチル酸ナトリウム，= araspal sodium，parapas s.，PAS，pasem s.，pasmeda s.，psara s..
s. antimonylgluconate アンチモニルグルコン酸ナトリウム.
s. antimonyltartrate 酒石酸アンチモンナトリウム（トリパノソーマ症の治療薬）.
s. appetite 塩分嗜好〔医学〕.
s. arsanilate アルサニレートナトリウム.

S

s. arsphenamine アルスフェナミンナトリウム $C_{12}N_{10}As_2N_2Na_2O_2$（アルスフェナミンのナトリウム塩）.
s. ascorbate アスコルビン酸ナトリウム.
s. aurothiomalate 金チオリンゴ酸ナトリウム $C_4H_3AuNa_2O_4S$：390.08 と $C_4H_4AuNaO_4S$：368.09 との混合物（水溶性金有機酸化合物で抗リウマチ薬．関節リウマチに用いる）.

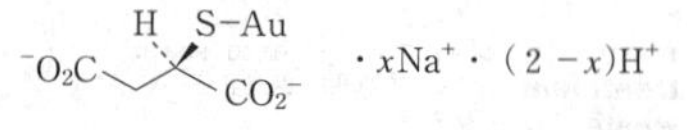

および鏡像異性体

s. aurothiosulfate 金チオ硫酸ナトリウム，= gold sodium thiosulfate.
s. azide アジドナトリウム NaN_3（窒化水素酸のナトリウム塩で，血管拡張作用とグラム陰性菌抑制作用を示す物質）.
s. benzoate 安息香酸ナトリウム [化] monosodium benzoate $C_7H_5NaO_2$：144.10（製剤原料，保存剤，カフェインの安息香酸系溶解補助剤）.

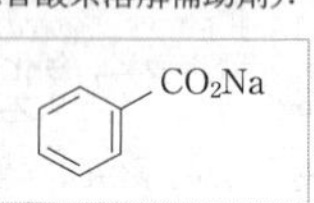

s. bicarbonate 炭酸水素ナトリウム $NaHCO_3$：84.01（重炭酸ナトリウム，重曹．アシドーシス治療薬，制酸薬，製剤原料．即効性，全身性の制酸作用を示す）.
s. biphosphate リン酸二水素ナトリウム $NaH_2PO_4 \cdot H_2O$（第一リン酸ナトリウム），= sodii biphosphas.
s. bisulfite 重亜硫酸ナトリウム $NaHSO_3$（亜硫酸水素ナトリウム）.
s. biurate 酸性尿酸ナトリウム（痛風結節にある化合物）.
s. borate ホウ砂 $Na_2B_4O_7 \cdot 10H_2O$：381.37（洗眼薬）.
s. bromide 臭化ナトリウム NaBr：102.89（鎮静薬，抗てんかん薬（小児）．不安・緊張状態の鎮静や小児の難治性てんかんに用いられる）.
s. bromide elixir 臭化ナトリウムエリキシル（臭化ナトリウム，シロップ，水，芳香エリキシル）.
s. cacodylate カコジル酸ナトリウム [化] sodium dimethylarsonate $Na(CH_3)AsO_2 \cdot 3H_2O$，= sodii cacodylas.
s. caprylate カプリル酸ナトリウム $CH_3CH_2(CH_2)_4CH_2COONa$（ナプリレート naprylate の一成分）.
s. carbonate 炭酸ナトリウム（① $Na_2CO_3 \cdot 10H_2O$．② 水1分子を含む $Na_2CO_3 \cdot H_2O$．③ 無水炭酸ナトリウム（ソーダ灰）Na_2CO_3），= sal soda, soda, washing soda.
s. carboxymethyl cellulose カルボキシルメチルセルロースナトリウム，= thylose sodium.
s. carrier ナトリウム運搬体（担体）［医学］.
s. chlorate 塩素酸ナトリウム $NaClO_3$（酸化剤）.
s. chloraurate 金塩化ナトリウム $Na[AuCl_4] \cdot 2H_2O$，= gold salt.
s. chloride 塩化ナトリウム NaCl：58.44（食塩．電解質補給薬，含嗽薬，吸入薬）.
s. chloride balance test 塩化ナトリウム平衡試験（平衡試験の一つ）.
s. chloride equivalent method 食塩価法［医学］.
s. chromate クロム酸ナトリウム（^{51}Cr．放射性医薬品，診断薬（赤血球寿命，循環赤血球量，循環血液量，腸の異常出血））.
s. citrate クエン酸ナトリウム [化] trisodium 2-hydroxypropane-1,2,3-tricarboxylate dihydrate $C_6H_5Na_3O_7 \cdot 2H_2O$：294.10（クエン酸ナトリウム水和物．オキシカルボン酸系抗凝血薬）.

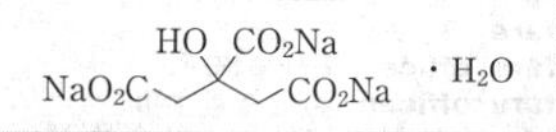

s. citrate injection for transfusion 輸血用クエン酸ナトリウム注射液.
s. citrate solution クエン酸ナトリウム液（100mL 中 $C_6H_5O_7Na_3$-$2H_2O$ 3.8g を含む），= liquor sodii citratis anticoagulans.
s. cromoglicate クロモグリク酸ナトリウム $C_{23}H_{14}Na_2O_{11}$：512.33（抗アレルギー薬，クロモンカルボン酸系抗喘息薬．アトピー性皮膚炎，気管支喘息，アレルギー性鼻炎，アレルギー性結膜炎に適用）.

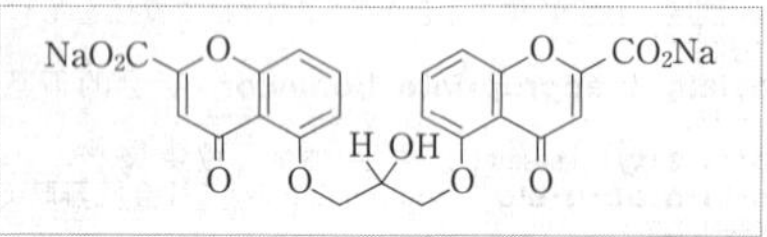

s. cyanide シアン化ナトリウム NaCN.
s. deficit ナトリウム欠乏症（食事により食塩の摂取を制限すると，水およびほかの電解質が欠乏をきたす状態）.
s. dehydrocholate デヒドロコール酸ナトリウム（微細な無色結晶粉末で，利胆薬として有効であるが，また腕から舌に至る血液循環速度を測定するために用いられる）.
s. diatrizoate ジアトリゾエートナトリウム [化] sodium 3,5-diacetamido-2,4,6-triiodobenzoate（静脈性尿路造影や血管造影に用いられた水溶性ヨウ素造影剤）.
s. diethylbarbiturate ジエチルバルビツール酸ナトリウム [化] diethylmalonylurea，= barbital sodium.
s. dihydrogen phosphate リン酸二水素ナトリウム，第一リン酸ナトリウム NaH_2PO_4，= sodium biphosphate.
s. dimethylarsenate ジメチルヒ酸ナトリウム，= sodium cacodylate.
s. diphenyl hydantoinate ジフェニルヒダントインナトリウム，= diphenylhydantoin sodium.
s. diprotrizoate ジプロトリゾエートナトリウム [化] sodium 3,5-dipropionamido-2,4,6-triiodobenzoate（排泄性尿路造影剤）.
s. disulfide 二硫化ナトリウム Na_2S_2.
s. dodecyl sulfate（**SDS**） ドデシル硫酸ナトリウム.
s. dodecyl sulfate-polyacrylamide gel electrophoresis（**SDS-PAGE**） ドデシル硫酸ナトリウム・ポリアクリルアミドゲル電気泳動.
s. estrone sulfate 硫酸エストロンナトリウム（経口的発情ホルモンの作用薬）.
s. ethylate ナトリウムエチラート C_2H_5ONa（エチルアルコールの水素がナトリウムと置換したもの），= sodium ethoxide.
s. ethylsulfate エチル硫酸ナトリウム $C_2H_5OSO_2ONa \cdot H_2O$（白色下薬），= sodium sulfovinate.
s. excretion ナトリウム排泄［医学］.
s. fluoride ① フッ化水素ナトリウム $NaHF_2$．② フッ化ナトリウム NaF（鎮痙薬，防腐剤），= fluorol.
s. fluoroacetate フッ化酢酸ナトリウム（殺鼡薬），= compound 1080, ten-eighty.
s. fluosilicate フッ化ケイ酸ナトリウム Na_2SiF_6

(殺鼡薬)，= sodium silicofluoride．

s. folate 葉酸ナトリウム，= sodium pteroylglutamate．

s. formaldehyde sulfoxylate 硫酸ホルムアルデヒドナトリウム $CH_2OHSO_2Na \cdot 2H_2O$（昇汞中毒の治療に，服毒後2分後に用いると有効，投与量8g）．

s. formate ギ酸ナトリウム $HCOONa \cdot H_2O$．

s. fusidate フシジ酸ナトリウム．

s. gentisate ゲンチジン酸ナトリウム ㊌ sodium 2,5-dihydroxy benzoate（サリチル酸と同一の目的に用いる），= gentasol（gold leaf），4034 RP．

s. glass ソーダガラス $Na_2OCaO6SiO_2$（普通のガラス）．

s. glutamate グルタミン酸ナトリウム，= monosodium glutamate．

s. glycerophosphate グリセロリン酸ナトリウム $Na_2C_3H_5(OH)_2PO_4 \cdot 5\frac{1}{2}H_2O$，= sodii glycerophosphas．

s. glycocholate グリココール酸ナトリウム $NaC_{26}H_{42}NO_6$（試薬として用いる）．

s. gold thiosulfate チオ硫酸金ナトリウム塩 $Na_3Au(S_2O_3)_2 \cdot 2H_2O$（皮膚病に用いる）．

s. hexafluorosilicate 六フッ化ケイ酸ナトリウム．

s. hippurate 馬尿酸ナトリウム（尿酸の溶媒）．

s. hydrogen carbonate 炭酸水素ナトリウム．

s. hydrogen sulfate 硫酸水素ナトリウム $NaHSO_4$（酸性硫酸ナトリウム），= acid sodium sulfate．

s. hydrogen sulfite 亜硫酸水素ナトリウム $NaHSO_3$．

s. hydroxide 水酸化ナトリウム NaOH（苛性ソーダ），= caustic soda，sodii hydroxidum．

s. hypochlorite solution 次亜塩素酸ナトリウム液（NaOCl の5〜6%溶液），= liquor sodii hypochloritis．

s. hypophosphite 次亜リン酸ナトリウム $NaH_2PO_2 \cdot H_2O$，= sodii hypophosphis．

s. hyposulfite 次亜硫酸ナトリウム（不正確な命名法で，現在は用いられていない），= sodium thiosulphate．

s. ichthyolsulfonate イヒチオールスルホン酸ナトリウム．

s. indigotin disulfonate インジゴチンジスルホン酸ナトリウム，= indigo carmine．

s. iodate ヨウ素酸ナトリウム $NaIO_3$（粘膜炎症に対する消毒薬）．

s. iodide ヨウ化ナトリウム NaI：149.89（ヨウ素補給薬，去痰薬．ヨウ化ナトリウム（^{123}I）とヨウ化ナトリウム（^{131}I）は放射性医薬品，診断薬（甲状腺）で，とくにヨウ化ナトリウム（^{131}I）はバセドウ病の治療に用いる）．

s. iodipamide ソジウムヨージパミド ㊌ disodium *N,N′*-adipyl-*bis*(3-amino-2,4,6-triiodobenzoate)（静注用胆道造影剤）．

s. iodohippurate ヨウ化ヒプル酸ナトリウム（放射性医薬品，診断薬（腎，尿路））．

s. iodomethamate ソジウムヨードメサメート ㊌ disodium *N*-methyl-3,5-diiodo-4-pyridone-2,6-dicarboxylate（静注用尿路造影剤），= neo-iopax，sugiuron，uroselectan B．

s. iopodate イオポダートナトリウム ㊌ monosodium 3-[3-(dimethylaminomethylene)amino-2,4,6-triiodophenyl]propanoate $C_{12}H_{12}I_3N_2NaO_2$：619.94（有機ヨウ素系X線造影剤）．（→ 構造式）

s. isotope ナトリウム同位体［医学］．

s. lactate 乳酸ナトリウム $CH_3CHOHCOONa$．

s. lactate solution 乳酸ナトリウム液（局方乳酸100mLを NaOH 約40%程度で，フェノール赤を指示薬として中和した後，水800mLに溶かし30〜40分間煮沸する．ときどき NaOH を加えて中和度を保ち，水で1,000mLとする．Hartmann）．

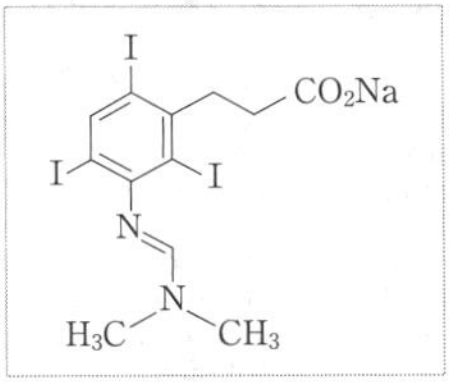

s. lamp ナトリウムランプ（ナトリウム蒸気の中の放電を利用した熱陰極放電管），= sodium-vapor lamp．

s. lauryl sulfate ラウリル硫酸ナトリウム $CH_3(CH_2)_{10}CH_2OSO_3Na$（洗浄剤，浸潤剤，乳化補助剤）．

s. lauryl sulfate hemoglobin ラウリル硫酸ナトリウムヘモグロビン，= SLS hemoglobin．

s. levothyroxine 左旋性チロキシンナトリウム ㊌ 3,3′,5,5′-tetraiodothyronine pentahydrate（チロキシンの左旋異性体のナトリウム塩で，ラセミ（DL-）形に比べて約2倍の効力を示す）．

s. liothyronine リオサイロニンナトリウム ㊌ sodium L-3-[4-(4-hydroxy-3-iodo-phenoxy)-3,5-diiodophenyl] alanine $C_{15}H_{11}I_3NNaO_4$（甲状腺機能低下症の治療に用いる）．

s. malate リンゴ酸ナトリウム $Na_2C_4H_4O_5\text{-}\frac{1}{2}H_2O$．

s. menadiol diphosphate メナジオール二リン酸ナトリウム ㊌ 2-methyl-1,4-naphthalenediol *bis*(dihydrogen phosphate) tetrasodium salt $C_{11}H_8Na_4O_8P_2\text{-}6H_2O$（合成ビタミンK薬），= menadiol sodium diphosphate，synkayvite s. diphosphate．

s. mesoxalate メゾシュウ酸ナトリウム NaOOCCOCOONa．

s. metabisulfite メタ重亜硫酸ナトリウム，異性重亜硫酸ナトリウム（二亜硫酸ナトリウム）．

s. metabolism ナトリウム代謝［医学］．

s. metaborate メタホウ酸ナトリウム $NaBO_2$．

s. metavanadate メタヴァナジン酸ナトリウム $NaVO_3$（強力な毒性を示すが，0.3〜0.6mgの投与量ではかえって栄養効果があるといわれる痕跡栄養素の一つ）．

s. methicillin 半合成ペニシリン，メチシリンナトリウム，= methicillin sodium．

s. methylarsinate メチルアルシン酸ナトリウム，= disodium methylarsonate hexahydrate，sodium metharsinite．

s. methylarsonate メチルアルソン酸ナトリウム $Na_2CH_3AsO_3H_2O$，= sodium metharsenite．

s. morrhuate 肝油脂肪酸ナトリウム（静脈瘤に注射するための硬化薬で，5%ベンジルアルコールを溶媒として加えたもの）．

s. ^{99m}Tc pertechnetate ^{99m}Tc過テクネチウム酸ナトリウム（半減期が短く，β線を放出しないため大量投与が可能で，核医学画像診断に広く使われている）．

s. nitrate 硝酸ナトリウム $NaNO_3$，= chile saltpeter，soda niter．

s. nitrite 亜硝酸ナトリウム $NaNO_2$（血管拡張作用をする血圧降下薬．狭心症痛に使用される），= sodii nitris．

s. nitroferricyanide ニトロフェリシアン化ナトリウム．

s. nitroprusside ニトロプルシドナトリウム $Na_2[Fe(CN)_5NO] \cdot 2H_2O$（フェロシアン化カリウムを希硝酸と熱した後，炭酸ナトリウムで中和するとき生ずる紅色の斜方晶系の柱状結晶として析出する）．

S

s. nucleate ヌクレイン酸ナトリウム，＝sodium nucleinate.

s. oleate オレイン酸ナトリウム $C_{17}H_{33}COONa$（胆石の治療薬として用いられた）.

s. orthophosphate オルトリン酸ナトリウム.

s. palmitate パルミチン酸ナトリウム $NaC_{16}H_{31}O_2$.

s. perborate 過ホウ酸ナトリウム $NaBO_3 \cdot 4H_2O$（防腐，止血の目的に利用される．酸化剤や局所の抗感染薬として使用），＝sodii perboras.

s. peroxide 過酸化ナトリウム Na_2O_2（水に溶解する白色粉末で，酸素を発生する）.

s. pertechnetate 過テクネチウム酸ナトリウム（^{99m}Tc．放射性医薬品．脳腫瘍，脳血管障害などの血液脳関門診断薬）.

s. phenolate フェノールナトリウム C_6H_5ONa.

s. phenolsulfonate フェノールスルホン酸ナトリウム，＝sodium sulfocarbolate.

s. phosphate リン酸ナトリウム（オルトリン酸は三塩基酸であるから，そのナトリウム塩には第一リン酸ナトリウム NaH_2PO_4，第二リン酸ナトリウム Na_2HPO_4，および第三リン酸ナトリウム Na_3PO_4 の３種があるので，これらを適当な割合で混合すると所望の水素イオン濃度をもつ緩衝液が得られる），＝sodii phosphas.

s. phosphate ^{32}P ^{32}P–リン酸ナトリウム.

s. phosphate solution リン酸ナトリウム液（組成は乾燥リン酸ナトリウム400g，クエン酸130g，グリセリン150mLを水で1,000mLまで希釈する），＝liquor sodii phosphatis.

s. picosulfate ピコスルファートナトリウム ㊗ disodium 4,4′–(pyridin–2–ylmethylene)bis(phenyl sulfate) monohydrate $C_{18}H_{13}NNa_2O_8S_2 \cdot H_2O$：499.42（ピコスルファートナトリウム水和物．瀉下薬．大腸のぜん（蠕）動運動を亢進させる）.

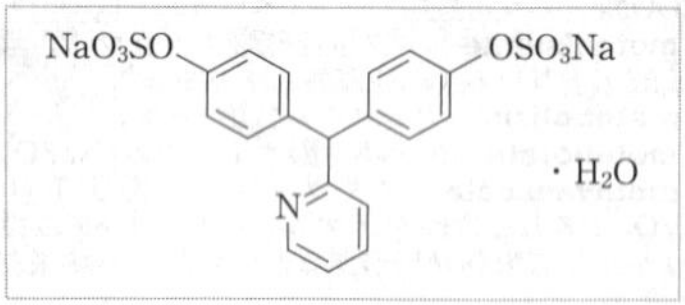

s. polystyrene sulfonate ポリスチレンスルホン酸ナトリウム（高カリウム血症治療薬）.

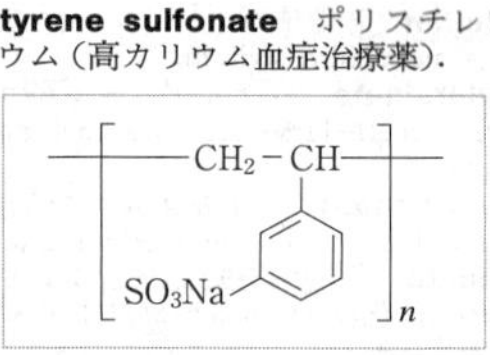

s.–potassium pump ナトリウム・カリウムポンプ.

s. potassium tartrate 酒石酸カリウムナトリウム.

s. prasterone sulfate プラステロン硫酸エステルナトリウム ㊗ monosodium 17–oxoandrost–5–en–3*β*–yl sulfate dihydrate $C_{19}H_{27}NaO_5S \cdot 2H_2O$：426.50（プラステロン硫酸ナトリウム，卵胞ホルモン．妊娠末期子宮頸管熟化不全における熟化の促進）.（→ 構造式）

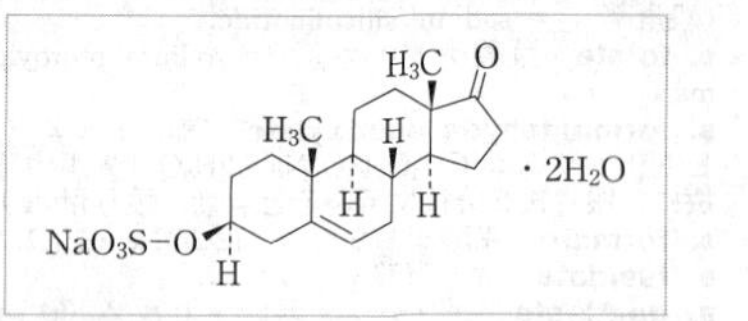

s. propionate プロピオン酸ナトリウム CH_3CH_2COONa，＝sodii propionas.

s. psylliate プシリン酸ナトリウム（オオバコ［車前草］*Plantago ovata* の植物油をけん化して得られる液状脂油のナトリウム塩の混合物で，硬化薬として用いる），＝sylnasol.

s. pteroylglutamate プテロイルグルタミン酸ナトリウム ㊗ sodium *N*–[4–{[(2–amino–4–hydroxy–6–pteroyl)methyl]amino}benzoyl]–glutamate，＝folic acid sodium salt，sodium folate.

s. pump ナトリウムポンプ（細胞膜を通って細胞の内外にあるいは多細胞の膜を通って膜の内外にナトリウムイオンが出入する機構）.

s. pump mechanism ナトリウム運搬機構（皮膚の），＝sodium transport system.

s. pump theory ナトリウムポンプ説［医学］.

s. pyroborate ピロホウ酸ナトリウム，＝borax.

s. pyrophosphate 焦性リン酸ナトリウム，ピロリン酸ナトリウム $Na_4P_2O_7 \cdot 10H_2O$，＝sodii pyrophosphas.

s. pyrosulfite ピロ亜硫酸ナトリウム.

s. radioisotope 放射性ナトリウム.

s.–responsive periodic paralysis ナトリウム反応性周期性［四肢］麻痺.

s. retention ナトリウム貯留［医学］.

s. rhodanate ロダン酸ナトリウム.

s. ricinoleate リシン酸ナトリウム $CH_3(CH_2)_5CH(OH)CH_2CH{=}CHCH_2(CH_2)_5CH_2COONa$（ヒマシ油から採った脂肪酸のナトリウム塩の混合物で，細菌毒素に対し解毒作用があり，静脈瘤を消滅させる硬化薬に利用される），＝sodium oleoricinate，s. ricinate，soricin.

s. salicylate サリチル酸ナトリウム ㊗ monosodium 2–hydroxybenzoate $C_7H_5NaO_3$：160.10（解熱鎮痛薬，抗炎症薬，サリチル酸系抗リウマチ薬．注射液として症候性神経痛に用いられる）.

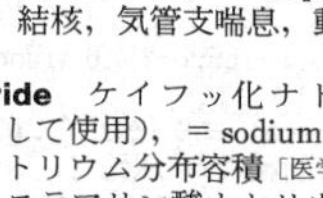

s. salts ナトリウム塩類［医学］.

s. santoninate サントニン酸ナトリウム $C_{15}H_{19}NaO_4 \cdot 3\frac{1}{2}H_2O$（駆虫薬）.

s. silicate ケイ酸ナトリウム Na_2SiO_3（以前は消毒薬として使用．結核，気管支喘息，動脈硬化に用いられる）.

s. silicofluoride ケイフッ化ナトリウム Na_2SiF_6（時に殺虫薬として使用），＝sodium fluosilicate.

s. space ナトリウム分布容積［医学］.

s. stearate ステアリン酸ナトリウム $C_{18}H_{35}O_2Na$，＝sodii stearas.

s. succinate コハク酸ナトリウム $C_4H_4Na_2O_4$（呼吸抑制薬，興奮薬，尿アルカリ化薬，利尿薬，緩下薬，強肝薬として使用された）.

s. sulfanilate スルファニル酸ナトリウム $C_6H_4(NH_2)SO_2ONa \cdot 2H_2O$.

s. sulfate 硫酸ナトリウム $Na_2SO_4 \cdot 10H_2O$（無色結晶または顆粒状粉末で，1gは水1.5mLに溶解する），＝Glauber salt，sodii sulfas.

s. sulfite 亜硫酸ナトリウム $Na_2SO_3 \cdot 7H_2O$.

s. sulfocarbolate スルホ石炭酸ナトリウム $OHC_6H_4SO_2ONa \cdot 2H_2O$（防腐剤），＝sodium phenolsulfonate.

s. sulfocyanate スルホシアン酸ナトリウム，= sodium thiocyanate.
s. sulforicinate スルホリチン酸ナトリウム，= sodium sulforicinoleate.
s. sulfovinate = sodium ethylsulfate.
s. superoxide 超酸化ナトリウム NaO_2.
s. tartrate 酒石酸ナトリウム.
s. taurocholate タウロコール酸ナトリウム.
s. tellurate テルル酸ナトリウム$NaTeO_4 \cdot 5H_2O$（盗汗の対症療法に用いる白色粉末）.
s. tetraborate 四ホウ酸ナトリウム，= borax.
s. tetradecyl sulfate 硫酸テトラデシルナトリウム ㊗ sodium-2-methyl-7-ethylundecyl sulfate-4（陰イオン性表面作用性物質で，水分付着の目的で用いる），= sodium sotradecol.
s. theory ナトリウム説［医学］.
s. thiocyanate チオシアン酸ナトリウム NaSCN（白色または無色結晶の化合物で，著しい吸湿性を示す降圧薬），= sodii thiocyanas, sodium rhodanate, s. sulfocyanate.
s. thioglycollate medium = Brewer thioglycollate broth.
s. thiosulfate チオ硫酸ナトリウム $Na_2S_2O_3 \cdot 5H_2O$：248.18（ヒ素，青酸化合物に対する解毒薬として用いる）.
s. thiosulfate clearance チオ硫酸ナトリウムクリアランス.
s. transport system ナトリウム輸送系［医学］，ナトリウム運搬系，= sodium pump mechanism.
s. triphenylrosalinine monosulfate （アルカリブルーとも称し，癌の治療および特異抗原抗体反応の標示薬），= alkali blue.
s. tungstoborate 硼タングステン酸ナトリウム.
s. valerianate 吉草酸ナトリウム $NaC_5H_9O_2$.
s. valproate バルプロ酸ナトリウム ㊗ monosodium 2-propylpentanoate $C_8H_{15}NaO_2$：166.19（カルボン酸系抗てんかん薬）.

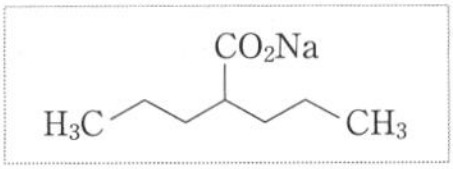

s.-vapor lamp ナトリウムランプ（ナトリウム蒸気の中の放電を利用した熱陰極放電管），= sodium lamp.
s. wasting ナトリウム喪失［医学］.
sodokosis 鼡咬症.
so·do·ku ［sodoku, sóudəku:］［J］鼡毒［医学］（*Spirillum minus* による感染で，ネズミなどの感染動物に咬まれることによる感染局所の炎症，所属リンパ節炎，発熱，発疹を特徴とし，*Streptobacillus moniliformis* (Haverhill fever) による鼡咬症と異なり関節症状はみられない），= rat-bite fever.
sod·o·mist ［sádəmist］ 獣姦者，= sodomite.
sod·o·my ［sádəmi］ 獣姦（男性が雌獣と性交を営む性倒錯の一型），= bestiality, sodomia.
Soederberg pres·sure re·flex ［sí:də:bə:g préʃər rifléks］ ゼーデルベルグ圧迫反射（骨の隆起を強くこするときに起こる緩慢な筋収縮）.
Soederland dis·ease ［sí:də:lænd dizí:z］ ゼーデルランド病（無菌膿尿症とも呼ばれ，滲出性膀胱炎のこと），= abacterial pyuria.
Soemmering, Samuel Thomas von ［zə́:məriŋ, sə́:-］ ゼンメリング（1755–1830，ドイツの解剖学者．1778年脳神経の分類をし，1791年軟骨形成不全 achondroplasia について記載した）.
S. bone ゼンメリング骨（頬骨の辺縁突起）.
S. foramen ゼンメリング孔（網膜中心窩）.
S. ganglion ゼンメリング神経節（中脳にある黒質），= substantia nigra.
S. ligament ゼンメリング靱帯（涙腺支持靱帯）.
S. muscle ゼンメリング筋.
S. nerve ゼンメリング神経（会陰神経）.
S. spot ゼンメリング斑点（網膜黄斑）.
soft ［sɔ́ft］ 軟性の，軟質の.
s. agar 軟寒天［医学］.
s. agar culture 軟寒天培養［医学］.
s. attack 軟起声［医学］.
s. birth canal 軟産道［医学］.
s. cancer 軟性癌［医学］.
s. cataract 軟性白内障［医学］.
s. catheter 軟性カテーテル［医学］，= Nélaton catheter.
s. chancre 軟性下疳［医学］（外性器に円形・楕円形の潰瘍を生じる性感染症），= chancroid, ulcus molle.
s. clavus 軟鶏眼（接触面に生ずる）.
s. coal 軟質炭.
s. commissure （中間質），= massa intermedia.
s. component 軟成分（宇宙線の）.
s. contact lens ソフトコンタクトレンズ.
s. corn 軟性べんち（胼胝）.
s. curd milk 軟凝乳（煮沸またはクエン酸ソーダ，重曹などを混ぜて凝結が均等となるようにしたもの）.
s. detergent ソフト洗剤［医学］.
s. diet 無刺激食［医学］，軟食.
s. drink ketosis ソフトドリンクケトーシス（糖を含んだ清涼飲料水の多飲により２型糖尿病患者に発症する．ペットボトル症候群ともいう）.
s. drusen 軟性ドルーゼン.
s. elastic capsules 軟カプセル剤［医学］.
s. fibroma 軟性線維腫［医学］.
s. glass 軟質ガラス.
s. ligature 軟性索条.
s. neurological sign 微細神経学的徴候［医学］.
s. palate ［TA］軟口蓋（口蓋帆），= palatum molle ［L/TA］，velum palatinum ［L/TA］.
s. papilloma 軟性乳頭腫［医学］.
s. paraffin 液性パラフィン，= paraffinum molle.
s. parts 軟部，軟組織（骨格を硬組織と呼ぶことに対立する）.
s. parturient canal 軟産道.
s. petrolatum 黄色ワセリン.
s. pitch 軟ピッチ［医学］，軟質ピッチ（コールタールの蒸留において，アントラセンの大部分が残留したもの）.
s. porcelain 軟磁器.
s. pulse 低圧脈，軟脈（指で圧迫しやすい脈）.
s. rays 軟Ｘ線（電圧の比較的低いときに発するＸ線で，波長が長く透過力が低い）.
s. resin 軟性レジン［医学］.
s. soap 軟石ケン（カリ石ケン），= poso mollis.
s. soap liniment 軟石ケン擦剤（軟石ケン650gとラベンダー油20mLとをアルコールで1,000mLに希釈したもので主として手術における洗浄剤，皮膚病の治療に利用される），= linimentum saponis mollis, green soap tincture.
s. socket 軟性ソケット［医学］.
s. solder 軟ろう（蝋），軟質はんだ.
s. sore 軟下疳，= chancroid.
s. sulfur 粘性硫黄，ゴム状硫黄.
s. tissue 軟組織.
s. tissue calcification 軟部組織石灰化［医学］.
s. tissue neoplasm 軟〔部〕組織新生物（腫瘍）［医学］.
s. tissue radiography 軟組織Ｘ線撮影［医学］.

s. tissue retractor 筋鉤.
s. tissue tumor 軟部組織腫瘍.
s. tubercle 軟〔性〕結節.
s. ulcer 軟性下疳, = chanchroid.
s. wart 軟いぼ〔医学〕.
s. water 軟水.
s. X sol 硫酸バリウム.
s. X-ray 軟X線〔医学〕.
s. X-ray apparatus 軟X線装置〔医学〕.
s. X-ray radiography 軟X線撮影.
sof·ten [sɔ́fn] 軟化する〔医学〕.
softened dentin(e) 軟化象牙質, = soft dentin.
sof·ten·er [sɔ́fnər] 軟化剤〔医学〕.
sof·ten·ing [sɔ́fniŋ] 軟化〔症〕.
s. cavity 軟化空洞.
s. degree 軟化度〔医学〕.
s. of bone 骨軟化, = osteomalacia.
s. of brain 脳軟化, = encephalomalacia.
s. of heart 心筋軟化症, = myomalacia cordis.
s. of spinal cord 脊髄軟化症(脊髄炎の).
s. of stomach 胃壁軟化, = gastromalacia.
s. point 軟化点〔医学〕.
softing respiration 泣きじゃくり呼吸.
Sohval-Soffer syndrome ソーヴァル・ソファー症候群(先天性の男性機能低下, 頸椎・肋骨異常, 知能障害を合併).
soil [sɔ́il] 土壌〔医学〕, 汚物.
s.-borne 土壌伝播性の〔医学〕.
s.-borne infection 土壌〔系〕感染〔医学〕.
s. culture 土培養〔医学〕.
s. disinfectant 土壌殺菌剤〔医学〕.
s. infection 土壌感染〔医学〕.
s. microbiology 土壌微生物学.
s. pollutant 土壌汚染物質〔医学〕.
s. pollution 土壌汚染〔医学〕.
s.-transmitted helminths 土壌伝播蠕虫.
s.-transmitted nematode 土壌伝播線虫(蛔虫, 鉤虫, 鞭虫など世界中に最も広く分布する寄生虫).
soi·xante-neuf [swázɑnt nə́f] [F] (男女相互が異性の性器を舌で触れ合うこと). → cunnilinguist, fellatio.
so·ja bean [sóuʤə, sóiə bí:n] 大豆, = soy bean.
so·ko·sho [soko:ʃo:, soukóuʃou] [J] 鼡咬症(*Spirillum minus* または *Streptobacillus moniliformis* による疾患で, ネズミに咬まれることによって起こる).
Sol solution 溶液の略.
sol [sɔ́:l, sóul, sál] ゾル〔医学〕(コロイド溶液の意味で, 分散媒と分散相との2つからなる. 溶媒が水の場合にはヒドロゾルと呼ぶ).
So·la·na·ce·ae [sòulənéisii:] ナス科.
so·la·na·ceous [sòulənéiʃəs] ナス科の.
so·lan·drine [səlǽndrin] ソランドリン(ヒオスチンに類似した作用を示すアルカロイドで, *Solanum* 属植物から得られる).
so·la·nine [sóuləni:n] ソラニン $C_{45}H_{73}NO_{15}$ (ジャガイモ *Solanum tuberosum* の芽から得られるステロイドアルカロイド), = solatunine.
so·la·noid [sóulənɔid] ソラノイド(ジャガイモ様の性状をもつ).
s. cancer ジャガイモ様癌(旧語), バレイショ腫, = solanoma.
s. carcinoma バレイショ状癌.
So·la·num [səléinəm] ナス属(ナス科の植物).
S. dulcamara ズルカマラ, = bitter-sweet.
S. melongena ナス〔茄, 茄子〕, = eggplant.
S. tuberosum ジャガイモ, バレイショ〔馬鈴薯〕, = potato.
so·lap·sone [səlǽpsoun] ソラプソン ㊗ 1,1′[sulfonyl-bis(*p*-phenyleneimino)], *bis*[3-phenyl-1,3-propanedisulfonic acid] tetrasodium salt $C_{30}H_{28}N_2NaO_{14}S_5$ (初期の頃, ハンセン病治療薬として用いられた), = cimedone, diasone, solasulfone, sulphetrone.
so·lar [sóulər] ① 太陽の, 日光〔性〕の〔医学〕, 天日の. ② 腹腔神経叢(その構造が太陽の放線状を呈するところから), = celiac plexus.
s. blindness 日食盲.
s. cauterization 日光焼灼〔医学〕.
s. cautery 日光焼灼.
s. cheilitis 太陽性口唇炎〔医学〕.
s. dermatitis 日光皮膚炎〔医学〕.
s. drying 天日乾燥〔医学〕.
s. eclipse 日食.
s. eczema 日光湿疹〔医学〕.
s. elastosis 日光弾力線維症(中波長紫外線(UVB)によって引き起こされる真皮の弾力線維の塊状変性).
s. erythema 日光紅斑〔医学〕.
s. fever デング熱, 日射病, = sun stroke.
s. ganglia 太陽神経節, 腹腔神経節, = ganglia celiaca, celiac ganglia.
s. keratosis 日光性角化症.
s. noise 太陽雑音.
s. plexus 太陽神経叢, 腹腔神経叢, = celiac plexus, plexus coeliacum.
s. radiation 太陽放射(日光).
s. retinitis 日光性網膜炎〔医学〕(太陽光線に長期露出して起こる).
s. salt 天日塩〔医学〕.
s. spectrum 太陽スペクトル.
s. therapy 日光療法, = heliotherapy.
s. time 太陽時.
s. treatment 日光療法, = heliotherapy.
s. urticaria 日光じんま疹〔医学〕.
so·la·ri·um [souléəriəm] 日光浴室, = sun parlor.
so·lar·i·za·tion [sòuləraizéiʃən] ① ソラリゼーション. ② 太陽光線療法. ③ 過度の露光による写真の反転反応. ④ 感光〔医学〕.
so·la·sul·fone [sòuləsʌ́lfoun] ソラスルホン(ハンセン病治療薬), = solapsone.
so·la·tion [sɑléiʃən] ゾル化(ゲルがゾルに変化すること).
sol·der [sɑ́dər] ろう(鑞)(はんだ, 軟ろう, 銀ろうなどをいう).
soldered band ろう(鑞)着け帯〔医学〕.
sol·der·ing [sɔ́ldəriŋ] はんだ付け〔医学〕, ろう(鑞)付け.
s. clamp ろう(鑞)着け用鉗子〔医学〕.
sol·dier's heart [sóulʤərz há:t] 兵隊心臓(神経循環無力症のことで, 初め兵隊に発見されたもの), = effort syndrome, irritable heart, neurocirculatory asthenia.
soldier's patch 兵士斑点(心外膜にみられる原因不明の斑点), = soldier's plaques.
soldier's spot 兵士斑, = milk spot.
sole [sóul] [TA] 足底, = planta [L/TA].
s. leather 底革〔医学〕.
s. nuclei 足底核.
s. of foot 足底.
s. plate 底板(運動終板のこと), = end-plate.
s. print 足〔底〕紋〔医学〕.
s. reflex 足底反射〔医学〕, = plantar reflex.
s. tap reflex 足底叩打反射.
soleal line [TA] ヒラメ筋線, = linea musculi solei [L/TA].
so·le·ar [sóuliər] ヒラメ筋の.
so·le·no·cyte [soulénəsàit] 炎細胞.
so·le·noid [sɑ́lənɔid, sóu-] ソレノイド(電磁気学

にて円形電流が相並んで管状をなすもので，同様に長いコイルのこと）.
So·le·nop·sis [sòulənɑ́psis] ソレノプシス属（毒アリの一属）.
S. invicta = red fire ant.
S. richteri = black fire ant.
Solenostemma argel （キョウチクトウ科の一属で，アルゲル葉と称するセンナ葉の代用物）.
sole·prints [sóulprints] 足紋.
so·le·us [sóuliəs, soulí:əs] [TA] ヒラメ筋，= musculus soleus [L/TA]. 複 solei, soleuses. 形 solear.
s. muscle ヒラメ筋.
sol·fer·i·no [sɑ̀lfərí:nou] ソルフェリノ，= fuchsin.
sol·id [sɑ́lid] ①固体. ②固化した，充実性の. ③中身.
s. ameloblastoma 充実性エナメル芽細胞腫〔医学〕.
s. angle 立体角〔医学〕.
s. ankle cushion heel foot SACH足〔医学〕，サッチ足部，= SACH foot.
s. bitter 固形にがり〔医学〕.
s. bitumen 固形ビチューメン〔医学〕.
s. body 固体.
s.-borne sound 固体伝播音〔医学〕.
s. cancer 固形癌〔医学〕.
s. cast cusp 鋳造尖頭.
s. cystic tumor ソリッドシスティック腫瘍〔医学〕.
s. diet 固形食〔医学〕.
s. edema 充実性浮腫.
s. figure 立体図形.
s. food 固形食.
s. friction 固体摩擦〔医学〕.
s. green ソリッドグリーン，= brilliant green.
s. green O ソリッドグリーンO $C_6H_2O_2(NOH)_2$，= malachite green, resorcin green.
s. immunity （多くの種類の病原菌に対する免疫）.
s. injection 固形注射剤〔医学〕.
s.-liquid extraction 固液抽出〔医学〕.
s. matter 固形物〔医学〕.
s. medicine 固形剤〔医学〕.
s. medium 固形培地.
s.-mouthed bottle 〔固体用〕広口瓶〔医学〕.
s. organ 実質臓器〔医学〕.
s. ovarian tumor 充実性卵巣腫瘍〔医学〕.
s. papule 充実性丘疹.
s. paraffin 固形パラフィン〔医学〕（30～40°Cで融解する）.
s. pattern 充実性パターン〔医学〕.
s. phase 固相〔医学〕.
s.-phase extraction 固相抽出.
s. phase immunoassay 固相免疫測定〔法〕（抗原または抗体をマイクロプレートなどに吸着して固相化し，測定したい物質を溶液中で反応させる定量方法）.
s. phase method 固相法〔医学〕.
s. phase radioimmunoassay 固相ラジオイムノアッセイ〔医学〕，放射免疫測定固相法.
s. phase reaction 固相反応〔医学〕.
s. phase technique 固相法（抗原，抗体，あるいは抗イムノグロブリン抗体のいずれかを不溶性粒子やポリスチレン管壁に吸着させて抗原抗体反応を行わせる方法）. ↔ liquid phase technique.
s. phosphor 固体蛍光体〔医学〕.
s. preparation 固形製剤〔医学〕.
s. propellant 固体推進薬〔医学〕.
s. pseudopapillary neoplasm (SPN) 充実性偽乳頭腫瘍.
s. soap liniment 固形石ケン擦剤（ステアリン酸ナトリウムを加えて固形化したもので，ショウノウ，チーム，ローズマリーなどの香料を加えた刺激剤），= camphorated soap liniment, linimentum saponis spissum, solid opodeldoc.
s. solution 固溶体〔医学〕.
s. state 固体状態〔医学〕.
s. state detector 半導体（固体）検出器〔医学〕.
s. support hybridization 固相ハイブリダイゼーション.
s. teratoma 充実性奇形腫〔医学〕，= ovarian solid teratoma.
s. tumor 固形腫瘍〔医学〕，充実性腫瘍.
s. vision 立体視〔医学〕，= stereoscopic vision.
s. waste disposal 固形廃棄物処理〔医学〕.
Sol·i·da·go [sɑ̀lidéigou] アキノキリンソウ［秋の麒麟草］属（キク科の一属）.
so·lid·i·fi·ca·tion [səlìdifikéiʃən] 凝結〔医学〕，凝固〔医学〕，凝集〔医学〕.
solidified copaiba 固形コパイバ.
solidifying point 凝固点〔医学〕.
sol·id·ism [sɑ́lidizəm] 固体〔変化〕病因説（液体に対立して，身体の固体変化，すなわち膨張，収縮などが疾病の原因とする旧学説）. 形 solidistic.
sol·id·ist [sɑ́lidist] 固体病因学者.
solidistic pathology 固体病理学（疾病は固形体の希薄または濃縮によると考える説）.
sol·i·dun·gu·late [sɑ̀lidʌ́ŋgjuleit] 単蹄動物，= soliped.
sol·i·dus [sɑ́lidəs] 固相線.
So·lif·u·gae [səlífjuʤi:] ヒヨケムシ類［避日目］（蜘形綱の一目），= sun spiders.
so·lil·o·quy [səlíləkwi] ひとり言，独語〔医学〕.
sol·i·ped [sɑ́lipəd] 単蹄動物，= solidungulate.
sol·ip·sism [sɑ́lipsizəm] 独在論，唯我説（世界は個人の心に存在し，または個人とその経験においてのみ存在するという学説）. 形 solipsistic.
solitariospinal tract [TA] 孤束核脊髄路*，= tractus solitariospinalis [L/TA].
sol·i·tary [sɑ́litəri] 孤立〔性〕の.
s. aphtha 孤立性アフタ〔医学〕.
s. bone cyst 孤立性骨嚢胞，= simple bone cyst.
s. bundle 孤束（味覚に関係する線維を含む），= tractus solitarius.
s. cartilaginous exostosis 単発性軟骨性外骨腫〔医学〕.
s. cell 孤立細胞（大脳皮質の視覚領に単層として配列されている巨大錐体状神経細胞. Meynert）.
s. crystal 単晶〔医学〕.
s. cyst 孤立性嚢胞〔医学〕.
s. fasciculus 孤束（内包とレンズ核の連結線維），= Krause bundle, respiratory bundle, tractus solitarius.
s. fibrous tumor (SFT) 単発性線維性腫瘍，孤在性線維性腫瘍.
s. follicle 孤立リンパ小節.
s. genital leiomyoma 孤立性陰部平滑筋腫〔医学〕.
s. glands 孤立リンパ小節.
s. inflorescence 単頂花序.
s. kidney 単腎症〔医学〕.
s. limphoid nodule 孤立リンパ小節〔医学〕.
s. lymph node 孤立リンパ節.
s. lymphatic nodule 孤立リンパ小節（粘膜にみられる）.
s. lymphoid nodules [TA] 孤立リンパ小節，= noduli lymphoidei solitarii [L/TA].
s. mesothelioma 孤立性中皮腫.
s. myeloma 孤立性骨髄腫〔医学〕，単発性骨髄腫.
s. nodules of intestine 〔腸の〕孤立リンパ小節.

S

s. nuclei [TA] 孤束核，= nuclei tractus solitarii [L/TA].
s. nucleus 孤束核〔医学〕.
s. osteochondroma 単発性骨軟骨腫〔医学〕.
s. plasmacytoma 孤立性形質細胞腫（局部に単発で生じた形質細胞腫）.
s. pulmonary nodule 孤立肺小結節〔医学〕.
s. renal cyst 孤立性腎嚢胞〔医学〕.
s. tract [TA] 孤束，= tractus solitarius [L/TA].
s. tubercle 孤立結節.
s. tumor 孤立腫瘍.
s. ulcer syndrome 孤立性直腸潰瘍症候群.
s. wave 孤立波.
Sollmann, Torald Hermann [sálmən] ソルマン（1874-1965，アメリカの薬理学者．1912年頸動脈球の血圧反射を記載し，著書 Manual of Pharmacology は1917年出版以来多くの改訂版が発行された）.
sol-lunar 日月の，日月に起因する.
Sollux lamp [sálʌks læmp] ソラックス灯（赤外線と赤色光線とを併用する治療灯）.
Solovieff phe·nom·e·non [soulóufief, -óuvief fináminən] ソロビエフ現象（テタニーにおける横隔膜現象）.
sol·u·bil·i·ty [sàljubíliti] 溶解度（飽和液中における溶質の濃度）．形 soluble.
s. coefficient 溶解係数〔医学〕.
s. curve 溶解曲線（リン酸ナトリウムで33回塩析したタンパク質の分画法において，沈殿を除去した濾液中の窒素を Kjeldal 法で定量し，そのタンパク含有量とその種類との分類を示す方法）.
s. limit 溶解限度.
s. product 溶解度積〔医学〕，溶解積（飽和溶液における溶質のイオン濃度の積），= precipitation value.
s. test 溶解度試験（デスオキシコール酸10gにアルコール10mL，水90mLを加えたもの2滴を肺炎球菌の肉汁培養液に加えると，5分以内で菌は溶解する）.
sol·u·bil·i·za·tion [sàljubilaizéiʃən] 溶解化，可溶化〔医学〕（水に溶解しにくい物質が，石ケンや洗浄剤のような希薄液の影響により，溶解するようになること）.
s. of antigen-antibody complex 抗原抗体複合体の可溶化現象（免疫沈降物が補体と反応した結果，より分子量の小さい可溶性免疫複合体に変化する現象）.
solubilized water-in-oil adjuvant 可溶化油中水型アジュバント〔医学〕.
solubilizing agent 可溶化剤〔医学〕，溶解補助剤.
sol·u·ble [sáljubl] 溶性の，可溶性〔医学〕.
s. antigen 可溶性抗原〔医学〕.
s. antigen-antibody complex 可溶性抗原抗体複合体.
s. aspirin 溶性アスピリン（アスピリンのカルシウム塩），= calcium acetylsalicylate.
s. blue 溶性ブルー ㊥ triphenyl rosaline, sodium triphenylpararosaniline disulfonate（線維染料）.
s. bougie 可溶ブジー.
s. complex 可溶性複合体〔医学〕.
s. egg antigen 可溶性虫卵抗原.
s. ferment 可溶酵素，化学的酵素，= unorganized ferment.
s. ferric citrate 易溶クエン酸鉄，= ferric ammonium citrate.
s. ferric phosphate 易溶リン酸鉄 $FePO_4 \cdot 2H_2O$，= ferri phosphas solubilis.
s. fibrin monomer complex (SFMC) 可溶性フィブリンモノマー複合体〔医学〕.
s. glass 可溶ガラス，流動サイレックス，水ガラス（ケイ酸ナトリウムまたはケイ酸カリウムで，不動包帯に利用する），= sodium silicate, water glass.
s. immune complex 可溶性免疫複合体〔医学〕.
s. immune response suppressor 可溶性免疫応答抑制因子〔医学〕.
s. indigo （インディゴカルミン），= indigo carmine.
s. iron phosphate 溶性リン酸第二鉄（クエン酸ナトリウムの存在により易溶性となり，鉄12～15%を含む）.
s. iron pyrophosphate 溶性ピロリン酸第二鉄.
s. ligature 溶解結紮糸〔医学〕（吸収結紮糸の一種）.
s. manganese citrate 溶性クエン酸マンガン（クエン酸ナトリウムを加えて可溶性としたもの），= mangani citras solubilis.
s. nuclear antigen 可溶性核抗原〔医学〕.
s. pigment 可溶性色素〔医学〕.
s. RNA (s-RNA) 可溶性リボ核酸.
s. saccharin 溶性サッカリン〔医学〕.
s. salumin アンモニウム化サリチル酸アルミニウム（呼吸器の疾患に用いる噴霧薬）.
s. silica 溶性珪酸〔医学〕.
s. starch 〔可〕溶性デンプン，水溶性デンプン（200°Cに加熱してデキストリンとしたもの）.
s. tannal 易溶性タンニン酸アルミニウム $Al_2(C_4H_6O_6)_2(C_{14}H_9O_9)_2 \cdot 6H_2O$（収斂薬）.
s. toxin 水溶性毒素.
so·lum [sóuləm] 床，= floor.
s. tympani 鼓室床.
s. unguis 爪床.
sol·ute [sál(j)u:t] 溶質〔医学〕（溶液中に溶解した物質）.
so·lu·tio [səl(j)ú:ʃiou] 溶液，= solution.
so·lu·tion [səl(j)ú:ʃən] ① 溶液（均一の液相をつくっている溶質と溶媒との混合物）．② 溶相（液体を一つの相とみなした場合の用語）．③ 溶体（溶液という概念を溶媒が気体，液体および固体のすべての場合に一般化したことをいう）．④ 溶液〔現象，作用〕（組織または細胞核の融壊）．⑤ 水薬，= liquor, solutio. ⑥ 解（数学）.
s. amigen with dextrose ブドウ糖添加アミジェン液（静注薬）.
s. BAL バル油溶液（安息香酸ベンジル20%とBAL（ジメルカプロール）10%とをラッカセイ油に溶かした注射液），= bal in oil.
s. of contiguity 接近切離.
s. of continuity 連続離断.
s. of eye-drop 点眼用溶解液〔医学〕.
s. of gutta-percha グッタペルカ液（グッタペルカ，クロロホルムおよび炭酸鉛を用いてつくった無色透明液で，コロジオンの代用品），= liquor gutta-perchae.
s. of pepsin ペプシン液（25mLに対し1mLのペプシンを含む），= liquor pepsini.
s. phase hybridization 液相ハイブリダイゼーション.
s. polymerization 溶液重合〔医学〕.
s. pressure 溶〔液〕圧（溶質の表面からイオンまたは分子が溶媒中へ移行する傾向のことで，溶媒溶質の組み合わせ様式により左右される）.
s. room 溶剤室〔医学〕.
s. tablet 溶解錠〔医学〕.
solutional tension 溶圧.
solv [L] solve 溶解せよの略.
sol·va·ble [sálvəbəl] 可解の.
sol·vate [sálveit] 溶媒化合物（溶液中で溶媒の成分と溶質分子とが化合した物質）.
sol·va·tion [sɑlvéiʃən] 溶媒和〔作用〕〔医学〕，溶媒化（溶液中で溶質分子またはイオンが数個の溶媒分子と結合して一つの分子群をつくる現象).
sol·vent [sálvənt] 溶媒，溶剤，= menstruum.
s. balance 溶剤収支〔医学〕，溶媒平衡.
s. cleaning 溶剤洗浄〔医学〕.
s. effect 溶媒効果〔医学〕.
s. ether 溶媒用エーテル.
s. extraction 溶媒抽出〔医学〕.
s. fractionation method 溶媒画分法〔医学〕.
s. refining 溶媒精製.
s. resistance 耐溶剤性〔医学〕，耐溶媒性.
s. seal 溶剤接合〔医学〕.
sol·vol·y·sis [sɑlválisis] 加溶媒分解〔医学〕，ソルボリシス(溶媒が溶質に作用して起こす反応で，加水分解，アンモノリシス，加硫分解などがある)，= lyolysis.
SOM antigen 体成分抗原，= somatic antigen.
so·ma [sóumə] ① 躯幹，体幹，胴(四肢を除いた身体の部分). ② 細胞体. 形 somal, somatic.
so·ma·cule [sóuməkju:l] 原形質微細単位(miscell など多くの同義語がある).
Somagyi re·flex [sóuməgi rifléks] ソマギイ反射(迷走神経心臓枝の不安定性による徴候で，深吸気において散瞳，深呼気で縮瞳を起こす反射).
so·ma·lin [sóuməlin] ソマリン(アフリカ産キョウチクトウ科 *Adenium* 属植物の根茎に存在する強心性配糖体で，水解してジギトキシゲニンおよびサイマロースを生ずる).
so·man [sóumən] ソマン，= 3,3-dimethylbutyl ester of tabun.
so·ma·plasm [sóuməplæzəm] 体細胞原形質，= somatoplasm.
so·mas·the·nia [sòuməsθí:niə] 身体衰弱，= somatasthenia.
so·mas·the·sis [sòumæsθí:sis] 体性感覚〔医学〕.
so·ma·tal·gia [soumətǽlʤiə] 体性痛，体痛，= somatic pain.
so·ma·tas·the·nia [sòumətəsθí:niə] 身体衰弱(慢性の身体的衰弱および疲労)，= somasthenia.
so·ma·tes·the·sia [sòumətesθí:ziə] 体性感覚. 形 somatesthetic.
so·ma·tes·thet·ic [sòumətesθétik] 体性感覚の. 名 somatesthesia.
so·mat·ic [soumǽtik] 体の，身体〔的〕〔医学〕，体細胞の.
s. agglutinin 菌体〔性〕凝集素，= O agglutinin.
s. antigen 体成分抗原，菌体抗原〔医学〕(細菌の細胞壁に存在する抗原)，= O antigen.
s. arteries 分節動脈.
s. barrier 身体的障壁.
s. cell 体細胞.
s. (cell) division 体細胞分裂〔医学〕.
s. cell genetics 体細胞遺伝学〔医学〕.
s. cell hybrid 融合体細胞(ウイルス，化学物質，電気的方法などで2種の細胞を融合させて生じた細胞をいう).
s. cell hybridation test 体細胞雑種形成試験(テスト)〔医学〕.
s. cell hybridization test 融合体細胞試験(融合体細胞(ハイブリドーマ)を製作し，遺伝的相補性試験，染色体異常，先天代謝異常などの疾患や，出生前診断に供する方法).
s. cell line 体細胞系列. ↔ germ line.
s. cortex 体皮質，= neopallium.
s. crossing-over 体細胞乗換え〔医学〕.
s. damage 身体的損傷〔医学〕.
s. death 個体死〔医学〕，身体死.
s. delusion 身体的妄想〔医学〕.
s. division 正型分裂.
s. dose 身体線量〔医学〕.
s. effect 身体的影響〔医学〕.
s. effector 体性効果器.
s. function 体性機能〔医学〕.
s. hermaphrodism (真性半陰陽)，= true hermaphrodism.
s. induction 体性誘導(体細胞の影響により新しい性質が生殖細胞に対し発生すること).
s. injury 身体的傷害〔医学〕.
s. layer 体壁層(原腔が発生した後の外・中胚葉の外層で，身体外壁を形成するもの).
s. mechanism 体制機構〔医学〕.
s. mesoderm 壁側中胚葉.
s. mitosis 体細胞分裂(体を構成する細胞が成長するさいに行う分裂).
s. motor 体運動性〔医学〕.
s. motor neuron 体性運動ニューロン.
s. motor nuclei 体性運動核.
s. mutation 体細胞突然変異〔医学〕.
s. mutation theory 体細胞突然変異説(抗体分子の抗原結合領域の構造が多様性を発現する機構を説明する遺伝子仮説).
s. nerve 体性神経.
s. nerve fibres [TA] 体性〔神経〕線維，= neurofibrae somaticae [L/TA].
s. nervous system 体神経系(中枢と体組織とを連結する有髄神経系).
s. neuron 体性ニューロン〔医学〕.
s. nucleus 体核，体細胞核，= macronucleus.
s. pain 体性痛〔覚〕〔医学〕.
s. pairing 体細胞対合〔医学〕.
s. parthenogenesis 体細胞単為生殖.
s. recombination 体細胞組換え〔医学〕.
s. reduction 体細胞還元〔医学〕.
s. reflex 体性反射.
s. reproduction 体細胞性生殖〔医学〕.
s. segregation 体細胞分離〔医学〕(体細胞が分裂する際に，遺伝的に同一でない2つの娘細胞が生ずることをいう).
s. sensation 体性感覚〔医学〕.
s. sign 体性徴候，躯幹徴候.
s. sleep 身体睡眠(植物性機能の低下をきたす睡眠).
s. stem cell 体性幹細胞(成体幹細胞ともいう．全身の臓器や組織にある幹細胞).
s. stigma 身体的徴候〔医学〕，身体的標徴.
s. synapsis 体細胞接合〔医学〕.
so·mat·i·co·splanch·nic [soumæ̀tikouspléŋknik] 身体内臓の，= somaticovisceral.
so·mat·i·co·vis·cer·al [soumæ̀tikəvísərəl] 身体内臓の.
so·ma·tist [sóumətist] 身体論者〔医学〕(精神病または精神神経症はすべて身体の病変に起因すると主張する精神科医).
so·ma·ti·za·tion [sòumətaizéiʃən] 身体化〔医学〕(精神的ストレスや葛藤を身体症状へ変換する防衛機制).
s. disorder 身体化障害.
s. reaction 身体化反応.
s. syndrome 身体化症候群〔医学〕.
somato- [soumətou, -tə] 身体，躯幹との関係を表す接頭語.
somato index 形態指数〔医学〕.
so·mat·o·blast [soumǽtəblæst, sóumət-] 体胚.
so·mat·o·cep·tor [soumǽtəseptər, sóumət-] 体感受容器.
so·mat·o·chrome [soumǽtəkroum, sóumət-] 体染性の(明瞭な輪郭をもち，核を完全に取りまく原

形質をもつ神経細胞はよく染まって境界が明瞭なので Nissl が提唱した形容詞).

s. cell ソマトクローム細胞(中心に核をもち,完全に発育した易染性神経細胞. Nissl).

so·mat·o·derm [soumǽtədə:m, sóumət–] 体層(二胚虫属の表面にある上皮状の層).

so·ma·to·did·y·mus [sòumətədídiməs] 連体児(体躯が結合している奇形体).

so·ma·to·dym·ia [sòumətədímiə] 連体奇形.

somatoform autonomic dysfunction 身体表現性自律神経機能不全.

somatoform disorders 身体表現性障害.

somatoform pain 身体表現性疼痛.

so·ma·tog·a·my [sòumətágəmi] 体細胞接合.

so·ma·to·gen·e·sis [sòumətəʤénisis] 体発達,体形成. 形 somatogenetic, somatogenic.

so·ma·to·gen·ic [sòumətəʤénik] 体因性 [医学].

so·ma·tog·no·sia [sòumətagnóusiə] 身体認知 [医学].

somatognostic disorder 〔自己〕身体認知障害 [医学](身体部位の位置の認識障害,触れられた部位がどこであるかを認識することができない. 障害反対側の大脳頭頂葉の病変で起こる).

so·mat·o·gram [soumǽtəgræm, sóumət–] 体躯X線像,身体X線像.

somatokatarrh 花粉症.

so·ma·tol·o·gy [sòumətáləʤi] 身体学,人体学. 形 somatologic.

so·ma·to·mam·mo·tro·pin [sòmətoumæ̀moutróupin] 体乳腺発育ホルモン.

so·ma·tome [sóumətoum] ①原節, = somite. ②胚板, = embryotome. 形 somatomic.

so·ma·to·me·din [sòumətoumí:din] ソマトメジン(分子量約4,000のペプチド).

s. C ソマトメジンC(ソマトメジンはヒト血漿中に存在するインスリン様ペプチドと同一物質で,成長ホルモンは標的臓器に直接作用を及ぼすのでなく,ソマトメジンC を仲介して作用する).

so·ma·to·meg·a·ly [sòumətamégəli] 巨人症,巨大症, = gigantism.

so·ma·tom·e·try [sòumətámitri] 人体測定. 形 somatometric.

so·ma·to·mo·tor [sóumətəmòutər] 体運動性 [医学].

so·ma·top·a·gus [sòumətápəgəs] 体幹結合児.

so·ma·top·a·thy [sòumətápəθi] 身体病(精神病と対立していう). 形 somatopathic.

so·mat·o·pause [soumǽtəpɔ:z] 成長ホルモン分泌停止.

so·ma·to·phre·nia [sòumətoufrí:niə] 身体病恐怖性精神病.

so·ma·to·plasm [soumǽtəplæzəm, sóumət–] 体細胞原形質(生殖細胞の胚芽形質と区別していう).

so·ma·to·pleu·ra [sòumətouplú:rə] 壁側板 [医学].

so·ma·to·pleu·ral [sòumətouplú:rəl] 壁側板の.

so·mat·o·pleure [soumǽtəplər, sóumət–] 壁側板,体壁葉(外胚葉と体中胚葉とからなる体壁層で,臓側板 splanchnopleure と区別するための語).

so·ma·to·psy·chic [sòumətousáikik] 身体精神の, = psychosomatic.

so·ma·to·psy·cho·sis [sòumətousaikóusis] 身体性精神病(身体病の一症候としての精神病).

so·ma·tos·copy [sòumətáskəpi] 身体的検査 [医学],生体観察 [医学],健康診断(身体検査). 形 somatoscopic.

so·ma·to·sen·so·ry [sòumətəsénsəri] 体性感覚(知覚)の [医学].

s. area 体性感覚野 [医学].

s. aura 体性感覚前兆,体感性前兆.

s. cortex 体性知覚皮質 [医学].

s. disorder 体性知覚異常 [医学].

s. evoked potential 体性感覚誘発電位 [医学].

s. evoked response 体性感覚誘発反応(電位) [医学].

s. function 体性知覚機能 [医学].

so·ma·to·sex·ual [sòumətəsékʃuəl] 身体・性的の.

so·ma·to·splanch·no·pleu·ric [sòumətəsplæ̀ŋknouplú:rik] 臓壁側板の.

so·ma·to·stat·in [sòumətəstǽtin] ソマトスタチン(視床下部から分離された成長ホルモンの分泌を,抑制するペプチド).

s. cell ソマトスタチン細胞 [医学].

so·ma·to·stat·i·no·ma [sòumətoustæ̀tinóumə] ソマトスタチン産生腫瘍 [医学],ソマトスタチノーマ(膵島のソマトスタチン産生腫瘍).

so·ma·to·ther·a·py [sòumətəθérəpi] 身体治療〔法〕.

so·ma·tot·o·my [sòumətátəmi] 人体解剖.

so·ma·to·top·ic [sòumətətápik] 体性感覚の,局在の.

s. localization 体部位的局在.

s. organization 体性感覚の局在機構 [医学].

so·ma·to·trid·y·mus [sòumətətrídiməs] 三体結合児.

so·mat·o·trope [soumǽtətroup] 成長ホルモン産生細胞 [医学].

so·mat·o·troph [soumǽtətrouf, sóumət–] 成長ホルモン産生細胞(ソマトトロピンを産生する腺下垂体の細胞).

so·ma·to·trop(h)·ic [sòumətətráfik] 成長ホルモンの,ソマトトロピンの.

s. hormone ソマトトロピン,成(生)長ホルモン, = somatotrop(h)in.

so·ma·to·tro·p(h)in [sòumətoutróupin] ソマトトロピン,成長(生長)ホルモン(脳下垂体前葉ホルモンの一つで,成長促進,細胞増殖,自然治癒力増強などの作用を示す物質). 形 somatotrop(h)ic.

s. release-inhibiting factor (SRIF, SIF) ソマトトロピン放出抑制因子.

s. release inhibiting hormone 成長ホルモン放出抑制ホルモン(ソマトスタチン).

s.-releasing factor (SRF) ソマトトロピン放出因子.

s. releasing hormone 成長ホルモン放出ホルモン.

so·mat·o·type [soumǽtətaip, sóumət–] 体型(個人の形態学的構造を決定する基本成分の性格で,内胚型体 endomorphy,中胚型体 mesomorphy,外胚型体 ectomorphy などをいう).

so·mat·o·typ·ing [soumǽtətaipiŋ, sóumət–] 体型判定法.

somatovisceral reflex 体性内臓反射.

so·mat·ro·pin [soumǽtrəpin] ソマトロピン(H. M. Evans が下垂体成長ホルモンにつけた造語), = somatotrop(h)in.

so·mes·the·sia [sòumesθí:ziə] 体性感覚, = somatesthesia.

somesthetic area 体性感覚野(体知覚(皮膚および深部知覚)の受容領域), = Brodmann area 1, 2, 3.

somesthetic sensibility 体性感覚, = proprioceptive sensibility.

somesthetopsychic area 頂部皮質の自己感受領, = Brodmann area 5, 7.

so·mite [sóumait] 原節,体節(中胚葉の背方部にあって,脊索および神経管の外側に体幹から尾部に及んで発生する中胚葉細胞節で，約40対が数えられ，硬板 sclerotome，節板 myotome，皮板 dermatome に分かれる），= metamere，primitive segments，somatome. 形 somitic.

s. cavity 体節腔（筋節腔），= myocele.

s. embryo 体節期胚子（体節が発生し終わる期間で，21～31日まで）.

som·nam·bu·lance [samnǽmbjuləns] 夢遊症，= somnambulism.

som·nam·bu·lism [samnǽmbjulizəm] 夢遊〔症〕［医学］，= somnambulance，somnambulation.

som·nam·bu·list [samnǽmbjulist] 夢遊症患者［医学］，= somnambulator.

somnambulistic epilepsy 夢遊病性てんかん.

somnambulistic trance 夢中遊行性トランス（催眠における）.

som·na·ri·um [samnéəriəm] 睡眠療養所.

som·nic·u·lous [samníkjuləs] 眠い，催眠性の，= droway，sleepy.

som·ni·fa·cient [sàmniféiʃənt] 催眠薬，= hypnotic，soporific.

som·nif·er·ine [samnífərin] ソムニフェリン（ナス科植物 *Withania somnifera* から得られるベラドンナ類似の催眠性アルカロイド）.

som·nif·er·ous [samnífərəs] 催眠性の.

som·nif·ic [samnífik] 催眠性の，= somniferous，somnifacient.

som·nil·o·quence [samníləkwəns] 寝言（ねごとを言う者を somniloquist と呼ぶ），= somniloquism，somniloquy.

som·nil·o·quism [samníləkwizəm] 寝言［医学］.

som·nil·o·quist [samníləkwist] ねごとを言う癖のある人.

som·nil·o·quy [samníləkwi] 催眠談話，= sleep-talking.

som·nip·a·thist [samnípəθist] 睡眠障害者，被催眠者.

som·nip·a·thy [samnípəθi] ① 睡眠障害. ② 催眠状態.

som·no·cin·e·mat·o·graph [sàmnəsìnəmǽtəgræf] 睡眠運動描写器.

som·no·lence [sámnələns] 嗜眠［医学］，傾眠，昏蒙（意識障害のうち最も軽度な型で，これに次いで昏眠 sopor，昏睡 coma と深くなる），= somnolency. 形 somnolent.

som·no·lent [sámnələnt] 傾眠の［医学］.

s. metabolic rate (SMR) 睡眠代謝率［医学］（睡眠中の基礎代謝で，基礎代謝率BMRに比べて8～13%低い）.

som·no·len·tia [sàmnəlénʃiə] ① 宿酔（ある機能は興奮し，ほかは静止する不全睡眠），= sleep-drunkenness. ② 傾眠，= somnolency.

som·no·les·cent [sàmnəlésənt] 催眠の.

som·no·lism [sámnəlizəm] 催眠状態，= hypnotism.

som·nus [sámnəs] 睡眠.

Somogyi, Michael [sámәgi, -ʤi] ソモジー（1883-1971，アメリカの生化学者）.

S. effect ソモジー効果（糖尿病患者における低血糖後にみられる血糖値のはね返り上昇現象）.

S. method ソモジー法（血清デンプン酵素はデンプンに作用して還元糖をつくるので，これをソモジー銅ヨード測定法で定量するのであるが，臨床に使用する迅速法では単にヨウ素で呈色度を測定する）.

S. phenomenon ソモジー現象［医学］.

S. test ソモジー試験（デンプン分解産物を銅還元法で定量する反応）.

S. unit ソモジー単位（血清中のアミラーゼ活性値の尺度）.

so·mo·psy·cho·sis [sòumousaikóusis] 身体性精神病（感覚などの身体的症状を示す精神病）.

so·mo·sphere [sóuməsfiər] ソモスフィーア（原始形質の一部）.

so·na·gram [sóunəgræm] ソナグラム，音声描写図，音響分析図［医学］.

so·na·graph [sóunəgræf] ソナグラフ，音響スペクトログラフ（分析器）.

Son·chus ol·er·a·ceus [sáŋkəs àləréiʃəs] ノゲシ，ケシアザミ（キク科植物の一種）.

sonde coudé [sɔ́nd ku:dé] [F] 屈曲ゾンデ.

Sondermann, R. [sándə:rmən] ゾンデルマン（ドイツの眼科医）.

S. canal ゾンデルマン管.

sone [sóun] ソーン（音声の高低を表す単位）.

Sones, Mason S. [sóunz] ソーンズ（アメリカの心臓病医）.

S. technique ソーンズ法（上腕動脈のカットダウンによる冠動脈造影法）.

Songo fe·ver [sángou fí:vər] ソンゴ熱（中国北部，朝鮮地方に流行する出血性熱病），= hemorrhagic fever.

son·ic [sánik] 音性の［医学］.

s. barrier 音の障壁，音柵.

s. disintegration 音波破砕法，〔超〕音波処理法，音波破壊［医学］（音波，超音波によって細胞，細胞内小器官等を破砕したり，タンパク質を可溶化する方法）.

s. disruption 音波破壊［医学］.

s. stimulation 音刺激［医学］.

s. vibrator 超音波細胞破砕器［医学］.

s. wave 音波，= sound wave.

son·i·cate [sánikeit] 超音波処理物，音波〔により〕破砕する.

son·i·ca·tion [sànikéiʃən] 音波処理.

son·i·ca·tor [sánikeitər] 超音波発生装置，〔超〕音波処理器.

son·i·fer [sánifər] ソニファー（補聴器の一種）.

son·i·tus [sánitəs] 耳鳴り，= tinnitus.

Sonne, Carl [sɔ́nə] ソンネ（1882-1948，デンマークの細菌学者）.

S. bacillus ソンネ菌（マニトールと乳糖とを発酵させる赤痢菌の一種），= *Shigella sonnei*.

S. dysentery ソンネ赤痢.

Sonneberg op·er·a·tion [zánibə:g àpəréiʃən] ゾンネベルグ手術（下顎角の下方から深く切開して，下顎神経を切除する方法）.

Sonnenschein test [zánənʃain tést] ゾンネンシャイン試験（ストリキニーネ検出法で，被検物を1滴の硫酸に溶解し，cerosoceri oxide を加えてかきまぜると，深青色，紫色，赤色の順で発色する）.

son·o·gram [sánəgræm] 超音波画像［医学］，ソノグラム，音波検査図，= ultrasonogram.

so·nog·ra·phy [sənágrəfi] ソノグラフ，超音波検査法，= ultrasonograph.

son·o·lu·cent [sànoulú:sənt] 無響の，= anechoic.

s. layer 超音波発光層［医学］.

so·nom·e·ter [sənámitər] ① ソノメータ（音の高さを測って音階とを比較する器械）. ② 聴力計.

son·o·pla·cen·tog·ra·phy [sànouplæsəntágrəfi] 超音波胎盤検査法.

so·no·rous [sənɔ́:rəs] 共鳴の，高声の.

s. rale 飛蜂音（低調な乾性ラ音）.

so·or·my·co·sis cu·tis [zòuə:maikóusis kjú:tis] 皮膚カンジダ症，皮膚鵞口瘡，= thrush dermatitis.

soot lung 炭肺〔症〕［医学］.

S

soot wart 煤煙性いぼ［医学］, 煤煙ゆうぜい.
so·phis·ti·ca·tion [sɑfìstikéiʃən] 偽混(薬物または食物に不純物を加えること).
soph·o·ma·nia [sɑ̀fəméiniə] 知的誇大妄想狂.
So·pho·ra [səfɔ́:rə] エンジュ属(マメ科植物).
S. flavescens クララ, クジン［苦参］.
S. japonica エンジュ［槐］(漢方では蕾をカイカ［槐花］と呼び, 止血薬, 高血圧に用いる), = Japanese pagoda tree.
sophora root クジン［苦参］(クララ *Sophora flavescens* の根. 苦味健胃・消炎止瀉薬. 漢方では解熱, 利尿, 駆虫として用いる).
soph·o·re·tin [sɑ̀fərí:tin] ソホレチン, = quercetin.
soph·o·rine [sɑ́fəri:n] ソホリン $C_{11}H_{14}N_2O$ (イヌエンジュの種子に存在する有毒アルカロイド), = cytisine, baptitoxine laburnine, ulexine.
soph·ro·nis·tae den·tes [sɑ̀frənísti: dénti:z] 智歯.
so·por [sóupər] 昏眠(意識障害の類型の一つで, 昏蒙 somnolence と昏睡 coma との中間度). 動 soporate.
so·po·rif·er·ous [sòupəríférəs] 催眠性の［医学］, 睡眠誘発性の.
so·po·rif·ic [sòupərífik] ① 睡眠薬, = hypnotic, somnifacient. ② 催眠性〔の〕［医学］, = soporose, soporous.
so·po·rose [sóupərous] 昏睡状の, = soporous.
So·ran·us [souréənəs] ソラナス(AD 2世紀の有名なギリシャの婦人科医. 急性および慢性疾病, 産科学などの著述を残した).
sor·be·fa·cient [sɔ̀:biféiʃənt] ① 吸収促進薬. ② 吸収促進〔の〕［医学］.
sorbent system dialysis 吸着再生型透析［医学］.
sor·bin [sɔ́:bin] ソルビン, = sorbose.
sor·bi·nose [sɔ́:binouz] ソルビノース, = sorbose.
sor·bi·tan [sɔ́:bitən] ソルビタン $C_6H_8O(OH)_4$ (乳化剤 polysorbate の成分).
sor·bite [sɔ́:bait] ① ソルバイト(フェライトとセメンタイトからなる微細な粒状組織. マルテンサイトを約600°C で焼き戻して得る). ② ソルビット, = sorbitol.
sor·bi·tol [sɔ́:bitɔ:l] ソルビトール $CH_2OH(CHOH)_4CH_2OH$ (ヘキシットの一つで, D型, L型およびラセミ型の3種があり, D型は天然に産し, ナナカマド *Sorbus* 属などの植物の果汁中に存在する甘い無色結晶), = sorbite, glucitol.
D-sorbitol D-ソルビトール 化 D-glucitol $C_6H_{14}O_6$: 182.17 (D-ソルビット. 糖質補給薬, 六価アルコール系 X 線造影促進薬. 肝疾患・糖尿病時, または術前・術後の水・エネルギー補給のため, または前立腺および膀胱疾患の経尿道的手術時, その他泌尿器科手術時ならびに術後の洗浄に潅流液として用いられる).

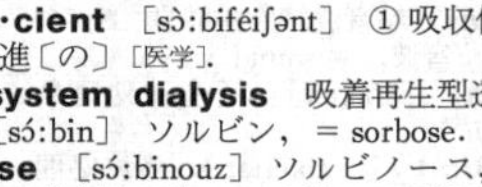

sor·bi·tose [sɔ́:bitouz] ソルビトース, = sorbose.
sor·bose [sɔ́:bouz] ソルボース $C_6H_{12}O_6$ (ケトヘキソースの一種で, 天然産のものは L-ソルボースで, ナナカマド *Sorbus aucuparia* の果汁中に存在し, ソルボースバクテリア *Gluconacetobacter xylinus* の作用によって生成する), = sorbin, sorbinose, sorbitose.
Sor·bus [sɔ́:bəs] ナナカマド属(バラ科の一属).
S. aucuparia セイヨウナナカマド, = rowan.
S. commixta ナナカマド.
Sor·del·li ba·cil·lus [sɔ́:dəli bəsíləs] ソルデリ菌(*Clostridium bifermentans* に近縁のグラム陽性桿菌), = *Clostridium sordellii*.
sor·des [sɔ́:di:z] 煤色苔, 歯垢(熱病のとき生ずる).
sore [sɔ́:r] ① びらん［医学］. ② 傷［医学］, 痛み［医学］.
s. shin 管骨骨膜炎(ウマの).
s. shings ウマの中手骨膜炎.
s. throat 咽喉痛［医学］, 咽喉炎［医学］.
sore·head [sɔ́:rhed] ただれ頭, = epithelioma contagiosum.
sore·mouth [sɔ́:rmàuθ] ただれ口(ヒツジやヤギにみられる伝染性の口唇・口腔潰瘍), = orf, scabby mouth, contagious ecthyma.
SOREMP sleep-onset rapid eye movement period 入眠時 REM (レム)期の略.
Sörensen, Sören Peer Lauritz [sɔ́:rənsən] セーレンセン(1868–1939, デンマークの化学者. 水素イオン濃度について研究し, pH の概念を提案した).
S. indicators セーレンセン指示薬(pH 指示薬).
S. method セーレンセン法, = Henriques-Sörensen method.
S. reagents セーレンセン試薬(アルブミン検出において Pardy 試験に併用する酢酸緩衝液で, 酢酸ナトリウム 188g と氷酢酸 56.5g とを水で 1,000mL としたもの).
S. symbol セーレンセン記号(水素イオン濃度を表記するための記号, すなわち pH).
Soresi sign [sɔ́:rəsi: sáin] ソレシ徴候(仰臥位で大腿を曲げ, 大腸肝弯曲部を圧迫しながら患者にせき(咳)をさせると, 虫垂炎では右腸骨窩に疼痛が起こる. これは, 上行結腸部のガスを下方に押すためである).
Soret, Celestin [souréi] ソレー(1931没, フランスの放射線医).
S. band ソレー帯(血液のスペクトルにおいて紫外線部の最端にみられる吸収帯で, 血色素の特徴といわれる).
S. phenomenon ソレー現象.
Soret, Charles [souréi] ソレー(1854–1904, フランスの物理学者).
so·reth·y·tan mo·no·ole·ate [səréθitən móunou óulieit] ソレシタンモノオレエート(一オレイン酸ソルビタンのポリオキシエチレン誘導物で, 乳化剤として脂肪便症において脂肪の吸収を増強する作用を示す), = monitan, olothorb, sorlate, Tween 80.
so·ro·che [sɔ:róutʃi] ソローチェ, 高山病, 高所病(高所での減圧および酸素分圧の減少によって起こる病的状態), = altitude sickness.
so·ro·ri·a·tion [sərɔ̀:riéiʃən] 思春期乳房肥大.
sor·ption [sɔ́:pʃən] 吸着［医学］, 収着〔力〕［医学］.
s.-filtration 吸着濾過［医学］.
sor·rel [sɔ́:rəl] (カタバミ属 *Oxrlis* 植物で, シュウ酸カリウムの原料).
s. salt スカンポ塩, = potassium binoxalate.
Sorsby, Arnold [sɔ́:rzbi] ソーズビー(1900–1980, イギリスの眼科医).
S. macular degeneration ソーズビー黄斑変性.
S. syndrome ソーズビー症候群.
SORT structures-objective Rorschach test 構造・客観的ロールシャッハテスト(試験)の略.
sort [sɔ́:t] ① 識別する, 分類する. ② 種類. ③ 品質.
sort·er [sɔ́:tər] 細胞分離装置, = cell sorter.
sorting out 選別［医学］, 選(よ)りわけ［医学］.
sorting vesicle 被覆小胞［医学］.

so·rus [sɔ́:rəs] 胞子嚢群. 複 sori.
SOS si opus sit 必要ならばの略.
so·ta·lol hy·dro·chlo·ride [sóutəlɔ:l hàidroukló:raid] 塩酸ソタロール 化 4′-[1-hydroxy-2-(isopropylamino) ethyl] methanesulfonanilide monohydrochloride (抗アドレナリン作用薬. β受容体遮断薬).
so·ter·o·cyte [sətérəsait] 血小板, = platelet.
Soto-Hall sign [sóutou hɔ́:l sáin] ソト・ホール徴候(患者を仰臥させて, 頸椎から順に下方へ脊椎を屈曲してみると, 脊椎障害のある部分に疼痛を訴える).
Sotos, Juan F. [sóutouz] ソトス(1927生, アメリカの小児科医).
S. syndrome (SS) ソトス症候群 [医学] (1964年出生前からの過成長を脳性巨人症として報告. 出生体重・身長も大きく, 軽～中等度の精神発達遅滞がある), = cerebral gigantism.
Sottas, Jules [sətá:] ソットー(1866-1943, フランスの神経科医. 1893年 Déjèrine とともに進行性肥厚性間質性神経病 progressive hypertrophic interstitial neuropathy を記載したので, この疾患は Déjèrine-Sottas disease と呼ばれる).
Sotteau op·er·a·tion [sɔ́tou àpəréiʃən] ソットー手術(陰嚢の二重ヒダをつくって鼡径管を閉鎖する鼡径ヘルニア手術).
sou·dan [sú:dən] スダン, = sudan.
sou·da·nite [sú:dənait] (熱帯アフリカにみられる熱病で, しばしば自殺狂に導く).
souf·fle [súfl] [F] 雑音(聴診の際に聴取される軟らかい吹くような音).
soul [sóul] 心 [医学], 精神 [医学].
s. blindness 精神盲, 心盲, = psychic blindness.
s. deafness 精神聾, = mental deafness.
Soulier, Jean Pierre [sú:liər] スーリエ(1915-1985, フランスの血液学者). →Bernard-Soulier syndrome.
Souligoux-Morestin meth·od [sú:ligu: mɔrésten méθəd] スーリグー・モレスタン法(腹腔または骨盤内臓器に急性炎症が起こった際, 腹腔内エーテル洗浄を行う方法).
sound [sáund] ① 音響, 音 [医学]. ② ゾンデ [医学], 消息子 [医学].
s. abatement 騒音対策, 騒音排除.
s. absorption 吸音.
s. articulation 単音明瞭度 [医学].
s.-conducting apparatus 伝音器.
s. conduction 伝音 [医学], 音響伝導.
s. conduction apparatus 伝音装置 [医学].
s. field 音場 [医学] (音波の存在している媒質の領域).
s. flux 音束.
s. frequency spectrum 音響(音の)スペクトル [医学].
s. insulation 防音.
s. intensity 音の強さ [医学].
s. localization 音の定位 [医学], 音源定位(音源の方向感覚).
s. muscle 発音筋.
s. of fetal movement 胎動音 [医学].
s. of wood 材木音 [医学].
s. organ 発音器.
s. pattern theory 音像説 [医学].
s.-perceiving apparatus 感音器.
s. perception 音知覚 [医学].
s. perception system 感音系 [医学].
s. power of source 音響出力 [医学].
s. pressure 音圧 [医学].
s. pressure level 音圧レベル [医学].
s. pressure transformation 音圧変換(増幅)作用 [医学].
s. probe 音響プローブ [医学].
s. proof room 防音室 [医学].
s. protection effect 音響遮蔽効果 [医学].
s. quantum 音子, = phonon.
s. source 音源 [医学].
s. spectrograph 音響スペクトル分析装置 [医学].
s. spectrometer 音響スペクトル計.
s. spectrum 音響スペクトル.
s. susceptibility 音響感受性 [医学].
s. tooth 健全歯 [医学].
s. velocity 音速 [医学].
s. wave 音波 [医学] (可聴周波数をもつ弾性波で, 普通空気中の波についていう. 聴覚によって音として感ずる), = sonic wave.
s. white 白色雑音(同一の強さの等律音を不調和に出した雑音で, 発語聴別の試験の背景音として用いる).
sound·ing [sáundiŋ] ゾンデ検査〔法〕[医学].
soundpicture theory 音像説(Ewald が共鳴説に対立して唱えた説で, 外音に対して内耳基底膜の上に特有な音像ができ, 定常波の腹にあたる有毛細胞を振動させ, それの興奮が中枢に伝えられて音の感覚が生ずるという説).
Souques, Alexandre Achille [su:kéi] スーケー(1860-1944, フランスの神経科医).
S. phenomenon スーケー現象(不全片麻痺において, 腕を挙上すると手指が不随意伸張と隔離とを起こす現象), = finger phenomenon.
S. sign スーケー徴候(矛盾性運動), = kinesis paradoxica.
sour milk 酸性乳 [医学], 酸味乳(主として乳酸菌により酸味を呈するもの).
sour oil サワー油 [医学].
source [sɔ́:s] 源 [医学], 源泉, 原因.
s. of contamination 汚染源 [医学].
s. of data 情報源.
s. of infection 感染源 [医学].
s. of pollution 汚染源 [医学].
s.-skin distance 線源皮膚間距離 [医学].
s.-tumor distance 線源腫瘍間距離 [医学].
Sourdille, Maurice [su:rdí:jə] スールジュー(1885-1961, フランスの耳科医).
S. operation スールジュー手術(耳硬化症における聴力回復の目的に行われる造窓術で, 半規管の水平部を穿孔し, 鼓膜に付着した皮膚弁でそれを覆う方法), = Sourdille fenestration.
sour·ing [sáuəriŋ] 酸性化 [医学].
sour·ness [sáuə:nis] 酸味 [医学].
South African tick-bite fever 南アフリカダニ熱(南アフリカでみられるリケッチア感染症で, *Rickettsia rickettsii* による. マダニが媒介する. 発疹チフス様症状を呈するが, 重篤な中枢神経症状を伴うことが多い), = South African fever.
South American blastomycosis 南アメリカブラストミセス症(*Paracoccidioides brasiliensis* による感染症), = paracoccidioidomycosis, Lutz-Splendore-Almeida disease.
South American trypanosomiasis 南米トリパノソーマ症 [医学].
Southern, Edwin Mellor [sʌ́ðərn] サザン(1938生, イギリスの生物学者).
S. blot サザンブロット, = Southern blot technique.
S. blot technique サザンブロット法(特定のDNA塩基配列を高感度で検出するための方法. 制限酵素で切断したDNA断片を電気泳動で分離のち, アガロースゲルからナイロン膜などへ移行，転写する操作法．1975年に E. M. Southern によって考案された）．

S. blotting サザン吸取り法，サザンブロッティング，＝ Southern blot technique.

S. hybridization サザンハイブリダイゼーション．

S. method サザン法，サザンブロット法，＝ Southern blot technique.

southern wood （ヨモギ属植物），＝ *Artemisia abrotanum*.

Southey, Reginald S. ［sʌ́ðei］ サゼー（1835-1899, イギリスの医師）．

S. tube サゼー管（クルシュマン針とも呼ばれる細いカニューレで，高度の浮腫において，組織に挿入して水分を排除するために用い，套管針を備えたもの），＝ Southey-Leech tubes.

Southwestern blot technique サウスウェスタンブロット法（DNAに結合するタンパク質を同定解析する方法．細胞抽出液中のタンパク質をSDS-ポリアクリルアミド電気泳動で分離後，ニトロセルロースフィルターへ転写し，標識したDNAと結合させる操作法）．

sow ［sáu］ 雌ブタ．

s.'s milk ブタ乳．

Soxhlet, Franz Ritter von ［sókslet］ ソックスレー（1848-1926，ドイツの化学者）．

S. apparatus ① ソックスレー器（牛乳殺菌装置）．② ソックスレー抽出器（固体中の不揮発性物質を一定量の揮発性溶媒を用いて抽出するために用いる装置で，還流冷却器の下に，固体を入れた濾紙のカップを備え，下部のフラスコに溶媒を入れて加熱すると，溶媒の蒸気は上昇し冷却されて液体となり固体の上に落ちる），＝ Soxhlet extractor.

S. extractor ソックスレー抽出器［医学］．

soy·a ［sójə］ ソヤ，＝ soy bean.

soy·bean ［sóibi:n］ ダイズ［大豆］，＝ soya，soypea.

s. cake ダイズかす（粕）．

s. dust ダイズ〔粉〕塵．

s. lectin ダイズレクチン（ダイズ凝集素），＝ soybean agglutinin.

s. meal ダイズ粉．

s. mosaic virus ダイズモザイクウイルス．

s. oil ダイズ油．

s. protein ダイズタンパク〔質〕．

s. test ダイズ試験，＝ urease test.

s. trypsin inhibitor ダイズトリプシン阻害因子．

Soyka, Isidor ［sóikə］ ソイカ（1850-1889，プラハの病理学者）．

S. plate ソイカ平板（ペトリ皿に類似の細菌培養皿であるが，下の皿には陥凹を備えたもの）．

sozin ［sóuzin］ ソジン（正常血清中に存在するアレキシンで，その作用により抗菌性 mycosozin と毒素性 toxosozin とに区別される）．

SP ① simulated patient 模擬患者の略．② simultaneous perception 同時視の略．③ standardized patient 標準模擬患者の略．④ substance P サブスタンスPの略．

S/P status post ～後状態の略．

Sp, sp spiritus 精の記号．

SP1 stimulatory protein 1 刺激タンパク1の略．

SPA ① single photon absorptiometry 単光子吸収法の略．② spinal progressive amyotrophy 脊髄性進行性筋萎縮症の略．③ staphylococcal protein A ブドウ球菌プロテインAの略（ブドウ球菌の細胞表面抗原で，スーパー抗原として作用する）．

spa ［spá:］ 温泉地［医学］，鉱泉（治療に利用されるものをいう）．

s. hospital 温泉病院［医学］．

s. hotel 温泉療養ホテル［医学］．

s. sanatorium 温泉療養所［医学］．

s. treatment 温泉療法〔学〕［医学］，浴療法［医学］．

space ［spéis］ 隙［医学］，腔［医学］，空間（限られた領域または区間）．形 spatial.

s. adaptation syndrome 宇宙適応症候群．

s. blindness 空間盲［医学］．

s. clamp 空間的電圧固定［医学］．

s. constant 空間定数［医学］．

s. disorientation 空間識喪失［医学］．

s. dose distribution 空間的線量分布，＝ geometrical dose distribution.

s. feeding 時間給餌［医学］．

s. flight 宇宙飛行［医学］．

s. flight human engineering 宇宙〔飛行〕人間工学［医学］．

s. hazard 宇宙災害［医学］．

s. lattice 空間格子［医学］（X線分析により観察される，結晶体にある原子の幾何学的配列），＝ crystal lattice.

s. life support system 宇宙用生命維持システム．

s. maintainer 保隙装置［医学］．

s. maintenance 保隙［医学］．

s. medicine 宇宙医学．

s. myopia 空間近視．

s. nerve 空間知覚神経．

s.-occupying lesion 占拠性病変［医学］．

s. of Donders ドンデルス腔．

s. of iridocorneal angle 虹彩角膜間隙，＝ spatia anguli iridocornealis，Fontana space.

s. of Nuel ヌエル腔［医学］．

s. of Retzius レチウス腔（R.AndersAdolf），＝ Retzius cavity.

s. perception 空間感覚（知覚）［医学］，位置知覚．

s. polymer 立体重合体［医学］．

s. ration 宇宙食［医学］．

s. retainer 保隙装置［医学］．

s. sense 位置感覚［医学］，空間感覚．

s. sickness 宇宙酔い，宇宙病［医学］．

s. spray 空中散布［医学］．

s. suit 宇宙服［医学］．

s. survival 宇宙生存［医学］．

s. time clustering 時・空クラスター分析［医学］．

s. velocity 空間速度［医学］．

spaced teeth 離間歯．

spac·er ［spéisər］ 吸入補助装置［医学］，スペーサー．

spaces of iridocorneal angle ［TA］ 虹彩角膜角隙，＝ spatia anguli iridocornealis ［L/TA］.

spacial disorientation 空間識障害［医学］，空間失見当．

spac·ing ［spéisiŋ］ 面間隔［医学］．

spade hand スペード様手（粘液水腫，巨端症にみられる太く長方形をなすもの）．

spa·dix ［spéidiks］ 肉穂花序，＝ spatha.

spagiric medicine 魔術療法，＝ hermetic medicine.

spag·y·rist ［spǽʤirist］ スパジリスト，錬金術師（Paracelsus 医学の信奉者）．

Spalding, Alfred Baker ［spɔ́:ldiŋ］ スパルディング（1874-1942，アメリカの産科医）．

S.-Horner sign スパルディング・ホルネル徴候，＝ Spalding sign.

S. sign スパルディング徴候（子宮内死亡児の頭蓋骨は相互に重なり合っているのが，X線像上で認められる），＝ Spalding-Horner sign.

Spallanzani, Lazarro ［spalanzá:ni］ スパランツ

ァニ(1729-1799, イタリアの解剖・生理学者. 受精, 循環, 消化などの研究で有名. 自然発生論を排撃し, 消化液の採集に海綿を用いる方法を考案し On the Action of the Heart in the Blood Vessels (1768)を著した).

S. law スパランツァニ法則(細胞の再生力は年齢の若いほど強い).

spal·la·tion [spəléiʃən] 破砕(削片にすること).

s. product 核崩壊産物, 分裂産物(原子核分裂の際に生ずる多数の物質).

s. reaction 破砕反応(原子核).

spalt amnion 裂隙羊膜〔医学〕.

span [spǽn] ① 翼幅(両手を張り広げたときの長さ). ②(親指と小指とを張った長さで通例23cm). ③ 期間.

s. of arm 指極〔医学〕.

s. of life 寿命.

spa·n(a)e·mia [spəní:miə] 乏血症, 貧血, 水血〔症〕, = anemia, hydremia. 形 spanemic.

Spanish [spǽniʃ] スペインの.

S. fly スペインバエ.

S. influenza スペイン型インフルエンザ(1918～1919年に世界的に大流行し, 2,000万人以上が死亡した. A型ウイルスによるものと推定されている).

S. licorice スペイン甘草, = *Glycyrrhiza glabra* L.

S. saffron スペインサフラン.

S. tourniquet スペイン式止血帯, = Spanish windlass.

S. windlass スペイン式止血帯(ハンカチを腕に巻き, 棒を回転して締める即席止血帯).

spano- [spænou, -nə] 僅少, 欠乏の意味を表す接頭語.

spa·nog·y·ny [spənáʤini] 女子出産減少.

span·o·men·or·rhea [spæ̀noumènərí:ə] 過少月経.

span·op·n(o)ea [spæ̀nəpní:ə] 呼吸緩徐(呼吸が深く遅くなって, 呼吸困難の自覚症状を訴える神経症).

spare receptor 余剰受容体〔医学〕.

Spar·ga·ni·a·ce·ae [spɑ̀:gəniéisii:] ミクリ科.

spar·ga·no·sis [spɑ̀:gənóusis] 孤虫症〔医学〕(裂頭条虫科の幼虫であるプレロセルコイド擬充尾虫がヒト体内に寄生して生ずる幼虫移行症. マンソン孤虫症 sparganosis mansoni, 芽殖孤虫症 sparganosis proliferum が知られている).

s. mansoni マンソン孤虫症〔医学〕.

Spar·ga·num [spɑ́:gənəm] スパルガヌム, 孤虫(裂頭条虫の擬充尾虫 plerocercoid の別名, その成虫が不明の場合は属名として用いられている).

S. proliferum 芽殖孤虫(人体内の結合織, 筋肉, 肺などに寄生して植物の根茎のように新しい芽を出して増殖する擬充尾虫).

spar·ing [spéəriŋ] ① 回避. ② 節約.

s. of macula 黄斑部残留(視放線付近の病変による半盲において視野の中心部が正常に残ること).

s. phenomenon 倹約現象.

s. therapy 節約療法, = protective therapy.

sparingly soluble やや溶けにくい〔医学〕, やや難溶〔医学〕(薬局方用語. 溶質 1g または 1mL を溶かすのに要する溶媒量が, 30mL 以上 100mL 未満).

spark [spɑ́:k] 火花, 点火, 放電〔医学〕.

s. ball electrode 光花球電極(静電気火花を発するために, 一方に絶縁柄, 他方に金属球をつけたもの).

s. chamber 放電箱〔医学〕.

s. coil 誘導コイル, = induction coil.

s. counter 火花計数器.

s. discharge 火花放電〔医学〕.

s. distance 火花間隙, = spark gap.

s. electrode 火花電極.

s. gap 火花間隙(電気の), = spark length.

s. line スパーク線〔医学〕.

s. spectrum スパークスペクトル〔医学〕, 火花スペクトル〔医学〕.

s. voltmeter 火花電圧計.

sparking potential 火花電圧, 破壊電位.

sparking threshold 光花開始.

sparking voltage 火花電圧.

sparkling wine 発泡酒〔医学〕, 発泡性ワイン(シャンパンなど).

Sparmannia africana (緩和剤として用いる植物), = african hemp.

spar·te·ine [spɑ́:ti:in] スパルテイン $(CH_2)_2C_5H_8N-CH_2-C_5H_8(CH_2)_2$ (エニシダ *Cytisus scoparius*, クサノオウ *Chelidonium majus* に存在する油状アルカロイド), = sparteina, lupinidine.

s. sulfate 硫酸スパルテイン $C_{15}H_{26}N_2 \cdot H_2SO_4 \cdot 5H_2O$ (白色結晶粉末で, 分娩初期の不整脈の治療に用いられた), = sparteinae sulfas.

spasm [spǽzm] ① 攣縮〔医学〕(急激な筋痙攣). ② 痙直. 形 apastic, spasmodic.

s. of accommodation 調節攣縮, 調節痙攣〔医学〕(屈折誤差に対する毛様体の過度調節).

s. of artery 動脈攣縮症〔医学〕.

s. of esophagus 食道痙攣〔医学〕.

s. of fallopian tube 卵管痙攣.

s. of glottis 声門攣縮.

s. of larynx 喉頭痙攣〔医学〕, = laryngospasm.

spasmo- [spæzmou, -mə] 痙攣の意味を表す接頭語.

spas·mod·ic [spæzmɑ́dik] 攣縮性の, 痙性.

s. apoplexy 痙攣性卒中.

s. asthma 痙〔攣〕性喘息〔医学〕.

s. cervical rigidity 痙性子宮頸硬直〔医学〕, = spasmodic rigidity.

s. cholera 痙〔攣〕性コレラ〔医学〕.

s. chorea 痙攣性舞踏病.

s. cough 痙咳〔医学〕, 痙性咳嗽.

s. croup 痙性クループ〔医学〕, 喉頭痙攣, = laryngismus stridulus.

s. diathesis 痙性素質〔医学〕, 痙攣素質(テタニーのような痙攣症状が現れやすいこと), = spasmophilic diathesis, spasmophilia.

s. dysmenorrh(o)ea 子宮攣縮性月経困難症.

s. dysphonia 攣縮(痙攣)性発声障害〔医学〕, 痙性発声障害.

s. facial neuralgia 疼痛性チック, = tic douloureux.

s. laryngitis 痙性喉頭炎, = laryngismus stridulus.

s. laughter 痙笑〔医学〕, ひきつり笑い〔医学〕.

s. mydriasis 痙攣性散瞳, = spastic mydriasis.

s. myopia 痙性近視〔医学〕.

s. respiration 痙性呼吸〔医学〕.

s. rigidity of cervix uteri 痙攣性子宮頸硬靱症.

s. strabismus 痙性斜視〔医学〕.

s. stricture 痙〔攣〕性狭窄〔医学〕(機能的), 強直性狭窄(尿道炎にみられる筋強直性のもの).

s. synkinesis 痙攣性共同運動(正常側を運動するとき, 患側の麻痺した部分が動くこと).

s. tabes 攣縮性脊髄癆, = Little disease.

s. talipes 痙攣足(筋の挫傷によるもの).

s. tic 痙〔攣〕性チック〔症〕〔医学〕.

s. tightening 痙攣性狭窄〔医学〕.

s. torticollis 痙〔攣〕性斜頸〔医学〕, 強直性斜頸, = torticollis spastica.

S

s. wryneck 痙性斜頸(項頸部の諸筋の異常な緊張や不随意的収縮によって生じる斜頸のこと), = spastic torticollis.
s. yawning あくび発作〔医学〕.
spas·mo·dism [spǽzmədizəm] 痙攣症. 形 spasmodic.
spas·mo·gen [spǽzmədʒən] スパスモーゲン(痙攣原物質一般).
spas·mo·gen·ic [spæ̀zmədʒénik] スパスモーゲンの, 痙攣原性の.
spas·mol·o·gy [spæzmɑ́lədʒi] 痙攣学, 痙攣論.
spas·mo·lyg·mus [spæ̀zməlígməs] しゃっくり, = hiccup.
spas·mol·y·sant [spæzmɑ́lisənt] 鎮痙薬.
spas·mol·y·sis [spæzmɑ́lisis] 鎮痙. 形 spasmolytic.
spas·mo·lyt·ic [spæ̀zməlítik] ① 鎮痙の. ② 鎮痙剤.
s. agent 鎮痙薬〔医学〕.
s. drug 鎮痙薬〔医学〕.
spas·mo·myx·or·rhea [spæ̀zmoumìksərí:ə] 腸性粘液漏.
spas·mo·phe·mia [spæ̀zmoufí:miə] どもり(吃音), = stuttering.
spas·mo·phil·ia [spæ̀zməfíliə] 痙攣〔体〕質〔医学〕. 形 spasmophile, spasmophilic.
spas·mo·phil·ic·i·ty [spæ̀zmoufilísiti] 痙縮好発状態〔医学〕.
spas·mo·tin [spǽzmətin] スパスモチン $C_{20}H_{21}O_9$ (バッカクから得られる酸性有毒成分. 分娩促進性をもつが幻覚性はない), = sphacelotoxin.
spas·mo·tox·in [spæ̀zmətɑ́ksin] テタヌス菌毒素.
spas·mus [spǽzməs] 攣縮, = spasm.
s. intestinorum 腸痛, = enteralgia.
s. nictitans 瞬目痙縮.
s. nutans 点頭運動(発作)〔医学〕, 点頭痙縮, = salaam convulsion, jactatio capitis.
s. oculi 眼振, = nystagmus.
spas·tic [spǽstik] 痙性の〔医学〕, 緊張過度の.
s. abasia 痙性歩行不能〔医学〕.
s. anemia 〔血管〕痙攣性貧血.
s. angina 攣縮性狭心症(冠動脈の攣縮によって生ずる狭心症で, 太い動脈の攣縮による Prinzmetal 型と細い動脈がびまん性に攣縮するものがある).
s. aphonia 痙性失声〔症〕〔医学〕.
s. ataxic gait 痙性失調性歩行〔医学〕.
s. bladder 痙〔攣〕性膀胱〔医学〕.
s. child (強直性痙攣にかかった小児または筋強直状態の小児).
s. colitis 大腸痙攣〔医学〕, 痙攣性大腸炎.
s. constipation 痙攣性便秘〔医学〕.
s. contraction 痙〔攣〕性収縮〔医学〕.
s. diplegia 痙両側麻痺〔医学〕, 痙攣性両麻痺(小児の), = Little disease.
s. dislocation 痙性脱臼〔医学〕.
s. dysphonia 痙性発声障害〔医学〕.
s. dysuria 痙〔攣〕性排尿障害〔医学〕.
s. ectropion 痙性外反〔症〕〔医学〕.
s. entropion 痙〔攣〕性内反〔症〕〔医学〕(眼輪筋の痙攣による).
s. gait 痙性歩行〔医学〕.
s. hand 痙性〔麻痺〕手.
s. hemiplegia 痙性片麻痺〔医学〕, 痙直性片麻痺.
s. ileus 痙攣性イレウス〔医学〕, = dynamic ileus.
s. miosis 痙攣性縮瞳.
s. muscle 痙直筋.
s. mydriasis 痙性散瞳.
s. obstipation 痙攣性便秘〔医学〕.
s. palsy 痙〔縮〕性麻痺.
s. paralysis 痙性麻痺〔医学〕.
s. paraplegia 痙性対麻痺(両下肢の筋トーヌスが亢進して, 筋力低下など歩行困難をきたす).
s. pseudosclerosis 痙性偽硬化症〔医学〕.
s. speech 痙性発語.
s. spinal paralysis 痙性脊髄麻痺〔医学〕.
s. stenosis 痙攣性狭窄〔医学〕.
s. strabismus 痙攣性斜視.
s. symptom-complex 痙性症候群〔医学〕.
s. tetraplegia 痙性四肢麻痺.
s. torticollis 痙性斜頸. →spasmodic wryneck.
s. urine ヒステリー尿, 痙性尿.
s. vasoconstrictive crisis 痙攣性血管収縮発症(横臥するとき苦痛, 鼓腸, 血圧の急激上昇など).
spas·tic·i·ty [spæstísiti] 痙縮〔医学〕, 痙性, 痙直. 形 spastic.
spa·tha [spéiθə] ① 仏炎苞(ぶつえんほう)(植物の). ② 肉穂花序(にくすいかじょ), = spadix. 複 spath(a)e. 形 spathic.
spa·tia [spéiʃiə] 隙(spatium の複数).
s. anguli iridis 虹彩角隙, = Fontana spaces.
s. anguli iridocornealis [L/TA] 虹彩角膜角隙, = spaces of iridocorneal angle [TA].
s. intercostalia 肋間隙.
s. interglobularia 球間区.
s. interossea metacarpi [L/TA] 中手骨間隙, = interosseous metacarpal spaces [TA].
s. interossea metatarsi [L/TA] 中足骨間隙, = intermetatarsal spaces [TA].
s. intervaginalia nervi optici 視神経鞘間隙.
s. zonularia [L/TA] 小帯隙, = zonular spaces [TA].
spa·tial [spéiʃəl] 空間の〔医学〕, 〔間〕隙の.
s. arrangement 立体配置(化学物質の).
s. averaging 空間的平均化〔医学〕.
s. behavior 空間行動〔医学〕.
s. facilitation 空間的促通〔医学〕, 空間的疎通.
s. filtering 空間的フィルタリング〔医学〕.
s. formula 立体〔化学〕式.
s. frequency 空間周波数〔医学〕.
s. frequency response 空間周波数応答〔医学〕.
s. orientation 空間定位〔医学〕.
s. pattern 分布型.
s. resolution 空間分解能〔医学〕.
s. sensation 空間感覚.
s. summation 空間的加重〔医学〕.
s. threshold 空間閾〔値〕.
s. tone 空間音.
s. vectorcardiogram 立体〔空間〕ベクトル心電図〔医学〕.
s. vectorcardiography 空間的ベクトル心電図法(心臓の起電力ベクトルループが前額面, 矢状面, 水平面で示される三次元ベクトル心電図).
s. vision 空間視〔医学〕.
spa·ti·um [spéiʃiəm] 隙, = space. 複 spatia.
s. apparatus suspensorii 小帯隙.
s. circum bulbare 眼球周隙.
s. endolymphaticum [L/TA] 内リンパ隙, = endolymphatic space [TA].
s. epidurale [L/TA] 硬膜外腔*, = extradural space [TA], 硬膜上腔*, = edidural space [TA].
s. episclerale [L/TA] 強膜外隙, = episcleral space [TA].
s. extradurale [L/TA] 硬膜上腔, = edidural space [TA].
s. extraperitoneale [L/TA] 腹膜外隙, = extraperitoneal space [TA].
s. intercostale [L/TA] 肋間隙, = intercostal space

S

[TA].
s. interfasciale 眼筋膜間隙(Tenoni), = Tenon space.
s. interossea metacarpi 中手骨間隙.
s. interossea metatarsi 中足骨間隙.
s. intervaginale subarachnoidale [L/TA] クモ膜下腔, = subarachnoid space [TA].
s. iridis = Fontana spaces.
s. lateropharyngeum [L/TA] ① 咽頭側隙*, = parapharyngeal space [TA]. ② 咽頭外側隙.
s. leptomeningeum [L/TA] クモ膜下腔*, = leptomeningeal space [TA].
s. parapharyngeum [L/TA] ① 咽頭側隙*, = lateral pharyngeal space [TA]. ② 咽頭傍間隙, = parapharyngeal space.
s. perichoroideale 脈絡膜外隙.
s. perichoroideum [L/TA] 脈絡外隙, = perichoroidal space [TA].
s. peridurale [L/TA] 硬膜周囲腔*, = edidural space [TA].
s. perilymphaticum [L/TA] 外リンパ隙, = perilymphatic space [TA].
s. perinei profundum [NA] 深会陰隙.
s. perinei superficiale [NA] 浅会陰隙.
s. peripharyngeum [L/TA] 咽頭周囲隙, = peripharyngeal space [TA].
s. perisinusoideum 類洞周囲腔 [医学].
s. pharyngeum laterale [L/TA] 咽頭側隙*, = lateral pharyngeal space [TA].
s. profundum perinei [L/TA] 深会陰隙, = deep perineal space [TA].
s. retroinguinale [L/TA] 鼡径靱帯後隙, = retroinguinal space [TA].
s. retromolare 臼後隙.
s. retroperitoneale [L/TA] ① 腹膜後隙, = retroperitoneal space [TA]. ② 骨盤腹膜後隙.
s. retropharyngeum [L/TA] 咽頭後隙*, = retropharyngeal space [TA].
s. retropubicum [L/TA] 恥骨後隙, = retropubic space [TA].
s. retrozonulare [L/TA] 毛様体後隙*, = retrozonular space [TA].
s. subarachnoideum [L/TA] クモ膜下腔, = subarachnoid space [TA].
s. subdurale [L/TA] 硬膜下腔, = subdural space [TA].
s. sublinguale 舌下隙.
s. submentale オトガイ下隙.
s. superficiale perinei [L/TA] 浅会陰隙, = superficial perineal compartment [TA], superficial perineal space [TA].
s. suprasternale [L/TA] 胸骨上隙, = suprasternal space [TA].
s. zonularia 毛様小帯隙.
spatter wound 砲弾破片創.
spat·u·la [spǽtʃulə] へら(箆), スパチュラ [医学]. 形 spatular, spatulated.
spat·u·late [spǽtʃuleit] ① へらのような. ② へらで操る.
s. finger へら状指.
spat·u·la·tion [spæ̀tʃuléiʃən] へら(箆)状化.
Spatz, Hugo [spáːts] スパッツ(1888-1969, ドイツの神経科医). → Hallervorden-Spatz syndrome.
spav·in [spǽvin] 飛節腫(ウマの飛節の外骨症). 形 spavined.
spay [spéi] 卵巣除去(雌における去勢).
SPCA serum prothrombin conversion accelerator 血清プロトロンビン転化促進因子(第Ⅶ因子)の略.
SPD ① storage pool disease 血小板顆粒欠損症の略. ② supply processing and distribution 院内物流管理の略.
speaking tube スピーキングチューブ.
spear·mint [spíəmint] ミドリハッカ(ミドリハッカ *Mentha spicata* の葉と花穂を乾燥したもので, ハッカに似た香を放つ).
s. oil ① ミドリハッカ油(*l*-carvone 約55%を含む香味薬). ② オランダハッカ油(*Mentha spicata* から得られる揮発油).
s. spirit ミドリハッカ精(ミドリハッカ油10%を含む, 駆風薬).
s. water ミドリハッカ水.
special [spéʃəl] 特殊な, 特異的, 専門の.
s. acetic acid-acetate solution 特殊酢酸酢酸塩液(50%酢酸液100mLに等量の5%酢酸ナトリウムを加えた液).
s. ambulatory care department 専門外来 [医学], 特殊外来 [医学].
s. damage 特異的障害 [医学].
s. death rate 特殊死亡率 [医学] (死亡者の年齢・性別・人種・死因などを特定したもの).
s. diet 特別食 [医学].
s. education 特殊教育 [医学].
s. exposure group 特殊曝露グループ [医学].
s. functioning hospital 特定機能病院 [医学] (医療法により規定され, 高度の医療を提供することが期待されている病院(平成12年81ヵ所)).
s. gudical police official 特別司法警察職員.
s. homology 特殊相同.
s. hospital 特殊病院 [医学], 専門病院.
s. hospital for clinical training 臨床研修指定病院.
s. interoceptor 特異内受容器(味覚, 嗅覚の終末器官).
s. method of feeding 特殊給食法 [医学].
s. notification of a crime 特別手配.
s. nurse 特殊看護師(ナース).
s. nursing home for aged 特別養護老人ホーム [医学].
s. nutritious food 特殊栄養食品 [医学].
s. outpatient clinic 専門外来 [医学], 特殊外来 [医学].
s. population 特定年齢層 [医学].
s. purpose computer 特殊用計算機 [医学].
s. roentgenography 特殊〔X線〕撮影〔法〕[医学].
s. school 特殊学校.
s. school for physically handicapped children 肢体不自由児養護学校 [医学].
s. sensation 特殊感覚 [医学].
s. sense 特殊感覚(五感のこと).
s. staining (procedure) 特殊染色〔法〕[医学].
s. theory of relativity 特殊相対性理論(1905年にアインシュタインが発表した, 時間と空間についての理論).
s. toxemia of pregnancy 特殊妊娠中毒症 [医学].
s. type of hepatocerebral disease 肝脳疾患特殊型. → Inose disease.
s. visceral efferent column 特殊内臓遠心性細胞柱.
spe·cial·ism [spéʃəlizəm] 専門業(診療科の), 専門分野 [医学].
spe·cial·ist [spéʃəlist] ① 専門医 [医学]. ② 専門家.
spe·cial·i·za·tion [spèʃəlaizéiʃən] ① 専門化 [医学]. ② 専門診療. 動 specialize.
specialized transduction 特殊〔形質〕導入(ファージを介して供与菌から受容菌に限定された遺伝子を介して, 一定の形質のみが導入されること).

S

spe·cial·ty [spéʃəlti] ① 専門. ② 専門医制度.
s. board 専門医認定委員会 [医学].
s. board system 専門医制度.
spe·ci·a·tion [spìːʃiéiʃən] 種族分類(動植物の), 種〔分〕化 [医学].
spe·cies [spíːʃiːz] ① 種(動植物学の分類において, 同類間の交種が行われて播殖する生物の部門). ② 茶剤. 複 species.
s. aromaticae 芳香茶剤.
s. cross 種間交雑 [医学].
s. difference 動物種差 [医学].
s. differentiation 種の分化 [医学].
s. diureticae 利尿茶剤.
s. identification 人獣鑑別.
s. immunity 種免疫(特定の種のメンバーのみが有する免疫).
s. laxantes 緩瀉下茶剤.
s. lignorum 木茶(サッサフラス, リコリス, オノニス根, グアヤックからなる), = wood tea.
s. name 種名, 学名, = name of a species.
s. nova 新種 [医学].
s. of tooth 歯の種別.
s. pectorales 和胸茶剤(アルテア, フキ〔款冬〕, リコリス, マレイン葉, 鳶尾根からなる), = breast tea.
s. sanitation 対種防除 [医学].
s.-specific 種特異的な(ある種個体にあまねく分布している体液成分や細胞表面膜に表現されている抗原に対するおのおのの抗体は他種のそれらの抗原と交差反応を示さない性質. 特定の種の構成員全員にあまねく分布している種特異抗原による特異性).
s.-specific antibody combination 種特異性抗原.
s.-specific antigen 種特異抗原 [医学](同じ種に属するすべての個体に共通して存在する抗原. 同じ種の中で共通に存在しない抗原は同種抗原と呼ばれる).
s. specificity 種〔属〕特異性 [医学].
spe·cif·ic [spisífik] ① 特異〔性〕の [医学], 特殊の [医学], 固有の. ② 種族の. ③ 特効薬. ④ 比.
s. absorbance 比吸光度, 比吸収度.
s. absorbed fraction 比吸収率 [医学].
s. absorption rate (SAR) 比吸収率(生体が電磁界にさらされた場合の単位質量の組織に単位時間に吸収されるエネルギー量. w/kg で表される).
s. action 特異作用 [医学].
s. active cancer immunotherapy 特異的な腫瘍に対する能動免疫(腫瘍細胞や腫瘍抗原をワクチンとして投与する治療法).
s. active immunity 特異能動免疫, 特異活動免疫.
s. activity ① 比放射能 [医学](物質中に含まれる放射能を表わす単位). ② 比活性(酵素の).
s. activity enzyme 比活性(酵素の).
s. adhesion 固有接着〔力〕 [医学].
s. anosmia 特異的嗅覚脱失〔症〕 [医学].
s. antagonist 特異的拮抗薬 [医学].
s. bactericide 特異的殺菌薬, = bacteriolysin.
s. band 特異沈降線.
s. behavio(u)ral objective 個別的行動目標 [医学].
s. birth rate 特殊出生率.
s. body weight 比体重 [医学].
s. building-related illnesses 特異性建物関連疾病.
s. capsular reaction 特異莢膜反応 [医学].
s. capsular substance 特異莢膜物質.
s. chemical substance 特定化学物質(労働者に皮膚炎, 職業癌, 神経障害などを発症させるような物質で, 特定化学物質等障害予防規則によって規制の対象とされる物質).
s. cholinesterase 特異的コリンエステラーゼ.
s. circumference of chest 比胸囲 [医学].
s. combining ability 特定組み合わせ能力 [医学].
s. conductivity 比導電率 [医学], 比電気伝導率.
s. death rate 特殊(特異)死亡率 [医学](死亡者の年齢, 性別, 人種, 死因などを考慮したもの).
s. defense mechanism 特異的防御機構. ↔ nonspecific defense mechanism.
s. developmental disorder 特異的発達障害.
s. diet 特別食.
s. disease 特異病(特定の細菌により発生する疾病).
s. dispersion 比分散 [医学].
s. dynamic action (SDA) 特異動的作用 [医学], 特殊動力作用, 特異力学的作用, 特殊力源作用 [医学].
s. electric conductivity 比導電率 [医学], 電気伝導率, = specific conductivity.
s. energy 比エネルギー [医学].
s. energy of sense 特殊感覚活力 [医学].
s. epithet 種形容語 [医学].
s. extinction 比吸収係数 [医学], 比吸光度.
s. fertility rate 特殊出生率 [医学](一定期間内に X 歳の母が生んだ出生の, X 歳の女性または母の人口に対する比率).
s. gas constant 比気体定数.
s. granule 特殊顆粒, 特異顆粒.
s. gravity (SG) 比重 [医学].
s. gravity of blood 血液比重.
s. gravity test 比重試験, = Fishberg concentration test, Volhard t..
s. heat 比熱 [医学](物体の単位質量の温度を1°C だけ上昇させるのに要する熱量).
s. heat at constant pressure 定圧比熱 [医学].
s. heat at constant volume 定容比熱 [医学].
s. hemolysin 特異的溶血素.
s. humidity 絶対湿度 [医学], 比湿.
s. immunity 特異免疫 [医学](ある特別な抗原や疾患に対する免疫).
s. immunotherapy 特異的免疫療法(免疫異常の細胞を標的とする療法).
s. impulse 比推力 [医学].
s. inaccuracy 誤差確率.
s. inflammation 特殊炎症, 特異性炎〔症〕 [医学].
s. inhibitor 特異的阻止因子.
s. instructional objective 個別的教授目標 [医学].
s. ionization 比電離.
s. learning disorder 限局性学習症, 限局性学習障害.
s. length of lower limb 比下肢長 [医学].
s. macrophage arming factor 特異マクロファージ武装因子 [医学].
s. marriage rate 特殊婚姻率 [医学], 特殊結婚率(男女年齢別に求めた結婚率).
s. maternal mortality rate 特殊母性死亡率 [医学].
s. medical examination 特定健康診査(2006年).
s. medicine 特効薬.
s. morbidity rate 特殊疾病率(男女, 年齢別に分類したもの).
s. muscle force 比筋力.
s. muscle force strength 比筋力 [医学].
s. name 種名 [医学], 種小名.
s. natural increase rate 特殊自然増加率 [医学].
s.-non-specific phase variation 特異・非特異相変異(サルモネラ菌の H 抗原が培養中特異相と非特異相とに変換すること).
s. nutrition 特殊栄養 [医学].

s. observable behavior 観察可能な個別的行動〔医学〕.
s. optic rotation 比旋光度.
s. parasite 特異寄生物.
s. passive cancer immunotherapy 特異的な腫瘍に対する受動免疫(感作，非感作リンパ球や抗血清による治療法).
s. passive immunity 特異受動免疫，特異受身免疫.
s. pathogen free (SPF) animal SPF動物(帝王切開由来で，微生物学的に制御されている，特定の病原微生物や寄生虫の定着していない実験動物のこと).
s. phase 特異期(特異性抗原に存在する免疫の一相).
s. phobia 限局性恐怖症，特定恐怖症(通常では恐れる必要のない対象に対して恐れが生じる).
s. photoelectricity 比光電能.
s. polarization 比分極.
s. polysaccharide 特異性多糖類(特異性抗血清を沈殿させるもの).
s. projection system 特殊投射系〔医学〕.
s. protection 特異的予防〔医学〕.
s. protein 特異タンパク質.
s. radioactivity 比放射能〔医学〕，= specific activity.
s. rate 比速度.
s. reaction 特異反応〔医学〕.
s. reading disorder 特異的読字障害.
s. reagent 特異試薬〔医学〕，特殊試薬.
s. refraction 比屈折〔医学〕.
s. refractive power 特異屈折力(透明体がそれを通過する光線の速度に対しもたらす影響の数値)，= equivalent refraction.
s. resistance 抵抗率(固有抵抗).
s. retention volume 比保持容量〔医学〕.
s. rotation 比旋光度〔医学〕(旋光性物質の旋光能力を比較する量で，次のように表される．ただし，αは偏光計で測られた回転角，lは物質層の厚さ(dm)，pは検液100mL中に存在する旋光性物質のグラム数，λは単色光の波長，tは温度).

$$[\alpha]_{\lambda}^{t}=\frac{\alpha}{l}\cdot\frac{100}{p}$$

s. rotatory power 比旋光度〔医学〕.
s. serum 特異血清〔医学〕(特異微生物ないし特異抗原に対する抗体を含む抗血清).
s. sitting height 比座高〔医学〕(座高/身長).
s. smell strength 嗅覚度〔医学〕.
s. smell unit 特異的嗅覚単位(嗅覚により判定できる物質の最小量を1L中に存在する物質のグラム数で表す).
s. soluble substance (SSS) 特異可溶性物質〔医学〕，特異的可溶物質(肺炎球菌の莢膜に存在する菌型特異的の多糖類)，= pneumococcal capsular polysaccharide antigen.
s.-specific phase variation 特異・特異相変異(サルモネラ菌のH抗原が特異相にのみ変換すること).
s. spelling disorder 特異的書字障害.
s. surface antigen 表面特異抗原.
s. surface area 比表面積〔医学〕.
s. therapeutics 特異治療学.
s. therapy 特異療法.
s. toxicity test 特殊毒性試験.
s. treatment 特異〔的〕療法〔医学〕.
s. unresponsiveness 特異的無反応性〔医学〕.
s. uptake 特異的取り込み〔医学〕.
s. urethritis 特異性尿道炎.
s. viscosity 比粘度〔医学〕.
s. volume 比容〔積〕〔医学〕，比体積(単位物質のもつ容積で，密度の逆数).
s. weight 比重量〔医学〕，比重，= specific gravity.
spec·i·fic·i·ty [spèsifísiti] ① 特異性〔医学〕，特殊性．② 特異度〔医学〕(統計).
s. of character 性格特性.
spe·cif·ic·ness [spisífiknis] 特異性〔医学〕.
spec·i·fied [spésifaid] 特定の，指定の.
s. communicable disease 指定伝染病.
s. medical treatment expense 特定療養費〔医学〕.
s. poisonous substances 特定毒物.
spe·cil·lum [spésiləm] 消息子，ゾンデ.
spec·i·men [spésimən] 材料〔医学〕，標本，標品〔医学〕，検体〔医学〕，試料〔医学〕.
s. automatically burying staining equipment 自動固定包埋染色装置.
s. container 検体容器〔医学〕，試料容器.
s. handling 検体取り扱い法〔医学〕.
speckled pattern 斑状型.
speckled staining 斑状染色〔医学〕.
SPECT single photon emission computed tomography 単一光子放出型コンピュータ断層撮影法の略.
spectacle eyes 眼鏡眼.
spectacle frame 眼鏡枠〔医学〕.
spectacle plane 眼鏡〔平〕面.
spec·ta·cles [spéktəklz] 眼鏡(光学的不正を矯正し，または眼を保護するための眼補助物)，= glasses.
spec·tra [spéktrə] (spectrum の複数).
spec·tral [spéktrəl] スペクトル〔の〕〔医学〕，分光の.
s. analysis スペクトル分析.
s. band width スペクトル幅〔医学〕.
s. bolometer スペクトルボロメーター.
s. characteristic スペクトル特性〔医学〕.
s. color スペクトル色.
s. composition 分光組成〔医学〕.
s. line スペクトル線〔医学〕.
s. phonocardiogram スペクトル心音図〔医学〕.
s. photometer 分光光度計.
s. sensitivity 分光感度〔医学〕.
s. series スペクトル系列.
s. term スペクトル項.
s. type スペクトル型.
spec·trin [spéktrin] スペクトリン〔医学〕(線維状の収縮性タンパク質で赤血球膜裏打ちの機能のタンパク質．赤血球の膜タンパクの20～30%を占める).
spectro- [spektrou, -rə] スペクトルとの関係を表す接頭語.
spectrochemical analysis 分光分析〔医学〕(機器分析の一種で，赤外分光分析，ラマン分光分析などがある).
spec·tro·chem·is·try [spèktrəkémistri] 分光化学〔医学〕.
spec·tro·chrome [spéktrəkroum] 有色光線療法.
spec·tro·col·or·im·e·ter [spèktroukʌ̀lərímitər] 分光比色計.
spec·tro·flu·o·rom·e·ter [spèktrouflu:ərámitər] 分光蛍光計.
spec·tro·flu·o·rom·e·try [spèktrouflu:ərámitri] 蛍光分光測定法〔医学〕.
spec·tro·flu·o·ro·pho·tom·e·ter [spèktrouflu:ərɑfoutámitər] 蛍光分光光度計〔医学〕.
spec·tro·gram [spéktrəgræm] 分光写真〔医学〕.
spec·tro·graph [spéktrəgræf] 分光〔写真〕機〔医学〕.
spec·trog·ra·phy [spektrágrəfi] 分光写真術.

S

spec·trom·e·ter [spektrámitər] 分光計 [医学], スペクトロメーター, = spectrophotometer.
spec·trom·e·try [spektrámitri] 分光(光度)法, 分光測定 [医学], スペクトロメトリー.
spec·tro·pho·bia [spèktroufóubiə] 鏡〔像〕恐怖〔症〕.
spec·tro·pho·tom·e·ter [spèktroufoutámitər] 分光光度計 [医学], 分光測光器(スペクトルの可視部, 紫外部, または赤外部において定量分析を行い得るように分光器と光度計とを組み合わせた器械で, これを用いる検査法を spectrophotometry という).
spectrophotometric analysis 分光分析.
spec·tro·pho·tom·e·try [spèktroufoutámitri] 分光測光〔法〕[医学], 分光光度法 [医学]. 形 spectrophotometric.
spec·tro·po·lar·im·e·ter [spèktroupòulərímitər] 分光偏光計(分光器と偏光計とを組み合わせた器械で, 溶液の旋光度を測定するために用いる).
spec·tro·py·rhe·li·om·e·ter [spèktroupàiriliámitər] 太陽光線分光器.
spec·tro·scope [spéktrəskoup] 分光鏡 [医学], 分光器(光のスペクトルを得る装置で, その発生に利用される物質の相違によりプリズム分光器, 格子分光器, 干渉分光器などの種類がある. この検査法を spectroscopy という). 形 spectroscopic.
spec·tro·scop·ic [spèktrəskápik] 分光器の, 分光器的な.
s. analysis 分光分析, = spectrum analysis.
s. parallax 分光学的視差.
spec·tros·co·py [spektráskəpi] ① 分光学. ② 分光法 [医学], 分光検査法.
spec·trum [spéktrəm] スペクトル [医学] (光の場合は屈折および回折により観察される電磁振動の強度が波長の順序に従って配列された像, すなわちスペクトル帯を連続して並べたもので, Newton が1666年に日光をプリズムで分解し, 赤, 橙, 緑, 青, 紫の色帯を観測したことに始まる). 複 spectra, spectrums. 形 spectral.
s. analysis スペクトル解析(分析) [医学], 分光分析, = spectrophotometric analysis.
s. atlas スペクトル図表 [医学].
s. level スペクトルレベル [医学].
specular gloss 鏡面光沢 [医学].
specular image 鏡像(細隙灯の照明による角膜と水晶体表面にみられる反射光線像), = mirror area.
specular reflexion 鏡面反射.
specular transmittance 正透過度 [医学].
spec·u·lum [spékjuləm] 鏡 [医学] (管鏡, 腟鏡などの器械で, 外界に通ずる孔を開いて深内部を観察する検腔鏡). 複 specula. 形 specular.
s. examination 腟鏡診 [医学].
s. forceps 鏡用鉗子 [医学] (鼻鏡, 耳鏡などを通して用いるもの).
s. metal スペキュラム合金.
s. urethrocysticum 尿道膀胱鏡 (Desormeaux).
Spee, Ferdinand Graf von [spí:] スピー (1855–1937, ドイツの発生学者).
S. curve スピー弯曲, 歯列弓曲線(第1臼歯から第3臼歯までの頬側咬頭頂点に沿う曲線で, 調節または代償曲線ともいう).
S. embryo スピー胚(発育1～2週間以内の胚子).
speech [spí:tʃ] 談話 [医学], 発語 [医学], 言語.
s. aid スピーチエイド [医学], 発音補助装置 [医学].
s. apraxia 言語失行〔症〕[医学].
s. area 言語野 [医学].
s. articulation 言語構築 [医学].
s. audiogram スピーチ・オージオグラム [医学].
s. awareness threshold 語音弁別閾値.
s. bulb スピーチバルブ(良好な発語を行うために口蓋部の欠損組織を補うスピーチエイド).
s. center 言語中枢 [医学].
s. clinic 言語クリニック [医学].
s. delay ことばの遅れ.
s. difficulty 言語障害 [医学].
s. discrimination 語音弁別能 [医学].
s. disorder 言語障害 [医学].
s. disturbance 言語障害 [医学].
s.-hearing therapist 言語聴覚療法士 [医学].
s. interference level 会話妨害レベル [医学].
s.-language pathologist 言語病理学者.
s. pathologist 医療言語聴覚士(言語療法士), = speech therapist.
s. pathology 言語病理学.
s. perception 言語知覚 [医学].
s. power 音声パワー [医学].
s. processor スピーチプロセッサ.
s. production 発語量.
s. range 会話音域 [医学].
s. reading 読話〔法〕[医学], = lip reading.
s. reception threshold 語音聴取閾値.
s. recognition 言語認識 [医学].
s. retardation ことばの遅れ.
s. retardation developmental language delay 言語遅滞.
s. sound disorder 語音症, 語音障害.
s. therapist (ST) 言語療法士 [医学], 言語治療士.
s. therapy (ST) 言語療法 [医学], 言語治療.
s. tract 言語神経路系.
speed [spí:d] 速度 [医学].
s. agility run 速度巧ち(緻)性運動 [医学].
s. of conduction 伝導速度 [医学].
s. of physiological effect 生理的効果の速度 [医学].
s. sprayer スピード噴霧器 [医学].
spe·lae·o·ther·a·py [spì:liəθérəpi] 洞窟治療 [医学], = speleotherapy.
spe·le·os·to·my [spì:liástəmi] 空洞造瘻術(結核空洞の手術的療法. Maurer).
spells [spélz] 小発作(暫時の).
spelter's chill 亜鉛工熱病.
spelter's shakes 鋳造工熱病(激しい悪寒を特徴とする).
Spemann, Hans [ʃpéimən] シュペーマン (1869–1941, ドイツの発生学者. 胎児の発育はその組織の各部分が相互に理化学的反応を起こすことによるものと説き, organizer の概念を導入し, 1935年ノーベル医学・生理学賞を受けた).
S. induction シュペーマンの誘導.
Spencer area スペンサー領(嗅路と側頭蝶形骨連結前点にある前頭葉皮質部).
Spencer dis·ease [spénsər dizí:z] スペンサー病(急性伝染性胃腸炎).
Spencer, Roscoe Roy [spénsər] スペンサー (1888–1949, アメリカの医師).
S.-Parker vaccine スペンサー・パーカーワクチン(保菌ダニを磨滅粉砕した後遠心沈殿上清からつくったロッキー山熱に対する予防ワクチン), = Spencer-Parker Rocky Mountain spotted fever vaccine.
Spengler, Carl [spéŋglər] スペングラー (1860–1937, スイスの医師).
S. fragments スペングラー細片(結核患者の喀痰中に発見される球状小体).
S. method スペングラー法(結核菌の検索方法の一つ).
Spens, Thomas [spéns] スペンス (1764–1842, イギリス・スコットランドの医師).

S. syndrome スペンス症候群(しばしば心ブロックを伴う意識障害の発作で，一般には Adams–Stokes syndrome として知られている)，= Adams–Stokes syndrome.

Speransky CSF pump·ing [spərǽnski: si:esef pʌ́mpiŋ] スペランスキー髄液パンピング療法(脊髄液10mLを注射器で採り，それを再び注射することを，30分間に約20回反復する療法)，= spinal pumping.

sperm [spə́:m] 精子〔医学〕，= sperm cell, spermatozoon.

s. agglutination 精子凝集〔反応〕.

s.-aster 精子単星.

s. bank 精子銀行.

s. capacitation 精子受精能獲得〔医学〕.

s. cell 精子，精虫，精子細胞. → spermatozoon.

s.-cervical mucus compatibility test 精子頸管粘液適合試験.

s. concentration 精子濃度〔医学〕.

s. count 精子数〔医学〕.

s. crystal 精液結晶〔医学〕.

s. flagellum 精子鞭毛〔医学〕.

s. head 精子頭部〔医学〕.

s. immobilizing agent 精子運動抑制物質〔医学〕.

s. immobilizing antibody 精子不動化抗体.

s. immobilizing test 精子不動化試験〔医学〕(抗精子抗体検査ともいい，不妊の原因となる抗精子抗体の検出法).

s. immunity 精子免疫〔医学〕.

s. invasion 精子侵入〔症〕〔医学〕.

s. maturation 精子成熟〔医学〕.

s. maturation blocking agent 精子成熟抑制物質.

s. motility 精子運動性〔医学〕.

s. nucleus 精子細胞核〔医学〕，精子核(卵子内に進入し後球形を呈する精子頭部)，= spermatozoid nucleus.

s. oil マッコウクジラ油(マッコウクジラ sperm whale の頭部から得られる).

s.-ovum interaction 精子・卵子相互作用〔医学〕，精子〔頸管粘液〕貫通試験(テスト)〔医学〕.

s. penetration test 精子頸管粘液貫通試験.

s. receptivity 精子受容性〔医学〕.

s. tail 精子尾部〔医学〕.

s. transport 精子移入〔医学〕.

sper·ma [spə́:mə] 精子〔医学〕，= sperm.

sper·ma·cet·i [spə̀:məséti] 鯨ろう(蝋)〔医学〕(マッコウクジラの頭部にあるろう様物質で，主としてパルチミン酸セチル $C_{15}H_{31}COOC_{16}H_{33}$ からなり，ほかの脂肪酸エステル，およびセチルアルコールを含み，軟膏の賦形薬として用いられる)，= cetaceum.

sper·ma·cra·sia [spə̀:məkréiziə] 精子欠乏症(精液中の精子が減少または欠損を示すこと)，= spermatacrasia.

spermaductural vesicle 前射精管顆粒嚢.

sper·mag·glu·ti·na·tion [spə:məglù:tinéiʃən] 精子凝集.

sper·ma·list [spə́:məlist] 精子論者(生命の単位は精子に存在し，卵子ではないとする前定説を固持する学者).

sper·mase [spə́:meis] スペルマーゼ(コムギの胚芽に存在する酸化酵素).

sper·ma·te·li·o·sis [spə̀:mətèlióusis] 精子完成，= spermatogenesis.

sper·mat·em·phrax·is [spə̀:mətemfrǽksis, –mætəm–] 精管閉塞〔症〕.

sper·ma·the·ca [spə̀:məθí:kə] 受精嚢〔医学〕，貯精嚢.

sper·mat·ic [spə:mǽtik] ① 精子の〔医学〕. ② 輸精の. ③ 輸精管の.

s. aster 精子単星.

s. cord [TA] 精索，= funiculus spermaticus [L/TA].

s. cord torsion 精索捻転症〔医学〕.

s. duct 輸精管，精管〔医学〕.

s. fascia 外精筋膜(外腹輪の腱柱を連結する筋膜)，= external intercolumnar fascia.

s. filament 軸索(精子の).

s. fistula 精管瘻.

s. granuloma 精子肉芽腫〔医学〕.

s. impregnation 精子進入〔医学〕.

s. invasion 精子侵入〔症〕〔医学〕.

s. plexus 精巣動脈神経叢.

s. vein 精巣の静脈.

sper·ma·tid [spə́:mətid] 精細胞〔医学〕，精子細胞〔医学〕(2次性精母細胞 spermatocyte から分裂により生ずる幼若細胞で，成熟すると精子 spermatozoon になる)，= spermatoblast.

sper·ma·tin [spə́:mətin] スペルマチン(精液に存在するアルブミン様または核タンパク質様成分).

sper·ma·tism [spə́:mətizəm] 精子形成，射精.

sper·ma·ti·tis [spə̀:mətáitis] 精索炎，= funiculitis.

spermato– [spə:mətou, –tə] 精子，精索または胚芽との関係を表す接頭語.

sper·ma·to·blast [spə́:mətəblæst] 精芽細胞〔医学〕(現在精子細胞 spermatid と同義に用いられるが，以前には Sertoli 細胞と同義に思われた).

sper·ma·to·cele [spə́:mətəsi:l] 精液瘤〔医学〕.

sper·ma·to·ce·lec·to·my [spə:mæ̀tousiléktəmi] 精液瘤切除術〔医学〕.

sper·ma·to·ci·dal [spə̀:mətousáidəl] 殺精子の，= spermicidal.

s. agent 殺精〔子〕薬〔医学〕.

sper·ma·to·cide [spə́:mətəsaid] 殺精子剤〔医学〕.

sper·ma·to·cyst [spə́:mətəsist] 精嚢.

sper·ma·to·cys·tec·to·my [spə̀:mətousistéktəmi] 精嚢切除術.

sper·ma·to·cys·ti·tis [spə̀:mətousistáitis] 精嚢炎，= vesiculitis seminalis.

sper·ma·to·cys·tot·o·my [spə̀:mətousistɑ́təmi] 精嚢切開術.

sper·ma·to·cyte [spə́:mətəsait] 精母細胞〔医学〕(精祖細胞 spermatogonium の分裂により生ずる精子の幹細胞で，第1次 primary および第2次 secondary の区別がある). 形 spermatocytal.

s. unit 精子単位，精母細胞単位(モルモット精巣中に注射すると精子産生を阻止し得るツベルクリンの最小量).

spermatocytic seminoma 精母細胞性セミノーマ(精上皮腫)〔医学〕.

sper·ma·to·cy·to·gen·e·sis [spə̀:mətousàitədʒénisis] 精母細胞発生，精母細胞形成〔医学〕.

sper·ma·to·gen·e·sis [spə̀:mətədʒénisis] 精子形成〔医学〕，精子発生〔医学〕，= spermatogeny.

s. blocking agent 精子形成抑制薬〔医学〕.

sper·ma·to·gen·ic [spə̀:mətədʒénik] 精子形成の，= spermatogenous.

s. cell 精細胞〔医学〕，精子形成細胞. → spermatogonium.

s. disorders 造精機能障害.

s. function 精子形成能〔医学〕.

s. rebound 精子形成反応(男性ホルモンの投与により精子形成が反動的に増強されること).

s. tubule 精細管〔医学〕.

sper·ma·tog·e·nous [spə̀:mətɑ́dʒənəs] 精子形成の，= spermatogenic.

sper·ma·tog·e·ny [spə̀:mətɑ́dʒəni] 精子形成，

S

= spermatogenesis.
sper·ma·to·gone [spə́:mətəgoun] 精祖細胞, = spermatogonium.
spermatogonial cell 精原細胞, 精祖細胞. → spermatogonium.
sper·ma·to·go·ni·um [spə̀:mətougóuniəm] 精祖細胞 [医学], 精原細胞 [医学] (男子の最も幼若な精子形成細胞で, 漸次増大して分裂により2個の精母細胞 spermatocyte となる), = spermatogone, spermatospore, spermospore. 形 spermatogonial.
sper·ma·toid [spə́:mətɔid] 精子様の.
sper·ma·tol·o·gy [spə̀:mətɑ́ləʤi] 精液学.
sper·ma·tol·y·sin [spə̀:mətɑ́lisin] 溶精子素.
sper·ma·tol·y·sis [spə̀:mətɑ́lisis] 精子溶解. 形 spermatolytic.
sper·ma·tom·er·ite [spə̀:mətɑ́mərait] 精子粒 (精子の侵入後分裂を起こした核の染色質顆粒), = spermatomere.
sper·ma·top·a·thy [spə̀:mətɑ́pəθi] 精液病, 精子病.
sper·ma·to·pha·gia [spə̀:mətəféiʤiə] 精子消滅.
sper·ma·to·pho·bia [spə̀:mətoufóubiə] 精液漏恐怖〔症〕.
sper·ma·to·phore [spə́:mətəfɔ:r] 精莢, 精包 [医学] (精子と粘液物質との混合物で, ある両生類の雄は排泄腔内に精莢をつくり, 雌はこれを自己の排泄腔に移して体内受精を完了する).
s. sac 精莢嚢 (軟体動物, 頭足綱の雄に存在する精嚢に生じた管状構造).
Sper·ma·toph·y·ta [spə̀:mətɑ́fitə] 種子植物, = seed plants.
sper·ma·to·poi·et·ic [spə̀:mətoupɔiétik] 精液形成の, 精液分泌の.
sper·ma·tor·rhea [spə̀:mətərí:ə] 精液漏 [医学] (性的興奮とは無関係に精液が排泄することで, 旧名は遺精).
s. dermientum 夜間精液漏.
spermatorrheal ring (射精の防止をするため陰茎にはめる輪).
sper·ma·tos·che·sis [spə̀:mətɑ́skisis] 精液分泌制止, 射精不能 [医学].
S
sper·ma·to·some [spə́:mətəsoum] 精子, = spermatozoon.
sper·mat·o·spore [spə:mǽtəspɔ:r] 精胞子, = spermatogonium.
sper·ma·to·tox·in [spə̀:mətətɑ́ksin] 精子毒素, = spermatolysin.
sper·ma·to·vum [spə̀:mətóuvəm] 受精卵〔子〕.
sper·ma·tox·in [spə̀:mətɑ́ksin] 精子毒素, = spermatolysin.
sper·ma·to·zoa [spə̀:mətouzóuə] 精子[医学] (spermatozoon の複数).
s. coating antigen 精子被覆抗原 [医学].
s. destroying drug 精子破壊薬 [医学].
sper·ma·to·zo·al [spə̀:mətouzóuəl] 精子の, = spermatozoan.
sper·ma·to·zo·an [spə̀:mətouzóuæn] 精子の, = spermatozoal.
sper·ma·to·zo·i·cide [spə̀:mətouzóuisaid] 殺精子の, 殺精子剤 [医学].
sper·ma·to·zoid [spə́:mətəzɔid] 遊動精子 (藻類の).
sper·ma·to·zo·on [spə̀:mətouzóuən] 精子 [医学], 精虫 (動物の成熟した雄性性細胞で, ヒトの精子は長さ 60μm で, ナシ状の頭部, 中心体をもつ頸部に結合部を介して尾部, および終部からなる). 複 spermatozoa. 形 spermatozoal, spermatozoan.
s. maturation 精子成熟 [医学].
sper·ma·tu·ria [spə:mətjú:riə] 精液尿〔症〕[医学].
sper·mec·to·my [spə:méktəmi] 精索切除術 [医学].
sper·mia [spə́:miə] (spermium の複数).
spermicidal agent 殺精〔子〕薬 [医学].
sper·mi·cide [spə́:misaid] 殺精子剤 [医学]. 形 spermicidal.
sper·mid [spə́:mid] 精子細胞 [医学], = spermatid.
sper·mi·dine [spə́:midi:n] スペルミジン $H_2N(CH_2)_3NH(CH_2)_4NH_2$ (ヒト精子から分離されるポリアミンの一つ. スペルミンの前駆体).
spermiducal vesicle 貯精嚢.
sper·mi·duct [spə́:midəkt] 精管 (射精管と輸精管との総称).
sper·mine [spə́:min] スペルミン 化 diaminopropyltetramethylene-diamine (精液およびほかの体液中に発見される塩基で, その機能は不明であるが, 神経障害の治療に用いられる), = gerontine, musculamine, neuridine.
s. crystal スペルミン結晶 [医学] (スペルミンとリン酸との化合物), = Boettcher crystal.
s. phosphate リン酸スペルミン $(C_2H_5N)_4H_4Ca(PO_4)_2$ (Charcot-Neumann 結晶の成分で, スペルミン結晶ともいう), = spermine crystal.
s. test 血清スペルミン試験 (反応).
spermio- [spə:miou, -miə] 精子, 精索または胚芽との関係を表す接頭語, = spermato-, spermo-.
sper·mi·o·blast [spə́:miəblæst] 精芽細胞 [医学].
sper·mi·o·blas·to·ma [spə̀:mioublæ̀stoumə] 精芽細胞腫 [医学].
sper·mi·o·cele [spə́:miəsi:l] 精液〔水〕瘤 [医学].
sper·mi·o·ci·dal [spə̀:miousáidəl] 殺精子の [医学].
sper·mi·o·cide [spə́:miəsaid] 殺精〔子〕薬 [医学].
sper·mi·o·cys·ti·tis [spə̀:miousistáitis] 精嚢炎.
sper·mi·o·cys·tog·ra·phy [spə̀:miousistɑ́grəfi] 精嚢造影 (撮影)〔法〕[医学].
sper·mi·o·cyte [spə́:miəsait] 精母細胞 [医学], = spermatocyte.
sper·mi·o·cy·to·gen·e·sis [spə̀:miousàitəʤénisis] 精母細胞形成 (生成) [医学].
sper·mi·o·gen·e·sis [spə̀:miəʤénisis] 精子完成 [医学], 精子形成 [医学].
sper·mi·o·gram [spə́:miəgræm] 精子発育系図.
sperm·ism [spə́:mizəm] 精子形成, 射精, = spermatism.
sperm·ist [spə́:mist] 精子論者.
sper·mi·um [spə́:miəm] 精子細胞 [医学], 精子 (熟成した雄性胚芽細胞). 複 spermia.
spermo- [spə:mou, -mə] 精子, 精索または胚芽との関係を表す接頭語, = spermato-.
sper·mo·blast [spə́:məblæst] 精子細胞, = spermatid.
sper·mo·cul·ture [spə̀:məkʌ́ltʃər] 精子培養.
sper·mo·cy·to·ma [spə̀:mousaitóumə] 精上皮腫, = seminoma.
sper·mo·lith [spə́:məliθ] 精管結石 [医学].
sper·mo·lo·ro·pex·is [spə̀:moulɔ̀:rəpéksis] 精索固定〔術〕[医学].
sper·mo·lor·o·pexy [spə̀:moulɔ́:rəpeksi] 精索恥骨骨膜固定術 (精索を恥骨骨膜に固定する伏在精巣 (睾丸) の手術的療法), = spermoloropexis.
sper·mol·y·sin [spə:mɑ́lisin] 精子容解素, = spermatolysin, spermatoxin.
sper·mol·y·sis [spə:mɑ́lisis] 精子溶解 [医学], = spermatolysis.
sper·mo·neu·ral·gia [spə̀:mounju:rǽlʤiə] 精索

神経痛〔医学〕.
Sper·moph·i·lus [spəːmáfiləs] ジリス属(中国東北部産リスの一種で，ネズミノミの宿主).
sper·mo·phle·bec·ta·sia [spə̀ːmouflìːbektéiziə] 精索静脈瘤〔医学〕.
sper·mo·plasm [spə́ːməplæzəm] 精子細胞原形質，精細胞形質〔医学〕.
sper·mo·sphere [spə́ːməsfiər] 精子細胞圏(第2次精母細胞が分裂して生じた精子細胞塊).
sper·mo·spore [spə́ːməspɔːr] 精胞子，= spermatospore.
sper·mo·tox·in [spə̀ːmətáksin] 精子毒素，= spermatoxin.
Sperry, Roger [spə́ːri] スペーリィ(1913-1994，アメリカ・ハートフォード生まれ．大脳半球の左右の機能分担を解明したことにより1981年度ノーベル医学・生理学賞を受けた).
spes·sar·tite [spésaːtait] マンガンアルミナザクロ石 $Mn_3Al_2(SiO_4)_3$.
SPF sun protection factor 日光阻止因子の略.
spg, spgr specific gravity 比重の略.
sph spherical lens 球レンズの略.
sphac·e·la·tion [sfæ̀səléiʃən] 壊死〔医学〕，壊疽，= mortification. 動 sphacelate.
sphac·e·lin·ic ac·id [sfæ̀səlínik ǽsid] スファセリニン酸($C_{20}H_{21}O_9$ バッカクから得られる毒性有機酸)，= sphacelotoxin，spasmotin.
sphac·el·ism [sfǽsəlizəm] 壊死状態.
sphac·e·lus [sfǽsələs] 壊死. 形 sphacelous.
sphae·ro·blast [sfíərəblæst] スフェロブラスト(星状膠細胞および乏枝神経膠細胞の側から分化した球状細胞).
sphae·ro·blas·to·ma [sfìəroublæstóumə] スフェロブラストーマ(神経組織の悪性腫瘍の一種で，神経膠形成肉腫に属してスフェロブラストを有する肉腫).
Spha·er·o·cer·i·dae [sfièrouséridiː] ハヤトビバエ［早飛蠅］科.
Sphae·ro·ti·lus [sfiəróutiləs] スフェロチラス属(偽分枝をもつ固定した無色菌．堅固な膜に包まれ，運動性の遊走子および非運動性の分生子により繁殖し，遊走子は群毛をもつ).
spha·gi·as·mus [sfæ̀ʤiǽzməs] 痙攣性斜頸(頸筋のてんかん性痙攣).
spha·git·i·des [sfəʤítidiːz] 頸動脈.
spha·gi·tis [sfəʤáitis] 頸静脈炎，咽喉炎.
Sphag·num [sfǽgnəm] ミズゴケ［水苔］属(ミズゴケ科の一属).
sphal·er·ite [sfǽlərait] 閃亜鉛鉱(ZnS にほかの金属を含有する等軸晶)，= zincblende.
sphen·eth·moid [sfiːnéθmɔid] 蝶形骨篩骨の，= sphenoethmoid.
sphe·ni·on [sfíːniən] スフェニオン(頭頂蝶形縫合の前端にある頭蓋点).
sphen(o)- [sfiːn(ou), -n(ə)] 蝶形骨との関係を表す接頭語.
sphe·no·bas·i·lar [sfìːnəbǽsilər] 蝶形後頭底の.
s. cartilage 蝶形〔骨〕頭底軟骨.
sphe·no·cav·er·nous [sfìːnəkǽvəːnəs] 蝶形海綿静脈洞の.
s. syndrome 蝶形骨海綿静脈洞症候群，= Clovis Vincent syndrome.
sphe·noc·cip·i·tal [sfìːnaksípitəl] 蝶形後頭骨の，= spheno-occipital.
sphe·no·ceph·a·lus [sfìːnəséfələs] 楔状頭体.
sphe·no·ceph·a·ly [sfìːnəséfəli] 楔状頭.
sphenochoanal polyp 蝶形〔骨〕洞後鼻孔ポリープ〔医学〕.
Sphe·no·don [sfíːnədan] ムカシトカゲ属(ムカシトカゲ科の一属．ムカシトカゲ *S. punctatus* が含まれる).
Sphe·no·don·ti·dae [sfìːnədántidiː] ムカシトカゲ科.
sphe·no·eth·moid [sfìːnouéθmɔid] 蝶形〔骨〕篩骨の.
spheno-ethmoidal encephalocele 蝶形篩骨脳瘤.
spheno-ethmoidal recess [TA] 蝶篩陥凹(蝶形骨と上鼻介骨との間にあり，蝶形骨洞が開口する)，= recessus sphenoethmoidalis [L/TA].
spheno-ethmoidal suture [TA] 蝶篩骨縫合，= sutura sphenoethmoidalis [L/TA].
spheno-ethmoidal synchondrosis [TA] 蝶篩骨軟骨結合，= synchondrosis sphnoethmoidalis [L/TA].
sphe·no·eth·moi·dec·to·my [sfìːnouèθmɔidéktəmi] 蝶形篩骨切除術.
sphe·no·fron·tal [sfìːnəfrʌ́təl] 蝶形前頭骨の.
s. suture [TA] 蝶前頭縫合，= sutura sphenofrontalis [L/TA].
sphenoial spine 蝶形骨棘(蝶形骨大翼にある).
sphenoic angle 蝶形骨角(① 鼻点と蝶形骨吻からの線とがトルコ鞍上につくる角．② 頭頂骨の後下角)，= Welcher angle.
sphe·noid [sfíːnɔid] [TA] 蝶形骨，= os sphenoidale [L/TA]. 形 sphenoidal.
s. angle 蝶形骨角〔医学〕.
s. bone 蝶形骨，= os sphenoidale.
s. cell 蝶形〔骨〕洞.
s. crest 蝶形骨稜.
s. fissure syndrome 蝶形骨洞裂孔症候群〔医学〕.
s. fontanel(le) 前側頭泉門，= anterior lateral fontanel(le).
s. margin 蝶形骨縁〔医学〕.
s. part [TA] 蝶形骨部*，= pars sphenoidalis [L/TA].
s. plexus 蝶形骨神経叢(内頸神経叢の上部).
s. process [TA] (蝶形骨突起*)，= processus sphenoidalis [L/TA].
s. process of palatine bone 口蓋骨の蝶形骨突起.
s. ridge meningioma 蝶形骨縁髄膜腫.
s. sinus 蝶形骨洞〔医学〕，= sphenoidal sinus.
sphe·noi·dal [sfiːnɔ́idəl] 蝶形骨〔の〕〔医学〕.
s. angle [TA] 蝶形骨角，= angulus sphenoidalis [L/TA].
s. angle of parietal bone 頭頂骨蝶形骨角.
s. bone [TA] 蝶形骨，= os sphenoidale [L/TA].
s. concha [TA] 蝶形骨甲介，= concha sphenoidalis [L/TA].
s. crest [TA] 蝶形骨稜，= crista sphenoidalis [L/TA].
s. emissary foramen [TA] 静脈孔(蝶形骨静脈孔)，= foramen venosum [L/TA].
s. fissure 蝶形骨裂溝，= apertura cerebralis canaliculi nervi petrosi superficialis minoris.
s. fissure syndrome 蝶形骨裂症候群(動眼神経障害に由来し，三叉神経の眼球枝および視神経を侵し，麻痺は第Ⅵ脳神経から始まり，疼痛を起こす．腫瘍があれば眼球突出を起こす).
s. fontanelle [TA] 前側頭泉門，= fonticulus anterolateralis [L/TA]，fonticulus sphenoidalis [L/TA].
s. herniation 蝶形骨ヘルニア.
s. lingula [TA] 蝶形骨小舌，= lingula sphenoidalis [L/TA].
s. margin [TA] 蝶形骨縁，= margo sphenoidalis [L/TA].
s. part 蝶形骨部，= pars sphe noidalis.
s. part of middle cerebral artery 中大脳動脈の

蝶形骨部.
s. process [TA] 蝶形骨突起, = processus sphenoidalis [L/TA].
s. rostrum [TA] 蝶形骨吻, = rostrum sphenoidale [L/TA].
s. sinus [TA] 蝶形骨洞, = sinus sphenoidalis [L/TA].
s. sinus aperture 蝶形骨洞口.
s. turbinate bones 蝶形骨甲介, = Bertin bones, conchae sphenoidales.
s. yoke [TA] 蝶形骨隆起, = jugum sphenoidale [L/TA].
sphe·noi·da·le [sfi:nɔidéili:] 蝶形骨.
sphe·noi·dec·to·my [sfi:nɔidéktəmi] 蝶形骨開放術 [医学].
sphe·noid·i·tis [sfi:nɔidáitis] 蝶形骨洞炎 [医学].
sphe·noi·dos·to·my [sfi:nɔidástəmi] 蝶形骨洞開口術.
sphe·noi·dot·o·my [sfi:nɔidátəmi] 蝶形骨洞切開術 [医学].
sphe·no·ma·lar [sfi:nouméilər] 蝶形〔骨〕頬骨の, = sphenozygomatic.
s. suture 蝶頬縫合.
sphenomandibular ligament [TA] 蝶下顎靱帯, = ligamentum sphenomandibulare [L/TA].
sphe·no·max·il·lary [sfi:noumǽksiləri] 蝶形〔骨〕上顎骨の.
s. fissure 蝶形上顎裂溝.
s. fossa 蝶上顎窩.
s. ganglion 蝶形骨上顎神経節, = sphenopalatine ganglion.
s. suture [TA] 蝶上顎縫合, = sutura sphenomaxillaris [L/TA].
sphe·nom·e·ter [sfi:námitər] スフェノメータ(彎曲症の矯正のために切除した楔状骨片を測定する器械).
sphe·no·oc·cip·i·tal [sfi:nouɑksípitəl] 蝶形後頭骨の, = sphenoccipital.
s. cartilage 蝶形〔骨〕後頭軟骨.
s. suture 蝶後頭縫合.
s. synchondrosis [TA] 蝶後頭軟骨結合, = synchondrosis sphenooccipitalis [L/TA].
sphe·no·or·bi·tal [sfí:nouɔ́:bitəl] 蝶形〔骨〕眼窩の, = sphenorbital.
s. suture 蝶眼窩縫合.
sphe·nop·a·gus [sfi:nápəgəs] 蝶形骨結合体, = epignathus.
sphe·no·pal·a·tine [sfi:nəpǽlətin] 蝶形〔骨〕口蓋の, 蝶口蓋〔の〕[医学].
s. artery [TA] 蝶口蓋動脈, = arteria sphenopalatina [L/TA].
s. foramen [TA] 蝶口蓋孔, = foramen sphenopalatinum [L/TA].
s. ganglion 翼口蓋神経節 [医学].
s. ganglion syndrome 蝶形骨口蓋神経節症候群(鼻粘膜発赤, 腫脹, 流涙, 羞明, 眼窩痛, 鼻および耳, ことに乳突部, 頸部, 側頭部に疼痛を訴える症候群で, Sluder 症候群に併発することが多い).
s. neuralgia 翼口蓋神経痛 [医学], 蝶形口蓋神経痛, = Suder neuralgia.
s. notch [TA] 蝶口蓋切痕, = incisura sphenopalatina [L/TA].
s. suture 蝶口蓋縫合.
s. test 翼口蓋神経試験(翼口蓋神経節をブチンで麻痺遮断して症候が該神経節を経て発現するかどうかを調べ, もし発現する場合, 左右いずれを経て発現するかを検査する方法).
sphe·no·pa·ri·e·tal [sfi:noupəráiətəl] 蝶形〔骨〕頭頂骨の.
s. sinus [TA] 蝶形〔骨〕頭頂静脈洞, = sinus sphenoparietalis [L/TA].
s. suture [TA] 蝶頭頂縫合, = sutura sphenoparietalis [L/TA].
sphe·no·pe·tro·sal [sfi:noupitróusəl] 蝶形〔骨〕錐体部の.
s. fissure [TA] 蝶錐体裂, = fissura sphenopetrosa [L/TA].
s. synchondrosis [TA] 蝶錐体軟骨結合, = synchondrosis sphenopetrosa [L/TA].
sphe·nor·bi·tal [sfi:nɔ́:bitəl] 蝶形〔骨〕眼窩の.
sphe·no·sal·pin·go·staph·y·li·nus [sfi:nousælpìŋgoustæfiláinəs] = tensor veli palatini.
sphe·no·sis [sfi:nóusis] 楔状形成(特に骨盤内で胎児が楔状をなすこと).
sphe·no·squa·mo·sal [sfi:nouskwəmóusəl] 蝶形〔骨〕鱗状部の.
s. suture 蝶鱗縫合.
sphenosquamous suture [TA] 蝶鱗状縫合, = sutura sphenosquamosa [L/TA].
sphe·no·tem·po·ral [sfi:noutémpərəl] 蝶形〔骨〕側頭骨の.
s. suture 蝶側頭縫合.
sphe·not·ic [sfi:nátik] スフェノティック(蝶形骨および耳の骨の枠に関する).
s. center 蝶形骨中心.
s. foramen 蝶形骨孔.
sphe·no·tre·sia [sfi:noutrí:ziə] 蝶形骨穿孔砕頭術(胎児の).
sphe·no·tribe [sfí:nətraib] 蝶形骨穿孔器.
sphe·no·trip·sy [sfí:nətripsi] 砕頭術.
sphe·no·tur·bi·nal [sfi:noutə́:binəl] 蝶形〔骨〕鼻甲介の.
sphe·no·vo·mer·ine [sfi:nouvóumərin] 蝶形〔骨〕鋤骨の.
s. suture [TA] 蝶鋤骨縫合, = sutura sphenovomeralis [L/TA].
sphe·no·zy·go·mat·ic [sfi:nouzàigoumǽtik] 蝶形〔骨〕頬骨の.
s. suture [TA] 蝶頬骨縫合, = sutura sphenozygomatica [L/TA].
sphere [sfíər] ① 球. ② 圏. 形 spherical, spheric.
s. granule 球状顆粒(滲出性漿液にみられる大きい顆粒細胞).
s. of action 作用圏.
s. of reflection 反射球(受精後の卵子内にみられる細胞群), = yolk sphere.
s. vitelline 卵黄圏.
sphe·res·the·sia [sfìərəsθí:ziə] 球覚(球面を触れるような病的感覚).
spher·i·cal [sférikəl] 球形の, 球状の [医学], 球面の.
s. aberration 球面収差 [医学], = dioptric aberration.
s. concave 球面凹.
s. convex 球面凸.
s. coordinates 球座標.
s. curvature 球面曲率.
s. form of occlusion 咬合の球面.
s. function 球関数.
s. grasp 球状握り [医学].
s. grip 球状握り.
s. harmonics 球面〔調和〕関数.
s. lens 球面レンズ [医学].
s. lunar 球面月形.
s. mirror 球面鏡.
s. molecule 球対称分子.

s. nucleus 球状核, = globose nucleus, n. globosus.
s. projection 球面投影法.
s. recess [TA] 球形嚢陥凹(前庭の内壁にあって, 球形嚢をいれる), = recessus sphericus [L/TA].
s. segment 球台.
s. triangle 球面三角.
s. wave 球面波.
spher(o)- [sfiərou, -rə] 球の意味を表す接頭語.
sphe·ro·ceph·a·lus [sfìərouséfələs] 球頭体(下顎は欠損し, 咽頭は閉鎖し, 両耳は痕跡状, 顔面骨は欠損, 前頭骨および蝶形骨発育不全, 大脳は空胞性の奇形に対し Blanc が用いた語).
sphe·ro·cyl·in·der [sfìərəsílindər] 球面円柱レンズ(球面円柱レンズを用いた二焦点レンズ).
spherocylindrical lens 球面円柱レンズ.
sphe·ro·cyte [sfíərəsait] 球状赤血球〔医学〕(直径が小さく, 厚さが増したため, 染色標本では濃染する赤血球). 形 spherocytic.
spherocytic anemia 球状赤血球性貧血〔医学〕.
spherocytic jaundice 球状赤血球性黄疸(家族性溶血性黄疸. Krumbhaar).
sphe·ro·cy·to·sis [sfìərousaitóusis] 球状赤血球症〔医学〕.
sphe·roid [sfíərɔid] スフェロイド, 球状の, 回転楕円面(楕円をその軸のまわりに1回転させるとき生ずる立体). 形 spheroidal.
s. articulation 球関節.
s. body 球状体〔医学〕.
s. colony 集落球塊.
s. joint 球関節, 臼状関節〔医学〕.
spheroidal harmonics 回転楕円体〔調和〕関数.
spheroidal joint [TA] 球(臼状)関節, = enarthrosis [L/TA].
sphe·ro·lith [sfíərəliθ] 球状結石〔医学〕, 球石(新生児の腎に沈着した小球で, おそらく尿酸塩からなるものであろう).
sphe·ro·ma [sfiəróumə] 球状腫.
sphe·ro·mas·ti·gote [sfiərəmǽstigout] 球鞭毛型, 球鞭毛体.
sphe·rom·e·ter [sfiərámitər] 球面計〔医学〕.
sphe·ro·pha·cia [sfìəroufé́iʃiə] 球状水晶体〔医学〕, = spherophakia.
sphe·ro·pha·kia [sfìəroufé́ikiə] 球状水晶体(小さく球状の水晶体で先天異常に伴う), = spherophacia.
s.-brachymorphia syndrome 球状水晶体短躯症候群(常染色体性劣性遺伝), = Marchesani syndrome.
sphe·ro·plast [sfíərəplæst] スフェロプラスト(部分的に細胞壁が欠如した球状の細菌).
sphe·ro·sper·mia [sfìərouspə́:miə] 球形精子.
spher·ule [sfíər(j)u:l] 小球, 球状体〔医学〕.
sphe·ru·lite [sfíərjulait] 球晶〔医学〕.
sphincter- [sfiŋktər] 括約筋の意を表す接頭語.
sphinc·ter [sfíŋktər] 括約筋〔医学〕. 形 sphincteric, sphincteral.
s. ampullae 膨大部括約筋.
s. ani externus 外肛門括約筋.
s. ani internus 内肛門括約筋.
s. ani muscle 肛門括約筋〔医学〕.
s. choledochus 胆管括約筋.
s. coli 結腸括約筋.
s. cunni 外陰括約筋.
s. disorder 括約筋障害〔医学〕.
s. disturbance 括約筋障害〔医学〕.
s. muscle [TA] 括約筋, = musculus sphincter [L/TA].
s. muscle of common bile duct 総胆管括約筋.
s. muscle of pancreatic duct 膵管括約筋.
s. muscle of pupil 瞳孔括約筋.
s. muscle of pylorus 幽門括約筋.
s. muscle of urethra 尿道括約筋.
s. muscle of urinary bladder 膀胱括約筋.
s. of ampulla [TA]〔胆膵管〕膨大部括約筋, = musculus sphincter ampullae [L/TA].
s. of bile duct [TA] 総胆管括約筋, = musculus sphincter ductus biliaris [L/TA], musculus sphincter ductus choledochi [L/TA].
s. of Oddi オッディ括約筋(総胆管が十二指腸の Vater 膨大部に開口する点にある. O. Ruggero).
s. of pancreatic duct [TA] 膵管括約筋, = musculus sphincter ductus pancreatici [L/TA].
s. of vagina 腟括約筋, = vagina sphincter.
s. pancreaticus 膵臓括約筋.
s. preservation operation 括約筋保存手術〔医学〕.
s. preserving operation 括約筋温存手術〔医学〕.
s. pupillae [TA] 瞳孔括約筋, = musculus sphincter pupillae [L/TA].
s. pylori 幽門括約筋.
s. saving operation 括約筋温存手術〔医学〕.
s. urethrae 尿道括約筋(膜性括約筋と膀胱括約筋を含む).
s. urethrae internus [L/TA] 内尿道括約筋, = internal urethral sphincter [TA].
s. urethrovaginalis (♀) [TA] 尿道腟括約筋*, = musculus sphincter urethrovaginalis (♀) [L/TA].
s. vesicae 膀胱括約筋.
sphincteral achalasia 括約筋痙攣.
sphinc·ter·al·gia [sfìŋktərǽlʤiə] 肛門括約筋痛.
sphinc·ter·ec·to·my [sfìŋktəréktəmi]〔瞳孔〕括約筋切除術〔医学〕.
sphinc·ter·is·mus [sfìŋktərízməs] 肛門括約筋攣縮症.
sphinc·ter·i·tis [sfìŋktəráitis] 括約筋炎〔医学〕(特に肛門の).
sphincteroid tract of ileum 回腸括約筋様部.
sphinc·ter·ol·y·sis [sfìŋktərálisis] 虹彩剥離術(前癒着症の療法).
sphinc·ter·o·plas·ty [sfíŋktərəplæ̀sti] 括約筋形成術〔医学〕.
sphinc·ter·o·scope [sfíŋktərəskoup] 肛門括約筋鏡.
sphinc·ter·os·co·py [sfìŋktəráskəpi] 肛門括約筋検査法.
sphinc·ter·o·tome [sfíŋktərətoum] 括約筋切開器.
sphinc·ter·ot·o·my [sfìŋktərátəmi] 括約筋切開〔医学〕, 括約筋切開〔術〕〔医学〕.
sphin·go·ga·lac·to·side [sfìŋgougəlǽktəsaid] スフィンゴガラクトシド(Gaucher 病の脾臓に蓄積する糖脂質).
sphin·go·in [sfíŋgɔin] スフィンゴイン $C_{17}H_{35}NO_2$ (脳実質から得られるロイコマイン).
sphing·ol [sfíŋgɔ:l] スフィンゴル, = sphingosine.
sphin·go·lip·id [sfìŋgoulípid] スフィンゴリピド, スフィンゴ脂質(スフィンゴシンまたはその関連塩基を含む複合脂質).
sphin·go·lip·i·do·sis [sfìŋgoulìpidóusis] スフィンゴ脂質蓄積症〔医学〕, スフィンゴリピドーシス(スフィンゴリピドの異常代謝による疾病の総称), = sphingolipodystrophy. 複 sphingolipidoses.
sphin·go·lip·o·dys·tro·phy [sfìŋgoulìpoudístrəfi] スフィンゴリポジストロフィ, = spingolipidosis.
sphin·go·my·e·lin [sfìŋgoumáiəlin] スフィンゴミエリン(セラミドの第一級アルコール性ヒドロキシル基とコリンリン酸がリン酸ジエステル結合したスフィンゴ脂質).
s. cleaving enzyme スフィンゴミエリン分割酵素

S

〔医学〕.
s. phosphodiesterase スフィンゴミエリンホスホジエステラーゼ, = sphingomyelinase.
sphin·go·my·e·lin·ase [sfìŋgoumáiəlineis] スフィンゴミエリナーゼ(スフィンゴミエリンに作用してセラミドとコリンリン酸に加水分解する酵素), = spingomyelin phosphodiesterase.
sphin·go·my·e·li·no·sis [sfìŋgoumàiəlinóusis] スフィンゴミエリン症〔医学〕(遺伝性スフィンゴ脂質蓄積症), = sphingolipidosis.
sphin·go·phos·pho·lip·id [sfìŋgoufɑsfoulípid] スフィンゴリン脂質.
sphin·go·sine [sfíŋgəsin] スフィンゴシン $CH_3(CH_2)_{12}CH{=}CHCH(OH)CH(NH_2)CH_2OH$ (スフィンゴ脂質の長鎖塩基の一種で, 炭素数18の長鎖アミノアルコール. スフィンゴミエリン, セレブロシドなどの一構成分子), = sphingol, sphingosinol.
Sphinx face [sfíŋks féis] スフィンクス顔〔貌〕(両側顔面神経麻痺, 顔面筋萎縮による硬直無表情のマスク様顔貌).
sphyg·mic [sfígmik] 脈拍の, = sphygmical.
s. interval 駆出期.
s. period 拍動期〔医学〕, 駆出(血)期(心室収縮の第2期で, 血液が大動脈ないし肺動脈に駆出される期間).
sphygmo– [sfigmou, –gmə] 脈拍の意味を表す接頭語.
sphyg·mo·bo·lo·gram [sfìgmoubóuləgræm] 脈〔拍〕力曲線, 脈圧曲線〔医学〕.
sphyg·mo·bo·lom·e·ter [sfìgmouboulámitər] 脈圧計〔医学〕, 脈〔拍〕力計(脈拍力を気圧装置に伝えて, その圧力の動揺によりそのエネルギーを測る器械).
sphyg·mo·bo·lom·e·try [sfìgmouboulámitri] 脈〔拍〕力測定法.
sphyg·mo·car·di·o·gram [sfìgmouká:diəgræm] 心脈波図, 心脈波曲線〔医学〕.
sphyg·mo·car·di·o·graph [sfìgmouká:diəgræf] 心脈波描写器, 心脈波計〔医学〕.
sphyg·mo·car·di·o·scope [sfìgmouká:diəskoup] 脈拍心音描写器.
sphyg·mo·chro·no·graph [sfìgmoukróunəgræf] 脈波自記器.
sphyg·mo·dy·na·mom·e·ter [sfìgmoudàinəmámitər] 脈圧計.
sphyg·mog·e·nin [sfigmáʤənin] スフィモゲニン, = epinephrine.
sphyg·mo·gram [sfígməgræm] 脈波曲線〔医学〕, = pulse curve.
sphyg·mo·graph [sfígməgræf] 脈波計(脈拍の性状とその圧力を測る器械で, それを用いて行う検査を脈波計法 sphygmography という). 形 sphygmographic.
sphyg·mog·ra·phy [sfigmágrəfi] 脈波記録法〔医学〕.
sphyg·moid [sfígmɔid] 脈波様の.
sphyg·mol·o·gy [sfigmáləʤi] 脈拍学.
sphyg·mo·ma·nom·e·ter [sfìgmoumənámitər] 血圧計〔医学〕(動脈圧を測る器械で, その考案者に準じ数種の冠名で呼ばれる. Riva-Rocci 水銀血圧計, Tycos 血圧計, Recklinghausen 血圧計などである).
sphyg·mo·ma·nom·e·try [sfìgmoumənámitri] 血圧測定〔法〕〔医学〕.
sphyg·mom·e·ter [sfigmámitər] 脈圧波形, = sphygmograph.
sphyg·mo·met·ro·graph [sfìgməmétrəgræf] 最大最小血圧描写器.
sphyg·mo·met·ro·scope [sfìgməmétrəskoup] 聴診脈圧計.
sphyg·mo–os·cil·lom·e·ter [sfígmou àsilámitər] 振動脈圧計.
sphyg·mo·pal·pa·tion [sfìgmoupælpéiʃən] 脈拍触診.
sphyg·mo·phone [sfígməfoun] 脈音器〔医学〕.
sphyg·mo·ple·thys·mo·graph [sfìgmoupli:θízməgræf] 脈拍容積計.
sphyg·mo·scope [sfígməskoup] スフィグモスコープ(脈拍を視診により測定する器械).
sphyg·mos·co·py [sfigmáskəpi] 脈拍視診法.
sphyg·mo·sig·nal [sfìgməsígnəl] 脈波振幅計(Vaquez).
sphyg·mo·sys·to·le [sfìgməsístəli:] 収縮期脈拍.
sphyg·mo·tach·o·graph [sfìgmətǽkəgræf] 血流速度脈波計〔医学〕, 脈波血流速度計(脈拍の数や波形を観察し得る簡単な携帯用装置で, 運動中の血流速度をも記録することができる).
sphyg·mo·ta·chym·e·ter [sfìgmoutəkímitər] スフィグモタキメーター, 電気脈拍計(脈拍数を直読する電子装置で, 1分間5〜200範囲の拍動を記録し得る).
sphyg·mo·to·no·gram [sfìgmoutóunəgræm] 脈拍張力曲線, 血圧曲線〔医学〕.
sphyg·mo·ton·o·graph [sfìgmoutóunəgræm] 脈拍血圧計, 血圧記録器〔医学〕.
sphyg·mo·to·nog·ra·phy [sfìgmoutounágrəfi] 血圧記録〔法〕〔医学〕.
sphyg·mo·to·nom·e·ter [sfìgmoutounámitər] 動脈壁弾力計, 眼底血圧計〔医学〕.
sphyg·mo·vis·co·sim·e·try [sfìgmouvìskousímitri] 脈拍血液粘稠度測定〔法〕〔医学〕.
sphyg·mus [sfígməs] 脈拍, = pulse, pulsation. 形 sphygmous.
sphy·rec·to·my [sfiréktəmi] ツチ骨切除術.
sphy·rot·o·my [sfirátəmi] ツチ骨切開術.
SPI *Salmonella* pathogenicity island の略.
spi·ca [spáikə] ① スパイカ(尖頂のあるもの). ② スパイカ包帯, ムギ穂包帯(逆戻りに巻くラセン包帯). ③ 穂状花序.
s. bandage 麦穂帯〔医学〕, 穂状包帯.
s. cast スパイカギプス包帯.
s. plaster 麦穂ギプス包帯〔医学〕.
spice [spais] 香辛料〔医学〕.
s. plaster 薬味硬膏(黄ろう, テレビン油, 牛脂, 安息香, オリバヌム, ハッカ油, ニクズク, チョウジからなり, 小児の腹痛に用いる鎮痛薬).
spic·u·la [spíkjulə] ① 交接刺(線虫類などの). ② 小穂(植物), 棘〔医学〕. ③ 針状陰影〔医学〕.
spic·u·la·tion [spìkjuléiʃən] 小棘形成〔医学〕.
spic·ule [spíkju:l] ① 骨片, 骨棘〔医学〕, 針状骨. ② 小棘. ③ 交接刺. ④ 針状陰影〔医学〕. 形 spicular.
s. pouch 交接刺嚢.
spic·u·lum [spíkjuləm] 交接刺, 交尾針(線虫の雄において腸の後方にある交接嚢 bursa copulatrix に包まれた交接補助器). 複 spicula.
spicy odor 薬味香.
SPIDDM slowly progressive insulin dependent diabetes mellitus 緩徐進行型インスリン依存型糖尿病の略.
spi·der [spáidər] ① クモ. ② 星芒状.
s. angioma クモ状血管腫.
s. bite クモ咬症.
s.–burst 深在性静脈瘤(外観上静脈瘤の存在は認められないが, 深部には明らかに静脈拡張が起こり, あたかもクモ状の毛細管破裂を起こしたように見えるもの), = skyrocket capillary ectasis.
s. cancer クモ様癌, = naevus araneosus.
s. cell 星状細胞, = astrocyte.

s. finger クモ指，= archnodactyly.
s. nevus 星芒状血管腫，クモ状母斑，= nevus arachnoideus, n. araneus, vascular spider.
s. pelvis クモ足状腎盂（X線写真にて腎盂がクモ足のような細い糸状に見えること）.
s. telangiectasia クモ状血管拡張〔症〕.
s. telangiectasis クモ状血管拡張症.
s. venom クモ毒（*Latrodectus*, *Atrax*, *Lycosa* などにより分泌される毒液）.
spidery colony クモ状コロニー.
Spieghel, Adrian van der ［spíːgəl］ スピーゲル（1578–1625，フランダースの解剖学者．スピゲリウス Spigelius ともいう）.
S. hernia スピーゲルヘルニア（側腹壁ヘルニア）.
S. line スピーゲル線（半月線ともいう）.
Spiegler, Eduard ［spíːglər］ スピーグラー（1860–1908，オーストリアの皮膚科医．シュピーグラー）.
S. tumor スピーグラー腫瘍（頭部の良性多発性上皮性の腫瘍），= cylindroma, nevus epithelioma cylindromatosus.
S.-Fendt pseudolymphoma スピーグラー・フェント偽〔性〕リンパ腫.
S.-Fendt sarcoid スピーグラー・フェント類肉腫（女性の乳房に好発する類肉腫で，主として円形上皮および類上皮細胞の浸潤により発生する）.
Spielmeyer my·e·lin stain ［spíːlmaiər máiəlin stéin］ スピールマイヤーミエリン染色（ホルマリン固定標本から凍結切片をつくり，2〜5%鉄ミョウバンに6分間の，Spielmeyer の5%アルコールヘマトキシリン4mL に蒸留水36mL を加えた液で染色，水洗，鏡検しながら，2.5%鉄ミョウバンで分別水洗する）.
Spielmeyer-Sjögren disease スピールマイヤー・シェーグレン病.
Spielmeyer, Walter ［spíːlmaiər］ スピールマイヤー（1879–1935，ドイツの神経科医）.
S. acute swelling スピールマイヤー急性腫脹.
S.-Stock disease スピールマイヤー・ストック病（スピールマイヤー・フォークト病における網膜萎縮）.
S.-Vogt disease スピールマイヤー・フォークト病〔医学〕（若年性家族性黒内障性痴呆），= juvenile amaurotic familial idiocy.
Spies, Tom Douglas ［spíːs］ スピース（1902–1960，アメリカの医師．ビタミンと臨床に関する多数の研究報告があり，1945〜1946年に葉酸は赤血球成熟因子であることを証明した）.
S. test スピース試験（ペラグラの尿中に排泄される物質の化学的検査法）.
Spi·ge·lia ［spaidʒíːliə］ カロライナ石竹属（フジウツギ科の一属）.
S. anthelmia （スピゲリアの原植物）.
S. marilandica メリランド石竹（根茎は駆虫薬として用いられる），= Maryland pinkroot.
spi·ge·li·an ［spaidʒíːliən］ スピゲリウスの（Spigelius の形容詞）.
s. hernia スピゲリウスヘルニア，半月状線ヘルニア（半月状線を通って脱出する腹壁ヘルニア），= ventral hernia.
s. line スピゲリウス線，= linea semilunaris.
s. lobe スピゲリウス葉，尾状葉（肝の），= lobus caudatus.
s. valve 肝尾状葉.
Spigelius, Adrian van der ［spaidʒíːliəs］ スピゲリウス（1578–1625，フランダースの解剖学者）．→ Spieghel.
S. line スピゲリウス線.
S. lobe スピゲリウス葉.
spig·net ［spígnet］ スピグネット，= *Aralia*.
spike ［spáik］ ①スパイク〔医学〕，棘波〔医学〕．②穂状花序.
s.-and-slow-wave-complex 棘徐波複（結）合（スパイク複合波．脳波上で1つの棘が1つの徐波を伴った波形），= spike and wave complex.
s. and wave 棘波と徐波，棘徐波〔医学〕.
s. and wave complex (SWC) 棘徐波複合〔医学〕，スパイク複合波，スパイク波複合（1/12秒以下の持続時間の波と，1/5〜1/2秒の持続時間の波の複合した脳波の波で全般性てんかん患者で特にみられる）.
s. discharge スパイク放電（急激な経過の活動電流が現れること）.
s. oil ラベンダー油（ヨーロッパ産 *Lavandula latifolia* から得られる）.
s. potential スパイク電位〔医学〕，棘波電位〔医学〕（オシログラフにみられる活動電流の主な棘波で，それに続いて現れる小さいものを後電位という）．→ action potential.
s.-wave stupor 棘徐波昏迷〔医学〕.
spike·nard ［spáiknɑːd］ カンショウコウ（甘松香），甘松（カノコソウ *Valeriana* の代用として，利尿や胃腸薬などに用いられる）.
Spi·lan·thes ［spailǽnθiːz］ オランダセンニチ属（キク科の一属．スピラントールの原植物）.
spill ［spíl］ 溢れこぼれること.
spill·way ［spílwei］ 遁出（排出）路，排出溝.
spi·lo·ma ［spailóumə］ 母斑，= nevus.
spi·lo·pla·nia ［spàilouplélniə］ 一過性紅斑.
spi·lo·plax·ia ［spàiləplǽksiə］ 紅斑（ペラグラ，ハンセン病などにみられる）.
spilous nevus 扁平母斑〔医学〕.
spi·lus ［spáiləs］ スピルス，扁平母斑，= nevus spilus.
spin ［spín］ スピン（自転運動とも呼ばれ，原子スペクトルの多重線を説明するため，Uhlenbeck と Goudsmit が1925年に提唱した）.
s. echo (SE) スピンエコー（核磁気共鳴NMR現象において，さまざまな成分が1つに集まるか，位相を合わせることによって NMR 信号が再度出現することをいう）.
s. echo image (SE image) SE像，スピンエコー像.
s. immunoassay スピン免疫定量法〔医学〕.
s. label スピン標識〔医学〕.
s.-lattice relaxation スピン格子緩和〔医学〕.
s.-lattice relaxation time スピン格子緩和時間.
s. orbit スピン軌道.
s.-spin interaction スピン・スピン相互作用〔医学〕.
s.-spin relaxation time スピン・スピン緩和時間.
s. valency スピン原子価.
spi·na ［spáinə］ ①棘．②脊椎．複 spinae.
s. angularis 隅棘，稜棘.
s. bifida 脊椎披裂〔医学〕，二分脊椎〔医学〕（脊柱管が先天的に背面に開いた脊椎裂の一型）.
s. bifida aperta 開放脊椎披裂.
s. bifida cystica 嚢胞性二分脊椎〔医学〕，嚢状脊椎披裂.
s. bifida manifesta 顕性二分脊椎.
s. bifida occulta 潜在性二分脊椎〔医学〕，潜在脊椎披裂.
s. bifida subcutanea 皮下脊椎披裂.
s. frontalis 前頭棘.
s. geni inferior [L/TA] 下オトガイ棘*，= inferior genial spine [TA].
s. geni superior [L/TA] 上オトガイ棘*，= superior genial spine [TA].
s. helicis [L/TA] 耳輪棘，= spine of helix [TA].
s. iliaca anterior inferior [L/TA] 下前腸骨棘（腸

S

骨の前縁下部の突起で，寛骨臼の上方にある)，= anterior inferior iliac spine [TA].

s. iliaca anterior superior [L/TA] 上前腸骨棘(腸骨稜の前端にある突起で，腸骨稜の前縁をなす)，= anterior superior iliac spine [TA].

s. iliaca posterior inferior [L/TA] 下後腸骨棘(腸骨の後縁にある突起)，= posterior inferior iliac spine [TA].

s. iliaca posterior superior [L/TA] 上後腸骨棘(腸骨稜の後端にある突起で，腸骨稜の後縁をなす)，= posterior superior iliac spine [TA].

s. ischiadica [L/TA] 坐骨棘(坐骨体の後縁にある尖状突起で，大坐骨切痕の下縁を形成する)，= ischial spine [TA].

s. mentalis inferior [L/TA] 下オトガイ棘*，= inferior mental spine [TA].

s. mentalis superior [L/TA] 上オトガイ棘*，= superior mental spine [TA].

s. nasalis [L/TA] 鼻棘，= nasal spine [TA].

s. nasalis anterior [L/TA] 前鼻棘，= anterior nasal spine [TA].

s. nasalis ossis frontalis [NA]〔前頭骨の〕鼻棘.

s. nasalis posterior [L/TA] 後鼻棘，= posterior nasal spine [TA].

s. ossis sphenoidalis [L/TA] 蝶形骨棘，= spine of sphenoid bone [TA].

s. pedis 足棘.

s. scapulae [L/TA] 肩甲棘，= spine of scapula [TA].

s. suprameatalis [L/TA] 道上棘(spina supra meatum [PNA])，= suprameatal spine [TA].

s. trochlearis [L/TA] 滑車棘(上斜筋のための滑車がつく小さな骨棘(異常))，= trochlear spine [TA].

s. tympanica major [L/TA] 大鼓室棘，= greater tympanic spine [TA].

s. tympanica minor [L/TA] 小鼓室棘，= lesser tympanic spine [TA].

s. ventosa 風棘(指骨の骨髄炎で，しばしば結核症の一徴候として発現し，指節の膨大肥厚を起こす)，= winddorn.

spin·a·cene [spáinəsi:n] (スクアレン)，= squalene.

spinach stool ほうれん草〔様〕便〔医学〕.

Spinacia oleracea ホウレンソウ〔菠薐草〕，= spinach.

spi·na·cin [spáinəsin] スピナシン(ホウレンソウの細胞原形質から得られるタンパク質で，水には不溶であるが希薄な酸またはアルカリ液には可溶).

spi·nae [spáini:] (spina の複数).

s. mandibulae 下顎棘.

s. meatus 耳道棘(外耳道の後方へ突出する側頭骨の棘).

s. mentalis オトガイ棘(下顎骨体の前面にある小突出).

s. nasalis anterior maxillae 上顎骨前鼻棘(両側上顎の前方突起により形成され，鼻前口下縁にある).

s. nasalis posterior ossis palatini 口蓋骨後鼻棘(両側口蓋骨後縁が癒着して生ずる正中突起で，垂筋の付着点).

s. palatinae [L/TA] 口蓋棘，= palatine spines [TA].

s. septi nasi 鼻中隔棘.

s. supra-meatum 〔外耳〕道上棘.

spi·nal [spáinəl] 脊髄の，脊柱の，脊椎の.

s. abscess 脊髄膿瘍.

s. absolute alcohol block クモ膜下無水アルコールブロック.

s. akinesia 脊髄性無動症.

s. amaurosis 脊髄性黒内障〔医学〕.

s. anesthesia 脊髄クモ膜下麻酔，脊髄麻酔〔医学〕，クモ膜下麻酔，腰椎麻酔，脊椎麻酔〔法〕，= lumbar anesthesia.

s. angiography 脊椎動脈造影(撮影)〔法〕〔医学〕.

s. animal 脊椎動物〔医学〕，脊髄動物(実験的に脳の全部を除去した動物).

s. apoplexy 脊髄出血〔医学〕.

s. arachnoid 脊髄クモ膜.

s. arachnoid mater [TA]〔脊髄〕クモ膜，= arachnoidea mater spinalis [L/TA].

s. area X [TA] 脊髄X層*，= area spinalis X [L/TA].

s. arteries 脊髄動脈.

s. ataxia 後索性失調，脊髄性運動失調〔医学〕(遺伝性のものはフリードライヒ病として知られている).

s. bifida 脊椎披裂〔医学〕.

s. block 脊髄遮断(麻酔)，脊椎麻酔，= spinal anesthesia.

s. bone metastasis 脊椎転移.

s. brace 脊椎装具〔医学〕.

s. branches [TA] 脊髄枝，= rami spinales [L/TA].

s. canal 脊椎管〔医学〕，脊柱管，= vertebral canal.

s. canal stenosis 脊柱管狭窄〔症〕(椎管狭窄)，= narrowing of spinal canal, narrow spinal canal.

s. cardioaccelerator center 脊髄心臓促進中枢(胸髄上第5節にあって心臓促進の節前線維を送る中枢).

s. caries 脊椎カリエス〔医学〕，= Pott disease.

s. cerebellar degeneration 脊髄小脳変性症.

s. cocainization クモ膜下コカイン麻酔法，= rachiococainization. → spinal anesthesia.

s. column 脊柱，脊椎.

s. commissure 脊髄交連(脊髄の両側を連合する線維束).

s. concussion 脊髄振とう(盪)〔医学〕.

s. cord [TA] 脊髄，= medulla spinalis [L/TA].

s. cord compression 脊髄圧迫〔医学〕.

s. cord concussion 脊髄振とう(盪)〔医学〕.

s. cord contusion 脊髄挫傷〔医学〕.

s. cord disease 脊髄疾患〔医学〕.

s. cord evoked potential (SEP) 脊髄誘発電位.

s. cord herniation 脊髄ヘルニア(硬膜欠損部より脊髄実質がヘルニアとなって突出する．骨髄麻痺を呈するまれな病態).

s. cord injury 脊髄外傷〔医学〕，脊髄損傷.

s. cord laceration 脊髄裂傷〔医学〕.

s. cord lesion 脊髄障害〔医学〕.

s. cord monitoring 脊髄機能モニタリング.

s. cord neoplasm 脊髄新生物(腫瘍)〔医学〕.

s. cord softening 脊髄軟化〔医学〕.

s. cord somatosensory evoked potential 脊髄感覚誘発電位，脊髄知覚誘発電位.

s. cord stimulation (SCS) 脊髄電気刺激法(脊髄後索刺激法)，= dorsal column stimulation.

s. cord syphilis 脊髄梅毒〔医学〕.

s. cord transection 脊髄離断〔医学〕.

s. cord tumor 脊髄腫瘍〔医学〕.

s. curvature 脊髄彎曲，脊椎彎曲症.

s. decompression 脊髄減圧〔術〕〔医学〕.

s. degeneration 脊髄変性〔医学〕.

s. disease 脊髄疾患〔医学〕.

s. drainage 脊髄腔排液〔医学〕.

s. dura mater [TA] 脊髄硬膜，= dura mater spinalis [L/TA].

s. dysraphism 脊椎癒合不全，脊椎神経管閉鎖障害，脊椎披裂症(二分脊椎，脊髄髄膜瘤などを含む)，= status dysraphicus.

s. embolism 脊髄〔動脈〕塞栓症.

s. epidural hemorrhage 脊髄硬膜外血腫.
s. epidural plexus 内椎骨静脈叢.
s. epilepsy 脊髄性てんかん(痙攣性対麻痺で，強直性および間代性痙攣を伴うもの).
s. evoked potential (SEP) 脊髄誘発電位.
s. fillet 脊髄視床路.
s. fluid 髄液，脳脊髄液.
s. fluid fistula 髄液瘻〔医学〕.
s. fusion 脊椎固定〔医学〕，脊椎融合〔術〕.
s. ganglion [TA] 脊髄神経節，= ganglion sensorium nervi spinalis [L/TA].
s. gliosis 脊髄神経膠症，= syringomyelia.
s. headache 脊髄〔麻酔〕性頭痛.
s. hemiplegia 脊髄性片麻痺〔医学〕，= Brown-Séquard paralysis.
s. hemorrhage 脊髄出血〔医学〕.
s. heredoataxia 遺伝性脊髄性運動失調症.
s. heterophydiasis 脊髄異形吸虫症.
s. induction 脊髄感応.
s. infantile paralysis 脊髄性小児麻痺〔医学〕.
s. injury 脊髄損傷〔医学〕.
s. instability 脊椎不安定症，脊椎不安定性.
s. instrumentation 脊椎インストゥルメンテーション.
s. irritation 脊髄過敏，脊椎過敏〔症〕〔医学〕(脊椎に関係ある種々の官能障害または刺激症状).
s. lamina Ⅰ [TA] 脊髄Ⅰ層*，= lamina spinalis Ⅰ [L/TA].
s. lamina Ⅱ [TA] 脊髄Ⅱ層*，= lamina spinalis Ⅱ [L/TA].
s. lamina Ⅴ [TA] 脊髄Ⅴ層*，= lamina spinalis Ⅴ [L/TA].
s. lamina Ⅵ [TA] 脊髄Ⅵ層*，= lamina spinalis Ⅵ [L/TA].
s. lamina Ⅶ [TA] 脊髄Ⅶ層*，= lamina spinalis Ⅶ [L/TA].
s. lamina Ⅹ [TA] 脊髄Ⅹ層*，= lamina spinalis Ⅹ [L/TA].
s. laminae Ⅲ and Ⅳ [TA] 脊髄Ⅲ，Ⅳ層*，= laminae spinales Ⅲ et Ⅳ [L/TA].
s. laminae Ⅶ～Ⅸ [TA] 脊髄Ⅶ～Ⅸ層*(Rexedによる脊髄灰白質の層構造)，= laminae spinales Ⅶ～Ⅸ [L/TA].
s. leakage 脳脊髄液漏〔医学〕.
s. lemniscus [TA] 脊髄毛帯*，= lemniscus spinalis [L/TA].
s. length (SL) 脊柱長.
s. leptomeningitis 脊髄軟膜炎〔医学〕.
s. lipoma 脊髄脂肪腫.
s. marrow 脊髄.
s. meningitis 脊髄膜炎〔医学〕.
s. meningocele 脊椎髄膜瘤(二分脊椎により，髄膜が嚢胞をつくって突出しているもの).
s. miosis 脊髄痨性縮瞳.
s. monitoring 脊髄モニタリング〔法〕.
s. muscle 棘筋.
s. muscle of head 頭棘筋〔医学〕.
s. muscle of neck 頸棘筋〔医学〕.
s. muscle of thorax 胸棘筋〔医学〕.
s. muscular atrophy (SMA) 脊髄性筋萎縮〔症〕(Ⅰ型～Ⅲ型がある).
s. mydriasis 脊髄性散瞳(毛様体脊髄中枢の刺激による).
s. myotome 脊椎傍筋板〔医学〕.
s. neoplasm 脊椎新生物(腫瘍)〔医学〕.
s. nerve [TA] 脊髄神経，= nervus spinalis [L/TA].
s. nerve cord 脊髄神経根.
s. nerve plexus [TA] 脊髄神経叢，= plexus nervorum spinalium [L/TA].
s. nerve root 脊髄〔神経〕根〔医学〕.
s. nerves [TA] 脊髄神経，= nervi spinales [L/TA].
s. nucleus of accessory nerve 副神経脊髄核(延髄尾部から第5頸髄までに散在し，脊髄前角の頭端にある)，= nucleus spinalis nervi accessorii.
s. nucleus of trigeminal nerve [TA] 三叉神経脊髄路核，= nucleus spinalis nervi trigemini [L/TA].
s. nucleus of trigeminus 三叉神経脊髄路核.
s. nystagmus 脊髄性眼振.
s. orthosis 体幹装具.
s. osteophytosis 脊椎骨増殖症〔医学〕.
s. pachymeningitis 脊髄硬膜炎.
s. pain 脊椎痛，= back pain.
s. palsy 脊髄〔性〕麻痺〔医学〕.
s. paragonimiasis 脊髄肺吸虫症.
s. paralysis 脊髄麻痺〔医学〕.
s. paralysis due to compression 圧迫性脊髄麻痺(圧迫性脊髄炎)，= compression myelitis, spinal compression syndrome.
s. parasympathetic 脊髄副交感神経(脊髄後根および前角と膠様質との中間にある神経核の副交感神経線維).
s. part [TA] 肩甲棘部，脊髄部*，= pars spinalis [L/TA].
s. part of accessory nerve 〔副神経〕脊髄部，= pars spinalis.
s. part of filum terminale [TA] 終糸(脊柱部)，= pars spinalis fili terminalis [L/TA].
s. pia mater [TA]〔脊髄〕軟膜，= pia mater spinalis [L/TA].
s. point 棘点，= subnasal point.
s. progressive muscular atrophy (SPMA) 脊髄性進行性筋萎縮症〔医学〕(Duchenne-Aran 型，Werdnig-Hoffmann 型などがある).
s. pumping 脊髄液パンピング法，髄液振盪法(患者を横臥させ，腰椎穿刺により5mLの髄液を出し，そのままこれを注入する操作を20回反復する)，= cerebrospinal fluid pumping.
s. punction 脊椎穿刺〔医学〕.
s. puncture 脊椎穿刺〔医学〕，= lumber puncture.
s. quotient 脊髄液指数.
s. reflex 脊髄反射〔医学〕(脊髄に中枢をもつ反射の総称).
s. reticular formation [TA]〔脊髄〕網様体，= formatio reticularis spinalis [L/TA].
s. root [TA] 脊髄根，= radix spinalis [L/TA].
s. segment 脊髄分節(一対の脊髄神経が脊髄に出入りする部分で，脊髄は31の分節に分けられる).
s. shock 脊髄〔性〕ショック〔医学〕(脊髄の一次性の弛緩性対麻痺をいう).
s. sign 脊椎徴候〔医学〕，棘筋徴候(胸膜炎における患側棘筋の強直性収縮).
s. stenosis 脊柱管狭窄〔症〕.
s. systematic disease 脊髄系統疾患〔医学〕.
s. systemic discrimination 脊髄系統識別〔医学〕.
s. tap 脊椎穿刺〔医学〕.
s. test 髄液試験.
s. tract 脊髄路〔医学〕.
s. tract of trigeminal nerve [TA] 三叉神経脊髄路(延髄にある)，= tractus spinalis nervi trigemini [L/TA].
s. transection 脊椎離断〔医学〕.
s. trigeminal nucleus 三叉神経脊髄路核.
s. tuberculosis 脊椎結核〔医学〕.
s. vein [TA] 脊髄静脈，= vena spinalis [L/TA].
s. vestibular nucleus 脊髄前庭核(孤束の背外側にあって，脊髄前庭路の終点)，= descending vestibu-

S

lar nucleus.

spinalcord stimulation 脊髄刺激〔医学〕.

spi·nal·gia [spainǽlʤiə] 脊柱痛(脊椎棘突起痛, または Benedict Stilling の脊椎過敏症 spinal irritation を指すこともある).

spi·na·li·o·ma [spàinəlióumə] 棘細胞腫, 棘細胞癌, 有棘細胞癌.

spi·na·lis [spainéilis] [TA] ① 棘筋, = musculus spinalis [L/TA]. ② 棘の, 脊柱の, 脊椎の, 脊髄の, = spinal.

s. capitis [TA] 頭棘筋, = musculus spinalis capitis [L/TA].

s. cervicis [TA] 頸棘筋, = musculus spinalis cervicis [L/TA], musculus spinalis colli [L/TA].

s. cervicis muscle 頸棘筋.

s. muscle 棘筋.

s. thoracis [TA] 棘筋, = musculus spinalis thoracis [L/TA].

s. thoracis muscle 胸棘筋.

spi·nant [spáinənt] 脊髄刺激薬.

spi·nate [spáinit, -neit] 有棘の, 棘状の.

spin·dle [spíndl] ① 紡錘, 紡錘体の, 紡錘糸. ② 脳波紡錘, 紡錘波〔医学〕.

s. burst 紡錘突発波〔医学〕.

s. cataract 紡錘状白内障〔医学〕, = axillary cataract.

s. cell 紡錘細胞.

s. cell carcinoma 紡錘細胞癌.

s. cell lipoma 紡錘形細胞性脂肪腫.

s. cell sarcoma 紡錘〔形〕細胞肉腫〔医学〕.

s.-celled layer 紡錘〔状〕細胞層.

s. coma 紡錘波昏睡〔医学〕.

s. fiber 紡錘糸〔医学〕(有糸分裂中期において染色体が赤道面に並んだとき, 両極と染色体との間にみられる糸).

s. fiber attachment 紡錘糸付着〔医学〕.

s. oil スピンドル油〔医学〕.

s.-shaped 紡錘形の〔医学〕.

s.-shaped muscle 紡錘状筋.

s. spore 紡錘状胞子〔医学〕.

s. tree (ニシキギ属植物), = *Euonymus*.

spin·dl·ing [spíndliŋ] スピンドリング(脳波において患者が過去の苦い経験を追想するとき, 内包膝下部と海馬誘導に振幅の大きい高周波が現れること).

spine [spáin] ① 棘(骨の突起). ② 脊椎〔医学〕, 脊柱, = back bone. ③ 針(植物の). 形 spinous, spinal.

s. cell 有棘細胞, = prickle-cell.

s. fusion 脊椎固定〔医学〕.

s. of helix [TA] 耳輪棘, = spina helicis [L/TA].

s. of ilium 腸骨棘(上前, 上後, 下前, 下後の4腸骨棘の一つ).

s. of ischium 坐骨棘.

s. of scapula [TA] 肩甲棘(肩甲骨の背面にある三角状突起で, 肩甲骨を棘上窩と棘下窩とに分割する), = spina scapulae [L/TA].

s. of sphenoid bone [TA] 蝶形骨棘, = spina ossis sphenoidalis [L/TA].

s. of tibia 脛骨棘(脛骨頭にある上方突起, 顆間隆起のこと), = intercondylar eminence.

s. sign 脊椎徴候(疼痛のため前屈するのを嫌うことで, 灰白脊髄炎にみられる).

spi·nel [spinél] スピネル〔医学〕, = spinelle.

Spinelli, Pier Giuseppe [spinéli] スピネリ(1862-1929, イタリアの婦人科医).

S. operation スピネリ手術(子宮脱に対する手術).

spini- [spaini] 棘, 脊椎, 脊髄との関係を表す接頭語, = spino-.

spi·nif·u·gal [spainífjugəl] 脊髄輸出の.

spi·nip·e·tal [spainípətəl] 脊髄輸入の.

spin·na·bil·i·ty [spìnəbíliti] えい(曳)糸性〔医学〕.

spinn·bar·keit [spinbá:kait] 牽糸性(排卵期の子宮頸管粘液が糸を引く性質).

spinner culture かくはん(攪拌)培養〔医学〕.

spin·ner·et [spìnərét] 紡績腺〔医学〕.

spinning [spíniŋ] 糸紡ぎ.

s. gland 出糸腺(紡績腺).

s. sensation くらくら感〔医学〕.

s. solution 紡糸液〔医学〕.

spino- [spainou] 棘, 脊椎, 脊髄との関係を表す接頭語, = spini.

spino-adductor reflex 脊柱内転筋反射.

spi·no·bul·bar [spàinəbʌ́lbər] 脊髄延髄の, = spinibulbar.

s. fibres [TA] 脊髄延髄線維*, = fibrae spinobulbares [L/TA].

spino-bulbo-spinal reflex 脊髄延髄脊髄反射〔医学〕.

spi·no·cel·lu·lar [spàinəséljulər] 有棘細胞の.

s. carcinoma 有棘細胞癌〔医学〕.

spi·no·cer·e·bel·lar [spàinousèribélər] 脊髄小脳の.

s. ataxia (SCA) 脊髄小脳失調〔症〕〔医学〕, 脊髄小脳性運動失調(脊髄小脳路の退行変性による遺伝性小脳性運動失調. 遺伝子が同定された順に SCA1, SCA2 と命名され, 現在 SCA24 まで知られる).

s. degeneration 脊髄小脳変性症〔医学〕.

s. tract 脊髄小脳路(脊髄から小脳に達する上行路で, 後脊髄小脳路 dorsal s. t. は側索の表面に, 前脊髄小脳路 ventral s. t. は前索の表面にある).

spi·no·cer·e·bel·lum [spàinousèribéləm] [L/TA] ① 脊髄小脳, = spinocerebellum [TA]. ② 旧小脳, = paleocerebellum.

spinocervical tract [TA] 頸髄〔視床〕路*, = tractus spinocervicalis [L/TA].

spinocervicothalamic tract 頸髄視床路.

spi·no·col·lic·u·lar [spàinoukɑlíkjulər] 脊髄視蓋の, = spinotectal.

spi·no·cor·ti·cal [spàinoukɔ́:tikəl] 脊髄皮質の.

spinocuneate fibres [TA] 脊髄楔状束線維*, = fibrae spinocuneatae [L/TA].

spi·no·gal·va·ni·za·tion [spàinougæ̀lvənizéiʃən] 脊髄平流刺激.

spinogastric galvanization 脊椎胃直流電気療法(陰極を胃部に当て, 陽極を脊椎に沿い上下させて通電する療法).

spi·no·gle·noid [spàinouglí:nɔid] 〔肩甲骨〕棘関節窩の.

s. ligament 下肩甲横靱帯, = ligamentum transversum scapulae inferius.

spinogracile fibres [TA] 脊髄薄束線維*, = fibrae spinograciles [L/TA].

spi·no·gram [spáinəgræm] 脊椎X線像.

spi·no·graph [spáinəgræf] 脊椎X線写真, = spinogram.

spinohypothalamic fibres [TA] 脊髄視床下部線維*, = fibrae spinohypothalamicae [L/TA].

spinomesencephalic fibres [TA] 脊髄中脳線維*, = fibrae spinomesencephalicae [L/TA].

spi·no·mus·cu·lar [spàinəmʌ́skjulər] 脊髄筋肉の.

s. paralysis 脊髄灰白質性麻痺.

s. tract 脊髄筋路(延髄および脊髄の運動神経線維).

spi·no·neu·ral [spàinounjú:rəl] 脊髄末梢神経の.

s. atrophy 脊髄神経性萎縮(脊髄下部の運動ニューロン変性による萎縮), = degenerative atrophy, de-

S

generative paralysis.
s. paralysis 脊髄神経麻痺.
spino-olivary fibres [TA] 脊髄オリーブ線維*, = fibrae spinoolivares [L/TA].
spino-olivary tract [TA] 脊髄オリーブ核路*（脊髄後灰白柱から下オリーブ核までの上行線維), = tractus spinoolivaris [L/TA].
spinoperiaqueductal fibres [TA] 脊髄中脳水道周囲線維*, = fibrae spinoperiaqueductales [L/TA].
spi·no·pe·riph·e·ral [spàinoupəríʃərəl] 脊髄末梢の.
spi·nop·e·tal [spainápətəl] 脊髄求心性の, = spinipetal.
spi·no·ret·i·cu·lar [spàinəretíkjulər] 脊髄網様体の.
s. fibers 脊髄網様体線維.
s. fibres [TA] 脊髄網様体線維*, = fibrae spinoreticulares [L/TA].
s. tract [TA] 脊髄網様体路*, = tractus spinoreticularis [L/TA].
spi·nose [spainóus] 棘状の, = spinous.
spi·no·tec·tal [spàinətéktəl] 脊髄視蓋の, = tectospinal.
s. fibres [TA] 脊髄視蓋線維*, 脊髄視蓋路, = fibrae spinotectales [L/TA].
s. tract [TA] 脊髄視蓋路（脊髄後灰白柱から中脳の視蓋に達する上行線維), = tractus spinotectalis [L/TA].
spi·no·tha·lam·ic [spàinəθǽlæmik] 脊髄視床の.
s. cordotomy 脊髄視床路切断術.
s. fibres [TA] 脊髄視床線維*, = fibrae spinothalamicae [L/TA].
s. tract 脊髄視床路（脊髄後根から視床に達する2つのニューロンからなる上行線維で, 外側脊髄視床路の線維は疼痛と温度との刺激を, 前脊髄視床路のものは粗大な識別覚を伴わない触覚と圧覚との刺激を伝導する知覚線維からなる).
s. tract syndrome 脊髄視床路症候群, = Avellis syndrome.
s. tractotomy 脊髄視床路切断術 (Sjoequist).
spi·no·trans·ver·sa·les [spàinətrӕnsvə:séili:z] [TA] 横突棘筋, = musculi spinotransversales [L/TA].
spi·no·trans·ver·sar·i·us [spàinətrӕnsvə:sέəriəs, -və:séəri-] 横突棘筋（半棘筋, 多裂筋, 回旋筋の総称).
spi·nous [spáinəs] 棘状〔の〕［医学］, = spinose.
s. ear tick = *Otobius megnini*.
s. layer 〔表皮〕有棘層.
s. plane 棘突起平面（腸骨の両側前上棘状突起を結ぶ平面).
s. point 棘突点.
s. process [TA] 棘突起（椎骨, 腸骨の), = processus spinosus [L/TA].
s. process of tibia 顆間隆起, = eminentia intercondylaris.
s. stratum 有棘層［医学］.
spinovestibular tract [TA] 脊髄前庭〔核〕路*, = tractus spinovestibularis [L/TA].
spin·thar·i·scope [spinθǽriskoup] スピンサリスコープ, = scintillascope.
spin·ther·ism [spínθərizəm] ① 閃光視［医学］（光がないのに眼の前に火花が見えるような感覚). ② 光視症［医学］. ③ 眼華閃発［医学］, = photopsia, spintheropia, synchysis scintillans.
spin·ther·om·e·ter [spìnθərámitər] 閃輝計, 花閃計（X線管の真空度の変化を測定して, X線の透過力を判定する器械).
spin·ther·o·pia [spìnθəróupiə] 光視症, = spintherism.
spin·tom·e·ter [spintámitər] 閃輝計, = spintherometer.
spin·y [spáini] とげ状〔の〕［医学］.
s.-headed worm 鉤頭虫, = thorny-headed worm, *Acanthocephala*.
s. neuron 星状〔神経〕細胞［医学］.
s. pit 棘孔.
spip·e·rone [spípəroun] スピペロン ㊥ 8-[3-(*p*-fluorobenzoyl)propyl]-1-phenyl-1,3,8-triazaspiro[4,5]-decan-4-one $_{23}H_{26}FN_3O_3$（抗精神病薬, トランキライザー).
spir spiritus 精の略.
spi·ra·cle [spáirəkl, spír-] 気門, 呼吸孔［医学］（節足動物の体側にある呼吸孔), = spiraculum, stigma.
spi·rad·e·ni·tis [spàirædináitis]（汗腺炎), = hidradenitis.
spi·rad·e·no·ma [spàirædinóumə] 汗腺腫, = adenoma sudoriparum.
spi·ral [spáirəl] ラセン, ラセン形の, ラセン状.
s. artery ラセン動脈.
s. bandage ラセン（傾斜）包帯, = oblique bandage.
s. bulbar septum ラセン球中隔.
s. bundle ラセン神経線維束.
s. canal of cochlea [TA] 蝸牛ラセン管, = canalis spiralis cochleae [L/TA].
s. canal of modiolus [TA] 蝸牛軸ラセン管, = canalis spiralis modioli [L/TA].
s. cast ラセン円柱.
s. cleavage ラセン卵割.
s. coils ラセン状器官（不完全菌の).
s. crest [TA] ラセン稜（ラセン層の上縁の), = crista spiralis [L/TA].
s. field ラセン状視野.
s. fold [TA] ラセンヒダ, = plica spiralis [L/TA].
s. fold of cystic duct 胆嚢管のラセンヒダ.
s. foraminous tract ラセン孔列.
s. fracture ラセン骨折, = torsion fracture.
s. ganglion [TA] ラセン神経節, = ganglion spirale cochleae [L/TA].
s. ganglion of cochlea ラセン神経節.
s. groove ラセン溝, 橈骨神経溝.
s. joint ① ラセン関節, 渦状関節, = cochlear joint. ② 滑車関節, = articulatio cochlearis.
s. ligament [TA] ラセン靱帯（蝸牛の), = ligamentum spirale [L/TA].
s. ligament of cochlea 蝸牛ラセン靱帯, = crista spiralis.
s. limbic ラセン板縁.
s. limbus [TA] ラセン板縁, = limbus spiralis [L/TA].
s. line [TA] 恥骨筋線, = linea pectinea [L/TA].
s. membrane [TA] ラセン膜, = membrana spiralis [L/TA].
s. modiolar artery [TA] ① 蝸牛軸ラセン動脈, = arteria spiralis modioli [L/TA]. ② ラセン〔状〕蝸牛殻動脈.
s. organ [TA] ① ラセン器, = organum spirale [L/TA]. ② コルチ器.
s. plate ラセン板, = lamina spiralis.
s. prominence [TA] ラセン隆起, = prominentia spiralis [L/TA].
s. reverse bandage ラセン逆行包帯.
s. septum ラセン中隔, 遠位ラセン中隔.
s. spring 渦巻きラセン.
s. suture ラセン状縫合.
s. tip catheter 先ラセン形カテーテル.
s. tube ラセン入りチューブ.
s. tubule ラセン細管（尿細管の屈曲した部分).

s. valve　ラセン弁(胆嚢頸部にある粘膜ヒダ)，= Heister valve.
s. valve of cystic duct　胆嚢管のラセン弁.
s. vein of modiolus　蝸牛軸ラセン静脈.
s. vessel　ラセン血管.
spi·ral·i·za·tion　[spàirælizéiʃən]　ラセン化.
spi·ra·my·cin　[spàirəmáisin]　スピラマイシン(抗生物質)，= spiromycin.
Spi·ran·thes　[spairǽnθi:z]　ネジバナ属(ラン科の一属).
spi·reme　[spáiri:m]　糸球(核紐)〔医学〕，ラセン糸，核糸〔医学〕(核分裂の前期においてみられる染色質の糸状帯で，分節濃縮して染色体となるもの(植物)).
s. stage　糸球期，核糸期.
spi·ril·la　[spirílə, spai–]　ラセン菌(spirillum の複数).
Spi·ril·la·ce·ae　[spàiriléisii:]　ラセン菌科，スピリルム科.
spirillar dysentery　スピリラ性赤痢.
spirillary fever　スピリルム熱(回帰熱)，= spirillum fever.
spi·ril·le·mia　[spàirilí:miə]　ラセン菌血症.
s. minus　鼡咬症，= rat–bite fever.
spi·ril·li·cide　[spairílisaid]　殺スピリルム薬.
形 spirillicidal.
spi·ril·lol·y·sis　[spàirilálisis]　ラセン菌溶解.
形 spirillolytic.
spi·ril·lo·sis　[spàirilóusis]　ラセン菌症.
spi·ril·lot·ro·pism　[spàirilátrəpizəm]　向ラセン菌性. 形 spirillotropic.
Spi·ril·lum　[spairíləm]　スピリルム属(菌体はラセン状に屈曲し，半円または波状の極鞭毛により運動を行う).
S. minus　鼡咬症スピリルム(鼡咬症の原因となる).
spi·ril·lum　[spairíləm]　スピリルム(スピリルム属の細菌を指す). 複 spirilla.
s. fever　スピリルム熱，= relapsing fever.
spir·it　[spírit]　① 精，酒精剤〔医学〕，揮発物質(揮発油のアルコール溶液，または蒸留液). ② 霊魂.
s. blue　スピリットブルー.
s. lamp　アルコールランプ.
s. of nitrous ether　亜硝酸エーテル精，= ethyl nitrite spirit.
s. of peppermint　ハッカ精，= spiritus menthae piperitae.
s. of turpentine　テルペンチン精(苛性ソーダの上で蒸留したもの)，= oil of turpentine.
s. of wine　ワイン精，= alcohol.
s. thermometer　アルコール温度計(アルコールまたはエーテルを用いたもの).
spiritual distress　精神的苦悩.
spiritual pain　スピリチュアルペイン(宗教的，実在的な痛みを意味するが，末期患者の全人的痛みをさしていう).
spir·it·u·al·ism　[spíritʃuəlizəm]　心霊学〔医学〕.
spir·i·tu·ous　[spíritʃuəs]　アルコール性の.
s. liquor　強酒精.
spir·i·tus　[spíritəs]　精，精剤. 複 spiritus.
s. aethylis nitritis　亜硝酸エチル精，甘硝石精.
s. ammoniae foeniculatus　ウイキョウ〔茴香〕精(アンモニア約1.7%を含むウイキョウ性芳香水で，去痰薬として用いられる).
s. frumenti　ウイスキー.
s. gaultheriae gaultheria　冬緑精，= essence of gualtheria.
s. juniperi　ジン，トショウ精，= gin.
s. limonis　レモン精.
s. myrciae　ベーラム，= bayrum.
s. vini rectificatus　エチルアルコール.
s. vini vitis　ブランデー，= brandy.
Spiro, Karl　[spáirou]　スピロ(1867–1932，ドイツの化学者).
S. test　スピロ試験(馬尿酸の検出法で，被検物に無水酢酸，無水酢酸ナトリウムおよび安息香酸アルデヒドを加えて加温すると，冷却に際し phenyl–amino–cinnamic–acid–lactimide の結晶が形成する).
spir(o)–　[spair(ou), –r(ə)]　① コイルまたはラセンの意味を表す接頭語. ② 呼吸との関係を表す接頭語.
spiro compound　スピロ化合物〔医学〕，スピラン(2つの環に共通な1個の炭素原子を含む環式化合物).
Spi·ro·chae·ta　[spàirəkí:tə]　スピロヘータ属(スピロヘータ科の一属で，トレポネーマ属の諸種は病原菌であるのに反し，スピロヘータ属はヒトに対しては非病原性である. 主として下水，汚水に生息する).
Spi·ro·chae·ta·ce·ae　[spàirəki:téisii:]　スピロヘータ科(ボレリア属，トレポネーマ属などのスピロヘータが属す).
Spi·ro·chae·ta·les　[spàirəki:téili:z]　スピロヘータ目(スピロヘータ科，レプトスピラ科などを含む).
spi·ro·chaete　[spáirəki:t]　スピロヘータ(細長くラセン状の菌体をもち，活発に運動するグラム陰性細菌の一群を指す).
spi·ro·chae·to·sis　[spàirəki:tóusis]　スピロヘータ感染症.
spi·ro·che·tal　[spàirəkí:təl]　スピロヘータの.
s. disease　スピロヘータ疾患.
s. icterus　= Weil disease.
s. jaundice　スピロヘータ〔性〕黄疸〔医学〕.
s. stomatitis　スピロヘータ口内炎〔医学〕.
spi·ro·chete　[spáirəki:t]　スピロヘータ，= spirochaete. 形 spirochetal.
spi·ro·chet·e·mia　[spàirəki:tí:miə]　スピロヘータ血症.
spi·ro·che·ti·cide　[spàirəkí:tisaid]　抗スピロヘータ薬. 形 spirocheticidal.
spi·ro·che·tog·e·nous　[spàirəkitáʤənəs]　スピロヘータ原性の.
spi·ro·che·tol·y·sin　[spàirəki:tálisin]　スピロヘータ溶解素.
spi·ro·che·tol·y·sis　[spàirəki:tálisis]　スピロヘータ溶解. 形 spirochetolytic.
spi·ro·che·to·sis　[spàirəki:tóusis]　スピロヘータ症〔医学〕. 形 spirochetotic.
s. arthritica　関節スピロヘータ症(尿道炎，結膜炎，関節炎の3徴が，この順序で続発する疾患)，= Reiter disease.
spi·ro·che·tu·ria　[spàirəki:tjú:riə]　スピロヘータ尿症〔医学〕.
Spi·ro·co·don　[spàiroucóudɑn]　カミクラゲ〔髪水母〕属.
S. saltatrix　カミクラゲ(日本産，大型の無鞘花水母の一つ).
spi·rod·ro·my　[spairádrəmi]　螺生，縦生.
spi·ro·gram　[spáirəgræm]　呼吸曲線，スパイログラム〔医学〕.
spi·ro·graph　[spáirəgræf]　スパイログラフ，呼吸曲線記録器〔医学〕(この器械を用いる検査法を spirography という).
spi·rog·ra·phy　[spairágrəfi]　呼吸図法〔医学〕.
Spi·ro·gy·ra　[spàirəʤáirə]　アオミドロ属.
spi·roid　[spáirɔid]　ラセン様の.
spi·ro–in·dex　[spáirou índeks]　呼吸指数(肺活量を身長で除した数値).
spi·ro·ma　[spairóumə]　汗腺腫，= spiradenoma.

spi·rom·e·ter [spairámitər] スパイロメーター，呼吸計（肺活量計および呼吸計）．(形) spirometric.

Spi·ro·me·tra [spàiroumí:trə] スピロメトラ属（条虫の一属）．

S. erinaceieuropaei マンソン裂頭条虫（マンソン孤虫症の原因虫），= *Spirometra erinacei*.

S. mansonoides （北アメリカに分布する）．

spi·rom·e·try [spairámitri] 肺気量測定〔法〕，肺活量測定〔医学〕．

Spi·ro·ne·ma [spàirouní:mə] （スピロヘータ科の一属）．

spi·ro·no·lac·tone [spàirounəlǽktoun] スピロノラクトン (化) 7α-acetylsulfanyl-3-oxo-17α-pregn-4-ene-21,17β-carbolactone $C_{24}H_{32}O_4S$：416.57（カリウム保持性利尿薬，抗高血圧薬（アンドロステンプロピオン酸ラクトン）．主として原発性アルドステロン症の診断および症状の改善に用いられる）．

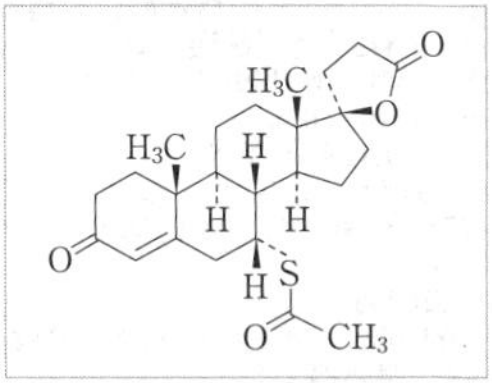

s. test スピロノラクトン試験．

spi·ro·phore [spáirəfɔ:r] （人工呼吸器の一種）．

Spi·ro·plas·ma [spàirəplǽzmə] スピロプラズマ属（マイコプラズマの一種）．

Spi·ro·schau·din·nia [spàirouʃɔ:díniə] スピロシャウジニア属（Sambon が1907年に用いた細菌の属名で，現在では *Borrelia* と呼ばれている）．

spi·ro·scope [spáirəskoup] スピロスコープ，肺活量計（呼吸運動を水平面の動揺により測定する装置で，これを用いる方法を spiroscopy という）．

spi·ro·some [spáirəsoum] ラセン小体，スパイロソーム〔医学〕．

spiruroid larva migrans 旋尾線虫幼虫移行症．

Spi·ru·roi·dea [spàirju:rɔ́idiə] 旋尾線虫上科．

spis·sat·ed [spíseitid] 稠厚性の，= inspissated.

spis·si·tude [spísitju:d] 濃縮状態，濃化性．

spit·ting [spítiŋ] 喀痰〔医学〕，吐くこと（唾，食物などを）．

spit·tle [spítəl] 唾液，= saliva.

spit·toon [spitú:n] 痰つぼ〔医学〕．

Spitz, Sophie [spíts] スピッツ（アメリカの病理学者）．

S. nevus スピッツ母斑（若年性黒色腫）．

Spitzer, Alexander [spítsər] スピッツェル（1868–1943，オーストリアの解剖学者）．

S. phylogenetic theory スピッツェル種族発生説（心臓奇形の種族的発生論で，捻転度の全不全による説）．

Spitzer mental status schedule スピッツァー精神状態一覧表〔医学〕．

Spitzka, Edward Charles [spítskə] スピッツカ（1852–1914，アメリカの神経科医）．

S. bundle スピッツカ束（大脳皮質から大脳脚を通って，対側の動眼神経核に達する神経線維）．

S. marginal tract スピッツカ辺縁路．

S. marginal zone スピッツカ辺縁帯．

S. nucleus スピッツカ核（中脳水道下の灰白質にある動眼神経核），= mesencephalic nucleus.

S. tract スピッツカ路（普通リッサウェル路と呼ばれている辺縁帯のことで，リッサウェルよりは１年早くスピッツカが報告したといわれる），= fasciculus dorsolateralis.

Spitzy, Hans [spítsi] スピッチー（1872–1958，オーストリアの整形外科医）．

S. splinting スピッチー副子包帯法（新生児上腕の分娩麻痺の対策で，上腕を直角以上に外転し，約45°前方に出し，肘関節を屈曲し，上腕を外旋する固定包帯を施す方法．現在用いない）．

Spivack, Julius Leo [spívæk] スピバック（1889–1956，アメリカの外科医）．

S. operation スピバック手術（胃前壁の一片を用いて底部に弁を備えた管をつくって胃開口術を行う方法）．

S. rule スピバック法則（回腸の終末係蹄が骨盤縁に付着するときには，虫垂の位置は回腸後または結腸後にある）．

Spix, Johann Baptist [spíks] スピックス（1781–1826，ドイツの自然科学者）．

S. spine スピックス棘（下歯孔の縁にある骨状突起で，内外側靱帯の付着する点）．

splanchn– [splæŋkn] 内臓との関係を表す接頭語，= splanchno–，splanchni–.

splanch·na [splǽŋknə] 内臓（特に腸）．(形) splanchnic.

splanch·na·poph·y·sis [splæ̀ŋknəpáfisis] 消化器骨性付属器（下顎のようなもの）．(形) splanchnapophyseal.

splanch·nec·to·pia [splæ̀ŋkniktóupiə] 内臓転位．

splanch·nem·phrax·is [splæ̀ŋknəmfrǽksis] 腸閉塞症．

splanch·nes·the·sia [splæ̀ŋknisθí:ziə] 内臓感覚．(形) splanchnesthetic.

splanchnesthetic sensibility 内臓感覚．

splanchni– [splæŋkni] → splanchn–.

splanch·nic [splǽŋknik] 内臓の．

s. anesthesia 内臓神経麻酔（腹腔神経叢（太陽神経叢 solar plexus）周囲に注射して内臓神経麻痺を起こす方法），= celiac plexus block.

s. block 内臓神経ブロック〔医学〕．

s. cavity 内臓腔．

s. ganglion 内臓神経神経節，= ganglion splanchnicum.

s. layer 内臓包層，内臓層（原腔が発した後の外・中胚葉の内層で，内臓側壁をつくるもの）．

s. nerve 内臓神経．

s. nerve block 内臓神経ブロック（腹腔（太陽）神経節ブロックともいい，腹部内臓臓器から生じる痛みを除去するために使用される神経ブロック），= celiac ganglion block.

s. tetanus 内臓神経性破傷風．

s. wall 臓側壁〔医学〕，胞胚内壁（胞胚の内層）．

splanch·ni·cec·to·my [splæ̀ŋkniséktəmi] 内臓神経切除術，内臓神経切離〔医学〕．

splanch·ni·cot·o·my [splæ̀ŋknikátəmi] 内臓神経切断〔術〕〔医学〕．

splanchno– [splæŋknou, –nə] → splanchn–.

splanch·no·cele [splǽŋknəsi:l] 内臓ヘルニア〔医学〕．

splanch·no·coele [splǽŋknəsi:l] 内臓腔（外側中胚葉の狭い裂目で，生長とともに心膜腔，胸膜腔，腹膜腔に発達する），= pleuroperitoneal space, ventral coelom.

splanch·no·cra·ni·um [splæ̀ŋknoukréiniəm] 顔面頭蓋．

splanch·no·derm [splǽŋknədə:m] 臓側板，= splanchnopleure.

splanch·no·di·as·ta·sis [splæ̀ŋknoudaiǽstəsis] 内臓剥離．

splanch·no·dyn·ia ［splæ̀ŋknədíniə］ 内臓痛.
splanch·nog·ra·phy ［splæŋknágrəfi］ 内臓論.
splanch·no·lith ［splǽŋknəliθ］ 腸石.
splanch·no·li·thi·a·sis ［splæ̀ŋknəliθáiəsis］ 腸石症.
splanch·no·lo·gia ［splæ̀ŋknouloúʤiə］ 内臓学（内臓を扱う医学の分野．特に解剖学の分野），= splanchnology.
splanch·nol·o·gy ［splæŋknáləʤi］ 内臓学［医学］.
splanch·no·meg·a·ly ［splæ̀ŋknəmégəli］ 内臓巨大〔症〕［医学］，= splanchnomegalia.
splanch·no·mic·ria ［splæ̀ŋknəmíkriə］ 内臓矮小〔症〕.
splanch·nop·a·thy ［splæŋknápəθi］ 内臓病.
splanch·no·pleure ［splǽŋknəplə:r］ 臓側板，内臓包葉（内胚葉と外側中胚葉とからなる腸管壁）．形 splanchnopleural.
splanch·nop·to·sis ［splæ̀ŋknaptóusis］ 内臓下垂〔症〕［医学］（肝，脾，腎などの臓器が下方へ移動した状態で，Glenard 病ともいう），= splanchnoptosia, visceroptosis.
splanch·no·scle·ro·sis ［splæ̀ŋknouskliəróusis］ 内臓硬化.
splanch·nos·co·py ［splæŋknáskəpi］ 内臓徹照法.
splanch·no·skel·e·ton ［splæ̀ŋknəskélitən］ 内臓骨格（器官内に発生する骨組織）.
splanch·no·so·mat·ic ［splæ̀ŋknousoumǽtik］ 内臓身体の.
splanch·no·stax·is ［splæ̀ŋknəstǽksis］ 内臓出血，腹腔出血.
splanch·not·o·my ［splæŋknátəmi］ 内臓解剖.
splanch·no·tribe ［splǽŋknətraib］ 砕腸器.
splanchuic mesoderm 臓側中胚葉［医学］.
splash ［splǽʃ］ 水または泥がはねる（振盪聴診法において胸水のある場合には水がはねるような音 succussion sound が聴取される）.
splashing sound 振水音［医学］，振盪音.
splay foot 開排足［医学］，扁平足，= talipes valgus.
splay phenomenon スプレイ現象（腎尿細管におけるブドウ糖などの物質の再吸収量が，曲線を描きながら徐々に尿細管再吸収極量 maximal tubular reabsorption capacity (Tm) に到達すること）.
spleen ［splí:n］［TA］脾臓（横隔膜直下腹腔左側にある臓器で，最大のリンパ性器官．被膜は脾柱として内部と連結し，実質は白脾髄と赤脾髄と区別され，赤血球の破壊に伴い遊離された血色素は肝臓に送られてビリルビンに転化する），= splen [L/TA], lien [L/TA]．形 splenic.
s. angiography 脾血管造影（撮影）〔法〕［医学］.
s. disease 脾〔臓〕疾患［医学］.
s. hydatidosis 脾包虫症.
s. index 脾係数［医学］，脾腫指数（脾腫の頻度数で，Poisson-Pearson 公式においてマラリア罹患率に利用されている），= splenic index.
s. liver ratio 肝脾摂取比［医学］.
s. puncture 脾臓穿刺.
s. rate 脾腫率.
spleen·y ［splí:ni］ 不機嫌な，憂うつな（肝臓病性の不機嫌を胆汁性 bilious ということに対立して脾臓の疾患による倦怠感についていう）.
splen– ［splen, spli:n］ 脾臓との関係を表す接頭語，= spleno–.
splen ［splén］［L/TA］脾臓，= spleen [TA].
s. accessorius [L/TA] 副脾，= accessory spleen [TA].
sple·nad·e·no·ma ［splì:nædinoúmə］ 脾髄腫.
sple·nal·gia ［spli:nǽlʤiə］ 脾痛.
sple·nat·ro·phy ［splenǽtrəfi］ 脾萎縮［医学］，= splenatrophia.
sple·nauxe ［spli:nɔ́:ksi］ 脾腫.
splen·cer·a·to·sis ［splènserətóusis］ 脾硬化症.
splen·cu·lus ［spléŋkjuləs］ 副脾，分絶脾.
Splendore–Hoeppli phenomenon スプレンドール・ヘップリ現象.
sple·nec·ta·sis ［spli:néktəsis］ 脾腫，脾腫大［医学］.
sple·nec·to·my ［spli:néktəmi］ 脾切除術，脾摘除〔術〕［医学］．動 splenectomize.
sple·nec·to·py ［spli:néktəpi］ 脾転位，= splenectopia.
sple·nel·co·sis ［splì:nəlkóusis］ 脾潰瘍.
sple·ne·mia ［spli:ní:miə］ 脾充血，脾性血液病.
sple·nem·phrax·is ［splì:nemfrǽksis, splenən–］ 脾充血.
sple·ne·o·lus ［spliní:ələs］ 副脾，= lienis accessorius.
sple·net·ic ［spli:nétik］ 脾性の，脾病の.
s. mixture 強壮合剤（硫酸キニーネ，硝酸カリと硫酸第一鉄，硝酸に水 100mL まで加える），= Gradberry mixture, spleen m..
sple·ni·al ［splí:niəl］ ①脾の．②板状筋の.
s. bones 板状骨（①胎児頭部にある膜性骨で，原始頭蓋に密接に付着しているもの．②腓骨（ウマの）），= splint bone.
s. gyrus 板状回.
splen·ic ［splénik］ 脾〔性〕［医学］，脾臓の.
s. abscess 脾膿瘍［医学］.
s. anemia 脾性貧血［医学］，= anemia splenetica. →Banti syndrome.
s. apoplexy 脾卒中［医学］，悪性炭疽（炭疽で最初の徴候の発現直後に死亡するもので，脾臓の腫大と毛細血管出血を特徴とする）.
s. arteriography 脾動脈造影［医学］.
s. artery [TA] 脾動脈，= arteria splenica [L/TA], arteria lienalis [L/TA].
s. branches [TA] 脾枝，= rami splenici [L/TA], rami lienales [L/TA].
s. cachexia 脾性悪液質［医学］.
s. cell 脾細胞.
s. cell sequestration 脾〔臓〕の赤血球捕捉［医学］，= splenic sequestration.
s. cord 脾索，= Billroth cord.
s. crisis 脾〔臓〕クリーゼ［医学］.
s. disease 脾〔臓〕疾患［医学］.
s. enlargement 脾臓腫大.
s. fever 脾脱疽［医学］.
s. flexure [TA] ①左結腸曲*，= flexura coli splenica [L/TA]．②脾屈曲部［医学］，脾彎曲［医学］.
s. flexure syndrome 脾結腸曲症候群.
s. hilum [TA] 脾門，= hilum splenicum [L/TA], hilum lienale [L/TA].
s. index 脾〔臓〕指数，脾腫指数.
s. infantilism 脾性幼稚症［医学］.
s. infarction 脾〔臓〕梗塞［医学］.
s. leukemia 脾性白血病（顕著な脾腫をみる白血病で慢性好中球性白血病などがこれにあたる）.
s. lymph nodes 脾リンパ節，= lymphonodi splenici.
s. lymph nodules 脾〔臓〕リンパ小〔結〕節.
s. lymphocyte 脾リンパ球（脾臓内のリンパ球）.
s. lymphoid nodules [TA] 脾リンパ小節，= noduli lymphoidei splenici [L/TA], noduli lymphoidei lienales [L/TA].
s. neoplasm 脾臓新生物（腫瘍）［医学］，= splenic tumor.
s. neutropenia 脾性好中球減少［医学］.
s. nodes [TA] 脾リンパ節，= nodi splenici [L/TA],

S

nodi lienales [L/TA].
s. nodule 脾リンパ結節.
s. plexus [TA] 脾神経叢(脾動脈に付随する), = plexus splenicus [L/TA], plexus lienalis [L/TA].
s. pulp [TA] 脾髄, = pulpa splenica [L/TA], pulpa lienalis [L/TA].
s. puncture 脾〔臓〕穿刺〔医学〕.
s. recess [TA] 脾陥凹, = recessus splenicus [L/TA], recessus lienalis [L/TA].
s. red pulp 赤〔色〕脾髄〔医学〕.
s. retinitis 脾性網膜炎〔医学〕.
s. rupture 脾破裂〔医学〕.
s. sequestration 脾〔臓〕の赤血球捕捉〔医学〕.
s. sinus [TA] 脾洞, = sinus splenicus [L/TA], sinus lienalis [L/TA].
s. souffle 脾雑音(マラリア, 白血病などで聴取される).
s. tissue 脾組織(脾臓の髄質).
s. toxicosis 脾性中毒症(Tomoda).
s. trabeculae [TA] 脾柱, = trabeculae splenicae [L/TA].
s. tuberculosis 脾〔臓〕結核〔医学〕.
s. tumor 脾腫瘍〔医学〕, 脾腫(新生物よりはむしろ増殖をいう).
s. vein [TA] 脾静脈, = vena splenica [L/TA], vena lienalis [L/TA].
s. white pulp 白〔色〕脾髄〔医学〕.
sple·nic·ter·us [spleníktərəs] 脾性黄疸.
splen·i·fi·ca·tion [splènifikéiʃən] 脾変, = splenization.
splen·i·form [splénifɔ:m] 脾形の.
splen·i·ser·rate [splènisə́:reit] 板状筋鋸筋の.
sple·ni·tis [spli:náitis] 脾炎〔医学〕.
sple·ni·um [splí:niəm, splé–] [L/TA] ① 脳梁膨大, = splenium [TA]. ② 包帯, 罨法. 複 splenia.
s. corporis callosi 脳梁膨大部.
s. of corpus callosum 脳梁膨大.
sple·ni·us [splí:niəs, splé–] [TA] 板状筋, = musculus splenius [L/TA].
s. capitis [TA] 頭板状筋, = musculus splenius capitis [L/TA].
s. capitis muscle 頭板状筋.
s. cervicis [TA] 頸板状筋, = musculus splenius cervicis [L/TA], musculus splenius colli [L/TA].
s. cervicis muscle 頸板状筋.
s. muscle of head 頭板状筋.
s. muscle of neck 頸板状筋.
splen·i·za·tion [splènizéiʃən] 脾〔臓〕様変化〔医学〕, 脾変(肺炎の発展において肺実質が脾臓の性状に似た固質化を呈することをいう. 肝臓のそれにも似ているため肝変 hepatization ともいう), = splenification.
spleno– [spli:nou, sple–, –nə] → splen.
sple·no·blast [splí:nəblæst] 脾芽細胞.
sple·no·cele [splí:nəsi:l] 脾腫瘤, 脾ヘルニア.
sple·no·cer·a·to·sis [splì:nousèrətóusis] 脾硬化症, = splenceratosis, splenokeratosis.
sple·no·clei·sis [splì:noukláisis] ① 脾掻は(爬)術. ② 脾移植.
sple·no·col·ic [splì:nəkálik] 脾結腸の.
s. ligament [TA] 脾結腸間膜*, = ligamentum splenocolicum [L/TA].
sple·no·cyte [splí:nəsait, –lén–] 脾細胞〔医学〕.
sple·no·di·ag·no·sis [splì:noudàiəgnóusis] 脾診断法(チフス菌エキスを注射して脾臓の変化を観察する方法).
sple·no·dyn·ia [splì:nədíniə] 脾痛〔医学〕.
sple·no·gen·ic [splì:nədʒénik] 脾性の, 脾原性の, = splenogenous.
sple·no·gram [splí:nəgræm] 脾造影像(X線の), 脾〔臓〕像〔医学〕.
sple·no·gran·u·lo·ma·to·sis sid·er·ot·i·ca [splì:nougræ̀njuloumətóusis sìdərátikə] 鉄症性脾肉芽腫症, = Gamna disease, Gandy-Gamna nodule.
sple·nog·ra·phy [spli:nágrəfi] 脾造影〔法〕〔医学〕.
sple·no·hep·a·to·me·ga·lia [spli:nouhepətoumegéiljə] 肝脾腫, = splenohepatomegaly.
sple·no·he·pa·to·meg·a·ly [splì:nəhèpətəmégəli] 肝脾腫大〔症〕, = splenohepatomegalia.
splen·oid [splí:nɔid] 脾様の.
sple·no·ker·a·to·sis [splì:nəkèrətóusis] 脾硬結, = splenoceratosis.
sple·no·lap·a·rot·o·my [splì:noulæprátəmi] 開腹摘脾術, = laparosplenectomy.
sple·nol·o·gy [spli:náləʤi] 脾学.
sple·no·lym·pha·tic [splì:noulimfǽtik] 脾リンパ性の〔医学〕.
sple·no·ma [spli:nóumə] 脾腫〔医学〕. 複 splenomas, splenomata.
sple·no·ma·la·cia [splì:nouməléiʃiə] 脾軟化症〔医学〕.
sple·no·med·ul·lary [splì:nəmédjuləri] 脾骨髄の.
splenomegalic liver cirrhosis 巨脾性肝硬変〔医学〕, = splenomegalic cirrhosis.
splenomegalic polycyt(a)emia 脾腫性赤血球増加〔医学〕.
sple·no·meg·a·ly [splì:nəmégəli] 脾腫〔医学〕, 巨脾症〔医学〕, = splenomegalia. 形 splenomegalic.
sple·no·my·e·log·e·nous [splì:noumaiəláʤənəs] 脾骨髄〔性〕の.
s. leukemia 脾骨髄性白血病, = lienomyelogenous leukemia.
sple·no·my·e·lo·ma·la·cia [splì:noumàiəlouməléiʃiə] 脾骨髄軟化症.
sple·non·cus [spli:náŋkəs] 脾腫瘍, = splenoma.
sple·no·neph·ric [splì:nənéfrik] 脾腎の, = lienorenal.
sple·no·neph·rop·to·sis [splì:nounèfraptóusis] 脾腎下垂症.
sple·no·pan·cre·at·ic [splì:nəpæ̀ŋkriǽtik] 脾膵の.
sple·no·pa·rec·ta·sis [splì:noupəréktəsis] 巨大脾腫.
sple·nop·a·thy [spli:nápəθi] 脾病.
sple·no·pexy [splì:nəpéksi] 脾固定〔術〕〔医学〕, = splenopexia, splenopexis.
sple·no·phren·ic [splì:nəfrénik] 脾横隔膜の.
sple·no·pneu·mo·nia [splì:nounju:móuniə] 脾変性肺炎, 脾〔臓〕様性肺炎〔医学〕.
sple·no·pneu·mo·pexy [splì:nounjúməpeksi] 脾肺固着術〔医学〕.
sple·no·por·tog·ra·phy [splì:noupɔ:tágrəfi] 経脾門脈造影〔医学〕(diodrast または uricon を経皮的脾穿刺により脾実質内に注入し, 脾静脈, 門脈, 肝内門脈枝, 肝外門脈, 副血行路を造影する方法).
sple·nop·to·sis [splì:naptóusis] 脾下垂症.
sple·no·re·nal [splì:nourí:nəl] 脾腎の, = lienorenal.
s. anastomosis 脾腎動脈吻合〔術〕〔医学〕.
s. ligament [TA] 脾腎ヒダ, = ligamentum splenorenale [L/TA].
s. shunt 脾腎短絡〔医学〕.
sple·no·re·no·pexy [splì:nourí:nəpeksi] 脾腎固定術.
sple·nor·rha·gia [splì:nəréiʤiə] 脾出血〔医学〕.
sple·nor·rha·phy [spli:nɔ́:rəfi] 脾縫合〔術〕〔医学〕.

S

sple·no·sis [spli:nóusis] 脾症(腹膜に多数の脾組織転移が起こる状態).
sple·not·o·my [spli:nátəmi] 脾切開〔医学〕.
sple·no·ve·nog·ra·phy [splì:nouvi:nágrəfi] 脾静脈造影.
sple·nu·lus [splí:njuləs] 小脾, 副脾. 複 splenuli.
sple·nun·cu·lus [spli:náŋkjuləs] 副脾, = lienunculus. 複 splenunculi.
splice [spláis] スプライス(遺伝子の切片などを接合する).
s. acceptor site スプライスアクセプターサイト.
s. donor site スプライスドナーサイト(遺伝子から転写されたRNAからイントロン部分が切り取られる際に認識される共通配列で, イントロン部分の5′端に位置する).
s. junctions スプライス結合部位〔医学〕.
spliced gene 結合遺伝子〔医学〕.
spliced leader (SL) スプライスリーダー.
spliced leader sequence スプライスリーダー配列.
splice·o·some [spláisiousoum] スプライセオソーム(RNAスプライシングに関与するsnRNPと切断されるイントロンとの複合体).
splic·ing [spláisiŋ] 組〔み〕替え〔医学〕, スプライシング(① 遺伝子スプライシング(異なる遺伝子源からのDNA断片が共有結合し, 組換え体DNA分子を形成する過程). ② RNAスプライシング(真核生物のRAN一次転写物のイントロンが切除され, 最終(成熟)mRNA分子をつくるようにエキソンが継ぎ合わされる過程)).
s. of mRNA precursor メッセンジャーRNA前駆体のスプライシング, = RNA splicing.
s. of rRNA precursor リボゾームRNA前駆体のスプライシング.
s. of tRNA precursor 転移RNA前駆体のスプライシング.
spline [spláin] 角栓, キー(くさび(止転楔)またはやといざね(雇実)などの別名で知られている四角または細長い楔栓で, 軸と軸受けと同時に回転するように, 両者の間に挿入する. 整形外科では大腿骨頭部の骨折の固定用としてビタリウム製のものが用いられる).
splint [splínt] ① スプリント〔医学〕, 副子〔医学〕(転位, 運動などに対する固定用のスプリント). ② 管骨瘤, 外骨症(中手骨に発生する骨瘤でウマでは特有の疾患). ③ 辺材(植物).
s. apparatus 副子装具〔医学〕.
s. bandage 副木包帯.
s. bones ① 腓骨(第2定義). ② 管骨瘤(ウマの第2および第4中手骨または中足骨の小さい退行した残片).
s. catheter スプリントカテーテル〔医学〕.
s. technology 副子技術.
splint·age [splíndiʤ] 副子固定〔医学〕.
splint·er [splíntər] ① 裂片, 砕片. ② スプリンター(ウマの残遺的第2または第4中手骨または中足骨, または腓骨), = splint-bones.
s. hemorrhage ① 爪下線状出血(亜急性細菌性心膜炎の一症状としてみられる爪床下の線状出血. Blumer). ② 爪下線状出血斑.
splintered fracture 粉砕骨折〔医学〕, 細片骨折.
splint·ing [splíntiŋ] 副子装着, 副子固定〔医学〕, = splintage.
split [splít] ① 細隙〔医学〕, 間隙〔医学〕. ② 分割, 分解, 分裂.
s.-block design 分割ブロック表〔法〕〔医学〕.
s. brain 分離脳〔医学〕.
s. cast method スプリットキャスト法〔医学〕, 分割模型法.
s. course treatment 分離照射法〔医学〕.
s.-dowel crown 取りはずし可能な歯冠.
s. eye 眼球リンパ腫症, = ocular lymphomatosis.
s. fat 分解脂肪.
s. foot 裂足〔医学〕.
s. fracture 割裂骨折.
s. gene 分割遺伝子〔医学〕.
s. hand 裂手〔医学〕, = cleft hand.
s. heart sounds 心音分裂, 分裂心音.
s. heel incision 踵分割〔皮膚〕切開.
s. lip 唇裂〔医学〕.
s. notochord syndrome 脊索分離症候群〔医学〕.
s. papule 梅毒性丘疹.
s. pelvis 披裂骨盤〔医学〕, 破裂骨盤(恥骨結合部の破裂したもの).
s. personality 分裂性人格〔医学〕, 分離性人格(人格分離).
s. plate 披裂状板.
s. plot experiment 分割法.
s.-product 分解物, 分解産物.
s. renal function study (SRFS) 分腎機能検査, = Howard-Rapaport test, split renal function test.
s. renal function test 分腎機能検査〔医学〕, = divided renal function test.
s. skin graft 分離皮弁〔医学〕, 分層植皮〔片〕.
s. thickness skin graft (STSG) 中間層植皮, 中間層皮膚移植〔片〕, 分層植皮〔片〕(遊離植皮 free skin graft の一つ).
s. tolerance 部分免疫寛解.
s. tongue 二裂舌, = bifid tongue.
s.-virus vaccine ウイルス成分ワクチン.
split·ter [splítər] ① 断片, 破片, 細片〔医学〕, 骨片〔医学〕. ② 骨棘〔医学〕. ③ 針状陰影〔医学〕.
split·ting [splítiŋ] ① 分解(化学反応における). ② 分離. ③ 分裂(精神状態または人格の). ④ スプリッティング(精神分析用語).
s. enzyme 開裂酵素.
s. field 分解体.
s. forceps 分離鉗子.
s. nail 分裂爪〔医学〕.
s. of heart sound 心音分裂〔医学〕.
s. of personality 人格分裂〔医学〕.
s. rib cartilage 分離肋軟骨(肋軟骨前端軟骨が分離して奇形および疼痛を生ずる), = Cyriax syndrome.
spluttery stool 泡沫便〔医学〕.
SPM suspended particle matter 浮遊粒子状物質の略.
SPMA spinal progressive muscular atrophy 脊髄性進行性筋萎縮症の略.
SPN solid pseudopapillary neoplasm 充実性偽乳頭腫瘍の略.
spo·di·o·my·e·li·tis [spòudioumàiəláitis] 灰白髄炎(急性前角灰白質炎), = acute anterior poliomyelitis.
spodo- [spoudou, -də] 廃物または残渣の意味を表す接頭語.
spo·do·gen [spóudəʤən] 残渣の〔医学〕.
spo·dog·e·nous [spoudáʤənəs] 残渣の〔医学〕, 廃物性の(臓器または崩壊産物による), = spodogenic.
s. splenomegaly 廃物性巨脾症, 廃物性脾腫(老廃赤血球の蓄積による脾臓).
spod·o·gram [spóudəgræm] 燼灰像(顕微灰化法により得られる組織切片像), = ash picture.
spo·dog·ra·phy [spoudágrəfi] 燼灰描画法(組織を焼いてその灰の所在により化学的成分を研究する方法).
spogiotic bulla 海綿状水疱.
spoke bone 橈骨, = radius.

S

spoke wheel appearance 車軸像〔医学〕.
spoke-shave [spóuk ʃéiv] ① 輻刀ふくとう, 引鉋ひきがんな. ② 環形ナイフ(鼻の手術に用いる器械). → ring-knife.
spon·dee [spándi:] 強強格(言語聴覚検査に用いる音節が同じストレスで発音されたもの).
Spondweni virus スポンドウェニウイルス(フラビウイルス科, カ〔蚊〕により媒介され熱性疾患の原因となるウイルス).
spondyl- [spandil] 脊椎との関係を表す接頭語, = spondylo-.
spon·dyl·al·gia [spàndilǽlʤiə] 脊椎痛〔医学〕.
spon·dyl·ar·thri·tis [spàndila:θráitis] 脊椎関節炎〔医学〕.
s. ankylopoietica 強直性脊椎関節炎(Bekhterevの記載した男性にみられる疾患で, 脊椎体の萎縮を伴って関節面の強直を起こす), = Bekhterev disease, Strümpell-Marie disease.
spon·dyl·ar·throc·a·ce [spàndila:θrákəsi:] 脊椎結核, = Pott disease, Rust disease.
spon·dyl·ar·thro·sis [spàndila:θróusis] 脊椎関節症〔医学〕.
spon·dyl·ec·to·my [spàndiléktəmi] 脊椎切除〔術〕.
spon·dyl·ex·ar·thro·sis [spàndilèksa:θróusis] 脊椎転位.
spon·dy·li·tis [spàndiláitis] 脊椎炎〔医学〕, 椎骨炎. 形 spondylitic.
s. ankylopoietica 強直性脊椎〔関節〕炎.
s. deformans 変形性脊椎炎〔医学〕.
s. rhizomelica 根性脊椎症, = ankylosing spondylitis.
s. syphilitica 梅毒性脊椎炎.
s. tuberculosa 結核性脊椎炎, = tuberculous spondylitis.
spon·dy·li·ze·ma [spàndilizí:mə] ① 脊椎陥没症. ② 有蓋骨盤, = pelvis obtecta.
spondylo- [spandilou, -lə] → spondyl-.
spon·dy·lo·ar·throp·a·thy [spàndiloua:θrápəθi] 脊椎関節症.
spon·dy·loc·a·ce [spàndilákəsi:] 脊椎結核, = spondylarthrocace.
spondylo-costal dysostosis 脊椎・肋骨・異骨症.
spon·dy·lod·e·sis [spàndiládisis] 脊椎固定〔術〕〔医学〕.
spon·dy·lo·di·ag·no·sis [spàndiloudàiəgnóusis] 脊椎反射診断法.
spon·dy·lo·di·dym·ia [spàndiloudaidímiə] 脊椎結合奇形, 脊椎癒合〔医学〕, 脊柱癒合〔医学〕.
spon·dy·lod·y·mus [spàndiládiməs] 脊椎結合体.
spon·dy·lo·dyn·ia [spàndilədíniə] 脊椎痛.
spondyloepimetaphyseal dysplasia 脊椎・骨端・骨幹端異形成〔症〕〔医学〕.
spondyloepiphyseal dysplasia 脊椎骨端骨異栄養症〔医学〕, 脊椎骨端形成異常〔症〕.
spondyloepiphyseal dysplasia congenita 先天性脊椎・骨端異形成症, = SED congenita.
spondyloepiphyseal dysplasia tarda 遅発性脊椎・骨端異形成症, = SED tarda.
spon·dy·lo·lis·the·sis [spàndiloulisθí:sis] 脊椎すべり症〔医学〕, 腰椎すべり症, 脊椎骨前転位(脊椎分離のある場合, その前方の部分が後方の部分に対して前に移動した状態で, 分離椎体はその下方の椎体に対して前方に転位する). 形 spondylolisthetic.
spondylolisthetic pelvis 脊椎すべり症骨盤〔医学〕, 脊椎挺垂性骨盤(最終腰椎が下方に転位して仙骨の前側に重なり合った奇形), = Prague pelvis, Rokitansky p..
spon·dy·lol·y·sis [spàndilálisis] 脊椎分離〔症〕〔医学〕.
spon·dy·lo·ma·la·cia [spàndiloumәléiʃiə] 脊椎軟化〔症〕〔医学〕.
spondylometaphyseal dysplasia 脊椎・骨幹端異形成症〔医学〕.
spon·dy·lo·my·e·li·tis [spàndiloumàiəláitis] 脊椎脊髄炎〔医学〕.
spon·dy·lop·a·thy [spàndilápəθi] 脊椎症〔医学〕.
spon·dy·lop·to·sis [spàndilaptóusis] 脊椎下垂〔症〕〔医学〕.
spon·dy·lo·py·o·sis [spàndiloupaióusis] 脊椎化膿症〔医学〕.
spon·dy·los·chi·sis [spàndiláskisis] 脊椎弓分離(先天性), 脊椎披裂〔医学〕.
spon·dy·lo·sis [spàndilóusis] 脊椎症.
s. deformans 変形性脊椎症〔医学〕.
spon·dy·lo·syn·de·sis [spàndilousindí:sis] 脊椎癒合術, = spinal fusion.
spon·dy·lo·ther·a·py [spàndiləθérəpi] 脊椎治療, = spinal therapy.
spondylotic myelopathy 脊椎〔症〕性脊髄症〔医学〕.
spon·dy·lot·o·my [spàndilátəmi] 脊椎骨切り〔医学〕, 脊椎切断〔術〕(胎児切断術の一つ), = rachitomy.
spon·dyl·us [spándiləs] 脊椎. 形 spondylous.
spon·gar·i·on [spəngǽriən] 古代眼科用軟膏.
sponge [spʌ́nʤ] 海綿動物(海綿動物門 *Porifera* の海生動物), 海綿, 海綿状のもの. 形 spongiform, spongy.
s. bath スポンジ浴.
s. biopsy 擦過生検〔医学〕, 擦温生検, 擦温バイオプシー(ガーゼ球を用いて癌またはほかの病的組織を擦過し, その小片をホルマリン液で固定した後切片として検査する診断法).
s. graft スポンジ移植(肉芽形成を促進するためにガーゼ海綿を傷部に挿入すること).
s. kidney 海綿腎〔医学〕.
s. matrix culture スポンジ培養〔医学〕.
s. probang スポンジプロバング(スポンジを先端に巻いたもの).
s. tent 綿桿.
s. test スポンジ試験(スポンジで脊椎を上下に擦過すると, 脊椎疾患のあるときには疼痛を感ずる).
spon·ge·i·tis [spànʤiáitis] 海綿体炎, = spongiitis.
spon·gia [spʌ́nʤiə] 海綿.
s. cerata ろう(蝋)浸海綿, = spongia praeparata.
s. compressa 圧搾海綿, = spongetent.
s. marina 浴用海綿, = spongia officinalis.
s. usta 煆製海綿(海綿を焼灼したもので, そのヨードを利用して変質剤に供する).
spon·gi·form [spʌ́nʤifɔ:m] 海綿状の.
s. change 海綿状変化.
s. degenerative encephalopathy 海綿様変性脳症(亜急性海綿様ウイルス脳症ともいい, 神経細胞の樹状突起, 軸索突起, ニューロン細胞などに進行性空胞化が起こる), = subacute spongiform virus encephalopathy.
s. pustule 海綿状膿疱.
spon·gi·i·tis [spànʤiáitis] 海綿体炎(尿道周囲炎).
spon·gin [spʌ́nʤin] スポンギン, 海綿質(海綿の骨格線維を形成するコラーゲン類似タンパク質).
spongio- [spʌ́nʤiou, -ʤiə] 海綿または海綿体との関係を表す接頭語.
spon·gi·o·blast [spʌ́ʤiəblæst] 〔神経〕膠芽細胞〔医学〕, 海綿芽細胞(増殖して neuroepithelioma を発生する).
spon·gi·o·blas·to·ma [spànʤioublæstóumə] 海綿芽〔細胞〕腫〔医学〕, 〔神経〕海綿芽細胞腫〔医学〕.
s. multiforme 多形性海綿芽腫, = glioblastoma

S

multiforme.
s. unipolare 単極性海綿芽腫，= pilocytic astrocytoma.
spon·gi·o·cys·toma [spʌ̀ndʒiousistóumə]〔神経〕海綿芽細胞腫［医学］.
spon·gi·o·cyte [spʌ́ndʒiəsait] ① 神経膠細胞，海綿細胞，= neuroglia cell. ② 副腎皮質の束状帯細胞.
spon·gi·oid [spʌ́ndʒiɔid] 海綿様〔の〕［医学］，= spongiform.
s. substance 海綿質［医学］.
spon·gi·o·plasm [spʌ́ndʒiəplæzəm] ① 海綿状形質，= fibrillar mass of Flemming, mitome. ② 軸索顆粒物質.
spon·gi·o·sa [spʌ̀ndʒióusə] 海綿状の，= substantia spongiosa.
spon·gi·ose [spʌ́ndʒious] 海綿状の. → spongy.
spon·gi·o·sis [spʌ̀ndʒióusis] 海綿〔質〕状態［医学］(海綿症とも呼ばれ，皮膚のマルピギー海綿層にみられる細胞間の浮腫)，= status spongiosus.
spon·gi·o·si·tis [spʌ̀ndʒiousáitis] 海綿体炎.
spon·gi·o·troph·o·blast [spʌ̀ndʒiətráfəblæst] 栄養膜合胞体層，合胞体栄養膜［医学］，合胞体層，合胞体栄養細胞.
spongious osteoma 海綿様骨腫［医学］.
spon·gi·um [spʌ́ndʒiəm] 海綿質.
spon·gos·ter·ol [spəŋgástərɔ:l] スポンゴステリン $C_{27}H_{48}O$ (海綿に存在するコレステロールの異性体).
spon·gy [spʌ́ndʒi] 海綿状の［医学］，空洞の［医学］.
s. aneurysm 血管腫，= angioma.
s. body 海綿体［医学］.
s. body of penis 陰茎海綿体，= corpus spongiosum penis.
s. bone [TA] 海綿骨(質)，= substantia spongiosa [L/TA].
s. carcinoma 海綿様癌［医学］.
s. degeneration 海綿状変性［医学］，スポンジ変性(中枢神経に生ずる変性の一種).
s. degeneration of infancy 幼児の海綿状変性.
s. iritis 海綿性虹彩炎.
s. layer [TA] 海綿層(月経周期における分泌相にみられる子宮内膜の中層で，拡張した子宮腺と浮腫性結合織からなる)，= tunica spongiosa [L/TA].
s. layer of endometrium 子宮内膜海綿層［医学］.
s. part of male urethra 〔男性尿道〕海綿体部，= pars spongiosa urethrae masculinae.
s. polyp 海綿状ポリープ［医学］，= mucous polyp.
s. portion of urethra 尿道海綿体部尿道，= penile urethra.
s. spot 海綿斑，= vascular zone.
s. substance 海綿質［医学］.
s. tissue 海綿状組織.
s. urethra [TA] 海綿体部，= pars spongiosa [L/TA].
spon·ta·ne·ous [spɑntéiniəs] ① 自発〔的〕［医学］. ② 特発の. ③ 自生の(植物).
s. abortion 自然流産［医学］.
s. activated lymphocyte 自発的芽球化リンパ球.
s. activity 自発性興奮.
s. agglutination 自然凝集［医学］，自然凝集反応(生理食塩水中で細菌や細胞が非特異的に凝集すること).
s. allergy 自然アレルギー［医学］(アトピー).
s. amputation 自然切断，= natural amputation.
s. aneurysm 自発性動脈瘤，= endogenous aneurysm.
s. bacterial peritonitis (SBP) 特発性細菌性腹膜炎［医学］，突発性細菌性腹膜炎(腹水のある肝硬変患者に高率にみられ，肝不全を惹起する重篤な病態である).
s. blastoid transformation 自発的芽球化(転換)［医学］.
s. bleeding 特発出血［医学］.
s. breathing 自発呼吸.
s. cell-mediated cytotoxicity 自発的細胞媒介性細胞傷害.
s. change 自然変化［医学］.
s. coagulation 自然凝固［医学］.
s. combustion 自然燃焼，自然発光，自燃.
s. convulsion 特発性痙攣.
s. cretinism 散発性クレチン病，= sporadic cretinism.
s. curarization 特発性クラーレ様筋弛緩(筋肉の弛緩により引き起こされるクラーレ様効果).
s. cure 自然治癒［医学］.
s. delivery 自然分娩［医学］.
s. discharge 自発放電［医学］.
s. dislocation 特発脱臼［医学］.
s. diueresis 自発利尿［医学］.
s. emission 自発放出.
s. esophageal rupture 特発性食道破裂［医学］.
s. evolution 自己娩出［医学］(横位分娩において起こる自然分娩機序で，Douglas 方式では背前横位で上肢脱出を伴い，Denman 方式では骨盤腔内で自己回転を起こし側腹，殿部がまず下降し，続いて体幹，頭部が娩出する).
s. fracture 特発〔性〕骨折［医学］(病的骨折)，= pathologic fracture.
s. gangrene 特発性脱疽［医学］，特発性壊疽.
s. generation 自然発生［医学］，偶然発生(無生物，特に有機物分解産物から顕微鏡的生物が自然に発するという説で，1859年以来 Pasteur が実験的事実に基づいてこれを反ばく否定した)，= abiogenesis.
s. hemorrhage 特発性出血［医学］，本態性出血［医学］，自発的出血(血友病の).
s. hypertensive rat (SHR) 高血圧自然発症ラット［医学］，自然発症高血圧ラット.
s. ignition 自然発火.
s. intracerebral hematoma 特発性脳内血腫［医学］.
s. inversion of uterus 自発子宮内反〔症〕［医学］.
s. junctional potential 自発性接合部電位［医学］.
s. labor 自然分娩.
s. magnetization 自発磁化.
s. model 自然発症モデル［医学］.
s. motility 自律運動［医学］，自発運動［医学］.
s. movement 自発運動.
s. murmur 特発雑音［医学］.
s. mutation 偶発突然変異，自然突然変異［医学］，= natural mutation.
s. neoplasm regression 新生物(腫瘍)自然退縮，腫瘍自然退行.
s. nystagmus 自発〔性〕眼振［医学］.
s. occlusion of internal carotid artery 特発性内頸動脈閉塞症.
s. ovulation 自然排卵［医学］.
s. pain 自発痛［医学］.
s. past pointing 自発〔性〕偏示［医学］.
s. perforation of cardiac muscle 自然性心筋穿孔.
s. phagocytosis 特発食作用.
s. pneumothorax 自然気胸［医学］.
s. premature delivery 自然早産［医学］.
s. premature labor 自然早産.
s. rectification ① 自己整復［医学］. ② 自然矯正(妊娠中胎児の横位が自然に縦位に転換すること).
s. regression 自然退縮［医学］.
s. remission 自然軽快［医学］.

s. respiration 自発呼吸〔医学〕(人工呼吸器など取りはずしても，自力呼吸ができることをいう．法的脳死を判定する際に必須の検査).
s. rupture 自然破裂〔医学〕，自発，自潰.
s. rupture of membranes 自然破水.
s. rupture of uterus 自発子宮破裂〔医学〕.
s. septicopyemia 特発性膿敗血症，= cryptogenic septicopyemia.
s. speech 自発語〔医学〕.
s. splenic rupture 自然脾破裂〔医学〕.
s. stillbirth 自然死産〔医学〕.
s. thrombus 自発血栓.
s. version 自己回転〔医学〕(分娩第1～2期において自然に縦位，多くは頭位に胎児が回転すること).
s. vertigo 自発性めまい〔医学〕.

spoon [spú:n] さじ(匙)(金属製の器具)，スプーン.
s. excavator スプーンエキスカベーター〔医学〕，さじ状摘子.
s. hand スプーン状手〔医学〕.
s. nail さじ(匙)状爪〔医学〕，= coilonychia，incurved nail.

spoon·er·ism [spú:nərizəm] スプーナー式言語(Oxford 大学 New College 学長 Rev. W. A. Spooner にちなんだ語で，2語以上の首字を置き換える精神病的言語).

spoon·wort [spú:nwə:t] トモシリソウ，= *Cochlearia*.

spo·rad·ic [spərǽdik] 散発性の，散発流行，散発発生(伝染性疾患の時間的，地域的に少数の患者発生をいう).
s. cholera 散発性コレラ〔医学〕.
s. cretinism 散発性クレチン病〔医学〕，散在性クレチン病.
s. Creutzfeldt-Jakob disease (sCJD) 散発性クロイツフェルト・ヤコブ病.
s. disease 散発性疾患.
s. dysentery 散発性赤痢〔医学〕，特発性赤痢.
s. goiter 散発性甲状腺腫〔医学〕.
s. hemophilia 特発性血友病(家系に遺伝因子がなくて発現するもの).
s. typhus 散在性チフス，= Brill disease.

spo·ra·din [spɔ́:rədin] スポラジン(栄養分の摂取を終えた状態のグレガリンで，先節を欠き宿主腸腔内と遊離している状態の虫体をいう．虫体内には生殖母体が形成される)，= sporont.

spo·rad·o·neure [spərǽdənjuər] 散在性神経細胞.

sporal residuum 胞子残遺，= sporenrest.

spo·ran·gia [spərǽnʤiə] 胞子嚢(sporangium の複数).

spo·ran·gi·o·phore [spərǽnʤiəfɔ:r] 胞子嚢柄〔医学〕.

spo·ran·gi·o·spore [spərǽnʤiəspɔ:r] 胞子嚢胞子〔医学〕(藻菌類の).

spo·ran·gi·um [spərǽnʤiəm] 胞子嚢〔医学〕(真菌の特異器官で，菌糸の膨大した先端にあって，その内で胞子が発育する). 複 sporangia. 形 sporangial.

spo·ra·tion [spɔ:réiʃən] 胞子形成，= sporulation.

spore [spɔ́:r] 芽胞，胞子〔医学〕(原生動物，バクテリア，および高等動物などの生殖細胞で，不利な環境に生存するための厚い被膜をもっている). 形 sporal, sporic.
s. coat 胞子殻〔医学〕，芽胞殻〔医学〕.
s. duct 胞子管.
s. formation 芽胞形成.
s. integument 芽胞(胞子)外層〔医学〕.
s. mother cell 胞子母細胞.
s. protoplast 胞子プロトプラスト〔医学〕.
s. stain 胞子染色〔法〕〔医学〕，芽胞染色.

spo·re·for·mer [spɔ́:rifɔ:mər] 胞子菌.

spo·ren·rest [spɔ́:rənrist] 胞子残遺(2つの原生動物細胞が胞子形成後に生ずる原形質塊)，= sporal residuum.

spo·re·tia [spɔ:ríːʃiə] 胞子形成成分(核染色質の).

spo·ric [spɔ́:rik] 胞子の.
s. reproduction 胞子生殖.

spo·ri·cide [spɔ́:risaid] 殺胞子薬. 形 sporicidal.

spo·rid·i·um [spɔ:rídiəm] 小生子，分生胞子(脊椎動物に寄生する原虫の胞子形成期). 複 sporidia.

spo·rif·er·ous [spɔ:rífərəs] 胞子発生の，= sporiparous.

spor(o)- [spɔ:r(ou), spə-, -r(ə)] 胞子または種子との関係を表す接頭語.

spo·ro·ag·glu·ti·na·tion [spɔ̀:rouəglù:tinéiʃən] 胞子凝集.

spo·ro·blast [spɔ́:rəblæst] 胞嚢体，スポロブラスト〔医学〕(カ〔蚊〕の体内でマラリア原虫のオオシスト内に生ずる小体で，後スポロゾイトになるもの).

spo·ro·carp [spɔ́:rəkɑ:p] 造胞体(地衣類の)，胞子嚢果.

spo·ro·cyst [spɔ́:rəsist] 胞子(芽胞)嚢〔医学〕，スポロシスト(吸虫類の幼虫の一時期で，ミラシジウムが第1中間宿主に侵入すると繊毛がとれ，スポロシストに変態する．スポロシストの体内の胚細胞群からは次時期の幼虫であるレジアが形成される).
s. residuum スポロシスト残体.

Spo·ro·cy·to·pha·ga [spɔ̀:rousaitóufəgə] スポロサイトファガ属(細菌．生殖菌体と混合して球形または楕円形の小嚢胞が粘液中に見いだされる).

spo·ro·duct [spɔ́:rədʌkt] 胞子管，スポロダクト.

spo·ro·gen·e·sis [spɔ̀:rəʤénisis] 胞子形成〔医学〕，伝播生殖，= sporogeny. 形 sporogenic, sporogenous.

sporogenic cycle 胞子形成期，有性生殖環(主として昆虫体内における原虫の性周期)，= sporogenous cycle.

spo·rog·e·ny [spərɑ́ʤəni] 伝播生殖，= sporogenesis, sporogony.

spo·rog·o·ny [spərɑ́gəni] 伝播生殖，胞子形成生殖，スポロゴニー.

spo·ro·my·co·sis [spɔ̀:roumaikóusis] 胞子真菌症〔医学〕.

spo·ront [spɔ́:rənt] 接合胞子，スポロント.

spo·ron·ti·cide [spɔ:rɑ́ntisàid] 殺母胞子剤.

spo·ro·phore [spɔ́:rəfɔ:r] 胞子体〔医学〕.

spo·ro·phyte [spɔ́:rəfait] 胞子体(反対性世代交番における倍数または無性期).

spo·ro·plasm [spɔ́:rəplæzəm] 胞子原形質. 形 sporoplasmic.

Spo·ro·thrix [spɔ́:rəθrìks] スポロトリックス属(二相性不完全真菌の一属).
S. schenckii スポロトリックス・シェンキイ(スポロトリックス症の原因となる真菌).

spo·rot·ri·chin [spərɑ́trikin] スポロトリキン(*Sporothrix schenckii* から得られた抽出物で，スポロトリカム症の感染を検出するための試薬).

spo·ro·tri·cho·sis [spɔ̀:routraikóusis] スポロトリックス症(わずかな外傷が誘因となり皮膚に結節，潰瘍をつくる真菌症で，主として *Sporothrix schenckii* の感染による).

sporotrichotic chancre スポロトリックス性下疳.

Spo·rot·ri·chum [spərɑ́trikəm] スポロトリカム属(真菌の一属).
S. schenckii (旧称．アメリカの Schenck が1898年に発見した). → *Sporothrix schenckii*.

spo·ro·zo·an [spɔ̀:rouzóuæn] ①胞子虫の．②胞子虫，= sporozoon.

S

Sporozoea 胞子虫綱(アピコンプレックス門).
spo·ro·zo·it(e) [spɔ́:rəzouit, −zòuait] ① 胞子小体, 類胞子虫〔医学〕, 種虫(胞子虫の有性生殖により生ずる小芽体). ② スポロゾイト, 分裂体(マラリア原虫の発育環において, 雄雌生殖体がカの中腸内で接合して受精体, オオキネット, オオシストなどの階段を経て形成される胞子).
s. rate スポロゾイト保有率.
spo·ro·zo·oid [spɔ̀:rouzóuɔid] 類胞子虫(癌組織に発見される鎌状小体で, 原虫とみなされている).
spo·ro·zo·on [spɔ̀:rouzóuən] 胞子虫, 種虫. 複 sporozoa. 形 sporozoan.
spo·ro·zo·o·sis [spɔ̀:rouzouóusis] 胞子虫症〔医学〕, = coccidiosis.
sport(s) [spɔ́:t(s)] ① 運動, 競技, スポーツ〔の〕. ② 変種(比喩的には変わり者をいう), = mutant.
s. anemia 運動性貧血, = exercise-induced anemia.
s. disorders スポーツ障害.
s. drug abuse スポーツ薬物乱用〔医学〕.
s. fatigue スポーツ疲労〔医学〕.
s. heart スポーツ心〔臓〕〔医学〕.
s. hygiene 運動衛生学, 体力衛生学.
s. injury スポーツ外傷.
s. lesion スポーツ障害〔医学〕.
s. medicine スポーツ医学.
s. physician スポーツ医〔医学〕.
s. science スポーツ科学〔医学〕.
spor·u·lar [spɔ́:rjulər] 胞子の, 芽胞の.
sporulated oocyst 胞子形成オーシスト.
spor·u·la·tion [spɔ̀:rjuléiʃən] 胞子形成〔医学〕(Cohn により注意され(1875), Koch により詳細な観察が行われた(1876)現象), = spore formation.
s. gene 芽胞形成遺伝子〔医学〕.
s. time スポロゾイト形成時間.
spor·ule [spɔ́:rju:l] 小胞子.
spot [spát] ① 点, 斑点〔医学〕. ② スポット(化学).
s. agglutination スポット凝集〔反応〕〔医学〕.
s. agglutination test スポット凝集試験(テスト)〔医学〕.
s. analysis 点滴分析.
s.-film roentgenography 狙撃〔X線〕撮影〔法〕〔医学〕.
s. inspection つまみ取り検査.
s. map 点地図〔医学〕.
s. plate 点滴板〔医学〕, 滴板〔医学〕.
s. radiography 放射線狙撃撮影〔医学〕.
s. reaction 斑点反応〔医学〕.
s. test 斑点試験〔医学〕, 点滴試験(反応).
spot·ted [spátid] 斑点のある, まだらの.
s. fever 斑点熱〔医学〕, 紅斑熱(紅斑を主徴とするリケッチア感染症の総称名でロッキー山紅斑熱, Boutonneuse fever, Queensland ダニチフス, リケッチア痘などの総称).
s. grouped nevus 点状集族性母斑.
s. necrosis 巣状壊死〔医学〕.
s. sickness (ピンタ, 熱帯白斑性皮膚病), = pinta.
s. sore throat 濾胞性咽頭炎〔医学〕.
s. wilt 斑点状凋枯症(ウイルスの感染により, 葉が斑点状変化を起こして枯死すること).
spot·ting [spátiŋ] 点状出血〔医学〕.
spouse [spáus, −uz] 配偶者.
s. abuse 配偶者虐待〔医学〕.
sprad·e·no·ma [sprædinóumə] 腺様嚢胞状上皮腫, = Brooke tumor.
Sprague-Dawley rat (SD rat) スプレーグ・ドーリーラット(白色ラットの1系統で, おとなしく操作がしやすいため, ひろく実験に用いられる).
sprain [spréin] 捻挫〔医学〕.
s. of ankle 足関節捻挫〔医学〕.
s. of cervical spine 頸椎捻挫.
sprained finger 突き指〔医学〕.
spray [spréi] ① 噴霧. ② 噴霧薬.
s. damping 霧吹き.
s.-drop method 噴霧〔小滴〕法〔医学〕.
s. dryer 噴霧乾燥器〔医学〕.
s. drying 噴霧乾燥〔医学〕.
s. gun 霧吹き器, スプレーガン〔医学〕.
s. polymerization 噴霧重合〔医学〕.
s. pond 噴水池〔医学〕.
spray·ing [spréiiŋ] 噴霧法〔医学〕.
s. anesthesia 煙霧麻酔〔法〕.
spread [spréd] 拡散培養(細菌を培養基上に1回だけ広げて植えること).
s. foot 開張足〔医学〕(足の前部と中足の幅の広い足), = metatarsus latus.
s. function 広がり関数〔医学〕.
spread·er [sprédər] ①(感染を)ひろげる因子. ② 延展機, 開張器, 塗抹棒〔医学〕, スプレッダー.
spread·ing [sprédiŋ] 拡散(細菌の発育が接種した部分外に広がる状態).
s. cortical depression 拡延性皮質性抑制〔医学〕.
s. depression 拡延性抑圧〔医学〕, 拡延性抑制.
s. factor 拡散因子〔医学〕(真皮中へ侵入した細菌などの異物が深部へ播種することを助長する作用をもつ因子で, とくに hyaluronidase についていう), = diffusing factor.
s. resistance 収束抵抗.
Sprengel, Otto Gerhard Karl [spréŋgəl] スプレンゲル(1852-1915, ドイツの外科医).
S. deformity スプレンゲル奇形(1891年先天性高位肩甲骨奇形を報告したのでこの名があるが, 1863年 M. M. Eulenburg はすでにこれを報告している).
spring [spríŋ] ① 春季. ② ラセン. ③ ばね, ゼンマイ. ④ 泉〔医学〕, 温泉.
s. balance 発条秤(ばねばかり).
s. catarrh 春季カタル〔医学〕, 春季結膜炎, = vernal catarrh, vernal conjunctivitis.
s. clasp 弾力鉤.
s. conjunctivitis 春季結膜炎, = vernal conjunctivitis.
s. finger ばね指〔医学〕, 弾発指〔医学〕, = trigger finger.
s. halt 後脚筋痙攣性跛病(ウマの), = string halt.
s. hock ①(ウマの飛節上下に生ずる膨大で, 靱帯の炎症によるもの). ② 後脚筋痙攣性跛行. → hock.
s. lancet 弾発槍状刀(ばねを備えた槍状刀で, 皮膚毛細血管から少量の試験用血液を採取するために用いる).
s. ligament [TA] ① 底側踵舟靱帯, 踵舟靱帯, = ligamentum calcaneonaviculare plantare [L/TA]. ② 弾機靱帯, = ligament calcaneonaviculare plantare.
s.-like phenomenon バネ様現象, = André-Thomas sign.
s. manometer バネ圧力計.
s. ophthalmia 春季眼炎(アレルギー性).
s. plate 弾力床.
s. wood 春材.
spring·i·ness [spríŋiness] 弾力性〔医学〕.
springing mydriasis 跳躍性散瞳〔医学〕.
sprinkler filter 散水濾床〔医学〕.
sprinkling filter 噴霧式濾過器.
sprinkling powder 丸衣(製剤の一部).
sprinter's fracture スプリンター骨折〔医学〕, 疾走者骨折(短距離競争者にみられる骨折で, 腸骨前上棘または前下棘の筋牽引による剥離骨折).
Spritz bottle シュプリッツびん(実験室で用いる洗

S

浄びん).
sprout [spráut] 芽ばえ[医学].
sprout·ing [spráutiŋ] 発芽[医学], 新芽形成[医学].
spruce oil モミ油(*Tsuga canadensis* にある揮発油).
sprue [sprú:] スプルー[医学] (① 慢性無熱性疾患で, 衰弱, 舌炎, 胃腸障害, 脂肪性・泡質状の大量排便を特徴とし, 小球性または大球性貧血を併発する. 真因は胃腸粘膜の萎縮に基づく栄養素吸収不全であり, 脂肪性下痢, または脂肪便症 steatorrhea と呼ばれている = Ceylon sore mouth, Cochin-China diarrhea, diarrhea alba, psilosis, spreuw, intestinal tisis, tropical sprue. ② 鋳入路(口), 注入口(歯科で金属を注入するための口) = ingate).
s.-associated carcinoma スプルーに伴う癌[医学].
s.-former 円錐台.
s. pin スプルー線[医学].
s. wire ① スプルー線(注入口形成用の針金). ② 鋳入線(鋳造小釘).
sprung back 〔脊椎〕棘間靱帯損傷.
sprung knee ウマの前反膝(屈筋腱の短縮による).
spud [spʌ́d] 小鋤こすき, スパッド(外科用の粘膜剥離器または角膜などから異物を排除するための扁平な刃).
Spu·ma·vi·rus [spjú:məvàiərəs] スプーマウイルス属(レトロウイルス科の一属).
spun deposit 遠心沈渣[医学].
spun glass ガラス綿.
spun glass hair ガラス繊維毛.
spun yarn 紡績糸[医学].
spur [spə́:r] ① 距(けづめ. 鋭い小突起), = calar. ② 距状突起(異常の棘状増殖性突起), 棘突起[医学].
s. cell 有棘細胞.
s. cell anemia 拍車細胞貧血.
s. gear 平歯車.
s. of septum 鼻中隔距.
s. wheel 平歯車.
spurge [spə́:ʤ] トウダイグサ, タカトウダイ[大戟] (トウダイグサ科 *Euphorbiaceae* 植物の総称).
s.-flax ヨウシュジンチョウゲ, = *Daphne mezereum*.
s.-laurel ジンチョウゲ.
spu·ri·ous [spjú:riəs] 偽性の, 仮性の.
s. amenorrhea 偽性無月経[医学], 潜伏月経, = cryptomenorrhea.
s. aneurysm 偽〔性〕動脈瘤.
s. angina 偽性狭心症[医学], 偽性アンギナ.
s. ankylosis 偽強直〔症〕[医学].
s. cast 偽〔性〕円柱.
s. cataract 偽白内障[医学].
s. correlation 見かけの相関, 虚構的相関.
s. count 偽計数.
s. hermaphrodism 偽性半陰陽, = pseudohermaphrodism.
s. hermaphroditism 偽半陰陽[医学].
s. meningocele 偽性髄膜瘤[医学].
s. myopia 偽〔性〕近視[医学], 仮性近視, = false myopia.
s. parasite 擬似寄生生物, 偽寄生虫.
s. pregnancy 偽妊娠, 想像妊娠, = false pregnancy.
s. torticollis 偽性斜頸[医学].
Spurling, R. G. [spə́:liŋ] スパーリング(アメリカの脳神経外科医).
S. sign スパーリング徴候(足または母指を背屈させると疼痛の起こることで, Lasègue 徴候の変形).
S. test スパーリング検査.
spurred rye バッカク(麦角), = ergot.
Spurway syn·drome [spə́:wei síndroum] スパーウェー症候群(骨脆弱症と青色強膜との合併症).
spu·ta·men·tum [spjù:təméntəm] 喀痰, = sputum.
sput·ter·ing [spʌ́təriŋ] スパッター(① グロー放電で陰極の金属が陽イオンの衝撃により放出されて, 陰極の近傍にある物体の表面に付着する現象. ② 早口, 連話症, 囁語症ともいい, 神経質素因, 注意力不全, 感覚の器質的遺伝的障害などにより起こる言語障害. = paraphrasia praecox).
spu·tum [spjú:təm] 痰[医学], 喀痰. 複 sputa.
s. aeroginosum 緑色痰, = green sputum.
s. coctum 熟痰(粘液膿様痰).
s. crudum 未熟痰(粘稠度の高い痰).
s. cruentum 血痰.
s. culture 喀痰培養[医学].
s. cytology 喀痰細胞診[医学].
s. examination 喀痰検査[医学].
s. foetidum 腐敗痰.
s. septic(a)emia 喀痰敗血症(喀痰中の細菌感染による).
s. tube 喀痰管.
SQ subcutaneous 皮下の略.
squalamine lactate 乳酸スクアラミン.
squa·lene [skwéili:n] スクアレン$[(CH_3)_2C=CH(CH_2)_2C(CH_3)=CH(CH_2)_2C(CH_3)=CHCH_2-]_2$(サメ類および板鰓類の肝油中にあるオレフィンで, 辻本満丸により1916年に発見され, その後動物の皮脂にも存在することが明らかにされ, 肝臓でのコレステリン生成の母体と考えられる), = spinacene.
Squa·li·dae [skweílidi:] ツノザメ科, = dogfish sharks.
squa·li·dene [skwálidi:n] スクアリデン $C_{18}H_{25}NO_5$(ハンゴンソウ *Senecio squalidus* から得られる有毒アルカロイド).
Squa·lus [skwéiləs] アブラザメ[角鮫]属(ツノザメ科の一属で, 肝臓には多量の肝油が存在する).
S. japonicus トガリツノザメ(日本産).
squa·ma [skwéimə] ① 鱗(うろこ). ② 鱗屑(続発疹の一種), = scale. 複 squamae. 形 squamous, squamate, squamosal, squamose.
s. alveolaris 肺胞鱗.
s. frontalis [L/TA] 前頭鱗, = squamous part [TA].
s. occipitalis [L/TA] 後頭鱗, = squamous part of occipital bone [TA].
s. palpigera 鬚鱗(昆虫下顎の).
s. temporalis 側頭鱗.
Squa·ma·ta [skwéimətə] 有鱗目(ヘビ類・トカゲ類).
squa·ma·ti·za·tion [skwèimətizéiʃən] 鱗状〔細胞〕化[医学], = squamous metaplasia. 動 squamatize.
squame [skwéim] 扁平細胞, 板状細胞.
squamo- [skweimou, -mə] 後頭鱗または側頭鱗との関係を表す接頭語.
squa·mo·cel·lu·lar [skwèiməséljulər] 扁平細胞の.
squa·mo·co·lum·nar junc·tion (SCJ) [skwèimoukoulʌ́mnər ʤʌ́ŋkʃən] 扁平〔上皮〕円柱上皮連結[医学].
squa·mo·fron·tal [skwèimoufrʌ́ntəl] 鱗部前頭の.
squamoid cell 扁平上皮様細胞[医学].
squa·mo·mas·toid [skwèiməmǽstoid] 側頭鱗乳突の.
s. suture [TA] 鱗乳突縫合, = sutura squamomastoidea [L/TA].
squa·mo-oc·cip·i·tal [skwéimou ɑksípitəl] 鱗部後頭の.

s. bone 鱗部後頭骨, = exoccipital bone.
squa·mo·pa·ri·e·tal [skwèimoupəráiətəl] 鱗部頭頂の, = squamosoparietal.
s. suture 鱗頭頂縫合.
squa·mo·pe·tro·sal [skwèimoupitróusəl] 側頭鱗錐状部の.
squa·mo·sa [skweimóusə] 側頭鱗(前頭鱗, 後頭鱗の場合をもいう). 複 squamosae. 形 squamosal.
squa·mo·sal [skweimóusəl] 落屑〔性〕[医学].
s. border [TA] 鱗縁, = margo squamosus [L/TA].
s. margin [TA] 鱗縁, = margo squamosus [L/TA].
squa·mo·sphe·noid [skwèimousfí:nɔid] 鱗部蝶形骨の.
s. suture 鱗蝶形縫合.
squa·mo·sum [skweimóusəm] 鱗骨(両生類, 爬虫類の頭部にみられる).
squa·mo·tem·po·ral [skwèimətémpərəl] 鱗部側頭骨の.
squa·mo·tym·pan·ic [skwèimoutimpǽnik] 側頭鱗鼓室の.
s. fissure 鼓室鱗裂.
squa·mous [skwéiməs] 扁平 [医学], 鱗状の, 落屑性の.
s. alveolar cells 扁平肺胞細胞.
s. blepharitis 鱗屑性眼瞼炎 [医学].
s. bone 鱗状骨 [医学].
s. cell 扁平〔上皮〕細胞.
s. cell carcinoma (SCC) 扁平上皮癌.
s. cell carcinoma related antigen 扁平上皮癌関連抗原.
s. cell epithelioma 扁平細胞上皮腫.
s. cell hyperplasia 扁平上皮過形成.
s. cell papilloma 扁平上皮乳頭腫.
s. cellulae 鱗部蜂巣 [医学].
s. eczema 落屑性湿疹 [医学].
s. eddy うず(渦)形成(毛孔腫などの増殖上皮細胞内にみられる角化性の細胞集団).
s. epithelium 扁平上皮, 鱗状上皮.
s. intraepithelial lesion (SIL) 扁平上皮内病変.
s. margin 鱗縁.
s. metaplasia 扁平上皮化生.
s. odontogenic tumor 扁平歯原性腫瘍.
s. papilloma 扁平上皮性乳頭腫.
s. part [TA] 前頭鱗, = squama frontalis [L/TA], 鱗部, = pars squamosa [L/TA].
s. part of frontal bone 前頭骨鱗部.
s. part of occipital bone [TA] ① 後頭鱗, = squama occipitalis [L/TA]. ② 後頭骨鱗部.
s. part of temporal bone 側頭骨鱗部.
s. pearl 真珠(形成), 癌真珠形成.
s. suture [TA] 鱗状縫合, = sutura squamosa [L/TA].
squa·mo·zy·go·mat·ic [skwèimouzàigoumǽtik] 鱗部頬骨の.
square arch 方形歯列弓.
square-hole sieve 角目ふるい(篩) [医学].
square knot 角結び [医学], こま結び.
square lobe 方形葉(① 小脳上面の前葉. ② 前楔状葉 = precuneus).
square matrix 正方行列.
square root sign 平方根徴候, = dip and plateau phenomenon, square wave sign.
square wave source 方形波状〔強度分布〕線源 [医学].
square wave stimuli 四角波刺激.
square window sign 四角窓徴候 [医学].
square wire 方形線.
squar·rous [skwárəs] 皮垢または頭垢でおおわれた, = squarrose.
squash method 押しつぶし法 [医学].
squashed preparation 押しつぶし標本 [医学].
squat [skwát] しゃがむ, うずくまる(蹲座).
s. jump スクワットジャンプ(しゃがみ姿勢からの垂直跳び).
s. thrusts 腕立伏臥脚屈伸.
squat·ting [skwátiŋ] うずくまり [医学], しゃがみ込み, 蹲踞 [医学].
s. facet(te) 屈位〔表〕面(屈位を常習とする人種にみられる脛骨下端前部面にある平滑な部分).
s. position しゃがみ状態, うずくまり(蹲踞).
squeeze [skwí:z] ① スクィーズ, 潜水夫病 [医学], しめつけ病(潜水作業などにより常圧から高圧へ圧力が増加する際に生じる), = caisson disease. ② 圧搾する. ③ 握力.
s. dynamometer 握力計.
s. technique ① 圧迫法. ② 絞り法.
s. test スクイーズテスト.
SQUID magnetrometer SQUID 磁束計(SQUID は superconducting quantuminterference devices 超電導量子干渉計の略).
squill [skwíl] カイソウ〔海葱〕(利尿薬, 催吐薬, 去痰薬, 強心薬として用いられる), = scilla.
s. fluid extract カイソウ流エキス(主として去痰薬として用いる), = fluidextractum scillae.
s. syrup カイソウシロップ(カイソウ酢 450mL, ショ糖 800g を水 1,000mL に溶かす), = syrupus scillae.
s. vinegar カイソウ酢(カイソウの有効成分を希酢酸で溶かす), = acetum scillae.
squil·lit·ic [skwilítik] カイソウを含有する, カイソウ性の.
squint [skwínt] 斜視 [医学], = strabismus.
s. angle 斜視角(注視すべき物体から斜視眼の視軸が偏する角).
s. deviation 斜視角, = squint angle.
s.-eyed やぶにらみの.
s. hook 乱視鉤(乱視の手術に用いる動眼筋腱を牽引する器械).
squinting eye 斜視眼(変位している眼).
Squire catheter [skwáiər kǽθitər] スクワイヤーカテーテル(椎骨状カテーテル), = vertebrated catheter.
Squire sign スクワイヤー徴候(頭蓋底部髄膜炎において散瞳と縮瞳とが交互に現れること).
squirrel corn = corydalis.
squirrel fibroma virus リス線維腫ウイルス.
squirrel flea リスノミ, = *Hoplopsyllus anomalus*.
squirrel plaque conjunctivitis 野兎病性結膜炎.
3SR self-sustaining sequence replication の略.
SR image SR 像, = saturation recovery image.
S-R variation SR 変異(S 型 smooth form 集落を形成する細菌が, 突然変異によって, R 型 rough form 集落を形成するようになることで, 一般に S-R 変異によって病原性が弱くなる), = S-R dissociation.
Sr strontium ストロンチウムの元素記号.
sr steradian ステラジアンの略.
SRBD sleep-related breathing disorders 睡眠関連呼吸障害群の略.
***src* gene** サーク遺伝子(ラウス肉腫ウイルスの発癌遺伝子).
SREBP sterol regulatory element binding protein ステロール調節配列結合タンパクの略.
SRF ① skin reactive factor 皮膚反応因子の略. ② somatotropin-releasing factor ソマトトロピン放出因子の略. ↔ SRIF.
SRIF somatotropin release-inhibiting factor ソマトト

ロピン放出抑制因子の略，= SIF. ↔ SRF.

SRN state registered nurse 国家登録看護師の略.

s-RNA soluble RNA 可溶性リボ核酸の略.

SRNS steroid resistant nephrotic syndrome ステロイド抵抗性ネフローゼ症候群の略.

SRS ① slow-reacting substance 遅延反応性物質の略. ② stereotactic radiosurgery 定位手術的照射の略.

SRS-A slow-reacting substance of anaphylaxis 遅延反応性物質アナフィラキシーの略.

SRSV small round-structured virus 小型球形ウイルスの略.

SRT stereotactic radiotherapy 定位放射線治療の略.

SRY gene sex determining gene SRY遺伝子，性決定遺伝子.

SS agar エスエス寒天(*Salmonella-Shigella* agar サルモネラ，赤痢菌の分離培地)，= SS medium.

S-S bond ジスルフィド結合，= disulfide linkage, S-S l..

S-S linkage ジスルフィド結合(2つのSH基が酸化してS-Sとなることによって形成される結合)，= disulfide linkage, S-S bond.

SS medium SS寒天培地(サルモネラ，赤痢菌の分離培地で，肉エキス5g，プロテオースペプトン5g，乳糖10g，胆汁末8.5g，クエン酸ソーダ8.5g，次亜硫酸ソーダ8.5g，クエン酸鉄1.0g，寒天13.5g，ブリリアントグリーン0.33g，中性赤0.025g，水1L).

Ss protein Ssタンパク質(マウスの第17番染色体上に存在する主要組織適合遺伝子複合体 H-2のS領域によって規定される血清β-グロブリンタンパク質. マウスの C4)，= serum serological protein.

Ss system Ss式血液型(MN血液型に関係ある血液系で，Walsh と Montgomery により1947年に発見された抗S凝集系と，Levine らにより1951年に報告された対生因子とからなる).

ss semis 半量の略，= Ss.

SS-A antigen SS-A抗原，= Ro antigen.

Ssabanejew-Frank op·er·a·tion [sábeindʒuː fréŋk àpəréiʃən] サバネジェフ・フランク手術，= Frank operation.

SS-B antigen SS-B抗原，= La antigen.

SSc systemic sclerosis 全身性強皮症の略.

SSCP single-strand conformation polymorphism 1本鎖DNA高次構造多型の略.

SSE subacute spongiform encephalopathy 亜急性海綿状脳症の略.

SSI surgical site infection 手術部位感染の略.

SSP ① silver spike point 経皮的電気ツボ刺激療法の略(鍼灸療法の一種). ② spastic spinal paralysis 痙性脊髄麻痺の略.

SSPE subacute sclerosing panencephalitis 亜急性硬化性全(汎)脳炎の略.

SSPE virus subacute sclerosing panencephalitis virus SSPEウイルスの略(亜急性硬化性全脳炎ウイルスのこと).

SSPL saturation sound pressure level 最大出力音圧レベルの略.

SSR sympathetic skin response 交感神経性皮膚反応の略.

SSS ① sick sinus syndrome 洞〔機能〕不全症候群の略. ② specific soluble substance 特異的可溶物質の略.

SSSS staphylococcal scalded skin syndrome ブドウ球菌性熱傷様皮膚症候群の略.

ST ① heat-stable enterotoxin 耐熱性腸管毒の略. ② speech therapist 言語療法士の略. ③ speech therapy 言語療法の略. ④ surface tension 表面(界面)張力の略.

S-T segment エスティー波(部分)(心電図においてS波の終端からT波の起始までの中間部).

St Saint 聖人，上人の略.

St. Anthony dance 舞踏病，= St. Guy dance, St. John d., St. Vitus d., chorea.

St. Anthony fire 聖アントニー熱(丹毒).

St. Bartholomew tea セントバーソロミュー茶，= maté.

St. Germai tea サンジェルマン茶剤，= species laxantes.

St. John evil 聖ジョン病(てんかん)，= epilepsy.

St. John wort セイヨウオトギリソウ.

St. Jude valve セントジュード弁(傾斜ディスク型人工弁の一つ).

St. Louis encephalitis (SLE) セントルイス脳炎〔医学〕(北米を中心に発生するウイルス性脳炎. カによって媒介されるトガウイルスを起因とし，夏から秋にかけて流行性に発生する).

St. Louis encephalitis virus セントルイス脳炎ウイルス.

St. Main evil 聖メイン病(瘙痒)，= itch.

St. Martin evil 聖マーチン病(酩酊)，= drunkenness.

St. Thomas balsam 聖トーマスバルサム，= balsam of Peru.

St. Vitus dance セントヴィッツス舞踏病(小舞踏病).

St. Vitus dance of voice 吃(どもり).

stab [stǽb] ① 穿刺〔医学〕. ② 刺傷，刺創〔医学〕.

s. cell 杆状核白血球〔医学〕，= staff cell.

s. culture 穿刺培養〔医学〕，= needle culture.

s. drain 刺傷ドレーン.

s. incision 刺切〔医学〕.

s. leukocyte 杆状核白血球〔医学〕.

s. neutrophil 杆状核好中球〔医学〕.

s. puncture wound 刺創.

s. wound 穿刺創〔医学〕，刺し傷，つききず，刺創〔医学〕，= punctured wound.

stabbing pain 刺痛〔医学〕，刺すような痛み〔医学〕.

stab·il·ate [stǽbileit] スタビラート，安定系統(株).

sta·bile [stéibail, -bil] 安定性の.

s. current 固定電流.

s. fat 安定脂肪(体内の細胞構成分として欠くべからざるもの).

s. glycogen 安定グリコーゲン，安定糖質(作用グリコーゲン).

s. hypertony 固定〔性〕高血圧，= fixed hypertony.

sta·bil·i·ty [stəbíliti] 安定性，安定度〔医学〕. 形 stable.

s. constant 安定度定数〔医学〕.

s. to hard water 耐硬水性〔医学〕.

sta·bil·i·za·tion [stèibilizéiʃən] 安定化〔医学〕.

s. effect 安定化効果〔医学〕.

sta·bi·liz·er [stèibiláizər] ① 安定剤. ② 安定器，安定装置.

stabilizing action 安定化作用〔医学〕.

stabilizing agent 安定剤〔医学〕.

stabilizing form 安定状態〔医学〕.

stabilizing fulcrum line 安定槓杆線.

sta·bi·lom·e·try [stèibilámitri] 重心動揺検査〔医学〕.

sta·ble [stéibl] ① 安定〔性〕の〔医学〕. ② 厩(うまや).

s. age distribution 安定人口の年齢構成〔医学〕.

s. angina 安定狭心症〔医学〕，= stable angina pectoris.

s. angina of effort 安定労作性狭心症(時間帯に関係なく一定の運動量で発作が誘発される).

s. bladder 安定膀胱〔医学〕.

s. colloid 安定膠質.

S

s. dextrin 安定デキストリン．
s. disease 安定病態．
s. effluent 安定流出水〔医学〕．
s. element 安定細胞（分裂により増殖を示さないもの）．
s. equilibrium 安定平衡．
s. factor 安定因子〔医学〕（保存血液中で安定性を示す凝血因子で，一般にコンバーチンのことをいう）．
s. fly サシバエ，= *Stomoxys calcitrans*, leg-sticker.
s. isotope 安定同位元素〔医学〕，安定同位核〔体〕．
s. malaria 安定型マラリア．
s. plasma protein solution 安定血漿タンパク質溶液．
s. pneumonia 厩肺炎（ウマの伝染性胸膜肺炎）．
s. population 安定人口〔医学〕．
s. scar 安定瘢痕〔医学〕．
stab·og·ra·phy [stæbágrəfi] 刺創腔造影〔医学〕．
stac·ca·to [stəká:tou] 断続談話（言語障害の一型）．
s. speech 断続言語〔医学〕，= scanning speech.
Stach·y·bot·rys [stækibátris] スタキボトリス属（真菌の一属で，住居でみられる好湿性のカビ）．
stach·y·drine [stəkídrin] スタキドリン ㊗ methyl hygrate betain（ダイダイ，ブンタンおよび *Stachys* 属などの植物の芽に存在するアルカロイド）．
stach·y·ose [stǽkiouz] スタキオース $C_{24}H_{42}O_{21}$（チョロギなどの植物の根にある四糖類），= mannotetrose, lupeose.
Sta·chys [stéikis] イヌゴマ属（シソ科の一属）．
Sta·chy·u·ra·ce·ae [stèikiju:réisii:] キブシ科．
Sta·chy·u·rus prae·cox [stèikijú:rəs prí:kɑks] キブシ［木附子］（キブシ科の植物で，五倍子の類似生薬）．
Stacke, Ludwig [stá:kə] スタッケ（1859-1918, ドイツの耳科医）．
S. operation スタッケ手術（中耳炎の根治療法で，乳様突起と鼓室の内容全部を切除し，外耳道までを一つの空洞とする方法）．
stacking disorder 積み重ねの無秩序．
stac·tom·e·ter [stæktámitər] 滴数〔測定〕計，= stalagmometer.
Stader, Otto [stéidər] ステーダー（アメリカの獣医）．
S. splint ステーダー副子（金属の細長い板に直角に釘のついたもので，骨折の骨片を固定するために用いる）．
Staderini, Rutilio [staderí:ni] スタデリニ（イタリアの解剖学者）．
S. nucleus スタデリニ核（介在核），= nucleus intercalatus.
sta·di·um [stéidiəm] ①期，= stage. ②スタジアム（運動などを行う場所）．複 stadia.
s. acmes 極期（疾病の）．
s. algidum 厥冷期（アジアコレラの）．
s. amphiboles 不安定期．
s. annihilationis 回復期．
s. augmenti 増悪期．
s. caloris 発熱期．
s. contagii 伝染期．
s. convalescentiae 回復期．
s. convulsionis 痙攣期．
s. criseos 分利期．
s. decrementi 減退期．
s. decrustationis 結痂期．
s. desquamationis 落屑期．
s. eruptionis 発疹期．
s. exsiccationis 結痂期，= stadium decrustationis.
s. floritionis 開花期（発疹の極期）．
s. frigoris 悪寒期，= sadium algidum.
s. incrementi 増進期．
s. incubationis 潜伏期．
s. invasionis 侵入期．
s. maniacale 躁病期．
s. maturationis 成熟期．
s. nervosum 発作期．
s. prodromorum 前兆期．
s. proliferationis 増殖期．
s. sudoris 発汗期．
s. suppurationis 化膿期．
staff [stǽf] ①消息子（尿道などに挿入する導子の一種）．②医員，職員．③杆（桿）状物．
s. cell 杆状核細胞，= band cell.
s. count 杆状核計算値（好中球の分葉核以前の幼若型を計算して，骨髄における造血亢進度を判定すること），= Schilling hemogram.
s. leukocyte 杆〔状〕核〔白血〕球，= stab leukocyte.
s. model HMO 職員方式保健維持機構（医療提供側の医師が，HMO の職員である HMO）．
s. neutrophil 杆状核好中球，= staff neutrophil.
Staffordshire knot スタッフォードシアー結索（茎を結ぶための結紮法で，結紮を茎を通して輪を茎の上にかけ，その一端は輪を通して，両端を角結びとする），= Tait knot.
stage [stéiʤ] ①期〔医学〕．②舞台．③載物台（顕微鏡の）．
s. fright 舞台あがり〔医学〕．
s. frigoris 悪寒期〔医学〕．
s. micrometer 台上（対物）マイクロメータ，= objective micrometer.
s. of acme 極期〔医学〕．
s. of afterbirth 後産期〔医学〕，= placental stage of labor.
s. of analgesia 無痛期〔医学〕．
s. of convulsion 痙攣期〔医学〕．
s. of decrustation 落痂期〔医学〕．
s. of desquamation 落屑期〔医学〕．
s. of excitement 発揚期．
s. of exhaustion 消耗期〔医学〕，疲憊期（Selye の一般順応症候群の第3段階）．
s. of febrile crisis 分利期〔医学〕，= stage of crisis.
s. of fervescence 熱上昇期．
s. of induration 硬変期〔医学〕．
s. of invasion 侵入期〔医学〕，感染期．
s. of labor 分娩期〔医学〕．
s. of latency 潜伏期〔医学〕．
s. of maturation 成熟期〔医学〕．
s. of papulation 丘疹期〔医学〕．
s. of paralysis 麻痺期〔医学〕．
s. of pustulation 膿疱期〔医学〕．
s. of respiratory arrest 呼吸停止期〔医学〕．
s. of shivering 悪寒期〔医学〕．
s. of syphilis 梅毒期〔医学〕．
s. specificity 時期特異性〔医学〕．
s. sudoris 発汗期〔医学〕．
s. to stage transmission 経発育期伝播．
stages of dying 死にゆく過程の諸段階（E. Kubler-Ross は，これを refuse (denial) 拒否（否認），anger 怒り，bargaining 取り引き，depression 抑うつ，acceptance 受容，の5段階に分けている）．
staggered form ねじれ形〔医学〕．
staggered spondaic word test 切断歪語音検査．
staggering gait よろめき歩行〔医学〕，千鳥足，アヒル歩行，よたつき歩行，スタンプ歩行．
stag·gers [stǽgərz] うんとう（暈倒）病（ウマが飼料中毒により，めまい（眩暈），もうろう（朦朧）視，歩行異常，咽頭麻痺の症状を呈する疾病），= leukoencephalitis.

S

staghorn calcinosis さんご状結石症〔医学〕.
staghorn calculus さんご状結石〔医学〕, 鹿角状結石(腎盂の), = coral calculus.
stag·ing [stéiʤiŋ] 病期分類〔医学〕, 進展度診断(癌などの).
s. laparotomy 病期分類のための開腹〔医学〕.
s. of ovarian cancer 卵巣癌期別分類(国際対癌連合 UICC による).
s. of ovarian carcinoma 卵管癌期別分類(国際産婦人科学連合 FIGO による).
stagnant anoxia うっ血性無酸素〔症〕〔医学〕.
stagnant hypoxia うっ血性低酸素〔症〕〔医学〕.
stag·na·tion [stægnéiʃən] ① 停滞〔医学〕(流体の). ② うっ滞, 貯留, = retention. 動 stagnate. 形 stagnant.
s. atelectasis うっ滞性無気肺〔医学〕, 静止性無気肺.
s. icterus うっ滞性黄疸.
s. jaundice うっ滞性黄疸〔医学〕.
s. mastitis うっ滞〔性〕乳腺炎〔医学〕, うっ積乳腺炎, = caked breast.
s. point よどみ点.
s. thrombus うっ血性血栓〔医学〕.
Stahl, Franklin William [stá:l] シュタール(1929生, アメリカの分子生物学者). → Meselson-Stahl experiment.
Stahl, Friedrich Karl [stá:l] シュタール(1811-1873, ドイツの医師).
S. ear シュタール耳(耳輪の発育温度の影響により, 卵形窩と舟状窩上部とが耳輪で覆われたような形の先天性奇形で, これを第1号奇形と呼び, 対耳輪脚が3個ある外耳奇形は第2号奇形と呼ばれる).
Stahl, Georg Ernst [stá:l] シュタール(1660-1734, ドイツの病理学者).
S. theory シュタール説(ヒトの身体は調節する霊魂により支配されるとの説), = animism.
Stähli, Jean [stá:li] シュテーリ(1890生, スイスの眼科医).
S. line シュテーリ線, = linea corneae senilis.
stain [stéin] ① 染色〔医学〕, 着色, 色づけ. ② 染料. ③ 汚点.
stain·a·bil·i·ty [stèinəbíliti] 染色可能性〔医学〕.
stained-blood smear 血液塗抹染色標本.
stained color 有彩色.
stain·er [stéinər] 染色液〔医学〕.
stain·ing [stéiniŋ] 染色〔法〕〔医学〕.
s. solution 染色液.
s. tooth 着色歯〔医学〕.
stainless iodized ointment 無染ヨード化軟膏(ヨウ素, オレイン酸, パラフィン, ワセリンからなり, 遊離ヨウ素を含まない), = unguentum iodatum denigrescens, stainless iodine ointment.
stair sign 階段徴候(脊髄癆においては運動失調のため階段を上がることができない症状).
staircase phenomenon 階段現象〔医学〕(一定強度の刺激中に起こる筋攣縮の漸増現象で, 攣縮は初めの刺激の残存効果により増大する), = treppe.
stai·ti·no·der·mia [stàitinoudə́:miə] 弾力性皮膚症.
stakeout operation 見当たり捜査.
stal·ac·tite [stǽləktait, stəlǽk-] 鍾乳石(① つららいし. 石灰洞穴内で炭酸を含んだ地下水が石灰岩を溶かして落下する際, 水分が蒸発して方解石の長円錐状沈殿となったもの. ② 細菌学では液状培地の表面から菌が垂下する現象についていう).
stal·ag·mom·e·ter [stæ̀ləgmámitər] 測滴計, 滴数計〔医学〕, スタラグモメーター(表面張力の測定に用いる装置).
sta·lag·mon [stəlǽgmən] スタラグモン(溶液中に混ぜると, その表面張力を変化させる膠状物質).
sta·lax·is [stəlǽksis] ① 点滴. ② 蒸留.
s. narium 鼻点滴.
stal·ing [stéiliŋ] 放尿(ウマ, ウシの).
stalk [stɔ́:k] 茎, 柄〔医学〕(植物の).
s. cell 柄細胞.
s. disease 家畜の発疹病.
s. of epiglottis [TA] 喉頭蓋茎, = petiolus epiglottidis [L/TA].
stalked bacteria 有柄細菌〔医学〕.
stalked hydatid 有茎小胞(胞状垂), = appendix vesiculosa.
stalk·er [stɔ́:kər] ストーカー(ストーキング行為をする人).
stalk·ing [stɔ́:kiŋ] ストーキング(人に執念深くつきまとうこと).
stall bars 肋木〔医学〕.
stal·sis [stǽlsis] ぜん(蠕)動緩徐.
sta·men [stéimən] 雄ずい(蕊), おしべ. 複 stamens.
stam·i·na [stǽminə] ① 精力, 活力〔医学〕. ② 忍耐力. ③ おしべ.
stam·mer·ing [stǽməriŋ] 構音障害〔医学〕, どもり〔医学〕, 舌たらず(訥語症)(難発性構音障害を特徴とするどもりの一型. 談話に際し, 最初の言い出しが困難な状態で, 一度発音すれば正確に談話を継続できる. 連発性吃音 stuttering と区別する), = anarthria, batterism, psellism. 動 stammer.
s. bladder 排尿異常性膀胱.
s. gait ためらい歩行〔医学〕.
stamp smear 捺印細胞診, = touch smear.
stamping die 鋳造打型盤.
stamping gait 踏みつけ歩行〔医学〕(感覚性運動失調でみられる), = ataxic gait.
stance control 立脚制御〔医学〕.
stance fatigue 静止疲労〔医学〕, 姿勢(直立)疲労.
stance phase 立脚期〔医学〕, 立脚相(歩行周期のうち, 床と足が接触している間).
stanch·ing [stǽnʧiŋ, stɔ́:n-] 止血〔医学〕, = hemostasis. 動 stanch.
stand oil スタンド油(アマニ油などをボイル油製造時より高温に熱してつくる重合油).
stan·dard [stǽndə:d] ① 標準, 規格. ② 原器(ある単位を表すための一定の物体). ③ 旗弁(植物の).
s. antibiotic 標準抗生物質〔医学〕.
s. atmosphere 標準大気.
s. basal metabolic rate 基礎代謝基準値〔医学〕.
s. bicarbonate 標準重炭酸塩.
s. bicarbonate concentration 標準重炭酸塩〔イオン〕濃度〔医学〕.
s. body weight 標準体重〔医学〕.
s. cell 標準電池〔医学〕.
s. cellulose 標準セルロース〔医学〕.
s. clasp 支柱鉤.
s. color scale 水色標準液.
s. condition 標準状態〔医学〕.
s. curve 標準曲線〔医学〕.
s. death certificate 公式死亡診断書(アメリカ衛生統計局の).
s. death rate 標準化死亡率〔医学〕.
s. deviation (SD) 標準偏差〔医学〕(一定の集団における変量xと, その平均値mとの差を二乗したものの算術的平均値 S_x の正の平方根で, 統計学では次の式をもって表す. 記号シグマσで表す. Nは母集団の大きさ), = the root mean squared deviation from the mean. (→ 式)
s. dropper 標準滴びん〔医学〕.

S

$$\sigma = \sqrt{S_X/N}$$

s. drug 標準薬〔医学〕, 基準薬〔医学〕.
s. electrode 基準電極, 基準半電池(金属と溶液との間の電極電位を測定するとき, その溶液との間の電位差の未知の電極で, 甘汞電極, 水素電極, 水銀滴下電極など).
s. error (SE) 標準誤差〔医学〕(推定量(例えば平均値)の標準偏差).
s. error of mean (SEM) 標準誤差.
s. free energy 標準自由エネルギー変化.
s. horizontal plane 標準横平面, = horizontal plane.
s. hydrogen electrode 標準水素電極〔医学〕.
s. illuminant 標準光源.
s. interval 標準間隔〔医学〕.
s. irradiation 標準照射〔医学〕.
s. life 標準体〔医学〕.
s. limb lead 標準肢誘導〔医学〕, 標準四肢誘導.
s. lobotomy 標準ロボトミー.
s. man 標準人〔医学〕.
s. metabolic rate 標準代謝率〔医学〕.
s. metropolitan statistical area 標準都市統計区.
s. million 標準百万(人口百万人をその指定人口においてみられるものとの同じ割合の年齢群で割った数値で, 標準死亡率の算出に用いる).
s. nursing 基準看護〔医学〕.
s. observer 標準観察者.
s. of immunization 予防接種の基準(伝染病の流行状況を勘案し, 国や地域によって予防接種を推進するための基準. 使用するワクチン, 接種対象, 接種方法, 禁忌, 注意点などをワクチンごとに定めたもの).
s. of judgement on premature infants 未熟児判定基準.
s. of living 生活水準〔医学〕.
s. olfactometry 基準嗅力検査.
s. operating procedure 標準操作手順〔医学〕.
s. plate count 一般細菌数〔医学〕.
s. population 標準人口〔医学〕.
s. posture 立位の姿勢.
s. precaution スタンダードプレコーション, 標準予防策(救急患者の血液, 体液, 排泄物からの感染防止など医療現場のスタッフを予防するためにアメリカCDCにより提唱された. 普遍的予防措置として, CDCのガイドラインがあり, 医療スタッフの予防により他の患者への交差感染を防ぐことにもつながっている).
s. radiation source 標準線源.
s. rate 標準率〔医学〕.
s. reagent 標準試薬〔医学〕.
s. regimen 標準処方〔医学〕.
s. sample 標準試料〔医学〕.
s. schedule 標準法〔医学〕.
s. serologic tests for syphilis 〔標準〕梅毒血清反応, = STS for syphilis.
s. serum 標準血清〔医学〕.
s. sieve 標準ふるい(篩)〔医学〕.
s. solution 規定液〔医学〕, 標準液〔医学〕(定量分析に用いる標準値を表す液).
s. source 標準線源〔医学〕.
s. state 標準状態(気体の標準状態は 0°C (273.15 K), 100kPa をいう).
s. strength 標準強度〔医学〕.
s. substance 標準物質(定量用の).
s. table of food composition 食品標準成分表〔医学〕.
s. temperature 標準温度(0°C または 273K).
s. test odor 嗅覚検査用基準臭〔医学〕.
s. thermometer 標準温度計〔医学〕.
s. titrimetric substance 標準物質(規定液の).
s. value of normal growth 発育標準値.
s. weight 標準体重〔医学〕.
stan·dard·i·za·tion [stæ̀ndə:daizéiʃən] 標定, 標準化〔医学〕. 動 standardize.
s. of vaccine ワクチン標準化〔医学〕.
stand·ard·ize [stǽndə:daiz] 標準化する〔医学〕.
standardized birth rate 標準化出生率〔医学〕.
standardized death rate 標準化死亡率〔医学〕.
standardized mortality ratio (SMR) 標準化死亡比(指数)〔医学〕.
standardized natural increase rate 標準化自然増加率〔医学〕.
standardized patient (SP) 標準模擬患者.
standardized vital index 標準化人口動態指数〔医学〕.
standards for evaluating hospitals 病院評価基準〔医学〕.
standards for hospital evaluation and accreditation 病院機能評価スタンダード〔医学〕.
stand·ing [stǽndiŋ] 立位〔の〕〔医学〕.
s. arch 直立弓(直立位で骨盤の重心を変える線で, 腸骨を通り仙骨から股関節および大腿骨頭部に達する).
s. bath 継続浴〔医学〕.
s. brace 立位支持装具〔医学〕.
s. culture 静置培養〔医学〕.
s. leg 立脚.
s. on one foot test 単脚起立検査〔医学〕.
s. on one leg with closed eyes 閉眼片足立ち〔医学〕.
s. plasma test 血漿直立試験.
s. position 起立位〔医学〕, 立位〔医学〕.
s. reflex 起立反射〔医学〕, 直立反射.
s. table 起立テーブル(台)〔医学〕.
s. test 立位試験, 起立試験, = orthostatic test.
s. trunk flexion 立位体前屈〔医学〕.
stand·still [stǽndstil] 静止〔医学〕, 停止(心臓または肺臓機能が停止する状態).
Stanford-Binet intelligence scale スタンフォード・ビネー知能スケール(Binet-Simon scale を改訂したもので(L. M. Terman), それを再標準化したものが田中・ビネー式知能検査法である).
Stanford test [stǽnfɔ:d tést] スタンフォード試験(Binet-Simon 知能検査法の変法).
Stange test [stǽndʒi tést] スタンゲ試験(数回の深呼吸後, 吸気の終わりに停止させ, その呼吸停止持続時間が30秒以下であれば麻酔に対する危険率が高い), = Henderson test.
Stanley ba·cil·lus [stǽnli bəsíləs] (イギリスのStanley における食中毒症患者から分離されたサルモネラ菌の一種).
Stanley, Edward [stǽnli:] スタンリー(1793-1862, イギリスの外科医).
S. cervical ligaments スタンリー頸靱帯.
Stanley, Wendell Meredith [stǽnli] スタンレー(1904-1971, アメリカの生化学者. 1935年タバコモザイクウイルスを結晶として分離し, その核タンパク質を発見し, 13種のアミノ酸の存在をも証明した. この業績はウイルスの化学的研究の発端をなし, J. H. Northrop とともに1946年ノーベル化学賞を受けた).
stan·nate [stǽneit] スズ酸塩.
stan·nic [stǽnik] スズの, 4価(第二)スズ化合物の.
s. acid スズ酸(H_2SnO_2から H_2SnO_4との範囲にある構造をもつ一連の化合物).
s. compound 4価スズ化合物.
s. hydroxide 水酸化第二スズ $Sn(OH)_4$, = ortho-

stannic acid.
s. oxide 酸化第二スズ SnO_2.
s. salt 第二スズ塩.
s. sulfide 硫化第二スズ SnS_2.
stan·nif·er·ous [stænífərəs] 含スズの.
Stannius, Herman Friedrich [stǽniəs] スタニウス(1808–1883, ドイツの生理学者).
S. experiment スタニウス実験(第1および第2結紮による実験で, 房室の心筋は独立した自発性調律をもち, 静脈洞は心臓のペースメーカーであることが示唆される).
S. first ligature スタニウス第1結紮(カエルの心臓の静脈洞と心房との間に施す結紮で, 心拍を停止させる).
S. ligature スタニウス結紮〔医学〕.
S. second ligature スタニウス第2結紮(心臓の房室溝に施すもの).
stan·no·sis [stǽnousis] スズ肺.
stan·nous [stǽnəs] 2価(第一)スズの.
s. compound 第一スズ化合物.
s. hydroxide 水酸化第一スズ $Sn(OH)_2$.
s. oxide 酸化第一スズ SnO.
s. salt 第一スズ塩.
s. sulfide 硫化第一スズ SnS.
stan·num [stǽnəm] スズ, = tin.
stan·o·lone [stǽnəloun] スタノローン ㊋ (5α,17β)-17-hydroxyandrostan-3-one $C_{19}H_{30}O_2$ (アンドロゲンの一種, 乳癌治療薬), = androstane, androlone, neodrol.
stan·o·zo·lol [stǽnəzəlɔ:l] スタノゾロール ㊋ (5α,17β)-17-methyl-2′*H*-androst-2-eno[3,2-*c*]pyrazol-17-ol $C_{21}H_{32}N_2O$ (半合成タンパク同化薬).
Stanton disease スタントン病, = melioidosis.
sta·pe·dec·to·my [stèipidéktəmi] アブミ骨切除術, アブミ骨摘除術.
sta·pe·di·al [steipí:di:əl] アブミ骨の.
s. ankylosis アブミ骨強直〔症〕.
s. artery アブミ骨動脈.
s. branch [TA] アブミ骨枝, = ramus stapedius [L/TA].
s. fold アブミ骨ヒダ.
s. membrane [TA] アブミ骨膜(アブミ骨の脚部と底部の間に張る薄い粘膜層), = membrana stapedialis [L/TA].
sta·pe·di·ol·y·sis [steipì:diálisis] アブミ骨剥離〔術〕.
sta·pe·di·o·plas·ty [steipí:diəplæ̀sti] アブミ骨形成〔術〕.
sta·pe·di·o·te·not·o·my [steipì:dioutənátəmi] アブミ骨筋腱切開〔術〕.
sta·pe·di·o·to·ne·ot·o·my [steipì:diouteniátəmi] アブミ骨筋腱切開〔術〕, = stapediotenotomy.
sta·pe·di·o·ves·tib·u·lar [steipì:diouvestíbjulər] アブミ骨前庭の.
sta·pe·di·us [stəpí:diəs] [TA] アブミ骨筋, = musculus stapedius [L/TA]. 複 stapedii.
s. muscle アブミ骨筋.
s. nerve アブミ骨筋神経.
sta·pe·dot·o·my [stèipidátəmi] アブミ骨底開窓術.
sta·pes [stéipi:z] [L/TA] アブミ骨, = stapes [TA]. 複 stapes, stapedes.
s. band アブミバンド.
s. convulsion アブミ骨痙攣.
s. fenestration アブミ骨板開窓術.
s. fixation アブミ骨固着.
s. foot plate アブミ骨底.
s. gypsum bandage アブミギプス包帯.
s. mobilization アブミ骨可動化術.
s. mobilization operation アブミ骨可動〔化〕術.
s. surgery アブミ骨手術.
staph·i·sa·gria [stæ̀fiséigriə] スタフィサグリア(ヒエンソウ *Delphinium staphisagria* の成熟種子を乾燥したもので, 以前は, アタマジラミの駆除に用いられた).
staph·i·sa·grine [stæ̀fiséigrin] スタフィサグリン $C_{22}H_{33}NO_5$ (スタフィサグリアに存在する有毒アルカロイド).
staphyl– [stæfil] ぶどう膜, 口蓋垂の意味を表す接頭語, = staphylo–.
staph·y·la·gra [stæ̀filéigrə] 口蓋垂支持器(単数で staphylagrum ともいう).
staph·y·lec·to·my [stæ̀filéktəmi] 口蓋垂切除術.
staph·yl·e·de·ma [stæ̀filidí:mə] 口蓋垂浮腫〔医学〕, 口蓋垂水腫〔医学〕.
staph·y·le·mia [stæ̀filí:miə] ブドウ球菌血症.
staph·yl·he·ma·to·ma [stæ̀filhi:mətóumə] 口蓋垂血腫〔医学〕.
staph·y·lin [stǽfilin] スタフィリン(ブドウ球菌により産生される溶菌性物質で, ジフテリア菌の発育を阻止する作用を示す).
staph·y·line [stǽfili:n] ① 口蓋垂の. ② ブドウ状の.
Staph·y·lin·i·dae [stæ̀filínidi:] ハネカクシ科, = rove beetles.
staph·y·li·nus [stæ̀filáinəs] 口蓋垂筋.
sta·phyl·i·on [stəfíliən] 口蓋点, 後鼻棘中点(口蓋骨の水平板の2つの曲がった後縁と切線として引いた直線が口蓋間縫合と交差する点で, 頭蓋骨測定上の一点).
staph·y·li·tis [stæ̀filáitis] 口蓋垂炎〔医学〕.
staphylo– [stǽfilou, –lə] ぶどう膜, 口蓋垂の意味を表す接頭語.
staph·y·lo·an·gi·na [stæ̀filouænʤáinə, –ǽnʤinə] 軽症口蓋痛.
staph·y·lo·cide [stǽfiləsaid] 殺ブドウ球菌薬(ブドウ球菌に作用する殺菌薬), = staphylococcide.
staph·y·lo·co·ag·u·lase [stæ̀filoukouǽgjuleis] スタフィロコアグレース(ブドウ球菌により産生されるプロスタフィロコアグレースの肉汁培養液がプロトロンビンに無関係の血漿因子に作用して生成されるトロンビン形成因子), = plasmacoagulase.
staph·y·lo·coc·cal [stæ̀filəkákəl] ブドウ〔状〕球菌性の, = staphylococcic.
s. blepharitis ブドウ球菌性眼瞼炎.
s. conjunctivitis ブドウ球菌性結膜炎.
s. enterocolitis ブドウ球菌性全腸炎.
s. food poisoning ブドウ球菌性食中毒.
s. infection ブドウ球菌感染症.
s. pericarditis ブドウ球菌性心膜炎.
s. phage ブドウ球菌ファージ.
s. pneumonia ブドウ球菌性肺炎.
s. protein A (**SPA**) ブドウ球菌プロテインA(ブドウ球菌の細胞表面抗原で, スーパー抗原として作用する).
s. scalded skin syndrome (**SSSS**) ブドウ球菌性熱傷様皮膚症候群.
s. toxoid ブドウ球菌トキソイド.
s. vaccine ブドウ球菌ワクチン.
staph·y·lo·coc·ce·mia [stæ̀filoukaksí:miə] ブドウ〔状〕球菌血症.
staph·y·lo·coc·ci [stæ̀filəkáksi] (staphylococcus の複数).
staph·y·lo·coc·cia [stæ̀filəkáksiə] ブドウ球菌性皮膚症.
staph·y·lo·coc·cic [stæ̀filəkáksik] ブドウ球菌性

S

の，= staphylococcal.
staph·y·lo·coc·cide ［stæ̀filəkáksaid］殺ブドウ球菌薬，= staphylocide.
staph·y·lo·coc·col·y·sis ［stæ̀filoukəkálisis］ブドウ球菌溶解.
staph·y·lo·coc·co·sis ［stæ̀filoukakóusis］ブドウ球菌感染症. 複 staphylococcoses.
Staph·y·lo·coc·cus ［stæ̀filəkákəs］ブドウ球菌属（通性嫌気性のグラム陽性球菌でブドウの房状をなす）.
S. aureus 黄色ブドウ球菌（培地では鮮やかな黄金色を呈する．病原性の最も強い菌種で，化膿症，食中毒，剥脱性皮膚炎，毒素性ショック症候群などの原因となる．また，薬剤耐性菌，特にメチシリン耐性黄色ブドウ球菌（MRSA）は院内感染の原因菌として問題となる）.
S. epidermidis 表皮ブドウ球菌（心内膜炎や尿路感染症の原因となる）.
S. saprophyticus ストレプトコッカス・サプロフィチカス（尿路感染症の原因となる）.
staph·y·lo·coc·cus ［stæ̀filəkákəs］ブドウ球菌. 複 staphylococci. 形 staphylococcal, staphylococcic.
s. antitoxin ブドウ球菌抗毒素（ブドウ球菌またはその毒素を注射して得られるウマ血清で，ブドウ球菌症の治療に用いる）.
s. toxin ブドウ球菌毒素，= staphylotoxin.
s. toxoid ブドウ球菌トキソイド（Burnet 法によりホルムアルデヒドで解毒した強力な溶血性毒素で，ブドウ球菌性疾患に対する予防または治療に用いる抗原）.
s. vaccine ブドウ球菌ワクチン（1種あるいは数種のブドウ球菌株から分離されたワクチン．頻発するよう（癤）などのブドウ球菌感染症に用いられる）.
staph·y·lo·cys·tis ［stæ̀filəsístis］ブドウ状嚢虫.
staph·y·lo·der·ma ［stæ̀filoudə́:mə］ブドウ球菌性皮膚炎，=staphylodermia.
staph·y·lo·der·ma·ti·tis ［stæ̀filoudə̀:mətáitis］ブドウ球菌性皮膚炎，= staphylodermia.
staph·y·lo·der·mia ［stæ̀filoudə́:miə］ブドウ球菌性皮膚炎，= staphylodermatitis.
s. exfoliativa neonatorum 新生児剥脱性皮膚炎（Ritter）.
s. follicularis chronica sycoformis （尋常性毛瘡），= sycosis vulgaris.
s. follicularis superficialis 浅在性毛嚢ブドウ球菌膿皮症，= Bockhart impetigo.
s. periporaris 汗孔周囲ブドウ球菌膿皮症，= periporitis staphylogenes.
s. sudoripara suppurativa 化膿性汗腺ブドウ球菌皮膚炎.
s. superficialis 浅在性ブドウ球菌膿皮症，= impetigo staphylogenes.
s. superficialis bullosa manuum 手部水疱性ブドウ球菌膿皮症，= pyodermia bullosa manuum.
s. superficialis diffusa exfoliativa （リッテル病），= Ritter disease.
staph·y·lo·di·al·y·sis ［stæ̀filoudaiǽlisis］口蓋垂弛（し）緩〔医学〕.
staph·y·lo·e·de·ma ［stæ̀filouidí:mə］口蓋垂水腫（浮腫），= staphyledema.
staph·y·lo·he·mia ［stæ̀filouhí:miə］ブドウ球菌血症，= staphylemia.
staph·y·lo·ki·nase ［stæ̀filoukáineis］スタフィロキナーゼ（ブドウ球菌の産生するフィブリン分解酵素）.
staph·y·lo·leu·ko·ci·din ［stæ̀filouljù:kəsáidin］スタフィロロイコシジン（ブドウ球菌の培養により得られる白血球溶解素．ロイコシジン）.
staph·y·lol·y·sin ［stæ̀filálisin］ブドウ球菌溶血素（ブドウ球菌の産生する溶血素）.
staph·y·lo·ma ［stæ̀filóumə］ぶどう〔膜〕腫〔医学〕（炎症に基づく角膜または強膜の突出）. 形 staphylomatic, staphylomatous.
s. corneae ① 角膜ぶどう腫．② 虹彩ぶどう腫，= conical cornea, projecting staphyloma.
s. corneae fistulosum 瘻孔性角膜ぶどう腫.
s. corneae racemosum ブドウ状角膜ぶどう腫.
staph·y·lo·my·co·sis ［stæ̀filoumaikóusis］ブドウ球菌感染症.
staph·y·lon·cus ［stæ̀filáŋkəs］口蓋垂腫.
staphylo-opsonic index ブドウ球菌オプソニン指数.
staph·y·lo·phar·yn·gor·rha·phy ［stæ̀filoufæ̀riŋgárəfi］口蓋咽頭縫合術〔医学〕.
staph·y·lo·plas·min ［stæ̀filəplǽzmin］スタフィロプラスミン（ブドウ球菌の菌体内に産生される毒物で，化膿作用を示すもの），= staphylotoxin.
staph·y·lo·plas·ty ［stǽfiləplæ̀sti］口蓋垂形成術〔医学〕.
staph·y·lop·to·sis ［stæ̀filaptóusis］口蓋垂下垂〔医学〕，= staphyloptosia.
staph·y·lor·rha·phy ［stæ̀filɔ́:rəfi］軟口蓋縫合術，口蓋縫合〔術〕〔医学〕，= uraniscorrhaphy.
staph·y·los·chi·sis ［stæ̀filáskisis］口蓋垂〔披〕裂〔医学〕.
staph·y·lo·strep·to·coc·cia ［stæ̀filoustrèptəkáksiə］ブドウ球菌レンサ球菌性化膿症.
staph·y·lo·tome ［stǽfilətoum］口蓋垂切開刀〔医学〕.
staph·y·lot·o·my ［stæ̀filátəmi］口蓋垂切開術〔医学〕.
staph·y·lo·tox·in ［stæ̀filətáksin］ブドウ球菌毒素（溶血素，白血球毒，凝固酵素，線維溶解素，壊死性内毒素，致死性外毒素など）.
staph·y·lo·trop·ic ［stæ̀filətrápik］ブドウ球菌親性の.
sta·ple ［stéipl］鉤〔医学〕，かすがい，ステープル〔医学〕.
s. capsulorrhaphy 関節包ステープル縫合〔術〕.
sta·pler ［stéiplər］吻合器〔医学〕.
sta·pling ［stéipliŋ］ステープリング，かすがい止め〔医学〕.
s. anastomosis 器械吻合〔医学〕.
star ［stá:r］①星状体，放線体，星芒，星形．②星．③宇宙線スター.
s.-anise ダイウイキョウ［大茴香］，ハッカクウイキョウ［八角茴香］，= illicium, fructus anisi stellati.
s.-anise oil ダイウイキョウ油，= anise oil.
s. blind 半盲，瞬目.
s. cell 星細胞（エナメル上皮腫にみられる細胞）.
s.-fish ヒトデ［海盤車］，= *Asteroidea*.
starch ［stɑ:ʧ］デンプン $(C_6H_{10}O_5)_n$（代表的な多糖類で，植物体内でクロロフィルの存在の下に炭酸ガスと水とから光合成され，水に溶けにくいアミロペクチンまたはαアミロース70〜80%とこれに包蔵されるアミロースまたはβアミロース20〜30%とがその主成分である），= amylum, cornstarch. 形 starchy.
s. bandage デンプン包帯.
s. bath デンプン風呂.
s. block electrophoresis デンプンブロック電気泳動〔法〕.
s. cellulose デンプンセルロース，= amylose.
s.-derivative dusting powder デンプン性散布剤（トウモロコシデンプンを epichlorohydrin によりエーテル化して得られる吸収性デンプン剤），= biosorb.
s. equivalent デンプン価，デンプン等量（脂肪の

S

一定量が完全に燃焼するために要する酸素量と，同量のデンプンが要する量との比較数値で，約2.4)．
s. gel デンプンゲル．
s. gel electrophoresis デンプンゲル電気泳動〔法〕．
s. glycerite グリセリン軟膏(デンプン100g，安息香酸2g，水200mL，グリセリン700mLからなる軟膏基剤)，= glyceritum amyli.
s. grain デンプン粒．
s. gum スターチガム，= dextrin.
s. iodide paper ヨウ素デンプン紙．
s.-iodine test ヨード-デンプン試験．
s. paste デンプン糊．
s. seeds デンプン種子．
s. sheath デンプン鞘．
s. solution デンプン液．
s. sugar デンプン糖，= dextrose.
s. synthase デンプン合成酵素．
s. syrup デンプンシロップ(デンプンの酸分解物)．
s. test デンプン試験，= iodine test.
s. trophopathy デンプン栄養障害．
stare [stέər] 凝視．
s. sign 凝視徴候，= Hanes nephritic stare sign.
Stargardt, Karl [stá:rgɑ:rt] スタルガルド(1875-1927，ドイツの眼科医)．
S. disease スタルガルド病(思春期以前に発現する黄斑の変性)．
Starke line [stá:k láin] スターク線(足底の横中部の最も広い線)．
Starling, Ernest Henry [stá:liŋ] スターリング(1866-1927，イギリスの生理学者．1902年 W. W. Bayliss とともにセクレチンは膵臓の分泌を促進することを証明し，1924年 E. B. Vernay とともに腎臓細尿管は水分を再吸収することを発見した．また心筋の収縮による1回拍出量は拡張期末心室容積によって定まるという説は，スターリングの心臓法則 S. law of heart として知られている)．
S. hypothesis スターリング仮説(血圧と膠質浸透圧の差によって，毛細血管壁で濾過が行われるという説)，= Starling principle.
S. law スターリングの法則(心臓の拡張期の充満が増加すると，心拍出量が増加する)，= Frank-Starling law, law of heart.
S. law of heart スターリングの心臓の法則〔医学〕．
S. reflex スターリング反射．
Starr, Albert [stá:r] スター(1926生，アメリカの医師)．
S.-Edwards valve スター・エドワーズ弁(ボール型の人工弁)．
start·er [stá:tər] 発端培養〔医学〕(酪農において発酵を開始するために用いるもの)．
s. neuron 始発ニューロン〔医学〕．
starting codon 開始コ〔ー〕ドン〔医学〕．
starting pain 就眠痛(関節軟骨の潰瘍によることが多い)．
starting point 起始点〔医学〕．
startle [stá:tl] 驚かせる．
s. disease 驚愕病，= hyperekplexia.
s. epilepsy 驚愕てんかん．
s. pattern 警告〔反応〕像．
s. reaction 驚愕反応．
s. reflex 驚愕反射〔医学〕(乳児が音またはほかの刺激に対しふるえる挙動をする反射)．
s. response 驚愕反応〔医学〕．
s. response audiometry 驚愕反射聴力検査〔法〕〔医学〕，びっくり反射聴力検査〔法〕〔医学〕．
star·va·tion [stɑ:véiʃən] 飢餓，飢餓性衰弱〔医学〕，断食，= hunger. 動 starve.
s. cure 飢餓療法，断食療法，= hunger cure.
s. diabetes 飢餓糖尿病〔医学〕．
s. ligature 虚血結紮〔医学〕，乏血結紮〔医学〕(血液補給を減少させるための)．
s. treatment 飢餓療法(糖尿病の)，= Allen test.
starving effect 飢餓効果〔医学〕．
Stas, Jean Servais [stá:s] スタース(1813-1891，ベルギーの化学者．1835年リンゴの根皮からフロリジンを発見し，アルコールはその対応する酸に酸化されることを見いだし，アルコール，水，エーテル化合物を順次に用いるアルカロイドの抽出法は Stas-Otto method として知られている)．
S.-Otto method スタース・オットー法(植物からアルカロイドを抽出する方法で，まずアルコールと酒石酸とを用いて原料を消化し，水により脂肪および樹脂を沈殿させ，濾液にアルカリを加え，エーテルとクロロホルムでアルカロイドを抽出する)．
sta·ses [stéisi:z] 静止，うっ血(stasis の複数)．
stas·i·bas·i·pho·bia [stèisibèisifóubiə] 起立歩行恐怖〔症〕，歩行恐怖〔症〕〔医学〕．
sta·si·dyn·ic [stèisidínik] (酸化または還元に対し不応の性状についていう)．
s. proteinase 不変性タンパク質分解酵素(酸化還元によってその活性が変化しない)．
stas·i·mor·phia [stèisimɔ́:fiə] 発育不全奇形，= stasimorphy.
stas·i·mor·phy [stèisimɔ́:fi] 発育不全奇形(発育不全による奇形または異常)．
stas·i·pho·bia [stèisifóubiə] 起立恐怖〔症〕．
-stasis [stæsis, steis] 静止，うっ血，血行静止の意を表す接尾語．
sta·sis [stǽsis, stéis] うっ滞，静止．複 stases.
s. cirrhosis うっ血性肝硬変〔医学〕，= cardiac liver cirrhosis.
s. dermatitis うっ血性皮膚炎，うっ滞性皮膚炎．
s. eczema うっ滞性湿疹，= stasis dermatitis.
s. gallbladder うっ滞性胆嚢〔医学〕(胆汁の排泄が停滞するもの)．
s. hypertension (SH) うっ血性高血圧症．
s. liver うっ血肝，= cardiac cirrhotic liver.
s. of blood stream 血行静止．
s. of cerebrospinal fluid 髄液うっ滞〔医学〕．
s. purpura うっ血性紫斑．
s. ulcer 〔静脈〕うっ滞性潰瘍．
stat- [stæt] 静電単位を表す接頭語(例：statampere, statvolt)．
stat [stǽt] ①(ラジウムエマナチオンの量を表すドイツの単位で，0.364microcurie (1.3468×10^4Bq)に相当する)．② statim 直ちにの略．
State Board of Medical Examiners 州庁開業試験委員．
state [stéit] 状態，分利．
s. amplitude 確率振幅，= probability amplitude.
s.-dependent learning 状態依存性学習．
s. hospital 州立病院．
s. medicine 国家診療(政府が診薬費を負担する制度)．
s. of health 容態〔医学〕．
s. of population 人口静態〔医学〕．
s. registered nurse (SRN) 国家登録看護師．
stath·mo·ki·ne·sis [stæ̀θmoukainí:sis] スタトモキネーゼ(動物細胞において有糸分裂の際，紡錘糸の形成が妨げられて，中期または前中期で分裂が止まること．Dustin)．
stathmokinetic test 骨髄細胞核分裂試験．
stat·ic [stǽtik] ①定位の．②静止の，静的〔医学〕，平衡的．③静力学の(動力学のに対立していう)．↔ dynamic.

S

s. action 静的作業〔医学〕.
s. alignment 静的アライメント〔医学〕.
s. arthropathy 二次性関節症（四肢の）.
s. ataxia 静的運動失調〔医学〕（静止位における失調）.
s. balance 静的バランス〔医学〕.
s. bone cavity 静止性骨空洞〔医学〕（潜在性骨空洞（嚢胞）），= latent bone cavity.
s. breeze （電極を用いて静電荷を除去する静電気療法）.
s. compliance 静的コンプライアンス〔医学〕.
s. convulsion 跳躍痙攣，= palmus.
s. current 静電流.
s. demography 静態人口学（主として社会および環境の解剖学）.
s. dilution method スタティック希釈法〔医学〕.
s. electricity 静電気〔医学〕，= frictional electricity，franklinic e..
s. electron microscope 静電型電子顕微鏡.
s. endurance 静的持久力〔医学〕.
s. exercise 静的運動〔医学〕，静止運動〔負荷〕（ハンドグリップテストのような等尺性負荷）.
s. friction 静止摩擦〔医学〕.
s. fusimotor fiber 静的紡錘運動線維〔医学〕.
s. gangrene うっ血性壊疽〔医学〕，= venous gangrene.
s. image 静態像〔医学〕.
s. infantilism 静止性幼稚症（躯幹筋の弛緩と四肢筋の緊張を特徴とする小児の状態）.
s. labyrinth 平衡迷路〔医学〕.
s. lung compliance 静肺コンプライアンス〔医学〕.
s. medicine 静体医学（食物，代謝，排泄，体重の調節を目的とする療法）.
s. organ 平衡器〔官〕〔医学〕.
s. perimetry 静的〔周辺〕視野測定〔法〕〔医学〕.
s. population 人口静態〔医学〕.
s. posture 静的姿勢〔医学〕.
s. pressure 静止圧〔医学〕，静圧.
s. reaction 姿勢反応，平衡反応〔医学〕，= postural reaction.
s. reflex 姿勢反射，平衡反射.
s. refraction 静態屈折（調節が除去されたときの）.
s. scoliosis 静力学的脊柱側弯〔症〕〔医学〕，体位性側弯（一側の下肢が短いために起こる）.
s. sensation 平衡感覚.
s. sense 平衡感覚〔医学〕.
s. splint 静的副子〔医学〕.
s. statistics 静態統計学.
s. study 静態検査〔医学〕.
s. symptom 静止症状〔医学〕（身体のほかの部分と関係のないある特殊な器官の状態を表現する症状で，虚性症状ともいう）.
s. system 静止系（運動系に対立する語）. ↔ kinetic system.
s. theory 位置説（半規管内の内リンパは頭位の変化とともに圧力の加わる場所が異なるため，それにより膨大部の神経終板が刺激される. Goltz）.
s. training 静的トレーニング〔医学〕.
s. tremor 起立振戦〔医学〕，体位性振戦（体の一部を所定の位置に保つときに起こる）.
s. understanding 静的了解〔医学〕.
s. work 静的作業〔医学〕.

stat·ics ［stǽtiks］ 静力学（動力学に対立する語）. ↔ dynamics.

sta·tim (stat) ［stéitim］ 直ちに.

sta·tion ［stéiʃən］ ① 直立姿勢. ② 場所. ③ 部局. ④ 駅.
s. hospital ステーション病院（前線の応急診療所からの負傷兵を診療するための病院）.
s. test 静止試験，= Romberg sign.

sta·tion·ary ［stéiʃənəri］ ① 定常の〔医学〕，停留の，不動〔性〕の〔医学〕，静止の〔医学〕. ② 留（惑星の）. ③ 無表情の〔医学〕.
s. air 〔残〕留気，機能的残気量，= residual air.
s. anchorage 不動固定.
s. cataract 停滞性（停止性）白内障.
s. culture 静置培養〔医学〕.
s. current 定常電流.
s. detector 固定型検出器〔医学〕.
s. detector imaging device 固定型〔検出器〕イメージング装置〔医学〕，検出器固定型イメージング装置.
s. detector imaging system = stationary detector imaging device.
s. electric stream 定常電流.
s. electrode 静止電極〔医学〕.
s. front 停滞前線〔医学〕.
s. furnace 固定炉〔医学〕.
s. liquid 固定相液体〔医学〕.
s. myopia 停止性近視.
s. orbit 正常軌道.
s. paralysis 停止性進行麻痺.
s. parasite 定留寄生虫.
s. paresis 停止型進行麻痺〔医学〕.
s. phase 停止期，静止期〔医学〕，定常期〔医学〕（細菌発育の）.
s. population 定常人口〔医学〕.
s. population death rate 静止人口死亡率〔医学〕.
s. probe 固定型プローブ〔医学〕.
s. state 定常状態〔医学〕，= steady state.
s. wave 定常波〔医学〕，= standing wave.

sta·tis·tic ［stətístik］ ① 統計値，統計量〔医学〕（統計資料から計算あるいは要約して得られる数量）. ② 統計的な.

sta·tis·ti·cal ［stətístikəl］ 統計の.
s. analysis 統計的分析〔医学〕.
s. association 統計的関連性〔医学〕.
s. constant 統計定数（算術的平均値，標準誤差などのような数量的観測の特定群を特徴づける数値で，その観測を行った範囲に対する相当値を計算するために利用される）.
s. counting 計数統計〔医学〕.
s. data 統計資料〔医学〕.
s. decision 統計的判定〔医学〕.
s. error 統計誤差〔医学〕.
s. experiment 統計的実験〔医学〕.
s. factor analysis 統計学的因子解析〔法〕〔医学〕.
s. fluctuation 統計変動〔医学〕.
s. genetics 統計遺伝学〔医学〕.
s. hypothesis 統計的仮説〔医学〕.
s. inference 統計的推論〔医学〕.
s. map 統計地図〔医学〕.
s. mechanics 統計力学.
s. reasoning 統計的解釈〔医学〕.
s. significance 推計的有意性〔医学〕，統計的有意.
s. survey 統計的調査〔医学〕.
s. test 統計的検定〔医学〕.
s. unit 統計単位〔医学〕.
s. universe 統計母集団〔医学〕.

sta·tis·tics ［stətístiks］ 統計〔学〕〔医学〕. 形 statistic，statistical.

stat·o·a·cous·tic ［stæ̀touəkú:stik］ 平衡聴覚〔系〕の.
s. nerve 平衡聴覚神経.

stat·o·blast ［stǽtəblæst］ 休止芽.

stat·o·cep·ter ［stæ̀touséptər］ 平衡受容器〔医学〕，

S

= statoreceptor.
stat·o·cone [stǽtəkoun] 平衡砂〔医学〕.
stat·o·co·nia [stæ̀toukóuniə] 平衡砂〔医学〕(耳石とともに平衡斑 macula statica の一層をなすもの).
statoconial membrane 平衡砂膜.
stat·o·co·ni·um [stæ̀toukóuniəm] [L/TA] 平衡砂, = otolith [TA].
stat·o·cyst [stǽtəsìst] 平衡嚢〔医学〕, 平衡胞(ミズクラゲの傘縁にある平衡器).
stat·o·ki·net·ic [stæ̀toukainétik] 運動平衡姿勢, 平衡運動の〔医学〕.
s. labyrinth 平衡運動覚迷路〔医学〕, 迷路および半規管.
s. movement 静力的運動.
s. reflex 平衡運動反射〔医学〕, 平衡速動反射(動的バランスをとることの反応), = labyrinthine accelerating reaction, kinetic reflex, accelerating reflex, balancing reaction.
stat·o·lith [stǽtəliθ] 平衡石, 耳石〔医学〕, = otoconia.
stat·o·lon [stǽtələn] スタトロン(抗ウイルス活性をもつ抗生物質).
sta·tom·e·ter [stətámitər] 眼突出計〔医学〕.
statomic reflex 平衡緊張性反射, = attitudinal reflex.
stat·o·re·cep·tor [stæ̀touriséptər] 平衡受容器〔医学〕, = statoceptor.
stat·o·sphere [stǽtəsfiər] 中心体, = centrosphere.
stat·o·ton·ic [stæ̀tətánik] 平衡持続性の.
s. labyrinthine reflex 平衡持続性迷路反射〔医学〕.
s. reflex 平衡持続性反射〔医学〕.
stat·ure [stǽtʃər] 身長〔医学〕, 体勢(直立姿勢における身長をいうので, ヒトでは頭頂から踵までの距離). 形 statural.
sta·tus [stéitəs] ① 状態(特に病的素因, 体質などの総称). ② 期.
s. anginosus 狭心症状態(冠状動脈の不全に基づく持続的狭心症).
s. arthriticus 痛風体質.
s. asthenicus 無力性体質〔医学〕(細長型の高度な無力型), = habitus phthisicus.
s. asthmaticus 喘息持続状態〔医学〕, 喘息発作重積状態〔医学〕.
s. Bonnevie-Ullrich ブルネ・ウルリッヒ状態, = pterygium syndrome.
s. catarrhalis カタル性体質.
s. choleraicus コレラ様持続状態.
s. choreaticus 舞踏病状態.
s. choreicus 重症コレラ持続状態.
s. convulsivus 痙攣体質.
s. cribrosus 篩状態(脳および神経質の多孔状態で, おそらく死後血管周囲隙の拡張によるものであろう).
s. criticus 発症持続状態.
s. degenerativus 変質状態〔体質〕.
s. dysmyelinisatus 異髄鞘状態(淡蒼球, 視床下核, 歯状核, 視床腹側核の脱髄に基づく大脳変性. Vogt).
s. dysraphicus 閉鎖障害状態(脊椎, 胸骨など正中器官の異常の結果神経管の不全閉鎖が生じた状態. Henneberg).
s. eclampticus 子癇持続状態.
s. epilepticus てんかん発作重積状態〔医学〕, 痙攣重積状態.
s. fibrosus 線維性状態(Huntington舞踏病に発現する).
s. glaucomatosus 緑内障性素質.
s. hemicranicus 片頭痛状態.
s. hypnoticus 睡眠持続状態.
s. hypoplasticus 減形成性体質(形成不全体質).
s. irritabilis 刺激性体質.
s. lacunaris 凹窩状態.
s. lymphaticus リンパ〔性〕体質, = lymphatism.
s. marmoratus 大理石様斑紋〔医学〕, 大理石様状態(線条体に異常な髄鞘が発生する状態で, 強直, 運動過度, 舞踏病性運動を発現する), = état marbré.
s. nervosus 意識混濁状態〔医学〕, = typhoid state.
s. of eye 眼所見〔医学〕.
s. parathyreoprivus 上皮小体欠乏状態.
s. post (S/P) ～後状態.
s. praeperniciosus 悪性貧血潜伏体質.
s. praesens 現症〔医学〕.
s. praesens localis 局所の現症〔医学〕.
s. punctosus 点状状態(湿疹).
s. raptus 恍惚状態, = ecstacy.
s. scrophulosus 腺病質.
s. spongiosus 海綿状態, = spongiosis.
s. sternuens くしゃみ発作.
s. thymicolymphaticus 胸腺リンパ〔性〕体質〔医学〕(Paltauf), = Timme syndrome.
s. thymicus 胸腺体質.
s. typhosus チフス様持続状態.
s. Ullrich bilateralis 両側ウルリッヒ状態(翼状片, リンパ管性浮腫, 筋発育不全, 脳神経障害, 眼瞼下垂, 斜視, 顔面神経不全麻痺, 発育遅延, 骨格異常, 指癒着, 外反肘などの症候群), = pterigium syndrome.
s. varicosus 静脈瘤素質(Curtius).
s. vertiginosus めまい(眩暈)性体質.
statutory rape 法定強姦罪(性交の承諾を表現し得る法定年齢以下の女性に対する性交).
stat·u·vo·lence [stətjú:vələns] 自己催眠, = statuvolism. 形 statuvolent, statuvolic.
Staub, Hans [ʃtóub] スタウブ(1890-1967, スイスの内科医).
S. effect スタウブ効果(正常ヒトにブドウ糖を投与し, 1時間後再び投与しても, 血糖の上昇は起こらない), = Hamman-Hirschfeld phenomenon.
S.-Traugott effect スタウブ・トラウゴット効果(糖尿病患者にはスタウブ効果がみられないから, その診断に利用ができるという).
S.-Traugott phenomenon スタウブ・トラウゴット現象.
Stauffer syndrome スタウファー症候群(腎細胞癌の患者にみられる肝機能の異常).
Stauntonia hexaphylla ムベ(日本産常緑つる性植物).
stau·ri·on [stɔ́:riən] スタウリオン, 口蓋十字点(口蓋の正中縫合と横縫合との交差点で, 頭蓋計測点の一つ).
stau·ro·lite [stɔ́:rəlait] 十字石 $Fe^{II}Al_5Si_2O_{12}(OH)$ (斜方晶葉に属する柱状晶).
Stau·ro·me·du·sae [stɔ́:roumidjù:si:] 十文字クラゲ目.
stau·ro·ple·gia [stɔ̀:roupli:ʤiə] 交差性片麻痺, = crossed hemiplegia.
stave of thumb = Bennett fracture.
Staverman coefficient スタバーマン係数〔医学〕.
staves·acre [stéivzeikər] ヒエンソウ, = *Delphinium staphisagria*, larkspur.
stax·is [stǽksis] ① 出血〔医学〕. ② 落滴, = stillicidium.
stay knot (2個以上からなる結索で, おのおのを角結びとした後, 一側のすべてを片手に, 他側のすべてを他手に取り, あたかも1本の索からなるもののように結ぶこと).

S

stay suture 支持縫合〔医学〕, 支え縫合.
STD ① sexually transmitted disease 性行為伝播性疾患, 性感染症の略. ② skin test dose 皮膚試験量の略. ③ standard test dose 標準試験量の略.
steadiness apparatus 安定装置, = ataxigraph.
stead·y [stédi] 定常〔の〕〔医学〕.
s. flow 定常流〔医学〕.
s. reaction 定常反応〔医学〕.
s. state 定常状態〔医学〕(筋運動において酸素消費量とエネルギー放出量とが代謝的に同等であること).
s. state free precession 定常状態自由歳差運動〔医学〕.
s. state type 定常型 (Gasell).
steakhouse syndrome ステーキハウス症候群〔医学〕.
steal [stí:l] 盗血.
s. effect スチール効果, 盗流効果〔医学〕, 盗血〔流〕効果 (盗み効果).
s. phenomenon 盗血現象.
s. syndrome スチール症候群, 盗血〔流〕症候群〔医学〕.
steam [stí:m] 蒸気〔医学〕.
s. atomizer 蒸気吸入器〔医学〕.
s. autoclave sterilization 高圧蒸気滅菌〔医学〕.
s. bath 蒸気浴〔医学〕.
s. burn 蒸気熱傷〔医学〕.
s. cauterization 蒸気焼灼〔法〕〔医学〕, = atmocausis.
s. cautery 蒸気焼灼器〔医学〕, 蒸気焼灼〔具〕(旧語).
s. disinfection 蒸気消毒〔法〕〔医学〕(高圧加熱滅菌).
s. distillation 蒸気蒸留〔医学〕, 水蒸気蒸留〔医学〕.
s. sterilization 蒸気滅菌〔法〕〔医学〕.
s. sterilization under pressure 高圧蒸気滅菌法〔医学〕.
s. sterilizer 蒸気滅菌器.
s. tent 蒸気テント.
s. trap 蒸気トラップ〔医学〕.
s. turbine oil 蒸気タービン油〔医学〕.
s. under pressure 加圧水蒸気〔医学〕.
ste·ap·sin [stiǽpsin] 膵〔臓〕脂肪酵素, ステアプシン (膵液に存在する脂肪分解酵素で, 脂肪をグリセリンと脂肪酸とに分解するもの), = pancreatic lipase.
s. test ステアプシン試験, = ethyl butyrate test.
ste·ap·sin·o·gen [stìæpsínəʤən] 膵脂肪前酵素.
ste·a·ral·de·hyde [stìərǽldihaid] ステアリンアルデヒド (ステアリン酸のアルデヒド), = stearal.
ste·a·rate [stíəreit] ステアリン酸の塩またはエステル.
ste·a·ren·tin [stìəréntin] ステアレンチン (乳児の糞便中に存在する緑色様脂質).
ste·ar·ic ac·id [stiǽrik ǽsid] ステアリン酸, 硬脂酸 [化] octadecanoic acid $CH_3(CH_2)_{16}COOH$ (葉片状結晶の高級飽和脂肪酸の一つで, グリセリンエステルすなわちステアリンとして油脂類の主要成分をなす), = acidum stearicum.
ste·ar·i·form [stiǽrifɔ:m] 脂様の.
ste·a·rin [stíərin] ステアリン $C_3H_5(O_2C_{18}H_{35})_3$ (葉片状結晶物質で, ステアリン酸のグリセリンエステル. パルミチン, オレインとともに多くの脂肪の成分をなす), = tristearin.
Stearns, A. Warren [stə́:nz] スターンス (1885-1959, アメリカの医師).
S. alcoholic amentia スターンスアルコール性痴呆, スターンスアルコール〔中毒〕性アメンチア (振戦せん妄症に比べて感情的興奮は低度であるが, 経過は長く, 思考力減退がはなはだしい型).
stearo- [stiərou, -rə] 脂肪との関係を表す接頭語, = steato-.
ste·a·ro·der·mia [stìəroudə́:miə] 皮脂性皮膚症.
ste·a·ro·le·ic ac·id [stìərəlí:ik ǽsid] ステアルオレイン酸 $CH_3(CH_2)_6C{=}C(CH_2)_7COOH$ (オレイン酸およびエライジン酸から得られる不飽和脂肪酸), = stearolic acid.
ste·a·rone [stíəroun] ステアロン $(C_{17}H_{35})_2CO$.
ste·a·ro·yl [stíərɔil] ステアロイル基 ($CH_3(CH_2)_{16}CO-$).
ste·ar·rh(o)ea [stiərí:ə] ① 脂漏. ② 脂肪下痢, = steatorrhea.
s. flavescens 黄色脂漏.
s. nigricans 黒色脂漏, = chromidrosis.
s. simplex 単純性脂漏, = seborrhea oleosa.
ste·a·ryl [stíəril] ステアリル (1価基 $C_{17}H_{35}CO-$).
s. alcohol ステアリルアルコール $CH_3(CH_2)_{16}CH_2OH$ (C_{18} の脂肪族飽和1価アルコール).
ste·at·ad·e·no·ma [stìətædinóumə] 皮脂腺腫, 脂腺腫〔医学〕.
ste·a·tite [stíətait] ① ステアタイト, 凍石〔医学〕(滑石を主成分とする白色の高周波絶縁用磁気). ② タルク, = soap stone, talc.
ste·a·ti·tis [stìətáitis] 脂肪組織炎〔医学〕.
steat(o)- [stiət(ou), -t(ə)] 脂肪の意味を表す接頭語, = stearo-.
ste·a·to·blast [stíətəblæst] 脂肪芽細胞.
ste·a·to·cele [stíətəsi:l] 脂肪瘤〔医学〕(陰嚢内に形成される).
ste·a·to·cys·to·ma [stìətousistóumə] ① 脂腺嚢腫. ② 皮脂〔性〕嚢腫.
s. multiplex 多発性脂腺嚢腫, = multiple follicular cyst.
ste·a·tog·e·nous [stìətáʤənəs] 脂肪変性の.
ste·a·to·hep·a·ti·tis [stìətouhèpətáitis] 脂肪性肝炎〔医学〕.
ste·a·tol·y·sis [stìətálisis] 脂肪融解〔医学〕.
[形] steatolytic.
steatolytic enzyme 脂肪分解酵素, = steapsin.
ste·a·to·ma [stìətóumə] 脂肪腫〔医学〕, 皮脂嚢腫〔医学〕.
ste·a·tom·e·ry [stìətámәri] 大腿部脂肪沈着 (脂肪が大腿表皮に沈着する状態).
ste·a·to·ne·cro·sis [stìətounikróusis] 脂肪壊死〔医学〕, = fatty necrosis.
ste·a·top·a·thy [stìətápəθi] 脂肪病.
ste·a·to·py·ga [stì:ətoupáigə] 殿部脂肪蓄積 (ホッテントット族女性の殿部), = Hottentot bustle, steatopygia. [形] steatopygous.
ste·a·tor·rhea [stìətərí:ə] 脂肪便〔症〕〔医学〕, 脂肪下痢, = steatorrhoea.
s. simplex (油性脂漏), = seborrhea oleosa.
ste·a·to·sis [stìətóusis] 脂肪症, 脂肪変性〔医学〕.
stech·i·om·e·try [stèkiámitri] 化学量論, = stoichiometry.
steel [stí:l] 鋼鉄 (炭素C を2%以下含有する鉄 Fe).
Steele, John C. [stí:l] スティール (カナダの神経科医).
S.-Richardson-Olszewski syndrome スティール・リチャードソン・オルゼウスキー症候群〔医学〕(40~60歳代にみられる進行性核上性麻痺. 核上性注視麻痺とパーキンソニスムスを主症状とする神経変性疾患. 病理所見で黒質, 歯状核, 赤核, 淡蒼球, 視床下核, 視床などに神経原線維変化 (グロボイド型) を認める).
Steell, Graham [stí:l] スティール (1851-1942,

イギリスの医師).

S. murmur スティール雑音.

steely hair syndrome 剛毛症候群〔医学〕.

steelyard balance さおばかり(棹秤), = roman balance.

Steenbock, Harry [stíːnbɑk] スチーンボック(1886–1967, アメリカの生理・生化学者. 1921年ビタミンDとビタミンAとを分離した).

S. rachitogenic diet スチーンボックくる病発生食(ビタミンDの欠乏食で, ネズミにおいてくる病を誘発する食事で, これを利用してビタミンDの生物学的定量を行った).

S. unit スチーンボック単位(くる病ネズミの尺骨および橈骨末端に10日間で石灰沈着線を誘発させるのに必要なビタミンDの最少量).

steeple head 塔状頭, = oxycephaly.

steeple skull 塔状頭蓋, = oxycephaly.

steeplet head 塔状頭〔蓋〕〔医学〕.

steer·horn stom·ach [stíəhɔːn stʌ́mək] 牛角〔状〕胃〔医学〕, = Holzknecht stomach.

steering-wheel injury ハンドル〔外〕傷(自動車衝突の際, 運転手がハンドルにより心臓部に傷害を受けること).

Stefan-Boltzmann law [stéfən bóːltsmən lɔ́ː] ステファン・ボルツマン法則(Stefan は1879年に加熱物体からの全放射はその絶対温度の4乗に正比例すると提唱し, 数年後 Boltzmann はこの4乗法則は熱力学理論により推知できることを証明した).

stege [stíːʤ] ステージ(コルチ器の内層).

steg·no·sis [stegnóusis] 狭窄症, 便秘.

steg·not·ic [stegnátik] ① 狭窄の. ② 収斂剤.

Steg·o·my·ia [stègoumáiə] (カ[蚊]科 *Aedes* 属の亜属. 黄熱を伝播するネッタイシマカ *Aedes aegypti* を含む).

Stein, Irving Freiler [stáin] スタイン(1887–1976, アメリカの婦人科医).

S.-Leventhal syndrome スタイン・レベンタール症候群(無月経, 不妊症などを伴う両側性多嚢性卵巣), = polycystic ovary syndrome, bilateral polycystic ovaries.

Stein, Stanislav Aleksandr Fyodorovich von [stáin] スタイン(1855生, ロシアの耳科医).

S. test スタイン試験(迷路疾患の検査法, 眼を閉じたままで患者は一足で起立または跳ねることはできない).

Steinach, Eugen [ʃtáinɑːk] スタイナッハ(1861–1944, オーストリアの生理学者).

S. method スタイナッハ手術(若返り法の手術で, 精管を結紮し, その一部を破壊すると, 精子発生は停止し, 精巣間質組織は増殖して生殖ホルモンの産生が助長される), = Steinach operation.

Steinberg thumb sign シュタインベルク母指徴候.

Steinbrinck, W. [stáinbrìnk] シュタインブリンク(ドイツの医師, Chédiak-Steinbrinck-Higashi anomaly).

Steiner, Gabriel [ʃtáinər] スタイネル(1883生, ドイツの神経科医).

S. disease スタイネル病(筋緊張性ジストロフィー).

S. tumor スタイネル腫瘍, = Jeanselme nodule.

Steinert, Hans [stáinəːrt] スタイナート(1875–1911, ドイツの医師. シュタイネルトとも表記する).

S. disease スタイナート病(筋強直性ジストロフィー), = myotonic dystrophy.

Steinle-Kahlenberg test [stáinli káːlənbəːg tést] スタインレ・カーレンベルグ試験(ステロールのクロロホルム溶液に五塩化アンチモンを加えて加熱すると, 紫色は光線によりコバルトブルーに変わる).

Steinman, Ralph Marvin スタインマン(1943–2011, カナダの免疫学者. 1973年, 樹状細胞の存在を発見し, それが免疫系において重要な役割を果すことを報告した. 樹状細胞および獲得免疫におけるその役割を発見した業績により, Beutler, Hoffmann とともに2011年度ノーベル医学・生理学賞を受けた).

Steinmann, Fritz [ʃtáinmɑːn] シュタインマン(1872–1932, スイスの外科医).

S. nail extension シュタインマン釘牽引法(直達牽引法の一種).

S. pin シュタインマン牽引釘(骨折に対する持続牽引法に用いるもの), = Steinmann needle.

stein·stras·se [stáinstrɑ̀ːse] [G] スタインストラッセ, 結石道路(体外衝撃波による尿路結石破砕術において砕石片が尿道を塞いで起こる).

stele [stíːl] 中心柱. 形 stelar.

stel·la [stélə] 星(星または星状の構造物). 複 stellae.

s. lentis 水晶体極(眼の).

s. lentis hyaloidea 〔水晶体〕後極.

s. lentis iridica 〔水晶体〕前極.

stellar naevus 星状母斑〔医学〕.

stellar phosphate 星状リン酸塩(尿中にみられる星状の結晶を呈するリン酸カルシウム).

Stel·la·ria [stəléəriə] ハコベ[繁縷]属(ナデシコ科の一属で緩和薬として用いられる).

stel·late [stéleit] 星状の〔医学〕.

s. block 星状神経節ブロック.

s. cataract 星状白内障.

s. cells 星細胞, = Kupffer cells.

s. cells of cerebral cortex 大脳皮質星細胞.

s. cells of liver 肝〔臓〕星細胞.

s. closure 星状閉鎖法〔医学〕.

s. fracture 星状骨折〔医学〕, 星状亀裂性骨折.

s. ganglion [TA] 星状神経節, = ganglion stellatum [L/TA].

s. ganglion block 星状神経節ブロック〔医学〕, 星状神経節遮断(麻酔).

s. hair 星〔状〕毛(先端が星状に裂けた毛).

s. ligament 星状靱帯, = radiate ligament, ligamentum radiatum.

s. neuron 星状ニューロン〔医学〕.

s. neuronal synapse 星状ニューロン・シナプス〔医学〕.

s. reticulum 星状網(発育中の歯にみられるエナメル器の髄質の一部分で, 細胞と細胞の間に広い間隙のある構造).

s. retinitis 星状網膜炎〔医学〕(結核症において星芒像を呈するもの).

s. veins [TA] ① 直細静脈, = venae stellatae [L/TA]. ②〔腎〕星状静脈.

s. venule 星状細静脈〔医学〕.

stel·lec·to·my [stəléktəmi] 星状神経節切除術〔医学〕(狭心症治療法の一つ).

stel·lite [stélait] ステライト(コバルト, クロム, タングステン, モリブデンの合金).

Stellwag, Carl von Carlon [ʃtélvɑːk] ステルワグ(1823–1904, オーストリアの眼科医).

S. sign ステルワグ徴候, = Stellwag von Carlon sign.

S. von Carlon sign ステルワグ徴候(瞬目運動の減少と眼裂の異常開大はバセドウ病の一症候).

STEM scanning transmission electron microscope 走査透過型電子顕微鏡の略.

stem [stém] 幹〔医学〕.

s. bronchus 気管支幹.

s. cell (SC) 幹細胞(自己の複製, 分化, 増殖能を

S

有する未熟細胞．分化ステージにより全能性，多能性，単能性幹細胞などの亜集団がある）．
s. cell factor (SCF) 幹細胞因子（血球幹細胞の増殖分化に作用する因子）．
s. cell factor receptor 幹細胞因子受容体．
s. cell leukemia 幹細胞〔性〕白血病〔医学〕（骨髄性，リンパ性よりさらに未熟な血液幹細胞が腫瘍化したと考えられる白血病）．
s. cell transplantation (SCT) 幹細胞移植〔医学〕（同種移植，同系移植，自家移植がある）．
s. length 幹長，体長（頭頂から坐骨粗面を連結する線までの距離）．
s.-line 種族系統〔医学〕．
s.-line cell 種族細胞〔医学〕．
s.-line theory 種族系統説〔医学〕．
s. pessary 幹状ペッサリー．
s. prosthesis 柄付きプロステーシス．
s. spine 茎針．
s. tendril 茎性巻きひげ．
s. villi 幹絨毛〔医学〕．
Ste·mo·na [stimóunə] ビャクブ［百部］属（ビャクブ科の一属）．
S. japonica ビャクブ［百部］（中国原産の多年生つる草で，その根茎 radix stemonae は駆虫薬）．
S. tuberosa タマビャクブ（ビャクブ［百部］の一種で，根茎にはステモニン型のアルカロイドがある）．
Stem·o·na·ce·ae [stèmənéisii:] ビャクブ科．
stench [sténtʃ] 悪臭〔医学〕，= bad smell，odor.
s. from mouth 口臭，= foetor ex ore.
stenchy [sténtʃi] 悪臭の，= stinking，malodorous，fetid.
Stender, Wilhelm P. [sténdər] ステンダー（ドイツの技術者）．
S. dish ステンダー皿（組織切片を染色するときに用いる筒状の蓋付きガラス皿で，ライプチッヒの科学器械製造者 Wilhelm P. Stender にちなむ）．
Stenger, Hans-Heinrich [stéŋgər] ステンガー（1914生，ドイツの耳鼻科医）．
S. test ステンガー試験（詐聴の検査法），= Wells-Stenger test.
sten·i·on [sténiən] ステニオン（両側の側頭骨窩の横径最短の頂点で，頭蓋計測に用いる）．
Steno duct ステノ管，= Stensen duct.
steno- [stenou, sti-, -nə] 狭窄の意味を表す接頭語．
sten·o·breg·mate [stènəbrégmeit] 前頭狭窄頭蓋の，= stenobregmatic.
sten·o·breg·mat·ic [stènəbregmǽtik] 前頭狭小頭蓋の，= stenobregmate.
sten·o·car·dia [stènouká:diə] 狭心症〔医学〕，胸内苦悶〔医学〕．
sten·o·ce·phal·ia [stènəsifǽliə] 狭〔小〕頭〔蓋〕症〔医学〕，狭窄頭蓋，= stenocephaly. 形 stenocephalous.
sten·o·ce·phal·ic [stènəséfəlik] 狭頭〔症〕の，狭〔小〕頭〔蓋〕の．
sten·o·ceph·a·ly [stènəséfəli] 狭頭〔症〕，狭〔小〕頭〔蓋〕症〔医学〕，= stenocephalia.
sten·o·chas·mus [stènəkǽzməs] 裂隙狭窄頭蓋（鼻咽頭角が94°～74°程度に狭窄している頭蓋）．
sten·o·cho·ria [stènoukɔ́:riə] 狭窄症（特に涙管の不全閉鎖をいう）．
sten·o·com·pres·sor [stènoukəmprésər] ステンソン管閉鎖器．
sten·o·co·ria [stènoukɔ́:riə] 瞳孔狭窄〔医学〕．
sten·o·co·ri·a·sis [stènoukɔ:ráiəsis] 縮瞳〔症〕〔医学〕，= myosis.
sten·o·crot·a·phy [stènəkrátəfi] 側頭狭窄頭蓋（頭頂骨蝶形角および蝶形骨大翼の発育不全による），= stenocrotaphia.
ste·nog·ra·phy [stənágrəfi] 速記〔医学〕．
sten·o·ha·lin·i·ty [stènouhəlíniti] 狭塩性（塩の含有量すなわち塩度 salinity の変化に対し敏感なこと）．形 stenohaline，stenohalous.
sten·o·hal·i·nous [stènəhǽlinəs] 狭塩性の（アルカリ度の変化があまり大きくない海水に生息する生物についていう）．↔ euryhalinous.
sten·o·i·o·nous [stènouaíənəs] 狭イオン性の（水素濃度イオンの動揺に対して敏感な動物についていう）．
sten·o·mer·ic [stènəmérik] 狭節の（骨計測法において大腿骨幹近位部の前後側直径が大きく，内外側直径が小さいので，扁節指数は100.0以上に達することについていう．正常大腿骨は扁節または広節である）．
sten·o·myc·te·ria [stènoumiktí:riə] 鼻孔狭窄．
Stenon duct ステノン管〔医学〕，= Stensen duct.
sten·o·pa·ic [stènoupéiik] 細孔の，細隙の，= stenopeic.
s. lens 裂孔眼鏡（不透明なレンズに細孔をつくった眼鏡で，視力を助長する効果があり，Duke-Elder の装置は老眼鏡を用いずに読書を可能にし，またエスキモーは古くからこれを用いて雪の紫外線照射を予防していた）．
s. vision 細孔視．
sten·o·pe·ic [stènoupí:ik] 細孔の，細隙の，= stenopaic.
s. disk 狭孔板（乱視の検査に用いる狭い直線間隙から光線を通すレンズ）．
s. vision 細孔視〔医学〕．
ste·noph·a·gous [stináfəgəs] 狭食性の（1924年に Hesse の命名による術語で，栄養に対してきわめて制限ある生物についていう）．↔ euryphagous.
sten·o·phot·ic [stènəfátik] 弱い光線で見える．
stenosal murmur 狭窄雑音〔医学〕．
ste·nosed [stinóust, sténouzd] 狭窄した．
stenosing tenosynovitis 狭窄性腱鞘炎．
ste·no·sis [stinóusis] 狭窄〔症〕〔医学〕．複 stenoses. 形 stenosal，stenotic.
s. and insufficiency 狭窄閉鎖不全〔医学〕．
s. of aqueduct 中脳水道狭窄〔医学〕．
s. of bladder neck 膀胱頸部狭窄症〔医学〕．
s. of bronchus 気管支狭窄〔医学〕．
s. of cerebral artery 脳動脈狭窄〔症〕〔医学〕．
s. of esophagus 食道狭窄〔医学〕．
s. of eustachian tube 耳管狭窄症〔医学〕．
s. of large intestine 大腸狭窄．
s. of larynx 喉頭狭窄〔医学〕．
s. of vagina 腟狭小〔医学〕．
s. operation 狭窄〔治療〕手術〔医学〕．
s. orificii interni 内子宮口狭窄．
s. vaginae 腟狭窄．
ste·nos·o·my [stinásəmi] 細長体型．
stenostomate-type 迂曲型．
sten·o·sto·mia [stènoustóumiə] 口腔狭窄．
ste·no·tic [sténətik] 狭窄した，狭窄症の．
s. bronchiolitis 狭窄性細気管支炎（薬剤の副作用や膠原病の合併などでみられる）．
s. murmur 狭窄雑音〔医学〕，圧入雑音（メルツェル圧入雑音，動脈狭窄ないし人工的動脈圧迫により生ずる雑音），= stenosal murmur.
Sten·o·troph·o·mo·nas [stènoutràfoumóunəs] ステノトロフォモナス属（グラム陰性桿菌．主に土壌，水中に存在する）．
S. maltophilia ステノトロフォモナス・マルトフィリア（日和見感染症の原因となる場合がある）．
sten·ox·e·nous [stənáksinəs] 少宿主性〔の〕．

S

Stensen, Niels [sténsən] ステンセン(1638-1686, デンマークの解剖学者).

S. duct ステンセン管(耳下腺分泌管), = Steno duct, Stenon duct, Stensonian duct.

S. experiment ステンセン実験(大動脈を腹腔部で圧迫し腰部脊髄への血行を遮断する方法で, 背側部の筋麻痺を起こす).

S. foramen ステンセン孔(耳下腺分泌管が頬側口腔粘膜に開く孔).

S. plexus ステンセン静脈叢.

S. veins ステンセン静脈, = Ruysch veins.

Stent, Charles R. [stént] ステント(1845-1901, イギリスの歯科医).

S. composition ステント化合物(高度に固化する合成樹脂様物質で, 歯科では, 歯の印象を採るために用いる), = Stent mass.

S. graft ステント移植皮弁.

stent [stént] ステント(① 植皮を固定するために用いる鋳型, またはステント化合物にとった印象. ② 管腔臓器の内腔を保持する器具で, 血管など狭窄病変の治療に用いられる. Charles R. Stent に因む).

stenting ステント挿入法.

Sten·tor [sténtər] ラッパムシ属(繊毛虫の一属で, ラッパムシ *S. polymorphus* は弱アルカリ雨水に産する).

Stenvers, Hendrik Willem [sténvə:rz] ステンヴァース(1889-1973, オランダの神経科医).

S. projection ステンヴァース投影法(頭蓋斜位X線投影法).

step [stép] 階段[医学], ステップ.

s. aeration 階段エアレーション[医学].

s. allelomorphism 階段対立性[医学].

s. frequency 歩行率, = walking rate.

s.-gips bandage 歩行石膏包帯.

s. length ステップ長, 歩幅[医学](通常成人の一歩は60～80cmとされる).

s.-rate insurance 累進保険(毎年被保険者の年齢に応じて掛金が増加するもの).

s. test 踏み台試験[医学].

s.-up hinge 倍動装置[医学].

s.-up hinge joint 倍動継手[医学].

s. width 歩隔.

step·form [stépfɔ:m] 階段形の[医学].

Ste·pha·nia [stiféiniə] ハスノハカズラ属(ツヅラフジ科の一属).

S. cephalantha タマサキツヅラフジ(台湾産の植物で, 根はセファランチンの原料).

S. japonica ハスノハカズラ(暖地山野に自生する常緑つる性で, その根茎センキントウ[千金藤] signum stephaniae は強壮薬).

ste·pha·ni·on [stiféiniən, -fǽ-] ステファニオン, 冠状点(冠状縫合と下側頭線との交差点). 形 stephanial, stephanic.

s. superius 上冠状点(冠状縫合と側頭縁との交差点).

steph·a·nite [stéfənait] 脆銀鉱 $5Ag_2S\text{-}Sb_2S_3$.

stephanozygomatic index 冠状点頬骨指数(冠状点間と頬骨直径との比).

steppage gait 鶏歩[医学], ニワトリ歩行, 鶏状歩行(前進する足の指は地に向かって下り, 高く足をあげて歩く形で, 腓骨神経の麻痺による).

stepped care 段階的治療[医学].

stepping reflex 足踏み反射[医学], 歩行反射[医学], 歩調反射(イヌの足蹠面を圧迫すると後肢を伸展する反射).

stepping test 足踏み試験(検査)[医学].

stepwise elution 階段的溶出〔法〕[医学].

stepwise regression 段階的退縮.

ste·ra·di·an [stəréidiən] 立体弧度法, ステラジアン(立体角の単位で, 半径1cmの球面上の$1cm^2$の面積が中心において張る立体角).

Sterbe dis·ease [stə́:bi: dizí:z] ステルベ病(アフリカにおけるウマの疾患).

sterco- [stə:kou, -kə] 糞便との関係を表す接頭語.

ster·co·bi·lin [stə̀:koubáilin] ステルコビリン $C_{32}H_{46}N_4O_6$(ビリエン biliene の一型で, 腸内細菌の作用によりビリルビンが還元されて生ずる褐色色素).

ster·co·bi·lin·o·gen [stə̀:koubailínədʒən] ステルコビリノーゲン $C_{33}H_{48}N_4O_6$(ステルコビリンの還元により生ずる bilane の一型で, 酸化されて褐色となる. ウロビリノーゲンと区別する点は水素原子数が4個多いことである).

ster·co·lith [stə́:kəliθ] 腸結石[医学], 糞石[医学], = fecalith.

s. of appendix 虫垂糞石[医学].

ster·co·por·phy·rin [stə̀:koupɔ́:firin] ステルコポルフィリン, = coproporphyrin.

ster·co·ra·ceous [stə̀:kouréiʃəs] 糞便の, 糞状の, 宿便性の, = stercoral, stercorous, stercorary.

s. vomiting 吐糞症[医学](腸閉塞症にみられる).

ster·co·rai·re [stə́:kərεər] (排便する女性を見て性欲を感ずる男).

ster·co·ral [stə́:kərəl] 宿便性〔の〕[医学].

s. abscess 宿便性膿瘍[医学], = fecal abscess.

s. appendicitis 糞石性虫垂炎[医学].

s. colic 宿便性仙痛[医学].

s. diarrhea 奇異性下痢[医学](便秘と交代に現れる下痢), = paradoxical diarrhea.

s. fistula 糞瘻, = fecal fistula.

s. strongyloides 糞線虫[医学].

s. tumor 宿便性腫瘍[医学], 糞腫, 糞石, = stercoroma.

s. typhlitis 宿便性盲腸炎[医学].

s. ulcer ① 宿便性潰瘍[医学], 糞石性潰瘍, = stercoraceous ulcer. ② 糞瘻.

ster·co·re·mia [stə̀:kourí:miə] 便血症[医学].

ster·co·rin [stə́:kərin] ステルコリン, = coprosterol.

ster·co·ro·lith [stə̀:kɔ́:rəliθ] 糞石, = fecalith.

ster·co·ro·ma [stə̀:kouróumə] 糞塊(直腸内の大量宿便), = scatoma, fecaloma, coproma.

ster·co·rous [stə́:kərəs] 排泄物の, = stercoraceous.

s. diarrhea 宿便性下痢[医学].

Ster·cu·lia [stə:kjú:liə] ピンポンノキ属(アオギリ科の一属で, 熱帯産カラヤゴムの原料植物).

S. tragacantha (カラヤゴムの原料植物).

Ster·cu·li·a·ce·ae [stə̀:kju:liéisii:] アオギリ科.

ster·cus [stə́:kəs] 糞便, = feces.

stere [stíər] ステール(1立方メートル).

stere(o)- [steri(ou), -ri(ə)] 実体, 立体の意味を表す接頭語.

ster·e·o·aes·the·sia [stèriouesθí:ziə] 立体覚[医学].

ster·e·o·ag·no·sia [stèriouæ̀gnóuziə] 立体感覚失認[医学].

ster·e·o·ag·no·sis [stèriouæ̀gnóusis] 立体覚失認〔症〕[医学], 立体失認, = stereoagnosia, stereognosis.

ster·e·o·an·es·the·sia [stèriouæ̀nisθí:ziə] 立体感覚障害, 立体感覚脱失[医学].

ster·e·o·ar·throl·y·sis [stèriouɑ:θrɑ́lisis] 強直関節寛解術(強直関節を可動関節にすること).

ster·e·o·assay [stèriouəséi] ステレオアッセイ[医学].

S

ster·e·o·aus·cul·ta·tion [stèriouɔ̀:skʌltéiʃən] 立体覚聴診 [医学], 立体聴診.

ster·e·o·blas·tu·la [stèriəblǽstjulə] 無腔胚胞.

ster·e·o·cam·pim·e·ter [stèrioukæmpímitər] 立体覚視野計 [医学], 立体視野計 (一側性の中心暗点および網膜中心部の欠損などを測定する器械).

stereochemical formula 立体化学方式, = glyptic formula.

stereochemical isomerism 立体〔化学〕異性 (分子式と機能群は同一であるが, 分子内で原子の配置が三次元空間においてのみ異なるもので, 幾何異性, 光学異性などの総称名), = stereoisomerism.

ster·e·o·chem·is·try [stèriəkémistri] 立体化学 [医学] (分子内の原子または原子団の配置を立体的, 空間的に考え, 主として立体異性に関する問題を研究する化学の一部門). 形 stereochemical.

ster·e·o·cil·ia [stèriousíliə] 不動毛 [医学].

ster·e·o·cil·i·um [stèriəsíliəm] 不動〔繊〕毛, 束毛 (繊毛のようにみえるが, 活動性のないもの). 複 stereocilia.

ster·e·o·cin·e·flu·o·rog·r·aphy [stèriousìnəflu:ərágrəfi] 立体透視映画撮影〔法〕.

ster·e·o·cog·no·sy [stèriəkágnəsi] 立体認知, = stereognosis.

ster·e·o·ef·fect [stèriouifékt] 立体効果.

ster·e·o·en·ceph·a·lot·o·my [stèriouensèfəlátəmi] 定位〔的〕脳手術 [医学].

ster·e·o·es·the·sia [stèriouesθí:ziə] 立体感覚, 立体知覚.

ster·e·o·flu·o·ros·co·py [stèriouflu:əráskəpi] 立体蛍光透視法.

ster·e·og·no·sis [stèriagnóusis] 立体認知 [医学], 実体感覚. 形 stereognostic.

ster·e·og·nos·tic [stèriagnástik] 立体認知の.

s. perception 立体〔感〕覚 [医学].

s. sense 立体〔感〕覚 [医学], = stereognostic perception.

ster·e·o·gram [stériəgræm] 立体写真.

ster·e·o·graph [stériəgræf] 立体描写器 (頭蓋の輪郭を立体的に写す器械).

stereographic projection ステレオ投影, 立体射影.

ster·e·og·ra·phy [stèriágrəfi] 立体写真撮影法 (X線管球焦点を両眼の瞳孔距離, 6～7cmの間隔におくか, またはそれを適当に移動して2枚の写真をつくる方法).

stereo-identical point 立体同一点, = identical point.

ster·e·o·i·so·mer [stèriouáisəmər] 立体異性体 [医学] (同じ数と種類の原子を含む化合物が, それらの空間的関係を異にし, したがってその性状が不同である分子で, 幾何異性体と光学異性体とに大別される). 形 stereoisomeric.

ster·e·o·i·som·er·ism [stèriouaisámərizəm] 立体異性 (光学異性および幾何異性を総称した語).

Ster·e·o·lep·is [stèriəlépis] イシナギ [石投] 属 (肝油の原料となる魚類).

ster·e·o·line [stiríəlin] ステレオリン (ペルカ科またはイシナギに存在するプロタミン).

ster·e·ol·o·gy [stèriáləʤi] ステレオロジー, 立体学.

ster·e·om·e·ter [stèriámitər] 液体比重計, 立体容積計 (固体の容積または空間の容量を測定する器械で, これを用いる測定法を stereometry という).

ster·e·om·e·try [stèriámitri] ① 体積測定法. ② 液体比重測定法.

ster·e·o-oph·thal·mo·scope [stériou ɑfθǽlməskoup] 立体検眼鏡 (両側の眼で網膜を立体的に観察する器械).

ster·e·o-or·thop·ter [stériou ɔ:θáptər] ステレオ正視鏡 (正視法に基づき斜視を矯正するために用いる鏡面反射器).

ster·e·o·pho·rom·e·ter [stèrioufərámitər] ステレオフォロメーター (正視訓練に用いるプリズム反射鏡).

ster·e·o·phor·o·scope [stèriəfɔ́:rəskoup] ステレオフォロスコープ (立体回旋盤の一種).

ster·e·o·pho·to·gram·me·try [stèrioufòutougrǽmətri] 立体写真測量 [医学].

ster·e·o·pho·tog·ra·phy [stèrioufoutágrəfi] 立体〔顕微鏡〕写真術.

ster·e·o·pho·to·mi·cro·graph [stèrioufòutoumáikrəgræf] 立体顕微鏡写真.

ster·e·o·plasm [stériəplæzəm] 細胞原形質の固体成分.

ster·e·op·sia [stèriápsiə] = stereopsis.

ster·e·op·sis [stèriápsis] 立体視 [医学], = stereopsia.

ster·e·o·ra·di·o·gram [stèriouréidiəgræm] 立体放射線像.

ster·e·o·ra·di·og·ra·phy [stèriourèidiágrəfi] 立体X線撮影, = stereoroentgenography.

ster·e·o·roent·gen·o·graph [stèriourentgénəgræf] 立体X線像.

ster·e·o·roent·gen·og·ra·phy [stèriourèntgənágrəfi] 立体X線撮影 [医学], = stereoskiagraphy.

ster·e·o·roent·gen·om·e·try [stèriourèntgənámitri] 立体X線〔写真〕測定法.

ster·e·o·scope [stériəskoup] 立体鏡 [医学], 実体鏡 (2枚の立体写真を用いてその像を立体的に浮き上がらせて見る装置で, 医学的には組織内の異物を探索するために用いられる). 形 stereoscopic.

stereoscopic microscope 立体顕微鏡, 実体顕微鏡.

stereoscopic parallax 両眼視差, = binocular parallax.

stereoscopic vision 立体視 [医学] (深径の視覚).

ster·e·os·co·py [stèriáskəpi] 立体鏡検査〔法〕 [医学].

ster·e·o·se·lec·tiv·i·ty [stèriousilektíviti] 立体選択制 [医学].

ster·e·o·ski·ag·ra·phy [stèriouskaiǽgrəfi] 立体X線撮影〔法〕 [医学], = stereoroentgenography.

ster·e·o·spe·cif·ic [stèriouspəsífik] 立体特異的 (酵素または有機合成反応に用いられる).

ster·e·o·spec·i·fic·i·ty [stèriouspèsifísiti] 立体特異性 [医学].

ster·e·o·stro·bo·scope [stèriəstróubəskoup] 立体ストロボスコープ, 立体驚盤 (三次元においてある1点が動く様式を観察する器械), = strobostereoscope.

ster·e·o·tac·tic [stèriətǽktik] 定位の, 定位的な, = stereotaxic.

s. aspiration 定位〔的〕吸引 [医学].

s. biopsy 定位〔的〕〔脳〕生検 [医学].

s. brachytherapy 立体的近接照射療法.

s. gamma radiosurgery 定位的放射線手術 (ガンマナイフを用いた手術の正式名称).

s. irradiation (**STI**) 定位放射線照射.

s. radiosurgery (**SRS**) 定位〔的〕放射線外科療法 [医学], 定位手術的照射.

s. radiotherapy (**SRT**) 定位放射線治療.

s. thalamotomy 定位〔的〕視床切截 [医学].

ster·e·o·tax·ic [stèriətǽksik] 定位の, 定位的な, = stereotactic.

s. apparatus 定位〔固定〕装置, = stereotaxic in-

strument.
s. brain atlas 脳座標図〔医学〕.
s. instrument 〔立体〕定位固定器（立体的標尺を備えた頭部固定装置で，動物またはヒトの脳の一定部位を正確に求めて電極挿入，薬品注入，X 線撮影などの実験的処置を施すために用いる）.
s. neurosurgery 定位脳手術，= stereotaxic operation, s. technique.
s. operation 定位脳手術〔医学〕（1947年に Spiegel と Wycis によって開発された脳深部の限局した部位に破壊や電気刺激を行う手術手技で，今日では脳内血腫の除去，アイソトープによる内照射療法など一般脳神経外科領域でも広く利用されている），= stereoencephalotomy, stereotactic neurosurgery.
s. surgery 定位〔的〕〔脳〕手術.
s. technique 定位脳手術〔法〕〔医学〕.
ster·e·o·tax·is ［stèrioutǽksiz］ 触走性〔医学〕, = stereotropism.
ster·e·o·tax·y ［stèriətǽksi］ 定位〔脳〕手術.
ster·e·ot·ro·pism ［stèriɑ́trəpizəm］ 触走性〔医学〕，向触性，向着性（固形物に向かって運動する性状），= stereotaxis. 形 stereotropic.
ster·e·o·type ［stériətaip］ 常同〔性〕，紋切り型.
stereotyped 常同的.
s. action 常同行為.
s. attitude 紋切り型態度〔医学〕，常同的態度〔医学〕.
s. behavior 紋切り型行動〔医学〕，常同行動，常同運動.
s. posture 常同姿勢.
s. speech 常用言語，慣性言語.
stereotypic movement disorder 常同運動症，常同運動障害.
ster·e·o·ty·py ［stériətaipi］ 常同〔症〕〔医学〕（一度随意的衝動が起こると，それを絶えず反復持続する病的現象）. 形 stereotyped.
s. of attitude 態度常同.
s. of movement 運動常同.
s. of place 場所の常同.
s. of speech 言語常同.
ster·ep·si·ne·ma ［stərèpsiní:mə］ 捩糸期（減数分裂において 2 本の染色体がねじれ合う時期）.
Stereum hirsutum （抗生物質ヒルスチン酸をつくる真菌）.
Sterges carditis スタージス心〔臓〕炎（心内膜心膜炎）.
ste·ric ［stérik, stí:-］ 立体的の，位置的の，= sterical steric.
s. factor 立体因子〔医学〕.
s. hindrance 立体障害〔医学〕（分子内の原子または原子団が接近しすぎているために，不安定となり，そのため予期している共鳴が妨げられる現象）.
s. inversion 立体転位.
ster·id ［stérid］ ステリッド（ステロールまたはステロイドの物質）.
ste·rig·ma ［stirígmə］ 梗子，小柄，担子突起（担子菌類の担子 basidia の頂端にある 4 条の小柄で，分生芽胞 conidia を絞扼する部分）. 複 sterigmata.
ster·ile ［stérail］ ① 無菌の. ② 不妊の，生殖不能〔の〕〔医学〕. ③ 不稔の.
s. abscess 無菌〔性〕膿瘍〔医学〕.
s. culture 無菌培養〔医学〕.
s. cyst 停止性囊胞.
s. distilled water 滅菌蒸留水〔医学〕.
s. filter 細菌濾過器〔医学〕.
s. food 無菌食.
s. frond 裸葉.
s. gauze 滅菌ガーゼ〔医学〕.
s. glume 包えい（穎）.
s. hematopyuria 無菌血膿尿〔症〕.
s. hood 無菌箱〔医学〕.
s. hydatid 生殖不能の胞虫囊包（胚葉，孵卵囊および虫頭などの消失したもの），= acephalocyst.
s. injection powder 滅菌注射用粉末〔医学〕.
s. insect technique 昆虫断種法，昆虫不妊法.
s. meningitis 無菌性髄膜炎.
s. peritonitis 無菌性腹膜炎〔医学〕.
s. purified water 滅菌精製水〔医学〕.
s. pyrogen free water 〔滅菌〕発熱性物質除去蒸留水〔医学〕.
s. pyuria 無菌〔性〕膿尿.
s. room 無菌室〔医学〕.
s. segment 不生殖節.
s. sheet 滅菌シーツ.
s. sulfadiazine sodium 滅菌スルファジアジンナトリウム（静注用），= sulfadiazinum sodicum sterile.
s. sulfapyridine sodium 滅菌スルファピリジンナトリウム（静注用），= sulfapyridinum sodicum sterile.
s. sulfathiazole sodium 滅菌スルファチアゾールナトリウム（静注用），= sulfathiazolum sodicum sterile.
s. transcript ステライルトランスクリプト（タンパク質へ翻訳されることがないか，翻訳されても完全な機能タンパク質として発現されない遺伝子転写物の総称）.
s. water (SW) 滅菌水.
s. water for injection 〔滅菌〕注射用蒸留水〔医学〕.
ste·ril·i·tas ［stərílitəs］ 不妊〔症〕，= sterility.
s. absoluta 絶対不妊.
s. feminina 女性不妊.
s. permanenta 永久不妊.
s. primaria 原発不妊.
s. relativa 比較不妊.
s. secundaria 続発不妊.
s. temporalis 一時不妊.
s. virilis 男性不妊.
ste·ril·i·ty ［stəríliti］ ① 不妊症，繁殖不能，生殖不能〔医学〕（不妊，不稔のこと．動物では不妊，植物では不稔という）. ② 無菌〔状態〕，= barrenness. 形 sterile.
s. detector 滅菌検出器（普通小ガラス管に入れた物質の変色により滅菌温度を鑑別する工夫）.
s. disease 不妊症.
s. test 無菌試験（テスト）〔医学〕，不妊検査〔医学〕.
ster·il·i·za·tion ［stèrəlizéiʃən］ ① 不妊化，不妊手術〔医学〕，断種〔法〕. ② 滅菌〔法〕，殺菌〔法〕. 動 sterilize.
s. agent 殺菌剤〔医学〕.
s. by filtration 濾過滅菌〔医学〕.
s. for organ transplantation 臓器移植滅菌〔法〕〔医学〕.
s. reversal 妊娠復元手術〔医学〕.
s. through filter 濾過滅菌（生ビール，血清など加熱できない液体から菌を除く方法）.
s. under pressure 高圧蒸気滅菌法〔医学〕.
sterilized bandage 滅菌包帯〔医学〕.
sterilized milk 滅菌乳〔医学〕（超高温加熱の後，特殊な充填装置にて無菌充填されたミルク．俗に LL (long life) ミルクとも称されている）.
sterilized water 滅菌水〔医学〕.
ster·il·iz·er ［stérilaizər］ 滅菌器〔医学〕.
Sterles sign ［stə́:liz sáin］ スタルルス徴候（胸腔内に腫瘍が発生すると心臓部の拍動が亢進する）.
Stern, Heinrich ［stə́:n］ スターン（1868-1918, アメリカの医師）.
S. position スターン位（患者を上臥させて頭を診察台の一端から下垂させる体位で，三尖弁不全に起因する雑音が最も容易に聴取される）.

S. potential スターン電位差(非動性イオンと粒子表面との間に起こる電位差で，電気化学的電位の値から電気運動的電位を減じた値に等しい).

S. test スターン試験(患者血清を非動化することなくその補体を利用するワッセルマン反応の変法).

Stern, Otto [stə́:n] スターン(1888-1969，ドイツ生まれのアメリカの物理学者．1933年以後アメリカ Carnegie Institute of Technology において物理学教授を務め，Walter Gerlach とともに行った原子磁気モーメントに関する実験法(1921)の精密度を改良して，陽子の磁気モーメントを測定し，その功績により1943年ノーベル物理学賞を受けた).

ster·nad [stə́:næd] 胸骨表面の方へ.

ster·nal [stə́:nəl] 胸骨の.

s. angle [TA] 胸骨角(胸骨柄と胸骨体との接合部の隆起で体表から第2肋骨を知る目印となる)，= angulus sterni [L/TA].

s. arteries 胸骨枝，= rami sternales.

s. articular surface of clavicle 〔鎖骨の〕胸骨関節面.

s. band 胸骨帯(胚子における胸骨原基).

s. bar 胸骨稜(胎児にある将来胸骨を形成する軟骨板).

s. biopsy 胸骨穿刺生検〔法〕.

s. branches [TA] 胸骨枝，= rami sternales [L/TA].

s. cartilage 胸肋軟骨(真肋の肋軟骨).

s. chisel 胸骨のみ [医学].

s. costal elevation 胸骨〔肋骨〕挙上[医学]，= sternal elevation.

s. end [TA] 胸骨端，= extremitas sternalis [L/TA].

s. extremity of clavicle 〔鎖骨の〕胸骨端.

s. facet [TA] 胸骨関節面，= facies articularis sternalis [L/TA].

s. joints 胸骨結合.

s. knife 胸骨刀 [医学].

s. line [TA] 胸骨線(胸骨外縁に垂直に下した線)，= linea sternalis [L/TA].

s. line of pleural reflection 胸膜投影像の胸骨線.

s. marrow 胸骨髄 [医学].

s. membrane [TA] 胸骨膜(肋間靱帯の一部の線維からなる)，= membrana sterni [L/TA].

s. muscle 胸骨筋.

s. notch 頸切痕，= incisura jugularis sternalis.

s. part [TA] 胸骨部，= pars sternalis diaphragmatis [L/TA].

s. part of diaphragm 〔横隔膜〕胸骨部，= pars sternalis diaphragmatis.

s. plane 胸骨平面，= planum sternale.

s. puncture 胸骨穿刺 [医学] (胸骨に針を刺して，骨髄の血液細胞を採取する).

s. reflex 胸骨反射 [医学].

s. region 胸骨部.

s. ribs 胸骨肋骨，真肋，= true ribs.

s. synchondroses [TA] 胸骨結合，= synchondroses sternales [L/TA].

s. transfusion 胸骨内輸血 [医学].

s. turn-over 胸骨翻転〔術〕[医学].

s. turn-over with pedicle 有茎胸骨翻転 [医学].

s. vertebra 胸骨(特に幼若期の)，= sternebra.

ster·nal·gia [stə:nǽlʤiə] 胸骨痛 [医学].

ster·na·lis [stə:néilis] [TA] 胸骨筋，= musculus sternalis [L/TA].

s. muscle 胸骨筋.

Sternberg, Carl [ʃtə́:nbə:g] ステルンベルグ(1872-1935，オーストリアの病理学者).

S. cell ステルンベルグ細胞 [医学] (ホジキン病にみられる巨細胞)，= Reed-Sternberg cell.

S. disease ステルンベルグ病(① ホジキン病．= Hodgkin disease, lymphogranulomatosis, Paltauf-Sternberg disease. ② 白血肉腫．= leukosarcoma).

S. giant cell ステルンベルグ巨細胞 [医学] (ホジキン病の組織にみられる巨大細胞で，Dorothy Reed により初めて記載されたもの)，= Dorothy Reed cell, Reed-Sternberg cell.

S.-Reed cell ステルンベルグ・リード細胞，= Sternberg cell.

Sternberg, George Miller [stə́:nbə:g] ステルンベルグ(1838-1915，アメリカの軍医．1893年 Manual of Bacteriology を著述し，多年にわたり教科書として用いられ，また Pasteur とは無関係に肺炎球菌を発見し，結核菌の顕微鏡写真を撮影した．1893-1902年，軍医総監を務めた).

Sternberg sign [stə́:nbə:g sáin] ステルンベルグ徴候(胸膜炎においては肩帯を触診するとき疼痛を感ずる).

Sternbergia lutea (アジア産のヒガンバナ科植物).

ster·ne·bra(e) [stə́:nibrə, -r(i:)] 胸骨分節 [医学] (乳児の胸骨分節の一つ). 複 sternebrae.

ster·nen [stə́:nən] 胸骨性.

Sternheimer, Richard [stə́:nhaimər] スターンハイマー(1900-1976，アメリカの医師).

S.-Malbin cells スターンハイマー・マルビン細胞(腎盂炎患者の尿沈渣物中にみられる特殊白血球で，その原形質中にはブラウン運動を呈する顆粒が認められる).

sterno- [stə:nou, -nə] 胸骨との関係を表す接頭語.

sternobrachial reflex 胸骨前腕筋反射.

sternochondrial junction 胸骨肋軟骨接合部 [医学].

sternochondroscapular muscle 胸肋軟骨肩甲筋(まれに存在する).

ster·no·chon·dro·sca·pu·la·ris [stə̀:noukɑ̀ndrouskæ̀pjuléəris] 胸肋軟骨肩甲筋.

ster·no·cla·vic·u·lar [stə̀:noukləvíkjulər] 胸鎖の.

s. angle 胸鎖角.

s. joint [TA] 胸鎖関節，= articulatio sternoclavicularis [L/TA].

s. ligament 胸鎖靱帯，= ligamentum sternoclaviculare.

s. muscle 胸骨鎖骨筋.

ster·no·cla·vic·u·la·ris [stə̀:noukləvìkjuléəris] 胸骨鎖骨筋(鎖骨下筋の破格).

ster·no·clei·dal [stə̀:noukláidəl] 胸骨鎖骨の，胸鎖の.

ster·no·clei·do·mas·toid [stə̀:nouklàidoumǽstɔid] [TA] 胸鎖乳突筋，= musculus sternocleidomastoideus [L/TA].

s. branch [TA] 胸鎖乳突筋枝，= ramus sternocleidomastoideus [L/TA], rami sternocleidomastoidei [L/TA].

s. muscle 胸鎖乳突筋.

s. region [TA] 胸鎖乳突筋部，= regio sternocleidomastoidea [L/TA].

s. vein [TA] 胸鎖乳突筋静脈，= vena sternocleidomastoidea [L/TA].

ster·no·cos·tal [stə̀:nəkɑ́stəl] 胸肋の，胸骨肋骨の.

s. head [TA] 胸肋部，= pars sternocostalis [L/TA].

s. joints [TA] 胸肋関節，= articulationes sternocostales [L/TA].

s. part 胸肋部(大胸筋，心膜の)，= pars sternocostalis.

s. part of pectoralis major muscle 大胸筋胸肋部.

s. surface [TA] 胸肋面，= facies anterior [L/TA].

s. surface of heart 〔心臓の〕胸肋面.

s. triangle [TA] 胸肋三角, = trigonum sternocostale [L/TA].

sternocostoclavicular hyperostosis 胸肋鎖骨肥厚症.

ster·no·dym·ia [stə̀:nədímiə] 胸骨結合奇形, = sternopagia.

ster·nod·y·mus [stə:nádiməs] 胸骨結合体, = sternopagus.

ster·no·dyn·ia [stə̀:noudíniə] 胸骨痛〔医学〕, = sternalgia.

ster·no·fas·ci·a·lis [stə̀:noufèiʃiəlis] 胸骨頸筋膜筋(まれにみられる筋線維で, 胸骨柄から頸筋膜に達するもの).

ster·no·glos·sal [stə̀:nouglásəl] 胸骨舌の.

ster·no·go·ni·om·e·ter [stə̀:nougòuniámitər] 胸骨倒角計.

ster·no·hy·oid [stə̀:nouháiɔid] [TA] ① 胸骨舌骨筋, = musculus sternohyoideus [L/TA]. ② 胸骨舌骨の.

s. muscle 胸骨舌骨筋.

ster·noid [stə́:nɔid] 胸骨様の.

ster·no·mas·toid [stə̀:nəmǽstɔid] 胸乳突の.

s. muscle 胸鎖乳突筋.

s. region 胸鎖乳突部〔医学〕.

ster·no·pa·gia [stə̀:noupéiʤiə] 胸骨結合体, = sternodymia.

ster·nop·a·gus [stə:nápəgəs] 胸骨結合体〔医学〕, = sternodymus.

ster·no·per·i·car·di·al [stə̀:noupèriká:diəl] 胸骨心膜の.

s. ligaments [TA] 胸骨心膜靱帯, = ligamenta sternopericardiaca [L/TA].

ster·no·scap·ul·ar [stə̀:nouskǽpjulər] 胸骨肩甲骨の.

ster·nos·chi·sis [stə:náskisis] 胸骨裂〔医学〕, = sternal cleft.

ster·no·thy·roid [stə̀:nouθáirɔid] [TA] ① 胸骨甲状筋, = musculus sternothyroideus [L/TA]. ② 胸骨甲状腺の.

s. muscle 胸骨甲状筋.

ster·not·o·my [stə:nátəmi] 肋骨切開〔医学〕, 胸骨切開術.

ster·no·tra·che·al [stə̀:noutréikiəl] 胸骨気管の.

ster·no·try·pe·sis [stə̀:noutraipí:sis] 胸骨穿孔術.

ster·no·ver·te·bral [stə̀:nouvə́:tibrəl] 胸骨脊椎の.

sternoxiphoid plane 胸骨剣状突起平面.

ster·num [stə́:nəm] [L/TA] ① 胸骨(胸郭前壁の正中部にある板状骨で, 胸骨柄 manubrim, 胸骨体 gladiolus および剣状突起 xyphoid process からなる), = sternum [TA]. ② 腹板. 複 sterna. 形 sternal.

s. bifidum 胸骨裂〔医学〕.

ster·nu·ta·tio con·vul·si·va [stə̀:njutéiʃiou kənvʌ́lsivə] 〔発作性〕痙攣性くしゃみ, = ptarmus.

ster·nu·ta·tion [stə̀:njutéiʃən] くしゃみ, = sneezing. 形 sternutatory.

ster·nu·ta·tor [stə́:njutèitər] ① 催くしゃみ薬. ② 戦争ガス(特に diphenylchlorarsine).

ster·nu·ta·to·ry [stə:njú:tətɔ̀:ri] くしゃみの〔医学〕.

s. gas 催くしゃみガス, = sneezing gas.

ster·oid [stérɔid, stíər-] ステロイド(ステロール, 胆汁酸, 心臓毒(サポニン性), ホルモンなど, 3個の炭素6員環と1個の5員環からなる骨格. シクロペンタノヒドロフェナントレン環をもった化合物の総称. 図2に構成炭素の番号を示す). (→ 図)

s. acne ステロイド痤瘡.

s. cell tumor ステロイド産生腫瘍, ステロイド細胞腫瘍, = ovarian steroid lipid cell tumor unclassified type.

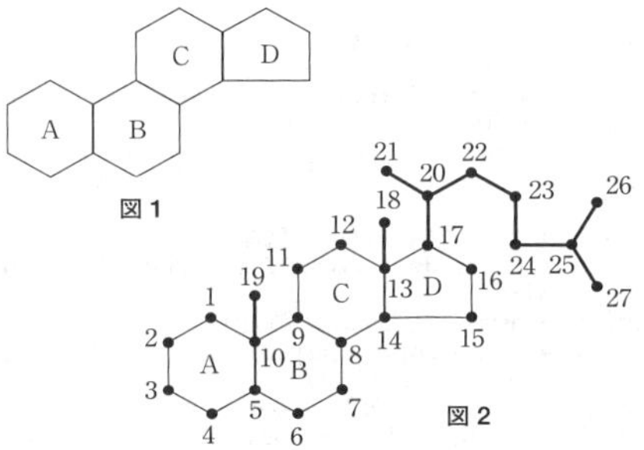

図1 図2

ステロイド

s.-dependent asthma ステロイド依存性喘息〔医学〕.

s. dependent nephrotic syndrome (SDNS) ステロイド依存性ネフローゼ症候群.

s. diabetes ステロイド糖尿病〔医学〕(糖質ステロイドの投与による糖尿病).

s. fever ステロイド熱.

s. hormone (STH, SH) ステロイドホルモン〔医学〕(ステロイド骨格を有するホルモンの総称. グルココルチコイド, ミネラルコルチコイド, 性ホルモンなどがあり, 副腎皮質, 性腺などで生合成・分泌される).

s. hormone antagonist ステロイドホルモン拮抗薬〔医学〕.

s. inhalational therapy ステロイド吸入療法.

s. myopathy ステロイド筋障害〔医学〕, ステロイドミオパチー〔医学〕(副腎糖質ステロイド投与によって引き起こされる筋病変).

s. pulse therapy ステロイド大量静注衝撃療法.

s. purpura ステロイド紫斑.

s. receptor ステロイド受容体〔医学〕.

s. resistant nephrotic syndrome (SRNS) ステロイド抵抗性ネフローゼ症候群.

s. responded nephrotic syndrome ステロイド反応性ネフローゼ症候群.

s. therapy ステロイド療法〔医学〕, = steroid hormone therapy.

s. ulcer ステロイド〔性〕潰瘍〔医学〕.

s. withdrawal syndrome ステロイド中止後症候群.

steroidal abortifacient agent ステロイド性堕胎薬, ステロイド系堕胎薬〔医学〕.

ste·roi·do·gen·e·sis [stərɔ̀idəʤénisis] ステロイド生成.

steroidogenic diabetes ステロイド誘発性糖尿病.

ster·ol [stérɔ:l] ステロール(cyclopentanophenanthrene 環がHですべて飽和された高級1価アルコールで, perhydrocyclopentanophenanthrene と呼ばれ, 非けん化性, 非水溶性化合物族. 動物性のものは zoosterol, 植物性のものは phytosterol, 真菌性のものは mycosterol と呼ぶ).

s. glycosid(e) ステロール性配糖体, = phytosterolin.

s. regulatory element binding protein (SREBP) ステロール調節配列結合タンパク.

ster·o·lyt·ic [stèrəlítik] ステロール溶解性の.

ster·one [stéroun] ステロン(ケトン基を含有するステロイドの総称).

ster·tor [stə́:tər] 喘鳴, 狭窄音〔医学〕. 形 stertor-

ous.
stertorous breathing いびき〔性〕呼吸〔医学〕(脳卒中などの高いびき), = stertorous respiration.
stertorous respiration いびき〔性〕呼吸〔医学〕(鼻と口とを同時に開いて行う呼吸).
steth- [steθ] 胸を表す接頭語, = stetho-.
steth·a·cous·tic [stèθəkú:stik] 聴診上聴取される.
steth·al·gia [steθǽlʤiə] 胸痛.
steth·ar·te·ri·tis [stèθà:tiráitis] 胸部動脈炎, 胸部大動脈炎.
ste·the·mia [steθí:miə] 肺充血.
ste·then·do·scope [steθéndəskoup] 胸部透視器(現在は用いられていない).
stetho- [steθou, -θə] → steth-.
steth·o·ca·thar·sis [stèθoukəθά:sis] 去痰, = expectoration.
steth·o·cyr·to·graph [stèθousə́:təgræf] 胸部曲線描記(画)器, = stethokyrtograph.
steth·o·go·ni·om·e·ter [stèθougòuniάmitər] 胸部彎曲計〔医学〕.
steth·o·graph [stéθəgræf] 呼吸運動描記器, = pneumograph.
steth·og·ra·phy [steθάgrəfi] 呼吸運動記録〔法〕〔医学〕.
steth·o·kyr·to·graph [stèθoukə́:təgræf] 胸郭彎曲測定記録器, = stethocyrtograph.
steth·o·me·nia [stèθoumí:niə] 気管支代償性月経.
steth·om·e·ter [steθάmitər] 測胸器(胸郭, 腹部周囲の変部を測定する器械).
Steth·o·my·ia [stèθoumáiə] (カ[蚊]科アノフェレス属の亜属).
steth·o·my·i·tis [stèθoumaiáitis] 胸筋炎, = stethomyositis.
steth·o·my·o·si·tis [stèθoumàiousáitis] 胸筋炎.
steth·o·pa·ral·y·sis [stèθoupərǽlisis] 胸筋麻痺.
steth·o·phone [stéθəfoun] ① 聴診拡声器. ② 聴診器.
steth·o·pho·nom·e·ter [stèθoufounάmitər] 聴診音強度計.
steth·o·pol·y·scope [stèθəpάliskoup] 聴診拡声器.
steth·o·scope [stéθəskoup] 聴診器〔医学〕(体内に発生するいろいろな音を体外から聴取する器具で, Laennec により1819年に考案され, 最も古典的なものは管状で単耳用のものであった). 形 stethoscopic.
steth·o·scop·ic [stèθəskάpik] ① 聴診器の. ② 聴診法の.
ste·thos·co·py [stəθάskəpi] 聴診法.
steth·o·spasm [stéθəspæzəm] 胸筋痙攣.
Stevens, Albert M. [stí:vənz] スチーブンス(1884-1945, アメリカの小児科医).
S.-Johnson syndrome スチーブンス・ジョンソン症候群(多形滲出性紅斑), = erythema multiforme exudativum, ectodermosis erosiva pluriorificalis, dermatostomatitis.
Stevens, William [stí:vənz] スチーブンス(1786-1868, スコットランドの外科医).
S. operation スチーブンス手術(1812年殿部動脈瘤の療法として内腸骨動脈の結紮を初めて行って成功を収めた).
Stewart, Douglas Hunt [stjúwə:t] スチュワート(1860-1933, アメリカの外科医).
S. purple スチュワート紫(1オンスのワセリンに1グレーンのヨウ素を混ぜたもの).
S. solution スチュワート液(硫酸アルミニウム, 塩素化石灰, 水からなる液で, 外科医の手を消毒する液).
Stewart, Francis Torrens [stjúwə:t] スチュワート(1877-1920, アメリカの外科医).
S. incision スチュワート切開(根治乳房切除術において, 横行切開を両側から行い外側方および胸骨方でその両末端を接近連結させると, 乳房を完全に取り巻くことができる).
Stewart, Fred Waldorf [stjúwə:t] スチュワート(1894-1991, アメリカの医師).
S.-Treves syndrome スチュワート・トリーヴェス症候群(乳腺拡大根治手術後にみられる上肢の強いリンパうっ滞の晩期合併症としてのリンパ管肉腫).
Stewart, George N. [stjúwə:t] スチュワート(1860-1930, カナダ系アメリカ人の科学者).
S.-Hamilton method スチュワート・ハミルトン法〔医学〕(Fick の物質保存の法則に由来する流量測定の方法で, RI を用いた心拍出量測定法の一つである).
S. test スチュワート試験(四肢動脈瘤において副側血行の程度をみるために熱量計を利用する方法).
Stewart, James Purves [stjúwə:t] スチュワート(1869-1949, イギリスの医師).
S.-Holmes phenomenon スチュワート・ホームズ現象(診察台上に患者の肘部を置かせ, 手首を握ると腕の屈曲は困難である. 手首の抵抗を軽くすると, 腕は屈曲するが三頭筋の収縮により阻止される. 筋弛緩症においては, 二頭筋の作用がなくとも屈曲は継続する), = rebound phenomenon.
S.-Holmes sign スチュワート・ホームズ徴候(小脳患者にみられる徴候).
Stewart, Janet M. [stjúwə:t] スチュワート(アメリカの小児科医).
S.-Bergstrom syndrome スチュワート・バーグストローム症候群(常染色体優性遺伝. 手の関節拘縮, 感覚難聴を呈する).
Stewart log·a·rith·mic law [stjúwə:t làgəríðmik lɔ́:] スチュワートの対数法則(同種音源を両耳に別々に導き, 2つの音により融合音像をつくった場合, 両耳に入る音の強さのみを変化させると, 音の強い側に向かって音像が移動するが, 音像位と前正面とのなす角 θ は, 次の関係にある. ただし I_R は右耳の音の強さ, I_L は左耳の音の強さで, k は Stewart の定数である).

$$\theta = k \log \frac{I_R}{I_L}$$

Stewart, Peter Arthur Robert スチュワート(1921-1993, カナダの生理学者).
S. approach スチュワートアプローチ(1970年代後半に Stewart が提唱した酸塩基平衡の定量的アプローチ).
Stewart prin·ci·ple [stjúwə:t prínsipəl] スチュワート原理(動脈内に色素を注射して血流を測定するときの原理で, 次の関係で表される. ただしFは臓器を通る血流, Rは色素の注射速度(mg/min), Vは静脈からの色素濃度, Aは再循環による動脈中の色素濃度を表す).

$$F = \frac{R}{V - A}$$

Stewart, R. M. [stjúwə:rt] スチュワート(1860-1930, イギリスの神経科医).
S.-Morel syndrome スチュワート・モレル症候群(前頭内板過骨症で精神疾状を伴う), = Morel syndrome, metabolic craniopathy.
STF serum thymic factor 血清胸腺因子の略.
STH ① somatotropic hormone ソマトトロピックホルモン, 成長ホルモンの略. ② steroid hormone ステロイドホルモンの略, = SH.

sthe·nia [sθí:niə] 強壮，亢進，活動（無力に対立する語）. ↔ asthenia. 形 sthenic.
sthenic fever 亢進性熱病（脈拍の強い，高熱を伴うせん（譫）妄性疾患）.
sthenic type 筋力型.
stheno– [sθenou, –nə] 力，強力の意味を表す接頭語.
sthen·om·e·ter [sθenámitər] 筋力計.
sthen·om·e·try [sθemámitri] 筋力測定〔法〕〔医学〕.
sthen·o·phot·ic [sθènəfátik] 明所視の.
sthen·o·plas·tic [sθènəplǽstik] 細長体型の.
sthen·o·py·ra [sθènəpáirə] 活動熱.
STI ① stereotactic irradiation 定位放射線照射の略. ② systolic time intervals 心収縮時間（相間隔）の略.
stib·a·mine [stíbəmi:n] スチバミン 化 *p*–aminophenylstibonic acid.
s. glucoside スチバミングルコシド（スチバミンの窒素性配糖体で，5価アンチモン化合物．カラアザールなどの治療薬），= neostam stibamine glucoside.
s. urea スチバミン尿素 $NH_2CONH_2C_6H_4SbO(OH)_2$.
stib·a·nil·ic ac·id [stìbənílik ǽsid] スチバニル酸 化 4–aminobenzenestibonic acid $NH_2C_6H_5SbO(OH)_2$（抗原虫薬．以前はリーシュマニア症に用いられた）.
sti·bar·si·no [stibá:sinou] スチバルシノ基（–Sb=As–）.
stib·e·nyl [stíbənil] スチベニル 化 sodium *p*–acetylamino–phenylantimonate $CH_3CONHC_6H_4SbO_3HNa \cdot H_2O$（淡黄色のアンチモン剤で，住血吸虫，カラアザールに有効），= stibacetin, azoule.
stib·i·ac·ne [stìbiǽkni:] アンチモン性痤瘡.
stib·i·al·ism [stíbiəlizəm] アンチモン中毒症.
stib·i·at·ed [stíbieitid] アンチモン含有の，= antimonialized.
stib·i·a·tion [stìbiéiʃən] ① アンチモン剤投与. ② アンチモン添加. ③ アンチモン剤大量投与療法.
stib·i·lene [stíbili:n] スチビレン基（HSb=）.
stib·ine [stíbi:n] スチビン 化 antimonous hydride SbH_3（① 水素化アンチモン. ② 水素化アンチモン SbH_3 の水素を炭水基で置換した化合物）.
sti·bin·i·co [stibínikou] スチビニコ基（(HO)OSb=）.
stib·i·no [stíbinou] スチビノ基（H_2Sb–），= stibyl.
stib·i·um [stíbiəm] スチビウム，= antimony.
s. sulfuratum aurantiacum 金イオウ（五硫化アンチモン），= gold sulfur.
stib·nite [stíbnait] 輝安鉱 Sb_2S_6（ときに Au または Ag を含むことがある），= antimonite, antimonglance.
stib·o·cap·tate [stìbəkǽpteit] スチボカプテート 化 2,2′–[(1,2–dicarboxy–1,2–ethanediyl)*bis*(thio)]*bis*–1,3,2–dithiastibolane–4,5–dicarboxylic acid hexasodium salt $C_{12}H_6Na_6O_{12}Sb_2$（駆虫薬）.
stib·o·glu·co·nate so·di·um [stìbouglú:kəneit sóudiəm] スチボグルコン酸ナトリウム（リーシュマニア症や住血吸虫症の治療に用いられる）.
sti·bo·ni·um [stibóuniəm] スチボニウム SbH_4^+（アンモニウムと同じような1価基）.
stib·o·no [stíbənou] スチボノ基（$(HO)_2OSb$–）.
stib·o·so [stíbəsou] スチボソ基（OSb–）.
stich·o·chrome [stíkəkroum] スチコクロム（色素親性の線条様または属列様配列をもつ神経細胞について Nissl が用いた語）.
s. cell スチコクロム細胞（線条ニッスル顆粒配列細胞）.
stich·o·cyte [stíkəsait] スチコサイト.
Stich·o·pus [stíkəpəs] マナマコ属（マナマコ科の一属）.
S. japonicus マナマコ（日本産ナマコ）.
stich·o·some [stíkəsoum] スチコソーム.
stick [stík] 穿刺.
s. culture 穿刺培養.
Sticker, Georg [stíkər] スティッカー（1860–1960，ドイツの疫学者）.
S. disease スティッカー病（第五病，伝染性紅斑（リンゴ病）のことで，1899年の記載によるが，それよりさきに Tschamer が報告している），= erythema infectiosum.
stick·ing [stíkiŋ] スティッキング〔医学〕.
s. agent 固着剤〔医学〕.
s. probability 固着確率〔医学〕.
s. tendency 固着性〔医学〕.
stickle cell 棘細胞（重層扁平上皮細胞など）.
Stickler, Gunnar B. [stíklər] スティックラー（1925生，アメリカの小児科医）.
S. syndrome スティックラー症候群.
sticktight flea ダニノミ，= *Echidnophaga gallinacea*.
stick·y [stíki] 粘着性の〔医学〕（染色体の）.
s. chromosome bridge 粘着性染色体橋〔医学〕.
s. symptom 粘着症状，= Gersunny symptom.
s. trap 粘着トラップ〔医学〕.
stic·tac·ne [stiktǽkni:] 点状痤瘡，= acne punctata.
Stieda, Alfred [stí:də] スティーダ（1869–1945，ドイツの外科医）.
S. body スティーダ小体.
S. disease スティーダ病（膝関節の内側副靱帯の外傷性炎症性石灰化），= Pellegrini–Stieda disease.
S. fracture スティーダ骨折（大腿骨内側顆骨折）.
Stieda, Ludwig [stí:də] スティーダ（1837–1918，ドイツの解剖学者）.
S. process スティーダ突起，= processus posterior tali.
Stieglitz test [stí:glits tést] スチーグリッツ試験（亜硝酸アミルを吸入して心拡張期血圧が著しく下降する場合には，脳血管硬化症は存在しない）.
Stierlin, Eduard [stíəlin] スチーエルリン（1878–1919，ドイツの外科医）.
S. image スチーエルリン像（回盲腸結核のときにみられるX線像で，回盲部を造影剤がすばやく通過して陰影を留めない）.
S. sign スチーエルリン徴候（① 回盲部結核の消化管造影検査でみられる盲腸内容を空にするような持続性腸管運動. ② 造影剤を経口的に投与した後盲腸部に正常の造影が得られない場合には結核性硬結または潰瘍性病変がある），= Stierlin symptom.
sties [stáiz] 麦粒種（sty，stye の複数），= styes.
Stifel fig·ure [stáifəl fígər] スタイフェル図（中心に白点を備えた黒色の円板で，眼の盲点の位置と直径とを検査する器械）.
stiff [stíf] こわばり，不撓の，硬い〔医学〕.
s. and painful shoulder 五十肩，= periarthritis scapulohumeralis.
s. hand 拘縮手.
s. heart syndrome 心硬化症候群.
s. knee 拘縮膝.
s. lamb disease 子ヒツジの筋萎縮症（ビタミンEやセレンが不足した飼料で育った子ヒツジに起こる筋ジストロフィ）.
s.–man syndrome 全身強直症候群〔医学〕，スティッフマン症候群（慢性，進行性の中枢神経系の障害）.
s. neck 項〔部〕硬直〔医学〕，斜頸，= wryneck.
s. pupil 瞳孔硬直（対光反応の），= Argyll Robertson pupil.
s. shoulder 肩こり.
s. sickness （ウマの一過性熱病）.

stif·fen·ing [stífəniŋ] 硬直〔医学〕.
s. agent 硬直を引き起こす物質, = stiffner.
stiffneck fever 頸硬直熱, = cerebrospinal fever.
stiff·ness [stífnis] ① 硬直〔医学〕(特に関節が動かし難くなった状態), = rigidity. ② こわばり. 形 stiff.
s. curve 硬直度曲線〔医学〕.
s. of muscle 筋硬直〔医学〕, 筋固縮〔医学〕.
s. of neck 項〔部〕硬直〔医学〕.
s. parameter 硬化パラメータ〔医学〕.
sti·fle [stáifl] ① 窒息する〔医学〕. ② 後膝関節(ウマ, イヌなど四足獣の).
s. bone ウマの膝蓋骨.
s. joint ウマの後膝関節(人類の膝関節に相当する).
stig·ma [stígmə] ① 斑点, 出血斑〔医学〕, 小紅斑〔医学〕. ② 柱頭(植物の花粉を受ける部分). ③ 気門, 眼点(動物の), = spiracle. ④ 徴候〔医学〕. 複 stigmas, stigmata. 形 stigmal, stigmatic.
s. of degeneracy 変質徴候.
stigmal plates 気門板.
stig·mas·te·rol [stigmǽstərɔ:l] スチグマステロール $C_{29}H_{48}O$ (イチジクおよびダイズから得られるステロール).
stig·ma·ta [stígmətə] ① 徴候〔医学〕, 変質徴(stigma の複数). ② 気門板. ③ 紅斑〔医学〕.
s. ventriculi 胃斑点, = Benecki stigmata.
stig·mat·ic [stigmǽtik] ① 斑点の. ② 徴候の. ③ 不名誉な, = stigma.
stig·ma·tism [stígmətizəm] ① 正視(乱視に対立する語). ↔ astigmatism. ② 標徴発現, 斑点出現.
stig·ma·ti·za·tion [stìgmətaizéiʃən] スチグマ形成〔医学〕, 皮膚圧痕形成, 皮膚小紅斑形成(催眠性暗示により皮膚に小紅斑, 出血線などを生ずる現象).
stig·ma·to·der·mia [stìgmətoudə́:miə] 表皮有棘層疾患.
stig·ma·tom·e·ter [stìgmətámitər] 屈折計(他覚的に目の屈折度を測定する装置).
stig·ma·to·sis [stìgmətóusis] 潰瘍斑点皮膚症, 点状潰瘍性皮膚病〔医学〕.
stig·mi·nene bro·mide [stígmini:n bróumaid] 臭化スチグミネン 化 1-benzyl-3-dimethylcarbamyloxypyridium bromide (コリン作動性物質で, 鼓腸の対症薬).
stig·mo·met·ric card [stìgməmétrik ká:d] 正視測定図. → stigmometric test card.
stigmometric test card 斑点視力検査表(斑点と正方形とを並べて視力を検査する図表. Fridenberg).
stil·bam·i·dine [stilbǽmidi:n] スチルバミジン 化 4,4′-stilbenedicarboxamidine (アンチモンを含有しないジアミン化合物で, 化膿菌培養において著明な脱水素酵素作用の抑制を起こし, リーシュマニア症(カラアザール), 多発性骨髄腫などに用いられる物質).
s. isethionate イセチオン酸スチルバミジン(スチルバミジン1分子と $HOCH_2CH_2SO_3H$ 2分子と結合した白色無臭結晶物で原虫または真菌感染症に有効).
stil·baz·i·um i·o·dide [stilbǽziəm áiədaid] ヨウ化スチルバジウム 化 1-ethyl-2,6-*bis*-(*p*-1-pyrrolidinylstyryl)pyridinium iodide $C_{31}H_{36}IN_3$ (駆虫薬).
stil·bene [stílbi:n] スチルベン 化 α,β-diphenylethylene (イソスチルベンのトランス異性体. グラム陽性菌に対し有効な抗生物質).
s. dibromide 二臭化スチルベン $C_6H_5CHBrCHBrC_6H_5$.
s. dye スチルベン染料(チルベンの構造をもつ染料で, クリソフェニンGなどの黄色の直接染料).
stil·bes·trol [stilbéstrɔ:l] スチルベストロール(合成発情物質の基本体), = stilboestrol, diethylstilbestrol.
Stiles, Charles Wardell [stáilz] スタイルズ(1867-1941, アメリカの細菌学者, 寄生虫学者. アメリカ鉤虫症に関する多くの研究があり, 1902年にはアメリカ鉤虫症の病原体 *Necator americanus* を発見し, 1915年には鞭毛虫を *Giardia lamblia* と命名した).
sti·let [stáilit] ① 内針〔医学〕. ② 誘導子〔医学〕. → stylet, stilette.
sti·lette [stilét] ① 内針〔医学〕. ② 誘導子〔医学〕. → stilet, stylet.
sti·li [stáilai] 桿(stilus の複数).
Still, Andrew Taylor [stíl] スチル(1828-1917, アメリカの整骨医. 整骨医学 osteopathy の開祖).
Still, Sir George Frederic [stíl] スチル(1868-1941, イギリスの小児科医. 小児科医学史 History of Pediatrics の著者で, 小児にみられる多発関節炎で全身リンパ節腫脹と脾腫を伴う熱病は, Still disease と呼ばれている. Felty syndrome は成人型スチル病ともいわれる).
S.-Chauffard syndrome スチル・ショファール症候群, = Chauffard-Still syndrome.
S. disease スチル病〔医学〕(若年性関節リウマチ).
S. murmur スチル雑音.
still [stíl] 蒸留器〔医学〕.
s. head 分留管.
s. layer 緩慢層, = sluggish layer.
s. wine 非発泡性ワイン.
still·birth [stílbə:θ] 死産〔医学〕.
s. rate 死産率〔医学〕(出産数に対する死産の頻度), = natimortality.
still·born [stílbɔ:n] 死産の〔医学〕, 死産児.
s. child 死産児〔医学〕.
s. infant 死産児〔医学〕.
Stiller, Berthold [stílə:r] スティラー(1837-1922, ハンガリーの医師).
S. sign スティラー徴候〔医学〕(肋骨徴候).
stil·li·cid·i·um [stìlisídiəm] 落滴, 滴瀝.
s. lacrimarum 流涙, = epiphora.
s. narium 鼻カタル, = coryza.
s. sanguinis 衄血(じくけつ), 鼻出血, = epistaxis.
s. urinae 淋瀝, = strangury.
s. uteri 子宮漏.
Stilling, Benedict [stíliŋ] スチリング(1810-1879, ドイツの解剖学者).
S. canal スチリング管(① 脊髄中心管 = Clarke canal. ② 水晶体中心管, 硝子体管 = Cloquet canal, hyaloid canal).
S. cells スチリング細胞(脊髄中心管の腹側に散在する細胞群).
S. column スチリング柱.
S. gelatinous substance スチリング膠様質.
S. nucleus スチリング核(脊髄後角の基部にある神経核で脊髄小脳路に関係する).
S. raphe スチリング縫線(延髄の腹側面において錐体を連結する線維).
Stilling, Jacob [stíliŋ] スチリング(1842-1915, ドイツの眼科医).
S. color tables スチリング色表(石原色盲表を改良したもの), = Reuss color tables.
stil·lin·gia [stilínʤiə] スチリンギア(トウダイグサ科 *Stillingia* 属植物の乾燥根茎でシルバークロールと称する辛味樹脂とそのほかの精油を含有し, 梅毒および結核体質の治療に用いられる), = queen's delight, queen's root.
sti·lus [stáiləs] 桿, = stylus. 複 stili.
Stimulant Control Act 覚せい剤取締法〔医学〕.
stim·u·lant [stímjulənt] ① 興奮薬, 刺激薬〔医学〕, 覚せい(醒)剤〔医学〕. ② 興奮性の.
s. diuretic 刺激性利尿薬〔医学〕.

S

s. expectorant 刺激性去痰薬，= irritant expectorant.
s. intoxication 精神刺激薬中毒.
s. therapy 刺激療法.
s. withdrawal 精神刺激薬離脱.
stimulated echo 誘発エコー〔医学〕.
stimulated emission 誘発放出.
stimulating bath 刺激浴〔医学〕.
stimulating electrode 刺激電極〔医学〕.
stimulating substance 刺激物〔質〕〔医学〕.
stim·u·la·tion [stìmjuléiʃən] 刺激〔作用〕〔医学〕. 動 stimulate. 形 stimulative.
s. fatigue 刺激疲労〔医学〕.
s. index (SI) 刺激指数〔医学〕.
s. of labor pains 陣痛促進〔法〕，= augmentation of labor pains.
s.-secretion coupling 刺激分泌連関〔医学〕.
s. test 刺激試験〔医学〕.
s. therapy 刺激療法，= irritation therapy.
s. threshold 刺激閾値〔医学〕.
stim·u·la·tor [stímjuleitər] 興奮薬，刺激薬，刺激物〔質〕〔医学〕.
stimulatory protein 1 (SP1) 刺激タンパク1.
stim·u·lus [stímjuləs] 刺激〔医学〕(生体または器官に働きかけてなんらかの反応を引き起こす原因). 複 stimuli.
s. control 刺激制御.
s.-deprivation amblyopia 刺激遮断弱視〔医学〕.
s. generalization 刺激汎化〔医学〕.
s. pattern 刺激像.
s. threshold 刺激閾値，= absolute threshold, sensitivity threshold.
s. wave 刺激波〔医学〕(刺激が加わって起こる筋の波動).
s. word 刺激語〔医学〕.
sting [stíŋ] ① 刺傷. ② 刺痛. ③ 刺毛，毒牙，毒針.
stinging caterpillar 有針毛虫.
stinging hair 刺毛.
stinging insect 刺咬昆虫.
stinging pain 刺痛〔医学〕，穿刺痛.
stin·gy [stínʤi] 糸を引く〔医学〕，牽糸性〔医学〕(粘り).
stinking fish 異臭魚〔医学〕.
Stintzing, Roderich [stíntsiŋ] スチンチング(1854–1933, ドイツの内科医).
S. tables スチンチング表(筋肉および神経の電気興奮性の正常値を記した表).
Sti·pa [stáipə] ハネガヤ属(イネ科の一属).
S. viridula (西南アメリカ産ハネガヤ属の一種)，= sleepy-grass.
stip·i·tat·ic ac·id [stìpitǽtik ǽsid] スチピタチン酸 化 6-oxy-tropolone-carboxylic acid $C_8H_6O_5$.
stippled cell 斑点赤血球(貧血，鉛中毒に現れる).
stippled epiphysis 斑点状骨端症〔医学〕.
stippled tongue 点状舌〔医学〕.
stip·pling [stípəliŋ] 斑点(鉛中毒，マラリアなどにおいて赤血球に発生する点状構造).
stir up regimen 早期離床療法〔医学〕.
Stirling, William [stə́:rliŋ] スターリング(1851–1932, イギリスの組織・生理学者).
S. aniline-gentian violet solution スターリングアニリンゲンチアナバイオレット液(アニリン 2mL をアルコール 10mL に混ぜ，クリスタルバイオレット 5g を溶かすと濃度約85%の色素液が得られ，水 88 mL を加え，24 時間放置して濾過する).
S. gentian violet staining solution スターリングゲンチアナバイオレット液(クリスタルバイオレット，アニリン，アルコール，水).
S. modification of Gram stain グラム染色のスターリング変法.
stir·pi·cul·ture [stə:pikʌ́ltʃər] 品種改良. 形 stirpicultural.
stirps [stə́:ps] 遺伝単位.
stir·rer [stə́:rər] かくはん(攪拌)器〔医学〕.
stir·ring [stə́:riŋ] かくはん(攪拌)〔医学〕.
s. agitation かきまぜ〔医学〕.
stir·rup [stírəp] アブミ(鐙).
s. anastomosis アブミ吻合(足背動脈と外側足底動脈との吻合).
s. bone アブミ骨，= stapes.
stitch [stítʃ] ① 縫合，一縫い〔医学〕. ② 縫合材料. ③ 鋭い痙攣性疼痛.
s. abscess 縫合糸膿瘍，縫合部膿瘍〔医学〕.
s. knife 刺しメス〔医学〕.
stith(e) [stáiθ] キヌタ骨.
Stitt, Edward Rhodes [stít] スチット(1867–1948, アメリカの海軍軍医. 細菌学，熱帯医学，血液学の造詣が深い学者で，R. P. Strong との共著で熱帯医学と寄生虫学の著述がある. 1920～1928年海軍軍医総監を務めた).
sti·zol·o·bin [stizáləbin] スチゾロビン(植物性グロブリンの一種).
STM scanning tunneling microscope 走査型トンネル顕微鏡の略.
sto·chas·tic [stoukǽstik] 確率〔論〕的な，推計〔学〕の〔医学〕.
s. analysis 推計学的解析〔医学〕.
s. convergence 確率収束.
s. effect 確率的影響〔医学〕.
s. model ストカスティックモデル(確率モデル)，= probabilistic model.
s. process 確率過程.
s. quantity 推計的量〔医学〕.
sto·chas·tics [stoukǽstiks] 推計学(推測統計学とも呼ばれ，従来の統計学および K. Pearson 流の数理統計学すなわち記述統計学と区別されて R. A. Fisher らが発展させた)，= inductive statistics.
Stock, Wolfgang [sták] ストック(1874–1956, ドイツの眼科医).
S. disease ストック病(黒内障性家族性痴呆)，= Spielmeyer-Stock disease.
stock [sták] ① 株〔医学〕(細菌または動物の). ② 血統〔医学〕(疾病体質の). ③ 貯蔵物〔医学〕，在庫品. ④ つぎ台(接木の).
s. culture 保存培養〔株〕〔医学〕.
s. management 物品在庫管理〔医学〕.
s. oil 原料油.
s. solution 保存溶液〔医学〕，原液.
s. strain 保存株.
s. vaccine 同種菌ワクチン，= corresponding vaccine.
Stocker, Frederich William [stákər] ストッカー(1893–1974, アメリカの眼科医).
S. line ストッカー線.
Stocker sign [stákər sáin] ストッカー徴候(腸チフス患者の嗜眠状態では，おおっている布団を下の方に下げても反応はないが，結核性髄膜炎の患者では反応する).
Stockert phe·nom·e·non [stákə:t finámінən] ストッケルト現象(嗜眠性脳炎の経過後，視覚の刺激により急速に催眠が起こる現象).
Stockholm syndrome ストックホルム症候群(1973年ストックホルムで起きた銀行強盗人質事件で，人質となった女性が犯人に共感し，拘置された犯人と結婚するに至った現象をいう).
Stockholm technique ストックホルム法. →

S

Stockholm–Koch method.

Stockholm－Koch method ストックホルム・コッホ法(イオウ総量の定量法で，濃苛性ソーダで分解し，過酸化水素，硝酸および臭素で酸化し，硫酸をバリウムで沈殿し，焼灼して秤量する)．

stock·i·net [stɑkinét] ストッキネット〔医学〕(布地を管状にして，ギプスまたはほかの固定包帯を施す前に皮膚を保護するために用いるもの)．

stock·ing [stákiŋ] ① 靴下．② ウマの下脚浮腫．

s. anesthesia 靴下状知覚麻痺〔医学〕，靴下状感覚(知覚)脱失，靴下状知覚(感覚)消失〔医学〕．

stoe·chi·ol·o·gy [stɔ̀ikiálədʒi, stek–] 元素学，＝stoichiology.

Stoerck, Oscar [ʃtə́:k] ステルク(1870–1926，ドイツの医師)．

S. loop ステルク係蹄(ネフロンの発育中にみられる原始係蹄で，後にヘンレ係蹄となるもの)．

Stoffel, Adolf [ʃtɔ́fəl] ストッフェル(1880–1937，ドイツの整形外科医)．

S. operation ストッフェル手術(強直麻痺の手術で患部を支配する神経幹を切除する方法)．

stoi·chi·ol·o·gy [stɔ̀ikiálədʒi] ① 組織単位学(組織を構成する細胞単位の機能を研究する学問)．② 化学重量法．

stoichiometric coefficient 化学量論係数〔医学〕．

stoichiometric number 化学量数，化学量論数．

stoi·chi·om·e·try [stɔ̀ikiámitri] 化学量論〔医学〕(18世紀の末期，Richter が化学元素を計量する方法と定義して用いた用語で，元素，化合物についてそれらの数量的に表した性質の相関関係を研究する化学の一部門．現在では，化合物の組成とその物理的性質の数量的関係を研究する化学の一部門を指すことが多い)，＝stoichiology. 形 stoichiometric.

sto·i·cism [stóuisizəm] 禁欲主義〔医学〕．

Stoker treat·ment [stóukər trí:tmənt] ストーカー療法(酸素の持続吸入を行う気管支拡張症の療法)．

stoker's cramp 火夫痙攣〔医学〕．

Stokes, Charles Francis [stóuks] ストークス(1863–1931，アメリカの海軍軍医)．

S. litter ストークス移動寝台(開放かご状のもので，負傷兵の運搬に用いる)．

Stokes, George Gabriel [stóuks] ストークス(1819–1903，イギリスの数学者，物理学者)．

S. law ストークス法則(① 蛍光体が蛍光を発するのは，必ずその発する蛍光の波長より短い波長の光によって刺激される場合である．② 球体の落下は引力と，球体の半径および大きさにより速度が支配される)．

Stokes, Sir William [stóuks] ストークス(1839–1900，アイルランドの外科医)．

S. neck ストークス頸(縦隔腫瘍などで上大静脈が圧迫される結果，うっ血性浮腫が頸部に起こること)．

S. operation ストークス手術(大腿骨の関節端で行う切断術)．

Stokes, Whitley [stóuks] ストークス(1763–1845，アイルランドの医師．1807年に乳児壊疽性皮膚炎すなわち壊疽性膿瘡を初めて記載した)．

Stokes, William [stóuks] ストークス(1804–1878，アイルランドの医師．肺および心臓に関する古典的著述で有名)．

S.–Adams attack ストークス・アダムス発作〔医学〕．

S.–Adams disease ストークス・アダムス病．→Adams–Stokes disease.

S.–Adams syndrome ストークス・アダムス症候群〔医学〕．

S. disease ストークス病(心ブロックにより起こる意識障害．これはすでに Morgagni および Spens により報ぜられ，また Adams により完全に記述されたので，Adams–Stokes または S.–Adams 症候群として知られている)．

S. expectorant ストークス去痰薬(炭酸アンモニウム，センナおよびカイソウの流エキス，ショウノウ加アヘンチンキからなる)．

S. law ストークス法則(炎症を起こした膜上にある筋肉はしばしば麻痺を起こす)．

S. liniment ストークスパスタ(泥膏)(酢酸テルペンチンパスタで，鶏卵，テルペンチン油，レモン油，酢酸，水からなる強力発赤薬)，＝St. John Long liniment.

S. respiration ストークス呼吸，＝Cheyne–Stokes respiration.

S. sign ストークス徴候(急性腸炎においては，臍右方に著明な周律性拍動がみられる)．

Stokes, William Royal [stóuks] ストークス(1870生，アメリカの病理学者)．

S. reagent ストークス試薬(硫酸第一鉄 2g，酒石酸 3g，水 100mL の溶液で，ヘモグロビン還元に用いる)．

stokes [stóuks] ストークス(運動粘性率の CGS 単位名で，1 ストークス(1St)＝1cm²/sec＝1 ポアズ(1P)/gcm³)．

Stokvis, Barend Joseph E. [stɔ́kvis] ストクウィス(1834–1902，オランダの医師)．

S. disease ストクウィス病(腸障害が長期持続するときしばしばみられる腸性チアノーゼで，血液中にはメトヘモグロビンおよびサルフヘモグロビンの発生が伴う)，＝enterogenous cyanosis.

stolen goods circular 品触れ．

Stoll, Norman Rudolph [stɔ́:l] ストール(1892–1976，アメリカの寄生虫学者)．

S. dilution egg count technic ストール卵数計算法．

S. method ストール法(固形糞便を N/10 苛性ソーダで処理する虫卵検出法)．

sto·lon [stóulɑn] 走出枝，匐枝，走出つる(蔓)，＝runner.

Stoltenberg stain [stɔ́:ltənbə:g stéin] ストルテンベルグ染色液(メチルグリーン，トルイジンブルー，氷酢酸，重クロム酸カリウムとからなる異染小体染色液)．

sto·ma [stóumə] ① 小口(特に腹膜面にみられるような開口で，リンパ，滲出液などが交通すると思われる場所)．② 気孔(植物の)．③ 人工肛門．複 stomas, stomata.

s. bag ストーマバッグ．

s. care ストーマケア(人工肛門の造設された人にストーマの管理を指導すること．専門技能，知識を有するストーマ療法士 enterostomal therapist (ET) がある)．

s. rehabilitation ストーマリハビリテーション〔医学〕．

s. site marking ストーマ位置決め(マーキング)〔医学〕．

s. therapist ストーマ療法士〔医学〕．

s. ulcer 吻合部潰瘍〔医学〕．

sto·mac·a·ce [stoumǽkəsi:] 潰瘍性口内炎〔医学〕，＝ulcerative stomatitis.

sto·ma·ceph·a·lus [stòuməséfələs] 口頭体(無顎症または小顎症と単眼症の長鼻猿頭奇形との混合で，単耳および無口症または小口症を伴うことがある)，＝stomatocephalus.

stom·ach [stʌ́mək] [TA] 胃(消化管の最も拡張した嚢状構造で，横隔膜直下に位置し，上腹部および右季肋部を占め，内側は小弯，外側は大弯と称する弯曲を呈し，入口は噴門を通って食道に，出口は幽門を経て十二指腸に接続する．胃壁は漿膜，筋層，粘膜下層および粘膜の4属からなり，噴門腺，胃底腺および幽門腺などの胃腺は，胃液および粘液を分泌する），= gaster [L/TA]．形 stomachal.

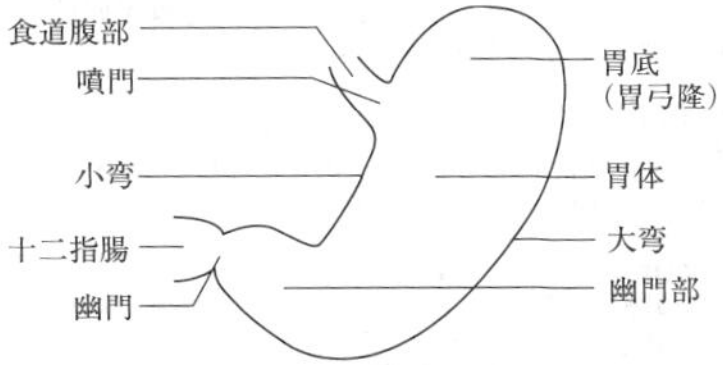

胃

s. acidity 胃酸度〔医学〕.
s. and bowel test 胃腸浮遊試験，= hydrostatic stomach and bowel test.
s. biopsy 胃生検〔医学〕.
s. bladder 胃泡（X線像で胃底に集まった空気のこと）.
s. brush 胃洗浄用刷毛.
s. bubble 胃泡〔医学〕（X線像にみられる）.
s. cancer 胃癌〔医学〕.
s. clamp 胃鉗子〔医学〕，胃クランプ.
s. cough 胃性咳嗽.
s. cramp 胃痙攣〔医学〕.
s. dilatation 胃拡張〔医学〕.
s. diverticulum 胃憩室〔医学〕.
s. drop 健胃チンキ薬.
s. neoplasm 胃新生物（腫瘍）〔医学〕.
s. oil 胃油（海鳥の胃に存在するもの）.
s. physiology 胃生理学〔医学〕.
s. poison 食毒〔医学〕.
s. pouch 小胃（胃液分泌研究のために手術的につくった胃の一部で，Pavlov 式，Heidenhain 式などがある）.
s. powder 健胃散〔医学〕.
s. probe 胃管〔医学〕.
s. pump 胃洗浄器〔医学〕.
s. rupture 胃破裂〔医学〕.
s. secretion 胃液分泌〔医学〕.
s. sensation 胃知覚.
s. shrinkage 胃縮小〔医学〕.
s. surgery 胃外科〔医学〕.
s. tooth 下顎犬歯.
s. tube 胃管〔医学〕，胃消息子.
s. ulcer 胃潰瘍〔医学〕.
s. worm 胃虫（針虫），= *Haemonchus contortus*.

stom·ach·ache [stʌ́məkeik] 胃痛〔医学〕.
stomachal vertigo 胃性めまい〔医学〕.
stom·a·chal·gia [stʌ̀məkǽlʤiə] 胃痛，= stomachache.
sto·mach·ic [stoumǽkik] 健胃剤〔医学〕.
s. powder 健胃散（重炭酸ナトリウム700g，リンドウ末などの苦味剤300gからなる），= pulvis stomachicus.
s. tincture 健胃性チンキ剤，= bitter tincture.
s. tonic 消化薬.
stom·ach·mo·til·i·ty [stʌ̀məkmoutíliti] 胃運動機能〔医学〕.
stom·a·cho·dyn·ia [stʌ̀məkədíniə] 胃痛.
stom·a·chos·co·py [stʌ̀məkáskəpi] 胃検査法.
sto·mad·e·um [stoumǽdiəm] ① 原始口腔. ② 口窩，= stomodeum.
sto·mal [stóuməl] 口の，小孔の.
s. prolapse ストーマ脱出〔症〕〔医学〕.
s. ulcer 吻合部潰瘍〔医学〕，辺縁性潰瘍〔医学〕，= marginal ulcer, stoma ulcer.
sto·mal·gia [stoumǽlʤiə] 口内痛，= stomachalgia.
sto·ma·ta [stóumətə] 小口〔医学〕（stoma の複数）．形 stomatal.
sto·ma·tal [stóumətəl] 口の.
s. aperture 気孔開度，気孔開口部.
s. opening 気孔開口部，開口，= stomatal pore.
s. transpiration 気孔蒸散.
s. zone 気孔条.
sto·ma·tal·gia [stòumətǽlʤiə] 口内痛，= stomachalgia.
sto·mat·ic [stoumǽtik] 口の，口腔の.
sto·ma·ti·tis [stòumətáitis] 口内炎〔医学〕．複 stomatitides.
s. catarrhalis simplex 単純カタル性口内炎.
s. exanthematica 発疹性口内炎.
s. gangraenosa 壊疽性口内炎，= gangrenous stomatitis.
s. gangraenosa progressiva 進行性壊疽性口内炎〔医学〕.
s. gonorrhoeca 淋毒性口内炎.
s. hyphomycetica 鵞口瘡，= thrush.
s. intertropica 熱帯性口内炎.
s. medicamentosa 薬物性口内炎.
s. mycetogenetica 糸状菌性口内炎.
s. pseudomembranosa 偽膜性口内炎.
s. scorbutica 壊血病性口内炎.
s. simplex 単純性口内炎.
s. traumatica 外傷性口内炎.
stomat(o)- [stoumət(ou), -t(ə)] 口腔との関係を表す接頭語.
sto·ma·toc·a·ce [stòumətákəsi:] 潰瘍性口内炎〔医学〕（口腔内の非衛生的関係と栄養障害に基づく口内炎の重症型で，小児，軍隊などに流行するので，一種の伝染病と思われるが病因菌はまだ発見されていない），= stomacace.
sto·ma·to·ca·thar·sis [stòumətoukəθá:sis] 流ぜん（涎）.
sto·ma·to·ceph·a·lus [stòumətouséfələs] （口頭体），= stomacephalus.
sto·ma·to·cyte [stóumətəsait] ストマトサイト，口〔唇〕状赤血球.
sto·ma·to·cy·to·sis [stòumətousaitóusis] ストマトサイト増加症，口〔唇〕状赤血球症.
sto·ma·to·de·um [stòumətoudí:əm] 口窩〔医学〕.
sto·ma·to·dyn·ia [stòumətədíniə] 口腔痛.
sto·ma·to·dys·o·dia [stòumətoudisóudiə] 口臭.
sto·ma·to·gas·tric [stòumətəgǽstrik] 口胃の，口腹神経の（無脊椎動物の）.
sto·ma·tog·nath·ic [stòumətɑgnǽθik] 顎口腔系の.
s. system 顎口腔系.
sto·ma·tog·ra·phy [stòumətágrəfi] 口腔論.
sto·ma·to·la·lia [stòumətouléiliə] 口音（閉鼻して発声すること）.
stomatologic therapeutics 口腔治療学.
sto·ma·tol·o·gist [stòumətáləʤist] 口腔病専門医.
sto·ma·tol·o·gy [stòumətáləʤi] 口腔科学，口内病学，口腔病学〔医学〕．形 stomatologic, stomatological.
sto·ma·to·ma·la·cia [stòumətouməléiʃiə] 口内軟化.
s. putrida 水癌.
sto·ma·to·me·nia [stòumətəmí:niə] 代償性口腔月経.
sto·mat·o·my [stoumǽtəmi] 子宮口切開術.
sto·ma·to·my·co·sis [stòumətoumaikóusis] 口腔真菌症〔医学〕，口内分裂菌症（特に鵞口瘡）.
sto·ma·to·ne·cro·sis [stòumətounikróusis] 口内

壊死，水癌.

sto·ma·to·no·ma [stòumətounóumə] 水癌.

sto·ma·top·a·thy [stòumətápəθi] 口内病，口腔病.

sto·ma·to·phy·lax·is [stòumətoufilǽksis] 口腔予防医学.

sto·ma·to·plas·tic [stòumətəplǽstik] 口内形成〔術〕の.

sto·ma·to·plas·ty [stóumətəplæ̀sti] ① 口内形成術 [医学]. ② 卵管膨大部形成術.

Sto·ma·top·o·da [stòumətápədə] 口脚亜目.

sto·ma·tor·rha·gia [stòumətəréiʤiə] 口内出血 [医学]，歯肉出血.

sto·ma·tos·chi·sis [stòumətáskisis] 口腔裂.

sto·ma·to·scope [stóumətəskoup, stoumǽt–] 口内鏡，口腔鏡 [医学].

sto·ma·to·sis [stòumətóusis] 口腔症，口内疾患 [医学]，= stomatopathy.

sto·ma·tot·o·my [stòumətátəmi] 子宮口切開術，= stomatomy.

sto·ma·to·ty·phus [stòumətoutáifəs] 口内炎症性発疹チフス.

sto·men·ceph·a·lus [stòumənséfələs] 口頭奇形児，= stomacephalus.

sto·mi·on [stóumiən] ストミオン(頭蓋計測上の用語で，唇を閉鎖したときの口裂中央点).

sto·mo·ceph·a·lus [stòuməséfələs] 口頭奇形児，= stomacephalus.

sto·mo·dae·um [stòumoudí:əm] 口道，口窩(胚子の原始口腔で，顔面突起が頬咽頭膜の周囲に発育して生ずる外胚葉窩). 形 stomodeal.

stomodeal plate 前腸板，口板(胎児の前腸と口腔とを分画する内外胚葉からなる膜)，= oral plate.

sto·mo·de·um [stòumoudí:əm] 原始口腔 [医学]，口窩 [医学]，口陥(原始口)，= stomodaeum.

sto·mos·chi·sis [stoumáskisis] 口腔披裂，= stomatoschisis.

Sto·mox·y·i·nae [stoumáksiini:] サシバエ亜科(イエバエ科の亜科．吸血性昆虫を含む).

Sto·mox·ys [stoumáksis] サシバエ属(イエバエ科，サシバエ亜科の一属).

S. calcitrans (主としてヒトを襲うもので，イエバエに似ているが，吸血に適する吻をもつ)，= leg-sticker, stable fly.

-stomy [stəmi] 造瘻術，吻合術の意味を表す接尾語.

Stone, Harvey Brinton [stóun] ストーン(1892生，アメリカの外科医．肛門失禁の外科的手術を考案し，大腿広靱帯の小片を殿筋を通して肛門の周囲に2つの係蹄として反対方向に固定すると，患者は殿筋の痙攣を利用して括約筋の作用を営むことになる).

stone [stóun] ①石，結石 [医学]，= calculus. ②ストーン(イギリスの重量単位で，14ポンドに相当する).

s. asthma 気管支結石性喘息.

s. basket catheter 結石用バスケット・カテーテル [医学].

s.-cutter's lung 石工肺 [医学].

s. disintegrator 砕石機 [医学].

s. dissolution 結石溶解〔法〕 [医学].

s. embryo 結石原基 [医学].

s. extraction 抽石術 [医学].

s. fragmentation technique 結石砕石術 [医学].

s.-masons' disease 石工病.

s. mole 石様奇胎 [医学]，石胎(奇胎が石灰化した子宮結石).

s. placenta 石状胎盤 [医学] (胎盤組織内に石灰または砂状物質が発生したもの).

stone·ware [stóunwɛə] せっ(炻)器 [医学].

stony heart 心室収縮の強直化.

Stookey, Byron [stú:ki:] スツーキー(1887-1966，アメリカの神経外科医．Queckenstedt-Stookey testに名が残る).

S. reflex スツーキー反射(膝を半屈曲して，患者の半膜様筋と半腱様筋の腱膜を打つと脚が屈曲する).

S.-Scarff operation スツーキー・スカーフ手術，= third ventriculostomy.

S. test スツーキー試験(脊髄クモ膜下の髄液流通障害を検出する方法)，= Queckenstedt test.

stool [stú:l] ① 便通，糞〔便〕 [医学]，大便 [医学]. ② 腰掛台. 複 stools.

s. appearance 糞便の形状.

s. color 便色 [医学].

s. culture 糞便培養 [医学].

s. frequency 排便回数 [医学].

stop [stáp] ① 絞り. ② 停止.

s. codon ストップコドン.

s. contraction 阻止収縮 [医学].

s. flow method 流れ停止法 [医学].

s. needle 有肩針(刺入を一定の距離で止めるための出っぱりを持った針).

s.-smoking aid 禁煙補助薬.

s. solution 停止液 [医学].

stop·cock [stápkɑk] 活栓 [医学].

stop·page [stápiʤ] 停止 [医学].

stopped labor pains 分娩痛停止 [医学].

stop·per [stápər] 栓 [医学].

stoppered test tube 共栓試験管 [医学].

stopping power 阻止能 [医学].

stopping rules 中止基準.

stop·ple [stápəl] 栓子，塞子，= plug, stopper.

stor·age [stɔ́:riʤ] 保存，貯蔵 [医学].

s. battery 蓄電池.

s. capacity 記憶容量 [医学].

s. cell 貯蔵細胞.

s. density 記憶密度 [医学].

s. disease 沈着症 [医学]，貯蔵病(代謝障害において代謝産物が異常に網内系細胞により貪食されて蓄積される疾病群)，= thesaurismosis.

s. effect 貯蔵効果 [医学].

s. facility 貯蔵設備 [医学].

s. granule 貯蔵顆粒.

s. life 貯蔵寿命.

s. loss 貯蔵減 [医学].

s. mite 貯蔵庫ダニ.

s. oscilloscope 蓄積〔記憶〕型オ〔ッ〕シロスコープ [医学].

s. pool 貯蔵プール [医学].

s. pool disease (SPD) 血小板顆粒欠損症，貯蔵プール病.

s. root 貯蔵根.

s. space 収納部分 [医学].

s. tank 貯蔵タンク [医学].

s. temperature 保存温度 [医学].

s. tissue 貯蔵組織.

s. unit 記憶単位 [医学].

sto·rax [stɔ́:ræks] 楓脂香，蘇合香(カエデ樹幹から得られる樹脂で，疥癬の治療に用いられる)，= styrax, sweet Oriental gum.

s. liquidus 流動蘇合香.

Storck test [stɔ́:k tést] ストルク試験(人乳酵素が H_2O_2 を分解する反応).

store [stɔ́æ] 貯蔵.

s. room 貯蔵室 [医学].

stored blood 保存血〔液〕 [医学].

stored fat 貯蔵脂肪，= deposit fat.

stored product insect pest 貯蔵食品害虫 [医学].

stored whole blood–CPD CPD保存血液（CPD : citrate–phosphate–dextrose solution），= WB.
sto·ri·form [stɔ́:rifɔ:m] 花むしろ状.
s. pattern 花むしろ様構造〔医学〕.
stor·ing [stɔ́riŋ] 保存〔医学〕.
Störk, Carl [stə́:k] ステルク（1832–1899，オーストリアの咽喉科医）.
S. blennorrhea ステルク膿漏（鼻，咽喉などの粘膜肥厚を続発する慢性上気道のカタル）.
stork leg コウノトリ脚（シャルコー・マリー・トゥース病にみられる）.
Storm van Leeuwen, William [stɔ́:m] ストルム（1882–1933，オランダの薬剤師）.
S. v. L. reaction ストルム反応（患者局所の鱗屑を磨砕浮遊液につくり，それを抗原として注射して起こるアレルギー反応）.
S. v. L. chamber ストルムバンリューウェン室（空気中に含まれる抗原を除くことのできるアレルギー患者用の空間）.
storm [stɔ́:m] 急性発作〔症状〕〔医学〕.
s. petrel ヒメウミツバメ.
storm·ing [stɔ́:miŋ] 集団思考〔医学〕.
stormy fermentation 急激発酵〔医学〕（*Bacillus welchii*により凝固した牛乳が急激に破壊されること）.
Stoughton bitters = compound tincture of absinth.
Stovall–Black stain [stóuvəl blǽk stéin] ストバール・ブラック染色法（切片でNegri小体を染色する方法で，A液として1%エオジンのアルコール溶液をN/10塩酸でpH3.0としたもの，またB液としてはメチレンブルー0.3gをアルコール30mLに溶かし，水で100mLまで希釈し，pHを5.5に調節したものを用いる．染色後酢酸13滴を加えた水60mLで分別する）.
Stovin, Peter George Ingle [stóuvin] ストーヴィン（イギリスの医師）. → Hughes–Stovin syndrome.
stov·ing [stóuviŋ] 乾燥〔医学〕.
STPD standard temperature, pressure and dry 標準温度，気圧，乾燥状態の略（呼吸機能検査成績を比較検討するために規定された条件の一つ．気温0°C，気圧760mmHgで，水蒸気を含まない状態）.
STR short tandem repeat の略.
stra·bism [strəbízəm] 斜視〔医学〕.
stra·bis·mal [strəbízməl] 斜視の〔医学〕.
stra·bis·mic [strəbízmik] 斜視の，= strabismal.
s. amblyopia 斜視弱視.
s. deviation 斜視偏位（斜視における眼球の異常回転）.
stra·bis·mom·e·ter [strəbìzmɑ́mitər] 斜視計（他覚的に斜視の程度を測る器械），= strabometer.
stra·bis·mom·e·try [strəbìzmɑ́mitri] 斜視測定，斜視度測定〔法〕〔医学〕，= strabometry.
stra·bis·mus [strəbízməs] 斜視〔医学〕（動眼筋の調節不和により，注視線が対象に合致しない眼球の変位），= heterotropia, squint. 形 strabismal, strabismic.
s. forceps 斜視ピンセット〔医学〕.
s. hook 斜視鉤〔医学〕.
stra·bom·e·ter [strəbɑ́mitər] 斜視計〔医学〕，= strabismometer.
stra·bom·e·try [strəbɑ́mitri] 斜視測定〔医学〕，= strabismometry.
stra·bot·o·my [strəbɑ́təmi] 斜視手術，斜視切開〔術〕〔医学〕.
straddle injury 〔尿道〕跨状損傷〔医学〕，跨り損傷〔医学〕.
straddling embolism 股状塞栓症.
straddling embolus 鞍状塞栓〔医学〕，騎乗塞栓〔医学〕，騎乗栓子〔医学〕（動脈の分岐部に発生し，両方の動脈を閉塞ないし狭窄する）.
straight [stréit] 一直線の〔医学〕.
s. advancement flap 直伸展皮弁〔医学〕.
s. arterioles [TA] 直細動脈，= vasa recta [L/TA].
s. back syndrome ストレートバック症候群〔医学〕，直背症候群（胸椎の正常な前凹面の欠損で，脊椎と胸骨間に心臓を圧迫し心機能障害をきたす）.
s. bore collimator 直孔〔形〕コリメータ〔医学〕.
s. chain 直鎖〔医学〕.
s. chain molecule 直鎖状分子〔医学〕.
s. conjugate [TA] 直径*，= conjugata recta [L/TA].
s. gyrus [TA] 直回，= gyrus rectus [L/TA].
s. head [TA] 直頭（大腿直筋のうち起始が下前腸骨棘にある），= caput rectum [L/TA].
s. internship 専門研修〔制〕（研修期を通してある特定の一専門科において受ける制度）.
s. leg raising test 下肢伸展挙上テスト，= SLR test.
s. muscle [TA] 直筋，= musculus rectus [L/TA].
s. muscle of abdomen 腹直筋〔医学〕.
s. needle 直針〔医学〕.
s. part [TA] 直部（輪状甲状筋の），= pars recta [L/TA].
s. part of cricothyroid muscle 輪状甲状筋の直部.
s.–pin tooth 縦列釘陶歯.
s. portion 直部〔医学〕.
s. renal tubule 直尿細管〔医学〕.
s. run 直留の〔医学〕.
s. scissors 直ばさみ（鋏）〔医学〕，直剪刀.
s. seminiferous tubule 直精細管〔医学〕.
s. sinus [TA] 直静脈洞（硬膜において下矢状静脈洞から大脳鎌とテントとの交連部から横洞に達するもの），= sinus rectus [L/TA].
s. tubule 直尿細管，= collecting tubule.
s. tubules [TA] 直精細管，= tubuli seminiferi recti [L/TA].
s. venules [TA] 直細静脈，= venulae rectae [L/TA].
strain [stréin] ①ひずみ，歪力（わいりょく），= deformation. ②挫傷〔医学〕（くじき）. ③菌株，系統〔医学〕（生物の）. ④漉網（こしあみ），うらごし. ⑤過労，緊張（極度の）.
s. ellipsoid ひずみの楕円体.
s. fracture 引きちぎり骨折〔医学〕，裂離骨折〔医学〕，挫傷骨折（腱または靱帯に無理が加わって起こる骨折）.
s. gauge ひずみ計〔医学〕.
s. quadric ひずみの二次曲面.
s. sensation 歪感.
strained face 緊張した顔付き〔医学〕.
strained food 裏ごし食品〔医学〕.
strained vegetable 裏ごし野菜〔医学〕.
strain·er [stréinər] ①ストレーナ，緊張器，= tightner. ②濾布〔医学〕，漉網（こしあみ）.
s. frame 布ごしの枠〔医学〕.
strain·ing [stréiniŋ] いきみ〔医学〕，努責〔医学〕.
s. at stool 排便いきみ〔医学〕（排便時の力み）.
s. to void 努責排尿〔医学〕.
strait [stréit] 狭い通路（骨盤の入口または出口）.
strait·jack·et [stréitʤækit] 拘束服（精神障害者拘束服），= camisole.
stra·mo·ni·um [strəmóuniəm] ダツラ，マンダラ葉（チョウセンアサガオ *Datura tatula*, *Datura stramonium* の花期の葉を乾燥したもので，ダツリンと称するアルカロイドを含有し，喘息に用いられる），= Jamestown weed, Jimson weed.
s. extract ダツラエキス，ダツラ散（ダツラアルカロイド1%を含む），= extractum stramonii.

S

s. fluidextract ダツラ，流エキス，= fluidextractum stramonii.
s. ointment ダツラ軟膏（ダツラ10%を含む），= unguentum stramonii.
s. tincture ダツラチンキ（100mLにつきダツラアルカロイド0.025gを含む），= tinctura stramonii.
strand [strǽnd] ①線維［医学］. ②糸状体.
s. displacement amplification (SDA) （核酸増幅法の一つ）.
Strandberg, James Victor [strá:ndbə:g] ストランドベリー（1883–1942，スウェーデンの皮膚科医）.
stranger anxiety 人見知り［医学］.
stran·gle [strǽŋgl] 絞扼する.
strangled voice 窒息様音声［医学］.
stran·gles [strǽŋglz] 腺疫（ウマなどの鼻腔およびその付属器のカタル性疾患で，リンパ系の病変による化膿性排泄物を生じ，呼吸困難を起こすことがある．病原体は腺疫菌 *Streptococcus equi* である）.
strangling death 絞殺〔死〕［医学］，縊死（首吊り）.
stran·gu·lat·ed [strǽŋgjulèitid] 窒息した，血行阻止.
s. external hemorrhoids かん（嵌）頓性外痔核［医学］.
s. hernia 絞扼性ヘルニア［医学］，ヘルニアかん（嵌）頓〔症〕，かん（嵌）頓ヘルニア［医学］.
s. internal hemorrhoids かん（嵌）頓性内痔核［医学］.
stran·gu·la·tion [stræ̀ŋgjuléiʃən] 絞扼，かん（嵌）頓［医学］. 形 strangulated.
s. ileus 絞扼〔性〕イレウス［医学］.
s. mark 索溝.
s. of hernia ヘルニアかん（嵌）頓［医学］.
s. of intestine 絞扼性腸閉塞.
s. of penis 陰茎絞扼〔症〕［医学］.
s. of testicle 精巣絞扼（精巣捻転）.
stran·gu·ria [stræŋgjú:riə] 有痛性排尿困難，= strangury.
s. pain on urination 排尿痛［医学］.
stran·gu·ry [strǽŋgjuri] 有痛性排尿困難［医学］，= stranguria.
Stransky, Eugens [strǽnski] ストランスキー（オーストリア生まれ，アメリカの医師）.
S. reflex ストランスキー反射（バビンスキー反射の変法）.
strap [strǽp] 絆創膏をあてる.
s. muscles 革帯筋（舌骨下筋群をいう）.
strap·ping [strǽpiŋ] 絆創膏を貼ること（骨折，神経痛などの際，その患部にひも状の絆創膏を貼る対症療法の一つ）.
Strasburger, Edward [strá:sbə:gər] ストラスブルガー（1844–1912，ドイツの組織学者）.
S. cell-plate ストラスブルガー細胞板（有糸分裂後期にみられる中心体）.
Strassburg, Gustav A. [strǽsbə:rg] シュトラスブルク（1848生，ドイツの生理学者）.
S. test シュトラスブルク試験.
Strassmann, Paul Ferdinand [strá:smən] ストラスマン（1844–1938，ドイツの婦人科医）.
S. phenomenon ストラスマン現象（分娩第3期において胎盤が離脱していないときには，子宮体部に加えた圧迫は臍静脈に伝導されて膨大する）.
stra·ta [stréitə] 層（stratum の複数）.
s. cornus ammonis [L/TA]（アンモン角条*），= layers of Ammon horn [TA].
s. gyri dentati [L/TA] 歯状回帯*，= layers of dentate gyrus [TA].
s. hippocampi [L/TA] 海馬条*，= layers of hippocampus [TA].
s. isocorticis [L/TA] 等皮質層*，= layers of isocortex [TA].
s. magnocellularia [L/TA] 大細胞層*，= magnocellular layers [TA].
s. parvocellularia [L/TA] 小細胞層*，= parvocellular layers [TA].
strategic psychotherapy 戦略的心理療法.
strat·e·gy [strǽtidʒi] 戦略［医学］.
strat·i·fi·ca·tion [stræ̀tifikéiʃən] ①層〔別〕化［医学］，層状化，成層，層序. ②層化法（結核患者などを性別，年齢別などで分ける調査法）.
strat·i·fied [strǽtifaid] 層別に［医学］，重層の，層化の.
s. cartilage 成層軟骨（線維性軟骨）.
s. ciliated columnar epithelium 重層線毛円柱上皮（胎児の食道はその例）.
s. columnar epithelium 重層円柱上皮［医学］.
s. cuboidal epithelium 重層立方上皮［医学］.
s. epithelium 重層上皮.
s. inhomogeneity 層状不均等.
s. random sampling 層化無作為抽出法.
s. randomization 層別無作為化法［医学］.
s. sample 層化標本.
s. sampling 階層別抽出法［医学］，層化抽出法［医学］，層別抽出法.
s. squamous epithelium 重層扁平上皮［医学］.
s. thrombus 成層血栓［医学］.
strat·i·form [strǽtifɔ:m] 層状の.
s. fibrocartilage 成層線維軟骨.
strat·i·gram [strǽtigræm] 断層X線像，= sectional radiogram.
stra·tig·ra·phy [strətígrəfi] ①断層X線撮影法. ②層位学（地質学の一部門）.
stra·tum [stréitəm] 層，階層，= layer. 複 strata.
s. album profundum 深白層（四丘体の）.
s. bacillorum 桿錐体層（網膜の）.
s. basale 基底〔細胞〕層（子宮粘膜または表皮の最深層），= stratum basalis.
s. basale epidermidis 〔表皮〕基底層.
s. basalis 基底層，= stratum basale.
s. cerebrale 脳層［医学］（網膜の）.
s. cinereum cerebelli 小脳灰白層.
s. circulare [L/TA] ①輪筋層，輪走筋層*，= circular layer [TA]. ②輪層（小脳または胃の）.
s. circulare membranae tympani 鼓膜輪状層.
s. circulare tunicae muscularis coli 輪〔筋〕層（結腸筋層の），= circular layer of muscular tunic of colon.
s. circulare tunicae muscularis gastricae [NA] 胃の輪筋層.
s. circulare tunicae muscularis intestini tenuis 輪〔筋〕層（小腸筋層の），= circular layer of muscular tunic of small intestine.
s. circulare tunicae muscularis recti 輪〔筋〕層（直腸筋層の），= circular layer of muscular tunic of rectum.
s. circulare tunicae muscularis ventriculi 輪〔筋〕層（胃筋層の），= circular layer of muscular tunic of stomach.
s. compactum 緻密層，細胞層（基底脱落膜の浅在層）.
s. corneum 角質層（表皮の）.
s. corneum epidermidis 表皮角質層.
s. corneum unguis 爪角質層.
s. cutaneum membranae tympani 鼓膜皮膚層.
s. cylindricum epidermidis 表皮円柱細胞層.
s. dentatum 歯状層，= stratum malpighii.
s. disjunctum 剥脱層（表皮角質層の剥脱した部分）.

S

s. dorsale 背側層(視床後部下にある被蓋の延長).
s. externum longitudinale [L/TA] 外縦走筋層*, = external longitudinal layer [TA].
s. fibrosum [L/TA] 線維膜*, = fibrous membrane [TA], 腱〔の〕滑液包, = fibrous sheath [TA], 線維層(関節被膜靱帯の外層), = fibrous layer [TA].
s. functionale 機能層(基底層より表層の子宮内膜海綿層と緻密層. 性周期に応じて発達する層), = stratum functionalis.
s. functionalis 機能層(子宮内膜の), = stratum functionale.
s. ganglionare 神経節細胞層(網膜の).
s. ganglionare nervi optici 〔視〕神経細胞層, = ganglionic layer of optic nerve.
s. ganglionare retinae 〔網膜〕神経節細胞層, = ganglionic layer of retina.
s. ganglionicum [L/TA] 神経細胞層, = ganglionic layer [TA].
s. gangliosum cerebelli 小脳神経節層.
s. gelatinosum 膠様層(嗅葉の最内層).
s. germinativum epidermidis 表皮胚芽層, = stratum malpighii.
s. germinativum unguis 爪胚芽層.
s. granulare [L/TA] 顆粒層, = granular layer [TA].
s. granulosum [L/TA] 顆粒層, = granular layer [TA].
s. granulosum cerebelli 小脳顆粒層.
s. granulosum epidermidis 表皮顆粒〔細胞〕層.
s. granulosum folliculi ovarici vesiculosi 〔胞状卵胞〕顆粒層, = granular layer of vesicular ovarian follicle.
s. granulosum of graafian follicle 〔卵胞〕顆粒層(膜) [医学].
s. granulosum ovarii 卵巣顆粒層.
s. griseum centrale 中心灰白層(中脳の).
s. griseum colliculi superioris 上丘灰白層.
s. griseum intermedium [L/TA] 中間灰白質層*, = intermediate grey layer [TA].
s. griseum profundum [L/TA] 深灰白質層*, = deep grey layer [TA].
s. griseum superficiale [L/TA] 浅灰白質層*, = superficial grey layer [TA].
s. helicoidale brevis gradus [L/TA] ラセン筋層*(短いピッチ), = short pitch helicoidal layer [TA].
s. helicoidale longi gradus [L/TA] ラセン筋層*(長いピッチ), = long pitch helicoidal layer [TA].
s. intermedium 中間層(エナメル芽細胞層の外側にあるエナメル器細胞層).
s. internum longitudinale [L/TA] 内縦走筋層*, = internal longitudinal layer [TA].
s. interolivare lemnisci 毛帯オリーブ間神経線維.
s. koniocellulare [L/TA] 顆粒細胞層*, = koniocellular layer [TA].
s. lemnisci 毛帯層(四丘体の3層のうち最も内部にあるもの).
s. limitans externum [L/TA] 外境界層, = outer limiting layer [TA].
s. limitans internum [L/TA] 内境界層, = inner limiting layer [TA].
s. longitudinale [L/TA] ① 縦筋層, 縦走筋層*, = longitudinal layer [TA]. ② 縦層(小腸, 胃の).
s. longitudinale tunicae muscularis coli 結腸筋層の縦〔筋〕層, = longitudinal layer of muscular tunic of colon.
s. longitudinale tunicae muscularis gastricae [NA] 胃の縦筋層.
s. longitudinale tunicae muscularis intestini tenuis 小腸筋層の縦〔筋〕層, = longitudinal layer of muscular tunic of small intestine.
s. longitudinale tunicae muscularis recti 直腸筋層の縦〔筋〕層, = longitudinal layer of muscular tunic of rectum.
s. longitudinale tunicae muscularis ventriculi 胃筋層の縦〔筋〕層, = longitudinal layer of muscular tunic of stomach.
s. lucidum 淡明層, 透明層(足底の角質層と顆粒層との中間にみられる), = Oehl stratum.
s. Malpighii マルピギー層(表皮胚芽層).
s. medullare intermedium [L/TA] 中間白質層*, = intermediate white layer [TA].
s. medullare profundum [L/TA] 深白質層*, = deep white layer [TA].
s. membranosum [L/TA] 膜様層, = membranous layer [TA].
s. moleculare [L/TA] ① 分子層, = molecular layer [TA]. ② 小脳分子粒層.
s. moleculare cerebelli 〔小脳〕分子層, = molecular layer of cerebellar cortex.
s. moleculare et substratum lacunosum [L/TA] (分子層と亜層*), = lacunar-molecular layer [TA].
s. moleculare retinae 〔網膜〕分子層.
s. mucosum membranae tympani 鼓膜粘膜層.
s. multiforme [L/TA] 多形層, = multiform layer [TA].
s. musculosum [L/TA] 筋層, = muscle layer [TA].
s. nervosum [L/TA] 神経層, = neural layer [TA].
s. neuroepitheliale retinae 〔網膜〕神経上皮層.
s. neurofibrarum [L/TA] 神経線維層, = layer of nerve fibres [TA].
s. neuronorum piriformium [NA] 梨状細胞層.
s. nucleare externum [L/TA] 外顆粒層, = outer nuclear layer [TA].
s. nucleare internum [L/TA] 内顆粒層, = inner nuclear layer [TA].
s. nucleare medullare oblongatae 延髄有核層.
s. olfactorium 嗅葉層.
s. opticum [L/TA] 視神経層*(上丘の浅在白質線維層), = optic layer [TA].
s. oriens [L/TA] 多形細胞層*, = oriens layer [TA].
s. papillare [L/TA] 乳頭層(真皮の), = papillary layer [TA].
s. papillare corii 真皮乳頭層, = papillary layer.
s. perichorioideum 脈絡外層(脈絡膜の).
s. pigmenti bulbi oculi 眼球色素上皮層.
s. pigmenti corporis ciliaris 毛様体色素上皮層.
s. pigmenti iridis 虹彩色素上皮層.
s. pigmenti retinae 網膜色素上皮層.
s. pigmentosum [L/TA] 色素上皮層, = pigmented layer [TA].
s. plexiforme externum [L/TA] 外網状層, = outer plexiform layer [TA].
s. plexiforme internum [L/TA] 内網状層, = inner plexiform layer [TA].
s. profundum 深在層(中心灰白質周囲の下丘の層).
s. purkinjense [L/TA] プルキニエ細胞層, = purkinje cell layer [TA].
s. pyramidale [L/TA] 錐体細胞層*(大脳の), = pyramidal layer [TA].
s. radiatum [L/TA] ① 放射層(放線層), = radiate layer [TA]. ② 放線状層.
s. radiatum membranae tympani 鼓膜放線状層.
s. reticulare [L/TA] 網状層, = reticular layer [TA].
s. reticulare corii 真皮網状層, = stratum reticulare cutis.

s. reticulatum 細網層(後頭と視床とを連結する線維網).
s. segmentorum externorum et internorum [L/TA](脳層と感覚上皮層に相当), = layer of inner and outer segments [TA].
s. spinosum 有棘層, = rete malpighii.
s. spinosum epidermidis 表皮有棘層.
s. spongiosum 海綿層, 腺層(① 脱落膜の中層. ② 尿道海綿体).
s. subcutaneum 皮下層(皮下結合織).
s. submucosum 粘膜下層(子宮の), = stratum subvasculare.
s. subpapillare 乳頭下層.
s. subserosum 漿膜下層(子宮の).
s. subvasculare 脈管下層(子宮筋層の).
s. suprapyramidale 錐体上層.
s. supravasculare 脈管上層.
s. synoviale [L/TA] 滑膜*, = synovial layer [TA], 滑液鞘, = synovial sheath [TA].
s. vasculare 脈管層(子宮筋層).
s. vasculosum 血管層〔医学〕.
s. zonale [L/TA] ①(帯状層*), = zonal layer [TA]. ② 帯層((1)視床の脳室面をおおう白質線維. (2)上丘の最も浅在性の層).
Straub, Walther [strɔ́:b] ストラウブ(1874-1944, ドイツの薬理学者).
S. enzyme ストラウブ酵素, = soluble diaphorase.
S. theory ストラウブ説(麻薬の作用は細胞膜の電位差により鎮静性または興奮性であるかが説明されるという説).
Straus, Isidore [stráus] ストラウス(1854-1896, フランスの医師).
S. phenomenon ストラウス徴候(顔面神経麻痺患者にピロカルピンを注射しても, 中枢性の麻痺のときは両側の発汗状態には変化を起こさないが, 末梢性の場合には患側の発汗は異常を呈する), = Straus sign.
S. reaction ストラウス反応(鼻疽の診断試験).
S. sign ストラウス徴候.
Strauss, Hermann [stráus] ストラウス(1868-1944, ドイツの医師).
S. cannula ストラウス針(滅菌した空洞状採血針), = Strauss needle.
S. sign ストラウス徴候(① 乳び性腹水では, 脂肪食摂取後腹水中の脂肪が増加する. ② ダグラス窩内への腫瘍転移は直腸へ突出して, いわゆる直腸棚をつくる).
Strauss, Lotte [stráus] ストラウス(1913-1985, アメリカの病理学者). → Churg-Strauss syndrome.
S. syndrome ストラウス症候群.
straw itch ワラかゆみ〔症〕, ワラぶとんかゆみ〔症〕, = straw-bed itch.
straw oil ストロー油〔医学〕(器具の洗浄などに用いられる軽油の一種).
straw·berry [strɔ́:bəri] ① オランダイチゴ〔苺〕. ② 運動家の大腿擦傷.
s. cervix イチゴ状頸管.
s. gallbladder イチゴ様胆嚢(胆嚢のコレステリン沈着症), = lipoidosis vesicae felleae, cholesterosis vesicae felleae.
s. hemangioma イチゴ状血管腫.
s. jelly-like sputum イチゴゼリー状喀痰.
s. mark イチゴ状血管腫(生下時は毛細血管拡張性紅斑で, 生後3〜4週から隆起し, 表面鮮紅色細顆粒状になり一見イチゴ状を示す. 3〜6ヵ月で完成し, 限局性に隆起して局面または腫瘤になる. 大多数は学齢期までに消退する. 血管性母斑), = naevus vasculosus.
s. nevus イチゴ状母斑.
s. tongue イチゴ舌(猩紅熱にみられる), = raspberry tongue.
s. type hemangioma ストロベリー型血管腫〔医学〕.
stray [stréi] 迷入.
s. ascaris 回虫迷入, 迷入回虫.
s. capacitance 浮遊容量, 迷容量.
s. germ 迷芽.
s. radiation 迷放射線〔医学〕.
streak [strí:k] 線状, 索, 条痕, 線条〔医学〕.
s. culture 線培養, 画線培養〔医学〕, = stroke culture.
s. gonad 線条性腺〔医学〕.
s. hyperostosis 線状骨増殖症, = flowing hyperostosis.
s. plate 画線培養.
stream [strí:m] 流れ.
s. clock 血流計.
s. line 流線〔医学〕, = line of flow.
s. line flow 層流〔医学〕.
s. pollution 水流汚染〔医学〕.
s. pulse 血流脈拍.
s. volume 血流量.
stream·ing [strí:miŋ] 流動〔医学〕.
s. anisotropy 流動異方性〔医学〕.
s. birefringence 流動複屈折〔医学〕, = streaming double refraction.
s. current 流動電流.
s. double refraction 流動複屈折, = birefringence of flow.
s. mercury electrode 流出水銀電極〔医学〕.
s. movement 流動運動.
s. potential ① 流動電位〔医学〕. ② 流動電位差(液体が固体の壁に対して運動することにより起こる電位差).
streamline flow 流線流.
streb·lo·mi·cro·dac·ty·ly [strèbloumàikrədǽktili] 小(第5)指屈曲症, = streptomicrodactyly.
street drug 街上販売薬〔医学〕.
street virus 街上ウイルス〔毒〕〔医学〕, 街頭ウイルス(街頭に遊ぶイヌに発見される狂犬病のウイルスで, ウサギ[家兎]の固定ウイルスに対立していう).
Streiff, Enrico Bernard [stráif] ストライフ(1908生, イタリア出身のスイスの眼科医). → Hallermann-Streiff syndrome.
Strelitzia reginae ゴクラクチョウカ[極楽鳥花]. = bird-of-paradise.
strem·ma [strémə] 捻挫, = sprain.
strength [stéŋ(k)θ] ① 強さ, 強度. ② 耐久力.
s.-duration curve 強さ-時間曲線(電流の), = V-t curve.
strengthening plaster 鉄剤硬膏, = iron plaster.
streph·en·o·po·dia [strèfinoupóudiə] 内反足, = talipes varus.
streph·ex·o·po·dia [strèfeksoupóudiə] 外反足, = talipes valgus.
strepho- [strefou, -fə] 捻転の意味を表す接頭語.
streph·o·po·dia [strèfoupóudiə] 馬反足, = talipes equinus.
streph·o·sym·bo·lia [strèfousimbóuliə] 象徴倒錯症(小児が読書を学ぶときの困難で, p と q との区別, または b と d との区別が不可能となり, 読む方向を逆にしたりする傾向).
strep·i·tus [strépitəs] 音響, 雑音.
s. aurium 耳鳴り, = tinnitus.
s. uteri 子宮雑音, = uterine souffle.
s. uterinus 子宮雑音, = uterine bruit.
stre·pog·e·nin [strəpáʤənin] ストレポゲニン(カ

ゼインなどのタンパク質に存在する成長因子).

strep·si·ne·ma [strèpsiníːmə] 捻転糸(染色質の).

Strep·sip·te·ra [strepsíptərə] 撚翅目, = twisted-wing parasites.

strep·si·tene [strépsitiːn] 染色体捻転期(減数分裂で核糸が明らかに捻転する時期).

strep·ta·mine [stréptəmin] ストレプタミン [化] 1,3-diamino-2,4,5,6-tetrahydroxy-cyclohexane (ストレプトマイシンの分解産物の一つ).

strep·tav·i·din [streptǽvidin] ストレプトアビジン(放線菌の一種より単離されたビオチン結合タンパク質. 組織切片や細胞に対する非特異的な結合活性が低いため, 卵白アビジンに代わりアビジン-ビオチン結合法にひろく用いられている).

strep·ti·ce·mia [strèptisíːmiə] レンサ球菌血症, = streptococcemia.

strep·ti·dine [stréptidin] ストレプチジン [化] 1,3-di guanido-2,4,5,6-tetrahydroxy-cyclohexane $C_8H_{18}N_6O_4$ (ストレプトマイシンの分解産物).

strept(o)- [streptou, -tə] ① 捻転または屈曲の意味. ② レンサ球菌との関係を表す接頭語.

strep·to·an·gi·na [strèptouǽnʤinə, -ænʤáinə] レンサ球菌性アンギナ.

strep·to·bac·il·lo·sis [strèptoubæ̀silóusis] ストレプトバシラス症, レンサ桿菌症(*Streptobacillus moniliformis* 感染症).

Strep·to·ba·cil·lus [strèptoubəsíləs] ストレプトバシラス属(通性嫌気性のグラム陰性桿菌).

S. moniliformis ストレプトバシラス・モニリフォルミス(鼡咬症の原因となる).

strep·to·bac·te·rin [strèptəbǽktirin] レンサ球菌ワクチン.

strep·to·bi·o·sa·mine [strèptoubaióusəmiːn] ストレプトビオサミン $C_{13}H_{23}NO_9$ (ストレプトマイシンの酸分解物で, これをさらに酸分解するとストレプトースとメチルグルコサミンが生ずる).

strep·to·cer·ci·a·sis [strèptousəːkáiəsis] ストレプトセルカ症(糸状虫の一種 *Mansonella* の感染によって生ずる疾病. 西アフリカに分布し, ヒトの皮下結合織に成虫が寄生し, 回旋糸状虫に似た皮膚の痒みと脱色斑が主な症状である. ヌカカによって媒介される).

Strep·to·coc·ca·ce·ae [strèptəkɑkéisiiː] ストレプトコッカス科(*Streptococcus* 属などを含む).

strep·to·coc·cae·mia [strèptoukɑksíːmiə] レンサ球菌血症, = streptococcemia.

strep·to·coc·cal [strèptəkɑ́kəl] レンサ球菌性〔の〕, = streptococcic.

s. deoxyribonuclease (**DNase, DNAse, DNAase**) レンサ球菌性デオキシリボヌクレアーゼ, = streptodornase.

s. pharyngitis レンサ球菌性咽頭炎.

s. protein G レンサ球菌プロテインG (レンサ球菌の細胞表面に存在する抗原タンパク質の一つ).

s. pyrogenic exotoxin レンサ球菌発熱〔外〕毒素.

s. toxic shock syndrome (**STSS**) レンサ球菌性毒素性ショック症候群(化膿レンサ球菌感染による重症例で, 敗血症, 多臓器不全, 壊死性筋膜炎などがみられる. 劇症型A群レンサ球菌感染症とも呼ばれる), = toxic shock-like syndrome.

strep·to·coc·ce·mia [strèptoukɑksíːmiə] レンサ球菌血症, = streptococcaemia.

strep·to·coc·ci [strèptəkɑ́ksai] (streptococcus の複数).

strep·to·coc·cic [strèptəkɑ́ksik] レンサ球菌の, = streptococcal.

strep·to·coc·ci·cide [strèptəkɑ́ksisaid] 殺レンサ球菌薬.

strep·to·coc·ci·co·sis [strèptoukɑ̀ksikóusis] レンサ球菌感染症.

strep·to·coc·col·y·sin [strèptoukəkɑ́lisin] レンサ球菌溶解素, = streptocolysin.

strep·to·coc·co·sis [strèptoukɑkóusis] レンサ球菌感染症.

Strep·to·coc·cus [strèptəkɑ́kəs] レンサ(連鎖)球菌属(球形の細菌が連鎖状をなす通性嫌気性のグラム陽性菌. 溶血性の菌は溶レン菌と呼ばれることもある).

S. agalactiae (B群溶レン菌. 化膿性炎症, 新生児の髄膜炎, 敗血症などの原因となる).

S. anaerobius (旧称), = *Peptostreptococcus anaerobius*.

S. anginosus (身体各所の膿瘍, 心内膜炎の原因となる).

S. bovis (心内膜炎の原因となりうるが, 通常はウシその他草食動物の消化管に常在する).

S. constellatus (身体各所の膿瘍, 心内膜炎の原因となる).

S. epidemicus (旧称), = *Streptococcus pyogenes*.

S. faecalis (旧称), = *Enterococcus faecalis*.

S. gordonii (口腔レンサ球菌の一種で, 心内膜炎の原因となる).

S. intermedius (身体各所の膿瘍, 心内膜炎の原因となる).

S. mitis (口腔レンサ球菌の一種で, 心内膜炎の原因となる).

S. mutans (口腔レンサ球菌の一種で, う蝕や心内膜炎の原因となる).

S. oralis (口腔レンサ球菌の一種で, 心内膜炎の原因となる).

S. pneumoniae 肺炎レンサ球菌(肺炎のほか, 中耳炎, 髄膜炎などさまざまな感染症の原因となる. 双球菌の形をしているのが特徴), = pneumococcus.

S. pyogenes 化膿レンサ球菌(A群溶レン菌. 猩紅熱, 丹毒, 咽頭炎, 膿痂疹などの原因となる. 重篤な症状をみる劇症型化膿レンサ球菌感染症も存在する).

S. salivarius (口腔レンサ球菌の一種で, 病原性はほとんどない).

S. sanguinis (口腔レンサ球菌の一種で, 心内膜炎の原因となる).

S. scarlatinae (旧称), = *Streptococcus pyogenes*.

S. sobrinus (口腔レンサ球菌の一種で, う蝕や心内膜炎の原因となる).

S. viridans 緑色レンサ球菌(現在では α 溶血性の菌(*S. mitis*, *S. sanguinis* など)を指す通称として用いられている).

strep·to·coc·cus [strèptəkɑ́kəs] レンサ球菌. [複] streptococci.

s. cellulitis レンサ球菌性蜂巣炎.

s. enteritis レンサ球菌腸炎.

strep·to·col·y·sin [strèptəkɑ́lisin] レンサ球菌溶解素, = streptococcolysin.

strep·to·cyte [stréptəsait] レンサ小体(口蹄菌の水疱に存在する連鎖状アメーバ様小体).

strep·to·der·ma [strèptoudə́ːmə] レンサ球菌膿皮症, = streptodermia.

strep·to·der·ma·ti·tis [strèptoudə̀ːmətáitis] レンサ球菌皮膚炎.

strep·to·der·mia [strèptoudə́ːmiə] レンサ球菌膿皮症.

s. superficialis 浅在性レンサ球菌膿皮症, = impetigo streptogenes.

s. superficialis bullosa manuum 手部水疱性膿皮症, = pyodermia bullosa manuum.

strep·to·dor·nase [strèptoudɔ́ːneis] ストレプトドルナーゼ(β溶血レンサ球菌の培養液中に産出され

る物質．desoxyribonucleoprotein および desoxyribonucleic acid を加水分解する融解酵素で，フィブリンによる増殖性炎症の治療に用いられる)，= streptococcal desoxyribonuclease.

s.-streptokinase ストレプトドルナーゼ・ストレプトキナーゼ(*Streptococcus* から得られる酵素で，フィブリンおよび核タンパク質分解促進薬)，= varidase，dorokinase.

strep·to·du·o·cin [strèptoudú:əsin] ストレプトデュオシン(抗生物質製剤，硫酸ストレプトマイシンと硫酸ジヒドロストレプトマイシンとの等量混合剤)，= combistrep，mutamycin，distreptocin，distrycin，duostrep.

strep·tog·e·nin [strəptáʤənin] ストレプトゲニン(タンパク質のトリプシン消化物中に存在するといわれる成長促進因子).

strep·to·ki·nase (SK) [strèptoukáineis] ストレプトキナーゼ(Lancefield C 群のレンサ球菌の培養液中に産生される酵素性物質で，フィブリン増殖性病変に対する治療に用いられる．アメリカの Tillet と Garner が1933年に分離した)，= fibrinolysin，tryptokinase.

s.-streptodornase ストレプトキナーゼ-ストレプトドルナーゼ(溶血レンサ球菌によって産生される酵素の混合物)，= varidase.

strep·to·leu·koc·i·din [strèptoulju:kásidin] レンサ球菌白血球溶解素.

strep·tol·y·sin [strəptálisin] レンサ球菌溶血素，ストレプトリジン(溶血レンサ球菌の産生する濾過性溶血素).

s. O (SLO) O レンサ球菌溶血素，ストレプトリジン O (A 群溶血性レンサ球菌が産生する溶血毒の一つ．酸素により分解されやすいもの).

s. S (SLS) S レンサ球菌溶血素，ストレプトリジン S (A 群溶血性レンサ球菌が産生する溶血毒の一つ．熱および酸に分解されやすいもの).

strep·to·mi·cro·dac·ty·ly [strèptoumàikrədǽktili] 小(第5)指屈曲症.

Strep·to·my·ces [strèptoumáisi:z] ストレプトマイセス属(好気性のグラム陽性細菌．抗生物質の資源として広く研究されているので，その種類も多数に達している).

S. albus (広く分布している種で，サリノマイシンを産生する).

S. aureofaciens (クロルテトラサイクリンを産生する).

S. griseus (ストレプトマイシンを産生する).

S. kanamyceticus (カナマイシンを産生する).

S. kitasatoensis (ロイコマイシンを産生する).

S. lincolnensis (リンコマイシンを産生する).

S. nodosus (アムホテリシン B を産生する).

S. paraguayensis ストレプトマイセス・パラグアイエンシス(放線菌腫の原因となる).

S. rimosus (オキシテトラサイクリンを産生する).

S. somaliensis ストレプトマイセス・ソマリエンシス(放線菌腫の原因となる).

S. venezuelae (クロラムフェニコールを産生する).

Strep·to·my·ce·ta·ce·ae [strèptoumàisitéisii:] ストレプトマイセス科.

strep·to·my·cin (SM) [strèptoumáisin] ストレプトマイシン $C_{21}H_{39}N_7O_{12}$ (アメリカの Waksman，Schatz および Bugie が，1944年に放線菌 *Streptomyces griseus* から抽出した抗生物質).

s. II ストレプトマイシン II (*Streptomyces bikiniensis* から得られるストレプトマイシンの一種).

s. B ストレプトマイシン B，= mannosidostreptomycin.

s. calcium chloride complex ストレプトマイシン塩化カルシウム複合体(ストレプトマイシンの三塩化物と塩化カルシウムの錯塩).

s. eruption スト〔レプト〕マイ〔シン〕疹 [医学].

s. hydrochloride 塩酸ストレプトマイシン.

s. sulfate ストレプトマイシン硫酸塩 $C_{21}H_{39}N_7O_{12}\cdot 1\frac{1}{2}H_2SO_4$: 728.69 (硫酸ストレプトマイシン．アミノグリコシド系抗生物質，抗結核薬．細菌のタンパク質合成を阻害し，殺菌的に作用する).

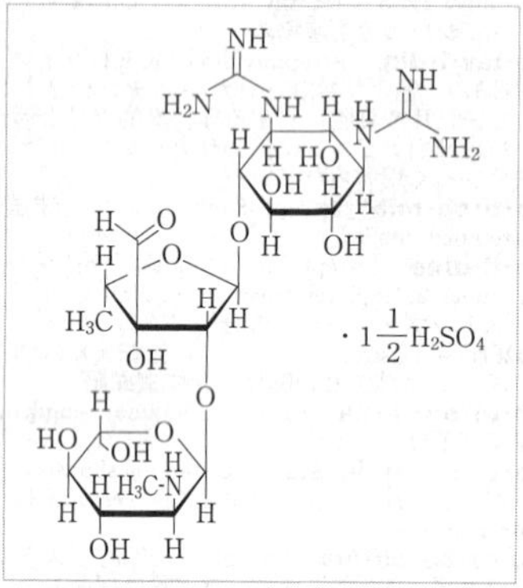

s. units ストレプトマイシン単位.

strep·to·my·cin·ic ac·id [strèptoumaisínik ǽsid] ストレプトマイシン酸(streptomycin を臭素水で酸化して，そのアルデヒドを酸としたもので，制菌作用はない).

strep·to·my·co·sis [strèptoumaikóusis] ストレプトマイセス症 [医学].

strep·to·ni·vi·cin [strèptənáivisin] ストレプトニビシン(novobiocin の旧称).

Streptopus amplexifolius (その球根は収斂性含嗽薬として用いられる).

strep·tose [stréptous] ストレプトース(streptomycin の酸分解により生ずる streptobiosamine からさらに酸分解により得られる糖類で，マルトースの前駆物).

strep·to·sep·ti·ce·mia [strèptousèptisí:miə] レンサ球菌性敗血症.

strep·to·so·mus [strèptousóuməs] 脊椎捻転性腹腔披裂体(脊椎が捻転したため下肢が外反した奇形).

Strep·to·spo·ran·gi·um [strèptouspərǽnʤiəm] ストレプトスポランギウム属(放線菌の一属).

strep·to·thri·cin [strèptouθráisin] ストレプトスライシン $C_{13}H_{25}N_5O_7$ または $C_{20}H_{34}N_8O_9$ (*Streptomyces lavendulae* のつくる抗生物質で，Waksman-Horning により1941年に発見され，多数の細菌に作用するといわれる．毒性が強く，全身投与は不能)，= streptothrin IV.

s. A ストレプトスライシン A (梅沢が1948年にほかの数種，*S. albidoflavus*，*S. microflavus*，*S. ruber* などから得られるものに対してつけた名称で，actinorubin，lavendulin などを含む).

s. B ストレプトスライシン B (梅沢が1948年に *Streptomyces fradiae* から抽出した抗生物質で，Waksman らの neomycin と同一物質).

strep·to·thri·co·sis [strèptouθrikóusis] ストレプトトリックス症(dermatophilosis，nocardiosis など).

Strep·to·thrix [stréptəθriks] ストレプトトリックス属(旧称．現在では *Nocardia*，*Dermatophilus* 属などに再分類されている).

strep·tot·ri·chal [strəptátrikəl] 分岐菌性の，

S

= streptothricial.
strep·to·tri·chi·a·sis [strèptoutrikáiəsis] 放線菌症, = streptothricosis.
strep·to·tri·cho·sis [strèptoutrikóusis] 放線菌症, = streptothricosis.
strep·to·zo·cin [strèptouzóusin] ストレプトゾシン ㊗ 2-deoxy-2-〔[(methylnitrosoamino)carbonyl]amino〕-D-glucopyranose (抗腫瘍薬, 主に膵臓の島細胞腫の治療に用いられる).
strep·to·zo·to·cin [strèptouzoutóusin] ストレプトゾトシン, = streptozocin.
s. nephropathy ストレプトゾトシン腎症 [医学].
strep·to·zyme [stréptəzaim] (乳酸レンサ球菌から分離される融解酵素).
stres·in [strésin] ストレジン $C_{35}H_{58}O_3$ (流動ソゴウコウ(蘇合香) liquid storax のアルコール様成分で, α-, β- の2種がある).
stress [strés] 緊張 [医学], ストレス(① 侵襲. ② Selye の学説では生体に非特異的反応を及ぼす原因的刺激の総称名. ③ 応力(内力, 歪力, 応力度). ④ 歯科では下顎歯が上顎歯に対して及ぼす咬合力).
s.-bearing area 〔咬合〕圧負担域.
s. breaker 緩圧装置(歯科).
s.-breaking type bridge 緩圧橋義歯 [医学].
s. check ストレスチェック(労働安全衛生法により50人以上の従業員がいる企業に義務付けられるメンタルヘルスの取り組み. 2015年12月1日施行), = stress-testing, stress check test.
s. concentration 応力集中(弾性物体に外力を加えるとき, 鋭い切り込み底部に大きな応力が生ずること).
s. coping behavior ストレス対処行動.
s. coping inventory ストレス対処行動尺度, = stress coping scale.
s. depression ストレス抑うつ [医学].
s. electrocardiogram 負荷心電図 [医学].
s. endurance ストレス耐性.
s. fibers ストレスファイバー, 張線維.
s. fracture 疲労骨折 [医学] (行軍のような場合), = march fracture.
s. incontinence 腹圧性尿失禁, 緊張性〔尿〕失禁 (① 咳嗽または緊張により, 開口機序が成立し, 解剖学的変化により尿が漏れるものをいう. ② 分娩時産婦が腹圧のため起こす失禁).
s. interview ストレス面接.
s. inventory ストレス尺度, = stress scale.
s. lymphocyte ストレスリンパ球(原形質多量を含む大きい白血球で, 淡青色に染まり, Downey の第Ⅱ型に相当するもの).
s. management ストレス・マネジメント [医学].
s. myocardial scintigraphy 負荷心筋シンチグラフィ.
s. polycythemia ストレス多血症, ストレス赤血球増加症(相対的赤血球増加症の一つ), = stress erythrocytosis.
s. protein ストレスタンパク〔質〕(熱などによる細胞の応答反応として誘導されるタンパク質. 熱ショックタンパク質ともいう), = heat shock protein.
s. protein superfamily ストレスタンパク質スーパーファミリー(温度上昇, 化学物質, 低栄養などのストレス応答で細胞内に誘導される(熱ショックタンパク質)タンパク質の総称).
s. quadric 応力二次曲面.
s. reaction ストレス反応 [医学] (急性状況性反応).
s.-related diseases ストレス関連疾患.
s.-related disorders ストレス関連疾病.
s.-related substance ストレス関連物質.
s.-relaxation 応力緩和性 [医学].
s. shielding 応力遮蔽.
s.-strain diagram 応力ひずみ図 [医学].
s. test ストレス試験.
s. theory ストレス理論, ストレス学説.
s. ulcer ストレス潰瘍 [医学].
s. urinary incontinence (SUI) 緊張性尿失禁 [医学], 腹圧性尿失禁.
s. view 強制位撮影〔像〕.
stres·sor [strésər] ストレッサ〔ー〕[医学] (ストレス因子).
stretch [strétʃ] 伸展 [医学].
s. afferent 伸展求心系 [医学].
s. myotatic reflex 伸張反射 [医学], = stretch reflex.
s. receptor 張力受容器, 伸長受容器, = tension receptor.
s. reflex 伸長反射, 伸展反射(筋を伸ばすとき, これに抵抗しようとする反射), = myotatic reflex.
s. wound 伸展創.
stretch·er [strétʃər] ① ストレッチャ〔ー〕, 患者運搬車 [医学], 担架. ② 伸張機.
stretch·ing [strétʃiŋ] ストレッチング, 伸張〔法〕, 拡張〔法〕[医学], 延長〔術〕[医学], 牽引〔法〕[医学].
s. exercise 伸長運動 [医学].
s. test 緊張試験 [医学].
s. up of arm 上肢挙上 [医学].
s. vibration 伸縮振動 [医学].
stri·a [stráiə] [L/TA] ① 条, = stria [TA]. ② 線条, 萎縮性皮膚線条, = striae cutis distensae. 複 striae. 形 striatal.
s. alba tuberis 隆起白線.
s. albicans gravidarum 妊娠白線.
s. atrophica 萎縮線.
s. canina [L/TA] 犬歯溝*, = canine groove [TA].
s. cochlearis anterior [L/TA] 前聴条*, = anterior acoustic stria [TA], ventral acoustic stria [TA].
s. cochlearis intermedia [L/TA] 中間聴条*, = intermediate acoustic stria [TA].
s. cochlearis posterior [L/TA] 後聴条*, = dorsal acoustic stria [TA], posterior acoustic stria [TA].
s. cutis distensae 膨張性皮膚線.
s. diagonalis [L/TA] 対角帯(ブローカ三角帯), = diagonal band [TA].
s. externa [L/TA] 外側線条*(外層), = outer stripe [TA].
s. intermedia trigoni olfactorii 嗅三角中間線.
s. interna [L/TA] 内側線条*(内層), = inner stripe [TA].
s. laminae granularis externae [L/TA] 外顆粒層線維, = stria of external granular layer [TA].
s. laminae granularis internae [L/TA] 内顆粒層線維, = stria of internal granular layer [TA].
s. laminae molecularis [L/TA] 分子層線維, = stria of molecular layer [TA].
s. laminae pyramidalis internae [L/TA] 内錐体層帯*, = stria of internal pyramidal layer [TA].
s. longitudinalis 縦条(脳梁の).
s. longitudinalis lateralis [L/TA] 外側縦条, = lateral longitudinal stria [TA].
s. longitudinalis lateralis corporis callosi 脳梁外側縦条.
s. longitudinalis medialis [L/TA] 内側縦条, = medial longitudinal stria [TA].
s. mallearis [L/TA] ツチ骨条, = malleolar stria [TA].
s. malleolaris membranae tympani 鼓膜ツチ骨条.
s. medullaris acustica 聴神経髄条(第四脳室床

の).
s. medullaris of thalamus [TA] 視床髄条, = stria medullaris thalami [L/TA].
s. medullaris thalami [L/TA] 視床髄条, = stria medullaris of thalamus [TA], stria medullaris thalami [TA].
s. nasi transversa 鼻横条.
s. occipitalis [L/TA] 後頭葉帯*, = occipital line [TA], occipital stripe [TA].
s. of external granular layer [TA] 外顆粒層線維, = stria laminae granularis externae [L/TA].
s. of internal granular layer [TA] 内顆粒層線維, = stria laminae granularis internae [L/TA].
s. of internal pyramidal layer [TA] 内錐体層帯*, = stria laminae pyramidalis internae [L/TA].
s. of molecular layer [TA] 分子層線維, = stria laminae molecularis [L/TA].
s. of Rohr ロール線条(胎盤の絨毛間隙および絨毛上に形成される線維素様物質. R. Karl).
s. olfactoria 嗅条(嗅神経の内側および外側分枝).
s. olfactoria lateralis [L/TA] 外側嗅条, = lateral stria [TA].
s. olfactoria medialis [L/TA] 内側嗅条, = medial stria [TA].
s. pigmentosa fundi 眼底色素線条症.
s. terminalis [L/TA] 分界条, = stria terminalis [TA].
s. terminalis thalami 視床分界条.
s. vascularis [L/TA] 血管条(蝸牛管の), = stria vascularis [TA].
stri·ae [stráii:] ① 線(stria の複数). ② 脈理.
s. acusticae 聴〔神経〕条, = striae of Piccolomini.
s. atrophicae 線状皮膚萎縮症, 皮膚伸展線条, = striae distensae.
s. atrophicae gravidarum 妊娠線, 妊娠線状萎縮.
s. distensae 皮膚伸展線条.
s. gravidarum 妊娠線[医学], = striae of pregnancy.
s. medullares ventriculi quarti [L/TA] 第四脳室髄条, = medullary striae of fourth ventricle [TA].
s. of Piccolomini ピッコロミニ線〔条〕(聴〔神経〕条), = striae acusticae.
s. of Retzius レチウス〔褐色〕〔線〕条[医学].
s. of Schreger シュレーゲル〔線〕条[医学].
s. olfactoriae [L/TA] 嗅条*, = olfactory striae [TA].
s. perieburnae 象牙周条.
stri·a·scope [srtáiəskoup] 眼屈折力計.
stri·ate [stráieit] 線のある, 縞のある, 線条の[医学].
s. area 有線野[医学].
s. body 線条体, = corpus striatum.
s. corpus 線条体[医学].
s. cortex 線状皮質.
s. keratitis 線条角膜炎[医学].
s. keratopathy 線状角膜症(Bowman 膜のヒダ形成を生じる角膜表層病変).
s. nucleus 線条核, = corpus striatum.
s. retinitis 線状網膜炎[医学](網膜剥離の後遺症としてみられる).
s. vein 線条体静脈[医学].
stri·at·ed [stráieitid] 横紋のある.
s. border 線条縁[医学].
s. duct 線条部導管(唾液腺導管の一部で, その部の細胞基底部に線条構造がみられるためこの名がある. 唾液のイオン濃度の調節に関係する部分といわれる).
s. epithelium 線条上皮.
s. membrane 放線膜(放射帯. ホ乳類の卵にある透明帯の表面にみられる縞紋様), = zona radiata.
s. muscle 横紋筋.
s. portion 線条部[医学].
s. spinous loach スジシマドジョウ.
s. vascular pattern 線条血管像[医学].
stri·a·tion [straiéiʃən] ① 線紋, 条痕, 層紋, 線条[医学]. ② 条線(結晶面に平行した線).
s. of pregnancy 妊娠線.
stri·a·to·ni·gral [stràiətounáigrəl] 線条体黒質の.
s. degeneration (SND) 線条体黒質変性〔症〕[医学](パーキンソニスムス, 錐体路および小脳など多彩な症状を示す神経変性疾患. 病理所見は被殻の著明な萎縮とグリオーシス, 黒質の単純萎縮が中核で, 多系統萎縮症の一型).
stri·a·tum [straiéitəm] [L/TA] ① 線条*, = neostriatum [TA], striatum [TA]. ② 線条体, = corpus striatum. 形 striatal.
s. dorsale [L/TA] 背側線条体*, = dorsal striatum [TA].
s. syndrome 線条体症候群(錐体外路系の症状として筋緊張と生理的静止状態保持の障害が特徴), = amyostatic syndrome, dystonic symptom-complex, extrapyramidal syndrome.
s. ventrale [L/TA] 腹側線条体*, = ventral striatum [TA].
Stricker, Salomon [stríkər] ストリッカー(1834–1898, ドイツの病理学者. 1876年脊髄後根を刺激すると血管拡張の起こることを初めて観察した).
Strickler, Albert [stríklər] ストリックラー(1886–1953, アメリカの皮膚科医).
S. solution ストリックラー液(ヨウ素1.3g, ヨウ化カリウム1.9g, サリチル酸1.9g, ホウ酸3.8gを50%アルコールで溶解し59.1mLにしたもの).
strict aerobe 偏性好気性菌.
strict anaerobe 偏性嫌気性菌.
strictly-provided diet 厳格食事[医学].
stric·tu·ra [stríkʧurə] 狭窄.
s. canaliculi lacrimalis 涙小管狭窄.
stric·ture [stríkʧər] 狭窄, 絞窄〔症〕[医学], 収縮[医学].
s. of anus 肛門の狭窄[医学].
s. of artery 動脈狭窄[医学].
s. of vein 静脈狭窄[医学].
s. plasty 狭窄〔部〕形成[医学].
s. searcher 狭窄探索子.
stric·tur·o·scope [stríkʧurəskoup] 狭窄鏡.
stric·tur·o·tome [stríkʧurətoum] 狭窄切開刀[医学].
stric·tur·ot·o·my [strìkʧurátəmi] 狭窄切開術[医学].
stride [stráid] 重複歩, ストライド(1足の踵が床に接地して次に同側の踵が接地するまで).
s. length ストライド長(足底接地位置から1周期後の同側足底接地位置の距離).
s. width 歩隔, = step width.
stri·dent [stráidənt] ① かん(疳)高い. ② 喘音の, 喘鳴の, = stridulous.
stri·dor [stráidər] ストライダー, 喘鳴[医学], 喘音, 狭窄音(wheeze より低音). 形 stridulous.
s. dentium 歯ぎしり[医学], 歯軋.
s. serraticus 鋸音様喘音.
strid·u·lat·ing [strídjuleitiŋ] 摩擦のある.
s. organ 発音器(ある昆虫の雄に存在する鳴音発生装置), = sound producing organ.
s. sound 摩擦音.
strid·u·lous [strídjuləs] 喘鳴の[医学].
s. breathing 喘鳴呼吸[医学].
s. laryngitis 喘鳴性喉頭炎[医学].
strife rivalry 優位の競合(色覚, 輪郭などの視覚が,

S

網膜において視野を争う結果，同一の結像が不能となること）．
string [stríŋ] ①単線．②索［医学］．
s. bladder 脊髄性膀胱機能障害，= cord bladder.
s. electrometer 単線電位計，弦電位計，= fiber electrometer.
s. galvanometer 弦線検流計［医学］，単線検流計（1893年 Einthoven の創案によるもので，広く心電計に利用された），= chord galvanometer, thread g..
s.-halt 後脚痙攣性跛行症，= spring-halt.
s. method treatment 索条療法，= Abbe string method.
s. of beads appearance 連珠像［医学］．
s. sign ①ストリングサイン（乳児肥厚性幽門狭窄症で，幽門管の筋層が肥厚し，内腔が狭小となり造影像で糸状に見えることからいわれる造影所見）．②糸状徴候（クローン病に併存する大腸炎のX線像にみられる微細な辺縁不整な紐状陰影），= Kantor sign.
s. test 単線試験．
stringent control 厳重な調節［医学］．
stringent factor 緊縮調節因子．
stri·o·cel·lular [stràiouséljulər] 横紋筋細胞の．
stri·o·cer·e·bel·lar [stràiouseribélər] 線条体小脳の．
s. tremor 線条体小脳性振戦，= Hunt tremor.
striocortical syndrome 線条体皮質症候群（作業中筋緊張が増強し，運動亢進により奇妙な情緒的顔面筋運動が現れ，軽度の精神混乱，思考力の障害を伴う）．
stri·o·la [straióulə] [L/TA] ストリオーラ*（卵形嚢斑の狭い中心部），= striola [TA].
stri·o·mus·cu·lar [stràiəmʌ́skjulər] 横紋筋の．
strionigral fibers 線条体黒質線維．
strionigral tract 線条体黒質路．
stri·o·spi·no·neu·ral [stràiouspàinounjú:rəl] 線条体脊髄神経〔系〕の．
striothalamic radiation 線条体視床放線．
striothalamic tract 線条体視床路，= lenticulothalamic tract.
strip [stríp] ①圧搾（乳汁を採取するときに乳房に施す指の運動）．②帯．③細長い一片（たとえば一続きの幻灯フィルム）．④はぎ取る．
s. biopsy ストリップバイオプシー，= endoscopic mucosal resection (EMR).
s. chart recorder 記録紙レコーダ［医学］．
s. method ストリップ法［医学］．
s. scanner 濾紙スキャナ［医学］（ラジオペーパークロマトグラフィ用スキャナ），= radiochromato scanner.
stripe [stráip] 縞，横紋，線条［医学］．
s. pneumonia 線条状肺炎．
striped muscle 横紋筋，= striated muscle.
stripped atom 完全電離原子（電子が発散した原子）．
strip·per [strípər] 除去機，抜去器，剥離器．
strip·ping [strípiŋ] ①除去，剥離（もぎとり）．②静脈抜去〔術〕［医学］，ストリッピング［医学］．③圧搾乳汁（最も濃厚な最終の乳汁で，普通 strippings という）．
s. film ストリップ法用フィルム［医学］．
s. method はぎ取り法，ストリップ法（オートラジオグラム作製の方法の一つである）．
s. of pleura 胸膜剥離術．
s. of varicose veins 静脈瘤抜去［医学］．
s. of varicose veins and subfascial ligation of perforator 静脈瘤抜去兼筋膜下交通枝結紮［医学］．
s. procedure 剥離操作．
strobic disks 旋回円板（旋回錯覚を与えるように同心円を数個描いた図）．
stro·bi·la [stroubáilə] ストロビラ（片節連体）．複 strobilae.
strob·i·la·tion [stràbiléiʃən] 横分体形成［医学］．
stro·bile [stróubail, strábil] ①胞子嚢穂，球花，球果（マツカサのようなもの）．②横分節，横分体，= strobilum.
strob·i·li·za·tion [strabilaizéiʃən] 片節形成．
strob·i·lo·cer·coid [stràbilousə́:kɔid] ストロビロセルコイド（片節擬嚢尾虫）．
strob·i·lo·cercus [stràbilousə́:kəs] ストロビロセルクス（片節嚢尾虫）．
strob·i·loid [strábilɔid] ストロビラ様の．
strob·i·lus [strábiləs, -roubái-] ①成熟条虫．②胞子嚢穂．
stro·bo·la·ryn·go·scope [stròubəlæríŋgəskoup] 回旋喉頭鏡，ストロボ喉頭鏡［医学］．
stro·bo·light [stróubəlait] ストロボライト（物体を間欠的に照明するようにつくられた光源）．
stro·bo·scope [stróubəskoup] ストロボスコープ（動物の運動状態を観察する器械で，これを用いての研究を stroboscopy という）．形 stroboscopic.
stroboscopic microscope ストロボスコープ顕微鏡．
stroboscopic movement ストロボ照明下でみるような運動，= apparent movement.
stro·bos·co·py [stroubáskəpi] ストロボスコピー．
Stroganov, Vasilii Vasilobich [stróugənɔ̀f] ストロガノフ（1857-1938，ロシアの産科医．1900年に産褥性子癇について重要な研究を遂げ，またその痙攣発作を予防するため麻薬を用いる保守的療法はストロガノフ療法として知られている）．
S. method ストロガノフ法．
stroke [stróuk] ①拍動．②発作，卒中［医学］，ストローク．③なでる．④衝程，行程（ピストンなどの）．⑤ボートの整調．
s. auscultation 打撃聴診〔法〕（指端で聴取する部位を打撃する聴診法）．
s. culture 画線培養［医学］．
s. in evolution 進行卒中［医学］．
s. index 一回拍出係数［医学］．
s. intensive care unit (SICU) 脳卒中集中治療部（室）．
s. output 一回拍出量［医学］，= stroke volume.
s.-prone rat 卒中好発〔性〕ラット［医学］．
s. volume 一回拍出量［医学］，心拍血流量（心臓の一回の拍動により心室から駆出される血液の量）．
s. work (SW) 一回心仕事量［医学］．
s. work index 一回心仕事量（係数）（心臓が一回収縮した際の単位体表面積当たりの仕事量．一回拍出量に大動脈圧を乗じて，体表面積で除した値に等しい）．
strokelike episode 脳卒中様発作［医学］．
strok·ing [stróukiŋ] 軽擦〔法〕［医学］．
stro·ma [stróumə] [L/TA]①〔甲状腺〕支質，= stroma [TA]．②間質，基質（器官の実質を支持する結合織などの支質），= interstitium．③礎質，子座（植物）．複 stromata．形 stromal, stromatic, stromatous.
s. corporis vitrei 硝子体支質．
s. factor 赤血球基質因子（溶血した血色素からメトヘモグロビンの生成を抑制する）．
s. free hemoglobin 基質除去ヘモグロビン［医学］．
s. ganglii [L/TA] 神経節支質，= stroma of ganglion [TA].
s. iridis [L/TA] 虹彩支質，= stroma of iris [TA].
s. of cornea 角膜固有質［医学］．
s. of ganglion [TA] 神経節支質，= stroma ganglii [L/TA].
s. of iris [TA] 虹彩支質，= stroma iridis [L/TA].

S

s. of ovary 卵巣支質〔医学〕.
s. ovarii [L/TA] 卵巣支質, = ovarian stroma [TA].
s. plexus 基質神経叢(毛様体神経の分枝からなり, 角膜固有質にあるもの).
s. vitreum [L/TA] 硝子体支質, = vitreous stroma [TA].

stro·mal [stróuməl] 間質〔の〕〔医学〕, 支質〔の〕〔医学〕.
s. cell 間質細胞〔医学〕.
s. corneal dystrophy 角膜実質ジストロフィ.
s. tumor 間質性腫瘍.

stro·ma·tin [stróumətin] ストロマチン(水に不溶性の赤血球基質のタンパク質), = Rollet stroma.

stro·ma·tog·e·nous [stròumətáʤənəs] 間質から発生する.

stro·ma·tol·y·sis [stròumətálisis] 間質溶解, 支質溶解.

stro·ma·to·sis [stròumətóusis] 間質腺筋〔腫〕症(子宮内膜症の一型).

stromatous endometriosis 間質性〔子宮〕内膜症〔医学〕.

Stromeyer, Georg Friedrich Ludwig [stroumáiər] ストローマイエル(1804–1876, ドイツの軍医. 1833年に内反尖足の療法としてアキレス腱切断法を提唱した).
S. operation ストローマイエル手術(カニューレを用いて肝膿瘍を排除する方法).
S. splint ストローマイエル副子(チョウツガイ5個を備えたもので, 脚に当てるときその角度が調節できる).

stro·mey·er·ite [stroumáiərait] 輝銅銀鉱 Ag_2S・Cu_2S.

stro·mic [stróumik] 基質の, 間質の, = stromatic.

stro·min [stróumin] ストロミン(赤血球外膜の一成分).

stro·muhr [stróumjuər] [G] 血流計, = rheometer, blood-flow meter.

Strong, Edward Kellogg Jr. [strɔ́ŋ] ストロング(1884–1964, アメリカの心理学者).
S. vocational interest test ストロング職業興味検査.

Strong, Richard Pearson [stráŋ] ストロング(1872–1948, アメリカの医師. E. R. Stitt との共著で熱帯病および寄生虫学の教科書を刊行し, パラ赤痢菌 *Shigella paradysenteriae* はストロング菌と呼ばれた).
S. cholera vaccine ストロングコレラワクチン(コレラ菌の核酸タンパク質の製剤で, コレラの予防に用いる).

strong [stráŋ] 強い, 強力な.
s. acid 強酸〔医学〕(解離度が大きく, 多量の水素イオンを遊離する酸).
s. base 強塩基.
s. convergence 強収束.
s. electrolyte 強電解質〔医学〕(濃い溶液においてもほとんど完全に電離し得る電解質).
s. iodine solution 強ヨード液(ヨウ素, ヨウ化カリを水1,000mLに溶解したもの).
s. iodine tincture 強ヨードチンキ(ヨウ素, ヨウ化カリ, 水をアルコールで1,000mLとしたもの), = tincturaiodi fortis.
s. protargin 強力プロテイン銀, = argentum proteinicum forte.
s. pulse 強大脈.
s. resorcinol paste 強レソルシノールパスタ, = Lassar stronger resorcinol paste, pasta resorcinolis fortis.
s. tincture of iodine 強ヨードチンキ(ヨウ素70g, ヨウ化カリ50gとをアルコールで1,000mLまで希釈したもの).
s. uterine contraction 強陣痛〔医学〕.

stronger ether 強化エーテル(エーテルに4%エチルアルコールを混合したもの).

stronger rose water 強ローズ水(バラの花から蒸留した飽和液), = aqua rosae fortior.

strongly acid 強酸性〔医学〕(pH2以下, 薬局方での).

strongly alkaline 強アルカリ性〔医学〕(pH12以上, 薬局方での).

strongly caking coal 強粘結炭〔医学〕.

stron·gy·li·a·sis [strànʤiláiəsis] 円形線虫症, = strongylosis.

Stron·gyl·i·dae [strɑnʤílidi:] 円虫科(線虫の一科で, 口腔は発達し, 口の周辺にはクチクラからなる列歯(外歯環 external leaf crown)をもつ. 主に消化管に寄生するが, 腎組織に寄生するものもある).

Stron·gy·loi·des [strànʤilɔ́idi:z] 糞線虫属(線虫の一属, 寄生世代と自由世代があり寄生世代の成虫は雌だけが現れ, 単為生殖を行う. 自由生活世代の成虫はラブディティス型の食道をもち, 寄生世代のものの食道は長くてフィラリア型である).
S. stercoralis 糞線虫(ヒトに寄生し, 雌虫およびその幼虫は小腸に寄生して下痢および潰瘍を生じ, 肺に達して肺出血を起こす).

stron·gy·loi·di·a·sis [strànʤilɔidáiəsis] 糞線虫症, 糞線虫症〔医学〕, = strongyloidosis, strongylosis.

stron·gy·lo·sis [strànʤilóusis] ストロンギルス感染症〔医学〕.

Stron·gy·lus [stránʤiləs] 円虫属(線虫, 円虫科の一属で, 外歯環の歯は多数で細かい, ウマ類の大腸に寄生する).

stron·tia [stránʃiə] 酸化ストロンチウム SrO.

stron·ti·um (Sr) [stránʃiəm] ストロンチウム(暗黄色金属元素で, 原子番号38, 元素記号 Sr, 原子量87.62, 質量数84, 86～88).
s. bromide 臭化ストロンチウム $SrBr_2 \cdot 6H_2O$ (てんかんなどに用いられる鎮痙薬), = strontii bromidum.
s. iodide ヨウ化ストロンチウム $SrI_2 \cdot 6H_2O$.
s. peroxide 過酸化ストロンチウム SrO_2.
s. salicylate サリチル酸ストロンチウム $(C_6H_4OHCOO)_2Sr \cdot 2H_2O$ (鎮痛薬), = strontii salicylas.
s. sulfate 硫酸ストロンチウム $SrSO_4$.
s. sulfide 硫化ストロンチウム SrS.

stro·phan·thi·din [stroufǽnθidin] ストロファンチジン $C_{23}H_{32}O_6$ (植物性心臓毒配糖体のゲニンで, キョウチクトウ科 *Strophanthus* 属植物に存在する).

stro·phan·thin [stroufǽnθin] ストロファンチン(キョウチクトウ科 *Strophanthus* 属植物の種子に存在する配糖体または配糖体混合物で, 黄白色粉末状の植物性心臓毒, 化学的には結晶成分を K-strophanthin-α および K-strophanthin-β, また無晶成分は単に K-strophanthin という), = strophanthinum.
s. injection 注射用ストロファンチン(滅菌水1mLにつき0.25～10mg程度のストロファンチンを含有する注射液), = injectio strophanthini.

stro·phan·tho·bi·ose [stroufæ̀nθoubáious] ストロファントビオース $C_{13}H_{24}O_9$ (ストロファンチンを分解して得られる二糖類で, シマロースとグルコースからなる).

stro·phan·tho·side [stroufǽnθəsaid] ストロファントシド $C_{42}H_{64}O_{19}$ (K-strophanthoside を単にストロファントシドと呼ぶことがある. キョウチクトウ科 *Strophanthus* 属植物の種子に存在する植物性心臓毒).

Stro·phan·thus [stroufǽnθəs] キンリュウカ属（キョウチクトウ科の一属で，*S. gratus* の種子は強心配糖体ストロファンチンの原料）．
stroph·o·ceph·a·lus [stràfəséfələs] 捻転頭体．
stroph·o·ceph·a·ly [stràfəséfəli] 捻転頭奇形（単眼症の一型で，顎骨の奇形または欠損，単耳，無口，蝶形骨，側頭骨の発育不全を伴う）．
stroph·o·so·mus [stràfousóuməs] 回旋奇形体（特にニワトリにみられる奇形で下肢は背側に回旋して，その足が頭部に達する腹腔裂）．
stroph·u·lus [stráfjuləs] ストロフルス〔医学〕，じんま疹様苔癬，歯痘（小児にみられる急性の痒疹），= red gum，tooth-rash.
s. albus 白色粟粒疹（稗粒疹），= milium，white gum.
s. candidus 光輝性粟粒疹（周囲の皮膚よりは白く見える大形のもの．Wilans）．
s. confertus 融合性粟粒疹．
s. infantum 小児ストロフルス，= lichen urticatus infantum.
s. intertinctus 赤色斑点状粟粒疹．
s. pruriginosus 痒疹，= prurigo.
s. volaticus 一過性粟粒疹．
stros·pe·side [stráspəsaid] ストロスペシド ㊗ gitoxigenin-monodigitaloside $C_{30}H_{46}O_9$ （1954年，*Digitalis purpurea* の葉から佐藤らにより単離された水溶性配糖体で，短時間で奏効する強心作用をもつ），= desgluco-digitalinum verum.
Stroud pectinated area ストラウド櫛状野．
struck [strʌ́k] ストラック，ヒツジの腸毒血症（ヒツジの胃腸病で，*Clostridium perfringens* C型の感染による）．
structurae centrales medullae spinalis [L/TA] 脊髄中心の構造*，= central cord structures [TA].
structurae oculi accessoriae [L/TA] 副眼器，= accessory visual structures [TA].
struc·tur·al [strʌ́ktʃərəl] 構造の〔医学〕．
s. analysis 構造分析．
s. change 構造変化〔医学〕．
s. chemistry 構造化学〔医学〕．
s. chromosome aberration 構造的染色体異常〔医学〕．
s. constant 構造定数．
s. deformity 構造〔性〕変形〔医学〕．
s. disease 構造疾患，= organic disease.
s. equation modeling 構造方程式モデル．
s. formula 構造式〔医学〕，= constitutional formula，graphic formula，systematic formula.
s. gene 構造遺伝子〔医学〕（遺伝情報の発現に関与している物質そのものの構造を規定している遺伝子領域）．
s. hybrid 構造雑種〔医学〕．
s. isomerism 構造異性（化学的物質における異性の一種）．
s. lesion 構造的病変，= organic lesion.
s. model 構造モデル〔医学〕．
s. pest 建築物害虫〔医学〕．
s. polysaccharide 構造多糖類．
s. scoliosis 構造性側弯〔医学〕（先天性，器質性などを含む）．
s. viscosity 構造粘性〔医学〕．
struc·ture [strʌ́ktʃər] 構成〔医学〕，構造（組織または器官の解剖学的構成）．形 structural.
s.-activity of molecule 分子構造活性〔医学〕．
s.-activity relationship 構造活性相関〔医学〕．
s. amplitude 構造振幅．
s. correlation 構造相関〔医学〕．
s. factor 構造因子〔医学〕．
s. gene 構造遺伝子〔医学〕．
s. of life table 生命表の構成．
s. of personality 人格構造〔医学〕．
s. of population 人口構成〔医学〕．
s. protein 構造タンパク質．
structured abstract 構造化抄録．
structured hallucination 構造性幻覚発作．
structured interview 構造化面接〔医学〕．
structured noise 構造をもつノイズ．
structures-objective Rorschach test (SORT) 構造・客観的ロールシャッハテスト（試験）〔医学〕．
Strugger ef·fect [strʌ́gər ifékt] ストラッガー効果（アクリジンオレンジ法で染色すると，壊死細胞の原形質は赤色に染まる現象）．
strug·gle [strʌ́gl] 競争，戦闘．
s. for existence 生存競争〔医学〕，= struggle for life.
stru·ma [strú:mə] 甲状腺腫〔医学〕，= goiter. 複 strumae. 形 strumous.
s. aberranta 副甲状腺腫．
s. aneurysmatica 動脈瘤性甲状腺腫．
s. calculosa 石灰沈着性甲状腺腫．
s. cibaria 食事性甲状腺腫（特にアブラナ，カンラン，カブなどの野菜類の過食による）．
s. colloides 膠質性甲状腺腫．
s. colloides cystica 嚢状膠質性甲状腺腫．
s. cystica ossea 骨形成性嚢状甲状腺腫．
s. endothoracica 胸腔内甲状腺腫．
s. fibrosa 線維性甲状腺症，= Riedel disease，Riedel thyroiditis.
s. lymphomatosa リンパ〔腫〕性甲状腺腫〔医学〕（原因不明のびまん性甲状腺肥大で，甲状腺実質の萎縮，線維症，リンパ組織の過形成を伴う），= Hashimoto struma.
s. maligna 悪性甲状腺腫（旧語）．
s. medicamentosa 薬剤性甲状腺腫．
s. nodosa 結節性甲状腺腫〔医学〕．
s. ovarii 卵巣甲状腺腫（卵巣奇形腫の一つ）．
s. postbranchialis 後鰓管体腺腫（甲状腺外側原基から発生する甲状腺上皮腫．Getsowa）．
s. vasculosa 血管性甲状腺腫．
stru·mae [strú:mi:] 甲状腺腫（struma の複数）．
stru·mec·to·my [stru:méktəmi] 甲状腺腫切除術〔医学〕．
Strumia, Max Maurice [strú:miə] ストルーミア（1896生，アメリカの病理学者）．
S. universal stain ストルーミア万能染色液（Giemsa 染色変法で，炭酸ナトリウムの1%水溶液に Giemsa 液と May-Grünwald 液とを混合したもの）．
stru·mi·form [strú:mifɔ:m] 甲状腺腫状の．
stru·mip·ri·val [stru:mípriv əl] 甲状腺欠如の，= strumiprivic.
s. cachexia 甲状腺切除性悪液質〔医学〕．
stru·mi·priv·ic [strù:miprívik] 甲状腺欠如の，= strumiprivous.
stru·mi·tis [stru:máitis] 甲状腺〔腫〕炎〔医学〕，= thyroiditis.
stru·mo·der·ma [strù:moudə́:mə] （皮膚腺病），= scrofuloderma.
stru·mous [strú:məs] ① 腺病の，= scrofulous. ② 甲状腺腫の〔医学〕．
s. bubo = climatic bubo.
s. cachexia 結核性悪液質，= tuberculous cachexia.
s. diathesis るいれき（瘰癧）性素質，腺病質，= scrofulous diathesis.
Strümpell, Adolf von [strí:mpəl] シュトリュンペル（1853-1925，ドイツの医師）．

S

S. disease シュトリュンペル病〔医学〕(① 変形性脊椎炎(脊柱にくる関節炎および変形性骨炎). = spondylitis deformans. ② 急性流行性白質脳炎(中枢神経系の血管周囲脱髄および出血巣をきたす疾患で，発熱，痙攣，せん妄，昏睡を主徴とする). = acute epidemic leukoencephalitis).

S.-Marie disease シュトリュンペル・マリー病，= ankylosing spondylitis.

S. phenomenon シュトリュンペル現象〔医学〕(脛骨現象，下腿現象)，= Strümpell sign, tibialis phenomenon.

S. reflex シュトリュンペル反射，= tibialis sign.

S. sign シュトリュンペル徴候(① 前脛骨筋徴候と呼ばれ，片麻痺において患側の大腿を曲げると，前脛骨筋の収縮が起こり，同時に足は背屈内転する. = tibialis anticus sign. ② 麻痺した足の母指が背屈していること. ③ 橈骨神経徴候のことで，橈骨神経麻痺において腕関節が強く背屈させると，拳をつくることができない. = radialis sign. ④ 回内徴候のことで，器質性麻痺において拘縮が軽度である場合，前腕を曲げると回内位をとり，また前腕を回外位に屈曲するとただちに回内位をとる. = pronator sign).

S. tibial phenomenon シュトリュンペル脛骨筋現象，= tibial phenomenon.

S.-Westphal disease シュトリュンペル・ウェストファール病.

S.-Westphal pseudoscleorosis シュトリュンペル・ウェストファール病(偽硬化症)，= pseudosclerosis.

Strunsky, Max [strʌ́nski] ストランスキー(1873生，アメリカの整形外科医).

S. sign ストランスキー徴候(足の前弓に炎症性障害のある場合には，第1指を急激に屈曲すると，患者は前弓部に痛みを感ずる).

strut [strʌ́t] 支柱.

s. bone graft 支柱骨移植.

s. graft 支柱骨移植.

struvite calculus ストルビット結石(リン酸アンモニアマグネシウムからなる硬性膀胱結石).

struvite stone ストルビット結石〔医学〕.

strux·ine [strʌ́ksin] ストラキシン $C_{21}H_{30}N_2O_4$ (フジウツギ科 *Strychnos* 属植物の種子に存在するアルカロイド).

strych·nia [stríkniə] = strychnine.

strych·ni·cine [stríknisin] ストリキニシン(マチンシ［馬銭子］から得られるアルカロイドの一つ).

strych·nine [stríknin] ストリキニン，ストリキニーネ $C_{21}H_{22}N_2O_2$ (マチン［番木鼈］*Strychnos nux-vomica* の種子にあるアルカロイドで，苦味白色結晶粉または無臭透明結晶として得られる中枢神経系刺激薬. 脊髄の運動ニューロンに存在する抑制性伝達物質のグリシンに拮抗し外部刺激による痙攣を誘発する)，= strychnina.

s. hydrochloride 塩酸ストリキニーネ $C_{21}H_{22}N_2O_2 \cdot HCl \cdot 2H_2O$.

s. nitrate 硝酸ストリキニーネ $C_{21}H_{22}O_2N_2 \cdot HNO_3$, = strychninae nitras.

s. phosphate リン酸ストリキニーネ $C_{21}H_{22}N_2O_2 \cdot H_3PO_4 \cdot 2H_2O$, = strychninae phosphas.

s. spike ストリキニン棘波(スパイク)〔医学〕(中枢神経灰白部にストリキニンの希釈液を作用させてみられる，急速な高電位の陰性に続いて低電位の陽性の電位変動).

s. sulfate 硫酸ストリキニーネ $(C_{21}H_{22}N_2O_2)_2 \cdot H_2SO_4 \cdot 5H_2O$, = strychninae sulfas.

s. test ストリキニン試験，= Allen test.

strych·nin·ism [strízkninizəm] ストリキニン中毒〔症〕(慢性ストリキニン中毒では感覚が鋭敏になり強直性痙攣，嘔吐が続く. 重ければ呼吸マヒで死に至る)，= strychnism.

strych·nin·i·um [stríkniniəm] ストリキニウム，= strychnine.

strych·nin·i·za·tion [strikninizéiʃən] ストリキニーネ飽和. 動 strychnize.

strych·nin·o·ma·nia [strìkninouméiniə] ストリキニン嗜癖症.

strych·ni·num [stríkninəm] = strychnine.

strych·nism [stríknizəm] ストリキニン中毒，= strychninism.

strych·ni·za·tion [strìknizéiʃən] ストリキニン処置〔医学〕.

Strych·nos [stríknəs] マチン属，ストリキニーネノキ属(マチン科の一属，東インドおよびフィリピン産のフジノキで，その種子にはストリキニーネが存在する).

S. nux-vomica マチン(ホミカ，馬銭子の原植物で，硝酸ストリキニーネの原料).

Stryker, Garold V. [stráikər] ストライカー(1896生，アメリカの病理学者).

S.-Halbeisen syndrome ストライカー・ハルバイセン症候群(顔，頸，体躯上部の瘙癢性皮膚紅斑で，大球性貧血を伴う. おそらくビタミン欠乏の一症候であろう).

stry·ker [stráikər] ストライカー(金属製の台架で，脊椎障害または近似疾患に際し患者を固定し，その背側と腹側とを回転して希望の体位を自由に調節できる装置. 考案者の姓にちなんで命名したもの).

STS serological test for syphilis 梅毒血清試験(反応)の略.

STSG split thickness skin graft 中間層植皮の略.

STSS streptococcal toxic shock syndrome ストレプトコッカス毒素性ショック症候群の略.

Stuart [stjúə:t] スチュアート(Stuart factor または Stuart-Prower factor として初めに報告された患者の姓).

S. factor スチュアート因子(プロトロンビン凝固時間の遅延を特徴とする出血症状を呈する家族の血漿に欠損する凝固因子で，血清プロトロンビン転化促進因子(SPCA)とは明らかに区別されるが，proconvertin に類似の物質)，= factor X.

S.-Prower factor スチュアート・プラウアー因子〔医学〕(ビタミンK依存性凝固因子の一つ. 第X因子欠乏症患者の名に由来)，= factor X.

S.-Prower factor deficiency スチュアート・プラウアー因子欠乏症〔医学〕.

stubbed shoulder 捻転肩(運動家の).

stub·by [stʌ́bi] スタビー〔医学〕(太く短い指).

stuck finger スタックフィンガー(ばね指のこと)，= trigger finger.

stuck twin スタックツイン(双胎間輸血症候群における症候).

Student [stjú:dent] スチューデント(イギリスの数学，統計・化学者 William Sealy Gosset (1876-1937) のペンネーム).

S. t test スチューデントt検定(統計的検定法の一つ. 標本平均と標本標準偏差の比から構成される統計量がt分布で表されることから，通常2群間の平均値の比較に用いられる).

stu·dent [st(j)ú:dent] 学生.

s. apathy スチューデントアパシー〔医学〕，学生無気力〔症〕，無気力ノイローゼ症，退却病，退却神経症(学生環境不適合症候群，五月病).

s. dropout 中途退学者〔医学〕.

s. health service 学生保健業務〔医学〕.

s. nurse 学生看護師.

s.'s placenta 学生の胎盤(未熟の医学生により分

娩が管理されたときに起こる残留胎盤).
students' aneurysm 学生動脈瘤, = phantom aneurysm.
study [stʌ́di] 研究, 学問.
s. cohort 研究コーホート〔医学〕.
s. model 研究〔用〕模型〔医学〕.
Stühmer dis·ease [stjú:mər dizí:z] スチーメル病(閉鎖性乾燥性亀頭炎), = balanitis xerotica obliterans.
stump [stʌ́mp] ①残根〔医学〕, 断端〔医学〕(四肢の切断術において患部を切断した後に残存する部分). ②基部.
s. cancer 断端癌〔医学〕, 残胃癌.
s. cancer of uterus 子宮断端癌〔医学〕.
s. hallucination 幻〔想〕肢〔医学〕(切断した四肢の残遺感), = phantom limb.
s. neuralgia 断端神経痛〔医学〕.
s. neuroma 断端神経腫〔医学〕.
s. pain 断端痛.
s. pregnancy 断端妊娠(骨盤手術の断端における妊娠).
s. recidivation 断端再発〔医学〕.
s. revision 断端修正〔手術〕.
s. sock 断端袋〔医学〕.
s. ulcer 断端性潰瘍〔医学〕.
stun [stʌ́n] 気絶する, 昏倒する.
stun·ned my·o·car·di·um [stʌ́nd màiouká:diəm] 仮死心筋, 気絶した心筋(心筋虚血により, 心筋収縮機能が一時的に活動を停止した状態).
stunt [stʌ́nt] ①小人, 矮小者. ②萎縮〔医学〕.
stupe [stjú:p] ①湿布. ②愚漢(俗).
stu·pe·fa·cient [stjù:piféiʃənt] 麻酔剤, = narcotic, stupefactive.
stu·pe·fac·tion [stjù:pifǽkʃən] 気絶〔医学〕, 昏迷, 失神, = syncope. 動 stupefy.
stu·pe·ma·nia [stjù:piméiniə] ①嗜眠性精神病. ②精神遅鈍.
stupid type 遅鈍型〔医学〕.
stu·pid·i·ty [stju:píditi] 愚鈍〔医学〕.
stu·por [stjú:pər] 意識障害〔医学〕, 意識混濁〔医学〕, 昏恍〔医学〕, 昏迷〔医学〕(①知覚脱出. ②唖). 形 stuporous.
s. formicans (ギ(蟻)走感), = formication.
s. melancholicus うつ病性昏迷.
s. miliaris 粟粒熱昏迷.
s. vigilans カタレプシー, = catalepsy.
stu·por·ose [stjú:pərous] 昏迷状, = stuporous.
stu·por·ous [stjú:pərəs] 昏迷の〔医学〕, = stuporose.
s. insanity (無力性昏迷), = anergic stupor.
s. melancholia 昏睡性うつ病〔医学〕, 昏迷性うつ病, = melancholia stupida.
stupp [stʌ́p] スタップ(水銀工場の煙突に沈着する煤煙の一種で, 水銀粒子が混入しているもの).
stur·dy [stə́:di] ①ヒツジの暈倒病, = gid, staggers. ②旋回病〔医学〕. ③強健な.
Sturge, William Allen [stə́:ʤ] スタージ(1850–1919, イギリスの医師).
S.-Kalischer-Weber syndrome スタージ・カーリシャー・ウェーバー症候群.
S.-Weber disease スタージ・ウェーバー病〔医学〕(三叉神経, 特にその第1枝の片側性血管腫, 大脳の石灰化, 緑内障, 牛眼, 弱視, てんかん発作, 錐体路の障害による半身不随などの症候群), = encephalotrigeminal angiomatosis, nevoid amentia.
S.-Weber syndrome スタージ・ウェーバー症候群〔医学〕(顔面, 髄膜, 脳表の血管腫).
Sturgis, Cyrus Cressy [stə́:ʤis] スタージス(1891–1966, アメリカの医師. Raphael Isaacs との共同研究において1929年に胃粘膜には抗悪性貧血物質が存在することを証明した).
stu·rine [stjú:ri:n] スツリン(チョウザメ *Acipenser* の精子から得られるトリプロタミン. サカナの種類により α-, β-, γ- とに区別される).
Sturm, Johann Christoph [ʃtú:rm] スツルム(1635–1703, ドイツの数学者, 物理学者).
S. conoid スツルム円錐(異なった型の乱視において, 物体の1点の拡散像の形が変化する現象で, 楕円, 円形または直線のいずれかである).
S. interval スツルム間隔, スツルム距離(焦点距離), = focal interval.
Sturmdorf, Arnold [stə́:rmdɔ̀:rf] シュトルムドルフ(1861–1934, アメリカの婦人科医).
S. operation シュトルムドルフ手術(炎症性子宮頸管粘膜外反症の療法として行う手術で, 腟部の一部を切除して新しい外子宮口を形成する).
stut·ter [stʌ́tər] どもる(吃る), どもり.
stut·ter·ing [stʌ́təriŋ] 吃音〔症〕, 連発性どもり(どもりの一型で, 談話に際し, ある語の音節の一つを数回反復しないと, その全体がいえない構語障害で, 難発性どもり stammering と区別して用いられる), = partial alalia syllabaris.
s. of urine 吃尿(神経症の一型で, 精神的原因により, 排尿中突然中止する状態).
s. urination 断続放(排)尿(尿流がしばしば中絶する放尿で, 膀胱の痙攣に原因することが多い).
Stuttgart dis·ease [stútgɑ:t dizí:z] シュツットガルト病, 犬疫(*Leptospira* の感染によるイヌの疾患), = canine typhus.
sty·co·sis [staikóusis] 器官石灰症(器官, 特にリンパ節などに硫酸カルシウムが沈着する状態).
sty(e) [stái] 麦粒腫(ものもらい), = hordeolum. 複 sties, styes.
styes [stáiz] 麦粒腫(sty, stye の複数), = sties.
style [stáil] 花柱.
sty·let [stáilit] 穿刺棘, 小針, 誘導子〔医学〕, スタイレット(注射針または軟性カテーテルの内腔に挿入する針金), = stilet, stilette.
sty·li·form [stáilifɔ:m] 大針形の, ピン状の.
sty·lis·cus [stailískəs] 円筒形のテント.
styl(o)- [stail(ou), -l(ə)] 茎状突起, 柱状などの意味を表す接頭語.
styloauricular muscle 茎突耳筋.
sty·lo·au·ric·u·lar·is [stàilouɔ̀:rikjulέəris] 茎突耳筋.
sty·lo·glos·sus [stàiləglɑ́səs] [TA] 茎突舌筋, = musculus styloglossus [L/TA].
s. muscle 茎突舌筋.
sty·lo·hy·al [stàilouháiəl] 茎突の.
sty·lo·hy·oid [stàilouháiɔid] [TA] ①茎突舌骨筋, = musculus stylohyoideus [L/TA]. ②茎突舌骨の, = stylohyoideus.
s. arch 茎状舌骨弓(4節の鰓弓すなわち, 咽鰓節, 鰓上節, 角鰓節, 鰓下節からなる).
s. branch [TA] 茎突舌骨筋枝, = ramus stylohyoideus [L/TA].
s. ligament [TA] 茎突舌骨靱帯, = ligamentum stylohyoideum [L/TA].
s. muscle 茎突舌骨筋.
sty·lo·hy·oi·de·us [stàilouhàiɔidí:əs] 茎突舌骨筋.
sty·loid [stáilɔid] 柱状の, 茎突状の, 茎状〔医学〕.
s. process [TA] 茎状突起(腓骨, 橈骨, 側頭骨, 尺骨, 第三中手骨の), = processus styloideus [L/TA].
s. process of fibula 腓骨茎状突起, = apex capitis fibulae.
s. process of radius 橈骨茎状突起.

S

s. process of temporal bone 〔側頭骨〕茎状突起.
s. process of third metacarpal〔Ⅲ〕 [TA] 第三中手骨茎状突起*, = processus styloideus ossis metacarpi tertii〔Ⅲ〕[L/TA].
s. process of third metacarpal bone 〔第三中手骨〕茎状突起.
s. process of ulna 尺骨茎状突起.
s. prominence [TA] 茎突隆起, = prominentia styloidea [L/TA].
sty·loi·dec·to·my [stàilɔidéktəmi] 茎状突起切除〔術〕.
sty·loi·de·nia [stàilɔidí:niə] 茎状突起痛（狭窄性腱鞘炎の一種）, = radial styloidenia.
sty·loi·di·tis [stàilɔidáitis] 茎突炎, 茎状突起炎〔医学〕.
sty·lo·la·ryn·ge·us [stàiloulərínʤiəs] 茎突喉頭筋.
sty·lo·man·dib·u·lar [stàiloumændíbjulər] 茎突下顎の.
s. ligament [TA] 茎突下顎靱帯, = ligamentum stylomandibulare [L/TA].
sty·lo·mas·toid [stàiləmǽstɔid] 茎乳突の.
s. artery [TA] 茎乳突孔動脈, = arteria stylomastoidea [L/TA].
s. foramen [TA] 茎乳突孔（顔面神経が通る）, = foramen stylomastoideum [L/TA].
s. vein [TA] 茎乳突孔静脈, = vena stylomastoidea [L/TA].
stylomastoideal foramen 茎乳突孔, = stylomastoid foramen.
sty·lo·max·il·lary [stàiloumǽksiliəri] 茎突上顎の.
sty·lo·my·loid [stàiloumáilɔid] 茎突臼歯部.
stylopharyngeal branch [TA] 茎突咽頭筋枝, = ramus musculi stylopharyngei [L/TA].
stylopharyngeal muscle 茎突咽頭筋.
sty·lo·pha·ryn·ge·us [stàiloufærinʤí:əs] [TA] 茎突咽頭筋, = musculus stylopharyngeus [L/TA].
s. muscle 茎突咽頭筋.
sty·lo·po·di·um [stàiloupóudiəm] 柱脚, 基脚.
styloradial reflex 茎突橈骨反射.
Sty·lo·san·thes [stàiləsǽnθi:z] スタイロサントス（スミレ科植物の一種で, 北アメリカ産の Pencil-flower (*S. biflora*) は子宮鎮静薬, 流エキスに用いる）.
sty·lo·staph·y·line [stàiloustǽfilin] 茎突口蓋帆の.
sty·los·te·o·phyte [stailástiəfait] 柱状外骨症.
sty·lo·stix·is [stàiləstíksis] 刺鍼術, = acupuncture.
sty·lus [stáiləs] ① 腐食剤のような棒状の薬剤. ② 筆状突起. ③ 蕊柱（花柱）. 形 styloid.
sty·ma·to·sis [stàimətóusis] 血漏性勃起, 疼痛性勃起.
sty·page [stipáʒ, stípiʤ] [F] スティープ麻酔法（綿球を用いる局所麻酔法）.
stype [stáip] 綿球, タンポン.
styp·sis [stípsis] 収斂作用, 収斂.
styp·tic [stíptik] ① 収斂性の. ② 収斂止血薬.
s. collodion 収斂性コロジオン, = collodium stypticum.
s. cotton 止血綿〔医学〕.
s. pencil 収斂棒剤（硝酸銀などの）.
s. wool 止血用羊毛（塩化第二鉄をしみこませたもの）.
Stypven time test スチプベン時間試験（血漿凝固時間測定試験. Stypven は商品名）.
Styr·a·ca·ce·ae [stàiərəkéisii:] エゴノキ科.
styr·a·mate [stíərəmeit] スチラメート 化 carbamic acid β-hydroxyphenethyl ester $C_9H_{11}NO_3$（骨格筋弛緩薬）.
Sty·rax [stáiəræks] エゴノキ属（エゴノキ科の一属）.
S. benzoin アンソクコウノキ（安息香の原植物）.
S. japonicus エゴノキ（チシャノキ, エゴサポニンの原料植物）.
S. tonkinensis （シャム安息香の原料植物）.
sty·rax [stáiəræks] 蘇合香, = storax.
styrenated oil スチレン化油.
sty·rene [stáiəri:n] スチレン 化 phenylethylene $C_6H_5CH{=}CH_2$（流動ソゴウコウ（蘇合香）に存在する炭化水素で, 重合してポリスチレンとなる）, = cinnamene, cinnamol, styrol, vinylbenzene.
sty·rol [stáiərɔ:l] スチロール, = styrene.
sty·ro·lene [stáiərəli:n] スチロレン, = styrol.
sty·rone [stáiəroun] スチローン $C_6H_5CH{=}CHCH_2OH$, = cinnamic alcohol, phenyl allyl alcohol, styrylic alcohol.
SU skin unit 皮膚〔紅斑〕単位の略.
sua·vi·um [swá:viəm] スアビウム（唇の間から口中へ行う接吻）.
sub- [sʌb] 下, 準, 亜, やや, 軽症などの意味を表す接頭語.
sub [sʌ́b] ① 下位の. ② 下に.
sub-MIC （最小発育阻止濃度以下）.
sub-Va·te·ri·an [sʌ́b vətí:riən] ファーター膨大部下の.
sub·ab·dom·i·nal [sʌ̀bæbdáminəl] 腹腔下の.
sub·ab·dom·i·no·per·i·to·ne·al [sʌ̀bæbdàminoupèritouní:əl] 腹腔腹膜下の.
sub·ac·e·tab·u·lar [sʌ̀bæsitǽbjulər] 寛骨臼下の.
sub·ac·e·tate [sʌbǽsiteit] 塩基性酢酸塩.
sub·ac·id [sʌbǽsid] 弱酸性の, 酸度の弱い.
sub·a·cid·i·ty [sʌ̀bəsíditi] 胃酸減少症〔医学〕, 低酸〔症〕〔医学〕.
sub·a·cro·mi·al [sʌ̀bəkrámiəl] 肩峰下の.
s. bursa [TA] 肩峰下包, = bursa subacromialis [L/TA].
s. bursitis acuta 急性肩峰下滑液包炎, = Dawbarn sign.
s. decompression 肩峰下除圧〔術〕.
s. impingement syndrome 肩峰下インピンジメント症候群.
sub·a·cute [sʌ̀bəkjú:t] 亜急性〔の〕〔医学〕.
s. appendicitis 亜急性虫垂炎.
s. asphyxia 亜急性窒息.
s. bacterial endocarditis (SBE) 亜急性細菌性心内膜炎〔医学〕（主として *Streptcoccus viridans* が原因菌）, = endocarditis lenta.
s. benign inoculation lymphadenitis （良性巣径リンパ腫症）, = lymphoreticulosis benigna.
s. bronchopneumonia 亜急性気管支肺炎.
s. cerebellar atrophy 亜急性小脳萎縮症, = carcinogenic and sporadic cerebellar atrophy.
s. cerebellar degeneration 亜急性小脳変性症〔医学〕.
s. combined degeneration 亜急性連合性変性〔医学〕.
s. combined degeneration of spinal cord 亜急性連合性脊髄変性症〔医学〕（ビタミン B_{12} の欠乏により生ずる脊髄疾患）.
s. combined immunodeficiency 亜急性合併〔性〕免疫不全〔医学〕.
s. cutaneous lupus erythematosus (SCLE) 亜急性皮膚紅斑性狼瘡〔医学〕, 亜急性皮膚エリテマトーデス〔医学〕（自己免疫性環状紅斑. SLE への移行が疑われる）, = autoimmune annular erythema, polycyclic SCLE.
s. disease 亜急性疾患.
s. disseminated lupus erythematosus (SDLE)

S

亜急性散在性エリテマトーデス(紅斑性狼瘡)〔医学〕, 亜急性汎発性エリテマトーデス(内股, 体幹に多発する環状紅斑が互いに連なっているのが特徴. DLE から SLE への移行が疑われる).
s. endocarditis 亜急性心内膜炎〔医学〕.
s. glomerulonephritis 亜急性糸球体腎炎〔医学〕.
s. hepatic necrosis 亜急性肝壊死〔医学〕.
s. hepatitis 亜急性肝炎〔医学〕.
s. inflammation 亜急性炎症.
s. leukemia 亜急性白血病〔医学〕.
s. migratory panniculitis 亜急性移動性皮下脂肪〔組〕織炎.
s. myelo-optico-neuropathy (SMON) 亜急性脊髄視神経症(障害)〔医学〕(キノホルムによる中毒性疾患で, 亜急性に感覚障害, 視力障害, 運動障害を呈する. 病理学的には脊髄後・側索, 視神経, 末梢神経に変性をみる. スモンと呼称される).
s. necrotizing encephalomyelopathy (SNE) 亜急性壊死性脳脊髄症(障害)〔医学〕.
s. necrotizing encephalopathy (SNE) 亜急性壊死性エンセファロパシー(脳障害, 脳症)〔医学〕.
s. necrotizing lymphadenitis of neck 頸部亜急性壊死性リンパ節炎〔医学〕.
s. necrotizing myelitis 亜急性壊死性脊髄炎.
s. nephritis 亜急性腎炎.
s. nodular migratory panniculitis 亜急性結節性遊走性脂肪織炎.
s. sclerosing panencephalitis (SSPE) 亜急性硬化性全(汎)脳炎〔医学〕.
s. sclerotic leukoencephalitis 亜急性硬化性白〔質〕脳炎, = von Bogaert subacute sclerotic encephalitis.
s. spongiform encephalitis 亜急性海綿状脳炎.
s. spongiform encephalopathy (SSE) 亜急性海綿状脳症.
s. thyreoiditis 亜急性甲状腺炎〔医学〕.
s. toxicity 亜急性毒性〔医学〕(薬物の毒性の発現のしかた).
sub·al·i·men·ta·tion [sʌ̀bəlimentéiʃən] 栄養欠乏, 栄養不良.
subaortic nodes [TA] 大動脈下リンパ節, = nodi subaortici [L/TA].
subaortic stenosis 大動脈弁狭窄症, 大動脈弁下部狭窄〔症〕.
subapical segment 上枝下下葉区.
subaponeurotic cephalhematoma 帽状腱膜下血腫.
subaponeurotic hemorrhage 帽状腱膜下出血.
sub·a·rach·noid [sʌ̀bərǽknɔid] クモ膜下.
s. abscess クモ膜下膿瘍.
s. anesthesia クモ膜下麻酔〔法〕, = spinal anesthesia.
s. block クモ膜下遮断(麻酔), = spinal anesthesia.
s. cavity クモ膜下腔.
s. cisterns [TA] クモ膜下槽, = cisternae subarachnoideae [L/TA].
s. fluid 髄液, = cerebrospinal fluid.
s. hemorrhage クモ膜下出血.
s. space [TA] クモ膜下腔, = spatium intervaginale subarachnoidale [L/TA], spatium subarachnoideum [L/TA].
sub·a·rach·noi·d·al [sʌ̀bərækn ɔ́idəl] クモ膜下の.
s. alcohol block クモ膜下無水アルコールブロック.
s. anesthesia クモ膜下麻酔.
s. bleeding クモ膜下出血.
s. block クモ膜下麻酔, クモ膜下ブロック.
s. cistern クモ膜下槽.
s. fluid クモ膜下液.
s. hemorrhage (SAH) クモ膜下出血.
s. peritoneal shunt クモ膜下腹腔交通術.
s. peritoneostomy クモ膜下腹腔吻合〔術〕.
s. septum クモ膜下中隔(背側正中線に沿い, 脊髄クモ膜を軟髄膜に付着させる組織).
s. space クモ膜下腔.
sub·a·rach·noi·di·tis [sʌ̀bərækn ɔidáitis] クモ膜下炎(クモ膜下面の炎症).
subarachroid cavity クモ膜下腔.
subarcuate fossa [TA] 弓下窩, = fossa subarcuata [L/TA].
subarcuate hiatus 弓下裂孔.
subareolar abscess 乳輪下膿瘍〔医学〕.
subastragalar joint 距骨下関節.
subatomic chemistry 放射性原子化学, 原子核化学.
sub·au·ral [sʌbɔ́:rəl] 耳下の.
sub·au·ric·u·lar [sʌ̀bɔ:ríkjulər] 耳介下の.
s. point 耳下点〔医学〕.
s. region 耳介下部.
sub·ax·i·al [sʌbǽksiəl] 軸下の.
sub·ax·il·lary [sʌbǽksiləri] 腋窩下の.
sub·ba·sal [sʌbbéisəl] 基底下の.
subbrachial nucleus [TA] (小脳脚下核*), = nucleus subbrachialis [L/TA].
sub·brach·y·ce·phal·ic [sʌ̀bbreikisifǽlik] 準短頭症(① 頭蓋計測法では軽度の短頭症で, 頭部指数 80.0〜83.32 のもの. ② 頭型測定法では指数 82.01〜85.33). 名 subbrachycephaly.
subcaerulean nucleus [TA] 青斑下核, = nucleus subcaeruleus [L/TA].
sub·cal·ca·re·ous [sʌ̀bkælkέəriəs] 準石灰性の.
sub·cal·ca·rine [sʌbkǽlkərain] 鳥距溝下の.
sub·cal·lo·sal [sʌbkælóusəl] 梁下の.
s. area [TA] 梁下野, = area subcallosa [L/TA].
s. bundle 梁下束〔医学〕.
s. convolution 弓隆下回, = Zuckerkandl convolution.
s. fasciculus [TA] ① 脳梁下束*, = fasciculus subcallosus [L/TA]. ② 梁下束.
s. gyrus [TA] 梁下回*, = area subcallosa [L/TA].
s. layer 脳梁下層(脳梁の下部にある神経線維層).
subcallous area 梁下野.
sub·cal·or·ism [sʌbkǽlərizəm] 低温性循環障害, = frigorism.
subcapital fracture 骨頭下骨折〔医学〕.
sub·cap·su·lar [sʌbkǽpsjulər] 被膜下〔の〕.
s. cataract 水晶嚢下白内障.
s. epithelium 被膜下上皮(① 脊髄神経節被膜内面. ② 水晶体前被膜の後面にある薄層).
s. hematoma 〔肝〕被膜下血腫〔医学〕.
s. nephrectomy 被膜下腎摘〔出〕〔術〕〔医学〕.
s. orchiectomy 被膜下精巣摘出術〔医学〕, 被膜下精巣摘(切)除術.
s. sinus 被膜下洞(リンパ節の被膜と皮質との間にあるもの).
sub·cap·su·lo·per·i·os·te·al [sʌbkæpsəloupèriɑ́stiəl] 被膜骨膜下の(関節の).
sub·car·bo·nate [sʌbkɑ́:bəneit] 塩基性炭酸塩.
subcardinal vein 主下静脈〔医学〕.
sub·car·ti·lag·i·nous [sʌ̀bkɑ:tilǽdʒinəs] 軟骨下の, 準軟骨の.
subcecal fossa 盲腸下窩.
sub·cel·lu·lar [sʌbséljulər] 細胞レベル下〔の〕〔医学〕.
s. fraction 細胞成分分画〔医学〕.
sub·cen·tral [sʌbséntrəl] 中心付近の.

S

sub·cep·tion　[sʌbsépʃən]　閾下知覚.
sub·cer·e·bel·lar　[sʌ̀bseribélər]　小脳下の.
sub·ce·re·bral　[sʌ̀bsəríbrəl]　大脳下の.
subceruleus nucleus　青斑下核.
sub·chlo·ride　[sʌbklɔ́:raid]　次塩化物（塩素量の最も少ない化合物）.
s. of mercury　（甘汞，塩化第一水銀），＝calomel.
sub·chon·dral　[sʌbkándrəl]　軟骨下の，＝subcartilaginous.
s. bone　軟骨下骨〔層〕，軟骨下骨〔組織〕.
sub·chor·dal　[sʌbkɔ́:dəl]　声帯下の，脊索下の.
subchorial ring　絨毛下輪（Langhans 線条と絨毛結合織との間にあり絨毛板に属する細胞栄養体の残遺物で，以前誤って絨毛下脱落膜 decidua subchorialis と呼ばれたもの）.
subchorial space　絨毛膜下腔.
subchorial syssarcosic　絨毛膜下腔，＝subchorial lake.
sub·cho·ri·on·ic　[sʌ̀bkɔ:riánik]　絨毛膜下の.
sub·cho·roi·dal　[sʌ̀bkɔ:rɔ́idəl]　脈絡膜下の.
sub·chro·mo·ne·ma　[sʌbkròumouní:miə]　亜染色糸（直径のやや小さい染色糸）.
sub·chron·ic　[sʌbkránik]　亜慢性の〔医学〕.
s. disease　亜慢性疾患.
s. inflammation　亜慢性炎症.
sub·class　[sʌ́bklæs]　亜綱.
sub·cla·vi·an　[sʌbkléiviən]　鎖骨下の〔医学〕（動静脈についていう）.
s. ansa　鎖骨下ワナ.
s. arteriography　鎖骨下動脈造影〔医学〕.
s. artery　[TA] 鎖骨下動脈，＝arteria subclavia [L/TA].
s.-axillary venous thrombosis　鎖骨下・腋窩静脈血栓症〔医学〕.
s. flap aortoplasty　鎖骨下動脈フラップ法〔医学〕.
s. groove　[TA] 鎖骨下筋溝，＝sulcus musculi subclavii [L/TA].
s. muscle　[sʌbkléiviəs]　鎖骨下筋.
s. nerve　[TA] 鎖骨下筋神経，＝nervus subclavius [L/TA].
s. periarterial plexus　鎖骨下動脈周膜神経叢.
s. plexus　[TA] 鎖骨下動脈神経叢，＝plexus subclavius [L/TA].
s.-pulmonary artery anastomosis　鎖骨下動脈・肺動脈吻合〔医学〕.
s. steal　鎖骨下動脈盗血（鎖骨下動脈起始部の閉鎖により椎骨動脈を介して脳血流が閉塞部末梢の上肢に逆流し脳血行不全を起こす）.
s. steal syndrome　鎖骨下動脈盗血症候群〔医学〕（脳血管不全症）.
s. triangle　[TA] 肩甲鎖骨三角（肩甲舌骨筋の下腹，鎖骨および胸鎖乳突筋の後縁により囲まれる），＝trigonum omoclaviculare [L/TA].
s. trunk　[TA] 鎖骨下リンパ本幹，＝truncus subclavius [L/TA].
s. vein　[TA] 鎖骨下静脈，＝vena subclavia [L/TA].
subclavic sac　鎖骨下リンパ嚢〔医学〕.
sub·cla·vic·u·lar　[sʌbkləvíkjulər]　鎖骨下〔の〕.
s. murmur　鎖骨下雑音〔医学〕.
sub·cla·vi·us　[sʌ̀bkléiviəs]　[TA]鎖骨下筋，＝musculus subclavius [L/TA].
s. muscle　鎖骨下筋.
sub·clin·i·cal　[sʌbklínikəl]　①準臨床的な．②無症状〔の〕〔医学〕.
s. allergy　潜在性アレルギー〔医学〕.
s. amebic infection　無症状アメーバ感染，＝subclinical amoebic infection.
s. coccidioidomycosis　無症状コクシジオイデス真菌症.
s. diabetes　無症状糖尿病〔医学〕.
s. electrical status epilepticus　潜在性脳波的てんかん重積状態〔医学〕.
s. hypothyroidism　準臨床的甲状腺機能低下症.
s. infection　①サブクリニカル感染，無症状感染〔医学〕，＝silent infection．②潜伏感染〔医学〕，不顕性感染（感染を受けても発症しない場合をいう），＝inapparent infection, latent infection.
s. seizure　不顕性発作〔医学〕.
subcollateral convolution　側副下回（後頭葉と側頭葉を連絡し，上は側副裂，下は側頭下裂との間にある側頭葉の回）.
subcollateral gyrus　＝subcollateral convolution.
subcommissural organ　[TA] 交連下器官*，＝organum subcommissurale [L/TA].
sub·con·junc·ti·val　[sʌ̀bkənʤʌŋktáivəl]　結膜下〔の〕〔医学〕.
s. ecchymosis　結膜下出血〔医学〕.
s. injection　①結膜下注射〔医学〕．②結膜下充血.
sub·con·scious　[sʌbkánʃəs]　意識下〔医学〕，潜在意識の.
s. memory　下意識記憶.
sub·con·scious·ness　[sʌbkánʃəsnis]　潜在意識，意識下．形 subconscious.
sub·con·tin·u·ous　[sʌ̀bkəntínju(:)əs]　ほとんど持続的な.
s. typhoid　チフス様マラリア.
sub·cor·a·coid　[sʌbkɔ́:rəkɔid]　烏口下の.
s. dislocation　烏口〔突起〕下脱臼〔医学〕.
s.-pectoralis minor syndrome　烏口小胸筋症候群（上肢を強外転，挙上したとき鎖骨下動脈および上腕神経叢が小胸筋とその烏口突起に強く圧迫または挫裂されて起こる）.
subcorneal pustular dermatitis　角層下膿疱性皮膚炎.
subcorneal pustular dermatosis　角層下膿疱〔性皮膚〕症（スネドン・ウィルキンソン症候群），＝Sneddon-Wilkinson syndrome.
sub·cor·tex　[sʌbkɔ́:teks]　皮質下部（大脳の）．形 subcortical.
sub·cor·ti·cal　[sʌbkɔ́:tikəl]　皮質下〔医学〕.
s. alexia　皮質下性失読症.
s. aphasia　皮質下〔性〕失語〔症〕〔医学〕，＝Lichtheim sign.
s. arteriosclerotic encephalopathy　皮質下動脈硬化性脳症〔医学〕，＝Binswanger disease.
s. bleeding　皮質下出血〔医学〕.
s. expressive aphasia　皮質下性運動失語，皮質下表現的失語〔症〕，＝subcortical motor aphasia.
s. hemorrhage　皮質下出血〔医学〕.
s. leukomalacia　皮質下白質軟化〔医学〕.
s. motor aphasia　皮質下〔性〕運動〔性〕失語〔医学〕，＝subcortical expressive aphasia.
s. sensory aphasia　皮質下〔性〕感覚〔性〕失語〔医学〕，＝subcortical auditory aphasia.
sub·cos·tal　[sʌbkástəl]　肋骨下〔の〕.
s. angle　[TA] 肋骨下角，＝angulus infrasternalis [L/TA].
s. arch　肋下角.
s. artery　[TA] 肋下動脈，＝arteria subcostalis [L/TA].
s. block　肋骨下ブロック〔医学〕.
s. groove　肋骨下溝.
s. incision　肋骨弓下切開〔医学〕.
s. line　肋下線，＝planum subcostale.
s. muscle　肋下筋〔医学〕.
s. nerve　[TA] 肋下神経，＝nervus subcostalis

S

[L/TA].
s. plane [TA] 肋骨下平面（第10肋骨弯曲部の最下端を通る平面で，第3腰椎の位置に一致する），= planum subcostale [L/TA].
s. vein [TA] 肋下静脈，= vena subcostalis [L/TA].
s. zone 季肋部〔医学〕，下肋部.
sub·cos·ta·les [sʌ̀bkɑstéili:z] [TA]肋下筋，= musculi subcostales [L/TA]. 単 subcostalis.
sub·cos·tal·gia [sʌ̀bkɑstǽlʤiə] 肋骨下神経痛〔医学〕.
sub·cra·ni·al [sʌbkréiniəl] 頭蓋下の.
subcrepitant rale 亜捻髪ラ音，= crackling rale.
sub·crit·i·cal [sʌbkrítikəl] 臨界未満〔の〕〔医学〕.
sub·cul·ture [sʌbkʌ́lʧər] 継代培養，副次培養（累代培養 successive cultivation ともいい，株化した細胞を生存させ維持させるために，初代培養から植え継ぎを行っていくことをいう）.
subcuneiform nucleus [TA] 楔状下核*，= nucleus subcuneiformis [L/TA].
sub·cu·ta·ne·ous [sʌ̀bkju:téiniəs] 皮下〔の〕〔医学〕，= hypodermic. 副 subcutaneously.
s. abdominal veins [TA] 腹皮下静脈，= venae subcutaneae abdominis [L/TA].
s. abscess 皮下腫瘍〔医学〕，皮下膿瘍.
s. acromial bursa [TA] 肩峰皮下包，= bursa subcutanea acromialis [L/TA].
s. adiponecrosis of newborn 新生児皮下脂肪壊死〔症〕〔医学〕.
s. administration 皮下投与，皮下適用〔医学〕.
s. bleeding 皮下出血〔医学〕.
s. bursa of laryngeal prominence [TA] 喉頭隆起皮下包，= bursa subcutanea prominentiae laryngeae [L/TA].
s. bursa of lateral malleolus [TA] 外果皮下包，= bursa subcutanea malleoli lateralis [L/TA].
s. bursa of medial malleolus [TA] 内果皮下包，= bursa subcutanea malleoli medialis [L/TA].
s. bursa of tibial tuberosity 脛骨粗面皮下包.
s. bursa of tuberosity of tibia [TA] 脛骨粗面皮下包，= bursa subcutanea tuberositatis tibiae [L/TA].
s. calcaneal bursa [TA] 踵骨皮下包，= bursa subcutanea calcanea [L/TA].
s. calcinosis 皮下石灰〔沈着〕症〔医学〕.
s. connective tissue 皮下結合組織〔医学〕.
s. depot 皮下沈着物〔医学〕.
s. depressive scar 皮下陥凹瘢痕〔医学〕.
s. emphysema 皮下気腫〔医学〕，皮下組織気腫（何らかの原因（多くは肺胞壁の破裂による縦隔気腫の空気が胸郭上口より頸部の皮下に入るため生じる）により皮下に空気が貯留したもの．握雪感により浮腫と鑑別できる），= pneumoderma.
s. fascia 皮下筋膜，= superficial fascia.
s. fat necrosis (of newborn) 〔新生児の〕皮下脂肪壊死，= adiponecrosis neonatorum.
s. fatty tissue 皮下脂肪組識〔医学〕，= panniculus adiposus.
s. fracture 皮下骨折〔医学〕，= simple fracture.
s. gas pocket 皮下気腫.
s. infrapatellar bursa [TA] 膝蓋下皮下包，= bursa subcutanea infrapatellaris [L/TA].
s. inguinal ring 皮下鼡径輪（浅鼡径輪のこと．鼡径管の外口），= annulus inguinalis subcutaneous.
s. injection 皮下注射〔医学〕，= hypodermic injection.
s. injury 皮下損傷〔医学〕.
s. inoculation 皮下接種.
s. mastectomy 皮下乳腺切除〔医学〕.
s. mycosis 皮下真菌症，深部皮膚真菌症（土壌中や植物表面に生息する特定の腐生性真菌が，皮膚の穿刺，創傷などを介して偶発的に皮膚組織内に直接接種されることにより引き起こされる感染症）.
s. myiasis 皮下ハエウジ病.
s. narcoid 皮下麻酔法.
s. nodular trichophytid 皮下結節性白癬疹，白癬性結節性紅斑，= erythema nodosum trichophyticum.
s. nodule 皮下結節〔医学〕.
s. nutrition 皮下栄養〔法〕〔医学〕.
s. olecranon bursa [TA] 肘頭皮下包，= bursa subcutanea olecrani [L/TA].
s. operation 皮下手術.
s. paragonimiasis 皮下肺吸虫症.
s. part [TA] 皮下部，= pars subcutanea [L/TA].
s. part of external anal sphincter 外肛門括約筋の皮下部.
s. pedicle flap 皮下茎皮弁〔医学〕.
s. perineal pouch [TA]（会陰皮下嚢*），= saccus subcutaneus perinei [L/TA].
s. prepatellar bursa [TA] 膝蓋前皮下包，= bursa subcutanea prepatellaris [L/TA].
s. reaction 皮下反応〔医学〕.
s. sarcoid 皮下類肉腫〔医学〕.
s. saw 皮下用鋸子.
s. surgery 皮下外科〔医学〕.
s. suture 皮内縫合〔医学〕.
s. tenotomy 皮下腱切離術〔医学〕.
s. tissue [TA] 皮下組織，= hypoderimis [L/TA], tela subcutanea [L/TA].
s. tissue of abdomen [TA] 皮下組織，= tela subcutanea abdominis [L/TA].
s. tissue of penis [TA] 陰茎皮下組織*，= tela subcutanea penis [L/TA].
s. tissue of perineum [TA] 漿膜下組織，= tela subcutanea perinei [L/TA].
s. transfusion 皮下輸血法，皮下輸液.
s. trochanteric bursa [TA] 皮下転子包，= bursa subcutanea trochanterica [L/TA].
s. tuberculin test 皮下ツベルクリン試験（テスト）〔医学〕.
s. tumor 皮下腫瘤.
s. vaccination 皮下接種〔医学〕.
s. veins of abdomen 腹部の皮下静脈.
s. wound 皮下創.
sub·cu·ta·ne·ous·ly [sʌ̀bkju:téiniəsli] 皮下，= subcut.
sub·cu·ti·cle [sʌbkjú:tikl] 角皮下層.
sub·cu·tic·u·lar [sʌ̀bkju:tíkjulər] 表皮下の.
s. layer 外皮下層.
s. paragonimiasis 皮下肺吸虫症.
s. suture 皮内縫合〔医学〕，表皮下縫合（表面を貫通しないで，その下層を縫合する方法）.
sub·cu·tis [sʌbkjú:tis] 皮下組織，= hypodermis, tela subcutanea. 形 subcutaneous.
sub·de·lir·i·um [sʌ̀bdilíriəm] 亜せん（譫）妄〔医学〕，軽度のせん（譫）妄.
sub·del·toid [sʌbdéltɔid] 三角筋下の.
s. bursa [TA] 三角筋下包，= bursa subdeltoidea [L/TA].
s. bursitis 三角筋下滑液包炎.
sub·den·tal [sʌbdéntəl] 歯下の.
sub·de·pres·sion [sʌ̀bdipréʃən] 軽うつ病〔医学〕.
sub·der·mal [sʌbdə́:məl] 皮下の，= subdermic.
sub·di·ag·nos·tic [sʌ̀bdaiəgnɑ́stik] 〔診断〕不顕性の〔医学〕.
sub·di·a·phrag·mat·ic [sʌ̀bdaiəfrægmǽtik] 横隔膜下の，= subphrenic.
s. abscess 横隔膜下膿瘍〔医学〕.

S

s. pleurisy 横隔膜下胸膜炎.
subdigastric node 顎二腹筋下リンパ節.
sub·dis·lo·ca·tion [sʌ̀bdisloukéiʃən] 不全脱臼〔医学〕.
sub·di·vid·ed [sʌ̀bdiváidid] 細別の.
sub·dol·i·co·ce·phal·ic [sʌbdɑ̀likousifǽlik] 亜長頭の(① 頭蓋計測法で頭部指数75.0〜77.76のもの. ② 頭型測定法で頭部指数77.01〜79.77のもの).
sub·dor·sal [sʌbdɔ́:səl] 背部下の.
sub·duct [səbdʌ́kt] 引き下げる, 下降する, = subduce.
sub·duc·tion [səbdʌ́kʃən] 下方回転(眼球の), 下斜位, = dorsumduction.
sub·du·ral [sʌbdjú:rəl] 硬〔脳〕膜下〔の〕〔医学〕.
s. abscess 硬〔脳〕膜下膿瘍〔医学〕.
s. bleeding 硬膜下出血〔医学〕.
s. cavity 硬膜下腔〔医学〕.
s. drainage 硬膜下ドレナージ〔医学〕.
s. effusion 硬膜下浸出液〔医学〕.
s. hematoma 硬〔脳〕膜下血腫〔医学〕.
s. hemorrhage 硬膜下出血.
s. hygroma 硬膜下水腫〔医学〕, 硬膜下滑液腫, 硬膜下ヒグローマ.
s. space [TA] 硬膜下腔, = spatium subdurale [L/TA].
s. tap 硬膜下穿刺〔医学〕.
subenamel membrane エナメル下膜(歯のエナメル質と髄質との間にあると思われるもの).
sub·en·ceph·a·lon [sʌ̀binséfələn] 脳下部(延髄, 橋, 脚, 四丘体の総称).
sub·en·do·car·di·al [sʌ̀bendoukɑ́:diəl] 心内膜下の.
s. branches [TA] 心内膜下枝(Purkinje 線維), = rami subendocardiales [L/TA].
s. conducting system of heart 心内膜下伝導系.
s. infarction 心内膜下梗塞, = subendocardial myocardial infarction.
s. ischemia 心内膜下虚血.
s. layer 心内膜下層(心内膜と心筋とを連結する).
s. muscle layer 心内膜下筋層〔医学〕.
s. myocardial infarction 心内膜下心筋梗塞, = subendocardial infarction.
sub·en·do·the·li·al [sʌ̀bendouθí:liəl] 内皮下の.
s. coat 内皮下膜.
s. deposit 内皮下沈着物〔医学〕.
s. layer 内皮細胞下層(血管内膜の中層で, 膠原性弾力線維と線維細胞からなる).
s. space 内皮下腔〔医学〕.
sub·en·do·the·li·um [sʌ̀bendouθí:liəm] 内皮下の層, = Debove membrane, subendothelial.
subenergetic phonation 低音, = hypophonia.
sub·ep·en·dy·mal [sʌbepéndiməl] 上衣下の.
s. hemorrhage 上衣下出血〔医学〕.
s. nucleus 上衣下核(蝸牛神経核の背側核).
s. rete 上衣下網〔医学〕.
s. tuber 上衣下結節〔医学〕.
s. vein 上衣下静脈〔医学〕.
sub·ep·en·dy·mo·ma [sʌ̀bepèndimóumə] 上衣下腫, 上衣下細胞腫〔医学〕.
subepicardial muscle layer 心外膜下筋層〔医学〕.
sub·ep·i·der·mal [sʌ̀bepidə́:məl] 表皮下〔の〕, = subepidermic.
s. bulla 表皮下水疱.
s. hemorrhage 表皮下出血〔医学〕.
sub·ep·i·glot·tic [sʌ̀bepiglɑ́tik] 喉頭蓋下の.
subepithelia lymphocapillary plexus 上皮下毛細リンパ管網〔医学〕.
sub·ep·i·the·li·al [sʌ̀bepiθí:liəl] 上皮下の.
s. deposit 上皮下沈着物〔医学〕.
s. membrane 上皮下膜(基底膜のこと).
s. plexus 上皮下神経叢(角膜上皮下にあるもので, 基質神経叢の継続部).
s. space 上皮下腔〔医学〕.
sub·e·ric ac·id [s(j)u:bérik ǽsid] スベリン酸 $HOOC(CH_2)_6COOH$ (コルクを硝酸とともに煮沸すると得られる酸で, ベータ酸化によりグルタル酸を形成する).
su·ber·in [sjú:bərin] スベリン(コルク質ともいい, コルク細胞からなる線維性壁).
su·ber·i·za·tion [s(j)ù:bərizéiʃən] コルク化.
su·ber·o·sis [s(j)ù:bəlóusis] コルク肺〔医学〕, スベリン症(コルクのカビ胞子の吸入による肺胞炎).
suberyl arginine スベリルアルギニン $COOH(CH_2)_6CONHCO{=}NH(CH_2)_3CH(NH_2)COOH$ (ヒキガエル毒の一成分).
sub·e·soph·a·ge·al [sʌ̀bi:səfǽʤiəl, –sɑfəʤí:əl] 食道下の, = suboesophageal.
s. ganglion 食道下神経節.
sub·ex·cite [sʌ̀biksáit] 軽度に興奮する.
sub·ex·tens·i·bil·i·ty [sʌ̀bikstènsibíliti] 亜延性.
sub·fal·cial [sʌbfǽlʃiəl] 大脳鎌下の.
s. herniation 鎌下ヘルニア.
sub·fam·i·ly [sʌbfǽmili] 亜科.
sub·fas·cial [sʌbfǽʃiəl] 筋膜下の.
s. abscess 筋膜下膿瘍.
s. bursa [TA] 筋膜下滑液包, = bursa subfascialis [L/TA].
s. prepatellar bursa [TA] 膝蓋前筋膜下包, = bursa subfascialis prepatellaris [L/TA].
sub·feb·rile [sʌbfébril, –fí:brail] 間欠熱の, 亜熱性の〔医学〕.
sub·fe·cun·di·ty [sʌ̀bfikʌ́nditi] 平均以下の生殖能〔力〕, 平均以下の受胎率〔医学〕.
sub·fer·til·i·ty [sʌ̀bfə:tíliti] 平均以下の出生率〔医学〕(生殖能力が正常より劣っていること).
sub·fis·sure [sʌbfíʃər] 下溝(大脳回に覆われた溝).
sub·fla·vous [sʌbfléivəs] 帯黄色の.
sub·fo·li·ar [sʌbfóuliər] 小脳葉の.
sub·fo·li·um [sʌbfóuliəm] 小脳葉.
subfornical organ [TA] 脳弓下器官, = organum subfornicale [L/TA].
sub·fron·tal [sʌbfrʌ́ntəl] 前頭下の.
sub·ga·le·al [sʌbgéiliəl] 帽状腱膜下の.
s. hematoma 腱膜下血腫〔医学〕.
s. hemorrhage 帽状腱膜下出血.
sub·gal·late [sʌbgǽleit] 次没食子酸塩.
sub·gem·mal [sʌbʤéməl] 味蕾下の.
subgenual cortex 膝下皮質(脳梁体の膝部下の部分), = septal region.
sub·ge·nus [sʌbʤí:nəs] 亜属.
sub·ger·mi·nal [sʌbʤə́:minəl] 胚芽下の.
s. cavity 胚下腔〔医学〕, 胚芽下腔.
s. plate 下胚板(卵子の画腔の底をなす原形質).
sub·gin·gi·val [sʌ̀bʤinʤáivəl] 歯肉下の.
s. calculus 歯肉縁下歯石〔医学〕.
s. curettage 歯肉下掻爬(そうは)〔術〕〔医学〕.
s. space 歯肉下隙.
sub·gle·noid [sʌ̀bglí:nɔid] 関節窩下の.
s. dislocation 関節窩下脱臼〔医学〕.
sub·glos·sal [sʌbglɑ́səl] 舌下の.
sub·glos·si·tis [sʌ̀bglɑsáitis] 舌下炎.
sub·glot·tic [sʌbglɑ́tik] 声門下の.
s. allergic edema アレルギー性声門下〔部〕浮腫〔医学〕.

S

s. edema 声門下浮腫.
s. laryngitis 声門下喉頭炎〔医学〕(声帯の下面に起こる炎症).
s. pressure 声門下圧〔医学〕.
s. stenosis 声門下狭窄.
sub·gran·u·lar [sʌbgrǽnjulər] 細顆粒状の.
sub·gron·da·tion [sʌ̀bgrɑndéiʃən] 骨片陥凹(骨折における骨片がほかの骨の下に陥凹したこと), = subgrundation.
sub·group [sʌ́bgru:p] ① 亜群〔医学〕(血液型の分類において, A, B, AB, O 群の亜群, すなわち A_1, B_2, A_1B_2 などの細別についていう語で, 亜型 subtype と区別する). ② 部分群.
sub·gy·rus [sʌbʤáirəs] 下回(ほかの回により覆われた脳回), = subgyre.
subharmonic function 劣調和関数.
sub·hed·ral [sʌbhédrəl] 半自形.
sub·he·mo·phil·ia [sʌ̀bhi:məfíliə] 無症候性血友病(出血性症状は外科的手術後においてのみ認められ, 血漿中 AHF 濃度は33%前後といわれる).
sub·he·pat·ic [sʌ̀bhipǽtik] 肝下〔の〕.
s. abscess 肝下膿瘍〔医学〕.
s. recess 肝下陥凹.
s. space [TA] 肝下陥凹, = recessus subhepaticus [L/TA].
sub·hu·mer·al [sʌbhjú:mərəl] 上腕骨下の.
sub·hy·a·loid [sʌbháiələid] 硝子体下の.
sub·hy·oid [sʌbháiɔid] 舌骨下の.
s. bursa 舌骨下包.
s. pharyngotomy 舌骨下咽頭切開術〔医学〕, = medial pharyngotomy.
sub·hy·oid·e·an [sʌ̀bhaiɔ́idiən] 舌骨下の, = subhyaloid.
subhypoglossal nucleus [TA]〔舌下神経〕下核, = nucleus subhypoglossalis [L/TA].
SUBI subjective well-being inventory 主観的幸福感をみる尺度の略.
sub·ic·ter·ic [sʌ̀biktérik] 軽症黄疸性の, 亜黄疸の.
su·bic·u·lar [su:bíkjulə:r] 鉤状回の(支柱の).
s. region 鉤状回部.
su·bic·u·lum [s(j)u:bíkjuləm] [L/TA] 鉤状回*, = subiculum [TA]. 複 subicula. 形 subicular.
s. of promontory [TA] 岬角支脚, = subiculum promontorii [L/TA].
s. promontorii [L/TA] ① 岬角支脚, = subiculum of promontory [TA]. ② 仙骨岬支持組織, 蝸牛窓の後界.
sub·il·e·us [sʌbíliəs] 亜イレウス〔医学〕.
su·bil·i·um [s(j)u:bíliəm] 腸骨下部. 形 subiliac.
sub·im·bi·bi·tion·al [sʌ̀bimbibíʃənəl] 水分欠乏性の.
sub·in·ci·sion [sʌ̀binsíʒən] 尿道下切開術(オーストラリア先住民の行う手術で, 陰茎の下面から尿道に向かう開口であるが, 性交禁断または不妊症を起こさない).
sub·in·fec·tion [sʌ̀binfékʃən] 軽症感染症, 亜感染〔症〕〔医学〕.
sub·in·flam·ma·tion [sʌ̀binfləméiʃən] 軽症炎症, 亜炎症〔医学〕.
sub·in·flam·ma·to·ry [sʌ̀binflǽmətəri] ごく軽度の炎症の.
subinguinal fossa 鼡径下窩.
subinguinal triangle 鼡径下三角, = inguinal triangle.
sub·in·oc·u·la·tion [sʌ̀binɑ̀kjuléiʃən] 継代接種〔医学〕.
sub·in·teg·u·men·tal [sʌ̀bintègjuméntəl] 皮下の.
sub·in·ti·mal [sʌbíntiməl] 内層下の.
sub·in·trance [sʌbíntrəns] 発作頻発, 予期発作. 形 subintrant.
sub·in·vo·lu·tion [sʌ̀binvəl(j)ú:ʃən] 退縮不全(子宮退縮不全の場合のように, 肥大した器官が完全に正常の形に回復しないこと).
s. of uterus 子宮復古不全.
sub·i·o·dide [sʌbáiədaid] 次ヨウ化物(ヨウ素量を最小度に含んだ化合物).
sub·ja·cent [sʌbʤéisənt] 下の, 下にある.
sub·ject [sʌ́bʤəkt] ① 表題, 物件. ② 被検者〔医学〕(実験用の).
s. index 物件索引.
s. of inquiry 追究問題.
sub·jec·tive [səbʤéktiv] 自覚〔的〕の, 主観〔的〕の.
s. cacosmia 自覚的嗅覚異常〔医学〕.
s. feeling of unrest 自覚的不安〔医学〕.
s. findings 患者の主観的所見.
s. fremitus 自覚振盪音.
s. method of eye 自覚的眼検査法〔医学〕.
s. psychology 主観的心理学.
s. sensation 内因感覚〔医学〕.
s. sign 自覚的徴候〔医学〕.
s. sound 主観音, = phonism.
s. symptom 自覚症状〔医学〕.
s. synonym 主観シノニム〔医学〕.
s. tone 主観音〔医学〕.
s. toothache 自覚的歯痛〔医学〕.
s. vertigo 自覚的めまい〔医学〕(自己の頭の中で物体が動き回る感).
s. vision 自発視.
s. well-being inventory (**SUBI**) 主観的幸福感をみる尺度.
sub·jec·to·scope [səbʤéktəskoup] 自覚視覚計.
sub·ju·gal [sʌbʤú:gəl] 頬骨隆起下の.
sub·la·tio [səbléiʃiou] 剥離, = sublation.
sub·la·tion [səbléiʃən] 剥離, 剥脱, = sublatio.
sublayer flow 底層層流.
sub·lem·mal [səbléməl] 膜下の〔医学〕.
sublenticular extended amygdala [TA](扁桃体レンズ核下部*), = pars sublenticularis amygdalae [L/TA].
sublenticular limb [TA] レンズ核下部, = pars sublentiformis [L/TA].
sublenticular part of internal capsule 内包のレンズ下部.
sublentiform limb [TA] レンズ核下部, = pars sublentiformis [L/TA].
sub·le·thal [sʌblí:θəl] 致死量以下の, 致死下の〔医学〕.
s. damage 亜致死〔性〕損傷〔医学〕.
s. dose 亜致死量〔医学〕.
s. gene 亜致死遺伝子〔医学〕.
s. injury 亜致死〔性〕傷害〔医学〕.
sub·leu·ke·mia [sʌ̀blju:kí:miə] 亜白血病(末梢血液中の白血病性変化があまり著明ではないが, いわゆる無白血病 aleukemia に比べるとやや明瞭な血液像を呈する). 形 subleukemic.
sub·leu·ke·mic [sʌ̀blju:kí:mik] 亜白血病の〔医学〕.
s. leukemia 亜白血病性白血病.
s. myelosis 亜白血性骨髄症.
sub·li·mate [sʌ́blimeit] 昇華物〔医学〕, 昇華する〔医学〕.
s. cotton 昇汞綿, = hydrargyrum bichloratum.
s. nephritis 昇汞腎炎.
s. poisoning 昇汞中毒.
sub·li·ma·tion [sʌ̀bliméiʃən] ① 昇華〔医学〕. ② 純

S

化(原始的本能を社会的に受理されるように努める精神作用).
s. pressure 昇華圧.
sub·li·ma·tum [sʌ̀bliméitəm] 昇汞.
sub·lime [səbláim] ① 昇華する. ② 昇華処理.
sub·limed [səbláimd] 昇華した.
s. sulfur イオウ華,昇華イオウ(天然イオウを昇華したもので,粗製イオウともいう),= flowers of sulfur, sulfur sublimatum.
sub·lim·i·nal [səblíminəl] 閾〔値〕下の,限界下の.
s. fringe 閾〔値〕下縁(中枢神経系の一局所が興奮状態にあるとき,その周囲に閾下興奮のある部位).
s. perception 閾値下知覚.
s. rotation test 閾値下回転検査(テスト).
s. self 潜在意識.
s. stimulus ① 閾値下刺激. ② 不適合刺激,= subthreshold stimulus.
sub·li·mis [səbláimis] 表在性の,高位の.
sub·line [sʌ́blain] 亜系〔医学〕.
sub·lin·gual [sʌblíŋgwəl] 舌下〔の〕.
s. artery [TA] 舌下動脈,= arteria sublingualis [L/TA].
s. bursa 舌下包.
s. calcinosis 舌下部唾石〔医学〕.
s. caruncle [TA] 舌下小丘,= caruncula sublingualis [L/TA].
s. cyst 舌下嚢胞(ガマ腫),= ranula.
s. dermoid cyst 舌下類皮嚢胞〔医学〕.
s. duct 舌下腺管.
s. fold [TA] 舌下ヒダ(舌下腺の突出により生ずる),= plica sublingualis [L/TA].
s. fossa [TA] 舌下腺窩,= fovea sublingualis [L/TA].
s. fovea 舌下腺窩〔医学〕.
s. ganglion [TA] 舌下神経節,= ganglion sublinguale [L/TA].
s. gland [TA] 舌下腺,= glandula sublingualis [L/TA].
s. immunotherapy (SLIT) 舌下免疫療法.
s. medication 舌下投薬.
s. nerve [TA] 舌下部神経(舌神経からの枝で舌下神経 nervus hypoglossus とは異なる),= nervus sublingualis [L/TA].
s. ptyalocele 舌下唾液嚢腫,= ranula.
s. ranula 舌下型ガマ腫.
s. region 舌下部.
s. saliva 舌下腺唾液(舌下腺の分泌物で,最も粘稠度の高いもの).
s. tablet 舌下錠〔医学〕(舌下部に挿入して薬物を急速に口腔粘膜から吸収させるもの).
s. ulcer 舌下潰瘍.
s. varices 舌下部静脈瘤〔医学〕.
s. vein [TA] 舌下静脈,= vena sublingualis [L/TA].
sub·lin·gui·tis [sʌ̀bliŋguáitis] 舌下炎〔医学〕.
sub·lit·tor·al [sʌblítərəl] 亜沿岸の.
sub·lobe [sʌ́bloub] 葉の一部.
sub·lob·u·lar [sʌblábjulər] 小葉下の.
s. vein 小葉下静脈〔医学〕.
sub·lum·bar [sʌblʌ́mbər] 腰下の.
sub·lux·a·tio [sʌ̀blʌkséiʃiou] 亜脱臼,= subluxation.
s. lentis 水晶体亜脱臼.
s. radii perannularis 輪状靱帯外橈骨亜脱臼(肘内障).
sub·lux·a·tion [sʌ̀blʌkséiʃən] 亜脱臼〔医学〕(不全転位,捻挫),= incomplete dislocation, sprain.
s. position 不全脱臼位〔医学〕.
sub·lym·phe·mia [sʌ̀blimfí:miə] リンパ球減少症,= lymphopenia.
sub·mam·ma·ry [sʌbmǽməri] 乳腺下の.
sub·man·dib·u·lar [sʌ̀bmændíbjulər] 下顎下の,下顎骨下の,顎下部の〔医学〕,= submaxillary.
s. branch 顎下枝〔医学〕.
s. duct [TA] 顎下腺管,= ductus submandibularis [L/TA].
s. fossa [TA] ① 顎下腺窩,= fovea submandibularis [L/TA]. ② 下顎下窩.
s. fovea 顎下腺窩〔医学〕.
s. ganglion [TA] 顎下神経節,= ganglion submandibulare [L/TA].
s. gland [TA] 顎下腺,= glandula submandibularis [L/TA].
s. lymph nodes 顎下リンパ節,= lymphonodi submandibulares.
s. nodes [TA] 顎下リンパ節,= nodi submandibulares [L/TA].
s. space 顎下隙〔医学〕.
s. triangle [TA] 顎下三角,= trigonum submandibulace [L/TA].
sub·ma·nia [sʌbméiniə] 軽躁病〔医学〕,= hypomania.
submantle layer 外套下層(外套デンチンの下にある球間デンチン層).
sub·mar·gin·al [sʌ̀bmá:ʤinəl] 辺縁下の.
sub·ma·rine [sʌ̀bmərí:n] ① 海底の. ② 潜水艇.
s. alloy 湿性空洞の充填に用いるもの.
s. atmosphere 潜水艦環境.
s. medicine 潜水医学.
sub·max·il·la [sʌ̀bmæksílə] ① 下顎. ② 下顎骨. 形 submaxillary.
sub·max·il·lar·i·tis [sʌbmæ̀ksiləráitis] 下顎腺炎(下顎唾液腺の炎症で,おたふくかぜの一型),= submaxillitis.
sub·max·il·lary [sʌbmǽksileiri:] 下顎の,顎下の.
s. duct 顎下腺管(ワルトン管),= Wharton duct.
s. fossa 上顎下窩,= fovea submaxillaris.
s. ganglion 顎下神経節.
s. gland 顎下腺.
s. lymph node 下顎リンパ節.
s. region 下顎部.
s. saliva 顎下腺唾液.
s. salivary gland 顎下腺.
s. space 顎下隙.
s. triangle 顎下三角(上は下顎骨体の下縁と下顎角から乳突への線と,下は顎二腹筋の後腹と茎突舌骨筋,前は顎二腹筋の前腹により囲まれる),= digastric triangle.
sub·max·i·mal [sʌbmǽksiməl] 最大下の,亜最大〔医学〕.
s. exercise test 亜最大運動負荷試験(maximal exercise より少ない運動量での負荷試験).
s. stimulus 最大下刺激〔医学〕.
sub·me·di·al [sʌbmí:diəl] 正中線下の,= submedian.
s. nucleus [TA] 内側下核*,= nucleus submedialis [L/TA].
submedicamentous dose 無効量〔医学〕.
sub·mem·bra·nous [sʌbmémbrənəs] 亜〔偽〕膜性の.
sub·me·nin·ge·al [sʌ̀bminínʤiəl] 髄膜下の.
sub·men·tal [sʌbméntəl] オトガイ下の.
s. artery [TA] オトガイ下動脈,= arteria submentalis [L/TA].
s. dermoid cyst オトガイ下類皮嚢胞.
s. fistula 顎下瘻.

S

s. lymph nodes オトガイ下リンパ節，= lymphonodi submentales.
s. nodes [TA] オトガイ下リンパ節，= nodi submentales [L/TA].
s. region オトガイ下部.
s. triangle [TA] オトガイ下三角，= trigonum submentale [L/TA].
s. vein [TA] オトガイ下静脈，= vena submentalis [L/TA].
submentovertical projection オトガイ下頭頂撮影〔法〕.
sub·merged [səbmə́:ʤd] 沈水の，浸水の.
s. culture 液内培養〔医学〕，深部培養，= deep culture.
s. leaf 沈水葉.
s. plant 沈水植物.
s. tonsil 埋没扁桃〔医学〕.
s. tooth 沈下歯〔医学〕.
sub·mer·sion [səbmə́:ʃən] 浸漬〔医学〕，沈水. 動 submerge，submerse.
sub·me·sat·i·ce·phal·ic [sʌ̀bməsæ̀tisifǽlik] 次中長頭型(1885年 Topinard が提唱した頭型の一種で，中長頭型 mesaticephalic のうち頭部指数75～76のもの).
sub·met·a·cen·tric [sʌ̀bmetəséntrik] 次中部動原体の(動原体が染色体の一端に片寄っているため，細胞分裂後期にJ字形にみえる染色体をいう).
s. chromosome 次中部動原体〔性〕染色体，亜中央着糸染色体〔医学〕.
sub·mi·cron [sʌbmáikrɑn] サブミクロン(はなはだ小さい直径，すなわち5～100nm 程度で，限外顕微鏡を用いてのみ観察できるコロイド粒子．amicron 超微粒子および micron 微子から区別していう)，= hypomicron.
sub·mi·cro·scop·ic [sʌbmàikrəskɑ́pik] 超顕微鏡的な，= amicroscopic.
sub·mi·cro·scop·i·cal [sʌbmàikrəskɑ́pikəl] 限外顕微的な，超顕微鏡的な(光学顕微鏡で見えないほど小さい)，= ultramicroscopical.
sub·mil·i·ary [sʌbmíliəri] 亜粟粒(大)の〔医学〕.
submissive attitude 従属的態度，= compliant attitude.
submolecular biology 分子下生物学，= quantum biology.
sub·mor·phous [sʌbmɔ́:fəs] 亜結晶性の(amorphous 無定形性と crystalline 結晶性との中間をいう).
sub·mu·co·sa [sʌ̀bmju:kóusə] [TA] 粘膜下組織，= tela submucosa [L/TA]. 形 submucosal，submucous.
sub·mu·co·sal [sʌ̀bmjú:kəsəl] 粘膜下の.
s. abscess of rectum 直腸粘膜下膿瘍〔医学〕.
s. hemorrhoidectomy 粘膜下痔核切除〔医学〕，粘膜下痔核摘出術.
s. plexus 粘膜下神経叢(消化管の)，= submucous plexus，Meissner p..
s. tunnel method 粘膜下トンネル〔吻合〕法.
sub·mu·cous [sʌbmjú:kəs] 粘膜下〔医学〕，粘膜下組織の.
s. anesthesia 粘膜下麻酔〔医学〕.
s. bleeding 粘膜下出血〔医学〕.
s. cystitis 粘膜下膀胱炎，= interstitial cystitis.
s. excision of cord 声帯粘膜下切除〔医学〕.
s. injection 粘膜下注射〔法〕〔医学〕.
s. laryngeal cleft 粘膜下喉頭裂.
s. membrane 粘膜下膜.
s. myoma 粘膜下筋腫〔医学〕.
s. myoma of uterus 〔子宮〕粘膜下筋腫〔医学〕.
s. plexus [TA] 粘膜下神経叢，= plexus submucosus [L/TA].
s. resection 粘膜下切除術〔医学〕(鼻中隔の反屈を矯正するために，その軟骨の一部を切除する方法).
s. resection of inferior nasal concha 粘膜下下鼻甲介切除〔術〕〔医学〕.
s. resection of nasal septum 鼻中隔矯正〔術〕〔医学〕.
s. space 粘膜下隙〔医学〕.
s. tissue 粘膜下組織〔医学〕.
s. window resection 粘膜下窓形切除術〔医学〕.
submuscular bursa [TA] 筋下滑液包，= bursa submuscularis [L/TA].
sub·nar·cot·ic [sʌ̀bnɑ:kɑ́tik] 軽度の麻酔作用がある.
sub·na·sal [sʌbnéizəl] 鼻下の.
s. point 鼻下点〔医学〕(鼻孔下縁の中央点)，= spinal point.
sub·na·sa·le [sʌ̀bneizéili] 鼻下点(鼻棘基底にある前鼻口下縁の中央点)，= subnasal point.
sub·na·si·on [sʌbnéiziən] スブナジオン(鼻中隔の上唇に移る点，鼻下点)，= subnasale.
sub·neu·ral [sʌbnjú:rəl] 神経下の，神経軸下の.
s. apparatus 神経下装置.
sub·ni·trate [sʌbnáitreit] 亜硝酸塩(塩基性硝酸塩).
sub·nor·mal [sʌbnɔ́:məl] 準正常の〔医学〕，亜正常の〔医学〕，正常以下の.
s. accommodation 準正常調節〔医学〕.
s. phase 次常期〔医学〕.
s. temperature 正常下温〔医学〕.
sub·nor·mal·i·ty [sʌ̀bnɔ:mǽliti] 亜正常，準正常〔医学〕. 形 subnormal.
sub·no·to·chor·dal [sʌbnóutəkɔ:dəl] 脊索下の.
sub·nu·cle·us [sʌbnjú:kliəs] 亜核(神経核が神経束の通過により分割されたもの).
s. gelatinosus [L/TA] (膠様質亜核*)，= gelatinous subnucleus [TA].
s. magnocellularis [L/TA] (大細胞亜核*)，= magnocellular subnucleus [TA].
s. oralis [L/TA] (吻側亜核*)，= oral subnucleus [TA].
s. rostrodorsalis [L/TA] (吻背側亜核*)，= rostrodorsal subnucleus [TA]，Z 細胞群*，= cell group Z [TA].
s. zonalis [L/TA] (帯状亜核*)，= zonal subnucleus [TA].
sub·nu·tri·tion [sʌ̀bnju:tríʃən] 栄養不良，低栄養〔医学〕.
sub·ob·so·lete [sʌbɑ̀bsəlí:t] 不明確な〔医学〕，やや未発達の，やや旧式の.
sub·oc·cip·i·tal [sʌ̀bɑksípitəl] 後頭下の.
s. craniectomy 後頭下〔骨切除〕開頭〔医学〕.
s. craniotomy 後頭下開頭〔術〕〔医学〕.
s. decompression 後頭下減圧〔手術〕〔医学〕.
s. muscles [TA] 後頭下筋，= musculi suboccipitales [L/TA].
s. nerve [TA] 後頭下神経，= nervus suboccipitalis [L/TA].
s. neuralgia 後頭下神経痛.
s. neuritis 後頭下神経炎.
s. part of vertebral artery 椎骨動脈の後頭下部.
s. puncture 後頭下穿刺〔医学〕(大槽穿刺のこと)，= cisternal puncture.
s. region 後頭下部.
s. triangle 後頭下三角(大後頭直筋，上頭斜筋，下頭斜筋により囲まれる).
s. venous plexus [TA] 後頭下静脈叢，= plexus venosus suboccipitalis [L/TA].

S

suboccipitobregmatic circumference 小斜径周囲，後頭下大泉門周囲〔医学〕（児頭の）.
suboccipitobregmatic diameter 小斜径，後頭下大泉門径〔医学〕（児頭の）.
suboccipitobregmatic plane 後頭下大泉門平面.
suboccipitofrontal plane 後頭下前頭平面.
suboccipitoparietal plane 後頭下頭頂平面.
suboccluding ligature 亜閉塞結紮〔医学〕（主動脈を結紮するが，枝動脈をして毛細血管性吻合を起こさせる方法）.
subocclusal surface 咬合下面.
sub·oe·soph·a·ge·al ［sʌ̀bi:səfǽʤiəl, –sɑfəʤí:əl］ 食道下の，= subesophageal.
s. ganglion 食道下神経節.
sub·o·per·cu·lum ［sʌ̀boupə́:kjuləm］ 弁蓋下の.
sub·op·ti·mal ［sʌbáptiməl］ 最適以下の.
sub·op·ti·mum ［sʌbáptiməm］ 亜最適の〔医学〕，最適以下の（細菌発育温度などについていう）. 形 suboptimal.
sub·or·bi·tal ［sʌbɔ́:bitəl］ 眼窩下の.
s. canal 眼窩下管，= infraorbital canal.
s. foramen 眼窩下孔.
s. nerve 眼窩下神経.
sub·or·der ［sʌ́bɔ:dər］ 亜目.
subordinate chronaxie 従属時値，= subordinate chronaxy.
sub·or·di·na·tion ［sʌbɔ̀:dinéiʃən］ 従属性〔医学〕.
sub·ox·i·da·tion ［sʌbáksideiʃən］ 低酸化（酸素供給の欠乏による酸化不全）.
sub·ox·ide ［sʌbáksaid］ 亜酸化物〔医学〕（下級酸化物），= -ous oxide.
subpapillary layer 乳頭下層（真皮の脈管層）.
subpapillary network 〔真皮〕乳頭下毛細血管網.
subpapillary plexus 乳頭下血管叢，= subpapillary blood plexus.
sub·pap·u·lar ［sʌbpǽpju:lər］ 準丘疹状の.
subparabrachial nucleus ［TA］小脳脚旁核*，= nucleus subparabrachialis ［L/TA］.
sub·par·a·lyt·ic ［sʌ̀bpærəlítik］ 不全麻痺の.
sub·pa·ri·e·tal ［sʌ̀bpəráiətəl］ 頭頂下の.
s. sulcus ［TA］頭頂下溝，= sulcus subparietalis ［L/TA］.
subparta ileus 妊娠性イレウス（妊娠子宮による腸管の閉塞）.
sub·par·tum ［sʌ́bpá:təm］ 分娩中の.
sub·pa·tel·lar ［sʌbpətélər］ 膝蓋下の.
sub·pec·to·ral ［sʌ̀bpektɔ́:rəl］ 胸筋下の.
s. phlegmon 胸筋下蜂巣織炎〔医学〕.
sub·pel·vi·per·i·to·ne·al ［sʌbpèlvipèritouní:əl］ 骨盤腹膜下の.
sub·per·i·car·di·al ［sʌ̀bperiká:diəl］ 心嚢下の，心膜下の〔医学〕.
subperiodic form 亜周期型.
sub·per·i·os·te·al ［sʌ̀bperiástiəl］ 骨膜下の.
s. abscess 骨膜下膿瘍〔医学〕.
s. amputation 骨膜下切断.
s. anesthesia 骨膜下麻酔〔医学〕.
s. bleeding 骨膜下出血〔医学〕.
s. bone 骨膜下骨.
s. fracture 骨膜下骨折〔医学〕，= greenstick fracture.
s. injection 骨膜下注射〔医学〕.
sub·per·i·os·te·o·ab·dom·i·nal ［sʌ̀bperiàstiouæbdáminəl］ 腹膜腹腔下の.
sub·per·i·os·te·o·cap·su·lar ［sʌ̀bperiàstiəkǽpsjulər］ 骨膜被膜下の.
sub·per·i·to·ne·al ［sʌ̀bperìtouní:əl］ 腹膜下の.
s. appendicitis 腹膜下虫垂炎.
s. fascia 腹膜下筋膜.
sub·per·i·to·ne·o·ab·dom·i·nal ［sʌ̀bperitounì:ouæbdáminəl］ 腹腔腹膜下の，= subabdominoperitoneal.
sub·per·i·to·ne·o·pel·vic ［sʌ̀bperitounì:əpélvik］ 腹腔骨盤下の.
sub·pha·ryn·ge·al ［sʌ̀bfərínʤiəl］ 咽頭下の.
sub·phren·ic ［sʌbfrénik］ 横隔膜下の.
s. abscess 横隔膜下膿瘍〔医学〕，= subdiaphragmatic abscess.
s. space ［TA］①横隔下陥凹，= recessus subphrenicus ［L/TA］. ②横隔膜下隙.
sub·phy·lum ［sʌbfáiləm］ 亜門〔医学〕（門 phylum と綱 class との中間）.
sub·pi·al ［sʌbpáiəl］ 柔〔髄〕膜下の.
s. bleeding 軟膜下出血〔医学〕.
sub·pi·tu·i·tar·ism ［sʌ̀bpitjú:itərizəm］ 下垂体機能減退症，= hypopituitarism.
sub·pla·cen·ta ［sʌ̀bpləséntə］ 体側絨毛膜，= decidus vera.
sub·pleu·ral ［sʌbplú:rəl］ 胸膜下の.
s. abscess 胸膜下膿瘍.
sub·plex·al ［sʌbpléksəl］ 神経叢下の.
sub·pon·tine ［sʌbpánti:n, –tain］ 橋下の.
subpopliteal recess ［TA］膝窩筋下陥凹*，= recessus subpopliteus ［L/TA］.
sub·pop·u·la·tion ［sʌbpɑpjuléiʃən］ 亜群〔医学〕，= subset.
sub·pre·pu·tial ［sʌ̀bpripjú:ʃəl］ 包皮下の.
sub·pro·por·tion·al ［sʌ̀bprəpɔ́:ʃənəl］ 逆比例の.
s. intensification 逆比例補力〔医学〕（写真の）.
sub·pu·bic ［sʌbpjú:bik］ 恥骨下の.
s. angle ［TA］恥骨下角，= angulus subpubicus ［L/TA］.
s. hernia 恥骨下ヘルニア，= obturator hernia.
sub·pul·mo·nary ［sʌbpʌ́lmənəri］ 肺下の.
s. pleural effusion 肺下胸水〔医学〕.
sub·pul·pal ［sʌbpʌ́lpəl］ 歯髄下の，髄下の〔医学〕.
s. wall 髄下壁〔医学〕，歯髄下壁（歯髄底部）.
subpyloric nodes ［TA］幽門下リンパ節，= nodi subpylorici ［L/TA］.
sub·py·ram·i·dal ［sʌ̀bpirǽmidəl］ 錐体下の.
sub·rad·i·cal ［sʌbrǽdikəl］ 準根治的な〔医学〕.
sub·rec·tal ［sʌbréktəl］ 直腸下の.
sub·ref·er·ence ［sʌbréfərəns］ 副標準.
sub·re·gion ［sʌbrí:ʤən］ 亜領域，亜区域〔医学〕.
sub·ret·i·nal ［sʌbrétinəl］ 網膜下の.
sub·ros·tral ［sʌbrástrəl］ 嘴下の.
sub·salt ［sʌ́bsɔ:lt］ 塩基性塩.
sub–sam·pling ［sʌ́b sǽmpliŋ］ 二段抽出.
sub·sar·to·ri·al ［sʌ̀bsɑ:tɔ́:riəl］ 縫工筋下の.
s. canal 縫工筋下管（内転筋管），= adductor canal, Hunter c..
s. fascia ［TA］前内側大腿筋間中隔（縫工筋下筋膜ともいう），= septum intermusculare vastoadductorium ［L/TA］.
s. plexus 縫工筋下神経叢.
sub·scaph·o·ceph·a·ly ［sʌ̀bskæfəséfəli］ 亜舟状頭.
sub·scap·u·lar ［sʌbskǽpjulər］ 肩甲下の.
s. aponeurosis 肩甲骨下腱膜.
s. artery ［TA］肩甲下動脈，= arteria subscapularis ［L/TA］.
s. branches ［TA］肩甲下枝，= rami subscapulares ［L/TA］.
s. bursa 肩甲骨下包.
s. fossa ［TA］肩甲下窩，= fossa subscapularis ［L/TA］.

S

s. lymph nodes 肩甲下リンパ節.
s. muscle 肩甲下筋.
s. nerves [TA] 肩甲下神経, = nervi subscapulares [L/TA].
s. nodes [TA] 肩甲下リンパ節(後腋窩リンパ節), = nodi subscapulares [L/TA].
s. space 肩甲下腔〔医学〕.
s. vein [TA] 肩甲下静脈*, = vena subscapularis [L/TA].
sub·scap·u·la·ris [sʌ̀bskæpjuléəris] [TA] 肩甲下筋, = musculus subscapularis [L/TA].
s. muscle 肩甲下筋.
sub·scle·ral [sʌ̀bsklíərəl] 強膜下の.
sub·scle·rot·ic [sʌ̀bskliərátik] やや硬化した, 亜硬化〔性〕の〔医学〕.
sub·scrip·tion [səbskrípʃən] ① 指示書(処方箋において医師が調剤についての方法を指示する部分). ② 署名〔医学〕. 動 subscribe.
subsegmental atelectasis 亜区域性無気肺, 板状無気肺(喀痰の排出が阻害され, 気管支の自浄作用が障害されている場合にみられる胸部X線写真上の帯状の陰影), = plate atelectasis.
subsegmental bronchus 亜区域気管支.
subsegmental defect 亜区域性欠損〔医学〕(肺スキャン用語で, 換気あるいは血流の亜区域性の低下を示す).
sub·seg·men·tec·to·my [sʌbsègməntéktəmi] 亜区域切除〔医学〕.
sub·sen·si·tiv·i·ty [sʌ̀bsensitíviti] 弱感受性〔医学〕.
sub·sep·sis [sʌbsépsis] 亜敗血症〔医学〕.
s. allergica アレルギー性亜敗血症〔医学〕(幼児に好発するリウマチ性熱病で, 皮膚発疹, リンパ腫, 関節痛, 白血球増加症を伴う. Wissler), = subsepsis hyperergica.
subseptate uterus 亜中隔子宮.
subsequent consultation 再診〔医学〕.
subsequent effect 後〔続〕効果〔医学〕, 持ち越し効果〔医学〕.
subsequent myocardial infarction 再発性心筋梗塞〔医学〕.
sub·se·ro·sa [sʌ̀bsi:róusə] [TA] 漿膜下組織, = tela subserosa [L/TA]. 形 subserous.
sub·se·ro·sal [sʌ̀bsi:róusəl] 漿膜下の.
s. plexus 漿膜下神経叢〔医学〕.
sub·se·rous [sʌbsí:rəs] 漿膜下の.
s. layer [TA] 漿膜下組織, = tela subserosa [L/TA].
s. myoma uteri 子宮漿膜下筋腫〔医学〕.
s. plexus [TA] 漿膜下神経叢, = plexus subserosus [L/TA].
sub·set [sʌbsét] 亜群, サブセット(細胞を単一タイプ(例えばT細胞, B細胞)に分類したのち, さらにその画分を細かく分類したもの).
sub·shock [sʌ́bʃɑk] 亜ショック〔医学〕.
sub·sib·i·lant [sʌbsíbilənt] 歯音性雑音に似た.
sub·si·dence [səbsáidəns] 軽減(病状が軽快に向かうこと). 動 subside.
sub·sid·i·ar·y [səbsídiəri] 従属の, 副.
s. cell 副細胞.
s. series 副系列.
sub·sig·moid [sʌbsígmɔid] S状結腸下の.
s. fossa S状結腸下窩.
sub·sist·ence [səbsístəns] 生存〔医学〕.
s. diet 生存食〔医学〕.
subsoil water 地下水.
sub·son·ic [sʌbsánik] 音より遅い, 亜音速の.
s. flow 音より遅い気流.
sub·spe·ci·al·i·ty [sʌ̀bspeʃiǽliti] 細分化専門〔医学〕.
sub·spe·cies [sʌbspí:ʃi:z] 亜種.
subspecific epithet 亜種形容語(変種小名など).
subspecific name 亜種名〔医学〕.
sub·spi·na·le [sʌ̀bspainéili] スブスピナーレ(頭蓋計測法における point A).
sub·spi·nous [sʌbspáinəs] やや棘状の.
sub·sple·ni·al [sʌbsplí:niəl] 脾下の.
sub·stage [sʌ́bsteiʤ] 副載物台(顕微鏡の載物台の下にある装置).
sub·stance [sʌ́bstəns] ① 物質. ② 組織.
s. abuse 物質乱用.
s. abuse disorders 物質乱用障害.
s. dependence disorder 物質依存障害.
s.-induced organic mental disorders 物質誘発性器質〔性〕精神障害.
s. intoxication 物質中毒.
s. intoxication delirium 物質中毒せん妄.
s. /medication-induced sleep disorder 物質・医薬品誘発性睡眠障害.
s. metabolism 物質代謝.
s. of lens of eye 眼の水晶体質.
s. P サブスタンスP, P物質(哺乳類脊髄神経後根C線維の一部に含まれ, 痛覚伝達に関与するペプチド. C線維末梢端から放出されたSPはマスト細胞を刺激し, ヒスタミンを放出させ神経原性炎症やアレルギー反応をひき起こす).
s. withdrawal 物質離脱.
s. withdrawal delirium 物質離脱せん妄.
s. withdrawal syndrome 退薬症候群. → withdrawal syndrome.
sub·stan·dard [sʌbstǽndə:d] 標準以下の〔医学〕.
s. risk 標準下体〔医学〕.
sub·stan·tia [sʌbstǽnʃiə] ① 質. ② 組織. 複 substantiae.
s. adamantina エナメル質(歯の).
s. alba [L/TA] 白質, = white matter [TA], white substance [TA].
s. alba hypothalami [L/TA] 視床下部白質*, = white substance of hypothalamus [TA].
s. alba thalami [L/TA] 視床白質*, = white substance of thalamus [TA].
s. basalis [L/TA] 基底核(大脳核), = basal substance [TA].
s. basophilia 好塩基性物質.
s. cinerea 灰白質, = substantia grisea.
s. compacta [L/TA] 緻密骨(質), = compact bone [TA].
s. corticalis [L/TA] 皮質(小脳, 終脳, 副腎, 腎, リンパ節などの), = cortical bone [TA].
s. eburnea 象牙質(歯の), = dentine.
s. ferruginea 銹斑質, 鉄色素(第四脳室外側壁の青斑にある), = locus caeruleus.
s. fundamentalis 基質.
s. gelatinosa [L/TA] 膠様質, = gelatinous substance [TA].
s. gelatinosa centralis [L/TA] 中心膠様質*(脊髄中心管の周囲にある), = central gelatinous substance [TA].
s. gelatinosa dorsalis 後柱膠様質.
s. glandularis prostatae 〔前立腺〕腺質.
s. grisea [L/TA] 灰白質, = grey matter [TA], grey substance [TA].
s. grisea centralis [L/TA] 中心灰白質, = central grey substance [TA], periaqueductal grey substance [TA].
s. grisea centralis medullae spinalis 脊髄中心

S

灰白質.
s. grisea thalami [L/TA] 視床灰白質*, = grey substance of thalamus [TA].
s. hyalina 硝子質(細胞の液状構造).
s. innominata [L/TA] 無名質(後穿孔質の尾側部にある), = innominate substance [TA].
s. intermedia centralis [L/TA] 中間質中心部, = central intermediate substance [TA].
s. intermedia centralis et lateralis [NA] 中間質中心・外側部.
s. intermedia lateralis [L/TA] 中間質外側部, = lateral intermediate substance [TA].
s. lamina of cornea 角膜固有層.
s. lentis [L/TA] 水晶体質, = lens substance [TA].
s. medullaris 髄質.
s. metachromaticogranularis 異染性顆粒質(ハインツ小体のこと).
s. muscularis [L/TA] 筋質, = muscular tissue [TA].
s. muscularis prostatae [NA]〔前立腺〕筋質.
s. nigra [L/TA] 黒質(中脳の大脳脚と被蓋との間に介在する灰白質で, メラニン含有神経細胞があり, パーキンソン病などに関係する), = substantia nigra [TA].
s. opaca 混濁質(細胞の).
s. ossea セメント質(歯の), = cementum.
s. perforata anterior [L/TA] 前有孔質(脳腹側の), = anterior perforated substance [TA].
s. perforata intercruralis 脚間有孔質.
s. perforata posterior [L/TA] 後有孔質(脳底の), = posterior perforated substance [TA].
s. perforata rostralis [L/TA] 前有孔質, = anterior perforated substance [TA].
s. propria [L/TA] 強膜固有質, = substantia propria sclerae [TA], 角膜固有質, = substantia propria [TA].
s. propria corneae [NA] 角膜固有質.
s. propria membranae tympani 鼓膜固有質.
s. propria of cornea 角膜の固有層.
s. propria sclerae [L/TA] 強膜固有質, = substantia propria [TA].
s. reticularis alba gyri fornicati 鉤状回白網様質(Arnoldi).
s. reticularis alba medullae oblongatae 延髄白網様質.
s. reticularis grisea 灰白網様質(延髄の).
s. reticulofilamentosa 網様質, = substantia reticularis.
s. spongiosa [L/TA] 海綿骨(質), = spongy bone [TA].
s. trabecularis [L/TA] ① 骨小柱*, = trabecular bone [TA]. ② 海綿質.
s. visceralis secundaria [L/TA] (二次自律灰白質*), = secondary visceral grey substance [TA].
s. vitrea 硝子質(エナメル質).
substantial emphysema 実質性気腫〔医学〕, 実質性肺気腫.
substantial list 重要リスト〔医学〕.
substantive demography 実体人口学〔医学〕.
sub·ster·nal [sʌbstə́:nəl] 胸骨下の.
s. angle 胸骨下角.
s. chest pain 胸骨下痛.
s. goiter 胸骨下甲状腺腫.
s. oppression 胸骨下圧迫感〔医学〕.
s. struma 胸骨下甲状腺腫.
s. thyroid 胸骨下甲状腺〔医学〕.
s. thyroid tissue 胸骨下甲状腺組織〔医学〕.
s. thyroidectomy 胸骨下甲状腺摘除〔医学〕.
sub·ster·no·mas·toid [sʌ̀bstə:nəmǽstɔid] 胸骨下乳突の.
sub·stit·u·ent [sʌbstítju:ənt] 置換基〔医学〕.
sub·sti·tute [sʌ́bstitju:t] ①代用品〔医学〕. ② 同効薬. ③ 架工歯(ダミー, 支台間歯).
s. fiber 代用線維.
s. stapes 代用アブミ骨.
substituting cell 補充細胞〔医学〕.
sub·sti·tu·tion [sʌbstitjú:ʃən] ① 置換〔医学〕, 変換, 代用, 代入. ② 代理化(神経症における感情的体験の一つ). 形 substitutive.
s. compound 置換化合物.
s. disorder 代理形成(転換)〔性〕障害〔医学〕.
s. loop 置換ループ〔医学〕.
s. product 置換体.
s. pseudomorphism 置換仮像.
s. reaction 置換反応(化合物分子の中の原子や原子団を他のものに置きかえる反応).
s. therapy 臓器代用療法, 補充療法〔医学〕(特に内分泌腺の欠乏を補うため).
s. transfusion 置換輸血, = replacement transfusion.
substitutional alloy 代用合金〔医学〕.
substitutive lymphonodi 代償性リンパ節.
substitutive medication 代用投薬.
substitutive therapy 変換療法, = substitutive medication.
substoichiometric analysis 亜当量分析〔医学〕.
substragalar amputation 距骨下切断.
sub·strain [sʌbstréin] 亜種亜系〔医学〕, サブストレイン.
sub·strate [sʌ́bstreit] ① 基質〔医学〕, 基体, 受媒質(酵素の作用を受けて化学反応を起こす物質). ② 下層, = substratum.
s. cycle 基質回路.
s. inhibition 基質阻害.
s.-level phosphorylation 基質レベルのリン酸化.
s. mycelium 基質菌糸〔医学〕.
s. specificity 基質特異性〔医学〕(一つの酵素が決まった基質にのみ働くこと).
sub·stra·tum [sʌbstrá:təm, -stréi-] 原質(下層).
sub·struc·ture [sʌbstrʌ́ktʃər] 下部構造.
s. of implant インプラント下部構造.
sub·stu·por [sʌbstú:pər] 亜昏迷〔医学〕(完全な無動・無言状態でなく, かろうじて何らかの反応が認められる場合をいう).
sub·sul·cus [sʌbsʌ́lkəs] 下溝.
sub·sul·fate [sʌbsʌ́lfeit] 塩基性硫酸塩.
sub·sul·tus [sʌbsʌ́ltəs] 病的振戦(捻転)〔医学〕.
s. clonus (腱振戦), = subsultus tendinum.
s. tendinum 腱振戦, 腱跳躍(筋または腱が振動することで, 腸チフスなどでみられる).
subsuperior segment 上枝下下葉区.
subsurface cisterna 表面下槽.
sub·syl·vi·an [sʌbsílviən] シルヴィウス溝下の.
subsymphyseal epispadias 恥骨結合下部尿道上裂〔医学〕.
sub·syn·ap·tic [sʌ̀bsinǽptik] シナプス下の.
s. focus シナプス下部焦点〔膜〕.
s. membrane シナプス下膜〔医学〕.
subsyndromal delirium 症候群に至らないせん妄.
subsynovial cyst 滑液膜下嚢胞.
sub·ta·lar [sʌbtéilər] 距骨下の.
s. arthrodesis 距骨下関節固定〔術〕〔医学〕.
s. joint [TA] ① 距骨下関節, = articulatio subtalaris [L/TA]. ② 距踵関節.
sub·tar·sal [sʌbtá:səl] 眼瞼下の.
subtectorial lymph 蓋膜下リンパ〔医学〕.
sub·teg·men·tal [sʌ̀btegméntəl] 被蓋下の.

sub·tem·por·al [sʌbtémpərəl] 側頭下の.
s. approach 側頭下到達〔医学〕.
s. decompression 側頭下減圧手術〔医学〕.
s. point 側頭下点(蝶形側頭縫合と側頭下稜とが交差する点).
sub·tend [sʌbténd] 腋に抱く(植物の葉などが).
subtending leaf 親葉,外葉,蓋葉(母葉).
subtendinous bursa [TA] 筋下滑液包, = bursa subtendinea [L/TA].
subtendinous bursa of gastrocnemius muscle 腓腹筋腱下包.
subtendinous bursa of iliacus [TA] 腸骨筋の腱下包, = bursa subtendinea iliaca [L/TA].
subtendinous bursa of infraspinatus [TA] 棘下筋の腱下包, = bursa subtendinea musculi infraspinati [L/TA].
subtendinous bursa of latissimus dorsi [TA] 広背筋の腱下包, = bursa subtendinea musculi latissimi dorsi [L/TA].
subtendinous bursa of obturator internus [TA] 内閉鎖筋の腱下包, = bursa subtendinea musculi obturatorii interni [L/TA].
subtendinous bursa of sartorius [TA] 縫工筋の腱下包, = bursae subtendineae musculi sartorii [L/TA].
subtendinous bursa of subscapularis [TA] 肩甲下筋の腱下包, = bursa subtendinea musculi subscapularis [L/TA].
subtendinous bursa of teres major [TA] 大円筋の腱下包, = bursa subtendinea musculi teretis majoris [L/TA].
subtendinous bursa of tibialis anterior muscle 前脛骨筋腱下包.
subtendinous bursa of tibialis anterior [TA] 前脛骨筋の腱下包, = bursa subtendinea musculi tibialis anterioris [L/TA].
subtendinous bursa of trapezius [TA] 僧帽筋の腱下包, = bursa subtendinea musculi trapezii [L/TA].
subtendinous bursa of triceps brachii [TA] 上腕三頭筋の腱下包, = bursa subtendinea musculi tricipitis brachii [L/TA].
subtendinous iliac bursa 腸腰筋腱下包.
subtendinous prepatellar bursa [TA] 膝蓋前腱下包, = bursa subtendinea prepatellaris [L/TA].
sub·te·ni·al [sʌbtí:niəl] 結腸ヒモ下の.
sub·ten·to·ri·al [sʌ̀btentɔ́:riəl] テント下の.
s. bleeding テント下出血〔医学〕.
sub·ter·mi·nal [sʌbtə́:minəl] 末端近くの.
s. attachment 次端部付着〔医学〕.
sub·ter·ra·ne·an [sʌ̀btəréiniən] 地下の.
sub·te·tan·ic [sʌ̀btətǽnik] 軽症テタニー性の〔医学〕.
sub·tha·lam·ic [sʌbθəlǽmik] 視床下部の〔医学〕.
s. fasciculus [TA] 視床下束*, = fasciculus subthalamicus [L/TA].
s. nucleus [TA] 視床下核*(内包と大脳脚との中間にある両凸面の核で,淡蒼球から線維を受ける), = nucleus subthalamicus [L/TA].
s. region 視床腹側部(視床の腹側部すなわち運動部で,主として錐体外路に関係のある部位).
sub·thal·a·mot·o·my [sʌ̀bθæləmɑ́təmi] 視床直下部切離術(Andy),視床腹側切截〔医学〕.
sub·thal·a·mus [sʌbθǽləməs] [L/TA] ① 視床腹部, = subthalamus [TA], ventral thalamus [TA]. ② 視床腹側部(視床腹側天蓋部ともいい,視床と天蓋との中間にある間脳の部分で,Forel 野と視床下核とを含む). 形 subthalamic.
sub·ther·a·peu·tic [sʌ̀bθerəpjú:tik] 治療量以下の〔医学〕.
s. range 治療量下域.
subthermal springs 低温泉〔医学〕.
subthreshold disorder 閾値下の障害.
subthreshold stimulus 閾値下刺激,不適合刺激(非奏効刺激).
sub·thresh·old·al [sʌ̀bθréʃouldəl] 閾値下.
s. stimulus 閾値下刺激.
sub·thy·roid·e·us [sʌ̀bθairɔ́idiəs, -rɔidí:əs] 甲状下筋(甲状披裂筋の上部および下部との癒合によるもの).
sub·thy·roid·ism [sʌbθáirɔidizəm] 甲状腺機能減退症, = hypothyrea.
sub·tile [sʌ́til] 鋭敏な,微妙な.
sub·til·in [sʌ́btilin] サブチリン(Jansen and Hirschman が1944年に枯草菌 *Bacillus subtilis* から分離した抗生物質で,グラム陰性菌と一部の抗酸菌に有効といわれる).
sub·til·i·sin [səbtílisin] スブチリシン(スブチロペプチダーゼA.枯草菌が分泌するセリンプロテアーゼ).
sub·tle [sʌ́tl] ① 微細な. ② 敏感な. ③ 薄い(溶液など).
s. seizure 微細発作〔医学〕.
sub·to·tal [sʌbtóutəl] 不全の,部分〔的な〕〔医学〕.
s. ectomy 部分切除.
s. extirpation 亜全摘除術〔医学〕.
s. gastrectomy 胃亜全切除(摘出)〔術〕〔医学〕.
s. hysterectomy 子宮腟上部切断〔術〕(頸部を除く子宮摘出法).
s. pancreatectomy 膵亜全切除〔医学〕.
s. parathyroidectomy 上皮小体亜全切除〔医学〕.
s. resection 亜全切除〔術〕〔医学〕.
s. thyroidectomy 甲状腺亜全切除〔医学〕.
subtoxic dose 亜中毒量〔医学〕(中毒に達しない量).
sub·tra·che·al [sʌbtréikiəl] 気管下の.
subtracted hybridyzation method サブトラクテッドハイブリダイゼーション法(細胞の2つの異なった発現に差のある遺伝子で,目的の遺伝子を単離する分子生物学的技法).
sub·trac·tion [səbtrǽkʃən] ① 減法,引き算. ② 減殺(白色光から他の色を吸収させてほかの色に変えること). 形 subtractive.
s. apparatus 消去装置〔医学〕.
s. color 差色〔医学〕.
s. technique 消去法〔医学〕.
subtractive color 直接色素.
sub·tra·pe·zi·al [sʌ̀btrəpí:ziəl] 僧帽筋下の.
s. plexus 僧帽筋下神経叢.
sub·tribe [sʌ́btraib] 亜族.
subtrigeminal part [TA] 三叉神経下部*, = pars subtrigeminalis [L/TA].
sub·tro·chan·ter·ic [sʌ̀btroukæntérik] 転子下の.
s. fracture 転子下骨折〔医学〕.
s. osteotomy 転子下骨切り術〔医学〕, = Gant operation.
sub·troch·le·ar [sʌbtrɑ́kliər] 滑車神経下の.
sub·trop·i·cal [sʌbtrɑ́pikəl] 亜熱帯性の.
sub·tu·ber·al [sʌbtjú:bərəl] 隆起下の,結節下の.
sub·tym·pan·ic [sʌ̀btimpǽnik] 鼓膜下の.
sub·type [sʌ́btaip] 亜型〔医学〕(血液型の分類における MN, Rh などの亜型で,亜群 subgroup と区別して用いる). 形 subtypical.
sub·typ·i·cal [sʌbtípikəl] 準典型的な〔医学〕.
sub·u·be·res [səbjú:bəri:z] 〔哺〕乳児, = suckling children.
sub·um·bil·i·cal [sʌ̀bʌmbílikəl] 臍下の.
s. area 臍〔帯〕下部.

S

s. space 臍下隙.
sub·un·gual [sʌbʌ́ŋgwəl] 爪下の, = subunguial, hyponychial.
s. abscess 爪下膿瘍.
s. exostosis 爪下外骨腫(手足の指の末節骨の爪床部に発生する腫瘍).
s. hematoma 爪下血腫.
s. hyperkeratosis 爪甲下角質増殖症.
s. linear hemorrhage 爪の下の出血, = splinter hemorrhage.
s. melanoma 爪〔甲〕下黒色腫〔医学〕, = melanotic whitlow.
sub·u·nit [sʌbjú:nit] サブユニット, 亜単位〔医学〕(複数個の構成単位が共有結合によらずに結合して特定の四次構造をとり, その結果, 固有の生理機能を有する生体粒子または生体高分子を形成するときの個々の基本構成単位).
s. vaccine サブユニットワクチン.
subunits structure サブユニット構造.
sub·ur·ban [sʌbə́:bən] 近郊の, 市外の.
sub·u·re·thral [sʌbju:rí:θrəl] 尿道下の.
suburral amaurosis 胃病性黒内障.
suburral colic 残渣性仙痛(消化不良性仙痛).
sub·vag·i·nal [sʌbvǽʤinəl] ① 膣下の. ② 鞘下の.
s. space 膣下隙.
sub·val·vu·lar [sʌ̀bvǽlvjulər] 弁下の.
s. aortic stenosis 弁下部〔性〕大動脈狭窄症.
s. pulmonary stenosis 肺動脈弁下狭窄〔医学〕.
s. stenosis 弁下狭窄〔症〕〔医学〕,〔大動脈〕弁下部狭窄〔症〕.
subventral esophageal gland 亜腹食道腺.
subventral lip 亜腹側口唇.
sub·ver·te·bral [sʌbvə́:tibrəl] 脊柱腹側の.
sub·vir·ile [sʌbvírail] 精力減退の, 性力減退の.
sub·vir·ion [sʌbvíriən] サブビリオン.
sub·vi·tal [sʌbváitəl] 低活性の〔医学〕.
sub·vi·ta·min·o·sis [sʌbvàitəminóusis] ビタミン不足症〔医学〕(特に脚気についていう).
sub·vit·ri·nal [sʌbvítrinəl] 硝子体下の.
subvocal speech 音声下言語.
sub·vo·la [sʌbvóulə] 小指球(手掌における小指側のふくらみ), = hypothenar.
sub·vo·lu·tion [sʌ̀bvəl(j)ú:ʃən] 皮膚弁転下術(特に翼状贅片の手術をいい, 皮膚弁を転下して, その皮膚面を切傷面に接触させて癒着を予防する方法).
subvomerine cartilage 鋤骨下軟骨.
sub·wak·ing [sʌbwéikiŋ] 半睡状態.
sub·zon·al [sʌbzóunəl] 帯下状の.
s. insertion 透明帯下精子注入〔医学〕.
s. membrane 羊膜外層.
sub·zy·go·mat·ic [sʌ̀bzaigoumǽtik] 頬骨下の.
suc·ca·gogue [sʌ́kəgɑg] ① 腺分泌刺激物. ② 腺分泌刺激性の.
suc·ce·da·ne·ous [sʌ̀ksidéiniəs] 後継の〔医学〕.
s. tooth 加生歯, = successional tooth.
suc·ce·da·ne·um [sʌ̀ksidéiniəm] ① 代用薬. ② 後継物. 形 succedaneous.
suc·cen·tu·ri·ate [sʌ̀ksəntʃú:rieit] 代用的な, 副性の.
s. kidney 副腎, 過剰腎〔医学〕.
s. placenta 副胎盤〔医学〕.
successful feeling 成功感〔医学〕.
suc·ces·sion [səkséʃən] ① 逐次〔現象〕〔医学〕. ② 遷移(ある土地に植物が進入し, 群落が出来てくるまでの過程).
s. bath 温冷交代浴〔医学〕.
successional teeth (永久歯), = permanent teeth.
successional tooth 代生歯〔医学〕, 後継歯.
successional tooth band 代生歯堤〔医学〕.
suc·ces·sive [səksésiv] 継続的な.
s. adaptation 逐次適応(逐次反応系において, その中間代謝質を培地に加えるとき, 適応酵素 adaptive enzyme が変化し, それより下位の物質の代謝が逐次増強される現象).
s. approximation 漸近法, 逐次近似法.
s. conditioned reflex 継時条件反射〔医学〕.
s. contrast 接次性対比, 継時〔的〕対比〔医学〕(先行刺激が後続刺激効果に影響してその強さと質とを変化させる現象).
s. cultivation 継代(ウイルスの), = passage.
s. division 連続分裂〔医学〕.
s. exercise 結合運動.
s. reaction 逐次反応〔医学〕.
s. spatial threshold 継時性空間閾値.
s. summation 継時的加重.
suc·cif·er·ous [səksífərəs] 体液分泌性の.
suc·ci·nate [sʌ́ksineit] コハク酸塩.
s.-CoA ligase スクシニルCoAリガーゼ(スクシニルCoAシンテターゼ).
s. dehydrogenase コハク酸デヒドロゲナーゼ, スクシナートデヒドロゲナーゼ(生物体内に広く分布している脱水素酵素で, メチレンブルーのような水素受容体の存在の下に, コハク酸の酸化を触媒する), = succinodehydrase.
suc·cin·ic [səksínik] コハク酸の.
s. acid コハク酸 $COOHCH_2CH_2COOH$ (コハクおよびほかの樹脂に存在するジカルボン酸で, ナトリウム塩はバルビツール酸中毒の解毒薬として用いられる).
s. acid cycle コハク酸サイクル, = Szent-Györgyi cycle.
s. anhydride 無水コハク酸 化 succinyl oxide $(CH_2CO)_2O$.
s. dehydrogenase コハク酸脱水素酵素.
s. dialdehyde (ジアルデヒドエタン), = dialdehyde-ethane.
s. fermentation コハク酸発酵(細菌, 酵母, 糸状菌 *Aspergillus*, *Rhizopus* などがコハク酸およびフマル酸を生成する発酵).
s.-malic system コハク酸・リンゴ酸系(ジカルボン酸回路において, コハク酸, フマル酸, リンゴ酸, オキサル酢酸の4種が微量で組織呼吸の減弱を阻止する代謝触媒系をなす系統).
suc·cin·i·mide [sʌksínimaid] コハク酸イミド 化 2,5-diketopyrrolidine.
suc·ci·nim·i·do [sʌ̀ksinímidou] スクシンイミド基.
suc·ci·no-chlo·ri·mide [sʌ́ksinou kló:rimid] コハク酸クロルイミド 化 *N*-chlorosuccinimide(コハク酸の塩素化イミドで活性塩素25〜27%を含む飲用水消毒薬).
suc·ci·no·de·hy·drase [sʌ̀ksinoudiháidreis](コハク酸脱水素酵素), = succinic dehydrogenase.
suc·ci·no·ni·trile [sʌ̀ksinounáitril] コハク酸ニトリル 化 ethylene cyanide, dicyanoethane $NCCH_2CH_2CN$ (還元するとテトラメチレンジアミン $NH_2(CH_2)_4NH_2$ が得られる).
suc·ci·no·res·i·nol [sʌ̀ksinourézinɔ:l] コハク酸レシノール $C_{12}H_{20}O$ (コハクから得られる樹脂油).
suc·ci·no·suc·cin·ic ac·id [sʌ̀ksinəsəksínik ǽsid] スクシノコハク酸.
suc·ci·nous [sʌ́ksinəs] コハクの.
suc·ci·num [sʌ́ksinəm] コハク(植物樹脂の化石で, 主成分はコハク酸), = succinite, amber. 形 succinous.
suc·ci·nyl [sʌ́ksinil] サクシニル, スクシニル(2価の基 $-CO(CH_2)_2CO-$ をいう), = succinylcholine iodide.

S

s.-CoA サクシニルCoA（CoAのコハク酸誘導体）.

s.-CoA synthetase サクシニルCoAシンテターゼ（サクシニルCoAリガーゼ．コハク酸をGTPとCoAにより活性化しサクシニルCoA，GDP，リン酸を生成する反応を可逆的に触媒する酵素）.

suc·ci·nyl·cho·line [sʌ̀ksinilkóuli:n] サクシニルコリン（脱分極性筋弛緩薬で，神経筋接合部に作用して横紋筋の細胞膜を脱分極させたのち，筋を弛緩させる），= suxamethonium.

s. chloride (SCC) 塩化サクシニルコリン ㊗ choline succinate dihydrate $C_{14}H_{30}Cl_2N_2O_4$（白色無臭苦味粉末で，クラーレと同じ作用を示し，〔運動〕神経−〔骨格〕筋接合部に存在するアセチルコリンのニコチン受容体への結合を遮断して筋弛緩を起こす）.

suc·ci·nyl·sal·i·cyl·ic ac·id [sʌ̀ksinilsæ̀lisílik ǽsid] サクシニルサリチル酸 ㊗ *bis*-(*o*-carboxyphenyl)succinate（解熱薬），= diaspirin.

suc·ci·nyl·sul·fa·thi·a·zole [sʌ̀ksinilsʌ̀lfəθáiəzoul] サクシニルスルファチアゾール ㊗ 4′-(2-thiazolylsulfamoyl)-succinanilic acid $C_{13}H_{13}N_3O_5S_2 \cdot H_2O$（主として腸管内殺菌薬として用いられる），= succinylsulfathiazolum, sulfasuxidine, colistatin, thiacyl.

suc·cor·rh(o)ea [sʌ̀kəríːə] 体液分泌過多.

suc·cu·ba [sʌ́kjubə] 淫夢男精（夜驚の原因と思われていた妖鬼）. 形 succubine.

suc·cu·bus [sʌ́kjubəs] 淫夢女精（睡眠中の男性と性交して夜驚を誘発するとの迷信に基づく空想上の女の魔物，悪魔）.

suc·cus [sʌ́kəs] 汁，液. 複 succi.

s. citri ライム果汁，クエン汁.

s. entericus 腸液.

s. gastricus 胃液.

s. intestinalis （腸液），= succus entericus.

s. liquoritiae 甘草汁.

s. pancreaticus 膵液.

s. pomorum リンゴ汁，= sweet cider.

s. prostaticus 前立腺液.

s. spissatus 稠厚液.

suc·cus·sion [səkʌ́ʃən] 振とう（盪）聴診法. 動 succuss.

s. sound 振とう音.

suck [sʌ́k] 乳を飲む，吸う.

Sucker sign [sʌ́kər sáin] サッカー徴候（眼球突出性甲状腺腫で眼を外側に回転し，そのままの位置に固定しないこと）.

suck·er [sʌ́kər] ① 乳呑児（ちのみご）. ② 吸子，唧子. ③ 吸盤，= sucker apparatus.

s. apparatus 吸着器（星状神経膠細胞の錐形突起で毛細血管と連結される足），= sucker foot, podium, vascular foot plate.

s. foot 吸着足 [医学].

s. groove 吸溝.

s. hook 吸盤鉤.

suck·ing [sʌ́kiŋ] 吸引 [医学].

s. behavior 吸引行動 [医学].

s. blister 吸引水疱.

s. cushion 吸〔乳〕盤.

s. disc 吸着円盤.

s. effect 吸引効果 [医学].

s. filtration 吸引濾過 [医学].

s. louse 吸血シラミ.

s. organ 吸着器官.

s. pad 吸啜パッド（乳児に発達している頬の脂肪），= fatty ball of Bichat, fat pad, corpus adiposum buccae.

s. plate 吸着床，= suction plate.

s. power 吸引力 [医学].

s. reflex 吸飲反射 [医学]，吸引反射.

s. tube 吸虫管 [医学].

s. wound 外傷性呼吸困難症，= traumatopneic wound.

suck·le [sʌ́kl] 哺乳する.

suck·ling [sʌ́kliŋ] 〔哺〕乳児.

s. mouse 乳のみマウス [医学].

s. reflex 吸啜（てつ）反射 [医学].

Sucquet, J. P. [sukéi] シュケー（1840–1870，フランスの解剖学者）.

S. anastomoses シュケー吻合，= Sucquet-Hoyer canals.

S.-Hoyer anastomosis シュケー・ホイヤー吻合（手足の末梢動脈と静脈とを吻合して循環を調節すること）.

S.-Hoyer canals シュケー・ホイヤー管（指の動静脈の調節性吻合）.

su·cral·fate [s(j)u:krǽlfeit] スクラルファート $C_{12}H_{30}Al_8O_{51}S_8 \cdot xAl(OH)_3 \cdot yH_2O$（ショ糖硫酸エステルアルミニウム塩．消化性潰瘍治療薬（硫酸化ショ糖アルミニウム塩）．胃潰瘍，十二指腸潰瘍，胃粘膜病変，急性胃炎，慢性胃炎の急性増悪時に用いられる）.

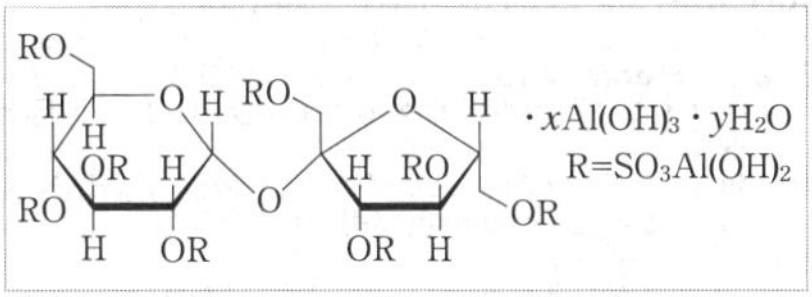

su·crase [s(j)ú:kreiz] スクラーゼ，= saccharase.

su·crate [s(j)ú:kreit] サッカリン酸塩.

su·cro·clas·tic [s(j)ù:krəklǽstik] ショ糖分解性の.

s. enzyme ショ糖分解酵素.

su·crol·y·sis [s(j)u:králisis] ショ糖分解.

su·crose [s(j)ú:krous] 白糖，スクロース $C_{12}H_{22}O_{11}$（カンショおよびサトウダイコンから得られる甘味結晶で，水解するとフルクトースとグルコースが得られる），= sucrosum, saccharum, saccharose, cane sugar.

s.-gap method ショ糖〔液〕隔絶法.

s. gradient centrifugation ショ糖密度勾配遠心〔法〕.

s. hemolysis test ショ糖溶血試験，砂糖水試験.

s. intolerance ショ糖不耐症.

s. octa-acetate 八アセチル化ショ糖 $C_{28}H_{38}O_{19}$（粘着剤）.

s. phosphorylase ショ糖ホスホリラーゼ（ショ糖の加リン酸分解，すなわちショ糖＋$H_3PO_4 \rightleftarrows \alpha$-D-グルコース-1-リン酸＋D-フルクトースを接触する酵素）.

s. space ショ糖〔分布〕空間.

su·cros·e·mia [s(j)ù:krousí:miə] スクロース血症.

su·cros·um [s(j)ú:krəsəm] スクロース，= sucrose.

su·cros·u·ria [s(j)ù:krousjú:riə] スクロース尿症.

suc·tion [sʌ́kʃən] 吸引 [医学]，吸引法，吸い込み.

s. apparatus ① 吸盤. ② 吸引器，= sucker.

s. biopsy 吸引生検 [医学].

s. catheter 吸引〔用〕カテーテル [医学].

s. cup 吸盤 [医学]，吸角.

s. curet 吸引有窓鋭ひ（匙）.

s. curettage 吸引掻爬〔術〕 [医学].

s. drainage 吸引ドレナージ，吸引排液 [医学].

s. effect 吸引効果 [医学].

s. extractor 吸引分娩器 [医学].

s. filter 吸引漏斗 [医学]，吸引濾過〔器〕.

s. force 吸水力（植物）.

s. funnel 吸引漏斗.

S

s. gas 吸引ガス〔医学〕.
s. plate 吸着床(義歯の).
s. probe 〔試験〕吸引管〔医学〕.
s. pump 吸引ポンプ〔医学〕, 吸い上げポンプ.
s. socket 吸着〔式〕ソケット〔医学〕.
s. suspension 吸着〔式〕〔医学〕.
s. therapy 吸引療法〔医学〕.
s. tube 吸引管, 吸引チューブ, 吸入管.
s. unit 吸引装置.
s. valve 吸着バルブ〔医学〕.
Suc·to·ria [sʌktɔ́:riə] 吸管虫亜綱(繊毛虫, 層状咽頭綱の亜綱).
suc·to·ri·al [sʌktɔ́:riəl] 吸うに適した.
s. insect 吸血昆虫.
s. pad 吸啜パッド, = sucking pad.
s. pocket 吸着ポケット.
s. type 吸口形.
suc·u·ú·ba [səkəú:bə] スクウバ(南アメリカ産 *Plumeria* 属植物. 薬草).
su·da·men [sju:déimən] 汗疹〔医学〕, = miliaria crystallina. 複 sudamina. 形 sudaminal.
su·dam·i·na [sju:dǽminə] 汗疹性湿疹.
Sudan coffee スーダンコーヒー(コラ), = cola.
Sudan Ebola virus スーダンエボラウイルス(フィロウイルス科のウイルスで, エボラ出血熱の原因となる).
su·dan [s(j)u:dǽn] ズダン, スダン $C_{20}H_{14}N_{12}O$(ジアゾ化合物で脂肪染色に用いられる).
s. Ⅰ ズダンⅠ.
s. Ⅱ ズダンⅡ $(CH_3)_2C_6H_3N{=}NC_{10}H_6OH$, = oil scarlet, fat ponceau.
s. Ⅲ ズダンⅢ 化 tetrazobenzene-β-naphthol $C_6H_5N{=}NC_6H_4N{=}NC_{10}H_6OH$(暗赤色粉末), = fat ponceau G, oil red, sudan G, sudan red.
s. Ⅳ ズダンⅣ $CH_3C_6H_4N{=}NC_6H_3(CH_3)N{=}NC_{10}H_6OH$(ズダンⅢのメチル誘導体), = fat ponceau, oil red Ⅳ, scarlet red.
s. black B staining ズダンブラックB反応(白血病鑑別に用いられる).
s. G ズダンG, = sudan Ⅲ.
s. R ズダンR $CH_3OC_6H_4N{=}NC_{10}H_6OH$, = oil vermillion.
s. red ズダンレッド, = magdala red.
s. yellow G ズダンイエローG $C_{12}H_{10}N_2O_2$.
su·dan·o·phil·ia [s(j)u:dæ̀nəfíliə] ズダン親和(脂肪変性を起こした白血球がズダンで染色されること). 形 sudanophil, sudanophilic, sudanophilous.
su·dan·o·phil·ic [s(j)u:dæ̀nəfílik] ズダン親和性の〔医学〕.
s. leukodystrophy ズダン好性白質異栄養症〔医学〕.
sudanophobic unit 嫌ズダン帯単位(下垂体を切除したネズミの少なくとも2〜3匹に朝夕2回の注射を行って嫌ズダン帯の消滅を起こす副腎皮質趨性ホルモンの最少量).
sudanophobic zone ズダン嫌性帯(下垂体切除後, ネズミの副腎皮質に発生する広い細胞帯で, ズダンにより染色不可能の層).
su·da·ri·um [s(j)u:déəriəm] 発汗浴.
su·da·tion [s(j)u:déiʃən] 発汗, 多汗.
su·da·to·ria [s(j)ù:dətɔ́:riə] (sudatoriumの複数).
su·da·to·ri·um [s(j)ù:dətɔ́:riəm] 蒸しぶろ(風呂), 発汗室. 複 sudatoria.
sud·den [sʌ́dən] 突然の.
s. deafness 突発性難聴〔医学〕.
s. death 即死〔医学〕, 急死〔医学〕, 突然死〔医学〕.
s. death due to intrinsic causes 内因子性急性死.
s. death syndrome サドンデス症候群, 突然死症候群.
s. fall of temperature 体温急降〔医学〕.
s. infant death 乳〔幼〕児突然死〔医学〕.
s. infant death syndrome (SIDS) 乳〔幼〕児突然死症候群〔医学〕(健康と思われていた乳児が予期せず突然死亡し, 剖検によっても死因が判明できないものをいう. 生後2〜7ヵ月が好発年齢という. 1969年の国際会議により正式な名称となった), = crib death.
s. manhood death syndrome 青壮年突然死症候群.
s. onset 突然発症〔医学〕.
s. sports death 急性スポーツ死〔医学〕.
s. unexpected natural death 突然死.
s.-use syndrome サドンユース症候群, 急激使用症候群〔医学〕(筋の).
Sudeck, Paul Hermann Martin [sú:dek] ズーデック(1866–1938, ドイツの外科医).
S. atrophy ズーデック萎縮(外傷性骨萎縮または無菌的骨壊死で, X線写真では斑点状の萎縮像を示す), = Sudeck bone atrophy.
S. bone atrophy ズーデック骨萎縮, = Sudeck atrophy.
S. critical point ズーデック危険点, = Sudeck point.
S. point ズーデック点(最終S状結腸動脈と上直腸動脈との間の直腸部で, 後者をこの点の下方で結紮すると直腸壊死が起こるといわれていた).
S. syndrome ズーデック症候群(発汗, 皮膚の青色, 生毛過剰, 骨萎縮など), = Sudeck–Lariche syndrome.
Südhof, Thomas Christian スードフ(1955生, ドイツ生まれのアメリカの細胞生理学者. 1990年代に神経細胞の研究において, 小胞がカルシウムイオンに応答して細胞膜に融合し神経伝達物質を放出する分子機構を明らかにした. 小胞輸送の制御機構を発見した業績により, James E. Rothman, Randy Wayne Schekmanとともに2013年度ノーベル医学・生理学賞を受けた).
su·do·ker·a·to·sis [s(j)ù:doukerətóusis] 汗管角化症.
su·do·lor·rhea [s(j)ù:doulərí:ə] 脂漏性皮膚炎.
su·do·mo·tor [s(j)ù:doumóutər] 発汗刺激性の.
s. fiber 汗腺運動神経.
s. nerve 発汗運動〔神経〕〔医学〕, 発汗神経, = sudonmotor.
su·dor [s(j)ú:dɔ:r] 汗. 形 sudoral.
s. anglicus 粟粒熱.
s. cruentus 血汗症.
s. nocturnus 盗汗, ねあせ(寝汗), = night sweats.
s. sanguinosus 血汗症, = hemathidrosis.
s. urinosus 尿汗症.
sudoral diarrhea 発汗性下痢〔医学〕.
sudoral typhoid 発汗性腸チフス.
su·do·re·sis [s(j)ù:dərí:sis] 多汗症.
su·do·rif·er·ous [s(j)ù:dəríferəs] 汗〔の〕〔医学〕, 発汗の, = sudomotor.
s. cyst 発汗性嚢胞.
s. duct 汗腺管〔医学〕.
s. gland 汗腺, = sweat gland.
s. pore 汗孔〔医学〕.
su·do·rif·ic [s(j)ù:dərífik] ① 発汗の. ② 発汗薬, = diaphoretic.
su·dor·i·ker·a·to·sis [s(j)ù:dɔ:rikèrətóusis] 汗管角化症, = sudokeratosis.
su·do·rip·a·rous [s(j)ù:dərípərəs] 汗分泌の.
s. abscess 汗腺膿瘍.
s. adenoma 汗腺腫〔医学〕.

su·dor·rhea [s(j)ù:dərí:ə] 多汗症，= hyperidrosis.
su·et [s(j)ú:it] 獣脂〔医学〕，脂肪（ウシ，ヒツジなどの腹腔に蓄積したもの）.
suf·fer·ing [sʌ́fəriŋ] 苦しみ，病気の.
suf·fo·cant [sʌ́fəkənt] 窒息物質（呼吸抑制を起こす物質）.
suffocating gas 窒息〔性〕ガス〔医学〕.
suf·fo·ca·tion [sʌ̀fəkéiʃən] 窒息〔医学〕. 動 suffocate.
suf·fo·ca·tive [sʌ́fəkeitiv] 窒息性の.
  s. asphyxia 窒息性仮死〔医学〕.
  s. bronchiolitis 窒息性気管支炎〔医学〕.
  s. bronchitis 窒息性気管支炎.
  s. convulsion 窒息性痙攣，= laryngismus stridulus.
  s. goiter 窒息（気管圧迫）性甲状腺腫.
suf·frag·i·nis [səfrǽʤinis] 飛節（第1指節）.
suf·fu·sion [səfjú:ʒən] ① 紅潮（顔面の）. ② 充溢（液体の）. ③ 皮下溢血〔医学〕，血液滲溢（平面的に広範な皮下出血），= suggillation.
sug·ar [ʃúgər] ① 糖（一般式 $C_nH_{2n}O_n$ をもつ甘味炭水化物）. ② 砂糖，= sucrose.
  s. alcohol 糖アルコール（糖類分子中のカルボニル基を還元して得られる多価アルコールの総称）.
  s. assimilation test 糖利用試験（テスト）〔医学〕.
  s. cataract 糖白内障.
  s. chain 糖鎖.
  s. charcoal 砂糖炭（サッカロースを焼いて得られる無定形炭素）.
  s.-coated spleen 糖衣脾.
  s.-coated tablet 糖衣錠〔医学〕.
  s. coater 糖衣器〔医学〕.
  s. coating 糖皮（錠剤などの）.
  s. fermentation 糖発酵〔医学〕.
  s.-free condensed modified milk 無糖練乳〔医学〕.
  s.-free diet 無糖食〔医学〕.
  s.-house molasses 砂糖精製所糖蜜.
  s.-icing liver 糖衣肝，= perihepatitis.
  s. indigestion 発酵性下痢.
  s. intolerance 糖不耐症〔医学〕.
  s.-loaf cornea 円錐角膜，= keratoconus.
  s. metabolism 糖代謝.
  s.-nucleotide 糖ヌクレオチド.
  s. of lead 酢糖（酢酸鉛），= lead acetate.
  s. puncture 糖〔穿〕刺，= diabetic puncture.
  s. test 糖類試験（デキストロース，ガラクトースなど）.
  s. threshold 糖排出閾.
  s. titration 糖滴定〔医学〕.
  s. tolerance test 糖負荷試験（① グルコース負荷試験．② 耐糖能試験，糖質代謝検査法），= glucose tolerance test.
  s. tumor 糖腫瘍.
suggested neotype 未推薦新基準〔株〕〔医学〕.
sug·gest·i·bil·i·ty [səʤèstibíliti] 暗示感応性，被暗示性〔医学〕（催眠の）. 形 suggestible.
sug·ges·tion [səʤéstʃən] 暗示〔医学〕.
  s. in waking state 覚せい（醒）暗示〔医学〕.
  s. therapy 暗示療法.
  s. treatment 暗示療法〔医学〕，= suggestive therapy (therapeutics).
sug·ges·tion·ist [səʤéstʃənist] 暗示治療家. 動 suggestionaize.
sug·ges·tive [səʤéstiv] 暗示的な.
  s. medicine 暗示療法.
  s. therapeutics 暗示治療学.
  s. therapy 暗示療法〔医学〕.
sug·gil·la·tion [sʌ̀(g)ʤiléiʃən] 皮下溢血〔医学〕，びまん〔性〕出血，広範〔性〕皮下出血（面積の比較的大きい皮下出血），= sugillation.
Sugiura, Mitsuo [sugiúrə] 杉浦光雄（わが国の外科医）.
  S. method 杉浦法〔医学〕，= Sugiura procedure.
SUI stress urinary incontinence 腹圧性尿失禁の略.
suicidal behavior 自殺行為〔医学〕.
su·i·ci·dal·i·ty [s(j)ù:sidǽliti] 自殺傾向〔医学〕.
su·i·cide [s(j)ú:isaid] 自殺〔医学〕，自殺者. 形 suicidal.
  s. plant 自殺樹（ローデシアの植物）.
  s. tendency 自殺傾向〔医学〕.
***Suid herpesvirus* 1** ブタヘルペスウイルス1（ヘルペスウイルス科のウイルスで，仮性狂犬病（オーエスキー病）の原因となる）.
Su·i·dae [s(j)ú:idi:] イノシシ［野猪］科，= pigs.
su·int [swínt] （羊毛脂から得られる天然カリウムけん化物で，ラノリンの原料となる）.
Su·i·pox·vi·rus [s(j)ù:ipάksvàiərəs] スイポックスウイルス属（ポックスウイルス科の一属）.
suit [s(j)ú:t] 衣服（1着として一揃いの）.
suitably applied compression 適量圧迫〔医学〕.
Suker sign [sú:kər sáin] スーカー徴候（甲状腺症においては，眼球外転に際し，補足的注視は認められない）.
sulbactam sodium スルバクタムナトリウム $C_8H_{10}NNaO_5S$: 255.22（β-ラクタム系抗生物質，β-ラクタマーゼ阻害薬）.

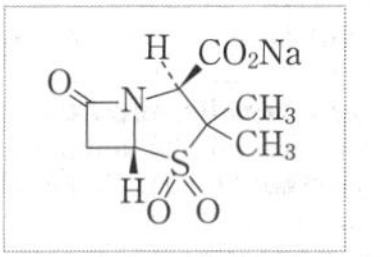

sulbenicillin sodium スルベニシリンナトリウム $C_{16}H_{16}N_2Na_2O_7S_2$: 458.42（β-ラクタム系抗生物質）.

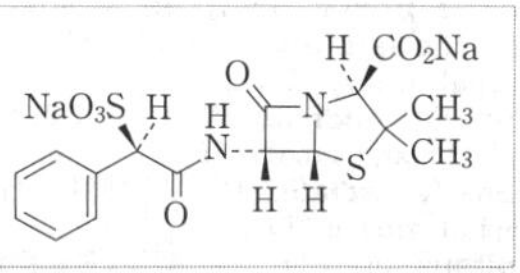

sulcal artery 溝動脈.
sul·cate(d) [sʌ́lkeit(id)] 有溝の.
  s. tongue 亀裂舌，= scrotal tongue.
sul·ci [sʌ́lsai] （sulcus の複数）.
  s. arteriarum 動脈溝（頭頂骨，頭蓋の）.
  s. arteriosi [L/TA] 動脈溝，= arterial grooves [TA], grooves for arteries [TA].
  s. cerebri [L/TA] 大脳溝，= cerebral sulci [TA].
  s. cutis [L/TA] 皮膚小溝，= skin sulci [TA].
  s. interlobares [L/TA] 葉間溝，= interlobar sulci [TA].
  s. occipitales laterales 〔外〕側後頭溝.
  s. occipitales superiores 上後頭溝.
  s. of cerebrum 大脳溝〔医学〕.
  s. orbitales [L/TA] 眼窩溝，= orbital sulci [TA].
  s. palatini [L/TA] 口蓋溝，= palatine grooves [TA].
  s. paracolici [L/TA] 結腸旁溝，= paracolic gutters [TA].
  s. paraolfactorii [L/TA] 嗅旁溝*，= paraolfacto-

S

ry sulci [TA].

s. temporales transversi 横側頭溝(大脳の).

s. tendinum musculorum extensorum [L/TA] 伸筋腱溝*, = groove for extensor muscle tendons [TA].

s. venosi [L/TA] 静脈溝(頭蓋の), = venous grooves [TA].

sul·ci·form [sʌ́lsifɔːm] 溝形の.

sulcomarginal fasciculus [TA] 溝縁束*, = fasciculus sulcomarginalis [L/TA].

sulcomarginal tract 溝縁束, = fasciculus sulcomarginalis.

sulcular epithelium 凹部の上皮, = crevicular epithelium.

sul·cu·lus [sʌ́lkjuləs] 小溝. 複 sulculi.

sul·cus [sʌ́lkəs] [L/TA] ① 溝, = groove [TA]. ② 口道溝, 裂, 裂溝. 複 sulci. 形 sulcal, sulcate.

s. adolfactorius anterior 前嗅傍溝.

s. adolfactorius posterior 後嗅傍溝.

s. ampullaris [L/TA] 膨大部溝, = ampullary groove [TA].

s. anterius ① 前区. ② 前上葉区.

s. anterius inferius 下前区.

s. anterolateralis [L/TA] 前外側溝, = anterolateral sulcus [TA], ventrolateral sulcus [TA].

s. anthelicis transversus 横対輪溝.

s. anuli tympanici 鼓室輪溝.

s. arteriae meningeae mediae [L/TA] 中硬膜動脈溝, = groove for middle meningeal artery [TA].

s. arteriae occipitalis [L/TA] 後頭動脈溝, = occipital groove [TA].

s. arteriae subclaviae [L/TA] 鎖骨下動脈溝, = groove for subclavian artery [TA].

s. arteriae temporalis mediae [L/TA] 中側頭動脈溝, = groove for middle temporal artery [TA].

s. arteriae vertebralis [L/TA]椎骨動脈溝, = groove for vertebral artery [TA].

s. auriculae posterior 後耳介溝.

s. basilaris [L/TA] ① 脳底溝, = basilar sulcus [TA]. ② 基底溝(基底動脈が通る橋の腹側溝).

s. basilaris pontis [NA]〔橋〕脳底溝.

s. bicipitalis lateralis [L/TA] 外側二頭筋溝, = lateral bicipital groove [TA].

s. bicipitalis medialis [L/TA] 内側二頭筋溝, = medial bicipital groove [TA].

s. bicipitalis radialis [L/TA] 外側二頭筋溝, = lateral bicipital groove [TA].

s. bicipitalis ulnaris [L/TA] 内側二頭筋溝, = medial bicipital groove [TA].

s. bulbopontinus [L/TA] 延髄橋溝, = medullopontine sulcus [TA].

s. calcanei [L/TA] 踵骨溝, = calcaneal sulcus [TA].

s. calcarinus [L/TA] 鳥距溝, = calcarine sulcus [TA].

s. canaliculi mastoidei 乳突小管溝.

s. caninus [L/TA] 犬歯溝*, = canine groove [TA].

s. caroticus [L/TA] 頸動脈溝, = carotid sulcus [TA].

s. carpi [L/TA] 手根溝, = carpal groove [TA].

s. centralis [L/TA] 中心溝, = central sulcus [TA].

s. centralis insulae [L/TA] 島中心溝, = central sulcus of insula [TA].

s. chancre = hard chancre.

s. chiasmatis 視神経交叉溝.

s. cinguli [L/TA] 帯状溝, = cingulate sulcus [TA].

s. circularis insulae [L/TA]〔島〕輪状溝, = circular sulcus of insula [TA].

s. collateralis [L/TA] 側副溝, = collateral sulcus [TA].

s. coronarius [L/TA] 冠状溝, = coronary sulcus [TA].

s. corporis callosi [L/TA] 脳梁溝, = sulcus of corpus callosum [TA].

s. costae [L/TA] 肋骨溝, = costal groove [TA].

s. cristae pyramidis 錐体稜溝.

s. cruris helicis [L/TA] 耳輪脚溝, = groove of crus of helix [TA].

s. cutis 皮膚小溝, 皮溝, = skin grooves.

s. dorsolateralis 後外側溝(脊髄, 延髄の).

s. ethmoidalis [L/TA] 篩骨神経溝, = ethmoidal groove [TA].

s. ethmoidalis ossis nasalis 鼻骨篩骨溝.

s. fimbriodentatus [L/TA]〔海馬〕采歯状回溝, = fimbriodentate sulcus [TA].

s. for greater palatine nerve 大口蓋溝.

s. for middle temporal artery 中側頭動脈溝.

s. for transverse sinus 横洞溝.

s. for vena cava 大静脈溝.

s. for vertebral artery 椎骨動脈溝.

s. frontalis inferior [L/TA] 下前頭溝, = inferior frontal sulcus [TA].

s. frontalis medius 中前頭溝.

s. frontalis superior [L/TA] 上前頭溝, = superior frontal sulcus [TA].

s. frontomarginalis 前頭縁溝.

s. gingivalis [L/TA] 歯肉溝, = gingival groove [TA], gingival sulcus [TA].

s. glutaeus 殿溝.

s. glutealis [L/TA] 殿溝, = gluteal fold [TA].

s. habenularis [L/TA] 手綱溝, = habenular sulcus [TA].

s. hamuli pterygoidei [L/TA] 翼突鈎溝, = groove of pterygoid hamulus [TA].

s. helicotragicus 耳輪珠溝.

s. hippocampalis [L/TA] 海馬溝, = hippocampal sulcus [TA].

s. hippocampi 海馬溝.

s. hypothalamicus [L/TA] 視床下溝, = hypothalamic sulcus [TA].

s. infraorbitalis [L/TA] 眼窩下溝, = infra-orbital groove [TA].

s. infraorbitalis maxillae 上顎眼窩下溝.

s. infrapalpebralis [L/TA] 下眼〔瞼〕溝, = infrapalpebral sulcus [TA].

s. intermammarius [L/TA] 乳間溝*, = intermammary cleft [TA].

s. intermedius anterior 前中間溝.

s. intermedius dorsalis 後中間溝(脊髄の).

s. intermedius posterior [L/TA] 後中間溝, = dorsal intermediate sulcus [TA], posterior intermediate sulcus [TA].

s. intermedius ventralis 前中間溝.

s. interparietalis 頭頂間溝.

s. intersphinctericus [L/TA] 肛門括約筋間溝* (Hilton の白線), = intersphincteric groove [TA].

s. intertubercularis [L/TA] 結節間溝, = bicipital groove [TA], intertubercular sulcus [TA].

s. intertubercularis humeri 〔上腕骨〕結節間溝.

s. interventricularis 心室間溝.

s. interventricularis anterior [L/TA] 前室間溝, = anterior interventricular sulcus [TA].

s. interventricularis cordis 室間溝.

s. interventricularis posterior [L/TA] 後室間溝, = posterior interventricular sulcus [TA].

s. intragracilis 薄小葉内溝, 二腹小葉内溝.

s. intraparietalis [L/TA] 頭頂間溝, = intraparietal sulcus [TA].
s. juxta-auricularis 耳状傍溝(腸骨の).
s. lacrimalis [L/TA] 涙嚢溝, = lacrimal groove [TA].
s. lacrimalis maxillae 上顎涙嚢溝.
s. lacrimalis ossis lacrimalis 涙骨涙嚢溝.
s. lateralis [L/TA] 外側溝, = lateral sulcus [TA].
s. lateralis anterior [NA] 前外側溝.
s. lateralis anterior medullae oblongatae 延髄前外側溝.
s. lateralis anterior medullae spinalis 脊髄前外側溝.
s. lateralis cerebri 〔大脳〕外側溝, = lateral cerebral sulcus.
s. lateralis mesencephali [L/TA] 〔中脳〕外側溝, = lateral groove [TA].
s. lateralis pedunculi cerebri 大脳脚外側溝.
s. lateralis posterior [NA] 後外側溝.
s. limitans [L/TA] 境界溝, = sulcus limitans [TA].
s. limitans fossae rhomboideae 菱形窩境界溝.
s. limitans ventriculorum 脳室境界溝.
s. longitudinalis anterior cordis 心臓前縦溝.
s. longitudinalis posterior cordis 心臓後縦溝.
s. lunatus [L/TA] 月状溝(後頭葉の), = lunate sulcus [TA].
s. malleolaris [L/TA] 内果溝, = malleolar groove [TA].
s. malleolaris fibulae 腓骨踝溝.
s. malleolaris tibiae 脛骨踝溝.
s. marginalis [L/TA] 辺縁溝*, = marginal sulcus [TA].
s. matricis unguis 爪母溝, 爪床溝, = sulcus lectuli unguis.
s. medialis cruris cerebri 大脳脚内側溝, = sulcus nervi oculomotorii.
s. medianus [L/TA] 正中溝, = median sulcus [TA].
s. medianus linguae [L/TA] 舌正中溝, = midline groove of tongue [TA], median sulcus of tongue [TA].
s. medianus medullae spinalis 脊髄正中溝.
s. medianus posterior [L/TA] 後正中溝, = dorsal median sulcus [TA], posterior median sulcus [TA].
s. medianus posterior medullae oblongatae 〔延髄〕後正中溝, = posterior median sulcus of medulla oblongata.
s. medianus posterior medullae spinalis 〔脊髄〕後正中溝, = posterior median sulcus of spinal cord.
s. medianus ventriculi quarti 〔第四脳室〕正中溝, = median sulcus of fouth ventricle.
s. mentolabialis [L/TA] オトガイ唇溝, = mentolabial sulcus [TA].
s. musculi subclavii [L/TA] 鎖骨下筋溝, = groove for subclavius [TA], subclavian groove [TA].
s. mylohyoideus [L/TA] 顎舌骨筋神経溝, = mylohyoid groove [TA].
s. myohyoideus mandibulae 下顎骨顎舌骨筋神経溝.
s. nasolabialis [L/TA] 鼻口唇溝, = nasolabial sulcus [TA].
s. nervi oculomotorii [L/TA] 動眼神経溝*, = oculomotor sulcus [TA].
s. nervi petrosi majoris [L/TA] 大錐体神経溝, = groove for greater petrosal nerve [TA].
s. nervi petrosi minoris [L/TA] 小錐体神経溝, = groove for lesser petrosal nerve [TA].
s. nervi radialis [L/TA] 橈骨神経溝, = groove for radial nerve [TA], radial groove [TA].
s. nervi spinalis [L/TA] 脊髄神経溝, = groove for spinal nerve [TA].
s. nervi ulnaris [L/TA] 尺骨神経溝, = groove for ulnar nerve [TA].
s. nymphocaruncularis 小陰唇処女膜溝.
s. obturatorius [L/TA] 閉鎖孔, = obturator groove [TA].
s. obturatorius ossis pubis 恥骨閉鎖溝.
s. occipitalis transversus [L/TA] 横後頭溝, = transverse occipital sulcus [TA].
s. occipitotemporalis [L/TA] 後頭側頭溝, = occipitotemporal sulcus [TA].
s. of auditory tube [TA] 耳管溝, = sulcus tubae auditivae [L/TA], sulcus tubae auditoriae [L/TA].
s. of cingulum 帯状溝, = sulcus cinguli.
s. of corpus callosum [TA] 脳梁溝, = sulcus corporis callosi [L/TA].
s. of occipital artery 後頭動脈溝, = sulcus arteriae occipitalis.
s. of oculomotor nerve 動眼神経溝.
s. of promontory of tympanic cavity 鼓室岬角溝.
s. of pterygoid hamulus 翼突鉤溝, = sulcus hamuli pterygoidei.
s. of sclera 強膜溝.
s. of sinus sigmoidus S状洞溝 [医学].
s. of umbilical vein 臍静脈溝.
s. olfactorius [L/TA] 嗅溝, = olfactory groove [TA], olfactory sulcus [TA].
s. olfactorius nasi 鼻嗅溝.
s. orbitalis lobi frontalis 前頭葉眼窩溝.
s. palatinae maxillae 上顎骨口蓋溝.
s. palatinus major [L/TA] 大口蓋溝, = greater palatine groove [TA].
s. palatovaginalis [L/TA] 口蓋骨鞘突溝, = palatovaginal groove [TA].
s. paracentralis [L/TA] 中心旁溝*, = paracentral sulcus [TA].
s. paraglenoidalis ossis coxae 尾骨傍関節窩溝.
s. parietooccipitalis [L/TA] 頭頂後頭溝, = parieto-occipital sulcus [TA].
s. parolfactorius anterior 前傍嗅葉溝.
s. parolfactorius posterior 後傍嗅葉溝.
s. petrosus inferior ossis occipitalis 後頭骨下錐体溝.
s. petrosus inferior ossis temporalis 側頭骨下錐体溝.
s. petrosus superior ossis temporalis 側頭骨上錐体溝.
s. popliteus [L/TA] 膝窩筋溝*, = groove for popliteus [TA].
s. postcentralis [L/TA] 中心後溝, = postcentral sulcus [TA].
s. posterior auriculae [L/TA] 後耳介溝, = posterior auricular groove [TA].
s. posterolateralis [L/TA] 後外側溝, = dorsolateral sulcus [TA], posterolateral sulcus [TA].
s. praecentralis 中心前溝, = precentral sulcus.
s. precentralis [L/TA] 中心前溝, = precentral sulcus [TA].
s. prechiasmaticus [L/TA] 前〔視神経〕交叉溝, = prechiasmatic sulcus [TA].
s. prechiasmatis [NA] 視交叉前溝.
s. preolivaris [L/TA] オリーブ前溝*, = preoliva-

ry groove [TA].

s. promontorii [L/TA] 岬角溝, = groove of promontory [TA].

s. pterygopalatinus 翼口蓋溝.

s. pterygopalatinus ossis palatini 口蓋骨翼口蓋溝.

s. pterygopalatinus processus pterygoidei 翼突起翼口蓋溝.

s. pulmonalis [L/TA] 肺溝, = pulmonary groove [TA].

s. pulmonalis thoracis 胸壁肺溝.

s. retroolivaris [L/TA] オリーブ後溝, = retro-olivary groove [TA].

s. rhinalis [L/TA] 嗅脳溝, = rhinal sulcus [TA].

s. sagittalis ossis frontalis 前頭骨矢状溝.

s. sclerae [L/TA] 強膜溝, = sulcus sclerae [TA].

s. sigmoideus ossis temporalis 側頭骨矢状溝.

s. sinus marginalis [L/TA] 縁静脈洞溝*, = groove for marginal sinus [TA].

s. sinus occipitalis [L/TA] 後頭洞溝, = groove for occipital sinus [TA].

s. sinus petrosi inferioris [L/TA] 下錐体洞溝, = groove for inferior petrosal sinus [TA].

s. sinus petrosi superioris 上錐体洞溝, = groove for superior petrosal sinus, superior petrosal sulcus.

s. sinus sagittalis superioris [L/TA] 上矢状洞溝, = groove for superior sagittal sinus [TA].

s. sinus sigmoidei [L/TA] S状洞溝, = groove for sigmoid sinus [TA].

s. sinus transversi 横洞溝, = sulcus for transverse sinus.

s. spiralis externus [L/TA] 外ラセン溝, = outer spiral sulcus [TA].

s. spiralis internus [L/TA] 内ラセン溝, = inner spiral sulcus [TA].

s. subclaviae 鎖骨下溝, = subclavian sulcus.

s. subclavius 鎖骨下溝.

s. subparietalis [L/TA] 頭頂下溝, = subparietal sulcus [TA].

s. supraacetabularis [L/TA] 寛骨臼上溝, = supra-acetabular groove [TA].

s. suprapalpebralis [L/TA] 上眼〔瞼〕溝, = suprapalpebral sulcus [TA].

s. tali [L/TA] 距骨溝, = sulcus tali [TA].

s. temporalis inferior [L/TA] 下側頭溝(大脳の), = inferior temporal sulcus [TA].

s. temporalis medius 中側頭溝, = middle temporal sulcus.

s. temporalis superior [L/TA] 上側頭溝, = superior temporal sulcus [TA].

s. temporalis transversus [L/TA] 横側頭溝, = transverse temporal sulcus [TA].

s. tendinis musculi fibularis longi [L/TA] 長腓骨筋腱溝, = groove for tendon of fibularis longus [TA].

s. tendinis musculi flexoris hallucis longi [L/TA] 長母指屈筋腱溝, = groove for tendon of flexor hallucis longus [TA].

s. tendinis musculi peronei longi [L/TA] 長腓骨筋腱溝, = groove for tendon of peroneus longus [TA].

s. terminalis [NA] 分界溝.

s. terminalis atrii dextri 右心房分界溝.

s. terminalis cordis [L/TA]〔右心房の〕分界溝, = sulcus terminalis cordis [TA].

s. terminalis linguae [L/TA] ① 分界溝, = terminal sulcus of tongue [TA]. ② 舌分界溝.

s. test サルカス試験.

s. transversus ossis occipitalis 後頭骨横溝.

s. transversus ossis parietalis 頭頂骨横溝.

s. tubae auditivae [L/TA] 耳管溝, = sulcus of auditory tube [TA].

s. tubae auditoriae [L/TA] 耳管溝, = sulcus of auditory tube [TA].

s. tympanicus [L/TA] 鼓膜溝, = tympanic sulcus [TA].

s. venae cavae [L/TA] 大静脈溝, = groove for vena cava [TA].

s. venae cavae cranialis 上大静脈溝.

s. venae subclaviae [L/TA] 鎖骨下静脈溝, = groove for subclavian vein [TA].

s. venae umbilicalis 臍静脈溝.

s. vocalis 声帯溝 [医学].

s. vomeralis [NA] 鋤骨溝.

s. vomeris [L/TA] 鋤骨溝, = vomerine groove [TA].

s. vomerovaginalis [L/TA] 鋤骨鞘突溝, = vomerovaginal groove [TA].

sulfa- [sʌlfə] SO_2 亜硫酸基を含有することを表す接頭語.

sulfa drug サルファ剤 [医学].

sulfa film サルファ剤フィルム.

sulfa kidney サルファ腎(サルファ剤の中毒による変性を示すもの).

sul·fa·benz·am·ide [sʌ̀lfəbénzəmaid] スルファベンザミド $C_{13}H_{12}N_2O_3S$ (抗菌薬).

sul·fa·cet·a·mide [sʌ̀lfəsétəmaid] スルファセタミド [化] *N*-sulfanilylacetamide $C_8H_{10}N_2O_3S$ (抗菌薬. 尿路感染症の治療に用いられる), = acetosulfaminum, sulamyd.

sulf·acid [sʌlfǽsid] ① チオ酸, = thio-acid. ② スルフォン酸, = sulfonic acid.

sul·fa·cy·tine [sʌ̀lfəsáiti:n] スルファシチン [化] 4-amino-*N*-(1-ethyl-1,2-dihydro-2-oxo-4-pyrimidinyl) benzenesulfonamide $C_{12}H_{14}N_4O_3S$ (経口抗菌薬. 急性尿路感染症の治療に用いられる).

sul·fa·di·a·zine [sʌ̀lfədáiəzi:n] スルファジアジン [化] *N*-2-pyrimidinylsulfanilamide $C_{10}H_{10}N_4SO_2$ (合成サルファ剤の一つで, 白色粉末, ナトリウム塩は水可溶性), = sulfadiazinum.

s. silver スルファジアジン銀 [化] monosilver 4-amino-*N*-(pyrimidin-2-yl)benzenesulfonamidate $C_{10}H_9AgN_4O_2S$: 357.14 (外用抗細菌薬(サルファ剤). 中等度, 重症熱傷, 各種皮膚潰瘍の際の細菌感染に用いられる).

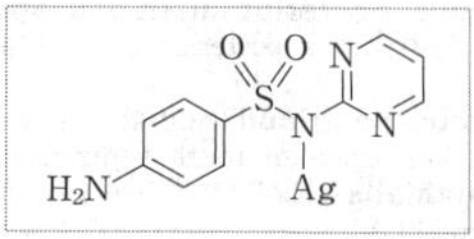

s. sodium スルファジアジンナトリウム [化] sodium *N'*-2-pyrimidinylsulfanilamide $C_{10}H_9N_4NaO_2S$ (抗菌性溶液), = sulfadiazinum sodium.

sul·fa·di·me·tine [sʌ̀lfədáiməti:n] スルファジメチン, = sulfisomidine, elkosin.

sul·fa·di·mi·dine [sʌ̀lfədáimidi:n] スルファジミジン, = sulfamethazine.

sul·fa·dox·ine [sʌ̀lfədáksi:n] スルファドキシン [化] *N'*-(5,6-dimethoxy-4-pyrimidinyl)-sulfanilamide $C_{12}H_{14}N_4O_4S$ (長時間作用型のスルホンアミド, 抗菌薬).

sul·fa·eth·i·dole [sʌ̀lfəéθidoul] スルファエチドール [化] *N'*-(5-ethyl-1,3,4-thiadiazol-2-yl) sulfanilamide $C_{10}H_{12}N_4O_2S_2$（抗菌薬，全身感染症や尿路感染症の治療に用いる）.

sul·fa·fur·a·zole [sʌ̀lfəfjú:rəzoul] スルファフラゾール（尿路感染症に用いるスルホンアミド）.

sul·fa·gua·ni·dine [sʌ̀lfəgwɑ́:nidi:n] スルファグアニジン (化) *N′*-amidinosulfanilamide $C_7H_{10}N_4O_2S$–$5H_2O$（白色針晶の合成サルファ剤で，α および β の2異性体があり，胃腸管感染症に用いられる），= sulfanilylguanidine monohydrate.

sul·fa·lene [sʌ́lfəli:n] スルファレン (化) *N′*-(3-methoxypyrazinyl)sulfanilamide $C_{11}H_{12}N_4O_3S$（抗菌薬，抗マラリア薬の効果を強めるスルホンアミド）.

sul·fa·mer·a·zine [sʌ̀lfəmérəzi:n] スルファメラジン (化) *N′*-(4-methyl-2-pyrimidinyl)sulfanilamide $C_{11}H_{12}N_4O_2S$（スルファジアジンの4-メチル誘導体．抗菌薬），= sulfamerazinum, sulfamethyldiazine.

sul·fa·me·ter [sʌ̀lfəmí:tər] スルファメーテル (化) *N′*-(5-methoxy-2-pyrimidinyl)sulfanilamide $C_{11}H_{12}N_4O_3S$（抗菌薬，尿路感染症の治療に用いる）.

sul·fa·meth·a·zine [sʌ̀lfəméθəzi:n] スルファメタジン (化) *N′*-(4,6-dimethyl-2-pyrimidinyl)sulfanylamide（抗菌薬），= sulfadimidine.

sul·fa·meth·i·zole [sʌ̀lfəméθizoul] スルファメチゾール (化) 4-amino-*N*-(5-methyl-1,3,4-thiadiazol-2-yl)-benzenesulfonamide $C_9H_{10}N_4O_2S_2$：270.33（抗細菌薬（サルファ剤）．本薬に感受性の大腸菌の感染による腎盂腎炎，膀胱炎に用いられる）.

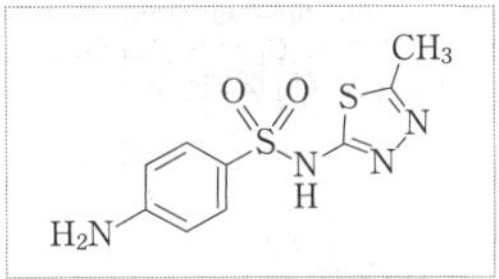

sul·fa·meth·ox·a·zole [sʌ̀lfəmiθɑ́ksəzoul] スルファメトキサゾール (化) 4-amino-*N*-(5-methylisoxazol-3-yl)-benzenesulfonamide $C_{10}H_{11}N_3O_3S$：253.28（スルフイソメゾール．抗細菌薬（サルファ剤）．丹毒，猩紅熱，本薬感性大腸菌による腎盂腎炎・膀胱炎，本薬感性溶血レンサ球菌による扁桃炎・喉頭炎に用いられる）.

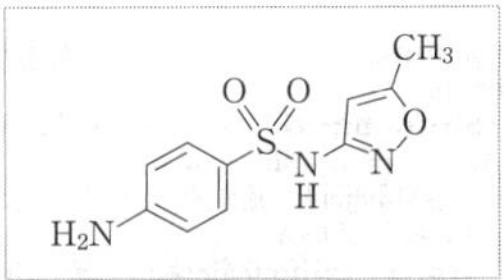

sul·fa·me·thox·y·py·rid·a·zine [sʌ̀lfəmiθɑ̀ksipirídəzi:n] スルファメトキシピリダジン (化) 4-amino-*N*-(6-methoxy-3-pyridazinyl)benzenesulfonamide $C_{11}H_{12}N_4O_3S$（尿路感染症などの治療に抗菌薬として用いられる）.

sul·fa·meth·yl·di·a·zine [sʌ̀lfəmèθildáiəzi:n] スルファメチルジアジン，= sulfamerazine.

sul·fam·i·do [sʌlfǽmidou] スルファミド基（SO_2NH_2 基をもつ化合物）.

sul·fa·mine [sʌ́lfəmin] スルファミン（スルファニルアミドともいう．白色結晶性粉末で，細菌感染症の治療に用いられた）.

sul·fa·mon·o·me·thox·ine [sʌ̀lfəmɑ̀noumiθɑ́ksi:n] スルファモノメトキシン (化) 4-amino-*N*-(6-methoxypyrimidin-4-yl)-benzenesulfonamide monohydrate $C_{11}H_{12}N_4O_3S \cdot H_2O$：298.32（スルファモノメトキシン水和物．抗細菌薬（サルファ剤）．本薬感性のレンサ球菌による扁桃炎・咽頭炎・喉頭炎，本薬感性の大腸菌による腎盂腎炎・膀胱炎に用いられる）.

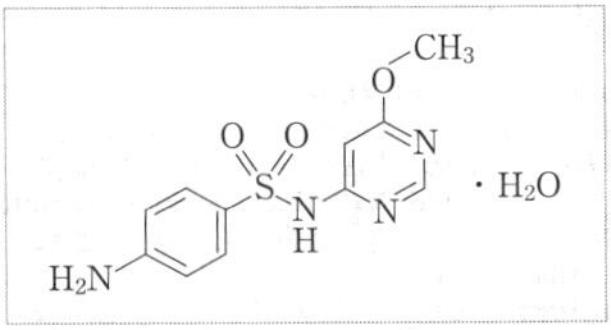

sul·fa·mox·ole [sʌ̀lfəmɑ́ksoul] スルファモキソール (化) 4-amino-*N*-(4,5-dimethyl-2-oxazolyl)benzenesulfonamide $C_{11}H_{13}N_3O_3S$（抗菌薬）.

sulfamyl diuretic スルファミン系利尿薬［医学］（近位および遠位尿細管に存在する炭酸脱水酵素を抑制して利尿作用を示す．現在はアセタゾラミドが使用されているのみである）.

sul·fa·nil·a·mide [sʌ̀lfəníləmaid] スルファニルアミド (化) *p*-aminobenzenesulfonamide（最初に発見されたサルファ剤で，以前は化学療法剤としていろいろの感染症に使用された），= sulfanilamidum, prontosil album.

sul·fan·i·late [sʌlfǽnileit] スルファニル酸塩.

sul·fa·nil·ic ac·id [sʌ̀lfənílik ǽsid] スルファニル酸 (化) *p*-aminobenzene sulfonic acid $H_2NC_6H_4SO_2OH$（無色結晶で水にはかなり溶けにくい．胆汁色素の定量および有機化合物の合成に利用される）.

sul·fan·i·lyl·gua·ni·dine [sʌlfǽnililgwǽnidi:n] = sulfaguanidine.

sul·fa·ni·tran [sʌ̀lfənáitrən] スルファニトラン (化) 4′-[(*p*-nitrophenyl)sulfamoyl]acetanilide $C_{14}H_{13}N_3O_5S$（抗菌薬，化学療法薬）.

sul·fa·nu·ria [sʌ̀lfənjú:riə] サルファ剤無尿症.

sul·fa·pyr·a·zine [sʌ̀lfəpírəzi:n] スルファピラジン (化) 2-sulfanilamidopyrazine（スルファジアジンの異性体）.

sul·fa·pyr·i·dine [sʌ̀lfəpíridi:n] スルファピリジン (化) 2(*p*-aminobenzenesulfamido) pyridine $C_{11}H_{11}N_3O_2S$, = sulfapyridinum.

s. sodium スルファピリジンナトリウム.

sul·fa·quin·ox·a·line [sʌ̀lfəkwainɑ́ksəli:n] スルファキノキサリン (化) 4-amino-*N*-2-quinoxalinylbenzenesulfonamide $C_{14}H_{12}N_4O_2S$（動物用サルファ剤の一つ），= compound 3-120.

sul·far·sphen·a·mine [sʌ̀lfɑ:sfénəmi:n] スルファルスフェナミン (化)〔1,2-diarsenedil-bis[(6-hydroxy-3,1-phenylene)imino]〕bismethanesulfonic acid disodium salt $NH_2(OH)C_6H_3$–As=As$C_6H_3(OH)NH$–CH_2–SO_2–ONa（静注または筋注用駆梅薬として使用された），= sulfarsphenamina, metarsenobillon, myosalvarsan, myovarsyl, sulfarsenol, sulfarsan, sulfostab.

sul·fa·sal·a·zine [sʌ̀lfəsǽləzi:n] スルファサラジン (化) 2-hydroxy-5-{〔4-[(2-pyridinylamino)sulfonyl]phenyl〕azo}benzoic acid $C_{18}H_{14}N_4O_5S$（抗菌性スルホンアミド誘導体，慢性潰瘍性大腸炎に用いられる），= salazosulfapyridine.

sul·fa·tase [sʌ́lfəteis] スルファターゼ（各種の酸性硫酸エステルを加水分解する酵素）.

sul·fate [sʌ́lfeit] 硫酸塩（オルト塩 $M^I{}_2SO_4$ と水素塩 M^IHSO_4 のほかに塩基性塩がある）.

s. of copper 丹ばん（礬）.

s. of iron 緑ばん（礬）.

s. of zinc 皓ばん（礬）.

s. respiration 硫酸呼吸.

s. salt of dehydroepiandrosterone デヒドロエピアンドロステロン硫酸塩.

s. water 硫酸塩水.

sulfated ash 硫酸塩灰分［医学］.

S

sulfated bitter springs 石膏泉(苦味泉の一種).
sulfated chitosan 硫酸化キトサン(ヘパリン様物質の一つ).
sulfated oil 硫酸化油〔医学〕.
sul·fat·e·mia [sʌ̀lfətí:miə] 硫酸塩血症.
sul·fa·thi·a·zole [sʌ̀lfəθáiəzoul] スルファチアゾール ㊗ 4-amino-*N*-2-thiazolyl-benzenesulfonamide $C_9H_9N_3O_2S_2$(かつて抗菌薬として使用されていた), = sulfathiazolum.
 s. sodium スルファチアゾールナトリウム, = sulfathiazolum sodicum.
sul·fa·tide [sʌ́lfətaid] スルファチド(脳, 肝臓, 肺などに広く分布しており, 硫脂質の一つである).
 s. lipidosis スルファチド脂質〔異常〕症〔医学〕, 異染性白質ジストロフィ, = metachromatic leukodystrophy.
sul·fa·ti·do·sis [sʌ̀lfətaidóusis] スルファチド症〔医学〕.
sul·fa·tion [sʌlféiʃən] 硫酸化〔医学〕.
 s. factor 硫酸化因子〔医学〕.
sulf·he·mo·glo·bin [sʌ̀lfəməglóubin] サルフヘモグロビン(硫化水素がヘモグロビンに作用して生ずる緑色色素で, サルファ剤投与後血中に発生することがある), = sulfmethemoglobin.
sulf·he·mo·glo·bin·e·mia [sʌ̀lfəməglòubiní:miə] サルフヘモグロビン血症, スルフヘモグロビン血症〔医学〕.
sulf·hy·drate [sʌlfháidreit] (硫化水素またはスルフヒドリル基SHを含有する化合物), = sulfohydrate.
sulf·hy·dryl [sʌlfháidril] スルフヒドリル基, 水硫基(-SH. チオール基ともいい, 炭素化合物の一群で, 酵素反応における重要物質), = mercapto.
 s. compound antagonist スルフヒドリル化合物拮抗物質〔医学〕.
 s. compound inhibitor スルフヒドリル化合物抑制物質〔医学〕.
 s. enzyme SH酵素, = SH enzyme.
 s. reagent SH試薬, = SH reagent.
sul·fide [sʌ́lfaid] 硫化物〔医学〕.
 s. dye 硫化染料.
 s. ion 硫化物イオン〔医学〕.
 s. toning 硫化調色(写真の).
sul·fin·di·go·tate [sʌlfíndigəteit] スルフィンジゴ酸塩.
sul·fin·di·got·ic ac·id [sʌ̀lfindigátik ǽsid] スルフィンジゴ酸 $C_{16}H_8(SO_3H)_2N_2O_2$(藍に硫酸が作用して生ずるもの).
sul·fin·ic ac·id [sʌlfínik ǽsid] スルフィン酸(-SOOH 基を含有する有機酸).
sul·fin·py·ra·zone [sʌ̀lfinpáirəzoun] スルフィンピラゾン ㊗ 1,2-diphenyl-4-(2-phenylsulfinylethyl) pyrazolidine-3,5-dione $C_{23}H_{20}N_2O_3S$: 404.48 (ピラゾリジンジオン系痛風治療薬).

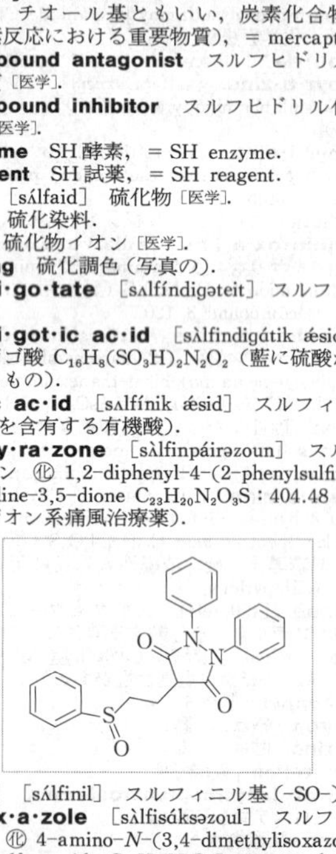

sul·fi·nyl [sʌ́lfinil] スルフィニル基(-SO-).
sul·fi·sox·a·zole [sʌ̀lfisáksəzoul] スルフィソキサゾール ㊗ 4-amino-*N*-(3,4-dimethylisoxazol-5-yl)-benzenesulfonamide $C_{11}H_{13}N_3O_3S$: 267.30 (フルフラゾール. 抗細菌薬(サルファ剤). トラコーマ, 結膜炎, 眼瞼炎, 角膜潰瘍, 角膜炎, 涙のう炎に対して用いられる).

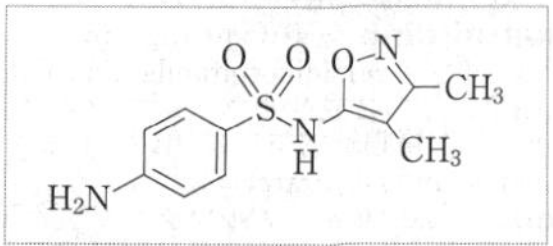

 s. diethanolamine スルフィソキサゾールジエタノールアミン(スルフィソキサゾールとジエタノールアミン $NH(CH_2CH_2OH)_2$ との結合したもの), = gantrisin diethanolamine.
sul·fite [sʌ́lfait] 亜硫酸塩(オルトおよび水素塩のほか, 塩基性の化合物を含む).
 s. pulp 亜硫酸パルプ〔医学〕.
 s. waste liquor 亜硫酸廃液〔医学〕.
sulf·met·he·mo·glo·bin [sʌ̀lfməthì:mouglóubin] スルフメトヘモグロビン, = sulfhemoglobin.
sulfo- [sʌlfou] = sulfa-.
sul·fo [sʌ́lfou] スルホ基(2価イオウまたは (HO)O_2S-), = sulfonic group.
sul·fo-ac·id [sʌ́lfou ǽsid] ① チオ酸. ② スルホン酸.
sul·fo·bro·mo·phthal·ein so·di·um [sʌ̀lfoubròumɑfθǽli:n, -mouθǽ- sóudiəm] スルホブロモフタレインナトリウム $C_{20}H_8Br_4Na_2O_{10}S_2$: 838.00 (フェノールフタレイン系肝機能検査薬).

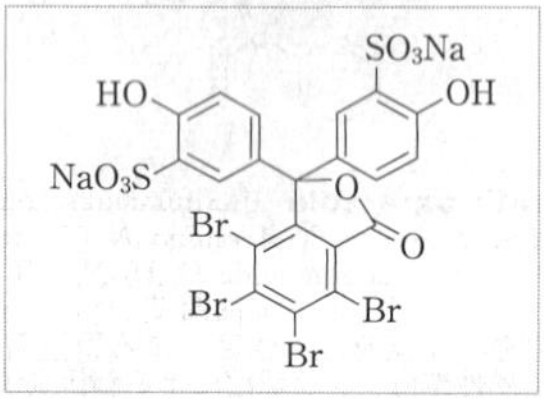

sul·fo·con·ju·ga·tion [sʌ̀lfoukàndʒugéiʃən] イオウ結合.
sul·fo·cy·a·nate [sʌ̀lfousáiəneit] 硫化シアン酸塩, = thiocyanate.
sul·fo·cy·an·ic ac·id [sʌ̀lfousaiǽnik ǽsid] スルホシアン酸, = thiocyanic acid.
sul·fo·gel [sʌ́lfədʒəl] 硫酸ゲル(硫酸を水の代わりに用いてつくったゲル).
sul·fo·hy·drate [sʌ̀lfouháidreit] 硫水化物.
sul·fo·ich·thy·o·late [sʌ̀lfouíkθiəleit] スルホイクチオール酸塩.
sul·fol·y·sis [sʌlfálisis] (水の代わりに硫酸を用いる二重分解現象).
sul·fo·mu·cin [sʌ̀lfoumjú:sin] スルホムチン(硫酸化ムチン. 硫酸基が結合した酸性ムチン).
sul·fon [sʌ́lfən] スルホン ㊗ sodium 4′-carboxymethylamino-4′-aminodiphenylsulfone (スルホン剤).
sulfonal test スルホナル試験, = Schwarz test.
sul·fon·a·mide [sʌlfánəmaid] ① スルホンアミド. ② サルファ剤, = sulfanilamide.
 s. antagonist → aminobenzoic acid.
 s. goiter スルホンアミド性甲状腺腫.
sul·fon·am·i·de·mia [sʌ̀lfounæ̀midí:miə] スルホンアミド血症.
sulfonamides intoxication サルファ剤中毒.
sulfonamido-benzoic acid スルホンアミド安息香酸(炭酸脱水素酵素を抑制し, 利尿作用を示す),

= carzenide, dirnate.
sul·fon·am·i·do·cho·lia [sʌ̀lfounæ̀midoukóuliə] スルホンアミド胆汁症.
sul·fon·am·i·do·ther·a·py [sʌ̀lfounæ̀midouθérəpi] スルホンアミド療法.
sul·fon·am·i·du·ria [sʌ̀lfounæ̀midjú:riə] スルホンアミド尿症.
sul·fo·nate [sʌ́lfəneit] スルホン酸の塩またはエステル.
sulfonated bitumen スルホン化瀝青, = sulfonated bitumen, bitumen sulfonatum ichthanol, ichthammol.
sulfonated oil スルホン化油 [医学], 硫酸化油, = turkey-red oil.
sul·fo·na·tion [sʌ̀lfənéiʃən] スルホン化 [医学].
sul·fone [sʌ́lfoun] ① スルホン. ② スルホン基 (–SO$_2$–).
sul·fon·eth·yl·meth·ane [sʌ̀lfounèθilméθein] スルホンエチルメタン [化] 2,2-bis(ethylsulfonyl)butane $(C_2H_5)(CH_3)C(SO_2C_2H_5)_2$ (無色光沢ある鱗晶, 催眠薬), = sulfonethlmethanum, methylsulfonal, trional.
sul·fon·ic [sʌlfánik] スルホン性の (SO_3H 群をもつ特異酸群で, 陽イオン吸着を行う部分).
s. acid スルホン酸 (炭素原子にスルホ基 $-SO_3H$ が結合した形の有機化合物の総称).
s. group ① スルホン群 SO_2OH. ② スルホ基 (–SO_2OH).
sul·fo·nyl [sʌ́lfənil] スルホニル基 (–SO_2–).
s. urea スルホニル尿素 (経口糖尿病治療薬, 膵β細胞からのインスリン分泌を促して血糖を低下させる).
sul·fo·pro·tein [sʌ̀lfoupróuti:n] 含硫タンパク質.
sul·fo·sal·i·cyl·ic acid [sʌ̀lfousæ̀lisílik ǽsid] スルホサリチル酸 [化] 3-carboxy-4-hydroxybenzensulfonic acid $SO_3HC_6H_3OHCOOH\text{-}2H_2O$ (白色結晶粉末で, アルブミン検出用試薬).
sulfosalicylic acid method スルホサリチル酸法.
sulfosalicylic acid test スルホサリチル酸試験 (尿タンパク証明法の一つ), = Exton test.
sulfosalicylic acid turbidity test 硫酸サリチル酸混濁試験.
sul·fo·salt [sʌ́lfəsɔ:lt] スルホン酸塩.
sul·fo·sol [sʌ́lfəsɔ:l] 硫酸ゾル (水の代わりに硫酸を分散媒としたゾル).
sul·fo·trans·fer·ase [sʌ̀lfoutrǽnsfəreis] スルホトランスフェラーゼ (硫酸基の転移を触媒する酵素群の総称).
sulf·ox·ide [sʌlfáksaid] スルホキシド.
sul·fox·ism [sʌlfáksizəm] 硫酸中毒症.
sul·fox·one so·di·um [sʌlfáksoun sóudiəm] スルホキソンナトリウム [化] disodium[sulfonyl *bis*(*p*-phenylenimino)]dimethanesulfinate $C_{14}H_{14}N_2Na_2O_6O_3$ (主としてハンセン病に用いられる治療薬), = diasone sodium.
sul·fur [sʌ́lfər] イオウ (硫黄) S : 32.07 (角化性皮膚疾患治療薬, 寄生虫性皮膚疾患治療薬).
s. and camphor lotion イオウカンフルローション (尋常性痤瘡またはにきびに適用する).
s. bacteria イオウ細菌 (自然界のイオウまたはイオウ化合物を酸化して細胞物質を合成・同化する種類の細菌).
s. balsam イオウバルサム (イオウとオリーブ油).
s. bath イオウ浴.
s. containing compound 含硫化合物 [医学].
s.-containing organic compound イオウを含む有機化合物.
s. cycle イオウ循環 (自然界においてイオウがいろいろの形で循環しているが, これには微生物の酸化還元作用も関係している).
s. dichloride 二塩化イオウ SCl_2.
s. dioxide 二酸化イオウ, 亜硫酸ガス SO_2 (漂白剤).
s. dioxide control 亜硫酸ガス規制 [医学].
s. dioxide poisoning 亜硫酸ガス中毒 [医学].
s. dye 硫化染料 ($R\text{-}S_n\text{-}R'$ のような分子の大きいイオウ化合物染料の総称).
s. ether イオウエーテル, = thio-ether.
s. flowers イオウ華.
s. granule イオウ顆粒 (放線菌症患者の分泌液中に発見される白黄色の球状菌塊であるが他の疾患にもみられる).
s. hexafluoride 六フッ化イオウ SF_6.
s. hydride 水化イオウ H_2S (硫化水素).
s. iodide ヨウ化イオウ.
s. metabolism イオウ代謝.
s. monochloride 一塩化イオウ S_2Cl_2.
s. monoxide 一酸化イオウ SO.
s. mud イオウモール.
s. mustard スルファマスタード $(C_2H_4Cl)_2S$, = mustard gas.
s. ointment イオウ軟膏 (沈降イオウ15%を羊毛脂, 白ろう, 白色ワセリンに混ぜたもの), = unguentum sulfuris.
s. pentafluoride 五フッ化イオウ S_2F_{10} (イオウにフッ素を作用させ, その生成物を分別蒸留して得られる揮発性の液体で, ホスゲン以上の毒性がある).
s. point イオウ〔沸〕点 (温度の定点の一つ).
s. radioisotope 放射性イオウ.
s. reaction イオウ反応 (一般にはタンパク質中のシスチン含有量を定量するときに利用する反応).
s. recovery イオウ回収.
s. spring イオウ泉 (水硫イオン SH^-, 硫化水素 H_2S, チオ硫酸イオン $S_2O_3^{2-}$ などを含有する鉱泉).
s. test イオウ試験 (タンパク証明法の一つで, 被検液に多量の苛性ソーダと酢酸鉛を入れて加熱すると硫化鉛の黒色沈殿を生ずる).
s. tetrachloride 四塩化イオウ SCl_4.
s. tetroxide 四酸化イオウ SO_4.
s. therapy イオウ療法.
s. trioxide 三酸化イオウ SO_3 (無水硫酸), = sulfuric anhydride.
s. vasogen イオウバソゲン.
s. water イオウ水.
sul·fu·rat·ed [sʌ́lfjureitid] イオウ化合の, = sulfureted.
s. antimony 硫酸化アンチモン, = antimonii sulfuratum.
s. lime イオウ化石灰, = calx sulfurata.
s. lime solution イオウ化石灰水 (石灰165gと昇華イオウ150gを水1,000mLに溶解してつくった皮膚病治療薬で, 使用前5〜10倍に希釈する), = liquor calcis sulfuratae, Vleminckx solution (lotion).
s. potash 含硫ポタシュ (多硫化カリウムとチオ硫酸カリウムとを混合した褐色の片状物で水溶液では緑色を呈し硫化水素の香を放つ. 寄生虫撲滅, 慢性皮膚症, 皮膚軟化に用いる), = potassa sulfurata, hepar sulfuris, liver of sulfur.
s. potassium 硫化カリウム, = potassa sulfurata.
sul·fu·ra·tor [sʌ́lfjureitər] イオウ噴霧器.
sul·fu·ret [sʌ́lfjuret] 硫化物, = sulfide.
sul·fu·re·ted [sʌ̀lfjurétid] イオウ化合物の, = sulfurated.
sul·fu·ric [sʌlfjú:rik] 硫酸の.
s. acid 硫酸 H_2SO_4, = acidum sulfuricum, oil of vitreol.

S

s. ether 硫酸エーテル（硫酸を用いてつくったエーテル）.
sul·fu·rize ［sʌ́lfjuraiz］（イオウと化合する）.
sul·fu·rous ［sʌ́lfjurəs］ ① 亜硫酸の（SO_2 から誘導された）. ② イオウ性の.
s. acid 亜硫酸 H_2SO_3（SO_2 の水溶液），＝ acidum sulfurosum.
s. acid ester 亜硫酸エステル（一般に不安定）.
sul·fu·ryl ［sʌ́lfjuril］ スルフリル基（SO_2=），＝ sulfonyl.
s. chloride 塩化スルフリル SO_2Cl_2.
sul·fy·dryl ［sʌlfáidril］ スルフィドリル，＝ sulfhydryl.
su·lin·dac ［səlíndæk］ スリンダク [化] (1Z)–5–fluoro–2–methyl–1–〔[4–(methylsulfinyl)phenyl]methylene〕–1*H*–indene–3–acetic acid $C_{20}H_{17}FO_3S$（非ステロイド性抗炎症薬，リウマチ性疾患の治療に用いられる）.
sul·i·so·ben·zone ［sʌ̀lisoubénzoun］ スルイソベンゾン [化]5–benzoyl–4–hydroxy–2–methoxybenzenesulfonic acid $C_{14}H_{12}O_6S$（日焼け防止薬）.
Sulkowitch, Hirsh Wolf ［sʌ́lkəwitʃ］ サルコウィッチ（1906生，アメリカの医師）.
S. reagent サルコウィッチ試薬（シュウ酸2.5g，シュウ酸アンモニウム2.5g，氷酢酸5mL，水150mLの合液で，尿中カルシウムの検出に用いる）.
S. test サルコウィッチ試験（カルシウムの検出法で，被検尿に等量のサルコウィッチ試薬を混ぜると，微弱な白色沈殿は正常尿に起こるが，血清カルシウム増加症のあるときは尿中に異常に濃い白色沈殿がみられる）.
sul·lage ［sʌ́lidʒ］ 汚物，＝ sewage.
sullen rabies ＝ dumb rabies.
Sullivan test ［sʌ́livən tést］ スリファン試験（sodium *β*–naphthoquinone–4–sulfonate の試薬をアルカリ液中でシスチンに加えると赤色を発する．シスチンの遊離SH–基の存在を示す）.
sulpha– ［sʌlfə］ → sulfa–.
sulpha drug スルファ剤.
sul·pha·meth·i·zole ［sʌ̀lfəméθizoul］ スルファメチゾール.
sul·pha·meth·ox·a·zole ［sʌ̀lfəmiθáksəzoul］ スルファメトキサゾール.
sul·phate ［sʌ́lfeit］ → sulfate.
sul·phide ［sʌ́lfaid］ → sulfide.
sulph(o)– ［sʌlf(ou), –f(ə)］ イオウ原子が含まれていることを示す接頭語．→ sulfa–.
sulphobromophthalein retention スルホブロモフタレイン貯留［医学］.
sul·phon·a·mide ［sʌlfánəmaid］ サルファ剤.
sul·phur (S) ［sʌ́lfər］ イオウ（硫黄）（周期表の16族に属する元素）.
s.–containing amino acid 含硫アミノ酸.
s. sinter イオウ華.
sulphuric acid 硫酸.
sul·pir·ide ［sʌ́lpirid］ スルピリド [化] *N*–(1–ethylpyrolidin–2–ylmethyl)–2–methoxy–5–sulfamoylbenzamide $C_{15}H_{23}N_3O_4S$：341.43（抗精神病薬，アミノスルホニルベンザミド–ピロリジン系消化性潰瘍治療薬．胃・十二指腸潰瘍，統合失調症に用いられる）.

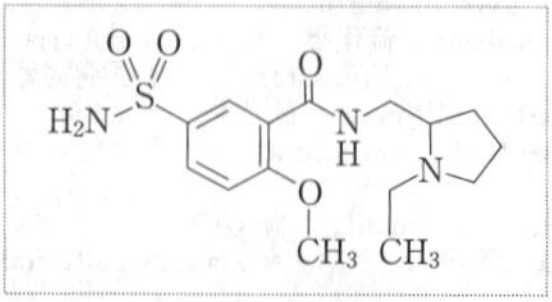

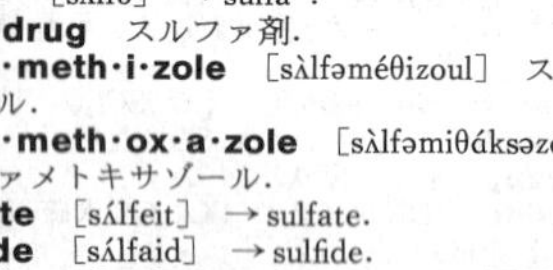

sul·py·rin ［sʌ́lpiri:n］ スルピリン $C_{13}H_{16}N_3NaO_4S \cdot H_2O$：351.35（スルピリン水和物．ピラゾロン系解熱鎮痛薬．急性上気道炎の解熱または緊急解熱に用いられる）.

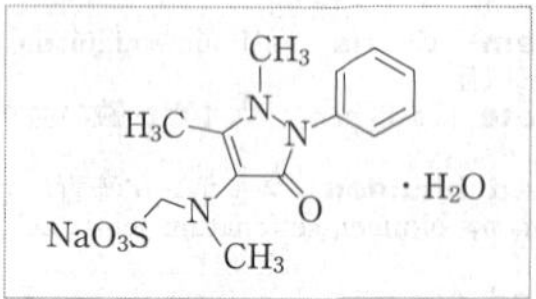

Sulston, John Edward ［sʌ́lstən］ サルストン（1942生，イギリスの有機化学者，生物学者．1969年に Sydney Brenner の研究グループに加わり，線虫の発生においてプログラムにより死を運命づけられている細胞があることを発見した．器官発生とプログラム細胞死の遺伝制御を解明した業績により，2002年度ノーベル医学・生理学賞を受賞）.
sultamicillin tosilate スルタミシリントシル酸塩 $C_{25}H_{30}N_4O_9S_2 \cdot C_7H_8O_3S \cdot 2H_2O$：802.89（トシル酸スルタミシリン．*β*–ラクタム系抗生物質）.

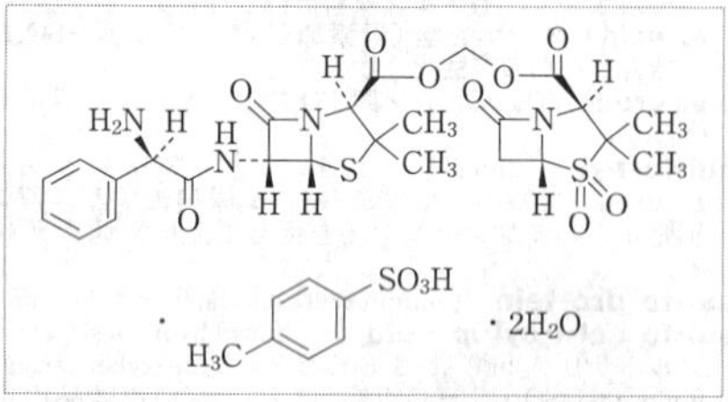

sul·thi·ame ［səlθáieim］ スルチアム [化]4–(tetrahydro–2*H*–1,2–thiazin–2–yl)benzenesulfonamide *S,S*–dioxide $C_{10}H_{14}N_2O_4S_2$：290.36（抗てんかん薬．てんかんの精神運動発作に用いる）.

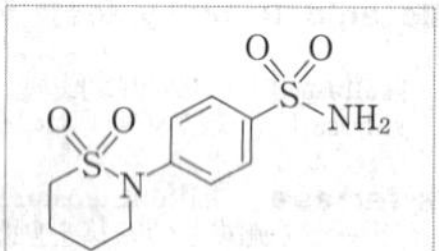

Sulzberger, Marion Baldur ［sʌ́lzbə:rgər］ サルズバーガー（1895–1983，アメリカの皮膚科医）.
S.–Chase phenomenon サルズバーガー・チェース現象（ハプテンの経口投与によって生じる免疫学的寛容）.
S.–Garbe syndrome サルズバーガー・ガーブ症候群（情動的障害に皮膚病を併発した症候群）.
Sum, sum ① sumat 取らせよ，服用させよの略．② sumendum 取るべきの略.
sum ［sʌ́m］ 和.
s. of products 積和.
s. of square(s) 平方和［医学］，二乗和.
s. over state 状態和.
s. rule 総和〔規〕則.
su·mac ［s(j)ú:mæk］ ウルシ［漆］，コウロ［黄櫨］（*Rhus*，*Toxicodendron* などの植物），＝ sumach.
s. berry ウルシ［漆］の果実.
Sumatra camphor スマトラショウノウ，＝ Borneo camphor.
Sumatran mite fever スマトラダニ熱（ツツガム

シ病の一型).
sum·bul [sʌ́mbʌl] 阿魏(Ferula, musk-tree などの乾燥した根茎), = musk-root.
s. extract ジャコウ[麝香樹]エキス, = extractum sumbul, musk-root extract.
sum·ma·ry [sʌ́məri] 要約 [医学].
sum·ma·tion [sʌméiʃən] 総和, 加重 [医学], 累積 [医学] (累加, 重畳).
s. beat 重合収縮.
s. check 合計検査 [医学].
s. effect 累積効果 [医学].
s. gallop 重合奔馬リズム(律動) [医学], 重合奔馬調律.
s. of stimuli 刺激の加重.
s. potential 加重電位 [医学].
s. potential analgesia 蓄積刺激鎮痛〔法〕[医学].
s. reflex 累加反射.
s. time 加重時間.
s. tone 加音 [医学].
s. trauma 加重外傷 [医学].
summational tones 和音, 加音(既存音の振動数の総和または付加により生じる新しい音).
sum·mer [sʌ́mər] 夏季.
s. bronchitis 夏季気管支炎, = hay fever.
s. catarrh 夏季カタル [医学].
s. cholera 夏季コレラ [医学], = European cholera.
s. complaint コレラ.
s. diarrhea 夏季下痢〔症〕[医学], = choleraic diarrhea.
s. disease 幼鶏病, 夏病, = pullet disease.
s. encephalitides 夏季脳炎(の総称)(西部ウマ脳炎, 日本脳炎などを含む).
s. fever 夏季熱.
s. gallop 重合奔馬調.
s. itch 夏季かゆみ〔症〕.
s. minor illness 夏かぜ [医学].
s. prurigo 夏季痒疹 [医学].
s. pruritus 夏季そう(瘙)痒症 [医学].
s. rash 熱帯性苔癬, = lichen tropicus.
s. sleep 夏眠.
s. sore 夏季潰瘍(鳥の胃に寄生する *Habronema* の幼虫が皮膚に侵入して起こるもの).
s.-type hypersensitive pneumonitis 夏型過敏性肺〔臓〕炎 [医学] (夏季に発症する過敏性肺炎で, *Trichosporon asahii* などの真菌が原因となる).
s. wound 夏季創(ハブロマ幼虫感染症).
Sumner, F. W. [sʌ́mnər] サムナー(イギリスの外科医).
S. sign サムナー徴候(腸骨窩を静かに触診すると, 筋肉の緊張増大は膀胱石, 虫垂炎, または卵巣茎捻転の徴候).
Sumner, James Batcheller [sʌ́mnər] サムナー(1887–1955, アメリカの生化学者. 酵素およびウイルスタンパク質に関する研究で有名. また酵素を結晶として抽出した最初の学者. 1946年度ノーベル化学賞を受けた. 著書: Chemistry and Methods of Enzymes (1943)).
sump drain 吸引ドレーン.
sump syndrome 水ため症候群.
sun [sʌ́n] 太陽, 天日(銀河系の中心から約3万光年の距離にある恒星).
s. bath 日光浴 [医学].
s. bleaching 天日ざらし [医学].
s.-block cream 日焼け止めクリーム.
s. burst appearance 太陽光線像 [医学].
s. cauterization 日光焼灼〔法(術)〕[医学].
s. checking 日光割れ, = sun crack.
s. fever 太陽熱, = dengue.
s. glasses (太陽の光線を濾過するための眼鏡).
s. lamp 太陽灯 [医学], = sunlamp.
s. leaf 陽葉.
s. plant 陽生植物.
s. proof 耐光性の.
s. protection factor (SPF) 日光阻止因子.
s. screen 日焼け止め, サンスクリーン, = sunscreen.
s. spot ほくろ(黒子), = lentigo.
s. stroke 日射病, = sunstroke.
s. therapy 日光療法 [医学].
s. tree 陽樹.
sun·burn [sʌ́nbə:n] ① 日焼け [医学]. ② 日光皮膚炎.
s. cream 日焼け止めクリーム [医学].
s. preventive 日焼け止め [医学].
sunburst appearance 日輪像 [医学] (検査画像において放射状を意味する).
SUNCT short-lasting unilateral neuralgiform headache attacks with conjunctival injection and tearing 結膜充血および流涙を伴う短時間持続性片側神経痛様頭痛発作の略.
SUNCT syndrome SUNCT症候群(群発頭痛類似疾患で, 結膜充血, 流涙を伴う短期間の持続性片側性の神経性頭痛).
Sunday morning paralysis 日曜朝麻痺, = Saturday night paralysis.
sunflower cataract ヒマワリ様白内障(水晶体に針状銅小片が蓄積した状態), = chalcosis lentis.
sunflower oil ヒマワリ油(*Helianthus annuus* の種子から得られる不揮発性油).
sunk suture 埋没縫合 [医学].
sunken abdomen 陥凹腹(下痢などの脱水症に伴う).
sunken acetabulum 陥没寛骨臼 [医学], 陥没股臼.
sun·lamp [sʌ́nlæmp] 太陽灯.
sun·light [sʌ́nlait] 日光 [医学].
s. lamp 太陽灯.
sun·screen [sʌ́nskri:n] 日焼け止め [医学].
sunscreening agent 日焼け止め〔物質〕[医学].
sunset phenomenon 落陽現象 [医学], 落日現象 [医学] (太陽が半分沈んだように見える目の状態).
sun·stroke [sʌ́nstrouk] 日射病 [医学], = insolation.
sun·tan [sʌ́ntæn] 日光皮膚炎, 日焼け [医学], サンターン(長波長紫外線によって, メラニン生成が主となって黒くなる日焼け).
super- [s(j)u:pər] 上, 超, 過剰の意味を表す接頭語.
super bone scan 超骨集積スキャン [医学].
super spreader スーパー・スプレッダー(感染症が多数の人へ拡大する感染源となった特定の患者を指す. アメリカCDCでは10人以上への感染拡大の感染源の患者と定義されている).
su·per·ab·duc·tion [s(j)ù:pərəbdʌ́kʃən] 過外転.
su·per·ac·id [s(j)ù:pərǽsid] 過酸性の.
su·per·a·cid·i·ty [s(j)ù:pərəsíditi] ① 過酸性. ② 胃酸過多〔症〕[医学], 胃液分泌亢進 [医学], 過酸〔症〕[医学].
su·per·a·cro·mi·al [s(j)ù:pərəkróumiəl] 肩峰上の.
su·per·ac·tiv·i·ty [s(j)ù:pərəktíviti] 過度活動 [医学], 活動亢進.
su·per·a·cute [s(j)ù:pərəkjú:t] 極急性の.
su·per·aer·o·dy·nam·ics [s(j)ù:pərèəroudainǽmiks] 超空気力学.
su·per·al·bal [s(j)ù:pərǽlbəl] 白質上方の.

S

su·per·al·bu·mi·no·sis [s(j)ù:pərælbjùminóusis] アルブミン過度形成.

su·per·al·i·men·ta·tion [s(j)ù:pərælimantéiʃən] 栄養過多, 高栄養〔医学〕, 過栄養〔医学〕.

su·per·al·ka·lin·i·ty [s(j)ù:pərælkəlíniti] 過アルカリ性.

su·per·an·ti·gen [s(j)ù:pərǽntiʤən] 超抗原〔医学〕, スーパー抗原(免疫学的特異性を越えてT細胞レセプターを介してT細胞を活性化する物質. SE, TSS-1など細菌性外毒素が知られている).

s.-related nephritis (SARN) スーパー抗原関連腎炎.

su·per·cal·lo·sal [s(j)ù:pərkəlóusəl] 脳梁上方の.

s. convolution 弓隆上回(脳弓隆の上面にある遺物回で, 縦線の前後延長線).

su·per·car·bon·ate [s(j)ù:pərká:bəneit] 重炭酸塩, = bicarbonate.

su·per·cen·tral [s(j)ù:pərséntrəl] 中心上方の, 中心溝上の.

su·per·cer·e·bel·lar [s(j)ù:pərsèribélər] 小脳上部の.

su·per·cer·e·bral [s(j)ù:pərséribrəl, –sərí:b–] 大脳上部の.

su·per·cil·ia [s(j)u:pərsíliə] [L/TA] 眉毛(マユゲ), = eyebrows [TA].

su·per·cil·i·ary [s(j)ù:pərsíliəri] 眉毛の.

s. arch [TA] 眉弓, = arcus superciliaris [L/TA].

s. ridge ①眉部隆線, = supraorbital ridge. ②眉毛弧, = superciliary arch.

su·per·cil·i·um [s(j)ù:pərsíliəm] [L/TA] ①眉, = eyebrow [TA]. ②眉毛. 複 supercilia.

su·per·coil [s(j)ú:pərkɔ̀il] 高次コイル〔医学〕.

s. DNA 超ラセンDNA, 高次コイルDNA, スーパーコイルDNA(二本鎖DNAのラセン構造がさらにねじれて重複したラセン状構造のDNA).

supercoiled DNA → supercoil DNA.

superconducting magnet 超伝導磁石〔医学〕.

superconducting MRI 超伝導MRI.

superconducting quantum interference device 超伝導量子干渉素子〔医学〕.

su·per·con·duc·tion [s(j)ù:pərkəndʌ́kʃən] 超電〔気伝〕導(Kamerlingh-Onnesにより1911年に発見された極低温物理学の現象で, 金属元素の電気抵抗が低温において急に降下して, 電気伝導が自由に行われるように転移する現象. superconducting MRIなどがある).

su·per·con·duc·tiv·i·ty [s(j)ù:pərkɑ̀ndʌktíviti] 超伝導(金属, 合金, ある種の金属酸化物において, ある温度以下で電気抵抗が, ゼロになる現象).

su·per·con·duc·tor [s(j)ù:pərkəndʌ́ktər] 超伝導体(電気抵抗が0になり電気が自由に流れる現象を超伝導といい, このような性質を示す物質を超伝導体という).

su·per·cool·ing [s(j)ù:pərkú:liŋ] 過冷〔却〕〔医学〕(液体が凝固点以下の低温でも液体性を保つこと).

su·per·crit·i·cal [sù:pərkrítikəl] 超臨界の.

s. fluid 超臨界流体(気体とも液体ともつかない特殊な状態の限界の状態をいう).

s. fluid chromatography (SFC) 超臨界流体クロマトグラフィ.

s. fluid extraction (SFE) 超臨界流体抽出.

su·per·di·crot·ic [s(j)ù:pərdaikrátik] 高度重拍脈の, = hyperdicrotic.

su·per·dis·ten·tion [s(j)ù:pərdisténʃən] 過度拡張.

su·per·dom·i·nance [s(j)ù:pərdáminəns] 超優性〔医学〕.

su·per·du·ral [s(j)ù:pərd(j)ú:rəl] 硬〔髄〕膜上方の.

su·per·e·go [s(j)ù:pərí:gou, –égou] 超自我, 上位自我(自我とエスの活動を監視し検閲する精神機能で, 無意識的良心とも考えられる).

superenergetic phonation 高音, = hyperphonia.

su·per·ex·ci·ta·tion [s(j)ù:pərèksaitéiʃən] 過度興奮.

su·per·ex·tend·ed [s(j)ù:pəriksténdid] 過度伸張の, 過伸展の〔医学〕.

su·per·fam·i·ly [s(j)ù:pərfǽmili] ①上科(動植物分類において, 科と目との間に位置する). ②スーパーファミリー, 類似遺伝子群〔医学〕.

su·per·fat·ted [s(j)ù:pərfǽtid] 過度脂肪含有の.

s. soap 過脂肪性石ケン.

superfatting agent 過脂肪剤〔医学〕.

su·per·fe·cun·da·tion [s(j)ù:pərfìkəndéiʃən] 過妊娠, 過受精〔医学〕, 多妊(相次ぐ2回以上の性交により, 2個以上の卵子が受精して起こる複妊娠で, 同経期妊娠ともいう).

su·per·fe·male [s(j)ù:pərfí:meil] 超雌性〔医学〕, 超女性〔医学〕, 超雌〔医学〕(雌雄の両性出現の平衡状態において, 雌性因子が極度に強い個体を発生させる生殖力で超雄 supermale の反対).

su·per·fe·ta·tion [s(j)ù:pərfì:téiʃən] 過受胎〔医学〕, 過受精(子宮内に胎児が存在するにもかかわらず, さらに受精して第2の胎児が発生すること), = superfoetation.

su·per·fi·cial [s(j)ù:pərfíʃəl] [TA] ①浅, = superficialis [L/TA]. ②表在性の, 浅在性の.

s. abrasion 表在〔性〕びらん〔医学〕.

s. abscess 浅在膿瘍.

s. angioma 表在〔性〕血管腫.

s. back muscles 浅背筋.

s. brachial artery [TA] 浅上腕動脈, = arteria brachialis superficialis [L/TA].

s. branch [TA] 浅枝, = ramus superficialis [L/TA].

s. burn 表在性熱傷.

s. carcinoma 表在癌.

s. cardiac plexus 浅心臓神経叢.

s. caries 表在性う蝕.

s. cell 表層細胞〔医学〕.

s. cellulitis 表在〔性〕蜂巣織炎〔医学〕.

s. cerebral veins [TA] 浅大脳静脈(大脳の表面の静脈), = venae superficiales cerebri [L/TA].

s. cervical artery [TA] 浅頸動脈(浅枝), = ramus superficialis [L/TA].

s. circumflex iliac artery [TA] 浅腸骨回旋動脈, = arteria circumflexa ilium superficialis [L/TA].

s. circumflex iliac vein [TA] 浅腸骨回旋静脈, = vena circumflexa ilium superficialis [L/TA].

s. cleavage 表割〔医学〕(卵割型の一種で, 節足動物にみられる).

s. dorsal sacrococcygeal ligament 浅後仙尾靱帯.

s. dorsal veins of clitoris (♀) [TA] 浅陰核背静脈, = venae dorsales superficiales clitoridis (♀) [L/TA].

s. dorsal veins of penis (♂) [TA] 浅陰茎背静脈, = venae dorsales superficiales penis (♂) [L/TA].

s. epidermal crests 上皮外稜(皮膚の).

s. epigastric artery [TA] ①上腹壁動脈, = arteria epigastrica superficialis [L/TA]. ②浅腹壁動脈.

s. epigastric vein [TA] 浅腹壁静脈, = vena epigastrica superficialis [L/TA].

s. external pudendal artery [TA] 浅外陰部動脈 (arteria pudenda externa [PNA], 浅, 深を区別し

ていない), = arteria pudenda externa superficialis [L/TA].
s. fascia 浅筋膜.
s. fascia of penis 浅陰茎筋膜.
s. fascia of perineum 浅会陰筋膜.
s. fascia of scrotum [TA] 肉様膜, = tunica dartos [L/TA].
s. fibular nerve [TA] 浅腓骨神経, = nervus fibularis superficialis [L/TA].
s. flexor muscle of fingers 〔手の〕浅指屈筋.
s. gastritis 表層性胃炎〔医学〕.
s. gland 浅在腺.
s. gray layer of superior colliculus 上近の浅灰白層.
s. grey layer [TA] 浅灰白質層*, = stratum griseum superficiale [L/TA].
s. head [TA] 浅頭, = caput superficiale [L/TA].
s. hemianopsia 上半盲〔医学〕.
s. hemorrhagic polioencephalitis 上部出血〔性〕灰白〔質〕脳炎〔医学〕.
s. idiot 表面性白痴(絶対白痴よりはやや程度の軽いもの).
s. inguinal nodes [TA] 浅鼡径リンパ節, = nodi inguinales superficiales [L/TA].
s. inguinal ring [TA] 浅鼡径輪, = anulus inguinalis superficialis [L/TA].
s. injury 体表損傷〔医学〕.
s. investing fascia [TA] 浅被覆筋膜(浅腹腔周囲筋膜*), = fascia investiens superficialis [L/TA].
s. investing fascia of perineum [TA] 浅会陰筋膜, = fascia investiens perinei superficialis [L/TA].
s. keratitis 表在性角膜炎〔医学〕.
s. layer [TA] ① 浅葉, 浅板, = lamina superficialis [L/TA]. ② 浅層.
s. layer of levator palpebrae superioris muscle 上眼瞼挙筋浅板.
s. layer of temporalis fascia 側頭筋膜浅葉.
s. leiomyoma 表在〔性〕平滑筋腫〔医学〕.
s. limited cancer 表在癌〔医学〕.
s. linear keratitis 表在〔性〕線状角膜炎.
s. lingual muscle 上縦舌筋.
s. lymph vessel [TA] 浅リンパ管*, = vas lymphaticum superficiale [L/TA].
s. middle cerebral vein [TA] 浅中大脳静脈, = vena media superficialis cerebri [L/TA].
s. mycosis 表在性真菌症〔医学〕(皮膚の表層, 爪, 毛髪などの角化組織, または皮膚に隣接する扁平上皮粘膜(口腔, 腟など)の表層に限局し, 真皮や皮下組織または粘膜下組織などに波及することがない真菌感染症の総称. 浅在性真菌症ともいう).
s. nodes [TA] 浅外側頸リンパ節, 浅前頸リンパ節, 浅膝窩リンパ節, = nodi superficiales [L/TA].
s. pain 表在痛〔医学〕.
s. palmar arch [TA] 浅掌動脈弓, = arcus palmaris superficialis [L/TA].
s. palmar arterial arch 浅掌動脈弓〔医学〕.
s. palmar branch [TA] 浅掌枝, = raus palmaris superficialis [L/TA].
s. palmar venous arch 浅掌静脈弓.
s. parotid nodes [TA] 浅耳下腺リンパ節, = nodi parotidei superficiales [L/TA].
s. part [TA] 浅部, = pars superficialis [L/TA], 浅部*(腓腹筋部), = pars gastrocnemialis [L/TA], 浅部*(下腿三頭筋部), = pars tricipitalis [L/TA].
s. part of external anal sphincter 外肛門括約筋浅部.
s. part of masseter muscle 咬筋浅部.
s. perineal compartment [TA] 浅会陰隙, = spatium superficiale perinei [L/TA].
s. perineal pouch [TA] 浅会陰隙, = compartimentum superficiale perinei [L/TA].
s. perineal space [TA] 浅会陰隙, = spatium superficiale perinei [L/TA].
s. peroneal nerve [TA] 浅腓骨神経, = nervus peroneus superficialis [L/TA].
s. plantar arch [TA] 浅足底動脈弓, = arcus plantaris superficialis [L/TA].
s. posterior sacrococcygeal ligament [TA] 浅後仙尾靱帯, = ligamentum sacrococcygeum dorsale superficiale [L/TA], ligamentum sacrococcygeum posterius superficiale [L/TA].
s. punctate keratitis 表在性点状角膜炎〔医学〕, = keratoconjunctivitis epidemica.
s. pustular perifolliculitis 浅在性膿疱性毛包周囲炎, = Bockhart impetigo.
s. reflex 表在〔性〕反射〔医学〕(きわめて軽度の表在性刺激により起こる反射の総称).
s. segmentation 表層分割.
s. sensation 表在知覚〔医学〕, 表在感覚(温覚, 痛覚など).
s. spreading melanoma 表在性黒色腫〔医学〕, 表在性拡大〔型〕黒色腫.
s. stroking 軽擦〔法〕〔医学〕.
s. surgery of skin 皮膚表層外科.
s. temporal artery [TA] 浅側頭動脈, = arteria temporalis superficialis [L/TA].
s. temporal artery-middle cerebral artery anastomosis 浅側頭動脈・中大脳動脈吻合〔医学〕.
s. temporal branches [TA] 浅側頭枝, = rami temporales superficiales [L/TA].
s. temporal plexus 浅側頭動脈神経叢.
s. temporal veins [TA] 浅側頭静脈, = venae temporales superficiales [L/TA].
s. tracheotomy 上気管切開〔術〕〔医学〕.
s. transverse metacarpal ligament [TA] 浅横中手靱帯, = ligamentum metacarpale transversum superficiale [L/TA].
s. transverse metatarsal ligament 浅横中足靱帯.
s. transverse perineal muscle [TA] 浅会陰横筋, = musculus transversus perinei superficialis [L/TA].
s. trichophytia 表在性白癬(せん)〔医学〕.
s. trigone [TA] 浅膀胱三角筋*, = musculus trigoni vesicae superficialis [L/TA].
s. ulcer 表在性潰瘍〔医学〕.
s. vein [TA] ① 浅静脈, = vena superficialis [L/TA]. ② 皮静脈.
s. veins of lower limb [TA] 下肢の浅静脈, = venae superficiales membri inferioris [L/TA].
s. veins of upper limb [TA] 上肢の浅静脈, = venae superficiales membri superioris [L/TA].
s. venous palmar arch [TA] 浅掌静脈弓, = arcus venosus palmaris superficialis [L/TA].
s. volar arch 浅掌動脈弓(尺骨動脈と橈骨動脈とが手掌で吻合する浅層の部分).
s. zone 浅在帯(大脳皮質の4帯のうち, 最も表面に近い層).
su·per·fi·ci·a·lis [s(j)ù:pərfiʃiéilis] [L/TA] ①浅, = superficial [TA]. ② 浅在性の, = superficial.
s. volae 橈骨動脈浅掌枝.
superficially limited cancer 表在癌〔医学〕.
su·per·fi·ci·es [s(j)ù:pərfíʃii:z] 外面, = facies.
su·per·flex·ion [s(j)ù:pərflékʃən] 過屈曲.
su·per·flu·id·i·ty [s(j)ù:pərflu:íditi] 超流動(液体ヘリウム He を極低温である −271°C 以下に冷却すると, 粘性が消失する現象).

S

su·per·foe·ta·tion [s(j)ù:pərfi:téiʃən] 過受胎, = superfetation.
su·per·fron·tal [s(j)ù:pərfrʌ́ntəl] 前頭上方の.
s. area 前頭上野.
su·per·func·tion [s(j)ù:pərfʌ́ŋkʃən] 機能亢進.
su·per·fu·sion [s(j)ù:pərfjú:ʒən] 過融解.
supergene family 類似遺伝子群〔医学〕.
su·per·gen·u·al [s(j)ù:pərdʒénjuəl] 膝上方の.
su·per·gy·re [s(j)ù:pərdʒáiər] 重積回.
superharmonic function 優調和関数.
superheated steam 過熱蒸気〔医学〕.
su·per·heat·er [s(j)ù:pərhí:tər] 過熱装置〔医学〕.
su·per·heat·ing [s(j)ù:pərhí:tiŋ] 過熱.
superhelical DNA 超ラセンDNA.
su·per·he·lix [s(j)ù:pərhí:liks] 高次ラセン.
superhigh frequency (SHF) センチメートル波(波長1～10cmの電磁波), = centimeter wave.
superhigh risk group 超ハイリスク群〔医学〕.
su·per·im·pose [s(j)ù:pərimpóuz] 層積する〔医学〕, 重ねる, 添える.
superimposed eclampsia 混合型子癇前症(慢性高血圧症,腎臓疾患の患者にみられる子癇前症), = superimposed pre eclampsia.
superimposed preeclampsia 加重型妊娠高血圧腎症.
superimposed toxemia of pregnancy 混合妊娠中毒症.
superimposing method スーパーインポーズ法.
su·per·im·preg·na·tion [s(j)ù:pərìmpregnéiʃən] 過妊娠, 過受精.
su·per·in·duce [s(j)ù:pərindjú:s] さらに加える, 追加する.
su·per·in·fec·tion [s(j)ù:pərinfékʃən] 重〔複〕感染〔医学〕(同種細菌による再感染), = hyperinfection.
s. breakdown 重感染崩壊〔医学〕.
s. immunity 重感染免疫〔医学〕.
s. inhibition 重感染阻止〔医学〕.
su·per·in·ten·dent [s(j)ù:pərinténdənt] 管理長, 総務部長.
su·per·in·vo·lu·tion [s(j)ù:pərìnvəl(j)ú:ʃən] 過度退縮〔医学〕.
su·pe·ri·or [s(j)upíəriər] [L/TA] ① 上, = superior [TA]. ② 上方の, 頭側の, 優位の. ③ 上官, 年長者.
s. aberrant ductule [TA] 上迷管, = ductulus aberrans superior [L/TA].
s. alternating hemiplegia 上交代性片麻痺〔医学〕, = Weber syndrome.
s. alveolar nerves [TA] 上歯槽神経, = nervi alveolares superiores [L/TA].
s. anal nerves [TA] 上肛門神経*, = nervi anales superiores [L/TA].
s. anastomotic vein [TA] 上吻合静脈, = vena anastomotica superior [L/TA].
s. angle [TA] ① 上角, = angulus superior [L/TA]. ② 優角.
s. angle of scapula 上角(肩甲骨の).
s. anterior alveolar artery 前上歯槽動脈〔医学〕.
s. arc 優弧.
s. articular facet [TA] 上〔関節突起〕関節面*, = facies articularis superior [L/TA].
s. articular process [TA] 上関節突起, = processus articularis superior [L/TA], zygapophysis superior [L/TA].
s. articular process of sacrum 〔仙骨〕上関節突起.
s. articular surface [TA] 上関節面, = facies articularis superior [L/TA].
s. articular surface of tibia 脛骨の上関節面.
s. aspect [TA] 上面観, = norma superior [L/TA].
s. ataxia 上位部運動失調(主として頭部上肢の).
s. auricular ligament 上耳介靱帯〔医学〕.
s. auricular muscle 上耳介筋.
s. azygoesophageal recess 上奇静脈食道陥凹.
s. basal vein [TA] 上肺底静脈, = vena basalis superior [L/TA].
s. belly [TA] 上腹, = venter superior [L/TA].
s. border [TA] 上縁, = margo superior [L/TA].
s. border of petrous part [TA] 錐体上縁, = margo superior partis petrosae [L/TA].
s. brachium colliculi 上丘腕(中脳蓋の).
s. branch [TA] 上枝, 上下葉静脈, = ramus superior [L/TA].
s. branches [TA] 上枝, = rami superiores [L/TA].
s. bulb of internal jugular vein 内頸静脈上球.
s. bulb of jugular vein [TA] 頸静脈上球, = bulbus superior venae jugularis [L/TA].
s. bursa of biceps femoris [TA] 大腿二頭筋の上滑液包, = bursa musculi bicipitis femoris superior [L/TA].
s. calyx [TA] 上腎杯, = calyx superior [L/TA].
s. cardiac nerve 上心臓神経.
s. carotid triangle 上頸動脈三角(上は顎二腹筋の後腹と茎突舌骨筋, 後は胸鎖乳突筋, 下は肩甲舌骨筋), = triangle of election, carotid t..
s. central nucleus [TA] 正中縫線核(上中心核), = nucleus raphes medianus [L/TA].
s. cerebellar artery [TA] 上小脳動脈, = arteria superior cerebelli [L/TA].
s. cerebellar artery syndrome 上小脳動脈症候群.
s. cerebellar peduncle [TA] 上小脳脚(結合腕), = pedunculus cerebellaris superior [L/TA].
s. cerebellar vein 上小脳静脈〔医学〕.
s. cerebral veins [TA] 上大脳静脈, = venae superiores cerebri [L/TA].
s. cervical cardiac branches [TA] 上頸心臓枝, = rami cardiaci cervicales superiores [L/TA].
s. cervical cardiac nerve [TA] 上〔頸〕心臓神経, = nervus cardiacus cervicalis superior [L/TA].
s. cervical ganglion [TA] 上頸神経節, = ganglion cervicale superius [L/TA].
s. choroid vein [TA] 上脈絡叢静脈, = vena choroidea superior [L/TA].
s. cistern 大脳静脈槽.
s. clunial nerves [TA] 上殿皮神経, = nervi clunium superiores [L/TA].
s. colic ventriculus 上結腸室(盲腸, 上行結腸および横行結腸を単室と考えた名称. Evans), = holotyphlon.
s. colliculus [TA] ① 上丘, = colliculus superior [L/TA]. ② 上丘(下等脊椎動物の), = corpora bigemina.
s. commissure (手綱交連), = habenular commissure.
s. concha 上鼻甲介〔医学〕.
s. conjunctival fornix [TA] 上結膜円蓋, = fornix conjunctivae superior [L/TA].
s. constrictor [TA] 上咽頭収縮筋, = musculus constrictor pharyngis superior [L/TA].
s. constrictor muscle of pharynx 上咽頭収縮筋〔医学〕.
s. cortical branches [TA] 上皮質動脈*, = rami corticales superiores [L/TA].
s. costal facet [TA] 上肋骨窩, = fovea costalis superior [L/TA].
s. costal fovea 上肋骨窩〔医学〕.

s. costotransverse ligament [TA] 上肋横突関節, = ligamentum costotransversarium superius [L/TA].
s. deep nodes [TA] 上深外側頸リンパ節, = nodi profundi superiores [L/TA].
s. degenerate 優秀変質者(優れた知能はあるが, 病的または変質傾向を示す者).
s. dental arch 上歯列弓〔医学〕.
s. dental branches [TA] 上歯枝, = rami dentales superiores [L/TA].
s. dental plexus [TA] 上歯神経叢, = plexus dentalis superior [L/TA].
s. dental rami 上歯枝.
s. diaphragmatic nodes [TA] 上横隔リンパ節, = nodi phrenici superiores [L/TA].
s. duodenal flexure [TA] 上十二指腸曲, = flexura duodeni superior [L/TA].
s. duodenal fold [TA] 上十二指腸ヒダ, = plica duodenalis superior [L/TA].
s. duodenal fossa [TA] 上十二指腸陥凹, = recessus duodenalis superior [L/TA].
s. duodenal recess 上十二指腸陥凹〔医学〕.
s. epigastric artery [TA] 上腹壁動脈, = arteria epigastrica superior [L/TA].
s. epigastric veins [TA] 上腹壁静脈, = venae epigastricae superiores [L/TA].
s. extensor retinaculum [TA]〔足の〕上伸筋支帯, = retinaculum musculorum extensorum superius [L/TA].
s. extremity [TA] 上端, = polus superior [L/TA].
s. eyelid [TA] 上眼瞼, = palpebra superior [L/TA].
s. facet [TA] 上面, = facies superior [L/TA].
s. fascia of pelvic diaphragm [TA] 上骨盤隔膜筋膜, = fascia superior diaphragmatis pelvis [L/TA].
s. fascia of urogenital diaphragm 上尿生殖隔膜筋膜〔医学〕.
s. fibular retinaculum [TA] 上腓骨筋支帯, = retinaculum musculorum fibularium superius [L/TA].
s. fovea [TA] 上窩, = fovea superior [L/TA].
s. frontal convolution 上前頭回.
s. frontal gyrus [TA] 上前頭回, = gyrus frontalis superior [L/TA].
s. frontal sulcus [TA] 上前頭溝, = sulcus frontalis superior [L/TA].
s. ganglion [TA] 上神経節, = ganglion superius [L/TA].
s. ganglion of glossopharyngeal nerve 舌咽神経上神経節.
s. ganglion of vagus nerve 〔迷走神経の〕上神経節.
s. gemellus [TA] 上双子筋, = musculus gemellus superior [L/TA].
s. gemellus muscle 上双子筋.
s. genial spine [TA] 上オトガイ棘*, = spina geni superior [L/TA].
s. gingival branches [TA] 上歯肉枝, = rami gingivales superiores [L/TA].
s. gluteal artery [TA] 上殿動脈, = arteria gultea superior [L/TA].
s. gluteal nerve [TA] 上殿神経, = nervus gluteus superior [L/TA].
s. gluteal veins [TA] 上殿静脈, = venae gluteae superiores [L/TA].
s. head [TA] 上頭, = caput superius [L/TA].
s. hemi-azygos vein [TA] 副半奇静脈, = vena hemiazygos accessoria [L/TA].
s. hemorrhagic polioencephalitis 出血性上部灰白脳炎(単に上部脳灰白質炎ともいう), = superior polioencephalitis, Wernicke disease.
s. horn [TA] 上角, = cornu superius [L/TA].
s. hypogastric plexus [TA] 上下腹神経叢, = plexus hypogastricus superior [L/TA].
s. hypophysial artery [TA] 上下垂体動脈, = arteria hypophysialis superior [L/TA].
s. ileocaecal recess [TA] 上回盲陥凹, = recessus ileocaecalis superior [L/TA].
s. ileocecal recess 上回盲陥凹.
s. intercostal artery 前肋間動脈,〔最〕上肋間動脈.
s. labial artery 上唇動脈.
s. labial branch(es) [TA] ① 上唇動脈, = arteria labialis superior [L/TA]. ② 上眼瞼枝, = rami labiales superiores [L/TA].
s. labial vein [TA] 上唇静脈, = vena labialis superior [L/TA].
s. laryngeal artery [TA] 上喉頭動脈, = arteria laryngea superior [L/TA].
s. laryngeal cavity 上喉頭腔.
s. laryngeal nerve [TA] 上喉頭神経, = nervus laryngeus superior [L/TA].
s. laryngeal vein [TA] 上喉頭静脈, = vena laryngea superior [L/TA].
s. lateral brachial cutaneous nerve [TA] 上外側上腕皮神経, = nervus cutaneus brachii lateralis superior [L/TA].
s. lateral cutaneous nerve of arm [TA] 上外側上腕皮神経, = nervus cutaneus brachii lateralis superior [L/TA].
s. lateral flexure [TA] 外側上曲*, = flexura superior lateralis [L/TA].
s. lateral genicular artery [TA] 外側上膝動脈, = arteria superior lateralis genus [L/TA].
s. ligament of auricle [TA] 上耳介靱帯, = ligamentum auriculare superius [L/TA].
s. ligament of epididymis [TA]上精巣上体間膜, = ligamentum epididymidis superius [L/TA].
s. ligament of incus [TA] 上キヌタ骨靱帯, = ligamentum incudis superius [L/TA].
s. ligament of malleus [TA] 上ツチ骨靱帯, = ligamentum mallei superius [L/TA].
s. limb [TA] 上根, = radix superior [L/TA].
s. linear nucleus [TA] 上核*, = nucleus linearis superior [L/TA].
s. lingular artery [TA] 上舌枝, = arteria lingularis superior [L/TA].
s. lingular bronchus〔B Ⅳ〕 [TA] 上舌枝, = bronchus lingularis superior〔B Ⅳ〕[L/TA].
s. lingular segment〔S Ⅳ〕 [TA] 上舌区, = segmentum lingulare superius〔S Ⅳ〕[L/TA].
s. lip [TA] 上唇*, = labrum superius [L/TA].
s. lobar arteries [TA] 上葉動脈, = arteriae lobares superiores [L/TA].
s. lobe [TA] 上葉, = lobus superior [L/TA].
s. lobe of lung 〔肺の〕上葉.
s. longitudinal fasciculus [TA] 上縦束, = fasciculus longitudinalis superior [L/TA].
s. longitudinal muscle [TA] 上縦舌筋, = musculus longitudinalis superior [L/TA].
s. longitudinal muscle of tongue 上縦舌筋.
s. longitudinal sinus 上矢状静脈洞.
s. lumbar triangle [TA] 上腰三角*, = trigonum lumbale superius [L/TA].
s. macular arteriole [TA] 上黄斑動脈, = arteriola macularis superior [L/TA].
s. macular venule [TA] 上黄斑静脈, = venula macularis superior [L/TA].
s. margin [TA] 上縁, = margo superior [L/TA].

s. maxillary nerve 上顎神経.
s. meatus of nose 上鼻道〔医学〕.
s. medial genicular artery [TA] 内側上膝動脈, = arteria superior medialis genus [L/TA].
s. mediastinum [TA] 縦隔の上部(上縦隔), = mediasutinum superius [L/TA].
s. medullary velum [TA] 上髄帆, = velum medullare superius [L/TA].
s. mental spine [TA] 上オトガイ棘*, = spina mentalis superior [L/TA].
s. mesenteric artery [TA] 上腸間膜動脈, = arteria mesenterica superior [L/TA].
s. mesenteric artery syndrome 上腸間膜動脈症候群〔医学〕.
s. mesenteric ganglion [TA] 上腸間膜動脈神経節, = ganglion mesentericum superius [L/TA].
s. mesenteric nodes [TA] 上腸間膜リンパ節, = nodi mesenterici superiores [L/TA].
s. mesenteric plexus [TA] 上腸間膜動脈神経叢, = plexus mesentericus superior [L/TA].
s. mesenteric vein [TA] 上腸間膜静脈, = vena mesenterica superior [L/TA].
s. nasal arteriole 上内側動脈〔医学〕.
s. nasal concha [TA] 上鼻甲介, = concha nasalis superior [L/TA], concha nasi superior [L/TA].
s. nasal meatus [TA] 上鼻道, = meatus nasi superior [L/TA].
s. nasal retinal arteriole [TA] 上内側動脈, = arteriola nasalis retinae superior [L/TA].
s. nasal retinal venule [TA] 上内側静脈, = venula nasalis retinae superior [L/TA].
s. nodes [TA] 上膵リンパ節, 上殿リンパ節, = nodi superiores [L/TA].
s. nuchal line [TA] 上項線, = linea nuchalis superior [L/TA].
s. nucleus 〔前庭神経〕上核, = Deiters nucleus.
s. oblique [TA] 上斜筋, = musculus obliquus superior [L/TA].
s. oblique muscle 上斜筋〔医学〕.
s. oblique muscle of head 上頭斜筋.
s. occipital gyrus 上後頭回.
s. occipital sulcus 上後頭溝.
s. occipitofrontal fasciculus [TA] 上後頭前頭束*, = fasciculus occipitofrontalis superior [L/TA].
s. olivary complex [TA] 上オリーブ核〔群〕, = nucleus olivaris superior [L/TA].
s. olivary nucleus [TA] 上オリーブ核(顔面神経核の腹側方にあって, 赤核からの線維を受け, 小脳へ向かう線維を出す), = nucleus olivaris superior [L/TA].
s. omental recess 網嚢上陥凹.
s. ophthalmic vein [TA] 上眼静脈, = vena ophthalmica superior [L/TA].
s. orbital fissure [TA] 上眼窩裂, = fissura orbitalis superior [L/TA].
s. ovary 上位子房.
s. palpebra 上眼瞼, = palpebra superior, upper eyelid.
s. palpebral arch [TA] 上眼瞼動脈弓, = arcus palpebralis superior [L/TA].
s. palpebral veins [TA] 上眼瞼静脈, = venae palpebrales superiores [L/TA].
s. pancreaticoduodenal artery 上膵十二指腸動脈〔医学〕.
s. parathyroid gland [TA] 上上皮小体, = glandula parathyroidea superior [L/TA].
s. parietal lobule [TA] 上頭頂小葉, = lobulus parietalis superior [L/TA].
s. part [TA] ①下行部, = pars descendens [L/TA], 後部, = pars superior [L/TA]. ②上舌枝, = pars superior [L/TA].
s. part of duodenum 十二指腸の上部.
s. part of lingular branch of left pulmonary vein 左肺静脈の肺舌静脈の上部.
s. part of vestibular ganglion 前庭神経節の上部.
s. part of vestibulocochlear nerve 内耳神経の上部, = nervus vestibularis.
s. pelvic aperture 骨盤上口.
s. pelvic strait 骨盤入口.
s. peroneal retinaculum [TA] 上腓骨筋支帯, = retinaculum musculorum peroneorum superius [L/TA].
s. petrosal sinus [TA] 上錐体静脈洞, = sinus petrosus superior [L/TA].
s. petrosal sulcus 上錐体洞溝.
s. phrenic arteries [TA] 上横隔動脈, = arteriae phrenicae superiores [L/TA].
s. phrenic veins [TA] 上横隔静脈, = venae phrenicae superiores [L/TA].
s. pole [TA] 上端, = extremitas superior [L/TA], polus superior [L/TA].
s. posterior alveolar artery 後上歯槽動脈〔医学〕.
s. posterior pancreaticoduodenal vein [TA] 上後膵十二指腸静脈*, = vena pancreaticoduodenalis superior posterior [L/TA].
s. posterior serratus muscle 上後鋸筋.
s. pubic ligament [TA] 上恥骨靱帯, = ligamentum pubicum superius [L/TA].
s. pubic ramus [TA] 恥骨上枝, = ramus superior ossis pubis [L/TA].
s. pulmonary sulcus 上肺溝.
s. pulmonary sulcus syndrome 上肺溝症候群〔医学〕.
s. pulmonary sulcus tumor 上肺溝腫瘍.
s. quadrigeminal body 上丘, = superior colliculus.
s. radioulnar joint 上橈尺関節〔医学〕.
s. recess [TA] 上陥凹, 上鼓膜陥凹, = recessus superior [L/TA].
s. recess of tympanic membrane 上鼓膜陥凹.
s. rectal artery [TA] 上直腸動脈, = arteria rectalis superior [L/TA].
s. rectal nodes [TA] 上直腸リンパ節, = nodi rectales superiores [L/TA].
s. rectal plexus [TA] 上直腸動脈神経叢, = plexus rectalis superior [L/TA].
s. rectal vein [TA] 上直腸静脈, = vena rectalis superior [L/TA].
s. rectus [TA] 上直筋, = musculus rectus superior [L/TA].
s. rectus muscle 上直筋.
s. retinaculum of extensor muscles 〔足の〕上伸筋支帯.
s. rhinoscopy 上検鼻〔法〕〔医学〕, 上鼻鏡検査法.
s. root [TA] 上根, = radix superior [L/TA].
s. sagittal diameter 上矢状直径(前頭骨内稜の中央から後頭骨上十字線まで).
s. sagittal sinus [TA] 上矢状静脈洞, = sinus sagittalis superior [L/TA].
s. salivary nucleus 上唾液核.
s. salivatory nucleus [TA] 上唾液〔分泌〕核(顔面神経核の尾側, 網様体にある不規則形の核で, 下顎神経節および蝶形口蓋神経節に節前線維を送り, 唾液分泌の調節に関与するといわれる), = nucleus salivatorius superior [L/TA].
s. segment [TA] 上区, = segmentum superius [L/TA].

S

s. segment〔S Ⅵ〕 [TA] 上－下葉区，＝segmentum superius〔S Ⅵ〕[L/TA].
s. segmental artery [TA] 下葉上動脈，上区動脈，＝arteria segmentalis superior [L/TA], arteria segmenti superioris [L/TA].
s. segmental artery of kidney 腎上区動脈.
s. segmental bronchus〔B Ⅵ〕 [TA] 上-下葉枝，＝bronchus segmentalis superior〔B Ⅵ〕[L/TA].
s. semilunar lobule [TA] 上半月小葉，＝lobulus semilunaris superior [L/TA].
s. sphincter [TA] 上〔総胆管〕括約筋*，＝musculus sphincter superior [L/TA].
s. sternal region 上胸骨部（第3肋骨以上にある胸骨の部位）.
s. straight muscle 上直筋〔医学〕.
s. sulcus tumor 上肺溝腫瘍〔医学〕，上溝腫瘍，＝pulmonary sulcus tumor.
s. suprarenal arteries [TA] 上副腎動脈，＝arteriae suprarenales superiores [L/TA].
s. surface of cerebellar hemisphere 小脳半球上面.
s. surface of talus 距骨上面.
s. synovial membrane [TA] 上滑膜，＝membrana synovialis superior [L/TA].
s. tarsal muscle [TA] 上瞼板筋，＝musculus tarsalis superior [L/TA].
s. tarsus [TA] 上瞼板，＝tarsus superior [L/TA].
s. temporal arcade 上側頭弧，＝orbital arch.
s. temporal convolution 上側頭回.
s. temporal gyrus [TA] 上側頭回，＝gyrus temporalis superior [L/TA].
s. temporal line [TA] 上側頭線，＝linea temporalis superior [L/TA].
s. temporal retinal arteriole [TA] 上外側動脈，＝arteriola temporalis retinae superior [L/TA].
s. temporal retinal venule [TA] 上外側静脈，＝venula temporalis retinae superior [L/TA].
s. temporal sulcus [TA] 上側頭溝，＝sulcus temporalis superior [L/TA].
s. terminal branches [TA] 上分界枝*，＝rami terminales superiores [L/TA].
s. thalamostriate vein [TA] 上視床線条体静脈（vena thalamostriata [PNA]），＝vena thalamostriata superior [L/TA], vena terminalis [L/TA].
s. thoracic aperture [TA] 胸郭上口，＝apertura thoracis superior [L/TA].
s. thoracic artery [TA]〔最〕上胸動脈（arteria thoracica suprema [PNA]），＝arteria thoracica superior [L/TA].
s. thyroid artery [TA] 上甲状腺動脈，＝arteria thyroidea superior [L/TA].
s. thyroid notch [TA] 上甲状切痕，＝incisura thyroidea superior [L/TA].
s. thyroid plexus 上甲状腺動脈神経叢.
s. thyroid tubercle [TA] 上甲状結節，＝tuberculum thyroideum superius [L/TA].
s. thyroid vein [TA] 上甲状腺静脈，＝vena thyroidea superior [L/TA].
s. tibiofibular joint [TA] 脛腓関節，＝articulatio tibiofibularis [L/TA].
s. tonsillar crypt 上扁桃陰窩〔医学〕.
s. tooth 上歯（上顎歯）.
s. tracheobronchial nodes [TA] 上気管気管支リンパ節，＝nodi tracheobronchiales superiores [L/TA].
s. tracheotomy 上気管切開.
s. transverse scapular ligament [TA] 上肩甲横靱帯，＝ligamentum transversum scapulae superius [L/TA].
s. triangle sign 上三角徴候.
s. trunk [TA] 上神経幹，＝truncus superior [L/TA].
s. turbinate 上鼻甲介〔医学〕.
s. tympanic artery [TA] 上鼓室動脈，＝arteria tympanica superior [L/TA].
s. ulnar collateral artery [TA] 上尺側側副動脈，＝arteria collateralis ulnaris superior [L/TA].
s. vastibular area 上前庭野.
s. vein [TA] 上下葉静脈，＝vena superior [L/TA].
s. vein of vermis [TA] 上虫部静脈，＝vena superior vermis [L/TA].
s. veins of cerebellar hemisphere [TA] 上小脳半球静脈，＝venae superiores cerebelli [L/TA].
s. vena cava 上大静脈.
s. vena cava syndrome 上大静脈症候群（身体上部の静脈怒張，浮腫，チアノーゼ，呼吸困難などの症候群で，上肢の静脈圧は高く，悪性リンパ腫，縦隔洞腫瘍，上行大動脈瘤，気管支癌などによる上大静脈の圧迫により現れる）.
s. vena cava to pulmonary artery anastomosis 上大動脈・肺動脈吻合〔医学〕.
s. vena caval syndrome 上大静脈症候群〔医学〕.
s. vena cave [TA] 下肺底静脈，＝vena cava superior [L/TA].
s. vena cavography 上大静脈造影〔医学〕.
s. vermian branch [TA] 上虫部枝*，＝arteria vermis superior [L/TA].
s. vermis 上虫部（小脳虫部の上方部で，中心小結節，小脳小山，虫部葉を含む）.
s. vertebral notch [TA] 上椎切痕，＝incisura vertebralis superior [L/TA].
s. vesical arteries [TA] 上膀胱動脈，＝arteriae vesicales superiores [L/TA].
s. vestibular area [TA] 上前庭野，＝area vestibularis superior [L/TA].
s. vestibular nucleus [TA] ① 前庭神経上核，＝nucleus vestibularis superior [L/TA]. ② 上前庭核（第四脳室の外側境界において外側前庭核の背側にある），＝angular nucleus, nucleus of Bekterev.
s. wall 上壁〔医学〕.
su·pe·ri·or·i·ty [s(j)ù:pi:riɑ́riti] ① 優越感. ② 優位〔医学〕.
s. complex 優越感〔医学〕，病的優越感.
su·per·lac·ta·tion [s(j)ù:pərlæktéiʃən] 授乳過多.
su·per·lat·tice [s(j)ú:pərlætis] 重格子.
su·per·le·thal [s(j)ù:pərlí:θəl] 致死量以上の.
su·per·lig·a·men [s(j)ù:pərlígəmən] 固定包帯.
superlow frequency therapy apparatus 超低周波療法装置〔医学〕.
su·per·male [s(j)ú:pərmeil] 超雄〔医学〕，超男性〔医学〕（遺伝において雄性発生因子の強い生殖力）.
su·per·max·il·la [s(j)ù:pərmæksílə] 上顎骨.
su·per·max·i·mal [s(j)ù:pərmǽksiməl] 超最大の.
s. stimulus 超最大刺激〔医学〕.
su·per·me·di·al [s(j)ù:pərmí:diəl] 正中線上方の.
su·per·mo·ron [s(j)ù:pərmóurən]（魯鈍より多少知能の高いもの）.
su·per·mo·til·i·ty [s(j)ù:pərmoutíliti] 過運動性（器官などの運動が増強すること）.
su·per·na·tant [s(j)ù:pərnéitənt] 上澄みの〔医学〕.
s. fluid 上澄み液.
s. liquid 上澄み〔医学〕，上清.
s. liquor 上澄液〔医学〕，上清液〔医学〕.
su·per·nate [s(j)ú:pərneit] 上澄み〔医学〕（浮遊液の沈殿物が遠心または化学的方法で除去された残りの透明液）. 形 supernatant.
s. fluid 上澄み液〔医学〕.

S

su·per·nor·mal [s(j)ù:pərnɔ́:məl] 過〔正〕常の.
s. excitability 過〔正〕常興奮性.
s. phase 過常期〔医学〕(心筋の相対不応期につづく興奮閾値の低い時期).
su·per·nu·mer·a·ri·ness [s(j)ù:pərnjú:mərərinis] ① 過剰〔医学〕. ② たんでき(耽溺).
s. of teeth 歯数過剰〔症〕〔医学〕.
su·per·nu·mer·ary [s(j)ù:pərnjú:mərəri] 過剰の.
s. auditory ossicle 過剰耳小骨〔医学〕.
s. bone 過剰骨.
s. breast(s) 多乳房〔医学〕, 副乳房, = accessory mamma.
s. canine 過剰犬歯.
s. chromosome 過剰染色体〔医学〕.
s. cusp 過剰咬頭〔医学〕.
s. digit 多肢〔医学〕.
s. finger 多指〔医学〕.
s. kidney 過剰腎〔医学〕.
s. mamma 多乳房〔症〕〔医学〕, 過剰乳房, = mamma accessorius.
s. molar 過剰臼歯〔医学〕.
s. nipple 多乳頭〔医学〕.
s. organ 過剰臓器〔医学〕, 過剰器官.
s. ovary 過剰卵巣〔医学〕.
s. rib 過剰肋〔骨〕〔医学〕.
s. root 過剰根〔医学〕.
s. teat 副乳頭.
s. teeth 過剰歯(人類歯牙の定数は永久歯32本, 乳歯20本であるがこの数以上に生えた場合), = supernumerary tooth.
s. tooth 過剰歯〔医学〕, = supernumerary teeth.
s. vertebra 過剰椎〔骨〕〔医学〕.
su·per·nu·tri·tion [s(j)ù:pərn(j)u:tríʃən] 過栄養, 栄養過多.
su·per·oc·cip·i·tal [s(j)ù:pərɑksípitəl] 後頭上方の.
superodextral lateral flexure [TA] 外側右上曲*, = flexura superodextra lateralis [L/TA].
su·per·o·lat·er·al [s(j)ù:pərəlǽtərəl] 上外側の.
s. face of cerebral hemisphere [TA] 大脳上外側面, = facies superolateralis hemispherii cerebri [L/TA].
s. nodes [TA] 上外側浅鼡径リンパ節, = nodi superolaterales [L/TA].
s. surface of cerebrum 大脳上外側面.
superomedial lobule [TA] 上内側小葉, = lobulus superomedialis [L/TA].
superomedial margin 上内側縁.
superomedial nodes [TA] 上内側浅鼡径リンパ節, = nodi superomediales [L/TA].
superordinate center 上位中枢.
su·per·ov·u·la·tion [s(j)ù:pəròuvjuléiʃən] 過剰排卵〔医学〕(脳下垂体前葉などの注射または埋没療法の結果, 排卵回数が増す現象).
su·per·ox·ide [s(j)ù:pərɑ́ksaid] スーパーオキシド, 超酸化物〔医学〕, 過酸化物 M^IO_2 (酸素に1電子, 過剰に入った状態の物質, 活性酸素の一種, 生体の脂質, タンパク質, 核酸などを障害する).
s. anion スーパーオキシドアニオン.
s. dismutase (SOD) スーパーオキシドジスムターゼ(超酸化物不均化酵素).
s. radical スーパーオキシドラジカル(活性酸素の一つ. 異物の排除や組織傷害に関与. $O_2^{\cdot -}$).
superparamagnetic contrast agent 超常磁性体造影剤〔医学〕.
superparamagnetic iron oxide 超常磁性酸化鉄〔医学〕.
su·per·par·a·site [s(j)ù:pərpǽrəsait] 超寄生体, = hyperparasite.
su·per·par·a·sit·ism [s(j)ù:pərpǽrəsitizəm] 過剰寄生, 超寄生〔医学〕(宿主が成熟させ得る範囲以上の寄生虫による感染症).
su·per·pe·tro·sal [s(j)ù:pərpitróusəl] 錐体上の.
su·per·phos·phate [s(j)ù:pərfɑ́sfeit] 酸性リン酸塩, = acid phosphate.
s. of lime 過リン酸石灰.
su·per·pig·men·ta·tion [s(j)ù:pərpìgməntéiʃən] 過度色素沈着.
su·per·po·si·tion [s(j)ù:pərpəzíʃən] 重層〔医学〕.
s. eye 重位眼.
s. principle 重ね合わせの原理〔医学〕.
su·per·pre·cip·i·ta·tion [s(j)ù:pərprisìpitéiʃən] 超沈殿〔医学〕(アクトミオシンが KCl によって沈殿されるが, これに0.1%程度の ATP を加えると沈殿の性状が粒状となり, KCl の低い濃度で脱水されてその体積を減ずること).
superproportional intensification 過比例補力〔医学〕.
su·per·rad·i·cal [s(j)ù:pə:rǽdikəl] 超根治的〔な〕.
su·per·re·gen·er·a·tion [s(j)ù:pə:riʤènəréiʃən] 過度再生〔医学〕.
superrepressible mutation 超抑制型〔突然〕変異〔医学〕.
su·per·salt [s(j)ú:pərsɔ:lt] 過酸基塩, = persalt, acid salt.
supersaturated solution 過飽和溶液(飽和以上の溶質を溶かした液で, 普通は不安定である).
su·per·sat·u·ra·tion [s(j)ù:pərsæ̀tʃuréiʃən] 過飽和(溶液または蒸気の). 動 supersaturate.
su·per·scrip·tion [s(j)ù:pərskrípʃən] 上記〔医学〕(℞, 処方箋の最初に書くラテン語 recipe の記号).
su·per·se·cre·tion [s(j)ù:pərsikrí:ʃən] 過分泌〔医学〕, 分泌過多〔医学〕, 分泌亢進〔医学〕.
su·per·se·dent [s(j)ù:pərsí:dənt] 代用薬.
superselective angiography 超選択的血管造影(撮影)〔法〕〔医学〕.
su·per·sen·si·tiv·i·ty [s(j)ù:pərsènsitíviti] 過敏症〔医学〕.
su·per·sen·si·ti·za·tion [s(j)ù:pərsènsitizéiʃən] 超過敏性, 過敏化〔医学〕, = supersensitation.
su·per·sep·tal [s(j)ù:pərséptəl] 中隔上の.
su·per·sex [s(j)ú:pərseks] 超性〔医学〕.
su·per·soft [s(j)ù:pərsɑ́ft] 超軟性の(波長のきわめて長い, 吸収係数の大きい, 透過力の低いX線についていう).
su·per·son·ic [s(j)ù:pərsɑ́nik] 超音の, 音より速い, 超音速の, = ultrasonic.
s. flow 音より速い気流.
s. rays 超音波.
s. wave 超音波(振動数16,000Hz以上で, 音として耳に聞こえない音波), = ultrasonic wave.
su·per·sphe·noid [s(j)ù:pərsfí:nɔid] 蝶形骨上の.
su·per·spi·na·tus [s(j)ù:pərspainéitəs] 上腕伸筋(動物においてのみみられる筋肉で, 人類には存在しない).
su·per·stan·dard [s(j)ù:pərstǽndə:d] 標準以上.
su·per·sti·tion [s(j)ù:pərstíʃən] 迷信〔医学〕.
su·per·struc·ture [s(j)ù:pərstrʌ́ktʃər] 上部構造.
s. of implant インプラント上部構造.
su·per·sul·cus [s(j)ù:pərsʌ́lkəs] 回上裂(脳回が重なり合って生ずる裂), = superfissure.
su·per·ten·sion [s(j)ù:pərténʃən] 過度緊張.
superthin section 超薄切片〔法〕〔医学〕.
supertwisted DNA 高次よじれDNA.
supervalent idea 優格観念(支配観念).
su·per·ve·nos·i·ty [s(j)ù:pərvi:nɑ́siti] 過度静脈

S

血化.
su·per·ven·tion [s(j)ù:pərvénʃən] 併発，続発.
su·per·ver·sion [s(j)ù:pərvə́:ʒən] 両眼上転，= sursumversion.
su·per·vir·u·lent [s(j)ù:pərvírjulənt] 高度有毒性の，極度病原性の.
su·per·vi·sion [s(j)ù:pərvíʒən] スーパーヴィジョン（患者と治療者の関係が，理論的な筋道に従っているかどうかを知るための専門的かつ訓練的過程，および機関の職務に対する管理的過程のこと）.
su·per·vi·sor [s(j)ù:pərváizər] 監督者，指導員.
supervisory nursing 管理看護〔医学〕.
su·per·vi·tal [s(j)ù:pərváitəl, –ú:pərvài–] 超活性の〔医学〕.
su·per·vi·ta·min·o·sis [s(j)ù:pərvàitəminóusis] 過ビタミン症，= hypervitaminosis.
su·per·vol·tage [s(j)ù:pərvóultiʤ] 超高電圧（放射線療法においていう）.
s. generator 高圧発電機.
s. radiation therapy 超高圧X線治療〔医学〕.
superwoman syndrome 超女性症候群，スーパーウーマン症候群（母，妻，職業人を完全に務めようと努力して陥るストレス症状．小説のタイトルに因んで名付けられた）.
su·pi·na·tio [s(j)ù:pinéiʃiou] [L/TA] 回外，= supination [TA].
su·pi·na·tion [s(j)ù:pinéiʃən] [TA] ① 回外，= supinatio [L/TA]. ② 回外運動（手掌が上方または前方を向くように手を回転すること，あるいは身体の水平位において足底が外方または下方に向くように足を回すこと）. ③ 仰臥位（胸と腹が上方に向かう体位）. 動 supinate.
su·pi·na·tor [s(j)ú:pineitər] [TA] 回外筋，= musculus supinator [L/TA].
s. crest [TA] 回外筋稜，= crista musculi supinatoris [L/TA].
s. jerk 回外筋反射〔医学〕.
s. longus reflex 腕橈骨筋反射（外側上顆下部で腕橈骨筋の腱を叩打すると，同側の前腕が屈曲する）.
s. muscle [TA] 回外筋，= musculus supinator [L/TA].
s. reflex 回外筋反射〔医学〕.
su·pine [s(j)ú:pain] 仰臥の，背臥位（腹臥の反対）. ↔ prone.
s. hypotensive syndrome 仰臥位低血圧症候群〔医学〕（仰臥位をとると低血圧を生ずる症候群で，大きな妊娠子宮や腹部腫瘍によって大動脈が圧迫され，静脈還流が障害されることによる）.
s. position 仰臥位〔医学〕，背臥位〔医学〕.
suplago– [s(j)u:pleigou, –gə] ブタコレラの意味.
su·pla·go·al·bu·min [s(j)u:plèigouǽlbjumin] ブタコレラ菌アルブミン，= suplagalbumin.
su·pla·go·tox·in [s(j)u:plèigətáksin] ブタコレラ菌毒素.
sup·ple·ment [sʌ́pləmənt] サプリメント（補充するものの意．わが国で栄養補助食品を総称してサプリメントという．保健機能食品（厚労省）の基準を満たした「栄養機能食品」に該当する），= dietary supplement.
s. therapy 追加療法.
s. therapy of pulmonary surfactant サーファクタント補充療法.
sup·ple·men·tal [sʌ̀pliméntəl] 追加の，補遺の，付録の. 名 supplement.
s. air 貯気，蓄〔留〕気，= reserve air.
s. anesthesia 追加麻酔〔法〕〔医学〕.
s. angle 補角.
s. dentin 補てつ（綴）象牙質〔医学〕.
s. feeding 補充栄養（母乳栄養の際，授乳量不足を補うため，牛乳などの人工栄養を付加すること）.
s. groove 付加溝（発育溝とは異なり，歯の原葉の接続部を示さないもの）.
s. lobe 補充葉（歯の）.
s. ridge 補助隆線（歯にみられる異常隆起）.
sup·ple·men·ta·ry [sʌ̀pliméntəri] 補充〔の〕〔医学〕.
s. articulation 副関節（偽関節の一種）.
s. feeding 補充栄養〔医学〕（母乳と牛乳とを別々の時間に与えること）.
s. host 補助宿主.
s. irradiation 補充照射〔医学〕.
s. menstruation 補充〔性〕月経〔医学〕.
s. motor area 補足運動野〔医学〕.
s. motor area epilepsy 補足運動野てんかん.
s. respiration 代償性呼吸，= puerile respiration.
s. tooth 加生歯〔医学〕，= additional tooth.
supplemented food 補強食品〔医学〕.
supplemented minimum medium 補足培地.
sup·ple·ments [sʌ́plimənts] 補足.
supply center 供給センター〔医学〕.
supply material 〔補給〕用品〔医学〕.
supply processing and distribution (**SPD**) 院内物流管理.
sup·port [səpɔ́:t] ① 支持. ② 支持器，支持装具〔医学〕，支持台，支持線.
s. medium 支持体.
sup·port·er [səpɔ́:tər] ① サポーター，支持〔装〕具装置〔医学〕，縛帯（臓器下垂症において用いるもの，および運動家が陰嚢を支えるためのもの）. ② 担荷体.
supportice occupational therapy 支持的作業療法〔医学〕.
sup·port·ing [səpɔ́:tiŋ] 支持〔の〕〔医学〕.
s. area 支持部〔医学〕，支持組織部.
s. cell 支持細胞，= sustentacular cell.
s. electrode 補助電極〔医学〕.
s. electrolyte 支持電解質〔医学〕.
s. reaction 支持反応〔医学〕（緊張性反射の一つで，刺激とともに弛緩している肢が硬くなるのは陽性，緊張している肢が弛むのは陰性）.
s. reflex 支持反射.
s. tissue 支持組織〔医学〕.
supportive psychotherapy 支持的精神療法（患者の受容，症状の改善に重点をおく療法．人格構造に深く関与しない），= supportive therapy.
supportive therapy 支持療法〔医学〕.
supportive treatment 支持療法（患者の精力を保持させる目的の治療），= supporting treatment.
sup·pos·i·to·ria [sʌ̀pəzitɔ́:riə] 坐薬（suppositorium の複数）.
sup·pos·i·to·ri·um [sʌ̀pəzitɔ́:riəm] 坐薬，= suppository. 複 suppositoria.
sup·pos·i·to·ry [səpázitəri] 坐薬，坐剤〔医学〕（体孔，腟口などに挿入し得るような円錐形の固形薬で，主な種類に直腸坐薬，尿道坐薬，腟坐薬などがある）.
s. base 坐剤基剤〔医学〕.
s. machine 坐剤器〔医学〕.
s. mold 坐剤型〔医学〕.
s. press 坐剤圧縮器〔医学〕.
sup·press [səprés] 抑制する，抑圧する.
sup·pres·sant [səprésənt] 抑制薬.
suppressed breathing 抑制呼吸.
suppressed hematopoiesis 造血抑制〔医学〕.
suppressed lactation 乳汁分泌不全〔医学〕.
suppressed menstruation 抑制月経〔医学〕，月経閉止.

S

suppressed strabismus 潜在斜視, = heterophoria.
sup·pres·sio [səpréʃiou] 抑圧, 抑止.
s. mensium 月経抑止.
sup·pres·sion [səpréʃən] 抑圧, 抑制〔医学〕(①分泌, 排尿, 月経などの正常排泄が突然停止すること. ②精神科では, 不健全な欲情に対する調節を意味する).
s. amblyopia 制止性弱視, 抑制弱視(斜視眼でものをみていると, 中心窩附近の発達が障害されて弱視となる).
s. of labor pains 陣痛抑制〔医学〕.
s. of menstruation 月経抑制〔医学〕.
s. of secretion of semen 射精不能〔症〕〔医学〕, 無射精〔医学〕.
s. of urine 排尿障害(腎臓が突然尿の排泄を停止する状態).
s. test 抑制試験〔医学〕.
suppressive factor 抑制性因子(サプレッサーT細胞から分泌される因子).
suppressive insulin 抑制型インスリン〔医学〕.
suppressive psychotherapy 制圧的精神療法.
suppressive treatment 抑制治療, 予防内服, 抑圧処置.
suppressogenic antigen 抑制性抗原〔医学〕.
sup·pres·sor [səprésər] サプレッサー(遺伝子の突然変異によって生じた形質の変化を抑制し, もとの表現型にもどす働きのあるものをいう).
s. area 抑制野〔医学〕.
s. cells サプレッサー細胞.
s. gene サプレッサー遺伝子, 抑圧子遺伝子〔医学〕.
s. mutation サプレッサー〔突然〕変異, 抑圧〔遺伝〕子〔突然〕変異〔医学〕.
s. oncogene 癌抑制遺伝子〔医学〕, = tumor suppressor gene.
s.-sensitive mutant サプレッサー感〔受〕性〔突然〕変異体.
s.-sensitive mutation サプレッサー感〔受〕性〔突然〕変異.
s. T cell (Ts) サプレッサーT細胞, 抑制性T細胞.
s. T cell factor (TsF) サプレッサーT細胞因子.
sup·pu·rant [sʌ́pju:rənt] 化膿物質(化膿巣を起こす物質), = pustulant.
sup·pu·ran·tia [sʌ̀pju:rǽnʃiə] 化膿薬, = suppurant.
sup·pu·rate [sʌ́pjureit] 化膿する.
suppurating wound 化膿創〔医学〕.
sup·pu·ra·tion [sʌ̀pju:réiʃən] 化膿〔医学〕. 動 suppurate. 形 suppurative.
s. of pulp 歯髄化膿〔医学〕.
sup·pu·ra·tive [sʌ́pju:rətiv] ①化膿性〔の〕〔医学〕. ②化膿薬, 打膿薬, = suppurantia, pustulantia.
s. agent 化膿薬, 打膿薬.
s. aortitis 化膿性大動脈炎.
s. apoplexy 化膿性出血.
s. appendicitis 化膿性虫垂炎〔医学〕, = purulent appendicitis.
s. arthritis 化膿性関節炎.
s. ch(e)ilitis 化膿性口唇炎〔医学〕.
s. cholangitis 化膿性胆管炎〔医学〕.
s. choroiditis 化膿性脈絡膜炎.
s. encephalitis 化膿性脳炎, = pyogenic encephalitis.
s. endophthalmitis 化膿性内眼球炎.
s. gastritis 化膿性胃炎, = acute purulent gastritis.
s. hepatitis 化膿性肝炎, = liver abscess.
s. hidradenitis 化膿性汗腺炎〔医学〕.
s. inflammation 化膿性炎症, = purulent inflammation.
s. keratitis 化膿性角膜炎〔医学〕, = keratitis purulenta.
s. marginal gingivitis 化膿性辺縁性歯肉炎〔医学〕.
s. nephritis 化膿性腎炎〔医学〕(腎膿瘍を伴うもので, 多くは性尿器の外科的手術に後続する), = surgical kidney.
s. osteomyelitis 化膿性骨髄炎(化膿性骨膜骨髄炎), = periosteomyelitis purulenta.
s. pancreatitis 化膿性膵炎〔医学〕.
s. pericarditis 化膿性心膜炎〔医学〕.
s. pericementitis 化膿性歯根膜炎, = pyorrh(o)ea alveolaris.
s. periodontitis 化膿性歯根膜炎.
s. peritonitis 化膿性腹膜炎〔医学〕.
s. phlebitis 化膿性静脈炎〔医学〕.
s. pleurisy 化膿性胸膜炎〔医学〕.
s. pneumonia 化膿性肺炎(肺膿瘍).
s. pulpitis 化膿性歯髄炎.
s. pyelitis 化膿性腎盂炎.
s. retinitis 化膿性網膜炎〔医学〕.
s. rhinitis 化膿性鼻炎〔医学〕.
supra- [s(j)u:prə] 上, 上方の意味を表す接頭語.
supra-acetabular groove [TA] 寛骨臼上溝, = sulcus supraacetabularis [L/TA].
supra-acetabular sulcus 寛骨臼上溝.
su·pra-a·cro·mi·al [s(j)ú:prə əkróumiəl] 肩峰上の.
su·pra-a·cro·mi·o·hu·me·ra·lis [s(j)ú:prə ækròumiouhjù:məréilis] 三角筋, = deltoid muscle.
su·pra-a·nal [s(j)ú:prə éinəl] 肛門上の.
supra-arytenoid cartilage 披裂上軟骨, = Santorini cartilage.
su·pra-au·ric·u·lar [s(j)ú:prə ɔ:ríkjulər] 耳介上の.
s. point 耳上点(頬骨弓の後根の一点で, 耳点の上にある).
su·pra-ax·il·lary [s(j)ú:prə ǽksiləri] 腋窩上の.
supra-biomolecular system 生体超分子システム.
su·pra·buc·cal [s(j)ù:prəbʌ́kəl] 頬上の.
su·pra·bulge [s(j)ú:prəbʌlʤ] 非添窩部.
supracallosal gyrus 梁上回, = gyrus supracallosus.
su·pra·cap·su·lin [s(j)ù:prəkǽpsəlin] = epinephrine.
supracardiac type 上心臓型〔医学〕.
supracardinal vein 主上静脈〔医学〕.
su·pra·cer·e·bel·lar [s(j)ù:prəséribelər] 小脳上の.
su·pra·cer·e·bral [s(j)ù:prəséribrəl] 大脳上の.
supracervical hysterectomy 子宮腟上部切断術.
suprachiasmatic artery [TA] 視交叉上動脈*, = arteria suprachiasmatica [L/TA].
suprachiasmatic nuclei (SCN) 視〔神経〕交叉上核〔医学〕, 神束交叉上核.
suprachiasmatic nucleus [TA] 視交叉上核, = nucleus suprachiasmaticus [L/TA].
su·pra·cho·roid [s(j)ù:prəkɔ́:rɔid] 脈絡膜上の.
s. lamina [TA] 強膜褐色板, = lamina fusca sclerae [L/TA], 脈絡上板, = lamina suprachoroidea [L/TA].
s. layer 脈絡上板, = lamina suprachorioidea.
su·pra·cho·roi·dea [s(j)ù:prəkɔ:rɔ́idiə] 脈絡膜外層(脈絡膜と強膜との中間層), = ectochoroidea, suprachoroid lamina.
su·pra·cil·i·ary [s(j)ù:prəsíliəri] 眉毛上の.
su·pra·cla·vic·u·lar [s(j)ù:prəkləvíkjulər] 鎖骨

S

上の.
s. fossa 鎖骨上窩〔医学〕.
s. lymph nodes 鎖骨上リンパ節, = lymphonodi supraclaviculares.
s. muscle 鎖骨上筋.
s. nerves [TA] 鎖骨上神経, = nervi supraclaviculares [L/TA].
s. nodes [TA] 鎖骨上リンパ節, = nodi supraclaviculares [L/TA].
s. part [TA] 鎖骨上部, = pars supraclavicularis [L/TA].
s. part of brachial plexus 〔腕神経叢〕鎖骨上部, = pars supraclaviclaris plexus brachialis.
s. point 鎖骨上点(鎖骨の上方, 胸鎖乳突筋の外方にあって, 刺激を加えると上腕の攣縮を起こす).
s. region 鎖骨上部.
s. triangle 肩甲鎖骨三角.
su·pra·cla·vic·u·lar·is [s(j)ù:prəkləvìkjuléəris] 鎖骨上筋(胸骨柄から起こり鎖骨に付着するまれな筋肉).
supraclinoid aneurysm 床突起上動脈瘤.
su·pra·clu·sion [s(j)ù:prəklú:ʒən] 高位咬合, 過萌出.
supracollicular sphincter [TA] 内尿道括約筋*, = musculus sphincter supracollicularis [L/TA].
su·pra·com·mis·sure [s(j)ù:prəkámiʃər] 上交連(松果腺の前方にある大脳交連).
su·pra·con·dy·lar [s(j)ù:prəkándilər] 顆上の, 下顎頭上部の〔医学〕, = supracondyloid.
s. amputation 顆上部切断.
s. eminence 顆上隆起.
s. fracture 顆上骨折〔医学〕(上腕骨下端顆上の).
s. osteotomy 顆上骨切術.
s. process [TA] 顆上突起, = processus supracondylaris [L/TA].
s. ridge 顆上隆線, = epicondylic ridge.
supracondyloid fossa 顆上窩.
su·pra·cort [s(j)ú:prəkɔ:t] スプラコルト(副腎髄質の製薬).
su·pra·cos·tal [s(j)ù:prəkástəl] 肋骨上の.
su·pra·cot·y·loid [s(j)ù:prəkátilɔid] 寛骨臼上の.
su·pra·cra·ni·al [s(j)ù:prəkréiniəl] 頭蓋上の.
supracrestal line 腸骨稜上線, = planum supracristale.
supracrestal plane 腸骨稜上面.
supracristal plane [TA] ① 稜上平面, = planum supracristale [L/TA]. ② 腸骨稜上面.
supracristal ventricular septal defect 室上稜上部心室中隔欠損〔医学〕.
su·pra·di·a·phrag·mat·ic [s(j)ù:prədàiəfrægmǽtik] 横隔膜上の.
supradicrotic pulse 上在重複脈(重複脈波が次の脈波の上昇脚に上在して重なり合うもの).
su·pra·duc·tion [s(j)ù:prədʌ́kʃən] 上転(眼球角膜が上方に移動する運動), = sursumduction.
supraduodenal artery [TA] 十二指腸上動脈, = arteria supraduodenalis [L/TA].
su·pra·du·ral [s(j)ù:prədjú:rəl] 硬膜上の.
su·pra·ep·i·con·dy·lar [s(j)ù:prəèpikándilər] 上顆上の.
s. process 〔上腕骨〕上顆上突起.
su·pra·ep·i·troch·le·ar [s(j)ù:prəèpitrákliər] 上腕骨内顆上の.
su·pra·fol·lic·u·lar [s(j)ù:prəfəlíkjulər] 毛嚢上部の〔医学〕.
su·pra·fol·lic·u·la·ris [s(j)ù:prəfɑlikjuléəris] 毛包上部の, 毛嚢上部の.
suprageniculate nucleus [TA] 膝上核*, = nucleus suprageniculatus [L/TA].
supragingival calculus 歯肉縁上歯石.
su·pra·gle·noid [s(j)ù:prəglí:nɔid] 関節窩上の.
s. tubercle [TA] ① 関節上結節, = tuberculum supraglenoidale [L/TA]. ② 浅窩上結節(二頭筋の大頭が付着する肩甲骨の隆起で, 浅窩の上方にある).
supraglenoidal tuberosity 浅窩上粗面.
su·pra·glot·tic [s(j)ù:prəglátik] 声門上の.
s. horizontal laryngectomy 声門上水平喉頭切除〔医学〕.
s. laryngectomy 声門上喉頭切除〔術〕〔医学〕.
su·pra·glot·tis [s(j)ù:prəglátis] 声門上〔医学〕.
su·pra·glot·ti·tis [s(j)ù:prəglɑtáitis] 声門上炎.
su·pra·he·pat·ic [s(j)ù:prəhipǽtik] 肝上の.
s. abscess 肝上部膿瘍.
suprahisian block ヒス束上ブロック.
su·pra·hy·oid [s(j)ù:prəháiɔid] 舌骨上の.
s. branch [TA] 舌骨上枝, = ramus suprahyoideus [L/TA].
s. muscles [TA] 舌骨上筋, = musculi suprahyoidei [L/TA].
s. pharyngotomy 舌骨上咽頭切開〔医学〕.
s. region 舌骨上部.
s. triangle 舌骨上三角(後は顎二腹筋の前腹, 前は頸の正中線, 下は舌骨体部により囲まれる), = submental triangle.
su·pra·in·gui·nal [s(j)ù:prəíŋgwinəl] 鼡径部上の.
s. region 鼡径上部.
suprainterparietal bone 上頭頂間骨(矢状縫合の後部に生ずる縫合骨).
su·pra·in·tes·ti·nal [s(j)ù:prəintéstinəl] 腸上の.
supralemniscal nucleus [TA] 毛帯上核*, = nucleus supralemniscalis [L/TA].
supralevator abscess 肛門挙筋上膿瘍〔医学〕.
su·pra·lim·i·nal [s(j)ù:prəlíminəl] 閾値上の(知覚し得る範囲の).
s. rotation test 閾値上回転検査.
s. stimulus 閾値上刺激.
su·pra·lum·bar [s(j)ù:prəlʌ́mbər] 腰上の.
su·pra·mal·le·o·lar [s(j)ù:prəməlí:ələr] 果(踝)上の, 果(顆)上.
s. fracture 顆上骨折.
su·pra·mam·ma·ry [s(j)ù:prəmǽməri] 乳腺上の.
supramammillary nucleus [TA] 乳頭体上核, = nucleus supramammillaris [L/TA].
su·pra·man·dib·u·lar [s(j)ù:prəmændíbjulər] 下顎上の.
su·pra·mar·gi·nal [s(j)ù:prəmá:ʤinəl] 辺縁上の.
s. convolution 縁上回.
s. gyrus [TA] ① 縁上回, = gyrus supramarginalis [L/TA]. ② 上縁回.
su·pra·mas·toid [s(j)ù:prəmǽstɔid] 乳突上の(側頭骨の).
s. crest [TA] 乳突上稜(外耳道後方にある側頭骨リン状部の稜), = crista supramastoidea [L/TA].
s. fossa 乳突上窩.
su·pra·max·il·la [s(j)ù:prəmǽksilə] 上顎骨(旧語).
su·pra·max·il·lary [s(j)ù:prəmǽksiləri] 上顎骨上の.
s. ansa 顎上ワナ(上下歯槽神経の連結によるループ).
su·pra·max·i·mal [s(j)ù:prəmǽksiməl] 極量以上の, 超最大の, 最大上の〔医学〕.
s. stimulus 最大上刺激〔医学〕.
su·pra·me·a·tal [s(j)ù:prəmi:éitəl] 尿道上の.
s. spine [TA] 道上棘(spina supra meatum [PNA]. 側頭骨の外耳道の後上縁から突出する), = spina suprameatica [L/TA].

S

s. triangle [TA] ① 道上小窩，= foveola suprameatalis [L/TA], foveola suprameatica [L/TA]. ② オトガイ上三角．
su·pra·men·tal [s(j)ù:prəméntəl] オトガイ上の．
s. triangle オトガイ上三角（外耳道の後壁，頬骨突起の後根の間にある領域），= Macewen triangle.
su·pra·men·ta·le [s(j)ù:prəmentéili] スプラメンターレ（頭蓋計測におけるpoint B）．
su·pra·na·sal [s(j)ù:prənéizəl] 鼻上の．
s. point 鼻上点〔医学〕（眉間中点），= ophryon.
su·pra·neu·ral [s(j)ù:prənjú:rəl] 神経上の，神経軸上の．
supranormal conduction 過剰伝導．
su·pra·nu·clear [s(j)ù:prənjú:kliər] 核上の．
s. lesion 核上損傷，核上性病変．
s. palsy 核上〔性〕麻痺〔医学〕．
s. paralysis 核上麻痺（脳神経核上部の病変による）．
su·pra·ob·lique [s(j)ù:prəɑblí:k] 上斜筋（外眼筋の一つ）．
su·pra·oc·cip·i·tal [s(j)ù:prəɑksípitəl] 後頭上の．
su·pra·oc·clu·sion [s(j)ù:prəɑklú:ʒən] 過長咬合，高位咬合〔医学〕，= supraclusion.
su·pra·oc·u·lar [s(j)ù:prəɑ́kjulər] 眼球上の．
su·pra·oe·soph·a·ge·al [s(j)ù:prəi:səfǽʤiəl, –sɑ̀fəʤí:–] 食道上の．
s. ganglion 食道上神経節．
su·pra·om·phal·o·dym·ia [s(j)ù:prəɑ̀mfələdímiə] 臍上部結合奇形，= gastropagus.
supraoptic artery [TA] 視索上動脈*，= arteria supraoptica [L/TA].
supraoptic commissure 視交叉上交連，= commissurae supraopticae.
supraoptic fibres [TA] 視索上線維*，= fibrae supraopticohypophysiales [L/TA].
supraoptic nucleus [TA] 視索上核，= nucleus supraopticus [L/TA].
supraoptic nucleus of hypothalamus 視床下部視索上核（視神経交叉外側の視神経路にまたがる半月状の核で，その輸出線維は脳室傍核の線維と合流して下垂体視神経上行路を構成する）．
supraoptic recess [TA] 視索上陥凹*，= recessus supraopticus [L/TA].
supraopticohypophysial system 視神経上核，下垂体系（神経性下垂体に至る視神経上核とその線維路で，この神経線維機序の二相性機能は水分の平衡と尿分泌とである）．
supraopticohypophysial tract [TA] 視索上核下垂体路*（視索上核および室傍核からの細胞性線維で，下垂体後葉に達する連関線維で，その損傷により尿崩症または多尿症を惹起する），= tractus supraopticohypophysialis [L/TA].
su·pra·op·ti·mal [s(j)ù:prəɑ́ptiməl] 最適以上の．
su·pra·or·bi·tal [s(j)ù:prəɔ́:bitəl] 眼窩上の．
s. approach 眼窩上到達〔医学〕．
s. arch 眼窩上縁．
s. artery [TA] 眼窩上動脈，= arteria supraorbitalis [L/TA].
s. canal 眼窩上管．
s. ethmoid cell 眼窩上し（篩）骨蜂巣．
s. fontanel(le) 眼窩上泉門（比較胎生学において後頭軟骨と頭蓋との間にみられる索状膜様部）．
s. foramen [TA] 眼窩上孔（前頭骨・眼窩上縁にある孔．眼窩上動脈および神経が通る），= foramen supraorbitale [L/TA].
s. margin [TA] 眼窩上縁，= margo supraorbitalis [L/TA].
s. nerve [TA] 眼窩上神経，= nervus supraorbitalis [L/TA].
s. neuralgia 眼窩上神経痛〔医学〕．
s. notch [TA] 眼窩上切痕，= incisura supraorbitalis [L/TA].
s. point 眼窩上点．
s. reflex 眼窩上反射，= McCarthy reflex.
s. ridge 眼窩上隆線．
s. vein [TA] 眼窩上静脈，= vena supraorbitalis [L/TA].
supraorbitomeatal plane 眼窩上縁外耳道面．
suprapalpebral sulcus [TA] 眼瞼上溝，= sulcus suprapalpebralis [L/TA].
su·pra·pa·tel·lar [s(j)ù:prəpətélər] 膝蓋骨上の．
s. bursa [TA] 膝蓋上包，= bursa suprapatellaris [L/TA].
s. pouch 膝蓋上嚢．
s. reflex 上膝蓋反射（患者の下肢を伸ばし，検者の曲げた指をあてて叩打すると，膝蓋が急速に後方に反跳する）．
su·pra·pel·vic [s(j)ù:prəpélvik] 骨盤上の．
su·pra·pin·e·al [s(j)ù:prəpíniəl] 松果腺上の．
s. recess [TA] 松果上陥凹（第三脳室の後陥凹），= recessus suprapinealis [L/TA].
suprapleural membrane [TA] ① 胸膜上膜（Sibson 筋膜），= membrana suprapleuralis [L/TA]. ② 胸腔外膜（第１肋骨の内縁に付着した強い筋膜で，胸腔の上界をおおう）．
su·pra·pon·tine [s(j)ù:prəpɑ́nti:n, –tain] 橋上の．
su·pra·pu·bic [s(j)ù:prəpjú:bik] 恥骨上の，恥骨結合上の．
s. cystostomy 恥骨上膀胱造瘻〔医学〕．
s. cystotomy 恥骨上膀胱切開〔術〕〔医学〕．
s. discomfort 下腹部不快感，恥骨上部不快感〔医学〕．
s. lithotomy 恥骨上切石術〔医学〕．
s. prostatectomy 恥骨上前立腺摘出〔医学〕，恥骨上式前立腺切除術．
s. reflex 恥骨上反射（鼡径靱帯上方の腹部を叩打すると，反射的に白線が偏位する）．
suprapyloric node [TA] 幽門上リンパ節（右胃リンパ節），= nodus suprapyloricus [L/TA].
supraradiary zone 放線上帯．
su·pra·re·nal [s(j)ù:prərí:nəl] 腎上の，副腎の．
s. body 副腎，腎上体，= glandula suprarenalis.
s. capsule 副腎，= adrenal gland.
s. cortex 副腎皮質，= adrenal cortex.
s. epithelioma 副腎上皮腫，= hypernephroma.
s. ganglion 腎上神経節（大内臓神経交差点にある）．
s. gland [TA] 副腎（腎上体），= glandula suprarenalis [L/TA].
s. gland hormone 副腎ホルモン〔医学〕．
s. impression [TA] 副腎圧痕，= impressio suprarenalis [L/TA].
s. medulla 副腎髄質，= adrenal medulla.
s. melasma 副腎性黒皮症〔医学〕．
s. plexus [TA] 副腎神経叢（交感神経の），= plexus suprarenalis [L/TA].
s. veins 副腎静脈，腎上体静脈．
su·pra·re·nal·ec·to·my [s(j)ù:prərì:nəléktəmi] 副腎摘除術，= adrenalectomy.
su·pra·re·nal·ism [s(j)ù:prərí:nəlizəm] 副腎機能亢進．
su·pra·re·nal·op·a·thy [s(j)ù:prərì:nəlɑ́pəθi] 副腎機能障害．
su·pra·rene [s(j)ú:prəri:n] 副腎．
su·pra·re·no·gen·ic [s(j)ù:prərì:nəʤénik] ① 副腎ホルモン産生の．② 副腎機能異常の．

s. syndrome 副腎皮質性症候群(脂肪症，色素沈着異常，多毛症を特徴とし，副腎皮質機能の障害に基づく).
su·pra·re·no·ma [s(j)ù:prərinóumə] 副腎腫〔医学〕.
su·pra·re·nop·a·thy [s(j)ù:prərinápəθi] 副腎機能障害，= suprarenalopathy.
su·pra·re·not·ro·pism [s(j)ù:prərinátrəpizəm] 副腎ホルモン性体質，= suprarenotropic.
su·pra·scap·u·lar [s(j)ù:prəskǽpjulər] 肩甲骨上の.
s. artery [TA] 肩甲上動脈，= arteria suprascapularis [L/TA].
s. ligament 上肩甲横靱帯，= ligamentum transversum scapulae superius.
s. nerve [TA] 肩甲上神経，= nervus suprascapularis [L/TA].
s. nerve block 肩甲上神経ブロック〔医学〕.
s. notch [TA] 肩甲切痕(英語名では肩甲上切痕)，= incisura scapulae [L/TA].
s. vein [TA] 肩甲上静脈，= vena suprascapularis [L/TA].
su·pra·scle·ral [s(j)ù:prəsklíərəl] 強膜上の.
su·pra·sel·lar [s(j)ù:prəsélər] 鞍上の.
s. area 〔トルコ〕鞍上部〔医学〕.
s. cyst 鞍上嚢胞〔医学〕，トルコ鞍上嚢胞，= Rathke pouch tumor.
s. germ cell tumor 鞍上部胚細胞腫瘍〔医学〕.
su·pra·sep·tal [s(j)ù:prəséptəl] 中隔上の.
su·pra·son·ics [s(j)ù:prəsániks] 超音波，= ultrasonics.
su·pra·spi·nal [s(j)ù:prəspáinəl] 脊柱上の.
s. ligament 棘上靱帯〔医学〕.
s. nucleus [TA] 脊髄上核*，= nucleus supraspinalis [L/TA].
supraspinalis muscle 棘上筋.
su·pra·spi·na·tus [s(j)ù:prəspainéitəs] [TA] 棘上筋，= musculus supraspinatus [L/TA].
s. muscle 棘上筋.
s. syndrome 棘上筋症候群〔医学〕(棘上筋腱の疼痛，腕の運動に際しての回転疼痛，肩甲上腕調律の逆転).
su·pra·spi·nous [s(j)ù:prəspáinəs] 棘上の.
s. aponeurosis 棘上筋腱膜.
s. fascia [TA] 棘上筋筋膜，= fascia supraspinata [L/TA].
s. fossa [TA] 棘上窩，= fossa supraspinata [L/TA].
s. ligament [TA] 棘上靱帯，= ligamentum supraspinale [L/TA].
s. muscle 棘上筋.
s. region 棘上部.
su·pra·sta·pe·di·al [s(j)ù:prəstəpí:diəl] アブミ骨上の.
su·pra·ster·nal [s(j)ù:prəstə́:nəl] 胸骨上の.
s. bones [TA] 胸上骨，= ossa suprasternalia [L/TA].
s. notch [TA] ① 頸切痕，= incisura jugularis [L/TA]. ② 胸骨上切痕.
s. plane 上胸骨平面.
s. pulsation 胸骨上窩拍動〔医学〕(大動脈瘤にみられる徴候).
s. region 胸骨上部.
s. space [TA] 胸骨上隙，= spatium suprasternale [L/TA].
su·pra·ster·ol [s(j)ù:prəstérɔ:l] スプラステリン(エルゴステリンを紫外線照射すると，ルミステリン lumisterol→ タキステリン tachysterol，ビタミン D_2→ スプラステリンの順で変化を起こす).
suprastyloid crest [TA] 茎状突起上稜*，= crista suprastyloidea [L/TA].
suprasulcus tumor 上肺溝腫瘍，= Pancoast syndrome.
su·pra·syl·vi·an [s(j)ù:prəsílviən] シルヴィウス溝上の.
su·pra·sym·phys·e·al [s(j)ù:prəsimfíziəl] 恥骨結合上の.
su·pra·tem·po·ral [s(j)ù:prətémpərəl] 側頭上の.
su·pra·ten·to·ri·al [s(j)ù:prətentɔ́:riəl] テント上の.
s. hemorrhage テント上出血.
s. tumor テント(天幕)上腫瘍〔医学〕(小脳テントより上部の頭蓋内の構造物から発生する腫瘍の総称をいう).
su·pra·tho·rac·ic [s(j)ù:prəθɔ:rǽsik] 胸郭上の.
suprathreshold stimulus 閾値上刺激.
su·pra·ton·sil·lar [s(j)ù:prətánsilər] 扁桃上の.
s. fossa [TA] ① 扁桃上窩，= fossa supratonsillaris [L/TA]. ② 上扁桃窩.
s. recess 扁桃上陥凹.
supratragal tubercle 珠上結節(耳介の).
supratragic tubercle [TA] 珠上結節，= tuberculum supratragicum [L/TA].
su·pra·troch·le·ar [s(j)ù:prətrákliər] 滑車上の.
s. artery [TA] 滑車上動脈，= arteria supratrochlearis [L/TA].
s. depression 滑車上窩.
s. foramen 滑車上孔.
s. nerve [TA] 滑車上神経，= nervus supratrochlearis [L/TA].
s. nerve block 滑車上神経ブロック〔医学〕.
s. nodes [TA] 滑車上リンパ節*，= nodi supratrochleares [L/TA].
s. veins [TA] 滑車上静脈，= venae supratrochleares [L/TA].
su·pra·tur·bi·nal [s(j)ù:prətə́:binəl] 鼻介骨上の.
su·pra·tym·pan·ic [s(j)ù:prətimpǽnik] 鼓室上の.
su·pra·um·bil·i·cal [s(j)ù:prəʌmbílikəl] 臍上の.
s. reflex 臍上反射，= epigastric reflex.
su·pra·vag·i·nal [s(j)ù:prəvǽʤinəl] 腟上の.
s. amputation of uterus 〔子宮〕腟上部切断〔医学〕.
s. hysterectomy 子宮腟上部切断〔術〕.
s. part [TA] 腟上部，= portio supravaginalis cervicis [L/TA].
s. space 腟上隙.
supravalvar aortic stenosis–infantile hypercalcemia syndrome 大動脈弁上部狭窄–乳児高カルシウム血症症候群.
supravalvar aortic stenosis syndrome 大動脈弁上部狭窄症候群.
su·pra·val·vu·lar [s(j)ù:prəvǽlvjulər] 弁上の.
s. aortic stenosis 大動脈弁上部狭窄〔症〕〔医学〕.
s. pulmonary stenosis 肺動脈弁上狭窄〔医学〕.
s. ridge [TA] (弁上稜*)，= crista supravalvularis [L/TA].
s. tricuspid stenosis 三尖弁上狭窄〔医学〕.
su·pra·ven·tric·u·lar [s(j)ù:prəventríkjulər] 上室性の(心室または脳室についていう).
s. crest [TA] 室上稜(右心室の内面にあって，動脈円錐の境界をなす)，= crista supraventricularis [L/TA].
s. extrasystole 上室性期外収縮〔医学〕(心房性と接合部性期外収縮を鑑別しにくいときに用いる総称).
s. tachycardia (SVT) 上室性頻脈，上室〔性〕頻拍〔症〕〔医学〕.
su·pra·ver·gence [s(j)ù:prəvə́:ʤəns] 上方開散，上転(両側の眼が垂直面に開散する能力で，2〜3° のプリズムを用いて測定される)，= sursumvergence.

S

su·pra·ver·sion [s(j)ù:prəvə́:ʒən] ① 延長歯〔医学〕(歯がその歯槽から異常に長いこと). ② 上方偏視, 上向き偏視〔医学〕.
su·pra·ves·i·cal [s(j)ù:prəvésikəl] 膀胱上の.
s. fossa [TA] 膀胱上窩, = fossa supravesicalis [L/TA].
s. hernia 膀胱上ヘルニア(膀胱窩から浅鼡径輪に出るもの).
su·pra·vi·tal [s(j)ù:prəváitəl] 超生体〔の〕〔医学〕.
s. reaction 超生体反応(生死の境にみられる臓器あるいは組織の反応), = transvital reaction.
s. stain 超生体染色.
s. staining 超生体染色〔医学〕(生体から取り出した生活組織に染色を加える方法で, 生体染色法 vital staining と区別する).
su·pra·xi·phoid [s(j)ù:prəzáifɔid] 剣状突起上方の.
supreme intercostal artery [TA] 最上肋間動脈, = arteria intercostalis suprema [L/TA].
supreme intercostal vein [TA] 最上肋間静脈, = vena intercostalis suprema [L/TA].
supreme nasal concha [TA] 最上鼻甲介, = concha nasalis suprema [L/TA].
supreme thoracic artery 最上胸動脈〔医学〕.
supressed involution 不全退縮〔医学〕.
su·pro·fen [s(j)ú:prəfən] スプロフェン ㊗ α-methyl-4-(2-thienylcarbonyl)benzeneacetic acid $C_{14}H_{12}O_3S$ (非ステロイド系抗炎症薬, プロスタグランジン抑制薬).
su·ra [s(j)ú:rə] [L/TA] ① 腓腹(フクラハギ), = calf [TA]. ② 下脚. ㊅ sural.
su·ral [s(j)ú:rəl] 腓腹の, ふくらはぎの.
s. arteries [TA] 腓腹動脈, = arteriae surales [L/TA].
s. communicating branch [TA] 腓腹神経との交通枝, = ramus communicans fibularis [L/TA], ramus communicans peroneus [L/TA].
s. muscle 腓腹筋〔医学〕.
s. nerve [TA] 腓腹神経, = nervus suralis [L/TA].
s. region [TA] ① 腓腹部, = regio surae [L/TA]. ② ふくらはぎ.
s. veins [TA] 腓腹静脈*, = venae surales [L/TA].
sur·al·i·men·ta·tion [s(j)ù:rəlimentéiʃən] 栄養過多, = superalimentation.
su·ra·min [sə́:rəmin, sjú:-] スラミン ㊗ hexasodium *bis*(*m*-aminobenzoyl-*m*-amino-*p*-methylbenzoyl-1-naphthylamino-4,6,8-trisulfonate) carbamide $C_{51}H_{34}N_6O_{23}S_6Na_6$ (最初 Bayer 205 として市販された抗トリパノソーマ薬のイギリス薬局方名), = germanin, naganol, antrypol, naphuride, moranyl.
s. sodium スラミンナトリウム ㊗ hexasodium *sym. bis*(*m*-aminobenzoyl)-*m*-amino-*p*-methylbenzoyl-1-naphthyl-amino-4,6,8-trisulfonate carbamide $C_{51}H_{34}N_6Na_6O_{23}S_6$ (スラミンのアメリカ局方名. 抗トリパノソーマ薬, 抗フィラリア薬), = naphuride sodium.
sur·cin·gle [sə́:siŋgəl] 尾状核後部, = cauda striati.
sur·di·mu·tism [sə̀:dimjú:tizəm] ろうあ(聾唖)症, = deaf-mutism.
sur·di·tas [sə́:ditəs] ろう(聾).
s. verbalis 失語症.
sur·di·ty [sə́:diti] ろう(聾), = deafness.
surdocardiac syndrome ろう(聾)-心症候群, = Jervell-Lange Nielsen syndrome.
sur·do·mute [sə̀:doumjú:t, sə́:dəmju:t] ろうあ(聾唖)者.
sur·do·mu·ti·tas [sə̀:doumju:táitəs] ろうあ(聾唖)症, = deaf-mutism.
sur·ex·ci·ta·tion [sə̀:(r)iksaitéiʃən] 過度興奮, = overexcitation.

S

sur·face [sə́:fis] 表面〔医学〕, 曲面.
s.-active agent 界面活性剤〔医学〕, 表面活性剤(液体に溶かすと, その液体の表面張力を減少させる物質).
s.-active agent adjuvant 界面活性剤アジュバント〔医学〕.
s.-active disinfectant 表面活性殺菌薬(消毒薬)〔医学〕.
s.-active substance 表面活性物質〔医学〕.
s. analgesia 表面麻酔.
s. anatomy 体表解剖学.
s. anesthesia 表面麻酔〔医学〕, = topical anesthesia.
s. antigen 表面抗原, S抗原(細胞の表面に存在する多くの抗原. 例えばリンパ球上のLy, 赤血球のABO, Kell, MNS Australian antigen 等の抗原もその一つ).
s. antigen gene 表面抗原遺伝子.
s. appendage 表面付属器〔医学〕.
s. biopsy 擦過生検〔医学〕, 表面生検〔法〕(主として子宮頸部腫瘍の診断に利用される).
s. catalysis 表面触媒.
s. charge 表面荷電〔医学〕.
s. chemistry 界面化学〔医学〕.
s. cleavage 表割.
s. coil 表面コイル〔医学〕.
s. color 表面色.
s. combustion 表面燃焼〔医学〕.
s. contamination 表面汚染〔医学〕.
s. cooling 表面冷却.
s. counting 体外計測〔医学〕.
s. coupling 表面結合〔医学〕.
s. coverage 吸着率, 表面被覆率〔医学〕.
s. culture 表面培養〔医学〕.
s. dose 表面線量〔医学〕.
s. drying 上乾き.
s. electrode 表面電極〔医学〕.
s. energy 表面エネルギー〔医学〕.
s. epithelium 表面上皮(古くは原始生殖細胞が体腔後壁の生殖腺原基をおおう漿膜から発生すると考え, その上皮を胚上皮 germinal epithelium と命名した. しかし現在の理解ではこの上皮に由来するのはセルトリー細胞や卵胞上皮であるため surface epithelium と呼ぶようになった).
s. exclusion 表面排斥〔医学〕.
s. fermentation 上層発酵.
s. flow 表面流動〔医学〕.
s. friction 表面摩擦, = skin friction.
s. graft 表面植皮.
s. harmonics 表面調和関数.
s. immunoglobulin (sIg) 表面免疫グロブリン(B細胞に存在する).
s. immunoglobulin associated protein 表面免疫グロブリン関連タンパク質(細胞表面に存在する免疫グロブリンに関連する抗原タンパク質で, B細胞の表面マーカー).
s. immunophenotype 表面免疫表現型.
s. imprint 圧痕〔医学〕, 圧迫痕.
s. infection 表面感染.
s. integral 面積分.
s. ionization method 表面電離法〔医学〕.
s. kymography 平面キモグラフィ.
s. law 体表面の法則〔医学〕(一定の温度の下では, 1匹の動物における熱発生, 熱喪失, 酸素消費量はその体表面積または体長の2乗に反比例する).
s. layer 表層(菌体表面のタンパク層を特に S layer と呼ぶ).
s. level 表面準位.
s. lining membrane 表面液被膜〔医学〕.
s. lubricant 粘着防止剤, 離型剤.

s. marker 表面マーカ〔ー〕［医学］.
s. membrane 表層膜［医学］.
s. migration 表面移動［医学］.
s. monitoring 表面モニタリング［医学］.
s. mucous cell 表面上皮細胞［医学］.
s. mucous cells of stomach 胃表面粘液細胞.
s. of demarcation 分画面（組織の生存部と壊死部とを区別することで，筋肉起電力実験に用いる術語）.
s. of discontinuity 不連続面.
s. of flotation 浮遊曲面.
s. of revolution 回転面.
s. phagocytosis 表面食〔菌〕作用［医学］，界面食作用（細菌などの表面にある自由エネルギーが減退すると，血液中の食細胞がこれに接着して貪食作用を起こすこと）.
s. phenomenon 表面現象［医学］.
s. plasmon resonance 表面プラスモン共鳴.
s. plate 定板.
s. potential 表面電位［医学］.
s. potential mapping 体表面電位マッピング.
s. preparation 表層標本［医学］.
s. pressure 表面圧［医学］.
s. property 表面特性［医学］.
s. protein 表面タンパク質.
s. reaction 表面反応［医学］，界面反応（2 相の界面で起こる化学反応で，不均一系反応はすべて界面反応である），= interface reaction.
s. receptor 表面受容体［医学］.
s. refrigeration anesthesia 表面冷凍麻酔〔法〕［医学］.
s. rendering 外観表現法［医学］.
s. replacement 関節面置換〔術〕.
s. structure 表層構造［医学］.
s. symbol 歯面徴［医学］.
s. tack eliminator 粘着防止剤（ゴム），= rubber repellant, antitack agent.
s. temperature 表面温度［医学］.
s. tension (ST) 表面張力［医学］，界面張力（液体はその表面を縮小させる性状をもち，外力の作用がなければ球形となるのは，液体分子間の引力に基づくので，その効果を液体表面に沿う一種の張力として表したもの）.
s. tension balance 表面張力計［医学］.
s. tension depressant 表面張力低下剤［医学］.
s. therapy 表面療法［医学］.
s. thermometer 表面温度計（身体の表面で体温を測定するもの）.
s. traction 面力，歪力.
s. viscosity 表面粘性［医学］.
s.-volume ratio 液面容積比［医学］.
s. water 地表水［医学］，地上水.
s. wave 表面波.
s. wound 体表創.
surfaced papilloma 表面乳頭腫［医学］.
sur·fac·tant ［sə:fǽktənt］ 界面活性剤，界面活性物質（因子）［医学］，= surface active agent.
s. apoprotein 界面活性物質アポタンパク質.
s. protein サーファクタントタンパク質（肺胞の表面をおおっている肺サーファクタントに含まれるタンパク質）.
s. replacement therapy 界面活性剤置換療法，人工サーファクタント補充療法，サーファクタント補充療法.
s.-specific proteins サーファクタント特異的タンパク.
surge ［sə́:rʤ］ サージ（急増な上昇．波のように押し寄せる意）.
sur·geon ［sə́:ʤən］ 外科医［医学］.
s.'s agaric 外科止血用キノコ（硝酸カリ液に浸してモグサ（艾）に用いられる），= *Fomes fomentarius*.
s. general 軍医総監.
s.'s knot 外科結び［医学］.
s.'s mate 軍医助手.
sur·gery ［sə́:ʤəri］ 外科［医学］，外科学［医学］. 形 surgical.
sur·gi·cal ［sə́:ʤikəl］ 外科的〔の〕［医学］，外科手術〔上〕の.
s. abortion 〔外科的〕人工流産［医学］.
s. adhesives 外科用接着剤［医学］.
s. anatomy 外科〔的〕解剖学.
s. anesthesia 外科〔的〕麻酔〔法〕［医学］（手術を行うのに十分な麻酔深度），= surgical stage.
s. aneurysm 外科的動脈瘤（外科手術で治癒するもの）.
s. antisepsis 外科的消毒［医学］.
s. approach 進入〔法〕，進入〔路〕.
s. arteriovenous shunt 外科的動静脈吻合術［医学］.
s. asepsis 外科無菌〔法〕［医学］.
s. bandage 外科的包帯［医学］.
s. bed 外科ベッド（巻揚機を備えたベッド）.
s. capsule 外科的被膜［医学］.
s. care 外科的処置［医学］.
s. care plan 外科診療計画［医学］.
s. case report 外科症例報告［医学］.
s. cast 外科ギプス包帯［医学］.
s. cleaning 〔外科的〕創面切除［医学］.
s. closure of vagina 腟閉鎖術.
s. collapse of lung 外科的肺虚脱［医学］.
s. debridement 〔外科的〕創面切除［医学］.
s. dental prosthesis 外科的義歯［医学］.
s. diagnosis 外科的診断［医学］.
s. diathermy 外科的ジアテルミー［医学］（組織を破壊する程度の凝固法），= electrocoagulation.
s. disease 外科的疾患［医学］.
s. disinfection 外科的消毒〔法〕［医学］.
s. drainage 外科的排液〔法〕［医学］.
s. drape 手術用被布［医学］.
s. emphysema 外科的気腫［医学］，= aerodermectasia.
s. engine 外科用旋盤.
s. equipment 外科用器具［医学］.
s. eruption 外科的萌出.
s. erysipelas 外科性丹毒（外傷性丹毒の一型）.
s. examination 外科的検査［医学］.
s. flap 外科的皮〔膚〕弁（一部からほかの部分へ移植する皮膚弁）.
s. forceps 外科用鉗子［医学］.
s. glove 手術〔用〕手袋［医学］.
s. glove conditioner 外科手袋乾燥器，手術〔用〕手袋乾燥器［医学］.
s. hemostasis 手術的止血［医学］.
s. illustration 外科挿画［医学］.
s. infection 外科的感染症［医学］.
s. injury 外科的損傷［医学］.
s. instrument 外科器械［医学］.
s. insurance 手術保険［医学］.
s. intensive care unit 外科集中治療室［医学］.
s. kidney 化膿性腎盂炎（膀胱の外科的手術の併発症）.
s. knife 刀，メス.
s. knife blade メス替え刃.
s. knife handle 替え刃メス用把柄.
s. knot 外科結び［医学］（① 最初の結び目を2回くり返すことで得られる結節．② 同一の輪の中へ2回通して結ぶこと），= surgeon's knot.（→ 図）

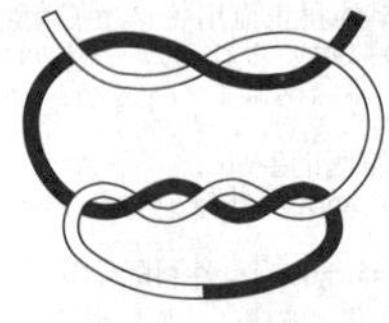

外科結び

s. margin 切除断端〔医学〕,〔腫瘍〕切除縁.
s. medicine 外科〔学〕〔医学〕.
s. merbromin solution 外科用メルブロミン液(メルブロミン, 水, アセトンにアルコールを加える), = liquor merbromini chirurgicalis.
s. mesh 外科用メッシュ〔医学〕.
s. microscope 外科用顕微鏡.
s. neck [TA] 外科頸(上腕骨で骨折の起きやすい部位. 解剖頸 anatomic neck を参照), = collum chirurgicum [L/TA].
s. needle 〔外科用〕縫合針〔医学〕.
s. nursing 外科看護〔医学〕.
s. orthognathics 外科的顎矯正.
s. paraffin 外科用パラフィン(膜形成を目的とするもの), = paraffin for films.
s. procedure 外科的処置〔医学〕.
s. prosthesis 外科的補てつ(綴).
s. replantation 外科的再移植〔医学〕.
s. rod 外科手術用杆.
s. scissors 外科ばさみ(鋏)〔医学〕.
s. serum 外科血清(食塩 7.5 容, 沸騰した水 1,000 mL).
s. service 外科, 外科病棟.
s. shock 手術ショック〔医学〕.
s. site infection (SSI) 手術部位感染.
s. soft diet 外科的軟食(内科的軟食に硬焼パン, 軟らかく煮た肉と野菜を加えたもの).
s. spirit 消毒用アルコール.
s. staging 手術による病期分類〔医学〕.
s. stapler 外科用ステープラー〔医学〕.
s. sterilization 外科滅菌〔法〕〔医学〕.
s. supply 外科用品〔医学〕.
s. suppuration 外科的化膿〔医学〕.
s. suture material 手術用縫合材料〔医学〕.
s. symptomatology 外科症候学〔医学〕.
s. tape サージカルテープ(外科用テープ).
s. technician 外科〔手術〕技術者〔医学〕.
s. technique 手術手技〔医学〕.
s. tetanus 外科手術後破傷風.
s. therapy 外科〔的〕療法〔医学〕.
s. toilet of wound or infected tissue 感染組織創面清浄〔医学〕.
s. treatment 外科療法〔医学〕, 外科的治療.
s. treatment of neoplasm 新生物(腫瘍)手術療法〔医学〕.
s. treatment of pulmonary tuberculosis 肺結核手術療法〔医学〕.
s. triangle 外科三角(外科的に重要性のある三角).
s. tuberculosis 外科的結核症(骨, 関節などで外科的処置が加えられるもの).
s. ward 外科病棟.
s. wound dehiscence 手術創離開〔医学〕.
s. wound infection 手術創感染〔医学〕.
sur·gi·cen·ter [sə́:ʤisenter] 中央手術部〔医学〕.
surging faradism 漸増感応電流.
sur·gi·ol·o·gy [sə:ʤiáləʤi] 外科医学(外科に関連する生理および実験などを含めての学問).
Surinam quassia ニガキ(スリナム産苦木), = *Quassia amara*.
su·rin·a·mine [su:rínəmin] スリナミン, = andirine.
Surmay op·er·a·tion [sə́:mei àpəréiʃən] スルメー手術(空腸吻合術).
surplus antigen 余剰抗原〔医学〕.
surplus field 過剰視野(部分的半盲において注視点を超過する視野の部分).
surprise bath 突入沐浴(ヒステリー症などに用いる).
sur·ra [sú:rə] スーラ(*Trypanosoma evansi* の感染によるウマ, ラクダなどの疾患), = dehab.
sur·re·nal [sərí:nəl] ① 腎上の. ② 副腎の.
sur·ro·gate [sʌ́rəgeit] ① 代用薬. ② 代理者(他のものの代用として使用されるもの. 精神分析においては, 患者が想像する人物で, その何者であるかは判然と認識されない).
s. birth 代理出産, = host surrogacy.
s. light chain 代替軽鎖〔医学〕.
s. mother サロゲイトマザー, 代理母(体外受精によりできた受精卵を第三者の子宮を用いて妊娠させる方法と夫の精子を代理母の子宮へ入れ受精させる方法がある. 技術的には確立されているが, 倫理的な問題も多くわが国を含め容認していない国が多い).
s. outcome (臨床試験で臨床指標の代りに使われる検査や測定値).
sur·round [səráund] 環境.
sur·sa·nure [sə:séinjuər] 表面治癒性潰瘍.
sursum– [sə:səm–] 上へ, 上方にの意味を表す接頭語.
sur·sum·duc·tion [sə:səmdʌ́kʃən] ①(プリズムを通った一眼の像が他のそれと融像し得る能力). ② 上斜位, = supravergence. ③ 一眼上転.
sur·sum·ver·gence [sə:səmvə́:ʤəns] 眼球上転, 上斜位. 形 sursumvergent.
sursumvergent strabismus 上斜視, = hypertropia.
sur·sum·ver·sion [sə:səmvə́:ʒən] 両眼上転.
sur·veil·lance [sə:véiləns] 定点調査〔医学〕, 監視, サーベイランス(ある集団内の疾患の発生を経時的に監視する観察研究の一つの方法).
sur·vey [sə:véi, sə́:vei] ① 調査〔医学〕(特に統計的な). ② 測量.
s. line サーベイライン, = clasp guideline, Cummer guideline.
s. meter サーベイメータ, 放射能検査計(環境放射線測定器の総称で, 電離箱式, GM 管式, シンチレーション式などがある).
s. of chronic disease 慢性疾患調査〔医学〕.
s. of public health 公衆衛生〔学〕的調査〔医学〕.
s. of vital statistics 人口動態調査〔医学〕.
s. on family income and expenditure 家計調査〔医学〕.
s. on regional health care 地域医療基礎統計〔医学〕.
sur·vey·or [sə:véiər] 評価サーベイヤー〔医学〕.
sur·viv·al [sə:váivəl] 生存〔医学〕, 生き残ること, 残存者.
s. after treatment 治療後生存〔医学〕.
s. analysis 生存分析.
s. clothing 救命被服〔医学〕.
s. curve 生存曲線〔医学〕.
s. equipment 救命装置〔医学〕.
s. of fittest 適者生存〔医学〕.
s. rate 生存率.
s. rate after treatment 治療後生存率〔医学〕.
s. rate method 生存率法〔医学〕.
s. ratio 生存比〔医学〕.
s. ration 救命糧食〔医学〕.

s. time 生存期間［医学］，生存時間．
s. weapon 生存用兵器［医学］．
sur·vive [sə:váiv] 生き残る，長生きする．
surviving spouse 生存配偶者［医学］．
survivor's guilt サバイバーズ・ギルト（災害や事件，事故などの生存者が感じる罪悪感）．
survivorship サバイバーシップ，残存者取得権．
survivor syndrome サバイバー症候群．
Sus [sʌ́s] イノシシ［野猪］属（イノシシ科の一属．ブタ *S. scrofa* などを含む）．
susa fixing fluid スーサ液（脱灰液でその組成は昇汞4.5g，食塩0.5g，水80mL，ホルマリン20mL，三塩化酢酸4mL）．
sus·cep·ti·bil·i·ty [səsèptibíliti] ① 感受性，感受率，罹病性．② 感度．③ 磁化率．形 susceptible.
s. cassette 感受性カセット．
s. distribution 感受性分布［医学］．
s. ratio 感温比．
s. test 感受性試験［医学］，= sensitivity test.
s. testing 感受性試験．
s. to infection of tissue 組織感染感受性［医学］．
s. to stimuli 刺激感受性［医学］．
susceptible host 感〔受〕性宿主，好適宿主．
sus·cep·tion [səsépʃən] 感受．
s. time 感受時間．
sus·ci·ta·tion [sʌ̀sitéiʃən] 活性増強，覚醒すること．動 suscitate.
sus·pect [səspékt] 疑う，疑わしい．
s. identification 面割り（面通しともいう）．
s. patient 疑似症患者．
suspected diagnosis 推定診断［医学］，疑診．
sus·pend·ed [səspéndid] 浮遊した，懸濁の［医学］．
s. animation 仮死［医学］．
s. cell culture 浮遊細胞培養［医学］．
s. matter 懸濁質，懸濁浮遊物，浮遊物，= suspended material.
s. particle 浮遊粉塵（浮遊粒子状物質）．
s. particle matter (SPM) 浮遊粒子状物質．
s. solid matter 懸濁浮遊物［医学］．
s. traction 懸垂牽引，つり牽引．
suspending agent 懸濁化剤［医学］，沈殿防止剤．
suspending injection 懸濁注射剤［医学］（医薬品を微粒子にして溶媒中に懸濁させた注射剤．その粒子の大きさは150μm 以下で血管内，脊髄腔内には適用しない）．
sus·pen·si·bil·i·ty [səspènsibíliti] 懸濁性［医学］．
sus·pen·si·om·e·ter [səspènʃiámitər] 懸濁標準計．
sus·pen·sion [səspénʃən] ① 懸濁．② 懸濁液．③ 懸垂〔固定〕法，懸垂装置［医学］．
s. culture 浮遊培養［医学］．
s. frame 懸垂枠［医学］．
s. laryngoscope 懸垂喉頭鏡［医学］．
s. laryngoscopy 懸垂喉頭鏡検査［医学］，懸垂喉頭検査法．
s. polymerization 懸濁重合［医学］．
s. stability 懸濁安定性［医学］（赤血球沈降反応の遅いこと）．
s. system 懸垂装置［医学］．
s. wire つり線．
sus·pen·soid [səspénsɔid] 懸濁質［医学］（浮遊コロイド）．
sus·pen·so·ri·um [sʌ̀spensɔ́:riəm] 提（つるす形態をなす組織の旧名）．形 suspensory.
s. hepatis 肝提．
s. testis 精巣提．
s. vesicae 膀胱提．
sus·pen·so·ry [sʌ̀spénsəri:] 懸垂の，提靱帯の．
s. bandage 支持包帯［医学］（陰嚢の）．
s. ligament 提靱帯（① 陰核または陰茎提靱帯．② 子宮提靱帯．③ 卵巣提索．④ 涙腺懸垂靱帯）．
s. ligament of axilla [TA] 腋窩提靱帯，= ligamentum suspensorium axillae [L/TA].
s. ligament of clitoris (♀) [TA] 陰核提靱帯，= ligamentum suspensorium clitoridis (♀) [L/TA].
s. ligament of duodenrum [TA] 十二指腸提筋（Treitz 靱帯）*，= ligamentum suspensorium duodeni [L/TA].
s. ligament of esophagus 食道提靱帯．
s. ligament of eyeball [TA] 眼球提靱帯*，= ligamentum suspensorium bulbi [L/TA].
s. ligament of gonad 性腺提靱帯．
s. ligament of lens 毛様〔体〕小帯，= zorula ciliaris.
s. ligament of ovary (♀) [TA] 卵巣提索（卵巣提靱帯），= ligamentum suspensorium ovarii (♀) [L/TA].
s. ligament of penis (♂) [TA] 陰茎提靱帯，= ligamentum suspensorium penis (♂) [L/TA].
s. ligament of thyroid gland [TA] 甲状腺提靱帯，= ligamentum suspensorium glandulae thyroideae [L/TA].
s. ligaments of breast [TA] 乳房提靱帯（Cooper 靱帯），= ligamenta suspensoria mammaria [L/TA].
s. ligaments of Cooper クーパー提靱帯．
s. muscle of duodenum [TA] 十二指腸提筋，= musculus suspensorius duodeni [L/TA].
s. retinaculum of breast [TA] 皮膚支帯，= retinaculum cutis mammae [L/TA].
sus·pi·cion [səspíʃən] 疑い［医学］．
suspicious type 懐疑型．
sus·pi·ra·tion [sʌ̀spiréiʃən] 嘆息，ため息（呼吸が深く長く大きいこと）．形 suspirious.
sus·tained [səstéind] 持続〔性〕［医学］．
s. action drug 徐効薬［医学］．
s. hypertension 持続性高血圧．
s. movement 持続性運動．
s. release drug 持効薬，持効性薬剤，徐放〔性製〕剤（薬）［医学］（1回の投与によって，薬物の有効血中濃度を長時間保つようにした製剤），= sustained release agent.
s.-release preparation 持続放出〔性〕製剤［医学］．
s. ventricular tachycardia 持続性心室頻拍．
sus·ten·tac·u·lar [sʌ̀stəntǽkjulər] 間質［医学］，基質［医学］．
s. cell 支持細胞，= supporting cell.
s. fiber 支持線維．
s. fibers of retina 網膜の支持線維．
s. tissue 支持組織，= supportive tissue.
sus·ten·tac·u·lum [sʌ̀stentǽkjuləm] 載突起．複 sustentacula．形 sustentacular.
s. lienis 載脾突起（脾提靱帯）．
s. tali [L/TA] 載距突起，= sustentaculum tali [TA], talar shelf [TA].
su·sur·rus [s(j)u:sʌ́rəs, s(j)ú:sərəs] 雑音．
s. aurium 耳鳴り，= tinnitus aurium.
Sutherland, Earl [sʌ́ðə:lænd] サザーランド（1915–1974，アメリカの生理学者．ホルモンが細胞の働きをコントロールする場合，それを仲介する第2の情報伝達物質，環状 AMP (cyclic AMP) が存在することを発見した業績により，1971年度ノーベル医学・生理学賞を受けた）．
Sutton, Henry Gawen [sʌ́tən] サットン（1837–1891，イギリスの医師．動脈毛細血管線維症，すなわち全身性動脈硬化症は Gull and Sutton disease と呼ばれることがある）．

S

Sutton, Richard Lightburn [sʌ́tən] サットン(1878-1952, アメリカの皮膚科医. 息子の R. L. Sutton, Jr. と共著で皮膚病科の教科書を発刊して名があり, また遠心性後天性白斑症 leucoderma acquisitum centrifugum はサットン病 Sutton disease またはサットン母斑 Sutton halo nevus と呼ばれている).
S. disease サットン病.
S. nevus サットン母斑.
S. phenomenon サットン現象(サットン母斑に対して, 中心の病変が血管腫, 表皮母斑, 悪性黒色腫などであり, 周辺に白斑を生ずる現象をいう).
Sutton, Richard Lightburn, Jr. [sʌ́tən] サットン(1908-1990, アメリカの皮膚科医).
S. ulcer サットン潰瘍.
su·tu·ra [sú:ʧurə] [L/TA] 縫合, = suture [TA]. 複 suturae.
s. coronalis [L/TA] 冠状縫合, = coronal suture [TA].
s. dentata 歯状縫合.
s. denticulata [L/TA] 鋸歯状縫合*, = denticulate suture [TA].
s. ethmoidolacrimalis [L/TA] ① 篩骨涙骨縫合, = ethmoidolacrimal suture [TA]. ② 篩涙縫合.
s. ethmoidomaxillaris [L/TA] 篩骨上顎縫合, = ethmoidomaxillary suture [TA].
s. frontalis 前頭縫合, = frontal suture.
s. frontalis persistens [L/TA] 前頭縫合, = frontal suture [TA].
s. frontoethmoidalis [L/TA] 前頭篩骨縫合, = fronto-ethmoidal suture [TA].
s. frontolacrimalis [L/TA] 前頭涙骨縫合, = frontolacrimal suture [TA].
s. frontomaxillaris [L/TA] 前頭上顎縫合, = frontomaxillary suture [TA].
s. frontonasalis [L/TA] 前頭鼻骨縫合, = frontonasal suture [TA].
s. frontozygomatica [L/TA] 前頭頬骨縫合, = frontozygomatic suture [TA].
s. harmonia 調和縫合(直線縫合), = plane suture.
s. incisiva [L/TA] 切歯縫合, = incisive suture [TA].
s. infraorbitalis [L/TA] 眼窩下縫合, = zygomaticomaxillary suture [TA].
s. intermaxillaris [L/TA] 上顎間縫合, = intermaxillary suture [TA].
s. internasalis [L/TA] 鼻骨間縫合, = internasal suture [TA].
s. lacrimoconchalis [L/TA] 涙骨甲介縫合, = lacrimoconchal suture [TA].
s. lacrimomaxillaris [L/TA] 涙骨上顎縫合, = lacrimomaxillary suture [TA].
s. lambdoidea [L/TA] ラムダ縫合, = lambdoid suture [TA].
s. leakage 縫合不全 [医学].
s. lentis 水晶体縫合(Y字状縫合ともいう).
s. levis 平滑縫合.
s. limbosa [L/TA] 辺縁縫合*, = limbous suture [TA].
s. mendosa 錯誤縫合(偽縫合).
s. metopica [L/TA] 前頭縫合, = metopic suture [TA].
s. nasofrontalis 鼻骨前頭縫合, = sutura frontonasalis.
s. nasomaxillaris [L/TA] 鼻骨上顎縫合, = nasomaxillary suture [TA].
s. nodosa 結節縫合.
s. notha 仮性縫合.
s. occipitomastoidea [L/TA] 後頭乳突縫合, = occipitomastoid suture [TA].
s. palatina mediana [L/TA] 正中口蓋縫合, = median palatine suture [TA].
s. palatina transversa [L/TA] 横口蓋縫合, = transverse palatine suture [TA].
s. palatoethmoidalis [L/TA] 口蓋篩骨縫合, = palato-ethmoidal suture [TA].
s. palatomaxillaris [L/TA] 口蓋上顎縫合, = palatomaxillary suture [TA].
s. parietomastoidea [L/TA] 頭頂乳突縫合, = parietomastoid suture [TA].
s. plana [L/TA] 直線縫合, = plane suture [TA].
s. sagittalis [L/TA] 矢状縫合, = sagittal suture [TA].
s. serrata [L/TA] 鋸状縫合, = serrate suture [TA].
s. sphenoethmoidalis [L/TA] 蝶篩骨縫合, = spheno-ethmoidal suture [TA].
s. sphenofrontalis [L/TA] 蝶前頭縫合, = sphenofrontal suture [TA].
s. sphenomaxillaris [L/TA] 蝶上顎縫合, = sphenomaxillary suture [TA].
s. spheno-orbitalis 蝶眼窩縫合, = spheno-orbital suture.
s. sphenoparietalis [L/TA] 蝶頭頂縫合, = sphenoparietal suture [TA].
s. sphenosquamosa [L/TA] 蝶鱗状縫合, = sphenosquamous suture [TA].
s. sphenovomeralis [L/TA] 蝶鋤骨縫合, = sphenovomerine suture [TA].
s. sphenovomeriana [NA] 蝶形鋤骨縫合.
s. sphenozygomatica [L/TA] 蝶頬骨縫合, = sphenozygomatic suture [TA].
s. squamomastoidea [L/TA] 鱗乳突縫合, = squamomastoid suture [TA].
s. squamoparietalis 鱗状縫合.
s. squamosa [L/TA] 鱗状縫合, = squamous suture [TA].
s. squamosomastoidea 鱗乳突縫合, = squamosomastoid suture.
s. temporozygomatica [L/TA] 側頭頬骨縫合, = temporozygomatic suture [TA].
s. vera 真性縫合.
s. zygomaticofrontalis 前頭頬骨縫合, = sutura frontozygomatica.
s. zygomaticomaxillaris [L/TA] 頬骨上顎縫合, = zygomaticomaxillary suture [TA].
s. zygomaticotemporalis 頬骨側頭縫合, = sutura temporozygomatica.
suturae cranii [L/TA] 頭蓋の縫合, = cranial sutures [TA].
sutural bone [TA] 縫合骨, = os suturale [L/TA].
sutural cataract 縫合線白内障(胚膜のY字形縫合線の先天性混濁).
sutural ligament 縫合靱帯(不動関節または縫合を形成する菲薄線維膜).
sutural membrane 縫合膜(頭蓋の骨膜と硬膜外層との間を通る縫合膜).
su·tu·ra·tion [sù:ʧuréiʃən] 縫合術.
su·ture [sú:ʧər] [TA] ① 縫合, = sutura [L/TA]. ② 縫〔合〕線. 形 sutural.
s. abscess 縫合糸膿瘍, = stitch abscess.
s. granuloma 縫合糸肉芽腫 [医学].
s. ligature 縫合結紮.
s. line 縫合線.
s. line leakage 縫合不全.
s. mark 縫合糸痕 [医学].
s. material 縫合材料 [医学].
s. needle 縫合針 [医学].

S

s. needle with thread 糸付縫合針〔医学〕.
s. of abdominal wall and peritoneum 腹壁腹膜縫合〔医学〕.
s. of heart 心臓縫合〔医学〕.
s. of transverse perineal muscle 会陰横筋縫合術〔医学〕.
s. ring 逢着輪〔医学〕.
s. technique 縫合法〔医学〕.
sux·a·me·tho·ni·um [sʌksəmiθóuniəm] スキサメトニウム(サクシニルコリン), = succinylcholine.
s. chloride スキサメトニウム塩化物 [化] 2,2′-succinyldioxybis(*N*-ethyl-*N*,*N*,*N*-trimethylammonium)dichloride dihydrate $C_{14}H_{30}Cl_2N_2O_4 \cdot 2H_2O$: 397.34 (塩化スキサメトニウム. 第四級アンモニウム-コハク酸エステル系骨格筋弛緩薬(末梢性)).

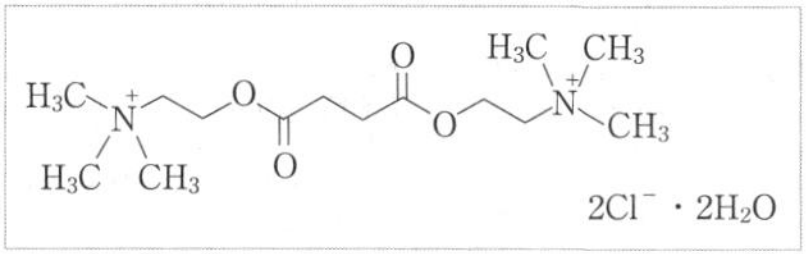

sux·e·tho·ni·um bro·mide [sʌksiθóuniəm bróumaid] サクセトニウムブロマイド [化] *bis*-2-dimethyl-aminoethyl succinate bisethobromide (筋弛緩薬), = brevidil E.
Suzanne, Jean Georges [su:zǽn] スザンヌ(1859生, フランスの医師).
S. gland スザンヌ腺(口腔小粘液腺).
SV40 *Simian virus* 40 シミアンウイルス 40 の略.
Sv sievert シーベルトの略.
s-v sinoventricular 房室のの略.
Sv/Bq 実効線量係数(平成13年4月法改正により, 線量限度5年間100mSv, 1年50mSvを超えないことが定められている), = sievert per becquerel.
Svedberg, Theodor [sfédbə:g] スヴェドベルグ(1884-1971, スウェーデンの物理化学者. コロイド化学の基礎的研究に貢献し, コロイド微粒子につきブラウン運動の実験的根拠を確かめ, また超遠心器 ultracentrifuge を用いて高分子化合物の分子量決定を行った. 主著は Colloid Chemistry (1928). 1926年にノーベル化学賞を受けた).
S. unit スヴェドベルグ単位(sedimentation constant 沈降定数の単位).
SVF secondary vaccine failure 二次〔性〕ワクチン不全の略.
SVI slow virus infection 遅発性ウイルス感染症の略.
SVR systemic vascular resistance 全身血管抵抗の略.
SVT supraventricular tachycardia 上室性頻脈の略.
SW sterile water 滅菌水, 無菌水の略.
swab [swáb] ① 綿棒〔医学〕, スワブ. ② 綿棒で分泌物を採集する.
swabbing anesthesia 塗布麻酔〔医学〕.
swaddling bands おむつ.
swage [swéiʤ] 圧印する(金属を型に当てて圧搾すること).
swag·er [swéiʤər] 圧印器.
swaging horn mallet 圧印用角槌.
swal·low [swálou] 嚥下する.
s.'s nest 燕巣, = nidus hirundinis.
swallowed foreign body 誤嚥異物〔医学〕.
swal·low·ing [swálouiŋ] 咽下, 嚥(えん)下〔医学〕, 飲み込み, = deglutition.
s. center 嚥下中枢〔医学〕.
s. difficulty 嚥下困難.
s. habit 嚥下癖〔医学〕.
s. interval 嚥下間時間〔医学〕.
s. pain 嚥下痛〔医学〕.
s. reflex 嚥下反射〔医学〕, = palatal reflex.
s. spasm 嚥下性痙攣〔医学〕.
s. threshold 嚥下閾値.
s. training 嚥下訓練.
Swammerdam, Jan [swá:mə:dəm] スワーマーダム(1637-1680, オランダの医師・自然科学者. 顕微鏡学の開祖の一人で, 赤血球を初めて観察したといわれ, リンパ管の意義を明らかにし, 昆虫学研究に貢献した).
swamp fever 沼沢熱, 沼地熱〔医学〕(① 東ヨーロッパにみられる *Leptospira* による伝染病で, 症状はワイル病に類似する. ② ウマの伝染性貧血. ③ マラリア熱).
swamp itch 泥沼皮膚症(北アメリカの淡水湖または泥沼において起こる丘疹膿疹性皮膚症), = swimmers's itch, schistosmiasis.
swamp milkweed (トウワタの一種), = *Asclepias incarnata*.
Swan, Harold James C. [swá:n] スワン(1922生, アメリカの心臓病専門医).
S.-Ganz balloon catheter スワン・ガンツ〔バルーン〕カテーテル(先端付近にバルーンのついたカテーテルで, 右心および肺動脈圧をモニターするためにベッドサイドで用いられる), = Swan-Ganz catheter.
S.-Ganz catheter スワン・ガンツカテーテル〔医学〕.
S.-Ganz thermodilution スワン・ガンツ熱希釈法(カテーテル先端のサーミスタ部を肺動脈主幹部におき, 冷水を注入し熱希釈法により心拍出量を求める方法).
swan neck deformity スワンネック変形〔医学〕(指の変形の一種で, PIP関節が過伸展し DIP関節が屈曲位をとるもの).
swarm [swɔ́:m] 遊走集落〔医学〕(微生物の).
s. cell 遊走子, 精胞子, = swarm spore, zoospore.
swarm·er [swɔ́:mər] 遊走細胞(遊泳力のある胞子の総称).
s. cell 遊走〔細菌〕細胞〔医学〕.
swarm·ing [swɔ́:miŋ] ① 遊群, 群泳, 遊走(細菌が集落上に群がり繁殖する状態). ② 交尾群遊(カの幼虫が羽化後, 集団飛翔を行い, 雌と交尾すること).
sway·back [swéibæk] ① ウマの脊柱弯曲症. ② ヒツジのコバルト欠乏症, ひつじよろめき病〔医学〕.
swaying gait 動揺歩行〔医学〕, = cerebellar gait.
SWC spike and wave complex スパイク複合波の略.
sweat [swét] 汗〔医学〕, = sudor [L].
s. bath 発汗浴〔医学〕.
s. center 発汗中枢〔医学〕.
s. duct 汗管.
s. fever 汗疹, 粟粒疹.
s. fiber 汗腺〔賦活〕線維.
s. gland [TA] 汗腺, = glandula sudorifera [L/TA].
s. gland carcinoma 汗腺癌.
s. gland disease 汗腺疾患〔医学〕.
s. gland fatigue 汗腺疲労〔医学〕.
s. gland neoplasm 汗腺新生物〔医学〕.
s. pore 汗孔.
s. rate 発汗量〔医学〕.
s. retention syndrome 汗貯留症候群.
s. test 汗試験.
sweat·ing [swétiŋ] 発汗〔医学〕.
s. agent 発汗薬〔医学〕.
s. herb (ヒヨドリバナ属), = *Eupatorium*.
s. inducing drug 発汗薬〔医学〕.
s. pan 発汗皿.

s. reflex 発汗反射（椅座位では上半身に発汗が多いが，横臥位では反対）．
s. sickness ① 粟粒熱．② 発汗病（アフリカのウシを侵す発熱性ダニ媒介疾患），= miliary fever.
s. stage 発汗期〔医学〕．
s. test 発汗試験．
sweaty feet syndrome 汗臭足症候群．
Swediaur, François Xavier ［svédiauər］ スベジアウル（1748–1824，オーストリアの医師）．
S. disease スベジアウル病（踵骨嚢炎），= Albert disease, achillodynia.
Swe·dish ［swíːdiʃ］ スウェーデンの．
S. bitters スウェーデン苦味剤，= compound tincture of aloes.
S. gymnastics スウェーデン〔式〕体操〔医学〕（他者の与える抵抗に対抗して行う体操）．
S. movements スウェーデン式運動，= Swedish gymnastics.
swee·ny ［swíːni］ 肩甲筋萎縮症（神経の外傷に基づくウマの疾患），= swinney.
sweep ［swíːp］ 掃引（電気的曲線などの）．
s. deviation 閉眼短形波〔医学〕．
sweep·ing ［swíːpiŋ］ すくい取り〔医学〕．
Sweet, Robert Douglas ［swíːt］ スウィート（イギリスの皮膚科医）．
S. disease スウィート病（急性熱性好中球性皮膚症，発熱，末梢血の好中球増多，皮膚の有痛性，浸潤性の紅斑を生ずる疾患．血液悪性腫瘍を合併することが多い），= acute febrile neutrophilic dermatosis.
S. syndrome スウィート症候群，= Sweet disease.
sweet ［swíːt］ 甘い．
s. acorn シイの実［椎実］．
s. almond 甘扁桃，= amygdala dulcis.
s. almond oil 甘扁桃油．
s.-clover disease スウィートクローバー病，アマウマゴヤシ病（家畜が腐敗したアマウマゴヤシを摂取したとき，その中にあるジクマリンの毒性によりプロトロンビン減少を起こす出血性疾患）．
s. fern （ヤマモモ），= *Comptonia peregrina*.
s. flag ショウブ，= *Acorus calamus*.
s. gas 有毒ガス，= white damp, carbon monoxide.
s. itch 皮膚そう痒．
s. milk 牛乳（sour milk 酸敗乳と区別していう）．
s. oil スウィート油，植物油（オリーブ油など）．
s. orange スウィートオレンジ，= aurantium dulce.
s. precipitate 甘汞，= calomel.
s. rhubarb tincture 甘味ダイオウチンキ，= tinctura rhei dulcis.
s. spirit of niter 甘硝石精（甘硝酸エチル精．$C_2H_5NO_2$ 3.5～4.5% のアルコール溶液），= spiritus aethylis nitritis, spirit of nitrous ether.
s. urine 糖尿，= diabetes, glycosuria.
s. vitriol エーテル，= ether.
s. wine 甘味付きブドウ酒．↔ dry wine.
s. wood bark （*Croton eluteria* の樹皮），= cascarilla.
sweetened condensed milk 加糖練乳〔医学〕．
sweet·en·er ［swíːtnər］ 甘味料（食品に甘味をつけるもので，糖質系（砂糖など）と非糖質系（サッカリンなど）の甘味料に分類される）．
sweetening agent 甘味剤．
sweet·ness ［swíːtnis］ 甘味．
swell ［swél］ 腫れる．
swelled head 膨張頭，= roup.
swellfish poisoning フグ中毒．
swell·head ［swélhed］ ① 独善主義者，誇大妄想者．② スウェールヘッド（ヒツジ，ヤギの *Agave lechuguilla* 中毒症），= lechuguilla fever.
swell·ing ［swéliŋ］ ① 膨化，膨潤，腫脹〔医学〕．② 膨油．
s. fluid 膨化水（浮腫前症において結合織中または細胞内に存在する水分で，その証明には食塩水を皮内注射すると，その吸収時間が異常に延長する試験，すなわち McClure-Aldrich 法を利用する）．
s. of skin 皮膚腫脹．
s. of thyroid 甲状腺腫脹〔医学〕．
s. reaction 膨化反応〔医学〕．
s. value 膨潤値〔医学〕，膨潤数．
Swenson, Orvar ［swénsən］ スウェンソン（1909–2012，スウェーデン生まれのアメリカの外科医）．
S. operation スウェンソン手術（Hirschsprung 病の手術法の一つ）．
Swer·tia ［swə́ːʃiə］ センブリ属（リンドウ科の一属）．
S. japonica センブリ［千振，当薬］．
swertia herb センブリ（センブリ *Swertia japonica* の開花期全草．フラボノイド，キサントン類を含む．苦味健胃薬，止瀉薬として単独で用いる．当薬（とうやく）ともいい，和薬である）．
Swift, H. ［swíft］ スウィフト（1858–1937，オーストラリアの医師）．
S. disease スウィフト病（先端疼痛症），= Swift-Feer disease, acrodynia, erythredema polyneuropathy, pink disease.
swim bladder うきぶくろ〔医学〕．
swimmer's itch 水泳皮膚炎，沼地皮膚炎，沼地皮膚症〔医学〕（水泳性痒疹）．
swimmer's projection 泳者様投影〔医学〕．
swim·ming ［swímiŋ］ 水泳．
s. pool conjunctivitis 水泳プール結膜炎〔医学〕，プール結膜炎（クラミジアに感染して発生するもの）．
s. pool granuloma 〔水泳〕プール肉芽腫（*Mycobacterium marinum* の皮膚感染症），= fish tank granuloma.
s. tank 水泳槽（水泳プールよりもやや小さくつくったもの）．
s. test 水泳試験．
swine ［swáin］ ブタ．
s. diphtheria ブタジフテリア，= hog cholera.
s. dysentery ブタ赤痢．
s. erysipelas ブタ丹毒（*Erysipelothrix rhusiopathiae* の感染によるブタの疾病で，体表面に紅斑を生じる），= rouget du porc, red fever of swine, rotlauf.
s. fever ブタコレラ，= hog cholera.
s. pest ブタペスト，= hog cholera.
s. plague ブタペスト，= hog cholera.
swineherd disease ブタ飼養者病（ウイルス感染による良性髄膜炎），= Bouchet disease.
swine·pox ［swainpáks］ 豚痘（ブタにおける豚痘ウイルス *Swinepox virus* の感染症．膿丘疹が特徴で，牛痘 vaccinia と区別する）．
swing ［swíŋ］ 遊脚，振り．
s.-away ひらき式〔医学〕．
s. control 遊脚制御〔医学〕．
s. phase 遊脚相〔医学〕（歩行周期のうち，足が床から離れているとき．加速期，遊脚中期，減速期に細分される）．
s. rotor スイングロータ〔医学〕．
s.-through gait 大振り歩行（松葉杖歩行の一つ）．
s.-to gait 小振り歩行，振りつけ歩行〔医学〕．
swinging leg 振脚．
swinging light test スイング光対光反応．
Swingle-Phiffner hormone = cortin.

swirl sign 渦巻徴候 [医学].
Swiss [swís] スイスの.
S.-cheese brain 腐敗気泡脳(腐敗気泡が発生した脳).
S.-cheese endometrium スイスチーズ様子宮内膜(分泌腺が肥大増殖して, スイスチーズのように大小の嚢腔が生ずる状態).
S. mouse leukemia virus スイスマウス白血病ウイルス.
S. tapeworm スイス条虫, = *Diphyllobothrium latum*.
S.-type agammaglobulinemia スイス型無ガンマグロブリン血症(胸腺形成不全を伴い, 重症複合型免疫不全症となる. 常染色体性劣性遺伝).
S.-type hypogammaglobulinemia スイス型低ガンマグロブリン血症 [医学].
switch gene 切換え遺伝子, スイッチ遺伝子.
switch OTC スイッチOTC(医療用薬品のうち大衆薬として薬局で販売が許可になったもので, 医療用から大衆薬にスイッチされたことから呼称された). → OTC.
switching sequence S配列(免疫グロブリン遺伝子の定常部エキソンの5′上流に存在する, 多数の繰り返し構造を含む配列で, 定常部発現のクラススイッチにおける遺伝子組換え部位として機能する).
swol·len [swóulən] 腫脹性の [医学].
s. belly 膨大腹(動物の鼓腸症), = tympanites.
s. belly disease 腹部腫脹症.
s. belly syndrome 腹部腫脹症候群.
s. cervical lymph node 頸部リンパ節腫脹 [医学].
s. head syndrome 頭部膨脹症候群.
s. lymph node リンパ節腫脹 [医学], 腫脹リンパ節.
swoon [swú:n] 卒倒, 気絶, = fainting.
swoon·ing [swú:niŋ] 卒倒 [医学].
swordfish test メカジキ試験.
Swyer, Paul R. [swáiər] スワイヤー(1921生, アメリカの小児科医).
S.-James-MacLeod syndrome スワイヤー・ジェームズ・マックリード症候群.
S.-James syndrome スワイヤー・ジェームズ症候群(気管支炎や奇形によって片肺の容積が減少し, 正常肺が代償的に膨脹した状態).
S. syndrome スワイヤー症候群.
sy·ceph·a·lus [saiséfələs] 頭部結合体, = syncephalus.
sych·nu·ria [saiknjú:riə] 尿意頻数, = pollakiuria.
sy·co·ma [saikóumə] コンジローマ, いぼ(疣)(軟らかく大きい).
syc·o·phant [síkəfənt] 責任感欠落性格者.
sy·co·si·form [saikásifɔ:rm] 毛瘡状の.
sy·co·sis [saikóusis] 毛瘡 [医学](特にひげの毛包を侵す微生物の感染による慢性炎症で, 丘疹, 膿疹および結節を形成し, それに髪が貫通し, 皮膚浸潤および結痂を特徴とする疾患), = folliculitis barbae, sycosis coccygenica, s. staphylogenes, s. mentagra.
s. barbae ひげ(鬚)毛瘡, = barber's itch.
s. capillitii 頭部毛瘡(Rayer), = dermatitis papillaris capillitii, acne keloid.
s. contagiosa 伝染性毛瘡, = sycosis parasitica.
s. framboesiformis イチゴ腫状毛瘡(Hebra), = dermatitis papillaris capillitii.
s. nuchae necrotisans 壊死性項部毛瘡.
s. nuchae sclerotisans 硬化性項部毛瘡(Ehrmann), = dermatitis papillaris capillitii.
s. palpebrae marginalis 辺縁性眼瞼毛瘡.
s. parasitica 寄生性毛瘡(白癬菌の寄生によるひげの毛瘡), = achor barbaratus, barber's itch, mentagra.
s. simplex 単純性毛瘡, = nonparasitic sycosis.
s. staphylogenes ブドウ球菌性毛瘡.
s. trichophytica 白癬性毛瘡, = tinea barbae, tinea sycosis.
s. vulgaris 尋常性毛瘡(ブドウ球菌の感染によるもの), = sycosis staphylogenes.
Sydenham, Thomas [sídnæm] シデナム(1624-1689, イギリスの医師. 麻疹に関する観察を発表して, 猩紅熱との鑑別を明らかにし, また痛風についての古典的記述がある).
S. chorea シデナム舞踏病 [医学], = chorea minor.
S. cough シデナムせき(咳)(呼吸筋のヒステリー性痙攣).
S. disease シデナム病.
S. laudanum シデナムラウダナム(アヘンチンキ), = wine of opium, Ford laudanum.
Sydney line シドニー線(手掌屈曲線の一変異型でダウン症にみられる), = Sydney crease.
Sydney sys·tem [sídni sístəm] シドニーシステム, シドニー分類(1990年 Sydney で開催された世界消化器病学会で提唱された胃炎の分類).
sy·e·nite [sáiənait] 閃長岩, 正長岩.
syl·lab·ic [silǽbik] 音節の, 分節の.
s. blindness 綴字盲.
s. speech 分節言語.
s. utterance 音節発語(多発性硬化症においてみられる断続性言語).
syl·la·bize [síləbaiz] 音節に分けて発音する.
syl·la·ble [síləbl] 音節.
s. articulation 音節明瞭度 [医学].
s.-stumbling 音節錯誤症(音節の発音が困難な発語障害で, 時にはどもり(吃音)を思わせることがある).
syl·la·bus [síləbəs] ① 大要, 摘要(講演の). ② 教授細目, シラバス, = compendium.
syl·lep·si·ol·o·gy [silèpsiálədʒi] 受精学.
syl·lep·sis [silépsis] 受精, 妊娠.
syl·va·nite [sílvənait] シルバニア鉱 (Au, Ag)Te_2(針状テルル鉱).
syl·vat·ic [silvǽtik] 森林の, = sylvan.
s. cycle 森林サイクル.
s. plague 森林ペスト.
Sylvest, Ejnar [silvést] シルヴェスト(1880-1931, ノルウェーの医師).
S. disease シルヴェスト病, = epidemic pleurodynia.
Sylvester, Henry Robert [silvéstər] シルヴェスター(1829-1908, イギリスの医師).
S. method シルヴェスター法(新生児仮死に際し, 保温ベッドの上に仰臥させ, 左右上肢を肘関節部で握り, 1分間約15回周期的に頭上に挙げ, また体側に下げ, 同時に胸郭を圧縮する人工蘇生術).
syl·vi·an [sílviən] シルヴィウスの(Franciscus Sylvius または Jacobus Sylvius の名にちなんで用いられる形容詞).
s. angle シルヴィウス角. = Sylvius angle.
s. aqueduct syndrome 中脳水道症候群.
s. artery シルヴィウス動脈, = middle cerebral artery.
s. cistern シルヴィウス槽.
s. fissure シルヴィウス裂, シルヴィウス溝(外側溝), = lateral cerebral fissure, Sylvius fissure.
s. line シルヴィウス線(シルヴィウス裂の位置を示す線で, 前頭骨の外角突起から頂頭骨の最高突起の下方約1.5cmの点に至る).
s. point シルヴィウス点(前頭骨の上眼窩弓に終わる外側の突起から29〜32mm後方に位置する頭蓋表

S

面上の一点).

s. tract シルヴィウス路(シルヴィウス裂付近の部分).

s. valve シルヴィウス弁, = Sylvius valve.

s. vein シルヴィウス静脈(中大脳静脈).

Syl·vil·a·gus [silvíləgəs] (ウサギ科の一属. 南アメリカ産で, ウサギ粘液腫ウイルス *Myxoma virus* の自然宿主. ワタオウサギ).

Sylvius, Franciscus [sílviəs] シルヴィウス(1614-1672, オランダの解剖学者で肺結核に関する古典的著述がある), = François De La Böe.

S. angle シルヴィウス角(シルヴィウス裂の後脚が半球上縁に鉛直に引いた線となす角), = sylvian angle.

S. aqueduct シルヴィウス水道(第三脳室と第四脳室とを連結する中脳の細長い腔), = sylvian aqueduct, aqueductus cerebri, cerebral aqueduct.

S. fissure シルヴィウス裂(外側大脳裂), = sylvian fissure, lateral cerebral fissure.

Sylvius, Jacobus [sílviəs] シルヴィウス(1478-1555, フランスの解剖学者. Vesalius の師. Franciscus Sylvius と混同されることが多い), = Jacques Dubois.

S. ossicle シルヴィウス小骨(キヌタ骨の豆状突起), = processus lenticularis.

S. valve シルヴィウス弁(耳管のことで, 最初に記載したので, こう呼ばれる).

sym- [sim] ① 対称性化合物の意味を表す接頭語. ② 共同の意味を表す接頭語.

sym·bal·lo·phone [simbǽləfoun] 両側聴診器(2個の聴診子を備えた器具で, 異なった部分の雑音などを比較聴診するために用いる).

sym·bi·ont [símbiɑ̀nt, sìmbáiənt] 共生体〔医学〕, 共生生物, = symbion. 形 symbiontic.

sym·bi·o·sis [sìmbióusis, -bai-] 共生〔医学〕(共利共生, 共棲, 共力作用). 形 symbiotic.

s. theory 共生説(組織には共生現象が存在し, 一つの組織の代謝産物は他の組織に刺激を与える. Schiefferdecker).

sym·bi·ote [símbiout] 共生生物〔医学〕, = symbiont.

sym·bi·ot·ic [sìmbaiɑ́tik] 共生の〔医学〕.

s. fermentation phenomenon 共生発酵現象.

s. infantile psychosis 幼児共生精神病〔医学〕, 共生幼児精神病(Mahler (1952)による幼児期の精神病の一つで, 母子分離期(2~3歳)になっても心身ともに分離できず, 自閉的傾向を示す精神病状態).

sym·bleph·a·ron [simbléfərən] 瞼球癒着, 眼瞼癒着〔医学〕.

sym·bleph·a·rop·te·ryg·i·um [simblèfərɑptəríʤiəm, -routə-] 瞼球癒着翼状贅片.

sym·bleph·a·ro·sis [simblèfəróusis] 瞼球癒着症, = synblepharon.

sym·bol [símbəl] ① 象徴(ある事象Bがほかの願望, 傾向の対象Aの代理物となるときBをAの象徴という). ② 記号.

s. of element 元素記号(元素をアルファベット大文字1字か大文字1字小文字1字で表現した記号).

sym·bo·lia [simbóuliə] 象徴知覚(触覚により物体を知覚する能力).

sym·bol·ic [simbɑ́lik] 象徴的.

s. expression 象徴的表現.

s. play 象徴遊び〔医学〕.

s. word 象徴言語.

sym·bol·ism [símbəlizəm] 象徴化〔医学〕, 象徴性(すべての事象は自己の思考の象徴であるとの妄想的または幻覚的解釈で, 精神病患者にしばしばみられる).

sym·bol·i·za·tion [sìmbəlaizéiʃən] 象徴化(無意識的表象作用として, ある欲動・願望をほかの対象へと置き換える過程).

sym·brach·y·dac·tyl·ia [simbrækidæktíliə] 癒着短指症.

sym·brach·y·dac·ty·ly [simbrækidǽktili] 合短指〔症〕〔医学〕, 癒着短指(趾)症(軽症から重症までかなり広い範囲をもつ手奇形).

Syme, James [sáim] サイム(1799-1870, イギリス・スコットランドの外科医. 1847年から48年にエーテル麻酔法を提唱した).

S. amputation サイム切断術(踝骨を切断し, 皮膚弁で縫合する方法).

S. operations サイム手術(① 外部尿道狭窄および会陰瘻孔の手術. ② 腸骨動脈瘤の手術. ③ 内生第1足指の手術).

S. prosthesis サイム義足〔医学〕.

sym·e·lus [síməlәs] 両肢癒着体, = symmelus.

Symington, Johnson [sáimiŋgtən] サイミングトン(1851-1924, スコットランドの解剖学者).

S. anococcygeal body サイミングトン肛門尾骨体.

S. body サイミングトン体(肛門尾骨小体), = anococcygeal body.

sym·me·lia [simí:liə] 両肢癒着奇形, = sympodia, sympus.

sym·me·lus [síməlәs] 両肢癒着体.

Symmers, Douglas [símərz] シンマース(1879-1952, アメリカの内科医). →Brill-Symmers disease.

S. disease シンマース病, = Brill-Symmers disease.

sym·met·ric [simétrik] 対称〔性〕の〔医学〕.

s. atrophoderm(i)a 対称性皮膚萎縮〔症〕〔医学〕.

s. distal neuropathy 対称性遠位〔性〕ニューロパチー.

s. expression 対称式.

s. fetal growth restriction 対称性胎児発育障害.

s. gangrene 対称性壊疽〔医学〕(血管運動の障害による).

s. keratoderma 対称性角皮症, = keratosis palmaris et plantaris.

s. of limbs hyperesthesia 下肢上肢の対称性知覚過敏〔医学〕.

s. top 対称こま〔医学〕.

s. torsion 対称捻転〔医学〕.

s. vibration 対称振動〔医学〕.

sym·met·ri·cal [simétrikəl] 対称性の〔医学〕, 相称性の.

s. asphyxia 対称性仮死, = Raynaud disease.

s. frequency curve 対称度数曲線.

s. lipoidosis 対称性類脂症, = Madelung neck.

s. tonic neck reflex 対称性緊張性頸反射〔医学〕.

sym·met·ro·ma·nia [simètrouméiniə] 対称狂(両側の運動を示す精神病).

sym·me·try [símitri] 対称〔性〕〔医学〕, 相称性. 形 symmetric.

s. axis 対称軸〔医学〕.

s. element 対称の要素.

s. group 対称性結晶群, 対称群.

s. operation 対称操作.

sym·pa·ral·y·sis [sìmpərǽlisis] 共役麻痺(動眼筋の共役運動が消失した状態), = conjugate paralysis.

sym·pa·thec·to·my [sìmpəθéktəmi] 交感神経切除〔術〕〔医学〕(Leriche が1914年に局所的栄養障害のあるものに初めて行った).

sym·pa·the·o·neu·ri·tis [sìmpəθiounju:ráitis] 交感神経炎.

sym·pa·the·tec·to·my [sìmpəθətéktəmi] 交感神経切除, = sympathectomy.

S

sym·pa·thet·ic [sìmpəθétik] ① 同情的な. ② 交感神経性〔の〕[医学]. ③ 交感神経系.
s. abscess 交感性膿瘍 [医学] (転位性).
s. apraxia 交感神経失行〔症〕[医学], 交感性失行.
s. atrophy 交感性萎縮 (一側の萎縮により起こる他側の同器官の萎縮).
s. block 交感神経遮断 [医学], 交感神経ブロック.
s. blocking agent 交感神経遮断薬 [医学].
s. bubo 外傷性横痃.
s. cell 交感神経細胞.
s. chain 交感神経系.
s. constrictor 交感神経収縮線維 [医学].
s. dermatome 交感神経皮節 (交感神経根の分布する皮膚の領域で, 発汗作用の異常により分別される).
s. dilator 交感神経拡張線維 [医学].
s. dystrophy 自律神経性異栄養〔症〕[医学], 交感神経性ジストロフィー.
s. fiber 交感神経線維 [医学].
s. formative cell 交感神経形成細胞.
s. ganglia 交感神経節.
s. ganglion [TA] 交感神経節, = ganglion sympathicum [L/TA].
s. ganglionectomy 交感神経節切除 [医学].
s. gangrene 交感性壊疽 (ある原発性のものに続いて起こる).
s. hormone 交感神経ホルモン, = epinephrine.
s. imbalance 交感神経失調, = vagotonia.
s. iridoplegia 交感性虹彩麻痺.
s. iritis 交感性虹彩炎.
s. irritation 交感性刺激.
s. irritation syndrome 交感神経刺激症候群 [医学].
s. nerve 交感神経.
s. nerve activity 交感神経活動.
s. nerve cell 交感神経細胞 [医学].
s. nerve ending 交感神経終末 [医学].
s. nervous system 交感神経系 (胸髄および腰髄から出る前神経節線維からなる自律神経系の部分), = systema nervorum sympathicum.
s. neuroblast 交感神経芽細胞 [医学].
s. ophthalmia 交感性眼炎.
s. ophthalmitis 交感性眼炎 [医学].
s. ophthalmoplegia 交感神経性眼筋麻痺 [医学].
s. paraganglia [TA] パラガングリオン*, = paraganglia sympathica [L/TA].
s. part [TA] 交感神経*, = pars sympathica [L/TA].
s. plexuses 交感神経叢.
s. reflex dystrophy 交感神経反射性ジストロフィー.
s. root [TA] 交感神経根*, 自律神経根*, = radix sympathica [L/TA].
s. root of ciliary ganglion [TA] 毛様体神経節の交感神経根*, = radix sympathica ganglii ciliaris [L/TA].
s. root of otic ganglion [TA] 耳神経節の交感神経根*, = radix sympathica ganglii otici [L/TA].
s. root of pterygopalatine ganglion [TA] 翼口蓋神経節の交感神経根*, = radix sympathica ganglii pterygopalatini [L/TA].
s. root of sublingual ganglion [TA] 舌下神経節の交感神経根*, = radix sympathica ganglii sublingualis [L/TA].
s. root of submandibular ganglion [TA] 顎下神経節の交感神経根*, = radix sympathica ganglii submandibularis [L/TA].
s. saliva 交感神経〔性〕唾液 (交感神経の刺激で顎下腺から分泌され, 他のものよりは粘稠度が高い).
s. segment 交感神経分節.
s. skin response (SSR) 交感神経性皮膚反応.
s. symptom 交感性症状 (実際の疾患部位とは異なった部位に病的症状を感ずることで, 交感作用によるもの).
s. testicular hydrocele 交感性陰嚢水瘤 [医学].
s. transmitter 交感神経伝達物質.
s. transmitter releaser 交感神経伝達物質遊離物質 (放出薬) [医学].
s. trunk [TA] 交感神経幹, = truncus sympathicus [L/TA].
s. uterine hypertrophy 交感性子宮肥大.
s. uveitis 交感性ぶどう膜炎.
s. vasodilator 交感神経性血管拡張神経 [医学].
s. vertebral ganglion 交感神経幹神経節.
sym·pa·thet·ic·al·gia [sìmpəθètikǽlʤiə] 交感神経節痛 [医学].
sympatheticoadrenomedullary system 交感神経副腎髄質系 [医学].
sym·pa·thet·i·co·ma [sìmpəθètikóumə] 交感神経腫 [医学].
sym·pa·thet·i·co·mi·met·ic [sìmpəθétikoumaimétik] 交感神経様作用〔の〕, = sympathomimetic.
sym·pa·thet·i·co·par·a·lyt·ic [sìmpəθètikoupæ̀rəlítik] 交感神経麻痺の.
sym·pa·thet·i·co·to·nia [sìmpəθètikoutóuniə] 交感神経緊張〔症〕[医学].
sym·pa·thet·o·blast [sìmpəθétəblæst] 交感神経芽細胞.
sym·path·ic [simpǽθik] 交感神経〔性〕, = sympathetic.
sym·path·i·cec·to·my [sìmpəθiséktəmi] 交感神経切除, = sympathectomy.
sympathicoadrenal system 交感神経副腎系 [医学] (身体内部環境の平衡を司るシステム).
sym·path·i·co·blast [simpǽθikəblæst] 交感神経芽細胞, = sympathoblast.
sym·path·i·co·blas·to·ma [simpæ̀θikoublæstóumə] 交感神経芽〔細胞〕腫 [医学] (旧語), = sympathoblastoma.
sympathicochromaffin cell 交感神経好銀性細胞 (副腎髄質の交感神経および髄質細胞の前駆).
sym·path·i·co·di·aph·ther·e·sis [simpæ̀θikoudàiəfθirí:sis] 生殖腺交感神経遮断術, = Doppler operation.
sym·path·i·co·go·ni·o·ma [simpæ̀θikougòunióumə] 交感神経産生細胞腫 (旧語), = sympathogonioma.
sym·path·i·co·lyt·ic [simpæ̀θikəlítik] 交感神経遮断薬, = sympatholytic.
s. drug 交感神経遮断薬 [医学], = sympatholytic drug.
sym·path·i·co·mi·met·ic [simpæ̀θikoumaimétik] 交感神経作用〔の〕, = sympathomimetic.
s. drug 交感神経作用薬 [医学], = sympathomimetic drug.
sym·path·i·co·neu·ri·tis [simpæ̀θikounju:ráitis] 交感神経炎, = sympatheoneuritis.
sym·path·i·cop·a·thy [simpæ̀θikápəθi] 交感神経症.
sym·path·i·co·ther·a·py [simpæ̀θikəθérəpi] 交感神経刺激療法.
sym·path·i·co·to·nia [simpæ̀θikoutóuniə] 交感神経緊張〔症〕[医学] (交感神経系によって身体機能が亢進されている状態で, 鳥肌, 血圧上昇, 脈管痙攣などの症状が現れる). 形 sympathicotonic.
sym·path·i·co·ton·ic [simpæ̀θikətánik] 交感神経緊張性 [医学].
s. syndrome 交感神経緊張症候群 (Eppinger およ

S

び Hess により記載された症候群で，散瞳，皮膚乾燥，顔面潮紅，眼球乾燥，瞬目，鳥肌，頻脈，高血圧などを発現し，アドレナリンおよびアトロピンに敏感であるが，ピロカルピンに鈍感）．

s. type 交感神経緊張型．

sym·path·i·co·trip·sy ［simpæ̀θikətrípsi］ 交感神経捻除［医学］．

sym·path·i·co·trop·ic ［simpæ̀θikətrάpik］ 交感神経親性の，= sympathicotrope.

s. cells 向交感神経細胞（卵巣門にある無髄神経に伴ってみられる巨大類上皮細胞）．

sym·path·i·cus ［simpǽθikəs］ 交感神経系．

sym·pa·thin ［símpəθin］ シンパチン（交感神経の刺激により交感神経終末部より遊離され血中に出現する物質で，交感神経線維の作用を増大させる．Cannon）．

s. E 興奮性シンパチン（血管収縮性に働く），= norepinephrine.

s. I 抑圧性シンパチン（血管拡張性に働く）．

sym·pa·thism ［símpəθizəm］ 催眠感受性（催眠暗示に対する感受性のあること）．

sym·pa·thist ［símpəθist］ 催眠感受者（催眠暗示に感受性の強い人）．

sym·pa·thiz·er ［símpəθàizər］ 交感眼（交感性眼炎において患側の眼に対して感応する眼）．

sympathizing eye 感応眼，被交感眼［医学］（交感性眼炎における2次性に異常を起こす眼）．

sympathizing ophthalmitis 起交感性眼炎．

sym·pa·tho·ad·re·nal ［sìmpəθouədrí:nəl］ 交感神経副腎の．

sym·pa·tho·blast ［símpəθəblæst］ 交感神経芽細胞．

sym·pa·tho·blas·to·ma ［sìmpəθoublæstóumə］ 交感神経芽細胞腫［医学］，= neuroblastoma，sympathogonioma.

sym·pa·tho·gli·o·blas·to·ma ［sìmpəθouglàioublæstóumə］ 交感神経膠芽細胞腫［医学］（交感神経芽細胞，神経芽細胞および神経膠質芽細胞からなるもの）．

sym·pa·tho·go·nia ［sìmpəθougóuniə］ 交感神経産生細胞［医学］．

sym·pa·tho·go·ni·o·ma ［sìmpəθougòunióumə］ 交感神経産生細胞腫［医学］（カテコールアミンを産生する細胞からなる悪性腫瘍で，小児の副腎髄質や交感神経節に好発し，扁平骨，肝などに広範な転移を示す），= neuroblastoma，sympathoblastoma，embryonal sympathoma.

sym·pa·tho·lyt·ic ［sìmpəθəlítik］ 交感神経遮断薬［医学］（交感神経支配器官に対して交感神経抑制と同一または類似の効果を示す薬物についていう）．

s. drug 交感神経遮断薬，= sympathicolyticum.

sym·pa·tho·ma ［sìmpəθóumə］ 交感神経腫．

sym·pa·tho·mi·met·ic ［sìmpəθoumaimétik］ 交感神経様作用〔の〕［医学］（交感神経刺激状態を発揮する効果を示す一連の薬物についていう）．

s. action 交感神経〔様〕作用［医学］．

s. drug 交感神経興奮薬，交感神経刺激薬，= adrenergic stimulating drug，sympathicomimeticum.

s. substance 交感神経様作用物質［医学］．

sym·pa·thy ［símpəθi］ ① 交感（遠隔部位の組織または器官が相関関係をもち，その一つに変化が起こると，ほかも同様の変化を起こすこと）．② 同情［医学］，共感［医学］．

sym·pa·tric ［simpéitrik］ 同所性の［医学］．

sym·pec·to·thi·ene ［simpèktəθáii:n］ シンパクトチエン，= ergothioneine.

sym·pec·to·thi·on ［simpèktəθáiən］ シンパクトチオン，= ergothioneine.

sym·per·i·to·ne·al ［simpèritouní:əl］（腹膜の2部を縫合することについていう）．

sym·pex·ion ［simpékʃən］ 精嚢含窒性結石．[複] sympexia.

sym·pex·is ［simpéksis］ 精嚢結石，精液石，= sympexion.

sym·pha·lan·gia ［sìmfəlǽnʤiə］ 指節癒合症，= symphalangism.

sym·pha·lan·gism ［simfǽlənʤizəm］ 指趾関節癒合症［医学］，指節癒合〔法〕．

sym·pha·lan·gy ［simfǽlənʤi］ ① 指節癒着〔症〕，合指症［医学］．② 手・足指関節の強直，= symphalangia.

sym·phor·i·car·pus ［sìmfɔ:ɑriká:pəs］ シンホリカルプス（スイカズラ科 *Symphoricarpos* 属植物の果実から得られ，同種療法に用いられる薬物）．

Sym·pho·ro·my·ia ［sìmfɔ:rəmáiə］（北アメリカ産サシバエの一種）．

Sym·phy·la ［simfáilə］ コムカデ目（結合類）．

sym·phy·o·ceph·a·lus ［sìmfiəséfələs］ 頭部結合体，= cephalopagus，craniopagus，syncephalus.

sym·phy·o·gen·e·sis ［sìmfiəʤénisis］ 結合発生（遺伝因子と環境因子との共同発生）．[形] symphyogenetic.

symphyseal path オトガイ路．

sym·phys·e·ol·y·sis ［simfìziάlisis］ 恥骨結合離開．

sym·phys·e·or·rha·phy ［simfìzió:rəfi］ 結合縫合術．

sym·phys·es ［símfisi:z］〔線維軟骨〕結合（symphysis の複数）．

sym·phys·i·al ［simfíziəl］ ① 結合の．② 縫い際の．

s. surface [TA] 恥骨結合面，= facies symphysialis [L/TA].

s. surface of pubis 恥骨結合面．

sym·phys·ic ［simfízik］ 結合性の，癒合性の．

s. teratism 融合性奇形．

sym·phys·i·ec·to·my ［simfìziéktəmi］ 恥骨結合切除〔術〕［医学］．

sym·phys·i·ol·y·sis ［simfìziάlisis］ 恥骨結合開離術．

sym·phys·i·on ［simfíziən］ 結合点，シンフィシオン（下顎歯槽突起の外縁の中央点）．

sym·phys·i·or·rha·phy ［simfìzió:rəfi］ 恥骨結合縫合〔術〕［医学］．

sym·phys·i·o·tome ［simfíziətoum］ 恥骨結合切開刀［医学］．

sym·phys·i·ot·o·my ［simfìziάtəmi］ 恥骨結合切開〔術〕［医学］，= pelviotomy.

sym·phy·sis ［símfisis］ [L/TA]〔線維軟骨〕結合，= secondary cartilaginous joint [TA]，symphysis [TA]．[形] symphysial.

s. cartilaginosa 軟骨結合，= synchondrosis.

s. intervertebralis [L/TA] 椎骨間の軟骨結合*，= intervertebral joint [TA].

s. ligamentosa 靱帯結合，= syndesmosis.

s. mandibulae [L/TA] 下顎結合，= mandibular symphysis [TA].

s. manubriosternalis [L/TA] 胸骨柄結合，= manubriosternal joint [TA].

s. of chin 下顎骨結合［医学］．

s. ossium pubis 恥骨結合，= symphysis pubis.

s. pubica [L/TA] 恥骨結合，= pubic symphysis [TA].

s. sacrococcygea 仙尾結合．

s. xiphosternalis [L/TA] 胸骨剣結合，= xiphisternal joint [TA].

sym·phy·sos·ke·lia ［sìmfisɑskí:liə］ 下脚結合奇形，= sympodia，sympus.

Sym·phy·tum ［símfitəm］ ヒレハリソウ属（ムラサキ科の一属で，ヒレハリソウ comfrey の根茎と葉は

生薬).
sym·plasm [símplæzəm] 合胞体, = syncytium, symplast. 形 symplasmatic.
sym·plast [símplæst] シンプラスト, 合胞体(細胞の融合により生じた多核細胞), = symplasm.
symplastic tissue 合胞組織, = symplasm.
sym·plex [símpleks] 総合体(酵素の担体と賦活体とをもつ化合物で, 賦活素, 吸着剤, 血色素, 毒素-抗毒素の類).
symplocarpus foetidus ザゼンソウ[座禅草] (サトイモ科植物. 根茎は刺激薬), = skunk cabbage.
sym·po·dia [simpóudiə] 両足結合奇形. 形 sympodial.
sympodial branching 仮軸分枝.
sym·port [símpɔ:t] 共輸送〔医学〕, 等方輸送, シンポート(異なった分子やイオンが共通の輸送機構によって運ばれること).
symp·tom [símptəm] 症候, 症状〔医学〕. 形 symptomatic.
s. complex 症候群.
s. group 症候群, = symptom complex.
s. limited exercise test 症状限界性運動負荷試験〔医学〕.
s. of brain hypertension 脳圧亢進症状.
s. of old age 老化現象〔医学〕.
s. of threatened rupture 子宮破裂切迫症状〔医学〕.
s. rating scale 症状評価尺度.
symp·to·ma [simptóumə] 症候, 症状.
s. akromegaloideum 肢端巨大症様症状.
symp·to·mat·i·c [sìmptoumǽtik] 対症の, 症候性〔医学〕, 症状の, 症候の.
s. alopecia 症候性脱毛〔症〕〔医学〕.
s. anemia 症候性(的)貧血〔医学〕, = secondary anemia.
s. anthrax 症候性炭疽〔医学〕, 黒脚症, = emphysematous anthrax.
s. asthenopia 症候性眼精疲労〔医学〕.
s. asthma 症候性喘息〔医学〕.
s. blepharospasm 症候性眼瞼痙攣.
s. cerebral vasospasm 症候性脳血管攣縮.
s. chorea 症候〔性〕舞踏病〔医学〕.
s. control therapy 対症療法, = symptomatic therapy.
s. diagnosis 症状診断名.
s. epilepsy 症候性てんかん〔医学〕.
s. erythema 症候性紅斑.
s. fever 症候性発熱.
s. impotence 症候性インポテンス〔医学〕.
s. indication 対症的適応〔医学〕.
s. infantilism 症候性幼稚症.
s. leukemia 症候性白血病(高度の白血球増加〔症〕のこと), = leukocytosis.
s. melena 症候性メレナ(下血)〔医学〕.
s. nanism 症候性小人症(発育遅滞による).
s. neuralgia 症候性神経痛.
s. parkinsonism 症候性パーキンソン症候群〔医学〕.
s. pneumothorax 症候性気胸.
s. polycyth(a)emia 症候性赤血球増加〔症〕.
s. precocity 症候性早熟〔医学〕.
s. prurigo 症候性痒疹〔医学〕.
s. pruritus 症候性かゆみ〔症〕〔医学〕, 症候性そう(瘙)痒〔症〕.
s. psychosis 症候性精神病〔医学〕, 症状精神病.
s. tetany 症候性テタニー.
s. therapy 対症療法〔医学〕.
s. toothache 症候性歯痛〔医学〕.
s. torticollis 症候性斜頸〔医学〕.
s. treatment 対症療法〔医学〕.
s. trigeminal neuralgia 症候性三叉神経痛〔医学〕.
s. ulcer 症候性潰瘍〔医学〕.
symp·to·mat·i·ca [sìmptoumǽtikə] ① 対症の. ② 対症〔療法〕薬〔医学〕.
symp·tom·a·tog·ra·phy [sìmptoumətágrəfi] 症候論.
symp·tom·a·tol·o·gy [sìmptoumətáləʤi] 症候学〔医学〕. 形 symptomatologic.
symp·to·mat·o·lyt·ic [sìmptoumətəlítik] 症状寛(緩)解性の.
symp·tom·less [símptəmles] 不顕性の, 無症候性の, = asymptomatic.
s. hematuria 無症候性血尿.
s. infection 不顕性感染, 無症状感染〔医学〕.
symp·to·mo·lyt·ic [sìmptouməlítik] 症候解滅性の, = symptomatolytic.
symptoms of pregnancy 妊娠徴候, = signs of pregnancy.
symptoms of spinal gray matter 脊髄灰白質症候群.
symp·to·sis [simptóusis] 漸弱, 漸衰(漸次に身体または局部が消耗すること). 形 symptotic.
sym·pus [símpəs] 合足体〔医学〕(下肢の結合, 脚の回転, 骨盤, 性器の著明な障害をもつ先天奇形体), = cuspidate fetus, mermaid fetus, sirenoform fetus, sirenomelus, symelus, uromelus.
s. a'pus 無足合脚体〔医学〕.
s. di'pus 両足合脚体〔医学〕, = sympus bipus.
s. mo'nopus 一足合脚体〔医学〕.
Syms, Parker [símz] シムス(1860–1933, アメリカの外科医).
S. tractor シムス牽引器(空気袋を先端につけた管で, 前立腺を会陰切開部に牽引するために用いる).
syn- [sin] ① 結合, 共同を表す接頭語. ② 化合物の幾何異性の中のシン-アンチ異性のシン.
syn·ac·my [sinǽkmi] 雌雄同熟.
syn·ac·to·sis [sìnəktóusis] 癒合症.
syn·a·del·phus [sìnədélfəs] 一頭胴八肢体(人類にはいまだ発見されていない奇形で, 頭胸腰結合奇形ともいう), = cephalothoracoiliopagus.
syn·ae·tion [siní:ʃən] 随伴性原因, 共同原因(疾病の).
syn·al·gia [sinǽlʤiə] 遠隔痛〔医学〕. 形 synalgic.
syn·an·a·morph [sinǽləmɔ:f] シンアナモルフ, 共不完全時代.
syn·a·nas·to·mo·sis [sìnənæ̀stoumóusis] 数個血管吻合.
syn·an·che [sinǽnki:] ジフテリア性咽喉痛.
syn·an·gi·um [sinǽnʤiəm] 単体胞子嚢群, 集やく(葯)雄ずい(蕊).
syn·an·them [sinǽnθəm] 皮疹群, 癒合性皮疹, = synanthema.
syn·an·thrin [sinǽnθrin] シナンスリン(キクイモ *Helianthus tuberosus* の塊茎中にあるフルクタンで, 少なくとも8種類区別され, シナンスリンA, B, C ……などと命名されている).
syn·an·throse [sinǽnθrous] シナンスロース, = levulin.
syn·aph·y·men·i·tis [sinæ̀fimənáitis] 結膜炎, = conjunctivitis.
syn·apse [sinǽps, sínæps] [TA] ① シナプス(神経細胞の突起が隣接細胞の突起と連接する個所で, 神経と神経の間および神経と筋の間にある), = synapsis [L/TA]. ② 接合部. ③ 接合, 対合, = synapsis. 形 synaptic.
s. model シナプスモデル〔医学〕.
syn·ap·sis [sinǽpsis] [L/TA] シナプス, = synapse [TA].

S

syn·ap·tase [sinǽpteis] シナプターゼ, = emulsin.
syn·ap·tene [sinǽpti:n] シナプテン, = amphitene.
syn·ap·tic [sinǽptik] シナプスの[医学], 接合部の.
s. bouton シナプス小頭, シナプスボタン(神経細胞と神経細胞間のシナプス前末端(終末)の膨隆部をいう).
s. cleft シナプス間隙(シナプス前線維末端部とシナプス下膜との空隙).
s. conduction シナプス伝導(神経刺激の).
s. delay シナプス遅延[医学].
s. fissure シナプス裂[医学].
s. hillock シナプス丘部[医学].
s. knob 終末球[医学], シナプス小頭(終末ボタン), = endfeet.
s. membrane シナプス膜(シナプス部で神経細胞原形質と軸索終末膨大部とを区別する膜).
s. phase 結合期(染色体の).
s. plasticity シナプス可塑性.
s. potential シナプス電位[医学].
s. receptor シナプス受容体[医学].
s. release シナプス遊離[医学].
s. soma シナプス体部[医学].
s. stage 接合期[医学].
s. time シナプス時[医学].
s. transmission シナプス伝達[医学].
s. vesicle シナプス小胞[医学], シナプス前小胞.
synaptinemal complex 対合期複合体.
syn·ap·to·lem·ma [sinæ̀ptəlémə] シナプス膜(シナプスを構成する両細胞の細胞膜), = synaptic membrane.
syn·ap·tol·o·gy [sìnæptáləʤi] 神経シナプス学(シナプスの機能を研究する学問).
synaptonema structure シナプトネマ構造.
synaptonemal complex シナプトネマ複合体(シナプトネマ構造).
syn·ap·to·some [sinǽptəsoum] 神経終末粒子[医学], シナプトソーム(シナプス小胞を含む膜で囲まれた嚢).
syn·ar·thro·dia [sìnɑ:θróudiə] 関節癒合症, = synarthrosis.
syn·ar·thro·di·al [sìnɑ:θróudiəl] 関節癒合の.
s. cartilage 不動関節軟骨.
s. joint 不動関節(間接癒着関節), = synarthrodia, synarthrosis.
syn·ar·thro·phy·sis [sìnɑ:θráfisis, –θroufáis–] 関節強直症.
syn·ar·thro·sis [sìnɑ:θróusis] [L/TA] ① 不動結合*, = synarthrosis [TA]. ② 関節癒合〔症〕[医学]. 複 synarthroses. 形 synarthrodial.
syn·ath·re·sis [sìnəθrí:sis] 関節癒合症, = synarthrosis.
syn·bi·ot·ics [sinbaiátiks] シンバイオティクス(プロバイオティクスとプレバイオティクスを組み合わせたもの).
syn·caine [siŋkéin] シンカイン, = procaine hydrochloride.
syn·can·thus [sinkǽnθəs] 瞼角球癒着症, = adhesion of orbital tissue.
syn·cap·sule [sinkǽpsju:l] 共有嚢.
Syn·ca·ri·da [sìnkəráidə] ムカシエビ上目.
syn·car·y·on [sinkéəriən, sinkǽr–] 融合核, = synkaryon.
syn·ce·lom [sinsí:ləm] 総腔(胸腔, 腹腔, 心嚢などの総称), = syncoelom.
syn·ceph·a·lus [sinséfələs] 頭部結合体[医学], = symphyocephalus.
s. asymmetros 非対称性頭部結合体, = iniops.
syn·che·sis [síŋkisis] 融解, = synchysis.
syn·chi·lia [siŋkáiliə] 〔先天性〕口唇癒着症, = syncheilia.
syn·chi·ria [siŋkáiriə] 両体側知覚症(一側のみに加えた刺激を身体の両側に知覚する体側知覚障害). 形 synchiric.
synchondrodial joint 軟骨結合.
syn·chon·dro·se·ot·o·my [sìŋkəndròusiátəmi] 軟骨結合切開術, = synchondrotomy.
synchondroses columnae vertebralis [L/TA] 脊柱の軟骨結合, = synchondroses of vertebral column [TA].
synchondroses cranii [L/TA] 頭蓋の軟骨結合, = cranial synchondroses [TA].
synchondroses of thorax [TA] 胸郭の軟骨結合*, = synchondroses thoracis [L/TA].
synchondroses of vertebral column [TA] 脊柱の軟骨結合, = synchondroses columnae vertebralis [L/TA].
synchondroses sternales [L/TA] 胸骨結合, = sternal synchondroses [TA].
synchondroses thoracis [L/TA] 胸郭の軟骨結合*, = synchondroses of thorax [TA].
syn·chon·dro·sis [sìŋkəndróusis] [L/TA] 軟骨結合, = synchondrosis [TA]. 複 synchondroses. 形 synchondrosial.
s. arycorniculata 披裂小角軟骨結合.
s. costae primae [L/TA] 第一肋骨胸肋軟骨結合*, = synchondrosis of first rib [TA].
s. costosternalis [L/TA] 胸肋軟骨結合*, = costosternal joint [TA].
s. epiphyseos 骨端軟骨結合.
s. interoccipitalis posterior 後後頭間軟骨結合.
s. intersphenoidalis 蝶形骨間軟骨結合.
s. intervertebralis 椎間軟骨結合.
s. intraoccipitalis anterior [L/TA] 前後頭内軟骨結合, = anterior intra-occipital synchondrosis [TA].
s. intraoccipitalis posterior [L/TA] 後後頭内軟骨結合, = posterior intra-occipital synchondrosis [TA].
s. manubriosternalis [L/TA] 胸骨柄結合, = manubriosternal synchondrosis [TA].
s. of first rib [TA] 第一肋骨胸肋軟骨結合*, = synchondrosis costae primae [L/TA].
s. petrooccipitalis [L/TA] 錐体後頭軟骨結合, = petro-occipital synchondrosis [TA].
s. pubis 恥骨軟骨結合.
s. sphenoethmoidalis [L/TA] 蝶篩骨軟骨結合, = spheno-ethmoidal synchondrosis [TA].
s. sphenooccipitalis [L/TA] 蝶後頭軟骨結合, = spheno-occipital synchondrosis [TA].
s. sphenopetrosa [L/TA] 蝶錐体軟骨結合, = sphenopetrosal synchondrosis [TA].
s. sternalis 胸骨軟骨結合.
syn·chon·drot·o·my [sìŋkɑndrátəmi] 軟骨結合切離術.
syn·cho·ri·al [siŋkɔ́:riəl] 絨毛膜癒合の.
syn·chro·nia [siŋkróuniə] ① 同時性, 同調性. ② 同期性(正常期内に発生することで, 期外発生の反対語). ↔ heterochronia.
synchronic study 断面研究, 横断的調査法, = cross-sectional study.
syn·chro·nism [síŋkrənizəm] 同時性, 同期性[医学], 同調性. 形 synchronistic.
syn·chro·ni·za·tion [sìŋkrounizéiʃən] 同期化[医学].
s. voltage 同期波[医学], 同期電位(脊髄前柱細胞の破壊性変性により現れる).
synchronized intermittent mandatory ventilation (**SIMV**) 同期式間欠的補助換気.

S

syn·chro·nous ［síŋkrənəs］ 同期性の．
s. amputation 同時多部切断．
s. bilateral radical mastectomy 同時性両側根治的乳房切除［医学］．
s. culture 同期培養〔法〕［医学］，同調培養（細胞の分裂周期を同調させる培養法）．
s. pacemaker 同期〔型〕ペースメーカ［医学］．
s. proliferation 同調〔性〕増殖［医学］．
s. reflex 同期反射．
s. system 同期装置［医学］．
syn·chro·ny ［síŋkrəni］ 同調性，同期性［医学］．
syn·chro·scope ［síŋkrəskoup］ シンクロスコープ（波形をブラウン管上に表示して観測する装置）．
syn·chro·tron ［síŋkrətrɑn］ シンクロトロン（アメリカの McMillan と旧ソ連の Veksler が独立に考案発表した電子の加速装置で，サイクロトロンとベータトロンの２つの加速原理を併用したもの）．
syn·chy·sis ［síŋkisis］ 融解，液化［医学］，軟化．
s. corporis vitrei 硝子体融解症．
s. scintillans 閃輝性硝子体融解症（コレステリン結晶などを含有する閃輝性物質が硝子体内にあること）．
syn·ci·ne·sis ［sìnsainí:sis］ 共同運動，随伴運動，= synkinesis.
syn·ci·put ［sínsipət］ 頭蓋前頂部，= sinciput.
syn·cli·nal ［siŋkláinəl］ 向斜の．
syn·clit·ism ［síŋklitizəm］ 正軸進入［医学］（胎児の頭部と骨盤平面が並行する状態）．形 synclitic.
synclonic spasm 共間代攣縮（1群以上の筋痙攣）．
syn·clo·nus ［síŋklənəs］ 共同クローヌス（数個の筋肉が同時にクローヌスを起こす）．
s. ballismus 共同クローヌスバリスム，= paralysis agitans.
s. tremens 振戦共同間代，= general tremor.
syncongestive appendicitis 多発漿液性虫垂炎（漿液浸潤が虫垂とその他の隣接組織に起こるもの）．
syncopal attack 失神発作［医学］．
syn·co·pe ［síŋkəpi:］ 失神［医学］，気絶［医学］．形 syncopal，syncopic.
s. anginosa 狭心症，= angina pectoris.
syn·cre·tio ［siŋkrí:ʃiou］ 癒着．
syn·cy·tial ［sinsíʃəl］ 合胞体の．
s. cell 合胞〔体〕細胞．
s. knot 合胞体性結節（胎盤絨毛の特徴である合胞体栄養膜の隆起）．
syn·cyt·i·o·ma ［sinsìtioúmə］ 合胞体腫［医学］（子宮体壁が巨大合胞体細胞により浸潤された腫瘍）．
s. benignum 良性合胞体腫，= chorioma benignum.
s. malignum 悪性合胞体腫（妊娠期または産褥期において胎盤に発生する上皮性腫瘍で，大きい細胞は合胞体から，また小さい細胞は絨毛 Langhans 細胞から発生する），= choriocarcinoma，deciduoma malignum，sarcoma deciduocellulare.
syn·cyt·i·o·tox·in ［sinsìtiətáksin］ シンシチオトキシン（胎盤細胞で動物を免疫したとき生ずる細胞融解性血清）．
syn·cyt·i·o·troph·o·blast ［sinsìtiətráfəblæst］ 合胞体栄養膜［医学］，栄養膜合胞体層［医学］，栄養細胞合胞体層（合胞体栄養細胞），= plasmodiblast，plasmoditrophoblast，syncytium.
syn·cy·ti·um ［sinsítiəm，-síʃiəm］ 合胞体，シンシチウム，合胞細胞（細胞融合により生じた多核細胞．骨格筋線維がその例）．複 syncytia．形 syncytial.
s. formation 合胞体形成（べつべつの細胞が二次的に結合し，多核原形質塊を形成すること）．
syn·cy·toid ［sínsitɔid］ 類合胞体．
syn·cyt·o·tox·in ［sìnsitətáksin］（胎盤細胞で動物を免疫したとき生ずる細胞融解性血清）．
syn·dac·tyl·ia ［sìndæktíliə］ 合指症，= syndactylism，syndactyly.
syn·dac·ty·lism ［sìndæktílizəm］ 合指〔症〕，= dactylosymphysis.
syn·dac·ty·li·za·tion ［sindæ̀ktilaizéiʃən］ 合指〔化手〕術．
syn·dac·ty·lus ［sindǽktiləs］ 指趾癒合体，合指体［医学］．
syn·dac·ty·ly ［sindǽktili］ 指趾癒合，合指〔症〕［医学］．形 syndactyl，syndactylous.
syn·dec·to·my ［sindéktəmi］ 結膜切除術（結膜から円形小片を切除するパンヌス療法），= circumcision of cornea，peritomy.
syn·del·phus ［sindélfəs］ 一頭胴八肢体，= synadelphus.
syndermatotic cataract 遺伝性胚葉性白内障．
syn·de·sis ［sindí:sis，síndisis］ ① 結合［医学］（特に手術による関節強直）．② 接着期，= zygonema.
syn·des·mec·to·my ［sìndəsméktəmi］ 靱帯切除術．
syn·des·mec·to·pia ［sìndesməktóupiə］ 靱帯転位．
syn·des·mi·tis ［sìndesmáitis］ ① 靱帯炎．② 結膜炎．
syndesm(o)- ［sindesmou，-mə］ 結合〔組〕織，特に靱帯との関係を表す接頭語．
syn·des·mo·cho·ri·al ［sindèsmoukɔ́:riəl］ 結合織絨毛外胚葉の．
s. placenta 結合織絨毛膜性胎盤．
syndesmodial joint 靱帯結合，= syndesmotic joint.
syn·des·mo·di·as·ta·sis ［sindèsmoudaiǽstəsis］ 靱帯剥離．
syn·des·mog·ra·phy ［sìndəsmágrəfi］ 靱帯論．
syn·des·mo·lo·gia ［sindèsmoulóuʤiə］ 靱帯学．
syn·des·mol·o·gy ［sìndəsmáləʤi］ 靱帯学．
syn·des·mo·ma ［sìndesmóumə］ 靱帯腫，結合織腫．
syn·des·mo-odon·toid ［sindésmou oudántɔid］ 靱帯歯状突起（環軸椎関節の後部で，横靱帯前面と歯状突起の後部とにより形成される）．
syn·des·mo·pexy ［sindésməpeksi］ 靱帯固定法．
syn·des·mo·phyte ［sindésməfait］ 靱帯骨棘形成［医学］．
syn·des·mo·plas·ty ［sindésməplæ̀sti］ 靱帯形成術．
syn·des·mor·rha·phy ［sìndəsmɔ́:rəfi］ 靱帯縫合術．
syn·des·moses ［sìndəsmóusi:z］ 靱帯結合（syndesmosis の複数）．
s. cinguli membri superioris ［L/TA］ 上肢帯の連結，= syndesmoses of shoulder girdle ［TA］.
s. cinguli pectoralis ［L/TA］ 上肢帯の連結，= syndesmoses of pectoral girdle ［TA］.
s. cinguli pelvici ［L/TA］ 下肢帯の靱帯結合*，= syndesmoses of pelvic girdle ［TA］.
s. columnae vertebralis ［L/TA］ 脊柱の靱帯結合*，= syndesmoses of vertebral column ［TA］.
s. cranii ［L/TA］ 頭蓋の靱帯結合，= cranial syndesmoses ［TA］.
s. of pectoral girdle ［TA］ 上肢帯の連結，= syndesmoses cinguli pectoralis ［L/TA］.
s. of pelvic girdle ［TA］ 下肢帯の靱帯結合*，= syndesmoses cinguli pelvici ［L/TA］.
s. of shoulder girdle ［TA］ 上肢帯の連結，= syndesmoses cinguli membri superioris ［L/TA］.
s. of thorax ［TA］ 胸郭の靱帯結合，= syndesmoses thoracis ［L/TA］.
s. of vertebral column ［TA］ 脊柱の靱帯結合*，= syndesmoses columnae vertebralis ［L/TA］.
s. thoracis ［L/TA］ 胸郭の靱帯結合，= syndesmoses of thorax ［TA］.

syn·des·mo·sis [sìndəsmóusis] [L/TA] 靱帯結合, = syndesmosis [TA]. 複 syndesmoses.
s. dentoalveolaris [L/TA] 歯歯槽関節, = dento-alveolar syndesmosis [TA].
s. radioulnaris [L/TA] 橈尺靱帯結合*, = radio-ulnar syndesmosis [TA].
s. tibiofibularis [L/TA] 脛腓靱帯結合, = inferior tibiofibular joint [TA], tibiofibular syndesmosis [TA].
s. tympanostapedialis [L/TA] 鼓室アブミ骨結合, = tympanostapedial syndesmosis [TA].
syn·des·mot·o·my [sìndəsmátəmi] 靱帯切開術.
syn·det [síndet] 合成洗剤.
syn·di·o·tac·tic [sìndiətǽktik] シンジオタクチックの [医学] (重合体の配列状態).
syn·di·ploid [síndiplɔid] 合成二倍体.
syn·drome [síndroum] 症候群 [医学] (一つの疾患や障害で現れる一群の徴候をいう), = symptom complex. 形 syndromic.
s. of accessory pathway 副伝導路症候群 [医学], = Wolff-Parkinson-White syndrome.
s. of approximate relevant answers 近似応答症候群.
s. of cerebellopontine angle 小脳橋角症候群 [医学].
s. of cereberal peduncle 脳脚症候群, 大脳脚症候群, = Weber syndrome.
s. of cerebral aqueductus stenosis 中脳水道狭窄症候群 [医学].
s. of cerebral peduncle 大脳脚症候群 [医学].
s. of colliculi 四丘体症候群.
s. of compression of medulla oblongata 延髄圧迫症候群.
s. of cough syncope 咳失神症候群 [医学].
s. of crocodile tear(s) そら涙症候群 [医学], 発作性流涎症候群, ワニの涙症候群 (顔面神経麻痺患者にみられる症候で, 神経線維の混線によると考えられる), = Bogorad sign.
s. of deviously relevant answers 的はずれ応答症候群.
s. of entrapment neuropathy 神経絞扼症候群.
s. of external wall of carvernous sinus 海綿静脈洞外壁症候群 (片側性眼球麻痺, 第5脳神経眼球枝病変, 眼球麻痺は第3脳神経から始まり, 疼痛を伴わない).
s. of great foramen 大〔後頭〕孔症候群 [医学] (脳ヘルニアの一つ).
s. of inappropriate ADH secretion (SIADH) ADH分泌異常症候群 (ADH : antidiuretic hormone 抗利尿ホルモン).
s. of inappropriate secretion of antidiuretic hormone 抗利尿ホルモン不適合分泌症候群 [医学].
s. of medial longitudinal fasciculus 内側縦束症候群 [医学].
s. of outer wall of sinus cavernosus 海綿静脈洞外壁症候群 [医学].
s. of periodic ACTH·ADH discharge 周期性ACTH・ADH 放出症候群 (2〜3週間の間隔で嘔吐, うつ状態を反復する疾患. これら発作に一致して視床下部, 下垂体より ACTH, ADH が放出されるためこの名がある), = cyclic vomiting syndrome.
s. of posterior fossa of skull 後頭蓋窩症候群 [医学].
s. of progressive muscle spasm, alopecia and diarrhea 全身こむら返り病 (里吉病. 全身の筋肉に有痛性の痙攣が生ずる原因不明の疾患), = Satoyoshi disease.
s. of pteryoplatinum ganglion 蝶口蓋神経節症候群 [医学].
s. of sphenopalatine ganglion 蝶口蓋神経節症候群.
s. of spinal transverse lesion 脊髄横断障害症候群.
s. of superior orbital fissure 上眼窩裂症候群 [医学].
s. of unilateral lesion of spinal cord 脊髄半側傷害症候群, = Brown-Séquard syndrome.
s. pancreatico-biliaire (膵臓癌の腫瘤, 黄疸, 胆嚢拡張の症候群).
s. pancreatico-solaire (膵臓癌の腫瘤と放散性疼痛の症候群. Chauffard).
s. shift 症候移動.
s. X 症候群X (冠動脈造影法で冠動脈狭窄所見がないのに虚血心の徴候をもつ症候群).
syn·drom·ic [sindrámik, -dróu-] 症候性の. 名 syndrome.
syn·drom·i·za·tion [sindrəmizéiʃən] 症候群発現.
syn·ech·ia [siní:kiə, siné-] 癒着〔症〕[医学] (特に眼の虹彩が水晶体または角膜に癒着した状態). 複 synechiae.
s. nasi 鼻内癒着症.
s. vestibuli nasi 前鼻孔癒着症.
syn·ech·o·tome [sinékətoum] 癒着剥離刀 [医学].
syn·e·chot·o·my [sìnəkátəmi] 癒着剥離〔術〕[医学].
syn·ech·ten·ter·ot·o·my [sìnektèntərátəmi] 腸癒着剥離術.
syn·e·col·o·gy [sìnəkálədʒi] 集団環境学, 群生態学, 群落生態学 (公衆衛生学の一課程で, 個生態学 autoecology に対立していう).
syn·en·ce·phal·ia [sìnensifǽliə] 単頭双体奇形, = syncephalia.
syn·en·ceph·a·lo·cele [sìnənséfələsi:l] 癒着性脳ヘルニア.
syn·en·ceph·a·lus [sìnənséfələs] 頭部結合体, = syncephalus.
sy·neph·rine [sainéfrin] シネフリン.
s. tartrate 酒石酸シネフリン 化 4-hydroxy-α-[(methylamino)-methyl]benzenemethanol ($(HOC_6H_4CHOHCH_2NHCH_3)_2$-$C_4H_6O_6$ (血管収縮薬), = oxedrine, sympathol.
syn·er·e·sis [siné:risis] シネレシス, 離液, 栓状沈殿 [医学], 離漿 (血餅または凝固したゲルを放置するとき, 結合水の一部が放出されて体積が減少する現象).
syn·er·gen·e·sis [sìnə:dʒénisis] 細胞原形質遺伝.
syn·er·get·ic [sìnə:dʒétik] 随伴性の, 共同の [医学], 共役の.
syn·er·gia [sinə́:dʒiə] 共力作用 [医学], = synergy.
syn·er·gic [sinə́:dʒik] 共力作用の, 相乗作用の, = synergistic.
s. control 共同運動性制御 [医学].
s. movement 共同運動 [医学], 共役 (共軛) 運動 (一つの運動を行うときに関連した複数の筋が合目的的に収縮する).
syn·er·gism [sínə:dʒizəm] 共力作用, 相力, 相乗作用 [医学] (生体組織の機能または薬物の効力が2つ以上の共力により, その機能または効果がその単独作用の和よりも大きい結果を出す現象), = potentiation. 形 synergistic.
syn·er·gist [sínə:dʒist] ① 協力筋 [医学], 共力筋 (拮抗筋の反対). ② 協力剤. ↔ antagonist.
syn·er·gis·tic [sìnə:dʒístik] 共力作用の, 相乗作用の, = synergic.
s. action 協力作用, 相乗作用 [医学], = synergism, synergy.
s. anesthesia 協力麻酔.

S

s. effect 協力効果，相乗効果〔医学〕.
s. muscle 協同筋.
syn·er·gy [sínəːʤi] 相乗作用〔医学〕, = synergism.
syn·es·the·sia [sìnesθíːziə] 共〔伴〕感覚〔医学〕(他の部位または器官の刺激により起こる2次性感覚．例えば音の刺激により，色の感覚が起こる).
s. algica 疼痛性共感覚，= synesthesialgia.
syn·es·the·si·al·gia [sìnesθìːziǽlʤiə] 疼痛性共感(音やにおいなどの原発刺激に対して2次的に患側に起こる疼痛感).
synethetic progestin 合成黄体ホルモン〔医学〕(Zondek).
syn·e·ze·sis [sìnizíːsis] ①〔瞳孔〕閉鎖．②〔染色体〕対合，= synizesis.
syn·ga·mete [síŋgəmiːt] 合体配偶子.
syn·ga·mi·a·sis [sìŋgəmáiəsis] シンガムス症〔医学〕.
Syn·gam·i·dae [siŋgǽmidiː] 開嘴虫科，シンガムス科(線虫の一科．口腔は大きく前方に向かって広がっている．雄は雌に比べはるかに小さく，常に交尾している).
syn·ga·mous [síŋgəməs] 受精時性決定の，両性生殖の.
Syn·ga·mus [síŋgəməs] 開嘴虫属，シンガムス属，交合線虫属(開嘴虫科の一属，口腔は大きく前方に向かって広がり，雄は雌に比べてはるかに小さく，雌雄は常に交尾している．鳥類，哺乳類の上気道に寄生する).
syn·ga·my [síŋgəmi] 融合(雌雄両核の完全合同を伴う2個体の接合). 形 syngamic, syngamous.
syn·gen [sínʤən] 同質遺伝子個体群〔医学〕.
syn·ge·ne·ic [sìnʤiníːik] 共通遺伝子組成の，同系の〔医学〕(一卵性双生児や，ほとんど同血統の交配で繁殖した品種など，遺伝学的に同一の生物であることをいう．同系動物は組織抗原が同一なので皮膚や組織の移植交換が可能となる), = isogenic, isologous, syngenic.
s. strain 均一系〔株種〕〔医学〕, 同系統株.
s. transplantation 同種移植，同系移植(遺伝的に同一の個体間の移植で，一卵性双生児間の移植をいう．GVHD には有効であるが白血病に対しては再発率が高いといわれる), = isogenic transplantation.
syn·ge·ne·si·o·plas·tic [sìnʤinìːziəplǽstik] 同族移植の.
s. graft 同族組織移植.
s. transplantation 同族移植(近親者間の移植).
syn·ge·ne·si·o·trans·plan·ta·tion [sìnʤinìːziоutrænsplæntéiʃən] 同族組織移植.
syn·gen·e·sis [sinʤénisis] ①有性生殖，合着生殖．②雌雄共力生殖説. 形 syngenetic, syngenesious.
syn·gen·ic [sinʤénik] 同系の〔医学〕, = syngeneic.
syn·gna·thia [sinǽθiə, -néiθ-] 〔上下の〕顎間索.
syn·gon·ic [siŋgánik] 受精時性決定の.
syn·graft [síŋgræft] 同系移植〔片〕〔医学〕, 同族(同種)移植片(遺伝子上同一の個人間で移植された組織または器官), = syngeneic graft.
syn·hex·yl [sinhéksil] シンヘキシル 化 1-hydroxy-3-hexyl-6,6,9-trimethyl-7,8,9,10-tetrahydro-6*H*-dibenzo[*b*,*d*]-pyran (テトラヒドロカンナビノールの合成同相体で，視床機能障害において興奮薬として用いられる), = parahexyl, pyrahexyl.
syn·i·dro·sis [sìnidróusis] 随伴性発汗.
syn·i·ze·sis [sìnizíːsis] ①〔瞳孔〕閉鎖．②収縮期．③〔染色体〕対合，= synezesis.
s. pupillae 瞳孔閉鎖症.
syn·kar·y·on [sinkǽriən] 融合核(真菌類において受精の際，2個の単相核が融合して生ずる複相接合核), = syncaryon.
syn·ki·ne·sis [sìŋkainíːsis] 共同運動，随伴運動〔医学〕, = associated movement. 形 synkinetic.
syn·ki·net·ic [sìŋkainétik] 連合運動の，共動運動の.
s. movement 鏡像運動〔医学〕, 共同運動，連合運動，随伴運動(大きな随意運動に伴う小さな無意識運動．ピアノを弾くときに口を動かすなど).
syn·ne·ma [siníːmə] 分生子柄束，集束菌糸. 複 synnemata.
syn·neu·ro·sis [sìnjuːróusis] 靱帯結合，= syndesmosis.
syn·o·cha [sínəkə] 持続熱，= synochus. 形 synochal.
syn·oe·cy [siníːsi] 片利作用.
syn·oe·ko·sis [siniːkóusis] 片利共生〔医学〕.
syn·o·nych·ia [sìnəníkiə] 合爪症(合指症でみられる).
syn·o·nym [sínənim] 〔同物〕異名，同義語〔医学〕. 形 synonymous.
syn·oph·rid·ia [sìnəfrídiə] 眉毛叢生，= synophrys.
syn·oph·rys [sináfris] 眉毛叢生(両側の眉毛が中心ではえ合うこと), = synophridia.
syn·oph·thal·mia [sìnɑfθǽlmiə] 合眼症，単眼症〔医学〕, = cyclopia.
syn·oph·thal·mus [sìnɑfθǽlməs] 単眼体〔医学〕, 単眼症，= cyclops, cyclopia.
syn·op·sia [sinápsiə] 先天性両眼癒合症.
syn·op·sis [sinápsis] 大意〔医学〕.
syn·op·sy [sinápsi] 共鳴視〔医学〕, 共視症(一定の聴覚が，一定の色覚を引き起こす共感).
syn·op·ti·scope [sináptiskoup] 総観視〔医学〕.
syn·op·to·phore [sináptəfɔːr] 大型弱視鏡〔医学〕.
syn·or·chid·ia [sìnɔːkídiə] 精巣(睾丸)癒着〔症〕〔医学〕.
syn·or·chi·dism [sinɔ́ːkidizəm] 精巣(睾丸)癒着〔症〕〔医学〕, = synorchism.
syn·or·chism [sinɔ́ːkizəm] 精巣(睾丸)癒着〔医学〕, = synorchidism.
syn·os·che·os [sináskiəs] 精巣(睾丸)陰嚢癒着.
syn·os·te·ol·o·gy [sìnɑstiáləʤi] 関節学.
syn·os·te·o·sis [sìnɑstióusis] 頭蓋縫合早期癒着，= synostosis.
syn·os·te·ot·o·my [sìnɑstiátəmi] 骨癒合剥離術.
syn·os·to·sis [sìnɑstóusis] [L/TA] ①骨結合*, = synostosis [TA]. ②骨癒合症. 形 synosteotic, synostotic.
s. congenita 先天性骨癒合症.
s. of spine 脊椎癒合症(2個以上の脊椎が部分的あるいは全体的に癒合しているものをいう).
syn·os·tot·ic [sìnɑstátik] 骨癒合の.
sy·no·tia [sinóuʃiə] 合耳〔症〕〔医学〕.
synotic personality 調和性人格(正常の個人的および社会的事情に応答するもの).
sy·no·tus [sinóutəs] 合耳体.
syn·o·vec·to·my [sìnəvéktəmi] 滑膜切除術〔医学〕.
syn·o·via [sinóuviə, sai-] [L/TA] 滑液(関節腔，嚢腔，腱鞘内に分泌される液), = synovial fluid [TA]. 形 synovial.
syn·o·vi·al [sinóuviəl, sai-] ①滑液の〔医学〕. ②滑膜の.
s. bursa [TA] 滑液包，= bursa synovialis [L/TA], 滑液嚢〔医学〕.
s. bursitis 滑液包(嚢)炎(腱と骨表面との間にある小包(嚢)である滑液包 synovial bursa が炎症反応を起こしたもの), = bursitis, synovial capsulitis.
s. capsule 滑液包，= synovial membrane.
s. cell 滑膜細胞.

S

s. chondromatosis 滑膜軟骨腫症［医学］（滑膜の化生により関節腔内に遊離した軟化片の存在する状態）.
s. cyst 滑膜嚢胞［医学］, 滑液嚢胞.
s. diverticulum 滑液膜憩室.
s. fluid [TA] ① 滑液, = synovia [L/TA]. ② 関節液.
s. folds [TA] 滑膜ヒダ, = plicae synoviales [L/TA].
s. ganglion 滑液嚢腫.
s. glands 滑液腺.
s. hernia 滑液包（嚢）ヘルニア［医学］, 滑液嚢脱出（関節嚢の線維層を通る内被膜の脱出）.
s. joint [TA] 滑膜性の連結（狭義の関節）, = junctura synovialis [L/TA].
s. joints of free lower limb [TA] 自由下肢の滑膜性の連結*, = articulationes membri inferioris liberi [L/TA].
s. joints of free upper limb [TA] 自由上肢の滑膜性の連結*, = articulationes membri superioris liberi [L/TA].
s. joints of pectoral girdle [TA] 上肢帯の滑膜性の連結*, = articulationes cinguli pectoralis [L/TA].
s. joints of shoulder girdle [TA] 上肢帯の滑膜性の連結*, = articulationes cinguli membri superioris [L/TA].
s. joints of thorax [TA] 胸郭の滑膜性の連結*, = articulationes thoracis [L/TA].
s. layer [TA] 滑膜*, = stratum synoviale [L/TA].
s. ligament 滑膜ヒダ.
s. lining cell 滑膜表層細胞［医学］.
s. membrane [TA] 滑膜（関節被膜の内面側にある）, = membrana synovialis [L/TA].
s. osteochondromatosis 滑膜骨軟骨腫症［医学］.
s. sarcoma 滑膜肉腫［医学］（比較的発生はまれな悪性軟部腫瘍で, 下肢, 特に大腿, 膝関節部に好発する）.
s. sheath [TA] 滑液鞘（骨に付着した滑液嚢膜の一部で, 腱がそれを通って動く）, = stratum synoviale [L/TA], vagina synovialis [L/TA].
s. sheaths of digits of foot 足指の滑液鞘.
s. sheaths of digits of hand [TA]〔手の〕指の滑液鞘, = vaginae synoviales digitorum manus [L/TA].
s. sheaths of toes [TA]〔足の〕指の滑液鞘, = vaginae synoviales digitorum pedis [L/TA].
s. tendon sheath 腱の滑液鞘.
s. trochlear bursa 滑車滑液包.
s. tugging 滑膜牽引［医学］.
s. villi [TA] 滑膜絨毛, = villi synoviales [L/TA].
s. villus 滑液膜絨毛.
syn·o·vi·a·lis [sinòuviéilis, sai–] 滑膜.
syn·o·vi·a·lo·ma [sinòuviəlóumə, sai–] 滑膜腫［医学］.
syn·o·vin [sínəvin, sáinə–] シノビン（滑液粘素の一つ）.
sy·no·vi·o·blast [sinóuviəblæst, sai–] 滑膜形成細胞.
sy·no·vi·o·ma [sinòuvióumə] 滑膜腫［医学］.
sy·no·vi·or·the·sis [sinòuviɔːθíːsis] 滑膜浄化〔術〕.
syn·o·vi·o·sar·co·ma [sinòuviousɑːkóumə, sai–] 滑膜肉腫［医学］.
syn·o·vip·a·rous [sìnəvípərəs, sai–] 滑液産生の.
s. crypts 滑液膜陰窩.
syn·o·vi·tis [sìnəváitis, sai–] 滑膜炎［医学］.
s. hyperplastica （真菌性滑膜炎）, = fungous synovitis.
syn·o·vi·um [sinóuviəm, sai–] 滑膜［医学］（synovia の単数）.
syn·pneu·mon·ic [sìnjuːmánik] 肺炎とともに.
s. empyema 肺炎合併症性膿胸.
syn·po·dia [sinpóudiə] 合脚症.
syn·pro·lan [sínprələn] シンプロラン（下垂体前葉にある性腺刺激ホルモンの作用を共力強化する要素. Zondeck）, = synergic factor.
syn·re·flex·ia [sìnrifléksiə] 反射相関性.
syntactical aphasia 文章失語〔症〕［医学］.
syn·tax·is [sintǽksis] ① 構語, = articulation. ② 整復, 還納, = taxis. 形 syntactic.
syn·tec·tic [sintéktik] 衰弱した, やせた.
syn·ten·ic [sinténik] シンテニーの. → synteny.
s. gene シンテニック遺伝子（体細胞交雑実験での行動から同一の染色体上にあると考えられる遺伝子群をいう. 雑種細胞の有子分裂の過程である遺伝子がマーカー遺伝子とともに脱落, 残存する場合, この遺伝子はマーカー遺伝子と同じ染色体上にあると考えられる）.
syn·te·no·sis [sìntənóusis] 腱性関節.
syn·te·ny [síntəni] シンテニー（同一染色体の一対上, 同一染色体上で存在する2つの遺伝子座の関係）.
syn·ter·e·sis [sintəríːsis] 予防法.
syn·tex·is [sintéksis] 衰弱, やせ. 形 syntectic.
syn·thase [sínθeis] シンターゼ（逆方向に進むリアーゼ反応）. → synthetase.
syn·ther·mal [sinθə́ːməl] 等温の.
syn·the·sis [sínθisis] ① 合成［医学］（化合物の）. ② 統合. ③ 接合. 複 syntheses. 形 synthetic.
s. gas 合成用ガス［医学］.
s. of ammonia アンモニア合成（鉄系の触媒を用いて, 高温・高圧で窒素ガスと水素ガスからアンモニアを合成（ハーバー・ボッシュ法））, = ammonia synthesis.
s. of continuity 創縁または骨折端の癒合.
s. of uric acid 尿酸形成.
s. period S期, 合成期.
syn·the·size [sínθisaiz] 合成する.
synthesized DNA 合成DNA（化学合成により作製されたDNAをいう）.
syn·the·tase [sínθiteis] シンテターゼ（ATPなどのピロリン酸結合の開裂に共役して2つの分子を結合させる合成酵素. シンテターゼの代わりにリガーゼ, シンターゼが使用されている）.
syn·thet·ic [sinθétik] ① 合成の. ② 合成薬〔品〕［医学］.
s. adhesive 合成絆創膏（止血用のコロイド絆創膏）.
s. adrenocortical hormone derivative 合成副腎皮質ホルモン誘導体［医学］.
s. adrenocortical steroid 合成副腎皮質ステロイド〔ホルモン〕［医学］.
s. aluminum silicate 合成ケイ酸アルミニウム（制酸薬. 胃・十二指腸潰瘍, 胃炎の粘膜保護作用と症状改善に用いる）.
s. androgen 合成アンドロジェ（ゲ）ン［医学］.
s. antibacterial agent 合成抗菌薬［医学］.
s. antigen 合成〔人工〕抗原［医学］.
s. apatite 合成アパタイト（アパタイトを人工的に合成したもので, 骨親和性に優れ硬組織の代替材料として応用範囲が広い）.
s. chemistry 合成化学.
s. detergent 合成洗剤［医学］（石油などを原料として合成した洗剤）.
s. drug 合成薬［医学］.
s. dye 合成染料［医学］.
s. estrogen 合成エストロジェ（ゲ）ン［医学］, 合成卵胞ホルモン［医学］, 合成発情物質（主としてスチルベストロールをいう）.
s. female fertility agent 合成女性用妊娠（受胎）

促進薬［医学］.
s. fiber 合成繊維［医学］.
s. gaultheria oil 合成冬緑油, = methyl salicylate.
s. graft 人工血管移植.
s. gypsum 合成石膏［医学］.
s. hormone 合成ホルモン［医学］.
s. ligament 人工靱帯.
s. local anesthetic 合成局所麻酔薬［医学］.
s. macromolecular compound 合成高分子化合物（単量体を人工的に結合させて生成した高分子の物質）.
s. male fertility agent 合成男性用受精（妊娠）促進薬［医学］.
s. medium 合成培地.
s. membrane 合成膜［医学］.
s. mesh 網目状合成織物［医学］.
s. milk 人工乳.
s. narcotic drug 合成麻薬（天然麻薬（アヘン，コカインなど）以外で，多くのものはこれらの化学構造を基に合成された薬物とその誘導体を含む数十種が指定されている．ペチジン，メタドン，モルヒナン，アミノプテン，ベンゾモルファン，ヘキサメチレンイミン型などに分類される）.
s. oleovitamin D 合成ビタミンD油（1g中ビタミンD_2またはD_3 1万単位を含む）, = oleovitamina D synthetica.
s. oral contraceptive 合成経口避妊薬［医学］.
s. penicillin 合成ペニシリン.
s. perfume 合成香料［医学］.
s. personality inventory 統合的人格調査表［医学］.
s. phase 合成期［医学］.
s. plastic 合成プラスチック［医学］.
s. postocoital contraceptive 合成性交後避妊薬［医学］.
s. protein 合成タンパク質.
s. resin 合成樹脂［医学］（比較的単純な分子をもつ有機化合物を重合させてつくった人工樹脂）.
s. retinoid 合成レチノイド.
s. rubber 合成ゴム［医学］.
s. sentence identification 合成文同定.
s. skin 人工皮膚［医学］.
s. sludge 合成汚泥［医学］.
s. species 合成種［医学］.
s. thrombin inhibitor 合成トロンビン阻害剤［医学］.
s. variety 合成品種［医学］.
s. vascular graft 合成血管［医学］, 代用血管.
s. vitamin P 合成ビタミンP, = disodium 4-methylaesculetin disulfate.
s. wax 合成ろう（蝋）［医学］.
s. wool 合成羊毛（牛乳カゼインの沈殿物から織った糸）.
syn·thet·ism ［sínθitizəm］ 骨折接合法［医学］.
synthetized hormone 合成ホルモン［医学］.
syn·tho·rax ［sinθɔ́:ræks］ 胸結合体, = thoracopagus.
syn·thy·mia ［sinθáimiə］ 単純感動性.
syn·tone ［síntoun］ 同調性気質（精神医学において環境に対して正常な同調性を示す人格について Kretschmer が用いた術語で，統合失調気質に対立するが，Bleuler は，これらを相補的と考えた）. 形 syntonic.
s. temperament 同調性気質.
syn·ton·ic ［sintɑ́nik］ 同調性の.
s. type 同調型.
syn·to·nin ［síntənin］ シントニン（複合タンパク質に希酸を作用させて得られる変性タンパク質で，特にミオシンから得たもの）.
syn·to·py ［síntəpi］ 部位相関（ある器官の隣接器官に対する関係）, = syntopie.
syn·trip·sis ［sintrípsis］ 粉砕骨折［医学］, 複雑骨折, = comminuted fracture.
syn·tro·phism ［síntrəfizəm］ 栄養共生［医学］, 共同発育（細菌などの）.
syn·troph·o·blast ［sintrɑ́fəblæst］ 合胞体栄養芽細胞.
syn·tro·phus ［síntrəfəs］ 先天〔遺伝〕性疾病.
syn·trop·ic ［sintrɑ́pik］ ① 並列性の. ② 同向性の. ③ 社会的人格の, = kointropic.
syn·tro·py ［síntrəpi］ ① 同向性（2つの疾病または症候が発現するときに，それらの条件因子間の相同性または相関性）. ② 並列（肋骨のように同じ方向に並んでいること）. ③ 社会的人格. 形 syntropic.
syn·type ［síntaip］ 総基準標本.
s. specimen 等価基準標本.
syn·u·lo·sis ［sìnjulóusis］ 瘢痕形成. 形 synulotic.
Syn·u·ra ［sinjú:rə］（黄金色藻綱の一属）.
sy·nu·si·ol·o·gy ［sainù:siɑ́lədʒi］ 性交学.
syph·i·le·mia ［sìfilí:miə］ 梅毒菌血症.
syph·i·lid(e) ［sífilid, –laid］ 梅毒疹［医学］（梅毒性皮膚疹の総称）.
syph·i·lid·oph·thal·mia ［sìfilidɑfθǽlmiə］ 梅毒性眼病.
syph·i·lim·e·try ［sìfilímitri］ 梅毒感染度調査.
syph·i·li·on·thus ［sìfiliɑ́nθəs］ 梅毒性褐色疹.
syph·il·iph·er ［sifílifər］ 梅毒保菌者.
syph·i·li·pho·bia ［sìfilifóubiə］ 梅毒恐怖〔症〕, = syphilodophobia, syphilophobia.
syph·i·lis ［sífilis］ 梅毒［医学］（梅毒トレポネーマによる性感染症．1～3週間の潜伏期後，第1期には下疳およびリンパ節腫脹が起こり，第2期には扁平コンジローマ，第3期にはゴム腫が特徴的症状として発現する．Francastorius の詩集（1530）で，梅毒の感染を受けたヒツジ飼いの名が Syphilus であったことにちなんで命名された病名）.
s. alopecia 梅毒性脱毛.
s. chemotherapy 梅毒化学療法［医学］.
s. congenita 先天〔性〕梅毒, = congenital syphilis.
s. corymbiformis 花環状梅毒.
s. décapitée 無頭性梅毒（初期硬結を証明しないもの．Fournier）.
s. d'emblée 突発性梅毒（頓挫性梅毒）, = syphilis décapitée.
s. fulminans 電撃性梅毒.
s. gravis 悪性梅毒.
s. gummosa ゴム腫性梅毒.
s. hereditaria tarda 晩発性先天梅毒.
s. ignorée 無識梅毒.
s. infantilis 小児梅毒.
s. insontium 無害梅毒, = syphilis innocentium.
s. latens 潜在梅毒.
s. maligna praecox 早発悪性梅毒（Bazin and Queyrat）.
s. nodosa 結節性梅毒, = syphilis tuberosa.
s. occulta 潜在性梅毒（第2期の症状を示さないで第3期症状を発現するもの）.
s. oeconomica 使用物梅毒（家庭にて使用する物品による感染）, = syphilis insontium.
s. papillomatosa capillitii 被毛部乳頭腫様梅毒.
s. papulosa 丘疹性梅毒, = popula syphilitica.
s. papulosa miliaris 小丘疹性梅毒疹.
s. papulosa palmae manu et plantae pedis 掌蹠梅毒性丘疹.
s. pigmentosa 色素性梅毒.
s. psoriasiformis 乾癬状梅毒.

s. pustulosa 膿疱性梅毒.
s. quarta 第4期梅毒（変性梅毒），= parasyphilis, quaternary syphilis.
s. resens 顕症性梅毒.
s. rupioides カキ殻状梅毒.
s. secundaria latens 潜伏第2期梅毒.
s. serodiagnosis 梅毒血清〔学的〕診断［医学］.
s. technica 技術梅毒（診療，看護，細菌検査などの職業による非性交的感染）.
s. tertiana latens 潜伏第3期梅毒.
s. treatment 梅毒治療［医学］.
s. tuberosa 結節性梅毒，= syphilis nodosa.
s. ulcerocrustosa 潰瘍痂疹性梅毒.
s. ulcerosa 潰瘍性梅毒.
s. unguis 爪梅毒.
s. universalis 全身梅毒.
s. vaccinata 種痘梅毒.
s. varioliformis 痘瘡状梅毒.
syph·i·lit·ic ［sìfilítik］ ① 梅毒性〔の〕［医学］. ② 梅毒患者，= luetic.
s. abscess 梅毒性膿瘍.
s. alopecia 梅毒性脱毛［医学］.
s. aneurysm 梅毒性動脈瘤［医学］.
s. aneurysm of aorta 梅毒性大動脈瘤［医学］.
s. angina 梅毒性アンギナ［医学］.
s. aortic sclerosis 梅毒性大動脈硬化［医学］.
s. aortic (valve) insufficiency 梅毒性大動脈弁閉鎖不全［医学］，= syphilitic valve regurgitation.
s. aortic (valve) regurgitation 梅毒性大動脈弁閉鎖不全.
s. aortic (valve) stenosis 梅毒性大動脈弁狭窄［医学］.
s. aortitis 梅毒性大動脈炎，= syphilitic mesaortitis.
s. arteriosclerosis 梅毒性動脈硬化症.
s. arteritis 梅毒性動脈炎［医学］.
s. arthritis 梅毒性関節炎［医学］.
s. ascites 梅毒性腹水［医学］.
s. bubo 梅毒性よこね［医学］.
s. chancre 梅毒性下疳［医学］.
s. cirrhosis 梅毒性肝硬変.
s. fever 梅毒熱（第2期梅毒においてバラ疹期に高熱が発現するもの）.
s. gastritis 梅毒性胃炎［医学］.
s. gumma 梅毒〔性〕ゴム腫［医学］.
s. heart disease 梅毒性心疾患［医学］.
s. hepatitis 梅毒性肝炎.
s. infiltrate 梅毒性浸潤［医学］.
s. keratitis 梅毒性角膜炎［医学］.
s. labyrinthitis 梅毒性内耳炎.
s. laryngitis 梅毒性喉頭炎.
s. meningitis 梅毒性髄膜炎［医学］.
s. meningoencephalitis 梅毒性髄膜脳炎.
s. meningomyelitis 梅毒性髄膜脊髄炎［医学］.
s. mesoaortitis 梅毒性大動脈中膜炎（第2期から第3期に移行の際現れることが多い），= mesoaortitis luetica.
s. myelitis 梅毒性脊髄炎［医学］.
s. nephritis 梅毒性腎炎［医学］.
s. nephrosis 梅毒性ネフローゼ［医学］.
s. nerve disease 梅毒性神経疾患［医学］.
s. node 梅毒結節（梅毒性骨膜炎による骨の結節）.
s. orchitis 梅毒性精巣（睾丸）炎［医学］.
s. osteochondritis 梅毒性骨軟骨炎［医学］（梅毒性骨端炎．先天梅毒に伴って新生児に発病する），= osteochondritis syphilitica, syphilitic metaphysitis.
s. pancreatitis 梅毒性膵炎［医学］.
s. paralysis 梅毒性麻痺［医学］.
s. pericarditis 梅毒性心膜炎［医学］.
s. peritonitis 梅毒性腹膜炎［医学］.
s. phlebitis 梅毒性静脈炎［医学］.
s. pigmentanomaly 梅毒性色素異常［医学］.
s. pseudoparalysis 梅毒性偽麻痺（先天梅毒児の骨端部に起こる骨軟骨炎のため四肢に発現する弛緩性麻痺），= Parrot disease.
s. psoriasis 梅毒性乾癬（せん）［医学］.
s. psychosis 梅毒〔性〕精神病［医学］.
s. pustule 梅毒性膿疱［医学］.
s. retinitis 梅毒性網膜炎［医学］（梅毒患者の虹彩炎に併発する）.
s. rhinitis 梅毒性鼻炎［医学］（臭鼻症を伴う），= rhinitis syphilitica.
s. spinal muscular atrophy 梅毒性脊髄性筋萎縮.
s. teeth 梅毒歯［医学］（梅毒性の歯）.
s. tylosis 梅毒性べんち［医学］.
s. ulcer 梅毒性潰瘍［医学］，= chancre.
s. vaginitis 梅毒性膣炎［医学］.
syph·i·li·za·tion ［sìfilizéiʃən］ 梅毒感染. 動 syphilize.
syph·i·lo·derm(a) ［sífilədə:m (sifiloudə́:mə)］ 皮膚梅毒［医学］，梅毒疹. 形 syphilodermatous.
syph·i·loid ［sífilɔid］ 類梅毒［医学］.
s. reaction 類梅毒反応（非梅毒性疾患においてみられる永続性梅毒反応）.
syph·i·lol·o·gist ［sìfiláləʤist］ 梅毒学者.
syph·i·lol·o·gy ［sìfiláləʤi］ 梅毒学.
syph·i·lo·ma ［sìfilóumə］ 梅毒腫［医学］（ゴム腫，そのほかの梅毒性腫瘍）. 形 syphilomatous.
syph·i·lo·ma·nia ［sìfilouméiniə］ 梅毒狂（梅毒恐怖〔症〕の臨床型で，自分が梅毒にかかったと確信する）.
syph·i·lo·nych·ia ［sìfilənikiə］ 梅毒〔性〕爪病，= syphilis unguis.
s. exulcerans 潰瘍性梅毒爪病.
s. sicca 乾燥性梅毒爪病（爪甲の梅毒）.
syph·i·lop·a·thy ［sìfilápəθi］ 梅毒症.
syph·i·lo·phobe ［sífiləfoub］ 梅毒恐怖患者.
syph·i·lo·pho·bia ［sìfiloufóubiə］ 梅毒恐怖〔症〕［医学］，= syphilodophobia.
syph·i·lo·phy·ma ［sìfiloufáimə］ 梅毒腫，= syphiloma, gumma.
syph·i·lo·psy·cho·sis ［sìfilousaikóusis］ 梅毒性精神病.
syph·i·lo·sis ［sìfilóusis］ 梅毒症［医学］（やや汎発性の），= generalized syphilopathy.
syph·i·lous ［sífiləs］ 梅毒の，= syphilitic.
syph·i·tox·in ［sìfitáksin］ 抗梅毒血清.
syr syrup, syrupus シロップの略.
Syriac ulcer シリア潰瘍，= diphtheria, Syrian ulcer.
Syrian ulcer シリア潰瘍（① ジフテリア. ② アレポ癤）.
sy·rig·mo·pho·nia ［sirìgmoufóuniə］ 吹笛様音声，吹笛ラ音.
sy·rig·mus ［sirígməs］ 耳鳴り.
Sy·rin·ga ［siríŋgə］ ハシドイ属，ライラック属（モクセイ科の一属）.
S. reticulata ハシドイ，= Japanese tree lilac.
S. vulgaris ムラサキハシドイ（シリンギンの原植物），= common lilac.
syr·ing·ad·e·no·ma ［sirìŋgædinóumə］ 汗腺腫.
syr·ing·ad·e·nous ［sìriŋgǽdinəs］ 汗腺の.
sy·ringe ［síriŋʤ］ 注射器［医学］，注入器［医学］.
s. and test tube washing unit 注射筒試験管洗浄器［医学］.
sy·rin·gec·to·my ［sìrinʤéktəmi］ 瘻孔壁切除術.

S

sy·rin·gin [siríndʒin] シリンギン ㊅ methoxy-coniferine $C_{17}H_{24}O_9 \cdot H_2O$ (ネズミモチの葉と樹皮に存在する配糖体で，水解してブドウ糖とメトキシコニフェリルアルコールとを生ずる).
sy·rin·gi·tis [sìrindʒáitis] 耳管炎 [医学].
syringo- [siríŋgou, -ŋgə] 管，瘻，空洞などとの関係を表す接頭語.
sy·rin·go·ad·e·no·ma [sirìŋgouædinóumə] 汗腺腫 [医学]，= syringocystadenoma.
sy·rin·go·bul·bia [sirìŋgəbʌ́lbiə] 延髄空洞症 [医学].
sy·rin·go·car·ci·no·ma [sirìŋgoukɑ̀:sinóumə] 汗腺癌 [医学].
sy·rin·go·cele [siríŋgəsi:l] ① 中心管 [医学]，脊髄中心管. ② 脊髄瘤.
sy·rin·go·cys·tad·e·no·ma [sirìŋgousìstædinóumə] 汗腺嚢胞腺腫，汗管嚢胞腺腫.
s. papilliferum 乳頭状汗腺嚢胞腺腫.
sy·rin·go·cys·to·ma [sirìŋgousistóumə] 汗腺嚢腫，= hidrocystoma.
sy·rin·go·en·ce·phal·ia [sirìŋgouènsifǽliə] 脳空洞症.
sy·rin·go·en·ceph·a·lo·my·e·lia [sirìŋgouensèfəloumaií:liə] 脳脊髄空洞症.
sy·rin·goid [siríŋgɔid] 管状の.
sy·rin·go·ma [sìriŋgóumə] 汗管腫 [医学]，= lymphangioma tuberosum multiplex (Kaposi)，syringocystadenoma (Toeroek-Unna)，syringocystoma (Neumann，Unna).
sy·rin·go·me·nin·go·cele [sirìŋgouməníŋgəsi:l] 脊髄髄膜瘤，= syringomyelocele.
sy·rin·go·my·e·lia [sirìŋgoumaií:liə] 脊髄空洞症 [医学] (脊髄実質内に空洞を生ずる慢性疾患で，中心管の周囲には神経膠細胞の増殖を呈し，頭側部に延長して延髄空洞症 syringobulbia を形成する).
s. gliomatosa 神経膠腫性脊髄空洞症.
syringomyelic dissociation 脊髄空洞症性感覚解離.
syringomyelic hemorrhage 脊髄空洞出血.
sy·rin·go·my·e·li·tis [sirìŋgoumaiəláitis] 炎症性脊髄空洞症 [医学].
sy·rin·go·my·e·lo·cele [sirìŋgoumáiələsi:l] 空洞状脊髄脱出 [医学]，= myelocystocele，syringomeningocele.
sy·rin·go·my·e·lus [sirìŋgoumáiələs] 空洞性脊髄 (中心管が拡大し，脊髄灰白質が線維化する).
syringoperitoneal shunt 空洞腹腔短絡 [医学].
sy·rin·go·pon·tia [sirìŋgoupánʃiə] 脳橋空洞症 [医学].
syringosubarachnoid shunt 空洞クモ膜下腔シャント.
sy·rin·go·sys·tro·phy [sirìŋgousístrəfi] 卵管捻転.
sy·rin·go·tome [siríŋgətoumə] 瘻孔切開刀，= fistulatome.
sy·rin·got·o·my [sìriŋgátəmi] 瘻孔切開〔術〕[医学] (特に肛門瘻の)，= fistulotomy.
syr·inx [síriŋks] ① 瘻孔. ② 鳴管 (鳥類の発音器). 複 syringes.
s.-peritoneal shunt 空洞腹腔シャント.
s. shunting 空洞短絡術 [医学].
s.-subarachnoidal shunt 空洞クモ膜下腔シャント.
sy·ro·sin·go·pine [sìrousíŋgəpi:n] シロシンゴピン ㊅ methyl carbethoxysyringoyl reserpate $C_{35}H_{42}N_2O_{11}$ (降圧薬).
syr·up [sírəp] シロップ剤 [医学] (処方では syr と略す)，= simple syrup，sirup，syrupus. 形 syrupy.
s. of ipecac 吐根シロップ (トコンチンキ1容と単シロップ9とを混ぜてつくる).
s. of lime 石灰シロップ，= syrupus calcis.
s. of pine tar マツノキ［松樹］タールシロップ，= syrup of tar，syrupus picis liquidae，syrupus picis pini.
s. of wild cherry スモモシロップ (スモモ皮，ショ糖，グリセリン，アルコールを水で1,000mL まで溶かしたもの)，= syrupus pruni virginianae.
syr·up·us [sírəpəs] シロップ剤 (処方では syr と略す)，= simple syrup，sirup，syrup. 形 syrupy.
syr·up·y [sírəpi] シロップ状の [医学].
SYS culture SYS 培地.
sys·sar·co·sic [sìsɑ:kóusik] 筋骨連結の.
sys·sar·co·sis [sisɑ:kóusis] 筋骨連結 (膝蓋骨などが例). 形 syssarcosic，syssarcotic.
sys·sar·cot·ic [sìsɑ:kátik] 筋骨連結の，= syssarcosic.
sys·so·ma [sísoumə] 躯幹結合二頭奇形. 形 syssomic.
sys·so·mus [sísəməs] 体幹結合二頭体.
sys·tal·tic [sistɔ́:ltik, -stǽ-] ① 収縮弛緩交代の. ② 拍動する.
sys·tat·ic [sistǽtik] 同時諸感覚機能障害性の.
sys·tem [sístəm] ① 系統 [医学]，体系 (組織，器官，または化学反応の). ② 全身. 形 systematic，systemic.
s. analysis システム分析 (解析) [医学].
s. analyst システム分析者 [医学].
s. disease 器官系疾患.
s. of classification 分類体系.
s. of projection 投射系 (脳と末梢とを結ぶ線維系).
s. synthesis システム合成 [医学].
s. theory システム理論 [医学].
s. transfer function システム伝達関数 [医学].
sys·te·ma [sistémə] システマ，系.
s. cardiovasculare [L/TA] 心脈管系，= cardiovascular system [TA].
s. conducente cordis [L/TA] 刺激伝導系，= conducting system of heart [TA].
s. lymphaticum リンパ系.
s. lymphoideum [L/TA] リンパ系，= lymphoid system [TA].
s. nervorum centrale 中枢神経系.
s. nervorum sympathicum 交感神経系.
s. nervosum periphericum [L/TA] 末梢神経系，= peripheral nervous system [TA].
sys·tem·at·ic [sìstəmǽtik] 系統的の [医学].
s. delusion 体系妄想.
s. desensitization 系統的脱感作法.
s. error 系統〔的〕誤差，定誤差，偏り.
s. formula 構造式，= structural formula.
s. human anatomy 人体系統解剖学.
s. name of enzyme 酵素系統名.
s. respiration 組織的呼吸療法.
s. sampling 系統〔的〕抽出法 [医学].
s. vertigo 規則的めまい，= rota(to)ry vertigo.
sys·tem·at·ics [sistəmǽtiks] 系統分類学，分類.
sys·tem·a·ti·za·tion [sìstəmætizéiʃən] 系統的配列. 動 systematize.
systematized delusion 体系妄想 [医学]，系統的妄想.
systematized nevus 列序性母斑.
systematized nomenclature of medicine (SNOMED) 国際医学用語コード. → SNOMED.
systematized nomenclature of pathology (SNOP) 国際病理学用語コード. → SNOP.
sys·tem·a·tol·o·gy [sìstəmətálədʒi] 系統学.

sys·tem·ic [sistémik] 全身〔性〕の, 全身系の.
s. acidifier 全身アシドーシス化薬.
s. action 全身作用〔医学〕.
s. administration 全身〔的〕適用〔医学〕.
s. amyloidosis 全身性アミロイドーシス（全身にアミロイドが沈着する）.
s. anaphylaxis 全身性アナフィラキシー〔医学〕, = generalized anaphylaxis.
s. aorta 体循環大動脈（肺循環に関係する pulmonary aorta に対して）.
s. autoimmune disease 全身性自己免疫疾患.
s. availability 体内実効値〔医学〕.
s. blood flow 体血流〔医学〕（全身の血流量）.
s. blood pressure 体血圧〔医学〕.
s. capillary leak syndrome 全身性毛細管漏出症候群（血液濃縮, 低血圧, 全身の浮腫, 免疫グロブリン異常などがみられる疾患）.
s. circulation 体循環〔医学〕（大循環）.
s. contact dermatitis 全身性接触皮膚炎.
s. death 身体死.
s. disease 全身性疾患〔医学〕, 系統疾患.
s. embolism 全身〔性〕塞栓症〔医学〕.
s. heart 左心, = left heart.
s. illness 全身性疾患.
s. immunity 全身性免疫.
s. immunopathy 全身性免疫異常〔医学〕.
s. infection 全身性感染.
s. inflammatory response syndrome (SIRS) 全身性炎症反応症候群.
s. lesion 全身性病変.
s. lupus erythematosus (SLE) 全身性エリテマトーデス, 全身性紅斑性狼瘡（膠原病の一つ）.
s. mycosis 全身性真菌症〔医学〕.
s. poison 全身毒〔医学〕.
s. reaction 全身反応〔医学〕.
s. rheumatism 全身性リウマチ.
s. scleroderma 全身性強皮症〔医学〕, = diffuse scleroderma.
s. sclerosis 全身性硬化症〔医学〕, 全身性強皮症.
s. vascular resistance (SVR) 体血管抵抗〔医学〕, 全身血管抵抗.
s. vasculitis 全身性血管炎.
s. venous hypertension 全身性静脈性高血圧.
sys·te·moid [sístəmɔid] 類系統性（腫瘍の増殖が器官系統親和性を呈することなどについていう）.
sys·to·gene [sístəʤən] シストジェン, = tyramine.
sys·to·le [sístəli:] 心収縮〔医学〕, 収縮（心臓周期の収縮期）. 形 systolic.
s.-diastole quotient 収縮期拡張期商（収縮期Sの秒数と拡張期Dの秒数との比, すなわちS/Dで, 正常値は0.8, 心機能障害では1.2であるから, 1.0～1.1をもって境界とみなす）.
sys·tol·ic [sistálik] 〔心〕収縮期〔性〕の〔医学〕.
s. anterior motion (SAM) 僧帽弁収縮期ドーム状異常前方運動（肥大型心筋症において僧帽弁前尖エコーが収縮期に前方に向かって動く現象）, = systolic anterior movement.
s. blood pressure 収縮期〔血〕圧〔医学〕, = maximal blood-pressure.
s. bruit 収縮期雑音（病的な）.
s. click 収縮期駆出音〔医学〕, 収縮期クリック.
s. collapse 収縮期陥凹〔医学〕, 収縮期虚脱（静脈波や心房波の x 谷）.
s. depression 収縮陥凹（心嚢癒着の場合, 心収縮により起こる胸郭の陥凹）.
s. ejection 収縮期駆出（等尺性収縮期の後に起こる心臓の血液駆出）.
s. ejection click 収縮期クリック〔医学〕, 収縮期駆出音〔医学〕.
s. hypertension 収縮期高血圧〔医学〕.
s. murmur (SM) 収縮期雑音〔医学〕.
s. phase 収縮相〔医学〕, 収縮期〔医学〕.
s. pressure 収縮期〔血〕圧〔医学〕.
s. reserve 収縮予備量〔医学〕.
s. shock 収縮期性ショック.
s. sound 収縮期音（I・II音のこと. いずれも心室収縮に関係する）.
s. standstill 収縮期〔心〕停止〔医学〕.
s. thrill 収縮期振戦〔医学〕, 収縮期スリル.
s. time interval(s) (STI) 収縮期〔医学〕, 心収縮時間, 収縮時相間隔.
s. unloading 収縮期減負荷〔医学〕.
s. volume 収縮期容積〔医学〕.
s. wall-thickening 収縮期壁厚増大〔医学〕.
sys·to·lom·e·ter [sìstəlámitər] 心収縮計（心音の性状を知るための装置）.
sys·to·some [sístəsoum] 細胞質体（核を除いた部分）.
sys·trem·ma [sistrémə] 下肢腓腹筋の痙攣, こむら返り.
sy·zyg·i·al [sizíʤiəl] 連合の.
sy·zyg·i·ol·o·gy [sizìʤiáləʤi] 全体の関係を研究する学問.
Sy·zyg·i·um [sizíʤiəm] フトモモ属, = jambos, jambu.
syz·y·gy [síziʤi] ① 連接, 連合（族虫類の接合胞子が交尾すること）. ② 朔望（太陽と月との相関位置についていう）. 形 syzygial.
Szabo, Jozsef [sá:bou] サーボ（1856-1918, ハンガリーの口腔科医）.
S. sign サーボ徴候（坐骨神経痛においては外踝以下の皮膚においてのみ感覚異常がある）.
Szent-Györgyi, von Nagyraport Albert [séint ʤɔ́:ʤi] セントギエルギー（1893-1986, ハンガリー生まれのアメリカの生化学者. ビタミンCの分離, ビタミンPの想定, ビタミンC試験法などの業績がある. 生物学的燃焼, 特にビタミンCおよびフマル酸の機能作用に関する業績により1937年度ノーベル医学・生理学賞を受けた）.
S.-G. cycle セントギエルギーサイクル（Krebs のクエン酸サイクルの一部をなす4個の C_4-ジカルボン酸, すなわちリンゴ酸, オキサル酢酸, コハク酸, フマール酸の関与する循環過程で, コハク酸サイクル, C_4-ジカルボン酸サイクルともいう）.
S.-G. reaction セントギエルギー反応（ビタミンCの1%アルカリ溶液に, 硫酸第一鉄液を混ぜると暗紫色を発するが, これに次亜硫酸ナトリウム液を加えると, 還元されて無色となる）.
Szesci meth·od [ʧési méθəd] チエスシー法（髄液中の細胞を染色する法で, 沈渣の塗抹を固定後, 血液染色法を応用する）.
Szondi, Lipot (Léopold) [sɔ́:ndi] ソンディ（1893-1986, スイスに住んだハンガリーの精神科医）.
S. test ソンディテスト〔医学〕（Szondi, L. の考案した投影法心理テスト）.
Szostak, Jack William ショスタック（1952生, イギリス生まれのアメリカの分子生物学者. Blackburn との共同研究でテロメアの機能解明に貢献, テロメアおよびテロメラーゼによる染色体保護機構を発見した業績により, Blackburn, Greider とともに2009年度ノーベル医学・生理学賞を受けた）.
Szymanowski, Julius von [simənɔ́fski] シマノウスキー（1829-1868, ロシアの外科医）.
S. operations シマノウスキー手術（眼瞼形成術, 耳介の整復, 眼瞼外反, 上唇形成術などを考案した）.

T

τ タウ（ギリシャ語アルファベット第19字）. → tau.
θ シータ（ギリシャ語アルファベット第8字）. → theta.
θ antigen Thy-1 抗原（マウスのT細胞マーカーとして利用される）.
T ① intraocular tension 眼圧の略（眼圧は一般に Tn と略すが，T±1，2 などと増減の度を示す）. ② temperature 温度の略. ③ tesla テスラの略. ④ thoracic vertebrae 胸椎の略. ⑤ tritium トリチウム，三重水素の略.
T-agglutination = bacteriogenic agglutination.
T agglutinin T凝集素.
T antigens (Ta) T抗原（① ある細菌の汚染によって赤血球表面に露出する抗原をいう. = cryptoantigen. ② SV40 やアデノウイルスなどの DNA 型腫瘍ウイルスによる DNA 合成の際に DNA に結合した状態で検出される 90KD の核タンパク質をいう. = tumor antigen）.
T-B cell interaction T-B 細胞間相互作用（抗体産生細胞誘導における T-B リンパ球の協調作用のこと）.
T bandage T字〔状〕包帯.
T-Bil total bilirubin 総ビリルビンの略.
T cane T字杖［医学］.
T cell T細胞，Tリンパ球（胸腺で成熟，選択された後に末梢リンパ組織に分布するリンパ球. T細胞レセプターを発現し，ヘルパーT，キラーT，サプレッサーT細胞がある）.
T cell activating factor T細胞活性化因子（T細胞機能を活性化させる液性因子）.
T cell antigen receptor T細胞抗原レセプター，= T cell receptor.
T cell cloning T細胞クローニング，T細胞クローン化.
T cell deficiency disease T細胞不全症（T細胞の異常が免疫不全の原因である疾患をいう. ディジョージ症候群など）.
T cell deficiency syndrome T細胞不全症候群（T細胞の欠損，機能不全が免疫不全の主体となっている疾患），= T cell deficiency disease.
T cell dependent antibody response T細胞依存性抗体産生応答（B細胞による抗体産生に T細胞の補助作用を必要とする反応）.
T cell dependent antigen T細胞依存性抗原（抗体産生を惹起させるためにヘルパーT細胞の関与が必要な抗原で，通常の抗原の多くはT細胞依存性抗原である）.
T cell growth factor (TCGF) T細胞増殖因子（T細胞の増殖を促進する因子），= IL-2.
T cell independent antibody response T細胞非依存性抗体産生応答（B細胞による抗体産生にT細胞の補助作用を要しない反応）.
T cell independent antigen T細胞非依存性抗原（胸腺非依存性抗原）.
T cell line T細胞株.
T cell lymphoma T細胞リンパ腫.
T cell mitogen T細胞マイトジェン（PHA，Con A などリンパ球の分裂促進因子）.
T cell proliferation T細胞分裂増殖反応.
T cell receptor (TCR) T細胞レセプター（T細胞の表面に存在する抗原認識分子. α鎖とβ鎖と呼ばれる2本のポリペプチドがジスルフィド結合でつながれたヘテロ二量体とγ鎖とδ鎖のヘテロ二量体とがあり，αβ型T細胞，γδ型T細胞と総称される. これらは T細胞表面で CD3 と非共有結合し，TCR 複合体を形成する）.
T cell receptor αβ (TCRαβ) αβ型T細胞レセプター（TCR のうちα鎖とβ鎖と呼ばれる2本のポリペプチドがジスルフィド結合でつながれたヘテロ二量体をいう）.
T cell receptor γδ (TCRγδ) γδ型T細胞レセプター（TCR のうちγ鎖とδ鎖と呼ばれる2本のポリペプチドがジスルフィド結合でつながれたヘテロ二量体をいう）.
T cell receptor constant region T細胞レセプター定常部領域（TCR 間でアミノ酸配列に差の認められない領域）.
T cell receptor gene T細胞レセプター遺伝子（α，β，γ，δ鎖は，おのおの可変部，不変部遺伝子によりコードされる. T細胞への分化過程でこれらの DNA 断片は再構成により一続きの遺伝子となる）.
T cell receptor hypervariable region T細胞レセプター超可変部領域（TCR 可変部領域のなかでも抗原特異性の決定に重要と考えられているアミノ酸配列の変異の多い領域）.
T cell receptor variable region T細胞レセプター可変部領域（T細胞レセプターの抗原特異性を決定している部分）.
T cell region T細胞領域（胸腺依存領域ともいう. T細胞が主に住みついている場で，脾臓の動脈周囲リンパ鞘，リンパ節の傍皮質部およびパイエル板の傍濾胞域などが相当する）.
T cell repertory T細胞レパトア（T細胞レセプターによりその T細胞の抗原特異性が決定されるが，レセプターの違いによる免疫応答しうる抗原特異性の広がりをいう）.
T cell replacing factor (TRF) T細胞代替因子（T 細胞不在下に，抗原刺激された B細胞を抗体産生細胞に分化させる因子），= IL-5.
T cell subpopulation T細胞亜群，= T cell subset.
T cell subset T細胞サブセット（T細胞の機能的に異なる集団，または，その表面抗原の違いによって分けられる集団）.
T cell tolerance T細胞〔免疫〕寛容（T細胞が，ある抗原に対して免疫不応答の状態にあること. 中枢性免疫寛容，末梢性免疫寛容による）.
T cell type acute lymphocytic leukemia 急性T細胞白血病.
T cell type chronic lymphocytic leukemia 慢性T細胞白血病.
T chain T鎖.
T cytotoxic cells (Tc) 細胞傷害性T細胞.
T enzyme T酵素，= 1,4-α-D-glucan 6-α-D-glucosyltransferase.
T fiber T字形神経線維（神経細胞から直角に出る線維）.
T fracture T字形骨折.
T globulin Tグロブリン.
T helper cell (Th) ヘルパーT細胞，= helper T cell.
T helper subset 1 cells TH1 細胞.
T lymphocyte Tリンパ球（胸腺でつくられるリンパ球. 多種多様の異物抗体に特異的に反応できるクロ

ーンの集団からなる).

T lymphocytic leukemia T細胞白血病.

T particle T粒子(水泡性口内炎ウイルス vesicular stomatitis virus の欠損干渉粒子 defective interfering particle に対する初期の呼び名).

T splint T副子(鎖骨の骨折において肩を後方に固定するもの).

T stick T字杖 [医学].

T-system T式分類法(Demerec-Fano が1945年に詳細に研究を加えたバクテリオファージの分類法で,大腸菌B型に対して菌体の融解を起こす作用の大小に従い,T1から T7までの7型に区別する).

T-tomy Tトミー(前頭葉皮質下切離法で,不随意運動の外科的療法として竹林により提唱された手術).

T tube T字管.

T tubule T管,T細管(骨格筋と心筋にみられる細胞膜の小管で筋小胞体と密接な関係をもち筋収縮に関与する).

T wave T波(心電図でQRS群につぐ心室の再分極過程を表す波).

T-zone histiocyte Tゾーン組織球.

T-zone lymphoma Tゾーンリンパ腫(Lennert によって提唱された悪性リンパ腫).

Tγ cells Tγ細胞(IgGのFc部分を結合するFcレセプターを発現しているT細胞).

Tμ cells Tμ細胞(IgMのFc部分を結合するFcレセプターを発現しているT細胞.末梢血リンパ球の60〜70%を占める).

T_3 triiodothyronine トリヨードチ(サイ)ロニンの記号(ヒドロチシアミノ酸であるチロニンのヨウ素置換体.3,3′,5-L-トリヨードチロニンをT_3と略す),= T-3.

T_3 uptake test T_3摂取率試験.

T_4 thyroxine チ(サイ)ロキシンの記号(3,3′,5,5′-テトラヨードチ(サイ)ロニンに相当しT_4と略す),= T-4.

T_s thymostimulin サイモスティムリンの略.

t ① temporal 側頭の略. ② ter 3(三)の数を表す接頭語の略.

t test t検定(統計学的仮説検定の方法).

TA ① alkaline tuberculine アルカリ性ツベルクリンの略. ② temporal arteritis 側頭動脈炎の略. ③ Terminologia Anatomica 解剖学用語の略. ④ toxin-antitoxin 毒素抗毒素の略. ⑤ transactional analysis 交流分析の略.

TA test 移植抗原試験(HLA 抗原など同種移植の抗原検査),= transplantation antigen test.

Ta ① tantalum タンタルの元素記号. ② T agglutinin T凝集素の略. ③ T antigens T抗原の略.

Ta wave Ta 波(心房の再分極過程を表す棘波で,P波と反対の方向に向かうはずであるが,正常心電図では確認できない).

TAB vaccine 腸チフス・パラチフスAおよびB混合ワクチン.

tab·a·cin [tǽbəsin] タバシン(タバコに存在する配糖体).

tab·a·cism [tǽbəsizəm] タバコ症(ニコチン中毒),= tabacosis.

tab·a·co·sis [tæ̀bəkóusis] タバコ中毒症,タバコ症.

t. of lung タバコ肺〔症〕.

t. pulmonum タバコ粉肺症(タバコの粉塵を吸入して起こる肺の疾患).

tab·a·cum [tǽbəkəm] [L](タバコ tobacco).

tab·a·gism [tǽbəʤizəm] タバコ症(ニコチン中毒症),= nicotinism.

tab·a·nid [tǽbənid] アブ〔虻〕(アブ科昆虫の総称).

Ta·ban·i·dae [təbǽnidi:] アブ〔虻〕科(双翅目,短角亜目の一科.卵は水辺に産下され,数日後ふ化して水底の土中に入ってサナギとなる.成虫の寿命は短く,吸血は雌のみが行う),= horseflies, deerflies, gad flies, mango flies.

Ta·ba·nus [təbéinəs] アブ属(アブ科の一属で,下等動物にトリパノソーマと炭疽菌とを伝播する).

T. atratus (北アメリカのウマバエ),= black horsefly.

tab·ar·dil·lo [tæ̀bəːdíːlou, -díːjou] タバルデイヨ(メキシコのある地方にみられる流行性発疹チフスで,*Rickettsia typhi* の感染による),= Manchurian fever, Mexican typhus.

tab·a·sheer [tæ̀bəʃíər] (ある種のタケ〔竹〕から得られる物質で,強壮・収斂薬).

ta·ba·tière an·a·to·mique [tæbətiér anatomíːk] [F] 解剖嗅ぎタバコ入れ(母指を外反したとき短母指伸筋腱と長母指伸筋腱との間に生ずる凹窩),= anatomist's snuff-box.

tabby cat heart ぶち(斑)猫心 [医学](心室壁の内面に脂肪沈着により斑点を生じた心),= thrush breast heart, tiger h., tiger lily h..

TABDT vaccine TABDTワクチン(抗腸チフス(T),抗パラチフスAおよびB(AB),抗ジフテリア(D),抗テタヌス(T)の混合ワクチン).

tab·e·fac·tion [təbifǽkʃən] 消耗症,癆.

ta·bel·la [təbélə] 錠剤. 複 tabellae.

ta·bel·lae [təbéliː] 錠剤.

t. acrinoli アクリノール錠.

t. hydrargyri iodidi flavi 黄色ヨウ化水銀錠.

t. pyrabitali ピラビタール錠.

t. santonini et hydrargyri chloridi mitis サントニン・甘汞錠.

ta·bes [téibiːz] 癆(ろう),消耗症,萎縮,憔悴,= phthisis. 形 tabetic, tabic.

t. cervicalis 頸髄癆 [医学].

t. dolorosa 疼痛癆.

t. dorsalis 脊髄癆 [医学](主として梅毒の原因により,消耗を伴う脊髄の後索と感覚神経の変性を起こす疾患で,疼痛発作,運動失調,反射消失,諸器官の機能障害,骨および関節の栄養異常などが特徴.梅毒感染後10〜25年後に発症し,30〜50歳代の男性に多い),= locomotor ataxia, syphilitic posterior spinal sclerosis, tabetic neurosyphilis.

t. dorsalis spasmodique シャルコー痙縮性脊髄癆(Charcot).

t. ergotica バッカク脊髄癆(バッカク中毒症に起こるもの).

t. glandularis 腺病癆(リンパ節腫大を伴う全身消耗性疾患).

t. incipiens 初発性脊髄癆,= rudimentary tabes.

t. infantum 小児脊髄癆(先天梅毒の).

t. inferior 下部性脊髄癆.

t. lactea 乳漏性消耗症,乳漏性るいそう(羸痩)症.

t. mesenterica 小児腸間膜結核(小児疳癆,脾疳などの旧名もある),= tabes mesaraica.

t. pulmonaris 肺癆.

t. saturnina 鉛毒性瘦削症.

t. scrofulosa るいれき(瘰癧)性瘦削症.

t. spinalis 運動性運動失調症,= locomotor ataxia.

t. superior 上部性脊髄癆.

ta·bes·cence [təbésəns, təbíː-] 消耗,瘦削,るいそう(羸痩). 形 tabescent.

ta·bet·ic [təbétik, təbíː-] ① 脊髄癆患者. ② 脊髄癆〔性〕の [医学],= tabic.

t. arthropathy 脊髄癆〔性〕関節症 [医学],= Charcot joint.

t. ataxia 脊髄癆性〔運動〕失調 [医学].

T

t. crisis 脊髄癆〔性〕発症〔医学〕(初期にみられる激烈な疼痛).
t. cuirass 脊髄癆性胸周無感覚帯.
t. dementia 脊髄癆性痴呆.
t. dissociation 脊髄癆性感覚解離.
t. foot 脊髄癆足〔医学〕.
t. gait 失調性歩行.
t. neurosyphilis 脊髄癆, = tabes dorsalis.
t. osteopathy 脊髄癆性骨症〔医学〕.
t. reflex 脊髄癆性〔心窩部〕反射, = epigastric tabetic reflex.
ta·bet·i·form [təbétifɔ:m, təbí:–] 脊髄癆状の.
tab·ic [tǽbik] 脊髄癆〔性〕の〔医学〕, = tabetic.
tab·id [tǽbid] 癆性の.
tab·i·fi·ca·tion [tæ̀bifikéiʃən] 痩削, = emaciation.
tab·la·ture [tǽblətʃər] 頭蓋骨層別(頭蓋骨が板間層により内外2層に分離されること).
ta·ble [téibl] ① 骨板(特に頭蓋骨の). ② 表〔医学〕. ③ 机, 台.
t. of difference 差分表.
t. of random digit 乱数表〔医学〕.
t. salt 食卓塩.
ta·ble·spoon [téiblspu:n] 食卓さじ(大さじで, 食卓で大きな容器に盛った食物をめいめい皿に移すために用いる).
ta·ble·spoon·ful [téiblspu:nfúl] 大さじ1杯〔分〕の〔医学〕, 大さじ量(約15mLに相当する).
tab·let [tǽblit] 錠〔剤〕〔医学〕(小円板状に固めた薬剤), = troche, tabella.
t. coating 錠皮〔医学〕.
t. counter 錠剤計数器〔医学〕.
t. machine 錠剤機〔医学〕.
t. saturates 点薬用錠剤(乳糖, アカシア, アルコールでつくった錠剤で, これに有効薬品の一定量を点滴して内服にあてる).
t. triturates すりこみ錠〔剤〕, 湿製錠剤, = mo(u)lded tablet.
tab·li·er [tablije] (ホッテントット前掛け), = Hottentot apron.
ta·bo·cer·e·bel·lar [tèibousèribélər] 脊髄癆小脳性の.
t. gait 脊髄癆小脳性歩行, = Charcot gait.
ta·boo [təbú:] 禁制〔医学〕, 禁断(宗教的または社会的に禁止された言語動作などをいう), = tabu.
ta·bo·pa·ral·y·sis [tèiboupərǽlisis] 脊髄癆性進行麻痺〔医学〕, = taboparesis.
ta·bo·pa·re·sis [tèiboupərí:sis] 脊髄癆性進行麻痺〔医学〕.
ta·bo·pho·bia [tèiboufóubiə] 脊髄癆恐怖症.
tab·u·lar [tǽbjulər] 板状の〔医学〕.
t. difference 表差.
t. parenchyma 板状細胞組織.
t. spar ① 卓石. ② ケイ灰石.
Tab·u·la·ta [tæ̀bjuléitə] 床板サンゴ類[床板珊瑚亜綱].
tab·u·la·tion [tæ̀bjuléiʃən] ① 集計. ② 製表(資料を表にまとめること).
t. error 集計誤差〔医学〕.
tab·u·la·tor [tǽbjuleitər] 製表機〔医学〕.
tab·ule [tǽbju:l] (錠剤の一種), = tablet.
ta·bun [téibən] タブン ㊥ dimethylaminoethoxy phosphoryl cyanide(コリンエステラーゼ抑制物質).
Tac antigen Tac抗原(T細胞を免疫して得られた単クローン抗体によって見いだされた表面抗原で, 活性化T細胞 activated T cell に多く発現することから Tac と命名された. 後にインターロイキン2レセプターα鎖であることが同定された).
tac·a·hout [tǽkəhu:t] (ギョリュウ[御柳]から得られる没食子で, 没食子酸の原料(アラビア語源)).
tac·a·ma·hac [tǽkəməhæk] タカマハック(*Populus* 属の植物から得られる樹脂. 発汗・利尿, 便通性があると考えられている).
Tacaribe complex タカリベウイルス群, = new world arenaviruses.
Tacaribe virus タカリベウイルス(アレナウイルス科のウイルス).
tace, TACE [téis] タス(合成エストロゲン剤, 合成発情ホルモン), = chlorotrianisene.
Tachamocho fever タカモコ熱病(コロンビア地方の高熱, 嘔吐, 頭痛, 下痢を伴う症候群).
tache [táʃ] [F] 斑点, 斑紋(特に血管性の皮膚斑点をいう).
t. ardoisee 石盤色斑, = macula caerulea.
t. arsenicale ヒ素斑.
t. blache 白斑(細菌感染症における肝に現れるもの).
t. bleuâtre 青斑, = macula caerulea.
t. cérébrale 脳様斑(皮膚を爪で掻くとき現れる斑点で, 神経または脳性疾患にみられる), = Trousseau spots.
t. claire 明斑(閉塞性黄疸にみられる肝細胞の壊死斑).
t. de feu 火炎状斑, = angioma simplex.
t. laiteuse 乳汁様小斑(① 新生児の大網にあるもの. = milk spots. ② リンパ管結節).
t. méningéale 髄膜様斑, = tache cérébrale.
t. motrice 運動神経斑(運動神経の終末が筋肉に終わる隆起. Ranvier).
t. noir 黒斑(南アメリカツツガムシ病の刺咬痕).
t. ombrée 灰色斑, = tache bleuâtre.
t. spinale 脊髄斑(脊髄疾患にみられる火傷様斑点).
t. vierge (細菌の培養に現れる小円形野).
t. vineuse 洋酒斑, = angioma simplex.
tache·tée [taʃtéi] [F] = tachetic.
ta·chet·ic [təkétik] 斑状の.
ta·chis·to·scope [təkístəskoup] タキストスコープ(① 立体鏡の一種(精神生理学において, 統覚の時間的条件を観察するために用いる器具. また眼科矯正学においては動揺する絞りを用いて弱視を治療する器械). ② 感覚検時器(感覚が起こるために要する最短時間を測定する器械)), = tachystoscope.
tacho– [tækou, –kə] 速度の意味を表す接頭語.
tach·o·gram [tǽkəgræm] 速度図, 速度曲線〔医学〕, タコグラム.
tach·o·graph [tǽkəgræf] 速度描写器, 積算速度計〔医学〕, タコグラフ.
ta·chog·ra·phy [tækágrəfi, tək–] 速度計測〔法〕, タコグラフィ, 血流速度計測〔法〕〔医学〕.
ta·chom·e·ter [tækámitər, tək–] 回転速度計(① 高速度に回転する物体の回転数を測る器械. ② 血流速度計 hemotachometer), = revolution counter.
tachy– [tæki] 急速の意味を表す接頭語.
tach·y·ar·rhyth·mia [tæ̀kiəríðmiə] 頻脈性不整脈, 頻拍〔性〕不整脈, 不整頻脈〔医学〕.
tach·y·aux·e·sis [tæ̀kiɔ:ksí:sis] (部分が全体よりも速やかに発育成長する状態).
tachybradycardia syndrome 頻脈徐脈症候群.
tach·y·car·dia [tæ̀kiká:diə] 頻拍, 頻脈〔医学〕(脈拍100以上のときにいう). 形 tachycardiac.
t.-bradycardia syndrome 頻脈徐脈症候群〔医学〕.
t. exophthalmica 眼球突出性頻拍.
tach·y·car·di·ac [tæ̀kiká:diæk] 頻脈〔の〕〔医学〕.
tach·y·gen·e·sis [tæ̀kidʒénisis] 急速発生.
tach·y·ki·nin [tæ̀kikáinin] タキキニン(ポリペプ

T

チドの一つで，哺乳類の腸管や平滑筋を収縮させる).
tach·y·la·lia [tækiléiliə] 速語症（早口).
tach·y·lax·is [tækilǽksis] 不応期［医学］.
tach·y·lo·gia [tækilóuʤiə] 多弁［医学］.
ta·chym·e·ter [təkímitər] 速度計.
tach·y·pha·gia [tækiféiʤiə] 速食症［医学］（早食い).
tach·y·pha·sia [tækiféiziə] 速語症，= tachyphrasia.
tach·y·phe·mia [tækifí:miə] 速語症，= tachyphrasia.
tach·y·phra·sia [tækifréiziə] 速語症（多弁，饒舌).
tach·y·phre·nia [tækifrí:niə] 精神活動亢進（精神の働きが異常に活発なこと).
tach·y·phy·lax·is [tækifilǽksis, -fail-] 過耐性，速成耐性［医学］，タキフィラキシー（前もって少量の接種により軽度の免疫を生じさせた後，大量の注射を与えて急速の免疫を起こすこと (Gley)，または反復注射により漸次に反応が減少する現象).
Tach·y·pleus [tékiplu:s] カブトガニ属（剣尾目，カブトガニ科の一属).
T. tridentatus カブトガニ（日本産)，= Japanese horseshoe crab.
tach·yp·n(o)ea [tækipní:ə] 頻呼吸［医学］.
tach·y·prag·ia [tækiprǽgiə] 作用急速.
tach·y·psy·chia [tækisáikiə] 精神作用急速.
tach·y·rhyth·mia [tækiríðmiə] 頻脈，心拍急速，= tachycardia.
ta·chys·ter·ol [təkístərɔ:l] タキステロール，タキステリン $C_{28}H_{44}O$（紫外線の照射により生ずるエルゴステリンの異性体).
tach·ys·to·scope [tǽkistəskoup] タキストスコープ（① 立体鏡の一種．② 感覚検時器)，= tachistoscope.
tach·y·syn·the·sis [tækisínθisis] タキシンセシス，= tachyphylaxis.
tach·y·sys·to·le [tækisístəli] 急速収縮［医学］，頻脈，= tachycardia.
tach·y·tro·phism [tækitróufizəm] 急速代謝.
tach·y·u·ria [tækijú:riə] 急速利尿.
tach·y·zo·ite [tækizóuait] 急増虫体，タキゾイト（トキソプラズマの発育段階のうち，終宿主以外の宿主の細胞内で盛んに分裂増殖している時期の虫体をいう．半月形で大きさ4～7μm×2～3μm，内部出芽により増殖する).
tack [tǽk] 粘着度.
t. range 適度粘着時間.
tack·i·fi·er [tǽkifaiər] 粘着剤（ゴム).
tack·i·ness [tǽkinis] 粘着性.
tack·y [tǽki] 粘着の.
t.-dry 適度粘着の.
t. producer 粘着剤.
TACO transfusion-associated circulatory overload 輸血関連循環負荷の略（TRALI と類似の輸血副作用).
tac·o·sis [tækóusis] タコシス（細菌感染によるヤギの伝染病)，= takosis, tecosis.
tacrolimus hydrate タクロリムス水和物 $C_{44}H_{69}NO_{12}\cdot H_2O$（1984年，わが国で放線菌の一種から分離されたマクロライド系免疫抑制薬)，= FK506.
TACs trigeminal-autonomic cephalalgias 三叉神経・自律神経性頭痛の略.
tac·tic·i·ty [tæktísiti] 立体規則性［医学］.
tac·tile [tǽktil] 触覚の［医学］.
t. agnosia 触覚失認［医学］，触認識不能，= astereognosia.
t. amnesia 触覚性健忘症［医学］，= asterognosis.
t. anesthesia 触覚脱失（消失)［医学］，触覚麻痺.
t. anomia 触覚性失名辞（触知した対象の呼称ができない脳梁症候群の一症状).
t. aphasia 触覚失語.
t. area 触覚領，触覚野［医学］.
t. bulb 触覚棍状体［医学］.
t. cell 触覚細胞.
t. center 触覚中枢［医学］.
t. circle 触圏，触覚圏.
t. corpuscle 触覚小体［医学］（マイスネル小体)，= Meissner corpuscle, oval corpuscle, touch corpuscle.
t. disc 触覚円板［医学］.
t. disk 触覚板，= Merkel tactile disk, tactile meniscus.
t. elevations [TA] ① 触覚小球，= toruli tactiles [L/TA]．② 触覚隆起.
t. field 触覚領.
t. fremitus 触感振盪音［医学］.
t. gnosis 識別覚.
t. hair 触毛.
t. hallucination 幻触［医学］.
t. hyperesthesia 触覚過敏〔症〕［医学］，= hyperaphia, hyperpselaphesia.
t. hypesthesia 触覚減退［医学］.
t. image 触覚印象（触れることによって得られる物の印象).
t. imagination 触像.
t. irritability 触覚過敏.
t. meniscus 触覚半月（上皮感覚神経細胞の軸索にある円板状膨大部).
t. naming 触覚性呼名［医学］.
t. organ 触覚器.
t. papilla 触乳頭.
t. paralysis 触覚麻痺［医学］（ウェルニッケ触麻痺 Wernicke)，= astereognosis.
t. perception 触〔感〕覚［医学］.
t. receptor 触覚受容器.
t. reflex 触覚反射.
t. sensation 触〔感〕覚.
t. sense 触〔感〕覚［医学］，= sense of touch.
t. space 触空間［医学］.
tac·til·i·ty [tæktíliti] 触覚性［医学］.
tac·ti·log·i·cal [tæktiláʤikəl] 触覚の，= tactual.
tac·tion [tǽkʃən] ① 接触．② 触覚.
tac·toids [tǽktɔiz] タクトイド（鎌状赤血球を還元してつくったヘモグロビン (HbS) の濃縮溶液を位相差顕微鏡で観察するとき認められる杆状の粒子構造形成で，赤血球の鎌状変形はこの物質であると考えられている).
tac·tom·e·ter [tæktámitər] 触覚計，= esthesiometer.
tac·tor [tǽktər] 触覚器触官，= tactile endorgan.
tac·to·sol [tǽktəsɔ:l] タクトゾル（球形でないコロイド粒子を含むゾルにおいて，ゾルの老化とともに粒子が長軸の方向に平行して集団をつくり，ゾルは光学的に異方性となり，顕著な複屈折を示すこと).
tac·tu·al [tǽkʧuəl] 触覚の.
t. performance test 触覚実行検査.
tac·tus e·ru·di·tus [tǽktəs erú:ditəs] 鍛錬触覚（長期の経験による特殊な鋭敏な触覚)，= tactus expertus.
TAD（癌の化学療法における，6-thioguanine, ara-C (cytarabine), daunomycin の併用療法の略).
Tada, Tomio 多田富雄（1934-2010，日本の免疫学者．1971年サプレッサーT細胞を報告．能作家でもある).
tad·pole [tǽdpoul] オタマジャクシ（両生類の遊泳幼生，または尾索動物の浮遊幼生（オタマジャクシ形

T

幼生)を指す), = tadpole larva.

t. stage オタマジャクシ期.

TAE transcatheter arterial embolization 経カテーテル動脈塞栓術の略.

tae·di·um [tíːdiəm] 悪心, 嘔気, 嫌忌.

t. vitae 厭世(人世に対する病的嫌厭状態で, 自殺傾向を示す精神病).

Tae·nia [tíːniə] 条虫類, テニア属(条虫科の一属で, 比較的大型. 幼虫は嚢尾虫 cysticercus で1個の頭節をもつ. 成虫はヒトや肉食獣に, 嚢尾虫は雑食および草食獣に寄生する).

T. crassiceps (齧歯類を中間宿主とし, キツネに寄生する).

T. echinococcus = *Echinococcus granulosus*.

T. elliptica = *Dipylidium caninum*.

T. hydatigena 胞状条虫(体長74〜500cm, イヌおよびほかの肉食動物に寄生し, 幼虫はヒツジの腹腔で発育する).

T. multiceps 多頭条虫(体長40〜100cm, 成虫はイヌ, キツネなどの小腸に寄生する. 中間宿主はヒツジ, ヤギ, ウシなどの有蹄類で, 幼虫が脳, 脊髄に寄生し共尾嚢虫となる).

T. ovis ヒツジ条虫(体長45〜100cm, 成虫はイヌ, キツネの小腸に寄生し, その幼虫(ヒツジ嚢尾虫 *Cysticercus ovis*)はヒツジやヤギの筋肉, 内臓諸器管に寄生する), = sheep tapeworm.

T. pisiformis 豆状条虫(体長30〜200cm, 成虫はイヌ, ネコ, そのほかの肉食獣の小腸に寄生. 中間宿主はウサギ, ネズミで, その肝臓, 腸管膜などに付着, または腹腔内に遊離して寄生する(豆状嚢尾虫 *Cysticercus pisiformis*)).

T. saginata 無鉤条虫(旧称). → *Taeniarhyncus saginatus*.

T. serialis 連節条虫(体長20〜75cm, 成虫はイヌ, キツネ, ジャッカルなどの小腸に寄生する. 幼虫(連節共尾嚢虫)はウサギなど齧歯類の皮下や筋肉に寄生し, 母嚢虫の内外側に娘胞を形成することがある).

T. solium 有鉤条虫(体長2〜8m, 成虫はヒトの小腸に寄生する. 中間宿主はブタ, イノシシおよびヒトで, その筋肉, 脳, 眼などに寄生し, 卵円形, 乳白色の嚢虫(有鉤嚢尾虫 *Cysticercus cellurosae*)となる), = pork tapeworm, armed tapeworm.

T. taeniaeformis ネコ条虫, 肥頸条虫(体長15〜60cm, ネコやイヌの小腸に寄生, 中間宿主はネズミ, ウサギで, その肝臓に寄生し, 嚢虫(帯状嚢尾虫 *Cysticercus fasciolaris*)となる).

tae·nia [tíːniə] [TA] ① 脳弓ヒモ, = taenia fornicis [L/TA]. ② ヒモ(紐)(組織の線条片で結腸ヒモがその例). 複 taeniae.

t. choroidea [L/TA] 脈絡ヒモ, = choroid line [TA].

t. choroidea thalami 視床脈絡ヒモ.

t. cinerea [L/TA] ① 青斑ヒモ*, = grey line [TA], taenia cinerea [TA]. ② 灰白ヒモ(髄条の外を通る灰白質).

t. coli 結腸ヒモ(大腸の筋肉縦線によりなる帯条で, 腸間膜ヒモ, 自由ヒモ, 大網ヒモをいう).

t. fimbriae 采ヒモ(海馬采の縁).

t. fornicis [L/TA] 脳弓ヒモ(脳弓采に外側脈絡膜が付着する線), = taenia [TA].

t. hippocampi 海馬ヒモ, = corpus fimbriatum.

t. libera [L/TA] 自由ヒモ(結腸ヒモの一つ), = free taenia [TA].

t. medullaris 視床髄条, = stria medullaris thalami.

t. mesocolica [L/TA] 間膜ヒモ, = mesocolic taenia [TA].

t. of fourth ventricle 第四脳室ヒモ.

t. omentalis [L/TA] 大網ヒモ(結腸ヒモの一つ), = omental taenia [TA].

t. pontis 脳橋ヒモ.

t. pylori 幽門ヒモ.

t. rhombencephali 菱脳ヒモ.

t. semicircularis 半月ヒモ, = stria terminalis.

t. tectae = stria longitudinalis lateralis corporis callosi.

t. terminalis 終ヒモ(心右房の内面にある小隆起で, 房洞結節の位置に相当する部分).

t. thalami [L/TA] 視床ヒモ(第三脳室の脈絡組織が視床の背縁に付着する線), = taenia thalami [TA].

t. tubae 卵管ヒモ.

t. ventriculi quarti 第四脳室ヒモ, = ligula ventriculi quarti.

t. ventriculi tertii 第三脳室ヒモ, = stria medullaris thalami.

t. violacea 紫色ヒモ(第四脳室底の青色縦線).

tae·ni·a·cide [tíːniəsaid] 条虫撲滅薬, = teniacide, teniafuge.

taeniae acusticae 聴覚神経ヒモ(第四脳室底上の聴覚神経隆起の上を通る白線), = striae medullares ventriculi quarti.

taeniae coli [L/TA] 結腸ヒモ, = taeniae coli [TA].

taeniae telarum 脈絡〔組織〕ヒモ(脈絡膜ヒモ, 釆ヒモ, 脳弓ヒモ, 視床ヒモ).

Tae·ni·a·rhyn·chus [tìːniəríŋkəs] テニアリンクス(頭節に吻や鉤のない無鉤条虫に対して使われる属名).

T. saginatus 無鉤条虫(体長4〜12m, 成虫はヒトの小腸に寄生する. 中間宿主はウシで, その筋肉や脂肪内に乳白色, アズキ大の嚢虫(ウシ嚢尾虫 *Cysticercus bovis*)がみられる), = beef tapeworm, fat tapeworm.

tae·ni·a·sis [tiːnáiəsis] 条虫症, テニア症.

Tae·ni·i·dae [tiːníidiː, -náii-] 条虫科(円葉条虫目の一科. 中形ないし大形の条虫で, 体節は明瞭であり, 老熟体節は縦に長い. 頭節には4個の発達した吸盤と吻がある. 幼虫は嚢尾虫, 共尾嚢虫または包虫で, 成虫は鳥類, 哺乳類に寄生する).

tae·ni·o·la [tiːnáiələ] 小ヒモ.

t. cinerea = taenia cinerea.

t. corporis callosi 脳梁体小ヒモ(吻嘴板), = lamina rostralis.

Tae·ni·o·rhyn·chus [tìːnioːríŋkəs] (旧称. カ〔蚊〕の一属で現在は *Mansonia* と呼ばれている).

Taenzer, Paul [ténzər] テンツェル(1858-1919, ドイツの皮膚科医).

T. disease テンツェル病(眉毛瘢痕性紅斑), = ulerythema ophryogenes.

T. stain テンツェル染色液(弾力組織を染めるためのオルセイン溶液).

TAF ① toxin-antitoxin floccules 毒素抗毒素フロキュールの略. ② tuberculin albumose frei アルブモーゼ除去ツベルクリンの略.

tag [tǽg] ① 付端, 小さな付属器, 弁, ポリープ(茸腫). ② 標識.

tag·a·tose [tǽgətous] タガトース(ケトヘキソースの一種で, D-および L-の2型がある).

tag·es·rest [tǽgəzrest] 前日の経験の残存記憶で, 悪夢の原因になるもの, = day residue.

Ta·ge·tes [tədʒíːtiːz] マンジュギク, マリゴールド属(キク科の一属で, アフリカ産 *T. erecta*, フランス産 *T. patula* はカレンジュラと同様の薬効を示す).

T. erecta マンジュギク〔万寿菊〕, センジュギク〔千寿菊〕(マリゴールド).

T. patula コウオウソウ〔紅黄草〕, クジャクソウ〔孔雀草〕.

tag·ged [tǽgd] 標識した，札付きの．
t. compound 標識化合物〔医学〕，札付き化合物（同位元素などの）．
t. element 札付き元素，標識元素〔医学〕（放射性元素）．
tag·ging [tǽgiŋ] 標識〔医学〕．
tag·li·a·co·ti·an [tæ̀liəkóuʃiən] タリアコッチアン（Gasparo Tagliacozzi にちなむ形容詞）．
t. operation タリアコッチ手術（皮膚弁を遠隔の部位から採って植皮する形成術），= Italian operation, Italian rhinoplasty.
t. rhinoplasty タリアコッチ造鼻術，= Italian rhinoplasty.
Tagliacozzi, Gasparo [tàliəkɔ́tsi] タリアコッチ（1546–1599，イタリア・ボローニャ大学外科学教授，解剖学者），= Tagliacotius, Tagliacozza, Tagliacozzo.
Tagulaway balsam （*Parameria vulneraria* の樹皮をヤシ油で煮沸して得られるバルサム），= cebur balsam, Tagulavay balsam, tagulawaya.
tag·u·la·wa·ya [tæ̀gu:ləwǽjə] タグーラワヤ（*Parameria vulneraria* の樹皮をヤシ果油とともに煮沸して得られる創薬）．
TA–GVHD transfusion–associated graft versus host disease 輸血後移植片対宿主病の略．
ta·ha·ga [təhǽgə] タハガ（ラクダのトリパノソーマ感染による Surra に類似の疾患）．
Tahyna virus タヒナウイルス（ブニヤウイルス科，カリフォルニア脳炎ウイルス群に属するウイルス）．
tai·gu·ic ac·id [teigjú:ik ǽsid] （ラパコール），= lapachol.
tail [téil] [TA] ①尾状核尾，= cauda [L/TA]. ②尾部，尾状物，鞭毛（尾）．
t. bad 尾芽〔医学〕．
t. bladder 尾胞．
t. bone 尾骨．
t. covert 尾筒．
t. fold 尾側ヒダ（胚子の発育により生ずる尾側部の屈曲で，後腸部と腹腔壁が発生する）．
t. mesoderm 尾〔部〕中胚葉〔医学〕．
t. of epididymis [TA]〔精巣上体〕尾，= cauda epididymidis [L/TA].
t. of eye 目尻．
t. of helix [TA] 耳輪尾，= cauda helicis [L/TA].
t. of incision （切開創の一端で，皮膚の全層を通らないもの）．
t. of muscle 筋尾（筋肉の尾状をなす付着端）．
t. of pancreas [TA] ①膵尾，= cauda pancreatis [L/TA]. ②膵臓尾部（膵臓の脾臓端）．
t. pin 尾部ピン〔医学〕．
t. sheath 尾膜．
t.'s sign 尾状サイン〔医学〕．
t. vertebrae 尾椎．
tailed cysticercoid 有尾シスチセルコイド．
tailed epithelium 有尾上皮（腎盂炎および化膿性腎炎にみられる移行上皮）．
tail·gut [téilgʌt] 原腸尾部〔医学〕（胚の原腸が尾部に達する部分）．
tail·ing [téiliŋ] 尾引き〔医学〕．
tail·less [téillis] 尾のない〔医学〕．
t. cysticercoid 無尾シスチセルコイド．
tailor [téilə] 洋服裁縫士．
t.'s ankle 洋服裁縫士くるぶし（あぐらをかいて仕事をする者の外果部に生ずる異常滑液嚢）．
t.'s muscle 縫工筋．
t.'s spasm 縫工攣縮．
tailored ureteral anastomosis 形成尿管吻合〔医学〕．
tailormade medicine テーラーメイド医療（個人の遺伝情報に基づいた医療），= ordermade medicine.
Taima Control Law 大麻取締法〔医学〕，= Marihuana Control Law.
Tait, Robert Lawson [téit] テート（1845–1899，イギリスの外科医）．
T. knot テート結紮，= Staffordshire knot.
T. law テート法則（骨盤または腹腔の疾病において，患者が重症を呈するときは，悪性腫瘍の診断が確立されない限り，必ず開腹術を行わなければならない）．
T. operation テート手術（会陰裂傷の手術で，左右両側から皮膚弁をつくって正中線に沿い縫合する方法）．
Taka–diastase [táka dáiəsteis] タカジアスターゼ（*Aspergillus oryzae* に麩（ふ）を発酵させてつくった植物性消化酵素で，その 450 倍のデンプンを消化し得る）．
Takada–Ara reaction 高田・荒反応（高田反応ともいい髄液検査に用いられる．ウイルス性髄膜炎，神経梅毒，多発性硬化症などの診断に有用とされる）．
Takahara disease 高原病，= acatalasemia.
Takaki, Kanehiro [tákaki] 高木兼寛（1849–1915，わが国の医師．元海軍軍医総監，日本人の脚気が食事中の欠損物質によることを証明した（1885））．
Takamine, Jokichi [tákamine] 高峰譲吉（1854–1922，アメリカに住んだわが国の化学者．1901年副腎髄質から結晶性エピネフリンを分離し，アドレナリンと称する商品名で市販されている．同年にこの物質は Thomas Bell Aldrich により独立に報告された．Taka–diastase は高峰の名にちなんでつけられた商品である）．
Takatsy tech·nique [tǽkətsi tekní:k] タカツィー法〔医学〕（免疫血清学的微量定量法の一つ），= microtiter technique, microtitration.
Takayama, Masao [tákayama] 高山正雄（1871–1944，わが国の医師）．
T. reagent 高山液（ピリジン 3mL，10% 苛性ソーダ 3mL，ブドウ糖 3g，水 7mL の混合液で，これを血斑の上に注ぐとヘモクロモゲン結晶を生ずる），= Takayama solution.
T. stain 高山染料．
Takayasu, Mikito [takayasu] 高安右人（1860–1938，わが国の医師，眼科医．脈なし病患者の眼底所見を初めて報告した）．
T. arteritis 高安動脈炎（大動脈・基幹動脈・肺動脈などの大型動脈に生じる原因不明の非特異的な炎症病態である．特異な眼底所見と橈骨動脈の脈拍欠損のある症例として初めて報告された．現在は大動脈炎症候群として用いられている），= pulseless disease, Takayasu disease.
T. disease 高安病〔医学〕（大動脈炎症候群，脈なし病．高安は花冠状の特有の眼底所見を記載），= aortic syndrome, pulseless disease, Takayasu arteritis, Takayasu syndrome.
T. syndrome 高安症候群，= Takayasu disease.
take [téik] ①生着〔医学〕（移植手術または接種がうまくいくこと）．②善感〔医学〕．
Takeuchi criteria 竹内基準（脳死判定の基準．1985年旧厚生省の研究班（竹内一夫）により発表されたのでこの名がある）．
tak·i·zo·lite [tæ̀kizóulait] 滝蔵石 $2Al_2O_3 7SiO_2 \cdot 2H_2O$（滋賀県田上山に産する淡紅色の粘土質鉱物）．
ta·ko·sis [təkóusis] （*Micrococcus caprinus* の感染によるヤギの伝染病），= tacosis, tecosis.
Tak·y·dro·mus [tæ̀kidróuməs] カナヘビ［金蛇］属（カナヘビ科の一属）．
T. sexlineatus （南方産のカナヘビ）．

T. tachydromoides カナヘビ（トカゲに似た体をもつ巨大なもの）.
Tal [L] talis かようなものの略.
tal·al·gia [təlǽlʤiə] 踵痛，距骨痛 [医学].
talampicillin hydrochloride タランピシリン塩酸塩 $C_{24}H_{23}N_3O_6S \cdot HCl$: 517.98（塩酸タランピシリン，塩酸アンピシリンフタリジル．β-ラクタム系抗生物質．アンピシリンのエステル化合物で経口投与時の吸収を改善したもの．抗菌スペクトルは母化合物であるアンピシリンと同様である）.

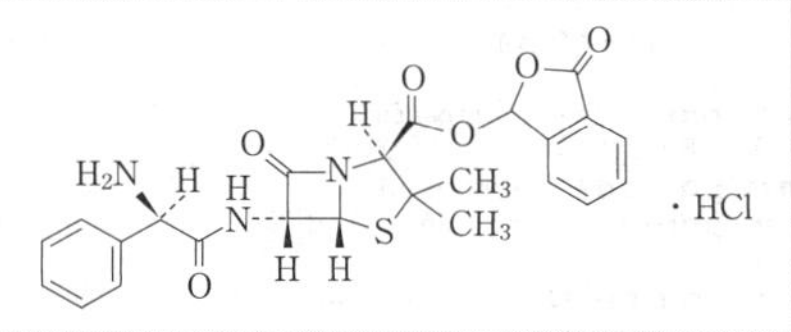

tal·an·tro·pia [tæ̀ləntróupiə] 眼振，= nystagmus.
ta·lar [téilər] 距骨の.
t. articular surface of calcaneus 〔踵骨の〕距骨関節面.
t. shelf [TA] 載距突起，= sustentaculum tali [L/TA].
t. sulcus 距骨溝.
t. tilt 距骨傾斜.
Talbot, Nathan B. [tǽlbot] タルボット（1909生，アメリカの小児科医）.
T. solution (diluted) タルボット液（① ヨウ素10%溶液，ヨウ素亜鉛8%をグリセリン水溶液に溶解した防腐剤．② 小児下痢症の治療に用いられる維持輸液剤）.
Talbot, William Henry Fox [tǽlbɑt] タルボット（1800-1877，イギリスの科学者）.
T. law タルボット法則（完全な融像が起こって視覚が均等な場合，その光線の強度は視神経乳頭上に均等に広がる光線の量と同一である）.
tal·bu·tal [təlbjú:təl] タルビュタル ㊗ 5-allyl-5-*sec*-butylbarbituric acid，= lotusate.
talc [tǽlk] タルク，滑石（天然産の含水ケイ酸マグネシウム $3MgO \cdot 4SiO_2 \cdot H_2O$ で，散布用および濾過用の軟性の脂様感のある鉱物），= Erench chalk, soapstone, steatite.
t. operation タルク手術.
t. plaque 滑石斑（滑石工場の職工のX線像に現れる胸膜の斑点）.
t. pneumoconiosis タルク塵肺症，滑石肺症 [医学].
t. venetum 滑石.
tal·co·sis [tælkóusis] 滑石沈着症 [医学].
tal·cous [tǽlkəs] 滑石の [医学]，タルクの.
tal·cum [tǽlkəm] 滑石 [医学]，= talc.
t. powder method タルク法（放射性免疫分析のBF分離法の一つ）.
ta·lec·to·my [teiléktəmi] 距骨摘出〔術〕.
ta·li [téilai] 距骨（talus の複数）.
tal·i·a·co·tian [tæ̀liəkóuʃiən] タリアコッチアン，= tagliacotian.
talion dread 報復恐怖.
tal·i·ped [tǽlipid] ① 内反尖足．② 内反尖足者.
tal·i·pes [tǽlipi:z] 彎足，彎曲足，= clubfoot. 形 talipedic.
t. adductus 内反足（足の前部が内反するもの）.
t. arcuatus 弓状彎曲足（足弓が異常に高いもの）.
t. calcaneoexcavatus 踵凹足 [医学].
t. calcaneovalgus 外反踵足 [医学]（踵足と外反とが併存するもの）.
t. calcaneovarus 内反踵足（踵足と内反とが併存するもの）.
t. calcaneus 踵足 [医学]（踵を地につけて走ることで，小児麻痺の後遺症でアキレス腱筋の麻痺による）.
t. cavus 凹足.
t. equinovalgus 外反尖足.
t. equinovarus 内反尖足 [医学].
t. equinus 尖足（患者が足の前部または指先で歩くのは，アキレス腱の収縮による），= pes eguinus.
t. excavatus 凹足.
t. percavus 過度凹蹠足.
t. planovalgus 外反扁平足 [医学].
t. plantaris 足底凹足，= talipes cavus.
t. planus 扁平足，= flat foot, splay foot.
t. spasmodicus 痙攣足.
t. supinatus 外反足（足内縁が挙上されて外縁が下げられる状態）.
t. transversoplanus 横扁平足，= metatarsus latus.
t. valgus 外反足 [医学].
t. varus 内反足 [医学].
tal·i·pom·a·nus [tæ̀lipάmənəs, -pouméin-] 彎曲手（手が前腕に向かって不良位に彎曲した状態），= clubhand.
t. extensa 伸展彎曲手.
t. flexa 屈曲手.
t. pronata 回前手.
t. supinata 回後手.
t. valga 外反手.
t. vara 内反手.
talk·a·tive·ness [tɔ́:kətivnis] 多弁 [医学].
talking aid トーキングエイド（コミュニケーションエイドの一つで，キーの操作で音声，画面を用いて意思伝達の補助，手段とするもの）.
Tallerman, Lewis A. [tǽləmən] タラーマン（イギリスの発明家）.
T. apparatus タラーマン器具（リウマチ患者の肢端を包んで乾燥した空気で温める装置）.
T. treatment タラーマン療法（高温乾燥空気を局所に応用する方法）.
tal·low [tǽlou] 獣脂 [医学]，脂肪，= suet.
t. candle 獣脂ろうそく（蝋燭）.
Talma, Sape [tά:lmə] タルマ（1847-1918，オランダの医師）.
T. disease タルマ病（後天性筋硬直症），= myotonia acquisita.
T.-Morison operation タルマ・モリソン手術（大網固定術），= omentopexy.
T. operation タルマ手術（肝硬変症において腹水のあるときの手術で肝脾癒合および大網と腹壁とを癒着させる方法），= Talma-Drummond operation.
talo- [teilou, -lə] 距骨との関係を表す接頭語.
talocalcaneal interosseous ligament [TA] 骨間距踵靱帯，= ligamentum talocalcaneum interosseum [L/TA].
talocalcaneal joint [TA] ① 距踵関節，= articulatio talocalcanea [L/TA]．② 距骨下関節.
talocalcaneal ligament 距踵靱帯，= ligamentum talocalcaneare.
ta·lo·cal·ca·ne·an [tèiloukælkéiniən] 距踵骨の，= talocalcaneal.
talocalcaneonavicular joint [TA] 距踵舟関節，= articulatio talocalcaneonavicularis [L/TA].
ta·lo·cru·ral [tèiloukrú:rəl] 距退の.
t. articulation 足関節 [医学]，距腿関節.
t. joint 距腿関節.

T

ta·lo·fib·u·lar [tèiləfíbjulər] 距腓骨の.
tal·o·mu·cic ac·id [tæləmjú:sik ǽsid] タロ粘液酸 HOOC(CHOH)$_4$COOH, = talaric acid.
tal·on [tǽlən] タロン〔医学〕, 距錐（上顎大臼歯において Protocone の遠心側に発生したもので，その後咬頭まで発育したものが Hypocone である）.
ta·lo·na·vic·u·lar [tèilənəvíkjulər] 距舟状骨の.
t. joint 距舟関節.
t. ligament [TA] 距舟靱帯, = ligamentum talonaviculare [L/TA].
ta·lon·ic ac·id [təlánik ǽsid] タロン酸（タロースを徐々に酸化して得られる pentahydroxy-caproic acid の異性体）.
tal·o·nid [tǽlənid] タロニード〔医学〕, 距錐（下顎大臼歯の）.
ta·lo·scaph·oid [tèiləskǽfɔid] 距舟状骨の.
t. ligament 距舟靱帯.
ta·lose [téilous] タロース（アルドヘキソースで，グルコースの異性体）.
ta·lo·tib·i·al [tèilətíbiəl] 距脛骨の.
Tal·pa [tǽlpə] モグラ［土龍］属（食虫目，モグラ科の一属で，ヨーロッパモグラ *T. europaea* を含み，バルトネラ菌が寄生する）.
talse corpus luteum 月経黄体〔医学〕.
ta·lus [téiləs] [L/TA] ① 距骨*, = talus [TA]. ② くるぶし（果），足首，足関節，かかと（踵）. 複 tali.
TAM toxoid-antitoxid mixture 毒素抗毒素合剤の略.
ta·ma [téimə] 足脚浮腫.
tam·a·rac [tǽməræk] タマラック（北アメリカ産カラマツ［落葉松］でその樹皮は粘膜に対する収斂薬）, = tamarak.
Tam·a·ri·ca·ce·ae [tæ̀mərikéisii:] ギョリュウ科.
tam·a·rind [tǽmərind] タマリンド（チョウセンモダマ *Tamarindus indica*. 莢髄は解熱瀉下に用いられる）, = tamarindus.
tam·a·rin·di prae·pa·ra·ti [tæ̀məríndai prìpəréitai] 精製タマリンド泥, = pulpa tamarindorum depurata.
Tam·a·rin·dus in·di·ca [tæ̀məríndəs índikə] タマリンド（マメ科植物．タマリンド果泥の原植物）.
tam·a·risk [tǽmərisk] ギョリュウ（ギョリュウ科ギョリュウ属植物 *Tamarix* を指す．没食子酸の原植物）.
tam·bour [tɑmbúr] [F] タンブール（鼓の意味で運動描写法において円筒にゴム膜を張り付け，これに空気を伝導させ，その動きにより記録をつくるために用いられる）, = Marey tambour.
t. sound タンブール音.
Tam·i·as [téimiəs] シマリス［縞栗鼠］属（西洋のシマリスで，ペスト菌を保有するノミを媒介する）, = chipmunk.
taming effect 順化作用〔医学〕.
tam·is [tǽimis] 水濾用ふきん.
tam·i·sage [tǽmisidʒ] 水濾法（糞便中の寄生虫を検出するため，十分に水を用いてふきんを通して洗い流す方法）.
Tamm, Igor [tǽm] タム（1922-1995, アメリカのウイルス学者）.
T.-Horsfall mucoprotein タム・ホースフォールムコタンパク.
T.-Horsfall protein タム・ホースフォールタンパク〔質〕(1952年に I. Tamm と F. L. Horsfall によってヒト尿中から分離された糖タンパクのこと).
ta·mox·i·fen [təmáksifən] タモキシフェン（抗エストロゲン抗体）.
t. citrate クエン酸タモキシフェン（抗エストロゲン物質）.
tam·pan [tǽmpæn] タンパン（① ペルシャダニ. = *Argas persicus*. ② アフリカ回帰熱病原体の中間宿主とみなされるトコジラミの一属. = *Ornithodoros moubata*）.
t. tick = *Argas persicus*, *Ornithodorus moubata*.
tam·pi·cin [tǽmpisin] タンピシン $C_{34}H_{54}O_{14}$（タンピコヤラップから得られる配糖体）.
tam·pon [tǽmpɑn] タンポン〔医学〕, 綿球（綿，海綿，ガーゼなどでつくった栓で，体孔に詰めるもの）.
t. action タンポン作用（酸－塩基緩衝剤により pH を安定化させること）, = buffer action.
t. tube タンポン管（ゴム管とヨードホルムガーゼを巻き合わせた管状タンポンで，肛門を閉鎖するために用いる）.
tam·pon·ade [tæ̀mpənéid] タンポン挿入法，栓塞，填塞，タンポナーデ〔医学〕, = tamponage.
tam·pon·age [tǽmpənidʒ] タンポン挿入〔医学〕.
tam·pon·ing [tǽpəniŋ] ① 填塞，タンポンを挿入する〔医学〕. ② 油擦.
tam·pon·ment [tæmpánmənt] タンポン挿入法，栓塞法, = tamponing.
tan [tǽn] ① 黄褐色，日焼け色. ② 褐色化. ③ 皮をなめす.
Tanabe-Chiba medium 田辺・千葉培地.
Tanabe medium 田辺培地.
tanacetic rabies タンジー麻痺. → tansy.
ta·nac·e·tin [tənǽsitin] タナセチン $C_{15}H_{20}O_4$（ヨモギギク *Tanacetum vulgare* の葉，花，種子に存在する苦味成分）.
ta·nac·e·tol [tənǽsitɔ:l] タナセトール, = absinthol, thujone.
ta·nac·e·tone [tənǽsitoun] タナセトン（ヨモギギクから得られる揮発油の主成分）, = *β*-thujone.
Ta·nac·e·tum [tənǽsitəm] ヨモギギク［蓬菊］属（キク科の一属で，ヨモギギク *T. vulgare* (tansy) は薬用に用いられる）.
Tanaka-Binet test 田中・ビネー式知能検査（田中寛一(1882-1962)がスタンフォード・ビネー知能検査を標準化したもの(1938)．現在では田研-田中・ビネー知能検査法として改訂され用いられている）.
Tanaka, Koichi 田中耕一（1959生，日本の化学者，エンジニア．質量分析技術の研究，ソフトレーザー脱離イオン化法の開発により，2002年度ノーベル化学賞を受賞．同年文化勲章受賞）.
tan·a·lum [tǽnələm] タナラム $Al_2(C_4H_4O_6)_2(C_{14}H_9O_9)_2 \cdot 6H_2O$（鼻および咽喉の疾患に用いる収斂薬）, = aluminum tannotartrate.
Tanapox virus タナ痘ウイルス（ポックスウイルス科のウイルスで，サルからヒトへ感染し丘疹をきたす）.
tan·bark [tǽnbɑ:k] タン皮，カシワ皮（タンニン酸を含有する樹皮）.
tan·dem [tǽndem] 縦列の.
t. duplication 縦並（たてなら）び重複〔医学〕.
t. gait つぎ足歩行〔医学〕（かかとを前の足のつま先につけて一直線上を歩行する．失調性歩行では障害される）.
t. kidney 長腎〔医学〕, 直列腎（両側にあるべき腎が一側に直列し，線維帯で連結されたもの）.
t. repeat 縦列反復配列，タンデムリピート（繰返しDNA配列で繰返し単位が縦に集まって存在するもの）.
tang [tǽŋ] ① 延長部，小突起. ② 刀根, = tangle.
tangent galvanometer 正接検流計.
tangent plane 接平面〔医学〕.
tangent scale 切（接）線尺〔医学〕.
tangent screen 接線板, = Bjerrum screen.
tan·gen·tial [tændʒénʃəl] 接線の〔医学〕.
t. acceleration 接線加速度〔医学〕, 切線加速度.
t. excision 接線（面）切除〔医学〕.
t. fiber 接線線維，正接線維, = zonal fiber.

t. fibres [TA] 接線線維*, = neurofibrae tangentiales [L/TA].
t. force 接線力〔医学〕.
t. fracture 切面骨折.
t. irradiation 接線照射〔医学〕.
t. section 接線縦断面〔医学〕.
t. stress 接線応力〔医学〕.
t. wound 擦過射創〔医学〕, 接線創(打撃により創傷が一側に生じたもの).
tan·gen·ti·al·i·ty [tændʒènʃiǽliti] 脱核心思考(話において核心に触れないこと).
tan·ghin [tǽŋgin] タンギン(キョウチクトウ科植物 *Cerbera tanghin* の種子にある猛毒成分).
tan·ghi·nig·e·nin [tæ̀ŋginíʤənin] タンギニゲニン $C_{23}H_{32}O_5$ (タンギニンの水解産物の一つ).
tan·ghi·nin [tǽŋginin] タンジニン, タンギニン(キョウチクトウ科植物のある種の有毒種子中成分), = tanghin.
tan·gi·ble [tǽnʤibl] 触知し得る〔医学〕.
t. body macrophage タンジブルボディーマクロファージ.
Tangier dis·ease [tænʤí:r dizí:z] タンジール病, = analphalipoproteinemia, familial HDL deficiency.
tan·gle [tǽŋgl] 神経細胞内の線維濃縮体(アルツハイマー病の海馬, 大脳皮質の細胞にみられる. 神経細線維もつれ, 神経原線維変化のこと), = neurofibrillary tangle.
tan·go·re·cep·tor [tæ̀ŋgouriséptər] 触受容体〔医学〕, 接触受容器〔医学〕.
tank [tǽŋk] ① タンク〔医学〕, 槽(水槽, ガス留など). ② 戦車.
t. culture タンク培養〔医学〕.
t. development タンク現像〔医学〕.
t. ear プール耳炎.
t. fermentation タンク培養〔医学〕.
t. reactor タンク形反応器〔医学〕.
t. washing water タンク洗浄水〔医学〕.
tan·nal [tǽnəl] タンニン酸アルミニウム.
tan·na·lin [tǽnəlin] タンナリン(ホルマリンの溶液の一種).
tan·nase [tǽneiz] タンナーゼ(タンニンを産生する植物およびコウジ菌などの培養において生ずる酵素で, 没食子酸化合物のエステル結合を水解するもの).
tan·nate [tǽneit] タンニン酸塩.
tan·ned [tǽnd] タンニン酸処理〔医学〕.
t. collagen なめし皮.
t. red cell (TRC) タンニン酸処理赤血球〔医学〕.
t. red cell hemagglutination (TRCH) タンニン酸処理赤血球凝集〔反応〕〔医学〕.
Tanner, J. M. [tá:nər] タナー(イギリスの小児科医).
T. stage タナー段階(1962年に発表した Tanner の分類で思春期の段階).
tanner's ulcer 皮なめし工潰瘍, = chrome ulcer.
tan·nic [tǽnik] タンニンの.
t. acid タンニン酸(ヒドロキシ安息香酸糖エステル系局所収斂薬, 含嗽薬).
t. acid bath タンニン酸浴.
t. acid glycerite グリセリン加タンニン酸(タンニン酸, クエン酸ソーダ, 乾燥硫酸ソーダ, グリセリン), = glycerine of tannic acid, glycerite of tannin.
t. acid test タンニン酸試験, = Ott test.
tan·nin [tǽnin] タンニン(五倍子または没食子から得られる収斂性植物素の一種で, 渋味のある淡褐色の無晶形粉末), = tannin officinal.
t. albuminate exsiccata タンニン酸アルブミン, = albumin tannate, albutannin.
t. black dyeing タンニン鉄染め〔医学〕.
t. diacetylate ジアセチルタンニン, = acetyltannin, diacetyl tannin.
t. extract タンニンエキス〔医学〕.
t. mordanting タンニン媒染〔医学〕.
t. test タンニン試験(一酸化炭素ヘモクロビンの検出法で, 蒸留水で希釈した血液にタンニン酸液を加えると, 鮮紅色を発するときは, 一酸化炭素の存在を示す).
tan·ning [tǽniŋ] ① タンニン酸療法(火傷の). ② なめし(鞣)法.
tan·ni·num ac·e·tyl·i·cum [tǽninəm æ̀sitílikəm] アセチルタンニン〔酸〕, = acetyltannin.
tan·nyl ac·e·tate [tǽnil ǽsiteit] タンニルアセテート, = acetyltannin.
tan·san [tǽnsæn] 炭酸水.
Tansini, Iginio [ta:nsí:ni] タンシニ(1855-1943, イタリアの外科医).
T. operation タンシニ手術(① 皮膚とともに乳腺を除去し, 背部からの皮膚弁をつくってこれを覆う方法. ② 胆嚢切除法).
T. sign タンシニ徴候(幽門部の胃癌においては腹部は陥凹するが, 腸に転移のある場合には膨隆する).
tan·sy [tǽnzi] ヨモギギク[蓬菊] (*Tanacetum vulgare* の葉および枝端は tanacetum を含み, タンアモチン, タンニン酸および精油が存在する. またその揮発油は呼吸筋の麻痺を起こし死に至らしめる作用がある).
tan·ta·late [tǽntəleit] タンタル酸塩〔医学〕 $mM^{I}_2O-nTa_2O_5$.
tan·tal·ic ac·id [təntǽlik ǽsid] タンタル酸(脱水した五酸化タンタル Ta_2O_5 のゲル).
tan·ta·lite [tǽntəlait] タンタル石(コルンブ石と完全な連続成分をもち, $(FeMn)Ta_2O_6$ と一緒にしてコルンブ石, タンタル石と呼ぶ).
tan·ta·lum (Ta) [tǽntələm] タンタル(希金属元素で原子番号 73, 元素記号 Ta, 原子量 180.9479, 質量数 180, 181. Aatchett が1801年に発見した).
t. gauze タンタルガーゼ.
t. implant タンタル充填.
t. pentachloride 五塩化タンタル, 塩化タンタル(V) $TaCl_5$.
t. pentoxide 五酸化タンタル, 酸化タンタル(V) Ta_2O_5.
t. potassium fluoride フッ化カリウムタンタル K_2TaF_7.
t. wire タンタル線.
tan·ti·ron [tǽntirən] タンチロン, = duriron.
tan·trum [tǽntrəm] 立腹〔医学〕, かんしゃく(癇癪).
tan·y·cyte [tǽnisait] タニサイト(タン細胞, なめし皮様細胞. 第三脳室内面の上衣細胞で, 突起をもって血管や神経細胞と接触することがある).
ta·on [tǽən] タオン(フィリピンにみられる小児の脚気).
tap [tǽp] ① 叩打〔医学〕, 打診(軽く叩く方法). ② 穿刺〔医学〕(腹水, 胸水などを排除するため). ③ 森林熱(熱帯地方の). ④ 雄ねじ型(歯科用). ⑤ 水道の蛇口, 樽などの栓.
t. aspirator 水流ポンプ.
t. bolt ねじ込みねじ釘.
t. borer 栓錐.
t.-root 主根, = main root.
t. test 叩打試験〔医学〕.
t. water 水道水〔医学〕.
t. water bath 水道水浴〔医学〕.
tape [téip] テープ, 帯, 巻.
t. line 巻尺.

T

t. measure 巻尺.
t. record テープ録音.
t. test 絆創膏試験，絆創膏紐試験（背部皮膚を消毒した後一側にツベルクリン軟膏を，他側には対照軟膏をそれぞれ絆創膏で被い，48時間後その反応を観察する），= Wolff test.
tap·ei·no·ceph·a·ly ［tæ̀pinəséfəli］ 扁平頭蓋（鉛直指数72以下のもの），= tapinocephala. 形 tapeinocephalic, tapinocephalic.
ta·per ［téipər］ テーパ，先細.
t.-lip 先細の唇.
ta·per·ing ［téipəriŋ］ 先細り〔医学〕，漸減〔医学〕.
tapetal cell タペート細胞〔医学〕.
tapetal light reflex 壁板対光反射（ネコでみられるように暗所で眼の光ること）.
ta·pe·to·ret·i·nal ［tæ̀pitərétinəl, tapì:t–］ 壁板網膜の.
t. degeneration 網膜壁板（色素上皮）変性症〔医学〕（網膜色素上皮および脈絡膜浅層の変性）.
t. reflex 壁板網膜反射.
tap·e·tum ［tǽpitəm, tí:p–］ ［L/TA］ ① 壁板，= tapetum ［TA］. ② 内面層〔医学〕（葯または胞子嚢の最内層）. 複 tapeta. 形 tapetal.
t. alveoli 歯槽骨膜.
t. cellulosum 細胞性タペタム（輝板ともいう．主として肉食動物にある脈絡膜壁紙で，光を反射させ暗やみで眼が光る）.
t. choroideae 脈絡膜タペタム，= tepetum lucidum.
t. corporis 脳梁壁板（脳梁から側頭葉に至る神経線維）.
t. fibrosum 線維性タペタム（有蹄動物および魚類にある単純な線維組織を多く含有する壁紙）.
t. lucidum 光沢タペタム（夜行動物の眼が暗黒において光輝を放つようにみせる脈絡膜の虹様色素上皮層），= tapetum choroideae.
t. nigrum 黒色タペタム（網膜の外部色素層）.
t. oculi 網膜タペタム（網膜色素層）.
t. ventriculi 脳室壁板（前頭葉皮質と後頭葉皮質とを連結する白色神経線維系）.
tape·worm ［téipwə:m］ 条虫，サナダムシ［真田虫］（扁平な体節からなるサナダヒモ状の腸管寄生虫），= *Cestoda*.
t. infection 条虫症〔医学〕.
taph·e·pho·bia ［tæ̀fifóubiə］ 埋葬恐怖〔症〕，生焼恐怖〔症〕，生き埋め恐怖〔症〕，= taphiphobia, taphophobia.
taph·o·phil·ia ［tæ̀fəfíliə］ 墓碑愛着症.
taph·o·pho·bia ［tæ̀foufóubiə］ 墓碑恐怖〔症〕，埋葬恐怖〔症〕〔医学〕.
Tapia, Antonio Garcia ［tá:piə］ タピア（1875–1950，スペインの耳鼻咽喉科医）.
T. syndrome タピア症候群（喉頭・口蓋帆，舌の片側性麻痺で舌の萎縮を伴う）.
tap·i·no·ce·phal·ic ［tæ̀pinəsifǽlik］ 扁平頭蓋の.
tap·i·no·ceph·a·ly ［tæ̀pinəséfəli］ = tapeinocephaly.
tap·i·o·ca ［tæ̀pióukə］ タピオカ（東南アジアや南米で栽培されるキャッサバの根茎からつくったデンプン）.
ta·pir ［téipər］ バク［貘，獏］（バク科バク属 *Tapirus* で，その脂肪は薬用に供されるほか，いろいろの迷信の目標とされる）. 形 tapirine.
t. mouth バク（貘）状口（唇）（口輪筋の萎縮により，上唇が肥大突出して，バクの口に似るためにいう）.
ta·pi·roid ［téipirɔid］ バクの鼻のような（短いゾウ鼻に似たもの）.
t. cervix バク（貘）状口唇様子宮頸（特に長く伸長した前唇をもった子宮頸管）.
tap·o·tage ［tǽpətidʒ］ タポタージ（上鎖骨部を打診するときに起こる咳嗽と去痰（肺結核にみられる徴候））.
ta·pote·ment ［tapɔtmán］ ［F］ たた（叩）き法，叩打〔法〕〔医学〕（マッサージの一法）.
tap·per ［tǽpər］ 打点器〔医学〕.
tap·ping ［tǽpiŋ］ ① 穿刺術. ② 打診.
t. arm 打点アーム〔医学〕.
t. machine ねじ立て盤，= tapper.
TAPVR total anomalous pulmonary venous return 全肺静脈還流異常の略.
TAR ① thrombocytopenia with absent radius 橈骨欠損を伴う血小板減少の略. ② tissue air ratio 組織空中線量比の略.
Tar, Aloys ［tá:］ タール（1886生，ハンガリー・ブダペストの内科医）.
T. symptom タール症候（健康な肺では上臥位で肺の下縁は，起立位のそれとほぼ同じであるが，浸潤のあるときはこの関係が異なっている）.
tar ［tá:］ タール〔医学〕，瀝油（有機物を乾留して得られる黒色粘稠の油状液．種々薬品の原料である）.
t. camphor ナフタリン.
t. cancer タール癌〔医学〕.
t. carcinoma タール癌.
t. extractor タール排除機〔医学〕.
t. keratosis タール角化症.
t. leukemia タール白血病，= Mallory leukemia.
t. melanosis タール黒皮症.
t. number タール価〔医学〕.
t. oil タール油.
t. paste タールパスタ（蔘硫膏）〔医学〕，= pasta sulfuris cum pice liquida.
t. plaster タール硬膏〔医学〕.
t. wart タールいぼ〔医学〕.
ta·ra ［tá:rə］ （シベリアにみられる跳躍病），= palmus.
tarabagan disease タラバガン病（シベリアペストを媒介するタラバガンによる家畜の流行病）.
tar·a·ba·ga·nia tchu·ma ［tæ̀rəbəgéiniə tʃú:mə］ （モルモットからの病原体による重症性伝染病）.
tar·an·tism ［tǽrəntizəm］ タラント病（中世後期にイタリアのタラントでみられた毒グモの一種であるタランチュラの刺咬による一種の中毒性舞踏病で，患者は狂乱舞踏して病毒を駆除するといわれる），= dancing disease.
ta·ran·tu·la ［tərǽntʃulə］ タランチュラ（イタリアの Taranto 地方に生息する毒グモの一種．タランチュラコモリグモ）. 形 tarantular.
ta·ras·sis ［tərǽsis］ 男性ヒステリー（Sanoaville de Lachese, 1886）.
ta·rax·ac·er·in ［tərəksǽsərin］ タラクサセリン $C_8H_{16}O$（タンポポ根から得られる結晶物）.
ta·rax·a·cin ［tərǽksəsin］ タラクサシン（タンポポ根に存在する苦味成分）.
Ta·rax·a·cum ［tərǽksəkəm］ タンポポ属（キク科の一属で *T. offcinale* には taraxacin が含有されている）.
T. offcinale セイヨウタンポポ（根茎は薬用とされる），= dandelion.
ta·rax·a·cum ［tərǽksəkəm］ タンポポ根，= dandelion root.
t. fluidextract タンポポ流エキス，= dandelion root fluidextract.
tar·a·xan·thine ［tæ̀rəksǽnθin］ タラキサンチン $C_{40}H_{56}O_4$（カロチノイドの一つで，銅のような光沢をもつ黄褐色の稜柱状結晶，セイヨウタンポポ *Taraxacum officinale* の花冠にエステルとして存在する．ピ

T

オラキサンチンの異性体).

tar·a·xas·ter·ol [tæ̀rəksǽstərɔ:l] タラクサステロル $C_{20}H_{47}OH$（タンポポに含有されている成分).

ta·rax·i·gen [tərǽksiʤən] タラキシゲン, = taraxy.

ta·rax·in [tərǽksin] タラキシン, = taraxy.

ta·rax·y [tərǽksi] タラキシー（外界からの異物を注射すると血液中に生ずる taraxin が, 血液中に存在する taraxigen と反応して起こる現象. アナフィラキシーに対する Novy の用語).

tar·ba·dil·lo [tà:bədí:lou, –dí:jou] タルバディロ（ネズミチフス), = tabardillo.

tar·ba·gan [tá:bəgən] タルバガン, = marmot.

Tardieu, Auguste Ambroise [tɑ:djú:] タルデュ（1818–1879, フランスの医師).

T. ecchymoses タルデュ斑点（窒息死体でみられる漿膜下・粘膜下の斑状出血(溢血斑)), = Tardieu spots.

T. ecchymoses ecchymosis タルデュ斑状出血, = Tardieu spots, Tardieu ecchymoses.

T. spots タルデュ斑〔点〕.

Tar·dig·ra·da [tɑ:dígrədə] 緩歩動物門（無脊椎動物, 通常クマムシと称される微細な動物), = water bears.

tar·din [tá:din] タルジン $C_{11}H_{15}O_3$ (Borodin らが 1947年に *Penicillium tardum* から分離した淡黄色の油で, 抗菌スペクトルは狭い物質).

tar·dive [tá:div] 遅発性 [医学], 晩発性〔の〕[医学]（症候の出現が遅延することについていう).

t. dyskinesia (TD) 晩発性ジスキネジー [医学], 遅発性ジスキネジー [医学].

t. syphilis 晩発性梅毒 [医学].

tar·dus [tá:dəs] ① 晩期. ② 晩発〔性〕の.

tar·dy [tá:di] 遅発〔性〕[医学].

t. epilepsy 後発〔性〕てんかん [医学], 遅発性てんかん, = delayed epilepsy.

t. eruption 晩期萌出 [医学]（歯の).

t. infantilism 晩発性幼稚症. → regressive infantilism.

t. paralysis 遅発麻痺 [医学].

t. rickets 晩発性(晩期)くる病 [医学], 後発くる病, 成人性くる病.

tare [téər] タラ, 空重, 自重, 風袋, 容器の重量（重量法に用いる容器の).

tar·en·tism [tǽrəntizəm] タラント病, = tarantism.

ta·ren·tu·la [tərénṭjulə] タランチュラ, = tarantula.

tar·get [tá:git] ① 泥, = mire. ② 対陰極板（X線管球の). ③ 的, 標的（弓場の).

t.–background ratio 標的バックグラウンド比 [医学].

t.–based therapy 標的治療, = molecular target–based therapy.

t. cell 標的細胞 [医学], 標的赤血球（ヘモグロビンが赤血球の辺縁部に輪をなし, 中心に小円形に集合して, あたかも弓の標的の形をなしたもの), = leptocyte, Mexican hat cell.

t. cell anemia 標的赤血球性貧血 [医学]. → target cell.

t. cell destruction 標的細胞破壊 [医学].

t. control infusion (TCI) 目標調節式注入法.

t. corpuscle （標的細胞), = target cell.

t. dose 標的線量.

t. glands 標的腺, 標的内分泌腺（例えば下垂体ホルモンの作用する内分泌腺で, 甲状腺, 副腎, 生殖腺など).

t. imaging 標的イメージング [医学].

t. organ 標的器官 [医学]（ホルモンなどが特異的に作用する器官).

t. oriented chemotherapy 標的指向化学療法 [医学], = target chemotherapy.

t. pest 標的害虫 [医学].

t. point 標的点 [医学], ターゲット点（Raleigh が用いた術語で, 結核が化学療法により3ヵ月以上培養菌が陰性の状態を保つに至る時期).

t. site 標的作用点 [医学].

t. skin distance 焦点皮膚〔間〕距離 [医学].

t. theory ターゲット説, 標的説 [医学], 標的理論（放射線によるイオン化が生体細胞に直接作用することを説明する一つの学説).

t. tissue 標的組織 [医学].

t.–tumor distance 焦点腫瘍間距離 [医学].

t. volume 標的体積 [医学], 標的容積（放射線治療計画において放射の対象となる患者体内の領域).

tar·get·ing [tá:gitiŋ] ターゲッティング（特定の遺伝子に必要な突然変異を導入する方法).

tar·gre·tin [tá:grətin] ターグレチン.

Tarin, Pierre [tarɛ́n] タラン（1700–1761, フランスの解剖学者. Tarinus, Tarini ともいう).

T. fasciculus タラン束, = fascia dentata.

T. recess タラン陥凹, = recessus anterior fossae inter–peduncularis.

T. space タラン腔（隙).

T. valve タラン弁.

ta·rir·ic ac·id [tεərírik ǽsid] タリリル酸 $C_{17}H_{31}COOH$ (*Picramnia* の一種から得られる有機酸).

Tarlov, Isadore Max [tá:rlʌv] ターロヴ（1905–1977, アメリカの外科医).

T. cyst ターロヴ嚢胞（神経周囲嚢胞).

Tarnier, Étienne Stéphene [tɑ:niɛ́:r] タルニェー（1828–1897, フランスの産科医).

T. forceps タルニェー鉗子（応軸鉗子), = axis traction forceps.

T. sign タルニェー徴候（妊娠中子宮の上下両分節間の角が消失することは流産の徴候).

tar·ry [tǽri] タール酸.

t. cyst タール嚢胞 [医学].

t. cyst of ovary 卵巣タール嚢胞 [医学].

t. stool 黒色便 [医学], タール状便.

tar·sad·e·ni·tis [tà:sædináitis] 瞼板腺炎（マイボーム腺炎) [医学].

tar·sal [tá:səl] ① 瞼板の [医学]. ② 足根〔骨〕の [医学].

t. arch 眼瞼弓（眼瞼動脈の弓).

t. asthenopia 眼瞼性眼精疲労 [医学]（眼瞼の圧迫によるもの).

t. bones [TA] ① 距骨, = ossa tarsi [L/TA], ossa tarsalia [L/TA]. ② 足根骨（距骨 talus, 踵骨 calcaneus, 舟状骨 naviculare, 楔状骨3個 cuneiforme, 立方骨 cuboidesum からなる).

t. canal 足根管, 足根洞, = sinus tarsi.

t. cartilage 瞼板軟骨, = palpebral cartilage, tarsal plates.

t. coalition 足根骨架橋, 足根骨癒合.

t. cyst 霰粒腫, = chalazion.

t. fold 瞼板ヒダ.

t. glands [TA] ① 瞼板腺, = glandulae tarsales [L/TA]. ② 眼瞼腺（マイボーム腺), = Meibomian gland.

t. interosseous ligaments [TA] 骨間足根靱帯, = ligamenta tarsi interossea [L/TA].

t. joint 足根間関節 [医学].

t. ligaments [TA] ① 足根靱帯*, = ligamenta tarsi [L/TA]. ② 眼瞼靱（内側および外側).

t. membrane 瞼板膜（眼瞼軟骨のこと).

t. navicular bone 足の舟状骨.

T

t. plates 瞼板，瞼板軟骨．
t. sinus [TA] 足根洞，= sinus tarsi [L/TA].
t. tumor (霰粒腫)，= chalazion.
t. tunnel 足根管［医学］.
t. tunnel syndrome 足根管症候群［医学］(後脛骨神経のエントラップメント神経障害により生じる).
tar·sa·le [tɑːséili] 足根骨の(特に遠位列の). 複 tarsalia.
tar·sal·gia [tàːsǽlʤiə] 足根痛［医学］(扁平足の神経痛)，= policeman's disease.
tar·sa·lia [tɑːséiliə] 足根骨.
tar·sa·lis [tɑːséilis] 瞼板筋.
t. inferior 下瞼板筋.
t. superior 上瞼板筋.
tars·ec·to·my [tɑːséktəmi] 瞼板切除〔術〕，= tarsectomia.
tar·sec·to·pia [tɑːsektóupiə] 足根骨転位.
tar·sen [táːsən] ① 足根骨自体の. ② 眼瞼自体の.
tar·si [táːsai] 足根(tarsus の複数).
tar·si·tis [tɑːsáitis] 瞼板炎［医学］，= blepharitis.
Tar·si·us [táːsiəs] メガネザル属(霊長目，メガネザル科の一属).
tarso– [tɑːsou, –sə] 眼瞼または足根との関係を表す接頭語.
tar·so·chei·lo·plas·ty [tàːsoukáiləplæsti] 眼瞼形成術，= tarsochiloplasty.
tar·soc·la·sis [tɑːsákləsis] 反足治療術(足根骨折器を用いて足の彎曲を矯正する方法)，= tarsoclasia.
tar·so·clast [táːsəklæst] 足根骨折器.
tar·so·ma·la·cia [tàːsouməléiʃiə] 瞼板〔軟骨〕軟化症.
tar·so·meg·a·ly [tàːsəmégəli] 踵骨肥大.
tarsometatarsal joints (TM joints) [TA] 足根中足関節，= articulationes tarsometatarsales [L/TA].
tarsometatarsal ligaments 足根中足靱帯，= ligamenta tarsometatarsalia.
tar·so·met·a·tar·sus [tàːsoumètətáːsəs] ① 跗蹠骨(鳥類の). ② 足根骨中足. 形 tarsometatarsal.
Tar·so·ne·moi·dea [tàːsounimɔ́idiə] ホコリダニ上科(ダニ目，前気門亜目の一上科で，粉ダニと同様の習性をもち，大部分自由生活を営み，人体に寄生して瘙痒を起こし，腎臓内に侵入して血尿を発現するものがある).
tar·so–or·bi·tal [táːsou ɔːbítəl] 眼瞼眼窩の.
tar·so·pha·lan·ge·al [tàːsoufəlǽnʤiəl] 足根足指の.
t. reflex 足根足指反射(中枢性運動神経系の障害において，立方骨または第3楔状骨を打つと足指は背屈する).
tar·so·phy·ma [tàːsoufáimə] 瞼板膿瘍，= stye.
tar·so·pla·sia [tàːsoupléiziə] 瞼形成術，= blepharoplasty, tarsoplasty.
tar·sop·to·sis [tàːsɑptóusis] 足根下垂(扁平足).
tar·sor·rha·phy [tɑːsɔ́ːrəfi] 瞼板縫合〔術〕［医学］，= blepharorrhaphy.
tar·so·tar·sal [tàːsoutáːsəl] 足根2列間の.
tar·so·tib·i·al [tàːsətíbiəl] 足根脛骨の.
tar·sot·o·my [tɑːsátəmi] 瞼板切開術［医学］，足根骨切除術［医学］.
tar·sus [táːsəs] [L/TA] ① 足首，= ankle [TA]. ② 足根(7個の骨からなる足背で，距骨 talus，踵骨 calcaneus，舟状骨 navicular の近位列と，立方骨 cuboides，第1，第2，第3楔状骨 cuneiforme の遠位列を含む). ③ 足根骨［医学］. ④ 瞼板，= tarsus palpebrarum. ⑤ 跗節(昆虫の). 複 tarsi.
t. inferior [L/TA] 下瞼板，= inferior tarsus [TA].
t. superior [L/TA] 上瞼板，= superior tarsus [TA].
tart [táːt] ① タルト(果実入りの菓子). ② 酢味の強い.
t. cell タート細胞［医学］(顆粒球または単球がほかの白血球を貪食し，その核が完全に消化されていないもので，類似の LE 細胞と区別している).
Tartar type [táːtər táip] ターター型(モンゴル痴呆)，= Down syndrome, Mongolian idiocy.
tar·tar [táːtər] ① 酒石(粗製酒石酸水素カリウム). ② 歯石，= dental calculus, odontolith.
t. deposition 歯石沈着［医学］.
t. emetic 吐酒石.
t. lithin (酒石酸リチウム)，= lithium bitartrate.
t. solvent 歯石溶解薬［医学］.
tar·tar·at·ed [táːtəreitid] 酒石酸を含有する，酒石酸で処理した，= tartarized.
t. antimony 酒石酸アンチモン，= antimonii et potassii tartrat.
t. soda 酒石酸ソーダ，= potassi et sodii tartrat.
tar·tar·ic ac·id [tɑːtǽrik ǽsid] 酒石酸(酒の滓滓および多数植物から得られる有機酸 dihydroxy–succinic acid で，寒剤または収斂剤として用いられ，① 右旋型，② 左旋型，③ 左旋右旋の混合型，すなわちラセミ型，および ④ メソ酒石酸の4型がある)，= acidum tartricum.
tartaric acid dinitrate 二硝酸酒石酸 $HO_2CCH(ONO_2)CH(ONO_2)CO_2H$.
tartaric disease 酒石酸病(Paracelsus の定義では痛風と結石症のこと).
tar·ta·rus [táːtərəs] 酒石，= tartar.
t. antimoniatus (吐酒石)，= tartarus stibiatus.
t. crudus 粗製酒石 $C_4H_5O_6K$.
t. cum rheo ダイオウ［大黄］含有酒石(純酒石とダイオウ粉末との等量合剤).
t. emeticus 吐酒石，= tartarus stibiatus.
t. ferratus 含鉄酒石 $C_4H_4K(FeO)O_6$.
t. natronatus ナトロン酒石 $C_4H_4KNaO_6 \cdot 4H_2O$, = Rochelle salt, Seignette salt.
t. stibiatus 吐酒石 $C_4H_4K(SbO)O_6 \cdot ½H_2O$.
t. tartarisatus 酒石酸カリウム $C_4H_4K_2O_6$.
t. vitriolatus acidus 酸性硫酸カリウム，硫酸水素カリウム $KHSO_4$.
t. vitriolatus depuratus 純硫酸カリウム K_2SO_4.
tar·trab·a·rin [tɑːtrǽbərin] タルトラバリン，= tartrazine.
tar·trate [táːtreit] 酒石酸塩.
t. nephritis 酒石酸腎炎(ラセミ酒石酸の皮下注射により誘発される).
tar·trat·ed [táːtreitid] 酒石含有の，酒石酸含有の.
tar·tra·zine [táːtrəziːn] タルトラジン $C_{16}H_9N_4O_9S_2Na_3$ (3–carboxy–5–hydroxy–1–(*p*–sulfophenyl)–4–(*p*–sulfophenylazo)pyrazole のトリナトリウム塩で鮮やかなオレンジ色のピラゾロン色素食品着色料)，= buffalo yellow, hydrazine yellow.
tar·tro·bis·mu·thate [tàːtrəbízmjuθeit] 酒石酸ビスマス塩，= bismuthotartrate.
tar·tron·ic ac·id [tɑːtránik ǽsid] タルトロン酸 ㊥ hydroxymalonic acid HOOCCH(OH)COOH (グリセリンの酸化により得られる二塩基酸で，体内ではメソシュウ酸を接種後，還元されて尿中に排泄される).
tar·tro·nyl [táːtrənil] タルトロニル基(–COCH(OH)CO–).
tar·tro·nyl·u·rea [tàːtrəniljúːriə] タルトロニル尿素(ジアルル酸)，= dialuric acid.
tar·tro·qui·ni·o·bine [tàːtroukwiníəbiːn] タルトロキニオビン(ヨウ化キニーネビスマス(蒼鉛)，酒石酸ナトリウム，カリウムビスマス，カンフルを含有する駆梅薬).
Tarui disease 垂井病(糖原病Ⅶ型)，= deficiency of phosphofructokinase.

T

TAS transcription-based amplification system の略.
Tashkent ulcer タシケント潰瘍〔医学〕(シベリア, タシケント地方および中央アジアの原住民にみられる皮膚病).
tas·i·ki·ne·sia [tæsikainí:ziə] タシキネジア(抗精神病薬の副作用の一つで, 絶えず歩き回る. アカシジアとともに出現する).
ta·sis [téisis] 膨張, 緊張.
tas·tant [téistənt] 味覚物質.
taste [téist] 味〔医学〕.
t. acuity 味覚力〔医学〕.
t. blindness 味覚脱失〔症〕〔医学〕, 味盲(ある種の物質, 特に phenylthiocarbamide の味がわからない状態で, メンデル法則により遺伝される形質).
t. bud [TA] 味蕾, = caliculus gustatorius [L/TA], gemma gustatoria [L/TA].
t. cell 味蕾細胞, 味細胞.
t. center 味覚中枢〔医学〕, = gustatory center.
t. contrast 味〔覚〕対比〔医学〕.
t. corpuscle (味蕾), = taste cell.
t. deficiency 味覚欠損〔症〕.
t. disorder 味覚障害〔医学〕, = dysgeusia.
t. examination 味覚検査(テスト)〔医学〕.
t. hair 味毛〔医学〕.
t.-modifying substance 味覚変革物質〔医学〕.
t. nerve 味覚神経.
t. organ 味覚器〔医学〕.
t. papilla 味覚乳頭〔医学〕.
t. pore [TA] 味孔, = porus gustatorius [L/TA].
t. receptor 味覚受容器.
t. ridges 葉状味蕾.
t. sensation 味覚〔医学〕.
t. tetrahedron 味四面体〔医学〕.
t. threshold 味覚閾値.
taste·less [téistlis] 無味の〔医学〕.
TAT ① thematic apperception test 主題統覚検査, 絵画統覚検査の略. ② thrombin-AT Ⅲ complex トロンビンアンチトロンビンⅢ複合体の略. ③ thromboplastinogen activity test トロンボプラスチノゲン作用試験の略. ④ toxin-antitoxin 毒素抗毒素の略.
tat gene tat 遺伝子(tat (trans-activator of transcription) タンパク質をコードする).
TATA-binding protein (**TBP**) タタ結合タンパク質.
tatal elbow replacement 〔人工〕肘関節全置換〔術〕.
tat·too [tætú:] 刺青, 文身(いれずみ).
tat·too·ing [tætú:iŋ] 刺青(しせい), 文身, 入墨(いれずみ).
t. of cornea 角膜文身(白斑などを隠蔽するための恒久着色).
Tatum, Edward Lawrie [téitəm] テータム(1909-1975, アメリカの生化学者. G. W. Beadle とともにアカパンカビの突然変異株の栄養素要求性の研究により, 1958年度ノーベル医学・生理学賞を受けた).
tau, τ [táu] タウ(ギリシャ語アルファベットの第19字でTに該当する).
tau protein タウタンパク(脳内微小管関連タンパクの一つ. 神経細胞の軸索に分布する).
tau·op·a·thy [tauápəθi] タウ異常症, タウオパチー(タウパチーともいう. タウタンパクの異常がみられる神経変性疾患の総称. ピック病, アルツハイマー病など).
tau·ran·ga [tɔ:rǽŋgə] タウランガ, = bush disease.
tau·rine [tɔ́:rain, -ri:n] タウリン ㊗ β-amino-ethyl-sulfonic acid $NH_2CH_2CH_2SO_2OH$ (シスチンから生ずる物質で, コール酸と結合して広く動植物界に分布する).
t. conjugation タウリン抱合〔医学〕.
tauro- [tɔ:rou, -rə] 雄ウシ bull の意味を表す接頭語.
tau·ro·car·bam·ic ac·id [tɔ:roukɑ:bǽmik ǽsid] タウロカルバミン酸(タウリンとカルバミン酸との化合物で, タウリンの過剰により尿中に排泄されるもの).
tau·ro·cho·la·ner·e·sis [tɔ̀:rəkòulənérisis] タウロコール酸産生過多(胆汁中の).
tau·ro·cho·lan·o·poi·e·sis [tɔ̀:rəkoulænoupɔií:sis] タウロコール酸合成(肝の).
tau·ro·cho·late [tɔ̀:rəkóuleit] タウロコール酸塩.
tau·ro·cho·le·ic ac·id [tɔ̀:roukəlí:ik ǽsid] (イヌ, ウシの胆汁から得られる酸).
tau·ro·cho·le·mia [tɔ̀:roukəlí:miə] (血中のタウロコール酸が増加する状態).
tau·ro·chol·ic ac·id [tɔ̀:rəkálik ǽsid] タウロコール酸(コリルタウリン) ㊗ cholaic acid $C_{26}H_{45}NO_7S$ (抱合胆汁酸の一つで, タウリンとコール酸がアミド結合したもの), = cholyltaurine.
tau·ro·dont [tɔ́:rədɑnt] 長髄歯.
tau·ro·don·tism [tɔ̀:rədántizəm] タウロドンティズム, 長胴歯性, 長髄歯性.
tau·ro·pho·bia [tɔ̀:roufóubiə] 雄ウシ恐怖〔症〕.
tau·ryl [tɔ́:ril] タウリル基 ($H_2NCH_2CH_2SO_2$-).
tau·ryl·ic ac·id [tɔ:rílik ǽsid] タウリル酸 $C_7H_{14}O$ (尿中に存在する酸).
Taussig, Helen Brooke [tɔ́:sig] タウシク(1898-1986, アメリカの小児科医).
T.-Bing anomaly タウシク・ビング奇形(両大血管右室起始のうち心室中隔欠損が室上稜の上部で肺動脈弁口直下にあるもの. Richard Bing J. (1909-2010) はドイツ生まれのアメリカの外科医), = Taussig-Bing malformation.
T.-Bing disease タウシク・ビング病.
T.-Bing syndrome タウシク・ビング症候群(大動脈は右心室から, 肺動脈は太く両心室から出て, 欠損した心室中隔の上に乗り, 心肥大は主として右心の拡大したためで, 動脈の完全転位と不全転位との中間型をなす先天奇形による), = riding pulmonary artery, Taussig-Bing disease.
taut·ness [tɔ́:tnis] 緊縮性〔医学〕.
tauto- [tɔ:tou, tɔ:tə] 同一の意味を表す接頭語.
tau·to·me·ni·al [tɔ̀:toumí:niəl] 同一月経期の.
tau·to·mer [tɔ́:təmər] 互変異性体〔医学〕.
tau·tom·er·al [tɔ:támirəl] 同一部分の(特に脊髄の同一側の白質を形成するための神経単位の突起についていう).
t. cell 同側脊髄神経細胞(連合細胞. 脊髄灰白質の細胞で, その軸索が同側の異なるレベルの灰白質に達するもの).
tau·to·mer·ic [tɔ̀:təmérik] 互変異性の.
t. fibers 分節線維.
t. form 互変異性型〔医学〕.
t. shift 互変異性変位〔医学〕.
tau·tom·er·ism [tɔ:támərizəm] 互変異性〔医学〕(2種の異性体が互いに容易に変化しあう現象で, ケト型がエノール型に変ずるような場合をいう).
tau·to·ro·ta·tion [tɔ̀:təroutéiʃən] 変旋光, = mutarotation.
Tavel, Ernst [tǽvəl] ターベル(1858-1912, スイスの外科医).
T. serum ターベル血清(抗レンサ球菌血清の一種).
Tawara, Sunao [táwara] 田原淳(1873-1952, わが国の病理学者. Tawara node の発見, 刺激伝導系の発見という業績をのこした).
T. node 田原結節(心臓の房室結節), = atrioven-

tricular node.

tax gene tax 遺伝子(HTLV ウイルスの増殖および活性を調節する遺伝子の一つ).

tax·a [tǽksə] 分類群(taxon の複数).

Tax·a·ce·ae [tækséisii:] イチイ[一位]科.

tax·anes [tǽkseinz] タキサン類.

tax·i·ca·tin [tæksíkətin] タキシカチン $C_{13}H_{22}O_7$ (ヨーロッパ産イチイ *Taxus baccata* の配糖体).

tax·ine [tǽksi:n] タキシン $C_{37}H_{51}NO_{10}$ (イチイ *Taxus baccata* から得られる毒性アルカロイドでてんかんの治療薬).

-taxis [tæksis] 走趨勢, 配列, 効果などの意味を表す接尾語, = -taxy.

tax·is [tǽksis] ① タキシス, 整復〔術〕[医学] (脱腸などの突出を手で還納する方法). ② 分類. ③ 走性(外部からの刺激の方向に対し, 生物が常に一定の関係を保ちながら運動する性質).

Tax·o·di·um dis·ti·chum [tæksóudiəm dístikəm] ラクウショウ[落羽松] (ヌマスギ属植物).

tax·o·dont [tǽksədɑnt] 列歯〔型, 性〕.

t. hinge 列歯性蝶番.

tax·ol [tǽksɔ:l, tǽksɑl] タキソール(*Taxus brevifolia* の木皮から分離された diterpene 誘導体のアルカロイド. 抗腫瘍作用を有する).

tax·ol·o·gy [tæksɑ́lədʒi] 〔生物〕分類学, = taxonomy.

tax·on [tǽksɑn] タクソン, 分類単位, 分類群 [医学]. 複 taxa.

taxonomic category 分類体系の階級区分 [医学].

taxonomic group 分類群 [医学].

taxonomic tree 系統樹 [医学].

tax·on·o·my [tæksɑ́nəmi] 系統学, 分類学 [医学]. 形 taxonomic.

Tax·us [tǽksəs] イチイ属(針葉樹).

T. baccata ヨーロッパイチイ, セイヨウオンコ, = English yew.

-taxy [tæksi] 走趨勢, 配列, 効果などの意味を表す接尾語, = -taxis.

Tay, Warren [téi] テイ(1843-1927, イギリスの内科医).

T. cherry-red spot テイサクランボ赤色斑〔点〕.

T. choroiditis テイ脈絡膜炎(黄斑の周囲部に不規則性黄点が生ずる脈絡膜の変性で, 動脈の粉瘤性変化によるものと考えられる), = choroiditis guttata senilis.

T. disease テイ病(黒内障性家族性痴呆), = amaurotic family idiocy, Tay-Sachs disease.

T.-Sachs disease テイ・サックス病(β-ヘキソサミニダーゼA 活性の欠損のため GM_2 ガングリオシドが神経組織内に蓄積する. 生後数ヵ月より発達が遅れ, 易刺激性として音に対する過敏性, 筋トーヌスの低下があり眼底に cherry spot を認め眼振, 非共同性眼球運動があり, ミオクローヌス痙攣が1年以内に出現する. 常染色体劣性遺伝を示す), = Tay disease.

T. spot テイ斑点(黒内障性家族性痴呆に起こる中心窩付近の赤色斑点で, その周囲には白色輪がみられる).

Taybi, Hooshang [téibi] テービ(1919-2006, イタリア生まれのアメリカ人放射線科医).

Taylor, Charles Fayette [téilər] テーラー(1827-1899, アメリカの外科医).

T. apparatus テーラー装置(脊髄カリエスの療法に用いる鉄製装置).

T. splint テーラー副子, = Taylor back brace.

Taylor diet テーラー食(尿中クロール量を測定する前に用いる食事で, 卵白, オリーブ油, 糖類からなる).

Taylor disease テーラー病(凝血抑制因子増加性血友病とも呼ばれ, 主として血小板酵素抑制因子の過剰存在によるもの), = inhibitor hemophilia.

Taylor, Howard Canning Jr. [téilər] テーラー(1900生, アメリカの産婦人科医).

T. syndrome テーラー症候群(Tayler が1949年提唱したもので, 血管運動神経の失調によって骨盤内うっ血が起こり, 仙骨子宮靱帯などの骨盤結合組織の増生, 硬化の結果から生じる腰痛, 性交痛, 下腹痛などの症状をいう. 現在用いられない).

Taylor, Janet A. [téilər] テーラー(1923生, アメリカの心理学者).

T. manifest anxiety scale テーラーの顕性不安尺度 [医学].

Taylor, Robert William [téilər] テーラー(1842-1908, アメリカの皮膚科医).

T. disease テーラー病(原因不明の限局性皮膚萎縮).

Taylor system テーラー科学的管理法(① 適材配置. ② 労働の分業および合理組織. ③ 労働者の合理的作業訓練. ④ 労働者と経営者との協同. ⑤ 労働者の責任分担および疲労条件の緩和).

tay·u·ya [tǽjujə] タユヤ(ブラジル産植物の根茎で, チンキ剤として梅毒, るいれき(瘰癧)に用いる).

taz·et·tine [tǽzətin] タゼチン $C_{17}H_{21}NO_5$ (スイセン[水仙] *Narcissus tazetta* の球根から得られる結晶性アルカロイド).

TB ① tub bath 沐浴, 入浴の略. ② tuberculosis 結核〔症〕の略.

Tb ① terbium テルビウムの元素記号. ② tubercle bacillus 結核菌の略. ③ tuberclosis 結核の略.

TBA traditional birth attendant 伝統的出産介助者の略.

TBG thyroxine binding globulin チロ(サイロ)キシン結合〔性〕グロブリンの略.

TBI traumatic brain injury 外傷性脳損傷の略.

TBLB transbronchial lung biopsy 経気管支肺生検の略.

TBP ① bithionol ビチオノールの略. ② TATA-binding protein タタ結合タンパク質の略. ③ thyroxine binding protein チロ(サイロ)キシン結合タンパク質の略.

TBPA thyroxin(e) binding prealbumin チロ(サイロ)キシン結合プレアルブミンの略.

TBS The Bethesda System ベセスダシステムの略.

TBT ① tracheobronchial toilet 気道内清掃の略. ② tracheobronchial toiletting 気管洗浄の略.

TBV total blood volume 全血量の略.

TBW total body water 全体液量の略.

TC ① total cholesterol 総コレステロールの略. ② transcobalamin トランスコバラミンの略. ③ tuberculin contagious の略.

Tc ① T cytotoxic cells 細胞傷害性T細胞の略. ② technetium テクネチウムの元素記号.

^{99m}Tc-dimercaptosuccinic acid テクネチウム 99m ジメルカプトコハク酸.

^{99m}Tc-glucoheptanate テクネチウム 99m グルコヘプタネート.

^{99m}Tc-myocardial perfusion agent テクネチウム 99m 心筋血流製剤.

^{99m}Tc pyrophosphate テクネチウム 99m ピロリン酸.

^{99m}Tc sestamibi テクネチウム 99m セスタミビ.

TCA tricarboxylic acid トリカルボン酸の略.

TCA cycle TCA 回路, トリカルボン酸回路, = Krebs cycle, tricarboxylic acid cycle.

TcB transcutaneous bilirubinometry 経皮的ビリルビン濃度測定法の略.

TCBS agar thiosulfate-citrate-bile salts-sucrose agar の略.

TCC thromboblastic cell component トロンボブラスト(血小板母細胞)成分の略.
TCD tumor control dose 腫瘍治癒線量の略, = tumor cure dose.
TCGF T cell growth factor T細胞増殖因子の略.
TCI target control infusion 目標調節式注入法の略.
TCIA transient cerebral ischemic attack 一過性脳虚血(乏血)発作の略.
TCR T cell receptor T細胞レセプターの略.
TCR α/δchain gene T細胞レセプターα/δ鎖遺伝子(ヒトでは14q11-12, マウスでは14C-Dに存在する. 再構成によりα鎖はVJC, δ鎖はVDJC断片より形成される).
TCR βchain gene T細胞レセプターβ鎖遺伝子(ヒトでは7q32-35, マウスでは6Bに存在する. 再構成によりVDJC断片から遺伝子が形成される).
TCR γchain gene T細胞レセプターγ鎖遺伝子(ヒトでは7p15, マウスでは13A2-3に存在する. 再構成によりVJC断片から遺伝子が形成される).
TCR Vβ gene subfamily T細胞レセプターβ鎖V遺伝子サブファミリー(T細胞レセプターV遺伝子は塩基配列の類似性からいくつかのグループに分けられる. β鎖V遺伝子には25個のサブファミリーが報告されている).
TCS traumatic cervical syndrome 外傷性頸部症候群の略.
TCT thyrocalcitonin チ(サイ)ロカルシトニンの略.
TD tardive dyskinesia 遅発性ジスキネジーの略.
TDE tetrachlorodiphenylethane テトラクロロジフェニルエタンの略(殺虫剤), = dichlorodiphenyldichloroethane (DDD).
TDH thermostable direct hemolysin 耐熱性溶血毒の略.
TDI tolerable daily intake 耐容1日摂取量の略.
TDL thoracic duct lymphocyte 気管支リンパ球の略.
TDLU terminal duct lobular unit 終末乳管小葉単位の略.
TDM therapeutic drug monitoring 治療薬物モニタリングの略.
TDS total dissolved solid (全)溶解固形物の略.
tds [L] ter die sumendum 1日3回内服の略.
TdT terminal deoxynucleotidyl transferase ターミナル(末端)デオキシヌクレオチド転換酵素の略.
TdT activity TdT活性(DNA合成酵素の一種).
T_{DTH} effector T cell delayed-type hypersensitivity 遅延型過敏症エフェクターT細胞の略, = T_{DTH} cells.
T_{DTH} cells T_{DTH}細胞.
Te tellurium テルルの元素記号.
TEA ① tetraethylammonium テトラエチルアンモニウム塩の略. ② thromboendarterectomy 血栓内膜摘出〔術〕の略.
tea [tíː] ① 茶(ツバキ科 *Theaceae* チャノキ属 *Camellia* 植物の葉を煎じてつくった飲料で, カフェイン1.4～3.5%とタンニンが主成分). ② 茶剤, = species. ③ 煎汁.
　t. mixture 混合茶剤.
　t. oil ツバキ油(*Camellia* の数種の種子から圧搾してつくった油), = tea seed oil.
　t. seed oil 茶油〔医学〕, ツバキ油, = camellia oil.
　t. species 茶剤〔医学〕.
TEAB tetraethylammonium bromide 臭化テトラエチルアンモニウムの略.
teaberry oil (冬緑油), = wintergreen oil.
TEAC tetraethylammonium chloride 塩化テトラエチルアンモニウムの略.
Teacher, John Hamond [tíːʧər] ティーチャー(1869-1930, スコットランドの病理学者).
teacher nodes 教師結節, 声帯結節(結節性声帯炎), = chorditis nodosa, singer's nodes.
teaching hospital 臨床研修指定病院〔医学〕, 教育病院.
teaching material 教材〔医学〕.
tea·cup·ful [tíːkʌpful] 茶碗1杯(だいたい100～170gに相当する).
TEAE-cellulose TEAE-セルロース(triethylaminoethyl 基が結合したセルロース).
Teal test [tíːl tést] チール試験(聾の真偽を試験する方法で, 患者の骨伝導に異常のないことを確かめたうえ, 2個の同型音叉を用い, その1は振動させずに乳突骨に当て, ほかは振動させて被検側の耳に近くおくと, 振音が聞こえるときは空気伝導によるもので, 詐聾かろうであることを証明する).
Teale, Thomas Pridgin [tíːl] チール(1801-1868, イギリスの外科医).
　T. amputation チール切断術(長短両種の皮膚弁を用いる切断).
team [tíːm] チーム, 組.
　t. care チーム医療〔医学〕.
　t. health care チーム医療(さまざまな医療専門職がチームを編成し, それぞれの専門性を生かしながら協同して行う医療).
　t. medical care チーム医療〔医学〕.
　t. nursing チーム看護〔医学〕.
teamsters' tea マオウ［麻黄］, = *Ephedra*.
tear [téər] ① 裂離, 裂傷〔医学〕, 会陰裂傷, 裂孔〔医学〕. ② 涙〔医学〕(複数形 tears で使われることが多い), = tears.
　t.-bomb 催涙弾.
　t. canal 涙管〔医学〕.
　t.-deficient dry eye 涙液減少型ドライアイ(涙液の分泌減少によるドライアイの一種. シェーグレン症候群と non-Sjögren tear deficient に大きく分けられる).
　t. duct 涙管〔医学〕, = lacrimal duct.
　t. gas 催涙ガス.
　t. resistance 引き裂き抵抗〔医学〕.
　t. sac 涙嚢, = lacrimal sac.
　t.-shell 催涙弾, = tear-bomb.
　t. stone 涙〔結〕石〔医学〕.
　t. test 涙分泌検査〔医学〕.
　t. tester 引き裂き試験機.
tear·drop [tíədrɑp] 涙痕〔像〕.
　t. cell 涙滴赤血球(赤血球の一部がのびて涙滴形, 西洋ナシ形に見えるもの).
　t. distance 内側関節裂隙.
　t. fracture 涙滴骨折〔医学〕.
　t. poikilocyte 涙滴赤血球.
tear·ing [téəriŋ] 引裂の, 催涙の.
　t. property 催涙性〔医学〕.
　t. strength 引裂度.
tears [tíərz] ① 涙(涙腺の液状分泌物で, 弱アルカリ性で塩味がある). ② しずく状小塊(自然に形成された樹脂の小塊).
teart [tíːət] タート〔病〕(家畜に発生するモリブデン症), = teart disease in cattle.
　t. disease in cattle 家畜タート病(多量のモリブデンを含有するイギリスの一地方にみられる家畜のモリブデン中毒性下痢症).
tease [tíːz] 細かく裂く(鏡検の目的で組織を細い針または刀尖で切開する処置).
teased fiber ときほぐし線維〔医学〕.
tea·sel [tíːzəl] ナベナ, = *Dipsacus*.
tea·spoon·ful [tíːspuːnful] 茶さじ(匙)量〔医学〕.
teat [tíːt] 乳頭, 乳首, = nipple.
tea·tu·la·tion [tìːʧuléiʃən] 乳頭形成.
teb·u·tate [tébjuteit] テブタート(四級ブチル酢酸

塩に対するUSAN(アメリカ公用名)の短縮名).
tech·ne·ti·um (Tc) [tekníːʃiəm] テクネチウム(原子番号43，元素記号 Tc，原子量98の金属元素で，1937年中性子または重陽子によりモリブデンを衝撃してつくられたが，後にウランの崩壊産物中にも発見された)，= masurium.
t.-99m (^{99m}Tc) テクネチウム-99m(γ線エネルギーがガンマカメラによる検出に適しており，核医学画像診断に最も広く使用されている).
tech·nic [téknik] 手技，技術，= technique.
tech·ni·cal [téknikəl] 技術的な.
t. advisor 技術顧問.
t. analysis 工業分析〔医学〕.
t. difficulty 技術的困難.
t. efficiency 技術的能力.
t. term 専門用語，術語〔医学〕.
tech·ni·cian [tekníʃən] 技術者.
tech·ni·col·ar [téknikʌlər] テクニカラー(天然色映画法の一種).
tech·nique [tekníːk] 手技，術式(操作または手術の)，= technic.
t. of drug analysis 薬品分析技術〔医学〕.
t. of physical examination 診察技術〔医学〕.
t. of tumor intubation 腫瘍挿管技術〔医学〕.
tech·no·anx·i·e·ty [tèknouæŋzáiəti] テクノ不安〔症〕〔医学〕(テクノストレスの一型).
tech·no·cau·sis [tèknoukɔ́ːsis] 真性焼灼法.
tech·noc·to·ny [teknáktəni] 殺児，殺児罪，= technoctonia.
tech·no·de·pen·dence [tèknoudipéndəns] テクノ依存〔症〕〔医学〕(テクノストレスの一型).
tech·nol·o·gist [teknáləʤist] 技術者，= technician.
tech·nol·o·gy [teknáləʤi] 科学技術〔医学〕，テクノロジー.
t. assessment 技術事前評価〔医学〕.
tech·nom·e·ter [teknámitər] X線露出計.
tech·no·psy·chol·o·gy [tèknousaikáləʤi] 技術心理学(技術者の仕事およびその適応性を研究する心理学の一部門).
tech·no·stress [téknəstres] テクノストレス〔医学〕(OA不適応による神経症様ストレス反応).
t. ophthalmopathy テクノストレス眼症(VDT作業により生じる眼症をいう)，= information technology ophthalmopathy.
t. syndrome テクノストレス症候群.
tech·no·syn·drome [tèknəsíndroum] テクノ症候群〔医学〕.
tec·no·cyte [téknəsait] 後骨髄球，= juvenile, metagranulocyte, metamyelocyte.
tec·nog·o·ny [teknágəni] ① 妊娠. ② 世代.
tec·nol·o·gy [teknáləʤi] ① 育児法. ② 児童学.
Tecomaria capensis ヒメノウゼンカズラ(ノウゼンカズラ科の有毒植物)，= Cape honeysuckle.
te·co·sis [tiːkóusis] テコシス，= takosis.
tect(-us, -a, -um) [tékt(əs, ə, əm)] 没(覆われたことの形容に用いる).
tectal plate [TA] 蓋板，= lamina tecti [L/TA].
tec·ta·lis [tektéilis] 視蓋の.
tec·ti·form [téktifɔːm] 屋根形の，蓋状の.
tectile aphasia 触覚失語〔症〕.
tec·tin [téktin] 皮質(繊毛類などの原生動物の分泌物で，防御包被をつくるもの).
tectobulbar tract [TA] 視蓋延髄路，= tractus tectobulbaris [L/TA].
tec·to·ceph·a·ly [tèktəséfəli] 舟状頭蓋，= scaphocephaly. 形 tectocephalic.
tectocerebellar dysraphia 被蓋小脳癒合不全〔医学〕.
tectocerebellar tract 視蓋小脳路(中脳の四丘体の深部で，中心灰白層の縁のところを三叉神経中脳路の一部として下行し，上小脳脚(旧名；結合腕)の内側を経て小脳に入る).
tec·tol·o·gy [tektáləʤi] 組織形態学，組織構造論.
tec·ton·ic [tektánik] ① 整形術的な. ② 構築的な.
t. geology 構造地質学.
t. keratoplasty へい(蔽)被角膜移植〔医学〕(角膜欠損部の移植).
tec·ton·ics [tektániks] ① 構築学. ② 整形外科学. 形 tectonic.
tecto-olivary fibres [TA] 視蓋オリーブ線維*，= fibrae tectoolivares [L/TA].
tec·to·plas·ty [téktəplæ̀sti] 屋根形成〔術〕.
tectopontine fibres [TA] 視蓋橋線維*，= fibrae tectopontinae [L/TA].
tectopontine tract [TA] 視蓋橋路*(内側膝状体から橋外側部の網様体に達する神経線維束)，= tractus tectopontinus [L/TA].
tectoreticular fibres [TA] 視蓋網様体線維*，= fibrae tectoreticulares [L/TA].
tec·to·ri·al [tektɔ́ːriəl] 蓋の.
t. membrane [TA] 蓋膜(① 脊柱管上部をおおう膜. ② コルチ膜)，= membrana tectoria [L/TA].
t. membrane of cochlear duct 蝸牛管の蓋膜.
t. nucleus 赤核，= nucleus ruber.
tec·to·ri·din [tektɔ́ːridin] テクトリジン $C_{22}H_{24}O_{11}$ (イチハツ *Iris tectorum* の根茎から得られ，テクトリゲニンの D-グルコース配糖体).
tec·to·rig·e·nine [tèktəríʤənin] テクトリゲニン 化 5,7,4′-trihydroxy-6-methoxyisoflavone $C_{16}H_{12}O_6$ (アヤメ科のイチハツ *Iris tectorum* の根茎に，D-グルコースの配糖体テクトリジンとして存在する黄色板状結晶).
tec·to·ri·um [tektɔ́ːriəm] 天蓋，コルチ膜，= membrane of Corti.
tec·to·spi·nal [tèktouspáinəl] 脊髄視蓋の(脊髄と四丘体との)，= spinocollicular, spinotectal.
t. tract [TA] ① 視蓋脊髄路(中脳の上丘から起こり交差して脊髄に下り，ここでは前索の腹内側部にある)，= tractus tectospinalis [L/TA]. ② 脊髄視蓋路，= Held bundle, Löwenthal tract, Marchi t., predorsal bundle, sulcomarginal t..
tec·tum [téktəm] 視蓋，= tegmen. 複 tecta.
t. mesencephali [L/TA] ① 中脳蓋，= tectum of midbrain [TA]. ② 中脳視蓋(四丘体の上丘下丘を含む中脳の屋根).
t. of midbrain [TA] 中脳蓋，= tectum mesencephali [L/TA].
t. opticum 視蓋(中脳の上丘).
TEDD total end-diastolic diameter 全拡張終期径の略.
te·di·ous [tíːdiəs] ① 退屈な. ② 手間のかかる，= laborious.
t. labor 分娩遷延，= prolonged labor.
teel oil [tíːl ɔ́il] ゴマ油，= sesame oil.
teeth [tíːθ] [TA] ① 歯，= dentes [L/TA]. ② 歯牙. 単 tooth.
t. abnormality 歯牙異常〔医学〕.
t. examination 歯の検査〔医学〕.
t. fluoridation 歯牙のフッ素添加.
t.-splinting 歯の固定.
t. straightening ① 歯列矯正. ② 歯科矯正学.
teeth·ing [tíːðiŋ] 生歯〔医学〕，歯生(特に小児の乳歯の生えること，または時期)，= dentition, tooth eruption.
t. climacteric 最後期生歯.

T

t. diarrhea 生歯下痢〔医学〕.
t. fever 生歯熱〔医学〕.
tee·to·ta·lism [ti:tóutəlizəm] 絶対禁酒主義. 形 teetotal.
tee·to·tal·(l)er [ti:tóutələr] 絶対禁酒家.
Teevan, William Frederick [tí:vən] テーバン (1834–1887, イギリスの外科医).
T. law テーバン法則 (頭蓋骨骨折は牽引線に沿って起こり, 圧迫線には起こらない).
TEF tracheoesophageal fistula 気管食道瘻の略.
tef·lon [téflɑn] テフロン 化 tetrafluoroethylene polymer $(CF_2{=}CF_2)_n$.
TEG thromboelastogram 血栓弾性描写図 (トロンボエラストグラム) の略.
teg·a·fur [tégəfər] テガフール 化 5-fluoro-1-[(*R*-*S*)-tetrahydrofuran-2-yl]pyrimidine-2,4(1*H*,3*H*)-dione $C_8H_9FN_2O_3$: 200.17 (抗悪性腫瘍薬. 核酸合成阻害作用を示す).

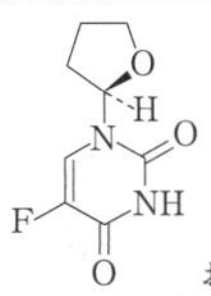
および鏡像異性体

teg·men [tégmən] ① 蓋, 天蓋. ② 内種皮 (種皮の内側層). 複 tegmina. 形 tegmental.
t. antri = tegmen tympani.
t. cellulae = tegmen mastoideum.
t. cruris = tegmentum.
t. mastoides-tympanicum 乳突鼓室蓋 (乳突含気洞の蓋).
t. mastoideum 乳突蓋.
t. of fourth ventricle 第四脳室蓋.
t. tympani [L/TA] 鼓室蓋, = tegmen tympani [TA].
t. ventriculi quarti [L/TA] 第四脳室蓋, = roof of fourth ventricle [TA].
teg·ment [tégmənt] 被蓋〔医学〕.
t. of rhombencephalon 菱脳蓋〔医学〕.
teg·men·tal [tegméntəl] 被蓋の〔医学〕.
t. cells 被蓋細胞 (高度に分化した細胞または構造を覆う細胞).
t. decussations [TA] 被蓋交叉, = decussationes tegmentales [L/TA].
t. nuclei 被蓋核〔医学〕.
t. nucleus 被蓋核 (中脳被蓋にある核の一群), = nucleus ruber, red nucleus.
t. portion of pons 脳橋背部, = pars dorsalis pontis.
t. radiation 被蓋放線.
t. region 被蓋部 (脳脚上面とそれに相当する橋と延髄の部).
t. roof [TA] 室蓋壁, = paries tegmentalis [L/TA].
t. syndrome 被蓋〔中脳〕症候群 (中脳被蓋に腫瘍または結節が現れ, 反対側の手に振戦, 麻痺, 同側に同眼神経麻痺を起こす).
t. tract 被蓋束 (中心被蓋束と内側被蓋側とがあるといわれ, 上オリーブ核後方の被蓋から中脳に至る).
t. wall [TA] 室蓋壁, = paries tegmentalis [L/TA].
tegmentary medullary syndrome 被蓋延髄症候群 (反側片麻痺, 肢端無感覚, 同側側方突進, 半側共力不能, 片失調, 縮瞳, 眼球陥没, 眼瞼下垂などの症候群で, 錐体路, 小脳基底, 網状体の多発性退行変性によるもの), = Babinski-Nageotte syndrome.
tegmento-olivary tract 被蓋オリーブ路 (中脳から下オリーブ核に至る線維).
tegmentospinal tract 被蓋脊髄路, = reticulospinal tract.
teg·men·tum [tegméntəm] 被蓋, 中脳被蓋, = mesencephalic tegmentum. 複 tegmenta.
t. auris 鼓膜, = membrana tympani.
t. mesencephali [L/TA] 中脳蓋, = tegmentum of midbrain [TA].
t. of midbrain [TA] 中脳蓋, = tegmentum mesencephali [L/TA].
t. of pons [TA] ① 橋被蓋*, = tegmentum pontis [L/TA]. ② 橋背部, = dorsal part of pons.
t. pontis [L/TA] 橋被蓋*, = tegmentum of pons [TA].
teg·u·ment [tégjumənt] 外皮, 外被, 被包, = integument. 形 tegumental, tegumentary.
tegumental cell 上皮細胞.
tegumentary amidine 外被アミジン, = insoluble amidine.
tegumentary epithelium 被覆上皮, = epidermis.
Teichmann, Ludwig Carl Stawiarski [táikmɑ:n] タイヒマン (1825–1895, ドイツの組織学者).
T. crystals タイヒマン結晶 (ヘミン結晶).
T. test タイヒマン試験 (血斑から得た物質を酢酸で湿し, 少量の食塩を加えて加熱すると, 菱形のヘミン結晶が得られる).
tei·cho·ic ac·id [taikóuik ǽsid] タイコ (テイコ) 酸 (グラム陽性菌の細胞壁の成分の一つ).
tei·chop·sia [taikɑ́psiə] 閃輝暗点〔症〕, 砦視 (閃光縁のある暗点で, 眼精疲労にみられる), = flittering scotoma, fortification spectrum, scintillating scotoma, Vauban fortification pictures.
tei·co·pla·nin [tàikoupléinin] テイコプラニン (グリコペプチド系抗生物質. 細菌細胞壁のペプチドグリカン合成を阻害することにより, 殺菌的に作用する). (→ 付図)
tei·dine [táidin] テイジン (*Adenocarpus viscosus* のアルカロイド).
tei·neit [táinait] 手稲石 $Cu(TeS)O_4 2H_2O$.
tei·no·dyn·ia [tàinədíniə] 腱痛, = tenodynia.
tek·no·cyte [téknəsait] 幼若好中球, = tecnocyte. 複 telae.
tel- [tel] 距離, 一方の端, を表す接頭語, = tele-, telo-.
te·la [tí:lə] ① 組織, = tissue, web. ② ガーゼ. 複 telae.
t. adiposa 脂肪組織.
t. aranea クモ膜, = cobweb.
t. cellulosa 結合組織.
t. choroidea [L/TA] 脈絡組織* (tela choroidea ventriculi quarti [PNA], 第四脳室脈絡組織), = choroid membrane [TA].
t. choroidea of fourth ventricle [TA] 第四脳室脈絡組織, = tela choroidea ventriculi quarti [L/TA].
t. choroidea of third ventricle [TA] 第三脳室脈絡組織, = tela choroidea ventriculi tertii [L/TA].
t. choroidea ventriculi quarti [L/TA] 第四脳室脈絡組織, = tela choroidea of fourth ventricle [TA].
t. choroidea ventriculi tertii [L/TA] 第三脳室脈絡組織, = tela choroidea of third ventricle [TA].
t. conjunctiva 結合組織, = connective tissue.
t. depurata ガーゼ, = absordent gauze.
t. elastica 弾力組織.
t. erectilis 勃起組織.
t. flava = tela elastica.
t. jodoformiata ヨードホルムガーゼ, = iodoform gauze.

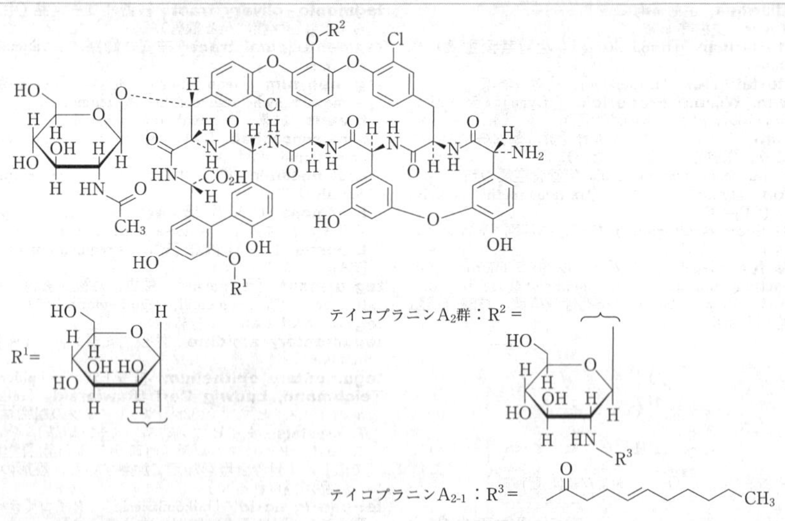

テイコプラニン$A_{2\text{-}1}$
$C_{88}H_{95}Cl_2N_9O_{33}$ ：1877. 64

teicoplanin 付図

t. maltharis 接着組織，＝ plerome.

t. salicylata サリチル酸ガーゼ.

t. subconjunctivalis 結膜下組織〔医学〕.

t. subcutanea [L/TA] 皮下組織，＝ subcutaneous tissue [TA].

t. subcutanea abdominis [L/TA] 皮下組織，＝ subcutaneous tissue of abdomen [TA].

t. subcutanea penis [L/TA] 陰茎皮下組織*，＝ subcutaneous tissue of penis [TA].

t. subcutanea perinei [L/TA] 漿膜下組織，＝ subcutaneous tissue of perineum [TA].

t. submucosa [L/TA] 粘膜下組織，＝ submucosa [TA].

t. subserosa [L/TA] 漿膜下組織，＝ subserosa [TA], subserous layer [TA].

t. vasculosa 脈絡叢，＝ choroid plexus.

tel·aes·the·sia [tìlesθí:ziə] 読心術，千里眼，遠隔知覚，＝ telesthesia.

tel·al·gia [tilǽlʤiə] 暗示痛，関連痛〔医学〕（病巣から遠隔部位に感ずるもの），＝ referred pain.

tel·a·mon [téləmɑn, –mən] テラモン.

tel·an·gi·ec·ta·sia [tìlænʤiektéisiə] 毛細血管拡張〔症〕.

tel·an·gi·ec·ta·sis [tilænʤiéktəsis] 毛細管拡張症，＝ telangiectasia. 複 telangiectases. 形 telangiectatic.

t. lymphatica 末梢リンパ管拡張症，＝ lymphangiectasis.

t. macularis eruptiva perstans 恒存発疹性斑状血管拡張症.

t. macularis multiplex acquisita 後天多発性斑状血管拡張症.

t. of retina （網膜の血管拡張症），＝ Coats disease.

t. verrucosa いぼ状血管拡張症.

tel·an·gi·ec·tat·ic [tilænʤiéktətik] 毛細〔血〕管拡張症の.

t. angioma 毛細血管拡張性血管腫.

t. elephantiasis 末梢血管拡張性象皮病〔医学〕.

t. fibroma 末梢血管拡張性線維腫.

t. glioma 末梢血管拡張性神経膠腫.

t. lipoma 末梢血管拡張性脂肪腫〔医学〕.

t. myxoma 血管拡張性粘液腫，＝ vascular myxoma.

t. osteogenic sarcoma 末梢血管拡張性骨肉腫.

t. wart 毛細血管拡張性ゆうぜい（いぼ）〔医学〕，＝ angiokeratoma.

tel·an·gi·ec·to·des [tilænʤiektóudi:z] 毛細血管拡張性の，＝ telangiectatic.

tel·an·gi·ec·to·ma [tilænʤiektóumə] 毛細血管腫，＝ telangioma.

tel·an·gi·i·tis [tilænʤiáitis] 毛細血管炎.

tel·an·gi·o·ma [tilænʤióumə] 毛細血管腫〔医学〕.

tel·an·gi·on [tilǽnʤən] 終末動脈，＝ terminal artery.

tel·an·gi·o·sis [tilænʤióusis] 毛細血管症.

te·lar [tí:lər] 組織様の.

telaugic ocular 高縁接眼レンズ（のぞき縁を高く作り眼鏡をかけた者が，のぞきやすくした接眼鏡）.

tele– [téli] → tel–.

tele thermography テレサーモグラフィ（遠隔操作型サーモグラフィ）.

tel·e·bi·noc·u·lar [tèlibainɑ́kjulər] 斜視矯正用の双眼鏡.

tel·e·can·thus [tèlikǽnθəs] 遠隔眼角.

tel·e·car·di·o·gram [tèlikɑ́:diəgræm] 遠隔心電図，心電図伝送記録図.

tel·e·car·di·og·ra·phy [tèlikɑ̀:diɑ́grəfi] 遠隔心電図記録法，心電図伝送〔法〕.

tel·e·car·di·o·phone [tèlikɑ́:diəfoun] 遠隔心音聴診器.

tel·e·cep·tor [tèliséptər] 遠隔受容器（眼，耳，鼻の感覚神経終末），＝ contiguous receptor, distance

r.. 形 teleceptive.
tel·e·ci·ne·sia [tèlisiníːsiə, –sain–] 遠隔運動, = telecinesis.
tel·e·co·balt [tèlikóubɔːlt] テレコバルト.
t. radiation コバルト遠隔照射 [医学].
t. therapy テレコバルト療法(コバルト-60 (^{60}Co) 遠隔照射〔療法〕), = cobalt-60 teletherapy.
tel·e·com·mu·ni·ca·tion [tèlikəmjùːnikéiʃən] 遠隔通信 [医学].
tel·e·cord [télikɔːd] テレコード(心臓の各周期を連続的に撮影し得るように工夫されたX線装置の付属器械).
tel·e·cu·rie·ther·a·py [tèlikjùːriθérəpi] ラジウム遠隔照射療法, ラジウム遠隔撮影照射 [医学].
tel·e·den·drite [tèlidéndrait] 樹状終末, = telodendron, teledendron.
tel·e·di·ag·no·sis [tèlidàiəgnóusis] 遠隔診断, テレビ診断(電話回線, ケーブルテレビ, コンピュータネットワークなどで伝送された患者情報を医師が判断するシステム).
tel·e·di·a·stol·ic [tèlidàiəstálik] 拡張末(終)期の [医学].
tel·eg·no·sis [tèlignóusis] 遠隔診断法(電送によるX線図判読法).
te·leg·o·ny [tilégəni] 先天遺伝 [医学], 感応遺伝(妊娠の際遠い以前に受けた精子の形質が子孫に感応して出現するとの誤見. Weismann).
tel·e·gram·ma·tism [tèligrǽmətizəm] 電文体話法 [医学].
telegrapher's cramp 電信士(技手)痙攣 [医学].
telegrapher's spasm 電信士攣縮.
tel·e·ki·ne·sis [tèlikainíːsis] 遠隔運動, = telecinesia, telecinesis.
tel·e·lec·tro·car·di·o·gram [tèliilèktroukáːdiəgræm] 遠隔心電図, = telecardiogram.
tel·e·lec·tro·ther·a·peu·tics [tèliilèktrouθèrəpjúːtiks] 遠隔電気療法(ヒステリー性麻痺の療法で, 患者に接触することなく電波を応用する方法).
tel·e·med·i·cine [téləmedisən] 遠隔医療 [医学](従来は遠隔地医療として, 患者情報を主幹病院へ通信で伝送し, 専門医の診断・指示を受けるものであったが, 近年は遠隔監視など在宅医療の患者を病院から監視するシステムも導入されており, 今後インターネットによる診断など幅広い応用が期待されている).
te·lem·e·ter [tilémitər] 遠隔測定装置, テレメータ [医学].
tel·e·me·ter·ing [tèlimíːtəriŋ] 遠隔測定, 遠隔計測.
te·lem·e·try [tilémitri] テレメトリ, 遠隔測定法 [医学](無線装置などを用いて測定データを遠隔地へ伝達して記録, 処理, 解析を行う方法).
tele·mne·mon·i·ke [tèliniːmániki:] 読記憶術(読心術の一種).
telencephalic prominence 終脳隆起 [医学].
telencephalic vesicle 終脳胞(終脳の両側にある対性の小胞で, 将来大脳半球に発育するもの), = cerebral vesicle.
tel·en·ceph·al·i·za·tion [tèlensèfəlizéiʃən] 終脳化(発達期において複雑な神経反応の方向を終脳に転位すること).
tel·en·ceph·a·lon [tèlenséfəlɑn] [L/TA] 終脳, = telencephalon [TA]. 形 telencephal, telencephalic.
tel·e·neu·rite [tèlinjúːrait] 軸索の終末膨隆.
tel·e·neu·ron [tèlinjúːrɑn] 末梢性神経単位(Waldeyer).
teleo– [teliou, –liə] 安全, 目的の意味を表す接頭語.
tel·e·o·den·dron [tèliədéndrɑn] 終末分枝.
teleological ethics 目的論的倫理 [医学].
te·le·ol·o·gy [tèliálədʒi] 目的論, 合目的性. 形 teleological.
tel·e·o·mi·to·sis [tèlioumaitóusis] 完全有糸分裂.
tel·e·o·nom·ic [tèliounámik] 目的論的の.
tel·e·on·o·my [tèliánəmi] 目的論説(生物にある構造や機能が存在するのは, それが進化の過程で保存される価値があるからであるとする説).
tel·e·o–or·gan·ic [téliou ɔːgǽnik] 生活必須の.
tel·e·op·sia [tèliápsiə] 遠隔視.
tel·e·ost [téliəst] (*Teleostei* に属する魚類を指す), = bony fishes. 形 teleostean.
Tel·e·os·te·i [tèliástiːai] 真骨類(条鰭綱に属する).
Tel·e·os·to·mi [tèliástəmai] 真口類.
tel·e·o·ther·a·peu·tics [tèliouθèrəpjúːtiks] 暗示療法.
tel·e·o·tox·in [tèliətáksin] 完全毒素 [医学].
tel·e·path·ine [təlépəθin] テレパシン(南アメリカ先住民の飲料 jagé に存在するアルカロイド), = harmine.
te·lep·a·thist [təlépəθist] 伝心術者, テレパシー研究家.
te·lep·a·thize [təlépəθaiz] 精神感応で伝える, 伝心的に知らせる, テレパシー術を行う.
tel·e·pa·thol·o·gy [tèlipəθálədʒi] テレパソロジー, 遠隔病理診断.
t. system 遠隔病理診断システム.
te·lep·a·thy [təlépəθi] 精神感応 [医学], 思想伝達, テレパシー.
te·leph·i·um [təléfiəm] 処置不応性潰瘍, = intractable ulcer.
tel·e·phone [télifoun] 電話機.
t. circuit 電話回線 [医学].
t. ear 電話耳(電話によって起こる騒音性難聴).
t. receiver 受話器, = earphone.
t. theory 電話説(音の高さを知覚するのは蝸牛の性質によるのではなく, 聴覚神経路に伝導される衝動によるもので, 音波の振動数のみが音の高さを分別するとの説).
t. transmitter 送話器.
tel·e·pho·no·pho·bia [tèlifànəfóubiə] 電話恐怖〔症〕 [医学].
telephotographic objective 望遠写真レンズ.
tel·e·pho·tog·ra·phy [tèlifətágrəfi] 望遠写真術, 遠隔(遠距離)写真法 [医学].
tel·e·print·er [tèliprínter] 遠隔印字機 [医学].
tel·e·ra·di·og·ra·phy [tèlirèidiágrəfi] 遠距離X線撮影 [医学], = teleroentgenography.
teleradioisotope therapy 遠隔ラジオアイソトープ治療 [医学].
tel·e·ra·di·ol·o·gy [tèlirèidiálədʒi] 遠隔放射線診療 [医学].
tel·e·ra·di·os·co·py [tèlirèidiáskəpi] 遠隔〔X線〕透視法 [医学].
tel·e·ra·di·um [tèliréidiəm] ラジウム遠隔照射法.
t. therapy ラジウム遠隔(遠距離)照射〔療法〕 [医学], 遠隔ラジウム〔照射〕療法.
t. treatment ラジウム遠隔照射療法.
tel·e·re·cep·tor [tèləriséptər] 遠隔受容器 [医学], 遠距離受容器(遠隔からの感覚刺激すなわち光, 音, 熱などに対する受容器).
tel·er·gic [tilə́rdʒik] 遠隔作用性の.
tel·er·gy [téləːdʒi] ① 自律性, = automatism. ② 遠隔作動(特に脳と脳との間に作用する仮定的作用).
tel·e·roent·gen·o·gram [tèlirentgénəgræm] 遠距離撮影X線像.
tel·e·roent·gen·og·ra·phy [tèlirèntgənágrəfi]

T

遠距離X線撮影［医学］（焦点フィルム間の距離を1.5m，すなわち6フィート以上に調節して撮影する方法）．
tel·e·roent·gen·o·ther·a·py ［tèlirèntgenəθérəpi］ 遠隔（遠距離）X線療法［医学］，＝ external beam irradiation.
tel·e·scope ［téliskoup］ テレスコープ，硬性鏡，望遠鏡．形 telescopic.
t. attachment 二重金冠アタッチメント．
t. crown 二重冠［医学］，二重金冠．
t. eye 望遠鏡眼（頂点眼）（深海動物独特の眼で，球状水晶体が円筒に納められたもの）．
t. impression 二重印象［医学］．
t. lens 望遠鏡レンズ．
telescoped bowel 腸重積〔症〕［医学］．
telescoped sediment 望遠鏡的沈渣［医学］．
tel·e·scop·ic ［tèləskápik］ テレスコピック（硬性鏡，内視鏡の）．
t. cast clasp テレスコピック鉤［医学］．
t. fixation 骨片嵌入固定．
t. imagery 望遠鏡結像．
t. prosthesis 二重義歯［医学］，＝ telescopic prothesis.
tel·e·scop·ing ［téləskòupiŋ］ 伸縮性．
t. intramedullary rod 伸縮性髄内釘．
t. test 伸縮テスト．
t. V–osteotomy はめ込みV型骨切り術．
t. wire guide 伸縮鋼線誘導子．
Te·les·pho·rus ［tilésfərəs］ 回復の神（ギリシャの）．
tel·e·ster·e·o·scope ［tèlistériəskoup］ 立体望遠鏡．
tel·e·steth·o·scope ［tèlistéθəskoup］ 遠隔聴診器（患者から遠隔の場所で心音などの聴診音を聴収させる装置）．
tel·es·the·sia ［tèlisθí:ziə］ 伝心術，千里眼，遠隔知覚．
tel·e·sur·ger·y ［tèləsə́:rʤəri］ 遠隔手術．
tel·e·syph·i·lis ［tèlisífilis］ 変性梅毒，第四期梅毒，＝ metasyphilis.
tel·e·sys·tol·ic ［tèlisistálik］ 〔心〕収縮末（終）期の［医学］．
t. murmur 収縮終期雑音．
tel·e·tac·tor ［tèlitǽktər］ テレタクター（振動板による触覚を利用する補聴器）．
tel·e·ther·a·py ［tèliθérəpi］ 遠隔照射治療［医学］．
television epilepsy テレビジョンてんかん［医学］．
television microscope テレビ〔ジョン〕顕微鏡［医学］（顕微鏡にテレビ装置を取り付け画像処理をオンラインで行ったり，多数のテレビモニターを使用した一般視聴覚教室などに使われる装置）．
te·li·o·spore ［téliəspɔ:r, tí:l–］ テリオスポラ，冬（ふゆ）胞子［医学］（越冬して条件が良くなると発芽する），＝ winter–spore.
telithromycin テリスロマイシン（ケトライド系抗菌薬）．
Tellais sign ［téleiz sáin］ テレー徴候（眼球突出性甲状腺腫においてまれにみられる症状で，眼瞼に色素が沈着すること）．
telling the truth 告知（病名の告知，死期の告知などをいうが，患者と医師が真実を共有することが重要）．
tel·lu·rate ［télju:reit］ テルル酸塩．
tel·lu·ric ［teljú:rik］ 地上の．
t. acid テルル酸（正規テルル酸 H_6TeO_4 と，アロテルル酸 H_2TeO_4 の2型が区別され，後者は前者を封管中で溶融させて得られる）．
t. acid anhydride 無水テルル酸（三酸化テルル TeO_3）．
t. effluvium 地面からの発散気．
t. line 地上吸収線．
tel·lu·ride ［télju:raid］ テルル化物，テルル化水素 M^I_2Te（テルルとそれより陽性な元素との化合物）．
tel·lu·rism ［télju:rizəm］ 土壌の瘴気（土壌から発散する病因的物質）．
tel·lu·rite ［télju:rait］ 亜テルル塩酸．
t. test 亜テルル酸試験（亜テルル酸カリの2%溶液をジフテリア性偽膜に塗布すると黒化する）．
tel·lu·ri·um (Te) ［teljú:riəm］ テルル（半金属性元素で，原子番号52，元素記号 Te，原子量127.60，質量数120，122～126，128，130．その化合物は殺菌効果があるため梅毒の治療に用いられる．Mueller により1782年に発見され，1797年に Klaproth により命名された）．
t. dioxide 二酸化テルル TeO_2．
tel·lu·ro ［télju:rou］ テルロ基（Te）．
tel·lu·rous ac·id ［télju:rəs ǽsid］ 亜テルル酸 H_2TeO_3．
Tellyesniczky, Kálmár ［tèljesníʧski］ テリエスニッキー（1868–1932，ハンガリーの解剖学者）．
T. fluid テリエスニッキー液（重クロム酸カリ3，水100，氷酢酸5からなる固定液）．
telo– ［telou, –lə］ → tel–.
tel·o·blast ［téləblæst］ 端細胞（胚帯の末端にある分裂圏）．
tel·o·cen·tric ［tèləséntrik］ ① 末端動原体の．② 末端動原体型［医学］．
t. chromosome 末端動原体〔性〕染色体［医学］，終着糸染色体［医学］．
tel·o·ci·ne·sia ［tèlousiní:siə, –sain–］ ＝ telophase.
tel·o·den·dron ［tèlədéndrɑn］ 終末分枝［医学］，樹状終末（神経細胞樹状突起の終末にある刷毛様膨大部），＝ telodendrion.
tel·o·fe·mur ［téləfi:mər］ 終腿節（サナギなどの腿部の尾側部）．
tel·o·gas·ter ［téləgæstər］ 後腸．
tel·o·gen ［téləʤən］ 休止期（毛の），毛嚢発育休止期［医学］．
t. effluvium 休止期脱毛．
t. synchronization 休止期同調．
te·log·lia ［tiláglia］ 終末グリア．
tel·o·ki·ne·sis ［tèloukainí:sis］ 終期，＝ telocinesis, telophase.
tel·o·lec·i·thal ［tèləlésiθəl］ 端黄卵（卵黄が一極に偏在する卵子についていう），＝ polylecithal.
t. egg 偏黄卵，端黄卵［医学］．
t. ovum 端黄卵．
tel·o·lem·ma ［tèləlémə］ 終末被膜（筋肉の運動神経板の二重被膜で，筋線維とヘンレ鞘からなる）．
tel·o·ly·so·some ［tèlouláisəsoum］ 終期リソソーム［医学］．
te·lom·er·ase ［təlámərei s］ テロメラーゼ［医学］（染色体末端に特殊な DNA 繰り返し構造を付加する役割を担う酵素で，DNA 依存性 DNA 合成酵素に分類される．DNA 繰り返し構造を付加するための鋳型となる DNA および酵素活性を担うタンパク成分とからなる）．
tel·o·mere ［téləmiər］ テロメア［医学］，末端小粒，終末体（真核生物の線状の染色体の末端構造．テトラヒメナ *Tetrahymena thermophila* のテロメアについて最初に塩基配列が決定され，一方の DNA 鎖に A_2C_4 配列，その相補鎖に T_2G_4 配列が30～70回にわたり反復していることが明らかとなった）．
telomeric R–banding stain テロメアRバンド染色〔法〕．
tel·o·mit·ic ［tèləmítik］ 末端着糸の［医学］．
tel·o·phase ［téləfeiz］ 終期（有糸分裂の）［医学］．
tel·o·pha·sis ［tèloufé isis］ 終期［医学］．

tel·o·phrag·ma [tèloufrǽgmə] 終末膜(クラウゼ膜).
tel·o·re·cep·tor [tèrouriséptər] = teleceptor.
tel·o·rism [télərizəm] 隔離症, = hypertelorism.
tel·o·sy·nap·sis [tèləsinǽpsis] 末端接合, 末端対合〔医学〕(染色体が端と端とで結合することで, 側部接合 parasynapsis と区別していう).
tel·o·tax·is [tèlətǽksis] 目標走性(動物体が刺激源に向かって進行すること).
tel·o·tism [télətizəm] ① 機能の完全作用. ② 完全勃起(陰茎の).
tel·son [télsən] ① 尾節(柄眼甲殻類の腹部における最後の体節). ② サソリ類の毒刺, 剣尾類の尾剣. ③ 昆虫の尾端.
TEM (Tn1 型トランスポゾンによる ABPC 耐性をコードする β-ラクタマーゼ. ギリシャの少女 Temoneira に由来する名称).
TEM ① transmission electron microscope 透過型電子顕微鏡の略. ② triethylenemelamine トリエチレンメラミンの略.
te·maz·e·pam [timǽzipæm] テマゼパム $C_{16}H_{13}ClN_2O_2$ (睡眠薬).
Temin, Howard Martin [tí:min] テミン(1934–1994, アメリカ・フィラデルフィア生まれ. 癌ウイルスと細胞の遺伝物質との相互作用に関する発見により, R. Dulbecco および D. Baltimore とともに1975年度ノーベル医学・生理学賞を受けた).
temp dext [L] tempori dextro 右側頭への略.
temp sinist [L] tempori sinistro 左側頭への略.
tem·per [témpər] 気分.
t. tantrum かんしゃく発作〔医学〕.
tem·per·a·ment [témpərəmənt] 気質〔医学〕(感情方面からみたヒトの素質で, 特定体質と結びついた個体の感情的個性).
tem·per·ance [témpərəns] 節制(食欲), 禁酒.
t. society 断酒会〔医学〕.
tem·per·ans [témpərəns] 解熱薬, 鎮静薬.
tem·pe·ran·tia [tèmpərǽnʃiə] 鎮静薬, = sedative.
tem·per·ate [témpərət] 温和な.
t. phage テンペレートファージ, 溶原性ファージ〔医学〕(溶原菌 lysogenic bacteria から誘発・生成されるファージで, 代表的なものに λ, φ80, P22 などがある), = lysogenic phage.
t. virus テンペレートウイルス.
t. zone 温帯〔医学〕.
tem·per·a·ture [témpərətʃər] 温度〔医学〕.
t. acclimatization 温度順応(順化)〔医学〕.
t. coefficient 温度係数〔医学〕(温度が化学的または物理的反応に及ぼす効果で, 温度 1°C の上昇に際し任意の現象変化が起こる割合といえる).
t. compensated vaporizer 温度補償式気化器〔医学〕.
t. controller 温度調節器.
t. correction 温度補正.
t. crisis 体温発症〔医学〕.
t. curve 体温曲線〔医学〕, 温度曲線.
t. dependency 温度依存性〔医学〕.
t. drop 体温陥落〔医学〕.
t. effect 温度効果.
t. factor 温度因子.
t. gradient 温度勾配〔医学〕.
t. indicator 温度指示器(計)〔医学〕.
t. inversion 気温〔の〕逆転〔医学〕.
t. of spring 泉温〔医学〕.
t. pain 温痛〔医学〕.
t. perception 温度〔知〕覚〔医学〕.
t. quotient 温度商(温度 10°C 上昇についての温度係数).
t. radiation 温度放射, 熱放射, = thermal radiation.
t. regulation 体温調節.
t. scale 温度の目盛.
t. sensation 温度〔感〕覚〔医学〕.
t. sense 温度感覚〔医学〕, 温覚.
t. sensitive 温度感〔受〕性の〔医学〕.
t.-sensitive mutant 温度感受性変異菌〔医学〕.
t.-sensitive mutation 温度感受性〔突然〕変異(ある温度範囲以外では野生型形質を維持できなくなる突然変異).
t.-sensitive phage 温度感〔受〕性ファージ〔医学〕.
t. spot 温度点.
tempered glass 強化ガラス〔医学〕.
tempered scale 平均律音階〔医学〕.
tem·per·ing [témpəriŋ] ① 焼きもどし. ② 強化(ガラス). ③ 調質(油).
tem·plate [témpleit] テンプレート, 型, 鋳型〔医学〕, 定規, 伸子(織物), 型板(樹脂), = templet.
t. theory 鋳型説〔医学〕.
tem·ple [témpl] [TA] 側頭(こめかみ), = tempora [L/TA].
tem·po·la·bile [tèmpouléibail] 共時的の(時とともに不安定で変化を起こす).
tem·po·ra [témpərə] [L/TA] 側頭(こめかみ), = temple [TA].
tem·po·ral [témpərəl] ① 側頭の. ② 一時性の.
t. angle 外眼角(目じり).
t. apophysis 側頭〔骨〕突起.
t. arteritis (TA) 側頭動脈炎〔医学〕(側頭動脈の肉芽腫性血管炎).
t. arteritis syndrome 側頭動脈症候群(側頭動脈の炎症性肥厚により, 全身衰弱, 脱力感, 発熱, 腫脹, 疼痛, 患側の視力減退などを起こし, 病変は頭皮, 顔面, 網膜, 腕動脈に及ぶこともある).
t. artery 側頭動脈〔医学〕.
t. bone [TA] 側頭骨, = os temporale [L/TA].
t. bone resection 側頭骨切除〔術〕〔医学〕.
t. branches [TA] 側頭枝, = rami temporales [L/TA].
t. canal 側頭管.
t. crest [TA] ① 側頭稜*, = crista temporalis [L/TA]. ② 側頭骨櫛.
t. diameter 側頭直径, = anterotransverse diameter.
t. dispersion 時間的分散.
t. fascia [TA] 側頭筋膜, = fascia temporalis [L/TA].
t. fossa [TA] 側頭窩, = fossa temporalis [L/TA].
t. gyrus 側頭回(上側頭回, 中側頭回, 下側頭回).
t. hemianopsia 側頭側半盲〔医学〕.
t. hernia 側頭葉ヘルニア.
t. horn [TA] 側頭角*, = cornu temporale [L/TA].
t. induction 時間的感応.
t. line [TA] 側頭線, = linea temporalis [L/TA].
t. lobe [TA] 側頭葉, = lobus temporalis [L/TA].
t. lobe epilepsy 側頭葉てんかん〔医学〕, = sychomotor triad.
t. lobe syndrome 側頭葉症候群(前頭側頭葉域の両側的病変により味覚, エネルギー平衡, 各種の刺激などに対する異常症状).
t. lobectomy 側頭葉切除〔医学〕.
t. muscle [TA] 側頭筋, = musculus temporalis [L/TA].
t. operculum [TA] 側頭弁蓋, = operculum temporale [L/TA].
t. orientation (時との関係を決定すること).
t. pallor 耳側蒼白(視神経症の一症状で, 眼底乳頭

T

の所見).
t. plane [TA] 側頭面*, = planum temporale [L/TA].
t. pole [TA] 側頭極, = polus temporalis [L/TA].
t. process [TA] 側頭突起 (頬骨の後角で，側頭骨の頬骨突起と関節連結する), = processus temporalis [L/TA].
t. region [TA] 側頭部, = regio temporalis [L/TA].
t. region of head 側頭部.
t. resolution 時間分解能 〔医学〕.
t. retina 側頭側網膜 (外半部).
t. subtraction method 経時的差分画像法.
t. summation 時間的加重 〔医学〕.
t. surface [TA] 側頭面, = facies temporalis [L/TA].
t. veins [TA]側頭静脈*, = venae temporales [L/TA].
t. view 頭部側面像 〔医学〕.
tem·po·ra·lis [tèmpəréilis] [TA] 側頭筋, = musculus temporalis [L/TA].
t. muscle 側頭筋.
tem·po·rary [témpərəri] 一時性の，一時的の 〔医学〕.
t. artificial heart application 一時使用人工心臓.
t. bandage 仮包帯 〔医学〕.
t. bypass 一時的バイパス形成 〔医学〕.
t. callus 一時性仮骨 〔医学〕.
t. carrier 一時的保菌者 〔医学〕.
t. cartilage 一時性軟骨 (一過性軟骨ともいう).
t. castration therapy 一時去勢 〔医学〕, = temporary castration.
t. dental restoration 歯牙一時的充填 〔医学〕.
t. denture 仮義歯，暫間義歯 〔医学〕，一時義歯, = transitional denture.
t. diabetes 一過性糖尿病.
t. environment 一時環境 〔医学〕.
t. filling 一時充填 〔医学〕.
t. gastrostomy 一時的胃瘻造設 〔医学〕.
t. hard water 一時硬水 〔医学〕.
t. hardness 一時硬度 (水の) 〔医学〕.
t. hearing defect 一時性聴力損失 〔医学〕.
t. hemostasis 一時的止血 〔医学〕.
t. host 一時宿主.
t. intermediate artificial heart application 一時使用人工心臓 〔医学〕, = temporary artificial heart application.
t. magnet 一時磁石 (軟鉄製の).
t. pacemaker 一時的ペースメーカ.
t. pacing 一時的ペーシング 〔医学〕.
t. paralysis 一時性麻痺 〔医学〕.
t. parasite 一時的寄生虫，一時的寄生体 〔医学〕.
t. parasitism 一時寄生 〔医学〕.
t. partial denture 一時的局部〔床〕義歯 〔医学〕.
t. prosthesis 一時的人工補填物 〔医学〕，一時的義足.
t. sterilization 一時不妊法 〔医学〕.
t. storage 一時記憶域 〔医学〕.
t. stricture 一過性狭窄, = spasmodic stricture.
t. success 一時的奏功 〔医学〕.
t. suture 定位縫合 〔医学〕.
t. threshold shift 一過性閾値変動，一過性聴力閾値上昇.
t. tooth 乳歯, = deciduous tooth.
t. tracheostomy 一時的気管切開 〔医学〕.
t. urinary diversion 一時的尿路変向術 〔医学〕.
temporo- [tempərou, -rə] 側頭との関係を表す接頭語.
tem·po·ro·au·ric·u·lar [tèmpərouɔ:ríkjulər] 側頭と耳の.
temporocentral tract 側頭中心回路.
temporocerebellar tract 側頭小脳路.
tem·po·ro·fa·cial [tèmpəroufeíʃəl] 側頭顔面の.
tem·po·ro·fron·tal [tèmpərəfrʌ́ntəl] 側頭前頭の.
t. tract 側頭前頭路.
tem·po·ro·hy·oid [tèmpərouháiɔid] 側頭舌骨の.
tem·po·ro·ma·lar [tèmpərouméilər] 側頭頬骨の.
tem·po·ro·man·dib·u·lar [tèmpəroumændíbjulər] 側頭下顎骨の，顎関節の 〔医学〕.
t. arthritis 顎関節炎.
t. arthrosis 顎関節症.
t. articular vein 顎関節静脈 〔医学〕.
t. articulation 顎関節.
t. disorders (TMD) 顎機能障害，顎関節症, = arthrose of temporomandibular joint.
t. dysfunction syndrome 顎関節症.
t. joint (TMJ) [TA] 顎関節, = articulatio temporomandibularis [L/TA].
t. joint pain-dysfunction syndrome 側頭下顎関節疼痛機能不全症候群.
t. ligament 外側靱帯 (顎関節の), = ligamentum laterale articulationis temporomandibularis.
t. syndrome 側頭下顎症候群, = Costen syndrome.
tem·po·ro·max·il·lary [tèmpərəmǽksiləri] 側頭上顎骨の.
tem·po·ro-oc·cip·i·tal [témpərou ɑksípitəl] 側頭後頭骨の.
t. branch [TA] 側頭後頭枝*, = ramus temporooccipitalis [L/TA].
tem·po·ro·pa·ri·e·tal [tèmpərouperáiətəl] 側頭頭頂骨の.
t. aphasia 側頭頂頭性失語〔症〕.
t. muscle 側頭頭頂筋.
tem·po·ro·pa·ri·e·ta·lis [tèmpərouperàiətéilis] [TA] 側頭頭頂筋, = musculus temporoparietalis [L/TA].
t. muscle 側頭頭頂筋.
temporopolar approach 側頭極到達 〔医学〕.
tem·po·ro·pon·tile [tèmpərəpɑ́ntail, -til] 側頭橋の.
temporopontine fibres [TA] 側頭橋線維*, = fibrae temporopontinae [L/TA].
temporopontine tract 側頭橋路, = Türck bundle.
tem·po·ro·sphe·noid [tèmpərousfí:nɔid] 側頭蝶形骨の.
t. convolution 側頭蝶形回 (上，中，下の3種).
t. lobe 側頭蝶形葉.
tem·po·ro·sphe·noi·dal [tèmpərousfi:nɔ́idəl] 側頭蝶形骨の 〔医学〕.
tem·po·ro·zy·go·mat·ic [tèmpərouzàigəmǽtik] 側頭頬骨の.
t. suture [TA] 側頭頬骨縫合, = sutura temporozygomatica [L/TA].
tem·po·sta·bile [tèmpoustéibail] 時間的安定性の.
temps utile [tɑ́n ju:tíl] [F] 利用時間 (神経線維が電気的刺激を受けて反応を起こすまでにみられる不応時間で，1/1,000 秒の単位で測定する).
tem·pus [témpʌs] 側頭 (こめかみ), = temple. 複 tempora.
tem·u·lence [témjuləns] 酩酊，宿酔.
TEN toxic epidermal necrolysis 中毒性表皮 (皮膚) 壊死融解 (剥離) の略.
ten basic exercises 10 の基本運動 〔医学〕.
ten Horn sign テン・ホルン徴候 (虫垂炎の徴候. ten Horn, C. はオランダの医師).
ten-twenty electrode system 10-20法 (国際脳波学会の勧告案による脳波電極の配置部位).
ten·a·ble [ténəbl] 固守し得る，支持し得る.
te·na·cious [tinéiʃəs] 頑強な，執着性の強い.

te·nac·i·ty [tinǽsiti] 強靱性，執着性．
te·nac·u·lum [tinǽkjuləm] 支持鉤．複 tenacula．
t. forceps 有鉤鉗子［医学］．
t. tendinum = retinaculum tendinum, vinculum tendinum．
te·nal·gia [tinǽlʤiə] 腱痛［医学］．
te·nas·cin [tənǽsin] テネイシン（細胞外マトリックスにある巨大タンパク質）．
ten·a·tol [ténətɔ:l] テナトール（ジクロロフェンの15%浮遊液）．
tench [ténʧ] コイ〔鯉〕，= tinca．
Tenckhoff catheter テンコフカテーテル［医学］（腹膜カテーテルの一つ）．
ten·den·cy [téndənsi] 傾向，素質，性癖．
t. to fall 転倒傾向［医学］．
tender point 圧痛点［医学］．
tender zones 圧痛帯，知覚過敏帯．
ten·der·ness [téndənis] ① 柔軟，ぜい（脆）弱．② 圧痛［医学］（圧迫または触診に対し異常に痛覚があること）．
ten·di·ni·tis [tèndináitis] 腱炎［医学］．
t. calcarea 石灰化腱炎，石灰性腱炎．
t. ossificans traumatica 外傷性骨化性腱炎．
t. stenosans 狭窄性腱炎，= stenosing tendinitis．
ten·di·no·plas·ty [téndinəplæsti] 腱形成術［医学］．
ten·di·no·sus [tèndinóusəs] 半腱様筋，= muscus semitendinosus．
ten·di·no·su·ture [tèndinousú:ʧər] 腱縫合．
ten·di·nous [téndinəs] 腱の，腱様の．
t. arch [TA] 腱弓（脈管などが通過するための腱孔），= arcus tendineus [L/TA]．
t. arch of levator ani [TA] 肛門挙筋腱弓，= arcus tendineus musculi levatoris ani [L/TA]．
t. arch of levator ani muscle 肛門挙筋腱弓．
t. arch of pelvic fascia [TA] 骨盤筋膜腱弓，= arcus tendineus fasciae pelvis [L/TA]．
t. arch of soleus [TA]ヒラメ筋（の）腱弓，= arcus tendineus musculi solei [L/TA]．
t. arch of soleus muscle ヒラメ筋腱弓．
t. chiasm [TA]腱交叉，= chiasma tendinum [L/TA]．
t. cords [TA] 腱索，= chordae tendineae [L/TA]．
t. intersection [TA] 腱画，= intersectio tendinea [L/TA], intersectiones tendineae [L/TA]．
t. sheath of abductor longus and extensor pollicis brevis [TA] 母指の長外転筋および短伸筋の腱鞘，= vagina tendinum musculorum abductoris longi et extensoris pollicis brevis [L/TA]．
t. sheath of extensor carpi ulnaris [TA] 尺側手根伸筋の腱鞘，= vagina tendinis musculi extensoris carpi ulnaris [L/TA]．
t. sheath of extensor digiti minimi brevis [TA] 小指伸筋の腱鞘，= vagina tendinis musculi extensoris digiti minimi brevis [L/TA]．
t. sheath of extensor digitorum and extensor indicis [TA]〔総〕指伸筋および示指伸筋の腱鞘，= vagina tendinum musculorum extensoris digitorum et extensoris indicis [L/TA]．
t. sheath of extensor digitorum longus [TA] 長指伸筋の腱鞘，= vagina tendinum musculi extensoris digitorum longi [L/TA]．
t. sheath of extensor hallucis longus [TA] 長母指伸筋の腱鞘，= vagina tendinis musculi extensoris hallucis longi [L/TA]．
t. sheath of extensor pollicis longus [TA] 長母指伸筋の腱鞘，= vagina tendinis musculi extensoris pollicis longi [L/TA]．
t. sheath of extensores carpi radiales [TA] 橈側手根伸筋の腱鞘，= vagina tendinum musculorum extensorum carpi radialium [L/TA]．
t. sheath of flexor carpi radialis [TA] 橈側手根屈筋の腱鞘，= vagina tendinis musculi flexoris carpi radialis [L/TA]．
t. sheath of flexor digitorum longus [TA] 長指屈筋の腱鞘，= vagina tendinum musculi flexoris digitorum longi [L/TA]．
t. sheath of flexor hallucis longus [TA] 長母指屈筋の腱鞘，= vagina tendinis musculi flexoris hallucis longi [L/TA]．
t. sheath of flexor pollicis longus [TA] 長母指屈筋の腱鞘，= vagina tendinis musculi flexoris pollicis longi [L/TA]．
t. sheath of superior oblique [TA] 上斜筋〔の滑液〕鞘，= vagina tendinis musculi obliqui superioris [L/TA]．
t. sheath of tibialis anterior [TA] 前脛骨筋の腱鞘，= vagina tendinis musculi tibialis anterioris [L/TA]．
t. sheath of tibialis posterior [TA] 後脛骨筋の腱鞘，= vagina tendinis musculi tibialis posterioris [L/TA]．
t. sheaths of lower limb [TA] 下肢の腱鞘，= vaginae tendinum membri inferioris [L/TA]．
t. sheaths of toes [TA]〔足の〕指の腱鞘，= vagina tendinum digitorum pedis [L/TA]．
t. sheaths of upper limb [TA] 上肢の腱鞘，= vaginae tendinum membri superioris [L/TA]．
t. spot 腱斑，= macula albida．
t. synovitis 腱鞘滑膜炎［医学］．
t. tissue 腱組織［医学］．
t. xanthoma 腱黄色性．
ten·do [téndou] [L/TA] 腱，= tendon [TA]．複 tendines．
t. achillis アキレス腱（踵骨腱），= tendo calcaneus．
t. calcaneus [L/TA] 踵骨腱，= calcaneal tendon [TA]．
t. centralis 腱中心（横隔膜の），= tendo cordiformis．
t. conjunctivus [L/TA] 結合腱，= conjoint tendon [TA]．
t. corpuscle 腱小体．
t. cricooesophageus [L/TA] 輪状食道腱束，= crico-oesophageal tendon [TA]．
t. infundibuli [L/TA] 動脈円錐腱，= tendon of infundibulum [TA]．
t. intermedius [L/TA] 中間腱，= intermediate tendon [TA]．
t. musculi pubococcygai [L/TA] 恥骨尾骨筋腱，= pubococcygeal tendon [TA]．
t. oculi 眼〔瞼〕腱．
t. palpebrarum = tendo oculi．
t. valvulae venae cavae inferioris [L/TA] 下大静脈弁の腱*，= tendon of valve of inferior vena cava [TA]．
tendogenic contracture 腱性拘縮．
ten·do·lip·oi·do·sis [tèndoulìpɔidóusis] 腱類脂質蓄積症（イヌにおいて老廃期にみられる腱の類脂質蓄積性変性）．
ten·dol·y·sis [tendάlisis] 腱癒着剥離〔術〕［医学］．
ten·do·mu·cin [tèndoumjú:sin] 腱粘素（顎下腺粘素または癌腫の膠様質に似た糖タンパク質）．
ten·do·mu·coid [tèndoumjú:kɔid] 腱粘素，= tendomucin．
ten·don [téndən] [TA] 腱，= tendo [L/TA]．形 tendinous．
t. advance 腱前進術［医学］．
t. advancement 腱前位縫合．

T

t. bundle 腱束.
t. cartilage 腱軟骨.
t. cell 腱細胞.
t. elongation 腱延長〔医学〕.
t. fiber 腱線維〔医学〕.
t. folding 腱縫揚法(斜視手術前転法).
t. graft 腱移植〔医学〕.
t. grafting 腱移植.
t. injury 腱損傷〔医学〕.
t. jerk 腱反射〔医学〕.
t. lengthening 腱延長〔術〕〔医学〕.
t. of infundibulum [TA] 動脈円錐腱, = tendo infundibuli [L/TA].
t. of valve of inferior vena cava [TA] 下大静脈弁の腱*, = tendo valvulae venae cavae inferioris [L/TA].
t. of Zinn = ciliary zonule, zonule of Zinn.
t. organ of Golgi 腱紡錘.
t. plasty 腱形成〔術〕.
t. plication 腱ヒダ付き短縮術.
t. reaction 腱反応.
t. reconstruction 腱再建術〔医学〕.
t. reflex 腱反射〔医学〕, = phasic muscle stretch reflex.
t. rerouting 腱経路変更術.
t. rupture 腱〔断〕裂〔医学〕.
t. saltation 腱跳動〔医学〕.
t. sheath [TA] ① 腱下滑液包, = vagina tendinis [L/TA]. ② 腱鞘〔医学〕.
t. sheath of abductor pollicis longus and extensor pollicis brevis muscles 長母指外転筋および短母指伸筋腱鞘.
t. sheath of extensor carpi radialis muscles 橈側手根伸筋腱鞘.
t. sheath of extensor carpi ulnaris muscle 尺側手根伸筋腱鞘.
t. sheath of extensor digiti minimi muscle 小指伸筋腱鞘.
t. sheath of extensor digitorum and extensor indicis muscles 〔総〕指伸筋および示指伸筋腱鞘.
t. sheath of extensor digitorum longus muscle of foot 〔足の〕長指伸筋腱鞘.
t. sheath of extensor hallucis longus muscle 〔足の〕長母指伸筋腱鞘.
t. sheath of extensor pollicis longus muscle 〔手の〕長母指伸筋腱鞘.
t. sheath of flexor carpi radialis muscle 橈側手根屈筋腱鞘.
t. sheath of flexor digitorum longus muscle of foot 〔足の〕長指屈筋腱鞘.
t. sheath of flexor hallucis longus muscle 〔足の〕長母指屈筋腱鞘.
t. sheath of flexor pollicis longus muscle 〔手の〕長母指屈筋腱鞘.
t. sheath of superior oblique muscle 上斜筋腱鞘.
t. sheath of tibialis anterior muscle 前脛骨筋腱鞘.
t. sheath of tibialis posterior muscle 後脛骨筋腱鞘.
t. sheath syndrome 腱鞘症候群.
t. shortening 腱短縮〔術〕.
t. spindle 腱紡錘.
t. spiral 腱ラセン(腱にあるラセン形受容器).
t. suspension 腱固定法, = tenodesis.
t. suture 腱縫合〔法〕〔医学〕(Bunnell 法が特に有名), = tenorrhaphy.
t. transfer 腱移行〔術〕〔医学〕.
t. transplantation 腱移植〔術〕〔医学〕.
t. tucker 腱短縮器〔医学〕, 腱縫揚器(Bishop のつくったもので, 斜視前転法のときに用いる器械).
t. xanthoma 腱黄色腫.

ten·do·ni·tis [tèndounáitis] 腱炎.
ten·doph·o·ny [tendáfəni] 腱索聴診音, = tenophony.
tendoplastic transplantation 〔異種〕腱移植.
ten·do·plas·ty [téndəplæ̀sti] 腱形成〔術〕〔医学〕.
ten·do·syn·o·vi·tis [tèndousàinəváitis] 腱滑膜炎〔医学〕, = tenosynovitis.
ten·do·tome [téndətoum] 腱切り刀, 腱切開器, = tenotome.
ten·dot·o·my [tendátəmi] 腱切り術, 腱切離, = tenotomy.
ten·do·vag·i·nal [tèndəvǽʤinəl] 腱鞘の.
ten·do·vag·i·ni·tis [tèndouvæ̀ʤináitis] 腱鞘炎〔医学〕, = tenosynovitis.
t. stenosans 狭窄性腱鞘炎.
ten·dril [téndril] 巻きひげ, つる(蔓)(葉または茎の変形物で, 他物に巻きついて体を支えるもの).
tenebric vertigo 偽歩行虫様めまい(視界の暗黒と頭痛を伴う), = vertigo tenebricosa.
Te·neb·ri·o [tinébriou] ゴミムシダマシ属, 偽歩行虫属(ゴミムシダマシ科の一属).
T. molitor チャイロコメノゴミムシダマシ, 肉ウジ(穀物害虫で, 幼虫は線虫 *Hymenolepis diminuta* の媒介をする), = flour-mite, meal worm.
T. obscurus コメノゴミムシダマシ(縮小条虫の中間宿主).
Te·neb·ri·on·i·dae [tənèbriánidi:] ゴミムシダマシ科, 偽歩行虫科, = darkling ground beetles.
te·nec·to·my [tinéktəmi] 腱切除〔術〕〔医学〕.
te·nes·mus [tinézməs] しぶり腹〔医学〕, 裏急後重, テネスムス, = straining. 形 tenesmic.
t. urinae 尿しぶり.
te·nia [tí:niə] ヒモ(紐), = taenia. 複 teniae.
t. of colon 結腸ヒモ(紐).
te·ni·a·cide [tí:niəsaid] 殺条虫剤, 駆虫薬(条虫の), = teniafuge.
te·ni·al [tí:niəl] ① ひも(紐)の. ② 条虫の.
te·ni·a·sis [ti:náiəsis] 条虫症〔医学〕, = taeniasis.
ten·i·cide [ténisaid] ① 殺条虫性の. ② 殺条虫薬〔の〕〔医学〕.
ten·i·form [ténifo:m] 条虫様の.
te·nif·u·gal [ti:nífjugəl] 条虫駆虫の.
ten·i·fuge [ténifju:ʤ] 条虫駆虫薬.
te·ni·oid [tí:niɔid] 条虫状の.
te·ni·o·la [ti:náiələ] = taeniola.
te·ni·o·tox·in [tì:niətáksin] (条虫に存在する有毒成分).
Tennesson ac·ne [ténisən ǽkni:] テンヌソン痤瘡(散発性角質痤瘡の一種).
ten·nis [ténis] テニス, 庭球.
t. arm テニス腕(筋違いになった腕).
t. elbow テニス肘〔医学〕(上腕上顆痛, 上顆炎, 上腕橈骨滑液包炎), = epicondylitis, radio-humeral bursitis.
t. leg テニス脚(下腿三頭筋の肉離れ).
t. shoulder テニス肩, = glass arm.
t. thumb テニス母指(長母指屈節の腱炎と石灰化).
t. wrist テニス手関節炎(テニスをする人に起こる手根の筋腱の腱鞘炎).
ten·ny·sine [ténisin] テニシン(脳の物質から得られるアルカロイドまたはロイコマイン).
teno- [tenou, -nə] 腱との関係を表す接頭語, = tenonto-.
te·nod·e·sis [tinádisis] 腱固定〔術〕〔医学〕(腱の

近位部を骨に縫合する方法).
t. splint 腱固定作用副子〔医学〕.
te·no·dyn·ia [tènədíniə] 腱痛〔医学〕, = teinodynia.
ten·o·fi·bril [tènəfáibril] テノフィブリル(上皮細胞の細線維で, 細胞間の橋質を通るもの).
te·nog·ra·phy [tinágrəfi] 腱造影〔法〕.
ten·ol·y·sis [tinálisis] 腱剥離〔術〕〔医学〕.
ten·o·my·o·plas·ty [tènoumáiəplæ̀sti] 腱筋成形術(特に鼡径ヘルニア手術の).
ten·o·my·ot·o·my [tènoumaiátəmi] 腱筋部分切除術.
Tenon, Jacobus Rene [tənɔ́n] テノン(1724-1816, フランスの解剖学者, 外科医. 18世紀のフランスにおける病院改革者).
T. capsule テノン嚢(眼球の外被膜).
T. space テノン間隙(テノン嚢と強膜との間にあるリンパ腔).
ten·o·nec·to·my [tènənéktəmi] 腱切除短縮術, 腱切除〔医学〕.
ten·o·ni·tis [tènounáitis] テノン嚢炎〔医学〕.
ten·o·nom·e·ter [tènənámitər] 眼球内圧計, 眼圧計.
ten·on·os·to·sis [tènounastóusis] 腱骨〔化〕, = tenostosis.
ten·on·tag·ra [tènantǽgrə] 痛風性腱炎.
ten·on·ti·tis [tènantáitis] 腱炎.
t. prolifera calcarea 石灰沈着性増殖性腱炎.
tenonto- [tenantou, -tə] 腱との関係を表す接頭語, = teno-.
te·non·to·dyn·ia [tènantədíniə] 腱痛.
te·non·tog·ra·phy [tènantágrəfi] (腱に関する図説または図解).
te·non·to·lem·mi·tis [tenàntoulemáitis] (腱鞘炎), = tenosynovitis.
te·non·tol·o·gy [tènantáləʤi] 腱学.
te·non·to·my·o·plas·ty [tenàntoumáiəplæ̀sti] 腱筋成形術, = tenomyoplasty.
te·non·to·my·ot·o·my [tenàntoumaiátəmi] 腱筋部分切除術, = tenomyotomy.
te·non·to·phy·ma [tenàntoufáimə] 腱の腫瘍.
te·non·to·plas·ty [tinántəplæ̀sti] 腱成形術, = tenoplasty.
te·non·to·the·ci·tis [tenàntouθi:sáitis] 腱鞘炎.
te·non·tot·o·my [tènantátəmi] 腱切り術, = tenotomy.
te·noph·o·ny [tináfəni] 腱索聴診音.
ten·o·phyte [ténəfait] 腱新生骨〔医学〕(腱の新生物または結石).
ten·o·plas·tic [ténəplæstik] 腱形成〔術〕の.
ten·o·plas·ty [ténəplæsti] 腱形成〔術〕〔医学〕.
ten·o·re·cep·tor [tènəriséptər] 腱感覚器(腱の収縮による).
te·nor·rha·phy [tinɔ́:rəfi] 腱縫合〔術〕〔医学〕.
ten·o·si·tis [tènousáitis] 腱炎.
ten·os·te·o·sis [tenàstióusis] 腱骨化症〔医学〕.
ten·os·to·sis [tènastóusis] 腱骨〔化〕.
ten·o·sus·pen·sion [tènousəspénʃən] 腱懸垂法(肩関節の習慣性転位に対し, 長腓骨筋の腱を上腕骨頭および肩峰突起を通す方法).
ten·o·su·ture [tènousú:ʧər] 腱縫合〔医学〕.
ten·o·sy·ni·tis [tènousaináitis] 腱鞘炎, = tendovaginitis.
ten·o·syn·o·vec·to·my [tènousàinəvéktəmi, -sinə-] 腱鞘切除〔術〕〔医学〕.
ten·o·syn·o·vi·tis [tènousàinəváitis, -sinə-] 腱鞘炎, 腱滑膜炎〔医学〕, = tendovaginitis.
t. acuta purulenta 化膿性急性腱鞘炎.
t. crepitans 捻髪音性腱鞘炎.
t. granulosa 肉芽腫性腱鞘炎(結核性).
t. hypertrophica 肥大性腱鞘炎.
t. serosa chronica 慢性漿液性腱鞘炎.
t. stenosans 狭窄性腱鞘炎(長母指および短母指伸筋の腱鞘が肥厚狭窄する手首の疼痛性炎症. De Quervain).
ten·o·tome [ténətoum] 切腱刀〔医学〕, 腱切開器.
te·not·o·mist [tinátəmist] 腱切開専門医.
te·not·o·mize [tinátəmaiz] 腱切開を行う.
te·not·o·my [tinátəmi] 腱切り術, 腱切離〔医学〕, 切腱法(斜視の療法. 斜視した方向の直筋の腱を切って後転するので, 後転法ともいう), = recession, retroplacement.
t. of Achilles tendon アキレス腱切り術(生後1年未満の乳幼児の尖足変形において行われる手術で, 開放性腱切り術と皮下腱切り術がある), = achillotenotomy.
ten·o·vag·i·ni·tis [tènouvæ̀ʤináitis] 腱鞘炎〔医学〕.
TENS transcutaneous electrical nerve stimulation 経皮的電気刺激の略.
tens(-us,-a,-um) [téns (əs, ə, əm)] 緊張した.
tense [téns] 強靱な, 堅牢な, 緊張した.
t. part 緊張部〔医学〕.
t. part of tympanic membrane 〔鼓膜〕緊張部, = pars tensa membranae tympani.
t. pulse 高圧脈, 緊張脈〔医学〕.
ten·side [ténsaid] 界面活性剤〔医学〕.
ten·sile [ténsil, -sail] 引っ張る.
t. force 引っ張り力.
t. product 引っ張り積.
t. strength 引っ張り強度(金属材料の抗張力).
t. stress 引っ張り内力(物体内に誘起される歪力).
t. trabeculae 引っ張り骨梁〔療法〕〔医学〕, 牽引骨梁(大腿骨頸部における海綿骨の骨柱配列の一つ).
t. viscosity 伸び粘性率〔医学〕.
Tensilon test テンシロン試験(重症筋無力症の診断に用いられる. Tensilonは商品名. Antilex testと同じ), = edrophonium test.
ten·sim·e·ter [tensímitər] 張力計.
ten·sio [ténʃiou] 圧, = tension.
t.-active 張力作用性の(表面張力に作用する).
t. intraocularis 眼〔内〕圧.
t. oculare 眼圧(正常値は T(n), 高いときは T(+1), T(+2), T(+3) と書き,低いときは T(-1), T(-2), T(-3) と記す), = intraocular pressure, tensio oculi.
t.-substance 湿潤剤(炭素の長鎖式化合物で, アルコールのスルホン酸化合物), = wetting agent.
ten·si·om·e·ter [tensiámitər] 張力計(液体の表面張力を測定する器機).
ten·sion [ténʃən] ① 張力〔医学〕, 引っ張り力. ② 圧(電気のボルト). ③ 緊張〔医学〕.
t. athetosis 緊張性アテトーシス〔医学〕, 緊張性アテトーゼ.
t. band wiring 引き寄せ〔鋼線〕締結〔法〕.
t. bulla 緊満性水疱.
t. curve 圧力曲線(骨海綿質骨梁の圧力に向かって配列された曲線).
t. device 緊張器.
t.-discharge disorder 緊張・緊張低減機能障害〔医学〕.
t. gauge 張力計.
t. headache 緊張〔性〕頭痛〔医学〕(主として感情的原因のもの).
t.-length curve 張力・長さ〔図〕曲線〔医学〕.
t.-length diagram 張力・長さ図〔医学〕.
t. lines [TA] 割線*(皮膚割線, 切創離解線), = lineae distractiones [L/TA].

t. pneumopericardium 緊張性気心嚢.
t. pneumothorax 緊張〔性〕気胸〔医学〕.
t. receptor 張力受容器〔医学〕.
t. suture 減張縫合〔医学〕, 緊張縫合.
t. test 引っ張り試験〔医学〕.
t.-time index 張力・時間係数〔医学〕.
t.-type headache 緊張型頭痛.
ten·si·ty [ténsiti] 緊張〔度〕, 引きしまり.
ten·so·cep·tor [ténsousèptər] 張力受容器, = tensoreceptor.
ten·sor [ténsər] 張筋. 複 tensores.
t. fasciae latae [TA] 大腿筋膜張筋, = musculus tensor fasciae latae [L/TA].
t. muscle of fascia lata 大腿筋膜張筋.
t. muscle of tympanic membrane 鼓膜張筋.
t. muscle of velum palatinum 口蓋帆張筋.
t. of fascia lata [TA] 大腿筋膜張筋, = musculus tensor fasciae latae [L/TA].
t. tarsi muscle 眼瞼張筋.
t. tympani [TA] 鼓膜張筋, = musculus tensor tympani [L/TA].
t. tympani muscle 鼓膜張筋〔医学〕.
t. tympani reflex 鼓膜張筋反射.
t. veli palati muscle 口蓋帆張筋.
t. veli palatini [TA] 口蓋帆張筋, = musculus tensor veli palatini [L/TA].
ten·so·re·cep·tor [ténsə〔ri〕sèptər] 張力受容器〔医学〕, = tensoceptor.
tent [tént] ① テント(酸素吸入のとき患者の頭部を覆う装置). ② 栓塞桿(創口を塞ぐための栓子).
ten·ta·cle [téntəkl] 触手〔医学〕, 触腕〔医学〕, 触糸, 触毛, = tentacula. 形 tenticular.
ten·tac·u·lar [tentǽkjulər] 触手の.
t. canal 触手水管(櫛クラゲ類の水管系の一部).
t. circle 触手環(被嚢動物の口道内端にある触手環).
t. cirrus 触鬚(魚類の口部にある鬚ひげの称).
t. sheath 触手鞘(櫛クラゲの横径面にある盲嚢状部).
ten·tac·u·lo·cyst [tentǽkjuləsist] 触手胞(クラゲ類のかさのふちにある感覚器官).
ten·ta·tive [téntətiv] 暫定的な(実験的で変更し得ること).
t. diagnosis 仮診断〔医学〕, 暫定診断〔医学〕.
t. treatment 暫定治療.
t. wound 逡巡創, = hesitation wound.
ten·ter·ing [téntəriŋ] 幅出し.
t. machine テンター, 幅出し機.
tenth cranial nerve (CN X) 第X脳神経.
tenth nerve 第X脳神経(迷走神経), = nerve vagus, peumogastric nerve.
tenth-normal solution 1/10規定液, = 0.1N solution.
tenth value thickness 10分の1価層(防護壁などの計算で, 線量率を10分の1にする必要な厚さを計算するのに用いられる).
tenth·me·ter [ténθmi:tər] テンスメートル(10thm (1mの1,000万分の1)).
ten·ti·go [tentáigou] 色情症. 形 tentiginous.
t. prava 狼瘡, = lupus.
t. venerea 慕男症, = nymphomania.
ten·to·ri·al [tentɔ́:riəl] テントの.
t. angle テント角(脳底軸とテント平面とがなす角).
t. basal branch [TA] テント底枝, = ramus basalis tentorii [L/TA].
t. herniation テントヘルニア〔医学〕.
t. laceration テント断裂〔医学〕.
t. marginal branch [TA] テント辺縁枝, = ramus marginalis tentorii [L/TA].
t. nerve [TA] ① テント枝, = ramus meningeus recurrens [L/TA], ramus tentorius [L/TA]. ② テント神経.
t. notch [TA]テント切痕, = incisura tentorii [L/TA].
t. plane テント平面(テントを通る直線).
t. ridge テント隆線.
t. sinus 直静脈洞, = sinus rectus.
t. surface テント面.
ten·to·ri·um [tentɔ́:riəm] ① テント. ② 幕状骨. 複 tentoria. 形 tentorial.
t. cerebelli [L/TA] 小脳テント(大脳と小脳との間にある), = cerebellar tentorium [TA], tentorium cerebelli [TA].
t. of hypophysis 下垂体テント(下垂体を覆う硬膜の二重ヒダ).
ten·tum [téntəm] 陰茎, = penis.
ten·u·(-is, -is, -e) [ténju(is, is, i:)] 薄い, 小さい, 狭い, 弱度の, 淡性の. ↔ crasus.
ten·u·ate [ténjueit] 薄くする, 小さくする.
te·nu·i·ty [tinjú:iti] 希薄, 微小. 形 tenuous.
ten·u·lin [ténjulin] $C_{17}H_{22}O_5$ (ドモクコウ〔土木香〕*Helenium* から得られる結晶性テルペン).
TEPA triethylenephosphoramide トリエチレンホスホラミドの略.
te·pal [tépəl, tí:–] 花被片.
teph·ro·ma·la·cia [tèfrouməléiʃiə] 灰白質軟化.
teph·ro·my·e·li·tis [tèfroumàiəláitis] 脊髄灰白質炎.
Teph·ro·sia [tefróusiə] ナンバンクサフジ属(駆虫草), = devil's shoestring, turkeycorn.
teph·ro·sine [téfrəsin] テフロシン 化 hydroxydeguelin $C_{24}H_{22}O_7$ (*Tephrosia* 属植物の葉, クーベ根, およびデリス根に存在する柱状結晶).
teph·ro·sis [tefróusis] 火葬, 焼却, 灰燼化, = creamation, incineration.
teph·ry·lom·e·ter [tèfrilámitər] (灰白質の厚さを測定する器機).
tep·id [tépid] 微温の(血液温度程度の).
t. bath 微温浴〔医学〕.
t. springs 微温泉(泉源において25〜34°Cの温度をもつもの).
t. water ぬるまゆ〔医学〕, 微温湯〔医学〕.
tep·id·ar·i·um [tèpidéəriəm] 温浴, 温浴室.
tep·o·pote [tépəpout] (マオウ〔麻黄〕), = teamster's tea.
te·por [tí:pər] 微温.
TEPP tetraethyl pyrophosphate 焦性リン酸テトラエチルの略.
teprenone テプレノン(テルペン系の消化性潰瘍薬).
tep·ro·tide [téprətaid] テプロチド(アンギオテンシン転換酵素抑制因子).
TEQ toxic equivalent 毒性等量の略.
ter- [tə:] 3回, 3の数を表す接頭語.
ter in die [L] 1日3回〔医学〕(処方用語), = tds.
tera [térə] テラ(10^{12}倍, 記号はT).
ter·ab·del·la [tèrəbdélə] 人工ヒル(機械的に吸血を行う装置).
ter·a·cryl·ic ac·id [tèrəkrílik ǽsid] テラクリル酸 $CH_3(CH_2)_2CH{=}CHCH_2COOH$ (不飽和脂肪酸).
ter·a·mor·phous [tèrəmɔ́:fəs] 奇形の.
ter·as [térəs] 奇形. 複 terata.
Terasaki plate 寺崎プレート.
ter·a·ten·ceph·a·lus [tèrətenséfələs] 奇形頭〔蓋〕体〔医学〕.
teratic implantation 移植的奇形(不完全な奇形体がやや完全な胎児に結合していること).

T

ter·a·tism [tératizəm] 奇形，= monstrosity. 形 teratic.
terato– [terətou, –tə] 奇形の意味を表す接頭語.
ter·a·to·blas·to·ma [tèrətoublæstóumə] 奇形芽腫［医学］(胚組織からなる腫瘍であるが，胚葉の全部を含有しない未熟な奇形腫).
ter·a·to·car·ci·no·ma [tèrətoukà:sinóumə] 奇形癌，悪性奇形腫［医学］.
ter·a·to·car·dia [tèrətouká:diə] 心臓転位.
ter·a·to·gen [térətəʤən] 催奇形因子［医学］，催奇形性物質［医学］，奇形発生因子(葉酸の欠乏を起こして奇形を発生させると考えられる仮定因子).
ter·a·to·gen·e·sis [tèrətəʤénisis] 胚子奇形発生，催奇形［医学］.
ter·a·to·gen·etic [tèrətəʤənétik] 胚子奇形発生の，= teratogenic.
ter·a·to·gen·ic [tèrətəʤénik] 催奇〔形〕性の.
t. agent 催奇形因子［医学］.
t. effect 催奇形作用［医学］.
t. factor 催奇形因子［医学］.
ter·a·to·ge·nic·i·ty [tèrətəʤənísiti] 催奇〔形〕性.
t. test 催奇〔形〕性試験［医学］.
ter·a·tog·e·nous [tèrətáʤənəs] 胚子残遺物からなる.
t. blastoma 奇形性芽細胞腫.
ter·a·tog·e·ny [tèrətáʤəni] 奇形発生，= teratogenesis.
ter·a·toid [térətɔid] 奇形に類似の，奇形腫様の［医学］.
t. tumor 類奇形腫［医学］，奇形腫，= teratoma.
ter·a·tol·o·gy [tèrətáləʤi] 奇形学［医学］. 形 teratologic, teratological.
ter·a·to·ma [tèrətóumə] 奇形腫［医学］(内，中，外の3胚葉からできる諸組織が雑然と一腫瘍中に存在する混合腫瘍の名称で，未熟型の奇形腫は真の腫瘍とみなすべきものであるが，成熟型の奇形腫は腫瘍様の奇形であり真の腫瘍ではない). 複 teratomas, teratomata. 形 teratomatous.
t. coaetaneum 同齢奇形腫.
t. cyst 奇形嚢胞［医学］.
t. of ovary 卵巣奇形腫［医学］.
t. orbitae 眼窩奇形腫.
t. parasiticum 寄生性奇形腫.
t. simplex 単純奇形腫(内，中，外の3胚葉からなるもの).
ter·a·to·ma·tous [tèrətóumətəs] 奇形腫の［医学］.
ter·a·to·neu·ro·ma [tèrətounju:róumə] 奇形神経腫(髄上皮腫の別名. Verhoeff)，= medulloepithelioma.
ter·a·to·pho·bia [tèrətoufóubiə] 奇形恐怖〔症〕［医学］.
ter·a·to·sis [tèrətóusis] 先天奇形.
ter·a·to·sper·mia [tèrətouspə́:miə] 奇形精子〔症〕［医学］.
ter·a·to·zo·o·sper·mia [tèrətouzouəspə́:miə] 奇形精子症，= teratospermia.
ter·bi·um (Tb) [tə́:biəm] テルビウム(原子番号65，元素記号 Tb，原子量158.9254をもつ希金属元素).
terbutaline sulfate テルブタリン硫酸塩 化 (*RS*)–2–*tert*–butylamino–1–(3,5–dihydroxyphenyl)ethanol hemisulfate $(C_{12}H_{19}NO_3)_2 \cdot H_2SO_4$：548.65 (硫酸テルブタリン. 交感神経 β_2 受容体興奮薬，レゾルシノールアミン系気管支拡張薬). (→ 構造式)
ter·chlo·ride [tə:kló:raid] 三塩化物，= trichloride.
tere [téri] 研和せよ(処方用語).
ter·e·bene [téribi:n] テレベン(テルペン炭水化物 $C_{10}H_{16}$ の混合液で，松脂油を硫酸で処置して得られ

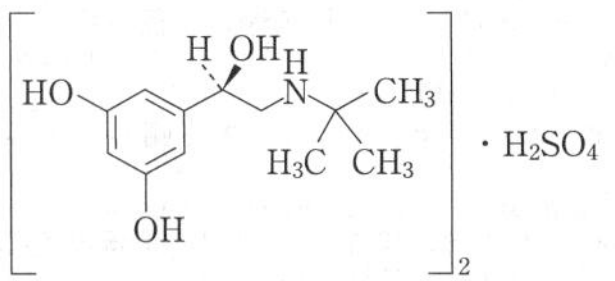
および鏡像異性体

る希薄黄色芳香液. 防腐，去痰に用いる).
ter·e·ben·thene [tèribénθi:n] テレベンテン(松脂油)，= oil of turpentine.
te·reb·ic ac·id [tirébik ǽsid] テレビン酸 $C_7H_{10}O_4$ (テルペンチンを酸化して得られる一塩基酸).
ter·e·binth [téribinθ] ① 松脂油. ② トクノウコウ(松脂油の原植物).
ter·e·bin·thi·na [tèribínθinə] テレビンチナ(マツ属 *Pinus* の諸種植物から得たバルザムで，淡黄色または淡黄褐色の濃稠液)，= turpentine.
t. canadensis カナダテルペンチン，= balsamum canadense.
t. veneta seularicina カラマツテルペンチン.
ter·e·bin·thi·nate [tèribínθineit] テルペンチン様の. 形 terebine.
ter·e·bin·thin·ism [tèribínθinizəm] 松脂中毒，松やに中毒［医学］(テルペンチン中毒. 症状として，ヘモグロビン血症，肺水腫，神経や腎障害がみられる).
ter·e·bra [téribrə, tirí:brə] 産卵錐，産卵刺(昆虫(膜翅類)の雌の殿部末端にある刺状または管状の器官).
ter·e·bra·che·sis [tèribrəkí:sis] 円靱帯短縮術.
te·reb·rans [tirébrəns] 穿孔性の.
ter·e·brant [téribrənt] 貫通または掘り抜くような，= terebrating.
t. pain 穿刺痛［医学］，刺すような痛み［医学］.
terebrating pain 穿刺痛，= boring pain.
ter·e·bra·tion [tèribréiʃən] ① 穿孔法(円鋸を用いる開口)，= perforation. ② 激痛(刺し通すような疼痛)，= boring pain.
ter·e·phthal·ic ac·id [tèri(f)θǽlik ǽsid] テレフタル酸 化 benzene–*p*–dicarboxylic acid (フタル酸，イソフタル酸の異性体).
ter·e·phthal·o·yl [tèri(f)θǽlɔil] テレフタロイル基 $(COC_6H_4CO(p))$.
te·res [téri:z] 円い，円形の，= round.
t. major [TA] 大円筋，= musculus teres major [L/TA].
t. major muscle 大円筋.
t. minor [TA] 小円筋，= musculus teres minor [L/TA].
t. minor muscle 小円筋.
te·rete [tirí:t] 円柱形，= cylindrical.
ter·e·tip·ro·na·tor [tèritiprounéitər] (円回内筋のこと)，= musculi pronator teres, pronator radii teres.
ter·e·tis·cap·u·la·ris [tèritiskæpjuléəris] = teres major.
te·rex glass [tí:reks glæs] テレックスガラス(科学用ガラスの一種).
Terezin sign [térizin sáin] テレジン徴候(脂肪便症の症候で唾液分泌の障害に基づく代償性唾液腺肥大).
ter·fen·a·dine [tə:fénədi:n] テルフェナジン 化 *α*–(*p*–*tert*–butylphenyl)–4–(hydroxydiphenylmethyl)–1–piperidinebutanol (抗ヒスタミン薬).
ter·gal [tə́:gəl] 背面の.
ter·gite [tə́:ʤait] 背板.

T

ter·gi·tol 7 [tə́:ʤitɔ:l] タージトール7 [化] 3:9-diethyl-6-tridecanol (陰イオン性洗浄剤, 殺菌薬).
tergitol 08 タージトール08 (硫酸2-エチルヘキサノールのナトリウム塩).
ter·go·lat·er·al [tə̀:gəlǽtərəl] 背外側の, = dorsolateral.
ter·gum [tə́:gəm] 背(せ), 背板, = back.
term [tə́:m] ①限界, 境界. ②期間. ③満期(妊娠についていう). ④語, 名称, 項.
t. delivery 正期産 [医学].
t. infant 正期産児 [医学], 満期〔産〕児.
t. insurance 定期保険(1年, 10年などの).
ter·ma [tə́:mə] 終板(大脳の), = lamina terminalis.
Terman test [tə́:mən tést] ターマン試験(ビネー・シモン知能検査の一変法. Terman, L. M.), = Terman-Binet test.
ter·mat·ic [tə:mǽtik] 終板動脈の(大脳の).
ter·mi·nad [tə́:minæd] 終末へ, 末端へ.
ter·mi·nal [tə́:minəl] ①末期 [医学], 末期の, 終端の. ②端子(電気回路の). ③頂生の(植物).
t. addition enzyme 末端付加酵素, = DNA nucleotidyl exotransferase.
t. affinity 末端親和性 [医学].
t. analysis 末端分析 [医学].
t. anesthesia 〔神経〕終末麻酔 [医学] (神経末梢(終末)に注射して麻痺を起こす麻酔).
t. arborization 終末分枝(神経軸索の), = sole-plate.
t. artery 終動脈 [医学], 終末動脈, = end artery.
t. attachment 末端付着 [医学].
t. bar 閉鎖堤(上皮細胞間の接着装置の光学顕微鏡レベルでの名称で現在では用いない).
t. bleeding 〔排尿〕終末時出血, 終末血尿, = terminal hematuria.
t. breathing 末期呼吸.
t. bronchiole 終末細気管支 [医学].
t. bud 頂芽.
t. button 終末球 [医学].
t. capillary 終末毛細管 [医学].
t. care 末期医療(看護) [医学].
t. cellulae 終末蜂巣 [医学].
t. chiasma 末端キアズマ [医学].
t. chlamydospore 末端性厚膜胞子 [医学].
t. codon 終止コ〔ー〕ドン [医学].
t. cone 終末円錐(脊髄円錐), = conus medullaris.
t. convulsion 末期痙攣 [医学].
t. crest 分界稜 [医学].
t. cylinder 終末円柱(知覚神経終末の一つ(ルフィニ小体)), = Ruffini brushes.
t. deflection 後期心室波(心電図の後期動揺).
t. dementia 末期性痴呆(精神病末期の).
t. deoxynucleotidyl transferase (TdT) ターミナルデオキシヌクレオチド転移酵素, 終末デオキシヌクレオチジルトランスフェラーゼ.
t. deoxynucleotidyl transferase activity = TdT activity.
t. device 手先具 [医学].
t. disinfection 終結的消毒法(伝染病患者の回復後の完全消毒).
t. dribbling 終末尿滴下 [医学].
t. duct carcinoma 終末管癌.
t. duct lobular unit (TDLU) 終末乳管小葉単位(乳癌の発生母地といわれる).
t. endocarditis 末期性心内膜炎 [医学].
t. extension 終末伸展.
t. extensor tendon 終止〔伸筋〕腱.
t. filament 終糸 [医学], 終線条.
t. filum [TA] 終糸, = filum terminale [L/TA].
t. flower 頂花.
t. force 終末部分 [医学].
t. ganglion [TA] 終神経節, = ganglion terminale [L/TA].
t. group 末端基 [医学].
t. growth 頂端成長.
t. hair 終毛 [医学], 硬毛.
t. hematuria 終末血尿〔症〕 [医学].
t. hemorrhage 〔排尿〕終末〔時〕出血 [医学].
t. hinge position 終末ちょうつがい位.
t. ileitis 回腸末端炎 [医学], 終末回腸炎 [医学], 限局性回腸炎. → ileitis.
t. ileum [TA] ①回腸終末部*, = pars terminalis [L/TA]. ②終末部 [医学].
t. ileus 小腸下部の閉塞.
t. impact 終期の〔膝〕インパクト [医学].
t. infection 終末感染 [医学], 末期感染.
t. knob 終末球 [医学].
t. latency 終末潜時.
t. leukocytosis 臨終(終末)白血球増加〔症〕.
t. ligature 終末結紮 [医学] (血管の断端に加えるもの).
t. line 分界線 [医学], 終線, = linea iliopectinea.
t. micturition pain 〔排尿〕終末〔時〕痛 [医学], = terminal pain.
t. nerve〔0〕 [TA] 終神経, = nervus terminalis〔0〕[L/TA].
t. nerves 終神経, = nervi terminales.
t. notch of auricle [TA] 分界切痕, = incisura terminalis auricularis [L/TA].
t. nucleis 終止核, = nuclei terminales, nuclei terminationis.
t. nucleus [TA] ①終止核, = nucleus terminationis [L/TA]. ②尾核.
t. oscillation 終末動揺 [医学], 終末の揺れ(企図振戦と近縁の不随意運動).
t. pain 終末痛 [医学], 排尿終末時疼痛, = terminal micturition pain.
t. part 終末部, = pars terminalis.
t. pelvic angle 骨盤開角 [医学].
t. peritonitis 末期腹膜炎.
t. plate 終板, = lamina terminalis.
t. plate of vertebral body 椎体終板, 椎体閉鎖板.
t. pneumonia 末期肺炎 [医学].
t. portion vessel 終末部 [医学], = terminal portion.
t. respiration 終末呼吸 [医学].
t. respiratory unit 終末呼吸単位.
t. reticulum 終末網, 終末細網 [医学].
t. sedation 終末期鎮静(セデーションの分類の一つ. 死に至る直前の数日～数時間の意識の低下を図る).
t. sensation 末端感覚 [医学].
t. sinus 終洞, 終洞静脈〔洞〕, = sinus terminalis.
t. stage 末期 [医学].
t. stimulus 終末刺激 [医学].
t. stria 分界条 [医学].
t. sugar change 糖鎖末端の変化.
t. sulcus 分界溝 [医学].
t. sulcus of tongue [TA] 分界溝, = sulcus terminalis linguae [L/TA].
t. tendon 終止〔伸筋〕腱.
t. transferase ターミナルトランスフェラーゼ(一本鎖DNA, 二本鎖DNA でも不揃いで, 突出しているDNAの3′末端にdNTPを基質としてdNMPを付加する酵素).
t. tremor 終末振戦.

t. urine 終末尿〔医学〕.
t. vein 分界静脈.
t. velocity 終端速度〔医学〕.
t. ventricle [TA] 終室(脊髄の), = ventriculus terminalis [L/TA].
t. villi 終末絨毛〔医学〕.
t. voltage 端子電圧〔医学〕(① 電極圧. ② 端子電位差).
t. vomiting 終末嘔吐〔医学〕.
t. web 末端網〔医学〕.
t. zone 終末帯〔医学〕.
Terminalia chebula ミロバラン(シクンシ科の一属で, ミロバラン myrobalan の原植物).
ter·mi·nal·i·za·tion [tə̀:minəlizéiʃən] 末端化〔医学〕.
t. coefficient 末端化係数〔医学〕.
ter·mi·na·tion [tə̀:minéiʃən] ① 終末, 終端, 遠位点. ② 停止〔反応〕, 終了〔医学〕.
t. codon 終止(結)コドン〔医学〕, ターミネーションコドン(遺伝暗号子のうち, タンパク質合成の終結を指令する信号にあたるもの).
t. factor 終結因子.
t. of tolerance 免疫寛容の終息(T細胞で寛容になっているために, 個体全体として寛容が成立している状態でマイトジェンの刺激や, 交差反応性抗原の免疫で, B細胞が刺激され, 寛容が終息すること).
t. signal 終止シグナル, = termination codon.
ter·mi·na·ti·o·nes [tə̀:minèiʃióuni:z] 終〔末〕, 分界(terminatio の複数).
t. nervorum [L/TA] 神経終末, = nerve terminals [TA].
Terminologia Anatomica (TA) 解剖学用語.
ter·mi·nol·o·gy [tə̀:mináləʤi] 用語集, 術語彙, 命名法, = nomenclature.
terminoterminal anastomosis 終末吻合(動脈の末梢端と静脈の中心端, またはその反対の吻合).
ter·mi·nus [tə́:minəs] 終末, 終点. [複] termini.
ter·mite [tə́:mait] 白アリ(等翅目 Isoptera の一種), = white ant.
Ter·mo·bac·te·ri·um [tə:məbæktí:riəm] テルモバクテリウム属(旧称). → *Acetobacter*.
ter·mone [tə́:moun] テルモン(配偶子の雌雄を左右する作用のある物質でその種類には雄性化テルモン androtermone と雌性化テルモン gynotermone との2種が区別されている).
terms [tə́:mz] 月経(menses の旧称).
term·wise [tə́:mwaiz] 項別の.
t. differentiation 項別微分.
t. integration 項別積分.
ter·na·ry [tə́:nəri] ① 三元の, 三重の, 三成分の. ② 第3位の(不均一系の成分の数が3の場合の体系).
t. collision 三重衝突.
t. combination 三語組合わせ〔医学〕.
t. complex 三重複合系, 三元複合系.
t. compound 三元性化合物.
t. electrolyte 三元電解質(3個のイオンからなる電解質).
t. system 三成分系(独立な成分の数が3である物質系).
ter·nate [tə́:nət, -neit] 三出の.
ter·nate·ly com·pound leaf [tə́:nətli kámpaund lí:f] 三出複葉.
Ter·ni·dens [tə́:nidənz] テルニデンス属(線虫の一属).
T. deminutus (アフリカ人の腸管に寄生した報告がある).
ter·ni·trate [tə̀:náitreit] 三硝酸塩, = trinitrate.
ter·ox·ide [təráksaid] 三酸化物, = trioxide.
ter·pene [tə́:pi:n] テルペン(主に植物中に存在する物質で $(C_5H_8)n$ の一般式で表される, イソプレン重合体とみなせる炭化水素およびその誘導体のこと. 炭素数により, モノテルペン, セスキテルペンなどに分類され, また, 含まれる環の数により, 単環式テルペン, 二環式テルペンなどに分類される).
t. alcohol テルペンアルコール(アルコール基をもつテルペン誘導体).
t. hydrochloride (塩化ボルニル), = bornyl chloride.
t. ketone テルペンケトン(ケトン基をもつテルペン誘導体).
ter·pen·ism [tə́:pənizəm] テルペン中毒(テルペンによる中毒で, 嘔吐, 痙攣頻拍, 意識障害などを示す).
ter·pe·noid [tə́:pənɔid] テルペン類似の.
ter·pe·nyl·ic ac·id [tə:pənílik ǽsid] テルペニル酸 [化] terpenolic acid.
terpeth mineral 黄色亜硫酸水銀.
ter·pin [tə́:pin] テルピン $C_{10}H_{18}(OH)_2$ (松脂油とアルコールとに硝酸を作用させて得られる).
t. hydrate 抱水テルピン [化] *p*-menthane-1,8-diol monohydrate $C_{10}H_{20}O_2 \cdot H_2O$ (松脂油とアルコールとに硝酸を作用させて得られる2価アルコールのテルペンチンショウノウで, シス型とトランス型とに区別される無色苦味の結晶. エリキシールとして去痰薬に用いられる), = terpini hydras.
t. hydrate and codeine elixir コデイン加抱水テルピンエリキシル(抱水テルピンエリキシル1,000mL中にコデイン2gを加えたもの).
t. hydrate elixir 抱水テルピンエリキシル(抱水テルピン, 甘橙皮チンキ, ベンツアルデヒド, グリセリン, アルコール, シロップを水で1,000mLとする), = elixir terpini hydratis.
ter·pi·nene [tə́:pini:n] テルピネン $C_{10}H_{16}$ (単環テルペンの一種で, 二重結合の位置を異にする異性体 α-, β-, γ-がある), = menthadiene, sylvestrene.
ter·pin·e·ol [tə:píniɔ:l] テルピネオール $(CH_3)_2C(OH)C_6H_8CH_3$ (抱水テルピンから得られる不飽和アルコールで, 多くの異性体があり, 香料として用いる).
ter·pi·nol [tə́:pinɔ:l] テルピノール $(C_{10}H_{16})_2H_2O$ (抱水テルピンを希硫酸で蒸留して得られる油状芳香性化合物で, 気管支病の治療または香水の製造に用いる).
ter·pin·o·lene [tə:pínəli:n] テルピノレン(最も不安定な単環テルペンで, 酸によりテルピネンに変わる).
ter·pol·y·mer [tə:pálimər] ターポリマー, 三量体〔医学〕(単量体3分子の重合体).
ter·ra [térə] 土, 陶土, = bolus, earth.
t. alba 白陶土, = bolus alba.
t. argillacea 陶土, = bolus alba.
t. cariosa トリポリ石, ケイ藻土.
t. catechu 阿仙薬, = gambir.
t. cotta 焼泥, 焼土(粘土を焼成して得られた多孔質の土器類の総称).
t. de Siena 赤陶土, = bolus rubra.
t. foliata 葉状土, = sodium acetate.
t. fullonica 漂布土.
t. japonica (日本に由来すると考えられた), = terra catechu.
t. lemnia レムノス島土, = bolus rubra.
t. merita きょうおう〔薑黄〕, = curcuma.
t. orellana オルリア黄, = anotto, terra urucu.
t. ponderosa 重土, = barium oxide, baryt.
t. salis amari 苦味塩土, = magnesia usta.
t. sigillata 封土(ヒポクラテス時代から用いられた

カオリンの別名).

t. silicicea calcinata praeparata 精製煆製ケイ土.

t. silicea purificata 精製ケイ藻土.

ter·rac·ing [térəsiŋ] ① テレス状縫合法(数列に行う縫合). ② 層状形成.

ter·rain cure [təréin kjúər] ① 地形療法 [医学], 地帯療法(無理のない規則正しい生活). ② 歩行治療, = Oertel method.

terrain treatment (地上で適当度の運動を行わせる心臓病の療法).

ter·ra·ri·um [tiréəriəm] 陸生飼育器.

Terrell meth·od [térəl méθəd] テレル法(狂犬病ワクチンの製法で, 感染したウサギ[家兎]の脊髄を無菌的に取り出し, 粉砕して2%石炭酸で滅菌する).

ter·res·tri·al [tiréstriəl] 地上の, 陸生の.

t. animal 陸生動物.

t. ellipsoid 地球楕円体.

t. magnetic line 地磁気線(地球磁場を決定する各要素の等しい値をもつ地球上の地点を重ねた線).

t. magnetism 地磁気, 地球磁気.

t. root 地上根.

t. stem 地上茎.

Terrien, Louis-Felix [tériən] テリエン(1837-1908, フランスの外科医).

T. marginal degeneration テリエン辺縁変性.

T. valve テリエン弁.

ter·ri·her·bo·sa [tèrihə:bóusə] 陸生草原.

Terrillon, Octave Roch [térilən] テリヨン(1844-1895, フランスの外科医).

T. operation テリヨン手術(弾力結紮による胞子嚢の切除).

territorial matrix 細胞領域, 領域床(軟骨細胞の周囲にあって好塩基性の部分).

ter·ri·to·ri·al·i·ty [tèritɔ:riǽliti] 領分防衛, 縄張り制.

ter·ri·to·ry [téritɔ:ri] 領分, 縄ばり [医学].

terror neurosis 驚愕神経症, = terror reaction.

terror reaction 驚愕反応, = terror neurosis.

ter·rors [térə:rz] 驚愕, 恐怖.

Terry, Theodore L. [téri] テリー(1899-1946, アメリカの眼科医).

T. syndrome テリー症候群(未熟[児]網膜症).

Terson, Albert [tə:rsɔ́:] テルソン(1867-1935, フランスの眼科医).

T. glands テルソン腺.

T. syndrome テルソン症候群(硝子体出血をみる疾患で, 頭蓋内出血に伴い生じる. shaken baby syndrome においても類似の眼底出血をきたす場合がある).

ter·sul·fide [tə:sʌ́lfaid] 三硫化物, = trisulfide.

tert tertiary 第三の略.

***tert*-amyl alcohol** 第三アミルアルコール ㊎ amylene hydrate $(CH_3)_2C(OH)CH_2CH_3$, = tertiary pentanol.

***tert*-amyl isovalerate** イソ吉草酸アミル $(CH_3)_2CHCH_2COOC_5H_{11}$ (鎮静薬, 香料).

***tert*-butyl** 第三ブチル基 ($(CH_3)_2C-$).

***tert*-butyl acetate** 酢酸第三ブチル $CH_3COOC(CH_3)_3$.

***tert*-butyl alcohol** 第三ブチルアルコール ㊎ trimethylcarbinol $(CH_3)_3COH$.

tertial follicle 三次[胞状]卵胞 [医学].

tertial villi 三次絨毛 [医学].

ter·tian [tə́:ʃən] 三日ごとの(すなわち第三, 第五, 第七日目などの).

t. fever 三日熱(*Plasmodium vivax* の感染症).

t. malaria 三日熱マラリア [医学], = tertian fever.

ter·ti·a·rism [tə́:ʃərizəm] 第三期梅毒症候.

ter·ti·ary [tə́:ʃəri] 三元の, 三次の, 三価の, 第三期の, 三級の.

t. adhesion 三次性癒着(創口が化膿した後空洞と瘢痕を残す治癒), = healing by third intention.

t. alcohol 第三級アルコール(ブチル, アミル, ヘキシルなど).

t. amine 第三アミン(アルキル3個をもつもの).

t. amputation 三次切断(炎症消失後の切断).

t. amyl alcohol 第三アミルアルコール, = amylene hydrate, *tert*-amyl alcohol.

t. circinate erythema 第三期環状紅斑(神経梅毒疹).

t. cortex 第三次性皮質.

t. dentition 第三生歯 [医学], = third dentition.

t. egg membrane 第三卵膜 [医学].

t. hyperparathyroidism 三次性上皮小体機能亢進[症] [医学].

t. immune response 三次免疫応答 [医学].

t. lesion 三次性病変(梅毒三期発現症).

t. membrane 三次膜.

t. parasite 三次寄生虫 [医学].

t. position of eye 第三眼位 [医学].

t. prevention 三次予防 [医学].

t. sequestrum 第三期腐骨(離解不全で固定しているもの).

t. spiral 三次ラセン.

t. stage 第三期 [医学], 分娩第三期 [医学].

t. structure 三次構造(タンパク質の).

t. syphilid(e) 第三期梅毒疹 [医学].

t. syphilis 第三期梅毒 [医学].

t. treatment 三次処理 [医学].

t. wall 三次膜.

ter·ti·grav·i·da [tə̀:tigrǽvidə] 三回経妊婦.

ter·tip·a·ra [tə:típərə] 三回経産婦 [医学].

Teschen dis·ease [téʃən dizí:z] テッシェン病 [医学](旧チェコスロバキアの Teschen において発見されたブタのウイルス性脳脊髄炎で, 脳底部の神経核と皮質に著明な多発性病変が起こり, ヒトの灰白炎と同様の麻痺が特徴である), = hog poliomyelitis, porcine virus encephalitis.

TESD total end-systolic diameter 全収縮末期径の略.

TESE testicular sperm extraction 精巣内精子採取術の略.

Tesla, Nikola [téslə] テスラ(1857-1943, クロアチア生まれのアメリカの電気工学者).

T. coil テスラ放電コイル(① 鉄心のない誘導コイル. ② テスラ変圧器).

T. current テスラ電流(テスラコイルで発した数十万ボルトの高圧交流であるが, その周波数が著しく高いため人体を通っても刺激にはならない).

T. transformer テスラ変圧器(変圧器の一次コイルを流れる電流の時間的変化を大きくする装置で, 二次コイルにきわめて大きい誘導を起こす), = Tesla coil.

tes·la (T) [téslə] テスラ(磁束密度の単位, 記号は T. $1T = 1Wb/m^2$).

tes·lai·za·tion [tèslaizéiʃən] テスラ電気療法(アメリカ在住の電気工学者 Nikola Tesla の考案による).

tes·sel·lat·ed [tésəleitid] モザイク状の, 碁盤目状の.

t. epithelium 鋪床上皮, = simple squamous epithelium.

t. fundus 紋理状眼底 [医学], 豹紋状眼底 [医学] (モザイク眼底).

tes·ser·al [tésərəl] ① 等軸の. ② 方域の.

t. harmonics 方域調和関数.

t. system 等軸晶系.
test [tést] ① 試験〔医学〕. ② 検査〔医学〕, 検定〔医学〕. ③ 化学反応.
t. battery テスト・バッテリー.
t. card 視力検査表〔図〕.
t. chart 検査記録〔医学〕.
t. chart for color blindness 色盲検査表〔医学〕.
t. chart illumination equipment 視力表照明装置〔医学〕.
t. chart illuminator 視力表照明装置〔医学〕.
t. chart projector 視力表投影器〔医学〕.
t. cross 検定交雑〔医学〕.
t. dose 試験量〔医学〕.
t. dosing 試験投与〔医学〕.
t. drum 試力器〔医学〕.
t. for Bial pentose in urine バイアルペントース(五炭糖)尿試験.
t. for glucose in urine 尿糖検査.
t. for tubal patency 卵管疎通性検査法〔医学〕.
t. furnace 試験炉〔医学〕.
t. glass 試験用ガラス.
t. injection 試験接種.
t. kiln 試験炉〔医学〕.
t. letters 視力表, = test types.
t. line 試験線(大腿骨頸の短縮を示す線).
t. liquid 検液〔医学〕.
t. meal 試験食.
t. object ① 試験物(顕微鏡の拡大力を検査するための微小物). ② 視標(視野の検査に用いる).
t. of adjustment 適応性検査〔医学〕.
t. of blood circulation 血液循環試験〔医学〕.
t. of compression nystagmus 圧迫眼振検査〔医学〕.
t. of criminal responsibility 犯罪責任能力検査.
t. of goodness of fit 適合度検定〔医学〕.
t. of keton bodies ケトン体検査法.
t. of labor 試験分娩〔医学〕.
t. of motor function 運動機能検査〔医学〕.
t. of pregnancy 妊娠反応〔医学〕.
t. of significance 有意性検定〔医学〕.
t. of taste 味覚検査〔医学〕.
t. paper 試験紙〔医学〕.
t. piece 試験片〔医学〕.
t. result 検査成績〔医学〕.
t.-retest reliability 試験・再試験信頼度.
t. serum 試験用血清〔医学〕.
t. shock 試験刺激〔医学〕.
t. skein 色盲検査用束糸(異なった色の糸束で, Holmgren 法による色盲の検査に用いるもの).
t. solution 試料〔溶〕液〔医学〕, 試験液, 被検液.
t. substance 試験物質〔医学〕.
t. toxin 試験毒素〔医学〕.
t. tube 試験管〔医学〕.
t. tube baby 試験管受精児〔医学〕, 試験管ベイビー(体外で受精させた卵子を子宮内にかえし, これより生まれた子供).
t. tube clamp 試験管はさみ(挟み)〔医学〕.
t. tube stand 試験管立て〔医学〕.
t. type 検視力表, 視力表(いろいろの大きさの字を並べて, 被験者の中心視力を検査する図表で, Jaeger 表は近視を試験し, Snellen 表は最も普通に用いられている).
tes·ta [téstə] 殻, カキ殻, 種皮(植物の). 形 testaceous.
t. dorsalis 背甲(カメの), = carapax.
t. ovi 卵殻.
t. praeparata 精製カキ殻粉.
t. ventralis 腹甲(カメの), = glastron.
tes·ta·bil·i·ty [testəbíliti] 検査可能性, 試験可能性.
tes·tal·gia [testǽlʤiə] 精巣(睾丸)痛〔医学〕.
tes·ta·men·tary [testəméntəri] 遺言による.
t. capacity 遺言能力(法医学における)〔医学〕.
tes·ta·tor [testéitər, téstə–] 遺言状作成者(男性).
tes·ta·trix [testéitriks] 遺言状作成者(女性).
tes·tec·to·my [testéktəmi] 精巣(睾丸)切除, 去勢, = castration.
test·er [téstər] 試験機.
tes·tes [tésti:z] ① 精巣(睾丸)(testis の複数). ② 後四丘体(丁丘のこと), = postgeminum.
tes·ti·bra·chi·um [tèstibréikiəm] 小脳上脚, = prepeduncle. 形 testibrachial.
tes·ti·cle [téstikl] 精巣(睾丸)〔医学〕, = testis. 形 testicular.
tes·ti·coid [téstikɔid] 男性ホルモン族.
tes·ti·cond [téstikɑnd] 潜伏精巣(睾丸)をもつ.
tes·tic·o·ste·roid [tèstikəstérɔid, –stíər–] テスチコステロイド, = testosterone.
tes·tic·u·lar [testíkjulər] 精巣〔の〕, 睾丸〔の〕.
t. agenesis 精巣(睾丸)無発生〔医学〕.
t. aplasia 精巣(睾丸)無形成〔医学〕.
t. artery (♂) [TA] 精巣動脈, = arteria testicularis (♂) [L/TA].
t. atrophy 精巣(睾丸)萎縮〔症〕〔医学〕.
t. biopsy 精巣(睾丸)生検〔医学〕.
t. cancer 精巣(睾丸)癌〔医学〕.
t. compression reflex 精巣圧迫反射(精巣に圧迫を加えると腹壁筋の攣縮を起こす), = Kocher reflex.
t. determining factor 精巣決定因子〔医学〕.
t. disease 精巣疾患〔医学〕.
t. duct 精巣管(精管).
t. dysfunction 精巣(睾丸)機能障害〔医学〕.
t. dysgenesis syndrome 精巣(睾丸)形成異常症候群〔医学〕.
t. feminization 精巣性女性化症(アンドロゲン抵抗性症候群の一亜型. テストステロンに不応性を生じ, 外陰部, 第二次性徴が女性型を呈する).
t. feminization syndrome 精巣性女性化症候群〔医学〕(男性偽半陰陽. 精巣を有するが外観は女性. X 染色体連鎖劣性遺伝).
t. follicle 精濾胞.
t. hormone 精巣(睾丸)ホルモン〔医学〕.
t. hydrocele 精巣(睾丸)水瘤〔医学〕.
t. hypoplasia 精巣(睾丸)発育不全〔医学〕.
t. implant 人工精巣(睾丸).
t. insufficiency 精巣(睾丸)機能不全〔症〕〔医学〕.
t. lobe 精巣小葉, = lobuli testis.
t. neoplasm 精巣(睾丸)新生物〔医学〕.
t. plexus (♂) [TA] 精巣動脈神経叢, = plexus testicularis (♂) [L/TA].
t. sperm extraction (TESE) 精巣内精子採取術.
t. torsion 睾丸捻転症〔医学〕, 精巣捻転〔症〕〔医学〕(好発は思春期, 新生児期. 停留精巣に発生しやすい. 精巣回転, 精巣軸捻ともいう).
t. tumor 精巣(睾丸)腫瘍〔医学〕.
t. veins 精巣静脈.
tes·tic·u·la·ris [tèstikjuléəris] 精巣(睾丸)の, = testicular.
tes·tic·u·lo·ma [tèstikjulóumə] 精巣腫.
t. ovarii 〔卵巣〕男性胚〔細胞〕腫, = arrhenoblastoma.
tes·tic·u·lus [testíkjuləs] 精巣, 睾丸.
test·ing [téstiŋ] 検査.
t. for leakage 漏れ試験〔医学〕.
t. for sterility 無菌試験(テスト)〔医学〕.
t. hypothesis 仮説の検定〔医学〕.

T

t. method for drinking water 飲料水試験法.

tes·tis [téstis] [L/TA] ① 精巣, = orchis [TA], testis [TA]. ② 睾丸（⑴陰嚢に存在する男性生殖腺で精子を産生する. ⑵四丘体下丘の一つ). 複 testes.

t. cerebri 四丘体下丘.

t. cords 精巣索.

t. determining factor 精巣（睾丸）決定因子［医学］（性決定因子), = sex determining factor.

t. determining genes 精巣（睾丸）決定遺伝子群.

t. differentiating factor 精巣分化因子［医学］.

t. disorder 精巣（睾丸）障害［医学］.

t. foemineus 卵巣, = ovary, testis muliebris.

t. graft 精巣移植, 睾丸移植.

t. hormone 精巣ホルモン, = testicular hormone.

t. neoplasm 精巣（睾丸）新生物［医学］.

t. redux 還納性精巣（睾丸）（陰嚢の上方へ移動するもの).

t. surgery 精巣（睾丸）外科学［医学］.

tes·ti·tis [testáitis] 精巣（睾丸）炎, = orchitis.

Testivin sign [téstivin sáin] テスチヴィン徴候（伝染病の潜伏期において尿表面に薄膜が発生する現象).

tes·toid [téstɔid] ① 精巣ホルモン. ② 痕跡精巣（睾丸）（半陰陽の場合のような).

tes·to·lac·tone [tèstəlǽktoun] テストラクトン（男性ホルモン様物質).

tes·top·a·thy [testápəθi] 精巣（睾丸）病.

tes·tos·ter·one [testástəroun] テストステロン 化 3-keto-17-hydroxy-Δ^4-androstene (Δ^4-androstene-17(α)-ol-3-one) $C_{19}H_{28}O_2$ (Laqueur らが1935年にウシの精巣から抽出した男性ホルモンで, 現在ではコレステリンからデヒドロイソアンドロステロンを経て合成される), = androlin.

t. cyclopentylpropionate サイクロペンチルプロピオン酸テストステロン 化 Δ^4-androstene-17(α)-ol-3-one(2-cyclopentyl)-propionate（筋肉内注射剤).

t. enanthate テストステロンエナント酸エステル 化 3-oxoandrost-4-en-17β-yl heptanoate $C_{26}H_{40}O_3$: 400.59（エナント酸テストステロン. アンドロスタン系合成男性ホルモン).

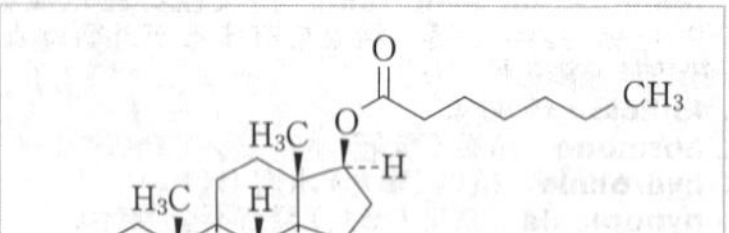

t. propionate テストステロンプロピオン酸エステル 化 3-oxoandrost-4-en-17β-yl propionate $C_{22}H_{32}O_3$: 344.49（プロピオン酸テストステロン, 合成男性ホルモン).

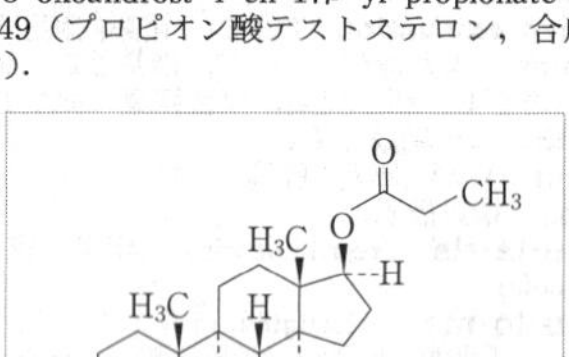

tes·to·tox·i·co·sis [tèstoutɑ̀ksikóusis] 精巣中毒症.

tes·to·va·ric [tèstəvéərik] 精巣（睾丸）卵巣型の（半陰陽についていう), = testovarian.

tes·to·vum [testóuvəm] 精巣（睾丸）卵子（半陰陽の場合についていう).

tes·tu·do [testjú:dou] 亀甲帯［医学］.

tet·a·nal [tétənəl] 破傷風のような, 破傷風による, = tetanic.

te·ta·nia [titéiniə] テタニー, = tetany.

t. gastrica 胃テタニー（胃拡張にみられる).

t. gravidarum 妊婦テタニー.

t. larvata 仮面性テタニー（著明な四肢のテタニー体位を現さずに痙攣のみが起こる状態).

t. parathyreopriva 上皮小体欠損性テタニー.

t. strumipriva 甲状腺切除性テタニー.

te·tan·ic [titǽnik] ① テタヌス〔性〕の, 強直〔性〕の. ② 強直薬. ③ 破傷風様［医学］, 破傷風性［医学］.

t. contraction 強縮性収縮［医学］, テタニー性収縮［医学］, テタニー性攣縮.

t. convulsion 強縮性痙攣［医学］.

t. cramp 強直〔性〕痙攣［医学］, テタニー様痙攣.

t. face 破傷風顔ぼう（貌)［医学］.

t. pains 痙攣陣痛［医学］.

t. spasm テタニー性攣縮, 強縮攣縮.

t. stimulation 強縮刺激［医学］.

te·tan·i·form [titǽnifɔ:m] テタニー状の.

tet·a·nig·e·nous [tètənídʒənəs] テタニー（破傷風）発生の.

tet·a·nil·la [tètəníla] ① テタニラ（精神異常を起こし, 強直を伴わない状態). ② 多発性筋間代痙攣, = paramyoclonus multiplex.

tet·a·nine [tétəni:n] テタニン $C_{13}H_{30}N_2O_4$（破傷風菌から得られる有毒プトマインで, 麻痺, 強直性痙攣, 死を誘発する), = tetanotoxin.

tet·a·nism [tétənizəm] テタニー症候, 強縮症（乳児にみられる破傷風様強縮を特徴とする症候で, テタヌス菌以外の細菌感染による).

tet·a·ni·za·tion [tètənizéiʃən] 強縮誘発.

tet·a·nize [tétənaiz] 強縮させる.

tet·a·no·can·na·bin [tètənəkǽnəbin] テタノカンナビン（タイマ〔大麻〕に存する有毒物質で, 作用はストリキニンに類似する).

tet·a·node [tétənoud] テタノード（テタニーにおける非興奮期).

tet·a·noid [tétənɔid] ① 破傷風様の. ② テタニー様の.

t. chorea テタヌス様舞踏病.

t. epilepsy テタニー状てんかん, = tonic e..

t. fever テタニー様熱病（脳脊髄膜炎).

tet·a·nol·y·sin [tètənálisin] テタノリジン（破傷風菌が産生する溶血毒).

tet·a·nom·e·ter [tètənámitər] テタノメーター（筋間代（クローヌス）を測定する器械).

tet·a·no·mo·tor [tètənəmóutər] テタノモートル（連続刺激により筋強直を起こさせる装置. Heidenhain).

tet·a·no·phil [tétənəfil] 破傷風毒素親和性の, = tetanophilic.

tet·a·no·pho·bia [tètənoufóubiə] 破傷風恐怖〔症〕.

tet·a·no·spas·min [tètənəspǽzmin] テタノスパスミン（破傷風菌が産生する神経毒).

tet·a·no·tox·ine [tètənətáksin] テタノトキシン $C_5H_{11}N$（破傷風菌から得られる毒性プトマイン).

tet·a·nus [tétənəs] ① 破傷風（破傷風菌による疾患で, 筋の強直, 開口障害（牙関緊急), 後弓反張をきたす. 毒素 tetanospasmin により起こる). ② 強縮［医学］（筋の持続的強直).

t. and gas gangrene antitoxin 破傷風・ガス壊疽抗毒素.

t. anticus 前方反張性破傷風, = emprosthotonos.

t. antitoxin 破傷風抗毒素［医学］（破傷風菌の産生

するテタヌス毒素に反応する抗毒素をいう).

t. antitoxin unit 破傷風抗毒素単位.

t. bacillus 破傷風菌, = *Clostridium tetani*.

t. classicus 典型的破傷風(四肢破傷風).

t. dorsalis 後方反張性破傷風, = opisthotonus, tetanus posticus.

t. immune globulin (human) 破傷風免疫グロブリン(破傷風に対する受動免疫に用いる.破傷風トキソイドで免疫された成人血漿由来のグロブリン分画).

t. immunoglobulin 破傷風免疫グロブリン(破傷風トキソイドに対する免疫を有する個体から得たグロブリン).

t. infantum 乳児破傷風, = tetanus neonatorum.

t. inoculation 破傷風予防注射 [医学].

t. lateralis 側方反張性破傷風.

t. neonatorum 新生児破傷風 [医学].

t. of newborn 新生児破傷風 [医学].

t. of uterus 子宮強直 [医学].

t. paradoxus 奇異性破傷風(牙関緊急と脳神経の麻痺とが合併したもの).

t. posticus 後方反張性破傷風, = opisthotonus.

t. toxin 破傷風毒素 [医学] (破傷風菌が産生する細菌外毒素).

t. toxoid 破傷風トキソイド [医学] (破傷風毒素をホルマリンで処理し,その抗原性を損わないように弱毒化したトキソイド.破傷風予防に用いられる).

t. vaccine 破傷風ワクチン.

tet·a·ny [tétəni] テタニー,強縮症(手首足首の著明な屈曲で,筋振戦,痙攣および喘鳴の症状が併存する症候群で,鉱物質代謝の異常,特に血清カルシウムの減少をきたし,ビタミンDの欠乏,上皮小体の機能低下,およびアルカローシスにみられる).

t. cataract テタニー性白内障.

t. of newborn 新生児テタニー [医学].

tet·ar·ta·he·mo·phil·ia [tìtɑ:təhì:məfíliə] 第四血友病, = tetartohemophilia.

tet·ar·ta·no·pia [tìtɑ:tənóupiə] 四分の一半盲, = tetartanopsia.

tet·ar·ta·nop·sia [tìtɑ:tənápsiə] 四分の一半盲(各視野の相対四分の一における視野欠損), = quadrantic hemianopsia.

tet·ar·to·cone [titá:təkoun] 上顎前臼歯の後内側咬頭.

tet·ar·to·co·noid [tìtɑ:toukóunɔid] 下顎前臼歯の後内側咬頭.

tet·ar·to·ed·ry [tìtɑ:tóuədri] 四半面像.

tet·ar·to·he·dric [tìtɑ:touhí:drik] 四分の一面の,四半面の(結晶学の用語).

t. form 四半面像.

t. surface 四分の一完面.

tet·ar·to·he·dron [tìtɑ:touhí:drən] 四半面像, = tetartohedry. ↔ holohedry.

tet·ar·to·he·mo·phil·ia [tìtɑ:touhì:məfíliə] 第四血友病(血液中の血漿第四因子 PTF-D の欠損により臨床上血友病と同一の症状を呈する遺伝性血液病), = hemophilia D.

teth·e·lin [téθəlin] テセリン(下垂体前葉から得られる水溶性リン脂体で,水解してイノシット inosite を生じ,それが成長を助長して寿命を延長させる(T. Brailford Robertson)).

tethered cord 繋(係)留脊髄 [医学].

tethered cord syndrome 脊髄繋(係)留症候群,繋(係)留脊髄症候群, = tethered spinal cord.

tethered spinal cord 繋(係)留脊髄(脊髄が正常より尾側にあり,成長・生活上の身体活動に伴い,脊髄が牽引されたり,捩れたりして脊髄の神経機能障害を呈する).

tethering effect 繋(係)留効果,つなぎ留め効果.

tet·mil [tə́:tmil] 10ミリメートル.

tetra– [tetrə] 四の意味を表す接頭語.

tet·ra–al·kyl tin [tétrə ǽlkil tín] テトラアルキルスズ(四価スズのアルキル誘導体で,テトラメチルスズ $Sn(CH_3)_4$, テトラエチルスズ $Sn(C_2H_5)_4$ など).

tet·ra–al·kyl–am·mo·ni·um hy·drox·ide [tétrə ǽlkil əmóuniəm haidráksaid] 水酸化テトラアルキルアンモニウム(第四アンモニウム塩基のうち,アンモニウムの水素を全部アルキル基で置換したもの).

tet·ra–al·lyl–am·mo·ni·um al·um [tétrə ǽlil əmóuniəm ǽləm] テトラアリルアンモニウムミョウバン $N(C_3H_5)_4Al_2(SO_4)_3 \cdot 12H_2O$ (ミョウバンの一種で,尿酸の溶媒).

tet·ra–am·y·lose [tétrə ǽmilous] テトラアミロース $[(C_6H_{10}O_6)_2]_2$ (デキストリンから得る無水化合物で,ジアミロースの二重合体).

tet·ra·ba·sic [tètrəbéisik] 四塩基性の.

tet·ra·blas·tic [tètrəblǽstik] 四胚葉の.

tet·ra·bor·ane [tètrəbɔ́:rein] テトラボラン B_4H_{10} (悪臭無色液体で,不安定性のため徐々に分解してほかのホウ化水素となる), = dihydrotetraborane.

tet·ra·bo·ric ac·id [tètrəbɔ́:rik ǽsid] テトラホウ酸, = pyroboric acid.

tet·ra·bra·chi·us [tètrəbréikiəs] 四腕奇形.

tet·ra·bro·mo–ace·tyl·ene [tètrəbróumou əsétili:n] テトラブロモアセチレン, = acetylene tetrabromide.

tet·ra·bro·mo·eth·ane [tètrəbròumouéθein] 四臭化アセチレン $CHBr_2–CHBr_2$ (臭素中にアセチレンガスを通して得られる無色液体), = acetylene tetrabromide, Muthmann liquid.

tet·ra·bro·mo·flu·o·res·ce·in [tètrəbròumouflu:ərési:n] テトラブロモフルオレセイン, = eosin(e) yellowish.

tet·ra·bro·mo·phe·nol·phthal·ein [tètrəbròumoufì:nɔ:l(f)θǽli:n] テトラブロモフェノールフタレイン $C_{20}H_{10}Br_4O_4$ (酸性では無色,アルカリ性では紫色となる指示薬).

tet·ra·bro·mo·phthal·ein so·di·um [tètrəbròumou(f)θǽli:n sóudiəm] テトラブロモフタレインナトリウム(テトラブロモフェノールフタレインのナトリウム塩で,胆嚢造影剤).

tet·ra·brom–phe·nol–sul·fon–phthal·ein [tétrəbroum fí:noul sʌ́lfən θǽli:n] テトラブロムフェノールスルホンフタレイン, = bromphenol blue.

tetracaine hydrochloride テトラカイン塩酸塩 ㊗ 2-(dimethylamino)ethyl 4-(butylamino)benzoate monohydrochloride $C_{15}H_{24}N_2O_2 \cdot HCl$: 300.83 (塩酸テトラカイン.エステル(ブチルアミノ安息香酸)系局所麻酔薬.感覚・求心神経線維の Na^+ チャンネルを遮断し,活動電位の伝導を抑制することにより麻酔作用を発現する.速やかにかつ長時間局所麻酔作用が持続する).

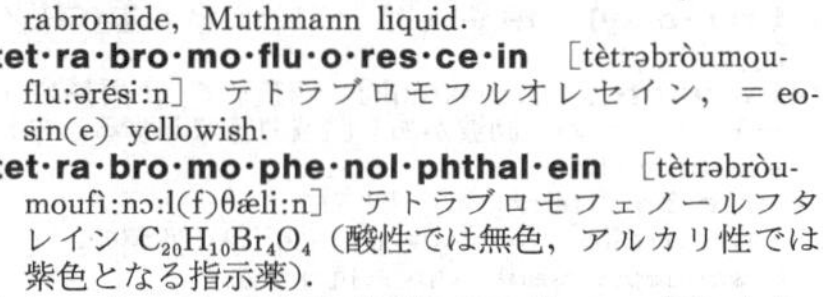

tet·rac·e·tate [tetrǽsiteit] 四酢酸塩.

tet·ra·chi·rus [tètrəkáirəs] 四手奇形.

tet·ra·chlor·eth·ane [tètrəklɔ:réθein] 四塩化アセチレン ㊗ acetylene tetrachloride $CHCl_2 \cdot CHCl_2$, = bonoform, cellon.

tet·ra·chlor·eth·y·lene [tètrəklɔ:réθili:n] 四塩化

エチレン，= tetrachloroethylene.

tet·ra·chlo·ric ac·id [tètrəklɔ́:rik ǽsid] (過塩素酸)，= perchloric acid.

tet·ra·chlo·ride [tètrəklɔ́:raid] 四塩化物.

tet·ra·chlo·ro·ben·zo·qui·none [tètrəklɔ̀:rəbènzoukwinóun] テトラクロルベンゾキノン，= chloranil.

tet·ra·chlo·ro·eth·y·lene [tètrəklɔ̀:rouéθili:n] 四塩化エチレン ㊗ ethylene tetrachloride $Cl_2C{=}CCl_2$ (不飽和炭化水素のハロゲン置換体で，駆虫薬として用いられる)，= perchlorethylene, tetrachlorethylene.

tet·ra·chlo·ro·meth·ane [tètrəklɔ̀:rəméθein] テトラクロロメタン，= carbon tetrachloride.

tet·ra·chlo·ro·qui·none [tètrəklɔ̀:roukwinóun] テトラクロロキノン(植物または皮膚病に用いる殺菌薬)，= chloranil.

tet·ra·chlor·phen·ox·ide [tètrəklɔ:finɑ́ksaid] テトラクロルフェノキシド(木材の防腐剤で，職人の皮膚病の原因になる).

tet·ra·chrome stain [tétrəkroum stéin] (エオジン，メチレンアズールA，メチレンブルー，メチレンバイオレットをメチルアルコールに溶かした血液染色液．McNeal).

tet·ra·chro·mic [tètrəkróumik] 四色視の(四色のみを分別し得ること).

tet·rac·id [tétræsid] 四酸基の(置換し得られる水素4原子の).

tet·ra·con·tyl [tètrəkɑ́ntil] テトラコンチル基($CH_3(CH_2)_{38}CH_2$–).

tet·ra·co·san·ic ac·id [tètrəkəsǽnik ǽsid] テトラコサン酸$C_{24}H_{48}O_2$ (フレノシンから誘導される酸).

tet·rac·o·syl [tetrǽkəsil] テトラコシル基($CH_3(CH_2)_{22}CH_2$–).

tet·ra·crot·ic [tètrəkrɑ́tik] 四重脈の(1周期に主峰を含む4つの上向波がある脈波曲線に関するもの)，= catatricrotic.

tet·rac·tin [tetrǽktin] 四方体.

tet·ra·cy·clic [tètrəsáiklik] 四円の，四環の.

t. antidepressant 四環系抗うつ薬.

t. coordinates 四円座標.

t. steroid nucleus 四環性ステロイド核.

tet·ra·cy·cline [tètrəsáikli:n] テトラサイクリン ㊗ 4-dimethylamino-octahydro-pentahydroxy-5-ethyl-1,11-oxo-2-naphthacene carboxamide (広範囲抗生物質で，オーレオマイシン，テラマイシンなどの基礎的四環式化合物).

t. hydrochloride テトラサイクリン塩酸塩 $C_{22}H_{24}N_2O_8 \cdot HCl$：480.90 (塩酸テトラサイクリン．テトラサイクリン系抗生物質．細菌の70S リボソームに結合して細菌のタンパク質合成を阻害する．グラム陽性・陰性菌．レプトスピラ，リケッチア，マイコプラズマ，クラミジアに強く作用し，放線菌，抗酸菌にも抗菌作用を示すが，真菌には作用しない).

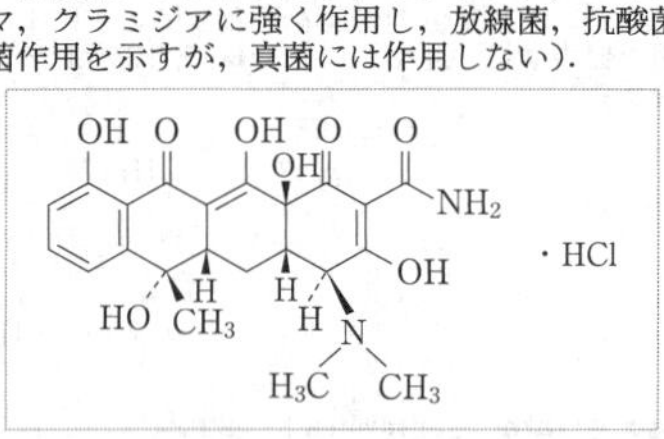

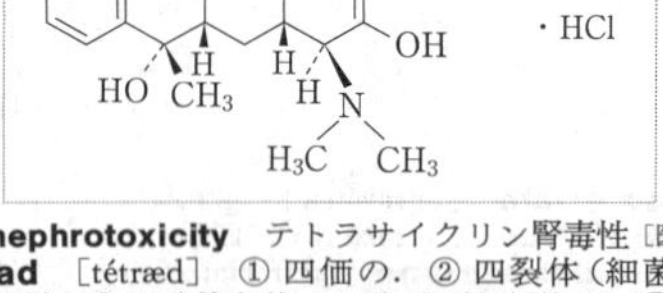

t. nephrotoxicity テトラサイクリン腎毒性 [医学].

tet·rad [tétræd] ① 四価の．② 四裂体(細菌の)．③ 四徴．④ 四分染色体，四分子(核分裂の)．㊒ tetradic.

t. analysis 四分子分析 [医学] (減数分裂の結果生じた4個の性原細胞(四分子)を用いて行う遺伝解析).

t. nucleus 四分子核.

tet·ra·dac·tyl·ia [tètrədæktíliə] 四指症.

tet·ra·dac·ty·lous [tètrədǽktiləs] 四指の.

tet·ra·dac·ty·ly [tètrədǽktili] 四肢症.

tet·ra·dec·a·meth·yl·cy·clo·hep·ta·si·lox·ane [tètrədèkəmèθilsàiklouhèptəsilɑ́ksein] テトラデカメチルシクロヘプタシロキサン(dimethyldichlorosilane の水解産物で油状液体).

tet·ra·dec·ane [tètrədékein] テトラデカン $CH_3(CH_2)_{12}CH_3$.

tet·ra·dec·a·no·yl [tètrədékənɔil] テトラデカノイル基($CH_3(CH_2)_{12}CO$–).

12-*O*-tetradecanoylphorbol 13-acetate (TPA) 12-*O*-テトラデカノイルホルボール13-アセテート.

tet·ra·de·con·ic ac·id [tètrədikɑ́nik ǽsid] テトラデコン酸(牛乳に少量含有されている酸).

tet·rad·e·cyl [tetrǽdisil] テトラデシル基.

t. *p*-bromobenzosulfonate テトラデシル *p*-ブロモベンゾスルホネート $BrC_6H_4SO_3CH_2(CH_2)_{12}CH_3$.

t. *p*-toluenesulfonate テトラデシル *p*-トルエンスルホネート $CH_3C_6H_4SO_3CH_2(CH_2)_{12}CH_3$.

tet·rad·ic [tetrǽdik] 四つ組の.

tet·ra·dont [tétrədɑnt] 四顎類.

tet·ra·dy·na·mous [tetrədáinəməs] 四長性の.

t. stamens 四長雄ずい(蕊)(6本の雄蕊中4本が長く2本が短いもの).

tet·ra·e·no·ate [tètraí:nəeit] アラキドン酸エチル $CH_3(CH_2)_4(CH{=}CH{=}CH_2)_4(CH_2)_2COOH_2H_5$，= ethyl arachidonate.

tet·ra·e·ryth·rin [tètrəiríθrin] テトラエリトリン，= crustaceorubin.

tet·ra·eth·yl [tètrəéθil] 四エチル基($(C_2H_5)_4$–).

t. lead テトラエチル鉛 $Pb(C_2H_5)_4$ (内燃モートルに用いるアンチック薬で，ガソリンに10,000分の1程度混ぜる．強力な毒薬で，精製工場において犠牲者を出したので，俗に looney gas とも呼ばれている)，= ethyl gas.

t. lead poisoning 四エチル鉛中毒 [医学].

t. pyrophosphate (TEPP) 焦性リン酸テトラエチル(無色の液体で強力なコリンエステラーゼ抑制作用を示し，筋無力症，緑内障の治療に用いられ，アブラムシの駆除にも利用される).

t. tin テトラエチルスズ $(C_2H_5)_4Sn$.

tet·ra·eth·yl·am·mo·ni·um (TEA) [tètrəèθiləmóuniəm] テトラエチルアンモニウム塩(1価基陽イオン $(C_2H_5)_4N^+$–$(X)^-$ 塩化物または臭化物として筋注または静注により自律神経系の可逆性遮断を起こすので，血管神経性疾患，特に高血圧の診断および治療に用いられる)，= etamon.

t. bromide (TEAB) 臭化テトラエチルアンモニウム $(C_2H_5)_4N^+$–$(Br)^-$，= tetramon bromid.

t. chloride (TEAC) 塩化テトラエチルアンモニウム $(C_2H_5)_4N^+$–$(Cl)^-$，= etamon chloride.

t. hydroxide 水酸化テトラエチルアンモニウム $(C_2H_5)_4N^+$–$(OH)^-$.

tet·ra·eth·yl·si·lane [tètrəèθilsáilein] テトラエチルシラン $(C_2H_5)_4Si$，= silicononane.

tet·ra·eth·yl·thi·u·ram di·sul·fide (TTD) [tètrəèθilθáijuræm daisʌ́lfaid] 二硫化テトラエチルチウラム $[(C_2H_5)_2NCS{-}S]_2$ (淡黄色苦味結晶物で，スミレの香を放ち，アルコールに対して過敏性を起こさせるため，アルコール中毒の治療に用いられる)，= abstinyl, antabuse, aversan, disuffiram, teca.

tet·ra·ga·lac·tu·ron·ic acid [tètrəgəlæktʃu:rɑ́nik ǽsid] テトラガラクツロン酸(環状の低分子化合物).

tet·ra·gas·trin [tètrəgǽstrin] テトラガストリン(ガストリンのC末端のペプチドでガストリンと同様の生物活性を示す).
tet·ra·ge·na [tètrəʤí:nə] 四連球菌.
tet·ra·gen·ic [tètrəʤénik] 四連球菌により発生する.
tet·rag·e·nous [tetrǽʤənəs] 四連菌の [医学], 四裂の(四連菌発生の細菌についていう).
tet·ra·gon [tétrəgɑn] ① 四辺形. ② 四角形. ③ 正方晶系, = tetragonum.
tet·rag·o·nal [tetrǽgənəl] 四角の, 四面の(正方の).
t. prism 正方柱(正方晶系の主軸に平行した4〜8面からなる開形).
t. system 正方晶系 [医学] (結晶), = dimetric system, pyramidal quadratic system.
Tet·ra·go·nia ex·pan·sa [tètrəgóuniə ikspǽnsə] ツルナ(海浜に自生するツルナ科の多肉性多年草).
tet·ra·go·num [tètrəgóunəm] ① 正方形, 四角形. ② 正方晶系. 形 tetragonal.
t. lumbale 腰部四角(上辺は下後鋸筋, 下辺は内腹斜筋, 内辺は仙棘筋, 外辺は外腹斜筋に囲まれた四角).
tet·ra·go·nus [tètrəgóunəs] 広頸筋, = platysma muscle.
tet·ra·he·drite [tètrəhí:drait] 黝銅鉱ゆうどうこう, 四面銅鉱 Cu_3SbS_3.
tet·ra·hy·dric [tètrəháidrik] 四水素性の(4個の置換し得る水素を含む酸またはアルコールについていう).
tet·ra·hy·dro·ben·zene [tètrəhàidroubénzi:n] テトラヒドロベンゼン, = cyclohexane.
tet·ra·hy·dro·ber·ber·in [tètrəhàidroubə́:bərin] テトラヒドロベルベリン $C_{20}H_{21}NO_4$ (ヒドラスチス根の一成分), = kanadin.
tet·ra·hy·dro-be·ta-naph·thyl·a·mine [tètrəháidrou béitə nӕfθíləmin] テトラヒドロベータナフチルアミン $C_{10}H_{11}NH_2$ (皮下注射による発熱薬), = thermin.
tetrahydrobiopterin deficiency テトラヒドロビオプテリン欠乏症 [医学].
tet·ra·hy·dro·can·nab·i·nol [tètrəhàidroukənǽbinɔ:l] テトラヒドロカナビノール(カンナビスに類似の物質).
tet·ra·hy·dro·fo·late de·hy·dro·gen·ase [tètrəhàidroufóuleit di(:)háidrəʤəneis] テトラヒドロ葉酸デヒドロゲナーゼ(ジヒドロ葉酸レダクターゼ. 7,8-ジヒドロ葉酸がNADPHを電子供与体として5,6,7,8-テトラヒドロ葉酸に還元される反応に関与する酵素).
tet·ra·hy·dro·fo·lic ac·id (THFA) [tètrəhàidrəfóulik ǽsid] テトラヒドロ葉酸(補酵素の一つ).
tet·ra·hy·dro·fu·ran [tètrəhàidroufjú:rən] テトラヒドロフラン $(CH_2)_4O$ (脂肪の溶媒), = tetramethylene oxide.
tet·ra·hy·dro·naph·az·o·line [tètrəhàidrounəfǽzəlin] テトラヒドロナファゾリン, = tetrahydrozoline.
tet·ra·hy·dro·naph·tha·lene [tètrəhàidrənǽfθəli:n] テトラヒドロナフタレン, = tetralin.
tet·ra·hy·dro·pal·ma·tine [tètrəhàidrəpǽlməti:n] テトラヒドロパルマチン $C_{21}H_{25}NO_4$ (エンゴサク属 *Corydalis* 植物に存在するアルカロイド).
tet·ra·hy·dro·phe·no·bar·bi·tal [tètrəhàidrəfi:noubɑ́:bitəl] テトラヒドロフェノバルビタール, = cyclobarbital, ethylhexabital.
tet·ra·hy·dro·pyr·role [tètrəhàidrəpíroul] テトラヒドロピロール, = pyrrolidine.
tet·ra·hy·dro·quin·an·i·sol [tètrəhàidrəkwinǽnisɔ:l] テトラヒドロキナニソル, = thalline.
tet·ra·hy·dro·quin·o·line [tètrəhàidrəkwínəli:n] テトラヒドロキノリン(キノリンの還元生成物).
tet·ra·hy·droz·o·line hy·dro·chlo·ride [tètrəhaidrɑ́zəli:n hàidrouklɔ́:raid] テトラヒドロゾリン塩酸塩(塩酸ナファゾリンに類似の交感神経興奮薬で, 鼻腔粘膜に局所的に用いると血管収縮を起こす).
Tet·ra·hy·me·na [tètrəháiminə] テトラヒメナ属(繊毛虫の一属).
T. pyriformis (淡水産, 培養が容易で, 生化学分野の研究に用いられる).
tet·ra·i·o·dine en·ne·a·ox·ide [tètrəáiədi:n ì:niəɑ́ksaid] 九酸化四ヨウ素 I_4O_9 (ヨウ素酸ヨウ素 $I(IO_3)_3$ と考えられる).
tet·ra·i·o·do·eth·yl·ene [tètrəàiədoueθili:n] テトラヨードエチレン, = diiodoform.
tet·ra·i·o·do·phe·nol·phthal·ein [tètrəàiədoufi:nɔ:lθǽli:n] 溶性ヨードフェノールフタレイン $C_6H_4COOC(C_6H_2I_2OH)_2$ (胆嚢の造影剤, および腸チフス保菌者に対する抗チフス菌薬として用いられる).
tet·ra·i·o·do·phthal·ein so·di·um [tètrəaiòudəθǽli:n sóudiəm] テトラヨードフタレインソジウム $NaOOCC_6H_4C{=}C_6H_2I_2OC_6I_2ONa$ (グラハム試験に用いる胆嚢造影剤).
tet·ra·i·o·do·pyr·role [tètrəaiòudəpíroul] テトラヨードピロール, = iodole.
tet·ra·i·o·do·thy·ro·nine [tètrəaiòudouθáirəni:n] テトラヨードサイロニン, = thyroxine, T4.
tet·ra·lin [tétrəlin] テトラリン 化 tetrahydronaphthalene (ナフタリンに4個のHを添加した化合物で, さらに6個のHを加えるとデカリンが得られる).
tet·ra·lite [tétrəlait] テトラライト, = nitromine.
tet·ral·o·gy [tetrǽləʤi] 四つ組, 四徴.
t. of Fallot ファロー〔の〕四徴(右心室肥大, 大動脈右方転位, 心室中隔欠損, および肺動脈狭窄症の四徴が併存する先天奇形で, 臨床上チアノーゼが顕著である).
tet·ra·mas·tia [tètrəmǽstiə] 四乳腺症, = tetramazia.
tet·ra·mas·ti·gote [tètrəmǽstigout] 四鞭毛の.
tet·ra·ma·zia [tètrəméiziə] 四乳腺症.
te·tram·e·lus [titrǽmiləs] 四脚体.
tet·ra·mer [tétrəmər] 四量体 [医学].
tet·ra·mere [tétrəmiər] 四部分. 形 tetrameric.
Tet·ra·me·res [tetrǽməri:z] テトラメアス属(線虫の一属. 雌雄で極端に形が違い, 雄は糸状で白色, 体表に4列の棘をもち, 雌は紡錘形または球形で赤色, 体表に棘がない. 鳥類の前胃に寄生する).
tet·ra·mer·ism [tétrəmərizəm] 四分裂, 四分節. 形 tetramerous.
tet·ra·meth·yl [tètrəméθil] (CH_3- 基4個を有すること).
t. biarsine テトラメチルビアルシン, = tetramethyl-diarsine.
t. tin テトラメチルスズ, = tetra-alkyl tin.
tet·ra·meth·yl·am·mo·ni·um [tètrəmèθiləmóuniəm] テトラメチルアンモニウム $(CH_3)_4N$-.
t. hydroxide 水酸化テトラメチルアンモニウム $(CH_3)_4NOH$.
t. iodide ヨウ化テトラメチルアンモニウム $(CH_3)NI$.
tet·ra·meth·yl-di·ar·sine [tétrəméθil daiɑ́:sin] テトラメチルディアルシン, = cacodyl.
tet·ra·meth·yl·ene [tètrəméθili:n] ① テトラメチレン基 ($-CH_2(CH_2)_2CH_2-$). ② シクロブタン, = cyclobutane.
tet·ra·meth·yl·ene·di·a·mine [tètrəmèθili:ndáiəmi:n] テトラメチレンディアミン, = putrescine.

T

tet·ra·meth·yl·ene－im·ine ［tètrəméθili:n ími:n］ テトラメチレンイミン，＝ pyrrolidine.

tet·ra·meth·yl－*p*－phen·yl·ene·di·a·mine ［tètrəméθil － fènili:ndáiəmi:n］ テトラメチルパラフェニレンジアミン $(CH_3)_2NC_6H_4N(CH_3)_2$，＝ Wuerster reagent.

tet·ra·meth·yl·pu·tres·cine ［tètrəmèθilpju:trési:n］ テトラメチルプトレシン $N(CH_3)_2(CH_2)_4N(CH_3)_2$（プトレシンから得られる猛毒性化合物で，ムスカリン中毒に類似の症状を引き起こす）.

tet·ra·meth·yl·thi·o·nine chlo·ride ［tètrəmèθilθáiəni:n kló:raid］（メチレンブルー），＝ methylene blue.

tet·ra·meth·yl·u·ric ac·id ［tètramèθiljú:rik ǽsid］ テトラメチル尿酸（茶に存在するメチル置換プリン）.

tet·ra·mi·ti·a·sis ［tètrəmitáiəsis］ メニール鞭毛虫感染症.

Tet·ra·mo·ri·um ［tètrəmɔ́:riəm］ シワアリ属（アリ科の一属）.

T. caespitum トビイロシワアリ（条虫 *Raillietina* の中間宿主）.

te·tram·y·lose ［tetrǽmilous］ テトラアミロース $(C_6H_{10}O_5)_4$（結晶性アミロース）.

tet·ran·drine ［tetrǽndri:n］ テトランドリン $C_{38}H_{42}N_2O_6$（*d*－および *l*－の２型がある．ツヅラフジ科 *Stephania* 属植物のアルカロイドで，*l*－tetrandrine は phaenthine とも呼ばれ，オキシアカンチンメチルエーテルの立体異性体）.

tet·ra·ni·trol ［tètrənáitrɔ:l］ テトラニトロール，＝ erythrityl tetranitrate，nitroerythrol.

tet·ran·oph·thal·mos ［tètrənɑfθǽlməs］ 四眼体奇形.

tet·ran·op·sia ［tètrənάpsiə］ 四分の一半盲（両眼視野の 1/4 が欠損したもの），＝ quatrantic hemianopsia.

tet·ra·nu·cle·o·ti·dase ［tètrənjù:kliάtideis］ テトラヌクレオチダーゼ（ヌクレイン酸をヌクレイン塩に分解する酵素）.

tet·ra·nu·cle·o·tide ［tètrənjú:kliətaid］ テトラヌクレオチド（モノヌクレオチドの４種が集まったもの），＝ nucleic acid.

Tet·ra·nych·i·dae ［tètrəníkidi:］ ハダニ科（ダニの一科），＝ spider mites.

Tet·ran·y·chus ［tetrǽnikəs］ ハダニ属（ハダニ科の一属で，小形のダニ）.

tet·ra·o·tus ［tètrəóutəs］ 二頭，二顔，四眼，四耳体奇形，＝ tetrotus.

tet·ra·ox·ide ［tètrəάksaid］ 四酸化物.

tetraparental chimaera 二組の両親を持ったキメラ，＝ tetraparental chimera.

tetraparental chimera 二組の両親を持ったキメラ［医学］，＝ tetraparental chimaera.

tetraparentral mice 二組の両親を持ったマウス［医学］.

tet·ra·pa·re·sis ［tètrəpərí:sis］ 四肢不全麻痺.

tet·ra·pep·tide ［tètrəpéptaid］ テトラペプチド（アミノ酸４分子の結合体で，ペプチド基３個を含有する化合物）.

tet·ra·phen·yl meth·ane ［tètrəfénil méθein］ テトラフェニルメタン $C(C_6H_5)_4$.

Tet·ra·phyl·li·dea ［tètrəfilídiə］ 四葉目（条虫の一目）.

tet·ra·ple·gia ［tètrəplí:ʤiə］ 四肢麻痺［医学］.

tetraplegic hand 四肢麻痺手.

tet·ra·ploid ［tétrəplɔid］ 四倍体［医学］（染色体が４倍数を示す多相）.

tet·ra·po·di·sis ［tètrəpədáisis］ 四足運動（四足動物のように乳児が四肢を地につけて動き歩くこと），＝ quadruped locomotion.

tet·ra·po·lar ［tètrəpóulər］ 四極性の［医学］.

tet·ra·pus ［tétrəpəs］ 四足奇形.

tet·ra·pyr·role ［tètrəpíroul］ テトラピロール（ピロール核４個が結合したもの）.

tet·rarch ［tétrɑ:k］ 四原型.

tet·ra·sac·cha·ride ［tètrəsǽkəraid］ 四糖類 $C_{24}H_{42}O_{21}$（単糖４分子からなり，３分子の水がとれて結合したもの）.

tet·ras·ce·lus ［tetrǽsiləs］ 四脚奇形.

tet·ra·schis·tic ［tètrəskístik］ 四分裂の.

tet·ra·so·mic ［tètrəsóumik］ 四染色体の.

tet·ra·so·my ［tétrəsoumi］ テトラソミー（四染色体）.

tet·ra·spo·ran·gi·um ［tètrəspɔ:rǽnʤiəm］ 四分胞子嚢.

tet·ra·spore ［tétrəspɔ:r］ 四分胞子.

tet·ra·spo·ro·phyte ［tètrəspɔ́:rəfait］ 四分胞子体.

tet·ras·ter ［tetrǽstər］ 四星（核が４個に分裂した像）.

tet·ra·sti·chi·a·sis ［tètrəstikáiəsis］ 睫毛四裂症.

tet·ra·thi·o·nate ［tètrəθáiəneit］ 四チオン酸塩 $M^I{}_2S_4O_4$.

tet·ra·thi·on·ic ac·id ［tètrəθaiάnik ǽsid］ 四チオン酸 $H_2S_4O_6$（多チオン酸 polythionic acid の一型）.

tet·ra·thy·rid·i·um ［tètrəθairídiəm］ テトラチリジウム.

tet·ra·tom·ic ［tètrətάmik］ 四原子の.

tet·ra·vac·cine ［tètrəvǽksi:n］ 四価ワクチン（腸チフス，パラチフスA，パラチフスB，コレラの４種の細菌からつくったワクチン）.

tet·ra·va·lent ［tetrǽvələnt, -trəvéil-］ 四価の［医学］.

t. chromosome 四染色体［医学］.

tet·rax·on ［tetrǽksən］ 四軸.

t. type 四軸型.

tet·ra·xo·ni·da ［tètrəksάnidə］ 四軸海綿類.

tet·ra·zine ［tétrəzi:n］ テトラジン（２個の CH 基と４原子の N とからなる六原子複素環式化合物で，３種の異性体がある）.

tet·ra·zo·ben·zine－*β*－naph·thol ［tètrəzəbénzi:n － nǽfθɔ:l］ ＝ Sudan Ⅲ.

tet·ra·zole ［tétrəzoul］ テトラゾール CH_2N_4（２種の互変異性体として反応し，ベンゼンに類似して安定性を示すが，脱水素酵素の触媒作用において水素受容体として作用する），＝ tetrazolium.

tet·ra·zo·li·um ［tètrəzóuliəm］ テトラゾリウム，＝ tetrazole.

t. reduction inhibition (test) テトラゾリウム還元阻止〔試験〕［医学］.

tet·ra·zo·yl ［tétrəzɔil］ テトラゾイル基 (CHN_4-).

tet·relle ［tetrél］ ［F］二吸管哺乳器（薄弱乳児に母乳を飲ませる装置で，母が一端から吹くと，乳児の口中に入れた他端から乳汁が吹き出る），＝ tetrelle biaspiratrice.

Tet·ro·don ［tétrədɑn］ トラフグ属（旧称，Siebold の命名．現在ではトラフグは *Takifugu rubripes* と呼ばれる）.

tet·ro·don·ic ac·id ［tètrədάnik ǽsid］ テトロドン酸 $C_{16}H_{32}NO_{16}$（田原が1894年にフグ卵巣から得た毒物で，1909年 tetrodotoxin と改名した．ウサギ［家兎］に対し最少致死量 4mg/kg の強力な有毒成分）.

tet·rod·o·nin(e) ［tetrάdənin］ テトロドニン $C_5H_{10}O_5$（田原が1894年にフグ魚卵から得た結晶体であるが，ほとんど無毒物質で，1909年これを tetropentose と改名した）.

tet·ro·do·tox·in (TTX) ［tètrədətάksin］ フグ毒，テトロドトキシン $C_{16}H_{32}NO_{16}$（主にフグ科の魚類の卵巣，肝臓などに含まれる有毒物質で，田原が1909年に

T

報告したもの．神経細胞へのナトリウム流入を抑制し活動電位を抑える．このためコリン作用性神経ではアセチルコリンの遊離が抑制される．旧名 tetrodonic acid, 1894), = fugu-toxin.

tet·rol ［tétrɔ:l］ テトロール，= furan.

tet·rol·ic ac·id ［tetrálik ǽsid］ テトロール酸 $CH_3C{\equiv}CCOOH$, = methyl propiolic acid.

tet·ro·nal ［tétrənəl］ テトロナール $(C_2H_5)_2{=}C{=}(SO_2C_2H_5)_2$（催眠薬）.

tet·ron·e·ryth·rin ［tètrənirίθrin］ テトロンエリトリン（鳥の羽またはボラなどから分離された色素）.

tet·ron·ic ac·id ［tetránik ǽsid］ テトロン酸 ㊗ lactone of γ-oxyacetoacetic acid $C_4H_4O_3$（誘導体としてアオカビ *Penicillium* の代謝産物中に見いだされたペニシリン酸，カロリン酸，カロリニン酸，アスコルビン酸などがある）.

tet·ro·pen·tose ［tètrəpéntous］ テトロペントース（フグ卵巣に存在する無毒性五炭糖で，発見者田原が1909年に tetrodanin を改名した物質）.

tet·ro·phan ［tétrəfən］ テトロファン ㊗ 3,4-dihydro-1,2-naphthacridin-14-carboxilic acid（ストリキニン様作用を示す）.

tet·roph·thal·mos ［tètrɑfθǽlməs］ 四眼奇形（2顔，4眼，4耳をもつ奇形），= tetrophthalmus.

tet·rose ［tétrous］ 四炭糖 $CH_2OH(CHOH)_2CHO$（炭素原子4個をもつ単糖類で，アルドースとケトースとがある）.

te·tro·tus ［tetróutəs］ 四耳体奇形，= tetraotus.

tet·ryl ［tétril］ テトリル ㊗ tetra-nitro-methyl-aniline $(NO_2)_3C_6H_2N(CH_3)NO_2$（爆発・排毒剤），= nitramine.

t. formate = isobutyl formate.

tet·ter ［tétər］ 皮疹（① 湿疹性皮膚疾患に対する俗称．② 動物の皮膚病で，瘙痒が特徴で，ヒトにも伝染する）.

tet·um ［tétəm］ 十二指腸虫症，= ancylostomiasis.

te·ty ［tí:ti］（口鼻周囲の膿疱性または落屑性皮膚病（マダガスカル））.

teu·crin ［tjú:krin］ ツークリン $C_{21}H_{24}O_{11}$（*Teucrium fruticans* から得られる結晶性配糖体）.

Teu·cri·um ［tjú:kriəm］ ニガクサ属（シソ科の一属），= germanders.

T. fruticans（ツークリンの原植物），= tree germander.

Teutleben lig·a·ments ［tjú:tlbən lígəmənts］ トイトレーベン靱帯（心外膜と横隔膜を結合する側方ヒダ）.

teut·lose ［tjú:tlous］ ツートロース（砂糖ダイコンに存在する糖）.

tew·fi·kose ［tjú:fikous］ テュフィコース（エジプトスイギュウの乳汁に存在する糖）.

Texas fever テキサス熱（血球寄生原虫 *Babesia bigemina* の感染による家畜の伝染病で，ウシマダニ *Boophilus annulatus* により媒介され，高熱，血球素尿，脾腫が特徴），= bovine piroplasmosis, red water fever, Southern cattle fever, tick fever.

Texas snakeroot（アメリカ産ウマノスズクサ．セルペンタリア根の原料）.

Texas tick fever テキサスダニ熱，= Bullis fever.

tex·is ［téksis］ 分娩，= childbearing.

text blindness 文字盲，= alexia.

Texter op·er·a·tion ［tékstər àpəréiʃən］ テキスター手術（前面に彎曲した切開をつくって膝関節を切除する方法）.

tex·ti·form ［tékstifɔ:m］ 網状の，組織様の.

tex·to·blas·tic ［tékstəblæstic, tèk-blǽs-］ 組織形成性の（細胞が成熟することをいう）.

tex·to·ma ［tekstóumə］ 成熟組織細胞腫.

tex·tom·e·ter ［tekstámitər］ 組織母質，= liquor sanguinis.

tex·ture ［tékstʃər］ 組織，= tissue. 形 textural.

tex·tus ［tékstəs］ 組織，= tissue.

t. connectivus laxus ［L/TA］疎性結合組織，= loose connective tissue ［TA］.

TF ① tissue factor 組織因子の略．② transfer factor 伝達因子，移入因子，トランスファーファクターの略．③ tuberculin filtrate ツベルクリン濾液の略.

TFA trans fatty acid トランス脂肪酸の略.

TFCC triangular fibrocartilage complex 三角線維軟骨複合体の略.

TFd dialyzable transfer factor 透析性伝達（移入）因子の略.

TFPI tissue factor pathway inhibitor 組織因子経路インヒビターの略.

TG triglyceride トリグリセリドの略.

Tg cells Tg 細胞.

TGA transient global amnesia 一過性全健忘〔症〕の略.

TGC time gain compensation 減衰補正の略（超音波の画質の向上を目的として使用される信号処理法をいう），= time-varied gain control.

TGE transmissible gastroenteritis 感染性胃腸炎の略.

TGF ① transforming growth factor 変換成長因子，形質転換成長因子の略．② tubuloglomerular feedback 尿細管糸球体フィードバックの略.

TGF-α transforming growth factor-α トランスフォーミング成長因子 α の略.

TGF-β transforming growth factor-β トランスフォーミング成長因子 β の略.

TGF-γ transforming growth factor-γ トランスフォーミング成長因子 γ の略.

T_H helper T cell ヘルパー T 細胞の略，= T_H cell.

Th ① helper T cell ヘルパー T 細胞の略．② thorium トリウムの元素記号.

THA total hip arthroplasty 〔人工〕股関節全置換〔術〕の略.

thalam- ［θǽləm］ 視床の意を表す接頭語.

thal·a·mec·to·my ［θæ̀ləméktəmi］ 視床破壊〔術〕.

thal·a·men·ceph·al ［θæ̀ləménsəfəl］ = thalamencephalon.

thal·a·men·ceph·a·lon ［θæ̀ləmensέfəlɑn］ 視床脳（間脳の一部で，視床 thalamus，視床後部 metathalamus，視床上部 epithalamus からなる），= thalamencephal. 形 thalamencephalic.

tha·lam·ic ［θəlǽmik］ 視床の.

t. amnesia 視床性健忘.

t. and hypothalamic epilepsy 視床－視床下部性てんかん（仮面てんかん．Gibbs により記載された自律神経支配下の諸臓器の発作的な異常を主徴とするてんかん），= masked epilepsy.

t. animal 視床動物〔医学〕（視床直上部において大脳との連結を切断されたもの）.

t. brain 視床脳，= thalamencephalon.

t. epilepsy 視床てんかん（発作が視床内に起源をもつと考えたてんかんの誤用語），= sensory epilepsy.

t. fasciculus ［TA］視床束*，= fasciculus thalamicus ［L/TA］.

t. hand 視床手〔医学〕.

t. hemorrhage 視床出血〔医学〕.

t. nuclei 視床核〔医学〕.

t. pain 視床痛〔医学〕，= central pain.

t. radiation 視床放線.

t. sclerosis 視床硬化〔医学〕.

t. syndrome 視床症候群，視丘症候群（視床の障害によって起こる知覚鈍麻，立体感覚障害，中心性疼痛，不全片麻痺，アテトーゼ様運動，聴覚障害，半盲

T

症など)，= Déjèrine–Roussay syndrome.

t. taenia 視床ヒモ，= taenia thalami.

thalamobulbar tract 視床延髄路.

thal·a·mo·c(o)ele [θǽləməsi:l] 第三脳室.

thal·a·mo·cor·ti·cal [θæ̀ləmoukɔ́:tikəl] 視床皮質の.

t. fascicle 視床皮質路［医学］.

t. fibers 視床皮質線維.

t. tract 視床皮質路.

thal·a·mo·cru·ral [θæ̀ləmoukrú:rəl] 視床脳脚の.

thalamogeniculate artery [TA] 視床膝状体動脈*，= arteria thalamogeniculata [L/TA].

thal·a·mo·len·tic·u·lar [θæ̀ləmoulentíkjulər] 視床レンズ核の.

thal·a·mo·lim·bic [θæ̀ləmoulímbik] 視床辺縁の.

thal·a·mo·mam·mil·lary [θæ̀ləməmǽmiləri] 視床乳頭体.

t. bundle 視床乳頭束，= mammillothalamic tract.

Thal·a·mo·nal [θæ̀ləmóunəl] タラモナール(商品名. ドロペリドールとフェンタニルの混合薬剤. NLA 法 neuroleptanalgesia, neuroleptanesthesia に用いられる注射液).

thalamo–olivary tract 視床オリーブ路(視床核からオリーブ核に至る運動路で，その実在は疑問).

thalamoparietal fibres [TA] 視床頭頂線維，= fibrae thalamoparietales [L/TA].

thal·a·mo·pe·dun·cu·lar [θæ̀ləmoupidʌ́ŋkjulər] = thalamocrural.

thalamoperforate arteries 視床穿通動脈［医学］.

thalamoperforating artery [TA] 視床貫通動脈*，= arteria thalami perforans [L/TA].

thalamospinal tract 視床脊髄路.

thalamostriate vein 視床線条体静脈［医学］.

thal·a·mo·teg·men·tal [θæ̀ləmoutəgméntəl] 視床被蓋の.

thalamotemporal radiation 視床側頭放線.

thal·a·mot·o·my [θæ̀ləmátəmi] 視床〔背内核〕切除術(視床核の皮質下部を切開して，視床を通る神経路を遮断する方法で，Spiegel と Wycis が提唱した精神外科の一手技)，視床破壊［医学］.

thalamotuberal artery [TA] 視床結節動脈*，= arteria thalamotuberalis [L/TA].

thal·a·mus [θǽləməs] [L/TA] 視床(視床の上部および下部の間にあって，第三脳室の外側壁をなす間脳の主要部で，感覚衝動が皮質へ達するときの中継)，= dorsal thalamus [TA], thalamus [TA]. 複 thalami.

t. opticus = thalamus.

tha·las·sa·ne·mia [θəlæ̀səní:miə] 地中海貧血，= thalassemia.

thal·as·se·mia [θæ̀ləsí:miə] 地中海貧血，サラセミア(地中海に面する諸国に多く発現する遺伝性家族性貧血で，グロビン鎖生合成異常により溶血性貧血が起こる. 従来 von Jaksch 貧血の症例から Cooley が判別したので，クーリー貧血と呼ばれている).

t. major 重症〔型〕地中海貧血(クーリー貧血の代表的病型で，同型接合による). → Cooley anemia.

t. minima 最軽症〔型〕地中海貧血.

t. minor 軽症〔型〕地中海貧血(異型接合による).

tha·las·sin [θəlǽsin] サラシン(コンジェスチンとともにイソギンチャク *Anemonia* から得られる成分で，皮膚および粘膜を刺激する作用がある).

tha·las·so·phile [θəlǽsəfil] 親海性の.

t. element 親海元素(海水に集まる傾向をもつ元素で，疎海元素に対する術語).

tha·las·so·pho·bia [θəlæ̀soufóubiə] 海洋恐怖〔症〕［医学］.

tha·las·so·pho·bic [θəlæ̀soufóubik] 疎海性の.

t. elements 疎海元素(親海元素に対する術語).

tha·las·soph·y·ta [θæ̀ləsáfitə] (藻類)，= Algae.

tha·las·so·po·sia [θəlæ̀soupóuziə] 海水飲取(心因性の原因から異常に海水を飲用すること)，= mariposia.

tha·las·so·ther·a·py [θəlæ̀souθérəpi] 海水療法，海浜療法.

Tha·le·ich·thys pa·cif·i·cus [tèiləíkθis pəsífikəs] ユーラカン(北アメリカ近海産の魚類. 干したものをエスキモーがロウソクの代わりに用いる)，= candlefish.

thal·grain [θǽlgrein] サルグレイン(硫酸タリウム穀粒でネズミ駆除用).

Tha·li·a·cea [tèiliéisiə, -ʃiə] タリア綱(海面に浮遊するサルパ)，= salpa, salpians.

tha·lic·trine [θəlíktri:n] サリクトリン(カラマツソウ属 *Thalictrum* 植物から得られる毒性アルカロイド).

Tha·lic·trum [θəlíktrəm] カラマツソウ属(キンポウゲ科の一属).

tha·lid·o·mide [θəlídəmaid] サリドマイド ㊗ *N*–(2,6–dioxo–3–piperidyl) phthalimide (催眠，免疫抑制薬).

t. anomaly サリドマイド奇形(妊娠早期の服用により生じた上肢の短肢症).

t. baby サリドマイド児［医学］.

t. embryopathy サリドマイド胎芽病［医学］.

t. syndrome サリドマイド症候群.

thalleioquin test サレオクイン試験(キニーネを検出する方法で，尿にクロール水またはブローム水とアンモニアを加えると緑色を生ずる)，= quinine test.

thal·line [θǽlain] タリン ㊗ 4–methoxy–tetrahydroquinoline $C_9H_9N \cdot OCH_3$ (炭脂から得られる防腐性結晶物).

t. salicylate サリチル酸タリン(腸防腐剤).

t. sulfate 硫酸タリン $(C_{10}H_{13}NO)_2 \cdot H_2SO_4$ (黄白色結晶の解熱薬).

t. tartrate 酒石酸タリン $C_{10}H_{13}NO \cdot C_4H_6O_6$.

thal·li·ni·za·tion [θəlìnizéiʃən] タリン投与療法.

thal·li·um (Tl) [θǽliəm] タリウム(軟性青白色金属元素で，原子番号 81，元素記号 Tl，原子量 204.383，質量数 203, 205，比重 11.85，塩類は猛毒. Sir William Crookes が1861年に発見したもの).

t. acetate 酢酸タリウム(制汗薬).

t. poisoning タリウム中毒(腎臓炎，手足のギ(蟻)走感，疼痛，不眠，食欲減退，脱毛，手掌足底硬化など，ほかの重金属中毒症状を呈する. 特に小児にみられる).

t. scanning タリウム心筋シンチグラム(^{201}Tl が心筋に取り込まれる性質を利用したもので虚血部は欠損像として表される).

t. sulfate 硫酸タリウム(1%溶液として膀胱炎に用いられる).

Thal·lophy·ta [θəláfitə] 葉状植物(葉状体 thallus，すなわち根，葉の分化を欠く下等植物)，= thallophyte.

thal·lo·spore [θǽləspɔ:r] 菌糸性胞子［医学］，葉状体胞子［医学］.

thal·lo·tox·i·co·sis [θæ̀lətɑ̀ksikóusis] タリウム中毒症.

thal·lous [θǽləs] 〔第一〕タリウム塩の.

t. carbonate 炭酸タリウム Tl_2CO_3 (無色結晶物で，水溶液は加水分解により強アルカリ性を呈する).

t. fluoride フッ化タリウム TlF.

thal·lus [θǽləs] 葉状体［医学］(真の根，茎，葉の区別がなく，一様に扁平な形態のもので茎葉体の対語).

Thalmann agar [θǽlmən ǽgər] タルマン寒天培地(淋菌の培養に適する).

thal·po·sis [θælpóusis] 温覚，= warmth sense.

形 thalpotic.
Thamm tuberculin タムツベルクリン，= tuberculoalbumin.
Tham·nid·i·um [θæmnídiəm] タムニジウム属（ケカビ *Mucor* に類似のカビの一属で冷蔵した肉類に発生し，0°C 以下でも毛状の発育を示す．*T. elegans* を含む）.
tham·u·ria [θəmjú:riə] 頻尿，= pollakiuria.
thanato- [θænətou, -tə] 死亡の意味を表す接頭語.
than·a·to·bi·o·log·ic(al) [θænətoubàiəládʒik(əl)] 生死の.
than·a·to·gno·mon·ic [θænətounoumánik] 死期の迫った.
than·a·tog·ra·phy [θænətágrəfi] 死徴学，死亡論，= thanatology.
than·a·toid [θǽnətɔid] 死期の〔医学〕.
than·a·tol·o·gy [θænətáləʤi] 死相論，死因学.
than·a·to·ma·nia [θænətouméiniə] 自殺狂.
than·a·to·pho·bia [θænətoufóubiə] 恐死症，死亡恐怖〔症〕.
than·a·to·phor·ic [θænətoufɔ́:rik] 致命的な，致死の.
t. dwarfism 致死性小人症〔医学〕.
t. dysplasia 致死性骨異形成症，致死性異形成症〔医学〕.
than·a·top·sia [θænətápsiə] 剖検（autopsy，または necropsy の旧名）.
than·a·tos [θǽnətəs] 死滅，死の本能（Freud の生 eros に対する精神的二元力の一つ）.
than·a·to·sis [θænətóusis] 壊死，壊疽.
Thane, George Dancer [θéin] セーン（1850–1930，イギリスの解剖学者）.
T. method セーン法（イニオンとグラベラとを結ぶ線の中央の後方約半インチにローランド裂の上縁があり，その下縁は前頭骨の外角突起の後方約1¼インチ，その上方約1/4インチの点にある）.
Thap·sia [θǽpsiə] サプシア属（セリ科の一属で，北アフリカ産の *T. gargarica* の樹脂は刺激薬として多様の用途がある）.
thap·sic ac·id [θǽpsik ǽsid] サプシン酸（*Thapsia garganica* に存在する酸）.
tharm [θá:m] 腸，= intestine.
thau·mat·ro·py [θɔ:mǽtrəpi] ① 変態．② 旋回鏡法，= stroboscopy.
thaw·ing [θɔ́:iŋ] 解凍.
Thayer-Martin agar セーヤー・マーティン寒天培地（ナイセリアの培養に用いる），= TM medium.
Thayer, Sidney Allen [θéiər] セーヤー（1902生，アメリカの医師．Doisy および Veler との共同研究において妊婦尿から卵巣ホルモンを結晶状態で抽出した）.
T.-Doisy unit セーヤー・ドイシー単位，= mouse unit.
Thayer, William Sydney [θéiər] セーヤー（1864–1932，アメリカの医師．Blumer との共同研究において淋菌が潰瘍性心内膜炎および敗血症を起こし得ることを発見した（1896））.
Thaysen, Thorvald Einar Hess [θáisən] テーゼン（1883–1936，デンマークの医師）.
T. disease テーゼン病（特発性脂肪便症と呼んだが，一般には非熱帯性スプルー，またはシリアキ病として知られている），= Gee-Herter disease, Gee-Thaysen disease, Herter-Heubner disease, Herter infantilism, idiopathic steatorrhea.
Thd ribothymidylic acid リボチミジル酸の略.
The Bethesda System (TBS) ベセスダシステム（1998 年アメリカベセスダ国立癌研究所で提唱した子宮頸腟部細胞診の診断，報告の体系）.
thea [θí:ə] [L] チャ［茶］（tea のラテン語）.
The·a·ce·ae [θi:éisii:] ツバキ科，= tea family.
the·a·ism [θí:aizəm] チャ［茶］の中毒.
the·a·ter [θí:ətər] ① 円形臨床講堂，= amphitheater, theatre. ② 活動の舞台.
the·a·tre [θí:ətər] 円形臨床講堂，= theater.
the·at·ri·cal [θiǽtrikəl] 演出的の〔医学〕.
the·ba·ic [θibéiik] アヘンから誘導された.
the·bai·ca [θibéikə] アヘン，= opium.
the·bai·cin [θibéisin] テバイシン（テバインに希釈酸溶液を作用させて得られる無晶性アルカロイドで，テベニンの異性体）.
the·ba·ine [θibéii(:)n, θí:bəi:n] テバイン $C_{19}H_{23}NO_3$（アヘンアルカロイドの一つで，モルフィンやコデインと構造類似性を示す結晶性物質で，有毒．ストリキニーネの性質に類似している．鎮痛作用を示す），= diethyl morphine, paramorphine.
the·bai·none [θibéinɑn] テバイノン $C_{18}H_{21}NO_3$.
the·baism [θibéizəm] アヘン中毒，= opiumism.
the·ba·nine [θí:bəni:n] テバニン $C_{18}H_{19}NO_3$（テバインから希釈酸性液の作用により得られる非結晶性アルカロイドで，テバイシンの異性体）.
the·ba·ol [θí:bəɔ:l] テバオール 化 4-hydroxy-3, 6-dimethoxy phenanthrene $C_{16}H_{14}O_3$.
the·bes·i·an [θəbí:ziən] テベジウスの（Adam Christian Thebesius により名づけられた，あるいは記述された）.
t. circulation テベジウス循環（心筋から心室に開く）.
t. foramen テベジウス孔，= thebesian foramina, Thebesius foramina.
t. foramina テベジウス孔，= thebesian foramen, Thebesius foramina.
t. valve テベジウス弁.
t. vein テベジウス静脈（細小心臓静脈），= vena cordis minima.
Thebesius, Adam Christian [θəbí:ziəs] テベジウス（1686–1732，ドイツの医師）. 形 thebesian.
T. foramina テベジウス孔（テベジウス静脈が心房に開く多数の小孔），= foramina renarum minimarum, foramina thebesii.
T. valve テベジウス弁（冠状静脈弁），= valvula sinus coronarii.
T. vein テベジウス静脈（細小心静脈．毛細血管から直接心臓壁に開口している多数の小静脈），= vena cordis minima.
the·bo·lac·tic ac·id [θì:bəlǽktik ǽsid] テボ乳酸（アヘンに存在する乳酸）.
the·ca [θí:kə] 胞膜，卵胞膜，莢膜，= case, sheath. 複 thecae. 形 thecal.
t. cell テーカ細胞，卵胞膜細胞，= thecalutein cell.
t.-cell tumor 卵胞膜〔細胞〕腫（卵胞膜細胞に由来する黄色類脂体を含有する卵巣の線維腫様の腫瘍で，顆粒膜腫の一型ともいわれている），= fibroma thecocellulare xanthomatodes, thecoma.
t.-cell tumor of ovary 〔卵巣〕莢膜細胞腫.
t. cells of stomach 胃膜細胞.
t. cordis 心外膜，= pericardium.
t. externa 外莢膜（外卵胞膜のこと．卵胞膜の線維層）.
t. folliculi 卵胞膜.
t.-granulosa cell tumor 卵胞膜顆粒層細胞腫瘍〔医学〕.
t. interna 内莢膜（内卵胞膜のこと．卵胞膜の血管層）.
t. interna cell 内卵胞膜細胞〔医学〕.
t. lutein cell 卵胞膜ルテイン細胞，卵胞膜黄体細

T

胞.

t. lutein cyst 卵胞膜ルテイン嚢胞〔医学〕, 卵胞膜黄体嚢胞, = thecoma.

t. vertebralis 脊髄硬膜.

the·cal [θí:kəl] 腱鞘の, 髄膜の.

t. abscess 髄膜膿瘍.

t. cyst 腱鞘嚢胞.

t. puncture 髄膜穿刺〔医学〕.

t. whitlow 鞘性瘭疽(終末指節の化膿性腱鞘炎).

The·ca·moe·ba [θì:kəmí:bə] テカアメーバ属.

the·cate [θí:keit] 有膜の.

the·ci·tis [θi:sáitis] 腱膜炎.

the·co·cel·lu·lar [θì:kəséljulər] 卵胞膜細胞の.

the·co·dont [θí:kədɑnt] 槽生歯〔型, 性〕(歯が顎骨の特別な歯槽に立つ歯列).

the·co·ma [θi:kóumə] 〔卵巣〕卵胞膜細胞腫, 〔卵巣〕莢膜〔細胞〕腫(主として更年期後に起こる卵巣腫瘍で, 被膜をもち, 表面は滑らかで暗灰色, 切断面は渦状構造を示し, やや黄色を帯びる. 鏡検すると, 紡錘形細胞からなり, レチクリンは網状構造に存在する), = fibroma theocellulare xanthomatodes ovarii, theca-cell tumor, theca-lutein-cell tumor.

the·co·ma·to·sis [θi:koumətóusis] 莢膜腫症, 卵胞膜腫症.

the·co·steg·no·sis [θì:koustignóusis] 腱鞘攣縮, = thecostegnosia.

Theden, Johann Christian Anton [θí:dən] テーデン(1714-1797, ドイツの外科医).

T. bandage テーデン包帯(下から上へと漸増圧迫を加えながら巻き上げる止血包帯).

T. method テーデン法.

T. vulnerary テーデン傷薬(酢, アルコール, 希硫酸, ハチミツ, 水からなる).

the·ic [θí:ik] チャ[茶]中毒者.

Theile, Friedrich Wilhelm [θáil] タイレ(1801-1879, ドイツの解剖学者).

T. canal タイレ管(心膜横洞. 心外膜が大動脈と肺動脈との上に回旋して生ずる腔), = sinus transversus pericardii.

T. gland タイレ腺(胆管および胆嚢の壁にみられる腺様構造).

T. muscle タイレ筋.

Theiler, Max [θáilər] タイラー(1899-1972, 南アフリカ生まれのアメリカの熱帯医学者. 黄熱病のワクチンをつくり, その功績により1951年ノーベル医学・生理学賞を受けた).

T. disease タイラー病(マウスの脳脊髄炎), = mouse poliomyelitis.

T. murine encephalomyelitis virus タイラーマウス脳脊髄炎ウイルス(ピコルナウイルス科のウイルス).

Theiler, Sir Arnold [θáilər] タイレル(1867-1936, スイスの獣医学者).

Thei·ler·ia [θailíriə] タイレリア属(原虫. ピロプラズマ症の原因となる. 哺乳類の脾臓, 肝臓, リンパ節など内臓諸器官の毛細管内皮細胞およびリンパ球内でシゾゴニーを行い, 娘虫は赤血球内に寄生し, 末梢血中にみられるが, ここでは増殖しない).

T. annulata (ヤギに悪性タイレリア症を起こす病原体).

T. parva 小タイレリア(赤血球内の虫体は0.5〜3μm で非常に小形, ウシ, アフリカスイギュウの内臓内皮細胞, リンパ球, 赤血球に寄生する. 東南アフリカにみられる沿岸熱の病原体).

thei·le·ri·a·sis [θailəráiəsis] タイレリア症〔医学〕.

Thei·le·ri·i·dae [θàiləráiidi:] タイレリア科.

the·ine [θí:in] テイン(茶に含有されている興奮物), = caffeine.

the·in·ism [θí:inizəm] 茶中毒〔医学〕, = theism.

the·ism [θí:izəm] 茶中毒〔医学〕.

the·lal·gia [θi:lælʤiə] 乳房痛.

the·lar·che [θi:lá:ki] 乳房発来〔医学〕, 乳房発育開始(思春期に女性の乳房発育の開始すること).

the·la·sis [θi:léisis] 授乳, = thelasmus.

the·las·tria [θi:læstriə] 乳母.

The·la·zia [θi:léziə] 眼虫属, テラジア属(線虫の一属. 哺乳類の眼の表面または涙腺, 鳥類の瞬膜下などに寄生, ハエが媒介する).

T. callipaeda 東洋眼虫(東南アジアのイヌに広く寄生し, ヒト感染例が日本でも報告され, 東洋眼虫症 thelaziasis orientalis と診断されている).

thel·a·zi·a·sis [θì:ləzáiəsis, θel-] テラジア症.

the·le [θí:li] 乳房, = nipple, papilla mammae.

the·le·plas·ty [θí:ləplæsti] 乳頭形成術, = mammilliplasty.

the·ler·e·thism [θi:lérəθizəm] 乳房勃起.

the·li·o·lym·pho·cyte [θì:liəlímfəsait] 腸上皮間リンパ球〔医学〕, テリオリンパ球.

the·li·on [θí:liən] 乳頭点.

the·li·tis [θi:láitis] 乳房炎, 乳頭炎〔医学〕.

the·li·um [θí:liəm] ① 乳頭. ② 乳房. 複 thelia.

thel(o)- [θi:l(ou), -l(ə)] 乳首あるいは乳首様の構造との関係を表す接頭語.

The·lo·ha·nia [θi:louhéinə] (カ[蚊] *Culex pipiens* の幼虫に寄生する微胞子虫の一属).

the·lon·cus [θi:lɑ́ŋkəs] 乳房腫瘍.

the·lo·phleb·o·stem·ma [θi:ləflìbɑstémə] 乳房周囲静脈血うっ滞.

the·lor·rha·gia [θi:ləréiʤiə] 乳房出血, 乳頭出血.

the·lo·t(h)ism [θí:lətizəm, -θizəm] 乳房勃起, = thelerethism.

thely- [θeli, θi:li] 女子, 女性の意味を表す接頭語.

thel·y·blast [θéliblæst] 雌性原核, 卵核, = feminonucleus. 形 thelyblastic.

thel·y·gen·ic [θèliʤénik] 雌性生殖の.

thel·y·go·nia [θèligóuniə] (雌性のみを産生する正常無性生殖), = thelytocia.

thel·y·kar·y·on [θèlikǽriən] (雌性原核, 卵核), = thelyblast.

thel·y·kar·y·ot·ic [θèlikæriɑ́tik] 単性生殖の, = parthenogenic.

thel·y·kin·in [θèlikínin] 植物性黄体ホルモン.

thel·y·ma·nia [θèliméiniə] (男子色情症), = satyriasis.

thel·y·plasm [θéliplæzəm] 細胞遺伝質の雌性成分.

thel·y·plas·ty [θéliplæsti] 乳頭形成術, = theleplasty.

thel·y·to·cia [θilitóuʃiə] 雌性産生単為生殖(雌性のみを産生する正常無性生殖). ↔ arrhenotocia. 形 thelytocous.

the·lyt·o·ky [θilítəki] 雌性産生単為生殖, = thelytocia.

ThEm thorium emanation トリウム系列の放射性気体元素の略.

the·mat·ic [θi:mǽtik] 題目の, 表題の.

t. apperception 主旨統覚.

t. apperception test (TAT) 絵画統覚検査(試験), 主題統覚検査(ロールシャッハ検査と同じく, いろいろな情緒を表した絵に対する反応に基づいて被検者の性格を探索する方法).

t. paralogia 題目的錯論理症(ある一事項に過度に注意を集中する錯論理).

Them·i·son [θémisən] テミソン(BC 80-40年頃のギリシャの医師で, 理論療法の開祖).

the·nad [θí:næd] 手掌の方へ.

the·nal [θí:nəl] 手掌の.

the·nar [θíːnər] [L/TA] ① 母指球，＝thenar eminence [TA]. ② 手掌，＝thenal.

t. area 母指球部.

t. eminence [TA] 母指球，＝eminentia thenaris [L/TA]，thenar [L/TA].

t. fascia 母指球筋膜.

t. fascial space 母指腔.

t. flap 母指球皮弁.

t. space 手掌隙（第2，第3指の屈筋腱の下にある深在性筋膜隙で，第2中手骨に重なり合う）.

Thénard, Louis Jacques [tenáːr] テナール（1777–1857，フランスの化学者で，1818年過酸化水素の発見者）.

T. blue テナールブルー，＝cobalt blue.

the·nar·dite [θináːdait] テナルダイト（天然産の無水硫酸ナトリウム）.

then·en [θénən] 手掌表面のみの（特に橈骨側の）.

2–the·no·yl [– θíːnɔil] 2-テノイル基.

then·yl [θénil] テニル基（$C_4H_3SCH_2$）.

then·yl·di·a·mine hy·dro·chlo·ride [θènildáiəmiːn hàidroukl ɔ́ːraid] 塩酸テニルジアミン ㊗ *N*, *N*–dimethyl–*N'*–(3–thenyl)–*N'*(2–pyridyl)–ethylenediamine hydrochloride（抗ヒスタミン薬），＝thenfadil hydrochloride.

the·nyl·i·dene [θinílidiːn] テニリデン基（$C_4H_3SCH=$）.

then·yl·pyr·a·mine [θènilpírəmiːn] テニルピラミン（抗ヒスタミン薬），＝methapyrilene.

The·o·bro·ma [θìːəbróumə] カカオ属（アオイ科の一属で，カカオ *T. cacao* の種子にはテオブロミンが含有されている）.

the·o·bro·ma oil [θìːəbróumə ɔ́il] カカオ脂（*Theobroma cacao* の種を煎って得られる黄白色脂質），＝cacao butter, oleum theobromatis.

the·o·bro·mic ac·id [θìːəbróumik ǽsid] テオブロム酸（テオブロマから得られるろう（蝋）性物質）.

the·o·bro·mine [θìːəbróumin] テオブロミン ㊗ 3,7–dimethylxanthine $C_7H_8N_4O_2$（カカオノキ *Theobroma cacao* の葉に存在するアルカロイド，また xanthine から合成されるカフェイン様作用をもつ強心利尿薬）.

t. and sodium acetate テオブロミン–酢酸ナトリウム $C_7H_2N_4O_2Na+CH_3COONa$（テオブロミンナトリウムと酢酸ナトリウムの等分子量からなる利尿薬），＝theobromina et sodii acetas, theosodate.

t. and sodium salicylate テオブロミン–サリチル酸ナトリウム，＝theobromine sodiosalicylate.

t. calcium gluconate ブドウ糖カルシウムテオブロミン（降圧薬）.

t. calcium salicylate サリチル酸カルシウムテオブロミン $Ca(C_7H_7N_4O_2)_2$，＝diuretin, teocalcin, teosalin, theosalicin, theosol calcium.

t. salicylate サリチル酸テオブロミン $C_7H_8N_4O_2$–$COOC_6H_4OH$（白色結晶性利尿薬，血管拡張，強心利尿薬）.

t. sodiosalicylate テオブロミン–サリチル酸ナトリウム $C_7H_8N_4O_2Na$–$C_6H_4OHCOONa$（テオブロミン約46.5%を含有する利尿薬），＝diuretin, theobromina et sodii salicylatis.

the·o·bro·mose [θìːəbróuməs] テオブロモース ㊗ theobromine lithium $C_7H_7O_2N_4Li$（利尿薬）.

the·o·lin [θíːəlin] テオリン C_7H_{16}（無色揮発性炭化水素で，ベンゼンに類似する）.

the·ol·o·gy [θiːálədʒi] 神学［医学］.

the·o·ma·nia [θìːouméiniə] 宗教狂（自己は神であるとの妄想）. 形 theomaniac.

the·oph·a·ny [θiːáfəni] 神現，権現（神が人の形態で現れること）.

the·o·pho·bia [θìːoufóubiə] 神仏恐怖〔症〕.

Theophrastos [θìːəfrǽstəs] テオフラストス（BC 372–288，ギリシャの植物学者. 植物学の開祖で，著書 Historia plantarum により有名）.

the·oph·y·lan [θiːáfilæn] テオフィラン，＝dihydroxypropyl theophylline.

the·o·phyl·dine [θìːəfíldin] テオフィルジン，＝theophylline ethylenediamine.

the·o·phyl·lam·i·num [θìːəfilǽminəm] アミノフィリン，＝aminophylline, theophyllidine.

the·o·phyl·li·dine [θìːəfílidin] アミノフィリン，＝theophyllaminum.

the·oph·yl·line [θiːáfiliːn] テオフィリン ㊗ 3,7–dihydro–1,3–dimethyl–1*H*–purine–2,6–dione $C_7H_8N_4O_2$：180.16（キサンチン系気管支拡張薬. 気管支平滑筋に直接的に作用する）.

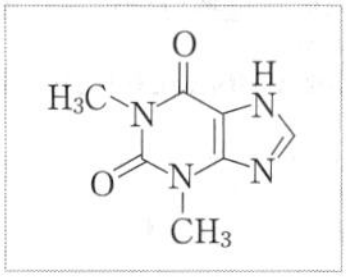

t. and sodium acetate テオフィリン–サリチル酸ナトリウム $C_7H_7N_4O_2CH_3COONa \cdot H_2O$（無水テオフィリン約55～65%），＝theophyllina et sodii acetas.

t. calcium salicylate テオフィリン–サリチル酸カルシウム合剤（テオフィリンカルシウムとサリチル酸カルシウムとの等分子量合剤）.

t. diethanolamine テオフィリン–ジエタノールアミン合剤（テオフィリン1分子と，ジエタノールアミン1～2分子との合剤）.

t. ethylenediamine テオフィリンエチレンジアミン（テオフィリン75～82%，エチレンジアミン12.3～13.8%を含有し，淡黄粉末で，空気中の炭酸ガスを吸収してテオフィリンを離散する），＝aminophylline, theophyldine, theophyllina ethylenediaminica.

t. isopropanolamine イソプロパノールアミンテオフィリン（無水テオフィリン約70%を含有する），＝theopropanol.

t. methylglucamine テオフィリン–メチルグルカミン（テオフィリンと *N*–メチルグルコースアミンとの等分子量混合物で，アミノフィリンと同一の作用を示す利尿薬），＝glucophylline, theophylline meglumine.

t. monoethanolamine テオフィリンモノエタノラミン（テオフィリン約75%を含む）.

t. sodium acetate 酢酸テオフィリンナトリウム（$C_7H_7N_4NaO$ と $C_2H_3NaO_2$ との合剤）.

t. sodium glycinate テオフィリンソジウムグリシネート（テオフィリン1分子に対し，グリシン酸ナトリウム2分子を含む利尿薬）.

the·oph·yl·li·ni·za·tion [θiːàfilinizéiʃən] テオフィリン化.

Theorell, Axel Hugo [θíːərəl] テオレル（1903–1982，スウェーデンの生化学者. 1955年度ノーベル医学・生理学賞を受けた）.

the·o·rem [θíːərim, θíːrəm] 定理（証明し得る理論）.

t. of identity 一致の定理（解析関数の間の関係式の成立する領域が拡張され得ることの証明に用いられる）.

t. of mean value 平均値の定理.

the·o·ret·i·cal [θìːərétikəl] 理論〔上〕の.

t. epidemiology 理論疫学［医学］.

t. growth evaluation 理論的成長評価［医学］.

t. longevity 理論寿命［医学］.

t. model 理論モデル〔医学〕.
t. plate number 理論段数〔医学〕.
t. yield 理論収量〔医学〕.
the·o·ry [θíːəri] ① 理論（臨床経験よりは理論に基づく診療）. ② 学説（実験的基礎をもつ学理）.
t. and methods of statistics 理論方法統計〔学〕〔医学〕.
t. of antigen circulation 抗原循環説（抗原原罪説に基づいて，A 型インフルエンザの抗原性の変遷史を説明するための説）.
t. of cerebral localization 局在論〔医学〕.
t. of continuity of germ-plasm 生殖物質連続説（生殖細胞は世代を通して連続保存されるから，後天性の形質は遺伝されない. Weismann），= weismannism.
t. of decrement conduction 減衰伝導説（神経の麻酔部における興奮伝導は中枢から末梢に進むに従って次第に小さくなる）.
t. of electrolytic dissociation 電離説（電解質が溶液内においてイオンに分離するという説）.
t. of estimation 推定論〔医学〕.
t. of evolution 進化論.
t. of gene 遺伝子説（遺伝子によって遺伝現象を説明する学説）.
t. of genic balance 遺伝子平衡説（雌雄間にある中間段階の存在に基づき，Morgan，Blidges らは性を決定するものは性染色体のほかに，これと普通染色体との数的平衡が必要であるとする説を提起）.
t. of hybridization 雑種説.
t. of hydrogen activation 水素活性化説（糖類のような複酸化物の水素が活性化されて分子状の酵素と結合する呼吸の機構に関する説. Wieland）.
t. of large sample 大標本理論〔医学〕.
t. of mutations 偶然変異説（突然の変種が利益である場合には恒久変種となる），= De Vries theory.
t. of natural selection 自然選択説，自然淘汰説（自然選択または淘汰による生物の進化），= Darwin theory.
t. of original antigenic sin 抗原原罪説（1953年 Davenport らがインフルエンザウイルスに対する抗体反応についてみられた現象に基づいて提唱した説），= doctorine of original antigenic sin.
t. of oxygen activation 酸素活性化説（酸素は呼吸酸素により活性され，糖類のような被酸化物と結合しやすくなる. Warburg）.
t. of phagocytosis 食細胞説〔医学〕.
t. of psychologic correlation 心身相互作用説（精神と身体とは相互作用を示すという生気論の立場をとる生命観）.
t. of psychologic parallelism 心身並行説（生命現象は心身間の相互作用なくして起こるという機械論の立場をとる生命観）.
t. of recapitulation 反復説（生物の発育過程は祖先の進化過程を反復するという説で，Heckel は胎生期に適応する cenogenesis と祖先型 palingenesis との区別を認めた），= biogenetic law，Muller law.
t. of selection 選択説.
t. of stray germ 迷芽説（個体発生の過程において組織奇形として迷い込んだ細胞群が腫瘍芽となるとの説. Cohnheim）.
t. of therapeutic-structure 治療構造論.
t. of use and disuse 用不用説（生物の進化において使用する生体部は発達し，使用しない部分は退化をきたすので，これが代を重ねると生体に著しい変化を起こす），= lamarkism.
t. of vision 視力理論〔医学〕.
the·o·sal·i·cin [θìːəsǽlisin] テオサリシン（テオブロミン $C_7H_8N_4O_2$ 42%とカルシウム10.7%以上の混合剤），= theobromide calcium salicylate，theocalcin，theosalicinum.
the·o·ther·a·py [θìːəθérəpi] 祈禱療法，信仰療法.
thèque [ték] テク，表皮内細胞巣.
Theragra chalcogramma スケトウダラ（タラ科 *Gadidae* の一属で，肝油の原料に用いられる）.
ther·a·peu·sis [θèrəpjúːsis] 治療法，= therapeutics.
ther·a·peu·tic [θèrəpjúːtik] 治療の，療法の，治療効果のある.
t. abortion 治療的流産.
t. adherence 〔治療法〕順（遵）守〔医学〕.
t. agent 治療薬〔医学〕.
t. allergen 治療用アレルゲン.
t. anesthesia 治療麻酔〔法〕.
t. angiogenesis 治療的血管新生，血管新生療法（骨髄細胞移植などを用いた再生医療の一つ）.
t. antibody 抗体医薬.
t. antibody combination 治療用抗原〔医学〕.
t. antiserum 治療〔用〕〔抗〕血清〔医学〕.
t. armamentarium 治療用品（薬品および処置に必要な器具などの総称）.
t. community 治療共同体〔医学〕.
t. contract 治療契約.
t. crisis 治療的転機.
t. cult 民間医学，民間療法.
t. curettage 治療的掻爬〔医学〕.
t. dependence 治療的依存〔医学〕.
t. diagnosis 治療的診断〔法〕〔医学〕.
t. dose 治療線量〔医学〕，治療薬量〔医学〕.
t. drug monitoring (TDM) 治療薬物モニタリング.
t. effect 治療効果〔医学〕.
t. electrode 治療電極（薬物を入れた炭素電極であるが，関導子 different lead の意味にも用いられる）.
t. embolization 治療的塞栓形成〔医学〕.
t. endoscopy 内視鏡治療.
t. equivalency 治〔療〕効〔果〕同等性，治療効果等価性〔医学〕.
t. exercise 運動療法，治療体操.
t. fever 発熱療法，= pyretotherapy.
t. food 治療食〔医学〕.
t. formulas 治療用乳製品.
t. fungicide 治療用殺真菌薬〔医学〕.
t. gymnastic 治療体操〔医学〕.
t. hot bath 過熱浴療法.
t. incompatibility 治療的配合禁忌〔医学〕.
t. index (TI) 治療係数〔医学〕，治療指数（50%致死量の50%有効量に対する比. 薬の安全性の指標となる）.
t. interview 治療的面接.
t. iridectomy 治療的虹彩切除術（von Graefe）.
t. lymphadenectomy 治療的リンパ節切除〔術〕〔医学〕.
t. malaria 治療的マラリア.
t. neovascularization 血管新生治療（虚血組織の血流を増加させる療法. 骨髄細胞移植やサイトカインの注射，遺伝子導入などが行われている）.
t. nihilism 治療無用論，薬剤無用論.
t. optimism 治療的楽観（薬物または対策が疾病の経過を順調にするであろうという信念で，治療的悲観 therapeutic pessimism または虚無主義 nihilism に対立する語）.
t. paradox 治療逆効果.
t. pessimism 予後不良，薬効悲観主義.
t. plan 治療計画.
t. pneumothorax 治療的気胸〔医学〕.
t. pool 治療プール〔医学〕.
t. radical neck dissection 治療的頸部郭清〔手

術〕[医学]，= therapeutic RND.
t. radiologist 放射線治療専門家［医学］.
t. radiology 放射線療法学［医学］，放射線治療学.
t. range 有効血中濃度，有効治療〔濃度〕域.
t. ratio 治療可能比［医学］，治癒比（実験動物において，体重1kgに対する致死量と最小有効量との比で，有効量を致死量で割った数値）.
t. reading 治療的読書［医学］.
t. self 治療的自我［医学］.
t. serum 治療血清［医学］.
t. shock ショック療法.
t. stage 治療（の第何）期，薬効期［医学］.
t. tattooing 治療的いれずみ［医学］.
t. test 治療試験.
t. trial 治験，治療試験，= clinical trial.
t. use of drug 薬物治療的用法［医学］.
t. use of fever 発熱療法［医学］.
t. use of heat 熱療法［医学］.
t. use of internally administered radioisotopes 内用アイソトープ療法，RI 内用療法.
t. use of play 治療的遊戯［医学］.
t. use of radioactive colloid 放射性コロイド療法.
t. use of radioactive substance 放射性物質治療的応用［医学］.
ther·a·peu·tics [θèrəpjú:tiks] 治療学［医学］，治療法. 形 therapeutic.
t. committee 医療委員会［医学］.
t. for body temperature 解熱療法［医学］.
ther·a·peu·tist [θèrəpjú:tist] 治療家，医師，療法士［医学］，= therapist.
ther·a·pia [θèrəpáiə] 療法.
t. sterilisans magna 極量駆虫療法（駆虫の目的で極量の薬物を投与し，しかも患者に対して重症性中毒を起こさない Ehrlich の療法）.
the·rap·ic ac·id [θərǽpik ǽsid] テラピン酸 $C_{16}H_{25}COOH$（肝油に存在するオレオ酸群の一つ），= therapinic acid.
ther·a·pist [θérəpist] 治療家，療法士［医学］，= therapeutist.
-therapy [θerəpi] 療法，治療の意を表す接尾語.
ther·a·py [θérəpi] 治療，療法.
t. conditioning 条件づけ療法［医学］.
t.-related leukemia 治療関連白血病（放射線治療や化学療法薬が引き起こす二次性の白血病をいう）.
t.-related myelodysplastic syndrome (t-MDS) 治療誘発性 MDS.
t. termination card 治療終了時カード［医学］.
ther·en·ceph·a·lous [θèrənséfələs]（イニオンとナシオンからの2線がホルシオンにおいてなす角が116～129°の間にある頭蓋についていう）.
The·ria [θí:riə] 獣類（哺乳綱に属する一群）.
the·ri·a·ca [θi:ríəkə] テリアカ（有毒動物の刺咬に用いる解毒舐剤）.
t. andromachi アンドロマキ舐剤（64種の薬物を含有する糖汁），= Venice treacle.
the·ri·at·rics [θì:riǽtriks] 獣医学（一般的な），= theriatrica.
Ther·i·di·i·dae [θə:ridáiidi:] ヒメグモ科.
the·ri·o·gen·o·log·ic(al) [θì:rioudʒènəlάdʒik(əl)] 動物繁殖学の.
the·ri·o·gen·ol·o·gy [θì:rioudʒənάlədʒi] 動物繁殖学.
the·ri·o·ma [θì:rióumə] 悪性腫瘍（または潰瘍）.
the·ri·o·mim·ic·ry [θì:riəmímikri] 動物模倣.
the·ri·o·ther·a·py [θì:riəθérəpi] 下等動物療法.
the·ri·ot·o·my [θì:riάtəmi] 動物解剖学.
therm- [θə:m] 熱の意味を表す接頭語，= thermo-.
therm [θə́:m] サーム（熱の単位で，① 小カロリー，② 大カロリー，③1,000 大カロリー，④100,000 イギリス熱カロリー）.
ther·ma·co·gen·e·sis [θə̀:məkədʒénisis] 発熱（薬剤の発熱性）.
ther·mae [θə́:mi:] 温浴，温泉.
therm·aer·o·ther·a·py [θə̀:mεərəθérəpi] 熱気療法［医学］.
therm·aes·the·sia [θə:mesθí:ziə] 温覚，= thermesthesia.
ther·mal [θə́:məl] 熱〔性〕の［医学］，温熱の，熱力の.
t. action 温度作用［医学］.
t. activation 熱活性化［医学］，熱活性化反応.
t. Algae 温泉藻類，好熱藻類.
t. analysis 熱分析［医学］.
t. anesthesia 温覚脱失.
t. anhydrosis 温熱性無汗症.
t. artifact 温熱人工産物.
t. ataxia 体温失調（体温の著明な変動）.
t. bacteria 発熱〔細〕菌，温泉細菌，= thermogenic bacteria.
t. burn 熱傷.
t. capacity 熱容量（① 体温を15°Cから16°Cに上昇させるために要する熱量. ② 物体の温度を1°C上昇させるのに要する熱量）.
t. center 温熱中枢.
t. coagulation 熱凝固.
t. condition 温熱条件［医学］.
t. conduction 熱伝導（熱が物質中の高温部から低温部へ移動する現象），= heat conduction.
t. conductivity 熱伝導率［医学］.
t. crisis 湯あたり［医学］.
t. death 熱死.
t. death point 死滅温度［医学］，熱死点（液体培養した細菌を10分間に死滅させるのに要する熱）.
t. death time 加熱致死時間（微生物の），熱死滅時間［医学］.
t. decomposition 熱分解［医学］.
t. denaturation temperature 熱変性温度［医学］.
t. diffusibility 熱拡散率（温度伝導率）.
t. diffusion 熱拡散，温度拡散.
t. diffusivity 熱拡散率［医学］.
t. dissociation 熱解離.
t. economy 熱経済（大気の）.
t. edema 熱傷水腫（浮腫）［医学］，熱性水腫（浮腫）［医学］.
t. efficiency 熱効率［医学］.
t. engine 熱エンジン［医学］.
t. enhancement ratio 熱増感比［医学］.
t. equator 熱赤道.
t. equilibrium 熱平衡.
t. expansion 熱膨張.
t. expansivity 熱膨張度.
t. hammer 熱槌（ボタン形焼灼器），= button cautery.
t. initiation 熱開始反応［医学］.
t. injury 熱傷［医学］.
t. insulation 熱絶縁［医学］.
t. metabolism 温熱代謝［医学］.
t. motion 熱運動（原子，分子，イオンなどの粒子の運動が高温になるほど激しくなる状態）.
t. neutron 熱中性子［医学］.
t. noise 熱雑音［医学］.
t. plasticity 熱〔可〕塑性［医学］.
t. pollution 熱汚染［医学］.
t. polymerization 熱重合［医学］，= thermopolymerization.
t. precipitator 温度プレシピテーター（2枚のガラ

T

ス板の中間に加熱した金属線をおくと，塵埃粒子は板に付着するから，これを鏡検して数を計算する）.

t. pressure 熱圧力.

t. radiation 熱放射［医学］，＝ temperature radiation.

t. resistance 耐熱性，熱抵抗.

t. sensation 温度感覚［医学］.

t. sense ① 温覚，温度感覚，＝ thermic sense. ② 熱感，＝ thermesthesia.

t. shock resistance 熱衝撃抵抗性［医学］.

t. shunt 熱分流器.

t. specificity 温度特異性.

t. spectrum 熱線スペクトル（赤外線の部）.

t. spike 熱スパイク［医学］.

t. springs 温泉（特に湧出する水の温度が，26.7°C以上のもの）.

t. stimulus 温熱刺激.

t. stimulus remedy 温熱刺激療法［医学］.

t. stress 温度ストレス［医学］，熱応力.

t. sweating 温度性発汗［医学］，温熱性発汗.

t. test 温度診（歯髄の状態を検査するために熱または冷を加えてその感覚をみる方法）.

t. trauma 温熱〔性〕損傷［医学］.

t. unit 熱量単位［医学］，熱の単位（1ポンドの水の温度を1°（FまたはC）上昇させる熱量）.

t. velocity 熱運動速度.

t. viscosity サーマルビスコシチー（熱粘稠度）.

t. water 温泉水.

t. water pollution 熱性水質汚染［医学］.

ther·mal·ge·sia ［θə:mælʤí:ziə］ 温熱性痛覚過敏.

ther·mal·gia ［θə:mælʤiə］ 温痛覚，灼熱様疼痛，＝ causalgia.

ther·mals ［θə́:məlz］ 温泉，＝ thermal waters.

therm·an·al·ge·sia ［θə:mænælʤí:ziə］ 温度性痛覚消失，＝ thermoanalgesia.

therm·an·es·the·sia ［θə:mænesθí:ziə］ 温度（温熱）性無感覚，温覚消失.

ther·ma·tol·o·gy ［θə:mətáləʤi］ 温熱治療学（熱療法を研究する学問）.

ther·me·lom·e·ter ［θə:milámitər］ 電気温度計.

therm·es·the·sia ［θə:mesθí:ziə］ 温熱〔感〕覚［医学］，温覚，＝ thermaesthesia，thermoesthesia.

therm·es·the·si·om·e·ter ［θə:mesθì:ziámitər］ 温度〔感〕覚計［医学］，温覚計.

therm·hy·pes·the·sia ［θə:mhaipesθí:ziə］ 温覚減退.

ther·mic ［θə́:mik］ 熱〔性〕の.

t. anesthesia 温覚麻痺.

t. balance 熱（量）天秤，＝ bolometer.

t. cataract 熱性白内障［医学］.

t. fever 熱性発熱［医学］，日射病，＝ siriasis.

t. ray 熱線.

t. sense 温覚，＝ therm(a)esthesia.

t. sign 温度徴候（テタニーにおいて寒冷または温熱を加えると筋攣縮および感覚過敏が起こること），＝ Kashida sign.

ther·min ［θə́:min］ サーミン ㊗ tetrahydro-*β*-naphthylamine $C_{10}H_{11}NH_2$（発熱を伴うことがあるが，縮瞳薬として用いられる）.

t. hydrochloride 塩酸サーミン $C_{10}H_{11}NH_2 \cdot HCl$（無色結晶性縮瞳薬）.

ther·mi·on·ic ［θə:miánik］ 熱電子の.

t. current 熱電子〔電〕流.

t. emission 熱電子放出（白熱灯による電子イオン放射）.

t. rectifier 熱イオン式整流器（加熱した電極により電子を送るような電気弁を利用するもの）.

t. tube 熱電子管（熱陰極を備え，熱電子を放出する真空管）.

ther·mi·on·ics ［θə:miániks］ 熱電子学. 形 thermionic.

therm·is·ter ［θə́:mistər］ サーミスタ（電気抵抗の温度係数が大きい半導体を利用する温度に敏感な抵抗体で，温度計，恒温槽の自動制御に用いる），＝ thermistor.

ther·mite ［θə́:mait］ テルミット Fe_2O_3＋Al（鉄の酸化物とアルミニウム粉との等量混合物で，鉄，鋼の溶接に，また戦時には焼夷弾として利用された）.

t. process テルミット法（アルミニウムが酸化されて発する熱を利用する金属酸化物の還元冶金法）.

thermo- ［θə:mou, -mə］ 熱の意味を表す接頭語.

Ther·mo·ac·ti·no·my·ces ［θə:mouæktinoumáisi:z］ サーモアクチノミセス属（好熱性放線菌. *T. vulgaris* は農夫肺の原因となる）.

ther·mo·aes·the·sia ［θə:mouesθí:ziə］ 温覚，＝ therm(a) esthesia.

ther·mo·al·ge·sia ［θə:mouælʤí:ziə］ 温熱性痛覚過敏，＝ thermalgesia.

ther·mo·am·me·ter ［θə:mouǽmitər］ 熱電流計.

ther·mo·an·al·ge·sia ［θə:mouænælʤí:ziə］ 温度性痛覚消失，＝ thermanalgesia.

ther·mo·an·es·the·sia ［θə:mouænisθí:ziə］ 温覚消失，＝ thermanesthesia.

ther·mo·bal·ance ［θə:məbǽləns］ 熱天秤.

ther·mo·bar·om·e·ter ［θə:moubərámitər］ 熱圧計.

ther·mo·bat·tery ［θə:məbǽtəri］ 熱電池.

ther·mo·bi·o·sis ［θə:moubaióusis］ 高温生存（細菌の）.

ther·mo·cau·ter·ec·to·my ［θə:moukɔ̀:təréktəmi］ 焼灼切除術.

ther·mo·cau·ter·i·za·tion ［θə:moukɔ̀:tərizéiʃən］ 焼灼.

ther·mo·cau·tery ［θə:moukɔ́:təri］ 焼灼器［医学］.

thermochemical equation 熱化学方程式（化学反応式の右辺に，その反応に伴って出入りする熱量を書き加えたもの）.

ther·mo·chem·is·try ［θə:məkémistri］ 熱化学［医学］（熱現象と化学変化との相互関係を研究する学問）. 形 termochemical.

ther·mo·chro·ism ［θə:moukróuizəm］ 熱色性（熱の一部を反射し，他を吸収するかまたは透過すること），＝ thermochrosis. 形 thermochroic.

ther·moch·ro·sy ［θə:mákrəsi］ 熱色性，＝ thermochroism.

ther·mo·co·ag·u·la·tion ［θə:moukouægjuléiʃən］ 熱凝固法（高周波電流の作用により組織を凝固させる腫瘍療法）.

ther·mo·col·or ［θə́:məkʌlər］ サーモカラー（示温塗料またはサーモカメレオンとも呼ばれ，加熱して一定の温度に達すると変色する塗料）.

ther·mo·cou·ple ［θə́:məkʌpl］ 熱電対（2種の金属を環状に連結し，両接合部の温度が異なるとき熱電動力を発生し熱電流が流れるので，それを電流計で測定して温度を測定するために用いる），＝ thermojunction，thermoelectric pile.

t. gauge 熱電対真空計.

ther·mo·cur·rent ［θə:məkʌ́rənt］ 熱電流.

ther·mo·dif·fu·sion ［θə:moudifjú:ʒən］ 熱拡散.

ther·mo·di·lu·tion ［θə:moudailú:ʃən］ 熱希釈〔法〕［医学］（温度の異なる液を入れることによって生ずる温度変化から元の液の体積を測定する方法）.

t. method 熱希釈法（心拍出量を測定する方法）.

ther·mo·din ［θə́:mədin］ サーモジン ㊗ acetyl-*p*-ethoxyphenyl urethane $C_6H_4(OC_2H_5)N(COCH_3)COOC_2H_5$（白色結晶性のウレタン誘導物で，解熱・鎮痛薬）.

ther·mo·du·ric ［θə:moudjú:rik］ 耐熱性の.

thermodynamic control 熱力学支配〔医学〕.
thermodynamic potential 熱力学的ポテンシャル.
ther·mo·dy·nam·ics [θə̀:moudainǽmiks] 熱力学〔医学〕. 形 thermodynamic, thermodynamical.
ther·mo·e·lec·tric [θə̀:mouiléktrik] 熱電気の.
t. couple 熱電対, = thermocouple, thermoelectric pile.
t. current 熱電流〔医学〕.
t. diagram 熱電図.
t. inversion 熱電逆変.
t. pile 熱電対, = thermoelectric couple, thermopile.
t. power 熱電能.
t. powerplant 熱電子発電装置〔医学〕.
t. series 熱電列(各種金属をその熱電能の大きさの順に並べた序列).
t. thermometer 熱電気温度計, 熱電温度計(熱電対を利用した温度計).
t. type 熱電型.
ther·mo·e·lec·tric·i·ty [θə̀:mouìlektrísiti] 熱電気.
ther·mo·e·lec·tro·mo·tive [θə̀:mouilèktroumóutiv] 熱起電力の.
t. force 熱起電力.
ther·mo·e·lec·tron [θə̀:mouiléktrɑn] 熱電子(高温度にある金属物体から放出するもの).
t. affinity 熱電子親和力.
t. rectifier 熱電子整流器.
t. tube 熱電子管.
ther·mo·el·e·ment [θə̀:mouélimənt] 熱電対, = thermocouple.
ther·mo·es·the·sia [θə̀:mouesθí:ziə] 温度〔感〕覚〔医学〕, 温覚, = thermesthesia.
ther·mo·es·the·si·om·e·ter [θə̀:mouesθì:ziɑ́mitər] 温覚計, = thermesthesiometer.
ther·mo·ex·ci·(ta)·to·ry [θə̀:mouiksái(tə)təri, -tɔ:ri] 熱刺激性の.
ther·mo·gal·va·nom·e·ter [θə̀:mougæ̀lvənɑ́mitər] 熱電検流計.
ther·mo·gen·e·sis [θə̀:mədʒénisis] 産熱, 熱産生性〔医学〕, 高温発生. 形 thermogenetic, thermogenic.
thermogenic action 発熱作用.
thermogenic response 熱産生反応〔医学〕.
ther·mo·gen·ics [θə̀:mədʒéniks] 発熱学, 発熱療法.
ther·mog·e·nous [θə:mɑ́dʒənəs] 熱原性の, = thermogenetic.
ther·mo·gram [θə́:məgræm] サーモグラム, 温度記録〔図〕〔医学〕.
ther·mo·graph [θə́:məgræf] サーモグラフ, 温度記録計〔医学〕.
ther·mog·ra·phy [θə:mɑ́grəfi] 温度記録〔法〕, 体温記録法〔医学〕, 熱像記録法, サーモグラフィ(物体表面での温度分布を図, 写真などの像として表す方法).
ther·mo·gra·vim·e·try [θə̀:məgrəvímitri] 熱重量分析.
ther·mo·growth [θə́:məgrouθ] 熱生長〔反応〕.
ther·mo·hale [θə́:məheil] 加熱蒸気吸入器.
ther·mo·hy·gro·stat [θə̀:mouháigroustæt] 恒温恒湿器〔医学〕.
ther·mo·hy·per·aes·the·sia [θə̀:mouhàiperesθí:ziə] 温〔度〕〔感〕覚過敏〔症〕.
ther·mo·hy·per·al·ge·sia [θə̀:mouhàipərældʒí:ziə] 温熱性痛覚過敏〔医学〕.
ther·mo·hy·per·es·the·sia [θə̀:mouhàiperesθí:ziə] 温覚過敏, 温度覚亢進症.
ther·mo·hy·p(o)·es·the·sia [θə̀:mouhàip(ou)esθí:ziə] 温〔度〕〔感〕覚減退〔医学〕, 温〔度〕〔感〕覚鈍麻.
ther·mo·in·hib·i·to·ry [θə̀:mouinhíbitəri, -tɔ:ri] 体温発生抑制の.
ther·mo·in·te·gra·tor [θə̀:mouíntigreitər] 熱積算計, 温度記録器.
thermoionic emission 〔熱電管の〕熱電子放出〔医学〕.
ther·mo·junc·tion [θə̀:mədʒʌ́ŋkʃən] 熱電対, = thermocouple.
ther·mo·la·bile [θə̀:mouléibil] 不耐熱性の, 易熱性の, 熱不安定の〔医学〕.
ther·mo·la·bil·i·ty [θə̀:mouleibíliti] 易熱性〔医学〕.
ther·mo·lamp [θə́:məlæmp] 加熱灯.
ther·mo·la·ryn·go·scope [θə̀:məlæríŋgəskoup] 加温喉頭鏡〔医学〕.
ther·mol·o·gy [θə:mɑ́lədʒi] 熱学. 形 thermological.
ther·mo·lu·mi·nes·cence [θə̀:moul(j)ù:minésəns] 熱蛍光体〔医学〕, 熱発光(特殊な物質の温度を変えるとき発光する現象).
t. dosimeter (TLD) 熱ルミネセンス検出器〔医学〕, 熱ルミネセンス線量計, 熱蛍光線量計.
ther·mo·lu·mi·nes·cent [θə̀:moul(j)ù:minésənt] 熱蛍光の.
t. annealing 熱蛍光焼鈍〔医学〕.
t. dosimetry 熱ルミネセンス線量計測定〔医学〕, 熱蛍光線量計測定.
t. fading 熱蛍光退行〔医学〕.
ther·mol·y·sin [θə:mɑ́lisin] サーモライシン(サーモリシン)(好熱菌の Ca^{2+} 依存性プロテアーゼ).
ther·mol·y·sis [θəmɑ́lisis] ① 加熱分解. ② 放熱. 形 thermolytic.
ther·mo·mag·net·ic [θə̀:moumægnétik] 熱磁気性の.
t. effect 熱磁気効果.
ther·mo·mas·sage [θə̀:mouməsɑ́:ʒ] 温熱マッサージ.
ther·mom·e·ter [θə:mɑ́mitər] 寒暖計, 温度計〔医学〕, 体温計(温度を測定する装置で, その物理学的原理により, ① 膨張温度計, ② 電気温度計 thermelometer, ③ 光学温度計の3種に大別される).
t. penetration 熱透過〔法〕, ジアテルミー療法, 透〔過〕熱療法.
ther·mo·met·ric [θə̀:məmétrik] 温度測定法による.
t. analysis 温度分析(滴定).
t. conductivity 導温率, 温度伝導率(温度の伝導に関する基本方程式に現れる定数), = thermal diffusibility.
t. equivalent 温度当量(華氏180度は摂氏100度, また列氏80度に当たる).
t. titration 温度滴定〔医学〕(化学反応の完結点を求めるために, 溶液の温度の変化を利用する滴定法).
ther·mom·e·try [θəmɑ́mitri] 温度測定法, 体温測定法. 形 thermometric.
Ther·mo·mo·nos·po·ra [θə̀:məmənɑ́spərə] サーモモノスポラ属(放線菌の一種).
ther·mo·nas·ty [θə́:mənæsti] 傾熱性(熱が刺激となって起こる植物の屈曲運動であるが, 熱のくる方向とは関係がない).
ther·mo·neu·ro·sis [θə̀:mounju:róusis] 神経症性体温上昇.
ther·mo·nu·cle·ar [θə̀:mounjú:kliər] 熱〔的〕核の.
t. reaction 熱的核反応.
ther·mo·pal·pa·tion [θə̀:moupælpéiʃən] 体温差位触診法.
ther·mo·pen·e·tra·tion [θə̀:moupènitréiʃən] 電気透熱, 透〔過〕熱療法〔医学〕(ジアテルミー).
ther·moph·a·gy [θə:mɑ́fədʒi] (熱い食物を食べる

T

こと).

ther·mo·phil ［θə́:məfil］ 高温性の，好熱性(40～70°C の高温が発育上最適の細菌 thermophilic bacteria についていう)，＝thermophilic.

ther·mo·phile ［θə́:məfail］ ① 高温細菌．② 高温〔性〕の，好熱性［医学］.

ther·mo·phil·ic ［θə̀:məfílik］ 好熱〔性〕の，高温〔性〕の．

t. actinomycetes 好温性アクチノミセス，好熱性放線菌．

t. bacteria 好熱細菌，高温細菌，高温菌［医学］(40～70°C でよく発育する).

ther·mo·phil·lin ［θə̀:məfílin］ テルモフィリン(Lenzites thermophila Falck 75 と呼ばれる Basidiomycetes の培養液に産生する抗生物質で，キノイド性のもの).

ther·mo·pho·bia ［θə̀:moufóubiə］ 高温恐怖〔症〕，温熱恐怖［医学］.

ther·mo·phore ［θə́:məfɔ:r］ ① 温度感覚測定器．② テルモフォール(金属またはゴム製の箱で，ニカワ，酢酸ナトリウム，食塩，硫酸カルシウムを充填し，熱湯を加えると，長時間温度を保つ湯たんぽの一種).

ther·mo·pile ［θə́:məpail］ サーモパイル，熱電堆すい，熱電対列(多数の熱電対を直列に並べたもの)，＝thermocouple，thermoelectric pile.

ther·mo·plac·en·tog·ra·phy ［θə̀:moupl æ̀sentágrəfi］ 胎盤温度記録法．

Ther·mo·plas·ma ［θə́:məplæzmə］ サーモプラズマ属(原始細菌の一つ).

ther·mo·plas·tic ［θə̀:mouplǽstik］ 熱可塑性の，熱プラスチック．

ther·mo·ple·gia ［θə̀:mouplí:ʤiə］ 日射病，熱射病．

ther·mo·po·lym·er·i·za·tion ［θə̀:məpɑ̀limərizéiʃən］ 熱重合．

ther·mo·pol·y·pnea ［θə̀:moupɑ̀lipní:ə］ 高温多呼吸．

ther·mo·po·sia ［θə̀:moupóuziə］ 熱飲料．

ther·mo·pos·i·tive ［θə̀:məpázitiv］ 熱電気陽性の．

ther·mo·po·ten·tial ［θə̀:moupəténʃəl］ 温度電位，熱電位．

ther·mo·pre·cip·i·ta·tion ［θə̀:mouprisìpitéiʃən］ 熱沈殿，熱沈降素反応［医学］.

ther·mo·pre·cip·i·tin ［θə̀:mouprisípitin］ 煮沸沈降素，熱沈降素［医学］.

t. reaction 煮沸沈降反応(アスコリ熱沈降反応．Ascoli).

t. test 加熱沈降反応試験(病原菌を含有する組織を5～6容の水とともに煮沸し，その濾過液を血清に重層すると沈殿を起こすが，Ascoli は特にこれを炭疽の診断に利用し得ることを発見した).

ther·mo·pre·cip·i·tin·o·gen ［θə̀:mouprisìpitínəʤən］ 煮沸沈降原．

ther·mo·prene ［θə́:məpri:n］ サーモプレン(硫酸，スルフォン酸，塩化スズなどとともに加熱して得られる異性体で，癒着剤として用いられる).

ther·mo·py·rom·e·ter ［θə̀:moupairámitər］ 熱電気高温計．

ther·mo·ra·di·o·ther·a·py ［θə̀:mourèidiəθérəpi］ 温熱放射線療法［医学］(加温と放射線照射を併用する方法).

ther·mo·re·cep·tor ［θə̀:mouriséptər］ 温度受容器［医学］.

ther·mo·reg·u·la·tion ［θə̀:mourègjuléiʃən］ 温度調節，体温調節［医学］.

ther·mo·reg·u·la·tor ［θə̀:mərégjuleitər］ 体温調節器，温度調節器［医学］，サーモスタット．

thermoregulatory center 体温調節中枢．

ther·mo·re·lay ［θə̀:mərí:lei, –riléi］ サーモスタット，熱電継電器．

ther·mo·re·sis·tant ［θə̀:mourizístənt］ 耐熱性の．

ther·mo·scope ［θə́:məskoup］ 温度測定器，測温器(2物体の温度差をみるための簡単な器械で，Lesile 型，またはそれを改良した Rumford 型がある)，＝differential thermometer.

ther·mo·sen·si·tiz·er ［θə̀:məsénsitaizər］〔温〕熱増感剤［医学］.

ther·mo·set·ting ［θə̀:məsétiŋ］ 熱硬化性．

ther·mo·sta·bile ［θə̀:moustéibil］ 耐熱性の，熱安定性の，＝thermostable.

ther·mo·sta·ble ［θə̀:moustéibl］ 耐熱〔性〕の．

t. direct hemolysin (TDH) 耐熱性溶血毒．

t. enzyme 熱安定酵素．

t. opsonin test 耐熱〔性〕オプソニン試験(被検血清を58～60°C で10分間以上加熱してオプソニン価を判定する方法).

ther·mo·stage ［θə́:məsteiʤ］ 感温期．

ther·mo·stat ［θə́:məstæt］ 定温器，恒温槽(自動式の)，恒温装置［医学］.

ther·mo·ste·re·sis ［θə̀:moustərí:sis］ 熱消失．

ther·mo·stro·muhr ［θə̀:moustróumjuər］ 熱電血流計，熱血流計(血管の周囲に加温電気コイルを巻き，そこを流れる血液の温度変化を測る血流計)，＝Rein thermometer.

ther·mo·sys·tal·tism ［θə̀:mousístəltizəm］ 熱性収縮(温度の刺激による筋肉の収縮現象)．形 thermosystaltic.

thermotactic optimum 温度走性〔に関する〕最適温度．

ther·mo·tax·is ［θə̀:mətǽksis］ 走熱性，熱走性［医学］，温度走向性．形 thermotactic，thermotaxic.

ther·mo·ther·a·py ［θə̀:məθérəpi］ 温熱療法［医学］.

ther·mot·ics ［θə:mátiks］ 熱学．形 thermotic.

ther·mo·tol·er·ance ［θə̀:mətálərəns］ 熱耐性［医学］.

ther·mo·tol·er·ant ［θə̀:mətálərənt］ 耐熱性の．

ther·mo·to·nom·e·ter ［θə̀:moutənámitər］ 熱攣縮計(熱による筋肉の攣縮を測定する器械).

ther·mo·tox·in ［θə̀:mətáksin］ 熱毒素(熱により生体内に発生するもの).

ther·mo·tra·che·ot·o·my ［θə̀:moutrèikiátəmi］ 焼灼気管切開術．

ther·mot·ro·pism ［θəmátrəpizəm］ 向熱性，熱向性［医学］.

ther·mot·ro·py ［θə:mátrəpi］ 熱互変(同質二像をもつ物質が熱を加えると A から B の形態に変わり，これを冷やすと再び A に帰ること).

Ther·mus ［θə́:məs］ サーマス属(好熱菌で，70°C 前後を至適発育温度とする).

thero– ［θi:rou］ 野獣の意味を表す接頭語．

the·roid ［θí:rɔid］ 野獣性の．

the·rol·o·gy ［θi:rálədʒi］ 哺乳動物学．

the·ro·morph ［θí:rəmɔ:f］ 獣形奇形．

The·ro·mor·pha ［θì:roumɔ́:fə］ 獣形類．

the·ro·mor·phism ［θì:roumɔ́:fizəm］ 野獣様奇形(状態)，＝theromorphia.

the·ro·phyte ［θí:rəfait］ 1年生植物(栄養体は冬期枯死し，種子で冬を越す植物)，＝aestival annual plant.

The·ro·pith·e·cus ［θì:rəpíθikəs］ ゲラダヒヒ属(オナガザル科の一属．東アフリカ産).

the·sau·ris·mo·sis ［θi:sɔ̀:rizmóusis］ 蓄積症，沈着症(類脂体，タンパク質，炭水化物または他の生体成分が異常に細胞内に蓄積する代謝病．von Gierke)，＝storage disease.

T

the·sau·ro·sis [θì:sɔ:róusis] 蓄積症，沈着症，= thesaurismosis.

the·sis [θí:sis] 論文(学位請求のために提出する論文)，= dissertation.

Thessalus of Cos [θésələs əv kás] コスのテサルス(BC 4 世紀のギリシャの医師．ヒポクラテスの子で，胆汁の過剰分泌は万病の原因であると信じた)．

Thessalus of Tralles [θésələs əv tréili:z] トラレスのテサルス(AD 10–70年頃のギリシャの医師．ネロ王時代に開業していた理論医学派の一人)．

the·ta, θ [θéitə, θí:–] シータ(ギリシャ語アルファベット第 8 字)．

t. antigen シータ抗原(マウスやラットの胸腺細胞や成熟 T 細胞の表面に存在する糖タンパクで，Thy–1 抗原とも呼ばれ，T 細胞マーカーとなる)，= Thy 1 antigen.

t. rhythm シータ波，シータリズム(脳波上，4～7Hz の徐波をいう)，= theta wave.

t. rhythm electroencephalography シータリズム脳波記録．

t. wave シータ波．

Thevet, Andre [tévət] テベト(1502–1590，フランスの著述・探検家．熱帯産キョウチクトウ科植物 *Thevetia* 属，およびそれから得られる配糖体 thevetin は，この著者の冠名語)．

The·ve·tia [θiví:ʃiə] キバナキョウチクトウ属(キョウチクトウ科の一属で，*T. ahouai* などは配糖体 thevetin を含有し，ブラジルでは魚毒として用いる)．

thev·e·tin [θévətin] テベチン $C_{24}H_{36}O_{18}$ (熱帯産キョウチクトウ科 *Thevetia* 属植物から得た強心性配糖体で，ジギタリスに類似の作用がある)．

thev·e·tose [θévətouz] テベトース $C_7H_{14}O_3$ (タンギニンの水解産物の一つ)．

the·vet·o·sin [θivétəsin] テベトシン(キョウチクトウ科 *Thevetia* 属植物に存在する配糖体で，心臓毒)．

Thézac–Porsmeur meth·od [tezá:k pɔ:smjú:r méθəd] テザック・ポルスムール法(日光により化膿創を治療する方法)．

T_HF helper T cell factor ヘルパー T細胞因子の略．

THFA tetrahydrofolic acid テトラヒドロ葉酸の略．

thi·a·ben·da·zole [θàiəbéndəzoul] チアベンダゾール ㊇ 2–thiazol–4–ylbenzimidazole (駆虫薬)．

thi·a·cet·a·zone [θàiəsí:təzoun, –sét–] チアセタゾン ㊇ *p*–acetamidobenzaldehyde thiosemicarbazone，= amithiozone，thioacetazone.

thi·al·bar·bi·to·num so·di·um [θàiəlbà:bitóunəm sóudiəm] チアルバルビトンナトリウム ㊇ sodium Δ^2–cyclohexenylallylthiobarbiturate (静注用麻酔薬)，= thiobarbitone，thiobarbitone sodium，thiohxallymalum.

thi·am·a·zole [θaiǽməzoul] チアマゾール ㊇ 1–methyl–1*H*–imidazole–2–thiol $C_4H_6N_2S$: 114.17 (イミダゾール系抗甲状腺薬．Graves 病，Plummer 病などの甲状腺機能亢進症に用いる)．

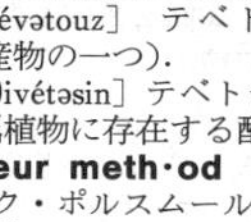

thi·a·min [θáiəmin] チアミン，= thiamine.

thi·am·i·nase [θaiǽmineis] チアミナーゼ，= aneurinase.

thi·am·i·na·so·sis [θaiæ̀minəsóusis] ビタミン B_1 分解酵素過剰症．

thi·a·mine [θáiəmi:n] チアミン，サイアミン ㊇ 3–(4′–amino–2′–methylpyridyl–5′–methyl)–4–methyl–5–β–hydroxy–ethylazolium (酵母および多数の発育旺盛な生物に存在するビタミンで，その欠乏は脚気 beriberi を起こす)，= aneurin，vitamin B_1.

t. allyl disulfide チアミンアリルジスルフィド，= allithiamin.

t. chloride unit 塩化チアミン単位．

t. deficiency disease チアミン欠乏症．

t. dinitrate 二硝酸チアミン．

t. hydrochloride チアミン塩酸塩 $C_{12}H_{17}ClN_4OS \cdot HCl$: 337.27 (塩酸チアミン，ビタミン B_1 塩酸塩．チアミンは ATP 存在下に thiamine diphosphate に変換されて脱炭酸反応を触媒する酵素の補酵素として作用する．またトランスケトラーゼの補酵素として糖代謝や核酸代謝にも関与している．ビタミン B_1 欠乏症の予防および治療に用いられる)．

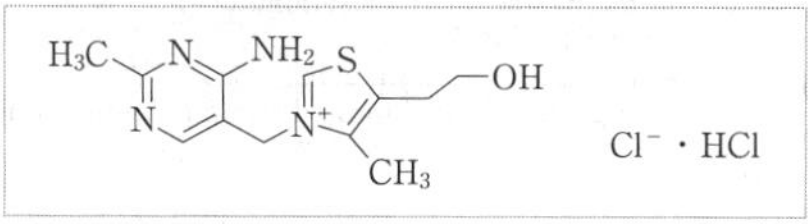

t. hydrochloride unit 塩酸チアミン単位(結晶物 3mg が 1 国際単位)．

t. mononitrate 一硝酸チアミン．

t. nitrate チアミン硝化物 $C_{12}H_{17}N_5O_4S$: 327.36 (硝酸チアミン，ビタミン B_1 硝酸塩．ピリミジン–チアゾール系合成ビタミン B_1．消耗性疾患，甲状腺機能亢進症，妊産婦，激しい肉体疲労時や神経痛，筋肉痛，関節痛，末梢神経炎などのビタミン B_1 欠乏が推定される場合に用いられる)．

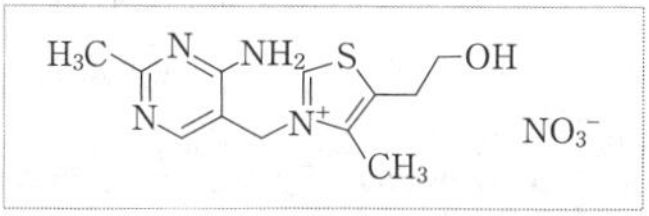

t. propyl disulfide チオール型ビタミン B_1 誘導体．

t. pyrophosphate 焦性リン酸チアミン(タンパク性担体とともに糖類の分解を触媒する助酵素)，= cocarboxylase.

thi·a·mi·no·ki·nase [θàiəmi:nəkáineis, θaiæminə–] チアミノキナーゼ(チアミンと ATP からチアミン焦性リン酸 TPP を合成する反応を触媒する酵素で酵母中にある)．

thi·am·phen·i·col [θàiæmfénikɔ:l] チアンフェニコール ㊇ D–*d*–threo–2–dichloroacetamido–1–(4–methylsulfonyl–phenyl)–1,3–propanediol (レプトスピラ症に対して有効といわれる薬品)．

thi·am·y·lal [θaiǽmiləl] チアミラール(短時間作用型の全身麻酔剤)．

t. sodium チアミラールナトリウム ㊇ monosodium 5–allyl–1,4,5,6–tetrahydro–5[(*RS*)–1–methylbutyl]–4,6–dioxopyrimidine–2–thiolate $C_{12}H_{17}N_2NaO_2S$: 276.33 (バルビツール酸系全身麻酔薬．超短時間型の静注麻酔薬)．

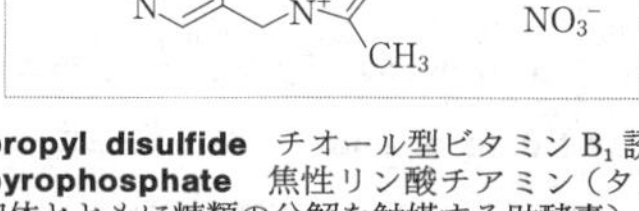

thi·a·naph·the·nyl [θàiənǽfθənil] チアナフテニル基 (C_8H_5S–)．

thi·an·thol [θaiǽnθɔ:l] チアントール ㊇ dimethyldiphenylene disulfide（主として dimethyl thianthrene からなる皮膚病治療薬），= mesulfen, mesulphen, thiantholum.

Thi·a·ra ［θaiǽrə］ トウガタカワニナ属（淡水産の巻貝の一種で，肺吸虫や異形吸虫の中間宿主）.

thi·a·sine ［θáiəsi:n］ チアシン（血液から分離された含硫化合物）.

thi·a·stig·mine ［θàiəstígmin］ チアスチグミン（ビタミンとメチル硫酸チオスチグミンとの合剤），= vagostigmine.

thiazide diabetes サイアザイド糖尿病.

thiazide diuretic サイアザイド（チアジド）系利尿薬［医学］.

thi·a·zi·na·mi·um ［θàiəzinéimiəm］ チアジナミウム ㊗ promethazine methanesulfonate（抗ヒスタミン薬），= padisal, RP 3554.

thi·a·zin·a·mon ［θàiəzínəmən］ チアジナモン（㊗ [2-(10-phenothiazinyl)propyl]trimethylammonium の塩化物またはベンゼンサルホネート．抗ヒスタミン薬）.

thi·a·zine ［θáiəzin］ チアジン（イオウを含む環式化合物）.

t. dye チアジン染料（キノンイミン染料のうちチアジン環をもつもので，メチレンブルー，メチレングリーンなど）.

thi·az·in·yl ［θaiǽzinil］ チアジニル基（C_4H_4NS–）.

thi·a·zo·i·o·cy·a·nin ［θàiəzouàiousáiənin］ チアゾイオシアニン（虹波の副産物で紫光の有効成分），= TC OA. I.. → kryptocyanine.

thi·a·zole ［θáiəzoul］ チアゾール C_3H_3NS（窒素とイオウおのおの1原子をもつ5原子複素式環化合物の基本体）.

t. dye チアゾール染料（チオベンゼニル染料，プリムリン染料）.

t. yellow チアゾール黄，= titan yellow.

thiazolidine derivative チアゾリジン誘導体（PPARα アゴニスト）.

thi·a·zol·i·dine·di·ones ［θàiəzálidi:ndàiounz］ チアゾリジンジオン類.

thi·a·zo·lid·i·nyl ［θàiəzəlídinil］ チアゾリジニル基（C_3H_6NS–），= thiazolinyl.

thi·a·zo·li·done an·ti·bi·ot·ic ［θàiəzóulidoun æntibaiátik］ チアゾリドン抗生物質（S. Virginiae らによってつくられ，梅沢らにより1952年に報告された抗酸菌に対してのみ作用する抗生物質で，体内ではビオチンにより無効となる），= acidomycin, actithiazic acid.

thi·a·zol·sul·fone ［θàiəzəlsʌ́lfoun］ チアゾールスルフォン ㊗ *p*-aminophenyl 2-amino-5-sulfanyl-thiazole（グルコスルフォンナトリウムと同一の内服薬で，摂取後尿中に赤色の分解産物が排泄され，ハンセン病および結核の治療に利用される），= thiazosulfone.

thi·az·ol·yl ［θaiǽzəlil］ チアゾリル基（C_3H_2NS–）.

Thibierge, Georges ［tibiέ:rʒ］ ティベルジュ（1856–1926，フランスの皮膚科医．強皮症と石灰沈着症との関連を記載した．calcinosis = Thibierge-Weissenbach syndrome）.

thick ［θík］ 厚い，肥大な.

t. blood film 厚層血液塗抹標本.

t. filament 太いフィラメント［医学］.

t. film 厚層塗抹標本.

t. film test 厚層試験，= Ross test.

t.-leg 象皮症（ウマの）.

t. lens 厚みレンズ.

t. liquid pus 液状濃厚膿［医学］.

t. pannus 肥厚パンヌス［医学］.

t. portion 太い部分［医学］.

t. skin 肥厚皮膚.

t. smear 濃厚塗抹標本（血液の）.

t. smear method 厚層塗抹検査法.

t. voice さ声（嗄声）［医学］.

t.-walled 厚膜の.

t.-wind ウマの荒呼吸（ウマに起こる呼吸困難症），= heaves.

thick·en·ed ［θíkənd］ 肥厚した.

t. oil 濃化油.

thick·en·ing ［θík(ə)niŋ］ 肥厚（細胞膜などの），濃厚化［医学］，濃縮［医学］.

t. agent 糊料［医学］.

t. change 厚さの変化［医学］.

t. curve 太まり曲線［医学］.

t. growth 肥大生長，= thickness growth.

t. in apposition 付加肥厚.

t. of yellow ligaments 黄色靱帯肥厚症（黄色靱帯骨化症，椎弓間靱帯肥厚症），= ossification of yellow ligaments (OYL), thickening of interlaminal ligaments.

thick·ness ［θíknis］ 厚み，肥大.

t. growth 幅成長［医学］，肥大生長（形成層の活発な機能により，植物の根，茎などが太く発育すること），= thickening growth.

t. meter 厚み計.

Thielmann, Karl Heinrich ［θí:lmən］ シューリマン（1802–1872，ドイツの内科医）.

T. diarrhea drops シューリマン下痢合剤（アヘン酒，ワレリアチンキ，エーテル，ハッカ油，吐根流エキスをアルコールで希釈した合剤）.

Thiemann dis·ease ［θí:mən dizí:z］ チーマン病（チーマン多発性少年時骨端部障害）.

Thiemann syndrome チーマン症候群（指節骨骨端の無腐性壊死）.

thi·e·mia ［θaií:miə］ イオウ血症.

thi·e·nyl ［θáiənil］ チエニル基（C_4H_3S–）.

Thier, Carl Jörg ［θáiər］ サイアー（ドイツの医師．Weyers-T. syndrome）.

Thiers, Joseph ［tjérz］ チールズ（ティエール．1885生，フランスの医師．Achard との共著で，糖尿病に併発する多毛症 hirsutism = Achard-Thiers syndrome を記載した(1921)）.

Thiersch, Karl ［tí:rʃ］ チールシュ（1822–1895，ドイツの外科医．癌の上皮起原説を発表し(1865)，剃刀を用いて表皮から皮膚移植弁をつくる方法を提唱した．チールシュ手術としては，尿道上裂，口蓋裂の閉鎖術がある）.

T. graft チールシュ植皮，= Ollier-Thiersch graft.

T. method チールシュ法.

T. operation チールシュ植皮術.

T. proctoplasty チールシュ肛門形成術.

T. solution チールシュ液（サリチル酸とホウ酸とを水に溶解した消毒液）.

thieves' vinegar ①（芳香酢酸），= acetum aromaticum. ② マルセイユ酢，= Marseilles vinegar.

thigh ［θái］［TA］① 大腿，= femur [L/TA]. ② 腿節（昆虫の）.

t. amputation 大腿切断.

t. bone ［TA］大腿骨，= os femoris [L/TA].

t. corset 大腿コルセット［医学］.

t. girth 大腿囲［医学］.

t. joint = articulatio coxae.

t.-neck clearance 大腿頸クリアランス（適宜な器械を用いて，放射性ヨウ素 1.11GBq 投与後，1時間ごとに，頸部の放射能増加を大腿における増加で除した率で，正常値は1〜9，甲状腺腫では21〜105，粘液水腫では0〜0.8）.

thig·mes·the·sia ［θìgməsθí:ziə］ 触覚.

thigm(o)– [θigmou, –mə] 接触の意味を表す接頭語.
thig·mo·cyte [θígməsait] 血小板.
thig·mo·tax·is [θìgmətǽksis] 走触性.
thig·mot·ro·pism [θigmátrəpizəm] 触向性〔医学〕, 屈触性（生物が機械的接触刺激を受けた直後に現す反応で，その触れた面に一定の方向をとること）.
thi·la·nin [θáilənin] チラニン（イオウ3%を含有する羊脂で皮膚病用軟膏）.
thim·ble [θímbl] ① 円筒濾紙. ② 指貫（裁縫用のゆびぬき）.
t. chamber 指頭形電離箱（放射線量計の一種）.
t. weed = golden glow, *Rudbeckia laciniata*.
thi·me·cil [θáimisil] チメシル，= methylthiouracil.
thi·mer·o·sal [θaimə́:rəsəl] チメロサル（消毒薬）.
t. ointment チメロサル軟膏.
t. solution チメロサル液（水銀化合物の外用殺菌消毒薬）.
t. tincture チメロサルチンキ（水銀化合物の外用殺菌消毒薬）.
thin [θín] 薄い.
t. basement membrane disease 菲薄基底膜病.
t. basement membrane syndrome 菲薄基底膜症候群〔医学〕, 基底膜菲薄化症候群.
t. blood film 薄層血液塗抹標本.
t. disk （Z線あるいはZ帯），= intermediate disk.
t. filament 細いフィラメント〔医学〕.
t. film 薄層塗抹標本.
t. flap 薄層皮弁〔医学〕（減量皮弁），= reduced flap.
t. layer chromatogram 薄層クロマトグラム〔医学〕.
t. layer chromatography (TLC) 薄層クロマトグラフィ〔医学〕（ガラス，プラスチックなどの平板にシリカゲル，アルミナ，樹脂などの微粉末を薄く塗布し固定相とし，種々の移動相を用いて展開する．移動度および発色により物質の同定，分離を行う）.
t.-layer electrophoresis (TLE) 薄層電気泳動.
t.-layer immunoassay 薄層免疫測定〔法〕（抗原または抗体をポリスチレン容器表面に吸着させた後，測定したい物質を結合させる定量方法）.
t. pannus 淡性パンヌス〔医学〕.
t. pectin paste 希ペクチンパスタ（ペクチン3.5%を含み，広範な皮膚面に塗擦される），= pasta pectini tenuis.
t. portion 薄壁尿細管〔医学〕, 伝達部（尿細管の）.
t. skin 菲薄皮膚.
t. smear method 薄層塗抹検査法.
t. stool 希薄便〔医学〕.
t. wall 薄膜.
t. wall Geiger Müller counter 薄壁ガイガーミュラー計数管（器）〔医学〕.
think·ing [θíŋkiŋ] 思考.
t. disorder 思考障害〔医学〕.
t.-type personality 思考型人格.
thin·ner [θínər] 希釈剤〔医学〕, シンナー（塗料の希釈剤）.
t. poisoning シンナー中毒.
thin·ning [θíniŋ] 菲薄化〔医学〕.
t. vertebra 菲薄化〔脊〕椎骨〔医学〕.
thio– [θaiou, θaiə] ① チオ基（–S–）. ② イオウ含有の意味を表す接頭語.
thi·o·a·cet·a·zone [θàiəsítəzoun] チオアセタゾン ㊥ *p*-acetylaminobenzaldehyde thiosemicarbazone $CH_3CONHC_6H_4CH{=}NNHCSNH_2$（結核治療薬），= amithiozone, tebezone, thiacetazone.
thi·o·a·ce·tic ac·id [θàiouəsí:tik ǽsid] チオ酢酸 CH_3COSH，= thiacetic acid.
thi·o·ac·id [θàiouǽsid] チオ酸（酸素酸の酸基に含まれる酸素原子がイオウ原子により置換された酸）.
thi·o·al·bu·mose [θàiouǽlbjumous] チオアルブモーゼ（多量のイオウを含む第二アルブモーゼ）.
thi·o·al·co·hol [θàiouǽlkɔ:l] チオアルコール，= mercaptan.
thi·o·al·de·hyde [θàiouǽldihaid] チオアルデヒド（–CHO 基の酸素がイオウで置換された化合物）.
thio–allylic ether チオアリルエーテル，= allyl sulfide.
thi·o·a·mi·no·pro·pi·on·ic ac·id [θàiouæ̀minoupròupiánik ǽsid] チオアミノプロピオン酸，= cysteine.
thi·o·an·ti·mo·nate [θàiouǽntiməneit] チオアンチモン酸塩 $M^I{}_3SbS_4$, M^ISbS_3, $M^I{}_4Sb_2S_7$.
thi·o·an·ti·mo·nite [θàiouǽntimənait] チオ亜アンチモン酸塩（オルト塩は $M^I{}_3SbS_3$）.
thi·o·ar·se·nate [θàiouá:səneit] チオ〔ヒ〕酸塩（オルト塩 $M^I{}_3AsS_4$）.
thi·o·ar·se·nite [θàiouá:sənait] チオ亜ヒ酸塩 $M^I{}_3AsS_3$.
Thi·o·ba·cil·lus [θàioubəsíləs] チオバシラス属（イオウまたは硫化物が硫酸塩に酸化されることからエネルギーを獲得する細菌）.
thi·o·bac·te·ria [θàioubæktí:riə] = sulfur bacteria.
thi·o·bar·bit·u·rate [θàioubɑ:bítʃureit] チオバルビツール酸塩 $C_4H_4N_2O_2S$，= thiobarbituric acid salt.
thi·o·ben·a·dryl [θàiəbénədril] チオベナドリル $(C_6H_5)_2CHSCH_2CH_2N(CH_3)_2$（抗ヒスタミン薬）.
thi·o·ben·zen·yl dye [θàiəbénzənil dái] チオベンゼニル染料（チアゾール染料の一つ）.
thi·o·caine [θáiəkein] チオカイン ㊥ 2-diethylaminoethyl *p*-aminothiobenzoate（局所麻酔薬）.
Thi·o·cap·sa [θàiəkǽpsə] チオカプサ属（細菌．発育とともに莢膜は破れて，菌体は拡散する．光合成により色素系はイオウ顆粒を形成する）.
thi·o·car·ba·mide [θàiouká:bəmaid] チオカルバミド，= thiourea.
thi·o·car·bam·i·sin [θàioukɑ:bǽmisin] チオカルバミジン（日本で合成された dithiocarboxyphenyl で，カルバミジンよりも2,000倍効果が強い）.
thi·o·car·ba·mo·yl [θàiouká:bəmɔil] チオカルバモイル基（H_2NCS–），= thiocarbamyl.
thi·o·car·bar·sone [θàiouká:bɑ:soun] チオカルバルソン ㊥ 4-carbamidophenyl-di (carboxymethylthio) arsenite（細菌性下痢治療薬）.
thi·o·car·bi·mide [θàiouká:bimid] チオカルビミド ㊥ *iso*-cyanic acid HN=C=S（遊離酸は未知）.
thi·o·car·bon·ic ac·id [θàioukɑ:bánik ǽsid] チオ炭酸 H_2CS_3（1価の金属元素と化合してチオ炭酸塩 $M^I{}_2CS_3$ をつくる）.
thi·o·car·bon·yl [θàiouká:bənil] チオカルボニル基（SC=）.
t. chloride （チオホスゲン），= thiophosgene.
thi·o·chrome [θáiəkroum] チオクロム $C_{12}H_{14}N_4OS$（酵母の黄色色素で，ビタミンB_1を酸化して得られる蛍光物質）.
t. assay チオクロム検定法（チオクロムの蛍光度を利用するビタミン B_1 の定量法）.
t. method チオクロム法.
t. test チオクロム試験（ビタミンB_1をチオクロムに酸化し，その青紫色蛍光を観察測定する方法）.
thioclastic cleavage チオール基開裂分解.
thi·o·cre·sol [θàioukrí:sɔ:l] チオクレゾール ㊥ *p*-thiocresol, tolylmercaptan $CH_3C_6H_4SH$（悪臭を放つ葉状結晶物で，水難溶性であるが，アルコール易溶性の創傷癒合薬）.
thi·o·cy·a·nate [θàiousáiəneit] チオシアン酸塩（ロダン化物．M^ISCN（M^I カリウム，またはナトリウムなど）），= rhodanate, sulfocyanate.

T

t. goiter チオ青酸塩性甲状腺腫.

t. space チオシアン酸塩間隙，チオシアン塩空隙（チオシアンソーダの静脈内注射によって認められる体内の細胞外液が充満する空隙）.

t. space test チオシアン酸塩間隙試験.

t. test チオシアン酸塩試験（塩化第二鉄試験，Solera t.など）.

thi·o·cy·a·na·to ［θàiousàiənéitou］ チオシアン酸基（N≡CS–），= thiocyano.

thi·o·cy·a·na·to·co·bal·a·mine ［θàiəsàiənèitoukoubǽləmi:n］ チオシアン酸コバラミン（ビタミンB_{12} の CN– 基が CNS– により置換された化合物相同体）.

thi·o·cy·an·ic ac·id ［θàiousaiǽnik ǽsid］ チオシアン酸 HSC≡N（第二鉄塩と化合して鮮紅色を呈する不安定酸），= sulfocyanic acid.

thi·o·cy·a·nide ［θàiousáiənaid］ チオシアン化物（チオシアン酸塩）.

thi·o·cy·an·o·gen ［θàiousaiǽnəʤən］ チオシアン $(SCN)_2$（ロダン．チオシアン酸鉛に臭素の二硫化炭素溶液を作用させて得られる），= rhodane，sulfocyan，thiocyan.

t. number ロダン価（油脂100gに付加するチオシアン（ロダン）と当量のヨウ素のグラム数）.

t. value チオシアン価［医学］.

Thi·o·cys·tis ［θàiəsístis］ チオシスチス属（細菌．個々の菌体は円形，卵円形または双球状を呈し，莢膜が破れて単独遊走子を放出する．集合体は紫赤色となる硫化水素を利用する光合成によりイオウを体内に蓄積する）.

thi·o·din ［θáiədin］ チオジン [化] thiosinamine ethyl iodide.

thi·o·di·phen·yl·a·mine ［θàioudaifènilǽmi:n］ チオジフェニルアミン，= phenothiazine.

thi·o·do·ther·a·py ［θàioudəθérəpi］ イオウヨウ素併用療法.

thi·o·e·ther ［θàiouí:θər］ チオエーテル（イオウが酸素と置換したもの．RSR′（R，R′=アルキル基））.

thi·o·eth·yl·a·mine ［θàiouèθilǽmi:n］ チオエチルアミン $SH(CH_2)_2NH$（システインからCO_2を除去したもの）.

thi·o·fla·vine T ［θàiəfléivin］ チオフラビンT [化] methyl dehydrothio-*p*-toluidine sulfonate（黄色チアゾール染料の一つ）.

thioflavine T stain チオフラビンT染色［法］.

thi·o·form ［θáiəfɔ:m］ チオホルム $S(C_6H_3OHCOOBiO)_2Bi_2O_2+2H_2O$（塩基性ジチオサリチル酸ビスマスで，腸管消毒薬）.

thi·o·for·myl ［θàioufɔ́:mil］ チオホルミル基（SHC–）.

thi·o·fu·ran ［θàioufjú:ræn］ チオフラン，= thiophene.

thi·og·e·nal ［θaiáʤənəl］ チオゲナル [化] sodium methylmercaptoethyl-1-methyl butyl thiobarbiturate（短時間作用性静脈麻酔薬）.

thi·o·gen·ic ［θàiəʤénik］ チオ生成の（硫化水素を高級のイオウ化合物に転化し得ること）.

thi·o·glu·cose ［θàiouglú:kous］ チオ糖，イオウ糖（ブドウ糖の水酸基が SH 基で置換されたもの）.

thi·o·glu·cos·i·dase ［θàiouglu:kásideis］ チオグルコシダーゼ（チオグリコシド結合を加水分解する酵素），= myrosinase.

thi·o·glyc·er·ol ［θàiəglísərɔ:l］ チオグリセリン [化] *α*-monothioglycerin $HOCH_2CHOHCH_2SH$（黄色粘稠な液体で，切傷または潰瘍に対する癒合促進性を示す），= thioglycerin.

thi·o·gly·col·(l)ate ［θàiougláikəleit］ チオグリコール酸塩.

t. medium (TGC medium) チオグリコール酸培地（無菌試験の培地として用いられる）.

thi·o·gly·col·(l)ic ac·id ［θàiouglaikálik ǽsid］ チオグリコール酸 $HSCH_2COOH$.

thi·o·gua·nine ［θàiougwá:ni:n］ チオグアニン [化] 2-aminopurine-6-thiol（メルカプトプリンの環状構造にアミノ基が結合した物質で，白血病に対し有効な制癌薬）.

thi·o·hy·drol·y·sis ［θàiouhaidrálisis］ チオ加水分解（ソルボリシスの一種で，液体硫化水素は水と同じ式 $2H_2S \rightleftarrows H_3S^+ + SH^-$ に従って分解されると推定される）.

thi·o·hy·drox·y ［θàiouhaidráksi］ チオヒドロキシ，= mercapto-.

thi·o·in·di·go B ［θàiouíndigou］ チオインジゴB $C_{16}H_{18}O_2S_2$（インジゴ系最初の赤色建染染料で，誘導体には helidon orange R，および helidon red 3B がある），= thioindigo red B.

thi·o·in·dox·yl ［θàiouindáksil］ チオインドキシル C_8H_6OS，= hydroxythionaphthene.

thi·o·ki·nase ［θàioukáineis］ チオキナーゼ（リガーゼの一種で酵素の通称．正しくはアシル CoA シンターゼという）.

thi·o·kol ［θáiəkɔ:l］ チオコル（J. C. Patrick が1920年に二塩化エチレンと多硫化ナトリウムとから抗凍結剤をつくろうとしたとき得たもので，ガソリンや芳香性溶媒に対して抵抗性が強い合成ゴムの一種）.

thi·ol ［θáiɔ:l］ チオール（–SH 基（HO–のOをSで置換した基）をもつ有機化合物をいう．メルカプタンともいう），= thiolum.

t. enzyme チオール酵素.

t.-glucoside チオール配糖体（主にジュウジバナ［十字花］科の植物に存在する配糖体で，シニグリン，シナルビン，グルコトロペオリンなどを含む）.

thi·o·lase ［θáiəleis］ チオラーゼ（アセチル CoA アセチルトランスフェラーゼ）.

thi·ol·his·ti·dine ［θàiɔ:lhístidin］ チオールヒスチジン $C_3H_3N_2S\text{–}CH_2CH(NH_2)COOH$（ヒスチジンのイミダゾール基の水素が –SH 基で置換されたアミノ酸）.

thi·o·lin ［θáiəlin］ チオリン，= thiolinic acid.

thi·o·lin·ic ac·id ［θàiəlínik ǽsid］ チオリン酸（イオウとアマニ［亜麻仁］油との誘導物で，イヒチオールと同様に皮膚病の治療に用いられる），= thiolin.

thi·o·lip ［θáiəlip］ チオリップ（イオウと羊脂との合剤）.

thi·ol·prive ［θiɔ́:lpraiv］ チオール群遮断薬（SH–遮断作用を示す薬物），= thioloprive.

thi·o·lum ［θáiələm］ チオルム，= thiol.

thi·o·lu·tin ［θàioulú:tin］ チオルーチン $C_8H_8N_2O_2S_2$（Seneca らが1952年に *Streptomyces thioluteus* の培養液から発見した黄色抗生物質で，aureothricin と同じような抗菌性を示す）.

thi·o·mal·ate ［θàiəmǽleit］ チオマリン酸塩（眼病の治療に用いる）.

thi·o·mer·sa·late ［θàioumə́:səleit］ チオメルサレート.

thi·on·a·lide ［θaiánəlaid］ チオナリド（チオグリコール酸の*α*-ナフチルアミドで，種々の金属と分子内錯体を生じて沈殿を与える有機分析試薬）.

thi·o·naph·thene ［θàiənǽfθi:n］ チオナフテン [化] benzo-thionaphthene C_8H_6S（クマロンに相当するイオウ化合物）.

***β*-thi·o·nase** ［– θáiəneis］ ベータ（*β*）-チオナーゼ（シスタチオニン *p*-シンターゼ）（セリンとメチオニンからシステイン合成に関与する酵素）.

thi·o·na·tion ［θàiounéiʃən］ 加硫.

thi·o·ne·ine ［θàiəní:in］ チオネイン $C_9H_{15}N_3O_2S$（初めバッカクから分離されたが，後に血球の正常成分であることが判明した)，＝ergothioneine.

thi·on·ic [θaiάnik] イオウの.

t. acid チオン酸(二チオン酸および多チオン酸の総称で，一般式は $H_2S_nO_6[n=2〜6]$).

thi·o·nine [θáiənin] チオニン(暗緑色の顕微鏡標本の染料で，水溶液では紫色を呈する)，＝Lauth blue.

t. hydrochloride 塩酸チオニン，＝Lauth violet.

thi·o·no [θáiənou] チオノ基(-CS-. COのOをSで置換した基．ときには thio の代わりに用いることもある).

thi·o·nyl [θáiənil] チオニル基(-SO-)，＝sulfinyl.

t. chloride 塩化チオニル $SOCl_2$.

thi·o·pan·ic ac·id [θàiəpǽnik ǽsid] チオパン酸 ㊥ (dihydroxy dimethyl butyryl) taurine $CH_2OHC(CH_3)_2CHOHCO(CH)_2SO_2OH$，＝pantoyltaurine.

thi·o·pec·tic [θàiəpéktik] イオウ固定性の.

thi·o·pen·tal [θàiəpéntəl] チオペンタール(短時間作用型の全身麻酔剤).

t. sodium チオペンタールナトリウム ㊥ monosodium 5-ethyl-1,4,5,6-tetrahydro-5[(*RS*)-1-methylbutyl]-4,6-dioxopyrimidine-2-thiolate $C_{11}H_{17}N_2NaO_2S$: 264.32(バルビツール酸系全身麻酔薬．超速効型の静注麻酔薬として用いられる).

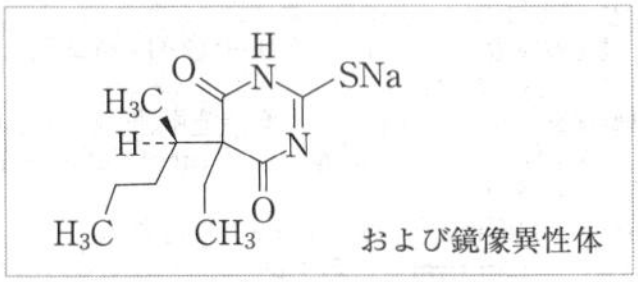

および鏡像異性体

thi·o·pen·to·bar·bi·tal [θàiəpèntoubά:bitəl] チオペントバルビタール，＝thiopental sodium.

thi·o·pen·tone [θàiəpéntoun] チオペントン(thiopental sodium のイギリス局方名).

thi·o·pexy [θáiəpeksi] イオウ固定. 形 thiopectic, thiopexic.

thi·o·phene [θáiəfi:n] チオフェン(水と混合し得る無色油状のベンジン誘導体)，＝thiofuran.

t. diiodide 二ヨウ化チオフェン $C_4H_2I_2S$(結晶性防腐薬).

t. iodide ヨウ化チオフェン，＝iodothiophen.

t.-sodium sulfonate スルホン酸チオフェンナトリウム $C_4H_2SNaSO_3$(制痒薬).

t. tetrabromide 四臭化チオフェン(黄色の散布用粉末).

thi·o·phe·nol [θàiəfí:nɔ:l] チオフェノール ㊥ phenyl mercaptan, phenthiol C_6H_5SH.

thi·o·phil [θáiəfil] 好イオウ性の(含硫培地に発育する細菌についていう)，＝thiophilic.

thi·o·phos·gene [θàiəfάsʤi:n] チオホスゲン $CSCl_2$(窒息性の臭気のある赤色液体)，＝thiocarbonyl chloride.

thi·oph·thene [θaiάfθi:n] チオフテン $C_6H_4S_2$(無色の液体).

Thi·o·plo·ca [θàiouplóukə] チオプロカ属(共通の幅の広い鞘の中に平行または編んだように存在する糸状形細菌).

thi·o·pro·pa·zate hy·dro·chlo·ride [θàiouprόupəzeit hàidrouklɔ́:raid] 塩酸チオプロパゼート ㊥ 10-[3-[4-(2-acetoxyethyl)-1-piperazinyl]propyl]-2-chlorophenothiazine HCl(強力精神安定薬).

thi·o·py·rine [θàioupáirin] チオピリン(アンチピリン分子の酸素をイオウで置換した化合物).

thi·o·py·ru·vic ac·id [θàioupairú:vik ǽsid] チオピルビン酸(システイン代謝の中間産物).

thi·o·rid·a·zine hy·dro·chlo·ride [θàiourídəzi:n hàidrouklɔ́:raid] チオリダジン塩酸塩 $C_{21}H_{26}N_2S_2 \cdot HCl$: 407.04(塩酸チオリダジン．フェノチアジン系抗精神病薬．同じフェノチアジン誘導体であるクロルプロマジンとほぼ同様の抗精神病作用を示すが，制吐作用や体温下降作用は弱い).

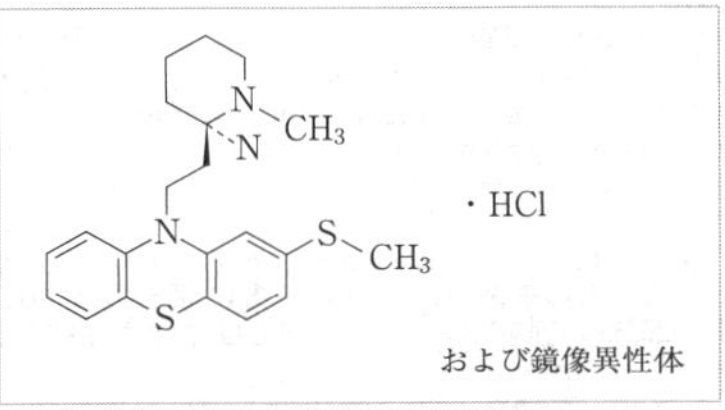

および鏡像異性体

thi·o·sal·i·cyl·ic ac·id [θàiousæ̀lisílik ǽsid] チオサリチル酸.

thi·o·sem·i·car·ba·zide [θàiousèmikά:bəzaid] チオセミカルバジド $NH_2CSNHNH_2$(アルデヒド，ケトン類と縮合してチオセミカルバゾーンをつくる試薬，チビオンの合成に利用される).

thi·o·sem·i·car·ba·zone [θàiousèmikά:bəzoun] (チオセミカルバジドとケトン，アルデヒドとの縮合物の総称)，＝conteben.

thi·o·ser·ine [θàiouséri:n] チオセリン(システインにあたる不安定性アルファアミノ酸)，＝cysteine.

thi·o·sin·a·mine [θàiəsínəmin] チオシナミン ㊥ allyl thiourea $(NH_2)CSNHCH_2CH{=}CH_2$(アンモニアとカラシ油から得られる苦味結晶物で，瘢痕形成の治療薬)，＝allyl thiocarbamide, allytiourea.

thi·o·stan·nate [θàiəstǽneit] チオスズ酸塩 $M^I_2SnS_4$.

thi·o·sug·ar [θàiəʃúgər] チオ糖，イオウ糖(糖の水酸基が -SH または -SR (R＝アルキル)で置換されたもので，チオグルコースは天然産).

thi·o·sul·fate [θàiəsʌ́lfeit] チオ硫酸塩 $M^I_2S_2O_3$ (旧名は次亜硫酸塩 hyposulfite).

t.-citrate-bile salts-sucrose agar (TCBS agar) TCBS 培地(腸炎ビブリオなどの分離に用いられる).

t.-oxyhydrase チオ硫酸酸素還元酵素.

thi·o·sul·fa·tim·e·try [θàiousʌlfətímitri] チオ硫酸塩滴定.

thi·o·sul·fu·ric ac·id [θàiousʌlfjú:rik ǽsid] チオ硫酸 $H_2S_2O_3$(極度に不安定な酸で，そのナトリウム塩 sodium thiosulfate は写真の定着液).

thi·o·sul·fu·rous ac·id [θàiousʌlfjú:rəs ǽsid] チオ亜硫酸 $H_2S_2O_2$.

thiotepa [θάioutépə] チオテパ ㊥ tris(aziridin-1-yl)phosphine sulfate $C_6H_{12}N_3PS$: 189.22(アルキル化剤．抗悪性腫瘍薬)，＝triethylenethiophosphoramide.

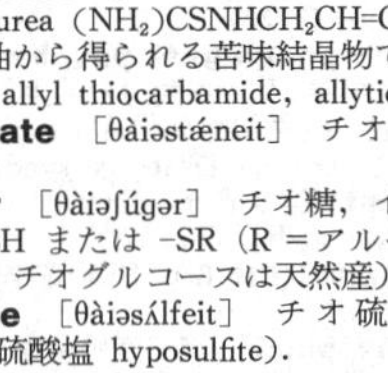

thi·o·thix·ene [θàiəθíksi:n] チオチキセン ㊥ *N,N*-dimethyl-9-[3-(4-methyl-1-piperazinyl)propylidene] thioxanthene-2-sulfonamide(精神安定薬).

Thi·o·thrix [θáiəθriks] チオトリックス属(菌糸をもち含硫細胞を発生する有膜非動性細菌).

thi·ot·o·lene [θaiάtəli:n] チオトレン(メチルチオ

T

フェンともいう).

thi·o·u·ra·cil [θàioujú:rəsil] チオウラシル ㊥ 2-mercapto-4-pyrimidone (チオ尿素の異項環誘導体で,白色結晶の無臭物. 甲状腺腫の治療薬), = 6-hydroxypyrimidine-2-thiol, mercazolyl, methimazole, thiamazole.

thi·o·u·rea [θàioujú:riə] チオウレア NH_2CSNH_2 (尿素の酸素がイオウで置換された化合物で,酸化防止剤), = sulfocarbamide, thiocarbamide.

thiourylene goiter チオウリレン投与性甲状腺腫 (チオウレア,チオウラシル,チオバルビタールなど).

Thi·o·vu·lum [θaióuvjuləm] チオビルム属 (円形または楕円形の細菌で,菌体の一方に原形質は偏在し,他の部分は空胞をつくる. しばしばイオウ顆粒が証明される).

thi·o·xan·thene [θàiəzǽnθi:n] チオキサンテン (弛緩薬).

t. derivative チオキサンテン誘導体.

thi·ox·ene [θaiáksi:n] チオキセン ㊥ 3,4-dimethylthiophen C_6H_8S.

thi·ox·o [θaiáksou] チオキソ基 (-CS. >CH_2 の 2H を S で置換した基).

thi·ox·y·di·phen·yl·a·mine [θaiàksidaifènilǽmi:n] チオキシジフェニルアミン (黄色の粉末でヨードホルム代用品).

thi·phen·a·mil hy·dro·chlo·ride [θaifénəmil hàidroukló:raid] 塩酸チフェナミル ㊥ *S*-2-diethylaminoethyl diphenylthioacetate (抗コリン作用薬).

third [θə́:d] 第3の.

t. and fourth pharyngeal pouch syndrome Ⅲ, Ⅳ鰓弓症候群 (Ⅲ, Ⅳ鰓弓の発生異常により胸腺無(低)形成症, 副甲状腺欠損部位の奇形, 心奇形などを呈する症候群), = DiGeorge syndrome.

t. component 第3成分 [医学].

t. corpuscle 血小板 (Suzuki), = third effect.

t. cranial nerve (CN Ⅲ) 第Ⅲ脳神経.

t. degree 三次.

t. degree AV block 第三度房室ブロック.

t.-degree burn 第3度熱傷 [医学].

t. disease 第三病.

t. eyelid 瞬膜, = nictitating membrane.

t. factor 第3因子 [医学].

t. finger 第3指 [医学], = middle finger.

t. follicle 三次卵胞 [医学], 胞状卵胞 [医学].

t. fraction of blood 血液の第3分画 (Danilin が提唱した名称で,凝血後血清中に残存する遊離した赤血球のこと).

t. heart sound (S3) 第3心音.

t. intention 三次性癒合. → healing.

t. labor stage 分娩第3期 [医学].

t. molar 第三臼歯.

t. molar tooth [TA] 第三大臼歯, = dens molaris tertius [L/TA].

t. nerve 第Ⅲ脳神経, = nervus oculomotorius.

t. occipital nerve [TA] 第三後頭神経, = nervus occipitalis tertius [L/TA].

t. order neuron 第3次ニューロン, = neuron-Ⅲ.

t.-order reaction 三次反応.

t. palpebra 第三眼瞼 (ウマの), 瞬膜, = membrana nictitans, palpebra tertia.

t.-party evaluation 第三者評価 [医学].

t. peroneal muscle 第三腓骨筋.

t. placental circulation 胎盤第3循環 [医学], 第三胎盤循環 (単一羊膜双胎にみられる).

t. polocyte 第3極細胞 [医学].

t. position 第3位 (胎児の後頭が右仙腸骨結合に向かう頭位).

t. premolar 第3小臼歯 [医学].

t. sound 第3音.

t. sphincter 第三括約筋 (直腸横ヒダ).

t. stage 第3期 [医学].

t.-stage larva 第3期幼虫.

t. stage of labor 分娩〔第〕3期.

t.-stage pains 分娩第3期陣痛 [医学], 後産期陣痛.

t. toe〔Ⅲ〕 [TA] 第3指, = digitus tertius〔Ⅲ〕[L/TA].

t. tonsil 第三扁桃, = tonsilla pharyngea.

t. trochanter [TA] 第三転子, = trochanter tertius [L/TA].

t. ventricle [TA] 第三脳室 (視床間にある狭い脳室), = ventriculus tertius [L/TA].

thirst [θə́:st] 渇, 口渇 [医学], 渇き. 形 thirsty.

t. center 渇き中枢 [医学].

t. cure 口渇療法, 渇療法 [医学] (水分の摂取を制限する方法), = dipsotherapy, Schroth treatment.

t. enema (口渇性の浣腸), = analeptic enema.

t.-experiment 渇試験 (腎機能検査の一方法で,濃縮力試験ともいう).

t. feeling 渇きの感.

t. fever 渇熱 [医学] (乳児の脱水熱).

t. sensation 渇き感 [医学].

thirst·y [θə́:sti] 口渇の [医学].

Thiry, Ludwig [θə́:ri] チリー (1817-1897, オーストリアの生理学者).

T. fistula チリー瘻 (腸分泌液を採取するために通常イヌを用いてつくる腸瘻で, Thiry-Vella 係蹄とも呼ばれている).

this·e·lo [θísilou] 瘻 (fistula の俗称).

thi·u·ret [θáijurət] チウレット $C_8H_7N_3S_2$ (結晶性粉末で,その塩は防腐剤として用いられる).

thix·o·la·bile [θìksouléibil, -bail] 変動不安定性の.

thix·ot·ro·py [θiksátrəpi] チキソトロピー, 揺変〔性〕[医学] (温度を変えずに,単に機械的衝動を与えると,ゾルとゲルとが互いに可逆的に変換する現象で, Freundlich および Peterfi の命名した用語), = thixotropism. 形 thixotropic.

thlip·sen·ceph·a·lus [θlìpsənséfələs] 頭蓋挫砕奇形〔体〕(頭蓋の全部または頂部が欠損または挫砕されている奇形児).

thlip·sis [θlípsis] 圧縮.

Tho·go·to·vi·rus [θóugoutəvàiərəs] トゴトウイルス属 (オルトミクソウイルス科の一属).

tho·ko [θóukou] (フィジーでみられるイチゴ腫).

Thoma, Richard [tó:mə] トーマ (1847-1923, ドイツの組織学者).

T. ampulla トーマ〔血球計算〕膨大部 (脾臓毛筆状体).

T. fluid トーマ液 (95%アルコール 25mL に純硝酸 1mL を加えた脱灰液).

T. laws トーマの法則.

T. pipet トーマ血液メランジュール (ピペット).

T.-Zeiss counting chamber トーマ・ツァイス計算板 (数ある一定容積中の血球数を算定する方法のうちで,最も古く基本的な視算法のなかでも最も早くから使われていたもの. Zeiss, Carl (1816-1888) はドイツの光学器製造者), = Abbe-Zeiss counting cell, Thoma-Zeiss counting cell.

Thomas bal·sam [táməs bó:lsəm] トーマスバルサム, = balsam tolu.

Thomas, Edward Donnall [táməs] トーマス (1920-2012, アメリカの内科医. 骨髄移植を開発. 臓器移植を治療法として確立し,移植による拒絶反応の抑制について理論的,実践的に発展させた業績により, J. E. Murray とともに1990年度ノーベル医学・生理学賞を受賞).

Thomas, Hugh Owen [támәs] トーマス(1834–1891，イギリスの整形外科医で，イギリスにおける整形外科学の開祖).

T. heel トーマスヒール(靴の踵の内側部を前方に延長した矯正靴の一種).

T. sign トーマス検診法(股関節の屈曲固定度の検診法で，腱側の股関節を腰椎前弯が還納されるまで屈曲すると，患側の関節固定度が測知される).

T. splint トーマス副子(結核性股関節および膝関節を固定するための鉄製副子).

Thomas, James William Tudor [támәs] トーマス(イギリスの眼科医．角膜移植術に関する実験的研究(1930)で有名).

Thomas sign トーマス徴候，= André Thomas sign.

Thomas skin reaction test トーマス皮膚反応試験，= Naegeli test.

Thomas, Theodore Gaillard [támәs] トーマス(1831–1903，アメリカの婦人科医．婦人病に関する教科書を著述(1868)．卵巣切除術を初めて行い(1870)，S状の子宮整位用ペッサリー Thomas pessary をつくった).

Thomayer, Josef [tɔ́:maiәr] トムマイエル(1853–1927，ドイツの外科医).

T. sign トムマイエル徴候(炎症性と非炎症性の腹水を鑑別する徴候で，炎症性の場合は腸間膜は収縮して腸を腹腔内の右方に牽引するから，患者が上臥しているとき鼓腸音は右側に，濁音は左側に聴取される)，= Thomayer–Robertson sign.

Thompson, Ashburton [támpsәn] トンプソン(イギリスの医師).

T. solution トンプソンリン酸水(リン0.06g，無水アルコール460mL，ハッカ油9滴，グリセリン60mLの合剤)，= liquor phosphori.

Thompson, Henry [támpsәn] トンプソン(1820–1904，イギリスの外科医).

T. test トンプソン試験(① 淋病の感染が前部尿道に限局しているかを調べる検査．尿を2杯のコップに採取し，最初のコップのみに淋菌と淋糸が認められた場合，感染は前部尿道に限られていると考えられる．② アキレス腱断裂の検査法の一つ).

Thompson ligament トンプソン靱帯(腸恥靱帯).

Thomsen, Asmus Julius Thomas [tɔ́msәn] トムゼン(1815–1896，デンマークの医師).

T. disease トムゼン病(先天性筋硬直症)，= myotonia congenita.

Thomsen, Oluf [tɔ́msәn] トムゼン(1878–1940，デンマークの医師).

T.–Friedenreich phenomenon トムゼン・フリーデンライヒ現象(汎凝集反応)，= Huebener–Thomsen–Friedenreich phenomenon.

T. phenomenon トムゼン現象(細菌の濾過性代謝産物の影響の結果，赤血球がすべての血液型凝集素により凝集を起こす現象).

Thomson, Allen [támsәn] トムソン(1809–1884，スコットランドの解剖学者).

T. fascia トムソン筋膜(鼡径部外輪の内縁を覆う黄色線維).

Thomson, Elihu [támsәn] トムソン(1853–1937，アメリカの電気工学者．簡単な電波発振器および検波器を考案し(1875)，高周波発電機を発明し(1890)，実体鏡を初めてX線に応用した(1896)).

Thomson, Frederick Holland [támsәn] トムソン(1867–1938，イギリスの医師).

T. sign トムソン徴候(猩紅熱にみられる肘窩の横線で，初期には紅色であるが漸次暗色を呈し，発疹前から落屑期を通じて持続する)，= Pastia sign.

Thomson, George Paget [támsәn] トムソン(1892–1975，イギリスの原子物理学者．Sir J.J. Thomson の子．1927年X線における Debye–Scherer 法を応用し，電子カメラにより電子の波動性を実証し，1937年に Davisson と共にノーベル物理学賞を受けた).

Thomson, Mathew Sidney [támsәn] トムソン(1894–1969，イギリスの皮膚科医)．→ Rothmund–Thomson syndrome.

T. disease トムソン病(血管性多形皮膚萎縮症とも呼ばれる先天疾患で，粃糠様の鱗屑が皮膚に生じて萎縮を起こし，発育期角化症と乾皮症とが特徴)，= poikiloderma congenitale, poikilodermia atrophicans vascularis.

Thomson, Sir Joseph John [támsәn] トムソン(1856–1940，イギリスの物理学者．1884年以来ケンブリッジ大学教授，Cavendish 研究所長として多数の業績を発表し，また多くの著名な学者を育てた功により1906年ノーベル物理学賞を受けた).

T. scattering トムソン散乱(エネルギーの低いX線が自由電子により散乱されるとき，光子エネルギーが散乱により変化せず，光子の波長は変わらず進行方向だけが変わる散乱をいう).

Thomson, William [támsәn] トムソン(1824–1907，イギリスの物理学者)．→ kelvin.

thom·so·ni·an·ism [tamsóuniәnizәm] トムソン医療法(アメリカの農業家 Samuel Thomson (1796–1843)によって開始された植物学的な経験医療法).

thon·zo·ni·um bro·mide [θanzóuniәm bróumaid] 臭化トンゾニウム [化] hexadecyl〔2–[(*p*–methoxybenzyl)–2–pyrimidinylamino] ethyl〕dimethylammonium bromide (洗浄剤).

thon·zyl·a·mine [θanzílәmi:n] トンジラミン [化] *N,N*–dimethyl–*N'*–2–pyrimidyl–*N'*–*p*–methoxybenzylethylenediamine (抗ヒスタミン薬で，塩酸塩として用いられる).

t. hydrochloride 塩酸トンジラミン $C_{15}H_{22}N_4O$–HCl，= anahist, neohetramine, resistabs.

tho·ra·cal [θɔ́:rәkәl] 胸の，胸部の [医学]，胸郭の，= thoracic.

tho·ra·cal·gia [θɔ̀:rәkǽlʤiә] 胸壁痛，胸痛 [医学].

tho·ra·cal·i·za·tion [θɔ̀:rәkәlizéiʃәn] 胸椎化，= thoracalisation.

tho·ra·ca·or·ta [θɔ̀:rәkeiɔ́:tә] 胸部大動脈.

tho·ra·cec·to·my [θɔ̀:rәséktәmi] 胸郭切除術(肋骨切除術を併用する).

tho·ra·cen·te·sis [θɔ̀:rәsentí:sis] 胸腔穿刺〔術〕[医学]，= paracentesis thoracis, pleurocentesis.

tho·ra·ces [θɔ́:rәsi:z] 胸郭(thorax の複数).

tho·rac·ic [θɔ:rǽsik] 胸の，胸郭の.

t. aorta [TA] 胸大動脈，= aorta thoracica [L/TA], pars thoracica aortae [L/TA].

t. aortic aneurysm 胸部大動脈瘤 [医学].

t. aortic aneurysm ruptured 胸部大動脈瘤破裂.

t. aortic plexus [TA] 胸大動脈神経叢，= plexus aorticus thoracicus [L/TA].

t. aortography 胸部大動脈造影 [医学].

t. appendage 胸脚.

t. breathing 胸式呼吸 [医学].

t. cage [TA] 胸郭*，= cavea thoracis [L/TA].

t. cardiac branches [TA] 胸心臓枝，= rami cardiaci thoracici [L/TA].

t. cardiac nerve 胸心臓神経 [医学].

t. cavity [TA] 胸腔(cavum thoracis [PNA])，= cavitas thoracis [L/TA].

t. choke 食道胸部閉塞(異物による食道胸部の閉塞).

t. compliance 胸郭コンプライアンス.

t. compression 胸部圧迫〔症〕[医学].

t. constriction [TA] 食道の胸狭窄*(中食道狭窄)，

T

= constrictio partis thoracicae [L/TA].
t. contusion 胸部挫傷.
t. crisis 胸部発症〔医学〕(脊髄癆における狭心症).
t. deformity 胸郭変形〔医学〕.
t. disease 胸部疾患〔医学〕.
t. duct [TA] 胸管, = ductus thoracicus [L/TA].
t. duct drainage 胸管ドレナージ.
t. duct lymphocyte (TDL) 胸管リンパ球.
t. empyema 膿胸〔医学〕, = empyema thoracis, pyothorax.
t. esophagectomy 胸部食道切除〔医学〕.
t. esophagus 胸部食道〔医学〕.
t. fascia [TA] 胸筋膜, = fascia thoracica [L/TA].
t. fistula 胸壁瘻〔医学〕.
t. ganglia [TA] 胸神経節, = ganglia thoracica [L/TA].
t. ganglion 胸腔神経節(12個の脊椎横突起と肋骨頭との間にある).
t. gas volume 胸郭ガス量, 胸腔内ガス容量〔医学〕.
t. glands 胸部腺.
t. index 胸郭指数(胸郭の背腹直径と横径との比).
t. injury 胸部損傷〔医学〕.
t. inlet [TA] 胸郭上口, = apertura thoracis superior [L/TA].
t. interspinal muscle 胸棘間筋.
t. intertransversarii [TA] 胸横突間筋, = musculi intertransversarii thoracis [L/TA].
t. intertransversarii muscles 胸横突間筋, = thoracic intertransverse muscles.
t. joints [TA] 胸郭の連結, = juncturae thoracis [L/TA].
t. kidney 胸腔内腎臓, 胸部腎〔医学〕.
t. kyphosis [TA] 胸部後彎*, = kyphosis thoracica [L/TA].
t. limb 胸脚(節足動物の胸部に付着する足).
t. longissimus muscle 胸最長筋.
t. lymph nodes [TA] (胸壁リンパ節*), = nodi lymphoidei thoracis [L/TA].
t. myelopathy 胸髄ミエロパチー〔医学〕, 胸髄障害〔医学〕.
t. neoplasm 胸部新生物〔医学〕, = thoracic tumor.
t. nerves〔T1〜T2〕 [TA] 胸神経(胸髄部から遊走する神経), = nervi thoracic〔T1〜T2〕[L/TA].
t. nucleus 胸髄核, = nucleus thoracicus.
t. organ 胸部臓器〔医学〕.
t. outlet [TA] 胸郭下口, = apertura thoracis inferior [L/TA].
t. outlet syndrome 胸郭出口症候群〔医学〕(第1肋骨および鎖骨部の筋による腕神経叢および鎖骨下動脈の圧迫).
t. paracentesis 胸腔穿刺術〔医学〕.
t. paragonimiasis 胸部肺吸虫症.
t. part [TA] 胸部〔の〕自律神経系, = pars thoracica [L/TA].
t. part of aorta 大動脈胸部, = pars thoracica aortae.
t. part of esophagus 食道胸部, 胸部食道, = pars thoracica esophagi.
t. part of spinal cord 脊髄胸部, = pars thoracica medullae spinalis.
t. part of thoracic duct 胸管胸部.
t. plane 胸腔平面(第4肋軟骨を通る平面).
t. pulmonary branches [TA] 胸肺枝*, = rami pulmonales thoracici [L/TA].
t. pump 胸郭ポンプ〔医学〕.
t. radiography 胸部X線撮影〔法〕〔医学〕.
t. respiration 胸式呼吸, = costal respiration.
t. rotator muscles 胸回旋筋.
t. segments〔1〜12〕 [TA] 胸髄, = segmenta thoracica〔1〜12〕[L/TA].
t. skeleton [TA] 骨性胸郭*, = skeleton thoracis [L/TA].
t. spinal column 胸部脊柱.
t. spinal cord 胸髄.
t. spinal nerves 胸神経.
t. spine 胸椎, 脊柱胸椎部.
t. splanchnic ganglion [TA] 内臓神経神経節, = ganglion thoracicum splanchnicum [L/TA].
t. splanchnic nerves 胸内臓神経.
t. splenosis 胸腔脾症.
t. stomach 胸腔胃〔医学〕(胃が横隔膜を通って胸腔内に脱出した先天奇形).
t. surgery 胸部外科〔学〕〔医学〕.
t. surgery instrument 胸部手術器械〔医学〕.
t. tumor 胸部腫瘍.
t. veins 胸静脈.
t. vertebrae〔T1〜T12〕 [TA] 胸椎(肋骨と接し胸郭後壁を形成, 通常12個), = vertebrae thoracicae〔T1〜T12〕[L/TA].
t. wall 胸壁〔医学〕.
t. wound 胸部創傷〔医学〕.
tho·rac·i·co·ab·dom·i·nal [θɔːræsikouæbdámiːnəl] 胸腹の.
tho·rac·i·co·ac·ro·mi·a·lis [θɔːræsikouəkròumiéilis] 胸肩峰の.
tho·rac·i·co·hu·mer·al [θɔːræsikouhjúːmərəl] 胸上腕の.
tho·rac·i·spi·nal [θɔːræsispáinəl] 胸髄の.
thoraco- [θɔːrəkou, -rəkə] 胸との関係を表す接頭語.
tho·ra·co·ab·dom·i·nal [θɔːrəkouæbdáminəl] 胸腹〔部〕の.
t. aortic aneurysm 胸腹部大動脈瘤〔医学〕.
t. aortic aneurysm ruptured 胸腹部大動脈瘤破裂〔医学〕.
t. approach 開腹開胸〔式〕〔医学〕.
t. nephrectomy 胸腹式腎切除〔医学〕.
t. nerves 胸腹神経.
tho·ra·co·a·ceph·a·lus [θɔ̀ːrəkouəséfələs] 無頭児胸結合奇形(無頭寄生体が主体の胸部に結合しているもの).
tho·ra·co·a·cro·mi·al [θɔ̀ːrəkouəkróumiəl] 胸肩峰の.
t. artery [TA] 胸肩峰動脈, = arteria thoracoacromialis [L/TA].
t. vein [TA] 胸肩峰静脈, = vena thoracoacromialis [L/TA].
tho·ra·co·bron·chot·o·my [θɔ̀ːrəkoubrɑŋkátəmi] 胸式気管切開術.
thoracocardial nerve 胸心臓神経〔医学〕.
tho·ra·co·cau·tery [θɔ̀ːrəkoukɔ́ːtəri] 胸腔内焼灼〔法(術)〕〔医学〕, 胸郭焼灼法(気胸療法において肺の虚脱療法を完結するための癒着焼灼).
tho·ra·co·ce·los·chi·sis [θɔ̀ːrəkousiláskisis] 胸腹瘻.
tho·ra·co·cen·te·sis [θɔ̀ːrəkousentíːsis] 胸腔穿刺〔術〕〔医学〕.
tho·ra·co·cyl·lo·sis [θɔ̀ːrəkousailóusis] 胸郭奇形.
tho·ra·co·cyr·to·sis [θɔ̀ːrəkousəːtóusis] 胸壁異常彎曲, 胸部突出.
tho·ra·co·del·phus [θɔ̀ːrəkədélfəs] 胸部結合奇形体(1頭, 2腕, 4脚のある胸部結合重複奇形).
tho·ra·co·did·y·mus [θɔ̀ːrəkədídiməs] 胸部結合重複奇形体.
thoracodorsal artery [TA] 胸背動脈, = arteria thoracodorsalis [L/TA].

T

thoracodorsal nerve [TA] 胸背神経(広背筋を支配し，麻痺により肩関節の後方挙上が制限される)，= nervus thoracodorsalis [L/TA].
thoracodorsal vein [TA] 胸背静脈*，= vena thoracodorsalis [L/TA].
tho·ra·co·dyn·ia [θɔ̀:rəkədíniə] 胸痛 〔医学〕.
thoraco-epigastric veins [TA] 胸腹壁静脈，= venae thoracoepigastricae [L/TA].
tho·ra·co·gas·tro·did·y·mus [θɔ̀:rəkougæ̀stroudídiməs] 胸腹結合重複奇形.
tho·ra·co·gas·tros·chi·sis [θɔ̀:rəkougæstráskisis] 胸腹壁破裂症，胸腹壁〔披〕裂 〔医学〕.
tho·ra·co·graph [θɔ:rǽkəgræf] 胸周計(呼吸時に胸周の運動と変化を記録する装置).
tho·ra·co·lap·a·ro·scope [θɔ̀:rəkəlǽpərəskoup] 胸腹鏡.
tho·ra·co·lap·a·rot·o·my [θɔ̀:rəkoulæ̀pərátəmi] 胸腹切開術(横隔膜下腔などに位置する臓器の手術に際し開胸開腹の両方を行う開創方法).
tho·ra·co·lum·bar [θɔ̀:rəkəlʌ́mbər] 胸腰部の.
t. fascia [TA] 胸腰筋膜，= fascia thoracolumbalis [L/TA].
thoracolumbosacral orthosis 胸腰仙椎装具.
tho·ra·col·y·sis [θɔ̀:rəkálisis] 胸壁剥離〔術〕〔医学〕.
t. praecardiaca (心膜剥離術)，= cardiolysis.
tho·ra·com·e·lus [θɔ̀:rəkámiləs] 胸部付着寄生体 〔医学〕，胸部付着寄生児(寄生児の腕または脚が主体の胸部に付着している奇形).
tho·ra·com·e·ter [θɔ̀:rəkámitər] 測胸計，= stethometer.
tho·ra·com·e·try [θɔ̀:rəkámitri] 測胸法，胸郭測定 〔医学〕.
tho·ra·co·my·o·dyn·ia [θɔ̀:rəkoumàioudíniə] 胸筋痛 〔医学〕.
tho·ra·cop·a·gus [θɔ̀:rəkápəgəs] 胸結合体 〔医学〕，胸部癒着重複児. 形 thoracopagous.
t. parasiticus 寄生性胸結合体(ほとんど完全な寄生体が主体の胸または上腹に結合しているもの).
t. tribrachius 三腕寄生性胸結合体(寄生体の1腕が主体の1腕と癒合して総数3腕となったもの).
t. tripus 三足寄生性胸結合体(寄生体の1足が主体の1足と癒合して総数3足となったもの).
tho·ra·co·par·a·ceph·a·lus [θɔ̀:rəkoupæ̀rəséfələs] 胸副頭結合体(極度に不完全な痕跡頭をもつ副体が主体の胸部に癒合しているもの).
t. psudoacormus 偽無胴体性胸副頭結合体(副体がほとんど頭のみの場合).
tho·ra·co·par·a·sit·i·cus [θɔ̀:rəkoupæ̀rəsítikəs] 寄生性胸結合体(タルフィー Taruffi が命名した)，= thoracopagus parasiticus.
tho·ra·cop·a·thy [θɔ̀:rəkápəθi] 胸病質.
tho·ra·co·plas·ty [θɔ́:rəkəplæ̀sti] 胸形成術，胸郭成形 〔医学〕.
tho·ra·co·pneu·mo·graph [θɔ̀:rəkounjú:məgræf] 胸郭運動記録器.
tho·ra·co·pneu·mo·plas·ty [θɔ̀:rəkounjú:məplæ̀sti] 胸肺形成術(縫縮術).
thoracoretroperitoneal nephrectomy 胸後腹膜式腎切除 〔医学〕.
tho·ra·cos·chi·sis [θɔ̀:rəkáskisis] 胸裂〔症〕，胸郭〔披〕裂 〔医学〕(先天性).
tho·ra·co·scope [θɔ́:rəkəskoup] ① 胸腔鏡 〔医学〕(肋間空隙から穿刺挿入する). ② 聴診器.
tho·ra·co·scop·ic [θɔ̀:rəkouskápik] 胸腔鏡による，胸腔鏡下の.
t. biopsy of pleura 胸腔鏡下胸膜生検 〔医学〕.
t. bullectomy 胸腔鏡下肺嚢胞切除 〔医学〕.
t. esophageal hiatal hernia repair 腹腔鏡下食道裂孔ヘルニア根治術 〔医学〕.
t. esophagectomy 胸腔鏡下食道切除 〔医学〕.
t. esophagomyotomy 胸腔鏡下食道筋層切開 〔医学〕.
t. lobectomy of lung 胸腔鏡下肺葉切除 〔医学〕.
t. lung resection 胸腔鏡下肺切除 〔医学〕.
t. partial resection of lung 胸腔鏡下肺部分切除 〔医学〕.
t. pericardiotomy 胸腔鏡下心膜切開 〔医学〕.
t. pneumonectomy 胸腔鏡下肺全摘 〔医学〕.
t. resection of mediastinal tumor 胸腔鏡下縦隔腫瘍切除 〔医学〕.
t. segmentectomy of lung 胸腔鏡下肺区域切除 〔医学〕.
t. surgery 胸腔鏡〔下〕手術 〔医学〕.
t. wedge resection of lung 胸腔鏡下肺楔状切除 〔医学〕.
tho·ra·cos·co·py [θɔ̀:rəkáskəpi] 胸腔鏡検査 〔医学〕，胸腔診断法(内視鏡を用いる直接観察法)，= pleural endoscopy, pleuroscopy.
tho·ra·co·ste·no·sis [θɔ̀:rəkoustinóusis] 胸郭狭窄〔症〕〔医学〕，= wasp waist.
tho·ra·cos·to·my [θɔ̀:rəkástəmi] 胸郭開口術.
Tho·ra·cos·tra·ca [θɔ̀:rəkástrəkə] 胸甲類(甲殻綱の一類で，十脚目，口脚目を合わせた一群，現在は用いられていない).
tho·ra·cot·o·my [θɔ̀:rəkátəmi] 開胸〔術〕〔医学〕，胸腔切開術.
tho·ra·del·phus [θɔ̀:rədélfəs] 胸部結合体，= thoracodelphus.
Thoraeus fil·ter [θɔ́:ri:əs fíltər] トレーウス濾過板(スズ，銅，アルミニウムを混合したX線フィルター. 不必要な低エネルギーX線の透過を抑える).
tho·rax [θɔ́:ræks] [L/TA] 胸郭(12個の胸椎，肋骨および胸骨によって包まれた体腔で，上は頸，下は腹腔との中隔をなす横隔膜により限られている)，= thorax [TA]. 複 thoraces.
t. asthenicus 無力性胸郭，= thorax paralyticus.
t. diagnostic radiography 胸部診断用X線撮影〔法〕〔医学〕.
t. disease 胸部疾患 〔医学〕.
t. injury 胸部損傷 〔医学〕.
t. paralyticus 麻痺性胸郭(内臓下垂症にみられる細長い形の胸).
t. radiography 胸部X線撮影〔法〕〔医学〕.
t. surgery 胸部外科〔学〕〔医学〕.
Thorburn sign [θɔ́:bə:n sáin] ソーバーン徴候，= Bradborn sign.
Thorek, Max [θɔ́:rek] トーレック(1880–1960, アメリカの外科医).
T. mammaplasty トーレック乳房縮小術.
Thorel, Ch. [tɔ́:rəl] トレル(1868–1935, ドイツの医師).
T. bundle トレル索(His 索に類似の筋索で，洞房および房室結節を連結し，下大静脈孔の周囲に達する).
tho·ria [θɔ́:riə] トリア(酸化トリウム).
tho·ri·a·gram [θɔ́:riəgræm] トリウム写真.
tho·rite [θɔ́:rait] トール石(ケイトリウム鉱ともいい，ノルウェーの産で，トリウムの良鉱).
tho·ri·um (Th) [θɔ́:riəm] トリウム(灰色の希重金属性元素で，原子番号90，元素記号 Th，原子量232.0381，質量数232. 天然放射性元素の一つ. Berzelius により1827年にノルウェーの土壌中から分離された).
t. dioxide 二酸化トリウム ThO_2.
t. dioxide sol 二酸化トリウムゾル(造影剤)，

T

= thorotrast.

t. emanation (ThEm) トリウムエマナチオン(トリウムXから生ずる放射性元素で，原子番号86，原子量220，アルファ粒子を放出してトリウムAとなる)，= radon-220，thoron.

t. nitrate 硝酸トリウム $Th(NO_3)_4 \cdot 4H_2O$ (皮膚病の外用薬).

t. series トリウム系列〔医学〕(放射性元素の崩壊系列で，トリウムに始まりトリウムDに終わる).

t. X トリウムエックス(Rutherford と Sody により1902年にトリウムから分離された).

Thormählen, Johann [tɔ́:mɑ:lən] トールメーレン(ドイツの医師).

T. test トールメーレン試験(メラニン含有尿に sodium nitroprusside と苛性ソーダを加え，酢酸で酸性化すると暗青色を発生する).

Thormayer, Josef [tɔ́:maiər] トールマイエル(1853-1927，ドイツの外科医).

T. symptom トールマイエル症候(腸間膜根の炎症性萎縮が結核による場合，隔壁ができて滲出液が体位の移動に伴わないときに発現するもの).

Thorn, George Widmer [θɔ́:n] ソーン(1906-2004，アメリカの医師).

T. syndrome ソーン症候群(塩類消失性腎炎).

T. test ソーン試験(副腎皮質機能を検査するため，前夜8時以後絶食し6，8，10時，水200mLを与え，8時に好酸球数を算定した後，ACTH 25mgを皮下注射し，12時に再び好酸球数を測定する．6～8時間および8～12時間尿を集め，尿酸とクレアチニンを定量する．好酸球減少50%以上で，尿酸/クレアチニン比の増加50%以上であれば正常).

Thorn, Wilhelm [θɔ́:n] ソーン(1857-1913，ドイツの婦人科医).

T. maneuver ソーン手技(胎児の顔面位を後頭位に転ずる方法で，腟入口から一手で後頭部を引き下げ，他手で腹壁から胎児の胸部を押し，助手は殿部を胎児腹側に押しつける).

thorn apple (ダツラ，マンダラ葉)，= *Datura stramonium*, stramonium.

thorn apple crystal サンザシ状結晶(尿酸アンモニウム結晶).

Thornton, Knowsley [θɔ́:ntən] ソーントン(1845-1904，イギリスの医師).

T. sign ソーントン徴候(腎石のある場合にみられる側腹部の疼痛をいう).

Thornwaldt, Gustav Ludwig [θɔ́:nwɔ:lt] トーンワルト(1843-1910，ドイツの医師)，= Tornwaldt, Gustav Ludwig.

thorn·wald·ti·tis [θɔ:nwɔ:l(t)táitis] トーンワルト滑液嚢炎，= Tornwald bursitis.

thorny-headed worm 鉤頭虫，= *Acanthocephala*.

tho·ron (Tn) [θɔ́:rɑn] トロン(原子番号86のトリウム系核種 ^{220}Rn (Rnは radon)の別名)，= thorium emanation.

tho·ro·trast [θɔ́:rətræst] トロトラスト〔医学〕.

thor·ough-pin [θʌ́rə pín] サラピン，飛端腫(ウマの飛節貫通屈筋腱の滑液嚢腫脹).

thor·ough-wort [θʌ́rə wə́:t] フジバカマ(蘭草)，= *Eupatorium*.

thor·ough·joint [θʌ́rəʤɔint] 全動関節.

thor·ter-ill [θɔ́:tər íl] ①(うんとう(暈倒)病)，= staggers. ②(跳躍病)，= leaping-ill, louping-ill.

thought [θɔ́:t] 思考，= thinking. 形 thoughtful.

t. block 思考遮断〔医学〕.

t. broadcasting 思考伝播.

t. disorder 思考障害〔医学〕.

t. hearing 思考化声(考想化声ともいう．自分の考えが声となって聞こえるなど，統合失調症の症状).

t. insertion 思考挿入.

t. process disorder 思考過程障害.

t. withdrawal 思考奪取，= deprivation of thought, withdrawal of thought.

THP total health promotion plan トータルヘルスプロモーションプランの略.

THR total hip replacement〔人工〕股関節全置換〔術〕の略.

Thr threonine トレオニン(スレオニン)の略.

thracopagus parasiticus 寄生的胸結合体.

thread [θréd] ①糸．②ねじ．③糸剤〔医学〕.

t. fungus 糸状菌(一般名称)，白癬菌，= *Trichophyton*.

t. granule 糸粒体(ミトコンドリア).

t.-like pulse 糸様脈〔医学〕.

t. reaction 糸状反応(細菌を免疫血清中で培養すると，凝集を起こした後，長い糸状形成を示す)，= filamentation, Pfaundler reaction.

t. saw 糸のこ(鋸).

t. worm 線虫，糞線虫，= *Strongyloides stercoralis*.

threaded implant 〔スクリュータイプ〕歯根型インプラント.

thread·y [θrédi] 糸を引く(粘り)，牽糸性〔医学〕.

t. pulse 糸様脈〔医学〕(糸のように細く小さい脈).

threat reflex 脅迫反射(危険に遭遇するときの閉眼).

threat·en [θrétən] 切迫する，脅迫する．形 threatened, threatening.

threat·ened [θrétnd] 切迫した.

t. abortion 切迫流産〔医学〕，= imminent abortion.

t. asphyxia 切迫仮死.

t. premature delivery 切迫早産〔医学〕.

t. rupture of uterus 切迫子宮破裂.

three [θrí:] 三.

t. bromide elixir 三臭化塩エリキシール(臭化アンモニウム，臭化ナトリウム，臭化カリウムおのおの80gとアマラント液3mLとを複合ベンズアルデヒドエリキシールで1,000mLとしたもの)，= elixir bromidorum trium.

t.-chambered heart 三心腔心.

t. colors theory 三色説〔医学〕.

t. component theory 三成分説，= Young-Helmholtz theory.

t.-day fever 三日熱〔医学〕(①三日熱マラリア．②パパタチ熱)，= *Phlebotomus* fever.

t.-day measles 三日ばしか.

t.-day sickness 三日熱〔医学〕，三日病，= stiff sickness.

t.-dimensional 三次元性の.

t.-dimensional molecule 三次元分子.

t.-dimensional pattern 三次元立体構造.

t.-dimensional structure 三次元構造〔医学〕.

t. domains theory 3ドメイン説(rRNAの塩基配列に基づく分類法．生物界を3つのドメイン，Eukarya, Archaea, Bacteria に分ける(Woese, 1990)).

t. dye treatment 三色素療法(6%ゲンチアナ紫，1%ブリリアント緑，0.1%アクリフラビン塩基を用いる熱傷の療法).

t.-field lymph node dissection 三領域リンパ節郭清〔医学〕.

t. fourth thickness graft 3/4層植皮〔医学〕，= three quarters thickness graft.

t. friends スリーフレンズ(イタリアで用いる酒で，ユーカリ樹からつくられた防腐，強壮，健胃薬).

t.-glass test 三杯試験，三杯検尿法(早朝起床とともにコップ三杯に排尿させて観察すると，前部尿道炎では第1のコップに混濁，排膿を認め，第2と第3

T

コップは清澄であるが，後部尿道炎ではすべてに混濁がみられる．慢性前立腺炎では最後のコップに小片が混入している），= Valentine test.

t.-headed muscle [TA] 三頭筋，= musculus triceps [L/TA].

t.-host tick 三宿主性マダニ.

t.-incision esophagectomy 三切開食道切除.

t.-jaw chuck pinch 3指つまみ［医学］.

t.-joints goniometer 3関節角度計［医学］.

t.-layer filtration 3層濾過［医学］.

t.-level disc method 3濃度円板法［医学］.

t. months' colic 三ヵ月仙痛，= colic, umbilical colic.

t.-neck flask 三つ口フラスコ［医学］.

t.-paper test 三枚紙試験，= Marie three-paper test.

t.-phase current 三相交流（電圧と周期が相等しく位相が120°ずつ異なった3種の交番電源により発生されるもの）.

t.-point cross 3点交雑［医学］.

t.-point experiment 3点実験［医学］.

t.-point gait 3点歩行［医学］.

t.-point suture 3点縫合［医学］.

t.-quarters pack 4分の3パック［医学］，3/4巻包〔法〕(足先から腋窩までの広い湿布).

t. states of matter 物質の三態（固体，液体，気体）.

t.-way cross 3系交雑［医学］.

t.-way tube 三方管.

threm·ma·tol·o·gy [θrèmətáləʤi] 育種学［医学］，繁殖学（飼育動物または栽培植物の遺伝変異を研究する学問）.

thre·one ac·tiv·i·ty [θríːoun æktíviti] スリーオン作用（血小板第3因子 three とその共同第1因子 one との縮小語で，これら2因子の相互反応による作用を示し，血漿トロンボプラスチンとやや同様の作用物質に対し Seegers らが提唱した用語）.

thre·o·nine [θríːəniːn] トレオニン ㊉ α-amino-β-hydroxybutyric acid（必須アミノ酸の一つ．Rose らにより1935年に発見されたもの）.

L-threonine L-トレオニン ㊉ (2*S*,3*R*)-2-amino-3-hydroxybutanoic acid $C_4H_9NO_3$: 119.12（L-スレオニン．アミノ酸）.

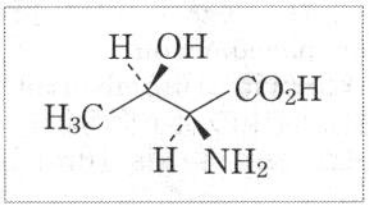

thre·o·nyl [θríːənil] トレオニル基 ($CH_3CH(OH)CH(NH_2)CO$-).

thre·ose [θríːouz] トレオース（エリスロースの異性体でアルドテトロースの一つ）.

threp·sis [θrépsis] 栄養，= nutrition.

threp·sol·o·gy [θriːpsáləʤi] 栄養学.

threp·tic [θréptik] ①栄養の．②親子の.

thresher's lung 脱穀者肺.

threshing fever 打穀熱（打穀者にみられる発熱型肺塵症）.

thresh·old [θréʃould] 閾（域）値［医学］，限界値（刺激が刺激として有効となる最小限の値）.

t. body 有閾〔値〕物質，閾物質（血漿中の物質で，ある程度の濃度に達すると排泄される有害物質）.

t. character 閾値形質.

t. concentration 閾値濃度.

t. detector 閾値検出器.

t. dose 閾値量.

t. energy 最小エネルギー.

t. erythema dose 紅斑閾値量.

t. for direction 方向閾.

t. for discrimination 識別閾，弁別閾.

t. lability 閾値不安定性.

t. limit value (**TLV**) 限界〔閾〕値，最大許容濃度（ほとんどすべての労働者が毎日繰り返し暴露しても健康上の悪い影響をきたすことがないと信じられる空気中濃度）.

t. membrane potential 閾膜電位.

t. odor number 閾値臭気指数.

t. of audibility 聴覚閾値，最小可聴値.

t. of consciousness 意識閾値.

t. of discrimination 識別閾価.

t. of feeling 最大可聴〔閾〕値.

t. of hearing 最小可聴〔閾〕値.

t. of tolerance 許容閾値.

t. of visual sensation 視覚閾値.

t. percussion 閾値打診法.

t. sensation 感覚閾値.

t. shift 閾値変動.

t. stimulus 閾値刺激，最小刺激，= minimal stimulus.

t. substance 有閾値物質，有閾物質（血漿中に存在する電解質で，一定の閾値以上に達しなければ尿中に排泄されないもの）.

t. temperature 限界温度，臨界温度.

t. temperature for development 発育限界温度，発育臨界温度.

t. value 閾値，限界値.

t. value of skin test 皮膚テスト陽性閾値，皮膚テスト陽性限界値.

t. volume 閾値用量.

thresholdal stimulus 閾値刺激.

thri·dace [θráideis]（ラクツカリウム），= lactucarium, thridacium.

thri·da·ci·um [θridéiʃiəm]（ラクツカリウム），= lactucarium.

thrifty genotype 倹約遺伝子.

thrill [θríl] 振動，振戦〔音〕［医学］，猫喘，スリル（Levine Ⅳ度以上の心雑音の振動が伝わる）.

Thrip·i·dae [θrípidiː] アザミウマ［薊馬］科（植物に病原ウイルスを媒介する昆虫），= true thrips.

Thrips [θríps] アザミウマ［薊馬］属.

-thrix [θriks] 毛状の意味を表す接尾語.

thrix [θríks] 毛髪.

t. annulata 白輪毛，= ringed hair.

throat [θróut] ①のど，咽頭［医学］．②咽門，= fauces．③頸（前部の）.

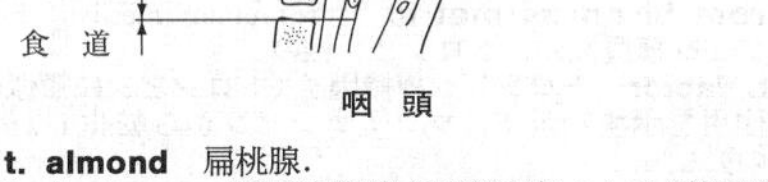

咽 頭

t. almond 扁桃腺.

t. deafness 咽喉性難聴（耳管狭窄または扁桃肥大による）.

t. ring 扁桃輪，= Waldeyer tonsillar ring.

t.-root（ダイコンソウ属），= *Geum*, water-avens.

t. swab 咽頭ぬぐい液［医学］.

T

t. symptom 頸部症状〔医学〕.
t. washing うがい薬〔医学〕.
t.-wort ① ゴマノハグサ. ② ジギタリス. ③ ユウギリソウ(キキョウ科).
throb [θráb] 拍動(強く動悸をうつこと), = pulsation.
throb·bing [θrábiŋ] 激しい拍動.
t. aorta 動悸性大動脈.
t. headache 拍動性頭痛.
t. of vessel 血管の拍動感〔医学〕.
t. pain 拍動痛.
Throckmorton, Thomas Bentley [θrákmɔ:tən] スロックモルトン(1885-1961, アメリカの神経科医).
T. reflex スロックモルトン反射(足背の中足指節部を打診して得られるバビンスキー反射).
throe [θróu] 激痛, 発作.
throm·as·the·nia [θràməsθí:niə] 血小板無力症, = thrombasthenia.
throm·bal·lo·sis [θràmbəlóusis] 静脈血凝固.
throm·base [θrámbeis] トロンバース, = thrombin.
throm·bas·the·nia [θràmbəsθí:niə] 血小板無力症〔医学〕(先天性血小板機能異常症で, 血小板の ADP 凝集が欠如しており出血時間の延長がある).
thrombasthenic purpura 血小板ぜい(脆)弱性紫斑〔病〕.
throm·bec·to·my [θrambéktəmi] 血栓切除術, 血栓除去〔医学〕.
throm·bem·bo·lia [θràmbembóuliə] 血栓塞栓症, = thromboembolia.
throm·bi [θrámbai] 血栓(thrombus の複数).
throm·bin [θrámbin] トロンビン(血漿中のプロトロンビンが活性化された凝血要素で, フィブリノーゲンをフィブリンに転化する酵素 coagulase の一つ), = fibrin ferment, thrombase.
t. A トロンビンA(フィブリノーゲンをプロフィブリンに転化する酵素).
t.-AT Ⅲ complex (TAT) トロンビンアンチトロンビンⅢ複合体, = thrombin-antithrombin Ⅲ complex.
t. B トロンビンB(プロフィブリンからゲルを形成させる酵素).
t.-coinhibitor トロンビンコインヒビター(血漿中の正常成分であって, ヘパリンとともにトロンビンを抑制して非活性化する因子).
t. inhibitor トロンビン抑制物質〔医学〕.
t. time トロンビン時間.
throm·bin·o·gen [θrambínəʤən] トロンビノゲン, = prothrombin.
throm·bi·nog·e·nase [θràmbinάʤəneis] トロンビン発生酵素(prothrombinogenase の活性化物), = accelerin, prothrombinase, serum accelerator, serum Ac-globulin.
throm·bi·no·gen·ic [θràmbinəʤénik] トロンビン生成の.
t. cycle トロンビン生成環(血漿のトロンビン生成前駆物が血小板の崩壊により放出される因子により活性される回路).
throm·bi·no·mi·met·ic [θràmbinəmimétik] トロンビン模擬性の, トロンビン様の.
t. factor トロンビン模擬因子(トロンビンに類似の作用を示す物質で, プロトロンビンから転化したもの).
thrombo- [θrambou, -bə] 血栓, 凝血の意味を表す接頭語.
throm·bo·an·gi·i·tis [θràmbouænʤiáitis] 血栓〔性〕脈管炎(血栓形成を誘発する血管内膜の炎症), = thromboangitis.
t. obliterans 閉塞性血栓〔性〕血管炎, 閉塞性血栓〔性〕脈管炎, = Buerger disease, presenile spontaneous gangrene.
throm·bo·ar·te·ri·tis [θràmbouà:tiráitis] 血栓〔性〕動脈炎〔医学〕.
t. purulenta 化膿性血栓〔性〕動脈炎.
throm·bo·as·the·nia [θràmbouæsθí:niə] 血小板無力症, = thrombasthenia.
throm·bo·blast [θrámbəblæst] 栓芽球〔医学〕, 血小板母細胞〔医学〕, 血小板前駆細胞(おそらく骨髄巨核球 megakaryoblast と同一の血球であろう).
thromboblastic cell component (TCC) トロンボブラスト成分, 血小板母細胞成分〔医学〕.
throm·bo·blas·to·ma [θràmboublæstóumə] 栓芽球腫.
throm·bo·blas·to·sis [θràmbəblæstóusis] 栓芽球腫症.
throm·bo·ci·nase [θràmbousáineis] トロンボキナーゼ, = thrombokinase.
throm·bo·ci·ne·sia [θràmbousainí:siə] 血栓形成, 凝血, = thrombokinesis.
throm·boc·la·sis [θrambákləsis] 血栓崩壊.
throm·bo·clas·tic [θràmbəklǽstik] 血栓溶解性の, = thrombolytic.
throm·bo·cyst [θrámbəsait] 血栓嚢腫(血栓の周囲に形成される).
throm·bo·cys·tis [θràmbəsístis] 血栓嚢腫, = thrombocyst.
throm·bo·cy·ta·phe·re·sis [θràmbousàitəfərí:sis] 血小板アフェレーシス, 血小板除去.
throm·bo·cyte [θrámbəsait] ① 血小板〔医学〕, 栓球〔医学〕, = platelet. ② 紡錘細胞(鳥類の血液有形成分の一つで, 血液凝固に関係あると考えられるもの).
throm·bo·cy·the·mia [θràmbousaiθí:miə] 血小板血症〔医学〕, 栓球血症.
thrombocytic crisis 血小板分利〔医学〕.
throm·bo·cy·tin [θràmbəsáitin] トロンボサイチン(セロトニン serotonin の別名).
throm·bo·cy·to·bar·in [θràmbousàitəbǽrin] トロンボチトバリン(トリパノソーマ免疫ネズミ血液とトリパノソーマを含む血液とを暗視野で鏡検するときにみられ, Rieckenberg 反応を起こさせる抗体).
t. phenomenon = adhesion phenomenon.
t. reaction トロンボチトバリン反応, 栓球帯荷反応, = adhesion phenomenon.
throm·bo·cy·to·crit [θràmbousáitəkrit] 血小板比量計(一定単位血液中の血小板容積を測定する器具).
throm·bo·cy·to·gen·e·sis [θràmbousàitəʤénisis] 血小板形成〔医学〕.
throm·bo·cy·tol·y·sin [θràmbousaitálisin] トロンボサイトリシン(血小板に由来する因子で, 抗血友病性グロブリンに作用してトロンボプラスチンを生成させる. Brinkhouse), = platelet factor, thrombokatalysin, thromboplastinogenase.
throm·bo·cy·tol·y·sis [θràmbousaitálisis] 血小板融解.
throm·bo·cy·tom·e·try [θràmbousaitámitri] 血小板数測定法.
throm·bo·cy·to·nin [θràmbousáitənin] トロンボサイトニン, = thrombocytin.
throm·bo·cy·top·a·thy [θràmbousaitápəθi] 血小板症(病)〔医学〕(血小板機能障害).
throm·bo·cy·to·pen [θràmbousáitəpin] トロンボサイトペン(血小板減少性紫斑病患者の脾臓から抽出される物質で, 注射すると血小板減少症を誘発する. Troland).
throm·bo·cy·to·pe·nia [θràmbəsàitəpí:niə] 血小板減少〔症〕〔医学〕, 栓球減少〔症〕, = thrombopenia.

形 thrombocytopenic.
t. absent radius syndrome 橈骨欠損血小板減少症候群［医学］，血小板減少橈骨欠損症候群（常染色体性劣性遺伝）.
t.-radial aplasia syndrome 血小板減少橈側列無形成症候群.
t. with absent radius (TAR) 橈骨欠損を伴う血小板減少.
thrombocytopenic purpura 血小板減少性紫斑〔病〕［医学］.
throm·bo·cy·to·poi·e·sis ［θràmbousàitəpɔií:sis］血小板生成，血小板産生［医学］.
throm·bo·cy·to·sin ［θràmbousáitəsin］トロンボサイトシン（正常健康者の脾臓から抽出し得る因子で，注射すると血小板の増加を招来するもの．Moolten）.
throm·bo·cy·to·sis ［θràmbousaitóusis］血小板増加〔症〕［医学］，栓球増加〔症〕.
throm·bo·cy·to·zyme ［θràmbousáitəzaim］血小板トロンボキナーゼ（栓球に存在する凝血因子）.
throm·bo·e·las·to·gram (TEG) ［θrambouilǽstəgræm］トロンボエラストグラム，血栓弾性描写図［医学］（血液凝固能自動連続記録）.
throm·bo·e·las·to·graph ［θràmbouilǽstəgræf］トロンボエラストグラフ，血栓弾性描写器［医学］.
throm·bo·e·las·tog·ra·phy ［θràmbouìlæstágrəfi］血栓弾性描写〔法〕［医学］，トロンボエラストグラフィ（血液凝固の進行状態を描写する法）.
throm·bo·em·bo·lia ［θràmbouembóuliə］血栓塞栓症，= thromboembolism.
thromboembolic disorder 血栓塞栓障害［医学］.
thromboembolic meningoencephalitis 血栓塞栓性髄膜脳炎.
thromboembolic syndrome 血栓塞栓症候群（深部血管における血栓形成と肺塞栓症との合併症）.
throm·bo·em·bo·lism ［θràmbouémbəlizəm］血栓塞栓症（血栓がその形成部位から遊離して血管を閉鎖する状態）.
throm·bo·em·bo·li·za·tion ［θràmbouèmbəlizéiʃən］血栓塞栓形成.
throm·bo·end·ar·ter·ec·to·my (TEA) ［θràmbouèndɑ:tiréktəmi］血栓内膜切除［医学］，血栓内膜摘出〔術〕（動脈を切開し，血栓とともに内膜を摘出する手術）.
throm·bo·end·ar·te·ri·tis ［θràmbouèndɑ:tiráitis］血栓〔性〕動脈内膜炎［医学］，= thromboarteritis.
throm·bo·en·do·car·di·tis ［θràmbouèndoukɑ:dáitis］血栓〔性〕心内膜炎，単純性心内膜炎，= endocarditis simplex.
throm·bo·en·do·phle·bi·tis ［θràmbouèndouflibáitis］血栓〔性〕静脈内膜炎［医学］.
throm·bo·gen ［θrámbəʤən］トロンボゲン（プロトロンビンに相当する凝血因子．Morawitz），= prothrombin.
throm·bo·gen·e·sis ［θràmbəʤénisis］血栓形成．形 thrombogenic.
thrombohemolytic thrombocytopenic purpura 血栓溶血性血小板減少性紫斑〔病〕.
throm·boid ［θrámbɔid］血栓様の.
throm·bo·ka·tal·y·sin ［θràmboukətǽlisin］トロンボカタリジン（血小板に由来する血漿因子で，抗血友病性グロブリンに作用して，トロンボプラスチンを生成する．Lenggenhager），= thromboplastinogenase.
throm·bo·ki·nase ［θràmboukáineis］トロンボキナーゼ（トロンボプラスチンと同義として使用されたが現在はほとんど使用しない．Morawitz），= cytozyme (Fuld).
throm·bo·ki·ne·sis ［θràmboukainí:sis］血栓形成，凝血.
throm·bo·ki·nin ［θràmboukáinin］トロンボキニン（prothrombokinin が活性化された凝血要素で，カルシウムとともに，プロトロンビンをトロンビンに転化する因子．Lenggenhager）.
throm·bo·lym·phan·gi·tis ［θràmboulìmfænʤáitis］血栓性リンパ管炎.
throm·bol·y·sis ［θrambálisis］血栓崩壊，血栓溶解［医学］.
throm·bo·lyt·ic ［θràmbəlítik］血栓融解（崩壊）〔性〕の.
t. agent 血栓溶解薬［医学］.
t. therapy 血栓溶解療法.
throm·bom·e·ter ［θrambámitər］血栓計（血液の血栓形成能を測定する器械）.
throm·bo·mi·met·ic ［θràmboumaimétik］血栓形成促進性の.
throm·bo·mod·u·lin (TM) ［θràmbəmádjulin］トロンボモジュリン（血管内皮細胞上に存在する糖タンパク質）.
throm·bon ［θrámban］トロンボン（血小板およびその母細胞の総称）.
throm·bo·path·ia ［θràmbəpǽθiə］血小板障害，= thrombopathy.
thrombopathic syndrome 血小板病症候群.
throm·bop·a·thy ［θrambápəθi］血小板障害［医学］（血小板数，形態は異常ないが血栓形成が不全である状態）.
throm·bo·pe·nia ［θràmboupí:niə］血小板減少〔症〕，= thrombopeny.
thrombopenic anemia 血小板減少性貧血［医学］，= thrombocytopenic anemia，Werlhof disease.
thrombopenic purpura 血小板減少性紫斑病［医学］，= thrombocytopenic purpura.
throm·bo·phil·ia ［θràmbəfíliə］血栓形成傾向（血栓形成性素因に基づく凝血過剰性疾患）.
throm·bo·phle·bi·tis ［θràmbouflibáitis］血栓〔性〕静脈炎［医学］.
t. migrans 移行性血栓〔性〕静脈炎.
t. orbitalis 眼窩血栓〔性〕静脈炎.
t. purulenta 化膿性血栓〔性〕静脈炎.
t. saltans 跳躍性血栓〔性〕静脈炎.
throm·bo·phthi·sis ［θràmbouθísis, -báfθisis］血小板性骨髄癆（骨髄機能の異常による血小板の破壊または形成不全）.
thromboplastic lipid トロンボプラスチン脂質（トロンボプラスチンの成分のうち脂肪溶剤に溶ける部分に対し Chargaff がつけた名称で，トロンボプラスチンタンパク質と区別する）.
thromboplastic protein （トロンボプラスチン），= thromboplastin.
thromboplastic substance 血栓形成物質，= zymoplastic substance.
throm·bo·plas·tid ［θràmbəplǽstid］血小板，= blood platelet.
throm·bo·plas·tin ［θràmbəplǽstin］トロンボプラスチン（生体組織のすべてに存在し，血液凝固第Ⅲ因子，Ca イオンの存在下でプロトロンビンをトロンビンに転化させるための重要な物質），= thrombokinase, zymoplastic substance.
t. generation test トロンボプラスチン生成試験［医学］（出血における凝固障害がトロンボプラスチンの生成にある場合，この試験時間が遅延する．試薬としては抗血友病性グロブリンの代わりに吸着血漿，血漿トロンボプラスチン因子群としては特定処置正常ヒト血漿，血小板浮遊液，および M/40 $CaCl_2$ 液の4種を用い，これらにより起こる凝固時間の相違からそれぞれの因子の機能を比較する）.

t. screening test トロンボプラスチン・スクリーニング試験〔医学〕.
throm·bo·plas·ti·nase [θràmbəplǽstineis] トロンボプラスチナーゼ(凝血因子トロンボプラスチンを分解する酵素で，細菌に由来するもの).
throm·bo·plas·tin·e·mia [θràmbouplæstiní:miə] トロンボプラスチン血症.
throm·bo·plas·tin·o·gen [θràmbouplæstínədʒən] トロンボプラスチノゲン(血漿中に存在する非活性因子で，トロンボプラスチンに転化するといわれ，血友病において特異的に減少を示す)，= anti-hemophilic globulin (factor Ⅷ), prothrombokinase.
t. activity test (TAT) トロンボプラスチノゲン作用試験(プロトロンビン消費試験を行うため，ウサギ脳抽出物の溶液を60°Cに過熱したものを用いる方法).
throm·bo·plas·tin·o·ge·nase [θràmbouplæ̀stinádʒəneis] トロンボプラスチノゲナーゼ(血漿トロンボプラスチノゲンを活性化するのに必要な血小板因子)，= platelet factor Ⅲ, thrombocytolysin, thrombokatalysin.
throm·bo·plas·tin·o·pe·nia [θràmbouplæ̀stinoupí:niə] トロンボプラスチン減少〔症〕.
throm·bo·poi·e·sis [θràmboupɔií:sis] 血小板形成〔医学〕，血小板新生〔医学〕，栓球生成，血小板生成. 形 thrombopoietic.
throm·bo·poi·e·tin (TPO) [θràmboupɔ́iətin] トロンボポエチン(骨髄巨核球・血小板の生成に関与する造血因子. 1994年にDNAがクローニングされた).
throm·bose [θrámbouz] 血栓を形成する.
throm·bosed [θrámbouzd] 血栓が形成された.
t. aneurysm 血栓性動脈瘤〔医学〕.
t. external hemorrhoid 血栓性外痔核(外痔核に多く，皮下に出血して血栓を生じるもの).
t. hemorrhoids 血栓形成痔〔医学〕.
throm·bo·sin [θrámbəsin] トロンボシン(thrombin の旧語).
throm·bo·si·nus·i·tis [θràmbousàinjusáitis] 血栓性硬膜洞炎，血栓性静脈洞炎〔医学〕.
throm·bo·sis [θrambóusis] 血栓症〔医学〕. 複 thromboses. 形 thrombotic.
t. of anterior spinal artery 前脊髄動脈血栓症，= anterior spinal artery syndrome.
t. of basilar artery 脳底動脈閉塞.
t. of internal carotid artery 内頸動脈血栓症.
t. of mesenteric artery 腸間膜動脈血栓症〔医学〕.
t. prevention 血栓予防〔医学〕.
t. sinus cavernosi 海綿静脈洞血栓症〔医学〕.
t. venae centralis retinae 網膜中心静脈血栓症.
throm·bo·spon·din [θràmbouspándin] トロンボスポンジン(細胞接着タンパク).
t.-related adhesive protein トロンボスポンジン関連接着タンパク.
throm·bos·ta·sis [θrambástəsis] うっ血性血栓症〔医学〕.
throm·bo·sthe·nin [θrambəsθí:nin] トロンボステニン(血小板のアクトミオシン様収縮タンパク質).
throm·bo-stop [θrámbou stáp] トロンボストップ(ペクチンを主剤としたポリガラクツロン酸エステルをスルホン化した物質でヘパリン様作用を示す).
throm·bot·ic [θrambátik] 血栓〔症〕の，血栓性の〔医学〕.
t. apoplexy 血栓性出血〔医学〕.
t. crisis 血栓発症(クリーゼ)〔医学〕.
t. embolism 血栓性塞栓.
t. gangrene 血栓性壊疽.
t. infarction 血栓性梗塞〔医学〕.
t. microangiopathy 血栓性微小血管症〔医学〕.
t. occlusion 血栓性閉塞〔医学〕.
t. thrombocytopenic purpura 血栓性血小板減少性紫斑〔病〕〔医学〕，= thrombotic thrombopenic purpura.
throm·bo·to·nin [θràmboutóunin] トロンボトニン，= serotonin.
throm·box·ane (TX) [θrambáksein] トロンボキサン(アラキドン酸代謝中間体，動物組織で合成される生理活性物質の一種. プロスタグランジンエンドペルオキシドから形成され，適正に刺激された血小板から放出される).
t. A_2 トロンボキサンA_2.
t. A synthase トロンボキサンA合成酵素.
t. synthetase inhibitors トロンボキサン合成酵素阻害薬.
throm·bo·zyme [θrámbəzaim] トロンボザイム，= prothrombin B.
throm·bus [θrámbəs] 血栓〔医学〕，= plug. 複 thrombi.
t. ceruminosus 耳垢栓.
t. epidermoideus 表皮栓.
t. formation 血栓形成〔医学〕.
t. scintigraphy 血栓シンチグラフィ.
throph·le·ol [θráfliɔ:l] トロフレオル(オイゲノールに硫酸エリトロフレインを混じた歯科用鈍麻薬).
throt·tle [θrátl] ① 咽喉. ② 咽喉を締める，窒息させる.
throt·tling [θrátliŋ] 扼頸.
t. marke 扼痕.
through [θrú:] 貫通する.
t. drainage 貫通排液〔医学〕，貫通排膿法(切創をして排膿ゴム管を1個所から他所へ導く方法).
t.-flow drying 通気乾燥〔医学〕.
t. illumination 徹照〔法〕，= illumination, transillumination.
t. joint 可動関節，= diarthrosis.
through·put [θrú:put] 処理能力.
t. volume 完了(イオン交換)量(樹脂の置換性が無効となるまでに通過した溶液の分量).
throw·back [θróubæk] 隔世遺伝(動物における感応遺伝 telegony，また植物におけるキセニア xenia の場合)，= atavism.
throwing power ① 均一電着性〔医学〕. ② 投力〔医学〕.
thrush [θrʌ́ʃ] ① がこう(鵞口)瘡〔医学〕(*Candida albicans* の感染により，舌，口腔粘膜の白色斑点を特徴とする局所性の状態で口腔カンジダともいう. ほかの組織を侵して全身性の致死的疾病となることがある)，= mycotic stomatitis, aphthae, sprue. ② 馬足蹄叉の潰瘍性疾患.
t. breast heart ぶち(斑)猫心〔医学〕，= tabby cat heart, tiger h., tiger lily h..
t. eruption がこう(鵞口)瘡性発疹〔医学〕.
thrust [θrʌ́st] 推力(プロペラの推進力).
t. culture 穿刺培養〔医学〕，= stab culture.
thryp·sis [θrípsis] 細片骨折，= comminuted fracture.
Thu·ja [θjú:dʒə] クロベ属(ニオイヒバ *T. occidentalis* の枝端は利尿作用をもつ).
thuja oil (ツェーデル油)，= ceder leaf oil.
thu·jane [θjú:dʒein] (二環テルペンの基本飽和炭化水素の一つで，杜松油などの中にある).
thu·jap·li·cine [θju:dʒǽplisin] ツージャプリシン $C_{10}H_{12}O_2$ (ヒノキチオールの異性体で，ヒバの精油にある成分)，= hinokitiol.
thu·jene [θjú:dʒi:n] ツジェン $C_{10}H_{16}$ (二環テルペンの一つで，α-とβ- の2種がある)，= sabinene.
thu·jone [θjú:dʒoun] ツヨン，ツジョン(二環式テルペンケトンの一種で，α-, β- の2立体異性体があ

T

り，α型はニオイバナ *Thuja occidentalis* の油にあり，β型はタナセトン tanacetone と呼ばれヨモギギク *Tanacetum vulgare* の油から得られる)，= absinthol，thuyol.

thu·jyl [θjú:ʤil] チュジル基($C_{10}H_{17}$−).

thu·li·um (Tm) [θjú:liəm] ツリウム(希土類の元素で，原子番号69，元素記号 Tm，原子量168.9342，同位元素の質量数169で，イオンの色は緑).

t. oxide 酸化ツリウム Tm_2O_3 (緑白色化合物).

thumb [θʌ́m] [TA] ① 母指，第1指(手足の第1指)，= digitus primus〔I〕[L/TA]，pollex [L/TA]. ② おやゆび(親指).

t. adduction restoration 母指内転再建〔術〕.

t.-base arthrosis 母指 CM 関節症.

t.-finger approximation 母指と他指との運動(試験).

t. forceps 摂子，ピンセット.

t.-in-palm 掌内母指.

t.-in-palm deformity 掌内母指.

t. index cleft 第1指間腔，母指示指間腔〔医学〕.

t. post 母指支柱〔医学〕.

t. reflex 母指反射.

t. sign 母指徴候〔医学〕，= Klippel-Weil sign.

t. sucker 母指しゃぶりの人〔医学〕.

t. sucking 母指しゃぶり(乳児の).

t. web 母指のみずかき.

thumb·print [θʌ́mprint] ① 母指紋. ② 母印.

t. nodularity 母指圧痕像〔医学〕.

thumb·print·ing [θʌ́mprintiŋ] 母指圧痕像，母印紋〔医学〕.

thump version 前胸部強打〔医学〕.

thumps [θʌmps] ① サンプス(回虫の幼虫が肺に寄生するために起こるブタの疾患. 擬音 thump のドシン，ゴツンからきている). ② 吃逆(子ブタの)(しゃっくり).

Thunberg, Torsten Ludvig [θʌ́nbə:g] ツンベルク(1873–1952，スウェーデンの化学者. トゥーンベリともいう).

T.-Ahlgren method ツンベルク・アールグレン法(組織酸化の測定法で，被検物とメチレン青溶液とリン酸緩衝液とを Thunberg 管に入れ陰圧を加えた後加温し，メチレン青の脱色するまでの時間から酸化度を測定する).

T. tube ツンベルク管(Thunberg の発案した太い試験管状容器で，Keilin により改良され，主としてデヒドロゲナーゼ作用の実験に用いられる).

thunder clap headache 雷鳴頭痛.

thunder humor (電光により発生した慢性皮膚病の俗名).

Thun·nus [θʌ́nəs] マグロ〔鮪〕属(サバ〔鯖〕科の一属).

thus [ðʌs] 乳香，没薬.

thu·ya [θjú:jə] ツーヤ(ニオイヒバ *Thuja occidentalis* の新芽で，催吐薬，去痰薬)，= thuja.

thu·yol [θjú:iɔ:l] ツヨール，= thujone.

thwart·er-ill [θwɔ́:tər íl] (跳躍病)，= louping-ill.

Thy thymine チミンの略.

Thy 1 antigen Thy-1 抗原，= θ antigen.

Thygeson, Phillips [θáiʤesən] サイジェソン(1903–2002，アメリカの眼科医. タイゲソン).

T. disease サイジェソン病(点状表層角膜炎).

thy·la·ci·tis [θailəsáitis] 脂腺炎(皮膚の).

thy·la·koid [θáiləkɔid] チラコイド(葉緑体の内膜系の，構造上の単位).

thy·lose so·di·um [θáilous sóudiəm] サイロースソジウム ㊗ sodium carboxymethylcellulose (合成親水性膠質ゴムで，メチルセルロースとは異なり胃液に不溶性の便通薬)，= cethylose.

thy·mac·e·tin [θaimǽsitin] チマセチン ㊗ thymol phenacetin (チモールの誘導体で白色結晶の鎮痛薬).

thy·mas·ma [θaimǽzmə] 胸腺性喘息，= thymic asthma.

thyme [táim] タチジャコウソウ，タイム(*Thymus vulgaris* の花と葉を乾燥したもので，チミン，チモール，クミンなどの芳香性揮発油を含有する)，= common thyme，garden thyme.

t. camphor タイム樟脳，= thymol.

t. fluidextract チムス流エキス，= extractum thymi.

t. oil タイム油(タチジャコウソウ *Thymus vulgaris* の葉および枝先を蒸留して得られた精油. 賦香料，防腐剤)，= oleum thymi.

thy·mec·to·mized [θaiméktəmaizd] 胸腺摘出の〔医学〕.

thy·mec·to·my [θaiméktəmi] 胸腺摘出術，胸腺摘除〔医学〕. 動 thymectomize.

thy·mel·co·sis [θàiməlkóusis] 胸腺潰瘍.

thy·mene [θáimi:n] チメン $C_{10}H_{16}$ (チムス油から得られる澄明油状炭化水素).

thy·mer·ga·sia [θàimə:géisiə] 情動性思考障害〔医学〕，感情性思考障害(躁うつ病または更年期うつ病のような純感情反応性精神病で，思考困難を特徴とする). 形 thymergastic.

-thymia [θaimiə] 精神状態の意味を表す接尾語.

thy·mi·an [θáimiən] (thyme との関係を表す形容詞).

thy·mi·a·sis [θaimáiəsis] チミアシス，チミオン症，= thymiosis.

thy·mic [θáimik] ① 胸腺の〔医学〕. ② チムスから誘導された.

t. acid チムス酸(ヌクレイン酸の部分的酸解により生ずる物質で，リン酸，炭化水素，ピリミジン塩基からなる)，= thymol.

t. agenesis 胸腺無発育〔医学〕.

t. alymphoplasia 胸腺リンパ無形成〔症〕.

t. angina 胸腺性アンギナ(喉頭痙攣または気管支喘息).

t. aplasia 胸腺形成不全症〔医学〕(鰓器官の発生障害による胸腺・副甲状腺の形成不全を本態とする. したがって胸腺内での T 細胞の分化が障害されて T 細胞数が少ない. 一方，B 細胞は正常で免疫グロブリン量も正常である. 副甲状腺発生障害による低カルシウム血症を合併する. 顔面，心，大血管の奇形を合併することがある)，= DiGeorge syndrome.

t. arteries 胸腺動脈.

t. asthma 胸腺性喘息〔医学〕.

t. branches [TA] 胸腺枝，= rami thymici [L/TA].

t. cancer 胸腺癌〔医学〕.

t. carcinoid 胸腺カルチノイド〔医学〕.

t. carcinoma 胸腺癌.

t. corpuscle 胸腺小体，= Hassall corpuscle.

t. cortex 胸腺皮質〔医学〕.

t. cyst 胸腺嚢胞〔医学〕.

t. death 胸腺死〔医学〕.

t. dysplasia 胸腺異形成〔症〕.

t. epithelial cell 胸腺〔上皮性〕細網細胞〔医学〕.

t. epithelial tumor 胸腺上皮性腫瘍.

t. factor 胸腺因子〔医学〕.

t. group virus 胸腺グループ・ウイルス〔医学〕.

t. hormone 胸腺ホルモン〔医学〕(胸腺上皮細胞より分泌される液性因子).

t. humoral factor 胸腺ホルモン性因子(子ウシ胸腺から分離された分子量約3,000の液性因子で，T 細胞分化誘導能を示す)，= thymic hormone.

t. hyperplasia 胸腺肥大.

t. hypertrophy 胸腺肥大〔医学〕.

T

t. hypoplasia 胸腺低形成〔症〕[医学].
t. leukemia 胸腺性白血病.
t. lobule 胸腺小葉 [医学].
t. lymphocyte 胸腺リンパ球.
t. lymphocyte antigen 胸腺リンパ球抗原 [医学].
t. lymphopoietic factor 胸腺リンパ産生因子.
t. medulla 胸腺髄質 [医学].
t. medullary hyperplasia 胸腺髄質過形成 [医学].
t. nurse cell 胸腺ナース細胞.
t. sarcoma 胸腺肉腫.
t. stridor 喘息, = asthma.
t. veins [TA] 胸腺静脈, = venae thymicae [L/TA].
t. wave sign 胸腺波状徴候 [医学].

thy·mi·co·lym·phat·ic [θaimikəlimfǽtik] 胸腺リンパ質の [医学].
thymicolymphaticus syndrome 胸腺リンパ質症候群, = multiglandular syndrome.
thy·mi·dine [θáimidi:n] チミジン ㊋ thymine desoxy-riboside.
t. kinase チミジンキナーゼ(チミジン再利用のサルベージ経路に属する代表的なアロステリック酵素).
t. monophosphate チミジン一リン酸(チミジル酸, デオキシチミジン一リン酸, デオキシチミジル酸).
t. 5′-triphosphate チミジン5′-三リン酸(デオキシチミジン5′-三リン酸), = deoxythymidine 5′-triphosphate.
thy·mi·dyl·ate syn·thase [θaimidíleit sínθeis] チミジル酸シンターゼ(デオキシウリジル酸の5位の炭素をメチル化してチミジル酸を生成する反応を触媒する酵素).
thy·mi·dyl·ic acid [θàimidílik ǽsid] チミジル酸(チミジンのリン酸エステルであるデオキシリボヌクレオチド).
thy·min [θáimin] チミン(胸腺ホルモン), = nucleosin.
thy·mine (Thy) [θáimi:n] チミン ㊋ 2,6-dihydroxy-5-methyl pyrimidine (胸腺から分離される核酸誘導体), = 5-methyluracil.
t. desoxyribonucleotide (チミン酸), = thyminic acid.
t. desoxyriboside (チミジン), = thymidine.
t. dimer チミン二量体.
t. starvation チミン飢餓 [医学].
thymineless death チミン欠乏死 [医学].
thy·min·ic ac·id [θaimínik ǽsid] チミン酸 ㊋ thymine desoxy-ribonucleotide (チモヌクレイン酸の分解産物で, 硫酸の作用によりチミンを生ずる), = thymosinic acid.
thy·mi·nose [θáiminous] チミノース ㊋ 2-de(s)oxy-D-ribose (デオキシ糖の一つ).
thy·mi·on [θáimiən, θí–] 小疣, = wart.
thy·mi·o·sis [θàimióusis] チミオン症, = thymiasis, yaws.
thy·mi·tis [θaimáitis] 胸腺炎 [医学].
thymo– [θaimou, –mə] ① 胸腺, ② 精神, 感情の意味を表す接頭語.
thy·mo·an·a·lep·tic [θàimouæ̀nəléptik] 感情興奮薬 [医学].
thy·mo·cres·cin [θàiməkrésin] チモクレシン(胸腺抽出物中に存在する成長因子と仮定されるもの).
thy·mo·cyte [θáiməsait] 胸腺細胞, 胸腺リンパ球.
t. differentiation factor 胸腺細胞分化因子(胸腺上皮細胞から分泌され, プレT細胞をT細胞へ分化させる因子).
t. mitogenic factor 胸腺細胞マイトジェニック因子.
thy·mo·form [θáiməfɔ:m] チモホルム $C_{21}H_{28}O_2$ (黄色防腐薬でアリストールまたはヨードホルムの代用品), = thymoloform.
thy·mo·gen·ic [θàiməʤénik] 感情性の, ヒステリー性の.
thy·mo·hex·ase [θàiməhékseis] (アルドラーゼ), = aldolase.
thy·mo·ke·sis [θàimoukí:sis] 残遺胸腺肥大(成人の).
thy·mo·ki·net·ic [θàimoukainétik] 胸腺刺激性の.
thy·mol [θáimɔ:l] チモール ㊋ 1-methyl-3-hydroxy-4-isopropylbenzene (イブキジャコウソウの葉中に存在する主成分, または東インドでは ajowan から得られる結晶性フェノールの一つで, 強力な殺菌防腐薬), = cymophenol, methylisoprophl phenol, thyme camphor, thymic acid, thymolum.
t. blue チモールブルー, = thymolsulfon(e)phthalein.
t. camphor チモールショウノウ.
t. carbonate 条虫駆除薬.
t. inhalant チモール吸入剤.
t. inhalation チモール吸入液(チモール, 炭酸マグネシウム, アルコールからなる).
t. iodide ヨウ化チモール $(C_6H_2CH_3C_3H_7OI)_2$, = indistol, thymolis iodidum.
t. turbidity test (TTT) チモール混濁反応(試験) [医学] (肝代謝機能障害の試験法でチモール溶液を用いて肝機能低下患者の血清タンパク質を直接沈殿させる方法. 観察時間30分).
t. urethane チモールウレタン(駆虫薬).
thy·mol·al·co·hol [θàiməlǽlkəhɔ:l] チモールアルコール $(CH_3)_2CHC_6H_2(OH)(CH_3)CH_2OH$ (芳香性アルコール).
thy·mo·lep·tic [θàiməléptik] 感情調整薬 [医学].
thy·mo·li·po·ma [θàimoulipóumə] 胸腺脂肪腫 [医学].
thy·mo·lize [θáiməlaiz] チモール療法を行う, チモールを添加する.
thy·mo·lo·form [θáimələfɔ:m] チモロフォルム, = thymoform.
thy·mol·phthal·ein [θáimɔ:l(f)θǽli:n] チモールフタレイン $C_{28}H_{30}O_4$ (pH9.3 (無色) から pH10.5 (青) までの範囲に用いる指示薬).
thy·mol·sul·fon(e)·phthal·ein [θàimɔ:lsʌ̀lfən(f)θǽli:n] チモールスルホンフタレイン $C_{27}H_{30}O_5S$ (アルコール可溶性の青褐色結晶粉末で pH1.2〜2.8, および pH8.0〜9.6 範囲内に用いる指示薬), = thymol blue.
thy·mol·sul·fon·ic ac·id [θàiməlsʌlfánik ǽsid] チモールスルホン酸 $C_{10}H_{14}O_4S–H_2O$.
thy·mol·y·sin [θaimálisin] 胸腺細胞溶解素.
thy·mol·y·sis [θaimálisis] 胸腺組織融解.
thy·mo·ma [θaimóumə] 胸腺腫 [医学] (胸腺上皮由来の腫瘍).
thy·mo·me·tas·ta·sis [θàimoumetǽstəsis] 胸腺からの転移.
thy·mo·no·ic [θàimənóuik] (気分の変動により著しく影響される思考).
thy·mo·nu·cle·ic ac·id [θàimounjuklí:ik ǽsid] 胸腺核酸(動物性核酸), = deoxyribo-nucleic acid.
thy·mo·nu·cle·o·de·pol·y·mer·ase [θàimounjù:kliədi(:)pálimәreis] チモヌクレオデポリメラーゼ(チモ核酸の解合反応を触媒する酵素で, 単核酸塩を生成させるヌクレアーゼの一種), = desoxy-ribonuclease.
thy·mo·path·ic [θàiməpǽθik] ① 情動障害の, 病的情動の. ② 胸腺障害の [医学], 胸腺疾患の.
thy·mop·a·thy [θaimápəθi] ① 精神病, = psychopathy. ② 胸腺病.

T

thy·mo·pexy [θàiməpéksi] 胸腺固定術.
thymopharyngeal duct 胸腺咽頭管.
thy·mo·poi·et·in [θàimoupɔ́iətin] サイモポ〔イ〕エチン，チモポ〔イ〕エチン（ウシ胸腺から抽出された胸腺因子の一つ．分子量7,000のタンパク質で神経と筋の伝達障害やTリンパ球分化作用がある）．
t. pentapeptide (TP5) サイモポエチンペンタペプチド（T細胞の分化を促進する作用のあるペプチド．サイモポエチンの49個のアミノ酸のうち5個のアミノ酸からなるペプチド）．
thy·mo·pri·val [θaiməpráivəl] 胸腺欠損の．
thy·mo·priv·ic [θàiməprívik] 胸腺欠損の [医学]，胸腺欠除の，= thymoprivous.
thy·mo·pri·vous [θàiməprí:vəs] 胸腺欠損の．
thy·mo·psy·che [θàimousáiki] 感動性，感情性．
thy·mo·qui·none [θàimoukwínoun] チモキノン，サイモキノン $C_{10}H_{12}O_2$（キノンの誘導体でフェノール類似の作用を示す血液毒．シソ科植物 *Monarda fistulosa* などの精油中にある黄色結晶性物質）．
thy·mo·sin [θáiməsin] サイモシン，チモシン（ウシ胸腺から抽出された胸腺因子の一つ．分子量12,000のタンパク質でTリンパ球の分化誘導作用をもつ）．
thy·mo·sin·ic ac·id [θàiməsínik ǽsid]（チミン酸），= thyminic acid.
thy·mo·sis [θaimóusis] 憤怒，激昂．
thy·mo·stim·u·lin (T_s) [θàiməstímjulin] サイモスティムリン（免疫機能を改善する作用をもつポリペプチド．メラノーマ，重症複合免疫不全症などの患者のT細胞機能不全に用いられる）．
thy·mo·tal [θáimətəl] チモタール [化] thymol carbonate $(CH_3C_6H_3C_3H_7)_2CO$（十二指腸虫症に用いる駆虫薬）．
thy·mot·ic ac·id [θaimátik ǽsid] チモト酸，サイモト酸 [化] 3-hydroxy-2-*p*-cymenecarboxylic acid $CH_3(C_3H_7)C_6H_2(OH)COOH$.
thy·mo·tox·in [θàimətáksin] 胸腺毒，胸腺崩壊．
thy·mo·trope [θáimətroup] 胸腺機能亢進患者．
thy·mo·trop·ic [θàimətrápik] 胸腺向性の [医学]．
thy·mot·ro·pism [θaimátrəpizəm] 胸腺機能亢進型．
thy·mov·i·din [θaimávidin] チモビジン（トリの胸腺ホルモンで，卵膜の成生を促進するもの）．
thy·mox·a·mine [θaimákəmi:n] チモキサミン．
thy·mu·lin [θáimjulin] チムリン，サイムリン（T細胞の分化，機能を促進させるポリペプチド．活性を発揮するために亜鉛イオンが必要である）．
Thy·mus [θáiməs] イブキジャコウソウ属（シソ科の一属）．
T. serpyllum イブキジャコウソウ，= wild thyme.
T. vulgaris タチジャコウソウ（タイム herba thymi の原植物）．
thy·mus [θáiməs] [L/TA] 胸腺（縦隔洞の上部腹側にある葉状の内分泌腺で，乳児期に最大の発育を呈し，左右両葉は正中部で癒合する．皮質と，特異的構造である Hassall 小体を含む髄質とからなる），= thymus [TA]. [複] thymi, thymuses. [形] thymic.
t. cell 胸腺細胞 [医学]．
t. corpuscle 胸腺小体，= Hassall corpuscle.
t.-dependent 胸腺依存〔性〕[医学]．
t.-dependent antigen 胸腺依存抗原 [医学]．
t.-dependent area 胸腺依存領域 [医学]．
t.-dependent cell 胸腺依存細胞 [医学]．
t.-dependent lymphocyte 胸腺依存リンパ球 [医学]．
t.-derived cell 胸腺由来細胞 [医学]，= T cell.
t. dwarfism 胸腺性こびと症 [医学]．
t. extract 胸腺抽出物 [医学]．
t. gland 胸腺．
t. gland nucleic acid = desoxyribonucleic acid.
t. histon(e) 胸腺ヒストン（胸腺の細胞核中にヌクレオヒストンとして存在する）．
t.-independent 胸腺非依存性の [医学]．
t.-independent antigen 胸腺非依存抗原 [医学]．
t. involution 胸腺退縮 [医学]．
t.-leukemia antigen 胸腺白血病抗原 [医学]．
t. lymphocyte 胸腺リンパ球 [医学]，Tリンパ球 [医学]．
t. neoplasm 胸腺新生物（腫瘍）[医学]，= thymus tumor.
t. nucleic acid 胸腺の核酸（核酸の抽出に胸腺を用いることが多い）．
t.-suprarenal-pituitary-compensatory syndrome 胸腺副腎下垂体代償性症候群，= Timme syndrome.
t. transplantation 胸腺移植 [医学]（胸腺を移植すること．胸腺無形成症や一部の重症複合免疫不全症の治療に有効である）．
t. treatment 胸腺療法．
t. tumor 胸腺腫瘍．
thy·mus·ec·to·my [θàiməséktəmi] 胸腺切除術．
thy·mus·tod [tí:mʌstoud] [G] 胸腺死，= thymus death.
thyn·nin [θínin, θái–] チンニン（マグロ *Thunnus thynnus* の精子に存在するプロタミン）．
thy·par [θáipɑr] 甲状腺と副甲状腺欠如の．
thy·phen·(y)·to·in [θaifén(i)tɔin] チフェントイン．→ phethenylate sodium.
thy·ral·bu·min [θàirælbjú:min] サイラルブミン（甲状腺実質から得られる抗原で，硫酸アンモニウム2.5～3.0%で沈殿する赤褐色物質）．
thy·ras·the·nia [θàirəsθí:niə] 甲状腺分泌欠如による神経衰弱症．
thyratron noise サイラトロン雑音，= thermal noise.
thy·rem·phrax·is [θàiremfrǽksis] 甲状腺機能障害．
thyreo- [θairiou, -riə] 甲状腺との関係を表す接頭語，= thyr(o)-.
thy·re·o·gen·ic [θàiriəʤénik] 甲状腺〔性〕の [医学]．
thy·re·oid·i·tis [θàiriɔidáitis] 甲状腺炎 [医学]．
thyreoprival cachexia 甲状腺性悪液質 [医学]．
thyreotoxic cardiopathy 甲状腺中毒性心臓病．
thyreovertebral crackle 甲状椎骨握雪音 [医学]．
thy·rine [θáirin] サイリン（甲状腺分泌物の作用成分）．
thyr(o)- [θair(ou), -r(ə)] 甲状腺との関係を表す接頭語，= thyreo-.
thy·ro·ac·tive [θàirouǽktiv] 甲状腺に作用する．
thy·ro·ad·e·ni·tis [θàirouæ̀dináitis] 甲状腺炎．
thy·ro·an·ti·tox·in [θàirouæ̀ntitáksin] ① 甲状腺抗毒素．② 甲状腺製剤 $C_6H_{11}N_3O_5$.
thy·ro·a·pla·sia [θàirouəpléiziə] 甲状腺発育不全〔症〕，甲状腺無形成 [医学]，= thyrohypoplasia.
thy·ro·ar·y·te·noid [θàirouæ̀rití:nɔid] [TA] ① 甲状披裂筋，= musculus thyroarytenoideus [L/TA]. ② 甲状披裂の．
t. muscle 甲状披裂筋．
thy·ro·cal·ci·to·nin (TCT) [θàiroukæ̀lsitóunin] サイロカルシトニン，チロカルシトニン（カルシトニン．32個のアミノ酸残基からなるポリペプチドホルモン，C細胞から分泌される）．
thy·ro·car·di·ac [θàirouká:diæk] ① 甲状腺心臓性の．② 甲状腺性心臓病疾患者．
t. disease 甲状腺性心臓病．
thy·ro·car·di·tis [θàirouka:dáitis] 甲状腺性心筋炎．
thy·ro·cele [θáirəsi:l] 甲状腺腫，= goiter.
thyrocervical duct 甲状頸管（第4鰓管），= fourth branchial duct.

thyrocervical trunk [TA] 甲状頸動脈, = truncus thyrocervicalis [L/TA].
thy·ro·chon·drot·o·my [θàiroukɑndrɑ́təmi] 甲状軟骨切除術, 甲状軟骨切開〔術〕[医学], = laryngotomy.
thy·ro·ci·dine [θàirousáidi:n] チロシジン, = tyrocidine.
thy·ro·col·loid [θàiroukɑ́lɔid] 甲状腺膠質(コロイド).
thy·ro·cor·don [θàiroukɔ́:dɑn] チロコルドン [化] 1,3-*bis*(hydroxymethyl-2-mercapto-benzimidazole) (甲状腺ホルモン拮抗作用がある).
thy·ro·cri·cot·o·my [θàiroukraikɑ́təmi] 輪状甲状〔軟骨間〕気管切開〔術〕[医学], 輪状甲状靱帯切開〔術〕, = tracheotomy.
thy·ro·des·mic [θàirədézmik] 向甲状腺性の, = thyrotropic.
thy·ro·ep·i·glot·tic [θàirouèpiglɑ́tik] 甲状喉頭蓋の.
t. ligament [TA] 甲状喉頭蓋靱帯, = ligamentum thyroepiglotticum [L/TA].
t. muscle 甲状喉頭蓋筋.
t. part [TA] 甲状喉頭蓋部*, = pars thyroepiglottica [L/TA].
thy·ro·ep·i·glot·tid·e·us [θàirouèpiglɑtídiəs, -tidí:əs] 甲状喉頭蓋筋, = musculus thyreoepiglotticus.
thy·ro·fis·sure [θàirəfíʃər] 甲状軟骨裂離(切開)術.
thy·ro·gen·ic [θairəʤénik] 甲状腺から発生する, 甲状腺由来の[医学].
t. psychosis 甲状腺性精神病.
thy·rog·e·nous [θairɑ́ʤənəs] 甲状腺由来の[医学], = thyrogenic.
thy·ro·glob·u·lin [θàirəglɑ́bjulin] チログロブリン, サイログロブリン(甲状腺に存在する二重結合性のヨウ素タンパク質).
thy·ro·glos·sal [θàirəglɑ́səl] 甲状舌の.
t. cyst 甲状舌管嚢胞.
t. duct [TA] 甲状舌管, = ductus thyroglossalis [L/TA].
t. duct cyst 甲状舌管嚢胞[医学], = thyroglossal cyst.
t. duct fistula 甲状舌管瘻[医学].
t. fistula 甲状舌瘻(甲状舌管の閉鎖不全による先天奇形).
thy·ro·hy·al [θàirouháiəl] ① 甲状軟骨舌骨の. ② 舌骨大角(またはその胎生期原基).
t. space 甲状舌骨窩.
thy·ro·hy·oid [θàirouháiɔid] [TA] ① 甲状舌骨筋, = musculus thyrohyoideus [L/TA]. ② 甲状軟骨舌骨の.
t. arch 甲状舌骨弓.
t. branch [TA] 甲状舌骨筋枝, = ramus thyrohyoideus [L/TA].
t. ligament 甲状舌骨靱帯[医学].
t. membrane [TA] 甲状舌骨膜, = membrana thyrohyoidea [L/TA].
t. muscle 甲状舌骨筋.
t. region 甲状舌骨部.
thy·ro·hy·oid·e·us [θàirouhaiɔ́idiəs, -ɔidí:əs] 甲状舌骨筋.
thyrohypophysial syndrome 甲状下垂体症候群.
thy·ro·hy·po·pla·sia [θàirouhàipoupléiziə] 甲状腺発育不全〔症〕[医学], = thyroaplasia.
thy·roid [θáirɔid] ① 甲状の, = scutiform. ② 甲状腺[医学]. ③ 甲状腺乾燥製剤.
t. ablation 甲状腺除去[医学].
t. adenoma 甲状腺腺腫[医学].
t. antagonist 抗甲状腺薬[医学].
t. antibody 甲状腺抗体[医学].
t. articular surface [TA] 甲状関節面, = facies articularis thyroidea [L/TA].
t. block 甲状腺ブロック[医学].
t. body 甲状腺, = glandula thyroidea.
t. cachexia 甲状腺性悪液質.
t. cartilage [TA] 甲状軟骨(喉頭軟骨で最も大きな軟骨), = cartilago thyroidea [L/TA].
t. colloid 甲状腺膠質(主として thyroglobulin からなる甲状腺房内に存在する膠質).
t. crisis 甲状腺発症[医学], 甲状腺中毒発症, = thyrotoxic crisis.
t. disease 甲状腺疾患[医学].
t. diverticulum 甲状腺憩室[医学].
t. dwarfism 甲状腺性こびと症[医学].
t. fever 甲状腺熱(甲状腺摘出手術中甲状腺物質の吸収による発熱).
t. follicle 甲状腺濾胞[医学].
t. foramen [TA] 甲状孔, = foramen thyroideum [L/TA].
t. function 甲状腺機能[医学].
t. function test 甲状腺機能検査[医学].
t. galactosyl transferase 甲状腺ガラクトシルトランスフェラーゼ(転移酵素).
t. gland [TA] 甲状腺, = glandula thyroidea [L/TA].
t. gland neoplasm 甲状腺新生物(腫瘍)[医学], = thyroid neoplasm.
t. gland physiology 甲状腺生理学[医学], = thyroid physiology.
t. graft 甲状腺移植.
t. hormone 甲状腺ホルモン[医学], = iodothyroglobulin, thyroxine.
t. ima artery [TA] 最下甲状腺動脈, = arteria thyroidea ima [L/TA].
t. impar plexus 不対甲状腺静脈叢, = plexus thyreoideus impar.
t. insufficiency 甲状腺〔機能〕不全[医学].
t. isthmus 甲状腺峡部[医学].
t. lymph nodes 甲状腺リンパ節, = lymphonodi thyroidei.
t. lymphocrinia 甲状腺分泌物の経リンパ管運搬.
t. microsomal antibody 甲状腺ミクロソーム抗体[医学].
t. nodes [TA] 甲状腺リンパ節, = nodi thyroidei [L/TA].
t. nodule 甲状腺結節[医学].
t. notch 甲状切痕.
t. ophthalmopathy 甲状腺眼症[医学].
t. peroxidase 甲状腺ペルオキシダーゼ[医学].
t. plexus 甲状腺神経叢(交感神経の).
t. position 甲状腺位[医学].
t. red line 甲状腺赤色線(甲状腺機能亢進症において頸および胸の前面を刺激するとき発現する赤色線).
t. stimulating hormone (TSH) 甲状腺刺激ホルモン[医学](サイロトロピン), = thyrotropic hormone, thyrotropin.
t. stimulating hormone receptor 甲状腺刺激ホルモンレセプター(甲状腺濾胞上皮細胞表面に存在するレセプター).
t.-stimulating hormone stimulation test 甲状腺刺激ホルモン刺激試験, TSH 刺激試験, = TSH stimulation test.
t.-stimulating immunoglobulin 甲状腺刺激免疫グロブリン(Graves 病の病態形成に深く関与する免疫グロブリン).

T

t. stimulation test 甲状腺刺激試験〔医学〕.
t. storm 甲状腺急性発症〔医学〕.
t. suppression test 甲状腺抑制試験〔医学〕.
t. tablet 甲状腺錠〔医学〕.
t. therapy 甲状腺療法〔医学〕.
t. treatment 甲状腺〔エキス〕療法.
t. uptake 甲状腺摂取率.
t. veins 甲状腺静脈.
thyroidal articular surface of cricoid 輪状軟骨の甲状軟骨関節面.
thyroidal radioactive iodide uptake 甲状腺放射性ヨード摂取率.
thyroidal scintigraphy 甲状腺シンチグラフィ.
thyroidal uptake rate 甲状腺摂取率〔医学〕, = thyroid uptake.
thy·roi·dea [θairɔ́idiə] 甲状腺.
t. accessoria 異所性甲状腺(甲状腺とは別に甲状腺の機能をもつ組織で, 上皮小体(副甲状腺) parathyroid と区別する).
t. ima 副甲状腺, = thyroidea accessoria.
thy·roid·ec·to·mized [θàirɔidéktəmaizd] 甲状腺を切除した.
thy·roid·ec·to·my [θàirɔidéktəmi] 甲状腺切除〔術〕〔医学〕.
thy·roid·e·um [θairɔ́idiəm] 甲状腺製剤.
thy·roid·ism [θáirɔidizəm] ① 甲状腺中毒症. ② 甲状腺機能亢進症. ③ 脱甲状腺症(甲状腺切除による衰弱), = dethyroidism.
thy·roid·i·tis [θàirɔidáitis] 甲状腺炎〔医学〕, = thyreoditis, thyreoiditis, thyreoitis.
thy·roid·i·za·tion [θàirɔidizéiʃən] 甲状腺製剤治療.
thy·roi·dol·o·gy [θàirɔidáləʤi] 甲状腺学.
thy·roid·o·ma·nia [θàirɔidouméiniə] 甲状腺性精神病〔医学〕.
thy·roid·o·ther·a·py [θàirɔidəθérəpi] 甲状腺療法, = thyrotherapy.
thy·roid·ot·o·my [θàirɔidátəmi] 甲状軟骨切除術, 甲状腺切開術, = thyreotomy.
thy·roid·o·tox·in [θàirɔidətáksin] 甲状腺毒.
thy·roi·ge·nous [θairɔ́iʤənəs] 甲状腺由来の.
thy·ro·in·tox·i·ca·tion [θàirouintàksikéiʃən] 甲状腺中毒症, = hyperthyroidism.
thy·ro·i·o·dine [θàirouáiədi:n] 甲状腺ヨード, = iodothyrine.
thy·ro·i·o·di·nin [θàirouaióudinin] (ヨードサイリン), = iodothyrine.
thy·ro·i·tis [θàirouáitis] (甲状腺炎), = thyroiditis.
thyrolaryngeal fascia 甲状喉頭筋筋膜.
thyrolingual duct 甲状舌管.
thy·rol·y·sin [θairálisin] 甲状腺破壊素.
thy·ro·lyt·ic [θàirəlítik] 甲状腺破壊〔性〕の.
thy·ro·ma [θairóumə] 甲状腺腫.
thy·ro·meg·a·ly [θàirəmégəli] 甲状腺肥大〔医学〕.
thy·ron·cus [θairáŋkəs] 甲状腺腫, = goiter, thyrocele.
thy·ro·nine [θáirəni:n] チロニン, サイロニン(チロシンのパラヒドロキシフェニルエーテル), = desiodothyroxine.
thy·ro·nu·cle·o·al·bu·min [θàirounjù:klioualbjú:min] チロヌクレオアルブミン(甲状腺に存在する核酸アルブミン).
thy·ro·nyl [θáirənil] チロニル基, サイロニル基 (p-(p-HOC_6H_4O)$C_6H_4CH_2CH(NH_2)CO$–).
thy·ro-oe·soph·a·ge·us [θáirou ì:səfǽʤiəs, -sàfəʤí:əs] 甲状食道筋(非定型的).
thy·ro-ox·y-in·dole [θáirou áksi índoul] チロオキシインドール, = thyroxin(e).
thy·ro·par·a·thy·roid·ec·to·my [θàiroupæ̀rəθàirɔidéktəmi] 甲状腺上皮小体切除術.
thy·rop·a·thy [θairápəθi] 甲状腺病.
thy·ro·pe·nia [θàiroupí:niə] 甲状腺分泌減少症(潜在性甲状腺機能低下症), = latent hypothyrosis.
thy·ro·pexy [θáirəpeksi] 甲状腺〔腫〕固定〔術〕.
thyropharyngeal duct 甲状咽頭管, = fourth pharyngobranchial duct.
thyropharyngeal part [TA] 甲状咽頭部, = pars thyropharyngea [L/TA].
thyropharyngeal part of inferior pharyngeal constrictor muscle 下咽頭収縮筋の甲状咽頭部.
thy·ro·pha·ryn·ge·us [θàiroufæ̀rinʤí:əs] [TA] 甲状咽頭筋*, = musculus thyropharyngeus [L/TA].
thy·ro·phy·ma [θàiroufáimə] 甲状腺腫.
thy·ro·pri·val [θàirouprάivəl] 甲状腺欠損(如)の〔医学〕, = thyroprivic, thyroprivous.
t. tetany 甲状腺欠損性テタニー〔医学〕, 甲状腺切除テタニー.
thy·ro·priv·ia [θàirouprívíə] 甲状腺欠損〔医学〕.
thy·ro·priv·ic [θàirəprívik] 甲状腺欠損の〔医学〕.
thy·ro·priv·ous [θàirəprívəs] 甲状腺欠損の〔医学〕.
thy·ro·pro·te·id [θàirouproutiid] 甲状腺タンパク質(甲状腺に存在する物質で治療に用いる).
thy·ro·pro·tein [θàiroupróuti:n] 甲状腺タンパク, = thyroantitoxin.
thy·rop·to·sis [θàiraptóusis] 甲状腺下垂症〔医学〕, = thyroptosia.
thy·ro·sis [θairóusis] 甲状腺機能障害, 甲状腺〔機能〕不全〔医学〕.
thy·ro·stat·ics [θàirəstǽtiks] 甲状腺拮抗薬(甲状腺分泌物に対し拮抗する物質, すなわち propylthiouracil, MN-mercapto-benz-imidazol-dimethylol などの薬物).
thy·ro·ther·a·py [θàirəθérəpi] 甲状腺エキス療法.
thy·ro·tome [θáirətoum] 甲状軟骨切開器, 甲状軟骨切開刀〔医学〕.
thy·rot·o·my [θairátəmi] 甲状軟骨切開〔術〕〔医学〕.
thy·ro·tox·e·mia [θàiroutaksí:miə] 甲状腺中毒症, = thyrotoxicosis.
thy·ro·tox·ia [θàirətáksiə] 甲状腺中毒症, = thyrotoxicosis.
thy·ro·tox·ic [θàirətáksik] 甲状腺中毒性の〔医学〕.
t. crisis 甲状腺中毒クリーゼ〔医学〕.
t. heart disease 甲状腺〔中毒〕性心疾患〔医学〕.
t. heart failure 甲状腺〔中毒〕性心不全〔医学〕.
t. myopathy 甲状腺中毒性ミオパチー〔医学〕, 甲状腺中毒性筋障害.
t. ophthalmopathy バセドウ病眼症, 甲状腺機能亢進性眼病変.
t. periodic paralysis 甲状腺中毒性周期性四肢麻痺(甲状腺機能亢進症に併発する).
t. serum 甲状腺毒素血清.
t. storm 甲状腺中毒性急性発作〔症状〕〔医学〕, 甲状腺中毒急発.
thy·ro·tox·i·co·sis [θàiroutàksikóusis] ① 甲状腺中毒症〔医学〕. ② 中毒性甲状腺腫, = toxic goiter.
thy·ro·tox·in [θàirətáksin] 甲状腺毒素.
thy·ro·trope [θáirətroup] 甲状腺機能障害患者.
thy·ro·troph [θáirətraf] 向甲状腺細胞(鳥類下垂体の辺縁部に存在する角のある細長い好塩基性細胞でフクシンに親和性を示す), = fuchsinophilic beta cell.
thy·ro·troph·ic [θàirətráfik] 向甲状腺性の, 甲状腺親和性の, 甲状腺刺激の, = thyrotropic.
t. endcrine cell 甲状腺刺激ホルモン産生細胞〔医学〕.
t. hormone 甲状腺刺激ホルモン(下垂体前葉の).
thy·ro·troph·in [θàiroutróufin] 甲状腺刺激ホルモン〔医学〕, 向甲状腺ホルモン(脳下垂体前葉の甲状腺刺激ホルモン).

t. assay 甲状腺刺激ホルモン検定〔法〕〔医学〕.

t. deficiency hypothyroidism 甲状腺刺激ホルモン欠乏性機能低下症〔医学〕.

t. releasing hormone (TRH) 甲状腺刺激ホルモン放出ホルモン〔医学〕.

thy·ro·trop·ic [θàirətrápik] 甲状腺刺激の〔医学〕, = thyrotrophic.

t. hormone 甲状腺刺激ホルモン〔医学〕.

thy·rot·ro·pin [θairátrəpin] 向甲状腺ホルモン, = thyrotrophin.

t. binding inhibitor immunoglobulin 甲状腺刺激ホルモン結合阻害免疫グロブリン.

t. releasing factor (TRF) 甲状腺刺激ホルモン放出因子〔医学〕.

t.-releasing hormone stimulation test 甲状腺刺激ホルモン放出ホルモン試験, TRH刺激試験, = TRH stimulation test.

thy·rot·ro·pism [θairátrəpizəm] 向甲状腺性, 甲状腺刺激性〔医学〕.

thy·rox·in(e) [θairáksin] チロキシン, サイロキシン ㊗ 3,5-diiodo-4-(3′,5′-diiodo-4′-hydroxyphenoxy) phenyl-α-aminopropionic acid $C_{15}H_{11}O_4NI_4$ (Kendallにより1915年に甲状腺から単離された内分泌物チレオグロブリンの構成アミノ酸の一つで, Haringtonが1926年に合成により構造を確定した).

t. binding capacity チロ(サイロ)キシン結合能〔医学〕.

t. binding globulin (TBG) チロ(サイロ)キシン結合〔性〕グロブリン(血液中でチロキシンを輸送するα-グロブリンで, 甲状腺ホルモンと結合する).

t. binding prealbumin (TBPA) チロ(サイロ)キシン結合プレアルブミン.

t. binding protein (TBP) チロ(サイロ)キシン結合タンパク〔医学〕.

t. sodium チロ(サイロ)キシンソジウム(チロキシンナトリウム塩).

thy·rox·i·ne·mia [θairàksiní:miə] チロキシン血症, サイロキシン血症〔医学〕.

thy·rox·i·num [θairáksinəm] チロキシン, サイロキシン, = thyroxin(e).

thyrse [θə́:s] 密穂花序(総状花序の一種で, ブドウの花序のようなもの).

thyr·sus [θə́:səs] ① 陰茎, = penis. ② 密穂花序(植物).

Thys·a·nop·te·ra [θìsənáptərə] 総翅目(アザミウマ類. 植物に病原ウイルスを媒介する昆虫を含む), = thrips.

Thys·a·no·so·ma [θisənousóumə] (条虫の一属. 体節後縁に鋸歯状のふさをもつ. ヒツジ, ウシの胆管, 膵管, 小腸に寄生, 中間宿主はチャタテムシ類である).

thy·sa·no·trix [θáisənətriks] = trichostasis spinulosa.

Thy·sa·nu·ra [θàisənjú:rə] 総尾目(シミ類. 小型, 無翅の昆虫. 屋内で紙類, 衣類, 食品を食害することがある).

TI therapeutic index 治療指数の略.

Ti titanium チタンの元素記号.

Ti plasmid Ti プラスミド, = Ti-DNA.

TIA transient ischemic attack 一過性〔脳〕虚血(乏血)発作の略.

tia·ca·ra·na [tìəkərǽnə] 皮膚潰瘍性リーシュマニア症.

ti·a·pride [tì:əpráid] チアプリド(ベンズアミド系の抗幻覚薬).

tiaramide hydrochloride チアラミド塩酸塩 $C_{15}H_{18}ClN_3O_3S \cdot HCl$: 392.30 (塩酸チアラミド. アミド(ベンゾチアゾリン-ピペラジニルエタノール)系鎮痛性消炎薬. 非酸性非ステロイド鎮痛・抗炎症薬. 弱酸性非ステロイド抗炎症薬に比べ作用は弱く抗リウマチ作用はない).

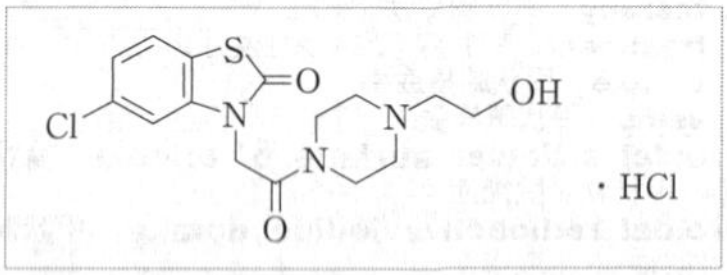

ti·a·sis [táiəsis] 周囲脱毛, = encircling loss of hair.

tib·ia [tíbiə] [L/TA] ① 脛骨, = tibia [TA]. ② 脛節(昆虫の). 複 tibiae. 形 tibial.

t. recurvata 反張脛骨.

t. valga 外反脛骨.

t. vara 内反脛骨.

tib·i·ad [tíbiæd] 脛側の方へ.

tib·i·ae [tíbii:] 脛骨(tibia の複数).

tib·i·ae·us [tibií:əs] = tibialis.

tib·i·al [tíbiəl] [TA] ① 脛側, = tibialis [L/TA]. ② 脛骨の, 脛側の, 脛骨神経の.

t. bolt 脛骨ボルト.

t. border of foot [TA] 内側縁, = margo tibialis pedis [L/TA].

t. collateral ligament [TA] 内側側副靱帯, = ligamentum collaterale tibiale [L/TA].

t. crest 脛骨稜, = shin.

t. edge 脛骨稜〔医学〕, 脛骨炎.

t. fracture 脛骨骨折〔医学〕.

t. intertendinous bursa 鵞足包.

t. meniscus 内側半月〔医学〕.

t. nerve [TA] 脛骨神経, = nervus tibalis [L/TA].

t. nerve palsy 脛骨神経麻痺.

t. nutrient artery [TA] 脛骨栄養動脈, = arteria nutricia tibiae [L/TA].

t. phenomenon 脛骨現象〔医学〕, = Strümpell sign, tibialis phenomenon.

t. plafond 脛骨天蓋.

t. plateau 脛骨プラトー(高平部)〔医学〕.

t. tarsal tendinous sheaths [TA] 脛側足根腱鞘, = vaginae tendinum tarsales tibiales [L/TA].

t. tuberosity [TA] 脛骨粗面, = tuberositas tibiae [L/TA].

t. tuberosity advancement 脛骨粗面前進術.

tib·i·a·le [tìbiéili] 脛側骨(胚の足根の脛側にある骨で, 成人においては距骨に相当する).

t. externum 外脛骨(後脛骨筋の腱にみられる種子骨), = tibiale posticum.

tib·i·al·gia [tìbiǽldʒiə] 脛骨痛(おそらく栄養障害またはビタミン欠乏によるもので, リンパ球および好酸球の増多を伴う).

tibialgic fever 脛痛熱, = trench fever.

tib·i·a·lis [tìbiéilis] [L/TA] ① 脛側, = tibial [TA]. ② 脛骨筋.

t. anterior [TA] 前脛骨筋, = musculus tibialis anterior [L/TA].

t. anterior muscle 前脛骨筋.

t. paralysis 脛骨神経麻痺.

t. phenomenon 前脛骨筋現象, 脛骨現象(錐体路の病変に際し, 下肢を体躯の方向に屈曲するとき足首が著明に背屈する現象), = Strümpell sign, Strümpell tibial phenomenon, tibial phenomenon, tibialis sign.

t. posterior [TA] 後脛骨筋, = musculus tibialis posterior [L/TA].

t. posterior muscle 後脛骨筋.

t. sign 脛骨神経徴候(不全麻痺における患側母趾の屈曲).
tib·i·en [tíbiən] 脛骨のみの.
tibio- [tibiou, -biə] 脛骨の意を表す接頭語.
tib·i·o·ac·ces·so·ri·us [tìbiouæksəsɔ́:riəs] 副脛骨筋.
tibioadductor reflex 脛骨内転反射(脛骨内側面を打つと同側または反対側下肢の内転が起こることで,骨膜反射の一つで,神経系刺激状態あるいは抑制作用の欠如を示し,第4腰髄に中枢をもち,手の尺骨反射と同じ意義がある).
tib·i·o·cal·caneal [tìbioukælkéiniəl] 脛踵部の.
t. ligament 脛踵靱帯.
t. part [TA] 脛踵部, = pars tibiocalcanea [L/TA].
t. part of deltoid ligament 三角靱帯の脛踵部.
tib·i·o·cal·ca·ne·an [tìbioukælkéiniən] 脛骨踵骨の.
tib·i·o·fem·o·ral [tìbiəfémərəl] 脛骨大腿骨の.
t. index 脛大腿骨指数(下脚の長さを100倍して大腿の長さで除したもの).
tib·i·o·fib·u·lar [tìbiəfíbjulər] 脛骨腓骨の.
t. articulation 脛腓関節.
t. joint [TA] 脛腓関節, = articulatio tibiofibularis [L/TA].
t. ligament 脛腓靱帯.
t. syndesmosis [TA] 脛腓靱帯結合, = syndesmosis tibiofibularis [L/TA].
tib·i·o·na·vic·u·lar [tìbiounəvíkjulər] 脛骨舟状骨の.
t. ligament 脛舟靱帯.
t. part [TA] 脛舟部, = pars tibionavicularis [L/TA].
t. part of deltoid ligament 三角靱帯の脛舟部.
tib·i·o·per·o·ne·al [tìbioupèrouní:əl] 脛骨腓骨の.
tibioradial index 脛橈骨指数(前腕の長さを100倍して下脚の長さで除した商).
tib·i·o·scaph·oid [tìbiouskǽfɔid] 脛骨舟状骨の.
tib·i·o·tar·sal [tìbioutá:səl] 脛骨足根骨の.
t. isotome 脛骨足根等節線(ヒトでは踵を通り,ウマでは踝関節,トリでは脛骨下端を通る).
tic [tík] チック[医学], 痙攣(一つあるいはいくつかの筋に急激+α筋収縮が起こり,比較的常同的な不随意動作を示す.心因性のものが多く,顔をしかめる顔面チックが多い), = maladie des tics, mimic spasm, spasm.
t. chorea チック症.
t. convulsif 痙攣性チック(顔面痙攣で開眼維持困難をいう).
t. de pensée 思考時チック,思考チック症.
t. de sommeil 睡眠時のチック症.
t. douloureux 三叉神経痛,疼痛性チック[医学], = trigeminal neuralgia.
t. during thinking 思考時チック[医学].
t. nondouloureux 間代性筋痙攣,ミオクローヌス, = myoclonus.
ticarcillin sodium チカルシリンナトリウム $C_{15}H_{14}N_2Na_2O_6S_2$: 428.39 (β-ラクタム系抗生物質.細菌細胞壁合成阻害薬で,殺菌的に作用する).

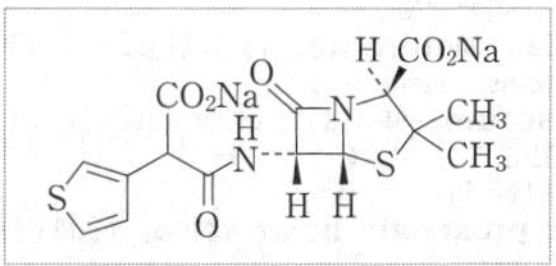

tick [tík] マダニ(mite に比べて大形で,鋏角はその先端が鋸歯状をなす.マダニ科 *Ixodidae* (hard-backed ticks)と,ヒメダニ科 *Argasidae* (softbacked ticks)との2科に分類される), = *Ixodida*.
t.-bite paralysis ダニ刺咬性麻痺.
t.-borne ダニ媒介の.
t.-borne disease ダニ媒介疾患.
t.-borne encephalitis ダニ媒介脳炎.
t.-borne encephalitis virus ダニ媒介脳炎ウイルス.
t.-borne rickettsial fever ダニ媒介リケッチア熱.
t.-borne typhus fever ロッキー山紅斑熱.
t.-borne virus ダニ媒介ウイルス.
t. control ダニ防除.
t. disorders チック症群,チック障害群.
t. fever ダニ熱(すべてダニの刺咬により伝播される諸疾病の総称で,リケッチアの媒介によりロッキー山脈紅斑熱,ピロプラズマの場合はテキサス熱,ボレリアの感染によれば回帰熱,ウイルスが病原体であればコロラドダニ熱となる).
t. paralysis ダニ麻痺症.
t. toxicosis ダニ中毒.
t. typhus ダニチフス, = murine typhus.
tick·le [tíkl] くすぐる, = titillate.
t. sensation くすぐり〔感〕[医学].
tick·ling [tíkliŋ] くすぐり感.
t. sensation くすぐり感[医学].
tickl·ish [tíkliʃ] くすぐったい[医学].
ti·clo·pi·dine [tiklóupidi:n] チクロピジン(抗血小板薬).
t. hydrochloride チクロピジン塩酸塩 ㊌ 5-(2-chlorobenzyl)-4, 5, 6, 7-tetrahydrothieno [3,2-*c*] pyridine monohydrochloride $C_{14}H_{14}ClNS \cdot HCl$: 300.25 (塩酸チクロピジン.ピペリジノチオフェン系抗凝血薬.血小板アデニル酸シクラーゼ活性を増強してcAMP 量を増加させることにより血小板凝集・粘着能を抑制する.血管手術および血液体外循環に伴う血栓・塞栓の治療および血流障害の改善).

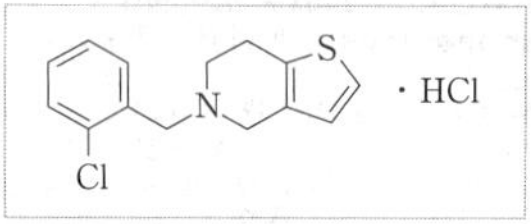

ti·col·u·bant [tikáljubənt] チコルバント.
tic·po·lon·ga [tìkpəlɔ́ŋə] (インド,セイロンなどに産する毒ヘビ), = cobra-monil, *Vipera russellii*.
ti·cryn·a·fen [taikrínəfən] チクリナフェン ㊌ [2, 3-dichloro-4-(2-theonyl) phenoxy]-acetic acid (抗高血圧薬), = tienilic acid.
tic-tac rhythm 振子(ふりこ)リズム(調律)[医学].
tic-tac sounds チックタック心音.
tic·tol·o·gy [tiktálədʒi] 産科学.
ti·cu·na [tikjú:nə] (南アメリカで用いられる矢毒).
tid ter in die 1日3回の略(処方用語).
tid·al [táidəl] ① 潮汐の,干満の. ② 一回換気の[医学].
t. air 一回換気量,呼吸気(呼吸により肺に出入りする空気).
t. air exchange 一回換気量[医学].
t. air volume (V_T) 一回換気量.
t. anoxia 換気性無酸素性[医学].
t. breathing チェーン・ストークス呼吸, = Cheyne-Stokes respiration.
t. current 潮流.
t. hypoxia 換気性低酸素〔症〕[医学], 呼吸性低酸素症(分時呼吸量の減少に起因する障害).
t. plasma protein 循環血漿タンパク量.

t. respiration 周期性呼吸〔医学〕, = Cheyne–Stokes respiration.
t. river 感潮河川〔医学〕.
t. stream 感潮河川〔医学〕.
t. volume (TV) 一回呼吸〔気〕量〔医学〕, 一回換気量.
t. wave 津波, かいしょう(海嘯), 潮浪波(動脈波における収縮期の下行脚隆起), = catacrotic wave.

tide [táid] ① 時期(体液のある成分が増加する時をいう). ② 潮(起潮力によって海面が周期的に昇降する現象).

tie [tái] 結紮する, 結ぶ, 接合する.

Tiedemann, Friedrich [tí:dmən] チーデマン(1781–1861, ドイツの解剖学者).
T. glands チーデマン腺, = Bartholin glands.
T. nerve チーデマン神経(網膜中心動脈に沿って視神経内に侵入する交感神経).

Tiegel con·trac·ture [tí:gəl kəntrǽkʧər] チーゲル拘縮(強い機械的または電気的刺激を筋に加えたとき, 長時間局所的に現れる筋収縮).

Tiemann, George [tí:mən] チーマン(アメリカの医療器具業者).
T. catheter チーマンカテーテル(Mercier カテーテルを改良したもの).

Tietze, Alexander [tí:tsə] チーツェ(1864–1927, ポーランドの外科医).
T. disease チーツェ病(肋軟骨の疼痛性非化膿性軟骨炎).
T. syndrome チーツェ症候群(肋軟骨部の特発性有痛性非化膿性腫脹).

Tiffeneau meth·od [tífənɔ: méθəd] チフェノー法(動物を死に至らせる目的で徐々に行う瀉流法).

ti·ger [táigər] トラ[虎], = *Panthera tigris*.
t. eye 虎眼石(青石綿の風化変質物).
t. heart 虎斑心.
t. lily オニユリ, テンガイユリ(子宮病に用いられたことがある), = *Lilium tigrinum*.
t. lily appearance (悪性貧血患者にみられる心筋の線状変性).
t. lily heart ぶち(斑)猫心〔医学〕.
t. snake トラヘビ(オーストラリア産), 錦ヘビ, ウワバミ[蟒], = *Notechis scutatus*, python.

ti·ger·ing [táigəriŋ] 虎斑心〔臓〕(心筋に脂肪の黄線が生じる状態).

tight [táit] 緊満した〔医学〕.
t. hamstring 緊張性ハムストリング.
t. junction 密着結合(接合).
t. lace liver 絞扼肝〔医学〕, = corset liver.
t. nailing (釘傷), = nail bound.

tighten [táitən] ① 厳格にする. ② 絞める, 強固にする.

tig·lal·de·hyde [tiglǽldihaid] チグルアルデヒド ㊈ 2-methyl-2-butenal CH=C(CH_3)CHO.

tig·lic ac·id [tíglik ǽsid] チグリン酸 ㊈ α-methylcrotonic acid (ハズ油の一成分), = angelic acid.

tig·lic-al·de·hyde [tíglik ǽldihaid] チグリンアルデヒドC_5H_8O (グアヤック脂を乾留して得られる).

tig·li·um [tígliəm] ハズ[巴豆] (ハズ油 croton oil を生じる).

tig·loi·dine [tiglɔ́idin] チグロイジン ㊈ tiglic ester of pseudotropine $C_{13}H_{21}O_2H$ (*Duboisia myoporoides* から得られる無色シロップ様アルカロイド).

tig·og·e·nin [tigάʤənin] チゴゲニン $C_{27}H_{44}O_3$ (チゴニンから得られる複合性無糖類).

tig·o·nine [tígənin] チゴニン $C_{56}H_{92}O_{27}$ (ジギタリスから得られるサポニンで, 水解によりチゴゲニン, グルコース, ガラクトース, ラムノースが得られる).

tig·re·tier [tigretié:r] [F] チグレチエー(エチオピアの Tigré 地方にみられるヒステリー性舞踏狂).

ti·groid [táigrɔid] 虎斑, ヒョウ(豹)紋, = tigroid bodies, tigroid masses.
t. bodies 虎斑小体(リボゾームの旧名), = chromophil substance, Nissl body.
t. fundus ヒョウ(豹)紋眼底, 豹紋状眼底〔医学〕, = fundus tigré.
t. masses 虎斑物質(ニッスル小体の別名, 現在ではあまり用いられない), = Nissl bodies.
t. retina 紋理状網膜〔医学〕, 虎紋状網膜, = leopard retina.
t. spindle 紡錘状ニッスル小体.
t. striation 虎斑状線紋(脂肪変性を起こした筋組織にみられる変化), = tubby cat striation.
t. substance ① 虎斑物質(ニッスル小体). ② 色素親和体.

ti·grol·y·sis [taigrάlisis] 染色質溶解〔医学〕, 虎斑溶解〔医学〕(ニッスル変性), = Nissl degeneration.

ti·ki·ti·ki [tí:kiti:ki] (ぬか), = rice polishings.

TIL tumor-infiltrating lymphocytes 腫瘍浸潤リンパ球の略, = TILS.

tile [táil] タイル.

Til·ia [tíliə] シナノキ属, = lindens.
T. cordata フユボダイジュ(ボダイジュ花 flores tiliae の原植物).
T. platyphyllos ナツボダイジュ.
T. tomentosa (ボダイジュの類似生薬).

til·ia [tíliə] ボダイジュ, シナノキ(特に花).

til·i·ac·o·rine [tìliǽkərin] チリアコリン $C_{30}H_{27}NO_3$=(OCH_3)$_2$ (*Tilia* 属植物から得られるアルカロイド).

ti·lia·din [tilíədin] チリアジン $C_{21}H_{32}O_2$ (*Tilia* 属植物から得られる中性物質).

Tillandsia usneoides [tilά:ndziə jù:sinɔ́idi:s] サルオガセモドキ(ある種の細菌に有効な抗生物質を産生する).

Tillaux, Paul Jules [tilóu] チロー(1834–1904, フランスの医師).
T. disease チロー病(多発性腫瘍を伴う乳腺炎).
T. fragment チロー骨片(関節内骨折であり, 整復困難なため手術を要する場合がある).

til·ler·ing [tíləriŋ] 分げつ(イネ科植物などがその根元から枝を出して叢生状に大きい株をなすこと), = shooting.

Til·le·tia [tilí:ʃiə] フスベ菌属(真菌の一属で, バッカク病菌).
T. caries (小麦の黒穂病菌), = wheat bunt fungus.

Tillmann in·di·ca·tor [tílmən índikeitər] チルマン指示薬 ㊈ 2,6-dichlorophenol-indophenol.

til·lo·don·tia [tìlədάnʃiə] 軟歯類.

til·ma [tílmə] 綿繖糸, = lint.

til·mus [tílməs] 瀕死のもがき〔医学〕, 撲床, = carphology.

tilt [tílt] 傾斜.
t. table 傾斜台, 斜面台.
t. test 傾斜試験.

tilted disc syndrome 傾斜乳頭症候群, = tilt-conus-ectasia syndrome.

tilted sacrum 傾斜仙骨(仙腸関節が断裂して仙骨が前方転位を示すもの).

tilt·ing [tíltiŋ] 傾斜〔医学〕.
t. disc prosthetic heart valve 傾斜円板型人工心臓弁〔医学〕.
t. disk valve 傾斜ディスク弁.
t. furnace 傾注炉〔医学〕.
t. table 斜面台, 傾斜台〔医学〕(重力に対する循環

T

系の反応を検査する).
t. vertebra 傾斜〔脊〕椎〔医学〕.
til·tom·e·ter [tiltámitər] 傾斜計(脊髄麻酔実施の際,手術台の傾斜角度を測定する器械).
tim·ber [tímbər] 樹木,木材.
t. limit 高木限界, = timber line.
tim·bre [tέmbrə] [F] 音色(ねいろ).
t. métallique 金属音(大動脈拡張の際に起こる金属性のⅡ音で,中年期以下の年齢では梅毒性大動脈炎を疑わせる), = bruit de tabourka, Pontain sign.
Time-Line therapy 時間軸療法.
time [táim] 時間.
t. bath 時間浴〔医学〕.
t.-characteristic (クロナキシー), = chronaxie.
t. constant 時定数〔医学〕.
t. course 時間経過〔医学〕.
t. dependency 時間依存性〔医学〕.
t. diffusion technique 時限拡散術式(比重の低い麻酔薬溶液を腰椎穿刺により注射し,一定秒間患者を座らせて,その溶液が上方へびまんするのを待って水平位に上臥させる方法).
t. dose relationship 時間線量関係〔医学〕,時間的線量分布.
t. factor 時間〔的〕因子〔医学〕.
t. gain compensation 時間利得補償回路〔医学〕.
t. interval 時間間隔〔医学〕.
t.-keeper 時計, = clock.
t. lag 時間の遅れ〔医学〕.
t.-lapse camera 経時(自動)撮影カメラ〔医学〕.
t.-limited bath 時間浴〔医学〕.
t. marker タイムマーカ.
t. of compounding 調剤時間〔医学〕.
t. of death 死亡時刻〔医学〕.
t. of opposition 衝時.
t. of relaxation 緩和時間.
t. perception 時間知覚〔医学〕.
t.-place clustering 時間・地域の集積性〔医学〕.
t.-released drug 徐効薬〔医学〕,持効性薬剤,持効薬〔医学〕(薬物の化学構造の一部を変更したり,難溶性のエステル,塩などにして本来の薬効を失われないようにしながら薬物の性質の一部を変えて持効性とした薬剤), = time-release drug.
t. sensation 時間感覚.
t. sense 時間感覚〔医学〕.
t. series 時系列〔医学〕.
t.-series analysis 時系列分析.
t.-series data 時系列データ.
t. sharing 時分割〔医学〕.
t. study 時間学〔医学〕,時間研究〔医学〕,生活時間.
t. study of living 生活時間研究〔医学〕.
t. temperature tolerance 許容温度時間〔医学〕.
t. to peak tension 最大張力発生時間〔医学〕.
t.-varied gain control (TGC) (減衰補正), = time gain compensation.
timed [táimd] 設定時間の,時限の.
t. disintegration drug 徐効薬〔医学〕,長時間作用薬〔医学〕.
t. forced vital capacity 時間努力肺活量〔医学〕.
t. release drug 持効薬〔医学〕.
t.-release preparation 持効性製剤,徐放性製剤, = controlled-release preparation.
t. vital capacity (TVC) 時間肺活量.
timepidium bromide チメピジウム臭化物 $C_{17}H_{22}BrNOS_2 \cdot H_2O$: 418.41 (臭化チメピジウム.副交感神経遮断薬,チオフェン-ピペリジニウム系(第四級アンモニウム)鎮痙薬.胃炎,胃・十二指腸潰瘍,腸炎,尿路結石などにおける痙攣ならびに運動障害に伴う疼痛寛解,膵炎に起因する疼痛寛解に用いられる).

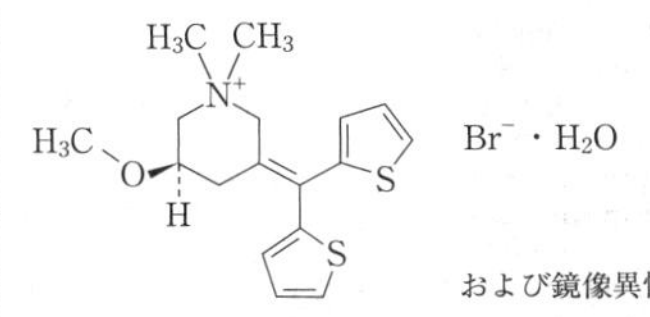

および鏡像異性体

Timme, Walter [tími:] チンミー(1874-1956,アメリカの神経科医).
T. syndrome チンミー症候群(卵巣および副腎の機能不全に代償性下垂体機能低下を伴う症候群), = multiglandular syndrome, thymus-suprarenal-pituitary-compensatory syndrome.
Timofeew corpuscle チモヒュウ小体(尿道の膜性および前立腺部の粘膜下にみられるパチニ小体の一変型).
ti·mo·lol mal·e·ate [táiməlɔ:l mǽli:eit] マレイン酸チモロール.
tim·o·thy [tíməθi] オオアワガエリ(アメリカ産の雑草の一種で,その種子を運搬した人 Timothy Hanson の名にちなんで命名されたもので,その花粉は枯草熱の原因をなし,葉には非病原性抗酸菌 *Mycobacterium phlei* が寄生する), = timothy grass, *Phleum pratense*.
t. grass bacillus チモシー菌, = *Mycobacterium phlei*.
TIN tubulointerstitial nephritis 尿細管間質性腎炎の略.
tin (Sn) [tín] スズ(白色金属元素で,原子番号50,元素記号 Sn,原子量118.69,原子価2,4,その塩類は試薬,染料または治療薬として用いられる), = stannum.
t. butter 塩化スズ, = stannin chloride.
t. chloride 塩化スズ $SnCl_2 \cdot 2H_2O$ (試薬), = stannous chloride.
t. fillings スズ充填.
t. foil スズ箔, = tinfoil.
t. foil adopting method スズ箔貼付法.
t. foil filling スズ箔充填.
t. intoxication スズ中毒.
t. magistery 沈降酸化スズ SnO.
t. mordanting スズ媒染.
t. oxide 酸化スズ SnO_2 (金属性スズとともに皮膚膿瘍の治療に用いる), = stannic oxide.
t. preparing スズ下付け.
t. protochloride 塩化第一スズ.
t. pyrites 黄スズ鉱 Cu_2FeSnS_4 ($Cu_2SFeSnS_2$), = bellmetal ore.
t. sulfide 硫化スズ SnS, SnS_2.
t. toxicology スズ中毒学.
Tinbergen, Nikolaas [tínbə:ʤən] ティンバーゲン(1907-1988,オランダ生まれのイギリスの動物学者. K. Lorenz, K. von Frish とともに1973年度ノーベル医学・生理学賞を受けた).
tin·ca [tíŋkə] コイ[鯉],細鱗コイ(長命の象徴), = tench.
tin·ca·tin [tíŋkətin] チンカチン(脱水ホウ砂).
Tinct, tinct tincture, tinctura チンキ剤の略.
tinc·ta·ble [tíŋktəbl] 可染性の, = tingible, stainable.
tinc·tion [tíŋkʃən] ① 染色. ② 着色剤添加(調薬の).
tinc·to·ri·al [tiŋktɔ́:riəl] 染色の,着色の.
tinc·tu·ra [tiŋkʧú:rə] チンキ剤, = tincture.
複 tincturae.
tinc·tu·ra·tion [tìŋkʧuréiʃən] ① チンキ調剤.

T

② チンキ療法.

tinc·ture [tíŋktʃər] チンキ［医学］, チンキ剤（丁幾剤）［医学］（生薬をアルコールあるいはアルコール水で浸出し，または溶解したもので，一般には10%程度の濃度をもつ）.

t. of green soap 軟石ケンチンキ.

t. of iodine ヨードチンキ（ヨード，ヨウ化カリウムをアルコールに溶解した消毒薬）.

t. of ipecac 吐根チンキ（トコン末100gを70%アルコール1,000mLに混ぜて製する）.

t. of kino キノチンキ（グリセリンとキノ20%のアルコール溶液），＝tinctura kino.

tine [táin] 尖叉（歯科で用いる細い尖った器具）.

t. test 尖叉試験.

Tin·ea [tíniə]（ヒロズコガ科の一属．衣類などの害虫）.

T. pellionella イガ［衣蛾］（縮小条虫の中間宿主），＝casemaking clothes moth.

tin·ea [tíniə] 白癬（皮膚糸状菌症の一つ），＝trichophytia.

t. alba 白癬.

t. amiantacea 石綿状癬（Alibert），＝tinea asbestina, porrigo amiantacea.

t. axillaris 腋窩白癬.

t. barbae 須毛部白癬，白癬性毛瘡［医学］（特に顔面の毛髪部の皮膚糸状菌症で，黄色痂皮と膿疱を生じる），＝barber's itch, trichophytosis barbae.

t. capitis 頭部白癬［医学］（「しらくも」とも呼ばれる），＝tinea tonsurans, tinea trichophytina papitis, herpes tonsurans, ringworm of scalp.

t. ciliorum 睫毛癬（睫毛を侵す頭部白癬）.

t. circinata 輪状白癬，＝tinea corporis.

t. corporis 体部白癬［医学］（環状ないし，輪状の辺縁に炎症の強い病巣を生じる．「ぜにたむし」とも呼ばれる），＝tinea circinata, t. glabrosa, ringworm of body.

t. cruris 股部白癬，頑癬（鼡径股部が主な罹患部であるが，腋窩および頸下部を侵すこともある），＝eczema marginatum, epidermophytosis cruris, jocky strap itch, red flap.

t. decalvans 脱毛癬，＝alopecia areata.

t. favosa 黄癬，＝favus.

t. ficosa 黄癬，＝favus.

t. flava 黄色輪癬，＝tinea versicolor, tropical pityriasis versicolor, microsporosis flava, achromia squamosa.

t. furfuracea ぬか（糠）状白癬（乾性脂漏のこと）.

t. galli 鶏冠の糸状菌症，＝whitecomb.

t. glabrosa 須毛部白癬，＝tinea corporis.

t. granulata 肉芽性頭部皮疹（頭部の結痂性または丘疹性湿疹）.

t. imbricata 渦状癬［医学］（皮膚糸状菌症のひとつ．熱帯にみられる *Trichophyton concentricum* の感染症），＝Malabar itch, Tokelau ringworm.

t. inguinalis 鼡径部白癬.

t. kerion 炎症性頭部白癬.

t. lupinosa 黄癬，＝tinea favosa.

t. manuum 手白癬.

t. nigra 黒〔色〕癬［医学］，＝microsporosis nigra, pityriasis nigra.

t. nigrocircinata 黒色連環状癬.

t. nodosa 結節性白癬（砂毛），＝Beigel disease, Paxton disease, trichorrhexis nodosa, white piedra.

t. pedis 足白癬（みずむし）.

t. pompholyciformis 汗疱状白癬（「みずむし」とも呼ばれる）.

t. profunda 深在性白癬.

t. sycosis 白癬性毛瘡，＝tinea barbae, sycosis trichophytica.

t. tarsi 潰瘍性眼瞼炎.

t. todens ＝tinea capitis.

t. tonsurans ＝tinea capitis.

t. trichophytina （白癬），＝ringworm.

t. tropicalis 熱帯白癬.

t. unguium 爪白癬［医学］，＝onychomycosis, ringworm of nail.

t. vera 黄癬，＝favus.

t. versicolor 癜風［医学］（*Malassezia furfur* による感染症で，「なまず」とも呼ばれる），＝pityriasis versicolor.

Ti·ne·i·dae [tiní:idi:] ヒロズコガ科.

Tinel, Jules [tinél] チネル（1879–1959, フランスの神経外科医）.

T. sign チネル徴候（切断した脚の末端部を打診すると微痛を伴う蟻走感が得られるのは，その神経が再生しつつあるからである），＝distal tingling on percussion, formication sign.

tin·foil [tínfɔil] スズ箔，＝tin foil.

tin·gi·bil·i·ty [tìndʒibíliti] 可染性．形 tingible.

tingible body 可染小体［医学］.

tin·gling [tíŋgliŋ] 打診痛（打診または冷却するときに得られる蟻走性微痛感）.

t. pain ひりひりする痛み.

ti·nid·a·zole [tinídəzoul] チニダゾール 化 ethyl 2-(2-methyl-5-nitro-1*H*-imidazol-1-yl)ethyl sulfone $C_8H_{13}N_3O_4S$: 247.27（抗原虫薬．抗トリコモナス薬として用いる）.

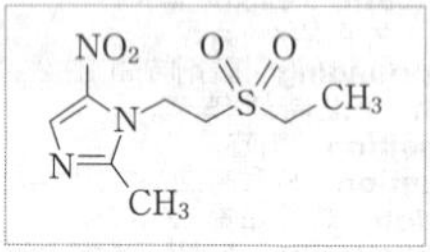

tin·kle [tíŋkl] 鈴音（金を叩くような雑音）.

tin·kling [tíŋkliŋ] 鈴鳴音（気胸において大きい空洞があるとき聴取される），＝metallic tinkle.

Tinnevelly senna ＝Indian senna.

tin·ning [tíniŋ] スズめっき，かん詰［医学］.

tin·ni·tus [tináitəs] 耳鳴（じめい）［医学］.

t. aurium 耳鳴.

Ti·nos·po·ra [tináspərə] ティノスポラ属（ツヅラフジ科の一属で，*T. cordifolia* の根と茎は毒ヘビの咬傷，消化不良，潰瘍などに用いられる）.

tin·stone [tínstoun] シャクセキ［錫石］SnO_2.

tint [tínt] 色合い.

t. B ティントB（パスチル色 pastille の一種で，脱毛を生じる放射線量を知るためのX線測定装置に利用する）.

tint·ing [tíntiŋ] 色付け，青味付け.

t. strength 着色力.

TIO tumor-induced osteomalacia 腫瘍性骨軟化症の略.

ti·o·bic·i·na [tàioubísinə]（チオアセタゾン），＝thioacetazone, tiocarone, tiosecolo.

ti·o·car·one [tàiouká:roun]（チオアセタゾン），＝thioacetazone, tiobicina, tiosecolo.

ti·o·se·co·lo [tàiousikóulou]（チオアセタゾン），＝thioacetazone, tiobicina, tiocarone.

ti·ox·ine [tiáksin, tai-] チオキシン 化 3-(*p*-carbo-*n*-butoxyphenyl)-1,2-propanediol.

tip [típ] ①尖，先端．②前頂.

t.-foot 馬蹄足，＝talipes equinus.

t. links ティップリンク，先端結合.

t. of ear [TA] 耳介尖，＝apex auriculae [L/TA].

t. of forceps 鉗子先端［医学］.
t. of nose ［TA］鼻尖，＝apex nasi［L/TA］.
t. of tongue ［TA］舌尖，＝apex linguae［L/TA］.
t. pinch 指尖つまみ.
t. potential 尖端電位［医学］.
t.-toe 趾頭，爪先（つまさき）.
t. up pinch 指先つまみ［医学］.
tipepidine hibenzate チペピジンヒベンズ酸塩 ㊗ 3-(dithien-2-ylmethylene)-1-methylpiperidine mono［2-(4-hydroxybenzoyl)benzoate］ $C_{15}H_{17}NS_2 \cdot C_{14}H_{10}O_4$：517.66（ヒベンズ酸チペピジン，鎮咳・去痰薬．延髄にある咳中枢を直接抑制する）.

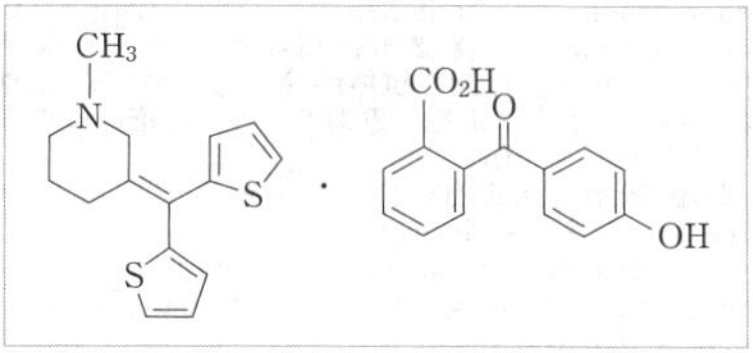

tip·ping ［típiŋ］ 傾斜.
tip·ren·o·lol hy·dro·chlo·ride ［tiprénəlɔ:l hàidroukló:raid］ 塩酸チプレノロール ㊗ 1-(isopropylamino)-3-[*o*-(methylthio) phenoxy]-2-propanol（抗アドレナリン作用性(*β*-レセプター性)薬）.
TIPS transjugular intrahepatic portosystemic shunt 経頸静脈肝内門脈静脈短絡術の略.
tipula irridescent virus カガンボイリデッセントウイルス（カガンボは大蚊の一種）.
Ti·pu·li·dae ［tipjú:lidi:］ カガンボ科.
tiq·ueur ［tikjúr］ ［F］ チック患者.
tire-mark injuries タイヤマーク（車輛のタイヤにより生ずる轢過損傷の一つ）.
tire·balle ［tirbál］ ［F］ 球頭鉗子（弾丸などを抜き出すための栓抜き様器械），＝tirebal.
tire·fond ［tirfɔ́n］ ［F］ 深部用鉗子（骨折の陥凹部を挙上するための）.
tire·lait ［tirléi］ ［F］ 乳帽.
tires ［táirz］ 乳病，＝trembles.
tire·tête ［tirtét］ ［F］ 児頭牽引器（産科用）.
tir·ing ［táiəriŋ］ タイヤリング（膝蓋骨折の際，針金をその周囲に巻き付ける手術で，あたかも車輪にタイヤを掛けるような操作をいう）.
Tirmann-Schmelzer meth·od for i·on·ic i·ron ［tíəmən ʃméltsər méθəd fɔr aiánik áiən］（切片を硫化アンモニア濃厚液に1〜2時間以上浸漬し，水洗後1%塩酸液と20%フェリシアンカリとの等量混合液で15分間染色水洗し，0.5%塩基性フクシンの50%アルコール溶液で後染色を施し，水洗してアルコールで分別する）.
ti·sane ［tizán］ ［F］ ① 茶剤．② 滋養煎汁，＝ptisane.
Tiselius, Arne Wilhelm Kaurin ［ti:séiliəs］ チゼリウス（1902-1971，スウェーデンの物理化学者）.
T. apparatus チゼリウス装置（電気泳動装置とも呼ばれ，コロイド溶液と溶媒との間にU字管内で界面をつくり，電場による界面の移動度から混合液のタンパク質成分を分別検出する），＝Tiselius electrophoresis apparatus.
T. electrophoresis cell チゼリウス電気泳動セル.
tis·ic ［tízik］ 肺癆の.
tis·is ［tísis］ ① 癆，消耗性疾患．② 肺結核，＝phthisis.
t. intestinal 脂肪便症，＝idiopathic steatorrhea, tropical sprue.
Tissot spi·rom·e·ter ［tisó spairámitər］ チソー肺活量計.
tis·sue ［tíʃju:］ 組織（特殊な機能を行うために，同じように分化した細胞の集合体）.
t. activator 組織活性因子［医学］.
t. adhesive 組織接着剤［医学］.
t. affinity 組織親和性［医学］.
t. air ratio (TAR) 組織空中線量比.
t. analysis 組織解析.
t. bank 組織バンク［医学］.
t. block 組織塊.
t. compatibility 組織適合性［医学］.
t. composition 組織組成［医学］.
t. conduction 組織伝導（骨伝導）.
t. culture 組織培養［医学］.
t. culture medium 組織培養液.
t. cyst 組織内シスト.
t. death 組織死［医学］.
t. degeneration 組織変性［医学］.
t. distribution 組織内分布［医学］.
t. donor 組織提供者［医学］.
t. doppler imaging 組織ドプラーイメージング.
t. dose 組織線量［医学］.
t. dose equivalent 組織線量当量.
t. element 組織要素，＝morphological element.
t. embolism 組織塞栓症［医学］.
t. engineering 組織工学［医学］，ティッシュエンジニアリング（生体組織を構成する幹細胞や増殖因子を用い，人工的に生体組織をつくる技術）．→ regenerative medicine.
t. equivalent 組織当価［医学］.
t. equivalent chamber 組織当価電離箱［医学］.
t. expander 組織伸展器［医学］.
t. expansion 組織伸展法［医学］.
t. expansion surgery ティッシュエキスパンション手術，組織進展術.
t. extract 組織エキス［医学］.
t. factor (TF) 組織因子［医学］.
t. factor pathway inhibitor (TFPI) 組織因子経路インヒビター.
t. fibrinogen 組織線維素原（線維素酵素の作用をまたずに凝固を起こす）.
t. fluid 組織液（細胞外液でタンパク質に乏しく，リンパとして輸出される）.
t. forceps 組織鉗子.
t. form 組織型.
t. form trophozoite 壁内型栄養型（組織型栄養体）.
t. harmonic imaging 組織ハーモニックイメージング.
t. hormone 組織ホルモン［医学］（非腺性分泌ホルモン）.
t. immunity 組織免疫［医学］.
t. iron 組織鉄［医学］.
t. kallikrein 組織カリクレイン.
t. lymph 組織リンパ液.
t. macrophage 組織マクロファージ，組織大食細胞.
t. malformation 組織奇形.
t. mast cell 結合組織肥満細胞.
t. metabolism 組織代謝［医学］.
t. metamorphosis 組織変態.
t. nematode 組織寄生線虫.
t. of striated muscle 横紋筋組織［医学］.
t. paper 薄葉紙うすようし.
t.-peak dose ratio 組織ピーク線量比［医学］.
t. phase 組織相［医学］.
t. plasminogen activator (TPA) 組織プラスミノーゲン活性化物質（血栓溶解療法に使用する），＝tis-

T

sue-type plasminogen activator.
t. preparation 組織標本〔医学〕.
t. preservation 組織保存〔医学〕.
t. pressure 組織圧〔医学〕.
t. protein 組織タンパク質.
t. regeneration 組織再生〔医学〕.
t. registration 粘膜記録(歯科における).
t. remedy 組織治療薬(類症医学の12種の鉱物性基礎薬).
t. repair agent 細胞再生薬(細胞や組織の再生,修復に作用し病気の進行や発症を抑える働きをもつ.多くの増殖因子が細胞再生薬となる).
t. respiration 組織呼吸〔医学〕.
t. response 組織反応〔医学〕.
t. slice 組織断片〔医学〕.
t. space 組織間隙(結合織の空隙).
t.-specific antigen 組織特異抗原(特定の組織に局在する抗原で臓器特異的自己免疫疾患の標的抗原として発見されたものが多い).
t. specific dose volume histogram 組織特異的線量体積ヒストグラム〔医学〕.
t. stem cell 組織幹細胞.
t. survival 組織生存〔医学〕.
t. tension 組織平衡.
t. therapy 組織療法〔医学〕.
t. thermal conductance 組織熱コンダクタンス〔医学〕.
t. thromboplastin 組織性トロンボプラスチン(脳,肺,腎,胎盤などの臓器に広く存在するもの.Howell).
t. tolerance dose 組織耐容線量〔医学〕.
t. tonus 組織緊張.
t. transplantation 組織移植〔医学〕(生体の組織の一部を切り離し,また茎をもって同じ個体またはほかの個体に移植すること).
t.-type plasminogen activator (t-PA) 組織プラスミノーゲン活性化物質.
t. typing 組織型判定〔医学〕,組織適合,組織タイピング(主要組織適合抗原(MHC 抗原)の型をしらべるテスト,臓器移植の際に判定される), = histocompatibility test.
t. valve 生体弁.
t. weighting factor 組織荷重係数.
t. welding 生体組織融合〔医学〕.

tis·sue·ma·ton [tiʃjú:mətɑn] ティッシュマトン(病理組織切片をつくるために,組織塊を自動的に固定,脱水,浸潤させる装置).
tis·su·lar [tíʃjulər] 有機組織の.
tis·win [tíswin] チスウィン(アパケーインド人のつくるアルコール含有飲料).
TIT triiodothyronine トリヨードサイロニン(トリヨードチロニン)の略, = T_3.
tit·an-met·al [títən, táit- metál] (銅60,亜鉛38,アルミニウム2の合金).
ti·ta·nate [táitəneit] チタン酸塩.
ti·ta·nia [taitéiniə] (酸チタンからつくった人造宝石で,屈折率2.75をもつ).
ti·tan·ic ac·id [taitǽnik ǽsid] チタン酸 ㊗ orthotitanic acid $TiO_2 \cdot 2H_2O$ (二酸化チタン TiO_2 の水化物).
titanic anhydride 酸化チタン.
ti·ta·nite [táitənait] セッセキ[榍石] ($CaO-TiO_2-SiO_2$ の組成をもち普通 Fe または Mg などが含まれている), = sphene.
ti·ta·ni·um (Ti) [taitéiniəm] チタン(原子番号22,元素記号 Ti,原子量47.88,比重4.5,質量数46〜50をもつ金属元素.砂鉄の中に多量に含まれ工業的に利用範囲が広い.1789年に Gregor が発見し,1794年に Klaproth が命名した).
t. dichloride 二塩化チタン $TiCl_2$.
t. dioxide 二酸化チタン TiO_2 (白色のチタン色として広く工業に利用される).
t. pigment チタン顔料〔医学〕.
t. porcelain チタン磁器〔医学〕.
t. ray チタン線(チタンを含むタングステン合金の電極より発生する放射線).
t. superoxide 過チタン酸,三酸化チタン,ペルオキソチタン酸 TiO_3-$2H_2O$.
t. tetrachloride 四塩化チタン $TiCl_4$.
t. trichloride 三塩化チタン $TiCl_3$.

ti·ta·nom·e·try [tàitənámitri] チタン滴定〔医学〕.
ti·ter [táitər] 力価〔医学〕,滴定量〔医学〕(血清学的反応における抗血清,抗体溶液の最高希釈倍数の逆数.補体の最少作用量.毒素の毒性,免疫原性の強さを示す値), = titre.
tit·il·la·tion [tìtiléiʃən] くすぐること,りゃくかん(擽感),軽痒, = tickling.
tit·il·lo·ma·nia [tìtilouméiniə] 瘙痒狂.
tit·mouse [títmaus] (シジュウカラ属に属する小鳥類), = *Parus*.
ti·tra·ble [táitrəbl] 滴定する,滴定し得る.
t. acidity 滴定酸度.
ti·tra·lac [táitrəlæk] チトラック, = aminoacetic acid and calcium carbonate.
ti·trant [táitrənt] 滴定基準液,滴定標準液.
titratable acid 滴定酸〔医学〕.
titratable acidity 滴定酸度〔医学〕.
titratable acidity test 〔尿〕滴定酸度試験.
ti·trate [táitreit] 滴定する,力価を測定する.
ti·trat·er [táitreitər] 滴定装置〔医学〕.
titrating dose 試用量〔医学〕.
ti·tra·tion [titréiʃən] 滴定〔医学〕.
t. curve 滴定曲線〔医学〕.
t. exponent 滴定指数〔医学〕(滴定の当量点における定量すべきイオンの濃度指数).
t. method 滴定法〔医学〕.
ti·tre [táitər, tí:tər] 力価〔医学〕,滴定量, = titer.
tit·rim·e·try [titrímitri] 滴定法,力価測定法.
tit·ro salt [títrou sɔ́:lt] チトロ塩(海水のように食塩のほかに他の鉱物元素の塩を混ぜたもので,純粋な食塩の代用物).
tit·u·bant [títʃubənt] よろめき歩く者.
tit·u·ba·tion [tìtʃubéiʃən] よろめき,揺動.
Tityus serrulatus (ブラジル産の毒サソリ), = Brazilian scorpion.
Tivoli douche チボリ式潅注浴(鉱泉に上臥して腹部に温湯を注ぐ方法).
Tizzoni, Guido [titsóuni] チツォニ(1853-1932,イタリアの医師).
T. stain チツォニ染色〔法〕.
T. test チツォニ試験(切片を2%フェロシアンカリ液で処理した後,0.5%塩酸液で作用させると,鉄が存在するときは青色を呈する).
Tj^a, Tj^b (ジェー血液因子), = Jay blood factor.
TKA total knee arthroplasty〔人工〕膝関節形成〔術〕の略.
TKD tokodynamometer 陣痛計の略.
TKG tokodynagraph 陣痛図の略.
TKR total knee replacement〔人工〕膝関節全置換〔術〕の略.
TL antigen TL抗原(マウスMHCクラスI抗原群に属し,H-2複合体に近接したTL領域の遺伝子によってコードされている.ヒトではTL抗原に相当する系は報告されていないが,CD1抗原が類似の発現様式を示す).
Tl thallium タリウムの元素記号.

TLC ① thin layer chromatography 薄層クロマトグラフィの略. ② total lung capacity 全肺気量の略.
TLD thermoluminescence dosimeter 熱蛍光線量計, 熱ルミネセンス線量計の略.
TLE thin-layer electrophoresis 薄層電気泳動の略.
TLR Toll-like receptor Toll 様レセプターの略.
TLV threshold limit value 最大許容濃度の略.
TM ① thrombomodulin トロンボモジュリンの略. ② transcendental meditation 超越瞑想の略.
TM joints tarsometatarsal joints 足根中足関節.
Tm ① thulium ツリウムの元素記号. ② transport maximum 最大輸送量の略. ③ tubular excretion mass 尿細管排泄最大量の略. ④ tubular maximum 尿細管極量の略. ⑤tubular transport maximum 最大尿細管分泌能力の略.
Tm cells Tm 細胞.
TMD temporomandibular disorders 顎機能障害, 顎関節症の略.
t-MDS therapy-related myelodysplastic syndrome 治療誘発性 MDS の略.
TME transmissible mink encephalopathy 伝播性ミンク脳症の略.
TMJ temporomandibular joint 顎関節の略.
TMLR transmyocardial laser revascularization レーザー冠血行再建術の略.
Tn ① normal intraocular tension 正常眼圧の略. ② ocular tension 眼圧の略. ③ thoron トロンの略. ④ transposon トランスポゾンの略.
TNCB patch test 塩化ピクリルパッチテスト(塩化ピクリルに対する接触アレルギーを検出する検査法, 主として動物実験で用いられる), = picryl chloride patch test.
TNF tumor necrosis factor 腫瘍壊死因子の略.
TNF-α tumor necrosis factor-α 腫瘍壊死因子 α の略.
TNF-β tumor necrosis factor-β 腫瘍壊死因子 β の略.
TNM classification (of malignant tumours) TNM 分類(悪性腫瘍の病期分類), = tumor-node-metastasis classification.
TNM staging TNM 分類(国際対癌連合(UICC)が採用している悪性腫瘍の病期分類).
TNP trinitrophenyl group トリニトロフェニル基の略.
TNT trinitrotoluene トリニトロトルエンの略.
TNT test トリニトロトルエン試験, = Webster test.
TO ① original tuberculin 原ツベルクリン液の略. ② tinctura opii アヘンチンキの略.
to-and-fro 往復 [医学].
to-and-fro anesthesia 往復式麻酔〔法〕.
to-and-fro anesthesia apparatus 往復式麻酔器 [医学].
to-and-fro method 往復式 [医学].
to-and-fro murmur 交互運動性雑音, 往復雑音, ブランコ様雑音(心臓の収縮期と拡張期に生ずるブランコをこぐような雑音), = seesaw murmur.
to-and-fro sound 摩擦音.
to-and-fro system 往復式 [医学].
to-and-fro type 往復式 [医学].
toad [tóud] ヒキガエル.
t.-head (無頭胎児にみられる痕跡様の頭蓋).
t. poison ガマ毒, センソ [蟾酥], = toad venom.
t. skin ガマ皮, ヒキガエル様皮膚, センジョ(蟾蜍)皮膚(ビタミンA欠乏症にみられる乾いた粗い皮膚), = phrynoderma.
t. venom ガマ毒.
t.-worms ヒキガエル虫(*Rhabdias bufonis* の腸管内に寄生する).
toadflax [tóudflæks] ウンラン [海蘭], = *Linaria*, snap-dragon.
toadstool [tóudstù:l] (キノコ, 毒キノコを表す).
toast water トースト水(焼パンを浸した水で, 病者の飲料とされた).
***Tobacco mosaic virus* (TMV)** タバコモザイクウイルス(Iwanoski (1892)また Bijerinck (1898) により発見された斑紋病の病原体で, Stanley が結晶性の核タンパク質として分離した(1935). 分子量約 40,000,000, 形は 280×15μm の棒形であり, 化学的にはペントース核酸である).
Tobacco stunt virus タバコ矮化ウイルス(植物病原ウイルスの一つ).
to·bac·co [təbǽkou] タバコ [煙草] (ナス科植物 *Nicotiana tabacum* の葉を乾燥したもので, 有効成分としてニコチンを含有する喫煙原料).
t. addiction タバコ嗜(し)癖 [医学].
t.-alcohol amblyopia タバコアルコール性弱視.
t. dependence タバコ依存症.
t. heart タバコ心(タバコの吸いすぎによる動悸, 不整脈を伴う心臓過敏).
t. mosaic タバコモザイク病.
t. poisoning タバコ中毒, = tobaccosis.
t. rattle virus タバコ茎壊疽ウイルス(植物病原ウイルスの一つ).
t. toxicology タバコ中毒学.
t. withdrawal タバコ離脱.
to·bac·co·ism [təbǽkouizəm] タバコ中毒症, = nicotinism, tobaccosis.
Tobey, George Loring, Jr. [tóubi:] トベー (1881–1947, アメリカの耳鼻咽喉科医).
T.-Ayer sign トベー・エイヤー徴候(静脈洞血栓など検査の際, 片側ずつ頸動脈を圧迫すると患側でクエッケンシュテット徴候が陽性となる. これをトベー・エイヤー徴候陽性という).
T.-Ayer test トベー・エイヤー試験(側洞血栓症の診断法で, 腰椎穿刺を行い, 両側の頸静脈に圧迫を加えると圧は上昇するが, 一側のみを圧迫すると正常の場合には上昇し, 側洞血栓症の場合には変化がみられない), = Ayer-Tobey test.
Tobia fever トビア熱(コロンビアにみられるリケッチア症の一型), = São Paulo fever.
Tobold, Adelbert August Oskar [tó:bɔld] トボルド(1827–1907, ドイツの咽喉科医).
T. apparatus トボルド装置(喉頭鏡照明装置).
to·bra·my·cin [tòubrəmáisin] トブラマイシン $C_{18}H_{37}N_5O_9$: 467.51 (アシドグリコシド系抗生物質).

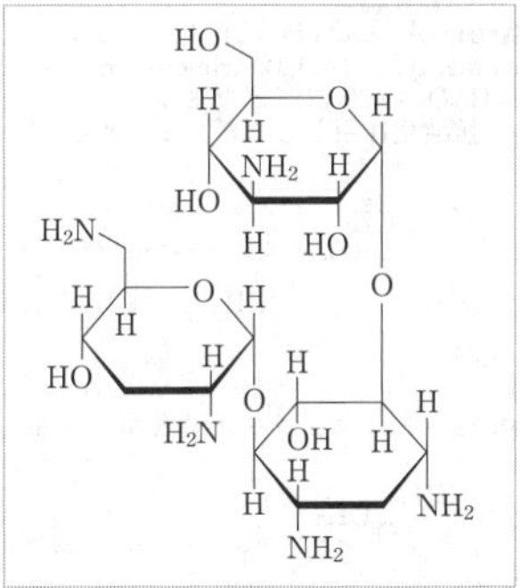

Tobruk splint トブルク副子(トーマス副子の一種).
to·cam·phyl [toukǽmfil] トカムフィル ㊥ diethanolamine salt of mono-p-α-dimethylbenzyl ester of

T

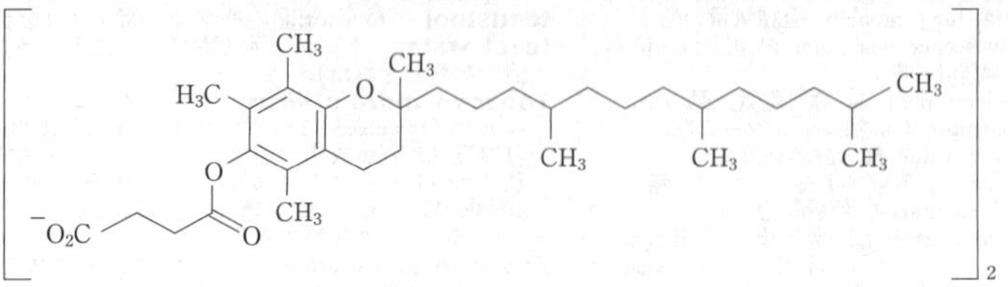

tocopherol calcium succinate 付図

camphoric acid (利胆薬).

toch·o·car·dia [tàkouká:diə] 捻転心, = twisted heart.

toco– [toukou, –kə] 分娩の意味を表す接頭語, = toko–.

to·co·dy·na·graph [tòukoudáinəgræf] 陣痛図, = tokodynagraph.

to·co·dy·na·mom·e·ter [tòukoudàinəmámitər] 陣痛計［医学］, = tokodynamometer.

to·co·dy·na·mom·e·try [tòukoudàinəmámitri] 陣痛測定［医学］, = tocometry.

to·co·er·gom·e·ter [tóukouə:gámitər] 〔分娩時〕局所動作計 (陣痛による子宮筋肉の収縮を測定する器械. Lorand).

to·co·er·gom·e·try [tòukouə:gámitri] 陣痛測定法 (分娩時の陣痛状態を波状図で表す方法).

to·cog·o·ny [toukágəni] 偶生, 両性生殖.

to·co·gram [tóukəgræm] 陣痛図.

to·co·graph [tóukəgræf] 陣痛図, = tocogram.

to·cog·ra·phy [toukágrəfi] 陣痛記録法［医学］, トコグラフィ, 〔子宮〕娩出力測定〔法〕.

to·co·ki·nin [tòukoukáinin] トコキニン (酵母およびほかの植物からの抽出物で, 卵胞ホルモン作用を示す物質).

to·col·o·gy [toukálədʒi] 産科学, = obstetrics.

to·col·y·sis [toukálisis] 陣痛抑制.

tocolytic agents 陣痛抑制薬［医学］.

to·com·e·ter [toukámitər] 陣痛計, = tokodynamometer.

to·com·e·try [toukámitri] 陣痛測定〔法〕［医学］, = tocodynamometry.

to·co·mon·i·tor [tòukoumánitər] 分娩監視装置［医学］, 分娩監視器.

to·coph·er·ol [toukáfərɔ:l] トコフェロール ㊥2,5,7,8–tetramethyl–2–(4,8,12–trimethyltridecyl)chroman–6–lo $C_{29}H_{50}O_2$: 430.71 (ビタミンE, *dl–α–*トコフェロール. 抗酸化作用をもつビタミンとして知られる).

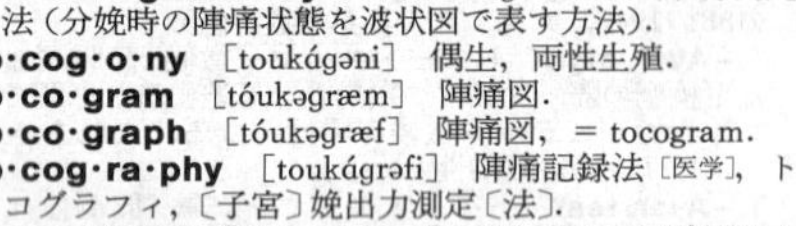

t. acetate トコフェロール酢酸エステル ㊥ 2,5,7,8–tetramethyl–2–(4,8,12–trimethyltridecyl)chroman–6–yl acetate $C_{31}H_{52}O_3$: 472.74 (酢酸トコフェロール, ビタミンE酢酸エステル, 酢酸 *dl–α–*トコフェロール. 合成ビタミンE (ベンゾピラン). ビタミンE欠乏症の予防および治療に用いる).

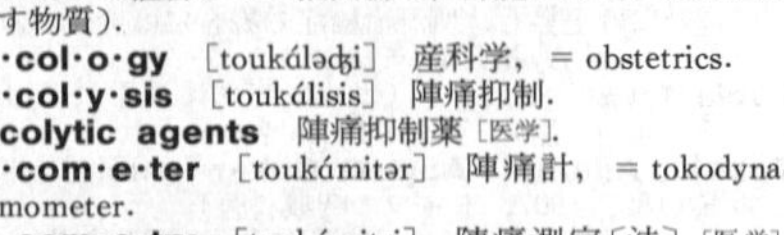

t. calcium succinate トコフェロールコハク酸エステルカルシウム (コハク酸トコフェロールカルシウム, ビタミンEコハク酸エステルカルシウム. 合成ビタミンE (ベンゾピラン). ビタミンE欠乏症の治療および予防に用いる. 末梢循環障害にも用いる). (→ 付図)

t. nicotinate トコフェロールニコチン酸エステル ㊥ 2,5,7,8–tetramethyl–2–(4,8,12–trimethyltridecyl) chroman–6–yl nicotinate $C_{35}H_{53}NO_3$: 535.80 (ニコチン酸トコフェロール, ビタミンEニコチン酸エステル, ニコチン酸 *dl–α–*トコフェロール. ビタミンE (トコフェノール) とニコチン酸をエステル結合させたもの).

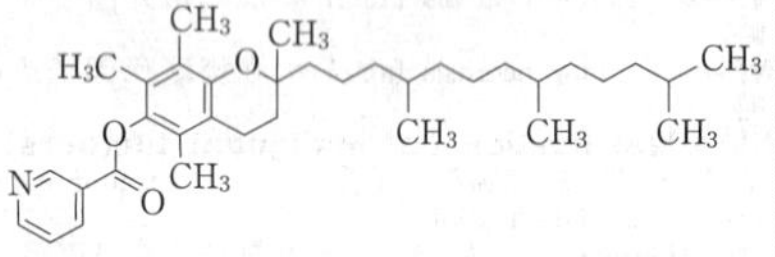

to·co·pho·bia [tòukoufóubiə] 分娩恐怖〔症〕.

TOCP triorthocresyl phosphate リン酸トリオルトクレシルの略.

to·cus [tóukəs] 分娩, 出産.

Tod, David [tád] トッド (1794–1856, イギリスの外科医).

T. muscle トッド筋.

Todaro, Francesco [tədá:rou] トダーロ (1839–1918, イタリアの解剖学者).

T. tendon トダーロ腱.

Todd, Alexander Robertus [tád] トッド (1907–1997, イギリスの化学者. ATP, ADP の発見などにより1957年ノーベル化学賞を受賞).

Todd–Hewitt broth トッド・ヒューイット培地 (レンサ球菌の培養に用いられる).

Todd, John Lancelot [tád] トッド (1876–1949, カナダの医師).

T. bodies トッド小体 (ある種の両生類の赤血球原形質内に形成される好エオジン性小体).

Todd, Robert Bentley [tád] トッド (1809–1860, イギリスの医師).

T. cirrhosis トッド肝硬変症 (肥大性肝硬変症).

T. paralysis トッド麻痺［医学］(局所性てんかん発作に続発する一過性脱力).

T. potion トッド水薬 (ケイ皮チンキ, ブランディー, シロップ, 水からなる).

T

T. process トッド突起, = Scarpa fascia.
Todd unit トッド単位 [医学].
Tod·dal·ia [tɑdǽliə] トダリア属(ミカン科の一属で, 根茎は芳香性強壮薬), = lopez-root.
tod·dler [tɑ́dlər] よちよち歩き [医学].
t.'s fracture よちよち歩き骨折.
tod·dy [tɑ́di] ① シュロ汁. ② パンチ(ジン, ウイスキー, 砂糖, シロップからつくった飲料).
todralazine hydrochloride トドララジン塩酸塩 [化] ethyl 2-(phthalazin-1-yl)hydrazinecarboxylate monohydrochloride monohydrate $C_{11}H_{12}N_4O_2 \cdot HCl \cdot H_2O$: 286.71 (塩酸トドララジン, 塩酸エカラジン. ヒドラジノフタラジン系抗高血圧薬. ヒドララジンの類似体. 血管平滑筋へ直接作用して, 末梢血管を拡張させ緩やかな降圧作用を示す).

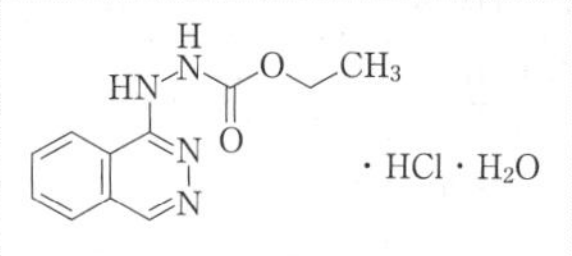

toe [tóu] 足指(趾).
t. break トウ・ブレーク [医学].
t. clonus 趾間代, 趾クローヌス(足の第1指を強く突然に伸張するときに起こる母指の間代).
t. gait 爪立ち歩行 [医学], 爪先歩行.
t.-in うちわ(内輪) [医学].
t.-in-gait うちわ(内輪)歩行 [医学].
t. joint 足指関節, = articulationes digitorum pedis.
t. joint replacement 〔人工〕趾関節置換〔術〕.
t. loop つまさき止め [医学].
t. off つまさき離れ [医学], 足ゆび離床, 足尖離地(歩行周期のうち, 立脚期の後期で足の指が床面から離れる時点).
t. out そとわ(外輪) [医学].
t. out gait そとわ歩行.
t. phenomenon 母趾現象 [医学], 足指現象, = Babinski phenomenon.
t. radiation 足指(趾)の放線 [医学].
t. reflex 足趾反射 [医学], 母趾反射(足の母指を強く曲げると膝以下の下肢筋が緊張するのは, 側索疾患または播種性硬化症の特徴).
t. sign 母趾徴候 [医学], = Babinski plantar reflex.
t. spring つまさき上り [医学].
t. to finger transfer 指への足ゆび移植〔術〕.
t. to hand transfer 対手趾移動〔術〕[医学].
t. to thumb transfer 対母指趾移動〔術〕[医学], 母指への足ゆび移植〔術〕.
t. touching 体前屈〔立位〕[医学].
t.-walking 尖足歩行 [医学].
toe·crack [tóukræk] 蹄裂(後脚の), = sand-crack.
toe·drop [tóudrɑp] 足指下垂症(麻痺のために起こる).
toeing-in gait うちわ歩行.
toeing-out gait そとわ歩行.
toe·nail [tóuneil] 足指爪.
t. ulcer 足指潰瘍, = onychia maligna.
toes [tóuz] [TA] 足の指, = digiti pedis [L/TA].
to·fen·a·cin hy·dro·chlo·ride [toufénəsin hàidroukló:raid] 塩酸トフェナシン [化] *N*-methyl-2-(*o*-methyl-α-phenylbenzyloxy) ethylamine (抗コリン作用性薬).
tof·i·so·pam [tɑ́fisəpæ̀m] トフィソパム [化] (*RS*)-1-(3,4-dimethoxyphenyl)-5-ethyl-7,8-dimethoxy-4-methyl-5*H*-2,3-benzodiazepine $C_{22}H_{26}N_2O_4$: 382.45 (ベンゾジアゼピン系自律神経調整薬).

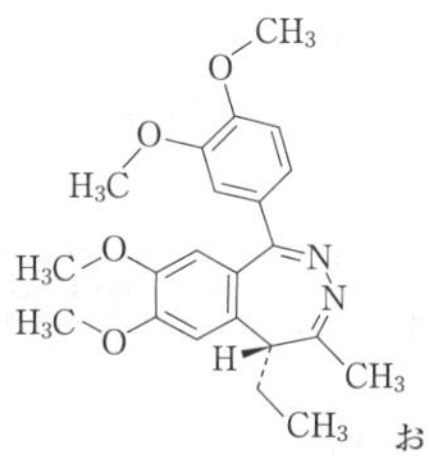

および鏡像異性体

To·ga·vir·i·dae [tòugəvíridi:] トガウイルス科(一本鎖RNAウイルスで, *Alphavirus*, *Rubivirus* 属に分けられる).
to·ga·vi·rus [tóugəvaiərəs] トガウイルス(トガウイルス科のウイルスを指す).
toi·let [tɔ́ilit] ① 化粧, 整装(外科手術後または分娩後の患者の包帯または衣服などを清浄なものと取り替えること). ② 手洗い(便所).
t. activity 排泄動作, 用便動作.
t. facility 公衆便所 [医学].
t. soap 化粧石ケン(鹸).
t. training 排便訓練 [医学] (小児の排便を訓練して衣類を汚染させないような習慣をつけること).
t.-water dermatitis 化粧水皮膚炎.
toileting in bed (ベッドでの用便).
Toison, J. [twazɔ́n] トワソン(1858-1950, フランスの組織学者).
T. stain トワソン液(メチルバイオレット 6B 0.025g, 塩化ナトリウム 1.0g, 硫酸ナトリウム 8.0g, グリセリン 30mL を水で 300mL まで希釈した血球計算用希釈染色液), = Toison solution.
Tokelau ringworm トケラウ白癬, 渦状癬(熱帯地方にみられる渦状白癬菌 *Trichophyton concentricum* による感染症), = gogo, oriental ringworm, scaly ringworm, tinea imbricata.
token economy 代用報酬 [医学].
token reinforcement 代用物強化 [医学].
Toker, Cyril [tóukər] トーカー(1930生, アメリカの病理学者).
T. cell トーカー細胞(表皮細胞).
toko- [toukou, -kə] 分娩の意味を表す接頭語, = toco-.
to·ko·dy·na·graph [tòukoudáinəgræf] 陣痛図.
to·ko·dy·na·mom·e·ter [tòukoudàinəmɑ́mitər] 陣痛計.
to·ko·fi·nal [tòukoufáinəl] トコフィナル(下垂体後葉エキス, 硫酸スパルテインおよびメタン誘導体とを混合した催娩薬).
to·kos [tóukəs] 分娩, 出産, = tocus.
Tokyo Medical Examiner's Office 東京都監察医務院.
to·la·nate [tóuləneit] トラネート [化] inositol hexanitrate (降圧薬).
to·lane [touléin] [化] diphenyl-acetylene $C_6H_5C{\equiv}CC_6H_5$.
to·laz·a·mide [toulǽzəmaid] トラザミド [化] 4-methyl-*N*-[(azepan-1-ylcarbamoyl)]benzenesulfonamide $C_{14}H_{21}N_3O_3S$: 311.40 (スルホニル尿素系経口糖尿病薬). (→ 構造式)
to·laz·o·line [toulǽzəli:n] トラゾリン.
t. hydrochloride トラゾリン塩酸塩 [化] 2-benzyl-2-imidazoline hydrochloride (アドレナリン作動神経遮断薬で, その血管拡張により, 心拍数, 心拍出量を増強する薬物名).

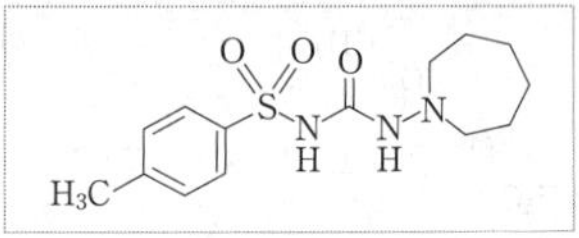

tol·bu·ta·mide ［tɑlbjú:təmaid］ トルブタミド ㊎ *N*-(butylcarbamoyl)-4-methylbenzenesulfonamide $C_{12}H_{18}N_2O_3S$：270.35（スルホニル尿素系経口糖尿病薬）.

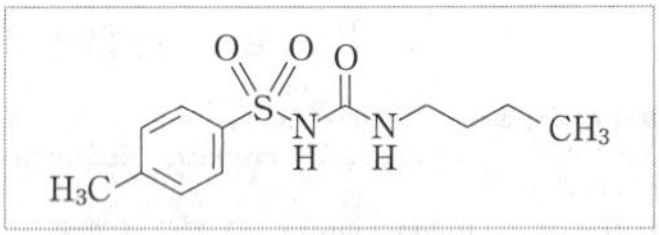

t. test トルブタミド〔負荷〕試験.

Toldt, Karl ［tóult］ トルト（1840-1920，オーストリアの解剖学者）.

T. fascia トルト筋膜.

T. membrane トルト膜.

tolerable daily intake (**TDI**) 耐容１日摂取量（１日体重 1kg 当たりの摂取量）.

tol·er·ance ［tálərəns］ ① 耐性．② 寛容，耐容性（薬物の漸増投与量に対する忍容力）．③ 許容（放射能に対し中毒症状を発現しないまでの）．④ 公差.

t. dose ① 耐〔線〕量，耐〔薬〕量．② 許容〔線〕量，許容〔薬〕量，＝ tolerated dose.

t. for pesticide residue 残留農薬許容量［医学］.

t. induction 〔免疫〕寛容誘導［医学］.

t. limit 許容限界［医学］.

t. of drugs 薬剤耐性.

t. test 耐容試験［医学］，負荷試験（耐忍試験）.

t. time 耐容時間［医学］.

t. to cold 耐寒［医学］.

t. to drug 薬物耐性，薬剤耐性［医学］.

t. to heat 耐暑［医学］.

t. to low pressure 低圧耐性［医学］.

t. to low temperature 低温耐性［医学］.

tol·er·ant ［tálərənt］ 耐毒性のある，許容の.

t. tree 陰樹（日蔭に好んで生育する樹木）.

tol·er·ate ［táləreìt］ 耐える，許容する，耐性がある.

tolerated dose 許容線量［医学］，許容薬量［医学］，＝ tolerance dose.

tol·er·a·tion ［tàləréiʃən］ 耐性，寛容性，＝ tolerance.

tol·e·rif·ic ［tàlərífik］ 耐毒促進性の.

tol·er·ize ［táləraiz］ 寛容化する.

tol·er·o·gen ［tálərəʤən］ 寛容原（免疫寛容を成立させる抗原ないしハプテンのこと）.

tol·er·o·gen·ic ［tɑlərəʤénik］ 寛容原性の（免疫寛容を誘発する性質とその能力を示す形容詞）.

t. factor 寛容因子［医学］.

t. signal 寛容原性シグナル.

tol·i·dine ［tálidi:n］ トリジン.

to·lite ［tóulait］ ＝ trinitrotoluene.

Toll-like receptor (**TLR**) Toll 様レセプター（マクロファージや B 細胞表面にある細菌細胞壁成分や DNA，ストレスタンパクに結合する）.

tol·met·in ［tálmitin］ トルメチン ㊎ 1-methyl-5-*p*-toluoylpyrrole-2-acetic acid（抗炎症薬）.

tol·naf·tate ［tɑlnǽfteit］ トルナフタート ㊎ *O*-naphthalen-2-yl *N*-methyl-*N*-(3-methylphenyl)thiocarbamate $C_{19}H_{17}NOS$：307.41（トルナフテート．抗真菌薬）.（→ 構造式）

to·lo·ni·um chlo·ride ［təlóuniəm klɔ́:raid］ 塩化

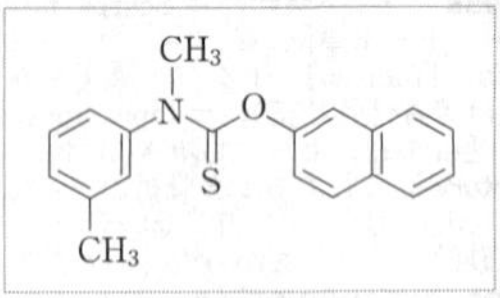

トロニウム，＝ toluidine blue O.

Tolosa, Eduardo ［təlóusə］ トロサ（スペインの神経外科医）.

T.-Hunt syndrome トロサ・ハント症候群（特発性の肉芽腫による海綿静脈洞症候群で一側性眼筋麻痺を呈す）.

to·lox·y ［təláksi］（トリルオキシ基），＝ tolyloxy.

tolperisone hydrochloride トルペリゾン塩酸塩 $C_{16}H_{23}NO \cdot HCl$：281.82（塩酸トルペリゾン．ピペリジノプロピオフェノン系骨格筋弛緩薬．中枢神経系，とくに脊髄に作用して骨格筋を弛緩させる．脳卒中後遺症，脳性麻痺などにおける筋緊張状態の緩和に用いる）.

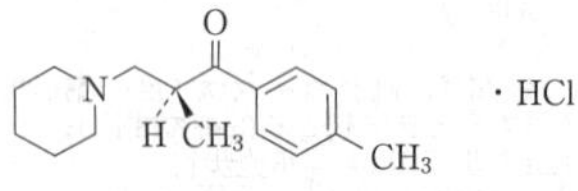

および鏡像異性体

tolu ［tálju:］ トルー，＝ tolu balsam.

tol·u·ene ［táljui:n］ トルエン ㊎ methylbenzene, phenylmethane $C_6H_5CH_3$，＝ toluol.

t.-diamine トルエンジアミン $CH_3C_6H_3(NH_2)_2$（利胆薬として用いられる）.

tol·u·ene·so·di·um-sul·fon·chlo·ra·mine ［tàljui:nsóudiəm sʌ̀lfɑnklɔ́:rəmi:n］（クロラミン T），＝ chloramine-T.

tol·u·ene·sul·fon·di·chlo·ra·mine ［tàljui:nsʌ̀lfɑndaiklɔ́:rəmi:n］（ジクロラミン T），＝ dichloramine-T.

tol·u·ene·sul·fon·ic ac·id ［tàljui:nsʌlfánik ǽsid］ トルエンスルホン酸 $CH_3C_6H_4SO_3H$（*o*-，*m*-，*p*- の３異性体がある）.

tol·u·ene·sul·fo·nyl ［tàljui:nsʌ́lfənil］（トリルスルホニル基），＝ tolylsulfonyl.

to·lu·ic ac·id ［təljú:ik ǽsid］ トルイル酸 ㊎ methyl benzoic acid $CH_3C_6H_4COOH$（*o*-，*m*-，*p*- の異性体がある）.

tol·u·i·dine ［təljú:idin］ トルイジン ㊎ 2-aminotoluene $CH_3C_6H_4NH_2$（ニトロベンゼンの還元により得られるアニリン同族体で，オルトおよびメタ体は液体，パラ体は固体）.

t. blue O トルイジンブルー $C_{15}H_{16}N_3SCl$（ジメチルトルチオニンの亜鉛錯塩で，黒色の粉末として存在し，溶液として青色の核染色料または殺菌薬．血液中のヘパリン拮抗作用もある），＝ CI 52040，CI basic blue 17，tolonium chloride.

t. blue stain トルイジンブルー染色.

tol·u·i·din·o ［tàlju:idínou］ トルイジノ基（*o*-，*m*-，または *p*-．$CH_3C_6H_4NH$-）.

tol·u·lex·in ［tàljuléksin］ トルレキシン，＝ mephenesin.

tol·u·ol ［táljuɔ:l］ トルオール，＝ toluene.

tol·u·o·yl ［tálju:ɔil］ トルオイル基（*o*-，*m*- または *p*-．$CH_3C_6H_4CO$-），＝ toluyl.

tol·u·quin·one ［tàlju:kwínoun］ トルキノン.

tol·u·saf·ra·nine [tàljusǽfrəni:n] トルサフラニン $NH_2(CH_3)C_6H_3(C_6H_5)ClC_6H_2(CH_3)NH_2$ (フェノサフラニン phenosafranine とともにサフラニンの主要成分).

tol·u·yl [tálju:il] トルイル基 ($CH_3C_6H_4CO-$), = toluoyl.

tol·u·yl·ene [təljú:ili:n] トルイレン [化] diphenyl ethylene $C_6H_5CH{=}CHC_6H_5$, = stilbene.

t.-diamine トルイレンジアミン(赤血球溶解性を示す), = alphadiaminotoluol.

t. red トルイレンレッド, = neutral red.

tol·yl [tálil] トリル基 ($CH_3C_6H_4-$. benzyl の異性基).

t. bromide $CH_3C_6H_4Br$ (毒ガス).

t. chloride (クロルトルエン), = chlorotoluene.

t. hydroxide (クレゾール), = cresol.

tol·yl·car·bi·nol [tàlilká:binɔ:l] トリルカルビノール [化] 4-methylbenzyl alcohol $CH_3C_6H_4CH_2OH$.

tol·yl·ene [tálili:n] トリレン基 ($CH_3C_6H_3{=}$), = methylphenylene.

tol·yl·ene·di·a·mine [tàlili:ndáiəmi:n] (トルエンジアミン), = toluene-diamine.

tol·yl·ox·y [tàliláksi] トリルオキシ基 ($CH_3C_6H_4O-$), = toloxy.

tol·yl·sul·fo·nyl [tàlilsʌ́lfənil] トリルスルホニル基 ($CH_3C_6H_4SO_2-$).

tol·y·py·rine [tàlipáiri:n] トリピリン [化] methylantipyrine $C_{12}H_{14}N_2O$, = tolylantipyrine.

t. salicylate トリピリンサリシレート, = tolysal.

tol·y·sal [tálisəl] トリサル [化] tolypyrine salicylate $C_{19}H_{20}N_2O_4$.

Toma sign トーマ徴候(炎症性腹膜炎においては,腸間膜は収縮して腸を右側に牽引するために,患者を上臥させると,右側には鼓音,左側には濁音が聴取される), = Thomayer-Robertson sign.

tomaculous neuropathy ソーセージ様ニューロパチー.

to·ma·tine [tóumətin] トマチン(萎凋症状を呈するトマトの樹から得られる抗生物質で, Irving らが1945年に *Lycopersicon pimpinellifolium* から分離したもの), = lycopersicin.

to·ma·to [təmá:tou, -méi-] トマト(ナス科 *Solanaceae* の一種 *Lycopersicon esculentum* で,その果実からの抽出物はビタミンの原料として用いられる).

t. tumor トマト腫(頭蓋の多発性良性上皮腫).

Tome Barron dis·ease [tóum bǽrən dizí:z] 幼鶏病, = pullet disease.

-tome [toum] 切開刀または分節の意味を表す接尾語.

to·men·tose [touméntous, tóumən-] 密綿毛,綿毛でおおわれた,ビロード毛のある.

to·men·tum [təméntəm] 大脳細脈管網(脳軟膜および皮質の), = tomentum cerebri.

Tomes, Charles Sissmore [tóumz] トームス(1846-1928, イギリスの歯科医・解剖学者).

T. process トームス突起(エナメル細胞の突起で,その周囲にカルシウム沈着が起こる), = ameloblastic process.

Tomes, Sir John [tóumz] トームス(1815-1895, イギリスの歯科医).

T. fibers トームス線維(象牙線維. 歯牙の象牙芽細胞から伸びた突起).

T. granular layer トームス顆粒層(デンチンに隣接する顆粒層), = lamina granulosa.

T. process トームス突起(象牙芽細胞の突起).

Tommaselli, Salvatore [tɔ̀məséli] トマセリ(1834-1906, イタリアの医師).

T. disease トマセリ病(キニーネの過剰投与により発現する発熱およびヘモグロビン尿), = Tommaselli syndrome.

Tommasi, J. [tomá:si] トマシ(イタリアの医師).

T. sign トマシ徴候(脚の後外側部に起こる特殊の脱毛症で,主として男性痛風患者にみられる).

Tommy John surgery トミー・ジョン手術(腱の自家移植で側副靱帯再建手術. 1974年アメリカの整形外科医 Frank Jobe (1925-2014) がメジャーリーグの投手 Tommy John に初めて行ったのでこの名がある).

tomo- [toumou, -mə] 切断の意を表す接頭語.

to·mo·gram [tóuməgræm] 断層 X 線像.

to·mo·graph [tóuməgræf] 断層 X 線撮影装置.

to·mo·graph·ic [tòuməgrǽfik] 断層の [医学].

t. camera 断層カメラ [医学].

t. radioisotopic imaging 断層 RI イメージング, RI 断層撮像〔法〕.

t. scanner 断層スキャナ [医学].

to·mog·ra·phy [toumágrəfi] 断層撮影法, = planigraphy.

to·mo·ma·nia [tòumouméiniə] 手術狂(手術を行う医師または手術を受ける患者の両者についていう).

to·mo·to·cia [tòumoutóuʃiə] 腹式分娩(帝王切開による).

-tomy [təmi] 切開の意味を表す接尾語.

ton [tʌ́n] トン(重量の単位, t で表す. 1t=1,000 kg), = tonnage.

to·nal [tóunəl] 音調の,楽音の.

t. discrimination 音識(蝸牛に存在する機能).

t. gap 音隙(ある狭い範囲に属する振動数の音のみ聞こえない難聴においていう).

t. interval 音程(2つの音の振動数の比が一定であれば一定の感じが得られるときにいう).

t. island 音島(ろう(聾)者にみられる残聴範囲).

t. lacuna 聴〔覚間〕隙 [医学].

t. memory 音記(音質の記憶).

ton·a·pha·sia [tòunəféiziə] 楽譜失語症, = musical aphasia.

tone [tóun] ① 緊張力. ② 調子,気分. ③ 音,楽音.

t. center 音覚中枢 [医学].

t. color 音質 [医学], 音色, = timber.

t. deafness 音痴 [医学], 失音楽症 [医学], = amusia.

t. decay test 聴力疲労試験.

t. direction 音響方向 [医学].

t. interval 音程 [医学].

t. limit 音境界 [医学].

t. quality 音質(音の感じの相違を起こさせる特性).

t. scale 音階.

t. sensation 音感〔覚〕[医学].

t. sense 音感覚.

t. sensibility 音〔響〕意識 [医学].

Tonegawa, Susumu [tonegawa] 利根川進(1939生. 1976年バーゼル免疫学研究所員として,抗体の多様性の遺伝学的原理(リンパ球成熟化に伴う遺伝子断片の再構成)の実験的証明を発表し,1987年度ノーベル医学・生理学賞を受賞).

ton·er [tóunər] 調色液 [医学], トナー(塗装).

to·ner·de [tounə́:di] (防水布に浸せる酸性酢酸ばん(礬)土).

ton·ga [táŋgə] ① トンガ(フィジー島において用いられる *Epipremnum* および *Premna* 属植物の樹皮からつくった生薬). ② フランベジア腫(ニューカレドニア先住民語).

t. bean トンカ豆(マメ科植物 *Dipteryx odorata* の種子. クマリンを含み,食品・菓子香料), = tonka bean, tonca bean, Tonquin bean.

tongue [tʌ́ŋ] [TA] 舌, = lingua [L/TA].

t. biting 咬舌癖 [医学].

t. bone 舌骨，= hyoid bone.
t. cancer 舌癌［医学］.
t. crib 舌架.
t. depressor 舌圧子［医学］.
t. diagnosis 舌診，= glossoscopy.
t. disease 舌疾患［医学］.
t. dryness 舌乾燥［医学］.
t. flap 舌弁［医学］.
t. forceps 舌鉗子［医学］.
t. habit ろう（弄）舌癖［医学］.
t. holder 舌圧子［医学］，= tongue depressor.
t. neoplasm 舌新生物［医学］.
t. of cerebellum 小脳小舌.
t. papilla 舌乳頭.
t. papilloma 舌乳頭腫［医学］.
t. phenomenon 舌現象（テタニー患者の舌を軽く打つと深い陥凹を生じて収縮する），= Schultze sign.
t.-shaped 舌状の，舌形の.
t.-spatula （舌圧子），= tongue depressor.
t.-swallowing 舌嚥下，舌沈下.
t. thickening 舌肥厚［医学］.
t. thrust 舌刺激.
t.-tie 短舌，小舌.
t. traction 舌牽引〔法〕［医学］，= Laborde method.
t. worm 舌蠕属，舌虫.
ton·ic ［tánik］ ① 緊張性の［医学］，強直性の［医学］. ② 強壮薬. ③ 主音（音階の基本となる一音）. ④ 持続〔性〕の［医学］.
t. blepharospasm 強直性眼瞼痙攣［医学］.
t.-clonic convulsion 強直間代〔性〕痙攣.
t.-clonic-epileptic seizures 強直間代てんかん.
t. contraction 持続性収縮［医学］，痙攣陣痛，強直性収縮.
t. control 持続性制御［医学］，強直性制御［医学］.
t. convulsion 持続性痙攣［医学］，強直性痙攣，= tonic spasm.
t. cramps 強直性痙攣.
t. epilepsy 強直性てんかん.
t. extension 持続性伸展［医学］.
t. eye-fit 強直性眼発作［医学］.
t. eye movement 強直性眼球運動［医学］.
t. flexor 強直性屈筋［医学］.
t. inhibition 持続性抑制［医学］.
t. innervation 持続性神経支配［医学］.
t. labyrinthine reflex 持続性迷路反射［医学］.
t. lumbar reflex 緊張性腰反射［医学］.
t. motoneuron 持続性運動ニューロン［医学］.
t. muscle 持続筋［医学］.
t. neck reflex 緊張性頸反射［医学］（頸を曲げることにより頸筋の筋紡錘が刺激されて起こる姿勢反射）.
t. neuromuscular unit 持続性神経筋単位［医学］.
t. perseveration 緊張性保続（位置が固定する状態）.
t. postural epilepsy 強直体位性てんかん（四肢を伸張し，手を上屈，足は底屈曲の位置をとる型で，一般に脳幹の病変に基づくものと考えられる）.
t. pulsation 緊張性拍動［医学］.
t. pupil 瞳孔強直［医学］，緊張性瞳孔，瞳孔緊張症，= Adie syndrome.
t. reflex 緊張反射（反射発現後弛緩が起こるまでに一定の時間を要するように，攣縮反射を保持すること）.
t. seizures 強直性発作.
t. spasm 緊張性痙攣［医学］，強直痙攣［医学］，緊張攣縮.
t. treatment 緊張薬療法，強壮療法.
t. vibration reflex 緊張性振動反射［医学］.
to·nic·i·ty ［tounísiti］ 緊張性，強直性.

T

to·ni·cize ［tóunisaiz］ 緊張性を与える，筋肉の強直を誘発する.
ton·i·co·clon·ic ［tòunikəklánik］ 強直間代〔性〕の，= tonoclonic.
to·ni·cus ［tóunikəs］ 緊張薬，= tonic, tonicum.
ton·ing ［tóuniŋ］ 調色［医学］（黒色写真画において銀をほかの金属または他の化合物に変化置換させてほかの色に変えること）.
ton·i·tro·pho·bia ［tòunitroufóubiə］ 雷恐怖〔症〕，= astrapophobia.
tonka bean トンカ豆，= tonga bean.
tonka bean camphor （クマリン），= coumarin.
ton·nage ［tʌ́niʤ］ トン，= ton.
tono- ［tounou, tɑn-, -nə］ 緊張，強直，圧力の意味を表す接頭語.
ton·o·clon·ic ［tànəklánik］ 緊張間代交互痙攣の，強直間代〔性〕の［医学］.
t. spasm 緊張間代痙攣.
ton·o·fi·bril ［tànəfáibril］ 張細線維，張原線維（細胞原形質にある微細な原線維）.
ton·o·fil·a·ment ［tànəfíləmənt］ 張細線維，張細糸，トノフィラメント（トノフィラメントが束になって張原線維を形成する）.
ton·o·gram ［tánəgræm］ トノグラム［医学］.
ton·o·graph ［tánəgræf, tóun-］ トノグラフ，張力記録器.
to·nog·ra·phy ［tounágrəfi］ トノグラフィ，張力記録法，眼圧記録法.
to·nom·e·ter ［tounámitər］ ① 眼圧計，圧力計，脈圧計. ② トノメーター（音の振動数の測定装置）.
to·nom·e·try ［tounámitri］ 圧力測定法（特に眼圧の），眼圧測定〔法〕［医学］. 形 tonometric.
ton·o·phant ［tánəfænt, tóun-］ トノファント（聴覚振動を視覚で知覚させる装置）.
ton·o·plast ［tánəplæst, tóun-］ トノプラスト（原形質が空胞と接する部分をいう）.
ton·o·psa·tyr·o·scope ［tànousətírəskoup］ トノサチロスコープ（毛細血管の形態，圧力および抵抗などを測定する器械. Salvioli）.
to·nos·cil·lo·graph ［tounásiləgræf］ 圧力曲線記録器［医学］.
to·no·scope ［tóunəskoup, tán-］ トノスコープ（音声振動をスクリーン上に映写する装置）.
to·no·top·ic ［tòunətápik, tɑn-］ 空間的の（蝸牛神経核にみられるように特定の周波数の音が，特定の部位に伝わるような構造を指す）.
t. localization 周波数局在性［医学］.
t. representation 周波数部位再現［医学］.
Tonquin bean ［táŋkwin bí:n］ トンカ豆，= tonga bean.
ton·qui·nol ［táŋkwinɔ:l］ トンキノール $C_{11}H_{13}N_3O_6$（ジャコウの代用物として利用される白色結晶体）.
ton·sil ［tánsil］ 扁桃〔腺〕［医学］，= tonsilla.
t. abscess 扁桃膿瘍［医学］.
t. bed 扁桃床［医学］.
t. dissector 扁〔桃〕摘〔出〕用剥離子［医学］.
t. follicle 扁桃濾胞［医学］.
t. forceps 扁桃鉗子［医学］.
t. hypertrophy 扁桃肥大［医学］.
t. massage 扁桃マッサージ［医学］.
t. of cerebellum ［TA］小脳扁桃，= tonsilla cerebelli ［L/TA］.
t. remnant 残存扁桃［医学］.
t. retractor 扁桃用鉤［医学］.
t. screw 扁桃用ラセン把子.
ton·sil·la ［tɑnsílə］ 扁桃，= tonsil. 複 tonsillae.
t. accessoria 副扁桃.
t. cerebelli ［L/TA］小脳扁桃，= tonsil of cerebel-

lum [TA].
t. intestinalis = Peyer patches.
t. linguae 舌扁桃, = tonsilla lingualis.
t. lingualis [L/TA] 舌扁桃, = lingual tonsil [TA].
t. palatina [L/TA] 口蓋扁桃, = palatine tonsil [TA].
t. pendula 振子様扁桃.
t. pharyngea [L/TA] 咽頭扁桃, = pharyngeal tonsil [TA].
t. pharyngealis [L/TA] 咽頭扁桃, = pharyngeal tonsil [TA].
t. tubalis 耳管扁桃.
t. tubaria [L/TA] 耳管扁桃, = tubal tonsil [TA].
ton·sil·lar [tánsilər] 扁桃の [医学], = tonsillary.
t. abscess 扁桃膿瘍.
t. angina 扁桃腺アンギナ(扁桃腺膿瘍), = quinsy.
t. bed [TA] 扁桃洞, = sinus tonsillaris [L/TA].
t. branch [TA] 扁桃枝, = ramus tonsillaris [L/TA].
t. calcinosis 扁桃結石 [医学].
t. calculus 扁桃腺結石.
t. capsule [TA] 扁桃被膜, = capsula tonsillae [L/TA].
t. cleft [TA] (扁桃裂*), = fissura tonsillaris [L/TA].
t. crypts [TA] 扁桃陰窩, = cryptae tonsillares [L/TA].
t. cyst 扁桃囊胞 [医学].
t. focal disease 扁桃病巣疾患.
t. fossa [TA] 扁桃洞, = sinus tonsillaris [L/TA].
t. fossulae 扁桃小窩 [医学].
t. hernia 小脳扁桃脱出(大孔を通過するもの).
t. herniation 小脳扁桃ヘルニア [医学], 小脳扁桃嵌頓(後頭蓋窩の腫瘍や出血でテント下腔の圧が高くなり, 小脳扁桃が下方に圧し出され大後頭孔(大孔)に嵌入した状態のこと).
t. hilus 扁桃門〔部〕[医学].
t. hypertrophy 扁桃肥大.
t. neoplasm 扁桃新生物 [医学].
t. pits [TA] 扁桃小窩, = fossulae tonsilae [L/TA], fossulae tonsillares [L/TA].
t. plexus 扁桃神経叢.
t. plug 扁桃栓子 [医学].
t. ring 咽頭扁桃輪(ワルダイエル扁桃輪. Waldeyer).
t. sinus [TA] 扁桃窩, = fossa tonsillaris [L/TA].
t. tuberculosis 扁桃結核.
ton·sil·lec·tome [tànsiléktoum] 扁桃切除器[医学].
ton·sil·lec·to·my [tànsiléktəmi] 扁〔桃〕切除〔術〕[医学], 扁桃摘除術(略して扁摘といわれる手術).
t. position 扁桃体位 [医学].
ton·sil·lith [tánsiliθ] 扁桃結石, = tonsillolith, amygdalolith.
ton·sil·lit·ic [tànsilítik] 扁桃炎の.
ton·sil·li·tid(e) [tansílitid(-taid)] 扁桃疹(翻桃炎または扁桃腺切除後に起こる皮疹).
ton·sil·li·tis [tànsiláitis] 扁桃炎 [医学].
t. chronica hyperplastica 扁桃肥大(増殖性慢性扁桃炎).
t. laryngeae 喉頭扁桃炎.
t. lenta 遷延性扁桃炎.
t. pharyngis acuta 急性咽頭扁桃炎.
tonsillogenic sepsis 扁桃〔原〕性敗血症 [医学].
tonsillogenous focal infection 扁桃性病巣感染 [医学].
ton·sil·lo·hem·i·spo·ro·sis [tànsilouhèmispɔ:róusis] 扁桃ヘミスポラ症.
tonsillolingual sulcus 扁桃舌溝.
ton·sil·lo·lith [tansíləliθ] 扁桃結石, = tonsillith.
ton·sil·lo·mo·ni·li·a·sis [tànsiloumòuniláiəsis] 扁桃モニリア症.
ton·sil·lo·my·co·sis [tànsiloumaikóusis] 扁桃糸状菌症.
ton·sil·lo-o·id·i·o·sis [tánsilou òuidióusis] 扁桃オイジウム症.
ton·sil·lop·a·thy [tànsilápəθi] 扁桃病.
ton·sil·lo·phar·yn·gi·tis [tànsiloufærindʒáitis] 扁桃咽頭炎 [医学].
tonsilloprival pharyngitis 扁桃切除後咽頭炎.
ton·sil·lo·prive [tásiləpraiv] 扁桃欠如の.
ton·sil·lo·scope [tásiləskoup] 扁桃鏡.
ton·sil·lo·tome [tánsilətoum] 扁桃切除器 [医学].
ton·sil·lot·o·my [tànsilátəmi] 扁桃摘出術.
ton·sil·lo·ty·phoid [tànsiloutáifɔid] 扁桃〔腺〕チフス, = pharyngotyphoid.
ton·sil·lo·wil·li·a·sis [tànsilouwiláiəsis] 扁桃ウイリア症.
ton·sil·scis·sors [tánsilsìzə:z] 扁桃ばさみ(鋏) [医学].
ton·sil·sec·tor [tànsilséktər] (扁桃腺切除刀の一種).
ton·sil·snare [tánsilsnèər] 扁桃絞断器 [医学].
ton·sure [tánʃər] ① 剃髪. ②(ローランド領の表面にみられる早発性脱毛).
to·nus [tóunəs] 緊張(特に筋の), 張力 [医学].
to·ny·red [tóunired] (ズダンレッド), = sudan red.
too long menstruation 過長月経 [医学], = prolonged menstruation.
too long umbilical cord 過長臍帯.
too short menstruation 過短月経 [医学].
too short umbilical cord 過短臍帯 [医学].
tool [tú:l] 器具 [医学], 装具 [医学], 装置 [医学].
Tooth, Howard Henry [tú:θ] トゥース(1856–1926, イギリスの医師).
T. type トゥース病型(進行性筋萎縮症の腓骨筋型).
tooth [tú:θ] 歯 [医学](食物をそしゃくするため上下顎に2列をなす骨様硬組織器官で, 20本の乳歯と32本の永久歯とに区別され, 歯体または歯冠, 歯頸および歯根の3部をもち, その組織にはエナメル, デンチンおよびセメント質からなる固形部と, 神経および脈管の通る歯髄とがある), = dens. 複 teeth.
t. abnormality 歯牙先天異常 [医学].
t. abrasion 歯牙摩耗〔症〕[医学], 磨耗症.
t.-and-nail syndrome 歯爪症候群.
t. angle 歯の隅角(歯の表面が相互接合する平面または角).
t. ankylosis 歯強直.
t. arrangement 人工歯配列.
t. axis 歯軸 [医学].
t. band 歯堤 [医学], 歯板, = lamina dentalis.
t. bleaching 歯牙漂白 [医学].
t.-borne 歯牙負担の.
t.-borne type denture 歯根膜負担義歯.
t. brushing 歯磨き [医学].
t. brushing method 歯牙刷掃法.
t. bud 歯蕾 [医学].
t. calcification 歯牙石灰沈着 [医学].
t. caries う(齲)歯 [医学], むしば [医学].
t. cement 歯のセメント質.
t. cervix 歯頸 [医学].
t. cleaning 歯磨き [医学].
t. cough 〔生〕歯性咳嗽.
t. crown 歯冠 [医学], = crown.
t. decay う(齲)歯 [医学], むしば [医学].
t. discoloration 歯の変色 [医学].
t. disease 歯牙疾患 [医学].
t. dislocation 歯の脱臼 [医学].
t. erosion 歯牙侵食症 [医学].

T

t. eruption 歯牙萌出〔医学〕, 生歯, = dentitio.
t. exfoliation 歯牙脱落〔医学〕.
t. extraction 抜歯〔医学〕.
t. fever 生歯熱(小児の生歯期にみられる).
t. filling material 歯牙充填材料〔医学〕.
t. fracture 歯牙破折〔医学〕.
t.-germ 歯胚(エナメル器と乳頭の発生する原基).
t. hood 歯科用弁蓋, = odontoclasis.
t. key 捻転抜歯器, 抜歯鍵(鍵のように捻転して抜歯を行う器械).
t. luxation 歯の脱臼〔医学〕, 歯牙脱落〔医学〕.
t. migration 歯の移動〔医学〕.
t. pain 歯痛〔医学〕.
t.-paste 錬歯磨き, 歯磨き剤, = dentifrice.
t. permeability 歯の透過性〔医学〕.
t. pick 爪楊子〔医学〕.
t. plane 歯牙平面〔医学〕, 歯面(歯の断面の一つ).
t. powder 歯磨き粉〔医学〕, = dentifrice.
t. prothesis 義歯〔医学〕.
t. pulp 歯髄〔医学〕.
t. rash 歯痘, = strophulus.
t. reimplantation 歯牙再植〔術〕〔医学〕.
t. remedy 歯痛薬〔医学〕.
t. remineralization 歯牙再石灰化〔医学〕.
t. replantation 歯牙再植〔医学〕.
t. resorption 歯牙吸収〔医学〕.
t. root 歯根〔医学〕.
t. sac 歯嚢, = dental sac.
t. socket [TA] 歯槽*, = alveolus dentalis [L/TA].
t. spasm 歯生痙縮, 生歯期痙攣.
t. substance 歯質〔医学〕.
t. transplantation 歯牙移植〔医学〕, 歯移植(自生または同種の歯を調整した歯槽に移植すること).
t. wash 歯牙洗浄液〔医学〕.
tooth·ache [tú:θeik] 歯痛〔医学〕, = dental pain, dentalgia, odontalgia.
t. drop 歯痛液〔医学〕.
t. in bed 夜間歯痛〔医学〕.
t. of toothless 無歯者の歯痛.
t. tree (サンショウ[秦椒]属の植物).
tooth·brush [tú:θbrʌʃ] 歯ブラシ〔医学〕.
toothed [tú:ðd] 有歯の, 歯状の.
t. retractor 鋸歯鉤〔医学〕, 鋸歯牽引子.
t. vertebra 歯状脊椎, = axis, epistropheus.
tooth·less [tú:θles] 無歯の, = edentulate, edentulous.
t. forceps 解剖鉗子, 吻合鉗子, 無鉤鉗子(ピンセット).
t. tweezers 無鉤ピンセット〔医学〕.
top [táp] ①上面, 上層. ②こま.
t. coat 保護膜(写真の)〔医学〕.
t. cross 高品質種間交雑〔医学〕(トップ交雑ともいう).
t. fermentation 上面発酵〔医学〕, 表面発酵(ビールの製法).
t. of basilar syndrome 脳底動脈先端部症候群.
t. yeast 上面酵母〔医学〕.
top·ag·no·sis [tàpəgnóusis] 局所触覚消失, 局所感覚(知覚)消失〔医学〕.
to·pal·gia [toupǽlʤiə] 局所疼痛〔医学〕, = topoalgia.
top·as [tápəz] 黄玉 $[Al(FOH)]_2SiO_4$ (斜方晶系に属し, 比重3.4~3.6をもつ).
to·pec·to·my [toupéktəmi] 〔前頭〕脳回切除〔術〕〔医学〕(前頭葉皮質の一部のみを切除する精神外科の一手技で, Pool の提唱による), = frontal gyrectomy.
top·es·the·sia [tòupesθí:ziə] 局所認知〔医学〕, = topognosis.

Töpfer, Alered Edouard [tépfər] テッフェル(1858生, ドイツの医師).
T. reagent テッフェル試薬(ジメチルアミノアゾベンジンを0.5%の濃度で95%アルコールに溶解したもので, 胃液中の遊離塩酸の指示薬).
T. test テッフェル試験(テッフェル試薬を被検胃液に混ぜると鮮紅色を発する. 現在は用いられていない).
to·pha·ceous [touféiʃəs] ①堅い. ②砂様の.
t. gout 結節性痛風.
to·phi [tóufai] (tophus の複数).
tophic concretion 痛風結節.
to·pho·li·po·ma [tòufoulipóumə] 痛風結節脂肪腫.
to·phus [tóufəs] ①痛風結節〔医学〕, 痛風灰(痛風においてみられる皮下に析出した尿酸ナトリウム結晶の固まり). ②歯垢. 複 tophi. 形 tophaceous.
t. syphiliticus 梅毒性結節腫, 梅毒性骨瘤(梅毒においてみられる骨膜腫瘤).
to·phy·per·i·dro·sis [tòufipèridróusis] 局所多汗症.
top·i·ca [tápikə] ①局所薬. ②外用薬.
top·i·cal [tápikəl] ①局所的の, = local. ②題目的の.
t. action 局所作用(薬物の), = local action.
t. administration 局所投与〔医学〕.
t. agent 局所用剤〔医学〕.
t. anesthesia 局所麻酔〔医学〕.
t. antiinfective agent 局所抗感染薬〔医学〕.
t. antiinflammatory agent 局所用抗炎症薬〔医学〕, 抗炎症性外用剤.
t. antipruritic agent かゆみ止め塗布剤〔医学〕.
t. application 局所適用, = local application.
t. cooling 局所冷却〔医学〕.
t. drug administration 局所薬物投与〔医学〕.
t. fluoride 局所用フッ化物.
t. infiltration anesthesia 局所浸潤麻酔〔医学〕.
t. magnetic resonance 局所磁気共鳴〔医学〕.
t. styptic 局所止血薬.
t. thrombin 局所用トロンビン(ウシまたはヒト血漿からつくった局所用止血薬で, 小びん中5,000 NIH単位を含有する商品).
top·i·cal·ly [tápikəli] 局所に〔医学〕.
top·i·nam·bour [tòpinámbə:r] 球根.
Topinard, Paul [tápinɑ:d] トピナール(1830-1912, フランスの科学者).
T. angle トピナール角(眉間と耳介点とからの両線により前鼻棘において結ばれる角), = ophryospinal angle.
T. line トピナール線(眉間とオトガイ点とを結ぶ線).
topo- [tɑpou, -pə] 場所, 局所を表す接頭語.
top·o·al·gia [tàpouǽlʤiə] 局所疼痛, = topalgia.
top·o·an·es·the·sia [tàpouæ̀nisθí:ziə] 局所触覚消失, 局所感覚(知覚)消失〔医学〕.
top·o·chem·is·try [tàpəkémistri] トポケミストリー(細胞の特定の部位の化学組成. Kohlschuetter).
top·o·dys·es·the·sia [tàpoudìsesθí:ziə] 局所的感覚鈍麻.
top·og·no·sis [tàpɑgnóusis] 局所認知〔医学〕, = topesthesia.
Topografov virus トポグラフォフウイルス(ブニヤウイルス科ハンタウイルス属のウイルス).
top·o·graph·ic [tàpəgrǽfik] 局在〔の〕〔医学〕.
t. anatomy 局所解剖学.
t. chart 地形図.
t. diagnosis 局部診断.
t. histology 局所組織学〔医学〕.
t. organization 局在機構〔医学〕.
topographical disorientation 地誌的失見当(視

空間失認の一つ).

topographical memory 地誌的記憶.

to·pog·ra·phy [təpágrəfi] ① 局所学. ② 地形学, = geomorphogy. ③ 部位描画法 [医学]. 形 topographic, topographical.

top·o·i·som·er·ase [tòupouaisáməreis] トポイソメラーゼ(Ⅰ型とⅡ型に分けられる).

Topolanski, Alfred [tàpəlǽnski] トポランスキー(1861–1960, オーストリアの眼科医).

T. sign トポランスキー徴候(バセドウ病における角膜周囲のうっ血).

topological isomer トポロジー異性体, = DNA topoisomer.

topological isomerism 位相異性 [医学].

topological psychology 位相心理学.

to·pol·o·gy [təpáləʤi] ① 局所解剖学. ② 胎児の位置と分娩路との関係. ③ 位相幾何学(図形や空間に連続的変形を行ったときの不変な性質を研究する幾何学). ④ トポロジー(Kurt Lewin の唱えた位相心理学で, 環境におけるヒトの行動は一方向のある力としてベクトル的に解されるとする概念). 形 topologic, topological.

top·o·nar·co·sis [tàpounɑːkóusis] 局所麻酔 [医学].

top·o·neu·ro·sis [tàpounjuróusis] 局所性神経症.

top·o·nym [tápənim] 局所名(器官または臓器の名称と区別していう).

to·pon·y·my [toupánimi] 局所命名法(臓器の位置および方向の命名法で臓器命名法 organonymy に対立していう).

top·o·par·es·the·sia [tàpoupæ̀risθíːziə] 局所性全麻痺症.

top·o·pho·bia [tàpoufóubiə] 場所恐怖〔症〕.

top·o·phy·lax·is [tàpoufailǽksis, –fi–] 局所防衛(ヒ素剤を静注するときその注射部位の上の肢部をゴム帯で結紮して, ショックを防衛すること).

to·pos·co·py [təpáskəpi] 局所診察法.

top·o·therm·es·the·si·om·e·ter [tàpouθəːmesθiːziámitər] 局所温度感覚計.

top·o·vac·ci·no·ther·a·py [tàpouvæ̀ksinəθérəpi] 人工的局所的免疫法.

top·ping [tápiŋ] 色あげ, 上掛け.

TORCH syndrome トーチ(TORCH)症候群(胎児に重篤な疾患や死亡をきたすことのある一群の微生物によってひき起こされる感染症による胎児疾患の総称. それら微生物の頭文字をとって名付けられた).

tor·cu·lar he·roph·i·li [tɔ́ːkjulər hiərάfilai] 静脈洞交会(硬膜の上矢状静脈洞, 直静脈洞, 後頭静脈洞, および両横静脈洞が交会する膨大部で, 内後頭隆起内に位置する), = confluens sinuum.

Torek, Franz J. A. [tɔ́ːrek] トレック(1861–1938, アメリカの外科医).

T. operation トレック手術(① 潜伏精巣(睾丸)の治療術. ② 食道癌切除術).

to·ri [tɔ́ːrai] (torus の複数).

to·ric [tɔ́ːrik] 円環状の, = toroidal.

t. lens 胴丸レンズ [医学](円環状の面に磨いた眼鏡のレンズ).

to·rin·gin [tɔːrínʤin] トリンギン $C_{21}H_{20}O_9$ (バラ科植物オオズミの樹皮にある配糖体).

Torkildsen, Arne [tɔ́ːkildsən] トルキルドセン(1899–1968, ノルウェーの神経外科医).

T. operation トルキルドセン手術(第三脳室以下の導水管系に通過障害があって, 脳圧亢進症状の伴うとき, 側脳室後角穿刺と同様な骨孔を穿ってカテーテルを挿入し, 皮下筋層を通って大槽内に他端を導く手術).

T. shunt トルキルドセン吻合(脳室–大槽をカテーテルで連絡する水頭症の治療術. 1939年に提唱した).

tor·men [tɔ́ːmən] 激烈な腹痛. 形 torminal, torminous.

tor·ment [tɔːmént] 苦痛, 苦悶.

tor·men·til [tɔ́ːməntil] イワキンバイ [岩金梅](根茎は薬剤), = *Potentilla dickinsii*.

tor·men·tum [tɔːméntəm] 腸病.

t. intestinorum 赤痢, = dysentery.

tor·mi·na [tɔ́ːminə] 腹痛(tormen の複数). 形 torminal.

t. alvi 仙痛.

t. intestinorum 赤痢, = dysentery.

t. ventriculi nervosa 神経性胃痛, = hyperperistalsis.

tornado epilepsy トルネード型てんかん, 龍巻型てんかん.

tor·na·ria [tɔːnéəriə] トルナリア幼生(腸鰓動物, ギボシムシの幼生).

Tornwaldt, Gustav Ludwig [tɔ́ːnvɑːlt] トーンワルト(1843–1910, ドイツの医師), = Thornwaldt.

T. bursitis トーンワルト滑液包(囊)炎, トーンワルト咽頭囊炎(1885年に記載した鼻咽頭滑液囊炎で, 膿または粘液膿を含有する腫瘤を形成する).

T. cyst トーンワルト囊胞(咽頭囊), = Luschka bursa.

T. disease トーンワルト病(トーンワルト滑液囊炎とも呼ばれ, 膿を含む囊胞の形成と鼻咽頭狭窄をきたす咽頭滑液囊の慢性炎症), = Thornwaldt bursitis.

T. syndrome トーンワルト症候群.

torn·wald·ti·tis [tɔːnwɔ́ːldtitis] トーンワルト咽頭囊炎, = Tornwaldt bursitis.

to·rose [tɔːróus] 隆起性の, 膨隆する, = torous.

Tor·o·vi·rus [tɔ́ːrəvaiərəs] トロウイルス属(コロナウイルス科の一属で, *Equine torovirus*, *Human torovirus* などを含む).

Tor·pe·do [tɔːpíːdou] ヤマトシビレエイ属(皮膚に強大な発電器をもつ).

torpedo cell 魚雷細胞(筋腱膜が骨粗面に付着する末端の棚状配列を呈する部分にある特異細胞).

tor·pent [tɔ́ːpənt] ① 消沈の, 不活発な. ② 刺激緩和薬.

tor·pes·cence [tɔːpésəns] 無感覚, 麻痺.

tor·pid [tɔ́ːpid] 遅鈍な [医学].

t. idiocy 遅鈍型白痴〔者〕[医学].

t. idiot 遅鈍型白痴 [医学](不活発な白痴).

t. muscle 緩筋.

tor·pid·i·ty [tɔːpíditi] 無力, 鈍麻 [医学], 麻痺. 形 torpid.

tor·por [tɔ́ːpər] 遅鈍, 鈍麻(正常の刺激に対する反応欠如), = torpidity.

t. intestinorum 秘結, = constipation.

t. peristalticus 弛緩性便秘.

t. retinae 網膜知覚遅鈍症.

torque [tɔ́ːk] トルク, トルクモーメント(回転している物体がその回転軸周に受ける偶力で, 歯の転位を矯正するときに応用する).

t. meter トルク計.

torqu·ing [tɔ́ːkiŋ] トルク応用術(歯科の).

torr [tɔ́ːr] トール(圧力の単位. 1トールは133.322 N/m^2, 標準大気圧は760トールに等しい. イタリアの科学者 Evangelista Torricelli (1608–1647) に由来する).

Torray syn·drome [tɔ́ːrei síndroum] トレー症候群(水晶体後部線維増殖症), = retrolental fibroplasia.

Torre, Douglas Paul [tɔ́ːri] トール(1919–1996, アメリカの皮膚科医).

T. syndrome トール症候群(多発脂腺腫で内臓の悪性腫瘍を伴う). → Muir–Torre syndrome.

tor·re·fac·tion [tɔ̀ːrifǽkʃən] 焙炒(加熱して乾燥

T

し，または焙ること)，= torrifaction.
torrefied rhubarb 焙炒ダイオウ.
tor·re·fy [tɔ́:rifai] 焙炒する.
Torricelli, Evangelista [tɔ:ritʃéli] トリチェリ (1608-1647, イタリアの物理学者).
T. theorem トリチェリ定理（流体が十分に容器の下方または側方にある小孔から流出するときその速度はだいたい $v=\sqrt{2gh}$ で与えられ，ここでhは孔から液面までの高さ，gは重力加速度).
T. vacuum トリチェリ真空（1643年に行った実験において発見したもので，一端を閉じた長さ1mのガラス管に水銀を充満して水銀容器内に開端を浸漬して鉛直に立てると，水銀の重みで閉管の上部にほとんど真空の空所が生じる).
torricellian vacuum トリチェリ真空（晴雨計，気圧計の水銀柱上部にある真空).
torrid zone 熱帯［医学］.
torsades de pointes [F] トルサードドポアン（心電図の肢誘導で等電位のまわりを QRS群の先端がねじれるように極性が変化するサイクルを示す発作性の多形性心室頻拍).
tor·si·clu·sion [tɔ:siklú:ʒən] 旋軸咬合，= torsoclusion.
tor·sio [tɔ́:ʃiou] 捻転，反転，= torsion.
t. hydrosalpingis 卵管留水腫捻転.
t. pediculi systomatis ovarii 卵巣嚢腫の茎捻転.
tor·si·om·e·ter [tɔ:ʃíɑmitər] 捻転計（眼球が視軸に沿って回転する度合を測定する測斜計の一種).
tor·sion [tɔ́:ʃən] 捻転，ねじれ，ねじれ率. 形 torsional.
t. angle 捻転角（長管骨の2軸の捻転によりなる角).
t. balance ぜんまい〔天〕秤，ねじり秤（ねじりを利用して重さを測る器械).
t. disease of childhood 捻転ジストニア（小児期).
t. dystonia 捻転性筋緊張異常［医学］.
t. forceps 捻転鉗子（止血の目的で血管を捻転するもの).
t. fracture ラセン骨折，捻転骨折，= spiral fracture.
t. neurosis 捻転神経症，= dysbasia lordotica progressiva.
t. of appendix epididymis 精巣上体（副睾丸）垂捻転［医学］.
t. of appendix testis 精巣（睾丸）垂捻転［医学］.
t. of ovarian cyst pedicle 卵巣嚢胞茎捻転［医学］.
t. of ovary 卵巣捻転［医学］.
t. of pedicle 茎捻転［医学］.
t. of pedicle of ovarian tumor 卵巣腫瘍茎捻転［医学］.
t. of spermatic cord 精索捻転［医学］.
t. of testicle 精巣（睾丸）捻転〔症〕，精巣絞扼.
t. of testis 精巣（睾丸）捻転［医学］.
t. of tooth 歯牙捻転［医学］，歯の捻転.
t. of umbilical cord 臍帯捻転［医学］.
t. of uterus 子宮捻転［医学］.
t. pendulum ねじり振子.
t. spasm 捻転ジストニア，捻転痙攣［医学］，捻転攣縮（進行性の強直捻転をもつ小児期の病気)，= dystonia musculorum deformans.
t. tooth 捻転歯.
t. vibration ねじれ振動［医学］.
torsional rigidity ねじり剛性.
torsional rotation 軸転運動.
tor·sion·om·e·ter [tɔ:ʃiənɑ́mitər] 脊柱捻転計（脊柱の回転度を測定する器械).
tor·sive [tɔ́:siv] 旋転した，捻転した，= twisted.

T

t. occlusion 旋軸咬合.
tor·si·ver·sion [tɔ:sivə́:ʒən] 歯牙捻転，= ariversion, rotation.
tor·so [tɔ́:sou] トルソ，胴.
tor·so·clu·sion [tɔ:souklú:ʒən] ①旋軸咬合，= torsiclusion. ②串針と圧迫とを加える止血法.
Torsten-Sjögren syndrome トルステン・シェーグレン症候群（常染色体劣性遺伝の神経疾患. Sjögren, Karl Gustaf Torsten).
tort [tɔ́:t] 眼鉛直径線の傾斜（鉛直径線外反 extor, 鉛直径線内反 intort など).
Torti, Francesco [tɔ́:ti] トルティ (1658-1741, イタリアの医師. 初めてマラリアの名称を術語として提唱し，またシンコナ樹皮をその治療に用いた).
tor·ti·col·lis [tɔ:tikɑ́lis] 斜頸［医学］，= wry neck. 形 torticollar.
t. muscularis 筋性斜頸.
t. ocularis 眼性斜頸.
t. ossalis 骨性斜頸［医学］.
tor·ti·pel·vis [tɔ:tipélvis] よじれ腰，= dystonia musculorum deformans.
tor·tua fa·cies [tɔ́:tʃuə féisi:z] 三叉神経痛（Avicenna)，= trigeminal neuralgia.
tor·tu·os·i·tas [tɔ:tʃuɑ́sitəs] 蛇行，= tortuosity.
t. vasorum 血管蛇行.
t. vasorum retinae 網膜血管蛇行［医学］.
tortuosity of vessels 血管蛇行［医学］.
tor·tu·ous [tɔ́:tjuəs] 蛇行〔性〕［医学］.
t. artery 蛇行動脈［医学］.
t. carotid artery 頸動脈蛇行［医学］.
t. root 捻転歯根［医学］.
t. ureter 蛇行尿管［医学］.
t. vein 蛇行静脈［医学］.
tor·ture [tɔ́:tʃər] 虐待［医学］.
torula(r) meningitis 真菌性髄膜炎，= cryptococcus meningitis.
toruli tactiles [L/TA] 触覚小球，= tactile elevations [TA].
tor·u·li·form [tɔ́:rjulifɔ:m] トルラ形の，珠数様の，= toruloid.
tor·u·lin [tɔ́:rjulin] = thiamine.
tor·u·lo·ma [tɔ:rjulóumɑ] トルラ腫（酵母菌症にみられる結節).
Tor·u·lop·sis [tɔ:rjulɑ́psis] トルロプシス属，= *Candida*.
tor·u·lop·so·sis [tɔ:rjulɑpsóusis] トルロプシス症.
tor·u·lo·sis [tɔ:rjulóusis] トルローシス［医学］（クリプトコッカス症)，= cryptococcosis.
tor·u·lus [tɔ́:rjuləs] 小隆起，乳頭. 複 toruli.
t. tactilis 触覚小隆起（手掌および足底にある小隆起で，触覚神経に富む組織)，= tactile elevation.
tor·u·ous [tɔ́:rjuəs] 蛇行性の.
to·rus [tɔ́:rəs] 隆起. 複 tori. 形 toric.
t. fracture 隆起骨折［医学］，膨隆骨折（下端に転位を伴わないで，骨皮質の限局性膨隆を起こすもの).
t. frontalis 前頭隆起.
t. genitalis 性器隆起，= labioscrotal swelling.
t. intervenosus 静脈間隆起（右心房の).
t. lacrimalis 鼻涙管隆起［医学］.
t. levatorius [L/TA] 挙筋隆起，= torus levatorius [TA].
t. linguae 舌面隆起（下顎の)，= lower nodule.
t. mandibular 下顎隆起［医学］.
t. mandibularis [L/TA] 下顎隆起，= mandibular torus [TA].
t. manus 手隆起，= metacarpus.
t. marginalis 辺縁隆起.
t. musculi levatoris 挙筋隆起.

t. occipitalis 後頭隆起.

t. palat 口蓋隆起〔医学〕.

t. palatinus [L/TA] 口蓋隆起（正中口蓋縫合が下方に突出する異常），= palatine torus [TA].

t. tubarius [L/TA] 耳管隆起，= torus tubarius [TA].

t. uretericus 尿管隆起.

t. uterinus 子宮隆起，= torus uteri.

Tos·po·vi·rus [táspəvàiərəs] トスポウイルス属（ブニヤウイルス科の一属）.

to·syl [tóusil] トシル基（p-$CH_3C_6H_4SO_2$–），= tolylsulfonyl.

to·syl·ar·gi·nine [tòusilá:ʤini:n] トシルアルギニン $NH_2C(NH)(NH)(CH_2)_3CH(NHSO_2C_6H_4CH_3)COOH$.

to·sy·late [tóusileit] トシラート p-toluenesulfonate p-トルエンスルホン酸エステラルの略.

to·sy·la·tion [tòusiléiʃən] トシル化，トルエンスルホニル化（p-トリマルホニル化）.

to·syl·chlo·ram·i·dum na·tri·um [tòusilklɔ:rǽmidəm néitriəm] トシルクロラミダムナトリウム，= chloramine-T.

to·tal [tóutəl] 全体の，完全な，= complete.

t. abdominal hysterectomy 腹式子宮全摘術〔医学〕.

t. abduction 完全外転，全開散力.

t. acid number 全酸価〔医学〕.

t. acid phosphatase 総酸性リン酸分解酵素.

t. acidity 総酸度〔医学〕.

t. amnesia 完全健忘〔医学〕.

t. amplitude 総振幅〔医学〕.

t. analysis 全分析〔医学〕.

t. anesthesia 全感覚麻痺.

t. anhidrotic analgia 全身無汗無痛症（1951年，西田五郎の報告により西田病ともいわれる），= congenital insensitivity to pain with anhidrosis, Nishida disease.

t. ankle arthroplasty 〔人工〕足関節全置換〔術〕.

t. ankle replacement 〔人工〕足関節全置換〔術〕.

t. ankylosis 全強直〔医学〕.

t. anodontia 〔完〕全無歯症〔医学〕.

t. anomalous pulmonary venous return (TAPVR) 全（総）肺静脈還流異常〔医学〕.

t. aphasia 全失語〔症〕〔医学〕.

t. artificial heart 全人工心臓〔医学〕.

t. astigmatism 全乱視〔医学〕.

t. bacterial count 総菌数〔医学〕.

t. bilirubin (T-Bil) 総ビリルビン〔医学〕.

t. blindness 全盲〔医学〕（光線感覚の完全欠如）.

t. blood cell volume 全血球量（全身に循環する血液総量）.

t. blood volume (TBV) 全血量〔医学〕（全身に循環する血液総量）.

t. body burden 全許容量，全負荷量（体内の）〔医学〕.

t. body fluid 〔体内〕総水分量〔医学〕，全体液（細胞内液，細胞外液すべてをいう）.

t. body irradiation 全身照射〔医学〕.

t. body scan(ning) 全身スキャン〔ニング〕〔医学〕.

t. body water (TBW) 全体液量，体内総水分量，= body fluid volume.

t. breech extraction 骨盤位牽出〔術〕.

t. carbon dioxide 総炭酸〔量〕〔医学〕.

t. cardiac dimension 全心臓容積〔医学〕.

t. cardiopulmonary bypass 完全体外循環〔医学〕.

t. cataract 全白内障〔医学〕（水晶体の総線維を侵す）.

t. catecholamine test 全カテコールアミン試験.

t. cell count 総細胞数.

t. cholesterol (TC) 総コレステロール〔医学〕.

t. circulatory support 完全循環補助〔医学〕.

t. clearance 全クリアランス（単位時間において排泄または他の理化学的機序により清浄される血漿量）.

t. cleavage 完全分割，全割（分裂が卵全部において行われる卵割）.

t. colectomy 全結腸摘除術〔医学〕.

t. coloproctomy 全結腸直腸切除〔医学〕.

t. color blindness 全色盲〔医学〕（1色覚のこと），= achromatopsia.

t. communication トータル・コミュニケーション（手話，指文字，口話法を組み合わせて行う）.

t. contact above knee prosthesis 全面接触大腿義足〔医学〕，= total contact A/K prosthesis.

t. contact fitting 全面接触適合〔医学〕.

t. contact socket 全面接触ソケット〔医学〕.

t. contact valve 全面接触バルブ〔医学〕.

t. cross section 全断面積.

t. curvature 全曲率（曲面上の1点における主曲率の積）.

t. cystectomy 膀胱全摘除〔医学〕.

t. cytopenia 汎血球減少〔症〕(Doan)，= pancytopenia.

t. death rate 総死亡率〔医学〕.

t. digestible nutrients 可消化養分総量〔医学〕.

t. dissolved solid (TDS) 〔全〕溶解固形物〔医学〕（水に溶解している固体状物質，またはその物質の量を濃度表示したもの）.

t. dose 全量〔医学〕.

t. eclipse 皆既〔日〕食.

t. elasticity of muscle 筋の全弾性.

t. elbow arthroplasty 〔人工〕肘関節全置換〔術〕.

t. elbow replacement 〔人工〕肘関節全置換〔術〕.

t. electromechanical systole 〔電気的機械的〕全収縮期〔医学〕.

t. empyema 全膿胸〔医学〕.

t. end-diastolic diameter (TEDD) 全拡張終期径.

t. end-systolic diameter (TESD) 全収縮末期径.

t. energy expenditure 総エネルギー消費量〔医学〕.

t. epidemic size 発生総患者数〔医学〕.

t. extirpation 全摘〔除〕〔術〕〔医学〕，全切除.

t. extraction 全摘〔除〕〔術〕〔医学〕.

t. fatty acid 総脂肪酸〔医学〕.

t. fecal nitrogen 糞便総窒素〔量〕〔医学〕.

t. feces collection method 全糞採取法〔医学〕.

t. fertility rate 合計〔特殊〕出生率〔医学〕（ある年次における再生産年齢（15～49歳）の女性の年齢別特殊出生率の合計．一人の女性が，その年次の年齢別出生率で一生の間に生む平均子供数を表し，粗再生産率ともいう．2.08に達していないと人口は再生産できない），= gross reproduction rate.

t. flow 総流量〔医学〕.

t. gastrectomy 胃全摘〔術〕〔医学〕.

t. glossectomy 舌全切除.

t. growth 総増殖量〔医学〕.

t. health promotion 全人的健康増進〔医学〕.

t. health promotion plan (THP) トータルヘルスプロモーションプラン（1988年に労働安全衛生法が改正して，労働者の心身両面にわたる積極的な健康保持増進を目指す措置の実施を，事業者と労働者の努力義務としたこと）.

t. hematuria 全血尿〔医学〕，完全血尿〔症〕.

t. hemiatrophy 全身片側萎縮.

t. hepatectomy 肝臓摘徐〔医学〕.

t. hip arthroplasty (THA) 〔人工〕股関節全置換〔術〕〔医学〕.

t. hip prosthesis 人工股関節〔医学〕.

t. hip replacement (**THR**) 股関節全置換〔医学〕, 人工股関節置換術, = hip replacement arthroplasty.
t. hip replacement arthroplasty 〔人工〕股関節全置換〔術〕.
t. hydatidiform mole 全胞状奇胎〔医学〕.
t. hypermetropia 全遠視〔医学〕.
t. hysterectomy 子宮全摘出〔術〕.
t. incontinence 〔完〕全尿失禁(不随意な排尿が持続的に行われる状態).
t. index 全屈折率(水晶体の).
t. inspection 全数検査〔医学〕.
t. iridectomy 全(総)〔幅〕虹彩切除〔医学〕.
t. iron binding capacity 全(総)鉄結合能〔医学〕.
t. joint prosthesis 関節置換術, = replacement arthroplasty.
t. knee arthroplasty (**TKA**) 〔人工〕膝関節形成〔術〕.
t. knee prosthesis 人工膝関節〔医学〕(人工膝関節置換術), = total knee replacement.
t. knee replacement (**TKR**) 〔人工〕膝関節全置換〔術〕.
t. laryngectomy 喉頭全摘〔医学〕.
t. lesion 完全病変.
t. lung capacity (**TLC**) 総肺気量〔医学〕, 全肺気量.
t. lymphoid irradiaition 全リンパ組織照射〔医学〕(全身リンパ組織への放射線照射).
t. mass stopping power 全質量阻止能〔医学〕.
t. mastectomy 乳房摘除〔医学〕.
t. middle ear reconstruction 全中耳再建術.
t. moisture 全水分〔医学〕.
t. nephrectomy 腎摘除術〔医学〕.
t. nephroureterectomy 腎尿管全摘〔出〕〔術〕〔医学〕.
t. nodal irradiation 全リンパ節照射〔医学〕.
t. ophthalmoplegia 全眼筋麻痺〔医学〕.
t. organic carbon 全有機炭素〔成〕分〔医学〕.
t. oxidation process 完全酸化法〔医学〕.
t. oxygen demand 全酸素要求(需要)〔量〕〔医学〕.
t. pancreatectomy 膵摘除〔医学〕.
t. pannus 全パンヌス〔医学〕.
t. parathyroidectomy 上皮小体全摘除〔医学〕.
t. parenteral nutrition (**TPN**) 完全静脈栄養〔医学〕, 完全非経口栄養法, 高カロリー輸液.
t. pelvic exenteration 骨盤内臓器全摘除〔医学〕, 全骨髄除臓〔術〕(骨盤内臓器全摘出と尿管腸吻合, 人工肛門形成を含む), = Brunschwig operation.
t. perforation 全穿孔〔医学〕.
t. perfusion 完全潅流〔医学〕.
t. peripheral resistance (**TPR**) 全末梢抵抗〔医学〕.
t. placenta previa 全前置胎盤〔医学〕.
t. plasma volume (**TPV**) 全血漿量〔医学〕(全身の血漿総量).
t. plexus paralysis 完全叢麻痺〔医学〕.
t. pneumonectomy 肺全摘出術.
t. preparation 全体標本(小さい生物を切片にせず, 全体を標本にしたもの).
t. pressure 全圧〔力〕〔医学〕(多数の気体の混在による総圧力).
t.-pressure tube = Pitot tube.
t. probability 全確率(2つ以上の事象のいずれかが起こる確率).
t. prostatectomy 前立腺全摘出(摘除術)〔医学〕.
t. protein (**TP**) 総タンパク質.
t. pulmonary resistance 全肺血管抵抗〔医学〕.
t. pulmonary vascular resistance 全肺血管抵抗〔医学〕.
t. push therapy 全面推進治療.
t. quality control 総合〔的〕品質管理〔医学〕.
t. quality management トータル・クオリティ・マネージメント〔医学〕.
t. red cell iron 全(総)赤血球鉄〔医学〕.
t. reflection 全反射.
t. reflexion 全反射〔医学〕.
t. reflux 全還流〔医学〕.
t. refractory index of lens 水晶体の全屈折率〔医学〕.
t. refractory period 全不応期.
t. renal blood flow 全(総)腎血流量〔医学〕.
t. renal plasma flow 全(総)腎血漿流量〔医学〕.
t. renal resistance 全腎血管抵抗〔医学〕.
t. resection 全切除〔術〕〔医学〕.
t. residue 固形物総量〔医学〕.
t. residue on evaporation 全蒸発残留物〔医学〕.
t. ridge count 総〔指〕隆起数〔医学〕.
t. segmentation 完全分割.
t. sequestrum 全層腐骨.
t. serum protein 血清全(総)タンパク〔量〕.
t. shoulder arthroplasty 〔人工〕肩関節全置換〔術〕.
t. shoulder replacement 〔人工〕肩関節全置換〔術〕.
t. solid 全固形物〔医学〕.
t. spinal anesthesia 全脊〔椎〕麻〔酔〕〔法〕〔医学〕.
t. splenectomy 脾摘除〔医学〕.
t. sulfur 全硫黄〔医学〕.
t. symblepharon 瞼球〔間〕〔完〕全癒着〔症〕〔医学〕, 全瞼球癒着.
t. synechia 全虹彩癒着〔症〕〔医学〕.
t. systemic body hyperthermia 全身温熱療法〔医学〕.
t. systemic resistance 全身血管抵抗〔医学〕.
t. tarsorrhaphy 全瞼板縫合術.
t. thyroidectomy 甲状腺摘除〔医学〕.
t. transfusion 全輸血法, = replacement transfusion.
t. urine volume 全尿〔医学〕.
t. variation 全変動(統計学).
t. vascular resistance 総(全)血管抵抗〔医学〕.
t. ventilation 総(全)換気量〔医学〕.
t. wrist arthroplasty 〔人工〕手関節全置換〔術〕.
t. wrist replacement 〔人工〕手関節全置換〔術〕.
totalistic medicine 全体的診療, = holistic medicine.
to·tal·i·ty [toutǽliti] 全機性, 全体性.
totally constrained knee prosthesis 全拘束式人工膝関節.
totally implantable artificial heart 完全埋め込み方式人工心臓〔医学〕.
Toti, Addeo [tóti] トッチ(1861-1935, イタリアの眼科医).
T. operation トッチ手術(涙嚢を鼻腔内に開放させる方法), = dacryocystorhinostomy.
to·tip·o·tence [toutípətəns] 全形成能, 全能性, 全型発育能(ある細胞が個体を構成するすべての組織へと分化し得るとき, 全形成能をもつという), = totipotency. 形 totipotent, totipotential.
to·ti·po·ten·cy [tòutipóutənsi] 全能性〔医学〕, = totipotence.
totipotent stem cell 全能性幹細胞(造血幹細胞の分化ステージの一つ).
totipotential cell 多能細胞(多種多様の細胞に発育し得るもの).
totipotential protoplasm 全能性原形質, = plasson.
to·to·kaine [tóutəkein] トトカイン, = aminocainum, butamin, tutocaine.

T

touch [tʌtʃ] ① 触覚. ② 触診.
t. cell 触覚細胞(Merkel), = touch corpuscle.
t. corpuscle 触覚小体, = corpusculum tactus, Meissner or Wagner corpuscle, tactile corpuscle.
t.-me-not ① 狼瘡, = lupus. ② キツリフネ(水金鳳). ③ 禁忌物.
t. receptor 触覚受容体〔医学〕.
t. sensation 触〔感〕覚〔医学〕.
t. smear 捺印細胞診, = stamp smear.
t. spot 触点〔医学〕.
t. up surgery 仕上げ手術〔医学〕.
toughened silver nitrate 溶製硝酸銀(結晶硝酸銀に硝石 K_2NO_3 5%を加えて溶融し, 型に入れて棹状としたもので, 黒い硫酸紙に包んで暗所に貯蔵する), = argenti nitras induratus.
tough·ness [tʌ́fnis] 靱性, 粘り強さ.
Toulon typhus ツーロンチフス(地中海地区にみられる軽症性発疹熱), = fievre nautigne.
Toupet, A [tù:péi] トゥーペ(フランスの外科医).
T. fundoplication トゥーペ胃底ヒダ形成〔術〕.
tour de maître [túər də mɛ́:tər] 子宮内(または膀胱内)カテーテル挿入法.
Tourette [tuərét] トゥレット(1857-1904, フランスの医師). → Gilles de la Tourette.
T. disease トゥレット病. → Gilles de la Tourette syndrome.
T. disorder トゥレット症, トゥレット障害.
T. syndrome トゥレット症候群, = Gilles de la Tourette syndrome.
tour·ma·line [túə:məlin] 電気石(Al, B そのほか Mg, Fe, Ca, Na などのケイ酸塩).
t. pincette 電気石鋏(電気石の性質を利用してつくった簡単な偏光器).
Tournay, Auguste [tùərənéi] ツルネー(1878-1969, フランスの眼科医).
T. phenomenon ツルネー現象.
T. sign ツルネー徴候(極度に一側へ注視したとき外反する眼にみられる散瞳), = Gianelli sign.
tour·ne·sol [túə:nisɔ:l] トゥルネゾル, = litmus, turnsol.
tour·ni·quet [tə:nikéi, tə́:nikət] 駆血器, 止血帯, 圧迫帯, ターニケット.
t. paralysis 止血帯〔性〕麻痺〔医学〕.
t. test ターニケット試験, = Perthes test.
t. vascular resistance (TVR) 全血管抵抗.
Touroff op·er·a·tion [túərɔf àpəréiʃən] ツーロフ手術(鎖骨下動脈を胸腔切開により結紮する方法).
Tourtual, Kaspar T. [túərtʃuəl] ツールチュアル(1802-1865, ドイツの解剖学者).
T. canal = canalis pterygopalatinus.
T. membrane ツールチュアル膜.
T. sinus ツールチュアル洞.
tou·sey [tú:zei] ツーゼー(X線の線量単位. 1ツーゼーは1燭光の白熱灯が写真フィルム上に及ぼす光輝と同じ効果のX線量. アメリカの放射線学者 Sinclair Tousey (1864-1937)の名にちなんだ名称).
Touton, Karl [tú:tən] トウトン(1858-1934, ドイツの皮膚科医).
T. giant cell トウトン巨細胞(黄色腫にみられるリポイド食細胞).
T. method トウトン染色法(淋菌を染めるためにカルボルフクシンを用いた後アルコールで脱色する方法).
Tovell, Ralph M. [tάvəl] トーヴェル(1901-1967, アメリカの麻酔科医).
T. tube トーヴェルチューブ(気管内チューブ).
tow [tóu] アサくず(アサ〔麻〕の粗大線維で外科用のアサくず).
towel clamp 布鉗子〔医学〕.
towel forceps 布鉗子〔医学〕.
tow·e·lette [tauəlét] (外科, 産科用の小型手拭).
tow·el·ling [táuəliŋ] 乾布摩擦.
tow·er [táuər] 塔, 塔状の.
t. head 塔状頭〔蓋〕〔医学〕, = steeple head.
t. skull 塔状頭〔蓋〕〔症〕〔医学〕, = tower head.
town gas 都市ガス〔医学〕(家庭で使うガスのことで, 長い間石炭ガスが用いられていたが, 最近は天然ガスに若干LPGを加え熱量調整されたものが使われている).
Towne, Edward Bancroft [táun] タウン(1883-1957, アメリカの耳鼻咽候科医).
T. projection タウン投影〔医学〕.
Townsend, Joseph [táunzənd] タウンセンド(1739-1816, イギリスの牧師).
T. discharge 微光放電(気体内における放電の初期の現象で, きわめて微弱なもの).
T. mixture タウンセンド合剤(赤色酸化水銀0.06g, ヨウ化カリウム18.0g, 橙皮シロップ60mL, 複合カルダモンチンキ60mL, 水120mL).
tox·ae·mia [tɑksí:miə] 毒血症, = toxemia.
tox·al·bu·min [tὰksælbjú:min] 毒性アルブミン(植物性のものには, abrin, ricin, phallin, 動物性にはヘビ毒, 細菌毒素などがある). 形 toxalbumic.
tox·al·bu·mose [tɑksǽlbju:mous] 毒性アルブモース.
tox·a·ne·mia [tὰksəní:miə] 中毒性貧血.
tox·a·phene [tάksəfi:n] トキサフェン $C_{10}H_{10}Cl_8$ (塩素化されたテルペン).
tox·as·ca·ri·a·sis [tɑksæ̀skəráiəsis] イヌ小回虫症, トキサスカリス症〔医学〕(イヌ小回虫の寄生により生じる疾病, イヌ, ネコの小腸に寄生し, 幼獣で消化障害, 貧血を起こす).
Tox·as·ca·ris [tɑksǽskəris] トキサスカリス属(回虫の一属, 明らかな頸翼があり, 交接刺は等長で無翼である. 肉食獣に寄生する).
T. canis = *Toxocara canis*.
T. leonina イヌ小回虫, ライオン回虫(体長:雄2〜7cm, 雌2.2〜10cm, イヌ, ネコ, ライオンなどイヌ科, ネコ科の小腸に寄生する).
tox·e·mia [tɑksí:miə] 毒血症〔医学〕, 中毒血症, = toxaemia, toxicaemia. 形 toxemic.
t. of early pregnancy 前期(早期)妊娠中毒症〔医学〕.
t. of late pregnancy 後期(晩期)妊娠中毒〔症〕〔医学〕.
t. of pregnancy 妊娠中毒症〔医学〕, = gestational toxicosis.
tox·e·mic [tɑksí:mik] 毒血の.
t. epilepsy 中毒性てんかん.
t. infantilism (腸性幼稚症), = intestinal infantilism.
t. jaundice 中毒性黄疸.
t. retinopathy of pregnancy 妊娠中毒性網膜症〔医学〕.
t. vertigo 中毒性めまい, = toxic vertigo.
tox·en·zyme [tɑksénzaim] 毒性酵素.
tox·ic [tάksik] 毒性の, 中毒〔性〕の〔医学〕, = poisonous, toxical.
t. albuminuria 中毒性アルブミン尿.
t. amaurosis 中毒性黒内障.
t. amblyopia 中毒性弱視〔医学〕.
t. anemia 中毒性貧血〔医学〕.
t. asthma 中毒性喘息〔医学〕.
t. atrophy 中毒性萎縮〔医学〕.
t. bacteria 毒素産生菌.
t. cardiopathy 中毒性心臓病.

t. cataract 中毒性白内障.
t. cirrhosis 中毒性肝硬変.
t. coma 中毒性昏睡（アルコール，医薬品，金属，有機溶剤，ガスその他の化学物質の中毒によって起こる意識障害）.
t. constipation 中毒性便秘［医学］.
t. convulsion 中毒性痙攣.
t. deafness 〔聴神経〕中毒性難聴［医学］.
t. delirium 中毒性せん妄（薬品などによる）.
t. dementia 中毒性痴呆.
t. diarrhea 中毒性下痢［医学］.
t. disease 中毒疾患［医学］.
t. dose 〔中〕毒量［医学］.
t. dyspepsia 中毒性消化不良.
t. eczema 中毒性湿疹［医学］.
t. edema 中毒性水腫（浮腫）［医学］.
t. effect 〔中〕毒作用［医学］（薬物の副作用）.
t. effect curve 毒性曲線［医学］.
t. encephalopathy 中毒性脳症［医学］.
t. epidermal necrolysis (TEN) ① 中毒性表皮壊死融解［医学］，中毒性皮膚壊死融解．② 中毒性表皮壊死剥離症，中毒性表皮壊死（熱傷様の表皮剥脱をきたす）.
t. epidermal necrosis → t. epidermal necrolysis.
t. equivalent (TEQ) ① 等量毒素［医学］，毒性等価物［医学］（動物体重 1kg の致死量）．② 毒性等量（ダイオキシンの毒性を表す数値．単位はピコグラム（pg：1 兆分の 1g）で，毒性の最も高い 2，3，7，8–四塩化ダイオキシン量に換算した値を用いる）.
t. eruption 中毒疹.
t. erythema 中毒性紅斑［医学］.
t. exanthema 中毒疹.
t. gastritis 中毒性胃炎［医学］.
t. gastroenteritis 中毒性胃腸炎［医学］.
t. glycosuria 中毒性糖尿.
t. goiter 中毒性甲状腺腫［医学］.
t. granula 中毒性顆粒，= Mommsen granula.
t. granule 中毒性顆粒［医学］（伝染病において好中球にみられる）.
t. hemoglobinuria 中毒性血色素尿症.
t. hepatitis 中毒性肝炎［医学］.
t. idiopathy 中毒性特発病（特異タンパク質に対する過敏性疾患）.
t. inflammation 中毒性炎症.
t. insanity 中毒性精神病.
t. lesion 中毒性病変.
t. leukocytosis 中毒性白血球増加〔症〕.
t. level 中毒血中レベル［医学］.
t. lipids of *Mycobacterium* 結核菌の毒性脂質.
t. liver cirrhosis 中毒性肝硬変［医学］.
t. megacolon 中毒性巨大結腸［医学］.
t. myocarditis 中毒性心筋炎［医学］.
t. necrosis 中毒性壊死.
t. nephropathy 中毒性腎症［医学］（外来性の物質が体内に摂取された結果，何らかの腎異常または腎機能障害を呈した腎病変群をいう）.
t. nephrosclerosis 中毒性腎硬化症（特に水銀のような毒物の影響によるもの）.
t. nephrosis 中毒性腎〔臓〕症.
t. neuritis 中毒性神経炎.
t. neuropathy 中毒性ニューロパチー，中毒性神経炎（中毒や副作用により起こる末梢神経障害．多発性神経炎を呈する）.
t. nodular goiter 中毒性結節性甲状腺腫［医学］.
t. nodule 中毒性結節［医学］.
t. plant 有毒植物［医学］.
t. psychosis 中毒性精神病［医学］.
t. purpura 中毒性紫斑〔病〕［医学］.
t. reaction 中毒反応（作用）［医学］.
t. shock 中毒性ショック［医学］.
t. shock-like syndrome (TSLS) 毒素性ショック様症候群（化膿レンサ球菌感染による重症例で，敗血症，多臓器不全，壊死性筋膜炎などがみられる．劇症型 A 群レンサ球菌感染症とも呼ばれる），= streptococcal toxic shock syndrome.
t. shock syndrome (TSS) 中毒性ショック症候群［医学］（黄色ブドウ球菌感染による）.
t. smoke 有毒煙［医学］.
t. spasm 中毒性攣縮.
t. stage 中毒期［医学］.
t. substance 毒性物質［医学］，毒物.
t. tetanus 中毒性破傷風，= drug tetanus.
t. tetany 中毒性テタニー［医学］.
t. tremor 中毒性振戦［医学］.
t. unit 毒素単位［医学］（体重 250g のモルモットを 3～4 日間で死滅させる毒素の最小量），= toxin unit.
t. vertigo 中毒性めまい，= toxemic vertigo.
tox·i·cae·mia ［tàksisíːmiə］ 毒血症，= toxemia.
tox·i·cant ［táksikənt］ ① 毒性の．② 毒物.
tox·i·car·i·um ［tàksikéəriəm］ トキシカリウム $C_{27}H_{36}O_7$（黄変米の色素の一つ）.
tox·ic·a·rol ［taksíkərɔːl］ トキシカロル $C_{23}H_{22}O_7$（ロテノン系の殺虫剤）.
tox·i·ca·tion ［tàksikéiʃən］ 中毒［医学］.
tox·i·ce·mia ［tàksisíːmiə］ 毒血症，= toxemia.
tox·i·cide ［táksisaid］ 抗毒薬，解毒薬.
tox·ic·i·ty ［taksísiti］ ① 毒力，毒性［医学］．② 毒素産生力（細菌の）．形 toxic.
t. from drug 薬物毒性［医学］.
t. test 毒性試験［医学］.
toxico- ［taksikou, -sikə］ 毒の意味を表す接頭語.
tox·i·co·den·dric ac·id ［tàksikədéndrik ǽsid］ トキシコデンドロン酸（ツタウルシから得られる毒性揮発酸）.
tox·i·co·den·drol ［tàksikədéndrɔːl］ トキシコデンドロル（ツタウルシ葉にある毒物）.
tox·i·co·den·dron ［tàksikədéndrɑn］ ツタウルシ葉（ツタウルシの毒性葉）.
tox·i·co·der·ma ［tàksikoudə́ːmə］ 中毒疹，= toxicodermia.
tox·i·co·der·ma·ti·tis ［tàksikoudə̀ːmətáitis］ 中毒性皮膚炎，= toxicodermatis, toxicodermitis.
tox·i·co·der·ma·to·sis ［tàksikoudə̀ːmətóusis］ 中毒性皮膚症.
tox·i·co·der·mia ［tàksikoudə́ːmiə］ 中毒疹，= toxicoderma.
tox·i·co·der·mi·tis ［tàksikoudəːmáitis］ 中毒性皮膚炎，= toxicodermatitis.
tox·i·co·gen·ic ［tàksikəʤénik］ 発毒性の.
t. conjunctivitis 中毒性結膜炎.
tox·i·cog·nath ［táksikəgnæθ］ 毒腮（節足動物，唇脚綱 chilopoda の胴部第 4 肢にある毒腺）.
tox·i·co·he·mia ［tàksikəhíːmiə］ 毒血症，= toxemia.
tox·i·coid ［táksikɔid］ 毒様の，中毒様の.
tox·i·co·in·fec·tion ［tàksikouinfékʃən］ トキシコインフェクション［医学］（生体内生成毒素中毒）.
tox·i·co·ki·net·ics ［tàksikoukainétiks］ トキシコキネティクス（医薬品や農薬，化学物質等の毒性的影響との関連に注目した，薬物の体内動態に関する学問）.
tox·i·co·log·ic ［tàksikəláʤik］ 中毒学の，毒科学の.
toxicological chemistry 中毒化学［医学］，毒物化学.
tox·i·col·o·gist ［tàksikáləʤist］ 中毒学者，毒科学者.

tox·i·col·o·gy [tàksikáləʤi] 中毒学〔医学〕，毒科学，毒性学，毒物学．形 toxicological.
t. laboratory manual 毒性検査手引書〔医学〕.
tox·i·co·ma·nia [tàksikouméiniə] 薬物嗜癖〔医学〕.
tox·i·co·ma·ni·ac [tàksikouméiniæk] 薬物嗜癖者.
tox·i·co·mu·cin [tàksikoumjú:sin] トクシコムシン（結核菌培養から得られる毒性アルブミノイド）.
tox·i·co·path·ic [tàksikəpǽθik] 毒物疾患の.
tox·i·cop·a·thy [tàksikápəθi] 中毒症.
tox·i·co·pex·is [tàksikəpéksis] 毒物中和，解毒.
tox·i·co·phid·ia [tàksikəfídiə] （毒ヘビ類の総称名），= thanatophidia.
tox·i·co·phlo·ea [tàksikouflóuiə] （アフリカ産キョウチクトウ科植物）.
tox·i·co·pho·bia [tàksikoufóubiə] 毒物恐怖〔症〕〔医学〕.
tox·i·co·phy·lax·in [tàksikoufailǽksin, –fil–] 毒素抵抗素.
tox·i·co·sis [tàksikóusis] 中毒症〔医学〕.
tox·i·cos·o·zin [tàksikásəzin] 毒素拮抗性タンパク質.
tox·i·der·mia [tàksidə́:miə] 中毒疹，= toxicodermia.
tox·i·der·mi·tis [tàksidə:máitis] 中毒性皮膚炎，= toxicodermatitis, toxicodermitis.
tox·if·er·ine [taksífərin] トキシフェリン $C_{25}H_{27}N_3O_2$（クラーレから得られる有毒アルカロイドで，Ⅰ～Ⅺに区別され，D–tubocurarine に類似の作用を示す）.
tox·if·er·ous [taksífərəs] 中毒誘発性の.
tox·i·gen·ic [tàksiʤénik] 毒素発生の.
t. strain → toxin producer.
tox·i·ge·nic·i·ty [tàksiʤənísiti] 毒素発生力，毒素産生能〔医学〕.
tox·i·gnom·ic [tàksinámik] 毒物特異症候.
tox·i–in·fec·tion [táksi infékʃən] 毒素性感染（特異性細菌が証明されない毒血症），= toxinfection.
tox·il·ic ac·id [taksílik ǽsid] （アレイン酸），= maleic acid.
tox·i·mu·cin [tàksimjú:sin] = toxicomucin.
tox·in [táksin] 毒物〔医学〕，毒素（微生物，動物または植物由来の毒性物質）．形 toxinic.
t.–antitoxin 毒素抗毒素混合液（ジフテリア毒素の約85%を特異性抗毒素を加えて中和した混合液で，免疫接種に用いる），= TAT, T–A mixture.
t.–antitoxin flocculation reaction フロキュレーション反応（抗原抗体による沈降反応の一つ．一般の IgG 型抗体が示す沈降素反応と違い広い等量域を示す）.
t.–antitoxin floccule 毒素抗毒素フロキュール〔医学〕（綿状沈降物）.
t.–antitoxin immunization 毒素抗毒素免疫法.
t.–antitoxin method 毒素抗毒素法，= Behring method.
t.–antitoxin mixture 毒素抗毒素合液.
t.–antitoxin reaction 毒素抗毒素反応〔医学〕.
t.–antitoxin vaccination 毒素抗毒素接種.
t. neutralization reaction 毒素中和反応（ある毒素とそれに対する抗毒素抗体の反応をいう．A 群溶血性レンサ球菌の産生するストレプトリジン O に対する中和抗体（ASLO, ASO）を検査する方法に使われる）.
t. neutralization test 毒素中和試験（テスト）〔医学〕（ある毒素とそれに対する抗毒素抗体の反応を調べるテスト．猩紅熱の診断に利用するディック試験など）.
t. producer 毒素産生菌（通常菌体外毒素を産生する菌のこと），= toxigenic strain, toxin producing s..
t. spectrum 毒素スペクトル（Ehrlich が抗毒素の中和性を研究するためにつくったスペクトル様図表）.
t.–toxoid 毒素類毒素混合液.
t. unit (T.U.) 毒素単位.
tox·i·nae·mia [tàksiní:miə] 毒血症，= toxinemia.
tox·i·ne·mia [tàksiní:miə] 毒血症，= toxinaemia.
tox·in·fec·tion [tàksinfékʃən] 毒素性感染〔医学〕（特異性細菌が証明されない毒血症）．形 toxinfectious.
tox·in·i·cide [taksínisaid] 解毒薬.
tox·i·nol·o·gy [tàksinálәgi] 毒素学.
tox·i·no·sis [tàksinóusis] 中毒症.
tox·i·no·ther·a·py [tàksinəθérəpi] = toxitherapy.
tox·i·num [táksinəm] 毒素，= toxin.
t. diphthericum calefactum 加熱（滅菌）ジフテリア毒素（Schick 試験用）.
t. diphthericum detoxicatum ジフテリア，類毒素，= diphtheria toxoid.
t. scarlatinae streptococcicum 溶血性レンサ球菌毒素（シック試験用）.
toxi(o)– [taksi(ou), –si(ə)] 毒素あるいは毒物との関係を表す造語形.
toxipathic hepatitis 毒物性肝炎.
tox·ip·a·thy [taksípəθi] 中毒症.
tox·i·pep·tone [tàksipéptoun] トキシペプトン（コレラ菌によりペプトンから産生されるタンパク様物質）.
tox·i·pho·bia [tàksifóubiə] 中毒恐怖〔症〕〔医学〕，毒物恐怖（症），= toxicophobia.
tox·i·phor·ic [tàksifɔ́:rik] 毒素親和性の.
tox·i·phre·nia [tàksifrí:niə] 中毒性精神病.
tox·is [táksis] 中毒症（特に毒素に起因するもの），= poisoning.
tox·is·ter·ol [taksístərɔ:l] トキシステロール（エルゴステリンの毒性異性体で，紫外線照射産物）.
tox·i·ta·bel·lae [tàksitəbéli:] 毒薬錠剤.
t. hydrargyri bichloridi magnae 昇汞大錠剤（1錠中塩化第二水銀 420～520mg を含有），= large bichloride tablets.
t. hydrargyri bichloridi parvae 昇汞小錠剤（1錠中塩化第二水銀 110～140mg を含有）.
tox·i·ther·a·py [tàksiθérəpi] 毒素注射療法.
tox·i·tu·ber·cu·lid [tàksitjubə́:kjulid] 結核毒疹（Hallopeau）.
tox·o·a·lex·in [tàksouəléksin] 毒素アレキシン（細菌性毒素 toxosozin, toxophylaxin などに対する抗体をつくると思われるアレキシン）.
Tox·o·ca·ra [tàksoukéərə] トキソカラ属（回虫の一属．*Toxascaris* 属に似るが，雌虫で体の前 1/3～1/4 が徐々に細くなる．雄の交接刺は有翼である）.
T. canis イヌ回（蛔）虫（イヌに寄生する回虫で，ヒトでは幼線虫移行症の原因となる），= dog ascaris, dog roundworm.
T. cati ネコ回（蛔）虫（体長：雄 3～7cm，雌 4～12cm，ネコ，トラなどネコ科の動物の小腸に寄生する．成熟卵をヒトが摂取すると幼虫のまま組織に寄生し，幼線虫移行症の原因となる），= cat ascarid.
tox·o·cariasis [tàksoukəráiəsis] トキソカラ症（イヌ・ネコ回虫症）.
tox·o·fla·vin [tàksoufléivin] トキソフラビン $C_6H_6N_4O_2$（細菌により合成される強毒性の黄色酵素補欠分子）.
tox·o·gen [táksəʤən] 毒素発生物，毒物原.
toxogenic coli 毒素原性大腸菌〔医学〕.
tox·og·e·nin [taksáʤənin] トキソゲニン（アナフィラキシーを起こす反応体）.
tox·o·glob·u·lin [tàksəglábjulin] 毒性グロブリン.
tox·o·hor·mone [tàksouhɔ́:rmoun] トキソホルモン（1948年，中原，福岡らにより癌組織の抽出液より

T

発見された．腫瘍細胞に多く産生される）．

tox·oid ［táksɔid］ トキソイド，類毒素〔医学〕（アナトキシンともいう．タンパク質毒素が免疫原性を保った状態で無毒化したものをいう），＝anatoxin.

t.－antitoxin floccule トキソイド抗毒素フロキュール，トキソイド抗毒素綿状沈降物〔医学〕.

t.－antitoxoid トキソイド抗トキソイド混合液（トキソイドを相当量の抗トキソイドと混合し，その沈殿物を食塩水に浮遊させたもの）．

tox·oids ［táksɔidz］ トキソイズ（2種以上のトキソイドを混合したもの），＝combined toxoid.

tox·o·in·fec·tion ［tàksouinfékʃən］ 毒素性感染，＝toxinfection.

tox·o·lec·i·thid ［tàksəlésiθid］ ＝toxolecithin.

tox·o·lec·i·thin ［tàksəlésiθin］ 毒素レシチン（ヘビ毒などとレシチンとの化合物）．

tox·o·lip·oid ［tàksəlípɔid］ 毒素類脂体（毒素とリポイドとの化合物）．

tox·ol·y·sin ［taksálisin］ 抗毒素，＝antitoxin.

tox·o·mu·cin ［tàksoumjú:sin］ ＝toxicomucin.

tox·on(e) ［táksən, -soun］ トキソン（ジフテリア菌の産生する毒素で，真性毒素に比べると弱毒性で，痩衰，麻痺などを起こし徐々に死に至らしめるもの．Ehrlich），＝epitoxoid.

tox·o·neme ［táksəni:m］ トクソネーム．

tox·o·noid ［táksənɔid］ 類トクソン，類毒素（毒性はもたないが，抗毒素と結合し得るもの）．

tox·o·no·sis ［tàksounóusis］ 中毒症，＝toxosis.

tox·o·pep·tone ［tàksəpéptoun］ ＝toxipeptone.

tox·o·pex·is ［tàksəpéksis］ 毒素固定．

tox·o·phil(e) ［táksəfil］ 毒素親和性の，＝toxophilous.

tox·o·phore ［táksəfɔ:r］ 毒素族，担毒体（毒性を条件づけるもので，凝集素，沈降素，オプソニン，溶毒素などが結合分子族により固定された後に特異的作用を示すもの），＝ergophore, toxophorous group, zymophore. 形 toxophorous.

t. group 毒性群，毒分子族（毒素の毒作用を生じさせる分子族．Ehrlich）．

tox·o·phy·lax·in ［tàksoufailǽksin］ 毒素抵抗素（細菌毒素を破壊または拮抗する抵抗素），＝toxicophylaxin.

Tox·o·plas·ma ［tàksəplǽzmə］ トキソプラズマ属（1908年アフリカ産ヤマアラシの一種 *Ctenodactylus gundi* から Nicolle と Manceaux により発見された原虫の一属で，ネコ科の動物が終宿主，哺乳類や鳥類が中間宿主となる．ヒトの各種臓器に寄生し，先天性トキソプラズマ症および後天性トキソプラズマ症を起こすことで知られている．また，免疫不全の際に顕性化することから，AIDS の重要な合併症の一つとなっている）．

T. gondii （急増虫体（栄養型）は半月形で一端が尖り，大きさ3.3〜6.5×1〜3.5μm，無性世代は哺乳類，鳥類などで寄生が認められている．有性世代はネコ科の小腸上皮細胞に寄生し，オーシストを形成する）．

toxoplasmic encephalitis トキソプラズマ脳炎〔医学〕，トキソプラズマ原虫性脳炎．

toxoplasmic encephalomyelitis トキソプラズマ性脳脊髄炎．

tox·o·plas·min ［tàksəplǽsmin］ トキソプラスミン（トキソプラズマからつくった抗原で，トキソプラズマ症の診断に用いられる皮内反応用試薬）．

t. reaction トキソプラスミン反応（*Toxoplasma gondii* の抗原液を用いて皮膚反応を行った際に，遅延型アレルギーが認められる場合をいう）．

tox·o·plas·mo·sis ［tàksouplæzmóusis］ トキソプラズマ症（臨床型には先天型，小児型，成人チフス型，慢性型，無症候型などが区別されている）．

t. chorioretinitis トキソプラズマ網脈絡膜炎．

t. chorioretinopathy トキソプラズマ網脈絡膜炎．

tox·o·pro·tein ［tàksoupróuti:n］ 毒素タンパク質．

tox·o·py·rim·i·dine ［tàksoupirímidi:n］ トキソピリミジン 化 5-methyl-6-amino-5-oxymethyl-pyrimidine（ビタミン B_1 のピリミジン基またはその類似物質で，ネズミに注射すると痙攣症状を誘発する）．

tox·o·re·cep·tor ［tàksouriséptər］ 毒素受容体．

tox·o·sis ［taksóusis］ 中毒〔症〕，＝toxonosis.

tox·o·so·zin ［tàksousóuzin］ 毒素破壊素（微生物により産生された毒素を破壊する抵抗素）．

tox·u·ria ［taksjú:riə］ 尿毒症，＝uremia.

Toyama, Ikuzo 遠山郁三（1877-1951，日本の皮膚科医）．→ dyschromatosis universalis hereditaria.

Toynbee, Joseph ［tɔ́inbi］ トインビー（1815-1866，イギリスの耳科医）．

T. corpuscles トインビー小体（角膜小体），＝corneal corpuscles.

T. experiment トインビー実験（鼻と口とを閉じたまま，嚥下運動を起こさせると，鼓室内の空気が一部駆除される）．

T. law トインビー法則（耳性脳疾患においては，小脳と側洞とは乳突部から侵され，大脳は鼓室上部から侵される），＝Gull-Toynbee law.

T. muscle トインビー筋．

T. otoscope トインビー耳鏡（トインビー診断管．通気により耳内の音を聴診する器具）．

T. tube トインビー管．

TP total protein 総タンパクの略．

TP5 thymopoietin pentapeptide サイモポエチンペンタペプチドの略．

TPA ① 12-*O*-tetradecanoylphorbol 13-acetate 12-*O*-テトラデカノイルホルボール 13-アセテートの略．② tissue plasminogen activator 組織プラスミノーゲン活性化物質の略．

t-PA tissue-type plasminogen activator 組織プラスミノーゲン活性化物質（活性化酵素）の略．

TPD two-point discrimination 二点識別の略．

TPHA *Treponema pallidum* hemagglutination test (assay) 梅毒トレポネーマ赤血球凝集テストの略．

TPI *Treponema pallidum* immobilization test 梅毒トレポネーマ運動抑制試験の略．

TPN ① total parenteral nutrition 完全静脈栄養の略．② triphosphopyridine nucleotide ピリジン三リン酸ヌクレオチドの略．

TPN diaphorase TPN ジアホラーゼ（トリフォスホピリジン核酸塩転移酵素），＝triphosphopyridine nucleotide diaphorase.

TPO thrombopoietin トロンボポエチンの略．

TPP ① testosterone phenylpropionate フェニルプロピオン酸テストステロンの略．② thiamine pyrophosphate チアミンピロリン酸の略．

TPR total peripheral resistance 全末梢抵抗の略．

TPV total plasma volume 全血漿量の略．

TR ① repetition time 繰り返し時間の略．② tuberculin reaction ツベルクリン反応の略．③ tuberculin R (Rückstand) の略，＝new tuberculin.

Tr tincture チンキの略．

tRA all-trans retinoic acid 全トランス型レチノイン酸の略．

tra·bal ［tréibəl］ 脳梁の，＝callosal.

tra·bant ［tréibənt］ 付随体，付属体．

tra·bec·u·la ［trəbékjulə］ 柱，小柱〔医学〕，骨梁．複 trabeculae. 形 trabecular.

t. cerebri 脳梁，＝callosum.

t. cinerea 灰白柱（大脳の灰白，軟性または中央交連）．

t. septomarginalis ［L/TA］ 中隔縁柱，＝modera-

T

tor band [TA], septomarginal trabecula [TA].

tra·bec·u·lae [trəbékjuli:] [L/TA] ① 小柱, = trabeculae [TA]. ② 骨梁.

t. arachnoideae [L/TA] クモ膜小柱, = arachnoid trabeculae [TA].

t. carneae [L/TA] 肉柱, = trabeculae carneae [TA].

t. carneae atriorum 心房肉柱.

t. carneae ventriculorum 心室肉柱.

t. cordis = trabeculae carneae.

t. corporis spongiosi [L/TA] 尿道海綿体小柱, = trabeculae of corpus spongiosum [TA].

t. corporum cavernosorum [L/TA] 陰茎海綿体小柱, = trabeculae of corpora cavernosa [TA].

t. corporum cavernosum penis 精巣海綿体小柱.

t. cranii 頭蓋柱(ラトケ柱ともいい, 将来トルコ鞍に発育する頭蓋の軟骨柱), = Rathke trabeculae.

t. lienis 脾柱.

t. of corpora cavernosa [TA] 陰茎海綿体小柱, = trabeculae corporum cavernosorum [L/TA].

t. of corpus spongiosum [TA] 尿道海綿体小柱, = trabeculae corporis spongiosi [L/TA].

t. splenicae [L/TA] 脾柱, = splenic trabeculae [TA].

tra·bec·u·lar [trəbékjulər] 〔小〕柱の [医学].

t. artery 小柱動脈 [医学].

t. bladder 肉柱膀胱, = trabeculated bladder.

t. bone [TA] ① 骨小柱*, = substantia trabecularis [L/TA]. ② 海綿骨.

t. cartilage 梁性軟骨(蝶形骨の原始軟骨).

t. degeneration 柱状変性(気管支壁の).

t. meshwork 小柱メッシュ [医学].

t. pattern 骨梁配列.

t. region 骨梁部.

t. tissue [TA] 小柱網(櫛状靱帯 lig.pectinatum), = reticulum trabeculare [L/TA].

tra·bec·u·lar·ism [trəbékjulərizəm] 柱状構造.

trabeculated bladder 肉柱膀胱 [医学] (膀胱壁の肥大と尿筋束の肥大を特徴とする), = trabecular bladder.

tra·bec·u·la·tion [trəbèkjuléiʃən] ① 梁状突起. ② 小柱形成, 肉柱形成 [医学].

tra·bec·u·lec·to·my [trəbèkjuléktəmi] 肉柱切除術 [医学], トラベクレクトミー [医学].

tra·bec·u·lo·plas·ty [trəbékjuləplæsti] 肉柱形成術.

trabs [trǽbz] 脳梁, = corpus callosum, trabs cerebri. 複 trabes.

trace [tréis] ① 痕跡(極微量) [医学]. ② 固有和, トレース, = diagonal sum.

t. alternant 交代性脳波〔パターン〕[医学].

t. analysis 微量(痕跡)成分分析 [医学].

t. component 微量成分 [医学].

t.-conditioned reflex 痕跡条件反射(条件刺激が与えられてから一定時間後に起こる反射).

t. element 微量成分 [医学], トレースエレメント, 微量元素, 痕跡性元素(微量で生物学的作用を起こし得る元素. 鉄, 銅, 亜鉛, ヨウ素, マンガンその他がある).

t. element deficiency 微量元素欠乏 [医学].

t. following 足取り捜査.

t. label(l)ing 微量標識, 追跡標識付け [医学].

t. nutrient 微量栄養素 [医学], = micronutrients.

t. proteinuria 痕跡タンパク尿.

trac·er [tréisər] 追跡子 [医学], トレーサ(代謝の経路または行動の状態を研究するために用いる放射性同位元素).

t. dilution 同位体希釈.

t. dose トレーサ量 [医学].

t. element 追跡元素 [医学], 標識元素.

t. equilibrium トレーサ平衡 [医学].

t. flux トレーサ流速 [医学].

t. study (追跡子を利用する研究).

t. technique トレーサ技術 [医学].

tra·chea [tréikiə] [L/TA] ① 気管, = trachea [TA]. ② 道(導)管(植物の通導組織の一つ). 形 tracheal.

t. disease 気管疾患 [医学].

t. retractor 気管牽引器.

t. transplantation 気管移植.

tra·chea·ec·ta·sy [trèikiéktəsi] 気管拡張 [医学].

tra·che·al [tréikiəl] 気管の [医学].

t. bifurcation [TA] 気管分岐部, = bifurcatio tracheae [L/TA].

t. branches [TA] 気管枝, = rami tracheales [L/TA].

t. breath sounds 気管性呼吸音.

t. bronchus 気管気管支 [医学].

t. cannula 気管カニューレ [医学].

t. cartilages [TA] 気管軟骨, = cartilagines tracheales [L/TA].

t. catarrh 気管カタル [医学].

t. catheter 気管カテーテル [医学] (分娩後新生児の気道にある粘液などを吸出するための).

t. cele 気管セル [医学].

t. collapse 気管虚脱 [医学].

t. cyst 気管嚢胞 [医学].

t. deviation 気管偏位 [医学].

t. disease 気管疾患 [医学].

t. diverticulum 気管気管支憩室 [医学].

t. fenestration 気管開窓〔術〕[医学].

t. fistula 気管瘻.

t. foreign body 気管内異物, = intratracheal foreign body.

t. gill 気管えら(鰓).

t. glands [TA] 気管腺, = glandulae tracheales [L/TA].

t. lymph nodes 気管リンパ節, = lymphonodi paratracheales.

t. muscle 気管筋 [医学].

t. neoplasm 気管新生物 [医学].

t. nodes 気管リンパ節 [医学].

t. ozena 気管オツェーナ [医学].

t. rale 気管水泡音 [医学], 気管ラ音.

t. respiration 気管呼吸 [医学], 管息, = tubular respiration.

t. ring 気管輪(気管の C 状軟骨輪).

t. sound 気管音 [医学], 気管呼吸音.

t. stenosis 気管狭窄〔症〕[医学].

t. stoma 気管口 [医学].

t. tampon 気管タンポン(ゴム製で挿入後空気を吹き入れて, 咽喉部の手術に際し血液が気管内へ流れ込むのを防ぐために用いるもの).

t. triangle (下頸動脈三角), = inferior carotid triangle.

t. tube 気管チューブ, = endotracheal tube.

t. tubule 気管小枝.

t. tugging ① 気管牽引感 [医学] (大動脈弓瘤の場合, 気管が引かれる感じ), = Oliver sign. ② 気管牽引(喉頭が下方に心拍動とともに拍動することで, 大動脈瘤の徴候の一つ), = Car darelli sign, Porter sign.

t. veins [TA] 気管静脈, = venae tracheales [L/TA].

t. web 気管ウェッブ [医学].

tra·che·al·gia [trèikiǽlʤiə] 気管痛 [医学].

tra·che·a·lis [trèikiéilis] [TA] 気管筋, = musculus trachealis [L/TA].

t. muscle 気管筋.

tra·cheid [tréiki:d] 仮道管(シダ植物および裸子植

T

物の通道組織の一つ).
tra·che·i·tis [trèikiáitis] 気管炎 [医学].
tra·che·lag·ra [trèikilǽgrə] 頸痛風.
tra·che·la·lis [trèikiléilis] 頭最長筋, = musculus longissimus capitis.
tra·che·lec·to·mo·pexy [trèikilektóuməpeksi] 子宮頸部の部分的切除および固定.
tra·che·lec·to·my [trèikiléktəmi] 子宮頸部切除術, 子宮頸切断〔術〕[医学].
tra·che·le·ma·to·ma [trèikilì:mətóumə] 頸部血腫(乳児の胸鎖骨筋血腫).
tra·che·li·an [treikí:liən] 頸部の, = cervical.
tra·che·lism [tréikilizəm] 子宮頸部攣縮, 頸筋痙攣 [医学].
tra·che·li·tis [trèikiláitis] 〔子宮〕頸管炎 [医学].
trachelo– [treikilou, –lə] 頸または頸状構造との関係を表す接頭語.
tra·che·lo·ac·ro·mi·a·lis [trèikilouækroumiéilis] 後頭肩峰筋.
tra·che·lo·breg·mat·ic [trèikiloubregmǽtik] 頸眉間の.
t. diameter 気管前頂直径(大泉門中心部から頸と舌床との連合部までの線).
tra·che·lo·cele [tréikiləsi:l] 気管瘤, = tracheocele.
tracheloclavicular muscle 気管鎖骨筋.
tra·che·lo·cla·vic·u·la·ris [trèikilouklәvìkjuléəris] 頸椎鎖骨筋.
tra·che·lo·cyl·lo·sis [trèikilousailóusis] 斜頸, = torticollis.
tra·che·lo·cyr·to·sis [trèikilousə:tóusis] = trachelokyphosis.
tra·che·lo·cys·ti·tis [trèikilousistáitis] 膀胱頸炎.
tra·che·lo·dyn·ia [trèikilədíniə] 頸痛, 咽頭痛.
tra·che·lo·ky·pho·sis [trèikiloukaifóusis] 頸椎前曲症, = trachelocyrtosis.
tra·che·lol·o·gy [trèikiláləʤi] 気管学.
tra·che·lo·mas·toid [trèikiləmǽstɔid] 頸椎乳突の.
tra·che·lo·my·i·tis [trèikiloumaiáitis] 頸筋炎.
tra·che·lo–oc·cip·i·ta·lis [tréikilou ɑksìpitéilis] 頭半棘筋, = complexus muscle.
tra·che·lo·pa·nus [trèikiloupéinəs] ① 頸部リンパ管腫脹. ② 子宮頸リンパ管腫脹.
tra·che·lo·pex·ia [trèikiləpéksiə] 子宮頸固定, = trachelopexy.
tra·che·lo·pexy [tréikiləpeksi] 子宮頸固定〔術〕[医学].
tra·che·lo·phy·ma [trèikiloufáimə] 頸部腫脹.
tra·che·lo·plas·ty [tréikiləplæ̀sti] 子宮頸形成〔術〕[医学].
tra·che·lor·rha·phy [trèikilɔ́:rəfi] 子宮頸縫合〔術〕[医学].
tra·che·lor·rhec·ter [trèikilɔ:réktər] 砕頸器 [医学].
tra·che·lor·rhec·tes [trèikilɔ:rékti:z] 胎児頸椎破砕器.
tra·che·los·chi·sis [trèikiláskisis] 頸椎〔披〕裂 [医学], 項部裂(先天性).
tra·che·lo·syr·in·gor·rha·phy [trèikilousìriŋgɔ́:rəfi] 腟瘻に対する子宮頸縫合〔術〕.
tra·che·lot·o·my [trèikilátəmi] 子宮頸切開〔術〕[医学].
tracheo– [treikiou, –kiə] 気管との関係を表す接頭語.
tra·che·o·aer·o·cele [trèikiouéərəsi:l] 気管気腫.
tra·che·o·bron·chi·al [trèikioubráŋkiəl] 気管気管支の.
t. amyloidosis 気管気管支アミロイドーシス.
t. diphtheria 気管気管支ジフテリア [医学].
t. groove 喉頭気管溝.
t. nodes [TA] 気管気管支リンパ節*, = nodi tracheobronchiales [L/TA].
t. toilet (TBT) 気道内清掃 [医学].
t. toiletting (TBT) 気管洗浄.
t. tree 気管気管支樹 [医学].
t. tuberculosis 気管気管支結核 [医学] (肺の結核病巣から喀出された結核菌が気管支壁に侵入して潰瘍や肉芽を形成したりする結核性病変).
tra·che·o·bron·chi·tis [trèikioubrɑŋkáitis] 気管気管支炎 [医学].
tra·che·o·bron·cho·ma·la·cia [trèikioubrɑnkəməléiʃə] 気管気管支軟化症(気管気管支壁の軟骨が脆弱なため, 胸腔内圧に対して気管内腔が保てない病態).
tra·che·o·bron·cho·meg·a·ly [trèikioubrɑ̀ŋkəmégəli] 気管気管支肥大.
tra·che·o·bron·cho·path·ia os·te·o·chon·dro·plas·ti·ca [trèikioubrɑ̀ŋkəpǽθiə ɑ̀stioukɑ̀ndrouplǽstikə] 気管気管支骨軟骨形成症 [医学].
tra·che·o·bron·chos·co·py [trèikioubrɑŋkáskəpi] 気管気管支鏡検査.
tra·che·o·bron·co·sco·pia [trèikioubrɑ̀ŋkəskóupiə] 気管気管支鏡〔検査〕法, = tracheobronchoscopy.
t. directa 直達気管気管支検査法.
t. directa inferior 直達下気管気管支検査法.
t. directa superior 直達上気管気管支検査法.
tra·che·o·cele [tréikiəsi:l] 気管ヘルニア, 気管瘤 [医学] (その他頸部の気管と交通する気腫をいう), = trachelocele.
tra·che·o·e·soph·a·ge·al [trèikioui:sɑ̀fəʤí:əl] 気管食道の.
t. fistula (TEF) 気管食道瘻 [医学].
t. puncture 気管食道穿刺.
t. shunt 気管食道シャント [医学].
t. speech 気管食道発声.
tra·che·o·fis·sure [trèikiəfíʃər] 気管裂.
tra·che·o·fis·tu·li·za·tion [trèikioufistʃulizéiʃən] 瘻性気管内治療法.
tra·che·o·la·ryn·ge·al [trèikioulərínʤiəl] 気管咽頭の.
tra·che·o·la·ryn·got·o·my [trèikioulæ̀riŋgátəmi] 気管喉頭切開〔術〕[医学], 気管咽頭切開術.
tra·che·o·ma·la·cia [trèikiouməléiʃiə] 気管軟化〔症〕[医学].
tra·che·o·my·co·sis [trèikioumaikóusis] 気管糸状菌症.
tracheooesophageal crest 気管食道稜 [医学].
tracheooesophageal septum 気管食道中隔 [医学].
tra·che·o·path·ia os·te·o·plas·ti·ca [trèikiəpǽθiə ɑ̀stiəplǽstikə] 骨形成気管 [医学], 気管骨新生症(気道の多発性骨軟骨形成), = tracheopathia chondro–osteoplastica.
tra·che·op·a·thy [trèikiápəθi] 気管病, = tracheopathia.
tra·che·o·pha·ryn·ge·al [trèikioufərínʤiəl, –fæ̀rinʤí:əl] 気管咽頭の.
tra·che·o·pho·ne·sis [trèikioufouní:sis] 気管聴診法(上胸骨窩において行う).
tra·che·oph·o·ny [trèikiáfəni] 気管聴診音.
tra·che·o·phy·ma [trèikioufáimə] (気管支瘤), = bronchocele, goiter.
tra·che·o·plas·ty [tréikiəplæ̀sti] 気管形成 [医学].
tra·che·o·py·o·sis [trèikioupaióusis] 化膿性気管炎.
tra·che·or·rha·gia [trèikiəréiʤiə] 気管出血 [医学].

T

tra·che·or·rha·phy [treikɔ́:rəfi] 気管縫合〔術〕[医学].
tra·che·os·chi·sis [trèikiáskisis] 気管〔披〕裂[医学].
tra·che·o·scle·ro·ma [trèikiouskliəróumə] 気管硬化〔症〕[医学].
tra·che·o·scope [tréikiəskoup] 気管鏡 [医学], 気管直達鏡.
tra·che·os·co·py [trèikiáskəpi] 気管鏡〔検査〕法. 形 tracheoscopic.
tra·che·o·ste·no·sis [trèikioustinóusis] 気管狭窄〔症〕[医学].
tra·che·os·to·ma [trèikiástəmə] 気管瘻孔(人工的).
tra·che·os·to·my [treikiástəmi] 気管切開 [医学], 気管瘻孔形成(開口).
t. malfunction 気管切開機能障害 [医学].
t. mask 気管切開口マスク.
t. tube 気管切開チューブ(気管切開口から気管に挿入して気道を確保する, L字状に屈曲した柔軟性を持つ管).
tra·che·o·tome [tréikiətoum] 気管切開刀.
tra·che·o·to·mia [trèikiətóumiə] 気管切開術, = tracheotomy.
t. d'urgence 救急気管切開術.
t. inferior 下気管切開術(頸部甲状腺峡部より下方で行われる気管切開術).
t. media 中気管切開術(頸部甲状腺峡部を切離し, その直下で行われる気管切開術).
t. superior 上気管切開術(頸部甲状腺峡部より上方で行われる気管切開術).
tra·che·ot·o·my [trèikiátəmi] 気管切開〔術〕[医学]. 動 tracheotomize.
t. hook 気管切開鉤.
t. tube 気管切開部挿入管.
Tra·chi·pleis·toph·o·ra [trèikiplaistáfərə] トラキプリストフォーラ属(微胞子虫).
tra·chi·tis [treikáitis] 気管炎.
Trachoma Prevention Act トラコーマ予防法 [医学].
tra·cho·ma [trəkóumə] トラコーマ, トラホーム, 顆粒〔性〕結膜炎 [医学] (*Chlamydia trachomatis* による慢性角結膜炎で, 羞明, 疼痛, 流涙, パンヌス形成, 充血などを起こし, 結膜には濾胞状または乳頭状肥大がみられる). 形 trachomatous.
t. agent トラコーマ治療薬 [医学].
t. bodies トラコーマ小体(トラコーマ患者の結膜嚢の上皮細胞原形質にみられる均等状不規則性封入体), = Prowazek-Haberstaedter bodies.
t. cicatriceum 瘢痕性トラコーマ.
t. deformans 奇形性外陰炎.
t. forceps トラコーマ・ピンセット [医学], トラコーマ鉗子, = roller forceps.
t. gelatum 膠様トラコーマ, = jellied tractoma.
t. glands トラコーマ腺.
t. granulosum 顆粒性トラコーマ.
t. mixtum 雑性トラコーマ.
t. of vocal bands 結節性声帯炎, = trachoma chordae vocalis.
t. rasp トラコーマ擦過器 [医学].
t. vulvae 外陰萎縮症.
tra·cho·ma·tous [trəkóumətəs] トラコーマの.
t. conjunctivitis トラコーマ性結膜炎, = trachoma.
t. keratitis トラコーマ性角膜炎 [医学].
t. pannus トラコーマ性パンヌス [医学].
trachopathia osteoplastica 気管骨新生 [医学].
tra·chy·chro·mat·ic [trèikikroumǽtik] 強染色性の, 濃染性の, = tracheochromatic.
t. erythroblast 正赤芽球, = normoblast.
t. erythrocyte 濃染性赤血球, = normoblast.
tra·chy·lol·ic ac·id [trèikilálik ǽsid] トラヒロール酸 $C_{51}H_{85}O_3(OH)(COOH)_2$ (コパールの一成分).
tra·chy·pho·nia [trèikifóuniə] 嗄声(させい).
tra·chyte [tréikait] 粗面岩.
trac·ing [tréisiŋ] 追跡, 投影図 [医学].
t. criminal's whereabouts 地取り捜査.
track [trǽk] 飛跡 [医学].
t. autoradiogram 飛跡オートラジオグラム [医学].
t. autoradiography 飛跡オートラジオグラフィ [医学].
t. average 飛程平行 [医学].
t. average LET 飛程平均線エネルギー付与, = track average linear energy transfer.
tracking eye movement 追跡性眼球運動 [医学].
tract [trǽkt] [TA] ① 神経路, = tractus [L/TA]. ② 道(特に管状臓器の), = tractus.
t. cell 索細胞 [医学].
t. of Goll ゴル路.
t. of Münzer and Wiener ミュンツァー－ウィーナー路.
t. of Schütz シュッツ路.
trac·tate [trǽkteit] 引き付ける, 牽引する.
trac·tel·lum [træktéləm] 運動性鞭毛. 複 tractella.
trac·tion [trǽkʃən] ① 牽引 [医学]. ② 面力.
t. alopecia 牽引性脱毛症.
t. aneurysm 牽引〔性〕動脈瘤 [医学] (ボタロー管のため大動脈が牽引されることによる).
t. atrophy 牽引萎縮.
t. bandage 牽引包帯 [医学].
t. bow 牽引用緊張弓 [医学].
t. diverticulum 牽引性憩室 [医学] (食道癒着の牽引によるもの).
t. fiber 牽引糸 [医学], 牽引線維(核分裂の際, 娘染色体を両極に引きつける紡錘線維).
t. frame 牽引枠 [医学].
t. headache 牽引性頭痛(頭蓋内の痛覚感受部位が牽引されて引き起こされる頭痛. 脳腫瘍などの占拠性病変, 頭蓋内圧亢進による).
t. intensity 面力強度(毎単位面積に働く面力の大きさ).
t. reflex 牽引反射 [医学].
t. response 引き起こし反応(反射) [医学].
t. screw 牽引ねじ [医学].
t. splint 牽引副子.
t. suture 牽引縫合〔術〕[医学].
t. table 牽引台 [医学].
t. test 牽引試験 [医学].
t. therapy 牽引療法 [医学].
t. treatment 牽引療法(整形外科分野の種々の疾患に広く応用されている治療手段の一つで, 介達牽引と直達牽引の2つの方法がある).
trac·tor [trǽktər] 牽引器.
trac·to·ra·tion [trӕktəréiʃən] 牽引療法(パーキン金属製牽引器を用いる療法), = perkinism.
trac·tot·o·my [træktátəmi] 〔神経〕伝導路切断術, 伝導路切離 [医学].
trac·tus [trǽktəs] [L/TA] ① 神経路, = tract [TA]. ② 索, 道. 複 tractus.
t. anterolaterales [L/TA] 前外側路*, = anterolateral system [TA], anterolateral tracts [TA].
t. bulboreticulospinalis [L/TA] 延髄網様体脊髄路, = bulboreticulospinal tract [TA], medullary reticulospinal tract [TA], lateral reticulospinal tract [TA].
t. bulboreticulospinalis lateralis [L/TA] 外側延髄網様体脊髄路*, = lateral bulboreticulospinal tract

T

[TA].
t. bulbothalamicus 延髄視床路(外側 tractus bulbothalamicus lateralis, および内側 t. b. medialis).
t. caeruleospinalis [L/TA] 青斑核脊髄路, = caeruleospinal tract [TA].
t. centralis thymi 〔胸腺〕中心索.
t. cerebellobulbaris 小脳延髄路.
t. cerebellonuclearis 小脳前庭〔核〕路.
t. cerebellorubralis [NA] 小脳赤核路.
t. cerebellotegmentalis mesencephali 小脳赤核路.
t. cerebellothalamicus 小脳視床路.
t. corticobulbaris 皮質延髄路.
t. corticohabenularis 皮質手綱核路.
t. corticomammillaris 皮質乳頭路.
t. corticopontini 皮質橋核路.
t. corticopontinus [L/TA] 皮質橋線維, = corticopontine fibres [TA].
t. corticospinalis [NA] 皮質脊髄路.
t. corticospinalis anterior [L/TA] 前皮質脊髄路, = anterior corticospinal tract [TA], ventral corticospinal tract [TA].
t. corticospinalis lateralis [L/TA] 外側皮質脊髄路, = lateral corticospinal tract [TA].
t. corticospinalis ventralis 前皮質脊髄路.
t. corticostriatus 皮質線状体路.
t. corticosubthalamicus 皮質視床下路.
t. corticotectalis 皮質視蓋路.
t. corticotegmentalis 皮質被蓋路.
t. corticothalamicus 皮質視床路.
t. cruralis transversus 横脚束.
t. dentato-livaris 歯状核オリーブ路.
t. dorsolateralis 後外側路.
t. fastigiobulbaris 室頂核延髄路.
t. fastigiospinalis [L/TA] 室頂核脊髄路*, = fastigiospinal tract [TA].
t. frontopontinus [L/TA] 前頭橋路*, = frontopontine fibres [TA].
t. geniculocorticalis 膝状体皮質路(視放線の).
t. genitalis 生殖索, = genital cord.
t. habenulointercruralis 手綱核脚間路.
t. habenulointerpeduncularis [L/TA] 手綱核脚間核路*(マイネルトの反屈束 fasciculus retroflexus (Meynert), 手綱脚間路), = habenulo-interpeduncular tract [TA].
t. habenulopeduncularis = Meynert tractus.
t. hypothalamohypophysialis [L/TA] 視床下部下垂体路, = hypothalamohypophysial tract [TA].
t. hypothalamospinalis [L/TA] 視床下部脊髄路*, = hypothalamospinal tract [TA].
t. iliopubicus [L/TA] 腸骨恥骨靱帯(Thompson ligament), = iliopubic tract [TA].
t. iliotibialis [L/TA] 腸脛靱帯(Maissiati band), = iliotibial tract [TA].
t. interpositospinalis [L/TA] 中位核脊髄路*, = interpositospinal tract [TA].
t. interstitiospinalis [L/TA] 間質核脊髄路, = interstitiospinal tract [TA].
t. lemnisci lateralis 外側毛帯路.
t. lemnisci medialis 内側毛帯路.
t. longitudinalis medialis 内側縦束(後縦束).
t. mammillotegmentalis 乳頭被蓋路(Gudden).
t. mammillothalamicus 乳頭視床路(Vicq d'Azyr).
t. medullae spinalis 脊髄の伝導路.
t. mesencephalicus nervi trigemini [L/TA] 三叉神経中脳路, = mesencephalic tract of trigeminal nerve [TA].
t. nervosi associationis 連合神経路.
t. nervosi commissuralis 交連神経路.
t. nervosi projectionis 投射神経路.
t. nucleocerebellaris 核小脳路.
t. occipitopontinus 後頭橋〔核〕路.
t. olfactohabenularis 嗅手綱核路.
t. olfactohippocampicus 嗅海馬路.
t. olfactomesencephalicus 嗅中脳路.
t. olfactorius [L/TA] 嗅索, = olfactory tract [TA].
t. olivaris (Bechterew), = Helweg bundle.
t. olivocerebellaris [L/TA] オリーブ小脳路, = olivocerebellar tract [TA].
t. olivocochlearis [L/TA] オリーブ蝸牛路*, = olivocochlear tract [TA].
t. olivospinalis オリーブ脊髄路(Helweg).
t. opticus [L/TA] 視索, = optic tract [TA].
t. paraventricularis cinereus 灰白質室房核路.
t. paraventriculohypophysialis [L/TA] 脳室周囲下垂体路*, = paraventriculohypophysial tract [TA].
t. parietopontinus 頭頂橋〔核〕路.
t. peduncularis transversus 横脳脚束.
t. pontocerebellaris 橋脚小脳路.
t. pontoreticulospinalis [L/TA] 橋網様体脊髄路, = pontoreticulospinal tract [TA], 内側網様体脊髄路*, = medial reticulospinal tract [TA].
t. pontoreticulospinalis anterior [L/TA] 前橋網様体路*, = anterior pontoreticulospinal tract [TA], ventral pontoreticulospinal tract [TA].
t. posterolateralis [L/TA] 後外側路, = posterolateral tract [TA], dorsolateral tract [TA].
t. praefrontopontinus 前頭前束.
t. pulvinocorticalis 視床枕皮質路.
t. pyramidalis [L/TA] 錐体路, = pyramidal tract [TA].
t. pyramidalis anterior 錐体前索路.
t. pyramidalis lateralis 小脳側索路.
t. quintothalamicus tenuis 小細胞性第5視床路(三叉神経の中心路の一つで, 久留勝の命名による).
t. raphespinalis anterior [L/TA] 前縫線核脊髄路*, = anterior raphespinal tract [TA], ventral raphespinal tract [TA], 前延髄縫線脊髄路*, = anterior raphespinal tract [TA].
t. raphespinalis lateralis [L/TA] 外側縫線核脊髄路*, 外側延髄縫線脊髄路*, = lateral raphespinal tract [TA].
t. reticulospinalis 網様体脊髄路.
t. reticulospinalis anterior [L/TA] 前網様体脊髄路*, = anterior reticulospinal tract [TA], ventral reticulospinal tract [TA].
t. retinohypothalamicus [L/TA] 網様体視床下部路*, = retinohypothalamic tract [TA].
t. rubrobulbaris [L/TA] 赤核延髄路, = rubrobulbar tract [TA].
t. rubrolemniscalis 脊髄毛帯路.
t. rubronuclearis [L/TA] 赤核核路*, = rubronuclear tract [TA].
t. rubroolivaris [L/TA] 赤核オリーブ〔核〕路(中心被蓋束), = rubro-olivary tract [TA].
t. rubropontinus [L/TA] 赤核橋路*, = rubropontine tract [TA].
t. rubroreticularis 赤核網様路.
t. rubrospinalis [L/TA] 赤核脊髄路(Monakow bundle), = rubrospinal tract [TA].
t. rubrothalamicus 赤核視床路.
t. sacrobulbaris 仙髄延髄路.
t. solitariospinalis [L/TA] 孤束核脊髄路*, = solitariospinal tract [TA].
t. solitarius [L/TA] 孤束, = solitary tract [TA].
t. spinalis nervi trigemini [L/TA] 三叉神経脊髄

T

路, = spinal tract of trigeminal nerve [TA].
t. spinobulbaris 脊髄延髄路(前側索を上行して延髄に終わる).
t. spinocerebellaris anterior [L/TA] 前脊髄小脳路, = anterior spinocerebellar tract [TA], ventral spinocerebellar tract [TA].
t. spinocerebellaris dorsalis 後脊髄小脳路.
t. spinocerebellaris posterior [L/TA] 後脊髄小脳路, = posterior spinocerebellar tract [TA], dorsal spinocerebellar tract [TA].
t. spinocerebellaris ventralis 前脊髄小脳路.
t. spinocervicalis [L/TA] 頸髄〔視床〕路*, = spinocervical tract [TA].
t. spinojuxtasolitarialis 脊髄隣孤束核路.
t. spinoolivaris [L/TA] 脊髄オリーブ核路*, = spino-olivary tract [TA].
t. spinoreticularis [L/TA] 脊髄網様体路*, = spinoreticular tract [TA].
t. spinotectalis [L/TA] 脊髄視蓋路, = spinotectal tract [TA].
t. spinothalamicus 脊髄視床路.
t. spinothalamicus anterior [L/TA] 前脊髄視床路, = anterior spinothalamic tract [TA], ventral spinothalamic tract [TA].
t. spinothalamicus lateralis [L/TA] 外側脊髄視床路, = lateral spinothalamic tract [TA].
t. spinovestibularis [L/TA] 脊髄前庭〔核〕路*, = spinovestibular tract [TA].
t. spiralis foraminosus [L/TA] ラセン孔列, = tractus spiralis foraminosus [TA].
t. subthalamicotegmentalis 視床下被蓋路.
t. supraopticohypophyseus 脳下垂体視束上路.
t. supraopticohypophysialis [L/TA] 視索上下垂体路*, = supra-opticohypophysial tract [TA].
t. systematis nervorum centralis 中枢神経系の伝導路.
t. tectobulbaris [L/TA] 視蓋延髄路, = tectobulbar tract [TA].
t. tectobulbaris lateralis [L/TA] 外側視蓋延髄路*, = lateral tectobulbar tract [TA].
t. tectopontinus [L/TA] 視蓋橋路*, = tectopontine tract [TA].
t. tectospinalis [L/TA] 視蓋脊髄路, = tectospinal tract [TA].
t. tegmentalis centralis [L/TA] 中心被蓋路, = central tegmental tract [TA].
t. tegmenti centralis 中心被蓋束.
t. tegmenti medialis 内側被蓋束.
t. temporopontinus 側頭橋核路.
t. thalamocorticalis 視床皮質路.
t. thalamohabenularis 視床手綱核路.
t. thalamo-olivaris 視床オリーブ路.
t. thalamospinalis 視床脊髄路.
t. trigeminospinalis [L/TA] 三叉神経脊髄路, = trigeminospinal tract [TA].
t. trigeminothalamicus [L/TA] 三叉神経視床路*, = trigeminothalamic tract [TA].
t. trigeminothalamicus anterior [L/TA] 前三叉神経視床路*, = anterior trigeminothalamic tract [TA], ventral trigeminothalamic tract [TA].
t. trigeminothalamicus posterior [L/TA] 後三叉神経視床路*, = posterior trigeminothalamic tract [TA], dorsal trigeminothalamic tract [TA].
t. tuberoinfundibularis 灰白隆起漏斗路.
t. vestibulocerebellaris 前庭小脳路.
t. vestibulomuscularis 前庭筋路.
t. vestibulospinalis 前庭脊髄路.
t. vestibulospinalis lateralis [L/TA] 外側前庭〔核〕脊髄路, = lateral vestibulospinal tract [TA].
t. vestibulospinalis medialis [L/TA] 内側前庭〔核〕脊髄路, = medial vestibulospinal tract [TA].
trade acne 職業〔性〕痤瘡.
trade mark 商標 [医学].
trade name 商標名 [医学], 商品名, 販売名.
trade union 〔職業別〕労働組合 [医学].
trade wind 貿易風.
traditional birth attendant (**TBA**) 分娩付添い人 [医学], 伝統的出産介助者.
traditional chinese medicine 中医学(現代中国伝統医学をさす意味で用いられる).
traditional milk 移行孔(初乳 colostrum から成熟乳 later milk に移行するまでの乳汁).
tradive dyscinesia 晩発性運動異常症, 晩発性ジスキネジー.
traf·fic [trǽfik] 交通の [医学].
t. accident 交通事故 [医学].
t. accident faker あたり屋.
t. injury 交通負傷, 交通外傷 [医学].
t. personal accident insurance 交通事故傷害保険 [医学].
t. warden 交通巡視員.
traf·fick·ing [trǽfikiŋ] 〔細胞内〕輸送.
trag·a·canth [trǽgəkænθ] トラガカント(ゲンゲ属 *Astragalus* 植物の粘着性滲出物で, 水50容と混ぜると漿を生じ, その可溶成分はウロン酸とアラビノース, 不溶成分は主として bassorin からなる), = goat's thorn, hog gum, tragacantha.
t. glycerite トラガカントグリセリン(賦形または外用薬), = glyceritum tragacanthae.
t. mucilage トラガカント漿(トラガカント, 安息香酸, グリセリンを水で100mL としたもの), = mucilago tragacanthae.
tra·gal [tréigəl] 耳珠の, 耳毛の.
t. lamina [TA] 耳珠板, = lamina tragi [L/TA].
trag·a·lism [trǽgəlizəm] 好色(色欲に耽ること), = sensuality.
tra·gi [tréiʤai] [L/TA] 耳毛(ミミゲ), (耳珠 tragus の複数形として用いる), = hairs of tragus [TA], pili tragi.
tra·gi·cus [trǽʤikəs] [TA] 耳珠筋(耳珠の外層にある筋肉), = musculus tragicus [L/TA].
t. muscle 耳珠筋.
trag·i·on [trǽʤiən] トラギオン, 耳点.
trag·o·mas·chal·ia [trægouməskǽliə] ① 悪臭. ② 腋汗, わきが.
tra·goph·o·ny [trəgáfəni] ヤギ声(気管支音の一種で, ヤギの啼声に似た響音), = egophony, tragophonia.
trag·o·po·dia [trægəpóudiə] 膝内反.
tra·gus [tréigəs] [L/TA] 耳珠, = tragus [TA]. 複 tragi.
trail [tréil] 痕跡 [医学].
trail·er [tréilər] トレーラー, = trailing hand.
trailing flagellum 後曳鞭毛.
trailing hand 従手(左右の手で同時に物を書くとき, 意識の支配を受けない手).
trailing vortex あとひき渦.
train [tréin] ① 養成する(細菌学では動物に接種してその毒性を増強することについていう). ② 一連, 一続. ③ 列車.
t.-of-four stimulus 連続4回刺激.
t. of pulses 連発パルス [医学].
t. of thought 観念の連続.
t. sickness 乗物酔い, 汽車酔い(動揺病).
train·a·bil·i·ty [trèinəbíliti] 訓練(トレーニング)可能性 [医学].

T

train·a·ble [tréinəbl] 訓練(トレーニング)可能な.

trained reflex 訓練反射, = conditioned reflex.

train·ee·ship [treiníːʃip] 職業〔教育〕訓練受講者奨学金〔医学〕.

train·ing [tréiniŋ] ① トレーニング, 訓練〔医学〕, 練習, 修練, 養成. ② 整枝(植物の).

t. analysis 教育分析.

t. curve 練習曲線〔医学〕.

t. effect 練習効果〔医学〕.

t. support 教育援助〔金〕〔医学〕.

trait [tréit] ① 体質, 素質〔医学〕(身体または精神の). ② 特性(特徴的行動の様式).

tra·jec·tor [trəʤéktər] 弾丸探索器(体内に埋没した弾丸の位置を探す器械).

tra·jec·to·ry [trəʤéktəri] ① 軌跡, 軌道. ② 直交切線, = orthogonal trajectory.

TRALI transfusion-related acute lung injury 輸血関連急性肺障害の略(輸血に伴う急性呼吸不全. 呼吸困難を呈する重篤な輸血副作用).

tram lines 線路様線状陰影.

tra·ma [tréimə] 菌髄.

tra·maz·o·line hy·dro·chlo·ride [trəmǽzəliːn hàidrouklɔ́ːraid] 塩酸トラマゾリン ㊗ 2-(5,6,7,8-tetrahydro-1-naphthylamino-2-imidazoline HCl (アドレナリン作用薬).

Trambusti, Arnaldo [trɑːmbústi] トランブスチ (1863-1936, イタリアの病理学者).

T. reaction トランブスチ反応(表面と並行して皮膚を穿刺してツベルクリンの皮内注射を行うと, 陽性反応では注射部に紅斑を生ずる), = endodermoreaction, Trambusti test.

Tramer re·flex [tréimər ríːfleks] トレーマー反射(上腹四分の一部の皮膚を掻くと, 反対側の筋肉が収縮を起こす感覚性反射), = contralateral abdominal proprioceptive reflex.

tra·mi·tis [trəmáitis] 織物様病変(肺結核の初期にみられるX線像で, 胸腔滲出液, 縦隔洞転位, 癒着帯, 石灰化結節, 陰影の増強を特徴とする肺臓組織の変化).

tram·line [trǽmlain] 軌道線〔医学〕.

t. bruises 二重条痕(二重出血帯), = double linear marks.

trance [trǽns] ①〔催眠性〕トランス〔医学〕, = hypnosés. ② 昏睡〔様〕状態〔医学〕(覚醒はほとんど不可能な異常熟睡状態で, 器質性のものではなく, 呼吸は減退し感覚も消失するカタレプシーの一種), = fugue.

tran·cip·i·ent [trænsípiənt] 遺伝物質受容完了菌〔医学〕.

tranexamic acid トラネキサム酸 ㊗ *trans*-4-(aminomethyl)cyclohexanecarboxylic acid $C_8H_{15}NO_2$: 157.21 (抗プラスミン薬, 止血薬).

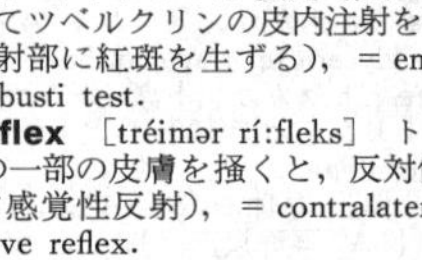

tranquilization excessive 静穏過度〔医学〕.

tran·quil·ize [trǽŋkwilaiz] 精神安定する〔医学〕.

tran·quil·iz·er [trǽŋkwilàizər] 精神安定薬〔医学〕. → tranquillizer.

tranquilizing agent トランキライザー, 静穏薬, 精神安定薬.

tran·quil·liz·er [trǽŋkwilaizər] 精神安定薬, トランキライザー(主として精神緊張, 不安神経症などに対して安静を得させる目的で用いられる薬剤の総称で, 冬眠剤の別名としても用いられ, 鎮痛薬 analgesic, 鎮静薬 sedative, 催眠薬 hypnotic などとは多少区別がある), = ataractic.

tran·quil·o·re·lax·ant [træ̀ŋkwilourilǽksənt] トランキロレラキサント(脊髄性筋弛緩性トランキライザー).

trans- [træns] 通って, 超えて, などの意味を表す接頭語で, 化学では立体異性のうち二重結合および環平面を介して, 原子団が反対側に結合していることをいう. ↔ cis.

trans fatty acid (TFA) トランス脂肪酸(*trans* 型の二重結合が一個以上ある不飽和脂肪酸).

trans phase トランス相.

transabdominal nephrectomy 腹式腎切除〔医学〕.

transabdominal ultrasonic probe 経腹壁走査プローブ〔医学〕.

trans·a·cet·y·lase [trænsəsétileis] トランスアセチラーゼ(アセチルトランスフェラーゼ).

trans·a·cet·y·la·tion [træ̀nsəsètiléiʃən] アセチル基転移(転位).

transacromial approach 経肩峰進入〔法〕, 経肩峰進入〔路〕, = transacrominal approach.

transacting locus トランス作動性座位〔医学〕.

transactional analysis (TA) 交流分析〔医学〕(個人の中にある両親, 大人, 子供の3つの自我状態の心理分析による心理療法).

trans·ac·y·la·tion [trænsǽsileiʃən] アシル基転移, = acyl group transfer.

trans·al·dol·ase [trænsǽldəleis] トランスアルドラーゼ(ペントースリン酸回路の酵素. 基質のケトースリン酸のジヒドロキシアセトン部分をアルドースリン酸に転移する酵素).

trans·al·ky·la·tion [træ̀nsælkiléiʃən] アルキル交換反応〔医学〕.

trans·a·mi·da·tion [træ̀nsæmidéiʃən] アミド基転移〔医学〕, = transamination.

trans·am·i·di·na·tion [træ̀nsæmidinéiʃən] アミジノ基転移.

trans·am·i·nase [trænsǽmineis] トランスアミナーゼ, アミノ基転移酵素〔医学〕.

trans·am·i·na·tion [træ̀nsæminéiʃən] アミノ基転移〔反応〕〔医学〕(アミノ酸とアルファケトン酸の間でアミノ基が移動する代謝反応).

trans·an·i·ma·tion [træ̀nsæniméiʃən] 仮死新生児の蘇生.

transannular reaction トランスアニュラール反応(環状化合の環を通じる結合をつくる反応).

trans·an·tral pol·y·si·nec·to·my [trænsǽntrəl pɑ̀lisainéktəmi] 経上顎洞多洞開放術〔医学〕.

transaortic aortic commissurotomy 経大動脈大動脈弁交連切開〔医学〕.

trans·ar·range·ment [træ̀nsəréinʤimənt] トランス配列〔医学〕.

transarterial portography 経動脈性門脈造影〔医学〕.

trans·au·di·ent [trænsɔ́ːdiənt] 音波透過性の.

transaxial image 体軸横断像〔医学〕.

transaxial plane 横断面.

transbirth canal infection 産道感染.

transbronchial biopsy 経気管支生検.

transbronchial lung biopsy (TBLB) 経気管支肺生検〔医学〕(バイオプシー, 気管支ファイバースコープの生検チャンネルを通して小型の生検鉗子を肺末梢まで挿入し, X線透視下に肺組織を採取し病理組織学的検査を行う).

trans·ca·lent [trænskéilənt] 熱線透過性の.

trans·can·a·lic·u·lar [træ̀nskænəlíkjulər] 細尿管

内の.
trans·cap·si·da·tion [trænskæpsidéiʃən] カプシド転換〔医学〕.
transcapsular grey bridges [TA] (尾状核レンズ核灰白橋*), = pontes grisei caudatolenticulares [L/TA].
trans·car·bam·o·yl·a·tion [trænskɑ:bæmɔiléiʃən] カルバモイル基転移.
trans·car·bon·yl·a·tion [trænskɑ̀:bəniléiʃən] カルボニル交換反応〔医学〕.
transcarpal amputation 手根切断〔術〕.
transcatheter arterial embolization (**TAE**) 経カテーテル動脈塞栓術〔医学〕.
transcatheter arterial embolization therapy 経カテーテル動脈塞栓〔形成〕療法〔医学〕.
transcatheter brachytherapy 経カテーテル小線源治療〔医学〕.
transcatheter electrocoagulation 経カテーテル電気凝固〔医学〕.
transcatheter embolization 経カテーテル塞栓術〔医学〕.
transcellular fluid 細胞通過液, 細胞透過液〔医学〕.
transcellular water 細胞透過水, 細胞間水.
transcelomic dissemination 体腔内播種.
transcelomic metastasis 体腔内転移.
transcendental meditation (**TM**) 超越瞑想.
trans·cer·vi·cal [trænssə́:vikəl] 経頸的〔医学〕.
t. fracture 通頸骨折(大腿骨の頸部を通る骨折).
trans·co·bal·a·min (**TC**) [trænskoubǽləmi(:)n] トランスコバラミン(ビタミン B_{12} 結合タンパク質).
t. Ⅱ deficiency トランスコバラミンⅡ欠損症.
transcochlear approach 経蝸牛到達法.
transcondylar fracture 通顆骨折〔医学〕(上腕骨下端骨折で, 骨折線が両顆を横断し, 一部関節包内を通るもの).
trans·con·dy·loid [trænskándilɔid] 顆を通る(Carden 切断法における).
trans·con·ju·gant [trænskánʤugənt] 接合完了体〔医学〕(被接合体), 接合伝達体.
trans·cor·ti·cal [trænskɔ́:tikəl] 超皮質性(大脳の).
t. amnes(t)ic aphasia 超皮質健忘失語〔医学〕.
t. aphasia 超皮質〔性〕失語〔症〕〔医学〕.
t. apraxia 超皮質〔性〕失行〔医学〕.
t. motor aphasia 超皮質性運動〔性〕失語〔医学〕.
t. sensory aphasia 超皮質性感覚失語.
trans·cor·tin [trænskɔ́:tin] トランスコルチン(コルチゾール結合グロブリン. 分子量約52,000の糖タンパク質で, 血清のαグロブリン画分に含まれ1分子に1個のコルチゾールを結合している), = cortisol-binding globulin (CBG).
tran·script [trǽnskript] 転写物.
tran·scrip·tase [trænskrípteis] 転写酵素〔医学〕, トランスクリプターゼ(RNAポリメラーゼ. DNAを鋳型としてRNAを合成する酵素).
tran·scrip·tion [trænskrípʃən] 転写〔医学〕(DNAのもつ遺伝情報がRNA塩基の配列をつくる過程).
t.-based amplification system (**TAS**) (核酸増幅法の1つ).
t. factor 転写〔調節〕因子〔医学〕.
t. unit 転写単位〔医学〕.
tran·scrip·tion·al con·trol [trænskrípʃənəl kəntróul] 転写調節.
transcriptional regulatory region 転写調節領域(遺伝子の5′非翻訳領域にあって, その遺伝子の転写を調節している部分のこと).
transcriptive intermediate 転写中間体〔医学〕.
transcriptome トランスクリプトーム, 転写産物.
transcultural psychiatry 比較文化精神医学〔医学〕, 多文化間精神医学.
trans·cu·ta·ne·ous [trænskju:téiniəs] 経皮性の, = percutaneous.
t. bilirubinometry (**TcB**) 経皮的ビリルビン濃度測定法.
t. blood oxygen monitoring 経皮酸素分圧監視.
t. electrical nerve stimulation (**TENS**) 経皮的電気神経刺激(除痛を目的とした, 低周波通伝を行うツボ表面刺激療法).
t. energy transmission 経皮エネルギー伝送〔医学〕.
t. gas monitor 経皮ガスモニター.
t. lung biopsy 経皮的肺生検〔医学〕.
t. silicon injection 経皮的シリコン注入〔医学〕.
trans·der·mic [trænsdə́:mik] 経皮性の, = transcutaneous.
transdiaphragmatic pressure 横隔膜内外圧差〔医学〕.
trans·dif·fer·en·ti·a·tion [trænzdifərenʃiéiʃən] 分化転換.
trans·duc·er [trænsdjú:sər] トランスデューサー, 変換器〔医学〕, 転換体.
t. cell 変換器細胞.
transducing phage 〔形質〕導入ファージ〔医学〕.
trans·duc·tant [trænsdʌ́ktənt] 被〔形質〕導入体〔医学〕, トランスダクタント(導入によって形質を受け取った細菌または細胞).
trans·duc·tion [trænsdʌ́kʃən] 〔形質〕導入〔医学〕(細菌遺伝子DNAをバクテリオファージによってほかの細菌体へ導入する現象).
trans·du·o·de·nal [trænsdju:oudí:nəl] 十二指腸を通って.
t. lavage 経十二指腸洗浄〔医学〕.
t. medication 経十二指腸投薬〔医学〕.
t. papillotomy 経十二指腸的乳頭切開〔医学〕.
t. resection of duodenal papilla 経十二指腸的乳頭切除〔医学〕.
t. sphincteroplasty 経十二指腸的乳頭括約筋形成〔医学〕.
transdural anastomosis 経硬膜吻合〔医学〕.
tran·sect [trǽnsekt] 横切.
tran·sec·tion [trænsékʃən] ①器官の長軸を横に切ること. ②横断面, = transsection. ③切離〔医学〕.
t. of esophagus 食道切離〔医学〕.
trans·en·do·the·li·al [trænsendouθí:liəl] 経〔血管〕内皮〔性〕の〔医学〕.
trans·ep·i·der·mal elim·i·na·tion [trænsepidə́:məl elìminéiʃən] 経表(上)皮性〔異物〕排除.
transesophageal echocardiography 経食道心エコー図.
transesophageal scan 経食道走査〔医学〕.
trans·es·ter·i·fi·ca·tion [trænsestèrifikéiʃən] エステル交換反応〔医学〕(エステルにアルコール, 酸, またはエステルを作用させることにより, 別のエステルが生成する反応), = ester interchange.
trans·fec·tant [trænsféktənt] トランスフェクタント(動物の組織培養細胞へDNAを直接取り込ませること(トランスフェクション)により, 表現形質を変化させた細胞のこと).
trans·fec·tion [trænsfékʃən] トランスフェクション, 導入〔医学〕(ファージDNA, ウイルスのDNAのみを人工的に感染させること. 遺伝子操作の重要な方法).
transfemoral amputation 大腿切断〔術〕.
transfemoral angiography 経大腿的血管造影〔医学〕.
transfemoral prosthesis 大腿義足.

T

trans·fer [trænsfə́r] ① 転移，転嫁．② 感覚転移(精神科)，= transference.
t. activity 移乗動作 [医学].
t. agreement 患者移送同意書 [医学].
t. constant 移動定数 [医学].
t. enzyme 転移酵素 [医学].
t. factor (TF) 伝達因子 [医学]，移入因子，トランスファーファクター(抗原で免疫された動物からほかの動物に特異的な遅延型過敏症を伝達できると信じられている物質．本体は明らかではない)．
t. function 伝達関数 [医学].
t. imaging 透過画像．
t. maximum 最大輸送量(尿細管による物質の排泄あるいは再吸収速度の最大値)．
t. molding 圧送成形(樹脂)．
t. number 輸送率，= transport number.
t. of pedicle graft 有茎皮弁の移動 [医学].
t. plate 移植板 [医学].
t.-rate constant 移行速度定数 [医学].
t. reaction 連鎖移動反応．
t. replication 接合伝達複製 [医学].
t. ribonucleic acid 移入リボ核酸 [医学].
t. RNA (tRNA) トランスファー RNA，転移 RNA，転移リボ核酸，運搬 RNA，溶性 RNA，アダプター RNA，移入 RNA.
t. RNA methyltransferase 転移 RNA メチルトランスフェラーゼ，転移リボ核酸メチル転移酵素．
transferable plasmid 伝達性プラスミド [医学].
trans·fer·ase [trǽnsfəreis] トランスフェラーゼ [医学]，転移酵素，移入酵素 [医学].
trans·fer·ence [trænsfíərəns] 感情転移(両親または血族に関連する体験を，後年他人に向けて意識的態度にもつことで，精神分析療法では患者が両親に抱いていた感情的態度を治療者に向けていくことをいう)．
t. love 転移恋愛．
t. neurosis 移入ノイローゼ [医学]，〔感覚〕転移神経症(ヒステリーまたは強迫神経症)．
t. of data 転記 [医学].
t. of sensation 千里眼(以心伝心)．
trans·fer·gene [trǽnsfəʤi:n] 伝達遺伝子 [医学].
transferred ophthalmia 転移性眼炎．
transferred sensation 反射感覚，= referred sensation.
trans·fer·rin [trænsférin] トランスフェリン(血中の輸送鉄と結合する糖タンパク質で分子量75,000，血清100mL中には200～350μg の鉄と結合し得る量のトランスフェリンが存在する)，= siderophilin.
transferring antibody 移行抗体．
transferring immunity 母児免疫．
trans·fix [trǽnsfiks, trænsfíks] 貫通させる．
trans·fix·a·tion [trænsfikséiʃən] 貫通固定〔術〕[医学].
transfixing ligation 貫通結紮 [医学].
trans·fix·ion [trænsfíkʃən] 貫通 [医学]，穿刺，切断．
t. suture 貫通縫合，= figure-of-eight suture.
transforaminal herniation 大〔後頭〕孔ヘルニア [医学]，小脳扁桃ヘルニア．
trans·fo·ra·tion [trӕnsfɔ:réiʃən] 穿頭術(胎児の)．
trans·fo·ra·tor [trǽnsfəreitər] 穿頭器．
trans·form [trænsfɔ́:m] 変換．
trans·for·mant [trænsfɔ́:mənt] トランスフォーマント，〔形質〕転換体 [医学].
trans·for·ma·tion [trӕnsfɔ:méiʃən] ① 変態，変換，変形．② 形質転換，トランスフォーメーション．
t. of personality 人格変換．
t. zone 移行帯．
transformed cell 形質転換細胞 [医学]，〔悪性〕変換細胞．

trans·form·ing [trænsfɔ́:miŋ] 転換，分化．
t. growth factor (TGF) 交換成長因子，形質転換成長因子 [医学].
t. growth factor-α (TGF-α) トランスフォーミング成長因子 α (EGF と相同性を示す分子量6,000のペプチドで細胞増殖促進，骨吸収促進，眼瞼開裂促進などの作用をもつ)．
t. growth factor-β (TGF-β) トランスフォーミング成長因子 β (分子量約 25,000 のペプチドで，β_1 から β_5 のアイソフォームがある．2本のペプチドのダイマーからなり，多くの細胞の増殖を抑制するだけではなく，コラーゲンなど細胞外基質タンパク質の産生および好中球や線維芽細胞の遊走を促進する)．
t. growth factor-γ (TGF-γ) トランスフォーミング成長因子 γ (トリ肉種ウイルスにより形質転換されたラット細胞から分泌される分子量 12,000 のペプチド)．
t. principle 〔形質〕転換因子 [医学] (形質転換中に受容細胞に取り込まれる精製 DNA)．
t. substance 形質転換物質 [医学].
trans·form·yl·a·tion [trænsfɔ:miléiʃən] ホルミル基転位(ギ酸を活性化する作用)．
trans·fruc·tos·i·dase [trӕnsfrʌktásideis] トランスフルクトシダーゼ [化] β-methylfructofuranoside (果糖を転位させる酵素)．
trans·fuse [trænsfjú:z] 輸液する [医学]，移入する，輸注する．
trans·fu·sion [trænsfjú:ʒən] 輸液，輸注〔法〕(特に血液の)，= blood transfusion.
t.-associated circulatory overload (TACO) 輸血関連循環負荷．
t.-associated graft versus host disease (TA-GVHD) 輸血後移植片対宿主病．
t. associated GVHD 輸血後 GVHD.
t. cell 通過細胞．
t. hepatitis 輸血〔後〕肝炎 [医学]，= homologous serum jaundice.
t. malaria 輸血マラリア．
t. medicine 輸血医学．
t. nephritis 輸血〔後〕腎炎 [医学] (主として不適合血液により起こる急性腎炎)．
t. reaction 輸血反応，輸血副作用 [医学] (特に不適合血液を注射した後に起こる現象で，静脈内凝集，溶血などを起こす)．
t.-related acute lung injury (TRALI) 輸血関連急性肺障害(輸血後数時間で発熱，呼吸困難をきたす重篤な輸血副作用)．
t. set 輸血セット(濾過器を一端に，静脈針を他端に取り付けた輸血管)．
trans·ga·lac·to·si·da·tion [trӕnsgəlӕktəsidéiʃən] ガラクトシド転位．
transgastric scan 経胃走査 [医学].
transgender トランスジェンダー(身体的性別(生物学上の性差)と性自認が対応していない状態)．
trans·gene [trǽnsʤi:n] 導入遺伝子 [医学].
trans·gen·e·sis [trænsʤénisis] 遺伝子導入．
trans·gen·ic [trǽnsʤenik] トランスジェニック(遺伝形質転換，遺伝子導入を意味する)．
t. animal 遺伝子移入動物 [医学]，トランスジェニック動物．
t. crop 遺伝子組換え作物(遺伝子操作によって作られた作物)．
t. mouse トランスジェニックマウス，遺伝子導入マウス(外来遺伝子を導入して形質転換したマウス)．
trans·glot·tic [trænsglátik] 経声門型の．
t. cancer 経声門癌 [医学].
trans·glu·co·syl·ase [trӕnsglu:kóusileis] トランスグルコシラーゼ．→ glucosyltransferase.

trans·gly·co·si·da·tion [trænsglaikòusidéiʃən] グリコシド交換反応〔医学〕.
trans·gly·co·syl·ase [trænsglaikóusileis] トランスグリコシラーゼ，グリコシル転移酵素.
trans·gly·co·syl·a·tion [trænsglaikòusiléiʃən] グリコシル転移〔医学〕.
trans·gres·sion [trænsgréʃən] 海進（海岸線が陸地の方に移動する現象）.
transgressive segregation 超越分離（雑種の後代において両親を超える表現型をもつ個体が現れること）.
transhepatic arterial embolization 肝動脈注入療法〔医学〕.
trans·hi·a·tal [trænshaiéitəl] 経裂孔の.
t. esophagectomy 非開胸食道抜去術〔医学〕.
transhumeral amputation 上腕切断〔術〕.
transhumeral prosthesis 上腕義手.
trans·hy·drog·e·nase [trænshaidrádʒəneiz] トランスヒドロゲナーゼ（NADPH＋NAD⁺ ⇄ NADP⁺＋NADH という反応を触媒する）.
tran·sic [trǽnsik] 昏睡の.
tran·sient [trǽnʃənt, -nziənt] 一過性の〔医学〕，即時消退〔性〕の，瞬時の，過渡的な.
t. abnormal myelopoiesis 一過性異常骨髄造血〔医学〕（ダウン症候群の新生児にみられる白血病様状態の血液像）.
t. acantholytic dermatosis 一過性棘融解性皮膚症.
t. albuminuria 一過性タンパク尿〔症〕.
t. amnesia 一過性健忘〔医学〕.
t. carrier 一過性保菌者〔医学〕.
t. cerebral ischemia 一過性脳虚血〔医学〕.
t. cerebral ischemic attack (TCIA) 一過性脳虚血（乏血）発作〔医学〕.
t. change of fetal heart rate 胎児心拍数一過性変動.
t. edema 一過性水腫（浮腫）〔医学〕.
t. equilibrium 一時的平衡〔医学〕.
t. erythroblastopenia of childhood 小児の一過性赤芽球減少症.
t. evoked otoacoustic emission 一過性誘発耳音響放射.
t. flora 暫住菌群.
t. global amnesia (TGA) 一過性全健忘〔症〕〔医学〕（急激に一過性に記憶力低下，健忘を主徴とする発作をいう．一過性の脳虚血が原因と考えられ，意識障害は伴わない）.
t. hypogammaglobulinemia 一過性低ガンマグロブリン血〔症〕〔医学〕.
t. hypogammaglobulinemia of infancy 乳児一過性γ-グロブリン血症（乳児期に血清免疫グロブリン値が著しく減り，1〜3年で自然に正常化するものをいう）.
t. infantile hyperthyrotropinemia 一過性乳児高甲状腺刺激ホルモン血症.
t. interlobar effusion 一過性葉間胸水貯留像，= transient tumorlike shadow.
t. ischemic attack (TIA) 一過性〔脳〕虚血（乏血）発作〔医学〕.
t. milk 移行乳〔医学〕.
t. myopia 一過性近視.
t. polymorphism 一時多型現象〔医学〕.
t. stool 移行便〔医学〕.
t. tachypnea of newborn (TTNB) 新生児一過性多呼吸症〔医学〕，一過性頻呼吸，= respiratory distress syndrome of newborn, type II RDS, wet lung disease.
t. total amnesia 一過性全健忘〔医学〕.
t. tumorlike shadow 一過性腫瘤状陰影（一過性葉間胸水貯留像），= vanishing tumor.
trans·il·i·ac [trænsíliæk] 腸骨間の.
tran·sil·i·ent [trænsíliənt] 一点から一点へ飛び移る（脳神経線維についていう）.
t. fiber 跳越神経線維（隣接しない脳回を結ぶもの）.
trans·il·lu·mi·na·tion [trænsil(j)ù:minéiʃən] 徹照〔法〕〔医学〕，透視法，= diaphanoscopy.
t. test 透光テスト.
trans·is·chi·ac [trænsískiæk] 坐骨間の.
trans·isth·mi·an [trænsísmiən] 峡を越えて（特に脳弓回峡についていう）.
t. convolution 弓隆回峡部.
tran·sis·tor [trænzístər] トランジスタ（transfer of energy through varistor を縮めた語で，アメリカの Bell Telephone Laboratory で1948年に発明された．ゲルマニウムにヒ素またはガリウムを適宜に加えて半導体として利用したもの）.
t. hearing aid トランジスタ補聴器（真空管の代わりにトランジスタを利用したもの）.
tran·sit [trǽnsit, -zit] 走行，通過.
t. syndrome 通過症候群〔医学〕，= transitional syndrome.
t. time 通過時間〔医学〕，走行時間，移動時間.
tran·si·tion [trænzíʃən] ① 遷（せん）移〔医学〕（一つの状態から種類の異なった他の状態への変化）．② 転移（原子，分子などの）.
t. douche 交代圧注法〔医学〕.
t. element 遷移元素〔医学〕，転移元素（元素の周期系において隣接した類似の元素）.
t. interval 変色範囲〔医学〕.
t. metal complex 遷移金属錯体.
t. moment 遷移モーメント〔医学〕.
t. mutation 塩基転位性突然変異（DNA のある塩基が同種の別の塩基に置換して生じる突然変異）.
t. point 移行点〔医学〕，遷移点（物質がある状態から，これと相を異にする他の状態に遷移する際，両状態に関して一つの不変系を構成するような平衡状態）.
t. probability 推移確率（一つの定常状態にある系が，他の定常状態に転移する際，単位時間に起こるこの転移に対する確率）.
t. rays 移行線，= grenz rays.
t. stage 移行期〔医学〕.
t. state ① 遷移状態（原子，分子の）〔医学〕．② 転移状態（核の）.
t. temperature 転移温度.
t. time 遷移時間〔医学〕.
t. tint 変遷色，= sensitive tint.
t. zone 移行部，移行帯（前立腺の）.
tran·si·tion·al [trænzíʃənəl] 移行〔性〕の〔医学〕，遷移性の.
t. breathing 移行性呼吸，= bronchovesicular breathing.
t. case 移行期症例〔医学〕.
t. cell 移行細胞〔医学〕，= transitional leucocyte.
t. cell carcinoma 移行上皮癌〔医学〕.
t. cell papilloma 移行上皮〔性〕乳頭腫.
t. epithelium 移行上皮.
t. facilities 中間施設.
t. fiber 移行線維.
t. form 移行型.
t. layer 移行相.
t. leukocyte 移行型白血球（帯状核をもつ単球で，顆粒性白血球に移行するとの誤解に基づく名称）.
t. meningioma 移行性髄膜腫〔医学〕.
t. milk 移行乳.
t. object 移行対象.
t. prosthesis 一次プロテーゼ〔医学〕.

t. region 移行部〔医学〕.
t. stage 移行期〔医学〕.
t. stool 移行便，= changing stool.
t. syndrome 通過症候群（意識混濁がなく，かつ可逆的機能的な外因性精神症候群．1956年，H. H. Wieck の提唱による）.
t. vertebra 移行椎〔医学〕.
t. zone 移行帯〔医学〕，移行圏（水晶体赤道の円で，上皮線維がレンズ線維に移行する部分）.
tran·si·tive [trǽnsitiv] ① 推移の．② 他動の.
tran·si·tiv·ism [trǽnsitivizəm] 症状転嫁〔医学〕.
tran·si·ti·vis·mus [trӕ̀nsitivísməs] 症状転嫁（精神病者が自分自身は健康であって，ほかの健康者のほうが精神病者であると信ずる状態）.
tran·si·to·ry [trǽnsitəri] 一過性〔の〕，過渡性の.
t. albuminuria 一過性アルブミン尿，= functional albuminuria.
t. carrier 一過性保菌者〔医学〕.
t. fever 一過性熱〔医学〕（新生児の飢餓熱または渇熱）.
t. fever of newborn 新生児一過性熱〔医学〕，= inanition fever.
t. mania 一過性躁病〔医学〕.
t. postepileptic paralysis てんかん後〔一過性〕麻痺〔医学〕.
t. retinal orange 一過性網膜橙黄（視紅が光により分解されて生ずる一過性の産物），= retinene.
transjugular intrahepatic portosystemic shunt (**TIPS**) 経頸静脈肝内門脈静脈短絡術（ティップスと略称される門脈圧亢進症の治療法の一つ）.
transjugular liver biopsy 経頸静脈性肝生検〔医学〕.
transjugular transhepatic portosystemic shunt 経静脈的肝内門脈短絡〔医学〕.
trans·ke·tol·ase [trӕnskí:təleis] トランスケトラーゼ（グリコールアルデヒドトランスフェラーゼ．基質のケトースリン酸から活性グリコールアルデヒドを分離しアルドースリン酸の C-1 へ転移する酵素）.
translabyrinthine approach 経迷路到達〔医学〕.
translaryngeal anesthesia 経喉頭麻酔〔法〕〔医学〕（輪状甲状靱帯を穿刺して局所麻酔薬を注入し，声帯と気管を局所麻酔する方法），= translaryngeal block.
translate-rotate scanner 並進／回転スキャナ〔医学〕.
trans·la·tion [trӕnsléiʃən] ① 翻訳．② 並進運動（質点系または剛体のすべての点が常に相等しい変位すなわち平行移動をなすように起こる運動）.
t. inhibitory protein 翻訳阻止タンパク.
t. initiation 翻訳開始.
t. initiation site 翻訳開始点，翻訳開始部位〔医学〕.
translational elongation factor ペプチド鎖成長因子.
translatory movement 直進運動（どの瞬間においても，体のどの部分も同一方向，同一速度で動いている）.
trans·lo·ca·tion [trӕ̀nsloukéiʃən] 転座，転位〔医学〕，転流.
t. analysis 転座分析〔医学〕.
t. carrier 転座保因者.
t. chromosome 転座染色体.
t. of chromosome 染色体転座〔医学〕.
t. of sex chromosome 性染色体転座〔医学〕.
t. of tendon 腱移所〔術〕，腱移動〔術〕.
trans·lu·cen·cy [trӕnslú:sənsi] 半透明性〔医学〕. 形 translucent.
trans·lu·cent [trӕnslú:sənt] 半透明の〔医学〕.
translumbar amputation 完全骨盤切断〔術〕.
translumbar aortography 経腰的大動脈造影〔医学〕.
trans·lu·mi·nal [trӕnslú:minəl] 経腔的〔医学〕，経管〔的〕の.
t. angioplasty 経管的血管形成術〔医学〕.
transmanual auscultation （聴取部位に当てた手を通って聞こえる音を聴診する方法）.
transmaxillary ethmoidectomy 経上顎篩骨切除術（犬歯窩および上顎洞を通り，鼻側粘膜をひ（庇）護する篩骨の切除）.
trans·me·a·tal [trӕ̀nsmi:éitəl] 経外耳道の〔医学〕.
t. atticotomy 外耳道経過上鼓室切開.
t. incision 経外耳道切開.
trans·mem·brane [trӕnsmémbrein] 膜内外.
t. control トランスメンブランコントロール（細胞膜を介した細胞機能調節）.
t. domain 膜通過領域〔医学〕，膜貫通領域.
t. potential 膜電位〔医学〕.
t. region 細胞膜貫通領域（細胞表面タンパク質のなかで細胞膜を通過している部分，疏水性アミノ酸に富む部分）.
trans·me·tal·la·tion [trӕ̀nsmetəléiʃən] 金属交換反応〔医学〕.
transmetatarsal amputation 中足切断〔術〕.
trans·meth·yl·ase [trӕnsméθileis] トランスメチラーゼ．→ methyltransferase.
trans·meth·yl·a·tion [trӕnsmèθiléiʃən] メチル基転移（メチオニン，コリン，ベタインなどの分子に存在する CH_3 基がほかの分子に転移する酵素反応）.
t. factor メチル基転移因子.
trans·mi·gra·tion [trӕ̀nsmaigréiʃən] 移行〔医学〕，遊出（生体内の一部から他部へ物質が移動する現象）.
trans·min·er·al·i·za·tion [trӕnsmìnərəlizéiʃən] 鉱質移動.
trans·mis·si·bil·i·ty [trӕnsmìsibíliti] 透過率，伝達性〔医学〕.
trans·mis·si·ble [trӕnsmísibl] 伝播（伝達）可能の，伝播（伝染）性の.
t. encephalopathy 伝染性脳疾患（伝染性脳症，伝播性脳症ともいう．遅発性ウイルス感染症と考えられていたが，現在では感染性プリオン病としてまとめられる）.
t. gastroenteritis 感染性胃腸炎.
t. mink encephalopathy (**TME**) 伝播性ミンク脳症（プリオン病の一種）.
t. plasmid 伝達性プラスミド〔医学〕.
t. spongiform encephalopathy (**TSE**) 伝播性海綿状脳症（プリオンによる疾患で，クロイツフェルト・ヤコブ病，ウシ海綿状脳症などを含む総称）.
t. tumor （ウイルス性腫瘍など，ウイルスが癌を発生させるもの．実験腫瘍の transplantable tumor とは区別される）.
t. venereal tumor 可移殖性性器肉腫.
trans·mis·sion [trӕnsmíʃən] ① 伝播（伝染病またはその病原体の）．②〔形質〕遺伝．③ 伝達（神経インパルスの）．④ 透過率，伝動. 形 transmissible.
t.-blocking antibody 伝播阻止抗体.
t.-blocking immunity 伝播阻止免疫.
t.-blocking monoclonal antibody 伝播阻止モノクローナル抗体.
t.-blocking vaccine 伝播阻止ワクチン.
t. computerized tomography 透過型コンピュータ断層〔医学〕.
t. deafness 伝音性難聴〔医学〕，伝音声聾，= conduction deafness.
t. electron microscope (**TEM**) 透過型電子顕微鏡，透過電顕.
t. fatigue 伝達疲労〔医学〕.

t. method 透過法〔医学〕.
t. of forward direction 一方向き伝達〔医学〕.
t. of infection 感染伝播〔医学〕.
t. of infectious disease 感染症伝播〔医学〕.
t. rate 伝達率〔医学〕.
t. scanning 透過スキャンニング〔医学〕.
t. source 透過スキャン用線源〔医学〕.
trans·mit·tance [trænsmítəns] 透過率.
transmitted light 透射光線.
trans·mit·ter [trænsmítər] トランスミッター(① 送信器(電波を送出する装置). ② 伝播者(寄生体の感染型を運搬散布する動物). ③ 伝達物質).
trans·mu·ral [trænsmjú:rəl] 壁を越えて, 経壁の.
t. infarction 貫壁性梗塞〔医学〕.
t. myocardial infarction 壁内心筋梗塞, 壁内梗塞, 貫壁性心筋梗塞(心筋が内膜から外膜まで全層にわたり壊死となった心筋梗塞をいう), = through-and-through myocardial infarction.
t. potential 経壁電位〔医学〕.
t. pressure 壁内外圧差〔医学〕.
t. stimulation 経壁刺激〔医学〕.
trans·mu·ta·tion [trænsmju:téiʃən] ① 変種(1種の生物が他種のものに変わること). ② 変換〔医学〕.
transmyocardial laser revascularization (TMLR) レーザー冠血行再建術(炭酸ガスレーザーやホルミウム YAG レーザーを用いて末期的な虚血性心疾患に対して行われる血行再建法), = laser myocardial angioplasty.
transnasal bronchofiberscopy 経鼻的気管支内視鏡検査〔医学〕.
transnasal catheter 経鼻カテーテル〔医学〕.
transnasal fiberoptic laryngoscopy 経鼻的喉頭鏡検査〔法〕.
transnasal infection 経鼻感染〔医学〕.
transnaviculoperilunare dislocation 経舟状骨月状骨周辺脱臼〔医学〕.
transneuronal atrophy 経ニューロン〔性〕萎縮.
trans·nor·mal [trænsnɔ́:məl] 正常以上の.
trans·nu·cle·o·si·da·tion [trænsnjù:kliousidéiʃən] ヌクレオシド転移.
trans·oc·u·lar [trænsάkjulər] 眼を越えて.
tran·so·nance [trǽnsənəns] 共鳴音伝達(胸壁を通して聴取される心音など, ある器官の発生する音が別の器官を通じて伝達されること).
tran·son·ic [trænsάnik] 音速に近い, = transsonic.
transorbital leukotomy 眼窩式前頭葉白質切断術.
transorbital lobotomy 経眼窩式ロボトミー(W. Freeman により提唱された一法).
transosseous venography 経骨髄静脈造影〔法〕〔医学〕, 経骨髄性静脈撮影〔法〕.
transovarial infection 経卵巣感染.
transovarial transmission 経卵巣伝播.
transovarian infection 経卵感染.
transovular infection 経卵〔子〕感染〔医学〕.
transovular transmission 経卵〔子〕伝達〔医学〕, 経卵子伝播.
trans·par·en·cy [trænspέərənsi] 透明度〔医学〕(水中に光線の透入する程度で, 一定の大きさの白色円板が水中で見えなくなる限度の深さをメートルで表したもの), = transparence. 形 transparent.
trans·par·ent [trænspέərənt] 透明な.
t. dentin(e) 透明象牙質(トームス線維が石灰化されたもの).
t. microscopic injection 透明標本の顕微鏡的注入.
t. scale 透明目盛板.
t. septum 透明中隔.
t. soap 透明石ケン(グリセリン, アルコール, ショ糖を混ぜてつくったもの).
t. ulcer of cornea 角膜透明性潰瘍.
t. zone 透明帯〔医学〕, 透明層(デンチン管の石灰化層で, う歯の発生を阻止する部分).
trans·pa·ri·e·tal [trænspəráiətəl] 経壁の.
trans·pep·ti·dase [trænspéptideis] トランスペプチダーゼ, ペプチド転移酵素.
trans·pep·ti·da·tion [trænspèptidéiʃən] ペプチド転移〔医学〕(タンパク質合成時グルタチオンの SH 基還元においてビタミンB_{12}などの作用による反応), = transpeptitation.
trans·per·i·to·ne·al [trænspèritəní:əl] 経腹膜の.
t. cesarean section 経腹膜帝王切開術〔医学〕.
t. migration 腹腔内遊走(卵子外走).
t. nephrectomy 経腹膜腎切除〔医学〕.
transpersonal psychology トランスパーソナル心理学.
transpetrosal approach 経錐体骨到達〔医学〕.
trans·phos·pho·ryl·ase [trænsfɑsfɔ́:rileis] リン酸転移酵素.
trans·phos·pho·ryl·a·tion [trænsfɑsfɔ:riléiʃən] リン酸転換作用(無機リン酸に変化することなく, 直接リン酸塩が有機物からほかの有機物へ移行すること).
tran·spi·na·lis [trænspainéilis] 横突棘筋.
tran·spi·ra·tion [trænspiréiʃən] ① 蒸散〔作用〕(組織の水分が蒸気となって体外に発散すること). ② 不感発汗(蒸泄). 形 transpirable.
t. stream 蒸散流, 通発流(葉の蒸散作用により吸水力が生じて上にのぼっていく水流).
trans·pla·cen·tal [trænspləséntəl] 経胎盤の.
t. gradient 経胎盤勾配〔医学〕.
t. infection 経胎盤感染〔医学〕.
t. passage 胎盤通過〔医学〕.
trans·plant [trǽnsplænt] 移植する, 移植臓器〔医学〕, 移植組織, 移植片.
t. lung syndrome 移植肺症候群.
trans·plan·ta·ble [trænsplǽntəbl] 移植可能な〔医学〕.
t. tumor 移植癌(動物の実験腫瘍で腫瘍細胞を他の個体に移入し, 移植の成立するもの).
trans·plan·tar [trænsplǽntər] 経足底の.
trans·plan·ta·tion [trænsplæntéiʃən] 移植〔術〕〔医学〕.
t. antigen 移植抗原〔医学〕(移植片に対して宿主の免疫応答を惹起する移植片上の抗原. 同種間の移植の場合は腫瘍組織適合抗原, 副組織適合抗原, ABO 血液型物質が相当する).
t. immune tolerance 移植免疫寛容(同種免疫寛容ともいう. 同種移植抗原に対して免疫寛容である状態), = allogenic tolerance.
t. immunity 移植免疫〔医学〕(個体間で移植された細胞や組織に対する免疫反応).
t. immunology 移植免疫学〔医学〕.
t. locus 同種移植抗原遺伝子座(マウスの H-2, ヒトの HLA などの移植座. 生着拒絶(rejection)などの免疫反応の原因となる抗原遺伝子座).
t. metastasis 移植性転移.
t. of cornea 角膜移植.
t. of kidney 腎臓移植〔医学〕.
t. of lymphatic vessels リンパ管移植〔医学〕.
t. of nerve 神経移植〔術〕, = nerve graft.
t. of ovary 卵巣移植〔医学〕.
t. of pancreas 膵移植〔医学〕.
t. of spleen 脾移植〔医学〕.
t. of tooth 歯牙移植.
t. tumor 移植癌〔医学〕.
transplanted liver 移植肝.

T

trans·pleu·ral [trænsplúːrəl] 経胸膜的(の)〔医学〕.
trans·port [trǽnspɔːt] 輸送〔医学〕, 移送, 運搬.
 t. carrier 輸送機関〔医学〕.
 t. host 運搬宿主.
 t. mechanism 輸送機構〔医学〕.
 t. medium 輸送培地.
 t. number 輸率〔医学〕, 輸送率.
 t. of wounded and sick 傷病者輸送〔医学〕.
 t. phenomenon 輸送現象〔医学〕(熱伝導, 粘性, 拡散などの総称).
 t. piece 輸送部, 輸送片〔医学〕.
 t. protein 輸送タンパク, 運搬体タンパク〔質〕, = carrier protein.
trans·port·a·bil·i·ty [trænspɔːtəbíliti] 輸送可能性〔医学〕.
trans·por·ta·tion [trænspɔːtéiʃən] 輸送〔医学〕.
 t. injuries 交通事故損傷.
 t. noise 交通騒音〔医学〕.
 t. nursing 輸送中の看護〔医学〕.
 t. of injured 交通事故輸送〔医学〕.
 t. of patient 患者輸送〔医学〕.
transported clay 漂積粘土〔医学〕.
trans·port·er [trænspɔ́ːtər] 転送因子, 輸送体〔医学〕.
transposable element 転移因子〔医学〕.
trans·pos·ase [trænspóuzeis] トランスポザーゼ.
transposed flap 転位皮弁〔医学〕.
transposed tooth 転位歯, = melposed t..
trans·pos·ing [trænspóuziŋ] 移所〔術〕, 移動術.
 t. operation 移所〔術〕.
trans·po·si·tion [trænspəzíʃən] ① 移所術〔医学〕. ② 転置, 転位(心臓大血管の位置が左右取り代わっている奇形). ③ 互換. 形 transposed.
 t. flap 転位皮弁(伸展皮弁の一つ).
 t. of colon 結腸位置異常〔医学〕.
 t. of great vessel 大血管転位〔症〕〔医学〕.
 t. of intestine 腸管位置異常〔医学〕.
 t. of nipple 乳頭移動〔医学〕.
 t. of tooth 歯牙転位〔医学〕.
transpositional type 移行型〔医学〕.
trans·po·si·tion·ing [trænspəzíʃəniŋ] 移所〔術〕, 移動術.
 t. operation 移所〔術〕.
trans·po·son (Tn) [trænspóuzɑn] トランスポゾン(原核生物に存在する転移性遺伝因子の一つで, 両端に逆向きの反復配列をもち, さらにその外側には標的配列の同方向反復配列がある. トランスポゾン上には挿入遺伝因子以外に, 薬剤耐性や糖発酵などのほかの遺伝子が存在するのが一般的).
transpulmonary pressure 肺内外圧差〔医学〕.
transpupillary thermotherapy (TTT) 経瞳孔的温熱療法(半導体レーザーを用いた温熱による黄斑変性の治療法).
trans·py·lor·ic [trænspailɔ́ːrik] 幽門通過の.
 t. line 幽門横線(経幽門線ともいう. 頸静脈陥凹部と恥骨結合部との中央点を通る水平線).
 t. plane [TA] ① 幽門平面(第2腰椎を通過する横平面で, 幽門を横断する), = planum transpyloricum [L/TA]. ② 幽門横断平面, = midepigastric plane.
transradial amputation 前腕切断〔術〕.
transradial prosthesis 前腕義手.
transrectal palpation 直腸指診〔医学〕.
transrectal scan 経直腸走査〔医学〕.
transrectal sonography 経直腸的超音波断層法, = transrectal tomography, transrectal ultrasonography.
transrectal ultrasonography 経直腸的超音波断層法〔医学〕.
trans·sa·cral [trænséikrəl] 経仙骨の.
 t. block 経仙骨孔ブロック〔医学〕.
trans·sec·tion [trænsékʃən] 切離, = transection.
trans·seg·men·tal [trænsigméntəl] 分節を越えて延長する.
trans·sep·tal [trænséptəl] 中隔を越えて, 経中隔〔医学〕.
 t. catheterization 経中隔性カテーテル法〔医学〕.
 t. fiber 中隔通過線維.
trans·sex·u·al [trænsékʃuəl] 性転換願望の, 性転換者〔医学〕.
 t. surgery 性転換手術〔医学〕.
trans·sex·u·al·ism [trænzsékʃuəlizm] 性転換症, 性転換願望〔医学〕.
trans·son·ic [trænsɑ́nik] 音速に近い, = transonic.
trans·sphe·noi·dal [trænsfiːnɔ́idəl] 経蝶形骨の.
 t. approach 経蝶形骨洞到達〔医学〕.
 t. hypophysectomy 経蝶形骨下垂体手術(トルコ鞍部の病変に対して行われる手術方法で, 1906年 Schloffer により始められたが, 術野の狭さなどの理由により一時はすたれたものの, 1965年 Hardy が微小下垂体腺腫に対して優秀な成績を報告して以来, 広く行われるようになった).
trans·ster·nal [trænstə́ːnəl] 胸骨を通って.
 t. incision 経胸骨切開〔医学〕.
trans·sul·fu·rase [trænsʌ́lfjureis] イオウ転移酵素(cyanide を thiocyanate に転化する酵素).
trans·sul·fur·a·tion [trænsʌlfjuréiʃən] イオウ転換作用.
transsylvian approach 経シルビウス裂到達〔医学〕.
transsynaptic degeneration 経シナプス変性.
trans·tem·po·ral [trænstémpərəl] 側頭葉を通って.
transtentorial downward herniation 下行性天幕切痕ヘルニア〔医学〕.
transtentorial herniation テント(天幕)切痕ヘルニア(腫瘍, 血腫などのためにテント上の圧がテント下の圧より高くなり, 側頭葉鉤回がテント切痕に嵌頓した状態. 中脳, 動眼神経などが圧迫を受ける).
transtentorial upward herniation 上行性天幕切痕ヘルニア〔医学〕.
trans·tha·lam·ic [trænsθəlǽmik] 視床を通って.
trans·ther·mia [trænsθə́ːmiə] 透熱〔療法〕, = diathermy.
trans·thi·o·la·tion [trænsθaiəléiʃən] SH基転移(チオル基が分子と結合する位置を換える化学的反応).
trans·tho·rac·ic [trænsθɔːrǽsik] 経胸〔的〕〔医学〕, 胸郭を経由して.
 t. biopsy 経胸壁生検.
 t. hepatotomy 経胸的肝臓切開術(胸壁を切開し, 肋骨を切除し, 横隔膜を通って肝臓膿瘍から排膿を行う手術).
 t. myocardial pacing 経胸壁心ペーシング〔医学〕.
 t. needle aspiration 経胸郭的針吸引〔医学〕.
trans·tho·ra·cot·o·my [trænsθɔːrəkɑ́təmi] 胸郭切開術.
transtibial amputation 下腿切断〔術〕.
transtibial prosthesis 下腿義足.
trans·tra·che·al [trænstréikiəl] 経気管の.
 t. anesthesia 経気管麻酔〔法〕〔医学〕.
 t. aspiration (TTA) 経気管吸引〔法〕〔医学〕.
 t. puncture 経気管穿刺〔医学〕.
transtrochanteric osteotomy 転子横断骨切り術〔医学〕.
transtubular potential 尿細管内外電位〔差〕〔医学〕.
tran·sub·stan·ti·a·tion [trænsʌbstænʃiéiʃən] 組織代用(外科手術などである組織を他の組織で代用すること).

tran·su·date [trǽnsjudeit] 漏出液，濾出液（血液の液状成分の一部が濾出作用により組織間隙または体腔内に出たもので，タンパク質含有量も比重も滲出液 exudate に比べて低い）.
tran·su·da·tion [trӕ̀nsjudéiʃən] 漏出，濾出〔現象，作用〕.
tran·su·da·tive [trænsjú:dətiv] 濾出性の〔医学〕.
t. ascites 濾出性腹水〔医学〕.
transuranic element 超ウラン元素（原子番号がウランのそれよりも多い元素），= transuranium element. → transuranium.
trans·u·ra·ni·um [trӕ̀nsjuréiniəm] 超ウラン〔元素〕（原子番号93以上をもつ人工放射性元素の総称. 原子番号92のウランを中性子で衝撃する際に異なった半減期をもつ人工放射性元素が得られ，これらは，陰電子を放出して93のネプツニウム，94のプルトニウム，95のアメリシウム，96のキュリウム，97のバーケリウム，98のカリホルニウム，99のアインスタイニウムなどとなる），= transuranic elements.
t. element 超ウラン元素〔医学〕.
transureteroureteral anastomosis 尿管対側尿管吻合〔術〕.
trans·u·re·tero·u·re·ter·os·to·my [trӕ̀nsjurì:tәroujurì:tәrástәmi] 交差性尿管尿管吻合〔医学〕.
trans·u·re·thral [trӕ̀nsjurí:θrəl] 経尿道の〔医学〕.
t. biopsy 経尿道的生検〔医学〕.
t. laser surgery for benign prostatic hyperplasia 前立腺レーザー照射療法.
t. prostatectomy (TURP) 経尿道的前立腺切除〔術〕〔医学〕.
t. resection 経尿道的切除〔医学〕，経尿道式〔前立腺〕切除術.
t. resection syndrome 経尿管切除術症候群.
t. scan 経尿道走査〔医学〕.
t. ultrasonography 経尿道的超音波断層法〔医学〕.
t. ureterolithotripsy (TUL) 経尿道的尿管砕石〔医学〕，経尿道腎尿管切石（砕石）〔術〕.
transuterine insufflation of tube 卵管通気法，= pertubatio.
trans·vag·i·nal [trænsvǽʤinəl, –vəʤáin–] 経腟の，経腟〔的〕〔医学〕.
t. scan 経腟走査〔医学〕.
t. scanning 経膣走査法.
t. ultrasonic probe 経膣走査プローブ〔医学〕.
trans·va·te·ri·an [trӕ̀nsvətí:riən] 十二指腸膨大部を経て.
trans·vec·tor [trænsvéktər] トランスベクター，伝播媒介動物（自分は毒物を産生しないが，ほかから得た毒を運んだり伝えたりする動物）.
trans·ve·nous [trænsví:nəs] 静脈経由の〔医学〕.
t. electrode 経静脈電極〔医学〕.
t. lead 経静脈リード〔医学〕.
transventricular aortic commissurotomy 経心室大動脈弁交連切開〔医学〕.
transventricular mitral commissurotomy 経心室僧帽弁交連切開〔医学〕.
trans·ver·sal [trænsvə́:səl] 横の〔医学〕，横位の.
t. area of muscle 筋横断面積〔医学〕.
t. effect 横効果.
t. mass 横質量（運動方向に垂直な方向において物体の示す慣性を測る量）.
t. septum 横隔壁.
t. tomography 回転横断撮影〔医学〕.
t. tubular system 横行小管系〔医学〕.
t. vibrations 横振動（棒状または線状の固体を長さの方向と垂直に振動させることについていう）.
t. wave 横波（振動がその進行方向に垂直な場合の波）.
trans·ver·sa·lis [trӕ̀nsvə:séilis] [L/TA] ① 横（長軸と横の方向にあるもの），= transverse [TA]. ② 横径の.
t. fascia [TA] 横筋筋膜，= fascia transversalis [L/TA].
trans·ver·sal·i·ty [trӕ̀nsvə:sǽliti] 横断性.
transversarial part of vertebral artery 椎骨動脈横突部.
trans·ver·sa·ri·us [trӕ̀nsvə:séəriəs] 横突の.
trans·verse [trænsvə́:s] [TA] ① 横，= transversalis [L/TA], transversus [L/TA]. ② 横径の，横断の.
t. abdominal [TA] 腹横筋，= musculus transversus abdominis [L/TA].
t. acetabular ligament [TA] 寛骨臼横靱帯，= ligamentum transversum acetabuli [L/TA].
t. annulation 横輪.
t. anthelicine groove 横対輪溝.
t. arch 横〔足〕弓，横アーチ〔医学〕.
t. arch of foot 横足弓.
t. area 躯幹横断面積〔医学〕.
t. arrest 横位固定.
t. artery of neck 頸横動脈，= arteria transversa colli.
t. arytenoid [TA] 横披裂筋，= musculus arytenoideus transversus [L/TA].
t. axial scan(ning) 〔体軸〕横断スキャン〔ニング〕〔医学〕.
t. axis 主軸（双曲線の）.
t. branch [TA] 横枝，= ramus transversus [L/TA].
t. canal 横管.
t. carpal ligament 手根横靱帯.
t. cerebral fissure [TA] 大脳横裂，= fissura transversa cerebri [L/TA].
t. cervical artery [TA] 頸横動脈，= arteria transversa cervicis [L/TA], arteria transversa colli [L/TA].
t. cervical ligament [TA] 頸横靱帯，= ligamentum transversum cervicis [L/TA].
t. cervical nerve [TA] 頸横神経，= nervus transversus cervicalis [L/TA], nervus transversus colli [L/TA].
t. cervical veins [TA] 頸横静脈，= venae transversae cervicis [L/TA], venae transversae colli [L/TA].
t. colectomy 横行結腸切除〔医学〕.
t. colon [TA] 横行結腸，= colon transversum [L/TA].
t. colostomy 横行結腸瘻造設〔医学〕.
t. contacted pelvis 横狭骨盤〔医学〕.
t. costal facet [TA] 肋横突窩，= fovea costalis processus transversi [L/TA].
t. costal fovea 横突肋骨窩〔医学〕.
t. crest [TA] 横稜，= crista transversa [L/TA].
t. crest of internal acoustic meatus 内耳道横稜.
t. dehiscence 横裂（葯が横に裂けて花粒を放出すること）.
t. diagnosis 横断面〔位〕診断〔医学〕.
t. diameter [TA] 横径，= diameter transversa [L/TA].
t. diameter of pelvic inlet 骨盤上口横径（骨盤入口の最大距離）.
t. diameter of pelvic outlet 骨盤下口横径（坐骨粗面を結ぶ線）.
t. distance 横距離〔医学〕.
t. ductules [TA] 横小管，= ductuli transversi [L/TA].
t. ductules of epoöphoron 卵巣上体横小管.
t. facial artery [TA] 顔面横動脈，= arteria transversa faciei [L/TA].

T

t. facial cleft 横顔〔面〕裂〔医学〕.
t. facial fracture 横顔面骨折.
t. facial vein [TA] 顔面横静脈, = vena transversa faciei [L/TA].
t. fasciculi 横束.
t. fiber of pons 横橋.
t. fission 横〔分〕裂(分裂法の一つで，横に二分すること).
t. fissure of cerebellum 小脳横裂.
t. fissure of cerebrum 大脳横裂, = transverse cerebral fissure.
t. fissure of liver 肝横裂.
t. fissure of lung 右肺水平裂.
t. folds of rectum [TA] 直腸横ヒダ, = plicae transversae recti [L/TA].
t. foramen 〔頸椎〕横突孔.
t. fracture 横骨折〔医学〕.
t. frontoparietal index 横前頭頂指数(最小前頭骨直径×100 と頭蓋最大横径との比で，次の種類が区別される).

超小頭	X－54.9	大　頭	70.0－74.9
過小頭	55.0－59.9	過大頭	75.0－79.9
小　頭	60.0－64.9	超大頭	80.0－X
中　頭	65.0－69.9		

t. geotropism 横地性(植物が重力の刺激に対し，これと直角の位置をなす性質).
t. groove 爪甲横溝, = Beau line.
t. head [TA] 横頭, = caput transversum [L/TA].
t. heliotropism 横日性(植物が光のくる方向に対して直角の位置をとること).
t. hermaphrodism 交差性半陰陽(内性器と外性器とが異なるもの).
t. horizontal axis 水平横走軸.
t. humeral ligament [TA] ① 上腕横靱帯*(ブロディー靱帯), = ligamentum transversum humeri [L/TA]. ② 横上腕靱帯, = Brodie ligament.
t. incision 横切開〔医学〕.
t. intermesocolic fossa 結腸間膜横窩.
t. lesion 横断障害〔医学〕.
t. lesion of spinal cord 脊髄横断障害(脊髄が横断されたとき，障害部位以下に生ずる症状).
t. ligament of acetabulum 寛骨臼横靱帯, = ligamentum transversum acetabuli.
t. ligament of atlas [TA] 環椎横靱帯, = ligamentum transversum atlantis [L/TA].
t. ligament of elbow 肘横靱帯.
t. ligament of knee [TA] 膝横靱帯, = ligamentum transversum genus [L/TA].
t. ligament of leg 下伸筋支帯(足の), = retinaculum musculorum extensorum superium.
t. ligament of pelvis 骨盤横靱帯, = ligamentum transversum perinei.
t. ligament of perineum 会陰横靱帯.
t. ligaments [TA] 横靱帯*, = ligamenta transversa [L/TA].
t. line 横線(爪の), = Beau line.
t. medullary veins [TA] 横延髄静脈*, = venae medullares transversae [L/TA].
t. mesocolon [TA] 横行結腸間膜, = mesocolon transversum [L/TA].
t. muscle [TA] 横舌筋, = musculus transversus linguae [L/TA].
t. muscle of abdomen 腹横筋.
t. muscle of auricle [TA] 耳介横筋, = musculus transversus auriculae [L/TA].
t. muscle of chin オトガイ横筋.
t. muscle of nape 項横筋.
t. muscle of thorax 胸横筋.
t. muscle of tongue 舌横筋.
t. myelitis 横断性脊髄炎〔医学〕.
t. myelopathy 横断脊髄障害〔医学〕, 横断性脊髄症.
t. nerve of neck 頸横神経, = nervus transversus colli.
t. occipital fasciculi [TA] 水平後頭束*, = fasciculi occipitales horizontales [L/TA].
t. occipital sulcus [TA] 横後頭溝, = sulcus occipitalis transversus [L/TA].
t. oval pelvis 横卵形骨盤.
t. palatine folds [TA] 横口蓋ヒダ, = plicae palatinae transversae [L/TA].
t. palatine suture [TA] 横口蓋縫合, = sutura palatina transversa [L/TA].
t. palsy 横断麻痺〔医学〕, 交差性麻痺(脚を交差して長時間の座位後にみられる腓骨神経麻痺), = crossed palsy.
t. pancreatic artery 横行膵動脈〔医学〕.
t. part [TA] 下部, = pars inferior [L/TA], 横行部(水平部), = pars transversa [L/TA].
t. part of left branch of portal vein 門脈左枝の横部.
t. part of nasalis muscle 鼻筋横部.
t. peduncular tract 脳脚横路.
t. pericardial sinus [TA] 心膜横洞, = sinus transversus pericardii [L/TA].
t. perineal ligament (♂) [TA] 会陰横靱帯*, = ligamentum transversum perinei (♂) [L/TA].
t. plane 横平面, = horizontal plane.
t. planes [TA] 横断面, = plana transversalia [L/TA].
t. pontine fibres [TA] 橋横線維, = fibrae pontis transversae [L/TA].
t. pontine veins [TA] 橋横静脈*, = venae pontis transversae [L/TA].
t. position 横位〔医学〕.
t. presentation 横位〔医学〕(胎児の).
t. process [TA] 横突起, = processus transversus [L/TA].
t. rectal fold 直腸横ヒダ, = Heuston valves.
t. relaxation 横緩和〔医学〕.
t. relaxation time 横緩和時間〔医学〕(T1：縦, T2：横), = spin-spin relaxation time.
t. retinacular ligament 横支靱帯.
t. ridge [TA] ① 横走稜線, = crista transversalis [L/TA], 横線, = lineae transversae [L/TA]. ② 横走隆線(臼歯の咬合面を横行するもの).
t. scan(ning) 横断スキャン〔ニング〕〔医学〕.
t. (section) image 横断面像〔医学〕.
t. septum 横中隔〔医学〕.
t. sinuitis 横静脈洞炎〔医学〕.
t. sinus [TA] ① 横静脈洞, = sinus transversus [L/TA]. ② 横洞(硬膜にある大きい洞で，後頭内突起からテントの縁を過ぎ，側頭骨に至って内下方へ頸静脈孔に入るもの).
t. sinus of pericardium 心膜横洞, = sinus transversus pericardii.
t. striation 横条線, 横紋理.
t. suture 横縫合〔医学〕.
t. system T管系(心筋細胞内に管状に陥入した筋細胞膜系で，ここから筋小胞体を介して Ca^{2+} の細胞内流入が起こる).
t. tarsal articulation 横足根関節.
t. tarsal joint [TA] 横足根関節, = articulatio tarsi transversa [L/TA].
t. temporal convolutions 横側頭回.
t. temporal gyri [TA] 横側頭回, = gyri tempora-

T

les transversi [L/TA].
t. temporal gyrus 横側頭回, = Heschl gyrus.
t. temporal sulcus [TA] 横側頭溝, = sulcus temporalis transversus [L/TA].
t. tibiofibular ligament 横脛腓靱帯.
t. tomography 横断断層撮影 [医学].
t. trunk diameter 躯幹横径 [医学].
t. tubule 横細管 [医学].
t. vaginal septum 膣横中隔 [医学].
t. vein 横脈(昆虫の).
t. vein of face 顔面横静脈.
t. vein of scapula 肩甲横静脈.
t. veins of neck 頸横静脈.
t. velum 横帆.
t. vesical fold [TA] 横膀胱ヒダ, = plica vesicalis transversa [L/TA].
t. wave 横〔断〕波 [医学] (波動の経路と直角をなす振動).
trans·ver·sec·to·my [trænsvə:séktəmi] 横突起切除術.
transversely contracted pelvis 横径狭窄骨盤.
trans·ver·sion [trænsvə́:ʒən] ① 変位(歯の順位が違っていること). ② 移転(歯の萌出部位が入れ替わったもの). ③〔塩基〕転換 [医学].
t. mutation 塩基転換性突然変異(DNAのある塩基が別の塩基に置換して生じる突然変異).
trans·ver·so·a·na·lis [trænsvə̀:soueinéilis] 会陰横筋, = musculi transversus perinei.
trans·ver·so·cos·tal [trænsvə̀:səkástəl] 肋骨横突の, = costotransverse.
trans·ver·so·sig·moi·de·os·to·my [trænsvə̀:sousìgmɔidiástəmi] 横S吻合術.
transversospinal muscle 横突棘筋.
trans·ver·so·spin·al·es [trænsvə̀:souspinǽləs] [TA] 横突棘筋, = musculi transversospinales [L/TA].
trans·ver·so·spi·na·lis [trænsvə̀:souspainéilis] 横突棘筋.
t. muscle 横突棘筋.
trans·ver·so·sta·sis [trænsvə̀:soustéisis, –sástəsis] 横行結腸停滞症(内服させた造影剤が, 横行結腸に滞留する状態で, 大腸運動失調症にみられる).
trans·ver·sos·to·my [trænsvə:sástəmi] 横行結腸吻合術.
trans·ver·sot·o·my [trænsvə:sátəmi] 脊椎横突起切開術.
trans·ver·so·u·re·thra·lis [trænsvə̀:soujù:riθréilis] 尿道括約筋の横線維.
trans·ver·sus [trænsvə́:səs] [L/TA]① 横, = transverse [TA]. ② 横径の.
t. abdominis [TA] 腹横筋, = musculus transversus abdominis [L/TA].
t. abdominis muscle 腹横筋.
t. menti [TA] オトガイ横筋, = musculus transversus menti [L/TA].
t. menti muscle オトガイ横筋.
t. nuchae [TA] 項横筋, = musculus transversus nuchae [L/TA].
t. nuchae muscle 項横筋.
t. paralysis 横筋麻痺(発声筋の一つである披裂横筋の麻痺で, 反回神経麻痺の一分症).
t. thoracis [TA] 胸横筋, = musculus transversus thoracis [L/TA].
t. thoracis muscle 胸横筋.
trans·ves·i·cal [trænsvésikəl] 経膀胱の [医学].
transvestic disorder 異性装障害.
trans·ves·tism [trænsvéstizəm] 衣装倒錯症(女の男装狂, 男の女装狂), = transvestitism.
trans·ves·tite [trænsvéstait] 衣装倒錯症患者.
trans·ves·ti·tism [trænsvéstitizəm] 服装(衣装)倒錯 [医学].
transvital reaction 超生体反応, = supravital reaction.
Trantas, Alexios [trá:ntɑ:s] トランタス(1867–1960, ギリシャの眼科医).
T. dots トランタス点(春季カタルの結膜面にみられる白色, 黄白色点状物).
tran·yl·cyp·ro·mine sul·fate [trænilsíprəmi:n sʌ́lfeit] 硫酸トラニルシプロミン [化] (±)trans-2-phenylcyclopropylamine sulfate (抗うつ薬).
TRAP twin reversed arterial perfusion sequence 双胎児動脈血逆流症の略.
trap [trǽp] ① 防臭弁(水洗装置において下水道からの臭気の逆流を防ぐために用いる二重に屈曲した管). ② トラップ, わな [医学], 捕獲, = trapping.
t. headache トラップ頭痛(増悪感に起因する頭痛).
tra·peze [trəpí:z] ぶらんこ(体操・曲芸用).
tra·pe·zi·al [trəpí:ziəl] 僧帽筋の.
tra·pe·zi·form [trəpí:zifɔ:m] 台形の, 不等四辺形の, = trapezoid.
tra·pe·zi·o·met·a·car·pal [trəpì:ziəmètəká:pəl] 多菱骨と中手骨の.
tra·pe·zi·um [trəpí:ziəm] [TA] ① 大菱形骨, = os trapezium [L/TA]. ② 上オリーブ核の周囲にある脳橋下部の横線維. ③ 小脳の中心白質. [複] trapezia, trapeziums.
t. bone 大菱形骨.
tra·pe·zi·us [trəpí:ziəs] [TA] 僧帽筋, = musculus trapezius [L/TA].
t. muscle 僧帽筋.
trap·e·zoid [trǽpizɔid] [TA] ① 小菱形骨, = os trapezoideum [L/TA]. ② 台形, 不等四辺形. [形] trapezoidal.
t. area [TA] 台形体部*, = area trapezoidea [L/TA].
t. body [TA] ① 台形体, = corpus trapezoideum [L/TA]. ② 脳橋最下部にある横線維.
t. bone 小菱形骨, 菱形骨, = os trapezoideum, os multangulum minus.
t. corpus 台形体.
t. ligament [TA] 菱形靱帯, = ligamentum trapezoideum [L/TA].
t. line [TA] 菱形靱帯線, = linea trapezoidea [L/TA].
t. ridge 菱形靱帯隆起(鎖骨の隆起で, 菱形靱帯の付着点).
trapezoidal rule 台形法則(数値積分の).
trap·i·dil [trǽpidil] トラピジル [化] 7-diethylamino-5-methyl[1.2.4]triazolo[1,5-*a*]pyrimidine $C_{10}H_{15}N_5$: 205.26 (狭心症治療薬).

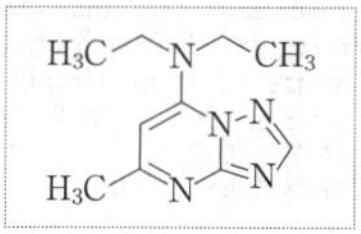

Trapp, Julius [trǽp] トラップ(1815–1908, ロシアの薬剤師).
T. coefficient トラップ係数(尿中の固形物の量を知るために比重の下2桁に乗ずる数で, 2または2.33といわれる).
T. formula トラップ公式(尿1,000mL中に排泄された固形物の量を知る式で, その尿の比重の下2桁の数字に2あるいは2.33を乗ずれば, グラム数で得られる), = Trapp-Haeser formula.
trapped electron 捕獲された電子.
trapped fourth ventricle 閉塞第四脳室 [医学].

trap·ping [trǽpiŋ] わなかけ〔医学〕.
trap·pis·tine [træ̀pistí:n] トラピスチン(フランス製のリキュールで健胃薬として用いられる).
tras·en·tine hy·dro·chlo·ride [trəsénti:n hàidroukló:raid] トラセンチン塩酸塩.
Traube, Ludwig [trɔ́:b] トラウベ(1818-1876, ドイツの内科医).
T. corpuscle トラウベ小体, = phantom corpuscle.
T. curves トラウベ曲線(呼吸停止時に現れる著明な高い動脈波), = Traube-Hering curves.
T. double sound トラウベ重複音〔医学〕(大動脈弁閉鎖不全において末梢血管に聴取される収縮期の2重音).
T. heart トラウベ心(腎疾患に伴う心臓病).
T.-Hering curves トラウベ・ヘーリング曲線(呼吸運動と並行して起こる血圧の規律的変化で, 呼吸中枢の興奮性の増減によるもの).
T.-Hering waves トラウベ・ヘーリング波(血管運動中枢の周期的活動によって生ずる血圧の周期的動揺).
T. membrane トラウベ膜(人工的化学膜で, フェロシアン化カリウム溶液と銅塩の溶液とを重層すると接触面にカリウム膜が生じる).
T.-Rosenstein theory トラウベ・ローゼンスタイン説(産褥期中毒症は血中に毒性物質が発生した結果, 脳貧血を起こすことに原因を求める説).
T. rule トラウベの法則(有機化合物の同族列の物質の水溶液の表面張力はその分子に存在するC原子の数の増加に伴って幾何級数的に大きくなる).
T. semilunar space トラウベ半月部〔医学〕, トラウベの半月腔, 三日月腔.
T. sign トラウベ徴候(大動脈弁閉鎖不全症などの場合, 末梢動脈たとえば大腿動脈に Bell 型聴診器を当てると血管の重複音を聴取する).
T. space トラウベ腔(半月隙), = semilunar space.
T. stethoscope トラウベ聴診器(妊婦の胎児心音聴取に用いる).
Traugott, Carl [trɔ́:gɔt] トラウゴット(1885生, ドイツの内科医).
Traum dis·ease [trɔ́:m dizí:z] トラウム病(ブタにおける伝染性流産).
trau·ma [trɔ́:mə, tráumə] ①外傷. ②損傷, 障害. 複 traumata, traumas. 形 traumatic.
t. caused disease 疾患誘発性外傷〔医学〕.
t. center 外傷センター〔医学〕.
t. death 外傷死〔医学〕.
t. surgery 外傷外科学〔医学〕.
t. unit 外傷診療部門〔医学〕.
trau·mas·the·nia [trɔ̀:məsθí:niə] 外傷性神経衰弱症.
trau·ma·ta [tɔ́:mətə] (trauma の複数).
traumate bore cyst 外傷性骨嚢胞〔医学〕.
trau·ma·ther·a·py [trɔ̀:məθérəpi] 外傷外科療法.
trau·mat·ic [trɔ:mǽtik] 外傷性〔医学〕, 外傷の.
t. abortion 外傷性流産〔医学〕, 外力流産.
t. abscess 外傷性膿瘍〔医学〕.
t. acid トラウマチン酸 $HOOC(CH_2)_8CH=CHCOOH$ (きずホルモン traumatin の有効成分).
t. alopecia 外傷性脱毛〔症〕〔医学〕.
t. amblyopia 外傷性弱視〔医学〕.
t. amputation 外傷性切断〔医学〕.
t. anemia 外傷性貧血〔医学〕(出血性貧血), = hemorrhagic anemia.
t. anesthesia 外傷性麻痺.
t. aneurysm 外傷性動脈瘤〔医学〕.
t. angiopathy of retina 外傷性網膜血管症〔医学〕.
t. anuria 外傷性無尿.
t. apnea 外傷性無呼吸〔医学〕.
t. appendicitis 外傷性虫垂炎.
t. arthritis 外傷性関節炎〔医学〕.
t. arthropathy 外傷性関節障害〔医学〕.
t. asphyxia 外傷性仮死〔医学〕, = ecchymotic mask, pressure stasis, traumatic apnea.
t. autosuggestion 外傷性自己暗示(事故発生時の疼痛などの影響により, 軽度の外傷がヒステリー的痛覚, 麻痺などを起こす状態).
t. brain injury (TBI) 外傷性脳損傷.
t. cataract 外傷〔性〕白内障〔医学〕.
t. cervical syndrome (TCS) 外傷性頸部症候群.
t. convulsion 外傷性痙攣.
t. degeneration 外傷性変性.
t. delirium 外傷性せん(譫)妄〔医学〕.
t. dementia 外傷性痴呆〔医学〕.
t. dental occlusion 外傷性咬合〔医学〕.
t. diaphragmatic hernia 外傷性横隔膜ヘルニア〔医学〕.
t. dimple 外傷性陥凹〔医学〕.
t. disease of brain 外傷性脳疾患〔医学〕.
t. dislocation 外傷性脱臼〔医学〕.
t. ecchondrosis 外傷性外軟骨症(外傷により生ずる限局性骨膜性軟骨増殖で, 腫瘍ではない).
t. emphysema 外傷性気腫〔医学〕.
t. epilepsy 外傷性てんかん〔医学〕.
t. epithelial cyst 外傷性上皮嚢胞〔医学〕, 外傷性表(上)皮嚢腫.
t. erysipelas 外傷性丹毒, = surgical erysipelas.
t. erythema 外傷性紅斑〔医学〕.
t. fever 創傷熱〔医学〕, 外傷熱.
t. fracture 外傷性骨折〔医学〕.
t. gangrene 外傷性壊疽〔医学〕.
t. gingivitis 外傷性歯肉炎.
t. glycosuria 外傷性糖尿.
t. heart rupture 外傷性心臓破裂〔医学〕.
t. herpes 外傷性疱疹, 外傷性ヘルペス.
t. hysteria 外傷性ヒステリー〔医学〕.
t. idiocy 外傷性白痴〔医学〕.
t. inflammation 外傷性炎症.
t. injury 外傷〔医学〕.
t. injury of aorta 大動脈損傷.
t. injury of gastro-intestinal tract 消化管損傷.
t. injury of heart 心損傷.
t. injury of kidney 腎損傷.
t. injury of liver 肝損傷.
t. injury of lung 肺損傷.
t. injury of mesenterium 腸間膜損傷.
t. injury of pancreas 膵損傷.
t. injury of spleen 脾損傷.
t. intracerebral hematoma 外傷性脳内血腫.
t. keratitis 外傷性角膜炎.
t. lesion 外傷性病変.
t. meningitis 外傷性髄膜炎〔医学〕.
t. miosis 外傷性縮瞳.
t. myalgia 外傷性筋〔肉〕痛〔医学〕.
t. mydriasis 外傷性散瞳.
t. myiasis 外傷性ハエウジ病.
t. myopia 外傷性近視〔医学〕.
t. neurasthenia 外傷性神経衰弱〔症〕.
t. neuritis 外傷性神経炎.
t. neuroma 外傷性神経腫〔医学〕.
t. neurosis 外傷〔性〕神経症〔医学〕(災害神経症ともいう).
t. occlusion 外傷性咬合(咬合過度により歯牙に損傷を起こすこと), = trauma from occlusion.
t. ocular neurosis 外傷性眼神経症〔医学〕.
t. ophthalmology 外傷眼科学〔医学〕.
t. optic nerve injury 外傷性視神経損傷.

T

t. pain 外傷痛〔医学〕.
t. pancreatitis 外傷性膵炎〔医学〕.
t. pannus 外傷性パンヌス〔医学〕.
t. perforation 外傷性穿孔〔医学〕.
t. perforation of eardrum 外傷性鼓膜穿孔〔医学〕.
t. pericarditis 外傷性心膜炎〔医学〕.
t. periodontitis 外傷性歯根膜炎〔医学〕.
t. peritonitis 外傷性腹膜炎.
t. pleurisy 外傷性胸膜炎〔医学〕.
t. pneumonia 外傷性肺炎〔医学〕.
t. pneumonosis 外傷性肺症(飛行士にみられる肺の炎症性疾患).
t. pneumothorax 外傷性気胸〔医学〕.
t. psychosis 外傷性精神病〔医学〕.
t. reaction 外傷反応(外傷神経症にみられる筋反応で,感応電流で刺激した後,細動性間代痙攣を起こすこと).
t. rupture 外傷性破裂〔医学〕.
t. scarlet fever 外傷性猩紅熱.
t. shock 外傷性ショック〔医学〕.
t. stress トラウマティック・ストレス.
t. stricture of bile duct 外傷性胆管狭窄〔医学〕.
t. subcutaneous emphysema 外傷性皮下気腫〔医学〕.
t. suggestion 外傷性暗示(外傷後にみられるヒステリー性自己暗示).
t. tattoo 外傷性いれずみ〔医学〕(文身,刺青).
t. tetanus 外傷性破傷風〔医学〕.
t. thrombosis 外傷性血栓症〔医学〕.
t. torticollis 外傷性斜頸〔医学〕.
t. ulcer 外傷性潰瘍〔医学〕.
t. uterine rupture 外傷性子宮破裂〔医学〕.
trau·ma·tin [trɔ́:mətin] トラウマチン,創傷ホルモン(トマト,オレンジ,ジャガイモなどに存在する細胞の分裂生長ホルモンで,傷創の治癒促進作用を示す), = wound hormone.
trau·ma·tism [trɔ́:mətizəm] 外傷性全身障害.
traumato- [trɔ:mətou, -mətə] 外傷,傷害などの意味を表す接頭語.
trau·ma·to·gen·ic [trɔ̀:mətəʤénik] 外傷原性の,切創による.
t. occlusion 外傷性咬合.
trau·ma·tol·o·gist [trɔ̀:mətáləʤist] 外傷専門外科医.
trau·ma·tol·o·gy [trɔ̀:mətáləʤi] 外傷学,災害外科学.
trau·ma·to·ne·sis [trɔ̀:mətouní:sis] 切創縫合術.
trau·ma·top·a·thy [trɔ̀:mətápəθi] 外傷性疾患.
trau·ma·to·phil·ia [trɔ̀:mətəfíliə] 外傷嗜好症.
traumatopneic wound 外傷性呼吸困難症.
trau·ma·top·n(o)ea [trɔ̀:mətɑpní:ə] 外傷性呼吸困難症(胸膜切開に際し起こる虚脱性窒息).
trau·ma·to·py·ra [trɔ̀:mətoupáirə] 外傷熱,創傷熱〔医学〕.
trau·ma·to·sep·sis [trɔ̀:mətəsépsis] 外傷性敗血症.
trau·ma·to·sis [trɔ̀:mətóusis] 外傷性全身障害, = traumatism.
trau·ma·to·ther·a·py [trɔ̀:mətəθérəpi] 外傷治療.
trau·mat·ro·pism [trɔ:mǽtrəpizəm] 向傷性(外傷によってそれに関連して起こる増殖あるいは運動), = traumatotropism.
Traut sign [trɔ́:t sáin] トラウト徴候(更年期女性のリウマチにおいて脛骨の下部に圧痛を感じること).
Trautmann, Moritz F. [trɔ́:tmɑ:n] トラウトマン(1832-1902, ドイツの耳科医).
T. triangle トラウトマン三角(迷路部の突起を前角として,後方は側洞,上方は側頭線により囲まれた三角で,この領域の上後角に,上錐体静脈洞があり,血栓が生ずることがある), = Trautmann triangular space.
T. triangular space トラウトマン三角腔.
tra·vail [trǽveil, trəváil] 分娩.
travel accident 旅行中の事故〔医学〕.
travel medicine 旅行医学,渡航医学(海外旅行者や移民などの健康を扱う医学).
travel ration 旅行用食糧.
travel sickness 乗物酔い.
travel time 走時.
traveler's diarrhea 旅行者下痢.
traveler type wheel chair トラベラー型車椅子〔医学〕.
traveling clinic 巡回クリニック.
traveling furnace 移動炉〔医学〕.
traveling microscope 遊動顕微鏡.
traveling wave theory 伝播(進行)波説〔医学〕.
traveling worm (*Hermetia illucens* の幼虫).
Travers, Benjamin [trǽvərs] トラヴァース(1783-1858, イギリスの外科医.眼窩の動脈瘤の処置として総頸動脈の結紮を初めて行った(1811)).
tra·verse [trǽvə:s, trəvə́:s] 横断する,横断〔医学〕.
tra·vois [trəvwá] (一頭引きの傷病兵運搬用の担架).
tray [tréi] ① 盆〔医学〕(外科手術の際,用具を載せる浅い台,または食事に用いる器具台). ② トレー(歯科用).
tra·zo·done hy·dro·chlo·ride [tréizədoun hàidroukló:raid] 塩酸トラゾドン [化] 2-〔3-[4-(*m*-chlorophenyl)-1-piperazinyl]propyl〕-*s*-triazolo[4,3-a]-pyridin-3(2*H*)-one (中枢神経系興奮薬).
TRC tanned red cell タンニン酸処理赤血球の略.
TRCH tanned red cell hemagglutination タンニン酸処理赤血球凝集〔反応〕の略.
trd troland トロランドの略.
Treacher Collins, Edward [trí:ʧər kálinz] トリーチャーコリンズ(1862-1919, イギリスの眼科医).
T. C. syndrome トリーチャーコリンズ症候群(両側下眼瞼の切れ込み,眼裂斜位,頬骨発育不全の3徴と,ときには口蓋裂,顔面横裂,口唇裂を伴うもの), = Franceschetti-Klein syndrome, mandibulofacial dysostosis.
trea·cle [trí:kl] 糖蜜〔医学〕, = molasses, syrupus fuscus.
t. stage シロップ状態.
tread [tréd] 〔馬〕蹄冠外傷(反対側の蹄による踏傷).
tread·mill [trédmil] トレッドミル〔医学〕(往時投獄中の罪人に踏ませたものであるが,現在は動物実験や患者の運動負荷試験に用いられる器具,踏車).
t. test トレッドミル〔運動〕負荷試験.
treat water 処理水〔医学〕.
treat·a·ble [trí:təbl] 処理(処置)可能な〔医学〕.
treated volume 治療体積〔医学〕.
treated waste water 処理廃水〔医学〕.
treat·ment [trí:tmənt] ① 治療〔医学〕,療法〔医学〕. ② 処理,処置.
t. by finger pressure 指圧療法.
t. of deafness ろう(聾)治療〔医学〕.
t. of shock ショック治療〔医学〕.
t. planning 治療計画.
t. pool 治療プール〔医学〕.
t. refusal 診療拒否〔医学〕.
t. room 治療室,処置室.
t. volume 治療体積〔医学〕.
treble increase at low levels 高音強調.
treble table 三重式表.
tre·dec·a·pho·bia [trì:dekəfóubiə] 13恐怖症,

= triskaidekaphobia.

tree ［trí:］ ① 喬木きょうぼく，高木．② 系（特に家系），= pedigree．③ 樹状構造．

t. belt 喬木帯（植物の垂直分布において山麓帯と潅木帯との中間帯）．

t. diagram 樹枝図形［医学］．

t. form 樹形．

t. stratum 高木層．

t. test 樹木画テスト．

tre·foil ［trí:fɔil］ シロツメクサ［白詰草］，オランダゲンゲ，= *Trifolium repens*.

t. dermatitis 三つ葉皮膚炎．

t. tendon 横隔膜腱中心，= centrum tendineum, cordiform tendon.

Treg regulatory T cell 制御性 T 細胞の略（T レグ）．

tre·ha·la ［trihá:lə］（甘露蜜様の昆虫滲出液），= Turkish manna.

tre·ha·lose ［tri:hǽlous］ トレハロース $C_{12}H_{22}O_{11}$（マンナまたは酵母から得られる二糖類で，消化されない物質であるが酸解してデキストロースを生ずる），= mycose.

t. type トレハロース型（二糖類，三糖類などの構成分子である単糖の間の結合型式の一つ）．

Treitz, Wenzel ［tráits］ トライツ（1819–1872，オーストリアの医師）．

T. arch トライツ弓（左結腸動脈と腸間膜静脈とからなる弓形）．

T. fascia トライツ筋膜．

T. fossa トライツ窩（十二指腸空腸窩）．

T. hernia 十二指腸空腸窩ヘルニア，トライツ・ヘルニア［医学］（十二指腸空腸陥凹を通る後腹膜ヘルニア），= duodenojejunal hernia.

T. ligament トライツ靱帯．

T. muscle トライツ筋（横隔膜左脚から十二指腸と空腸との連接部に達する筋肉支持帯）．

Trélat, Ulysse ［trelá:］ トレラー（1828–1890，フランスの外科医）．

T. sign トレラー徴候（口腔の結核性潰瘍付近にみられる黄斑）．

trel·lis–shaped ［trélis ʃéipt］ 格子状の，四つ目垣様の．

tre·ma ［trí:mə］ 正中隙．

tre·ma·cam·ra ［trì:məkǽmrə］ トレマカムラ．

Trem·a·to·da ［trèmətóudə］ 吸虫綱（扁形動物門の一綱で，体は一般に扁平木葉状であり，吸盤や鉤などの付着器をもつ．住血吸虫科を除けば雌雄同体であり，すべて寄生生活を行う）．

trem·a·tode ［trémətoud］ 吸虫類（肝蛭，ジストマなどを含む吸虫綱に属する寄生虫）．

trem·a·to·di·a·sis ［trèmətoudáiəsis］ 吸虫症（吸虫類の感染による疾患），= distomiasis.

trem·ble ［trémbl］ ふるえ，振戦（振顫，震顫）．

trem·bles ［trémblz］ ふるえ病（家畜およびヒツジの疾病で，その乳汁を飲んでヒトが罹患する状態を milk sickness という．おそらく毒草の一種を採食して起こると考えられる），= milk sickness, slows.

trem·bling ［trémbliŋ］ 悪寒せんりつ（戦慄）［医学］．

t. abasia 振戦性失歩［医学］，振戦性歩行不能症［医学］，= abasia trepidant.

t.–ill 振戦病，= louping-ill.

t. palsy 振戦麻痺．

t. pulse 振戦脈［医学］，= running pulse.

trem·el·loid ［tréməlɔid］ 膠質様の，ゼリー様の，= tremellose.

trem·e·tol ［trémətɔ:l］ トレメトル（キク科植物フジバカマに存在する毒素で，家畜の戦慄病，またヒトの乳病を起こすといわれる）．

trem·o·gram ［tréməgræm］ 振戦描写図．

trem·o·graph ［tréməgræf］ 振戦描画器．

trem·o·la·bile ［trèmouléibail］ 振戦不安定性の．

trem·o·lite ［tréməlait］ 白閃石 $MgSiO_3CaSiO_3$.

trem·o·lo ［tréməlou］ トレモロ［医学］（せん（顫）音．イタリア語由来）．

t. massage 機械的振動マッサージ．

tre·mom·e·ter ［trimámitər］ 振戦計〔測定〕［医学］．

trem·o·phile ［tréməfil, –fail］ 振戦を起こしやすい．

trem·o·pho·bia ［trèmoufóubiə］ 振戦恐怖［症］［医学］．

trem·or ［trémər］ 振戦［医学］．形 tremulous.

t. artuum （振戦麻痺），= paralysis agitans.

t. coactus （残存性振戦），= forced tremor.

t. cordis 心悸亢進．

t. linguae 舌振戦．

t. opiophagorum アヘン嗜好性振戦．

t. potatorum 酒客振戦（振戦性せん妄），= delirium tremens.

t. saturnium 鉛中毒性振戦．

t. tendinum 腱躍動，= subsultus tendinum.

trem·or·gram ［trémə:græm］ 振動記録器．

trem·u·lans ［trémjuləns］ 振戦性の，= tremulous.

trem·u·la·tion ［trèmjuléiʃən］ 振戦．

trem·u·lor ［trémjulər］ 振動発生器（振動マッサージ用）．

tremulous agitation 振戦激昂，= synclonic spasm.

tremulous cataract 動揺白内障［医学］，振戦性白内障．

tremulous iris 振とう（盪）虹彩［医学］，振戦〔性〕虹彩．

trench ［trénʧ］ 塹壕ざんごう．

t. back 塹壕背（塹壕戦の従軍兵士にみられる背痛）．

t. diarrhea 塹壕下痢．

t. fever 塹壕熱（*Bartonella quintana* による疾患．第1次世界大戦中，ロシアの Volhynia 地方で大流行した伝染病で，約5日の弛張期に続いて高熱が反復し，潜伏期は1～数週，全経過4～6週．頭痛，めまい，眼球後部の疼痛，結膜充血，下肢および背部の激痛，心拍急速，脾腫および発疹が特徴），= five-day fever, Meuse fever, quintan fever, His-Werner fever, shin-bone fever, Volhynia fever.

t. foot 塹壕足（凍瘡に類似の疾患で，寒気と飢餓と水の長期の作用による），= foot stasis, local frigorism, waterbite.

t. hand 塹壕手（塹壕内で起こる凍傷性の手），= main de tranchées.

t. mouth 塹壕口内炎，塹壕口腔炎，= Vincent stomatitis (angina).

t. nephritis 戦争腎炎［医学］，= war nephritis.

t. shin 塹壕脛（兵士にみられる脛骨筋の炎症で，感染性線維組織炎）．

t. throat ワンサンアンギナ，= Vincent angina.

trend ［trénd］ 傾向［医学］，趨勢，動向．

t. line 趨勢線．

t. of thought 思考の傾向．

t. test 傾向検定［医学］．

Trendelenburg, Friedrich ［tréndələnbə:g］ トレンデレンブルグ（1844–1925，ドイツの外科医）．

T. cannula トレンデレンブルグカニューレ（ゴム袋でおおったカニューレで，気管切開後血液が気管内に流れ込むのを防ぐもの）．

T. gait トレンデレンブルグ歩行［医学］，= Trendelenburg sign.

T. operation トレンデレンブルグ手術（① 静脈瘤の切除術．② 静脈瘤における大伏在静脈の結紮．③ 腸骨仙骨接合軟骨切除）．

T. phenomenon トレンデレンブルグ徴候［医学］．

T. position トレンデレンブルグ位（45°に傾斜し

T

た手術台に患者を上臥させ，両脚はその一端から懸垂する．骨盤高位ともいう），= high pelvic position.

T. sign トレンデレンブルグ徴候（患肢で片脚起立すると反対側の骨盤が下降し，上体は患側に傾く）.

T. symptom トレンデレンブルグ症候（中殿筋麻痺にみられるヨタヨタ歩行），= Trendelenburg phenomenon.

T. tampon トレンデレンブルグタンポン，= tracheal tampon.

T. test トレンデレンブルグ試験（① 脚の静脈から血液がなくなるまで挙上させた後，それを降下するとき，静脈内に血液がただちに充満すれば，静脈瘤または静脈弁の不全を示す．② 患者の後ろから片足を別々に上げさせて殿部のヒダを観察すると，患側で立ったときには上昇しないで降下する．この徴候は脊髄灰白炎，大腿骨頭の不癒合骨折，股関節内反，および先天性脱臼においてみられる）.

tre·pan [tripǽn, trí:pæn] ① 穿頭器〔医学〕. ② トレパンを使って開頭する，= trephine.

trep·a·na·tion [trepənéiʃən] 穿頭術〔医学〕（トレパンを使って開頭すること）.

t. of bone 骨開孔〔術〕〔医学〕.

t. of cornea 角膜穿孔〔術〕〔医学〕.

treph·i·na·tion [trèfinéiʃən] 穿孔〔術〕〔医学〕.

tre·phine [trifáin, –fí:n] 穿孔器〔医学〕，冠状のこぎり〔医学〕，穿頭器，= trepan.

treph·o·cyte [tréfəsait] 栄養細胞（Sertoli 細胞のような）.

tre·phone [trifóun] トレフォン（体内の細胞，特に白血球によりつくられる仮定栄養源で，ほかの細胞原形質の栄養を供給するといわれ，Carrel が提唱した術語），= growth-stimulating substance.

trep·i·bu·tone [trèpibjú:toun] トレピブトン ㊗ 4-oxo-4-(2,4,5-triethoxyphenyl)butanoic acid $C_{16}H_{22}O_6$: 310.34（利胆薬，鎮痙薬）.

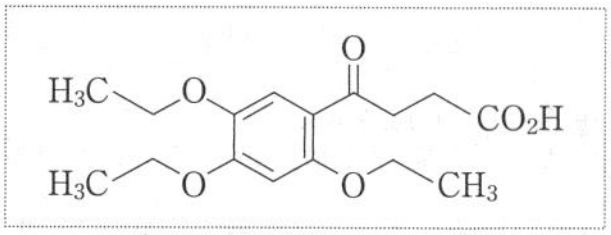

trep·i·dant [trépidənt] 振戦状の.

trep·i·da·tio [trèpidéiʃiou] 振戦，= trepidation.

t. cordis 心悸亢進，動悸.

trep·i·da·tion [trèpidéiʃən] ① 振戦運動（特に手足が神経的に振戦すること）. ② 戦慄，恐怖.

t. sign 振戦徴候（膝蓋現象とも呼ばれ，側索路疾患または播種性硬化症の際，膝蓋を強く下方に押すときに起こるクローヌス），= patella phenomenon.

Trep·o·ne·ma [trèpouní:mə] トレポネーマ属（スピロヘータ科の一属）.

T. denticola （口腔に常在する）.

T. pallidum トレポネーマ・パリダム（亜種 *pallidum*（梅毒トレポネーマ）は性病性梅毒，*pertenue* は熱帯イチゴ腫，*endemicum* は非性病性梅毒の原因となる．梅毒トレポネーマは，第1回の Columbus の新大陸探検隊の際，アメリカ大陸に既存の病原菌がヨーロッパに輸入されてから急速に蔓延した性病の病原菌で，Schaudinn および Hoffmann が1905年に梅毒患者初期硬結および腫脹鼡径リンパ腺の穿刺液中に発見して *Spirochaeta pallida* と命名したもの）.

***T. pallidum* agglutination test** 梅毒トレポネーマ凝集試験.

***T. pallidum* complement fixation test (TPCF)** トレポネーマ・パリダム補体結合テスト.

***T. pallidum* hemagglutination test (assay) (TPHA)** 梅毒トレポネーマ赤血球凝集試験（梅毒トレポネーマ菌体成分をヒツジ赤血球に吸着させた感作血球を抗原として行われる梅毒確定診断のための受身血球凝集反応．冨沢孝之によって開発された）.

***T. pallidum* immobilization test (TPI)** 梅毒トレポネーマ運動抑制試験（Nelson と Mayer により1949年に考案された試験法で，スピロヘータ *Treponema pallidum* の感染により反応体とは異なる一種の抗体が患者血清中に産生され，この抗体は試験管内で梅毒の生菌を不動化する作用があることの原理に基づく）.

***T. pallidum* immune adherence test** TPIA テスト（梅毒病原体を抗原とし，陽性血清により梅毒病原体がヒト赤血球に吸着される原理を用いた血清学的検査法．Nelson によって開発された *Treponema pallidum* に対する抗体検出法の一つ）.

T. pertenue フランベジアトレポネーマ（旧称．Castellani が1905年に発見したもの）．→ *Treponema pallidum*.

T. refringens （性器に常在する）.

trep·o·ne·ma [trèpəní:mə] トレポネーマ（トレポネーマ属細菌を指す）.

trep·o·ne·ma·to·sis [trèpouni:mətóusis] トレポネーマ症，= treponemiasis, treponemosis.

trep·o·ne·mi·ci·dal [trèpounì:misáidəl] トレポネーマ殺菌性の.

trep·o·ne·mo·sis [trèpounimóusis] トレポネーマ感染症，= treponematosis, treponemiasis.

tre·pop·nea [trèpɑpní:ə] （一定位置に横臥すると呼吸が楽になること）.

trep·pe [trép] 階段現象（急速に反復された刺激により筋収縮が階段的に増強すること．H. P. Bowditch によって初めて観察された），= staircase phenomenon.

trep·pen·ing [trépniŋ] 穿孔.

tres indices 3指数〔法〕(体型を表す一計算法で，身長と幅との指数，身長と厚さとの指数，および身体の幅と厚さとの指数の3指数を基礎とする方法).

Tresilian, Frederick James [tresíliən] トレシリアン（1862-1926，イギリスの医師）.

T. sign トレシリアン徴候（流行性耳下腺炎におけるステンソン管口の発赤）.

tre·sis [trí:sis] 穿孔，= perforation.

Tressder sign [trésdər sáin] トレッスデル徴候（右下肢が回前位をとるとき，虫垂炎では虫垂が盲腸から離れるため，疼痛が緩和される）.

tret·a·mine [trétəmi:n] トレタミン ㊗ 2,4,6-tri-(ethyleneimido)-*s*-triazine，= TEM，triethylenemelamine.

tret·i·no·in [trétinɔin] トレチノイン ㊗ all-trans-retionic acid（角質軟化薬）.

Treves, Sir Frederick [trí:vz] トリーブス（1853-1923，イギリスの外科医）.

T. fold トリーブスヒダ（小腸から盲腸に至るまでの左側にある回腸部の腹膜ヒダ），= Jackson membrane, pericolic membrane.

T. operation トリーブス手術（結核性脊椎炎の外科的療法で，膿瘍を切開し，脊椎の一部を切除する方法）.

Trevor, David [trévər] トレボール（イギリスの整形外科医）.

T. disease トレボール病.

TRF ① T cell replacing factor T細胞代替因子の略（T細胞不在下に，抗原刺激されたB細胞を抗体産生細胞に分化させる因子），= IL-5. ② telomeric repeat binding factor テロメア結合タンパクの略. ③ thyrotropin releasing factor 甲状腺刺激ホルモン放出因子の略.

TRH thyrotropin releasing hormone 甲状腺刺激ホルモン放出ホルモンの略.

tri–　[trai]　3 または3回の意味を表す接頭語.

tri·ac·e·tate　[traiǽsiteit]　三酢酸塩.

tri·ac·e·tin　[traiǽsitin]　トリアセチン [化] glyceryl triacetate $C_3H_5(C_2H_3O_2)_3$（肝油またはマサキ油から得る油様液).

tri·ac·e·ton·a·mine　[traiæ̀sitánəmi:n]　トリアセトンアミン.

tri·a·ce·tyl·o·le·an·do·my·cin　[traiæ̀sitilòuliæ̀ndoumáisin]　トリアセチルオレアンドマイシン [化] 1,4–(3–acetoxy–4–dimethylamino–6–methyl–2–tetrahydropyranyloxy)–12–(5–acetoxy–4–methoxy–6–methyl–2–tetrahydropyranyloxy)–5,7,8,11,13,15–hexamethyl–4,10–dioxo–1,9–dioxaspiro[2,13]hexadec–6–yl acetate（マクロライド系抗生物質).

tri·a·ce·tyl·py·ro·gal·lol　[traiæ̀sitilpàirəgǽlɔ:l]　トリアセチルピロガロール，= acetpyrogall.

tri·ac·id　[traiǽsid]　3価酸（一塩基酸の3分子を中和し得る塩基).

t. base　三酸塩基，= triacidic base.

tri·ac·id·ic　[tràiəsídik]　三酸性の.

t. base　三酸塩基 [医学]（1分子中に酸と作用して水を生ずる OH 基を3個もつ塩基).

tri·a·con·ta·nol　[tràiəkántənɔ:l]　トリアコンタノール $C_{30}H_{59}OH$（ムラサキウマゴヤシ lucerne から得られる白色固形アルコール).

tri·a·con·tyl　[tràiəkántil]　トリアコンチル基（$CH_3(CH_2)_{28}CH_2$–).

tri·ac·yl·glyc·er·ol　[traiæ̀silglísərɔ:l]　トリアシルグリセロール（グリセリンの水酸基が脂肪酸でエステル化したもの).

tri·ad　[tráiæd]　① 三主徴. ② 3価元素. ③ 三和音.

t. asthma　ぜん息三徴.

t. of Erasistratus　エラシストラトスの3つ組（動脈，静脈，神経が相伴うこと).

t. of Hertz　ヘルツ三主徴，= phrenocardia.

t. of Saint　セイン三主徴（横隔膜ヘルニア，憩室症，胆石).

tri·age　[tráiiʤ, triǽʤ]　[F] トリアージ [医学]（医療では患者選別を意味し，災害救急の現場で患者の重症度により優先順位を決めることをいう．第1～4種類に分別することが統一されている). → triage tag.

t. tag　トリアージタッグ [医学]（災害現場でトリアージにより分別された傷病者に取り付ける認識票．現在わが国では統一され，赤色（第1；緊急)，黄色（第2；準緊急)，緑色（第3；軽症群)，黒色（第4；死亡）の優先順位となっている). → triage.

tri·a·kai·dek·a·pho·bia　[tràiəkaidèkəfóubiə]　13恐怖症，= tredecaphobia，triskaidekaphobia.

tri·al　[tráiəl]　① 試験 [医学]，試み. ② 試練，災難. ③ 裁判，公判.

t. administration　試験的適用 [医学].

t. and error　試行錯誤〔法〕[医学]，手さぐり法.

t. case　検眼レンズ箱，検査箱（眼科医が用いる屈折測定用の種々の眼鏡レンズを入れたもの).

t. denture　仮床義歯 [医学]，ろう（蝋）義歯，= trial plate，wax checkbite.

t. frame　試験縁（① 検眼用レンズを支持する縁. ② 色盲検査縁).

t. lens　試験用眼鏡.

t. lenses　検眼レンズ.

t. of labor　試験分娩 [医学].

t. of labor after cesarean section　〔帝王切開後〕試験分娩.

t. plate　① 仮床義歯の基礎床，= trial base. ② 仮床（蝋）義歯. ③ 試適用義歯（仮床義歯)，= wax trial denture，trial d..

t. traction　試験牽引 [医学].

tri·al·ism　[tráiəlizəm]　三元論 [医学]. [形] trialistic.

trialistic theory　三元説（血球の芽細胞はリンパ球系，単球系，および骨髄系の3種に区別される).

tri·al·kyl　[traiǽlkil]　トリアルキル基.

tri·al·lyl·am·ine　[tràiəliləmí:n]　トリアリルアミン（$(CH_2=CHCH_2)_3N$（揮発性油液状アミン).

tri·am·cin·o·lone　[tràiæmsínəloun]　トリアムシノロン [化] 9–fluoro–11β,16α,17,21–tetrahydroxypregna–1,4–diene–3,20–dione $C_{21}H_{27}FO_6$：394.43（プレグナン系合成副腎皮質ホルモン).

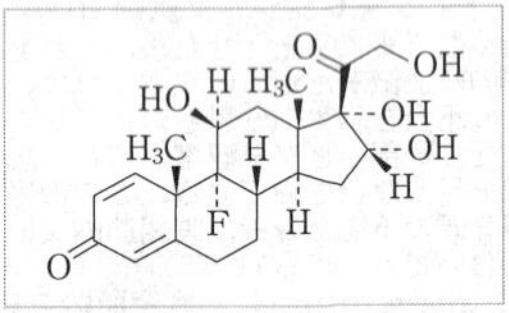

tri·a·mid·a·zol hy·dro·chlo·ride　[tràiəmídəzɔ:l hàidrouklɔ́:raid]　塩酸トリアミダゾール $H_2NC_6H_4N_2C_6H_3(NH_2)NH_2HCl$（ビスマルクブラウンまたはフェニルブラウン色素の成分).

tri·am·ine　[traiǽmi:n]　（アミノ基 $-NH_2$ 3個を含有する化合物).

1,3,5–tri·a·mi·no–tri·a·zine　[– tràiəmí:nou, –ǽmin– tráiəzi:n]　1,3,5–トリアミノトリアジン（=N C=N= 原子団を含有する利尿薬)，= melamine，theoharn.

tri·am·ter·ene　[traiǽmtəri:n]　トリアムテレン [化] 2,4,7–triamino–6–phenylpteridine $C_{12}H_{11}N_7$：253.26（カリウム保持性利尿薬．抗高血圧薬として用いる).

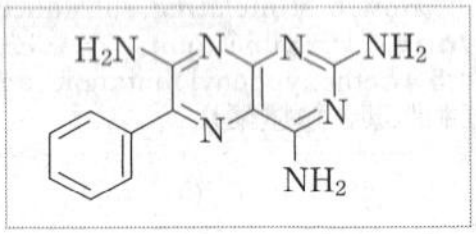

tri·am·y·lose　[traiǽmilous]　トリアミロース（$(C_6H_{10}O_5)_3$（ブドウ糖の無水重合体で，デンプンの一成分).

tri·an·gle　[tráiæŋgl]　① 三角，三角形. ② 三角架. [形] triangular.

t. of auscultation　[TA] 聴診三角（僧帽筋の下縁，広背筋，および肩甲骨の脊椎縁により囲まれる)，= trigonum auscultationis [L/TA].

t. of elbow　肘三角（外側は腕橈骨筋，内側は円回内筋，底辺は上腕骨が囲む肘部の三角).

t. of election　選択三角（上頸動脈三角のこと)，= superior carotid triangle.

t. of elevation　= Alsberg triangle.

t. of necessity　必須三角，= inferior carotid triangle.

t. of safety　安全三角（心膜が肺に覆われていない部分で，胸骨下方左縁にあり，好んで心嚢穿刺部に用いられる).

t. of sinu–atrial node　[TA] 洞房結節三角*，= trigonum nodi sinuatrialis [L/TA].

t. of vertebral artery　椎骨動脈三角.

tri·an·gu·lar　[traiǽŋgjulər]　三角形の [医学].

t. area　三角部，三角野（正中鼻突起で将来鼻中隔，鼻橋をつくる部分).

t. bandage　三角巾 [医学]，三角布.

t. bone　三角骨，= os trigonum，os triquetrum.

t. bone of tarsus　〔足根〕三角骨.

t. crest　三角隆線.

t. fibrocartilage complex (TFCC)　三角線維軟骨複合体.

T

t. fold [TA] 三角ヒダ(扁桃腺前柱の上後部から下後方に向かって広がる三角形のヒダ), = plica triangularis [L/TA].
t. fossa [TA] 三角窩, = fossa triangularis [L/TA].
t. fovea [TA] 三角窩, = fovea triangularis [L/TA].
t. fovea of arytenoid cartilage 披裂軟骨三角窩.
t. lamella 三角層板(第三脳室の脈絡膜に連結する層).
t. ligament 三角靱帯, = urogenital diaphragm.
t. ligaments of liver 肝臓の三角間膜.
t. muscle [TA] 三角筋, = musculus triangularis [L/TA].
t. nail 三翼爪, 三翼固定釘 [医学].
t. nucleus [TA] 三角核*, = nucleus triangularis [L/TA].
t. nucleus of septum [TA] 中隔三角核*, = nucleus triangularis septi [L/TA].
t. part [TA] 三角部, = pars triangularis [L/TA].
t. pelvis 三角形骨盤(入口が三角形をなすもの).
t. recess 三角陥凹, = recessus triangularis.
t. ridge [TA] ① 三角稜線, = crista triangularis [L/TA]. ② 三角隆線(臼歯の咬合面にある隆線で, 咬合点から歯冠に達する).
t. space 三角窩(精管と直腸膀胱窩の腹膜の折り返しとの間のすき間のこと).
t. suture 三角〔点〕縫合 [医学].
t. tract 三角路, = olivo-spinal tract.
t. uterus 三角子宮.
t. wire 三角線.
tri·an·gu·la·ris [traiæ̀ŋgjuléəris] 三角〔形〕.
tri·an·gu·lum [traiǽŋgjuləm] 三角形, = triangle.
tri·as [tráiəs] 三つ組 [医学].
t. for human death 三徴候説(肺・心・中枢神経の3つの機能が停止したことで死を判定すること).
Tri·at·o·ma [traiǽtəmə] サシガメ属(トリパノソーマの伝搬をする吸血昆虫).
tri·a·tom·ic [tràiətámik] 3原子性の.
t. acid 3原子酸(置換し得る3個の酸基をもつもの).
t. alcohol 3価アルコール(OH基3個を含むもの), = trihydric alcohol.
triatomid bug サシガメ.
tri·a·zine [tráiəzi:n] トリアジン ㊎ 1,3,5-triazine (窒素3原子を含む複素環式化合物で, Nの位置により3異性体がある).
tri·a·zi·no [tràiəzínou] トリアジノ基($H_2NN{=}N-$).
tri·az·i·nyl [traiǽzinil] トリアジニル基($C_3H_2N_3-$).
tri·az·o·ben·zol [traiæ̀zəbénzɔ:l] トリアゾベンゾール, = phenylazimid.
tri·a·zo·ic ac·id [tràiəzóuik ǽsid] トリアゾ酸 HN_3 (1価の強酸で, 無色液体の不快な臭気を放つ爆発物), = azoimide, hydrazoic acid, hydronitric acid.
tri·a·zo·lam [traiǽzəlæm] トリアゾラム ㊎8-chloro-6-(*o*-chlorophenyl)-1-methyl-4*H*-s-triazoro [4,3a][1,4]benzodiazepine (トランキライザー).
tri·a·zole [tráiəzoul] トリアゾール(窒素3原子, 炭素2原子からなる5原子複素環式化合物).
triazolopyridine antidepressant トリアゾロピリジン(抗うつ薬).
tri·az·o·lo·py·rim·i·dine [tràiəzòuləpirímidi:n] トリアゾールピリミジン, = guanazolo.
tri·a·zo·lyl [traiǽzəlil] トリアゾリル基($C_2H_2N_3-$).
tri·a·zon·i·dyl [tràiəzánidil] トリアゾニジル基($C_2H_6N_3-$).
trib·ade [tríbeid] (肥大陰核をもち同性愛を行うとき男性の役を演ずる女性).
trib·a·dism [tríbədizəm] 女子(女性)同性愛 [医学], = tribabia, tribady.
tri·ba·sic [traibéisik] 三塩基性の(置換し得る水素3原子をもつもの).
t. acid 三塩基酸 [医学].
t. calcium phosphate 第三リン酸カルシウム $Ca_3(PO_4)_2$ (固化防止剤, 緩衝剤, 強化剤), = precipitated calcium phosphate.
t. magnesium phosphate 三塩基リン酸マグネシウム $Mg_3(PO_4)_2$, = magnesii phosphas tribasicus.
t. potassium phosphate リン酸カリウム K_3PO_4, = tripotassium phosphate.
t. sodium phosphate リン酸三ナトリウム, 第三リン酸ナトリウム $Na_3PO_4 \cdot 12H_2O$.
tri·bas·i·lar [traibǽsilər] 三頭底の.
t. synostosis 脳三基底骨癒合症, 三頭底骨癒合症(後頭骨, 蝶形骨, および側頭骨が早期に癒合して小頭症と痴呆を招来すること).
tribe [tráib] ① 族 [医学] (動植物の分類において科 family と属 genus との中間に位置し, ある共通の性状をもつ種属を一括するために用いられる名). ② 連, 組, 級.
Tri·bo·li·um [traibóuliəm] コクヌストモドキ属(甲虫の一種. 穀粉などを食害する).
tri·bol·o·gy [traibálədʒi] 摩擦論.
tri·bo·lu·mi·nes·cence [tràibouljù:minésəns] 摩擦発光(硬物質が互いに摩擦するとき, またはそれによって壊れるときの発光).
tri·bom·e·ter [traibámitər] 摩擦計.
tri·bon [tráibɑn, trí-] トリボン, = edetic acid (EDTA).
Triboulet, Henri [tribuléi] トリブレー(1864-1920, フランスの小児科医).
T. reaction トリブレー反応(糞便を水20mLの中で混溶してつくった濾過液3mLをさらに水12mLに薄め, これにトリブレー試薬(昇汞25g, 酢酸1.0mL, 水100mL)を加えると褐色の沈殿を生じるものを陽性とし, 腸管内の潰瘍, 特に結核性潰瘍の診断に利用された).
tri·bra·chia [traibréikiə] 三腕奇形.
tri·bra·chi·us [traibréikiəs] 三腕奇形児.
tri·bro·mal·o·in [tràibroumǽlouin] 三臭化アロイン $C_{17}H_{15}Br_3O_7$ (アロインと臭素の化合物で黄色結晶体).
tri·bro·man·i·line [tràibroumǽnili:n] 三臭化アニリン(無色針状結晶で, その臭酸塩 bromamide は神経痛に用いられる).
tri·bro·meth·a·nol [tràibrouméθənɔ:l] トリブロモエタノール, = tribromoethanol.
tri·brom·hy·drin [tràibromháidrin] ㊎ allyl tribromide $C_3H_5Br_3$ (鎮静薬).
tri·bro·mide [traibróumaid] 三臭化塩.
tri·brom·meth·ane [tràibrouméθein] トリブロムメタン, = bromoform.
tri·brom·naph·tol [tràibroumnǽfθɔ:l] トリブロムナフトール $C_{10}H_4Br_3OH$ (ベータナフトールの臭素誘導体で切創の消毒薬).
tri·bro·mo·eth·a·nol [tràibroumouéθənɔ:l] トリブロモエタノール ㊎ tribromoethyl alcohol Br_3CCH_2OH (白色結晶性粉末で, 抱水アミレンに溶解して直腸に注入する全身麻酔薬).
t. solution トリブロモエタノール液(抱水アミレン1mLに対し約1gを含む液), = bromethol, liquor tribromoethanolis.
tribromoethyl alcohol トリブロモエチルアルコール, = avertin.
tri·bro·mo·phe·nol [tràibrouməfí:nɔ:l] トリブロモフェノール ㊎ 2,4,6(sym)tribromphenol $Br_3C_6H_2OH$, = bromol.

t.-bismuth トリブロモフェノールビスマス，= bismuth tribromphenate.

tri·brom·sa·lan [traibrámsəlæn] トリブロムサラン ㊗ 3,5-dibromo-6-hydroxybenz-*p*-bromanilide (消毒薬).

tri·bu·lo·sis [tribjulóusis] (ハマビシ *Tribulus terrestris* によるヒツジの中毒症).

Trib·u·lus ter·res·tris [tríbjuləs təréstris] ハマビシ [蒺藜，浜菱] (海辺の砂地に生ずる1年生草木で，種子は薬用となる).

tri·bu·tyr·in [traibjú:tirin] トリブチリン $C_3H_5(OCOCH_2CH_2CH_3)_3$ (バターに存在する無色性脂肪).

tri·bu·tyr·in·ase [traibjú:tirineis] トリブチリナーゼ (トリブチリンを分解する酵素で唾液に存在する).

TRIC trachoma-inclusion conjunctivitis トラコーマ封入体結膜炎の略.

tri·cal·cic [traikǽlsik] 三カルシウムの.

tri·cap·rin [traikǽprin] トリカプリン，= caprin.

tri·cap·ry·lin [traikǽprilin] トリカプリリン，= caprylin.

tri·car·bal·lyl·ic ac·id [traikɑ̀:bəlílik ǽsid] トリカルバリル酸 $CH_2(COOH)CH(COOH)CH_2COOH$ (融点162°Cの水溶性柱状結晶で，テンサイ [甜菜] 中に存在する).

tri·car·bon di·sul·fide [tráikɑ:bən daisʌ́lfaid] 二三硫化炭素 C_3S_2，= carbon subsulfide.

tri·car·box·yl·ic-ac·id cycle [traikɑ̀:bɑksílik ǽsid sáikl] トリカルボン酸回路 [医学] (アセチル残基を CO_2 に酸化する酵素反応回路で糖，脂肪，アミノ酸の合成・分解の調節点)，= Krebs citric acid cycle, TCA cycle.

tri·car·pel·lary [traikɑ́:pələri] 三心皮の.

t. pistil 三心皮雌蕊 (ずい).

tri·cel·lu·lar [traiséljulər] 三細胞の.

tri·ceph·a·lus [traiséfələs] 三頭体.

tri·ceps [tráiseps] 三頭筋. ㊇ tricipital.

t. brachii [TA] 上腕三頭筋，= musculus triceps brachii [L/TA].

t. brachii muscle 上腕三頭筋.

t. bursa 上腕三頭筋腱下包.

t. coxae muscle 寛骨三頭筋.

t. jerk [上腕] 三頭筋反射 [医学].

t. muscle of arm 上腕三頭筋.

t. muscle of calf 下腿三頭筋.

t. pad cuff 三頭筋パッド [医学].

t. reflex [上腕] 三頭筋反射 [医学] (肘反射ともいい，腕を肘部で強く曲げ上腕三頭筋腱を叩打すると前腕が伸展する．片麻痺，播種性硬化症，錐体路疾患において亢進する)，= elbow reflex.

t. surae [TA] 下腿三頭筋 (腓腹筋とヒラメ筋との総称名)，= musculus triceps surae [L/TA].

t. surae muscle 下腿三頭筋.

t. surae reflex 下腿三頭筋反射，= Achilles reflex.

tri·cep·tor [traiséptər] 三受体 (3個の化合群をもつ物質).

trich·al·gia [trikǽldʒiə] 毛髪痛 [医学].

trich·an·gi·ec·ta·sis [trikæ̀ndʒiéktəsis] 毛細血管拡張症.

trich·at·ro·phy [trikǽtrəfi] 毛萎縮，= trichatrophia.

trich·auxe [trikɔ́:ksi] 多毛症 (量および長さの)，= trichauxis.

trich·es·the·sia [trìkesθí:ziə] 毛髪感覚，= trichoesthesia.

tri·chi·a·sis [trikáiəsis] 睫毛乱生 [症] [医学] (さかさまつげ).

t. of anus 肛門逆毛症.

t. vesicae 膀胱発毛症，毛尿症，= pilimictio.

trichilemmal cyst 外毛根鞘嚢腫 (毛鞘嚢腫，脂腺嚢腫，毛髪嚢腫)，= sebaceous cyst.

trichilemmal horn 外毛根鞘性皮角.

trich·i·lem·mo·ma [trìkilemóumə] 毛根鞘腫.

Trichilia emetica (アラビア，アフリカなどに産する植物で，薬用に用いられる)，= roka.

tri·chi·na [trikáinə] 旋毛虫.

t. worm 旋毛虫.

Trich·i·nel·la [trìkinélə] 旋毛虫属 (旋毛虫科の一属．食道部は体のほかの部分よりわずかに細く，食道腺が一列に並んでいる．卵胎性で，成虫は肉食獣の小腸に，幼虫は同一体の筋肉に寄生する．*T. spiralis* をはじめ，*T. britovi*，*T. nativa*，*T. nelsoni* などがヒトの旋毛虫症の原因となる).

T. spiralis 旋毛虫，トリヒナ (体長：雄1.4〜1.6mm，雌3〜4mm，卵は子宮内で孵化し，幼虫を産出する．成虫は各種哺乳類の小腸粘膜に寄生し，産出された子虫は血液循環により，体内各筋肉に侵入し，被嚢する．ヒトの旋毛虫症の原因となる).

trich·i·nel·li·a·sis [trìkiniláiəsis] 旋毛虫症 [医学]，= trichinosis.

trich·i·nel·lo·sis [trìkinilóusis] 旋毛虫症，= trichinosis.

trich·i·ni·a·sis [trìkináiəsis] 旋毛虫症，= trichinosis.

trich·i·nif·er·ous [trìkiníférəs] 旋毛虫を含有する.

trich·i·ni·za·tion [trìkinizéiʃən] 旋毛虫寄生.

trich·i·no·pho·bia [trìkinoufóubiə] 旋毛虫症恐怖 [症].

tri·chi·no·scope [trikínəskoup] 旋毛虫検出器.

trich·i·no·sis [trìkinóusis] 旋毛虫症 [医学]，トリヒナ症 (旋毛虫の寄生による疾患で，初期には下痢，嘔気，仙痛，発熱を起こし，後期には筋の強直，疼痛および浮腫，発熱，発汗および不眠症を招来する．幼虫の抽出液を皮内注射すると陽性反応が起こる)，= trichinelliasis, trichinellosis, trichiniasis.

t. granuloma 旋毛虫肉芽腫.

trich·i·nous [tríkinəs] 旋毛虫性の.

t. embolism 旋毛虫性塞栓症.

trich·i·on [tríkiɑn] トリキオン (前頭部毛はえ際の正中点).

trich·i·ta [tríkitə] 毛針 (滴虫類の細胞体内における捕食用の針状原形質包含体で，口の付近に存在する).

trich·ite [tríkait, tráik-] 放線針状体 (① デンプンにある放線形針状結晶の一つ．② 原虫の周辺部に放線状に配置されている針状顆粒の一つ).

tri·chi·tis [trikáitis] 毛球炎，毛根炎.

trichlor- [traiklɔ:r] 三塩化の意味を表す接頭語.

tri·chlor [traiklɔ́:r, trík-] トリクロール (クロラミンT，次亜塩素酸ナトリウム，食塩からなるアルカリ性溶液).

tri·chlor·a·ce·tic acid [traiklɔ̀:rəsí:tik ǽsid] 三塩化酢酸，= trichloroacetic acid.

tri·chlor·al·de·hyde [trɑ̀iklɔ:rǽldihaid] トリクロールアルデヒド，= chloral.

tri·chlor·bu·tyl·al·co·hol [trɑ̀iklɔ:bjù:tilǽlkəhɔ:l] トリクロールブチルアルコール，= chlorobutanol.

tri·chlor·bu·tyl·al·de·hyde [trɑ̀iklɔ:bjù:tilǽldihaid] トリクロールブチルアルデヒド，= butylchloral.

tri·chlor·eth·ane [trɑ̀iklɔ:réθein] トリクロロエタン $CHCl_2CH_2Cl$，= vinyl trichloride.

tri·chlor·eth·yl-glu·cu·ron·ic ac·id [trɑ̀iklɔ:réθil glù:kjuránik ǽsid] トリクロルエチルグルクロン酸 $CHCl_2CHClC_6H_9O_7$ (尿中に排泄される抱水クロラルの結合体).

tri·chlor·eth·yl-ure·thane [trɑ̀iklɔ:réθil jú:riθein] トリクロルエチルウレタン (催眠薬)，= tri-

T

chloroethyl carbamate.

tri·chlor·eth·yl·ene [tràiklɔ:réθili:n] 三塩化エチレン ㊗ 1-chloro-2-dichloro-ethylene $ClCH{=}CCl_2$ (吸入麻酔薬), = gamalgene, trichlene, tritylen, trylene, westrosol.

tri·chlor·fon [traiklɔ́:fɑn] トリクロルホン(低毒性有機リン殺虫薬).

tri·chlor·hy·drin [tràiklɔ:háidrin] トリクロルヒドリン ㊗ allyl trichloride $C_3H_5Cl_3$ (麻酔・催眠薬), = trichloropropane.

tri·chlo·ride [traiklɔ́:raid] 三塩化物.

tri·chlor·meth·ane [tràiklɔ:méθein] トリクロロメタン, = chloroform.

tri·chlor·meth·i·az·ide [tràiklɔ:mèθiǽzid] トリクロルメチアジド $C_8H_8Cl_3N_3O_4S_2$: 380.66 (チアジド系利尿薬. 抗高血圧薬として用いる).

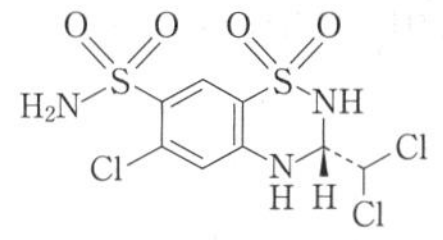

および鏡像異性体

tri·chlo·ro·a·ce·tic ac·id [traiklɔ̀:rouəsí:tik ǽsid] 三塩化酢酸 CCl_3COOH (無色潮解性の結晶物で, 飽和液は腐食剤. 1%以下の溶液は収斂薬), = acidum trichloroaceticum.

tri·chlo·ro·bu·tyl al·co·hol [traiklɔ̀:roubjú:til ǽlkəhɔ:l] トリクロロブチルアルコール, = chlorobutanol.

tri·chlo·ro·eth·a·nol [traiklɔ̀:rəéθənɔ:l] トリクロルエタノール CCl_3CH_2OH (麻酔作用がある), = trichloroethyl alcohol.

tri·chlo·ro·eth·yl·ene [tràiklɔ:éθili:n] トリクロロエチレン, = trichlorethylene.

tri·chlo·ro·meth·yl·chlo·ro·for·mate [traiklɔ̀:rəmèθilklɔ̀:roufɔ́:meit] トリクロロメチルクロロフォルメート, = diphosgene.

tri·chlo·ro·mon·o·flu·o·ro·meth·ane [traiklɔ̀:rəmɑ̀nouflù:ərəméθein] トリクロロモノフルオロメタン(エアゾール噴霧剤, 冷媒).

tri·chlo·ro·ni·tro·meth·ane [traiklɔ̀:rounàitrəméθein] トリクロロニトロメタン, = chloropicrin.

tri·chlo·ro·phe·nol [traiklɔ̀:roufí:nɔ:l] トリクロロフェノール(外用の消毒薬).

tri·chlo·ro·pro·pane [traiklɔ̀:roupróupein] トリクロロプロパン, = trichlorhydrin.

tri·chlo·ro·pu·rine [traiklɔ̀:roupjú:rin] トリクロロプリン ㊗ 2,6,8-trichloropurine.

tri·chlo·ro·sil·ane [traiklɔ̀:rəsílein] トリクロロシレン Cl_3HSi, = silicochloroform.

tri·chlo·ro·tri·vi·nyl·ar·sine [traiklɔ̀:routraivìnilɑ́:si:n] トリクロロトリビニルアルシン $(CHClCH)_3As$ (催嚏性毒ガス).

tri·chlor·phe·nol [tràiklɔ:fí:noul] トリクロルフェノール $C_6H_2Cl_3OH$ (石炭酸の誘導体で, ヨードホルムと同一の目的に用いる), = omal.

tri·chlor·u·re·thane [tràiklɔ:rjú:riθein] トリクロールウレタン, = voluntal.

tricho- [trikou] 毛, 髪との関係を表す接頭語.

trich·o·aes·the·sia [trìkouesθí:ziə] 毛髪性感覚, = trichoesthesia.

trich·o·an·es·the·sia [trìkouæ̀nisθí:ziə] 毛〔髪〕感覚消失.

trich·o·bas·i·lo·ma cys·ti·cum an·nu·la·re [trìkoubæ̀silóumə sístikəm ǽnjuləri] 環状〔細胞〕毛基底細胞腫.

trich·o·be·zoar [trìkəbí:zɔ:r] 胃毛球, 毛〔髪〕胃石 [医学], = hair bezoar.

Trich·o·bil·har·zia o·cel·la·ta [trìkoubilhɑ́:ziə ousiléitə] (吸虫の一種. カルガモ, マガモなど水禽の腸管静脈に寄生する. 中間宿主はモノアラガイで, セルカリア性皮膚炎の原因となる).

trich·o·bil·har·zi·a·sis [trìkoubìlhɑ:záiəsis] 湖岸病, 水田性皮膚炎.

trich·o·both·ria [trìkəbɑ́θriə] 聴毛(節足動物, クモ目の歩脚の跗節および蹠節の上にみられる特殊の感覚毛で, 聴覚をつかさどると考えられている).

trich·o·car·dia [trìkoukɑ́:diə] 毛心(滲出性心外膜炎にみられる心臓で, 表面があたかも毛の発生したようにみえるもの).

trich·o·ceph·a·li·a·sis [trìkousefəláiəsis] 鞭虫症(鞭虫 *Trichuris trichiura* の感染によるもの).

Trich·o·ceph·a·li·dae [trìkousefǽlidi:] 鞭虫科(旧称), = Trichuridae.

trich·o·ceph·a·lo·sis [trìkousèfəlóusis] = trichocephaliasis.

Trich·o·ceph·a·lus [trìkəséfələs] 鞭虫属(旧称), = *Trichuris*.

trich·o·chro·mo·gen·ic [trìkoukròumədʒénik] 毛髪色再生の.

trich·o·cir·sus [trìkousə́:səs] 毛細血管拡張.

trich·o·cla·sia [trìkoukléiziə] 裂毛症, = trichoclasis, trichorrhexis.

trich·o·clas·ty [tríkəklæsti] 毛髪をいじる癖.

trich·o·cryp·to·sis [trìkoukriptóusis] 毛嚢病.

trich·o·cyst [tríkəsist] 毛胞, 糸胞(線毛類の体の外面に突出する小杆状体).

trich·o·cyte [tríkəsait] 毛疱.

trich·o·dan·gia [trìkoudǽndʒiə] 毛細血管.

trich·o·dan·gi·i·tis [trìkoudændʒáitis] 毛細血管炎.

trich·o·dar·te·ri·i·tis [trìkoudɑ̀:ti:riáitis] 細動脈炎.

Trich·o·dec·tes [tríkoudékti:z] ハジラミ属(ケモノハジラミ科の一属. イヌハジラミ *T. canis* などを含む).

Trich·o·dec·ti·dae [trìkoudéktidi:] ケモノハジラミ科(哺乳類に寄生する).

Trich·o·der·ma [trìkoudə́:mə] トリコデルマ属(糸状菌の一属).

trich·o·do·phle·bi·tis [trìkoudouflibáitis] 細静脈炎.

trich·o·dyn·ia [trìkoudíniə] 毛髪痛 [医学].

trich·o·ep·i·the·li·o·ma [trìkouèpiθi:lióumə] 毛包上皮腫 [医学].

t. papulosum multiplex 多発性丘疹状毛包(毛嚢)上皮腫 (Jarisch, A.), = epithelioma adenoides cysticum.

trich·o·es·the·sia [trìkouesθí:ziə] 毛髪性感覚(毛髪に触れて知覚を得ること), = hair sensibility, trichoaesthesia.

trich·o·es·the·si·om·e·ter [trìkouesθì:ziɑ́mitər] 毛髪感覚計.

trich·o·fi·bro·ac·an·tho·ma [trìkoufàibrouæ̀kənθóumə] 毛包棘細胞腫(毛包と棘細胞層の上皮腫).

trich·o·fi·bro·ep·i·the·li·o·ma [trìkoufàibrouèpiθi:lióumə] 毛包上皮腫, = trichoepithelioma.

trich·o·fol·lic·u·lo·ma [trìkoufɑlìkjulóumə] 毛包腫, 毛包性母斑.

trich·o·gen [tríkədʒən] 発毛剤, 発毛促進性物質. 形 trichogenous.

trich·o·glos·sia [trìkouglɑ́siə] 毛舌症.

trich·og·ra·phism [trikɑ́grəfizəm] 毛髪運動反射, = pilomotor reflex.

trich·o·gyne [tríkədʒain] 受精毛(紅藻類の卵細胞

にあって，精子を付着させるもの).
trich·o·hy·a·lin ［trìkouháiəlin］ トリコヒアリン，毛髪硝子質(毛根鞘膜にあるエレイデン様物質).
t. granule トリコヒアリン顆粒.
trich·oid ［tríkɔid］ 毛髪様の.
trich·o·ki·ne·sis ［trìkoukáineis］ 毛髪捻転〔症〕［医学］.
trich·o·kryp·to·ma·nia ［trìkoukrìptouméiniə］ 裂毛癖，＝ trichorrhexomania.
trich·o·la·bis ［trìkouléibis］ 毛抜き，＝ tricholabion.
trich·o·leu·co·sis ［trìkoulju:kóusis］ 白髪病.
trich·o·lith ［tríkəliθ］ 毛石.
trich·o·lo·gia ［trìkoulóuʤiə］ 抜毛発作.
trich·ol·o·gy ［trikáləʤi］ 毛髪学，＝ science relating to hair.
Trich·o·lo·ma ［trìkoulóumə］ キシメジ属(キシメジ科の一属．マツタケ *T. matsutake*，キシメジ *T. flavovirens* などを含む).
trich·o·lo·sia ［trìkəlóusiə］ 抜毛癖.
tri·cho·ma ［trikóumə］ ① 毛腫，糾髪症(毛が分泌液痂皮と膠着し，もつれた状態)，＝ plica polonica. ② 眼瞼内反，＝ entropion. ③ 毛状体(ホップ腺の).
trich·o·ma·nia ［trìkouméiniə］ 抜毛癖，＝ trichotillomania.
trich·o·ma·to·sis ［trìkoumətóusis］ 毛乱生症，糾髪症，＝ plica polonica.
tri·chom·a·tous ［trikámətəs］ 眼瞼内反の，毛乱生症の.
tri·chome ［tríkoum］ 藻糸(藍藻類において多くの細胞が糸状に長く連なったもの).
trich·o·mo·na·ci·dal ［trìkoumòunəsáidəl］ トリコモナス撲滅性の，＝ trichomonadicidal.
trich·o·mo·na·cide ［trìkoumóunəsaid］ トリコモナス撲滅薬.
trich·o·mon·ad ［trìkəmóunæd］ トリコモナド(トリコモナス属の寄生原虫).
t. corpuscle トリコモナド小体(トリコモナス腟炎患者の子宮腟部組織にみられる円形小体で，本症の再発の原因をなすといわれる).
t. urethritis トリコモナス性尿道炎.
t. vaginitis トリコモナス腟炎.
Trich·o·mo·nad·i·da ［trìkəmounǽdidə］ トリコモナス目，＝ trichomonads.
trichomonal prostatitis トリコモナス〔性〕前立腺炎［医学］.
trichomonal urethritis トリコモナス〔性〕尿道炎［医学］.
Trich·o·mo·nas ［trìkəmóunəs］ トリコモナス属(原虫の一属．体は西洋ナシ形，前端丸く，後端は尖る．鞭毛は通常5本，そのうち1本は後方に向かい波動膜を形成，すべて寄生種である).
T. foetus (旧称)，＝ *Tritrichomonas foetus*.
T. gallinae ハトトリコモナス(鳥類のトリコモナス症の原因となる).
T. hominis (旧称)，＝ *Pentatrichomonas hominis*.
T. intestinalis (旧称)，＝ *Pentatrichomonas hominis*.
T. muris (旧称)，＝ *Tritrichomonas muris*.
T. tenax 口腔トリコモナス(ヒトの歯根部にみられる．Müller が1774年に *Cercaria tenax* として報告したもの).
T. vaginalis 腟トリコモナス(幅広い洋ナシ型，大きさ 10～30×10～20μm，ヒト，アカゲザルの泌尿生殖器に寄生し，腟トリコモナス症の原因となる．Donne が1837年に発見した).
trichomonas vaginitis トリコモナス腟炎(*Trichomonas vaginalis* の感染によるもの).
trich·o·mo·ni·a·sis ［trìkəmounáiəsis］ トリコモナス症［医学］.
Trich·o·my·ce·tes ［trìkoumaisí:ti:z］ トリコミセス綱(接合菌門の中で，昆虫類の消化管内に寄生する菌群．ヒトの病原菌は含まない).
trich·o·my·ce·to·sis ［trìkoumàisitóusis］ 毛髪真菌症.
trich·o·my·cin ［trìkoumáisin］ トリコマイシン(*Streptomyces hachijoensis* から得られるポリエン系抗カビ性抗生物質でトリコモナスやカンジダ症の治療に用いられる).
trich·o·my·co·sis ［trìkoumaikóusis］ 毛髪糸状菌症［医学］(真菌により発生する毛髪病).
t. axillaris 黄菌毛，＝ trichonocardiasis.
t. barbae 寄生性毛瘡，＝ sycosis parasitica.
t. chromatica 色菌毛〔症〕.
t. circinata 頭部白癬，＝ trichomycosis capillitii.
t. favosa 黄癬，＝ favus.
t. flava nigra (結節性毛髪糸状菌症の黄赤色を呈する型).
t. nigra (黄菌毛)，＝ trichomycosis axillaris.
t. nodosa 結節性毛髪糸状菌症，砂毛，黄菌毛(腋毛または陰毛に *Nocardia* が増殖する状態)，＝ lepothrix.
t. nodularis 砂毛，＝ piedra，trichosporia.
t. palmellina 黄菌毛，腋菌毛症(Pick)，＝ trichomycosis nodosa.
t. pustulosa 膿疱性毛髪糸状菌症.
trich·on ［tríkɑn］ トリコン(白癬菌の自己融解産物製剤).
trich·o·no·car·di·a·sis ［trìkənoukɑ:dáiəsis］ 毛髪ノカール菌症(*Nocardia* の感染による毛髪症).
t. axillaris (黄菌毛)，＝ trichomycosis axillaris.
trich·o·no·do·sis ［trìkənoudóusis］ 結節性裂毛〔症〕［医学］，結毛症，＝ knotting hair，trichorrhexis nodosa.
trich·o·no·sis ［trìkounóusis］ 毛病，＝ trichonosus.
trich·o·no·sus ［trìkounóusəs］ 毛病，＝ trichonosis.
t. cana 白髪病，＝ canities.
t. discolor 白髪病，＝ canities.
t. furfuracea ぬか状毛病，＝ tinea tonsurans.
t. versicolor 白輪毛，＝ ringed hair.
Trich·o·nym·pha ［trìkənímfə］ トリコニンファ属(原虫．鞭毛は体の前部に生じ，前後2帯に区別される).
trich·o·path·o·pho·bia ［trìkoupæθoufóubiə］ 毛病恐怖症.
tri·chop·a·thy ［trikápəθi］ 毛病．形 trichopathic.
trich·o·pha·gia ［trìkouféiʤiə］ 食毛症［医学］.
tri·choph·a·gy ［trikáfəʤi］ 食毛症［医学］.
trich·o·pho·bia ［trìkoufóubiə］ 恐毛症.
trichophorous cercaria 棘尾セルカリア.
tri·choph·y·ta ［trikáfitə］ 白癬菌.
trich·o·phy·tia ［trìkəfíʃiə］ 白癬〔症〕［医学］(皮膚糸状菌症のひとつ)，＝ tinea．形 trichophytic.
t. eczematosa 湿疹状白癬.
t. interdigitalis 趾間白癬［医学］，足の指間白癬.
t. maculovesiculosa 斑状小水疱性白癬［医学］，小水疱型斑状白癬(ぜにたむし［銭田虫］).
t. palmaris 手掌白癬［医学］.
t. pompholyciformis 汗疱状白癬［医学］(みずむし).
t. profunda 深在性白癬［医学］.
t. superficialis 表在性白癬［医学］，浅在性白癬.
t. unguium 爪甲白癬.
t. universalis 汎発性白癬［医学］.
trichophytic dys(h)idrosis 白癬性汗疱，＝ athlete foot.
trichophyticum granuloma 白癬〔菌〕性肉芽腫

〔医学〕.

tri·choph·y·tid(e) [trikáfitid] 白癬疹〔医学〕(深在性白癬または白癬の病巣が急激に悪化し，四肢の末端に小丘疹状の発疹を生じたもの).

tri·choph·y·tin [trikáfitin] トリコフィチン，白癬菌ワクチン(趾間白癬菌 *Trichophyton interdigitale* の肉汁培養液からつくった液で，白癬の診断および治療に用いる).

t. reaction トリコフィチン反応.

t. test トリコフィチン試験(白癬菌濾液を用いる皮膚反応で，ツベルクリン反応と同様の意義があるといわれる).

trich·o·phy·to·be·zoar [trìkoufàitoubí:zɔ:r] 毛髪植物胃石(動植物線維からなる胃石).

Tri·choph·y·ton [trikáfitɑn] 白癬菌属，トリコフィトン属(白癬の原因となる皮膚糸状菌の一種で，*T. rubrum* などを含む).

T. mentagrophytes クインケ黄癬菌，= *Achorion quinckeanum*.

T. schoenleini シェンライン黄癬菌，= *Achorion schoenleini*.

trich·o·phy·to·sis [trìkoufaitóusis] 白癬症〔医学〕，= dermatophytosis, tinea trichophytina.

t. barbae 毛瘡，= tinea sycosis.

t. capitis 頭部白癬，= tinea capitis.

t. corporis 体部白癬，= tinea corporis.

t. cruris 股部白癬，= tinea cruris.

t. unguium 爪白癬，= onychomycosis.

trich·o·po·li·o·sis [trìkoupòulióusis] 白髪症，白毛症，= grayness of hair.

Tri·chop·te·ra [trikáptərə] 毛翅目(トビゲラ類．外観はきわめてガ［蛾］に似た小形または中形の昆虫で，10 科がある)，= caddiceflies.

trich·o·pti·lo·sis [trìkoutilóusis, –kɑpti–] 毛縦裂症，= trichoxerosis.

trichorhinophalangeal dysplasia 毛髪鼻指節異形成症.

trichorhinophalangeal syndrome 毛髪鼻指節骨症候群(常染色体性劣性遺伝．粗な頭毛，梨状鼻，短指骨などを示す).

trich·or·rhea [trìkərí:ə] 脱毛，= trichorrhoea.

trich·or·rhex·is [trìkəréksis] 裂毛症(毛髪が縦裂し，細分して，時には毛根にまで達することがある)，= trichoptilosis.

t. nodosa 結節性裂毛〔症〕，= Paxton disease, tinea nodosa, trichoclasia.

trich·or·rhex·o·ma·nia [trìkərèksouméiniə] 裂毛癖(爪で毛髪をはさみ切る癖)，= trichokryptomania.

trich·or·rhoea [trìkərí:ə] 脱毛，= trichorrhea.

tri·chor·rhy·sis [trikɔ́:risis] 毛髪脱落.

trichosanthes root カロコン［瓜呂根］(キカラスウリ *Trichosanthes kirilowii* などの皮層を除いた根．解熱，鎮咳，排膿，止渇，催乳に用いる．またデンプンを多量に含み天花粉の材料となる).

tri·chos·chi·sis [trikáskisis] 裂毛〔症〕〔医学〕.

tri·chos·co·py [trikáskəpi] 毛髪検査.

tri·cho·sis [trikóusis] ① 異所発毛症．② 睫毛乱生症.

t. athrix 脱毛，禿頭.

t. carunculae 涙丘異常発毛症.

t. decolor 毛髪変色症.

t. distrix 裂毛症.

t. sensitiva 毛髪敏感症.

t. setosa 硬毛症(毛髪の硬いこと).

Tri·chos·po·ron [trìkouspɔ́:rɑn, –káspər–] トリコスポロン属(トリコスポロン症の原因となる真菌 *T. asahii*, *T. beigelii*, *T. cutaneum*, *T. mucoides* などが含まれる．分芽胞子と分節胞子とを発生し，分芽胞子は単純，厚膜胞子を形成し，液体培地では沈殿し皮膜を生じる).

trich·o·spo·ro·sis [trìkouspəróusis] トリコスポロン症.

t. indica インドトリコスポロン症(軽症型).

t. nodosa 結節性トリコスポロン症，= piedra.

t. tropica 熱帯性トリコスポロン症(砂毛症)，= piedra nigra.

trich·o·sta·chis spi·no·sa [trìkoustéikis spinóusə] (棘状毛貯留症)，= trichostasis spinulosa.

tri·chos·ta·sis spin·u·losa [trikástəsis spìnjulóusə] 棘状毛貯留症(数本の毛髪が 1 本の毛包から発生して角層で覆われ，小棘状を呈する疾患で，主として体躯皮膚面にみられる)，= ichthyosis thysanotrichica, thysanotrix, trichostachis spinosa.

trich·o·stron·gy·li·a·sis [trìkoustrɑ̀nʤiláiəsis] 毛様線虫症，= trichostrongylosis.

Trich·o·stron·gyl·i·dae [trìkoustrɑnʤílidi:] 毛様線虫科(小形の細い線虫で，雌性生殖器を 2 組もつ．口腔は退化し，脊椎動物の消化管に寄生する).

Trich·o·stron·gy·loi·dea [trìkoustrɑ̀nʤilɔ́idiə] 毛様線虫上科.

trich·o·stron·gy·lo·sis [trìkoustrɑ̀nʤilóusis] 毛様線虫症〔医学〕，= trichostrongyliasis.

Trich·o·stron·gy·lus [trìkoustrɑ́nʤiləs] 毛様線虫属(毛様線虫科の一属，頭は小さく，口に 3 個の口唇がある．哺乳類，鳥類の消化管に寄生する).

T. orientalis 東洋毛様線虫.

trich·o·syph·i·lis [trìkəsífilis] 梅毒性毛髪症，= trichosyphilosis.

tri·choth·e·cin [trikáθəsin] トリコセシン $C_{19}H_{24}O_4$ (アカカビ *Trichothecium roseum* から得られる無色の針晶で，カビとモザイクウイルスに作用する．Brian と Hemming が観察し(1947)，Freeman と Morrison により1948年に報告されたもの).

Trich·o·the·ci·um [trìkouθí:siəm] トリコセシウム属(糸状菌の一菌属).

T. roseum (ヒトの耳に発見される).

trich·o·thrix [tríkəθriks] 菌毛病.

trich·o·til·lo·ma·nia [trìkoutìlouméiniə] トリコチロマニー，抜毛症，抜毛癖〔医学〕.

tri·chot·o·mous [traikátəməs] 三分割の.

tri·cho·tox·in [tràikətáksin] 上皮細胞毒素.

tri·chot·ro·phy [traikátrəfi] 毛髪栄養.

tri·cho·xe·ro·sis [tràikozíróusis] 毛縦裂症，= trichoptilosis.

tri·chro·ism [tráikrouizəm] 三位相異色(三位相で見ると異なった色に見える性質). 形 trichroic.

tri·chro·mat(e) [traikróumeit] 三色型色〔感〕覚者〔医学〕，三色〔感具有〕者(正常視力のある者).

tri·chro·mat·ic [tràikroumǽtik] 三色の〔医学〕，三標準色のある，= trichromic.

t. coefficient 3 色係数.

t. coordinates 3 色座標.

t. eye 3 色眼(赤，緑，青の 3 色を感じ得る正常眼).

t. specification 3 色記法.

t. system 三色性系統〔医学〕.

t. theory 三色説，= Young-Helmholtz theory.

tri·chro·ma·tism [traikróumətizəm] 三色型色覚，三色性色感覚〔医学〕.

tri·chro·ma·top·sia [traikròumətápsiə] 三色型色〔感〕覚〔医学〕，三色性色覚，= trichromasia, trichromopsia.

t. anomalis 異常 3 色覚型.

t. normalis 正常 3 色覚型.

trichrome stain 三色染料，トリクローム染料.

trichrome staining トリクローム染色.

tri·chro·mic [traikróumik] 三色の，= trichromatic.

tri·chro·mop·sia [tràikroumápsiə] 三色性色覚，

T

= trichromasia, trichromatopsia.
trich·ter·brust [tríktəbrust] 漏斗胸.
trich·u·ri·a·sis [trìkjuráiəsis] 鞭虫症〔医学〕.
Trich·u·ris [trikjú:ris] 鞭虫属(線虫一属で，中形ないし大形の線虫，食道腺は一列に並び体の前半部は後半部よりはるかに長くて細く鞭状である．哺乳類の消化管に寄生する).
T. muris ネズミ鞭虫.
T. suis ブタ鞭虫.
T. trichiuria 鞭虫(体長：雄30〜35mm，雌35〜50mm，食道部は全長の2/3，ヒト，サルの盲腸に寄生する．鞭虫症の原因となる).
T. vulpis イヌ鞭虫.
tri·cin [tráisin] トリシン $C_{17}H_{14}O_7$ (ムラサキウマゴヤシに存在するフラボンで，平滑筋の運動を促進する作用を示す).
tri·cip·i·tal [traisípitəl] ① 三頭筋の．② 三頭性の.
t. muscle 三頭筋.
trick motion トリックモーション，ごまかし運動〔医学〕(リハビリテーション医学用語).
trick·le [tríkl] 細流〔医学〕.
trickling filter 散布濾床(腐敗槽の廃水に用いる).
Tri·cla·di·da [trakléididə] 三岐腸目(扁形動物門，渦虫綱の一目で，海生 *Maricola*，陸生 *Terricola*，および淡水 *Paludicola* の3亜目がある).
tri·clin·ic [traiklínik] 三斜性の.
t. pinacoid 三斜卓面体.
t. system 三斜晶系.
tri·clo·bi·so·ni·um chlo·ride [tràikloubisóuniəm kló:raid] 塩化トリクロビソニウム ㊈ hexamethylene-*bis*〔dimethyl[1-methyl-3-(2,2,6-trimethylcyclohexyl) propyl] ammonium chloride〕hemihydrate (殺菌薬).
tri·clo·fen·ol pi·per·a·zine [traiklóufinɔ:l pipérəzi:n] トリクロフェノールピペラジン ㊈ piperazine di(2,4,5-trichlorophenoxide) (駆虫薬).
triclofos sodium トリクロホスナトリウム ㊈ monosodium 2,2,2-trichloroethyl monohydrogenphosphate $C_2H_3Cl_3NaO_4P$: 251.37 (リン酸トリクロルエチルナトリウム．催眠薬).

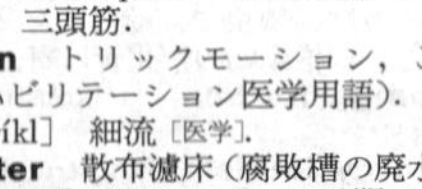

tri·co·balt te·trox·ide [traikóubɔ:lt tətráksaid] 四三酸化コバルト $Co_3O_4(CoO\text{-}Co_2O_3)$，= cobalto-cobaltic oxide.
tri·co·no·dont [traikóunədɑnt] 三〔円〕錐歯.
t. type 三〔円〕錐歯型.
tri·corn [tráikɔ:n] 側脳室.
t. protease トリコーンプロテアーゼ.
tri·cor·nute [traikɔ́:nju:t] 三突起性の，三角のある.
tri·co·syl [tráikəsil] トリコシル基 $(CH_3(CH_2)_{21}CH_2\text{-})$.
tri·cre·sol [traikrí:sɔ:l] トリクレゾール $CH_3C_6H_4OH$，= cresol，hydroxtoluene.
t. phosphate リン酸クレゾール $(CH_3C_6H_4)_3PO_4$ (ワニス，ウルシなどに用いる成形薬で，内服すると脊髄の前角神経細胞の変性を起こして四肢の麻痺を招来することがある).
tri·cres·yl phos·phate [traikrésil fásfeit] リン酸トリクレシル $(CH_3C_6H_4)_3PO_4$ (リン酸の三クレシルエステル)，= lindol.
tricrotic pulse 三重脈(1拍動の脈波で三重の山が異常に区別されるもの).
tricrotic wave 三拍(複)脈波.
tri·cro·tism [tráikroutizəm] 三拍脈，三段脈(脈波に3段の隆起を示すもの)．㊂ tricrotic.
tricupid valva disease 三尖弁弁膜症〔医学〕.
tri·cus·pid [traikʌ́spid] ① 三尖弁の．② 三尖の，= tricuspidal，tricuspidate.
t. annuloplasty 三尖弁弁輪形成〔医学〕.
t. area 三尖弁領域.
t. atresia 三尖弁閉鎖〔医学〕.
t. bicuspidization 三尖弁二尖化〔医学〕.
t. insufficiency 三尖弁閉鎖不全〔症〕〔医学〕.
t. murmur 三尖弁雑音〔医学〕.
t. opening snap 三尖弁開放音〔医学〕.
t. orifice 三尖弁口〔医学〕.
t. regurgitation 三尖弁逆流〔医学〕.
t. stenosis 三尖弁狭窄〔症〕〔医学〕.
t. tooth 三咬頭歯.
t. valve [TA] 三尖弁(右房室間にある)，= valva atrioventricularis dextra [L/TA].
t. valve insufficiency 三尖弁閉鎖不全〔医学〕.
t. valve replacement 三尖弁置換〔医学〕.
t. valve stenosis 三尖弁狭窄〔症〕〔医学〕.
t. vertebra 三尖脊椎(四足獣の第6頸椎).
tri·cus·pi·dal [traikʌ́spidəl] 三尖弁の〔医学〕.
tri·cy·an·ic ac·id [tràisaiǽnik ǽsid] トリシアン酸，= cyanuric acid.
tri·cy·cla·mol chlo·ride [traisáikləmɔ:l kló:raid] 塩化トリシクラモル ㊈ (±)-1-(3-cyclohexyl-3-hydroxy-3-phenylpropyl)-1-methylpyrrolidinum chloride (抗コリン薬).
tricyclamol methylsulfate トリシクラモルメチルスルフェート ㊈ 1-cyclohexyl-1-phenyl-3-pyrrolidino-1-propanol dimethylsulfate (抗コリン作用性物質)，= elorine methylsulfate, procyllidine methylsulfate, tricoloid methylsulfate.
tri·cyc·lic [traisíklik] 三環式の.
t. antidepressant 三環系抗うつ薬.
trid triduum 3日の略.
tri·dac·tyl·ia [tràidæktíliə] 三指(趾)症.
tri·dac·ty·lous [traidǽktiləs] 三指奇形の.
tri·dec·a·no·yl [tràidəkǽnɔil] トリデカノイル基 $(CH_3(CH_2)_{11}CO\text{-})$.
tri·dent [tráidənt] ① 三叉の，三尖端の．② 3歯の，= tridentate.
t. hand 三叉手〔医学〕，三尖手(軟骨異栄養症または甲状腺機能障害において手指の第2，第3指が接近して1尖をなし，第4，第5指が同じように1尖をなし，第1指とともに三尖端をなす状態).
tri·den·tate [traidénteit] 三座配位(多座配位 polydentate の一つ).
tri·der·mic [traidə́:mik] 三胚葉性の(外，中，内胚葉の).
t. tumor 三胚葉性嚢皮腫.
tri·der·mo·gen·e·sis [tràidə:məʤénisis] 三胚葉発生期.
tri·der·mo·ma [tràidə:móumə] 三胚葉腫〔医学〕，類奇形腫瘍(胚子において胞胚壁の一次分裂のときに発生する奇形腫).
tri·dig·i·tate [traidíʤiteit] 3指(趾)の.
tri·di·hex·e·thide [tràidaihéksəθaid] ヨウ化トリジヘキセチル，= tridihexethyl iodide.
tri·di·hex·eth·yl chlo·ride [tràidaihekséθil kló:raid] 塩酸トリジヘキスエチル ㊈ (3-cyclohexyl-3-hydroxy-3-phenylpropyl) triethylammonium chloride (抗コリン薬).
tri·di·hex·eth·yl io·dide [tràidaiheksé θil áiədaid] ヨウ化トリジヘキセチル ㊈ 3-diethylamino-1-phenyl-1-cyclohexyl-1-propanol ethiodide (合成コリン作用性物質の一つで鎮痙薬．胃・十二指腸潰瘍に用いる)，= pathilon, tridihexethide.

tri·di·u·re·caine [tràidaijú:rikein] トリジウレカイン(ジウレタンにプロカインを置換した物質).

trid·y·mite [trídimait] 鱗ケイ石 SiO_2 (石英の同質異像).

trid·y·mus [trídiməs] ① 三体奇形. ② 3つ児の1人.

tri·el·con [traiélkən] 三尖器(弾丸その他の異物を抜き出すため, 3尖を備えた器具).

tri·en·ceph·a·lus [tràienséfələs] 三重欠損頭奇形体(視覚, 聴覚, 嗅覚器が欠損している奇形体), = tricephalus.

-triene [traii:n] 3個の二重結合をもつ化合物名の接尾語(トリエン).

tri·eth·a·nol·a·mine [tràieθənáləmi:n] トリエタノールアミン $N(CH_2CH_2OH)_3$ (皮膚科軟膏の乳剤化に用いる粘性液).

t. trinitrate biphosphate 三硝酸二リン酸トリエタノールアミン, = aminotrate phosphate, nitranol.

tri·eth·yl mel·a·mine [traiéθil méləmi:n] トリエチルメラミン, = triethylenemelamine.

tri·eth·yl·a·mine [tràieθíləmi:n, -eθilǽmin] トリエチラミン $N(C_2H_5)_3$ (腐敗した魚肉に存在する油状プトマイン).

tri·eth·yl·car·bi·nol [traièθilká:binɔ:l] トリエチルカルビノール $(C_2H_5)_3COH$.

tri·eth·yl·ene gly·col [traiéθili:n gláikɔ:l] トリエチレングリコール $HOCH_2CH_2OCH_2CH_2OCH_2CH_2OH$ (グリコール蒸気. 室内空気消毒薬), = glycol vapor.

tri·eth·yl·ene·mel·a·mine (TEM) [traièθili:nméləmi:n] トリエチレンメラミン [化] 2,4,6-triethylamine-*s*-triazin (マウスの白血病に有効な制癌物質), = tretamine, triethyl melamine.

tri·eth·yl·ene·phos·phor·a·mide (TEPA) [traièθili:nfɑsfɔ́:ramaid] トリエチレンホスホラミド(慢性白血病治療薬).

tri·eth·yl·ene·thi·o·phos·phor·am·ide [traièθili:nθàiəfɑ̀sfɔ:rǽmaid] トリエチレントリホスホラミド(TEPA の誘導体), = thio-TEPA.

tri·fa·cial [traiféiʃəl] 三叉神経(第5脳神経), = trigeminal.

t. nerve 三叉神経.

t. neuralgia 三叉神経痛.

trifascicular block 三枝ブロック(心電図上, 左脚2枝右脚1枝のすべての伝導障害).

tri·fid [tráifid] 三分の [医学].

t. kidney 三分腎 [医学].

t. stomach 三房胃 [医学].

t. tongue 三分舌 [医学].

tri·flu·o·per·a·zine hy·dro·chlo·ride [tràiflu:əpérəzi:n hàidroukló:raid] 塩酸トリフルオペラジン [化] 10-[3-(4-methylpiperazin-1-yl) propyl]-2-trifluoromethyl phenothiazine 2HCl (フェノチアジン系強力精神安定薬).

tri·flu·o·ride [traiflú:əraid] 三フッ化物.

tri·flu·o·ro·eth·yl vi·nyl ether [traiflù:ərouéθil váinil í:θər] トリフルオロエチルビニルエーテル(局所麻酔作用をもち, 臭素水を脱色する効力がある).

tri·flu·pro·ma·zine [tràiflu:próuməzi:n] トリフルプロマジン(精神安定薬).

t. hydrochloride 塩酸トリフルプロマジン [化] 10-(3-dimethylaminopropyl)-2-trifluoromethylpromazine HCl (強力精神安定薬).

trifocal lens 三〔重〕焦点レンズ [医学].

tri·fo·li·in [traifóuliin] トリフォリイン [化] quercetinrhamnoside $C_{22}H_{22}O_{11}\cdot H_2O$ (アカツメクサ *Trifolium pratense* に存在する配糖体).

tri·fo·li·o·sis [tràifoulióusis] オランダレンゲソウ中毒症(ムラサキウマゴヤシなどの数種のクローバを食べると起こるウマの中毒症).

Tri·fo·li·um [traifóuliəm] シャジクソウ, シロツメクサ(クローバー属. マメ科 *Leguminosae* の一属).

T. fibrinum ミツガシワ [睡菜], = *Menyanthes trifoliata*.

T. lupinaster シャジクソウ [車軸草].

T. pratense アカツメクサ(ムラサキツメクサ), = *Trifolium rubrum*.

T. repens シロツメクサ(クローバー), = *Melilotus officinale*.

T. subterraneum サブクローバー.

tri·func·tion·al [traifʌ́ŋkʃənəl] 三基作用性の, 三官能性の(水酸基 OH のような作用基3個をもつ化合物についていう).

t. molecule 三官能分子.

tri·fur·ca·tion [tràifə:kéiʃən] 三分岐.

tri·gas·tric [traigǽstrik] 三腹筋の.

tri·gem·i·nal [traidʒéminəl] 三叉神経の.

t.-autonomic cephalalgias (TACs) 三叉神経・自律神経性頭痛(三叉神経領域の痛みと自律神経症状を伴うもの. 持続性片側性頭痛, 反復発作性片側性頭痛, SUNCT 症候群などがある).

t. cave [TA] 三叉神経腔, = cavum trigeminale [L/TA].

t. cavity [TA] 三叉神経腔, = cavum trigeminale [L/TA].

t. cough 三叉神経〔性〕反射咳〔嗽〕[医学].

t. crest 三叉神経稜.

t. ganglion [TA] 三叉神経節(半月神経節), = gasserian ganglion, ganglion trigeminale [L/TA].

t. groove 三叉溝(ガッセル神経節に発育するもの).

t. impression [TA] 三叉神経圧痕, = impressio trigeminalis [L/TA].

t. lemniscus [TA] 三叉神経毛帯, = lemniscus trigeminalis [L/TA].

t. nerve〔V〕 [TA] 三叉神経, = nervus trigeminus 〔V〕[L/TA].

t. nerve block 三叉神経ブロック.

t. nerve lesion 三叉神経障害.

t. neuralgia 三叉神経痛 [医学], = facial neuralgia, tic douloureux.

t. notch 三叉切痕.

t. paralysis 三叉神経麻痺 [医学].

t. pulse 三段脈 [医学], 三連脈 [医学] (3回の拍動ごとに休止する脈).

t. tubercle [TA] 三叉神経〔脊髄路〕結節, = tuberculum trigeminale [L/TA].

trigeminocervical reflex 三叉神経頸部反射(前頭またはほかの顔面の部分を刺激して起こる反射).

trigeminospinal tract [TA] 三叉神経脊髄路, = tractus trigeminospinalis [L/TA].

trigeminothalamic tract [TA] 三叉神経視床路*, = tractus trigeminothalamicus [L/TA].

trigeminovascular theory 三叉神経血管説(片頭痛の原因説).

tri·gem·i·nus [traidʒéminəs] 三叉神経, = trifacial or fifth nerve.

tri·gem·i·ny [traidʒémini] 三段脈 [医学], = trigeminal rhythm.

tri·gen·tis·ic ac·id [tràidʒəntístik ǽsid] (抗ヒアルロニダーゼ作用を示す物質), = compound 21 P, rehibin.

trigerminal mixed tumor 三胚葉性混合腫瘍 [医学].

trig·ger [trígər] トリガー, 引き金(銃機の引き金の形をもつこと, または誘発因子の作用を示すことを

T

いう).
t. action 引き金作用.
t. area 引き金野(刺激を受けると他の領域に生理的または病的反応を与える領域), = trigger zones.
t. catalyst トリガー触媒.
t. finger ばね指[医学], 引き金状手指, 弾発指(屈筋の異常により指が銃の引き金状態に固定されたもの), = jerk finger.
t. knee 弾発膝[医学], ばね膝[医学].
t. material (アフェーター), = apheter.
t. mechanism 引き金機構, 誘発機構.
t. point 誘発点[医学], 引き金点, 発痛点[医学], = trigger area.
t. thumb ばね母指.
t. zones トリガゾーン, 引き金帯, 発痛帯(その部位を刺激することによって痛みを誘発する領域), = dolorogenic zone, trigger areas.
triggered activity 誘発活性, 誘発電位(遅延脱分極後に再び発生した活動電位が閾値に達して, 一つまたは頻回反復自発興奮が発生する活動).
tri·glyc·er·ide (TG) [traiglísəraid] トリグリセリド(1分子のグリセロールに3分子の脂肪酸がエステル結合したもの), = triacylglycerol.
tri·go·ceph·a·lus [tràigəséfələs] 三角頭蓋, = trigonocephalus.
tri·go·na [traigóunə] (trigonum の複数).
t. fibrosa 線維三角[医学].
t. fibrosa cordis 〔心臓の〕線維三角.
trig·o·nal [trígənəl, tráig–] 三角の, 三方晶の.
t. bone 三角骨[医学].
t. muscles [TA] 膀胱三角筋*, = musculi trigoni vesicae [L/TA].
t. prism 三方柱(互いに平行の3稜をもって交わり, かつ互いに60°の角をもって交わる面からなる結晶).
t. system 三方晶系[医学].
tri·gone [tráigɑn,–goun] 三角, = trigon. 形 trigonal.
t. of bladder [TA] 膀胱三角, = trigonum vesicae [L/TA].
t. of habenula 手綱三角[医学].
t. of hypoglossal nerve [TA] 舌下神経三角, = trigonum nervi hypoglossi [L/TA].
t. of lateral lemniscus [TA]〔外側〕毛帯三角, = trigonum lemnisci lateralis [L/TA].
t. of vagus nerve [TA] 迷走神経三角, = trigonum vagale [L/TA].
Trig·o·nel·la foe·num–grae·cum [trìgənélə fí:nəm grí:kəm] コロハ[胡盧巴](種子は薬用となる), = fenugreek.
trig·o·nel·line [trìgənélin] トリゴネリン 化 *N*–methyl betaine of nicotinic acid (コロハ *Trigonella foenum–graecum* に存在するアルカロイドで, ニコチン酸を投与するときにイヌ尿中に現れる物質), = coffearine.
tri·go·nid [traigóunid, –gɑ́n–] 〔下顎〕三錐(下顎大臼歯の咬頭の近心部頬舌両頭をさす).
tri·go·ni·tis [tràigounáitis] 膀胱三角炎[医学], 三角部炎(膀胱の).
trig·o·no·ce·phal·ia [trìgənousifǽliə] 三角頭〔蓋〕症[医学].
trig·o·no·ce·phal·ic [trìgənousifǽlik] 三角頭〔蓋〕症の.
trig·o·no·ceph·a·lus [trìgənəséfələs] 三角頭蓋〔体〕[医学](前部骨の早期癒合により, その発育が停止した塔状頭蓋奇形), = trigocephalus.
trig·o·no·ceph·a·ly [trìgənəséfəli] 三角頭蓋〔体〕[医学].
trig·o·nom·e·try [trìgənɑ́mitri] 三角法(三角形の角と辺との間の量的関係を基礎として, 種々の幾何学円形の量的研究を行う学問).
trig·o·no–ox·y·ceph·a·ly [trígənou ɑ̀ksiséfəli] (三角頭蓋). → trigonocephalus.
tri·go·no·tome [traigóunətoum] 膀胱三角切開器.
tri·go·num [traigóunəm] 三角, = triangle, trigone. 複 trigona.
t. arteriae vertebralis 鎖骨下三角, = trigonum subclaviae.
t. auscultationis [L/TA] 聴診三角, = auscultatory triangle [TA], triangle of auscultation [TA].
t. caroticum [L/TA] 頸動脈三角, = carotid triangle [TA].
t. cerebrale 弓隆, = fornix of cerebrum.
t. cervicale ① 頸三角. ② 脊髄後灰白角の後部.
t. cervicale anterius [L/TA] 前頸三角, = anterior triangle [TA].
t. cervicale posterius [L/TA] 後頸三角, = posterior triangle [TA].
t. clavipectorale [L/TA] 鎖胸筋三角, = clavipectoral triangle [TA].
t. clavopectorale 鎖胸三角.
t. collaterale [L/TA] 側副三角(脳側室の外壁と底部の後方にある隆起で, 鳥距と海馬との中間にある), = collateral trigone [TA].
t. colli 頸三角, = trigonum cervicale.
t. colli anterius [L/TA] 前頸三角, = anterior triangle [TA].
t. colli laterale [L/TA] 外側頸三角, = posterior triangle [TA].
t. coracoacromiale 烏口肩峰三角(烏口, 肩峰および鎖骨凹面とに囲まれた三角).
t. cystohepaticum [L/TA] 胆肝三角*(Calot の三角), = cystohepatic triangle [TA].
t. deltoideopectorale 三角〔筋大〕胸筋三角, = Mohrenheim fossa.
t. deltopectorale [L/TA] 三角胸筋三角, = deltopectoral triangle [TA].
t. dorsale = trigonum durum.
t. durum 硬膜三角(四丘体の両前部の中間にある).
t. femorale [L/TA] 大腿三角, = femoral triangle [TA].
t. femoris [L/TA] 大腿三角, = femoral triangle [TA].
t. fibrosum cordis 心臓線維三角(線維輪の肥大した部分で, 大動脈根と左房室口の接触線の前後にある), = nodus cordis.
t. fibrosum dextrum [L/TA] 右線維三角, = right fibrous trigone [TA].
t. fibrosum sinistrum [L/TA] 左線維三角, = left fibrous trigone [TA].
t. fluctuans 後交連, = commissura posterior cerebri.
t. habenulae 手綱三角(視床の三角部で, 視床枕, 手綱, 中脳の中間にある).
t. habenulare [L/TA] 手綱三角, = habenular trigone [TA].
t. hypoglossi 舌下三角(第12脳神経の出る第四脳室底部の三角部).
t. inguinale [L/TA] 鼡径三角, = inguinal triangle [TA].
t. interpedunculare 脚間三角(大脳の).
t. lemnisci 毛帯三角(四丘体下丘の外側の峡部にある小三角部で, 下方は結合腕, 上内方は四丘体腕, 前外方は脳脚外側溝により囲まれる), = Reil triangle, triangle of fillet.
t. lemnisci lateralis [L/TA]〔外側〕毛帯三角,

= trigone of lateral lemniscus [TA].
t. lumbale 腰三角，= Petit triangle, trigonum Petiti.
t. lumbale inferius [L/TA] 下腰三角*，= inferior lumbar triangle [TA].
t. lumbale superius [L/TA] 上腰三角*，= superior lumbar triangle [TA].
t. lumbocostale [L/TA] 腰肋三角，= lumbocostal triangle [TA].
t. mentale オトガイ三角．
t. musculare [L/TA] ① 筋三角，= muscular triangle [TA]. ② 肩甲気管三角．
t. nervi acustici 聴神経三角(第四脳室底部の外側で，髄条の下方にある隆起)．
t. nervi hypoglossi [L/TA] 舌下神経三角(菱形窩の内側隆起の下端で，灰白翼と中心溝との中間)，= hypoglossal trigone [TA], trigone of hypoglossal nerve [TA].
t. nervi vagi [L/TA] ① 迷走神経三角，= vagal trigone [TA]. ② 灰白翼．
t. nodi sinuatrialis [L/TA] 洞房結節三角*，= triangle of sinu-atrial node [TA].
t. olfactorium [L/TA] 嗅三角(線条体の内方にある嗅覚神経路を形成する部分)，= olfactory trigone [TA].
t. omoclaviculare [L/TA] 肩甲鎖骨三角(鎖骨，肩甲舌骨筋，胸鎖乳突筋により囲まれた三角)，= omoclavicular triangle [TA], subclavian triangle [TA].
t. omotracheale [L/TA] ① 筋三角*，= omotracheal triangle [TA]. ② 肩甲気管三角．
t. omotrapezoides 肩甲僧帽筋三角(僧帽筋，胸鎖乳突筋の間にあって，肩甲舌骨筋より上方にある部分)．
t. palati 口蓋三角．
t. palatinae 口蓋三角．
t. paramaculare 傍斑三角(網膜神経線維層にある)．
t. parietale laterale pelvis (♀) [L/TA] 外側骨盤壁三角*，= pelvic lateral wall triangle (♀) [TA].
t. Petiti = Petit triangle.
t. retromolare [L/TA] 臼歯後三角*，= retromolar triangle [TA].
t. scarpae majus = trigonum femorale.
t. scarpae minus 腸恥窩，= fossa iliopectinea.
t. sternocostale [L/TA] 胸肋三角(横隔膜筋部の肋骨部と胸骨部との中間にある)，= sternocostal triangle [TA].
t. submandibulare [L/TA] 顎下三角，= submandibular triangle [TA], trigonum submaxillare.
t. submaxillare 顎下三角，= regio suprahyoidea.
t. submentale [L/TA] オトガイ下三角，= submental triangle [TA].
t. subpineale 松果下三角．
t. urogenitale 尿生殖三角，= urogenital diaphragm.
t. vagale [L/TA] 迷走神経三角，= trigone of vagus nerve [TA].
t. vagi = ala cinerea.
t. vaginalis = Pawlik triangle.
t. ventriculi = trigonum collaterale.
t. vesicae [L/TA] 膀胱三角(左右の尿管口と尿道内口とを連絡する3点の内部)，= trigone of bladder [TA].
tri·hex·ose [traihéksous] 三糖類 $C_{18}H_{32}O_{16}$.
tri·he·xy·phe·ni·dyl [traiheksi:fénədil] トリヘキシフェニジル(抗コリン薬の一つ)．
t. hydrochloride トリヘキシフェニジル塩酸塩 ㊗ (*RS*)-1-cyclohexyl-1-phenyl-3-(piperidin-1-yl)propan-1-ol monohydrochloride $C_{20}H_{31}NO \cdot HCl$: 337.93 (塩酸トリヘキシフェニジル．ピペリジノプロパノール系抗パーキンソン病薬．中枢性抗コリン作用薬．線条体のムスカリン性アセチルコリン受容体を遮断することにより平滑筋弛緩，散瞳作用，振戦の改善に効果を発揮する)．

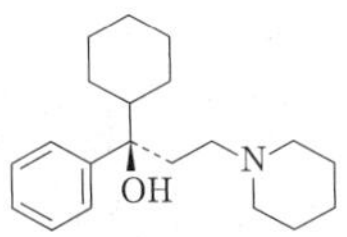

tri·hy·brid [traiháibrid] 3遺伝子雑種 [医学]，三因子雑種(相対する遺伝形質の数が3対ある雑種)．
tri·hy·drate [traiháidreit] 三水酸基化合物，= trihydroxide.
tri·hy·dric [traiháidrik] 三水素化合物の．
t. alcohol 3価アルコール．
tri·hy·drox·ide [tràihaidráksaid] 三水酸基化合物，= trihydrate.
tri·hy·drox·y·ac·e·to·phe·none [tràihaidràksiæsitəfí:noun] トリヒドロキシアセトフェノン $C_8H_8O_4$ (pyrogallol 代用品)，= gallacetophenone.
tri·hy·drox·y·an·thra·qui·none [tràihaidràksiænθrəkwínoun] トリヒドロキシアントラキノン $C_{14}H_8O_5$ (purpurin, anthragallol などの総称化学名)，= anthracene brown.
tri·hy·drox·y·an·thra·qui·no·num di·a·ce·tyl·i·cum [tràihaidràksiænθrəkwínənəm daiæsitílikəm] ジアセチルトリヒドロキシアントラキノン $C_{14}H_5O_2(OH)(OC_2H_3O_2)_2$，= purgatin, purgatol.
tri·hy·drox·y·ben·zene [tràihaidràksibénzi:n] トリヒドロキシベンゼン $C_6H_3(OH)_3$，= phloroglucin, pyrogallol.
tri·hy·drox·y·ben·zo·ic ac·id [tràihaidràksibenzóuik ǽsid] トリヒドロキシ安息香酸 $C_7H_6O_5$，= gallic acid.
tri·hy·drox·y·es·trin [tràihaidràksiéstrin] トリヒドロキシエストリン(エストラジオールの代謝産物)，= estriol.
tri·hy·drox·y·glu·tar·ic ac·id [tràihaidràksiglu:téərik ǽsid] トリヒドロキシグルタル酸 $C_5H_8O_7$.
tri·hy·drox·y·ho·mo·cho·lane [tràihaidràksihòumoukóulein] トリヒドロキシホモコラン $C_{25}H_{44}O_3$ (trihydroxyhomocholene に水素2分子が添加したもの)．
tri·hy·drox·y·ho·mo·cho·lene [tràihaidràksihòumoukóuli:n] トリヒドロキシホモコレン $C_{25}H_{42}O_3$ (アメリカ産食用ウシガエル *Rana catesbeiana* の胆汁に存在する成分)．
tri·hy·drox·y·meth·yl·an·thra·qui·none [tràihaidràksimèθilænθrəkwínoun] トリヒドロキシメチルアントラキノン $C_{15}H_7O_2(OH)_3$，= emodin.
tri·hy·drox·y·naph·tha·lene [tràihaidràksinǽfθəli:n] トリヒドロキシナフタレン $C_{10}H_5(OH)_3$ (コショウの一成分)，= hydrojuglon.
tri·hy·drox·y·(o)es·trin [tràihaidràksiéstrin] トリヒドロキシエストリン，= estriol.
tri·hy·drox·y·phe·nol [tràihaidràksifí:nɔ:l] 三価フェノール，ベンゼントリオール $C_6H_3(OH)_3$.
tri·hy·drox·y·pro·pane [tràihaidràksipróupein] トリヒドロキシプロパン，= glycerin.
tri·hy·drox·y·pu·rine [tràihaidràksipjú:ri:n] トリヒドロキシプリン，= uric acid.
tri·hy·drox·y·tri·phen·yl·meth·ane [tràihaidràksitraifènilméθein] トリヒドロキシフェニルメタ

T

ン $CH(C_6H_4OH)_3$.

triidothyronine resin uptake トリヨードサイロニンレジン摂取率.

tri-in·i·od·y·mus ［trai iniádiməs］ 三頭後部結合奇形（1つの体躯に3頭が後頭で結合した奇形）.

tri·i·o·dide ［traiáiədaid］ 三ヨウ化物.

tri·i·o·do·ben·zene ［traiàiədəbénzi:n］ トリヨードベンゼン $C_6H_3I_3$.

2,3,5–tri·i·o·do–ben·zo·ic ac·id ［– traiáiədou benzóuik ǽsid］ 2,3,5-トリヨード安息香酸 $C_7H_3O_2I_3$（Zimmermann と Hitschcock が1924年に植物の生長と花の形成に関係あることを提唱した物質）.

tri·i·o·do·met·a·cre·sene ［traiàiədoumètəkrí:-si:n］ 三ヨウ化メタクレゾール $C_6HI_3OHCH_3$, = losophan.

tri·i·o·do·meth·ane ［traiàiədəméθein］ トリヨードメタン, = iodoform.

tri·i·o·do·thy·ro·nine ［traiàiədouθáirənin］ トリヨードサイ（チ）ロニン（Gross と Pitt-Rivers が甲状腺中に発見したホルモンで，チロキシンとともに甲状腺により合成される）.

t. uptake test トリヨードサイ（チ）ロニン取込み試験.

tri·i·ron te·trox·ide ［traiáiən tetráksaid］ 四三酸化鉄, = ferrosoferric oxide.

tri·ke·to·chol·a·ner·e·sis ［traikì:toukòulənérisis, -lænərí:sis］ トリケト胆汁酸分泌亢進.

tri·ke·to·hy·drin·dene hy·drate ［traikì:touhai-dríndi:n háidreit］ トリケトヒドリンデンヒドラート $C_9H_6O_4$（ニンヒドリンの旧名．試薬としては0.1%溶液を用いる）.

tri·ke·to·pu·rine ［traikì:toupú:rin］ 尿酸, = uric acid.

tri·labe ［tráileib］ トリラーブ（膀胱結石を取り出すために用いる三叉器）.

trilaminal blastocyst 三層性胚盤胞〔医学〕.

trilaminar blastoderm 三層胚〔盤〕葉.

trilaminar blastodisk 三層胚盤.

tri·lau·rin ［trailɔ́:rin］ トリラウリン $C_3H_5(OC_{11}H_{23}O)_3$（結晶性グリセリン化合物で，植物性脂肪酸の主成分）, = glycerol trilaurate, laurin, trilaurinum.

tri·lead te·trox·ide ［tráiled tetráksaid］ 四三酸化鉛, = plumbo-plumbic oxide.

tri·li·no·lein ［tràilinóuli:n］ トリリノレイン $C_3H_5(OC_{18}H_{32}O)_3$（植物油に存在するグリセリン化合物）.

trill ［tril］ トリル，せん（顫）音，震声.

t. threshold 震声閾，せん音閾（ある振動数をもつ音が異なった振動数の音に変わるとき音の高さの変調のように聞こえる最小移行点）.

Trillat meth·od ［trílət méθəd］ トリラット法（重合を防止する目的でオートクレーブ内圧力下でホルムアルデヒドを蒸発させる方法）.

tril·li·in ［trílliin］ トリリイン（北アメリカ産 *Trillium erectum* からつくった濃縮液で収斂薬）.

tril·lin ［trílin］ トリリン（*Trillium* の根茎から得られる樹脂様物質で，止血薬として用いられる）.

Tril·li·um ［trílìəm］ エンレイソウ［延齢草］属.

T. erectum アカバナエンレイソウ, = wakerobin.

tri·lo·bate ［trailóubeit］ 三葉の, = trilobed.

t. placenta 三葉胎盤〔医学〕.

tri·lo·bec·to·my ［tràiloubéktəmi］ 肺三葉切除術（一側の肺から二葉，他側から一葉を切除する方法）.

tri·loc·u·lar ［trailákjulər］ 三室の.

t. heart 三腔心〔医学〕.

tril·o·gy ［trílədʒi, trái-］ 三徴〔候〕〔医学〕, = triad.

t. of Fallot ファロー三徴症〔医学〕.

tri·lo·stane ［tráiləstein］ トリロスタン ㊗ 4α,5-epoxy-17β-hydroxy-3-oxo-5α-androstane-αα-carbonitrile（副腎皮質抑制薬）.

Trimadeau sign ［trímədo: sáin］ トリマドー徴候（食道狭窄に際し，X線透視により良性腫瘍の場合に狭窄部は円錐状を呈するが，杯状をなせば悪性．現在ではこの言葉は使われない）.

trimalleolar fracture 三踝骨折（踝の内外両側と胫骨の後先端の骨折）.

tri·man·gan·ic te·trox·ide ［tràimæŋgǽnik te-tráksaid］ 四三酸化マンガン，赤色酸化マンガン Mn_3O_4, = mangano-manganic oxide.

tri·man·u·al ［traimǽnjuəl］（3手を用いて行うことをいう（特に分娩時の））.

tri·mas·ti·gate ［traimǽstigeit］ 三鞭毛の, = trimastigote.

Trimble sign ［trímbl sáin］ トリンブル徴候（第2期梅毒で，口腔に色素変性を生ずること）.

tri·mel·lit·ic ac·id ［trimǝlítik ǽsid］ トリメリット酸 ㊗ 1,2,4-benzenetricarboxylic acid $C_9H_6O_6$.

tri·me·non ［tráimənɑn］ 3ヵ月の.

tri·men·su·al ［traiménʃuəl］ 毎3ヵ月の.

tri·mep·ra·zine ［traiméprəzi:n］ トリメプラジン.

t. tartrate 酒石酸トリメプラジン ㊗ 10-(3-dimethylaminopropyl-2-methyl) phenothiazine tartrate（抗瘙痒薬）.

tri·mer ［tráimər］ 三節，三量体〔医学〕，三部からなったもの．㊊ trimeric.

tri·mer·cu·ric ［tràimə:kjú:rik］ 三水銀の（2価水銀3原子を含有する化合物についていう）.

Trim·e·re·su·rus ［trìmərisjú:rəs］ ハブ［波布］属（クサリヘビ科マムシ亜科の一属で，主としてアジアに分布する毒ヘビ）.

T. flavoviridis ハブ（沖縄諸島産のハブ）, = habu.

T. gramineus アオハブ.

T. stejnegeri タイワンアオハブ.

tri·mery ［tráiməri］ 3〔同義〕遺伝性〔医学〕.

tri·mes·ic ac·id ［traimésik ǽsid］ トリメシン酸 ㊗ 1,3,5-benzene-tricarboxylic acid $C_9H_6O_6$.

tri·mes·ter ［traiméstər］ 3半期（妊娠期の）．㊊ trimestral, trimestrial.

trimetazidine hydrochloride トリメタジジン塩酸塩 ㊗ 1-(2,3,4-trimethoxybenzyl)piperazine dihydrochloride $C_{14}H_{22}N_2O_3 \cdot 2HCl$: 339.26（塩酸トリメタジジン．ピペラジン系虚血性心疾患治療薬．血管拡張，副血行路形成促進，心筋代謝改善，心筋保護，血小板凝集抑制などの作用を示す）.

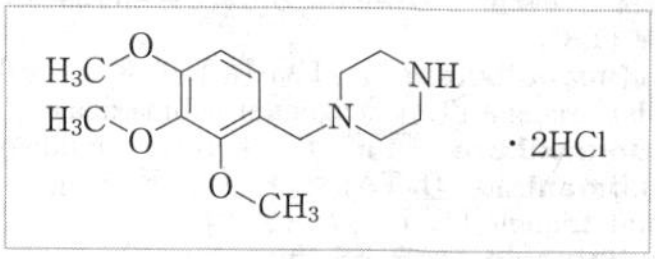

tri·meth·a·di·one ［tràimeθədáioun］ トリメタジオン ㊗ 3,5,5-trimethyloxazolidine-2,4-dione $C_6H_9NO_3$: 143.14（抗てんかん薬）.

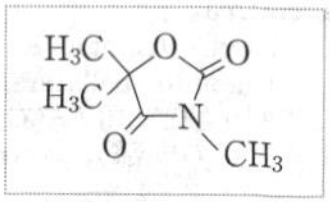

tri·meth·a·phan cam·phor·sul·fo·nate ［trai-méθəfən kæmfɔ:sʌ́lfəneit］ ショウノウスルホン酸トリメタファン ㊗ *d*-3,4-(1′,3′-dibenzyl-2′-ketoimidazolidol)-1,2-trimethylenethiophanium *d*-camphorsulfonate（神経節遮断薬）, = arfonad camphorsulfonate, trimetapan camsilate, trimetaphan camsylate.

tri·meth·a·phan cam·sy·late [traiméθəfən kǽmsileit] トリメタファンカムシレート ㊗ 4,6-dibenzyl-5-oxo-1-thia-4,6-diazatricyclo[6,3,0,O^{3,7}]undecanium (+)-β-camsylate (神経節遮断薬，降圧薬).

tri·meth·o·ben·za·mide hy·dro·chlo·ride [traimèθəbénzəmaid hàidrouklɔ́:raid] 塩酸トリメトベンザミド ㊗ 4-(-2-dimethylaminoethoxy)-*N*-(3,4,5-trimethoxybenzoyl)benzylamine HCl (鎮吐薬).

tri·meth·o·prim [traiméθəprim] トリメトプリム ㊗ 2,4-diamino-5- (3,4,5-trimethoxybenzyl) pyrimidine (抗菌薬).

t.-sulfamethoxazole ST 合剤(スルファメトキサゾールとトリメトプリムとの合剤).

tri·methyl [traiméθəl] (3メチル基を有する).

t.-acetic acid 三メチル酢酸 $(CH_3)_3CCOOH$ (吉草酸の一異性体), = pivalic acid.

t. glycocoll トリメチルグリココール(ベタイン), = betaine.

t.-succinic acid トリメチルコハク酸(ショウノウを硝酸で酸化するときの最終産物).

t. thionine トリメチルチオニン, = azure B.

tri·meth·yl·a·mine [tràimeθíləmi:n, -meθilǽ-] トリメチルアミン $(CH_3)_3N$ (無色気体のアルカロイドで，生体内ではコリンの分解により生ずる), = secaline.

t. hydrochlorate 塩素酸三メチルアミン(リウマチ，痛風などの治療薬).

tri·meth·yl·a·mi·no-a·ce·tic ac·id [traimèθiləmí:nou əsí:tik ǽsid] トリメチルアミノ酢酸 $OH(CH_3)_3NCH_2COOH$ (メチル基を付加したグリココルで，その無水物はベタイン).

tri·meth·yl·ene [traiméθili:n] ① トリメチレン基 $(-CH_2CH_2CH_2-)$. ② シクロプロパン, = cyclopropane.

t. cyanide シアン化トリメチレン ㊗ pentanedinitrile, glutaronitrile $CN(CH_2)_3CN$.

t. oxide トリメチレンオキシド, = oxetene.

tri·meth·yl·ene·di·a·mine [traimèθili:ndáiəmi:n] トリメチレンジアミン ㊗ diaminopropane $(CH_2CH_2CH)_3N_4$ (コレラ菌の培養液から得られる猛毒性プトマインで，筋肉の痙攣を起こす).

tri·meth·yl·eth·yl·ene [traimèθiléθili:n] 三メチルエチレン $(CH_3)_2C{=}CHCH_3$ (3級アミルアルコールから得られる麻酔薬), = β-isoamylene.

t. gallic acid トリメチル没食子酸.

tri·meth·yl·glyc·ine [traimèθəlgláisi:n] トリメチルグリシン, = betaine.

tri·meth·yl·ox·y·bu·tyr·o·be·taine [traimèθilɑ̀ksibju:tírəbitein] トリメチルオキシブチロベタイン, = carnitine, vitamin B_T.

tri·meth·yl·xan·thine [traimèθilzǽnθi:n] トリメチルキサンチン, = caffeine.

trimetoquinol hydrochloride トリメトキノール塩酸塩 $C_{19}H_{23}NO_5 \cdot HCl \cdot H_2O$: 399.87 (塩酸トリメトキノール，塩酸トレトキノール．イソキノリン系交感神経 β_2 受容体興奮薬．気管支筋のアドレナリン β_2 受容体に比較的選択的に作用し，気管支拡張作用を示す). (→ 構造式)

tri·met·o·zine [traimétəzi:n] トリメトジン ㊗ 4-(3,4,5-trimethoxybenzoyl) morpholine (鎮静薬).

tri·mip·ra·mine [traimíprəmi:n] トリミプラミン ㊗ 5-(3-dimethylamino-2-methylpropyl)-10,11-dihydro-(5*H*)-dibenzo[*b*,*f*]azepine maleate (抗うつ薬).

tri·mod·al [traimóudəl] 三峰性の [医学].

tri·mo·lec·u·lar [tràiməlékjulər] 3分子の.

t. reaction 三分子反応 [医学] (3つの同種または異種の分子が反応に関与し，1個またはそれ以上の分子を生ずる反応), = third order reaction.

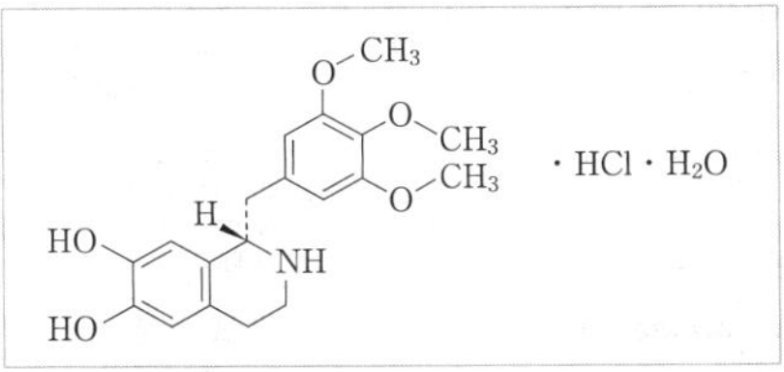

tri·mor·phism [traimɔ́:fizəm] ① 三様変態，三様開花(植物の). ② 三形，同質三像(結晶の). ③ 三形性. 形 trimorphic, trimorphous.

tri·my·ris·tin [tràimirístin] トリミリスチン ㊗ glyceryl trimyristate $C_{45}H_{86}O_6$, = myristin.

tri·neg·a·tive [trainégətiv] 3陰性原子価の，3陰価の.

tri·nerve [tráinə:v] 三つの神経.

tri·neu·ral [trainjú:rəl] 三神経の.

t. fasciculus (舌咽神経と迷走神経とを連結する脊髄束).

tri·neu·ric [trainjú:rik] 三神経単位の.

tri·nick·el tet·ra·sul·fide [trainíkl tètrəsʌ́lfaid] 四三硫化ニッケル $Ni_3S_4{=}2NiS{-}NiS_2$ (天然産のポリジマイト polydymite として存在する), = nickelo-nickelic sulfide.

Trinidad dis·ease [trínidæd dizí:z] トリニダード病(麻痺性狂犬病), = paralyssa.

Trinidad pitch トリニダード瀝青(トリニダード産アスファルト), = Trinidad asphalt.

tri·ni·trate [trainái trei t] 三硝酸塩, = trisnitrate.

tri·ni·trin [trainái trin] トリニトリン(硝酸グリセリン，ニトログリセリン), = glyceryl trinitrate.

trinitro- [trainaitrou, -trə] ニトロ基 $(-NO_2)$ を3つ含有する化合物の接頭語.

2,4,6-tri·ni·tro·an·i·line [- trainàitrouǽnili:n] 2,4,6-トリニトロアニリン $(NO_2)_3C_6H_2NH_2$, = picramide.

tri·ni·tro·ben·zene [trainàitroubenzí:n] トリニトロベンゼン $C_6H_3(NO_2)_3$ (NO_2 基の位置により3異性体がある), = trinitrobenzol.

tri·ni·tro·bu·tyl·tol·u·ol [trainàitroubjù:tiltáljuɔ:l] トリニトロブチルトルエン $C_{11}H_{13}N_3O_6$ (人工ジャコウ).

tri·ni·tro·car·bol·ic ac·id [trainàitroukɑ:bálik ǽsid] (トリニトロフェノール), = trinitrophenol.

tri·ni·tro·cel·lu·lose [trainàitrouséljulous] トリニトロセルロース(ピロキシリン，綿火薬，硝化綿), = pyroxylin.

tri·ni·tro·chlor·ben·zol [trainàitrouklɔ:bénzɔ:l] トリニトロクロルベンゼン $C_6H_2Cl(NO_2)_3$.

tri·ni·tro·cre·sol [trainàitroukrí:sɔ:l] トリニトロクレゾール $(NO_2)_3C_6H(CH_3)OH$ (炭脂クレゾールに濃硝酸を作用させて生ずる防腐・爆発薬).

tri·ni·tro·glyc·er·in [trainàitrəglísərin] トリニトログリセリン(硝酸グリセリン，ニトログリセリン), = glyceryl trinitrate.

tri·ni·tro·meth·ane [trainàitrəméθein] ニトロフォルム, = nitroform.

tri·ni·tro·meth·yl [trainàitrəméθil] トリニトロメタン $CH(NO_2)_3$, = nitroform.

tri·ni·tro·naph·tha·lene [trainàitrənǽfθəli:n] トリニトロナフタレン $C_{10}H_5N_3O_6$.

tri·ni·tro·phe·nol [trainàitroufí:nɔ:l] トリニトロフェノール, = picric acid, trinitrocarbolic acid.

tri·ni·tro·phen·yl group (TNP) [trainàitrəfénil grú:p] トリニトロフェニル基.

T

tri·ni·tro·re·sor·cin [trainàitrourisɔ́:sin] トリニトロレゾルシン $C_6H_3N_3O_8$（ガルバヌム，アンモニアクム，アギ［阿魏］などに硝酸を作用させて得られる黄色染料）.

tri·ni·tro·tol·u·ene (TNT) [trainàitrətáljui:n] トリニトロトルエン（日本では茶褐薬と呼ばれ，爆薬の主成分をなす），= tolite, trinitrotoluol, trotyl.

tri·nom·i·al [trainámінəl] 三名称の，= trinominal.

trinominal nomenclature 三名式命名法（三名法）.

tri·nu·cle·ate [trainjú:klieit] 三核の.

tri·nu·cle·o·tid(e) [trainjú:kliətid(-taid)] トリヌクレオチド，三核酸塩.

tri·o·ceph·a·lus [tràiəséfələs] 三重欠損頭奇形体，= triencephalus.

Tri·o·don [tráiədɑn] ウチワフグ［団扇河豚］属.

Tri·o·don·toph·o·rus [tràiədɑntáfərəs]（線虫の一属．口腔底に3個の大きな歯をもつ．哺乳類の消化管に寄生する）.

-triol [triɔ:l] ステロイド化合物の構造において -OH 基が3個あることを示す接尾語.

tri·o·le·in [traióuli:n] トリオレイン（普通のオレイン），= glyceryltrioleate.

-trione [traioun] ステロイド化合物の構造においてケトン結合 C=O が3個あることを示す接尾語.

tri·o·nym [tráiənim] 三名〔称〕.

tri·oph·thal·mos [tràiɑfθǽlməs] 三眼性顔〔面〕重複奇形〔体〕.

tri·or·chid [traiɔ́:kid] 三重精巣〔所有〕者.

tri·or·chi·dism [traiɔ́:kidizəm] 三重精巣症［医学］.

tri·or·chis [traiɔ́:kis] 三重精巣〔所有〕者，= triorchid.

tri·or·chism [traiɔ́:kizəm] 三重精巣症，= triorchidism.

tri·orth·o·cres·yl phos·phate (TOCP) [traiɔ̀:θəkrésil fásfeit] リン酸トリオルソ（ト）クレシル，= tricresol phosphate.

tri·o·scy·meth·yl·ene [tràiousaiméθili:n] トリオシメチレン $(CH_2O)_3$（ホルムアルデヒド CH_2O の三重合体）.

tri·ose [tráious] 三炭糖 $C_3H_6O_3$（1分子中に炭素原子3個をもつ単糖類で，アルドースとケトースとがある）.
 t. dehydrogenase 三炭糖脱水素酵素.
 t. isomerase 三炭糖イソメラーゼ，= phosphotriose isomerase.
 t. phosphate トリオースリン酸エステル，= phosphotriose.
 t. phosphoric acid リン酸三炭糖（糖原が焦性ブドウ酸に分解する過程において生ずる中間産物）.

tri·ose·phos·phate isom·er·ase [tràiousfásfeit aisáməreiz] トリオースリン酸イソメラーゼ（ホスホトリオースイソメラーゼ．D-グリセルアルデヒド3-リン酸を異性化してジヒドロキシアセトンリン酸にする解糖系の酵素）.

tri·o·tus [traióutəs] 三耳体［医学］.

tri·ox·ide [traiáksaid] 三酸化物（① 酸素とある元素とが3：1の割で化合して生ずる化合物．② 三二酸化物の略）.

tri·ox·sa·len [traiáksələn] トリオキサレン [化] 6-hydroxy-β, 2, 7-trimethyl-5-benzofuranacrylic acid, 8-lactone（尋常性白斑に用いる外皮用薬）.

trioxy- [traiɑksi] ① 三酸化．② 3個の OH 基をもつことを表す接頭語.

tri·ox·y·eth·yl·a·mine [traiɑ̀ksieθíləmi:n, -θilǽmin] トリオキシエチルアミン $(C_2H_5O)_3N$.

tri·ox·y·meth·yl·ene [traiɑ̀ksiméθili:n] トリオキシメチレン $(CH_2O)_3$，= paraformaldehyde.

tri·pal·mi·tin [traipǽlmitin] トリパルミチン，= palmitin.

trip·a·ra [trípərə] 3回経産婦［医学］.

tri·par·a·nol [traipǽrənɔ:l] トリパラノール [化] 2-(p-chlorophenyl)-1-[p-(2-diethylaminoethoxy)phenyl]-1-(p-tolyl) ethanol（降コレステロール薬）.

tri·par·sa·mide [traipá:səmaid] トリパルサミド，= tryparsamide.

tripartite patella 三分膝蓋骨.

tripartite placenta 三分胎盤［医学］.

tripedicle flap 三茎皮弁［医学］.

tri·pe·len·na·mine [tràipilénəmi:n] トリペレンナミン [化] 2-[benzyl(2-dimethylaminoethyl)amino] pyridine（抗ヒスタミン薬），= pyribenzamine.
 t. citrate クエン酸トリペレンナミン.
 t. hydrochloride 塩酸トリペレンナミン.

tri·pep·tide [traipéptaid] トリペプチド（アミノ酸3分子からなり，ペプチド基2個を含有する化合物）.

triphalangeal thumb 母指三指節症.

tri·pha·lan·gia [tràifəlǽnʤiə] 母指骨数過多症（母指に3個の指節があること），= hyperphalangy.

triphammer pulse 水衝波，水槌脈（大動脈弁閉鎖不全〔症〕の動脈波にみられ，主波において収縮早期に鋭い波をもつ），= Corrigan pulse, waterhammer pulse.

tri·phane [tráifein] 鋤輝石，リチア輝石 $LiA(SiO_3)_2$ または $Li_4OAl_2O_34SiO_2$.

tri·phar·ma·con [traifá:məkɑn] 3成分を含有する薬品，= tripharmacum.

tri·pha·sic [traiféizik] 三相の（筋の活動電位を記録するときに用いる術語）.
 t. oral contraceptive agent 3相性経口避妊薬［医学］.
 t. wave 三相波［医学］（脳波上にみられる大きな陽性波とその前後のやや小さな陰性波よりなる三相の波形）.

tri·phen·e·tol-gua·ni·dine hy·dro·chlo·ride [traifénətɔ:l gwá:nidi:n hàidrouklɔ́:raid] 塩酸トリフェネトールグアニジン（眼科で0.1%溶液として局所麻酔に用いる）.

tri·phe·nin [tráifənin] トリフェニン $C_6H_4OC_2H_5NHCOC_2H_5$（パラフェネチジンおよびプロピオン酸から得られるプロピオニルフェネチジンで，解熱，鎮痛，催眠薬），= propionylphenetidin.

triphenyl albumin 三フェニールアルブミン.

triphenyl guanidine トリフェニルグアニジン $C_{19}H_{17}N_3$.

triphenyl phosphate リン酸トリフェニル $(C_6H_5O)_3PO$（酢酸セルロースに可塑剤として加えてセルロイドのように可塑性と可橈性とを与える）.

tri·phen·yl·a·mine [tràifənílәmi:n, -nilǽmin] トリフェニルアミン $N(C_6H_5)_3$（芳香性第3アミンの一つ）.

tri·phen·yl·ar·sine [traifènilá:sin] トリフェニルアルシン $(C_6H_5)_3As$.

tri·phen·yl·ben·zene [traifènilbénzi:n] トリフェニルベンゼン $C_{24}H_{18}$，= triphenylbenzol.

tri·phen·yl·car·bi·nol [traifènilká:binɔ:l] トリフェニルカルビノール $C_{19}H_{16}O$（アニリン色素中最も重要なトリフェニルメタンの母体），= tritanol.

tri·phen·yl·chlor·eth·yl·ene [traifènilklɔ:réθili:n] トリフェニルクロルエチレン（発情ホルモン様作用を示す合成物），= gynosone.

tri·phen·yl·ene [traifénili:n] トリフェニレン [化] 9,10-benzphenanthrene $C_{18}H_{12}$（白色の針状結晶）.

tri·phen·yl·eth·yl·ene [traifènileéθili:n] トリフェニルエチレン [化] α-phenyl stilbene $(C_6H_5)_2C=CH(C_6$

H_5)(フェナントレン核をもつ天然のものとは無関係の合成発情ホルモンの前段階物質で，肝臓を通過して活性化される).

tri·phen·yl·im·id·a·zo·line [traifènilìmidǽzəli:n] (苦扁桃油からとれる有毒物質), = amarine.

tri·phen·yl·meth·ane [traifènilméθein] トリフェニルメタン $(C_6H_5)_3CH$ (アニリン色素中最も重要なものはこの物質から誘導される), = rosaniline tritane.

t. dyes トリフェニルメタン染料〔医学〕(ローザニリン，パラローザニリン，ゲンチアナバイオレット染色), = rosaniline dye.

tri·phen·yl·meth·yl [traifènilméθil] トリフェニルメチル基 ($-C(C_6H_5)_3$. メチル基の水素3原子がフェニル基で置換されたもので，遊離しても存在できる特性がある), = trityl.

tri·phen·yl·meth·yl·al·co·hol [traifènilmèθilǽlkəhɔ:l] トリフェニルメチルアルコール $(C_6H_5)_3COH$.

tri·phen·yl·meth·yl·chlor·meth·ane [traifènilmèθilklɔ:méθein] トリフェニルメチルクロルメタン $ClC(C_6H_5)_3$.

tri·phen·yl·phos·phine [traifènilfάsfi:n] トリフェニルホスフィン $P(C_6H_5)_3$ (金属錯体の配位子や有機合成試薬として用いる).

tri·phen·yl·ros·an·i·line [traifènilrouzǽnili:n] 三フェニルローザニリン $C_{36}H_{31}N_3$, = aniline blue.

tri·phen·yl·sil·yl [traifènilsílil] トリフェニルシリル基 ($(C_6H_5)_3Si-$).

tri·phen·yl·stib·in [traifènilstíbin] 三フェニルスチビン $(C_6H_5)_3Sb$.

tri·phen·yl·stib·in·sul·fide [traifènilstìbinsʌ́lfaid] 硫化三フェニルスチビン(発生期状態のイオウを放出する性質を利用する皮膚病薬).

tri·phen·yl·tet·ra·zo·li·um chlo·ride [traifèniltètrəzóuliəm klɔ́:raid] 塩化トリフェニルテトラゾリウム(脱水素酵素の水素受容体として作用し，ホルマザンに変化する．組織の脂肪染出のため用いられる).

triphenyltetrazolium chloride reduction method トリフェニルテトラゾリウムクロライド還元法(生化学や生物学の領域で酸化還元反応の指示薬として使用される).

tri·phos·pho·pyr·i·dine [traifὰsfəpíridi:n] トリホスホピリジン.

t. nucleotide トリホスホピリジンヌクレオチド(ニコチンアミドアデニンジヌクレオチドリン酸(NADP)).

t. nucleotide diaphorase トリホスホピリジン核酸塩転移酵素〔医学〕.

tri·phthe·mia [traifθí:miə] 血中老廃物貯留.

t. carbonifera (炭水化物の過剰摂取による血中老廃物貯留).

triphy·lite [trífilait] 三リン石，トリフィリット $Li_2O-2FeO-P_2O_5$ (Li は1.6～3.7%).

triphyllomatous teratoma 三胚葉性奇形腫.

Tripier, Leon [tripiέ:r] トリピエ(1842-1891, フランスの外科医．トリピアともいう).

T. amputation トリピエ切断術(法)(足首骨の一部を残す切断), = Charcot amputation.

trip·le [trípl] 三重の〔医学〕.

t. A syndrome トリプルA症候群(ACTH, achalasia, alacrima を合併した先天疾患．頭文字のAをとって名付けられた), = Allgrove syndrome.

t. action crank bed 三つ折り寝台〔医学〕, = triple action bed.

t. amputation 三肢切断.

t. arthrodesis 3関節固定術〔医学〕(距踵，距舟，踵立方の各関節の固定術を指す英・米系の呼称で，独・仏系ではこれを2関節固定術という).

t. bond 三重結合〔医学〕.

t. bromide 三重臭化塩剤(KBr, NaBr, NH_4Br おのおの0.02を含有する錠薬).

t. control 3本制御〔医学〕.

t. dye 三重色素(ゲンチアナバイオレット，ブリリアントグリーン，アクリフラビンおのおのの1%液からなる防腐剤).

t. fracture 三重骨折.

t. gallbladder 三重胆囊〔医学〕.

t. helix 三重ラセン.

t. innominate osteotomy 三重寛骨骨切り術.

t. interaction 3因子交互作用, = three-factor interaction.

t. lumen catheter 三管(三面)カテーテル.

t. phosphate 三重リン酸塩(尿中に排泄されるカルシウム，マグネシウム，アンモニウム塩).

t. phosphate crystal 三重リン酸結晶(アルカリ性尿中にみられるリン酸アンモニウム，マグネシウム塩).

t. point 三重点〔医学〕(①1個の物質の気相，液相，固相の3相が平衡にある温度および圧力．②1成分系の状態図において，3相の平衡にある点．曲線の3つの分枝が通る点).

t. quartan 三重四日熱(毎日継続して発作の起こるマラリア熱).

t. response 三重反応〔医学〕，三相反応(Thomas Lewis の造語で，皮膚に刺激を加えるとまず発赤を起こし，続いて発赤は周囲の皮膚に広がり，しまいに丘斑が出現する3期の反応をいう).

t. rhythm 3部リズム〔医学〕(心拍周期が連続的に3拍動を示す調律).

t. sugar iron agar (TSI agar) TSI培地(細菌の糖分解，ガス産生，硫化水素産生性の試験に用いられる).

t. symptom complex 3症状症候群〔医学〕.

t. vaccine 三重ワクチン，3種混合ワクチン〔医学〕, = TAB vaccine.

t. valve replacement 三弁置換〔医学〕.

t. vision 三重視, = triplopia.

t. X female 超雌〔性〕〔医学〕，超女性〔医学〕.

t. X syndrome 超女性症候群.

tri·ple·gia [traiplí:ʤiə] 三肢麻痺〔医学〕(一側の上肢と両側の下肢との麻痺).

trip·let [tríplit] ①三重項(原子分子論). ②三重線(スペクトルの). ③トリプレット(レンズの一種で3個のレンズの組み合わせよりなる).

t. birth 三胎分娩〔医学〕.

t. codon トリプレットコドン，三連符遺伝暗号子，三塩基コード〔医学〕(3個の隣接するヌクレオチドの配列から構成されるコドンにより1アミノ酸を指定する遺伝暗号).

t. monster 三体奇形.

t. oxygen 三重項酸素.

t. pregnancy 三胎妊娠〔医学〕.

t. repeat トリプルリピート，三連符反復〔医学〕.

t. repeat disease 三塩基反復病(DNAでシトシン，アデニン，グアニンの三塩基が異常反復し，神経の変性をきたす病気の総称名．脊髄小脳変性症，マカド・ジョセフ病など), = CAG repeat disease.

t. repeat disorders トリプレットリピート病.

t. state 三重項状態.

t. theory トリプレット説〔医学〕.

trip·lets [tríplits] 3つ児(三重体形成)，品胎.

trip·lex [trípleks, tráip-] 三重の.

trip·li·cate [tríplikeit] ①三重の. ②3倍の. ③3通の(3枚複写すること). ④3回繰り返しての.

triplicated renal pelvis 三重複腎盂〔医学〕.

triplicated ureter 三重複尿管〔医学〕.

trip·lic·i·tas re·num [triplísitəs rí:nəm] 過剰腎

〔臓〕.

trip·lic·i·ty [triplísiti] 三重奇形, 三重性.

trip·lite [tríplait] 鉄燐青, トリプライト.

trip·lo·blas·tic [trìpləblǽstik] 三胚葉性の(胚子の).

trip·lo·co·ria [trìploukɔ́:riə] 三瞳孔症 〔医学〕, = triplokoria.

trip·log·ra·phy [triplɑ́grəfi] 三重撮影法.

trip·loid [tríplɔid] 3倍体〔の〕〔医学〕(倍数性の異常に属する染色体数の異常).

t. plant 3倍体植物.

trip·loi·dy [tríplɔidi] 3倍性.

trip·lo·ko·ria [trìploukɔ́:riə] 三瞳孔症, = triptokoria.

trip·lo·pia [triplóupiə] 三重視, = triple vision.

trip·lum·bic te·trox·ide [traiplʌ́mbik tetrɑ́ksaid] 四三酸化鉛 Pb_3O_4 (鉛丹または光明丹ともいう).

tri·pod [tráipɑd] 三脚〔台〕〔医学〕, 三面角.

t. cane 三脚杖〔医学〕.

t. fracture 三脚骨折〔医学〕.

t. gait 三脚歩行〔医学〕, ひきずり歩行〔医学〕.

tri·po·dia [traipóudiə] 三足奇形.

tri·po·li [trípəli] ケイ藻土(分解した石灰石で, 磨き石として利用される), = rotten stone.

tri·po·lite [trípəlait] 板状ケイ藻土(ケイ藻土の緻密なもので, 4倍の重量の水分を吸収保持することができる), = diatomite.

tri·pos·i·tive [traipɑ́zitiv] 3陽性原子価の, 3陽価の.

tri·pro·li·dine hy·dro·chlo·ride [traipróulidi:n hàidroukló:raid] 塩酸トリプロリジン ㊗ trans-2-(3-pyrrolidin-1-yl-1-*p*-tolylpropenyl)pyridine HCl (抗ヒスタミン薬).

tri·pro·so·pus [tràiprəsóupəs] 三顔癒合奇体.

tri·pro·ta·mine [traipróutəmi:n] トリプロタミン(3種類の塩基性アミノ酸を含むもので, 最も広く研究されているのは sturine である).

trip·sis [trípsis] ① 粉砕, 研磨, 研和, = trituration. ② マッサージ, = massage.

trip·tan [tríptən] トリプタン(トリプタン系薬剤は片頭痛治療薬で, セロトニン受容体に作用し血管拡張を抑制する).

t.-overuse headache トリプタン乱用性頭痛(薬剤乱用性頭痛の一つ).

Trip·te·roi·des [trìptərɔ́idi:z] トリプテロイド属(カ〔蚊〕の一属).

T. bambusa キンパラナガハシカ(昼夜吸血性).

trip·to·ko·ria [trìptoukɔ́:riə] 三瞳孔症, = triplokoria.

tri·pus [tráipəs] 三脚奇形.

t. halleri ハルレ三脚.

tri·ques·ter [traikwéstər] プリズム形.

triquetral bone 三角骨, = os triquetrum.

tri·que·trous [traikwí:trəs] ① 三角の. ② 三者に関係のある.

t. bone 三角骨, = os triquetrum.

t. cartilage 三角軟骨(① 橈尺骨関節下端の関節板. ② 披裂軟骨).

tri·que·trum [traikwí:trəm] [TA] ① 三角骨, = os triquetrum [L/TA]. ② 縫間骨.

t. bone 三角骨.

tri·ra·di·al [trairéidiəl] 三方向放射の, = triradiate.

triradiate cartilage Y軟骨.

triradiate pelvis 嘴状骨盤, = beaked pelvis.

triradiate synchondrosis Y軟骨.

tri·ra·di·a·tion [tràireidiéiʃən] 三方向への放射〔線〕.

tri·ra·di·us [trairéidiəs] 三叉〔医学〕, = Galton delta.

tris buffer トリス緩衝液.

tri·sac·cha·ri·dase [traisǽkərideis] 三糖類分解酵素.

tri·sac·cha·ride [traisǽkəraid] 三糖〔類〕〔医学〕 $C_{18}H_{32}O_{16}$.

tri·salt [tráisɔ:lt] トリ塩(酸基3個と塩基1個とをもつ塩).

tri·sa·tin [tráisətin] トリサチン ㊗ triacetylbisoxyphenylisatin (緩下薬), = phenisatin.

tri·sa·zo dye [triséizou, -sǽz- dái] トリスアゾ染料(アゾ基3個をもつアゾ染料の一種で, direct deep black EW はこれに属する).

tri·sec·tion [traisékʃən] 三分画.

tri·sil·a·nyl [traisílənil] トリシラニル基 ($H_3SiSiH_2SiH_2$-).

tri·sil·an·yl·ene [tràisilǽnili:n] トリシラニレン基 (-$SiH_2SiH_2SiH_2$-).

tris·kai·dek·a·pho·bia [trìskaidèkəfóubiə] 13恐怖症〔医学〕, = tredecaphobia, triakaidekaphobia.

tris·mic [trízmik] 開口障害の〔医学〕.

tris·moid [trízmɔid] 咬痙様状態(分娩中後頭部の圧迫による新生児牙関緊急症の一型).

tris·mus [trízməs] 牙関緊急, 開口障害, 咬痙(破傷風による), = lockjaw. 形 trismic.

t. capistratus 歯肉癒着性牙関緊急.

t. dolorificus (三叉神経痛), = tic douloureux.

t. neonatorum 新生児牙関緊急, = mocezuelo, trismus nascentium.

t. sardonicus 痙笑, = risus sardonicus.

t. uteri 子宮口痙攣〔医学〕.

tris·ni·trate [trisnáitreit] 三硝酸塩, = trinitrate.

tri·so·mic [traisóumik] 3染色体〔性〕の〔医学〕.

t. inheritance 三染色体遺伝〔医学〕.

t. plant 三染色体性植物.

tri·so·my [tráisəmi] 3染色体性〔医学〕, トリソミー.

t. 8 8トリソミー.

t. 21 21トリソミー.

t. 22 22トリソミー(Crawfurd, Turner と Jennings が1961年に, 通常の分析では21-トリソミーと区別できない染色体所見を示しながら臨床的にダウン症と異なる症例を報告したもの).

t. syndrome トリソミー症候群〔医学〕.

t. 8 syndrome 8トリソミー症候群(8番の染色体が3本あるもの).

t. 13 syndrome 13トリソミー症候群, = Patau syndrome.

t. 18 syndrome 18トリソミー症候群.

t. 20 syndrome 20トリソミー症候群.

t. 21 syndrome 21トリソミー症候群, = Down syndrome.

t. C syndrome トリソミーC症候群(C群の染色体のいずれかが3本あるもの).

t. D syndrome トリソミーD症候群, = trisomy 13 syndrome.

t. E syndrome トリソミーE症候群, = trisomy 18 syndrome.

t. G syndrome トリソミーG症候群, = Down syndrome.

tri·splanch·nic [traisplǽŋknik] 三内臓神経の(三体腔とその内臓に分布する交感神経についていう).

tri·spo·rous [traispɔ́:rəs] 三胞子性.

tri·ste·a·rin [traistéərin] トリステアリン, = stearin.

tri·ste·ma·nia [tràistiméiniə] うつ病, = melancholia.

tri·stich·ia [traistíkiə] 3列睫毛症, = tristichiasis.

tri·sti·ma·nia [tràistiméiniə] うつ病, = melancholia, tristemania.

tri·stim·u·lus [traistímjuləs] 3色刺激.
t. values 3〔色〕刺激値.
tri·sub·sti·tut·ed [traisʌ́bstitju:tid] 3分子置換性の.
tri·sul·cate [traisʌ́lkeit] 三溝のある.
tri·sul·fide [traisʌ́lfaid] 三硫化物.
trit [L] tritura 研和せよの略.
tri·ta·he·mo·phil·ia [tràitəhi:məfíliə] 第3血友病(トロンボプラスチン活性化に必要な血漿トロンボプラスチン因子 plasma thromboplastin antecedent (PTA)の欠乏による血友病の一型), = PTA-deficiency disease.
tri·tan [tráitən] 第3色覚者(第3色弱と色盲との総称).
t. defect 3型色覚(旧, 第3色覚異常).
tritanomal 3型3色覚者.
tri·ta·no·ma·lia [tràitənouméiliə] 第3色弱(青黄弱. 青と黄の感覚が鈍いので, これらを混同しやすい), = tritanomaly.
tri·ta·nom·a·ly [tràitənóuməli] 3型3色覚(旧, 第3色弱, 青色弱).
tritanope 3型2色覚者.
tri·ta·no·pia [tràitənóupiə] 3型2色覚(旧, 第3色盲, 青色盲), = blue color blindness.
tri·ta·nop·sia [tràitənápsiə] 第3色盲(青黄色盲, 紫色盲. 中性帯より長波長を赤と感じ, 短波長を緑と感じ, 青と黄とを混同する), = tritanopia.
tri·ter·pene [traitə́:pi:n] トリテルペン $(C_5H_8)_6$ (ポリテルペンの一つ).
triterpenoid saponin トリテルペノイドサポニン(水解して 1,2,7-trimethylnaphthailn を生ずる).
tri·thi·ane [traiθáiein]トリチアン [化] trithioformaldehyde.
tri·thi·o·nate [traiθáiəneit] 三チオン酸塩 $M^{I}_2S_3O_6$.
tri·thi·on·ic ac·id [tràiθaiánik ǽsid] 三チオン酸 $H_2S_3O_6$ (水溶液として存在する二塩基酸).
trit·i·at·ed [trítieitid] トリチウム標識の〔医学〕.
t. adenosine トリチウム標識アデノシン.
t. thymidine トリチウム標識チミジン.
t. water 三重水素水〔医学〕, トリチウム水.
triticeal cartilage [TA] 麦粒軟骨, = cartilago triticea [L/TA].
tri·ti·ce·o·glos·sus [traitìsiəglásəs] (披裂軟骨から舌の外側に達する筋肉(まれにみられるもの)), = Bochdalek muscle.
tri·ti·ceous [traitíʃəs] 麦粒様の.
t. cartilage 麦粒軟骨(外側甲状舌骨靭帯の中にみられる軟骨性または骨性小結節), = cartilage triticea, triticeous nodule.
t. node 麦粒結節, = corpus triticeum.
t. nodule 麦粒結節, = corpus triticeum.
tri·tic·e·um [traitísiəm] 麦粒体(喉頭の甲状舌骨膜にまれにみられる軟骨性結節), = corpus triticeum.
trit·i·cin [trítisin] トリチシン $(C_6H_{10}O_3)_n$ (イネ科植物カモジグサに存在する牧草フルクタン).
tri·ti·co·nu·cle·ic ac·id [tràitikounju:kléik ǽsid] (バクガに存在するヌクレイン酸).
Trit·i·cum [trítikəm] コムギ[小麦]属(イネ科の一属).
T. aestivum パンコムギ, = bread wheat.
trit·i·cum [trítikəm] トリチクム(コムギ属植物を指す. または同属植物の根茎を煎じた利尿薬のこと), = couch grass, quick-grass, twitch-grass.
trit·i·um (T) [trítiəm] トリチウム, 三重水素〔医学〕 ^3H (質量数3の水素の同位元素で, 放射能をもち, β 線を放出し, 半減期は12年である).
t. thymidine uptake method トリチウムチミジン法($^3[H]$ チミジン添加培地中で細胞を培養し, その取り込み量で増殖の程度を測定する方法).
t. uridine method トリチウムウリジン法($^3[H]$ ウリジン添加培地中で培養した標的細胞にキラー T 細胞などの細胞を作用させ, その細胞傷害活性を測る方法).
trit·o·cer·e·brum [trìtəséribrəm, -tousərí:-] 後大脳〔医学〕(昆虫綱の動物にあるもの).
tri·to·cone [tráitəkoun, trít-] 上顎第3円錐(哺乳動物前臼歯の遠心頬側咬頭).
trit·o·co·nid [trìtəkóunid] 下顎第3円錐(下顎前臼歯の遠心頬側咬頭).
tri·tol [tráitɔ:l] トリトール(メンマ(綿馬)根エキスにバクガの分解酵素を配したもの. ジアスターゼ抽出物).
tri·ton [tráitɑn] ① 三重陽子〔医学〕(三重水素 ^3H の原子核で, 重陽子と中性子とが結合したもの). ② トリトン〔医学〕, = trinitrotoluene (TNT).
t. tumor トリトン腫瘍(悪性シュワン腫の特殊型で, 横紋筋への分化を伴ったもの).
tri·to·tox·in [tràitətáksin] 第三毒素(エールリッヒの毒素分類による第3位毒素で, 抗体との結合性が最低なもの).
trit·ox·ide [traitáksaid] 三酸化物, = trioxide.
tri·tri·a·con·tyl [tràitraiəkántil] トリトリアコンチル基 $(CH_3(CH_2)_{31}CH_2-)$.
Tri·trich·o·mo·nas [tràitrikəmóunæs] トリトリコモナス属(三鞭毛トリコモナス. トリコモナスの blepharoplast から出る前鞭毛が3本あるもので, 普通は4本ある).
T. foetus ウシ流産(胎仔)トリコモナス(ウシなどの生殖器に寄生, 流産や不妊の原因となる).
T. muris ネズミトリコモナス.
tri·tu·ber·cu·lar [tràitju:bə́:kjulər] 三結節性の, 三咬頭性の.
t. theory 三結節説〔医学〕, 三尖説(哺乳類の臼歯は系統発生学的には原始動物の三尖歯牙に由来する).
trit·u·ra·ble [trítʃurəbl] 粉砕可能な.
trit·u·rate [trítʃureit] ① すり砕く. ② 粉砕物. ③ そしゃく(咀嚼)する.
trit·u·ra·tion [trìtʃuréiʃən] ① 粉砕, 研和(乳鉢などで粉砕すること). ② 倍散〔医学〕.
t. of elaterin エラテリン粉末調剤(10%の濃度), = trituratio elaterini.
trit·u·ri·um [tritʃú:riəm] 分液器(密度を異にする溶液を分離する器械).
Trit·u·rus [trítʃurəs] イモリ属(イモリ科の一属).
tri·tyl [tráitil] トリチル基 $((C_6H_5)_3C-)$, = triphenylmethyl.
tri·u·ni·loc·u·lar [tràiju:nilákjulər] 3室の.
tri·va·lence [traivéiləns] 3原子価, 3価. [形] trivalent.
tri·va·lent [traivéilənt] 三価の〔医学〕.
t. chromosome 三価染色体〔医学〕.
t. vaccine 三種混合ワクチン.
tri·valve [tráivælv] 三弁, 三叉. [形] trivalvular.
tri·var·i·ant [traivέəriənt] 3変性の.
triv·i·al [tríviəl] 自明な, 平凡な, 些細な.
t. name 慣用名〔医学〕, 種小名, 俗名.
tri·zo·nal [traizóunəl] 3帯性の.
tRNA transfer ribonucleic acid 転移(運搬)リボ核酸の略.
tro·car [tróukɑ:r] トロカール, 套管針〔医学〕, = trochar.
t. catheter トロカールカテーテル.
t. cystostomy トロカール膀胱造瘻〔術〕〔医学〕.
t. nephrostomy トロカール腎造瘻〔術〕〔医学〕.
troch [tróuk] trochiscus トローチ剤の略, = troche.

tro·chan·ter [troukǽntər] ① 転子(大腿骨頸部の下方にある突起). ② 転節(サナギの). 形 trochanterian, trochanteric, trochantinian.
t. major [L/TA] 大転子, = greater trochanter [TA].
t. minor [L/TA] 小転子, = lesser trochanter [TA].
t. reflex 転子反射.
t. tertius [L/TA] 第三転子(大腿骨粗線の外側唇近位端にまれにみられる突起で大殿筋が付着する), = third trochanter [TA].
tro·chan·ter·ic [tròukæntérik] 大転子の〔医学〕.
t. belt 大転子ベルト〔医学〕.
t. bursa ① 大転子皮下包, = bursa subcutanea trachanterica. ② 大殿筋〔の転子〕包, = bursa trochanteria musculi glutei maximi.
t. bursa of gluteus maximus [TA] 大殿筋の転子包, = bursa trochanterica musculi glutei maximi [L/TA].
t. bursa of gluteus minimus [TA] 小殿筋の転子包, = bursa trochanterica musculi glutei minimi [L/TA].
t. bursae of gluteus medius [TA] 中殿筋の転子包, = bursae trochantericae musculi glutei medii [L/TA].
t. bursitis 転子滑液包炎.
t. extension 大転子おさえ〔医学〕.
t. fossa [TA] 転子窩, = fossa trochanterica [L/TA].
t. syndrome 転子症候群.
tro·chan·ter·plas·ty [troukǽntə:plæsti] 転子形成〔医学〕, 転子形形成術(大腿骨頸部の突起を新しくつくる手術).
tro·chan·tin [troukǽntin] 小転子, = lesser trochanter. 形 trochantinian.
tro·char [tróukɑr] 套管針, = trocar.
tro·che [tróuki:, -k] 錠〔剤〕, トローチ〔剤〕〔医学〕(口の中で徐々に溶解または崩壊させて口腔または喉頭などに清涼, 収斂, 殺菌, 消炎の目的で使用する製剤), = lozenge, tablet, trochiscus.
tro·chin [tróukin, trák-] 〔上腕骨〕小結節, = tuberculum minus.
tro·chis·ca·tion [tròukiskéiʃən] トローチ化(溶離した薬品の粉末から錠剤をつくること).
tro·chis·cus [troukískəs] トローチ剤, = troche. 複 trochisci.
troch·i·ter [trákitər] 〔上腕骨〕大結節, = tuberculum majus. 形 trochiterian.
troch·lea [trákli:ə] [TA] ① 上腕骨滑車, = trochlea humeri [L/TA]. ② 滑車. 複 trochleae. 形 trochlear.
t. fibularis [L/TA] 腓骨筋滑車, = fibular trochlea [TA].
t. humeri [L/TA] 上腕骨滑車, = trochlea [TA].
t. labyrinthi 迷路滑車.
t. muscularis [L/TA] 筋滑車, = muscular trochlea [TA].
t. of humerus 上腕骨滑車〔医学〕.
t. of phalanx [TA] 指節骨滑車*, = trochlea phalangis [L/TA].
t. of superior oblique muscle 上斜筋の滑車.
t. of talus [TA] 距骨滑車, = trochlea tali [L/TA].
t. peronealis [L/TA] 腓骨筋滑車, = peroneal trochlea [TA], peroneal tubercle [TA].
t. phalangis [L/TA] 指節骨滑車*, = trochlea of phalanx [TA].
t. tali [L/TA] 距骨滑車, = trochlea of talus [TA].
troch·lear [trákli:ər] 滑車の〔医学〕.
t. fossa 滑車窩, = fossa trochlearis.
t. fovea [TA] 滑車窩, = fovea trochlearis [L/TA].
t. nerve〔Ⅳ〕 [TA] 滑車神経, = nervus trochlearis 〔Ⅳ〕 [L/TA].
t. nerve paralysis 滑車神経麻痺, = trochlear paralysis.
t. notch [TA] 滑車切痕, = incisura trochlearis [L/TA].
t. nucleus 滑車神経核.
t. process 滑車突起(踵骨の外面にときどきみられる突起で, 長腓骨筋と短腓骨筋の腱膜を隔離するもの).
t. spine [TA] 滑車棘(上斜筋のための滑車がつく小さな骨棘), = spina trochlearis [L/TA].
t. synovial bursa 滑車滑液包, = vagina musculorum obliqui sperioris.
troch·le·ar·i·form [tràkliéərifɔ:m] 滑車状の, = trochleiform.
troch·le·ar·is [tràkliéəris] 滑車の(① 滑車神経. ② 上斜筋).
troch·le·a·tor [tráklìətər] 滑車神経, = nervus trochlearis.
troch·le·i·form [trɑklí:ifɔ:m] 滑車状の, = trochleariform.
troch·o·car·dia [tràkouká:diə] 軸転心臓.
troch·o·ce·phal·ia [tràkousifǽliə] 円頭蓋〔医学〕(冠状縫合の早期化骨による奇形).
troch·o·ceph·a·lus [tràkəséfələs] 円形頭〔蓋〕体〔医学〕.
troch·o·ceph·a·ly [tràkəséfəli] 円頭〔蓋〕症〔医学〕.
Troch·o·den·dra·ce·ae [tràkoudendréisii:] ヤマグルマ科.
troch·o·gin·gly·mus [tràkəʤíŋgliməs] 蝶番車軸関節(上腕橈骨関節のような蝶番関節と車軸関節の両方を持つような関節).
troch·o·hor·i·zo·car·dia [tràkouhɔ̀:rizouká:diə] 心臓軸転水平転位, = trochorizocardia.
tro·choid [trákɔid] ① 回転する, 滑車状の, 車輪状の. ② タカセガイ [高瀬貝]. ③ トロコイド(1直線上を円が滑ることなく転がるとき, この円に対して固定した1点が描く曲線). 形 trochoidal.
t. articulation 車軸関節.
t. joint 車軸関節, = rotary joint.
tro·choi·des [trakɔ́idi:z] 滑車関節, 車輪関節.
troch·o·phore [trákəfɔ:r] 担輪子, トロコホーア(環形動物の変態前の幼生), = trochophora.
tro·chor·i·zo·car·dia [tràkɔ:rizouká:diə] 心臓軸転水平転位, = trochohorizocardia.
Trog·lo·dy·tel·la [tràgloudaitélə] (原生動物, 繊毛虫綱, 少毛目の一属で, ゴリラやチンパンジーの糞便より発見される).
Troglotrema salmincola サルミンコラ住胞吸虫(旧称), = *Nanophyetus salmincola*, salmon fluke.
Trog·lo·tre·mat·i·dae [tràgloutrimǽtidi:] トログロトレマ科(吸虫の一科).
troil·ism [trɔ́ilizəm] 三角関係(2人の女性と1人の男性, または2人の男性と1人の女性の間で行われる).
Troisier, Charles-Émile [trwazié:r] トロアジェー(1844-1919, フランスの医師).
T. ganglion トロアジェー結節(胸骨の後部に発生する腫瘍の際にみられる鎖骨上方のリンパ節腫脹), = Virchow node.
T. node トロアジェー結節, = Troisier ganglion.
T. sign トロアジェー徴候, = Troisier ganglion.
T. syndrome トロアジェー症候群(糖尿病にみられる青銅色性悪態症).
tro·la·mine [tróuləmi:n] トロラミン 化 tris(2-hydroxyethyl) amine(医薬品のアルカリ化剤).
tro·land (trd) [tróulænd] トロランド(網膜照度の単位. 瞳孔入口部1mm² 当たり, 1ルーメン/m² の光度).

T

Trolard, Paulin [trɔlά:r] トロラール(1842–1910, フランスの解剖学者).
T. net トロラール網(舌下管網), = rete canalis hypoglossi.
T. vein トロラール静脈(中脳静脈と矢状静脈洞とを連結する大吻合静脈), = Labbé vein, vena anastomotica inferior.
tro·le·an·do·my·cin [tròuliændoumáisin] トロレアンドマイシン ㊎ 14-(3-acetoxy-4-dimethylamino-6-methyl-2-tetrahydropyranyloxy)-12-(5-acetoxy-4-methoxy-6-methyl-2-tetrahydropyranyloxy)-5,7,8,11,13,15-hexamethyl-4,10-dioxo-1,9-dioxaspiro[2,13]hexadec-6-yl-acetate (抗生物質).
trol·ni·trate phos·phate [trɑlnáitreit fásfeit] リン酸トロール硝酸, リン酸トロルニトレート ㊎ 2,2′,2″-nitrilotriethanol trinitrate (狭心症, 心筋梗塞に用いる).
Tröltsch, Anton Friedrich von [trǿ:lʧ] トレールチェ(1829–1890, ドイツの耳科医), = von Tröltsch, Anton Friedrich.
T. corpuscle トレールチェ小体(鼓膜放線線維の間に小体様としてみられる小腔).
T. fold トレールチェヒダ.
T. pocket トレールチェ嚢, トレールチェポケット(鼓膜の鼓室面粘膜にあって, ツチ骨柄の両側にある前後の両披襞), = recessus membranae tympani anterior et posterior.
T. recess トレールチェ陥凹. → Tröltsch pocket.
Trom·bic·u·la [trɑmbíkjulə] → *Leptotrombidium*.
T. akamushi アカツツガムシ.
trom·bic·u·li·a·sis [trɑmbìkjuláiəsis] ツツガムシ[恙虫]病(ツツガムシ科 *Trombiculidae* に属するダニが関与する疾患), = trombiculosis, trombidiiasis, trombidiosis.
trombiculid mite ツツガムシ類, ケダニ類(成虫, 若虫は4対の脚をもち, 体はひょうたん型にくびれ, 胴や脚にビロード状の毛を密生する. 脊椎動物に寄生し, ツツガムシ病を媒介するものがある).
Trom·bic·u·li·dae [trɑmbikjú:lidi:] ツツガムシ[恙虫]科.
trom·bid·i·o·sis [trɑmbìdióusis] = trombiculiasis.
tro·meth·a·mine [trouméθəmi:n] トロメタミン ㊎ 2-amino-2-hydroxymethyl-1,3-propanediol (アルカリ化剤).
tro·mex·an [trɑméksən] トロメキサン ㊎ ethyl *bis*-(4-hydroxy-coumarinyl) acetate (強力な抗プロトロンビン作用をもつ抗凝固薬で, 血栓症の予防に用いられる), = BOEA, DEA, ethyl biscoumacetate, neodicumarinum.
t. ethyl acetate エチル酢酸トロメキサン, = ethyl biscoumacetate.
trommel sieve 回転ふるい(篩) [医学].
Trömner, Ernest L. O. [trǿ:mnər] トレムナー(1868–1949, ドイツの神経科医).
T. reflex トレムナー反射.
T. sign トレムナー徴候(第2, 3, 4指の爪を急にはさみつけるとき, 母指の末端指節およびほかの指の第2, 第3指節が屈曲する), = digital reflex, Hoffmann sign, Trömner reflex.
trom·o·ma·nia [tràmouméiniə] 振戦せん(譫)妄, = delirium tremens.
trom·o·phil·ia [tràməfíliə] 先天性振戦症.
trom·o·pho·nia [tràmoufóuniə] 振戦性発声困難症.
Tromsdorff so·lu·tion [trάmsdɔ:f səl(j)ú:ʃən] トロムスドルフ試液(ヨウ化亜鉛デンプン試液), = zinc iodide starch solution.
tro·na [tróunə] トロナ $Na_2CO_3 \cdot NaHCO_3 \cdot 2H_2O$ (天然ソーダ中最も重要なもので, 古代エジプトにおいて用いられた世界最初のソーダ).
troo·stite [trú:stait] トルースタイト(焼き入れのとき, または焼き戻しの鋼にみられるマルテンサイトの分解生成組織).
tro·pa·co·caine [tròupəkoukéin] トロパコカイン $C_{15}H_{19}NO_2$ (コカノキの葉に含まれているアルカロイドで, 伝達麻酔薬であるが, 現在はあまり用いられていない), = benzoylpseudotropein, tropococaine.
Tro·pae·o·la·ce·ae [troupì:ouléisii:] ノウゼンハレン科.
tro·pae·o·lin [troupí:əlin] トロペオリン(RN=N $C_6H_4SO_3Na$ の式をもつアゾまたはオキシアゾ染料の総称), = tropeolin.
t. D トロペオリンD, = helianthin, methyl orange.
t. G トロペオリンG, = metanil yellow.
t. O トロペオリンO ㊎ sodium azoresorcinolsulfanilate $NaSO_3C_6H_4N{=}NC_6H_3(OH)_2$ (褐色粉末で, pH11では黄色, pH12.7では橙褐色の指示薬), = tropaeolin R resorcinol yellow.
t. OO トロペオリンOO ㊎ sodium *p*-diphenylamine-azobenzenesulfonate $NaSO_3C_6H_4N{=}NC_6H_4NHC_6H_5$ (黄色粉末の指示薬で, pH1.4では赤, pH2.6では黄), = GS.N, orange Ⅳ.
t. OOO No.1 トロペオリンOOO No.1 ㊎ sodium azo-α-naphthol-sulfonilate $NaO_3SC_6H_4N{=}NC_{10}H_6OH$ (赤褐色粉末の食品着色剤または指示薬で, pH7.6では褐赤, pH8.9では紫), = α-naphthol orange, orange I.
t. OOO No.2 トロペオリンOOO No.2 $C_{16}H_{11}O_4N_2SNa$, = β-naphthol orange, orange Ⅱ.
t. R トロペオリンR, = tropaeolin O.
Tro·pae·o·lum ma·jus [troupí:ələm méiʤəs] ノウゼンハレン, キンレンカ[金蓮花](ノウゼンハレン科植物), = nasturtium.
tro·pa·ic ac·id [troupéiik ǽsid] → tropic acid.
tro·pane [tróupein] トロパン ㊎ hydrotropidine.
t. alkaloids トロパン族アルカロイド(構造上トロパン誘導体と考えられるアルカロイドの一群, すなわちアトロピン, ヒオスシアミン, スコポラミンなど), = tropaeolin bases.
tro·pate [tróupeit] トロパ酸塩.
tro·pe·ine [tróupi:in] トロペイン(トロピンの有機酸エステルの総称で, 散瞳薬として用いられているアトロピン, ホマトロピンはこれに属する).
tro·pe·in·ism [tróupi:inizəm] トロペイン中毒症.
tro·pe·o·lin [troupí:əlin] → tropaeolin.
tro·pe·sis [troupí:sis] 趨向, 傾向, = inclination.
troph·ec·to·derm [trɑféktədə:m] トロフェクトデルム(胞胚壁初期の外層で, 将来栄養膜になるもの).
troph·e·de·ma [tràfidí:mə] 栄養失調性浮腫, 栄養失調性水腫 [医学] (主としてタンパク質欠乏により生ずる下肢の浮腫), = trophoedema.
tro·phe·ma [troufí:mə] 栄養〔性充〕血(子宮粘膜の).
troph·e·sy [tráfisi] 神経性栄養失調. ㊋ trophesial, trophesic.
-trophic [trɑfik] 栄養との関係を示す接尾語で, 1939年開催の国際ホルモン標準化会議で下垂体前葉ホルモンの接尾語として決定された, =-trophin.
troph·ic [tráfik] 栄養の [医学].
t. centers 栄養中枢.
t. disorder 栄養欠乏 [医学], 栄養失調 [医学].
t. disturbance 栄養不足 [医学], 栄養障害 [医学], 栄養失調.
t. fracture 栄養性骨折.
t. gangrene 栄養性壊疽 [医学].
t. keratitis 栄養〔神経〕性角膜炎 [医学].

T

t. layer 栄養層(内胚葉), = hypoblast.
t. lesion 栄養性病変〔医学〕.
t. membrane 栄養膜.
t. nerve 栄養神経.
t. nerve fiber 栄養神経線維〔医学〕.
t. neurosis 栄養神経症, = trophoneurosis.
t. nucleus 栄養核, = trophonucleus.
t. syndrome 栄養障害症候群.
t. ulcer 栄養〔障害〕性潰瘍〔医学〕.
tro·phic·i·ty [troufísiti] 栄養価値〔医学〕, 栄養機能.
-trophin [trəfin] →-trophic.
troph·ism [tráfizəm] 基礎栄養〔医学〕, 栄養性.
tropho- [trɑfou, -fə] 栄養との関係を示す接頭語.
troph·o·blast [tráfəblæst] 栄養胚葉, 栄養芽層, 栄養膜〔医学〕, トロホブラスト(胞胚壁外胚葉の胚体外にある細胞層で, 子宮壁に卵子を付着させて栄養を供給する組織で, その内層は cytotrophoblast, その外層は syntrophoblast と呼ばれる), = trophoblastus. 形 trophoblastic.
t. hormone 栄養膜ホルモン〔医学〕.
t. interferon 栄養膜インターフェロン, = interferon-tau.
t. wall 栄養被膜〔医学〕.
troph·o·blas·tic [tráfəblæstik] 栄養膜の.
t. chorion 栄養膜絨毛膜〔医学〕.
t. disease 栄養膜病〔医学〕, 絨毛性疾患〔医学〕.
t. knob 栄養膜瘤(有袋動物における胚瘤で, 胎盤がこれから発生する).
t. lacuna 栄養膜裂孔.
t. operculum 栄養膜弁蓋(卵子が着床して子宮内膜に生ずる切創を閉鎖する栄養膜の弁蓋).
t. trabeculae 栄養膜小柱〔医学〕.
t. tumor 栄養膜腫瘍〔医学〕.
troph·o·blas·tin [tràfəblǽstin] トロホブラスチン, = interferon-tau.
troph·o·blas·to·ma [tràfoublæstóumə] 栄養膜腫瘍〔医学〕, = choriocarcinoma.
troph·o·blas·tus [tràfoublǽstəs] → trophoblast.
troph·o·chro·ma·tin [tràfoukróumətin] 栄養染色質, = trophochromidia.
troph·o·chrome [tráfəkroum] クロム親和性の.
t. cell クロム親性漿液細胞(ムチカルミン染色において分泌顆粒が粘液反応を呈するもの), = mucoserous cell.
troph·o·chro·mid·ia [tràfoukroumídiə] 栄養クロミジア(核染色質で, 細胞の栄養に関係する).
troph·o·cyte [tráfəsait] ① 栄養細胞. ② セルトリ細胞, = Sertoli cell.
troph·o·derm [tráfədə:m] 栄養膜〔医学〕(胎盤絨毛上皮細胞), = trophoblast, trophodermal.
troph·o·der·ma·to·neu·ro·sis [tràfoudə̀:mətounju:róusis] 栄養性皮膚神経症〔医学〕, = acrodynia, erythredema polyneuropathy.
troph·o·dy·nam·ics [tràfoudainǽmiks] 栄養力学.
troph·o·e·de·ma [tràfouidí:mə] 栄養失調性浮腫, = trophedema.
troph·o·lec·i·thus [tràfəlésiθəs] 栄養卵黄(不全分裂卵子の). 形 tropholecithal.
tro·phol·o·gy [trɑfáləʤi] 栄養学.
troph·o·me·lan·ic [tràfoumilǽnik] 栄養色素性の(色素細胞性母斑にみられる網状構造についていう).
troph·on(e) [tráfən, -foun] トロホン(神経細胞の非神経性栄養成分).
troph·o·neu·ro·sis [tràfounju:róusis] 栄養神経症〔医学〕, = trophic neurosis. 形 trophoneurotic.
t. of Romberg ロンベルク栄養神経症, = facial hemiatrophy.
troph·o·neu·rot·ic [tràfounjurátik] 栄養神経症の〔医学〕.
t. anemia 栄養神経症〔性〕貧血(神経性ショックに起こる貧血).
t. atrophy 栄養神経性萎縮, = neurotrophic atrophy.
t. leprosy 栄養神経らい, = anesthetic leprosy.
t. ulcer 栄養神経〔症〕性潰瘍〔医学〕.
troph·o·no·sis [tràfounóusis] 栄養失調症, = trophonosus, trophopathy.
tro·phont [tróufɑnt] トロフォント.
troph·o·nu·cle·us [tràfounjú:kliəs] 栄養核.
troph·o·path·ia [tràfəpǽθiə] = trophopathy.
trophopathic hepatitis 栄養障害性肝炎〔医学〕.
tro·phop·a·thy [trəfápəθi] 栄養欠乏〔医学〕, 栄養障害〔医学〕, = trophopathia.
troph·o·pe·nia [tràfoupí:niə] 上皮性強膜症(浮腫に伴う浅部強膜の炎症).
troph·o·phyll [tráfəfil] 栄養葉.
troph·o·plasm [tráfəplæzəm] 栄養質(細胞の不染色質で, 栄養にあずかるもの).
troph·o·plast [tráfəplæst] トロホプラスト, 顆粒性原形質, = plastid.
troph·o·sphere [tráfəsfiər] 対流圏.
troph·o·spon·gia [tràfəspʌ́nʤiə] 栄養脈管組織(子宮壁と栄養膜との中間層をなす脈管組織).
troph·o·spon·gi·um [tràfəspʌ́nʤiəm] 栄養海綿体(細胞原形質にみられる小管網で栄養素を循環させるもの. ゴルジ装置に相当する).
troph·o·spo·ro·phyll [tràfouspɔ́:rəfil] 栄養胞子葉.
troph·o·tax·is [tràfətǽksis] 栄養走性〔医学〕, = trophotropism.
troph·o·ther·a·py [tràfəθérəpi] 栄養療法〔医学〕, = sitotherapy.
tro·phot·o·nos [trəfátənəs] 栄養性緊張(微生物の鞭毛が栄養欠乏のため緊張する状態), = trophotonus.
trophotropic circuit エネルギーとりこみ回路〔医学〕.
tro·phot·ro·pism [trəfátrəpizəm] 栄養向性〔医学〕, 向養素性. 形 trophotropic.
troph·o·zo·ite [tràfouzóuait] 繁殖体, 栄養型〔医学〕(原生動物の発育環の一時期で, 活発に活動し, 栄養を外界より摂取し, 無性生殖を行う時期の個体をいう. 外界の環境変化に対する抵抗性は低い), = vegetative form.
troph·o·zo·oid [tràfouzóuɔid] 食体(サルパ類などで, 無性生殖で生ずる個体の一型).
-trophy [trəfi] 栄養の意味を表す接尾語.
-tropia [troupiə] 斜視の意を表す接尾語.
tro·pia [tróupiə] 斜位(両眼を開いたとき, その正常位置から明らかに偏倚すること).
-tropic [trɑpik] 向性または走性の意味を表す接尾語.
tro·pic ac·id [trápik ǽsid] トロパ酸 化 α-phenyl-β-hydroxypropionic acid $C_6H_5CH(CH_2OH)COOH$ (アトロピンをバリタとともに熱して得られる結晶酸), = tropaic acid.
tropic hormones 刺激ホルモン, = trophic hormones.
trop·i·cal [trápikəl] 熱帯の〔医学〕, 熱帯性の〔医学〕.
t. abscess 熱帯膿瘍.
t. adenitis 熱帯性腺炎, 気候性横痃.
t. amnesia 熱帯性健忘症(アフリカ海岸健忘症. 俗に南洋ボケとも呼ばれ, アフリカ海岸地帯に起こりやすい), = coast memory.
t. anemia ① 熱帯性貧血〔医学〕, = sprue anemia. ② 十二指腸虫貧血.
t. anhidrotic asthenia 熱帯性無汗性無力症(エクリン汗管閉塞による汗貯留症候群の一つ. 高温多湿下

T

にみられる).
t. aphthae 熱帯性アフタ〔医学〕.
t. bubo 熱帯性よこね〔医学〕, 熱帯性横痃, = fourth venereal disease, lymphogranuloma inguinale, venereal bubo.
t. cachexia 熱帯性悪液質.
t. chlorosis 熱帯性萎黄病(十二指腸虫貧血), = ancylostomiasis.
t. diarrhea 熱帯下痢.
t. disease 熱帯病〔医学〕(熱帯地方に主に認められる疾患の総称. マラリア, フィラリア, デング熱, 黄熱, 日本脳炎などがある).
t. disease of skin 熱帯性皮膚疾患(皮膚病)〔医学〕.
t. dysentery 熱帯性赤痢(アメーバ赤痢).
t. ear 熱帯性外耳炎.
t. ecthyma 熱帯性膿瘡, = dermatitis cupoliformis.
t. enteropathy 熱帯性腸症〔医学〕.
t. eosinophilia 熱帯性好酸球症, 熱帯性好酸球増加症〔医学〕(インドにみられる疾病で, 好酸球の増多, 痙攣性気管支炎, 衰弱などを記し, Löffler 症候群に比べて持続するのが特徴).
t. fever 熱帯熱〔医学〕.
t. frambesia 熱帯イチゴ腫, 熱帯フランベジア(*Treponema pallidum* の亜種 *pertenue* による疾患), = yaws.
t. frenzy 熱帯精神病〔医学〕.
t. hygiene 熱帯衛生〔学〕〔医学〕.
t. hyphemia 熱帯性貧血(十二指腸虫症), = ancylostomiasis, uncinariasis.
t. leishmania 熱帯リーシュマニア〔医学〕.
t. leishmaniasis 熱帯リーシュマニア症, = tropical leishmaniosis.
t. lichen 熱帯性苔癬, = prickly heat.
t. liver 熱帯肝(温帯から熱帯に移住した者にみられる).
t. macrocytic anemia 熱帯性大球性貧血(大球性貧血であるが, 軽症性経過をとり, ビタミン B_{12} で全治する).
t. malaria 熱帯熱〔マラリア〕〔医学〕(悪性マラリア).
t. mask 熱帯顔ぼう(貌), 熱帯褐色斑, = chloasma bronzinum.
t. measles 熱帯性麻疹.
t. medicine 熱帯医学〔医学〕.
t. myocarditis 熱帯性心筋炎(栄養不良により低タンパク血症を伴う), = nutritional dystrophy.
t. myositis 熱帯性筋炎.
t. pancreatitis 熱帯性膵炎〔医学〕.
t. phagedena 熱帯壊疽.
t. physiology 熱帯生理学〔医学〕.
t. plant 熱帯植物.
t. pulmonary eosinophilia 熱帯性肺好酸球増多症〔医学〕, 熱帯性好酸球増多症.
t. pyomyositis 熱帯性化膿性筋炎, = bungapagga, lambo-lambo.
t. rain forest 熱帯雨林(熱帯で, 年間2,000mm 以上の降雨がある地域に発達する常緑広葉樹林).
t. rat flea インドネズミノミ, = oriental rat flea, *Xenopsylla cheopis*.
t. sore 熱帯潰瘍.
t. spastic paraparesis (TSP) 熱帯性痙性不全対麻痺, 熱帯性痙性対麻痺.
t. splenomegalia 熱帯性巨脾症〔医学〕(ドノバンリーシュマニアによる脾腫で, 黒熱病の名がある).
t. splenomegaly 熱帯性巨脾症(カラアザール), = febrile splenomegaly, kala-azar.
t. splenomegaly syndrome 熱帯脾腫症候群, 熱帯巨脾症.
t. sprue 熱帯性下痢〔医学〕.
t. stomatitis 熱帯性口内炎.
t. typhus ツツガムシ〔恙虫〕病, 熱帯チフス, = scrub typhus.
t. ulcer ① 皮膚リーシュマニア症. ② 熱帯性潰瘍〔医学〕(熱帯地方にみられる原因不明の脱落性疾患で, 主として下肢に起こる), = Aden ulcer, Cochin sore, Malabar ulcer, Nagana sore, tropical phagedena, ulcus tropicum.
t. warble fly ヒトヒフバエ, = *Dermatobia hominis*.
t. year 回帰年(太陽が春分点を相次いで2回通過する間に経過する時間).
trop·i·ca·loid ul·cer [trápikəlɔid ʌ́lsər] (熱帯にみられる下脚潰瘍. 細菌感染による), = mycetoid desert sore.
tro·pic·a·mide [troupíkəmaid] トロピカミド ㊗ (*RS*)-*N*-ethyl-3-hydroxy-2-phenyl-*N*-(pyridin-4-ylmethyl)propanamide $C_{17}H_{20}N_2O_2$: 284.35 (副交感神経遮断薬. 散瞳薬として多用される).

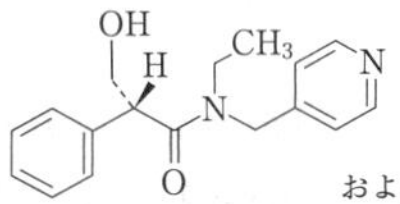

および鏡像異性体

trop·i·co·pol·i·tan [tràpikoupálitən] 全熱帯地方の.
trop·i·dine [trápidain] トロピジン $CH_3N{=}C_6H_9{=}CH$ (トロピンの脱水物で, コニイン様の香を放つ油状液体塩基).
tro·pine [tróupi:n] トロピン ㊗ 8-methyl-3-nortropanol $C_8H_{15}NO$ (アトロピン, ヒオスチンなどの母体で, その異性体にプソイドトロピンがある), = tropanol-(3).
tro·pin·ic ac·id [troupínik ǽsid] トロピン酸 $C_8H_{13}NO_4$.
tro·pi·none [tróupinoun] トロピノン ㊗ tropanone-(3) $C_8H_{13}NO$ (トロピンを酸化して得られるケトン).
-tropism [trəpizəm] 向性, 屈性の意味を表す接尾語, = -tropy.
tro·pism [tróupizəm] ① 親和性〔医学〕. ② 屈性, 屈動性(高等動物が刺激に対し, 体を固定しながら, その一部を刺激の方向に動かす性質で, 走性と屈性との共同運動).
trop·o·chrome [trápəkroum] トロポクロム〔細胞〕(ホルマリン重クロム酸混合固定後粘素染色法を施しても染色しない唾液腺の漿膜細胞).
tro·po·co·caine [tròupəkoukéin] → tropacocaine.
tro·po·col·la·gen [tròupəkáləʤən] トロポコラーゲン(コラーゲンモノマーに当たるがコラーゲン分子の存在状態を表すにすぎないので, この名称は用いられなくなっている).
tro·po·e·las·tin [troupouilǽstin] トロポエラスチン(エラスチン前駆体).
tro·po·lone [tróupəloun] ㊗ 2-oxy-2,4,6-cycloheptatrienone (無色針状結晶, 融点 49〜50°C, 昇華性, 水および有機溶媒に溶け, 塩化鉄により深緑色を呈する物質で, 天然には hinokitiol $C_{10}H_{12}O_2$ として台湾産ヒノキに赤色の鉄錯体として存在する). → tropone.
tro·pom·e·ter [trəpámitər] ① 眼球回転計. ② 長管骨捻転計.
tro·po·my·o·sin [tróupoumáiəsin] トロポミオシン(筋肉の水不溶性成分から得られるタンパク質),

T

= actotropomyosin.
tro·pone [trápoun] トロポン（7員環式の化合物で，トロポロンの基本核）.
tro·po·nin [tróupənin] トロポニン（横紋筋の細いフィラメント上にある球状タンパク質．分子量約75,000のタンパク質で3種のサブユニットからなる．トロポミオシンと複合体を形成する）.
tro·po·noid [tróupənɔid] トロポン系統.
t. substances トロポン系統物質.
tro·po·tax·is [tròupətǽksis] 転向走性（刺激相称性ともいい，両側から同時に受ける刺激強度が等しくなるように定位進行する生物の性質）.
trop·o·yl [trápoil] トロポイル基 ($C_6H_5CH(CH_2OH)CO-$).
-tropy [trəpi] →-tropism.
trotting reflex 速足反射.
trou·ble [trʌ́bl] 障害〔医学〕.
t. of speech rhythm 言語リズム障害.
trough [tráf] ① 溝槽，= sulcus. ② 谷（波の），トラフ〔医学〕（曲線の底部）.
t. fracture 溝骨折〔医学〕.
t. level 最低濃度，トラフレベル.
t. line 溝線〔医学〕.
t. of waves 波の谷.
t. sign 溝槽徴候.
t. value トラフ値（薬物反復投与時の最低血中濃度）.
Trousseau, Armand [tru:sóː] トルソー（1801–1867，フランスの医師．1859年気管切開と気管挿管法を行った）.
T. disease トルソー病（血色素症），= hemochromatosis.
T.-Lallemand bodies トルソー・ラルマン小体，= Lallemand bodies.
T. marks トルソー斑点（脳様斑），= tache cérébrales, Trousseau spots.
T. phenomenon トルソー現象〔医学〕（テタニーにおいては，神経を圧迫すると，その支配の下にある筋が痙縮する）.
T. point トルソー点.
T. sign トルソー徴候〔医学〕（① 潜伏テタニーの際に上腕を圧迫すると現れる手の痙攣．② 髄膜炎にみられる徴候で，前額または体幹を強く摩擦する．鮮紅色の線条が生じ，tache cérébrale と呼ばれる．③ 内臓癌の経過中に発生する四肢の特発性血栓症）.
T. spots トルソー斑.
T. syndrome トルソー症候群（胃性めまい，内臓癌による移動性血栓静脈炎）.
T. twitching トルソー顔面痙攣.
trout [tráut] マス［鱒］，= *Salmo trutta*.
trox·i·done [tráksidoun] トロキシドン，= trimethadione, trimetinum.
troy pound トロイ金衡式ポンド（12オンスまたは373.25g）.
troy weight 金衡（金，その他の貴金属の取り扱いに用いられる衡量）.
TRP tubular reabsorption of phosphate 尿細管無機リン再吸収率の略.
Trp L-tryptophan トリプトファンの略.
TRT turbidity reducing unit 混濁度低下単位の略.
truant ureter 遊走尿管（膀胱以外に開口をもつもの）.
true [trúː] 真〔性〕の〔医学〕，純正の.
t. amnion 真羊膜.
t. anatomic(al) conjugate 解剖〔学〕的真結合線〔医学〕.
t. aneurysm 真性動脈瘤〔医学〕.
t. ankylosis 真性強直〔医学〕.
t. antipyretic 真性解熱薬.
t. anuria 真性無尿〔症〕〔医学〕，= anuria vera.
t. aphasia 真性失語〔症〕.
t. apophysis 真性骨突起.
t. asthma = essential asthma.
t. birth rate 真正出生率〔医学〕，安定人口出生率.
t. boiling point fractionation 真沸点分留〔医学〕.
t. cataract 真性白内障，= lenticular cataract.
t. cholesteatoma 真性真珠腫〔医学〕.
t. cholinesterase 真性コリンエステラーゼ〔医学〕.
t. conjugate [TA] 真結合線，= conjugata vera [L/TA].
t. conjugate diameter 真結合径（仙椎角と恥骨結合後面の最も突出する部との直径）.
t. croup 真性喉頭炎（ジフテリア性），= diphtheritic croup.
t. cyst 真性嚢胞〔医学〕.
t. death rate 真正死亡率〔医学〕.
t. density 真の密度〔医学〕.
t. diverticulum 真性憩室.
t. dwarf 真性小人症.
t. experiment 信頼できる実験.
t. flux 真の流速〔医学〕.
t. hallucination 真正幻覚.
t. hermaphrodism 真性半陰陽〔医学〕，= hermaphroditismus verus.
t. hypertrophy 真性肥大〔医学〕.
t. incontinence 真性尿失禁，= passive incontinence.
t. knot 真結節〔医学〕（臍帯の）.
t. lipase 真性脂肪分解酵素（飽和性および不飽和性両種の脂肪酸に作用するリパーゼで，膵，胃などにあるもの．Gomori）.
t. lumen 真腔〔医学〕.
t. magnetism 真磁気.
t. melena 真性メレナ〔医学〕.
t. mole 真性奇胎〔医学〕（胎児または胚膜の一部が残存して形成される）.
t. natural increase rate 真正自然増加率〔医学〕，安定人口増加率〔医学〕.
t. negative 真の陰性〔医学〕.
t. negative rate 真陰性率〔医学〕.
t. neurogenic thoracic outlet syndrome 真の神経原性胸郭出口症候群.
t. nucleolus 真小核，= plasmosome.
t. pelvis [TA] ① 小骨盤（腸恥骨線以下の骨盤部分），= pelvis minor [L/TA]. ② 真骨盤，= small pelvis.
t. phimosis 真性包茎〔医学〕.
t. placenta 真の胎盤〔医学〕.
t. plasma 真性血漿〔医学〕.
t. polycythemia 真性赤血球増加症〔医学〕.
t. positive 真の陽性〔医学〕.
t. positive rate 真陽性率〔医学〕.
t. precocious puberty 真性性早熟症，= hyperovarianism.
t. prolongation 真の延長〔医学〕.
t. protein 純タンパク.
t. ribs〔1～7〕 [TA] 真肋（脊椎と胸骨とに両端が付着しているもので上位7対の肋骨をいう），= costae verae〔1～7〕[L/TA].
t. score 正常値（信頼できる値を意味する）.
t. shortening 真の短縮〔医学〕.
t. shunt 真の短絡.
t. skin 真皮，= corium.
t. solution 真溶液〔医学〕.
t. specific gravity 真比重〔医学〕.
t. toxin 真性毒素，= exotoxin.

t. variola 真性痘瘡〔医学〕.
t. vertebra 真脊椎(一生を通じて癒合しないものをいう).
t. vocal cord 〔真〕声帯.
Truemmerfeld line [trúːməfeld láin] トロイメルフェルド線(小児壊血病患者の骨にみられる骨幹端変性帯).
Trueta Raspall, José [truːétə] トルエタ(1897–1977, イギリスに住んだスペインの外科医).
T. R. treatment トルエタ療法(外傷の療法で, ① 即時に外科的療法の実行. ② 創傷の清浄消毒. ③ 挫滅壊死組織の除去. ④ 乾燥したガーゼで排液. ⑤ 石膏包帯を施す), = Trueta method.
trum·pet [trʌ́mpit] ① 喇叭, トランペット. ② 象の鳴き声.
t. creeper ノウゼンカズラ, = trumpet-ash, trumpet-vine.
t. flower ゲルセミウム(流エキス, チンキは鎮静薬), = yellow jasmine root.
t. honeysuckle ツキヌキニンドウ(スイカズラ科).
t. shell ホラガイ[法螺貝].
trun·cal [krʌ́ŋkəl] 幹の.
t. ataxia 体幹運動失調〔医学〕.
t. obesity 躯(体)幹部肥満〔医学〕.
t. vagotomy 全迷走神経切離〔医学〕.
trun·cate [trʌ́ŋkeit] ① 切断する(四肢を). ② 末端を真直に切る, 打ち切る. ③ 切形の. 形 truncated.
t. ascertainment = incomplete asertainment.
truncated gene 短縮された遺伝子.
truncated life table 切捨(切断)経験生命表〔医学〕.
truncated pyramid 角錐台.
truncation artifact 打切り誤差アーチファクト〔医学〕.
trun·ci [trʌ́ŋkai, -sai] [L/TA] 神経幹(truncus の複数), = trunks [TA].
t. et ductus lymphatici [L/TA] リンパ本幹とリンパ管, = lymphatic trunks and ducts [TA].
t. intestinales [L/TA] 腸リンパ本幹, = intestinal trunks [TA].
t. lumbales 腰リンパ本幹.
t. plexus brachialis [NA]〔腕神経叢〕神経幹.
trun·cus [trʌ́ŋkəs] [L/TA] ① 体幹(胸, 腹, 背, 骨盤からなる胴), = trunk [TA]. ② 脳梁幹*, = trunk [TA], body [TA]. ③ 本幹(リンパ管または血管の基本幹部). 複 trunci. 形 truncal.
t. arteriosus 総動脈幹, 動脈幹(特に胚子の).
t. arteriosus communis 総動脈幹〔医学〕.
t. brachiocephalicus [L/TA] 腕頭動脈, = brachiocephalic trunk [TA].
t. bronchomediastinalis [L/TA] 気管支縦隔リンパ本幹, = bronchomediastinal trunk [TA].
t. bronchomediastinalis dexter 右気管支縦隔リンパ本幹.
t. caudalis 下神経幹(腕神経叢の).
t. celiacus [NA] 腹腔動脈.
t. coeliacus [L/TA] 腹腔動脈, = coeliac trunk [TA].
t. corporis callosi 脳梁体幹.
t. costocervicalis [L/TA] 肋頸動脈, = costocervical trunk [TA].
t. cranialis 上神経幹(腕神経叢の).
t. encephali [L/TA] 脳幹, = brainstem [TA].
t. fascicularis atrioventricularis 房室束幹.
t. fissurae lateralis 脳側裂幹.
t. inferior [L/TA] 下神経幹, = inferior trunk [TA], lower trunk [TA].
t. intermedius 中神経幹.
t. intestinalis 腸リンパ本幹, = trunci intestinales.
t. jugularis [L/TA] 頸リンパ本幹, = jugular trunk [TA].
t. linguofacialis [L/TA] 舌顔面動脈幹, = linguofacial trunk [TA].
t. lumbalis [L/TA] 腰リンパ本幹, = lumbar trunk [TA].
t. lumbosacralis [L/TA] ① 腰仙骨幹, = lumbosacral trunk [TA]. ② 腰仙骨神経幹.
t. lymphaticus dexter 右リンパ本幹.
t. medius [L/TA] 中神経幹, = middle trunk [TA].
t. nervi accessorii [L/TA] 副神経幹, = trunk of accessory nerve [TA].
t. nervi spinalis [L/TA] 脊髄神経幹, = trunk of spinal nerve [TA].
t. pulmonalis [L/TA] 肺動脈〔幹〕, = pulmonary trunk [TA].
t. subclavius [L/TA] 鎖骨下リンパ本幹, = subclavian trunk [TA].
t. superior [L/TA] 上神経幹, = superior trunk [TA], upper trunk [TA].
t. sympathicus [L/TA] 交感神経幹, = sympathetic trunk [TA].
t. thyrocervicalis [L/TA] 甲状頸動脈, = thyrocervical trunk [TA].
t. transversus = ducts of Cuvier.
t. vagalis [NA] 迷走神経幹.
t. vagalis anterior [L/TA] 前迷走神経幹, = anterior vagal trunk [TA].
t. vagalis posterior [L/TA] 後迷走神経幹, = posterior vagal trunk [TA].
Trunecek, Karel [trúːnətsèk] トルーネツェク(1865生, チェコ・プラハの内科医).
T. serum トルーネツェク血清(ヒト血中にある割合で, 硫酸ナトリウム, 食塩, リン酸ソーダ, 炭酸塩, 硫酸カリを溶解した代用液), = inorganic serum.
T. sign トルーネツェク徴候(胸鎖乳突筋の着点部に相当する個所の鎖骨下動脈の拍動亢進で大動脈硬化症にみられる徴候), = Trunecek symptom.
trunk [trʌ́ŋk] [TA] ① 体幹, 脳梁幹, = truncus [L/TA]. ② 胴, 幹, = truncus.
t. incurvation 体幹(躯幹)屈曲〔医学〕.
t. index 体躯指数(両肩峰間の距離を100倍して, 座高胸骨上部の長さで除したもの).
t. mesoderm 胴〔部〕中胚葉〔医学〕.
t. of accessory nerve [TA] 副神経幹, = truncus nervi accessorii [L/TA].
t. of brachial plexus 腕神経叢神経幹.
t. of spinal nerve [TA] 脊髄神経幹, = truncus nervi spinalis [L/TA].
t. pack 全身パック〔医学〕.
t. presentation 横位〔医学〕.
trunkal asynergy 体幹(躯幹)運動失調〔医学〕, 体幹協同(共同)運動〔収縮〕不能(一つの運動を行う場合に複数の筋の合目的的な収縮が必要となる. 例えば体幹を反り返らすとき, 体幹運動の諸筋と骨盤固定の諸筋が協調的に同時性に収縮する必要がある. これがうまくいかない状態), = axial asynergy.
trunkal ataxia 体幹運動失調(筋力は十分あるが立位または座位で体幹が動揺しバランスがとれない状態).
trunks [trʌ́ŋks] [TA] 神経幹, = trunci [L/TA].
tru·sion [trúːʒən] ① 推進. ② 突出, = protrusion. ③ 変位, = displacement.
truss [trʌ́s] ① 脱腸帯〔医学〕, ヘルニアバンド. ② 繖房花, 穂状花(植物). ③ トラッス(骨組).
t. bridge 桁構式架工義歯, = girder bridge.
truth disclosure 真相暴露〔医学〕.

truth serum 自白薬.
truth telling 真実の告知〔医学〕.
trut·tine [trʌ́tin] トルッチン(マス *Salmo trutta* から得られるプロタミン).
trux·il·lic ac·id [trʌksílik ǽsid] トルキシル酸 ㊥ α-truxillic acid $C_{18}H_{16}O_4$ (α-, γ-, ε-, η-, epi-などの立体異性がある).
trux·il·line [trʌksílin] トルキシリン ㊥ γ-isatropylcocaine $C_{38}H_{46}N_2O_8$ (コカ葉から得られる無晶性アルカロイド).
try·cho·phyt·ic [trìkəfítik] 白癬の〔医学〕.
try-in [trái in] 試適〔医学〕, 試行挿入(義歯などの予備装着).
try·pan-a·tox·yl [trípən ətáksil] トリパノトキシアル, = trypanotoxyl.
try·pan blue [trípən blú:] トリパンブルー ㊥ sodium ditolyldisazobi-5-8-amino-1-naphthol-3,6-disulfonate (トリジンから得られるジアゾ染料と, ナフトールアミドジスルホン酸ナトリウムからなる化合物で, 死細胞や障害された細胞を生細胞と鑑別するために用いる色素), = benzo blue, Niagara blue.
trypan purple トリパン紫(貝類から採集する古人が用いた紫染料).
trypan red トリパンレッド ㊥ *o*-benzidin-monosulfonic acid-diazo-binaphtholamine-disulfonic acid-sodium (赤褐色粉末のアゾ染料の一つで, トリパノソーマ病の治療, および生体染色に用いられる).
tryp·a·nid(e) [trípənid] トリパノソーマ皮疹(トリパノソーマの感染によって生ずる皮膚皮疹), = trypanosomide.
try·pan·o·ci·dal [tripæ̀nousáidəl] ① 殺トリパノソーマ〔性〕の. ② 殺トリパノソーマ薬〔医学〕.
try·pan·o·cide [tripǽnəsaid] 殺トリパノソーマ薬.
try·pan·o·ci·dia [tripæ̀nousáidiə] トリパノソーマ撲滅.
try·pan·ol·y·sis [trìpənálisis] トリパノソーマ溶壊.
t. phenomenon 溶トリパノソーマ現象.
t. test 溶トリパノソーマテスト.
Try·pan·o·plas·ma [tripæ̀nəplǽzmə] トリパノプラズマ(キネトプラスト目, ボド科の原虫. 淡水魚の血液に寄生する).
T. borrelli (魚血中に発見されるもの).
Try·pan·o·rhyn·cha [tripæ̀nəríŋkə] 錐吻目(条虫綱の一目).
try·pan·o·san [tripǽnəsən] トリパノサン(トリパノソーマ症の治療に用いる色素で, arsenophenylglycine と併用する).
Try·pano·so·ma [tripæ̀nəsóumə] トリパノソーマ属(鞭毛をもつ原虫の一属).
T. avium (ウマのトリパノソーマ).
T. brucei ブルーストリパノソーマ(アフリカにみられるツェツェバエが媒介する原虫症の病原体. 亜種 *brucei*, *gambiense*, *rhodesiense* に分けられる).
T. brucei gambiense ガンビアトリパノソーマ(熱帯地方にみられるヒトの脾腫, 嗜眠病, および悪液質性熱病患者の血液中に発見される原虫で, ツェツェバエ *Glossina palpalis* により媒介される).
T. brucei rhodesiense ローデシアトリパノソーマ(南アフリカのカモシカ[羚羊]に寄生し, ツェツェバエ *Glossina morsitans* によりヒトに伝播されカオゼラ kaodzera と称する嗜眠病を誘発する).
T. congolense コンゴトリパノソーマ(ウシの nagana 病の病原体).
T. cruzi クルーズトリパノソーマ(アメリカトリパノソーマ病, Chagas 病の病原体, サシガメにより媒介される).
T. equiperdum (ウマとロバの生殖器に寄生し, dourine を起こすもの).
T. evansi エバンストリパノソーマ(インドのウマ病 surca の病原体).
T. lewisi (ネズミの血中にみられるもので, ネズミバエにより媒介される).
T. rangeli アルゼンチントリパノソーマ(Tejera により, 1920年に報告された).
T. rotatorium カエルトリパノソーマ.
T. simiae (イヌトリパノソーマで *T. congolense* に類似したもの).
T. theileri (南アフリカ家畜に寄生するが病原体ではない).
T. vivax (家畜, ヒツジ, ヤギなどの疾病 souma の病原体で, 熱帯アフリカ全域に分布をみ, ツェツェバエの媒介による).
try·pan·o·so·ma·cide [tripæ̀nousóuməsaid] 殺トリパノソーマ薬, = trypanosomicide. 形 trypanosomacidal.
try·pan·o·so·mal [tripæ̀nousóuməl] トリパノソーマ性の, = trypanosomatic.
t. form トリパノソーマ型.
t. stage トリパノソーマ期.
try·pan·o·so·ma·tid [tripæ̀nousóumətid] トリパノソーマチド〔の〕(トリパノソーマ目の原虫).
Try·pan·o·so·mat·i·dae [tripæ̀nousoumǽtidi:] トリパノソーマ科(キネトプラスト目の一科で, 基本形では1個の核と, 1個の運動核質および1条の鞭毛をもっている).
try·pan·o·so·ma·to·sis [tripæ̀nousòumətóusis] トリパノソーマ病(症), = trypanosomiasis.
try·pan·o·so·ma·to·trop·ic [tripæ̀nousòumətətrápik] トリパノソーマ親和性の.
try·pan·o·some [tripǽnəsoum] トリパノソーム. 形 trypanosomic.
t. fever トリパノソーマ熱(睡眠病の発熱期), = trypanosomiasis.
t. stage トリパノソーマ期.
try·pan·o·so·mi·a·sis [tripæ̀nousoumáiəsis] トリパノソーマ症〔医学〕(トリパノソーマの寄生による疾病で, 発熱, 貧血および紅斑が主徴候である), = trypanosomosis.
try·pan·o·so·mic [tripæ̀nousóumik] トリパノソーマ〔性〕の.
try·pan·o·so·mi·cide [tripæ̀nousóumisaid] ① 殺トリパノソーマ〔性〕の. ② 殺トリパノソーマ薬.
try·pan·o·so·mid(e) [tripǽnəsəmid] トリパノソーマ病皮疹, = trypanide.
try·pan·o·so·mo·sis [tripæ̀nousóuməsis] トリパノソーマ症, = trypanosomiasis.
try·pan·o·tox·yl [tripæ̀nətáksil] トリパノトキシル(トリパノソーマ病患者の体内に注入されたアトキシルが, 血液または肝臓のアルブミン様物質と結合して生ずる抗トリパノソーマ性物質).
Try·pan·o·zo·on [tripæ̀nouzóuən] (トリパノソーマ属の亜属. *Trypanosoma brucei* などを含む).
tryp·an·roth [trípənrɑθ] トリパンラス, = trypan red.
try·par·o·san [tripéərəsæn] トリパロサン(パラフクシン分子にハロゲンを化合させて得られる製剤で, トリパノソーマ病に用いる注射薬).
tryp·ar·sa·mide [tripá:səmaid] トリパルサミド ㊥ monosodium *N*-phenylglycinamide-*p*-arsonate $C_8H_{10}N_2O_4AsNa \cdot \frac{1}{2}H_2O$ (トリパノソーマ病および神経梅毒などの治療に用いる), = tryparsamidium, triparsamide.
try·pa·saf·rol [trìpəsǽfrɔ:l] トリパサフロル(アニリン染料のサフラニン系色素の一つで, トリパノソーマ病にも有効といわれる).
try·po·chete [tráipəki:t] トリポキート(デーレ封

入体)，= Doehle inclusion body.

try·po·mas·ti·gote [tràipoumǽstigout] ① 錐鞭毛期．② 錐鞭毛型，錐鞭毛体，トリポマスチゴート(原生動物，動物鞭毛虫綱のうち，トリパノソーマ科の原虫の発育段階の一時期にみられる虫体で，体は長く，ほぼ中央に核があり，キネトプラストは体の後端近くにある．鞭毛は体表に現れ，蛇行して体前端で遊離する．鞭毛と虫体の間には波動膜が形成されている)．

t. stage 錐鞭毛期.

tryp·sase [trípseiz] トリプセース(酵素として考えられたトリプシンのこと)．

tryp·sin [trípsin] トリプシン(膵液中にあるプロテアーゼで，Willy Kühne により命名され(1874)，Northrop によりトリプシノーゲンとともに結晶化された(1931)．分子量23,300をもち，ポリペプチド中のアルギニン，リシン残基のカルボキシル基側のみ，ペプチド結合の加水分解を触媒する)，= trypsase. 形 tryptic.

t. digest agar medium トリプシン消化寒天培地(肉エキスの代わりに，それをトリプシンで消化したものを用いるもの)．

t. G-banding stain トリプシンGバンド染色〔法〕.

t. inhibitor トリプシン阻害物質(因子)［医学]，トリプシンインヒビター(生物により産生され，トリプシンに結合してその酵素作用を阻害する物質)．

t. test トリプシン試験，= Gross test.

t.-thrombin トリプシントロンビン(トリプシンを用いてプロトロンビンから活性されたトロンビン)．

tryp·sin·i·za·tion [trìpsinizéiʃən] トリプシン処理［医学].

tryp·si·nized [trípsinaizd] 抗トリプシン性を破壊した(血清が白血球とともに静置されたものについていう)．

tryp·sin·o·gen [tripsínəʤən] トリプシン前駆体［医学]，トリプシノーゲン(膵液中にあるトリプシンの酵素前駆体で，小腸において enterokinase により活性化される)，= protrypsin.

tryp·so·gen [trípsəʤən] トリプソゲン，= trypsinogen.

tryp·ta·mine [tríptəmin] トリプタミン 化 3-(2-aminoethyl)-indole(セロトニンのデスオキシ体)．

t. receptor トリプタミン受容体［医学].

tryp·tase [trípteis] トリプターゼ(トリプトゲン tryptogen の活性化された物質で，線維素 fibrin を分解する酵素．Ferguson)，= fibrinolysin, lysin, plasmin.

tryp·tic [tríptik] トリプシン消化〔性〕の.

tryp·to·gen [tríptəʤən] トリプトゲン(活性化されてタンパク質分解酵素 tryptase に変わる)，= lytic factor, plasminogen, profibrinolysin, prolysin.

tryp·to·ki·nase [trìptoukáineis] 細菌性フィブリン分解酵素(Ferguson)，= streptokinase (Loomis, George and Ryder)．

tryp·tol·y·sis [triptálisis] トリプトン分解. 形 tryptolytic.

tryp·tone [tríptoun] トリプトン(アルブミン化合物をトリプシンで分解して生ずる物質)．

tryp·to·ne·mia [trìptouní:miə] トリプトン血症.

tryp·to·phan [tríptəfæ̀n] トリプトファン，= tryptophane.

t. deficiency トリプトファン欠乏［医学].

t. hydroxylase トリプトファン水酸化酵素［医学].

t. reaction トリプトファン反応(髄液1mLに濃塩酸5mLと2%ホルムアルデヒド1滴を加え，軽く振盪混和する．5分後0.06%亜硝酸ソーダ液1mLを重層し，約3分後接触面に紫色が現れるのは陽性)．

t. test トリプトファン試験(① 胃癌診断法では，胃液に3%酢酸数滴を加え，ブロム液数滴を静かに滴下すると帯紅紫色を呈する．② 結核性髄膜炎診断法としては，髄液1mLに比重1.19濃塩酸5mL，2%ホルマリン液1滴を加え，5分後0.06%亜硝酸ソーダ液1.0mLを重層し，3分間放置後，界面に紫色輪を生ずる)．

L-tryptophan (Trp) トリプトファン 化 (2*S*)-2-amino-3-(indol-3-yl)propanoic acid $C_{11}H_{12}N_2O_2$: 204.23(アミノ酸)．

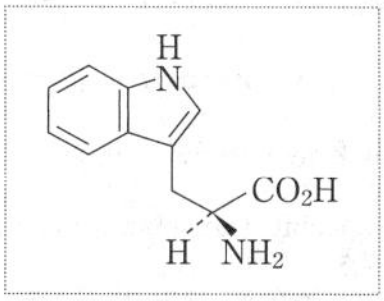

L-tryptophan acid method トリプトファン過塩素酸反応(γ_2 グロブリン分画に随伴する多糖類の検査に利用される)．

L-tryptophan 2,3-dioxygenase トリプトファン2,3-ジオキシゲナーゼ(トリプトファンに分子状酸素を添加してインドール核を開裂しホルミルキヌレニンを生ずる反応を触媒する)．

L-tryptophan hydroxylase トリプトファン水酸化酵素.

L-tryptophan oxygenase トリプトファンオキシゲナーゼ(トリプトファン代謝の最初の段階に作用する酵素)．

tryp·to·pha·nase [triptáfəneis] トリプトファン分解酵素(トリプトファンをインドールに分解するもの)．

tryp·to·pha·nu·ria [trìptoufənjú:riə] トリプトファン尿症.

tryp·to·phyl [tríptəfil] トリプトフィル基($C_8H_6NCH_2CH(NH_2)CO$-)．

T & S type and screen タイプアンドスクリーンの略.

TS test solution 被検液の略.

Ts suppressor T cell 抑制性T細胞の略.

Tschamer, Anton [ʧá:mər] チャメル(ドイツの医師．1889年伝染性紅斑または第五病の記載を発表した)，= Sticker disease.

Tschermak, E. V. [ʧə́:mɑ:k] チェルマーク(1871-1962，オーストリアの生物学者．メンデルの遺伝の法則を再発見した(1900))．

Tscherning the·o·ry of ac·com·mo·da·tion [ʧə́:niŋ θí:əri əv əkɑ̀mədéiʃən] チェルニングの調節論(毛様体筋の収縮により毛様体は後方に，支持靱帯は後外方に引かれ，筋前方部の圧力で水晶体の凸円状が増強される．Tscherning, M.)．

Tschernogowohn test [ʧə:nəgəwɔ́:n tést] チェルノゴウォーン試験(ワッセルマン血清試験の変法で，患者自体の血清中に存在する両受体と補体とをモルモットの赤血球に対し作用させる方法)．

Tschlenow re·flex [ʧlénou rí:fleks] チュレノウ反射(脊椎骨または脊椎に沿って叩打すると，両側の大腿内転筋が収縮する)．

Tschmarke treat·ment [ʧmá:ki trí:tmənt] ツマルケ療法(全身麻酔の下に火傷を水と石ケンとで十分に清浄する療法)．

TSE transmissible spongiform encephalopathy 伝播性海綿状脳症の略.

tset·se [tsétsi, tsí:tsi:] ツェツェバエ，= tsetse fly.

t. disease ツェツェバエ媒介症.

t. fly ツェツェバエ(吸血バエ *Glossina* の類で，睡眠病の病原体を媒介する)，= tzetze.

T

t. fly disease ツェツェバエ病.
TsF suppressor T cell factor サプレッサー T 細胞因子の略.
TSH thyroid stimulating hormone 甲状腺刺激ホルモンの略.
TSH receptor antibody TSH 受容体抗体.
TSH－RF thyroid stimulating hormone releasing factor 甲状腺刺激ホルモン放出因子の略.
TSH stimulating test 〔甲状腺〕TSH 刺激試験.
TSLS toxic shock-like syndrome 毒素性ショック様症候群の略.
TSP tropical spastic paraparesis 熱帯性痙性対麻痺の略.
TSS toxic shock syndrome トキシックショック症候群の略.
TSTA tumor-specific transplantation antigens 腫瘍特異移植抗原の略.
Tsu·ga [tsú:gə, tsúga] ツガ属(マツ科の一属), = hemlocks.
T. canadensis カナダツガ(カナダ松脂の原植物), = Canada hemlock, hemlock spruce.
tsu·tsu·ga·mu·shi [tsutsugamuʃi] [J] ツツガムシ〔恙虫〕.
t. disease ツツガムシ病(アジア，オーストラリア，太平洋諸島でみられ，感染したノネズミなどに寄生するダニの幼虫に刺されることによる．*Orientia tsutsugamushi* が病原体である．日本では新潟，山形，秋田県の河川流域にみられる古典的ツツガムシ病と，その他の地域に散発的にみられる新型ツツガムシ病がある．ツツガムシの幼虫に刺された刺し口，所属リンパ節腫脹，発熱，頭痛，発疹などが特徴である), = Japanese river fever, Japanese flood fever, akamushi disease, scrub typhus.
t. fever ツツガムシ熱，= tsutsugamushi disease.
T-T cell interaction T-T 細胞間相互作用.
TT virus TT ウイルス(1997年に，日本人研究者により発見された．肝炎に関与するとみられる).
TTA transtracheal aspiration 経気管吸引〔法〕の略.
TTD tetraethylthiuram disulfide 二硫化テトラエチルチウラムの略.
TTNB transient tachypn(o)ea of newborn 新生児一過性頻呼吸の略.
TTT ① thymol turbidity test チモール混濁反応の略. ② transpupillary thermotherapy 経瞳孔的温熱療法の略.
TTTS twin-to-twin transfusion syndrome 双胎間輸血症候群の略.
TTX tetrodotoxin テトロドトキシンの略.
TU toxic unit, toxin unit 毒素単位の略.
Tu, Youyou 屠呦呦(1930生，中国の薬学者．キク科ヨモギ属植物 *Artemisia annua* から抗マラリア薬となるアルテミシニン artemisinin を発見した．マラリアに対する新治療法を発見した業績により，William Cecil Campbell，大村智とともに2015年度ノーベル生理学・医学賞を受賞).
tu·a·mi·no·hep·tane [tjùəmì:nəhéptein] ツアミノヘプタン ㊍ racemic 2-aminoheptane (硫酸塩として鼻粘膜充血の治療に用いる血管収縮薬).
t. sulfate 硫酸ツアミノヘプタン $CH_2(CH_2)_4CH(NH_2)CH_3$ (硫酸 1/2 分子と結合したもの).
tub [tʌ́b] ① 冷水浴を施す. ② 浴槽.
t. bath (TB) 沐浴，入浴，風呂桶浴.
tu·ba [tjú:bə] 管. 複 tubae.
t. accessoria 副卵管.
t. auditiva [L/TA] 耳管，= pharyngotympanic tube [TA].
t. auditoria [L/TA] 耳管，= auditory tube [TA].
t. pharyngotympanica = tuba auditiva.
t. supernumeraria 重複卵管.
t. uterina [L/TA] 卵管，= uterine tube [TA].
t. uterina accessoria 副卵管.
tub·age [tjú:bidʒ] 挿管〔法〕.
t. of glottis 声門挿管法.
tub·al [tjú:bəl] ① 管の [医学]. ② 耳管の.
t. abortion 卵管〔妊娠〕流産 [医学] (受精卵が卵管腹腔口から腹腔内に排泄されること).
t. air cell(s) [TA] ① 耳管蜂巣(鼓室に接近する部分)，= cellulae pneumaticae [L/TA]. ② 耳管含気洞.
t. anastomosis 卵管吻合 [医学].
t. block 耳管遮断，= ear block.
t. bone 管骨.
t. branch (♀) [TA] ① 卵管枝，= ramus tubarius (♀) [L/TA]. ② 耳管枝，= ramus tubarius [L/TA].
t. cartilage 耳管軟骨(耳管骨部から咽頭に達する).
t. catarrh ① 卵管カタル. ② 耳管カタル.
t. catheter ① 卵管カテーテル [医学]. ② 耳管カテーテル [医学].
t. cornual placenta 卵管角胎盤.
t. dermoid 管状類皮腫，= tubulodermoid.
t. discharge 卵管帯下 [医学].
t. dysmenorrhea 卵管性月経困難症 [医学]，= tubal dysmenorrhoea.
t. elevation 耳管隆起 [医学].
t. extremity [TA] 卵管端，= extremitas tubaria [L/TA].
t. feeding 経管栄養〔法〕[医学].
t. fimbriae 卵管采.
t. folds of uterine tubes 卵管ヒダ.
t. glands [TA] 耳管腺，= glandulae tubariae [L/TA].
t. hemorrhage 卵管出血 [医学].
t. hypoplasia 卵管発育不全 [医学].
t. inflation 通気法(耳管通気法).
t. insufflation 卵管通気〔法〕[医学]，= pertubation, Rubin test.
t. isthmus 卵管峡部，= isthmus of fallopian tube.
t. ligation 卵管結紮術 [医学].
t. menstruation 卵管月経 [医学].
t. mole 卵管奇胎 [医学] (卵管妊娠において胎児が死亡して生ずる).
t. nephritis 尿細管性腎炎 [医学] (尿細管の変化を主とし糸球体は侵されないもの)，= tubular nephritis.
t. obstruction ① 卵管閉塞 [医学]. ② 耳管閉塞 [医学].
t. occlusion ① 卵管閉塞〔症〕[医学]. ② 耳管閉塞〔症〕[医学].
t. papilloma 卵管乳頭腫 [医学].
t. patency ① 卵管通気(疎通)性 [医学]. ② 耳管通気性 [医学].
t. patency test 卵管疎通検査法.
t. peristasis 卵管蠕(ぜん)動 [医学].
t. pregnancy 卵管妊娠 [医学]，= graviditas tubaria.
t. rupture 卵管〔妊娠〕破裂 [医学].
t. sphincter 卵管括約筋 [医学].
t. stenosis 耳管狭窄 [医学].
t. sterility 卵管不妊 [医学].
t. sterilization 卵管不妊手術 [医学]，卵管不妊法.
t. tonsil [TA] 耳管扁桃(咽頭上皮下にあるリンパ組織．耳管上咽頭孔の側に一対ある)，= tonsilla tubaria [L/TA].
t. torus 耳管隆起 [医学].
t. ventilation 耳管換気 [医学].
tu·ba·therm [tjú:bəθə:m] ツーバサルム(好熱性の細菌を糖を含有する乾燥泥状培地に繁殖させたもの

で，これに温湯を注ぐと高熱を発する）．

tu·ba·tor·sion ［tjù:bətɔ́:ʃən］ 卵管捻転．

tub·ba ［tʌ́bə］ イチゴ腫（手掌足底の），＝tubboe．

tub·by-cat stri·a·tion ［tʌ́bi kǽt straiéiʃən］ ＝tigroid striation．

tube ［tjú:b］ 管．形 tubal．

t. agglutination 試験管凝集反応［医学］．

t. cast 細尿管円柱．

t. closing machine チューブ閉鎖器［医学］．

t. culture 試験管培養［医学］．

t. feeding 経管栄養［医学］，経管食事（餌）法，＝intubation feeding．

t. foot 管足．

t. graft 管状移植片［医学］．

t. peticle 筒状皮弁［医学］．

t. rack 試験管立て［医学］．

t. spectrum 真空管スペクトル．

t. teeth 管状人工歯，チューブ陶歯．

t. tonsil 耳管扁桃，＝Eustachian tonsil，tubal tonsil．

tu·bec·to·my ［tju:béktəmi］ 卵管切除〔術〕［医学］，卵管摘出〔術〕．

tubed pedicle 管状皮弁［医学］．

tubed pedicle flap 筒状有茎皮弁［医学］．

tubeless ureterostomy 無カテーテル尿管瘻術．

tu·ber ［tjú:bər］［L/TA］① 結節，＝tuber［TA］．② 粗面，＝tuberosity［TA］．③ 隆起．④ 塊茎（植物の膨大した地下茎で栄養物の貯蔵部）．複 tubera，tubers．形 tuberous．

t.〔Ⅶ B〕 ［L/TA］（隆起*），＝tuber〔Ⅶ B〕［TA］．

t. annulare 輪状隆起（橋），＝pons．

t. anterius （灰白隆起），＝tuber cinereum．

t. calcanei ［L/TA］踵骨隆起，＝calcaneal tuberosity［TA］．

t. cinereum ［L/TA］灰白隆起，＝tuber cinereum［TA］．

t. cochleae 蝸牛岬，＝promontory of tympanum．

t. frontale ［L/TA］前頭結節，＝frontal tuber［TA］．

t. ischiadicum ［L/TA］坐骨結節，＝ischial tuberosity［TA］．

t. maxillae ［L/TA］上顎結節，＝maxillary tuberosity［TA］．

t. maxillare 上顎結節．

t. of ischium 坐骨結節．

t. of vermis 虫部隆起［医学］．

t. omentale ［L/TA］小網隆起，＝omental eminence［TA］，omental tuberosity［TA］．

t. omentale hepatis 肝小網隆起．

t. omentale pancreatis 膵小網隆起．

t. parietale ［L/TA］頭頂結節，＝parietal tuber［TA］．

t. posticum （後部隆起），＝dorsal tuber．

t. radii 橈骨隆起．

t. valvulae （虫部隆起），＝tuber vermis．

t. vermis 虫部隆起．

t. zygomaticum 頬骨隆起．

tuberal nuclei 隆起核［医学］，＝nuclei tuberes．

tu·ber·cle ［tjú:bə:kl］［TA］① 結節*，＝tuberculum［L/TA］．② 肋骨結節，＝tuberculum costae［L/TA］．③ 舟状骨結節，＝tuberculum ossis scaphoidei［L/TA］．④ 大菱形骨結節，＝tuberculum ossis trapezii［L/TA］．⑤ 上唇結節，＝tuberculum［L/TA］．⑥ 歯冠結節（結節），＝tuberculum dentis［L/TA］．⑦ 結核結節．⑧ 隆起．形 tubercular，tuberculous．

t. bacillus 結核菌，＝*Mycobacterium tuberculosis*．

t. of anterior scalene muscle 前斜角筋結節．

t. of cuneate nucleus 楔状束結節．

t. of gracile nucleus 薄束結節．

t. of iliac crest 腸骨稜結節．

t. of nucleus gracilis 薄束結節．

t. of rib 肋骨結節．

t. of saddle 鞍結節［医学］．

t. of scaphoid bone 舟状骨結節．

t. of tooth 歯冠結節．

t. of trapezium 大菱形骨結節．

t. of upper lip 上唇結節．

tu·ber·cu·la ［tjubə́:kjulə］ 結節（tuberculum の複数）．

t. areolae ［L/TA］乳輪結節，＝areolar tubercles［TA］．

t. dentis 咬頭（臼歯または前臼歯の）．

t. dolorosa 疼痛性結節（皮膚の）．

tu·ber·cu·lar ［tjubə́:kjulər］ 結節の．

t. diarrhea 結核性下痢．

t. eruption 結核疹．

t. leprosy 結節らい（癩）［医学］．

t. syphilid(e) 結節性梅毒疹．

tu·ber·cu·lase ［tjubə́:kjuleis］ ツベルクレース（結核菌の抽出液で，結核予防の接種剤として使われた）．

tu·ber·cu·la·tion ［tjubə̀:kjuléiʃən］ 結節形成［医学］，結核形成．形 tuberculated．

tu·ber·cu·lide ［tjubə́:kjulaid］ 結核疹［医学］，＝tuberculid．

t. penis 陰茎結核疹．

tu·ber·cu·lig·e·nous ［tjubə̀:kjulíʤənəs］ 結核誘発性の．

tu·ber·cu·lin ［tjubə́:kjulin］ ツベルクリン（結核菌の成長産物またはその抽出物の滅菌液で，Koch が1890年につくった旧ツベルクリンは Koch lymph と称して治療に用いられたが，現在では結核菌感染の診断に利用される）．

t. contagious (TC) （von Behring の提唱した名称で，ツベルクリンが細胞により摂取されて〔TX〕と称する物質に変化して細胞の一部となるとの考え方）．

t. conversion ツベルクリン〔反応〕陽〔性〕転〔化〕［医学］．

t. converter ツベルクリン陽転者［医学］．

t. filtrate (TF) ツベルクリン濾液．

t. hypersensitivity ツベルクリン過敏性［医学］．

t. patch test ツベルクリン貼布試験，＝Vollmer test．

t. pristinum ＝old tuberculin．

t. protein ツベルクリンタンパク質（結核菌 *Mycobacterium tuberculosis* 由来のタンパク質）．

t. reaction (TR) ツベルクリン反応［医学］，＝Mantoux reaction．

t. test ツベルクリンテスト（ツベルクリンを皮内注射し，48時間後の反応を測定するもので結核の診断に用いられる．遅延型過敏反応の一つ）．

t. titer test ツベルクリン力価試験（濃度の異なった数種のツベルクリン液を用いて患者の結核感染度を定量する方法）．

t.-type hypersensitivity ツベルクリン型過敏性．

t.-type reaction ツベルクリン型反応［医学］（感作された T 細胞をもつ個体にアレルゲンを注射すると，24～72時間後に発赤，硬結，壊死などの反応を呈するものをいう．ツベルクリン反応，光田反応，Frei（フライ）反応などもこのタイプに属する）．

t. zymoplastische (TZ) 酵素形成ツベルクリン．

tu·ber·cu·lin·ic ac·id ［tjubə̀:kjulínik ǽsid］ ツベルクリン酸（結核菌を脱脂して蒸気で処理するとき得られる酸で，結核菌の毒素といわれる）．

tu·ber·cu·li·ni·za·tion ［tjubə̀:kjulàinizéiʃən］ ツベルクリン試験法，＝tuberculination，tuberculization．

tu·ber·cu·li·nose ［tjubə́:kjulinous］ 変性ツベルク

リン.

tu·ber·cu·lin·o·ther·a·py [tjubə̀:kjulìnəθérəpi] ツベルクリン療法.

tu·ber·cu·li·num [tjubə́:kjulinəm] ツベルクリン(結核患者の喀痰の擦剤).

t. pristinum 旧ツベルクリン.

tu·ber·cu·li·tis [tjubə̀:kjuláitis] 結節炎.

tu·ber·cu·li·za·tion [tjubə̀:kjulizéiʃən] ① ツベルクリン療法. ② 結核化.

tu·ber·cu·lo·al·bu·min [tjubə̀:kjulouælbjú:min] ツベルクロアルブミン(tuberculase に類似の物質).

tu·ber·cu·lo·cele [tjubə́:kjuləsi:l] 精巣(睾丸)結核〔症〕[医学].

tu·ber·cu·lo·ci·dal [tjubə̀:kjulousáidəl] 殺結核菌性の.

tu·ber·cu·lo·ci·din [tjubə̀:kjulousáidin] ツベルクロサイジン(塩化白金でツベルクリンを処理して得たアルブモース).

tu·ber·cu·lo·derm(a) [tjubə̀:kjuloudə́:m(ə)] 皮膚結核, 結核疹.

tu·ber·cu·lo·fi·broid [tjubə̀:kjuloufáibrɔid] 線維性結核の(線維変性を起こした結核).

tu·ber·cu·lo·fi·bro·sis [tjubə̀:kjuloufaibróusis] 線維性結核.

tu·ber·cu·loid [tjubə́:kjulɔid] 類結核型 [医学].

t. bacillus 類結核菌 [医学].

t. infection 類結核症 [医学].

t. leprosy 類結核らい [医学], = lepra tuberculoides.

t. reaction 類結核反応 [医学].

t. type 類結核型らい(らい菌による慢性感染症. 類結核型らいは皮膚の境界鮮明な知覚低下を伴う色素斑が主徴).

tu·ber·cu·loi·din [tjubə̀:kjulɔ́idin] ツベルクロイジン(アルコールを添加して除菌したツベルクリン).

tu·ber·cu·lol [tjubə́:kjulɔ:l] ツベルクロル(培養液および菌体のみを含み, 二次性産物を除去したツベルクリン), = Landmann tuberculin.

tu·ber·cu·lo·ma [tjubə̀:kjulóumə] 結核腫 [医学](集合結核が肥大して腫瘍の外観を呈するもの).

t. en plaque (前頭頂皮質の表面に発生する結核腫で, 脳腫瘍の症状を呈するもの).

t. sclerae 強膜結核腫.

tu·ber·cu·lo·ma·nia [tjubə̀:kjulouméiniə] 結核狂(なんらの根拠なくして結核にかかったと確信すること).

tu·ber·cu·lo·mu·cin [tjubə̀:kjuloumjú:sin] ツベルクロムチン(粘素に類似の物質で, 結核菌のグリセリン・ペプトン・肉汁培養基から1年間定期的に膠様質集落を除去して得られる).

tu·ber·cu·lo·nas·tin [tjubə̀:kjulənǽstin] ツベルクロナスチン(結核菌から得られる脂肪または類脂質で, 注射すると結核に対する免疫が生ずるといわれる).

tu·ber·cu·lo-op·son·ic [tjubə́:kjulou ɑpsɑ́nik] 結核菌オプソニンの.

t. index 結核菌オプソニン指数.

tu·ber·cu·lo·pho·bia [tjubə̀:kjuloufóubiə] 結核恐怖〔症〕[医学].

tu·ber·cu·lo·plas·min [tjubə̀:kjuləplǽsmin] ツベルクロプラスミン(水力圧により生活結核菌の原形質から抽出した液を濾過した水溶液), = Buchner tuberculin.

tu·ber·cu·lo·pneu·mo·co·ni·o·sis [tjubə̀:kjulounjù:moukòunióusis] 結核じん(塵)肺 [医学], じん(塵)肺結核〔症〕.

tu·ber·cu·lo·pro·tein [tjubə̀:kjulouprόuti:n] 結核菌タンパク質, ツベルクリンタンパク〔質〕.

tu·ber·cu·lo·sac·cha·ride [tjubə̀:kjulousǽkəraid] (結核菌から分離された糖類).

tu·ber·cu·lo·sa·mine [tjubə̀:kjulóusəmi:n] ツベルクロサミン(結核菌に存在するアミン).

tu·ber·cu·lo·sar·i·um [tjubə̀:kjulouséəriəm] 結核療養所.

tu·ber·cu·lo·sil·i·co·sis [tjubə̀:kjulousìlikóusis] 結核性ケイ肺症, 珪肺結核〔症〕[医学], = silicotuberculosis.

Tuberculosis Association 結核予防会 [医学].

Tuberculosis Prevention Act 結核予防法 [医学] (2007年廃止, 感染症法に統合).

tu·ber·cu·lo·sis (TB) [tjubə̀:kjulóusis] 結核〔症〕(結核菌 *Mycobacterium tuberculosis* の感染による疾患. この名称は Schönlein により1834年に提唱されたが, ヒポクラテス以来 phthisis として知られ, 古今を通じて人類の死因をなす重要な疾病であった. 感染病巣には乾酪化を伴う肉芽腫を形成する. 肺結核が最も多いが全身すべての臓器や組織が侵され, 発熱, 衰弱, 盗汗などの症候を発現する. 1950年以降減少しているが, 近年の発症は年齢とともに高率となっている).

t. colliquativa 融崩性〔皮膚〕結核, = scrofuloderma.

t. control 結核予防 [医学].

t. cutis 皮膚結核.

t. cutis colliquativa 軟化性皮膚結核.

t. cutis luposa 狼瘡状皮膚結核.

t. cutis miliaris 皮膚粟粒結核.

t. cutis orificialis 潰瘍性皮膚結核.

t. cutis papulonecrotica 壊疽性丘疹状結核疹.

t. cutis primaria 皮膚初感染病巣.

t. cutis verrucosa ゆう(疣)状皮膚結核.

t. hospital 結核病院 [医学], 結核療養所 [医学].

t. immunization 結核免疫処置 [医学].

t. in childhood 小児結核 [医学] (乳幼児型と成人型が混在しており, 0~2歳は播種型結核が多く, 学童以降は成人と同様の二次性結核である).

t. indurativa 硬結性結核(バザン硬結性紅斑), = erythema induratum Bazin.

t. lichenoides 苔癬性結核.

t. luposa 狼瘡性結核, = lupus vulgaris.

t. miliaris ulcerosa 潰瘍性粟粒結核.

t. of hilar lymph node 肺門〔リンパ〕節結核.

t. orificialis 開口部結核, 潰瘍性結核(身体内部に活動性結核が存在するときに粘膜開口部に発症する), = tuberculosis ulcerosa.

t. papulonecrotica 丘疹状壊疽性結核(小児または壮年期の慢性皮膚結核の一型で, 連続的に発現する丘疹または小結節が壊死を起こし結痂して治癒するもの), = acnitis, acne scrofulosorum, acne agminata, folliclis, papulonecrotic tuberculide, rosacealike tuberculid.

t. sanatorium 結核療養所 [医学], 結核病院 [医学].

t. ulcerosa 潰瘍性結核.

t. vaccine 結核ワクチン [医学], = BCG vaccine.

t. verrucosa cutis ゆう(疣)状皮膚結核(Riehl and Paltauf).

tu·ber·cu·lo·stat·ic [tjubə̀:kjuləstǽtik] 結核菌抑制の.

t. agent 抗結核薬 [医学].

tu·ber·cu·lo-ste·ar·ic ac·id [tjubə́:kjulou stiǽrik ǽsid] ツベルクロステアリン酸 $CH_3(CH_2)_7CH(CH_3)(CH_2)_8COOH$ (結核菌のアセトン可溶性脂肪成分から得られる脂肪酸).

tu·ber·cu·lo·ther·a·py [tjubə̀:kjuləθérəpi] 結核療法(種々の方法があるが, 特に結核に侵された家畜の筋肉を投与する方法).

tu·ber·cu·lot·ic [tjubə̀:kjulɑ́tik] 結核性の.

T

tu·ber·cu·lo·tox·in [tjubə̀:kjulətáksin] 結核菌毒素.
tu·ber·cu·lo·tox·oi·din [tjubə̀:kjuloutɑksɔ́idin] ツベルクロトキソイジン(結核菌を化学的に処理して得たもので,治療に用いた).
tu·ber·cu·lo·trop·ic [tjubə̀:kjulətrápik] 結核菌化合性の.
tu·ber·cu·lous [tjubə́:kjuləs] 結核性〔の〕〔医学〕,結核菌による.
t. abscess 結核性膿瘍〔医学〕, = cold abscess.
t. albumin test 結核アルブミン試験, = Lessilur-Prirey test.
t. appendicitis 結核性虫垂炎.
t. arthritis 結核性関節炎〔医学〕, = joint tuberculosis.
t. ascites 結核性腹水〔医学〕.
t. bronchopneumonia 結核性気管支肺炎,開花性結核, = phthisis florida.
t. cavity 結核性空洞〔医学〕.
t. cervical lymphadenitis 結核性頸リンパ節炎(頸腺結核,瘰癧るいれき).
t. cirrhosis 結核性肝硬変.
t. diarrhea 結核性下痢〔医学〕.
t. diathesis 結核素質(体質)〔医学〕.
t. empyema 結核性膿胸〔医学〕.
t. endometritis 結核性子宮内膜炎.
t. enteritis 結核性腸炎〔医学〕.
t. epididymitis 結核性精巣上体(副睾丸)炎〔医学〕.
t. gumma 結核性肉芽腫, = scrofuloderma.
t. infiltration 結核性浸潤.
t. keratitis 結核性角膜炎〔医学〕.
t. laryngitis 結核性喉頭炎.
t. leptomeningitis 結核性軟膜炎〔医学〕.
t. lordosis 結核性前弯〔症〕〔医学〕.
t. lymphadenitis 結核性リンパ節炎〔医学〕.
t. lymphadenitis of neck 頸部結核性リンパ節炎〔医学〕.
t. mediastinitis 結核性縦隔炎〔医学〕.
t. meningitis 結核性髄膜炎〔医学〕.
t. myocarditis 結核性心筋炎〔医学〕.
t. nephritis 結核性腎炎〔医学〕.
t. otitis media 結核性中耳炎〔医学〕.
t. pericarditis 結核性心膜炎〔医学〕.
t. peritonitis 結核性腹膜炎〔医学〕.
t. pleurisy 結核性胸膜炎〔医学〕.
t. pneumonia 結核性肺炎〔医学〕, = lobar pneumonic tuberculosis, tuberculous bronchopneumonia.
t. podarthritis 結核性足関節炎〔医学〕.
t. prostatitis 結核性前立腺炎〔医学〕.
t. pyonephrosis 結核性膿腎症〔医学〕.
t. pyothorax 結核性膿胸.
t. retinitis 結核性網膜炎〔医学〕.
t. rheumatism 結核性リウマチ(結核性関節炎).
t. rhinitis 結核性鼻炎〔医学〕(潰瘍と骨破壊を伴う).
t. salpingitis 結核性卵管炎〔医学〕.
t. sclerosis 結節硬化.
t. spondylitis 結核性脊椎炎〔医学〕(肺結核からの2次感染によって発生する), = Pott disease, spinal caries.
t. ulcelosa 結核性潰瘍〔医学〕.
t. ulcer 結核性潰瘍〔医学〕.
t. urethritis 結核性尿道炎〔医学〕.
t. vaginitis 結核性腟炎〔医学〕.
t. wart 結核〔性〕いぼ〔医学〕,結核性ゆうぜい.
tu·ber·cu·lum [tjubə́:kjuləm] [L/TA] 結節*,上唇結節, = tubercle [TA]. 複 tubercula.
t. acousticum 聴結節.
t. adductorium [L/TA] 内転筋結節, = adductor tubercle [TA].
t. annulare バロリ橋, = pons varolii.
t. anomale [L/TA](奇形結節*), = anomalous tubercle [TA].
t. anterius [L/TA] 前結節, = anterior tubercle [TA].
t. anterius atlantis [NA]〔環椎〕前結節.
t. anterius thalami [L/TA] 視床前結節, = anterior thalamic tubercle [TA].
t. anterius vertebrarum cervicalium 頸椎の前結節.
t. arthriticum 関節炎結節(関節内痛風結節).
t. articulare [L/TA] 関節結節(側頭骨の), = articular tubercle [TA].
t. auriculae 耳介結節(ダーウィン結節), = tuberculum Darwini.
t. auriculare [L/TA] 耳介結節, = auricular tubercle [TA].
t. basale 基底結節.
t. buccobasale 頬側基底結節.
t. calcanei [L/TA] 踵骨結節, = calcaneal tubercle [TA].
t. caroticum [L/TA] 頸動脈結節(第六頸椎にみられる), = carotid tubercle [TA].
t. caudatum 尾状葉(肝の).
t. centrale 中心結節.
t. cinereum 灰白結節.
t. conoideum [L/TA] 円錐靱帯結節(鎖骨で烏口鎖骨靱帯付着部にできる結節), = conoid tubercle [TA].
t. corniculatum [L/TA] 小角結節, = corniculate tubercle [TA].
t. coronae 歯冠結節,咬頭.
t. coronae dentis 歯冠結節(咬頭).
t. costae [L/TA] 肋骨結節, = tubercle [TA].
t. cuneatum [L/TA] 楔状束結節, = cuneate tubercle [TA].
t. cuneiforme [L/TA] 楔状結節, = cuneiform tubercle [TA].
t. deltoideum [L/TA] 三角筋結節*, = deltoid tubercle [TA].
t. dentis [L/TA] 歯冠結節(結節), = tubercle [TA].
t. distomolare 臼後結節.
t. dolorosum 疼痛性結節.
t. dorsale [L/TA] ① 背側結節*, = dorsal tubercle [TA]. ② 後結節(環椎の).
t. epiglotticum [L/TA] 喉頭蓋結節, = epiglottic tubercle [TA].
t. fibulare 腓側結節.
t. gracile [L/TA] 薄束結節, = gracile tubercle [TA].
t. hypoglossi 舌下神経結節,舌下神経三角, = trigonum nervi hypoglossi.
t. iliacum [L/TA] 腸骨結節, = tuberculum of iliac crest [TA].
t. impar 無対舌結節〔医学〕,不対結節〔医学〕(発育中の舌の左右外側舌隆と底鰓節との間にある組織塊).
t. infraglenoidale [L/TA] 関節下結節(肩甲骨で上腕三頭筋が付着する粗面), = infraglenoid tubercle [TA].
t. intercondylare [NA] 顆間結節.
t. intercondylare laterale [L/TA] 外側顆間結節, = lateral intercondylar tubercle [TA].
t. intercondylare mediale [L/TA] 内側顆間結節, = medial intercondylar tubercle [TA].
t. intercondyloideum 顆間結節.
t. intervenosum [L/TA] 静脈間隆起(大静脈口の中間にある右心房内面を横断する稜. Loweri), = intervenous tubercle [TA].

t. jugulare [L/TA] 頸静脈結節, = jugular tubercle [TA].
t. labii superioris 上唇結節(上唇中央部で皮膚と口唇粘膜の境界部の直上部にできる隆起部).
t. laterale [L/TA] 外側結節, = lateral tubercle [TA].
t. laterale processus posterioris tali 距骨後突起の外側結節.
t. linguale 舌結節(胚子の外側舌膨大で,内側のものは不対結節 t. impar と呼ばれる).
t. majus [L/TA] 大結節, = greater tubercle [TA].
t. majus humeri 〔上腕骨〕大結節.
t. marginale [L/TA] 縁結節, = marginal tubercle [TA].
t. marginale ossis zygomatici 頬骨の縁結節.
t. mediale [L/TA] 内側結節, = medial tubercle [TA].
t. mediale processus posterioris tali 距骨後突起の内側結節.
t. mentale [L/TA] オトガイ結節, = mental tubercle [TA].
t. mentale mandibulare 〔下顎骨〕オトガイ結節.
t. minus [L/TA] 小結節, = lesser tubercle [TA].
t. minus humeri 〔上腕骨〕小結節.
t. molare [L/TA] 大臼歯結節*, = molar tubercle [TA].
t. musculi scaleni anterioris [L/TA] ① 斜角筋結節, = scalene tubercle [TA]. ② 前斜角筋結節(第1肋骨で前斜角筋が付着する部).
t. nuclei cuneati 楔状束結節.
t. nuclei gracilis 薄束結節.
t. obturatorium 閉鎖結節(坐骨および恥骨の).
t. obturatorium anterius [L/TA] 前閉鎖結節, = anterior obturator tubercle [TA].
t. obturatorium posterius [L/TA] 後閉鎖結節, = posterior obturator tubercle [TA].
t. of iliac crest [TA] 腸骨結節, = tuberculum iliacum [L/TA].
t. olfactorium [L/TA] 嗅結節*, = olfactory tubercle [TA].
t. orbitale [L/TA] 眼窩隆起, = orbital tubercle [TA].
t. ossis multanguli majoris 大多角骨結節(大菱形骨結節).
t. ossis navicularis 舟状骨結節.
t. ossis scaphoidei [L/TA] 舟状骨結節, = tubercle [TA].
t. ossis trapezii [L/TA] 大菱形骨結節, = tubercle [TA].
t. paramolare [L/TA] ① 小臼歯結節*, = paramolar tubercle [TA]. ② 臼傍結節.
t. pharyngeum [L/TA] 咽頭結節, = pharyngeal tubercle [TA].
t. posterius [L/TA] ① 後結節, = posterior tubercle [TA]. ② 頸椎後結節(環椎の痕跡性棘突起), = vertebrarum cervicalium.
t. posterius atlantis 環椎後結節.
t. posterius vertebrarum cervicalium 〔頸椎〕後結節.
t. pubicum [L/TA] 恥骨結節, = pubic tubercle [TA].
t. quadratum [L/TA] 大腿方形筋結節*, = quadrate tubercle [TA].
t. radii 橈骨結節.
t. rostrale 前結節(視床の).
t. scaleni 斜角筋結節, = Lisfranc tubercle.
t. sebaceum 皮脂結節.
t. sellae [L/TA] 鞍結節, = tuberculum sellae [TA].
t. sellae meningioma 鞍結節(鞍上部)髄膜腫, = suprasellar meningioma.
t. sellae ossis sphenoidalis 鞍結節(蝶形骨上面の横稜で,トルコ鞍の前方,視神経交叉溝の後方,前床上突起の中間にある), = tuberculum sellae turcicae.
t. septi narium 鼻中隔結節.
t. septi nasi 鼻中隔結節.
t. supraglenoidale [L/TA] 関節上結節, = supraglenoid tubercle [TA].
t. supratragicum [L/TA] 珠上結節, = supratragic tubercle [TA].
t. syphiliticum 梅毒性結節.
t. thyreoideum inferius 下甲状結節.
t. thyreoideum superius 上甲状結節.
t. thyroideum inferius [L/TA] 下甲状結節, = inferior thyroid tubercle [TA].
t. thyroideum superius [L/TA] 上甲状結節, = superior thyroid tubercle [TA].
t. tibiale 脛側結節(距骨近位突起の).
t. trigeminale [L/TA] 三叉神経〔脊髄路〕結節, = trigeminal tubercle [TA].
t. ventrale 前結節(環椎の).
tu·ber·cu·prose [tjù:bə:kjú:prous] (ギ酸銅), = cupric formate.
tu·ber·fla·vin [tjù:bə:fléivin] ツベルフラビン ㊗ 3,6-diamino-10-methylacridine-iodide (結核性膿瘍治療薬), = proflavine methiodide.
tu·ber·in [tjú:bərin] ツベリン(ジャガイモから得られる単純性グロブリン).
tu·ber·min [tjú:bə:min] ツベルミン ㊗ *p*-amino-benzoyl-sulfonamide-phenolethyl ether $NH_2C_6H_4SO_2NHC_6H_6OC_2H_5$.
tuberoinfundibular tract 灰白隆起漏斗路.
tuberomammillary nucleus [TA] 隆起乳頭体核, = nucleus tuberomammillaris [L/TA].
tu·ber·on [tjú:bərɑn] ツベロン(ゲッカコウ〔月下香〕の揮発油に存在する油状ケトン).
tu·ber·ose [tjú:bərous] ① ゲッカコウ〔月下香〕,チュベローズ. ② 結節〔性〕の [医学].
t. gliosis 結節性神経膠症, = epiloia.
tu·ber·o·sis [tjù:bəróusis] 結節症.
t. cutis pruriginosa 結節性痒疹.
tu·ber·os·i·tas [tjù:bərɑ́sitəs] [L/TA] ① 結節*, = tuberosity [TA]. ② 粗面. 複 tuberositates.
t. coracoidea 烏口粗面(鎖骨の).
t. costae secundae 第二肋骨粗面.
t. costalis 肋骨粗面.
t. deltoidea [L/TA] 三角筋粗面, = deltoid tuberosity [TA].
t. glutea [L/TA] 殿筋粗面, = gluteal tuberosity [TA].
t. iliaca [L/TA] ① 腸骨結節, = iliac tuberosity [TA]. ② 腸骨粗面.
t. infraarticularis 関節下粗面.
t. ligamenti coracoclavicularis [L/TA] 烏口鎖骨靱帯結節*, = tuberosity for coracoclavicular ligament [TA].
t. masseterica [L/TA] 咬筋粗面, = masseteric tuberosity [TA].
t. musculi serrati anterioris [L/TA] ① 前斜角筋結節, = tuberosity for serratus anterior [TA]. ② 前鋸筋粗面.
t. ossis cuboidei [L/TA] 立方骨粗面, = tuberosity [TA].
t. ossis metatarsalis primi 第一中足骨粗面.
t. ossis metatarsalis quinti [NA] 第五中足骨粗面.

T

t. ossis metatarsi primi〔Ⅰ〕 [L/TA] 第一中足骨粗面, = tuberosity of first metatarsal bone〔Ⅰ〕[TA].
t. ossis metatarsi quinti〔Ⅴ〕 [L/TA] 第五中足骨粗面, = tuberosity of fifth metatarsal bone〔Ⅴ〕[TA].
t. ossis navicularis [L/TA] 舟状骨粗面, = tuberosity [TA].
t. ossis sacri [L/TA] 仙骨粗面 (tuberositas sacralis [PNA]), = sacral tuberosity [TA].
t. phalangis distalis [L/TA] 末節骨粗面, = tuberosity of distal phalanx [TA].
t. pronatoria [L/TA] 回外筋結節*, = pronator tuberosity [TA].
t. pterygoidea [L/TA] 翼突筋粗面, = pterygoid tuberosity [TA].
t. pterygoidea mandibulae 下顎翼突筋粗面.
t. radii [L/TA] 橈骨粗面, = radial tuberosity [TA].
t. sacralis [NA] 仙骨粗面.
t. tibiae [L/TA] 脛骨粗面, = tibial tuberosity [TA].
t. ulnae [L/TA] 尺骨粗面, = tuberosity of ulna [TA].
t. unguicularis 爪粗面.

tu·ber·os·i·ty [tjù:bərásiti] [TA] 粗面, = tuber [L/TA], 結節*, = tuberositas [L/TA], 舟状骨粗面, = tuberositas ossis navicularis [L/TA], 立方骨粗面, = tuberositas ossis cuboidei [L/TA].
t. for coracoclavicular ligament [TA] 烏口鎖骨靱帯結節*, = tuberositas ligamenti coracoclavicularis [L/TA].
t. for serratus anterior [TA] 前斜角筋結節, = tuberositas musculi serrati anterioris [L/TA].
t. for serratus anterior muscle 前鋸筋粗面.
t. of cuboid bone 立方骨粗面.
t. of distal phalanx [TA] 末節骨粗面, = tuberositas phalangis distalis [L/TA].
t. of femur 大腿骨粗面.
t. of fifth metatarsal 第五中足骨粗面.
t. of fifth metatarsal bone〔Ⅴ〕 [TA] 第五中足骨粗面, = tuberositas ossis metatarsi quinti〔Ⅴ〕[L/TA].
t. of first metatarsal 第一中足骨粗面.
t. of first metatarsal bone〔Ⅰ〕 [TA] 第一中足骨粗面, = tuberositas ossis metatarsi primi〔Ⅰ〕[L/TA].
t. of humerus 上腕骨粗面 (大粗面, 小粗面, 三角粗面).
t. of navicular bone 舟状骨粗面.
t. of radius 橈骨粗面.
t. of tibia 脛骨粗面.
t. of ulna [TA] 尺骨粗面, = tuberositas ulnae [L/TA].

tu·ber·os·tem·o·nine [tjù:bə:rɑstémənin] ツベロステモニン $C_{22}H_{33}NO_4$ (ビャクブ属植物タマビャクブ *Stemona tuberosa* の根茎にあるアルカロイド).

tu·ber·ous [tjú:bərəs] 結節性の〔医学〕, 塊茎状の, = tuberiferous.
t. carcinoma 結節癌〔医学〕.
t. leprosy 結節らい.
t. root 塊根 (根が肥大して塊状となったもの).
t. sclerosis 結節性〔脳〕硬化症〔医学〕(精神遅滞, てんかん発作, 顔面皮膚結節, 大脳皮質の結節硬化, 腎の間葉系腫瘍などからなる症候群で, 先天性の幼児期にみられる).
t. tumor 球状腫瘍.
t. xanthoma 結節状黄色腫〔医学〕.

tu·bif·er·ous [tju:bífərəs] = tuberous.

Tu·bi·fic·i·dae [tjù:bifísidi:] イトミミズ科, = sludge worms.

tub·ing [tjú:biŋ] 管.
t. reaction ゴム管反応 (処置不完全なゴム管を通して, 血液または局所刺激性の薬物などを注射したとき起こる).

Tübingen heart ティビンゲン心臓 (ビール暴飲者にみられる心拡大と肥大).

tubo– [tju:bou] 管の意を表す接頭語.

tu·bo·ab·dom·i·nal [tjù:bouæbdáminəl] 卵管腹腔の.
t. pregnancy 卵管腹腔妊娠〔医学〕.

tu·bo·ad·nex·o·pexy [tjù:bouædnéksəpeksi] 卵管付属器固定〔術〕〔医学〕.

tu·bo·cu·ra·rine [tjù:boukjurá:ri:n] ツボクラリン.
t. chloride ツボクラリン塩化物 $C_{37}H_{41}ClN_2O_6 \cdot HCl \cdot 5H_2O$: 771.72 (塩化ツボクラリン. ベンゾピペリジン系 (第三級アミン, 第四級アンモニウム) 骨格筋弛緩薬 (末梢性), 機能検査薬 (重症筋無力症)).

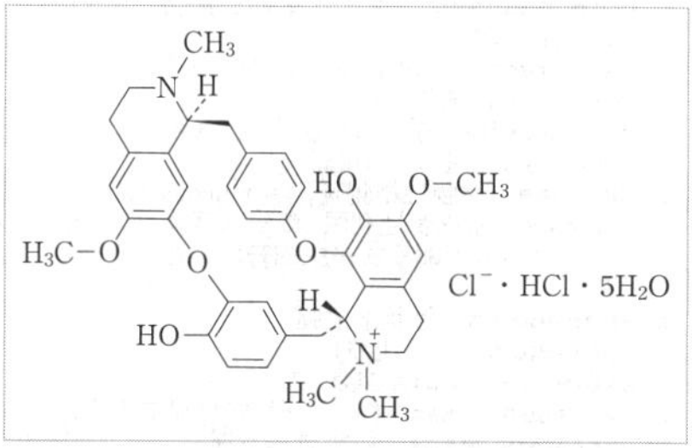

tu·bog·ra·phy [tju:bágrəfi] 卵管造影 (撮影)〔法〕〔医学〕, 卵管写.

tuboligamentary pregnancy 卵管靱帯妊娠.

tu·bo·lig·a·men·tous [tjù:boulìgəméntəs] 卵管靱帯の.

tu·bol·y·tin [tju:bálitin] (加熱せず, 化学物質を加えずにつくられたツベルクリン).

tu·bo·o·var·i·al [tjù:bouovéəriəl] 卵管卵巣の, = tuboovarian.

tu·bo·o·var·i·an [tjù:bououvéəriən] 卵管卵巣の〔医学〕, 卵管と卵巣に関する.
t. abscess 卵管卵巣膿瘍〔医学〕.
t. cyst 卵管卵巣嚢胞〔医学〕.
t. cystoma 卵管卵巣嚢腫.
t. hydropsy 卵管卵巣留水症〔医学〕.
t. pregnancy 卵管卵巣妊娠〔医学〕.
t. tumor 卵管卵巣腫瘍〔医学〕.

tu·bo·o·var·i·ec·to·my [tjù:bououvèəriéktəmi] 卵管卵巣摘出〔術〕〔医学〕.

tu·bo·o·var·i·ot·o·my [tjù:bououvèəriátəmi] 卵管卵巣切開〔術〕〔医学〕.

tu·bo·o·va·ri·tis [tjú:bouòuvəráitis] 卵管卵巣炎〔医学〕, = salpingo-oophoritis.

tu·bo·per·i·to·ne·al [tjù:boupèritouní:əl] 卵管腹膜の.

tu·bo·plasty [tjú:bəplæsti] ① 卵管形成術, = salpingoplasty. ② 管形成〔術〕.

tuboreticular structure 網状管構造.

tu·bor·rhea [tjù:bərí:ə] 耳管膿漏〔医学〕.

tu·bo·tor·sion [tjù:boutɔ́:ʃən] 卵管捻転, = syringosystrophy.

tu·bo·tym·pa·nal [tjù:bətímpənəl] 耳管鼓室の.

tubotympanic canal 耳管鼓室管.

tubotympanic catarrh 〔耳管〕中耳カタル〔医学〕.

tubotympanic recess 耳管鼓室陥凹 (第一および

T

第二鰓嚢の背翼で中耳の鼓室と耳管とを形成する).
tu·bo·tym·pa·ni·tis [tjù:boutìmpənáitis] 耳管鼓室炎〔医学〕.
tu·bo·tym·pa·num [tjù:boutímpənəm] 耳管鼓室.
tu·bo·u·ter·ine [tjù:boujú:təri:n] 卵管子宮の.
t. implantation 子宮内卵管移植術.
t. pregnancy 卵管子宮妊娠〔医学〕, = interstitial pregnancy.
tu·bo·vag·i·nal [tjù:bəvǽdʒinəl] 卵管腟の.
tu·bu·lar [tjú:bjulər] 管状〔の〕〔医学〕, 尿細管の〔医学〕, 気管の.
t. acidosis 尿細管性アシドーシス〔医学〕.
t. adenocarcinoma 管状腺癌〔医学〕.
t. adenoma 管状腺腫〔医学〕.
t. aneurysm 管状動脈瘤.
t. antigen 尿細管抗原〔医学〕.
t. basement membrane 尿細管基底膜〔医学〕.
t. breathing 気管支音, = bronchial breathing.
t. bronchiectasis 管状気管支拡張〔症〕〔医学〕.
t. cancer 管状癌.
t. carcinoma 管状癌〔医学〕, 管状腺癌.
t. cell 尿細管細胞〔医学〕.
t. cell toxicity 尿細管細胞毒性〔医学〕.
t. cyst 管状嚢胞, = tubulocyst.
t. diarrhea 粘膜性結腸炎, = mucous colitis.
t. diuresis 尿細管性利尿〔医学〕(尿素, 尿酸, クレアチンなどの低腎閾物質が尿細管に存在することによる利尿).
t. epithelioma 管状上皮腫.
t. epithelium 管状上皮.
t. excretion 尿細管排泄〔医学〕.
t. excretion mass (Tm) 尿細管排泄最大量.
t. excretory mass 尿細管排泄極量.
t. excretory mass limiting reabsorption 尿細管排泄極量制限性再吸収〔医学〕.
t. field 管状視野.
t. fistula 管状〔腸〕瘻.
t. forceps (管状検査器を通して用いる鉗子).
t. gland 管状腺.
t. load 尿細管負荷〔量〕〔医学〕.
t. maximum (Tm) 尿細管極量(試験的に投与した物質を1分間に尿細管が移送し得る量のミリグラム数), = maximal tubular excretory capacity.
t. necrosis 尿細管壊死〔医学〕.
t. nephritis 尿細管腎炎〔医学〕.
t. pole 尿細管極〔医学〕.
t. proteinuria 尿細管性タンパク尿.
t. pseudopodium 管状仮足.
t. reabsorption 尿細管再吸収〔医学〕, 再吸収(尿細管の).
t. reabsorption of phosphate (TRP) 尿細管無機リン再吸収率.
t. reactor 管状反応器〔医学〕.
t. respiration 気管呼吸.
t. secretion 尿細管分泌〔医学〕.
t. sound 気管音.
t. speculum 直線型腟鏡〔医学〕.
t. tissue 管状組織.
t. transport 尿細管輸送〔医学〕.
t. transport maximum 尿細管最大輸送量〔医学〕.
t. vision 管状視.
tu·bu·la·ture [tjú:bjulətʃər] (受容管の頸部).
tu·bule [tjú:bju:l] 細管, 小管, 尿細管〔医学〕.
tu·bu·li [tjú:bjulai] 細管(tubulus の複数).
t. contorti ① 曲尿細管, = convoluted tubule of kidney. ② 曲精細管, = seminiferous tubule.
t. lactiferi 乳細管.
t. renales 尿細管.
t. renales contorti 曲尿細管.
t. renales recti 直尿細管.
t. seminiferi contorti [L/TA] 曲精細管, = convoluted seminiferous tubules [TA], seminiferous tubules [TA].
t. seminiferi recti [L/TA] 直精細管, = straight tubules [TA].
tu·bu·li·form [tjú:bjulifɔ:m] 小管状の.
tu·bu·lin [tjú:bjulin] チューブリン(微小管の主要構成タンパク質).
tu·bu·li·za·tion [tjù:bjulizéiʃən] 包管術, 造管術〔医学〕(損傷を受けた神経または腱を切断縫合したとき, 縫合部に吸収されやすい物質でつくった筒を当てて, ほかの組織との癒着を防ぐ方法).
tubuloacinar gland 管状房状腺.
tubuloacinous gland 管状房状腺〔医学〕, = tubuloacinar gland.
tu·bu·lo·al·ve·o·lar [tjù:bjulouælví:ələr] 管状胞状の(肺または唾液腺にみられる管状腺と胞状腺とが終末部をなす外分泌腺についていう), = tubuloacinous.
t. gland 管状胞状腺〔医学〕.
tu·bu·lo·cyst [tjú:bjuləsist] 管状嚢胞.
tu·bu·lo·der·moid [tjù:bjuloudə́:mɔid] 管状類皮腫.
tubulogenic albuminuria 尿細管性アルブミン尿.
tubuloglomerular feedback (TGF) 尿細管糸球体フィードバック〔医学〕.
tubulointerstitial disease 尿細管間質〔性〕疾患〔医学〕(間質性腎炎 interstitial nephritis, 尿細管間質性腎炎(腎症) tubulointerstitial nephritis (nephropathy) とほぼ同義語で使用される).
tubulointerstitial nephritis (TIN) 尿細管間質性腎炎〔医学〕.
tu·bu·lo·ne·phro·sis [tjù:bjulounifróusis] 尿細管腎症.
tu·bu·lo·rac·e·mose [tjù:bjuləræ̀simous] 管状ブドウの房状の.
tu·bu·lor·rhex·is [tjù:bjuləréksis] 尿細管基底膜変性, 尿細管崩壊〔医学〕.
tu·bu·lo·sac·cu·lar [tjù:bjuləsǽkjulər] 管状嚢状の.
tu·bu·lous [tjú:bjuləs] 〔細〕管状の, = tubulose.
t. corolla 管状花冠.
t. flower 管状花.
tubulovalvular fistula 管状弁状胃瘻〔医学〕.
tu·bu·lus [tjú:bjuləs] 細管(主に複数形 tubuli を用いる), = tubule. 複 tubuli.
tu·bus [tjú:bəs] 管, = tube. 複 tubi.
t. digestorius 消化管.
tuck·ing [tʌ́kiŋ] 縫いあげ〔術〕(辺縁部を後方に押し込んで縫合すること).
tuff [tʌ́f] 凝灰岩.
Tuffier, Marin Theodore [tjufiɛ́:r] ツフィエー(1857–1929, フランスの外科医).
T. inferior ligament ツフィエー下靱帯(腸骨窩にある腸間膜).
T. method ツフィエー法(脊椎麻酔法).
T. operation ツフィエー手術(① 円靱帯を結紮せずに, その血管を粉砕する腟式子宮切除術. ② 肺尖剥離術).
T. test ツフィエー試験(動脈瘤において1肢の動静脈を圧迫するとき, 側副血行が開放されていると手または足の静脈が膨隆する), = Hallion test.
Tuffnell, Thomas Joliffe [tʌ́fnəl] タフネル(1819–1885, イギリスの外科医).
T. diet タフネル食(動脈瘤のある時期に与える高カロリー食).

T. treatment タフネル療法(休養と飢餓とを利用する動脈瘤療法).

tuffstone body 凝灰岩小体.

tuft [tʌ́ft] 小房，叢脈，網，球，房状分岐.

t. fracture 末節骨粗面骨折.

t. shrinkage 係蹄萎縮〔医学〕.

tufted angioma 血管芽細胞腫.

tufted cell 房飾細胞.

tuft·sin [tʌ́ftsin] タフトシン(同種の多核白血球と強い親和性を示すペプチド．多核白血球とマクロファージの食作用を亢進させる).

t. deficiency タフトシン欠乏症〔医学〕.

tug·ging [tʌ́giŋ] ① 牽引〔医学〕，= tug. ② 延長〔術〕〔医学〕.

TUL transurethral ureterolithotripsy 経尿道腎尿管切石(砕石)〔術〕の略.

tu·la de ma·té [tú:lə də maté] (ヒョウタンに似た毒性果実のみのる熱帯のつる(蔓)草).

tu·la·r(a)e·mia [tjù:lərí:miə] ツラレミア，野兎病〔医学〕(野兎病菌による熱性疾患で，野ウサギなどから感染する人獣共通感染症．*Fransiella tularensis* による感染症で，カリフォルニア州の Tulare 地方で初めて発見され，野ウサギを代表とする野生の動物より直接的に，またはダニを介して感染する．感染部位の潰瘍と所属リンパ節腫脹を特徴とする．ほかに肺炎，眼リンパ節，腸チフス様などの病型もみられる．大原病)，= dee fly fever, rabbit fever, Pahvant Valley plague, alkali disease, Francis disease.

t. oculoglandularis 眼リンパ腺型野兎病.

tularemic pneumonia ツラレミア菌性肺炎〔医学〕，野兎病菌性肺炎.

tu·lase [tjú:leis] ツーラーゼ(ベーリングが結核の治療に用いた液．von Behring)，= tulose.

tu·lip [tjú:lip] チューリップ，ウコンコウ〔鬱金香〕.

t. root (オートムギの茎根が膨大する病症).

t. tree ユリノキ，ハンテンボク(アメリカ産モクレン科植物 *Liriodendron tulipifera* のことで，芳香性刺激剤)，= tulip poplar.

t. tree bark ユリノキ皮(流エキスは強壮薬).

tulle gras [túl grá] [F] テュルグラ(パラフィン，ペルーバルザム，植物油で処理した網片で，赤膚をひ(庇)護するために用いる).

Tullio phenomenon テュリオ現象(強い音響刺激でめまいや眼振が触発される現象．タリオ現象とも表記された).

Tully, William [tʌ́li] タリー(1785-1859, アメリカの医師).

T. powder タリー粉剤，= pulvis morphinae compositus.

tulobuterol hydrochloride ツロブテロール塩酸塩 [化] (*RS*)-2-*tert*-butylamino-1-(2-chlorophenyl)ethanol monohydrochloride $C_{12}H_{18}ClNO \cdot HCl$: 264.19 (塩酸ツロブテロール．フェネチルアミン系交感神経 β_2 受容体興奮薬．アドレナリン β 受容体のうち β_2 受容体への選択性が高く，気管支筋の弛緩作用は強く現れるが，心臓機能亢進作用は弱い).

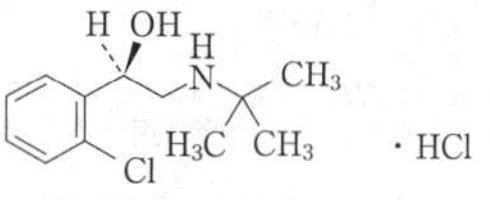

および鏡像異性体

tu·lose [tjú:lous] チコロース，= tulase.

Tulp valve ツルプ弁，= Tulpius valve.

Tulpius, Nikolaas [túlpiəs] ツルピウス(1593-1674，オランダの医師・解剖学者．脚気に関する著述があり(1652)，回盲弁 ileocecal valve はツルプ弁とも呼ばれている．Rembrandt の名画 Lesson in Anatomy の主人公)，= Tulp, Nikolaas.

T. valve ツルピウス弁，= Tulp valve.

tumbler flap タンブラー状皮弁.

tum·bler·ful [tʌ́mblə:fùl] コップ1杯〔医学〕.

tumbu dermal myiasis ツンブバエ皮膚ハエウジ病.

tumbu fly ツンブバエ(アフリカ産 *Cordylobia anthropophaga* で，そのウジムシはヒトおよびほかの哺乳動物の皮膚に寄生発育して皮下ハエウジ症 tumbu disease を誘発する).

tu·me·fa·cient [tjù:miféiʃənt] 腫脹発生の，腫脹した〔医学〕，腫起の.

tu·me·fac·tion [tjù:mifǽkʃən] 腫脹〔医学〕，腫起.

tu·me·fied [tjú:mifaid] 腫脹性の(はれぼったい)〔医学〕，膨化の〔医学〕，腫大〔性〕の.

tu·me·nol [tjú:mənɔ:l] ① ツメノル油，= tumenol oil, t. sulphone, tumenolum. ② ツメノル粉，= tumenol powder, t. sulfonic acid.

tu·men·tia [tju:ménʃiə] 腫脹，= swelling.

tu·mes·cence [tju:mésəns] 腫脹〔状態〕，腫脹性〔医学〕.

tu·meur pil·euse [tjumə́:r pílə:s] [F] = trichobezoar.

tu·mid [tjú:mid] 腫脹性の〔医学〕.

tu·mid·i·ty [tju:míditi] 腫脹〔状態〕〔医学〕，浮腫. [形] tumid.

tum·my [tʌ́mi] ぽんぽん，おなか(胃または腹の意味を表す小児語).

tu·mor [tjú:mər] 腫瘍〔医学〕，新生物，腫瘤〔医学〕，腫脹〔医学〕，= tumour. [形] tumoral, tumorous.

t. albus 白腫，= white swelling, white tumor.

t. albus pyogenes 化膿性白腫(弾傷による骨および関節の慢性炎症で，関節嚢の腫脹とともに膠様浮腫性の肉芽組織を発生する．Tietze, A).

t. antibody 腫瘍抗体〔医学〕.

t. antigen 腫瘍抗原〔医学〕(癌化に伴って細胞に発現する抗原の総称．ウイルス学領域では，その略称 T 抗原を用いる)，= T antigen.

t. apoplexy 腫瘍発作〔医学〕.

t. apparatus 腫瘍装置〔医学〕.

t.-associated antigen 癌関連抗原〔医学〕，腫瘍関連抗原〔医学〕(宿主に何らかの免疫応答を惹起し得る腫瘍抗原をいう).

t. bank 腫瘍バンク(治療目的の研究のための検体の収集・保管システム).

t. bearing animal 担癌動物〔医学〕.

t. blush 腫瘍濃染.

t. brace 腫瘍装具〔医学〕.

t. bud 腫瘍芽.

t. burden 全身腫瘍組織量.

t. cell 腫瘍細胞〔医学〕.

t. cell culture 腫瘍細胞培養〔医学〕.

t. chemotherapy 腫瘍化学療法〔医学〕.

t. colli 頸部腫瘍.

t. cure dose 腫瘍治癒線量，= tumor control dose (TCD).

t. dose 腫瘍線量〔医学〕，病巣線量.

t. echo 腫瘍エコー〔医学〕.

t. embolism 腫瘍塞栓症〔医学〕.

t. enhancement 腫瘍エンハンスメント〔医学〕.

t. etiology 腫瘍病因論〔医学〕.

t. forming pancreatitis 腫瘤形成〔性〕膵炎〔医学〕.

t. heterogeneity 腫瘍異質性〔医学〕.

t. host 腫瘍宿主.

t. immunity 腫瘍免疫［医学］.
t. immunology 腫瘍免疫学.
t.-induced osteomalacia (TIO) 腫瘍性骨軟化症.
t.-infiltrating lymphocytes (TIL, TILS) 腫瘍浸潤リンパ球.
t. lethal dose 腫瘍致死量［医学］.
t. lienis 脾腫（巨大脾に比べてやや小さいもの）.
t.-like diseases 腫瘍類似疾患［医学］.
t. lysis syndrome 腫瘍溶解症候群［医学］, 腫瘍崩壊症候群.
t. marker 腫瘍マーカー［医学］（ある特定の腫瘍細胞表面上のマーカー分子）.
t. membrane 腫瘍膜［医学］.
t. necrosis factor (TNF) 腫瘍壊死因子［医学］.
t. necrosis factor-α (TNF-α) 腫瘍壊死因子アルファ（各種腫瘍細胞に細胞死を誘導する一方，炎症性サイトカインとして，細胞接着分子の発現，細胞増殖，各種サイトカイン産生促進などの働きをもつ）.
t. necrosis factor-β (TNF-β) 腫瘍壊死因子ベータ（TNF-α と同様，いくつかの腫瘍細胞に細胞死を誘導する因子として精製された．TNF-α と同様な多機能性サイトカインで，細胞増殖，液性因子の産生を促進する），= lymphotoxin.
t. necrosis factor receptor 腫瘍壊死因子レセプター（腫瘍細胞に傷害活性を有するサイトカインのレセプターで，分子量55,000と75,000の2種が認められている）.
t. necrotizing factor 腫瘍壊死因子［医学］.
t. neutralization test 腫瘍中和試験，= Winn test.
t.-node-metastasis classification 腫瘍・リンパ節・転移分類［医学］，TNM分類（国際対癌連合UICC (union internationale contre le cancer) が採用している悪性腫瘍の臨床国際分類．T原発腫瘍，Nリンパ節転移，M遠隔臓器転移の程度により悪性腫瘍の進展度を区分する分類法）.
t. of cerebral hemisphere 大脳半球腫瘍（大脳皮質，半卵円中心，大脳基底核，嗅脳およびそれを包む髄膜より発生する腫瘍の総称）.
t. of jaw 顎骨腫瘍.
t. of orbita 眼窩内腫瘍［医学］.
t. of parapharyngeal space 副咽頭間隙腫瘍，傍咽頭隙腫瘍.
t. of placental origin 胎盤［原］性腫瘍［医学］.
t. of septum pellucidum 透明中隔腫瘍.
t. of skull 頭蓋骨腫瘍.
t. of spinal cord 脊髄腫瘍［医学］.
t. pelvis 腫瘍骨盤（腫瘍が摘出された後，再発したもの）.
t. plop 腫瘍音（心房内腫瘍で僧帽弁開放音と同じタイミングで起こる拡張早期音）.
t. rejection antigen 癌退縮抗原［医学］.
t. scan(ning) 腫瘍スキャン〔ニング〕［医学］.
t. scintigraphy 腫瘍シンチグラフィ.
t. seeking agent 腫瘍親和性物質.
t. shadow 腫瘍陰影［医学］.
t.-specific antigen 腫瘍特異抗原（癌特異抗原ともいい，癌細胞に存在し，正常細胞には発現していない抗原の総称．癌細胞だけに存在する，真の意味の腫瘍特異抗原の存在は確定的ではない）.
t. specific surface antigen 腫瘍特異表面抗原［医学］.
t.-specific transplantation antigens (TSTA) 腫瘍特異移植抗原（腫瘍特異抗原のうちで，癌を移植することによって生じる免疫的拒絶反応を誘導する抗原）.
t. stage 腫瘍の病期.
t. staging 腫瘍病期［医学］.
t. stain 腫瘍濃染［医学］.
t. suppressor gene 癌抑制遺伝子［医学］，= anti-oncogene.
t. thrombus 腫瘍血栓［医学］.
t. tissue 腫瘍組織［医学］.
t. vessel 腫瘍血管［医学］.
t. virus 腫瘍ウイルス［医学］，= oncogenic virus.
t. volume 腫瘍容積.
tu·mor·af·fin ［tjuːməːrǽfin］ 腫瘍細胞親性，= oncotropic.
tumoral calcinosis 腫瘍性石灰〔沈着〕症.
tu·mor·ci·dal ［tjùːməːsáidəl］ 殺腫瘍性［医学］.
t. dose 殺腫瘍量［医学］.
tu·mor·ci·din ［tjuːmɔ́ːsidin］ ツモルシジン（生殖器組織の注射を受けた動物の血清で，腫瘍の手術的切除後の再発を予防するために用いたことがあった）.
tu·mor·ec·to·my ［tjuːməréktəmi］ 腫瘍摘出〔術〕［医学］（良性腫瘍に対しては根治的であるが，悪性腫瘍に対しては通常姑息的手術を意味する用語である）.
tu·mor·i·ci·dal ［tjùːmərisáidəl］ 腫瘍破壊性の（癌細胞を壊す薬剤をいう）.
tu·mor·i·gen·e·sis ［tjùmɔːriʤénisis］ 腫瘍発生，腫瘍形成［医学］. 形 tumorigenic.
tu·mor·let ［tjúːmərlèt］ ツモレット（気管支，細気管支に形成される微小な良性新生物）.
tu·mor·ous ［tjúːmərəs］ 腫瘍状［医学］.
t. embolism 腫瘍性塞栓症［医学］.
tu·mour ［tjúːmər］ 腫瘍，新生物，腫瘤，腫脹，= tumor.
tu·mul·tus ［tjuːmʌ́ltəs］ 異変.
t. cordis 拍動異変，心悸亢進.
t. sermonis 言語異変（軽率話症）.
tung oil 桐油（アブラギリ *Aleurites* 植物の種から得られる乾性油），= China wood oil.
Tun·ga ［tʌ́ŋgə］ スナノミ［砂蚤］属（皮膚の中へ寄生して産卵するノミの一属）.
T. penetrans スナノミ，= chigger, chigoe, jigger, sand flea.
tun·gi·a·sis ［tʌnʤáiəsis］ スナノミ症.
tung·state ［tʌ́ŋsteit］ タングステン酸塩.
tung·sten (W) ［tʌ́ŋstən］ タングステン（原子番号74，元素記号W，原子量183.85．1781年 Scheele が鉄とマンガンとの混ざったウォルフラム wolfram から得た酸をタングステン酸と呼んだのに始まった名称）.
t. blue タングステンブルー WO_3-W_4O_{11}，= wolfram blue.
t. filament lamp タングステン線灯（高度に圧縮したタングステンを電極として用いたランプ）.
t. steel タングステン鋼（ウォルフラムWを含有する鋼で，鋼に比べて硬さを増す）.
t. trioxide 三酸化タングステン WO_3.
t. white タングステンホワイト，= barium tungstate.
tung·stic ac·id ［tʌ́ŋstik ǽsid］ タングステン酸，= wolframic acid.
tu·nic ［tjúːnik］ 膜，層，板，= tunica.
tu·ni·ca ［tjúːnikə］ 膜，層. 複 tunicae.
t. abdominalis 腹筋腱膜.
t. adnata 結膜.
t. adventitia [L/TA] 外膜（すべての管状器官の外層をいうのであるが，特に血管に用いる），= adventitia [TA].
t. albuginea [L/TA] 白膜（一般用語で，特殊な器官を第2格で表す．例えば強膜 t. a. oculi，精巣白膜 t. a. testis，卵巣白膜 t. a. ovarii，脾白膜 t. a. lienis，海綿体白膜 t. a. corporum cavernosum），= tunica albuginea [TA].
t. albuginea corporis spongiosi [L/TA] 尿道海

T

綿体白膜, = tunica albuginea of corpus spongiosum [TA].
t. albuginea corporum cavernosorum [L/TA] 陰茎海綿体白膜, = tunica albuginea of corpora cavernosa [TA].
t. albuginea oculi 眼球白膜.
t. albuginea of corpora cavernosa [TA] 陰茎海綿体白膜, = tunica albuginea corporum cavernosorum [L/TA].
t. albuginea of corpus spongiosum [TA] 尿道海綿体白膜, = tunica albuginea corporis spongiosi [L/TA].
t. albuginea testis 精巣の白膜.
t. conjunctiva [L/TA] 結膜, = conjunctiva [TA].
t. conjunctiva bulbi [L/TA] 眼球結膜, = bulbar conjunctiva [TA].
t. conjunctiva palpebrarum [L/TA] 眼瞼結膜, = palpebral conjunctiva [TA].
t. dartos [L/TA] 肉様膜(陰嚢皮下組織で平滑筋に富む), = dartos fascia [TA], superficial fascia of scrotum [TA].
t. elastica 弾性板, 弾力膜(血管の中膜).
t. erythroides (精巣の血管膜), = tunica vasculosa testis.
t. externa [L/TA] 外膜(脈管の), = tunica externa [TA].
t. externa oculi 眼球外膜.
t. externa thecae folliculi 卵胞膜の外膜.
t. fibromusculocartilaginea [L/TA] (線維筋性軟骨層*), = fibromusculocartilaginous layer [TA].
t. fibrosa [L/TA] 線維膜*(特殊臓器を第2格で示す. 例えば眼球線維膜 tunica fibrosa oculi, または腎臓線維膜 t. fibrosa renis), = fibrous capsule [TA].
t. fibrosa bulbi [L/TA] 眼球線維膜, = fibrous layer of eyeball [TA].
t. fibrosa hepatis 肝臓の線維膜.
t. fibrosa lienis 脾臓の線維膜.
t. fibrosa renis 腎臓の線維被膜.
t. folliculi 卵胞膜(グラーフ卵胞を含む卵巣基質).
t. interna 内膜.
t. interna bulbi [L/TA] 眼球内膜, = inner layer of eyeball [TA].
t. interna oculi 眼球内膜(特に網膜をいう).
t. interna thecae folliculi 卵胞膜の内膜.
t. intima [L/TA] 内膜(特に血管の), = tunica intima [TA].
t. media [L/TA] 中膜(特に血管の筋層), = tunica media [TA].
t. mucosa [L/TA] 粘膜(子宮内膜), = endometrium [TA], mucosa [TA], mucous membrane [TA].
t. mucosa bronchiorum [NA]〔気管支〕粘膜.
t. mucosa cavitatis tympani [NA] 鼓室粘膜.
t. mucosa cavitatis tympanicae [L/TA] 鼓室粘膜, = mucosa of tympanic cavity [TA].
t. mucosa coli 結腸の粘膜.
t. mucosa ductus deferentis 精管の粘膜.
t. mucosa esophagi 食道の粘膜.
t. mucosa intestini tenuis 小腸の粘膜.
t. mucosa laryngis 喉頭の粘膜.
t. mucosa linguae [L/TA] 舌粘膜, = mucous membrane of tongue [TA].
t. mucosa nasi 鼻粘膜.
t. mucosa oris [L/TA] 口腔粘膜, = mucous membrane of mouth [TA].
t. mucosa pharyngis 咽頭の粘膜.
t. mucosa tracheae 気管の粘膜.
t. mucosa tubae auditivae 耳管の粘膜.
t. mucosa tubae uterinae 卵管の粘膜.
t. mucosa ureteris 尿管の粘膜.
t. mucosa urethrae femininae 女性の尿道粘膜.
t. mucosa uteri 子宮の粘膜.
t. mucosa vaginae 腟の粘膜.
t. mucosa ventriculi 胃の粘膜.
t. mucosa vesicae biliaris [NA] 胆嚢粘膜.
t. mucosa vesicae felleae [NA]〔胆嚢〕粘膜.
t. mucosa vesicae urinariae 膀胱の粘膜.
t. mucosa vesiculae seminalis 精嚢の粘膜.
t. muscularis [L/TA] 筋層(子宮筋層), = muscular coat [TA], muscular layer [TA], myometrium [TA].
t. muscularis bronchiorum 気管支の筋層.
t. muscularis coli 結腸の筋層.
t. muscularis ductus deferentis 精管の筋層.
t. muscularis esophagi 食道の筋層.
t. muscularis intestini tenuis 小腸の筋層.
t. muscularis pharyngis [L/TA] 咽頭筋層, = muscle layer of pharynx [TA].
t. muscularis recti [NA]〔直腸〕筋層.
t. muscularis tracheae [NA]〔気管〕筋層.
t. muscularis tubae uterinae 卵管の筋層.
t. muscularis ureteris 尿管の筋層.
t. muscularis urethrae femininae 女性尿道筋層.
t. muscularis uteri 子宮の筋層.
t. muscularis vaginae 腟の筋層.
t. muscularis ventriculi 胃の筋層.
t. muscularis vesicae biliaris [NA] 胆嚢筋層.
t. muscularis vesicae felleae 胆嚢の筋層.
t. muscularis vesicae urinariae 膀胱の筋層.
t. nervea 神経層(網膜の. Brücke).
t. propria 固有層.
t. propria corii 皮膚固有層(血管, 神経, 皮脂腺, 毛髪などを含む線維網状組織), = reticular layer, stratum reticulare.
t. propria mucosae pharyngis 咽頭粘膜固有層.
t. reflexa 反転層.
t. ruyschiana ルイシュ層, = entochoroidea.
t. sclerotica 強膜.
t. serosa [L/TA] 漿膜(子宮外膜), = serosa [TA], serous coat [TA].
t. serosa coli 結腸の漿膜.
t. serosa hepatis 肝臓の漿膜.
t. serosa intestini tenuis 小腸の漿膜.
t. serosa peritonei 腹膜の漿膜.
t. serosa tubae uterinae 卵管の漿膜.
t. serosa uteri 子宮の漿膜.
t. serosa ventriculi 胃の漿膜.
t. serosa vesicae biliaris [NA] 胆嚢漿膜.
t. serosa vesicae felleae 胆嚢の漿膜.
t. serosa vesicae urinariae 膀胱の漿膜.
t. spongiosa [L/TA] 海綿層, = spongy layer [TA].
t. submucosa 粘膜下層.
t. uveae ブドウ膜.
t. vaginalis [TA] ① 精巣鞘膜, = tunica vaginalis testis [L/TA]. ② 鞘膜, = tunica vaginalis communis.
t. vaginalis communis 総鞘膜.
t. vaginalis testis [L/TA] 精巣鞘膜, = tunica vaginalis [TA].
t. vasculosa [L/TA] 血管膜, = vascular layer [TA].
t. vasculosa bulbi [L/TA] ① 眼球血管膜(ブドウ膜), = vascular layer of eyeball [TA]. ② 眼球脈管膜.
t. vasculosa lentis 水晶体血管膜.
t. vasculosa oculi 眼球脈管膜.
t. vasculosa testis 精巣血管層.
t. vitrea 硝子体膜.

tunicae funiculi spermatici 精索と精巣の被膜．
tunicary hernia 粘膜ヘルニア，＝mucosal hernia．
tu·ni·cate [tjú:nikèit, -kàt] 被嚢類，＝*Urochordata*．
tu·ni·cin [tjú:nisin] ツニシン（動物体壁に含まれるセルロース類似糖質）．
tu·ni·cle [tjú:nikl] 薄膜．
tun·ing [tjú:niŋ] ① 調音，調律．② 同調［医学］．
t. curve チューニング曲線．
t. fork 音叉［医学］（聴力の気導と骨導の検査に用いる）．
t. fork oscillator 音叉発振器（音叉を利用して，その振動数を同じかまたは倍数の周波数の波動を得る装置）．
t. fork test 音叉検査［医学］．
tu·nis·i·an fe·ver [t(j)u:níʒiən fí:vər] ＝eruptive fever．
tunivar oil マグロ肝油．
tun·nel [tʌ́nəl] トンネル．
t. anemia トンネル貧血［医学］（十二指腸虫性貧血）．
t. cell トンネル細胞，＝rods of Corti．
t. disease ① トンネル病（十二指腸虫病），＝tunnel anemia．② 隧道病（① 圧搾空気病．② 十二指腸虫症）．
t. graft 管状移植片，＝rope graft．
t. infection トンネル感染［医学］．
t. motor （運動器成形組織），＝plastic motor．
t. radial bundle トンネルラセン神経束．
t. view トンネル撮影像［医学］．
t. vision 棒視［医学］，トンネル視［医学］（ヒステリーにみられるきわめて狭い視野），＝shaft vision．
t. wound 隧道（トンネル）創（穿通創で，小さい入口と出口とが同大で，一貫して口径が同じもの）．
Tunnicliff, Ruth [tʌ́niklif] タニクリッフ（1876–1946，アメリカの細菌学者）．
T. serum タニクリッフ血清（麻疹に対し免疫したヤギの血清で，麻疹の予防に用いる）．
T. test タニクリッフ試験（麻疹患者から分離した緑色双球菌液を注射する麻疹診断法）．
T. toxin タニクリッフ毒素（麻疹の仮定病原体からつくった毒素で，診断に用いる）．
tun·tun [tʌ́ntən] 鉤虫症，十二指腸虫病，＝ancylostomiasis．
tu·pe·la [tú:pilə] ＝tupelo，tupelo tent．→tent．
tu·pe·lo [tú:pilou] ＝tupela，tupelo tent．→tent．
t. tent ツペロ桿（北アメリカ産ミズキ科 *Nyssa* 属植物の根からつくられた膨張子で，ラミナリア桿と同一の目的に用いられる）．
tup·to·dy·na·mom·e·ter [tʌ̀ptoudàinəmάmitər] 槌打力計（歯科医の用いる充填器の打力を測る器械）．
TUR syndrome 経尿管切除症候群，＝transurethral resection syndrome．
tu·ra·cin [tjú:rəsin] ツラシン（エボシドリの羽に存在する紅色色素で，ポルフィリンの銅塩）．
tu·ra·co·por·phy·rin [tjù:rəkoupɔ́:firin] ツラコポルフィリン（ツラシンの誘導体で，ヘマトポルフィリンに類似の物質）．
tu·ra·co(u) [tjú:rəkou] エボシドリ（南アフリカ産の鳥で，その羽には紅色または緑色の色素が含有されているので，絵具の原料として用いる）．
tu·ra·nose [tjú:rənouz] ツラノース $C_{12}H_{22}O_{11}$ （melezitose の分解により得られる二糖類）．
turban tumor ターバン腫瘍（頭皮の多発性良性上皮腫が頭全部に発生してあたかも頭巾のような分布を示すもの）．
Tur·ba·trix [tə:béitriks] ツルバトリクス属（線虫の一属．この属に含まれる *T. aceti* は酢や発酵してすっぱくなった物質の中にみられる．酢の灌注を受けたヒトの尿中からも検出され，ヒトへの寄生が疑われた）．
Tur·bel·la·ria [tə̀:bəléəriə] 渦虫綱（扁形動物門の一綱）．
tur·bid [tə́:bid] 混濁状の（液体または精神の）．
t. plaque 混濁プラク［医学］．
t. urine 混濁尿［医学］．
t. zone 不透明層［医学］．
tur·bi·dim·e·ter [tə̀:bidímitər] 混濁計，比濁計，濁度計［医学］．
turbidimetric method 比濁法［医学］．
tur·bi·dim·e·try [tə̀:bidímitri] 混濁度測定法，濁度測定［医学］，比濁分析法．形 turbidimetric．
tur·bid·i·ty [tə:bíditi] ① 混濁［医学］．② 不透明度［医学］，混濁度，濁り度．③ 散乱係数．形 turbid．
t. of cornea 角膜混濁［医学］．
t. reaction 混濁反応［医学］．
t. reducing unit 混濁度軽減単位（酸性化したウマ血清を加えたヒアルロネート 0.2mg により発生する混濁がその 0.1mg により生ずるものと同等になすヒアルロニダーゼの量）．
t. test 混濁試験［医学］．
tur·bi·nal [tə́:binəl] ①〔甲〕介，鼻介，＝concha nasalis．② 甲介状の．
t. varix 鼻介静脈瘤［医学］．
tur·bi·nate [tə́:bineit] ① 鼻介骨（甲介骨）．② 洋コマ形の．
t. body 鼻〔甲〕介，＝turbinal．
t. bone 鼻甲介，＝concha nasali，turbinal bone．
t. crest 鼻介稜，＝conchal crest，crista conchalis．
t. scissors 甲介ばさみ（鋏）［医学］．
tur·bi·nat·ed [tə́:bineitid] 頂状の．
t. body 甲介，鼻甲介．
tur·bi·nec·to·my [tə̀:binéktəmi] 鼻介骨切除術．
tur·bi·no·tome [tə́:binətoum] 甲介切除器［医学］，鼻介骨切除器．
tur·bi·not·o·my [tə̀:binάtəmi] 鼻介骨切開術，鼻甲介切除〔術〕［医学］．
tur·bith root [tə́:biθ rú:t] （インドヤラッパ），＝Indian jalap，turpeth．
tur·bo cer·e·bri [tə́:bou séribrai] 松果体，＝corpus pineale，pineal body．
tur·bu·lence [tə́:bjuləns] 乱れ［医学］，乱流（攪乱運動）．形 turbulent．
tur·bu·lent [tə́:bjulənt] 乱流の［医学］．
t. diffusion 乱流拡散［医学］，乱流．
t. flow 乱流［医学］．
t. period 荒暴期［医学］．
Turck, Fenton Benedict [tə́:k] ターク（1857–1932，アメリカの医師）．
T. zone ターク帯（腸管壁の結合織層で，腸管から侵入する細菌が破滅される帯），＝zona transformans．
Türck, Ludwig [tjú:rk] チュルク（1810–1868，オーストリアの耳鼻・神経科医）．
T. bundle チュルク束，＝anterior corticospinal tract．
T. column チュルク柱（前皮質脊髄路）．
T. degeneration チュルク変性（損傷あるいは切断部位から遠位における神経線維の変性，通常，中枢神経系内の変性に用いられる）．
T. trachoma チュルクトラコーマ（乾性喉頭炎），＝laryngitis sicca．
T. tract チュルク路，＝anterior corticospinal tract．
Turcot, Jacques [tə́:kαt] ターコット（1914–1977，カナダの外科医）．
T. syndrome ターコット症候群（多発性腸ポリポーシスと脳腫瘍の合併のまれな形．原因は APC 遺伝子異常もしくはミスマッチ修復遺伝子異常による場合

T

の2種類あることが判明している).

tur·ges·cence [təːʤésəns] 膨満〔状態〕[医学]. 形 turgescent.

tur·gid [tə́ːʤid] 腫れ上がった,膨満した,充血した.

tur·gid·i·za·tion [tə̀ːʤidizéiʃən] 膨満化(液体を注射した結果,組織が硬く腫れ上がること).

tur·go·graph [tə́ːgəgræf] 脈圧計, = sphygmomanometer.

tur·gom·e·ter [təːgámitər] 膨張計.

tur·gor [tə́ːgər] トルゴール,ツルゴール,膨満,緊張感,皮膚の緊張〔感〕[医学].

t. of skin 皮膚の緊張度.

t. pressure 膨圧(植物細胞において細胞膜に対する細胞体内部の圧力で,水を吸収して細胞が腫れた結果生じる).

t. vitalis 血管の正常膨満性.

tur·go·scope [tə́ːgəskoup] トルゴスコープ, = sphygmomanometer.

tur·go·sphyg·mo·scope [tə̀ːgəsfígməskoup] (血圧計), = sphygmomanometer.

tu·ri·cin [tjúːrisin] ツリシン(① シソ科イヌゴマ属 *stachys* 植物(betony)に存在するベタインで,異性体は betonicine と呼ばれる. 化 *d*-4-hydroxyprolinebetaine $C_7H_{13}NO_3$. ② タンニンとグルチニンとからなる止痢薬).

tu·ri·on [tjúːriən] 徒長枝,殖芽.

tu·ri·o·pin [tjúːriəpin] ツリオピン(オーストラリア産松柏類のアルコール抽出物で,気管支病に用いる).

tu·ris·ta [tjuːríːstə] ツリスタ(メキシコ語で旅行者下痢の意).

Türk, Wilhelm [tjúːrk] チュルク(1871–1916,オーストリアの医師).

T. cell チュルク細胞(チュルク刺激型とも呼ばれ形質球に類似し,原形質は強度に塩基性に濃染し,しばしば空胞を含む), = proplasmacyte.

T. irritation cell leukocyte チュルク刺激白血球[医学].

T. irritation leukocyte チュルク白血球(刺激型白血球), = irritation cell, Türk cell.

T. leukocyte チュルク白血球, = Türk cell.

T. solution チュルク液(白血球数算定用希釈液で,氷酢酸1,ゲンチアナ紫の1%液1,水100mL).

Turkestan ul·cer [təːkistǽn ʌ́lsər] タルキスタン潰瘍(サルト人の疾病で,おそらく皮膚リーシュマニア症と同一と考えられる), = Oriental boil.

Turkey-red oil ロート油(硫酸化油 sulfonated oil. 主としてヒマシ油に濃硫酸を作用させ,水酸化ナトリウムで中和したもの), = sulfonated oil.

Turkey-rhubarb ダイオウ[大黄](中国産ではあるがトルコから輸出されたので,このように名づけられた), = rheum.

turkey [tə́ːki] シチメンチョウ(七面鳥).

t. corn (*Dicentra eximia*. 球根は利尿薬に用いられる), = staggerweed.

t. gnat (ブユ[蚋]の一種).

tur·key·pox [tə́ːkipɑks] シチメンチョウ痘.

Turkish bath トルコ浴,トルコ風呂[医学](蒸気浴に続き,按摩および冷水浴).

Turkish manna トレハラマナ, = trehala.

Turkish saddle トルコ鞍, = sella turcica.

Turlington bal·sam [tə́ːliŋtən bɔ́ːlsəm] ツーリングトンバルサム,ターリントンバルサム, = friar's balsam.

Turlock virus ターロックウイルス(ブニヤウイルス科のウイルス).

tur·mer·ic [tə́ːmərik] ウコン[薑黄](根茎に存在するアルカロイド curcumin は染料および指示薬), = *Curcuma longa*.

t. paper 姜黄紙きょおうし(黄色色素クルクミンを吸収させた試験紙で,ホウ酸イオンの検出に用いられ,リトマス紙の代用物), = curcuma paper.

t. test solution クルクマ試薬, = tincture of turmeric.

t. yellow ウコン黄, = curcumin.

tur·me·rol [tə́ːmərɔːl] ツルメロル(ウコン油,またはそのアルコール誘導体).

turn [tə́ːn] 旋回,回転[医学].

t. indicator 旋回計(航空機の旋回する角速度を指示する計器).

t. of life 更年期(閉経).

t. over ねがえり[医学].

t. table 回転板[医学].

turnbuckle cast ターンバックルキャスト.

Turnbull, Alexander [tə́ːnbʌl] ターンブル(1801–1832,スコットランドの医師).

T. tincteur ターンブルチンキ(アコニットの濃厚チンキ剤).

Turnbull blue [tə́ːnbʌl blúː] ターンブルブルー 化 ferrous ferricyanide $Fe_3[Fe_3(C3N_3)]_4$, $Fe_3(FeCN_6)_2$ (第一鉄塩の酸性または中性溶液にフェリシアン化カリウムの溶液を加えるとき生ずる濃青色の沈殿物).

Turner, George Grey [tə́ːnər] ターナー(1877–1951,イギリスの外科医).

T. sign ターナー徴候(急性膵臓炎の徴候で,腰部皮膚に変色を起こす), = Grey Turner sign.

Turner, Henry Hubert [tə́ːnər] ターナー(1892–1970,アメリカの内分泌学者).

T.-Kieser syndrome ターナー・キーサー症候群(遺伝性関節・骨・爪異形成と骨盤骨の隆起発生を合併した疾患).

T. syndrome ターナー症候群[医学](女性の性染色体XXの1つが欠失しているもの. 外見は女性であるが,身長が低く,性腺の無形成または形成不全), = pterygonuchal infantilism, Turner morphological syndrome.

Turner, Joseph George [tə́ːnər] ターナー(1869–1955,イギリスの歯科医).

T. tooth ターナーの歯(永久歯エナメル質の形成異常).

Turner, Sir William [tə́ːnər] ターナー(1832–1916,イギリスの解剖学者).

T. sulcus ターナー溝(頭頂間溝), = sulcus intraparietalis.

Tur·ne·ra [tə́ːnərə] (イギリスの医師,植物学者 W. Turner (1520–1568頃)にちなんで命名されたメキシコ産植物), = damiana.

turn·ing [tə́ːniŋ] 回転(子宮内の胎児の位置を変えるための手技).

t. movement 回転運動[医学].

t. point 回帰点.

t. room 回転室[医学].

t. sensation 回転〔感〕覚[医学].

t. test 回転検査[医学].

turn·key [tə́ːnkiː] 抜歯器.

turn·o·ver [təːnóuvər] ① ターンオーバー,交替(代)[医学],転換,入れ代わり(生体構成物質が動的平衡を保ちながら,たえず新しいものと交替しつつある現象). ②〔代謝〕回転[医学].

t. muscle flap 反転筋弁.

t. number 代謝回転数[医学],回転〔回〕数[医学].

t. rate ① 交代率,回転率[医学]. ② 回転速度.

t. time 交代時間[医学],回転時間[医学].

turn·sick [tə́ːnsik] 旋回病, = staggers.

turn·sol [tə́ːnsəl] リトマス, = litmus.

tur·nus [tə́ːnəs] ツルヌス,定期出現性(ある種の糸状虫のミクロフィラリアが夜間または昼間だけ末梢血中に出現する性質をいう)，= periodicity.

TURP transurethral prostatectomy 経尿道的前立腺切除術の略.

tur·pen·tine [tə́:pəntain] マツヤニ(松脂)，テルペンチン(マツ *Pinus palustris* などの幹から分泌される脂油または樹脂. オレンジ色不透明の物質で，特有の芳香を放つのは，揮発油 oil of turpentine が約32%含有されているためである)，= gum thus, gum turpentine, terebinthina.

t. camphor テレピンチナ(生松脂)ショウノウ，テルペンチンカンフル，= borneol. → bornyl chloride.

t. enema テルペンチン浣腸(石ケン水500mLにオリーブ油40mLとテルペンチン30mLを加えて注腸する).

t. liniment テルペンチン擦剤(テルペンチン35%を含有するバジリ軟膏)，= Kentish ointment, linimentum terebinthinae.

t. oil テレピン油，ターペンタイン油(テルペンチンを蒸留して得られる揮発油で，主としてテルペンを含み，5容のアルコールに易溶)，= oleum terebinthinae, spirits of turpentine.

tur·pen·tole [tə́:pəntoul] 精製石油.

tur·peth [tə́:piθ] ツルペス(ヤラッパに類似する東インド産植物 *Operculina turpethum* の根茎で瀉下薬)，= Indian jalap, turbith root.

t. mineral ツルペスミネラル，= basic mercuric sulfate.

tur·peth·in [tə́:piθin] ターペチン(ターペスから得る配糖体).

turps turpentine テレピン油の略.

tur·quois [tə́:kwɔiz] トルコ石.

tur·ri·ceph·a·ly [tə̀:riséfəli] 塔状頭蓋症，= oxycephaly.

tur·tle [tə́:tl] ウミガメ，スッポン.

t. bacillus タートル菌，カメ結核菌，= *Mycobacterium chelonae*.

t.-back nail 亀甲爪 [医学]，亀甲状彎曲爪.

t. heart 洞房ブロック.

tu·run·da [tərʌ́ndə] ① 栓塞桿. ② 坐薬.

Turyn, Felix [t(j)ú:rin] チュリン(1899生，ポーランドの医師).

T. sign チュリン徴候(坐骨神経痛の場合，足の母指を背反すると殿筋部に疼痛を感ずる).

T

tus tussis せきの略.

tusk [tʌ́sk] 由牙，長牙(ウマの犬歯)，= tush.

tus·sal [tʌ́səl] 咳嗽の，= tussive.

tus·sar silk [tʌ́sər sílk] サクサン(柞蚕)糸.

tus·sic·u·la [təsíkjulə] 軽い咳嗽. 形 tussicular.

tus·sic·u·la·tion [tʌsìkjuléiʃən] 咳嗽，軽咳.

tus·si·do [tʌ́sidou] 咳嗽，= tussis.

Tussilago farfara フキタンポポ(キク科植物. ファルファラ葉の原植物)，= coltsfoot.

tus·sis [tʌ́sis] 咳嗽，= tussido.

t. convulsiva 百日ぜき(咳)，= pertussis, tussis spasmodica, t. strangulans.

tus·sive [tʌ́siv] 咳嗽の，= tussal.

t. fremitus 咳嗽振盪音.

t. squeeze 咳嗽性肺圧縮.

t. syncope 咳性失神 [医学].

tus·sock moth [tʌ́sək mɔ́:θ, máθ] 白痕毛房ガ，ドクガ.

tu·ta·men [tju:téimən] 保護器，保護部. 複 tutamina.

tu·ta·mi·na [tju:téiminə] (tutamen の複数).

t. cerebri 脳保護器(毛髪，頭蓋骨，脳膜など).

t. oculi 眼保護器(瞼，睫毛など).

Tuthill meth·od [tʌ́θil méθəd] タトヒル法. → Butler-Tuthill method.

tu·tin [tjú:tin] ツチン $C_{17}H_{20}O_7$, $C_{15}H_{18}O_6$ (ドクウツギ科植物 *Coriaria ruscifolia*, *C. japonica* に存する配糖体).

tu·to·caine [tjú:təkein] ツトカイン 化3-dimethylamino-1,2-dimethylpropyl *p*-aminobenzoate (ほとんど無臭，わずかな苦味のある局所麻酔薬で，塩酸塩 t. hydrochloride $C_{14}H_{22}O_2N_2 \cdot HCl$ として用いる)，= butamine hydrochloride.

tu·tor [tjú:tər] テュータ(学生の個別的指導を行うものの総称).

tu·to·ri·al [tjutɔ́:riəl] テュートリアル(個人指導).

tut·san [tʌ́tsən] コボウズオトギリ，= *Hypericum androsaemum*, St. John wort.

Tuttle, Edward Gerry [tʌ́tl] タットル(1862-1913，アメリカの婦人科医).

T. mask タットル面(手術中外科医の顔と耳とを覆うような形につくった針金製のマスクをガーゼで包んだもの).

Tuttle, James P. [tʌ́tl] タットル(1857-1913，アメリカの外科医).

T. operation タットル手術(直腸癌1期の切除術).

T. proctoscope タットル直腸鏡(遠位先端に小電球を備え，近位先端にガラス板をはめた管状器具で，付着したゴム管とゴム球を用いて直腸膨大部を拡張するような装置).

Tuttle, Stewart G. [tʌ́tl] タットル(アメリカの内科医).

T. test タットル試験 [医学] (逆流性食道炎の診断法).

TV ① tidal volume 1回換気量の略. ② tuberculin-volutine の略(von Behring の用語).

TVC timed vital capacity 時間肺活量の略.

TVR tourniquet vascular resistance 全血管抵抗の略.

twang [twǽŋ] ① 鼻声. ② 弦音.

Tweed, Charles H. [twí:d] トウィード(1895-1970，アメリカの矯正歯科医).

T. edgewise treatment トウィードエッジワイズ療法.

T. triangle トウィード三角.

tween-brain [twí:n bréin] 間脳，= diencephalon.

tweez·ers [twí:zərz] 毛抜き，鉗子，ピンセット.

twelfth [twélfθ] 第12の.

t. cranial nerve (CN XII) 第XII脳神経(舌下神経).

t. nerve 舌下神経，= nervus hypoglossus.

t.-year molar 12歳臼歯(第二永久臼歯).

twelve-day fever of Nigeria ナイジェリア十二日熱(デング熱様，チフス様発疹とタンパク尿を伴う熱病).

twenty-four-hours urine 24時間尿 [医学].

twenty-nail dystrophy 全爪甲の縦の隆起線.

twiddler syndrome 腕回旋症候群.

twig [twíg] 小枝(血管または神経の終末枝. 静脈についていうことが多い).

twi·light [twáilait] ① 黄昏(たそがれ)，薄明(日の出前または日没後に天空に薄光の現れる現象). ② 暗所.

t. anesthesia (半麻酔状態)，= twilight sleep.

t. arc 微光圏.

t. blindness 黄昏盲 [医学]，= aknephascopia.

t. condition もうろう(朦朧)状態，= dreamy state.

t. sleep 半麻酔状態(無痛分娩の) [医学] (通常スコポラミンとモルフィンとの注射による麻酔法)，= Freiburg method.

t. state もうろう状態 [医学].

t. value 暗所値.

t. vision 黄昏視 [医学]，薄明視，暗所視，= scotopic vision.

twin [twín] 双胎〔児〕[医学], 双子(ふたご), 双生子.
t. birth 双胎分娩 [医学].
t. cone 双錐体.
t. elements 双子元素(原子量と性質が相似している1対の元素).
t. gestation 双胎妊娠 [医学].
t. labor 双胎分娩 [医学].
t. method 双胎児法 [医学], 双生児法, 双胎法(双胎の発達を連続的に追究する研究法).
t. monster 双体奇形, = double monster.
t. placenta 双胎胎盤.
t. pole 双極(ラセン線維のある神経細胞のラセンと直線線維の出る点).
t. pregnancy 双胎妊娠 [医学].
t. reversed arterial perfusion sequence (TRAP) 双胎児動脈血逆流症.
t. study 双胎児研究 [医学].
t. teeth 双生歯 [医学].
t.-to-twin transfusion syndrome (TTTS) 双胎間輸血症候群(一卵性双胎は胎盤が1つの場合が多く, 胎児間での輸血現象が起こり体重や発達に隔差が生じることがある. 供血児は貧血となり, 受血児は多血症となる), = fetal transfusion syndrome, twin transfusion syndrome.
t.-twin transfusion 双胎児輸血.
twinge [twínʤ] 激痛, 刺痛.
Twining, William [twáiniŋ] トワイニング(1813-1848, インドに住んだイギリスの医師).
T. pill トワイニング丸(甘汞, 水銀軟膏, 吐根とを含有する丸薬).
twin·ning [twíniŋ] 双胎形成 [医学], 双晶形成(分裂して1対の相対構造をつくること).
t. axis 双晶軸.
t. plane 双晶面.
twist [twíst] より(捻).
twisted bowel 捻転腸 [医学].
twisted hair 縮毛症, = pili torti.
twisted heart 捻転心, = tochocardia.
twisted nose 斜鼻 [医学].
twisted suture ①より糸, 縫合糸. ②8字状縫合, 兎唇縫合, まつり縫合 [医学].
twisted tooth 捻転歯 [医学], = rotated tooth.
twisted tubule ねじれ細管 [医学].
twist·er [twístər] (鼻捻器, 唇捻器), = twitch-up.
twisting of bowel 腸捻転 [医学].
twitch [twíʧ] 単攣縮 [医学], 単収縮, 攣縮(筋が瞬間的な刺激を与えられたとき, 収縮が最大値に達してから弛緩して再びもとに戻るまでの過程で, 単純な筋運動の単位), = jerk.
t. curve 単攣縮曲線 [医学].
t.-grass ハマムギ(コムギ属植物の根茎と根の抽出物は膀胱炎に用いられた), = couch-grass, triticum.
t.-up 鼻捻器, 唇捻器(ウマの保定をする際, 鼻または唇を圧迫するために用いる器具).
twitch·ing [twíʧiŋ] 単攣縮, 単収縮, = twitch.
twixt-brain [twíkst bréin] 間脳, = tween-brain.
two [tú:] 二の.
t. antibodies solid phase method 二抗体固相法. ↔ single antibody solid phase method.
t. antibodies solid phase technique 二抗体固相法.
t. antibody method 二抗体法 [医学].
t. bath dyeing 二浴染め [医学].
t.-bellied muscle [TA] 二腹筋, = musculus biventer [L/TA].
t.-cell bath 電気2槽浴 [医学].
t.-cell pattern 二細胞パターン [医学].
t. chambered right ventricle 右室二腔症 [医学].
t.-dimension-three-dimension phenomenon 二次元-三次元現象.
t.-dimensional chromatography 二次元クロマトグラフィ.
t.-dimensional double immunodiffusion 二次元二重免疫拡散法.
t.-dimensional echocardiography 断層心エコー図法.
t.-dimensional immunoelectrophoresis 二次元免疫電気泳動〔法〕(電気泳動による分離と免疫電気拡散法とを組み合わせた方法), = crossed immunoelectrophoresis.
t.-dimensional single immunodiffusion 二次元単純免疫拡散法.
t.-factor cross 二因子交雑 [医学].
t.-fold serial dilution 2倍系列希釈〔法〕[医学], = two-fold dilution.
t. glass test 2杯〔分〕尿法, 二杯試験, = Thompson test.
t.-headed muscle [TA] 二頭筋, = musculus biceps [L/TA].
t.-host tick 二宿主性マダニ.
t.-joint muscle 二関節筋.
t.-layered ectoderm 二層外胚葉(幼胚の胚種および表皮からなる).
t.-liquid manometer 二液圧力計(U字管圧力計の感度を高めるために密度の異なる2種の液体を用い, その高さの差から圧力の差を測定する微差圧力計の一種).
t. patch method 二枚パッチ法 [医学].
t.-phase sampling 二相抽出法.
t.-phase voiding 2段排尿.
t.-point discrimination (TPD) 二点識別 [医学], 二点識別覚, 2点〔圧痛〕区別.
t.-point discriminator 2点識別器 [医学].
t.-point gait 2点歩行 [医学].
t.-point threshold 2点識別閾値 [医学].
t. pole 二端子.
t. refrigerant system 二元冷凍法 [医学].
t.-side cross 交差 [医学].
t.-side descent 2系出系 [医学].
t.-side test 両側検定 [医学].
t. signal hypothesis 2シグナル仮説(B細胞の抗体産生には抗原刺激(シグナル1)とT細胞からの刺激(シグナル2)が必要だという考え方).
t.-stage amputation 二期切断.
t.-stage disease 二相性疾患, = biphasic d..
t.-stage sampling 二段抽出法 [医学].
t.-state character 二相性状 [医学].
t.-step exercise test 二階段運動試験.
t.-step test 二階段試験 [医学](負荷心電図検査に際しての運動試験で, 高さ9インチの2つの階段を1.5分間に年齢, 性, 体重によって定められた回数だけ昇降させて観察する), = Master (two step) test.
t.-syllable babble 二連語 [医学].
t.-symbol code 2記号コード [医学].
t.-tail test 両側検定.
t.-way 二重, 二元, 複式.
t.-way catheter 複筒カテーテル(子宮用) [医学].
t.-way classification 二重分類〔法〕[医学], 二元配置法.
t.-way control chart 二方管理図, 複式管理図.
t.-way layout 二元配置法.
t.-way mixed lymphocyte reaction 二方向混合リンパ球反応(混合リンパ球培養においてX線照射処置し, 抗原の反応と増殖度をみるものを一方向混合リンパ球反応といい, それに対しX線照射無処置の場合の反応をいう).

t.-winged fly 双翅(そうし)目(双翅目に属する昆虫を指す). → Diptera.

t.-word sentences 二語文〔医学〕.

Twort, Frederick William [twɔ́:t] ツオート(1877–1950, イギリスの細菌学者).

T.-d'Hérelle phenomenon ツオート・デレル現象(バクテリオファージによる細菌の溶菌).

T. phenomenon ツオート現象, = d'Hérelle phenomenon.

TX thromboxane トロンボキサンの略.

Ty type 型の略.

ty reflex タイ反射(幼児が驚いたとき母体を抱く反射で, 姿勢反射および防御反射に同じ).

ty·ba·mate [táibəmeit] チバメート ㊗ 2-methyl-2-propyltrimethylenebutylcarbamate carbamate (精神安定薬).

ty·chas·tics [taikǽstiks] 産業災害科学.

tying forceps 結紮用摂子.

tyle [táil] べんち(胼胝), = callosity.

ty·lec·to·my [tailéktəmi] 局所部切除〔術〕.

tyl·i·on [tíliən] チリオン(正中線における視神経溝の前縁点). 複 tylia.

tyl·lith·in [tíliθin] (アセチルサリチル酸リチウム), = lithium acetylsalicylate.

tyl·ma·rin [tílmərin] チルマリン ㊗ acetyl-orthocumaric acid (リウマチ治療薬).

ty·lo·ma [tailóumə] たこ〔医学〕, べんち(胼胝)〔医学〕, 仮骨, = callosity, callus.

Tylophora asthmatica (南アジア産植物. 催吐薬に用いる).

ty·loph·o·rine [tailáfərin] チロホリン $C_{24}H_{27}NO_4$ (*Tylophora asthmatica* に存在する催吐性アルカロイド).

ty·lo·sis [tailóusis] ①べんち(胼胝)(たこ). ②典型的結核症. 複 tyloses. 形 tylotic.

t. buccalis (頬白斑), = leukoplakia buccalis.

t. ciliaris 眼瞼肥厚症, = pachyblepharosis.

t. linguae 口腔白斑症, = leukoplakia linguae.

t. palmaris et plantaris 掌蹠角化症, = keratosis palmaris et plantaris.

ty·los·i·tas [tailásitəs] べんち(胼胝)〔症〕.

t. symmetrica hallucis 母指相対性べんち(胼胝)〔症〕.

ty·lot·ic [tailátik] べんち(胼胝)〔性, 状〕〔医学〕.

tylotrich hair 最剛毛〔医学〕.

ty·lox·a·pol [tailáksəpɔ:l] チロキサポール ㊗ polymer of *p*-(1,1,3,3-tetramethylbutyl) phenol with ethyleneglycol and formaldehyde (洗剤).

tymogen granule 酸素原果粒〔医学〕.

tympan- [timpən] 鼓室あるいは鼓膜との関係を表す接頭語, = tympani-, tympano-.

tym·pa·nal [tímpənəl] 鼓室の, 鼓膜の〔医学〕, = tympanic.

t. organ 鼓膜器.

tym·pa·nec·to·my [tìmpənéktəmi] 鼓室切開術, 鼓膜〔全〕切除〔医学〕.

tympani- [timpəni] 鼓室あるいは鼓膜との関係を表す接頭語, = tympan-, tympano-.

tym·pan·ia [timpǽniə] 鼓脹, = tympanites.

t. uteri 子宮鼓脹, = putrescentia uteri.

tym·pan·ic [timpǽnik] 鼓室の, 鼓室〔性〕〔医学〕.

t. abscess 鼓室性膿瘍〔医学〕.

t. angle 鼓室角.

t. antrum 鼓室洞.

t. aperture of canaliculus for chorda tympani [TA] 鼓索小管鼓室口, = apertura tympanica canaliculi chordae tympani [L/TA].

t. artery inferior 下鼓室動脈〔医学〕.

t. attic 上鼓室(陥凹), = recessus epitympanicus.

t. body [TA] ①頸静脈小体*, = glomus jugulare [L/TA]. ②鼓室体(鼓室小管内の鼓室神経膨大部), = tympanic gland.

t. bone 鼓室小骨(鼓室骨の部分の名称), = annulus tympanicus.

t. border 鼓膜縁〔医学〕.

t. canal 鼓室管(側頭骨錐体部下面にある管で, 舌咽神経の鼓室枝を通すもの).

t. canaliculus [TA] 鼓室神経小管, = canaliculus tympanicus [L/TA].

t. cavity [TA] 鼓室, = cavitas tympani [L/TA].

t. cell(s) [TA] ①鼓室蜂巣(鼓室壁の陥凹), = cellulae tympanicae [L/TA]. ②鼓室洞.

t. enlargement [TA] 鼓室膨大, = intumescentia tympanica [L/TA].

t. ganglion [TA] ①鼓室神経節, = ganglion tympanicum [L/TA]. ②鼓室神経叢.

t. gland 鼓室腺(ヤコブソン神経上にある鼓室小管内の小赤色塊をいう).

t. groove 鼓膜溝.

t. incisure 鼓膜切痕〔医学〕.

t. inflation 耳管通気〔医学〕.

t. insufflation 耳管通気〔法〕〔医学〕.

t. lamella [TA] 鼓室板*, = lamella tympanica [L/TA].

t. lip [TA] 鼓室唇(ラセン板縁鼓室唇), = labium limbi tympanicum [L/TA].

t. membrane [TA] 鼓膜, = membrana tympanica [L/TA].

t. membrane retraction 鼓膜陥凹〔医学〕.

t. nerve [TA] 鼓室神経, = nervus tympanicus [L/TA].

t. neuralgia 鼓室神経痛〔医学〕.

t. notch [TA] 鼓膜切痕, = incisura tympanica [L/TA].

t. opening [TA] 耳管鼓室口, = ostium tympanicum tubae auditivae [L/TA], ostium tympanicum tubae auditoriae [L/TA].

t. opening of auditory tube 耳管鼓室口〔医学〕.

t. opening of canaliculus for chorda tympani 鼓索小管鼓室口.

t. part [TA] 鼓室部, = pars tympanica [L/TA].

t. part of temporal bone 鼓室部(側頭骨の), = pars tympanica ossis temporalis.

t. plate 鼓室板(外耳道の側壁と床とをなす骨板).

t. plate of temporal bone 側頭骨鼓室板.

t. plexus [TA] 鼓室神経叢, = plexus tympanicus [L/TA].

t. resonance 太鼓共鳴音, 鼓脹音.

t. ring [TA] 鼓室輪(生下時にみられる不完全骨性の輪状体で, 将来側頭骨の鼓室部に発育する), = anulus tympanicus [L/TA].

t. roof 鼓室蓋, = tegmen tympani.

t. scute 鼓室盾〔医学〕.

t. sinus 鼓室洞, = sinus tympani.

t. sulcus [TA] 鼓膜溝, = sulcus tympanicus [L/TA].

t. surface [TA] ①鼓室階面*, = paries tympanicus [L/TA]. ②鼓室階壁.

t. swelling 鼓室神経膨大部, = intumescentia tympanica.

t. tegmen 鼓室蓋〔医学〕.

t. trephine 鼓膜穿孔器〔医学〕.

t. veins [TA] 鼓室静脈, = venae tympanicae [L/TA].

t. wall 鼓室階壁〔医学〕.

tym·pan·i·chord [tímpənikɔ:d] 鼓索〔神経〕, = nervus chorda tympani. 形 tympanichordal.

tym·pa·nic·i·ty [tìmpənísiti] 鼓膜性，鼓音性〔医学〕.
tym·pan·i·on [timpǽniən] 鼓室点，ティンパニオン（鼓室輪の最高点 upper tympanion および最低点 lower tympanion）.
tym·pa·nism [tímpənizəm] 鼓脹（腸）〔医学〕（特に腹部の），= meteorism，tympanites.
tym·pa·ni·tes [tìmpənáiti:z] 鼓脹〔症〕，= meteorism.
t. peritonei 腹腔鼓脹，= meteorismus peritonealis，pneumoperitoneum.
t. uteri 子宮鼓脹症，= physometra.
t. ventriculi 胃鼓脹.
tym·pa·nit·ic [tìmpənítik] 鼓脹性の，鼓音性〔の〕〔医学〕.
t. abscess 含気性膿瘍，= abscessus flatuosus.
t. dullness 鼓濁音〔医学〕.
t. resonance 鼓性共鳴音〔医学〕（① 胃，腸などの含気器官を打診するときに聴かれる音楽様共鳴音. ② 共鳴と鼓腸との混合した共鳴音），= bandbox resonance，hyperresonance，Skoda resonance.
t. sound 鼓音〔医学〕.
tym·pa·ni·tis [tìmpənáitis] 中耳炎，鼓室炎，= otitis media.
tympano– [timpənou, –nə] 鼓室あるいは鼓膜との関係を表す接頭語，= tympan–，tympani–.
tym·pa·no·cen·te·sis [tìmpənousentí:sis] 鼓膜穿刺.
tym·pa·no·cer·vi·cal [tìmpənousə́:vikəl] 鼓室頸部の.
tym·pa·no·eu·sta·chi·an [tìmpənounju:stéikiən] 鼓室耳管の.
tym·pan·o·gram [tímpənəgræ̀m] ティンパノグラム.
tym·pa·no·hy·al [tìmpənouháiəl] 鼓室舌骨の.
t. bone 鼓室舌骨.
tym·pa·no·lab·y·rin·tho·pexy [tìmpənoulæ̀birìnθəpéksi] 鼓室迷路固定術（耳硬化症による進行性難聴の外科的療法として，新鼓室系を迷路瘻管に接合する方法. Sourdille）.
tym·pa·no·mal·le·al [tìmpənəmǽliəl] 鼓室ツチ骨の.
tym·pa·no·man·dib·u·lar [tìmpənoumændíbjulər] 鼓室下顎の.
t. cartilage 鼓室下顎軟骨，= Meckel cartilage.
tym·pa·no·mas·toid [tìmpənəmǽstɔid] 鼓室乳〔様〕突〔起〕の〔医学〕.
t. fissure [TA] 鼓室乳突裂，= fissura tympanomastoidea [L/TA].
t. suture 鼓室乳突接合部〔医学〕.
tym·pa·no·mas·toi·dec·to·my [tìmpənoumæ̀stɔidéktəmi] 鼓室乳突削開術，= radical mastoidectomy.
tym·pa·no·mas·toid·i·tis [tìmpənoumæ̀stɔidáitis] 鼓室乳突炎〔医学〕.
tympanomeatal (skin) flap 外耳道〔皮膚〕鼓膜弁〔医学〕（鼓室形成術における皮弁の処理法）.
tym·pa·nom·e·try [tìmpənámitri] 鼓膜聴力検査〔医学〕，ティンパノメトリー（音エネルギーに対する抵抗を測定し，聴覚路の障害を検査する方法の一つ）.
tym·pa·no·pho·nia [tìmpənoufóuniə] 耳鳴り，= tinnitus aurium.
tym·pa·noph·o·ny [tìmpənáfəni] 自声強聴，= autophony.
tym·pa·no·plas·ty [tímpənəplæ̀sti] 鼓室形成〔術〕〔医学〕.
tym·pa·no·scle·ro·sis [tìmpənouskliəróusis] 鼓膜硬化〔症〕〔医学〕.
tym·pa·no·sis [tìmpənóusis] 鼓脹症，= tympanites.
tym·pa·no·squa·mo·sal [tìmpənouskweimóusəl] 鼓室輪側頭骨鱗状部の.
tympanosquamous fissure [TA] 鼓室鱗裂，= fissura tympanosquamosa [L/TA].
tym·pa·no·sta·pe·di·al [tìmpənoustəpí:diəl] 鼓室アブミ骨の.
t. syndesmosis [TA] 鼓室アブミ骨結合，= syndesmosis tympanostapedialis [L/TA].
tympanostomy tube 中耳腔換気用チューブ.
tym·pa·no·sym·pa·thec·to·my [tìmpənousìmpəθéktəmi] 鼓室交感神経切除術（耳鳴りの療法として行う鼓室内側の交感神経叢の切除）.
tym·pa·no·tem·po·ral [tìmpənətémpərəl] 鼓室側頭の.
tym·pa·not·o·my [tìmpənátəmi] 鼓膜切開術，鼓膜開放〔医学〕，鼓膜穿刺，= myringotomy.
tym·pa·nous [tímpənəs] 鼓脹の，= tympanitic.
tym·pa·num [tímpənəm] 鼓室〔医学〕，中耳（鼓膜を指すこともある）. 複 tympana，tympanums. 形 tympanic.
tym·pa·ny [tímpəni] 鼓脹，鼓音，= tympanites.
Tyndall, John [tíndəl] チンダル（1820–1893，アイルランドの物理学者）.
T. light チンダル光線（気体または液体中に浮遊する粒子により反射または散乱する光線）.
T. phenomenon チンダル現象〔医学〕（均一相をなす透明物質内に多数の粒子が散布される場合，これに入る光線は粒子による散乱を生じ，入射光に対し傾いた方向から見ると，光線の通路が濁って見える現象）.
tyn·dal·li·za·tion [tìndəlizéiʃən] チンダル間欠滅菌法（加熱した後数時間をおいて再加熱する方法で，これは未成熟の胞子を容易に撲滅し得る成熟型に発育させるためである），= intermittent sterilization.
type [táip] ① 型，体型，様式. ② 部門，小門，類. ③ 活字（活版印刷用の）.
t. Ⅰ cells Ⅰ型肺胞上皮細胞.
t. Ⅱ cells Ⅱ型肺胞上皮細胞.
t. Ⅲ punctate palmoplantar keratoderma Ⅲ型掌蹠点状角化症，= acrokeratoelastoidosis.
t. A atrophic gastritis A 型萎縮性胃炎（主に胃体部，胃底部に病変を形成し，抗壁細胞抗体が高率に認められる慢性胃炎. 時に悪性貧血を合併することがあり，自己免疫的な発症機序が推定されている）.
t. A behavior タイプ A 行動（1960年代にアメリカのカリフォルニアで行われた健康調査で明らかにされた競争心，攻撃的などの行動特性. 狭心症，心筋梗塞のリスクファクターとして重視される）.
t. A encephalitis 嗜眠性脳炎，= Vienna type.
t. analysis タイプ分析〔医学〕.
t. and screen (T & S) タイプアンドスクリーン（ABO 式血液型と Rh(D) 式血液型，および不規則性抗体スクリーニングを行うこと）.
t. B behavior タイプ B 行動（タイプ A 行動とは正反対の行動パターンを示す. 内向的な目立たないタイプ）.
t. B encephalitis B 型脳炎，= Japanese encephalitis.
t. C encephalitis C 型脳炎，= St. Louis encephalitis.
t. F hemoglobin 胎児型ヘモグロビン（アルカリ耐性）.
t. genus 基準属.
t. locality 基準産地.
t. metal 活字合金（鉛，アンチモン，スズの合金）.
t. of medical practice 医業形態〔医学〕.
t. of pharmaceutical preparation 製剤の種類〔医学〕.

T

t. of respiration 呼吸型〔医学〕.
t. S hemoglobin 鎌状赤血球ヘモグロビン(電気泳動的異常).
t. species 基準種, 模式種, 標準型〔医学〕.
t. specific 型特異性の.
t. specific polysaccharide 型特異性多糖類(肺炎球菌の莢膜物質に存在するもので, 同型菌の免疫血清とのみ特異的に沈降反応を示し, 肺炎球菌の型を表徴する物質).
t. specificity 型特異性〔医学〕(ヒトの異なる赤血球, あるいは微生物の菌種のなかで異なる抗原特異性を示す場合を型特異性と呼ぶ).
t. specimen 基準標本〔医学〕, 模式標本.
t. strain 基準株〔医学〕, 標準菌株.
ty·pem·bry·o [taipémbriou] (型質が明瞭に発育した時期の胚子).
Ty·pha [táifə] ガマ[蒲]属(ガマ科の一属で, その花粉ガマオウ[蒲黄]は消炎性利尿薬).
T. angustifolia ヒメガマ, = narrow-leaf cattail.
T. latifolia ガマ, = common cattail.
Ty·pha·ce·ae [taiféisii:] ガマ科.
ty·phase [táifeiz] チフス菌溶解酵素.
ty·phe·mia [taifí:miə] チフス菌血症.
ty·phia [táifiə] 腸チフス, = typhoid fever.
ty·phic [táifik] ① 腸チフスの. ② 発疹チフスの.
t. corpuscle チフス小体(パイエル板の変性上皮細胞).
ty·phin·ia [taifíniə] 回帰熱, = relapsing fever.
typh·i·za·tion [tìfizéiʃən] (発疹チフス毒素により病的状態を実験的に誘発すること).
typh·la·to·nia [tìflətóuniə] → typhlatony.
typh·lat·o·ny [tiflǽtəni] 盲腸無力症, 盲腸弛緩症〔医学〕, = typhlatonia.
typh·lec·ta·sis [tifléktəsis] 盲腸拡張症〔医学〕, 盲腸肥大症.
typh·lec·to·my [tifléktəmi] 盲腸切除〔術〕〔医学〕.
typh·len·ter·i·tis [tiflèntiráitis] 盲腸小腸炎.
typh·li·tis [tifláitis] 盲腸炎〔医学〕(俗に虫垂炎の意味に用いられることもある).
t. stercoralis 糞便性盲腸炎, 糞石性盲腸炎.
typhlo- [tiflou, -lə] 盲腸または盲目との関係を表す接頭語.
typh·lo·al·bu·min·u·ria [tìflouæ̀lbjuminjú:riə] 盲腸性タンパク尿症.
typh·lo·at·o·ny [tìflouǽtəni] 盲腸無力症, 盲腸弛緩症, = typhlatony.
typh·lo·cele [tífləsi:l] 盲腸ヘルニア, = cecocele.
typh·lo·cel·lu·li·tis [tìflousèljuláitis] 盲腸周囲炎.
typh·lo·cho·le·cys·ti·tis [tìfloukòulisistáitis] 盲腸性胆嚢炎.
typh·lo·co·li·tis [tìfloukouláitis] 盲腸結腸炎〔医学〕.
typh·lo·dic·li·di·tis [tìfloudìklidáitis] 回盲弁炎.
typh·lo·em·py·e·ma [tìflouèmpaií:mə] 盲腸性膿腹膜症.
typh·lo·en·ter·i·tis [tìflouèntiráitis] 回盲炎.
typh·lo·hep·a·ti·tis [tìflouhèpətáitis] 伝染性腸肝炎(シチメンチョウの), = enterohepatitis.
typh·loid [tífloid] 盲目の.
typh·lo·lex·ia [tìfləléksiə] 失読症, = word blindness.
typh·lo·li·thi·a·sis [tìfloulìθáiəsis] 盲腸結石症.
typh·lol·o·gy [tiflálədʒi] (盲目または失明に関する学問).
typh·lo·meg·a·ly [tìfləmégəli] 盲腸巨大〔症〕〔医学〕.
typh·lon [tíflɑn] 盲腸, = cecum.
typh·lo·pex·ia [tìfləpéksiə] 盲腸固定術.
typh·lo·pexy [tífləpeksi] 盲腸固定術〔医学〕.
typh·lop·to·sis [tìfloutóusis, -lɑpt-] 盲腸下垂症〔医学〕.
typh·lor·rha·phy [tiflɔ́:rəfi] 盲腸縫合術〔医学〕.
typh·lo·sis [tiflóusis] 盲, 盲目, 失明.
typh·lo·ste·no·sis [tìfloustinóusis] 盲腸収縮, 盲腸狭窄症〔医学〕.
typh·los·to·my [tiflástəmi] 盲腸瘻〔造設〕術〔医学〕, 盲腸切開〔術〕〔医学〕.
typh·lo·ter·i·tis [tìfloutiráitis] 盲腸炎, = typhlenteritis.
typh·lot·o·my [tiflátəmi] 盲腸切開術.
typh·lo·trans·os·to·my [tìfloutrænsástəmi] 盲腸横行結腸吻合術.
typh·lo·u·re·ter·os·to·my [tìfloujùri:tərástəmi] 盲腸尿管吻合術.
typh(o)- [taif(ou), -f(ə)] 腸チフスまたは発疹チフスとの関係を表す接頭語.
ty·pho·bac·il·lo·sis [tàifoubæ̀silóusis] 腸チフス菌毒症(チフス菌の毒素による中毒症. Landouzy).
t. tuberculosa 結核性チフス菌毒症(腸チフス様症状を呈する血行性結核症), = sepsis tuberculosa acutissima.
ty·pho·bac·ter·in [tàifəbǽktirin] 腸チフスワクチン.
ty·pho·diph·the·ria [tàifoudifθí:riə] 腸チフスジフテリア.
ty·pho·gen·ic [tàifədʒénik] 腸チフス発生の, 発疹チフス発生の.
ty·pho·he·mia [tàifouhí:miə] 敗血症.
ty·phoid [táifɔid] ① 腸チフス. ② 発疹チフス様の. ③ チフス〔の〕〔医学〕. 形 typhoidal.
t. abdominalis 腸チフス.
t. bacillus チフス菌〔医学〕, = *Salmonella* Typhi.
t. carrier チフス菌保菌者〔医学〕.
t. encephalitis チフス性脳炎(チフス菌の感染による).
t. facies チフス顔ぼう.
t. fever チフス熱〔医学〕, 腸チフス(チフス菌による疾患で, 経口感染し, 腸管粘膜を通過してパイエル板より侵入し菌血症を起こす. 発熱は階段状に上昇し稽留する. 比較的徐脈, 脾腫, バラ疹, 鼓腸などを特徴とする), = enteric fever, typhus abdominalis.
t. Mary (メリーと称するアイルランド系アメリカ人の家政婦で, 長年期にわたり腸チフスを保菌し, 多数の家庭へ疾病を伝搬し, 約70歳の高齢に達した).
t. nodules チフス結節(腸チフス患者の腸リンパ小節や肝臓にみられる特徴的小節で, 大食細胞および壊死細胞からなる).
t.-paratyphoid A and B vaccine 腸チフス・パラチフス A および B の混合ワクチン, = TAB vaccine.
t.-paratyphoid vaccine 腸チフス・パラチフス〔混合〕ワクチン〔医学〕.
t. pellagra チフス様ペラグラ, = typhus pellagrosus.
t. peritonitis チフス性腹膜炎.
t. pleurisy チフス様胸膜炎.
t. pneumonia 肺チフス〔医学〕.
t. reaction チフス反応, = Gruber-Widal reaction.
t. residue チフス菌残渣. → Vaughan, Victor Clarence.
t. rib チフス性肋骨(腸チフスに続発する肋骨骨髄炎).
t. spine チフス性脊椎炎〔医学〕, チフス脊椎(腸チフスに併発する脊椎骨髄炎の結果発現する脊柱の疼痛).
t. spondylitis チフス脊椎, = typhoid spine.
t. spot 腸チフス斑, = rose sign.
t. state チフス様状態〔医学〕.
t. triangle チフス三角〔医学〕(舌の).

t. vaccination 腸チフス〔・パラチフス〕予防接種〔医学〕.

t. vaccine 腸チフスワクチン(腸チフス菌の加熱滅菌したものの浮遊液で, 1mL 中に含有されている菌数は 10 億を超えるものと規定されている), = vaccinum typhosum.

ty·phoi·dette [tàifɔidét] 軽症腸チフス.

ty·phoi·din [taifɔ́idin] タイホイジン(Gay と Force が1914年につくった腸チフス菌の濃縮液で, グリセリン肉汁の培養物を約1/10量に蒸発させ, 腸チフスの診断試験に用いる).

t. test タイホイジン試験(腸チフス診断法の一つで, タイホイジンを皮内注射してその反応の有無を観察する), = Gay–Force test.

ty·pho·lum·bri·co·sis [tàifoulʌ̀mbrikóusis] チフス様回虫症.

ty·phol·y·sin [taifálisin] 腸チフス菌溶解素.

ty·pho·ma·lar·i·al [tàifouməléəriəl] チフス様マラリアの.

typhomalarian fever = Rocky Mountain spotted fever.

ty·pho·ma·nia [tàifouméiniə] チフスせん(譫)妄〔医学〕, チフス性せん言, = acute mania, Bell mania, muttering delirium.

ty·pho·nia [taifóuniə] = typhomania.

Typhonium trilobatum (サトイモ科, リュウキュウハンゲ属多年草. インドからオーストラリアに分布. 民間薬).

ty·phoon [taifú:n] 台風(北太平洋西部に現れる熱帯性暴風).

ty·pho·pal·u·dism [tàifoupǽljudizəm] チフス様マラリア, = typhoremittent fever.

typhoparatyphoid vaccine 腸チフス・パラチフスワクチン(腸チフス, パラチフスA菌およびB菌に対する不活化混合ワクチン).

ty·pho·phor [táifəfɔ:r] チフス保菌者, = typhoid carrier.

ty·pho·pneu·mo·nia [tàifounju:móuniə] チフス肺炎〔医学〕.

ty·pho·pro·tein [tàifoupróuti:n] チフスタンパク質(数種のチフス菌から得たタンパク質で, 腸チフスの診断用の眼反応試薬).

ty·pho·re·mit·tent [tàifourimítənt] チフス様稽留熱性の(マラリアについていう).

ty·pho·ru·be·loid [tàifourú:bilɔid] 麻疹様チフス.

ty·phose [táifous] 腸チフス性の.

ty·pho·sep·sis [tàifəsépsis] 腸チフス性敗血症.

ty·pho·sis [taifóusis] チフス症.

ty·pho·tox·in [tàifətáksin] 腸チフス菌毒素 $C_7H_{17}NO_2$ (チフス菌の培養液から得られる猛毒性プトマインで, ガジニンの異性体. 下痢, 筋麻痺, 催唾, 散瞳の症状を誘発する).

ty·phous [táifəs] 発疹チフスの〔医学〕.

ty·phus [táifəs] チフス〔医学〕, 発疹チフス〔医学〕(シラミ, ノミ, ダニなどの節足動物を介するリケッチア感染症をいうが, 国によっては発疹チフスだけを意味することも多い. 発熱, 頭痛, 発疹を特徴とする), = camp fever, jail f., ship f..

t. exanthematique 発疹チフス, = exanthematous typhus.

t. fever 発疹チフス〔医学〕(*Rickettsia* 属の発疹チフス群の総称で, 発疹チフス(*R. prowazeki*), 発疹熱(*R. typhi*)がある). → epidemic typhus.

t. icteroides (黄熱病), = yellow fever.

t. laevissimus 軽症性腸熱.

t. mitior 小チフス.

t. pellagrosus ペラグラ性チフス.

t. siderans 電撃性発疹チフス.

t. vaccination 発疹チフス予防接種〔医学〕.

t. vaccine チフスワクチン〔医学〕, 発疹チフスワクチン(発疹チフスリケッチアに対する不活化ワクチン), = Cox vaccine.

typ·ic [típik] 典型的の, 類型的の, 定型的の, = typical.

typ·i·cal [típikəl] 典型的な〔医学〕.

t. amyloidosis 全身〔性〕アミロイド症〔医学〕.

t. antibody 定型抗体〔医学〕.

t. antipsychotic agent 定型抗精神病薬.

t. elements 典型元素(周期表の1, 2, 12〜18族の元素).

t. formula 代表式(化合物の構造を炭素, 水およびアンモニアの3種に分類して示す式).

t. hanging 定型的縊死.

t. host 定型宿主.

t. hyloma 定型髄質腫, = glioma, neuroma.

t. lymphoma (リンパ腫症), = lymphomatosis.

t. mesolepidoma 定形中皮鱗状種(尿生殖器または粘膜の腺腫).

t. seminoma 定型的精上皮腫〔医学〕.

typ·ing [táipiŋ] ① 型別〔医学〕. ② 血液型〔判定法〕(ABO 式血液群以外の血液型を判定する方法).

t. sera タイピング血清(各種血液型検査に用いられる抗血清).

ty·pol·o·gy [taipáləʤi] ① 血液型学. ② 体型学〔医学〕. ③ 病型学.

ty·po·scope [táipəskoup] 読書鏡(弱視または白内障患者の読書鏡).

ty·po·sis [taipóusis] 周期性疾患.

ty·pus [táipəs] 型, = type.

t. ampullaris [L/TA] (膨大型*), = ampullary type [TA].

t. anteponens 前進型(月経の).

t. dendriticus [L/TA] (分岐型*), = branching type [TA].

t. inversus 反対型.

t. melancholicus メランコリー型性格.

t. menstrualis 月経型.

t. postponens 後退型(月経の).

Tyr ① methyl tyrosine メチルチロシンの略. ② tyrosine チロシン(サイロシン)の略.

ty·ra·mine [táirəmi:n] チラミン [化] *p*-hydroxyphenylethylamine(腐敗菌の作用によるチロシンからの分解産物であるプトマインの一つで, アドレナリンの前駆物), = systogene, tocosine, tyrosamine, uteramine.

t. test チラミン試験(Engelman が提唱した褐色細胞腫の診断法で, 褐色細胞腫の患者にチラミンを静注すると著明な血圧上昇を認める).

tyr·an·nism [tírənizəm] 虐待, 淫虐狂.

tyr·ein [táiəri:n] チレイン(乳汁カゼインの凝固物).

ty·rem·e·sis [tairémisis] 凝乳嘔吐〔症〕(乳児の).

ty·re·sin [tairí:sin] チレシン(毒ヘビまたはキノコ類から得られる成分で, ヘビ毒に対する解毒剤といわれる).

ty·ri·a·sis [tiráiəsis] ① 象皮症, = elephantiasis arabum. ② 脱毛症, = alopecia.

tyr·ite [táiərait] (ファガソン石), = fergusonite.

tyro– [tairou, –rə] 乾酪(チーズ)との関係を表す接頭語.

ty·ro·ci·dine [tàirousáidin] チロシジン(チロスライシン tyrothricin の一成分で, 殺菌作用を示し, 提唱された実験式は $C_{63}H_{83}N_{13}O_{13}$).

t. hydrochloride 塩酸チロシジン, = graminic acid.

Tyrode, Maurice Vejux [táiroud] タイロード(1878–1930, アメリカの薬理学者).

T

T. solution タイロード液(Locke 液にマグネシウムを加えた改良液で, NaCl 8.0g, $CaCl_2$ 0.2g, KCl 0.2g, $NaHCO_3$ 1g, dextrose 1g, $MgCl_2$ 0.1g, NaH_2PO_4 0.05g を水1,000mLに溶解したもの), = Ringer-Tyrode solution.

ty·rog·e·nous [tairáʤənəs] 乾酪(チーズ)から誘導される, 乾酪中に発生する.

ty·roid [táirɔid] 乾酪様の, = caseous, cheesy.

ty·ro·leu·cine [tàirouljú:sin] チロロイシン $C_{14}H_{22}N_2O_4$ (分解したアルブミンに存在する物質).

ty·rol·y·sin [tairálisin] チロリシン(tyrothricin を安定化した水溶液).

ty·ro·ma [tairóumə] 乾酪腫〔医学〕(脳の結核腫).

ty·ro·ma·to·sis [tàiroumətóusis] ① 乾酪腫症. ② 乾酪化, = caseation.

ty·ro·pa·no·ate so·di·um [tàiroupənóueit sóudiəm] チロパノエートナトリウム ㊥ sodium 3-butyromido-α-ethyl-2,4,6-triiodohydrocinnamate (胆嚢造影で用いる造影剤).

Ty·roph·a·gus [tairáfəgəs] ケナガコナダニ[毛長粉ダニ]属(日本の人体内ダニ症の病因をなすといわれる).

ty·ros·a·mine [tairásəmi:n] チロサミン, = tyramine.

ty·ro·si·nase [tiróusineis] チロシナーゼ(E.C.1.10.3.1. 動物, 植物, 微生物界に広く存在し, 本酵素遺伝子の変異による機能喪失が白皮症 albinism を起こす).

ty·ro·sine (Tyr) [táirəsin] チロシン, サイロシン ㊥ p-hydroxyphenylalanine $C_9H_{11}NO_3$ (Liebig が1846年に発見した結晶性アミノ酸で, タンパク質を構成する芳香族アミノ酸の一つ).

t. aminotransferase チロシンアミノトランスフェラーゼ(生物に広く存在するチロシン分解の第1段階の酵素).

t. method チロシン法(血液凝固第Ⅰ因子であるフィブリノーゲンの測定法の一つ).

ty·ro·sin·e·mia [tàirousiní:miə] チロシン血症〔医学〕(常染色体劣性遺伝疾患. チロシンの代謝異常を呈する).

ty·ro·si·no·sis [tàirousinóusis] チロシン症〔医学〕(チロシン代謝の障害により, その中間産物 p-hydroxyphenyl pyruvic acid が尿中に排泄され, その異常還元作用により診断される).

ty·ro·sin·u·ria [tàirousinjú:riə] チロシン尿症〔医学〕.

ty·ro·sis [tairóusis] ① 乾酪性変性〔医学〕. ② 凝乳嘔吐症〔医学〕.

ty·ro·sol [táirəsɔ:l] チロソール ㊥ p-oxyphenylpropyl alcohol.

ty·ro·sol·vin [tàirəsálvin] チロソルビン(tyrothricin 0.025%と cetylpyridinum chloride 0.025%, ブドウ糖の5.5%液に混じた抗菌薬).

ty·ro·syl [táirəsil] チロシル基(p-$HOC_6H_4CH_2CH(NH_2)CO$-).

ty·ro·thri·cin [tàirouθráisin] チロスリシン(Dubos が1939年に土壌菌 *Brevibacillus brevis* から得た抗生物質で, gramicidin と tyrocidin との2成分を含む複合体. グラム陽性菌に対する強力な溶菌薬), = soluthricin.

ty·ro·tox·i·con [tàirətáksikan] チロトキシコン ㊥ diazobenzene hydroxide C_6H_5NN-OH (牛乳に存在するプトマイン).

ty·ro·tox·i·co·sis [tàirətàksikóusis] チロトキシコン症, = tyrotoxism.

ty·ro·tox·in [tàirətáksin] チロトキシン(乳汁またはチーズに細菌が作用して生ずる毒素).

ty·ro·tox·ism [tàirətáksizəm] チーズ中毒症, 乾酪中毒症〔医学〕.

Tyrrell, Frederick [tírəl] チレル(1793-1843, イギリスの解剖学者).

T. fascia チレル筋膜(直腸と前立腺との中間にある直腸膀胱筋膜), = Denonvillier fascia, rectovesical fascia.

T. hook チレル鉤(眼科の手術に用いられる細長い鉤).

Tyson, Edward [táisən] タイソン(1649-1708, イギリスの医師, 解剖学者).

T. gland タイソン腺(亀頭および包皮の内面にある皮脂腺で恥脂を分泌する腺).

ty·so·ni·tis [tàisənáitis] タイソン腺炎.

Tyzzer dis·ease [táizər dizí:z] ティザー病(*Clostridium piliforme* の感染で起こる肝や小腸の壊死性疾患で, マウス, ラット, スナネズミ, ウサギ類などの実験小動物のほか, イヌ, ネコ, ウマなどの家畜も罹患する細菌感染症).

TZ tuberculin zymoplastische 酵素形成ツベルクリンの略(アルコール可溶性の結核菌の乾燥残渣物).

Tzanck, Arnault [tsá:ŋk] ツァンク(1886-1954, ロシアの皮膚科医).

T. cells ツァンク細胞.

T. method ツァンク法, = Tzanck test.

T. test ツァンク試験(天疱瘡, ウイルス性水疱などの水疱底より鈍いメスで細胞性材料を集めて塗抹標本をつくり, ギムザ染色を行って鏡検する), = Tzanck method.

tze·tze [tsétsi] ツェツェバエ, = tsetse fly.

U

υ upsilon（ウプシロン．ギリシャ語アルファベット第20字）．→ upsilon.

U ① unit 単位の略．② kilourane 1,000 ウラン単位の略．③ uranium ウランの元素記号（原子番号 92，元素記号 U，原子量 238.0289，比重 18.68，電子数 92，陽子数 92．質量数 234，235，238 をもつ 3 個の同位元素）．

^{235}U uranium-235 質量 235 をもつ放射性ウランの同位元素の記号．

U blood factor U 血液因子（Wiener らにより 1954 年に報告された個人性血液因子で，白人では 100%，黒人では 92.1% の頻度で出現する）．

U-particle 中間子（陽子と電子の中間の質量の素粒子の総称），＝ Yukawa particle, meson, mesotron.

U wave U 波（心電図において T 波に続いて起こる小隆起）．

u-PA urokinase-type plasminogen activator ウロキナーゼ型プラスミノーゲンアクティベーターの略．

UA ① unstable angina 不安定狭心症の略．② uric acid 尿酸の略．

ua·ba·in ［wɑːbéiin, -báːin］ ウワバイン，＝ ouabain.

UAE urinary albumin excretion 尿アルブミン排泄率の略．

uar·thri·tis ［jùːɑːθráitis］ 過尿酸性関節炎（体内に尿酸がうっ滞する痛風）．

ua·te·ri·um ［wətíːriəm］ 点耳用薬剤．

UB unbound bilirubin アンバウンドビリルビン（遊離ビリルビン）の略．

uber·ty ［júːbəti］ 多産力，妊孕性．形 uberous.

ubi pus ［L］（"膿のある所，これを排除せよ" の意味），＝ibi evacua.

ubi·de·car·e·none ［jùːbidikǽrinoun］ ユビデカレノン $C_{59}H_{90}O_4$：863.34（ベンゾキノン-イソプレノイド系代謝性強心薬．うっ血性心不全症状に用いる）．

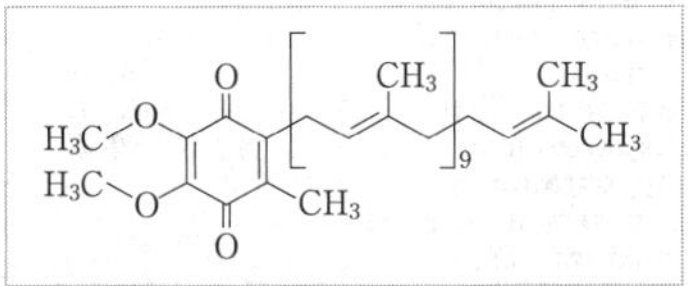

ubiq·ui·nol (Q-H2, H2Q) ［juːbíkwinɔːl］ ユビキノール（2 電子で還元されたユビキノンの型）．

ubiq·ui·none ［juːbíkwinoun］ ユビキノン（補酵素 Q．ベンゾキノン誘導体で呼吸鎖の脂溶性成分として広く生物界に存在する）．

ubiq·ui·tin ［juːbíkwitin］ ユビキチン（リンパ球の分化を誘導し，神経筋伝達にも影響を与えるポリペプチド）．

u.-protease pathway ユビキチン-プロテアーゼ経路．

ubiq·ui·tous ［jubíkwətəs］ ユビキタス（広布の．いつでもどこでもの意）．

u.-species 汎存種．

UBM ultrasound biomicroscopy 超音波生体顕微鏡の略．

ucam·bine ［juːkǽmbin］ ウカンビン，＝ ukambine.

UCG ① ultrasonic cardiography 超音波心臓検査法の略．② ultrasonocardiography 心超音波図の略．③ ultrasound echocardiography 超音波エコー法の略．

Uchida, Yuzaburo ［úʧidə］ 内田勇三郎（1894-1966，わが国の心理学者）．

U.-Kraepelin test 内田・クレペリン精神作業検査．

UCP uncoupling protein 脱共役タンパク質の略．

UCP max 最高尿道閉鎖圧，＝ maximum urethral closure pressure.

UCT ultrasonocardiotomography 超音波心断層法の略．

UCTD undifferentiated connective tissue disease 分類不能結合組織病の略．

UD ① universal design ユニバーサルデザイン（万人向け設計）の略．② Useful Drugs 有用薬品便覧の略．

UDC Universal Decimal Classification 国際十進分類法の略．

UDCA ursodeoxy cholic acid ウルソデオキシコール酸の略．

ud·der ［ʌ́dər］ 乳房（家畜類の）．

UDP ① unit dose package 1 回量包装の略．② uridine diphosphate ウリジン二リン酸の略．

UDP galactose uridine diphosphogalactose ウリジン二リン酸ガラクトースの略（糖ヌクレオチドのうちヌクレオチド残基に UDP をもち糖としてガラクトースが結合したもの）．

UDP galactose 4-epimerase ウリジン二リン酸ガラクトース 4-エピメラーゼ（UDP グルコース 4-エピラメーゼ）．

UDP glucose ウリジン二リン酸グルコース uridine diphosphoglucose の略（糖ヌクレオチドのうちヌクレオチド残基に UDP をもち糖としてグルコースが結合したもの），＝ UDPG.

UDP glucose 4-epimerase ウリジン二リン酸グルコース 4-エピメラーゼ（UDP ガラクトース 4-エピラメーゼ．UDP グルコースの 4 位をエピマー化して UDP ガラクトースとする反応を可逆的に触媒する酵素）．

UDP glucuronate-bilirubin glucuronosyltransferase ウリジン二リン酸グルクロン酸ビリルビン-グルクロニル転移酵素，＝ UDP glucuronate bilirubinglucuronoside glucuronosyltransferase.

UDPG uridine diphosphoglucose ウリジン二リン酸グルコースの略．

Udránszky, Laszlo ［uːdráːnski］ ウドランスキー（1862-1914，ハンガリーの生理学者）．

U. test ウドランスキー試験（① 胆汁酸検出法で，被検液 1mL に 0.1% フルフロル水溶液 1 滴を加え，濃硫酸を重層して冷却すると，胆汁酸のあるときは青赤色を発する．② チロシン検出法で，被検液 1mL に 0.5% フルフロル水溶液 1 滴を加え，濃硫酸を重層すると，チロシンのある場合には淡赤色を発する）．

U/E upper extremity 上肢の略．

Uffelmann, Jules ［úfelmaːn］ ウッフェルマン（1837-1894，ドイツの医師）．

U. test ウッフェルマン試験（胃液中の乳酸検出法で，ウッフェルマン試薬すなわち水 20mL に塩化第二鉄液 3 滴と濃フェノール液 3 滴とを混ぜたもの数滴を加えると，塩酸があれば脱色するが，乳酸の場合には黄色となる）．

Uganda S virus ウガンダ S ウイルス（フラビウイルス属の一種，ウガンダなど中央アフリカでカ，トリから分離されている）．

Uhl, Henry S. M. ［úːl］ ウール（1921-2009，アメリカの医師）．

U. anomaly ウール奇形（先天性右室心筋形成不全

で拡張した右室をもつ).

U. disease ウール病〔医学〕. → Uhl anomaly.

Uhlenhuth, Paul Theodore [úːlənhùːt] ウーレンフート(1870–1957, ドイツの細菌学者. Huebener と共同で1908年に *Salmonella paratyphi* を報告し, また異なった抗原を用いて人間の血液の相違を沈降反応により鑑別した学者で serum test, Bordet test, biological test などの名称で知られている).

UHT ultrahigh temperature sterilization 超高温滅菌の略.

Uhthoff operation ウートホフ手術(膀胱膣瘻孔閉鎖術. 膀胱から膣瘻までネラトンカテーテルを挿入し, 膣壁の切開孔を縫合する方法).

Uhthoff, Wilhelm [úːthɔf] ウートホフ(1853–1927, ドイツの眼科医).

U. sign ウートホフ徴候(多発性硬化症において血管拡張が起こると現れる一過性の視力障害や脱力).

U. symptom ウートホフ症状.

U. syndrome ウートホフ症候群.

UIP usual interstitial pneumonia 通常型間質性肺炎の略.

Uji, Tatsuro [uʤí] 宇治達郎(わが国の医師, 1950年胃カメラを考案し普及したが, 直視下に病変を観察できない点があった. ファイバースコープ(1957年)の開発とともに胃カメラは用いられなくなっている).

u·kam·bine [jukǽmbin] ウカンビン(アフリカの矢毒からつくった結晶性アルカロイドで, ストロファンチンと同様の作用を示す).

u·la [júːlə] 歯肉, = oula.

u·lae·mor·rha·gia [jùːliːməréiʤiə] 歯肉出血, = ulemorrhagia.

u·lag·an·ac·te·sis [juːlæ̀gənəktíːsis] 歯肉微痛〔医学〕.

u·lal·gia [juːlǽlʤiə] 歯肉痛〔医学〕.

u·la·tro·phia [jùːlətróufiə] 歯間退縮.

u·lat·ro·phy [juːlǽtrəfi] 歯肉萎縮〔症〕〔医学〕(セメント質融解症の一型で, 歯肉の辺縁部およびセメント部が萎縮して, セメント質が露出する状態).

ul·cer [ʌ́lsər] 潰瘍〔医学〕.

u. bleeding 潰瘍出血〔医学〕.

u.–cancer 潰瘍癌(胃潰瘍から進展して異型的増殖を起こしてついに癌化したもの), = ulcerocancer.

u. diet 潰瘍食〔医学〕.

u. disease 潰瘍症.

u. of esophagus 食道潰瘍〔医学〕.

u. of intestine 腸管潰瘍〔医学〕.

u. of larynx 喉頭潰瘍〔医学〕.

u. pain 潰瘍痛〔医学〕.

u. penetrans 穿通性潰瘍〔医学〕.

u. scar 潰瘍瘢痕〔医学〕.

u. type personality 潰瘍性格.

ul·ce·ra [ʌ́lsərə] 潰瘍(ulcus の複数).

ul·cer·ate [ʌ́lsəreit] 潰瘍を起こす.

ulcerated cancer 潰瘍〔化〕癌〔医学〕.

ulcerated internal hemorrhoids 潰瘍性内痔核〔医学〕.

ulcerated varix 潰瘍化静脈瘤〔医学〕.

ul·cer·at·ing [ʌ́lsəreitiŋ] 潰瘍化する.

u. sclerosis 潰瘍性硬化症(梅毒初期の下疳).

ul·cer·a·tion [ʌ̀lsəréiʃən] 潰瘍形成, 潰瘍化. 形 ulcerative.

u. of Daguet ダグエー潰瘍化(腸チフスにみられるぶどう膜および咽喉部の潰瘍).

u. of tongue 舌潰瘍〔医学〕.

u. of vulva 外陰〔部〕潰瘍〔形成〕〔医学〕.

ul·cer·a·tive [ʌ́lsərətiv] 潰瘍〔性〕〔医学〕.

u. blepharitis 潰瘍性眼瞼炎〔医学〕.

u. colitis 潰瘍性大腸炎〔医学〕.

u. colitis–related colorectal cancer 潰瘍性大腸炎による大腸癌〔医学〕.

u. condyloma 潰瘍性コンジローム〔医学〕.

u. endocarditis 潰瘍性心内膜炎, = malignant endocarditis.

u. gingivitis 潰瘍性歯肉炎.

u. inflammation 潰瘍性炎症.

u. lues 潰瘍性梅毒〔医学〕.

u. pharyngitis 潰瘍性咽頭炎〔医学〕.

u. proctitis 潰瘍性直腸炎〔医学〕.

u. pulpitis 潰瘍性歯髄炎〔医学〕.

u. scrofuloderma 潰瘍性皮膚腺病.

u. stomatitis 潰瘍性口内炎〔医学〕.

u. tuberculosis 潰瘍性結核〔医学〕.

u. ulitis 潰瘍性歯肉炎.

u. vaccinia 潰瘍痘〔医学〕.

u. vulvitis 潰瘍性外陰炎.

ul·cer·o·can·cer [ʌ̀lsərəkǽnsər] 潰瘍癌, = ulcer–cancer.

ul·cer·o·gen·e·sis [ʌ̀lsərəʤénisis] 潰瘍形成.

ul·cer·o·gen·ic [ʌ̀lsərəʤénik] 潰瘍誘発の〔医学〕.

u. islet cell tumor 潰瘍形成性島細胞腫瘍〔医学〕.

ul·cer·o·gran·u·lo·ma [ʌ̀lsərougræ̀njulóumə] 潰瘍肉芽腫.

ul·cer·o·mem·bra·nous [ʌ̀lsərəmémbrənəs] 潰瘍膜状の.

u. gingivitis 潰瘍性膜性歯肉炎.

u. stomatitis 潰瘍性〔偽〕膜性口内炎〔医学〕.

ul·cer·ous [ʌ́lsərəs] 潰瘍〔性〕の〔医学〕.

u. colitis 潰瘍性大腸炎〔医学〕.

u. colpitis 潰瘍性膣炎〔医学〕.

u. gingivitis 潰瘍性歯肉炎〔医学〕.

ul·cus [ʌ́lkəs] 潰瘍, = ulcer. 複 ulcera.

u. ambulans 侵食性潰瘍, = phagedenic ulcer.

u. ambustiforme 火傷状潰瘍(単純な脱皮に似たもの).

u. callosum べんち(胼胝)性潰瘍.

u. cancrosum 癌様潰瘍.

u. corneae serpens 匐行性角膜潰瘍.

u. cruris 下肢無痛潰瘍.

u. cruris varicosum 下腿潰瘍.

u. durum 硬性下疳, = hard chancre.

u. duruni 硬性下疳〔医学〕, = ulcus durum.

u. exedens 侵食性潰瘍, = ulcus rodens.

u. hypertonicus 高血圧性(貧血性)潰瘍.

u. hypostaticum うっ滞性潰瘍.

u. induratum 硬性下疳.

u. mixtum 混合下疳.

u. molle 軟性下疳〔医学〕(*Haemophilus ducrey* の感染症で性器およびほかの組織の潰瘍を発生し, 鼡径リンパ腺の化膿を伴うことがある), = chancroid, soft chancre.

u. penetrans 貫通性潰瘍.

u. perforans 穿孔性潰瘍.

u. phagedenicum corrodens 侵食性壊疽性潰瘍.

u. rodens 蚕食性潰瘍.

u. rodens vulvae 陰門蚕食性潰瘍.

u. rotundum 円形潰瘍, = ulcus ventriculi.

u. serpens corneae 蛇行性角膜潰瘍(大多数は肺炎菌によるもの), = hypopyon ulcer, pneumococcus ulcer.

u. serpiginosum 蛇行性潰瘍(結核, 梅毒などにみられる).

u. simplex 単純性潰瘍, = chancroid.

u. syphiliticum 梅毒性潰瘍.

u. terebrans 貫通性潰瘍.

u. torpidum 鈍麻性潰瘍, = unhealthy ulcer.

u. tropicum 熱帯潰瘍, = phagedena tropica.

u. tuberculosum 結核性潰瘍.
u. venereum 性病性潰瘍, = ulcus molle.
u. ventriculi 胃潰瘍, = round ulcer, perforating ulcer of stomach, ulcus ventriculi rotundum, ulcus ventriculi perforans.
u. vulvae acutum 急性陰部潰瘍(Lipschütz), = Lipschütz ulcer.
u. vulvae chronicum 慢性外陰潰瘍(第四性病), = esthiomène ulcus rodens vulvae.
ule– [ju:li] 瘢痕または歯肉の意味を表す接頭語, = ulo–.
u·lec·to·my [ju:léktəmi] ① 瘢痕組織切除術. ② 歯肉組織切除術.
u·le·gy·ria [jù:liʤíriə] 脳回瘢痕形成, 瘢痕脳回 [医学].
u·le·mor·rha·gia [jù:liməréiʤiə] 歯肉出血.
u·ler·y·the·ma [jù:liriθí:mə] 瘢痕〔性〕紅斑〔症〕[医学].
u. acneiforme 痤瘡状瘢痕性紅斑.
u. centrifugum 遠心性瘢痕性紅斑, = lupus erythematosus.
u. ophryogenes 眉毛瘢痕性紅斑(Toenzer), = keratosis pilaris rubra atrophicans faciei.
u. sycosiforme 毛瘡様瘢痕性紅斑(Unna), = sycosis lupoide, keloid sycosis.
u·let·ic [ju:létik] 歯肉の.
u·let·o·my [ju:létəmi] ① 歯肉切開術. ② 瘢痕切開術.
U·lex [jú:leks] ハリエニシダ属(マメ科の一属).
U. europaeus ハリエニシダ(ヨーロッパ産, アルカロイド ulexine の原植物で, その種子にあるレクチン lectin は血液型とくに A_2, A_2B, $A_{1,2}$ などの亜型に対し凝集作用を示すといわれる), = furze.
u·lex·ine [jú:leksin, ju:lék–] ウレキシン $C_{11}H_{14}N_2O$ (*Ulex europaeus* から得られる利尿用アルカロイド), = cytisin.
u·lex·ite [jú:leksait, ju:lék–] 曹灰ホウ石 $NaCaB_5O_9 \cdot 8H_2O$.
u·lig·i·nous [ju:líʤinəs] ① 泥地に産する(植物の). ② 泥状の.
u·li·nas·ta·tin [jù:linǽstətin] ウリナスタチン(酵素阻害薬, 膵疾患治療薬〔タンパク〕. 膵炎に用いる).
u·li·tis [ju:láitis] 歯肉炎.
ULL uncomfortable loudness level 不快音レベルの略.
ul·lem [ʌ́ləm] (ラップランドにみられる消化不良症).
Ullmann, Emerich [ú:lma:n] ウルマン(1861–1937, ハンガリーの外科医).
U. line ウルマン線(脊椎すべり症において第1仙椎の前縁から直角に仙骨上面までの線は, 第5腰椎を通る).
U. syndrome ウルマン症候群(全身性血管症).
Ullrich, Otto [ú:lrik] ウールリッヒ(1894–1957, ドイツの医師. Morquio-U. disease に名がある).
U. type myopathy ウールリッヒ型ミオパチー [医学].
Ul·ma·ce·ae [ʌlméisii:] ニレ[楡]科.
Ul·mus [ʌ́lməs] ニレ[楡]属(ニレ科 *Ulmaceae* の一属).
U. rubra ウルムスルブラ(樹皮から粘漿剤をつくる), = slippery elm.
ULN upper limits of normal 正常値の最高の略.
ul·na [ʌ́lnə] [L/TA] 尺骨, = ulna [TA]. 複 ulnae. 形 ulnar.
u. fracture 尺骨骨折 [医学].
ul·nad [ʌ́lnæd] 尺骨の方へ.
ul·nae [ʌ́lni:] 尺骨(ulna の複数).
ul·nar [ʌ́lnər] [TA] 尺側, = ulnaris [L/TA].
u. abduction 尺側外転 [医学].
u. adduction 尺側内転 [医学].
u. artery [TA] 尺骨動脈, = arteria ulnaris [L/TA].
u. border [TA] 尺側縁, = margo ulnaris [L/TA].
u. bursa 尺側滑液鞘, 尺骨滑液包.
u. canal [TA] 尺骨管*(Guyon 管), = canalis ulnaris [L/TA].
u. collateral ligament [TA] 内側側副靱帯, = ligamentum collaterale ulnare [L/TA].
u. collateral ligament of elbow 肘〔関節〕の内側側副靱帯.
u. collateral ligament of wrist 内側手根側副靱帯.
u. collateral ligament of wrist joint [TA] 内側手根側副靱帯, = ligamentum collaterale carpi ulnare [L/TA].
u. deviation 尺屈, 尺側偏位 [医学].
u. deviation splint 尺側偏位用副子 [医学].
u. drift 尺側偏位.
u. eminence of wrist 尺側手根隆起.
u. extensor muscle of wrist 尺側手根伸筋.
u. flexion 尺屈 [医学].
u. flexor muscle of wrist 尺側手根屈筋.
u. head [TA] 尺骨頭, = caput ulnare [L/TA].
u. loop 尺側蹄状紋 [医学].
u. margin 前腕の内側縁.
u. nerve [TA] 尺骨神経, = nervus ulnaris [L/TA].
u. nerve paralysis 尺骨神経麻痺, = ulnar palsy.
u. notch [TA] 尺骨切痕, = incisura ulnaris [L/TA].
u. ray 尺側列.
u. recurrent artery [TA] 尺側反回動脈, = arteria recurrens ulnaris [L/TA].
u. reflex 尺骨反射.
u. row 尺側列 [医学].
u. sign 尺骨徴候(一側の尺骨神経支配領域に無感覚が起こることで, 進行性麻痺および精神病にみられることが多い).
u. streak 尺骨線条 [医学].
u. styloid process [TA] 〔尺骨〕茎状突起*(processus styloideus [PNA]), = processus styloideus ulnae [L/TA].
u. tunnel 尺骨管.
u. veins [TA] 尺骨静脈, = venae ulnares [L/TA].
ul·na·re [ʌlnéəri] 楔状骨(三角骨の旧名), = os triquetrum.
ul·na·ris [ʌ́lnəris] [L/TA] ① 尺側, = ulnar [TA]. ② 尺側手根伸筋, = extensor carpi ulnaris. ③ 尺側手根屈筋, = flexor carpi ulnaris.
ul·nen [ʌ́lnən] 尺骨単独の.
ul·no·car·pal [ʌ̀lnoukáːpəl] 尺骨手根の.
u. abutment syndrome 尺骨〔手根骨〕突き上げ症候群.
u. impaction syndrome 尺骨〔手根骨〕突き上げ症候群.
u. impingement syndrome 尺骨〔手根骨〕突き上げ症候群.
ul·no·ra·di·al [ʌ̀lnouréidiəl] 尺橈骨の.
ulo– [ju:lou, –lə] = ule–.
u·loc·a·ce [ju:lákəsi:] 歯肉潰瘍.
u·lo·car·ci·no·ma [jù:loukà:sinóumə] 歯肉癌 [医学].
u·lo·der·ma·ti·tis [jù:loudə̀:mətáitis] 瘢痕性皮膚炎.
u·lo·glos·si·tis [jù:ləglɑsáitis] 歯肉舌炎.
u·loid [jú:lɔid] ① 瘢痕様の(皮膚の病変とは無関係の). ② 偽瘢痕.
u·lon·cus [ju:láŋkəs] 歯肉腫瘍.
u·lor·rha·gia [jù:ləréiʤiə] 歯肉出血.

U

u·lor·rhea [jù:lərí:ə] 歯肉漏，= ulorrhoea.
u·lo·sis [ju:lóusis] 瘢痕症.
u·lot·ic [ju:látik] ① 瘢痕性の. ② 癒合剤，= ulotica.
u·lot·o·my [ju:látəmi] 歯肉切開術，= uletomy.
u·lot·ri·chous [ju:látrikəs] 縮毛人種の（硬く縮れた毛のある人種の）.
u·lo·trip·sis [jù:lətrípsis]（マッサージにより歯肉の生気を回復させること）.
ult praes ultimum praescriptus 最後の処方の略.
ulterior transaction 面接的交流.
ul·ti·mate [ʌ́ltimət] 究極の，終局の，結局の.
u. analysis 元素分析（物質の本態を基礎的元素の定量により完全に分析すること）.
u. cause 究極要因.
u. constituent = elementary constituent.
u. disposal 最終処分〔医学〕.
u. line 永存線（微量のときまで残るスペクトルの線）.
u. maturity table 終局死亡表〔医学〕.
u. principle 化学元素.
u. vacuum 到達真空度.
ul·ti·mi·bran·chi·al body [ʌ̀ltimibrǽŋkiəl bádi] 鰓後体（胚子第5鰓嚢に由来する内分泌性組織．魚類，両生類，爬虫類，鳥類では独立器官をなすが，哺乳類では甲状腺や副甲状腺に散在するC細胞となる．カルシトニンを分泌）.
ul·ti·mis·ter·nal [ʌ̀ltimistə́:nəl] 剣状軟骨の.
ultimobranchial body 後鰓体，鰓後体〔医学〕（胚咽頭壁の突起から副甲状腺に沿い移行して終わりに甲状腺と融合する部分），= postbranchial body, telobranchial body.
ul·ti·mo·gen·i·ture [ʌ̀ltiməʤénitʃər] 末子相続（相続が末男子によって行われる相続形態），= postremogeniture.
ul·ti·mum [ʌ́ltiməm] 最後.
u. moriens 右心房（死に際し最後まで拍動するといわれた）.
u. refugium 最後の手段.
ultra- [ʌltrə] 限外，超，過剰の意味を表す接頭語.
ultra low volume spray 高濃度微量散布〔医学〕.
ultra rapid cycler ウルトララピッドサイクラー．→ rapid cycler.
ultra-X rays 宇宙線，= cosmic rays.
ul·tra·ac·cel·er·a·tor [ʌ́ltrəækséləreitər] 超促進薬.
ul·tra·bar [ʌ́ltrəbɑr] 極細眼（ショウジョウバエの），= double bar.
ul·tra·brach·y·ceph·a·lus [ʌ̀ltrəbrækiséfələs] 超短頭〔体〕(長広指数90以上のもの). 形 ultrabrachycephalic.
ul·tra·cen·tri·fu·ga·tion [ʌ̀ltrəsentrìfjugéiʃən] 超遠心〔分離〕〔法〕〔医学〕，超遠心.
ul·tra·cen·tri·fuge [ʌ̀ltrəséntrifju:ʤ] 超遠心〔分離〕機〔医学〕（極めて強力な回転速度をもつ遠心機で物質の分子を遠心沈殿させる装置．重力の約50〜18,000倍の遠心力場を発生する）. 形 ultracentrifugal.
u. analysis 超遠沈分析〔法〕.
ul·tra·chon·dri·ome [ʌ̀ltrəkándrioum] 超粒体団（粒体団またはミトコンドリアとは別に，電子顕微鏡で証明し得る急性白血病の芽球および新生物の細胞内の小顆粒体でウイルスとの関連を示唆するもの），= chondriome.
ul·tra·con·den·ser [ʌ̀ltrəkəndénsər] 限外集光鏡（限外顕微鏡に用いる集光鏡で，カーディオイド集光鏡，パラボロイド集光鏡などがある）.
ul·tra·cry·ot·o·my [ʌ̀ltrəkraiátəmi] 凍結超薄切片法〔医学〕.
ul·tra·di·an [ʌltréidiən] 超日の（24時間よりも短い周期で反復する生物現象に用いる）.
u. rhythm 縮日周期〔医学〕，長周期リズム（日周期より長い周期リズム）.
ul·tra·dol·i·cho·ceph·a·ly [ʌ̀ltrədɑ̀likəséfɑli] 超長頭〔症〕(頭蓋指数60以下のもの). 形 ultradolichocephalic.
ultrafast Pap stain 超迅速パップ染色.
ultrafast scan 超高速スキャン〔医学〕.
ul·tra·fil·ter [ʌ̀ltrəfíltər] 限外濾過器〔医学〕（ときには jelly filter とも呼ばれる）.
ul·tra·fil·tra·tion [ʌ̀ltrəfiltréiʃən] 超濾過，限外濾過〔医学〕（透析膜を用い，圧力を加えて速やかに濾過を行い，膠質と晶質とを分離する方法）.
ultrafine grinder 超微粉砕機〔医学〕.
ul·tra·gas·eous [ʌ̀ltrəgǽsiəs] 超気体性の（大気圧の百万分の一においても気体を保ち得ること）.
ultrahigh temperature heating 超高温加熱〔医学〕（牛乳の殺菌では120〜150°Cで数秒間）.
ultrahigh temperature sterilization (UHT) 超高温滅菌〔医学〕.
ultrahigh voltage electron microscope 超高電圧電子顕微鏡，超高圧電顕.
ul·tra·hy·per·meg·a·seme [ʌ̀ltrəhàipə:mégəsi:m] 超大頭型（横前頭頂指数80.0以上のもの）.
ul·tra·len·te in·su·lin [ʌ̀ltrəléntə ínsjulin] ウルトラレンテインスリン，= insulin zinc suspension.
ul·tra·li·ga·tion [ʌ̀ltrəlaigéiʃən] 遠隔結紮（血管の分枝部から遠ざかった点に施す結紮）.
ul·tra·ma·rine [ʌ̀ltrəmərí:n] ウルトラマリン，群青 $Na_8Al_6Si_6O_{24}S_2$（美しい青色の鉱物性顔料）.
ul·tra·mi·cro·a·nal·y·sis [ʌ̀ltrəmàikrouənǽlisis] 超微量分析〔医学〕.
ul·tra·mi·cro·au·to·ra·di·og·ra·phy [ʌ̀ltrəmàikrouɔ:tourèidiágrəfi] ウルトラミクロオートラジオグラフィ，電顕オートラジオグラフィ〔医学〕（固形試料中の放射性同位体の分布を反映した図柄（オートラジオグラム）を電子顕微鏡レベルで観察すること）.
ul·tra·mi·crobe [ʌ̀ltrəmáikroub] 限外微生物. 形 ultramicrobic.
ul·tra·mi·cro·chem·is·try [ʌ̀ltrəmàikroukémistri] 限外微量化学，超微量化学.
ul·tra·mi·cro·e·lec·trode [ʌ̀ltrəmàikrouiléktroud] 超微小電極.
ul·tra·mi·crom·e·ter [ʌ̀ltrəmaikrámitər] 超測微計.
ul·tra·mi·cron [ʌ̀ltrəmáikrɑn] 限外微粒子（①直径1/4μm以下の粒子．②膠質分散相の個々の元素）.
ul·tra·mi·cro·scope [ʌ̀ltrəmáikrəskoup] 限外顕微鏡（Siedentopf が1903年につくった器具で，限外微粒子を見分けるために暗視野照明法を利用したもの），= slit microscope. 形 ultramicroscopical.
ul·tra·mi·cro·scop·ic [ʌ̀ltrəmàikrəskápik] ①超顕微鏡の，限外顕微鏡の〔医学〕．②超顕微鏡的な.
ul·tra·mi·cro·seme [ʌ̀ltrəmáikrəsi:m] 超小頭（横前頭頂指数54.9以下のもの）.
ul·tra·mi·cro·tome [ʌ̀ltrəmáikrəskoup] 超ミクロトーム〔医学〕，超薄片刀.
ul·tra·mi·crot·o·my [ʌ̀ltrəmaikrátəmi] 超薄切片法.
ul·tra·mi·cro·vol·ume [ʌ̀ltrəmàikrəválju:m] 超微量の〔医学〕.
ultrapaque microscope（不透明物体を観察するための顕微鏡）.
ul·tra·pro·phy·lax·is [ʌ̀ltrəpròufilǽksis] 結婚制限による疾病予防（特に不適者の婚姻を制限して不健全な子孫の産生を予防する方法）.
ul·tra·qui·nine [ʌ̀ltrəkwíni:n] ウルトラキニン，= homoquinine.

ultrarapid blood transfusion 超急速輸血.
ul·tra·red [ʌ̀ltrəréd] 赤外〔線〕, = infrared.
ultrashort acting 超短時間作用〔性〕〔医学〕.
ultrashort wave therapy 超短波療法〔医学〕.
ultrashort wave(s) 超短波（周波数30,000kHz以上で，波長10m以下の電磁波），= microwave.
ultrasoft X-ray 超軟X線〔医学〕，限界線.
ul·tra·some [ʌ́ltrəsoum] 超微粒子（限外顕微鏡を用いても見分けることのできない物体）.
ul·tra·son·ic [ʌ̀ltrəsánik] 超音波の〔医学〕.
u. cardiogram 超音波心臓図〔医学〕.
u. cardiography (**UCG**) 超音波心臓検査法.
u. cleaner 超音波洗浄器〔医学〕.
u. computed tomography 超音波CT.
u. conductor 超音波伝達媒質〔医学〕.
u. diagnosis 超音波診断法〔医学〕.
u. diagnostic 超音波診断装置〔医学〕.
u. diathermy 超音波療法〔医学〕.
u. disintegration 超音波破壊〔医学〕.
u. Doppler method 超音波ドプラ〔ー〕法〔医学〕.
u. echocardiography (**UCG**) 超音波心エコー法.
u. endoscope 超音波内視鏡〔医学〕.
u. examination 超音波検査.
u. horography 超音波ホログラフィ.
u. interferometer 超音波干渉計.
u. irradiation 超音波照射〔医学〕.
u. joint space 超音波的関節腔.
u. lithotripsy 超音波結石穿孔術.
u. medical apparatus 超音波医用装置〔医学〕.
u. microbubble detector 超音波微小気泡検出器〔医学〕.
u. microscope 超音波顕微鏡（超音波を使って試料の拡大映像を得る装置）.
u. mist 超音波ミスト〔医学〕.
u. nebulizer (**USN**) 超音波ネブライザー〔医学〕，超音波噴霧器.
u.-pulsed Doppler method 超音波パルスドプラー法.
u. radiation 超音波照射〔医学〕.
u. reflectoscope 超音波探傷計（超音波を利用して固体内部の欠陥を発見する装置）.
u. sound 超音波.
u. stroboscope 超音波ストロボスコープ（超音波を利用して，高周波の明滅光源を得る装置）.
u. surgical aspiration 手術用超音波吸引装置〔医学〕.
u. therapy 超音波療法〔医学〕.
u. tissue characterization 超音波組織診断〔医学〕.
u. tomography 超音波断層〔法〕〔医学〕.
u. transducer 超音波振動子.
u. vibration 超音波振とう（盪）〔処理〕〔医学〕.
u. wave(s) 超音波（20kHz以上の周波数をもつ音波で，音として聴覚外にあるもの），= supersonic wave.
ultrasonically guided puncture 超音波誘導穿刺〔医学〕.
ul·tra·son·i·ca·tion [ʌ̀ltrəsànikéiʃən] 超音波処理〔医学〕.
ul·tra·son·ics [ʌ̀ltrəsániks] 超音波〔医学〕，= ultrasound, supersonics. 形 ultrasonic.
ul·tra·son·o·car·di·og·ra·phy (**UCG**) [ʌ̀ltrəsànoukà:diágrəfi] 心超音波図〔医学〕.
ul·tra·son·o·car·di·o·to·mog·ra·phy (**UCT**) [ʌ̀ltrəsànoukà:dioutoumágrəfi] 超音波心断層法〔医学〕.
ul·tra·son·o·gram [ʌ̀ltrəsánəgræm] 超音波検査図.
ul·tra·so·nog·ra·phy (**US**) [ʌ̀ltrəsounágrəfi] ① 超音波検査〔法〕〔医学〕. ② 体外式超音波画像診断法.
u. guided biopsy 超音波下生検〔医学〕.
u. of tumor 腫瘍エコー（超音波検査（エコー）での腫瘍の超音波像をいう）.
ul·tra·son·o·scope [ʌ̀ltrəsánəskoup] 超音波計（超音波を測定記録する装置）.
ul·tra·so·no·to·mog·ra·phy [ʌ̀ltrəsənotəmágrəfi] 超音波断層法〔医学〕.
ul·tra·sound [ʌ̀ltrəsáund] 超音波.
u. biomicroscopy (**UBM**) 超音波生体顕微鏡.
u. cardiography 心超音波検査法〔医学〕.
u. densitometry 超音波骨密度測定〔法〕.
u. diagnosis 超音波画像診断.
u. echo 超音波エコー.
u. echocardiography (**UCG**) 超音波エコー法.
u. therapy 超音波療法〔医学〕.
ul·tra·spec·tro·pho·tom·e·try [ʌ̀ltrəspèktroufoutámitri] 限外分光写真術，= electric Beckman quartz spectrophotometer.
ul·tra·ster·ile [ʌ̀ltrəstérail, -ril] 超無菌的の.
ul·tra·struc·tu·ral [ʌ̀ltrəstrʌ́ktʃurəl] 超微細構造の〔医学〕.
u. localization 電顕的局在.
ul·tra·struc·ture [ʌ̀ltrəstrʌ́ktʃər] 超微構造〔医学〕，超微形態.
ultraterminal fiber 超終末神経線維（神経終末の軸索分枝から運動神経終板に至る無髄性の小分枝）.
ul·tra·thin [ʌ̀ltrəθín] 超薄切片.
u. section 超薄切片〔法〕〔医学〕.
ul·tra·vi·o·let [ʌ̀ltrəváiəlit] 紫外線（スペクトルの紫色帯外をいうので，紫色線とX線の中間にあり，波長400〜20nmをもつ放射線）.
u. blood irradiation 紫外線血液照射法〔医学〕.
u. filter 紫外線濾光器.
u. index 紫外線指数.
u. irradiation 紫外線照射〔医学〕.
u. lamp 紫外線灯.
u. laser 紫外線レーザー.
u. light 紫外線，= ultraviolet rays.
u. microscope 紫外線顕微鏡〔医学〕（分解能をたかめるため波長の短い紫外線を利用するもの）.
u. microscopy 紫外線顕微鏡検査〔法〕〔医学〕.
u. radiation 紫外線放射〔医学〕.
u. radiation therapy 紫外線療法〔医学〕.
u. rays 化学線（スペクトルの紫外部にある電磁放射線，波長は約4,000〜2,000AUの範囲にある），紫外線.
u. spectrophotometry 紫外線分光光度法〔医学〕.
u. therapy 紫外線療法〔医学〕.
u. transmission 紫外線透過度.
u.-visible spectroscopy 紫外可視分光分析（紫外・可視領域の光による分光分析）.
ul·tra·vi·rus [ʌ̀ltrəváiərəs] 超微生物（濾過性ウイルス），= filtrable virus.
ul·tra·vis·i·ble [ʌ̀ltrəvízibl] 超顕微鏡的の，非可視性の，超可視性〔医学〕.
u. microorganism 超可視性微生物〔医学〕.
ul·tro·mo·tiv·i·ty [ʌ̀ltroumoutíviti] 自発運動能.
ul·tro·paque [ʌ̀ltroupéik] 超不透明な.
u. method ウルトロパク法（光線を直接組織に照らす装置で迅速に検査する限外顕微鏡法），= ultropak method.
Ultzmann, Robert [últsma:n] ウルツマン（1842–1889，ドイツの泌尿科医）.
U. test ウルツマン試験（胆汁色素の検出法で，被検尿10mLに1：3苛性カリ溶液3〜4mLと塩酸を過剰に加えると，淡緑色を発生する）.
ul·u·la·tion [ʌ̀lju(:)léiʃən] 号泣（ヒステリー患者の）.
Ul·va [ʌ́lvə] アオサ属（アオサ科 *Ulvaceae* の一属），

U

= sea lettuces.

U. pertusa アナアオサ.

Ul·va·ce·ae [ʌlvéisii:] アオサ科.

U·lys·ses [julísi:z] ユリシーズ(ギリシャ神話のウリッセースの英語形).

U. syndrome ユリシーズ症候群.

umami substance うま味物質(うま味物質として,グルタミン酸,イノシン酸,グアニル酸,コハク酸などの塩がある).

umb umbilicus 臍の略.

um·bel·lic ac·id [ʌmbélik ǽsid] ウンベル酸 [化] dihydrooxycinnamic acid $(HO)_2C_6H_3CH{=}CHCOOH$ (悪臭のある樹脂から得られる酸).

Um·bel·li·fe·rae [ʌ̀mbəlífəri:] セリ科. → *Apiaceae*.

um·bel·li·fer·ic ac·id [ʌ̀mbəlifférik ǽsid] (ウンベル酸), = umbellic acid.

um·bel·lif·er·one [ʌ̀mbəlífəroun] ウンベリフェロン [化] 7-hydroxycoumarin $C_9H_6O_3$ (セリ科植物の樹脂を乾留して得られる結晶性クマリン誘導体).

Um·bel·lu·la·ria cal·i·for·ni·ca [ʌ̀mbeljuléəriə kælifɔ́:nikə] ゲッケイジュ[月桂樹](アメリカ産), = california bay, bay tree.

um·bel·lu·lone [ʌmbéljuloun] ウンベルローン $(CH_3)_2CHC_6H_4OCH_3$ (ゲッケイジュから得られるテルペン性ケトン).

um·ber [ʌ́mbər] アンバー(天然の褐色顔料で,成分は黄土 ocher に似てマンガン,シリカおよび鉄を含む).

u. codon アンバーコドン(終止コドンの一つ. UAG), = opal codon.

u. mutation アンバー突然変異.

um·bil·ec·to·my [ʌ̀mbiléktəmi] 臍帯切除 [医学], 臍帯摘出〔術〕.

um·bil·ic [ʌmbílik] 臍点 = umbilical point.

um·bil·i·cal [ʌmbílikəl] 臍の.

u. anus 臍部肛門.

u. artery [TA] 臍動脈, = arteria umbilicalis [L/TA].

u. artery doppler flow velocity wave form 臍帯血流波形診断.

u. blennorrhoea 臍膿漏 [医学].

u. calculus 臍石.

u. canal 臍管 [医学].

u. circulation 臍帯循環.

u. colic 臍仙痛 [医学], = colic, three months' colic.

u. cord 臍帯 [医学], 臍(へそ)の緒 [医学].

u. cord blood 臍帯血 [医学].

u. cord blood flow 臍帯血流 [医学].

u. cord pulsation 臍帯拍動〔性〕 [医学].

u. cyst 臍管嚢腫, = vitello-intestinal cyst.

u. duct 臍管(卵黄管), = vitelline duct.

u. fascia [TA] 臍筋膜, = fascia umbilicalis [L/TA].

u. fissure [TA] 臍静脈裂*(肝円索裂), = fissura umbilicalis [L/TA].

u. fistula 臍瘻 [医学].

u. fossa 臍窩, 肝臓臍窩, = fossa umbilicalis.

u. fungus ① 臍肉芽腫 [医学]. ② 新生児臍帯断端肉芽組織塊.

u. gangrene 臍壊疽 [医学].

u. granuloma 臍肉芽腫 [医学], = fungus umbilici.

u. hemorrhage 臍出血 [医学].

u. hernia 臍ヘルニア [医学].

u. notch 臍切痕.

u. part [TA] 臍静脈部, = pars umbilicalis [L/TA].

u. part of left branch of portal vein 門脈左枝の臍静脈部.

u. plane 臍平面(臍を通る横平面で,第3および第4腰椎間板の位置に一致する).

u. point 臍点, = umbilic.

u. polyp 臍ポリ〔ー〕プ [医学].

u. prevesical fascia 臍膀胱前筋膜.

u. recess 臍静脈陥凹(成人門脈の拡張部で,左臍静脈の位置を示す).

u. region [TA] 臍部, = regio umbilicalis [L/TA], umbilicus [L/TA].

u. ring [TA] 臍輪, = anulus umbilicalis [L/TA].

u. sinus 臍洞 [医学].

u. souffle 臍帯吹音, 臍帯雑音, = funic souffle.

u. ulcer 臍潰瘍 [医学].

u. vein [TA] 臍静脈, = vena umbilicalis [L/TA].

u. vein catheter 臍〔帯〕静脈カテーテル [医学].

u. vesicle 臍小胞 [医学] (卵黄嚢), 臍胞 [医学].

u. vessel 臍血管 [医学].

umbilicalartery cannulation 臍帯鼓動カニューレ.

um·bil·i·cate [ʌmbílikeit] ① 中凹の. ② 臍状の.

um·bil·i·cat·ed [ʌmbílikeitid] 臍状の, 中窪みの.

u. cataract 臍状白内障.

um·bil·i·ca·tion [ʌmbìlikéiʃən] 臍形陥凹 [医学], 臍窩形成(痘疹が膿胞に発展したときにみられる中心陥凹).

umbilico-mammillary triangle 臍乳頭三角(両側の乳頭から臍に引いた線で囲まれる).

umbilicovesical fascia 臍膀胱筋膜.

um·bil·ics [ʌmbíliks] 臍点(曲率の).

um·bil·i·cus [ʌ̀mbiláikəs, -bíli-] [L/TA] ① 臍部, = umbilical region [TA]. ② 臍(へそ). [複] umbilici.

um·bo [ʌ́mbou] ① 臍, 陥凹, = umbilicus. ② 殻頂(貝殻の最初にできた部分). [複] umbones.

u. membranae tympani 鼓膜臍(鼓膜中央部の陥凹で,ツチ骨の柄端の着点に相当する).

u. membranae tympanicae [L/TA] 鼓膜臍, = umbo of tympanic membrane [TA].

u. of tympanic membrane [TA] 鼓膜臍, =umbo membranae tympanicae [L/TA].

um·bo·nate [ʌ́mbəneit] ボタン様の(中央部が隆起するような).

um·bra [ʌ́mbrə] 影, 本影 [医学].

u. iridis 虹彩影.

um·bras·co·py [ʌmbrǽskəpi] 網膜検鏡法, 検影法, = retinoscopy, skiascopy.

Umbre virus ウンブレウイルス(ブニヤウイルス科のウイルス).

umbrella iris 膨隆虹彩 [医学], 傘状虹彩, = iris bombé.

Umezawa, Hamao [umezawa] 梅沢浜夫(1914-1986,わが国の細菌化学者.抗生物質の分離に関する研究が多く,特に kanamycin (1957), bleomycin (1962), sarkomycin (1953)を発見. 文化勲章受章者).

UMIN University hospital Medical Information Network 大学医療情報ネットワーク(ユーミン)の略(東京大学に本拠を置き全国国立大学医学部病院をオンラインで結ぶ. 1990年設立).

UMN upper motor neuron 上位運動ニューロンの略.

UMP uridine monophosphate ウリジン一リン酸の略.

un·a·dapt·a·bil·i·ty [ʌ̀nədʌ̀ptəbíliti] 環境不適応.

unaffected side 健側 [医学].

unarmed sucker 無鉤吸盤.

unarmed tapeworm 無鉤条虫, = *Taeniahynchus saginatus*.

unavoidable hemorrhage 不可避出血.

un·az·o·tized [ʌnǽzətaizd] 窒素の化合しない.

un·bal·ance [ʌnbǽləns] 不均衡, = imbalance.

u. load 不均衡負荷.

unbalanced diet 偏食, = one sided diet, biased nutrition.
unbalanced food 偏食 [医学].
unbalanced growth 不均衡発育 [医学].
un·bi·ased [ʌnbáiəst] 不偏の, 偏りのない, 公平な [医学].
u. estimate 不偏推定値.
u. estimating 不偏推定 [医学].
u. estimator 不偏推定量 [医学].
u. test 不偏検定 [医学].
un·bi·ased·ness [ʌnbáiəstnis] ① 不偏性(統計学の) [医学]. ② 公平.
unboiled milk 生乳 [医学].
unbound bilirubin (**UB**) アンバウンドビリルビン(遊離ビリルビン).
unbranched molecule 枝なし分子 [医学].
un·cal [ʌ́ŋkəl] 鉤の.
u. artery [TA] 鉤動脈*, = arteria uncalis [L/TA].
u. herniation 鉤ヘルニア, テント切痕〔内〕ヘルニア, = transtentorial herniation.
Un·ca·ria [ʌŋkéəriə] カギカズラ[鉤葛]属(アカネ科 *Rubiaceae* の一属, ガンビール[阿仙薬]の原料植物を含む).
U. rhynchophylla カギカズラ(rhynchophylli と称するアルカロイドが存在する).
un·ca·rine [ʌ́ŋkərin] ウンカリン(アカネ科カギカズラ *Uncaria rhynchophylla* に存在するアルカロイドで, オキシインドール部とピペリジン部からなる構造をもつ).
uncertain etiology 病因不明の.
uncertainty principle 不確定性原理 [医学].
un·ci [ʌ́nsai] 鉤(uncus の複数).
un·cia [ʌ́nsiə] [L] ounce オンスおよび inch インチの略字.
un·ci·form [ʌ́nsifɔ:m] 鉤状の.
u. bone 有鉤骨, = os hamatum.
u. fasciculus 鉤状束, = fasciculus uncinatus, uncinate fasciculus.
un·ci·for·me [ʌ̀nsifɔ́:mi] 有鉤骨, = unciform bone, os hamatum.
un·ci·nal [ʌ́nsinəl] 鉤状の, 鉤状回の, = uncinate.
Un·ci·nar·ia [ʌ̀nsinéəriə] ウンシナリア属(肉食獣やブタに寄生する線虫の一属).
un·ci·na·ri·a·sis [ʌ̀nsinəráiəsis] ウンシナリア症, 鉤虫症, = uncinariosis, ancylostomiasis.
u. cutis 皮膚鉤虫症, = ground itch.
un·ci·nate [ʌ́nsineit] ① 鉤状の. ② 鉤の(辺縁葉), = uncinate gyrus.
u. attack 鉤回発作(鉤回の病巣から発するもので, 嗅覚および味覚の異常のアウラ aura で始まり意識障害(夢幻様体験)をきたすてんかん発作).
u. bundle of Russell ラッセル鉤状束.
u. convolution 海馬回鉤, = uncus gyri hippocampi.
u. epilepsis 鉤回てんかん(側頭葉てんかんの一つ), = uncinate attack.
u. epilepsy 鉤〔状〕回発作 [医学], 鉤回てんかん(辺縁葉鉤回の病変).
u. fasciculus [TA] 鉤状束*, = fasciculus uncinatus [L/TA].
u. fasciculus of cerebellum [TA] 小脳鉤束*, = fasciculus uncinatus cerebelli [L/TA].
u. fasciculus of Russell ラッセルの鉤状束.
u. fit 鉤回発作.
u. gyrus 鉤状回, = gyrus uncinatus.
u. lobe 鉤状葉(後頭側頭回の内側部).
u. process [TA] 鉤状突起(① 迷路の下部から突出して, 下鼻甲介骨の篩状突起と関節連絡するもの. ② 膵臓頭部からの突出で, 上腸間膜静脈の左下部に向かうもの), = processus uncinatus [L/TA].
u. process of ethmoid bone 〔篩骨〕鉤状突起, = rocessus uncinatus ossis ethmoidalis.
u. process of first thoracic vertebra [TA] 第一胸椎鉤状突起*, = processus uncinatus vertebrae thoracicae primae [L/TA].
u. process of pancreas 〔膵臓〕鉤状突起, = processus uncinatus pancreatis.
un·ci·na·tum [ʌ̀nsinéitəm] = unciforme.
uncinatus fit 鉤〔状〕回発作 [医学].
un·ci·pres·sure [ʌ̀nsipréʃər] 鉤圧法(止血の目的で2本の鉤を挿入し, 創縁を深く挟んで左右に引く方法).
unclassified connective tissue syndrome 未分類結合組織症候群 [医学].
uncleus intermedius solitarius [L/TA] 中間孤束核*, = intermediate solitary nucleus [TA].
un·coat·ing [ʌnkóutiŋ] 脱殻, 脱外被(ウイルスはレセプター吸着後, 核酸の複製やタンパク合成の前にエンベロープやプシドを脱ぐが, この過程を指す).
uncombable hair syndrome アンコムバブルヘア症候群(毛髪の遺伝症候. よじれのため櫛でとかすことができない状態).
un·com·fort·a·ble [ʌnkʌ́mfətəbl] 不愉快な.
u. loudness level (**ULL**) 不快音レベル [医学].
un·com·pen·sat·ed [ʌnkámpənseitid] 補償されない.
u. acidosis 非代償性アシドーシス [医学], 非代償性酸〔性〕血症.
u. alkalosis 非代償性アルカローシス.
un·com·pet·i·tive [ʌnkʌmpétitiv] 競合しない.
u. inhibition 不競合阻害.
u. inhibitor 非競合的阻害剤.
un·com·ple·ment·ed [ʌnkámplimәntid] 補体非結合の.
uncomplicated cysititis 単純性膀胱炎 [医学].
uncomplicated pyelonephritis 単純性腎盂腎炎 [医学].
uncomplicated urinary tract infection 単純性尿路感染〔症〕 [医学].
un·con·di·tioned [ʌnkandíʃənd] 無条件の.
u. reflex 無条件反射 [医学] (生まれつきの反射ともいわれ, 条件反射の反対語), = inborn reflex.
u. response 無条件反応 [医学].
u. stimulus 無条件刺激 [医学] (ある反射を起こし得る自然刺激).
unconfirmed diagnosis 未確認診断.
unconjugated bile acids 遊離胆汁酸(グリシンまたはタウリンから遊離したコラン酸).
unconjugated hyperbilirubinemia 高間接ビリルビン血症, = indirect reacting hyperbilirubinemia.
un·con·scious [ʌnkánʃəs] 無意識の [医学], 意識喪失の.
u. cerebration 無意識脳作用, 潜在意識, = subconsciousness.
un·con·scious·ness [ʌnkánʃəsnis] 無意識 [医学], 意識消失 [医学].
un·con·strained [ʌ̀nkənstréind] 非拘束性〔の〕.
u. knee prosthesis 非拘束式人工膝関節.
u. prosthesis 非拘束式人工関節.
unconventional medicine 非通常医学(代替医療などをいう).
un·co–os·si·fied [ʌ́ŋkou ásifaid] 骨癒合不全の.
un·cou·pler [ʌnkʌ́plər] 脱カップリング薬, 脱共役薬(剤), = uncoupling agent.
un·cou·pling [ʌnkʌ́pliŋ] 脱共役(軛), アンカップリング.

u. agent 脱カップリング薬，脱共役薬，= uncoupler.
u. factors 結合解離因子.
u. protein (**UCP**) 脱共役タンパク質（約310個のアミノ酸からなり，ミトコンドリア内膜に存在する．化学エネルギーを熱に変換する活性を有する）.
uncovering psychotherapy 除覆法（神経症の心理的原因を発見し処理しようとする心理療法）.
un·co·ver·te·bral [ʌ̀ŋkouvə́:tibrəl] 椎骨鈎状突起の.
u. joint 鈎椎関節.
unc·tion [ʌ́ŋkʃən] 塗油，軟膏塗擦．形 unctuous.
unc·tu·ous [ʌ́ŋktʃuəs] 脂性の，油性の.
unc·ture [ʌ́ŋktʃər] 軟膏，= ointment.
un·cus [ʌ́ŋkəs] [L/TA] 鈎，= uncus [TA]．複 unci.
u. corporis [L/TA] 椎体鈎，= uncus of body [TA].
u. corporis vertebrae thoracicae primae [L/TA] 第一胸椎鈎状突起*，= uncus of body of first thoracic vertebra [TA].
u. gyri hippocampi 〔海馬回〕鈎，= uncus gyri fornicati.
u. of body [TA] 椎体鈎，= uncus corporis [L/TA].
u. of body of first thoracic vertebra [TA] 第一胸椎鈎状突起*，= uncus corporis vertebrae thoracicae primae [L/TA].
un·da [ʌ́ndə] 波.
un·de·cane [ʌ́ndikein] ウンデカン $CH_3(CH_2)_9CH_3$（無色の石油性炭化水素），= hendecane.
u. diamidine ウンデカンジアミジン（実験動物のトリパノソーマ症に有効な化合物）.
un·de·ca·no·ic ac·id [ʌ̀ndikənóuik ǽsid] ウンデカン酸 $CH_3(CH_2)_9COOH$.
un·dec·a·noyl [ʌndékənɔil] ウンデカノイル基（$CH_3(CH_2)_9CO$–）.
un·dec·ene [ʌ́ndisi:n] ウンデセン，= hendecene.
un·dec·e·no·ic ac·id [ʌ̀ndisinóuik ǽsid] ウンデセン酸 CH_2=$CH(CH_2)_8COOH$（オレイン酸の成分で，加熱分解によりリチノール酸からヒマシ油を分解して生ずる化合物で，皮膚病の治療薬），= undecylenic acid.
un·dec·yl [ʌ́ndisil] ウンデシル基（$CH_3(CH_2)_9CH_2$–）.
un·dec·y·len·ic ac·id [ʌ̀ndisilénik ǽsid] ウンデシレン酸 化 10-hendecenoic acid CH_2=$CHCH_2(CH_2)_6CH_2COOH$（抗真菌作用．汗液中にある不飽和酸で，亜鉛塩として皮膚病の治療用軟膏に用いる），= desenex.
un·dec·yl·ic ac·id [ʌ̀ndisílik ǽsid] ウンデシル酸 $CH_3(CH_2)_9COOH$（ウンデシレン酸と同様の薬効がある）.
undefended space 〔鼻〕中隔膜性部.
undefinitive host 非固有宿主.
under 1-year death rate 1歳未満死亡率［医学］.
under 5-year death rate 5歳未満死亡率［医学］.
un·der·a·chieve·ment [ʌ̀ndərətʃí:vmənt] 学業不振［医学］.
un·der·a·chiever [ʌ̀ndərətʃí:vər] 学業不振児［医学］.
underactive bladder 低活動膀胱［医学］.
un·der·age [ʌ̀ndəréidʒ] 未成年.
un·der·cor·rec·tion [ʌ̀ndə:kərékʃən] 過少矯正［医学］.
un·der·cure [ʌ́ndə:kjuər] 不足加硫（ゴム），生硬化（樹脂）.
un·der·cut [ʌ́ndə:kʌt] 添窩（歯の充填を固定するため，歯空洞の側面から下部に小窩をつくること）.
un·der·cut·ting [ʌ̀ndə:kʌ́tiŋ] 皮質下切除術.
un·der·di·ag·nos·tic [ʌ̀ndə:dàiəgnástik] 〔診断〕不顕性の［医学］.
un·der·dos·age [ʌ̀ndə:dɔ́:sidʒ] 過少量［医学］（放射線または薬の）.
underdrive pacemaker アンダードライブペースメーカ［医学］.
un·der·em·ploy·ment [ʌ̀ndərimplɔ́imənt] 潜在失業［医学］.
un·der·e·nu·mer·a·tion [ʌ̀ndərinjù:məréiʃən] 調査漏れ［医学］.
un·der·ex·po·sure [ʌ̀ndərikspóuʒər] 露出不足［医学］.
un·der·feed·ing [ʌ̀ndə:fí:diŋ] 低栄養［医学］，授乳不足［医学］.
un·der·grad·u·ate [ʌ̀ndə:grǽdʒuit] 〔学部〕卒前の［医学］.
u. medical education 卒前医学教育.
underground life support system 地下生命維持システム［医学］.
underground water 地下水［医学］.
un·der·horn [ʌ́ndə:hɔ:n] 脳側室の下角.
un·der·hung [ʌ́ndə:hʌŋ] 下顎突出，= underjawed.
u. bite 反対咬合（下顎突出）.
u. jaw 下顎突出.
un·der·hy·dra·tion [ʌ̀ndə:haidréiʃən] 水分不足［医学］.
un·der·lay·er [ʌ̀ndə:léiər] 下層［医学］.
un·der·ly·ing [ʌ̀ndə:láiiŋ] 根源的な，潜在的な.
u. cause of death 原死因［医学］.
u. disease 基礎疾患［医学］，原疾患.
u. toes 重なり趾.
undermined ulcer 穿掘性潰瘍［医学］.
un·der·min·er·al·i·zation [ʌ̀ndə:mìnərəlàizeiʃən] 骨塩低下［医学］.
un·der·min·ing [ʌ́ndə:mainiŋ] ①潜食（掘鑿）性の，下掘れの，穿掘された［医学］．②皮下〔組織〕剥離．③組織剥離［医学］.
u. decay 潜食（掘鑿）性う（齲）蝕.
u. ulcer 穿掘性潰瘍.
un·der·nour·ished [ʌ̀ndə:nʌ́riʃt] 栄養不良の［医学］.
u. patient 低栄養患者［医学］.
un·der·nu·tri·tion [ʌ̀ndə:nju:tríʃən] 低栄養［医学］，栄養欠乏，= underfeeding.
un·der·pop·u·la·tion [ʌ̀ndə:pɑ̀pjuléiʃən] 過少人口［医学］.
un·der·pro·duc·tiv·i·ty [ʌ̀ndə:pròudʌktíviti] ①生産不足，産生低下［医学］．②（思考または創造力などに乏しい精神状態）.
un·der·reg·is·tra·tion [ʌ̀ndə:rèdʒistréiʃən] 登録漏れ［医学］.
undersea habitat atmosphere 海底居住環境［医学］.
un·der·stain [ʌ́ndə:stein] 染色不十分の.
understanding of speech 言語理解［医学］.
un·der·toe [ʌ́ndə:tou] （足の第1指がほかの指の下へ転位すること）.
un·der·tu·bu·la·tion [ʌ̀ndə:tjù:bjuléiʃən] 棍棒化［医学］.
un·der·wa·ter [ʌ̀ndərwɔ́:tər] 水中の.
u. clothing 水中服［医学］.
u. douche 浴中圧注法［医学］.
u. exercise 水中運動［医学］.
u. exercise therapy 浴中運動療法［医学］.
u. life support system 水中生命維持システム［医学］.
u. massage 水中マッサージ［医学］.
u. treatment 水浴療法（小児麻痺の）.
un·der·weight [ʌ́ndə:weit] 低体重［医学］.

U

u. infant 低出生体重児〔医学〕.
Underwood, Michael [ʌ́ndəːwud] アンダーウッド(1737-1820, イギリスの産科・小児科医).
U. disease アンダーウッド病(新生児皮膚硬化症), = sclerema neonatorum.
underwriting guideline 査定標準〔医学〕.
undescended appendix 高位虫垂, = high appendix.
undescended testicle 停留精巣(睾丸)〔医学〕, 潜在精巣(睾丸)〔症〕(精巣が陰嚢へ降下せずに, 鼡径管に残留する状態. 潜睾, 睾丸下降不全), = cryptorchism, undescended testis.
undescended testis 停留精巣(睾丸)〔医学〕.
undesired noise 騒音〔医学〕.
undetermined nitrogen 非定量窒素.
un·de·vel·oped [ʌ̀ndəːvéləpt] 未成熟の, 未発達の.
un·di·ag·nosed [ʌ̀ndaiəgnóusd] 診断未確定〔の〕〔医学〕.
un·dif·fer·en·ti·at·ed [ʌ̀ndìfərénʃieitid] 未分化型〔医学〕.
u. carcinoma 未分化癌〔医学〕.
u. cell 未分化細胞.
u. cell carcinoma 未分化細胞癌〔医学〕.
u. cell leukemia 未分化細胞性白血病. →stem cell leukemia.
u. connective tissue disease (UCTD) 分類不能結合組織病.
u. gonadal stromal tumor 未分化性腺間質腫瘍〔医学〕.
u. mesenchymal cell 未分化間葉細胞.
u. type fevers 未分化型熱.
un·dif·fer·en·ti·a·tion [ʌ̀ndifərènʃiéiʃən] ① 未分化(幼若細胞が成熟しない状態). ② 退行変化, = anaplasia.
undigestible polysaccharide 難消化性多糖類〔医学〕.
Un·di·li·na [ʌ̀ndiláinə] = *Trypanosoma*.
undiluted passage 非希釈継代〔医学〕.
un·dine [ʌ́ndiːn] 点眼びん.
un·din·ism [ʌ́ndinizəm] (水(尿または排尿)に関連した性欲).
un·di·ver·sion [ʌ̀ndaivə́ːʒən] 尿路変向復元術〔医学〕.
un·drink·a·ble [ʌndríŋkəbl] 飲用不適の〔医学〕.
un·du·lant [ʌ́ndjulənt] 波状の.
u. fever 波状熱〔医学〕(ブルセラ症, マルタ熱, 地中海熱), = brucellosis, melitococcosis.
u. membrane 波状膜(トリパノソーマまたはスピロヘータの外側にある薄い膜), = undulating membrane.
un·du·late [ʌ́ndjuleit] 波形の.
undulated ipecac 波状吐根(*Richardia scabra* の根茎で, 吐根の代用不純物).
un·du·lat·ing [ʌ̀ndjuléitiŋ] 波状〔性〕の〔医学〕.
u. fever 波状熱(高熱と寛解をくり返す. ブルセラ症, マルタ熱, バング熱の熱型), = brucellosis.
u. membrane 波状膜〔医学〕, 波動膜(原虫の体を縦に走る薄膜).
u. pulse 波状脈〔医学〕(緊張のない脈の連続).
un·du·la·tion [ʌ̀ndjuléiʃən] ① 波動〔医学〕, 波状運動. ② 伝達性.
un·du·la·to·ry [ʌ́ndjulətɔːri] 波状〔性〕〔医学〕.
u. membrane 波状膜〔医学〕.
u. nystagmus 振子(ふりこ)〔様〕眼振〔医学〕, 波状眼振, = oscillatory nystagmus, vibratory n..
un·du·loid [ʌ́ndjulɔid] アンデュロイド(楕円が直線上を転がるとき, その焦点の一つが画く曲線がその直線を軸として回転されて生ずる曲面).
un·eat·a·ble [ʌníːtəbl] 食用不適の〔医学〕.
un·e·qual [ʌníːkwəl] 不平等な.
u. cleavage 不平等〔分〕割〔医学〕.
u. crossing over 不等交差.
u. nares sign 不等鼻孔徴候(意識障害のある片麻痺患者においては左右鼻孔の大きさが不等で, 顔面神経の核および末梢性麻痺では患側鼻翼は狭小, 核上麻痺では鼻孔はわずかに狭小で鼻翼は内側に移動する).
u. pulse 不整脈〔医学〕, 不同脈(いくつかの拍動が強く, いくつかの拍動が弱い脈).
u. retinal image 不等網膜像.
u. segmentation 不平等分割.
u. twins 不等性双胎(双胎の一つが不完全に発育したもの), = unlike twins.
unerupted tooth 未萌出歯〔医学〕.
un·even [ʌníːvn] ① 平らでない. ② むらのある. ③ 奇数の. 名 unevenness.
u. distribution 不均等分布.
u. heel rise 蹴り上げ不同の〔医学〕.
u. length of step 歩幅の不同〔医学〕.
unexpected death 予期しない死〔医学〕, 異常死体, = unnatural death.
unexpected product 非意図的生成物(合成過程で目的化合物以外の副産物として生成したものの総称. ダイオキシン類などとくに有害な副生成物をいう).
un·ex·ten·si·ble [ʌ̀nekstnsibl] 伸展不能〔医学〕.
unextracted dental root 未抜去歯根〔医学〕.
unfavorable prognosis 予後不良.
unfavorable symptom 予後不良症状〔医学〕, 不利な症状.
un·fer·ti·lized [ʌnfə́ːtilaizd] 未受精の.
u. egg 不受精卵.
u. ovulation 非受精卵〔医学〕.
unfixed hypertony 動揺〔性〕高血圧, = labile hypertony.
un·fold·ing [ʌnfóuldiŋ] 変性〔医学〕.
unformed visual hallucination 無構造幻視.
unfused pancreatic duct system 膵管非癒合〔医学〕.
ung unguentum 軟膏の略.
Ungar meth·od [ʌ́ŋgəːr méθəd] アンガー法(大量輸血においてみられる出血傾向は線維素溶解の亢進によるとし; 患者の緩衝液希釈血清の線維素溶解能を検出する方法).
ungreasing drug 脱脂剤〔医学〕.
un·gual [ʌ́ŋgwəl] 爪の.
u. phalanx 爪指節, 爪節骨, = terminal phalanx.
u. tuberosity 爪粗面(手指, 足指の).
un·guent [ʌ́ŋgwənt] 軟膏, = ointment, salve.
un·guen·tum (ung) [ʌŋgwéntəm] 軟膏, = ointment, salve. 複 unguenta.
u. acidi benzoici et salicylici 安息香酸とサリチル酸の軟膏, = Whitfield ointment.
u. acidi undecylenici compositum 複合ウンデシレン酸軟膏(ウンデシレン酸, ウンデシレン酸亜鉛, ポリエチレングリコール軟膏).
u. album 白色軟膏(脱水ラノリン, 白ろう(蝋), 白色ワセリン), = white ointment, simple ointment.
u. aquosum 水性軟膏(羊毛アルコール軟膏と水との等量からなる).
u. basilicum バジリ軟膏(植物油, 黄ろう, ロジン, 脱水ラノリン, テレビンチナ), = cerate resin.
u. calaminae カラミン軟膏(黄ろう, ラノリン, ワセリンの合剤にカラミンを加えたもの).
u. camphorae カンフル軟膏(ショウノウ, 白ろう, 豚脂).
u. cantharidis カンタリジン軟膏, = unguentum

U

vesicans.
u. capsici 蕃椒（とうがらし）軟膏（蕃椒油脂，パラフィン，ワセリン）.
u. cereum 単軟膏，＝unguentum simplex.
u. cetanoli セタノール軟膏（セタノール，硬化油，植物油），＝cetyl alcohol ointment.
u. flavum 黄色軟膏（脱水ラノリン，黄ろう，黄色ワセリン），＝yellow ointment.
u. fuscum 散らし薬，＝brown ointment.
u. glycerini グリセリン軟膏（デンプン，安息香酸，水，グリセリン），＝starch glycerite.
u. hydrargyri 水銀軟膏（水銀，オレイン酸水銀，脱水ラノリン，安息香豚脂，牛脂），＝mercurial ointment.
u. hydrargyri album 白降汞軟膏（白降汞，脱水ラノリン，白色軟膏），＝ammoniated mercury ointment.
u. hydrargyri ammoniati 白降汞軟膏，＝unguentum hydrargyri album.
u. hydrargyri bichloridi ophthalmicum 昇汞点眼軟膏，＝mercury bichloride ophthalmic ointment.
u. hydrargyri chloridi mitis 甘汞軟膏，＝calomel ointment.
u. hydrargyri cinereum 水銀軟膏，＝unguentum hydrargyri.
u. hydrargyri nitratis 硝酸水銀軟膏，＝citrine ointment.
u. hydrargyri oxidi flavi 黄降汞眼軟膏（黄降汞，流動パラフィン，白色軟膏），＝yellow mercuric oxide ointment.
u. hydrargyri oxidi rubri 赤降汞軟膏（赤色酸化第二水銀，流動パラフィン，黄ろう，羊脂，ワセリン）.
u. hydrophilicum 親水軟膏（パラオキシ安息香酸エチル，パラオキシ安息香酸ブチル，ラウリル硫酸ナトリウム，グリセリン，ステアリンアルコール，白色ワセリン，水適量），＝hydrophilic ointment，hydrous emulsifying ointment.
u. ichthammolis イクタモール軟膏（イクタモール，脱水ラノリン，黄色ワセリン）.
u. iodatum denigrescens 無着色ヨード軟膏（ヨウ素，パラフィン，オレイン酸，ワセリン），＝stainless iodized ointment.
u. mentholis compositum 複合メントール軟膏（メントール，サリチル酸メチル，白ろう，含水羊脂），＝compound ointment of menthol.
u. neocalaminae ネオカラミン軟膏（ネオカラミン，羊脂，ワセリン，流動パラフィン，水），＝ointment of neocalamine.
u. penicillini ペニシリン軟膏（適宜のペニシリン塩を脱水ラノリンまたはほかの軟膏基剤に混和し，その1g中にペニシリン1,000国際単位以上を含むように製したもの），＝penicillin ointment.
u. picis pini 木タール軟膏，タールパスタ，爹（た）硫膏（木タール亜鉛華，昇華イオウ，豚脂おのおの170gを牛脂320gに混ぜたもの），＝unguentum picis liquidae，pine tar ointment.
u. populeum 白楊軟膏（フランスで用いる軟膏で，乾燥白楊芽，マルバノホロシ，ヒヨス，ベラドンナ，白ケシからなる），＝poplar ointment.
u. psoriaticum 乾癬軟膏（イヒチオール，ザイモイジン，クリサロービンを含むもの）.
u. resini バジリ軟膏，＝unguentum basilicum.
u. scopoliae ロート軟膏（ロートエキス，70%アルコール，黄色軟膏），＝scopolia ointment.
u. simplex 単軟膏（黄ろう，植物油），＝simple ointment，unguentum cereum.
u. vesicans 発疱膏（カンタリス中末にクロロホルムおよび塩酸を加え，振りながら24時間放置した後圧搾，濾過し，濾液を蒸留し，約100のクロロホルム液を残留するようになってから冷却後空気中でクロロホルムを去り，その残留物にラッカセイ油，黄ろう，テレビンチナを加える），＝unguentum cantharidis，blistering ointment.
u. Wilsoni ウィルソン軟膏，＝unguentum zinci.
u. zinci 亜鉛華軟膏，＝unguentum zinci oxidi.
u. zinci oxidi 酸化亜鉛軟膏，亜鉛華軟膏（亜鉛華，脱水ラノリン，白色軟膏），＝zinc oxide ointment，Wilson ointment.
u. zinci stearatis ステアリン酸亜鉛軟膏（ステアリン酸亜鉛，流動パラフィン，白色ワセリン），＝ointment of zinc stearate.

un·gues [ʌ́ŋgwiːz]（unguis の複数）.
unguicular tuberosity 爪粗面（手指，足指の）.
un·guic·u·late [ʌŋgwíkjulət, -leit] 爪のある，爪様の，有爪動物.
un·guic·u·lus [ʌŋgwíkjuləs] 小鉤，小爪.
un·gui·nal [ʌ́ŋgwinəl] 爪の.
un·guis [ʌ́ŋgwis] [L/TA] ① 爪，＝nail [TA]. ② 扁爪. ③ 角膜蓄膿. ④ 小海馬，鳥距. 複 ungues. 形 unguinal.
u. aduncus（陥入爪，刺爪），＝unguis incarnatus.
u. avis 鳥距，＝unguis Halleri，calcar avis.
u. corneae 角膜爪（角膜内の蓄膿），＝onyx.
u. hippocraticus ヒポクラテス爪（肺結核患者の青色爪）.
u. incarnatus 陥入爪，刺爪，＝ingrowing toenail.
u. laminaris 板状爪.
u. pterygium 翼状爪.
u. tegularis 反爪，円頂爪，屋根がわら状爪.
un·gu·la [ʌ́ŋgjulə] 蹄，鉤（死亡した胎児を取り出す器具）.
un·gu·late [ʌ́ŋgjuleit] ① ひづめのある，有蹄の. ② 有蹄動物（蹄がある哺乳動物の一区分）.
un·gu·li·gra·da·tion [ʌ̀ŋgjuligrədéiʃən] 蹄行（ひづめあるき．有蹄類の歩行形式で，掌骨，蹠骨，指骨，趾骨の諸部が伸びて趾端に蹄 ungula を生じ，この蹄のみを地につけて歩くこと）. 形 unguligrade.
un·har·mon·ic [ʌ̀nhɑːmɑ́nik] 非調和の.
u. ratio 非調和比.
un·health·y [ʌnhélθi] 不健康な［医学］.
u. granulation 病的肉芽［医学］.
u. inflammation 分裂性炎症（組織崩壊性のもの）.
u. ulcer 不健全性潰瘍［医学］（治癒困難なもので，callous ulcer，fungous u.，phagedenic u. などをいう）.
un·hy·gie·nic [ʌ̀nhaidʒíːnik] 非衛生的な［医学］，不衛生的な.
uni- [juːni] 単一の意味を表す接頭語.
u·ni·a·late [jùːniéileit] 単翅の，単翼の.
u·ni·ar·tic·u·lar [jùːniɑːtíkjulər] 一関節の.
u·ni·au·ral [jùːniɔ́ːrəl] 一耳の.
u·ni·ax·i·al [jùːniǽksiəl] 単軸の，一軸の.
u. joint 単軸関節，一軸性関節［医学］.
u·ni·ba·sal [jùːnibéisəl] 一基の.
u·ni·cam·er·al [jùːnikǽmərəl] 単房の，＝unicamerate.
u. bone cyst 単房性骨嚢胞（嚢腫）.
u. cyst 単房性嚢胞，＝unilocular cyst.
u·ni·cam·er·ate [jùːnikǽməreit] 単房の.
UNICEF United Nations International Children Emergency Fund 国連児童基金（ユニセフ）の略.
u·ni·cel·lu·lar [jùːniséljulər] 単細胞の.
u. gland 単一細胞腺，単細胞腺［医学］.
u. hair 単細胞毛.
u. sclerosis 単一細胞性硬化〔症〕，細胞間線維増生硬化〔症〕.

U

u·ni·cen·tral [jù:niséntrəl] 一中心の.
unicentric blastoma 単中心性芽細胞腫.
u·ni·ceps [jú:niseps] 単頭の（筋の起始点についていう）.
u·ni·cep·tor [jù:niséptər] 単受体.
u·ni·cism [jú:nisizəm] 単一説（性病の病原菌は一種あるのみとの旧説）.
u·ni·cist [jú:nisist] 一元論者（相似疾病が原因学では1つで症状が2つ以上に現れるという論者）.
unicompartmental resurfacing 膝単顆関節面再建〔術〕.
unicondylar knee replacement 〔人工〕膝単顆置換〔術〕.
u·ni·corn [jú:nikɔ:n] ① 一角獣（ユニコーン）. ② 単角の，一角の，= unicornous.
u. root ラン［蘭］の根茎（単純苦味剤の原料）.
u. uterus 単角子宮.
u·ni·cor·nous [jù:nikɔ́:nəs] 単角の，一角の.
u·ni·cus·pid [jù:nikʌ́spid] 単弁の，単頭の，= uni cuspidate.
un·i·den·ti·fied [ʌ̀naidéntifaid] 不定の〔医学〕.
u. clinical syndrome 不定愁訴症候群〔医学〕，不定愁訴臨床症候群.
u. complaint 不定愁訴〔医学〕.
u. complaints laparotomy 開腹術後不定愁訴.
u·ni·di·men·sion·al [jù:nidiménʃənəl] 一次元的の.
u·ni·di·rec·tion·al [jù:nidairékʃənəl] 一方向の〔医学〕.
u. block 一方向性ブロック.
u. conduction 一方向性伝導〔医学〕.
u. diffusion 一方拡散〔医学〕.
u. flux 一方向性流束〔医学〕.
u. heart block 一方向性ブロック（一方向からの刺激はブロックするが，反対方向の刺激伝導ないし逆伝導は阻止しないもの）.
u·ni·fa·cial [jù:niféiʃəl] 単面の.
u. leaf 単面葉.
u·ni·fa·mil·i·al [jù:nifəmíliəl] 一家系の.
unified medical language system 統合医学言語システム〔医学〕.
u·ni·fi·lar [jù:nifáilər] 一本の，一糸の.
u·ni·flag·el·late [jù:niflǽʤərait] 単鞭毛の.
u·ni·fo·cal [jù:nifóukəl] 一焦点の〔医学〕.
u·ni·fo·li·ate [jù:nifóulieit] 単葉身の.
u·ni·fo·rate [jù:nifɔ́:reit] 単孔の.
Uniform Chromatic Scale system of color-representation UCS表色系（ICI表色系などでは色度図上の2点間の距離が感覚的な色素を表さないが，最小判別可能値で測った色差が3線座標式色度図の各部分で2点間の距離で求められるもの）.
u·ni·form [jú:nifɔ:m] ① 一様の，均一の〔医学〕，不変の. ② 制服.
u. area source 一様面線源〔医学〕.
u. circular motion 等速円運動.
u. convergence 一様収束.
u. current 等速電流.
u. dilatation 等方歪.
u. distribution 均等分布〔医学〕，一様分布.
u. label(l)ing 均一標識〔医学〕（一定の部位のみを標識する方法）.
u. load 一様荷重.
u. motion 等速運動.
u. scale 均等目盛.
u. surface 均一表面〔医学〕.
uniformity of dosage units 含量均一性試験.
u·ni·for·mi·za·tion [jù:nifɔ̀:mizéiʃən] 一意化.
u. parameter 局所変数.
u·ni·gem·i·nal [jù:niʤéminəl] 双児の一つの.
u·ni·ger·mi·nal [jù:niʤə́:minəl] 単胚の，一胚葉〔性〕〔医学〕.
u·ni·glan·du·lar [jù:niglǽndjulər] 一腺の，単腺〔性〕の〔医学〕.
u·ni·grav·i·da [jù:nigrǽvidə] 初妊婦〔医学〕（1回経妊婦）.
u·nij·u·gate [juníʤugeit] 一対の.
u·ni·lam·i·nar [jù:nilǽminər] 単層の，= unilaminate.
u. primary follicle 一層性原始卵胞.
u·ni·lam·i·nate [jù:nilǽmineit] 単層の，= unilaminar.
u·ni·lat·er·al [jù:nilǽtərəl] 一側性の.
u. anesthesia 片側感覚麻痺.
u. deafness 片側（半側）ろう（聾）〔医学〕.
u. exclusion of intestine 一側性腸空置〔術〕〔医学〕.
u. fit ① 片側歩行〔医学〕. ② 片側痙攣（運動発作は身体の一側に起こるもので局所痙攣の一型）.
u. fused kidney 融合性変位腎〔医学〕.
u. gliosis 片側性（一側性）神経膠症，= hemispheric gliosis.
u. hemianopsia 片半盲症，= uniocular hemianopsia.
u. hermaphrodism 一側性半陰陽（一側に雄または雌性器，他側には雌雄両性器，すなわち卵巣様精巣のあること）.
u. hermaphroditism 一側性半陰陽〔医学〕.
u. hyperlucent lung 片側性透明肺〔医学〕，一側性透過性亢進肺〔医学〕.
u. inheritance 一側性遺伝〔医学〕.
u. nevoid 片側性母斑性.
u. nystagmus 一側性眼振〔医学〕.
u. position 側臥位〔医学〕，片側位（横臥位）.
u. renal disease 一側性腎疾患〔医学〕.
u. renal hypertension 片腎性高血圧〔症〕〔医学〕.
u. spatial neglect 半側空間無視〔医学〕.
u. strabismus 一側性斜視.
u·ni·lat·er·al·i·ty [jù:nilæ̀tərǽliti] 片側性〔医学〕.
unilineal descent 単一直系卑属，単系出系〔医学〕.
u·ni·lo·bar [jù:nilóubər] 単葉の〔医学〕.
u·ni·lob·u·lar [jù:nilábjulər] 単小葉の.
u. cirrhosis 単一小葉性肝硬変，= monolobular cirrhosis.
u·ni·loc·u·lar [jù:nilákjulər] 単房の，単室の，単所の.
u. cyst 単房性嚢腫〔医学〕.
u. echinococcosis 単包虫症.
u. echinococcus 単包虫.
u. fat 単房脂肪.
u. heart 一腔心〔医学〕.
u. hydatid 単包虫.
u. hydatidosis 単包虫症.
u. joint 単房関節.
u. sporangium 一室胞子嚢（褐子類 Phaeosporeae の無性生殖器官で，単細胞であるが，後に分裂して遊走子を生じる）.
u. strabismus 偏側斜視，= unilateral strabismus.
u·ni·mo·dal [jù:nimóudəl] 単峰性の〔医学〕.
u·ni·mod·u·lar [jù:nimádjulər] ユニモジュラー（特殊一次変換）.
u·ni·mo·lec·u·lar [jù:nimoulékjulər] 一分子の，単分子の，= monomolecular.
u. reaction 一分子反応，単分子反応〔医学〕（反応の律速段階に1個の分子だけが関与する化学反応），= monomolecular reaction.
uninhibited bladder 無抑制膀胱〔医学〕.

U

uninhibited contraction 無抑制収縮〔医学〕.
uninhibited neurogenic bladder 無抑制性神経因性膀胱〔医学〕.
uninhibited sphincter relaxation 無抑制括約筋弛緩〔医学〕.
un·in·jured [ʌníndʒə:d] 無傷の〔医学〕, 未損傷の.
uninodular goiter 単結節性甲状腺腫〔医学〕.
un·in·tel·li·gi·ble [ʌ̀nintélidʒibl] 不可解な〔医学〕.
unintended by product 非意図的生成物.
uninterrupted suture 連続縫合.
u·ni·nu·cle·ar [jù:ninjú:kliər] 単核の, = uninucleated.
u. cyst 一核嚢子.
u·ni·nu·cle·at·ed [jù:njú:klieitid] 単核の, = uninuclear.
u·ni·oc·u·lar [jù:niákjulər] 一眼の.
u·nion [jú:njən] ① 結合〔医学〕, 癒合〔医学〕, 癒着. ② 和集合, = sumset.
u. by first intention 第1癒合. → healing.
u. by second intention 第2癒合. → healing.
u. by third intention 第3癒合. → healing.
u·ni·o·val [jù:nióuvəl] 一卵〔性〕の, = uniovular.
u. pregnancy 一卵妊娠.
u. twins 一卵性双胎.
u·ni·ov·u·lar [jù:niávjulər] 一卵〔性〕の〔医学〕.
u. menstruation 一卵性月経〔医学〕.
u. ovulation 一卵性排卵〔医学〕.
u. twin 一卵性双児, = monozygotic twin.
u. twin pregnancy 一卵〔性〕双胎妊娠〔医学〕.
u. twins 一卵〔性〕双胎〔医学〕, = enzygotic twins.
unipapillary kidney 単乳頭腎.
u·nip·a·ra [ju:nípərə] 初産婦〔医学〕, 1回経産婦. 形 uniparous.
u·ni·pa·ren·tal [jù:nipəréntəl] 一親の.
u. disomy 片親性ダイソミー〔医学〕.
u·nip·a·rous [junípərəs] ① 一卵生産性. ② 1回経産婦性, = unipariens.
unipennate muscle [TA] 半羽状筋, = musculus unipennatus [L/TA].
uniphasic reaction 単相反応 (屈曲のみの反応).
u·ni·pin·nate [jù:nipíneit] 一回羽状の.
u·ni·po·lar [jù:nipóulər] 単極の〔医学〕.
u. cell 単極神経細胞.
u. division 単極分裂〔医学〕.
u. electrode 単極電極〔医学〕.
u. induction 単極誘導.
u. lead 単極導出〔医学〕, 単極誘導 (不関電極を結合電極とし関電極を胸部または四肢の一つに置く誘導).
u. limb lead 単極肢導出〔医学〕.
u. nerve cell 単極神経細胞〔医学〕.
u. neuroblast 単極神経芽細胞 (双極神経芽細胞または髄質芽細胞から分化し, その腫瘍を神経芽細胞腫という).
u. neuron 単極ニューロン〔医学〕(軸索1個のみをもつもの).
u. neuronum 単極神経細胞〔医学〕.
u. rete 単極網 (血管が一つの大きい幹に合流しない迷網).
u. spongioblast 単極神経膠芽細胞 (増殖して, 極性神経膠芽細胞腫となる).
u. twitch 一極性単収縮〔医学〕.
u·ni·po·tent [junípətənt] 単一分化性の, = unipotential.
u. stem cell 単能性幹細胞 (造血幹細胞の分化ステージの一つ).
u·ni·po·ten·tial [jù:nipouténʃəl] 単一分化性の (単一細胞のみに発生分化し得ることについていう). ↔ totipotential.

U

u. cell 単能細胞 (1種の血球のみに分化し得る細胞).
unique base sequence ユニーク (非反復) 塩基配列〔医学〕.
unique first-forbidden transition 特異一次禁止せん (遷) 移〔医学〕.
unique sequence ユニーク配列, = nonrepetitive sequence.
u·nique·ness [ju:ní:knis] 一意性.
u. theorem 一意性の定理.
u·ni·re·cep·tor [jù:niriséptər] 単受体〔医学〕.
un·ir·rit·able [ʌ̀nirítəbl] 非興奮性の.
u·ni·sep·tate [jù:nisépteit] 一中隔の.
u·ni·se·ri·al [jù:nisí:riəl] 1列の, 1行の.
u·ni·se·ri·ate [jù:nisí:rieit] 単層の.
u·ni·sex·u·al [jù:nisékʃuəl] 単性の.
u. flowers 単性花.
u·ni·sex·u·al·i·ty [jù:nisèkʃuǽliti] 単性性〔医学〕.
u·ni·stra·tal [jù:nistréitəl] 単層の.
u·nit [jú:nit] ① 単位〔医学〕. ② 単数. ③ 遺伝子. ④ 単位体. 形 unitary.
u. cell 単位格子〔医学〕.
u. character 単位形質 (雑種することなく遺伝される形質で, 遺伝子に相当する), 単位性状〔医学〕, 因子形質.
u. density scattering material 単位密度散乱物質〔医学〕.
u. discharge 単位発射〔医学〕.
u. membrane 単位膜 (生体膜を電子顕微鏡で見ると各3nmの3層構造をなしている. これを生体膜の基本的単位と考えてこのように呼ぶ).
u. of capacity 容量単位 (熱容量, 電気容量などの).
u. of convergence 輻輳単位.
u. of current 電流単位 (アンペア).
u. of electromotive force 起電力単位, 電圧単位. → volt.
u. of energy エネルギーの単位.
u. of entropy エントロピー単位 (cgs 単位系においてエントロピーの単位としては, 熱量を 1cal, 温度を 1°K とするときの量をとり, これをクラウジウス clausius と名づける. また mks 単位としては熱量を 1joule, 温度を 1°K としたものをとり, これをオンネス onnes と名づける).
u. of enzyme 酵素単位.
u. of force 力の単位 (cgs 系では dyne, mks 系では newton).
u. of heat 熱量の単位〔医学〕, 熱の単位, = calorie, therm.
u. of intermedin インテルメジン単位.
u. of length 長さの単位.
u. of luminous flux 光束の単位.
u. of luminous intensity 光度単位.
u. of luteinizing activity 黄体形成活性単位.
u. of magnetic field intensity 磁場の強さの単位.
u. of mass 質量の単位.
u. of ocular convergence 輻輳の単位.
u. of oxytocin オキシトシン単位.
u. of penicillin ペニシリン単位.
u. of pressure 圧力の単位.
u. of progestational activity プロゲステロン活性単位.
u. of quantity 電気量の単位, = coulomb.
u. of resistance 抵抗単位, = ohm.
u. of thyrotrophic activity 甲状腺刺激活性単位.
u. of vasopressin バソプレシン単位.
u. of volume 容積の単位.

u. of wavelength 波長の単位.
u. of weight 重量の単位.
u. of work 仕事の単位(エネルギーの単位で，ジュールに同じ).
u. operation 単位操作〔医学〕.
u. particle 単位粒子(物質量を数えるときの単位粒子).
u. price per patient per day 患者1人1日当たりの単価〔医学〕.
u. process 単位プロセス〔医学〕.
u. system 単位系〔医学〕.
u·ni·tage [jú:nitiʤ] 単位値.
u·ni·tar·i·an hy·poth·e·sis [jù:nitέəriən haipáθisis] 一元説，一元性仮説.
unitarian theory 一元説〔医学〕(すべての血球は hemocytoblast と称する芽細胞のみから分化する).
unitarian theory of antibodies 抗体の一元説(異なった場合に反応する抗体はすべて同一のものであって，別個のものでないから，疾病も抗体の種類からみると同一のものが多い).
u·ni·tar·ism [jú:nitərizəm] 一元論.
u·ni·tary [jú:nitəri] 単位の，一元性の.
u. formula 実験式，= empiric formula.
u. theory 単一説(すべての疾病の本態は単一であって，多種のものではない).
u·ni·tas mul·ti·plex [jú:nitəs mʌ́ltipleks] 多様の統一体.
United Nations Educational Scientific and Cultural Organization 国連教育科学文化機関〔医学〕.
United Nations Fund for Population Activities 国連人口活動基金〔医学〕.
United Nations International Children Emergency Fund (UNICEF) 国連児童基金〔医学〕.
United Nations Population Commission 国連人口委員会〔医学〕.
United Nations Scientific Committee on the Effects of Atomic Radiation 放射線影響に関する国連科学委員会〔医学〕.
United Network for Organ Sharing 全米臓器分配ネットワーク〔医学〕.
United States Agency for International Development 米国国際開発局〔医学〕.
United States Medical Licensing Examination (USMLE) 米国医師免許試験.
u·ni·ter·mi·nal [jù:nitə́:minəl] 単末の.
uniting callus 連結〔医学〕，結合〔医学〕，結合仮骨.
uniting canal 結合管.
uniting duct 結合管.
units of radioactivity 放射能単位(Bq, curie, eman, Mache unit, Stat など).
u·ni·tu·ber·cu·lar [jù:nitjubə́:kjulər] ① 単咬頭の. ② 一〔致の〕. ③ 単一.
u·ni·ty·va·lence [jù:nitivéiləns] 一価，= univalence, monovalence.
u·ni·va·lence [jù:nivéiləns] 一価，= monovalence, univalency.
u·ni·va·lent [jù:nivéilənt] 一価の(分子間結合で，結合部位の数が単一であること)，= monovalent.
u. antibody 一価抗体〔医学〕.
u. chromosome 一価染色体〔医学〕.
u. function 一価関数，= simple function.
u. vaccine 一価ワクチン〔医学〕.
univentricular heart 単心室心〔医学〕，単心室.
Universal Decimal Classification (UDC) 国際十進分類法(1876年に提唱された Melvil Dewey の十進法記号に基づき，1895年ブリュッセルで開かれた国際会議により採用された図書分類法で，次の10個の部門に大別されている. ① 一般事項. ② 哲学，心理学. ③ 神学，宗教. ④ 社会科学. ⑤ 言語学，言語，語学. ⑥ 数学，自然科学. ⑦ 応用科学(医，工，農，産業). ⑧ 美術，演芸，娯楽，スポーツ. ⑨ 文学. ⑩ 地理，伝記，歴史).
Universal Precautions 普遍的予防手段，予防原則.
u·ni·ver·sal [jù:nivə́:səl] 普遍の，万能の，全身性〔医学〕.
u. adenitis 汎発性腺炎.
u. aganglionosis 全腸管無神経節〔医学〕.
u. antidote 万能解毒薬〔医学〕(硫酸鉄をマグネシア水に混ぜたもの).
u. calcinosis 汎発性石灰沈着症〔医学〕.
u. constant 普遍定数.
u. design (UD) ユニバーサルデザイン(体型，年齢，障害にかかわらず，できる限りすべての人が利用できる普遍的なデザイン)，万人向け設計.
u. developer 万能現像液〔医学〕.
u. donor 万能ドナー〔医学〕，万能供血者〔医学〕(以前はO型血液はだれにでも輸血できると考えられていたので，O型供血者を誤ってこう呼んでいた. 現在では危険万能供血者と呼ぶことがある)，= general donor.
u. fetal hydrops 胎児全身水腫〔医学〕.
u. galvanometer 万能検流計.
u. gravitation 万有引力(すべての物体が互いに引き合う力).
u. gravitation constant 万有引力定数(重力定数)，= Newton constant.
u. indicator 広域指示薬〔医学〕.
u. infantilism 全身的幼稚症.
u. joint 全動関節，万能関節.
u. mesentery 総腸間膜症〔医学〕.
u. mode 万能モード〔医学〕.
u. operating table 万能手術台〔医学〕.
u. precaution 総合予防策.
u. recipient 万能受血者〔医学〕(以前はAB型受血者はだれからでも輸血を受けることができると考えられていたので，AB型受血者を誤ってこう呼んでいた).
u. shunt 万能分流器.
u. splint 万能副子〔医学〕.
u. symmetry 多対称(体の中心を通る平面がすべて対称面になるような相対型をいう).
u. time 世界時(国際時間計算に用いる場合のグリニッジ平均時を指す).
u. type wheel chair 普通型車椅子〔医学〕.
University hospital Medical Information Network (UMIN) 大学医療情報ネットワーク〔医学〕(ユーミンと呼称される). → UMIN.
university health service 大学保健医療業務〔医学〕.
university hospital 大学病院〔医学〕.
u·ni·vi·tel·line [jù:nivitéli:n] 一卵性の.
un·la·beled [ʌnléibəld] 未標識の(放射性同位体や酵素などの標識物質を結合させていないこと)，非標識性の〔医学〕.
u. antibody enzyme technique 非標識酵素抗体法〔医学〕.
unleaded gasoline 無鉛ガソリン〔医学〕.
un·load·ing [ʌnlóuding] 減負荷，負荷軽減〔医学〕.
u. reflex 負荷減弱反射〔医学〕，減負荷反射.
u. therapy 減負荷療法〔医学〕.
un·med·ul·lat·ed [ʌnmédjuleitid] 無髄の(神経線維についていう).
un·my·e·li·nat·ed [ʌnmáiəlineitid] 無髄の.
u. fiber 無髄〔神経〕線維.
u. nerve 無髄神経.
u. nerve fibers 無髄神経線維〔医学〕.

Unna, Paul Gerson [ú:nə] ウンナ(1850-1929, ドイツの皮膚科医).

U. boot ウンナ長靴(ゼラチン, グリセリン, 亜鉛華からなるパスタ(泥膏)剤で静脈瘤をおおい, その上からラセン包帯を施し, これを再びパスタでおおう方法).

U. dermatosis ウンナ皮膚病(脂漏性湿疹), = Unna disease, seborrheic eczema.

U. disease ウンナ病.

U. mark ウンナマーク.

U. nevus ウンナ母斑 [医学], = erythema nuchae.

U. orcein method ウンナオルセイン法, = Unna-Taenzer stain.

U.-Pappenheim stain ウンナ・パッペンハイム染色(染色液としてメチルグリーン 0.15g, ピロニン 0.25g, アルコール 0.25mL, グリセリン 20mL, 5% 石炭酸水を 100mL まで加える).

U. paste ウンナパスタ(泥膏)剤(亜鉛華硬パスタ, 亜鉛華軟パスタ).

U. paste boot ウンナパスタ長靴(ゼラチン, 酸化亜鉛, グリセリンからなる粘剤で静脈瘤に包帯様につくり上げる脚絆).

U. paste dressing ウンナ泥膏包帯 [医学].

U. plasma cell ウンナ形質細胞(肉芽組織中に出現するもの).

U. stain ウンナ染色法(メチルグリーン, ピロニンを利用する形質細胞の染色法), = methylgreen-pyronin stain, Unna-Pappenheim stain.

U.-Taenzer stain ウンナ・テンツァー染色法(弾力線維組織染色法, ウンナオルセイン法ともいい, 染色液として Gruebler のオルセイン 1g, 塩酸 1g, 無水アルコール 100g の混和液).

U.-Thost syndrome ウンナ・トースト症候群(手掌足底のびまん性角化), = diffuse hyperkeratosis of palms and soles.

un·nat·u·ral [ʌnnǽtʃərəl] 不自然な [医学].

u. death 異状死体, 変死, 変死体.

unof unofficial 局方外の略.

un·of·fi·cial [ʌ̀nəfíʃəl] ① 局方外の. ② 非公式の.

un·or·ga·nized [ʌnɔ́:gənaizd] ① 未組織性の. ② 無器官の.

u. ferment 無生酵母, = enzyme.

u. virus (生体内で産生される有毒化合物).

un·o·ri·en·ta·tion [ʌnɔ̀:rientéiʃən] 見当識障害, = disorientation.

U

unorthodox medicine 非正統医学(代替医療を意味する).

unpadded cast 下敷きなしギプス包帯(無褥ギプス包帯).

unpadded plaster 無褥ギプス.

unpaired allosome 非対性異常染色体(Montgomery), = monosome, accessory chromosome.

unpaired chromosome 異型染色体.

unpaired electron 不対電子 [医学].

unpaired thyroid plexus [TA] 不対甲状腺静脈叢, = plexus thyroideus impar [L/TA].

un·phys·i·o·log·ic [ʌnfiziəlάdʒik] 非生理的な.

un·pig·ment·ed [ʌnpígməntid] 無色素の.

un·pitched [ʌnpítʃt] 非音調的な.

u. sound 非楽音.

unpleasant odor 不快臭 [医学].

unpleasant sensation after urination 排尿後不快感 [医学].

un·plesa·nt·ness [ʌnpléztntnis] 不快感 [医学].

un·po·lar·ized [ʌnpóuləraizd] 不分極〔の〕 [医学], 不偏光性の.

unpolished rice 玄米.

un·primed [ʌnpráimd] 未感作の(抗原刺激を受けたことがないこと).

un·pro·duc·tive [ʌnprədʌ́ktiv] むだな(非生産的, 不毛).

u. cough からせき(空咳) [医学], 乾性せき(咳) [医学], 乾咳.

u. mania 無能性躁病.

un·pub·lish·ed [ʌnpʌ́bliʃt] 未発表 [医学].

un·re·duced [ʌ̀nridjú:st] ① 非還元性の, 還納しない. ② 遷延性の.

u. dislocation 整復されない脱臼.

u. gamete 非還元配偶子 [医学].

u. spore 非還元胞子 [医学].

u. transverse presentation 遷延横位.

unresolved pneumonia 非融解性肺炎.

un·re·spon·sive·ness [ʌ̀nrispάnsivnis] 不応〔答〕〔性〕 [医学].

un·rest [ʌnrést] 不穏状態, 不安動揺.

unripe cataract 未熟白内障 [医学], = immature cataract.

unroofed coronary sinus syndrome 冠静脈洞左房結合症候群.

unruptured hymen 無傷処女膜 [医学].

unsaponifiable matter 不けん化物 [医学] (アルカリでけん化されない物質).

unsatisfying sleep onwaking 覚せい(醒)時〔睡眠〕不足感 [医学].

un·sat·u·rat·ed [ʌnsǽtʃureitid] 不飽和の(炭素の結合に二重のものがあること).

u. bond 不飽和結合(二重結合および三重結合の総称).

u. compound 不飽和化合物 [医学].

u. fat 不飽和脂肪 [医学].

u. fatty acid 不飽和脂肪酸 [医学].

u. hydrocarbon 不飽和炭化水素.

u. iron binding capacity 不飽和鉄結合能 [医学].

u. solution (不飽和溶液の濃度が飽和に達していないもの).

un·sat·u·ra·tion [ʌnsæ̀tʃuréiʃən] 不飽和 [医学].

unscheduled DNA synthesis 不定期DNA合成 [医学].

Unschuld, Paul [ú:nʃuld, -lt] ウンシュルド(1835-1905, ドイツの内科医).

U. sign ウンシュルド徴候(下腿の腓腹筋の痙攣は糖尿病の初期徴候), = painful leg cramps.

unsealed radioactive material 非密封放射性物質 [医学].

unsealed source 非密封線源 [医学].

unselected marker 非選択マーカ [医学].

un·sex [ʌnséks] 去勢する, 卵巣を切除する.

unshared electron pair 非共有電子対 [医学].

un·so·cia·ble [ʌnsóuʃəbl] 内気な [医学].

un·so·cial [ʌnsóuʃəl] 非社交的な [医学].

un·sound [ʌnsáund] ① 不健全な, 薄弱な. ② 不正確な, 理由のない.

unspecific serological reaction 非特異的血清反応.

unspecified abdominal hernia 分類不能な腹部ヘルニア [医学].

unspecified anxiety disorder 特定不能の不安症, 特定不能の不安障害.

unspecified arteritis 非特異的動脈炎 [医学].

unsporulated oocyst 胞子未形成オーシスト.

un·spry [ʌnsprái] ① は(跛)行. ② 運動の遅い.

un·sta·ble [ʌnstéibl] ① 不安定な [医学], = labile. ② 軽佻者(Kraepelin の分類による精神病質の一型).

u. angina (UA) 不安定狭心症 [医学] (心筋梗塞に移行する危険をもつ狭心症で, 次第に狭心症が悪化するもの, および初発したものを含む). → impending

infarction.
u. bladder 不安定膀胱〔医学〕.
u. compound 不安定化合物.
u. diabetes 不安定〔型〕糖尿病（広義の意味においては，原因が何であれ頻回の高血糖と低血糖を繰り返すため，日常生活を全うできない糖尿病のこと）.
u. equilibrium 不安定平衡.
u. gene 不安定遺伝子〔医学〕.
u. hemoglobins 不安定ヘモグロビン.
u. lie 不定胎位.
u. malaria 変動型マラリア.
u. scar 不安定瘢痕〔医学〕.
u. type 不安定型.
u. urethra 不安定尿道〔医学〕.
unstationary state 非定常状態〔医学〕.
unsteady voice 不安定な声〔医学〕.
unstratified part [TA] 非重層部*，= pars nonstratificata [L/TA].
un·stri·at·ed [ʌnstriéitid] ① 無線条の，横紋のない．② 平滑の，= unstriped.
u. muscle 平滑筋，= smooth muscle.
unsym- [ʌnsim] 不斉化合物の意を表す接頭語.
un·sym·met·ri·cal [ʌ̀nsimétrikəl] 非対称〔性〕の.
unsystematized delusion 非体系妄想〔医学〕，非系統的妄想.
untoward effect 副作用，逆効果，有害効果，薬害反応（薬の）〔医学〕，= unwanted effect.
untoward reaction 副作用.
un·treat·ed [ʌntríːtid] ① 治療を加えなかった，未処置〔の〕〔医学〕．② 無処理の.
u. oil 不洗浄油.
un·u·ni·form·i·ty [ʌnjùːnifɔ́ːmiti] 不均一性〔医学〕.
un·u·nit·ed [ʌ̀njuːnáitid] 癒合していない，接合しない.
u. fracture 非癒合〔性〕骨折〔医学〕.
unusual runaway 特異家出人.
unverified brain tumor 〔組織〕未確認脳腫瘍〔医学〕.
unverified piptuitary adenoma 〔組織〕未確認下垂体腺腫〔医学〕.
unverified tumor 〔組織〕未確認腫瘍〔医学〕.
Unverricht, Heinrich [úːnferikt] ウンフェルリヒト（1853-1912，ドイツの医師）.
U. disease ウンフェルリヒト病（家族性ミオクローヌスてんかん．主として舌，咽頭，横隔膜筋を侵し，10歳前後の女児に多くみられる），= myoclonus epilepsy.
U.-Lundborg disease ウンフェルリヒト・ルントボルグ病〔医学〕.
unvoiced consonant 無声子音〔医学〕.
unwanted effect 有害反応〔医学〕，副作用〔医学〕.
un·well [ʌnwél] ① 気分がすぐれない．② 月経中の.
un·wind·ing [ʌnwáindiŋ] 巻き戻し.
u. protein 巻き戻しタンパク質.
UO urinary output 尿路の略.
UP max 最高尿道内圧，= maximum urethral pressure.
up-and-down method 上げ下げ法（50%有効量(ED_{50})，50%致死量(LD_{50})を算出する方法の一つで，ある量から出発し薬物効果が出れば，あるいは死亡すれば用量を1ランク下げ，無効または生存すれば用量を1ランク上げる．この方法で最小の動物数で ED_{50}，LD_{50} が求められる）.
up promoter mutation アッププロモータ性突然変異.
up regulation 〔受容体〕増加作用〔医学〕.
upas [júːpəs] ウパス（ジャワの先住民語で，クワ〔桑〕科の毒樹 *Antiaris toxicaria* のことで，bohu upas と称する樹脂の原植物）.
u. tieuté （*Strychnos tieuté* から得られる毒物で，ストリキニンが有効成分）.
UPEC uropathogenic *Escherichia coli* 尿路病原性大腸菌の略（尿路感染症の原因となる大腸菌）.
uperior tendon 上腱（総腱輪の上部で眼の直筋の起始点）.
up·grade [ʌ́pgreid] （優秀な種を用いて家畜の質を改善すること）.
uphill transport 上り坂輸送〔医学〕.
UPJ ureteropelvic junction 尿管腎盂移行部接合の略.
up·per [ʌ́pər] 上の，上方の.
u. abdomen 上腹部〔医学〕.
u. airway 上気道〔医学〕.
u. airway obstruction 上気道閉塞，上気道狭窄.
u. airway resistance syndrome 上気道抵抗症候群〔医学〕.
u. and lower sweating reflex 上下発汗反射.
u. arm 上腕〔医学〕，にのうで〔医学〕.
u. arm type 上腕型〔医学〕.
u. body obesity 上半身肥満〔医学〕.
u. bound 上界.
u. canine 上顎犬歯，= upper cuspid, maxillary canine, maxillary cuspid.
u. complete denture 上顎総義歯〔医学〕.
u. critical temperature 上臨界温〔医学〕.
u. cuspid 上顎犬歯〔医学〕，= upper canine, maxillary cuspid, m. canine.
u. deciduous canine 上顎乳犬歯.
u. dental arcade [TA] 上歯列弓，= arcus dentalis superior [L/TA].
u. esophageal sphincter 上部食道括約筋〔医学〕.
u. extremity (U/E) 上肢.
u. extremity of fibulae 腓骨頭，= caput fibulae.
u. extremity orthosis 上肢装具〔医学〕.
u. extremity prosthesis 義手〔医学〕.
u. extremity prosthesis control system 義手の制御装置〔医学〕.
u. eyelid [TA] 上眼瞼，= palpebra superior [L/TA].
u. ganglion 舌咽神経節，= ganglion superius.
u. gastrointestinal series 上部消化管造影〔医学〕.
u. gastrointestinal tract 上部消化管〔医学〕.
u. head [TA] 上頭，= caput superius [L/TA].
u. horizontal plane 上横平面，= subcostal plane.
u. jaw 上顎.
u. jaw bone 上顎骨.
u. labium 上唇.
u. lateral cutaneous nerve of arm 上外側上腕皮神経.
u. leg 大腿〔医学〕.
u. level discriminator 上限レベル選別器〔医学〕.
u. lid 上眼瞼〔医学〕.
u. limb [TA] 上肢，= menbrum superius [L/TA].
u. limb prosthesis 義手.
u. limit 上限.
u. limits of normal (ULN) 正常値上限〔医学〕，正常値の最高.
u. lip [TA] 上唇（うわくちびる），= labium superius [L/TA].
u. lobar pneumonia 上葉肺炎〔医学〕.
u. lobe [TA] 上葉，= lobus superior [L/TA].
u. lobe of lung 〔肺の〕上葉.
u. milk cuspid 上顎乳犬歯，= upper deciduous canine.
u. molar 上顎大臼歯〔医学〕.
u. motor neuron (UMN) 上位運動ニューロン〔医学〕（大脳皮質にあるニューロンで，皮質運動領から運動性脳神経核または脊髄の運動性前角細胞に興奮を導くもの).

u. motor neuron lesion 上位運動神経損傷.

u. neck dissection 上頸部郭清〔医学〕.

u. nodal extrasystole 上部結節性期外収縮.

u. pole [TA] ① 上端, = extremitas superior [L/TA]. ② 上極.

u. protrusion 上顎前突, = maxillary protrusion, prognathia, prognathism.

u. punch 上杵〔医学〕.

u. quadrantanopsia 上四分の一盲〔医学〕.

u. quartile 高四分位.

u. respiratory infection 上気道感染〔医学〕.

u. respiratory inflammation 上気道炎(声帯より上部の気道の炎症で鼻腔, 咽頭, 喉頭が含まれる).

u. respiratory stenosis 上気道狭窄.

u. respiratory tract 上気道〔医学〕.

u. respiratory tract infection (URTI) 上気道感染症, 上気道炎.

u. retina 上半網膜.

u. subscapular nerve 上肩甲下神経.

u. temperature survival limit 生存上限気温〔医学〕.

u. third of esophagus 上部食道〔医学〕.

u. tone 上音.

u. trunk [TA] 上神経幹, = truncus superior [L/TA].

u. uterine segment 子宮上部.

UPPP uvulopalatopharyngoplasty 口蓋垂口蓋咽頭形成術の略.

upright bar 〔縦〕支柱〔医学〕.

upright position 立位〔医学〕.

upright virtual imagination 正立虚像.

up·si·loid [ʌ́psilɔid] V字またはU字形の, = hypsiloid.

up·si·lon, υ [júːpsəlɑ̀n, juːpsáilən] ウプシロン(ギリシャ語アルファベット第20字).

up·si·lo·tism [ʌ́psilətizəm] ウ列発音不全, ウ列構音障害〔医学〕.

up·stream [ʌ́pstriːm] 上流〔医学〕.

u. resistance 上流抵抗(気道の)〔医学〕.

up·take [ʌ́pteik] アップテイク(利用, 消費, 摂取, 吸収などの一般語), 摂取〔医学〕.

u. rate 摂取率〔医学〕.

upward and downward squint 上下斜視, = hypertropia.

upward gaze palsy 上方注視障害〔医学〕.

upward ventilation 上方換気法.

ur urine 尿の略.

ur genes [úər dʒíːnz] ウル遺伝子群(すべての生物にとって必須な最小生命系をコードする遺伝子群. rRNA, リボソームタンパク質, DNA複製, DNA転写, RNA翻訳などに関与する酵素などをコードする遺伝子群をいう).

ura- [juːrə] 尿または尾の意味を表す接頭語, = uro-.

u·ra·chal [júːrəkəl] 尿膜管の〔医学〕.

u. cyst 尿膜管嚢胞〔医学〕, 卵黄管嚢胞.

u. diverticulum 尿膜管憩室〔医学〕.

u. fistula 尿膜管瘻〔医学〕.

u. fossa 尿嚢窩.

u. remnant 尿膜管残存(遺残)物〔医学〕.

u. rest 尿膜管残存(遺残)〔医学〕.

u. sinus 尿膜管洞〔医学〕.

u. stone 尿膜管結石〔医学〕.

u. tumor 尿膜管腫瘍〔医学〕.

u·ra·cho·ves·i·cal [jùːrəkəvésikəl] 尿膜管膀胱の.

u·ra·chus [júːrəkəs] 尿膜管〔医学〕, 臍尿管. 形 urachal.

u·ra·cil [júːrəsil] ウラシル(核酸から誘導されるジヒドロキシピリミジン).

u. ribose ウラシルリボース, = uridine.

u. test ウラシル試験, = Wheeler and Johnson test.

u·ra·cra·sia [jùːrəkréiziə] 尿異常.

u·ra·cra·tia [jù(ə)rəkréiʃiə] 遺尿症.

u·rae·mia [juːríːmiə] 尿毒症, = uremia.

u·ra·gogue [júːrəgɑg] 利尿剤.

u·ra·li [uráːli] = urari.

u·ra·mil [júːrəmil] ウラミル 化 5-aminobarbituric acid(尿酸, アロキサンチンなどから得られる diuramide).

u·ra·mil·ic ac·id [jùːrəmílik ǽsid] ウラミル酸 $C_8H_9N_5O_2$ (uramil に硫酸を作用させて得られる酸), = dialuramic acid.

u·ra·mine [júːrəmin] ウラミン 化 guanidine $NH=(NH_2)_2$ (グアニンからの毒性誘導物).

u·ra·mi·no·a·ce·tic ac·id [jùːrəmìːnouəsíːtik ǽsid] ウラミノ酢酸, = glycuronic acid, hydantoic acid.

u·ra·mi·no-ac·id [jùːrəmíːnou ǽsid] ウラミノ酸(カルバミン酸とアミノ酸との接合物).

u·ra·mi·no·ben·zo·ic ac·id [jùːrəmìːnoubenzóuik ǽsid] ウラミノ安息香酸 $NH_2CONHC_6H_4COOH$.

u·ra·mi·no·tau·ric ac·id [jùːrəmìːnoutɔ́ːrik ǽsid] ウラミノタウリン酸(タウリン酸の投与後尿中に排泄される酸).

uranal angle 口蓋角(硬口蓋弯曲の最高点と前顎点と後鼻突起とをそれぞれ接合して得る角で, 口蓋弓状性が低いときはこの角は大となる).

u·ra·nal·y·sis [jùːrənǽlisis] 尿検査, = urinalysis.

u·ra·nate [júːrəneit] ウラン酸塩(一般には $M^I_2O-_xUO_3$ (M^Iは1価の金属元素)の形をもち, ナトリウム塩, カリウム塩では x は1〜6).

u·ran-gal·lein [júːrən gǽliːn] ウランガレイン(ガレインとウランの化合物で, 弾力組織の染色剤).

u·ra·ni·a·nism [juréiniənizəm] 男性同性愛, = uranism.

u·ran·ic ac·id [jurǽnik ǽsid] ウラン酸 $H_2UO_4-H_2O$.

u·ran·ic ox·ide [jurǽnik ɑ́ksaid] 三酸化ウラン UO_3, = uranium trioxide.

u·ran·i·din [jurǽnidin] ウラニジン(海綿, サンゴ, クラゲなどに存在する動物性黄色色素).

u·ra·nine [júːrənin] ウラニン, = fluorescein sodium, uranine yellow.

u·ran·i·nite [jurǽninait] 閃ウラン鉱 $2UO_3UO_2$ (UO_3 75〜85%)(Pb, Th, Zr, 希土, He, Ar, Ca, H_2O, Fe などを含む等軸晶系, 正八面体, または正六面体), = pitchblende.

uranisco- [juːrəniskou, -skə] 口蓋の意味を表す接頭語, = urano-.

u·ra·nis·co·chas·ma [jùːrənìskoukǽzmə] 口蓋裂〔医学〕, = cleft palate.

u·ra·nis·co·la·lia [jùːrənìskouléiliə] 口蓋〔披〕裂言語〔医学〕, 口蓋裂による言語困難.

u·ra·nis·co·ni·tis [jùːrənìskounáitis] 口蓋炎.

u·ra·nis·co·plas·ty [jùːrəínskəplæ̀sti] 口蓋形成術, = uranoplasty.

u·ra·nis·cor·rha·phy [jùːrəniskɔ́ːrəfi] 口蓋縫合術, = palatorrhaphy.

u·ra·nis·co·ti·tis [jùːrənìskoutáitis] 口蓋炎, = palatitis.

u·ra·nis·cus [jùːrəínskəs] 口蓋, = palate.

u·ra·nism [júːrənizəm] 同性愛〔医学〕, 男性同性愛, = homosexuality, urinism.

u·ra·nist [júːrənist] 男性同性愛者(男性同性愛の行為における男性役), = urning.

u·ra·nite [júːrənait] ウラン雲母.

u·ra·ni·um (U) [juréiniəm] ウラン(天然放射性元

素で，原子番号92，元素記号U，原子量238.0289，比重18.68，電子数92，陽子数92．質量数234，235，238をもつ3個の同位元素からなり，^{238}U から分離した ^{235}U は容易に崩壊し，中性子を放出し，^{238}U の核と接合してネプツニウムに，続いてさらにベータ粒子を放出してプルトニウムに変換する）．

u. dioxide ＝pitchblende.

u. oxide 酸化ウラン（二酸化ウラン UO_2，三酸化ウラン UO_3，過酸化ウラン UO_4，八三酸化ウラン U_3O_8，五二酸化ウラン U_2O_5）．

u.-radium series ウランラジウム系（天然放射性元素の崩壊系列の一つで，ウランI（UI）に始まりラジウムG（RaG）に終わる），＝4n＋2series.

u. rays ウラン線，＝Becquerel ray.

u. series ウラン系列〔医学〕.

urano- ［ju:rənou, -nə］ ①口蓋，天空を表す接頭語．②ウラノ基の意味を表す接頭語．

u·ra·no·co·pia ［jù:rənoukóupiə］ 天蓋視症（顔が上方に向かっている状態）．

u·ra·no·pho·bia ［jù:rənoufóubiə］ 天空恐怖〔症〕.

u·ra·no·plas·tic ［jù:rənəplǽstik］ 口蓋形成の．

u·ra·no·plas·ty ［jú:rənəplæsti］ 口蓋形成術．

u·ra·no·ple·gia ［jù:rənouplí:ʤiə］ 軟口蓋麻痺．

u·ra·nor·rha·phy ［jù:rənɔ́:rəfi］ 口蓋縫合〔医学〕，＝palatorrhaphy.

u·ra·no·salt ［jú:rənəsɔ:lt, juréin-］ ウラノ塩（ウラニル塩よりも不安定な塩）．

u·ra·nos·chi·sis ［jù:rənɑ́skisis］〔硬〕口蓋裂〔医学〕，＝uranoschism，wolf's jaw，cleft palate.

u·ra·nos·chism ［jù:rənɑ́skizəm］ 口蓋裂〔医学〕.

u·ra·nos·co·py ［jù:rənɑ́skəpi］ 口蓋検査〔法〕〔医学〕.

u·ra·no·staph·y·lo·plas·ty ［jù:rənoustǽfiləplæsti］ 口蓋垂縫合術，＝uranostaphylorrhaphy.

u·ra·no·staph·y·lor·rha·phy ［jù:rənoustæfilɔ́:rəfi］ 口蓋垂縫合術．

u·ra·no·staph·y·los·chis·ma ［jù:rənoustæfiləskízmə］ 口蓋垂披裂〔症〕，＝uranostaphyloschisis.

u. congenitum 先天口蓋垂披裂．

u·ra·nos·te·o·plas·ty ［jù:rənɑ́stiəplæsti］ 口蓋形成術，＝uranoplasty.

U·ra·no·tae·nia ［jù:rənoutí:niə］ チビカ属（カ［蚊］科の一属で，幼虫の呼吸管は短く，呼吸時ほとんど水面に並行に浮かぶ）．

u·ra·no·tho·rite ［jù:rənouθɔ́:rait, -nɑ́θər-］ ウラノトール石（トール石の変種，硬度5，比重4.126，放射能を示す）．

u·ra·nous ox·ide ［jú:rənəs ɑ́ksaid］ 二酸化ウラン UO_2，＝uranium dioxide.

u·ra·nyl ［jú:rənil］ ①ウラニル基（UO-）．②二酸化ウラン〔イオン〕（UO_2^+．2価のウラン基），＝uranous oxide.

u. acetate 酢酸ウラニル $UO_2(C_2H_3O_2)_2$-$2H_2O$（黄色粉末で鼻カタルに用いる）．

u. acetate stain 酢酸ウラニル染色〔液〕.

u. nitrate 硝酸ウラニル $UO_2(NO_3)_2$-$6H_2O$（黄緑色結晶物で糖尿病に用いる）．

u. salts ウラニル塩（ウラノ塩よりも安定で広く知られ，結晶しやすく，黄色を帯び，緑色の蛍光を発する）．

u. zinc acetate 酢酸ウラニル亜鉛 $UO_2(CH_3COO)_2Z_n(CH_3COO)_2$（ナトリウム分析試薬）．

u·ra·pos·te·ma ［jù:rəpɑstí:mə］ 含尿膿瘍．

u·ra·ri ［urɑ́:ri］ ウラリ（アマゾン渓谷においてマカス先住民の用いる矢毒で，ベネズエラおよびコロンビアのクラーレに類似する），＝urali.

u·ra·rine ［júrərin］ ＝curarine.

u·ra·ro·ma ［jù:rəróumə］ 尿香．

u·rar·o·vite ［jurǽrəvait］ クロムザクロ［柘榴］石 $Ca_3Cr_3(SiO_4)_3$.

u·rar·thri·tis ［jù:rɑ:θráitis］ 痛風性関節炎〔医学〕.

u·rase ［jú:reis］ ウレアーゼ，＝urease.

urasil nucleotide ウラシルヌクレオチド．

u·ra·sin ［jú:rəsin］ ウラシン（細菌の作用により尿素から得られる酵素）．

u·rate ［jú:reit］ 尿酸塩（特にナトリウム塩は尿，血液，痛風結節または石灰性結石の成分）．形 uratic.

u. calcinosis 尿酸結石症〔医学〕.

u. calculus 尿酸結石〔医学〕，尿酸塩結石（新生児の）．

u. cast 尿酸塩円柱〔医学〕.

u. crystals stain 尿酸結晶染色法．

u. nephropathy 尿酸性腎症．

u. sediment 尿酸沈渣〔医学〕.

u. stone 尿酸塩石．

u. thesaurismosis 尿酸塩蓄積症（von Gierke），＝gout.

u·ra·te·mia ［jù:rətí:miə］ 尿酸塩血症．

u·rat·ic ［jurǽtik］ 尿酸性の，尿酸の〔医学〕.

u. arthritis 尿酸塩〔性〕関節炎〔医学〕，＝gouty arthritis.

u. degeneration 尿酸塩変性．

u. dermatosis 尿酸塩性皮膚〔病〕〔医学〕.

u. diathesis 尿酸性素質（尿酸結石，痛風の傾向），＝uric acid diathesis.

u. iritis 尿酸性虹彩炎，＝gouty iritis.

u·ra·to·his·tech·ia ［jù:rətouhistékiə］ 尿酸蓄積〔症〕〔医学〕.

u·ra·tol·y·sis ［jù:rətɑ́lisis］ 尿酸塩分解．形 uratolytic.

u·ra·to·ma ［jù:rətóumə］ 尿酸塩腫，＝tophus.

u·ra·to·sis ［jù:rətóusis］ 尿酸塩症．

u·ra·tu·ria ［jù:rətjú:riə］ 尿酸塩尿〔医学〕（健康者にみられる尿で，初めは透明であるが，放置するとれんが紅色となって尿酸塩が析出する）．

u·ra·zin(e) ［jú:rəzi(:)n］ ウラジン（尿素2分子から得られるテトラシン族の結晶塩基性物質）．

ura·zole ［jú:rəzoul］ ウラゾル $C_2H_4N_4O_2$（尿素と硫酸ヒドラジンとともに熱して得られる結晶物）．

Urbach, Erich ［ə́:bæk］ ウルバッハ（1893-1946，アメリカの皮膚科医）．

U.-Oppenheim disease ウルバッハ・オッペンハイム病（糖尿病性リポイド類壊死〔症〕），＝necrobiosis lipoidica diabeticorum.

U.-Wiethe disease ウルバッハ・ヴィーテ病（リポイドタンパク症），＝lipoidosis cutis et mucosae.

ur·ban ［ə́:bən］ 都市の．

u. congestion 都市過密化．

u. health 都市衛生〔医学〕.

u. typhus 都市チフス（室内労務者にみられる熱帯性発疹チフス）．

u. yellow fever 都市型黄熱（黄熱ウイルスはヒト―蚊―ヒトの感染環を形成する）．

urbanization 都市化．

ur·ce·i·form ［ə:sí:ifɔ:m］ 壺状の，＝urceolate.

ur·ce·o·late ［ə:sí:əleit］ 壺形の，＝urceiform.

u. corolla 壺形花冠．

u·re·a ［ju(:)rí:ə, jú:riə］ 尿素 化 carbonyldiamide CH_4N_2O：60.06（①角化性皮膚疾患治療薬．②無色柱状結晶で，動物の体内でタンパク質が分解されて生じ，尿中に排泄される炭酸のジアミド），＝carbamide．形 ureal，ureic．（→ 構造式）

u. breath test 尿素呼気試験（ウレアーゼを利用したヘリコバクター・ピロリの感染診断法）．

u. chloride 塩化尿素，＝carbamyl chloride.

u. clearance 尿素クリアランス（1分間に腎排泄

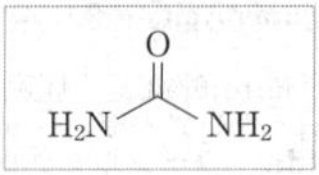

により尿素が清掃される血漿量)，= urea clearance test.

u. clearance test 尿素クリアランス試験（腎から1分間に排泄される尿素量を含む血液量から腎機能を判定する方法で，最大尿素クリアランスCm，標準尿素クリアランスCs は次式で表すことができる．ただしU=尿中尿素濃度(mg %)，B=血中尿素濃度(mg %)，V=毎分尿量(mL)；Cs=尿量毎分1mL時のクリアランス；A=患者の体表面積(m^2)；1.48m^2=日本人標準体表面積．毎分尿量が2mL以上のときはCm をまた毎分尿量2mL以下の場合は Cs を求める．Cm は平均70mL，Cs は平均50mLで，腎機能を%で表すときは70mLを100%として判定する）.

$$Cm = UV/B \times 1.48/A$$

$$Cs = U/B \times \sqrt{V} \times 1.48/A$$

u. concentration 尿素濃度，= Ambard formula.

u. concentration test 尿素濃縮試験，= Maclean de Wesselow test, Jones and Cantarow t..

u. cycle 尿素サイクル〔医学〕(尿素生成の経路)，尿素回路.

u. ferment 尿素酵素（① ウレアーゼ urease. ② ネフロチマーゼ nephrozymase).

u.-frost 尿素霜（腎炎の患者の顔面にみられる尿素粉末).

u. hydrogen peroxide 過酸化水素尿素 $CO(NH)_2 H_2O_2$，= perhydrol-urea.

u. nitrogen 尿素窒素〔医学〕，= urea-N.

u. resin 尿素樹脂〔医学〕(尿素とホルムアルデヒドとを縮合させて得られる熱硬化性合成樹脂).

u.-splitting bacteria 尿素分解菌〔医学〕.

u·re·a·bro·mine [jùrì:əbróumi:n] 尿素ブロミン $CaBr_2$-$4CO(NH_2)_2$.

u·re·a·ge·net·ic [jurì:əʤənétik] 尿素発生の.

u·re·am·e·ter [jù:riǽmitər] 尿素計.

u·re·am·e·try [jù:riǽmitri] 尿素定量.

U·re·a·plas·ma [jurì:əplǽzmə] ウレアプラズマ属（マイコプラズマの一種).

U. urealyticum ウレアプラズマ・ウレアリチカム（非淋菌性尿道炎の原因と考えられている).

u·re·a·poi·e·sis [jurì:əpɔií:sis] 尿素形成.

u·re·a·qui·nine [ju:rì:əkwinín] ウレアキニン，= quininae hydrochlorocarbamidum.

u·re·ase [jú:rieiz] ウレアーゼ（尿素を炭酸アンモニウムに，次いでアンモニアに分解する酵素で，アミダーゼの一つ．Sumner が1926年にダイズおよびナタマメからつくったもの).

u.-indophenol method ウレアーゼインドフェノール法（尿，血液いずれも測定可能な尿素窒素の酵素的測定法).

u.-producing bacteria ウレアーゼ産生菌.

u. test ウレアーゼ試験（尿素検査法で，尿素をウレアーゼにより炭酸アンモニウムに変化させて定量する），= Marshall method.

u·re·a·stib·a·mine [ju:rì:əstíbəmin] ウレアスチバミン.

u·rec·chy·sis [ju:rékisis] 尿浸潤（尿が組織内へ滲出すること).

U·rech·i·tes su·ber·ec·ta [ju:rékiti:z su:bərékta] （熱帯アメリカ産のキョウチクトウ科植物で，樹葉には毒性の解熱作用がある），= Savannah flower.

u·rech·i·tin [ju:rékitin] ウレキチン $C_{28}H_{42}O_8$（キョウチクトウ科植物 *Urechites suberecta* から得られる毒性配糖体).

u·rech·i·tox·in [ju:rèkitáksin] ウレキトキシン $C_{13}H_{20}O_5$（*Urechites suberecta* から得られる毒性配糖体).

u·re·cho·line chlo·ride [jù:rikóulin kló:raid] 塩化ウレコリン，= bethanechol chloride.

urecholine supersensitivity test ウレコリン過敏性テスト.

u·re·de·ma [jù:ridí:mə] 尿性浮腫，尿性水腫〔医学〕.

U·re·di·na·les [jù:ridinéili:z] サビ［銹］菌目（植物の変色を起こす寄生菌)，= rusts.

U·re·din·i·o·my·ce·tes [juridìnioumaisí:ti:z] サビ［銹］菌綱.

u·re·do [jurí:dou] ① 皮膚瘙痒感. ② じんま（蕁麻）疹.

u·re·do·spore [ju:rí:dəspɔ:r] 夏胞子.

u·re·ide [jú:riid] ウレイド（尿素 $CO(NH_2)_2$ の水素をアリル基で置換した化合物で，尿素1分子から得たものはモノウレイド monoureide，2分子からのはジウレイド diureide という).

u·re·i·do [jurí:idou] ウレイド基（H_2NCONH-. カルバミドともいい，尿素から水素1原子を除いた残基)，= uramino.

u·re·i·do·a·ce·tic ac·id [jurì:idouəsí:tik ǽsid] ウレイド酢酸，= hydantoic acid.

u·re·i·do·ac·id [ju:rì:idouǽsid] ウレイド酸（二塩基酸のカルボキシル基のうち1個がウレイドを形成しているもの).

u·re·i·do·ben·zen·e·ar·son·ic ac·id [jurì:idoubènziniɑ:sánik ǽsid] ウレイドベンゼンアルソン酸，= carbarsone.

u·re·i·do·suc·cin·ic ac·id [jurì:idousʌksínik ǽsid] ウレイドコハク酸.

u·re·in(e) [jú:ri:in] ウレイン（比重1.27をもち，尿素 $CO(NH_2)_2$ の水素原子をアルキル基で置換した黄色油状物質)，= alkylurea.

u·rel·co·sis [jù:rilkóusis] 尿路潰瘍.

u·re·mia [jurí:miə] 尿毒症〔医学〕（腎臓排泄機能障害に基づく尿成分の体内蓄積による中毒症）. 形 uremic.

u·re·mic [jurí:mik] 尿毒症性の〔医学〕.

u. acidosis 尿毒症性アシドーシス〔医学〕.

u. amaurosis 尿毒性黒内障〔医学〕.

u. amblyopia 尿毒症性弱視〔医学〕.

u. asthma 尿毒症性喘息〔医学〕.

u. breath 尿毒症性口臭〔医学〕.

u. cardiomyopathy 尿毒症性心筋症〔医学〕.

u. colitis 尿毒症性腸炎.

u. coma 尿毒症性昏睡〔医学〕.

u. convulsion 尿毒性痙攣.

u. dyspnea 尿毒症性呼吸困難〔医学〕.

u. eclampsia 尿毒症痙攣.

u. encephalopathy 尿毒症性脳症〔医学〕.

u. fetor 尿毒症性口臭〔医学〕.

u. lung 尿毒症性肺症〔医学〕，尿毒症〔性〕肺.

u. myopathy 尿毒症性筋障害〔医学〕.

u. neuropathy 尿毒症性神経障害〔医学〕，尿毒症性ニューロパチー.

u. pericarditis 尿毒症性心膜炎〔医学〕.

u. pleuritis 尿毒症性胸膜炎〔医学〕.

u. pneumonia 尿毒性肺炎.

u. pneumonitis 尿毒症性肺臓炎〔医学〕，尿毒症性肺炎.

u. psychosis 尿毒症性精神病.

u. respiration 尿毒症性呼吸，= Cheyne-Stokes respiration.

u. retinitis 尿毒性網膜炎〔医学〕.

u. shock 尿毒症性ショック〔医学〕.
u. syndrome 尿毒症性症候群〔医学〕.
u. toxin 尿毒症性毒素〔医学〕, 尿毒症物質.
u. vomiting 尿毒症性嘔吐〔医学〕.
u·re·mide [jú:rimid, –maid] 尿毒疹.
u·re·mi·gen·ic [jurì:miʤénik] 尿毒発生の, 尿毒症誘発〔の〕〔医学〕.
ureo– [ju:riou, –riə] 尿, 泌尿器に関する接頭語, = urea–.
u·re·og·ra·phy [jù:riágrəfi] 尿量記録.
u·re·o·hy·dro·lase [jù:riouháidrəleis] 尿酸ヒドロラーゼ.
u·re·om·e·ter [jù:riámitər] 尿素計, = ureameter.
u·re·o·poi·e·sis [jù:rioupɔií:sis] 尿生成〔医学〕.
u·re·o·se·cre·to·ry [jù:riousikrí:təri] 尿分泌の〔医学〕.
u·re·o·tel·ic [jù:riətélik] (尿素が尿中の主要な窒素化合物の成分であることについていう).
u. animal 尿素排泄動物〔医学〕.
u·re·ous ac·id [jú:riəs ǽsid] 尿酸, = xanthine.
u·re·ryth·rin [jù:riríθrin] ウレリトリン, = uroerythrin.
u·re·ryth·ro·blast [jù:riríθrəblæst] 原始赤芽球 (原始型および恒久型両種赤血球の原始芽細胞と考えられるもの. Komiya).
u·re·si·es·the·sis [jurì:siesθí:sis, –siésθisis] 正常尿意.
u·re·sis [jurí:sis] 利尿, 排尿, = urination.
–uret [ərit] (二元性化合物の意味を表す接尾語の旧名で, 現在では –ide と呼ばれる).
u·ret [jú:rit] ウレット基 (CH_2NO).
u·re·ter [jurí:tər] [L/TA] 尿管 (腎盂から始まり膀胱底部に終わる線維筋肉性の管状器官で, 成人においては40〜45cm の長さをもつ), = ureter [TA]. 形 uretal, ureteral, ureteric.
u. bifidus 二分尿管.
u. duplex 二重尿管.
u. stone 尿管結石〔医学〕, = ureteral calculus.
ure·ter·al [jurí:tərəl] 尿管の〔医学〕.
u. agenesis 尿管無発生〔医学〕.
u. aplasia 尿管無形成〔医学〕.
u. atresia 尿管閉鎖〔医学〕.
u. bud 尿管芽〔医学〕.
u. calculous reflex 尿管〔結〕石反射, = visceromotor reflex, viscerosensory r., viscerotrophic r..
u. calculus 尿管結石〔医学〕.
u. catheter 尿管カテーテル〔医学〕.
u. catheterization 尿管カテーテル法〔医学〕.
u. colic 尿管仙痛〔医学〕.
u. compression device 尿管圧迫器具〔医学〕.
u. dilatation 尿管拡張〔医学〕.
u. dilator 尿管ダイレーター.
u. disease 尿管疾患〔医学〕.
u. diverticulum 尿管憩室〔医学〕.
u. duplication 重複尿管〔医学〕.
u. ectopia 異所性尿管〔医学〕, 尿管位置異常.
u. electromyograph 尿管筋電計〔医学〕.
u. fistula 尿管瘻〔医学〕.
u. incontinence 尿管性尿失禁〔医学〕.
u. jet phenomenon 尿管噴水現象〔医学〕.
u. neoplasm 尿管新生物 (腫瘍)〔医学〕.
u. notching 尿管壁切痕〔医学〕.
u. obstruction 尿管閉鎖〔症〕〔医学〕.
u. orifice 尿管口〔医学〕.
u. peristalsis 尿管蠕 (ぜん) 動〔医学〕.
u. prolapse 尿管脱〔医学〕.
u. quadruplication 四重尿管.
u. reflex 尿管反射 (尿道カテーテル挿入, 腎石, 尿管結石などにみられる反射で, 交感神経が刺激されると, 脊髄を経て知覚運動路を通って末梢に伝達され, 腸骨棘部の筋に知覚過敏, 緊張, 疼痛が起こり, 下方生殖器に放散する).
u. reflux 尿管逆流現象〔医学〕.
u. reimplantation 尿管再移植〔術〕, = ureteroneocystostomy.
u. spasm 尿管痙攣〔医学〕.
u. splint catheter 尿管スプリントカテーテル.
u. stenosis 尿管狭窄〔医学〕.
u. stent 尿管ステント (尿管内に留置し, 尿の排泄を確保するもの).
u. stone 尿管結石.
u. triplication 三重尿管.
u. tumor 尿管腫瘍〔医学〕.
u. valve 尿管弁〔医学〕.
u·re·ter·al·gia [jù:ritərǽlʤiə] 尿管痛〔医学〕.
u·re·ter·cys·to·scope [jurì:tə:sístəskoup] 尿管膀胱鏡.
u·re·ter·ec·ta·sia [jurì:tərektéiziə] 尿管拡張症, = ureterectasis.
u·re·ter·ec·ta·sis [jurì:təréktəsis] 尿管拡張〔症〕〔医学〕.
u·re·ter·ec·to·my [jù:ritəréktəmi] 尿管切除〔術〕〔医学〕.
u·re·ter·ic [jù:ritérik] 尿管の.
u. branches [TA] ① 後区動脈. ② 尿管枝, = rami ureterici [L/TA].
u. orifice [TA] 尿管口, = ostium ureteris [L/TA].
u. plexus [TA] 尿管神経叢, = plexus uretericus [L/TA].
u·re·ter·i·tis [jùritəráitis, ju:rit–] 尿管炎〔医学〕.
u. cystica 嚢胞性尿管炎.
ureter(o)– [juri:tər(ou), –tər(ə)] 尿管との関係を表す接頭語.
u·re·ter·o·cele [jurí:tərəsi:l] 尿管瘤〔医学〕.
u·re·ter·o·cer·vi·cal [jurì:tərousə́:vikəl] 尿管子宮頸部の.
u·re·ter·o·co·los·to·my [jurì:təroukoulástəmi] 尿管結腸吻合術.
u·re·ter·o·cys·ta·nas·to·mo·sis [jurì:tərousìstənæ̀stəmóusis] 尿管膀胱吻合術, = ureterocystostomy.
u·re·ter·o·cys·to·ne·os·to·my [jurì:tərousìstouni:ástəmi] 尿管膀胱新吻合術, 尿管膀胱造口術〔医学〕.
u·re·ter·o·cys·to·plas·ty [jurì:tərousístəplæ̀sti] 尿管膀胱形成術.
u·re·ter·o·cys·to·scope [jurì:tərousístəskoup] 尿管膀胱鏡〔医学〕.
u·re·ter·o·cys·tos·to·my [jurì:tərousistástəmi] 尿管膀胱吻合〔術〕〔医学〕.
u·re·ter·o·di·al·y·sis [jurì:təroudaiǽlisis] 尿管破裂〔医学〕.
u·re·ter·o·en·ter·ic [jurì:tərouentérik] 尿管小腸の.
u·re·ter·o·en·ter·o·a·nas·to·mo·sis [jurì:tərouèntərouənæ̀stəmóusis] 尿管小腸吻合術, = ureteroenterostomy.
u·re·ter·o·en·ter·os·to·my [jurì:tərouèntərástəmi] 尿管小腸吻合術, 尿管腸吻合〔医学〕.
u·re·ter·o·gram [jurí:tərəgræm] 尿管造影図〔医学〕.
u·re·ter·og·ra·phy [jurì:tərágrəfi] 尿管造影〔術〕〔医学〕(X 線を用いる).
u·re·ter·o·hem·i·ne·phrec·to·my [jurì:tərouhèminifréktəmi] 尿管片側腎摘出術.
u·re·ter·o·hy·dro·ne·phro·sis [jurì:tərouhài-

U

drounifróusis〕 尿管水腎症.
ureteroileal anastomosis 尿管回腸吻合〔術〕.
u·re·ter·o·il·e·os·to·my 〔jurì:tərouìliástəmi〕 尿管回腸吻合〔術〕.
u·re·ter·o·in·tes·ti·nal 〔jurì:tərouintéstinəl〕 尿管腸管の.
u·re·ter·o·lith 〔jurí:tərəliθ〕 尿管結石.
u·re·ter·o·li·thi·a·sis 〔jurì:tərouliθáiəsis〕 尿管結石症〔医学〕.
u·re·ter·o·li·tho·to·my 〔jurì:tərouliθátəmi〕 尿管結石切除術，尿管切石術〔医学〕.
u·re·ter·ol·y·sis 〔jurì:tərálisis〕 尿管捻転整復術，尿管癒合剥離術，尿管剥離〔術〕.
u·re·ter·o·ne·o·cys·tos·to·my 〔jurì:tərounì:ousistástəmi〕 尿管膀胱新吻合術，尿管膀胱造口術〔医学〕.
u·re·ter·o·ne·o·py·e·los·to·my 〔jurì:tərounì:oupàiəlástəmi〕 尿管腎盂新吻合術，尿管腎盂吻合〔医学〕.
u·re·ter·o·ne·phrec·to·my 〔jurì:tərounifréktəmi〕 尿管腎切除術.
u·re·ter·op·a·thy 〔jurì:tərápəθi〕 尿管病，尿管病変.
ureteropelvic junction (**UPJ**) 尿管腎盂移行部〔医学〕，尿管腎盂移行部接合.
ureteropelvic junciton obstruction 腎盂尿管移行部通過障害〔医学〕.
ureteropelvic obstruction 尿管腎盂移行部通過障害〔医学〕，腎盂尿管移行部通過障害.
u·re·ter·o·pel·vi·o·ne·os·to·my 〔jurì:təroupèlviouni:ástəmi〕 尿管腎盂吻合術，= ureteroneopyelostomy.
u·re·ter·o·phleg·ma 〔jurì:tərouflégmə〕 尿管粘液症（尿管内腔に粘液の存在すること）.
u·re·ter·o·plas·ty 〔ju:rí:tərəplæ̀sti〕 尿管形成術.
u·re·ter·o·proc·tos·to·my 〔jurì:təroupraktástəmi〕 尿管直腸吻合術.
u·re·ter·o·py·e·li·tis 〔jurì:təroupàiəláitis〕 尿管腎盂炎.
u·re·ter·o·py·e·log·ra·phy 〔jurì:təroupàiəlágrəfi〕 尿管腎盂造影〔術〕〔医学〕.
u·re·ter·o·py·e·lo·ne·os·to·my 〔jurì:təroupàiəlouni:ástəmi〕 尿管腎盂新吻合術.
u·re·ter·o·py·e·lo·ne·phri·tis 〔jurì:təroupàiəlounifráitis〕 尿管腎盂腎炎〔医学〕.
u·re·ter·o·py·e·lo·ne·phros·to·my 〔jurì:təroupàiəlounifrástəmi〕 尿管腎盂吻合術.
u·re·ter·o·py·e·lo·plas·ty 〔jurì:təroupáiələplæ̀sti〕 尿管腎盂形成〔医学〕.
u·re·ter·o·py·e·los·to·my 〔jurì:təroupàiəlástəmi〕 尿管腎盂吻合〔術〕〔医学〕，= ureteropyeloneostomy.
u·re·ter·o·py·lo·plas·ty 〔jurì:təroupáiləplæ̀sti〕 尿管腎盂形成術.
u·re·ter·o·py·o·sis 〔jurì:təroupaióusis〕 化膿性尿管炎，尿管化膿〔医学〕.
u·re·ter·o·rec·to·ne·os·to·my 〔jurì:tərourèktəni:ástəmi〕 尿管直腸新吻合術，尿管直腸吻合〔医学〕.
u·re·ter·o·rec·tos·to·my 〔jurì:tərourektástəmi〕 尿管直腸吻合〔術〕〔医学〕，= ureterorectoneostomy.
u·re·ter·or·rha·gia 〔jurì:təréiʤiə〕 尿管出血〔医学〕.
u·re·ter·or·rha·phy 〔jurì:tərɔ́:rəfi〕 尿管縫合〔術〕〔医学〕.
u·re·ter·o·sal·pin·gos·to·my 〔jurì:tərousæ̀lpiŋgástəmi〕 尿管卵管吻合術.
ureterosigmoid anastomosis 尿管S状結腸吻合〔術〕.
u·re·ter·o·sig·moi·dos·to·my 〔jurì:tərousìgmɔidástəmi〕 尿管S状結腸吻合〔術〕〔医学〕.
u·re·ter·o·steg·no·sis 〔jurì:təroustegnóusis〕 尿管狭窄症，= ureterostenosis.
u·re·ter·o·ste·no·ma 〔jurì:təroustinóumə〕 尿管狭窄症，= ureterostenosis.
u·re·ter·o·ste·no·sis 〔jurì:təroustinóusis〕 尿管狭窄〔症〕〔医学〕，= ureterostenoma.
u·re·ter·os·to·ma 〔jù:ritərástəmə〕 尿管口，尿管瘻.
u·re·ter·o·sto·mo·sis 〔jurì:təroustəmóusis〕 尿管瘻造設術，= ureterostomy.
u·re·ter·os·to·my 〔jù:ritərástəmi〕 尿管瘻設置術（造瘻術），尿道造瘻術〔医学〕.
u·re·ter·ot·o·my 〔jù:ritərátəmi〕 尿管切開〔術〕〔医学〕.
u·re·ter·o·tri·go·no·en·ter·os·to·my 〔jurì:tərouttrigànouèntərástəmi〕 尿管膀胱三角小腸吻合術.
u·re·ter·o·tri·go·no·sig·moi·dos·to·my 〔jurì:təroutrìgənousìgmɔidástəmi〕 尿管膀胱三角S字形部吻合術.
u·re·ter·o·u·re·ter·al 〔jurì:tərouujurí:tərəl〕 ①尿管尿管の. ②尿管の2部を吻合する.
u. anastomosis 尿管尿管吻合〔術〕.
u·re·ter·o·u·re·ter·os·to·my 〔jurì:tərouujurì:tərástəmi〕 尿管尿管吻合〔術〕〔医学〕.
u·re·ter·o·u·ter·ine 〔jurì:tərouujú:tərin〕 尿管子宮の.
u·re·ter·o·vag·i·nal 〔jurì:tərəvǽʤinəl〕 尿管膣の〔医学〕.
u. fistula 尿管膣瘻〔医学〕.
u·re·ter·o·ves·i·cal 〔jurì:tərəvésikəl〕 尿管膀胱の.
u. junction 尿管膀胱移行部〔医学〕，尿管膀胱接合部.
u·re·ter·o·ves·i·cos·to·my 〔jurì:tərəvèsikástəmi〕 尿管膀胱吻合術.
u·re·than 〔jú:riθæn〕 ウレタン（カルバミン酸とアルコール類またはフェノール類からつくられるエステルの総称であるが，カルバミン酸エチルだけをさして使われることもある），= urethane.
u·re·thane 〔jú:riθein〕 ウレタン（①ウレタン $C_2H_5OCONH_2$（催眠，鎮静，鎮痙薬）．②カルバミン酸エステル），= ethyl carbamate.
u. resin ウレタン樹脂（ジイソシアン酸エステルとアルコールとからウレタンを生ずる反応を高分子の生成反応に利用してつくる樹脂）.
u·re·thra 〔jurí:θrə〕 尿道〔医学〕（膀胱から体表面まで尿を導く膜性管で，男性においては精液をも導く）. 形 urethral.
u. disease 尿道疾患〔医学〕.
u. feminina [L/TA] 女の尿道，= female urethra [TA].
u. masculina [L/TA] 男の尿道，= male urethra [TA].
u·re·thral 〔jurí:θrəl〕 尿道の〔医学〕.
u. abscess 尿道膿瘍〔医学〕.
u. artery [TA] 尿道動脈，= arteria urethralis [L/TA].
u. atresia 尿道閉鎖〔医学〕.
u. bougie 尿道ブジー〔医学〕.
u. bulb 尿道球.
u. calculus 尿道結石〔医学〕.
u. cancer 尿道癌.
u. carina 尿道隆起〔医学〕.
u. carina of vagina [TA] 膣の尿道隆起，= carina urethralis vaginae [L/TA].
u. caruncle 尿道小丘，= caruncle urethrae.
u. catheter 尿道カテーテル〔医学〕.
u. catheterization 尿道カテーテル法〔医学〕，導尿.
u. chill 尿道（カテーテル）性悪寒.

U

u. coitus 尿道性交［医学］.
u. crest [TA] 尿道稜(男子尿道の前立腺部の後壁にある粘膜稜), = crista urethralis [L/TA].
u. crest of female 女の尿道稜.
u. crest of male 男の尿道稜.
u. crisis 尿道クリーゼ, 尿道発症［医学］.
u. cryptitis 尿道陰窩炎.
u. disease 尿道疾患［医学］.
u. diverticulum 尿道憩室［医学］.
u. erotism 尿道愛［医学］.
u. exploration 尿道診査［医学］.
u. fever 尿道熱［医学］(尿道カテーテル挿入後に発現する), = urinary fever.
u. fissure 尿道溝［医学］.
u. fold 尿道ヒダ(生殖隆起または胚子陰茎の尾側面の尿道溝の両側にあるもの).
u. glands [TA] 尿道腺, = glandulae urethrales [L/TA].
u. groove 尿道溝.
u. hematuria 尿道性血尿〔症〕［医学］.
u. hemorrhoid 尿道痔核［医学］, 尿道血管腫［医学］.
u. injection 尿道注入剤［医学］.
u. injury 尿道損傷［医学］.
u. lacuna 尿道凹窩.
u. lacunae [TA] 尿道凹窩, = lacunae urethrales [L/TA].
u. membrane 尿道膜, = urogenital membrane.
u. obstruction 尿道閉塞［医学］.
u. papilla 尿道乳頭, = papilla urethralis.
u. plate 尿道板(尿道生殖膜の内胚葉から発生した充実板で, 後に陰茎尿道をつくるもの).
u. polyp 尿道ポリープ［医学］.
u. popliteal 尿道乳頭, = papilla urethralis.
u. prolapse 尿道脱［医学］.
u. quadruplication 四重尿管［医学］.
u. ring 尿道輪, = annulus urethralis.
u. rupture 尿道破裂［医学］.
u. sound 尿道ゾンデ.
u. sphincter 尿道括約筋［医学］.
u. stent 尿道ステント(尿道内に留置し, 尿道内腔を確保して排尿を円滑にするもの).
u. stone 尿道結石［医学］.
u. stricture 尿道狭窄［医学］.
u. suppository 尿道坐剤［医学］.
u. surface [TA] 尿道面, = facies urethralis [L/TA].
u. surface of penis 〔陰茎〕尿道面.
u. syndrome 尿道〔神経〕症.
u. synovitis 淋疾性滑膜炎.
u. syringe 尿道洗浄器［医学］.
u. triplication 三重尿管［医学］.
u. tuberculosis 尿道結核［医学］.
u. tumor 尿道腫瘍［医学］.
u. utricle 前立腺小室, = prostatic utricle.
u. valves 尿道弁.
u. wash 尿道洗浄［医学］.
u·re·thral·gia [jù:riθrǽlʤiə] 尿道痛［医学］.
u·re·thra·scope [jurí:θrəskoup] 尿道鏡, = urethroscope.
u·re·thra·tre·sia [jurì:θrətrí:ziə] 尿道閉鎖症.
u·re·threc·to·my [jù:riθréktəmi] 尿道切除術.
u·reth·reu·ryn·ter [jurì:θru:ríntər] 尿道拡張器.
u·re·thrism [jú:riθrizəm] 尿道痙攣.
u·re·thri·tis [jù:riθráitis] 尿道炎［医学］.
u. artificialis 刺激性尿道炎.
u. gonorrhoica 淋菌性尿道炎.
u. granulosa 顆粒性尿道炎.
u. petrificans 石化性尿道炎.
u. venerea 淋疾.
urethr(o)- [juri:θr(ou), -θr(ə)] 尿道との関係を表す接頭語.
u·re·thro·blen·nor·rhea [jurì:θroublènərí:ə] 尿道膿漏［医学］.
u·re·thro·bul·bar [jurì:θrəbʌ́lbər] 尿道海綿体球部の.
u·re·thro·cele [jurí:θrəsi:l] 尿道脱, 尿道瘤.
urethro-conjunctivo-synovial syndrome 尿道結膜滑膜症候群.
urethrocutaneous fistula 尿道皮膚瘻.
u·re·thro·cys·ti·tis [jurì:θrəsístitis] 尿道膀胱炎.
u·re·thro·cys·to·gram [jurì:θrousístəgræm] 尿道膀胱造影図［医学］.
u·re·thro·cys·tog·ra·phy [jurì:θrousistágrəfi] 尿道膀胱撮影術, 尿道膀胱造影法［医学］.
u·re·thro·cys·to·pexy [jurì:θrəsístəpeksi] 尿道膀胱固定〔術〕.
u·re·thro·cys·to·scope [jurì:θrəsístəskoup] 尿道膀胱鏡［医学］.
u·re·thro·cys·tos·copy [jurì:θrousistáskəpi] 尿道膀胱鏡検査［医学］.
u·re·thro·dyn·ia [jurì:θrədíniə] 尿道痛, = urethralgia.
u·re·thro·graph [jurí:θrəgræf] 尿道口径測定器, 尿道造影像.
u·re·throg·ra·phy [jùri:θrágrəfi] 尿道造影〔法〕［医学］.
u·re·thro·hem·i·ne·phrec·to·my [jurì:θrouhèminifréktəmi] 尿管片側腎摘出術［医学］.
u·re·thro·lith [jurí:θrəliθ] 尿道結石［医学］.
u·re·thro·li·thi·a·sis [jurì:θrouliθáiəsis] 尿道結石症［医学］.
u·re·throm·e·ter [jù:riθrámitər] 尿道計［医学］.
u·re·thro·pe·nile [jurì:θroupí:nail] 尿道陰茎の.
u·re·thro·per·i·ne·al [jurì:θroupèriní:əl] 尿道会陰の.
u·re·thro·per·i·ne·o·scro·tal [jurì:θroupèrinì:ouskróutəl] 尿道会陰陰嚢の.
u·re·thro·pexy [jurí:θrəpeksi] 尿道固定術.
u·re·thro·phrax·is [jurì:θrəfrǽksis] 尿道閉鎖症.
u·re·thro·phy·ma [jurì:θroufáimə] 尿道腫瘍.
u·re·thro·plas·ty [jurí:θrəplæsti] 尿道形成〔術〕［医学］.
u·re·thro·pros·tat·ic [jurì:θrouprɑstǽtik] 尿道前立腺の.
u·re·thro·rec·tal [jurì:θrəréktəl] 尿道直腸の.
u. fistula 尿道直腸瘻［医学］.
u·re·thror·rha·gia [jurì:θrouréiʤiə] 尿道出血［医学］, = urethraemorrhagia.
u·re·thror·rha·phy [jù:riθrɔ́:rəfi] 尿道縫合〔術〕［医学］.
u·re·thror·rhea [jurì:θrərí:ə] 尿道漏［医学］, = urethrorrhoea.
u·re·thro·scope [jurí:θrəskoup] 尿道鏡［医学］.
u·re·thro·scop·ic [jurì:θrəskápik] 尿道鏡の, 尿道鏡検査の.
u·re·thros·co·py [jù:riθráskəpi] 尿道鏡検査［医学］.
u·re·thro·spasm [jurì:θrəspǽzəm] 尿道痙攣［医学］.
u·re·thro·stax·is [jurì:θrəstǽksis] 尿道血漏.
u·re·thro·ste·no·sis [jurì:θroustinóusis] 尿道狭窄症.
u·re·thros·to·my [jù:riθrástəmi] 尿道瘻設置術, 尿道造瘻術, 尿道瘻形成術［医学］.
u·re·thro·tome [jurí:θrətoum] 尿道切開刀［医学］.
u·re·throt·o·my [jù:riθrátəmi] 尿道切開〔術〕［医

学].

u·re·thro·vag·i·nal [jurì:θrəvǽʤinəl] 尿道腟の.

u. fistula 尿道腟瘻 [医学].

u·re·thro·ves·i·cal [jurì:θrəvésikəl] 尿道膀胱の.

u. angle 尿道膀胱角.

urethrovesiculodeferential reflux 尿道精嚢精管逆流〔現象〕[医学].

u·ret·ic [ju:rétik] ① 尿の. ② 利尿薬(剤).

Urey, Harold Clayton [júri] ユーリー(1893–1981, アメリカの化学者. 1932年重水を分離し, 水素の同位元素すなわち重水素 deuterium を発見し, 1934年ノーベル化学賞を受けた).

u·re·yl·ene [jú:reili:n] ウレイレン基 (–NHCONH–).

URF uterine relaxing factor 子宮弛緩因子の略.

urge [ə́:ʤ] 切迫.

u. for action 作業恐怖症.

u. for activity 活動欲 [医学].

u. for motion 運動恐怖症.

u. incontinence 切迫尿失禁, 急迫性尿失禁 (抑制不可能な急激な尿失禁), = urgency incontinence.

u. syndrome 尿意切迫症候群.

u. to urinate 尿意.

u. urinary incontinence 切迫性尿失禁.

ur·gen·cy [ə́:ʤənsi] ① 強要, 緊急. ② 尿意ひっ迫, = pollakisuria. 形 urgent.

u.-frequency syndrome 尿意切迫–頻尿症候群.

u. of micturition 尿意切迫 [医学].

ur·ge·nome [ə:ʤí:noum] 始原ゲノム [医学].

urgent administration 緊急適用 [医学].

Ur·gin·ea [ə:ʤíniə] カイソウ [海葱] 属 (ヒヤシンス科の一属で, その球根 squill は乾燥して利尿薬として用いられる).

ur·gi·nin [ə́:ʤinin] ウルギニン (カイソウ [海葱] の乾燥球根から得られる urginin A および urginin B の等量混合剤で, 不整脈に用いられた).

ur·hid·ro·sis [ju:əhidróusis] 尿汗症 [医学].

-uria [ju:riə] 尿の成分を表す接尾語.

u·ri·an [jú:riən] ウリアン, = urochrome.

u·ric [jú:rik] 尿の.

u. acid (UA) 尿酸 [医学] ㊥ 2,6,8-trioxypurine $C_5H_4O_3N_4$ (Scheele が1776年に尿石中に発見したプリン体代謝の終末産物で, ジウレイドの一つ. ラクタム型とラクチム型の2式に相当する反応があり, 互変異性体をなすと考えられる).

u. acid calcinosis 尿酸結石症 [医学].

u. acid calculus 尿酸結石.

u. acid crystal 尿酸結晶 [医学].

u. acid diathesis 尿酸素質 (体質, 素因) [医学] (プリン体の代謝異常があって, そのため高尿酸血症を生じやすいものをいう).

u. acid infarct 尿酸梗塞 [医学].

u. acid nephropathy 尿酸〔性〕腎症 [医学].

u. acid shower 尿酸急激増加.

u. acid stone 尿酸結石 [医学].

u. acid test 尿酸試験.

u·ric·ac·i·de·mia [jú:rikæsidí:mi] 尿酸血〔症〕[医学], = uricemia.

u·ric·ac·i·du·ria [jú:rikæsidjú:riə] 尿酸尿〔症〕[医学].

u·ri·case [jú:rikeis] ウリカーゼ, 尿酸酸化酵素 (尿酸を酸化してアラントインと H_2O_2 を生成するオキシダーゼの一つ).

u. method ウリカーゼ法 (尿酸の酵素的測定法 enzymatic determination の総称).

u·ri·ce·mia [jù:risí:miə] 尿酸血〔症〕[医学] (血中尿酸が増加した状態).

urico- [ju:rikou, -kə] 尿酸との関係を表す接頭語.

u·ri·co·car·box·yl·ase [jù:rikoukɑ:bɑ́ksileis] ウリコカルボキシラーゼ (ウリカーゼ中に存在すると仮定された酵素).

u·ri·co·cho·lia [jù:rikoukóuliə] 尿酸胆汁.

u·ri·col·y·sis [jù:rikɑ́lisis] 尿酸分解 [医学].

u·ri·co·lyt·ic [jù:rikəlítik] 尿酸分解〔性〕の.

u. enzyme 尿酸分解酵素 (尿酸を分解して尿素を形成する), = uricase.

u. index 尿酸分解指数.

u·ri·com·e·ter [jù:rikɑ́mitər] 尿酸計 [医学].

u·ri·co-ox·i·dase [jú:rikou ɑ́ksideis] ウリコオキシダーゼ (ウリカーゼ中に存在すると仮定された酵素).

u·ri·co·poi·e·sis [jù:rikoupɔií:sis] 尿酸産生 [医学].

u·ri·co·su·ria [jù:rikousjú:riə] 尿酸尿〔症〕[医学]. 形 uricosuric.

uricosuric agent 尿酸排泄薬 [医学].

uricotelic excretion 尿酸排出, = uricotelism.

uricotelic metabolism 尿酸代謝 (窒素代謝において尿酸を終末産物として産生する代謝).

u·ri·co·tel·ism [jù:rikətélizəm] (尿酸が終末の窒素成分として排泄されること). 形 uricotelic.

u·ri·cox·i·dase [jù:rikɑ́ksideis] 尿酸酸化酵素.

u·ri·dine [jú:ridi:n] ウリジン (核酸から得られる五炭糖化合物で, 水解によりウラシルとリボースを生ずる), = uracil-ribose.

u. diphosphate ウリジン二リン酸.

u. diphosphate glucose (UDPG) ウリジン二リン酸グルコース.

u. monophosphate ウリジン一リン酸 (ウリジル酸), = uridyric acid.

u. phosphoric acid ウリジンリン酸 $C_9H_{13}N_2O_9P$ (長軸晶, 右旋性, 水解してリン酸, *d*-リボース, ウラシルを生ずる), = uridylic acid.

u. triphosphate (UTP) ウリジン三リン酸.

u·ri·dro·sis [jù:ridróusis] 尿汗症 [医学].

u·ri·dyl·ic ac·id [jù:ridílik ǽsid] ウリジル酸, = uridine-phosphoric acid.

u·ri·dyl·trans·fer·ase [jù:ridiltrǽnsfəreis] ウリジルトランスフェラーゼ (UDP グルコース–ヘキソース–1–リン酸ウリジルトランスフェラーゼ. α-D-グルコース 1–リン酸 + UDP グルコース ⇄ α-D-グルコース 1–リン酸 + UDP ガラクトースの反応を触媒する酵素).

u·ri·es·the·sis [jù:riesθí:sis, ju:riésθisis] 正常尿意, = uresiesthesis.

u·ri·na [ju:ráinə] 尿, = urine.

u. chyli 食後尿, 乳び(糜)尿 (食事後に排泄される混濁尿), = urina cidi, urine of food.

u. cruenta 血尿.

u. galactodes 乳汁様尿.

u. hysterica ヒステリー性尿.

u. jumentosa 混濁尿.

u. potus 飲後尿, = urine of drink.

u. profluens 氾濫尿.

u. sanguinis 血尿.

u. spastics 痙攣性尿 (全身痙攣または精神興奮後に出る希薄尿).

u·rin·a·ble [jú:rinəbl] 利尿性の, 尿中に排泄され得る.

u·rin·ac·cel·er·a·tor [jù:rinæksélǝreitər] 球海綿体筋.

u·rin·ac·i·dom·e·ter [jù:rinæsidɑ́mitər] 尿 pH 計.

u·ri·nae·mia [jù:riní:miə] 尿毒症, = uremia.

u·ri·nal [jú:rinəl] 尿瓶, 尿器, 採尿器.

u·ri·nal·y·sis [jù:rinǽlisis] 尿検査, 検尿 [医学].

u·ri·nar·y [jú:rinəri, -neəri] 尿の, 泌尿の.

u. abnormalities 泌尿器系先天異常.

u. abscess 尿性膿瘍 [医学].

U

u. acariasis 尿ダニ症.
u. acidification 尿酸性化〔医学〕.
u. albumin excretion (**UAE**) 尿アルブミン排泄率.
u. amylase 尿中アミラーゼ〔医学〕.
u. antiinfective agent 尿路抗感染薬〔医学〕.
u. antiseptic 尿路消毒薬〔医学〕.
u. appliance 採尿装具〔医学〕, 蓄尿装具.
u. ascites 尿性腹水〔医学〕.
u. bladder [TA] 膀胱, = vesica urinaria [L/TA].
u. cachexia 尿性悪液質〔医学〕(泌尿器の慢性炎症による).
u. calculus 尿結石〔医学〕, 尿路結石, 膀胱石, = calculus vesicae urinariae.
u. carrier 尿性保菌者〔医学〕.
u. cast 尿円柱, = tube cast.
u. catheterization 尿路カテーテル法〔医学〕.
u. concentration 尿中濃度〔医学〕.
u. concentration test 尿濃縮力試験.
u. concrement 尿結石〔医学〕.
u. continence 尿禁制〔医学〕.
u. culture 尿培養〔医学〕.
u. cylinder 尿円柱, = urinary cast.
u. cyst 尿性嚢腫(腎臓にみられる尿留嚢腫).
u. cytology 尿細胞診〔医学〕.
u. disease 泌尿器病.
u. disturbance 排尿障害〔医学〕.
u. diversion 尿路変向〔医学〕.
u. excretion 尿排泄〔医学〕, 排尿.
u. exertional incontinence 運動性尿失禁.
u. extravasation 尿溢出〔医学〕.
u. fever 尿道熱.
u. finding 尿所見〔医学〕.
u. fistula 尿瘻〔医学〕.
u. flow 尿流〔医学〕, 尿流量.
u. flow rate 尿流率〔医学〕.
u. flow time 尿流時間〔医学〕.
u. frequency 排尿回数〔医学〕.
u. gravel 尿砂〔医学〕.
u. hebin (妊婦尿中にある向生殖腺性成分).
u. incontinence 尿失禁〔医学〕.
u. infection 尿路感染〔医学〕.
u. infiltration 尿浸潤〔医学〕.
u. lithiasis 尿路結石症〔医学〕.
u. nitrogen 尿窒素.
u. obstruction 尿路閉塞〔医学〕, 尿閉.
u. organs 泌尿器〔医学〕.
u. output (**UO**) 尿量〔医学〕, 尿路.
u. passage 尿路〔医学〕.
u. phlegmon 尿性蜂巣織炎〔医学〕.
u. pole 尿細管極〔医学〕.
u. protein 尿タンパク.
u. protein fraction 尿タンパク分画.
u. recovery rate 尿中回収率〔医学〕.
u. reflex 排尿反射〔医学〕(尿が膀胱に貯留すると排尿しようとする欲求が起こる. 脊髄障害などではこの反射が減弱または消失し, 膀胱の膨張が過度となる), = vesical reflex.
u. reservoir 蓄尿器〔医学〕.
u. retention 尿閉〔医学〕, 尿停滞〔医学〕.
u. schistosomiasis 尿路住血吸虫症, 尿住血吸虫症(*Schistosoma haematobium* の寄生による), = vesical schistosomiasis.
u. sediment 尿沈渣〔医学〕.
u. sensation 尿意〔医学〕.
u. siderosis ヘモシデリン尿症.
u. stammering 断続放尿〔医学〕.
u. stasis 尿通過障害〔医学〕.
u. stone 尿結石〔医学〕.
u. stream 尿線〔医学〕.
u. stress incontinence 緊張性尿失禁〔医学〕.
u. stuttering 断続放尿〔医学〕, 吃尿(しばしば中断される排尿をいう).
u. sugar 尿糖.
u. sweat 尿汗〔医学〕, = urhidrosis.
u. symptom 尿路症状〔医学〕.
u. system 尿路系〔医学〕.
u. tenesmus 尿しぶり〔医学〕.
u. tract 尿路(尿管, 膀胱, 尿道よりなる尿の通路. 腎盂を含めることもある).
u. tract infection (**UTI**) 尿路感染症〔医学〕(腎, 尿管, 膀胱, 尿道など尿路の感染症).
u. tract tuberculosis 尿路結核〔医学〕.
u. turbidity 尿混濁.
u. urgency 尿意切迫〔医学〕.
u. volume 尿量〔医学〕.

u·ri·nate [jú:rineit] 放尿する.

u·ri·na·tion [jù:rinéiʃən] 放尿, 排尿〔医学〕, = micturition.
u. disorder 排尿障害〔医学〕.

u·ri·na·tive [jú:rinətiv] 利尿薬.

u·rine [jú:rin] 尿(腎臓により排泄される体液の一つで, 膀胱に一時的に貯蔵された後, 尿道を通って体外に導かれる. 比重は1.003〜1.030で平均値1.020前後を示し, 水分は95%で, ほかは固形物を含む).
u. acid (酒石酸), = tartaric acid.
u. aliquot 尿部分標本〔医学〕.
u. analysis 尿検査〔医学〕, 尿分析.
u. ardor 排尿時灼熱感〔医学〕.
u. bottle しびん〔医学〕.
u. color 尿色〔医学〕.
u. concentrating ability 尿濃縮能〔医学〕.
u. concentration 尿濃縮〔医学〕.
u. concentration test 尿濃縮力試験(一定の乾燥食を与え飲料を禁じ, 2時間ごとに採尿し, 尿量とその比重を測定すると, 正常人では比重1.025以上に達する), = Fishberg water function test.
u. culture 尿培養〔医学〕.
u. cytology 尿細胞学〔医学〕.
u. dilution 尿希釈〔医学〕.
u. flow 尿流量.
u. flow rate 尿流量〔医学〕.
u. gelatin(e) 尿ゼラチン(ゼラチン10%を加えて固化した尿).
u. odor 尿臭〔医学〕.
u. osmolarity 尿浸透圧〔医学〕.
u. output 尿量〔医学〕.
u. secretion 尿分泌〔医学〕.
u. sugar 尿糖〔医学〕.
u. turbidity 尿混濁〔医学〕.
u. volume 尿量〔医学〕.

u·ri·ne·mia [jù:riní:miə] 尿毒症, = uremia.

u·rine·mu·coid [jù:rinmjú:kɔid] 尿粘液様質.

u·rin·i·dro·sis [jù:rinidróusis] 尿汗症, = urhidrosis.

u·ri·nif·er·ous [jù:rinífərəs] 輸尿の.
u. tubule 細尿管〔医学〕, 尿細管(腎の主体をなす腎単位を構成する), = renal tubule.

u·ri·nif·ic [jù:rinífik] 尿産生の.

u·ri·nip·a·rous [jù:rinípərəs] 尿産生の, = urinific.
u. tubule = renal tubule, uriniferous t..

urin(o)- [ju:rin(ou), -n(ə)] 尿との関係を表す接頭語.

u·ri·no·cry·os·co·py [jù:rinoukraiάskəpi] 尿結氷点測定器.

u·ri·nod [jú:rinɑd] ウリノッド C_6H_8O (尿に存在

し，特徴的な悪臭を与える中性物質）．

u·ri·no·gen·i·tal ［jù:rinəʤénitəl］ 尿性器の．

u·ri·nog·e·nous ［jù:rináʤənəs］ 尿原性の．

u·ri·no·glu·co·som·e·ter ［jù:rinouglù:kəsámitər］ 糖尿計．

u·ri·nol·o·gist ［jù:rináləʤist］ 泌尿科専門医，泌尿器科医．

u·ri·nol·o·gy ［jù:rináləʤi］ 泌尿科学，= urology．

u·ri·no·ma ［jù:rinóumə］ 尿嚢腫，尿貯留腫［医学］．

u·ri·nom·e·ter ［jù:rinámitər］ 尿比重計［医学］．

u·ri·nom·e·try ［jù:rinámitri］ 尿比重測定〔法〕［医学］．

u·ri·no·phil ［jú:rinəfil］ 尿好性の（尿中に存在することについていう）．

u·ri·nos·co·py ［jù:rináskəpi］ 検尿，= uroscopy．

u·ri·no·sex·u·al ［jù:rinəsékʃuəl］ 性尿器の，泌尿生殖の，= genitourinary．

u·ri·nous ［jú:rinəs］ 尿の，尿独特の，= urinose．

u. abscess 混尿膿瘍．

u. infiltration 尿浸潤［医学］，= urinary infiltration．

u. odor 尿臭．

Uriolla sign ［ju:ríələ sáin］ ウリオラ徴候（重症マラリアの患者尿中にメラニン様顆粒が存在することで，しばしば溶血現象とヘモグロビン（血色素）尿症を合併する）．

u·ri·po·sia ［jù:ripóuziə］ 飲尿，尿摂飲．

u·ri·sol·vent ［jù:risálvənt］ 尿酸溶媒．

u·ri·tis ［ju:ráitis］ 熱傷，= dermatitis calorica．

ur·me·ris·tem ［ə:mərístəm］ 原始分裂組織（分裂組織の一種で，植物の胚を形成するもの）．

ur·nide ［ə́:naid］ 女性同性愛者（同性愛の行為における女性役），= urninde［G］．

urn·ing ［ə́:niŋ］ 男性同性愛者（同性愛の行為における男性役），= uranist．

ur·nin·gism ［ə́:niŋʤizəm］男性同性愛，= uranism．

ur·nism ［ə́:nizəm］ 男性同性愛，= uranism．

uro– ［ju:rou, –rə］ 尿または尾の意味を表す接頭語．

u·ro·ac·i·dim·e·ter ［jù:rouæsidímitər］尿酸度計．

u·ro·am·mo·ni·ac ［jù:rouəmóuniæk］尿アンモニア性の．

u·ro·an·the·lone ［jù:rouǽnθəloun］ ウロアンテロン（ウロガストロン．尿抽出物中にある胃酸分泌抑制物質 53 個のアミノ酸からなる β–ウロガストロンと 52 個のアミノ酸からなる γ–ウロガストロンがある）．

u·ro·az·o·tom·e·ter ［jù:rouæzətámitər］ 尿窒素計．

u·ro·ben·zo·ic ac·id ［jù:roubenzóuik ǽsid］ ウロ安息香酸，= hippuric acid．

u·ro·bi·lin ［jù:roubáilin］ ウロビリン $C_{35}H_{44}N_4O_8$（腸管内でウロビリノーゲンの酸化により生ずる．腐敗菌の作用により生ずる黄褐色の胆汁色素で，腎から排泄されるか，または肝臓により除去される．検出には Schlesinger 法を用いる），= mesobilirubin．

u. body ウロビリン体［医学］．

u. complex ウロビリンコンプレクス（ウロビリンが複合体として血液および組織に存在するものとの仮説）．

u. icterus ウロビリン黄疸，= regurgitation jaundice．

u. jaundice ウロビリン性黄疸．

u. test ウロビリン試験，= Hildebrandt test，Schlesinger t.．

u·ro·bi·li·ne·mia ［jù:roubìliní:miə］ ウロビリン血〔症〕［医学］．

u·ro·bi·lin·o·gen ［jù:roubailínəʤən］ ウロビリ〔ノ〕ーゲン $C_{33}H_{44}N_4O_6$（ビリルビンが腸管内で細菌により還元されて生ずる無色の bilane 型ピロール誘導物．中性溶液では黄色，酸性液ではオレンジ色を呈す），= mesobilirubinogen，hemibilirubin．

u·ro·bi·lin·o·gen·e·mia ［jù:rəbailìnouʤəní:miə］ ウロビリノーゲン血〔症〕［医学］．

u·ro·bi·lin·o·gen·u·ria ［jù:rəbailìnouʤənjú:riə］ ウロビリノーゲン尿〔症〕［医学］．

u·ro·bil·i·noid ［jù:rəbílinɔid］ ウロビリン様の．

u·ro·bil·i·noi·den ［jù:roubilinɔ́idin］ ウロビリノイデン（ヘマチンの還元により生じるウロビリンに類似の化合物で，尿中に発見されることがある）．

u·ro·bil·in·u·ria ［jù:roubìlinjú:riə］ ウロビリン尿〔症〕［医学］（尿中ウロビリン体，すなわちウロビリノーゲン，ウロビリンが増加することで，肝臓疾患または溶血亢進の際にみられる）．

u·ro·bo·ra·min ［jù:roubɔ́:rəmin］ ウロボラミン（ヘキサメチルテトラミンの三メタホウ酸塩の日本薬局名）．

u·ro·can·ase ［jù:rəkǽneis, jú:rəkən–］ ウロカナーゼ（ウロカニン酸ヒドラターゼ．ウロカニン酸を 4–イミダゾロン–5–プロピオン酸に転換する反応を触媒するヒスチジン分解系の酵素）．

u·ro·can·ate ［jù:rəkǽneit, jú:rəkən–］ ウロカン酸塩．

u·ro·can·ic ac·id ［jù:rəkǽnik ǽsid］ ウロカニン酸 ㊗ β–imidazole–acrylic acid $C_6H_6N_2O_2$–$2H_2O$（大量のヒスチジンをイヌに与えた後，尿中に排泄されるヒスチジン代謝産物）．

u·ro·can·i·case ［jù:rəkǽnikeis］ ウロカニカーゼ（ウロカニン酸が動物体内で分解する反応を触媒する酵素で，イソグルタミン酸を経てグルタミン酸を生ずる）．

u·roc·an·ine ［ju:rákənin］ ウロカニン $C_{11}H_{10}N_4O$（ウロカニン酸の塩基性誘導体）．

u·ro·ca·thep·sin ［jù:roukəθépsin］ ウロカテプシン（尿中に排泄されるカテプシン）．

u·ro·cele ［jú:rəsi:l］ 陰嚢尿腫．

u·roch·er·as ［ju:rákərəs］ 尿砂［医学］．

u·ro·che·sia ［jù:roukí:ziə］ 肛門排尿（直腸を通って肛門から排尿すること）．

U·ro·chor·da·ta ［jù:roukɔ:déitə］ 尾索動物亜門．

u·ro·chrome ［jú:rəkroum］ ウロクローム，尿色素［医学］，尿黄色素（正常な動物の尿中にある黄色成分で，新鮮な尿には母体であるウロクロモゲンとして存在する）．

u·ro·chro·mo·gen ［jù:roukróuməʤən］ ウロクロモゲン，尿黄色素原（ウロクロームの母体で，それが軽度に酸化されたもの）．

u. reaction ウロクロモゲン反応，= Moritz–Weiss test．

u. test 尿色素試験，= Weiss test．

u·ro·ci·net·ic ［jù:roucinétik］ 泌尿器反射性の，= urokinetic．

u·ro·clep·sia ［jù:rəklépsiə］ 尿失禁．

u·ro·cris·ia ［jù:rəkríziə］ 尿分析診断法．

u·ro·cri·sis ［jù:roukráisis, –rákrisis］ ① 発作性放尿（疾病の極期にみられる）．② 尿路激痛（脊髄癆患者の）．

u·ro·cri·te·ri·on ［jù:roukraití:riən］ 尿分析鑑定．

u·ro·cy·a·nin ［jù:rousáiənin］ ウロシアニン，= uroglaucin．

u·ro·cy·an·o·gen ［jù:rousaiǽnəʤən］（コレラ患者の尿中に存在する青色色素）．

u·ro·cy·a·no·sis ［jù:rousàiənóusis］ 青色尿（インジカン尿症），= indicanuria，blue diaper syndrome．

u·ro·cyst ［jú:rəsist］ 膀胱．

u·ro·cys·tic ［jù:rəsístik］ 膀胱の．

U·ro·cys·tis ［jù:rəsístis］（ムギの黒穂病を起こす真菌類）．

u·ro·cys·tis ［jù:rəsístis］ 膀胱，= urocyst．

u·ro·cys·ti·tis [jù:rousistáitis] 膀胱炎.
u·ro·cy·to·gram [jù:rousáitəgræm] 尿中細胞像.
u·ro·dae·um [jù:roudí:əm] = urodeum.
u·rod·e·lan [jurádilən] 尾索類の.
u·ro·de·um [jù:roudí:əm] ウロデーウム(尿管および生殖管が連結する排泄腔の部分).
u·ro·di·al·y·sis [jù:roudaiǽlisis] 尿閉(部分的または完全な).
u·ro·do·chi·um [jù:roudóukiəm] 尿器, = urinal.
urodynamic study 尿流動態検査 [医学].
u·ro·dy·nam·ics [jù:roudainǽmiks] 尿力学, 排尿水力学 [医学].
u·ro·dyn·ia [jù:rədíniə] 放尿痛.
u·ro·e·de·ma [jù:rouidí:mə] 尿性浮腫, = uredema.
u·ro·en·ter·one [jù:rouéntəroun] ウロエンテロン, = kutrol.
u·ro·ep·i·the·li·al [jù:rouèpiθí:liəl] 尿路上皮性 [医学].
u·ro·er·y·thrin [jù:rouiríθrin] ウロエリスリン(尿酸塩の沈着がある際にみられる尿中の赤色色素で, プルプリン purpurin と呼ばれることもある).
u·ro·fer·ric ac·id [jù:rəférik ǽsid] ウロフェリン酸 $C_{35}H_{50}N_8SO_{19}$ (尿中にあるといわれるタンパク質性物質で, Thiele によって発見されたが, 尿中にはこの状態では存在しない).
u·ro·fla·vin [jù:rouflévin] 尿フラビン(尿中から抽出されるフラビン).
u·ro·flow·me·ter [jù:roufloúmitər] 尿流計 [医学].
u·ro·flow·met·ry [jù:roufloúmitri] 尿流測定[医学].
u·ro·fus·cin [jù:rəfʌ́ssin] ウロフスチン(ヘマトポルフィリンの前段階物質).
u·ro·fus·co·hem·a·tin [jù:roufʌ̀skouhí:mətin] ウロフスコヘマチン(病的尿中に発見される赤褐色物質).
u·ro·gas·ter [jù:rəgǽstər] 尿腸(胎児尿嚢の一部).
u·ro·gas·trone [jù:rəgǽstroun] ウロガストロン(尿中にある物質で, 皮下注射により胃腸の運動を抑制する).
u·ro·gen·i·tal [jù:rəʤénitəl] 泌尿生殖器の, 〔泌〕尿性器〔の〕[医学].
 u. aperture 尿生殖開口 [医学], 尿生殖口(胎生期尿生殖洞の外口).
 u. apparatus 泌尿性器 [医学], 尿性器 [医学], = apparatus urogenitalis.
 u. canal 尿生殖管(発生期の総排泄腔が二区分されてできたもので将来膀胱, 尿道隔膜部となる), = sinus urogenitalis.
 u. cloaca 尿道腟総排出腔(尿道孔と腟とが同一の開口をもつもの).
 u. diaphragm 尿生殖隔膜.
 u. duct 尿生殖管.
 u. endoscopy 尿生殖器内視鏡検査 [医学].
 u. fissure 尿生殖裂.
 u. fistula 尿生殖器瘻.
 u. fold 尿生殖ヒダ(体腔背側の膨大部で, 中腎および中腎管, 後に生殖腺と傍中腎管が発生する場所).
 u. groove 尿生殖溝 [医学].
 u. hiatus [TA] 尿生殖孔, = hiatus urogenitalis [L/TA].
 u. membrane 尿生殖膜(尿道直腸中隔の上下にある排泄腔の膜で陰茎尿道溝の床をなす).
 u. neoplasm 尿生殖器新生物 [医学].
 u. organ 泌尿生殖器, 泌尿器, 尿生殖器 [医学].
 u. peritoneum [TA] 尿生殖隔膜, = peritoneum urogenitale [L/TA].
 u. plate 尿生殖板 [医学].
 u. protozoan 性尿器寄生原虫.
 u. region 尿生殖部 [医学].
 u. ridge 尿生殖隆起(胎生期の後腹壁にできる隆起で中に将来性腺と腎になる組織を含む).
 u. septum 尿生殖中隔 [医学].
 u. sinus 尿生殖洞 [医学].
 u. sinus anomaly 泌尿生殖洞の奇型, = hypospadias.
 u. sinus rest 〔泌〕尿生殖洞残存 [医学].
 u. system 尿生殖器系 [医学], 泌尿生殖系(性尿器系).
 u. system examination 〔泌〕尿生殖器系検査〔法〕[医学].
 u. tract 尿生殖路.
 u. triangle [TA] 尿生殖三角 [医学] (頂点は恥骨接合点から両側の坐骨隆起に至る三角), 尿生殖部, = regio urogenitalis [L/TA].
 u. tube 尿生殖管(胚子の), = urogenital canal.
 u. tuberculosis 〔泌〕尿生殖器結核症 [医学].
u·rog·e·nous [ju:ráʤənəs] 尿生成の, 尿に由来する.
 u. pyelitis 尿原性腎盂炎.
u·ro·glau·cin [jù:rouglɔ́:sin] ウログラウシン(尿中のインジコブルーで, 猩紅熱にみられる), = urocyanin.
U·ro·gle·na [jù:rəglí:nə] ウログレナ属(鞭毛藻類の一種で水にサカナの臭気を与えることがある).
u·ro·gram [jú:rəgræm] 尿路造影図 [医学].
u·rog·ra·phy [ju:rágrəfi] 尿路造影〔術〕[医学].
u·ro·gra·vim·e·ter [jù:rougrəvímitər] 尿比重計, = urinometer.
u·ro·gy·ne·col·o·gy [jù:rouʤìnikáləʤi] 婦人泌尿器科学.
u·ro·hem·a·tin [jù:rəhémətin] 尿ヘマチン.
u·ro·hem·a·to·ne·phro·sis [jù:rouhèmətounifróusis] 尿血液性腎症(尿と血液とが腎臓内に貯留すること).
u·ro·hem·a·to·por·phy·rin [jù:rouhèmətoupɔ́:firin] 尿から分離されるヘマトポルフィリン.
urohemolytic coefficient 尿溶血率(尿が溶血を起こし得る最高希釈率).
u·ro·hy·per·ten·sin [jù:rouhàipə:ténsin] ウロハイパーテンシン(尿から分離される塩基の混合物で, 静注すると動脈圧の上昇を招来する).
u·ro·hy·poph·y·sis [jù:rouhaipáfisis] 尾部下垂体(魚類の).
u·roid [jú:rɔid] ウロイド.
u·ro·ki·nase [jù:roukáineis] ウロキナーゼ(セリンプロテアーゼでプラスミノーゲンのアルギニン-バリン間のペプチド結合を加水分解してプラスミンにする).
 u.-type plasminogen activator (**u-PA**) ウロキナーゼ型プラスミノーゲンアクティベータ.
u·ro·ki·net·ic [jù:roukainétik] 泌尿器反射性の(消化不良症の成因についていう).
u·ro·kon so·di·um [jú:rəkɑn sóudiəm] (アセトリゾ酸ナトリウム), = sodium acetrizoate.
u·ro·kon·ic ac·id [jù:rəkánik ǽsid] ウロコン酸 [化] 3-acetylamino-2,4,6-triiodobenzoic acid.
u·ro·ky·mog·ra·phy [jù:roukaimágrəfi] 尿路動態描写法.
u·ro·lag·nia [jù:rəlǽgniə] ウロラグニア, 尿飲(女性の放尿を見たり, 考えたり, 尿をすることによって性的興奮をきたす性倒錯の一型).
u·ro·leu·cic ac·id [jù:rouljú:sik ǽsid] ウロロイシン酸 $C_9H_{10}O_5$ (アルカプトン尿症に発生する結晶酸), = uroleucinic acid, uroleukinic acid.
u·ro·lite [jú:rəlait] 尿石, = urolith.
u·ro·lith [jú:rəliθ] 尿石, 尿結石 [医学], = urolite,

U

urinary calculus.
u·ro·li·thi·a·sis [jù:rouliθaiəsis] 尿石症，尿路結石〔症〕[医学].
u·ro·lith·ic [jù:rəlíθik] 尿〔結〕石の.
u·ro·li·thol·o·gy [jù:rəliθáləʤi] 尿石学.
u·ro·log·ic [jù:rəláʤik] 泌尿器〔科学〕の [医学].
u. disease 泌尿器疾患 [医学].
u. neoplasm 泌尿器新生物 [医学].
u·ro·log·i·cal [jù:rəláʤikəl] 泌尿器科〔学〕の [医学].
u. nursing 泌尿器科看護 [医学].
u. surgery 泌尿器外科学 [医学].
u. therapeutics 泌尿器治療学 [医学].
u. treatment table 尿路検診台 [医学].
u·rol·o·gist [ju:ráləʤist] 泌尿器科専門医，泌尿器科医 [医学].
u·rol·o·gy [ju:ráləʤi] 泌尿器科学 [医学]. 形 urologic, urological.
u·ro·lu·te·in [jù:roulú:ti:n] ウロルテイン（ウロクロム．正常な動物尿中の黄色成分，化学的本質は不明）.
u·ro·man·cy [jú:rəmænsi] 尿観察診断法，= uromantia.
u·ro·mel·a·nin [jù:rəmélənin] ウロメラニン $C_{17}H_4O_{13}N_7S$（尿中にある黒色色素．ウロクロームの分解産物）.
u·rom·e·lus [ju:rámiləs]（両肢癒着体），= symmelus.
u·rom·e·ter [ju:rámitər] 尿比重計 [医学]，= urinometer.
u·ron·cus [ju:ráŋkəs] 尿嚢腫.
u·ro·ne·phro·sis [jù:rounifróusis] 尿嚢腎〔症〕，尿腎症 [医学]，水腎症（尿により腎盂，細尿などが異常に拡張した状態），= hydronephrosis.
u·ron·ic ac·id [juránik ǽsid] ウロン酸（一般式 $CHO(CHOH)_xCOOH$ の構造をもつ化合物の総称．アルドースのアルコール基をカルボキシル基に酸化したオキシ，アルデヒド酸で，それぞれの糖の語幹を冠してグルクロン酸，ガラクトロン酸，マンヌロン酸などと呼ぶ）.
u·ro·nol·o·gy [jù:rənáləʤi] 泌尿器科学，= urology.
u·ron·on·com·e·try [jù:rənankámitri] 尿量測定法（24時間の尿量を測定すること）.
u·ron·o·phile [juránəfil] 好尿性の（細菌が尿中で最良の発育をすることをいう）.
u·ro·nos·co·py [jù:rənáskəpi] 尿分析.
uropathogenic *Escherichia coli* (UPEC) 尿路病原性大腸菌（尿路感染症の原因となる大腸菌）.
u·rop·a·thy [ju:rápəθi] 尿路病〔質〕，尿路疾患 [医学].
u·ro·pe·nia [jù:roupí:niə] 乏尿.
u·ro·pep·sin [jù:rəpépsin] 尿ペプシン [医学]，ウロペプシン（Brucke が1861年に尿中にタンパク分解酵素の存在をみいだし，その後の研究で胃分泌腺から pepsinogen として血流中に分泌されることが明らかにされた）.
u·ro·pho·bia [jù:roufóubiə] 尿意恐怖〔症〕.
u·ro·phos·phom·e·ter [jù:roufasfámitər] 尿リン計.
u·roph·thi·sis [ju:ráfθisis, -rouθísis]（〔真性〕糖尿病），= diabetes mellitus.
u·ro·pit·tin [jù:rəpítin] $C_9H_{10}N_2O_3$（ウロクロムの分解産物）.
u·ro·pla·nia [jù:roupléiniə] 異所排尿（泌尿器以外の器官から尿が排泄されること）.
u·ro·poi·e·sis [jù:roupɔií:sis] 尿成生，尿産生 [医学]，造尿.
u·ro·poi·et·ic [jù:roupɔiétik] 尿産生の.
u. organ 泌尿器 [医学].
u. system 尿産生系.
u·ro·por·phy·rin [jù:roupɔ́:firin] ウロポルフィリン $C_{40}H_{38}O_{15}N_4$（ポルフィリンの一種）.
u. Ⅲ ウロポルフィリンⅢ 化 1,3,5,8-tetracetic-2,4,6,7-tetrapropionic acid porphin（ポルフィリン症において尿中に排泄されるポルフィリンの一型．自然界には特にⅢが多く存在する），= uroporphin.
u·ro·por·phy·rin·o·gen [jù:roupɔ̀:firínəʤən] ウロポルフィリノーゲン（ポルフィリノーゲンの一種で側鎖の違いによりⅠ～Ⅳ型に分けられる．ポルフィリン合成の中間体として重要）.
u·ro·psam·mus [jù:rəsǽməs] 尿砂症.
u·rop·ter·in [ju:ráptərin] ウロプテリン（人尿から分離された色素で，おそらくキサントプテリンと同一物であろう）.
u·ro·pur·gol [jù:roupə́:gɔ:l] ウロプルゴール，= methenamine anhydromethylenecitrate.
u·ro·py·gi·al [jù:rəpáiʤiəl] 尾骰部の.
u. gland 尾腺（トリの尾根の背側にある一対の皮膚腺）.
u·ro·py·o·ne·phro·sis [jù:roupàiounifróusis] 尿膿腎症.
u·ro·py·o·ure·ter [jù:roupàioujurí:tər] 尿膿尿管.
u·ro·ra·di·ol·o·gy [jù:rourèidiáləʤi] 尿路放射線〔診断〕学.
u·ro·re·ac·tion [jù:rouriǽkʃən] 尿反応，= Malmejde test.
u·ro·rec·tal [jùərouréktəl] 尿直腸の.
u. membrane 尿直腸膜.
u. septum 尿直腸中隔.
u·ro·ren·nin [jù:rərénin] ウロレニン（尿中に排泄される凝乳酵素で，悪性貧血患者においては還元される）.
u·ro·rhyth·mog·raphy [jù:rouriðmágrəfi] 排尿周期描写法（尿が尿管口から膀胱内に射出されることを描写する方法）.
u·ro·ro·se·in [jù:rouróuzi:n] 尿紅色素，= urorrhodin.
u. test 尿紅色素試験（尿に半量の濃塩酸と1%硝酸カリ数滴を加えると紅色を呈するのは，ウロロセインの存在による）.
u·ro·ro·se·in·o·gen [jù:rouròuziínəʤən] 尿紅色素原，= urorrhodinogen.
u·ror·rha·gia [jù:rəréiʤiə] 尿排泄過多，= diabetes.
u·ror·rhea [jù:rərí:ə] 尿漏，尿失禁，= enuresis.
u·ror·rho·din [jù:rouroudin] 尿紅色素，= urorosein.
u·ror·rho·din·o·gen [jù:rouroudínəʤən] 尿紅色素原，= uroroseinogen.
u·ro·ru·bin [jù:rourú:bin] ウロルビン（尿を塩酸で処理して得られる尿赤色素）.
u·ro·ru·bin·o·gen [jù:rouru:bínəʤən] ウロルビノーゲン（ウロルビンの母体）.
u·ro·ru·bro·hem·a·tin [jù:rourù:brəhémətin] ウロルブロヘマチン（ハンセン病のような全身病患者の尿中にまれに認められる赤色色素）.
u·ro·sac·cha·rom·e·try [jù:rousækərámitri] 尿糖測定法.
u·ro·sa·cin [ju:róusəsin] 尿紅色素，= urorrhodin.
u·ros·che·o·cele [ju:ráskiəsi:l] 陰嚢尿腫，= urocele.
u·ros·che·sis [ju:ráskisis] ① 尿貯留．② 閉尿.
u·ro·scop·ic [jù:rəskápik] 尿貯留の.
u·ros·co·py [ju:ráskəpi] 尿分析，検尿 [医学].
u·ro·se·mi·ol·o·gy [jù:rousèmiáləʤi] 尿診断法.

u·ro·sep·sin [jù:rəsépsin] ウロセプシン(組織中に尿から誘導された敗血性毒物).
u·ro·sep·sis [jù:rəsépsis] 尿性敗血症.
u·ro·sep·tic [jù:rəséptik] 尿路性敗血症の.
u·ro·sis [ju:róusis] 泌尿器病.
u·ro·spasm [jú:rəspæzəm] 尿路痙攣.
u·ro·spec·trin [jù:rəspéktrin] ウロスペクトリン(ヘマトポルフィリンに類似する尿中の色素).
u·ro·stal·ag·mom·e·try [jù:roustæləgmámitri] 尿点滴測定法.
u·ro·ste·a·lith [jù:roustí:əliθ] 脂肪性尿石.
  u. calculus 脂肪結石, 脂肪性尿〔結〕石.
u·ros·to·ma [ju:rástəmə] 尿ストーマ, 人工尿排出口〔医学〕.
u·ro·sym·pa·thin [jù:rəsímpəθin] ウロシンパチン(高血圧患者の尿中に増加する昇圧性物質), = arterenol.
urothelial cancer 尿路上皮癌〔医学〕.
urothelial carcinoma 尿路上皮癌, = transitional cell carcinoma.
urothelial malignancy 尿路上皮悪性腫瘍〔医学〕.
urothelial papilloma 尿道乳頭腫, = transitional cell papilloma.
urothelial tumor 尿路上皮〔性〕腫瘍〔医学〕.
u·ro·the·li·o·ma [jù:rouθì:lióumə] 尿路上皮腫.
u·ro·the·li·um [jù:rouθí:liəm] 尿路上皮〔医学〕(1945年 Melicow の提唱した術語で, 腎杯, 腎盂, 尿管, 膀胱, 後部尿道および前部尿道にある移行上皮を総称する).
u·ro·tox·ia [ju:rətáksiə] ① 尿毒性, 尿毒素(Bouchard の定義). ② 尿毒力(尿中の致死的毒物の単位), = urotoxy.
urotoxic coefficient 尿毒係数(単位体重に対し単位時間に排泄される尿毒性の単位数), = Bouchard coefficient.
u·ro·tox·ic·i·ty [jù:routaksísiti] 尿毒性.
u·ro·tox·in [jù:rətáksin] 尿毒素.
u·ro·toxy [jú:rətaksi] 尿毒性, 尿毒素, 尿毒力, = urotoxia.
u·ro·u·re·ter [jù:roujurí:tər] 尿性尿管拡張.
u·ro·xan·thin(e) [jù:rəzǽnθi(:)n] ウロキサンチン(インジゴブルーに変わり得る尿中の正常色素), = potassium indoxyl sulfate, indican.
u·rox·in [jurάksin] ウロクシン, = alloxant(h)in.
ur·rho·din [ju:róudin, jú:rədin] ウロジン, = urorrhodin.
ur·sine [ə́:si:n] ① クマ〔熊〕の. ② クマに似た.
  u. lozenge クマの菱形(食肉類の十字溝にあたるところにみられるクマの脳にある特殊構造で, 高等な頭脳の証拠と考えられる).
ursodeoxycholic acid (UDCA) ウルソデオキシコール酸 ㊗ 3α,7β-dihydroxy-5β-cholan-24-oic acid $C_{24}H_{40}O_4$: 392.57 (コール酸系利胆薬).

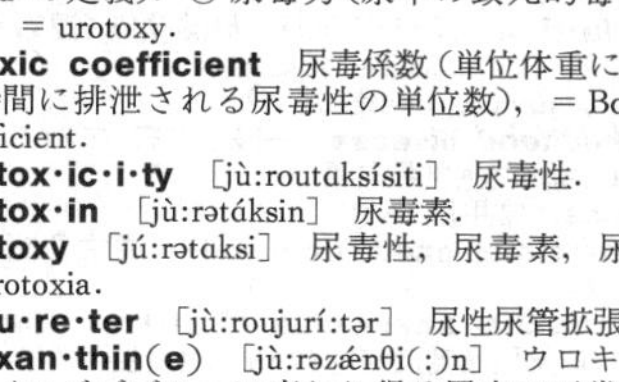

ursodesoxycholic acid ウルソデスオキシコール酸 ㊗ 3,7-dioxycholen $C_{23}H_{39}O_2COOH$ (クマ胆の主成分で, chenodesoxycholic acid の分子中の C_7 における水酸基異性体. 1927年清水らにより報告された).
ur·so·di·ol [ə:sədáiɔ:l] ウルソジオール.
ur·sol·ic ac·id [ə:sálik ǽsid] ウルソル酸, = ursone.
ur·sone [ə́:soun] ウルソーン ㊗ ursolic acid $C_{30}H_{48}O_3$ (リンゴ, ナシ, シャクナゲ, ウワウルシなどから得られるテルペン酸), = malol, malolic acid, prunol.
URTI upper respiratory tract infection 上気道感染症の略.
Ur·ti·ca [ə́:tikə, ə:táikə] イラクサ属(イラクサ科 *Urticaceae* の一属でトゲをもち刺激性毒物を分泌する).
ur·ti·ca [ə́:tikə, ə:táikə] 膨疹, じんま(蕁麻)丘疹(みみず腫れ), 発斑, = wheal, pomphus.
ur·ti·cant [ə́:tikənt] じんま(蕁麻)丘疹発生薬.
ur·ti·car·ia [ə:tikέəriə] じんま(蕁麻)疹〔医学〕(膨疹が突然皮膚面に発現し, 極度の痒感を伴う状態で, 一般には2〜3日間後には消失するが, 慢性の経過をとることもある), = hives, nettle rash, welt. 形 urticarial, urticarious.
  u. acuta 急性じんま疹.
  u. alba 白色じんま疹.
  u. annularis 環状じんま疹.
  u. bullosa 水疱性じんま疹, = urticaria vesiculosa.
  u. chronica 慢性じんま疹.
  u. chronica infantum 乳児慢性じんま疹(小児ストロフルス), = lichen strophulus.
  u. conferta 融合性じんま疹.
  u. discreta 孤立性じんま疹.
  u. e cimicibus ノミ刺咬性小じんま疹.
  u. e pulice ノミ刺咬性小じんま疹, = urticaria e cimicibus.
  u. edematosa 浮腫性じんま疹.
  u. endemica 地方病性じんま疹(地方的にある種のケムシにより発生するもの).
  u. externa 外因性じんま疹.
  u. factitia 機械性じんま疹, = dermographism.
  u. febrilis 熱性じんま疹.
  u. figurata 図画状じんま疹.
  u. geographica 地図状じんま疹.
  u. gigantea 巨大じんま疹, = giant urticaria, angioneurotic edema.
  u. gyrata 花環状じんま疹.
  u. haemorrhagica 出血性じんま疹(じんま疹性紫斑病), = purpura urticans.
  u. hemorrhagica 出血性じんま疹.
  u. interna 内因性じんま疹.
  u. maculosa 斑状じんま疹.
  u. maritima 海水浴じんま疹.
  u. medicamentosa 薬剤性じんま疹.
  u. nodularis 結節性じんま疹(Hyde), = prurigo nodularis.
  u. oedematosa (血管神経症性浮腫), = angioneurotic edema.
  u. papulosa 丘疹性じんま疹(小児にみられる疾患で,痒疹が発現する), = lichen urticatus, prurigo simplex.
  u. perstans 固定じんま疹.
  u. perstans verrucosa いぼ(疣)状固定じんま疹, = prurigo nodularis.
  u. pigmentosa 色素性じんま疹, = mastocytoma, xanthelasmoidea.
  u. porcellanea 陶色じんま疹.
  u. recidivans ① 再発性じんま疹. ② 慢性じんま疹.
  u. rubra 紅色じんま疹.
  u. serpigiosa 蛇行状じんま疹.
  u. subcutanea 皮下組織じんま疹.

u. tuberosa 隆起性じんま疹，= angioneurotic edema.
u. vesiculosa 小水疱性じんま疹.
u. xanthelasmoidea 黄色板様じんま疹〔医学〕，黄色腫様じんま疹，= urticaria pigmentosa.
ur·ti·car·i·al [ə:tikéəriəl] じんま疹の〔医学〕.
u. fever じんま疹熱，= schistosomiasis japonica.
u. vasculitis じんま疹様血管炎.
ur·ti·car·i·o·gen·ic [ə:tikæ̀riəʤénik] じんま（蕁麻）疹発生の.
ur·ti·car·i·ous [ə:tikéəriəs] じんま（蕁麻）疹の〔医学〕.
ur·ti·cate [ə́:tikeit] じんま（蕁麻）疹様の.
urticating moth どくが（毒蛾）〔医学〕.
ur·ti·ca·tion [ə̀:tikéiʃən] ① じんま（蕁麻）誘導法（生のイラクサで皮膚を打つ方法）. ② じんま（蕁麻）により誘発される灼熱感. ③ じんま（蕁麻）疹発生.
ur·ti·cin [ə́:tisin] ウルチシン（イラクサに含まれている血糖減少性の作用物質）.
u·ru·shi [urú(:)ʃi] ウルシ［漆］（ウルシから分泌される乳状液にいろいろな物質を加えて彩漆として用いる），= Japanese lacquer.
u. tallow ウルシろう（漆蝋）（ウルシ樹の中果皮部から得られる脂肪）.
u. wax ウルシろう（漆蝋），= urushi tallow.
u·ru·shi·ol [urú(:)ʃiɔ:l] ウルシオール ㊌3-pentadeca dienyl catechol $C_{15}H_{27}C_6H_3(OH)_2$（ウルシまたは毒ヅタに存在する刺激性成分）.
US ultrasonography 体外式超音波画像診断法の略.
us·a·bil·i·ty [jù:zəbíliti] 有用性〔医学〕.
USAN United States Adopted Name アメリカ採用名の略（ウサン）.
Uschinsky, Nikolaus [u:ʃínski] ウシンスキー（1863-1934，ロシアの細菌学者）.
U. solution ウシンスキー液（アスパラギン4，乳酸アンモニウム6，中性リン酸ナトリウム2，食塩5を水1,000に溶解したもので，細菌の培地）.
use [jú:s] 用法，= usus.
u. and disuse theory 使用不使用説〔医学〕，用不用説.
u.-dependent 使用依存性.
u. factor 使用因子〔医学〕.
Use·ful Drugs (UD) [jú:sful drʌ́gz] 有用薬品便覧（アメリカ医師会 American Medical Association 発行）.
useful detection area 有効検出面積〔医学〕.
us·er [jú:zər] 受療者〔医学〕.
Usher, Barney David [ʌ́ʃər] アッシャー（1889-1978，カナダの皮膚科医. F. E. Senear と共同で紅斑性天疱瘡 pemphigus erythematosus (Senear-Usher syndrome) を記載した）.
Usher, Charles Howard [ʌ́ʃər] アッシャー（1865-1942，イギリスの眼科医）.
U. syndrome アッシャー症候群（1,2,3 型がある）.
USMH United States Marine Hospital アメリカ海兵隊病院の略.
USMLE United States Medical Licensing Examination 米国医師免許試験の略.
USN ultrasonic nebulizer 超音波噴霧器の略.
Us·nea [ʌ́sniɑ] サルオガセ属（地衣類）.
U. barbata シラゴケ（森林の樹木に寄生する地衣で，ウスニン酸の原料植物）.
us·nic ac·id [ʌ́snik ǽsid] ウスニン酸 $C_{18}H_{16}O_7$（地衣類の化学成分中最も広く分布する酸で，黄色柱状の結晶，その溶液は塩化第二鉄で褐赤色の光学活性体）.
USP, US Phar United States Pharmacopeia アメリカ薬局方の略（アメリカで公認された薬剤の規格書．含量，定性，不純物を調べる方法などが記載されている．1820年初版が発行されて以来，約10年ごとにアメリカ薬局方会議により改訂され，また第12版1942年の発行とともに，5年ごとに補正版が公にされることになった）.
USP unit アメリカ合衆国薬局方単位.
USPHS United States Public Health Service アメリカ公衆衛生省の略.
us·pu·lun [ʌ́spjulən] ウスプラン ㊌ 2-chloro-4-phenol（種子消毒薬），= semesan.
ust(-us, -a, -um) [ʌ́st(əs, ə, əm)] ① 仮焼の，焼成の，= burnt, calcined. ② 焼いて粉末にした.
us·ti·lag·ic ac·id [ʌstilǽʤic ǽsid] ウスチラゴ酸（1951年 Thorn らにより報告された *Ustilago zeae* によってつくられる抗生物質で，グラム陽性菌およびカビに対し強い作用をもつ）.
Us·ti·lag·i·na·ce·ae [ʌstilæʤinéisii:] 黒穂〔病〕菌科（担子菌門 *Basidiomycota* の一科）.
us·til·a·gine [ʌstíləʤin] ウスチラギン（黒穂菌に存在する苦味結晶性アルカロイド）.
us·ti·lag·i·nism [ʌstilǽʤinizəm] 黒穂菌中毒症（黒穂菌 *Ustilago maydis* の摂取により発現する中毒症状で，バッカク中毒症に類似する）.
Us·ti·lag·i·no·my·ce·tes [ʌstilæ̀ʤinoumaisí:ti:z] 黒穂菌綱.
Us·ti·la·go [ʌstiléigou] 黒穂菌（黒穂菌科 *Ustilaginaceae* の一属で，禾本科植物に寄生して麦奴を生ずる），= smuts.
U. maydis（トウモロコシに寄生して，その果実に巨大奇異の膨腫を生ずる），= corn smut.
us·tion [ʌ́stʃən] ① 焼灼（主として真性焼灼具による）. ② 火傷.
us·tu·la·tion [ʌ̀stjuléiʃən] 加熱乾燥（湿った薬物を加熱して粉末に乾燥すること）.
usu·al [jú:ʒuəl] 通常の.
u. childhood disease 一般小児病〔医学〕.
u. dosage 通常投与量.
u. dose 常用量〔医学〕.
u. interstitial pneumonia (UIP) 通常型間質性肺炎〔医学〕.
u. interstitial pneumonia of Liebow (UIP) リーボウの通常型間質性肺炎（びまん性肺胞障害から炎症が進行し，肺線維症，蜂巣肺になるもの）.
u·sur [jú:sər] ① 表在性潰瘍. ② 組織消耗.
u·sus·ta·tus [jusʌ́stətəs, -sú:steit-] 直立位（健康動物の正常体位）.
ut dict [L] ut dictum 指示のごとくの略.
u·ta [ú:tə] ウタ（皮膚粘膜リーシュマニア症の一型），= leishmaniasis americana.
u. hembra 潰瘍性皮膚リーシュマニア症.
u. macho 結節性皮膚リーシュマニア症.
u·tend [ju:ténd] [L] utendus 使用可能の略.
utensil sterilizer 器具消毒器〔医学〕，器具滅菌器.
u·ter·al·gia [jù:tərǽlʤiə] 子宮痛〔医学〕，= metralgia.
u·ter·am·ine [jù:tərǽmi:n] ウテラミン，= tyramine.
u·ter·ec·to·my [jù:təréktəmi] 子宮摘出〔医学〕，= hysterectomy.
uteric corpus 子宮体〔医学〕，= corpus uteri.
uter·ine [jú:tərain, -rin] 子宮の.
u. adenomyosis 子宮腺筋症〔医学〕.
u. amenorrhea 子宮性無月経.
u. ampulla 子宮膨大部（卵管，卵管膨大部のことであまり用いられない）.
u. antedeviation 子宮前転〔医学〕.
u. anteflexion 子宮前屈〔医学〕.
u. anteposition 子宮前転位〔医学〕.
u. anteversion 子宮前傾〔医学〕.
u. aplasia 子宮無形成〔症〕〔医学〕.

u. apoplexy 子宮卒中〔医学〕(子宮粘膜溢血).
u. appendage 子宮付属器〔医学〕(子宮付着靱帯, 卵管, 卵巣など).
u. artery (♀) [TA] 子宮動脈, = arteria uterina (♀) [L/TA].
u. asthenia 子宮無力症〔医学〕.
u. atony 子宮弛(し)緩〔医学〕.
u. atresia 子宮口閉鎖〔症〕〔医学〕.
u. atrophy 子宮萎縮〔症〕〔医学〕.
u. bleeding 子宮出血.
u. brothers and sisters (父親は異なるが, 母親は同じ兄弟姉妹).
u. cake 胎盤.
u. calcinosis 子宮結石〔医学〕.
u. calculus 子宮結石.
u. canal 子宮管(子宮体および頸部を含む).
u. cancer 子宮癌〔医学〕.
u. capsule 子宮嚢.
u. cavity [TA] 子宮腔, = cavitas uteri [L/TA].
u. cervix 子宮頸〔部〕, = uterine neck.
u. cervix cancer 子宮頸癌〔医学〕.
u. chloasma 子宮〔性〕肝斑〔医学〕.
u. choriocarcinoma 子宮絨毛癌〔医学〕.
u. contraction ① 子宮収縮〔医学〕. ② 陣痛, = uterine pain.
u. contraction curve 陣痛曲線〔医学〕.
u. cough 子宮性咳嗽(反射性).
u. cramp 子宮痙攣〔医学〕.
u. croup 子宮内膜炎.
u. cycle 子宮周期〔医学〕.
u. discharge 子宮帯下〔医学〕.
u. diseases 子宮疾患〔医学〕.
u. douche 子宮圧注法〔医学〕.
u. dyscinesia 子宮収縮異常, = uterine dyskinesia.
u. dysfunction 子宮機能障害〔医学〕.
u. dyskinesia 子宮運動障害〔医学〕.
u. dysmenorrhea 子宮〔病〕性月経困難〔医学〕.
u. extremity [TA] 子宮端, = extremitas uterina [L/TA].
u. forceps 子宮鉗子.
u. fundus 子宮底, = fundus of uterus.
u. glands [TA] 子宮腺, = glandulae uterinae [L/TA].
u. hematoma 子宮血腫, = hematometra, hematoma uteri.
u. hemorrhage 子宮出血〔医学〕.
u. hernia 子宮脱出.
u. horn [TA] 子宮角*, = cornu uteri [L/TA].
u. hypoplasia 子宮発育不全〔症〕〔医学〕.
u. inertia 陣痛微弱〔医学〕, 微弱陣痛〔医学〕.
u. infarction 子宮梗塞〔医学〕.
u. insufficiency 子宮不全.
u. intertia 微弱陣痛.
u. inversion 子宮内反〔症〕〔医学〕, = inversion of uterus.
u. involution 子宮退縮〔医学〕.
u. isthmus 子宮峡〔部〕.
u. laterodeviation 子宮側転〔医学〕.
u. lateroflexion 子宮側屈〔医学〕.
u. lateroposition 子宮側偏〔医学〕.
u. lateroversion 子宮側傾〔医学〕.
u. leiomyoma 子宮平滑筋腫, = uterine myoma.
u. limb 子宮分枝.
u. lyre 棕(そう)状ヒダ(シュロの葉状の模様をした子宮内膜のヒダ), = arbor vitae uteri, plicae palmatae.
u. mask 子宮性肝斑.
u. massage 子宮マッサージ〔医学〕.
u. milk 子宮乳状液(妊娠子宮の胎盤絨毛間にある乳状液).
u. mucosa 子宮内膜.
u. murmur 子宮雑音〔医学〕.
u. muscle 子宮筋〔医学〕.
u. myoma 子宮筋腫, = uterine leiomyoma.
u. neck 子宮頸〔部〕〔医学〕, = uterine cervix.
u. neoplasm 子宮新生物〔医学〕.
u. os 子宮口〔医学〕.
u. ostium [TA] 卵管子宮口, = ostium uterinum tubae uterinae [L/TA].
u. ostium of uterine tubes 卵管子宮口.
u. part [TA] 子宮部, = pars uterina [L/TA].
u. part of fallopian tube 卵管子宮部〔医学〕.
u. part of uterine tube 卵管子宮部.
u. perforation 子宮穿孔〔医学〕.
u. period 子宮期〔医学〕.
u. placenta 母側胎盤, = placenta uterina.
u. plexus ① 子宮神経叢. ② 子宮静脈叢.
u. polyp 子宮ポリ〔ー〕プ〔医学〕.
u. pore 子宮孔.
u. pregnancy 子宮妊娠〔医学〕.
u. probe 子宮ゾンデ〔医学〕.
u. prolapse 子宮脱〔医学〕, = prolapse of uterus.
u. ptosis 子宮下垂, = descent of uterus.
u. relaxing factor (URF) 子宮弛(し)緩因子〔医学〕.
u. retroposition 子宮後位症(後屈や後傾を伴わない).
u. rupture 子宮破裂〔医学〕.
u. salpingitis 卵管炎〔医学〕.
u. sarcoma 子宮肉腫.
u. sedative 子宮鎮静薬〔医学〕.
u. segment 子宮部分〔医学〕, 子宮分節(分娩時子宮の収縮により発現する上部と下部).
u. sinus 子宮洞(妊娠の際にみられる子宮壁部の拡張した静脈洞).
u. souffle 子宮雑音(母体の心音と時を同じくして聴取される子宮脈管の血液性雑音).
u. sound 子宮探触〔医学〕.
u. sounding 子宮消息子〔診〕.
u. subinvolution 子宮退縮不全〔医学〕.
u. support 子宮支持装置〔医学〕.
u. tetanus ① 痙攣陣痛〔医学〕, = puerperal tetanus. ② 子宮破傷風, = puerperal tetanus.
u. tube [TA] 卵管, = salpinx [L/TA], tuba uterina [L/TA].
u. tuberculosis 子宮結核〔医学〕.
u. vagina 子宮腟.
u. veil 子宮膜(子宮頸口に当てるゴム膜で, 避妊の目的に用いられる).
u. veins (♀) [TA] 子宮静脈, = venae uterinae (♀) [L/TA].
u. venous plexus (♀) [TA] 子宮静脈叢, = plexus venosus uterinus (♀) [L/TA].
u. wall 子宮壁〔医学〕.

u·ter·is·mus [ju:tərízməs] 子宮痛.

u·ter·i·tis [jù:təráitis] 子宮筋層炎〔医学〕, 子宮炎〔医学〕, = metritis.

uter(o)– [ju:tər(ou), –r(ə)] 子宮との関係を表す接頭語.

u·ter·o·ab·dom·i·nal [jù:tərouæbdáminəl] 子宮腹部の.
u. pouch 子宮腹腔嚢(子宮と広靭帯とにより2分割された骨盤腔の前部).
u. pregnancy 子宮腹腔妊娠〔医学〕.

u·ter·o·cer·vi·cal [jù:tərousə́:vikəl] 子宮頸部の.
u. canal 子宮頸管.

u·ter·o·cys·tos·to·my [jù:tərousaitástəmi] 子宮膀胱開口術.

U

u·ter·o·dyn·ia [jù:tərədíniə] 子宮痛〔医学〕.
uteroepichorial membrane 真性脱落膜.
u·ter·o·fix·a·tion [jù:təroufikséiʃən] 子宮固定〔術〕, = hysteropexy.
u·ter·o·gen·ic [jù:tərəʤénik] 子宮内で発生する.
u·ter·o·ges·ta·tion [jù:tərouʤestéiʃən] ① 子宮内妊娠. ② 満期妊娠.
u·ter·o·glo·bin [jù:tərouglóubin] ウテログロビン.
u.-adducin ウテログロビン・アデュシン.
u·ter·og·ra·phy [jù:tərágrəfi] 子宮造影〔法〕.
u·ter·ol [jú:tərɔ:l] ユテロール, = gravitol.
u·ter·o·lith [jú:təliθ] 子宮結石〔医学〕.
u·ter·ol·o·gist [jù:təráləʤist] 産婦人科専門医.
u·ter·ol·o·gy [jù:təráləʤi] 産婦人科.
u·ter·o·ma·nia [jù:tərouméiniə] (女子色情症), = nymphomania.
u·ter·om·e·ter [jù:tərámitər] 子宮計.
u·ter·om·e·try [jù:tərámitri] 子宮計測〔法〕〔医学〕.
u·ter·o·o·var·i·an [jú:tərououvéəriən] 子宮卵巣の.
u. ligament 固有卵巣索〔医学〕.
u. pregnancy 子宮卵巣妊娠.
u. varicocele 子宮卵巣静脈瘤(女性のつる状静脈叢に起こるもの).
u·ter·o·pa·ri·e·tal [jù:tərouperáiətəl] 子宮腹壁の.
u·ter·o·pel·vic [jù:tərəpélvik] 子宮骨盤の.
u. junction 子宮骨盤移行部〔医学〕.
u·ter·o·pexy [jú:tərəpeksi] 子宮固定〔術〕〔医学〕, = hysteropexy.
u·ter·o·pho·tog·ra·phy [jù:taroufətágrəfi] 子宮写真術.
u·ter·o·pla·cen·tal [jù:təroupləséntəl] 子宮胎盤の.
u. apoplexy 子宮胎盤溢血〔医学〕(常位胎盤早期剥離), = Couvelaire uterus.
u. circulation 子宮胎盤循環〔医学〕.
u. sinuses 子宮胎盤洞.
u. vacuum 子宮胎盤真空(胎盤の剥離により生ずる子宮との間の真空).
u·ter·o·plas·ty [jú:tərəplæ̀sti] 子宮形成〔術〕〔医学〕.
uterorectal fistula 子宮直腸瘻〔医学〕.
u·ter·o·sa·cral [jù:tərouséikrəl] 子宮仙骨の.
u. ligament [TA] 子宮仙骨靱帯, = ligamentum rectouterinum [L/TA].
u·ter·o·sal·pin·gog·ra·phy [jù:tərousæ̀lpiŋgágrəfi] 子宮卵管造影〔法〕〔医学〕, = hysterosalpingography.
u·ter·o·scle·ro·sis [jù:tərouskliəróusis] 子宮硬化〔症〕〔医学〕.
u·ter·o·scope [jú:tərəskoup] 子宮鏡.
u·ter·o·ther·mom·e·try [jù:tərouθə:mámitri] 子宮検温法.
u·ter·o·tome [jú:tərətoum] 子宮切開刀〔医学〕, = hysterotome.
u·ter·ot·o·my [jù:tərátəmi] 子宮切開〔術〕〔医学〕, = hysterotomy.
u·ter·o·to·nia [jù:təroutóuniə] 子宮収縮薬〔医学〕.
u·ter·o·ton·ic [jù:tərətánik] 子宮収縮薬〔医学〕(子宮の収縮ないし止血の目的で子宮筋の緊張を高める薬の総称で, pituitrin, oxytocin, vasopressin, prostaglandin などはその例).
u·ter·o·trac·tor [jù:tərətræ̀ktər] 子宮牽引器〔医学〕.
u·ter·o·tu·bal [jù:təroutjú:bəl] 子宮卵管の.
u. anastomosis 子宮卵管吻合.
u. implantation 卵管移植〔術〕, = implantation of Fallopian tube.
u. pregnancy 子宮卵管妊娠.
u·ter·o·tu·bog·ra·phy [jù:təroutju:bágrəfi] 子宮卵管造影〔法〕.
u·ter·o·vag·i·nal [jù:tərəvæ̀ʤinəl] 子宮腟の.
u. canal ① 子宮腟管. ② (発生学においては Müller 管の融合により生ずる単一腔).
u. plexus (♀) [TA] 子宮腟神経叢, = plexus uterovaginalis (♀) [L/TA].
u. prolapse 子宮腟脱〔医学〕.
u·ter·o·ven·tral [jù:tərəvéntrəl] 子宮腹腔の.
u·ter·o·ver·din [jù:tərouvə́:din] ウテロベルジン $C_{33}H_{34}N_4O_6$ (イヌの胎盤およびあるトリの卵に存在する緑色色素).
u·ter·o·ves·i·cal [jù:tərəvésikəl] 子宮膀胱の.
u. fistula 子宮膀胱瘻〔医学〕.
u. fold 子宮膀胱ヒダ.
u. junction 子宮膀胱移行部.
u. ligament 膀胱子宮ヒダ.
u. pouch 子宮膀胱嚢, = vesicouterine pouch.
u. reflux 子宮膀胱逆流〔医学〕.
u·ter·us [jú:tərəs] [L/TA] 子宮(俗に womb と称する胎児の宿る女性器の梨状筋性器官で, 底部, 体部および頸部の3部に分かれ, 外層は腹膜の一部, 内層は粘膜, 中間層は筋性である), = uterus [TA]. 形 uterine.
u. acollis 無頸部子宮(腟に近接する部分の欠如したもの).
u. arcuatus 弓形子宮(底部の中央が陥入したもの).
u. bicameratus vetularum 高齢女性の二房子宮(子宮頸部の内口および外口が閉鎖し, 粘液が貯留して二重性を示すもの).
u. bicollis 双頸子宮, = uterus bicornis.
u. bicollis septus 中隔双頸子宮.
u. bicornate bicollis 双頸双角子宮.
u. bicornate unicollis 単頸双角子宮.
u. bicornis 双角子宮〔医学〕.
u. bicornis bicollis 双頸双角子宮.
u. bicornis unicollis 単頸双角子宮.
u. biforis (頸部外口が中隔によって二分された子宮).
u. bilocularis 二室性子宮〔医学〕, 二房子宮.
u. bipartitus 二房子宮, = uterus bilocularis.
u. carcinoma 子宮癌〔医学〕.
u. cordiformis 心臓形子宮.
u. didelphys 完全重複子宮, = uterus duplex separatus.
u. displacement 子宮変位〔医学〕.
u. duplex 重複子宮, = double uterus.
u. duplex separatus 分離重複子宮(完全重複子宮), = uterus didelphys.
u. foras arcuatus 凸底子宮.
u. hemorrhage 子宮出血〔医学〕.
u. incudiformis 砧形子宮.
u. inflammation 子宮炎〔医学〕.
u. introrsum arcuatus 凹底子宮.
u. leiomyoma 子宮平滑筋腫〔医学〕.
u. masculinus 男性子宮(前立腺小室), = prostatic utricle.
u. myoma 子宮筋腫〔医学〕.
u. myomatosus 筋腫性子宮.
u. neoplasm 子宮新生物〔医学〕.
u. parvicollis 小頸部性子宮, = parvicollic uterus.
u. rudimentarius partim excavatus 不全腔痕跡子宮をもつ双角子宮.
u. rudimentarius solidus 無腔痕跡子宮.
u. sarcoma 子宮肉腫〔医学〕.
u. sedative 子宮鎮静薬〔医学〕.

u. septus 中隔子宮.
u. septus unicorporis 単体中隔子宮.
u. simplex 単一子宮.
u. subseptus 不全中隔子宮〔医学〕, 亜中隔子宮〔医学〕(単に子宮体の上部にのみ中隔をもつもの).
u. subseptus unicorporis 単体亜中隔子宮.
u. surgery 子宮外科学〔医学〕.
u. unicornis 単角子宮〔医学〕.
u. unicornis cum rudimento cornu alterius 痕跡状無腔子宮.
UTI urinary tract infection 尿路感染症の略.
u·til·i·ty [ju:tíliti] 公益, 実益.
u. arm 作業腕〔医学〕.
u. cart 実用運搬車.
u. hook 能動フック〔医学〕.
u. room 汚物処理室(病院などの).
u. time 利用時〔間〕〔医学〕.
u·til·i·za·tion [jù:tilaizéiʃən] 利用〔医学〕.
u. ratio 使用効率〔医学〕.
u. review of hospital 病院利用審査〔医学〕.
u. time 利用時間(刺激が組織の興奮を起こすまでの時間), = temp utile.
UTP uridine triphosphate ウリジン三リン酸の略.
u·tri·cle [jú:trikl] [TA] ① 卵形嚢, = utriculus [L/TA]. ② 小室, 小嚢〔医学〕.
u·tric·u·lar [ju:tríkjulər] ① 小室の, 卵形嚢の〔医学〕. ② 膀胱様の.
u. duct [TA] 卵形嚢管*, = ductus utricularis [L/TA].
u. nerve [TA] 卵形嚢神経, = nervus utricularis [L/TA].
u. paresis 卵形嚢不全麻痺〔医学〕.
u. recess [TA] 卵形嚢陥凹, = recessus utricularis [L/TA], recessus utriculi [L/TA].
u. spot 卵形嚢斑.
u·tric·u·li [jù:tríkjulai] (utriculus の複数).
u·tric·u·li·tis [ju:trìkjuláitis] ① 卵形嚢炎. ② 前立小室炎.
utriculoampullar nerve 卵形嚢膨大部神経(第8脳神経の前庭神経線維の一部で, 平衡器官(卵形嚢, 球形嚢, 半規管)を支配する), = nervus utriculoampullaris.
utriculoampullary nerve [TA] 卵形嚢膨大部神経, = nervus utriculoampullaris [L/TA].
utriculofugal flow 反卵形嚢〔性〕リンパ流〔医学〕.
utriculopetal flow 卵形嚢向性リンパ流〔医学〕, 向卵形嚢性リンパ流.
u·tric·u·lo·plas·ty [ju:tríkjuləplæsti] 小室(小子宮)形成術(子宮壁から楔状組織片を切除し, その切断面を縫合して小子宮をつくる方法).
u·tric·u·lo·sac·cu·lar [ju:trìkjuləsǽkjulər] ① 卵形球形の. ② 連嚢の.
u. duct [TA] 連嚢管, = ductus utriculosaccularis [L/TA].
u·tric·u·lus [ju:tríkjuləs] [L/TA] ① 卵形嚢, = utricle [TA]. ② 小室. 複 utriculi.
u. masculinus = utriculus prostaticus.
u. proprium 固有卵形嚢.
u. prostaticus [L/TA] 前立腺嚢, 前立腺小室, = prostatic utricle [TA].
u. urethralis = utriculus prostaticus.
u. vestibuli 卵形嚢(膜迷路の).
u. virilis = utriculus prostaticus.
u·tri·form [jú:trifɔ:m] びん形の.
ut·ter·ance [ʌ́tərəns] 発語.
UV ultraviolet 紫外線の略.
UV-endonuclease UV エンドヌクレアーゼ(紫外線 ultraviolet (UV)によって生じたピリミジン二重体を認識し, DNA を修復するために DNA 一本鎖を切断する酵素).
UVA ultraviolet A 長波長紫外線の略.
u·va [jú:və] 乾ブドウ(ブドウ *Vitis vinifera* の果実を乾燥したもの).
u. ursi ウワウルシ(クマのブドウの意味で, ウワウルシ *Arctostaphylos uva-ursi* の葉を乾燥したもので, アルブチンが主成分をなす尿路防腐薬, 収斂利尿作用), = bearberry, mountain box, rockberry.
u·vae·for·mis [jùvi:fɔ́:mis] ぶどう膜層(脈絡膜の中間層), = lamina propria, lamina vasculosa.
UVB ultraviolet B 中波長紫外線の略.
UVC ultraviolet C 短波長紫外線の略.
u·vea [jú:viə] ぶどう膜(虹彩, 毛様体, 脈絡膜を含む総称), = tunica vasculosa oculi, uveal tract. 形 uveal.
u. disease ぶどう膜疾患〔医学〕.
u·ve·al [jú:viəl] ぶどう膜の〔医学〕.
u. coat ぶどう膜(眼球血管膜, 主に脈絡膜を示す用語), = uvea coat.
u. disease ぶどう膜疾患〔医学〕.
u. malignant melanoma ぶどう膜悪性黒色腫.
u. part [TA] ブドウ膜部(虹彩部), = pars uvealis [L/TA].
u. part of trabecular reticulum 小柱網のぶどう膜部.
u. staphyloma ぶどう膜ぶどう〔膜〕腫〔医学〕.
u. tract ぶどう膜系(虹彩, 毛様体, 脈絡膜を含む系統), ぶどう膜路〔医学〕.
u·ve·i·tis [jù:viáitis] ぶどう膜炎〔医学〕. 形 uveitic.
u. diffusa acuta 急性びまん性ぶどう膜炎(原田型, ホーグト型などの区別がある).
uveo- [ju:viou, -viə] ぶどう膜との関係を表す接頭語.
uveocutaneous syndrome ぶどう膜皮膚症候群, = Vogt-Koyanagi syndrome.
u·ve·o·ker·a·ti·tis [jù:vioukèrətáitis] ぶどう膜角膜炎〔医学〕.
uveomeningeal syndrome ぶどう膜・髄膜炎症候群, = Harada disease.
uveomeningoencephalitic syndrome ぶどう膜・髄膜・脳炎症候群〔医学〕(フォークト・小柳・原田症候群, ぶどう膜脳炎症候群).
u·ve·o·pa·rot·id [jù:vioupərátid] ぶどう膜耳下腺の.
u. fever ぶどう膜耳下腺熱〔医学〕(サルコイドーシスの一症候群で, 耳下腺とぶどう膜の慢性炎症, 虹彩毛様体炎, 顔面片麻痺, 倦怠, 微熱を伴う), = Heerfordt disease.
u. tuberculosis ぶどう膜耳下腺結核, = uveoparotid fever.
uveoparotitic paralysis ぶどう膜耳下腺炎性麻痺〔医学〕.
uveoparotitic polyneuritis ぶどう膜耳下腺性多発神経炎, = Heerfordt disease.
u·ve·o·par·o·ti·tis [jù:vioupæ̀rətáitis] ぶどう膜耳下腺炎〔医学〕, = uveoparotid fever. → Heerfordt disease.
u. syndrome ぶどう膜耳下腺炎症候群, = Heerfordt disease.
u·ve·o·plas·ty [jú:viəplæ̀sti] ぶどう膜形成〔術〕〔医学〕.
u·ve·o·scle·ri·tis [jù:viouskliəráitis] ぶどう膜強膜炎〔医学〕.
u·vic ac·id [jú:vik ǽsid] ウビン酸. → tartaric acid.
u·vi·form [jú:vifɔ:m] ブドウ状の.
u·vi·o·fast [jú:viəfæst] 紫外線抵抗性の, = uvioresistant.
u·vi·ol [jú:viɔ:l] (紫外線を透過し得る特殊なガラ

U

ス).

u. glass ユビオールガラス(紫外線の透過率を高めたガラス).

u. lamp ユビオール灯(ユビオールガラスを用いてつくった紫外線照射灯).

u. milk ユビオール乳(紫外線で殺菌したもの).

u·vi·o·lize [jú:viəlaiz] 紫外線照射を行う.

u·vi·om·e·ter [jù:viάmitər] 紫外線線量計.

u·vi·o·re·sis·tant [jùviourizístənt] 紫外線抵抗性の〔医学〕, = uviofast.

u·vi·o·sen·si·tive [jù:viəsénsitiv] 紫外線感受性の.

u·vit·ic ac·id [ju:vítik ǽsid] ウビト酸 ㊉ methyl-iso-phthalic acid $CH_3C_6H_3(COOH)_2$(メシチリンを酸化して得られる結晶酸).

u·vi·ton·ic ac·id [jù:vitάnik ǽsid] ウビトン酸 ㊉ 6-methyllutidinic acid $CH_3C_5H_2N(COOH)_2$.

uvul- [ju:vjul] 垂を表す接頭語, = kiono-.

u·vu·la [jú:vjulə] [TA] ① 口蓋垂, = uvula palatina [L/TA]. ② 垂.

u.〔Ⅸ〕 [L/TA] 虫部垂, = uvula〔Ⅸ〕[TA]. 複 uvulae, uvuli. 形 uvular.

u. bifida 口蓋垂裂, 口蓋垂披裂〔医学〕.

u. cerebelli = uvula.

u. Lieutaudi リュートー垂(膀胱三角中心の稜).

u. of bladder [TA] 膀胱垂, = uvula vesicae [L/TA].

u. of vermis 小脳虫部垂〔医学〕.

u. palatina [L/TA] 口蓋垂, = uvula [TA].

u. vermis 〔小脳〕虫部垂.

u. vesicae [L/TA] 膀胱垂, = uvula of bladder [TA].

uvulae muscle 口蓋垂筋.

u·vu·lap·to·sis [jù:vjuləptóusis] 口蓋垂下垂症, = uvuloptosis.

u·vul·ar [jù:vjulər] 口蓋垂の〔医学〕.

u. reflex 口蓋垂反射〔医学〕.

u·vu·la·ris [jù:vjuléəris] 口蓋垂単筋, = musculus azygos uvulae.

u·vu·la·tome [jú:vjulətoum] 口蓋垂切除器, = staphylotome.

u·vu·lat·o·my [jù:vjulǽtəmi] 口蓋垂切開術, = staphylotomy.

u·vu·lec·to·my [jù:vjuléktəmi] 口蓋垂切除〔術〕〔医学〕.

u·vu·li·tis [jù:vjuláitis] 口蓋垂炎〔医学〕.

uvulo- [ju:vjulou, -lə] 垂を表す接頭語, = kiono-.

uvu·lo·pal·a·to·pha·ryn·go·plas·ty (**UPPP**) [ju:vjuloupælətoufəríŋgəplæsti] 口蓋垂口蓋咽頭形成術.

u·vu·lop·to·sis [jù:vjulɑptóusis] 口蓋垂下垂〔症〕〔医学〕, = staphyloptosia.

u·vu·lo·tome [jú:vjulətoum] 口蓋垂切除器, = uvulatome.

u·vu·lot·o·my [jù:vjulάtəmi] 口蓋垂切開術, = uvulatomy.

u·za·ra [ju:zǽrə] (アフリカ産キョウチクトウ科植物の根茎で, 先住民が下痢, 赤痢などの治療に用いる).

u·za·rin [jú:zərin] ウザリン $C_{35}H_{54}O_{14}$(アフリカ産 *Xysmalobium undulatum* の根にある強心配糖体. 水解によりウザリゲニン $C_{23}H_{34}O_4$ とブドウ糖2分子を生ずる. 止痢作用がある).

Uzbekistan hemorrhagic fever ウズベキスタン出血熱(中央アジアでみられ, クリミア出血熱と同一の疾患と考えられるウイルス出血熱の一つである. マダニ *Hyalomma anatolicum* により媒介される).

U

V

V ① vanadium バナジウムの元素記号．② vena 静脈の略．③ *Vibrio* ビブリオの略．④ vision 視覚の略．⑤ visual acuity 視力の略．⑥ volt ボルトの略．

V and T volume and tension 脈拍の量と張力の略．

V antibody ウイルス結合抗体．

V antigen V 抗原（ウイルス粒子に関連するウイルス抗原）．

V blood factor V 血液因子（De Natale らにより 1955年に発見された個人性因子で，頻度は黒人で 28.3%，白人では 0.23%）．

V esotropia V 型内斜視．

V exotropia V 型外斜視．

V factor V 因子（インフルエンザ菌および他の細菌の発育因子），= pyridine nucleotide phosphate, Warburg coenzyme.

V gene V 遺伝子，= V region gene.

V max maximum velocity 最大収縮速度の略（等容性収縮期における force-velocity 関係から外挿法により force=0 の心筋収縮速度を求めたもので，心筋収縮性指標）．

V-pattern esotropia V 型内斜視．

V-pattern exotropia V 型外斜視．

V region gene 免疫グロブリン V 領域遺伝子（免疫グロブリン H 鎖，L 鎖の N 末端側にある可変部領域を規定する遺伝子断片群），= variable region gene.

V-shaped arch V 字形歯弓．

V-shaped area of esophagus 食道の V 字形野，= area of Laimer.

V-shaped grains （卵子における着色可能な物質の細粒子系で，この細粒子は無色糸と結合されている）．

V wave V 波（心房波ないし静脈波において拡張初期に生ずる陽性波）．

$\dot{V}$ （毎分当たりのガス流量，換気量を示す記号．$\dot{V}_{CO_2}$（炭酸ガス産生量），$\dot{V}_{O_2}$（酸素消費量）などのように下付き文字で部位やガスの種類を示す）．

$\dot{V}_{CO_2}$ 炭酸ガス産生量（排出量）を示す記号．

$\dot{V}_{O_2}$ 酸素消費量（摂取量）を示す記号．→ $\dot{V}$．

V_D physiologic dead space 生理学的死腔の略．

V_T tidal air volume 一回換気量の略．

VA ① vascular access バスキュラーアクセス（血管アクセス）の略．② ventriculoatrial 室房のの略．③ vertebral artery 椎骨動脈の略．

Va visual acuity 視力の略．

VAC ventriculoatrial conduction 室房伝導の略．

vacarious menstruation 代償〔性〕月経．

vac·cen·ic ac·id [væksénik ǽsid] バクセン酸 $CH_3(CH_2)_5CH{=}CH(CH_2)_9COOH$（不飽和脂肪酸の一つで，オレイン酸の異性体．天然には中国産の木ろう（蝋）中にあり，また夏季につくられたバター中にも比較的多い），= vaccinic acid.

vac·cig·e·nous [væksíʤənəs] ワクチン産生の，= vaccinogenous.

vac·cin [vǽksin] ワクチン，= vaccine.

vac·ci·na [væksínə] ① 痘疹（種痘の結果として生ずる皮疹）．② 牛痘，= cowpox.

vac·cin·able [væksínəbl] ワクチンを接種して得られる．

vac·ci·nal [vǽksinəl] ① ワクチンの．② ワクチンの効果がある，接種の［医学］．

v. areola 種痘暈（種痘疹の周囲にみられる色輪）．

v. fever ワクチン〔接種〕熱［医学］．

v. roseola 種痘ばら疹［医学］．

vac·ci·nate [vǽksineit] 予防接種する［医学］．

vaccinated eczema 種痘〔性〕湿疹［医学］，= eczema vaccinatum.

vaccinating transfusion 接種輸血，= reciprocal transfusion.

vac·ci·na·tion [væ̀ksinéiʃən] 予防接種，ワクチン接種［医学］，種痘（弱毒化病原体（生ワクチン），死滅，不活化病原体（死菌，不活化ワクチン）を接種して，感染予防，炎症予防を行うこと）．

v. encephalitis 予防接種後脳炎［医学］．

v. mark 痘痕［医学］．

v. rash 種痘疹．

v. reaction 種痘反応．

v. varicella 種痘性水痘．

vac·ci·na·tion·ist [væ̀ksinéiʃənist] 種痘論者．

vac·ci·na·tor [vǽksineitər] 種痘実施者．

vac·cine [vǽksi:n] ワクチン（病原体に対する能動免疫を与える目的で投与される製剤．生ワクチン，死菌ワクチン，不活化ワクチンなどある）．

v.-associated paralytic poliomyelitis (VAPP) ワクチン関連麻痺（ポリオ生ワクチンの定期接種による弛緩性の麻痺）．

v. body ワクチン体，封入体，= cytorryctes.

v. failure ワクチン不全（ワクチン被接種者が十分な免疫を獲得できないこと）．

v. lymph 痘苗．

v. point ① 種痘針．②（痘苗を付着した翮または骨片）．

v.-preventable disease (VPD) ワクチンで予防できる病気．

v. pulp 痘漿（牛痘の病巣から採集した漿液で，グリセリンと混合する前の物質）．

v. pustule 種痘膿疱［医学］．

v. rash ワクチン疹［医学］．

v. therapy ワクチン療法［医学］．

v. virus 痘苗，= virus vaccium.

v.-virus immunization ワクチンウイルス免疫［医学］．

vac·ci·nel·la [væ̀ksinélə] ① 仮痘．② 頓挫性種痘疹．

Vaccinia virus ワクチニアウイルス（ポックスウイルス科のウイルスで，痘苗に利用された）．

vac·cin·ia [væksíniə] ① 牛痘［医学］．② 小痘瘡［医学］（ワクチニアウイルス接種によって起こる局在性膿疱性発疹．全身性障害が起こることもある）．

v. gangrenosa 壊疽性痘疱［医学］，壊疽痘．

v. immune globulin ワクシニア免疫グロブリン［医学］．

v. immunoglobulin 種痘免疫グロブリン．

vac·cin·i·al [væksíniəl] 接種の［医学］．

vac·cin·i·cul·tur·ist [væksìnikʌ́ltʃərist] 痘苗生産者．

vac·ci·nide [vǽksinid] 種痘疹，痘疱．

vac·cin·i·fer [væksínifər] ① 痘苗保有者（痘苗を採られるヒトまたは動物のこと）．② 種痘針．

vac·cin·i·form [væksínifɔ:m] 牛痘状の，痘瘡状の［医学］．

vac·cin·i·in [væksíniin] バクシニイン $C_6H_{11}O_6$–COC_6H_5（コケモモ *Vaccinium vitis-idaea* の葉に存在する苦味配糖体）．

vac·cin·i·num [væksíninəm] （痘苗からつくった接種剤），= vaccinin.

vac·cin·i·o·la [væksìnióulə] 副痘(種痘疹に付随して起こる痘疹), = vaccinola.

Vac·cin·i·um [væksíniəm] スノキ属(ツツジ科 *Ericaceae* の一属で，葉はウワウルシ uva ursi の代用品，果は染料).

V. vitis-idaea 日本産コケモモ(ウワウルシ類似植物), = cowberry.

vac·cin·i·za·tion [væ̀ksinaizéiʃən] ① 完全種痘法(何回反復接種しても効果を現さないまでに徹底した種痘をいう). ② 種痘化 [医学].

vac·cin·o·gen [væksínəʤən] 種苗原(ワクチンを得る原料で，痘苗を接種された雌ウシのようなものをいう). 形 vaccinogenous.

vac·ci·noid [vǽksinɔid] 仮〔牛〕痘, = vaccinella.

v. reaction 痘瘡様反射，仮痘性反応 [医学] (不完全な痘瘡の免疫を受けた後，再種痘により現れる軽微な皮膚反応).

vac·ci·no·la [væ̀ksinóulə] 副痘 [医学], = vacciniola.

vac·ci·no·pho·bia [væ̀ksinoufóubiə] 種痘恐怖〔症〕[医学].

vac·ci·no·style [væksínəstail] 種痘刀，ワクチン針 [医学].

vac·ci·no·syph·i·lis [væ̀ksinəsífilis] 種痘性梅毒.

vac·ci·no·ther·a·peu·tics [væ̀ksinouθèrəpjú:tiks] ワクチン療法, = vaccinotherapy.

vac·ci·no·ther·a·py [væ̀ksinəθérəpi] ワクチン療法.

vac·ci·num [vǽksinəm] ワクチン, = vaccine.

v. BCG siccum 乾燥BCGワクチン.

v. typhi exanthematici 発疹チフスワクチン.

v. typhoparatyphosum 腸チフスパラチフス混合ワクチン, = vaccinum typhosumet paratyphosum.

v. vacciniac 痘苗.

v. variolae 痘苗.

v. viri influenzae インフルエンザウイルスワクチン.

VACTERL syndrome VACTERL症候群(vertebrae 脊椎，anus 肛門，cardiovascular 心循環，trachea 気管，esophagus 食道，renal 尿路，limb 四肢の奇形).

vac·u·o·lar [vǽkjuələr] 空胞の.

v. degeneration 空胞変性 [医学]，空胞性退行変性, = hydropic degeneration.

vac·u·o·late [vǽkjuəleit] 空胞化する.

vac·u·o·lat·ed [vǽkjuəleitid] 空胞の生じた.

v. cell 空胞〔状〕細胞.

vacuolating agent 空胞化病原体 [医学].

vacuolating virus (1962年，Eddy によってサルから分離された), = *Simian virus* 40.

vac·u·o·la·tion [væ̀kjuəléiʃən] 空胞形成 [医学]，空胞化，胞化.

vac·u·ole [vǽkjuoul] 空胞，液胞，小胞 [医学].

vac·u·o·li·za·tion [væ̀kjuoulizéiʃən] 空胞形成 [医学]，胞化，空胞化, = vacuolation.

vac·u·ome [vǽkjuoum] (中性レッドで染め出される細胞内の空胞系).

vac·u·um [vǽkjuəm, -kju:m] ① 真空 [医学] (物質がない空間のことで，実験技術における高度減圧状態で，通常水銀柱ミリメートル以下のものをいう．人為的につくり得る最高の真空は 10^{-10}mmHg 程度). ② 真空度.

v. calorimeter 真空熱量計.

v. casting 吸引鋳造.

v. chamber 空室(義歯床に排気してつくった陥凹).

v. concentration 減圧濃縮 [医学].

v. curettage 吸引掻爬(そうは)術 [医学].

v. deposition 真空蒸着 [医学].

v. desiccator 真空乾燥器.

v. discharge 真空放電(真空管内のような希薄な気体を通して起こる放電).

v. discharge tube 真空放電管(気体を封入し放電を起こさせる電子管).

v. disk phenomenon 椎間板の真空現象.

v. distillation 真空蒸留(蒸留装置を気密に連結し，受器に近い部分からポンプで排気して行う).

v. drying 真空乾燥 [医学].

v. drying apparatus 真空乾燥器 [医学].

v. evaporation ① 真空蒸発 [医学]. ② 蒸着(蒸発した金属などを固体表面に薄膜として凝着させること).

v. evaporator 真空蒸発器 [医学].

v. extraction 吸引分娩術.

v. extraction delivery 吸引分娩法 [医学]，吸引分娩〔術〕.

v. extractor 吸引分娩器 [医学], = suction extractor.

v. fermentation 真空発酵 [医学].

v. filling 真空充填(てん) [医学].

v. filter 真空濾過器 [医学].

v. firing 真空焼成.

v. forming 真空成形.

v. gauge 真空計 [医学] (低圧計の一つ).

v. headache 低圧性頭痛 [医学]，真空性頭痛 [医学] (前頭洞の閉鎖による頭痛).

v. investing 真空埋没〔法〕.

v. melting 真空溶解.

v. mixing 真空撹拌.

v. pack technique 真空パック法.

v. packaging 真空包装 [医学].

v. pan 真空がま(釜) [医学].

v. phenomenon ガス吸引現象 [医学].

v. plate 真空床，空室義歯床.

v. polarization 真空の分極.

v. press 真空プレス [医学].

v. pump 真空ポンプ [医学] (高度の真空をつくるために用いる).

v. spectroscope 真空分光器(波長180nm以下の光の分析に用いる装置).

v. suction 陰圧吸引 [医学].

v. tube 真空管 [医学] (閉管に数個の電極を封じ込み，内部の気体を低圧にした管).

v. tuberculin 真空ツベルクリン [医学] (真空でその量を濃縮させた旧ツベルクリン).

v. valve amplifier 真空管増幅器.

v. ventilation 真空換気法.

va·dum [véidəm] 浅溝〔隆起〕(大脳溝の底部にまれにみられる隆起で，溝を浅くするか，または没却させる構造).

vagabond disease 浮浪者病(コロモジラミ〔衣虱〕による刺咬症), = vagrant disease.

vag·a·bond·age [vǽgəbɑndiʤ] 放浪癖 [医学]，放浪〔習慣〕(精神病患者にしばしばみられる), = vagabondism.

va·gal [véigəl] 迷走神経の.

v. arrhythmia 迷走神経性不整脈 [医学].

v. bradycardia 迷走神経性徐脈 [医学].

v. crisis 迷走神経クリーゼ [医学].

v. escape 迷走神経性逸脱 [医学]，迷走神経性補充収縮(心拍を生成する静脈洞結節の機能が迷走神経の刺激により停止されたにもかかわらず下位自動中枢からペースメーカが発生する特発性心拍).

v. ganglion 迷走神経節(上下の両神経節).

v. impulse 迷走神経刺激 [医学].

v. lobe 迷走神経葉, = visceral lobe.

v. nerve 迷走神経 [医学].

v. nerve stimulation 迷走神経刺激.

V

v. nerve trunk 迷走神経幹.
v. neuralgia 迷走神経痛 [医学].
v. paralysis 迷走神経麻痺 [医学], = vagus nerve paralysis.
v. part [TA] 迷走神経部*, = pars vagalis [L/TA].
v. part of accessory nerve ① 副神経根. ② 延髄根, = radices craniales.
v. reflex 迷走神経反射 [医学].
v. trigone [TA] 迷走神経三角, = trigonum nervi vagi [L/TA].
va·gec·to·my [veiʤéktəmi] 迷走神経切除〔術〕[医学].
va·gi [véiʤai] 迷走神経 (vagus の複数).
va·gi·na [vəʤáinə] [L/TA] ① 腟, = vagina [TA]. ② 莢膜. ③ 鞘膜. 複 vaginae. 形 vaginal.
v. bulbi [L/TA] 眼球鞘, = fascial sheath of eyeball [TA].
v. carotica [L/TA] 頸動脈鞘, = carotid sheath [TA].
v. cellulosa 細胞性鞘膜 (神経または筋肉の).
v. communis musculorum flexorum [NA] 指屈筋総腱鞘.
v. communis rendinum musculorum fibularium [L/TA] 腓骨筋の総腱鞘, = common tendinous sheath of fibulares [TA].
v. communis tendinum musculorum flexorum [L/TA]〔総〕指伸筋の総腱鞘, = common flexor sheath [TA].
v. communis tendinum musculorum peroneorum [L/TA] 腓骨筋の総腱鞘, = common tendinous sheath of peronei [TA].
v. cordis 心外膜, = pericardium.
v. dentis 歯鞘 (毒ヘビの牙の周囲にある歯肉).
v. duplex 重複腟.
v. externa [L/TA] 視神経外鞘*, = outer sheath [TA].
v. externa nervi optici [NA] 視神経外鞘.
v. fasciculi optici 視束鞘.
v. femoris 大腿広筋膜.
v. fibrosa [L/TA] 線維鞘, = fibrous sheath [TA].
v. fibrosa tendinis 腱線維鞘.
v. interna [L/TA] 視神経内鞘*, = inner sheath [TA].
v. interna nervi optici [NA] 視神経内鞘.
v. intertubercularis 結節間滑液鞘.
v. masculina 男性子宮, = uterus masculinus.
v. mucosa 粘液鞘.
v. mucosa intertubercularis 結節間粘液鞘 (二頭筋長頭の腱が通る結節間溝にある鞘膜).
v. mucosa tendinis 粘液腱鞘.
v. musculi recti abdominis [L/TA] 腹直筋鞘, = rectus sheath [TA].
v. oculi 眼球莢膜, = Tenon capsule.
v. pili 毛根鞘.
v. plantaris tendinis musculi fibularis longi [L/TA] 長腓骨筋の足底腱鞘, = plantar tendinous sheath of fibularis longus [TA].
v. plantaris tendinis musculi peronei longi [L/TA] 長腓骨筋の足底腱鞘, = plantar tendinous sheath of peroneus longus [TA].
v. processus styloidei [L/TA] 茎状突起鞘 (側頭骨の鞘状突起), = sheath of styloid process [TA].
v. septa 中隔腟 (重複腟の一つ).
v. sphincter 腟括約筋, = sphincter of vagina.
v. subsepta 不全中隔腟.
v. synovialis [L/TA] 滑液鞘, = synovial sheath [TA].
v. synovialis tendinis [NA] 腱の滑液鞘.
v. synovialis trochleae 滑車滑液鞘.
v. tendinis [L/TA] 腱下滑液包, = tendon sheath [TA].
v. tendinis intertubercularis [L/TA] 結節間腱鞘, = intertubercular tendon sheath [TA].
v. tendinis musculi extensoris carpi ulnaris [L/TA] 尺側手根伸筋の腱鞘, = tendinous sheath of extensor carpi ulnaris [TA].
v. tendinis musculi extensoris digiti minimi [NA] 小指伸筋腱鞘.
v. tendinis musculi extensoris digiti minimi brevis [L/TA] 小指伸筋の腱鞘, = tendinous sheath of extensor digiti minimi brevis [TA].
v. tendinis musculi extensoris hallucis longi [L/TA] 長母指伸筋の腱鞘, = tendinous sheath of extensor hallucis longus [TA].
v. tendinis musculi extensoris pollicis longi [L/TA] 長母指伸筋の腱鞘, = tendinous sheath of extensor pollicis longus [TA].
v. tendinis musculi flexoris carpi radialis [L/TA] 橈側手根屈筋の腱鞘, = tendinous sheath of flexor carpi radialis [TA].
v. tendinis musculi flexoris hallucis longi [L/TA] 長母指屈筋の腱鞘, = tendinous sheath of flexor hallucis longus [TA].
v. tendinis musculi flexoris pollicis longi [L/TA] 長母指屈筋の腱鞘, = tendinous sheath of flexor pollicis longus [TA].
v. tendinis musculi obliqui superioris [L/TA] 上斜筋〔の滑液〕鞘, = tendinous sheath of superior oblique [TA].
v. tendinis musculi peronei longi plantaris [NA] 長腓骨筋足底腱鞘.
v. tendinis musculi tibialis anterioris [L/TA] 前脛骨筋の腱鞘, = tendinous sheath of tibialis anterior [TA].
v. tendinis musculi tibialis posterioris [L/TA] 後脛骨筋の腱鞘, = tendinous sheath of tibialis posterior [TA].
v. tendinum digitorum pedis [L/TA]〔足の〕指の腱鞘, = tendinous sheaths of toes [TA].
v. tendinum musculi extensoris digitorum longi [L/TA] 長指伸筋の腱鞘, = tendinous sheath of extensor digitorum longus [TA].
v. tendinum musculi extensoris digitorum pedis longi [NA]〔足の〕長指伸筋腱鞘.
v. tendinum musculi flexoris digitorum longi [L/TA] 長指屈筋の腱鞘, = tendinous sheath of flexor digitorum longus [TA].
v. tendinum musculi flexoris digitorum pedis longi [NA]〔足の〕長指屈筋腱鞘.
v. tendinum musculorum abductoris longi et extensoris brevis pollicis [NA] 母指の長外転筋および短伸筋腱鞘.
v. tendinum musculorum abductoris longi et extensoris pollicis brevis [L/TA] 母指の長外転筋および短伸筋の腱鞘, = tendinous sheath of abductor longus and extensor pollicis brevis [TA].
v. tendinum musculorum extensoris digitorum et extensoris indicis [L/TA]〔総〕指伸筋および示指伸筋の腱鞘, = tendinous sheath of extensor digitorum and extensor indicis [TA].
v. tendinum musculorum extensorum carpi radialium [L/TA] 橈側手根伸筋の腱鞘, = tendinous sheath of extensores carpi radiales [TA].
v. vasorum 血管鞘.
va·gi·nae [vəʤáini:] (vagina の複数).
v. fibrosae digitorum manus [L/TA]〔手の〕指の

V

線維鞘，= fibrous sheaths of digits of hand [TA].
v. fibrosae digitorum pedis [L/TA]〔足の〕指の線維鞘，= fibrous sheaths of toes [TA].
v. nervi optici 視神経鞘.
v. synoviales digitorum manus [L/TA]〔手の〕指の滑液鞘，= synovial sheaths of digits of hand [TA].
v. synoviales digitorum pedis [L/TA]〔足の〕指の滑液鞘，= synovial sheaths of toes [TA].
v. tendinum carpales [L/TA] 手根腱鞘，= carpal tendinous sheaths [TA].
v. tendinum carpales dorsales [L/TA] 手背手根腱鞘，= dorsal carpal tendinous sheaths [TA].
v. tendinum carpales palmares [L/TA] 掌側手根腱鞘，= palmar carpal tendinous sheaths [TA].
v. tendinum membri inferioris [L/TA] 下肢の腱鞘，= tendinous sheaths of lower limb [TA].
v. tendinum membri superioris [L/TA] 上肢の腱鞘，= tendinous sheaths of upper limb [TA].
v. tendinum tarsales anteriores [L/TA] 前足根腱鞘，= anterior tarsal tendinous sheaths [TA].
v. tendinum tarsales fibulares [L/TA] 腓側足根腱鞘，= fibular tarsal tendinous sheaths [TA].
v. tendinum tarsales tibiales [L/TA] 脛側足根腱鞘，= tibial tarsal tendinous sheaths [TA].

vag·i·nal ［vǽʤinəl, vəʤái–］①腟の. ②鞘の.
v. abortion 経腟流産［医学］.
v. anus 腟肛門［医学］.
v. aplasia 腟無形成〔症〕［医学］.
v. artery（♀）[TA] 腟動脈，= arteria vaginalis（♀）[L/TA].
v. atresia 腟閉鎖［医学］.
v. ballottement 腟浮球感［医学］.
v. bimanual examination 腟双手診［医学］.
v. birth after cesarean section (VBAC) 帝王切開後経腟分娩（帝王切開をした女性が次の出産に普通分娩すること）.
v. bleeding 腟出血［医学］.
v. branches（♀）[TA] ①腟動脈. ②腟枝，= rami vaginales（♀）[L/TA].
v. bulb ①〔腟〕前庭球. → vestibular bulb. ②腟球（ミュラー管の最下端部にできる細胞塊で将来腟の一部となる洞腟球），= sinovaginal bulb.
v. canal 腟管.
v. cancer 腟癌.
v. candidiasis 腟カンジダ症［医学］.
v. cavity 腟腔［医学］.
v. celiotomy 腟式開腹術［医学］.
v. cesarean section 腟式帝王切開〔術〕［医学］.
v. coat ①眼球線維膜. ②精巣鞘膜.
v. columns [TA] 皺柱（ヒダ柱），= columnae rugarum [L/TA].
v. concrement 腟石.
v. content 腟内容［医学］.
v. cornification test 腟上皮角化テスト.
v. cyst 腟嚢胞［医学］.
v. cystocele 経腟膀胱脱［医学］.
v. delivery 経腟分娩［医学］.
v. diaphragma 腟横隔膜.
v. dilatation 腟拡張［医学］.
v. dilator 腟拡張器［医学］.
v. discharge 腟分泌物［医学］，腟帯下.
v. disease 腟疾患［医学］.
v. douche 腟圧注［医学］，腟洗〔浄〕.
v. douche pan 腟洗浄器［医学］.
v. drainage 腟ドレナージ［医学］.
v. dysmenorrh(o)ea 腟性月経困難症.
v. epithelium 腟上皮.
v. erethism 腟過敏症［医学］.
v. examination 腟内診［医学］.
v. fistula 腟瘻［医学］.
v. flora 腟内細菌叢（そう）［医学］.
v. fornix [TA] 腟円蓋，= fornix vaginae [L/TA].
v. gland 腟腺.
v. hematocele ①肥厚性腟炎. ②腟血瘤，= pachyvaginitis.
v. hemorrhage 腟出血［医学］.
v. hernia 腟ヘルニア［医学］.
v. hysterectomy 腟式子宮摘出〔術〕［医学］.
v. hysteropexy 腟壁子宮固定術，腟子宮固定術，= vaginofixation.
v. injury 腟損傷［医学］.
v. intraepithelial neoplasia 腟上皮内新生腫瘍.
v. jelly 腟用ゼリー［医学］（治療または避妊のために）.
v. laceration 腟裂傷［医学］.
v. lithotomy 腟式切石術［医学］，= vesicovaginal lithotomy.
v. mucification test 腟粘液テスト.
v. mucus agglutination test 腟粘液凝集試験［医学］.
v. neoplasm 腟新生物［医学］.
v. nerves（♀）[TA] 腟神経，= nervi vaginales（♀）[L/TA].
v. orifice [TA] 腟口，= ostium vaginae [L/TA].
v. ovariocele 腟性卵巣ヘルニア（卵巣が腟壁に侵入すること）.
v. panhysterectomy 腟式子宮全摘除［医学］.
v. part [TA] 腟部，= portio vaginalis cervicis [L/TA].
v. phlegmon 腟蜂巣織炎［医学］.
v. plexus ①腟神経叢. ②腟静脈叢.
v. plug 腟栓［医学］（動物の性交後子宮頸部を閉塞する精液の凝塊），= copulation plug.
v. polyp 腟ポリ〔ー〕プ［医学］.
v. pore 腟孔.
v. portion of cervix 子宮腟部，= portio vaginalis uteri.
v. process [TA] 鞘状突起（①胎児腹膜の突起で，鼡径管を通って陰嚢または大陰唇に達するもの. ②蝶骨下面からの突起で，内翼板から内方へ向かうもの. ③側頭骨の鞘状突起で，頸動脈管から乳様突起に向かうもの），= processus vaginalis [L/TA].
v. process of peritoneum 腹膜鞘状突起.
v. process of sphenoid bone 蝶形骨鞘状突起.
v. proctocele 腟内直腸脱〔症〕.
v. prolapse 腟脱［医学］.
v. pulse 腟脈（妊娠または炎症においてみられる腟の脈拍）.
v. retractor 腟鉤［医学］.
v. rugae [TA] 腟粘膜皺，= rugae vaginales [L/TA].
v. secretion 腟分泌物［医学］，腟液.
v. section 腟式切開〔術〕［医学］.
v. septum 腟中隔.
v. smear ①腟塗抹〔標本〕［医学］，腟脂膏標本. ②腟内容塗布（腟粘膜表面の付着物で，それに存在する細胞の種類により性的周期が観察される）.
v. smear preparation 腟内容塗抹標本［医学］.
v. speculum 腟鏡［医学］.
v. sphincter 腟括約筋.
v. stenosis 腟狭窄［医学］.
v. stump 腟断端［医学］.
v. suppository 腟坐剤［医学］.
v. synovitis 腱鞘滑膜炎［医学］.
v. tablet 腟錠［医学］.
v. tampon 腟タンポン［医学］.
v. tamponade 腟タンポン挿入［医学］.
v. touch 腟触診（指を用いる）［医学］.

v. triangle 腟三角, = Pawlik triangle.
v. trichomoniasis 腟トリコモナス症〔医学〕.
v. ulcer 腟潰瘍〔医学〕.
v. vault laceration 腟円蓋裂傷〔医学〕.
v. venous plexus (♀) [TA] 腟静脈叢, = plexus venosus vaginalis (♀) [L/TA].
v. wall 腟壁.
vag·i·na·lec·to·my [vædʒinəléktəmi] ① 腟切除〔術〕〔医学〕. ② 精巣鞘膜切除〔術〕〔医学〕. → vaginectomy.
vag·i·na·li·tis [vædʒinəláitis] 精巣(睾丸)鞘膜炎〔医学〕.
vag·i·na·pexy [vædʒinəpéksi] 腟壁固定術, = colpopexy.
vag·i·nate [vǽdʒinit, -neit] 有鞘性の.
vag·i·nec·to·my [vædʒinéktəmi] ① 腟切除術. ② 精巣(睾丸)鞘膜切除術.
vag·i·nic·o·line [vædʒiníkəli:n] 腟内生息の(細菌についていう).
vag·i·ni·glu·tae·us [vædʒiniglutí:əs] 大腿筋膜張筋, = musculus tensor fasciae latae.
vag·i·ni·per·i·ne·ot·o·my [vædʒinipèriniátəmi] 腟会陰切開〔術〕, = vaginoperineotomy.
vag·i·nism [vǽdʒinizəm] 腟痙, = vaginismus.
vag·i·nis·mus [vædʒinízməs] 腟痙〔医学〕(腟の局所的感覚過敏の結果現れる疼痛性痙攣で, 外陰部のものを浅部腟痙, 球海綿体筋または肛門挙筋によるものを深部腟痙という).
vag·i·ni·tis [vædʒináitis] ① 腟炎〔医学〕, = colpitis. ② 腱鞘炎〔医学〕, 鞘膜炎. 複 vaginitides.
v. adhesiva 癒着性腟炎, = senile vaginitis.
v. emphysematosa 気腫性腟炎〔医学〕.
v. testis 精巣(睾丸)鞘膜炎, = perididymitis.
v. verrucosa いぼ(疣)状腟炎(ヨーロッパに頻発するウシの腟炎で, レンサ球菌の感染によるもの).
vagin(o)- [vædʒin(ou), -n(ə)] 腟または鞘との関係を表す接頭語.
vag·i·no·ab·dom·i·nal [vædʒinouæbdáminəl] 腟腹の.
vag·i·no·cele [vǽdʒinəsi:l] 腟脱, = colpocele.
vag·i·no·dyn·ia [vædʒinədíniə] 腟痛〔医学〕, 腟痙, = colpodynia.
vag·i·no·fix·a·tion [vædʒinoufikséiʃən] 腟壁固定〔医学〕, 子宮腟固定〔術〕(子宮後屈症の手術療法), = vaginal hysteropexy.
vag·i·no·gen·ic [vædʒinədʒénik] 腟内発生の.
vag·i·no·gram [vǽdʒinəgræm] 腟造影図〔医学〕.
vag·i·nog·ra·phy [vædʒinágrəfi] 腟造影法〔医学〕.
vag·i·no·la·bi·al [vædʒinouléibiəl] 腟陰唇の.
v. hematoma 腟陰唇血腫〔医学〕.
v. hernia 腟陰唇ヘルニア, = pudendal hernia.
vag·i·nom·e·ter [vædʒinámitər] 腟測定計(腟の長さと直径とを測る器械).
vag·i·no·my·co·sis [vædʒinoumaikóusis] 腟真菌症〔医学〕(*Candia albicans* などの感染による).
vag·i·nop·a·thy [vædʒinápəθi] 腟病〔質〕.
vag·i·no·per·i·ne·al [vædʒinoupèriní:əl] 腟会陰の.
vag·i·no·per·i·ne·o·plas·ty [vædʒinoupèriní:əplæsti] 腟会陰形成〔術〕.
vag·i·no·per·i·ne·or·rha·phy [vædʒinoupèrinió:rəfi] 腟会陰縫合〔術〕〔医学〕.
vag·i·no·per·i·ne·ot·o·my [vædʒinoupèriniátəmi] 腟会陰切開〔術〕〔医学〕.
vag·i·no·per·i·to·ne·al [vædʒinoupèritouní:əl] 腟腹膜の.
vag·i·no·pexy [vǽdʒinəpeksi] 腟腹壁固定〔術〕〔医学〕, = vaginofixation.
vag·i·no·plas·ty [vǽdʒinəplæsti] 腟形成〔術〕〔医学〕.
vaginorectal bimanual examination 腟直腸双合(手)診〔医学〕.
vag·i·no·scope [vǽdʒinəskoup] 腟鏡〔医学〕, = colposcope.
vag·i·nos·co·py [vædʒináskəpi] 腟鏡検査〔法〕〔医学〕.
vag·i·no·tome [vǽdʒinətoum] 腟切開刀〔医学〕.
vag·i·not·o·my [vædʒinátəmi] 腟切開〔術〕〔医学〕.
vag·i·no·ves·i·cal [vædʒinəvésikəl] 腟膀胱の.
v. fistula 腟膀胱瘻.
vag·i·no·vul·var [vædʒinəvʌ́lvər] 腟外陰の.
va·gi·tis [vædʒáitis] 迷走神経炎.
va·gi·tus [vədʒáitəs] 啼泣, 呱声(胎児の泣き声).
v. uterinus 子宮内胎児呱声.
v. vaginalis 腟内胎児呱声.
vago- [veigou, veigə] 迷走神経の意を表す接頭語.
va·go·ac·ces·so·ri·us [vèigouæksəsɔ́:riəs] 迷走副神経.
vagoaccessory hypoglossal syndrome 迷走副舌下神経症候群, = Jackson syndrome.
vagoaccessory syndrome 迷走副神経症候群, = Schmidt syndrome.
va·go·glos·so·pha·ryn·ge·al [vèigouglàsoufəríndʒiəl] 迷走舌咽神経.
v. nucleus 迷走舌咽神経核.
va·go·gram [véigəgræm] 迷走神経電気図, = electrovagogram.
vagoinsulin system 迷走神経インスリン系.
va·go·la·bil·i·ty [vèigouleibíliti] ① 迷走神経不安定症. ② 迷走神経不安定〔性〕〔医学〕.
va·gol·y·sis [veigálisis] 迷走神経剥離術(噴門痙攣の手術的療法で, 迷走神経の食道枝を切断する方法).
va·go·lyt·ic [vèigəlítik] 迷走神経抑制の〔医学〕.
va·go·mi·met·ic [vèigoumaimétik] 迷走神経模倣性の, 迷走神経〔様〕作用〔の〕〔医学〕.
vagopressor reflex 迷走神経性昇圧反射.
va·go·splanch·nic [vèigəsplǽŋknik] 迷走内臓神経の.
va·go·stig·mine [vèigəstígmin] ワゴスチグミン, = thiastigmine.
va·go·sym·pa·thet·ic [vèigousìmpəθétik] 迷走交感神経の.
va·got·o·my [veigátəmi] 迷走神経切離〔医学〕, 迷走神経切断術(横隔膜下の迷走神経切断により胃潰瘍の疼痛感が除去される), = gastric neurectomy.
va·go·to·nia [vèigoutóuniə] 迷走神経緊張〔医学〕(副交感神経緊張とも呼ばれ, 脈管運動性不安定, 便秘, 発汗, 疼痛性不随意運動痙攣などが特徴), = vagotony. 形 vagotonic.
va·go·ton·ic [vèigoutánik] 迷走神経緊張の.
v. patient 迷走神経緊張者〔医学〕.
v. reflex 迷走神経緊張反射(迷走神経の緊張が高まった状態).
v. syndrome 迷走神経緊張症候群(迷走神経緊張症における縮瞳, 流涙, 多汗, 潮紅, 皮膚紋画, 流唾, 徐脈, 低血圧, 胃酸過多, 蠕動亢進, 幽門痙攣, 嘔吐, 下痢, 上腹部疼痛, 胆石様発作などの症候群).
v. type 迷走神経緊張型.
va·got·o·nin [veigátənin] バゴトニン(膵臓ホルモンの製剤で, 迷走神経緊張を起こし, 心拍の減弱と肝臓におけるグリコーゲン貯蔵を促進する).
va·got·o·ny [veigátəni] 迷走神経緊張, = vagotonia.
va·go·trope [véigətroup] 迷走神経向性の, = vagotropic.
va·go·trop·ic [vèigətrápik] 迷走神経向性の.

V

va·got·ro·pism [veigátrəpizm] 迷走神経向性 [医学]. 形 vagotropic, vagotrope.

va·go·va·gal [vèigouvéigəl] 迷走神経〔性〕の.

v. reflex 迷走神経反射.

va·grant [véigrənt] 迷走，流浪.

v. disease 浮浪者病，= vagabond disease.

va·gus [véigəs] 迷走神経（第10脳神経で，旧名は pneumogastric nerve）. 複 vagi. 形 vagal.

v. area 迷走神経野，迷走神経領（第四脳室の基底の一部で，迷走舌咽神経核がその下にある）.

v. death 迷走神経死（高度の迷走神経興奮により心臓が拡張したまま死に至ること）.

v. escape 迷走神経脱落（エスケープ）.

v. hormone 迷走神経ホルモン（カエル心を刺激するときに発生するもので，おそらくアセチルコリンと同一物であろう）.

v. nerve〔X〕 [TA] 迷走神経，= nervus vagus〔X〕[L/TA].

v. nerve paralysis 迷走神経麻痺.

v. neurosis 迷走神経神経症 [医学].

v. pneumonia 迷走神経性肺炎 [医学]（動物において迷走神経を切断した結果として食物を嚥下して起こる吸引性肺炎）.

v. pulse 迷走脈 [医学]（心迷走神経緊張により生ずる小さい徐脈）.

v. reflex 迷走神経反射 [医学]（結核において迷走神経の走行に沿い圧迫を加えると，正常よりは敏感に，心拍数と呼吸数が変化するといわれる）.

v. respiratory reflex 迷走神経呼吸反射 [医学].

v. substance 迷走神経素（迷走神経刺激後発生するといわれる心拍減少性胃運動増強性物質で，アトロピンにより抑制される．現在では acetylcholine と同一物と考えられている．Loewi, O.）.

Vahl·kamp·fia [vɑ:lkǽmpfiə]（鞭毛を有する発育期がないアメーバの一属）.

VAHS virus-associated hemophagocytic syndrome ウイルス関連血球貪食症候群の略.

Val valine バリンとその基を示す記号.

val·a·min [vǽləmin] バラミン 化 *tert*-amylisovalerate $(CH_3)_2C_2H_5COOC_5H_9$（第3級アミルアルコールのイソ吉草酸エステルで鎮静・催眠薬）.

val·di·vin [vǽldivin] バルジビン $C_{36}H_{48}O_{20}\cdot 2H_2O$（ニガキ科 *Simaba* 属植物の果にある苦味質），= waldivin.

va·lence [véiləns] 価 [医学]，原子価（原子量またはその総和を化学当量で割った数値），= quantivalence, valency.

v. bond method 原子価結合法 [医学].

v. crystal 原子価結晶.

v. electron 原子価電子，価電子 [医学]，= outer electron, valency electron.

v. value 原子価値（結氷点の降下値を尿の mL 数で乗じた数値）.

va·len·cy [véilənsi] ① 結合価 [医学]. ② 原子価 [医学]，= valence.

v. electron 価電子，原子価電子（原子内にあって原子価に関与する電子）.

v. isomerism 原子価異性（互いに異性体をなす化合物のおのおのにおいて同一の基が原子価的に異なる様式で結合すること）.

v. vibration 原子価振動.

Valenta test [vǽləntə tést] ヴァレンタ試験（バターの純度を検査する方法で，等量の氷酢酸を加えて加熱した後，17°C 程度に冷却するまで混濁を呈しなければ純粋であるが，それ以上の温度で混濁を示すのは牛脂または他の脂肪が混ぜてあることを証明する）.

Valentin, Gabriel Gustav [vǽləntain] ヴァレンチン（1810-1883，ドイツの医師）.

V. corpuscles ヴァレンチン小体（神経組織にみられるアミロイド質様小体）.

V. ganglion ヴァレンチン神経節（中，後歯槽神経の接合部にある神経節）.

V. membrane = Schwann sheath.

V. nerve ヴァレンチン神経.

Valentine, Ferdinand C. [vǽləntain] ヴァレンタイン（1851-1909，アメリカの外科医）.

V. position ヴァレンタイン位（上臥位で股部を重複傾斜面に沿って屈曲する位置で，患者は背臥位となり腰部で屈曲した体位．尿道洗浄の際に利用する）.

V. test ヴァレンタイン試験，ヴァレンタイン3杯検査法（3本の試験管に排尿させ，第1管の尿は尿道の洗浄液，第2管は膀胱内の尿，第3管は尿道後部，前立腺および精嚢からの液が混ざっている），= three-glass test.

val·er·al·de·hyde [vælərǽldihaid] バレルアルデヒド 化 valeric aldehyde $CH_3(CH_2)_3CHO$（アミルアルコールの酸化により生ずる），= valeral, pentanal, amyl aldehyde, valeryl hydride.

val·er·ate [vǽləreit] 吉草酸塩，= valerianate.

val·er·ene [vǽləri:n] バレレン，= amylene.

va·le·ri·an [vəlíəriən, -lí:r-] カノコソウ，纈草根，吉草根（生薬）.

v. fluidextract 吉草流エキス，= fluidextractum valerianae.

v. rhizome ワレリアナ根，= radix valerianae.

v. tincture カノコソウチンキ，= tinctura valerianae.

Va·le·ri·a·na [vəlìəriéinə, -lì:r-] カノコソウ属.

V. officinalis セイヨウカノコソウ（纈草はカノコソウを漢字で表した名で，ケッソウと読む），= common valerian.

Va·le·ri·a·na·ce·ae [vəlìəriənéisii:, -lì:r-] オミナエシ科（双子葉植物，合弁花類）.

va·le·ri·a·nate [vəlíərioneit, -lì:r-] 吉草酸塩，= valerate.

va·le·ri·an·ic ac·id [vəlìəriǽnik, -lì:r- ǽsid] 吉草酸 $CH_3(CH_2)_3COOH$（吉草の根茎に存在する有機酸で，次の異性体がある．イソ吉草酸 $(CH_3)_2CHCH_2COOH$，メチルエチル酢酸 $CH_3(C_2H_5)CHCOOH$，三メチル酢酸 $(CH_3)_3CCOOH$），= normal valerianic acid, pentanoic a., valeric a..

va·le·ric [vəlíərik, -lí:r-] ① ケッソウ［纈草］根製剤．② 吉草の.

v. acid 吉草酸，= valerianic acid.

v. aldehyde 吉草酸アルデヒド，= valeraldehyde.

va·le·roi·dine [vəlìərɔ́idin, -lì:r-, vælər-] バレロイジン $C_{13}H_{23}NO_3$（*Duboisia myoporoides* から得られるアルカロイド）.

val·e·rol [vǽlərɔ:l, vəlíər-] バレロール $C_{12}H_{10}O_2$ $(C_6H_{10}O)$（吉草から得られる透明油状液）.

va·le·ro·lac·tone [vəlìərəlǽktoun, -lì:r-, vælər-] バレロラクトン $C_5H_8O_2$（木酢に存在するガンマラクトン）.

val·er·one [vǽləroun] バレロン $(CH_3)_2CHCH_2COCH_2CH(CH_3)_2$（吉草酸から得られる液状ケトン）.

val·er·yl [vǽləril] バレリル基 $(CH_3(CH_2)_3CO-)$.

v. diethylamide イソ吉草酸エチルアミド 化 isovaleryl diethylamide $(CH_3)_2CHCH_2CON(C_2H_5)_2$（芳香性コショウ味のある鎮静・鎮痙薬）.

v. hydride バレリルヒドリド，= valeral, valeraldehyde.

v. phenetidin バレリルフェノチジン $C_6H_4(OC_2H_5)NHCOC_4H_9$（鎮静薬），= valeridin.

va·ler·y·lene [vəlérili:n] バレリレン $CH_3C{\equiv}C{-}C_2H_5$（アセチレン系の炭化水素）.

va·leth·a·mate bro·mide [vəléθəmeit bróumaid]

臭化バレタメート (化) diethylmethyl(2-β-methyl-α-phenylvaleryloxyethyl) ammonium bromide (抗コリン作用薬).
val·e·tu·di·nar·i·an [vælitjù:dinέəriən] 虚弱者, 病弱者, = invalid, valetudinary.
val·e·tu·di·nar·i·an·ism [vælitjù:dinέəriənizəm] 虚弱質 (病弱を気にする習慣), = invalidism.
va·leur glo·bu·laire [valǿ:r globjulέ:r] [F] 色素指数, = color-index.
val·goid [vǽlgɔid] 外反様の.
val·gus [vǽlgəs] 外反, 外反の [医学], 外反位.
 v. foot 外反足.
 v. osteotomy 外反骨切り術.
 v. position 外反位 [医学].
valid name 有効名.
valid publication 正式発表 [医学].
val·i·da·tion [vælidéiʃən] 確認, 批准, バリデーション.
va·lid·i·ty [vəlíditi] 妥当性 [医学].
 v. check 妥当性検査 [医学].
val·i·dol [vǽlidɔ:l] バリドール $C_4H_9CO_2C_{10}H_{19}$ (メントールの吉草酸エステルで, 鎮静・鎮痙薬).
va·line (Val) [véili:n, vǽl-] バリン (化) α-amino-isovaleric acid $(CH_3)_2CHCH(NH_2)COOH$ (タンパク質を構成する分枝アミノ酸の一つ).
L-valine L-バリン (化) (2*S*)-2-amino-3-methylbutanoic acid $C_5H_{11}NO_2$: 117.15 (中性アミノ酸).

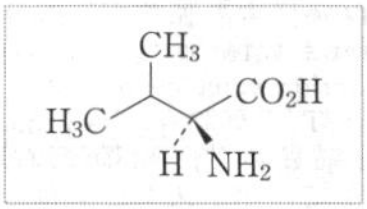

va·li·ne·mia [vèiliní:miə, væl-] バリン血症 [医学].
val·late [vǽleit] 有郭の, 杯状の (囲いのある所または堤防で囲まれた凹所).
 v. papilla 有郭乳頭, 輪状乳頭.
 v. papillae [TA] 有郭乳頭, = papillae vallatae [L/TA].
val·lec·u·la [vəlékjulə] 谷. [複] valleculae. [形] vallecular.
 v. cerebelli [L/TA] 小脳谷, = vallecula of cerebellum [TA].
 v. cerebri lateralis 外側大脳谷.
 v. epiglottica [L/TA] 喉頭蓋谷, = epiglottic vallecula [TA].
 v. of cerebellum [TA] 小脳谷, = vallecula cerebelli [L/TA].
 v. ovata 楕円谷 (胆嚢が位置する肝の小窩).
 v. sylvii シルヴィウス小窩.
 v. unguis 爪郭.
val·lec·u·lar [vəlékjulər] 小溝の [医学].
 v. dysphagia 小窩性嚥 (えん) 下困難 [医学].
 v. sign 谷徴候 [医学].
val·lec·u·li·tis [væləkjuláitis] 谷蜂巣織炎, 喉頭蓋谷炎 [医学].
 v. phlegmonosa 喉頭蓋谷蜂巣織炎.
Vallee dis·ease [vǽli: dizí:z] ヴァレー病 (ウマの伝染性貧血), = equine infectious anemia.
Vallée se·rum [væléi sí:rəm] ヴァレー血清, = Leclainche-Vallée serum.
Valleix, François Louis [valéi] ヴァレー (1807-1855, フランスの医師).
 V. point(s) ヴァレー点, ヴァレー圧〔痛〕点 [医学] (神経分布路に沿う疼痛点), = points douloureux, puncta dolorosa, tender points.
val·les·tril [væléstril] バレストリル (化) dimethylethyl-allenolic acid (合成卵胞ホルモンで napholein の誘導物, 強力なエストロゲン estrogen 作用がある), = methallenstril.
Vallet mass [valéi mǽs] ヴァレー丸 (炭酸第一鉄ナトリウム, 硫酸鉄, ハチミツ, ショ糖をシロップと水との少量を混ぜてつくった丸薬), = ferrous carbonate mass.
val·ley [vǽli] 谷, = vellecula.
 v. fever 渓谷熱, = coccidioidomycosis.
Valli-Ritter law [vǽli rítər lɔ́:] バリ・リッター法則, = Ritter-Valli law.
val·lic·e·po·bu·fa·gin [vəlìsipoubjú:fəʤin] バリセポブファギン $C_{26}H_{38}O_5$ (ヒキガエルの *Bufo valliceps* 皮膚腺から得られる心臓毒).
val·lis [vǽlis] 小脳谷, = vallecula cerebelli.
val·lum [vǽləm] 郭, 堤. [複] valla.
 v. unguis [L/TA] 爪郭, = nail wall [TA].
 v. vitellinum 卵黄堤.
val·mid [vǽlmid] バルミド, = ethinamate.
val·noc·ta·mide [vælnάktəmaid] バルノクタミド (化) 2-ethyl-3-methylvaleramide (抗不安薬).
va·lo·nia [vəlóuniə] バロニア (バロニアガシの殻斗で, 強収斂薬. 皮なめし, 染料に用いる).
Valsalva, Antonio Maria [vɑ:lsɑ́:lvə] ヴァルサルヴァ (1666-1723, イタリアの解剖学者).
 V. antrum ヴァルサルヴァ洞, 鼓室, = antrum tympanicum.
 V. experiment ヴァルサルヴァ試験, = Valsalva maneuvre.
 V. ligament ヴァルサルヴァ靱帯, 耳介靱帯, = ligamenta auricularis.
 V. maneuver ヴァルサルヴァ法 [医学], ヴァルサルヴァ試験 (① 口と鼻を閉じ呼気を行うように加圧して, 空気を耳管に通す方法で, 耳管炎の有無の検査としても利用される. ② 咽喉頭を閉じて強制呼気を行うと胸腔内圧の上昇が右心房への静脈還流を妨げるので, 末梢静脈圧上昇と心拍出量の減少, 頻脈が起こり, 努責を解除するとオーバーシュートが起こる. これらの効果を調べる循環調節の試験), = Valsalva experiment, V. test.
 V. method ヴァルサルヴァ療法 (動脈瘤の治療に絶対安静, 飢餓および瀉血を利用する方法), = Valsalva treatment.
 V. muscle ヴァルサルヴァ筋.
 V. sinus ヴァルサルヴァ洞 [医学], 大動脈洞 (大動脈または肺動脈起始部において半月状弁に対向する洞), = sinus aortae.
 V. test ヴァルサルヴァ試験 [医学], = Valsalva maneuver.
 V. treatment ヴァルサルヴァ療法, = Valsalva method.
Valsuani, Emilio [valsuǽni] ヴァルスアニ (イタリアの婦人科医).
 V. disease ヴァルスアニ病 (妊娠中または授乳期に起こる進行性悪性貧血).
val·ue [vǽlju:] 値 [医学], 価値, 数値.
 v. added network 付加価値通信網 [医学].
 v. decreased hematocrit ヘマトクリット値減少 [医学].
val·va [vǽlvə] [L/TA] 弁, = valve [TA]. [複] valvae. [形] valvar, valval.
 v. aortae [L/TA] 大動脈弁, = aortic valve [TA].
 v. atrioventricularis dextra [L/TA] 三尖弁, = tricuspid valve [TA].
 v. atrioventricularis sinistra [L/TA] 僧帽弁, = mitral valve [TA].
 v. mitralis [L/TA] 左房室弁, = left atrioventricular valve [TA].
 v. tricuspidalis [L/TA] 右房室弁, = right atrio-

ventricular valve [TA].
v. trunci pulmonalis [L/TA] 肺動脈弁, = pulmonary valve [TA].
valvar pruritus 外陰瘙痒症, = itching of vulva.
val·vate [vǽlveit] ① 弁状の, 有弁の. ② 敷石状の.
valve [vǽlv] [TA] ① 弁, = valva [L/TA]. ②弁膜. ③ 殻面(ケイ藻類細胞の被殻の).
v. cusp 弁尖 [医学].
v. formation 弁形成 [医学].
v. of coronary sinus [TA] 冠状静脈弁, = valvula sinus coronarii [L/TA].
v. of foramen ovale [TA] 卵円孔弁, = valvula foraminis ovalis [L/TA].
v. of inferior vena cava [TA] 下大静脈弁, = valvula venae cavae inferioris [L/TA].
v. of Morgagni モルガニー弁(モルガニー洞が接合した部分).
v. of navicular fossa [TA] 舟状窩弁, = valvula fossae navicularis [L/TA].
v. of oval foramen 卵円孔弁.
v. of pulmonary trunk 肺動脈弁.
v. of Tarin タラン弁(Tarin, Pierre), = velum medullare posterius.
v. of Varolio ヴァロリ弁(Varolio, Constanzo), = valve of Bauhin.
v. of Varolius ヴァロリウス弁.
v. of vermiform appendix 虫垂弁.
v. of Vieussens ヴューサン弁, = anterior medullary velum.
v.-oscillator 真空管発振器.
v. prosthesis dysfunction 人工弁機能不全 [医学].
v. replacement 〔人工〕弁置換 [医学].
v. seat 弁座 [医学].
v. test 弁試験(患者の足を下げ手を垂直にたれた位置で心音を聴診すると, 弁膜雑音が聴取しやすい).
valved [vǽlvd] 弁のある, 弁を通って開口する, = valvate.
v. pneumothorax 有弁性気胸, 弁気胸.
valve·less [vǽlvles] 無弁の(弁を備えていない静脈についていう).
val·vi·form [vǽlvifɔːrm] 弁状の.
val·vot·o·my [vælvátəmi] 弁切開術(特に心臓僧帽弁または直腸弁の).
v. knife 弁切開刀.
val·vu·la [vǽlvjulə] [L/TA] 小弁, 弁尖*, = cusp [TA]. 形 valvular.
v. bicuspidalis 二尖弁.
v. coli 結腸弁.
v. coronaria dextra [L/TA] 右半月弁*, = right coronary cusp [TA].
v. coronaria sinistra [L/TA] 左半月弁*, = left coronary cusp [TA].
v. Eustachii オイスタヒイ弁.
v. foraminis ovalis [L/TA] 卵円孔弁(心内膜が後下部から延長して卵円孔を閉鎖し, 生後卵円孔膜となるもの), = valve of foramen ovale [TA].
v. fossae navicularis [L/TA] 舟状窩弁(尿道の舟状窩の上方にある粘膜ヒダ), = valve of navicular fossa [TA].
v. ileocolica 結腸弁, = ileocecal valve.
v. lymphatica [L/TA] リンパ管弁, = lymphatic valvule [TA].
v. mitralis 僧帽弁.
v. non coronaria [L/TA] 後半月弁*, = noncoronary cusp [TA].
v. processus vermiformis 虫垂弁, = Gerlach fold.
v. pylori 幽門弁, = pyloric valve.
v. semilunaris 半月弁.
v. semilunaris anterior [L/TA] 前半月弁, = anterior semilunar cusp [TA].
v. semilunaris anterior valvae trunci pulmonalis 肺動脈弁の前半月弁尖.
v. semilunaris dextra [L/TA] 右半月弁, = right semilunar cusp [TA].
v. semilunaris dextra valvae aortae 大動脈弁の右半月弁尖.
v. semilunaris dextra valvae trunci pulmonalis 肺動脈弁の右半月弁尖.
v. semilunaris posterior [L/TA] 後半月弁, = posterior semilunar cusp [TA].
v. semilunaris posterior valvae aortae 大動脈弁の後半月弁尖.
v. semilunaris sinistra [L/TA] 左半月弁, = left semilunar cusp [TA].
v. semilunaris sinistra valvae aortae 大動脈弁の左半月弁尖.
v. semilunaris sinistra valvae trunci pulmonalis 肺動脈の左半月弁尖.
v. sinus coronarii [L/TA] 冠状静脈弁(Thebesii), = valve of coronary sinus [TA].
v. spiralis ラセンヒダ(胆嚢管にみられる), = Heister valves, Spiral fold of cystic duct.
v. tricuspidalis 三尖弁.
v. venae cavae 大静脈弁(Eustachii).
v. venae cavae inferioris [L/TA] 下大静脈弁, = valve of inferior vena cava [TA].
v. venosa [L/TA] 静脈弁, = venous valve [TA].
v. vestibuli 前庭弁(胚子心臓の右房に通じる連合洞孔周囲のヒダで, オイスタヒイ弁またはテベセウス弁に発育するもの).
val·vu·lae [vǽlvjuliː] 〔小〕弁.
v. anales [L/TA] 肛門弁, = anal valves [TA].
v. conniventes 自閉弁.
v. pylori 幽門狭窄.
v. vaginae 処女膜 = hymen.
v. vasorum lymphaticorum リンパ管弁.
v. venarum 静脈弁.
val·vu·lar [vǽlvjulər] 弁状の, 弁の [医学].
v. aneurysm 心弁動脈瘤.
v. cardiopathy 弁膜性心臓病.
v. competence 心弁の完全機能.
v. defect 心臓弁奇形 [医学].
v. dehiscence 弁状裂開.
v. disease 心臓弁膜症 [医学], = vitium cordis.
v. endocarditis 弁膜心内膜炎 [医学], 心臓弁膜症.
v. heart disease 心臓弁膜症 [医学].
v. inadequacy 心臓弁膜閉鎖不全.
v. incompetence 弁不全 [医学], 弁閉鎖不全症, = valvular insufficiency.
v. insufficiency 弁膜閉鎖不全 [医学], 心弁閉鎖不全症(大動脈弁, 僧帽弁などの閉鎖が不全な状態).
v. pneumothorax 弁状気胸 [医学].
v. sclerosis 弁硬化.
v. stenosis 弁狭窄 [医学].
v. thrombus 弁膜血栓 [医学], = parietal thrombus.
v. wound 弁状創 [医学].
val·vule [vǽlvjuːl] 小弁 [医学].
val·vu·lec·to·my [vælvjuléktəmi] 弁切除〔術〕[医学].
val·vu·li·tis [vælvjuláitis] 弁膜炎 [医学], 心弁膜炎, = endocarditis valvularis.
val·vu·lo·plas·ty [vǽlvjuləplæsti] 弁形成〔術〕[医学].

val·vu·lo·tome [vǽlvjulətoum] 弁切開器，弁〔膜〕切開刀 [医学].

val·vu·lot·o·my [vælvjulátəmi] 弁膜切開 [医学]，弁切開術.

v. knife 弁〔膜〕切開刀 [医学].

val·yl [vǽlil] ① バリル ㊥ valeryl diethylamide $CH_3(CH_2)_3CON(C_2H_5)_2$（神経性疾患の治療に用いる臭気ある液体）. ② バリル基 ($(CH_3)_2CHCH(NH_2)CO$–).

val·yl·ene [vǽlili:n] バリレン C_5H_6（炭化水素），= pentone.

vam·pire [vǽmpaiər] 吸血コウモリ（南アメリカ熱帯地方に産し，特にウマの生血を吸う種類で，その刺咬によりウマの疾病 murrin (trypanosomiasis) を伝播する）.

v. bats チスイコウモリ，= *Desmodus*.

vam·pir·ism [vǽmpaiərizəm] ① 死体冒瀆（死体と性交を営むか，または色欲を満足させるために切断する行為），= necrophilism. ②（生血を吸われるとの迷信）.

Vampiroleps nana 小形条虫，= *Hymenolepis nana*.

Van Allen, Chester Montague [vǽn ǽlin] ヴァンアレン（1896生，アメリカの医師）.

V. A. thrombocytocrit ヴァンアレン血小板比量計（一定量の血液中にある血小板の容積を測定するために用いるガラス管）.

van Bogaert, Ludo [vǽn bóugeiərt] ヴァンボゲール（ベルギーの神経学者）.

v. B. encephalitis ヴァンボゲール〔白質〕脳炎（亜急性硬化性汎（全）脳炎），= van Bogaert leukoencephalitis.

van Buchem, Francis Steven Peter [vǽn bú:kem] ヴァンブッヘム（1897–1979，オランダの内科医）.

v. B. syndrome ヴァンブッヘム症候群（全身性骨皮質の骨化過剰症．常染色体性劣性遺伝），= corticalis generalisata.

van Buren, William Holme [vǽn bjú:rən] ヴァンビューレン（1819–1883，アメリカの外科医）.

v. B. disease ヴァンビューレン病（海綿体硬化症）.

v. B. sound ヴァンビューレンゾンデ.

v. B. operation ヴァンビューレン手術（パクラン焼灼器を用いて肛門脱を処置する方法）.

Van Cott vac·cine [vǽn kɔ́t vǽksi:n] ヴァンコットワクチン（化膿レンサ球菌，白色および黄色ブドウ球菌，大腸菌，肺炎球菌からつくったもの）.

van Deen, Izaak A. [vǽn dí:n] ヴァンデーン（1804–1869，オランダの生理学者）.

v. D. test ヴァンデーン試験.

Van de Graaff, Robert Jamison [vǽn də grá:f] ヴァンデグラーフ（1901–1967，アメリカの物理学者）.

V. d. G. machine ヴァンデグラーフ器械（高圧の静電発生器を用いた加速器）.

van den Bergh, A.A. Hijmans [vǽn dən bə́:g] ヴァンデンベルグ（1869–1943，オランダの医師）.

v. d. B. test ヴァンデンベルグ試験（血清ビリルビンの検出法で，直接試験 direct test と間接試験との2様式がある）.

van der Hoeve, Jan [vǽn dər hə́:v] ヴァンデルヘーヴェ（1878–1952，オランダの眼科医）.

v. d. H. syndrome ヴァンデルヘーヴェ症候群（骨形成不全症 osteogenesis imperfecta tarda，青色強膜 blue sclera，耳硬化症 otosclerosis を3主徴とする先天性疾患），= Adair-Dighton syndrome, Lobstein disease, van der Hoeve phacomatosis.

v. d. H.-Waardenburg syndrome ヴァンデルヘーヴェ・ワールデンブルグ症候群（内眼角および涙点の変位に眼瞼癒着症を伴う先天性疾患）.

van der Kolk, Jacobus L. C. S. [vǽn dər kɔ́:lk] ヴァンデルコルク（1797–1862，オランダの医師）.

v. d. K. law ヴァンデルコルク法則（混合神経では，感覚神経は運動神経の支配する筋肉により動く部分に分布される）.

Van der Scheer fe·ver [vǽn dər ʃí:ər fí:ver] ヴァンデルシェール熱（五日熱とも呼ばれ，頭痛と背痛をもって始まり，高熱とともに斑点と丘疹を発し，約5日後回復する．デング熱に酷似する疾患）.

van der Spieghel, Adriaan [vǽn dər ʃpí:gəl] ヴァンデルシュピーゲル（1578–1625，ベルギーの解剖・植物学者）.

Van der Velden, Reinhardt [vǽn dər véldən] ヴァンデルフェルデン（1851–1903，ドイツの医師）.

V. d. V. test ヴァンデルフェルデン試験（胃液中に遊離塩酸が存在する場合には，メチレンブルーを加えると紫色に変わる），= Maly test.

van der Waals, Johannes D. [vǽn dər vá:lz] ヴァンデルワールス（1837–1923，オランダの物理学者．実在気体の状態方程式を提案した）.

v. d. W. attraction ヴァンデルワールス引力.

v. d. W. force ヴァンデルワールス力.

van Deventer [vǽn dévəntər] ヴァンデベンテル．→ Deventer.

van Ermengem, Emilie P. [vǽn ə́:məngəm] ヴァンエルメンゲム（1851–1932，ドイツの細菌学者）.

v. E. bacillus = *Clostridium botulinum*.

v. E. stain ヴァンエルメンゲム鞭毛染色法（18時間寒天培養の細菌の食塩水希釈浮遊液をつくり，その1滴を覆いガラスの上に採り火炎固定し，2%オスシウム酸液 30mL，20%タンニン 60mL，氷酢酸5滴を加えた媒染剤を30分間室温で作用させたうえ，0.25〜0.5%硝酸銀液に2〜3秒浸し，没食酸5g，タンニン酸3g，融合酢酸カリ10g，水の溶液内で数秒間洗い，再び硝酸銀液に浸す）.

van Gehuchten, Arthur [vǽn gəhú:ktən] ヴァンゲフクテン（1861–1915，ベルギーの解剖学者）.

v. G. cell ヴァンゲフクテン細胞（ゴルジ細胞の第2型）.

v. G. method ヴァンゲフクテン法（氷酢酸，クロロホルム，アルコールからなる液で組織を固定する方法）.

van Gieson, Ira [vǽn gí:sən] ヴァンギーソン（1865–1913，アメリカの神経病理学者）.

v. G. contrast stain ヴァンギーソン対比染色法（ミョウバンヘマトキシリンで濃染した標本を水洗後，van Gieson 液で3〜5分間処置し，直ちに95%アルコールで脱水，透徹，封入する）.

v. G. method ヴァンギーソン法（① 結合織細線維染色には，クロム酸塩または昇汞で固定し，van Gieson ニトロフェニル液で3〜5分間処置する．② ネグリ小体の染色には，ローズアニリンバイオレット飽和水溶液2滴，メチレンブルー飽和水溶液1滴，水10mL で処理する）.

v. G. solution of trinitrophenol and acid fuchsin ヴァンギーソントリニトロフェノール酸性フクシン液（結合織染色液で，1%酸性フクシン液 5mL，トリニトロフェノール飽和水溶液 100mL からなる）.

v. G. stain ヴァンギーソン染色（① 結合織細線維染色には，クロム酸塩または昇汞で固定し，トリニトロフェノール飽和水溶液 50mL に1%酸性フクシン液15mL と水 50mL を加えたものをつくり，やや過度にミョウバンヘマトキシリンで染色し，水洗した後この液で3〜5分間染色する．② ネグリ小体の染色には，ローズアニリンバイオレット飽和水溶液2滴，メチレンブルー飽和水溶液1滴，水10mL で処理する）.

van Helmont, Johannes Baptista [vǽn helmɔ́n] ヴァンヘルモン（1577–1644，ベルギーの医師）.

v. H. mirror ヴァンヘルモン鏡（横隔膜の腱中心の

こと).

van Hook, Weller [vǽn húk] ヴァンフック(1862–1933, アメリカの外科医).

v. H. operation ヴァンフック手術(尿管の2部分を吻合する方法), = uretero-ureterostomy.

van Hoorne, Jean [vǽn hɔ́:n] ヴァンホールン(1621–1670, オランダの解剖学者).

v. H. canal ヴァンホールン管(胸管のこと).

van Millingen, Edwin [vǽn mílinʤən] ヴァンミリンジェン(1851–1900, イギリスの眼科医).

v. M. operation ヴァンミリンジェン手術(睫毛乱生症の手術).

Van Slyke, Donald Dexter [vǽn sláik] ヴァンスライク(1883–1971, アメリカの化学者. ロックフェラー医学研究所員として尿素クリアランス法 urea clearance による腎機能の検査法, および水銀びんに連結した度盛ビューレットを用いる血液ガス定量器 Van Slyke apparatus を考案した).

V. S. apparatus ヴァンスライク装置.

V. S. formula ヴァンスライク公式(諸種物質の尿係数を求めるための式は次のようになる. ただし, D は1日間に排泄される物質のグラム数, Bl はその物質の血液1リットル中のグラム量, Wt は患者体重のキログラム数, V は1日中の尿排泄総量), = Van Slyke index.

$$\frac{D}{Bl \times \sqrt{Wt \times V}}$$

V. S. maximum blood urea clearance ヴァンスライク最大血液尿素クリアランス値(次の式で求めた値を正常とする).

$$\frac{\text{尿の尿素窒素mg\%} \times \text{尿量mL/min}}{\text{血液の尿素窒素mg\%}} = 75$$

V. S. methods ヴァンスライク法(① ヴァンスライクアミノ窒素法では, 被検物を亜硝酸で処理して発生する窒を定量する. ② 尿素の定量には, 被検液をウレアーゼで処理し, 発生するアンモニアを1/50規定酸に溶解させ, 過剰の酸を滴定する).

van Swieten, Gerhard [vǽn swí:tən] ヴァンスウィーテン(1700–1772, オランダの医師).

v. S. liquor (solution) ヴァンスウィーテン液(昇汞4g をアルコールと水に溶かした液).

van·a·date [vǽnədeit] バナジン酸塩.

va·nad·ic ac·id [vənǽdik ǽsid] バナジン酸 H_3VO_4, HVO_3, $H_4V_2O_7$ (バナジウムを酸化して得られる酸で, 中毒症を誘発する).

V

vanadic anhydride (五酸化バナジウム, 酸化バナジウム), = vanadium pentoxide.

vanadic oxide (三酸化バナジウム), = vanadium trioxide.

va·nad·i·nite [vənǽdinait] 褐鉛鉱 $9PbO–3V_2O_5–PbCl_2$.

va·na·di·o·ther·a·py [vənèidiəθérəpi] バナジウム塩療法.

va·na·di·um (V) [vənéidiəm] バナジウム(灰白色の希金属元素で, 原子番号23, 元素記号V, 原子量50.9415, 質量数50, 51).

v. dioxide 二酸化バナジウム.

v. pentoxide 五酸化バナジウム, = vanadic anhydride.

v. steel バナジウム鋼(バナジウムを含有する鋼で, 硬度, 展性および抗張力の大きいもの).

v. tetroxide 四酸化バナジウム.

va·na·di·um·ism [vənéidiəmizəm] バナジウム中毒症.

van·a·dyl [vǽnədil] バナジル(陽性原子団 VO–3価または2価の場合).

v. chloride 二塩化バナジル $VOCl_2$, = vanadium oxydichloride.

v. dichloride (二塩化バナジル), = vanadyl chloride.

v. sulfate 硫酸バナジル $VOSO_4 \cdot 2H_2O$.

v. trichloride 三塩化バナジル $VOCl_3$, = vanadium oxytrichloride.

van·co·my·cin [væŋkoumáisin] バンコマイシン.

v. hydrochloride バンコマイシン塩酸塩 $C_{66}H_{75}Cl_2N_9O_{24} \cdot HCl$: 1485.72 (塩酸バンコマイシン. グリコペプチド系抗生物質. グラム陽性菌のブドウ球菌, 腸球菌, レンサ球菌属, 肺炎球菌, クロストリジウム, ラクトバチルスなどに優れた抗菌力を示す. メチシリン耐性ブドウ球菌に対しても優れた抗菌作用を示すが, バンコマイシン耐性菌も出現している).

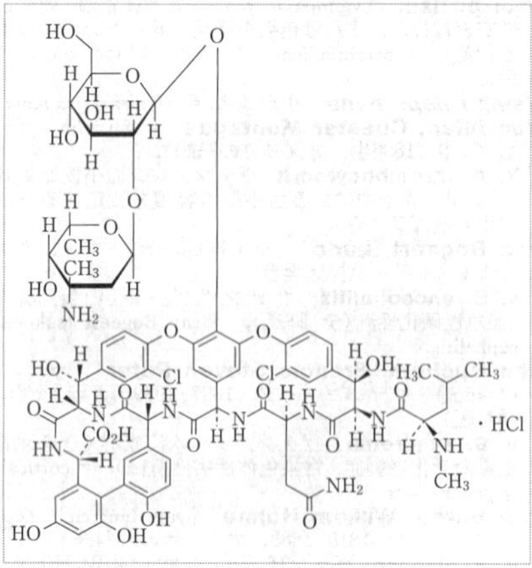

v. nephrotoxity バンコマイシン腎毒性 [医学].

v.-resistant enterococci (VRE) バンコマイシン耐性エンテロコッカス(腸球菌).

Vane, John Robert [véin] ヴェイン(1927年, イギリス・ウースター生まれの生化学者. プロスタグランジンの生理活性に関する研究により, S. K. Bergstrom および B. I. Samuelsson とともに1982年度ノーベル医学・生理学賞を受けた).

vane [véin] 羽根.

Vanghetti, Giuliano [vangéti] ヴァンゲッチ(1861–1940, イタリアの外科医).

V. prosthesis ヴァンゲッチ義肢補てつ(綴)法(Sauerbruch 義肢に類似の補綴法).

Va·nil·la [vənílə] バニラ属(ラン科 *Orchidaceae* の一属で, その果実 fructus vanillae にはバニリンを含み, 弱度の刺激性と催淫性を示す).

V. planifolia (メキシコ産バニラでバニリンの主な原料植物), = vanilla.

va·nil·la [vənílə] バニラ果実, = vanilla bean.

v. saccharata 含糖バニラ(バニラ, 白糖, アルコール適宜).

v. tincture バニラチンキ, = tinctura vanillae.

va·nil·lab·er·on [vènilǽbərən] バニラベロン ㊗ hydroxy-*m*-methoxybenzal isonicotinyl hydrazone (イソニアジッドのベンズアルデヒド誘導物で, 旧ソ連で発見された結核に対する有効な化合物), = ftivazid.

va·nil·lal [vənílǝl] ① バニラル基, = vanillylidene. ② バニラル, = ethyl vanillin.

va·nil·lic ac·id [vənílik ǽsid] バニリン酸 ㊗ 3–

methoxy-4-hydroxybenzoic acid $CH_3OC_6H_3(OH)COOH$ (バニリンの酸化により得られる酸).

va·nil·lin [vənílin] バニリン ㊥ methylprotocatechuic aldehyde, vanillic aldehyde $C_8H_8O_3$ (バニラから得られる芳香性結晶物で，健胃薬).

v. alcohol バニリンアルコール $C_6H_3(OH)(OCH_3)CH_2OH$.

v. paraphenetidine バニリンパラフェネチジン $CH_3OC_6H_3(OH)CH{=}NC_6H_4OC_2H_5$ (止血薬，鎮痛催眠薬).

v. test バニリン試験(インドール証明法で，培養液5mLにアルコール5%バニリン溶液5滴と塩酸2mLを加えると，インドール存在の下では橙色，トリプトファンは帯紅紫色を呈する).

va·nil·lin·um [vənílinəm] バニリン，= vanillin.

va·nil·lism [vənílizəm] バニラ症(バニラ果を取り扱う者が，それに寄生するダニに咬まれて起こる皮膚炎，鼻カタルおよび倦怠感などの症候群).

va·nil·lon [vənílən] バニロン(*Vanilla* 属の種により得られる香料で，ピペロナル(ヘリオトロピン)を含有し，バニラとはやや異なる香気を放つ).

va·nil·loyl [vanílɔil] バニロイル基(4-(HO)-3-(CH_3O)C_6H_3CO-).

va·nil·lyl [vǽnilil, vəníl-] バニリル基(4-(HO)-3-(CH_3O)$C_6H_3CH_2$-).

va·nil·lyl·i·dene [væ̀nilílidi:n, vənìl-] バニリリデン基(4-(HO)-3-(CH_3O)$C_6H_3CH{=}$)，= vanillal.

vanillylmandelic acid (VMA) バニリルマンデル酸 ㊥ 4-hydroxy-3-methoxymandelic acid $C_9H_{10}O_5$ (カテコールアミンの代謝産物で尿中に排泄される).

vanillylmandelic acid test バニリルマンデル酸試験.

van·i·rome [vǽniroum] バニロム，= ethyl vanillin.

vanish-like color うるし色 [医学].

vanished testis syndrome 精巣消失症.

van·ish·ing [vǽniʃiŋ] 消滅する.

v. bile duct syndrome (VBDS) 胆管消失症候群(移植肝の慢性拒絶反応によって肝内胆管消失につけられた名称．広義には胆管消失をきたす病態に用いられる．消失した胆管は再生しないといわれている).

v. bone disease 消失性骨融解症 [医学].

v. lung 消失肺 [医学] (進行性巨大肺嚢胞)，= progressive giant lung cyst.

v. lung syndrome バニシングラング症候群.

v. testis 消滅精巣(出生前に壊死などにより消滅してしまう).

v. tumor 自然消失腫瘍 [医学]，バニシングツモール(うっ血性心不全に伴い，肺の葉間胸膜の間に胸水が貯留しあたかも腫瘤のような陰影を呈したもの．心不全の治療により消失することから名付けられた)，= transient tumorlike shadow, transient interlober effusion.

v. tumor of lung 一過性腫瘤状陰影 [医学].

v. twin バニシングツイン.

Vanlair nod·u·lar mes·o·neu·ri·tis [vɑnlɛ́ər nɑ́djulər mèsounju:ráitis] ヴァンレーア結節性神経血管炎(結節性，原線維性または両性混合の組織像を呈する神経実質炎)，= Renault hyaline nodules of peripheral nerve.

van't Hoff, Jacobus Henricus [vɑ:ntɔ́f] ヴァントホッフ(1852-1911，ベルリンに住んだオランダの化学者．ファントホッフともいう).

v. H. factor ヴァントホッフ係数(溶液中の電解質の解離を示す係数で，濃度から算出した理論的数値と，浸透圧，凝固点または沸点などの測定による実験的数値を用いる).

v. H. law ヴァントホッフの法則(濃度が高くない非電解質溶液の浸透圧πは，溶質のモル数をn，溶液の体積をV，溶質の濃度をc，気体定数をR，絶対温度をTとすると，次の式で求められる).

$$\pi = \left(\frac{n}{V}\right) RT = cRT$$

v. H. rule ヴァントホッフの法則(化学反応の速度はその温度10°Cを加えることにより2倍以上に増進する)，= van't Hoff law.

v. H. solution ヴァントホッフ液(塩化カルシウム，塩化カリウム，塩化マグネシウム，硫酸マグネシウム，塩化ナトリウム，水).

Vanzetti, Tito [vɑ:ntséti] ヴァンツェッチ(1809-1888，イタリアの外科医).

V. sign ヴァンツェッチ徴候(坐骨神経痛においては脊柱彎曲があっても骨盤は水平位を保つが，ほかの場合には必ず傾斜している).

VAP ventilator associated pneumonia 人工呼吸器関連肺炎の略.

vapoaural massage 鼓膜蒸気マッサージ(外耳から薬物を蒸気にして鼓膜に応用するマッサージ).

va·po·cau·ter·i·za·tion [vèipoukɔ̀:tərizéiʃən] 蒸気焼灼〔法〕[医学].

v. standard nebulizer ベポネフリン標準噴霧器.

va·por [véipər] 蒸気 [医学]. → vapour.

v. bath 蒸発浴 [医学].

v. heat exchanger 蒸気熱交換器 [医学].

v.-liquid equilibrium 気液平衡 [医学].

v. phase cracking 気相分解 [医学].

v. phase polymerization 気相重合 [医学].

v. plating 気相メッキ.

v. point 蒸気点 [医学].

v. pressure 蒸気圧 [医学] (固体または液体と平衡にある蒸気の圧力).

va·po·ra·ri·um [vèipouréiriəm] 蒸気浴.

vapores uterini ヒステリー.

va·po·rish [véipəriʃ] 不機嫌な，ヒステリー性の.

va·por·i·um [veipɔ́:riəm] 蒸気療養所，= vaporarium.

va·por·iz·a·bil·i·ty [vèipəraizəbíliti] 気化性 [医学]，蒸発性 [医学].

va·por·i·za·tion [vèipəraizéiʃən] ① 気化 [医学]，蒸発 [医学] (固体または液体が，化学変化を経ずに気体となること). ② 蒸気腐食法(100°C以上の水蒸気を当てて行う止血法).

va·por·ize [véipəraiz] ① 気化する. ② 蒸気療法をする.

va·por·iz·er [véipəraizər] 蒸発器，気化器.

va·pors [véipərz] うつ病，= hypochondriasis, depression.

va·po·ther·a·py [vèipəθérəpi] 蒸気療法 [医学].

va·pour [véipər] 蒸気 [医学]. → vapor. 複 vapores, vapors.

v. density 蒸気密度.

v. jacket 蒸気ジャケット.

v. phase 気相.

v. tension 蒸気張力，蒸気圧.

VAPP vaccine-associated paralytic poliomyelitis ワクチン関連麻痺の略.

Vaquez, Luois Henri [vakéi] ヴァケー(1860-1936，フランスの医師).

V. disease ヴァケー病(赤血球増加〔症〕)，= Osler-Vaquez disease.

V.-Leconte disease ヴァケー・ラコント病(亜急性静脈性敗血症，または転移性血栓静脈炎)，= subacute venous septicemia, migrant thrombophlebitis.

V.-Osler disease ヴァケー・オスラー病(真性多血症)，= Osler-Vaquez disease.

var varietas 変種の略(動植物の種を示す場合に用い

る).
var·e·netz [værənéts] (酵母を用いて酸敗させた牛乳で, ロシア人が用いる).
var·i·a·bil·i·ty [vèəriəbíliti] ① 変異性〔医学〕(生物が遺伝子の変化, またはその組み合わせや環境の相違により, 種々に変わる性質で, 彷徨変異 fluctuation, modification と突然変異 mutation とに大別される). ② 変動性. 形 variable.
var·i·a·ble [véəriəbl] ① 変数, 変量, = variate. ② 変異する, 易変〔医学〕, 変化する.
v. condenser 可変蓄電器(バリコン).
v. coupling 移動連結(連結期が不定なこと).
v. deceleration 変動一過性徐脈.
v. factor 可変因子.
v. friction joint 可変摩擦継手〔医学〕.
v. friction knee 可変摩擦膝〔医学〕.
v. number of tandem repeat (VNTR) 高変異反復配列.
v. number of tandem repeat polymorphism 相同繰り返し多様性の可変数.
v. numbers 変数(変異曲線をつくるために用いる個々の数値).
v. of integration 積分変数.
v. region 可変〔部〕領域〔医学〕(免疫グロブリンポリペプチド鎖のアミノ酸配列上変異度の高い領域), = V region.
v. region fragment 可変部性フラグメント(免疫グロブリンH鎖, L鎖のN末端から約110個のアミノ酸配列の部分. 抗原結合部位を含み, 著しい多様性がみられる).
v. region framework region 可変部フレームワーク領域(抗体または T細胞レセプターの多様性を生む可変部の一部で, アミノ酸配列の多様性が超可変部に比して少なく, 定常性に富んでいる部分のことをいう).
v. region gene 可変部領域遺伝子, = V region gene.
v. resistance arm 可変抵抗辺.
var·i·ance [véəriəns] 分散〔医学〕(標準偏差の二乗で, 平方平均ともいう), = mean square.
v. component 分散成分〔医学〕.
v. matrix 分散行列, 分散共分散行列, = variance covariance matrix.
v. ratio 分散比.
var·i·ant [véəriənt] 変種(細菌学で母体の菌種と変わったものをいう), 変異型〔医学〕, 変異株〔医学〕, 変異体.
v. angina 異型狭心症〔医学〕(発作時 ST 上昇を起こす攣縮性狭心症), = Prinzmetal angina.
v. Creutzfeldt-Jakob disease (vCJD) 変異型クロイツフェルト・ヤコブ病, = new variant Creutzfeldt-Jakob disease.
v. domain 可変領域〔医学〕.
v. form 異型〔医学〕.
v. form of myeloma 非定型骨髄腫, = variant type myeloma.
v. hemoglobin 無害な突然変異ヘモグロビン.
v. surface glycoprotein (VSG) 変異性表面糖タンパク質.
v. surface glycoprotein gene (VSG-gene) 変異性表面糖タンパク質遺伝子.
v. type myeloma 非定型骨髄腫(くすぶり型多発性骨髄腫, 無症候性骨髄腫など, 当面治療を必要としない骨髄腫), = variant form of myeloma.
var·i·ate [véəriət, -rieit] 変数, 変量, = variable.
var·i·a·tion [vèəriéiʃən] ① 変動, 変位, = fluctuation. ② 変異〔医学〕, = mutation. ③ 振幅, = oscillation. ④ 均差, 破格. ⑤ 異形.

V

v. curve 変異曲線〔医学〕, 変動曲線.
v. movement 膨圧運動.
var·i·ca·tion [vèrikéiʃən] 静脈瘤形成〔医学〕.
var·i·ce·al [vèrisí:əl] 静脈瘤の.
var·i·cec·to·my [vèriséktəmi] 静脈瘤切除術.
var·i·cel·la [vèrisélə] 水痘〔医学〕, みずぼうそう(水疱瘡)〔医学〕(小児のウイルス性伝染病で, 潜伏期14～17日を経て発熱, 水疱疹を発生する), = chicken-pox, water-p..
v. bullosa 大水疱性水痘.
v. gangraenosa 壊疽性水痘, = dermatitis gangraenosa infantum.
v. inoculata 接種性水痘.
v. pneumonia 水痘肺炎〔医学〕.
v. pustulosa 膿疱性水痘.
v. vaccine 水痘ワクチン(水痘帯状疱疹ウイルスに対する生ワクチン).
v.-zoster immunoglobulin 水痘・帯状疱疹免疫グロブリン.
v.-zoster virus (VZV) 水痘・帯状疱疹ウイルス〔医学〕(ヘルペスウイルス科のウイルスで, 水痘, 帯状疱疹の原因となる), = *Human herpesvirus* 3.
var·i·cel·la·tion [vèrisəléiʃən] 水痘予防接種〔医学〕.
var·i·cel·li·form [vèrisélifɔ:rm] 水痘〔疹〕状の.
v. syphilid(e) 水痘状梅毒疹.
var·i·cel·li·za·tion [vèrisəlaizéiʃən] 水痘予防接種〔医学〕, = varicellation.
var·i·cel·loid [vèrisélɔid] ① 水痘様の. ② 類水痘疹.
v. smallpox 水痘様痘瘡, = varioloid.
Var·i·cel·lo·vi·rus [vèriselouváiərəs] バリセロウイルス属(ヘルペスウイルス科の一属で, ヒトヘルペスウイルス3型などが含まれる).
var·i·ces [vǽrisi:z] 静脈瘤〔医学〕(varix の複数).
var·i·ci·form [vərísifɔ:rm] 静脈瘤状の.
varico- [vǽrikou, -kə] 静脈瘤との関係, または迂回腫脹, 怒張などの意味を表す接頭語.
var·i·co·bleph·a·ron [vèrikəbléfərən] 眼瞼静脈瘤, 眼瞼血管腫.
var·i·co·cele [vǽrikəsi:l] 精索静脈瘤, 静脈節瘤.
v. testis 精索静脈瘤〔医学〕.
var·i·co·ce·lec·to·my [vèrikousiléktəmi] 精索静脈瘤切除〔術〕〔医学〕.
var·i·cog·ra·phy [vèrikágrəfi] 静脈瘤造影法.
var·i·coid [vǽrikɔid] 静脈瘤様の, = variciform.
var·i·cole [vǽrikoul] 精索静脈瘤.
var·i·com·pha·lus [vèrikámfələs] 臍部静脈瘤〔医学〕.
var·i·co·phle·bi·tis [vèrikouflibáitis] 静脈瘤性静脈炎〔医学〕.
var·i·co·scle·ro·sa·tion [vèrikousklìərouzéiʃən] 静脈瘤硬化療法.
var·i·cose [vǽrikous] 静脈瘤の, 静脈怒張の.
v. aneurysm 静脈瘤性動脈瘤.
v. angioma 静脈瘤状血管腫〔医学〕.
v. bronchiectasis 静脈瘤状気管支拡張症.
v. diathesis 静脈瘤体質〔医学〕, 静脈瘤形成素質.
v. eczema 静脈瘤性湿疹.
v. ophthalmia 静脈瘤性眼炎.
v. tumor 静脈腫瘤.
v. ulcer 静脈瘤性潰瘍〔医学〕.
v. ulcer of nasal septum 鼻中隔の静脈瘤性潰瘍〔医学〕.
v. vein 静脈瘤〔医学〕(拡張蛇行する静脈で, 下肢に多くみられる).
v. veins in policlinic 下肢静脈瘤.
v. veins of lower extremities 下肢静脈瘤〔医学〕.
var·i·co·ses [vèrikóusi:z] 静脈瘤症(varicosis の複数).

var·i·co·sis [værikóusis] 静脈怒張，静脈瘤症〔医学〕. 複 varicoses.
var·i·cos·i·ty [værikásiti] 静脈瘤様腫脹〔医学〕.
var·i·cot·o·my [værikátəmi] 静脈瘤切開〔術〕〔医学〕.
va·ric·u·la [vəríkjulə] 結膜静脈瘤.
variegate porphyria 多様性（異型）ポルフィリン症.
var·ie·ga·tion [vɛ̀əriəgéiʃən] ふ入り〔医学〕.
varietal crossing 変種間交雑〔医学〕.
va·ri·e·tism [vəráiətizm] （多数の恋愛または性交を行う習慣）.
va·ri·e·ty [vəráiiti] ① 変種，変異体〔医学〕（動植物の分類で，種の一亜種）. ② 多様体，= maniford, varietas.
Va·ri·o·la vi·rus [vəráiələ váiərəs] 痘瘡ウイルス（ポックスウイルス科のウイルスで，痘瘡の原因となる），= smallpox virus.
va·ri·o·la [vəráiələ] 痘瘡，天然痘〔医学〕，= smallpox. 形 variolar.
v. benigna 良性痘瘡，= varioloid.
v. caprina ヤギ痘，= goatpox.
v. confluens 融合性痘瘡.
v. crystallina 水痘，= chickenpox.
v. haemorrhagica 出血性痘瘡.
v. inserta 接種性痘瘡.
v. major 大痘瘡〔医学〕，痘瘡，天然痘（痘瘡ウイルスによる伝染病で，発熱，全身に発疹をきたす．1980年にWHOより根絶宣言が出された）.
v. miliaris 粟粒性痘瘡.
v. minor 小痘瘡〔医学〕，= variola mitigata.
v. mitigata 軽症痘瘡，= alastrim.
v. nigra 黒痘.
v. pemphigosa 天疱瘡性痘瘡.
v. siliquosa 莢状痘瘡（痘疹の内容が吸収されて壁のみが残るもの）.
v. sine exanthemate 無疹痘（痘瘡の頓挫型で発疹がほとんどみられないもの）.
v. syphilitica 梅毒性痘瘡（大水疱性梅毒疹のこと）.
v. typhosa チフス様痘瘡.
v. vaccina 痘瘡牛痘〔医学〕，牛痘，= vaccinia.
v. vaccine 牛痘ワクチン〔医学〕，痘瘡ワクチン，= vaccine lymph.
v. vera 真性痘瘡〔医学〕.
v. verrucosa いぼ（疣）状痘瘡.
variolar purpura 痘瘡性紫斑病〔医学〕.
var·i·o·late [vέəriəleit] 痘瘡状の，痘苗を接種する.
var·i·o·la·tion [vɛ̀əriəléiʃən] 人痘接種〔医学〕（変性されていない人痘を接種すること）.
var·i·ol·ic [vɛ̀əriálik] 痘瘡の，= variolar.
var·i·ol·i·form [vɛ̀əriálifɔ:m] 痘瘡状の.
v. syphilid(e) 痘瘡状梅毒疹.
v. syphilis 痘瘡様梅毒〔医学〕.
var·i·o·li·num [vɛ̀əriəláinəm] 痘苗.
var·i·o·li·za·tion [vɛ̀əriəlizéiʃən] 人痘接種，= variolation.
var·i·o·loid [vέəriəlɔid] 仮痘〔医学〕（痘瘡または種痘の既往症のある者にみられる軽症性痘瘡），= modified smallpox.
va·ri·o·lois [varíəlɔiz] 仮痘，= variola mitigata.
va·ri·o·lous [vəráiələs] 痘瘡の〔医学〕.
va·ri·o·lo·vac·cine [vəràiələvǽksin] ① 人痘または牛痘ワクチンの. ② 人痘痘苗，痘瘡ワクチン〔医学〕.
va·ri·o·lo·vac·cin·ia [vəràiəlouvæksíniə] 痘瘡性牛痘（ウシに人痘を接種して起こる疾病）.
var·i·om·e·ter [vɛ̀əriámitər] 偏差計.
va·risse [varís] （馬後脚の内側に生ずる腫脹）.
var·is·tor [vǽristər] バリスター（結晶整流器を整流器としてではなく，一種の抵抗体として用いる場合の名称で，この原理を利用して電波増幅用のトランジスタが発明されている）.
var·ix [vέəriks] 静脈瘤〔医学〕（下肢表在静脈が立位に怒張，屈曲，蛇行し下肢の疲労感，疼痛などを訴える）. 複 varices. 形 varicose.
v. of plexus pampiniformis つる（蔓）状静脈叢（そう）瘤〔医学〕.
Varmus, Harold Eliot [vá:məs] ヴァーマス（1939生，アメリカの分子生物学者．癌遺伝子は，生物の正常な細胞に存在することを初めて明らかにした（1976）．癌発生に関する画期的な業績により J. M. Bishop と1989年度ノーベル医学・生理学賞を共同受賞）.
Varnier ob·liq·ui·ty [vá:niər əblíkwiti] ヴァーニアー斜位，= Litzmann obliquity.
var·nish [vá:niʃ] バーニッシュ（ワニス．樹脂を適宜の溶媒に溶解した歯科用仮漆）.
v. tree ウルシ［漆］.
va·rol·i·an [vərúliən] ヴァロリの（Varolio の形容詞）.
Varolio, Constanzo [vəróulio(u)] ヴァロリ（1543–1575，イタリアの解剖学者．視神経に関する研究があり（1573），脳橋の研究を発表したもので，pons Varolii として知られている），= Varolius, Constazo.
var·us [vέərəs] 内反〔医学〕.
v. osteotomy 内反骨切り術.
v. position 内反位〔医学〕.
VAS test バステスト，= vibro acoustic stimulation test.
vas [vǽs] 脈管，血管，= vessel. 複 vasa. 形 vasal.
v. aberrans 迷入血管，盲管.
v. aberrans hepatis 肝迷管（冠状靱帯と肝臓線維様付属器との間にある胆管）.
v. afferens 輸入管〔医学〕.
v. afferentia 輸入管（リンパ節の），= vas afferens.
v. anastomoticum [L/TA] 吻合脈管，= anastomotic vessel [TA].
v. capillare [L/TA] 毛細管，= capillary [TA].
v. collaterale [L/TA] 側副脈管，= collateral vessel [TA].
v. deferens [TA] ① 精管，= ductus deferens [L/TA]. ② 輸精管.
v. efferens 精巣輸出小管，輸精小管，小輸精管.
v. lymphaticum [L/TA] リンパ管，= lymphatic vessel [TA].
v. lymphaticum profundum [L/TA] 深リンパ管*，= deep lymph vessel [TA].
v. lymphaticum superficiale [L/TA] 浅リンパ管*，= superficial lymph vessel [TA].
v. lymphocapillare [L/TA] 毛細リンパ管，= lymphatic capillary [TA].
v. prominens [L/TA] 隆起血管（蝸牛のラセン靱帯の上方にある血管），= vas prominens [TA].
v. sanguineum [L/TA] 血管，= blood vessel [TA].
v. sinusoideum [L/TA] 類洞，= sinusoid [TA].
v. spirale [L/TA] ラセン血管，= vas spirale [TA].
va·sa [vǽsə] （vas の複数）.
v. brevia 短胃動脈（脾動脈の）.
v. efferentia 輸出管.
v. intestinae tenuis 小腸血管（小腸への上腸間膜動脈分枝）.
v. nervorum [L/TA] 神経の脈管，= vessels of nerves [TA].
v. omphalomesenterica 臍腸間膜血管，= vasa vitellina.
v. praevia = vasa previa.
v. previa 前置血管（臍帯が卵膜に付着し，一部の

V

血管が胎児の先進部より先の内子宮口近辺に存在するもの．破水に伴って血管の破綻をきたし，胎児出血に至ることもある）．
v. recta [TA] 直細動脈，= arteriolae rectae [L/TA], straight arterioles [TA].
v. sanguinea auris internae [L/TA] 内耳血管，= vessels of internal ear [TA].
v. sanguinea choroideae [L/TA] 脈絡膜血管*，= choroid blood vessels [TA].
v. sanguinea integumenti communis 表皮血管．
v. sanguinea intrapulmonalia [L/TA] 肺内血管*，= intrapulmonary blood vessels [TA].
v. sanguinea retinae [L/TA] 網膜血管，= retinal blood vessels [TA].
v. serosa 漿膜血管（毛細血管）．
v. vasorum [L/TA] 脈管の脈管，= vasa vasorum [TA].
v. vitellina = vasa omphalomesenterica.
v. vorticosa 渦状血管（絡脈膜の星状静脈）．
va·sal·gia [vəsǽlʤiə] 脈管痛［医学］，血管痛．
va·sa·li·um [vəséiliəm] 脈管組織．
vas·cu·lar [vǽskjulər] ① 脈管の［医学］，血管の．② 維管束の（植物）．
v. access (VA) 血管アクセス，バスキュラーアクセス（blood access の名称変更，2005年），= blood access.
v. anastomosing instrument 血管吻合器［医学］．
v. anastomosis 血管吻合〔術〕［医学］．
v. arborization 脈管分枝．
v. area 血管野［医学］．
v. bed 血管床［医学］（器官または組織の血管が発生するところ）．
v. border zone 血管性境界領域［医学］．
v. bud 血管蕾．
v. bundles [TA] ①（血管索束*），= fasciculi vasculares [L/TA]. ② 維管束，管束（植物の）．
v. cataract 血管性白内障．
v. cell adhesion molecule 血管細胞接着分子［医学］．
v. cell adhesion molecule-1 (VCAM-1) （サイトカインで活性化された内皮細胞や骨髄，胸腺のストローマ細胞上に発現される細胞接着分子の一つ．単球，T細胞，B細胞との接着に働く）．
v. circle [TA] 血管輪（唇の上・下唇動脈により囲まれる動脈輪），= circulus vasculosus [L/TA].
v. circle of optic nerve [TA] 視神経血管輪，= circulus vasculosus nervi optici [L/TA].
v. cirrhosis 脈管性肝硬変．
v. collapse 血管虚脱［医学］．
v. cone 脈管円錐（精巣上体の），= lobule of epididymis.
v. crisis 血管クリーゼ［医学］．
v. deafness 血管性難聴．
v. dementia 脳血管性痴呆［医学］，血管性痴呆．
v. depression 血管性うつ状態．
v. disease 脈管疾患［医学］．
v. dysmenorrh(o)ea 充血性月経困難症，= congestive dysmenorrh(o)ea.
v. emphysema 肺胞性肺気腫［医学］．
v. endothelial growth factor (VEGF) 血管内皮増殖因子，血管内皮細胞成長因子．
v. epithelium 脈管上皮（内皮），= endothelium.
v. erythema 脈管性紅斑．
v. events 脳卒中発作．
v. fascicle 血管束［医学］．
v. fistula symptom 血管瘻症状［医学］．
v. flow 血流．
v. fold 血管ヒダ（精索の血管を包む腹膜の一部）．
v. fold of caecum [TA] 盲腸血管ヒダ，= plica caecalis vascularis [L/TA].
v. foot plate 脈管足板，= sucker apparatus.
v. funnel 血管漏斗．
v. gland 血リンパ節（反芻類にみられる），= hemal node.
v. goiter 血管甲状腺腫［医学］．
v. graft 移植血管［医学］．
v. headache 血管性頭痛［医学］．
v. headache syndrome 血管性頭痛症候群（激烈な頭痛でしばしば半側性，眼，側頭部，頸部が侵され，外頸動脈，総頸動脈を圧迫すると増悪し，頭部紅痛症とも呼ばれる），= erythromelalgia of head.
v. hemophilia 血管性血友病，= von Willebrand disease.
v. hypertension 高血圧症．
v. keratitis 角膜パンヌス．
v. kinesioneurosis 血管神経症，= angioneurosis.
v. lacuna 血管裂孔．
v. lamina [TA] 血管板，= lamina vasculosa [L/TA].
v. lamina of choroid 脈絡膜血管板．
v. layer [TA] 血管膜，= tunica vasculosa [L/TA].
v. layer of choroid coat of eye 脈絡膜血管板．
v. layer of eyeball [TA] 眼球血管膜（ブドウ膜），= tunica vasculosa bulbi [L/TA].
v. lesion 血管病変［医学］，脈管性病変．
v. malformation 血管奇形［医学］．
v. mole of eye-lid 眼瞼血管母斑．
v. murmur 血管雑音［医学］．
v. myelopathy 血管性脊髄症［医学］．
v. myxoma 脈管性粘液腫，= myxoma telangiectodes.
v. nephritis 血管性腎炎［医学］．
v. nerve 血管神経．
v. nerves [TA] 神経の脈管，= nervi vasorum [L/TA].
v. nevus 血管性母斑［医学］．
v. notching 血管性切痕［医学］．
v. occlusion 血管閉塞［医学］．
v. organ of lamina terminalis [TA] 終板の脈管器官*（終板〔血（脈）管〕器官），= organum vasculosum laminae terminalis [L/TA].
v. osteitis 脈管性骨炎．
v. pannus 血管性パンヌス［医学］．
v. papilla 脈管乳頭（毛細血管のある皮膚乳頭）．
v. parkinsonism 脳血管性パーキンソニズム．
v. pedicle 血管茎［医学］．
v. pedicle bone graft 血管柄付骨移植．
v. pedicle flap 血管茎皮弁［医学］．
v. pedicle joint graft 血管柄付関節移植．
v. permeability factor 血管透過性因子［医学］．
v. permeability increasing factor (VPF) 血管透過性増強因子（セロトニン，ヒスタミン，SRS-A など血管壁透過性を高める分子のこと）．
v. plant 維管束植物．
v. plexus [TA] 静脈叢，= plexus vasculosus [L/TA]，血管神経叢，= plexus vascularis [L/TA].
v. pole 血管極［医学］．
v. polyp ポリープ性血管腫．
v. reaction to cold 寒冷血管反応，= cold vascular hunting reaction.
v. reflex 血管反射［医学］（顔面蒼白または潮紅など），= vasomotor reflex.
v. rejection 血管型拒絶（拒否）反応［医学］．
v. resistance (VR) 血管抵抗［医学］．
v. retinopathy 血管性網膜症［医学］．
v. ring 血管輪［医学］．
v. sclerosis 脈管硬化症．

v. sensation 血管感覚.
v. shadow 血管陰影〔医学〕.
v. sheathes 血管鞘，脈管鞘.
v. skin territory 血管皮膚支配領域〔医学〕.
v. space [TA] 血管裂孔，= lacuna vasorum [L/TA].
v. spasm 血管攣縮〔医学〕.
v. spider くも状血管拡張〔症〕〔医学〕，クモ状血管腫，= spider angioma.
v. stimulant 血管中枢興奮薬〔医学〕.
v. surgery 血管外科〔学〕〔医学〕.
v. syphilis 血管梅毒〔医学〕.
v. system 脈管系，維管束系(植物の).
v. theory 血管説(片頭痛の発生機序説．近年脳幹や大脳皮質の神経細胞に発生源があるとする神経血管説が提唱されている).
v. thrombosis 血管血栓症〔医学〕.
v. tissue neoplasm 脈管組織新生物〔医学〕.
v. tonic 血管強壮薬.
v. tonus 血管緊張〔医学〕.
v. tumor ① 動脈瘤．② 血管腫．③ 出血性内痔.
v. tumors 血管性腫瘍(angioma，hemangioblastomaなどの総称).
v. wall 血管壁〔医学〕.
v. waterfall phenomenon 脈管瀑布現象〔医学〕.
v. zone 脈管帯.
vas·cu·lar·i·ty [væskjulǽriti] 血管の分布状態，血管分布〔状態〕〔医学〕，血管の多いこと.
vas·cu·lar·i·za·tion [væskjulərizéiʃən] 血管化，血管新生〔医学〕.
v. of cornea 角膜内血管新生〔医学〕.
vas·cul·a·rized [vǽskjulərὰizd] 血管化の.
v. bone graft 血管柄付き骨移植.
v. flap 血管柄付き皮弁.
v. graft 血管新生化移植片.
vas·cu·la·ture [vǽskjulətʃər] 血管系，脈管系〔医学〕.
vas·cu·li·tis [væskjuláitis] 血管炎，脈管炎〔医学〕，= angiitis.
v. allergica cutis 皮膚アレルギー性血管炎.
v. retinae syphilitica 梅毒性網膜脈管炎.
v. syndrome 血管炎症候群〔医学〕(血管壁自体に炎症性の変化をきたした状態．高安動脈炎，結節性多発動脈炎，Wegener 肉芽腫など).
vasculocardiac syndrome of hyperserotonemia 高セロトニン心血管症候群.
vas·cu·lo·gen·e·sis [væskjuloudʒénisis] 脈管形成〔医学〕，血管形成.
vas·cu·lo·lym·phat·ic [væskjuloulimfǽtik] 血管リンパ管の〔医学〕.
vas·cu·lo·mo·tor [væskjuloumóutər] 血管〔壁〕運動の，= vasomotor.
vasculonebulous keratitis トラコーマ性角膜炎〔医学〕(パンヌス)，= pannus.
vas·cu·lop·a·thy [væskjulápəθi] 血管症(血管の疾患).
vas·cu·lum [vǽskjuləm] ① 小脈管．② 胴乱(植物採集用の). 複 vascula.
v. aberrans = vas aberrans.
va·sec·to·my [vəséktəmi] 精管切除〔医学〕(若返り法に利用された．男性不妊の目的，または逆行性感染による精巣上体(副睾丸)炎予防の目的で行う). 動 vasectomize.
vas·e·line [vǽsili:n] ワセリン(軟膏，化粧品，火薬，減摩剤などに用いられる)，= vaselinum, petrolatum, petroleum jelly.
vas·e·lin·o·der·ma ver·ru·co·sum [vəsì:linoudə́:mə vèru:kóusəm] ワセリン性いぼ(疣)状皮膚病(ワセリンを塗布して生ずる丘疹性毛包性皮膚病).
va·se·li·num [vəsí:linəm] ワセリン，= vaseline.
v. album 白色ワセリン.
v. flavum 黄色ワセリン.
v. hydrophilicum 親水ワセリン.
vas·i·cine [vǽsisi:n] バシシン $C_{11}H_{12}N_2O$ (*Adhatoda vasica* から得られるアルカロイドで，殺菌作用がある).
vas·i·fac·tive [vèsifǽktiv] 血管形成性の，= vasoformative.
vas·i·form [véisifɔ:m] 脈管状の.
va·si·tis [vəsáitis] 精管炎〔医学〕.
vaso- [veisou, væs-, -sə, veizou, -zə] 脈管，血管との関係を表す接頭語.
va·so·ac·tive [vèisouǽktiv, væs-] 血管作用の.
v. agent 血管作動薬，血管作用薬〔医学〕.
v. amine 血管作用〔性〕アミン.
v. intestinal peptide (VIP) 血管作用性腸管ペプチド，血管活性腸管ペプチド〔医学〕.
v. intestinal polypeptide 血管活性腸ポリペプチド〔医学〕.
v. intestinal polypeptide secretion tumor 血管活性腸ポリペプチド産生腫瘍〔医学〕.
v. intestinal tumor (VIPoma) 血管作動性腸管腫瘍.
vasocollaptive material (VCM) 脈管虚脱物質〔医学〕.
va·so·con·stric·tion [vèisoukənstríkʃən] 血管収縮〔医学〕.
va·so·con·stric·tive [vèisoukənstríktiv] 血管収縮〔性〕の.
v. drugs 血管収縮薬.
v. reaction 血管収縮反応.
va·so·con·stric·tor [vèisoukənstríktər] ① 血管収縮神経．② 血管収縮薬〔医学〕.
v. agent 血管収縮薬〔医学〕.
v. center 血管収縮中枢〔医学〕(第四脳室).
v. nerve 血管収縮神経〔医学〕.
v. reflex 血管収縮反射〔医学〕.
va·so·co·ro·na [vèisoukəróunə] 血管冠状体(脊髄の周囲を冠状に取り巻く前・後の脊髄動脈の枝).
va·so·den·tin [vèisədéntin] 脈管象牙質(ある種の魚の歯にみられる毛細血管が石灰化しないまま残っている象牙質).
va·so·de·pres·sion [vèisoudipréʃən] 血管運動抑制〔医学〕.
va·so·de·pres·sor [vèisoudiprésər] 血管抑制神経〔医学〕.
v. substance 血管弛緩性物質.
v. syncope 血管緊張低下性失神〔医学〕.
va·so·di·la·ta·tion [vèisoudailətéiʃən] 血管拡張〔医学〕. 形 vasodilative.
va·so·di·la·tin [vèisoudáilətin] 血管拡張素(組織に存在するといわれる物質).
va·so·di·la·tion [vèisoudailéiʃən] 血管拡張，= vasodilatation.
va·so·di·la·tive [vèisoudáilətiv] 血管拡張の.
v. substance 血管拡張物質.
va·so·di·la·tor [vèisoudailéitər] 血管拡張神経，血管拡張薬〔医学〕.
v. agent 血管拡張薬〔医学〕.
v. center 血管拡張中枢〔医学〕.
v. disorder 血管拡張神経障害〔医学〕.
v. material 血管拡張物質〔医学〕.
v. nerve 血管拡張神経〔医学〕.
v. reflex 血管拡張反射〔医学〕.
v. substance 血管拡張物質〔医学〕.
va·so·ep·i·did·y·mog·ra·phy [vèisouèpididimágrəfi] 精管精巣上体造影〔医学〕.
va·so·ep·i·did·y·mos·to·my [vèisouèpididimás-

təmi〕 精管精巣上体(副睾丸)吻合〔術〕〔医学〕.

va·so·ex·ci·tor ma·te·ri·al (**VEM**) 〔vèisouiksáitər mətí:riəl〕 腎昇圧物質(実験的高血圧を起こしたイヌの腎静脈血中に発見された動脈刺激物質で，アドレナリンに対する反応性を高める)，血管収縮物質〔医学〕.

va·so·fac·tive 〔vèisəfǽktiv〕 血管形成性の，= vasoformative.

vasoformative cell 脈管形成細胞，= vasofactive cell.

va·so·gan·gli·on 〔vèisəgǽŋliən〕 血管節，血管網.

vasogenic edema 血管原性浮腫〔医学〕.

vasogenic shock 血管原性ショック.

va·sog·ra·phy 〔vəsάgrəfi, vei–〕 血管造影術，脈管造影〔医学〕.

va·so·hy·per·ton·ic 〔vèisouhàipə:tάnik〕 血管収縮神経，= vasoconstrictor.

va·so·hy·po·ton·ic 〔vèisouhàipoutάnik〕 血管拡張神経，= vasodilator.

va·so·in·hib·i·tor 〔vèisouinhíbitər〕 血管運動抑制神経.

va·so·in·hib·i·to·ry 〔vèisouinhíbitəri, –tɔ:ri〕 血管抑制性の.

va·so·la·bil·i·ty 〔vèisouleibíliti〕 血管不安定〔性〕〔医学〕.

va·so·li·ga·tion 〔vèisouligéiʃən〕 血管結紮〔術〕〔医学〕，= vasoligature.

va·so·lig·a·ture 〔vèisəlígəʧər〕 精管結紮〔法〕〔医学〕.

va·so·lin·i·ment 〔vèisəlínimənt〕 ヴァソリニメント〔剤〕〔医学〕.

va·so·mo·tion 〔vèisoumóuʃən〕 血管運動〔医学〕.

va·so·mo·tor 〔vèisoumóutər〕 ① 血管運動の. ② 血管運動薬.

v. acroparaesthesia 血管運動性知覚異常症〔医学〕.

v. angina 血管運動性アンギナ.

v. ataxia 血管運動失調〔医学〕(交感神経と副交感神経との不調和).

v. catarrh 血管運動性カタル(枯草熱のこと).

v. center 血管運動神経中枢，血管運動中枢〔医学〕(収縮，拡張の両種).

v. crisis (血圧発作)，= blood pressure crisis.

v. disorder syndrome 血管運動異常症候群.

v. disturbance 血管運動障害〔医学〕.

v. epilepsy 血管運動性てんかん〔医学〕(小動脈の狭窄をきたし，皮膚が青藍色を呈する).

v. fibers 血管運動〔神経〕線維.

v. headache 血管運動性頭痛，= histamine headache.

v. imbalance 血管運動神経失調，= autonomic imbalance.

v. nephropathy 血管運動性腎症.

v. nerve 血管運動神経〔医学〕(血管収縮神経と血管拡張神経とを含む総称名).

v. neurosis 血管運動神経性神経症〔医学〕，血管運動性ノイローゼ，血管運動性神経症.

v. paralysis 血管運動神経麻痺〔医学〕，= vasoparesis.

v. reflex 血管運動反射〔医学〕(末梢血管の太さが反射的に変化して血圧の調節，血液の分布変更などを起こす反射).

v. regulation 血管運動神経調節〔医学〕，血管運動調節.

v. rhinitis 血管運動性鼻炎〔医学〕，血管運動神経性鼻炎(アレルギー性鼻炎および枯草熱などの総称)，= vasomotor catarrh.

v. spasm 血管運動攣縮〔医学〕，血管運動神経痙攣.

v. stimulant 血管中枢興奮薬〔医学〕.

v. system 血管運動系〔医学〕.

v. wave 血管運動波〔医学〕.

va·so·mo·to·ri·al 〔vèisoumoutɔ́:riəl〕 血管運動性の，= vasomotory.

vasomotoric angina pectoris 血管運動性狭心症〔医学〕.

va·so·mo·tor·ic·i·ty 〔vèisoumòutərísiti〕 血管運動性.

va·so·mo·to·ri·um 〔vèisoumoutɔ́:riəm〕 血管運動系.

va·so·neu·rop·a·thy 〔vèisounju:rάpəθi〕 血管性ニューロパチー.

va·so·neu·ro·sis 〔vèisounju:róusis〕 血管神経症〔医学〕.

vasoneurotic constitution 血管運動神経性体質〔医学〕(血管運動神経機能の不安定性を特徴とする体質).

vasoneurotic diathesis 血管運動神経性素質.

vasoocclusive crisis 血流閉塞発作.

va·so–or·chi·dos·to·my 〔véisou ɔ̀:kidάstəmi〕 精管精巣吻合術.

vasooscillator bed (動力により血液に振動をもたらすベッド)，= Sander bed.

va·so·pa·ral·y·sis 〔vèisoupərǽlisis〕 血管神経麻痺，血管運動麻痺〔医学〕.

va·so·pa·re·sis 〔vèisoupərí:sis〕 血管神経不全麻痺〔医学〕.

va·so·pleg·ic 〔vèisəpléʤik〕 血管麻痺〔性〕の.

va·so·pres·sin 〔vèisəprésin〕 バソプレシン(オキシトシン oxytocin とともに脳下垂体後葉ホルモンの一つで，細動脈平滑筋収縮による血圧上昇を起こし，抗利尿作用を呈し，また腸管壁に作用して蠕動を増強する. 化学構造はアミノ酸9分子からなるポリペプチドである. ヒトは8位が arginine の arginine vasopressin)，= pitressin，tonephin antidiuretic hormone.

v.–resistant diabetes バソプレシン抵抗〔性〕尿崩症.

va·so·pres·sor 〔vèisəprésər〕 ① 昇圧の，血管収縮の. ② 昇圧薬〔医学〕，血管収縮薬.

v. drug 抗低血圧薬，= antihypotensive drug.

v. reflex 脈管収縮反射.

va·so·punc·ture 〔vèisəpʌ́ŋkʧər〕 精管穿刺〔医学〕.

va·so·re·flex 〔vèisourí:fleks〕 血管反射.

va·so·re·lax·a·tion 〔vèisourilækséiʃən〕 血管緊張低下，血管弛緩〔医学〕.

va·so·re·sec·tion 〔vèisourisékʃən〕 精管切除〔医学〕.

va·sor·rha·phy 〔veisɔ́:rəfi, vəs–〕 精管縫合〔医学〕.

va·so·sec·tion 〔vèisəsékʃən〕 精管切断.

va·so·sen·so·ry 〔vèisəsénsəri, –sɔ:ri〕 血管感覚神経の.

va·so·spasm 〔véisəspæzəm〕 血管痙攣，血管攣縮〔医学〕.

va·so·spas·tic 〔vèisəspǽstik〕 血管痙攣〔性〕の，血管痙縮〔性〕の，血管攣縮性の.

v. angina (**VSA**) 攣縮性狭心症，血管攣縮性狭心症，冠攣縮性狭心症(冠動脈の異常収縮により発生する狭心症で安静時狭心症に分類される).

v. angina pectoris 冠攣縮性狭心症.

v. disorder 血管攣縮性障害〔医学〕(動脈の攣縮による血行障害. 冠状動脈，四肢の動脈に生じる).

va·so·stim·u·lant 〔vèisəstímjulənt〕 血管刺激性の.

va·sos·to·my 〔veisάstəmi, vəs–〕 精管造瘻術〔医学〕.

va·so·throm·bin 〔vèisouθrάmbin〕 バソトロンビン(血管内皮細胞により生成される線維素因子で，肝臓トロンビンと結合してトロンビンを産生する).

va·so·to·cin (**VT**) 〔vèisoutóusin〕 バソトシン(下垂体後葉ホルモンの一つ. オキシトシンと同一の環状

部をもつ).
va·sot·o·my [veisátəmi] 精管切開術〔医学〕.
va·so·to·nia [vèisoutóuniə] 血管緊張.
va·so·ton·ic [vèisətánik] ① 血管緊張性の. ② 血管緊張物質.
va·so·ton·in [vèisətánin] バソトニン(ヨヒンビンとウレタンの合剤で降圧薬として用いる).
va·so·tribe [véisətraiv] 血管圧砕鉗子, = angiotribe.
va·so·trip·sy [véisətripsi] 血管圧砕止血法, = angiotripsy.
va·so·troph·ic [vèisətráfik] 血管栄養の〔医学〕.
va·so·trop·ic [vèisətrápik] 向血管性の.
va·so·va·gal [vèisouvéigəl] 血管迷走神経の〔医学〕.
v. attack 迷走神経〔性〕発作〔医学〕, = vasovagal syndrome.
v. epilepsy 血管迷走神経性てんかん.
v. reflex (VVR) 血管迷走神経反射〔医学〕(自律神経反射の一つ. 循環動態や心理的要因で起こる).
v. syncope 血管迷走神経性失神〔医学〕.
v. syndrome 血管迷走神経症候群〔医学〕(不安状態, 徐脈, 血圧低下, ときに意識障害や痙攣を生ずる発作を特徴とする症候群で, 原因不明の迷走神経刺激により生ずると考えられる).
va·so·va·sos·to·my [vèisouveisástəmi] 精管吻合, 精管精管吻合〔医学〕.
va·so·ve·sic·u·lec·to·my [vèisouvəsìkjuléktəmi] 精管精嚢切除〔医学〕.
va·so·ve·sic·u·li·tis [vèisouvəsìkjuláitis] 精管精嚢炎〔医学〕.
vasovesiculography 精管精嚢造影.
va·sox·yl [vəsáksil] バソキシル基, = methoxamine.
vas·tom·y [vǽstəmi] 精管切断〔術〕.
vas·tus [vǽstəs] 広筋.
v. intermedius [TA] 中間広筋, = musculus vastus intermedius [L/TA].
v. intermedius muscle 中間広筋.
v. lateralis [TA] 外側広筋, = musculus vastus lateralis [L/TA].
v. lateralis muscle 外側広筋.
v. medialis [TA] 内側広筋, = musculus vastus medialis [L/TA].
v. medialis muscle 内側広筋.
VAT ① ventricular activation time 心室興奮伝達時間の略. ② ventricular arrhythmia 心室〔性〕不整脈の略.
VATER complex VATER コンプレックス(vertebral defects 椎骨欠損, anal atresia 肛門閉鎖, tracheoesophageal fistula 気管食道瘻, renal anomalies 腎臓奇形, および radial anomalies 橈骨形成異常の集合, Fanconi 貧血に伴う).
Vater, Abraham [fá:tər] ファーター(1684–1751, ドイツの解剖学者).
V. ampulla ファーター膨大部(総胆管と〔主〕膵管とが十二指腸に開く拡張部でファーター乳頭ともいう), = papilla Vateri.
V. association ファーター連合(合併)〔医学〕.
V. corpuscle ファーター小体(知覚神経終末で, 皮下組織, 腸間膜に広く存在する. 楕円形の体は, 顆粒性中心球からなり, 1本の神経線維を含み, 周囲は同心円の被膜をもつ), = Vater-Pacini corpuscle.
V. diverticulum ファーター憩室(乳頭), = papilla duodeni.
V. fold ファーターヒダ.
V.-Pacini corpuscle ファーター・パチニ〔層板〕小体, = Vater corpuscle.
V. papilla ファーター乳頭(十二指腸乳頭).
VATS video-assisted thoracoscopic surgery ビデオ下胸腔鏡手術の略.
Vaudremer tuberculin ファドレーマーツベルクリン(*Aspergillus fumigatus* の破砕した菌糸とともに磨滅して毒性を低下させたもの).
Vaughan, Victor Clarence [vɔ́:n] ボーン(1851–1929, アメリカの細菌学者. 細菌性プトマインおよび細菌によるタンパク分解物の研究で有名).
V. split product ボーン分解産物(血清に90%アルコール倍量を加え, その沈殿を生理的食塩水に溶解して濾過したもので, 無毒の接種剤), = petit serum.
V. typhoid residue ボーンチフス菌残渣(チフス菌の培養液を無水アルコール, エーテルおよび苛性ソーダのアルコール液で処理し, 毒性を除去した残渣物で, 予防接種または初期治療に用いる).
Vaughan-Williams clas·si·fi·ca·tion [vɔ́:n wíljəmz klæ̀sifikéiʃən] ボーン・ウイリアムスの抗不整脈薬分類.
vault [vɔ́:lt] ① 口蓋〔弓〕. ② 頭蓋, = palatal arch.
v. of pharynx [TA] 咽頭円蓋, = fornix pharyngis [L/TA].
v. of vagina 腟円蓋〔医学〕.
Vauquelin, Louis Nicolas [vɔ:kəlén] ヴォークラン(1763–1829, フランスの分析鉱物学者. 1797年クロームおよびベリリウムを発見した).
VBAC vaginal birth after cesarean section 帝王切開後経腟分娩の略.
VBDS vanishing bile duct syndrome 胆管消失症候群の略.
VBI vertebrobasilar insufficiency 椎骨脳底動脈循環不全症の略.
VBL vinblastine ビンブラスチンの略.
VBS-antigen VBS抗原, = veronal buffer saline antigen.
VC volume capacity 肺活量の略.
VCAM-1 vascular cell adhesion molecule-1 の略(T細胞と血管内皮細胞との接着におけるリンパ球上の VLA-4 に対するリガンド. 内皮細胞上の免疫グロブリンスーパーファミリーに属する分子).
VCFS velo-cardio-facial syndrome 軟口蓋心臓顔ぼう(貌)症候群の略.
VCG vectorcardiography ベクトル心電図法の略.
vCJD variant Creutzfeldt-Jakob disease 変異型クロイツフェルト・ヤコブ病の略.
VCM vasocollaptive material 脈管虚脱物質の略.
VCR vincristine ビンクリスチンの略.
VCUG voiding cystourethrogram 排泄性膀胱尿道造影像の略.
VD venereal disease 性感染症の略.
+VD positive vertical divergence 実性垂直開散の略.
−VD negative vertical divergence 虚性垂直開散の略.
VDA visual discriminatory acuity 視覚識別正確度の略.
VDG venereal disease-gonorrhea 性病(淋疾)の略.
V/D/J joining VDJ遺伝子組換え(抗体の多様性獲得のため, 免疫グロブリン遺伝子形成時にV, D, J遺伝子において体細胞遺伝子の組換えが起こること).
VDM vasodepressor material 降圧物質の略.
VDRL Venereal Disease Research Laboratory アメリカ性病研究所の略.
VDRL antigen VDRL抗原(梅毒の免疫学的血清学的検出法(ガラス板法)に用いられる抗原. カルジオリピン0.03%, コレステロール0.99%およびレシチン0.18〜0.3%を含むアルコール溶液).
VDRL test VDRL試験.
VDS ① venereal disease-syphilis 性病(梅毒)の略. ② vindesine ビンデシンの略.

veal-skin ［ví:l skín］ 犢皮(とくひ)症(顔面または頸部に白色小瘤を生ずる皮膚病).
ve·cor·dia ［vikɔ́:diə］ 不全精神病.
vec·tion ［vékʃən］ 病原菌伝播(病原菌が病者から健康者に伝播すること).
vec·tis ［véktis］ (胎児の頭部に牽引を加える屈曲したてこ).
vec·tor ［véktər］ ① 仲介物(患者の病原体をほかに媒介伝播する動物で，特に昆虫類が主要なもの)，ベクター［医学］，媒介動物［医学］，媒介者. ② ベクトル(物体の大きさと運動方向とを含めた物理数学的の量). ③ 動径，向径. 形 vectorial.
v.-borne 節足動物媒介性の(ベクターにより伝達された).
v. control 媒介動物防除［医学］，媒介者防除.
v. map ベクトル地図.
v.-parasite relationship 媒介動物-寄生虫相互関係.
v. product ベクトル積，外積.
v. psychology ベクター心理学.
v. vaccine ベクターワクチン(細菌，ウイルスなどをベクターとして組換えDNA技術を用いてつくられるワクチン. ベクターとしてワクシニアウイルスが最も広く用いられている).
vec·tor·car·di·o·gram ［vèktə:kɑ́:diəgræm］ ベクトル心電図［医学］(心臓の電気力の大きさと方向とを描写した曲線).
vec·tor·car·di·o·graph ［vèktə:kɑ́:diəgræf］ ベクトル心電計［医学］.
vec·tor·car·di·og·ra·phy (VCG) ［vèktə:kɑ̀:diɑ́græfi］ ベクトル心電図法(心臓の電気力の大きさと方向とを描写する方法).
vec·tor·di·a·gram ［vèktə:dáiəgræm］ ベクトル心電図［医学］.
vec·to·ri·al ［vektɔ́:riəl］ 病原菌伝播性の.
v. capacity 媒介能［医学］.
ve·cu·ro·ni·um ［vèkjuróuniəm］ ベクロニウム $C_{34}H_{57}BrN_2O_4$ (Org·NC45. 非脱分極性筋弛緩薬).
v. bromide(e) 臭化ベクロニウム(非脱分極性筋弛緩薬，主に肝で代謝される筋弛緩薬).
Vedder, Col. Edward Bright ［védər］ ヴェダー(1878-1952，アメリカの軍医. 腸管内においてアメーバに対するエメチンの作用機序を解明し，またフィリピン駐在中脚気の原因について研究した).
V. sign ヴェダー徴候(脚気においては腓腹筋に軽度の圧を加えると疼痛を感ずる. また下脚前面に起こる感覚消失，膝反射の異常などの症候).
VEDP ventricular end-diastolic pressure 心室拡張終期圧の略.
VEDV ventricular end-diastolic volume 心室拡張終期容積の略.
VEE Venezuelan equine encephalomyelitis ベネズエラウマ脳脊髄炎の略.
veg·e·ta·bil·i·za·tion ［vèʤitəbilizéiʃən］ 増殖.
veg·e·ta·ble ［véʤitəbl］ ① 植物，野菜. ② 植物性の.
v. acid 植物酸.
v. aethiops 海藻炭(コンブからつくった灰で，ヨウ素の原料)，= aethiops vegetabilis.
v. albumin 植物アルブミン.
v. alkali 植物アルカリ.
v. amylase 植物アミラーゼ.
v. anatomy 植物解剖学.
v. antimony (フジバカマの一種)，= boneset.
v. astringent 植物性収斂薬.
v. base 植物塩基，= plant base, alkaloid.
v. calomel マナカ，= manaca.
v. casein 植物性カゼイン，= gluten.
v. day 野菜日，= green day.
v. diet 菜食［医学］.
v. drug ① 植物性薬剤. ② 薬草［医学］.
v. dyes 植物性染料.
v. fat 植物性脂肪［医学］.
v. fiber 植物繊維［医学］.
v. fibrin 植物線維素，= gluten fibrin.
v. gelatin ① 寒天，= agar-agar. ② 植物膠質(植物性寒天).
v. hormone 植物ホルモン.
v. isinglass 寒天，= agar-agar.
v. mercury (マナカ)，= manaca.
v. milk 植物乳(植物成分を用いて合成したもの).
v. myosin 植物性ミオシン.
v. oil 植物油［医学］.
v. pathology 植物病理学，= plant pathology.
v. pepsin (パパイン)，= papain.
v. physiology 植物生理学，= plant physiology.
v. poison 植物毒［医学］.
v. protein 植物性タンパク〔質〕.
v. purgative 植物性瀉下薬［医学］，植物性下剤.
v. state 植物状態［医学］，= presistent vegetative state.
v. sulfur 植物硫黄(ヒカゲノカズラ末)，= lycopodium.
v. tallow 木ろう(蝋).
v. toxin 植物毒素，= plant toxin.
v. wasps and plant worms 冬虫夏草(菌類が動物に寄生し，死後長い菌柄を出したもので，セミタケ，サナギタケなど).
v. wax 植物ろう(蝋)(蜜ろうに類似の植物性ろう).
veg·e·tal ［véʤitəl］ ① 植物の. ② 栄養の.
v. organ 植物性器官［医学］.
v. pole 植物極［医学］，= vegetative pole.
veg·e·tal·i·ty ［vèʤitǽliti］ 植物性(動植物の生命機能の総称).
veg·e·tar·i·an ［vèʤitéəriən］ 菜食主義者［医学］.
v. cure 菜食療法［医学］.
veg·e·tar·i·an·ism ［vèʤitéəriənizəm］ 菜食主義.
vegetating penicillides 増殖性ペニシリン疹.
vegetating syphilid(e) 隆起性梅毒疹.
veg·e·ta·tion ［vèʤitéiʃən］ ① 植群(植生). ② ゆう(疣)腫，息肉，瘤(異常に増殖する組織の突出)，組織過形成［医学］.
v. ecology 群落生態学［医学］.
v. girdle 群落帯［医学］.
v. injury 植物被害［医学］.
v. period 生育期［医学］.
v. zone 植生帯.
veg·e·ta·tive ［véʤiteitiv, -tət-］ ① 植物性の，栄養性の，増殖性. ② 不随意的に働く. ③ 自律神経〔性〕［医学］.
v. cell 栄養細胞(生殖細胞に対立する術語).
v. chromatin 成長染色質(原虫の大核にある栄養成分).
v. disorder 栄養障害.
v. dystonia 自律神経失調［医学］.
v. endocarditis 増殖性心内膜炎［医学］.
v. form 栄養型［医学］，発育形.
v. function 植物性機能［医学］，存養機能，植物性官能，植物的作用.
v. gene 増殖形(栄養形)遺伝子［医学］.
v. hybrid 栄養雑種［医学］(接木法によるもの).
v. hypha 栄養菌糸［医学］.
v. innervation 自律神経支配［医学］.
v. layer 栄養層，= trophic layer.
v. mutation 体細胞突然変異.
v. mycelium 栄養菌糸［医学］.

v. nervous system 植物神経系，自律神経系〔医学〕，= autonomic nervous system.
v. neurosis 自律神経症〔医学〕，植物神経症，= erythredema polyneuropathy.
v. nucleus 栄養核〔医学〕(花粉管中に生じた核のうち，直接受精に関係のないもの).
v. organ 栄養器官〔医学〕.
v. phage 増殖期ファージ〔医学〕.
v. phase 栄養相〔医学〕.
v. point 生長点〔医学〕，成長点，= growing point.
v. pole 植物極，植物性極(受精卵が発生するとき卵黄が多く集まっている方で，消化器，呼吸器，生殖器などが将来できる部分)，= vegetal pole.
v. propagation 栄養増殖〔医学〕，栄養繁殖.
v. purgative 植物性下薬.
v. reflex 自律神経反射〔医学〕，植物〔神経〕性反射〔医学〕.
v. reproduction 栄養生殖〔医学〕(細胞生殖によらず，多数細胞からなる母体の一部が分離して新個体となること).
v. spore 栄養胞子〔医学〕.
v. stage 増殖期.
v. state 植物状態〔医学〕(知的機能や動物的機能の多くが廃絶し，循環，消化，呼吸などの植物的機能のみが残存した状態のこと)，= presistent vegetative state.
v. syndrome 植物症，= vegetative state.
v. system 植物性機能系〔医学〕，植物神経系(Meyer and Gottlieb)，= autonomic nervous system.
v. tissue 植物組織〔医学〕，栄養組織.

veg·e·to·al·ka·li [vèʤitouǽlkəlai] アルカロイド，= alkaloid.

veg·e·to·an·i·mal [vèʤitouǽniməl] 動植物共通の.

veg·e·to·sis [vèʤitóusis] 植物性神経障害，= vegetative disturbance.

VEGF vascular endothelial growth factor 血管内皮〔細胞〕成長因子の略.

vehic [L] vehiculum 賦形薬の略.

ve·hi·cle [ví:(h)ikl] ① 賦形薬，使薬(処方に用いる)，= excipient. ② 展色剤(ペイントをのばすために用いる). ③ 運搬者(衝動の伝播体).
v. function 運搬者機能.
v. investigation certificate 自動車検査証.

Veiel, Theodor P. [fáiəl] ファイエル(1848–1923, ドイツの皮膚科医).
V. paste ファイエルパスタ(泥膏)剤(亜鉛華とワセリンとの等量合剤にホウ酸4%を加えたもの).

veil [véil] ① 帆，= velum. ② 胎児の頭を覆う網. ③ 声のくもり(歌手の).

veiled cells ベール細胞(輸入リンパ管中のベール状の細胞質をもつ樹状細胞のことで，皮膚のランゲルハンス細胞などが外来抗原をリンパ節へ運搬する役割をすると考えられる).

veiled puff 微吹音(肺臓の呼吸音の一型).

Veillon, Adrien [veiján] ヴェイヨン(1864–1931, フランスの細菌学者. *Veillonella*).
V. tube ヴェイヨン管(一端にはゴム栓，他端には綿栓を施して細菌培養に用いるガラス管).

Veil·lo·nel·la [vèijənélə] ベイヨネラ属(嫌気性のグラム陰性球菌).
V. parvula ベイヨネラ・パーブラ(口腔，消化管に常在する).

vein [véin] [TA] ① 静脈(末梢から心臓へ戻る血液の通路で，肺静脈を除いては炭酸ガスにより暗色を呈する血液が循環する. 血管壁は薄い内膜，中層，外膜からなり，内膜のヒダが，弁の作用を営む)，= vena [L/TA]. ② 葉状(植物の).
v. anesthesia 静脈麻酔〔医学〕，= venous anesthesia，Bier local a..
v. banding 葉脈緑帯〔医学〕.
v. centralis 中心静脈(副腎の).
v. clearing 葉脈透化〔医学〕.
v. graft 静脈移植〔片〕〔医学〕.
v. grafting 静脈移植〔術〕〔医学〕.
v. of bulb of penis (♂) [TA] 陰茎(前庭球)静脈，= vena bulbi penis (♂) [L/TA].
v. of bulb of vestibule (♀) [TA] 前庭球静脈，= vena bulbi vestibuli (♀) [L/TA].
v. of canaliculus of cochlea 蝸牛小管静脈.
v. of cerebellomedullary cistern [TA] 小脳延髄槽静脈*，= vena cisternae cerebellomedullaris [L/TA].
v. of cochlear aqueduct [TA] 蝸牛小管静脈，= vena aqueductus cochleae [L/TA].
v. of cochlear canaliculus 蝸牛小管静脈.
v. of cochlear window [TA] 蝸牛窓静脈*，= vena fenestrae cochleae [L/TA].
v. of Galen aneurysm ガレン大静脈瘤〔医学〕.
v. of lateral recess of fourth ventricle [TA] 第四脳室外側陥凹静脈，= vena recessus lateralis ventriculi quarti [L/TA].
v. of olfactory gyrus [TA] 嗅回静脈，= vena gyri olfactorii [L/TA].
v. of posterior horn 後角静脈.
v. of pterygoid canal [TA] 翼突管静脈，= vena canalis pterygoidei [L/TA].
v. of scala tympani [TA] 鼓室階静脈*，= vena scalae tympani [L/TA].
v. of scala vestibuli [TA] 前庭階静脈*，= vena scalae vestibuli [L/TA].
v. of septum pellucidum 透明中隔静脈.
v. of uncus [TA] 鉤静脈，= vena uncalis [L/TA].
v. of vestibular aqueduct [TA] 前庭水管静脈，= vena aqueductus vestibuli [L/TA].
v. of vestibular bulb 前庭球静脈.
v.-seeker 静脈探求器(静脈針を一端に備え他端にはゴム球を付けたガラス管で，クエン酸ソーダ液を入れ，ゴム球に圧を加えながら静脈を穿刺すると，静脈に針が入ったときにはゴム球は膨れて自然に静脈血がガラス管内に流れ込む装置).
v. sign 静脈徴候(気管支リンパ腺結核にみられる中腋窩腺上の静脈怒張).
v. stone 静脈結石〔医学〕，= phlebolite.
v. stripper 静脈ストリッパー，静脈抜去器，静脈剥離器.

vein·let [véinlit] ① 細脈(植物の葉の主脈から分かれたもの). ② 細静脈，= venule.

vei·nog·ra·phy [veinágræfi] 静脈造影〔法〕.

veins [véinz] [TA] 静脈，= venae [L/TA].
v. of brainstem [TA] 脳幹静脈，= venae trunci encephali [L/TA].
v. of caudate nucleus [TA] 尾状核静脈，= venae nuclei caudati [L/TA].
v. of cerebellum 小脳静脈.
v. of eyelids 眼瞼静脈.
v. of Galen ガレン静脈.
v. of heart [TA] 心臓の静脈，= venae cordls [L/TA].
v. of inferior eyelid 下眼瞼静脈.
v. of kidney 腎臓の静脈.
v. of knee 膝静脈.
v. of lower limb [TA] 下肢の静脈，= venae membri inferioris [L/TA].
v. of medulla oblongata [TA] 延髄静脈，= venae medullae oblongatae [L/TA].
v. of pons 橋静脈.
v. of semicircular ducts [TA] 半規管静脈*，= ve-

V

nae ductuum semicircularium [L/TA].
v. of spinal cord [TA] 脊髄の静脈, = venae medullae spinalis [L/TA].
v. of superior eyelid 上眼瞼静脈.
v. of temporomandibular joint 顎関節静脈.
v. of vertebral column [TA] 脊柱の静脈, = venae columnae vertebralis [L/TA].
v. upper limb [TA] 上肢の静脈, = venae membri superioris [L/TA].

Veit, Gustav von [fáit] ファイト(1821-1903, ドイツの婦人科医).
V.-Smellie handgrasp ファイト・スメリー手技, = Veit-Smellie maneuver, Mauriceau handgrasp.
V.-Smellie maneuver ファイト・スメリー手技(骨盤位胎児の娩出法で指を児口に入れ児のオトガイを胸に引き寄せ, 他手で胎児頸部両側肩に示指と中指をかけて引き出す), = Veit-Smellie handgrasp, Mauriceau h..

Vel blood fac·tor [vél blʌ́d fǽktər] ヴェル血液因子(Sussman らにより1952年に発見された個人的因子で, 頻度は99.96%).

ve·la [ví:lə] 帆(velum の複数).

ve·la·men [viléimən] ① 膜, 被膜. ② 根被, つば(キノコの)(植物).
v. vulvae 外陰膜, = Hottentot apron. 複 velamina.

vel·a·men·tous [veləméntəs] 被膜様の.
v. attachment 卵膜付着 [医学].
v. insertion 卵膜付着.
v. insertion of cord 卵膜付着(臍帯の).
v. placenta 卵膜胎盤 [医学], 膜状胎盤(臍帯が辺縁に付着したもの).

vel·a·men·tum [vèləméntəm] ① 被膜. ② 卵巣. 複 velamenta. 形 velamentous.
v. abdominale 腹膜, = peritoneum.
v. bombycinum 絨毛膜, = villous membrane.
v. cerebrale 脳膜(髄膜の一つ).
v. infantis 胎膜.
v. linguae 喉頭蓋ヒダ, = plica epiglottica.

ve·lar [ví:lər] ① 帆の. ② 膜の.
v. sound 口蓋音 [医学].

Velcro murmur ベルクロ雑音 [医学].

Velcro rale ベルクロ・ラ音 [医学](細かい断続音である捻髪音の一型. 異常肺音).

veldt disease フェルト病, = heart-water.

veldt sickness ヒツジ血色素尿症.

veldt sore [vélt sɔ́:r] 草原潰瘍(熱帯潰瘍の一型. アフリカ砂漠および東洋の諸国にみられる皮膚病で, 疼痛性潰瘍と二次性膿腫などが多発する疾患), = Barcoo disease, desert sore, septic sore.

vel·i·form [vélifɔ:rm] 膜様の, = velamentous.

vel·i·ger [vé:liʤər, véli-] ① 被面子. ② ベリジャー(軟体動物の幼生で担輪子の次の時期のもの).

Vella, Luigi [vélə] ヴェラ(1825-1886, イタリアの生理学者).
V. fistula ヴェラ瘻管(腸管の一部分を切断し, その両端を腹壁に縫合して, 純粋な腸液を採集する方法), = Thiry-Vella fistula.

vel·li·ca·tion [vèlikéiʃən] 筋攣縮(特に顔面筋組織の).

vel·lo·sine [véləsin] ベロシン 化 $C_{21}H_{22}N_2O_2(OCH_3)_2$ (キョウチクトウ科植物 *Geissospermum laeve* の樹皮から得られる毒性黄色アルカロイド), = pareirine.

vel·lus [véləs] 軟毛, 生毛(うぶげ) [医学].
v. hair 軟毛 [医学], 生毛.
v. olivae inferioris 下オリーブ線維(下オリーブ核周囲の切線状線維束).

velocardiofacial syndrome (VCFC) 口蓋心顔面症候群, 軟口蓋心臓顔ぼう(貌)症候群.

ve·loc·i·ty [vəlɑ́siti] 速度, = speed.
v. constant 速度定数.
v. distribution 速度分布.
v. focusing 速度集束.
v. head 速度落差 [医学].
v. microphone 速度型マイクロホン.
v. of circulation 循環速度.
v. of nystagmus 眼振速度(眼振における眼球運動の速度), = nystagmus velocity.
v. potential 速度ポテンシャル.
v. space 速度空間.

ve·lon [ví:lɑn] ベロン(合成線維, 塩化ビニリデンと2〜3%の塩化ビニルの共重合物).

ve·lo·no·ski·as·co·py [vì:lənouskaiǽskəpi] 針検影法(患者の瞳孔の前で針を動かして行う検影法), = belonoskiascopy.

velopalatal myoclonus 口蓋帆ミオクロ〔ー〕ヌス [医学](軟口蓋が上下に規則的周期で収縮を繰り返す状態で, しばしば眼球にも同様の上下への不随意運動 ocular myoclonus を伴う. 中心被蓋路に病巣がある).

ve·lo·pha·ryn·ge·al [vì:loufərínʤiəl] 口蓋帆咽頭の.
v. function test 鼻咽腔閉鎖機能検査.
v. insufficiency 口蓋帆咽頭不全 [医学], 鼻咽腔閉鎖不全.

ve·lo·pha·ryn·go·plas·ty [vì:loufəríŋgəplæ̀sti] 鼻咽腔形成〔術〕, 口蓋帆咽頭形成 [医学].

ve·lop·u·ral [vəlɑ́pjurəl] ベロプラル(石ケンとオリーブ油とからなる軟膏基剤).

ve·lo·syn·the·sis [vì:ləsínθəsis] 口蓋帆縫合術, = staphylorrhaphy.

Velpeau, Alfred Armand Louis Marie [velpóː] ヴェルポー(1795-1867, フランスの外科医).
V. bandage ヴェルポー包帯(鎖骨の骨折に用いる固定包帯).
V. canal ヴェルポー管.
V. deformity ヴェルポー奇形(コレース骨折にみられる奇形).
V. fossa ヴェルポー窩.
V. hernia ヴェルポーヘルニア(大腿ヘルニアのうち大腿動静脈の前方に脱出するもの).

ve·lum [ví:ləm] ① 帆(特に口蓋の). ② 遊泳盤(クラゲの傘の縁にある). ③ ベーラム. 複 vela.
v. interpositum 中間帆(① 第三脳室の膜性根. ② 第四脳室の脈絡組織).
v. medullare anterius 前髄帆.
v. medullare inferius [L/TA] 下髄帆, = inferior medullary velum [TA].
v. medullare posterius 下髄帆(第四脳室の屋根の一部をなし, 室頂の下方にある白質層で, 上部は小節, 側部は片葉とヒモに連結し, 腹側は脈絡叢に融合する), = inferior medullary velum.
v. medullare superius [L/TA] 上髄帆, = superior medullary velum [TA].
v. palatinum [L/TA] 軟口蓋(口蓋帆), = soft palate [TA].
v. pendulum palati 口蓋帆(軟口蓋), = soft palate.
v. transversum 横帆(胚子の脳において中脳と終脳とを区別する横行ヒダ).
v. triangulare 三角帆(第三脳室脈絡組織).

vel·vet·i·nous [velvétinəs] 柔毛の生えた(ビロードのように).

VEM vasoexcitor material 腎昇圧物質の略.

vemeronasal duct 鋤鼻管 [医学].

ve·na [ví:nə] [L/TA] 静脈, = vein [TA]. 複 venae.
v. anastomotica inferior [L/TA] 下吻合静脈, = inferior anastomotic vein [TA].
v. anastomotica superior [L/TA] 上吻合静脈,

= superior anastomotic vein [TA].
v. angularis [L/TA] 眼角静脈, = angular vein [TA].
v. anterior [L/TA] 前上葉静脈, = anterior vein [TA].
v. anterior septi pellucidi [L/TA] 前透明中隔静脈(vena septi pellucidi [PNA]), = anterior vein of septum pellucidum [TA].
v. apicalis [L/TA] 肺尖静脈, = apical vein [TA].
v. apicoposterior [L/TA] 肺尖後静脈, = apicoposterior vein [TA].
v. appendicularis [L/TA] 虫垂静脈, = appendicular vein [TA].
v. aqueductus cochleae [L/TA] 蝸牛小管静脈, = vein of cochlear aqueduct [TA].
v. aqueductus vestibuli [L/TA] 前庭水管静脈, = vein of vestibular aqueduct [TA].
v. auricularis posterior [L/TA] 後耳介静脈, = posterior auricular vein [TA].
v. axillaris [L/TA] 腋窩静脈, = axillary vein [TA].
v. azygos [L/TA] 奇静脈, = azygos vein [TA].
v. basalis anterior [L/TA] 前肺底静脈, = anterior basal vein [TA].
v. basalis communis [L/TA] 総肺底静脈, = common basal vein [TA].
v. basalis inferior [L/TA] 下肺底静脈, = inferior basal vein [TA].
v. basalis superior [L/TA] 上肺底静脈, = superior basal vein [TA].
v. basilica [L/TA] 尺側皮静脈, = basilic vein [TA].
v. basilica antebrachii [L/TA] 前腕尺側皮静脈*, = basilic vein of forearm [TA].
v. brachiocephalica [L/TA] 腕頭静脈, = brachiocephalic vein [TA].
v. bulbi penis (♂) [L/TA] 陰茎(前庭球)静脈, = vein of bulb of penis (♂) [TA].
v. bulbi vestibuli (♀) [L/TA] 前庭球静脈, = vein of bulb of vestibule (♀) [TA].
v. canalis pterygoidei [L/TA] 翼突管静脈, = vein of pterygoid canal [TA].
v. cardiaca magna [L/TA] 大心〔臓〕静脈, = great cardiac vein [TA].
v. cardiaca media [L/TA] 中心〔臓〕静脈, = middle cardiac vein [TA].
v. cardiaca parva [L/TA] 小心〔臓〕静脈, = small cardiac vein [TA].
v. cava filter 下大静脈フィルタ［医学］.
v. cava inferior [L/TA] 下大静脈, = inferior vena cava [TA].
v. cava inferior syndrome 下大静脈症候群［医学］.
v. cava superior [L/TA] 下肺底静脈, = superior vena cave [TA].
v. cava superior syndrome 上大静脈症候群［医学］.
v. caval hiatus 大静脈裂孔.
v. centralis [L/TA] 中心静脈, = central vein [TA].
v. centralis retinae [L/TA] 網膜中心静脈, = central retinal vein [TA].
v. centralis retinae, pars intraocularis [L/TA] 網膜中心静脈, = central retinal vein [TA], intraocular part [TA].
v. cephalica [L/TA] 橈側皮静脈, = cephalic vein [TA].
v. cephalica accessoria [L/TA] 副橈側皮静脈, = accessory cephalic vein [TA].
v. cephalica antebrachii [L/TA] 前腕橈側皮静脈*, = cephalic vein of forearm [TA].
v. cervicalis profunda [L/TA] 深頸静脈, = deep cervical vein [TA].
v. choroidea inferior [L/TA] 下脈絡叢静脈(vena choroidea [PNA]), = inferior choroid vein [TA].
v. choroidea superior [L/TA] 上脈絡叢静脈, = superior choroid vein [TA].
v. circumflexa humeri anterior [L/TA] 前上腕回旋静脈*, = anterior circumflex humeral vein [TA].
v. circumflexa humeri posterior [L/TA] 後上腕回旋静脈*, = posterior circumflex humeral vein [TA].
v. circumflexa ilium profunda [L/TA] 深腸骨回旋静脈, = deep circumflex iliac vein [TA].
v. circumflexa ilium superficialis [L/TA] 浅腸骨回旋静脈, = superficial circumflex iliac vein [TA].
v. circumflexa scapulae [L/TA] 肩甲回旋静脈*, = circumflex scapular vein [TA].
v. cisternae cerebellomedullaris [L/TA] 小脳延髄槽静脈*, = vein of cerebellomedullary cistern [TA].
v. colica dextra [L/TA] 右結腸静脈, = right colic vein [TA].
v. colica media [L/TA] 中結腸静脈, = middle colic vein [TA].
v. colica sinistra [L/TA] 左結腸静脈, = left colic vein [TA].
v. colli profunda [L/TA] 深頸静脈, = deep cervical vein [TA].
v. comitans [L/TA] 伴行静脈, = vena comitans [TA].
v. comitans nervi hypoglossi [L/TA] 舌下神経伴行静脈, = vena comitans of hypoglossal nerve [TA].
v. comitans of hypoglossal nerve [TA] 舌下神経伴行静脈, = vena comitans nervi hypoglossi [L/TA].
v. contracta 縮流〔部〕［医学］(カラードプラー法による逆流重症度の評価法の1つで, 逆流ジェットの噴出部直下の最も幅の狭い部分).
v. cordis magna [L/TA] 大心〔臓〕静脈, = great cardiac vein [TA].
v. cordis media [L/TA] 中心〔臓〕静脈, = middle cardiac vein [TA].
v. cordis parva [L/TA] 小心〔臓〕静脈, = small cardiac vein [TA].
v. cutanea [L/TA] 皮静脈, = cutaneous vein [TA].
v. cystica [L/TA] 胆嚢静脈, = cystic vein [TA].
v. diploica frontalis [L/TA] 前頭板間静脈, = frontal diploic vein [TA].
v. diploica occipitalis [L/TA] 後頭板間静脈, = occipital diploic vein [TA].
v. diploica temporalis anterior [L/TA] 前側頭板間静脈, = anterior temporal diploic vein [TA].
v. diploica temporalis posterior [L/TA] 後側頭板間静脈, = posterior temporal diploic vein [TA].
v. dorsalis [L/TA] 背の静脈*, = dorsal vein [TA].
v. dorsalis corporis callosi [L/TA] 後脳梁静脈*, = dorsal vein of corpus callosum [TA].
v. dorsalis profunda clitoridis (♀) [L/TA] 深陰核背静脈, = deep dorsal vein of clitoris (♀) [TA].
v. dorsalis profunda penis (♂) [L/TA] 深陰茎背静脈, = deep dorsal vein of penis (♂) [TA].
v. emissaria [L/TA] 導出静脈, = emissary vein [TA].
v. emissaria condylaris [L/TA] 顆導出静脈, = condylar emissary vein [TA].
v. emissaria mastoidea [L/TA] 乳突導出静脈, = mastoid emissary vein [TA].
v. emissaria occipitalis [L/TA] 後頭導出静脈, = occipital emissary vein [TA].
v. emissaria parietalis [L/TA] 頭頂導出静脈,

= parietal emissary vein [TA].
v. epigastrica inferior [L/TA] 下腹壁静脈，= inferior epigastric vein [TA].
v. epigastrica superficialis [L/TA] 浅腹壁静脈，= superficial epigastric vein [TA].
v. facialis [L/TA] 顔面静脈，= facial vein [TA].
v. fenestrae cochleae [L/TA] 蝸牛窓静脈*，= vein of cochlear window [TA].
v. gastrica dextra [L/TA] 右胃静脈，= right gastric vein [TA].
v. gastrica sinistra [L/TA] 左胃静脈，= left gastric vein [TA].
v. gastroepiploica dextra [L/TA] 右胃大網静脈，= right gastro-epipolic vein [TA].
v. gastroepiploica sinistra [L/TA] 左胃大網静脈，= left gastro-epiploic vein [TA].
v. gastroomentalis dextra [L/TA] 右胃大網静脈，= right gastro-omental vein [TA].
v. gastroomentalis sinistra [L/TA] 左胃大網静脈，= left gastro-omental vein [TA].
v. gyri olfactorii [L/TA] 嗅回静脈，= vein of olfactory gyrus [TA].
v. hemiazygos [L/TA] 半奇静脈，= hemi-azygos vein, inferior hemi-azygos vein [TA].
v. hemiazygos accessoria [L/TA] 副半奇静脈，= accessory hemi-azygos vein [TA], superior hemi-azygos vein [TA].
v. hepatica dextra [L/TA] 右肝静脈，= right hepatic vein [TA].
v. hepatica intermedia [L/TA] 中肝静脈，= intermediate hepatic vein [TA].
v. hepatica sinistra [L/TA] 左肝静脈，= left hepatic vein [TA].
v. ileocolica [L/TA] 回結腸静脈，= ileocolic vein [TA].
v. iliaca communis [L/TA] 総腸骨静脈，= common iliac vein [TA].
v. iliaca externa [L/TA] 外腸骨静脈，= external iliac vein [TA].
v. iliaca interna [L/TA] 内腸骨静脈，= internal iliac vein [TA].
v. iliolumbalis [L/TA] 腸腰静脈，= iliolumbar vein [TA].
v. inferior vermis [L/TA] 下虫部静脈，= inferior vein of vermis [TA].
v. intercollicularis [L/TA] (丘間静脈*)，= intercollicular vein [TA].
v. intercostalis superior dextra [L/TA] 右上肋間静脈，= right superior intercostal vein [TA].
v. intercostalis superior sinistra [L/TA] 左上肋間静脈，= left superior intercostal vein [TA].
v. intercostalis suprema [L/TA] 最上肋間静脈，= supreme intercostal vein [TA].
v. interventricularis anterior [L/TA] 前室間静脈，= anterior interventricular vein [TA].
v. interventricularis posterior [L/TA] 後室間静脈，= posterior interventricular vein [TA].
v. intervertebralis [L/TA] 椎間静脈，= intervertebral vein [TA].
v. jugularis anterior [L/TA] 前頸静脈，= anterior jugular vein [TA].
v. jugularis externa [L/TA] 外頸静脈，= external jugular vein [TA].
v. jugularis interna [L/TA] 内頸静脈，= internal jugular vein [TA].
v. labialis superior [L/TA] 上唇静脈，= superior labial vein [TA].
v. lacrimalis [L/TA] 涙腺静脈，= lacrimal vein [TA].
v. laryngea inferior [L/TA] 下喉頭静脈，= inferior laryngeal vein [TA].
v. laryngea superior [L/TA] 上喉頭静脈，= superior laryngeal vein [TA].
v. lateralis ventriculi lateralis [L/TA] 外側〔側脳室〕房静脈，= lateral vein of lateral ventricle [TA].
v. lienalis [L/TA] 脾静脈，= splenic vein [TA].
v. lingualis [L/TA] 舌静脈，= lingual vein [TA].
v. lingularis [L/TA] 肺舌静脈，= lingular vein [TA].
v. lobi medii [L/TA] 中葉静脈，= middle lobe vein [TA].
v. lumbalis ascendens [L/TA] 上行腰静脈，= ascending lumbar vein [TA].
v. magna cerebri [L/TA] 大大脳静脈，= great cerebral vein [TA].
v. marginalis dextra [L/TA] 右辺縁静脈*，= right marginal vein [TA].
v. marginalis sinistra [L/TA] 左辺縁静脈*，= left marginal vein [TA].
v. media profunda cerebri [L/TA] 深中大脳静脈，= deep middle cerebral vein [TA].
v. media superficialis cerebri [L/TA] 浅中大脳静脈，= superficial middle cerebral vein [TA].
v. medialis ventriculi lateralis [L/TA] 内側〔側脳室〕房静脈，= medial vein of lateral ventricle [TA].
v. mediana antebrachii [L/TA] 前腕正中皮静脈，= median antebrachial vein [TA], 前腕の皮静脈，= median vein of forearm [TA].
v. mediana cubiti [L/TA] 肘正中皮静脈，= median cubital vein [TA].
v. medullaris anterolateralis [L/TA] 前外側延髄静脈*，= anterolateral medullary vein [TA].
v. medullaris anteromediana [L/TA] 前正中延髄静脈*，= anteromedian medullary vein [TA].
v. medullaris posteromediana [L/TA] 後正中延髄静脈*，= posteromedian medullary veins [TA].
v. mesencephalica lateralis [L/TA] 外側中脳静脈*，= lateral mesencephalic vein [TA].
v. mesenterica inferior [L/TA] 下腸間膜静脈，= inferior mesenteric vein [TA].
v. mesenterica superior [L/TA] 上腸間膜静脈，= superior mesenteric vein [TA].
v. modioli communis [L/TA] 総蝸牛軸静脈*，= common modiolar vein [TA].
v. nasofrontalis [L/TA] 鼻前頭静脈，= nasofrontal vein [TA].
v. nutricia [L/TA] 栄養静脈*，= nutrient vein [TA].
v. nutriens [L/TA] 栄養静脈*，= nutrient vein [TA].
v. obliqua atrii sinistri [L/TA] 左心房斜静脈，= oblique vein of left atrium [TA].
v. occipitalis [L/TA] 後頭静脈，= occipital vein [TA].
v. of labyrinth 迷路静脈〔医学〕.
v. ophthalmica inferior [L/TA] 下眼静脈，= inferior ophthalmic vein [TA].
v. ophthalmica superior [L/TA] 上眼静脈，= superior ophthalmic vein [TA].
v. ovarica dextra (♀) [L/TA] 右卵巣静脈，= right ovarian vein (♀) [TA].
v. ovarica sinisra (♀) [L/TA] 左卵巣静脈，= left ovarian vein (♀) [TA].
v. palatina externa [L/TA] 外口蓋静脈，= external palatine vein [TA].
v. pancreaticoduodenalis superior posterior

[L/TA] 上後膵十二指腸静脈*, = superior posterior pancreaticoduodenal vein [TA].
v. petrosa [L/TA] 錐体静脈, = petrosal vein [TA].
v. pontis anterolateralis [L/TA] 前外側橋静脈*, = anterolateral pontine vein [TA].
v. pontis anteromediana [L/TA] 前正中橋静脈*, = anteromedian pontine vein [TA].
v. pontis lateralis [L/TA] 外側橋静脈*, = lateral pontine vein [TA].
v. pontomesencephalica [L/TA] 橋中脳静脈, = pontomesencephalic vein [TA].
v. poplitea [L/TA] 膝窩静脈, = popliteal vein [TA].
v. portae hepatis [L/TA] 門脈, = hepatic portal vein [TA].
v. posterior [L/TA] 後上葉静脈, = posterior vein [TA].
v. posterior corporis callosi [L/TA] 後脳梁静脈*, = posterior vein of corpus callosum [TA].
v. posterior septi pellucidi [L/TA] 後透明中隔静脈 (vena septi pellucidi [PNA]), = posterior vein of septum pellucidum [TA].
v. precentralis cerebelli [L/TA] 小脳中心前静脈, = precentral cerebellar vein [TA].
v. prepylorica [L/TA] 幽門前静脈, = prepyloric vein [TA].
v. profunda [L/TA] 深静脈, = deep vein [TA].
v. profunda faciei [L/TA] 深顔面静脈, = deep facial vein [TA].
v. profunda femoris [L/TA] 大腿深静脈, = profunda femoris vein [TA], deep vein of thigh [TA].
v. profunda linguae [L/TA] 舌深静脈, = deep lingual vein [TA].
v. pubica [L/TA] 恥骨静脈*, = pubic vein [TA].
v. pudenda interna [L/TA] 内陰部静脈, = internal pudendal vein [TA].
v. pulmonalis dextra inferior [L/TA] 右下肺静脈, = right inferior pulmonary vein [TA].
v. pulmonalis dextra superior [L/TA] 右上肺静脈, = right superior pulmonary vein [TA].
v. pulmonalis sinistra inferior [L/TA] 左下肺静脈, = left inferior pulmonary vein [TA].
v. pulmonalis sinistra superior [L/TA] 左上肺静脈, = left superior pulmonary vein [TA].
v. recessus lateralis ventriculi quarti [L/TA] 第四脳室外側陥凹静脈, = vein of lateral recess of fourth ventricle [TA].
v. rectalis superior [L/TA] 上直腸静脈, = superior rectal vein [TA].
v. retromandibularis [L/TA] 下顎後静脈, = retromandibular vein [TA].
v. sacralis mediana [L/TA] 正中仙骨静脈, = median sacral vein [TA].
v. saphena accessoria [L/TA] 副伏在静脈, = accessory saphenous vein [TA].
v. saphena magna [L/TA] 大伏在静脈, = great saphenous vein [TA], long saphenous vein [TA].
v. saphena parva [L/TA] 小伏在静脈, = small saphenous vein [TA], short saphenous vein [TA].
v. scalae tympani [L/TA] 鼓室階静脈*, = vein of scala tympani [TA].
v. scalae vestibuli [L/TA] 前庭階静脈*, = vein of scala vestibuli [TA].
v. scapularis dorsalis [L/TA] 背側肩甲静脈 (肩甲背静脈), = dorsal scapular vein [TA].
v. spinalis [L/TA] 脊髄静脈, = spinal vein [TA].
v. splenica [L/TA] 脾静脈, = splenic vein [TA].
v. sternocleidomastoidea [L/TA] 胸鎖乳突筋静脈, = sternocleidmastoid vein [TA].
v. stylomastoidea [L/TA] 茎乳突孔静脈, = stylomastoid vein [TA].
v. subclavia [L/TA] 鎖骨下静脈, = subclavian vein [TA].
v. subcostalis [L/TA] 肋下静脈, = subcostal vein [TA].
v. sublingualis [L/TA] 舌下静脈, = sublingual vein [TA].
v. submentalis [L/TA] オトガイ下静脈, = submental vein [TA].
v. subscapularis [L/TA] 肩甲下静脈*, = subscapular vein [TA].
v. superficialis [L/TA] 浅静脈, = superficial vein [TA].
v. superior [L/TA] 上下葉静脈, = superior vein [TA].
v. superior vermis [L/TA] 上虫部静脈, = superior vein of vermis [TA].
v. supraorbitalis [L/TA] 眼窩上静脈, = supra-orbital vein [TA].
v. suprarenalis dextra [L/TA] 右副腎静脈, = right suprarenal vein [TA].
v. suprarenalis sinistra [L/TA] 左副腎静脈, = left suprarenal vein [TA].
v. suprascapularis [L/TA] 肩甲上静脈, = suprascapular vein [TA].
v. temporalis media [L/TA] 中側頭静脈, = middle temporal vein [TA].
v. terminalis [L/TA] 上視床線条体静脈, = superior thalamostriate vein [TA].
v. testicularis dextra (♂) [L/TA] 右精巣静脈, = right testicular vein (♂) [TA].
v. testicularis sinistra (♂) [L/TA] 左精巣静脈, = left testicular vein (♂) [TA].
v. thalamostriata superior [L/TA] 上視床線条体静脈 (vena thalamostriata [PNA]), = superior thalamostriate vein [TA].
v. thoracica lateralis [L/TA] 外側胸静脈, = lateral thoracic vein [TA].
v. thoracoacromialis [L/TA] 胸肩峰静脈, = thoraco-acromial vein [TA].
v. thoracodorsalis [L/TA] 胸背静脈*, = thoracodorsal vein [TA].
v. thyroidea inferior [L/TA] 下甲状腺静脈, = inferior thyroid vein [TA].
v. thyroidea superior [L/TA] 上甲状腺静脈, = superior thyroid vein [TA].
v. transversa faciei [L/TA] 顔面横静脈, = transverse facial vein [TA].
v. umbilicalis [L/TA] 臍静脈, = umbilical vein [TA].
v. uncalis [L/TA] 鉤静脈, = vein of uncus [TA].
v. ventricularis inferior [L/TA] 下脳室静脈 (側脳室動脈), = inferior ventricular vein [TA].
v. ventriculi dextri anterior(es) [L/TA] 右心室後静脈, = anterior vein(s) of right ventricle [TA].
v. ventriculi sinistri posterior(es) [L/TA] 左心室後静脈, = posterior vein(s) of left ventricle [TA].
v. vertebralis [L/TA] 椎骨静脈, = vertebral vein [TA].
v. vertebralis accessoria [L/TA]副椎骨静脈, = accessory vertebral vein [TA].
v. vertebralis anterior [L/TA] 前椎骨静脈, = anterior vertebral vein [TA].
v. vestibularis anterior [L/TA] 前前庭静脈, = anterior vestibular vein [TA].
v. vestibularis posterior [L/TA] 後前庭静脈, = posterior vestibular vein [TA].

v. vestibulocochlearis [L/TA] 前庭蝸牛静脈*, = vestibulocochlear vein [TA].
ve·na·ca·vog·ra·phy [vi:nəkeivágrəfi] 大静脈造影(撮影)〔法〕[医学].
ve·nae [ví:ni:] [L/TA] 静脈, = veins [TA].
v. anteriores cerebri [L/TA] 前大脳静脈, = anterior cerebral veins [TA].
v. arcuatae [L/TA] 弓状静脈, = arcuate veins [TA].
v. articulares [L/TA] 顎関節静脈, = articular veins [TA].
v. atriales dextrae [L/TA] 右心房静脈*, = right atrial veins [TA].
v. atriales sinistrae [L/TA] 左心房静脈*, = left atrial veins [TA].
v. auriculares anteriores [L/TA] 前耳介静脈, = anterior auricular veins [TA].
v. basalis [L/TA] 脳底静脈, = basal vein [TA].
v. basivertebrales [L/TA] 椎体静脈, = basivertebral veins [TA].
v. brachiales [L/TA] 上腕静脈, = brachial veins [TA].
v. bronchiales [L/TA] 気管支静脈, = bronchial veins [TA].
v. capsulares [L/TA] 被膜静脈*, = capsular veins [TA].
v. cardiacae anteriores [L/TA] 前心〔臓〕静脈, = anterior cardiac veins [TA].
v. cardiacae minimae [L/TA] 細小心〔臓〕静脈, = smallest cardiac veins [TA].
v. cavernosae [L/TA] 海綿体静脈, = cavernous veins [TA].
v. centrales [L/TA] 中心静脈, = central veins [TA].
v. cerebelli [L/TA] 小脳静脈, = cerebellar veins [TA].
v. ciliares [L/TA] 毛様体静脈, = ciliary veins [TA].
v. ciliares anteriores [L/TA] 前毛様体静脈(venae ciliares [PNA]), = anterior ciliary veins [TA].
v. circumflexae femoris laterales [L/TA] 外側大腿回旋静脈, = lateral circumflex femoral veins [TA].
v. circumflexae femoris mediales [L/TA] 内側大腿回旋静脈, = medial circumflex femoral veins [TA].
v. columnae vertebralis [L/TA] 脊柱の静脈, = veins of vertebral column [TA].
v. conjunctivales [L/TA] 結膜静脈, = conjunctival veins [TA].
v. cordis [L/TA] 心臓の静脈, = veins of heart [TA].
v. cordis anteriores [L/TA] 前心〔臓〕静脈, = anterior cardiac veins [TA].
v. cordis minimae [L/TA] 細小心〔臓〕静脈(Thebesii), = smallest cardiac veins [TA].
v. corticales radiatae [L/TA] 放射皮質静脈*(小葉間静脈), = cortical radiate veins [TA].
v. digitales dorsales pedis [L/TA] 背側指静脈, = dorsal digital veins [TA].
v. digitales palmares [L/TA] 掌側指静脈, = palmar digital veins [TA].
v. digitales plantares [L/TA] 底側指静脈, = plantar digital veins [TA].
v. diploicae [L/TA] 板間静脈, = diploic veins [TA].
v. directae laterales [L/TA] 外側直接静脈*, = lateral direct veins [TA].
v. dorsales linguae [L/TA] 舌背静脈, = dorsal lingual veins [TA].
v. dorsales superficiales clitoridis (♀) [L/TA] 浅陰核背静脈, = superficial dorsal veins of clitoris (♀) [TA].
v. dorsales superficiales penis (♂) [L/TA] 浅陰茎背静脈, = superficial dorsal veins of penis (♂) [TA].
v. ductuum semicircularium [L/TA] 半規管静脈*, = veins of semicircular ducts [TA].
v. emissariae [L/TA] 導出静脈, = emissary veins [TA].
v. encephali [L/TA] 脳の静脈, = cerebral veins [TA].
v. epigastricae superiores [L/TA] 上腹壁静脈, = superior epigastric veins [TA].
v. episclerales [L/TA] 強膜上静脈, = episcleral veins [TA].
v. ethmoidales [L/TA] 篩骨静脈, = ethmoidal veins [TA].
v. femoralis [L/TA] 大腿静脈, = femoral vein [TA].
v. fibulares [L/TA] 腓骨静脈, = fibular veins [TA].
v. frontales [L/TA] 前頭静脈, = frontal veins [TA].
v. gastricae breves [L/TA] 短胃静脈, = short gastric veins [TA].
v. geniculares [L/TA] 膝静脈, = genicular veins [TA].
v. gluteae inferiores [L/TA] 下殿静脈, = inferior gluteal veins [TA].
v. gluteae superiores [L/TA] 上殿静脈, = superior gluteal veins [TA].
v. hepaticae [L/TA] 肝静脈, = hepatic veins [TA].
v. ileales [L/TA] 回腸静脈, = ileal veins [TA].
v. inferiores cerebelli [L/TA] 下小脳半球静脈*, = inferior veins of cerebellar hemisphere [TA].
v. inferiores cerebri [L/TA] 下小脳静脈, = inferior cerebral veins [TA].
v. insulares [L/TA] 島静脈, = insular veins [TA].
v. intercapitulares [L/TA] ① 中手骨頭間静脈. ② 中足骨間静脈, = intercapitular veins [TA].
v. intercostales anteriores [L/TA] 前肋間静脈, = anterior intercostal veins [TA].
v. intercostales posteriores [L/TA] 肋間静脈, = posterior intercostal veins [TA].
v. interlobares [L/TA] 葉間静脈, = interlobar veins [TA].
v. interlobulares [L/TA] 小葉間静脈, = interlobular veins [TA].
v. internae cerebri [L/TA] 内大脳静脈, = internal cerebral veins [TA].
v. interosseae anteriores [L/TA] 前骨間静脈, = anterior interosseous veins [TA].
v. interosseae posteriores [L/TA] 後骨間静脈, = posterior interosseous veins [TA].
v. interpedunculares [L/TA] 大脳脚間静脈*, = interpeduncular veins [TA].
v. intrarenales [L/TA] ① 腎臓内の静脈*(venae renis [PNA], 腎臓の静脈). ② 静脈, = intrarenal veins [TA].
v. jejunales [L/TA] 空腸静脈, = jejunal veins [TA].
v. labiales anteriores (♀) [L/TA] 前陰唇静脈, = anterior labial veins (♀) [TA].
v. labiales inferiores [L/TA] 下唇静脈, = inferior labial veins [TA].

V

v. labiales posteriores (♀) [L/TA] 後陰唇静脈, = posterior labial veins (♀) [TA].
v. labyrinthi [L/TA] 迷路静脈, = labyrinthine veins [TA].
v. lumbales [L/TA] 腰静脈, = lumbar veins [TA].
v. marginalis lateralis [L/TA] 外側足縁静脈, = lateral marginal vein [TA].
v. marginalis medialis [L/TA] 内側足縁静脈, = medial marginal vein [TA].
v. maxillares [L/TA] 顎静脈, = maxillary veins [TA].
v. mediastinales [L/TA] 縦隔静脈, = mediastinal veins [TA].
v. medullae oblongatae [L/TA] 延髄静脈, = veins of medulla oblongata [TA].
v. medullae spinalis [L/TA] 脊髄の静脈, = veins of spinal cord [TA].
v. medullares dorsales [L/TA] 後延髄静脈*, = dorsal medullary veins [TA].
v. medullares transversae [L/TA] 横延髄静脈*, = transverse medullary veins [TA].
v. membri inferioris [L/TA] 下肢の静脈, = veins of lower limb [TA].
v. membri superioris [L/TA] 上肢の静脈, = veins upper limb [TA].
v. meningeae [L/TA] 硬膜静脈, = meningeal veins [TA].
v. meningeae mediae [L/TA] 中硬膜静脈, = middle meningeal veins [TA].
v. metacarpales dorsales [L/TA] 背側中手静脈, = dorsal metacarpal vein [TA].
v. metacarpales palmares [L/TA] 掌側中手静脈, = palmar metacarpal veins [TA].
v. metatarsales dorsales [L/TA] 背側中足静脈, = dorsal metatarsal veins [TA].
v. metatarsales plantares [L/TA] 底側中足静脈, = plantar metatarsal veins [TA].
v. musculophrenicae [L/TA] 筋横隔静脈, = musculophrenic veins [TA].
v. nasales externae [L/TA] 外鼻静脈, = external nasal veins [TA].
v. nuclei caudati [L/TA] 尾状核静脈, = veins of caudate nucleus [TA].
v. obturatoriae [L/TA] 閉鎖静脈, = obturator veins [TA].
v. occipitales [L/TA] 後頭静脈, = occipital veins [TA].
v. oesophageales [L/TA] 食道静脈, = oesophageal veins [TA].
v. orbitae [L/TA] 眼窩の静脈, = orbital veins [TA].
v. palpebrales [L/TA] 眼瞼静脈, = palpebral veins [TA].
v. palpebrales inferiores [L/TA] 下眼瞼静脈, = inferior palpebral veins [TA].
v. palpebrales superiores [L/TA] 上眼瞼静脈, = superior palpebral veins [TA].
v. pancreaticae [L/TA] 膵静脈, = pancreatic veins [TA].
v. pancreaticoduodenales [L/TA] 膵十二指腸静脈, = pancreaticoduodenal veins [TA].
v. paraumbilicales [L/TA] 臍傍静脈, = para-umbilical veins [TA].
v. parietales [L/TA] 頭頂静脈, = parietal veins [TA].
v. parotideae [L/TA] 甲状腺静脈, = parotid veins [TA].
v. pectorales [L/TA] 胸筋枝, = pectoral veins [TA].
v. pedunculares [L/TA] 大脳脚静脈, = peduncular veins [TA].
v. perforantes [L/TA] 貫通静脈, = perforating veins [TA].
v. pericardiacae [L/TA] 心膜静脈, = pericardial veins [TA].
v. pericardiacophrenicae [L/TA] 心膜横隔静脈, = pericardiacophrenic veins [TA].
v. peroneae [L/TA] 腓骨静脈, = peroneal veins [TA].
v. pharyngeae [L/TA] 咽頭静脈, = pharyngeal veins [TA].
v. phrenicae inferiores [L/TA] 下横隔静脈, = inferior phrenic veins [TA].
v. phrenicae superiores [L/TA] 上横隔静脈, = superior phrenic veins [TA].
v. pontis [L/TA] 橋静脈, = pontine veins [TA].
v. pontis transversae [L/TA] 横橋静脈*, = transverse pontine veins [TA].
v. portales hypophysiales [L/TA] 下垂体門脈, = portal veins of hypophysis [TA].
v. prefrontales [L/TA] 前頭前野静脈, = prefrontal veins [TA].
v. profundae cerebri [L/TA] 深大脳静脈, = deep cerebral veins [TA].
v. profundae clitoridis (♀) [L/TA] 陰核深静脈, = deep veins of clitoris (♀) [TA].
v. profundae membri inferioris [L/TA] 下肢の深静脈*, = deep veins of lower limb [TA].
v. profundae membri superioris [L/TA] 上肢の深静脈, = deep veins of upper limb [TA].
v. profundae penis (♂) [L/TA] 陰茎深静脈, = deep veins of penis (♂) [TA].
v. pudendae externae [L/TA] 外陰部静脈, = external pudendal veins [TA].
v. pulmonales [L/TA] 肺静脈, = pulmonary veins [TA].
v. radiales [L/TA] 橈骨静脈, = radial veins [TA].
v. rectales inferiores [L/TA] 下直腸静脈, = inferior rectal veins [TA].
v. rectales mediae [L/TA] 中直腸静脈, = middle rectal veins [TA].
v. renales [L/TA] 腎静脈, = renal veins [TA].
v. sacrales laterales [L/TA] 外側仙骨静脈, = lateral sacral veins [TA].
v. sclerales [L/TA] 強膜静脈, = scleral veins [TA].
v. scrotales anteriores (♂) [L/TA] 前陰嚢静脈, = anterior scrotal veins (♂) [TA].
v. scrotales posteriores (♂) [L/TA] 後陰嚢静脈, = posterior scrotal veins (♂) [TA].
v. sigmoideae [L/TA] S状結腸静脈, = sigmoid veins [TA].
v. spinales anteriores [L/TA] 前脊髄静脈, = anterior spinal veins [TA].
v. spinales posteriores [L/TA]後脊髄静脈, = posterior spinal veins [TA].
v. stellatae [L/TA] 直細静脈, = stellate veins [TA].
v. subcutaneae abdominis [L/TA] 腹皮下静脈, = subcutaneous abdominal veins [TA].
v. superficiales cerebri [L/TA] 浅大脳静脈(大脳の表面の静脈), = superficial cerebral veins [TA].
v. superficiales membri inferioris [L/TA] 下肢の浅静脈, = superficial veins of lower limb [TA].
v. superficiales membri superioris [L/TA] 上肢の浅静脈, = superficial veins of upper limb [TA].

V

v. superiores cerebelli [L/TA] 上小脳半球静脈，= superior veins of cerebellar hemisphere [TA].
v. superiores cerebri [L/TA] 上大脳静脈，= superior cerebral veins [TA].
v. supratrochleares [L/TA] 滑車上静脈，= supratrochlear veins [TA].
v. surales [L/TA] 腓腹静脈*，= sural veins [TA].
v. temporale [L/TA] 側頭静脈*，= temporal veins [TA].
v. temporales [L/TA] 側頭静脈*，= temporal veins [TA].
v. temporales profundae [L/TA] 深側頭静脈，= deep temporal veins [TA].
v. temporales superficiales [L/TA] 浅側頭静脈，= superficial temporal veins [TA].
v. thalamostriatae inferiores [L/TA] 下視床線条体静脈（vena thalamostriata [PNA]，視床線条体静脈），= inferior thalamostriate veins [TA].
v. thoracicae internae [L/TA] 内胸静脈，= internal thoracic veins [TA].
v. thoracoepigastricae [L/TA] 胸腹壁静脈，= thoraco-epigastric veins [TA].
v. thymicae [L/TA] 胸腺静脈，= thymic veins [TA].
v. thyroideae mediae [L/TA]中甲状腺静脈，= middle thyroid veins [TA].
v. tibiales anteriores [L/TA] 前脛骨静脈，= anterior tibial veins [TA].
v. tibiales posteriores [L/TA] 後脛骨静脈，= posterior tibial veins [TA].
v. tracheales [L/TA] 気管静脈，= tracheal veins [TA].
v. transversae cervicis [L/TA] 頸横静脈，= transverse cervical veins [TA].
v. transversae colli [L/TA] 頸横静脈，= transverse cervical veins [TA].
v. trunci encephali [L/TA] 脳幹静脈*，= veins of brainstem [TA].
v. tympanicae [L/TA] 鼓室静脈，= tympanic veins [TA].
v. ulnares [L/TA] 尺骨静脈，= ulnar veins [TA].
v. uterinae（♀）[L/TA] 子宮静脈，= uterine veins（♀）[TA].
v. ventriculares dextrae [L/TA] 右心室静脈*，= right ventricular veins [TA].
v. ventriculares sinistrae [L/TA] 左心室静脈*，= left ventricular veins [TA].
v. ventriculi dextri anterior(es) [L/TA] 右心室後静脈，= anterior vein(s) of right ventricle [TA].
v. ventriculi sinistri posterior(es) [L/TA] 左心室後静脈，= posterior vein(s) of left ventricle [TA].
v. vesicales [L/TA] 膀胱静脈，= vesical veins [TA].
v. vorticosae [L/TA] 渦静脈，= vorticose veins [TA].

ve·na·tion [vinéiʃən] 〔静〕脈相，静脈系（静脈の分布状態）.
ve·nec·ta·sia [vìnəktéiziə] 静脈拡張〔症〕［医学］.
ve·nec·to·my [vinéktəmi] 静脈切除〔術〕［医学］.
ve·neer [vəníər] ① ベニヤ板（張り合わせの一枚一枚をいう．日本でベニヤ板と呼んでいるのは plywood）. ② 虚飾（比喩的）.
ve·ne·na [vəní:nə]（venenum の複数）.
ven·e·na·tion [vèninéiʃən] 中毒（中毒させること）.
ven·e·nif·er·ous [vènəníførəs] 毒を保有する，有毒の.
ven·e·nif·ic [vènəníflk] 毒が発生する.
ven·e·no·sa [vènənóusə] 毒ヘビの総称，= thanatophidia.
ven·e·no·sal·i·vary [vèninəsǽlivəri] 毒唾液の，= venomosalivary.
ven·e·nos·i·ty [vèninásiti] ① 有毒性. ② 中毒状態.
ven·e·nous [véninəs] 毒性の.
ve·ne·num [vəní:nəm] 毒物，毒薬，毒液. 複 venena.
ven·e·punc·ture [vènipʌ́ŋktʃər] 静脈穿刺［医学］，= venipuncture.
Venereal Disease Prophylaxis 性病予防〔法〕［医学］.
Venereal Disease Research Laboratory (VDRL) 性病研究所［医学］（アメリカの）.
ve·ne·re·al [vəní:riəl] 性病の［医学］（性交によって感染する）.
v. adenitis 性病性腺炎［医学］.
v. bubo 性病性よこね（横痃）［医学］，軟下疳.
v. carnosity（鼡径リンパ節腫），= venereal wart.
v. collar ① 梅毒性頸輪. ② ビーナス頸輪（頸部の梅毒性皮膚病変），= collar of Venus, melanoleukoderma colli.
v. disease (VD) 性病［医学］，性感染症.
v. disease research laboratory test VDRL 法（梅毒の血清診断法（STS）の一つ．ガラス板上での凝集反応の有無で診断する）.
v. granuloma 性病性肉芽腫［医学］.
v. lymphogranuloma 性病性リンパ肉芽腫［医学］.
v. lymphogranulomatosis 鼡径リンパ肉芽腫症［医学］.
v. lymphopathy 性病性リンパ肉芽腫，= lymphogranuloma venereum.
v. sore 軟下疳，= venereal ulcer.
v. ulcer 性病性潰瘍（軟性下疳）.
v. ureteritis 性病性尿管炎［医学］.
v. verruca 性病性ゆうぜい，= condyloma acuminata.
v. wart 鼡径リンパ節腫，気候性横痃，性病性ゆうぜい，性病いぼ［医学］，= condyloma acuminatum.
ve·ne·re·ol·o·gist [vənì:riáləʤist] 性病学者.
ve·ne·re·ol·o·gy [vənì:riáləʤi] 性病学，= venerology.
ve·ne·re·o·pho·bia [vənì:riəfóubiə] 性病恐怖〔症〕［医学］，= cypridophobia.
venerian corona 性病冠［医学］（花柳冠．前額に発生する冠状梅毒疹）.
ven·e·roid [vénərɔid] 性病様.
v. ulcer 性病様潰瘍，性病性潰瘍（性病とは無関係に起こる女性陰部の潰瘍で，下疳に類似したもの），= Welander ulcer.
ven·e·rol·o·gy [vènəráləʤi] 性病学［医学］，= venereology.
ven·e·ru·pin [vènərú:pin] ベネルーピン（浜名湖産アサリおよびカキに存在するアミンで，動物に注射すると急性黄色肝萎縮を起こす）.
ven·e·ry [vénəri] 性交過度の.
ven·e·sec·tion [vènəsékʃən] ① 瀉血. ② 静脈切開［医学］，= phlebotomy.
ven·e·su·ture [vènəsú:tʃər] 静脈縫合術，= phleborrhaphy.
Ve·ne·tian red [vəní:ʃən réd] ベネチア赤，= iron oxide red.
Venezuelan equine encephalitis ベネズエラウマ脳炎（東部または西部ウマ脳炎とは異なるウイルス病で，主としてウマにみられるが，ヒトにも感染し，カ *Mansonia titillans* または *Aedes taeniorhynchus* がその媒介をなすといわれる）.
Venezuelan equine encephalitis virus ベネズ

V

エラウマ脳炎ウイルス(トガウイルス科のウイルスで，ヒトにも感染し脳炎の原因となる).
Venezuelan equine encephalomyelitis (**VEE**) ベネズエラウマ脳脊髄炎(アメリカ東部ウマ脳炎ウイルスに似た病原体による).
Venezuelan hemorrhagic fever ベネズエラ出血熱.
veni- [vi:ni, veni] 静脈を意味する接頭語.
Venice turpentine ベニステルペンチン(精油樹脂), = larch turpentine.
ven·in–an·ti·ven·in [vénin æ̀ntivénin] ヘビ毒抗ヘビ毒合剤(ヘビ毒の効果に拮抗する目的に用いられる注射薬).
ven·i·plex [vénipleks] 静脈叢.
ven·i·punc·ture [vènipʌ́ŋktʃər] 静脈穿刺 [医学], = venepuncture.
ven·i·su·ture [vènisú:tʃər] 静脈縫合〔術〕, = venesuture.
Venning–Browne test [véniŋ bráun tést] ヴェンニング・ブラウン試験(プレグナンジオールを血中に証明する試験で，黄体ホルモンが体内にあることを示す).
veno- [vi:nou] 静脈を意味する接頭語.
veno–arterial bypass 静動脈バイパス [医学].
ve·no·au·ric·u·lar [vì:nouɔ:ríkjulər] 大静脈心房の.
ve·noc·ly·sis [vi:náklisis] 静脈内注射, = phleboclysis.
ve·no·fi·bro·sis [vì:noufaibróusis] 静脈線維症(静脈の中層の線維組織が増殖する疾患).
ven·o·gal [vénəgəl] ベノガル(トチノキ [七葉樹] の抽出物で，抗凝血薬として用いられる).
ven·o·gen [vénəʤən] ベニーン原.
ve·no·gram [ví:nəgræm] ① 静脈造影像，静脈造影図 [医学]. ② 静脈波図.
ve·nog·ra·phy [vi:nágræfi] 静脈造影〔法〕[医学].
ven·om [vénəm] 毒液(特に昆虫，ヘビなどの動物が分泌するもの)，毒物 [医学].
  v. duct 毒管.
  v. fang 毒牙 [医学].
  v. hemolysis ヘビ毒溶血.
  v. immunotherapy 蛇毒免疫療法 [医学].
  v. poisoning ヘビ毒中毒.
  v. sac 毒嚢 [医学].
ven·o·min [vénəmin] ベノミン(マムシ亜科のヘビ類から分離した毒性物質で，リウマチ性疾患の治療に用いる).
ven·o·mi·za·tion [vènəmaizéiʃən] ヘビ毒で処理すること.
ven·o·mo·sal·i·vary [vènəməsǽlivəri] 毒唾液の, = venenosalivary.
ve·no·mo·tor [vi:nəmóutər] 静脈運動の.
  v. nerve 静脈運動神経 [医学].
ven·o·mous [vénəməs] 有毒の，毒素分泌の.
  v. snake bite 毒蛇咬傷 [医学].
  v. spicule 毒針毛 [医学].
venoocclusive disease 静脈閉塞性疾患 [医学].
  v. disease of liver 肝静脈閉塞症(毒性植物摂取により生ずる).
ve·no·per·i·to·ne·os·to·my [vì:noupèritòuniástəmi] 伏在静脈腹膜吻合術(腹水を排除するための手術), = Routte operation.
ve·no·pres·sor [vì:naprésər] 静脈〔血〕圧の.
venorespiratory reflex 静脈呼吸反射.
ve·no·scle·ro·sis [vì:nouskliəróusis] 静脈硬化症(特に梅毒による直腸の), = phlebosclerosis.
ve·nose [ví:nous] 静脈をもつ，静脈のある.
ve·nos·i·ty [vi:násiti] (①静脈ないし静脈血に富んだ状態. ② 静脈のうっ血状態).
ve·no·spasm [ví:nəspæzəm] 静脈痙攣 [医学].
ve·no·sta·sin [vì:nəstéisin] ベノスタシン(エスクレチン aesculetin を含有するクリ [栗] のエキス).
ve·no·sta·sis [vì:nəstéisis, -nástəs-] 静脈うっ血 [医学]，静脈血うっ滞(特に四肢の静脈に圧迫を加えてその血流を阻止すること).
ve·no·stat [ví:nəstæt] 静脈血うっ滞用器.
ve·nos·to·my [vi:nástəmi] 静脈吻合術(小児に輸血または反復輸液を行うときに静脈を露出する方法), = cutdown.
ve·not·o·my [vi:nátəmi] 静脈切開〔術〕[医学], = phlebotomy.
ve·nous [ví:nəs] 静脈の.
  v. access 静脈確保 [医学].
  v. alveolar air 静脈血平衡肺胞気.
  v. angioma 静脈性血管腫 [医学].
  v. angle 静脈角(内頸静脈と鎖骨下静脈との角).
  v. artery 静脈性動脈(肺動脈のように静脈血を運搬するもの).
  v. artery anastomosis 動静脈吻合.
  v. bleeding 静脈出血 [医学].
  v. blood 静脈血 [医学](静脈内の血液. 酸素含量が少なく暗赤色).
  v. blood pressure 静脈圧 [医学]，静脈血圧.
  v. calculus 静脈結石, = phlebolith.
  v. capillary 静脈性毛細血管.
  v. catheterization 静脈カテーテル法 [医学](心臓カテーテル法).
  v. claudication 静脈性は(跛)行症(血管硬化性発作性筋無力症), = angiosclerotic paroxysmal myasthenia.
  v. collapse 静脈虚脱 [医学](静脈波でみられる陥没).
  v. congestion 静脈系うっ血.
  v. drainage control 静脈脱血調節 [医学].
  v. duct 静脈管 [医学].
  v. embolism 静脈塞栓症 [医学]，静脈性塞栓症.
  v. filling 静脈充満〔像〕[医学].
  v. flap 静脈皮弁 [医学].
  v. gangrene うっ血性壊疽 [医学]，静脈性壊疽, = static gangrene.
  v. grooves [TA] 静脈溝, = sulci venosi [L/TA].
  v. heart 静脈心，右心(房および室).
  v. heart treatment 右心療法, = McPheeter treatment.
  v. hemangioma 静脈〔性〕血管腫.
  v. hematocrit 静脈ヘマトクリット [医学].
  v. hemorrhage 静脈性出血 [医学]，静脈出血.
  v. hum 静脈〔性〕雑音 [医学](聴診器の鐘部で頸静脈の上から圧迫するときに聴取される静脈音)，コマ(独楽)音，松濤(しょうとう)音, = bruit de diable, humming–top murmur, venous bruit.
  v. hyperemia 静脈性充血 [医学]，うっ血 [医学](血流の流れが阻止されて起こる充血), = passive congestion, venosity.
  v. injury 静脈損傷 [医学].
  v. insufficiency 静脈血流不全症 [医学]，静脈不全症(うっ血).
  v. lake 静脈湖 [医学](老人性血管腫の一つ. 口唇，耳介に生ずるわずかに隆起した紫紅色の結節).
  v. ligament 静脈管索.
  v. ligamentum 静脈管索 [医学].
  v. malformation 静脈奇形.
  v. mesocardium 静脈性心間膜(大静脈と肺静脈とを包む心外膜).
  v. murmur 静脈雑音.
  v. network 静脈網 [医学].

V

v. ostium 静脈口〔医学〕.
v. oxygen pressure 静脈酸素圧〔医学〕.
v. oxygen reserve 静脈酸素予備〔医学〕.
v. phase 静脈相〔医学〕.
v. plexus [TA] 静脈叢, = plexus venosus [L/TA], rete venosum [L/TA].
v. plexus of bladder 膀胱静脈叢.
v. plexus of foramen ovale [TA] 卵円孔静脈叢, = plexus venosus foraminis ovalis [L/TA].
v. plexus of hypoglossal canal [TA] 舌下神経管静脈叢, = plexus venosus canalis nervi hypoglossi [L/TA].
v. plexus of pharynx 咽頭静脈叢.
v. pressure 静脈圧〔医学〕.
v. pulmonary hypertension 静脈性肺高血圧〔症〕〔医学〕.
v. pulse 静脈波〔医学〕, 静脈拍動.
v. racemose angioma つる(蔓)状静脈腫〔医学〕.
v. reconstruction 静脈再建〔医学〕.
v. return 静脈環流〔医学〕.
v. return curve 静脈還流曲線〔医学〕.
v. return resistance 静脈還流抵抗〔医学〕.
v. return volume 静脈還流量.
v. sclerosis 静脈硬化〔症〕〔医学〕, = phlebosclerosis.
v. segments of kidney 腎の静脈区域.
v. shunt 静脈分流.
v. sinus 静脈洞(脳の), = cerebral sinus.
v. sinus of sclera 強膜の静脈洞, = sinus venous sclerae.
v. stasis 静脈うっ血〔医学〕.
v. thrombosis 静脈血栓〔症〕〔医学〕.
v. tracing 静脈追跡〔医学〕.
v. transfusion 静脈内輸血〔医学〕.
v. ulcer 静脈性潰瘍.
v. valve [TA] 静脈弁(血液の逆流を防ぐ静脈内膜のヒダ), = valvula venosa [L/TA].
ve·no·ve·nos·to·my [vì:nəvi:nástəmi] 静脈静脈吻合〔術〕〔医学〕.
veno-venous bypass 静脈静脈バイパス〔医学〕.
vent [vént] ① 通気口, 換気口, ベント〔医学〕. ② 孔, 口(肛門または排膿孔). ③ 風, = wind.
v. disease (ウサギ[家兎]の性病で, *Treponema paraluis cuniculi* の感染によるもの).
ven·ter [véntər] [L/TA] ① 筋腹, = belly [TA]. ② 腹部, 腹. 複 ventres. 形 ventral.
v. anterior [L/TA] 前腹(筋の), = anterior belly [TA].
v. anterior musculi digastrici [NA]〔顎二腹筋〕前腹.
v. caudalis 下腹.
v. cranialis 上腹.
v. frontalis [L/TA] 前頭筋, = frontal belly [TA].
v. imus 下腹.
v. inferior [L/TA] 下腹, = inferior belly [TA].
v. inferior musculi omohyoidei [NA]〔肩甲舌骨筋〕下腹.
v. mandibularis 顎二腹筋前腹.
v. mastoideus 顎二腹筋後腹.
v. medius 胸腔.
v. occipitalis [L/TA] 後頭筋, = occipital belly [TA].
v. posterior [L/TA] 後腹(筋肉の), = posterior belly [TA].
v. posterior musculi digastrici [NA]〔顎二腹筋〕後腹.
v. propendens ① 下垂腹, 垂下腹部. ② 子宮前傾.
v. scapulae 肩甲下窩.
v. superior [L/TA] 上腹, = superior belly [TA].
v. superior musculi omohyoidei [NA]〔肩甲舌骨筋〕上腹.
v. supremus 頭蓋腔.
ven·til [véntil] 弁様の, = valve-like.
ven·ti·la·tion [vèntiléiʃən] 換気〔法〕〔医学〕, 通気〔法〕.
v. bronchoscopy 換気〔性〕気管支鏡検査〔医学〕.
v. coefficient 換気係数〔医学〕.
v. disturbance 換気障害.
v. equivalent 換気等量(次の方程式で算出する).

$$換気等量 = \frac{1分時換気量}{1分時酸素消費量} \times 100$$

v. index 換気指数〔医学〕(換気試験成績を肺活量で除して得るもの).
v. insufficiency 換気不全, = ventilatory insufficiency.
v. meter 換気量計〔医学〕.
v./perfusion imbalance 換気血流不均衡.
v. perfusion ratio 換気血流比〔医学〕.
v. perfusion ratio inequality 換気血流比不均等.
v.-perfusion study 肺換気・血流スキャン.
v. quotient 換気商.
v. response 換気反応.
v. scanning 換気スキャンニング〔医学〕.
v. support 補助換気.
v. test 換気試験.
ven·ti·la·tor [véntileitər] ① 換気機, 換気装置〔医学〕. ② ベンチレータ〔医学〕(人工呼吸器の一種), 人工呼吸器〔医学〕, = respirator.
v. associated pneumonia (VAP) 人工呼吸器関連肺炎(気管挿管したチューブのカフに貯留した分泌液に細菌が繁殖するためと考えられている).
ven·ti·la·to·ry [véntilətɔ:ri] 換気(通気)に関する.
v. capacity 換気能〔医学〕, 換気能力.
v. compliance 換気コンプライアンス.
v. disturbance 換気障害, = ventilatory impairment.
v. drive 換気駆動〔医学〕.
v. equivalent 換気当量〔医学〕, 当量換気〔医学〕.
v. failure 換気不全.
v. impairment 換気障害.
v. insufficiency 換気不全〔医学〕.
v. response 換気応答〔医学〕.
v. threshold 換気性閾値.
v. volume 換気量〔医学〕.
ven·ti·lom·e·try [vèntilámitri] 換気測定器.
ven·tose [véntous] ① 吸角, = cupping glass. ② 鼓腸性の.
ven·touse [ventú:z] [F] 吸角.
ventr- [ventr] 腹との関係を表す接頭語, = ventro-.
ven·trad [véntræd] 腹方へ, 腹側へ.
ven·tral [véntrəl] [TA] ① 腹側, = ventralis [L/TA]. ② 腹側の, 腹の, 腹面の(背の反対).
v. acoustic stria [TA] 前聴条*, = stria cochlearis anterior [L/TA].
v. anterior nucleus [TA] 前腹側核, = nucleus ventralis anterior [L/TA].
v. anterior nucleus of thalamus〔視床〕前腹側核.
v. aorta 腹側大動脈.
v. apron prepuce 腹側エプロン包皮.
v. area 腹側部.
v. aspect 腹側観, 腹側.
v. canal cells 腹腔細胞.
v. celiotomy 腹式切開術.
v. cochlear nucleus [TA]〔腹側〕蝸牛神経核,

V

= nucleus cochlearis anterior [L/TA].
v. column [TA] 前柱, = columna anterior [L/TA].
v. cord 腹索.
v. cornu 前角, = anterior horn.
v. corticospinal tract [TA] 前皮質脊髄路(錐体交叉で交叉せずに脊髄の前索を下行する. 運動性(下行性)伝導路), = tractus corticospinalis anterior [L/TA].
v. external arcuate fibres [TA] 前外弓状線維, = fibrae arcuatae externae anteriores [L/TA].
v. fasciculus proprius [TA] 前索固有束, = fasciculus proprius anterior [L/TA].
v. fin 腹鰭.
v. fissure 腹側裂, 腹面披裂〔形成〕.
v. flagellum 腹鞭毛.
v. funiculus [TA] 前索, = funiculus anterior [L/TA].
v. gigantocellular reticular nucleus [TA] 前巨大細胞核*, = nucleus gigantocellularis anterior [L/TA].
v. glands 腹面腺(昆虫の), = ecdysial glands.
v. grey commissure [TA] 前灰白交連, = commissura grisea anterior [L/TA].
v. hernia 腹面ヘルニア, 腹壁ヘルニア〔医学〕, = abdominal hernia, epigastric h., Spigelian h..
v. horn [TA] 前角, = cornu anterius [L/TA].
v. intermediate nucleotomy 視床中間腹側核切截〔医学〕.
v. intermediate nucleus [TA] 中間腹側核, = nucleus ventralis intermedius [L/TA].
v. intermediate nucleus of thalamus 〔視床〕中間腹側核.
v. lamella [TA] 腹側板*, = lamella anterior [L/TA].
v. lateral complex [TA] 外側前核*, = nuclei ventrales laterales [L/TA].
v. lateral geniculate nucleus [TA] 〔外側〕膝状体前核, = nucleus ventralis corporis geniculati lateralis [L/TA].
v. lateral nucleus of thalamus 〔視床〕外側腹側核.
v. line 腹線.
v. lip 腹唇〔医学〕.
v. medial complex [TA] 内側前核*, = nuclei ventrales mediales [L/TA].
v. medial nucleus [TA] 腹内側核, = nucleus anteromedialis [L/TA], n. medialis anterior [L/TA].
v. median cord 腹部正中索.
v. median fissura [TA] 前正中裂, = fissura mediana anterior [L/TA].
v. median fissure [TA] 前正中裂, = fissura mediana anterior [L/TA].
v. mesocardium 腹側心間膜(人類では存在しない).
v. mesogastrium 腹側胃間膜〔医学〕.
v. nerve chain 腹神経節連鎖.
v. nerve cord 腹神経索.
v. nuclei of thalamus [TA] 視床前核*, = nuclei ventrales thalami [L/TA].
v. nucleus [TA] 前核*, = nucleus anterior [L/TA].
v. nucleus of lateral lemniscus [TA] 外側毛帯前核*, = nucleus anterior lemnisci lateralis [L/TA].
v. nucleus of thalamus 視床腹側核(視床の核で内側毛帯, 脊髄視床路, 2次三叉路からの線維を受け知覚伝導路の中継となる), = nucleus ventralis thalami.
v. nucleus of trapezoid body [TA] 台形体腹側核, = nucleus anterior corporis trapezoidei [L/TA].
v. pallidum [TA] 腹側淡蒼球*, = pallidum ventrale [L/TA].
v. pancreas 腹側膵臓(胎生期の).
v. papilla 腹乳頭.
v. paraflocculus 腹側傍片葉.
v. paraflocculus〔H IX〕 [TA] 腹側旁片葉, = paraflocculus ventralis〔H IX〕[L/TA].
v. part [TA] 腹側部*, = pars ventralis [L/TA], 前部*, = pars anterior [L/TA].
v. part〔II〕 [TA] 前部*, = pars ventralis〔II〕[L/TA].
v. part〔H II〕 [TA] 前部, = pars ventralis〔H II〕[L/TA].
v. part〔IV〕 [TA] 前部*, = pars ventralis〔IV〕[L/TA].
v. part〔H IV〕 [TA] 前部, = pars ventralis〔H IV〕[L/TA].
v. part of pons 橋腹部, = pars ventralis pontis.
v. parts [TA] 前部, = partes ventrales [L/TA].
v. placenta 腹側位胎盤〔医学〕.
v. plate 腹側床(神経管の), = floor plate.
v. pontine syndrom 橋腹側症候群, = locked-in syndrome.
v. pontoreticulospinal tract [TA] 前橋網様体路*, = tractus pontoreticulospinalis anterior [L/TA].
v. posterior inferior nucleus [TA] 下後前核*, = nucleus ventralis posterior inferior [L/TA].
v. posterior internal nucleus [TA] 内後腹側核*, = nucleus ventralis posterior internus [L/TA].
v. posterior nucleus of thalamus 〔視床〕後腹側核.
v. posterior parvocellular nucleus [TA] 小細胞腹側後核*, = nucleus ventroposterior parvocellularis [L/TA].
v. posterolateral nucleus [TA] 後外側前核*, 後外側腹側核, = nucleus ventralis posterolateralis [L/TA].
v. posterolateral nucleus of thalamus 〔視床〕後外側腹側核, = ventral posterior lateral nucleus of thalamus.
v. posteromedial nucleus [TA] 後内側前核*, = nucleus ventralis posteromedialis [L/TA].
v. posteromedial nucleus of thalamus 視床後内側腹側核, = posterior medial nucleus of thalamus.
v. premammillary nucleus [TA] 乳頭体前核*, = nucleus premammillaris ventralis [L/TA].
v. primary rami of cervical spinal nerves 頸〔脊髄〕神経前枝.
v. primary rami of lumbar spinal nerves 腰〔脊髄〕神経前枝.
v. primary rami of sacral spinal nerves 仙骨〔脊髄〕神経前枝.
v. primary ramus of spinal nerve 脊髄神経前枝.
v. principal nucleus [TA] 腹側核*, = nucleus ventralis [L/TA].
v. rami [TA] 前枝, = rami ventrales [L/TA].
v. raphespinal tract [TA] 前縫線核脊髄路*, = tractus raphespinalis anterior [L/TA].
v. reticulospinal tract [TA] 前網様体脊髄路*, = tractus reticulospinalis anterior [L/TA].
v. root [TA] 前根, = radix motoria [L/TA].
v. root potential 前根電位〔医学〕.
v. sacrococcygeal ligament 前仙尾靱帯.
v. sacrococcygeal muscle 前仙尾筋.
v. sacrococcygeus muscle 腹側仙尾筋.
v. sacroiliac ligaments 前仙腸靱帯.
v. solitary nucleus [TA] 前孤束核*, = nucleus solitarius anterior [L/TA].

v. spinocerebellar tract [TA] 前脊髄小脳路, = tractus spinocerebellaris anterior [L/TA].
v. spinothalamic tract [TA] 前脊髄視床路, = tractus spinothalamicus anterior [L/TA].
v. striatum [TA] 腹側線条体*, = corpus striatum ventrale [L/TA], striatum ventrale [L/TA].
v. subdivision [TA] 腹側部*, = pars ventralis [L/TA].
v. subnucleus [TA] 前部*, = pars anterior [L/TA].
v. sucker 腹吸盤, = acetabulum.
v. supra-optic commissure [TA] 腹側視索上交連*, = commissura supraoptica ventralis [L/TA].
v. surface of digit 指腹面.
v. teeth 腹側歯.
v. tegmental decussation [TA] 前被蓋交叉, = decussatio tegmentalis anterior [L/TA].
v. tegmental nuclei [TA] 前被蓋核, = nuclei tegmentales anteriores [L/TA].
v. tegmental nucleus [TA] 前被蓋核*, = nucleus tegmentalis anterior [L/TA].
v. thalamus [TA] 視床腹部, = subthalamus [L/TA].
v. tier thalamic nuclei 視床核腹側列, 腹側層視床核.
v. trigeminothalamic tract [TA] 前三叉神経視床路*, = tractus trigeminothalamicus anterior [L/TA].
v. white commissure [TA] 前白交連, = commissura alba anterior [L/TA].
ven·tra·lis [ventréilis] [L/TA] 腹側, = ventral [TA].
ven·tral·ward [véntrəlwɔ:d] 腹側方へ.
ventri- [ventri] 腹との関係を表す接頭語, = ventro-.
ven·tri·ci·dal [vèntrisáidəl] 胞腹.
v. dehiscence 胞腹裂開.
ven·tri·cle [véntrikl] ① 室, 小室. ② 心室. ③ 脳室. 形 ventricular.
ventricles of heart 心室, = ventriculus cordis.
ven·tric·o·lum·na [vèntrikoulʌ́mnə] = ventricornu.
ven·tri·cor·nu [vèntrikɔ́:nju] 前角(脊髄の), = columma anterior.
ven·tri·cose [véntrikous] ① 腹のような一側の膨隆. ② 太鼓腹の.
ventricul- [ventrikjul] 室, 心室の意を表す接頭語.
ven·tric·u·la [ventríkjulə] 胃, = stomach.
ven·tric·u·lar [ventríkjulər] ① 脳室の. ② 心室の.
v. activation 心室興奮(賦活) [医学].
v. activation time (VAT) 心室興奮時間 [医学], 心室興奮伝達時間.
v. aneurysm 心室性動脈瘤 [医学], 心室瘤.
v. angle 胃角.
v. appendix 胃盲嚢.
v. aqu(a)educt 中脳水道, = aqu(a)eductus cerebri, cerebral aqu(a)educt, Sylvian aqu(a)educt, Sylvius aqu(a)educt.
v. arrhythmia (VAT) 心室〔性〕不整脈 [医学].
v. arteries 心室動脈.
v. assist device 補助心臓.
v. assisting device 心室補助装置 [医学].
v. atresia 胃閉鎖〔症〕 [医学].
v. automaticity 心室自動 [医学].
v. automatism 心室自動能.
v. bigeminy 心室性二段脈 [医学].
v. block 脳室遮断 [医学] (マッケンジー孔とルシュカ孔が炎症時滲出液により閉鎖された状態. これらの孔はクモ膜下腔と脳室との間を連絡するので, 髄液の流通が遮断される).
v. capture 心室捕捉 [医学] (房室解離後, 心房が再び心室をコントロールする状態), = capture beat.
v. collapse 脳室虚脱 [医学].
v. complex 心室棘波群 [医学], 心室波群 [医学] (心電図のQ, R, S, T波).
v. compliance 心室コンプライアンス [医学].
v. conduction 心室伝導.
v. contraction 心室収縮 [医学].
v. depression 心室性陥凹 [医学] (静脈波上心室波と心房波との中間にみられる陥凹).
v. diastole 心室拡張期 [医学].
v. diverticulum 心室憩室 [医学].
v. drainage 脳室排液, 脳室ドレナージ [医学] (脳室を穿刺してカテーテルを挿入し, 脳室内の髄液を体外に導く方法).
v. dropped beat 心室脱落収縮 [医学].
v. end-diastolic pressure (VEDP) 心室拡張終期圧 [医学].
v. end-diastolic volume (VEDV) 心室拡張終期容積 [医学].
v. end-systolic volume (VESV) 心室収縮終期容積 [医学].
v. enlargement 脳室拡張 [医学].
v. escape 心室逸脱〔収縮〕 [医学], 心室性補充収縮(普通延長した拡張期に続いて異所性心室ペースメーカから起こる心室拍動).
v. estimation 脳室評価 [医学].
v. extrasystole 心室〔性〕期外収縮 [医学].
v. failure 心室不全 [医学].
v. fibrillation 心室細動 [医学].
v. filling 心室充えい(盈)現象 [医学].
v. fluid 脳室液.
v. flutter 心室粗動 [医学].
v. fold 室ヒダ(喉頭の両側にある粘膜のヒダで, 上甲状披裂靱帯のある場所), = false vocal cords.
v. free wall 心室自由壁.
v. free wall rupture 心室自由壁破裂 [医学].
v. function curve 心室機能曲線 [医学].
v. fusion beat 心室融合収縮.
v. gallop 心室性奔馬律〔動〕 [医学], 拡張早期奔馬調.
v. ganglion 心室神経節(カエルの), = Bidder ganglion.
v. gradient 心室勾配 [医学] (心電図上で QRS 群で囲まれた面積ベクトルとT波で囲まれた面積ベクトルのベクトル和の大きさと方向とで判定).
v. hypertrophy 心室肥大 [医学].
v. late potential 心室性遅延電位.
v. layer 脳室層.
v. ligament ① 心室ヒダ. ② 偽声帯.
v. pacing 心室ペーシング [医学].
v. plexus 心室神経叢(心室上衣にあって, ネコおよびサルについて記載されている).
v. premature beat (VPB) 心室性期外収縮 [医学], = ventricular premature contraction (VPC), v. premature systole.
v. premature contraction (VPC) 心室性期外収縮 [医学].
v. premature systole 心室性期外収縮 [医学].
v. preponderance 心室優位性(左右の心室が相互の発達を比較したときにいう).
v. presystole 心室収縮前期 [医学].
v. puncture 脳室穿刺 [医学].
v. reduction surgery 心室縮小手術, = Batista procedure.
v. reflux 脳室逆流 [医学].
v. refractory period 心室不応期 [医学].
v. rhythm 心室律動 [医学], 心室リズム(完全房室ブロックにおいてみられる).

V

v. rupture 心室破裂〔医学〕.
v. sensitivity 心室感度〔医学〕.
v. septal defect (**VSD**) 心室中隔欠損〔症〕〔医学〕.
v. septal perforation 心室中隔穿孔〔医学〕.
v. septal rupture 心室中隔破裂〔医学〕.
v. septum 心室中隔.
v. serous meningitis 漿液性脳室髄膜炎〔医学〕.
v. shunt ①脳室シャント(短絡)〔医学〕. ②心室シャント〔医学〕.
v. stowing wave 心室うっ血波.
v. strain 心室ストレイン〔医学〕.
v. system 脳室系〔医学〕.
v. systole 心室収縮期〔医学〕, 心室収縮.
v. tachycardia 心室性頻拍〔医学〕, 心室頻拍.
v. tap 脳室穿刺〔医学〕.
v. venous pulse 心室性静脈波, = positive venous pulse, pathologic venous pulse.
v. wave 心室波〔医学〕.

ven·tric·u·lec·to·my [ventrìkjuléktəmi] 心室心筋切除術.

ven·tric·u·li·tis [ventrìkjuláitis] 脳室炎〔医学〕.

ventriculo- [ventrikjulou, -lə] 室, 腹, 胃を意味する接頭語.

ven·tri·cu·lo·a·tri·al (**VA**) [vèntrikjulouéitriəl] 室房の.
v. conduction (**VAC**) 室房伝導, = V-A conduction.
v. shunt 脳室心房交通〔術〕, 脳室心房シャント形成術, 脳室心房瘻造設術, 脳室心房短絡術(側脳室から顔面静脈または内頸静脈を介して, 右心房までシャントチューブを挿入する水頭症の手術), = ventriculoatriostomy, ventriculoauriculostomy.

ven·tric·u·lo·a·tri·os·to·my [ventrìkjulouætriástəmi] 脳室心房短絡〔術〕〔医学〕, = ventriculoatrial shunt.

ven·tric·u·lo·au·ric·u·los·to·my [ventrìkjulouɔ:rìkjulástəmi] 脳室心房短絡〔術〕〔医学〕.

ventriculocaval shunt 脳室上大静脈短絡〔医学〕, 脳室上大静脈交通術.

ventriculocisternal shunt 脳室大槽(脳槽)短絡〔医学〕, 脳室大槽(脳槽)交通術.

ven·tric·u·lo·cis·ter·nos·to·my [ventrìkjulousìstə:nástəmi] 脳室大槽吻合〔術〕〔医学〕.

ven·tric·u·lo·cor·dec·to·my [ventrìkjuloukɔ:déktəmi] 喉頭声帯切除術〔医学〕.

ven·tric·u·lo·en·ceph·a·li·tis [ventrikjulouensefəláitis] 脳室脳炎.

ven·tric·u·lo·gram [ventríkjuləgræm] ①脳室造影(撮影)像. ②心室造影(撮影)像.

ven·tric·u·log·ra·phy [ventrìkjulágrəfi] 心室造影検査〔医学〕, 脳室撮影法(脳室穿刺法により, 脳室内に空気または造影剤を注射してX線写真を撮る方法).

ven·tric·u·lo·mas·toi·dos·to·my [ventrìkjuloumæstɔidástəmi] 脳室乳突瘻造設術〔医学〕, 脳室乳突フィステル形成術.

ven·tric·u·lom·e·try [ventrìkjulámitri] 脳室内圧測定〔法〕〔医学〕.

ven·tric·u·lo·nec·tor [ventrìkjulənéktər] 心室束幹, = bundle of His.

ventriculoperitoneal shunt 脳室腹腔短絡術, 脳室腹腔交通術(水頭症の短絡術の一つで, 手技や再建が簡単であることから現在最も好んで用いられる), = ventriculoperitoneostomy.

ven·tric·u·lo·per·i·to·ne·os·to·my [ventrìkjuloupèritòuniástəmi] 脳室腹腔短絡術, 脳室腹腔短絡形成術〔医学〕, 脳室腹腔交通術, = ventriculoperitoneal shunt.

ven·tric·u·lo·pleu·ral shunt [ventrìkjulouplú:rəl ʃʌnt] 脳室胸腔交通術.

ven·tric·u·lo·pleu·ros·to·my [ventrìkjulouplu:rástəmi] 脳室胸腔短絡形成術〔医学〕.

ven·tric·u·lo·punc·ture [ventrìkjuləpʌ́ŋkʧər] 脳室穿刺〔医学〕.

ven·tric·u·lo·scope [ventríkjuləskoup] 脳室内視鏡, 脳室鏡〔医学〕.

ven·tric·u·los·co·py [ventrìkjuláskəpi] 脳室内視法, 脳室鏡検査〔法〕〔医学〕.

ven·tric·u·los·ti·um [ventrìkjulástiəm] 脳室と脳表面との開口.

ven·tric·u·los·to·my [ventrìkjulástəmi] 脳室造瘻術, 脳室瘻造設術〔医学〕(第三脳室と交叉槽, 脚間槽などの脳底部のクモ膜下腔とを交通させること).

ven·tric·u·lo·sub·a·rach·noid [ventrìkjulousʌ̀bəræknɔid] 脳室クモ膜下の.

ventriculosystemic shunt 脳室体循環シャント〔医学〕.

ven·tric·u·lot·o·my [ventrìkjulátəmi] 脳室切開〔術〕〔医学〕.

ven·tric·u·lus [ventríkjuləs] ①室. ②腔. ③胃, = gaster. 複 ventriculi.
v. bilocularis 二房胃(砂時計胃).
v. cerebri 脳室.
v. cerebri medius 中脳室(第三脳室).
v. cordis 心室.
v. cordis dexter [L/TA] 右心室, = right ventricle [TA].
v. cordis sinister [L/TA] 左心室, = left ventricle [TA].
v. dexter [L/TA] 右心室, = right ventricle [TA].
v. dexter cordis 右心室.
v. laryngis [L/TA] 喉頭室, = laryngeal ventricle [TA].
v. lateralis [L/TA] 側脳室, = lateral ventricle [TA].
v. lateralis cerebri 側脳室.
v. olfactorius 嗅室(胚子嗅脳の内腔).
v. opticus 視室(胚子視嚢の内腔).
v. quartus [L/TA] 第四脳室, = fourth ventricle [TA].
v. sinister [L/TA] 左心室, = left ventricle [TA].
v. sinister cordis 心左室.
v. telencephali 終脳室.
v. terminalis [L/TA] 終室(脊髄の), = terminal ventricle [TA].
v. tertius [L/TA] 第三脳室, = third ventricle [TA].

ven·tri·cum·bent [vèntrikʌ́mbənt] 腹位, 腹臥(はらばいの位置).

ven·tri·duct [véntridʌkt] 腹方へ導く.

ven·tri·duc·tion [vèntridʌ́kʃən] 導腹(腹の方へ導くこと).

ven·tri·fix·a·tio [vèntrifikséiʃiou] 腹壁固定術, = ventrifixation, ventrifixure.
v. uteri 子宮腹壁固定術(Olshausen), = hysteropexia abdominalis.

ven·tri·flex·ion [vèntriflékʃən] 前屈.

ven·tri·me·sal [vèntrimí:səl] 腹壁正中線の.

ven·trim·e·son [ventríməsən] 腹壁正中線.

ven·tri·pyr·a·mid [vèntripírəmid] 前錐体(延髄の).

ventro- [ventrou, -trə] 腹との関係を表す接頭語.

ventrobasal complex [TA](腹側基底複合体*), = nuclei ventrobasales [L/TA].

ventrocaudal groove 腹尾溝.

ven·tro·cys·tor·rha·phy [vèntrousistɔ́:rəfi] 膀胱腹壁縫合〔術〕〔医学〕.

ven·tro·dor·sad [vèntroudɔ́:sæd] 腹側から背側へ，腹背方向の〔医学〕.
ven·tro·dor·sal [vèntroudɔ́:səl] 腹側背側の，腹背の〔医学〕.
ven·tro·fix·a·tion [vèntroufikséiʃən] 腹壁固定〔術〕〔医学〕，= ventrifixation.
  v. of round ligament 〔子宮〕円索腹壁固定術〔医学〕.
  v. of uterus 子宮腹壁固定術〔医学〕.
ven·tro·hys·ter·o·pexy [vèntrəhístərəpeksi] 腹壁固定〔医学〕(子宮の)，= ventrofixation.
ven·tro·in·gui·nal [vèntrouíŋgwinəl] 腹鼡径の.
ven·tro·lat·er·al [vèntrəlǽtərəl] 腹側外側の.
  v. lip 腹側唇.
  v. mass 前外側板(胚子の原基外側板の一部で，将来腹部，胸部および前頸部筋肉に発育するもの).
  v. nucleus [TA] 前外側核*，= nucleus anterolateralis [L/TA].
  v. plate 腹外側板(神経管の腹外側にある底板と基板に相当し，脊髄の腹側灰白質および脳幹の運動中枢に発育する部分)，= hypencephalic region.
  v. solitary nucleus [TA] 前外側孤束核*，= nucleus solitarius anterolateralis [L/TA].
  v. sulcus [TA] 前外側溝，= sulcus anterolateralis [L/TA].
ventromedial nucleus [TA] 腹内側核，= nucleus anteromedialis [L/TA].
  v. nucleus of hypothalamus [TA] 視床腹内側核*，= nucleus ventromedialis hypothalami [L/TA].
ventromedial part [TA] 腹内側部*，= pars ventromedialis [L/TA].
ven·tro·me·di·an [vèntroumí:diən] 腹側内側の.
ven·tro·my·el [vèntroumáiəl] 前角部(脊髄の).
ven·tro·pexy [véntrəpeksi] 腹壁固定術(子宮の).
ven·tro·pos·te·ri·or [vèntroupɑstí:riər] 腹側後側の.
ven·trop·to·sia [vèntrɑptóusiə, –trout–] 胃下垂症，= ventroptosis, gastroptosis.
ven·trop·to·sis [vèntrɑptóusis, –trout–] 胃下垂〔医学〕.
ven·tros·co·py [ventrɑ́skəpi] 腹腔徹照法(診断的)，= celioscopy.
ven·tros·i·ty [ventrɑ́siti] ① 腹のような隆起. ② 肥満，= corpulence. 形 ventrose.
ven·tro·sus·pen·sion [vèntrousəspénʃən] 腹壁固定(子宮の)〔医学〕，= ventrofixation.
ven·trot·o·my [ventrɑ́təmi] 腹腔切開術，開腹〔術〕〔医学〕.
ventro–ventral ray 腹腹肋.
ven·tro·ves·i·co·fix·a·tion [vèntrouvèsikoufikséiʃən] 〔子宮〕腹壁膀胱固定術.
Venturi, Giovanni B. [véntjuri] ヴェンチュリ(1746–1822，イタリアの物理学者).
  V. effect ヴェンチュリ効果(ヴェンチュリ管における管径と圧力の関係).
  V. mask ヴェンチュリマスク.
  V. tube ヴェンチュリ管(流速を測定する管).
ven·tu·rim·e·ter [vèntʃurímitər] ヴェンチュリ計(液体の流量を測定する計器. G.B.Venturiにちなむ).
ven·u·la [vénjulə] [L/TA] 小静脈，= venule [TA]. 複 venulae. 形 venular.
  v. macularis inferior [L/TA] 下黄斑静脈，= inferior macular venule [TA].
  v. macularis media [L/TA] 中黄斑静脈*，= middle macular venule [TA].
  v. macularis superior [L/TA] 上黄斑静脈，= superior macular venule [TA].
  v. nasalis retinae inferior [L/TA] 下内側静脈，= inferior nasal retinal venule [TA].
  v. nasalis retinae superior [L/TA] 上内側静脈，= superior nasal retinal venule [TA].
  v. recta 直細静脈.
  v. rectae medullares 髄質直細静脈.
  v. rectae renis 腎直細静脈.
  v. temporalis retinae inferior [L/TA] 下外側静脈，= inferior temporal retinal venule [TA].
  v. temporalis retinae superior [L/TA] 上外側静脈，= superior temporal retinal venule [TA].
venulae maculares 黄斑静脈.
venulae rectae [L/TA] 直細静脈，= straight venules [TA]，venulae rectae [TA].
ven·u·lar [vénjulər] 小静脈〔性〕，= venule.
ven·ule [vénju:l] [TA] 小静脈，= venula [L/TA].
Ve·nus [ví:nəs] ① 愛の女神(ヴィーナス. ローマ神話にある名であるが，ギリシャ神話のアフロディテと同一視されている). ② 金星. ③ ビノス〔美之主〕貝，= *Mercenaria*.
  V. collar 頸大理石様皮膚病(頸の周囲の皮膚が大理石様に変化すること)，= melanoleucoderma colli.
  V. girdle ヴィーナス帯(梅毒治療用水銀硬膏)，= belteum venereum.
ve·nus [ví:nəs] ① 性交. ② 銅(古代錬金術で用いた語).
VEP visual evoked potential 視覚誘発電位の略.
ver du Cay·or [vé:r djə kejɔ́:r] [F] (アフリカ産のハエ).
ver ma·ca·que [vé:r makɑ́:k] [F] (ウシバエの南アメリカの呼称)，= macaw worm, ver moyocuil.
ver mo·yo·cuil [vé:r mojoukwíl] [F] (ウシバエの南アメリカの呼称)，= ver macaque.
Veraguth, Otto [férəgù:t] フェルグート(1870–1940，スイスの神経科医).
  V. fold フェルグートヒダ(うつ病にみられる鼻側上眼瞼の皮膚が角状にヒダを起こしていること).
ve·rap·a·mil [vərǽpəmil] ベラパミル㊥ 5–[(3,4–dimethoxyphenethyl)methylamino]–2–(3,4–dimethoxyphenyl)–2–isopropylvaleronitrile (冠血管拡張作用と抗不整脈作用を有する Ca 拮抗薬)，= iproveratril.
  v. hydrochloride ベラパミル塩酸塩 $C_{27}H_{38}N_2O_4$・HCl：491.06 (塩酸ベラパミル，塩酸イプロベラトリル. 第三級アミン–ニトリル系. カルシウム拮抗薬. 血管拡張作用，心筋収縮力抑制作用，心内刺激伝導抑制作用を示す. 本薬は冠血管に対し降圧を示さない量で血流量を増加させる).

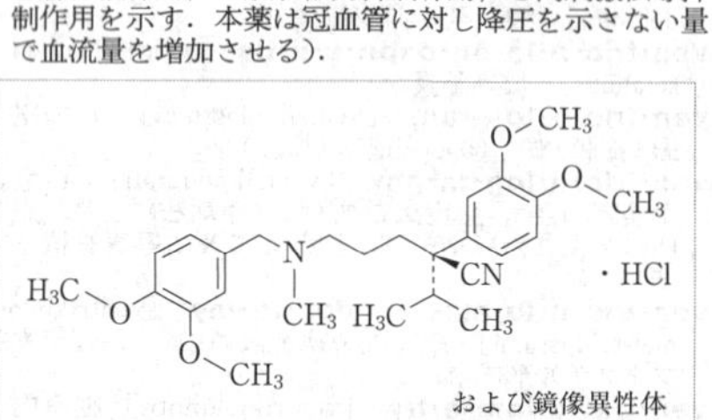

および鏡像異性体

ver·a·tral·bine [vèrətrǽlbin] ベラトラルビン $C_{36}H_{51}NO_{11}$ (ベラトリンから得られるアルカロイド).
ver·a·tral·de·hyde [vèrətrǽldihaid] ベラトルムアルデヒド，= veratric aldehyde.
ver·a·tram·a·rin [vèrətrǽmərin] ベラトラマリン(ハクリロ〔白藜蘆〕の根茎の苦味成分である配糖体).
ve·rat·ra·mine [vərǽtrəmi:n] ベラトラミン(*Veratrum* の二次性アルカロイドで，ベラトリジンによるベラトリン反応を消滅させる).

ve·rat·ria ［vərǽtriə］ = veratrin(e).

ve·rat·ric ac·id ［vərǽtrik ǽsid］ ベラトルム酸 ㊈ dimethyl protocatechuic acid $(CH_3O)_2C_6H_3COOH$（サバジラ種子に存在する白色結晶酸）.

ve·rat·ric al·de·hyde ［vərǽtrik ǽldihaid］ ベラトルムアルデヒド ㊈ protocatechualdehyde dimethyl ether $C_9H_{10}O_3$.

ve·rat·ric am·ide ［vərǽtrik ǽmaid］ ベラトルムアミド $(CH_3O)_2C_6H_3CONH_2$.

ver·a·tri·dine ［vərǽtridi:n, verətráid–］ ベラトリジン $C_{36}H_{51}NO_{11}$（ベラトリンのアルカロイドの一つで，サバジラ種子および *Veratrum album* のハクリロ根にも存在する黄色アルカロイド）.

ver·a·trin·din ［vèrətríndin］ ベラトリンジン $C_{37}H_{53}NO_{11}$（サバジラ種子に存在するベラトリンと同様の作用を示すアルカロイド）.

ver·a·trin(e) ［vérətri(:)n, vərǽtrin］ ベラトリン（*Veratrum* から得られるアルカロイドの混合物で，その最も主要な成分 cevadine は刺激性，降圧性，筋収縮性，唾液分泌促進性を示す），= veratrinum, veratria, cevadine.

v. contracture ベラトリン拘縮.

ver·a·trin·ize ［vərǽtrinaiz］ ベラトリンで処置する，= veratrize.

ver·a·troi·dine ［vèrətrɔ́idin］ ベラトロイジン $C_{32}H_{53}NO_9$（リョクリロ［緑藜蘆］（シュロソウ）属の植物から得られる塩基で，強力な神経刺激薬，降圧薬）.

ver·a·tro·ni·trile ［vèrətrounáitril］ ベラトロニトリル $(CH_3O)_2C_6H_3CN$（ベラトロンアルデヒドのオキシムを無水酢酸で脱水したもの）.

ve·rat·ro·sine ［verǽtrəsi:n］ ベラトロシン（*Veratrum viride* に存在するアルカロイド）.

ve·rat·ro·yl ［verǽtrɔil］ ベラトロイル基（3,4–$(CH_3O)_2C_6H_3CO$–）.

ve·rat·ro·yl–ac·o·nine ［verǽtrɔil ǽkənain］ ベラトロイルアコニン，= pseudoaconitine.

Ve·ra·trum ［vəréitrəm］ バイケイソウ属（メランチウム科 *Melanthiaceae* の植物）.

V. album シロバイケイソウ（ハクリロ根の原植物），= white false hellebore.

V. viride ベラトラムバリッド（緑色ヘレボーアとも呼ばれ，心臓に作用する多数のアルカロイドを含む植物），= green false hellebore.

ve·rat·ryl ［vərǽtril］ ベラトリル基（3,4–$(CH_3O)_2C_6H_3CH_2$–）.

ver·a·tryl·i·dene ［vèrətrílidi:n］ ベラトリリデン基（3,4–$(CH_3O)_2C_6H_3CH$=）.

ver·bal ［və́:bəl］ 言語的，口語の.

v. agraphia 単語失書症（アルファベットは記憶するが，語字を書くことは不能）.

v. amnesia 字語健忘症，= word blindness.

v. aphasia 単語失語［医学］，単語的失語〔症〕.

v. apraxia 言語失行［医学］.

v. association 言語的連想.

v. asynergy 言語失調.

v. autopsy 言語剖検，言葉による検死.

v. behavior 言語行動［医学］.

v. communication 言語伝達［医学］.

v. disorder 言語障害.

v. hallucination 言語性幻覚.

v. image 言語心像［医学］，言語像.

v. imitation 言語模倣［医学］.

v. IQ 言語性知能指数［医学］.

v. learning 言語学習［医学］.

v. paraphasia 語性錯語〔症〕［医学］.

v. reinforcement 言語的強化［医学］.

v. response 言語反応（意識障害の評価の一つ．E：eye movement，M：motor response，V：verbal response）.

v. suggestion 単語的暗示［医学］.

ver·bal·i·za·tion ［və̀:bəlizéiʃən］ 言語化.

ver·ba·non ［və́:bənɑn］ ベルバノン $(CH_2)_4CO$（プロピリジン基環内橋状結合をもつ化合物で，白ネズミに対して痙攣作用を呈する）.

ver·bas·cose ［və:bǽskous］ ベルバスコース $C_{18}H_{32}O_{16}$（ベルバスクウ属植物の根茎から得られる三糖類）.

Ver·bas·cum ［və:bǽskəm］ モウズイカ属（ゴマノハグサ科 *Scrophulariaceae*），= mulleins.

V. phlomoides （バーバスカム花の原植物）.

V. thapsus ビロードモウズイカ.

Ver·be·na ［və:bí:nə］ クマツヅラ［馬鞭草］属（クマツヅラ［熊葛］科 *Verbenaceae*），= vervains.

V. officinalis クマツヅラ［馬鞭草］（全草中には配糖体ベルベナリンを含有し，古くは万能薬として用いられた．古代ギリシャ・ローマでは，占い，呪術，薬用に用いられた），= pigeon's–grass.

Ver·be·na·ce·ae ［və:binéisii:］ クマツヅラ［熊葛］科.

ver·be·na·lin ［və:bí:nəlin］ ベルベナリン $C_{17}H_{25}O_{11}$（クマツヅラの花に存在する結晶性配糖体）.

ver·be·nol ［və́:binɔ:l］ ベルベノール $(CH_3)_2C{=}C_6H_6(OH)CH_3$（乳香の成分でテルペンケトン）.

ver·be·none ［və́:binoun］ ベルベノン（*Verbena* 属植物から得られるテルペンケトン）.

ver·big·er·a·tion ［və:biʤəréiʃən］ 音誦症（目的観念のない言語や文章を反復する言語常同症で，統合失調症，老人性痴呆に現れる），= oral stereotypy.

ver·bo·ma·nia ［və:bəméiniə］ 言語狂（狂気的な饒舌）.

verbomotor epilepsy 多言性てんかん.

ver·bos·i·ty ［və:bɑ́siti］ 冗長［医学］.

ver·di·gris ［və́:digri(:)s］ 緑青 ㊈ cupric acetate $(CH_3COO)_2Cu$–$Cu(OH)_2$（青色，含水塩基性の酢酸銅で収斂剤として用いる）.

verdin jaundice 暗緑色黄疸（慢性溶血性貧血にみられる）.

ver·di·nic·ter·us ［və:diníktərəs］ 緑〔色〕黄疸（肝外因性貧血にみられるフラビン黄疸）.

ver·dite ［və́:dait］ ベルダイト（陶土 zeolite の一種で，素焼き管濾過に利用される）.

Ver·di·ter blue ［və́:ditər blú:］ （〔塩基性〕炭酸第二銅），= cupric carbonate.

verdo– ［və:dou, –də］ 緑色の意味を表す接頭語.

ver·do·fla·vin ［və:doufléivin］ ベルドフラビン（草類に存在する天然のフラビンで，リボフラビンと同一物と考えられる）.

ver·do·glo·bin ［və:douglóubin］ ベルドグロビン（マメ科植物を暗所に貯えるとき生ずる緑色胆汁色素の原基）.

ver·do·heme ［və:douhí:m］ ベルドヘム（擬ヘモグロビンのヘム部，すなわち pseudoheme が酸化されて生ずるベルドヘモグロビンのヘム）.

ver·do·he·mo·chro·mo·gen ［və̀:douhì:moukróuməʤən］ ベルドヘモクロモゲン（緑色ヘミンとも呼ばれるヘムの化合物で，その母体は $C_{68}H_{80}O_{18}N_9S$–Fe であると考えられ，1個のポルフィリン環が開いたものといわれる．Lemberg），= verdohemin, verdohemoglobin, 630–compound.

ver·do·he·mo·glo·bin ［və̀:douhì:məglóubin］ ベルドヘモグロビン（ヘモグロビンがKCNの共存しない酸化反応の下に choleglobin を経て生成される物質）.

ver·do·per·ox·i·dase ［və̀:doupərɑ́ksideis］ ベルドペルオキシダーゼ（動物白血球に存在する酵素で，細菌および毒物に対する防衛作用があり，緑色腫の色素といわれる），= myeloperoxidase.

V

ver·du·ni·za·tion [və:dənizéiʃən] ベルダン法(第1次世界大戦に攻撃を受けたフランスの都市 Verdun にちなんで命名された術語で，汚水に塩素と過酸化マンガンを加えて飲料水に変える方法).
Verga, Andrea [vé:rgə] ヴェルガ(1811–1895，イタリアの神経学者).
V. groove ヴェルガ涙溝(鼻管の下孔から下行する溝).
V. ventricle ヴェルガ脳室(脳梁と円蓋との間にまれに存在する空間)，= sixth ventricle.
verge [və́:ʤ] 端，辺縁.
ver·gen·ces [və́:ʤənsiz] (レンズの焦点距離の逆数. 光線の分散，輻合を測定する尺度であるが，眼球の水平輻輳 convergence，水平開散 divergence，下転 infraversion，または上転 supravergence の総称名として用いられる)，= vergency.
ver·ge·tures [və́:ʤitʃərz] 線条皮(萎縮性皮膚裂線)，= striae atrophicae cutis.
ver·gi·tryl [və́:ʤitril] ベルギトリル(リョクリロ[緑藜蘆](シュロソウ)属植物の抽出物).
Verheyen, Philippe [ve:rháiən] ヴェルハイエン(1648–1710，フランスの解剖学者).
V. stars ① ヴェルハイエン星(腎臓被膜下にある静脈で，枝が星状に配列する). ② 星状静脈，= venae stellatae, stellulae verheyenii.
Verhoeff, Frederick Herman [və́:həf] ヴァーヘフ(1874–1968，アメリカの眼科医. ヴェルヘッフともいう).
V. elastic tissue stain ヴァーヘフ弾性組織染色〔法〕.
V. operation ヴァーヘフ手術(網膜剥離の手術的療法で，強膜後部切開に続いて電気焼灼を行う法).
ver·i·fi·ca·tion [vèrifikéiʃən] 検定［医学］，検査［医学］，検証［医学］，確認，立証(真実性を確定すること).
ver·in [vérin] ベリン $C_{28}H_{45}NO_8$ (サバジラから得られる物質).
ver·juice [və́:ʤu:s] (未熟果実の酸味果汁).
Vermale, Raymond de [ve:rmá:l] ヴェルマール(フランスの外科医).
V. operation ヴェルマール手術(二重皮膚弁の貫通法による切断術).
Ver·mel sign [və́:məl sáin] ヴェルメル徴候(片頭痛，患側側頭動脈の拍動が強く，血管の緊張と硬化をきたし，中枢神経への血液供給不全を起こす).
ver·me·toid [və́:mitɔid] 虫様の.
ver·mi·an [və́:miən] 小脳虫部の.
v. fossa 小脳虫部窩.
ver·mi·ci·dal [və:misáidəl] 殺寄生虫〔性〕［医学］.
ver·mi·cide [və́:misaid] 殺虫剤，駆虫薬［医学］. 形 vermicidal.
ver·mic·u·lar [və:míkjulər] 虫様の，虫状の.
v. appendage 虫垂，= vermiform appendage.
v. appendix 虫垂.
v. colic 虫垂仙痛.
v. contraction ぜん(蠕)動収縮.
v. motion ぜん(蠕)動.
v. movement ぜん(蠕)動.
v. pulse 虫様脈［医学］，虫状脈(量の小さい速脈で，触診すると虫の動くように感ずるもの).
ver·mic·u·la·tion [vəmìkjuléiʃən] ぜん(蠕)虫運動，ぜん(蠕)動.
ver·mi·cule [və́:mikju:l] ① 虫様構造，ぜん(蠕)虫様体. ② 小虫，ウジ(蛆)(ookinete)，= vermiculus.
ver·mic·u·lite [vəmíkjulait] ヒル石(黒雲母の変成物で断熱・防音材).
ver·mic·u·lose [və:míkjulous] ① 虫状の，ぜん(蠕)虫状の. ② 寄生虫感染の，= vermiculous.
ver·mic·u·lus [və:míkjuləs] 小虫，ウジ(蛆)，= vermicule.
ver·mi·form [və́:mifɔ:m] 虫様の，虫状の.
v. appendix [TA] 虫垂，= appendix vermiformis [L/TA].
v. embryo ぜん(蠕)虫形胚.
v. lobe 小脳虫部，= vermis cerebelli.
v. process 虫垂突起(盲腸の管状憩室)，小脳虫部，虫様突起.
ver·mif·u·gal [və:mífjugəl] 駆虫〔性〕の［医学］.
ver·mi·fuge [və́:mifju:ʤ] 排虫剤，駆虫薬［医学］. 形 vermifugal.
ver·mil·ion·ec·to·my [və:mìliənéktəmi] 唇紅部切除〔術〕.
ver·mil·lion [və:míliən] 朱［医学］HgS(硫化水銀の俗称. 赤色顔料)，= cinnabar, mercuric sulfide red, Chinese red.
v. border 赤唇縁［医学］(口唇の粘膜皮膚境界縁).
ver·min [və́:min] 外部寄生虫，寄生動物［医学］，害虫. 形 verminal.
ver·mi·na·tion [və:minéiʃən] 寄生虫感染［医学］.
ver·mi·no·sis [və:minóusis] 寄生虫症. 形 verminotic.
v. ileus 寄生虫性腸閉塞［医学］.
ver·mi·nous [və́:minəs] 寄生虫性の.
v. abscess 寄生虫性膿瘍.
v. aneurysm 住血虫性動脈瘤.
v. apoplexy 寄生虫性昏睡.
v. appendicitis 寄生虫性虫垂炎［医学］.
v. asthma 寄生虫性喘息［医学］.
v. bronchitis 寄生虫性気管支炎(ウシ，ウマの).
v. cachexia 寄生虫性悪液質［医学］(特に十二指腸虫によるもの).
v. colic 寄生虫性仙痛［医学］.
v. ileus 寄生虫性イレウス［医学］.
ver·mi·pho·bia [və:mifóubiə] 寄生虫恐怖〔症〕［医学］，= helminthophobia.
ver·mis [və́:mis] 虫部. 複 vermes.
v. cerebelli〔I～X〕[L/TA]虫部(小脳虫部)，= vermis of cerebellum〔I～X〕[TA].
v. of cerebellum〔I～X〕[TA] 虫部，= vermis cerebelli〔I～X〕[L/TA].
ver·mix [və́:miks] 虫垂，= vermiform appendix.
ver·mog·ra·phy [və:mágrəfi] 虫垂撮影〔法〕，虫垂造影〔法〕［医学］.
vernacular name 通俗名［医学］(地方名).
ver·nal [və́:nəl] 春季の.
v. catarrh 春季カタル.
v. conjunctivitis ① 春季カタル性結膜炎［医学］，春季結膜炎，春季カタル，= spring catarrh. ② 夏季結膜炎，= catarrhalis aestiva.
v. edema of lung 春季肺浮腫(花粉による，アレルギー性).
v. fever マラリア熱，= malarial fever.
v. grass ハルガヤ，= *Anthoxanthum odoratum*.
ver·na·lin [və́:nəlin] 春化素.
ver·nal·i·za·tion [və:nəlaizéiʃən] ① 春化〔現象〕，促春法，若返り. ② 春化，春化処理［医学］(発芽しつつある種を低温などに合わせて開花を早める催花処理法)，= rejuvenescence.
Verner, John [və́:rnə:r] ヴァーナー(1927生，アメリカの内科医).
V.-Morrison syndrome ヴァーナー・モリソン症候群，= WDHA syndrome.
Vernet, Maurice [ve:rnéi] ヴェルネ(1887–1974，フランスの神経科医).
V. syndrome ヴェルネ症候群(脳神経第9，10，11の麻痺に際して現れる頸静脈孔症候群. 後頭蓋窩内にある舌咽，迷走，副神経の各脳神経の麻痺が特徴).

Verneuil, Aristide August [vɛːrnə́ːjə] ヴェルネーユ(1823-1895, フランスの外科医).
V. canals ヴェルネーユ管(静脈幹の側副枝).
V. disease ヴェルネーユ病(滑嚢の梅毒性疾患).
V. neuroma ヴェルネーユ神経腫(叢状神経腫).
V. operation ヴェルネーユ手術(ほとんど垂直切開による結腸切開術で, 初め露出した腸の一部を切傷縁に固定した後その一部を切除する方法).
Vernier, Pierre [vә́ːniər] バーニア(1580-1637, フランスの数学者. ヴェルニエーともいう).
V. obliquity バーニア傾斜(同高定位.不同高定位).
ver·ni·er [vә́ːniər] バーニア, 副尺, 遊尺(フランス物理学者 Pierre Vernier (1580-1637)にちなむ), = nonius.
v. calipers バーニアキャリパース(物の厚さ, 球の直径などを測る器械. ノギスとも呼ばれる).
v. horopter 副尺単視界, = nonius horopter.
ver·nix [vә́ːniks] 仮漆, ワニス, = cheesy varnish.
v. caseosa 胎脂〔医学〕.
v. membrane 胎脂膜(好エオジン性物質からなり, 凝塊, 小球体, 膜状または茎状物として肺胞または小気管支に付着し, 新生児の無酸素症による死因をなすと考えられる).
ver·no·nin [vә́ːnənin] ベルノニン $C_{10}H_{24}O_7$ (*Vernonia* 属植物に存在する強心性苦味剤で, ジギタリス様作用を示すが, 毒性は低い).
vero cytotoxin ベロ毒素.
Verocay, José [vérəkei] ヴェローカ(1876-1927, チェコ・プラハの病理学者).
V. bodies ヴェローカ小体(神経鞘腫にみられる細胞の渦巻).
V. solution ヴェローカ液(アルコールと KOH との混合液で, ホルマリンで固定した標本に付着する顆粒を除去するために用いられる).
ve·rod·i·gen [vərádiʤən] ベロジゲン(かつて心臓病の治療に推奨されたジギタリス配糖体), = gitalin.
vé·role [verɔ́ːl] [F] 梅毒.
v. nerveuse 強毒性神経梅毒.
ver·on·al·ism [vérənəlizəm] ベロナール中毒症.
Ve·ron·i·ca [vəránikə] クワガタソウ属.
V. beccabunga エゾノカワジサ(ヨーロッパ産のもので苦味剤として用いられた), = European brooklime.
V. officinalis (強壮剤として用いられる家庭薬), = common speedwell.
ver·o·tox·in (VT) [vèrətáksin] ベロ毒素(ベロ毒素産生性大腸菌, 特に O157 : H7 が産生する割合が高く, この毒素は細胞傷害性タンパク外毒素でベロ細胞 vero cell を破壊するのでベロ毒素と呼ばれる. 1型(VT1)と2型(VT2)に分けられる), = Shiga-like toxin.
ver·ru·ca [vərúːkə] いぼ(疣)〔医学〕, ゆうぜい(疣贅), = verruga. 複 verrucae.
v. acuminata 尖形ゆうぜい, = condyloma acuminata.
v. carnosa 軟疣, 肉様ゆうぜい.
v. digitata 指状ゆうぜい, 糸状ゆうぜい.
v. dura plana 扁平硬ゆうぜい.
v. filiformis 葉状ゆうぜい.
v. mollis 軟ゆうぜい.
v. mollusciformis 軟属腫様ゆうぜい, = condyloma.
v. necrogenica 死毒性ゆうぜい, = lichen tubercle, anatomic t., dissection t..
v. pedunculata 有茎ゆうぜい.
v. peruana ペルーいぼ病〔医学〕.
v. perviuana ペルーいぼ病(カリオン病), = Carrión disease.
v. piana 扁平いぼ.
v. plana juvenilis 青年性扁平ゆうぜい.
v. plantaris 足底ゆうぜい.
v. seborrhoica 脂漏性ゆうぜい.
v. senilis 老人性ゆうぜい, = keratosis seborrheica.
v. simplex 単純性ゆうぜい, = verruca vulgaris.
v. telangiectodes 血管拡張性ゆうぜい, = angiokeratoma.
v. vulgaris 尋常性ゆうぜい.
ver·ru·ci·form [vərúːsifɔːrm] いぼ状の.
v. acrokeratosis いぼ状先端(肢端)角化症〔医学〕.
ver·ru·cose [vérəkous, vərúː-] いぼ状の〔医学〕, いぼの多い, = verrucous.
ver·ru·co·sis [vèruːkóusis] いぼ症〔医学〕, ゆうぜい(疣贅)症.
ver·ru·co·si·tas [vèruːkóusitəs] いぼ症, ゆうぜい(疣贅)症, = verrucosity.
v. hyalina chorioideae 脈絡膜硝子状いぼ.
v. hyalina papillae nervi optici 視神経乳頭硝子状いぼ.
ver·rucos·i·ty [vèrəkásiti, vèruːk-] いぼ症〔医学〕.
ver·ru·cous [vérəkəs] いぼ状〔医学〕, = verrucose.
v. angitis いぼ状血管炎〔医学〕.
v. aortitis いぼ(疣)状大動脈炎(大動脈内膜にいぼを形成する炎症), = verrucose aortitis.
v. arteriitis いぼ状動脈炎〔医学〕.
v. carcinoma いぼ状癌.
v. crown いぼ状歯冠(エナメル質が増殖したもの).
v. dermatitis いぼ状皮膚炎〔医学〕.
v. eczema いぼ状湿疹〔医学〕.
v. elephantiasis いぼ状象皮病〔医学〕.
v. endocarditis ゆうぜい(疣贅)性心内膜炎, いぼ状心内膜炎〔医学〕, = vegetative endocarditis.
v. gastritis 疣状胃炎〔医学〕.
v. hyperplasia ゆうぜい性肥厚.
v. persistant urticaria いぼ状固定じんま疹〔医学〕.
v. scrofuloderma ゆう(疣)状皮膚腺病.
v. variola いぼ状痘瘡〔医学〕.
v. vegetation いぼ状増殖物(心内膜の).
v. xanthoma いぼ状黄色腫.
ver·ru·ga [vərúːgə] いぼ〔医学〕, ゆうぜい(疣贅), = verruca.
v. peruana ペルーいぼ(*Bartonella bacilliformis* による疾患で, 皮膚に結節を生じる. ツェツェバエによって媒介される. *B. bacilliformis* はオロヤ熱の原因菌でもある).
ver·ru·gas [vérəgəs] いぼ, = verruca per(vi)uana.
ver·sa·ti·le [vəːséitiliː] ① 多能の. ② 変わりやすい. ③ 用途の広い. ④ 回転しやすい.
Verse dis·ease [vә́ːsi dizíːz] ヴェルス病(椎骨間石灰沈着症), = calcinosis intervertebralis.
ver·se·nate [vә́ːsineit] ベルセン塩(エチレンジアミン四酢酸塩).
ver·si·col·or [vəːsikʌ́lər] 雑色の, 変色の, = variegated.
ver·si·col·or·in [vəːsikʌ́lərin] ベルシコロリン(コウジ(麹)菌の一種 *Aspergillus versicolor* の培養液中に発生する橙黄色針晶).
ver·sio [vә́ːʒiou] 傾(子宮体が骨盤誘導線に対する傾斜).
ver·sion [vә́ːʒən] ① 回転〔術〕(特に子宮内胎位). ② 傾斜.
Verstraeten bruit フェルストレーテン雑音(衰弱患者の肝下縁に聞こえる雑音).
vert [vә́ːt] 回転する.

V

ver·te·bra [vəːtibrə] [L/TA] ① 椎骨，= vertebra [TA]. ② 脊椎(脊柱をなす33～34個の骨の1つ，すなわち頸椎7個，胸椎12個，腰椎5個，仙椎5個，尾椎3～4個). 複 vertebrae. 形 vertebral.

v. abnormality 脊椎異常〔医学〕.

v. dentata 歯状脊椎(第2頸椎，軸椎)，= axis.

v. magna 大脊椎(仙骨).

v. plana 扁平椎(X線写真において脊椎が硬化した円板状をなす状態)，= platyspondylia.

v. prominens〔C7〕 [L/TA] 隆椎(第7頸椎の棘突起が長く著明であるためこのように名づけられた)，= vertebra prominens〔C7〕[TA].

v. prominens reflex 尖椎反射(頸椎の下部を圧迫するとき四肢はすべて弛緩する).

v. spreader 脊椎開張器，脊椎スプレッダー.

v. vera 真脊椎.

ver·te·bra·dym·ia [vəːtibrədímiə] 脊椎結合奇形，= spondylodidymia.

vertebrae cervicales〔C1～C7〕 [L/TA] 頸椎，= cervical vertebrae〔C1～C7〕[TA].

vertebrae coccygeae [NA] 尾椎.

vertebrae lumbales〔L1～L5〕 [L/TA] 腰椎，= lumbar vertebrae〔L1～L5〕[TA].

vertebrae sacrales [NA] 仙椎.

vertebrae thoracicae〔T1～T12〕 [L/TA] 胸椎，= thoracic vertebrae〔T1～T12〕[TA].

ver·te·bral [vəːtibrəl] 椎骨の.

v. angiography 椎骨動脈造影〔法〕〔医学〕.

v. aponeurosis 脊椎腱膜.

v. arch [TA] 椎弓(脊髄をいれる椎孔の屋根に相当する椎骨の一部分)，= arcus vertebrae [L/TA].

v. artery [TA] 椎骨動脈(小脳，脳幹部を栄養潅流し，左右対をなしていて鎖骨下動脈より分岐する)，= arteria vertebralis [L/TA].

v. artery compression syndrome 椎骨動脈圧迫症候群〔医学〕.

v. arthritis 脊椎関節炎，= Bechterew arthritis.

v. arthropathy 脊椎性関節症.

v. body [TA] 椎体，= corpus vertebrae [L/TA].

v. body resection 椎体削開〔術〕，椎体切除〔術〕.

v. canal [TA] 脊柱管(椎管)，= canalis vertebralis [L/TA].

v. centrum 脊椎体.

v. collapse 椎体圧潰.

v. column [TA] 脊柱，= columna vertebralis [L/TA].

v. epidural space 〔脊髄〕硬膜上腔.

v. epiphysitis 脊椎骨端炎，= Scheuermann disease.

v. foramen [TA] 椎孔，= foramen vertebrale [L/TA].

v. formula 脊椎式(脊柱を部分的に分画してその数を表す方法．ヒトにおいては $C_7T_{12}L_5S_5Co_4=33$).

v. fracture 脊椎骨折〔医学〕.

v. ganglion [TA] 椎骨動脈神経節，= ganglion vertebrale [L/TA].

v. groove 脊椎溝(① 脊椎の両側にある陥凹．② 原始溝から形成され髄溝に発育するもの).

v. joint 脊椎関節〔医学〕.

v. joints [TA] 脊柱の連結，= juncturae columnae vertebralis [L/TA].

v. line 脊柱線〔医学〕.

v. line of pleural reflection 胸膜投影像の脊椎線.

v. nerve [TA] 椎骨動脈神経，= nervus vertebralis [L/TA].

v. notch 脊椎切痕，椎切痕〔医学〕.

v. osteochondritis 脊椎骨軟骨炎(成長期にみられる疾患で，脊椎の椎体が不規則的に粗鬆となり細長くなって前方に圧迫される状態)，= Scheuermann disease.

v. osteomyelitis 化膿性脊椎炎，= pyogenic spondylitis, infectious s..

v. part [TA] 椎骨部，= pars vertebralis [L/TA].

v. part of costal surface of lungs 肺の肋骨面の椎骨部.

v. part of diaphragm 横隔膜腰椎部，= pars lambalis diaphragmatis.

v. pedicle 脊椎茎(椎弓根のことで，椎体と椎弓板とを連結する).

v. plexus [TA] 椎骨動脈神経叢，= plexus vertebralis [L/TA].

v. polyarthritis 椎間体性多発〔性〕関節炎〔医学〕.

v. process 椎骨突起.

v. pulp 髄核，= nucleus pulposus.

v. region [TA] 脊柱部，= regio vertebralis [L/TA].

v. retroposition 脊椎後位症，= reversed spondylolisthesis.

v. rib 脊椎肋骨(浮遊肋)，= floating rib.

v. segmentation defect 脊椎骨分節障害.

v. subluxation 脊椎亜脱臼〔医学〕.

v. synovial joints [TA] 脊柱の滑膜性の連結*，= articulationes columnae vertebralis [L/TA].

v. tubercle 脊椎結節(横突起を構成する成分で，肋骨に由来する前結節と本来の横突起に由来する後結節がある).

v. vein [TA] 椎骨静脈，= vena vertebralis [L/TA].

v. venous plexus 椎骨静脈叢.

v. venous sinus 椎骨静脈洞.

ver·te·bra·ri·um [vəːtibréiriəm] 脊柱.

ver·te·brar·te·ri·al [vəːtibrɑːtíːriəl] 脊椎動脈の.

Ver·te·bra·ta [vəːtibréitə] 脊椎動物(脊柱をもつ動物界の主要な一群)，= Craniata.

ver·te·brate [vəːtibreit] ① 脊柱をもつ．② 脊椎動物.

v. animal 脊椎動物〔医学〕.

v. hormones 脊椎動物ホルモン.

v. virus 脊椎動物ウイルス〔医学〕.

ver·te·brat·ed [vəːtibreitid] 脊椎様関節の.

v. catheter 椎骨状カテーテル〔医学〕(椎骨のように鎖状につながり，各部分を動かすことができるカテーテル).

ver·te·bra·tion [vəːtibréiʃən] 脊椎構成(主として脊柱の筋系および神経系などの原基を基準とする分節構成で，環形動物および節足動物の外部の体節構成 articulation と対立する術語)，椎骨形成〔医学〕. ↔ articulation.

ver·te·brec·to·my [vəːtibréktəmi] 椎体切除，脊椎切除〔術〕〔医学〕.

vertebro– [vəːtibrou, –rə] 脊椎または脊柱との関係を表す接頭語.

ver·te·bro·ar·te·ri·al [vəːtibrouɑːtíːriəl] 脊椎動物の，= vertebrarterial.

v. foramen 椎骨動脈孔.

vertebrobasilar insufficiency (VBI) 椎骨脳底動脈循環不全〔医学〕，椎骨脳底動脈不全症(後頭葉の血流不全による視力障害，脳幹部循環不全による回転性めまい，起立・歩行障害，複視などが出現する).

ver·te·bro·chon·dral [vəːtibrəkándrəl] 脊椎肋軟骨の.

v. ribs 脊椎肋軟骨性肋骨，= vertebrocostal ribs.

ver·te·bro·cos·tal [vəːtibrəkástəl] 脊椎肋骨の.

v. ribs 脊椎肋軟骨性肋骨，付着弓肋(脊椎と肋軟骨に連結した3個の仮肋).

v. triangle 脊椎肋骨三角(横隔膜の外弓からの筋線維の欠損する線維性三角).

ver·te·bro·did·y·mus [vəːtibrədídiməs] (脊柱部にて結合している二重体奇形).

V

ver·te·brod·y·mus [vә̀:tibrádimәs] 脊柱二体奇形, = vertebrodidymus.
ver·te·bro·fem·o·ral [vә̀:tibrәfémәrәl] 脊椎大腿骨の.
ver·te·bro·il·i·ac [vә̀:tibrouíliæk] 脊椎腸骨の.
ver·te·bro·mam·ma·ry [vә̀:tibrәmǽmәri] 脊椎乳房の.
vertebromediastinal recess [TA] 椎骨縦隔洞, = recessus vertebromediastinalis [L/TA].
vertebropleural ligament 脊椎胸膜靱帯, = Sibson aponeurosis.
ver·te·bro·sa·cral [vә̀:tibrouséikrәl] 脊椎仙骨の.
ver·te·bro·ster·nal [vә̀:tibroustә́:nәl] 脊椎胸骨の.
v. rib 脊椎胸骨肋骨, = true ribs.
ver·te·brot·o·my [vә̀:tibrátәmi] 椎体切開〔術〕〔医学〕.
ver·tex [vә́:teks] [L/TA] 頭頂(頂点), = vertex [TA]. 複 vertices.
v. coccygeus 尾骨尖, = vortex coccygeus.
v. cordis 心尖, = apex cordis.
v. corneae [L/TA] 角膜頂, = corneal vertex [TA].
v. of cornea 角膜頂〔医学〕.
v. of lens レンズ頂(視軸が表面と交差する点).
v. power 頂点屈折力.
v. presentation 頭頂位〔医学〕.
v. refractionometer 頂点屈折計.
v. sharp wave 頭蓋頂鋭波〔医学〕.
v. vesicae 膀胱頂(膀胱炎 apex vesicae の旧名).
v. view 頭頂像〔医学〕.
ver·ti·cal [vә́:tikәl] [TA] ① 垂直, = verticalis [L/TA]. ② 鉛直な, 垂直の. ③ 頂と関係のある.
v. angle 頂角.
v. aspect [TA] 水平観, = norma verticalis [L/TA].
v. axis 垂直軸(① 眼球垂直軸. ② 身体長軸).
v. banded gastroplasty 垂直遮断胃形成術(重症肥満の外科手術の一つ).
v. circle 鉛直圏(天頂を通り, 地平に垂直な大円をいう).
v. crest [TA] 垂直稜*, = crista verticalis [L/TA].
v. diameter of cranium 頭蓋垂直径(大孔から頭頂まで).
v. diplopia 垂直複視(上下複視).
v. direction 垂直方向〔医学〕.
v. distribution 垂直分布〔医学〕(土地の高低, 海の深浅などによって異なる生物の分布).
v. divergence 垂直開散.
v. elastic 垂直弾性材料.
v. gaze 垂直注視, 上下注視〔医学〕.
v. gaze palsy 垂直注視麻痺〔医学〕.
v. heart 垂直心.
v. hymen 垂直処女膜.
v. illumination 垂直照明, = direct illumination.
v. index 垂直指数, 長高指数(頭蓋の高さを100倍してその長さで除したもの).
v. infection 垂直感染〔医学〕.
v. jump 垂直跳び〔医学〕.
v. limb [TA] 垂直翼*, = crus verticale [L/TA].
v. line 鉛直線(重力の方向), = plumb-line.
v. mattress suture 垂直マットレス縫合〔医学〕.
v. muscle [TA] 垂直舌筋, = musculus verticalis linguae [L/TA].
v. muscle of tongue 垂直舌筋.
v. nystagmus 垂直眼振(眼球が上下に運動するもの).
v. occipital fasciculi [TA] 垂直後頭束*, = fasciculi occipitales verticales [L/TA].
v. overbite 垂直過剰被蓋咬合〔医学〕.
v. overlap 垂直被蓋, = vertical overbite, overbite.
v. parallax 垂直視差(物体が上下に動くときに起こる).
v. partial laryngectomy 垂直喉頭部分切除〔医学〕.
v. pendulum 鉛直振子(単振子を鉛直内面に振動させるときにいう).
v. plane 鉛直平面.
v. plate 垂直板.
v. position 垂直位〔医学〕.
v. retraction syndrome 垂直退縮症候群.
v. seismometer 上下動地震計(地震の上下方向の振動を記録するための地震計).
v. strabismus 上下斜視〔医学〕(一眼は上斜視, 他眼は下斜視と転向する型), = vertical concomitant strabismus.
v. talus 垂直距骨〔医学〕.
v. transmission 垂直伝播〔医学〕, 垂直感染(感染母体から子供への感染. 風疹ウイルス, サイトメガロウイルス, B型肝炎などがある).
v. tubule 卵巣傍体細管(内側にあるもの).
v. vein 垂直静脈〔医学〕.
v. vertigo 垂直〔性〕めまい〔医学〕(遠隔にある物体を上下に見るときに起こる).
v. writing test 遮(しゃ)眼書字検査〔医学〕, 書字検査(上肢についての平衡機能検査の一つで, 書かれた文字とその配列から上肢の偏倚や失調をみるもの), = vertical writing with eyes covered.
ver·ti·ca·lis [vә̀:tikéilis] [L/TA] 垂直, = vertical [TA].
vertically transmitted infection 垂直伝播感染〔医学〕.
ver·ti·cil [vә́:tisil] 輪生体, 環生体.
ver·tic·il·late [vә:tísileit] ① 渦巻き状の. ② 輪生の(一つの節に3枚以上の葉がついていて車輪状を呈するもの).
ver·tic·il·la·tion [vә:tìsiléiʃәn] 輪生〔医学〕.
ver·ti·cil·lin [vә:tisílin] ベルチシリン $C_{18}H_{33}NO_2$, $C_{18}H_{33}NO_2$(バイモ[貝母]の根から得られる結晶性塩基で1929年, 福田により報告された), = fritillarin, fritillin.
Ver·ti·cil·li·um [vә:tisíliәm] バーティシリウム属(糸状菌の一属).
ver·ti·cine [vә́:tisin] ベルチシン $C_{19}H_{33}NO_2$(ユリ科バイモ属植物に存在する結晶アルカロイド).
ver·ti·co·men·tal [vә̀:tikouméntәl] 頂顎の.
ver·tig·i·nous [vәtíʤinәs] めまい(眩暈)の.
ver·ti·go [vә́:tigou, vә:táig–] めまい(眩暈げんうん)(外界が動き回る感または自己が空間中に動き回る感で, 一般には不正確ながらめまい dizziness, giddiness と同義に用いられている). 形 vertiginous.
v. ab aure laeso 耳性めまい, = auditory vertigo.
v. ab stomacho laeso 胃性めまい, = stomachal vertigo.
v. estomacho laeso 慢性胃炎性めまい.
ver·tig·ra·phy [vә:tígrәfi] 縦軸撮影〔法〕〔医学〕(断層撮影法の一つ).
ve·ru·mon·ta·ni·tis [vì:ru:mɑ̀ntәnáitis] 精丘炎, = colliculitis.
ve·ru·mon·ta·num [vì:ru:mɑntéinәm] 精丘, = colliculus seminalis.
ver·vet·mon·key [vә́:vәtmʌŋki] ベルベットモンキー〔医学〕(アフリカ南部・東部産のミドリザルの呼称), = *Cercopithecus aethiops*.
Verweyst blood fac·tor [vәrwáist blʌ́d fǽktәr] ヴェルワイスト血液因子(Hart らにより1954年に報告された個人性因子), = Vw blood factor.
very [véri] 大いに(非常に, 極めて, はなはだ).
v. fine powder 微末(目の開き0.177mmのふるい

を通るもの).
v. high density lipoprotein (VHDL) 超高比重リポタンパク.
v. high frequency therapy 高周波療法〔医学〕.
v. late activation antigen VLA抗原(マイトジェンや抗原刺激後2～4週という遅い時期にヒトT細胞の表面に発現する抗原として見いだされた. インテグリンファミリーに属する細胞接着分子で, 共通のβ鎖と異なるα鎖で構成される. リガンドはコラーゲン, ラミニン, フィブロネクチンなどである).
v. late activation molecule 最晩期活性分子〔医学〕.
v. low birth weight infant 極低出生体重児〔医学〕(出生体重が1,500g未満の児).
v. low density lipoprotein (VLDL) 超低比重リポタンパク.
v. slightly soluble きわめて溶けにくい〔医学〕, 難溶(薬局方用語. 溶質1gまたは1mLを溶かすのに要する溶媒量が, 1,000mL以上10,000mL未満).
v. soluble きわめて溶けやすい〔医学〕(薬局方用語. 溶質1gまたは1mLを溶かすのに要する溶媒量が, 1mL未満).
ve·sa·li·a·num [vəsèiliéinəm] ヴェザリウス骨(第5中手骨と第5中足骨の底にある種子骨), = os vesalianum, vesalian bone.
Vesalius, Andreas [vəséiliəs] ヴェザリウス(1514–1564, ベルギーの解剖学者. 16世紀における解剖学の最高峰で, 著書は De Corporis Humani Fabrica Libri Septem), = Wesal, Andre.
V. foramen ヴェザリウス孔(蝶形骨卵円孔の内側にある孔).
V. ligament ヴェザリウス靱帯(プーパール靭帯).
V. vein ヴェザリウス静脈(ヴェザリウス孔を通る導出静脈), = vesalian vein.
ve·sa·nia [vəséiniə] (旧用語で, 完全精神病(躁病, うつ病, 偏執病, 統合失調症の4期を発現するもの)の意味で単一精神病にほぼ相当する). 形 vesanic.
vesanic type 原発性精神病(外因性でない場合をいう).
ve·si·ca [vəsáikə, vésikə] 嚢, 膀胱. 複 vesicae. 形 vesical.
v. biliaris [L/TA] 胆嚢, = gallbladder [TA].
v. fellea [L/TA] 胆嚢, = gallbladder [TA].
v. prostatica 前立腺小室.
v. umbilicalis 臍帯嚢(哺乳類の卵黄嚢).
v. urinaria [L/TA] 膀胱, = urinary bladder [TA].
ves·i·cal [vésikəl] 膀胱の〔医学〕.
v. apex 膀胱尖〔医学〕.
v. atony 膀胱アトニー〔医学〕.
v. atresia 膀胱閉鎖〔症〕〔医学〕.
v. bleeding 膀胱出血〔医学〕.
v. calculus 膀胱結石〔医学〕.
v. capacity 膀胱容量〔医学〕.
v. crisis 膀胱クリーゼ〔医学〕, 膀胱クライシス, 膀胱痛発症.
v. diverticulum 膀胱憩室〔医学〕.
v. ectopia 膀胱外反症, = exstrophy of bladder.
v. fissure 膀胱裂(下腹部正面の披裂口から膀胱が直接に開口している奇形).
v. fistula 膀胱瘻〔医学〕.
v. fundus 膀胱底〔医学〕.
v. gland 膀胱腺.
v. hematuria 膀胱性血尿〔症〕〔医学〕.
v. hernia 膀胱ヘルニア〔医学〕, 膀胱脱出.
v. inertia 膀胱無力〔症〕〔医学〕.
v. inversion 膀胱内反〔医学〕.
v. neck constriction 膀胱頸狭窄〔医学〕.
v. neck contracture 膀胱頸部拘縮〔症〕〔医学〕.
v. plexus [TA] 膀胱神経叢, = plexus vesicalis [L/TA].
v. prostatism 膀胱性前立腺症(主として排尿障害を起こす状態であるが, 前立腺の異常を伴わない).
v. purpura 膀胱〔粘膜〕紫斑〔病〕.
v. reflex 膀胱反射〔医学〕, 排尿反射, = urinary reflex.
v. rupture 膀胱破裂〔医学〕.
v. schistosomiasis 膀胱住血吸虫症(ビルハルツ住血吸虫症).
v. sphincter 膀胱括約筋〔医学〕.
v. stone 膀胱結石〔医学〕, = vesical calculus.
v. surface [TA] 前面, = facies vesicalis [L/TA].
v. surface of uterus 〔子宮〕前面.
v. tenesmus 膀胱しぶり〔医学〕, 膀胱裏急後重, = tenesmus vesicae.
v. touch 膀胱触診(指を用いる).
v. triangle 膀胱三角, = trigone vesicae.
v. trigone 膀胱三角〔医学〕.
v. veins [TA] 膀胱静脈, = venae vesicales [L/TA].
v. venous plexus [TA] 膀胱静脈叢, = plexus venosus vesicalis [L/TA].
ves·i·cant [vésikənt] 発疱薬, びらん薬(激烈な皮膚反応を起こす刺激薬).
v. gas 発疱性ガス〔医学〕.
vesicating gas 発疱ガス.
ves·i·ca·tion [vesikéiʃən] 発疱, 発疱疹〔医学〕.
ves·i·ca·to·ry [vésikeitəri, -kətɔ:ri] 発疱薬, = vesicant.
ves·i·cle [vésikl] ① 小胞, 小嚢. ② 小水疱〔医学〕, 小疱疹(原発疹の一つ). 形 vesicular.
v. hypothesis 小胞仮説(シナプス前末端からのインパルスによる化学伝達物質の放出がシナプス小胞から開口放出により起こる機序).
vesic(o)- [vesikou, -kə] 膀胱または水疱との関連を表す接頭語.
ves·i·co·ab·dom·i·nal [vèsikouæbdáminəl] 膀胱腹部の.
ves·i·co·cav·er·nous [vèsikəkǽvə:nəs] 膀胱海綿性の.
ves·i·co·cele [vésikəsi:l] 膀胱ヘルニア, 膀胱瘤〔医学〕.
ves·i·co·cer·vi·cal [vèsikousə́:vikəl] 膀胱子宮頸の.
v. fistula 膀胱子宮頸瘻〔医学〕.
ves·i·coc·ly·sis [vèsikáklisis] 膀胱内輸液.
ves·i·co·fix·a·tion [vèsikoufikséiʃən] ① 膀胱子宮縫合術. ② 膀胱ヘルニア固定〔医学〕, 膀胱固定術, = cystopexy.
ves·i·cog·ra·phy [vèsikágrəfi] 膀胱造影〔医学〕.
ves·i·co·in·tes·ti·nal [vèsikouintéstinəl] 膀胱腸の.
v. fissure 膀胱腸裂〔医学〕.
v. fistula 膀胱腸管瘻〔医学〕, 膀胱腸管フィステル.
ves·i·co·li·thot·o·my [vèsikouliθátəmi] 膀胱切石術.
ves·i·co·pros·tat·ic [vèsikouprɑstǽtik] 膀胱前立腺の.
v. plexus 膀胱前立腺静脈叢, = pudendal plexus.
ves·i·co·pros·tat·i·cus [vèsikouprɑstǽtikəs] [TA] 膀胱前立腺筋, = musculus vesicoprostaticus [L/TA].
ves·i·co·pu·bic [vèsikoupjú:bik] 膀胱恥骨の.
ves·i·co·pus·tule [vèsikəpʌ́stʃu:l] 膿疱性水疱.
ves·i·co·rec·tal [vèsikəréktəl] 膀胱直腸の.
v. disturbance 膀胱直腸障害.
v. fistula 膀胱直腸瘻〔医学〕.
vesicorectovaginal cloaca 膀胱直腸腟総排出腔.
ves·i·co·re·nal [vèsikourí:nəl] 膀胱腎臓の.

ves·i·co·sig·moid ［vèsikəsígmɔid］ 膀胱S状結腸の．
ves·i·co·sig·moi·dos·to·my ［vèsikousìgmɔidástəmi］ 膀胱S状結腸吻合〔術〕［医学］．
ves·i·co·spi·nal ［vèsikouspáinəl］ 膀胱脊髄の．
v. center 膀胱脊髄中枢，= micturition center, rectovesical c..
ves·i·cos·to·my ［vèsikástəmi］ 膀胱造瘻［医学］．
ves·i·cot·o·my ［vèsikátəmi］ 膀胱切開〔術〕［医学］，= cystotomy.
ves·i·co·um·bil·i·cal ［vèsikouʌmbílikəl］ 膀胱臍の．
v. fistula 膀胱臍瘻，= fistula vesicoumbilicalis.
v. ligament 膀胱臍靱帯．
ves·i·co·ur·a·chal ［vèsikoujú:rəkəl］ 膀胱臍尿管(尿膜管)の．
v. diverticulum 尿膜管性膀胱憩室［医学］．
ves·i·co·u·re·ter·al ［vèsikoujurí:tərəl］ 膀胱尿管の．
v. reflux 膀胱尿管逆流〔現象〕［医学］．
v. valve 膀胱尿管弁［医学］．
vesicoureteric reflux 膀胱尿管逆流．
vesicoureterovaginal fistula 膀胱尿管腟瘻［医学］．
ves·i·co·u·re·thral ［vèsikoujurí:θrəl］ 膀胱尿道の．
v. canal 膀胱尿道管(中腎管口の求心部にある原始尿生殖洞の一部で，将来膀胱および尿道に発育するもの)，= vesicourethral anlage.
v. junction 膀胱尿道移行部［医学］．
v. suspension 膀胱尿道吊上げ［医学］．
ves·i·co·u·re·thro·pexy ［vèsikoujurí:θrəpeksi］ 膀胱尿道固定［医学］．
vesicourethrovaginal septum 膀胱尿道腟中隔［医学］．
ves·i·co·u·ter·ine ［vèsikoujú:tərin］ 膀胱子宮の．
v. excavation 膀胱子宮窩［医学］．
v. fistula 膀胱子宮瘻［医学］．
v. ligament 膀胱子宮靱帯［医学］，膀胱子宮ヒダ，= uterovesical fold, plica uterovesicalis, p. vesicouterina.
v. pouch (♀) [TA] 膀胱子宮窩，= excavatio vesicouterina (♀) [L/TA].
ves·i·co·u·ter·o·vag·i·nal ［vèsikoujù:tərəvǽʤinəl］ 膀胱子宮腟の．
ves·i·co·vag·i·nal ［vèsikəvǽʤinəl］ 膀胱腟の．
v. fistula 膀胱腟瘻［医学］．
v. septum 膀胱腟中隔［医学］．
ves·i·co·vag·i·na·lis (♀) ［vèsikouvæʤinéilis］ [TA] 膀胱腟筋，= musculus vesicovaginalis (♀) [L/TA].
ves·i·co·vag·i·no·rec·tal ［vèsikouvæʤinəréktəl］ 膀胱腟直腸の．
ve·sic·u·la ［vəsíkjulə］ 嚢胞．複 vesiculae.
v. fellis 胆嚢，= gallbladder.
v. germinativa 卵母細胞核，= germinal vesicle.
v. graafiana グラーフ小胞．
v. nabothi ナボート小胞(子宮頸部の貯留嚢胞)，= Naboth follicle.
v. ophthalmica 眼胞，= vesicula optica.
v. proligera 繁殖胞(胞虫小胞から発芽して発生する二次性または娘小胞)，= brood capsule.
v. prostatica = prostatic utricle.
v. seminalis [L/TA] 精嚢，= seminal vesicle [TA].
v. serosa 偽羊膜．
Vesicular exanthema of swine virus ブタ水疱疹ウイルス(カリシウイルス科のウイルス)．
ve·sic·u·lar ［vəsíkjulər］ ①小胞の．②嚢の．③水疱性の．
v. appendages 胞状垂［医学］，= appendix vesiculosa.
v. appendices [TA] 胞状垂，= appendices vesiculosae [L/TA].
v. appendices of uterine tube 胞状垂．
v. breath sounds 肺胞〔性〕呼吸音．
v. breathing 肺胞〔性〕呼吸音［医学］．
v. bronchiolitis 肺胞性細気管支炎(気管支肺炎)，= bronchopneumonia.
v. bronchitis 肺胞性気管支炎，= capillary bronchitis.
v. eczema 小水疱性湿疹［医学］．
v. emphysema 肺胞性気腫［医学］，肺気腫．
v. erysipelas 小水疱性丹毒［医学］．
v. exanthem 水疱疹，水疱性発疹症(ウマの陰部粘膜に水疱，結節，膿疱を生じる疾病)．
v. exanthema 小水疱性発疹［医学］．
v. exanthema of swine ブタ水疱疹．
v. fever 小水疱疹熱，天疱瘡．
v. follicle 胞状卵胞，= graafian follicle.
v. keratitis 疱疹性角膜炎［医学］．
v. keratopathy 小胞性角膜症．
v. mole 胞状奇胎［医学］，= hydatidiform mole.
v. murmur 肺胞音［医学］，気胞音．
v. nucleus 胞状核，水疱核(核膜が濃染し，中心部が淡染するもの)．
v. ovarian follicle [TA]胞状卵胞，= folliculi ovarici vesiculosi [L/TA].
v. pharyngitis 小水疱性咽頭炎［医学］．
v. rale 肺胞呼吸性ラ音［医学］，肺泡ラ(囉)音．
v. resonance 肺胞性共鳴音［医学］(正常の肺で聴かれる聴診音)，= normal resonance.
v. respiration 肺胞〔音〕呼吸［医学］，肺胞(小泡)性呼吸(やや長く低い音を発する吸気に続いて短い不明瞭な音を発する呼吸で，正常健康者の肺呼吸)．
v. sound 肺胞音．
v. stomatitis 水疱性口内炎［医学］，小水疱性口内炎．
v. stomatitis virus 水疱性口〔内〕炎ウイルス(ラブドウイルス科のウイルス．*Vesicular stomatitis Indiana virus*, *Vesicular stomatitis New Jersey virus* などの種がある)．
v. supporting tissue = pseudocartilage.
v. synapsis 小胞シナプス［医学］．
v. syphilid 小水疱性梅毒疹［医学］，小水疱状梅毒疹．
v. transport 小胞〔性〕輸送［医学］．
v. vaginitis (いぼ状腟炎)，= vaginitis verrucosa.
v. venous plexus 膀胱静脈叢．
ve·sic·u·lase ［vəsíkjuleis］ 精液酵素(精液を凝固させる作用のある前立腺の酵素)．
ve·sic·u·lat·ed ［vəsíkjuleitid］ 小水疱からなる，小嚢性の．
ve·sic·u·la·tion ［vəsìkjuléiʃən］ 小胞形成［医学］，水疱発生．
ve·sic·u·lec·to·my ［vəsìkjuléktəmi］ 精嚢摘出〔術〕［医学］．
ve·sic·u·li·form ［vəsíkjulifɔ:m］ 小胞状の，水疱状の．
ve·sic·u·li·tis ［vəsìkjuláitis］ 精嚢〔腺〕炎，小胞炎，= seminal vesiculitis.
ve·sic·u·lo·bron·chi·al ［vəsìkjuləbráŋkiəl］ 肺胞気管支性の，= bronchovesicular.
v. respiration 肺胞小泡気管支性呼吸，= bronchovesicular respiration.
vesiculobullous rash 小胞水疱性皮疹［医学］．
ve·sic·u·lo·cav·er·nous ［vəsìkjuləkǽvə:nəs］ 精嚢〔腺〕海綿性の．
v. respiration 小泡空洞性呼吸［医学］(小泡性と空

V

洞性とを呈するもの).
ve·sic·u·lo·gram [vəsíkjuləgræm] 精嚢〔腺〕造影像, 精嚢〔腺〕X線像図.
ve·sic·u·log·ra·phy [vəsìkjulágrəfi] 精嚢造影法〔医学〕, 精嚢〔腺〕撮影法.
ve·sic·u·lo·pap·u·lar [vəsìkjuləpǽpjulər] 水疱丘疹性の〔医学〕.
ve·sic·u·lo·pus·tu·lar [vəsìkjuləpʌ́stʃulər] 水疱膿疱性の〔医学〕.
ve·sic·u·lose [vəsíkjulous] 小胞の, 水疱性の, = vesicular.
ve·sic·u·lot·o·my [vəsìkjulátəmi] 精嚢切開〔術〕〔医学〕, = seminal vesiculitis.
ve·sic·u·lo·tu·bu·lar [vəsìkjuloutjú:bjulər] 肺胞気管性の.
ve·sic·u·lo·tym·pan·ic [vəsìkjuloutimpǽnik] 肺胞鼓音性の.
ve·sic·u·lous [vəsíkjuləs] 小胞〔性〕の〔医学〕, 小嚢〔性〕の, 小水疱〔性〕の.
v. appendage 胞状垂〔医学〕.
Ve·si·cu·lo·vi·rus [vəsíkjuləvàiərəs] ベシクロウイルス属(ラブドウイルス科の一属で, 水疱口内炎ウイルスなどが含まれる).
ves·ig·lan·din [vèsiglǽndin] ベジグランジン(ウシ精嚢よりプロスタグランジンとともに抽出単離されたが, 生物学的活性がプロスタグランジンと異なるため vesiculair gland の名をとって vesiglandin と報告された).
Ve·si·vi·rus [vésivaiərəs] ベシウイルス属(カリシウイルス科の一属).
veslicourethral anlage 膀胱尿道原基(膀胱尿道管), = vesicourethral canal.
Vesling line ヴェスリング線(陰嚢縫線), = raphe of scrotum.
Ves·pa [véspə] スズメバチ[胡蜂]属.
V. crabro モンスズメバチ[紋胡蜂], = European hornet.
V. mandarinia オオスズメバチ(危険な毒バチ).
V. xanthoptera キイロスズメバチ, = Japanese hornet.
ves·pa·jus [véspəʤəs] 頭蓋毛部の炎症, 小疔(ちょう).
ves·pid [véspid] スズメバチ.
v. venom スズメバチ毒(黄蜂毒).
ves·sel [vésəl] ① 脈管, 血管. ② 容器. ③ 導管, 管〔医学〕.
v. figure 血管像〔医学〕.
v. knot 血管結節〔医学〕.
v. of vessel 血管栄養血管〔医学〕.
v. tabes 血管性脊髄癆(脊髄後索の栄養血管の閉鎖性血管内壁炎によるもの).
v. wall 血管壁〔医学〕.
ves·sel·form [vésəlfɔ:rm] 導管状の.
vessels of internal ear [TA] 内耳血管, = vasa sanguinea auris internae [L/TA].
vessels of nerves [TA] 神経の脈管, = vasa nervorum [L/TA].
ves·sic·non [vésiknɑn] [F] 関節滑膜腫瘤(ウマの飛節の), = vessignon, wind-gall.
ves·sig·non [vesinjɑ́n] [F] = vessicnon, wind-gall.
ves·tib·u·la [vestíbjulə] 前庭(vestibulum の複数).
ves·tib·u·lar [vestíbjulər] 前庭の〔医学〕.
v. anus 前庭肛門(反理外陰肛門), = vulvovaginal anus.
v. apparatus 前庭器.
v. aqueduct [TA] 内リンパ管(前庭水管), = aqueductus vestibuli [L/TA].
v. area [TA] 前庭神経野, = area vestibularis [L/TA].
v. artery 前庭動脈〔医学〕.
v. ataxia 前庭性運動失調〔医学〕, 前庭性失調.
v. blind sac 前庭盲端.
v. bulb 〔膣〕前庭球(膣前庭の両側にある扁平棍棒状の海綿体で男性の尿道海綿体に相当する).
v. caecum [TA] 前庭盲端*, = caecum vestibulare [L/TA].
v. canal 前庭管(前庭階), = scala vestibuli.
v. canaliculus [TA] 前庭水管, = canaliculus vestibuli [L/TA].
v. cecum 前庭盲腸〔医学〕.
v. covering layer 前庭被覆層〔医学〕.
v. crest [TA] 前庭稜, = crista vestibuli [L/TA].
v. crisis 前庭症状クリーゼ〔医学〕.
v. disorder 前庭障害〔医学〕.
v. duct 前庭階〔医学〕.
v. dysfunction 前庭機能障害.
v. eye movement 前庭性眼球運動.
v. fissure of cochlea 蝸牛前庭裂.
v. fit 前庭発作〔医学〕.
v. fold [TA] 前庭ヒダ, = plica vestibularis [L/TA].
v. fossa [TA] 膣前庭窩(膣の舟状窩), = fossa vestibuli vaginae [L/TA].
v. function 前庭機能〔医学〕.
v. function test 前庭機能検査〔医学〕, 前庭機能試験.
v. ganglion [TA] 前庭神経節, = ganglion vestibulare [L/TA].
v. gland 前庭腺(① 大前庭腺. ② 小前庭腺), = major vestibular gland.
v. hair cells 前庭〔有〕毛細胞.
v. labyrinth [TA] 前庭迷路, = labyrinthus vestibularis [L/TA].
v. lamella [TA] 前庭板*, = lamella vestibularis [L/TA].
v. ligament [TA] 室靱帯(喉頭四角膜の下縁にあって, 披裂軟骨小丘と甲状軟骨後面を結合して室ヒダ中にある部分をいう), = ligamentum vestibulare [L/TA].
v. lip [TA] 前庭唇(ラセン板縁前庭唇), = labium limbi vestibulare [L/TA].
v. membrane [TA] 前庭膜(ライスネル膜), = membrana vestibularis [L/TA].
v. nerve [TA] 前庭神経, = nervus vestibularis [L/TA].
v. neurectomy 前庭神経切断術.
v. neuronitis 前庭神経炎〔医学〕.
v. neurotomy 前庭神経切離〔医学〕.
v. nuclei [TA] 前庭神経核, = nuclei vestibulares [L/TA].
v. nucleus 前庭神経核(第四脳室底の隆起で, 次の4核に区別される. ① 内側前庭核 Schwalbe 核, ② 外側前庭核 Deiters 核, ③ 上前庭核 Bekterev 核, ④ 脊髄前庭核), = nucleus vestibularis.
v. nystagmus 前庭〔性〕眼振.
v. organ 前庭器(膜迷路の卵形嚢, 球形嚢, 三半規管を含む中央部).
v. part of vestibulocochlear nerve 前庭神経, = nervus vestibularis.
v. postural reflex 前庭姿勢反射〔医学〕.
v. pupillary reaction 前庭瞳孔反応(外耳道の刺激により起こる散瞳).
v. pupillary reflex 前庭性瞳孔反射〔医学〕.
v. recruitment 前庭補充現象(反応)〔医学〕.
v. reflex 前庭反射〔医学〕.
v. region 前庭部.
v. schwannoma 前庭神経鞘腫.

v. sensation 前庭感覚〔医学〕.
v. sense 前庭覚〔医学〕.
v. surface [TA] 前庭面(前庭側面，顔面側面)，= facies vestibularis [L/TA]，前庭階面*，= paries vestibularis [L/TA].
v. surface of tooth 〔歯の〕前庭面，〔歯の〕頬面，〔歯の〕唇面.
v. system 前庭系(迷路系).
v. test 前庭検査〔医学〕.
v. veins 前庭静脈.
v. vertigo 前庭性めまい〔医学〕(前庭または迷路の疾患による).
ves·ti·bule [véstibju:l] [TA] 腟前庭，= vestibulum vaginae [L/TA]，盲嚢前庭，前庭(一般に腔の前室をいうが，特に内耳の蝸牛に向かう部分をいう)，= vestibulum [L/TA].
v. of larynx 喉頭前庭〔医学〕.
v. of mouth 口腔前庭〔医学〕.
v. of omental bursa 網嚢前庭〔医学〕.
v. of vagina 腟前庭〔医学〕.
ves·tib·u·li·tis [vestìbjuláitis] 前庭炎〔医学〕.
vestibuloautonomic reflex 前庭自律神経反射〔医学〕.
vestibulocerebellar tract 前庭小脳路(前庭核から索状核を経て小脳の室頂核に至るもの).
ves·tib·u·lo·cer·e·bel·lum [vestíbjulouserəbéljum] [L/TA] 前庭小脳，= vestibulocerebellum [TA].
ves·tib·u·lo·co·chle·ar [vestíbjuloukɔ́kliər] 前庭蝸牛の，平衡聴覚の.
v. anastomosis 前庭蝸牛神経吻合〔医学〕.
v. artery [TA] 前庭蝸牛動脈*，= arteria vestibulocochlearis [L/TA].
v. ganglion 内耳神経節，= acoustic ganglion.
v. nerve〔Ⅷ〕 [TA] 内耳神経，= nervus vestibulocochlearis〔Ⅷ〕[L/TA].
v. nuclei 内耳神経核.
v. organ [TA] 平衡聴覚器，= organum vestibulocochleare [L/TA].
v. vein [TA] 前庭蝸牛静脈*，= vena vestibulocochlearis [L/TA].
vestibuloequilibratory control 前庭平衡調節.
vestibulolabyrinthal ataxia 前庭迷路性運動失調.
vestibulo-ocular reflex (VOR) 前庭動眼反射，前庭眼反射〔医学〕(頭を急速に回転するとき眼が反対側に向かって回転する反応で，運動反射 statokinetic reflex の一つ).
ves·tib·u·lo·plas·ty [vestíbjuləplæ̀sti] 口腔前庭形成〔術〕〔医学〕.
vestibulorectal fistula 前庭直腸瘻〔医学〕，前庭直腸フィステル.
vestibulospinal reflex 前庭脊髄反射〔医学〕.
vestibulospinal tract 前庭脊髄路〔医学〕(前庭神経核から起こり，前索を下行して脊髄の灰白質に達する線維で，体位および平衡に関する刺激を伝導する).
ves·tib·u·lot·o·my [vestìbjulátəmi] 前庭切開〔術〕〔医学〕(内耳の).
ves·tib·u·lo·u·re·thral [vestìbjuloujurí:θrəl] 外陰前庭尿道の.
vestibulovegetative reflex 前庭自律神経反射〔医学〕.
ves·tib·u·lum [vestíbjuləm] [L/TA] 盲嚢前庭，前庭，= vestibule [TA]. 複 vestibula.
v. aortae [L/TA] 大動脈前庭*，= aortic vestibule [TA].
v. bursae omentalis 網嚢前庭.
v. laryngis [L/TA] 喉頭前庭，=laryngeal vestibule [TA].
v. nasi [L/TA] 鼻前庭，= nasal vestibule [TA].
v. oris [L/TA] 口腔前庭，= oral vestibule [TA].
v. vaginae [L/TA] 腟前庭，= vestibule [TA].
ves·tige [véstiʤ] 痕跡部〔医学〕，残遺部. 形 vestigial.
v. of ductus deferens [TA] 精管痕跡，= ductus deferens vestigialis [L/TA].
v. of processus vaginalis [TA] 鞘状突起痕跡，= vestigium processus vaginalis [L/TA].
v. of vaginal process 鞘状突起残遺，= rudimentum processus vaginalis.
vestigial fold 心嚢痕跡ヒダ(肺門部の上方にある)，= Marshall fold.
vestigial muscle 残遺筋(人類では痕跡として存在するが，ほかの動物ではよく発達しているもの).
vestigial nodule 痕跡結節(ダーウィン結節)，= darwinian tubercle.
vestigial organ 痕跡器官.
ves·tig·i·um [vestíʤiəm] 痕跡〔部〕，= vestige. 複 vestigia.
v. processus vaginalis [L/TA] 鞘状突起痕跡，= vestige of processus vaginalis [TA].
ve·su·vin [visú:vin] ベスービン(ビスマルクブラウン)，= Bismarck brown.
VESV ventricular endosystolic volume 心室収縮終期容積の略.
ves·vi·a·nite [vésviənait] ベスブ石 $4CaO-Al_2O_3-4SiO_2-H_2O$，= vesuvian.
ve·ta [véitə] [S](アンデス山脈地方の高山病).
veterans administration hospital 在郷軍人局病院.
veterans disability claim 退役軍人廃疾扶助〔医学〕.
veterans hospital 退役軍人病院〔医学〕.
vet·er·i·nar·i·an [vètərinέəriən] 獣医師，獣医〔医学〕.
vet·er·i·nary [vétərinəri, -nεəri] ①獣医学の. ②獣医.
v. abortion 動物の流産〔医学〕.
v. ambulance 傷病獣運搬車(罹患または負傷した獣類，特にウマを運搬する車).
v. anatomy 獣医解剖学〔医学〕.
v. bacteriology 獣医細菌学〔医学〕.
v. education 獣医学教育〔医学〕.
v. entomology 獣医昆虫学〔医学〕.
v. hospital 家畜病院.
v. jurisprudence 獣医法医学〔医学〕.
v. legislation 獣医法制〔医学〕.
v. medicine 獣医学〔医学〕.
v. microbiology 獣医微生物学〔医学〕.
v. parasitology 家畜寄生虫学(獣医寄生虫学).
v. pathology 獣医病理学〔医学〕.
v. radiology 獣医放射線医学〔医学〕.
v. school 獣医学部〔医学〕.
v. surgeon 獣医.
v. surgery 獣医外科学〔医学〕.
Vet·i·ve·ria zi·za·ni·oi·des [vètiví:riə zizeiniɔ́idi:z] ベチベル(イネ科の一種で，ベチベル油の原料).
veto cells ビート細胞(自己抗原反応性キラーT細胞に細胞死を誘導するとされる細胞を呼ぶ).
vex·il·lum [véksiləm] キベン(旗弁)(蝶形花冠において上部に位置する大形の花弁)，= vexil.
VF visual field 視野の略.
VG ventriculography 脳室撮影の略.
V_H gene 免疫グロブリンH鎖V領域遺伝子.
VHDL very high density lipoprotein 超高比重リポタンパクの略.
VHF therapy 高周波療法，= very high frequency

V

therapy.
VHI virus hemagglutination inhibitor ウイルス赤血球凝集反応抑制因子の略.
Vi virginium バージニウムの元素記号(現在は francium, 元素記号 Fr).
Vi agglutination Vi 凝集反応(腸チフス菌などの莢膜に含まれる Vi 抗原に対する特異抗体による細菌凝集反応).
Vi antibody Vi 抗体(腸チフス菌の強毒株がもつ Vi 抗原と反応する抗体. Vi 抗原を有する細菌は細胞壁 O 抗原に対する抗体と反応できない).
Vi antigen Vi 抗原(腸チフス菌の莢膜に存在する易熱性リポ多糖体により構成される抗原をいう).
Vi strain Vi 株(莢膜のある病毒性の高いチフス菌).
VIA virus inactivating agent ウイルス不活性化薬品の略.
via [váiə] ① 路, 道路. ② 経由, = by way of. 複 viae.
vi·a·bil·i·ty [vàiəbíliti] 生育性, 生活力, 生存能力, 生存可能性 [医学].
  v. index 生存力率 [医学].
vi·a·ble [váiəbl] 生存可能な [医学], 生育可能な.
  v. cell count 生菌数 [医学].
  v. cell suspension 生細胞浮遊液 [医学].
  v. count 生菌数〔算定〕(コロニーを形成し得る菌, CFU (colony forming unit) で示すことが多い), 生細胞〔算定〕, 生存菌数〔算定〕.
  v. infant 成育可能児 [医学].
vi·a·ble·ness [váiəblnis] 生活力, 生活可能性, 生育性. 形 viable.
viae naturales 身体の正常通路.
vi·al [váiəl] 小びん(バイアル).
vi·bes·ate [váibəseit] ビベセート, = aeroplast.
vi·bex [váibeks] 線状皮下出血 [医学], 皮下紫斑, = vibix. 複 vibeces.
vi·brac·u·lum [vaibrǽkjuləm] 振鞭体(多形性群体をなすコケムシ個体の一型で, 群体の主として背面の一定の位置に配置され, 短い柄で群体上につく), = vibracularia, vibracularium.
vi·bra·tile [váibrətil] 振動性の, 振動する.
vi·brat·ing [váibreitiŋ] 振動の [医学].
  v. epithelium 線毛上皮, = ciliated epithelium.
  v. line 振動線.
  v. pulse 振動脈 [医学] (突然, 著明に拡張する脈拍で, 腸線の振動する感を与えるもの).
  v. reed electrometer 振動容量型電位計 [医学], 振動電位計.
  v. strainer 振動ふるい(篩) [医学].
vi·bra·tion [vaibréiʃən] ① 振動 [医学], = oscillation. ② 振動マッサージ. 形 vibrative.
  v. absorber 防振(防音)材料 [医学].
  v. disease 振動病.
  v. frequency 振動数.
  v. hazard 振動障害.
  v. injury 振動障害.
  v. isolation 振動防止 [医学].
  v. sense 振動覚 [医学].
  v. spectrum 振動スペクトル [医学].
  v. syndrome 振動症候群(① 振動障害. ② 振動病), = vibration injury, v. hazard.
  v. synovitis 振動〔性〕滑膜炎 [医学].
  v. treatment 振動療法 [医学].
  v. white finger 白ろう(蝋)病.
vibrational energy 振動エネルギー [医学].
vi·bra·tive [váibrətiv] 振動子音(鼻孔を閉鎖し, 呼吸管の狭部辺縁を振動させて発音する子音で, r のような音をいう).
vi·bra·tode [váibrətoud] 振動極, 振動子(振動器の先端に付属する器械).
vi·bra·tor [váibreitər] 振動器 [医学], 振動子.
vi·bra·to·ry [váibrətəri, -tɔ:ri] 振動性の, = vibrative.
  v. apparatus 振動器 [医学].
  v. auscultation 振動聴診〔法〕(音叉による聴診法).
  v. fremitus 振動振盪音(肺聴診上の音叉徴候で, 音叉を胸骨または胸椎上にあてて, その反対側から聴診して, 滲出液の有無を鑑別する方法).
  v. massage 振動マッサージ [医学].
  v. nystagmus 振動〔性〕眼振 [医学], = undulatory nystagmus.
  v. sense 振動覚, 振動感覚.
  v. sensibility 振動感覚, = pallesthetic sensibility.
  v. therapeutics 振動療法.
  v. tinnitus 振動性耳鳴.
  v. urticaria 振動性じんま疹.
Vib·rio [víbriou] ビブリオ属(ビブリオ科の一属で, 通性嫌気性のグラム陰性桿菌).
  V. cholerae コレラ菌(コレラの原因となる. この伝染病を起こす菌は O1 型抗原をもつコレラ毒素産生性の *V. cholerae* O1 で, 抗原構造の差によってさらに 3 つの亜型(小川型, 稲葉型, 彦島型)に分かれる. また, 生物学的性状からは biovar cholerae (アジア型, 古典型) と biovar eltor (エルトール型) の 2 生物型に分けられる. その他は *V. cholerae* non-O1 と呼ばれ, コレラ毒素を産生せず, 食中毒の原因となるが, 普通コレラのように重症ではない. しかし 1992 年, 非 O1 コレラ菌からもコレラ毒素産生性の株 *V. cholerae* O139 Bengal が報告されている).
  V. comma (旧称). → *Vibrio cholerae*.
  V. fetus [医学] (旧称). → *Campylobacter fetus*.
  V. fischeri ビブリオ・フィシェリ(海洋性の発光細菌).
  V. fluvialis ビブリオ・フルビアリス(食中毒の原因となる).
  V. jejuni (旧称). → *Campylobacter jejuni*.
  V. metschnikovii メチニコフ菌(ニワトリコレラから分離された菌で, 牛乳を凝固させる).
  V. mimicus ビブリオ・ミミカス(食中毒の原因となる).
  V. parahaemolyticus 腸炎ビブリオ(食中毒の原因となり, 下痢, 嘔吐などをきたす. 1950年に藤野らによって発見された).
  V. septicus (旧称). → *Clostridium septicum*.
  V. vulnificus ビブリオ・バルニフィカス(敗血症や創傷感染の原因となる).
vib·rio [víbriou] ビブリオ菌. 複 vibrios, vibriones.
vib·ri·o·ci·dal [vìbriousáidəl] ビブリオ殺菌〔性〕の [医学].
vib·ri·ol·y·sin [vìbriálisin] コレラ菌の溶血素.
vib·ri·on sep·tique [váibriən, víb- séptik] = *Clostridium septicum*.
Vib·ri·o·na·ce·ae [vìbriənéisii:] ビブリオ科(通性嫌気性のグラム陰性桿菌, ビブリオ属などが本科に含まれる).
vib·ri·o·sis [vìbrióusis] ビブリオ症(コレラ菌などビブリオ属に含まれる菌による感染症の総称). 複 vibrioses.
vi·bris·sa [vaibrísə] 鼻毛(vibrissae の単数). 複 vibrissae.
vi·bris·sae [vaibrísi:] [L/TA] 鼻毛(ハナゲ), = hairs of vestibule of nose [TA].
vi·bro·car·di·o·gram [vàibroukɑ́:diəgræm] 振動心電図.
vi·bro·car·di·og·ra·phy [vàiboukɑ̀:diágrəfi] 心振動図法 [医学] (心周期の血液動態によって生ずる胸壁の振動を記録し, 等容性収縮期と駆血時間を求める方法).

vi·bro·gram [váibrəgræm] 振動記録図.

vi·bro·graph [váibrəgræf] 振動記録計.

vi·bro·lode [váibrəloud] 振動子, = vibratode.

vi·bro·mas·sage [vàibrouməsá:ʤ] 振動マッサージ.

vi·bro·mas·seur [vìbrouməsə́:r] 振動マッサージ器, = vibromassage.

vi·brom·e·ter [vaibrámitər] 振動計, 振動覚計 [医学], バイブロメータ(音圧測定装置の一種で, 可動コイル型マイクロホンの振動板に用いた2つのコイルを相互調節して音圧を測定する).

vi·bro·phone [váibrəfoun] 振動器(中耳の疾患による難聴に対する治療器).

vi·bro·ther·a·peu·tics [vàibrəθèrəpjú:tiks] 振動療法.

vi·bur·nic ac·id [vaibə́:nik ǽsid] ビブルン酸(ガマズミの樹皮から得られる酸で, 吉草酸と同一物).

Vi·bur·num [vaibə́:nəm] ガマズミ属(樹皮, 乾燥根皮が月経困難などに用いられる).

vi·car·i·a·tion [vaikèəriéiʃən] 代償 [医学].

vi·car·i·ous [vaikéəriəs] 代償の.

v. diarrhea 代償性下痢 [医学].

v. hemoptysis 代償性喀血 [医学] (月経の代償喀血).

v. hemorrhage 代償性出血 [医学].

v. hypertrophy 代償性肥大 [医学].

v. menstruation 代償性月経 [医学] (子宮以外の局所性出血).

v. respiration 代償呼吸(他側の肺臓の呼吸機能が低下したとき, 一側の肺が代償すること).

v. trial and error 代理的試行錯誤 [医学].

vice [váis] ① 悪徳(道徳上の不徳行為). ② 欠陥, 欠点, 瑕瑾かきん. ③ 万力.

v. versa 逆に, 逆もまた同様.

vi·cho [víʧou] (ペルー語で赤痢の意味).

Vichy wa·ter [víʃi: wɔ́:tər] ビシー水(フランスのビシー町の鉱泉で, リウマチ, 糖尿病, 慢性胃腸病および肝炎などに用いられる).

Vic·ia [víʃiə] ソラマメ属(マメ科の一属).

V. fava ソラマメ[蚕豆], = fava bean, broad bean.

V. hirsuta スズメノエンドウ.

V. sativa オオカラスノエンドウ, = spring vetch.

vic·i·a·nin [vísiənin] ビシアニン $C_{19}H_{25}NO_{10}$ (マメ科植物ホソバのヤハズエンドウの種子にある配糖体).

vic·i·a·nose [vísiənous] ビシアノース $C_{11}H_{20}O_{10}$ (水解してグルコースとアラビノースを生ずる二糖類).

vi·ci·lin [váisilin] ビシリン(レンズマメ, 扁豆およびほかのサヤマメ類から得られるグロブリン).

vi·cine [váisin] ビシン [化] divicine-β-D-glucopyranoside $C_{10}H_{16}N_4O_7 \cdot 2H_2O$ (ヤハズエンドウに含まれる白色配糖体で, 水解してジビシンとデキストロースに変わる), = vicioside.

vi·cious [víʃəs] 悪性の, 不徳行為の, 奇形の.

v. cicatrix 悪性瘢痕(奇形を生ずるもの).

v. circle 悪循環, = vicious cycle.

v. cycle 悪循環, = circulus vitiosus, vicious circle.

v. cycle of pain 痛みの悪循環.

v. union 不整癒合(骨折端の癒合が不正確で, 奇形を生じたもの).

Vicq d'Azyr, Félix [vi:k dá:zyr] ヴィックダジール (1748-1794, フランスの解剖学者).

V. d'Azyr band ヴィックダジール束, = Baillarger lines.

V. d'Azyr bundle ヴィックダジール束(視床乳頭束), = mammillothalamic tract.

V. d'Azyr stria ヴィックダジール線条(有線領 area striata の皮質の表面に平行した条), = Gennari stria.

vic·tim·ol·o·gy [vìktimáləʤi] 被害者学 [医学].

Victoria [viktɔ́:riə] (イギリスのヴィクトリア女王 (1819-1901)にちなむ名称).

V. blue ヴィクトリアブルー $C_{23}H_{22}N_3Cl$ (組織染色に用いる色素で, 外観は青銅色で水溶液としては青藍色を呈する), = phenyltetramethyltriamido-α-naphthyldiphenylcarbinol hydrochloride.

V. green ヴィクトリアグリーン $Cl_2C_6H_3Cl[C_6H_4=N(CH_3)_2]_2Cl$ (殺菌薬).

V. orange ヴィクトリアオレンジ(赤橙色の組織染色料で, dinitrocresol およびピクリン酸のアルカリ塩の混合物), = aniline orange, English yellow, gold y., Victoria y..

V. violet 4 BS ヴィクトリアバイオレット 4BS [化] sodium p-aminobenzeneazo-1,8-dihydroxynaphthalene-3,6-disulfonate $C_{16}H_{11}N_3O_8S_2Na_2$.

V. yellow ヴィクトリアイエロー, = metanil yellow.

Vidal, Auguste Theodore (de Cassis) [vidá:l] ヴィダール (1803-1856, フランスの外科医).

V. operation ヴィダール手術(皮下で静脈を結紮する静脈瘤の療法).

Vidal, Jean Baptiste Emil [vidá:l] ヴィダール (1825-1893, フランスの皮膚科医).

V. disease ヴィダール病(神経皮膚炎), = neurodermatitis.

V. lichen ヴィダール苔癬, = lichen simplex chronicus.

V. treatment ヴィダール療法(乱切による尋常性狼瘡の療法).

vi·dar·a·bine [vaidá:rəbi:n] ビダラビン [化] 9-β-D-arabinofuranosyladenine (抗ヘルペスウイルス活性を有する抗ウイルス薬), = ara-A.

video-assisted thoracic surgery (VATS) 胸腔補助鏡下手術 [医学], ビデオ補助下胸部手術.

video-assisted thoracoscopic lung biopsy (VTLB) 胸腔鏡下肺生検.

video-assisted thoracoscopic surgery (VATS) ビデオ下胸腔鏡手術.

video display terminal 視覚標示端末装置 [医学].

video display terminal syndrome VDT症候群, = VDT disease.

vid·e·o·en·do·scope [vìdiouéndəskoup] 電子内視鏡, ビデオ内視鏡.

vid·e·o·en·dos·co·py [vìdiouendáskəpi] ビデオ内視鏡検査.

vid·e·og·no·sis [vìdiagnóusis] ビデオ診断法 [医学] (X線像をセンターに送信して診断を行う方法), = videodiagnosis.

vi·di·an [vídiæn] ヴィディアン(イタリアの解剖学者 Vidius (Vidus)の形容詞名). → Vidius.

v. artery ヴィディアン動脈(翼突動脈), = arteria canalis pterygoides.

v. canal ヴィディアン管(翼突管), = pterygoid canal.

v. nerve ヴィディアン神経(翼突管神経), = nervus canalis pterygoidei.

v. neuralgia ヴィディアン神経痛(ヴィディアン神経の圧迫による), 翼突管神経痛 [医学].

v. plexus ヴィディアン神経叢(翼突管神経叢).

v. vein ヴィディアン静脈(翼突管静脈), = vena canalis pterygoidei.

vid·ine [vídin] ビジン $C_9H_{26}N_2O_2$ (① ハウチワマメ *Lupinus albus* に存在するリン脂質の一成分. ② コ

リン).
Vidius, Guidi [vídiəs] ヴィディウス(1500-1569, イタリア解剖学者のラテン名), = Vidus, Guido. 形 vidian.
Vidus, Guido [vídus] ヴィデー, = Vidius.
vie probable 平均余命〔医学〕, 中位数余命〔医学〕.
Vienna [viénə] ウィーン(オーストリアの首都).
V. caustic ウィーン腐食剤(水酸化カリウムと生石灰とからなる腐食剤), = potassa cum calce.
V. green ウィーングリーン, = Paris green.
V. paste ウィーン腐食性パスタ(泥剤).
Vierordt, Karl [fí:rɔ:t] フィーロルト(1818-1884, ドイツの生理学者).
V. hemotachometer フィーロルト血流速度計(血流の速度を測る器械).
V.-Mesh formula フィーロルト・メッシュ式(O =mP(2/3) ただしOは体面積, mは身長, Pは体重).
Vierra, J. P. [viéərə] ヴィエラ(ブラジルの皮膚科医).
V. sign ヴィエラ徴候(ブラジルにおける天疱瘡の特徴).
Vieth-Müller cir·cle [ví:θ-mjú:lər sə́:rkl] ヴィース・ミュラー円(両眼網膜の対応点に像をつくるような水平面内の点の軌跡), = Vieth-Müller horopter.
Vieth-Müller horopter ヴィース・ミュラー単視界(凝視点と両眼の結節点を通る円).
Viets test [ví:ts tést] ヴィーツ試験(頭蓋内圧および脊髄内圧の増加により, 脊髄根痛が起こることで, 咳嗽, くしゃみ, 筋緊張, 頸静脈圧迫により増悪する).
Vieussens, Raymond de [vju:sán] ヴューサン(1641-1715, フランスの解剖学者).
V. ansa ヴューサンワナ(鎖骨下ワナ), ヴューサン係蹄, = ansa subclavia.
V. anulus ヴューサン輪, = limbus fossae ovalis.
V. artery ヴューサン動脈(肺動脈の前にある組織に分布する冠状動脈の分枝).
V. centrum ovale ヴューサン卵形中枢.
V. ganglia ヴューサン神経節.
V. ring ヴューサン輪(卵円窩縁), = limbus fossae ovalis.
V. valve ヴューサン弁(第四脳室上髄帆), = superior medullary velum.
view [vjú:] 視界〔医学〕.
viewing box X線観察箱〔医学〕.
vig·il [víʤil] 不眠, 覚醒.
v. coma 覚せい(醒)昏睡〔医学〕.
vig·il·am·bu·lism [vìʤilǽnbjulizəm] 覚醒遊行症(意識が存在してあたかも夢中遊行と同一の状態を呈すること).
vig·i·lance [víʤiləns] ① 覚醒〔状態〕〔医学〕. ②不眠症, = pervigilium.
vi·gil·i·ty [viʤíliti] 覚せい(醒)能力〔医学〕.
vi·gin·ti·nor·mal [viʤìntinɔ́:məl] 20分の1規定〔溶液〕.
Vignal, Guillaume [vinjá:l] ヴィニヤール(1852-1893, フランスの生理学者).
vig·nin [vígnin] ビグニン(ウシマメ〔牛豆〕*Vigna sinensis* の種子にあるグロブリンの一種).
Vigo, Giovanni di [ví:go(u)] ヴィゴ(1460-1520, イタリアの外科医).
V. plaster ヴィゴ硬剤(鉛硬剤, ロージン, 黄ろう, オリバヌム, アンモニア剤, 没薬, ブデリウム, サフロン, 水銀, テルペン油, ストラックス液, ラベンダ油を含む).
V. powder ヴィゴ末(赤色酸化水酸), = red oxide of mercury.
vig·o(u)r [vígər] 強勢.
Vigouroux, Auguste [vigu:rú:] ヴィグールー(フランスの神経科医).
V. sign ヴィグールー症状(眼球突出性甲状腺腫における皮膚の電気抵抗性の減退), = Charcot-Vigouroux sign.
village health worker 村落ヘルス・ワーカ〔医学〕.
Villard, Eugêne [vijá:r] ヴィラール(1868生, フランスの外科医).
V. button ヴィラールボタン(マーフィー腸ボタン Murphy button を改良したもの).
Villaret, Maurice [vijaréi] ヴィラレー(1877-1946, フランスの神経科医).
V. syndrome ヴィラレー症候群(耳下腺後空間の症候群とも呼ばれ, 上咽頭収縮筋の麻痺による嚥下困難, 舌後部の味覚消失, 声帯, 胸鎖乳突筋および僧帽筋の麻痺を示す), = Collet syndrome.
Villari, Emilio [vilá:ri] ヴィラリ(1836-1904, イタリアの物理学者).
V. effect ヴィラリ効果(磁場内で長さの変化可能の強磁性体の棒を, 長く延ばすと磁化の強さが増加し, 圧縮すると減少する現象).
Villemin, Jean Antoine [vijəmén] ヴィレマン(1827-1892, フランスの外科医).
V. theory ヴィレマン説(結核の特異性および伝染性を主張する説で, 結核菌の発見以前の説として注目された).
vil·li [vílai] 絨毛(villus の複数).
v. intestinales [L/TA] 腸絨毛, = intestinal villi [TA].
v. synoviales [L/TA] 滑膜絨毛, = synovial villi [TA].
vil·lif·er·ous [vilífərəs] 絨毛をもつ.
vil·li·form [vílifɔ:m] 絨毛のある.
vil·li·ki·nin [vìlikáinin] ビリキニン(十二指腸粘膜に塩酸が作用して分泌されるホルモンで, 小腸絨毛の運動を促進する作用がある).
vil·l(i)o·ma [vilóumə] 絨毛腫(主として直腸).
vil·li·tis [viláitis] 絨毛炎(ウマの蹄冠および足底の絨毛組織の炎症).
vil·lo·nod·u·lar [vìlənádjulər] 絨毛結節性の(滑膜炎などの場合に用いる).
v. pigmented tenosynovitis 絨毛結節性色素性腱滑膜炎.
v. synovitis 絨毛結節性滑膜炎〔医学〕.
vil·lose [vílous] 絨毛性の, 絨毛状の〔医学〕, 長軟毛のある, = villous.
vil·lo·si·tis [vìlousáitis] 絨毛組織炎(胎盤の).
vil·los·i·ty [vilásiti] 絨毛の多い状態, 絨毛性〔医学〕, = shagginess.
vil·lous [víləs] 絨毛の, 絨毛状〔医学〕.
v. atrophy 絨毛萎縮.
v. cancer 絨毛癌, 絨毛腫瘍, = carcinoma villosum.
v. duct cancer 絨毛管癌.
v. folds [TA] 絨毛様ヒダ, = plicae villosae [L/TA].
v. heart 絨毛心〔医学〕, = hairy heart.
v. movement 絨毛運動〔医学〕.
v. papilloma 絨毛乳頭腫〔医学〕.
v. placenta 絨毛〔性〕胎盤〔医学〕.
v. polyp 絨毛状ポリープ.
v. synovitis 絨毛性滑膜炎.
v. tenosynovitis 絨毛性腱鞘炎(結核性).
v. tumor ① 絨毛腫瘍, 絨毛状腫瘍〔医学〕. ② 乳頭腫, = papilloma.
vil·lus [víləs] ① 絨毛. ② 柔突起. 複 villi. 形 villous.
vil·lu·sec·to·my [vìləséktəmi] 絨毛摘出〔術〕.
Vim-Silverman nee·dle [vím sílvə:mən ní:dl]

ヴィム・シルバーマン針（肝臓穿刺針）. → Silverman needle.

vi·men·tin ［viméntin］ ビメンチン（中間径フィラメントのサブユニットタンパク質）.

Vimtrump cell ヴィントラン細胞（毛細血管の周皮細胞），= Rouget cell.

VIN vulvar intraepithelial neoplasia 外陰上〔表〕皮内腫瘍の略.

Vin vinum ブドウ酒の略.

vin·bar·bi·tal ［vinbá:bitæl］ ビンバルビタール ㊆ 5-ethyl-5(1-methyl-1-butenyl)-barbituric acid（ナトリウム塩の鎮静作用と同一の作用がある）.

v. sodium ビンバルビタールソジウム ㊆ sodium 5-ethyl-5-(1-methyl-1-butenyl)barbiturate（中等度の鎮静作用を示すバルビツール酸誘導体），= delvinal sodium.

vin·blas·tine (VLB) ［vinblǽsti:n］ ビンブラスチン（抗腫瘍薬）.

v. sulfate ビンブラスチン硫酸塩 $C_{46}H_{58}N_4O_9 \cdot H_2SO_4$: 909.05（硫酸ビンブラスチン．抗悪性腫瘍薬：植物成分 *Vinca rosea* に由来する抗腫瘍活性をもつ植物アルカルド．メタノアザシクロインドール-インドリジノカルバゾール系．悪性リンパ腫および絨毛性疾患の自覚的ならびに他覚的症状の寛解に用いる）.

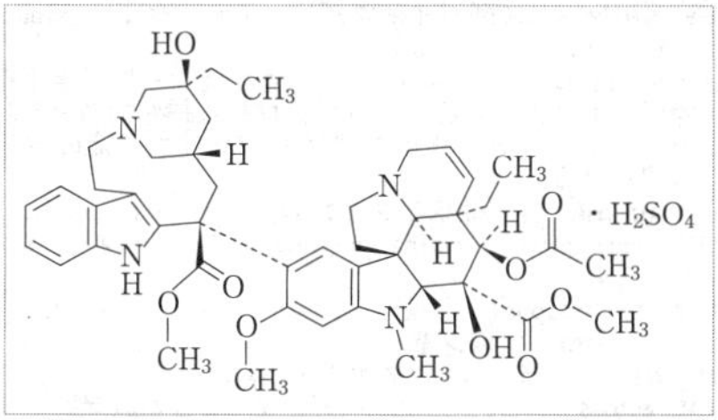

vinca alkaloid ビンカアルカロイド（細胞分裂毒といわれる分裂阻害作用をもつ．コルヒチン，ビンクリスチンなど）.

vin·cen·nite ［vínsənait］ ビンセナイト（青酸，塩化第二スズ，三塩化ヒ素，クロロホルムからなる毒ガス）.

Vincent, Henri ［vínsənt］ ヴァンサン（1862-1950，フランスの医師）.

V. angina ヴァンサンアンギナ，ヴァンサン口峡炎（潰瘍偽膜性アンギナ），= Plaut-Vincent angina, trench mouth, ulceromembranous a..

V. bacillus ヴァンサン菌（紡錘状桿菌），= *Fusobacterium nucleatum*.

V. gingivitis ヴァンサン歯肉炎.

V. infection ヴァンサン感染症［医学］.

V. spirillum ヴァンサンスピリルム（口腔スピロヘータ）.

V. stomatitis ヴァンサン口内炎，= acute herpetic gingivostomatitis.

V. symptom ヴァンサン症状［医学］.

V. tonsillitis ヴァンサン扁桃炎，= Vincent angina.

V. vaccine ヴァンサンワクチン（チフス菌の10株を用いてつくったチフスワクチン）.

Vincent pow·der ［vínsənt páudər］ ヴィンセント散（次亜塩素酸カルシウム1とホウ酸9との合剤）.

Vincent sign ［vínsənt sáin］ ヴィンセント徴候，= Argyll Robertson pupil.

vincristine (VCR) ［vinkrísti:n］ ビンクリスチン（抗腫瘍薬）.

v. nephrotoxity ビンクリスチン腎毒［医学］.

v. sulfate ビンクリスチン硫酸塩 $C_{46}H_{56}N_4O_{10} \cdot H_2SO_4$: 923.04（硫酸ビンクリスチン．抗悪性腫瘍薬：植物成分 *Vinca rosea* に由来する植物アルカロイド．メタノアザシクロインドール-インドリジノカルバゾール系．白血病，悪性リンパ腫，小児腫瘍に適用）.

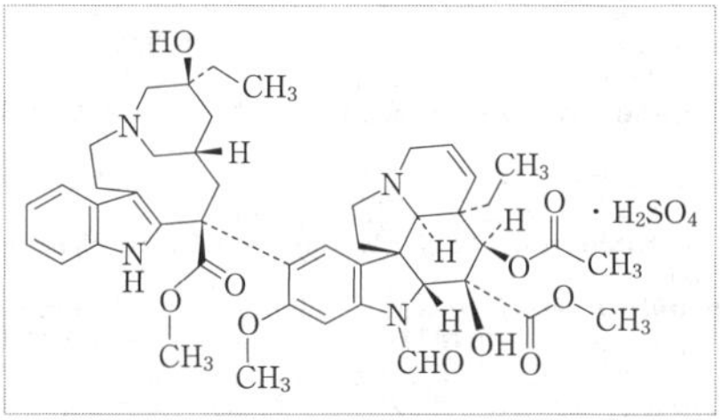

vin·cu·la ［víŋkjulə］ ヒモ（紐）(vinculum の複数).

v. lingulae cerebelli 小脳小舌ヒモ.

v. tendinum ［L/TA］ 腱のヒモ，= vincula tendinum [TA].

vin·cu·lin ［víŋkjulin］ ビンキュリン（1979年，B. Geiger がニワトリ砂嚢平滑筋から分離精製，命名した細胞骨格系タンパク質の一つ）.

vin·cu·lum ［víŋkjuləm］ ヒモ（紐）. 複 vincula.

v. breve ［L/TA］ 短いヒモ，= vinculum breve [TA].

v. linguae 舌小帯，= frenum linguae.

v. longum ［L/TA］ 長いヒモ，= vinculum longum [TA].

v. tendinum 腱のヒモ.

vin·de·sine (VDS) ［víndəsi:n］ ビンデシン（ビンカアルカロイドに属する抗腫瘍薬）.

vin·e·gar ［vínigər］ 酢剤［医学］，酢（す）(3〜6%の酢酸を含んだ調味料または薬剤），= acetum.

v. eel （酢などの中にみられる小線虫）.

v. milk 酢乳（牛乳と酢を15：1の容積比で混ぜたもの）.

v. naphtha 酢酸ナフサ，= ethyl acetate.

v. of honey ハチ蜜酢，= oxymel.

v. of lead 鉛酢（亜酢酸鉛の溶液）.

Vineland so·cial ma·tur·i·ty scale ［váinlænd sóuʃəl mətʃú:riti skéil］ バインランド社会的成熟階（アメリカのニュージャージー州バインランド精神遅滞児学校で考案された社会的成熟度を測定する試験法）.

vi·nic ［váinik, vín-］ 酢の，ブドウ酒の.

vin·om·e·ter ［vinámitər］ ブドウ酒計（ブドウ酒のアルコール含有量を測る器械）.

vi·nous ［váinəs］ ブドウ酒の.

v. hydromel 水蜜酒.

v. liquor ブドウ酒.

Vinson, Porter Palsley ［vínsən］ ヴィンソン（1890-1959，アメリカの外科医）.

V. syndrome ヴィンソン症候群（Plummer が1912年に報告した萎黄病や胃液欠乏症においてみられる貧血，嚥下困難および舌炎の三徴），= Plummer-Vinson syndrome.

vi·num ［váinəm］ ブドウ酒，= wine.

v. chinae キナ酒（キナ流エキス，シェリー酒，白糖末，橙皮チンキを混和し，24時間以上静置して後濾過したもの）.

v. xericum シェリー酒，= sherry wine.

vi·nyl ［váinil, vín-］ ① ビニル基 (H_2C=CH-). ② ビニル（合成線維の一種）.

v. acetate 酢酸ビニル CH_3COOCH=CH_2.

v. benzene ビニルベンゼン，= styrene.

v. carbinol ビニルカルビノール，= allyl alcohol.

v. chloride 塩化ビニル CH_2=CHCl, = chloroethylene.
v. chloroacetate クロル酢酸ビニル $ClCH_2COOCH$=CH_2.
v. cyanide シアン化ビニル, = acrylonitrile.
v. ether ビニルエーテル CH_2=CHOCH=CH_2 (吸入麻酔薬で，エチルエーテルよりも麻酔時間が短い), = divinyl oxide, vinethene.
v.-house works disease ビニ〔ー〕ルハウス作業者病 [医学].
v. resin ビニル樹脂 (ビニル基 CH=CH_2 または CH_2=C= 基をもつ化合物の重合体の総称).
v. trichloride 三塩化ビニル, = 1,1,2-trichloroethane.
vi·nyl·ac·e·tal res·in [vàinilǽsitəl, vínil- rézin] ビニルアセタール樹脂 (ポリビニルアルコールとアルデヒド類とを酸触媒で縮合させた合成樹脂で，構造式の R の性状によりホルマールまたはブチラールなどが得られる).
vi·nyl·a·ce·tic ac·id [vàiniləsí:tik, vin- ǽsid] ビニル酢酸 CH_2=$CHCH_2COOH$ (シアン化アリルの加水分解により得られる), = butenoic acid.
vi·nyl·a·mine [viníləmi:n] ビニラミン CH_2=$CHNH_2$ (不飽和アミンの一つ).
vi·nyl·ene [vínilin] ビニレン基 (-CH=CH-).
vi·nyl·eth·yl·ene [vàiniléθili:n, vìn-] ビニルエチレン, = butadiene.
vi·nyl·for·mic ac·id [vàinilfɔ́:mik, vìn- ǽsid] ビニルギ酸, = acrylic acid.
vi·nyl·i·dene [vainílidi:n, vin-] ビニリデン基 (CH_2=C=).
v. chloride resins 塩化ビニリデン樹脂, = lumite.
vi·nyl·ite [váinilait, vín-] ビニル鋳型 (① 塩化ビニルの *n* 重合体 (CH_2=CHCl)*n*. ② 塩化ビニル 95% と酢酸ビニル 5% との共重合体 (-CH_2=$CHClCHClCH_2CH(OCOCH_3)CH_2$=$CHClCH_2$)*n*), = coponyl.
vi·ny·lon [váinilən, vín-] ビニロン (polyvinyl alcohol の線維をホルマリン処理して水酸基 50〜60% をアセタル化して得る耐酸，耐アルカリ性，難燃性の物質).
vi·nyl·tri·meth·yl·am·mo·ni·um hy·drox·ide [vàiniltraimèθiləmóuniəm haidráksaid] 水酸化ビニルトリメチルアンモニウム, = neurin.
vi·ny·on [váiniən, vín-] ビニヨン (塩化ビニルと酢酸ビニルとの共重合体で，合成線維衣料として用いられる).
v. N ビニヨン N (塩化ビニル 56〜60% とアクリロニトリル 40〜44% との共重合体で，ビニヨンに比べて優良).
vi·o·la·ce·in [vàiəléisi:n] バイオラセイン $C_{42}H_{35}N_5O_6$ (*Chromobacterium violaceum* に存在する暗紫色酵素性物質).
vi·o·la·mine R [vàiəlæmí:n ɑ:r] バイオラミン R (紫赤色キサンチン染料).
vi·o·lan·in [vàiəlǽnin] バイオラニン $C_{36}H_{37}O_{18}Cl$ (三色スミレ *Viola tricolor* の有色配糖体で，デルフィニジンの一成分).
vi·o·la·quer·cit·rin [vàiələkwə́:sitrin] ビオラケルシトリン, = rutin.
vio·la·tion [vàiəléiʃən] 強姦, レイプ, = rape.
vi·o·la·xan·thin [vàiələzǽnθin] バイオラキサンチン $C_{40}H_{56}O_4$ (三色スミレに存在する黄スミレ色柱状結晶).
vi·o·lent [váiələnt] 激烈な [医学].
v. behavior 狂暴症 [医学].
v. death 暴力死 [医学].
v. pain 激痛 [医学].
v. rupture of uterus 外傷性子宮破裂 [医学].
vi·o·les·cent [vàiəlésənt] スミレの香に似た.
vi·o·let [váiəlit] ① バイオレット，紫. ② スミレ, = *Viola*.
v. blindness 紫色盲 [医学], 第三色盲, = amianthinopsy, violet color blindness.
v. G バイオレットジー, = gentian violet.
v. phosphorus 紫リン (ムラサキリン)(α 金属リンまたはヒットルフリンともいい，普通の赤リンはこの物質と白リンとの固溶体とも考えられる).
vi·o·lin [vaiəlín] ① ビオリン (スミレに存在する有効成分で，エメチンに類似の作用がある). ② バイオリン (弦楽器の一つ).
vi·o·lin·ist's cramp [vàiəlínists krǽmp] バイオリン奏者痙攣 (バイオリン奏者の左手指または右腕にみられる職業性神経症).
vi·o·lu·ric ac·id [vàiəljú:rik ǽsid] ビオルール酸 ㊥ 5-isonitrosobarbituric acid, alloxan-5-oxime (合成バルビタール酸化合物).
vi·o·lu·tin [vàiəlú:tin] ビオルチン $C_{19}H_{26}O_{12}$ (南ヨーロッパ産スミレの配糖体), = violutoside.
vi·o·my·cin [vàiəmáisin] バイオマイシン (放線菌 *Streptomyces floridae* または *Streptomyces puniceus* から1951年に Bartz らが分離した抗生物質で，特にストレプトマイシン抵抗性結核菌に対し有効といわれる).
v. sulfate 硫酸バイオマイシン (水溶性), = vinactane sulfate, viocin s..
vi·os·ter·ol [vaiástərɔ:l] ビオステロール (紫外線照射により得られるエルゴステロール誘導物の一般名で，くる病や骨軟化症などビタミン D 欠乏症の治療に使われる).
v. in oil 合成油状ビタミン D, = oleovitamin D.
VIP vasoactive intestinal peptide 血管作用性腸管ペプチドの略.
vi·per [váipər] ① 毒ヘビの総称. ② クサリヘビ.
v. venom マムシ毒.
Vi·per·a [váipərə] クサリヘビ属.
V. aspis アスプクサリヘビ (ヨーロッパ原産).
V. berus ヨーロッパクサリヘビ.
V. russellii ラッセルクサリヘビ (アジア産), = ticpolonga.
vipera bite マムシ咬傷.
Vi·per·i·dae [vaipéridi:] クサリヘビ科.
Vi·per·i·nae [vaipérini:] クサリヘビ亜科 (クサリヘビ科 *Viperidae* の一亜科), = vipers.
vi·per·ine [váipərain] ① クサリヘビの. ② (クサリヘビ毒から抽出される毒性アルブミン).
VIPoma vasoactive intestinal tumor 血管作動性腸管腫瘍の略 (ビポーマ，VIP 腺腫), = vasoactive intestinal tumor, vipoma.
Vipond [vipán] ヴィポン (フランスの医師).
V. sign ヴィポン徴候 (小児発疹熱の初期にみられる全身性リンパ節腫脹).
vi·ra·gin·i·ty [vàirədʒíniti] ビラジニティ (女性が男性の性欲と精神状態をもつこと).
vi·ra·go [viréigou] (女性同性間の愛欲), = amor lesbicus, sapphism.
vi·ral [váirəl] ウイルス性の，ウイルスにより発生した.
v. antibody ウイルス性抗体 [医学].
v. antigen ウイルス性抗原 [医学].
v. bronchiolitis ウイルス性細気管支炎 [医学].
v. capsid antigen ウイルスカプシド抗原 [医学].
v. carcinogenesis ウイルス〔性〕発癌.
v. cell transformation ウイルス性細胞形質転換 [医学].
v. diarrhea ウイルス性下痢 [医学].
v. disease ウイルス性疾患 [医学], = virus disease.
v. dysentery ウイルス性赤痢.

v. encephalitides ウイルス性脳炎群〔医学〕(ウイルス性脳炎の総称．灰白脳炎，白質脳炎，灰白脳脊髄炎などを含む)．
v. encephalitis ウイルス性脳炎〔医学〕．
v. encephalomyelitis ウイルス〔性〕脳脊髄炎，= virus encephalomyelitis.
v. gene ウイルス遺伝子〔医学〕．
v. genetics ウイルス遺伝学〔医学〕．
v. genome ウイルスゲノム〔医学〕．
v. hemagglutination ウイルス〔赤〕血球凝集〔反応〕．
v. hemagglutination inhibition test ウイルス赤血球凝集阻止試験(ウイルスの血球凝集素に対して抗体が反応すると，その凝集能が抑制される．ウイルスに対する抗体の有無，その程度を知るための方法)．
v. hemagglutinin ウイルス血球凝集素〔医学〕．
v. hemorrhagic fever ウイルス性出血熱〔医学〕．
v. hemorrhagic fever virus ウイルス性出血熱ウイルス．
v. hepatitis ウイルス性肝炎〔医学〕．
v. inclusion body ウイルス性封入体〔医学〕．
v. infection ウイルス感染〔医学〕．
v. interference ウイルス性干渉〔医学〕．
v. load ウイルス量．
v. meningitis ウイルス性髄膜炎〔医学〕．
v. myocarditis ウイルス性心筋炎〔医学〕．
v. otitis media ウイルス性中耳炎〔医学〕．
v. particle ウイルス粒子〔医学〕．
v. pericarditis ウイルス性心膜炎〔医学〕．
v. pneumonia ウイルス性肺炎〔医学〕．
v. pneumonitis ウイルス性肺臓炎．
v. protein ウイルスタンパク〔質〕．
v. respiratory disease ウイルス性呼吸器疾患〔医学〕．
v. strain ウイルス株〔医学〕．
v. therapy ウイルス性治療．
v. vaccine ウイルス・ワクチン〔医学〕．

Virchow, Rudolf Ludwig Karl [fírhjou, -kou] ウィルヒョウ(1821-1902，ドイツの病理学者．古来の液体病理学から細胞病理学への変遷に貢献し，「細胞は細胞より生ず」omnis cellulae cellula を唱え，白血病，神経膠細胞および血栓病について画期的記載を発表した．1847年 Archiv für pathologische Anatomie und Physiologie und für klinische Medizin を創刊した)．
V. angle ウィルヒョウ角(鼻前頭縫合と上歯槽突起下縁の隆起とを結ぶ線が外耳道上縁となす角)，= Virchow-Holder angle.
V. Archive ウィルヒョウ宝函(最初の病理学雑誌)．
V. cell ウィルヒョウ細胞(らい細胞)．
V. corpuscle ウィルヒョウ小体，= corneal corpuscle.
V. crystal ウィルヒョウ結晶(ヘマトイジン結晶)，= hematoidin crystal.
V. disease ウィルヒョウ病(骨性獅面症)，= leontiasis ossium.
V. encephalitis ウィルヒョウ脳炎，= congenital encephalomalacia.
V. gland = Virchow node.
V.-Hassall bodies ウィルヒョウ・ハッサル〔小〕体．
V.-Holder angle ウィルヒョウ・ホルダー角，= Virchow angle.
V. law ウィルヒョウ法則(細胞はすべて細胞より生ずとの説)．
V. line ウィルヒョウ線(鼻根からラムダまでの線)．
V. node ウィルヒョウリンパ節〔医学〕，ウィルヒョウ結節(腹部の腫瘍初期に現れる左側鎖骨上窩のリンパ節腫脹)，= signal node, Troisier n..
V. nodule ウィルヒョウ結節〔医学〕．
V.-Robin space ウィルヒョウ・ロバン腔，= Robin space.
V. space ウィルヒョウ空隙(脳実質の血管外膜と髄膜との間にある空隙)，= perivascular space, Virchow-Robin s..

vi·re·mia [vairí:mə] ウイルス血症〔医学〕．
vir·ga [və́:gə] 陰茎，= penis.
vir·gin [və́:ʤin] ① 処女(性交の経験のない女性．男性の場合に用いることもある)．② 原生．
v. birth 処女分娩(キリストの場合に用いる)．
v. forest 原生林．
v. generation 無性生殖，単性生殖．
v. medium 未使用媒体〔医学〕．
v. oil バージンオイル(成熟したオリーブから採集した油)．
v. T cell 処女T細胞，バージンT細胞(抗原にさらされたことのないT細胞)，= naive cell.
v. tooth 処女歯(磨滅によって消耗していないウマの歯)．
vir·gin·al [və́:ʤinəl] 処女の．
v. membrane 処女膜，= hymen.
Virginia [və:ʤíniə] (アメリカ東南部にある一州の名)．
V.-creeper バージニアヅタ，アメリカヅタ(葉の浸煎は去痰薬で，果皮にはシリンギンの成分がある)，= *Parthenocissus quinquefolia*.
V. snakeroot セルペンタリア根(ウマノスズクサ科 *Aristolochiaceae* の植物 *Aristolochia serpentaria* の根茎)．
vir·gin·i·ty [və:ʤíniti] 処女性〔医学〕(男性と性交を行ったことのない女性であること)，= maidenhood.
vir·gin·i·um (Vi) [və:ʤíniəm] (元素フランシウム francium の旧名．原子番号87，元素記号 Vi．1930年 Allison と Murphy により報告されたが，1939年 Perey がこれを分離してフランシウム(元素記号 Fr)と命名した)．
vir·gu·la [və́:gjulə] 梨型器官．
vi·ri·ci·dal [vàiərisáidəl] = virucidal.
viridans endocarditis ビリダンス心内膜炎，= subacute bacterial endocarditis.
viridans group streptococci ビリダンスレンサ球菌〔群〕．
viridans hemolysis 緑色溶血．
viridans sepsis ビリダンスレンサ球菌敗血症．
viridans streptococci ビリダンス型レンサ球菌．
vir·i·din [víridin] ビリジン $C_{12}H_{19}N$ (骨油または炭脂から蒸留により得られる)．
vir·i·do·bu·fa·gin [vìridoubjú:fəʤin] ビリドブファギン $C_{23}H_{34}O_5$ (ヒキガエル *Bufo viridis* の皮腺から得られる心臓毒)．
vir·ile [vírail] 男性の(特に肉体的に成熟して生殖力のあるもの)，= procreative.
v. reflex 男性反射(① 球海綿体反射．② 弛緩した陰茎の包皮を急速に上方に引くと，陰茎が下方に動く反射)，= Hughes reflex.
vir·i·les·cence [vìrilésəns] 男性化，雄性化(特に成熟した女性が男性の特性をもつこと)．
vi·ril·ia [virílio] 男性器．
vir·i·li·gen·ic [vìriliʤénik] 雄性発生の．
vir·i·lism [vírilizəm] 男性化〔医学〕，男性症(女性が肉体的精神的に男性の特徴を呈すること)，= masculinization.
vi·ril·i·ty [viríliti] ① 生殖力．② 男ざかり(男性の)．
vir·i·li·za·tion [vìrilizéiʃən] 男性化，男性化現象

V

〔医学〕.
vir·i·liz·ing [vírilaiziŋ] 男性化〔の〕(女性の).
v. adenoma 男性化腺腫〔医学〕.
v. adrenal tumor 男性化副腎腫瘍〔医学〕.
v. syndrome 男性化症候群〔医学〕.
vi·ri·on [váiriən, vír–] ビリオン(基本的ウイルス粒子のこと, 完全ウイルス粒子).
vi·rip·o·tent [viripətənt, viripóut–] ① 生殖力のある(男性についていう). ② 結婚期の, 年頃の(女性についていう).
virocyte ビロサイト(バイロサイト, 異型リンパ球).
virogene theory ウイルス遺伝子遍在論〔医学〕, ウイルス腫瘍原説, = oncogene theory.
vi·ro·gen·ic [vàiərəʤénik] ウイルス起原〔の〕〔医学〕.
vi·rog·e·nous [vaiəráʤənəs] ウイルス起源の.
vi·roid [váiərɔid] ウイロイド〔医学〕(①類ウイルス体. ゾウリムシなどのカッパ顆粒の類をいう. ② 免疫用特異性毒素の一般名).
virological measure unit ウイルス単位〔医学〕.
vi·rol·o·gist [vaiərálədʒist] ウイルス学者.
vi·rol·o·gy [vaiərálədʒi] ウイルス学〔医学〕.
vi·ro·pex·is [vàiərəpéksis] ウイルス固定〔医学〕.
vi·rose [váiərous] ① 毒性のある. ② ウイルス性の, = virous.
vi·rous [váirəs] ① 毒性のある. ② ウイルス性の, = virose.
vir·tu·al [vá:tjuəl] 虚性の, 仮想の, 仮の〔医学〕.
v. bronchoscopy バーチャル気管支鏡.
v. cautery 化学的焼灼, = potential cautery.
v. displacement 仮想変位(仕事の).
v. endoscopic image 仮想内視鏡画像(管腔臓器など内腔画像をコンピュータ処理によって三次元化した画像).
v. endoscopy バーチャルエンドスコピー, 仮想内視鏡(画像診断装置により得られた画像をもとに, 血管, 消化管のような管腔臓器の内腔画像を, コンピュータ処理により三次元表示させる検査法).
v. focus 虚焦点, = negative focus.
v. image 虚像〔医学〕(光学系を通過した光線が発散光束をなし, その延長が物界において像を結ぶ場合にいう).
v. imagination 虚像.
v. mass 仮想質量, 見かけの質量.
v. moment 可能力率.
v. point 虚物点.
v. process 仮の過程.
v. reality バーチャルリアリティ, 仮想現実, 人工現実感(人間に対して, 実際にはその場にいないのに, 臨場感をもってあたかも別の場所にいて, 何かを実際に行っているような感覚を抱かせる技術のことをいう. 航空機の操縦訓練のためのフライトシミュレーションの他, 医療においては遠隔手術装置, マイクロ手術装置の開発および福祉機器の開発での応用に期待されている), = tele-existence.
v. work 仮想仕事.
vir·tue [vá:tju:] ① 薬効. ② 徳, 公正, 貞操.
vi·ru·ci·dal [vàiərəsáidəl] ウイルス撲滅性の, 抗毒性の, 殺ウイルス〔性〕の〔医学〕.
vi·ru·cide [váiərəsaid] ウイルス撲滅薬, ウイルス中和抗体. 形 virucidal, virulicidal.
vi·ru·ci·din [vaiərú:sidin] ウイルス中和抗体, = virucide.
vir·u·lence [vírjuləns] 毒力, 病毒力, 発病力(微生物が疾病を発生させる能力), = infectiveness, noxiousness. 形 virulent.
v. plasmid 病原性プラスミド〔医学〕.
v. test 毒性試験(ジフテリア菌の毒性を検出するため, 抗毒菌をともに注射した対照群と比較する方法), 菌力試験.
vir·u·lent [vírjulənt] 強毒〔の〕〔医学〕.
v. bacteria 毒性病原菌, 病毒細菌〔医学〕, = violent bacteria.
v. mutant ビルレント〔突然〕変異菌(変異株)〔医学〕.
v. phage ビルレントファージ(細菌に感染し菌体内で増殖, 溶菌を起こすウイルス).
v. strain 病害株, 有害株, 毒性株.
vir·u·lic·i·dal [vìrjulísidəl] = virucidal.
vir·u·lic·i·din [virjulísidin] ウイルス殺素(特に麻疹回復期中に産生されるウイルス中和抗体).
vir·u·lif·er·ous [vìrjulífərəs] ウイルス(病原体)を有する(運搬する).
v. insect 保毒虫〔医学〕.
vir·u·lin [vírjulin] ビルリン(病原性のある細菌により体内で産生される非毒性物質で, 特異細菌の毒性を増強し, また接種すると抗体の産生を誘発するもの), = antiphagin.
vi·ru·ly·sis [vaiərú:lisis] ウイルス崩壊.
vir·u·ria [vaiərjú:riə] ウイルス尿(尿中に生きたウイルスが存在すること).
vi·rus [váiərəs, váir–] ① ウイルス(タンパクの殻に包み込まれたデオキシリボ核酸 DNA かリボ核酸 RNA の一方のみを遺伝子とする直径20〜300 nmの感染性粒子). ② ウイルス〔性〕の. 複 viruses.
v. Ⅲ (ウサギ[家兎]に存在する自発性ウイルスで, 接種すると内皮細胞性白血球の増加をきたし, 増殖性浸潤を誘発する).
v. A hepatitis A型ウイルス性肝炎.
v. adsorption ウイルス吸着.
v. animatum 生活病原体.
v.-associated hemophagocytic syndrome (VAHS) ウイルス関連血球貪食症候群, ウイルス性血球貪食症候群(ウイルス感染に引き続いて発熱・発疹・出血傾向・肝脾腫などの症状を示し, 骨髄において血球貪食細胞の増加を認める疾患).
v. B hepatitis B型ウイルス性肝炎.
v. blockade ウイルス遮断(ウイルスの一種を用いて他種の作用を防止すること), = cell blockade, virus interference.
v. bronchopneumonia ウイルス性気管支肺炎. → virus pneumonia.
v. C hepatitis C型ウイルス性肝炎.
v. carrier ウイルス保有者〔医学〕.
v. conjunctivitis ウイルス〔性〕結膜炎〔医学〕.
v. cultivation ウイルス培養法〔医学〕.
v. culture ウイルス培養〔医学〕.
v. degradation ウイルス変性〔医学〕.
v. diarrhea ウイルス性下痢.
v. DNA ウイルスDNA.
v. encephalitis 脳炎ウイルス〔医学〕.
v. encephalomyelitis ウイルス性脳脊髄炎.
v. envelope antigen ウイルス外膜抗原〔医学〕.
v. exaltation ウイルス重複感染の亢進(一種のウイルスが細胞を侵したため, 他種によりその細胞の重複感染性が亢進されること).
v. hemagglutination inhibitor (VHI) ウイルス赤血球凝集反応抑制因子.
v. hepatitis ウイルス性肝炎〔医学〕.
v. inactivating agent ウイルス不活性薬〔医学〕.
v.-induced tumor ウイルス〔誘発〕腫瘍〔医学〕.
v. inhibitor ウイルス抑制物質〔医学〕.
v. inhibitory factor ウイルス抑制因子〔医学〕.
v. interference ウイルス干渉〔医学〕.
v. keratoconjunctivitis ウイルス性角結膜炎, = keratoconjunctivitis epidemica.

v.-like action (VLA) ウイルス様作用.
v.-like agent (VLA) ウイルス様因子.
v. meningitis ウイルス性髄膜炎〔医学〕.
v. multiplication ウイルス増殖〔医学〕.
v. neutralization test ウイルス中和試験(被検血清中のウイルス中和抗体を定性的または定量的に調べる試験).
v. neutralizing antibody ウイルス中和抗体〔医学〕.
v. neutralizing capacity ウイルス中和能〔医学〕.
v. pneumonia ウイルス性肺炎〔医学〕, = atypical pneumonia, viral p..
v. pyrogen ウイルス発熱物質〔医学〕.
v. replication ウイルス複製〔医学〕.
v. respiratory infection ウイルス〔性〕呼吸器感染症〔医学〕.
v.-specific ウイルス特異〔的〕の〔医学〕.
v.-specific surface-antigen ウイルス特異表面抗原〔医学〕.
v. titer ウイルス力価〔医学〕.
v.-transformed cell ウイルス性トランスフォーム細胞.
v. uncoating ウイルス脱殻.
v. virulence ウイルス毒力〔医学〕.

vi·rus·e·mia [vàiərəsí:miə] ウイルス血症(特異性の).
vi·ru·so·id [váirusoid] ウイルソイド(植物ウイルス中に存在する).
vi·ru·stat·ic [vàirustǽtik] ウイルス抑止〔性〕の.
vis [vís] 力. 複 vires.
v. a fronte 前進力(前からの力).
v. a tergo 後援力(後からの力).
v. conservatrix 保存力.
v. formativa 形成力.
v. in situ 固有力, 天性力, 既存力.
v. inertiae 惰力, 惰性.
v. major 不可抗力.
v. medicatrix naturae 自然治癒力.
v. mortua 死力. → vis viva.
v. vitae 生存力, 活勢, = vis vitalis, vital force.
v. viva 活力(Leipnitz が1695年に運動物体の力を測る量として質量 m および速度の2乗(v^2)の相乗積に対して与えた名称で, 静止物体の死力に対立する. Young はこれをエネルギーと称した).

vis·ce·ra [vísərə] 内臓〔医学〕(viscus の複数).
vis·cer·ad [vísəræd] 内臓の方向にある.
vis·cer·al [vísərəl] 内臓の〔医学〕, 臓側の.
v. abdominal fascia [TA] 腹部の臓側筋膜, = fascia abdominis visceralis [L/TA].
v. anesthesia 内臓神経麻痺.
v. angiitis 内臓〔性〕脈管炎〔医学〕.
v. angina 内臓アンギナ.
v. arch 臓弓〔医学〕, 内臓弓(鰓弓に同じ).
v. arthritis 内臓痛風.
v. cavity 内臓腔.
v. cleft 鰓裂, 鰓弓裂, 内臓裂〔医学〕(胚の内臓間の空隙で, 舌骨裂, 舌骨鰓裂, 鰓裂などをいう).
v. cranium 顔面頭蓋, 顔面骨, = face bones.
v. crisis 内臓クリーゼ(クライシス), 内臓発症〔医学〕(脊髄癆にみられる特徴的な症状).
v. disorder 内臓障害.
v. ectopia 内臓転位〔症〕.
v. ectopy 内臓転位〔医学〕.
v. effector 臓器〔性〕効果器.
v. epilepsy 内臓性てんかん, = diencephalic autonomic epilepsy.
v. fascia [TA] 臓側筋膜, = fascia visceralis [L/TA].
v. fat 内臓脂肪.
v. fat obesity 内臓脂肪型肥満.
v. fat syndrome 内臓脂肪症候群(メタボリックシンドロームに含まれる).
v. fold 内臓ヒダ, 鰓ヒダ(鰓弓と鰓裂との中間にある).
v. ganglion 内臓神経節.
v. gout 内臓性痛風.
v. groove 内臓溝〔医学〕.
v. heterophydiasis 内臓異形吸虫症.
v. inversion 内臓逆位〔症〕〔医学〕.
v. kinesioneurosis (内部運動神経症), = internal kinesioneurosis.
v. larva migrans 幼虫体内移行症〔医学〕, 内臓幼虫移行症.
v. layer [TA] 臓側板, = lamina visceralis [L/TA].
v. layer of serous pericardium 心膜臓側板.
v. layer of tunica vaginalis of testis 精巣鞘膜臓側板.
v. leishmaniasis 内臓リーシュマニア症〔医学〕(ドノバンリーシュマニアによる感染症で, 発熱, 貧血, 肝脾腫をきたす), = kala azar, Burdwan fever, dumdum f..
v. lobe 臓器葉(魚類の臓器感覚領), = vagal lobe, lobus vagi.
v. lymph nodes [TA] 臓側リンパ節*, = nodi lymphoidei viscerales [L/TA].
v. lymphomatosis 内臓リンパ腫症〔医学〕(実質性臓器にびまん性または限局性のリンパ球浸潤がみられる疾患).
v. mesoderm 臓側中胚葉〔医学〕.
v. motor 内臓運動性〔医学〕.
v. motor fibers 内臓運動性神経線維.
v. muscle 内臓筋.
v. nerve 内臓神経.
v. nervous system 内臓神経系.
v. neuralgia 内臓神経痛.
v. neuralgia syndrome 内臓神経痛症候群(内臓から発生する疼痛, 不快感の総称).
v. neurosis 内臓(器官)神経症〔医学〕.
v. nodes 内臓リンパ節.
v. nuclei [TA] 内臓核*, = nuclei viscerales [L/TA].
v. organ 内臓〔医学〕.
v. pain 内臓痛〔医学〕(内臓の乏血, 損傷, 平滑筋の収縮, 他動的伸展などにより生じる痛み).
v. pain sense 内臓痛覚〔医学〕.
v. paresthesia 内臓錯感覚.
v. pelvic fascia [TA] 臓側骨盤筋膜, = fascia pelvis visceralis [L/TA].
v. peritoneum [TA] 臓側腹膜, = peritoneum viscerale [L/TA].
v. plate 内臓板.
v. pleura [TA] 臓側胸膜, = pleura visceralis [L/TA].
v. plexus [TA] 内臓神経叢, = plexus visceralis [L/TA].
v. pouch 内臓嚢, = pharyngeal pouch.
v. ptosis 内臓下垂, = splanchnoptosis.
v. reflex 内臓反射〔医学〕(腹部臓器の刺激により発する反射の総称).
v. rheumatism 内臓リウマチ〔医学〕.
v. sac 内臓嚢.
v. sensation 内臓知覚〔医学〕, 内臓感覚, 臓器感覚.
v. sense 内臓感覚.
v. skeleton 内臓骨〔医学〕, 内臓〔保護〕骨格(肋骨, 胸骨, 寛骨のような).
v. smooth muscle 内臓平滑筋〔医学〕.
v. surface [TA] 臓側面, = facies visceralis [L/TA].
v. surface of liver 〔肝〕臓側面.

v. surface of spleen 〔脾〕臓側面.
v. syphilis 臓器梅毒〔医学〕, 内臓梅毒.
v. traction reflex 内臓牽引反射.
vis·cer·al·gia [visərǽlʤiə] 臓器痛.
vis·cer·al·ism [vísərəlizəm] 内臓本位説(内臓が疾病の基礎をなすという説).
vis·cer·i·mo·tor [vìsərimóutər] 内臓運動の, = visceromotor.
viscero– [visərou, –rə] 内臓との関係を表す接頭語.
viscerocardiac reflex 内臓性心反射(内臓の興奮により心機能が反射的に変調すること).
vis·cer·o·cra·ni·um [vìsəroukréiniəm] [L/TA] 顔面頭蓋, = viscerocranium [TA], 顔面骨, = facial skeleton [TA].
viscerocutaneous areas 内臓皮膚野(脊髄分節に該当する内臓および皮膚部分).
viscerogenic reflex 内臓原性反射.
vis·cer·og·ra·phy [vìsərágrəfi] 内臓撮影法(X線の)〔医学〕.
vis·cer·o·in·hib·i·to·ry [vìsərouinhíbitəri, –tɔ:ri] 内臓運動抑制の.
vis·cer·o·meg·a·ly [vìsərəmégəli] 内臓巨大症.
vis·cer·o·mo·tor [vìsəroumóutər] 内臓運動の, = viscerimotor.
v. reflex 内臓性運動反射(内臓の刺激があると骨格筋が緊張を示す).
visceropannicular reflex 内臓層反射.
vis·cer·o·pa·ri·e·tal [vìsərouparáiətəl] 内臓腹壁の.
vis·cer·o·per·i·to·ne·al [vìsəroupèritouní:əl] 内臓腹膜の.
vis·cer·o·pleu·ral [vìsərouplú:rəl] 内臓胸膜の.
vis·cer·o·pleu·re [vísərəpluər] 内臓胸膜.
vis·cer·op·to·sis [vìsərɑptóusis] 内臓下垂〔症〕〔医学〕, = splanchnoptosis.
vis·cer·o·re·cep·tor [vìsərouriséptər] 内臓受容器〔医学〕.
vis·cer·o·sen·so·ry [vìsərəsénsəri, –sɔ:ri] 内臓感覚の〔医学〕.
v. reflex 内臓知覚反射(内臓に刺激があるときに起こる皮膚の連関反射).
vis·cer·o·skel·e·tal [vìsərəskélitəl] 内臓骨格の.
vis·cer·o·so·mat·ic [vìsərousoumǽtik] 内臓身体の.
viscerospinal pain 内臓反射性疼痛.
vis·cer·o·tome [vísərətoum] ① 内臓切除刀〔医学〕(死体から肝臓の標本を切り取るための器具). ② 内臓体節(1個の脊髄後根から分布する神経の支配する内臓の部分).
vis·cer·ot·o·my [vìsərátəmi] 内臓切開, 内臓切除〔術〕〔医学〕.
vis·cer·o·to·nia [vìsəroutóuniə] 内臓緊張(体質医学の術語で, 内臓の機能特に食物の嗜好, 全身弛緩, 社交性傾向などが気持ちの大部分を占める状態をいう).
vis·cer·o·troph·ic [vìsərətráfik] 内臓栄養の〔医学〕.
v. reflex 内臓〔性〕栄養反射(内臓の疾患による皮膚またはほかの浅在組織の萎縮変性), = Volkowitsch sign.
vis·cer·o·trop·ic [vìsərətrápik] 内臓親和性の, 内臓向性の〔医学〕.
vis·cid [vísid] 粘質の, 粘着性の, = clammy, glutinous, sticky.
v. saliva 粘性唾液(粘素を多量に含有するもの).
vis·cid·i·ty [visíditi] 粘着性, 粘質性.
vis·cin [vísin] ビシン(ヤドリギ *Viscum album* に存在する粘着性物質).
vis·ci·nol [vísinɔ:l] 粘着油.
vis·co·elastic [vìskouilǽstik] 粘性, 弾性をもった(粘弾性).
v. model 粘弾性模型〔医学〕.
v. substance 粘弾性物質〔医学〕.
v. surgery 粘弾性物質手術.
vis·co·e·las·tic·i·ty [vìskouilæstísiti] 粘弾性.
vis·co·gel [vískəʤəl] ビスコゲル(溶解すると粘稠度の高いゾルを発生するもの).
vis·co·graph [vískəgræf] 粘性図〔医学〕, ビスコグラフ.
vis·co·liz·er [vískəlaizər] ① 粘稠剤〔医学〕. ② ビスコライザー(脂肪顆粒を粉砕して粘性浮遊液にするため, または組織を均等浮遊液とするための器具), = homogenizer.
vis·com·e·ter [viskámitər] 粘度計, = viscosimeter.
viscometric molecular weight 粘度法分子量〔医学〕.
vis·com·e·try [viskámitri] 粘度測定, = viscosimetry.
vis·co·sac·cha·rase [vìskəsǽkəreis] ビスコサッカラーゼ(ショ糖からデキストランおよびレバンを合成する反応を触媒する酵素).
vis·cose [vískous] ビスコース(① ブドウ糖または転化糖の粘着性発酵により得られる膠質性産物. = dextran. ② フィブリンをNaOH液に浸し, 圧搾して40%の二硫化炭素を加えて数時間反応させた後, 水またはアルカリ液に溶解させたもので, 人造線維, セロファンの原料となる. = cellulose xanthate. ③ 粘質性の. = viscous).
v. silk ビスコース人造絹糸(ビスコースを金, 白金製の細孔から硫酸および硫酸塩の水溶液中に射出し, 凝固させて糸状としたもの).
v. temperament 粘着気質.
vis·co·sim·e·ter [vìskəsímitər] 粘度計〔医学〕(流体の粘性係数を測定する計器), = viscometer. 形 viscosimetric.
vis·co·sim·e·try [vìskəsímitri] 粘度測定〔法〕.
vis·cos·i·ty [viskásiti] ① 粘性〔医学〕, 粘稠度, 粘度. ② 粘性率.
v. and elasticity 粘弾性〔医学〕.
v. coefficient 粘度, 粘性係数.
v. formula 粘稠度計算式(流体の流量vは管の両端の圧力差p, 毛細管腔の半径rの4乗, 時間tに正比例し, 毛細管の長さlおよび流体の粘性率ηに反比例する. π/8は比例定数).

$$v = \frac{\pi p r^4 t}{8 l \eta}$$

v. gravity constant 粘度比重定数〔医学〕.
v. index 粘度指数〔医学〕(潤滑油の粘度が温度により変化する程度を示す方法の一つ).
v. law 粘度法則〔医学〕.
v. resistance 粘性抵抗(物体が粘性のある流体中を運動するとき, 物体に付着した流体とその外側の流体との間の内部摩擦により物体が受ける抵抗).
v. stabilization 粘度安定化.
vis·cous [vískəs] 粘性の, 粘着性〔医学〕.
v. body 粘体(粘性係数のきわめて大きい流体で, 融けかけたろう(蝋)のようなものをいう).
v.–elastic model 粘弾性模型〔医学〕.
v. fermentation 粘稠発酵(細菌の作用により, 体液中に粘稠物質がつくられること).
v. flow 粘性流〔医学〕.
v. fluid 粘性流体〔医学〕.
v. liquid 粘稠液〔医学〕.
v. metamorphosis 粘性変形〔医学〕, 粘着性変態(血栓形成における血小板の集合).

V

v. resistance 粘性抵抗〔医学〕.

Vis·cum [vískəm] ヤドリギ［寄生木］属(ビャクダン科 *Santalaceae* の一属), = Eurasian mistletoes.

V. album セイヨウヤドリギ, = European mistletoe.

vis·cus [vískəs] 臓, 臓器. [複] viscera. [形] visceral.

vis·i·bil·i·ty [vìzibíliti] 視程, 視感度〔医学〕, 可視度, 鮮明度.

v. curve 可視閾値曲線, 視感度曲線〔医学〕.

v. limit 極限視度(正常の視力では, 視度の極限は対比度に従い, 分解能よりははるかに低い).

v. meter 視程計〔医学〕.

vis·i·ble [vízibl] 可視性の, 可視〔の〕〔医学〕(肉眼でみえること).

v. flame 可視炎〔医学〕.

v. lethal 可視致死〔医学〕.

v. light autokinesis 可視光線自動(暗所で針先大の光を見つめると, それが自発的に動くように感ずる現象).

v. minimum 可視最小光量, = light minimum.

v. mutation 可視突然変異〔医学〕(生じた突然変異に伴う表現型の変化が目にみえて明らかなもの). ↔ invisible mutation.

v. radiation 可視光線〔医学〕.

v. ray 可視光線(波長約380〜760nmの光で, 肉眼に感じ得る放射線).

v. ray therapy 可視光線療法.

vis·ile [vízail] 視覚性(視覚を主として用いる個性をいい, 動覚性 motile または聴覚性 audile 記憶力とを区別するために用いる).

vi·sion [víʒən] ① 視覚, = sight. ② 幻夢, = apparition. ③ 視力, = visual acuity.

v. conservation 視力保持〔医学〕.

v. disorder 視力障害〔医学〕.

v. measurement 視力測定〔医学〕.

v. nul 無意識性盲点異常.

v. perimetry 視力周辺視野検査〔医学〕.

v. physiology 視覚生理学〔医学〕.

v. symptom 視力障害症状〔医学〕.

v. test 視覚検査〔医学〕.

vi·sion·als [víʒənəlz] (視覚により聴覚以上の記憶力がある者).

visited medical care 訪問診療〔医学〕.

vis·it·ing [vízitiŋ] 訪問中の, 客員の, 出張.

v. nurse 巡回保健師〔医学〕, 訪問看護師〔医学〕(病院または官庁に付属する看護師で, それぞれ関係ある家庭などを訪問するもの).

v. nurse association 訪問看護師協会〔医学〕.

v. pest 侵入害虫〔医学〕.

v. physician 客員医師〔医学〕.

v. professor 客員教授(ほかの大学などから一時的に講義に来る教授).

v. staff 主治医員.

v. surgeon (病院の外科医), = attending surgeon.

visitor restriction 面会制限.

visitor to patient 見舞客〔医学〕.

Visna/maedi virus ビスナ・マエディウイルス(レトロウイルス科のウイルス. ヒツジに進行性脱髄性疾患ビスナを起こす).

vis·na [vísnə] ビスナ(ビスナウイルスの感染によるヒツジの遅発性脱髄性疾患).

vis·na·gen [vísnəʤen] ビスナゲン(セリ科植物 *Ammi visnaga* の種子から得られる結晶成分), = khellin, methafrone, benecardine, amicardine, ammivin.

Visscher, Frank Evert [víʃər] ヴィシャー(1912生, アメリカの生化学者. Donald E. Bowman と共同で, 妊娠試験法を考案した. ビッシャーともいう).

V. lumboiliac incision ヴィシャー腰腸骨切開(腸骨稜の直上方における腰腸骨部の腹壁筋を切開して, 筋線維の横切断あるいは神経の損傷を避ける方法).

vi·su·al [víʒuəl] 視力の, 視覚の〔医学〕.

v. acuity 視力〔医学〕, 形態覚.

v. acuity test 視力検査〔医学〕.

v. acuity test chart 試視力表〔医学〕.

v. adaptation 視力調節〔医学〕.

v. agnosia 視覚失認〔医学〕, = psychic blindness.

v. aid 視覚教材〔医学〕.

v. amnesia 視覚性健忘〔症〕〔医学〕.

v. angle 視角(① 眼の結像点から物体の両端に延長した線との角. ② 物体の両端から眼に至る2直線のなす角).

v. anosognosia 視覚病態失認(後頭葉症候群などでみられ, 障害により眼が見えないことを否定する. Anton 症候群の病態像).

v. aphasia 視覚性失語〔症〕〔医学〕, 視覚的失語〔症〕.

v. area 知覚領, 視覚〔投射〕野, 視領(大脳皮質中視覚に直接関係のある部分), = visual projection area.

v. ataxia 視覚失調.

v. aura 視覚前兆.

v. axis 視軸(着目する物体と眼の黄斑とを結ぶ直線).

v. cell 視細胞.

v. center 視覚中枢〔医学〕.

v. claudication 視覚は(跛)行(大動脈弓症候群において, 頸動脈血流減少のため眼前暗点が, また閉鎖の場合には運動時視力障害が起こる).

v. cone = ocular cone.

v. cortex 視覚皮質〔医学〕, = area striata.

v. cycle 視サイクル.

v. defect 視覚欠損〔医学〕.

v. directive line 視方向線〔医学〕.

v. discriminatory acuity (**VDA**) 視覚識別正確度〔医学〕.

v. disorder 視覚障害〔医学〕.

v. display terminal 視覚標示端末装置〔医学〕.

v. display unit 視覚標示装置〔医学〕.

v. disturbance 視力障害.

v. efficiency 視力効率〔医学〕(健常者に対する患者の眼の分解能の比).

v. evoked potential (**VEP**) 視覚誘発電位〔医学〕.

v. extinction 視消衰.

v. field (**VF**) 視野〔医学〕.

v. field cuts 視野欠損.

v. field defect 視野欠損〔医学〕.

v. focus 視覚焦点〔医学〕.

v. hallucination 幻視〔医学〕.

v. hearing 視話, 読唇術, = lip reading.

v. illusion 錯視(視野に知覚されるものが実体とは異なって認知されること).

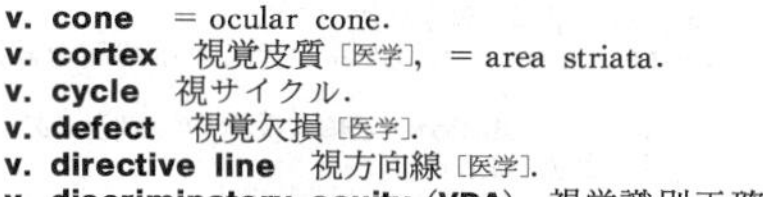

Müller-Lyerの錯視　同じ長さの平行線が異なった長さに見える

Zöllnerの錯視　平行線が平行でないように見える

錯 視

v. image 視像.

v. imagination 視像.

v. inspection 目視検査〔医学〕.

v. inspection with acetic acid 酢酸を用いた視診, = acetowhitening.

v.-kinetic dissociation 視覚運動解離.

V

v. line 視線〔医学〕, = visual axis.
v. measurement 目測, = visual judgment, v. estimation.
v. memory 視覚記憶.
v. method 視覚法.
v. nystagmus 視的眼振.
v. observation 目視観測〔医学〕.
v. orange 視橙〔医学〕.
v. orbicularis reflex 視性眼瞼反射.
v. organ 視覚器〔医学〕.
v. paranomia 視覚性錯名症.
v. path 視路.
v. pathway 視覚路〔医学〕.
v. perception 視覚〔医学〕.
v. photometry 視感測光〔法〕.
v. pigment 視物質.
v. plane 視軸平面(両眼の視軸を通るもの).
v. power 視力.
v. pragmatagnosia 物体盲, = object blindness.
v. projection area 視覚投射野(Gennari 線により規定される鳥距部で, 視覚の中枢部), = Brodmann area 17, visuosensory a., calcarine a., striate a., visual cortex, visual a..
v. purple 視紅, = rhodopsin.
v. receptor 視覚受容器(眼球内の網膜外層にある視細胞, すなわち錐状体と桿状体を総称していう).
v. receptor cells 視〔覚〕受容〔器〕細胞.
v. red 視光, = rhodopsin, erythropsin.
v. seizure 視覚〔性〕発作〔医学〕.
v. sense 視覚〔医学〕(外界の光による情報を認識する感覚).
v. sexual stimulation (VSS) 視覚的性刺激〔医学〕, 視聴覚的性刺激試験.
v. space 視空間.
v.-spatial agnosia 視空間失認〔医学〕.
v.-spatial organization 視覚・空間構成〔医学〕.
v. substance 視物質〔医学〕, 視覚物質〔医学〕.
v. suppression 視覚による抑制〔医学〕.
v. task 看視作業〔医学〕.
v. telescope 実視用望遠鏡(肉眼観察に有効な赤および黄の光に対して色収差を除いた対物鏡を使用するもの).
v. threshold 視覚閾値.
v. type 視覚型.
v. value ① 色価. ② 明度.
v. vertigo 視覚性めまい〔医学〕.
v. violet 視紫〔医学〕(網膜の錐体にある紫色感光色素で, 視紅に類似, 視紅とほとんど同一の網膜色素タンパク質. ビタミンAとの協同作用により再生される. Hecht が1939年に報告したもの).
v. white 視白〔医学〕(ビタミンAとタンパク質との結合した網膜の物質).
v. word center 読書中枢〔医学〕.
v. yellow 視黄〔医学〕(retinene を補欠原子族とするタンパク質), = indicator yellow, retinene.
v. zone 視覚帯〔医学〕(視軸の周囲にあって収差のない部分).
vi·su·al·i·za·tion [vìʒuəlaizéiʃən] ① 心像, 想見. ② ビジュアライゼーション, 明視化〔医学〕, 映像化〔医学〕(目に見えるようにすること).
vis·u·al·ize [víʒuəlaiz] 視覚化する, 映像化する.
vis·u·o·au·di·to·ry [vìʒuouɔ́:ditəri] 視聴覚の.
vis·u·og·no·sis [vìʒuɑgnóusis] 視像判断.
vis·u·om·e·ter [vìʒuámitər] 視界計.
vis·u·o·motor [vìʒuoumóutər] 視覚運動の.
v. coordination 視運動協調〔医学〕.
vis·u·o·psy·chic [vìʒuousáikik] 視覚精神的の.
v. area 視覚精神野(側線状領, 線状周囲領などの総称), = Brodmann area 18, 19.
vis·u·o·sen·so·ry [vìʒuəsénsəri, -sɔ:ri] 視覚の.
v. area 視覚知覚野, = Brodmann area 17, calcarine a., striate a..
visuospatial skills 視空間技能.
vis·us [vízəs] 視覚, 視力, = vision.
v. acrior 夜盲症, = night blindness.
v. acris 視覚鋭敏, = acuteness of vision.
v. amplificatus 巨大視, 大視症, = macropsia.
v. brevior 近視, = myopia.
v. coloratus 色視, = chromatopsia.
v. debilitas 弱視, = asthenopia.
v. defigurata 変形視, 変視, = metamorphosia.
v. dimidiatus 半盲, = hemianopsia.
v. diminutus 小視症, = micropsia.
v. diurnus 昼盲, = hemeralopia.
v. duplicatus 複視, = diplopia.
v. habetudo 弱視, = amblyopia.
v. juvenum 近視, = myopia.
v. lucidus 光視症(羞明), = photopsia.
v. muscarum 飛蚊視〔症〕, 蚊視症, = myiodesopsia.
v. nocturnus 夜盲症, = nyctalopia.
v. reticulatus 網視症.
v. senilis 老視, = presbyopia.
v. triplex 三重視, = triplopia.
vit ov sol [L] vitello ovi solutus 卵黄に溶解したの略.
vita- [vaitə] 生命, 生活の意味を表す接頭語.
vi·ta·cy·a·nine [vàitəsáiəni:n] ビタシアニン(感光物質の一種).
vi·ta-glass [váitə glæs] ビタガラス(紫外線を透過させるガラス).
vi·tag·o·nist [vaitǽgənist] ビタミン拮抗物.
vi·tal [váitəl] ① 生活の. ② 生体の, 生命〔の〕〔医学〕. ③ 生命に必要な.
v. action 生活作用〔医学〕(心臓などの生活器官の機能).
v. amputation of pulp ① 歯髄切断〔法〕, = extirpation of pulp. ② 生活断髄〔法〕, 生活歯髄切断.
v. balance バイタルバランス(人口と資源との平衡).
v. capacity 肺活量〔医学〕.
v. center 生命中枢.
v. depression 生気抑うつ〔医学〕.
v. dye 生体染色色素.
v. dynamics 生活動力学.
v. energy 生活エネルギー(生物の生活力の根源となるエネルギー).
v. event 生命事象〔医学〕.
v. fact 生命実相〔医学〕.
v. feeling 生気感情〔医学〕.
v. fluid 脈管液.
v. force 活力.
v. function 生活作用, 生活機能, 生活現象, = life phenomenon.
v. histological examination 生体組織検査〔医学〕, 生検〔医学〕, バイオプシー(生体採取材料検索).
v. histology 生体組織学〔医学〕.
v. index 増殖指数, 出産死亡率(指数)〔医学〕(人口において, 一定時期間の出産と死亡数との比), = birth-death rate.
v. indication 救命適用〔医学〕.
v. knot 生命中枢(延髄の呼吸中枢).
v. node 生活結節(第四脳室下方にある呼吸中枢. Flouren), 生命点〔医学〕.
v. observation 生体観察.
v. phenomenon 生命現象〔医学〕.
v. point 生命点〔医学〕(呼吸中枢に相当する延髄の一点で, それを穿刺すると死ぬ).

V

v. power 生命力［医学］.
v. prognosis 生命予後［医学］.
v. pulp 生活歯髄［医学］.
v. rate 人口動態率［医学］.
v. rays 生命線（波長2,900～3,200AUをもつ紫外線で治療に用いられる）.
v. reaction 生活反応［医学］（損傷の生前・死後の鑑別に用いる反応）.
v. record 人口動態記録［医学］.
v. red バイタルレッド（循環血液総量の測定に利用される色素），＝disodium disulfonaphthol azotetramethyl triphenyl methane.
v. resistance 生活抵抗［医学］（感染などの有害影響に対する生体の防御力の発現）.
v. revolution 人口動態革命［医学］.
v. sign (VS) 生命徴候［医学］，生徴候，バイタルサイン［医学］（死徴候に対立する語で，脈拍，呼吸，体温，血圧，意識レベルなどの生活現象の総称）.
v. spirits 生気.
v. spot 生命点（延髄の呼吸中枢をさす語）.
v. stain 生体染色.
v. staining 生体染色［医学］（生物の細胞を生きているまま，体内に染色液を注射して染出する方法で，超生体染色 supravital staining と区別する）.
v. staining dye 生体染色色素［医学］.
v. staining of cornea 角膜生体染色.
v. statistic method 動態統計法［医学］.
v. statistics 人口動態統計［医学］，人口統計，人口動態，衛生統計学（出産，死亡，結婚などに基づく人口動態または人口統計学）.
v. tooth 有髄歯［医学］，生活歯.
v. tripod 生命三脚（脳，心，肺）.
v. tuberculin 生活ツベルクリン（減毒した生活菌を破砕してつくったもので，弱毒の生活菌が若干含まれている）.
v. ultraviolet rays 生命紫外線（生命に必要な紫外線で，波長320～290nmの部分）.

Vitali, Dioscoride ［vitá:li］ビタリ（1832-1917，イタリアの医師）.

vi·tal·ism ［váitəlizəm］ 活力説，生気説［医学］，生気論，生命論（生体内には一種の力が存在し，これにより生活現象が起こるので，この力に物質やエネルギーなどの素質をもっていないという説．機械説に対立する）．↔ mechanism. 形 vitalistic.

vi·tal·ist ［váitəlist］ 活力説信奉者.

vi·tal·is·tic ［vàitəlístik］ 生気説（論）の，活力説（論）の.

vi·tal·i·ty ［vaitǽliti］ 生活力，活力［医学］.
v. test 歯髄生死試験.

vi·tal·ize ［váitəlaiz］ 生命を与える，生活力を賦与する.

vi·tal·li·um ［vaitǽliəm］ バイタリウム，ビタリウム（コバルト，クローム，モリブデウムの白色合金で義歯および外科用具をつくるために用いられる）.

vi·tal·or ［váitələr］ バイテラー（簡単な呼吸機能検査装置）.

vi·tals ［váitəlz］ 急所，生命枢要器，生命中枢.

vi·ta·mer ［váitəmər］ ビタマー（天然に存在するビタミンと同様の作用を示す合成化合物の総称）.

vi·tam·e·ter ［vaitǽmitər］ ビタミン測定計.

vi·ta·min ［váitəmin, vít–］ ビタミン（生体の栄養および代謝に必要な因子で，普通の栄養素すなわち脂肪，タンパク質，炭水化物，鉱質類以外に欠乏性疾患を予防し，しかもエネルギーの源泉となり得ない触媒性物質の総称．「微量で体内の代謝に重要な働きをしているにも関わらず，自分でつくることができない化合物」と定義される．溶解性の差異により，水溶性と脂溶性とに大別され名称は発見された順序に従いA，B，Cなどのアルファベット順で命名されている）．形 vitamic.
v. A ビタミンA $C_{20}H_{29}OH$（不飽和性脂肪族アルコールで，肝油，卵黄，バター，チーズ，肝臓など，また前駆物カロチンとして多くの野菜類に存在する．Carr-Price 試薬により青色を発する），＝oleovitamin A，antixerophthalmic vitamin，anti-infection v..
v. A aldehyde ビタミンAアルデヒド.
v. A unit ビタミンA単位，＝IU of vitamin A.
v. A_1 ビタミンA_1 $C_{19}H_{27}CH_2OH$（海水魚類の眼組織，とくに網膜に存在するビタミンAの一種）.
v. A_1 acid ビタミンA_1酸.
v. A_1 alcohol ビタミンA_1アルコール.
v. A_2 ビタミンA_2 $C_{19}H_{25}CH_2OH$（淡水魚類の肝臓に存在するビタミンAの一種で，スペクトル紫外部の吸収帯が異なり，porphyropsin の再生系に関与するもの）.
v. A_2 aldehyde ビタミンA_2アルデヒド.
v. antagonist ビタミン拮抗体.
v. assay ビタミン定量［医学］.
v. B ビタミンB（ビタミン学の初期において脂溶性ビタミンAと区別するため，水溶性のビタミンをBと総称した）.
v. B complex ビタミンB複合体（従来単にビタミンBと呼ばれたのであるが，最近多数の水溶性ビタミンB群物質が発見され，また合成されるようになって，その分類も複雑となりつつある．このうちには人類に必須のものと，動物のみに不可欠のものとがあり，また作用機序もすべて一様ではない）.
v. B_1 ビタミンB_1（実験動物の白米病およびヒトの脚気における欠乏因子として早くから研究されたもので，Williams が1932年化学構造を決定してからはチアミン thiamine と呼ばれている），＝aneurin，torulin，antineuritic factor，antiberiberi f..
v. B_1 hydrochloride unit 塩酸ビタミンB_1単位.
v. B_2 ビタミンB_2（古い文献では Goldberg の抗ペラグラ因子の一有効成分と考えられていたが，現在では化学的リボフラビンとして知られている），＝riboflavin，lactoflavin，ooeflavin，hepatoflavin，vitamin G.
v. B_2 deficiency ビタミンB_2欠乏症.
v. B_2 unit ビタミンB_2単位.
v. B_3 ビタミンB_3（ハトの発育因子で，羽の正常性，食欲および活動力などにも関係し，酵母，肝臓，ムギなどに存在し，パントテン酸に類似する）.
v. B_4 ビタミンB_4（酵母に存在する水溶性要素で，ネズミおよびヒナドリの特異的麻痺を予防する），＝Reador factor.
v. B_5 ビタミンB_5（ネズミの発育およびハトの体重保持に必要な因子で，おそらくナイアシン niacin と同一物であろう），＝Peters factor.
v. B_6 ビタミンB_6（ピリドキシンとも呼ばれる抗皮膚炎因子），＝antidermatitis factor，adermin，pyrixine，pyridoxine.
v. B_6 dependency ビタミンB_6依存症.
v. B_6 group ビタミンB_6族（ピリドキシンを主体とし，その誘導物であるピリドキサル，ピリドキサミン，アルファピラミン，ベータピラミンなどのビタミンB_6類似物の一族）.
v. B_6 unit ビタミンB_6単位.
v. B_7 ビタミンB_7（ぬかのアルコールエキス中にみられるハトの消化障害防止因子で，ビタミンIまたはビオチンなどとも呼ばれたことがあるが，現在は用いられない）.
v. B_8 ビタミンB_8（アデニル酸 adenylic acid のこと）.
v. B_9 ビタミンB_9（Brigg などの葉酸）.
v. B_{10} ビタミンB_{10}（葉酸の研究中に用いられた名称）.

v. B$_{11}$ ビタミンB_{11}（ヒナドリの成長因子で，葉酸と同一物と考えられる）．
v. B$_{12}$ ビタミンB_{12} ㊗ cyanocobalamine（悪性貧血およびある種の大球性貧血に有効なＢ複合体の一つで，アメリカの Rickes およびイギリスの Smith により1948年に独立的に発見された動物タンパク質因子 animal protein factor．コバルトポルフィリン誘導物に *Euglena* 菌によりシアン基が付加されたものと考えられている），＝ bevidox，dodecative，dodex，rametin，rubramin．
v. B$_{12a}$ ビタミンB_{12a}（ビタミンB_{12}を酵素的に水素を添加して得られる物質で，抗悪性貧血作用はビタミンB_{12}の約1/3といわれ，シアン基が OH-基で置換されたもの），＝ hydroxycobalamine．
v. B$_{12b}$ ビタミンB_{12b}（*Streptomyces aureofaciens* の培養液から結晶された物質で，おそらくビタミンB_{12a}と同一物質であろう）．
v. B$_{12c}$ ビタミンB_{12c}（ビタミンB_{12}とほぼ同一の作用がある），＝ nitritocobalamine．
v. B$_{12d}$ ビタミンB_{12d}（ビタミンB_{12}とほぼ同一の効力がある）．
v. B$_{12f}$ ビタミンB_{12f}（詳細は不明であるが，pseudo-vitamin B_{12}と同じであろうともいわれている）．
v. B$_{12m}$ ビタミンB_{12m}（CN-複合体で，光で hydroxy-型となる）．
v. B$_{12r}$ ビタミンB_{12r}（ビタミンB_{12}の接触還元により生じ，KCN を加えると B_{12}-CN-に変化する黒褐色物質）．
v. B$_{12}$ binding protein ビタミンB_{12}結合タンパク，＝ transcobalamin．
v. B$_{12}$ neuropathy ビタミンB_{12}ニューロパチー．
v. B$_{12}$ with intrinsic factor concentrate ビタミンB_{12}内因子濃縮薬（ビタミンB_{12}にブタ胃粘膜から採った内因子を加えて濃縮したもの），＝ bifacton．
v. B$_{13}$ ビタミンB_{13} ㊗ uracil-4-carboxylic acid（Carere-Comes が肝および野菜類から抽出した結晶性因子で，白血病に対し有効といわれる．本態は orotic acid であろう）．
v. B$_{14}$ ビタミンB_{14}（尿中に含有されている因子で，サルファ剤投与による貧血を阻止する．Norris と Majnarich が1949年に健康人尿中に発見した）．
v. B$_{15}$ ビタミンB_{15}（Pettigrew が1952年コメぬか，ウシ血，ウマ肝から分離し，衰弱した心筋の呼吸を増加させることを報告し，その本態を pangamic acid と命名した）．
v. B$_c$ ビタミンB_c，＝ folic acid．
v. B$_c$ conjugase ビタミンB_cコンジュガーゼ．
v. B$_o$ ビタミンB_o，＝ folic acid．
v. B$_o$ conjugate ビタミンB_o複合体，＝ folic acid．
v. B$_p$ ビタミンB_p，＝ anti-perosis vitamin．
v. B$_t$ ビタミンB_t（Fraenkel らが1947年に酵母または肝抽出液の活性炭に吸着されない濾液中に発見した因子で，*Ephestia kuehnilla*，*Tenebrio molitor* などの発育促進物質．1953年に Carter が結晶状に分離し，その構造をカルニチン carnitine と決定した）．
v. B$_w$ ビタミンB_w（W因子とも呼ばれ，adenine nucleotide とも考えられる）．
v. B$_x$ ビタミンB_x（パラアミノ安息香酸），＝ *p*-aminobenzoic acid．
v. C ビタミンC ㊗ ascorbic acid（抗壊血病因子），＝ cevex，cevitamic acid，cevitaminic a.，cebione，antiscorbutin，scorbutanin，antiscorbutic factor．
v. C test ビタミンC試験．
v. C unit ビタミンC単位．
v. C$_2$ ビタミンC_2（J因子とも呼ばれ，モルモットにおける肺炎抵抗力低下を阻止する）．
v. complex 総合ビタミン剤．
v. concentrate 濃縮ビタミン剤．
v. content of food 食品のビタミン含有量〔医学〕．
v. D ビタミンD（抗くる病性因子として作用するステロール系に属するビタミン類の総称名であるが，主にエルゴステロールの紫外線照射により活性化されたD_3をいい，約12種類の因子がある），＝ calciferol，antirachitic vitamin，antiricketic v.，oleovitamin D，vigantol．
v. D-binding protein (DBP) ビタミンD結合タンパク．
v. D deficiency ビタミンD欠乏症．
v. D deficiency rickets ビタミンD欠乏性くる病，ビタミンD抵抗性くる病．
v. D dependency ビタミンD依存症．
v. D dependent rickets ビタミンD依存性くる病．
v. D milk ビタミンD牛乳（ビタミンDを直接混入するか，または紫外線照射，あるいは照射酵母をウシに与えて搾乳したもの）．
v. D resistant osteomalacia ビタミンD抵抗性骨軟化〔症〕．
v. D resistant rickets ビタミンD抵抗性くる病．
v. D toxicity syndrome ビタミンD中毒症候群（ビタミンDの大量をカルシウムの多量と併用するとき，頭痛，悪心，嘔吐，下痢，腹部膨満，多尿，多飲などの症状を呈し，尿比重低下，血清カルシウム値上昇，腎機能不全，非タンパク性窒素の貯留，軟組織のカルシウム沈着症を起こす）．
v. D toxicosis ビタミンD過剰症，＝ D-hypervitaminosis．
v. D unit ビタミンD単位，＝ IU of vitamin D．
v. D$_1$ ビタミンD_1（カルシフェロールとほかのステロールの不純混合物）．
v. D$_2$ ビタミンD_2 $C_{28}H_{44}O$，＝ calciferol．
v. D$_3$ ビタミンD_3 $C_{27}H_{44}O$，＝ irradiated 7-dehydrocholesterol．
v. D$_4$ ビタミンD_4 $C_{28}H_{46}O$，＝ irradiated 22:23-dehydroergosterol．
v. D$_5$ ビタミンD_5，＝ irradiated 7-dehydrositosterol．
v. deficiency ビタミン欠乏〔医学〕．
v. deficiency disease ビタミン欠乏症〔医学〕．
v. deficiency symptom ビタミン欠乏症状〔医学〕．
v. deficiency syndrome ビタミン欠乏症候群〔医学〕．
v. dependency ビタミン依存症．
v. E ビタミンE（バクガ，トウモロコシ油，菜種油，そのほか野菜に含有されているトコフェロールで，ネズミの生殖に必須の因子．α-，β-およびγ-の3型に区別されている），＝ tocopherol．
v. E unit ビタミンE単位．
v. F ビタミンF（リノレイン酸，リノレン酸，アラキドン酸のビタミン性を強調して用いられたが，現在は用いられていない）．
v. fortification ビタミン強化〔医学〕．
v. G ビタミンG，＝ riboflavin(e)．
v. H ビタミンH，＝ biotin，coenzyme R．
v. H′ ビタミンH′，＝ *p*-aminobenzoic acid．
v. H$_1$ ビタミンH_1，＝ *p*-aminobenzoic acid．
v. I ビタミンI，＝ vitamin B_7．
v. J ビタミンJ，＝ vitamin C_2．
v. K ビタミンK（Dam により，1934年に発見された抗出血性ビタミンで，体内では肝臓において合成されるプロトロンビンの生成を酵素的に助長すると考えられ，その欠乏はプロトロンビン低下に基づく出血症状を喚起する．天然ビタミンのほか，多数の合成品が用いられている），＝ antihemorrhagic vitamin，phytonadione．
v. K deficiency ビタミンK欠乏症．
v. K unit ビタミンK単位．
v. K$_1$ ビタミンK_1 ㊗ 2-methyl-3-phytyl-1,4-naph-

thoquinone（天然ビタミンKで，主として植物に存在する），= mephyton，phylloquinone，phytonadione.

v. K_2 ビタミンK_2 ㊗ 2-methyl-3-difarnesyl-1,4-naphthoquinone（主として動物，とくに魚類の腐肉から分離された天然ビタミンKの一つ）.

v. K_3 ビタミンK_3，= menadione.

v. K_4 ビタミンK_4（初め結核菌莢膜から抽出された黄色色素で，ビタミンKの作用は示すが，毒性がやや強いため，臨床上用いられない），= phthiocol.

v. K_5 ビタミンK_5 ㊗ 2-methyl-4-amino-1-naphthol hydrochloride，= synkamin.

v. K_6 ビタミンK_6 ㊗ 2-methyl-1,4-diamino-naphthalene.

v. L ビタミンL（乳汁分泌に必要な因子），= lactation vitamin.

v. L_1 ビタミンL_1，= anthranilic acid.

v. L_2 ビタミンL_2 ㊗ adenylthiomethyl pentose.

v. M ビタミンM，= folic acid.

v. P ビタミンP ㊗ eriodictyol glycoside（レモン汁，ハンガリアコショウ，そのほかの植物に存在する因子で，毛細血管の透過性を正常に保持するために必要なビタミンと考えられ，おそらくフラボーン，エリオジクチオル，ヘスペリジンの混合物であろう），= permeability vitamin.

v. P-P ビタミンP-P，= niacin.

v. preparation ビタミン剤［医学］.

v. R ビタミンR（ヒナドリの発育に必要な因子）.

v. requirement ビタミン必要量［医学］.

v. S ビタミンS（ヒナドリの発育に必要なビタミン）.

v. T ビタミンT（ゴマ油に含有されている因子で，血液の血小板を増殖させて出血を抑制するといわれる）.

v. U ビタミンU（Bersin らが1956年に野菜中に見いだした methylmethonium sulfonium の塩化物で，抗潰瘍性因子として提唱した）.

v. unit ビタミン単位［医学］.

v. X ビタミンX（Evans と Bishop が1922年に抗不妊性ビタミンとして命名したが Sure は1923年にこれをビタミンPと呼んだ）.

vitaminized modified ビタミン添加乳の［医学］.

vi·ta·min·o·gen·ic ［vàitəmìnəʤénik］ ビタミンに原因する，ビタミン産生の［医学］.

vi·ta·mi·noid ［váitəminɔid］ ビタミン様の.

v. action 類ビタミン作用.

vi·ta·min·ol·o·gy ［vàitəminɑ́ləʤi］ ビタミン学.

vi·ta·min·o·scope ［vàitəmínəskoup］ ビタミノスコープ（眩視 glare から回復するのに要する時間を測って，体内のビタミンA予備を推定するための計器）.

vi·ta·min·o·ther·a·py ［vàitəmìnəθérəpi］ ビタミン療法［医学］.

vi·tan·i·tion ［vàitəníʃən］ ビタミン欠乏状態.

vi·tas·ter·ol ［vaitǽstərɔ:l］（ステロール系ビタミンの命名法として提唱された用語で，油溶性．窒素を含まず，アルカリに対し安定な物質をいう），= vitasterin.

Vitel vitellus 卵黄の略.

vit·el·la·ria ［vìtəléəriə］ 卵黄腺（vitellarium の複数）.

vi·tel·lar·i·um ［vìtəléəriəm］ 卵黄巣，卵黄腺（多くの扁虫動物，線虫などに存在する一般に有対の腺で，受精卵に対し卵黄またはアルブミンを分泌する器官），= vitelline gland.

vit·el·lary ［vítələri］ 卵黄の，= vitelline.

vit·el·lase ［vítəleis］ ビテレース（微生物から得られる酵素で卵黄を凝固させる作用をもつ）.

vi·tel·len·ic ac·id ［vìtəlénik ǽsid］ ビテレン酸（卵黄のペプチドで，カゼインのリンペプトンに相当するもの）.

vi·tel·li·cle ［vaitélikl］ 卵黄嚢［医学］，= yolk sac，umbilical vesicle.

vitelliform degeneration 卵黄様変性.

vitelliform retinal dystrophy 卵黄様網膜変性，= Best disease.

vi·tel·lin ［vaitélin］ ビテリン，卵黄素（Dumas らが1842年に熱により凝固する卵黄中のリンタンパク質に対して与えた名称で，その後このタンパク質には脂肪が含まれていることを証明し，このリポタンパク質は現在 lipovitellin と呼ばれている）.

vi·tel·line ［vaitéli(:)n］ 卵黄の［医学］，卵子の.

v. ansa 臍ワナ（胚における卵黄嚢静脈と臍静脈との連結），= ansa vitellina.

v. area 卵黄野［医学］.

v. artery 卵黄嚢動脈［医学］，卵黄動脈（胚において原始大動脈に通ずる卵黄嚢の），= omphalomesenteric artery.

v. bloodvessel 卵黄血管［医学］.

v. body 卵黄体（卵細胞にある卵黄形成体）.

v. cell 卵黄細胞.

v. circulation 卵黄嚢循環［医学］，卵黄循環.

v. cord 卵黄索.

v. disk 卵丘，= cumulus oophorus.

v. duct 卵黄管，卵黄腸管，臍腸管，= omphalomesenteric duct.

v. duct fistula 卵黄管瘻［医学］，卵黄腸管瘻，臍腸管瘻，= omphalomesenteric duct fistula.

v. follicle 卵黄濾胞.

v. gland 卵黄腺，= vitellarium.

v. layer 卵黄層.

v. membrane 卵黄膜.

v. pole 植物極，= antigerminal pole.

v. reservoir 卵黄貯嚢.

v. sac 卵黄嚢［医学］，= yolk sac.

v. vein 卵黄静脈，卵黄嚢静脈（胚子において卵嚢から原始心臓に血液を送る血管）.

vitelliruptive degeneration 卵黄破裂様黄斑変性.

vi·tel·lo·gen·e·sis ［vàiteləʤénisis］ 卵黄産生，卵黄形成［医学］.

vi·tel·lo·in·tes·ti·nal ［vàitəlouintéstinəl］ 卵黄腸管［医学］.

v. cyst 卵黄腸管嚢胞，= umbilical cyst.

v. remnants 卵黄腸管遺残.

vi·tel·lo·lu·te·in ［vàitəloulú:tin］ ビテロルテイン（ルテインから得られる黄色色素）.

vi·tel·lo·mes·en·ter·ic ［vàitəloumèsəntérik］ 卵黄腸間膜の，= omphalomesenteric.

vi·tel·lo·ru·bin ［vàitəlourú:bin］ ビテロルビン（① ルテインから得られる赤色色素．② クラスタセオルビン），= crustaceorubin.

vi·tel·lose ［vaitélous］（卵黄素から得られるプロテオースの一つ）.

vi·tel·lus ［vaitéləs］ 卵黄（特にニワトリ *Gallus domesticus* の卵の）.

v. formativus 形成卵黄，= morpholecithus.

v. nutritivus 栄養卵黄，= deutoplasm.

v. ovi 卵黄.

Vi·tex ［váiteks］ ハマゴウ属.

V. agnus-castus セイヨウニンジンボク（葉，果実は利尿薬）.

V. cannabifolia ニンジンボク，牡荊（牡荊子は，ニンジンボクの果実，また荊瀝 saccus viticis は根の滲出液）.

vitiated air 低質空気.

vi·ti·a·tin ［vaitáiətin］ ビチアチン（コリンの同族体化合物で，クレアチンおよびクレアチニンとともに尿中に発見される）.

V

vi·ti·a·tion [vìʃiéiʃən] 悪変，無効化，腐敗．
vit·i·lig·i·nes [vìtilíʤini:z] (vitiligo の複数)．
vit·i·lig·i·nous [vìtilíʤinəs] 白斑の〔医学〕．
vit·i·li·go [vìtiláigou] 白斑〔医学〕．→leukoderm(i)a．複 vitiligines．形 vitiliginous．
v. capitis 頭部白斑(セルサス)，= Celsus vitiligo alopecia areata．
v. iridis 虹彩白斑(虹彩脱色)．
v. vulgaris 尋常性白斑〔医学〕，= leukoderma vulgaris．
vit·i·li·goid [vìtiláigɔid] ① 白斑様の．② 皮膚梅毒，= syphiloderma．
vit·i·li·goi·dea [vìtilaigɔ́idiə] 黄色腫，= xanthoma．
v. planum 扁平黄色腫，= essential xanthoma．
v. tuberosum 結節性黄色腫，= essential xanthoma．
Vi·tis [váitis] ブドウ属(ブドウ科 *Vitaceae* の一属)．
V. vinifera ヨーロッパブドウ(ブドウ酒の原料)，= wine grape．
vit·i·um [víʃiəm] 奇形，= defect．複 vitia．
v. conformationis 奇形．
v. cordis 心臓奇形．
v. primae formationis 先天奇形．
v. vasorum 血管奇形．
vi·to·chem·i·cal [vàitəkémikəl] 有機化学の．
vi·to·dy·nam·ic [vàitoudainǽmik] 生体力学の，= biodynamic．
vit·ra [vítrə] ガラス，硝子．
v. visum non corrigunt 矯正不能．
vit·rec·to·my [vitréktəmi] 硝子体切除〔術〕．
vit·re·in [vítri:n] ビトレイン(ウシ眼球硝子体に含まれている，水に不溶解の膠原様タンパク質)．
vit·re·i·tis [vìtriáitis] 硝子体炎，= hyalitis．
vit·rel [vítrəl] ガラスカプセル剤．
vit·rel·la [vitrélə] (破砕して内容の薬物を吸入するために用いる小ガラス管(イギリス))．
vit·re·o·cap·su·li·tis [vìtrioukæ̀psjuláitis] 硝子体被膜炎，硝子体炎，= hyalitis．
vit·re·o·ret·i·nal [vìtriərétinəl] 硝子体網膜の．
v. choroidopathy syndrome 硝子体網脈絡膜症候群．
v. hemorrhage 網膜硝子体出血(網膜内および硝子体中に出血する状態)．
v. traction syndrome 網膜硝子体牽引症候群．
vit·re·o·ret·i·nop·a·thy [vìtriouretinápəθi] 硝子体網膜症．
vit·re·o·sil [vítriəsil] 石英ガラス(半透明)．
vitreotapetoretinal dystrophy 硝子体壁板網膜ジストロフィ〔ー〕．
vit·re·ous [vítriəs] 硝子体の，硝子状の，ガラス状の〔医学〕，ガラスの．
v. body [TA] 硝子体(眼球内部を充満する屈折体の一つで，硝子体液 vitreous humor が硝子体基質 vitreous stroma に混ざって存在し，硝子体膜 hyaloid membrane により包まれているもの)，= corpus vitreum [L/TA]．
v. cell 硝子体細胞．
v. chamber [TA] 硝子体眼房，= camera vitrea [L/TA]．
v. chamber of eye 眼の硝子体腔．
v. chamber of eyeball 硝子体眼房〔医学〕．
v. clouding 硝子体混濁〔医学〕．
v. degeneration 硝子変性，= hyaline degeneration．
v. electricity ガラス電気(陽電気)，= positive electricity．
v. fibril 硝子体原線維〔医学〕．
v. floaters ガラス体浮遊物(眼硝子体中に起こるコレステロール体．硝子体融解にみられる)．
v. fluorophotometry 硝子体フルオロフォトメトリー．
v. hemorrhage 硝子体出血〔医学〕．
v. hernia 硝子体ヘルニア．
v. humor [TA] 硝子体液，= humor vitreus [L/TA]．
v. lamella 硝子様板，= lamina basalis．
v. luster ハリ(玻璃)光沢，ガラス光沢．
v. membrane [TA] 硝子体膜，= membrana vitrea [L/TA]．
v. opacity 硝子体混濁〔医学〕．
v. phosphorus ガラス状リン(普通の無色透明のリン)．
v. stroma [TA] 硝子体支質，= stroma vitreum [L/TA]．
v. table 硝子板(頭蓋骨内板のこと)，= inner table．
v. wart 硝子体ゆうぜい(疣贅)(脈絡膜硝子体に発生する老年期変性)．
vit·re·um [vítriəm] ガラス，硝子体，= corpus vitreum，vitreous body．
vit·ri·fi·ca·tion [vìtrifikéiʃən] ガラス化，硝子化．
vit·ri·fied [vítrifaid] ガラス状の〔医学〕．
v. enamel 透化エナメル．
vit·ri·na [vitráinə] ① 透明な．② 硝子様物質．
v. auris 内リンパ，= vitrina auditoria，endolymph．
v. oculi 硝子体，= vitrina ocularis．
vit·ri·ol [vítriɔ:l] 礬(ばん)(重金属の結晶硫酸塩)．
v. springs 緑礬泉(鉱泉1kg中にフェロイオン ferro-ion Fe^{2+} またはフェリイオン ferri-ion F^{3+} を10mg以上．またアニオンとして硫酸イオン SO_4^{2-} が主成分であるもの)．
vit·ri·ol·at·ed [vítriəleitid] 硫酸塩加した，硫酸含有の．
v. tartar 酒石酸カリウム，= potassium tartrate．
vit·ri·ol·ic ac·id [vitriálik ǽsid] 硫酸，= sulfuric acid．
vit·ro·nec·tin [vìtrənéktin] ビトロネクチン(Sタンパク質ともいう．補体系の液相膜侵襲複合体(SMAC)に含まれており，SMAC が膜結合するのを阻害する)，= S protein．
v. receptor ビトロネクチンレセプター(ビトロネクチン(Sタンパク質ともいう)に対する，インテグリンファミリーに属するレセプターである)．
vit·ro·pres·sion [vìtrəpréʃən] ガラス圧迫法(皮膚または粘膜にガラスの小片を当て，これに圧迫を加え，充血以外の変化を観察する方法)．
vit·rum [vítrəm] ① ガラス，硝子．② びん，= glass．
v. amplum 広口びん．
v. cylindricum 円柱ガラス．
v. nigrum 黒色びん．
v. obscurum 暗色びん．
v. patentatum 滴びん．
v. pro stillicido 滴びん．
v. sphaericum 球状ガラス〔面〕．
vit·ta [vítə] 油道，油管(ある種の繖形花植物の果実にある)．
vit·u·lar [vítjulər] 子ウシの，雌ウシの，= vitulary，vituline．
v. apoplexy 子ウシの産褥熱，= vitular fever．
vit·u·lus [vítjuləs] 子ウシ，= calf．形 vitular，vitulary，vituline．
vi·va·cious [vəvéiʃəs] 活発な．
vi·vax [váivæks] 三日熱，= vivacious．
v. fever 三日熱．
v. malaria 三日熱マラリア〔医学〕(*Plasmodium vivax* の寄生による)．
vives [váivz] ウマの下顎腺炎．
vivi- [vivi] 生命または生活状態の意味を表す接頭語．
viv·i·a·nite [víviənait] 藍鉄鉱 $3FeO \cdot P_2O_5 \cdot 8H_2O$ (天然産のリン酸第一鉄が第二鉄塩に変化したもので，

V

美しい青色の単斜晶系に属する結晶).
viv·i·di·al·y·sis [vìvidaiǽlisis] 生体透析［医学］(腹膜を通す透析法).
viv·i·dif·fu·sion [vìvidifjúːʤən] 生体拡散［医学］(透析により血液内の拡散性物を除去する方法で，動物血を透析管に連結し透析する．その後血液を静脈に返す).
viv·i·fi·ca·tion [vìvifikéiʃən] 蘇生［医学］，活気づけること．
viv·i·par·i·ty [vìvipǽriti] 胎生［医学］(子が母体から幼生の形で産出されること)．形 viviparous.
vi·vip·a·rous [vivípərəs] 胎生の［医学］.
v. animal 胎生動物［医学］(胎生する動物で，大多数の哺乳類はこれに属す).
v. plant 胎生植物(胎生種子をもつ植物).
v. seed 胎生種子(原植物に付着したまま発芽し，芽や根を出してから落ちて発育する種子).
viv·i·pa·tion [vìvipéiʃən] 胎生(胎児が母体の子宮内で発育する繁殖法).
viv·i·per·cep·tion [vìvipəːsépʃən] ① 生体観察法．② 生活現象研究法．
viv·i·sect [vívisekt] 生体解剖を行う．
viv·i·sec·tion [vìvisékʃən] 生体解剖，生体実験．
viv·i·sec·tion·ist [vìvisékʃənist] 生体解剖論者．
viv·i·sec·tor [vívisektər] 生体解剖施行者．
viv·i·sec·to·ri·um [vìvisektɔ́ːriəm] 生体解剖室．
viv·i·sep·ul·ture [vìvisépəltʃər] 生き埋め．
vi·vo·sphere [váivəsfiər] 生物圏(大気圏 atmosphere と陸上圏 petrosphere との中間圏で，大多数の生物が居住する圏).
VLA ① virus-like action ウイルス様作用の略．② virus-like agent ウイルス様因子の略．
Vladimiroff, Vladimir D. [vládimìːrɔf] ウラジミロフ(1837-1903，ロシアの外科医).
V.-Mikulicz amputation ウラジミロフ・ミクリッツ切断術(踵骨，距骨切開を用いる骨形成足切断)，= Mikulicz-Vladimiroff amputation.
VLB vinblastine ビンブラスチンの略．
VLDL very low density lipoprotein 超低比重リポタンパクの略．
VLDL lipoprotein VLDL リポタンパク〔質〕.
Vleminckx, Jean François [vléminks] ブレミンクス(1800-1876，ベルギーの医師).
V. solution ブレミンクス液(イオウ化した石灰水)，= Vleminckx lotion, liquor calcis sulfuratae.
VMA vanillylmandelic acid バニリルマンデル酸の略．
VMA test VMA 試験．
VMD veterinariae medicinne doctor 獣医学博士の略，= doctor of veterinary medicine (DVM).
V-MI Volpe-Manhold index ボルペ・マンホールドの歯石指数の略．
VNTR variable number of tandem repeat 高変異反復配列の略．
vo·cab·u·lar·y [vəkǽbjuləri] 語い(彙)［医学］(ボキャブラリー).
v. test 語彙試験(特選された語字についての知能検査法).
vo·cal [vóukəl] 音声の．
v. apparatus 発声器［医学］(声帯その他の器官).
v. area 声帯野(声帯間の声門部分).
v. asynergy 声帯失調(舞踏病の).
v. bands 声帯，= vocal cord.
v. chink 声門．
v. chorditis 歌手結節［医学］，結節性声帯炎［医学］.
v. cord 声帯，= plica vocalis.
v. cord nodules 声帯結節．
v. cord paralysis 声帯麻痺［医学］.
v. cord paresis 声帯不全麻痺［医学］.
v. cord polyp 声帯ポリ〔ー〕プ［医学］.
v. fold [TA] 声帯ヒダ(甲状軟骨から披裂軟骨に達する粘膜帯で，緊張により音調の高さを調節する)，= plica vocalis [L/TA].
v. fremitus 声音振とう(盪)［医学］，音声振盪，声振盪音，声振盪(胸部触診中患者が発声したとき，触知される振動).
v. gymnastics 音声修錬(主として肺拡張を目的とする).
v. imitation 音声模倣［医学］.
v. initiation 起声［医学］.
v. ligament [TA] 声帯靱帯(下甲状披裂靱帯)，= ligamentum vocale [L/TA].
v. motor amusia 発声運動性楽音ろう(聾)(調子に合わせて歌うことの能力が欠如していること).
v. muscle 声帯筋．
v. nodule 声帯結節［医学］.
v. organ 発声器官［医学］.
v. process [TA] 声帯突起(披裂軟骨の前突起)，= processus vocalis [L/TA].
v. process of arytenoid cartilage 披裂軟骨の声帯突起．
v. resonance (VR) 声帯共鳴［医学］，声帯共鳴音(発声するときに胸部に伝導される音).
v. sac 共鳴嚢(なきぶくろ．カエルの頭部両側にある嚢で，共鳴により声を拡大する器官).
v. spectrum 音声範囲．
v. tic 発声チック［医学］.
v. tract 声道［医学］.
v. tube 声道．
vo·ca·lis [voukéilis] [TA] 声帯筋，= musculus vocalis [L/TA].
v. muscle 声帯筋．
vo·cal·i·ty [voukǽliti] 母音性．
vo·cal·i·za·tion [vòukəlaizéiʃən] 発声，母音化．
vo·ca·tion·al [voukéiʃənəl] 職業的．
v. blindness 職業盲．
v. education 職業教育［医学］.
v. guidance 職業指導［医学］.
v. rehabilitation 職業的リハビリテーション［医学］.
v. treatment 治療的職業補導［医学］.
VOD hepatic veno-occulusive disease 肝中心静脈閉塞症の略．
Voegtlin, Carl [vóugtlin] フォーグトリン(1879-1960，アメリカの薬理学者．MacCallum との共同研究により，生体のカルシウム代謝は上皮小体により支配されることを証明した(1909)).
V. unit フォーグトリン単位(下垂体後葉の標準粉剤 0.5mg により分離したモルモット子宮に起こる収縮量).
Voelcker-Joseph test [vóuəlkər ʤóuzəf tést] ベルカー・ジョセフ試験，= indigo carmine test.
Vogel law [vóugəl lɔ́ː] フォーゲルの法則(遺伝説).
Vogel-Lee test [vóugəl líː tést] フォーゲル・リー試験(尿中水銀を証明する方法で，3% 塩酸を加えて 1/5 量まで濃縮し，銅線をその中に落下すると，粘稠性の水銀色となる).
Voges, D. W. Otto [vóugəs] フォーゲス(1867 生，ドイツの医師).
V.-Proskauer reaction フォーゲス・プロスカウエル反応(細菌培養液中に発生される acetyl-methyl-carbinol の検出法で，50% 苛性カリ溶液 1mL を被検細菌の 24 時間培養液に加えて 24 時間室温に放置すると，上層にエオジン赤様の色調を呈するときはアセチルメチルカルビノルの存在を証明するが，黄色であれば糖のみの存在を示す).
V.-Proskauer test フォーゲス・プロスカウエル試験［医学］.

V

Vogt, Alfred [fɔ́:kt] フォークト(1879-1943, スイスの眼科医).

V.-Koyanagi disease フォークト・小柳病(急性びまん性網脈絡膜炎の一型で, 特発性ぶどう膜炎とも呼ばれ, 原田病に類似している), = Vogt-Koyanagi syndrome.

V.-Koyanagi-Harada syndrome フォークト・小柳・原田症候群[医学](全身の色素細胞を侵す疾患).

V.-Koyanagi syndrome フォークト・小柳症候群(虹彩炎を伴う両側性のぶどう膜炎. 視力障害, 白斑, 難聴などの症状を示す), = Vogt-Koyanagi-Harada syndrome.

Vogt, Cécile [fɔ́:kt] フォークト(1875-1962, ドイツの神経科医).

V. syndrome フォークト症候群(線状体症候群ともいう. 尾状核と被殻との病変に基づく症候群で, アテトーゼと仮性延髄麻痺を伴う小児の強直性両側麻痺. 分娩外傷によることもある), = double athetosis, infantile spasmodic paraplegia.

Vogt, Heinrich W. [fɔ́:kt] フォークト(1875-1936, ドイツの神経科医).

V.-Spielmeyer disease フォークト・シュピールマイアー病(後期若年型の脳スフィンゴリピド症 sphingolipidosis. 黒内障性家族性痴呆の若年型), = Spielmeyer-Vogt disease.

Vogt, Karl C. [fɔ́:kt] フォークト(1817-1895, ドイツの生理学者).

V. angle フォークト角(鼻基底線と鼻歯槽線とがなす角).

Vogt, Oskar [fɔ:kt] フォークト(1870-1959, ドイツの神経科医).

V. disease フォークト病(脳性痙攣性両麻痺), = cerebral spastic diplegia.

Vogt, Paul Friedrich Emmanuel [fɔ́:kt] フォークト(1847-1885, ドイツの外科医).

V. point フォークト点(頬骨から2横指上方の線と, 頬骨の蝶形前頭突起から1母指後方の垂直線とが交差する点), = Vogt-Hueter point.

Vohwinkel, H. H. [fɔ́:viŋkəl] フォーヴィンケル(ドイツの皮膚科医).

V. syndrome フォーヴィンケル症候群(四肢のびまん性角化症).

voice [vɔ́is] 声, 音声[医学], 声音(発声器官により生じ, 口により発せられる音響).

v. break 声の飜転[医学].

v. breaking 声変〔わ〕り[医学].

v. care 音声保護[医学].

v. disturbance 発声障害[医学].

v. fatigue syndrome 音声疲労症候群.

v. mutation 声変〔わ〕り[医学].

v. physiology 音声生理学[医学].

v. range 声域[医学].

v. register 声区[医学].

v. test 音声検査[医学].

v. training 発声訓練[医学].

voiced consonant 有声子音[医学].

voiceless consonants 無声子音[医学].

void [vɔ́id] 廃棄する, 排尿する, 無効にする, 空しくする.

v. set 空集合, = empty set.

void·ing [vɔ́idiŋ] 排尿[医学], = micturition.

v. cystography 排尿時膀胱造影[医学].

v. cystourethrogram (VCUG) 排泄性膀胱尿道造影像.

v. cystourethrography 排尿時膀胱尿道造影.

v. internal urethral orifice [TA] 排尿時内尿道口*, = ostium urethrae internum evacuans [L/TA].

voids [vɔ́idz] 空隙(イオン置換床に入れた樹脂粒子間の空隙).

Voigt, Christian August [fɔ́it] ウォイグト(1809-1890, オーストリアの解剖学者).

V. lines ウォイグト境界線(末梢神経の分布の限界線).

Voillemier, Léon Clémont [vwalmjér] ヴァレミーア(フランスの泌尿器科医).

V. point ヴァレミーア点(上前腸骨棘を結ぶ線から6.5cm 下方の白線上の1点で, 肥満症または浮腫のある場合にはこの点から膀胱穿刺を行う).

voir [vwár] (性器を覗いて性欲を満足させる者).

Voit, Carl von [vɔ́it] ヴォイト(1831-1908, ドイツの生理学者).

V. nucleus ヴォイト核(歯状体に添う小脳核).

V. nutritive measure ヴォイト栄養量(労働者はアルブミン118g, 脂肪56g, 糖類500gを栄養上必要とする).

voix de pol·i·chi·nelle [vwá də peliʃinél] (ヤギ声の一種).

Vojta, Václav [vɔ́itə] ヴォイタ(1917-2000, プラハの神経科医).

V. method ヴォイタ法(ヴォイタが考案した発達運動学的理論にもとづく, 脳性麻痺児の診断法と治療法), = Vojta technique.

V. reflex ヴォイタ反射(中枢性協調障害を診断するための Vojta の7つの姿勢反射の一つ).

vo·la [vóulə] [L/TA] 手掌, = palm [TA], palmar region [TA]. 形 volar.

v. manus 手掌.

v. pedia 足底.

vo·lar [vóulər] [TA] 掌側, = volaris [L/TA].

v. arch 手掌動脈弓.

v. flexion 掌屈.

v. interosseous artery 掌側骨間動脈.

v. interosseous nerve 掌側〔前腕〕骨間神経.

v. plate 手掌板[医学], 掌側板.

v. plate advancement 掌側板前進術.

vo·lar·dor·sal [vòulə:dɔ́:rsəl] 手掌(足底)から背側への.

vo·la·ris [vouléəris] [L/TA] 掌側, = volar [TA].

vol·a·tile [válətil] 揮発性の.

v. alkali ①揮発性アルカリ. ②アンモニア.

v. alkaloid 揮発性アルカロイド(C, H, Nを含み, 分解することなく気化するもの, nicotin, coniin など).

v. anesthetic 揮発性麻酔薬, 揮発性吸入麻酔薬.

v. drugs and chemicals 揮発性薬毒物.

v. fatty acid 揮発性脂肪酸[医学].

v. fatty acid number 揮発性脂肪酸数.

v. liniment 揮発性リニメント剤, = ammonia liniment, linimentum ammoniae.

v. matter 揮発物[医学].

v. oil 揮発油, = distilled oil, essential oil, ethereal oil.

v. salts 揮発塩.

v. solid 揮発性固形物[医学].

v. solvent 揮発性溶剤[医学].

v. substance 揮発〔性〕物質[医学].

vol·a·til·i·ty [vàlətíliti] 揮発性.

vol·a·til·i·za·tion [vàlətìlaizéiʃən] 揮発[医学].

vol·a·til·ize [válətilaiz] 揮発させる, 蒸発させる.

vol·a·til·iz·er [válətilaizər] 揮発器.

volcanic ash 火山灰[医学].

volcanic cinder 軽石, 浮石, = pumice.

vole [vóul] ハタネズミ[畑鼡], ヤチネズミ〔類〕.

v. bacillus ボール菌(イギリス産のハタネズミは結核に類似する疾病をもち, この菌からヒトおよび結核用のワクチンがつくられている), = *Mycobacterium* *microti*.

Volhard, Franz [fɔ́lhɑ:t] フォルハルト(1872–1950, ドイツの内科医).

V. breakfast フォルハルト朝食(オリーブ油200 mLを空腹時に摂取させ, 30〜60分後胃液を採集すると, 逆流した膵液の混入が検出される).

V. cardiolysis フォルハルト心外膜剥離術(癒着性心外膜炎の場合に行う心外膜切除術).

V. test フォルハルト試験(腎機能の診断法としての尿比重測定法で, 起床後45分以内に水1,500mLを与え, その後は水分を除去した食事をとらせて検尿する. 健常人では水摂取後尿の比重は1.002に降下し, 午後の尿比重は1.025程度に上昇するが, 腎機能の障害があれば1.010程度に固定される), = Volhard-Fahr method.

Volhard, J. [fɔ́lhɑ:t] フォルハルト(1834–1910, ドイツの化学者).

V. solution フォルハルト液(チオシアン化カリウムの0.1規定液).

vo·li·tion [vəlíʃən] 意欲(作用または能力). 形 volitional.

vo·li·tion·al [vəlíʃənəl] 随意の [医学].

v. contraction 随意収縮 [医学].

v. movement 意志運動 [医学].

v. tremor 随意振戦.

Volkmann, Alfred Wilhelm [fɔ́lkmɑ:n] フォルクマン(1800–1877, ドイツの生理学者).

V. canal フォルクマン管(骨質内の血管の通路でハーバース管同士をつなげる血管が走行する管).

V. membrane フォルクマン膜(結核性膿瘍の結合織性被膜で, 粟粒結核が散在するもの).

Volkmann, Richard von [fɔ́lkmɑ:n] フォルクマン(1830–1889, ドイツの外科医), = von Volkman, Richard.

V. caries 乾性う(齲)歯, = caries sicca.

V. cheilitis フォルクマン口唇炎(原因不明の腺性口唇炎), = cheilitis glandularis.

V. contracture フォルクマン拘縮(長期にわたる包帯, 冷却などにより動脈の破損に基づく循環障害の結果生ずる虚血性筋萎縮, 変性および拘縮).

V. deformity フォルクマン奇形(先天性脛足根骨脱臼).

V. disease フォルクマン病, = Baelz disease, myxadenitis labialis.

V. paralysis フォルクマン麻痺(前腕に固定包帯を施して起こる乏血による手の麻痺).

V. splint フォルクマン副子(下脚骨折において足関節を直角位に固定するもの).

V. spoon フォルクマンさじ(鋭匙).

V. subluxation フォルクマン亜脱臼(結核性関節炎において膝関節が屈曲, 外反した状態).

Volkowitsch sign [vɔ́lkowitʃi sáin] フォルコウィッチ徴候(慢性虫垂炎では虫垂部腹筋の限局性萎縮と弛緩が起こること).

vol·ley [vɑ́li] 斉射 [医学](人工的に誘発させた筋攣縮の調律的発作で, 1回の刺激による神経インパルスの集積).

v. of spike discharge スパイク放電斉射.

Vollmer, Herman [vɑ́lmər] ヴォルマー(1896–1959, アメリカの小児科医).

V. patch test ヴォルマー貼付ツベルクリン試験(ツベルクリンを飽和させたガーゼを無傷の皮膚に貼付し, その上から絆創膏でおおう法), = tuberculin patch test.

V. test ヴォルマー試験.

Volpe, Anthony R. [vɔ́lpi] ボルペ(1932生, アメリカの歯科医).

V.-Manhold index (V-MI) ボルペ・マンホールドの歯石指数.

vol·sel·la [vɑlsélə] ブルセラ, = vulsella.

v. forceps 有鉤鉗子, ブルセラ鉗子, = tenaculum forceps.

volt [vóult] ボルト(電圧単位でVと略記する. 抵抗1国際オームの部分に1国際アンペアの電流を流す電圧の国際実用単位で, 1国際V=1.00046絶対V).

Volta, Alessandro [vóultə] ボルタ(1745–1827, イタリアの物理学者. ガルバニの研究に基づいて電堆および電池を1796年に発明し, 初めて定常的な電流すなわちガルバニ電流を得た).

V. cell ボルタ電池(亜鉛と銅とを希硫酸に入れると, 両金属間に電流が流れるので, 化学電池ともいう), = galvanic cell, voltaic c..

V. effect ボルタ効果(導体間の接触電位差で, その両導体の形または大きさに無関係で, 一定の温度においてはその種類によって定まる).

V. law ボルタ法則(2種の金属を直接, または他の金属を隔てて間接に接触させても, 常にその間に一定の動電力が生ずるという法則).

V. series ボルタ列(相互の接触により正または負に帯電する金属の順位を示す列で, 上列は正, 下列は負).

volt·age [vóultidʒ] 電圧, ボルト数(電圧は2個の物体がもつ電荷差または電位差に基づくので, この差をボルト数と呼ぶ).

v. clamp 電圧固定 [医学].

v. coil 電圧コイル.

v.-dependent channel 膜電位依存性チャネル.

v. drop 電圧降下.

v. lead 単極胸部誘導, ヴォルテージ誘導(胸部電極をゼロ電位結合電極と対立させる誘導で, V_1は第4肋骨間の胸骨右縁, V_2はその左縁, V_3は胸骨左縁と鎖骨正中線との中央, V_4は鎖骨正中線, V_5は腋窩前左線, V_6は腋窩正中線に結合する), = V lead, Wilson chest l..

v. sensitivity 電圧感度.

v. stabilizer 電圧安定装置.

v. transformer ① トランス, 計器用変圧器. ② 電圧変成器.

vol·ta·ic [vɑltéiik] ボルタ電池の(Galvani 電池), = galvanic.

v. cell ボルタ電池(Galvani 電池), = galvanic cell.

v. current ボルタ電流, = galvanic current.

v. electricity 化学電流, = galvanic current.

v. pile 化学電池.

v. vertigo 電流性めまい [医学](第8脳神経の前庭神経に直流電気を流すとき, その陽極側方の肩へ頭が傾斜する反応), = galvanic vertigo.

vol·ta·ism [vɑ́ltəizəm] ① 直流電気. ② 流電気学(化学作用による電流の発生を扱う学問), = galvanism.

vol·ta·i·za·tion [vɑ̀lteizéiʃən] (低圧の下に比較的大量の電流を通ずる方法).

vol·tam·e·ter [vɑltǽmitər] ボルタメーター, 電解電量計(回路の途中に入れた電解質溶液の分解量を測って回路を通る電気量を測定する), = coulometer.

volt·am·me·ter [voultǽmitər] 電圧電流計(電圧と電流とを同時に測定する装置).

volt·am·me·try [voultǽmitri] ボルタメトリ〔一〕.

volt·am·pere [voultǽmpeər] ボルトアンペア(VAと表す. 電力の単位, 1アンペア(A)と1ボルト(V)の積に等しく, 直流ではワット(watt)に相当するが, 交流では皮相電力を表す), = watt.

volt·me·ter [vóultmi:tər] 電圧計 [医学](電気回路の2点間の電位差をボルト数で測定する装置). 形 voltmetric.

Voltolini, Friedrich Eduard Rudolph [fɔ̀ltəlíni] ヴォルトリーニ(1819–1889, ドイツの耳鼻咽喉科医).

V. disease ヴォルトリーニ病(迷路に原因する重症性急性中耳炎で，高熱とともに全身症状，特に脳症状を引き起こす(1867)).
V.-Herying sign ヴォルトリーニ・ヘリング徴候，= Herying sign.
V. sign ヴォルトリーニ徴候，= Herying sign.
V. tube ヴォルトリーニ管(鼓膜切開後，切開傷の閉鎖を防ぐために用いる管).
volt·ve·loc·i·ty [vòultvəlásiti] ボルト速度(帯電粒子の速度 (cm/sec) の代わりにこの速度を生じさせる電位差で表したもの).
vol·u·bile [váljubil] 巻きつき.
v. plant 巻きつき植物.
v. stem 巻きつき茎，つる.
vol·u·bil·i·ty [vàlju:bíliti] 言漏，多弁，饒舌(じょうぜつ). 形 voluble.
vol·ume [válju:m] 容積，体積，容量.
v. averaging effect 容積平均効果 [医学].
v. capacity (VC) 肺活量.
v. conduction 容積伝導 [医学].
v. conduction mechanism 容積伝導.
v. conductor 体積〔伝〕導体 [医学]，容積導体.
v. curve 流量曲線.
v. dilatometer 体積膨張計.
v. dose 容積線量 [医学].
v. elasticity 体積弾性 [医学].
v. elasticity coefficient 体積弾性率 [医学].
v. fraction 体積分画 [医学].
v. index 体積指数 [医学]，容積指数(ヘマトクリット値と赤血球数との比をそれぞれの正常値の比で除した商).
v. limited respirator 従量式人工呼吸器 [医学].
v. load 体積負荷 [医学].
v. molal 容積モラル(濃度の単位で，1リットルの溶媒に溶けている溶質のモル数で表す，モラル molal と区別して m′ と略する).
v. of distribution 分布容積量 [医学].
v. overload 容量〔過〕負荷.
v. percent 体積百分率 [医学].
v. percentage 容量百分率(混合前の溶媒と溶質の体積の和に対する溶質の体積の百分率．通常は溶質が液体である場合に使う)，= vol%.
v. pressure ratio 用量圧比 [医学].
v. pulse 容量脈拍(容積の変化としてとらえた脈拍).
v. receptor 容量受容体 [医学].
v. regulatory mechanism 容量調節機構(細胞外液量を一定に保つ機構のこと).
v. rendering 容積表現法 [医学].
v. resistivity 体積抵抗 [医学].
v. source 体積線源 [医学]，容積線源.
v. speed 体積速度 [医学].
v.-time curve 容量－時間曲線.
v. unit (VU) 容量単位(音声などの低周波の強弱を対数で表す単位).
v. value 容積価 [医学].
v. value method 容積価法 [医学].
v. velocity 体積速度 [医学].
v. viscosity 体積粘性率，体積粘性 [医学].
vol·ume·bo·lom·e·ter [vàlju:mboulámitər, -ljuməb-] 容積脈圧計，= volumesphygmobolometer.
vol·ume·nom·e·ter [vàlju:mnámitər, -ljumən-] 体積計，= volumometer.
vol·ume·sphyg·mo·bo·lom·e·ter [vàlju:msfìgmoubouláimitər, -ljuməs-] 容積脈圧計.
vo·lu·me·ter [vəljú:mitər] 体積計 [医学].
vol·u·met·ric [vàlju:métrik] 容積測定の.
v. analysis 容量分析 [医学].
v. efficiency 体積効率 [医学].
v. flask 用量フラスコ [医学]，定量びん.
v. pipet(te) オールピペット(定量用ピペット).
v. solution 容量分析用標準液(1，1/2，1/10 規定などの濃度のもので，定量分析に用い，VS と略記する)，容量液．→ solution.
v. strain 体積ひずみ(歪) [医学].
vol·u·mette [vàlju:mét] ボルメット(一定容積をもった液体を反復して分注するために用いる装置).
vol·u·mi·na·tion [vàlju:minéiʃən] 細菌体膨張(血清の影響により細菌体が膨脹する現象で，正常血清に比べて免疫血清ははるかにその影響が大きい).
vol·u·mom·e·ter [vàlju:mámitər] 容積計，体積計.
vol·un·tal [váləntəl] ボルンタル $CCl_3CH_2COONH_2$ (trichlourethane，コンプラルの一成分).
vol·un·tary [váləntəri, -teəri] 随意の，任意の，= voluntal.
v. action 意志行為 [医学].
v. admission 自由入院.
v. alimentation 随意栄養.
v. apnea 息こらえ [医学].
v. contraction 随意収縮 [医学].
v. control 随意調節 [医学]，意識的制御，= volitional control.
v. dislocation 随意〔性〕脱臼，= intentional dislocation.
v. guarding 随意筋性防御.
v. health agency 任意保健機関 [医学].
v. health care team 保健医療チーム [医学].
v. health insurance 任意健康保険 [医学].
v. hospital 任意寄付制病院.
v. hyperventilation ① 任意過呼吸 [医学]，随意性過度呼吸．② 強制呼吸 [医学].
v. impulse 随意衝動 [医学].
v. micturition 随意排尿 [医学].
v. movement 随意運動 [医学](神経中枢の支配によって行われる運動).
v. muscle 随意筋(意志の力で筋運動を営む筋).
v. organ donation 自発的臓器提供 [医学].
v. pollution 自慰.
v. prepayment plans for medical service 任意医療保険制度 [医学].
v. starvation 自発的飢餓 [医学].
v. sterilization 自発的不妊手術 [医学].
v. worker 篤志奉仕家 [医学].
vol·un·teer [vàləntíər] ボランティア，志願者，篤志家.
v. donor 篤志供血者(輸血の目的で供血を志願する篤志家).
vo·lun·to·mo·to·ry [vàləntoumóutəri] 随意運動性の.
vo·lup·tus [vəlʌ́ptəs] ① 勃起，= erection．② 淫楽にふけること.
vo·lute [vəljú:t] 回転した.
vol·u·tin [válju:tin, voulјú:t-] ボルチン(多くの細菌および原虫，特に *Spirillum volutans* に存在する染色質様の細胞質顆粒で核タンパク複合体).
v. granule ボルチン顆粒.
Vol·vox [válvaks] (植物性鞭毛虫綱の一属).
vol·vu·lo·sis [vàlvjulóusis] 回旋糸状虫症(*Onchocerca volvulus* の感染症).
vol·vu·lus [válvjuləs] 腸軸捻〔転〕症，腸管軸転.
v. ileocaecalis 回盲部腸軸捻〔転〕症.
v. of appendix 虫垂軸捻 [医学].
v. of colon 結腸軸捻 [医学].
v. of gallbladder 胆嚢軸捻転 [医学].
v. of stomach 胃軸捻 [医学]，胃軸捻〔転〕症.
vo·mer [vóumər] [L/TA] 鋤骨，= vomer [TA].

形 vomerine.
vomeral groove 鋤骨溝.
vomeral sulcus 鋤骨溝, = vomeral groove.
vo·mer·ine [vóumərain] 鋤骨の.
v. canal 鋤骨管(鋤骨鞘突管), = canalis vomerovaginalis.
v. cartilage 鋤鼻軟骨, = vomeronasal cartilage.
v. crest of choana [TA] 鋤骨後鼻孔稜, = crista choanalis vomeris [L/TA].
v. groove [TA] 鋤骨溝, = sulcus vomeris [L/TA].
v. process 鋤骨突起 [医学].
vo·mer·o·bas·i·lar [vòumərəbǽsilər] 鋤〔骨〕頭底の.
v. canal 鋤骨頭底管, = canalis vomerorostralis.
vo·mer·o·na·sal [vòumərounéizəl] 鋤〔骨〕鼻の.
v. cartilage [TA] 鋤鼻軟骨, = cartilago vomeronasalis [L/TA].
v. organ [TA] 鋤鼻器(鼻中隔の前下部にあって盲嚢に終わる細管で, 人類には残遺物), = organum vomeronasale [L/TA].
vomerorostral canal [TA] 鋤骨吻管, = canalis vomerorostralis [L/TA].
vomerovaginal canal [TA] 鋤骨鞘突管, = canalis vomerovaginalis [L/TA].
vomerovaginal groove [TA] 鋤骨鞘突溝, = sulcus vomerovaginalis [L/TA].
vom·i·ca [vámikə] 空洞(肺膿瘍にみられる大量喀痰). 複 vomicae.
v. laryngis 喉頭周囲軟骨炎.
vom·i·cine [vámisin] ボミシン $C_{22}H_{24}N_2O_4$ (ストリキニーネ性アルカロイド).
vom·i·cose [vámikous] 膿瘍性の, 潰瘍性の.
vom·i·cus [vámikəs] 吐物, = vomica.
vom·it [vámit] 嘔吐物, 吐物, 嘔吐 [医学].
vom·it·ing [vámitiŋ] 嘔吐 [医学].
v. agent 嘔吐薬 [医学].
v. center 嘔吐中枢 [医学] (延髄中下部).
v. gas 催吐ガス [医学], = chloropicrin.
v. in pregnancy 妊娠嘔吐 [医学].
v. of milk 吐乳.
v. of newborn 新生児嘔吐 [医学].
v. of pregnancy 妊娠嘔吐(特に早朝に起こる妊娠嘔吐).
v. physiology 嘔吐生理学 [医学].
v. promoting drug 〔催〕吐薬.
v. reflex 嘔吐反射 [医学], 催吐反射 [医学].
v. sickness 嘔吐病(ジャマイカにみられる致命病で, ムロクジ樹の果実による中毒症).
vo·mi·tion [vəmíʃən] 嘔吐, = vomiting.
vom·i·tive [vámitiv] 吐薬, = emetica.
vom·i·to ne·gro [vámitou ní:grou] ① 黒吐症, = black vomit. ② 黄熱, = yellow fever.
vom·i·to·ry [vámitəri, –tɔ:ri] 吐薬, 催薬, = emetic.
v. emetic 催吐薬 [医学].
vom·i·tu·ri·tion [vàmitʃuríʃən] 悪心 [医学], 空嘔, はきけ [医学], 頻回嘔吐, = retching.
vom·i·tus [vámitəs] 嘔吐, 吐物, = vomit, vomiting.
v. cruentus 吐血, = bloody vomitus.
v. gravidarum 妊娠嘔吐, = vomiting of pregnancy.
v. marinus 船暈(船酔い), = seasickness.
v. matutinus 早朝嘔吐(つわり), = morning sickness.
v. matutinus potatorum 酒客早朝嘔吐.
v. nervosus 神経性嘔吐.
v. niger 黒色嘔吐, = black vomit.
v. of drinker 飲酒家嘔吐 [医学].
von [fɔn, vɑn] ドイツ人の貴族を表すため, 姓に付けられる前置詞.
von Behring, Emil Adolf [vɑn béiriŋ] フォンベーリング(1854–1917, ドイツの細菌学者). → Behring, Emil Adolf von.
v. B. tuberculin フォンベーリングツベルクリン, = tuberculase, tulase.
von Bergman, Ernest [vɑn bə́rgmən] フォンベルグマン(1836–1907, ドイツの外科医), = Bergman, Ernest von.
v. B. hernia フォンベルグマンヘルニア(裂孔ヘルニアの小型または間欠性のもの).
v. B. operation フォンベルグマン手術(陰嚢水腫において精巣(睾丸)鞘膜を切開し, その体側層を剥離する方法).
von Ebner, Victor [fɔn ə́bnər] フォンエブナー(1842–1925, オーストリアの組織学者). → Ebner, Victor von.
von Economo, Constantin [fɔn eikánəmou] フォンエコノモ. → Economo, Constantin von.
v. E. disease フォンエコノモ病(脳炎後の Parkinson 症候群の基をなすもの. 嗜眠性脳炎).
v. E. encephalitis フォンエコノモ脳炎(最も早く記載された嗜眠性脳炎), = encephalitis lethargica, type A e., Vienna type e..
von Frey, Max [fɔn frái] フォンフレイ. → Frey, Max von.
von Frisch, Anton Ritter [fɔn frís] フォンフリッシュ(1849–1917, オーストリアの外科医, 細菌学者), = Frisch, Anton Ritter von.
v. F. bacillus フォンフリッシュ菌(鼻硬化症菌), = Frisch bacillus, *Klebsiella pneumoniae* subsp. *rhinoscleromatis*.
von Gierke, Edgar [fɔn gí:ki] フォンギエルケ(1877–1945, ドイツの病理学者), = Gierke, Edgar von.
v. G. disease フォンギエルケ病(1929年, 糖原性肝腎肥大症 hepatonephromegalia glycogenica と呼んで発表された代謝異常症で, グリコーゲン分解の障害により, 肝, 腎, 脾などに多量の糖原が蓄積して肥厚し, 低血糖症, 尿中ケトン体排泄増加がみられる), = glycogenosis, glycogen storage disease, type 1 glycogenosis.
von Gies joint フォンギース関節(慢性梅毒性骨軟骨関節炎), = chronic syphilitic chondro-esteo-arthritis.
von Graefe, Friedrich Wilhelm Ernst Albrecht [fɔn gré:fə] フォングレーフェ(1828–1870, ドイツの眼科医), = Graefe, Friedrich Wilhelm Ernst Albrecht von.
v. G. disease フォングレーフェ病(進行性眼球麻痺).
von Hacker, Victor [fɔn hǽkər] フォンハッケル(1852–1933, ドイツの外科医), = Hacker, Victor von.
v. H. operation フォンハッケル手術(亀頭炎性尿道下裂の手術療法).
von Hippel, Eugen [fɔn hípəl] フォンヒッペル(1867–1939, ドイツの眼科医), = Hippel, Eugen von.
v. H. disease フォンヒッペル病. → Hippel disease.
v. H.-Lindau disease フォンヒッペル・リンダウ病(常染色体性優性遺伝における母斑症の一型. 網膜および小脳の血管腫を特徴とする. ときに脊髄の血管腫を合併し, また膵臓, 腎臓, 副腎, その他の器官の嚢胞を合併することもある. 痙攣, 精神発達遅滞などの神経症状も存在する), = Hippel disease, Lindau d..

V

v. H.–Lindau syndrome フォンヒッペル・リンダウ症候群.

von Jaksh, Rudolf [fɔn jǽksi] フォンヤクシュ(1855–1947, 旧チェコスロバキアに在住したオーストリアの医師).

v. J. anemia フォンヤクシュ貧血, = anemia infantum pseudoleukemica.

v. J. disease フォンヤクシュ病, = Jaksch disease.

von Kossa, Julius [fɔn kósə] フォンコッサ(オーストリア系ハンガリーの病理学者), = Kossa, Julius von.

v. K. silver nitrate method フォンコッサ硝酸銀染色法(組織の石灰化を検出する方法で, 日光に当てながら5%硝酸銀液中に5分間切片を浸し, 水洗後5%チオ硫酸ナトリウム水溶液で2～3分間処理し, 0.5～1.0%サフラニンO水溶液で20～60秒間後染色を施す).

v. K. stain フォンコッサ染色〔法〕.

von Meyenburg, Hans [vɑn máijenbərg] フォンマイエンブルク(1887–1971, スイスの病理学者), = Meyenburg, H. von.

v. M. complex フォンマイエンブルグコンプレクス(胆管過誤腫), = biliary hamartoma.

v. M. disease フォンマイエンブルク病(再発性多発軟骨炎), = relapsing polychondritis.

von Monakow, Constantin [fɔn monáːkɔf] フォンモナコフ(1853–1930, スイスの組織学者), = Monakow, Constantin von.

von Noorden, Carl Harko [vɑn nɔ́ːrdən] フォンノールデン(1858–1944, ドイツの医師. 糖尿病(1895)および代謝(1900–1910)の研究で有名), = Noorden, Carl Harko von.

v. N. treatment フォンノールデン療法(オートミール食), = oatmeal diet.

von Pettenkofer, Max [vɑn pétənkɔfər] フォンペッテンコーフェル(1818–1901, ドイツの化学者). → Pettenkofer, Max von.

v. P. test フォンペッテンコーフェル試験(尿の胆汁色素検出法で, 被検液にショ糖を混じ, 濃硫酸の上に重層して放置しておくと, 両液の接触面に紫色輪が発生するが, この反応はレシチン, アミノミエリン, ケファリン, ミエリンによっても発生する), = Pettenkofer reaction.

von Pfaundler, Meinhard [vɑn fɔ́ːndlər] フォンファンドラー(1872–1947, ドイツの医師), = Pfaundler, Meinhard von.

v. P. reaction フォンファンドラー反応(腸チフス菌の線糸形成反応のこと), = filamentation, Mandelbaum reaction, thread r..

von Prowazek, Stanislas Josef Mathias [vɑn právəʧek] フォンプロバツェク(1876–1915, ドイツの動物学者). → Prowazek, Stanislas Josef Mathias von.

v. P. bodies フォンプロバツェク小体(結膜炎, 特にトラコーマの結膜上皮細胞にみられる封入体で, トラコーマの病原体と考えられたもの), = Prowazek–Halberstaedter bodies, P. inclusion bodies, P.–Greeff bodies, trachoma bodies.

v. P.–Halberstaedter bodies フォンプロバツェク・ハルベルステッテル小体, = Prowazek bodies.

von Purkinje, Johannes Evangelista [vɑn pərkínʤe] フォンプルキンエ(1787–1869, ボヘミアの生理学者). → Purkinje, Johannes Evangelista von.

v. P. cell フォンプルキンエ細胞(小脳皮質の分子層と顆粒層との境に配列する大きい梨状の神経細胞), = prop cell.

v. P. network フォンプルキンエ線維網(心内膜下の特殊心筋線維のネットワーク).

von Recklinghausen, Friedrich Daniel [fɔn réklinhàuzən] フォンレックリングハウゼン(1833–1910, ドイツの病理学者), = Recklinghausen, Friedrich Daniel von.

v. R.–Applebaum disease フォンレックリングハウゼン・アップルバウム病(血色素沈着症), = hemochromatosis.

v. R. canals フォンレックリングハウゼン管(結合組織中に発見されるリンパ腔).

v. R. disease フォンレックリングハウゼン病, = neurofibromatosis.

v. R. disease of bone フォンレックリングハウゼン骨病(嚢腫性線維性骨炎), = osteitis fibrosa cystica.

v. R. disease of nerve フォンレックリングハウゼン神経病(〔多発性〕神経線維腫症), = multiple neurofibromatosis.

v. R. tumor フォンレックリングハウゼン腫瘍(神経レックリングハウゼン病, 〔多発性〕神経線維腫症), = adenoliomyofibroma.

von Rokitansky, Karl Freiherr [vɑn rɑkitǽnski] フォンロキタンスキー(1804–1878, オーストリアの病理学者), = Rokitansky, Karl Freiherr von.

v. R. disease フォンロキタンスキー病(急性黄色肝萎縮のことで, 1842年の記載), = acute yellow atrophy of liver.

v. R. kidney フォンロキタンスキー腎(アミロイド腎症), = amyloid kidney.

v. R. tumor フォンロキタンスキー腫瘍(卵胞の水腫により, 卵巣がブドウ状を呈したもので, グラーフ濾胞嚢胞の一種).

von Tröltsch, Anton Friedrich [fɔn trǿːʧə] フォントレールチェ(1829–1890, ドイツの耳科医), = Tröltsch, Anton Friedrich von.

v. T. corpuscle フォントレールチェ小体(鼓膜放線線維の間に小体様にみられる結合織空隙).

von Volkmann, Richard [fɔn fɔ́lkmɑːn] フォンフォルクマン(1830–1889, ドイツの外科医), = Volkmann, Richard von.

v. V. contracture フォンフォルクマン拘縮. → Volkmann contracture.

v. V. subluxation フォンフォルクマン亜脱臼. → Volkmann subluxation.

von Wahl, Eduard [fɔn váːl] フォンワール(1833–1890, ドイツの外科医), = Wahl, Eduard von.

von Willebrand, E. A. [fɔn víləbrɑːnt] フォンウィルブランド(1870–1949, フィンランドの医師. 偽血友病を記載(1926)).

v. W. disease (vWD) フォンウィルブランド病(先天性凝固異常症の一つでvon Willebrand因子の異常により第Ⅷ因子活性低下, 部分トロンボプラスチン時間延長, 血小板粘着能低下, 出血時間の延長がみられる. 最も多い型は常染色体性優性遺伝である), = angiohemophilia.

v. W. factor (vWF) フォンウィルブランド因子(血小板が粘着するのに必要な因子).

von Zumbusch lichen フォンズムブッシュ苔癬, = lichen sclerosus et atrophicus.

von·u·lo [vánjulə] (西アフリカにみられる気管支病で, 胸骨下および肩部に激痛を伴う疾病).

Voorhees, James Ditmars [vɔ́ːriːz] ヴォーリース(1869–1929, アメリカの産科医).

V. bag ヴォーリース袋(子宮頸部を拡大するゴム袋. 子宮頸管内に挿入した後, 水を注入して, 拡張させる).

Voorhoeve, N. [fúərhòuf] フォールフッフェ(1879–1927, オランダの放射線科医).

V. disease フォールフッフェ病(線状骨障害).
VOR vestibulo-ocular reflex 前庭動眼反射, 前庭眼反射の略.
Voronoff, Serge [vorɔ́:nɔf] ヴォロノフ(1866-1951, ロシアの医師).
V. operation ヴォロノフ手術(類人猿の精巣(睾丸)を人体に移植する方法).
vor·tex [vɔ́:teks] ① 渦(解剖). ② うず(渦), = eddy. 複 vortices.
v. coccygeus 尾渦(尾骨部にラセン状に生えた毛), = vertex coccygeus.
v. cordis [L/TA] 心渦(心尖付近の心筋線維で, 左右両心室の浅在線維 vortex fibers が深く入る領域), = vortex of heart [TA].
v. corneal dystrophy 渦状角膜ジストロフィ.
v. filament 渦糸(細い渦管の内部の流体).
v. lentis 水晶体星芒, = lens star.
v. line 渦線(流れの中に引いた曲線の一つ).
v. of hair つむじ[医学], 毛渦(けうず)[医学].
v. of heart [TA] 心渦, = vortex cordis [L/TA].
v. pilorum 毛渦.
v. purulentus 化膿渦(角膜の全膿瘍).
v. tube 渦管(流れの中の閉曲線の上を通って引いた渦線がなす管状形成).
v. veins 渦静脈.
Vor·ti·cel·la [vɔ̀:tisélə] ツリガネムシ[釣鐘虫]属(周毛目 *Peritrichida*).
Vor·ti·cel·li·dae [vɔ̀:tisélidi:] ツリガネムシ[釣鐘虫]科(原虫).
vor·ti·ces [vɔ́:tisi:z] 渦(vortex の複数).
v. pilorum [L/TA] 毛渦, = hair whorls [TA].
vor·tic·i·ty [vɔ:tísiti] 渦度.
v. transfer theory 渦度輸送理論.
vor·ti·cose [vɔ́:tikous] 渦状の.
v. veins [TA] 渦静脈(眼の脈絡膜にある), = venae vorticosae [L/TA].
VOS vitello ovi solutus 卵黄に溶解したの略.
Vossius, Adolf [fósiəs] ヴォッシウス(1855-1925, ドイツの眼科医).
V. lenticular ring ヴォッシウス水晶体輪, = pigmented cataract.
vous·sure [vu:sjú:r] 心臓部膨隆(小児の), 胸郭の隆起[医学].
vow·el [váuəl] 母音[医学](a, i, u, e, oのように単独で持続して発し得る語音).
v. articulation 母音明瞭度[医学].
v. cavity 母音腔.
v. stammering 母音どもり[医学].
vox [váks] 声, = voice. 複 voces.
v. abscissa 無音症.
v. anserina 鵞声(反回神経麻痺にみられる).
v. capitis 頭声, 裏声, = falsetto voice.
v. cholerica コレラ嗄(さ)声(コレラの末期に起こる弱声).
v. clandestina 囁(呵)語.
v. neurasthenica 神経衰弱性無声症.
vox·el [váksəl] ボクセル[医学](3D 画素).
voy·eur [vwɑ:jɔ́:r] 窃視症者(他人の性器を見て性的満足を得る人).
voy·eur·ism [vwɑ:jɔ́:rizəm] 窃視〔症〕[医学](他人の性器または性交を見て性的満足を得る性倒錯で, 窃視症 scoptophilia の一型).
voyeuristic disorder 窃視障害.
VP-16 ヴィピー-16(etoposide の略称).
VPB ventricular premature beat 心室性期外収縮の略.
VPC ventricular premature contraction 心室性期外収縮の略.
VPD vaccine-preventable disease ワクチンで予防できる病気の略.
VPF vascular permeability increasing factor 血管透過性増強因子の略.
VR vocal resonance 声帯共鳴音の略.
VRE vancomycin resistant *Enterococcus* バンコマイシン耐性腸球菌の略.
vril [vríl] (生命単位を表す語で, すべての生物はこの単位から出発して成熟し, かつ生殖する. Lytton, Bulwer).
VS ① vital sign 生徴候, バイタルサインの略. ② volumetric solution 容量液の略.
Vs venaesectio 静脈穿刺の略.
vs vibration seconds 振動秒の略(音波の測定に用いる単位).
VSA vasospastic angina 冠攣縮性狭心症の略.
VsB venaesectio brachii 肘静脈穿刺の略.
VSD ventricular septal defect 心室中核欠損の略.
VSG variant surface glycoprotein 変異性表面糖タンパク質の略.
VSS visual sexual stimulation 視聴覚的性刺激試験の略.
VT ① ventricular tachycardia 心室頻拍の略. ② Vero toxin ベロ毒素の略. ③ vasotocin バソトシンの略.
VTLB video-assisted thoracoscopic lung biopsy 胸腔鏡下肺生検の略.
VU volume unit 容積単位の略.
vu·er·om·e·ter [vjuərámitər] 両眼距離計(両眼間の距離を測定する器械).
vul·ca·lock [vʌ́lkəlɑk] ブルカロック(ゴムのサーモプレンの一種で, 金属などの被覆に用いる保護剤).
vul·ca·nite [vʌ́lkənait] ① 加硫ゴム, 蒸和ゴム, 硬質ゴム. ② エボナイト, = ebonite, India rubber, vulcanized caoutchouc.
v. gingivitis ゴム性歯肉炎[医学], 蒸和ゴム性歯肉炎.
v. rubber 加硫ゴム, 蒸和ゴム, 硬質ゴム, = hard rubber.
v. stomatitis (エボナイト製義歯床による口内炎).
vul·ca·no [vʌlkéinou] 噴火口, = crater, volcano.
v. carcinomatosa 癌噴火口.
vul·ga·r [vʌlgéiər] 尋常の, 普通の, 尋常性の[医学], = ordinary, common.
v. ecthyma 尋常〔性〕膿瘡[医学].
v. ichthyosis 尋常性魚りんせん(鱗癬)[医学].
v. lupus 尋常性狼瘡[医学].
vul·gar·i·ty [vʌlgǽrəti] 尋常性[医学].
vul·ner·a·bil·i·ty [vʌ̀lnərəbíliti] ① 易傷性[医学](損傷を受けやすい弱質のあること). ② 発病性(細菌感受性の一相). 形 vulnerable.
vul·ner·a·ble [vʌ́ln(ə)rəb(ə)l] 敏感な, 易損性の.
v. center 易損傷中心[医学].
v. child syndrome ぜい弱性小児症候群.
v. period 易損期[医学], 受攻期(T 波の頂上付近で, ここに心室性期外収縮の R 波が乗れば R on T 現象で心室頻拍を起こしやすい).
v. period of heart 心臓の受攻期.
vul·ner·ant [vʌ́lnərənt] ① 傷をつける. ② 損傷剤(傷をつける目的で用いる薬剤).
vul·ner·ary [vʌ́lnərəri, -rɛəri] 傷薬(傷を治すために用いる薬剤).
v. herb 癒傷薬草.
vul·ner·ate [vʌ́lnəreit] 傷をつける.
vul·ner·a·tio [vʌ̀lnəréiʃiou] 損傷.
v. genitalis 性器損傷.
v. hymenalis 処女膜損傷.
v. uteri 子宮損傷.
vul·nus [vʌ́lnəs] 傷, 外傷. 複 vulnera.
Vul·pes ja·pon·i·cus [vʌ́lpi:z ʤəpánikəs] キツネ

〔狐〕.

Vulpes vulpes キツネ.

Vulpian, Edme Félix Alfred 〔vulpián〕 ヴァルピアン(1826-1887, フランスの医師).

V. atrophy ヴァルピアン萎縮(肩甲上腕部の筋肉に起こる進行性筋萎縮症).

V. effect ヴァルピアン効果(鼓索神経を刺激すると, 神経切除を行った舌筋に徐々に持続性の痙縮が起こるが, これは感作された運動終板に隣接神経終末からのアセチルコリンの拡散による).

V. law ヴァルピアン法則(脳の一部を損傷すると, その機能は残存するほかの部分により代償される).

V. phenomenon ヴァルピアン現象(鼓索神経を刺激したとき, 舌の麻痺側が腫脹して緩慢な運動が起こる).

V.-Prévost law ヴァルピアン・プレボス法則, = Prévost law.

V. sign ヴァルピアン徴候, = Prévost sign.

vul·pic ac·id 〔vʌ́lpik ǽsid〕 ブルピン酸 $C_{19}H_{14}O_5$ (地衣 *Letharia vulpina* から得られる黄色結晶酸), = vulpinic acid.

vul·pin·ism 〔vʌ́lpinizəm〕 キツネのような性質(狡猾).

vul·pis 〔vʌ́lpis〕 鞭虫(イヌ, タヌキ, キツネなどイヌ科の動物が主な終宿主となる). 形 vulpine.

v. fel 胆鞭虫.

v. hepar 肝鞭虫.

v. pulmo 肺鞭虫.

vul·sel·la 〔vʌlsélə〕 ブルセラ(両端に鉤のついた鉗子), = vulsellum.

vul·sel·lum 〔vʌlséləm〕 ブルセラム. → vulsella.

v. forceps 有鉤鉗子, ブルセラム鉗子, = volsella forceps.

vulv- 〔vʌlv〕 外陰部との関係を示す接頭語.

vul·va 〔vʌ́lvə〕 [L/TA] ① 外陰〔部〕*(女子の外性器で, 大陰唇, 小陰唇, 恥丘, 陰核, 会陰, 腟前庭を含む部分の総称), = vulva [TA]. ② 陰門. ③ 口, 孔. 複 vulvae. 形 vulvar, vulval.

v. cerebri 脳孔(脳弓の前脚下にある第三脳室の開口).

v. clausa 閉鎖外陰(大陰唇が接触しているもの), = vulva connivens.

v. hians 開放外陰.

vul·val 〔vʌ́lvəl〕 外陰の〔医学〕, = vulvar.

v. cyst 外陰部嚢胞〔医学〕.

v. disease 外陰〔部〕疾患〔医学〕.

v. elephantiasis 外陰象皮病〔医学〕.

v. garrulity 腟排気音〔医学〕.

v. leukoplakia 外陰白斑病〔医学〕.

v. neoplasm 外陰新生物〔医学〕.

v. prurigo 外陰そう(瘙)痒〔症〕〔医学〕.

v. slit 陰裂〔医学〕.

v. varices 陰唇静脈瘤〔医学〕.

vul·var 〔vʌ́lvər〕 外陰の, = vulval.

v. anus 外陰肛門.

v. bulla 外陰嚢胞〔医学〕.

v. candidiasis 外陰カンジダ症〔医学〕.

v. carcinoma 外陰癌〔医学〕.

v. dystrophy 外陰ジストロフィ〔ー〕〔医学〕(外陰の発育異常または栄養障害に基づく病変), = dystrophia vulvae, dystrophy of valva.

v. hematoma 外陰血腫〔医学〕.

v. hypertrophy 外陰肥大〔症〕〔医学〕.

v. intraepithelial neoplasia (VIN) 外陰上〔表〕皮内腫瘍, 外陰上皮内新生腫瘍.

v. pruritus 外陰そう(瘙)痒症〔医学〕.

v. pustule 外陰嚢胞〔医学〕.

v. vaginismus 外陰性腟痙(球海綿体筋によるもの).

vul·vec·to·my 〔vʌlvéktəmi〕 外陰切除〔術〕〔医学〕.

vul·vis·mus 〔vʌlvízməs〕 腟痙, = vaginismus.

vul·vi·tis 〔vʌlváitis〕 外陰炎〔医学〕, 陰門炎.

v. blennorrhagica 膿漏性外陰炎, 淋疾性外陰炎.

v. tuberculosa 結核性外陰炎.

vul·vo·clei·sis 〔vʌ̀lvoukláisis〕 外陰閉鎖〔術〕.

vul·vo·cru·ral 〔vʌ̀lvoukrú:rəl〕 外陰大腿の.

vul·vop·a·thy 〔vʌlvápəθi〕 外陰病〔質〕.

vul·vo·per·i·ne·al 〔vʌ̀lvoupèriní:əl〕 外陰会陰の.

vul·vo·plas·ty 〔vʌ́lvəplæ̀sti〕 外陰〔部〕形成〔医学〕.

vul·vo·rec·tal 〔vʌ̀lvəréktəl〕 外陰直腸の〔医学〕.

vul·vo·u·ter·ine 〔vʌ̀lvoujú:tərin〕 外陰子宮の.

vul·vo·vag·i·nal 〔vʌ̀lvouvǽʤinəl〕 外陰腟の.

v. candidiasis 外陰部腟カンジダ症〔医学〕.

v. gland 外陰腟腺.

vul·vo·vag·i·ni·tis 〔vʌ̀lvouvæʤináitis〕 外陰腟炎〔医学〕.

v. gonorrhoica infantum 淋菌性小児外陰炎.

vul·vu·la 〔vʌ́lvjulə〕 小外陰(獣類の外陰).

v. dihydrochloride 二塩酸ブージン ㊥ iso-octylhydrocupreine dihydrochloride $C_{19}H_{23}N_2O(OC_8H_{17})$・$2HCl$・$2H_2O$, = vucin dihydrochloride.

Vves max 最大〔膀胱〕容量, = maximum (cystometric) capacity.

VVI pacemaker VVI ペースメーカ(デマンド型心室刺激型ペースメーカ).

VVIR pacemaker VVIR ペースメーカ(心室刺激型ペースメーカで, センサーの命令により心拍数を増大するプログラムをもつ二次センサー付き応答型ペースメーカ).

VVR vasovagal reflex 血管迷走神経反射の略.

VW vessel wall 血管壁の略.

vWD von Willebrand disease フォンウイルブランド病の略.

V-Y advancement V-Y 前進術.

V-Y flap V-Y 皮弁.

V-Y plasty V-Y 形成術.

VZV varicella-zoster virus 水痘・帯状疱疹ウイルスの略.

W

W ① tungsten (wolframium) タングステン(ウォルフラム)の元素記号. ② wehnelt X線硬度の単位の略. ③ weight 重量,重力の略. ④ white cell 白血球の略. ⑤ watt 仕事率の単位の記号.
W-arch Wアーチ(臼歯舌側に取り付ける固定性の上顎拡大装置).
W chromosome W染色体.
W factor = biotin.
W-plasty Wプラスティ, W形成術(Zプラスティとともに瘢痕形成に適応される. 瘢痕周縁にW状切開を加え, Z形成術のように皮弁を交換せず辺縁を縫合する単純縫合法の一つである).
W rays W線, = intermediate rays.
Waage, Peter [vá:ʤ] ヴォーゲ(1833-1900, ノルウェーの化学者. C. M. Guldberg との共同で質量作用の法則 law of mass action を発表した).
Waaler, Erik [vá:lər] ワーラー(1903-1997, ノルウェーの生物学者).
W.-Rose test ワーラー・ローズ反応(関節リウマチの際に出現する IgG に対する自己抗体であるリウマチ因子を検出する方法).
Waals, Johannes Diderick van der [vá:ls] ワールス(1837-1923, オランダの物理学者. 1873年ライデン大学に提出した論文 On the Continuity of the Gaseous and Liquid States において気体分子運動論と La Place の毛管現象とを結び付けて気体と液体との連続性を説き, 対応状態式と二元混合法則とを発見し, 1910年にノーベル物理学賞を受けた).
Waardenburg, Petrus Johannes [vá:dənbə:g] ワールデンブルグ(1886-1979, オランダの眼科医).
W. syndrome ワールデンブルグ症候群(内眼角の側方偏位, 眼瞼縮小に難聴, 虹彩異色を伴う, 常染色体優性遺伝疾患の一つ). → Klein-Waardenburg syndrome.
wab·ble [wábl] よろめき, = wobble.
Wachendorf, Eberhard Jacob von [vá:kəndɔ:f] ワケンドルフ(1703-1758, オランダの解剖学者).
W. membrane ワケンドルフ膜(胎生7ヵ月で消失する胚子瞳孔膜), = fetal pupillary membrane.
Wachstein-Meissel stain ワックスタイン・マイセル染色〔法〕(カルシウム・マグネシウム・ATP分解酵素染色).
wad [wád] マンガン土(硬マンガン鉱の一種であるが, きわめて柔軟で指頭に付着する).
wad·ding [wádiŋ] つめもの(填物).
w. dressing 綿花包帯〔医学〕.
wad·dling [wádliŋ] よたよた歩くこと.
w. gait アヒル歩行, 動揺性歩行〔医学〕, ヨロヨロ歩き, ヨタヨタ歩き, ヨタヨタ歩行, カモ様歩行.
Wade balsam ウェイドバルサム, = friar's balsam.
Wadsworth, Augustus Baldwin [wádzwə:θ] ワッズウォルス(1892-1954, アメリカの細菌学者).
W. method ワッズウォルス細菌膜染色法(標本を2〜5分間16%ホルムアルデヒド溶液で処理した後, 5秒間水洗してグラムまたはほかの単純染色液で染色する).
wa·fer [wéifər] ①ウェーファー, オブラート, = cachet. ②封糊, 封緘紙.
wa·gag·a [wəgǽgə] (フィラリア症のフィジー Fiji 原語).
Wagener, Henry Patrick [wǽgenər] ウェジナー(1890生, アメリカの眼科医. ワゲナーともいう). → Keith-Wagener classification.
waggling vibration 縦ゆれ振動〔医学〕.
Wagner, Ernst Lebrecht [vá:gnər] ワグナー(1829-1888, ドイツの病理学者. 1863年初めて皮膚筋炎を記載し, また子宮癌に関する多くの研究を発表した).
W. disease ワグナー病(膠状稗状粒腫), = colloid milium.
Wagner, Hans [vá:gnər] ワグナー(1905-1989, スイスの眼科医).
W. disease ワグナー病(遺伝性網膜硝子体変性の一型), = hyaloideoretinal degeneration, Wagner hereditary vitreoretinal degeneration.
W. syndrome ワグナー症候群, = Wagner disease.
Wagner, Johann Philip [vá:gnər] ワグナー(1799-1879, ドイツの物理学者).
W. hammer ワグナー槌(平流回路の開閉を迅速に行うための器具), = Neef hammer.
Wagner, Moritz [vá:gnər] ワグナー(1813-1887, ドイツの科学者).
W. theory ワグナー説(交感性眼炎の原因は視神経に沿って病因体が移行するためであるとの説), = migration theory.
Wagner, Rudolf [vá:gnər] ワグナー(1805-1864, ドイツの生理学者).
W. corpuscles ワグナー球(Meissner との共同研究において発表した触覚球), = Meissner corpuscles.
W. spot ワグナー斑点(ヒト卵子の核小体).
Wagner von Jauregg, Julius [vá:gnər fən jáureg] ワグナーフォンヤウレッグ(1857-1940, ドイツの医師. 発熱療法を研究して, 神経梅毒に応用し, 1927年ノーベル医学・生理学賞を受けた).
W. v. J. treatment ワグナーフォンヤウレッグ療法(進行性麻痺のマラリア接種発熱療法).
Wagner, Wilhelm [vá:gnər] ワグナー(1848-1900, ドイツの外科医).
W. operation ワグナー手術(骨皮膚弁をつくって行う頭蓋骨一部の切除法), = osteoplastic skull-resection.
wa·go·go [wagóugou] ワゴゴ(トウダイグサ科植物から採集されるアフリカの矢毒で wakamba に類似するもの).
WAGR syndrome WAGR症候群(Wilms tumor, aniridia, genitourinary malformation, mental retardation を症状とする症候群).
Wagstaffe, William Warwick [wǽgstæf] ワグスタッフ(1843-1910, イギリスの外科医).
W. fracture ワグスタッフ骨折(内果が裂離した骨折).
Wahl, Eduard von [vɑ:l] ワール(1833-1890, ドイツの外科医).
W. sign ワール徴候(①絞扼性腸閉塞症においては鼓腸が閉塞部の上方にみられる. ②外傷により動脈の一部が断裂した際, 心収縮期に粗い雑音が動脈上に聴取される), = Schlange sign.
WAIS Wechsler adult intelligence scale ウェクスラー成人知能検査の略.
waist [wéist] 腰(胸と骨盤との中間にある体部).
w. belt 腰ベルト〔医学〕.
w.-hip ratio ウエスト-ヒップ比.

w.-line 腰囲.
wait·er's cramp [wéitərz krǽmp] 給仕痙攣(食堂給仕に起こる背および右腕の痙攣).
waiting period 待ち期間〔医学〕.
waiting room 待合室〔医学〕.
wa·kam·ba [wəkǽmbə] アフリカの矢毒.
wakana disease 若菜病〔医学〕(日本の山陰地方の農村で若菜の浅漬けを食べた後に発症するので,この名で知られていたもので,鉤虫の感染による.朝鮮の菜毒症と同一).
wake am·ine [wéik ǽmin] 覚醒(せい)アミン,覚醒(せい)剤(アンフェタミン,メタンフェタミンで,フェニルエチルアミン構造をもつアドレナリン作用薬).
wake seizure 覚せい(醒)発作〔医学〕.
wake·ful·ness [wéikfəlnis] ① 不眠〔症〕. ② 注意深いこと,用心堅固. ③ 覚せい(醒)〔状態〕〔医学〕.
wak·en·ing [wéikəniŋ] 覚せい(醒)〔医学〕.
wak·ing [wéikiŋ] 目ざめている.
w. center 覚醒中枢.
w. consciousness 覚せい(醒)〔意〕識〔医学〕.
w. dream 白日夢〔医学〕,覚せい(醒)夢〔医学〕,幻覚, = halluciation.
w. paralysis 覚醒時麻痺.
w. ptosis 起床時瞼下垂(一時的の).
w. reaction 覚醒反応.
w. surge 起床時サージ(モーニング・サージで,起床時急激に昇圧する).
Waksman, Selman Abraham [wǽksmən] ワクスマン(1888-1973,ロシア生まれのアメリカの微生物・生化学者.土壌微生物学の権威で,ラトガース大学微生物研究所の教授兼所長をつとめた.微生物の代謝に関する研究業績が多く,特に streptomycin を1944年に発見し,結核菌に対する抗生剤として全世界で臨床的効果が認められている.1952年にノーベル医学・生理学賞を受けた).
Walcher, Gustav Adolf [wáːlkər] ワルヘル(1856-1935,ドイツの婦人科医).
W. hanging position ワルヘル懸垂位〔医学〕.
W. position ワルヘル位(患者は上臥し,腰部を手術台の一端に支えて,両足を懸垂する分娩位), = Walcher hanging position.
Walcheren fe·ver [wáːlkərən fíːvər] ワルヘレン熱(オランダのワルヘレン地方にみられる地方病性重症マラリア).
Wald, George [wɔ́ːld] ワールド(1906-1997,アメリカの生物学者.視覚の基礎的な化学的・生理学的発見により,H. K. Hartline および R. Granit とともに1967年度ノーベル医学・生理学賞を受けた).
Waldenström, Jan Gosta [wáldənstrəːm] ワルデンシュトレーム(1906-1996,スウェーデンの内科医).
W. macroglobulinemia ワルデンシュトレームマクログロブリン血症(IgM の M タンパク血症を特徴とし,緩徐に進行する疾患.ほかの疾患に合併することが多い).
W.-Pedersen syndrome ワルデンシュトレーム・ペデルセン症候群, = macroglobulinemia.
W. purpura ワルデンシュトレーム紫斑病.
W. syndrome ワルデンシュトレーム症候群.
Waldenström, Johan Anton [wáldənstrəːm] ワルデンシュトレーム(1839-1879,スウェーデンの医師.1878年,Linstedt とともに腸軸捻症の最初の報告を発表した).
Waldenström, Johan Henning [wáldənstrəːm] ワルデンシュトレーム(1877-1972,スウェーデンの整形外科医).
W. disease ワルデンシュトレーム病(若年性変形性骨軟骨炎), = osteochondritis deformans juvenilis, Legg-Calvé-Perthes disease.
Waldeyer(-Hartz), Heinrich Wilhelm Gottfried von [wáldaiər (háːts)] ワルダイエル(1836-1921,ドイツの解剖学者).
W. epithelium ワルダイエル胚上皮, = germinal epithelium.
W. fluid ワルダイエル液, = chloropalladium fluid.
W. fossa ワルダイエル窩(十二指腸窩), = duodenal fossa.
W. glands ワルダイエル腺(眼瞼板の辺縁部にある変形汗腺).
W. layer ワルダイエル層(卵巣の脈管層).
W. neurone theory ワルダイエル神経元説(1891年に発表した説で,His および Kölliker らの業績に基づき,神経線維は神経細胞の継続または延長であるとの説).
W. ring ワルダイエル輪〔医学〕.
W. sheath ワルダイエル鞘〔医学〕.
W. space ワルダイエル腔.
W. throat ring ワルダイエルの咽頭輪.
W. tonsillar ring ワルダイエル扁桃輪(舌基底部から口峡にかけて輪状に配列する扁桃で,舌扁桃,咽頭扁桃,口蓋扁桃,耳管扁桃などからなる), = lymphatic ring, lymphoid r..
W. tract ワルダイエル路.
W. zonal layer ワルダイエル帯層.
wal·di·vin [vǽldivin, wǽl-] バルビジン, = valdivin.
wale [wéil] 鞭跡(みみずばれ), = wheal.
walk [wɔ́ːk] ① 歩く. ② 歩行.
w.-through angina 通過性狭心症.
w. with support つたい歩き〔医学〕.
w. without help ひとり歩き〔医学〕.
Walker, Arthur Earl [wɔ́ːkər] ウォーカー(1907-1995,アメリカの神経科医). → Dandy-Walker syndrome.
W. tractotomy ウォーカー切路術(脊髄視床神経切路).
Walker carcinoma ウォーカー癌(移植癌).
Walker, James [wɔ́ːkər] ウォーカー(1916生,イギリスの産婦人科医).
W. chart ウォーカーチャート(胎児-胎盤の相対図).
Walker, J. T. Ainslie [wɔ́ːkər] ウォーカー(1868-1930,イギリスの化学者.Samuel Rideal とともに消毒薬の試験法を考案した(1903)). → Rideal-Walker method.
W. method ウォーカー法(食品の鉄分定量法で,焼灼したものを希釈硝酸に溶解し,濾液を H_2O_2 で酸化し,チオシアン酸カリを加え,その発色度を同様に処理した標準液に対し比色する).
walk·er [wɔ́ːkər] ① 歩行器,歩行補助器〔医学〕,ウォーカー. ② 歩く人,歩行者.
walk·ing [wɔ́ːkiŋ] 歩行, = gait.
w. cast 歩行ギプス包帯〔医学〕.
w. cycle 歩行周期.
w. difficulty 歩行困難〔医学〕.
w. frame 歩行〔用〕フレーム.
w. iron 歩行鉄(足底が地に着かないように工夫した金属製の支持器で,靴または副子に取り付けるもの).
w. on tiptoe 爪先歩行〔医学〕.
w. rate 歩行率(歩行の計測で単位時間(1分)の歩数.通常成人の場合 100~120).
w. reflex 走行反射.
w. stick 杖(つえ)〔医学〕.
w. typhoid 逍遥性チフス(歩行できる軽症腸チフ

ス).
wall [wɔ́:l] 壁, = paries.
w. cell 周壁細胞.
w. effect 壁面効果［医学］.
w. lining 内張り.
w. motion 壁運動［医学］.
w. of vein 静脈壁［医学］.
w. plaster 壁用石膏［医学］.
w. stress 壁応力(単位面積当たりの心室壁張力).
w. teeth 臼歯, = molar teeth.
w. teichoic acid 壁タイコ酸［医学］.
w. tension 壁張力(心室の).
w.-thickness 壁厚［医学］.
w. tooth (大臼歯, 臼歯), = molar tooth.
Wallace, Alfred Russel [wɔ́:lis] ウォレス(1823-1913, イギリスの自然科学者. ダーウィンとは独立的に自然淘汰説を発表した(Linnean Society of London, 1858)).
walled-off necrosis (WON) 被包化壊死.
Wallenberg, Adolf [wálənbə:g] ワレンベルグ(1862-1949, ドイツの医師).
W. bundle ワレンベルグ神経束(視床下にある神経線維束で, 嗅覚中枢と前頭領とを連結する), = medial forebrain bundle.
W. syndrome ワレンベルグ症候群(延髄外側症候群, 後下小脳動脈症候群), = Babinski-Nageotte syndrome.
Waller, Augustus Désiré [wálər] ワーラー(1856-1922, イギリスの生理学者. 心拍に伴う活動電流および起電力を体表面から初めて記録した(1887)).
Waller, Augustus Volney [wálər] ワーラー(1816-1870, イギリスの生理学者).
W. degeneration ワーラー変性(神経線維がその栄養を供給される細胞から離断されたときに起こる脂肪変性で, 1850年カエルにおける舌咽および舌下神経切断実験の成績に基づく).
W. law ワーラーの法則(脊髄神経根の感覚線維を脊髄神経節より中枢側で切断すると, その末梢部には変性が起こらないが, 脊髄に接続する部は変性する).
wallerian degeneration ワーラー変性［医学］. → Waller degeneration.
wallerian law ワーラーの法則.
wal·let [wɔ́(:)lət] 札入れ(袋物など).
w. stomach 嚢状胃［医学］, 胃拡張.
wall-eye [wɔ́:lai] ① 角膜白斑(めぼし). ② 開散性斜視(外斜視).
wall-eyed bilateral internuclear ophthalmoplegia (WEBINO) 外斜視性両眼性核間眼球麻痺.
Wallhauser-Whitehead meth·od [wɔ:lháuzər hwáithed méθəd] ウォルハウザー・ホワイトヘッド法(ホジキン病の治療に自家腺組織濾液を用いる方法).
Wallis, Wilson Allen ワリス(1912-1998, アメリカの統計学者). → Kruskal-Wallis H test.
wal·low·ing [wǽlouiŋ] ころげまわり［医学］, 泥水湿布(動物の体温調節行為).
walnut brain 脳硬化.
wal·rus [wɔ́:lrəs, wál-] セイウチ［海象］.
Walsh, Patrick Craig [wálʃ] ウォルシュ(1938生, アメリカの泌尿器科医).
W. procedure ウォルシュ手技(性機能・排尿機能温存前立腺手術).
Walthard, Max [vá:ltɑ:d] ワルタルド(1867-1933, スイスの婦人科医).
W. cell rests ワルタルド細胞残遺物(卵巣における上皮細胞の残遺物. ブレンネル腫はそれから発生すると考えられる), = Walthard inclusions, Walthard islet.
W. islet ワルタルド小島.
W. operation ワルタルド手術(卵管を圧挫し, 2箇所に結紮を施す避妊手術).
Walther, Augustin Friedrich [wá:ltər] ワルテル(1688-1746, ドイツの解剖学者).
W. canal ワルテル管(副舌下腺の管), = Walther duct.
W. duct ワルテル管.
W. ganglion ワルテル神経節(尾骨神経節), = ganglion impar.
W. ligament ワルテル靱帯(外側距踵靱帯).
W. plexus ワルテル神経叢(ワルテル海綿体血管叢), = Walther arterio-nervous plexus.
Walton, James Albert [wɔ́:ltən] ウォルトン(1881-1955, イギリスの外科医).
W. operation ウォルトン手術(胃小弯側潰瘍に由来する砂時計胃の療法として潰瘍とともに小弯側を切除し, 胃腸吻合用鉗子の上から, その切除縁を縫合した後, 胃腸吻合術を行う方法(1923)).
Walton law ウォルトン法則, = law of reciprocal proportions.
waltzing test 足踏み検査［医学］, 足踏試験(前庭迷路機能のうち平衡と迷路性緊張とを検査する方法).
wam·bles [wǽmblz] 戦慄症, = milk-sickness.
wan·der·ing [wándəriŋ] 遊走, 遊走の, 遊走性の, ぶらつき.
w. abscess 遊走膿瘍［医学］(遠隔部に排膿するもの).
w. acetabulum 遊走寛骨臼(股臼)［医学］, 寛骨臼遊走.
w. cell 遊走細胞.
w. dermoid 遊走性皮様腫.
w. erysipelas 遊走性丹毒.
w. fixation 動揺固視［医学］.
w. gallbladder 遊走胆嚢［医学］.
w. goiter 遊走甲状腺腫.
w. heart 遊走心.
w. histiocyte 遊走性組織球.
w. horopter 遊走単視界, = dynamic horopter.
w. impulsion 徘徊欲求, 夢幻, 歩行性自動, = fugue.
w. kidney 遊走腎［医学］, = ren mobilis.
w. liver 遊走肝［医学］, = hepar mobile.
w. of a tooth 遊走歯(縦軸に沿う遊走は挺出, 横への遊走は歯間空隙形成となる).
w. of zero 零点のふらつき.
w. organ 遊走器官.
w. pacemaker 遊走性ペースメーカ(1拍ごとに洞房結節とそれ以下の場所の間でペースメーカが移動する現象. 心電図において発見される), ペースメーカ移動［医学］.
w. pain 移動〔性疼〕痛［医学］.
w. phlyctena 遊走フリクテン.
w. pleurisy 遊走(移動)性胸膜炎［医学］.
w. rash 遊走疹(地図状舌).
w. spleen 遊走脾［医学］.
w. tooth 移動歯［医学］, 遊走歯.
wandervogel exercise ワンダーフォーゲル(渡り鳥)運動［医学］(ドイツ語の英語化).
wane [wéin] 衰える, 弱くなる.
Wang, Chung T. [wáŋ] ワン(1889-1931, 中国の病理学者).
W. test ワン試験.
Wangensteen, Owen Harding [wáŋgənsti:n] ワンゲンスチーン(1898-1981, アメリカの外科医).
W. apparatus ワンゲンスチーン装置(胃または十二指腸に挿入したゾンデを吸引器に接続して消化管の鼓腸を除去する吸引装置), = Wangensteen tube.

W. fundusectomy ワンゲンスチーン胃底切除術.
W.-Rice method ワンゲンスチーン・ライス法（新生児の直腸・肛門奇形の病型診断法），＝ invertography.
W. suction ワンゲンスチーン吸引，＝ Wangensteen apparatus.
W. tube ワンゲンスチーン管（胃または十二指腸に挿入したゾンデを吸引器に接続して消化管の鼓腸を除去する吸引装置），＝ Wangensteen apparatus.
wan·ing ［wéiniŋ］ 漸減.
w. phenomenon 漸減（減衰）現象［医学］.
want of will power 意志薄弱［医学］.
war ［wɔ́:］ 戦争，戦役.
w. civilian protection 市民の戦時保護［医学］.
w. combat psychiatry 戦闘精神医学［医学］.
w. edema 戦争水腫［医学］，戦争浮腫，戦役水腫，＝ famine edema.
w. fever 戦争熱（発疹チフスのこと）.
w. gas 毒ガス［医学］，戦争用毒ガス，戦争ガス（戦場における濃度で有毒刺激性を示す化学的物質で，液体，気体，固体のことがある．生理学的には5種類に分類される：① 催涙剤にはchloroacetophenone，bromobenzylcyanide など，② 催くしゃみ剤には diphenylchloroarsine，diphenylaminechloroarsine（adamsite）など，③ 肺臓刺激剤には chlorine，phosgene，chloropicrin など，④ 発疱剤には mustard gas（dichlorodiethylsulfide），chlorovinyldichloroarsine（lewsite）など，⑤ 全身毒気物には青酸，一酸化炭素などがある）.
w. hysteria 戦争ヒステリー（戦場において生命の危険への恐怖に基づく戦争神経症）.
w. injury 戦傷［医学］，戦争負傷.
w. medicine 軍陣医学［医学］，戦争医学.
w. melanosis 戦争黒皮症，＝ Riehl melanoderma.
w. nephritis 戦争腎炎［医学］，戦役性腎炎.
w. neurosis 戦争神経症［医学］.
w. ophthalmia （トラコーマ），＝ trachoma.
w. psychiatry 戦争精神医学［医学］.
w. psychology 戦争心理学［医学］.
w. psychosis 戦争精神病［医学］.
w. rehabilitation 戦争リハビリテーション［医学］.
w. surgery 軍陣外科〔学〕［医学］.
w. wound 戦傷［医学］.
war·ble ［wɔ́:rb(ə)l］ ① さえずる．② ウシバエ幼虫〔症〕.
w. botfly ウシバエ.
w. fly キスジウマバエ［馬蝿］，＝ bot fly.
w. tone 震音［医学］.
war·bles ［wɔ́:blz］ 牛皮腫（ウシ皮膚バエの一種 *Hypoderma bovis* による背部の腫瘍）.
Warburg, Carl ［wɔ́:bərg］ ワルブルグ（1805-1892，オーストリアの医師）.
W. tincture ワルブルグチンキ（硫酸キニーネ，ロカイ［蘆薈］，ダイオウ［大黄］などに強壮芳香剤を加えた強力な抗周期病薬）.
Warburg, Otto Heinrich ［wɔ́:bərg］ ワルブルグ（1883-1970，ドイツの生化学者．組織呼吸と酵素に関する多くの業績により1931年度ノーベル医学・生理学賞を受けた）.
W. apparatus ワルブルグ器（組織呼吸測定のための装置），＝ Warburg manometer.
W. coferment ワルブルグ助酵素，＝ triphosphopyridine nucleotide，coenzyme Ⅱ.
W. ferment ワルブルグ酵素.
W. manometer ワルブルグ呼吸計（組織の酸素および炭酸ガス消費量を測定する装置で，広く代謝試験に用いられる）.
W. old yellow enzyme ワルブルグ旧黄色酵素.
W. respiratory enzyme ワルブルグ呼吸酵素（組織に存在する含鉄酵素で，cytochrome に類似する）.
W. yellow enzyme ワルブルグ黄色酵素（細胞内の酸素を活性化すると考えられるチトクローム酸化酵素で，ヘムを含有する作用物質）.
Ward, Frederick O. ［wɔ́:d］ ウォード（1818-1877，イギリスの骨研究者）.
W. triangle ウォード三角（大腿骨頸部で骨染がつくる三角．骨折しやすい）.
Ward, Nathaniel Bagshaw ［wɔ́:d］ ウォード（1791-1868，イギリスの医師，植物学者）.
W. paste ウォード糊剤（エレカンペン，黒コショウ，糖，フェンネル種をハチミツに混ぜた刺激性強壮薬）.
Ward, Owen Conor ［wɔ́:d］ ウォード（1923生，アイルランドの小児科医）.
W.-Romano syndrome ウォード・ロマノ症候群.
ward ［wɔ́:d］ 病棟［医学］，病院の共同病室.
w. attendant 病棟助手［医学］.
w. learning 病棟実習.
w. supervision 病棟管理［医学］.
Wardrop, James ［wɔ́:drɑp］ ワードロップ（1782-1869，イギリスの外科医）.
W. disease ワードロップ病（悪性爪炎），＝ onychia maligna.
W. method ワードロップ法（勃起性腫瘍に対し溶融ポタッサを用いる療法）.
W. operation ワードロップ手術（動脈瘤における遠位結紮法）.
warehouseman's itch 倉庫従業員かゆみ〔症〕.
war·fa·rin ［wɔ́:fərin］ ワーファリン ㊗ 3-(α-acetonylbenzyl)-4-hydroxycoumarin $C_{19}H_{16}O_4$（血栓塞栓症の予防，治療に用いられる）.
w. potassium ワーファリンカリウム $C_{19}H_{15}KO_4$：346.42（オキシクマリン系抗凝血薬．血栓塞栓症の治療および予防に用いられる．血液凝固因子生成に必要なビタミンK の作用に拮抗し効果を発揮する）.

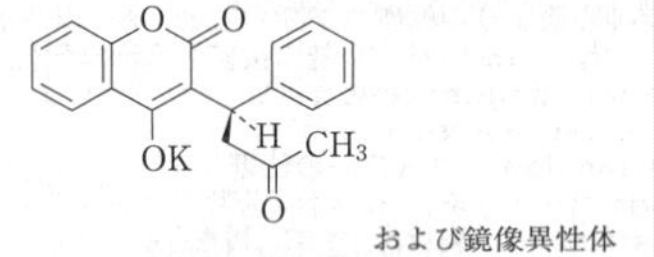

および鏡像異性体

w. sodium ワーファリンナトリウム $C_{19}H_{15}NaO_4$（クマリンの誘導体で，抗凝固薬），＝ coumadin sodium.
warm ［wɔ́:rm］ 温暖の［医学］.
w. agglutinin 温式凝集素（37°C付近で最も強く凝集を起こす抗体．通常 IgG）.
w. antibody 温式抗体［医学］.
w. antibody autoimmune hemolytic anemia (WAIHA) 温式自己免疫性溶血性貧血（自己免疫性溶血性貧血のうち体温付近で溶血活性を示すもの）.
w. bath 温浴［医学］.
w. bath therapy 温浴療法.
w.-blooded 温血の.
w.-blooded animal 温血動物［医学］.
w. compress 温湿布.
w. convection 温対流［医学］.
w. depression 温暖気塊.
w. front 温暖前線［医学］.
w. lesion 中等度取り込み病巣［医学］.
w. neuron 温ニューロン［医学］.
w. nodule 中等度取り込み結節［医学］.
w.-reactive antibody 温式抗体（自己免疫性溶血性貧血の原因となる抗体で，体温あるいはそれに近い温度で自己赤血球と結合する).
w. sand-bath 温砂浴.
w. sensation 温熱〔感〕覚〔医学〕, 温覚.
w. spot 温点〔医学〕, = hot spot.
w.-type autoimmune hemolytic anemia 温式自己免疫性溶血性貧血(37°C付近で抗体(ほとんどIgG)が赤血球表面の抗原に結合することによって生じる溶血性貧血).
w. up ウォームアップ.
w. water 温湯〔医学〕.
warm·er [wɔ́:mər] 加温器.
warming plaster 加温用硬膏(瀝青とカンタリジスを含む硬膏), = emplastrum calefaciens.
warming-up phenomenon ウォーミングアップ現象(筋強直は運動を繰り返すことにより軽くなることをいう).
warmth [wɔ́:mθ] 温暖, 温情.
w. sensation 温覚, 温感覚.
warmup phenomenon ウォーミングアップ現象. → warming-up phenomenon.
warn·ing [wɔ́:niŋ] 警告〔医学〕, 警告出血(前置胎盤の).
w. apparatus of delivery 分娩監視装置〔医学〕.
w. bleeding 警告出血〔医学〕.
w. sensation 警告感覚〔医学〕.
w. sign 警告兆(徴)候〔医学〕.
Warren, Dean [wɔ́:rən] ワレン(1924-1989, アメリカの外科医).
W. shunt ワレンシャント(遠位脾-腎静脈吻合術).
Warren, John Collins [wɔ́:rən] ワレン(1842-1927, アメリカの外科医).
W. fat columns ワレン脂肪柱(毛根および汗腺に達する皮下組織の脂肪柱), = columnae adiposae.
W. incision ワレン皮切開(乳腺切除に利用する方法).
Warren, Jonathan Mason [wɔ́:rən] ワレン(1811-1867, アメリカの外科医. 兎唇に対する手術法(ワレン手術)を提唱した).
warrior gene 戦士遺伝子(モノアミン酸化酵素Aが機能しない遺伝子変異で, 攻撃性の遺伝要因とされたためこの名がある).
wart [wɔ́:t] いぼ〔医学〕, こぶ, ゆうぜい(疣贅)(表皮が肥大して隆起したもの), = verruca. 形 warty.
Wartenberg, Robert [wɔ́:tənbə:g] ワルテンベルグ(1887-1956, アメリカの神経科医).
W. cerebellar sign ワルテンベルグ小脳徴候(小脳半球の患者に現れる徴候で, 1939年に記載され, 歩行時患者の腕を前後に振ることが不能か, またはその運動範囲が狭いこと. 錐体外路および錐体路疾患では陽性).
W. disease ワルテンベルグ病(① 感覚異常性手痛風. ② 睡眠中上腕感覚異常), = chiralgia paraesthetica.
W. phenomenon ワルテンベルグ現象(顔面神経麻痺における上唇の筋支配の減弱).
W. reflex ワルテンベルグ反射〔医学〕.
W. sign ワルテンベルグ徴候(尺骨神経不全麻痺における, 第5指の外反位).
W. symptom ワルテンベルグ症候〔医学〕(錐体路の疾病においては, ほかの指を屈曲すると母指も屈曲する).
Warthin, Aldred Scott [wɔ́:θin] ワルティン(1867-1931, アメリカの病理学者. 肺の脂肪性塞栓症(1913)を記載した. ウォーシン, ワルシンともいう).
W.-Finkeldey giant cell ワルティン・フィンケルデイ巨細胞(麻疹患者のリンパ組織中にみられる巨細胞で, 少量の原形質をもち, 核は多分葉のため桑実状を呈する).
W. sign ワルティン徴候(急性心外膜炎における肺呼吸音の増強).
W.-Starry silver stain ワルティン・スターリー銀染色〔法〕.
W. tumor ワルティン腫瘍(① 乳頭状リンパ腫性嚢腺腫. ② 唾液腺のリンパ間質腺腫), = papillary cystadenoma lymphomatosum.
wart·pox [wɔ́:tpɑks] ゆう(疣)痘, = variola verrucosa.
war·ty [wɔ́:ti] ゆうぜい(疣贅)状の.
w. cicatricial tumor (いぼ(疣)状瘢痕性腫瘍で破壊して Marjolin 潰瘍となるもの).
w. dyskeratoma ゆうぜい状異常角化腫.
w. horn 疣角.
w. ulcer いぼ(疣)状潰瘍, = Marjolin ulcer.
WAS Wiskott-Aldrich syndrome ウィスコット・オールドリッチ症候群の略.
wash [wɑ́ʃ] 洗剤, 洗浄〔医学〕, 洗浄液, 洗浄剤, = lotion.
w. basin 洗面器〔医学〕.
w. bottle 洗浄びん〔医学〕.
w. liquid 洗液〔医学〕.
w. oil 洗浄油〔医学〕.
w. stand 手洗い台〔医学〕.
wash·a·bil·i·ty [wɑ̀ʃəbíliti] 耐水洗性, 可洗性〔医学〕.
w. curve 可洗曲線〔医学〕.
washable ointment 可洗性軟膏〔医学〕.
washboard scalp 洗濯板様頭皮(巨端症にみられるしわのあるもの), = cutis verticis gyrata.
washed [wɑ́ʃt] 洗浄した.
w. corpuscle 洗浄赤血球(生理的食塩水を加え, 遠心した赤血球).
w. field technique ウォッシュフィールド法.
w. oil 吸収油(タール).
w. red blood cell 洗浄赤血球〔医学〕.
w. red cells (WRC) 洗浄赤血球.
w. sand 海砂.
w. sulfur 精洗イオウ(アンモニア水を用いてイオウ華の遊離酸を洗浄除去したもの), = sulfur lotum.
wash·er [wɑ́ʃər] 洗浄器〔医学〕.
washerman's mark 洗濯夫マーク.
washerwoman's hand 洗濯婦手(洗濯婦(または水泳者)の手で, 蒼白色のしわ(皺)のあるもの).
washerwoman's itch 洗濯婦そう(瘙)痒疹.
washerwomen's skin 漂母皮化.
wash·ing [wɑ́ʃiŋ] 洗液〔医学〕.
w. bottle 洗びん〔医学〕.
w. compulsion 洗浄強迫〔医学〕, = ablutomania.
w. fastness 洗濯堅ろう度〔医学〕.
w. soap 洗濯石ケン, = laundry soap.
w. soda 洗濯ソーダ(炭酸ナトリウム $Na_2CO_3 \cdot 10H_2O$).
wash·out [wɑ́ʃaut] ウォッシュアウト, 洗い出し〔医学〕(体内にある不要物質を体内から排泄させること).
w. curve 洗い出し曲線〔医学〕.
w. rate 洗い出し率〔医学〕.
w. test 洗い流し試験.
Wasmann, Adolphus [wɑ́:zmɑ:n] ヴァスマン(ドイツの解剖学者).
W. glands ヴァスマン腺(胃腺).
wasp [wɑ́sp] スズメバチ[雀蜂], 黄バチ, = *Vespa*.
w. sting スズメバチ刺傷.
w. venom スズメバチ毒.
w.'s waist (筋異栄養症にみられる腰部体幹筋の萎縮).
was·ser·hel·le [vá:sərhele] [G] 透明な.
w. cell 水様透明細胞, 透明細胞, = water-clear

W

cell.

Wassermann, August Paul von [vá:sə:mən] ワッセルマン(1866-1925, ドイツの細菌学者).

W. antibody ワッセルマン抗体(梅毒感染で誘発される非特異的抗体).

W. provocative reaction ワッセルマン誘発反応(ワッセルマン補体結合反応を行う前に患者にアルスフェナミンを投与する方法).

W. reaction (WR) ワッセルマン反応(梅毒補体結合反応. カルジオリピンを使う梅毒の血清学的検査のうち, 補体結合反応によるもの), = Wassermann test.

W. reagin ワッセルマンレアギン(類脂体抗原を用いる梅毒血清反応の抗体に対する過去の呼び方).

W. test ワッセルマン試験(梅毒血清反応の一種で, 抗脂質抗体が検出される).

waste [wéist] ① 衰弱. ② 廃棄物 [医学].

w. disposal 廃棄物処理 [医学], 汚物処理.

w. gas 廃ガス [医学].

w. heat 余熱 [医学].

w. matter 老廃物, 排出物.

w. mold gypsum 廃型石膏 [医学].

w. oil 廃油 [医学].

w. pigment 消耗性色素(lipofuscin の別名. 消耗性疾患患者にみられることからこの名がある. age pigment などと同じ).

w. product 廃棄物 [医学].

w. ratio 廃棄率 [医学].

w. receptacle 汚物投入器 [医学].

w. storage 廃棄物貯蔵 [医学].

w. water 廃水 [医学].

w. water disposal 廃水処理 [医学].

w. water reclamation 廃水再生 [医学].

w. water standard 排水基準(わが国では排水の水質は「水質汚濁防止法」に基づき規制されている).

w. watertreatment 廃水処理 [医学].

wast·er [wéistər] (ウシまたは家畜の結核症).

wast·ing [wéistiŋ] 消耗症(小児の栄養失調状態を示す語で, 摂取エネルギーの不足が主体となるもの).

w. disease 消耗病 [医学] (同種リンパ球移入によって下痢, やせるなどの衰弱症状をます), るいそう(羸痩)性疾患, 消耗性疾患.

w. mania 消費癖 [医学].

w. palsy 進行性筋萎縮症, = wasting paralysis.

w. syndrome 消耗症候群 [医学], るいそう症候群.

watch [wátʃ] ① 寝ずに看病する. ② 観察する, 見守る.

w. glass culture 時計皿培養 [医学].

w. test 時計検査 [医学].

watch·er [wátʃər] ① 寝ずに付き添う人, 看護人. ② 見張人, 番人.

watchmaker's cramp 時計工痙攣.

Water Pollution Prevention Act 水質汚濁防止法 [医学].

wa·ter [wɔ́:tər] ① 水, 常水(分子式 H_2O をもつ無色無味の液体で, 0°C において氷結, 100°C において沸騰し, 比重および比熱の標準に用いられる). ② 水溶液.

w.-absorbing capacity 吸水度 [医学].

w.-absorbing ointment base 吸水性軟膏基剤 [医学].

w.-absorbing power 吸水力 [医学].

w. absorption 水分吸収 [医学], 吸水.

w. absorption ointment 吸水軟膏.

w. activated battery 注液電池 [医学].

w. activity 水分活性 [医学] (食品の密閉容器内の蒸器圧を p, 純水の水蒸気圧を p_0 とするとき, その比 p/p_0 を食品の水分活性と呼び aw で表す).

w. analysis 水〔質〕分析 [医学].

w. as a beverage 飲料水 [医学].

w. bacteria 水中菌 [医学], 水生(棲)細菌.

w. bacteriology 水細菌学 [医学].

w. balance 水〔分〕平衡 [医学].

w. bath ① 水浴. ② 水浴槽(物質の入った容器を浸し, 加熱, 冷却あるいは恒温に保つための水槽). ③ 湯浴(鍋に入れた水を所要の温度まで加熱し, その中で被検物を操作し, または引火性の液体などを温める装置).

w. bed 水床(水布団を用いる病床), ウォーターベッド, 水ベッド, = hydrostatic bed.

w.-bite 塹壕足炎, = trench foot.

w. blister 水疱.

w. bloom アオコ(水の華).

w. blue ウォーターブルー(アニリンブルーのトリスルホン酸で, 水に可溶の青色酸性染料), = soluble blue.

w. brash 胸やけ, = waterbrash, pyrosis.

w. calorimeter 水熱量計.

w. cancer 水癌 [医学], = water-canker, noma.

w. choke 水性窒息(飲水に際し, 真性および偽性声帯の中間に水が流入して起こる喉頭痙攣).

w.-clear cell 透明細胞(上皮小体腫に増殖を起こす大きい細胞), = clear cell, wasserhelle c..

w.-clear cell of parathyroid 副甲状腺の明調主細胞.

w.-coil (ライテルコイル), = Leiter coil.

w. consumption 水消費量 [医学].

w. containing power 吸水力.

w. content 水分〔含量〕 [医学], 水分.

w. cooling 水冷〔式〕 [医学].

w. cress ① タガラシ, ミズタガラシ. ② クレソン.

w. culture 水栽培, 水耕法.

w. cure 水治療法 [医学], 水療法, 水治法, = hydrotherapy, balneotherapy.

w. cushion 水枕 [医学].

w. cystoscopy 水注入膀胱鏡検査.

w. debt 水負債 [医学].

w. depletion 水欠乏 [医学].

w. deprivation 脱水〔症〕 [医学].

w. dispersible powder 水和剤.

w. diuresis 水利尿 [医学].

w. dressing 湿性包帯.

w.-drinking test 飲水試験.

w. duty 用水量 [医学].

w.-electrolyte balance 水・電解質平衡 [医学].

w.-electrolyte imbalance 水・電解質平衡異常 [医学].

w. equilibrium 水分平衡, = water balance.

w. equivalent 水分等量(動物の体重とその比熱との積で, 等量の水の比熱を表す数値でもある), 水当量 [医学].

w. excess 水過剰 [医学].

w. excretion 水〔分〕排泄 [医学], 水分排出.

w. excretion test 水〔分〕排泄試験 [医学].

w.-farcy 鼻疽, = glanders.

w. fever 沼地熱 [医学], 水熱(① 水を注射したとき, 発熱物質の汚染のため起こる発熱. ② 沼沢熱).

w. for injection 注射用蒸留水 [医学].

w. gas 水性ガス [医学] (白熱された石炭またはコークスに水蒸気を送るとき発生するガスで, H と CO との混合気体).

w. gas generator 水性ガス発生炉 [医学].

w. gas shift reaction 水性ガス転化反応 [医学].

w. gauge 水準計, 験水計, 水面計, 水位計(海, 湖, 川などの水位を測る装置).

w. glass 水ガラス [医学] (無水ケイ酸をアルカリとともに溶融して得たもの).

W

w.-gurgle test 水嚥下試験(食道狭窄を推知する方法で，水を飲ませながら聴診し，心窩部に特有の狭窄音を聞く).
w.-hammer pulse 水槌脈〔医学〕(早期に急激に立ち上がり，急激に下降する波を伴う速波．大動脈閉鎖不全のような脈圧の大きいときにみられる), = Corrigan pulse.
w.-holding capacity 保水力〔医学〕.
w. immersion 水浸〔法〕〔医学〕.
w. immersion method 水浸法.
w.-immersion stress 水浸ストレス〔医学〕.
w.-in-oil emulsion 油中水型乳剤(水が分散相で，油が分散媒のもの).
w. intake 水〔分〕摂取〔医学〕.
w. intoxication 水中毒〔医学〕(希釈症候群．体内の水がほかの溶質，特にナトリウムに比べて著しく増加した病態のこと), = dilution syndrome.
w. itch ① 水かゆみ〔症〕，水かぶれ．② 皮膚有鉤虫病, = uncinariasis cutis, ground itch.
w. jacket 水ジャケット〔医学〕.
w. jet knife ウォータージェットメス(水圧を利用した工業用のものであったが，外科用メスに応用され，水の代わりに生食水を使用する．噴出の調整で血管，神経など無傷で残せるので，無出血術として肝臓の手術に適している).
w. jet pump 水流ポンプ〔医学〕(狭い噴水口から水流を噴出させて，その部分の圧力の減小により周囲の空気または液体を抜き去るのに用いるポンプ).
w. jet therapy ウォータージェット療法.
w. leaf 水葉(水中にある葉のことで，根状をなし作用も根と同様であるが，発生上からは葉の変態したもの).
w. load test 水負荷テスト(ADH 不適合分泌症候群の診断に用いられ，投与された水を尿として排泄する能力を検査するもの), = water test, dilution t..
w. loading test 水負荷試験〔医学〕.
w. loss 水〔分〕損失〔医学〕，脱水，水欠乏.
w.-lung 水肺.
w. main 送水本管, = supply main.
w. measuring tube 検水管〔医学〕.
w. metabolism 水〔分〕代謝〔医学〕(水の出納または体内分布を意味する).
w. microbiology 水微生物学〔医学〕.
w. monitor 水監視装置〔医学〕.
w. movements 水の移動〔医学〕.
w. number 水数〔医学〕.
w. of adhesion 結合水(分子の結合に必要な水), = bound water.
w. of combustion 燃焼水, = metabolic water.
w. of condensation 凝縮水〔医学〕，縮合水(固形培地の上層にたまる水).
w. of constitution 組成水(分子結合の一部をなす水).
w. of crystallization 結晶水.
w. of hydration 結晶水, = water of crystallization.
w. of imbibition 膨潤水.
w. of metabolism 代謝水.
w.-pang 炎症, = pyrosis.
w. pepper ヤナギタデ, = *Polygonum hydropiper*.
w. permeability 透水性〔医学〕.
w. phantom 水ファントム〔医学〕.
w. pharmacology 水薬理学〔医学〕.
w.-pipe sound 水笛音〔医学〕.
w. pollutant 水質汚濁物質〔医学〕.
w. pollution 水質汚濁〔医学〕.
w. pollution control 水質汚濁規制〔医学〕.
w. pollution damage 水質汚濁被害〔医学〕.
w. pollution index 水質汚濁指標〔医学〕.
w. pollution source 水質汚濁源〔医学〕.
w. power 水力(有効な仕事に利用できる水の動力).
w.-pox 水痘, = water-pock varicella.
w. proofing 防水処理, = waterproofing.
w. puncture 水穿刺(水代謝中枢と思われる間脳底線条体付近を穿刺すると多尿が起こる).
w. purification 水浄化〔医学〕，浄水〔法〕.
w. quality 水質〔医学〕.
w. quality control 水質保全〔医学〕.
w. quality standard 水質基準〔医学〕.
w. reclamation 水の再生〔医学〕.
w. repellent finishing はっ(撥)水加工〔医学〕.
w.-repellent ointment 疎水性軟膏.
w. requirement 水分必要量〔医学〕.
w. reservoir 貯水池.
w. resisting property 耐水性〔医学〕.
w. respiration 水呼吸〔医学〕.
w. retention 水〔分〕貯留〔医学〕.
w. rigor 水硬直，水性硬直〔医学〕(水中に浸されて起こる筋の不可逆性収縮).
w.-root 水根(水中に発生する水生植物の根), = aquatic root.
w. sac 水嚢(水中に生じる植物の葉が変化して嚢となったもの).
w. sampler 採水器〔医学〕.
w. sampling point 採水点〔医学〕.
w. sanitation 水衛生〔医学〕.
w.-seal drainage 水封式排液法，ウォーターシールドレナージ.
w. separator 水滴分離装置，水分離器〔医学〕.
w. shortage 水不足〔医学〕.
w. softener ① 硬水軟化剤〔医学〕．② 軟水装置(硬水を軟水に変化させる装置でカルシウム，マグネシウムなどをナトリウムと置換させるのが原理で，permutit system はその一型).
w. softening 水軟化〔法〕〔医学〕.
w.-soluble 水溶性の.
w.-soluble chlorophyll derivatives 水溶性クロロフィル誘導物(けん化クロロフィルのナトリウムまたはカリウム塩の銅錯塩が主成分で，庇護薬として局所的外用薬), = chloresium.
w.-soluble eosin(e) 水溶性エオジン, = eosin(e) Y, yellowish e. Y.
w.-soluble ointment 水溶性軟膏〔医学〕.
w.-soluble powder 水溶剤〔医学〕.
w.-soluble vitamin 水溶性ビタミン〔医学〕.
w.-stem 水茎(水中にある茎).
w. sore 皮膚鉤虫症, = ground itch.
w. still 蒸留器〔医学〕.
w.-storage tissue 貯水組織(多肉の植物で，茎，葉などの柔組織中に水分を貯えて肥厚した組織), = water tissue.
w.-stroke 水突法(ホルハルド衝水法．Volhard).
w. supply 給水〔医学〕.
w. supply purification 給水浄化〔医学〕.
w. table 地下水面(地下水の上界), = ground-water table.
w. temperature 水温〔医学〕.
w. test 水試験(希釈試験とも呼ばれ，腎臓病の診断のため，3〜4 日間一定の腎炎食事を与えた後，経時的に尿量，比重，食塩および尿素の排泄量から腎機能を判定する方法)，浸水法, = water method.
w. thesaurismosis 水蓄積症 (von Gierke), = edema.
w. tissue (貯水組織), = water-storage tissue.
w.-trap stomach 水止胃〔医学〕，水止め胃(幽門部が異常に高位にあるため胃内容が容易に動かないもの)，= dram trap stomach.
w. treatment 水処理〔医学〕.
w. tube sampler 採水管〔医学〕.
w. vacuole 水疱〔医学〕.
w. vapor 水蒸気〔医学〕.
w.-whistle sound 水笛音(肺瘻に際し聴取される呼吸音).
water·borne [wɔ́:tərbɔ̀:n] 水で伝播される(疾病についていう)，水媒性の.
w. cholera 飲料水伝播コレラ.
w. disease 水系感染症.
w. epidemic 水系流行〔医学〕.
w. infection 水系感染〔医学〕.
w. protozoan disease 水系感染原虫症.
wa·ter·brash [wɔ́:tərbræʃ] むしず(虫酸)，呑酸〔医学〕，むねやけ〔医学〕，胃灼熱感〔医学〕，溜飲(慢性胃カタルにおいて，嘔気とともに出る酸性液).
watered silk reflex 水浸絹糸反射(小児の網膜上に水に浸った絹糸様の光反射が波立ってみられること).
watered-silk retina 絹糸片網膜，= shot-silk retina.
waterfall stomach 瀑状胃，= cascade stomach.
Waterhouse, Rupert [wɔ́:tərhaus] ウォーターハウス(1873-1958，イギリスの医師).
W.-Friderichsen syndrome ウォーターハウス・フリーデリックセン症候群(悪性電撃性髄膜炎菌性敗血症で，電撃性の経過をとり，両側副腎出血，壊死による副腎不全をきたし，高熱，昏睡，虚脱，チアノーゼ，皮膚および粘膜出血，溢血斑，ショック，DICなどを呈し予後不良である)，= Friderichsen-Waterhouse syndrome.
wa·ter·ing [wɔ́:təriŋ] 流涙，= epiphora, lacrimation.
w.-can scrotum じょうろ様陰嚢(会陰尿道の狭窄により陰嚢および会陰の小瘻孔から夜尿すること).
w. place 温泉場〔医学〕.
w.-pot perineum 水差し様会陰(尿道狭窄により瘻孔を生じたもの).
wa·ter·log·ged [wɔ́:tərlɔ̀gd] 水腫を起こした，浮腫性の.
wa·ter·proof·ing [wɔ́:tə:pru:fiŋ] 防水加工〔医学〕.
w. agent 防水剤〔医学〕.
Waters, Charles Alexander [wɔ́:tərz] ウォーターズ(1888-1961，アメリカの放射線科医. W. view radiograph).
Waters, Edward G. [wɔ́:tərz] ウォーターズ(1898生，アメリカの産婦人科医).
W. operation ウォーターズ手術(腟式腹腔外帝王切開術).
wa·ters [wɔ́:tərz] 羊水(俗称).
wa·ter·shed [wɔ́:tə:ʃed] ① 分水界〔医学〕. ② 流域.
w. infarction 分水界梗塞(主要な大脳動脈が重複している血流域における皮質梗塞をいう)，流域後梗塞，流域梗塞〔医学〕.
Waterston, David J. [wɔ́:tə:stən] ウォーターストン(1910生，イギリスの外科医).
W. operation ウォーターストン手術，= W. shunt.
W. shunt ウォーターストン短絡術(ファロー四徴症の姑息的手術の一つで，上行大動脈と右肺動脈を側々吻合する)，= central shunt, Waterston-Cooley s..
wa·ter·tight [wɔ́:tə:tait] 水密の(水を通さない，水の漏らない).
waterwheel sound 水車〔様〕心音.
wa·ter·y [wɔ́:təri] 水様〔医学〕，水っぽい，水気の多い.
w. diarrhea 水様下痢〔医学〕，水様性下痢，漿液性下痢，= serous diarrhea.
w. diarrhea, hypokalemia and achlorhydria syndrome WDHA症候群，水様便低カリウム無酸症候群〔医学〕(膵臓原発のVIP産生腫瘍による).
w. eye 流涙.
w. fluid 水様液〔医学〕.
w. stool 水様便〔医学〕.
Watkin op·er·a·tion [wátkin àpəréiʃən] ワトキン手術(子宮脱および脱垂に対する手術で，前面から膀胱を剥離し，その位置を支持させる方法).
Watson, Benjamin Philip [wátsən] ワトソン(1880生，アメリカの産科医).
W. method ワトソン法(ヒマシ油にキニーネと下垂体エキスとを併用する分娩促進法).
Watson, Cecil James [wátsən] ワトソン(1901-1983，アメリカの内科医).
W. method ワトソン法(尿および糞便中のウロビリノーゲン定量法).
W.-Schwartz test ワトソン・シュワルツ試験(急性間欠性ポルフィリン症を見い出すためのスクリーニング検査).
Watson, Edwin M. [wátsən] ワトソン(アメリカの外科医).
W. operation ワトソン手術(尿道の再生手術).
Watson, Francis Sedgwick [wátsən] ワトソン(1853-1942，アメリカの泌尿科医. 会陰正中線からの前立腺切除術を発表した(1889)).
Watson, James Dewey [wátsən] ワトソン(1928生，アメリカの分子生物学者. バクテリオファージ，分子生物学，タンパク質合成の研究で知られる. 核酸の分子構造に関する研究でF. H. C. Crick, M. H. F. Wilkinsとともに1962年度ノーベル医学・生理学賞を受けた).
W.-Crick DNA model ワトソン・クリックのDNAモデル(J. D. WatsonとF. H. C. Crickによって1953年に提出されたDNAの分子構造モデル).

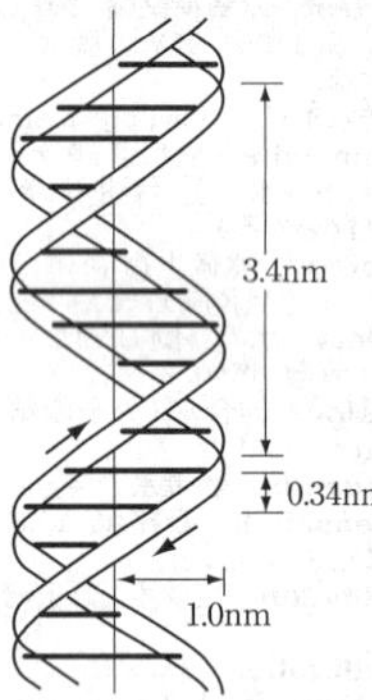

ワトソン・クリックのDNAモデル

W.-Crick helix ワトソン・クリックらせん，= Watson-Crick DNA model.
W.-Crick model ワトソン・クリック模型〔医学〕.
Watson, John Broadus [wátsən] ワトソン(1878-1958，アメリカの心理学者. ジョンズホプキンス大学心理学教授(1908-1920)として動物心理学を専攻し，行動心理学の開祖と呼ばれ，また小児心理学において本能の本態を究明した).
Watson, William Spencer [wátsən] ワトソン(1836-1906，イギリスの眼科医. 眼瞼内反の手術を考案し，眼瞼からつくった皮膚橋を結膜の表面に移植した).

Watt, James [wát] ワット(1736-1819, イギリスの機械技術者. 1759年蒸気機関の研究に着手し, 1765年小蒸気機関を改良し, 外部凝気器 separate condenser に関する特許を得た).
watt [wát] ワット(仕事率の単位で W と略記する. 1秒間に1ジュール(J)の仕事をなす工程をいい, ボルトとアンペアとの積として表される. すなわち 1W = 1J/sec = 10^7erg/sec).
w.-hour ワット時(1ワット(W)の仕事率で1時間になす仕事の量. 3,600ジュール(J)に等しい).
w.-hour meter 積算電力計(ワット時計).
watt·age [wátidʒ] ワット量.
wat·tle [wátl] 肉垂〔医学〕, 肉髯(にくひげ).
watt·me·ter [wátmiːtər] 電力計, ワットメーター(電力をワット数で測定する装置).
wave [wéiv] 波, 波動.
w. a a波(心尖拍動図や静脈波にみられる心房波).
w. analyzer 波形分析器.
w. b b波(W. C. Fredericq は静脈波の c 波を b 波と呼んだ).
w. bath 波浪浴〔医学〕.
w. c c波(静脈波の心室収縮開始初期を表す波).
w. detector 検波器(無線電信および電話の受信装置中にあって, 高周波交流の整流をなすもの).
w. equation 波動方程式.
w. filter 濾波器, ウエーブフィルター(周波数の異なる多くの正弦振動の合成された電流の中の, 特定の周波範囲だけを通過させる装置).
w. function 波動関数(量子力学において, 対象とする系の運動状態を表す関数).
w. guide 導波管(導体の管で, その断面の大きさと同程度の波長をもつ電磁波を伝送するために用いる).
w. height 波高〔医学〕.
w. length 波長〔医学〕, = wavelength.
w. mechanics 波動力学.
w. meter 電波計, 波長計.
w. motion 波動.
w. number 波数(波長の逆数で, cm^{-1} または m^{-1} の単位で表す).
w. of expansion 疎密波, = wave of condensation and rarefaction.
w. optics 波動光学.
w. packet 波の群れ.
w. spindles 紡錘波(軽睡眠期に12〜14Hzの波が1〜2秒群発するその形が紡錘形をとるのでこう呼ばれる).
w. theory 波動説(熱, 光線, 電気は波動として空中を伝導するという説).
w. trains 波連(脳波のアルファ波に相当するもの).
w. trough 波の谷.
wave·form [wéivfɔːm] 波形.
wave·length [wéivlèŋθ] 波長(波動の場において, 位相が 2π だけ異なる2点間の距離. 電磁波の生物的作用はその波長により異なる. 長波1〜10km, 中波100〜1,000m, 短波10〜100m, 超短波1〜10m, 極超短波またはマイクロ波1m〜1mm, 赤外線800nm〜1mm, 可視光線380〜800nm, 紫外線1〜380nm, X線数1pm〜数十nm, γ線0.01nm以下がある).
w. calibration 波長校正〔医学〕.
w. shift 波長シフト〔医学〕.
wa·vel·lite [wéivəlait] 銀青石 $3Al_2O_3 \cdot 2P_2O_5 \cdot 13H_2O$.
wavy respiration 歯車様呼吸〔医学〕, = cogwheel respiration.
wax [wǽks] ろう(蝋)〔医学〕(動植物の分泌する塑性物質で, 化学的には脂肪酸と高級1価アルコールとからなる固形エステル. 薬局方では蜜ろうを用いる). 形 waxy.
w. bath ろう(蝋)浴〔医学〕.
w. bite ろう(蝋)咬合〔医学〕.
w. bite rim ろう(蝋)堤〔医学〕.
w. bougie ろう(蝋)製ブジー.
w. carver 彫刻刀, = carving knife.
w. D ろう(蝋)D(基本的には結核菌細胞壁と同じ構造物. ヒト型結核菌のろうDは免疫アジュバント活性, 類上皮細胞肉芽腫形成作用, アジュバント関節炎誘起作用を有する).
w. expansion ワックス膨張, ろう(蝋)膨張法.
w. finishing ろう(蝋)磨(みが)き〔医学〕.
w. gland ①ろう(蝋)腺. ②ろう〔原〕型(歯科用).
w. inlay ろう(蝋)インレー.
w. model ろう(蝋)製模型, ろう(蝋)〔原〕型〔医学〕.
w. model denture ろう(蝋)義歯〔医学〕.
w. out 添窩修正〔医学〕.
w. pattern ろう(蝋)型〔医学〕.
w. pattern taking ろう(蝋)型採得〔医学〕.
w. sprue rods 鋳入ろう(蝋)桿.
w. trial denture ①仮床(蝋)義歯. ②試適用義歯, = trial plate.
w. wire ろう(蝋)線〔医学〕.
waxed paper ろう(蝋)紙〔医学〕.
waxen catalepsy ろう(蝋)様カタレプシー〔医学〕.
wax·ing [wǽksiŋ] ①漸増. ②ろう(蝋)を塗ること, ろう引き.
w. kernels 小児鼡径リンパ腺腫.
w. pain 成長に伴う疼痛, = growing pain.
wax·y [wǽksi] ろう(蝋)様の〔医学〕.
w. cast ろう(蝋)様円柱〔医学〕(屈折性, 透明性, 類デンプン質からなるもの).
w. degeneration ろう(蝋)様変性〔医学〕, = lardaceous degeneration.
w. finger ろう(蝋)状指〔医学〕, = dead finger.
w. flexibility ろう(蝋)屈症, = waxen pliability.
w. infiltration ろう(蝋)様浸潤〔医学〕(アミロイド浸潤), = amyloid infiltration.
w. kidney ろう(蝋)様腎〔医学〕, = amyloid kidney.
w. liver ろう(蝋)様肝〔医学〕, = albuminoid liver.
w. spleen ろう(蝋)様脾〔医学〕, アミロイドーシスの脾臓(Virchow).
-ways [weiz] 位置, 方向の意を表す接尾語.
wb wet bulb 湿球の略.
WBC white blood cell 白血球の略.
WBC, wbc white blood (cell) count 白血球数の略.
WC, W/C wheelchair 車椅子の略.
WDHA syndrome watery diarrhea, hypokalemia and achlorhydria syndrome 水様便低カリウム無酸症候群(膵臓原発のVIP産生腫瘍による. 水様下痢, 低カリウム血症, 無遊離塩酸症を主症状とする).
weak [wíːk] 弱い(化学では解離度の小さいこと).
w. abdominal pressure 微弱腹圧〔医学〕.
w. acid 弱酸(解離度の小さい酸).
w. base 弱塩基(解離度の小さい塩基).
w. child 虚弱児.
w. common salt springs 弱食塩泉(鉱泉1kg中, 1,000mg以上の固形成分を含み, その主成分が食塩であるものを食塩泉と呼ぶが, 食塩の含有量が5,000mg以下のもの).
w. electrolyte 弱電解質.
w. foot 弱足(扁平足の初期).
w.-minded 精神薄弱の.
w. pains 微弱陣痛〔医学〕.
w. pulse 弱脈〔医学〕.
w. sight 弱視, = asthenopia.
w. ulcer キノコ状潰瘍.
w. voice 小声〔医学〕.
w. will 意志薄弱〔医学〕.
weak·ness [wíːknis] 脱力, 虚弱, 衰弱〔医学〕, 弱

さ，繊弱，筋力低下．形 weak.
w. of memory 記憶減退〔医学〕.
w. of will 意志薄弱．
weal ［wíːl］ 胼胝，たこ．
wean ［wíːn］ 離乳（母乳や育児用ミルクなど乳汁栄養から幼児食に移行する過程）．
wean·ing ［wíːniŋ］ 離乳〔医学〕，離脱，ウィーニング．
w. brash 離乳〔期〕下痢．
w. food 離乳食．
w. guideline 離脱基準〔医学〕.
w. index 離乳率〔医学〕.
wean·ling ［wíːnliŋ］ 離乳児〔医学〕，乳離れした小児（または動物）．
wear ［wéə］ 磨耗〔医学〕.
w. and tear 消耗，頽廃，＝deterioration.
w. and tear pigment 消耗色素〔医学〕，分解色素，＝lipochrome.
w. debris 摩耗粉．
w. resistance 耐摩耗性．
wearing-off phenomenon すり減り現象，＝up-and-down phenomenon.
wea·sand ［wíːzənd］ 気管，＝trachea，windpipe.
weather resistance 気象抵抗性〔医学〕.
weather sensitivity 気象感受性〔医学〕.
weath·er·ing ［wéθəriŋ］ 風化〔医学〕.
w. test 風化試験〔医学〕.
wea·ver's bot·tom ［wíːvərz bátəm］（坐骨粗面の滑液包炎で，機織業者にみられる疾病）．
weaver's cough 織物工咳．
weaving syndrome 動揺症候群．
web ［wéb］ ① みずかき（蹼）．② クモの網（巣）．
w. eye 翼状眼，結膜翼状片，なみだ眼，＝pterygium.
w. neck 翼状頸，＝pterygia of neck.
w. space 蹼（ぼく）（指の基底部にある結合織と脂肪からなる軟らかい部分）．
w. space contracture 指間拘縮〔医学〕.
web·bed ［wébd］ みずかきのある，指間に被膜のある．
w. finger みずかき指〔医学〕，＝syndactyly.
w. neck 翼状頸〔医学〕.
w. penis 翼状陰茎〔医学〕，埋没陰茎，＝penis palmatus.
w. toe みずかき趾〔医学〕.
web·bing ［wébiŋ］ みずかき形成〔医学〕.
w. of neck 頸部付肉〔医学〕.
Weber, Adolph ［véibər］ ウェーバー（1829–1915，ドイツの眼科医）．
W. operation ウェーバー手術（① 折り込みナイフを利用する白内障切除術．② ボーマン手術の変法を涙管狭窄症に応用する方法．③ 鼻形成術で，上唇からの皮膚弁を鼻翼の辺縁に縫合する方法）．
Weber com·pass ［véibər kʌ́mpəs］ ウェーバーコンパス（知覚の強さを測るために用いるコンパス）．
Weber-Dimitri dis·ease ［véibər dimítri dizíːz］ ウェーバー・ディミトリ病，＝amentia nevoid.
Weber, Eduard Friedrich Wilhelm ［véibər］ ウェーバー（1806–1870，ドイツの生理学者．神経生理学に関する多くの業績を残し，E. H. Weber と共同で脈波の速度を測定し（1825），迷走神経の抑制的影響を発見した（1845）．また W. E. Weber との共著で運動と運動力に関する著述がある）．
Weber, Ernst Heinrich ［véibər］ ウェーバー（1795–1878，ドイツの解剖・生理学者）．
W. experiment ウェーバー実験（心臓へ向かう迷走神経を切断し，その末梢側を刺激すると心臓は拡張したままで停止する）．
W.-Fechner law ウェーバー・フェヒナーの法則（物体の異なる重さを識別する心理実験から見いだした心理物理学的法則で，ある規準の重量(S)に対して，感覚として識別できる重量差（識別閾値）を ΔS とすると ΔS/S＝C（一定）の式が成り立つ），＝Weber law.
W. fraction ウェーバー比．
W. law ウェーバーの法則（1834年に発表した法則で，感覚の変化を起こすための刺激力の増加は，既存刺激力に比例する），＝Fechner-Weber law，psychophysical law.
W. paradox ウェーバー奇異現象（筋をその収縮力以上過度に負荷させると伸長する）．
W. ratio ウェーバー比．
Weber, Frederick Parkes ［véibər］ ウェーバー（1863–1962，イギリスの皮膚科医．1907年皮膚および粘膜の多発性毛細血管拡張症を伴う習慣性鼻出血を記載した（Rendu-Weber-Osler disease）．また結節性非化膿性皮下脂肪織炎は Weber-Christian disease と呼ばれている）．
W.-Christian disease ウェーバー・クリスチャン病（結節性非化膿性皮下脂肪織炎），＝nodular nonsuppurative panniculitis.
W.-Christian nodular panniculitis ウェーバー・クリスチャン脂肪織炎．
W.-Christian syndrome ウェーバー・クリスチャン症候群〔医学〕.
W.-Cockayne syndrome ウェーバー・コケーン症候群（1926年，Weber は表皮水疱症 epidermolysis bullosa の軽症型を記載し，1938年，Cockayne はその遺伝性を究明した．本症は足に水疱形成が反復し，局所を摩擦圧迫すると発病しやすい優性遺伝病）．
W.-Klippel-Trenaunay syndrome ウェーバー・クリッペル・トレノーニ症候群．
Weber, Friedrich Eugen ［véibər］ ウェーバー（1832–1891，ドイツの耳科医）．
W. test ウェーバー試験（聴力の試験法で，正中頭蓋骨上の音叉音の左右の耳への偏位をみる方法）．
W. test for hearing ウェーバー聴覚試験．
Weber, Hermann David ［véibər］ ウェーバー（1823–1918，イギリスの医師）．
W. paralysis ウェーバー麻痺（対側の痙直性片麻痺と，脳幹の病巣側に出現する動眼神経麻痺），＝hemiplegia alternans oculomotorica.
W. sign ウェーバー徴候，＝hemiplegia alternans oculomotorica.
W. syndrome ウェーバー症候群（交代性麻痺の一型．同側の動眼神経麻痺（眼瞼下垂，外斜視，対光反射消失，輻輳反射障害）と反対側の深部腱反射亢進と腹壁反射消失を伴う痙直性片麻痺を示す），＝syndrome of cerebral peduncle alternating ocular hemiplegia.
Weber, Moritz Ignatz ［véibər］ ウェーバー（1795–1875，ドイツの解剖学者）．
W. corpuscles ウェーバー小体，＝sinus pocularis.
W. glands ウェーバー腺（舌の管状粘液腺）．
W. organ ウェーバー器官，＝sinus pocularis.
Weber, Rainer ［véibər］ ウェーバー（アメリカの病理学者）．
W. stain ウェーバー染色〔法〕（トリクローム染色変法）．
Weber-Ramstedt op·er·a·tion ［véibər rǽmstet àpəréiʃən］ ウェーバー・ラムステット手術，＝pyloromyotomy.
Weber, Theodor ［véibər］ ウェーバー（1829–1914，ドイツの医師）．
W. douche ウェーバー潅注法（鼻を洗浄する方法）．
Weber, Wilhelm Eduard ［véibər］ ウェーバー（1804–1891，ドイツの生理学者．E. F. W. Weber

との共著で運動および運動力に関する著述がある).
W. point ウェーバー点.
W. triangle ウェーバー三角.
we·ber [wébər] ウェーバー(磁束の単位).
WEBINO wall-eyed bilateral internuclear ophthalmoplegia 外斜視性両眼性核間眼球麻痺の略.
Webster din·ner pills [wébstər dínər pílz] ウェブスター丸(ロカイ[蘆薈]と乳香とからなる丸薬), = Lady Webster dinner pills.
Webster, Hill and Eidinow meth·od [wébstər híl ənd áidinou méθəd] ウェブスター・ヒル・アイジノー法(紫外線照射法で, アセトンメチレンブルー溶液の青色が脱色される度合, 温度によるもの).
Webster, John [wébstər] ウェブスター(1878-1927, イギリスの化学者).
W. test ウェブスター試験法(尿中のトリニトロトルエン(TNT)の定量法で, エーテルで抽出した後, 鉱酸で酸性化し, 再び抽出するとTNTから誘導されたアゾキシ化合物はアルコール性カリウム液を加えると紫色を呈する).
Webster, John Clarence [wébstər] ウェブスター(1863-1950, アメリカに住んだカナダの婦人科医).
W. operation ウェブスター手術(子宮後屈の手術で, 子宮広膜の開孔を通して円靱帯を引き出し, 子宮の後壁に縫合する方法), = Baldy operation.
W.-Baldy operation ウェブスター・バルディ手術, = Baldy operation.
Wechsler, David [wékslər] ウェクスラー(1896-1981, ノルウェー生まれのアメリカの心理学者).
W.-Bellevue intelligence scale ウェクスラー・ベルブュー知能検査(児童用WISCと成人用WAISがある. 言語性検査と動作性検査から構成され, 前者は一般的知識, 一般的理解, 算数問題, 類似問題, 数唱問題, 単語問題, 後者は符号問題, 絵画問題, 積木問題, 絵画配列, 組み合わせ問題の11下位尺度に分かれている. 言語性IQ, 動作性IQ, 全検査IQの3種のIQが得られるのが特徴で, 広く用いられている).
W. intelligence scale ウェクスラー知能検査[医学].
W. intelligence scale for children (WISC) ウェクスラー式児童用知能検査.
Wecker, Louis de [wékər] ウェッカー(1832-1906, フランスの眼科医).
W. operation ウェッカー手術(麻痺性斜視の外科的療法).
weddellite calculus ウェデライト結石(シュウ酸カルシウム二水和塩による尿路結石).
Wedensky, Nicolai Igorevich [vədénski] ウェデンスキー(1852-1922, ロシアの神経科医).
W. effect ウェデンスキー効果(神経筋標本に最大刺激を与えた後で長く続く閾値の低下).
W. facilitation ウェデンスキー促通〔現象〕(神経でインパルスの伝導を完全にブロックしたとき, ブロックの遠位側では電気刺激に対する閾値が低下している).
W. inhibition ウェデンスキー制止, ウェデンスキー抑制(神経伝導をブロックしていくと, 低い頻度のインパルスは伝導するが, 高い頻度のインパルスは伝導しなくなる).
W. phenomenon ウェデンスキー現象(神経に迅速な連続的刺激を与えると, 初めには迅速に収縮するが, その後は反応を起こさなくなる. しかしその刺激が緩徐であれば, すべての刺激に応答する).
wedge [wéʤ] 楔(けつ, せつ, くさび)状部[医学], 楔(歯間分離用のくさび).
w.-and-groove joint 夾結合.
w. cutter くさび切断器.
w. effect 曲率効果[医学].
w. filter 楔状フィルター.
w. of division 分岐楔(神経細胞樹状突起の二分岐点にある黒色質).
w. osteotomy 楔(けつ)状骨切り術[医学].
w. pressure 楔(けつ)入圧.
w. pressure pulmonary 肺動脈楔入圧.
w. resection 楔(けつ)状切除[医学].
w. resection of lesion 病変部の楔(けつ)状切除[医学].
w. resection of lung 肺楔(けつ)状切除[医学].
w. resection of ovary 卵巣楔(けつ)状切除[医学], = wedge-shaped of ovary.
w.-shaped defect 楔(けつ)状欠損[医学].
w.-shaped excision 楔(けつ)状切除[医学].
w.-shaped fracture 楔状骨折, = Goesselin fracture.
w.-shaped of ovary 卵巣楔状切除術, = wedge resection of ovary.
w.-shaped tubercle 楔状束結節.
w. spectrograph くさび分光写真器.
w. vertebra 楔(けつ)状椎[医学].
wedged hepatic vein pressure 肝静脈楔(けつ)入圧[医学].
wedged hepatic venography 楔(けつ)入肝静脈造影[医学].
wedged hepatic venous pressure 楔(けつ)入肝静脈圧[医学].
wedging cast 切り曲げギプス包帯[医学].
wedging vertebra 楔(けつ, せつ, くさび)状椎[医学].
WEE western equine encephalomyelitis 西部ウマ脳〔脊髄〕炎の略.
Weed, Lewis Hill [wí:d] ウィード(1886-1952, アメリカの解剖学者. 神経解剖学に著名な貢献をなし, 1916年脳脊髄の循環路を発表した).
weed control 雑草防除[医学].
weed killer 除草剤[医学].
weed·i·cide [wí:dəsàid] 除草剤[医学].
weekend hospital 週末病院[医学].
weekly dose 週線量[医学].
Weeks, John Elmer [wí:ks] ウィークス(1853-1949, アメリカの眼科医).
W. bacillus ウィークス菌(エジプト眼炎の病原体としてKochが発見した細菌は流行性結膜炎をも引き起こし得ることを証明し, この微生物はコッホ・ウィークス菌と呼ばれていた. 現在の *Hemophilus influenzae* biovar aegyptius).
weep·ing [wí:piŋ] ① 徐々に液体を分泌する. ② 落涙.
w. eczema ① 湿潤性湿疹[医学], 漿液滲出性湿疹, = moist eczema. ② 小水疱性湿疹, = eczema vesiculosum.
w. sinew 結節腫, = ganglion.
w. spasm 啼泣痙攣[医学].
Wegener, Friedrich [wégenər] ウェゲナー(1907-1990, ドイツの病理学者).
W. granulomatosis ウェゲナー肉芽腫症(原因不明の壊死性肉芽腫性炎症を主病変とする疾患で, 上気道・肺・腎に病変を形成する. Wegenerが第二次大戦中ナチ党員であったことから, 現在では多発血管炎を伴う肉芽種症を用いることが推奨されている). → granulomatosis with polyangiitis.
Wegner, Friedrich Rudolph Georg [wégnər] ウェグナー(1843-1917, ドイツの病理学者. ヴェグナー).
W. disease ウェグナー病(先天梅毒において骨端にみられる骨軟骨間の離開).
W. line ウェグナー線.

W. sign ウェグナー徴候(先天梅毒で死亡した乳児にみられる骨端線の増殖と異常着色).

Wehnelt, Arthur Rudolph Berthold [wéinəlt] ウェーネルト(1871生, ドイツの物理学者).

W. cylinder ウェーネルト円筒(ブラウン管において陰極線を静電的に集束させるために用いる金属製円筒電極).

W. interrupter ウェーネルト断続器(電解質を用いて電流を高速度で断続する装置), = electrolyte interrupter.

weh·nelt (W) [wéinəlt] ウェーネルト(X線の硬度または透過力の単位).

w. cylinder 電子集束筒.

Weibel, Ewald R. [wáibəl] ワイベル(1929生, スイスの医師. ヴァイベルともいう).

W.-Palade bodies ワイベル・パラード小体.

Weichmann asth·ma [váikmən ǽzmə] ヴィッヒマン喘息, = laryngismus stridulus.

Weichselbaum, Anton [váiksəlbàum] ワイキセルバウム(1845–1920, オーストリアの病理学者. ヴァイクセルバウム).

W. coccus ワイキセルバウム球菌(1887年に発見された髄膜炎菌), = *Neisseria meningitidis*.

Weidel, Hugo [váidel] ワイデル(1849–1899, オーストリアの化学者).

W. reaction ワイデル反応(① キサンチン体の検出法で, 被検物の少量を臭素水に溶解し, 加熱乾燥後アンモニアに露出すると, 残渣は赤色を呈するが, これに苛性カリまたは苛性ソーダを加えると紫色に変わる. ② 尿酸の検出には, 被検物に硝酸を加えて加熱乾燥してアンモニア水を加えるとムレキシドが生じて, 紫色を呈する), = murexide test.

Weidenreich, Franz [váidənràik] ワイデンライヒ(1873–1948, ドイツの解剖学者. 血液学を専攻し, 特にリンパ球の由来を追究したが, 1929年ハイデルベルヒ大学解剖学教授に任命された後は骨格解剖学に没頭し, Ehringsdorf 頭蓋, 1929年 Sinanthropus 化石について研究し, 人類進化に関する独創的所見を発表した).

Weigert, Karl [váigə:t] ワイゲルト(1845–1904, ドイツの病理学者).

W.-Gram stain ワイゲルト・グラム染色法(組織中の細菌染色法で, 切片をミョウバンヘマトキシリンとエオジン水溶液で処理し, アニリンメチル紫で染め, さらにルゴール液を作用させる).

W. iron hematoxylin stain ワイゲルト鉄ヘマトキシリン染料.

W. law ワイゲルトの法則(生体では組織が消失したり, 破壊されたりすると, 修復過程で過剰に再生される傾向がある), = overproduction theory.

W. method ワイゲルト染色法(① 鉄ヘマトキシリン法. ② 膠神経線維染色法. ③ 神経ミエリン鞘染色などがある), = Weigert stain.

W.-Meyer law ワイゲルト・マイヤー法則[医学].

W.-Meyer rule ワイゲルト・マイヤーの法則(完全重複尿管の腎と尿管開口部位置の法則).

W. mixture ワイゲルト混合染色液(① 結晶石炭酸1容と, キシロル3容との混合液で, 神経組織の厚い切片に用いる透徹剤. ② アニリン2容, キシロル1容との混合液で用途は同上).

W. stain for actinomyces 放線菌のワイゲルト染色〔法〕.

W. stain for elastin エラスチンのワイゲルト染料.

W. stain for fibrin 線維素のワイゲルト染色〔法〕.

W. stain for myelin ミエリンのワイゲルト染色〔法〕.

W. stain for neuroglia 神経膠のワイゲルト染色〔法〕.

weigh·ing [wéiiŋ] 秤量[医学].

w. bottle 秤量びん[医学].

w. burette 秤量(はかり)ビュレット[医学].

w. dish 秤量皿[医学].

w. pipette 秤量ピペット[医学].

w. tube 秤量管[医学].

weight [wéit] ① 重量, 重さ(物体に作用する重力の大きさ). ② 重み(重価ともいい, 測定値の信頼性のこと). ③ 分銅. 形 weighty.

w. average degree of polymerization 重量平均重合度[医学].

w. average molecular weight 重量平均分子量[医学].

w. bearing 体重支持[医学], 荷重.

w. bearing area 荷重領域[医学].

w. bearing joint 荷重関節.

w. bearing trabeculae 負荷骨梁.

w. buret 秤量(はかり)ビュレット[医学].

w. dilatometer 重量膨張計.

w. distribution curve 重量分布曲線[医学].

w. extension おもり牽引[医学].

w. function 重み関数.

w. gain 体重増加.

w. increase 体重増加[医学].

w. line 体重〔負荷〕線[医学].

w. loss 減量[医学], 体重減少.

w. percent 重量百分率[医学].

w. perception 重量感覚[医学].

w.-tables for children 小児体重表[医学].

w. traction 重力牽引.

w. training 重量挙げ訓練[医学].

w. type perception-meter 分銅式知覚計[医学].

w. variation 重量偏差[医学].

weighted average 加重(荷重)平均[医学].

weighted equivalent continuous perceived noise level 荷重等価平均感覚騒音レベル(うるささ指数).

weighted mean 重みつき平均.

weighted regression analysis 加重回帰分析[医学].

weighting function 重み関数[医学].

weighting unit 秤量単位(ペニシリンGナトリウム塩の純粋結晶0.6マイクログラム(μg), ゆえに1mgは1,667国際単位となる).

weightless environment 無重力環境[医学].

weight·less·ness [wéitlesnis] 無重力〔状態〕(人工衛星などのような高層航行において, 地球引力による重力作用から解除されたこと).

weights-measures 度量衡.

Weil, Adolf [wáil] ワイル(1848–1916, ドイツの医師).

W. disease ワイル病(1886年に記載された黄疸出血性レプトスピラ症), = leptospirosis icterohaemorrhagica, spirochetal jaundice.

W. syndrome ワイル症候群(結核にみられる脊髄前角性および末梢神経性感覚の異常).

Weil, Arthur [wáil] ワイル(1887–1969, アメリカの神経病理学者).

W.-Davenport method ワイル・ダーベンポート染色法(膠神経腫の染色法で, 染色液には硝酸銀8gを水10mLに溶解し, 95%アルコール90mLを加える. 還元液には焦性没食子酸5gを95%アルコール95mLに溶解し, ホルマリン5mLを加える. 沈殿が生ずるときはトウモロコシシロップ1容と水3容とを混ぜたものを還元液100mLにつき1mL加える).

W.-Edelmann sign ワイル・エーデルマン徴候(Babinski 足母指徴候の一変型で, 下肢を股関節で曲げ, 膝関節を伸ばすと, バビンスキー反射が現れる).

W. rapid method ワイル迅速ミエリン鞘染色法(脱色法を併用する鉄ヘマトキシリン染色法).

W. stain ワイル染色法(ミエリンの染色法で，4%鉄ミョウバン液と6ヵ月経過した1%ヘマトキシリンアルコール溶液との等量混合液を用い，20～30分間55°Cで染色する．次に鉄ミョウバン液，さらにホウ砂10g，フェリシアンカリ12.5g，水1,000mLの溶液で分別し，水洗するときアンモニア水を滴注する).

Weil, Edmund [wáil] ワイル(1880-1922，オーストリアの医師).

W.-Felix bacillus ワイル・フェリックス菌(*Proteus vulgaris* のことで，X株または発疹チフス株とも呼ばれ，特にX19株は発疹チフス患者血清により最も迅速に凝集される．このチフス株にはH型とO型との2型が培養上区別されている).

W.-Felix reaction ワイル・フェリックス反応(リケッチアの診断補助法の一つで，*Proteus vulgaris* のX菌株と患者血清との凝集反応である)，= Weil-Felix test.

W.-Felix test ワイル・フェリックス反応.

Weil, Ludwig A. [wáil] ワイル(1849-1895，ドイツの歯科医).

W. basal layer ワイル基底層(歯髄の歯骨芽細胞層の内側にある透明細胞層で，歯骨芽細胞と連結を保つ結合織の微細線維からなる)，= Weil basal zone.

W. basal zone ワイル基底帯.

W. cell-free layer ワイル層.

Weil, Richard [wáil] ワイル(1876-1917，アメリカの医師).

W. test ワイル試験(梅毒患者の赤血球はコブラヘビ毒の溶血作用に対し，特に抵抗が強いとの理に基づく梅毒診断法)，= cobra venom test.

Weill, Edmund [wáil] ワイル(1859-1944，フランスの小児科医).

W.-Marchesani syndrome ワイル・マルケサーニ症候群(先天性結合組織異常．短頭，短指，短躯，関節運動障害，緑内障を伴う)，= Marchesani syndrome.

W. sign ワイル徴候(乳児肺炎においては患側鎖骨下部が呼吸とともに拡張しない).

Weill, Jean A. [wáil] ワイル(1903生，フランスの医師). → Leri-Weill disease.

Weinberg, Michel [wáinbəːg] ワインバーグ(1868-1940，フランスの細菌学者).

W. reaction ワインバーグ反応(試験)(包虫症診断のための補体結合反応)，= Weinberg test.

W. syndrome ワインバーグ症候群(脊髄大孔部の腫瘍による症状で，発育方向により種々の症状を呈する．頸部，後頭部から両側前腕と肘に及ぶ疼痛があり，せき，くしゃみで増悪し，後頭骨窩に達すると眼振，乳頭浮腫，めまい(眩暈)，運動失調，立体覚消失がみられる)，= syndrome of spinal cord tumor at foramen magnum.

Weingartner dis·ease [wáingəːtnər dizíːz] ワインガルトネル病(熱帯性好酸球増加症)，= tropical eosinophilia.

Weingrow reflex ウェイングロー反射(足底反射).

Wein·man·nia [wainmǽniə] (クノニア科 *Cunoniaceae* の一属で，その皮には収斂薬が含有されている).

Weir Mitchell, Silas [wíər míʧəl] ウェーアミッチェル(1829-1914，アメリカの神経科医).

W. M. disease ウェーアミッチェル病.

W. M. treatment ウェーアミッチェル治療，= Mitchell treatment.

Weir, Robert Fulton [wíər] ウェーア(1838-1927，アメリカの外科医).

W. incision ウェーア切開(腎臓切除術に利用する腰部切開法).

W. operation ウェーア手術(① 外反母指の矯正術．② 虫垂開口(切除)術).

W. technique ウェーア手技(手の洗浄法で，手術前，まずカリ石ケンで5分間，漂白粉で5分間摩擦洗浄した後，流水で炭酸ソーダを洗い落とす方法).

Weisbach, Albin W. [váizbaːk] ワイズバッハ(1837-1914，オーストリアの人類学者).

W. angle ワイズバッハ角(バシオンからと前頭縫合の中央からとの両線が歯槽点で結ぶ角).

Weisman, Abner Irving [wáizmən] ワイズマン(1907生，アメリカの産科医).

W. test ワイズマン試験(Aschheim-Zondek 妊娠判定法の変法で雌ハツカネズミを用いる).

Weismann, August Friedrich Leopold [wáizmən, váismaːn] ワイズマン(1834-1914，ドイツの生物学者).

W. theory ワイズマン説(獲得型質は遺伝せず，生殖質のみが世代から世代に伝えられるとするもの(1883))，= weismannism.

Weiss, Lenhard [wáis, váis] ワイス(1863生，ドイツの医師).

W. stain ワイス染色法(結核菌の二重染色法で，Much 法と同様であるが，染色にはメチル紫溶液1容とカルボルフクシン液3容との混合液を用い，1%サフラニン液または希薄フクシン液で後染色を施す)，= Much-Weiss stain.

Weiss, Leopold [wáis, váis] ワイス(1849-1901，ドイツの眼科医).

W. reflex ワイス反射(視神経乳頭の鼻側部にみられる彎曲反射で，近視の前徴と考えられる)，= myopic reflex.

Weiss, Nathan [wáis, váis] ワイス(1851-1883，オーストリアの医師).

W. sign ワイス徴候(テタニーの際の顔面被刺激性の亢進．顔面を軽く打つと顔面筋が収縮するテタニー徴候)，= Chvostek sign.

Weiss, S. George [wáis] ワイス(フランスの物理学者).

W. formula ワイスの式(組織の抵抗を一定とするとき，電流iは刺激電圧vに比例するので電流については直角双曲線式があてはまる関係から次の式で表される．ただしa，bは定数).

$$i = a + \frac{b}{t}$$

Weissmann fi·bers [wáismən fáibərz] ワイスマン線維(筋紡錘内にある線維).

Weitbrecht, Josias [vaitbrékt] ワイトブレヒト(1702-1747，ロシアに住んだドイツの解剖学者).

W. cartilage ワイトブレヒト軟骨(肩峰鎖骨関節の線維軟骨).

W. cord ワイトブレヒト索.

W. fibers ワイトブレヒト線維.

W. foramen ワイトブレヒト孔(肩関節被膜の孔で，滑液膜が肩甲下筋の下面嚢に達する途中でそれを通過する).

W. ligament ワイトブレヒト靱帯(前腕骨間膜の斜索)，= chorda obliqua.

Welander, Edvard Wilhelm [véla:ndər] ウェランダー(1840-1917，スウェーデンの医師).

W. treatment ウェランダー療法(水銀軟膏を塗抹したジャケツを利用する梅毒療法).

W. ulcer ウェランダー潰瘍(性病性潰瘍)，= veneroid ulcer.

Welander, Lisa [véla:ndər] ウェランダー(1909-2001，スウェーデンの神経科医．Kugelberg-W. disease).

W. distal myopathy ウェランダー型遠位型ミオパチー(北欧に多く壮年期に発症する).

Welch, William Henry [wélʧ] ウエルシュ(1850–1934, アメリカの病理・細菌学者. ジョンズホプキンス大学医学部の創立者で, S. Flexer との共同研究で, ジフテリア毒素による病変を明らかにし, *Staphylococcus epidermidis* などを発見した).

W. bacillus ウエルシュ菌(G. H. F. Nuttal とともに1892年に発見したガス壊疽の病原菌), = *Clostridium welchii*.

W. stain ウエルシュ染色法(肺炎菌被膜の染色法で, 数秒間標本を氷酢酸で処理し, 水洗することなく, アニリンゲンチアナ紫液を数回注ぎながら染色し, 2%食塩水で洗って, その液で封入する).

Welcker, Hermann [wélkər, vél–] ウェルカー(1822–1897, ドイツの生理学者. 1854〜1859年, 実験動物において血液総量を測定するため, 完全に瀉血した後血管を洗浄する方法を記載した).

W. angle = sphenoic angle.

wel·da·bil·i·ty [wèldəbíliti] 鍛接性(歯科) [医学].

welder's conjunctivitis 溶接工結膜炎(電気またはアセチレン炎の閃光により発現するもの).

welder's lung 溶接工肺(鉄沈着症).

welder's pneumoconiosis 溶接工肺(溶接で発生する塵肺症. 酸化鉄を吸入することで発症する), = welder's lung.

wel·fare [wélfɛər] 福祉(幸福な生活を意味する).

w. crimes 福祉犯.

w. engineering 福祉工学.

w. office 福祉事務所(社会福祉行政の運営に携わる行政機関. 都道府県市は必置, 町村は任意).

w. program 福利厚生 [医学].

w. state 福祉国家 [医学].

w. work 厚生事業 [医学].

Welker meth·od [wélkər méθəd] ウェルカー法(プリン体の定量法で, マグネシア合剤でリン酸塩を除去し, 硝酸銀と水酸化アンモニアでプリン体を沈殿し, その窒素を Kjeldahl 法で測定する).

Well, Sir Thomas Spencer [wél] ウェル(1818–1897, イギリスの婦人科医).

W. facies ウェル顔ぼう(貌)(卵巣の疾病患者にみられる不安の顔つき), = facies ovarica.

W. forceps ウェル鉗子(外科用鉗子).

W. operation ウェル手術(卵巣切除術), = ovariotomy.

well [wél] ① 健康な, 健全な. ② 井戸, 穴 [医学], 容器 [医学].

w.-balanced 平衡のよくとれた.

w.-being 福祉, 厚生, = welfare.

w.-bred 育ちのよい, 上品な.

w. child conference 乳幼児保健会議 [医学].

w.-closed container 密閉容器 [医学].

w.-controlled 管理良好の [医学].

w. counter ウェルカウンタ.

w.-defined 定義の, 明確な, 輪郭の判然とした.

w.-developed symptom 完全顕性〔化〕症状 [医学].

w. differentiated adenocarcinoma 高分化腺癌 [医学].

w.-differentiated carcinoma 高分化型癌.

w. differentiated hepatocellular carcinoma 高分化型肝細胞癌 [医学].

w.-informed 博識の.

w. leg raising test 交差下肢伸展挙上テスト.

w.-plate cup agar diffusion method 井戸型カップ平板寒天拡散法 [医学].

w. pneumatization 含気化良好 [医学].

w.-stoppered 密栓した [医学].

w.-trained 十分にきたえられた, 熟錬した.

w. type counter 井戸型カウンタ〔ー〕[医学].

w. type scintillation counter 井戸型シンチレーションカウンタ〔ー〕[医学], ウェル型シンチレーションカウンタ(血液, 尿など試料放射能測定に用いるγ線測定装置).

w. type scintillator 井戸型シンチレータ〔ー〕[医学].

Welland test [wélənd tést] ウェランド試験(斜視検査法で, 垂直の棒を眼と対象文字との間において, 文字を読ませると, 両眼注視度が検出される).

Weller, Thomas Huckle [wélər] ウェラー(1915–2008, アメリカの寄生虫学者. 急性灰白髄炎の病原ウイルスの組織培養の研究により, J. F. Enders および F. C. Robbins とともに1954年度ノーベル医学・生理学賞を受けた).

well·ness [wélnis] 健全.

Wells, G. C. [wélz] ウェルズ(イギリスの皮膚科医).

W. syndrome ウェルズ症候群(好酸球性蜂巣炎).

Wells, Horace [wélz] ウェルズ(1815–1848, アメリカの歯科医. 1844年笑気(N_2O)を初めて抜歯術に用い, William T. G. Morton および Crawford W. Long とともに吸入麻酔法を医学に導入した).

Wells, Michael Vernon [wélz] ウェルズ(イギリスの医師). → Muckle-Wells syndrome.

Wells-Stenger test [wélz stéŋgər tést] ウェルス・ステンガー試験(片側性難聴を確認する方法で, ゴム管の一端に音叉を挿入し, 他端を被検側の耳孔に入れ, 発動させた音叉を他側の耳に近づけると, 前もって検査したよりも近位でなければ聞こえない場合には聴覚は正常であるか, 難聴は詐病である), = Stenger test.

welt [wélt] 膨疹(みみずばれ), = wheal.

wen [wén] 皮脂囊腫(主として頭蓋に生ずるものをいう), = sebaceous cyst of scalp.

Wenckebach, Karel Frederik [véŋkəba:k] ウェンケバッハ(1864–1940, オーストリアに住んだオランダの医師).

W. block ウェンケバッハブロック(心臓の房室伝導障害の一種. 心電図上, 房室伝導時間がだんだんと延長し, 最後に伝導が行われなくなるという現象が周期的に繰り返される. モビッツⅠ型ブロックとも呼ばれる).

W. disease ウェンケバッハ病(心臓下垂症), = cardioptosis.

W. period ウェンケバッハ周期(第2度房室ブロックⅠ型. 心電図におけるP–R間隔が次第に延長し, ついでQRS群が脱落するような第2度房室ブロックのタイプ).

W. phenomenon ウェンケバッハ現象(第2度房室ブロックの一型, P–R間隔がだんだんと延長していき, ついに心室収縮が脱落するという時系列を繰り返す).

W. sign ウェンケバッハ徴候(収縮性心外膜炎においては, 呼吸静止時の胸郭下部が深吸気のときのそれよりも大きくみえる).

Wender, Neumann [wéndər] ウェンデル(オーストリアの化学者).

W. test ウェンデル試験(糖の検出法).

Wenzel, Joseph [wenzél] ウェンゼル(1768–1808, ドイツの解剖学者).

W. ventricle ウェンゼル脳室(透明中隔腔).

Wenzel, Michael Jean Baptiste de [wenzél] ウェンゼル(1790没, フランスの眼科医).

W. operation ウェンゼル手術(虹彩後癒着の場合の白内障切除術).

Wenzell, William Theodore [wénzəl] ウェンゼル(1829–1913, アメリカの医師).

W. test ウェンゼル試験(ストリキニン検出法で,

過マンガン酸カリウム1容と硫酸2,000容の溶液を被検物に加えると，発色する).

Wepfer, Johann J. [wépfər] ヴェプファー(1620-1695).

W. glands ヴェプファー腺(十二指腸腺).

Weppen test [wépən tést] ウェペン試験(モルヒネの証明法で，被検液に，糖，硫酸および臭素をあいついで加えると赤色が発する).

Werdnig, Guido [vɛ́:dnig] ウェルドニッヒ(1862-1919，オーストリアの神経科医).

W.-Hoffmann atrophy ウェルドニッヒ・ホフマン萎縮，= familial spinal muscular atrophy.

W.-Hoffmann disease ウェルドニッヒ・ホフマン病(家族性遺伝性脊髄性筋萎縮)，= infantile muscular atrophy.

W.-Hoffmann paralysis ウェルドニッヒ・ホフマン麻痺(家族性遺伝性脊髄性筋萎縮を1890年に記載した)，= Werdnig type, Hoffmann-Werdnig syndrome.

Werlhof, Paul Gottlieb [vɛ́:lhɔf] ウェルホーフ(1699-1767，ドイツの医師).

W. disease ウェルホーフ病(特発性血小板減少性紫斑病，出血性紫斑病)，= idiopathic thrombocytopenic purpura, purpura haemorrhagica.

W. purpura ウェルホーフ紫斑〔病〕[医学].

Wermer, Paul [wə́:mər] ワーマー(1898-1975，アメリカの内科医).

W. syndrome ワーマー症候群(家族性多発性内分泌腫瘍〔症〕I型)，= multiple endocrine neoplasia syndrome (type 1).

Wernekink, Friedrich Christian Gregor [vɛ́:nəkiŋk] ウェルネキンク(1798-1835，ドイツの解剖学者)，= Werneking, Friedrich Christian Gregor.

W. commissure ウェルネキンク交連(小脳中茎の交差線維).

Werner, Alfred [wə́:nər] ウェルナー(1866-1919，スイスの化学者．1895年チューリッヒ大学化学教授となり，主原子価および側原子価の概念と，その配位説により錯塩の立体構造を明らかにし，また無機化合物の光学異性体の存在に関する研究は有機化学の分子化合物を系統立てるのに役立った．これらの功績により1913年ノーベル化学賞を受けた).

Werner, C. W. Otto [wə́:nər] ウェルナー(1879-1936，ドイツの医師).

W. syndrome ウェルナー症候群(遺伝家族性萎縮性皮膚症で，皮膚の潰瘍，早発性白髪，若年性白内障，性器発育不全，骨多孔症，転移性石灰沈着などを伴う早老の一型．*WRN*遺伝子の突然変異といわれる)，= premature aging syndrome.

W. syndrome gene ウェルナー症候群遺伝子，= *WRN* gene.

Werner, F. F. [wə́:nər] ウェルナー(ドイツの化学者).

W. test ウェルナーテスト(甲状腺抑制テスト).

Werner, Heinrich [wə́:nər] ウェルナー(1874-1946，ドイツの医師).

W.-His disease ウェルナー・ヒス病(塹壕熱).

wer·ner·ite [wə́:nərait] ウェルナライト，= scapolite.

Wernicke, Karl [və́:nik] ウェルニッケ(1848-1905，ドイツの神経学者).

W. aphasia ウェルニッケ失語〔症〕[医学](聴覚的および視覚的失語症を伴う皮質知覚性失語〔症〕).

W. area ウェルニッケ野(言語機能は一般に左脳優位で，大脳半球の縁上および角回と上側頭回とからなる部分．感覚性言語中枢).

W. center ウェルニッケ中枢(左側の側頭後頭回にある主要な言語中枢)，= Wernicke area, W. zone.

W. convolution ウェルニッケ回(上側頭回と縁上回にまたがってある言語中枢).

W. disease ウェルニッケ病(急性出血性灰白炎)，= polioencephalitis acuta superior haemorrhagica.

W. encephalopathy ウェルニッケ脳症[医学].

W. fibers ウェルニッケ線維，= Gratiolet radiating fiber.

W. fissure ウェルニッケ裂(後頭葉から頭頂葉と側頭葉とを区別する裂溝).

W.-Korsakoff syndrome ウェルニッケ・コルサコフ症候群(Wernicke 症候群と Korsakoff 症候群が同時に存在する).

W.-Mann posture ウェルニッケ・マン肢位[医学].

W.-Mann type ウェルニッケ・マン型(片麻痺の後遺症で，患側の上下肢は拘縮し，前腕は回前屈曲，指は曲がり，上腕は胸部に向かい内転する．下肢に上肢ほど拘縮が明らかにみられない場合を Wernicke-Mann predilection type と呼ぶ).

W.-Mann type contracture ウェルニッケ・マン型拘縮.

W.-Mann type hemiplegia ウェルニッケ・マン型片麻痺.

W.-Mann type posture ウェルニッケ・マン型肢位.

W. phenomenon ウェルニッケ現象(半盲性瞳孔強直)，= hemianopic tonic pupil.

W. reaction ウェルニッケ反応(視索傷害による半盲症にみられる反応).

W. region ウェルニッケ野.

W. sign ウェルニッケ徴候(視索傷害による半盲症にみられる反応．半盲症性瞳孔反症)，= Wernicke hemiopic pupillary phenomenon.

W. syndrome ウェルニッケ症候群(老人性痴呆症候群ともいい，記憶力減退，見当識障害，精神錯乱，無関心などの精神症状が現れること．最近ではウェルニッケ・コルサコフ症候群と呼ばれている)，= presbyophrenia syndrome.

W. zone ウェルニッケ帯，= Wernicke center (field, area).

Wertheim, Ernst [wə́:thaim, və́:t-] ウェルトハイム(1864-1920，オーストリアの婦人科医).

W. operation ウェルトハイム手術(子宮癌の療法としての広範子宮摘出〔術〕).

W.-Schauta operation ウェルトハイム・シャウタ手術(膀胱ヘルニアの手術法で，膀胱底部と腟前壁との間へ子宮を介在させる方法)，= Schauta-Wertheim operation.

Wertheim, Gustav [wə́:thaim, və́:t-] ウェルトハイム(1822-1888，オーストリアの医師).

W. ointment ウェルトハイム軟膏(褐色斑に用いる膏薬で，白降汞，ビスマス(蒼鉛)，グリセリン軟膏からなる).

Werther, J. [və́rtər] ヴェルター(ドイツの医師).

W. disease ヴェルター病(壊死性結節性皮膚炎).

Wesal, André [wesál] → Vesalius, Andreas.

Wesselsbron dis·ease [vésəlzbrən dizí:z] ヴェッセルスブロン病(アフリカのヴェッセルスブロンの町で原因種が分離されたウイルス病．カ〔蚊〕によって媒介されヒツジでは流産と子ヒツジの死を起こし，ヒトでは軽症ながら発熱，頭痛，筋肉痛，発疹を起こす)，= Wesselsbron fever.

Wesselsbron fever ヴェッセルスブロン熱.

Wesselsbron virus ヴェッセルスブロンウイルス(フラビウイルス科のウイルス).

West African fever 西アフリカ熱病(黒水熱).

West African sleeping sickness 西アフリカ睡眠病.

West, Charles [wést] ウエスト(1816-1898，イギリスの医師).

W. syndrome ウエスト症候群(乳児脳症).
West Indian molasses 西インド糖蜜(粗製砂糖とともに得られる).
West Indian smallpox = alastrim.
West Nile encephalitis ウエストナイル脳炎(ウエストナイルウイルスによる疾患で，筋力低下，意識障害，痙攣などをきたす)，西ナイル脳炎.
West Nile fever ウエストナイル熱(ウエストナイルウイルスによる疾患．発熱，頭痛，筋肉痛，発疹，リンパ節腫大などがみられる).
West Nile virus ウエストナイルウイルス(フラビウイルス科のウイルスで，ウエストナイル熱，ウエストナイル脳炎の原因となる).
Westberg, Friedrich [wéstbəːg] ウェストベルグ(ドイツの医師).
W. disease ウェストベルグ病(皮膚白斑症).
W. space ウェストベルグ空間(心外膜と大動脈近位部との間にある空間).
Westergren, Alf [wéstəgren] ウェスターグレン(1891-1968，スウェーデンの医師).
W. method ウェスターグレン赤沈法(長さ約25cmのガラス管に1mmずつの目盛りを付け，クエン酸ナトリウム加全血液を200mmまで吸い上げ，1～2時間赤血球の沈降度を検査する方法で，正常値は男子では1時間0～15mm，女子では0～20mm).
Westermark sign ウェスターマーク徴候[医学](肺塞栓の X線上の変化).
Western-blot analysis ウエスタンブロット分析，ウエスタンブロット解析.
Western blot technique ウエスタンブロット法(タンパク質を免疫学的手法で高感度に検出する方法．電気泳動でタンパク質を分離精製し，それをニトロセルロースなどの膜に転写して，その膜上で抗体などと反応させてタンパクを同定する方法)，= Western blot.
Western blotting ウエスタンブロッティング.
Western blotting techinique ウエスタンブロット法[医学].
Western equine encephalitis virus 西部ウマ脳炎ウイルス(トガウイルス科のウイルスで，ヒトにも感染し脳炎の原因となる).
Western immunoblotting ウエスタンブロッティング.
Western method ウエスタン法(電気泳動にて分離したタンパク質を適当な支持体に転写し，抗原抗体反応にて検出する方法).
western equine encephalomyelitis (WEE) 西部ウマ脳脊髄炎(アメリカにおけるウマの脳脊髄炎で，西部型と東部型がある．いずれもトガウイルスアルファウイルスが原因で吸血昆虫によって媒介される).
Weston crown ウエストン冠(2個の釘をもつ継続歯).
Westphal, Alexander Karl Otto [wéstfəl] ウェストファール(1863-1941，ドイツの神経科医).
W. nucleus ウェストファール核(シルヴィウス水道の下方にある小灰白核で，動眼神経副核の起点).
Westphal, Carl Friedrich Otto [wéstfɑːl] ウェストファール(1833-1890，ドイツの神経科医).
W. agoraphobia ウェストファール広場恐怖症(無人の街路または広場に行くと恐怖やめまいを起こすこと).
W. contraction ウェストファール攣縮(振戦麻痺，錐体外路疾患において，両下肢を相互に接近させると，脛骨筋の反対性収縮が起こり，長時間これが背屈位を持続する)，= paradoxical tibial phenomenon.
W. disease ウェストファール病(偽硬化)，= Westphal-Strümpell pseudosclerosis.
W.-Edinger lateral nucleus ウェストファール・エジンゲル〔外〕側核(動眼神経の小細胞性側核で，瞳孔の収縮筋を支配する).
W.-Erb knee phenomenon ウェストファール・エルブ膝蓋現象，= Westphal sign.
W.-Erb sign ウェストファール・エルブ徴候(膝蓋反射の消失).
W. paradoxical tibital phenomenon (ウェストファール攣縮)，= Westphal contraction.
W. periodic paralysis of extremities ウェストファール周期性四肢麻痺，= myoplegia periodica.
W. phenomenon ウェストファール現象，= Westphal sign.
W.-Piltz phenomenon ウェストファール・ピルツ現象，= Westphal pupillary reflex, Piltz sign.
W. pseudosclerosis ウェストファール偽〔性〕硬化〔症〕.
W. pseudostupor ウェストファール仮性昏迷(感動した後，妄想幻覚を起こす痴鈍状態).
W. pupillary reflex ウェストファール瞳孔反射(眼を閉じようとするとき，または実際閉じるときに起こる縮瞳)，= Westphal-Piltz reflex, orbicularis phenomenon, mydriatic rigidity.
W. shortening reaction ウェストファール短縮反応.
W. sign ウェストファール徴候(膝蓋反射の消失する現象)，= Westphal-Erb sign.
W.-Strümpell disease ウェストファール・シュトリュンペル病．→ pseudosclerosis.
W.-Strümpell pseudosclerosis ウェストファール・シュトリュンペル偽〔性〕硬化〔症〕.
W. zone ウェストファール帯(腰髄の後側部にある遠心性神経線維からなる領域で，膝蓋反射をつかさどる).
wet [wét] ① 湿った，水に濡れた．② 水気．形 wettable.
w. analysis 湿式分析法[医学].
w. and dry bulb thermometer 乾湿球温度計(相対湿度を測定する装置で，2個の温度計からなり，1つの球には水蒸気を飽和させ，その蒸発による温度降下をみると，2球の差異は相対湿度に相当する).
w. ashing 湿式灰化[医学].
w. basis 湿量基準[医学].
w. beriberi 湿性脚気[医学]，浮腫性脚気.
w. blending 湿式混合[医学].
w. brain ① 漿液性髄膜炎．② 浮腫脳[医学].
w. bulb 湿球.
w.-bulb thermometer 湿球温度計[医学].
w. case 気道分泌過多患者.
w. cell 湿電池[医学].
w. combination process 湿式燃焼法[医学].
w. compress 湿布[医学].
w. cough 湿性せき(咳)[医学]，湿性咳嗽(喀痰を伴う咳).
w. cup 湿吸角(切開して出血させるための吸角法).
w. curing 湿塩法[医学].
w.-dog shakes (アルコール(麻薬)中毒治療中にみられる激しい震え).
w. dream 夢精(精液の射出を伴うもの)，夜間射精.
w. dressing 湿性包帯[医学]，湿布.
w. finishing 湿式仕上げ[医学].
w. flowmeter 湿式流量計[医学].
w. gangrene 湿性壊疽[医学].
w. granulation 湿式製粒法[医学].
w. heat 湿熱[医学].
w. lung 浮腫肺[医学].
w. lung syndrome 湿性肺症候群[医学].
w. method 湿式法[医学].

w. mounting technique 湿式マウント法〔医学〕.
w. natural gas 湿性天然ガス〔医学〕.
w. nurse 乳母〔医学〕.
w. pack 湿罨法, 湿布〔医学〕, 湿パック, 温布, パップ〔剤〕.
w. pleurisy 湿性胸膜炎〔医学〕(滲出性胸膜炎), = pleurisy with serous exudation.
w. saturated steam 湿り飽和蒸気〔医学〕.
w.-scald ヒツジの湿疹.
w. steam 湿り蒸気〔医学〕.
w. sterilization 蒸気滅菌法〔医学〕.
w. strength 湿潤度〔医学〕.
w. tetter 水疱性湿疹.
w.-to-dry dressing 湿－乾包帯.
wet·ta·bil·i·ty [wetəbíliti] 湿潤剤〔医学〕.
wettable surface 湿潤表面(水で濡れ得る表面).
wet-ted-ar·e·a [wétid éəriə] 濡れ面(汗の蒸散がある時, 計算上同じ蒸発を起こすのに必要な汗で覆われた皮膚面積).
wet·ting [wétiŋ] 湿潤性の, 湿潤〔医学〕, 濡れ(水のような液体が付着し得ること).
w. agent 湿潤剤〔医学〕, = tensiosubstance.
w. power 湿潤力〔医学〕.
w. property 湿潤力.
w. surface 湿潤表面.
Wetzel, Norman Carl [wétsəl] ウェツェル(1897-1984, アメリカの小児科医).
W. grid technique ウェツェル格子図法(体格, 発育度, 栄養状態, 代謝率, 熱力必要量などを算出するための精密な図表で, 5〜18歳の小児に応用できる).
Wever, Ernest Glen [wévər] ウェーヴァー(1902-1991, アメリカの心理学者).
W.-Bray phenomenon ウェーヴァー・ブレー現象(動物の聴神経に電極を当て, 増幅器と拡声器とに連結して, 電流を通ずると, 耳に入った音響が反復される現象. 耳性マイクロホン効果 aural microphonics, または蝸牛殻反応 cochlear response とも呼ばれる. Bray, Charles William (1904生)はアメリカの耳鼻科医), = Wever-Bray effect.
Weyers, Helmut [váiərz] ヴァイエルス(ドイツの小児科医. ワイエルスともいう).
W.-Thier syndrome ヴァイエルス・サイアー症候群(眼・脊椎形成異常).
Weyl, Theodore [wáil] ワイル(1851-1913, ドイツの化学者).
W. test ワイル試験(尿中の硝酸を検出する方法で, 被検尿200mLに0.2容の硫酸または塩酸を加えてつくった蒸留液を苛性カリ液中に受け, これにメタフェニルジアミン液を加えると, 黄色を発し, 少量の硫酸を混ぜた焦性没食子酸を加えると, 褐色を呈するが, スルファニル酸水溶液と塩素酸ナフチルアミンを加えると赤色になる), = Weyl reaction.
WF Working Formulation for Clinical Usage 臨床実用分類の略.
W/H ratio ウエスト/ヒップ比.
whale oil 鯨油〔医学〕.
wharl [hwá:l] (r音を発するとき口蓋垂の振動する音響).
Wharton, Thomas [hwɔ́:tən] ワルトン(1610-1673, イギリスの解剖学者).
W. duct ワルトン管(顎下腺管), = ductus submandibularis.
W. jelly ワルトン膠質, ワルトンゼリー(臍帯にある膠様組織とよばれるゼリー状の結合組織), = Wharton gelatin.
whar·to·ni·tis [hwɑ̀:tənáitis] ワルトン管炎(ワルトン管の炎症, 顎下腺炎), = inflammation of Wharton duct.
what-is-it reflex 指向反射〔医学〕, 探索反射, 定位反射.
Wheal-Clown meth·od [hwí:l kláun méθəd] ホウィール・クラウン法(放線菌染色法で, Ehrlich ヘマトキシリンで染色, 水洗し, 加熱カルボルフクシンで5分間染め, 水洗後 Spengler トリニトリルフェノールアルコールで脱色する).
wheal [hwí:l] 膨疹〔医学〕, 丘斑(痒感を伴う扁平な浮腫性の発疹), = pomphus, urtica.
w. and erythema reaction 膨疹・紅斑反応(じんま疹にみられる反応. マスト細胞から放出されたヒスタミンが ① 血管透過性亢進作用による皮膚の膨疹反応, ② 血管拡張作用による紅斑形成, ③ 神経を刺激しニューロペプチドを介する紅斑形成の Lewis triple response をひき起こす反応).
w. and flare reaction 膨疹・紅斑反応〔医学〕.
w. reaction 膨疹反応(皮膚試験を行った部位に現れる膨疹).
wheat [hwí:t] コムギ.
w. bran フスマ［麸］〔医学〕(小麦をひいた時に出る皮の屑).
w. bug シラミダニ［虱壁虱］.
w. germ バクガ(ビタミンA,B,Eなどを含有する).
w. germ agglutinin コムギ胚芽凝集素〔医学〕.
w. germ lectin 小麦胚芽レクチン.
w.-germ oil バクガ油(*Triticum aestivum* の芽から得られた不揮発性油で, それから抽出された一連の化合物をトコフェロールと称するが, これはビタミンEの本体をなすものである).
w. glutin あめ(飴).
w. starch コムギデンプン, = amylum tritici.
wheat·grass [hwí:tgræ̀s] ハマムギ.
wheat·meal [hwí:tmi:l] コムギ粉(コムギから採った85%の部分).
whea·tor [hwí:tər] あめ(飴), = millet-gluten.
Wheatstone, Sir Charles [hwí:tstoun] ホイートストーン(1802-1875, イギリスの物理学者).
W. bridge ホイートストーンブリッジ(電気抵抗を測る一つの装置).
wheel [hwí:l] (軸のまわりを回転するようにつくられた円形のフレーム).
w.-like nystagmus 回転眼振〔医学〕.
w. rotation 輪状回転(眼球の鉛直径線を回転する検査法. Helmholtz).
wheel·chair (WC, W/C) [hwí:ltʃeər] 車椅子(障害者, 病人用の).
w. activity 車椅子動作.
Wheeler, Henry Lord [hwí:lər] ホイーラー(1867-1914, アメリカの化学者).
W.-Johnson test ホイーラー・ジョンソン試験(ウラシルおよびシトシン検出法で, 被検液に色調が不変になるまで臭素水と水酸化バリウムを過剰量に加えると紫色になる).
Wheeler, John M. [hwí:lər] ホイーラー(1879-1938, アメリカの眼科医).
W. method ホイーラー法.
Wheelhouse, Claudius Galen [hwí:lhaus] ホイールハウス(1826-1909, イギリスの外科医).
W. operation ホイールハウス手術(溝のある導子に沿って尿道の狭窄部を切開する方法), = external urethrotomy.
wheeze [hwí:z] 喘鳴(ぜんめい)〔医学〕(気管支の狭窄その他の病変がある場合聴取される呼吸音).
w. asthmatoid 喘息様喘鳴.
wheez·ing [hwí:ziŋ] 喘鳴音〔医学〕.
w. bronchitis 喘鳴性気管支炎〔医学〕.
whelk [hwélk] 皮疹(吹出物. 呑酒家の顔面にみら

W

れるニキビに似た膿疱).
whelp [hwélp] ① イヌが子を産むこと. ② 子イヌ.
whet·stone [hwétstoun] といし(砥石).
w. crystal と(砥)石形結晶 [医学] (アルカリ性尿中にみられる尿酸塩結晶).
whewellite calculus ウェーベライト結石(尿路結石の一種).
whey [hwéi] 乳清, 乳漿(乳汁のカゼインを凝固させたときに圧出される液).
w. cure 乳漿療法.
w. protein 乳清タンパク質, 乳漿タンパク質.
WHI women's health initiative の略(ウイメンズ・ヘルス・イニシアチブはアメリカ国立保健研究所が更年期以降の女性を対象として骨粗鬆症や心臓病のリスクと予防法を明確にしようとした大規模な臨床試験).
whiff [hwíf] 吹音(風が吹くような音).
w. test 臭気テスト.
whiffling murmur 吹鳴性雑音(貧血の際静脈に起こる), = humming.
whim·per [hwímpər] すすり泣き [医学].
whip bougie 鞭状ブジー(羊歯状ブジーの一種).
whip cell 鞭毛細胞, = flagellated cell.
whip·lash [hwípslæʃ] むち打ち〔症〕[医学].
w. injury むち打ち損傷(傷害) [医学].
w. retinopathy むち打ち網膜症.
Whipple, Allen Oldfather [hwípl] ホイップル(1881-1963, アメリカの外科医).
W.-Frantz technique ホイップル・フランツ術式(インスリン作用亢進症において膵臓の腺腫を切除する術式で, 膵臓を露出したうえで腫瘍を摘出する方法).
W. operation ホイップル手術(膵頭部およびそれに付随する十二指腸さらに胆管, 胃, 空腸の一部を切除する方法), = pancreatoduodenectomy.
Whipple, George Hoyt [hwípl] ホイップル(1878-1976, アメリカの病理学者. 実験的貧血に関する多数の業績を発表し, G. R. Minot および W. P. Murphy とともに1934年, 悪性貧血の肝臓療法の発見によりノーベル医学・生理学賞を受賞した).
W. disease ホイップル病(腸性脂肪異栄養症とも呼ばれ, 体重減退, 腹部症状, 多発性関節炎を伴い, 増加する糞便中には多量の中性脂肪が排泄され, アジソン病様皮膚着色, 貧血, 低血圧, 浮腫などを招来する), = intestinal lipodystrophy, lypophagia granulomatosis.
W. triad syndrome ホイップル三徴(空腹時に起こる, 精神混乱, 昏迷, 全身痙攣, 虚脱などの神経障害および血糖低下, ブドウ糖投与による軽快の三徴で, 過インスリン症と合併することが多い).
whip·worm [hwípwə:m] 鞭(べん)虫, = *Trichuris trichiura*.
whirl·bone [hwə́:lboun] ① 膝蓋, = rotula. ② 大腿骨頭部.
whirling brush 回転ブラシ [医学].
whirlpool bath 渦流浴 [医学].
whisky nose 赤鼻 [医学].
whis·per [hwíspər] ① ささやき, 耳語(囁語). ② ささやく. 形 whispering, whispered.
w. test ささやき(囁)試験(聴力試験の一つで, 一側の耳を塞ぎながら, 他側で一定のささやき音を聞き得る距離を測る方法).
whispered bronchophony 低声性気管支声.
whispered pectoriloquy 囁音胸声.
whispered voice 囁語じご(ささやき語).
whispering resonance 囁語(ささやき)共鳴音.
whispering voice ささやき声 [医学], 囁(じ)語 [医学].
whispering voice test 囁語検査〔法〕[医学].
whis·tle [hwísl] ① 笛. ② 笛音, 笛声 [医学] (ふえごえ).
w. face syndrome 口笛顔ぼう(貌)症候群 [医学].
w.-tip catheter 笛尖状カテーテル(先端とその両側に開口あるもの).
whistling deformity 口笛変形 [医学].
whistling face syndrome 口笛顔ぼう(貌)症候群(頭蓋, 手根骨, 足根骨ジストロフィ).
whistling murmur 口笛性雑音, = whiffling murmur.
whistling rale 笛声音 [医学], = sibilant rale.
Whitaker, Robert [wítəkər] ウイタカー(1939生, イギリスの外科医).
W. test ウイタカー試験(尿路の流出テスト).
White, Charles [hwáit] ホワイト(1728-1813, イギリスの外科医).
W. method ホワイト法(腋窩に踵を当てて, 上腕骨転位を整復する方法(1785)), = Cooper method.
White, James Clarke [hwáit] ホワイト(1850-1916, アメリカの皮膚科医).
W. disease ホワイト病(毛包性角化症), = keratosis follicularis, Darier disease.
White, James William [hwáit] ホワイト(1850-1916, アメリカの外科医).
W. operation ホワイト手術(前立腺肥大における精巣(睾丸)切除術).
White, P. B. [hwáit] ホワイト(イギリスの微生物学者. Kauffman-W. の抗原表で有名).
white [hwáit] 白, 白色, 白色の [医学].
w. adrenal line 副腎白線, = Sergent line.
w. agaric (エブリコ), = larch agaric.
w. arsenic ① 白ヒ, = arsenous acid. ② 三酸化ヒ素, = arsenic trioxide.
w. ash アメリカトネリコ, = *Fraxinus americana*.
w. ash bark 白トネリコ(*Fraxinus americana*の皮).
w. asphyxia 白色仮死 [医学], = asphyxia pallida.
w. atrophy 白色萎縮 [医学] (神経萎縮後白色結合織が発生すること).
w. beeswax 白ろう(蝋), さらし蜜ろう, = white wax.
w. bile 白色胆汁 [医学] (胆管の上方に閉塞のある場合胆嚢中にみられる透明液で, 胆道粘膜の分泌物と考えられる).
w.-black visual substance 白黒視覚物質 [医学].
w. blood cell (WBC) 白血球, = leukocyte.
w. blood cell cast 白血球円柱 [医学].
w. blood cell count 白血球数 [医学].
w. blood corpuscles 白血球, = leucocytes.
w. blood picture 白血球像 [医学].
w. bone marrow 白色〔骨〕髄 [医学].
w.-cement 白色セメント(鉄分1%以下のセメント).
w. coat 白苔 [医学].
w.-coat hypertension 白衣〔性〕高血圧 [医学] (本来正常血圧の者が白衣を着用した医師の前で測定すると不安, 緊張などのため血圧が上昇すること).
w. cohosh 白コホッシュ, = *Actaea alba*.
w. commissure 脊髄前交連, 白交連 [医学].
w. corpuscle 白血球, = leukocyte, white blood cell.
w. dermographism 白色皮膚描記症 [医学] (皮膚を硬いもので擦過すると赤い膨疹を生ぜず, 血管収縮のために貧血性白線ができる. アトピー性皮膚の特徴).
w. diarrhea 白痢 [医学], 白色下痢(白色粘液を含有する下痢便). → rotavirus enteritis.
w. epithelium 白色上皮.
w. erysipelas 白色丹毒(丹毒性浮腫).
w. fiber 白色線維.

w. fibrocartilage 白色線維軟骨.
w. fibrous tissue 白色線維組織.
w. finger 死指〔症〕［医学］.
w. finger disease 白ろう（蝋）病, = vibration syndrome.
w. flow 白〔色〕帯下［医学］, こしけ［医学］.
w. flux 白色下痢, = sprue.
w. fly コナジラミ.
w. footed mice シロアシネズミ.
w. forelock 前頭部白髪［医学］.
w. gangrene 白色壊疽［医学］, 蒼白壊疽, = Raynaud disease.
w. gasoline 無鉛ガソリン［医学］.
w. hellebore ハクリロ［白藜蘆］根, = *Veratrum album*.
w. infarct 白色梗塞［医学］（貧血性梗塞）.
w. ipecac 白吐根（吐根の代用物）.
w. iron pyrites 白鉄鉱 FeS_2（成分は黄鉄鉱に同じ）.
w. laminae 白質板［医学］.
w. lead 白鉛, 鉛白［医学］$2PbCO_3Pb(OH)_2$（白色顔料）, = lead carbonate.
w. lead ore 白鉛鉱 $PbCO_3$（鉛の重要な鉱石）.
w. leaf-shaped macula 葉状白斑（Bourneville-Pringle 母斑症にみられる小点状の色素脱失斑. 新生児期より認められ, 早期診断に役立つ）.
w.-leg 産褥有痛白股腫, = phlegmasia alba dolens.
w. leprosy 白らい, = vitiligo.
w. light 白色光［医学］.
w. limbal girdle of Vogt フォークトの白色輪部帯.
w. line 白線（① 腹壁の左右の腹直筋鞘が合わさり臍の上下にできる白線. ② 骨盤筋膜の白線. ③ 皮膚をかいた後に出現する白線）.
w. line of anal canal 肛門管白線.
w. line of Toldt トルトの白線.
w. lip 白唇［医学］.
w. lotion 白色洗剤（硫酸亜鉛 40g, 硫化カリ 40g を水 1,000mL に溶解したもの）, = lotio alba.
w. lung 白色肺炎［医学］, = white pneumonia.
w. lupine シロバナルーピン（種実は食用）.
w. male 白人男子［医学］.
w. matter ［TA］白質（脳髄および脊髄の白色部分）, = substantia alba ［L/TA］.
w. matter hyperintensities 白質高信号域.
w. menstruation 白帯下.
w. migraine 蒼白片頭痛.
w. mold 白カビ, = white mould.
w. mouth 鵞口瘡（がこうそう）, = thrush.
w. muscle 白筋, = fast muscle.
w. muscle cell 白色筋細胞［医学］.
w. muscle disease 白筋症, 白筋病［医学］, 白色筋病（哺乳期から幼齢期にかけてのウシ, ウマ, メンヨウ, ブタでみられる栄養性筋ジストロフィで, 原因はセレニウムとトコフェロールの欠亡による）.
w. muscle fiber 白筋線維［医学］.
w. mustard シロガラシ, = *Sinapis alba*.
w. mycetoma 白色足菌腫（顆粒が白色または無色な型）.
w. myocyte 白色筋細胞［医学］.
w. nail 白色爪〔甲〕.
w. noise 白色雑音［医学］（すべての周波数成分を含む雑音）.
w. nucleus 白核（下オリーブ核の白色中心部）.
w. oak 白カシ, = *Quercus alba*.
w. oak bark カシ樹皮.
w. of eye 白眼.
w. of nail 爪半月, = lunula.
w. ointment 白色軟膏［医学］, = simple ointment.
w. pepper 白コショウ.
w. petrolatum 白色ワセリン（黄色ワセリンを脱色精製したもの）, = petrolatum album, vaselinum album, white soft paraffin, white vaselin.
w. phosphorus 白リン（リンの同素体の一つで, 二硫化炭素溶液から蒸発結晶させると八面体の結晶として得られる）.
w. piedra 白色砂毛（*Trychosporon beigelii*（*T. cutaneum*）による感染症）.
w. pine ストローブマツ, 白マツ［松］（その乾燥内皮はコニフェリンと称する配糖体および 10%のタンニン, 油脂を含む）, = eastern white pine, *Pinus strobus*.
w. plague 白ペスト, = tuberculosis.
w. pneumonia 白色肺炎［医学］（先天梅毒の）, = pneumonia alba.
w. pox 白痘, アラストリム, = alastrim, whitepox.
w. precipitate 白降汞［医学］（① 不溶融性白降汞. ② 溶融性白降汞）, = ammoniated mercury.
w. precipitate ointment 白降汞軟膏, = ammoniated mercury ointment.
w. pulp ［TA］白脾髄（脾臓の組織のうちリンパ性組織を大量に含む領域）, = pulpa alba ［L/TA］.
w. pupillary reflex 白色瞳孔反射.
w. quebracho 白ケブラコ, = aspidosperma.
w. radiation 白色放射線.
w. rami communicantes 白交通枝.
w. ramus communicans ［TA］白交通枝（交感神経と脊髄神経との交通枝）, = ramus communicans albus ［L/TA］.
w. rat 白ネズミ, = albino rat.
w. resist 白色防染.
w. reticular formation 白質網様質.
w. rice 白米, = polished rice.
w. softening 白色軟化（脳組織の脂肪変性）.
w. sponge nevus 白色海綿状母斑.
w. spot 白色斑（僧帽弁の前尖にみられることがある）.
w. spot disease 白斑病［医学］, 白点病, = morphea guttata.
w. substance ［TA］白質, = substantia alba ［L/TA］.
w. substance of cerebellum ［TA］髄体, = corpus medullare cerebelli ［L/TA］.
w. substance of hypothalamus ［TA］視床下部白質*, = substantia alba hypothalami ［L/TA］.
w. substance of thalamus ［TA］視床白質*, = substantia alba thalami ［L/TA］.
w. swelling 白色関節浮腫［医学］（結核症に多くみられる）, 白腫, = arthritis fungosa.
w. thread artery 白線動脈［医学］.
w. thrombus 白色血栓［医学］（主として血小板と白血球からなるもの）.
w. tongue 白舌［医学］.
w. tumor 白腫［医学］（慢性結核性関節炎のこと）, = chronic tuberculous arthritis.
w. turpentine 白色テルペンチン（*Pinus palustris* から得られる）.
w. vaginal discharge 白〔色〕帯下［医学］.
w. varices 白色静脈瘤［医学］.
w. vaseline 白色ワセリン, = petrolatum album.
w. vitriol コウバン（皓礬）$ZnSO_4 \cdot 7H_2O$, = zinc vitriol.
w. walnut bark 白クルミ樹皮.
w. wax 白ろう（蝋）（黄ろうを日光にさらしたもの）, = cera alba.
w. wine 白ワイン, = vinum album.

W

white·flies [hwáitflàiz] 白バエ.
white·graft [waítgræft] 白色移植片.
w. reaction 白色移植反応.
w. rejection 白色移植片拒絶(同種皮膚移植においてレシピエントがドナーの MHC に対する抗体を相当量すでにもっているとき移植皮膚片が白い色調のまま数日経過し脱落すること), 白色拒絶〔反応〕[医学].
Whitehead, Walter [hwáithed] ホワイトヘッド(1840-1913, イギリスの外科医).
W. operation ホワイトヘッド手術(① ハサミのみを用いる舌の摘出法. ② 肛門からの痔瘻切除法).
W. varnish ホワイトヘッドワニス(安息香ゴム4容, 蘇合香3容, トルバルザム1容, エーテル40容にヨードホルム10%を加えた切創保護薬).
white·head [wáithed] 白色面皰, = witkop.
Whitehorn meth·od [hwáithɔ:n méθəd] ホワイトホルン法(血液中の塩化物測定法で, 濾液の塩化物は硝酸銀で沈殿させ, 過剰の銀は標準チオシアン塩溶液で滴定する方法).
whitening agent 美白剤, = whitening product.
white·pox [wáitpàks] 白痘(軽症型の天然痘を意味する水痘様疾患), = alastrim.
whites [hwáits] 白帯下, = leucorrhea.
Whitfield ointment ホイットフィール軟膏(真菌症に用いられるサリチル酸, 安息香酸, ワセリン配合軟膏).
whit·ing [hwáitiŋ] 白亜, チョーク(精製炭酸カルシウム), = prepared chalk, white clay.
whitish stool 白色便.
whit·low [hwítlou] ひょう(瘭)疽 [医学], = felon, panaritium, paronychia.
Whitman, Royal [hwítmən] ホイットマン(1857-1946, アメリカの整形外科医).
W. frame ホイットマン框(ブラッドフォルド框を彎曲させたもの).
W. operation ホイットマン手術(尖足の療法としての趾骨切除術の一つで, かかと(踝)の一部を切除し, 腓骨腱の腱成形を行う方法).
Whitmore, Alfred [hwítmɔ:r] ホイットモーア(1876-1946, インドに駐在したイギリスの外科医).
W. bacillus ホイットモーア菌(類鼻疽症の起因菌. 東南アジアに多い), = *Burkholderia pseudomallei*.
W. disease ホイットモーア病(C. S. Krishnaswami とともに記載したげっ歯類動物の鼻疽様疾患で, ヒトにも伝播される), = melioidosis.
W. fever ホイットモーア熱(類鼻疽. 1911年 Whitmore がビルマ(ミャンマー)で初めての類鼻疽の症例をみつけた), = melioidosis.
Whitnall, Samuel E. [wítnəl] ホウィットナル(1876-1952, イギリスの解剖学者).
W. tubercle ホウィットナル結節.
Whitney, Donald Ransom [(h)wítni] ホイットニー(1915-2001, アメリカの統計学者). → Mann-Whitney U test.
WHO World Health Organization 世界保健機関の略(国際連合の外郭団体. ジュネーブに本部を置く).
WHO cancer pain relief program WHO 式癌疼痛治療法(WHO は1986年, 癌対策に疼痛対策を加え公表した. 進行癌・末期癌患者に対しての救済計画の推進である).
WHO ladder for relief of cancer pain WHO 式癌疼痛治療ラダー.
whole [hwóul] 全, 全体の.
w. animal 動物全身 [医学].
w. blood 全血 [医学](血液成分のすべてを含有するもの).
w. blood clotting time test 全血凝固時間試験 [医学].
w. blood transfusion 全血輸血 [医学](供血者より採血された血液を各血液成分に分けることなく輸血すること).
w. body activity 全身放射能 [医学].
w. body counter ホールボディーカウンタ, ヒューマンカウンタ, 全身計測装置 [医学](人体内に存在する微量の放射能を検出, 同定, 定量する装置をいう).
w. body dose 全身線量 [医学].
w. body imaging system 全身イメージング装置 [医学].
w. body irradiation 全身照射法 [医学].
w. body plethysmography 全身プレシスモグラフィ〔ー〕[医学].
w. body scanner 全身スキャナ [医学].
w. body scintillation camera 全身シンチレーションカメラ [医学].
w. brain death 全脳死(脳幹死と違って, 大脳ならびに脳幹部機能の廃絶が存在している場合を全脳死とする).
w. brain irradiation 全脳照射 [医学].
w. liver transplantation 全肝移植 [医学].
w.-lung lavage 全肺洗浄検査 [医学].
w. milk 全乳 [医学].
w. milk powder 全脂粉乳 [医学].
w. mount 全組織標本 [医学](顕微技術の).
w. muscle 全筋 [医学].
w. nerve action potential 全神経活動電位 [医学].
w. pelvis irradiation 全骨盤照射 [医学].
w. pipet(te) オールピペット, = volumetric pipet(te).
w. protein 全タンパク質(分解されていないもの).
w. response 全反応 [医学].
w. tone 全音(8度音程を12分した音程).
whole·some [hwóulsəm] 健全な, 健康に適する.
whol·ism [hwóulizəm] 総体説(Paracelsus).
whoop [hú:p, hwú:p] フープ [医学](百日ぜきの痙攣性吸気).
whooping cough 百日ぜき(百日ぜき菌の感染による小児の伝染病で, 上気道のカタル性炎症と特徴的な痙攣性呼気とともに, 嘔吐を伴う疾患), = pertussis.
whooping cough vaccine 百日ぜき(咳)ワクチン [医学].
whorl [hwɔ́:l] 輪生体(植物の), 渦巻(単弁介または哺乳動物の耳の蝸牛殻, または指紋についていう), 渦巻紋 [医学].
Whytt, Robert [hwít] ホイット(1714-1766, スコットランドの医師).
W. disease ホイット病(① 小児結核性髄膜炎. ② 急性水頭症).
W. reflex ホイット反射(四丘体が破壊されると, 光線に対する縮瞳反射が消失する).
Wichmann, Johann Ernst [víkmɑ:n] ウィックマン(1740-1802, ドイツの医師).
W. asthma ウィックマン喘息(喘鳴性喉頭痙攣), = Kopp thymic asthma, laryngismus stridulus, Millar asthma.
wick [wík] ガーゼ芯, 込めガーゼ.
w. vaporizer 灯心型気化器 [医学].
Wickersheimer, J. [víkə:zhàimər] ウィッカーズハイマー(1832-1896, ドイツの解剖学者).
W. fluid ウィッカーズハイマー液(三酸化ヒ素, 食塩, 硫酸カリウム, 炭酸カリウム, 硝酸カリウムを水, グリセリンおよびアルコールに溶かした液で, 解剖標本の保存に用いる).
wicket rhythm ウィケット律動, = μ rhythm.
Wickham, Louis-Frédéric [wíkam] ウィッカム(1861-1913, フランスの皮膚科医).

W. striae ウイッカム線条(扁平苔癬の丘疹の表面にみられる小さい白色斑点または線条).

Widal, Georges Fernand Isidor [widá:l] ウィダール(1862-1929, フランスの医師).

W. disease ウィダール病(後天性溶血性黄疸), = Hayem-Widal anemia, Widal-Abrami disease.

W. hemoclastic reaction ウィダール血液破壊反応(牛乳摂取後20, 40, 60分の間隔で検査すると, 白血球と血小板の減少, 血圧の下降, 凝血機序の障害などの起こる反応で, これは牛乳が非特異性の抗体として作用するものと考えられる).

W. reaction ウィダール反応(チフスの診断に用いる凝集反応. 腸チフス患者の血清には, 感染後2〜3週間で特異抗体が産生されるので, 病原菌の生菌, ホルマリン処置H抗原, またはアルコール性O抗原を用いて検査すると, 血清中の抗体を証明することができる), = (Gruber-)Widal test.

W. syndrome ウィダール症候群(巨脾症に伴って起こる黄疸と貧血).

W. treatment ウィダール療法(食事中の食塩を極度に制限する方法で心不全または循環不全を治療する).

wide [wáid] 幅の広い.

w. angle collimator 広角コリメータ〔医学〕.

w. angle glaucoma 広〔隅〕角緑内障〔医学〕.

w.-angle lens 広角レンズ.

w.-based gait 開脚歩行〔医学〕.

w. dynamic range compression 広域ダイナミックレンジ圧縮.

w. excision 広範切除〔術〕.

w.-field ocular 広視野接眼レンズ.

w. laminectomy 広範椎弓切除〔術〕.

w. margin 広範〔切除〕縁.

w. resection 広範切除〔医学〕.

wide·band [wáidbænd] 広範囲周波数帯.

wid·ia [wídiə] ウィディア(炭化タングステン75〜97%と, コバルト3〜25%との合金).

Widmark con·junc·ti·vi·tis [wídma:rk kənʤʌŋti-váitəs] ウイドマーク結膜炎(眼瞼結膜の充血と角膜の斑点を伴うもの).

Widmark method ウイドマーク法.

Widowitz sign [vídouvits sáin] ウィドウィッツ徴候(ジフテリア麻痺において眼球が突出しその運動が緩徐になる現象で, 人形眼徴候とも呼ばれる), = Castellani sign, doll's eye sign.

width [wídθ] 幅〔医学〕.

Wiechowsky-Handorsky meth·od [wí:ʧouski hǽndə:ski méθəd] ウィーチョスキー・ハンドルスキー法(アラントイン定量法で, 尿中の塩素塩, アンモニアおよび塩基性成分を除去するため, リンタングステン酸, 酢酸鉛, 酢酸銀で沈殿させた後, 酢酸ナトリウムと0.5%酢酸水銀を加えて, アラントインを沈殿させ, これを秤量するか, あるいはチオシアン酸アンモニウムで滴定する).

Wiedemann, Hans Rudolf [ví:dmən] ヴィーデマン(1915生, ドイツの小児科医).

W.-Beckwith syndrome ヴィーデマン・ベックウイズ症候群, = Beckwith-Wiedemann syndrome.

Wiedermann, Gustav Heinrich [ví:də:ma:n] ウィーデルマン(1826-1899, ドイツの物理学者).

W.-Frantz law ウィーデルマン・フランツ法則(同一温度において, 熱伝導度と電気伝導度との比は, あらゆる金属に共通な同一の価をもつという法則).

Wieger ligament ウィーガー靱帯.

Wieland, Heinrich Otto [ví:lənd] ウィーラント(1877-1957, ドイツの化学者. 1907年メチルニトロール酸 $HC(=NOH)NO_2$ を硝酸銀の希硝酸液中で加温すると金属の雷酸塩が合成されることを発見し, また胆汁酸およびその近縁化合物の構造を究明した功績により1927年度ノーベル化学賞を受けた).

W. theory ウィーラント説, = theory of hydrogen activation.

Wien, Wilhelm [wí:n, ví:n] ウイーン(1864-1928, ドイツの物理学者. 流体運動, 稀有気体, 陰極線, X線, カナル線に関する論文を発表し, 1911年にノーベル物理学賞を受けた).

W. displacement law ウイーン変位法則(黒体において放射エネルギー最大の波長は絶対温度に逆比例する).

W. law of radiation ウイーン放射法則(黒体の放射エネルギーがおのおのの波長に対して, いかに分布されるかを表す一つの法則).

wien [wí:n] ウィーン(騒音の強さの単位で, 最小可聴限界における音の強さを基準とする).

Wiener, Norbert [wí:nər] ウィーナー(1894-1964, アメリカの数学者. ブラウン運動論, 時系列, フィルターの理論などの研究があり, 自動照準に関する経験から, 制御と通信の問題を統一的に扱う科学体系であるサイバネティックス cybernetics を提唱した).

W. spectrum ウィーナースペクトル〔医学〕.

Wieschaus, Eric F. [ví:ʃhaus] ウィシャウス(1947生, アメリカの遺伝学者. 初期胚発生における遺伝的制御の研究により, C. Nuesslein-Volhard および E. Lewis とともに1995年度ノーベル医学・生理学賞を受賞).

Wiesel, Torsten Nils [ví:zəl] ウィーゼル(1924生, スウェーデン・ウプサラ生まれの大脳生理学者. 眼の網膜からくる情報が脳の視覚領の各細胞でいかに処理されるかの研究により, D. H. Hubel とともに1981年度ノーベル医学・生理学賞を受けた).

Wieting op·er·a·tion [wí:tiŋ àpəréiʃən] ウィーチング手術(動脈硬化性壊疽に対する大腿動静脈吻合法).

wife abuse 妻虐待〔医学〕.

Wigand, Justus Heinrich [víga:nt] ウイガンド(1766-1817, ドイツの婦人科医).

W. maneuver ウイガンド手技(殿位分娩において後続する胎児の頭部を娩出させる双手操作法で, 一手で胎児の体を支え, 他手で恥骨上部から頭に圧迫を加える方法), = Wigand-Martin-Winkel maneuver.

Wiggers, Carl John [wígərz] ウイッガース(1883-1963, アメリカの生理学者. 高血圧症の成因を血液中の有毒物質に求めた).

W.-Dean method ウイッガース・デーン法(心電図とともに動脈の脈波を光学的に記録する方法).

Wijs meth·od [wáis méθəd] ワイス法(不飽和脂肪酸, 油または脂肪のヨード価を測定するために塩化ヨウ素を用いる方法).

Wijs so·lu·tion [wáis səl(j)ú:ʃən] ワイス液(一塩化ヨウ素の溶液のことで, これをつくるには三塩化ヨウ素9.4gとヨウ素7.2gを別々に氷酢酸に溶かし, 水で1,000mLとして滴定する).

Wilbrand, Herman [wílbrænd] ウィルブラント(1851-1933, ドイツの眼科医. Charcot-Wilbrand syndrome などの冠名語がある).

W. prism test ウィルブラントプリズム試験(黒い背景に輪状の白紙を貼り, 一眼で凝視させ, その中間に強いプリズムを介し, 半盲の網膜上に結像させると, 患者はただちに眼を動かして, 白色輪を追うが, プリズムを取り去ると視線は反射的に元に戻る. この反射は大脳障害のときは陽性, 視束障害のときは陰性).

Wilbur, Ray Lyman [wílbər] ウィルバー(1875-1949, アメリカの医学教育家. 1896年以降スタンフォード大学生理学講師から内科教授に進み, 1911年医学部長, 1916年総長となり, また Hoover 大統領の閣僚として保健，栄養などの顧問を務めた．多数の著書がある）．

Wilcoxon matched pairs signed ranks test ウィルコクソン順位和検定法〔医学〕．

wild ［wáild］ 野生の．

w. ancestor 野生原種〔医学〕．

w. animal 野生動物〔医学〕．

w. cardamom 縮砂（砂仁．芳香健胃薬），＝ *Amomum xanthioides*.

w. cherry bark （*Prunus serotina* の皮で，鎮咳作用をもつ）．

w. cocoon 野蚕まゆ〔医学〕．

w. ginger ＝ *Asarum*.

w. hippo （トウダイグサ科植物 *Euphorbia corollata* の根から採る生薬で吐薬）．

w. indigo 野生インディゴ，＝ *Baptisia tinctoria*.

w. ipecac 野生吐根（トウダイグサ科植物 *Euphorbia ipecacuanhae* の根茎で，催吐・瀉下薬）．

w. lupine 野生ハウチワマメ（アメリカ東部産）．

w. mint 野生ミント．

w. rat ノネズミ，野生ネズミ，野生ラット．

w. rice 野生米．

w. rubber 野生ゴム〔医学〕．

w. species 野生種〔医学〕．

w. thyme ビャクリコウ，イブキジャコウソウ，＝ *Thymus quinquecostatus*.

w. type 野生型〔医学〕（野生集団中で最も高頻度に観察される表現型．そのような表現型をもつ系統，生物，遺伝子）．

w.-type strain 野生型〔菌〕株．

w. yeast 野生酵母〔医学〕．

Wilde, Sir William Robert Wills ［wáild］ ワイルド（1815–1876，アイルランドの外科医）．

W. cord ワイルド帯（脳梁の横線条）．

W. incision ワイルド切開（耳翼の後方約1cmの距離で，それに平行した切開で，乳突洞炎の手術に利用する）．

W. triangle ワイルド三角，＝ Politzer luminous cone.

Wilder, Burt Green ［wáildər］ ワイルダー（1841–1925，アメリカの解剖学者）．

W. quadrant ワイルダー四分円（ネコの脳茎の腹側面にある小領域）．

Wilder, Helenor C. ［wáildər］ ワイルダー（アメリカの科学者）．

W. stain for reticulum ワイルダー細網染色．

Wilder, Joseph ［wáildər］ ワイルダー（1895–1976，アメリカの精神科医）．

W. law of initial value ワイルダーの初期価の法則，ワイルダー初期機能の法則（植物性器官の機能が強度であればあるほど刺激により興奮することが弱く，しかも機能低下性反応に対し鋭敏となる）．

Wilder, Russell Morse ［wáildər］ ワイルダー（1885–1959，アメリカの医師）．

W. diet ワイルダー食（アジソン病に対するカリウム制限食）．

W. test ワイルダー試験（副腎機能不全の判定法），＝ Cutler–Power–Wilder test.

Wilder, William Hamlin ［wáildər］ ワイルダー（1860–1935，アメリカの眼科医）．

W. sign ワイルダー徴候（中毒性甲状腺腫にみられる眼球の運動に伴う攣縮．眼が外反から内反へ，またはその逆に反転するときに起こる痙攣で，眼球突出性甲状腺腫の徴候．不完全眼振ともいう），＝ abortive nystagmus.

Wildermuth, Hermann A. ［víldəːmuːt］ ウィルデルムート（1852–1907，ドイツの精神科医）．

W. ear ウィルデルムート耳（耳輪が後反し対耳輪が異常に大きい奇形耳）．

Wildervanck, L. S. ［wáildərvænk］ ウィルダーバンク（オランダの遺伝学者）．

W. syndrome ウィルダーバンク症候群〔医学〕（頸眼聴覚症候群），＝ cervicooculoacoustic syndrome.

wildfire rash キツネ火疹，＝ strophulus volaticus.

Wilhelmy, Ludwig F. ［wílhelmi］ ウイルヘルミー（1812–1864，ドイツの科学者）．

W. balance ウイルヘルミーはかり（秤）（表面張力を測るはかりで，液体に浸漬するように工夫されたガラス板の重さを秤重する装置）．

Wilkie, David P. D. ［wílkiː］ ウィルキー（1882–1938，イギリスの外科医）．

W. artery ウィルキー動脈．

W. disease ウィルキー病（上腸間膜動脈症候群）．

W. syndrome 腸間膜動脈性イレウス．

wil·ki·nite ［wílkinait］ ウィルキナイト，＝ bentonite.

Wilkins, Maurice Hugh Frederick ［wílkinz］ ウィルキンズ（1916–2004，イギリス核酸分子構造の権威者．固体の冷光，分光機によるウラニウム・アイソトープ分離の研究などで著名．核酸の分子構造に関する研究で，J. D. Watson, F. H. C. Crick とともに1962年度ノーベル医学・生理学賞を受けた）．

Wilkinson, Daryl Sheldon ［wílkinsən］ ウィルキンソン（1919–2009，イギリスの皮膚科医．Sneddon–W. disease）．

Wilkinson, J. H. ［wílkinsən］ ウィルキンソン（イギリスの医師）．

W. ointment ウィルキンソン軟膏（複合イオウ軟膏），＝ compound sulfur ointment, Hebra itch ointment.

Wilks, Sir Samuel Baronet ［wílks］ ウィルクス（1824–1911，イギリスの医師）．

W. disease ウィルクス病（①大白色腎の一型である慢性実質性腎炎．②皮膚結核の一型である死毒ゆうぜい（疣贅））．

W. sympton complex ウィルクス症候群（重症性筋無力症），＝ myasthenia gravis.

will ［wíl］ 意志〔医学〕．

w. power 意志力〔医学〕．

w. stoppage 意志途絶〔医学〕．

Willan, Robert ［wílən］ ウイラン（1757–1812，イギリスの皮膚科医）．

W. lepra ウイランレプラ（1808年独立の疾患としての乾癬 psoriasis を記載し，また1796年非血小板減少性紫斑病，または Henoch purpura を記載した）．

W. lupus ウイラン狼瘡（頬の尋常性狼瘡），＝ lupus vulgaris.

Willebrand, E. A. von ［víləbrɑːnt］ ウィルブランド（1870–1949，フィンランドの医師）．→ von Willebrand, E. A..

W. disease ウィルブランド病（先天性凝固異常症の一つで von Willebrand 因子の異常により第Ⅷ因子活性低下，部分トロンボプラスチン時間延長，血小板粘着能低下，出血時間の延長がみられる．最も多い型は常染色体性優性遺伝である），＝ angiohemophilia. → von Willebrand disease.

wil·le·mite-plate ［wíləmait pléit］ ウィルマイト板（蛍光板の一種で，X線，陰極線の回折の肉眼的観測，紫外線の検出に用いられる）．

Willems, Charles ［wíləmz］ ビレム（ベルギーの外科医）．

W. treatment ビレム療法（急性化膿性関節炎の療法で，関節を切開，排膿し，ただちに運動させる方法）．

wil·les·trol ［wiléstrɔːl］ （ジプロピオン酸ジエチルスチルベストロール），＝ diethylstilbestrol dipropionate.

Willett, J. Abernethy ［wílət］ ウィレット（1872–1932，イギリスの産科医）．

W. forceps ウィレット鉗子（前置胎盤における出

血を抑制するため胎児の頭を牽引するのに用いる有鉤鉗子).

Williams, Anna Wessels [wíljəmz] ウィリアムズ(1863–1955, アメリカの細菌学者).

W. stain ウィリアムズ染色法(① 鞭毛染色法では, アラムノール, オスミウム酸, タンニンを主成分とする媒染剤を標本に注ぎ, 水洗後アンモニア加硝酸銀液, 食塩水, オルトトル現像液で処理し, 次いで塩化金, 現像液, 昇汞水, 現像液の順で染色し, この操作を2回反復する. ② ネグリ小体の染色には, 1%ピクリン酸の中性メタノール溶液で固定した後, 染色にはフクシンの飽和アルコール溶液, メチレンブルー飽和アルコール溶液, 水を用い, 炎上乾燥するとネグリ小体は紅赤色, 顆粒は青, 神経線維は青, 赤血球は黄色に染まる).

Williams, Charles James Blasius [wíljəmz] ウィリアムズ(1805–1889, イギリスの医師).

W. sign ウィリアムズ徴候(① 重症性滲出性胸膜炎に第2肋間で聴取される鼓脹音. ② 肺炎結核の初期の, 同側横隔膜の吸気時運動減少), = Williams phenomenon, W. tracheal tone.

Williams, Howard [wíljəmz] ウィリアムズ(オーストラリアの医師).

W.-Campbell syndrome ウィリアムズ・キャンベル症候群(気管支軟化症の一つ. 第3, 4から8の分岐気管支軟骨の先天性欠損).

Williams, J. C. P. [wíljəmz] ウィリアムズ(ニュージーランドの医師).

W. syndrome ウィリアムズ症候群(乳児期の高カルシウム血症と弁上部大動脈狭窄を伴い, 知能障害と妖精のような特徴的顔貌を認める).

Williams, Paul C. [wíljəmz] ウィリアムズ(アメリカの整形外科医).

W. exercise ウィリアムズ体操(腰痛患者に対する保存的・機能的治療法として広く行われているもの), = exercise for low back management.

Williams, Robert Runnels [wíljəmz] ウィリアムズ(1886–1965, アメリカの生化学者. ビタミンB_1の化学構造を明らかにし, またパントテン酸をビタミンB複合体から分離し化学的に確認した).

Williamson, Oliver K. [wíljəmsən] ウィリアムソン(1866–1941, イギリスの医師).

W. sign ウィリアムソン徴候(気胸および胸腔滲出液貯留に際しては, 同側の脚の血圧が腕のそれよりも著明に低下する).

Williamson, Richard Thomas [wíljəmsən] ウィリアムソン(1862–1937, イギリスの医師).

W. test ウィリアムソン血液試験(小試験管に血液20mm³と水40mm³を混ぜ, これに1:6,000メチレン青1mLと, 水酸化カリウム40mm³とを加え, 湯煎鍋に浸すと, 糖尿病では青色がただちに消失するが, 正常血液では消失しない).

wil·li·a·sis [wiláiəsis] ウィリア感染症.

Willis, David Arthur [wílis] ウィリス(1900生, アメリカの外科医).

W. forceps for foreign body removal ウィリス異物摘出用鉗子(電池に連結され小電球を備えた鉗子で, 異物に接触すると, 絶縁されていた両葉が回路を完成して電球が点火する).

Willis salt flo·ta·tion meth·od [wílis sɔ́:lt floutéiʃən méθəd] ウィリス食塩浮遊法(虫卵の集合法で, 濃食塩水と糞便とを混ぜて放置すると, 虫卵は上層に浮揚するから, 採集できる).

Willis, Thomas [wílis] ウィリス(1621–1675, イギリスの解剖学者).

W. circle ウィリス輪, ウィリス動脈輪, ウィリス環(脳底にある大脳動脈輪), = circulus arteriosus.

W. circle occulsion ウィリス〔大脳〕動脈輪閉塞症〔医学〕.

W. cords ウィリス帯(上縦静脈洞の下角を横切る線維帯).

W. disease ウィリス病(糖尿病), = diabetes mellitus.

W. glands ウィリス腺(白体), = corpora albicantia.

W. nerve ウィリス神経(三叉神経の第1枝である眼神経).

W. pancreas ウィリス膵臓(小膵, 鉤状突起), = processus unicinatus.

W. paracusis ウィリス錯聴, = false paracusis.

Williston, Samuel Wendell [wílistən] ウィリストン(1852–1918, アメリカの生物学者).

W. law ウィリストンの法則.

Willner spots [wílnər spáts] ウィルナー斑点(痘瘡において発疹前に現れる包皮の内層の皮疹で, 後に至り化膿する).

wil·low [wílou] ヤナギ[柳](樹皮はサリシンを含有し, 強壮・抗周期薬として用いられる).

w. fracture 若木骨折〔医学〕, = greenstick fracture.

Willstätter, Richard [wílstetər] ウィルシュテッター(1872–1942, ドイツの有機化学者. 生物の生活現象を研究し, 1915年度ノーベル化学賞を受けた).

Wilmer, Bradford [wílmər] ウィルマー(イギリスの医師. 甲状腺腫に Coventry 法, すなわち焼きスポンジ療法を考案した(1779)).

Wilms, Max [wílmz] ウィルムス(1867–1918, ドイツの外科医).

W. operation ウィルムス手術(肺結核における肋骨切除式胸郭成形術).

W. tumor ウィルムス腫瘍(腎芽腫), = nephroblastoma.

Wilmshurst, James [wílmzhə:st] ウィルムスハースト(1832–1903, イギリスの工学者).

W. machine ウィルムスハースト機(1883年に発明された静電気を発生する装置で, 誘導起電機の一種), = Wilmshurst influence machine.

Wilson, Charles Thomson Rees [wílsən] ウィルソン(1869–1959, イギリスの物理学者. 1897年に有名な気体電離の撮影実験を発表し, また1904年にきわめて感度鋭敏な金箔験電器をつくった).

W. cloud chamber ウィルソン霧箱(きりばこ)(1897年の考案で, 電気素量の測定を行うのであるが, 現在では放射線, X線などによる気体の電離により, これらの放射線の通過する飛跡を知るための装置).

Wilson, Clifford [wílsən] ウィルソン(1906–1997, イギリスの医師. Kimmelstiel–W. syndrome).

Wilson, Frank Norman [wílsən] ウィルソン(1890–1952, アメリカの医師. 心室勾配 ventricular gradient という術語を心電図の解釈に提唱し, また中心電極を用いる単極誘導を導入した).

W. block ウィルソンブロック(右脚ブロックの一型で, I誘導における高振幅で幅が狭いRとそれに続く低振幅で幅が広いSを特徴とする).

Wilson, James [wílsən] ウィルソン(1765–1821, イギリスの外科医).

W. muscle ウィルソン筋(膜性尿道括約筋), = sphincter urethrae membranaceae.

Wilson, Karl Miller [wílsən] ウィルソン(1885–1971, アメリカの婦人科医).

W. test ウィルソン試験(フリードマン妊娠試験の変法で, 妊婦の尿を雌ウサギに注射して, 出血性黄体が発生するものを陽性とみなした).

Wilson method ウィルソン法(寄生虫卵採集法), = Hung method.

Wilson, Miriam Geisendorfer [wílsən] ウィルソン(1922生, アメリカの小児科医).

W.-Mikity syndrome ウィルソン・ミキティ症候群(未熟児にみられる呼吸障害時に使用される酸素による肺の組織障害で，徐々に呼吸障害がみられるようになる)，= bronchopulmonary dysplasia.

Wilson, Samuel Alexander Kinnear [wílsən] ウィルソン(1878-1936，イギリスの神経科医).

W. disease ウィルソン病(1912年既に Frerich により記載された錐体外路系，特に両側性の線条体が変性軟化すると同時に，肝硬変症を伴うまれな家族性疾患．進行性レンズ核変性症 progressive lenticular degeneration，または肝レンズ核変性 hepatolenticular disease とも呼ばれる).

W. syndrome ウィルソン症候群(肝レンズ核変性〔症〕).

Wilson, Sir William James Erasmus [wílsən] ウィルソン(1809-1884，イギリスの皮膚科医).

W.-Brocq erythrodermia ウィルソン・ブロック型紅皮症，= erythroderma Wilson-Brocq.

W. disease ウィルソン病(ウィルソン型紅皮症)，= erythroderma Wilson-Brocq, dermatitis exfoliativa subacuta et chronica, erythroderma primarium subacutum et chronicum.

W. lichen ウィルソン苔癬(扁平苔癬)，= lichen acuminatus Hebra, lichen ruber planus.

W. ointment ウィルソン軟膏(10%亜鉛華軟膏).

wilt [wílt] 凋枯症.

Winckel, Franz Ch. W. von [víŋkəl] ウインケル(1837-1911，ドイツの婦人科医).

W. disease ウインケル病(乳児の重症血色素症で，黄疸，出血，血色素尿，チアノーゼの症候を特徴とする)，= epidemic hemoglobinuria.

wind [wínd] ①風．②呼吸．③放屁〔医学〕.

w.-borne 風媒性の.

w. chill 風冷え〔医学〕，= windchill.

w. colic 風気痛，鼓腸仙痛.

w.-contusion 風撃傷，= windage.

w.-dropsy 皮下気腫，鼓腸.

w. egg 無精卵〔医学〕.

w.-kessel ウインドケッセル(大動脈および太い動脈枝が心臓から駆出される血液の圧力および血流の変化を緩衝するモデルとして使われる).

w. tumor 風腫(空気枕様に膨満した腫瘤で，特に盲腸についていう).

wind·age [wíndiʤ] ①煽風(あおり)．②風撃傷，気擦傷．③遊隙(砲弾と腔面との間隙).

wind·blown [wíndblòun] (中核皮質の神経節細胞の成層および極性が異常になること).

wind·burn [wíndbə̀:n] 風焼け(風にさらされたために生ずる顔面の紅斑).

wind·chill [wíndʧil] 風冷え.

wind·gall [wíndgɔ:l] 関節嚢，球腱軟腫(ウマの)，= vessicnon.

Windigo psychosis ウィンディゴ精神病(不安神経症の一つ．重度で食物に関連性が強い)，= Wittigo psychosis.

wind·lass [wíndlæs] 即席止血帯.

win·dow [wíndou] 窓.

w. crown 有窓歯冠.

w. gravity ventilation 窓による換気.

w. operation 開窓術〔医学〕.

w. resection 窓切除術〔医学〕(鼻中隔の突出部軟骨に窓をつくり，粘膜で閉鎖する方法)，= submucous resection.

win·dow·ing [wíndouiŋ] 開窓術(骨皮質に窓を開ける手術).

wind·pipe [wíndpàip] 気管，風管.

Windscheid dis·ease [wíndʃi:d dizí:z] ウインドシャイド病(動脈硬化による神経症).

wine [wáin] ワイン，ブドウ酒，= vinum.

w. acid 酒石酸.

w. cell 扁桃細胞.

w. of antimony アンチモン酒，= vinm antimonii.

w. of opium アヘン(阿片)酒，= Sydenham laudanum.

w. whey ブドウ酒乳漿(白ブドウ酒で牛乳を凝固させて得た乳漿に糖を加えたもの).

wine·glass [wáinglæs] ブドウ酒杯，ワイングラス(民間で水薬を測るために用いる量で，約50〜60mLに相当する．約2液量オンスに相当)，= wineglassful.

wine·glass·ful [wáinglæsful] 酒杯量〔医学〕.

wing [wíŋ] [TA] ①仙骨翼，= ala ossis sacri [L/TA]．②羽．③翼.

w.-beating tremor 羽撃ち振戦〔医学〕，羽ばたき振せん.

w.-beating tumor 羽ばたき腫瘤.

w. cell 翼状細胞(角膜上皮細胞で，前面は凸形，後面は凹形をなす).

w. of central lobule [TA] 中心小葉翼，= ala lobuli centralis [L/TA].

w. of ilium [TA] 腸骨翼，= ala ossis ilii [L/TA].

w. plate 翼状板，= dorsolateral plate.

winged catheter 翼付きカテーテル〔医学〕.

winged scapula 翼状肩甲骨〔医学〕，= scapula alata.

winging scapula 翼状肩甲骨症(前鋸筋の機能不全によって肩甲骨の内縁が後方に浮き上がり，天使の翼のように突出した状態になること).

wings of Ingrassias イングラシアス翼，= wings of sphenoid.

wings of nose 鼻翼，= alae nasi.

wings of sphenoid 蝶形骨翼(蝶形骨の両側にある突起，大翼は後方側頭骨の岩状部と鱗状部との中間にあり，前方は頂頭骨，頬骨および前頭骨と接し，小翼は前頭骨と関節で連結し，眼窩の後部をなす).

Winiwarter, Alexander von [wíniwɔ:tər, víniva:t-] ウィニワルター(1848-1917，ドイツの外科医).

W.-Buerger disease ウィニワルター・バージャー病(閉塞性動脈内膜炎).

W. operation ウィニワルター手術(胆嚢小腸吻合術で，まず空腸上部に胆嚢を結合させ，それを腹壁に固定し，数日を経て第2期手術を行い，腸を切開し胆嚢との交通を形成する方法).

wink [wíŋk] まばたき，瞬目.

w. reflex 瞬目反射.

Winkelman, Nathaniel W. [wíŋkəlmən] ウィンケルマン(1891-1956，アメリカの神経科医).

W. disease ウィンケルマン病(進行性淡蒼球変性).

Winkelmann, Karl [wíŋkəlmən] ウィンケルマン(1863-1925，ドイツの外科医).

W. operation ウィンケルマン手術(水瘤の手術で，前方から切開し，内容排除後嚢を剥離して後方に反転し，精巣(睾丸)，精巣上体(副睾丸)を包むようにしてその後から縫合する方法).

wink·er [wíŋkər] 睫毛(まつげ)，= eyelashes, cilium.

winking reflex 瞬目反射〔医学〕，= opticofacial reflex.

winking spasm 瞬目痙攣，= nictitating spasm.

Winkler, Max [wíŋklər] ウィンクレル(1875-1952，スイスの医師).

W. disease ウィンクレル病(慢性結節性耳輪軟骨皮膚炎)，= chondrodermatitis nodularis chronica helicis.

Winn test [wín tést] ウイン試験〔医学〕(ウイン測定法ともいう．リンパ球等の免疫細胞の腫瘍細胞に対する傷害作用を in vivo において測定する方法)．

Winogradsky so·lu·tion [wìnəgrǽdski səl(j)u:ʃən] ウィノグラドスキー液 (① 窒素菌培養液としてはリン酸カリ，硫酸マグネシウム，塩化カルシウム，食塩，硫酸アンモニウムを水 1,000mL に溶かす．② 亜硝酸菌培養液としては，硫酸アンモニウム，硫酸カリ，塩基性炭酸マグネシウムを水 1,000mL に溶かす)．

Winslow, Jacques Benigne [wínzlou] ウインスロー (1669–1760，デンマーク生まれのフランスの解剖学者)，= Jacobus Benignus.

W. foramen ウインスロー孔 (網嚢孔)，= foramen epiploicum.

W. ligament ウインスロー靱帯 (膝の後靱帯)．

W. pancreas ウインスロー膵臓 (膵臓の鈎状突起)，= processus uncinatus.

W. stars ウインスロー星 (眼の脈絡膜の渦静脈の起始点にある毛細血管渦)，= stellulae vasculosae winslowii.

W. test ウインスロー試験 (仮死状態の際の呼吸運動の存否を知る方法で，胸部に水を入れた容器をおいて，その運動をみる方法)．

win·ter [wíntər] 冬，冬季．形 wintry.

w. bud 冬芽．

w. cholera 冬季コレラ〔医学〕(軽症コレラ様下痢症)．

w. cough 慢性気管支炎〔医学〕．

w. depression 冬季うつ病 (季節性感情障害で秋から冬にかけて発症するもの)．

w. eczema 冬季湿疹．

w. egg 冬卵．

w. form 冬形．

w. hemoglobinuria 冬季血色素尿症．

w. itch 冬季かゆみ〔症〕，冬季瘙痒，= pruritus hiemalis.

w. plumage 冬羽．

w. pruritus 冬季痒疹〔医学〕．

w. sleep 冬眠．

w.-vomiting disease 冬季嘔吐病，流行性急性胃腸炎，= epidemic viral gastroenteritis.

win·te·ra [wíntərə] ウインテラ (南アメリカ産シキミモドキ科植物 *Drimys winteri* の樹皮で強壮薬として用いる)，= Winter bark.

Winterbottom, Thomas Masterman [wíntərbɑtəm] ウインターボットム (1764–1859，イギリスの医師)．

W. sign ウインターボットム徴候，= Winterbottom symptom.

W. symptom ウインターボットム徴候 (後頸部三角の腺腫大で，嗜眠病の一種であるトリパノソーマ症の一徴候)，= Winterbottom sign.

win·ter·green [wíntə:gri:n] アカモノ，イチヤクソウ〔鹿蹄草〕，= *Gaultheria*.

w. oil 冬緑油〔医学〕．

win·ter·i·za·tion [wìntəraizéiʃən] 脱ろう (蝋)〔医学〕(油脂の，植物油を −1～3°C 程度に冷却し，固体脂を析出させ低温でも液体の油をつくる方法)．

winterized oil 脱ろう (蝋) 油〔医学〕．

Winternitz, Wilhelm [wíntə:nits] ウインターニッツ (1835–1917，オーストリアの医師で，特に水治療法を専門とした)．

W. pulpit ウインターニッツ台 (寺院にある教壇の形をなす台で，患者を起立させて，温寒潅注療法を施すために用いたもの)．

W. sound ウインターニッツ消息子 (冷却用ゾンデ)．

W. test ウインターニッツ試験 (Heichelheim の iodipin 試験)．

Wintersteiner, Hugo [víntə:ʃtainər] ウインテルシュタイネル (1865–1918，オーストリアの医師)．

W. rosette ウインテルシュタイネルロゼット (網膜の神経上皮層の細胞叢で，網膜神経膠腫の特徴と考えられる)．

W. tumor ウインテルシュタイネル腫 (膠腫性神経上皮腫)，= neuroepithelioma gliomatosum.

win·to·don [wíntədɑn] ウィントドン，= glycobiarsol.

Wintrich, Anton [wíntrik] ウイントリッヒ (1812–1882，ドイツの医師)．

W. change of sound ウイントリッヒ変換音 (音響変換)〔医学〕．

W. sign ウイントリッヒ徴候 (開放性肺空洞では口の開閉により打診音が変化する)，= W. change of sound.

Wintrobe, Maxwell Myer [wíntroub] ウイントローブ (1901–1986，アメリカの血液学者)．

W. classification ウイントローブ分類法 (赤血球の平均容積，平均ヘモグロビン含有量および平均ヘモグロビン濃度に基づく貧血の分類法)．

W. hematocrit ウイントローブヘマトクリット (長さ約 15cm の目盛を付けた小ガラス管で，赤血球沈降速度，赤血球容積および黄疸指数を測定するために用いる)．

W.-Landsberg method ウイントローブ・ランズバーグ法 (抗凝固剤を加えた血液を小試験管にとり，直立させて 1 時間の血沈を測る方法)．

wipe test 拭きとり試験〔医学〕(表面汚染検査法)．

wiping reflex 払いのけ反射〔医学〕．

wire [wáiər] 針金，線 (金属製の)，ワイヤ．形 wiry.

w. arch 歯弓副子．

w. clamp 針金鉤はりがねこう．

w. extension 針金牽引〔法〕〔医学〕，鋼線牽引〔法〕〔医学〕．

w. filter 針布．

w. gauge ワイヤゲージ，針金定規，針金ゲージ．

w. gauze 金網〔医学〕．

w. glass 網入りガラス〔医学〕．

w. grating 針金格子．

w. introducer 鋼線誘導子．

w. ligature 針金結紮〔法〕〔医学〕．

w. loop fixation 鋼線環固定〔法〕．

w.-loop lesion ループ状病変〔医学〕(全身性エリテマトーデスにおける腎臓糸球体の一部の毛細血管壁が肥厚している状態)．

w. rope 鋼索．

w. saw いとのこぎり〔医学〕，線鋸．

w. sieve 網ふるい〔医学〕．

w. splint 鋼線副子〔医学〕，線副子．

w. splinting 針金副子〔法〕〔医学〕．

w. stapes 針金代用アブミ骨．

w.-tightener 鋼線緊張器，針金 (鋼線) 結締器〔医学〕．

w. traction 鋼線牽引．

w. wrought 線鉤〔医学〕．

wire·worm [wáiə:wə:m] 針虫，捻転胃虫，= *Haemonchus contortus*.

wir·ing [wáiəriŋ] ① 配線 (電気装置の)，布線．② 針金接合，鋼線締結〔医学〕．

Wirsung, Johann Georg [ví:əsu:ŋ] ウイルズング (1600–1643，ドイツの医師)．

W. canal ウイルズング管 (膵管)，= Wirsung duct.

W. duct ウイルズング管．

Wirtz meth·od [wə́:ts méθəd] = Schaeffer-Fulton stain.

wiry pulse 針金様脈〔医学〕，針金様脈拍 (小さく細

W

い高圧脈), = angry pulse.

WISC Wechsler intelligence scale for children ウェクスラー式児童用知能検査の略(小児版ウェクスラー知能検査).

wis·dom tooth [wízdəm tú:θ] [TA] 智歯, = dens serotinus [L/TA].

wisdom tooth impaction 智歯埋伏 [医学].

wish paranoia 願望妄想.

wishful thinking 願望思考.

Wiskott, Alfred [vískɔt] ウィスコット(1898–1978, ドイツの小児科医. ヴィスコットともいう).

W.–Aldrich syndrome (**WAS**) ウィスコット・オールドリッチ症候群(血小板減少症と湿疹を伴う免疫不全症. X 連鎖性遺伝の原発性免疫不全症で男児にみられる).

Wissler, Hans [wíslər] ウィスラー(1906生, スイスの小児科医).

W.–Fanconi syndrome ウィスラー・ファンコニ症候群(発熱, 関節痛, 皮疹, リンパ節腫脹, 脾腫を特徴とし, 骨髄には著明な好酸球増加症がみられるが, アレルギー性の事実は認められない), = allergic sepsis.

W. syndrome ウィスラー症候群(小児～青年期に好発. 高熱, 関節痛, 斑状皮疹などを症状とする).

Wistar rats ウィスターラット(ウィスター研究所で開発された研究用ラット).

witch ha·zel [wíʧ héizəl] ウイッチヘーゼル(アメリカマンサク *Hamamelis virginiana*, またはそのエキスで, 打ち身, 打ち傷, および収斂薬), = spotted hazel.

witch's milk [wíʧiz mílk] 奇乳 [医学], 魔乳(新生児の乳房が膨隆して分泌される液).

with abrasion 挫裂創.

With·a·nia som·nif·e·ra [wiθéiniə sɑmnífərə] (ベラドンナ *Atropa belladonna* に類似の植物で催眠薬として用いられる).

with·draw·al [wiðdrɔ́:əl] ① 引きこもり, 自閉症. ② 離脱, 物質離脱, 停止, 中止(投薬などの), 断薬 [医学]. ③ 陥没.

w. bleeding 消退出血 [医学](女性ホルモンの投与により子宮内膜を増殖させた後, 急にそれを中止するときに起こる現象).

w. psychosis 禁断精神病.

w. reflex 逃避反射 [医学], 屈筋反射(四肢の皮膚に, 傷害を起こすような強い刺激を与えると, その肢を体幹に近づけるような運動が反射的に現れること), = flexor reflex.

w. symptom 禁断症状 [医学], 離脱症状, 退薬症状.

w. syndrome 退薬症候, 離脱症候群, = abstinence syndrome.

w. treatment 禁断療法 [医学], 脱慣療法(麻薬, アルコール, 睡眠薬などの慢性中毒の治療にあたり, 患者がそれらの物質を入手できないようにして禁断する方法).

Withering, William [wíðəriŋ] ウィザーリン(1741–1799, イギリスの医師. 薬用植物学の大家. 1783～1785年にジギタリスの医学的応用に関する研究を, 1779年には猩紅熱に関する単行書を公にした).

withering cancer 硬性癌(旧語).

withering sarcoma (菌状息肉症), = mycosis fungoides.

with·er·ite [wíðərait] 毒重石どくじゅうせき(主として $BaCO_3$ からなり, 重晶石とともにバリウムの天然源の一つ).

within assay イントラアッセイ, アッセイ内アッセイ, ウィジンアッセイ(同一検体の同じ測定系における再現性を示す用語).

within–class variation 級内変動.

within limits of normal (**WLN**) 正常範囲内, = within normal limits (WNL).

within normal limits (**WNL**) 正常範囲内.

within–person variation 個人内変動 [医学].

wit·kop [wítkɑp] (南アフリカの黄癬に類似の頭部皮膚病で駆梅療法の下に治癒する), = dikwakwadi, white head.

wit·ness [wítnəs] 証言.

Wittmaack, Karl [wítmɑ:k] ウィットマーク(1876–1972, ドイツの耳鼻咽喉科医).

W. theory ウィットマーク含気学説(側頭骨内の含気蜂巣は幼児が中耳炎にかかることにより, 中耳粘膜の変化によりその形成が停止するという説).

Witzel, Friedrich Oskar [wítsəl] ウイッツェル(1856–1925, ドイツの外科医).

W. operation ウイッツェル手術(胃瘻術で, 胃につくった小孔を通してカテーテルを固定し, 長さ約5cm のガラス管を胃壁に埋没して胃を腹膜に固定し, 腹壁をガラス管の周囲から縫合する方法).

Wit·zel·sucht [vítselsu:kt] [G](前頭葉の腫瘍などにみられる諧謔症), = moria.

wl wave length 波長の略.

Wladimiroff [vlà:dimírɔf] ウラジミロフ(1837–1903, ロシアの外科医).

W. operation ウラジミロフ手術(足根骨切除術で, 踵, 踵骨, 距骨を切除し, 脛骨, 腓骨, 方形骨, 舟状骨の関節面を鋸除して, 足を脚の縦軸に固定する方法), = Mikulicz operation.

WLN within limits of normal 正常範囲内の略, = within normal limits (WNL).

WMA World Medical Association 世界医師会の略.

WNL within normal limits 正常範囲内の略.

wob·ble [wɑ́bl] ① ウォブル, ゆらぎ(tRNA によるコドン認識の多様性を説明した F. H. C. Crick (1966) の提唱した説). ② よろめき(ウマの後脚が両側性不同等のため歩調が不規則になる状態), = wabble.

Woehler, Friedrich [wə́:lər] ウェーラー(1800–1882, ドイツの化学者. 1842年安息香酸を摂取すると馬尿酸として排泄することを発見し, 現在の代謝現象の研究の端緒を開き, 多数有機物, 特に尿素の研究に関する論文が多い).

Woelde tri·an·gle [wə́:ldi tráiæŋgl] = Politzer luminous cone.

Wohl·fahr·tia [vɔ:lfɑ́:tiə] (肉バエ科 *Sarcophagidae* の一属).

W. vigil (皮膚ハエウジ症を起こす).

Wohlfart, Gunnar [vóulfɑ:rt] ヴォールファルト(1910–1961, スウェーデンの神経科医).

W.–Kugelberg–Welander disease ヴォールファルト・クーゲルベルク・ヴェランデル病(脊髄性筋萎縮症Ⅲ), = spinal muscular atrophy typeⅢ.

Wohlgemuth, Julius [vɔ́:lgəmu:t] ウオルゲムート(1874–1948, ドイツの医師).

W. tests ウオルゲムート法(血液の消化酵素および糞尿中のデンプン消化酵素を検査する方法で, 被検物に1 : 1,000 デンプン溶液を加えて加温後, その分解度をヨードで定量し, 腎臓または膵臓の機能障害を判定するために用いられる), = diastase test, Wohlgemuth method.

Woillez, Eugène Joseph [wɑléiz] ヴァレーズ(1811–1882, フランスの医師).

W. disease ヴァレーズ病(肺の急性特発性うっ血).

Wol·bach·ia pip·i·en·tis [wɔlbǽkiə pìpiéntis] (リケッチアの一種).

Wolcott, Erastus Bradley [wálkət] ウォルコット(1804–1880, アメリカの外科医. 1861年腎切除術を初めて行った).

Wolf, A. ［wúlf］ ウルフ（アメリカの病理学者）．
W.-Orton bodies ウルフ・オートン〔小〕体（悪性腫瘍細胞中の核内封入体）．
wolf jaw 狼咽ろういん［医学］，唇顎口蓋裂，= uranoschisis.
wolf throat 狼咽［医学］，〔唇顎〕口蓋〔披〕裂［医学］．
wolf tooth 狼歯，小臼歯（ウマの痕跡性臼歯）．
Wolfe, John Reissberg ［wúlf］ ウルフ（1824–1904，スコットランドの眼科医）．
W. graft ウルフ移植〔片〕，ウルフ移植術（1875年に発表した眼瞼外反の手術的療法で，全層の皮膚弁を移植して良結果を収めた），= Krause-Wolfe graft, fullthickness graft.
W.-Krause graft ウルフ・クラウゼ植皮（皮膚全層を利用する厚い移植片），= Krause-Wolfe graft.
W. method ウルフ法．
Wolfenden, Richard Norris ［wúlfəndən］ ウォルフェンデン（イギリスの耳鼻咽喉科医）．
W. position ウォルフェンデン位（喉頭蓋の潰瘍により嚥下作用が困難である場合に利用する体位で，患者は台上に下俯し，頭部は下肢よりも低位に，両腕とともに台の縁から下垂する位置）．
Wolff-Eisner, Alfred ［wúlf áisnər］ ウォルフアイスナー（1877–1948，ドイツの血清学者）．
W.-E. reaction ウォルフアイスナー反応（ツベルクリンの眼反応），= (Wolff-)Calmette reaction, ophthalmic reaction.
Wolff, Julius ［wúlf］ ウォルフ（1836–1902，ドイツの外科医，解剖学者）．
W. law ウォルフの法則（正常でも異常でも，骨はそれに加わる力に抵抗するのに最も適した構造を発達させる），= Wolff transformation law.
Wolff, Kasper Friedrich ［wúlf］ ウォルフ（1733–1794，ドイツの解剖学者．1759年胚葉説を樹立した）．形 wolffian.
W. cyst ウォルフ嚢腫（子宮広靱帯の嚢腫で，ウォルフ管の残遺嚢胞），= wolffian rest.
W. duct ウォルフ管（中腎管）．
W. ridge ウォルフ隆線（尿生殖縁ともいい，胚においてウォルフ管に発育する部分）．
W. tubule ウォルフ細管（中腎細管．ウォルフ管から直角に伸びた小管）．
Wolff, Louis ［wúlf］ ウォルフ（1898–1972，アメリカの心臓病学者）．
W.-Chaikoff block ウォルフ・チャイコフ阻害．
W.-Chaikoff effect ウォルフ・チャイコフ効果（大量のヨード投与によるヨードの有機化と甲状腺ホルモン合成の阻害作用．ヨード性粘液水腫に至る），= Wolff-Chaikoff block.
W.-Parkinson-White syndrome ウォルフ・パーキンソン・ホワイト症候群（正常の房室伝導系のほかに副伝導路が存在し，2つの回路を興奮が旋回して発作性頻拍を生ずる．心電図上ではP-R間隔は短縮され，QRSは特徴的な早期興奮によるデルタ波を示して幅が広がる．Sir John Parkinson (1885–1976)はイギリス医師，Paul Dudley White (1886–1973)はアメリカの心臓専門医），= syndrome of accessory pathway, atrioventricular preexcitation, preexcitation syndrome, WPW syndrome.
wolff·i·an ［wúlfiən］ ウォルフの．
w. body ウォルフ体［医学］．
w. cyst ウォルフ管嚢胞（子宮広靱帯の）．
w. duct ウォルフ管［医学］．
w. duct carcinoma ウォルフ管癌．
w. regeneration ウォルフ再生法（両生類において水晶体を切除後，虹彩上縁部から水晶体が再び発生する現象）．
w. rest ウォルフ〔管〕遺残［医学］．
w. tubules ウォルフ〔細〕管．
Wölfler, Anton ［wélflər］ ウェルフラー（1850–1917，チェコ・プラハの外科医．ウェルフレルともいう）．
W. gland ウェルフラー腺．
W. operation ウェルフラー手術（幽門閉鎖症の外科的療法で，胃下部を空腸に縫合する方法）．
W. sign ウェルフラー徴候（砂時計様胃では，液性成分は迅速に胃から排除されるが，胃内容物には固形物が多量残留する）．
W. suture ウェルフラー縫合（① 切断した腸管の縫合．② 切断した腱の縫合）．
Wolfram, D. J. ［wúlfræm］ ウォルフラム（アメリカの医師，ウルフラムともいう）．
W. syndrome ウォルフラム症候群（1977年，Cremers らにより報告された常染色体劣性遺伝を呈する進行性神経変性疾患），= DIDMOAD syndrome.
wolf·ram (W) ［wúlfrəm］ ウォルフラム（タングステンと呼ばれる元素で，原子番号74，元素記号W，原子量183.85，質量数180，182～184，186），= wolframium, tungsten.
w. blue ウォルフラムブルー，= tungsten blue.
w.-bronze ウォルフラム（タングステン）ブロンズ（一般式 M_xO_3 で表される物質．Mはアルカリ金属元素やアルカリ土類金属元素）．
w. carbonyl ウォルフラム（タングステン）カルボニル $W(CO)_6$（揮発性無色の結晶）．
w. oxide 酸化タングステン（三酸化タングステン WO_3，二酸化タングステン WO_2），= tungsten oxide.
wolf·ram·ate ［wúlfrəmeit］ ウォルフラム（タングステン）酸塩（オルト，パラ，メタの3種がある）．
wolf·ra·mine ［wúlfrəmin］ 鉄マンガン重石，= wolframite.
wolf·ra·mite ［wúlfrəmait］ 鉄マンガン重石(Fe,Mn)WO_4.
wolf·ram·i·um ［wulfréimiəm］ ウォルフラム，= wolfram.
Wolfring, Emilij Franzevic von ［vɔ́lfriŋ］ ウォルフリング（1832–1906，ポーランドの眼科医）．
W. glands ウォルフリング腺（眼瞼の後瞼板腺），= accessory lacrimal glands, Krause glands.
wolfs·bane ［wúlfsbein］ ウォルフスバーン（① トリカブト．② インド産植物 *Periploca graeca* でペリプロシンの原植物），= aconite.
Wolhynia fever ウォルヒニア熱［医学］，= five-day fever, trench fever.
Wolkowitsch sign ［wɔ́:lkəwitʃ sáin］ ウォルコウィッチ徴候（慢性回帰性虫垂炎にみられる右側腹筋の弛緩）．
Wollaston, William Hyde ［wúləstən］ ウォラストン（1766–1828，イギリスの医師，物理学者）．
W. doublet ウォラストン接合レンズ（色収差を矯正するために用いる扁平凸面レンズ2個を組み合わせた顕微鏡レンズ）．
Wolman, Moshe ［wɔ́lmən］ ウォルマン（1914–2009，イスラエルの神経病理学者）．
W. disease ウォルマン病（ライソゾームの酸性リパーゼ欠損によるリピドーシス．常染色体性劣性遺伝）．
wol·pert ［wálpə:t］ 通風器．
Wolter my·e·lin stain ［wɔ́ltər máiəlin stéin］ ウォルターミエリン染色法（フォルモル固定標本を Wolter ヘマトキシリンで加温しながら24時間染色し，Mueller 液で洗って Pal のシェリン染色法に従い封入する．Wolter ヘマトキシリンは，ヘマトキシリン2g をアルコール10～20mL に氷酢酸2mL を加えたものに溶解し，水を加えて100mL とする）．
woman dentist 女性歯科医師［医学］．

woman knot 女性結節，たて結び（第1と第2の結節の遊離端が相互に直角となる）．
woman physician 女医〔医学〕．
womb ［wú:m］ 子宮，= uterus．
w. stone 子宮結石，石灰化子宮筋腫．
women legislation in industry 産業女性法律〔医学〕．
women protection in industry 産業女性保護〔医学〕．
women's liberation 女性解放運動〔医学〕．
women's rights 女権〔医学〕．
WON walled-off necrosis 被包化壊死の略．
won·der drug ［wʌ́ndər drʌ́g］ 特効薬．
Wood al·loy ［wúd ǽlɔi］ ウッド合金（1860年 N. Wood が発明した易融合金で，Bi 50%，Pb 24%，Sn 14%，Cd 12%からなり，融点66～71°Cで温湯に溶ける．比重7.9），= Wood metal．
Wood crown ウッド冠．
Wood, Horatio Charles ［wúd］ ウッド（1874-1958，アメリカの医師）．
W. sign ウッド徴候（深麻酔においてみられる眼輪筋弛緩，眼球固定，外斜視）．
Wood mod·i·fi·ca·tion of Giemsa stain ［wúd mɑ̀difikéiʃən əv gí:msə stéin］ ウッドのギムザ染色変法（メタノール固定標本を，エオジン0.1%液で染め，アズールⅡ 0.25液で1分間染色する方法）．
Wood op·er·a·tion ［wúd ɑ̀pəréiʃən］ ウッド手術（① 膀胱外反に対し，腹壁の皮膚弁の皮膚面を膀胱内層につくる方法．② ヘルニア管を閉鎖するため，その周囲の腱膜を皮下で縫合する方法）．
Wood, Robert Williams ［wúd］ ウッド（1868-1955，アメリカの物理学者）．
W. filter ウッド濾光板（可視線を吸収して紫外線を通過させるもの）．
W. lamp ウッド灯〔医学〕，ウッドランプ．
W. light ウッド光〔線〕，ウッド灯線（酸化ニッケルを含有するガラスを用いてつくった機械で，それを通った光線が糸状菌に当たると蛍光を発するので，頭部白癬の診断に利用される）．
Wood-Seltzer sign ［wúd séltzər sáin］ ウッド・セルツァー徴候（心電図上Pの幅が広く低くまたは二分して低電位を示すことで，大動脈閉鎖不全，高血圧性心臓疾患による左室緊張または左室不全に原因し，リウマチ熱の後遺症でも出現する）．
Wood units ウッド単位（肺血管抵抗の簡易検査法．Wood, Paul）．
wood ［wúd］ ① 木，樹木．② 木材．
w. alcohol 木酒，木精，メタノール，= methyl alcohol．
w. charcoal 木炭，= vegetable charcoal．
w. cork 傷コルク（きずコルク）．
w.-creosote クレオソート，= creosote．
w. flour 木粉〔医学〕，= wood meal．
w. meal 木粉〔医学〕．
w. naphtha 木ナフサ（メチルアルコールとアセトンの混合物で，木材の蒸留により得られる）．
w. oil 木油（リュウノウ［龍脳］樹脂油，グルユン油），= dipterocarpus oleoresin, gurjum oil．
w. orange = orange G．
w. parenchyma 木部柔組織，= xylem parenchyma．
w. preserving oil 木材防腐油〔医学〕．
w. pulp 木材パルプ〔医学〕．
w. rat 森ネズミ，= *Neotoma*．
w. ray 木部放射組織，= xylem ray．
w. spirit 木精，= methyl alcohol, wood alcohol．
w. sugar 木糖，= xylose．
w. tar 木タール〔医学〕．
w. tea 木茶，= species lignorum．
w. tick = *Dermacentor andersoni*．
w. turpentine 木テルペンチン（マツの木片，鋸屑などから採ったもので局方の規格を備えない）．
w. vinegar 木酢（木材の蒸留により得られる粗製酢酸）．
w. workers lung 木工作業者肺〔医学〕．
wood·chuck ［wúdʧʌk］ ウッドチャック〔医学〕（アメリカに生息するげっ歯類，ヒトの肝炎，肝癌のモデル動物）．
wood·en ［wúd(ə)n］ 木造の．
w. belly 腹部強直．
w. leg 棒義足〔医学〕．
w. phlegmon(e) 木様蜂巣織炎〔医学〕，= ligneous phlegmone．
w. resonance 木様共鳴音（小泡鼓腸音），= vesiculotympanic resonance．
w.-shoe heart 木靴心〔医学〕（X線像において左心室が拡張して心尖が上向きの位置を示すもの），= sabot heart．
w. splint 木製副子〔医学〕．
w. tongue 木様舌（家畜の舌アクチノミセス症）．
w. tongue of cattle ウシの木様舌症．
Woodman, DeGraaf ［wúdmən］ ウッドマン（アメリカの耳鼻咽喉科医）．
W. operation ウッドマン手術（声門開大術の一つ）．
woody lignite 木質亜炭〔医学〕．
woody nightshade マルバノホロシ［白英］．
woody thyroiditis 木様甲状腺腫，= Riedel struma．
wool ［wúl］ ① 羊毛〔医学〕，毛．② 綿毛．
w. cloth scouring agent 洗じゅう（柔）助剤〔医学〕．
w. fat 羊毛脂，羊脂，= adeps lanae, refined wool fat, unhydrous lanolin．
w. glass ガラス綿〔医学〕．
w. grease 羊毛脂〔医学〕，羊毛ろう（蝋）．
w. oil 羊毛油．
w. red ウールレッド，= amaranth．
woolen oil 紡毛油〔医学〕．
woolen yarn 紡毛糸〔医学〕．
Woolley fe·ver ［wúli fí:vər］ ウーレー熱（アンダマン島において発見された黄疸熱）．
Woolly monkey sarcoma virus ウーリーモンキー肉腫ウイルス（レトロウイルス科のウイルス）．
woolly hair 羊毛状毛（ヒツジのような柔らかいねじれ毛），= lanugo．
woolly-hair nevus 羊毛状母斑．
Woolner, Thomas ［wúlnər］ ウルナー（1825-1892，イギリスの彫刻家，詩人）．
W. tip ウルナー尖端（耳輪の縁にある小結節），= tuberculum auriculare．
wool·sor·ter's dis·ease ［wúlsɔ:tərz dizí:z］ 羊毛分類者病，羊毛選別者壊疽〔医学〕（羊毛を取り扱う者にみられる肺の炭疽で，*Bacillus anthrax* を吸入するために起こる）．
woolsorter's pneumonia 羊毛選別者肺炎．
woo·ra·li ［wu:rɑ́:li］ = curare．
woo·ra·ra ［wu:rɑ́:rə］ = curare．
woo·ra·ri ［wu:rɑ́:ri］ = curare．
woo·zi·ness ［wú:zinis］ フラフラ感，フラフラすること．
word ［wə́:d］ 語，単語．
w. analysis skill 単語分析能力〔医学〕．
w. association test 言語連想テスト〔医学〕．
w. blindness 失読〔医学〕，語盲症，文字盲，言盲症，失読症，= alexia．
w. center 言語中枢．
w. comprehension 語の理解．

w. deaf 語聾.
w. deafness 語聾(ろう)〔医学〕(皮質下性感覚失語症), = subcortical sensory aphasia.
w. débris (失語症患者が爆発的に無意の語を発すること).
w. dumbness 語唖(あ)〔医学〕(言語唖, 皮質下性運動失語症), = subcortical motor aphasia.
w. finding 喚語.
w. fluency 能弁〔医学〕.
w. intelligibility 単語了解度〔医学〕.
w. mania 名称強迫, = onomatomania.
w. meaning deafness 語義聾(ろう)(語の意味の認知障害).
w. salad 言葉のサラダ, 語膾ごかい(緊張病患者の意味のない言葉の羅列), = schizophasia.
w.-sound imagination 語音像.
w. vision (一般視覚中枢の特異的機能).
Woringer, M. M. F. [wɔ́:riŋgər] ウォランジェー(フランスの皮膚科医).
W.-Kolopp disease ウォランジェー・コロップ病(パジェット様細網症).
work [wə́:k] ① 労働, 作業. ② 仕事, 仕事量〔医学〕.
w. capacity evaluation 身体職業能力評価〔医学〕.
w. coefficient 作業量指数(作業量あるいは労働負担の程度を示す数で, エネルギー代謝率に時間数を乗じたもの, 時間の単位を分単位にして指数に 1kcal を乗じたものが作業所要熱量).
w. cure 作業療法〔医学〕.
w. efficiency 仕事効率〔医学〕.
w. environment 作業環境〔医学〕.
w. equivalent of heat 仕事の熱等量.
w. hypertrophy 作業〔性〕肥大〔医学〕, 仕事肥大.
w. in dusty environment 粉じん(塵)環境作業〔医学〕.
w. in hot environment 高温環境作業〔医学〕.
w. metabolism 労作(動)代謝〔医学〕.
w. of breathing 呼吸仕事量〔医学〕.
w.-place population 従業地人口〔医学〕.
w. prosthesis 作業用義肢.
w. rate 仕事率〔医学〕.
w. related disease 作業関連疾患(従来の職業病とは異なり, 多因子疾患で, 1982 年頃 WHO で新しい概念を提唱した. うつ病, 胃・十二指腸潰瘍, 高血圧, 虚血性心疾患などである), 職業不適応症〔医学〕, 職場ストレス病.
w. rhythm 作業リズム.
w. satisfaction 労働満足感〔医学〕.
w. simplification 作業単純化〔医学〕.
work·a·bil·i·ty [wə̀:kəbíliti] 加工性〔医学〕.
work·a·hol·ic [wə̀:rkəhɔ́(:)lik] ワーカホリック(強迫的に仕事を必要としている人).
worked penetration 混和ちょう(稠)度〔医学〕(グリースなどの).
work·er [wə́:kər] 作業者〔医学〕.
Working Formulation for Clinical Usage (WF) 臨床実用分類.
work·ing [wə́:kiŋ] 作業の〔医学〕.
w. antibiotic 常用抗生物質〔医学〕.
w. capacity 作業能〔力〕〔医学〕.
w. contacts 構成咬合.
w. cycle 作業周期〔医学〕.
w. distance 作動距離(顕微鏡で接眼レンズと対物レンズとが焦点の合ったときの距離).
w. electrode 作用電極〔医学〕.
w. formulation for non-Hodgkin lymphoma 非ホジキンリンパ腫国際分類〔医学〕.
w. hypothesis 作業仮説.
w. in abdomen 腸の蠕(ぜん)動感〔医学〕.
w. in crouched position しゃがみ仕事〔医学〕.
w. mean 仮の平均.
w. model 作業模型〔医学〕.
w. occlusal surfaces 作業咬合面.
w. occlusion 作業側咬合.
w. point 作用点〔医学〕.
w. position 作業姿勢〔医学〕, = working posture.
w. power 労働力〔医学〕.
w. side 作業側〔医学〕, 動側〔医学〕.
w. solution 希釈標準溶液〔医学〕.
w. stress 使用応力.
w. system 勤務体制〔医学〕.
w. through 徹底操作(精神分析療法で患者の葛藤や困難な課題をさらに熟知させて, 反復強迫の支配から脱却させる心的操作).
w. time 労働時間〔医学〕.
w. with stoop かがみ仕事〔医学〕.
workman's compensation 労働者補償〔医学〕.
workman's tetany 職業性テタニー〔医学〕, 職工テタニー.
Workmen Compensation Act 労働者災害補償法〔医学〕.
work·sta·tion [wə́:kstèiʃən] ワークステーション〔医学〕.
w. stress 職場ストレス〔医学〕.
World Declaration on Population 世界人口宣言〔医学〕.
World Food Plan 世界食糧計画〔医学〕.
World Health Organization (WHO) 世界保健機関(国際連合の外郭団体. ジュネーブに本部を置く).
World Medical Association (WMA) 世界医師会(1947年設立. 全世界の医師を代表した NGO の国際連合体. ジュネーブ宣言, ヘルシンキ宣言, リスボン宣言などを採択. 2000年のエジンバラ総会では日医会長坪井栄孝が第 52 代の世界医師会長に就任している).
World Population Conference 世界人口会議〔医学〕.
World Population Year 世界人口年〔医学〕.
world health 人類の健康〔医学〕.
world population 世界人口〔医学〕.
Worm, Ole [wə́:m] ウォルム(1588-1654, デンマークの解剖学者. 頭蓋縫合に介在する小さい膜様骨を記載し, これをウォルム骨, または間挿骨 wormian bone と名づけた), = Olaus Wormius. 形 wormian.
worm [wə́:m] ① 虫, 蠕虫, = Vermes. ② 虫様(構造の). ③ 蒸留器のラセン管. → worms.
w. abscess 虫性膿瘍〔医学〕, = verminous abscess.
w. aneurysm 寄生虫性動脈瘤.
w. bark 駆虫薬(*Andira inermis* などの皮).
w. burden 感染虫体数, 感染虫体量.
w. colic 寄生虫性仙痛〔医学〕.
w. cyst 虫嚢.
w. fever 寄生虫熱.
w.-ileus 回虫性腸閉塞.
w. tea 駆虫茶剤(スピゲリア, センナ, マンナ, フェンネルからなる).
w. tubercle 虫結節.
wormian bone ウォルム骨(縫合骨), 間挿骨〔医学〕.
Wormley, Theodore G. [wə́:mli] ワームリー(1826-1897, アメリカの化学者).
W. test ワームリー試験(アルカロイド検出法で, ピクリン酸のアルコール溶液を加えると黄色を呈する反応, またはヨードとヨウ化カリウムとを水に溶解したものを加えると着色沈殿を生ずる).
worms [wə́:mz] ぜん(蠕)虫類(便宜的に用いられている群名), = helminth.
worm·seed [wə́:msi:d] 駆虫草種.
w. oil ヘノポジ油, = chenopodium oil.

worm·wood [wə́:mwud] ① ニガヨモギ, = *Artemisia absinthium*. ② 苦悩.
worn-out 消耗した〔医学〕.
wor·ry [wə́:ri] 心配〔医学〕.
worsted test 梳(そ)毛糸試験(ウステッドテスト), = Holmgren test.
wort [wə́:t, wɔ́:t] ① バクガ汁. ② 多数植物の俗名に用いる接尾語(liverwort ゼニゴケなど).
Worth, Claud A. [wə́rθ] ウォルス(1869–1936, イギリスの眼科医. 最初の弱視鏡を開発した).
W. amblyoscope ウォルス弱視計.
Woulfe, Peter [wú:lf] ウールフ(1727–1803, イギリスの化学者).
W. bottle ウールフびん(3個の口をもつびんで, 気体を洗浄し, または液体にガスを飽和させるために用いる).
wound [wú:nd] 創傷〔医学〕, 挫傷(暴力により組織の内面および外面の連続性が破壊された状態), = traumatism.
w. area 創傷範囲〔医学〕.
w. as cause of disease 疾患誘因創傷〔医学〕.
w. botulism 創傷性ボツリヌス症.
w. by animal 動物による傷〔医学〕.
w. cavity 創腔〔医学〕.
w. clip 創クリップ〔医学〕, 縫合かすがい, 縫合クリップ, 切創クリップ, = skin slip.
w. cork 傷害コルク.
w. death 創傷死亡〔医学〕.
w. dystrophy 外傷性ジストロフィ〔ー〕〔医学〕.
w. end 創端〔医学〕.
w. excision ① 創切除〔医学〕. ② 挫滅壊死組織除去, = débridement.
w. fever 創傷熱〔医学〕, 外傷熱, = traumatic fever.
w. floor 創底〔医学〕.
w. healing 創傷治癒〔医学〕.
w. hormone 創傷ホルモン, 傷(きず)ホルモン〔医学〕, = traumatin.
w. infection 創傷感染〔医学〕.
w. margin 創縁〔医学〕, = lip of wound.
w. myiasis 創ハエウジ病.
w. of teeth extraction 抜歯創, = wound socket after tooth extraction.
w. retractor 開創器〔医学〕.
w. strapping 絆創膏貼付〔医学〕.
w. surface 創面〔医学〕.
w. suture 創縫合〔医学〕.
w. toilet 創傷清浄化〔医学〕.
w. track 刺創管(刺創の).
woven bone 線維〔性〕骨(層板骨に対する用語で未熟な骨組織), = immature or primary bone, nonlamellar b., reticulated b..
WPW syndrome WPW症候群, = Wolff-Parkinson-White syndrome.
WR Wassermann reaction ワッセルマン反応の略(梅毒補体結合反応).
wrap·ping [rǽpiŋ] 纏(てん)絡〔医学〕.
WRC washed red cells 洗浄赤血球の略.
wreath [rí:θ] 花環.
Wreden, Robert Robertovich [vré:dən] ウレデン(1837–1893, ロシアの耳鼻科医).
W. sign ウレデン徴候(死産では外耳道に膠様物質が存在する), = auricular dosimasia.
Wright, Almroth Edward [ráit] ライト(1861–1947, イギリスの細菌学者).
W. hemostatic ライト止血薬(ホルマリン22mLとゼラチン40mLを混ぜた歯科用止血薬).
W. method ライト法(① 創傷の処置として, 高張食塩水, 続いて等張食塩水で洗浄し, ワクチンを補助薬として用いた後, 縫合する. ② 細菌の嫌気培養法として, 肉汁培地に接種した後試験管の両端にゴム管を付け, ねじっておく方法. ③ 血液殺菌力の試験法で, 患者血清に試験菌を逓減的に混ぜ, 24時間培養後, 栄養肉汁に接種し, 最も多数の細菌を死滅させる血清の量を, その殺菌力とする方法. ④ ワクチン中の細菌数を算出する方法で, ワクチンと赤血球5百万のある正常血液の等量とを混合し, 塗抹標本をつくって, 細菌と赤血球数とを比較して計算する).
W. solution ライト液(食塩2〜3容とクエン酸ソーダ1容を水96容に溶解したもので, Dakin液で創傷を治療中に起こりやすい漿液凝固を阻止するために用いる).
Wright, Basil Martin [ráit] ライト(イギリスの医師).
W. respirometer ライト呼吸計(一回換気量, 分時呼吸量の測定器), = Wright spirometer.
Wright, Irving S. [ráit] ライト(1901–1997, アメリカの医師).
W. syndrome ライト症候群(上腕を過度に外転したときにみられる神経血管性症候群で, 鎖骨下動脈の閉鎖により壊疽を起こし, また上腕神経叢の索引により感覚障害を起こす), = hyperabduction syndrome.
Wright, James Homer [ráit] ライト(1869–1928, アメリカの病理学者. 1903年インドのデリーDelhiにおいて東邦腫の熱帯性リーシュマニア症を観察し, また血小板が骨髄巨核細胞から由来することを報告した).
W. stain ライト染色(炭酸水素ナトリウム0.5gを水100mLに溶解したものにメチレンブルー1gを加え, 1時間煮沸する. 冷却後1:1,000エオジン液を加え, その液面に金属様光沢が出るのを待つ. 濾過乾燥したものがライト粒末で, その0.1gを純メタノール60mLに溶解して使用する).
W. staining solution ライト液(メチレンブルーと炭酸ソーダを水に溶かし, 蒸気滅菌器内で100°C 1時間加熱し, 冷却後濾過し, 別にエオジンYを水500に溶かしたものを加えて生ずる沈殿を乾燥したものがライト液の原粉末で, 染色用は, この粉末をメタノールに溶解し, 1〜2日後濾過する).
Wright, Marmaduke Burr [ráit] ライト(1803–1879, アメリカの産科医).
W. version ライト回転術(頭位回転術の一つ. 肩甲位に用いられる).
wright blood fac·tor [ráit blʌ́d fǽktər] ライト血液因子(Holmanにより1953年に, またDunsfordにより1954年に報告された個人性因子で, 頻度は1/1,277といわれる), = Wr blood factor.
wright effect ライト効果〔医学〕.
wright·ine [ráiti:n] ライチーン, = conessine.
wringer injury [ríŋgər índʒəri] 搾り機損傷.
wrin·kle [ríŋkl] しわ(皺)〔医学〕, ヒダ(襞).
w. line しわ線〔医学〕.
wrin·kled [ríŋkld] 皺の寄った.
w. face しわ顔〔医学〕.
w. tongue ヒダ舌, 亀裂舌, = scrotal tongue.
wrinkler muscle of eyebrow 皺眉筋.
wrin·kl·ing [ríŋkliŋ] ① 不均等分布. ② しわの発生〔医学〕.
Wrisberg, Heinrich August [rísbə:g] リスベルグ(1739–1808, ドイツの解剖学者).
W. anastomosis リスベルグ吻合.
W. ansa リスベルグワナ(右側大内臓神経と右側迷走神経とを連結するループ).
W. cartilages リスベルグ軟骨(楔状軟骨), = cartilage cuneiformis, cuneiform cartilages.
W. corpuscle リスベルグ小体(楔状軟骨), = cuneiform cartilage.

W. ganglia リスベルグ神経節.
W. ganglion リスベルグ神経節, = ganglion cardiacum.
W. ligament リスベルグ靱帯, = ligamentum meniscofemorale posterius.
W. nerve リスベルグ神経(① 内側前腕皮神経. ② 中間神経(顔面神経膝神経節からでる味覚線維)), = nervus intermedius.
W. tubercle リスベルグ結節(楔状結節), = tuberculum cuneiforme.

wrist [ríst] [TA] ① 手関節(手と腕とを連結する部分で, 俗に手首ともいう), = carpus [L/TA]. ②手根〔医学〕. ③ 手首.
w. apraxia 手首失行〔症〕〔医学〕.
w. block 手首ブロック〔医学〕.
w. clonus 手間代〔医学〕, 手関節間代, 手首間代(手を強く後方に屈曲するとき起こる手の筋肉間代性痙攣).
w.-clonus reflex 手首間代反射(手を極度に伸張すると, 手の間代攣縮が起こる).
w. crease 手首皮線.
w.-cutting syndrome リストカット症候群, 手首自傷症候群(自己の手首に多数の浅い切創をつくる行為であり, 思春期の女性に多い. 自殺行為とは限らず自傷行為として背景に異常な精神状態があるとみることができる).
w. disarticulation 手関節離断〔術〕.
w. dislocation 手関節脱臼〔医学〕.
w.-drop 〔下〕垂手〔医学〕(手および指の伸筋の鉛麻痺).
w.-drop hand 垂れ手, 下垂手.
w. extension 手関節伸展〔医学〕.
w. flexion 手関節屈曲〔医学〕.
w. flexion-extension movement 手関節屈伸運動〔医学〕.
w. ganglion 手首結節腫.
w.-hand orthosis 手関節指装具.
w. injury 手首の損傷〔医学〕.
w. joint [TA] 橈骨手根関節, = articulatio radiocarpalis [L/TA].
w. pain 手関節痛〔医学〕.
w. reflex 手首反射〔医学〕.
w. sign 手首徴候.
w. unit 手首装置〔医学〕.

writer's cramp 書痙〔医学〕, = mogigraphy.
writer's paralysis 書痙, = writer's cramp.
writer's spasm 書痙.
writhing number ねじれ数.
writ·ing [ráitiŋ] ① 書字. ② 著述.
w. center 書字中枢〔医学〕.
w. disturbance 書字障害〔医学〕, = dysgraphia.
w. hand 書字手(振戦麻痺患者にみられる手の形. 手が特異な位置に保たれる状態で, 中手指骨関節の過度伸長と指の伸長が特徴).
w. speech 書き言葉〔医学〕.
w. stuttering 吃書(字を書こうとするとペンの動きが円滑にいかず, 書こうとする字の最初の字画または文字が反復して書かれる).
w. test 書字検査〔医学〕.

written consent 書面による同意〔医学〕.
written order 指示書〔医学〕.
wrong diagnosis 誤診.
wrongful birth 不法な生, = wrongful life.
wrongful life 不法な生, = wrongful birth.
wry·neck [ráinek] 斜頸〔医学〕, = torticollis.
WT 1 gene WT1遺伝子.
WT typhus 都市チフス, = urban typhus.
Wt weight 重量の略.

Wuch·er·e·ria [vù:kərí:riə] ブケレリア属(糸状虫上科の一属. ブラジルに住んだドイツ医 Otto Wucherer (1820-1873)にちなむ).
W. bancrofti バンクロフト糸状虫(体長:雄4cm, 雌7〜10cm, 有鞘のミクロフィラリアを産出する. 成虫の宿主はヒトでリンパ管に寄生する. リンパ管炎, 熱発作, リンパ管閉塞による陰嚢水腫, 乳び(糜)尿, 象皮病などを起こす. ミクロフィラリアは夜間, 末梢血中に出現する. 夜間定期出現性を示し, アカイエカ, ネッタイイエカなどにより媒介される).

wu·cher·e·ri·a·sis [vu:kə̀:ri:ráiəsis] (*Wuchereria* 属糸状虫による感染症. フィラリア症).
w. bancrofti バンクロフト糸状虫症.

Wuetzer op·er·a·tion [wétsər àpəréiʃən] ウィトツェル手術(陰嚢を重積してヘルニア管を閉鎖する鼡径ヘルニアの根治治療法).
Wuhrmann my·o·car·di·sis [wú:lmɑ:n màiouká:disis] ウールマン心筋症(血清タンパク質の異常に起因する心筋変性で, いわゆる代謝性心電図を示す). → Hegglin syndrome.
Wulf meth·od [wúlf méθəd] ウルフ法(phosphorylase の活性を測定する最も一般的な方法で, 血球の特殊染色法の一つ), = phosphorylase staining.
wul·fe·nite [wúlfənait] 水鉛鉛鉱 $PbO-MoO_3$ (元素モリブデンの主要鉱石で, ときには CaO が PbO の代わりに存在する).
Wunderlich, Karl Reinhold (August) [vú:ndə:lik] ヴンデルリッヒ(1815-1867, ドイツの医師).
W. curve ヴンデルリッヒ曲線(腸チフスにおいて熱が階段的に上昇すること).
Wundt, Wilhelm Max [vúnt] ヴント(1832-1920, ドイツの生理・心理学者. ライプチッヒ大学心理学教授(1875-1917), 1878年最初の実験心理学研究所を設立. 心理学は直接経験の科学であり, 生理学はその知識を増進する手段であると考えた).
W.-Lamansky law ヴント・ラマンスキー法則(前方平面に平行した鉛直面を通って動く視線は鉛直および水平の方向における直線上に動くが, その他の運動においてはすべて曲線に動く).
W. tetanus ヴントテタヌス(電気刺激または外傷により生ずるカエル筋のテタヌス性攣縮).
wu·ra·ri [wurá:ri] = curare, curari, urari.
Wurster, Casimir [vú:stər] ウィルステル(1854-1913, ドイツの化学者).
W. red ウィルステルレッド $[(CH_3)_2NC_6H_4NH_2]+Br^-$ (金属光沢赤色色素).
W. salts ウィルステル塩類(芳香性 *p*-diamines の酸化により得られるもので, 濃厚な溶液中, または低温および固体では容易に重合する性状をもつ).
W. test ウィルステル試験(① 過酸化水素の試験法で, 濾紙を tetramethyl paraphenylendiamine で処理し, 過酸化水素を滴下すると青紫色に変わる. ② チロシン試験法で, 被検物を少量のキノンを加えた熱湯に溶解すると, その紅赤色は徐々に褐色に変わる).
wurt·zite [wə́:tsait] ① ウルツ鉱(閃亜鉛鉱と同質二像をなし, 遷移点1,020°C, ときには8%ほどの Fe を含むことがある). ② 線維亜鉛鉱.
Wyburn-Mason, Roger [wáibə:n méisən] ワイバーン・メーソン(イギリスの医師).
W.-M. syndrome ワイバーン・メーソン症候群(精神発達障害を伴った脳・網膜動静脈奇形, 母斑など), = encephalo-corporeal angiomatosis.
Wye·o·my·ia [wì:oumáiə] (カ〔蚊〕科の一属).
Wyeth, John Allan [wáiəθ] ワイエス(1845-1922, アメリカの外科医).
W. method ワイエス法(血管腫に熱湯を注射する療法).
W. operation ワイエス手術(股関節の切断手術で,

関節の両側に大きな針 Wyeth pins を用いて大腿筋肉を固定し，その上方にゴム帯を掛け縛って出血を抑制する方法）.

Wylie, Walter Gill ［wáili:］ ワイリー（1848–1923, アメリカの婦人科医）.

W. drain ワイリー排液器（硬質ゴム製の有茎ペッサリーで，その茎には溝を備えて排液を促進させる）.

W. operation ワイリー手術（① 子宮円靱帯をたたみ重ねて縫合する子宮後屈の手術療法. ② 虫垂炎の手術で，直腸を一方へ押し寄せ，後鞘を切開して，腹膜に小孔をつくる法）.

Wyman, Jeffries ［wáimən］ ワイマン（1901–1995, アメリカの生化学者. MWC モデルに名を残した. Monod–Wyman–Changeux model）.

Wynter sign ［wíntər sáin］ ウインター徴候（急性腹膜炎では複式呼吸運動は消失する）.

Wysler su·ture ［wáislər sjú:ʧər］ ウイスレル縫合（腸の腹膜層を接着させるための漿膜筋層と漿膜筋層との縫合）.

Wyssakovitsch law ［wísəkəviʧi lɔ́:］ ウィサコウィッチ法則（表面にある細胞は，破壊されない限り，その下部にある組織を保護する）.

W

X

ξ グザイ，クシー（xi．ギリシャ語アルファベット第14字）．→ xi．
X ① ローマ数字の10．② 類症療法における効力の十進法段階の記号．③ リアクタンスの符号．④ Kienböck レントゲン線単位．⑤ xanthine キサンチンの略．⑥ female sex chromosome 女性性染色体の略．
X body X体．
X-chromatin X染色質．
X chromosome X染色体．
X chromosome inactivation X染色体不活性化［医学］．
X disease X病（① 悪感，消化不良，呼吸困難を伴う症候群．= Mackenzie syndrome．② ウイルス性角化症．= perkeratosis）．
X disease of cattle ウシのX病．
X element X染色体（メンデルの遺伝要素），異常染色体，= accessory chromosome．
X factor X因子（ヘモフィルス属細菌の増殖のための発育因子，ヘミン）．
X hay fever エックス枯草熱（アメリカ南部地方の流行病）．
X inactivation X染色体の不活化．
X-linked X連鎖（性染色体Xに連鎖した）．
X-linked agammaglobulinemia X連鎖無ガンマグロブリン血症［医学］，連鎖性無ガンマグロブリン血症（X染色体性劣性遺伝．プレB細胞以降のB細胞の成熟がなく低または無ガンマグロブリン血症をきたす．ブルトン型無ガンマグロブリン血症ともいう），= Bruton agammaglobulinemia．
X-linked B cell deficient mouse X染色体連鎖性B細胞欠損マウス，= Xid mouse．
X-linked gene X染色体連鎖遺伝子．
X-linked genetic disease X連鎖性遺伝病．
X-linked hypophosphatemic rickets (XLH) 伴性染色体遺伝性低リン血症性くる病．
X-linked ichthyosis vulgaris 伴性遺伝性尋常性魚りんせん．
X-linked inheritance X染色体連鎖性遺伝［医学］，X連鎖遺伝．
X-linked juvenile retinoschisis X染色体若年網膜分離症（網膜神経上皮の神経線維層付近の内・外の網膜分離を主徴候とする．硝子体，網膜内・外の変化をきたす）．
X-linked lymphoproliferative syndrome X［染色体］連鎖［性］リンパ増殖症候群（伴性リンパ増殖症候群．致死的，慢性のEBウイルス感染症，低（無）ガンマグロブリン血症，悪性リンパ腫，再生不良性貧血などを主徴とする伴性劣性遺伝の疾患），= Duncan disease．
X-linked recessive X染色体連鎖劣性［医学］．
X-linked recessive bulbospinal neuronopathy X連鎖劣性球脊髄ニューロン障害，= Kennedy disease．
X-particle エックス粒子（上層圏において宇宙線の衝突により生ずると仮定される粒子）．
X-pattern esotropia X型内斜視．
X-pattern exotropia X型外斜視．
X-ray, x-ray エックス（X）線（レントゲン線のことで，形容詞としても用いる．Roentgen により1895年に発見され，Laue により1912年に結晶格子による回折現象が見いだされて電磁波であることが確認された．紫外線とガンマ線との間，約10〜0.001nmの範囲の波長をもつ）．
X-ray burn X線熱傷［医学］．
X-ray cancer 放射線癌［医学］．
X-ray cataract X線白内障［医学］．
X-ray cautery X線焼灼［医学］．
X-ray cinematography X線映画撮影〔法〕．
X-ray computed tomography photograph X線CT写真．
X-ray crystallography X線結晶学［医学］．
X-ray densitometry X線デンシメトリ〔ー〕，X線フィルム濃度（黒化度）測定〔法〕．
X-ray department X線科［医学］．
X-ray dermatitis X線皮膚炎［医学］．
X-ray diagnosis X線診断〔法〕［医学］．
X-ray diagnosis department X線診断部［医学］．
X-ray diagram X線図［医学］．
X-ray diffraction X線回折［医学］．
X-ray diffraction method X線回折法［医学］．
X-ray emission spectrometry X線発光分析法［医学］，X線発光分光測定〔法〕，発光X線法．
X-ray examination X線検査［医学］．
X-ray film X線フィルム［医学］．
X-ray film illuminator X線フィルム観察箱（シャウカステン）．
X-ray filter X線フィルタ［医学］．
X-ray fluorescence spectrometry X線蛍光分析法［医学］．
X-ray fluoroscopy X線透視〔法〕［医学］．
X-ray illumination X線透視〔法〕［医学］．
X-ray intensifying screen X線増感スクリーン［医学］．
X-ray irradiation X線照射［医学］．
X-ray kymography X線キモグラフィ〔ー〕［医学］．
X-ray luminescence X線発光［医学］，X線ルミネッセンス（X線照射時にみられるガラス壁の黄緑色の蛍光）．
X-ray measurement in obstetrics 産科X線測定［医学］．
X-ray microscope X線顕微鏡［医学］，放射線顕微鏡．
X-ray necrosis X線壊死［医学］．
X-ray pelvimetry X線骨盤計測〔法〕［医学］，骨盤X線計測〔法〕．
X-ray photograph (Xp) X線写真．
X-ray photography X線写真撮影〔法〕［医学］．
X-ray protection X線防御［医学］．
X-ray protective accessory X線防護用具［医学］．
X-ray report X線診断報告書［医学］．
X-ray scattering X線散乱（X線が原子核のまわりを回っている電子によって散乱される現象）．
X-ray shadow X線陰影［医学］．
X-ray sickness X線宿酔［医学］，= radiation sickness．
X-ray spectrograph X線分光写真器［医学］．
X-ray spectrography X線分光写真撮影［医学］．
X-ray spectrometer X線分光計［医学］（X線のスペクトルを調べるための装置）．
X-ray spectroscopic analysis X線分光分析［医学］，X線分光学的分析．
X-ray spectroscopy X線分光学［医学］，X線分光検査法．

X-ray spectrum X線スペクトル〔医学〕.
X-ray stereography X線立体撮影〔法〕〔医学〕.
X-ray stereoscopy X線立体視〔法〕〔医学〕.
X-ray study X線研究.
X-ray technician X線技師〔医学〕.
X-ray technology X線撮影技術〔医学〕.
X-ray term X線項.
X-ray test X線検査〔医学〕.
X-ray therapy X線療法〔医学〕.
X-ray treatment X線治療〔医学〕.
X-ray tube X線管.
X ray ulcer X線潰瘍.
X-strabismus X斜視.
X zone X帯, = androgenic zone.
x wave X波(X谷).
xan·chro·mat·ic [zæ̀nkroumǽtik] 黄色の, = xanthochromatic.
xan·thae·ma·tin [zænθí:mətin] キサントヘマチン, = xanthematin.
xan·tha·line [zǽnθəli:n] キサンタリン $C_{20}H_{19}NO_5$(アヘン〔阿片〕から得られるアルカロイド), = papeveraldine.
xan·tham·ide [zənθǽmaid, zǽnθəm-] キサンタミド $C_2H_5OCSNH_2$(キサンチン酸から得られる白色結晶質).
xan·tha·nol [zǽnθənɔ:l] キサンタノール, = xanthydrol.
xan·thate [zǽnθeit] キサンチン酸塩, キサントゲン酸塩〔医学〕.
xan·tha·tion [zænθéiʃən] 硫化(線維), キサントゲン酸化〔医学〕.
xan·thein [zǽnθi:n] キサンテイン(植物の黄色色素で, アルコールには不溶であるが水には溶けやすく, 水に難溶成分は xanthin).
xan·thel·asma [zæ̀nθilǽzmə] 黄色板, 黄色板症〔医学〕, 眼瞼黄色腫(眼瞼に生ずる黄色腫の一型), = xanthelasma palpebrarum.
x. multiple 多発性黄色板(Wilson), = molluscum lipomatoides.
x. planum = xanthoma planum.
xan·thel·as·ma·to·sis [zæ̀nθilæ̀zmətóusis] ① 多発性黄色板症. ② 黄色腫症, = xanthomatosis.
xan·thel·as·moi·dea [zæ̀nθilæzmɔ́idiə] 類黄色板症(色素性じんま疹), = urticaria pigmentosa.
xan·the·loid [zǽnθilɔid] 類黄色腫.
xan·them·a·tin [zænθí:mətin] キサントヘマチン(ヘマチンの誘導体で, 黄色を帯び苦味がある).
xan·the·mia [zænθí:miə] 黄色血〔医学〕, 黄色血症, = carotinemia.
x. test キサンチン血試験(血清 2mL に 95% アルコールと純石油ベンジン 2mL を混ぜ, エーテル層の色調を標準色と比較する方法).
xan·thene [zǽnθi:n] キサンテン $(C_6H_4)_2(O)CH_2$(キサンチン染料と指示薬をつくる原料で, キサントンの還元物), = dibenzpyran.
x. dye キサンテン染料(フタレイン染料の一種).
xan·the·none [zǽnθinoun] キサンテノン, = xanthone.
xan·the·nu·ric ac·id [zæ̀nθinjú:rik ǽsid] キサンテヌール酸(トリプトファンからキヌレニンおよび水酸化キヌレニンを経て生ずる有機酸).
xan·the·nyl [zǽnθinil] キサンテニル基($C_{13}H_9O$-), = xanthyl.
xan·the·rine [zǽnθiri:n] キサンテリン $C_{21}H_{23}NO_6$(ヘンルーダ科植物 *Xanthoxylum ochroxylum* のアルカロイド).
xan·thic [zǽnθik] 黄色の, キサンチンの.
x. acid キサンチン酸 C_2H_5OCSSH(刺激性臭気を放つ油状液), = xanthogenic acid.
x. calculus 尿中のキサンチン結石.
x. oxide キサンチン, = xanthine.
xan·thide [zǽnθaid] (キサントゲンの化合物).
xan·thine [zǽnθi:n] キサンチン [化] 2,6-dioxopurine(体液および組織に存在するプリン誘導物で, その硝酸塩は黄色を呈し, ヒポキサンチンを酸化して得られ, また酸化されて尿酸となる).
x. bases キサンチン塩基(ヌクレインの分解産物), = alloxuric bases.
x. calculus キサンチン結石.
x. dehydrogenase キサンチン脱水素酵素(プリンの酸化酵素).
x. derivative キサンチン誘導体(カフェイン, テオフィリン, テオブロミンなど).
x. nucleotide キサンチンヌクレオチド.
x. oxidase キサンチン酸化酵素(キサンチンを尿酸に酸化するフラビン系のオキシダーゼの一つ. フラボンタンパク質酵素で, プリン体を酸化する反応を促進する).
x. oxidase inhibitor キサンチンオキシダーゼ阻害薬〔医学〕.
x. ribonucleoside キサンチンリボヌクレオシド, = xanthosine.
x. riboside キサンチンリボシド, = xanthosine.
x. stone キサンチン結石〔症〕〔医学〕.
x. test キサンチン試験, = Hoppe-Seyler test.
xan·thi·nin [zǽnθinin] キサンチニン $C_4H_3N_3O_2$(チオ尿酸アンモニウムを加熱して得られる白色結晶物).
xan·thi·nol ni·a·cin·ate [zǽnθinɔ:l naiǽsineit] ニコチン酸キサンチノール [化] 7-[2-hydroxy-3-[(2-hydroxyethyl)methylamino]propyl]theophylline nicotinate(血管拡張薬), = xantinol nicotinate.
xan·thin·u·ria [zæ̀nθinjú:riə] キサンチン尿〔症〕〔医学〕.
xan·thism [zǽnθizəm] 黄色色素異常症(眼, 皮膚白子症. 常染色体性劣性遺伝).
xan·thi·u·ria [zæ̀nθijúriə] キサンチン尿, = xanthinuria.
xanth(o)- [zænθ(ou), -θ(ə)] 黄色の意味を表す接頭語.
xan·tho salt [zǽnθou sɔ́:lt] キサント塩(一般式 $[Co(NH_3)_5(NO_2)]X_2$ をもつ黄色酢塩で X は1価の酸基, Co の代わりに Cr の化学物もある. その異性を isoxantho-salt と呼ぶ).
xan·tho·bil·i·ru·bic ac·id [zæ̀nθəbìlirú:bik ǽsid] キサントビリルビン酸(鎖状ピロール化合物で, 胆汁色素の一つ).
xan·tho·chroia [zæ̀nθoukrɔ́iə] 皮膚黄色症.
xan·tho·chro·mat·ic [zæ̀nθoukroumǽtik] 黄色調の, 黄変〔染〕性の.
xan·tho·chro·mia [zæ̀nθoukróumiə] 黄色調(髄液の), 皮膚黄変症〔医学〕.
x. palmaris striata 手掌線条黄色腫.
xan·tho·chro·mic [zæ̀nθoukróumik] 黄色調の, = xanthochromatic.
xan·thoch·ro·ous [zænθɑ́krəəs] 黄色調の(特に顔色の).
xan·tho·cy·a·nop·sia [zæ̀nθousàiənɑ́psiə] 赤緑色盲〔医学〕, = xanthocyanopsy.
xan·tho·cyte [zǽnθəsait] 黄色細胞.
xan·tho·derm [zǽnθədə:m] 黄色人種人.
xan·tho·der·ma [zæ̀nθoudə́:mə] 皮膚黄変〔医学〕, 皮膚黄色症, = xantho.
xan·tho·der·mia [zæ̀nθoudə́:miə] 皮膚黄変〔医学〕.
xan·tho·dont [zǽnθədɑnt] 黄色歯. [形] xanthodon-

tous.

xan·tho·e·ryth·ro·der·mia [zæ̀nθouirìθroudə́:miə] 皮膚黄色紅皮症.

x. perstans 固定性皮膚黄色紅皮症 (Crocker), = erythrodermia maculosa perstans, parapsoriasis.

xan·tho·fi·bro·ma [zæ̀nθoufaibróumə] 黄色線維腫〔医学〕(黄色肉芽腫).

x. thecocellulare 卵胞膜細胞性黄色線維腫, = luteoma.

xan·tho·gen [zǽnθəʤən] キサントゲン(植物の黄色色素原で，アルカリの作用により黄色を発する).

xan·tho·gen·ic ac·id [zæ̀nθəʤénik ǽsid] キサントゲン酸, = xanthic acid.

xan·tho·glob·u·lin [zæ̀nθouglábjulin] キサントグロブリン(肝，膵に存在する黄色グロブリン).

xan·tho·gran·u·lo·ma [zæ̀nθougrænjulóumə] 黄色肉芽腫〔医学〕, = xanthofibroma.

xan·tho·gran·u·lo·ma·to·sis [zæ̀nθougrænjuloumətóusis] 黄色肉芽腫症, = Hand-Christian-Schüller disease.

xanthogranulomatous pyelonephritis 黄色肉芽腫性腎盂腎炎〔医学〕.

xan·tho·ky·an·o·py [zæ̀nθoukaiǽnəpi] 赤緑色盲, = xanthocyanopsia.

xan·tho·leu·co·some [zæ̀nθouljú:kəsoum] 黄白体(両生類のうち無尾類の皮膚における細胞体で，黄色の帯黄細胞とその下にある白色のグアニン体とからなるもの).

xan·tho·ma [zænθóumə] キサントーマ，黄色腫(脂質を貪食する黄色腫細胞の増殖により皮膚に黄色の結節を生ずる疾患). 形 xanthomatous.

x. cell 黄色腫細胞〔医学〕.

x. diabetic(or)um 糖尿病性黄色腫.

x. disseminatum 播種状(性)黄色腫.

x. maculosum 斑状黄色腫. → plane xanthoma.

x. multiplex 多発性黄色腫.

x. palpebrarum 眼瞼黄色板症，眼瞼黄色腫.

x. papulosum 丘疹性黄色腫.

x. pendulum 懸垂状黄色腫.

x. planum 扁平黄色腫，扁平型黄色腫, = plane xanthoma.

x. striatum 線状黄色腫.

x. tuberosum 結節状黄色腫, = lipoid gout, pseudodiabetic xanthoma.

x. tuberosum simplex 単純性結節性黄色腫.

x. tumoriforme 腫瘤状黄色腫.

x. verum 真性黄色腫.

x. vulgaris 尋常性黄色腫.

xan·tho·ma·to·sis [zæ̀nθoumətóusis] 黄色腫症〔医学〕.

x. bulbi 角膜脂肪変性.

x. generalisata ossium 汎発性骨黄色腫症.

xan·tho·ma·tous [zænθóumətəs] 黄色腫性の.

x. cirrhosis 黄色腫性肝硬変.

xan·tho·my·e·lo·ma [zæ̀nθoumàiəlóumə] 黄色骨髄腫〔医学〕, = xanthosarcoma.

xan·thone [zǽnθoun] キサントン(①化 dibenzopyrone $C_{13}H_8O_2$ 無色の針晶で，亜鉛末蒸留によりキサンテンとなる. ②ブロメトン brometone).

xan·thop·a·thy [zænθápəθi] 黄変症(皮膚の黄変または髄液の黄色調).

xan·tho·phane [zǽnθəfein] キサントファン(網膜に存在する黄色素).

xan·tho·phore [zǽnθəfɔ:r] 帯黄細胞(冷血動物の担色細胞で，黄赤色素顆粒を含有する), = lipophore.

xan·tho·phose [zǽnθəfouz] 黄光点自覚症.

xan·tho·phyll [zǽnθəfil] キサントフィル(①化 3,3-dihydroxy-α-carotene $C_{40}H_{56}O_2$ 葉黄素(カロチンとともに植物に存在する黄色色素). ②水酸基をもつカロチノイドの総称).

xan·tho·pia [zænθóupiə] 黄視〔症〕, = xanthopsia, yellow vision.

xan·tho·pic·rite [zæ̀nθəpíkrait] = berberine.

xan·tho·plas·ty [zǽnθəplæsti] (皮膚黄色症), = xanthoderma.

xan·tho·pro·te·ic [zæ̀nθouproutí:ik] キサントプロテインの.

x. acid キサントプロテイン酸 $C_{34}H_{24}N_4O_{27}$ (タンパク質を硝酸で分解するときに生ずる物質).

x. reaction キサントプロテイン反応(タンパク質呈色反応の一つで，少量の硝酸を加えて煮沸すると黄色を発するが，アルカリを加えると橙黄色に変わるのはベンゼンのニトロ誘導体のあるためである), = Mulder test.

xan·tho·prot·ein [zæ̀nθoupróuti:n] キサントプロテイン(タンパク質を硝酸とともに熱して得られる橙黄色色素). 形 xanthoproteic.

x. reaction キサントプロテイン反応(芳香基質を含有するタンパク質は濃硝酸とともに熱すると黄色を呈し，アンモニアで過飽和すると橙黄色となる. Mulder), = xanthoproteic reaction.

xan·thop·sia [zænθápsiə] 黄視症〔医学〕, = xanthopia.

xan·thop·sin [zænθápsin] 視黄〔医学〕，キサントプシン(視紅が部分的脱色した物質で，その補欠分子族は黄視).

xan·thop·sis [zænθápsis] ①黄視症. ②黄色調(癌における).

xan·tho·psy·dra·cia [zæ̀nθousaidréiʃiə] 黄色膿疱形成(皮膚の).

xan·thop·ter·in [zænθáptərin] キサントプテリン 化 2-amino-4,6-dihydroxypteridine $C_6H_5N_5O_2$ (黄バチ，大胡バチ，チョウの翅などに存在する黄色色素で，動物の貧血に対して造血作用を示し，葉酸分子の一部をなすと思われる).

xan·tho·puc·cine [zæ̀nθəpáksi:n] キサントプクシン(宿根草 *Hydrastis canadensis* から得られるアルカロイド), = canadin.

xan·tho·pur·pu·rin [zæ̀nθoupə́:pjurin] キサントプルプリン $C_{14}H_8O_4$ (セイヨウアカネ *Rubia tinctorum* の根茎にある一成分), = purpuroxanthine.

xan·tho·rham·nin [zæ̀nθərǽmnin] キサントラムニン 化 α-rhamnegin $C_{34}H_{42}O_{20}$・$7H_2O$ (クロウメモドキ［鼠李］属植物の果実に存在する黄色配糖体), = rhamnin.

xan·thor·rhea [zæ̀nθərí:ə] 黄〔色〕帯下〔医学〕.

Xan·thor·rhoea [zæ̀nθərí:ə] ススキノキ属(ススキノキ科植物の一属で赤黄色の樹脂の原植物), = acaroid resin.

xan·tho·ru·bin [zæ̀nθourú:bin] キサントルビン, = xantorubin.

xan·tho·sar·co·ma [zæ̀nθousɑ:kóumə] 黄色肉腫〔医学〕(腱鞘または腱膜の巨大細胞性肉腫で，黄色腫細胞を含有するので，黄色腫症の一相と考えられる), = xanthomyeloma.

xan·tho·sine [zǽnθəsi(:)n] キサントシン 化 xanthine-9-ribofuranoside (ヌクレオシドの一つで，水解してキサンチンとリボースを生ずる).

xan·tho·sis [zænθóusis] 黄変症〔医学〕，黄色調(カロチン，アタブリンなどの黄色物質を多量または長期摂取によって起こる皮膚の黄染), = aurantiasis cutis.

x. bulbi 眼球黄変.

x. diabetica 糖尿病性黄変(体内に脂肪色素が貯留するためと思われる).

x. of septum nasi 鼻中隔黄変〔医学〕(出血後血

球の変性によるもの).

xan·tho·tox·in [zænθətáksin] キサントトキシン [化] δ-lactone of 3-(6-hydroxy-7-methoxybenzofuranyl) acrylic acid (マツカゼソウなどの果実に存在する結晶性物質で，皮膚白斑症の治療薬), = methoxsalen.

xan·thous [zǽnθəs] 黄色の.

xanth·u·ren·ic ac·id [zæ̀nθjurénik ǽsid] キサンツレン酸(キヌレニンの分解において3-オキシキヌレニンを経て生じ，黄色物質として尿中に排泄され，ピリドキシン欠乏症においてトリプトファンの代謝物の一つと考えられる).

xanthurenic index キサンツレン指数(尿中キサンツレン酸排泄量と，摂取したトリプトファン量との比).

xanth·u·ren·i·case [zæ̀nθjurénikeis] キサンチン尿酸分解酵素.

xan·thu·ria [zænθjú:riə] キサンチン尿〔症〕, = xanthinuria.

xan·thy·drol [zænθáidrɔ:l] キサントヒドロール [化] diphenylene-oxycarbinol $C_{13}H_{10}O_2$, = xanthanol.

x. reaction キサントヒドロール反応(尿毒症患者からの組織を氷酢酸キサントヒドロール溶液中に固定すると，組織内に多量のキサントヒドロールが認められる).

xan·thyl [zǽnθil] キサンチル基($C_{13}H_9O$–), = xanthenyl.

xan·thyl·ic [zænθílik] キサンチンの.

x. acid キサンチル酸 [化] xanthine-ribonucleotide (ヌクレイン酸の誘導物).

xan·to·ru·bin [zæ̀ntərú:bin] キサントルビン(肝切除後血清中に発現する黄色色素).

Xe xenon キセノンの元素記号(原子番号54，元素記号 Xe，原子量131.29，質量数124，126，128～132，134，136).

^{133}Xe xenon-133 キセノン-133 の記号(ウラン核分裂生成物から分離精製された不活性ガス).

xem·il·of·i·ban [zemiláfibæn] ゼミロフィバン.

xe·nem·bole [zinémboul] 異物挿入.

xe·nen·the·sis [zinénθisis, zenənθí:s-] 異物挿入, = xenembole.

xe·nia [zí:niə] キセニア(異花受精において胚乳すなわち種子が優性遺伝性形質を発現すること).

xe·nic [zí:nik] (未知の微生物を含む有機物を用いた培養基を使用した).

x. culture 宿主性培養，混合培養，細菌共棲培養.

x. strain 細菌共棲株.

xen(o)- [zen(ou), zi:-, -n(ə)] 外来または異物の意味を表す接頭語.

xeno skin graft 異種植皮(異なった種の間で行われる植皮).

xen·o·an·ti·body [zènouǽntibɑdi] 異種抗体(種の異なる生物に由来する抗原に対して産生される抗体．例えば細菌感染によって産生される抗体やウシ血清アルブミンでウサギを免疫して得られる抗ウシ血清アルブミン抗体など), = heteroantibody. ↔ alloantibody.

xen·o·an·ti·gen [zènouǽntiʤən] 異種抗原 [医学] (種の異なる生物に由来する抗原．細菌感染による免疫応答は異種抗原によるものである).

xen·o·bi·ot·ic [zènoubaiátik] 生体異物 [医学] (内因的には産生されないが，薬理学的，内分泌学的，毒物学的に活性を有する物質).

xen·o·car·py [zènouká:pi] 異株(異花)結実.

xen·o·di·ag·no·sis [zènoudàiəgnóusis] 外因診断法(患者から感染を受けた動物で病因体を発見する診断法)，媒介体診断法，外物診断法.

xen·o·do·chia [zènoudóukiə] キセノドキア(中世期における貧困者または病者収容所).

xen·og·a·my [zi:nágəmi] 異花受精 [医学]，異株受精(違う体でできた生殖細胞によって行われる受精).

xen·o·gen·e·ic [zènouʤəní:ik] 異種〔の〕(組織移植片に関して異種の), = xenogenic.

x. antigen 異種抗原(異なった動物種間で認識される抗原または抗原決定基).

x. graft 異種移植片.

x. immune disease 異種免疫疾患, = heterogeneic immune disease.

x. immunity 異種免疫.

x. transplantation 異種移植 [医学] (異種の個体間での移植), = heterologous transplantation.

xen·o·gen·e·sis [zènouʤénisis] 異常発生(世代交番のように，親と異なった形質が現れること), = heterogenesis.

xen·o·gen·ic [zènouʤénik] 異種 [医学], = xenogeneic.

xeno·gen·i·za·tion [zènouʤenizéiʃən] 異種化 [医学].

xen·og·e·nous [zenáʤənəs] ① 異物により発生する，外因性の．② 宿主体内発生の(宿主の細胞に対する刺激作用によって毒素の発生することについていう).

x. siderosis 異物性鉄症.

xen·o·graft [zénəgræft] ① 異種移植片(異種移植に用いられる組織や臓器．ヒヒからヒトへの肝移植など試みられたが成功していない)．② 異種植皮(ヒトに他の動物の皮膚を移植すること).

x. rejection 異種移植片拒絶反応(種を異にする移植片に対する拒絶反応).

x. valve 異種生体弁 [医学].

xen·ol·o·gy [zi:náləʤi] (寄生虫とその宿主との関係を研究する学問).

xe·no·ma [zenóumə] キセノマ.

xen·o·me·nia [zènəmí:niə] 代償性月経.

xe·non (Xe) [zí:nan] キセノン(大気中にある不活性気体元素，原子番号54，元素記号 Xe，原子量131.29，質量数124，126，128～132，134，136).

x.-133 (^{133}**Xe**) キセノン-133(ウラン核分裂生成物から分離精製された不活性ガス).

x. radioisotope 放射性キセノン [医学].

xen·o·par·a·site [zènəpǽrəsait] 外因寄生虫，異物化寄生体.

xenopathic phenomenon 外来性格性現象(普通の幻覚 hallucination と精神的幻覚とを一括していう), = phénomènea xenopathiques.

xenopericardial valve 異種心嚢膜弁 [医学].

xen·o·pho·bia [zènoufóubiə] 他人恐怖〔症〕 [医学].

xen·o·pho·nia [zènoufóuniə] 奇声症，声変わり(アクセントと抑揚の変化が特徴の言語障害).

xen·oph·thal·mia [zènɑfθǽlmiə] 異物性結膜炎, = xanthophthalmos.

Xen·o·psyl·la [zènɑpsílə] ネズミノミ［鼡蚤］属(ヒトノミ科 *Pulicidae* の一属で，*X. cheopis* はペストを伝播する).

Xen·o·pus [zénəpəs] クセノプス属(発生学，分子生物学の分野で研究材料として広く用いられる).

X. laevis アフリカツメガエル(妊娠反応に用いられる試験動物で，その背側リンパ嚢に妊婦尿2mLを注射すると，12時間以内に5～6個の産卵が起こる).

***X.* pregnancy test** カエル排卵試験, = frog ovulation test.

xen·o·trans·plan·ta·tion [zènoutræ̀nsplæntéiʃən] 異種移植(種の異なる動物の組織や臓器を移植すること).

xen·o·trop·ic [zènoutrápik] 異種指向性の.

x. virus 異種栄養性ウイルス(マウスの内在性ウイ

ルスで，マウス以外の細胞に感染し，マウス細胞には感染しない）.
xen·o·type [zénətaip] 異種型.
xen·o·ze·ni·za·tion [zènouzìnaizéiʃən] 異種化（本来抗原性を発揮しない自己構成物質または細胞を，化学的修飾またはウイルス感染により免疫応答を誘導できるような異種物質化すること）.
xen·yl [zénil] キセニル基（$C_6H_5C_6H_4$–），= biphenyl.
xen·yl·a·mine [zeníləmi:n] キセニルアミン $C_6H_5C_6H_4NH_2$.
xe·ran·sis [zi:rǽnsis] 乾燥. 形 xerantic.
xe·raph·i·um [zi:rǽfiəm] 乾燥用散布薬，= xerium.
xe·ra·sia [zi:réisiə] 毛髪乾燥症.
xer(o)– [zi:r(ou), –r(ə)] 乾燥の意味を表す接頭語.
xe·ro·chi·lia [zì:roukáiliə] 口唇乾燥症〔医学〕（単純性口唇炎の一つ）.
xe·ro·col·lyr·i·um [zì:roukoulíriəm] 乾性点眼薬，眼用軟膏.
xe·ro·der·ma [zì:roudə́:mə] ① 乾燥皮膚〔医学〕. ② 乾皮症，= xerodermia，ichthyosis. 形 xerodermatic.
x. pigmentosum (XP) 色素性乾皮症〔医学〕（小児期に発生して，汎発性色斑，毛細血管拡張，皮膚の萎縮および収縮を起こす．徹底した遮光を要する），= angioma pigmentosum atrophicum，atrophoderma pigmentosum，Kaposi disease，melanosis lenticularis progressiva.
xe·ro·der·mia [zì:roudə́:miə] 乾燥皮膚，乾皮症，= xeroderma.
xe·ro·der·mo·ste·o·sis [zì:roudə̀:moustióusis] 乾皮性骨形成〔症〕〔医学〕（皮脂腺分泌欠乏による皮膚粘膜症候群で，呼吸器系および消化器系の粘膜ならびに皮膚は魚鱗症状の萎縮を起こし，歯および骨関節石灰化の異常により，進行性変形と全身症状を呈する）.
xe·ro·gel [zí:rəʤəl] キセロゲル（少量の水分を含む乾燥した状態のゲル）. ↔ lyogel.
xe·rog·ra·phy [zi:rágrəfi] ゼログラフィ〔ー〕，= xeroradiography.
xe·ro·ma [zi:róumə] 眼〔球〕乾燥症，= xerophthalmia.
xe·ro·mam·mog·ra·phy [zì:rouməmóugrəfi] 乾式乳房撮影〔法〕，ゼロ乳房撮影〔法〕（ゼロラジオグラフィによる乳房X線撮影法）.
xe·ro·me·nia [zì:roumí:niə] 月経期身体異常〔医学〕（無月経時にみられるもの）.
xe·ro·mor·phic [zì:roumɔ́:fik] 乾性形態.
xe·ro·myc·te·ria [zì:roumiktí:riə] 鼻粘膜乾燥症.
xe·ro·no·sus [zì:rounóusəs] （乾皮症），= xerosis.
xe·ro·pha·gia [zì:rouféiʤiə] 乾燥食摂取〔医学〕，乾燥食，= xerophagy.
xe·roph·i·lous [zi:ráfiləs] 乾燥好性の（熱帯乾燥地に発育する植物についていう）.
xe·ro·pho·bia [zì:roufóubiə] 心因性口内乾燥〔症〕〔医学〕，精神的口内乾燥症（恐怖，憤怒，激昂などのため流涎が阻止されて起こる）.
xe·roph·thal·mia [zì:rɑfθǽlmiə] 眼球乾燥〔症〕〔医学〕，乾燥眼，= xerophthalmus，xeroma.
xe·ro·phyte [zí:rəfait] 乾生植物（水分の少ない場所に生育する植物）.
xe·ro·ra·di·og·ra·phy [zì:rourèidiágrəfi] 乾式X線撮影〔法〕〔医学〕，ゼロラジオグラフィ〔ー〕（普通のX線フィルムの代わりに，無定形半導体セレンをアルミニウム板に蒸着した感光板を用いるX線撮影法．このセレン板を陽性に帯電させ光やX線を曝射すると静電気的潜像が生じ，これに乾燥粉末状調色剤を電気的に吸着させ陽画像をつくる．辺縁強調効果が大きく軟部組織の描出に優れている）.
xe·ro·sis [zi:róusis] 乾皮症，皮脂欠乏〔症〕〔医学〕，乾燥皮膚〔医学〕，乾燥〔症〕〔医学〕. 形 xerotic.
x. conjunctivae 結膜乾燥症，= xerophthalmia.
x. corneae 角膜乾燥症.
x. cutis 乾皮症.
x. epithelialis 上皮乾燥症.
x. infantilis 小児結膜乾燥症，= keratitis sicca.
x. parenchymatosus 実質性乾燥症，蜂巣織乾燥症.
x. superficialis 表面性乾燥症.
xe·ro·sto·mia [zì:roustóumiə] 口内乾燥〔症〕〔医学〕（唾液減少によるもの），= Zagari disease.
x. idiopathica 特発性口内乾燥症.
x. symptomatica 症候性口内乾燥症.
xe·ro·tes [zí:rəti:z] 乾燥状態.
xe·rot·ic [zi:rátik] 乾燥した.
x. degeneration 乾燥変性.
x. keratalgia 角膜乾燥症，= xerosis corneae.
x. keratitis 乾性角膜炎〔医学〕，乾燥性角膜炎.
xe·ro·to·cia [zì:routóuʃiə] 乾性分娩，= dry labor，partus sicca.
xe·ro·to·mog·ra·phy [zì:routəmágrəfi] ゼロトモグラフィ〔ー〕〔医学〕.
xe·ro·trip·sis [zì:rətrípsis] 乾燥性摩擦〔医学〕.
Xg blood group Xg式血液型.
xi, ξ [zái, sái] グザイ，クシー（ギリシャ語アルファベット第14字）.
x.–0 particle グザイゼロ（ξ–0）粒子（1959年カリフォルニア大学物理学研究所で，液体水素を満たした泡箱のなかで創造された素粒子で，重さは電子の2,500倍，寿命は百億分の一秒，電荷をもたない．西島・ゲルマン理論上予言されていた）.
Xid mouse X染色体連鎖性B細胞欠損マウス，= X–linked B cell deficient mouse.
xiph(i)– [zif(i)] 剣または胸骨剣状突起との関係を表す接頭語，= xiph(o)–.
xiph·i·di·o·cer·ca·ri·a [zifidàioucərkériə] 有剣セルカリア.
xi·phip·a·gus [zifípəgəs] 〔胸骨〕剣状突起結合体，= xiphopagus.
xiph·is·ter·nal [zifistə́rnəl] 剣状突起の.
x. joint [TA] 胸骨剣結合，= symphysis xiphosternalis [L/TA].
xiph·i·ster·num [zìfistə́:nəm] 剣状突起（胸骨の）. 形 xiphisternal.
xiph(o)– [zif(ou), –f(ə)] 剣または胸骨剣状突起との関係を表す接頭語.
xiph·o·cos·tal [zìfəkástəl] 剣状軟骨と肋骨の.
x. angle 肋剣状角，= costoxiphoid angle.
xiph·o·did·y·mus [zìfədídiməs] = xiphipagus，xiphodymus.
xi·phod·y·mus [zifádiməs] = xiphipagus.
xiph·o·dyn·ia [zìfədíniə] 剣状突起痛〔医学〕.
xiph·oid [zífɔid] 剣状の，= ensiform.
x. angle 剣状突起角.
x. bone 胸骨剣状突起〔医学〕.
x. cartilage 剣状軟骨，= ensiform cartilage.
x. process [TA] 剣状突起，= processus xiphoideus [L/TA].
xi·phoi·di·tis [zìfɔidáitis] 剣状突起炎〔医学〕.
xi·pho·pa·got·o·my [zìfoupəgátəmi] 剣状突起結合体離断術.
xi·phop·a·gus [zifápəgəs] 剣状突起結合体〔医学〕，= xiphipagus.
xiph·o·plas·tron [zìfəplǽstrən] 端胸板.
Xiph·o·su·ra [zìfəsjú:rə] 剣尾目（節足動物，鋏角亜門，カブトガニの類）.
XLD agar XLD寒天培地，= xylose lysine dexycho-

late agar.

XLH X-linked hypophosphatemic rickets 伴性染色体遺伝性低リン血症性くる病の略.

XO syndrome XO症候群(ターナー症候群).

XO-type XO型(雌雄のいずれか一方が1対あるべき性染色体の一つを欠いており，これによって性が決定されるもので，雄が足りないときXO型，雌が足りないときにZO型と区別することがある).

XP xeroderma pigmentosum 色素性乾皮症の略.

Xp X-ray photograph X線写真の略.

x̄-R control chart x̄-R管理図(x̄-R管理図による精度管理は臨床検査の分野で実施されている最も標準的な精度管理の手法である．二重管理図ともいう)，= double control chart.

XT exotropia 外斜視の略，= divergent strabismus, external squint.

XX male syndrome XX男性症候群.

XXX-chromosomal woman 超女性(二次性徴は著しい雌性の特徴を示すが，生殖能力をもたないもの．性染色体異常の一つ).

XXX syndrome XXX症候群，トリプルX症候群(女性にみられる症候で，大部分は正常であるが，精神神経症状の異常が認められることがある．新生女児の発生頻度は1,000人当たり0.67人である)，= triple-X female, super-female-syndrome.

XXXXX syndrome XXXXX症候群(ペンタX症候群 penta X syndrome ともいわれ，核型；49, XXXXX．臨床症状は多様であり，生後の成長発育の遅れが著しい)，= pentasomy X syndrome.

XXXXY syndrome XXXXY症候群(クラインフェルター症候群の一部として分類されることが多く，X染色体の数が増加するにつれて障害の程度が重くなる．成長発達の到達点が低く，患者の大部分は精神遅滞として発見される)，= Josephs syndrome.

XXY syndrome XXY症候群(XXY性染色体成分をもつ染色体異常．クラインフェルター症候群のなかで最も頻度の高いもの).

XY gonadal dysgenesis XY型性腺異形成.

XY-type XY型(雌雄いずれか一方の性染色体のうち1個がほかの性染色体と形状を異にし，これによって性が決定される生物をXY型の生物といい，雄が異型のときXY型，雌が異型のときZW型と区別することがある).

xy·lan·ase [záilәneis] キシラナーゼ(キシランを加水分解して，ペントースにする酵素で，カルボヒドラーゼの一つ).

xy·lan(e) [záilæn] キシラン $(C_5H_8O_4)n$ (わら，トウモロコシの種軸，木材などに存在するフルクタンの一つで，水解するとキシロースを生ずる).

xy·lan·thrax [zailǽnθræks] 木炭，= charcoal.

xy·lene [záili:n] キシレン ㊗ dimethylbenzene $C_6H_4(CH_3)_2$ (ベンゼンの水素2原子をメチル基で置換したもので，CH_3 基の位置により，*o*-, *p*-, *m*-の3型がある)，= xylol.

x. blue AS キシレンブルーAS(青色染料).

x. blue VS キシレンブルーVS(青色染料).

x. musk キシレンジャコウ(人造ジャコウの一つで，香水の製造に用いる).

x. yellow S キシレンイエローS $C_{16}H_{10}O_6N_4SNa_2$.

xy·le·nol [záilәnɔ:l] キシレノール ㊗ dimethylphenol $(CH_3)_2C_6H_3OH$ (フェノールに類似する無色結晶物質).

xy·lic ac·id [záilik ǽsid] キシリン酸 ㊗ dimethylbenzoic acid $(CH_3)_2C_6H_3COOH$.

xy·li·dine [záilidi:n] キシリジン ㊗ aminodimethylbenzene $(CH_3)_2C_6H_3NH_2$ (キシレンの核にある水素基1原子をアミノ基で置換したもので，メチル基およびアミノ基の位置により6種の異性体がある).

x. test キシリジン試験，= Sohiff test.

xy·li·din·o [zàilidínou] キシリジノ基($(CH_3)_2C_6H_3NH$-).

xy·lin·dein [zailíndi:n] キシリンデイン $C_{34}H_{26}O_{11}$ (*Peziza* 属真菌(チャワンタケ)から得られる染料).

xy·lite [záilait] キシリット(ペンチットの立体異性体の一つで，D-およびL-の2型がある).

xy·li·tol [záilitɔ:l] キシリトール ㊗ *meso*-xylitol $C_5H_{12}O_5$：152.15(キシリット．五価アルコール系糖質補給薬．糖尿病および糖尿病状態時の水・エネルギー補給の目的で用いる)，= xylite.

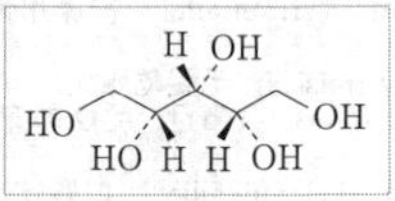

xy·li·tone [záilitoun] キシリトン $C_{12}H_{18}O$ (アセトンを塩酸で処理して得られる油).

xyl(o)- [zail(ou), -l(ә)] 木との関係を表す接頭語.

xy·lo·bal·sa·mum [zàilәbǽlsәmәm] (東洋バルサム樹の乾燥枝).

xy·lo·cas·sia [zàilәkǽsiә] ケイ[桂]皮樹.

xy·lo·cin·na·mom·um [zàilәsinǽmәmәm] ニッケイ[肉桂]樹.

xy·lo·gen [záilәʤәn] キシロゲン，= lignin.

xy·loi·din [zailɔ́idin] キシロイジン $C_{12}H_{16}O_6(NO_3)_4$ (デンプンに硝酸を作用させて得られる白色爆発剤)，= pyroxylin.

xy·lo·ke·tose [zàiloukí:tous] キシロケトース(天然産のペントースの一種で，尿中に発見されることもある).

xy·lo·ke·to·su·ria [zàiloukì:tousjú:riә] キシロケトース尿[症].

xy·lol [záilɔ:l] キシロール，= xylene.

xy·lo·met·az·o·line [zàiloumètәzóuli:n] キシロメタゾリン.

x. hydrochloride 塩酸キシロメタゾリン ㊗ 2-(4-*tert*, butyl-2,6-dimethylbenzyl)-2-imidazoline HCl (ナファゾリン類似の交感神経刺激薬．血管収縮作用を有し鼻炎や副鼻腔炎時の鼻づまりに使用).

xy·lo·nite [záilәnait] (ピロキシリンからつくられるセルロイド様物質)，= celluloid.

xy·lo·py·ra·nose [zàiloupáirәnouz] キシロピラノース，= xylose.

xy·lo·qui·none [zàiloukwínoun] キシロキノン ㊗ sym-*o*-xylo-*p*-quinone $C_8H_8O_2$，= phlorone.

xy·lo·sa·zone [zailóusәzoun] キシロサゾン(キシローゼの phenylosazone で，arabinosazone の異性体).

xy·lose [záilous] キシロース，木糖 ㊗ D-xylose (ブナ[椈]樹，黄麻から得られる五炭糖で，尿中にも発見される)，= wood sugar.

x. clearance test キシロースクリアランス試験(キシロース負荷試験とも呼ばれ，キシロース50gを負荷し，2時間で2.5%，24時間で，25%排泄されると正常，腎機能不全では低下する).

x. concentration test キシロース濃縮試験(一定条件の下でキシロース50gを負荷し，2時間までの尿中濃度が2.5%であれば腎機能は正常)，= Fishberg and Friedfeld test.

x. dehydrogenese deficiency キシロース脱水素酵素欠損症 [医学].

x. lysine dexycholate agar XLD寒天培地(サルモネラや赤痢菌の分離に用いられる)，= XLD agar.

x. test キシロース試験.

xy·lo·side [záilәsaid] キシロシド(キシローゼのエステル).

xy·los·i·do·glu·cose [zàilәsidouglú:kous] キシロ

シドグルコース，= primaverose.

xy·los·tein ［zailásti:n］ キシロステイン（スイカズラ，ニンドウ［忍冬］の果から得られる毒性配糖体）.

xylostyptic ether 収斂性コロジオン，= styptic collodion.

xy·lo·su·ria ［zàilousjú:riə］ キシロース尿 ［医学］，木糖尿〔症〕.

xy·lo·ther·a·py ［zàiləθérəpi］ 木治法（薬用木材を利用する療法）.

xy·lu·lose ［záiljulous］ キシルロース（六炭糖がケト転化酵素の触媒により生ずる五炭糖）.

xy·lu·lo·su·ria ［zailjurousjú:riə］ キシルロース尿〔症〕.

xy·lyl ［záilil］ キシリル基（$CH_3C_6H_4CH_2$–）.

xy·lyl·ene ［záilili:n］ キシリレン基，= phenylenediamethylene.

xy·lyl·ene·di·a·mine ［zàilili:ndaiǽmin］ キシリレンジアミン $C_6H_4(CH_2NH_2)_2$（染料）.

xy·lyl·ene·gly·col ［zàilili:ngláikɔ:l］ キシリレングリコール $C_6H_4(CH_2OH)_2$.

xy·phoid ［záifɔid］ = xiphoid.

xy·phop·a·gus ［zaifápəgəs］ = xiphipagus, xiphopagus.

xy·ro·spasm ［záirəspæzəm］ 剃毛痙攣 ［医学］.

xys·ma ［zísmə］ 下痢便偽膜（下痢便中に排泄される薄膜片）.

xys·ter ［zístər］ ① 刮刀（えぐりとう）. ② 骨膜剥離子（器） ［医学］，= raspatory.

xys·tos ［zístəs］ ① 擦り磨いた布片. ② 室内運動場，= xystus.

XYY syndrome XYY 症候群.

Y

Y ① yttrium イットリウムの元素記号(希金属元素．原子番号39，元素記号Y，原子量88.9059，質量数89，原子価3)．② male sex chromosome 男性性染色体の略．
Y angle Y角(固定半径とラムダとイニオンとを連結する線のなす角)．
Y-axis Y軸．
Y bandage Y字〔状〕包帯．
Y body Y体．
Y cartilage Y軟骨(腸骨，坐骨，恥骨を連結する寛骨臼にあるY字形軟骨，思春期以降は骨化する)．
Y chromosome Y染色体．
Y factor Y因子，= pyridoxine．
Y linkage Y連鎖遺伝(Y染色体上の遺伝子による遺伝．父親より息子へ遺伝しすべての形質が発現する)．
Y-linked gene Y染色体連鎖遺伝子．
Y-linked inheritance Y連鎖遺伝．
Y-osteotomy Y型骨切り術．
Y-protein Yタンパク質(筋収縮に作用する水に易溶性のタンパク質)．
Y-shaped cartilage Y〔字〕軟骨〔医学〕．
Y-shaped ligament Y形靱帯．
Y-tube Y字管．
y-ligament Y靱帯(腸骨大腿靱帯)．
y wave Y波(Y谷)．
Yaba monkey tumor virus ヤバサル腫瘍ウイルス(ポックスウイルス科のウイルスで，サルに良性腫瘍を起こす．ヒトにも感染し結節をきたす)．
Yaba tumor ヤバ腫〔瘍〕．
YAC yeast artificial chromosomes 酵母人工染色体の略．
YAC tumor YAC細胞(マウス新生子にモロニー白血病ウイルスを接種して誘導した白血病細胞株．亜株であるYAC-1はNK細胞の標的細胞として用いられている)．
YAG yttrium-aluminium-garnet laser ヤグレーザーの略．
YAG laser ヤグレーザー(代表的な固体レーザーの一つ．YAGはyttrium，aluminum，garnetの頭文字をとったもの．YAG結晶にNd^{3+}を溶解し，活性中心としたものがよく用いられる)．
Yakima Valley en·ceph·a·li·tis [jakima vǽli ènsefəláitis] ヤキマ渓谷脳炎(B型脳炎に類似のウイルス疾患)．
Yalow, Rosalyn [jǽlou] ヤロウ(1921-2011，アメリカ・ニューヨーク生まれ．ペプチドホルモンの放射性同位元素標識免疫定量法の開発により1977年度ノーベル医学・生理学賞を受けた)．
Yamagiwa, Katsusaburo [jamagiwa] 山極勝三郎(1863-1930，わが国の病理学者．1916年炭脂 tarをウサギの耳朶に持続的に塗布して最初の人工癌の発生を発表し，古くから唱えられていた腫瘍の化学的刺激との関係を証明した)．
Yamanaka, Shinya 山中伸弥(1962生，日本の幹細胞生物学者．2006年，マウスの胚性線維芽細胞に4つの遺伝子を導入することによりES細胞のような分化多能性をもつ細胞が樹立されることを報告，iPS細胞(人工多能性幹細胞) induced pluripotent stem cellと名付けた．2007年にはヒトの皮膚細胞からiPS細胞を作製することに成功し，再生医療，病態解明や新薬の研究に大きな可能性を開いた．成熟細胞を多能性をもつ状態に初期化できることを発見した業績により，John B.Gurdonとともに2012年度ノーベル医学・生理学賞を受けた．同年，文化勲章受賞)．
Yangtze edema ヤンツー浮腫(顎口虫症)，= gnathostomiasis．
Yangtze Valley fever ヤンツーバレー熱，揚子江熱，= schistosomiasis japonica．
Yankauer op·er·a·tion [jæŋkáuər àpəréiʃən] ヤンカウエル手術(咽頭の炎症が耳管を通って慢性中耳炎を誘発することの防止法として耳管の骨端を掻爬する方法)．
yard (yd) [já:d] ① ヤード(3フィート，0.9144mの長さの単位)．② 陰茎．
y. sitting (両腕を水平に広げたマッサージの体位)．
Yatabe, Tatsuro [játəbi] 矢田部達郎(わが国の心理学者．Guilfordらの考案した人格目録をモデルに日本版の質問紙による性格テスト(Y-G test)を作成)．
Y.-Guilford personality inventory 矢田部・ギルフォード性格検査，Y-G性格検査．
Y.-Guilford test 矢田部・ギルフォードテスト(Y-Gテスト)．
Ya·ta·pox·vi·rus [jà:təpáksvairəs] ヤタポックスウイルス属(ポックスウイルス科の一属で，タナ痘ウイルス，ヤバサル腫瘍ウイルスなどが含まれる)．
yato-byo [jato bjo:] [J] 野兎病，= tularemia．
yaw [jɔ́:] ① 針路を外れる．②(イチゴ腫の病巣)．形 yawey．
yawn [jɔ́:n] あくび(欠伸)．
yawn·ing [jɔ́:niŋ] あくび〔医学〕，欠伸すること，= pandiculation．
y. center あくび中枢〔医学〕．
yaws [jɔ́:z] 熱帯フランベジア，〔熱帯〕イチゴ(苺)腫(*Treponema pallidum* の亜種 *pertenue* による疾患で，顔面，手足，外陰部などにイチゴ状の増殖性病巣が発生し，個々の病巣は融合してキノコ状の腫瘤となることがある)，= tropical framboesia，frambesia，pian，perangi，bubas．
Yb ytterbium イッテルビウムの元素記号(原子番号70，元素記号Yb，原子量173.04，質量数168，170～174，176，原子価2，3)．
yd ① yard ヤードの略(3フィート，0.9144mの長さの単位)．② yard 陰茎の略．
yeast [jí:st] 酵母，酵母菌，= *Saccharomycetes*．
y. adenylic acid 酵母アデニル酸 化 adenosine-3-phosphoric acid．
y. agar イースト寒天〔医学〕．
y. artificial chromosome library 酵母人工染色体ライブラリー(YAC library)．
y. artificial chromosomes (YAC) 酵母人工染色体．
y. eluate factor 酵母溶離因子，= pyridoxine．
y. extract 酵母エキス〔医学〕(水性溶媒で抽出したもので，水薬または粉末として用いる)．
y. filtrate factor 酵母濾液因子，= pantothenic acid．
y. form 酵母形〔医学〕．
y. fungus 酵母菌．
y. killer factor 酵母致死因子〔医学〕．
y. like fungus 酵母状菌〔医学〕．
y. mannan 酵母マンナン(パン酵母の細胞膜にある)．
y. meningitis (真菌性髄膜炎)，= torula meningitis．
y. milk 酵母乳(紫外線照射酵母をウシに与えて採った牛乳)．

y. nucleic acid 酵母核酸，= ribonucleic acid.
y. phase 酵母相［医学］.
yeki ［jéki］［J］疫（ペスト）.
Yellow fever virus 黄熱ウイルス（フラビウイルス科のウイルスで，黄熱の原因となる）.
yel·low ［jélou］ 黄色.
y. atrophy 黄色萎縮.
y. atrophy of retina 黄色視神経萎縮.
y. bark オウバク（黄柏），= phellodendron.
y. beeswax 黄ろう（蝋），= yellow wax.
y. blindness 黄〔色〕色盲［医学］.
y.-blue blindness 青黄色盲［医学］，黄青〔色〕盲.
y.-blue visual substance 黄青視覚物質［医学］.
y. body 黄体，= corpus luteum.
y. bone marrow ［TA］黄色骨髄，= medulla ossium flava [L/TA].
y. cake イエローケーキ（酸化ウランの粉末．核燃料の金属ウランを作る際の粗精錬物で黄色い粉のためにこう呼ばれる）.
y. cartilage 黄色軟骨（弾性線維を豊富にもつため黄色にみえる軟骨）.
y. coloring 黄染［医学］.
y. corallin ロソリン酸ナトリウム.
y. cross 黄十字，イエロークロス（硫化ジクロロジエチル），= dichlorodiethyl sulfide.
y. disease 黄色病.
y. elastic tissue 黄色弾力組織.
y. enzymes 黄色酵素（生物内の酸化還元作用を触媒する９種類の酵素で，いずれもその補欠因子としてリボフラビンを含有する），= Warburg enzyme.
y. ferric oxide 黄色酸化鉄，= ferri oxidum flavum.
y. fever 黄熱（黄熱ウイルスによる疾患で，高熱，黄疸，出血傾向をきたす），= black vomit.
y. fever vaccine 黄熱ワクチン（黄熱ウイルスに対する生ワクチン）.
y. fever virus → *Yellow fever virus*.
y. fiber 黄色線維（弾性線維のこと）.
y. hepatization 黄色肝変（滲出液が膿状を呈する）.
y. jack （黄熱），= yellow fever.
y. ligament 黄色靱帯（上下に隣接する椎骨の椎弓間を結合する膜），= ligamentaflava.
y. lotion 黄色洗剤（昇汞 3g，水 35mL を水酸化カルシウム水で 1,000mL まで希釈した強力な消毒薬），= lotio flava，yellow wash.
y. marrow 黄色髄［医学］（脂肪髄），= fatty marrow.
y. melilot セイヨウエビラハギ（メリロート），= melilot.
y. mercuric oxide オウコウコウ（黄降汞．HgO 99.5％以上を含む）.
y. mercuric oxide ointment 黄色酸化水銀軟膏（黄色酸化水銀微末，流動パラフィン，白色軟膏）.
y. milk 黄色乳（細菌汚染による）.
y. mutant oculocutaneous albinism 黄色変異眼皮膚〔型〕白皮症.
y. nail 黄色爪〔症〕.
y. nail syndrome 黄色爪症候群（手足爪の黄色変化にリンパ浮腫ないし肺の滲出を伴う症候群）.
y. oarilla （オオツヅラフジ），= moon-seed.
y. ochre 黄土.
y. ocular coloring 眼球黄変［医学］.
y. ointment 黄色軟膏（脱水ラノリン，黄ろう（蝋），黄色ワセリンからなる），= simple ointment.
y. petrolatum 黄色ワセリン.
y. phenolphthalein 黄色フェノールフタレイン（粗製品であるが，白色の精製品に比べて作用は強い）.
y. phosphorus 黄リン，= white phosphorus.
y. pine rosin ロジン，= colophonium.
y. precipitate 黄降汞，= yellow mercuric oxide.
y. prussiate of potash 黄血塩（フェロシアン化カリウム），= potassium ferrocyanide.
y. prussiate of sodium 黄血ソーダ（フェロシアン化ナトリウム），= sodium ferrocyanide.
y. skin 黄色皮膚.
y. soft paraffin （黄色ワセリン），= yellow petrolatum.
y. softening 黄色軟化（脂肪変性の第３期にみられる神経組織の変化），= pyriform softening.
y. spot 黄斑，= macula lutea.
y. spot of retina 網膜黄斑［医学］.
y. substance 視黄.
y. tooth 黄色歯［医学］.
y. tubercle 黄色結核，= crude tubercle.
y. ultramarine （カルシウム），= calcium.
y. urine 黄色尿［医学］.
y. vaseline 黄色ワセリン，= petrolatum，vaselinum flavum.
y. vision 黄視〔症〕［医学］，黄色視〔症〕.
y. wash 黄色水銀洗剤（昇汞を石灰水に溶かしたもの），= lotio flava，黄色洗剤，= yellow lotion.
y. wax 黄ろう（蝋）（ミツバチの分泌物を精製したもので，ミリシン，セリン，メリシン酸およびパラフィンを含む），= cera flava.
yellowed rice 黄変米.
yel·low·ing ［jélouiŋ］ 黄変［医学］.
yel·lows ［jélouz］ 黄疸（① ドイツのシュツットガルトにおけるイヌペスト．② ヒツジコレラ），= headgrit.
yel·low·sis ［jelóusis］ 黄変症（コメの）.
Yemen ul·cer ［jémən ʌ́lsər］ イエメン潰瘍，= tropical ulcer.
Yeo, Isaac Burney ［jóu］ イーオー（1835–1914，イギリスの医師）.
Y. treatment イーオー療法（糖類を制限し，多量の温かい飲料を与える肥満症の療法）.
yer·ba ［jə́:bə］ 薬草（herb のスペイン名）.
y. buena ブエナ草（カリフォルニア産の芳香植物で，古くは催吐薬として用いられた）.
y. santa サンタ草，= eriodictyon.
yer·bine ［jə́:bin］ イエルビン（マテ *Ilex paraguariensis* に存在するアルカロイドで，カフェイン様作用がある）.
yer·cum ［jə́:kəm］ マダール（インドから東南アジアに分布するガガイモ科の低木），= mudar.
Yergason, Robert Moseley ［jə́:gəsən］ ヤーガソン（1885生，アメリカの外科医）.
Y. sign ヤーガソンのサイン（上腕二頭筋長頭腱炎診断に用いられる症候）.
Yerkes-Bridges test ［jə́:ki:z brídʒiz tést］ ヤーキーズ・ブリッジェス試験（ビネー・シモン知能検査法を改良したもの）.
yer·li ［jə́:li］ トルコ産アヘン.
Yersin, Alexandre Émile Jean ［jə́:sin］ エルザン（1863–1943，フランスに在住したスイスの細菌学者．P. P. E. Roux と共同で1888年にジフテリア外毒素の存在を証明し，北里柴三郎の研究（1894）とは無関係にペスト菌を発見した）．→ *Yersinia*.
Y. serum エルザン血清（抗ペスト血清）.
Yer·sin·ia ［jə:síniə］ エルシニア属（腸内細菌科の一属で，通性嫌気性のグラム陰性桿菌）.
Y. enterocolitica 腸炎エルシニア［医学］（食中毒の原因となる．腹痛，下痢，発熱をきたすほか，関節炎，結節性紅斑などを引き起こすこともある）.
Y. pestis ペスト菌（ペストの原因となる．ペストはもともとネズミなど齧歯類の疾患であるが，それを吸血したノミなどを介してヒトに感染する．black death

(黒死病)とも呼ばれる).

Y. pseudotuberculosis 偽結核菌，仮性結核菌(偽結核症の原因となる．川崎病様症状を示し，下痢などを起こしチフス様の致死的経過をとることもある).

yield [jíːld] ① 収量〔医学〕，収率．② 降伏．

y. point 降伏点〔医学〕，＝ yielding point.

y. stress 降伏応力.

y. value 降伏価〔医学〕.

yielding point 降伏点〔医学〕.

-yl [il] 特に炭水化物の１価基を表す接尾語.

yl·ang-yl·ang oil [íːlæŋ íːlæŋ óil] イーランイーラン油(マレー諸島産植物 *Cananga odorata* の花から得られる芳香油).

-ylene [iliːn] 炭水化物の２価基を表す接尾語.

yo·bi·rine [jóubirin] ヨビリン $C_{19}H_{16}N_2$.

yo·ga [jóugə] ヨ〔ー〕ガ(インド哲学の一部として確立されている心身の健康法).

yo·ghourth [jóugəːt] ヨーグルト，＝ yog(h)urt.

yo·g(h)urt [jóugəːt] ヨーグルト(発酵乳とも呼ばれ，語意は長寿．ブルガリア菌を滅菌した濃縮脱脂乳または全乳に植え増殖させ，そのタンパク質を柔らかく凝固させたもの).

y. milk ヨーグルト乳(乳酸菌加牛乳).

yo·him·bé [jouhímbe] ヨヒンベ(アカネ［茜草］科 *Rubiaceae* の植物 *Pausinystalia johimbe* で，その皮および花から催淫性薬物が得られる)，＝ yohimbi.

yo·him·be·nine [jouhímbəniːn] ヨヒンベニン $C_{35}H_{48}N_3O_6$ (ヨヒンベ樹皮に存在するアルカロイド).

yo·him·bi [jouhímbi] ヨヒンベ，＝ yohimbé.

yo·him·bine [jouhímbiːn] ヨヒンビン(西アフリカ産アカネ科のヨヒンベ yohimbé の樹皮から採れるインドールアルカロイド．毒性をもつアルカロイドで生殖器などの血管拡張作用があり，かつて催淫薬としても用いられた).

yoke [jóuk] ヨーク，隆起，＝ jugum.

y. bone 頬骨.

Yokogawa, Sadamu [jokogawa] 横川定(1888-1956，わが国の熱帯病学者．*Metagonimus yokogawai* の発見者).

Y. fluke 横川吸虫.

Yokota, Mitsunosuke [jəkóutə] 横田満之助(わが国の医学者).

Y. reaction 横田反応(髄液を用いる日本脳炎の化学鑑別法の一つ．1950年横田により報告された).

yolk [jóuk] 卵黄，＝ deutoplasm.

y. canal 卵黄臍腸管，卵黄腸管，＝ vitelline duct.

y. cell 卵黄細胞.

y. gland 卵黄腺.

y. granule 卵黄顆粒，卵黄細胞.

y. index 卵黄係数〔医学〕.

y. membrane 卵黄膜.

y. nucleus 卵黄核(発育する卵細胞の卵黄中の放線状構造をもつ暗色体)，＝ vitelline body，Balbiani body，Balbiani nucleus.

y. nutrient 卵黄培地〔医学〕.

y. of wool 羊毛脂，＝ suint.

y. plug 卵黄栓(両生動物の腸胚の胚孔内に突出する卵黄).

y. reservoir 卵黄貯嚢.

y. sac 卵黄嚢(中腸から突出する小腔で，内胚葉と内臓の中胚葉からなり，下等動物では栄養性卵黄を含有するが，ヒトにおいては機能は認められない)，＝ umbilical vesicle，saccus omphaloentericus.

y. sac carcinoma 卵黄嚢癌〔医学〕.

y. sac circulation 卵黄嚢循環〔医学〕.

y. sac entoderm 卵黄嚢内胚葉.

y. sac inoculation 卵黄嚢接種〔医学〕.

y. sac placenta 卵黄嚢胎盤〔医学〕(臍絨毛膜)，＝ omphalochorion.

y. sac tumor 卵黄嚢腫瘍，卵黄嚢腫.

y. skin 卵黄膜，＝ vitelline membrane.

y. space 卵黄腔(卵子において卵黄が透明帯から収縮して生ずるもの).

y. stalk 卵黄茎(卵黄が中腸と接続する卵黄の管状構造)，＝ vitelline duct.

Yoshida, Tomizo [joʃida] 吉田富三(1903-1973，わが国の病理学者．1932年佐々木隆興と共同で *o*-amidoazotoluol 投与による hepatoma の人工的発生に成功．吉田肉腫，腹水肝癌の研究がある).

Y. ascites hepatoma 吉田腹水癌〔医学〕.

Y. reticulum cell-like sarcoma 吉田〔細網細胞様〕肉腫〔医学〕.

Y. sarcoma 吉田肉腫〔医学〕(1943年シロネズミで化学発癌させた悪性腫瘍で，その細胞は腹腔液中で遊離して増殖するので腹水肉腫とも呼ばれ，実体化された細胞腫 cytoma と考えられる．この腹水中の腫瘍細胞は最も純化された悪性腫瘍として他動物に移植することができる)，＝ ascites sarcoma.

Yoshimura, Kisaku [youʃimúrə] 吉村喜作(1879-1945，わが国の医師).

Y. reflex 吉村反射(吉村喜作により記載された足底筋反射(1907～1908)．Rossolimo reflex と同様の反射).

Youden plot ヨウデンプロット(内部制度管理法の一つ．William J. Youden (1900-1971)はオーストラリアの統計学者).

Young, Hugh Hampton [jʌ́ŋ] ヤング(1870-1945，アメリカの泌尿科医).

Y. method ヤング法(尿道後部の再生法).

Y. operation ヤング手術(① 尿道上裂の手術で，中心溝の両側を切開し，その１つは海綿体を通って下方皮膚まで達し，新たな管を中心溝からつくり，下部の皮膚に縫合する方法．② 会陰式前立腺切除術).

Y. prostatic tractor ヤング前立腺牽引器.

Y. punch ヤング穿孔器(前立腺の閉塞部を経尿道的に除去する穿孔器).

Young, John Richardson [jʌ́ŋ] ヤング(1782-1804，アメリカの医師．1803年，胃における消化は胃液の溶解作用によることを証明した).

Young syn·drome [jʌ́ŋ síndroum] ヤング症候群(扁平頭底を伴う球麻痺型筋萎縮性脊髄側索硬化症).

Young, Thomas [jʌ́ŋ] ヤング(1773-1829，イギリスの医師，物理学者，数学者，哲学者).

Y. formula ヤング公式，＝ Young rule.

Y.-Helmholtz theory ヤング・ヘルムホルツ学説(色覚学説の一つで，赤緑紫または青の３要素が一様に刺激されると白と感じ，３要素が種々の割合に刺激されると種々の色を感ずる．要素の１つが欠けると色盲となり，要素の感度が鈍いと色弱になる．H. L. F. von Helmholtz (1821-1894)はドイツの生理学者)，＝ three component theory，trichromatic t..

Y.-Helmholtz theory of color vision ヤング・ヘルムホルツ色視説(基礎色としての赤，緑，青はそれぞれの網膜成分に反応し，これらが混合すると白色となり，ほかの色覚はこれら網膜質の異なった刺激によって起こる).

Y. modulus ヤング率，伸び弾性(一様な太さの棒の一端を固定し，他端を軸方向に引きまたは押すと，棒は伸びまたは縮む．棒の単位断面積当たりに働く力すなわち応力をT，棒の単位長さ当たりの伸びをεとすれば，Hookeの法則により$T=E\varepsilon$で，比例定数Eはヤング率と呼ばれ，棒の材料により決まる物質定数).

Y. rule ヤング式(小児投薬量を計算するための式で，次のようになる)，＝ Young formula.(→ 式)

Y. test ヤング試験(数個の細孔をつけた円板を患者に見せて，その孔数を認識させる黄斑機能検査法).

$$\text{小児量} = \frac{\text{年齢} \times \text{成人量}}{\text{年齢} + 12}$$

Young, William John [jʌ́ŋ] ヤング(オーストラリアの生化学者. Harden-Y. ester).

young adult 青少年〔医学〕.

young larvae 若齢幼虫〔医学〕.

young primipara 若年初産婦〔医学〕(20歳未満の初産婦).

young schizont 幼若分裂体.

Younger-Sachs op·er·a·tion [jʌ́ŋgər sǽks ɑ̀pəréiʃən] ヤンガー・サックス手術(歯槽膿漏において,術時隔離歯肉弁の切除をなるべく最小限に止め,搔爬後腐食剤を用いて過剰の肉芽増殖を防ぐ方法で,Neumann-Widman 法を改良したもの).

youth [júːθ] 青年期〔医学〕.

yper·ite [íːpərait] イペリット(マスタードガス. dichloroethyl sulfide. 1917年第一次世界大戦でドイツ軍がベルギーのイープルで毒ガスとして使用し有名となりイペリットと呼ばれた), = mustard gas.

yp·sil·i·form [ipsílifɔːm] Y字形の.

yp·si·loid [ípsilɔid] Y字形の, = ypsiliform.

ys yellow spot 網膜黄斑の略.

yt·ter·bi·um (Yb) [itə́ːbiəm] イッテルビウム(スウェーデンの Ytterby の地名にちなんで命名された希金属元素で,原子番号70,元素記号 Yb,原子量173.04,質量数168,170〜174,176,原子価2,3).

y. sulfate 硫酸イッテルビウム $Yb_2(SO_4)_3$-$8H_2O$.

yt·tria [ítriə] イットリウム酸化物.

yt·tri·um (Y) [ítriəm] イットリウム(スウェーデンの地名 Ytterby にちなんで命名された希金属元素で,原子番号39,元素記号Y,原子量88.9059,質量数89,原子価3).

y. group イットリウム族(希土類元素中の次の11元素からなる族で,Eu,Gd,Tb,Dy,Ho,Er,Tm,Yb,Lu,Sc,Yを含む).

y. isotope イットリウム同位体〔医学〕.

y. nitrate 硝酸イットリウム $Y(NO_3)_3$-$6H_2O$.

y. radioisotope 放射性イットリウム〔医学〕.

y. sulfate 硫酸イットリウム $Y_2(SO_4)_3 \cdot 8H_2O$.

yt·tro·tan·ta·lite [ìtrətǽntəlait] イットロタンタル石 $R^{II}R_2^{III}[(Nb,Ta)_2O_7]_{2n} \cdot H_2O$ (R^{II} は Fe,Ca,R_2^{III} は希土類元素,水を含む).

Yuc·ca [jʌ́kə] イトラン属(リュウゼツラン科 *Agavaceae* の植物で,外科用副子に用いる).

Y. filamentosa (利尿薬が得られる種).

yu·kon [júːkɑn] (日本の物理学者湯川秀樹にちなんで命名された粒子名). → barytron.

Yumikura symp·tom [júmikura símptəm] 弓倉症状(弓倉により提唱された急性下顎骨骨髄炎の際みられる症状の一つ).

yu·sho [júʃou] [J]〔カネミ〕油症.

Y-V plasty Y-V形成〔術〕〔医学〕.

Yvon, Paul [i(ː)vɑ́n] イヴォン(1848-1913,フランスの医師・化学者. ヨホンともいう).

Y. test イヴォン試験(①尿中アセトアニリドの検出法で,被検尿をクロロホルムで抽出し,残渣を硝酸第一水銀とともに熱すると,緑色を発する. ②アルカロド検出法で,まず試薬として水40mLに亜硝酸ビスマス(蒼鉛) 3gを加えて熱した後ヨウ化カリ14gと塩酸40滴を加えたものをつくり,被検液に加えると,赤色を呈する).

Z

ζ ゼータ(zeta. ギリシャ語アルファベット第6字). → zeta.
Z ① zymosan ザイモサン, チモサンの略. ② acoustic impedance 音響インピーダンスの略. ③ impedance インピーダンスの略.
Z band Z帯(横紋筋. I帯の中央部の暗い線でZ線と呼ばれている部分), = Dobie line, intermediate disk, Krause membrane, telophragma, Z line.
Z chromosome Z染色体.
Z disk Z帯, = Dobie line, intermediate disk, Krause membrane, telophragma, Z band, Z line.
Z flap Z字形皮〔膚〕弁(瘢痕を長くするため, 2個三角を置き違えて Z字形縫合をつくる手術).
Z-form Z型構造(DNAの).
Z line Z線(帯), = Z disk.
Z-plasty Z形成術(① 局所皮弁法の一つで皮膚にZ状の切開を加え, 2つの三角弁の位置を移動し2点間距離を延長する基本型と連続法, 重複法などがある. ② 拘縮の手術療法で, Z字形切開を行い, その中部を拘縮瘢痕部に当て, 両端の三角片を回転して, その頂点が拘縮線を横切らせる方法).
Z-protein Zタンパク質.
Z-tract injection Z字型注射法.
z 原子番号の記号.
zac·a·til·la [zækətílə] ザカチラ(最良の臙脂, 中国伝来の赤色顔料のスペイン名).
zach·un [zǽkən] ザカン油, = zachun oil.
z. oil ザカン油(熱帯産ビト樹 *Balanites aegyptiaca* の種から得られる油).
zaf·fer [zǽfər] デスザッファー(不純の酸化コバルトで, コバルト鉱をケイ砂とともに熱して得られる青色顔料), = zaffre.
Zagari, Giuseppe [zagáːri] ツァガリ(1863–1946, イタリアの医師).
Z. disease ツァガリ病(口腔乾燥症を主とし, これに無唾液症および味覚麻痺を伴う慢性カタル性口内炎), = xerostomia.
Zaglas, John [zǽgləs] ザグラス(イギリスの解剖学者).
Z. ligament ザグラス靱帯.
Zahn, Friedrich Wilhelm [tsáːn] ツァーン(1845–1904, ドイツの病理学者).
Z. lines ツァーン線(血栓の遊離表面にみられる瘢襞で, 血小板層の突出によって生ずるもの), = Zahn ribs.
Zahorsky dis·ease [zəhɔ́ːski dizíːz] ザホルスキー病(乳児における突発性発疹, すなわち三日熱), = exanthem subitum.
Zaire Ebola virus ザイールエボラウイルス(フィロウイルス科のウイルスで, エボラ出血熱の原因となる).
za·ire [zɑ(ː)íər] ザイレ(ポルトガルで流行したコレラ).
zak·a·vas·ta [zækəvǽstə] ザカバスタ(馬乳酒用の発酵菌顆粒のロシア名).
Zaleski test [zəléski tést] ザレスキ試験(血中一酸化炭素証明法で, 血液2mLを等量の水で溶血し, 33%飽和硫酸銅液1～2滴を加えると, れんが赤色を呈する. 正常血液では帯緑褐色).
Zambesi fever ザンベジ渓谷熱(原因不明の非マラリア性熱病で, ザンベジに住むカフィア族にみられる疾患. Bruce).
Zambesi ulcer ザンベジ潰瘍(ザンベジ渓谷地方にみられる労働者の地方病で, 全身症候がなく, 主として足脚部に発生する. 皮下に双翅類ハエの幼虫が侵入するために起こる).
Zamenhoff, Ludwig [záːmənhɔf] ザメンホフ(1859–1917, ポーランドの眼科医. 1887年に人造語 Esperanto を発表した).
zan·a·loin [zǽnəlɔin] ザナロイン(ザンジバールロカイ〔蘆薈〕のアロイン), = socaloin.
Zander apparatus ザンダー治療装置(被動的運動器).
Zander cell ツァンデル細胞, = bladder cell.
Zang, Christoph Bonifacius [tsáːŋ] ツァング(1772–1835, ドイツの外科医).
Z. space ツァング空隙(胸鎖乳突筋の下端にある2個の腱膜の間にある小鎖骨上窩のこと).
Zangemeister, Wilhelm [tsáːngəmaistər] ツァンゲマイステル(1871–1930, ドイツの産婦人科医).
Z. maneuver ツァンゲマイステル手技(子宮内で一手の母指を胎児口腔に入れ, 他手を子宮底にあてて胎児を娩出させる方法).
Zan·thox·y·lum [zænθɑ́ksiləm] サンショウ〔山椒〕属(ミカン科 *Rutaceae* の一属で, その樹皮は単純な苦味剤キサントキシリンを含有する), = prickly ash.
zan·thox·y·lum [zænθɑ́ksiləm] サンショウ〔山椒〕の樹皮, = prickly ash bark.
z. fruit サンショウ〔山椒〕(サンショウ属植物の成熟果皮. 芳香辛味健胃薬, 苦味チンキ, 駆虫薬の製造原料として用いる. 漢方では駆虫, 腹部温剤の適用).
Zanzibar aloe ザンジバルアロエ.
zapon lac ザポンワニス(綿火薬をアミルアルコールと酢酸アミルに溶かしたワニス).
Zappacosta test [zæpəkɑ́stə tést] ザッパコスタ試験(肝機能検査法で, glycocyamine を静注した後15分で正常肝では血中に本剤を証明することができる).
Zappert, Julius [tsáːpəːt] ツァッペルト(1867–1942, オーストリアの医師).
Z. chamber ツァッペルト計算室.
Z. counting chamber ツァッペルト血球計算板, ツァッペルト血算板.
za·ran·than [zərǽnθən] 乳房硬化(ヘブライ語).
Zarit burden intervertebral ザリット負荷面接(痴呆患者の家族, ヘルパーのストレス度評価に用いる).
ZAS zymosan-activated serum ザイモサン活性化血清の略.
Zaufal, Emanuel [tsóufɑːl] ツァウファル(1837–1910, チェコ・ボヘミアの耳鼻科医).
Z. operation ツァウファル手術(乳突切除の改良法. 中耳根治手術ともいう), = Zaufal-Stack operation.
Z. sign ツァウファル徴候(脱毛と鞍鼻とは先天梅毒の症状).
Zavanelli maneuver ザバネリーの手技, = cephalic replacement.
Zea [zíːə] トウモロコシ〔玉蜀黍〕属(その柱頭および花柱は利尿作用を示す).
zea [zíːə] トウモロコシ(トウモロコシの柱頭および花柱), = corn silk.
z. fluidextract トウモロコシ流エキス, = corn silk fluidextract, fluidextractum zeae.

ze·a·rin [zí:ərin] ゼアリン $C_{52}H_{88}O_4$ (地衣類から得られる無色物).
ze·a·tin [zí:ətin] ゼアチン(6-トランス-4-ヒドロキシ-3-メチル-2-ブチルアミノプリン. トウモロコシから分離されたプリン).
ze·a·xan·thin [zì:əzǽnθin] ゼアキサンチン $C_{40}H_{56}O_2$ (黄トウモロコシ, 卵黄などに存在するカロチノイド色素で, ルテインの異性体).
z. dipalmitate (フィサリエン), = physalien.
zebra body ゼブラ小体(異染性膜の結合顆粒).
Zed re·ac·tion [zéd riǽkʃən] ゼド反応(飢餓状態にある小児が飢餓から回復するときみられる反応で, 体重増加, 体温上昇, 多数の細胞を含む水様便).
zed·o·ary [zédəeəri] ガジュツ [莪蒁] (インド産ガジュツ *Curcuma zedoaria* の根茎でショウガに類似する芳香性健胃薬).
Zeeman, Pieter [tsé:mɑ:n] ゼーマン(1865-1943, オランダの物理学者).
Z. effect ゼーマン効果(光源が磁場におかれたときそのスペクトル輝線のおのおのが2, 3またはそれ以上に分岐する現象).
Zeidler, Othmar [tsáidlər] ザイドラー(ドイツの化学者. クロラールとブロムベンザルとの化合に関する研究で有名(1874). DDT (慢性毒性が問題となり, 現在は使用が禁止されている)と称する殺虫剤の完成はこの研究に緒を発した).
ze·in [zí:in] ゼイン(トウモロコシの主要タンパク質で, プロラミン prolamine に属する黄色物質).
zei·nol·y·sis [zi:nálisis] ゼイン分解. 形 zeinolytic.
Zeis, Eduard [tsáits] ツァイス(1807-1868, ドイツの眼科医).
Z. gland ツァイス腺(睫毛脂腺), = zeisian gland.
Zeisel test [záisəl tést] ザイセル試験(コルヒチン証明法で, 被検物を塩酸に溶解し, 塩化鉄と煮沸しクロロホルムで振盪し, 褐色または暗赤色を生ずれば陽性).
zeis·i·an [záisiən] ツァイスの(ドイツの眼科医 E. Zeis にちなんだ形容詞). → Zeis.
z. stye ツァイス腺麦粒腫(睫毛腺の), = hordeolum.
ze·ism [zí:izəm] ゼイン皮膚症, = zeismus.
ze·is·mus [zi:ízməs] ゼイン皮膚症, = zeism.
Zeissel lay·er [záisəl léiər] ツァイセル層(胃の粘膜下層と筋層との中間にある層).
zeis·si·an [zəiʃiən] ツァイスの, = zeisian.
Zeit·geist [záitgaist] [G] 時代精神(その時代の文化, 芸術, 科学などで常識的な考え方. 心理学用語).
Zeller, Simon [tsélər] ツェラー(1746-1816, オーストリアの産科医).
Z. operation ツェラー手術(蹼指の手術で, 蹼膜(みずかき)の基底部から三角形の皮膚をつくり, その先端を指の間に引き下げて, 掌の表面に付着させる方法).
Zeller test [zélər tést] ゼラー試験(メラニンの証明法で, 被検尿とブロミン水の等量混合液には, 尿にメラニンが存在するとき黄色沈殿を生じ, 漸次黒色に変わる).
Zellweger, Hans Ulrich [zélwəgər] ツェルウェーガー(1909-1990, アメリカの小児科医).
Z. syndrome ツェルウェーガー症候群(脳肝腎症候群. 独特な顔貌, 筋緊張低下, 痙攣やさまざまな眼疾患がみられる. peroxisome の欠乏による長鎖脂肪酸の代謝異常により発症する).
ze·lo·typ·ia [zèlətípiə] 熱狂症.
Zenker, Friedrich Albert [tséŋkər] ツェンケル(1825-1898, ドイツの病理学者. ツェンカー).
Z. crystals ツェンケル結晶, = Charcot-Leyden crystals.
Z. degeneration ツェンケル変性(急性伝染病, 特に腸チフスに起こる横紋筋の液化性変性), = waxy degeneration.
Z. diverticulum ツェンケル憩室(食道の内圧性憩室. 咽頭食道憩室), = pharyngo-oesophageal diverticulum, pulsion diverticulum.
Z. fixing fluid ツェンケル固定液(重クロム酸カリウム, 昇汞, 水, 氷酢酸).
Z. fluid ツェンケル液, = Zenker solution.
Z. paralysis ツェンケル麻痺(総腓神経の分布筋の麻痺).
Zenker, Konrad [tséŋkər] ツェンケル(1894没, ドイツの組織学者).
Z. stock solution ツェンケル原液(昇汞, 重クロム酸カリウム, 水で, これに使用直前氷酢酸を加えると固定液になり, その代わりにホルマリンを原液に代えると formol-Zenker 液が得られる).
ze·o·lite [zí:əlait] ゼオライト, 沸石(塩基置換性を示す天然の水酸化ケイ素塩で, 普通 Al, Na, Ca, Sr, Ba などを含有し, 硬水の軟化に利用される).
z. exchanger ゼオライト置換器(特に水素型 hydrogen type のものを用いると, ナトリウムイオンを除去した軟水が得られる).
ze·o·scope [zí:əskoup] 沸騰計(被検液の沸点を利用してそのアルコール濃度を測定する装置).
ze·o·time [zí:ətaim] ゼオタイム(リン酸イットリウムを含む鉱).
zepto- [zeptou, -tə] 10^{-21} を表す接頭語.
ze·ro [zí:rou] ゼロ, 零, 零点.
z. correlation 零(ゼロ)相関.
z. defect 無欠陥 [医学].
z. degree tooth 零(0)度人工歯(咬頭傾斜角が0度の人工歯).
z. drift ゼロ点移動 [医学].
z. end-expiratory pressure breathing ゼロ呼息終期圧呼吸 [医学], = ZEEP breathing.
z. gravity 無重力 [医学].
z. line 零(ゼロ)線(等電位線).
z. method 零点法.
z.-order reaction 零次反応(反応速度が反応物質の濃度に無関係であるような化学反応).
z. point ゼロ点 [医学].
z. point energy 零点エネルギー(絶対零度におけるエネルギー), = residual energy.
z. point mutation 起点〔突然〕変異 [医学].
z. population growth ゼロ人口増加 [医学].
z. position 零点, = zero point.
z. variance ゼロ変異.
z. variant ゼロ変異.
ze·rum·bet [zirʌ́mbet] (大型のショウガ科多年草の根茎(東インド語)).
zes·to·cau·sis [zèstəkɔ́:sis] 熱蒸気焼灼法.
zes·to·cau·tery [zèstəkɔ́:təri] 熱蒸気焼灼器.
ze·ta, ζ [zéitə] ゼータ(ジータ)(ギリシャ語アルファベットの第6字).
z. potential ゼータポテンシャル, = electrokinetic potential.
ze·ta·crit [zéitəkrit] ゼータクリット(ゼータ沈降率. 毛細管に血液を入れ垂直面内で遠心して測定したヘマトクリット値の一種), = zeta sedimentation ratio.
Zettnow stain [zétnou stéin] シェットノー染色法(細菌鞭毛を染める方法).
Zeune law [zóuni lɔ:] ゾイネ法則(Johann August Zeune (1778-1853, ドイツの地理学者), 盲人の根拠を研究した学説がある;盲人の割合は温帯地方では寒帯地方より少ない. しかし赤道に近い熱帯地方では増加する).

Zhukovski-Kornilow reflex ジュコフスキー・コルニロフ反射，= Rossolimo reflex.
zib·et(h) [zíbit] ジャコウ，= civet.
zib·e·tone [zíbitoun] シベトン，= civetone.
zi·do·vu·dine [zidóuvjudi:n] ジドブジン $C_{10}H_{13}N_5O_4$（アジドチミジン．HIV ウイルス複製阻害物質）.
zi·eg·a [ziégə] ジェガ（レンネットで牛乳を凝固させた後，酢酸を加えた凝乳）.
Ziegler, S. Louis [zí:glər] ジーグラー（1861-1925, アメリカの眼科医）.
Z. operation ジーグラー手術（人工瞳孔をつくるため，虹彩に V 字形切除を行う方法）.
Ziehen, Georg Theodor [tsí:hən] チーエン（1862-1950, ドイツの神経科医）.
Z.-Oppenheim disease チーエン・オッペンハイム病（1911），= dystonia muscurorum deformans, torsion spasm, tortipelvis.
Z. test チーエン試験（精神病診断法で，対比的物体の差異を説明させる方法）.
Ziehl, Franz [tsí:l] チール（1857-1926, ドイツの細菌学者）.
Z.-Gabetsch method チール・ガベット法（結核菌染色法で，脱色と後染色を同時に行い，塩酸アルコールの代わりに希釈硫酸水にメチレンブルーを加える方法）.
Z. method = Ziehl-Neelsen carbolfuchsin method.
Z.-Neelsen carbolfuchsin method チール・ネールゼンカルボールフクシン染色法（結核菌の染色法で，まずチール液で5～10分間加熱染色し，1%塩酸または5%硫酸あるいは硝酸で脱色し，水洗後アルコールで赤色が完全に消失するまで洗い，メチレンブルーで後染色を施す）.
Z.-Neelsen stain チール・ネールゼン染色〔法〕.
Z. solution チール液（チール・ネールゼン液．フクシン 1g を 96%アルコール 10mL に溶解し，さらに5%石炭酸水 90mL を混ぜた細菌染色液で，カルボールフクシン染色液とも呼ぶ），= Ziehl-Neelsen solution.
Z. stain チール染料.
Ziemann, Hans R. P. [tsí:ma:n] チーマン（1865-1939, ドイツの病理学者）.
Z. dots チーマン斑点，= Ziemann stippling.
Ziemssen bath チームセン浴（初めは30°C 程度の微湯を用い，漸次 20°C 程度に下げる）.
Zieve, Leslie [zí:v] ジーヴ（1915-2000, アメリカの医師）.
Z. syndrome ジーヴ症候群（急性アルコール中毒性肝硬変や脂肪肝の患者などに起こる黄疸，溶血性貧血など）.
zig-zag deformity ジグザグ変形［医学］.
zig-zag line 食道胃粘膜接合部.
zig-zag skin incision ジグザグ皮膚切開［医学］.
Zika fever ジカ熱.
Zika virus ジカウイルス（ジカ熱の原因となるフラビウイルス科の一種で，カによって媒介される）.
Z
zimb [zím]（エチオピア産のハエ）.
Zimmerlin, Franz [tsímə:lin] チンメルリン（1858-1932, スイスの医師）.
Z. atrophy チンメルリン萎縮.
Z. type チンメルリン型（身体の上部から進行する遺伝性筋萎縮）.
Zimmermann, Johann Georg [tsímə:ma:n] チンメルマン（1728-1795, ドイツの医師．1767年細菌性赤痢に関する初代の著述で有名）.
Zimmermann, Karl Wilhelm [tsímə:ma:n] チンメルマン（1861-1935, ドイツの組織学者）.
Z. corpuscle チンメルマン小体（血小板のこと），= Zimmermann particle.
Zimmermann, Wilhelm [zímə:ma:n, tsí-] チンメルマン（1910生，ドイツの医師）.
Z. reaction チンメルマン反応（尿中の 17-ketosteroid 検出法で，24 時間の排泄量から一定の部分標本を酸解して，ステロイドをその水溶性の結合から遊離させてエーテルで抽出する．これをアルカリで洗うと，フェノールまたはほかの酸性不純物は除去され，中性ケトステロイドをエーテル除去後，*m*-dinitrobenzene のアルコール溶液で比色する方法）.
Z. test チンメルマン試験，= Zimmermann reaction.
zinc (Zn) [zíŋk] 亜鉛（青白色の金属元素で，原子番号30，元素記号 Zn，原子量65.38，質量数64，66～68，70，溶融した亜鉛を水中に注ぐと粉砕されて亜鉛末 granulated zinc となる．亜鉛塩はその収斂性により医薬として用いられる）.
z. acetate 酢酸亜鉛 $Zn(C_2H_3O_2)_2 \cdot 3H_2O$.
z. borate ホウ酸亜鉛 $ZnB_4O_7 \cdot 7H_2O$，= zinc pyroborate.
z. butter 塩化亜鉛，= zinc chloride.
z. calcium cyanide シアン化カルシウム亜鉛 $ZnCa(CN)_4$.
z. caprylate カプリル酸亜鉛 $[CH_3CH_2(CH_2)_4CH_2COO]_2Zn$.
z. carbolate 石炭酸亜鉛.
z.-carbon cell 亜鉛・炭素棒電池.
z. carbonate 炭酸亜鉛 $2ZnCO_3 \cdot 3Zn(OH)_2$（天然炭酸亜鉛はカラミンと称して，軟膏に用いる）.
z. caustic 塩化亜鉛1と麦粉3を含む腐食剤.
z. chill 亜鉛中毒，= metal fume fever.
z. chloride 塩化亜鉛 $ZnCl_2$，= zinci chloridum.
z. chrysophanate クリソファン酸亜鉛（赤褐色粉末の外用防腐薬）.
z. colic 亜鉛仙痛.
z.-copper cell 亜鉛・銅電池.
z. deficiency 亜鉛欠乏〔症〕.
z. deficiency syndrome 亜鉛欠乏症候群（腸性肢端皮膚炎）.
z. dust 亜鉛末，= granulated zinc.
z.-finger protein ズィンクフィンガータンパク.
z. fluorescence test 亜鉛蛍光試験（ウロビリノーゲン証明法），= Schlesinger test.
z. fume fever 亜鉛蒸気熱.
z. gallate 没食子酸塩亜鉛，= zinc subgallate.
z. gelatin ゼラチン亜鉛.
z. glycogelatin グリコゼラチン亜鉛（酸化亜鉛，ゼラチン，グリセリン，水）.
z. green 亜鉛グリーン（亜鉛イエロー $ZnCrO_4$ にベレンスを混ぜたもので緑色顔料）.
z. gynocardate ギノカルジン酸亜鉛（黄色の皮膚病薬）.
z. ichthyol sulfonate スルホン酸化イヒチオール亜鉛 $(C_{28}H_{36}S_3O_6H)Zn_2$（皮膚病薬）.
z. iodate ヨウ素酸亜鉛 $Zn(IO_3)_2$.
z. iodide ヨウ化亜鉛 ZnI_2（収斂薬），= zinci iodidum.
z. isotope 亜鉛同位体［医学］.
z. mercuricyanide 水銀シアン化亜鉛.
z.-mercury cyanide 水銀シアン化亜鉛 $ZnHg(CN)_4$，= zinc mercuricyanide.
z. mull 亜鉛綿布（亜鉛華，安息香牛脂，安息香豚脂の軟膏を木綿に広げたもの），= mulla zinci.
z. oil チンク油.
z. ointment 亜鉛華軟膏［医学］.
z. oleate オレイン酸亜鉛 $(C_{17}H_{33}COO)_2Zn$（皮膚病用石ケン），= zinci oleatum.
z. oleostearate オレインステアリン酸亜鉛（ステアリン酸亜鉛と安息香カロパラフィンからなる油状液で，点鼻薬として用いる）.

z. oxide 酸化亜鉛，亜鉛華 ZnO：81.39（散布薬または軟膏として広く用いられる．局所収斂薬，保護薬．皮膚病変の収斂・消炎・保護・緩和な防腐のために用いられる），= zinci oxidum.
z. oxide and eugenol 酸化亜鉛ユージノール．
z. oxide hard paste 亜鉛華硬パスタ，= pasta zinci oxidi dura, Unna hard zinc paste.
z. oxide oil 亜鉛華油［医学］.
z. oxide paste 亜鉛華パスタ，= Lassar plain zinc paste, pasta zinci oxidi.
z. oxide paste with salicylic acid サリチル酸加亜鉛華パスタ，サリチル酸酸化亜鉛パスタ（泥膏）（収斂薬，局所保護薬），= Lassar paste, Lassar zinc paste with salicylic acid.
z. oxide soft paste 亜鉛華軟パスタ，= pasta zinci oxidi mollis, Unna soft zinc paste.
z. perborate 過ホウ酸亜鉛．
z. permanganate 過マンガン酸亜鉛 $Zn(MnO_4)_2$・$6H_2O$（紫色化合物で，1：4,000 溶液として尿道炎に用いる）．
z. peroxide 過酸化亜鉛（医薬用のものは過酸化亜鉛，炭酸亜鉛，水酸化亜鉛の合剤）．
z. phenolsulfonate フェノールスルホン酸塩亜鉛，= zinc sulfocarbolate.
z. phosphide リン化亜鉛．
z. poisoning 亜鉛中毒．
z. powder 亜鉛華デンプン，亜鉛華．
z. protamine insulin プロタミンインスリン亜鉛水性懸濁液，= protamine zinc insulin.
z. radioisotope 放射性亜鉛［医学］.
z. salicylate サリチル酸亜鉛 $(C_7H_5O_3)_2Zn$・$3H_2O$.
z. soap 亜鉛華石ケン．
z. sozoiodide ソゾヨウ化亜鉛 $[C_6H_2I_2(OH)SO_3]_2Zn$・$6H_2O$.
z. spar 菱亜鉛鉱，= smithonite.
z. stearate ステアリン酸亜鉛 $(C_{17}H_{35}COO)_2Zn$.
z. sulfanilate スルファニル酸亜鉛 $[C_6H_4(NH_2)SO_3]_2Zn$，= nizin.
z. sulfate 硫酸亜鉛 $ZnSO_4$・$7H_2O$：287.56（電解質補給薬，局所収斂薬（眼科用）．モラー・アクセンフェルド菌による結膜炎，眼瞼炎，角膜潰瘍に用いる）．
z. sulfate centrifugal flotation method 硫酸亜鉛遠心浮遊法．
z. sulfate flotation centrifugation method 硫酸亜鉛浮遊遠心法．
z. sulfate flotation concentration 硫酸亜鉛浮遊濃縮法．
z. sulfate turbidity test (Z(n)TT) 硫酸亜鉛混濁試験．
z. sulfide 硫化亜鉛 ZnS（内亜鉛鉱として産する）．
z. sulfite 亜硫酸亜鉛 $ZnSO_3$-$2H_2O$（防腐包帯に用いる）．
z. sulfocarbolate スルホカルボル酸亜鉛 $Zn(C_6H_5O_4S)_2+8H_2O$.
z. sulphate 硫酸亜鉛．
z. undecylenate ウンデシレン酸亜鉛 $[H_2C{=}CHCH_2(CH_2)_6CH_2COO]_2Zn$（殺菌作用がある）．
z. valerianate バレリアン酸亜鉛 $(C_4H_9COO)_2Zn$・$2H_2O$（鎮静薬），= zinci valerianas.
z. white 亜鉛華 ZnO.
z. yellow 亜鉛イエロー（主成分は塩基性クロム酸亜鉛で，水性ペイントに用いる）．
zinc·al·ism ［zíŋkəlizəm］ 亜鉛中毒．
zinc·ate ［zíŋkeit］ 亜鉛酸塩（水酸化亜鉛を過剰のアルカリに溶かして生ずる）．
zinc·a·tive ［zíŋkətiv］ 電気的陰性の（ダニエル電池の亜鉛板のような）．
zinc·blende ［zíŋkblend］ 内亜鉛鉱（Zn, S, Fe, Mn, Cd, Hg, Pb, Sn, Au, Ag を含むことがある），= sphalerite.
zin·cif·er·ous ［zinsífərəs］ 亜鉛含有の．
zin·cite ［zínsait］ 紅亜鉛鉱 ZnO（深赤色または橙黄色の，硬度 4〜4.5，比重 5.43〜5.7，鉱石検波器に用いられる重要な亜鉛の鉱石）．
zin·coid ［zíŋkɔid］ ① ジンコイド（化学電流において亜鉛と同一の役割をする白金またはほかの金属）．② 亜鉛様の．
zin·cum ［zíŋkəm］ 亜鉛，= zinc.
zin·ger·one ［zínʤəroun］ ジンゲロン $C_{11}H_{14}O_3$（野村博が1917年にその構造を決定し，バニリンとアセトンとを融合し還元して合成した化合物で，ショウガの辛味の成分），= zingiberone.
Zin·gi·ber ［zínʤibər］ ショウガ属．
Z. officinale ショウガ．
Zin·gi·ber·a·ce·ae ［zìnʤibəréisii:］ ショウガ［蘘］科．
zin·gib·er·ene ［zinʤíbəri:n］ ジンギベレン $C_{15}H_{24}$（ショウガから得られるセスキテルペン）．
zin·gib·er·ol ［zinʤíbərɔ:l］ ジンジベロール $C_{15}H_{16}O$（ショウガ根にある精油の一つ）．
Zinkernagel, Rolf M. ［tsíŋkə:nɑ:gəl］ ツィンカーナーゲル（1944生，スイスの免疫学者．チンカーナーゲルともいう．1996年細胞性免疫防御の特異性の研究で P. C. Doherty とともにノーベル医学・生理学賞受賞）．
Zinn, Johann Gottfried ［tsín］ チン（1727-1759，ドイツの解剖学者．1755年眼の解剖に関する有名な著書を発刊した）．
Z. artery チン動脈．
Z. central artery チン中心動脈（網膜中心動脈）．
Z. circle チン小環（視神経が強膜に侵入する部分にある短後毛様体動脈小枝による血管網），= circulus arteriosus Haller.
Z. corona チン小環，= Zinn circlet.
Z. ligament チン靱帯（すべての眼直筋の起点）．
Z. membrane チン膜（虹彩の表層），= ectiris.
Z. ring チン輪．
Z. tendon チン腱，= Zinn ligament.
Z. zonule チン小帯（水晶体の支持靱帯で，硝子体からの線維に毛様体からの放線状線維が加わって水晶体の辺縁に達する），= ciliary zone, zone of Zinn.
zi·no·sta·tin sti·mal·a·mer ［zinəstǽtin stimǽləmər］ ジノスタチンスチマラマー（抗生物質，ネオカルチノスタチン誘導体肝細胞癌抑制薬．肝細胞癌に使用）．
Zinsser-Engman-Cole syn·drome ［zínsər éŋgmən kóul síndroum］ ジンサー・エングマン・コール症候群（先天性角化異常症）．
Zinsser, Hans ［zínsər］ ジンサー（1878-1940，アメリカの細菌学者．Brill-Z. disease）．
Z. hypothesis ジンサー仮説（Brill 病罹患は以前のチフス熱感染に関連があるという仮説）．
Z. inconsistency ジンサー矛盾（アナフィラキシーの症候学において局所性と全身性との平衡が欠けていること）．
Z. method ジンサー法（高濃度のリケッチアワクチンをつくるために用いられる寒天斜面組織培養法），= agar slant tissue culture method.
zipp ［zíp］ ジップ（亜鉛華，ヨードホルム，流動パラフィンとを混ぜ合わせた糊剤）．
zipper artifact ジッパーアーチファクト［医学］.
zir·bus ［zə́:bəs］ 大網．
zir·cate ［zə́:keit］ ジルコン酸塩（メタジルコン酸 $M^{I}_2ZrO_3$，オルトジルコン酸塩 $M^{I}_4ZrO_4$）．
zir·con ［zə́:kən］ ジルコン ZrO_2・SiO_2.
zir·co·nate ［zə́:kəneit］ ジルコン酸塩（ジルコン酸

の塩で，オルト塩 $M^{I}_{4}ZrO_4$，メタ塩 $M^{I}_{2}ZrO_3$）．

zir·co·nia ［zəːkóuniə］ ジルコニア，＝zirconium oxide.

zir·con·ic ac·id ［zəːkánik ǽsid］ ジルコン酸（酸化ジルコニウム水和物の別名で，仮に $Zr(OH)_4$，$Zr(OH)_2$ などの式が与えられている）．

zir·con·ic an·hyd·ride ［zəːkánik ænháidraid］ ジルコン酸無水物，＝zirconium oxide.

zir·co·ni·um (Zr) ［zəːkóuniəm］ ジルコニウム（原子番号40，元素記号 Zr，原子量91.22，質量数90～92，94，96の希金属元素で，天然にはジルコン zircon 中にある）．

z. ammonium fluoride フッ化ジルコニウムアンモニウム $(NH_4)_2ZrF_6$，＝ammonium zirconofluoride.

z. carbonate 炭酸ジルコニウム $3ZrO_2 \cdot CO_2 \cdot H_2O$.

z. chloride 塩化ジルコニウム $ZrCl_4$，＝zirconium tetrachloride.

z. dioxide 二酸化ジルコニウム，＝zirconium oxide.

z. granuloma ジルコニウム肉芽腫．

z. hydroxide 水酸化ジルコニウム $Zr(OH)_4$.

z. nitrate 硝酸ジルコニウム $Zr(NO_3)_4 \cdot 5H_2O$.

z. oxide 酸化ジルコニウム ZrO_2（白色粉末で，X線造影術にビスマス（蒼鉛）の代用品として用いられた），＝zirconia, zirconic anhydride, zirconium dioxide.

z. oxychloride オキシ塩化ジルコニウム $ZrOCl_2$–$8H_2O$，＝zirconyl chloride.

z. potassium fluoride フッ化ジルコニウムカリウム K_2ZrF_6，＝potassium zirconofluoride.

z. potassium sulfate 硫酸ジルコニウムカリウム $Zn(SO_4)_2$–$2K_2SO_4$–$3H_2O$.

z. sulfate 硫酸ジルコニウム $Zr(SO_4)_2 \cdot 4H_2O$.

z. tetrachloride 四塩化ジルコニウム，＝zirconium chloride.

zir·co·nyl ［zə́ːrkənil］ ジルコニル（＋2価基 ZrO）．

zisp ［zísp］ ジスプ（亜鉛華の代わりに過酸化亜鉛を用いてつくった zipp の一種）．

Zittmann, Johann Friedrich ［tsítmaːn］ チットマン（1671–1757，ドイツの医師）．

Z. decoction ① チットマン煎剤（複方サルサ根煎）．② 複合サルサパリラ煎剤，＝compound decoction of sarsaparilla.

Zivert syndrome ザイバート症候群，＝Kartagener syndrome.

Ziz·i·phus ［zízifəs］ ナツメ属（クロウメモドキ科 *Rhamnaceae* の一属）．

Z. mauritiana ナツメ［棗］（果実は滋養薬，血液浄化薬，樹皮は下薬，根は下熱，葉は尿滴瀝，若葉はサソリの刺傷に用いる）．

Zn zinc 亜鉛の略（原子番号30，元素記号 Zn，原子量65.38，質量数64，66～68，70）．

Z(n)TT zinc sulfate turbidity test 硫酸亜鉛混濁試験の略．

ZO plaster zinc oxide plaster 亜鉛華硬膏の略．

ZO-type ZO型（雄が，2個の同じ性染色体をもち，雌にはその1個だけがあるもの）．

zo·ac·an·tho·sis ［zòuəkænθóusis］ ゾアカントーシス（動物性異物，例えば螫毛，剛毛，毛髪などが，とげとして挿入したことによる皮膚病）．

zoalite lamp 赤外線照射灯．

zo·am·y·lin ［zouǽmilin］ ＝glycogen.

Zo·an·tha·ria ［zòuænθέəriə］ スナギンチャク［砂巾着］亜綱（刺胞動物門，花虫綱）．

zo·an·thro·py ［zouǽnθrəpi］ 動物化妄想．形 zoanthropic.

zo·di·oph·i·lous ［zòudiáfiləs］ 動物媒介の，＝zoidiophilous.

zo·ea ［zouíːə］ ゾエア（甲殻類の幼生で浮遊生活をなし，発育して megalopa となる）．

Zoellner, Johann Carl Friedrich ［tsǿːlnər］ ツェルネル（1834–1882，ドイツの物理学者）．

Z. lines ツェルネル線（光学的錯覚を試験するための種々異なった配置の線図）．

zo·es·cope ［zóuəskoup］ 斜視鏡（旧名），＝straboscope.

zo·et·ic ［zouétik］ 生命の，生物の．

zo·e·trope ［zóuətroup］ ① 斜視計，＝straboscope. ② ゾエトロープ，驚盤（おどろきばん），＝zootrope.

zo·i·at·ria ［zòuiǽtriə］ 獣医術，＝zoiatrics.

zo·i·at·rics ［zòuiǽtriks］ 獣医術，＝zoiatria.

zo·ic ［zóuik］ 生物の，動物の．

zoidiophilous flowers 動物媒花．

Zollinger, Robert M. ［zálinʤər］ ゾリンジャー（1903–1992，アメリカの外科医）．

Z.-Ellison syndrome ゾリンジャー・エリソン症候群（難治性消化性潰瘍，胃液の過酸過分泌，膵ラ島の非β細胞腫を3主徴とする症候群）．

Z.-Ellison tumor ゾリンジャー・エリソン腫［瘍］，＝gastrinoma.

Zöllner, Johann F. ［tsóulnər］ ツェルナー（1834–1882，ドイツの物理学者）．

Z. lines ツェルナー線（視覚の錯覚を調べるための図）．

zo·me·pir·ac so·di·um ［zòumipíræk sóudiəm］ ゾメピラックナトリウム ㊗ sodium 5-(*p*-chlorobenzoyl)-1,4-dimethylpyrrole 2-acetate-$2H_2O$（抗炎症薬）．

zo·mi·din ［zóumidin］ ゾミジン（肉エキスの一成分）．

zo·mo·ther·a·py ［zòuməθérəpi］ 肉食療法，肉汁療法［医学］，食汁療法．

zo·na ［zóunə］ ① 帯層．② 帯状疱疹，帯状ヘルペス［医学］，＝herpes zoster. 複 zonae.

z. arcuata 弓状帯（蝸牛の基底板の内側の部分）．

z. cartilaginea 軟骨帯（ラセン板の辺縁）．

z. ciliaris 毛様体（毛様体突起の総称）．

z. columnaris recti 直腸柱状層．

z. cornea unguis 爪角質帯，＝stratum corneae unguis.

z. cutanea recti 直腸皮膚層．

z. denticulata 小歯状帯（蝸牛ラセン板と基底板の内帯の総称）．

z. dermatica 皮膚帯（脊髄裂または髄膜瘤の腫瘤周囲にみられる肥厚した皮膚）．

z. epithelioserosa 上皮漿膜帯（皮膚帯の内側にある膜）．

z. externa [L/TA] 外帯，＝outer zone [TA].

z. facialis 顔面帯状疱疹．

z. fasciculata 束状帯（副腎皮質の中層で，細胞索のあるもの）．

z. germinativum unguis 爪増殖帯，＝stratum germinativum unguis.

z. glandularum periurethralium [L/TA] 尿道周囲腺帯*，＝peri-urethral gland zone [TA].

z. glomerulosa 球状帯（副腎皮質の最外層で細胞の集合からなる）．

z. granulosa 顆粒帯（小脳皮質の最内層）．

z. hemorrhoidalis 痔帯，痔輪．

z. ignea 帯状疱疹．

z. incerta [L/TA] 不確帯（視床下部の直上にある灰白質の混合からなる部分で，Luys 体と視床下部の白質との中間にある），＝zona incerta [TA].

z. intermedia recti 直腸中間層．

z. interna [L/TA] 内帯，＝inner zone [TA].

z. lateralis [L/TA] 外側帯*，＝lateral zone [TA].

z. marginalis 辺縁帯.
z. medialis [L/TA] 内側帯*, = medial zone [TA].
z. medullovasculosa 脊髄血管帯.
z. occludens 密着(閉鎖)帯 [医学].
z. ophthalmica 眼神経分布部の帯状疱疹, = herpes zoster ophthalmicus.
z. orbicularis [L/TA] 輪帯(Weber の命名による名称で, 寛骨臼の周囲にある関節包靱帯よりなる), = zona orbicularis [TA].
z. pectinata 櫛状帯(蝸牛の基礎膜の外層で, コルチ線維からラセン靱帯に達する).
z. pellucida 透明帯(卵母細胞周囲の糖タンパクを含む透明な膜), = oolemma, zona radiata.
z. perforata 穿孔帯(蝸牛ラセン溝の下唇の穿孔帯).
z. periventricularis [L/TA] 脳室周囲帯*, = periventricular zone [TA].
z. pupillaris 瞳孔領域.
z. radiata 放射帯, = zona striata.
z. reticularis 網状帯(副腎皮質の内層).
z. serpiginosa 帯状疱疹.
z. spongiosa 海綿質帯(脊髄灰白質後角の先端).
z. striata 線条帯, = zona radiata.
z. tecta 保護帯(弓状帯のこと. 蝸牛管基底板の内側1/3の部分), = arcuate zone.
z. tendinosa 腱状帯(心臓の房室口にある線維輪).
z. terminalis 終末帯(脊髄後角と辺縁との間にある細い白質帯).
z. transformans 変質帯(腸管の結合織層で, ここで腸内から侵入する細菌が破壊されると考えられる個所. Türck).
z. transitionalis analis [L/TA] 移行帯*, = anal transition zone [TA].
z. vasculosa 脈管帯.
zonae hypothalamicae [L/TA] (視床下部帯*), = zones of hypothalamus [TA].
zo·nal [zóunəl] 帯〔状〕の.
z. centrifugation ゾーン遠心法 [医学].
z. circulation 帯状循環(大循環における左右成分).
z. harmonics 帯域調和関数.
z. layer [TA] (帯状層*), = stratum zonale [L/TA].
z. necrosis 帯状壊死 [医学].
z. ray 輪帯光線.
z. sintering 帯状焼結 [医学].
z. structure 帯状構造 [医学].
z. subnucleus [TA] (帯状亜核*), = subnucleus zonalis [L/TA].
zo·na·ry [zóunəri] 帯状の.
z. placenta 帯状胎盤 [医学], 環状胎盤.
z. semiplacenta 帯状半胎盤 [医学].
z. villus 帯状絨毛(食肉動物の胎盤のように絨毛が輪状に発生すること).
Zondek, Bernhard [tsɔ́ndek] ツォンデク(1891–1966, イスラエル・エルサレム生まれのドイツの産婦人科医. 1928年 S. Aschheim とともにプロランA, Bを抽出し, また妊娠反応 Aschheim-Z. reaction を創案).
Z.-Aschheim test ツォンデク・アッシュハイム試験(妊娠初期の尿をマウスに注射し, 妊娠の有無を調べる検査. 現在用いられていない).
Zondek, Hermann [tsɔ́ndek] ツォンデク(1887–1979, ドイツの内科医. 粘液水腫にみられる心臓の変化 myxedema heart についての研究で有名).
zone [zóun] ① 帯, 区域(ある限られた). ② 輪帯. 形 zonal, zonary.
z. axis 晶帯軸.
z. electrophoresis ゾーン電気泳動 [医学].
z. melting 帯域融解 [医学], 帯域溶融法(金属中の微量不純物を除去し, 超高純度物質を得る精製法).
z. of alarm 警告帯(肩甲骨棘上窩の上方内側部で, 肺尖に最も近い部分).
z. of contact 接触帯 [医学].
z. of discontinuity 中断帯(水晶体の胎生期発育中において形成され, 細隙灯で検査すると, 光学的密度の相違により認識される).
z. of hyperalgesia 〔皮膚〕知覚過敏帯 [医学].
z. of hypertrophy 増殖帯 [医学].
z. of large pyramids 大錐体部(大脳皮質の4帯の最も深部にある部分).
z. of ossification 骨化帯 [医学].
z. of oval nuclei 楕円核帯 [医学], 卵円核帯(嗅粘膜にある円形核をもつ支持細胞).
z. of polymorphous cells 多形細胞帯(大脳皮質の最深部).
z. of round nuclei 円核帯 [医学], 円形核帯(嗅粘膜にある円形核細胞層).
z. of small pyramids 小錐体部(大脳皮質の表面帯の下層).
z. of vegetation 群落帯 [医学].
z. phenomenon 帯現象 [医学], 地帯現象(免疫沈降反応において, 適性比より抗原および抗体の過剰のために反応が抑制される部分をいう).
z. therapy 同帯療法(病巣と同一の帯部を物理的に刺激する方法).
zones of hypothalamus [TA] (視床下部帯*), = zonae hypothalamicae [L/TA].
zo·nes·the·sia [zòunisθí:ziə] 帯状感, 絞扼感, 緊括感, = girdle-sensation, strangalesthesia.
zo·nif·u·gal [zounífjugəl] 圏内から離れる, 域外指向性の [医学].
zon·ing [zóuniŋ] 帯形成 [医学] (被検血清の少量において補体結合が多量に起こる現象).
zo·nip·e·tal [zounípətəl] 圏内へ入る, 域内指向性の [医学].
zon·og·ra·phy [zounágrəfi] 狭角断層撮影〔法〕 [医学] (とくに腎臓のX線撮影に用いられる).
zo·no·skel·e·ton [zòunəskélitən] 帯脚骨, 肢帯骨(上肢帯を構成する鎖骨と肩甲骨, 下肢帯を構成する寛骨のこと).
zo·nu·la [zóunjulə] 小帯, = zonule. 複 zonulae.
z. adherens 接着帯 [医学], 接着小帯.
z. ciliaris [L/TA] 毛様〔体〕小帯, = ciliary zonule [TA].
z. occludens 閉鎖帯.
zo·nu·lar [zóunjələr] 小帯の [医学].
z. cataract ① 小帯白内障. ② 層板白内障.
z. fibres [TA] 小帯線維, = fibrae zonulares [L/TA].
z. keratitis 小帯性角膜炎 [医学].
z. layer 帯層, = stratum zonale.
z. scotoma 帯状暗点.
z. space 小帯腔(水晶体支持靱帯の線維の間にある細隙で, 後房の一部をなす), = canal of Petit.
z. spaces [TA] 小帯隙, = spatia zonularia [L/TA].
z. stratum 帯層 [医学].
zo·nule [zóunju:l] 小帯. 形 zonular.
zo·nu·li·tis [zòunjuláitis] 毛様小帯炎.
zo·nu·lol·y·sis [zòunjulálisis] 毛様小帯溶解, = zonulysis.
zo·nu·ly·sis [zòunjúlisis] 毛様小帯溶解, = zonulolysis.
zoo-, zo- [zouou, zouə, zou] 動物との関係を表す接頭語.
zoo blot ズーブロット [医学].
zo·o·ag·glu·ti·nin [zòuouəglú:tinin] 動物性凝集素.

zo·o·am·y·lon [zòuouǽmilɑn] 糖原，= animal starch, glycogen.
zo·o·am·y·lum [zòuouǽmiləm] ゾオアミルム，= paraglycogen.
zo·o·an·a·phy·lac·to·gen [zòuouæ̀nəfilǽktəʤən] 動物性感作抗原，= zoosensitinogen.
zo·o·an·thro·py [zòuouǽnθrəpi] 獣化妄想 [医学].
zo·o·bi·ol·o·gy [zòuoubaiɑ́ləʤi] 動物学.
zo·o·bi·o·tism [zòuoubáiətizəm] 生物機能学，= biotics.
zo·o·blast [zóuəblæst] ① 動物細胞．② 原生子.
zo·o·chem·is·try [zòuəkémistri] 動物化学.
zo·o·cyst [zóuəsait] ① 原虫嚢胞．② 芽嚢胞.
zo·o·der·mic [zòuoudə́:mik] 動物皮の（植皮に用いるため動物から取った皮についていう）.
zo·o·dy·nam·ics [zòuoudainǽmiks] ① 動物力学．② 動物生理学.
zo·o·e·ci·um [zòuouí:siəm] 虫室.
zo·o·e·ras·tia [zòuouirǽstiə] 獣姦（動物との性交）.
zo·o·fla·gel·lo·sis [zòuouflæʤelóusis] 動物性鞭毛虫症.
zo·o·ful·vin [zòuəfúlvin, –fʌ́l–] ゾオフルビン（鳥類の羽に存在する黄色色素）.
zo·o·gam·ete [zòuəgǽmi:t] 動物配偶子，運動性配偶子 [医学].
zo·o·gen·e·sis [zòuəʤénisis] 動物生殖，= zoogeny.
zo·og·e·ny [zouɑ́ʤəni] 動物生殖．形 zoogenous.
zoogeographical region 動物地理区.
zo·o·ge·og·ra·phy [zòuouʤiɑ́grəfi] 動物地理学.
Zo·o·gloea [zòuəglí:ə] ゾオグレーア属（有機物分解に関わる細菌で，活性汚泥中にみられる．*Z. ramigera* などを含む）.
zo·o·gl(o)ea [zòuəglí:ə] 粘着集落（代謝産物の粘着物質中に繁殖する微生物の集落）．形 zoogleic, zoogleal.
zo·og·o·ny [zouɑ́gəni] ① 動物飼育．② 動物発生論．形 zoogonous.
zo·o·graft [zóuəgræft] 動物組織片.
zo·o·graft·ing [zòuəgrǽftiŋ] 動物組織移植（動物組織を人体へ移植すること）.
zo·og·ra·phy [zouɑ́grəfi] 動物誌.
zo·o·hor·mone [zòuouhɔ́:moun] 動物ホルモン.
zo·o·i·at·rics [zòuouaiǽtriks] 獣医学.
zo·oid [zóuɔid] ① 個虫，個員（群体を形成する各個体）．② 独立個体（無性生殖により独立的機能を営むことのできる生物）．③ 子虫，類生物（独立の運動能力をもつ生物体または細胞，精子など）.
zo·o·ki·nase [zòuoukáineis] ゾオキナーゼ（細胞タンパク質分解酵素の一種で，動物組織の還元酵素），= SH–glutathione.
zo·o·lag·nia [zòuəlǽgniə] 動物性愛〔症〕（動物に対する性的愛着）.
zo·o·lite [zóuəlait] 化石動物，動物化石，= zoolith.
zoological genetics 動物遺伝学 [医学].
zo·ol·o·gy [zouɑ́ləʤi] 動物学．形 zoological.
zo·o·ma·nia [zòuouméiniə] 動物溺愛症，病的動物愛.
Zo·omas·ti·go·pho·re·a [zòuoumæ̀stigoufóuriə] 動物性鞭毛虫綱（肉質鞭毛虫門）.
zo·om·y·lus [zouɑ́miləs] 皮様嚢胞.
Zoon erythroplasis ゾーン紅色肥厚〔症〕.
zo·o·ner·y·thrin [zòuənériθrin] ズーネリスリン，= crustaceorubin.
zo·o·nite [zóuənait] 脳脊髄分節.
zo·on·o·my [zouɑ́nəmi] 動物生理学 [医学]，動物生態学.
zo·o·no·sis [zòuounóusis, zouɑ́nəs–] 人獣共通感染症（動物を宿主とする病原体がヒトに感染して起こる疾患）．複 zoonoses．形 zoonotic.
 z. cutis 動物性皮膚症，皮膚動物症.
zo·o·no·sol·o·gy [zòuounousɑ́ləʤi] 動物病分類学 [医学].
zo·o·not·ic [zouənɑ́tik] 人畜（獣）共通感染の.
 z. cestodiasis 人畜共通条虫症.
 z. cutaneous leishmaniasis 動物寄生虫皮膚リーシュマニア症.
 z. infection 人畜共通感染症.
 z. parasitosis 人畜共通寄生虫病.
 z. potential 人獣共通感染能.
zo·o·par·a·site [zòuəpǽrəsait] 動物性寄生体，動物性寄生物，動物性寄生虫.
zooparasitic cirrhosis 動物寄生虫性肝硬変.
zo·o·pa·thol·o·gy [zòuoupəθɑ́ləʤi] 動物病理学.
zo·op·ery [zouɑ́pəri] 動物実験.
zo·oph·a·gous [zouɑ́fəgəs] 動物食で生活する，肉食の，= carnivorous.
zo·o·phar·ma·col·o·gy [zòuoufɑ̀:məkɑ́ləʤi] 動物薬理学.
zo·o·phar·ma·cy [zououfɑ́:məsi] 獣医薬学.
zo·oph·er·in [zouɑ́fərin] ゾオフェリン（水溶性動物タンパク因子でネズミなどの成長に必須）.
zo·o·phile [zóuəfàil] 動物愛護者.
 z. psychosis 動物愛性精神病.
zo·o·phil·ia [zòuəfíliə] 獣性愛，動物〔性〕愛 [医学]（ヒトと獣との恋愛交接），= bestialitas, sodomia, zoostuprum.
zo·o·phil·ic [zòuoufílik] 好獣性，動物好性の.
zo·oph·i·lism [zouɑ́filizəm] ① 動物愛．② 動物嗜好（カなどが好んで動物を吸血すること）．形 zoophile, zoophilic, zoophilous.
zoophily 動物吸血性，動物嗜好性.
zo·o·pho·bia [zòuoufóubiə] 動物恐怖〔症〕[医学].
zo·o·phys·i·ol·o·gy [zòuoufiziɑ́ləʤi] 動物生理学.
zo·o·phyte [zóuəfait] 植虫（植物に似た動物）.
zo·o·plank·ton [zòuəplǽŋktən] 動物プランクトン [医学]，動物性浮遊生物.
zooplastic graft 動物移植片，動物植皮，= animal graft.
zo·o·plas·ty [zóuəplæ̀sti] 動物組織移植，= zoografting.
zo·o·pre·cip·i·tin [zòuouprisípitin] 動物性沈降素（動物性タンパク質の注射により産生する抗体）.
zo·o·pro·phy·lax·is [zòuouprɔ̀ufilǽksis] ① 動物予防．② 獣医学的予防.
zo·op·sia [zouɑ́psiə] 動物幻視 [医学]（動物が見えるとの幻覚）.
zo·o·psy·chol·o·gy [zòuousaikɑ́ləʤi] 動物心理学 [医学].
zo·o·sa·dism [zòuouséidizəm] 動物虐待 [医学]，動物サディズム（動物に対する虐待色情狂）.
zo·os·co·py [zouɑ́skəpi] 動物〔幻〕視 [医学]，= zoopsia.
zo·o·se·mi·ot·ics [zòuousì:miɑ́tiks] 動物記号学 [医学].
zo·o·sen·si·tin·o·gen [zòuousènsitínəʤən] 動物性感作抗原（動物由来のタンパク質でアナフィラキシーを発現し得る物質），= zooanaphylactogen.
zo·o·sis [zouóusis] 動物症（動物に起因する疾病）.
zo·os·mo·sis [zòuousmóusis]（生活原形質が血管から組織内へ透過する現象）.
zo·o·sperm [zóuəspə:m] 精子，= zoospermium.
zo·o·sper·mia [zòuouspə́:miə] 運動精子（生活精子を含有する精液）.

Z

zo·o·spo·ran·gi·um [zòuouspɔ:rǽndʒiəm] 遊走子嚢〔医学〕(遊走子を含有する容器).
zo·o·spore [zóuspɔ:r] 遊走子〔医学〕.
zo·o·spo·ro·gen·e·sis [zòuouspɔ̀:rədʒénisis] 遊走子形成.
zo·o·ste·roids [zòuoustí:rɔidz, -stér-] 動物性ステロイド.
zo·o·ster·ol [zòuoustí:rɔ:l, -stér-, zouástər-] 動物ステロール(動物界に存在するステリンで, コレステリン, コプロステリン, オストレアステリン, スポンゴステリン, クリオナステリンなどの総称), = zoosterin.
zo·o·taxy [zóuətæksi] 動物系統学, 動物分類学.
zo·o·tech·nics [zòuətékniks] 動物飼育, 動物馴養, = zootechny.
zo·o·the·ca [zòuouθí:kə] 遊走体房.
zo·o·ther·a·peu·tics [zòuouθèrəpjú:tiks] 動物治療学, = zootherapy.
zo·ot·ic [zouátik] 動物の, 獣の(人類 demic に対立する語).
zo·ot·o·mist [zouátəmist] 動物解剖者.
zo·ot·o·my [zouátəmi] 動物解剖, 動物解剖学〔医学〕.
zo·o·tot·ron [zòuətátrən] 動物〔実験用〕環境調節施設〔医学〕(環境要因の作用機序を明らかにするために, 人為的に環境を調整する装置を備えた動物飼育施設).
zo·o·tox·in [zòuətáksin] 動物性毒素.
zo·o·trich·o·be·zoar [zòuoutrìkoubí:zɔ:r] 毛球症.
zo·o·troph·ic [zòuətráfik] 動物栄養の.
zo·o·troph·o·tox·ism [zòuoutràfətáksim] 動物食中毒症.
zo·o·xan·thine [zòuəzǽnθi:n] ゾオキサンチン(ある鳥類の羽に存在する赤色色素).
zos·ter [zástər] 帯状疱疹〔医学〕, = herpes zoster.
z. auricularis 耳帯状疱疹(顔面神経膝状神経節の病変による), = zoster auris, z. oticus.
z. brachialis 腕帯状疱疹.
z. facialis 顔面帯状疱疹.
z. femoralis 大腿帯状疱疹.
z. myelitis 帯状ヘルペス性脊髄炎〔医学〕.
z. ophthalmicus 眼帯状疱疹.
Zos·te·ra ma·ri·na [zastí:rə məráinə] アマモ(アマモ科の植物で, 無痛性潰瘍に用いられる).
zos·ter·i·form [zastérifɔ:m] 帯状疱疹状の, = zosteroid.
zos·ter·oid [zástərɔid] 帯状疱疹状(様)の, 帯状ヘルペス状(様)の.
Zouchlos test [zóukləs tést] ゾウクロス試験(尿アルブミン証明法で, ① 酢酸1容, 10%昇汞水6容からなる試薬でアルブミンは沈殿する. ②10%チオシアン酸カリ100容, 酢酸20容からなる試薬を滴下すると白色沈殿を起こす. ③ コハク酸およびチオシアン酸カリを等量に混ぜると沈殿する).
zox·a·zo·la·mine [zàksəzóuləmin] ゾキサゾラミン ㊆ 2-amino-5-chlorobenzoxazole(骨格筋弛緩作用をもつ), = flexin.
Zr zirconium ジルコニウムの元素記号(原子番号40, 元素記号 Zr, 原子量91.22, 質量数90〜92, 94, 96).
Zsigmondy, Richard [tsígmɔndi] チグモンディ(1865-1929, ドイツの化学者. 限外顕微鏡を発明し, 1925年ノーベル化学賞を受賞. ジクモンジーともいう).
Z. gold number method チグモンディ金塩数法(ランゲ試験), = Lange test.
Z. movement チグモンディ運動(ブラウン運動), = Brownian movement.
Z. test チグモンディ試験.
zuck·er·guss·le·ber [tsúkə:gusleibər, zúk-] 糖衣肝.
Zuckerkandl, Emil [tsúkə:ka:ndəl] ツッケルカンドル(1849-1910, オーストリアの解剖学者. ツッカーカンドルともいう).
Z. body ツッケルカンドル小体(腹腔後部にあるクローム親和性小体で, 脈管およびその交感神経節に近接する), = paraganglions.
Z. convolution ツッケルカンドル脳回, ツッケルカンドル回(脳梁下回), = gyrus subcallosus.
Z. dehiscense ツッケルカンドル裂開(篩骨眼窩板にみられることがある).
Z. fascia ツッケルカンドル筋膜.
Z. organ ツッケルカンドル器官(胎生後期にみられる大形のパラガングリオンで, 生後短期間下腸間膜動脈の起始点にある).
Z. vein ツッケルカンドル静脈(鼻静脈と脳静脈とを連結する静脈).
Zuck·ung [tsúkəŋ] [G] 単収縮(攣縮, 収縮ともいう. 物理療法学の用語).
Zuend-Burquet apparatus ジンド・ブルケー器(慢性難聴の治療に用いられる電気的音声再生器), = electrophonoid.
zu·moid [zú:mɔid] 病因性の, 病原形態の, = zymoid.
zu·ny·ite [zú:njait] ズニアイト $Al_{13}Si_5O_{29}(OH\text{-}F)_{18}Cl$ (ケイ酸アルミニウムの一種).
zur Hausen, Harald ツアハウゼン(1936生, ドイツのウイルス学者. 1974年にヒトパピローマウイルス(HPV)と子宮頸癌との関係を指摘, 1983年に子宮頸癌患者の検体からHPV-16のDNAを発見, その翌年, HPV-16, 18のゲノムのクローニングに成功し, 後の子宮癌検診・ワクチン開発の進展に寄与した. 子宮頸癌の原因となるヒトパピローマウイルス(HPV)を発見した業績により, BarreSinoussi, Montagnier とともに2008年度ノーベル医学・生理学賞を受けた).
zur Verth, Max [tsúər vɔ́:rθ] ツールフェルト(1874生, ドイツの外科医. 1941年四肢切断の価値域図を示した. 現在では古典的なものとなった).
Zurkowski, P. [zə:kɔ́fski] ズルコフスキー(イスラエルの生化学者).
Z. method ズルコフスキー法(コレステロールの測定法である Liebermann-Burchard reaction を利用した直接法の一つ).
ZW-type [zi:dʌblju: táip] ZW型(雄が2個の同じ性染色体をもち, 雌にはそれが1個と, もう1つの違った形の性染色体があるもの).
Zweifel ceph·a·lo·tribe [zwaifəl, tsvái- séfələtraib] ツワイフェル砕頭器.
Zwenger test [zwéŋgər, tsvén- test] ツゥエンガー試験(① コレステロール証明法(硫酸5容, 水1容にコレステロール結晶を反応させると, 赤色輪を生じ紫色に変わる). ② タンパク証明法), = Liebermann test.
Zwis·chen·fer·ment [tsvishənfə:mént] [G] 中間発酵素(1931年 Warburg と Christian により命名されたものでウマ赤血球の無細胞抽出液でグルコース6-リン酸が好気的に酸化されることを認め, この成分を中間発酵素と名づけた. 後にこの成分は NADP とグルコース6-リン酸デヒドロゲナーゼからなることが明らかにされ, ペントースリン酸回路解明の発端となった).
zwit·ter·ion [tsvítəraiən, zwi-] 双性イオン, 両性イオン(両性電解質の分子内で, プロトンが移動して生ずる, 正および負の電荷を有するイオンであるが, 全体としては電荷をもたない. 双極子モーメントをもつ. アミノ酸 $NH_2RCHCOOH$ の場合には, $NH_3^+RCHCOO^-$ と表される), = amphion, dipolarion.

zy·gal [záigəl] 軛（やく）状の，H字形の（特に脳溝についていう）.
  z. fissure H字裂溝（2部からなり，第3により連結する脳溝）.
zy·gan·trum [zaigǽntrəm] 軛状（ヘビ類脊椎の軛突起の後方にある陥入）.
zy·ga·po·phy·seal [zàigəpoufisí:l] 関節突起の，= zygapophsial.
  z. joint 椎間関節，関節突起間関節.
zy·ga·poph·y·ses [zàigəpáfisis] 関節突起（zygapophysis の複数）.
zy·ga·po·phys·i·al [zàigəpoufíziəl] 関節突起の，= zygapophyseal.
  z. joints [TA] 椎間関節，= articulationes zygapophysiales [L/TA].
zy·ga·poph·y·sis [zàigəpáfisis] 軛突起（両生綱以上の脊椎動物の脊椎における関節突起で，後軛突起 postzygapophysis および前軛突起 praezygapophysis と関節連絡する）. 複 zygapophyses. 形 zygapophysial.
  z. inferior [L/TA] 下関節突起，= inferior articular process [TA].
  z. superior [L/TA] 上関節突起，= superior articular process [TA].
zyg·i·on [zíʤiən, zígi–] ジギオン（前頂直径の両端点で，頭蓋骨測定の用語）. 複 zigia.
Zyg·ne·ma [zigní:mə] ホシミドロ属（ホシミドロ科の一属）.
zygo– [zaigou, –gə] 軛または連結の意味を表す接頭語.
zy·go·a·pohy·sis [zàigouəpáfisis] 関節突起（脊椎の）.
zy·go·blast [záigəblæst] = sporozoite.
zygocarcaria 群体セルカリア.
zy·go·cyte [záigəsait] 接合体，= zygote.
zy·go·dac·ty·ly [zàigədǽktili] 合指症（特に第2と第3の手足の指の）.
zy·go·don·tia [zàigədánʃiə] ヒダ歯〔形，性〕，= lophodontia.
zy·goite [záigɔit] （性的接合により生ずる生体）.
zy·go·la·bi·a·lis [zàigoulèibiéilis] 小頬骨筋，= musculus zygomaticus minor.
zy·go·ma [zaigóumə] ① 頬骨. ② 頬弓. 形 zygomatic.
zy·go·mat·ic [zàigoumǽtik] 頬〔部〕の〔医学〕，頬骨の〔医学〕.
  z. arch [TA] 頬骨弓，= arcus zygomaticus [L/TA].
  z. bone [TA] 頬骨，= os zygomaticum [L/TA].
  z. branches [TA]頬骨枝，= rami zygomatici [L/TA].
  z. cellulae 頬骨蜂巣〔医学〕.
  z. crest 頬骨稜（蝶形骨大翼）.
  z. diameter 頬骨弓幅.
  z. fossa 頬骨窩，= infratemporal fossa.
  z. fracture 頬骨骨折〔医学〕.
  z. margin [TA]頬骨縁，= margo zygomaticus [L/TA].
  z. nerve [TA] 頬骨神経，= nervus zygomaticus [L/TA].
  z. process [TA] 頬骨突起（① 前頭骨眼窩上縁から外側への突出で，頬骨と関節連結する. ② 上顎骨の三角形鋸状隆起で，頬骨の上顎突起に関節連結する. ③ 側頭骨鱗状部の下部からの突出で，頬骨と連結する），= processus zygomaticus [L/TA].
  z. process of frontal bone 前頭骨頬骨突起.
  z. process of maxilla 上顎骨頬骨突起.
  z. process of temporal bone 側頭骨頬骨突起.
  z. reflex 頬骨反射（頬骨を打診すると，叩打側に下顎が牽引されるが，テタニーにおいては特に著明）.
  z. region [TA] 頬骨部，= regio zygomatica [L/TA].
  z. tubercle 頬骨結節.
zygomatico– [zaigəmætikou, –kə] 頬骨との関係を表す接頭語.
zy·go·mat·i·co·au·ric·u·lar [zaigoumæ̀tikɔ:ríkjulər] 頬骨耳介の.
  z. index 頬骨耳介指数（頬骨間と耳介間との距離の相互関係）.
zy·go·mat·i·co·au·ric·u·la·ris [zàigəmæ̀tikouɔ̀:rikjuléəris] 前耳介筋，= musculus auricularis anterior.
zy·go·mat·i·co·fa·cial [zàigəmæ̀tikouféiʃəl] 頬骨顔面の.
  z. branch [TA] 頬骨顔面枝，= ramus zygomaticofacialis [L/TA].
  z. foramen [TA] 頬骨顔面孔，= foramen zygomaticofacial [L/TA].
zy·go·mat·i·co·fron·tal [zàigəmæ̀tikəfrʌ́ntəl] 頬骨前頭の.
zy·go·mat·i·co·max·il·lary [zàigəmæ̀tikəmǽksiləri] 頬骨上顎の.
  z. suture [TA] 眼窩下縫合，= sutura infraorbitalis [L/TA]，頬骨上顎縫合，= sutura zygomaticomaxillaris [L/TA].
zy·go·mat·i·co·or·bi·tal [zàigəmǽtikouɔ́:bitəl] 頬骨眼窩の.
  z. artery [TA] 頬骨眼窩動脈，= arteria zygomaticoorbitalis [L/TA].
  z. foramen [TA] 頬骨眼窩孔，= foramen zygomaticoorbitale [L/TA].
zy·go·mat·i·co·sphe·noid [zàigəmæ̀tikousfí:nɔid] 頬骨蝶形骨の.
zy·go·mat·i·co·tem·po·ral [zàigəmæ̀tikətémpərəl] 頬骨側頭の.
  z. branch [TA] 頬骨側頭枝，= ramus zygomaticotemporalis [L/TA].
  z. foramen [TA] 頬骨側頭孔，= foramen zygomaticotemporale [L/TA].
  z. suture 側頭頬骨縫合.
zygomaticus major [TA] 大頬骨筋，= musculus zygomaticus major [L/TA].
zygomaticus major muscle 大頬骨筋.
zygomaticus minor [TA] 小頬骨筋，= musculus zygomaticus minor [L/TA].
zygomaticus minor muscle 小頬骨筋.
zy·go·ma·ti·tis [zàigoumətáitis] 頬骨突起炎〔医学〕.
zy·go·max·il·la·re [zàigəmæksileiri] 頬骨縫合の下端（頭蓋測定に用いる）.
zy·go·max·il·lary [zàigəmǽksiləri] 頬骨上顎の.
zy·go·mor·phy [záigəmɔ:fi] 左右相称.
zy·go·my·cete [zàigoumɑisí:t] 接合菌〔類〕（有性胞子として接合胞子を形成する真菌）.
Zy·go·my·ce·tes [zàigoumaisí:tiz] 接合菌綱.
zy·go·my·co·sis [zàigoumaikóusis] 接合菌症（接合菌門に属する真菌による感染症）.
Zy·go·my·co·ta [zàigoumɑikóutə] 接合菌門.
zy·gon [záigən] ザイゴン（H字の2枝を連結する幹），= yoke.
zy·go·ne·ma [zàigouní:mə] 接合染色糸〔医学〕.
zy·go·neure [záigənjuər] 接合神経細胞（ほかの神経細胞と連結する神経細胞）.
zy·go·phene [záigəfi:n] 軛楔(やくせつ)（両生類以上の脊髄動物の脊椎における関節突起の別名. ヘビ類では軛突起の外の後方に2陥入（軛腔 zygantrum）を有し，これに対して存在する前方の2突起（軛楔）がそれぞれの陥入に適合し関節を強めている）.
zy·goph·yl·lous [zaigáfiləs] 接合葉の，対葉の.
zy·go·plast [záigəplæst] 接合体（核と連結する体で，ある原虫においては鞭毛を発生できるもの）.
zy·go·po·di·um [zàigoupóudiəm] 軛脚（橈骨と尺

Z

骨，脛骨と腓骨のこと）．
zy·go·sis ［zaigóusis］ 接合生殖（2 個の単細胞有機体の性交），＝ conjugation.
zy·gos·i·ty ［zaigásiti］ 接合生殖性〔医学〕.
z. diagnosis 卵性診断〔医学〕.
zy·go·sperm ［záigəspə:m］ 接合精子，＝ zygospore.
zy·go·sphere ［záigəsfiər］ 接合生殖子（ほかの生殖子と接合して接合胞をつくる生殖子）.
zy·go·spore ［záigəspɔ:r］ 接合胞子〔医学〕（2 個の細胞が接合して生ずる胞子）.
zy·go·style ［záigəstail］ 尾骨の最終脊椎.
zy·go·syn·dac·tyl·y ［zàigousindǽktili］ 合指症.
zy·gote ［záigout］ ① 接合体（配偶子 gamete の接合によって生ずる），接合子〔医学〕，融合体．② 受精卵（分画前期の）．形 zygotic.
z. nucleus 受精卵核.
zy·go·tene ［záigəti:n］ 接合糸期，＝ amphitene.
z. stage 接合糸期〔医学〕.
zy·got·ic ［zaigátik］ 接合体の.
z. frequency 接合体頻度〔医学〕.
z. induction 接合誘発〔医学〕.
z. lethal 接合体致死〔医学〕.
zy·go·to·blast ［zaigóutəblæst］ 胞子小体，＝ sporozoite，zygoblast.
zy·go·to·mere ［zaigóutəmiər］ 接合子嚢，＝ sporoblast.
Zy·klo·thy·mie ［zìklouθáimi:, tsik–］ ［G］ 循環気質，＝ cyclothymia.
zy·lo·nite ［záilənait］ ジロニット，＝ xylonite.
zy·mase ［záimeis］ チマーゼ，発酵素（酵母の細胞内にある酵素で，酒精発酵を起こし，アルコールと炭酸ガスとを生成するもの），＝ Buchner zymase.
z. complex （アルコール発酵における酵素の複合系）.
zy·ma·sis ［zaiméisis］ 酵素圧出（水圧を用いて酵母の有効成分を抽出する方法）.
zyme ［záim］ ザイム（有機化酵素，発酵症の病因体）．形 zymic.
zy·me·tol·o·gy ［zàimətáləʤi］ 酵素学，＝ zymology.
zy·min ［záimin］ ① 膵臓エキス（治療用）．② 有機化酵素.
zym(o)– ［zaim(ou), –m(ə)］ 酵素または発酵の意味を表す接頭語.
zy·mo·chem·is·try ［zàiməkémistri］ 発酵化学.
zy·mo·cyte ［záiməsait］ 発酵菌.
zy·mo·deme ［záimoudi:m］ ザイモデーム.
zy·mo·ex·ci·ta·tor ［zàimouiksáitətər］ 発酵促進素，酵素.
zy·mo·ex·cit·er ［zàimouiksáitər］ 酵素，＝ zymoexcitator.
zy·mo·gen ［záiməʤen］ 酵素原〔医学〕，酵素前駆体，チモーゲン（それ自体は酵素活性をもたない前駆体として生合成され，活性化反応を受けて酵素として作用するもの）.
z. granule 酵素原顆粒（唾液腺細胞や膵腺房細胞にある）.
zy·mo·gen·e·sis ［zàiməʤénisis］ 酵素発生．形 zymogenic，zymogenous.
zy·mo·gen·ic ［zàimouʤénik］ チモーゲンの，酵素発生の.
z. cell 酵素分泌細胞.
zy·mog·ic ［zaimáʤik］ 酵素発生の，＝ zymogenic.
zy·mo·gram ［záiməgræm］ 酵素電気泳動像〔医学〕，ザイモグラム（電気泳動による酵素の分画像）.
zy·mo·hex·ase ［zàiməhékseis］ チモヘキサーゼ，六炭糖分解酵素（1,6–リン酸果糖の分解過程を触媒し，二水酸化アセトン，リン酸およびリングリセリンアルデヒドを産生する酵素で，腫瘍をもつ動物の体内には特に増加するといわれる．Warburg）.
zy·mo·hy·drol·y·sis ［zàimouhaidrálisis］ 発酵性分解，＝ zymolysis.
zy·moid ［záimɔid］ 類酵素（① 腐敗した組織中に存在する毒物．② 媒質を分解する機能は消失したが，それと結合する能力をもつ酵素）.
zy·mol·o·gist ［zaimáləʤist］ 酵素学者.
zy·mol·o·gy ［zaimáləʤi］ 酵素学，発酵学．形 zymologic.
zy·mol·y·sis ［zaimáləsis］ 発酵（酵素による消化または発酵）．形 zymolytic.
zy·mome ［záimoum］ 発酵素，＝ microzyme.
zy·mo·ne·ma·to·sis ［zàimounì:mətóusis］ 酵母症，分芽菌症，＝ blastomycosis.
zy·mo·phore ［záiməfɔr］ 酵素族（補体結合による凝集反応の作用族），＝ agglutinophore．形 zymophorous.
z. group 酵素作用族，＝ zymophore.
zy·mo·phos·phate ［zàiməfásfeit］ 酵母六炭糖リン酸，＝ hexose 2–phosphoric acid ester.
zy·mo·phyte ［záiməfait］ 発酵菌.
zy·mo·plasm ［záiməplæzəm］ （トロンビン），＝ thrombase，thrombin.
zy·mo·plas·tic ［zàiməplǽstik］ 酵素発生の.
z. substance 凝血促進物質，＝ thromboplastic substance.
zy·mo·pro·tein ［zàimoupróuti:n］ 酵素タンパク質（カタラーゼ，キマーゼ，パパイン，ペプシン，ペルオキシターゼ，ウレアーゼなどの総称）.
zy·mo·san (Z) ［záiməsæn］ ザイモサン，チモサン（補体活性化第二経路を活性化する酵母細胞壁の多糖体成分）.
z.–activated serum (ZAS) ザイモサン活性化血清（ザイモサンにより補体成分を活性化させた血清）.
zy·mo·scope ［záiməskoup］ 発酵計（CO_2 の放出量から酵母の強さを測定する装置）.
zy·mose ［záimous］ チモース，＝ invertin.
zy·mo·sis ［zaimóusis］ ① 発酵．② 酵性病，発酵症．③ 伝染病．形 zymotic.
z. gastrica 胃性発酵症（酵母の作用により，胃液中に有機酸の発生する疾患）.
zy·mos·ter·ol ［zaimástərɔ:l］ チモステロール（糸状菌類に存在するステロール），＝ mycosterol.
zy·mo·sthen·ic ［zàiməsθénik］ 酵素作用増強の.
zy·mo·tech·nic ［zàimətéknik］ 発酵学，醸造法，＝ zymotechnique.
zy·mo·tech·ny ［záimətekni］ ＝ zymurgy.
zy·mot·ic ［zaimátik］ 発酵〔性〕の.
z. disease 酵素病（酵素作用によるもの）.
z. papilloma 酵素性乳頭腫.
zymotoxic group 酵素性族（補体の一成分で，酵素的分解を起こさせる作用をもつもの）.
zy·mur·gy ［záimə:ʤi］ 醸造法.
zy·tase ［záiteis］ チターゼ（xylan を xylose に転化する酵素）.
Z′Z″ 収縮漸増の符号.

Z

memo

memo

memo

memo

memo

memo

memo

memo

memo

memo

医学英和大辞典

定価（本体10,000円＋税）

1960 年 2 月 10 日　1 版 1 刷
1997 年 2 月 3 日　11 版 1 刷
2004 年 3 月 18 日　4 刷
2005 年 3 月 10 日　12 版 1 刷
2016 年 3 月 10 日　2 刷
2016 年 7 月 25 日　3 刷

監修者　佐藤登志郎（さとう としろう）
編集者　西元寺克禮（さいげんじ かつのり）
発行者　株式会社 南山堂
代表者　鈴木 肇

〒113-0034　東京都 文京区 湯島 4丁目 1-11
TEL 編集(03)5689-7850・営業(03)5689-7855
振替口座　00110-5-6338

印刷　凸版印刷株式会社／製本　株式会社 三水舎

ISBN 978-4-525-01132-1　Printed in Japan

A0113231203-A